JN317697

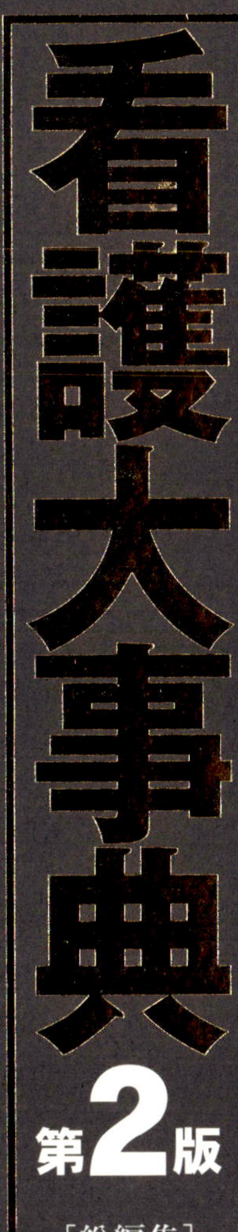

第2版

［総編集］
和田　攻
南　裕子
小峰光博

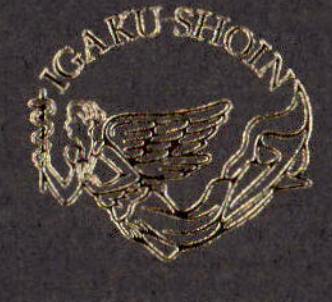

医学書院

Igaku-Shoin Nursing Dictionary

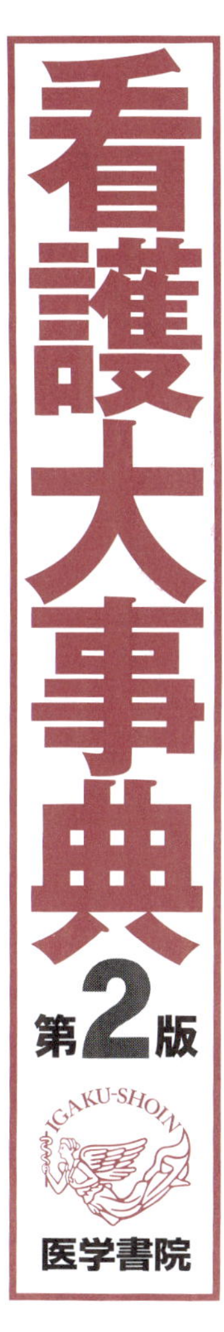

Igaku-Shoin Nursing Dictionary

［総編集］

和田　攻
産業医科大学学長

南　裕子
近大姫路大学学長

小峰光博
昭和大学客員教授

看護大事典 第2版

発　行　2002年11月15日　第1版第1刷
　　　　2003年 3 月15日　第1版第3刷
　　　　2010年 3 月15日　第2版第1刷©

総編集　和田　攻・南　裕子・小峰光博

発行者　株式会社　医学書院
　　　　代表取締役　金原　優
　　　　〒113-8719　東京都文京区本郷1-28-23
　　　　電話　03-3817-5600（社内案内）

印刷・製本　㈱アイワード

ISBN 978-4-260-00513-5　Y14000

第２版の序

待望の『看護大事典　第２版』をここにお届けできることを心から喜んでおります．

初版はお蔭様でたいへん好評で，編集者および執筆者一同，安心し，また誇りに思っております．さらに，初版につきまして多くのご意見やご提案などを頂戴し，感謝申し上げます．

2002 年の初版発行直後から改訂準備に着手し，８年がかりでの入念なチェックを行いつつ，発展し続ける看護学を取り入れ，また皆様からのご意見やご提案も参考にさせていただき，満を持しての改訂版発行となりました．制作の基本的理念は初版と変わりません．すなわち，著しく発展を続ける学問としての看護学と実践の現場でプロフェッショナルとして看護ケアを提供する看護師に必要なすべてを網羅した最新の機能的で実用的，かつ正確な情報を提供するという，過去に類をみない“こと典”です．

その基本的理念のもと，第２版では次のポイントを重視し，大改訂を行いました．

1．執筆者は共著者を含め，初版の 960 名弱から 1,600 名以上となり，新進気鋭の専門家を加えることで，専門性と刷新性，および正確性を高めました．
2．解説項目は厳選し，約 29,000 項目を収載しました．そのうち約 2,000 項目は第２版で追加された新規項目です．日進月歩の医療や科学の進歩にあわせ，最新項目が網羅されています．
3．同義語や参照語の見出し項目を約 16,000 項目あげることで，検索性を高め，さらに幅広い知識を得ることができるように配慮し，事典としての簡潔性と有用性，利便性を確保しました．
4．特に改訂のポイントとして，主要疾患・症状・機能障害は大項目として解説を充実させ，看護に必要な医学的情報を幅広く知ることができるようにするとともに，関連した看護ケアのポイントもあわせて解説することで，実用性のある教科書としての使い方も可能にし，本事典のみでも十分学習できるように工夫しました．
5．理解を助けるための図表は，初版の約 800 点から約 1,000 点と大幅に増やし，印刷も２色カラー化を実現，よりビジュアルな事典にしました．

初版の優れた内容はすべて受け継いだうえで，それらをさらに充実させ，有用性と実用性，実践性をより高め，楽しく情報が得られる事典に進化したと考えていただければ幸いです．実際に使っていただければ，その使いやすさと優れた内容，および構成を実感していただけるものと自負しています．

今後もご利用の皆様のご意見やご提言をお待ちしています．皆様のご指導により，本事典をさらに充実し，刷新していきたいと考えております．

本事典が皆様の座右の書として広く活用され，末永く愛用されるとともに，皆様のお役に立つことを心から願っています．

最後に，本事典の改訂の主旨をご理解いただき，多大なご協力をいただいた責任編集および執筆の先生方，さらには今までにないすばらしい事典を作るという意欲と情熱をもって第2版の出版を可能にされた医学書院の編集スタッフ各位に心からお礼を申し上げます．

皆様のご健康とご活躍，ご発展を祈りつつ．

2010年1月　総編集者を代表して
和田　攻

初版の序

〝白衣の天使〞．言い古されていても美しいことばです．多くの悩める患者さんにとって，看護師の皆様の献身的な看護は心の支えです．しかし奉仕の精神だけで看護業務は遂行できません．看護師という職業は最も専門的な職業で，プロフェッショナルとしての誇りと実力を常に身につけている必要があります．

一方，看護およびその学問としての看護学では，医学・保健学およびその他の諸科学の著しい発展とともに，その内容や実践の範囲および手技が急速に広がりつつあります．かつては医学に付随した一分野とみられていた看護学は，独立した大きな学問体系となり，独特の専門用語や概念も派生し，さらに看護ケアにおいても，特異な考え方や手技が用いられています．

このような膨大な領域に発展した看護学とその応用が効率よく実施されるためには，コミュニケーションが必須です．すべての科学領域でそうであるように，共有された言葉が看護学の思考過程を線でつなぎ有機的にはたらく必要があります．すなわち，看護学の基本は言語であり，その正しい意味を共有することです．さらに現在では単にことばの意味のみでなく，看護に関するすべての内容とその基となる考え方やシステムなどが有機的に結合し，その応用に関しても共有化が不可欠となっています．

本書はこの考え方にそって，約５年の歳月をかけて完成した過去に類をみない実用的で，すべての看護職の方に役立つ新しい事典です．その特徴には次のものがあります．

1．最新の看護・医療に関するすべての用語と看護ケアに関する事項を分かりやすく解説しています．収載項目は３万５千項目におよび，参照項目も１万項目と比類ない情報量を収載しています．
2．単に用語のみの事典ではなく，看護にかかわる概念，有機的体系，システム，実践包括内容など，看護学と看護ケアの実践とすすめ方について詳細に解説しています．
3．学生から看護職までのすべての関係者が基本からあらゆる状況での応用まで把握できるよう，実際的に解説されています．執筆者は第一線でご活躍の医学・医療・看護・保健，その他関連分野の専門家で，しかも各分野の編集専門家によるレビューやチェック，社内編集者による重複や著作権のチェックと表現の統一など，表には出ない努力が払われており，内容の正確さや信頼性はほぼ保証されています．
4．約 800 点の図表と鮮明な写真を駆使したビジュアルな編集がなされ，親しみやすく，文章では理解しづらい内容も一目でわかるように構成されています．
5．必要な情報を容易に検索できるよう同義語や参照語を豊富に盛り込んでいます．また，重要用語をすぐ見つけられるよう，大項目から中項目までを項目化して解説しています．

以上のように本事典は，他書にみる医学辞典を看護辞典に翻訳した〝ことば典〟ではなく，独立した看護学や看護ケアに関するすべてを網羅した看護師と患者さん中心の機能的で実用的な〝こと典〟です．使っていただければその使いやすさと優れた内容および構成が実感していただけると自負しています．また今後，ご利用の皆様のご指導により，より内容の充実をはかっていきたいと考えています．

本書が皆様の座右の書として広く活用され，末永く愛用されることを心から願っています．

最後に，本事典の主旨を理解され，絶大なご協力をいただいた編集およびご執筆の先生方，さらには情熱と体力と頭脳を駆使され，本書の出版を成しとげられた医学書院の戸島敬一氏はじめ編集の各位に心からお礼を申し上げます．

2002年11月　総編集者を代表して
和田　攻

編集者一覧

総編集

和田　攻　産業医科大学学長

南　裕子　近大姫路大学学長

小峰　光博　昭和大学客員教授

責任編集（五十音順）

相澤　久道
久留米大学教授・内科学第1

青木　茂樹
順天堂大学大学院教授・放射線医学

赤林　朗
東京大学大学院教授・医療倫理学

新井　達太
埼玉県立循環器・呼吸器病センター名誉総長

飯野　靖彦
日本医科大学教授・腎臓内科

池上　直己
慶應義塾大学医学部教授・医療政策・管理学

石井　哲夫
霞が関ビル診療所

伊藤　泰雄
国際医療福祉大学熱海病院教授・小児外科

稲木　一元
青山稲木クリニック院長/東京女子医科大学東洋医学研究所非常勤講師

稲田　英一
順天堂大学主任教授・麻酔科学・ペインクリニック講座

井上　智子
東京医科歯科大学大学院教授・先端侵襲緩和ケア看護学

猪又　克子
北里大学病院看護部教育担当科長

上野　文昭
大船中央病院特別顧問

大内　尉義
東京大学大学院教授・加齢医学

大久保　昭行
前東京大学教授・中央検査部

大久保　功子
東京医科歯科大学大学院教授・リプロダクティブヘルス看護学

大関　武彦
浜松医科大学教授・小児科学

太田　裕彦
東芝病院名誉院長

大滝　純司
東京医科大学教授・医学教育学講座

大友　邦
東京大学大学院教授・放射線診断学

大西　健児
都立墨東病院感染症科部長

大野　重昭
北海道大学大学院特任教授・炎症眼科学

大森　治紀
京都大学大学院教授・高次脳科学/神経生物学

岡　芳知
東北大学大学院教授・分子代謝病態学

岡部　聰子
前茨城キリスト教大学看護学部教授

岡村　登
東京医科歯科大学大学院教授・生体防御検査学

奥宮　暁子
札幌医科大学保健医療学部看護学科長

小峰　光博
昭和大学客員教授

筧　淳夫
国立保健医療科学院施設科学部長

鴨井　久一
日本歯科大学名誉教授

萱間　真美
聖路加看護大学教授・精神看護学

川島　悦子
東京女子医科大学耳鼻咽喉科非常勤講師

河野　總子
札幌市立大学看護学部教授・看護管理学

川村　雅文
慶應義塾大学准教授・外科学

菅田　勝也
東京大学大学院教授・看護管理学

神田　隆
山口大学大学院教授・神経内科学

岸　洋一
横須賀共済病院院長

北村　俊則
熊本大学大学院教授・医学薬学研究部臨床行動科学分野(こころの診療科)

木村　チヅ子
慶應義塾大学病院看護部長

洪　愛子
日本看護協会常任理事

小島　恭子
前北里大学病院看護部長・副院長

近藤　美紀
国立看護大学校研究課程部看護学研究科成人看護学専攻

佐藤　兼重
千葉大学教授・形成外科学

佐藤　　弘
東京女子医科大学東洋医学研究所所長

島田　和幸
自治医科大学附属病院院長

下　　正宗
東葛病院院長

鈴木　義彦
国立病院機構東京医療センター薬剤科長

髙橋　正明
群馬パース大学教授・保健科学部

髙山　幹子
霞が関ビル診療所

田久　浩志
中部学院大学教授・リハビリテーション学部理学療法学科

田代　順子
聖路加看護大学教授・国際看護学

田中　越郎
東京農業大学教授・応用生物科学部栄養科学科臨床栄養学

千葉　　勉
京都大学大学院教授・消化器内科学

陳　　進輝
北海道大学大学院診療准教授・眼科学分野

月澤　美代子
順天堂大学准教授・医史学

筒井　真優美
日本赤十字看護大学看護学部教授・小児看護学

堤　　　治
医療法人財団順和会山王病院院長

椿原　彰夫
川崎医科大学教授・リハビリテーション医学

徳永　惠子
宮城大学看護学部教授

富田　　靖
名古屋大学大学院教授・皮膚病態学

内藤　延子
昭和大学客員教授

中井　義勝
京都健康科学研究所所長

中畑　龍俊
京都大学大学院 iPS 細胞研究センター医療応用技術開発部門長

中村　利孝
産業医科大学教授・整形外科学

成田　かづ子
東京女子医科大学附属膠原病リウマチ痛風センター看護師長

西尾　剛毅
聖路加国際病院外科医長

野嶋　佐由美
高知女子大学看護学部教授・精神看護学

信川　益明
慶應義塾大学教授・東京電力先端医療科学・環境予防医学寄附講座

畠山　勝義
新潟大学大学院教授・消化器・一般外科学

鳩野　洋子
九州大学大学院教授・保健学部門看護学分野地域・精神看護学

早川　和生
大阪大学大学院教授・総合ヘルスプロモーション科学講座

平出　朝子
前国立がんセンター中央病院看護部長

平岡　眞寛
京都大学大学院教授・放射線医学/放射線腫瘍学・画像応用治療学

藤崎　　郁
臨床実践教育研究センター長

細矢　美紀
国立がんセンター中央病院副看護師長

本間　研一
北海道大学大学院教授・生理学/時間生理学

間嶋　　満
埼玉医科大学教授・リハビリテーション医学

三澤　章吾
筑波大学名誉教授

水附　裕子
日本腎不全看護学会理事長

南　　裕子
近大姫路大学学長

箕輪　良行
聖マリアンナ医科大学教授・救急医学

宮岡　　等
北里大学教授・精神科学

宮坂　昌之
大阪大学大学院教授・免疫動態学

宮本　眞巳
東京医科歯科大学大学院教授・精神保健看護学

明神　啓子
前東邦大学医療短期大学教授

百瀬　敏光
東京大学大学院准教授・放射線医学

屋宜　譜美子
看護技術教育研究会代表

安酸　史子
福岡県立大学看護学部教授・基盤看護学系

山内　一信
藤田保健衛生大学教授・医療科学部医療経営情報学科

山勢　博彰
山口大学大学院教授・臨床看護学

山田　律子
北海道医療大学教授・老年看護学

山根　信子
東京医科歯科大学非常勤講師

山本　あい子
兵庫県立大学地域ケア開発研究所所長

吉岡　充弘
北海道大学大学院教授・神経薬理学

吉田　　純
国立病院機構東名古屋病院院長

吉村　吾志夫
昭和大学藤が丘病院教授・腎臓内科

和田　　攻
産業医科大学学長

執筆者一覧（五十音順）

＊執筆者の前の番号は解説文末尾の執筆者番号に対応している．
＊＊同姓同名の執筆者は右肩の番号に対応する所属を執筆者一覧末尾に記した．

1 相崎英樹
2 相澤義房
3 相澤　亮
4 相澤れいか
5 會田育男
6 相羽利昭
7 粟生田友子
8 青木茂樹
9 青木省三
10 青木伸暁
11 青木有加里
12 青木　豊
13 青木陽一郎
14 青嶌和宏
15 青柳精一
16 赤居正美
17 赤石康弘
18 赤木　清
19 赤坂俊英
20 赤瀬智子
21 縣　俊彦
22 赤林　朗
23 赤星正二郎
24 赤松　隆
25 赤松浩彦
26 赤水尚史
27 秋山真志
28 秋山真里江
29 阿久澤さゆり
30 朝蔭裕之
31 浅田健一
32 浅沼　茂
33 浅野美礼
34 浅部伸一
35 朝本俊司
36 浅利　靖
37 芦澤圭子
38 芦田映直
39 飛鳥井望
40 東浩太郎
41 安達修一
42 足立雅利
43 足立みゆき
44 安達淑子
45 阿南　誠
46 阿南隆一郎
47 安部　智
48 阿部哲士
49 阿部さとみ
50 阿部隆明
51 安部　遥
52 阿部由直
53 天賀谷隆
54 天野麻美
55 天野晶夫
56 天野美香
57 雨宮有子
58 新井　達
59 新井冨生
60 新井雅裕
61 荒井美香子
62 新井康久
63 荒井由美子
64 荒川哲男
65 荒川法子
66 荒木なみ
67 荒木田美香子
68 新田華代
69 有園博子
70 有田清子
71 有田　忍
72 有馬和彦
73 安齋ひとみ
74 安藤巌夫
75 飯嶋重雄
76 飯島卓夫
77 飯田修平
78 飯田　眞
79 飯村直子
80 五十嵐誠治
81 五十嵐花恵
82 碇　優子
83 伊倉義弘
84 池上晴彦
85 池崎澄江
86 池田明子
87 池田宇一
88 池田耕太郎
89 池田　聡
90 池田　斉
91 池田　浩
92 池田昌代
93 池見　陽
94 池本美幸
95 伊崎誠一
96 石井孝司
97 石井孝広
98 石井哲夫
99 石井則久
100 石井正紀
101 石井正代
102 石川　治
103 石川　澄
104 石川譲治
105 石川　進
106 石川　隆
107 石川貴充
108 石川ふみよ
109 石川　操
110 石川裕子
111 石切山敏
112 石倉　透
113 石地尚興
114 石津英喜
115 石田和之
116 石田孝雄
117 石田秀行
118 石田仁男
119 石竹達也
120 石鍋圭子
121 石橋　俊
122 石橋智昭
123 石原　武
124 石原千絵子
125 石原　力
126 石見佳子
127 石光俊彦
128 石渡雅男
129 泉キヨ子
130 泉陽太郎
131 岩動孝一郎
132 井関　健
133 井関雅子
134 磯谷俊明
135 磯部和正
136 磯村　正
137 板垣昭代
138 板橋家頭夫
139 伊丹　彰
140 板見　智
141 市岡正彦
142 市川徹郎
143 市田　勝
144 井出　訓
145 井手真弓
146 出浦照國
147 伊藤　克
148 伊東克郎
149 伊藤久美
150 伊藤大輔
151 伊藤孝子
152 伊藤俊之
153 伊藤弘人
154 伊藤博信
155 伊藤雅章
156 伊藤正明
157 伊藤道哉
158 伊藤泰雄
159 伊藤裕司
160 伊東由紀枝
161 稲木一元
162 稲瀬直彦
163 稲田英一
164 稲田俊也
165 稲葉　裕
166 稲福全人
167 稲森英明
168 井上勝夫
169 井上都之
170 井上新平
171 井上智子
172 井上通敏
173 井上由起子
174 井上嘉彦
175 猪又克子
176 飯降聖子
177 今岡治樹
178 今門純久
179 今山修平
180 井村真澄
181 岩井一正
182 岩井秀明
183 岩切真砂子
184 岩切龍一
185 岩佐信道
186 岩崎滋樹
187 岩崎徹也
188 岩崎美和
189 岩崎元重
190 岩崎泰昌
191 岩島　覚
192 岩田滉一郎
193 岩田基子
194 岩永知秋
195 岩波　明
196 岩間淳一
197 岩満優美
198 岩山美智子
199 岩脇　淳
200 上田清悟
201 上田稚代子
202 上田真喜子
203 上野修市
204 上野文昭
205 上野昌江
206 植村恵美子
207 上山裕二
208 浮山越史
209 宇治雅代
210 牛首文隆
211 牛久保朱美子
212 牛島定信
213 臼井恵太郎
214 宇田　晋
215 内田明子
216 内田宗志
217 内山　敏
218 内山由美子
219 内海兆郎
220 宇都由美子
221 生方　聡
222 梅川智華子
223 梅里良正
224 梅田　恵
225 梅原　薫
226 梅村和夫
227 宇山　紫
228 浦川　宰
229 浦野哲盟
230 永木由佳
231 江川清文
232 江口圭介
233 江島通安
234 枝國信貴
235 衛藤　光
236 衛藤正雄
237 榎本　寛
238 江幡芳枝
239 江本リナ
240 遠藤恵美子
241 遠藤直子
242 遠藤美代子
243 遠藤雄策
244 大井直往
245 大石　彰
246 大石杉乃
247 大内尉義
248 大江和彦
249 大岡千晶
250 大垣憲隆
251 大川貴子
252 大川浩文
253 大木　岳
254 大木　茂
255 大木伸一
256 大櫛陽一
257 大口剛司
258 大久保昭行
259 大久保雄彦
260 大久保功子
261 大熊恵子
262 大澤純子
263 大澤　進
264 大澤　忠
265 大茂壽久
266 大島孝一
267 大島正行
268 大島弓子
269 大城真理子
270 大関武彦

271 大関信子
272 太田有史
273 太田有美
274 大田恵子
275 太田祥一
276 太田龍朗
277 太田敏男
278 大田秀隆
279 太田裕彦
280 大滝純司
281 大竹眞裕美
282 大谷　恵
283 大塚公一郎
284 大塚文男
285 大坪みはる
286 大友　邦
287 大友　一
288 大西健児
289 大西英生
290 大西麻未
291 大西真由美
292 大野和子
293 大橋明子
294 大橋教良
295 大橋陽一
296 大東祥孝
297 大藤知華
298 大前　晋
299 大森治紀
300 大森雅子
301 大谷賢一
302 大矢　大
303 大山恵子
304 大湾知子
305 岡　　純
306 岡美智代
307 岡崎和一
308 岡崎雄一
309 岡澤　明
310 小笠原淳一
311 小笠原広実
312 岡島美朗
313 岡田　定
314 岡田周一
315 尾形裕也
316 岡田靖雄
317 岡田佳詠
318 岡田好一
319 岡田了三
320 岡野禎治
321 岡部聰子
322 岡部竜吾
323 岡村　孝
324 岡村　登
325 岡本悦司
326 岡本恵里
327 岡本　奨
328 岡本康幸
329 岡本玲子
330 小川敦弘
331 小川和宏
332 小川景子
333 小川純人
334 沖　　隆
335 沖田孝一
336 沖田裕子
337 冲永修二
338 荻野宜子
339 荻原弘晃
340 奥沢康正
341 奥田泰久
342 奥平圭輔
343 奥津一郎
344 奥原香織
345 奥原千夏
346 奥宮暁子
347 長田恵子
348 長田久雄
349 小澤亜紀子
350 小澤　温
351 小澤桂子
352 小澤三枝子
353 押　正也
354 尾関祐二
355 尾高大輔
356 落合豊子
357 尾辻　豊
358 小野路代
359 小野由加里
360 小野江正頼
361 小野里薫
362 小野瀬淳一
363 小野田暁子
364 小野田直子
365 小野塚久夫
366 小畠秀吾
367 小畑　満
368 小峰光博
369 尾本雅俊
370 小山倫浩
371 小山徹也
372 小山田ゆみ子
373 折原正周
374 甲斐一郎
375 甲斐恭子
376 甲斐倫明
377 加賀美意
378 垣花シゲ
379 垣本看子
380 加来信雄
381 加倉井真樹
382 加計正文
383 景山甚郷
384 影山晴秋
385 笠木寛治
386 笠原慶太
387 風間暁男
388 笠間　毅
389 風祭　元
390 鍛冶　徹
391 梶　雅範
392 樫田博史
393 梶田泰一
394 加柴美里
395 鹿島眞人
396 梶山　徹
397 加勢田美恵子
398 片江祐二
399 片岡勝子
400 片山博文
401 勝原裕美子
402 勝間田真一
403 勝山貴美子
404 加藤　薫
405 加藤清司
406 加藤憲司
407 加藤茂孝
408 加藤四郎
409 加藤孝澄
410 加藤貴彦
411 加藤忠史
412 加藤真希子
413 加藤元一郎
414 加藤由起子
415 金井 Pak 雅子
416 金井福栄
417 金澤秀子
418 金澤眞雄
419 金澤洋介
420 金子和夫
421 兼子　直
422 金子英雄
423 金子正光
424 金古善明
425 加納尚美
426 鎌倉史郎
427 鎌倉やよい
428 上島国利
429 上鶴重美
430 神谷千鶴
431 亀井智子
432 亀井良政
433 加茂登志子
434 鴨井久一
435 鴨川盛秀
436 萱岡道泰
437 唐澤正光
438 苅尾七臣
439 河合祥雄
440 河合俊雄
441 川井元晴
442 川上恵一郎
443 川上大輔
444 川上　康
445 川上嘉明
446 川口孝泰
447 川口ちづる
448 河口　豊
449 川崎清史
450 川崎　展
451 川島悦子
452 河谷正仁
453 嘉和知靖之
454 川名　敬
455 川名典子
456 川名るり
457 河野總子
458 川野雅資
459 川渕孝一
460 川村雅文
461 川本俊弘
462 菅　直也
463 菅田勝也
464 蒲原　宏
465 城川美佳
466 菊池昭江
467 菊地正悟
468 菊地利浩
469 菊地　充
470 菊地　泰
471 菊池雄三
472 菊池陽子
473 岸紘一郎
474 岸　洋一
475 岸田修二
476 岸根麻里子
477 鬼島　宏
478 木田井草
479 木田博隆
480 北市伸義
481 北岡建樹
482 北川公子
483 北川恭子
484 北川喜己
485 北郷邦昭
486 北島謙吾
487 北林千津子
488 北村俊則
489 北村文彦
490 吉川　信
491 衣笠えり子
492 杵渕　彰
493 木野恭子
494 木下　隆
495 木下タロウ
496 木下千鶴
497 木下利彦
498 木下　誠
499 木下由美子
500 季羽倭文子
501 木原路乃
502 木村俊次
503 木村専太郎
504 木村哲彦
505 木村輝明
506 木村敏江
507 木村通宏
508 木村容子
509 木山真紀子
510 清原隆宏
511 清宮美詠
512 切池信夫
513 金城利雄
514 久我たくみ
515 久木田裕史
516 草柳浩子
517 具志堅美智子
518 久代和加子
519 楠田　聡
520 楠　　進
521 楠　裕明
522 工藤俊彦
523 工藤樹彦
524 工藤禎子
525 國田広規
526 國吉智子
527 櫟田尚樹
528 久場博司
529 久保諾子
530 久保田篤司
531 窪田泰夫
532 熊谷謙治
533 熊坂一成
534 熊﨑　努
535 熊澤康雄
536 隈本博幸
537 久米由美
538 倉澤剛太郎
539 藏谷範子
540 倉林　均
541 倉光　薫
542 栗田美和子
543 栗原伸公
544 黒川貴代
545 黒川由紀子
546 黒木茂広
547 黒木規臣
548 黒﨑久仁彦
549 黒﨑健司
550 黒澤貴子
551 黒島永嗣
552 黒田春奈

553 黒田真理子
554 黒田裕子
555 黒田令子
556 桑　克彦
557 桑田惠子
558 桑原正彦
559 桑原美穂
560 見城道子
561 小石誠二
562 小出静香
563 小岩文彦
564 洪　愛子
565 甲田茂樹
566 合田千穂
567 幸田　太
568 郷津亜起
569 上月英樹
570 河野あゆみ
571 河野光智
572 河野由美
573 甲谷哲郎
574 神山園子
575 古賀哲也
576 古賀道明
577 小久保雅樹
578 小材美沙紀
579 小阪憲司
580 小坂俊仁
581 越野好文
582 小島　淳
583 小島太郎
584 越村　勲
585 小関恒雄
586 小曽戸洋
587 児玉貴光
588 小玉　肇
589 後藤英介
590 後藤耕司
591 後藤英昭
592 後藤秀隆
593 後藤秀実
594 後藤葉一
595 小西恵美子
596 小西誠二
597 小西美和子
598 小林　晶
599 小林綾子
600 小林健一
601 小林信一
602 小林隆之
603 小林聡幸
604 古林直人
605 小林　誠
606 小林万里子
607 小林美亜
608 小林隆太郎
609 小松一弘
610 小松弥郷
611 駒場　明
612 小湊範子
613 小湊慶彦
614 小峰美仁
615 小向大輔
616 小村三千代
617 小森憲治郎
618 小森孝洋
619 小森実穂
620 小山達也
621 小山千加代
622 小山眞理子
623 小山泰明
624 小山善子
625 是枝辰彦
626 小幡裕美
627 今　明秀
628 近藤直樹
629 近藤直実
630 近藤まゆみ
631 近藤美紀
632 近藤美和
633 紺野千津恵
634 齋藤暁子
635 斉藤恵美子
636 齋藤基一郎
637 齊藤恭子
638 齋藤　清
639 斉藤早久良
640 斎藤　穎
641 斎藤　学
642 齋藤　淳
643 斉藤純子
644 斎藤真一郎
645 斉藤伸治
646 齋藤　健
647 斉藤直子
648 斉藤尚孝
649 齊藤真実子
650 齋藤由子
651 齋藤　航
652 嵯峨賢次
653 酒井昭典
654 酒井シヅ
655 坂井建雄
656 酒井広隆
657 境野高資
658 榊　聖樹
659 坂口公祥
660 坂口守男
661 坂倉雄二
662 坂下桂一
663 坂巻弘之
664 坂村　修
665 坂本史衣
666 坂本玲子
667 相楽裕子
668 佐川　保
669 作田　勉
670 作田浩行
671 作間久美
672 櫻井　勝
673 櫻庭景植
674 笹　征史
675 佐々木顕子
676 佐々木孝治
677 佐々木毅[1]
678 佐々木毅[2]
679 佐々木登久美
680 佐々木誠人
681 佐々木正人
682 佐々木美奈子
683 佐々木良江
684 佐竹栄一郎
685 定松美幸
686 佐藤　新
687 佐藤かおり
688 佐藤兼重
689 佐藤佐都美
690 佐藤佐由里
691 佐藤親次
692 佐藤　孝
693 佐藤哲哉
694 佐藤朝美
695 佐藤信之
696 佐藤久子
697 佐藤久光
698 佐藤　裕
699 佐藤　弘
700 佐藤真紀子
701 佐藤美知子
702 佐藤光源
703 佐藤　実
704 佐藤美保
705 佐藤康史
706 佐藤之俊
707 佐藤　温
708 佐藤良子
709 佐藤るみ子
710 佐藤禮子
711 里見　昭
712 里村洋一
713 真光雄一郎
714 佐野茂夫
715 佐野伸一朗
716 佐野泰照
717 佐羽内研
718 鮫島輝美
719 澤　温
720 澤　芳樹
721 澤崎拓郎
722 澤村大輔
723 三五一憲
724 塩入俊樹
725 塩谷昭子
726 塩野悦子
727 塩原哲夫
728 塩原真弓
729 志賀　剛
730 志賀令明
731 茂野香おる
732 信太直己
733 志田信男
734 七戸康夫
735 一青勝雄
736 篠　昭男
737 篠塚　明
738 篠村恭久
739 柴田応介
740 柴田　清
741 柴田隆司
742 島﨑栄二
743 島田和幸[3]
744 島田和幸[4]
745 島田潤子
746 島田真理恵
747 清水章子
748 清水　健
749 清水建詞
750 清水彰一郎
751 清水徹男
752 清水輝記
753 清水俊明
754 清水直史
755 志水宏行
756 清水將之
757 〆谷直人
758 下　正宗
759 下池貴志
760 下岡正八
761 下田和孝
762 下出真法
763 下山節子
764 下山直人
765 城　卓志
766 庄田守男
767 白井眞美
768 白石博康
769 白川佳代子
770 白鳥友基
771 城　良二
772 新宮一成
773 新谷弘子
774 新藤直子
775 神馬征峰
776 新保昌久
777 新村　拓
778 末木博彦
779 末永佳栄
780 末永由理
781 末松弘行
782 菅井　有
783 須川秀夫
784 菅原道哉
785 菅原　満
786 杉浦　亨
787 杉田暉道
788 杉原直樹
789 杉本直哉
790 杉山敏郎
791 杉山弘行
792 筋田憲二
793 鈴木　愛
794 鈴木恭子
795 鈴木堅二
796 鈴木早織
797 鈴木二郎[5]
798 鈴木二郎[6]
799 鈴木純恵
800 鈴木大介
801 鈴木　忠
802 鈴木　力
803 鈴木哲朗
804 鈴木輝彦
805 鈴木七美
806 鈴木則子
807 鈴木仁士
808 鈴木博義
809 鈴木正之
810 鈴木真知子
811 鈴木真弓
812 鈴木みずえ
813 鈴木康江
814 鈴木亮介
815 須田眞史
816 須藤紀子
817 澄川真珠子
818 陶山哲夫
819 関　一平
820 関　和則
821 関　直樹
822 関口光夫
823 関根弘子
824 関根佳子
825 関本征史
826 瀬戸屋希
827 善家雄吉
828 仙場京子
829 副島和彦
830 曾田忠雄
831 園田清次郎
832 染谷雄一
833 平　泰彦
834 高石真二郎

835 高市憲明
836 高尾真紀
837 高尾昌人
838 高木昭夫
839 高木敦司
840 高木敏之
841 高木道人
842 高木　都
843 高木　康
844 高城由美子
845 高倉賢二
846 高沢　彰
847 髙田昇平
848 髙田真一
849 高田昌代
850 高田　実
851 高田由美子
852 髙遠哲也
853 高野知行
854 髙橋亜紀子
855 髙橋かおり
856 髙橋かおる
857 髙橋清久
858 髙橋恵子[7)]
859 髙橋恵子[8)]
860 髙橋孝喜
861 髙橋三郎
862 髙橋茂樹
863 髙橋　淳
864 髙橋　隆
865 髙橋毅法
866 髙橋照子
867 髙橋　徹
868 髙橋淑郎
869 髙橋直樹
870 髙橋教朗
871 髙橋秀人
872 髙橋秀徳
873 髙橋正明
874 髙橋正哲
875 髙橋政照
876 髙橋美和子
877 髙橋康弘
878 髙橋祥友
879 髙橋良正
880 高見紀子
881 髙谷俊一
882 高安伸子
883 髙柳和江
884 高山絵里
885 高山京子
886 高山哲治
887 髙山幹子
888 田川義継
889 瀧　断子
890 滝内隆子
891 滝口雅博
892 瀧澤利行
893 滝澤　始
894 滝島紀子
895 田久浩志
896 滝脇弘嗣
897 武井仁子
898 竹井淳子
899 武井直樹
900 武市　耕
901 武内英二
902 竹内　亨
903 竹内朋代
904 竹内宏一
905 竹内　浩
906 竹尾惠子
907 竹越一博
908 竹越一美
909 竹下朱美
910 武田宏史
911 武田多一
912 武田則昭
913 武田憲彦
914 武村哲浩
915 竹村和郎
916 武村真治
917 武村雪絵
918 武本一美
919 田島康夫
920 田島　裕
921 田代順子
922 城　憲秀
923 館　正弘
924 立花隆夫
925 立山義朗
926 立野淳子
927 伊達久美子
928 立石彩美
929 田中榮之介
930 田中越郎
931 田中一馬
932 田中國義
933 田中純一
934 田中淳介
935 田中信一郎
936 田中信治
937 田中伸哉
938 田中　拓
939 田中稔之
940 田中伯予
941 田中英紀
942 田中秀子
943 田中政彦
944 田中正宏
945 田中　勝
946 田中真由美
947 田仲美緒
948 田中理子
949 田中裕三
950 棚田里江
951 田邉　豊
952 谷　英樹
953 谷合　哲
954 谷口茂夫
955 谷口信行
956 谷口陽子
957 谷水長丸
958 田上美千佳
959 玉井慎美
960 玉城英彦
961 玉野宏一
962 田村恵子
963 田山宏典
964 捶井　隆
965 近田直子
966 千木良奈央
967 筑後孝章
968 千田勝一
969 千田昌之
970 池主雅臣
971 千葉昭彦
972 千葉　勉
973 千葉裕美
974 千葉幸恵
975 陳　進輝
976 塚越みどり
977 塚田邦夫
978 塚田俊彦
979 塚本克彦
980 塚本尚子
981 塚本憲史
982 月川和雄
983 月澤美代子
984 津久間秀彦
985 辻　正二
986 辻　朋子
987 辻　正富
988 辻川知之
989 辻田　淳
990 辻野昭人
991 津田謹輔
992 津田　均
993 津田美代子
994 土屋達行
995 土屋　徹
996 土屋富士子
997 筒井真優美
998 堤　　治
999 堤　　啓
1000 角田雅美
1001 椿田貴史
1002 水流聡子
1003 鶴上　浩
1004 弦本敏行
1005 鄭　忠和
1006 勅使河原薫
1007 手島昭樹
1008 出光俊郎
1009 寺尾壽夫
1010 寺﨑　仁
1011 赫　寛雄
1012 寺前由美子
1013 寺本敬子
1014 寺本　司
1015 照井　哲
1016 照井　正
1017 土居　浩
1018 東海林ちえみ
1019 東條尚子
1020 東條泰明
1021 栂いく子
1022 富樫廣子
1023 時長美希
1024 時村文秋
1025 徳田良仁
1026 徳永尊彦
1027 戸倉新樹
1028 土佐泰祥
1029 轟　葉子
1030 飛松好子
1031 冨田信也
1032 富田　文
1033 富田　靖
1034 富永真琴
1035 戸村成男
1036 友国勝麿
1037 朝長　匡
1038 友安　茂
1039 友安直子
1040 外山卓二
1041 豊嶋良一
1042 鳥居方策
1043 内藤順平
1044 内藤延子
1045 長井俊彦
1046 長井裕之
1047 中井義勝
1048 中板育美
1049 長牛慶順
1050 中尾國明
1051 永尾　幸
1052 仲川将志
1053 中川祐一
1054 中川賀嗣
1055 中河原修
1056 永木　茂
1057 中木高夫
1058 中木敏夫
1059 中澤暁雄
1060 中澤弘一
1061 中澤淳子
1062 中澤恒幸
1063 長島　潤
1064 中島節子
1065 中嶋隆彦
1066 長島享史
1067 中嶋智子
1068 中嶋尚子
1069 中嶋弘美
1070 中島美智子
1071 長嶋洋治
1072 仲瀬裕志
1073 長田郁夫
1074 永田絵子
1075 長田　理
1076 永田智子
1077 永田高志
1078 仲田正之
1079 長谷哲男
1080 永谷哲也
1081 中津川順子
1082 長門谷洋治
1083 中西淳朗
1084 中西俊樹
1085 中根允文
1086 中野明彦
1087 長野　昭
1088 仲野　栄
1089 永野　満
1090 永野みどり
1091 中野夕香里
1092 中野ゆかり
1093 長橋　捷
1094 中畑龍俊
1095 仲原民夫
1096 中原宣子
1097 永原則之
1098 中牧　剛
1099 中村明子
1100 中村勤己
1101 中村磐男
1102 中村英一郎
1103 中村清純
1104 中村　敬
1105 中村　茂
1106 中村　純
1107 中村俊規
1108 中村　望
1109 中村　仁
1110 仲谷　誠
1111 中山恭子
1112 中山隆弘
1113 中山哲夫
1114 中山敏夫
1115 永山治男
1116 中山道規

1117 長山優子
1118 中山洋子
1119 永山嘉恭
1120 長與健夫
1121 名倉誠朗
1122 那須民江
1123 夏秋　優
1124 行方かおり
1125 奈良信雄
1126 成重　崇
1127 成田雄一郎
1128 成木弘子
1129 成澤研一郎
1130 南場研一
1131 新倉春男
1132 新島新一
1133 仁尾弘成
1134 仁木啓介
1135 西　克治
1136 西岡みどり
1137 西川　潤
1138 西川祐司
1139 錦見俊雄
1140 西崎光弘
1141 西田　智
1142 西田茂喜
1143 西田志穂
1144 西臺武弘
1145 西谷　弘
1146 西出弓枝
1147 西松寛明
1148 西松能子
1149 西村実希子
1150 西村芳子
1151 西本憲弘
1152 西山　緑
1153 新田卓也
1154 韮澤融司
1155 沼尾　賢
1156 根来　清
1157 根本清光
1158 根本　孝
1159 根本　学
1160 野垣　宏
1161 野上昭彦
1162 野口輝夫
1163 野口裕二
1164 野崎　修
1165 野沢雅彦
1166 野嶋佐由美
1167 野田聖一
1168 野田洋子
1169 野寺　誠
1170 信川益明
1171 野村和至
1172 野村文夫
1173 野本達也
1174 萩野悦子
1175 萩原章嘉
1176 箱田美知恵
1177 橋口　徹
1178 橋口浩一
1179 橋本　隆
1180 橋本　徹
1181 橋本佳明
1182 長谷川昭
1183 長谷川巌
1184 長谷川孝音
1185 長谷川武夫
1186 長谷川友紀
1187 長谷川雅美
1188 畑　和憲
1189 秦　和文
1190 畑　絹子
1191 八多川淳子
1192 畠山勝義
1193 波多野寿
1194 簱持　淳
1195 鳩野洋子
1196 花岡陽子
1197 花形真弓
1198 花木啓一
1199 花里尚子
1200 花田雅憲
1201 花堂祥治
1202 花房祐輔
1203 馬場好一
1204 濱崎秀一
1205 濱田秀伯
1206 早川和生
1207 早川俊雅
1208 林　亜希子[9)]
1209 林　亜希子[10)]
1210 林　和子
1211 林　邦彦
1212 林　星舟
1213 林　文明
1214 林　真理
1215 林　裕子
1216 林(畔柳)良江
1217 原　　隆
1218 原　政人
1219 原口怡子
1220 原田智浩
1221 原田浩史
1222 春木聡美
1223 春間　賢
1224 樋口京子
1225 樋口敬和
1226 樋口輝彦
1227 久部高司
1228 久松徹也
1229 肱岡昭彦
1230 飛田秀樹
1231 左　一八
1232 秀　道広
1233 日野研一郎
1234 日山　亨
1235 平井明美
1236 平尾真智子
1237 平岡眞寛
1238 平形道人
1239 平田明美
1240 平沼憲治
1241 平野浩一
1242 平野　満
1243 平野美幸
1244 平野美和
1245 平林久吾
1246 平林慎一
1247 平藤雅彦
1248 平松則子
1249 肥留川賢一
1250 廣瀬茂樹
1251 広瀬徹也
1252 広瀬寛子
1253 廣瀬雅裕
1254 廣瀬昌博
1255 廣幡小百合
1256 深尾敏幸
1257 深澤征義
1258 深沢裕子
1259 深瀬泰旦
1260 深田順一
1261 深谷基裕
1262 福井一裕
1263 福居顯二
1264 福井康三
1265 福井純子
1266 福井　勉
1267 福井広一
1268 福迫俊弘
1269 福島　章
1270 福島秀起
1271 福島弘文
1272 福嶋康之
1273 福嶋好重
1274 福田敦夫
1275 福田修治
1276 福田洋之
1277 福田文雄
1278 福田正高
1279 福地麻貴子
1280 福原志東
1281 福原信一
1282 福本敦子
1283 藤井亜砂美
1284 藤井彩子
1285 藤井　誠
1286 藤井正純
1287 藤井泰志
1288 藤尾　均
1289 藤ヶ崎浩人
1290 藤川日出行
1291 藤木くに子
1292 藤澤泰子
1293 藤田和博
1294 藤田和幸
1295 藤浪　斗
1296 藤本一眞
1297 藤本美生
1298 藤山佳秀
1299 藤原久美
1300 藤原敏弘
1301 藤原敏博
1302 藤原正恵
1303 藤原葉子
1304 舟越亮寛
1305 舟島なをみ
1306 文堂昌彦
1307 古田隆久
1308 古田常人
1309 古館直樹
1310 古屋良一
1311 北條行弘
1312 芳原達也
1313 星出　聡
1314 星野悦子
1315 星野　慶
1316 星野良一
1317 細川　歩
1318 細川　清
1319 細川恵子
1320 細川　優
1321 細矢美紀
1322 程原　誠
1323 保母るつ子
1324 堀江美由紀
1325 堀川直史
1326 堀中繁夫
1327 堀之内宏久
1328 本郷輝明
1329 本庄恵子
1330 本城秀次
1331 本田克也
1332 本多啓介
1333 本田まりこ
1334 本間和宏
1335 本間研一
1336 前川あさ美
1337 前澤美奈子
1338 前田恵理子
1339 前田重治
1340 前田　環
1341 前田幸宏
1342 前田吉宣
1343 牧野愛子
1344 牧村瑞恵
1345 眞重文子
1346 増野園恵
1347 増井　晃
1348 桝井良裕
1349 増岡宏昭
1350 増澤幹男
1351 増島麻里子
1352 益田早苗
1353 増田友之
1354 増田正和
1355 町泉寿郎
1356 町田和彦
1357 松井永子
1358 松井健志
1359 松井敏幸
1360 松井壽夫
1361 松井康夫
1362 松浦雅人
1363 松尾美智子
1364 松岡龍雄
1365 松岡　樹
1366 松岡博昭
1367 松川　中
1368 松木明知
1369 松久保隆
1370 松倉　聡
1371 松崎　剛
1372 松崎道男
1373 松崎　緑
1374 松下　愛
1375 松下　秀
1376 松下　隆
1377 松島孝文
1378 松田晋哉
1379 松田直樹
1380 松田正己
1381 松平友見
1382 松永佳世子
1383 松野時子
1384 松原俊峰
1385 松原知代
1386 松村　香
1387 松村泰志
1388 松村悠子
1389 松本　順
1390 松本純一
1391 松本高宏
1392 松本誉之
1393 松本英裕
1394 松本裕子
1395 松本正廣
1396 的場元弘
1397 真鍋美保
1398 馬原美保子

1399 真柳　誠
1400 丸井英二
1401 丸尾啓敏
1402 丸口ミサエ
1403 丸野　要
1404 丸山　徹
1405 三浦総一郎
1406 三浦宜彦
1407 右田圭介
1408 三﨑裕子
1409 三澤成毅
1410 三澤章吾
1411 三島史朗
1412 三島眞一
1413 三代俊治
1414 三須久美子
1415 水上　創
1416 水嶋章郎
1417 水野　修
1418 水野　智
1419 水野敏子
1420 水橋　夕
1421 水間正澄
1422 三井良之
1423 三ツ橋雄之
1424 湊小太郎
1425 南由起子
1426 南川雅子
1427 南前恵子
1428 峯村正実
1429 簑下成子
1430 箕輪良行
1431 簑和田滋
1432 三橋武司
1433 ミヒェル，
ヴォルフガング
1434 宮岡　等
1435 宮岡佳子
1436 宮加谷靖介
1437 宮川俊平
1438 宮坂信之
1439 宮坂昌之
1440 宮嵜孝子
1441 宮﨑美砂子
1442 宮崎義久
1443 宮里逸郎
1444 宮里勝政
1445 宮地文子
1446 宮地　茂
1447 宮本　篤
1448 宮本繁仁
1449 宮本眞巳
1450 宮本有紀
1451 明神啓子
1452 三輪重治
1453 三輪　隆
1454 三輪洋人
1455 武藤香織
1456 村井貞子
1457 村井秀昭
1458 村井裕子
1459 村上一郎
1460 村上敏史
1461 村上三郎
1462 村上　潤
1463 村上忠誌
1464 村上博和
1465 村上正孝
1466 村上善昭
1467 村川雅洋
1468 村田哲也
1469 村田英之
1470 村田真理子
1471 村田光延
1472 村田　満
1473 村中陽子
1474 村端真由美
1475 村松太郎
1476 村山静子
1477 村山正治
1478 室　慶直
1479 目加田優子
1480 目貫邦隆
1481 毛利　博
1482 持田　智
1483 餅田良顕
1484 望月　隆
1485 望月　眞
1486 望月葉子
1487 望月吉彦
1488 百瀬敏光
1489 百村伸一
1490 森　明子
1491 森　文子
1492 森　勝典
1493 森　茂久
1494 森　俊二
1495 森　　啓
1496 森　美雅
1497 盛岡頼子
1498 森澤健一郎
1499 森下靖雄
1500 森田明理
1501 森田紀代造
1502 森田展彰
1503 森田博之
1504 森田有紀子
1505 森平和明
1506 森本英美
1507 森谷卓也
1508 守屋治代
1509 森脇真一
1510 両角和人
1511 門前幸志郎
1512 矢形　寛
1513 屋宜譜美子
1514 柳生隆視
1515 矢口慎也
1516 安井清孝
1517 安田恵美子
1518 安田貴昭
1519 安田佳子
1520 安野朝子
1521 安元慎一郎
1522 柳　久子
1523 柳澤理子
1524 矢野捷介
1525 矢野千栄子
1526 矢野久子
1527 矢野雄三
1528 山内一信
1529 山内俊雄
1530 山内朋子
1531 山内直子
1532 山岡由実
1533 山岸正明
1534 山口　修
1535 山口　潔
1536 山口清次
1537 山口徹也
1538 山口七重
1539 山口成良
1540 山口喜久
1541 山口将則
1542 山口みのり
1543 山口佳子
1544 山口芳裕
1545 山崎　修
1546 山崎　薫
1547 山崎健太郎
1548 山崎達雄
1549 山崎　力
1550 山崎宗隆
1551 山下哲郎
1552 山下雅知
1553 山下　衛
1554 山下由香
1555 山科　満
1556 山勢博彰
1557 山副孝文
1558 山田久美子
1559 山田晃一
1560 山田朋子
1561 山田秀人
1562 山田ゆかり
1563 山田容子
1564 山田律子
1565 山田　玲
1566 山名哲郎
1567 山根信子
1568 山根　寛
1569 山村幸江
1570 山本昭子
1571 山本明美
1572 山本綾子
1573 山本悦子
1574 山本佳代子
1575 山本啓二
1576 山本晧二
1577 山本宗平
1578 山本達郎
1579 山本弘明
1580 山本雅紀
1581 山本光昭
1582 山本保博
1583 山本弓月
1584 湯浅保仁
1585 行正　徹
1586 行山武志
1587 油原美明
1588 湯本敦子
1589 横尾英明
1590 横式尚司
1591 横田克明
1592 横田則夫
1593 横山和仁
1594 横山　聡
1595 横山富士男
1596 吉井祥二
1597 吉尾千世子
1598 吉雄直子
1599 吉岡　徹
1600 吉岡　恵
1601 吉田和彦
1602 吉田光爾
1603 吉田貴彦
1604 吉田　忠
1605 吉田　誠
1606 吉田優香
1607 吉田芳子
1608 芳野純治
1609 吉浜文洋
1610 吉村吾志夫
1611 吉村匡史
1612 依田光正
1613 四津良平
1614 四元秀毅
1615 米山彰子
1616 六角由紀
1617 若菜宣明
1618 和田　攻
1619 和田一丸
1620 和田誠之
1621 和田貴子
1622 和田崇文
1623 渡壁晃子
1624 渡邉一平
1625 渡邉久美子
1626 渡辺慶子
1627 渡辺慎太郎
1628 渡辺　励
1629 渡部節子
1630 渡邊輝子
1631 渡辺言夫
1632 渡部則彦
1633 渡辺真純
1634 渡辺美也子
1635 渡辺洋子
1636 渡部欣忍
1637 渡部裕美子
1638 渡會公治

1）NTT 東日本東北病院
2）横浜市立大学
3）自治医科大学
4）鹿児島大学
5）岡山大学
6）鈴泉クリニック
7）川崎クリニック
8）聖路加看護大学
9）名古屋大学
10）北里大学病院

本書の特徴，構成と凡例

本事典の特徴

医学，看護，介護，福祉をはじめ，広く医療関連の用語を集め，初学者にもわかりやすい平易な文章で解説した．解説項目約 29,000 のほか，同義語見出し約 14,000，参照語見出し約 2,000 を設け，検索や相互参照の便を図った．

第 2 版の改訂ポイント

1）最新用語を増補する一方，用語の見直しを行い，携帯の便を考慮してスリム化を図った．

2）主な疾患，症状，機能障害に関する項目について，大項目としてより詳細に解説することで，学習事典としての要素も取り入れた．また大項目の解説文中，キーワードは太字で示した．

3）大項目を中心に「**看護ケア**」の項目を設け，ケアのポイントを丁寧に解説した．

4）参照の必要な項目，図表にはすべて参照頁を表示し，該当項目の検索が素早くできるようにした．

・より詳細な知識を得るため参考とすべき参照語を解説文末尾に⇨参を付して項目名をあげ，⇀の後ろに掲載頁を示した．

〔例〕⇨参パーキンソン病⇀2320

・項目の理解を助けるためにできるだけ図や写真，表を付した．さらに他の項目に付随している図，表を参照する必要がある場合は，解説文中，あるいは解説文末尾に参照先の項目名，掲載頁を示した．

〔例〕「網膜」〔図参照⇒眼球⇀576〕

5）カタカナ表記の項目は，読みの違いを考慮し，異なる読みの見出し項目を立てた．例えば，「v」の音は「ヴ」と読み，「う」の項目に配列したが「バビブベボ」で読んで検索しても目的の語に行きつけるよう，「は」行にも見出し項目を立てた．

〔例〕「ヴェルトハイム手術」⇒「ベルトハイム手術」，「ヴィラレー症候群」⇒「ビラレー症候群」

6）以下の一覧表を「付録」としたので活用されたい．

項目の配列と凡例

●項目は以下の順序で配列した

1）記号，数字で始まる項目（ローマ数字を含む，漢数字は除く）⇒記号，数字の順に配列した．

2）ギリシャ文字で始まる項目⇒ギリシャ語のアルファベット順に配列した．

3）欧文字で始まる項目⇒アルファベット順に配列した．

⇒上記1）-3）の文字を含む項目は，それぞれの文字の昇順に配列した．また欧文字は大文字，小文字の順に配列した．

〔例〕「ビタミンA」，「ビタミンB_1」，「ビタミンB_2」……「ビタミンC」

⇒「AIDS」「SARS」などは同義語見出しを立て，「エイズ」「サーズ」でも検索できるようにした．

⇒欧文字で始まり日本語を含む項目は，欧文字の部分はアルファベット順に，日本語の部分は以下の「4）日本語で始まる項目」の順にしたがって配列した．

〔例〕HIV→HIV 感染症→HIV 感染症の看護ケア→HIV 関連糸球体腎炎→HIV 抗体

4）日本語で始まる項目

・項目名の読みにしたがって，50 音順に配列した．

・同じ読みの項目は，カタカナ，ひらがな，漢字の順に配列した．

・同じ読みの項目は，解説項目，参照語見出し，同義語見出しの順に配列した．

・清音，濁音，半濁音（ぱ，ぴ，ぷ など），促音（っ），拗音（ゃ，ゅ，ょ）の順に配列した．

・長音は直前の読みの母音に置き換えて配列した．

〔例〕「ループ」⇒「るうぷ」

・つなぎ，あるいは区切りの「・」「-」「=」「/」は読まずに配列した．

〔項目名の漢字表記について〕

・画数の多い漢字で「ひらがな」の使用が習慣になっている用語は，「ひらがな」表記とし，場合によって（　）内に漢字を補った．

〔例〕「うつ（鬱）病」，「こま（独楽）音」など

・できるだけ常用漢字表の字体で表記する方針をとったが，項目によっては旧字，あるいは正字で表記したものがある．常用漢字以外の字体については，現在の習慣的な使われ方などを考慮して決定した．

・生物学名，化学物質名などは原則としてカタカナ表記とし，場合によって（　）内に漢字を補った．

〔例〕ヒト，ウシ，ツツガムシ，カ，ハエ（蠅），イオウ　など

・項目名に含まれる数字には，漢数字，アラビア数字，ローマ数字があるが，慣用にしたがって表記を使い分けた．

〔例〕「一次感染」，「一回換気量」，「Ⅰ音」，「第1度熱傷」など

●凡例〔見本頁参照〕

1）項目は解説文のある解説項目と見出しのみの参照語見出し，同義語見出しからなっている．

2）解説項目は，太字，色文字で表記した．また，大項目についてはやや大きい太字，色文字で表記し，項目名の後ろに色の帯を付けた．

3）参照語見出し，同義語見出しは，やや小さめの太い黒文字で表記した．

〔凡例見本頁〕

項目名欧文 略語，略記号

解説項目名 **脳脊髄液** cerebrospinal fluid；CSF，spinal fluid ［**髄液，CSF**］ 無色透明な液体で，脳室，くも膜下腔，脊柱管を満たしている．脳の機能調節や代謝産物の排出にも関与している．また中枢神経系は脳脊髄液の中に浮いている状態で，脳と脊髄を物理的・機械的衝撃からま
⋮
ク質 15-45 mg/dL で，数種で少量の無機化合物を含んでいる．また，出血，炎症，腫瘍などでその成分が変わることから，これを採取して検査することは，診断や治療のうえで重要である．[636] ⇨参脈絡叢⇀2773

同義語 / 解説文 / 執筆者番号 / 参照語のアイコン / 参照先項目の掲載頁 / 参照先項目名

外側溝 lateral sulcus，lateral cerebral fissure ［**シルビウス裂，大脳外側溝**］ 脳葉を隔てる溝の1つで，前腹方では側頭葉と前頭葉を，背後方で側頭葉と頭頂葉を分ける．発生学的に最も早期に形成される．この溝の下壁に聴覚領が広がる．底部に島皮質が存在．（図参照⇒大脳皮質⇀1897）[1043] ⇨参大脳溝⇀1896

参照図の項目の掲載頁 / 参照図の項目名 / 参照図の表示

参照先解説項目名 / 参照先解説項目の掲載頁

参照語見出し **ノックインマウス** ⇨参胚操作⇀2341，ノックアウトマウス⇀2315

参照先解説項目の掲載頁 / 参照先解説項目名

同義語見出し **ハーレキン発赤**（ほっせき） harlequin flush⇨同ハーレキン現象⇀2325

参照先解説項目の掲載頁 / 同義語のアイコン / 参照先解説項目名

大項目項目名 **不妊症**

infertility

【概念・定義】 世界保健機関（WHO）および国際産科婦人科連合（FIGO）の定義によれば，2年間正常な性生活をもったにもかかわらず妊娠しない状態．不妊の原因となる因子がない場合，1年以内に妊娠することが多く，1年以上不妊状態が続いた場合は不妊症に準じて
⋮

【原因・病態】 原因は男女ともに考えられ，大別すると**排卵因子，男性因子，卵管因子**で，これらがおよそ1/3ずつを占める．排卵因子としては，排卵障害や黄体機能不全，多嚢胞性卵巣症候群などがある．男性因
⋮

キーワード

大項目に付随する看護ケア項目 **不妊症の看護ケア**

【看護への実践応用】 不妊症の治療は，原因に対処する治療法のほか，タイミング法などの一般不妊治療から，体外受精-胚移植などの生殖補助技術による治療へと進むステップアップ法とがある．治療施設には，大学病
⋮

【ケアのポイント】 治療しない選択をしたカップルにも，妊娠前ケア pre-conception care の考え方は適応できる．性と生殖に関する健康状態を系統的にアセスメントし，妊娠を妨げる要因を取り除くよう，セルフケ

4）参照語見出しは項目名の後ろに⇨参を付し，参照先頁を⇀の後ろに示した．

5）同義語見出しは項目名の後ろに⇨同を付し，参照先頁を⇀の後ろに示した．

〔例〕肺壊疽(えそ)⇨参肺化膿症⇀2330，ノックス⇨同窒素酸化物⇀1974

6）項目名の欧文は，項目名の直後に英文で表記し，ラテン語は〔L〕を，フランス語は〔F〕を，ドイツ語は〔D〕を付した．ただし，ラテン語であっても英語として使われている用語は英語扱いとした．また，欧文の略語，略記号を；のあとに表記した．

〔例〕〔L〕**ulcus cruris**，〔D〕**Gestalt**

・項目名の欧文中，人物の名前を冠した用語のアポストロフィーエス「's」は省略した．また，冠詞の「the，a」などは省略した．

〔例〕**Parkinson disease**

・また，生物学名の属，科，および遺伝子については，イタリック体で表記した．

〔例〕***salmonella***，***src*** **gene**

7）同義語は項目名欧文のあとに[　]内に示した．

〔例〕**ジェネリック医薬品**　[**後発医薬品**]，**ムンプス**　[**流行性耳下腺炎，おたふくかぜ，マンプス**]

8）項目名を補う語は《　》で表記した．

〔例〕**奇異性分裂《Ⅱ音の》，薬疹《皮膚科》**

9）項目名中の〔　〕は省略可能な語を示している．

〔例〕**過食〔症〕，骨盤結合〔組〕織，錯乱〔状態〕，サッカロミセス〔属〕，不眠〔症〕**

10）項目名中の(　)は読み替えの語を示している．

〔例〕**アーノルド・キアリ奇形(症候群)，酸塩基平衡障害(異常)**

11）項目名中の(　)付きの小文字は直前の漢字の読みを示している．

〔例〕**秋疫**(あきやみ)，**瘴気**(しょうき)**説**，**踵**(しょう)**骨**，**肺動静脈瘻**(ろう)

12）人物の名前を冠した症候群などで2人以上の名前が付いているものは「・」でつないだ．

〔例〕**アーノルド・キアリ奇形，ギラン・バレー症候群，バッド・キアリ症候群，ラウン・ギャノン・ルバイン症候群**

13）人名の前に付くvon(フォン)などの人名および同一人物の姓と名が続くものは「=」でつないだ．

〔例〕**アリ=アッバス，ヴォーン=ウィリアムズ分類，フォン=ヒッペル病，リヴェロ=カルヴァロ徴候，レオナルド=ダ=ヴィンチ**

14）医薬品の名前は項目名も解説文中も原則として一般名で表記した．商品名での記載が必要な場合は商品名で表記し，®を付した．また，項目名が一般名の場合は，解説文末尾に代表的な商品名を商のあとに挙げた．

〔例〕**ドパミン塩酸塩**　商イノバン，カコージン，プレドパ，**アセトアミノフェン**　商カロナール

15）そのほか商品名で記載されているものについても®，あるいは™を付して商標を表示した．

16）該当項目の執筆者は解説文末尾の上付き小数字で表示し，巻頭の執筆者一覧にその数字に対応して示した．

記号・数字

% TRP percentage of tubular reabsorption of phosphate ⇨同リン再吸収率→2948

0 歳平均余命⇨同平均寿命→2615

0 相《活動電位の》 phase 0 ［**脱分極相**］ 心筋細胞が静止電位から興奮（脱分極 depolarization）する過程で，活動電位曲線の立ち上がり部分を示す．心房筋，ヒス His 束-プルキンエ Purkinje 線維，心室筋などでは細胞膜の透過性が急激に変化してナトリウムイオンと軽度ながらカルシウムイオンが細胞内に入り（内向き電流），細胞内電位が急峻に立ち上がり陽性となる．一方，洞房結節ではカルシウムイオンの遅い内向き電流が主で，ゆっくりと立ち上がる．[729] ⇨参活動電位最大立ち上がり速度→532

1,1,1-トリクロロ-2,2-ビス（*p*-クロロフェニル）エタン 1,1,1-trichloro-2,2-bis (*p*-chlorophenyl) ethane⇨同DDT→40

1,1,2,2-テトラクロロエタン 1,1,2,2-tetrachloroethane ［**四塩化アセチレン，sym-テトラクロロエタン**］ テトラクロロエタンの 2 種類ある異性体の 1 つ．$Cl_2CHCHCl_2$．融点 − 44℃，沸点 146.5℃．水に難溶，エタノールおよびエーテルに易溶．クロロホルムに似た臭気を有する無色の不燃性溶剤．主としてトリクロロエチレンの製造原料として用いられるが，毒性が強いため特殊な用途以外にはほとんど用いられない．皮膚，眼への刺激性がある．呼吸器および経皮吸収され，大量曝露では中枢神経系の抑制作用，反復曝露では肝，腎の障害を生じる．動物実験では発癌性が確認されたがヒトの発癌との関連が未知の物質〔アメリカ産業衛生専門家会議（ACGIH），2008〕．許容濃度 1 ppm（経皮吸収として；日本産業衛生学会，2008，ACGIH，2008）．「有機溶剤中毒予防規則」第 1 種有機溶剤．「化学物質排出把握管理促進法（PRTR 法）」第 2 種指定化学物質．[182,732]

1,2-ジクロロエタン 1,2-dichloroethane ［**二塩化エチレン，塩化エチレン**］ 無色の液体，水に難溶．エタノール，エーテルに可溶．比重 1.26，蒸気密度 3.4，沸点 83.5℃，蒸気圧 8.3 kPa（20℃），引火点 13.3℃，発火点 440℃，爆発範囲 6.2-16％．医薬・農薬・塩化ビニル製造の中間体，塗料溶剤，洗浄用，抽出溶剤．皮膚，粘膜に付着すると，皮膚障害，粘膜炎などを起こすことがある．高濃度の蒸気を吸入すると麻酔作用や肝障害がみられる．「有機溶剤中毒予防規則」（有機則）の第 1 種有機溶剤，作業環境管理濃度 10 ppm．[1360] ⇨参有機溶剤中毒予防規則→2848

1,2-ジクロロエチレン 1,2-dichloroethylene ［**二塩化アセチレン**］ CHCl＝CHCl，無色の液体，エーテル様臭．水に不溶．比重 1.25，蒸気密度 3.35，沸点 60.3℃，蒸気圧 27.3 kPa（20℃），引火点 4℃，発火点 460℃，爆発範囲 9.7-12.8％．溶剤（顔料，塗料，香料，油脂，樹脂，ゴム，セルロース誘導体など），洗浄剤に用いられる．皮膚，粘膜を刺激する．麻酔作用がある．肝臓，腎臓をおかす．「有機溶剤中毒予防規則」（有機則）の第 1 種有機溶剤，作業環境管理濃度 150 ppm．[1360] ⇨参有機溶剤中毒予防規則→2848

1,2-ジヒドロキシベンゼン⇨同カテコール→536

1,3-ジアジン 1,3-diazine⇨同ピリミジン→2498

1,4-ジエチレンジオキシド 1,4-diethylene dioxide⇨同1,4-ジオキサン→1

1,4-ジオキサン 1,4-dioxane ［**1,4-ジエチレンジオキシド，*p*-ジオキサン**］ 無色透明の液体，エーテル様臭気をもつ，水に可溶．比重 1.04，蒸気密度 3.03，沸点 101℃，蒸気圧 3.9 kPa（20℃），引火点 12℃，発火点 180℃，爆発範囲 2-22.5％．長期間空気にさらしておくと，他のエーテル類と同じく爆発性の過酸化物を生成する．油脂，樹脂の溶剤，ラッカーペイントの調合に用いられる．皮膚，粘膜を刺激する．吸収すると肝臓，腎臓障害を起こす．麻酔作用は弱い．経皮吸収される．ヒトに対する発癌性が疑われている．「有機溶剤中毒予防規則」（有機則）の第 2 種有機溶剤，作業環境管理濃度 10 ppm．[1360] ⇨参有機溶剤中毒予防規則→2848

1,5-アンヒドログルシトール 1,5-anhydroglucitol；1,5-AG ブドウ糖の 1 位の水酸基がとれた，ブドウ糖とよく似た構造をもつポリオール．健常者の血中にはブドウ糖の約 1/40 の濃度で存在．糖尿病や腎性糖尿など尿糖の排泄がみられる病態では，1,5-AG の尿中排泄が増加して血中濃度の低下が起こることから，糖尿病患者の直近の血糖コントロールの指標の 1 つとして測定される．血中 1,5-AG と空腹時血糖，HbA_{1c}，グリコアルブミンは，それぞれ負の相関を示す．基準値は 14 μg/mL 以上．糖尿病以外にも腎性糖尿，妊娠，腎不全などでも低値を示すので注意を要する．[418]

1,25-ジヒドロキシビタミン D_3 1,25-dihydroxyvitamin D_3 ⇨同活性型ビタミン D_3→530

1 α 水酸化ビタミン D_3⇨同アルファカルシドール→195

1-β-D-リボフラノシル-2,4（1*H*,3*H*）-ピリミジンジオン 1-β-D-ribofuranosyl-2,4 (1*H*, 3*H*)-pyrimidinedione⇨同ウリジン→333

1-アミノナフタレン⇨同α ナフチルアミン→15

1 型 2 色覚 protanopia ［**赤色盲，第 1 色盲**］ 先天色覚異常である 2 色覚の 1 つで，赤色に対する感覚がないもの．従来は赤色盲あるいは第 1 色盲と呼ばれていた．[975] ⇨参2 色覚→3

1 型 3 色覚 protanomaly ［**赤色弱，第 1 色弱**］ 先天色覚異常である異常 3 色覚の 1 つで，赤色に対する感覚が弱いもの．従来は赤色弱あるいは第 1 色弱と呼ばれていた．[975] ⇨参異常 3 色覚→235，2 型 3 色覚→3，3 型 3 色覚→4

1 型色覚 protan defect ［**第 1 色覚異常**］ 先天的に網膜赤錐体の異常により，赤色が認識できない，もしくは認識しにくい状態．従来は 1 型色覚異常あるいは第 1 色覚異常という用語が用いられた．[975] ⇨参色覚異常→1238，2 型色覚→3，3 型色覚→4

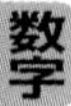

1型糖尿病　type 1 diabetes mellitus　糖尿病の成因分類の1つ．インスリン依存性糖尿病(IDDM)と呼ばれた糖尿病の大部分が属する．膵β(B)細胞の破壊，消失で絶対的インスリン欠乏が生じることによって起こる糖尿病と定義される．β細胞の破壊の原因は自己免疫性の機序による膵島炎が大部分であるが，一部に原因の明らかでない特発性もある．遺伝の関与は2型糖尿病に比べて少ないとされる．1型糖尿病患者の多くはインスリンの分泌がほとんどないため，著しい高血糖，ケトーシス傾向，血糖不安症などを呈し，強化インスリン療法などのインスリン注射による治療が必須．患者はグルタミン酸脱炭酸酵素(GAD)抗体，膵島細胞(IA-2)抗体，インスリン抗体などが陽性となることが多い．[418]

1号液⇨同開始液→435

1歳6か月児健康診査実施要綱　1977(昭和52)年から市町村母子保健事業として行われるようになった．3歳児健診と同様に法的に義務づけられている．目的は運動機能・視聴覚障害，知的障害など障害をもった児を早期に発見し適切な指導を行い心身障害の進行を未然に防止すること．また，生活習慣の自立，むし歯の予防，幼児の栄養その他，育児に関する指導を行う．保護者への質問事項は次のとおり．①ひとりで上手に歩きますか，②ママ，ブーブーなど意味のある言葉をいくつか話しますか，③自分でコップを持って水を飲めますか，④哺乳瓶を使っていますか，⑤極端にまぶしがったり，目の動きがおかしいのではないかと気になりますか，⑥後ろから名前を呼んだとき，振り向きますか，⑦どのような遊びが好きですか，⑧育児について：楽しいですか/心配がありますか/疲れますか/家族はお子さんとよく遊んでいますか，⑨病気などについて：ひきつけ/予防接種，⑩おやつの時間を決めていますか，⑪保護者は歯を磨いてあげますか，⑫特に気になることがありますか：視線が合わない/少しもじっとしていない/甘えてこない/寝つきがわるい/夜泣きがひどい/おとなしすぎる．[1631]　⇨参乳幼児健康診査→2241

1歳6か月児歯科健康診査　dental health examination for 18-months-old children　母子保健事業の1つ．幼児の歯科保健状態を把握するとともに齲蝕罹患傾向を予測し，適切な口腔保健衛生指導を行い，咀嚼機能の発達を促し，幼児に将来起こりうる齲蝕を予防することを目的とする．乳歯は生後6か月～3歳くらいまでのあいだに萌出するが，3歳児の齲蝕は1歳6か月児に比べ高率にみられることから，1歳6か月児に歯科健診を行う意義は大きい．健診内容は歯科疾患・異常の有無など口腔状態の診査のほか，①主な養育者，②よく飲んでいる飲み物，③哺乳瓶の使用状況，④間食の与え方などの問診，染め出し液によるプラークの付着状態の診査などをもとに，将来起こりうる齲蝕リスクのスクリーニングを行い，リスクの程度に応じた指導を行う．[760]

1色覚　achromatopsia, total color blindness　[1色型色覚，全色盲]　先天的な色覚異常で，かつて1色型色覚〔もしくは全色盲(俗語)〕と呼ばれていたもの．基本3色覚のうち1色覚しかもたない．杆体系の機能しかもたない杆体1色覚と錐体系の機能のみをもつ錐体1色覚に分かれる．このうち，錐体1色覚は，赤錐体1色覚，緑錐体1色覚，青錐体1色覚に分けられる．[975]　⇨参2色覚→3，異常3色覚→235

1色型色覚⇨同1色覚→2

1-ナフチルアミン⇨同αナフチルアミン→15

1日4回⇨同q.i.d.→99

1日摂取許容量　acceptable daily intake；ADI　[ADI，1日摂取耐用量]　ヒトがある物質を，一生涯毎日摂取しても毒性を示さないと考えられる最大1日摂取量 maximum acceptable daily intake(MADI)のことをいい，mg/kg(体重)/日で示される．通常，動物実験の最大無毒性量に1/100～1/300(この数値を安全係数という)を掛けて数値が求められる．[1594]

1日摂取耐用量　tolerable daily intake；TDI⇨同1日摂取許容量→2

1日多分割照射療法⇨同多分割照射療法→1927

1秒率　forced expiratory volume in 1 second percent；$FEV_{1.0}$%，forced expiratory volume percent in 1 second　[$FEV_{1.0}$%，ゲンスラーの1秒率]　1秒量(最大限に息を吸ったのち，できる限り勢いよく息を吐き出したときの最初の1秒間に吐き出された空気の量)を努力肺活量(FVC)で割り，百分率で表したもの．単位は%．ゲンスラー Gaensler の1秒率ともいわれる．気流制限の指標として用いられ，1秒率<70% を閉塞性換気障害とする．1秒率が低下する疾患には気管支喘息，びまん性汎細気管支炎，気管支拡張症，慢性閉塞性肺疾患(COPD)などがある．

1秒量　forced expiratory volume in 1 second；$FEV_{1.0}$，forced expiratory volume per second　[$FEV_{1.0}$]　最大限に息を吸ったのち，できる限り勢いよく息を吐き出したとき(努力肺活量)の最初の1秒間に吐き出された空気の量のこと．単位はL/秒．スパイロメーターで測定できる．息を吐くとき(呼息)の流速を表しており，気流を制限するような状態(閉塞性換気障害)，例えば気道抵抗の上昇，気道閉塞，また呼吸筋の障害などで低下する．ただし，肺活量が少ない場合も1秒量は小さくなる．

2,3,7,8-テトラクロロジベンゾ-*p*-ジオキシン　2,3,7,8-tetrachlorodibenzo-*p*-dioxin；2,3,7,8-TCDD⇨同ダイオキシン→1860

2,3-ベンゾピロール　2,3-benzopyrrole⇨同インドール→301

2,4,5-トリクロロフェノキシ酢酸　2,4,5-trichlorophenoxy acetic acid；2,4,5-T　水に難溶，エタノールおよびベンゼンに可溶な無色の結晶体．$C_6H_2Cl_3OCH_2COOH$．融点153-158℃．フェノキシ系除草剤として用いられたが，わが国では1975(昭和50)年以降使用禁止．生殖能または胎児への悪影響の恐れがある．ベトナム戦争時には枯葉剤として大量に用いられ，被爆者から先天異常，流早産，胞状奇胎などが多発した．その原因は合成過程の副産物として含まれていたダイオキシンによるものとして国際的に大きな問題となった．「毒物及び劇物取締法」劇物．内分泌攪乱化学物質．許容濃度10 mg/m^3〔アメリカ産業衛生専門家会議(ACGIH)，2008〕．[182,732]　⇨参ダイオキシン→1860

2,4,6-トリアミノトリアジン⇨同メラミン→2806

2,4-ジニトロフェニル　2,4-dinitrophenyl⇨同DNP→43

2,4(1*H*,3*H*)-ピリミジンジオン　2,4(1*H*,3*H*)-pyrimidi-

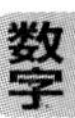

nedione⇨同ウラシル⇀333
2,5-ジアミノ-*n*-吉草(きっそう)**酸**　**2,5-diamino-*n*-valeric acid**⇨同オルニチン⇀415
2,6,8-トリヒドロキシプリン　**2,6,8-trihydroxypurine**⇨同尿酸⇀2248
2,6-ジアミノヘキサン酸⇨同リジン⇀2922
2,6-ジオキソプリン　**2,6-dioxopurine**⇨同キサンチン⇀680
2-8体制　看護師の夜勤体制を意味するもので，他に3-8体制がある．2-8体制は看護師2人で月8回の夜勤，3-8体制は看護師3人で月8回の夜勤という意味．1965(昭和40)年の夜勤についての人事院の判定「夜勤日数は，月8日を目標とすること．1人勤務は廃止の方向で計画を立てて努力すべきである」に起因している．[1039] ⇨参看護体制⇀597，準夜勤務⇀1417，深夜勤務⇀1607
2-アミノ-3-ヒドロキシ酪酸⇨同スレオニン⇀1657
2-アミノ-3-メチル-*n*-吉草(きっそう)**酸**　⇨同イソロイシン⇀247
2-アミノ-6-オキソプリン　**2-amino-6-oxopurine**⇨同グアニン⇀808
2-アミノエタンスルホン酸⇨同タウリン⇀1907
2-アミノグルタルアミド酸⇨同グルタミン⇀836
2-アミノグルタル酸⇨同グルタミン酸⇀836
2-アミノコハク酸　**2-aminosuccinic acid**⇨同アスパラギン酸⇀152
2-アミノプロピオン酸⇨同アラニン⇀184
2-オキソグルタル酸　**2-oxoglutaric acid**⇨同αケトグルタル酸⇀14
2-オキソプロピオン酸⇨同ピルビン酸⇀2500
2型2色覚　deuteranopia　［**緑色盲，第2色盲**］　先天色覚異常である2色覚の1つで，緑色に対する感覚がないもの．2色覚のうち約75%を占め，最も多い．従来は緑色盲あるいは第2色盲と呼ばれていた．[975] ⇨参1型2色覚⇀1，3型2色覚⇀4，2色覚⇀3
2型3色覚　deuteranomaly　［**緑色弱，第2色弱**］　先天色覚異常である異常3色覚の1つで，緑色に対する感覚が弱いもの．従来は緑色弱あるいは第2色弱と呼ばれていた．[975] ⇨参異常3色覚⇀235，1型3色覚⇀1，3型3色覚⇀4
2型色覚　deutan detect　［**第2色覚異常**］　先天的に網膜緑錐体の異常により，緑色が認識できない，もしくは認識しにくい状態．従来は2型色覚異常あるいは第2色覚異常という用語が用いられた．[975] ⇨参色覚異常⇀1238，1型色覚⇀1，3型色覚⇀4
2型糖尿病　type 2 diabetes mellitus　糖尿病の成因による分類の1つ．以前インスリン非依存性糖尿病(NIDDM)と呼ばれた大部分が属し，日本人の糖尿病の大半はこの型に属する．病因は明らかではなく，多因子遺伝が想定されている．多くは中年以降に発症する．インスリン感受性およびインスリン分泌の低下が糖尿病の発症にかかわる．インスリン分泌は相対的には低下しているが，いまだある程度保たれている．治療は食事・運動療法のみから，経口血糖降下薬，インスリン注射まで必要に応じてさまざまとなる．[418] ⇨参インスリン非依存型糖尿病⇀296
2腔チューブ⇨同ダブルルーメンチューブ⇀1927
2色覚　dichromatism，color blindness　［**2色型色覚，色盲**］　かつて2色型色覚〔もしくは色盲(俗語)〕と呼ばれていたもの．先天的に，赤，緑，青の基本3色覚のうち2色覚しかもたない．赤錐体色素を欠く1型，緑錐体色素を欠く2型，青錐体色素を欠く3型に分けられる．[975] ⇨参1型2色覚⇀1，2型2色覚⇀3，3型2色覚⇀4
2色型色覚⇨同2色覚⇀3
2相　phase 2　［**プラトー相**］　心筋の活動電位において，0相，1相に続いてゆるやかに再分極が続く平坦な部分．[426]
2点識別閾⇨同空間閾〔値〕⇀809
2点弁別閾　two-point discrimination threshold⇨同空間閾〔値〕⇀809
2×2分割表　two by two contingency table　［**四分表**］　調査対象が，例えば男女，あるいは疾患の有無などのように2つの群に分けられ，そのいずれもがある特性(例えば検査)によって2つのカテゴリーに区別できる場合，2つの群をそれぞれ2つのカテゴリーによって分類した度数表のこと．分割表作成の目的は，2つの群である特性の度数分布が同じか差があるかを知るためである．[258]
2-フェニルクロモン　**2-phenylchromone**⇨同フラボン⇀2578
2-プロパノール⇨同イソプロピルアルコール⇀246
2-プロパノン⇨同アセトン⇀155
2-ヘキサノン　**2-hexanone**⇨同メチルブチルケトン⇀2800
2弁置換術　double valve replacement；DVR　連合弁膜症の症例で，4つの心臓弁のうち2つの弁を同時に置換する手術．通常は大動脈弁と僧帽弁とを置換することが多い．[867,1499]
2-メチルアニリン中毒　**2-methylaniline poisoning**⇨同オルトトルイジン中毒⇀415
2-メチルエタンスルホン酸⇨同タウリン⇀1907
2-メルカプトエタノール　**2-mercaptoethanol**　［**チオグリコール**］　$HSCH_2CH_2OH$．分子量78.13．沸点約158℃．水やアルコール，エーテル，ベンゼンに易溶で，甘ったるい，腐った卵に似た不快臭を有する．抗酸化剤あるいは還元試薬として用いられ，タンパク質のジスルフィド結合(S-S結合)の還元的切断や，培養用培地への添加により，システインの二重体シスチンの生成を防ぐなどの目的で，生化学的研究に用いられる．不安定なため，保存には密栓し冷暗所を選ぶ必要がある．[1157]
2モード分布　bimodal distribution　多くのデータが2つの別々のモードに分布すること．例えば正規分布する2つの別の集団からデータが集められた場合などにみられる．[258]
3-3-9度方式⇨同JCS⇀71
3,3′-ジクロロベンジジン　**3,3′-dichlorobenzidine**　「特定化学物質障害予防規則」(特化則)の第1類物質，特別管理物質．融点133℃，純粋なものは褐色針状結晶．アルコール，酢酸，ベンゼンによく溶けるが，水にはほとんど溶けない．有機顔料，染料の原料．皮膚に付着すると皮膚炎や色素沈着を起こす．動物実験では容易に癌の発生した例がみられており，化学的な構造がベンジジン(発癌性が認められている物質)に似ているので，製造許可物質に指定された．なお，かつて，ジクロロベンジジンに曝露した労働者に膀胱癌がみられ

た.[1360] ⇨参特定化学物質障害予防規則→2143

3,3´-ジチオビス(2-アミノプロピオン酸)　3,3´-dithiobis(2-aminopropionic acid)⇨同シスチン→1291

3,3´-チオジアラニン　3,3´-thiodialanine⇨同ランチオニン→2911

3,4-ジヒドロキシフェニルアラニン⇨同ドパ→2157

3β-水酸化ステロイド脱水素酵素欠損症　3β-hydroxysteroid dehydrogenase deficiency；3β-HSD deficiency⇨同3β-ヒドロキシステロイドデヒドロゲナーゼ欠損症→4

3β-ヒドロキシステロイド脱水素酵素欠損症　3β-hydroxysteroid dehydrogenase deficiency；3β-HSD deficiency⇨同3β-ヒドロキシステロイドデヒドロゲナーゼ欠損症→4

3β-ヒドロキシステロイドデヒドロゲナーゼ欠損症　3β-hydroxysteroid dehydrogenase deficiency；3β-HSDD［ボンジョバンニ症候群，3β-水酸化ステロイド脱水素酵素欠損症，3β-ヒドロキシステロイド脱水素酵素欠損症］　副腎と性腺の障害によりグルココルチコイド，ミネラルコルチコイド，性ホルモンのすべての活性ステロイドの生成が阻害される常染色体劣性遺伝性疾患で，先天性副腎過形成のうちのまれな型．ステロイド生合成過程の早期段階に働く3β-HSDの欠損により起こる．典型例では，種々の程度の外陰部奇形がみられる．男性胎児は尿道下裂，男性偽半陰陽の像を呈し，女児では軽微な男性化(軽度の陰核肥大，陰唇癒合)を示す．乳児期の早期に副腎不全を呈し，思春期以降に男児は不完全な第二次性徴と女性化乳房を，女児では多毛や無月経を認める．非典型例では酵素欠損の部位と程度により，非塩類欠乏型，正常外陰型，遅発型などに分類され，軽度の遅発型では思春期以降の月経異常と多毛症を呈する．治療はコルチゾールの補充に加え，適宜ミネラルコルチコイドや性ホルモンの補充を行う．[284,383] ⇨参副腎性器症候群→2540

3 DS　dental drug delivery system；DDDS　ドラッグデリバリーシステム drug delivery system(DDS)が近年，抗癌剤，抗菌薬などの投与に用いられている．疾病部位に確実な作用をもたらし，かつ局所投与量の低減に基づく副作用の減少など，薬物活性を最大限に発揮するように工夫された投与方法である．歯科では，齲蝕(うしょく)原因菌であるストレプトコッカス・ミュータンス *Streptococcus mutans* は通常の連鎖球菌とは異なり，歯面に付着する性質があるので，*S. mutans* だけを選択的に減少させる方法として，歯列に適合したリテイナー(歯ならびの安定を図る矯正装置)を作製し，歯面に抗菌薬やフッ化物含有ジェル，ポビドンヨードジェルなどを塗布し，1日1回5分間，口腔内に装着，維持させる．歯周病の場合は，事前に歯周病菌の検査を行い，歯周病菌の除菌の必要性を検討する．必要な場合は，PMTC(専門家による器械的歯面清掃)を十分に行い，バイオフィルムプラークを除去し，以後，齲蝕予防と同様にリテイナーを作製し，除菌を行う．3か月後に再検査を行い，除菌の効果を検討する．新しい歯科薬物療法の試みである．[434] ⇨参ドラッグデリバリーシステム→2160

3 D 超音波⇨同三次元超音波検査法→1205

3 M　three M　企業経営において不可欠かつ最も基本となる3つの要素，すなわち金 money，市場 market，管理 management のこと．また生産における3Mは，人 man，機械 machine，材料 material のこと．[415]

3-オキソ酪酸　3-oxobutyric acid⇨同アセト酢酸→155

3 型 2 色覚　tritanopia，blue color blindness　［第3色盲，青黄色盲］　先天色覚異常である2色覚の1つで，基本3色覚のうち青錐体色素を欠き，青色に対する感覚のないもの．非常にまれである．従来は第3色盲あるいは青黄色盲と呼ばれていた．[975] ⇨参1型2色覚→1，2型2色覚→3

3 型 3 色覚　tritanomaly　［第3色弱，青黄色弱］　先天色覚異常である異常3色覚の1つで，青色に対する感覚が弱いもの．特に青～黄の判別困難で，非常にまれ．従来は第3色弱あるいは青黄色弱と呼ばれていた．[975] ⇨参1型3色覚→1，2型3色覚→3

3 型色覚　tritan defect　［第3色覚異常］　先天的に網膜青錐体の異常により，青色が認識できない，もしくは認識しにくい状態．非常にまれ．従来は3型色覚異常あるいは第3色覚異常という用語が用いられた．[975] ⇨参色覚異常→1238，1型色覚→1，2型色覚→3

3 号液⇨同維持液→227

3 歳児健康診査　health examination for children of 3 years of age　3歳児に対して義務づけられている健康診査．「母子保健法」により規定されている．心身のすべてにわたり発育状況，運動機能などの診査を行う．診査の結果，必要に応じて児童相談所，医療機関などで事後指導，精密検査を行う．[1631] ⇨参乳幼児健康診査→2241

3 歳児歯科健康診査　dental examination for 3-year-old children　「母子保健法」第12条に基づいて行われる3歳児健康診査の1つ．厚生労働省の3歳児歯科保健指導要領(①視診および触診による歯と口腔の一般状態および歯科疾患や異常の有無の診査，②歯口清掃習慣の習得，保護者による日常の観察，栄養に関する具体的指導，定期的な歯科受診の習慣づけ)に基づいて診査される．3歳児は乳歯がほぼ生えそろい，乳歯齲蝕の最盛期にあたるため，適切な保健指導が求められる．齲蝕は，①A型：上顎前歯部のみ，あるいは上下臼歯部のみに齲蝕がある，②B型：臼歯部および上顎前歯部に齲蝕がある，③C型：前歯部および臼歯部のすべて，あるいは臼歯部および下顎前歯部にも齲蝕がある，に分けて保健指導が行われる．[760] ⇨参1歳6か月児歯科健康診査→2

3´末端《ポリヌクレオチドの》　3´-terminus，3´-end　DNAは，あるヌクレオチドの糖(デオキシリボース)の炭素骨格の3´位の水酸基と，隣り合ったヌクレオチドの糖の同じく5´位のリン酸基とが共有結合によってつながった分子．この結合を3´-5´ホスホジエステル結合という．DNAポリメラーゼは伸長中のポリヌクレオチド鎖の3´末端が遊離の水酸基になっていなければ，新たにヌクレオシド三リン酸を付加できないので，3´末端の状態が重要である．[1559]

3 つの D　新しい貧困の概念の1つ．相対的貧困，目に見えない貧困，数量的測定が困難な貧困を代表する表現で destitution(貧窮)，disease(疾病)，delinquency(非行)という英語の頭文字をとってつくられた．これはアメリカにおいて，慈善から社会事業 social work へと転換していくなかで対応すべき社会的問題の特質を端的に示すものとして，1920年代に用いられるようになった．わが国では，3つのDがディヴァインの主著である『Social Work』(1922)の中に出てくるなどと説明されている場合があるが，現代のソーシャルワークを大きく貧困 poverty，疾病 disease，犯罪 crime という社会的問題に従った分類に体系的な考察が加えられた本書に「3つのD」という表現は用いられていない．[457] ⇨参貧困→2504，ベバリッジプラン→2629

3テスラ MRI　3-Tesla MR image　現在普及しているMRIは1.5テスラ(T)の静磁場強度であるが，その2倍の静磁場強度を用いることで，主に信号強度を高め，高画質を得ようとする目的でつくられた静磁場強度3テスラのMRI．牽引力も強く，安全面での注意が必要．[8]

3-ピリジンカルボン酸アミド⇨同ニコチン酸アミド→2207

3-フェニルプロピオン酸　3-phenylpropionic acid⇨同ヒドロケイ皮酸→2464

3-メチルインドール⇨同スカトール→1634

4p−症候群　4p−syndrome　［ウォルフ・ハーシュホーン症候群，4番短腕部分欠失症候群］　4番染色体短腕の部分欠失をもつ先天性染色体異常．ウォルフ・ハーシュホーン Wolf-Hirschhorn 症候群とも呼ばれる．臨床的に成長障害，重度の精神発達遅滞を認め，著明な小頭，古代ギリシャ戦士の兜を連想させる弓状の眉毛，両眼隔離，内眼角贅皮，耳介の変形，扁平な鼻根部，口唇・口蓋裂，小顎症がみられる．その他，心室中隔欠損に代表される先天性心疾患，泌尿・生殖器系統の異常を認める場合もある．頻度は2万5,000人に1人とされている．[1293]

4号液⇨同術後回復液→1397

4-ジメチルアミノアゾベンゼン　4-dimethylaminoazobenzene⇨同パラジメチルアミノアゾベンゼン→2395

4-ジメチルアミノスチルベン　4-dimethylaminostilbene；DAS　化学発癌物質の1つ．$C_{16}H_{15}N_3$，分子量237，融点149℃，淡黄色柱状結晶．経口投与により皮膚癌を生じる化合物で，投与量と発癌率とに明確な相関がみられるため加算説(ドルクレイ Hermann Druckrey ら)の研究に用いられる．ラット，マウスへの経口投与で外耳道の皮脂腺に原発する扁平上皮癌が発生する．[1468]

4相《活動電位の》　phase 4　［第4相］　心筋活動電位波形で心筋細胞の活動電位は0相から4相までの5つの時相に分けられており，4相は心筋細胞の電気的拡張期に相当．電位の動態は心臓の部位によって異なり，正常の生理的状態における洞結節細胞，房室接合部，プルキンエ Purkinje 細胞などの刺激伝導系細胞では，緩徐拡張期脱分極が存在するために電位が時間経過とともにゆっくりと浅くなり，傾斜を認める．一方，心房筋や心室筋のような作業心筋の細胞においては拡張期脱分極を認めないために時間経過による電位変化はみられず平坦である．しかし，作業心筋細胞が異常な状態では電位変化を生じて平坦でなくなることもある．[1524] ⇨参0相《活動電位の》→1，2相→3

4灯試験　four-dot test⇨同ワース4灯検査→3006

4-トリメチル-3-ヒドロキシブチロベタイン⇨同カルニチン→559

4-トリメチルアミノ-3-ヒドロキシ酪酸⇨同カルニチン→559

4-ニトロキノリン-1-オキシド　4-nitroquinoline-1-oxide；4-NQO　1943(昭和18)年，落合英二によって合成された芳香族ニトロ化合物に属する発癌性物質 $C_9H_6N_2O_3$．中原和郎が1957(同32)年に発癌性を証明した．皮膚癌，肉腫，胃癌などを発生させる．試験管内発癌にも使用される．[1531]

4番短腕部分欠失症候群　4p deletion syndrome⇨同4p−症候群→5

4-メチルチオフェニルジプロピルホスファート　4-methylthiophenyl dipropyl phosphate⇨同プロパホス→2600

5,8,11,14-エイコサテトラエン酸　5,8,11,14-eicosatetraenoic acid⇨同アラキドン酸→183

5α還元酵素欠損症　5α-reductase deficiency⇨同5αレダクターゼ欠損症→5

5αレダクターゼ欠損症　5α-reductase deficiency　［5α還元酵素欠損症］　5αレダクターゼの欠損により外性器の男性化が障害されるまれな男性〔仮性〕半陰陽．5αレダクターゼ(5α還元酵素，ステロイド5αレダクターゼ)は，テストステロンの標的臓器においてテストステロンをより活性の高いジヒドロテストステロン 5α-dihydrotestosterone(DHT)に変換する酵素であり，肝臓や皮脂腺など広範囲に分布するタイプ1と，外性器に強く発現するタイプ2の2型が存在する．5αレダクターゼ欠損症ではタイプ2の5αレダクターゼが欠損する．男性型の陰茎，尿道，陰嚢，前立腺の分化はDHTによって誘導されるために，小陰茎，尿道下裂，前立腺形成障害などの種々の程度の男性化障害が起こる．ウォルフ Wolff 管由来の精巣上体，精管，精嚢はテストステロンによって誘導されるので，これらは正常に分化している．臨床的にはライフェンスタイン Reifenstein 症候群(不完全アンドロゲン不応症)との鑑別に注意を要する．[845] ⇨参精巣性女性化症候群→1693，ライフェンスタイン症候群→2891，男性〔仮性〕半陰陽→1944

5βプレグナン-3α⇨同プレグナンジオール→2589

5-HIAA　5-hydroxyindole acetic acid⇨同5-ヒドロキシインドール酢酸→6

5p−症候群　5p−syndrome，5p deletion syndrome⇨同ネコ鳴き症候群→2276

5-グアジニノ-2-アミノ吉草(きっそう)酸⇨同アルギニン→187

5′-ヌクレオチダーゼ　5′-nucleotidase　［5′-リボヌクレオチドホスホヒドロラーゼ］　5′-リボヌクレオチド(AMPやIMPなどのプリン5′-ヌクレオチド，CMPやUMPなどのピリミジン5′-ヌクレオチド)およびそのデオキシ体(dTMP，dAMPなど)の脱リン酸化加水分解を特異的に触媒する酵素．高等生物の細胞には基質としてのヌクレオチド特異性が異なり，細胞内局在も違う数種の5′-ヌクレオチダーゼが存在する．そのうち，膜結合性の5′-ヌクレオチダーゼと可溶性プリン5′-ヌクレオチダーゼは，すでにヒトにおいてクローニングがされ，一次構造が明らかになっている．臨床検査の分野では，膜結合性の5′-ヌクレオチダーゼがアルカリホスファターゼなどとともに，肝胆道疾患，特に胆汁うっ滞の指標として有用．[305] ⇨参遺伝子クローニング→259

5′末端《ポリヌクレオチドの》　5′-terminus　DNAやRNAは，隣り合うヌクレオシドの糖(DNAではデオキシリボース，RNAではリボース)の3′の炭素と5′

の炭素とをリン酸がジエステル結合で結びつける結合様式となっている．そのため，ポリヌクレオチドの一方の末端のヌクレオシドは5′の炭素が，もう一方の末端では3′の炭素がいかなるヌクレオシドとリン酸を介して結合することなく遊離した形となっており，それぞれ5′末端，3′末端という．ポリヌクレオチドの生合成は5′から3′の方向に進行する．メッセンジャーRNAの5′末端には，7-メチルグアノシンが5′-5′三リン酸橋を介して結合するキャップ構造が存在する．このキャップ構造はタンパク生合成の開始反応において必要であることが知られている．また，脱リン後のポリヌクレオチドの5′末端にATPのγ位のリン酸を転移するポリヌクレオチドキナーゼの反応を利用して，放射能ラベル化のプローブ調製が行われ，塩基配列の決定やDNAやRNAの検出などに利用される．[305] ⇨参DNAプローブ→43

5′-リボヌクレオチドホスホヒドロラーゼ ⇨同5′-ヌクレオチダーゼ→5

5点聴診法 five-point auscultation method 気管挿管実施後，気管チューブが正しい位置にあるかを確認する手技の1つ．両側の胸部が均等にふくらんでいることの観察と同時に行う，心窩部，両側の胸部(前胸壁，腋窩中線上)の5点での聴診を指す．心窩部でゴボゴボという空気流入音が聞こえないこと，両側の胸部で呼吸音が均等に聞こえることを確認する．心窩部で空気流入音が聞こえるか胸壁の動きが認められない場合は食道挿管を疑い，胸部の片側のみ呼吸音が聴取できない場合は片側挿管を疑う．[938] ⇨参気管挿管の確認→675

5年生存率 five-year survival rate 5年後に，その集団のうち何%が生存しているかを示す率．通常は手術などの治療から起算して，その治療を受けた人のうちで5年間生存した人の割合を示す．治療効果の評価に用いられるが，どの時点を5年間の起算時点とするかや疾病の病型や進行度の影響が甚大なので，比較を行う場合には，こうした点に留意する必要がある．癌患者の予後についてよく用いられる統計．[467]

5の法則 rule of five ［ブロッカーの法則］ 体表面積を5の倍数に分けて熱傷面積の判定を行う簡易測定法．主に幼・小児の熱傷で用いられる．[1498] ⇨参9の法則→6

● 5の法則

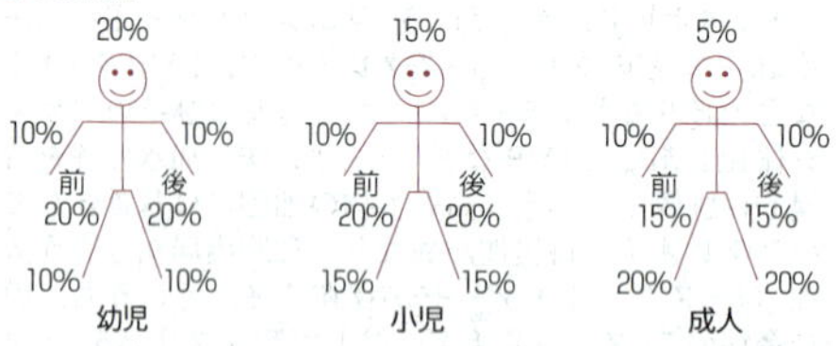

5-ヒドロキシインドール酢酸 5-hydroxyindole acetic acid；5-HIAA ［5-HIAA］ セロトニンの最終代謝産物．セロトニンはモノアミンオキシダーゼにより5-ヒドロキシインドールアルデヒドとなり，さらに酸化されて5-HIAAとなる．血中5-HIAAは尿中に排泄される．カルチノイド症候群では血中および尿中5-HIAAが高値を示し，診断の決め手となる．[991] ⇨参セロトニン産生腫瘍→1746

5-ヒドロキシトリプタミン ⇨同セロトニン→1745

6-アミノプリン 6-aminopurine ⇨同アデニン→161

6歳臼歯 six-year molar ［第1大臼歯］ 第1大臼歯のこと．永久歯のうち最も早く，6歳前後に萌出するためこの名がある．乳歯と交換せずに乳歯列の後方に萌出する加生歯で，第1生歯に属する歯である．最も齲蝕になりやすいため，萌出直後からの齲蝕予防は重要である．[1369]

7,12-ジメチルベンツアントラセン 7,12-dimethylbenzanthracene；DMBA 化学発癌物質の1つ．$C_{20}H_{16}$，分子量256，融点122-123℃，淡黄緑色板状もしくは葉状結晶．多環式芳香族炭化水素に属し，きわめて強力な発癌作用があるため，発癌研究によく用いられる．ラット，マウスへの皮膚塗布により短期間で皮膚癌が発生する．また皮下投与により皮下肉腫が，懸濁液静注により白血病，乳癌や卵巣腫瘍が発生する．[1468]

7*H*-イミダゾ〔4,5-*d*〕ピリミジン ⇨同プリン→2583

8トリソミー trisomy 8 8番染色体が1個過剰になった先天性染色体異常．臨床像は，知的障害，発育障害があり，突出した前額，斜視，鼻根扁平，厚い口唇，小顎症がみられ，体幹は細長く小骨盤である．本症候群の特徴として手掌や足底の深いしわがある．染色体所見はほとんどの症例でモザイク型を示す．成人例の報告もあり生命予後は比較的良好である．[1293]

8字帯 figure-of-eight bandage, eight bandage ［スパイカ〔ギプス〕］ 鎖骨骨折や肩鎖関節脱臼の治療に用いられる外固定法．幅の広い包帯や織布を用い，たすきがけの要領で背部において8字状に交差させ，胸をそらすように肩を後方に引きながら締結することにより鎖骨が整復される．締めすぎると上肢の阻血や神経障害を起こすので，その後の観察が必要である．[1201]

8の字徴候 ⇨同figure of 8 sign→50

9-β-D-リボフラノシルグアニン 9-β-D-ribofuranosylguanine ⇨同グアノシン→808

9qトリソミー症候群 9q trisomy syndrome 通常2本の9番染色体の長腕が3本ある染色体異常．身体各部にさまざまな特徴を示す．頭部は小頭，長頭，前額部突出，眼瞼狭小，眼球は陥凹し鼻根部は鉤形を呈し，上口唇が下口唇に重なり口は小さい．下顎は小さく後退し，とがっている．骨の異常は過剰肋骨，過剰椎体，槌形母指，四肢関節拘縮が特徴．[1631]

9の法則 rule of nine 成人で熱傷面積の広い場合，熱傷面積の目安となる概算法．1951年にウォレスA. B. Wallaceにより発表されたもので，陰部を1%とし，残りは9の倍数で表される．すなわち，頭部9%，上肢は左右それぞれ9%，体幹前面18%，体幹後面18%，下肢は左右それぞれ18%としている．小児の場合には，成人に比べて頭部の割合が大きく下肢の割合が小さいことを考慮した5の法則が用いられる．またさらに詳しい算定の方法にはランド・ブラウダーLund-Browderの法則がある．[484] ⇨参5の法則→6，ランド・ブラウダーの法則→2911

10-20法 ten-twenty system ⇨同国際10-20電極配置法→1084

10 RM 10 repetition maximum ［10回反復最大負荷］ 関節の全可動域にわたって10回反復して運動できる最大抵抗量のこと．等張性運動を利用した筋力強化練習に用いられる．筋力強化練習では負荷強度と回数の選

● 9の法則

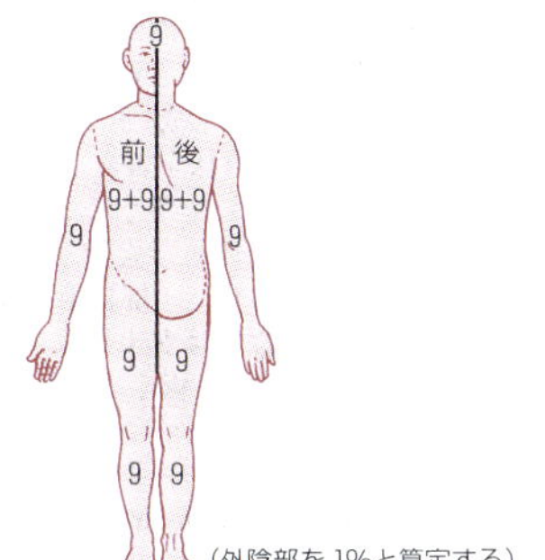

択が問題となってくるが，臨床上では10 RMが用いられることが多い．[903]

10 回反復最大負荷⇨同10 RM→6

11 β-水酸化酵素欠損症　11 β-hydroxylase deficiency；11 β-OHD⇨同11 β-ヒドロキシラーゼ欠損症→7

11 β-ヒドロキシラーゼ欠損症　11 β-hydroxylase deficiency；11 β-OHD　［11 β-水酸化酵素欠損症，P-450_{C11}欠損症］　11 β-ヒドロキシラーゼ遺伝子（*CYP11B1*）の異常による酵素欠損から生ずる常染色体劣性遺伝性の先天性副腎皮質酵素異常症．男性化症状と高血圧を呈する．欧米では先天性副腎皮質過形成の約5%を占めるが，わが国ではまれ．11 β-ヒドロキシラーゼ（P-450_{C11}）の欠損によりコルチゾールとアルドステロン分泌が障害され，コルチゾール分泌低下に対する副腎皮質刺激ホルモン（ACTH）分泌過剰によりコルチゾール前駆物質である11-デオキシコルチゾールが著増し，これは尿中17-ヒドロキシコルチコステロイド（17-OHCS）の増加として検出される．ミネラルコルチコイドでは11-デオキシコルチコステロン（DOC）が大量に放出されるため加齢とともに高血圧，低カリウム血症が生ずる．またACTHの増加はアンドロゲン増加をきたして女児では男性化，男児では性早熟となる．グルココルチコイドの補充療法によって男性ホルモンの過剰状態は抑制できるが，高血圧が改善されない場合は降圧療法が必要．女児の外性器異常には形成手術を行う．[284,383]　⇨参副腎性器症候群→2540，副腎性高血圧→2540

11-ヒドロキシラーゼ欠損症　11-hydroxylase deficiency　副腎性器症候群の一種で，21-ヒドロキシラーゼ欠損症についで頻度が高い（約10%）．グルココルチコイドの分泌は低下し，副腎皮質刺激ホルモン（ACTH）分泌過剰となる．デオキシコルチゾールが過剰となるため，尿中17-OHCS（17-ヒドロキシコルチコステロイド）の増加がみられる．電解質コルチコイドは分泌過剰となり高血圧や低カリウム血症が出現する．副腎アンドロゲンも過剰となり男性化をきたす．[987]　⇨参副腎性器症候群→2540

12 グレード⇨同12 段階回復グレード→7

12 段階回復グレード　recovery grading system of hemiplegia with 12 grades　［12 グレード，12 段階片麻痺回復グレード法］　一般的には12段階グレード法という．片麻痺の機能テストとしてそれまで使われていたブルンストローム Signe Brunnstrom のテストの問題点を解決するために1977（昭和52）年に上田敏らが作成した評価法．「片麻痺機能評価表」を用いて評価する．脳卒中片麻痺について標準化されているが，脳腫瘍，外傷性脳損傷などによる片麻痺にも使用できる．上下肢テストは各サブテストの姿勢，注意，判定基準を守りながらテストし，その結果を総合判定表にあてはめて麻痺肢のグレードを判定する．手指も同様に規定どおりに実施し，総合判定表にあてはめて麻痺の回復過程を判定する．いずれのグレードも1（完全麻痺）～12（正常）の12段階で評価する．表記法は8-5-10のように上肢-手指-下肢の順に示す．[811]　⇨参ブルンストローム試験→2587

12 段階片麻痺回復グレード法　standardization of motor function test for hemiplegia⇨同12 段階回復グレード→7

13 トリソミー　trisomy 13　［13 トリソミー症候群，パトー症候群］　13番染色体を1本過剰にもつ先天性染色体異常．出生時の体重は正常域であることが多い．臨床的には全前脳胞症，小頭，小眼球または単眼症，口唇・口蓋裂，多指症を認めるほか，先天性心疾患，腎嚢胞，臍帯ヘルニアを伴う場合がある．胎児の超音波検査では子宮内胎児発育遅延，後頸部浮腫の肥厚を認める．発生頻度は6,000-1万2,000回の出生に1回とされている．母側の卵の減数分裂時に生じた染色体不分離が主な原因とされている．重度の多発奇形のため生命予後は不良である．[1293]

13 トリソミー症候群⇨同13 トリソミー→7

15 α ヒドロキシエストリオール　15 α-hydroxyestriol⇨同エステトロール→357

17 α-OHP　17 α-hydroxyprogesterone⇨同17 α-ヒドロキシプロゲステロン→7

17 α-水酸化酵素欠損症　17 α-hydroxylase deficiency；17 α-OHD⇨同17 α-ヒドロキシラーゼ欠損症→7

17 α-ヒドロキシプロゲステロン　17 α-hydroxyprogesterone；17 α-OHP, 17-OHP　［17 α-OHP］　ステロイドホルモンの前駆体．副腎および性腺で2つの経路により合成．1つはプロゲステロンを前駆体として17 α-ヒドロキシラーゼ（P-450_{C17}）により合成され，他は17 α-ヒドロキシプレグネノロンから3 β-ヒドロキシステロイドデヒドロゲナーゼ（3 β-HSD）により合成される．精巣や卵巣ではアンドロゲン・エストロゲン合成の中間体，副腎皮質ではコルチゾール合成の中間体となる．先天性副腎皮質過形成である21-ヒドロキシラーゼ欠損症の血中では増加が認められる．[284,383]

17 α-ヒドロキシラーゼ欠損症　17 α-hydroxylase deficiency；17 α-OHD　［17 α-水酸化酵素欠損症，P-450_{C17}欠損症］　17 α-ヒドロキシラーゼ遺伝子（*CYP17*）の異常により副腎と性腺の17 α-ヒドロキシラーゼおよび17,20-リアーゼ（デスモラーゼ）活性が減少して，副腎皮質刺激ホルモン（ACTH）の分泌過剰，電解質コルチコイド分泌増加によるミネラルコルチコイド過剰症状（高血圧，低カリウム血症など），性ホルモン欠乏による性徴異常（男性外性器の女性様分化，男女の二次性徴の欠如，女性の原発性無月経など）を生じる常染色体劣性遺伝性のきわめてまれな疾患．副腎の17 α-ヒドロキシラーゼ活性の減少はコルチゾールの産生分泌を減少させるためACTH分泌は増加し，このため副腎は過

形成を呈し，副腎皮質束状層ではデオキシコルチコステロン(DOC)，コルチコステロンなどのミネラルコルチコイド作用をもつアルドステロン前駆体が過剰に産生される．性腺では，本酵素活性の低下のために性ホルモン分泌が減少する．グルココルチコイド投与によりステロイド濃度の正常化と高血圧や電解質異常の改善が認められる．思春期以降では性ホルモンの補充も必要．[284,383] ⇨参先天性副腎過形成→1787，副腎性器症候群→2540

17-KS　17-ketosteroid⇨同17-ケトステロイド→8

17-OHCS　17-hydroxycorticosteroids⇨同17-ヒドロキシコルチコステロイド→8

17-オキソステロイド　17-oxosteroids；17-OS⇨同17-ケトステロイド→8

17-ケトステロイド　17-ketosteroid；17-KS　[17-オキソステロイド，17-KS]　男性ホルモン，副腎皮質ホルモンの代謝産物で，アンドロゲンの大部分を占めるC-19化合物の中でC-17位にケトン基を有する中性ステロイドの総称．主に尿中の成分を測定．尿中17-KSには，副腎アンドロゲン(DHEA，DHEA-Sなど)，精巣アンドロゲン(テストステロンなど)および少量のコルチゾール代謝産物が含まれる．健常男性では尿中17-KSの3/4が副腎由来，1/4が精巣由来であり，女性や小児ではほとんどが副腎由来であるため測定値には性差，年齢差がある．基準値は男性で4.6-18.0 mg/日，女性で2.4-11.0 mg/日．尿中17-KS値はチンマーマンZimmermann反応による比色法(ケト基がエタノール性 *m*-ジニトロベンゼンと反応してアルカリ性にて桃色に呈色)によって測定され，アンドロゲンの分泌状態の評価に有用．増加する疾患としてはクッシングCushing症候群や先天性副腎皮質過形成など，減少する疾患としてはアジソンAddison病や下垂体前葉機能低下症などが代表的．尿中17-KSは7つの分画に分類できる．[90] ⇨参尿中17-ケトステロイド定量→2251

17-ヒドロキシコルチコイド　17-hydroxycorticoids⇨同17-ヒドロキシコルチコステロイド→8

17-ヒドロキシコルチコステロイド　17-hydroxycorticosteroids；17-OHCS　[17-ヒドロキシコルチコイド，17-OHCS]　ステロイド核のC-17，21位にヒドロキシル基を，C-20位にケトン基を有するステロイド．尿中で測定して副腎皮質機能を評価する．17-OHCSは主に副腎皮質束状層から分泌されるコルチゾールに由来．副腎皮質より分泌されたコルチゾールは肝・腎で代謝され，約20-30%が尿中17-OHCSとして測定される．尿中17-OHCSは副腎皮質機能を直接的に示しているが，上位中枢である視床下部-下垂体前葉系の機能も間接的に示している．[284,383] ⇨参17-ケトステロイド→8

18p－症候群　18p－syndrome　18番染色体短腕の部分モノソミー(短腕の部分的または全長に及ぶ欠失)症候群．臨床像として知的障害は必発であるが，軽度から重度まで多彩であり，発育不全がほとんどにみられる．小頭症，眼間解離，眼瞼下垂，扁平な鼻根，耳介の変形および低位を認め，短頸，翼状頸を伴う．手指は短く，合指症を認める場合がある．大部分は短腕の全長にわたって欠失し，両親のいずれかの染色体転座に由来する場合が1割程度で，残りは新たに生じた(*de novo*)欠失によるものとされている．[1293]

18q－症候群　18q－syndrome　18番染色体長腕の部分モノソミー(長腕の一部が欠失したもの)症候群．1964年に最初の報告がなされた．臨床的特徴として小頭症，顔面中央部の低形成(眼窩と鼻根が陥没し，額と下顎が突出して三日月様を呈す)，口角斜下(鯉様の口)がみられ口唇・口蓋裂を伴うことがある．その他，先天性心疾患，泌尿・性殖器異常，先細りの長い指，渦状紋の増加が認められ，一部にIgAの欠如を示す例がある．知的障害の程度はさまざまであるが，生命予後は比較的良好とされている．原因の1/4は両親のいずれかの染色体転座に由来し，残りは新たに生じた(*de novo*)欠失である．[1293]

18-水酸化酵素欠損症　18-hydroxylase deficiency⇨同18-ヒドロキシラーゼ欠損症→8

18トリソミー　trisomy 18　[エドワーズ症候群，18トリソミー症候群]　18番染色体を1個過剰にもつ先天性染色体異常．出生時，低体重を示すことが多い．臨床的には後頭部の突出，小顎，骨盤の狭小，内反足，手指の屈曲拘縮を認めるほか，心室中隔欠損などの心奇形，食道閉鎖や鎖肛，臍帯ヘルニアを伴うことがある．胎児の超音波検査では子宮内胎児発育遅延，後頸部浮腫の肥厚，羊水過多を認める．頻度は4,000-7,000回の出生に1回とされており，母側の卵の減数分裂時に生じた染色体不分離が主な原因とされている．生命予後は不良である．[1293]

●18トリソミーの全身像

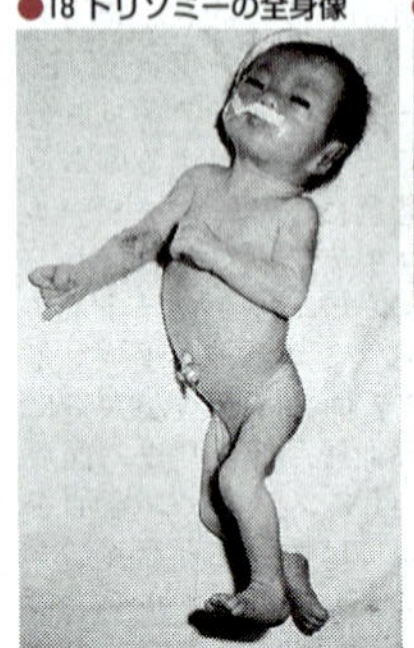

(写真提供　日暮眞先生)

●手指の屈曲拘縮

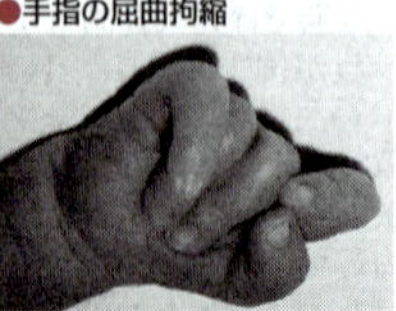

18トリソミー症候群⇨同18トリソミー→8

18-ヒドロキシラーゼ欠損症　18-hydroxylase deficiency　[18-水酸化酵素欠損症，アルドステロン合成酵素欠損症]　以前は副腎皮質球状層において18-ヒドロキシラーゼおよび18-オキシダーゼがアルドステロン合成の最終酵素と考えられていたが，そのいずれもアルドステロン合成酵素($P450_{ald}$)により行われ，責任遺伝子は*CYP11B2*であるとされている．*CYP11B2*遺伝子異常は常染色体劣性遺伝の形式をとる．副腎皮質アルドステロンの産生低下による低ナトリウム血症，高カリウム血症，代謝性アシドーシスを認め，乳幼児期発症では脱水，循環不全などから重篤な症状を呈する例もあるが，コルチゾールやアルドステロン前駆体(デオキシコルチコステロン，コルチコステロン)は産生されるため症状は穏やか．成人例は無症候性で検診などを契機に発見される．治療としてはミネラルコルチコイド薬(フルドロコルチゾン酢酸エステル)を用い，循環不

全症状には生理食塩水の補液を行う．[284,797]

20 α ジオール⇨同プレグナンジオール→2589

21 q 症候群　21 q deletion syndrome⇨同アンチモンゴリズム→207

21-水酸化酵素欠損症　21-hydroxylase deficiency；21-OHD ⇨同21-ヒドロキシラーゼ欠損症→9

21 トリソミー　trisomy-21⇨同ダウン症候群→1908

21 の看護問題点　〔Abdellah's typology of〕21 nursing problems　看護援助について，ヘンダーソン Virginia Henderson が健常者の日常生活のレベルに合わせてニード論でみていったのに対し，アブデラ Faye G. Abdellah は対象のニードを対象によって示された看護の問題としてとらえ，①クライアントの身体的・社会学的・感情的なニード，②看護師とクライアントの間の人間関係のもろもろの型，③クライアントケアに共通な要素という 3 つのカテゴリーから明らかにしていこうとした．この分類をより完成したものにするための研究結果が 21 の看護問題点として示された．これらは著書『Patient-Centered Approaches to Nursing（邦題：患者中心の看護）』に以下のように示されている．①良好な衛生と身体的安楽を保つ，②最適な活動を促進する（運動，休息，睡眠），③事故や外傷およびその他の傷害を予防し，伝染病の伝播を予防することで安全性を強化する，④良好な身体構造を保持し，変形を予防・矯正する，⑤すべての身体細胞への酸素補給の維持を図る，⑥すべての身体細胞の栄養保持を図る，⑦排泄の円滑を図る，⑧体液・電解質のバランス保持を図る，⑨疾病状態に対する生理的反応（病理学的，生理学的および代償的反応）を認識する，⑩身体調節機構と機能の保持を図る，⑪感覚機能の保持を図る，⑫肯定的，否定的にかかわらず，表現や感情および反応を認識し受容する，⑬情緒と器質的疾患との相互関係を認識し受容する，⑭効果的な言語的・非言語的コミュニケーションの保持を促す，⑮建設的な人間関係の発展を図る，⑯個人の精神的目標達成を促進する，⑰治療的環境を創造し維持する，⑱さまざまな身体的，情緒的および成長発達上のニードをもつ個人としての自己に気づくように配慮する，⑲身体的，情緒的な限界の枠内で達成しうる最上の目標を受け入れる，⑳疾病から生じる問題を解決する助けとして，地域の資源を活用する，㉑病気の要因となりうる要素としての社会問題の役割を理解すること，である．これは，看護師志向性が高く，看護師にとって援助のための指針となるが，クライアントがどこまで達するのかについては触れられていない．このリストによって情報を収集すると，クライアント独自の顕在的・潜在的問題がわかり，看護診断ができ，看護問題点が明らかになる．しかし看護問題点は，①すべてのクライアントに基本的なもの，②維持期のケアニード，③矯正期のケアニード，④回復期のケアニードに分類されるため，クライアントがどれか 1 つの病期にあてはまらない場合，潜在的な問題は見落とされるという限界をもっている．[1451]　⇨参基本的看護の構成要素（因子）→704，アブデラ→171

21 番染色体長腕部分欠失　chromosome 21 q deletion syndrome⇨同アンチモンゴリズム→207

21-ヒドロキシラーゼ欠損症　21-hydroxylase deficiency；21-OHD　［21-水酸化酵素欠損症］　副腎性器症候群の一種で，最も頻度の高い（先天性副腎過形成の 90%）もの．21-水酸化反応は 17 α-ヒドロキシプロゲステロンから 11-デオキシコルチゾールへの転換とプロゲステロンからデオキシコルチコステロンへの転換に関与するので，本酵素の欠損によってコルチゾールとアルドステロンの分泌低下およびその前駆物質によるアンドロゲンの過剰をきたす．常染色体劣性遺伝し，臨床的には単純男性化型と塩（Na）喪失型に分類される．単純男性化型：グルココルチコイドは不足し副腎皮質刺激ホルモン（ACTH）の分泌が亢進する．電解質コルチコイド生合成能に支障がないことから分泌は不足にも過剰にもならない．副腎アンドロゲンは分泌過剰となり男性化をきたす．塩（Na）喪失型：グルココルチコイド分泌は不足し ACTH の分泌が亢進．電解質コルチコイドの分泌も不足するためアルドステロン分泌が抑制され，ナトリウム再吸収が減少しナトリウム不足となる．副腎アンドロゲン分泌過剰となり男性化をきたす．男性化のほかに体重増加不良，嘔吐，脱水，低ナトリウム血症，高カリウム血症を認める．その他，酵素障害の軽度な遅発型，無症候型などの非定型も存在．わが国では本症の新生児マススクリーニングが行われている．[284,383]　⇨参副腎性器症候群→2540

22 トリソミー　trisomy 22　その染色体構成からモザイク型，11/22 の混合トリソミー型，22 番の部分トリソミー型の 3 つに分類できる．モザイク型は正常核型と混在する場合で，完全な 22 トリソミーは出生不可能とされている．11/22 の混合トリソミーは 11 番と 22 番が転座を起こした結果生じる派生 22 番染色体を過剰にもつタイプで，ほとんどの場合，両親のいずれかが転座保因者である．22 番の部分トリソミーは長腕の一部が過剰になった場合である．共通した臨床的特徴として，重度の精神・運動発達遅滞，小頭症，口唇・口蓋裂，先天性心疾患を認める．虹彩欠損を特徴として報告されていたネコの目症候群 cat eye syndrome は 22 部分トリソミーをもつことが明らかとなり，本症候群の範疇に分類されている．[1293]

24 時間心電図　continuous ECG recording⇨同長時間心電図→2012

24-デヒドロコレステロール　24-dehydrocholesterol⇨同デスモステロール→2064

37% 生存線量　37% survival dose；Do 37　放射線の線量効果を示すもので，細胞または個体（動物）に照射して損傷から回復し，生存した個体の生存率と線量との関係を示す．放射線感受性を表す指標の 1 つで，生存率を 37%（$= 1/e$）に減少する放射線量をいう．37% 生存線量が少ないほど感受性が高い．[18]

50 歳以上死亡割合　proportional mortality indicator；PMI　世界保健機関（WHO）の推奨する健康指標の 1 つで，50 歳以上死亡数を全死亡数で除したもの．値が高いほど若年死が少ないことを意味し，その国や地域の健康水準が高いことを示す．一方，健康水準が低いと，乳幼児死亡や急性感染症，結核などによる 50 歳未満での死亡が多くなるため，この値は低下．発展途上国では 50 歳以上死亡割合は粗死亡率と負の相関を示すことが知られている．[467]

50% 致死量⇨同LD_{50}→75

50% 中毒量　50% toxic(poisoning) dose；TD_{50}　［半数中毒量，TD_{50}］　薬物をヒトまたは動物に投与した場合，半数に中毒症状を引き起こさせた最小限の投与量〔経気道経路(吸入)を除く〕を指す．一方，このような毒性を有する薬物が投与され，各種の症状が発現し死に至る量の1/2量，または半数を死亡させる量を50% 致死量(LD_{50})という．実験的に薬物を投与した場合，用量-反応曲線関係において，50% の動物に反応を引き起こす用量を50% 有効量(ED_{50})といい，薬物の効力の指標として用いている．通常はLD_{50}とED_{50}の比を安全域といい，薬物の安全性の指標となる．安全域の値が大きいほど安全性が高い．[24]

50% 有効量　median effective dose；ED_{50}　［半数有効量］　対象(被験者・実験動物)に薬物を投与した場合，その効果の発現には個体差がある．一般的には量に応じて発現する率がシグモイド曲線(量反応曲線)を描いて増加する．このとき，図に示すように対象の半数(50%)に効果を発現させる量を50% 有効量という．または薬物によって引き起こすことができる最大効果の50% を起こす薬物量．[543]　⇨参ED_{50}→46

●量反応曲線

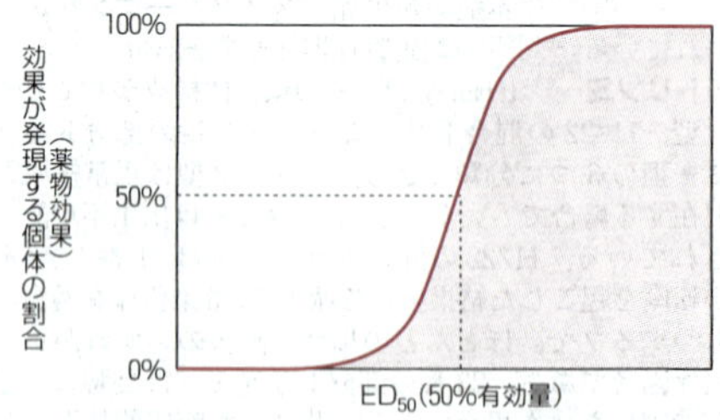

64 KD 抗体　64 KD autoantigen　1型糖尿病患者血中にみられる膵ランゲルハンス Langerhans 島細胞の分子量64,000〔64 KD(キロダルトン)〕のタンパク質に対する自己抗体(64 KD)．1982年にベッケスコフ Steinunn Baekkeskov らによって，検出されることが認められた．のちにこの64 KD抗体の対応抗原がGAD(glutamic acid decarboxylase，グルタミン酸脱炭酸酵素)であることが証明された．現在，抗GAD抗体と呼ばれている．[987]　⇨参GAD抗体→52

8020 運動　8020 campaign to keep own teeth　成人歯科保健対策検討会中間報告〔1989(平成元)年〕において提言された，80歳で20本以上の歯を保つことを目標とした運動(ハチマルニイマル運動)．8020という数字を掲げた理由は，智歯(親知らず)を除く28本の歯のうち，少なくとも20本以上自分の歯があれば，ほとんどの食物をかみくだくことができ，おいしく食べられるからである．8020運動推進会議の設置〔1992(同4)年〕，8020運動実践指導者の養成などを行う8020運動推進対策事業，8020運動推進支援運動〔1993(同5)年〕，かかりつけ歯科医機能推進支援事業〔1997(同9)年〕，平成12年度に8020運動推進特別事業の実施，財団法人8020推進財団が設立されている．「21世紀における国民健康づくり運動」(健康日本21)では，8020運動の実現に向けて，「歯周病の予防・歯の喪失防止」を目標としてその実現を具体的に支援している．2010(同22)年までの具体的な目標を示し，生涯を通じた歯および口腔の健康増進の推進を図る必要があるとしている．[1170]

90 度ルール⇨参褥瘡予防の90度ルール→1478

Ⅰa 群線維　group Ⅰa fiber　［ワンエー線維］　筋紡錘のらせん形終末からの一次求心性神経線維．α運動ニューロンに直接あるいは介在ニューロンを介して投射する．[1274]

Ⅰb 群線維　group Ⅰb fiber　［ワンビー線維］　骨格筋のゴルジ Golgi 腱器官からの一次求心性神経線維．α運動ニューロンに介在ニューロンを介して投射し，筋の張力の調節を行う．[1274]

Ⅰ音　first heart sound；S_1　心音のⅠ音で，房室弁(僧帽弁，三尖弁)が閉鎖する際に生じる．これに対しⅡ音は半月弁(大動脈弁，肺動脈弁)が閉鎖する際に生じる．Ⅰ音とⅡ音の間が心室の収縮期に，Ⅱ音とⅠ音との間が拡張期に相当．正常Ⅰ音の主成分は僧帽弁の閉鎖音であり，やや低調で心尖部で最も強く聴取される．聴診では1つの鈍い音であるが，心音図では比較的高調の主節とその前後の低調な前節，後節の三成分よりなる．耳にはその主節が聴取される．Ⅰ音の亢進は，僧帽弁狭窄症，頻脈，甲状腺機能亢進症などで認められる．[87]　⇨参心音→1508

Ⅰ型アナフィラキシー性 IgE 依存性過敏症　IgE-dependent type Ⅰ anaphylaxis-induced hypersensitivity　Ⅰ型アレルギーはIgEを介する即時型のアレルギーであるが，アナフィラキシーはたとえ少量の抗原でも，生体にとって好ましくない激しい全身の過敏反応を引き起こす現象である．発疹，浮腫，気管および気管支の収縮，血圧低下，ショック症状を起こし，生命をおびやかす危険性が高い．原因となる抗原物質の検索とその抗原に対する曝露の予防が大切である．また，発症時には迅速な対応が重要であり，患者にアドレナリン(エピペン®)の自己注射を指導する場合もある．[1370]　⇨参アナフィラキシーショック→167

Ⅰ型(即時型，IgE 依存型)アレルギー〔性〕疾患　⇨同アトピー性疾患→165

Ⅰ型アレルギー〔反応〕　type Ⅰ allergic reaction　［即時型反応，即時型過敏反応，レアギン反応］　アレルギーはその機序によりⅠ型からⅣ型の4つに分類される．Ⅰ型はIgEを介する即時型過敏反応である．原因となる抗原(アレルゲン)により感作された状態にあるとき，再びその抗原に曝露されることにより反応が起こる．気管支喘息，花粉症，蕁麻疹，食物アレルギー，薬物アレルギーなどが知られている．[1370]　⇨参アレルギー疾患→198

Ⅰ型インターフェロン　type Ⅰ interferon；IFN-α⇨同インターフェロンα→298

Ⅰ型過敏反応⇨参Ⅰ型アレルギー〔反応〕→10

Ⅰ型高脂血症　type Ⅰ hyperlipidemia　WHOの分類によるⅠ型の脂質異常症(高脂血症)で，常染色体劣性遺伝である．カイロミクロンが増加し，血清脂質の変化としては中性脂肪が著明に上昇するが，総コレステロールは正常である．血漿は乳様白濁し，網膜の血管が乳白色に見える．治療は食事療法のほか，タンパク同化ホルモン，クロフィブラート，ニコチン酸などが用いられる．膵炎を併発することが多い．[987]

Ⅰ型コラーゲン架橋 N-テロペプチド　aminoterminal telopeptides of type Ⅰ collagen, type Ⅰ collagen cross-linked N-telopeptides；NTx ［NTx］ 骨代謝マーカーの1つで，Ⅰ型コラーゲンのN末端を免疫学的に測定し，破骨細胞による骨吸収を反映する．加齢に伴う変化があり，女性では閉経後の著明な上昇が認められている．NTxの日内変動は深夜から早朝にかけて高値となり，昼から夜にかけて低下する．ビスホスホネートなどの骨吸収抑制薬による治療開始前と治療開始後に測定し，日差変動の2倍で規定される最小有意変化値をカットオフ値として，それを超える変化を示すかどうかで治療効果判定に用いられている．血液と尿の評価で本質的に違いはないが，骨粗鬆症治療でのビスホスホネート製剤による抑制率が血清NTxよりも尿中NTxのほうが大きいことから，後者が利用される傾向にある．[610] ⇨参骨代謝マーカー測定⇀1112

Ⅰ群 group Ⅰ ⇨同未定型群《ハンセン病の》⇀2768

Ⅰ度停留精巣⇨同鼠径(そけい)精巣⇀1841

Ⅰ度熱傷⇨同第1度熱傷⇀1853

Ⅰ誘導 lead Ⅰ ［第1誘導］ 標準12誘導心電図の誘導方法には四肢双極誘導(Ⅰ,Ⅱ,Ⅲ)，四肢単極誘導(aVR，aVL，aVF)，および胸部単極誘導(V_1-V_6)があり，このうち左手を(＋)に右手を(－)にした双極誘導のこと．感覚的には左手に自分の目があり，心臓の興奮を左下に見るような誘導である．ちなみに左足(＋)と右手(－)を結ぶものはⅡ誘導，左足(＋)と左手(－)を結ぶものはⅢ誘導と名づけられている(アイントーフェンEinthovenの正三角形)．これに対し，ウィルソンWilson電極(左手，右手，左足を結合，0電位に近似)を不関電極とし，右手，左手，左足の電位を記録(aVR，aVL，aVF)したのが四肢単極誘導である．通常モニター心電図には四肢双極誘導が用いられる．[1432]

Ⅱ-OS時間 Ⅱ-OS interval 半月弁が閉鎖するときに生じるⅡ音と僧帽弁開放音opening snap(OS)との間隔のことで，僧帽弁狭窄症の重症度を反映する．左心房圧が上昇するとOSがより早期に聴取されてⅡ-OS時間は短縮する．これと逆の関係にあるのが心電図のQ波からⅠ音の開始までの間隔(Q-Ⅰ時間)で，左心房圧が上昇するとQ-Ⅰ時間は長くなるのが通常である．両者を加味し，(Q-Ⅰ時間)－(Ⅱ-OS時間)を僧帽弁狭窄症の重症度評価に用いることが多い．[1432] ⇨参Q-Ⅰ時間⇀99

Ⅱ音 second heart sound；S_2 心音のⅡ音で，大動脈弁閉鎖音(ⅡA)と肺動脈弁閉鎖音(ⅡP)の2つの要素からなる．Ⅱ音はⅠ音よりも高音で，心基部(第3肋間胸骨左縁付近から肺動脈および大動脈弁口部を含む聴診部位)においてはⅠ音よりも強く聞こえる．Ⅱ音は生理的には吸気時に広く分裂する(呼吸性分裂)．これは，吸気時に胸腔内圧が陰圧になり，末梢静脈から右房，右室への血液流入が増加し，右室駆出時間が延長し，肺動脈成分が遅れて出現するためである．吸気時，呼気時を通じて同じ程度の分裂が聞こえるものを固定性分裂といい，心房中隔欠損に特徴的．肺動脈弁口部で聴診した際，ⅡPがⅡAより強く聞こえる場合は肺高血圧の存在が考えられる．[87] ⇨参心音⇀1508

Ⅱ型アレルギー〔反応〕 type Ⅱ allergic reaction **［細胞傷害性過敏反応，細胞溶解型アレルギー反応，Ⅱ型過敏反応］** 標的となる細胞，組織に存在する抗原(内因性抗原が多い)に対応する抗体が結合すると，貪食細胞による貪食を容易にしたり，補体系の活性化を介して細胞，組織の破壊に至る細胞傷害型の反応を指す．疾患としては，自己免疫性溶血性貧血，本態性血小板減少症，グッドパスチャーGoodpasture症候群などがある．[386]

Ⅱ型過敏反応⇨同Ⅱ型アレルギー〔反応〕⇀11

Ⅱ型偽性低アルドステロン症 pseudohypoaldosteronism type Ⅱ ⇨同ゴードン症候群⇀1074

Ⅱ群線維 group Ⅱ fiber 筋紡錘の散系終末，触，圧受容器などからの一次求心(感覚)性の有髄神経線維で直径はⅠ群より細くⅢ群より太く，約10 μm.[1274] ⇨参Ⅰa群線維⇀10，Ⅰb群線維⇀10

Ⅱ度熱傷⇨同第2度熱傷⇀1854

Ⅲ音 third heart sound；S_3 心音のⅢ音．拡張早期の房室弁が開放され，心房から心室へ血液が急速に流入する急速流入期に一致して発生する低音の比較的弱い音．心房音(Ⅳ音)とともに拡張期心音と呼ばれる．正常Ⅲ音は若年者によく聴取され，25-40歳以後の人にはまれで，40歳以上の人に認められれば病的と考えられる．病的Ⅲ音は拡張早期奔馬音protodiastolic gallop soundとも呼ばれ，正常Ⅲ音が病的に強勢化したもの．心室の拡張期に負荷があることを示し，僧帽弁閉鎖不全や心不全のときに聴取される．[87] ⇨参心音⇀1508

Ⅲ型アレルギー〔反応〕 type Ⅲ allergic reaction **［免疫複合体型アレルギー反応，免疫複合体型過敏反応，免疫複合体型反応］** 免疫複合体の形成によって起こるアレルギー反応の一種．血中で大量の免疫複合体が形成されると，補体の活性化，C3a，C5aなどのアナフィラトキシンの産生，血小板凝集などが誘発され，さまざまな病態が形成される．皮膚で起こるⅢ型アレルギーを特にアルサスArthus反応と呼ぶ．全身で起こるⅢ型アレルギーの代表例としては，異種タンパク質を注射したときにみられる血清病，自己免疫疾患として知られる全身性エリテマトーデス(SLE)などがある．[1438] ⇨参抗原抗体複合体⇀996，アルサス現象⇀192

Ⅲ型過敏反応⇨参Ⅲ型アレルギー〔反応〕⇀11

Ⅲ型膠原線維糸球体症 collagen type Ⅲ glomerulopathy⇨同膠原線維沈着性糸球体腎炎⇀996

Ⅲ型脂質異常症⇨同家族性Ⅲ型高リポタンパク血症⇀511

Ⅲ群線維 group Ⅲ fiber 求心(感覚)性の有髄神経線維で，直径はⅠ群・Ⅱ群より細く，数μmである．温度覚や痛覚を伝える．Aδ線維に相当する．[1274] ⇨参A線維⇀27

Ⅲ度熱傷⇨同第3度熱傷⇀1854

Ⅳ音 fourth heart sound；S_4 **［心房音］** 心室の伸展性が低下し心室拡張終期圧が上昇した際に，強力な心房収縮が生じることにより発生する．Ⅰ音直前に聴取する．虚血性心疾患，高血圧性心肥大，心筋症，大動脈弁狭窄症，左心不全，肺動脈弁狭窄症，原発性肺高血圧，肺性心などで聴取される．[1591]

Ⅳ音性奔馬調律 forth sound gallop rhythm⇨同心房性奔馬調律⇀1603

Ⅳ型アレルギー〔反応〕 type Ⅳ allergic reaction 遅延型アレルギー反応のこと．感作リンパ球を特異抗原が刺激すると，リンパ球よりリンホカインが放出される．リンホカインの作用により遅延型の組織障害がみられる．Ⅰ型アレルギーが即時型であるのに対し，Ⅳ型アレ

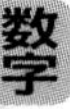

ルギーは遅延型といわれる．アレルゲン検索法としてインビボ *in vivo* 試験では貼布試験，DNCB 感作試験，インビトロ *in vitro* 試験では LST（リンパ球幼若化試験），MIF（マクロファージ遊走阻止試験）がある．代表的なものとして，アレルギー性接触皮膚炎，ツベルクリン反応，移植免疫，腫瘍免疫，感染アレルギー，薬剤誘発性肺炎などがある．[987] ⇒参遅延型アレルギー反応→1966

Ⅳ型コラーゲン　**type Ⅳ collagen，7 S-domain**　Ⅳ型コラーゲンは生体各組織の基底膜に局在．血清中のⅣ型コラーゲン 7 S（Ⅳ型コラーゲン N 末端 7 S 領域の四量体）は，基底膜の破綻あるいは新しく合成されたⅣ型コラーゲンの異化の増大があると上昇し，異常高値となる主な疾患は，慢性活動性肝炎，アルコール性肝障害，肝硬変，肝癌である．基準値はⅣ型コラーゲン 150 ng/mL 以下，Ⅳ型コラーゲン 7 S 5 ng/mL 以下．[258]

Ⅴ型アレルギー〔反応〕　**type Ⅴ allergic reaction**　Ⅱ型アレルギー反応の亜型で，組織に対する抗体が，その組織傷害性に働くのではなく，機能亢進状態をもたらし，その結果引き起こされた疾患をいう．例として甲状腺機能亢進症がある．甲状腺刺激ホルモン（TSH）受容体に対する自己抗体が産生された結果，TSH が TSH 受容体に結合して甲状腺を刺激するためのシグナル伝達を始動させるのと同様に，この抗体が TSH 受容体に結合して受容体を刺激し，甲状腺機能亢進症を起こす．[505] ⇒参アレルギー反応→199，Ⅱ型アレルギー〔反応〕→11

ギリシャ文字

α_1 アシドグリコプロテイン　α_1 acid glycoprotein；α_1-AGP, α_1-AG, AAG　［α_1 **酸性糖タンパク質，オロソムコイド**］　電気泳動上 α_1 分画に泳動される血清タンパク質の主要成分．血清中に約 50-100 mg/dL 程度存在する．糖成分に酸性イミノ糖であるシアル酸を多く含み等電点(pI)が 2.7 と酸性度が高い．分子量は約 4 万 7,000．炎症や担癌状態で血中濃度が上昇し，肝障害，妊娠時などで減少傾向を示す．急性相反応物質の代表的タンパク質で，主として肝で合成される．感染初期の非特異的生体防御作用をもつといわれる．[1045]　⇨参シアル酸→1219，等電点→2121，電気泳動法→2078

α_1 アンチキモトリプシン　α_1 antichymotrypsin；α_1-ACT, ACT　［**アンチキモトリプシン，α_1 抗キモトリプシン**］　キモトリプシン様酵素に対する血中の生理的プロテアーゼインヒビター．主として肝や肺，脳などで生合成される分子量約 6 万 5,000 の糖タンパク．α_1 アンチトリプシン(α_1AT)やアンチトロンビンⅢ(ATⅢ)などとともにセルピンスーパーファミリーに属するセリンプロテアーゼ阻害タンパク質の 1 つ．キモトリプシン以外に好中球カテプシン G，膵エラスターゼ 2，肥満細胞キマーゼなどの活性中心近傍に 1：1 で結合し，それらのタンパク質分解活性を不可逆的に阻害する．通常，血中のものはほぼ肝由来で，急性相反応物質として炎症のほか，脳腫瘍を含む各種癌で増加する．脳腫瘍では髄液中の濃度も高値を示す．最近では，前立腺腫瘍マーカーである血中の前立腺特異抗原 prostate-specific antigen(PSA，キモトリプシン様酵素)の一部も本タンパク質との結合体として存在することが知られている．基準値 21-38 mg/dL．[1045]　⇨参トリプシン→2166，キモトリプシン→707，プロテアーゼインヒビター→2598

α_1 抗キモトリプシン⇨同α_1 アンチキモトリプシン→13

α_1 酸性糖タンパク質⇨同α_1 アシドグリコプロテイン→13

α_1 ミクログロブリン　α_1 microglobulin；α_1-mG　α_1 グロブリン画分に泳動される分子量約 3 万 3,000 の血清糖タンパク質．主に肝で合成され，約 20% の糖を含む．低分子量のため，正常時はそのほとんどが糸球体を通過し近位尿細管で再吸収・異化される．β_2 ミクログロブリン(β_2-mG)とほぼ同じ動態を示し，腎障害，特に尿細管障害に伴い血清および尿中濃度が増加する．尿細管障害の尿中マーカーとしては，β_2-mG に比べ酸性尿でも安定な点で優れている．肝障害増悪時には低値を示し，血清アルブミン濃度とよく相関する．血中では免疫グロブリン A(IgA)との複合体の存在も知られている．基準値 0.9-2.7 mg/L．[1045]　⇨参尿中微量アルブミン→2252

α_2-PI　α_2 **plasmin inhibitor**⇨同α_2 プラスミンインヒビター→13

α_2 アンチプラスミン　α_2-**antiplasmin**⇨同α_2 プラスミンインヒビター→13

α_2 グロブリン　α_2-globulin；α_2-GL　血清タンパク質を電気泳動した際にみられる分画の 1 つ．α_2 マクログロブリン，ハプトグロビン，セルロプラスミンなどが含まれる．ネフローゼ症候群では α_2 マクログロブリン，急性・慢性炎症ではハプトグロビンやセルロプラスミンがそれぞれ増加する．一方，溶血性貧血ではハプトグロビン，重症の肝障害ではハプトグロビンやセルロプラスミン，ウイルソン Wilson 病ではセルロプラスミンが低下する．[656]

α_2 プラスミンインヒビター　α_2 plasmin inhibitor；α_2-PI　［α_2 **アンチプラスミン，アンチプラスミン，α_2-PI**］　生理的な線維素溶解(線溶)の調節を担う因子の 1 つ．血漿中に見いだされたプラスミンに対する最も重要な内因性プロテアーゼインヒビターで，血中および組織間液中のプラスミンの生理的基質であるフィブリンの溶解などを阻止する．活性化したプラスミンの活性中心近傍に 1：1 で結合し，そのフィブリン分解作用を特異的に阻害〔プラスミン・α_2 プラスミンインヒビター複合体 plasmin α_2 plasmin inhibitor complex(PPI)の形成〕．また，フィブリンに架橋結合することによってもプラスミンのフィブリンへの作用を妨げる．14% ほどの糖を含む分子量約 6.7 万の糖タンパクであり，肝で合成される．播種性血管内凝固症候群(DIC)，肝硬変，線溶療法などで低下し，術後，分娩後や血栓症の初期などでは上昇する．プラスミン活性に対する阻害活性を用いて測定されるが(基準値 80-120%)，先天的欠乏や分子異常を疑う場合は免疫化学的に抗原量を測定する必要がある．[1045]　⇨参線溶系→1796，プラスミン・α_2 プラスミンインヒビター複合体→2575

α_2 マクログロブリン　α_2 macroglobulin；α_2M, α_2-MG, AMG　生理的プロテアーゼインヒビターとして最も多く血中に存在し，血清中濃度は 120-320 mg/dL．同一サブユニットで構成される 3 量体で分子量約 70 万と巨大な(マクロ)タンパク質分子．トリプシン，トロンビン，プラスミン，カリクレインなど多くのプロテアーゼの活性を阻害する．血中の抗トロンビン作用の 25% 程度を担っているとされる．急性および慢性炎症性疾患，糖尿病，肝硬変などで増加．造血器腫瘍，前立腺癌，末期癌，線溶亢進，播種性血管内凝固症候群(DIC)などで低下をみるが，本タンパク質が放出されたプロテアーゼの阻害に働き，複合体が異化されるためである．血清タンパク分画において特にネフローゼ症候群で α_2 分画の増加が著しいのは，本タンパク質が巨大分子のため漏出しにくく血中に残存するのに加え，低タンパク血症に対して反応性に生合成が亢進するためと考えられる．比較的特異性の低いプロテアーゼインヒビターで，多くのセリンプロテアーゼを包み込むような形で立体障害的に阻害するため，複合体形成によってプロテアーゼの生理的高分子基質に対する活性(プロテアーゼ活性)は阻害するが，低分子合成基質に対する活性(エステラーゼ活性など)は阻害しない場合が多い．[1045]　⇨参マクログロブリン→2732，プロテ

ギリシャ

アーゼインヒビター→2598

α-D-ガラクトシダーゼ A⇨同αガラクトシダーゼ→14

αアドレナリン作動(作用)性受容体 α-adrenergic receptor ［α受容体，α交感神経受容体］ アドレナリン作動(作用)性受容体の1つで，シナプス後性受容体(α_1)とシナプス前性受容体(α_2)に分類され，前者の刺激は主に血管平滑筋収縮を起こし，後者の刺激は伝達物質の遊離を抑制する．しかしシナプス後膜に分布するα_2受容体も明らかとなった．[226]

αアミラーゼ α-amylase デンプンを加水分解する酵素の総称をアミラーゼといい，ほぼランダムな分解を行うエンド型酵素と非還元末端から決まった数のグルコース単位を切断していくエキソ型酵素に大別されるが，αアミラーゼはエンド型酵素の1つで，α1→4グルコシド結合のみを加水分解する．分解産物として，オリゴ糖と未反応のα限界デキストリンを生じる．動物の唾液や膵臓，植物の麦芽，微生物と広範囲に分布している．ヒトの臓器のαアミラーゼの活性は，膵炎などの病気の診断の指標となる．[96] ⇨参アミラーゼ→178

αアミロース α-amylose アミロペクチンとともにデンプン中の主成分をなす物質．αアミロースは，全部のD-グルコース単位がα(1→4)付加でつながった直鎖成分．分子量5×10^5～2×10^6の範囲にあり通常，デンプンの20-25%を占める．アミロース分子はグルコース残基6-7個で1巻きするらせん構造をとり，ヨウ素と青色の複合体を形成する．[96] ⇨参アミロース→179

αインターフェロン α-interferon⇨同インターフェロンα→298

α〔運動〕線維 α-〔motor〕fiber 骨格筋の錘外筋を支配する有髄運動神経線維．α運動ニューロンは上位中枢からの下行性入力のほか，Ia線維からの反射性入力を受ける．伝導速度は最も速い．[1274]

α運動ニューロン⇨参α〔運動〕線維→14

α壊変 α-disintegration⇨同α崩壊→16

α型溶血 α-hemolysis ［α溶血］ 緑色連鎖球菌や肺炎連鎖球菌などを血液寒天培地で培養した際コロニーの周囲に現れる緑色から緑褐色の環で，ヘモグロビンの部分的分解によって生じる．このような赤血球の部分溶血環のこと．一方，赤血球が完全に溶けて菌集落の周囲が透明に見える溶血はβ型溶血という．[324] ⇨参ストレプトコッカス〔属〕→1650

αガラクトシダーゼ α-galactosidase ［α-D-ガラクトシダーゼA，セラミドトリヘキソシダーゼ，メリビアーゼ］ リソソーム酵素の1つで，糖脂質・糖タンパク質の非還元末端のαガラクトシド結合を切断するエキソグリコシダーゼのこと．α-D-ガラクトシドからD-ガラクトースへの転換(加水分解)を触媒する酵素．[759] ⇨参ガラクトシダーゼ→550

αグルカンホスホリラーゼ⇨同ホスホリラーゼ→2702

αグルコシダーゼ欠損症 α-glucosidase deficiency ［グリコーゲン性心肥大症］ 糖原病の一種で，糖原病Ⅱ型のグリコーゲン性心肥大症と同義語である．常染色体劣性遺伝で，生後6か月以内に発症して半年以内に死亡する．頻脈，呼吸困難，チアノーゼ，著明な心肥大，浮腫などの心不全症状で始まるが，肝，心筋，骨格筋，脾，甲状腺などに細胞内のリソソームにαグルコシダーゼ(多糖類分解酵素)が欠損してグリコーゲンが蓄積し，筋力低下，巨大舌，腱反射減弱などもみられる．[987] ⇨参糖原病→2103，酸性マルターゼ欠損症→1208

αグルコシダーゼ阻害薬 α-glucosidase inhibitor；α-GI 経口血糖降下薬の一種．小腸粘膜上にあるαグルコシダーゼ(スクラーゼ，マルターゼなど)活性を阻害し，糖質の吸収を遅延させ食後の血糖上昇を抑制する薬剤．作用機序より食直前に服用する必要があり，空腹時血糖は高くないが食後高血糖をきたすような，比較的軽症の糖尿病患者が主な適応となる．代表的な副作用として，小腸で吸収しきれなかった糖質が大腸にて腸内細菌により発酵され，腸内ガスの産生亢進により腹部膨満，放屁の増加，下痢などの消化器症状をきたすことがある．本剤内服中に低血糖をきたしたとき，症状改善にはブドウ糖摂取が必要となる．わが国ではアカルボース，ボグリボース，ミグリトールが発売されている．[418]

αグロブリン α-globulin 血清グロブリンのうち，電気泳動で最もアルブミンに近く泳動されるタンパク質．α_1グロブリンとα_2グロブリンとに分けられる．主としていろいろな糖タンパク質が含まれており，急性炎症時に増加してくるものが多い．[759]

α系 α-system 骨格筋の錘外筋を支配するα運動ニューロンと，大脳皮質や脳幹からの投射(α経路)によって制御される系．[1274]

α係数 coefficient alpha ［クロンバック係数］ 尺度の信頼性を示すために用いられる1つの方法．尺度項目の内的整合性を示す係数．次の式に適切な値を代入することによって算出される．$\alpha = kr/[1 + (k - 1)r]$($k$＝項目の総数，$r$＝全項目間の平均相関)．算出されたαが0.80以上であれば，その尺度は十分に信頼性が高い(すなわち内的整合性が高い)と判断することができる．例えば，全部で18項目(k)の測定尺度を用いた調査の全項目間の平均相関(r)が0.65であれば，αは$18 \times 0.65/[1 + (18 - 1) \times 0.65]$で，これを計算すると$\alpha = 0.97$であり，この尺度は信頼性が高いといえる．尺度の信頼性を検討する方法としては，他に再テスト法，折半法，平行テスト法がある．[980] ⇨参信頼性→1607，内的一貫性→2187

αケトグルタル酸 α-ketoglutaric acid ［2-オキソグルタル酸］ 糖質，脂質，アミノ酸代謝における重要な中間代謝物質．クエン酸回路(TCAサイクル)上で，イソクエン酸からイソクエン酸デヒドロゲナーゼ反応により生成するか，あるいはグルタミン酸からのアミノ基転移反応およびグルタミン酸デヒドロゲナーゼ反応により生成する．[1320]

αケトプロピオン酸⇨同ピルビン酸→2500

α交感神経遮断薬 α-adrenergic blocking agent 交感神経のα受容体に結合することによりカテコールアミンの作用を遮断する薬物で，降圧薬として用いられている．通常は動脈および静脈の血管平滑筋細胞表面に存在するα_1受容体を遮断する薬剤を意味し，血管を拡張させ，末梢血管抵抗を減少させて降圧作用を示すので，本態性高血圧や褐色細胞腫に伴う高血圧に対して降圧薬として用いられる．また，前立腺肥大症に伴う排尿障害に対しても用いられる．これに対して，α_2受容体は中枢神経系や交感神経終末に存在し，交感神経に対して抑制的に作用しているので α_2 受容体を遮断すると血圧は上昇する．[1366] ⇨参α遮断薬→15

α交感神経受容体 α-adrenergic receptor⇨同αアドレナリン作動(作用)性受容体→14

α構造《タンパク質の》⇨同αヘリックス→16

α固縮 α-rigidity γ系を介さず，α運動ニューロンへの大脳皮質や脳幹からの入力によってα運動神経が持続的に興奮して起こる固縮．脊髄後根(Ia線維)を切断しても固縮はとれない．[1274]

α昏睡 α-coma α波(8-12 Hz)のみられる昏睡状態．橋出血，心呼吸停止後，急性薬物中毒が原因となる．[987]

α遮断薬 α-blocker アドレナリン受容体のうち，交感神経系のα受容体を選択的に遮断する薬物．α受容体遮断により，血管平滑筋の収縮を阻害して末梢血管抵抗を低下させ，血管拡張作用を発現する．このとき，心機能抑制および諸臓器の血流量を抑制せず，また脂質代謝改善作用を有する利点がある．非選択性と α_1，α_2 選択性に分類される．非選択性α遮断薬は血管，子宮などの血管収縮および血管中枢の抑制，迷走神経中枢の興奮作用を有し，臨床ではエルゴタミン酒石酸塩の配合剤が発作時の片頭痛に使用される．α_1 遮断薬には，血管平滑筋収縮の抑制による降圧作用および膀胱・尿道弛緩作用による尿排出抵抗減少に基づき，本態性・腎性および褐色細胞性高血圧症，前立腺肥大による排尿困難に適用されるプラゾシン塩酸塩，ウラピジル，テラゾシン塩酸塩水和物などがある．降圧薬としては主に併用療法に用いられ，早朝高血圧の予防に有用．臨床では使用されていないが，研究用として受容体のタイプ識別に用いられるヨヒンビンは α_2 遮断薬である．[204,1304]

α受容体⇨同αアドレナリン作動(作用)性受容体→14

α線 α-ray，α-beam 放射性同位元素(RI)の原子核から放出されたヘリウム(^{4}He)粒子．α線を放出する原子核崩壊をα崩壊，α壊変という．α崩壊は原子番号の比較的高い元素に起こり，約4-9 MeV(メガエレクトロンボルト＝100万電子ボルト)のα線が放出される．以前，放射線治療に白金容器に封入したα線源であるラジウム(^{226}Ra)小線源が使用されていた．^{226}Raのα崩壊に引き続き放出されるγ線が悪性腫瘍の小線源治療に利用されていたが，その白金容器の破損により ^{226}Raの娘核種である ^{222}Rnガスによる環境汚染の可能性があり，現在ラジウム小線源は医療に使用されていない．[1144] ⇨参α粒子→16，α崩壊→16，核崩壊→488

α帯⇨参チトクロ〔ー〕ム→1977

α胎児性タンパク α-fetoprotein；AFP ［αフェトプロテイン，αフェトタンパク，AFP］ 胎児期における主要な血清タンパク質の1つ．胎生13週頃に最高値をとり以後漸減し，成人では10 ng/mL以下．肝細胞癌の75%，肝芽腫瘍では100%，ヨークサック腫瘍の80%が20 ng/mL以上を示すので，有力な腫瘍マーカーとして診断に用いられている．しかし，AFP非産生性の肝細胞癌もあるため注意を要する．一方で肝硬変や慢性肝炎でも高値をとる例が少なからずあり，これは肝硬変における肝細胞癌の早期診断に問題となるため，両者の質的差異をレンズ豆レクチンとの結合性の差により鑑別する方法がとられている．[279]

αデンプン α-starch，pregelatinized starch デンプンを粉末状にしたもの．穀類，主に米，小麦をかゆ状にし脱水乾燥させる．消化がよく，湯に溶いて離乳食として用いられる．[1631]

αトコフェロール⇨参ビタミンE→2456

αナフチルアセテートエステラーゼ α-naphthyl acetate esterase；αNAE 非特異的エステラーゼの1つであり，αナフチルアセテートを基質とする．単球，血小板，リンパ球などに含まれている．αナフチルアセテートエステラーゼ染色では，単球系細胞(単芽球，前単球，単球)，血小板，リンパ球系細胞(リンパ芽球，リンパ球)の細胞質が顆粒状に茶褐色を呈するが，好中球系細胞は染色されない．巨核芽球が染色されることもある．また，単球系細胞の非特異的エステラーゼ活性はフッ化ナトリウム(NaF)によって阻害されるため，NaF存在下では血小板，リンパ球系細胞の染色性は残り，単球系細胞の染色性は消失する(NaF阻害試験)．これらのことを利用して白血病の診断および病型分類に用いられる．[656] ⇨参エステラーゼ染色→357

αナフチルアミン α-naphthylamine ［1-アミノナフタレン，1-ナフチルアミン］ 親油で結晶性の固体の化学物質．各種潤滑油やゴムの酸化防止剤の原料となる．皮膚感受性が懸念されるため，眼や皮膚についたときは流水で十分に洗う．特定化学物質の第1類物質であり，取り扱いは密閉した容器で，作業場には局所排気装置等の設置が必要である．[483]

αナフチルブチレートエステラーゼ α-naphthyl butyrate esterase；αNBE 非特異的エステラーゼの1つであり，αナフチルブチレートを基質とする．単球，血小板，リンパ球などに含まれている．αナフチルブチレートエステラーゼ染色では，単球系細胞(単芽球，前単球，単球)，血小板，リンパ球系細胞(リンパ芽球，リンパ球)の細胞質が顆粒状に茶褐色を呈するが，好中球系細胞は染色されない．αナフチルアセテートエステラーゼ染色と異なり，巨核芽球は染色されない．また，単球系細胞の非特異的エステラーゼ活性はフッ化ナトリウム(NaF)によって阻害されるため，NaF存在下では血小板，リンパ球系細胞の染色性は残り，単球系細胞の染色性は消失する(NaF阻害試験)．これらのことを利用して白血病の診断および病型分類に用いられる．[656] ⇨参エステラーゼ染色→357

α波 α-wave 脳波の分類の1つ．脳波は脳から発生する脳の電気的活動であり，その周波数で分類されている．0.5-3 Hzをデルタ(δ)波，4-7 Hzをシータ(θ)波，8-13 Hzをα波，14-30 Hzをベータ(β)波，30 Hz以上をガンマ(γ)波という．α波は成人では安静閉眼時に後頭葉中心に出現し，基礎律動の主体を形成．振幅や位相に左右差は少なく，1～数秒の周期で振幅が増加したり減少したりを繰り返す(漸増漸減 waxing and waning という)．開眼や精神活動，肉体的活動，睡眠に伴いα波の出現は抑制される．脳機能を反映し，極端に左右差がある場合や，漸増漸減がない場合などは何らかの脳の機能異常が示唆される．またびまん性に出現する場合もあり，これは病的状態である．特に橋障害では患者は深昏睡であってもα波のみられることがあり，α昏睡と呼ばれ，予後不良の徴候とされる．α波の発

生機序，部位については諸説あるがいまだ解明されていない.[310] ⇒参脳波→2310

α波減衰 α-attenuation, α-blocking ［目覚め反応，はっきり目覚め反応，覚醒反応］ 安静閉眼でα律動出現時に，開眼，緊張などの外部または中枢性の刺激があると脳波上低電圧速波パターンとなること．大脳の活動水準を調節している上行性網様体賦活系の機能が保たれていることを示す．ごく軽度の意識障害では脳波上α律動が検出されるが，α波減衰は不十分なため，本反応の有無は意識レベルの判定に有用.[354] ⇒参α波抑制→16

α波抑制 α-blockade 脳波のα波が，開瞼によって抑制されること．現在は，減衰 attenuation を用いるように提唱されている．開瞼以外に，光や音などの刺激，あるいは暗算などの精神活動によっても，α波の減衰が生じる．高齢者や脳機能が低下した状態では減衰が起こりにくくなる.[581] ⇒参脳波→2310，α波減衰→16

αフェトタンパク α-fetoprotein；AFP⇒同α胎児性タンパク→15

αフェトプロテイン α-fetoprotein；AFP⇒同α胎児性タンパク→15

αヘリックス α-helix ［α構造《タンパク質の》，αらせん］ ポリペプチド鎖の基本的な二次構造の1つ．主鎖のアミノ基の水素原子とカルボキシル基の酸素原子間で水素結合を形成する．L-アミノ酸からなる場合は右巻きとなる．らせんのピッチは0.54 nmで，1回転当たり3.6個のアミノ酸残基が含まれる．グルタミン酸(Glu)，メチオニン(Met)，アラニン(Ala)，ロイシン(Leu)などがαヘリックスを形成しやすいアミノ酸であり，チロシン(Tyr)，アスパラギン(Asn)，プロリン(Pro)，グリシン(Gly)はαヘリックスをこわしやすいアミノ酸である.[759]

●αヘリックスの二次構造

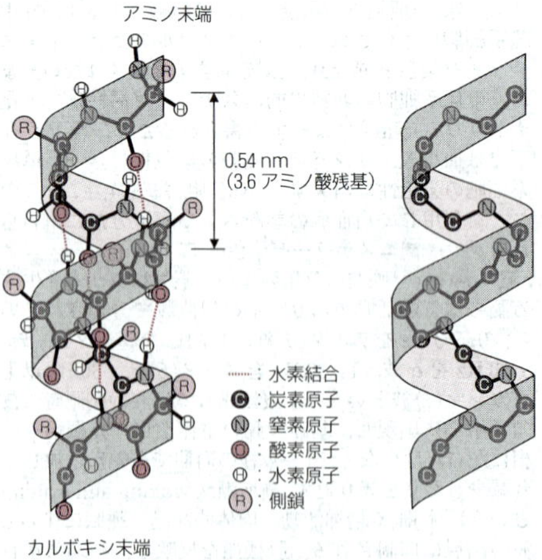

αヘリックス(αらせん)構造がわかりやすいように，主鎖のバックボーンに沿いリボンを描いた．また，右図ではバックボーンとそれに沿ったリボンのみを示した．

α崩壊 α-decay ［α壊変］ 原子核崩壊の一種であり，原子番号の比較的高い放射性同位元素(RI)に起こり，約4-9 MeV(メガエレクトロンボルト＝100万電子ボルト)のα線を放出する.[1144] ⇒参α線→15

α溶血⇒同α型溶血→14

αらせん⇒同αヘリックス→16

α律動 α-rhythm ヒト脳波の基本的な律動で，覚醒安静状態の閉瞼時に後頭部優位にみられる8-13 Hzの律動である．振幅は後頭部で他の部位より高い．14-15歳頃に最も高く，成人では50 μV以下のことが多い．周波数は若年者では遅く，成人で速くなるが，高齢者では再び遅くなる．開瞼や精神作業により減衰する.[581] ⇒参脳波→2310

αリポタンパク質 α-lipoprotein リポタンパク質はその比重によってカイロミクロン，超低密度リポタンパク質(VLDL)，低密度リポタンパク質(LDL)，高密度リポタンパク質(HDL)に分けられる．電気泳動ではカイロミクロンは原点に残るが，他のリポタンパク質はそれぞれ pre-β，β，αリポタンパク質に対応する．αリポタンパク質(HDLに相当)は比重1.063-1.210 g/mLに分画される．HDLコレステロール値と冠動脈硬化症の発症頻度との間には逆相関があることにより，HDLは動脈硬化の予防を左右する重要な因子と考えられる.[987]

α粒子 α-particle 放射性同位元素(RI)の原子核からα崩壊により放出されたヘリウム(^{4}He)粒子.[1144] ⇒参α線→15，α崩壊→16，核崩壊→488

$β_2$マイクログロブリン $β_2$-microglobulin；$β_2$mG⇒同$β_2$ミクログロブリン→16

$β_2$ミクログロブリン $β_2$-microglobulin；$β_2$mG ［$β_2$マイクログロブリン］ アミノ酸99個からなる分子量1万1,800のポリペプチド．全身の有核細胞で合成され，血漿や尿などの体液中に存在．健常者の血清濃度は0.1-0.2 mg/dLで，尿中には1日0.03-0.1 mg排泄される．低分子量であるため腎糸球体基底膜を自由に通過するが，近位尿細管上皮細胞により再吸収，異化される．したがって，血中濃度上昇時と近位尿細管障害時に尿中排泄量が増加する．自己免疫性疾患，悪性腫瘍，ウイルス疾患では産生が亢進し，血中濃度が上昇する場合がある．また近位尿細管障害をきたし，尿中排泄量も増加．ウィルソン Wilson病，慢性カドミウム中毒，急性尿細管壊死，ファンコニ Fanconi症候群などでは血中濃度の上昇は認められないが，近位尿細管での再吸収能が低下しているため尿中排泄量は増加.[1181]

$β_3$〔アドレナリン〕受容体遺伝子変異 mutation of $β_3$-adrenergic receptor gene アドレナリンのβ受容体は心臓作用中心の$β_1$型，気管支作用中心の$β_2$型，脂肪組織特異的な$β_3$型のサブタイプが報告されている．ヒトの$β_3$アドレナリン受容体は，408個のアミノ酸残基からなり膜7回貫通型の構造をしている．点突然変異により64番目のトリプトファンがアルギニンに変異した遺伝子を有するものには肥満が多く，安静時の代謝量が低く，糖尿病が早期に発症する．いわゆる倹約遺伝子 thrifty gene の1つと考えられている．

β-D-1,4-グルカン⇒同セルロース→1745

β-D-ガラクトピラノシル-(1→4)-D-グルコース⇒同乳糖→2234

β-D-グルカン⇒同セルロース→1745

βアクチニン β-actinin ［CapZ］ 横紋筋のZ帯に存在するタンパク質．アクチンと結合し，アクチンフィラメントの長さを調節している．[97]

βアドレナリン作動(作用)性受容体 β-adrenergic receptor ［β受容体］ アドレナリン受容体のうちイソプレナリン塩酸塩に対して強い反応を示す受容体．主に心臓に分布するβ_1，血管や気管支，子宮などに分布するβ_2，脂肪組織に分布するβ_3に分けられる．β_1刺激は心刺激を，β_2刺激は気管支拡張，血管拡張，筋グリコーゲン分解を，β_3刺激は脂肪分解を起こす．β受容体作用はGsタンパク質を介したcAMP産生を増加することによって発現される．[284,383] ⇨参αアドレナリン作動(作用)性受容体→14

βアドレナリン受容体遮断⇨同β遮断→17

βアミラーゼ β-amylase ［サッカロゲン，グリコゲナーゼ］ アミラーゼの1つ．デンプンのα1→4グルコシド結合を非還元末端から1つおきに加水分解するエキソ型酵素．その結果，還元末端は反転してβマルトースのみを生成する．この酵素は植物や微生物を起源とするものが知られている．尿中や血中のアミラーゼは膵疾患や唾液腺疾患の診断に用いられる．[384] ⇨参アミラーゼ→178

βアミロイド β-amyloid ［アミロイドβタンパク質］ アルツハイマー Alzheimer 病の脳内に特異的に観察される老人斑の主要構成成分．アミロイドβタンパク質(Aβ)ともいい，40個ないし42個のアミノ酸からなるAβペプチドから構成され，特に42個のアミノ酸からなるAβ42は凝集しやすく，アルツハイマー病の発症に重要と考えられている．アミロイド前駆体タンパク質から切り離されて生成され，この異常な蓄積によりアミロイド線維による神経毒性発現が生じアルツハイマー病を発症すると考えられている(アミロイド・カスケード仮説)．アルツハイマー病の多くは孤発性であるが，一部は家族内発症があり，家族性アルツハイマー病の原因遺伝子として，アミロイド前駆体遺伝子やプレセニリン1遺伝子，プレセニリン2遺伝子が同定されている．いずれの遺伝子変異でもAβの異常蓄積をきたすことがわかっており，孤発性，家族性を問わず，Aβの異常蓄積が本症発症に関与すると考えられている．[576] ⇨参アルツハイマー型認知症→193

βアミロース β-amylose デンプンの構造が判明していなかった頃，構成成分を水溶性画分または不溶性画分で分けていた．水に不溶性の画分をαアミロースと称するのに対し，水溶性画分のものをβアミロースとした．のちにデンプンの構造が明らかになり，αアミロースはアミロペクチン，βアミロースはアミロースであることが示された．[384] ⇨参アミロース→179

βインターフェロン β-interferon⇨同インターフェロンβ→298

β運動神経 β-motor nerve 錘内筋と錘外筋の両方を支配する運動神経．[1274]

β過誤 β-error⇨同第二種の誤り《統計上の》→1894

β型溶血 β-hemolysis ［β溶血］ 血液寒天平板上に発育した菌集落周囲に赤血球が完全溶血して生じる透明な環．A群連鎖球菌はβ型溶血を示す代表的な菌である．[324] ⇨参ストレプトコッカス〔属〕→1650

β型連鎖球菌群 β-hemolytic *Streptococcus*⇨参ストレプトコッカス〔属〕→1650

βガラクトシダーゼ・ノイラミニダーゼ欠損症 combined β-galactosidase and neuraminidase deficiency⇨同ガラクトシアリドーシス→550

βカロチン β-carotene プロビタミンAの1つ．$C_{40}H_{56}$，分子量536.89．肝臓や小腸の粘膜で必要に応じて2分子に分解されビタミンAとなる．また高い抗酸化活性を有する．ニンジン *Daucus carota L.*(セリ科)の根，葉などに含まれるカロテノイドの1つ．暗赤色稜柱状結晶で融点は184℃．[384]

βケト酪酸⇨同アセト酢酸→155

β構造《タンパク質の》 β-structure ［プリーツシート構造，βシート構造］ タンパク質の二次構造の1つ．2本以上のポリペプチド鎖ではすべてのペプチド結合のカルボニル基とアミド基が，隣接するポリペプチド鎖のカルボニル基とアミド基と水素結合を形成し，ひだのあるシート状の構造を呈するのでプリーツシート構造とも称する．隣接するポリペプチド鎖が同方向に平行に並んだものを平行β構造と称し，それに対して反対に並んだものを逆平行β構造という．[384]

βサラセミア⇨参サラセミア→1194

β酸化 β-oxidation 1904年にドイツの生化学者クヌープ Franz Knoop (1875-1946)によって発見された．脂肪酸化の最も重要な経路の1つ．長鎖飽和脂肪酸のカルボキシル基末端からβ位(C3位)の炭素を酸化し，炭素数が2つ少ない脂肪酸とアセチルCoAとに分解する反応を繰り返すことで，最終的にアセチルCoA単位に分解する経路．ただし，奇数の炭素でできる脂肪酸の場合，最終産物はプロピオニルCoAとアセチルCoAになる．プロピオニルCoAはさらにサクシニルCoAに転換される．[384]

βシート構造⇨同β構造《タンパク質の》→17

β遮断 β-blockade ［βアドレナリン受容体遮断］ アドレナリン作動性神経の効果器に存在するβ受容体を遮断すること．β遮断薬としてプロプラノロール塩酸塩があり，主としてβ_1遮断により心筋酸素需要の軽減，不整脈の抑制を目的として使用されるが，同時にβ_2遮断による気管支収縮が現れる場合もある．[226]

β遮断薬 β-blocker カテコールアミンのβ受容体を介して生じる生理反応および薬理反応を特異的に遮断する薬物．受容体の2つのサブタイプ(β_1とβ_2)に対し，①β_1とβ_2の両方を非選択的に遮断するもの，②β_1受容体を選択的に遮断するもの，③α遮断作用をあわせ持つものに分類されるとともに，内因性交感神経刺激作用(ISA)や膜安定化作用の有無など個々の薬物の特徴に応じて薬剤選択が行われる．狭心症の予防，上室性および心室性不整脈の治療，高血圧症などに広く使用される．β_1選択性の高いものは気管支，末梢血管，糖・脂質代謝への悪影響が少なく，またβ_2遮断作用をもつものは片頭痛，振戦などに有効性が認められる．[204,1304]

β受容体 β-receptor⇨同βアドレナリン作動(作用)性受容体→17

β線 β-ray ［陰電子線，陽電子線］ 原子核のβ壊変により放出される電子線．β壊変から放出される電子には，β^+壊変の際に放出される正の電荷をもった陽電子と，β^-壊変により放出される負の電荷をもった陰電

子(通常いわれる電子)がある.[471,914] ⇨参β崩壊⇀18

β線治療 β-ray therapy β線を放出する放射性同位元素を用いて行われる治療. β線は2-5 mmと飛程(到達距離)が短く，周辺の正常組織には影響が少ない. 治療法として血管腫などの皮膚表在疾患，翼状片のような眼疾患に皿状のディスクを接触させて行う密封小線源治療と，内服や注射により甲状腺や骨などの特定の臓器に選択的に取り込ませて治療する非密封小線源治療に大別される. 密封小線源のうち，血管腫にはリン32(^{32}P)，翼状片にはストロンチウム90-イットリウム90(^{90}Sr-^{90}Y)を用いる. 非密封小線源治療は非密封同位元素内用療法ともいい，甲状腺機能亢進症や甲状腺癌に対してはヨウ素131(^{131}I)，多発性骨転移の疼痛緩和目的にはストロンチウム89(^{89}Sr)が用いられる.[471,914]

βナフチルアミン β-naphthylamine アニリン臭のする白色葉片状結晶. $C_{10}H_7NH_2$. 染料中間体として用いられたが，染料製造工場作業者に職業性膀胱癌が多発したため，日本では使用，製造，輸入，譲渡，提供の禁止物質に指定されている. ヒトに対して発癌性のある物質〔日本産業衛生学会，2008，アメリカ産業衛生専門家会議(ACGIH)，2008〕.[182,57]

βプロピオラクトン β-propiolactone 強い芳香を有する液体. $C_3H_4O_2$. 沸点162℃，引火性. 反応性が非常に高い. 殺菌・消毒薬，合成樹脂などの原料として用いられる. 医薬品添加物としては承認されていない. 皮膚，粘膜に強い一次刺激作用をもち，吸入曝露によって，咳，痰，胸痛の症状が起こる. ヒトに対して発癌性があると考えられるが，証拠が比較的十分でない物質(日本産業衛生学会，2008). 許容濃度0.5 ppm，動物実験では発癌性が確認されたがヒトの発癌との関連が未知の物質〔アメリカ産業衛生専門家会議(ACGIH)，2008〕.[182,57]

βヘキソサミニダーゼA欠損症 β-hexosaminidase A deficiency⇨同テイ・サックス病⇀2048

β崩壊 β-decay 核壊変の1つで不安定な原子核から電子を放出，もしくは軌道電子を核内に取り込むことで安定化しようとする変化をいう. $β^-$壊変と$β^+$壊変，および電子捕獲がある. $β^-$壊変は原子核を構成する中性子から電子(陰電子)を放出し陽子となり，原子番号が1つ増える. $β^+$壊変は原子核の陽子が正の電荷をもつ電子(陽電子)を放出し中性子となり，原子番号が1つ減る. 電子捕獲は軌道電子が核内に取り込まれ陽子が中性子となる現象で，原子番号が1つ減る. β崩壊では原子の質量数には変化がない. β崩壊により放出される陰電子および陽電子をβ線という.[471,914] ⇨参電子捕獲⇀2083

βミクログロブリン⇨参$β_2$ミクログロブリン⇀16

βメチルインドール β-methylindole⇨同スカトール⇀1634

β溶血⇨同β型溶血⇀17

β溶血性連鎖球菌⇨参ストレプトコッカス〔属〕⇀1650

βラクタマーゼ β-lactamase 耐性菌が産生する薬剤不活化酵素の1つで，βラクタム環を特異的に加水分解することにより，ペニシリン系や第1世代セフェム系抗生物質などの抗菌活性を不活化する. 活性中心にセリン残基をもつセリンβラクタマーゼ(ペニシリナーゼ，セファロスポリナーゼ，OXA型)と，活性の発現にZn^{2+}を必要とするメタロβラクタマーゼに分類される.

βラクタム系抗生物質 β-lactam antibiotics 四員環のβラクタム環を有する抗生物質の総称. ペニシリン系，セフェム系，カルバペネム系，モノバクタム系などが含まれ，抗生物質の中でも使用頻度が高い. 細胞質膜上のペニシリン結合タンパクと結合することで細菌細胞壁の合成を阻害し，殺菌的に作用する. 抗菌スペクトルは広く，ペニシリン系は主にグラム陽性菌に，セフェム系およびカルバペネム系はグラム陽性・陰性菌に，モノバクタム系はグラム陰性菌に有効. 効果は時間依存性であり，多くのβラクタム系薬は半減期が1時間前後であるため，1日3-4回の投与が必要になる. モノバクタム系を除いて交叉アレルギー性がある. 腎から尿中へ排泄される薬物が多く，腎障害患者への投与時には用量を調節する. 主な副作用は過敏症状，胃腸障害などで，重大な副作用としてアナフィラキシーショックが現れることがあるため，投与前には特に薬物アレルギーに関する問診が必要.[204,1304]

β連鎖球菌感染症 β-streptococcal infection⇨同溶血性連鎖球菌感染症⇀2867

γEグロブリン γE-globulin⇨同IgE⇀67

γ-GTP γ-glutamyl transpeptidase, γ-glutamyl transferase ［**γグルタミルトランスペプチダーゼ，γグルタミルトランスフェラーゼ**］ γグルタミルペプチドのγグルタミル基を他のペプチドやL-アミノ酸などに転移する反応を触媒する酵素. 血清中のγ-GTP活性は，肝機能の異常などの臨床検査上の指標となる. γ-GTPは腎臓に最も多く，次いで膵臓，肝臓に多い. 腎疾患で血清γ-GTP活性が上昇することはほとんどなく，血清γ-GTP活性の上昇は主に肝・胆道，ならびに膵疾患の指標となる. 特にアルコール性肝障害で上昇することが知られている. γ-GTP活性の測定には，γグルタミル-*p*-ニトロアニリドなどの合成基質とグリシルグリシンを用い，生じた*p*-ニトロアニリンの黄色を比色する簡便法が用いられる.[637]

γ-GTP《臨床検査》 γ-glutamyl transpeptidase 肝胆道系疾患の診断に重要な血液生化学検査項目の1つ. 本酵素はアミノ酸やペプチドにγグルタミル基を転移させる膜結合酵素で，活性は腎に最も高く，膵，精巣，小腸がこれに次ぐが，これらの臓器に障害があっても血清中にはほとんど流出しない. これに対し，肝の活性値はもともと低いが，種々の病態で誘導合成されて増加し，血清中でも著しい上昇を示す. アルコールの摂取，フェノバルビタール系薬剤などの抗痙攣薬やジアゼパムなどの向精神薬を服用すると，その代謝過程において本酵素も同時に誘導される. また，肝内胆汁うっ滞や閉塞性黄疸の際にも血清アルカリホスファターゼとともに上昇するので胆管系酵素の1つとされている. 急性肝炎ではAST(GOT)やALT(GPT)ほどの上昇はなく，ウイルス性慢性肝炎や肝硬変でも軽度の上昇にとどまる. アイソザイムの測定は肝細胞癌の腫瘍マーカーとして有用である.[279,192] ⇨参胆道系酵素⇀1950

γ-Sm γ-seminoprotein⇨同γセミノプロテイン⇀19

γアミノ酪酸 γ-aminobutyric acid；GABA 脳内から抽出されたアミノ酸の一種で，脳内の興奮性電気活動を抑制する抑制性の神経伝達物質. 大脳皮質，海馬，小脳ではシナプス後抑制を，脊髄ではシナプス前抑制を増強している．てんかんや各種痙攣の治療薬として用いられている．[475]

γインターフェロン γ-interferon⇨同インターフェロンγ→298

γ運動系⇨同γ系→19

γカルボキシル化異常プロトロビン des-γ-carboxy prothrombin⇨同PIVKA-Ⅱ→95

γ環 γ-loop 筋紡錘のγニューロンの興奮錘内筋の収縮→らせん形終末の伸展→Ia線維求心出力の興奮を介する反射ループ．[1274]

γグルタミルシステイン合成酵素欠乏症 γ-glutamylcysteine synthetase deficiency グルタチオン(グルタミン酸，システイン，グリシンがこの順序で結合したペプチド)の合成に際し，最初に働くγグルタミルシステイン合成酵素の欠損により生じる遺伝性疾患．溶血性貧血などを呈する．グルタチオンは酸化的ストレスからの防御を担っており，赤血球中のグルタチオンが減少することで，ヘモグロビンや膜タンパク質が酸化，変性をきたし溶血に至る．溶血は軽度で持続性であるが，薬剤の曝露によって急性増悪することがある．[656]

γグルタミルトランスフェラーゼ γ-glutamyl transferase⇨同γ-GTP→18

γグルタミルトランスペプチダーゼ γ-glutamyl transpeptidase⇨同γ-GTP→18

γグロブリン γ-globulin 免疫グロブリンの大部分が含まれる血清タンパク質分画．血清タンパク質中のグロブリン分画は電気泳動によりさらに，α，β，γの3つの亜分画に分けられる．先天性免疫不全や後天性免疫不全において低γグロブリン血症がみられる場合には精製γグロブリンを投与する．[1439] ⇨参免疫グロブリン→2808

γグロブリン異常症⇨同高γグロブリン血症→968

γグロブリン過剰血症⇨同高γグロブリン血症→968

γ系 γ-system ［γ運動系］ 筋紡錘の錘内筋を支配するγ運動神経細胞を制御する，脳幹より上位にある神経核からの下行性の投射経路．この系の異常亢進によりγ固縮が起こる．[1274] ⇨参γ固縮→19

γ硬直⇨同γ固縮→19

γ固縮 γ-rigidity ［γ硬直］ 除脳固縮でみられる．γ系の促進入力が抑制入力に勝った結果γ〔運動〕線維の活動が亢進し，Ia線維を介してα運動線維の活動を亢進させ，骨格筋が固縮する．後根の切断により固縮はなくなる．[1274] ⇨参γ系→19

γ鎖病 γ-chain disease ［フランクリン病］ 血清および尿中に免疫グロブリンの重鎖heavy chainの主要Fc部分がモノクローナルに認められ，免疫グロブリン産生細胞の腫瘍性増殖がみられる重鎖病(H鎖病)の一型で，γ鎖が出現する疾患．50歳以降に好発し，悪性リンパ腫と似た病像(肝脾腫，リンパ節腫大)を呈する．ほぼ全例に貧血を認め，末梢血に形質細胞や異常リンパ球を認めることがある．予後は無症状のものから，急激な経過をとり死亡する症例までさまざま．進行性のものには適切な治療法はなく，感染症で死亡する．生存期間中央値は約1年との報告がある．[1464] ⇨参H鎖病→63

γセミノプロテイン γ-seminoprotein；γ-Sm ［γ-Sm］ 精漿(精子以外の精液成分)中から分離精製された前立腺細胞が産生する糖タンパク質で，前立腺癌の診断と治療モニターに用いられる腫瘍マーカー検査の1つ(正常境界値は4 ng/mL以下)．しかしのちに開発された前立腺特異抗原(PSA)の遊離型と同一であることが明らかとなり，γ-Smの診断的価値は低下した．[474]

γ線 γ-radiation，γ-ray 原子核内から放出される高エネルギーの電磁波(光子)．X線は原子核外で発生する高エネルギーの電磁波であり，電離放射線であるγ線，X線はその発生の仕方のみで区別される．γ線，X線はともに光子線として扱われる．[1144] ⇨参X線→124，電磁波→2082，電離放射線→2090

γ線放出体 γ-emitter γ線を放出する原子核〔放射性同位元素(RI)〕．[1144] ⇨参放射性同位元素→2671，γ線→19

δアミノレブリン酸合成酵素 δ-aminolevulinic acid synthase ヘム生合成系における最初の酵素．サクシニルCoAとグリシンからδアミノレブリン酸を合成する．ヘム合成が盛んに行われる骨髄赤芽球や肝臓などにおいて活性が高い．[656]

δアミノレブリン酸測定法 determination of δ-aminolevulinic acid；determination of δ-ALA 鉛中毒尿症の検査法．δアミノレブリン酸はポルフィリンやヘムなどの生合成の中間体で，グリシンとスクシニルCoAからδアミノレブリン酸合成酵素によってつくられる．基準値は5 mg/日．急性ポルフィリン症や鉛中毒尿症では有意に増加．簡易測定法には尿中のδアミノレブリン酸にアセチルアセトンを加えて，ピロールに変え，エールリッヒEhrlich試薬で発色させ分光光度計で定量．この方法は簡便であるがエールリッヒ試薬による反応が特異的とはいえないため，正確さに問題がある．ガスクロマトグラフィーによる方法は，定量性に優れた方法であるが高価な機器と前処理が煩雑．試料としては尿だけではなく，血清も測定できる．[263]

δ鎖病 δ-chain disease 免疫グロブリンの重鎖が単クローン性に産生される重鎖病の1つで，IgDの重鎖であるδ鎖が産生される．形質細胞性腫瘍であるが，現在まで1例の報告があるのみ．臨床的には多発性骨髄腫と類似の症状(腎不全，骨破壊，骨髄形質細胞増加など)を呈する．[1464] ⇨参H鎖病→63，μ(ミュー)鎖病→20

δ睡眠誘導ペプチド δ-sleep inducing peptide；DSIP⇨同睡眠ペプチド→1632

δ波 δ-wave ［δリズム］ 周波数1/2-3 Hzの脳波．脳波は徐波としてδ波(1/2-3 Hz)，θ波(4-7 Hz)，α波(8-13 Hz)，速波としては中間速波帯(14-17 Hz)，β波(18-30 Hz)，γ波(30 Hz以上)の6つの周波数に分類される．δリズム(δ律動)は，δ波が規則的なリズムを形成して連続的に出現するもの．成人では深い睡眠で頻繁に出現する(徐波睡眠)が，覚醒時にはみられない．δ波は通常，脳機能の低下に対応し，てんかん，脳器質疾患，代謝性疾患，意識障害でみられる．[870] ⇨参脳波→2310

δリズム δ-rhythm⇨同δ波→19

ε鎖 ε-chain ［イプシロン鎖］ 免疫グロブリンE(IgE)のH鎖(重鎖)．1つの可変領域と4つの定常領域からなる．[1439] ⇨参IgE→67

θ抗原 θ antigen⇨同サイワン抗原→1178

θ波 θ-wave ［θリズム，傾眠波］ 周波数による脳波

ギリシャ

の分類で，4 Hz 以上 8 Hz 未満の比較的低頻度の波．振幅も 10 μV 前後と低い．ヒトでは，通常，入眠期やくつろいでいるときに発現し，傾眠波ともいわれる．[1230]

θリズム　**θ-rhythm**⇨同θ波→19

κ鎖　**κ-chain**　免疫グロブリン(Ig)軽鎖の1つ．Ig は H 鎖 heavy chain と呼ばれるポリペプチド2本，L 鎖 light chain と呼ばれるポリペプチド2本から構成される．H 鎖および L 鎖はいずれも可変領域と定常領域からなるが，L 鎖はこの定常領域の抗原性の違いによって，さらにκ鎖とλ鎖の2種類に区別される．1分子の Ig は，κ鎖あるいはλ鎖のどちらか1種類の L 鎖のみをもち，ヒトではκ鎖からなる Ig とλ鎖からなる Ig の頻度はほぼ等しい．[656]

λ(ラムダ)鎖　**λ-chain**　カッパ鎖(κ鎖)とともに，免疫グロブリンの L 鎖(軽鎖)のアイソタイプの1つ．カッパ鎖，ラムダ鎖をコードする遺伝子は互いに対立遺伝子で，1つの B 細胞では L 鎖はカッパ鎖かラムダ鎖のいずれかしか発現せず，これを対立遺伝子排除という．[1439]　⇨参L 鎖→79

μg　**microgram**⇨同マイクログラム→2725

μL　**microliter**⇨同マイクロリットル→2726

μ(ミュー)鎖病　**μ-chain disease**　免疫グロブリンの重鎖が単クローン性に産生される重鎖病の1つで，IgM の重鎖であるμ鎖が産生される．慢性リンパ性白血病(CLL)と類似の臨床像を呈し，末梢血成熟リンパ球増加と血中単クローン性μ鎖が認められるまれな疾患．血清タンパク電気泳動は正常か，免疫グロブリン低下を示す例が多い．免疫電気泳動では抗μ抗体にのみ反応する沈降線を描く．CLL と同様の予後と考えられている．[1464]　⇨参H 鎖病→63，δ鎖病→19

ν(ニュー)ボディ　**ν-body**⇨同ヌクレオソーム→2274

σ律動〔波〕　**σ-rhythm〔wave〕**⇨同紡錘波→2680

χ2乗検定⇨同カイ2乗検定→424

ω3系脂肪　**ω-3 fatty acid**　［ω3脂肪酸，n-3系脂肪酸］脂質の主要な成分である脂肪酸には，飽和脂肪酸，一価不飽和脂肪酸，多価不飽和脂肪酸がある．多価不飽和脂肪酸は二重結合の位置によってω3系(リノレン酸族)，ω6系(リノール酸族)に分類される．ω3系脂肪は炭素数 18，二重結合3個を有する不飽和脂肪酸で，融点 −11℃ の液体酸で必須脂肪酸の1つ．ω3系脂肪にはαリノレン酸，エイコサペンタエン酸，ドコサヘキサエン酸があり，主にトリグリセリドを低下させる作用がある．しかし，過酸化脂質を生成しやすいので注意が必要である．[987]

ω3脂肪酸　**ω-3 fatty acid**⇨同ω3系脂肪→20

ω酸化　**ω-oxidation**　脂肪酸の酸化様式の1つ．脂肪酸のカルボキシル基と反対の末端であるω位の炭素が，ωヒドロキシラーゼにより水酸化され，さらに生成したωヒドロキシ脂肪酸のジカルボン酸への酸化の2段階からなる．生成したジカルボン酸は順次β酸化を受けられるようになる．通常 8-12 炭素からなる脂肪酸で起こりやすく，脂肪酸の代謝経路の1つであるが主経路ではない．[29]

A

Å　angstrom⇨同オングストローム→418

A II負荷試験⇨同アンギオテンシン負荷試験→202

A III負荷試験⇨同アンギオテンシン負荷試験→202

A-A　[ana]「処方された薬剤を同じ量ずつ」を意味する処方用語 ana の略.[1594]

AA　Alcoholics Anonymous⇨同アルコール中毒者匿名会→190

AaD_{CO_2}　alveolar arterial carbon dioxide tension difference⇨同肺胞気動脈血炭酸ガス分圧較差→2353

AADL　advanced activities of daily living⇨同上級日常生活動作→1430

aAD_{N_2}　arterial-alveolar nitrogen〔tension〕difference［動脈血肺胞気窒素分圧較差］　動脈血と肺胞気における窒素分圧の差. 肺のガス交換における換気/血流〔比〕の不均等分布を特異的に検出する方法. AaD_{O_2}(肺胞気動脈血酸素分圧較差)と異なり, 換気/血流比の不均等分布以外の影響を受けない. 恒常状態においては動脈血窒素分圧と静脈血窒素分圧に差がなく, 静脈血混合(シャント)の影響を受けず, ガス拡散障害による aAD_{N_2} の大きさはきわめて小さいため無視できる. 正常では 10 Torr(Torr は圧力の単位, 水銀柱ミリメートル mmHg とほぼ同じ)以下である. a は artery(動脈), A は alveolus(肺胞), D は difference(較差), N は nitrogen(窒素)の略.[847]　⇨参換気/血流〔比〕不均等→574, 肺胞気動脈血酸素分圧較差→2353

AaD_{O_2}　alveolar-arterial oxygen difference⇨同肺胞気動脈血酸素分圧較差→2353

AAE　annuloaortic ectasia⇨同大動脈弁輪拡張症→1893

Ab　antibody⇨同抗体→1030

ABCX モデル⇨同二重 ABCX モデル→2211

ABC 染色　avidin-biotin complex stain, avidin-biotin-peroxidase complex method　細胞に存在する抗原(タンパク)を抗原抗体反応を用いて検出する組織化学的手法の1つで, 抗体に酵素を標識することで免疫反応を可視化する. アビジンがビオチンと特異的に結合する性質を利用して, アビジン・ビオチン複合体を用いる方法. 一次抗体との反応後にビオチンで標識した二次抗体を作用させ, さらに標識酵素を反応させる. 現在ではより結合力の強いストレプトアビジンを用いることが多い.[387]

ABC 分析⇨参パレート分析→2402

ABO 因子不適合⇨同ABO〔式〕血液型不適合→21

ABO〔式〕血液型　ABO blood groups, ABO〔blood group〕system　1901 年にオーストリアの医学者ランドシュタイナー K. Landsteiner(1868-1943)により発見された最初の血液型で, A 型, B 型, O 型, AB 型の4つの型に分類される. 同一型に属するヒト-ヒト間で輸血を行えば重篤な副作用を生じにくいことから, この血液型の発見が輸血治療を可能なものにしたといってよい. ABO 式以外にも血液型はあるが, Rh 型を除いては一般に臨床的な問題を起こすことは少ない. 日本人における A 型 : O 型 : B 型 : AB 型の頻度は 4 : 3 : 2 : 1 であり, 各型の糖鎖抗原・遺伝子構造はすでに明らかにされている. また, 赤血球以外の細胞や分泌液の中にも ABO 血液型物質が存在していることがある.[920]　⇨参血液型検査→887

ABO〔式〕血液型の遺伝　ABO〔式〕血液型は第 9 染色体に存在する糖鎖転移酵素をコードする遺伝子の違いにより決定される. 転移酵素遺伝子をもたない O 型は ABO〔式〕血液型の基本骨格である H 抗原のみを発現. A 型は H 抗原にフコースを結合させる転移酵素により A 抗原を発現し, B 型はガラクトースを結合させる転移酵素により B 抗原を発現する. AB 型は両方の転移酵素をコードする遺伝子をもつため A 抗原と B 抗原をともに発現する.[437]

●ABO〔式〕血液型の遺伝

血液型	血液遺伝子型	日本人における頻度
A 型	A/A または A/O	約 40%
B 型	B/B または B/O	約 20%
O 型	O/O	約 30%
AB 型	A/B	約 10%

ABO〔式〕血液型不適合　ABO incompatibility［ABO 因子不適合］　母児間あるいは供血者と受血者の ABO〔式〕血液型が一致しないことによって起こる現象. 輸血の場合は ABO〔式〕血液型不適合輸血による溶血が問題になり, 母児間の不適合では新生児溶血性疾患を伴う.[860]

ABO〔式〕血液型不適合妊娠　ABO incompatibility in pregnancy　母体と胎児の ABO〔式〕血液型が異なるために, 胎児の赤血球で母体感作が起こり, 胎児や新生児に黄疸などを発症する可能性がある妊娠のこと. 母体が O 型で胎児が A 型または B 型のときに発症する. これは O 型の血清中には抗 A または抗 B 抗体が含まれていることによる. 初回の妊娠, 分娩から発症する. 黄疸には分娩後, 光線療法を行う.[1323]

ABR　auditory brainstem response⇨同聴性脳幹反応→2014

ABVD 療法　ABVD therapy　ホジキンリンパ腫の進行期を対象とする多剤併用化学療法の1つ. 使用する薬剤ドキソルビシン〔アドリアシン®(A)〕, ブレオマイシン(B), ビンブラスチン(V), ダカルバジン(D)の頭文字をとった呼称. MOPP 療法にかわり ABVD 療法が標準治療となっている.

A.C.　〔L〕ante cibum［食前］　ラテン語で食前を意味する処方用語の略号. 通常の薬剤投与時間は, 午前 7 時, 午前 11 時, 午後 5 時をいう.[543]

AC　alternating current⇨同交流→1065

AC　anterior chamber⇨同前房→1793

Ac　actinium［アクチニウム］　アクチニウムの元素記号, 原子番号 89, 原子量 227.0278.

ACA　anterior cerebral artery⇨同前大脳動脈→1773

ACCR amylase creatinine clearance ratio⇒同アミラーゼクレアチニンクリアランス比→178

ACD液 acid-citrate dextrose solution；ACD solution ［ACD抗凝固保存液］ 血液抗凝固保存液の1つ．クエン酸，クエン酸ナトリウム，デキストロース(ブドウ糖)を含み，クエン酸には抗凝血作用があり，デキストロースは血液細胞の栄養源となる．A液とB液があり，ACD-A液はクエン酸ナトリウム22.0g，クエン酸8.0g，ブドウ糖22.0gに蒸留水を加え全量を1,000mLとする．ACD-B液はクエン酸ナトリウム13.2g，クエン酸4.8g，ブドウ糖14.7gに蒸留水を加え1,000mLとする．有効期限は採血後21日間．近年，さらに保存性のよいCPD液，CPDA液などが開発され，血液保存液はこれに変更されている．[860] ⇒参CPD液→36

ACD抗凝固保存液⇒同ACD液→22

ACE angiotensin converting enzyme⇒同アンギオテンシン変換酵素→202

ACE阻害薬 angiotensin converting enzyme inhibitor⇒同アンギオテンシン変換酵素阻害薬→202

ACG apex cardiogram⇒同心尖拍動図→1576

ACLS advanced cardiac life support⇒同二次救命処置→2208

ACL断裂⇒同前十字靱帯断裂→1762

ACOG American College of Obstetricians and Gynecologists ［アメリカ産婦人科学会］ アメリカの産婦人科専攻医師集団の教育・職能機構．女性の健康に関連するすべての領域の育成，進歩を目的とし，教育水準の確立，福祉に関連する医療の最高水準の確立，倫理水準の向上，専門領域より医学全般ならびに科学領域に対する貢献を推進．本部はワシントンDC．[24]

Acom anterior communicating artery⇒同前交通動脈→1757

ACP型 ACP(acid phosphatase) types ［ACPシステム］ ACP(酸性ホスファターゼ)はリン酸モノエステルを加水分解する酵素．前立腺には大量に含まれ，その他赤血球，肝，腎，骨，脾，腸，白血球，血小板にも存在する．各臓器由来の酵素の分子量は6万-20万までさまざまである．血清ACPの測定は，前立腺由来の前立腺酸性ホスファターゼ prostatic acid phosphatase (PAP)値が前立腺癌で上昇するため，前立腺癌の診断に重要である．1963年にホプキンソン Hopkinson らはデンプンゲル電気泳動法を用いて赤血球のACP 1の多型性について報告した．優劣のない3つの対立遺伝子 *ACP1A*，*ACP1B*，*ACP1C* があり，日本人ではB型(表現型)の頻度が60% 以上を占める．[1271]

ACPシステム⇒同ACP型→22

ACP測定 acid phosphatase assay⇒同酸性ホスファターゼ測定→1208

ACTH産生下垂体腺腫 adrenocorticotropic hormone (ACTH) producing tumor 好塩基性のパス(PAS)染色陽性のACTH(副腎皮質刺激ホルモン)産生細胞より構成されている下垂体腺腫．ACTHの過剰分泌によりクッシング Cushing 病やネルソン Nelson 症候群を呈する．腫瘍自体は通常小さくて圧迫症状を示すことはあまりない．ハーディ Hardy 法による腺腫摘出術で治療する．免疫組織化学ではACTHとその関連ペプチドが存在する．[1047]

ACTH産生腺腫 adrenocorticotropic hormone producing adenoma；ACTH-producing adenoma ACTH(副腎皮質刺激ホルモン)産生細胞によって形成される下垂体腺腫で，クッシング Cushing 病を起こす．下垂体腺腫の中では頻度が低く，中年の女性に多い．微小腺腫がほとんどで，MRIでは診断がつきにくく，海綿静脈洞あるいは下錐体静脈洞からの選択的採血が有用．蝶形骨洞到達法により手術的摘出が行われるが，放射線外科療法の適応になることもある．糖尿病，感染症，心不全，精神症状などを呈することがあり，手術的リスクが高い．[791]

ACTH受容体 adrenocorticotropic hormone (ACTH) receptor ［MC-2受容体，副腎皮質刺激ホルモン受容体］ 副腎皮質細胞の細胞膜に存在し，血中副腎皮質刺激ホルモン(ACTH)を特異的に認識するタンパク質．血中のACTHは，この受容体に結合すると細胞内サイクリックAMP(cAMP)量が増加して，ステロイドホルモン合成の増加などACTH特有の生物作用が生じる．ACTHと近縁のメラニン細胞刺激ホルモン(MSH)はその受容体(メラノコルチン受容体)の構造もよく似ており，ACTH受容体はこのメラノコルチン受容体(MCR)ファミリーの中では2型(MC-2受容体)に相当する．[1260] ⇒参メラノコルチン受容体→2806

ACTH受容体異常症 adrenocorticotropic hormone (ACTH) receptor dysfunction, mutation of ACTH receptor gene ［家族性グルココルチコイド欠乏症，ACTH不応症］ 生下時から慢性に推移する副腎皮質機能不全症の1つ．2歳くらいまでに嘔吐，低血糖，皮膚色素沈着で発症する．他に血漿コルチゾールが低値で副腎皮質刺激ホルモン(ACTH)に反応しないこと，血中アルドステロンは低値でないこと，画像診断上副腎が小さいこと，および外性器異常がないことに注意する．ACTHはコルチゾールによるフィードバック抑制が弱く，その血中濃度は高値となる．新生児副腎出血，小児アジソン Addison 病との鑑別が必要である．本症の多くはACTH受容体の遺伝子異常と考えられる．生涯にわたるグルココルチコイドの補償(補充)が必要となる．[1260]

ACTH単独欠損症 isolated adrenocorticotropic hormone(ACTH) deficiency 下垂体前葉ホルモン単独欠損症の1つで，副腎皮質刺激ホルモン(ACTH)産生細胞の機能のみが通常，非可逆的に欠損，あるいは著しく障害される疾患．多くは自己免疫機序による発症と推定され，発症年齢も30-60歳が中心となる．発症に男女差はほとんどない．低血糖発作や低ナトリウム血症などの副腎不全症状で発見されることが多い．治療はグルココルチコイドの補償(補充)を生涯にわたって続ける．[1260]

ACTHの測定 determination of adrenocorticotropic hormone；determination of ACTH ［副腎皮質刺激ホルモン測定］ ACTH(副腎皮質刺激ホルモン)はアミノ酸39個，分子量4,500のペプチドホルモンで，下垂体前葉から分泌され，副腎皮質を刺激してコルチゾールの産生分泌を促進する働きがある．ACTH濃度の測定には，放射免疫測定法(RIA)など免疫学的方法が用いられる．血中ACTH濃度は，早朝安静時で4.4-48.0pg/mLである．また，早朝から日中に高く夜間に低い典型的な日内変動がある．[90]

ACTH 不応症 unresponsiveness to ACTH⇨同ACTH 受容体異常症⇀22

ACTH 負荷試験 adrenocorticotropic hormone loading test；ACTH loading test ［**副腎皮質刺激ホルモン負荷試験，副腎皮質ステロイド試験**］ ACTH(副腎皮質刺激ホルモン)を投与してACTHに対する副腎皮質の予備能を調べる検査．迅速ACTH試験と連続ACTH負荷試験がある．迅速ACTH試験は，合成1-24ACTH 250 μg を静脈注射して，30分，60分後に血中のコルチゾールの濃度を測定．連続ACTH試験は合成1-24ACTH-Z(ACTHの亜鉛懸濁液)0.5 mgを毎日8時，20時の2回3日間連続して筋注し，注射前2日間および注射後24時間蓄尿し，尿中17-OHCS，17-KS，遊離コルチゾール排泄量および血清コルチゾール値を測定．健常者では，合成ACTHを投与すると副腎皮質を刺激しコルチゾール分泌が増加するが，原発性・続発性にかかわらず副腎皮質低下に陥っていると反応は低下．続発性副腎皮質低下では，連続的なACTH刺激でコルチゾール分泌が増加することから原発性との鑑別が可能．[90] ⇨参ACTH 療法⇀23

ACTH 療法 adrenocorticotropic hormone(ACTH) therapy 点頭痙攣(点頭てんかん)などの乳児期痙攣に対する治療法の1つ．使用法は一定でなく，持続性をもつACTH-Z製剤〔ACTH(副腎皮質刺激ホルモン)の亜鉛懸濁液，テトラコサクチド酢酸塩〕を1日0.5-1 mgまで，主に筋肉注射で用いる．痙攣に対する有効性は50-70％と高いが，ACTHの作用機序は明らかでない．継続使用には血圧上昇，脳室拡大，心拡大，副腎抑制などの問題がある．ACTHは通常，下垂体のACTH分泌低下の治療には用いない．[1260]

AC グロブリン AC-globulin⇨同第Ⅴ因子⇀1855

A-C バイパス術 aortocoronary bypass grafting；ACBG ［**大動脈冠〔状〕動脈バイパス術，冠〔状〕動脈バイパス術**］ 冠状動脈の狭窄や閉塞に対して，自己血管を用いたバイパスを作製して心筋への血流量を増やす手術．自己血管として動脈と静脈の両方を用いることができるが，静脈に比べて動脈グラフトの長期的な開存性が一般に良好なことから近年では動脈グラフトが積極的に用いられている．動脈グラフトでは，一般に内胸動脈が第一選択であり，胃大網動脈，橈骨動脈なども用いられる．静脈グラフトでは下肢の大伏在静脈が用いられる．人工心肺(体外循環)を用いて心停止下に手術を行う方法と人工心肺を用いない心拍動下の手術法(off-pumpCABG)がある．後者は低侵襲であることにより，近年積極的に行われている．[105] ⇨参内胸動脈グラフト⇀2177，冠血行再建術⇀585

A-C ブロック症候群 alveolar-capillary block syndrome⇨同肺胞-毛細管ブロック症候群⇀2354

ADA 欠損症 adenosine deaminase deficiency⇨同アデノシンデアミナーゼ欠損症⇀162

ADCC antibody-dependent cell-mediated cytotoxicity⇨同抗体依存性細胞傷害⇀1030

ADD adduction⇨同内転⇀2187

ADEM acute disseminated encephalomyelitis⇨同急性散在性脳脊髄炎⇀729

ADH alcohol dehydrogenase⇨同アルコール脱水素酵素⇀190

ADH antidiuretic hormone⇨同抗利尿ホルモン⇀1064

ADHD attention-deficit/hyperactivity disorder⇨同注意欠陥・多動性障害⇀1983

ADI acceptable daily intake⇨同1日摂取許容量⇀2

ADL activities of daily living ［**日常生活活動，日常生活動作**］ ヒトが生物体としての機能を維持し，健康に暮らすために毎日の生活の中で繰り返し行う身のまわりの活動や動作をいう．具体的には食事をする，トイレを使用して排泄する，身なりを整える，身体を清潔にするといった活動やこれらに伴う起居動作や移動動作を含む．在宅生活を営むうえで必要な調理や掃除，買い物といった家事動作や交通機関の利用は，生活関連動作 activities parallel to daily living(APDL)あるいは手段的日常生活動作 instrumental activities of daily living(IADL)といい，日常生活動作とは区別している．日常生活動作の遂行状態は治療やケア方法を決定し，その効果を評価するために測定される．代表的な測定尺度にはBI(バーセル指数 Barthel index)，FIM(機能的自立度評価法 functional independence measure)などがある．[780]

ADLT activities of daily living test⇨同ADLテスト⇀23

ADL 訓練 activities of daily living training；ADLT ［**日常生活動作訓練**］ 日常生活動作(ADL)の自立を目的として行う訓練．ADLは，基本動作(起居，移乗)，身のまわり動作(食事，整容，更衣，トイレ，入浴)，家事動作(調理，掃除，洗濯，買い物)を指す．ADL訓練を実施するにあたり，まずADLを評価し，どの動作が困難なのか，どのような因子が動作遂行を阻害しているのかを検討する．そして，生活場面を想定して効率的で安全な動作方法を指導する．必要に応じて障害者の能力に適した自助具の選択，および居住環境の改善指導を適切に行うことが必要である．介助者に対しても，より介助量，負担の少ない効率的な介護方法の指導も重要である．[786] ⇨参ADL⇀23

ADL テスト activities of daily living test；ADLT ［**ADLT，日常生活動作テスト**］ 患者あるいは障害者の能力レベルのうち，院内・病棟内における日常生活の動作能力を評価するために実施されるテストの総称．日常生活動作を内容に沿って分類すると，身辺処理(食事，入浴，更衣，整容，排泄，尿便のコントロール)と移動(起居，移乗，歩行，移動)，その他の活動に分けられる．これらの活動は標準的ADLと呼ばれ，標準的ADLを評価するための代表的な検査が，総合点や指数で数量化，標準化されたバーセル指数 Barthel index や機能的自立度評価法 functional independence measure(FIM)などである．その他に，活動項目別に遂行状況が把握でき，評価段階により各項目の自立の度合い，状況を把握する「障害老人の日常生活自立度」や「模擬的ADL検査 simulated ADL evaluation (SADLE)」などの模擬的動作能力測定方式，動作ステップ別に評価する「生田宗博らによるADL-T」などがあげられる．また個別的な生活活動のほかに，家庭生活の維持に必要である調理，買い物，洗濯，掃除，整理，金銭管理などの，広義のADLあるいは生活関連動作 activities parallel to daily living(APDL)，手段的ADL instrumental ADL(IADL)については，「ESCROW〔リハビリテーションの効果を左右する en-

A

vironment(精神的環境), social integration(社会的調整), cluster of family member(家族構成), resources(経済状態), outlook(予後), work status(職歴)からなる造語)」「FAI (Frenchay activity index)」「老研式活動能力指標」などの標準化された評価尺度も存在する.[562]

ADL評価 **activities of daily living(ADL) evaluation** 患者の日常生活活動(動作) activities of daily living(ADL)の遂行能力を把握するための評価. リハビリテーション医療において, 患者のADL評価を行い, その遂行能力の状態を把握することは, リハビリテーションの計画立案やゴール設定, 治療効果判定においても重要であり, その意義は大きい. ADL評価項目には食事, 更衣, 入浴, 整容, トイレ動作, 排尿・排便コントロールなどの身のまわりの動作と, 起居, 移乗, 歩行などの移動能力を加えた基本的ADL(basic ADL ; BADL)を評価するもの, さらにこれらにコミュニケーションや社会的認知などを評価項目に加えたものがあり, これらはADLの介助量などにより各評価法で定められた基準でスコア化またはランクづけされる. ADLの評価には信頼性や妥当性が要求される. また各施設間での経過観察や比較の必要性から共通であるほうが望ましい. 現在までに使用されている代表的なADL評価には, カッツ指数 Katz index, PULSES〔P : physical condition(身体状況), U : upper limb function(上肢機能), L : lower limb function(下肢機能=移動), S : sensory components(コミュニケーションと知覚), E : excretory function(排泄機能), S : support factors(支援要素)〕, ケニー・セルフケア評価法 Kenny Self-Care Evaluation, バーセル指数 Barthel index, 機能的自立度評価法 functional independence measure(FIM)などがあり, 中でもバーセル指数, FIMが最も広く使われている.[614] ⇨参ADL→23, バーセル指数→2323, 機能的自立度評価法→700

ADM **adriamycin**⇨同ドキソルビシン塩酸塩→2139

ADP **adenosine diphosphate**⇨同アデノシン二リン酸→162

ADR **alternative dispute resolution**⇨同裁判外紛争解決手続→1169

AD変換⇨同アナログ-デジタル変換→169

AED **automated external defibrillator**⇨同自動体外式除細動器→1325

AF **atrial flutter**⇨同心房粗動→1603

Af **atrial fibrillation**⇨同心房細動→1602

AF-2 **2-(2-furyl)-3-(5-nitro-2-8-furyl) acrylamide** 〔フリルフルアミド〕 食品添加物のうち, 防腐薬として1965(昭和40)年から1974(同49)年まで国内で広く使われていたが, 現在は使用されていない. 生体影響としては, 疫学的にAF-2と乳癌の死亡率とに関連があるとの報告があるが, 十分な報告はない. 実験的にはマウス, ラット, ハムスターに経口投与すると胃癌と乳癌が発生. またフェノバルビタールと同時投与すると毒性が増強される. 遺伝子的にはバクテリアとヒトの細胞でDNAが障害されることが認められている.[1312]

AFC **antibody forming cell**⇨同抗体産生細胞→1031

AFD児 **appropriate-for-date infant ; AFD infant** 〔AFGA児, 標準体格児〕 新生児を在胎週数と出生体重の両者から分類した場合, 出生体重が妊娠持続期間相応の児. 在胎(妊娠)週数は, 最終正常月経第1日より起算して満の週数で表すが, 超音波断層法によって妊娠7週までは胎嚢, 妊娠8-11週までは頭殿長, それ以降は児頭大横径, 大腿骨長を計測して確認する. 出生時に, その児の在胎週数に応じて体重・身長・頭囲を在胎別出生時体格基準値(子宮内胎児発育曲線)図上に記録することにより, LFD(大体格)児, SFD(小体格)児, HFD(過体重)児というハイリスク児のスクリーニングを行うことができるが, AFD児は出生体重が10-90 percentile(パーセンタイル)の間に含まれる.[75]

AFGA児 **appropriate-for-gestational age infant**⇨同AFD児→24

AFO **ankle foot orthosis**⇨同短下肢装具→1931

AFP **α-fetoprotein**⇨同α胎児性タンパク→15

Ag **silver** 〔L〕**Argentum** 〔銀〕 銀の元素記号, 原子番号47, 原子量107.8682. 写真フィルムの感光剤のほかに, 医療用としては殺菌薬, さらには鍍銀染色, ニューモシスチス・カリニなどの真菌の検出でのグロコット Grocott 染色などに用いられる.

Ag **antigen**⇨同抗原→995

AGA **androgenetic alopecia**⇨同男性型脱毛症→1944

AGE **advanced glycation endproduct** タンパク質が糖と反応して非酵素的に糖化されて生じた反応産物(最終糖化反応物). 糖尿病患者の血中ではAGEが増加している. 糖尿病による血管病変形成などにも関与している.[1183]

AGML **acute gastric mucosal lesion**⇨同急性胃粘膜病変→723

AGN **acute glomerulonephritis**⇨同急性糸球体腎炎→729

AGS **adrenogenital syndrome**⇨同副腎性器症候群→2540

A/G比⇨同アルブミン・グロブリン比→195

AH **acute hepatitis**⇨同急性肝炎→724

AHA **American Hospital Association**⇨同アメリカ病院協会→181

AHC **acute hemorrhagic conjunctivitis**⇨同急性出血性結膜炎→730

AH間隔 **AH interval** 〔AH時間〕 ヒス His 束心電図で記録されるA波(心房電位)からH波(ヒス束電位)までの間隔. 房室結節の伝導時間を反映する. 正常値は60-120 msec.[424]

AH時間⇨同AH間隔→24

AHブロック **AH block** ヒス His 束周辺の電位を記録したヒス His 束心電図による房室ブロックの部位の分類で, 心房(A)〜ヒス束(H)間, すなわち房室結節の伝導ブロック. Ⅰ度ブロックはAH間隔の延長, Ⅱ度ブロックは通常モービッツ Mobitz Ⅰ型(ウェンケバッハ Wenckebach 型)ブロックを呈し, Ⅲ度ブロックでは補充調律のQRS幅は正常なものが多い.[424]

AIA **aspirin induced asthma**⇨同アスピリン喘息→152

AID **artificial insemination with donor's semen**⇨同非配偶者間人工授精→2466

AIDS **acquired immunodeficiency syndrome**⇨同後天性免疫不全症候群→1038

AIH **artificial insemination with husband's semen**⇨同配偶者間人工授精→2334

AISコード **abbreviated injury scale(AIS) code** 外傷

患者の解剖学的重症度を評価するための指標．AIS は簡略化した外傷スケールの表．もともとは自動車事故で生じた損傷をスケール化するためにアメリカ自動車医学振興協会によって開発された損傷分類法．目的は損傷用語の標準化と損傷の重症度の数値による格づけで，9 つに分けられた部位と損傷名を示す 6 桁のコードと，重症度を示す 6 段階のコードからなる．日本外傷データバンク登録時にも利用されているが，損傷名と重症度のコードづけは煩雑なところもあり，利用にあたっては日本救急医学会の AIS コード講習会を受講することが望ましい．最新版は AIS 2005 である．[1390] ⇨参ISS→69，外傷重症度スコア→438

AL acute leukemia⇨同急性白血病→739

Al alumin〔i〕um⇨同アルミニウム→196

ALA anti-lymphocyte antibody⇨同抗リンパ球抗体→1066

Alb albumin⇨同アルブミン→195

ALG anti-lymphocyte globulin⇨同抗リンパ球抗体→1066

ALL acute lymphocytic leukemia⇨同急性リンパ性白血病→742

ALP alkaline phosphatase⇨同アルカリホスファターゼ→186

ALS amyotrophic lateral sclerosis⇨同筋萎縮性側索硬化症→789

ALS advanced life support⇨同二次救命処置→2208

ALT alanine aminotransferase⇨同アラニンアミノトランスフェラーゼ→184

AMA American Medical Association⇨同アメリカ医師会→180

AMA antimitochondrial antibody⇨同抗ミトコンドリア抗体→1060

AMDA Association of Medical Doctors of Asia⇨同アジア医師連絡協議会→148

AME 症候群 apparent mineralocorticoid excess syndrome；AME syndrome ミネラルコルチコイド受容体(MCR)はグルココルチコイド受容体(GCR)と相同性が高く，人体のコルチゾールの分泌量はアルドステロン分泌量の 200 倍のオーダーであるため，生理的分泌量のコルチゾールが MCR に作用すればミネラルコルチコイド(MC)過剰症が発症する．ところが，MC の標的細胞には 11 β 水酸化ステロイド脱水素酵素 11 β-hydroxysteroid dehydrogenase 2 型(11 β-HSD 2)が発現しているため，健常者ではその作用によってコルチゾールは MCR に結合しないコルチゾンへ変換する．しかし，この酵素(11 β-HSD)が先天的あるいは後天的に障害されるとコルチゾールがミネラルコルチコイド受容体に作用して，ミネラルコルチコイド過剰に基づく症状，すなわち高血圧と低カリウム血症を呈し，アルドステロン症と類似した病態が生じ，この病態を AME 症候群という．ミネラルコルチコイド過剰症状があるにもかかわらず，血中アルドステロン，デオキシコルチコステロン(DOC)など既知のミネラルコルチコイドは正常〜低下している．尿中ステロイド代謝物，特にテトラヒドロ型を分析し(THF + aTHF)/THE〔テトラヒドロコルチゾール(THF)+ alloTHF/テトラヒドロコルチゾン(THE)〕が大であれば診断される．遺伝子異常による先天性は，常染色体劣性遺伝で，多くは乳幼児期に高血圧，低カリウム血症で発見される．後天性はグリチルリチン製剤投与による 11 β-HSD の抑制が多い．[1047]

AMH 検査 anti-Müllerian hormone test⇨同抗ミュラー管ホルモン検査→1060

AMI acute myocardial infarction⇨同急性心筋梗塞→731

AML acute myeloid(myelogenous) leukemia⇨同急性骨髄性白血病→728

AML/T-MDS⇨同T-MDS AML→113

AMMoL acute myelomonocytic leukemia⇨同急性骨髄単球性白血病→728

AMoL acute monocytic leukemia⇨同急性単球性白血病→736

AMP adenosine 5′-monophosphate⇨同アデノシン一リン酸→162

AMSⅢ法 AMSⅢ technic AMSⅢ液(比重 1.080 の塩酸溶液と比重 1.080 の硫酸ソーダとをほぼ等量加えた液)を用いた糞便の寄生虫卵検査法で，遠心沈殿法の 1 つ．[288]

ANA American Nurses Association⇨同アメリカ看護師協会→180

ANA antinuclear antibody⇨同抗核抗体→980

ana⇨同A-A→21

ANCA 関連腎炎 antineutrophil cytoplasmic antibody (ANCA)-associated glomerulonephritis ［**微量免疫沈着型糸球体腎炎，アンカ関連腎炎**］ 血清中に抗好中球細胞質抗体(ANCA)を認め，ANCA が腎炎の病態に関与していると推測される腎炎で，糸球体に免疫グロブリンや補体の沈着を認めない，次の 2 型に分類される．①蛍光抗体法で細胞核の周辺の細胞質のみが染色される perinuclear ANCA(P-ANCA)：顕微鏡的多発血管炎，チャーグ・シュトラウス Churg-Strauss 症候群，特発性壊死性半月体形成性腎炎などミエロペルオキシダーゼ myeloperoxidase(MPO)が陽性の腎炎．②蛍光抗体法で好中球の細胞質がびまん性に染色される，cytoplasmic ANCA(C-ANCA)：ウェゲナー Wegener 肉芽腫症でのプロテアーゼ 3(PR 3)が陽性の腎炎．圧倒的に①の発症頻度が高い．症状は数週から数か月で急激な腎機能障害を呈し，病理組織上，腎糸球体に半月体を形成する急速進行性糸球体腎炎を呈する．また腎以外の臓器では血管炎による症状を認め，肺胞出血，間質性肺炎などがみられる．検査は腎生検を行い半月体と腎外の血管炎症状，血清 ANCA 値から診断する．治療はステロイド剤，免疫抑制薬の投与，抗凝固療法などを行い，血漿交換療法や透析療法も併用することがある．[858]

angel wing sign⇨同spinnaker sail sign→109

ANOVA analysis of variance⇨同分散分析法→2605

ANP atrial natriuretic peptide⇨同心房性ナトリウム利尿ペプチド→1603

ANS autonomic nervous system⇨同自律神経系→1498

AP angina pectoris⇨同狭心症→757

APDL activities parallel to daily living⇨同生活関連動作→1660

apical cap ［**肺尖キャップ**］ 胸部単純 X 線写真上，肺尖部に沿ってみられる帽子状の白い陰影．片側性の場合，炎症性胸膜肥厚，腫瘤性病変，血管の異常，縦隔の出血，縦隔の脂肪増殖，肺上葉辺縁の虚脱が鑑別

A

にあげられる.[286]

APL　acute promyelocytic leukemia⇨同急性前骨髄球性白血病→735

APL 弁　adjustable pressure limiting valve　［ポップオフ弁，調節式圧制御弁］　スプリング圧や連結孔の大きさを変えて麻酔回路内の余剰ガスを排出し，回路内圧を調節する一方弁．回路内圧の異常上昇で患者の肺損傷を起こすことを防ぐ．麻酔器では余剰ガス排気装置への接続を一体化したポップオフ弁 pop-off valve（安全弁，排気弁）となっていることが多い．APL 弁を閉鎖すれば再呼吸式回路となるが，開閉することで回路（気道）内圧と換気量を調節する半閉鎖式循環回路として使われる.[1416]

APN　advanced practice nurse⇨同高度実践看護師→1046

apple core sign　［アップルコアサイン，りんごの芯徴候］　注腸造影上，不規則に狭窄した腸の一部が食べかけのリンゴの芯のようにみえる．大腸進行癌の特徴的所見.[286]

APRT 欠損症　adenine phosphoribosyltransferase deficiency　［アデニンホスホリボシルトランスフェラーゼ欠損症，ジヒドロキシアデニン結石症，DHA 結石症］　APRT（アデニンホスホリボシルトランスフェラーゼ）は，HPRT（ヒポキサンチングアニンホスホリボシルトランスフェラーゼ）とともにプリン・サルベージ経路を構成する酵素．APRT はアデニンをヌクレオチドとして再利用する酵素である．APRT 欠損症では，アデニンがプリン・サルベージ経路で回収されないため，キサンチンオキシダーゼによって酸化され，DHA（ジヒドロキシアデニン）となる．DHA は難溶性のために尿中で結晶化しやすく，尿路結石をきたす.[987]

APTT　activated partial thromboplastin time⇨同活性化部分トロンボプラスチン時間→530

APUD 系腫瘍⇨同アプドーマ→172

APUD 細胞　amine precursor uptake and decarboxylation cell；APUD cell　［アプド細胞］　1968 年にピアース Anthony G. E. Pearse により，生理活性アミンの前駆物質を取り込み amine precursor uptake，脱カルボキシル化 decarboxylation するという特徴をもつ細胞群が全身に広く分布し，ペプチドホルモンを産生するといった内分泌細胞と似た機能を担っているとする説が提唱された．これらの細胞を，その特徴を表す単語の頭文字をとって APUD（アプド）細胞と呼んだ．甲状腺 C 細胞や膵島の内分泌細胞などが含まれる．APUD 細胞由来の腫瘍をアプドーマ APUDoma という.[978]　⇨参アプドーマ→172

Ar　argon⇨同アルゴン→192

AR　assisted respiration⇨同補助呼吸→2700

ARB　angiotensin Ⅱ receptor blocker⇨同アンジオテンシンⅡ受容体拮抗薬→203

ARDS　acute respiratory distress syndrome⇨参呼吸窮迫症候群→1080

ARF　acute renal failure⇨同急性腎不全→732

ARN　acute retinal necrosis⇨同急性網膜壊死→741

ART　assisted reproductive technology⇨同生殖補助医療→1676

As　arsenic⇨同ヒ素→2450

ASA　American Society of Anesthesiologists　アメリカ麻酔学会の略称．ASA が 1961 年に採用した全身状態 physical status の分類法である「全身状態からみた麻酔患者分類」は，わが国でも麻酔前の患者総合評価法として広く用いられている.[485]　⇨参麻酔患者分類→2735

ASD　atrial septal defect⇨同心房中隔欠損症→1604

ASEAN　Association of South-East Asian Nations　［アセアン］　東南アジア諸国連合の略で 10 か国が加盟．1967 年にインドネシア，マレーシア，フィリピン，シンガポール，タイの東南アジア 5 か国の政治的連帯を目的に設立され，1984 年にブルネイ，1995 年にベトナム，1997 年にミャンマー，ラオス，1999 年にカンボジアが相次いで加盟した．地域における経済成長，社会・文化的発展の促進，地域における政治・経済的安定の確保，地域の諸問題の解決を目的としている．ASEAN 工業計画，ASEAN 産業協力計画などで相互に経済協力を行い，ASEAN 自由貿易地域においては関税や輸出入の数量制限の撤廃を行っている．また各国の健康増進を目的に ASEAN 健康開発研究所を設立．わが国は，ASEAN が地域機構として確立していることを認め，ASEAN と連携・協力を表明している.[321]

ASEAN 健康開発研究所　Association of South-East Asian Nations Institute for Health Development⇨参ASEAN→26

ASIA 分類　American Spinal Injury Association（ASIA）classification　脊髄損傷における機能障害の評価法．アメリカ脊髄損傷協会 American Spinal Injury Association（ASIA）が作成し，脊髄損傷の神経学的および機能的分類のための国際基準 International Standards for Neurological and Functional Classification of Spinal Cord Injury として発表した．アメリカのデータベースとして用いられており，今後国際的な評価基準として利用されることが期待されている．この評価法の特徴として，全身の残存した運動機能と感覚機能をそれぞれ一定の手順でスコア化し（運動機能スコア片側最大 50 点，両側最大 100 点，感覚機能スコア片側最大 56 点，両側最大 112 点），さらに神経損傷高位と，機能が残存する最下位の髄節で，運動機能と感覚機能を別々に記載することがあげられる．また，完全麻痺と不完全麻痺の定義，部分的機能残存帯の記載，ASIA 機能障害スケールによる機能障害の重症度判定（A～E を完全麻痺～正常に分類），不全麻痺の臨床症状分類（5 種）があげられていることも特徴である.[614]

ASK 価測定　anti-streptokinase antibody titration（measurement）　［抗ストレプトキナーゼ抗体価，キナーゼテスト］　溶血性連鎖球菌感染に伴い，菌が産生するストレプトキナーゼに対し患者血清中に生じた抗体を測定すること．ASO（抗ストレプトリジン O 抗体 antistreptolysin O antibody）同様，溶血性連鎖球菌感染症の血清学的検査の 1 つ．系列希釈した患者血清をストレプトキナーゼ感作ヒツジ赤血球にまぜて凝集の有無を判定する（受身血球凝集反応）．凝集を引き起こした被検血清の最大希釈倍数を抗体価とする．1,280 倍以上を陽性とする．既往感染との鑑別には感染急性期と回復期のペア血清について実施し，4 倍以上の差を確認するのが望ましい.[1045]　⇨参受身赤血球凝集反応→323

ASLO　antistreptolysin O antibody⇨同抗ストレプトリジン O 抗体→1022

ASO antistreptolysin O antibody⇨同抗ストレプトリジンO抗体⇀1022

AST aspartate aminotransferase⇨同アスパラギン酸アミノトランスフェラーゼ⇀152

AT arts therapy⇨同芸術療法⇀859

ATCC American Type Culture Collection⇨同アメリカンタイプカルチャーコレクション⇀182

ATG antithymocyte globulin⇨同抗胸腺細胞グロブリン⇀987

(A＋T)/(G＋C)比 A＋T：G＋C ratio ［**非対称比，AT/GC比**］ 核酸を構成する塩基対であるアデニン(A)とチミン(T)の和の，グアニン(G)とシトシン(C)の和に対するモル比率．生物の種や染色体の部位などで異なる．[1183]

AT/GC比⇨同(A＋T)/(G＋C)比⇀27

ATL adult T cell leukemia⇨同成人T細胞白血病⇀1676

ATN acute tubular necrosis⇨同急性尿細管壊死⇀738

ATP adenosine triphosphate⇨同アデノシン三リン酸⇀162

ATP atypical epithelium⇨同異型上皮⇀224

ATPase adenosine triphosphatase⇨同アデノシン三リン酸水解(加水分解)酵素⇀162

ATPD ambient temperature and pressure, dry 室温・大気圧下の乾燥状態を示す略称で，気体体積の測定条件の1つ．[1360]

ATPS ambient temperature and pressure, saturated 〔with water vapor〕 室温・大気圧下の水蒸気飽和状態を示す略称で，呼吸機能検査の測定条件の1つ．肺活量，一回換気量などの肺気量は室温環境下のATPSの状態で計測される．しかし肺気量，換気量の実際の値は，気体が肺の中にある状態の値なので，ATPS条件下で測定された実測値を体温と同じ温度(37℃)，測定時の大気圧下での値(BTPS：body temperature and pressure saturated)に換算して比較する必要がある．[1360] ⇨参BTPS⇀30

ATP感受性Kチャネル ATP sensitive K^+ channel；K_{ATP} channel 膵β細胞内で，ブドウ糖代謝によって生じたアデノシン三リン酸(ATP)濃度の差を認識して，インスリン開口放出に重要な細胞内カルシウム(Ca)濃度を上昇する機構で，最も重要な役割を有するタンパク質．細胞内でブドウ糖は代謝され，ATPを産生し，生じたATPによってATP感受性Kチャネルは閉鎖され，細胞膜は脱分極を起こす．膜電位の変化を電位依存性カルシウムチャネルが認識し開口することにより，細胞内にカルシウムイオン(Ca^{2+})が流入し，細胞内Ca^{2+}の増加がインスリンを開口分泌させる．[418]

ATR Achilles tendon reflex⇨同アキレス腱反射⇀138

AT対 AT-pair；A：T pair プリン塩基であるアデニン(A)とチミン(T)の特異的水素結合によって構成された塩基対をいう．DNAの二重らせん構造の二本鎖は，アデニン(A)に対してはチミン(T)が，グアニン(G)に対してはシトシン(C)が相補的に結合する．[1183]

Au 〔L〕aurum⇨同金⇀789

AVA arteriovenous anastomosis⇨同動静脈吻合⇀2110

AVF arteriovenous fistula⇨同動静脈瘻(ろう)⇀2111

AVM arteriovenous malformation⇨同脳動静脈奇形⇀2308

AVR aortic valve replacement⇨同大動脈弁置換術⇀1893

A-V現象 A-V phenomenon 斜視に随伴する現象の1つで，上方視と下方視で水平斜視角に差があるもの．内斜視の場合，A型は上方視で内斜角が増強し，下方視で減少する．V型はその逆となる．外斜視の場合，A型は上方視で外斜角が減少し，下方視で増強する．V型は同様にその逆となる．[975]

A-Vフィステル A-V fistula⇨同動静脈瘻(ろう)⇀2111

A型肝炎 hepatitis A ウイルス性肝炎の1つで，A型肝炎ウイルス(HAV)によって起こる．HAVはRNAウイルスで，ピコルナウイルス *Picornavirus* に属する．感染経路は経口感染で，カキなど生貝や汚染された食物による感染が多い．冬から春にかけて流行発生することが多い．若年者に多く，発症は急激であるが劇症化は少なく，一般に予後は良好である．診断は血清中のIgM型HA抗体の検出による．最近は男性同性愛者における感染が注目されている．ワクチンがすでに実用化されている．[1413]

A型肝炎ウイルスマーカー hepatitis A virus marker A型肝炎ウイルスに対する抗体価測定が診断に用いられる．IgM型抗体は発症前後から数か月にわたって検出される．IgG型抗体は発症4週以降から陽性となり長期間陽性が持続する．したがって，急性肝炎でIgM型HA抗体を証明すれば，A型肝炎であると診断できる．感染のごく初期には血液中，糞便中にHAV-RNA(A型肝炎ウイルスRNA)が検出されるが，通常はIgM型抗体で診断できるので，HAV-RNAが診断に必要である場合は少ない．[1615]

A型行動パターン⇨同タイプA行動⇀1900

A型人格⇨参タイプA行動⇀1900

A群溶血性連鎖球菌感染症 group A streptococcal infection 化膿連鎖球菌のほとんどを占める．A群溶血性連鎖球菌 *Streptococcus pyogenes* によって起こる化膿性炎症(急性咽頭炎，急性扁桃炎，膿痂疹)や丹毒，猩紅熱，軟部組織炎などの感染症．この感染症のあとに，二次疾患として急性糸球体腎炎，リウマチ熱を発症させることがある．また，まれに死亡率の高い劇症型A群溶血性連鎖球菌感染症と呼ばれる全身感染症を起こす．治療にはβラクタム系抗菌薬が有効．軟部組織炎に対しては患部の外科的処置を行う．[324] ⇨参ストレプトコッカス〔属〕⇀1650，急性糸球体腎炎⇀729，リウマチ熱⇀2918

A細胞 A cell⇨同アクセサリー細胞⇀144

A線維 A fiber 末梢神経線維は直径の太い順，または伝導速度の速い順にA，B，C線維に区分される．A線維は直径1-22 μm，伝導速度5-120 m/秒，有髄神経で，感覚と運動の両者のインパルスを伝導する．A線維はさらにα(それぞれ平均直径と伝導速度は15 μm，100 m/秒)，β(8 μm，50 m/秒)，γ(5 μm，20 m/秒)，δ(3 μm，15 m/秒)の4種に細分されている．[475]

A帯 A band ［**異方性帯，暗帯**］ 光学顕微鏡による横紋筋(骨格筋，心筋)の観察で，複屈折のため，暗く見える帯の部分．暗帯ともいう．電子顕微鏡観察では，筋節の中にミオシンフィラメントとアクチンフィラメントが結晶状に配列しているのが分かる．筋節の中央部で，太いミオシンフィラメントによって占められる領域に相当する．太いミオシンフィラメントの間には細いアクチンフィラメントが入り込んでいるため複屈折を示す．筋が収縮すると，ミオシンフィラメントの間にアクチンフィラメントが滑り込むため筋節が短くなるが，A 帯の幅は一定に保たれている．[1044] ⇨参筋フィラメント→804，I 帯→70

A 胆汁 A bile⇨同胆管胆汁→1933

A 特性 **A weighting** ヒトが感ずる音感覚は物理的な音波エネルギーと単純には相関しない．そこで，騒音などヒトへの影響を評価する際に，音の強さ(音圧レベル)をヒトの聴覚特性を考慮し補正して表す．およそ 40 ホン〔ホン phon は日本で使われる単位で，単位英文表記の際の記号は国際規格と同様にデシベル(dB)を用いる〕の比較的小さな音に対するヒトの聴覚特性に近似させたものを A 特性といい，最も一般的に用いられる．A 特性補正値は，40 dB の 1 キロヘルツ(kHz)の音圧レベルの音を基準として，それと同じ大きさに感じられる等感曲線を用いる．[1603] ⇨参聴感補正回路→2007，音圧レベル→417

A 波《心エコーにおける》 A wave M モード法による僧帽弁エコーの小さい峰で，拡張終期(心房収縮期)にみられる．健常者における僧帽弁前尖エコーは拡張早期の大きな棘波(E 波)と拡張終期の比較的小さな棘波(A 波)からなる 2 峰性パターンを示す．E および A 波形はそれぞれ急速流入期および心房収縮期の僧帽弁血流や弁可動性に規定される．A 波がみられない場合は心房細動など心房収縮不全の状態で，逆に亢進している場合には左室拡張能の低下を意味する．したがって，両者の比(E/A)は拡張期における左室コンプライアンス(伸展性)・心房機能・心拍出量に規定されており，代償性の心房機能亢進は E/A を低下させる．[1575] ⇨参心エコー法→1507

A モード **amplitude mode；A-mode** 超音波パルスを受信して表示する方法の 1 つ．X 軸に時間，Y 軸にエコーの振幅の変化の形でブラウン管などに表示する．1950-60 年代にかけて頭部の超音波検査として用いられていたが，最近では眼科など一部の領域を除いて用いられない．[955] ⇨参B モード→31，C モード→38，M モード→85

A モード超音波像⇨参A モード→28

B

B　boron⇨同ホウ素→2680

B1細胞　B1 cell⇨同Ly-1 B細胞→78

Ba　barium⇨同バリウム→2397

BAL　brancho-alveolar lavage⇨同気管支肺胞洗浄→673

BBT　basal body temperature⇨同基礎体温→690

BCA 225　breast carcinoma-associated antigen 225　ヒト乳癌細胞株T 47 D培養上清から抽出された糖タンパク質で，乳癌の腫瘍マーカーとして利用される．基準値は160 U/mL以下．進行した乳癌や，再発ないし転移性の乳癌で高値になるので，乳癌の治療効果を判定したり，経過を観察するのに役立つ．特に癌胎児性抗原(CEA)と糖鎖抗原(CA 15-3)を組み合わせると原発性・再発性乳癌の検出率が高まる．乳癌以外の悪性腫瘍や，良性乳腺疾患，妊娠33週以降でも陽性になることがあるが，偽陽性率は低い．[1125]　⇨参CA 15-3→32，癌胎児性抗原→640

BCG接種　BCG inoculation　結核に対する免疫を付与する方法．BCGワクチンはウシ型結核菌の培養から得られた弱毒化結核菌で，その名前bacillus Calmette-Guérinは作製者のカルメットLéon C. A. Calmette(1863-1933)とゲランJean-Marie C. Guérin(1872-1961)に由来する．BCG接種は日本では以前は広く行われていたが，その集団免疫の有効性については疑問視する意見もあり，小・中学校の定期健康診断(ツベルクリン反応検査)とそれに伴うBCG接種は2003(平成15)年に廃止され，現在は生後6か月未満の乳幼児を対象にツベルクリン反応検査を行わず直接BCG摂取が行われている．BCG菌構成成分には自然免疫を強化する働きがあることから，BCG接種は癌の免疫療法の一部として用いられることがある．[1439]　⇨参結核→892，予防接種→2886

BCGワクチン⇨参BCG接種→29

BE　base excess⇨同塩基過剰→374

Be　beryllium⇨同ベリリウム→2635

beak sign　［くちばし徴候］　CT，超音波，MRIなどで腫瘤性病変の辺縁に沿って周囲臓器の実質が引き延ばされてくちばし状に見える．腫瘤性病変はその臓器由来であることを示す所見．[286]

BEI　biological exposure index⇨同生物学的曝露指標→1705

BFO　balanced forearm orthosis　［バランス式前腕装具］　上肢，特に肩関節，肘関節の筋力低下によって，上肢の自動運動での支持が行えない状態のときに使用する補助具．頸髄損傷，進行性筋萎縮症，麻痺性の疾患に適応がある．主に食事などのADL介助を目的に机やベッドに取り付けて使用される．BFOにより上肢の支持が補助されるので自力での食事が可能となりADL，QOLの向上が期待される．使用当初は作業療法士などの指導のもと上肢への取り付け方法，食事動作などを練習する必要がある．[834]

●BFO

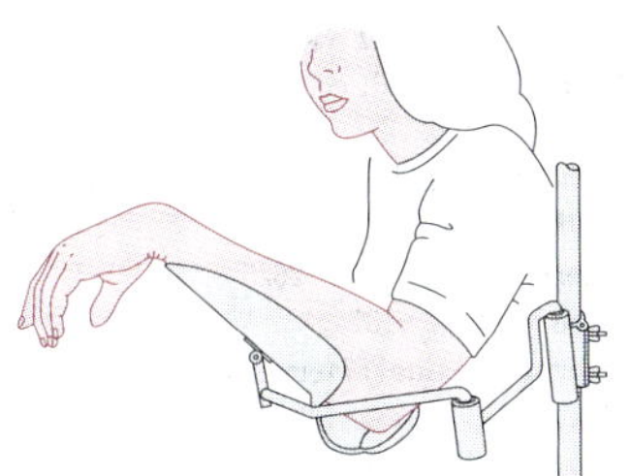

内西兼一郎(日本整形外科学会・日本リハビリテーション医学会監)：義肢装具のチェックポイント　第5版，p.179，図284，医学書院，1998

BFU-E　burst forming unit-erythroid⇨同赤芽球バースト形成細胞(形成単位)→1714

BHL　bilateral hilar lymphadenitis⇨同両側肺門リンパ節腫大→2943

BI　burn index⇨同熱傷指数→2279

BI　Barthel index⇨同バーセル指数→2323

Bi　bismuth⇨同ビスマス→2448

b.i.d.　〔L〕bis in die　ラテン語bis in die「1日2回」の略．カルテまたは処方箋に用いられる用語で，通常，午前9時と午後7時の2回．[1169]

BISモニター　bispectral index monitor；BIS monitor　［鎮静度モニター］　専用電極(BISセンサー)を前頭部および側頭部に貼付し，脳波の特殊な解析(バイスペクトラル解析bispectral analysis)で得られる数値から，鎮静状態を表す0-100の指数(bispectral index；BIS)を求めるモニター．計算表示されるBISは完全覚醒を100，脳波が完全に平坦(フラット)になった状態を0とし，全身麻酔中の適切な鎮静状態を得るためには40-60，意識が残存する鎮静状態を得るためには60-70が必要とされている．なお脳波は微弱な電気信号であるため，正確な値を表示させるために電極の接触抵抗を下げるとともに，筋電図や電気メスのノイズによってBIS値が上昇することに注意が必要．[1075]　⇨参麻酔深度→2736

BKウイルス　BK virus　腎移植患者の尿から分離されたウイルスで，この患者の名前に由来．成人の多くはこのウイルスに対する抗体が陽性であるが，病原性は明らかでない．[1113]

BLS　basic life support⇨同一次救命処置→249

BMI　body mass index　［体格指数，ボディマスインデックス］　BMI＝体重(kg)/(身長 m)^{2}で示される．肥満の判定に用いられ，22を標準とし，25以上を肥満とする．[418]　⇨参カウプ指数→463

BMR　basal metabolic rate⇨同基礎代謝率→690

BMT　bone marrow transplantation⇨同骨髄移植術→1107

BNP　brain natriuretic peptide⇨同脳性ナトリウム利尿ペプチド→2304

BOA　behavioral observation audiometry⇨同聴性行動反応検査→2014

BOD biochemical oxygen demand⇨同生物化学的酸素要求量→1704

bone within bone appearance ［骨内骨像］ 単純X線上，椎体の中にみられる椎体様の小さな骨化像．大理石病の特徴的所見．[286]

BOOP bronchiolitis obliterans organizing pneumonia⇨参器質化肺炎→682，COP→36

BPD biparietal diameter⇨同児頭大横径→1325

BPS biophysical profile scores⇨同バイオフィジカルプロファイルスコア→2329

BPSD behavioral and psychological symptoms of dementia⇨参認知症→2269

Bq Becquerel⇨同ベクレル→2625

Br bromine⇨同臭素→1374

BRAO branch retinal artery occlusion⇨同網膜動脈分枝閉塞症→2822

BSA 腎炎⇨同ウシ血清アルブミン腎炎→323

BSE bovine spongiform encephalopathy⇨同ウシ海綿状脳症→323

BSE breast self-examination⇨同乳房自己検査法→2239

BSN bachelor of science in nursing⇨同看護学士→591

BSP 試験 BSP test⇨同ブロムスルファレイン試験→2601

BTB 乳糖寒天 bromothymol blue lactose agar；BTB lactose agar ［ドリガルスキー寒天，ドリガルスキー培地］ 大腸菌，サルモネラ *Salmonella*，赤痢菌など腸内細菌の分離に用いられるさまざまな培地のうち，非選択性のものの1つで，乳糖発酵菌と非発酵菌を変色により区別できるようにしたもの．寒天に乳糖とpH指示薬ブロムチモールブルー(BTB)を加えた培地．大腸菌など乳糖を発酵する菌では黄色に変化し，乳糖を発酵しない *Salmonella*，赤痢菌では青色のまま変化しない．[324]

BTK 欠損症⇨同伴性無γグロブリン血症→2412

BTPS body temperature and ambient pressure saturated with water vapor 体温と同じ温度での測定値，つまり体温に補正し，大気圧下で水蒸気に飽和された状態の値で，気体が肺の中にある状態を示している．これは気体は温度，気圧，水蒸気の有無により体積が変化するため，ガス量を表示する際，測定時の条件を示す必要があるからである．採取したガス量をそのまま測定した場合はATPS(ambient temperature, ambient pressure saturated with water vapor)といい，これは測定時の室温(t℃)における大気圧下で水蒸気に飽和された状態での値である．室温環境下で測定したATPSは，体温状態での測定値に補正する必要がある．ATPSをBTPSへ変換するには，$V_{BTPS} = V_{ATPS} \times (273+37)/(273+t) \times (P_B - P_{H_2O})/(P_B - 47)$の式を用いる($P_B$：大気圧，$t$：温度，$P_{H_2O}$：$t$℃の水蒸気圧)．標準状態(0℃，760 mmHg，水蒸気を含まない状態)でのガス量の表示法として，STPD(standard temperature and pressure, dry)がある．[162] ⇨参ATPS→27，STPD→110

BUN blood urea nitrogen⇨同血中尿素窒素→927

B 因子 factor B 補体活性化第2経路(副経路)において反応を活性化させる因子の1つ．C3bとB因子の複合体はD因子によりC3bBbとBaに分解される．C3bBbはC3転換酵素として働きC3bの生成を増幅し，補体活性化経路が促進される．[386] ⇨参代替経路《補体活性化の》→1882，補体活性化経路→2704

B 型胃炎⇨参壁細胞抗体→2624

B 型肝炎 hepatitis B DNAウイルスの一種であるB型肝炎ウイルス(HBV)による肝炎で，一過性感染と持続性感染に分けられる．感染経路には，HBe(hepatitis Be)抗原陽性の母親から児が感染する垂直感染と，輸血や汚染注射針の使用などの医療行為，あるいは最近目立つ買売春性交などにより感染する水平感染がある．わが国では，HBVキャリア成立の主要感染経路は垂直感染と考えられているが，アジア，アフリカでは垂直＋水平感染である．健常成人へ水平感染した場合，一過性であり慢性化しないことが多いが，頻度は低いものの重症の劇症肝炎となり死亡することもあるし，慢性化する例もある．わが国では1986(昭和61)年から母子感染対策として児へのB型肝炎ワクチン接種が一般化されたことによって，乳幼児のHBVキャリアは激減した．最近では慢性B型肝炎に対して，インターフェロンとの併用または，単独でラミブジン，アデホビルピボキシル，エンテカビル水和物などの抗ウイルス薬が投与されるようになった．肝癌発生を阻止するためにも，ワクチンによる感染予防と抗ウイルス薬によるウイルス排除が重要である．[1413]

B 型肝炎 e 抗原 hepatitis B e antigen⇨同HBe抗原→57

B 型肝炎 e 抗体 hepatitis B e antibody⇨同HBe抗体→57

B 型肝炎ウイルス関連腎症 hepatitis B nephropathy B型肝炎ウイルスをもつ患者(キャリア)でB型肝炎の発症とは関係なく，腎機能障害が認められ，かつB型肝炎ウイルス関連抗原が糸球体に沈着している症例のこと．腎機能障害では，膜性糸球体腎症，膜性増殖性糸球体腎症の病態が認められる．原因として糸球体毛細血管の基底膜にHBe抗体と抗原の免疫複合体の沈着により腎症が起こると考えられている．治療はインターフェロンやステロイド剤が用いられるが，病期によってはステロイド剤が肝炎を悪化させる可能性があるため，慎重に検討されるべきである．[1158]

B 型肝炎ウイルス抗体含有ヒト免疫グロブリン ⇨同抗HBsヒト免疫グロブリン→968

B 型肝炎ウイルス表面抗原⇨同HBs抗原→57

B 型肝炎母子感染 mother-to-infant transmission of hepatitis B 母親がB型肝炎ウイルス(HBV)キャリアである場合，出生児に母子感染しうるが，その頻度は母親のHBe抗原，抗体の状態により大きく異なる．すなわち妊婦のHBe抗原が陽性である場合には80-90％の頻度で母子感染が成立し児はHBVキャリアになる．しかしHBe抗原が陰性の場合には母子感染は6-7％に成立し，急性肝炎や劇症肝炎を発症し通常キャリア化しない．母子感染の時期は産道感染といわれることが多いが，実際は出産直前に胎盤を介した微量の血液の移行 microtransfusion によることがわかってきている．1985(昭和60)年からHBs抗原陽性でかつHBe抗原陽性の母親から出生した児を対象にしてB型肝炎母子感染防止事業が開始された．その後1995(平成7)年の改訂によりHBe抗原陰性の母親からの出生児に対しても予防処置が行われるようになった．1995年の改訂では妊婦のHBs抗原検査の公費負担は継続されたが，妊婦のHBe抗原・抗体検査と出生児への感染予防処置および検査は健康保険の給付対象になった．さらにHBワクチンに反応不良の例に対するHBs抗原・抗体検査や追加ワクチンも保険適用になった．母子感染予防処置が施行された場合でも，出生児の0.5-1%は胎内感染のため出生時すでにHBs抗原が陽性であり，またHBワクチンに対する反応が不良の症例では予防処置にもかかわらずHBs抗原が陽性化する可能性があるため，全体の数%はHBVキャリア化する．また1995年の改訂後，B型肝炎母子感染予防票の交付がなくなったため，行政において予防実施数の把握が困難になり，母子感染例の発生数も把握することは困難であるが，以前の調査研究の結果から1年間の母子感染によるHBキャリア発生数は，母子感染予防処置が実施される以前は3,000人程度であったのに対し，予防処置施行後は300人以下と1/10程度に減少していると推測されている．[1073,1462]

B型肝炎ワクチン⇨同HBワクチン→58

B型人格　type B personality　［タイプB行動パターン］　アメリカの循環器病研究者フリードマンMeyer Friedman(1910-2001)とローゼンマンRay Rosenmanによって，虚血性心疾患を引き起こしやすい人格行動様式が同定され，それはA型人格(タイプA行動パターン)と呼ばれた．具体的には気性が激しく，競争心が強く，いつも時間に追われていらいらし，たえず物事の達成への意欲をもつなどの特徴を示す．それに対してB型人格(タイプB行動パターン)は，敵対や攻撃性がなく，期限に間に合わせようという強迫衝動もなく，仕事や遊びに対してそれほど競争的でもなく，虚血性心疾患への罹患危険性も少ないとされる．[693]　⇨参タイプA行動→1900

B群溶血性連鎖球菌感染症　group B streptococcal infection　B群溶血性連鎖球菌群に属する*Streptococcus agalactiae*を病原とする疾患．*S. agalactiae*はウシの乳房炎を起こすことで知られているが，健康な成人の腸管系や生殖器系からも検出される．妊婦の腟内から検出される場合，出産時の垂直感染により新生児や低出生体重児に敗血症や化膿性髄膜炎を起こすことがある．成人の疾患には尿路感染症・肺炎などがある．治療にはペニシリン系の抗生物質を使用すると効果的．[909]

B細胞　B cell　［Bリンパ球］　リンパ球のうち，骨髄由来の抗体産生前駆細胞．B細胞は鳥類ではファブリキウス嚢bursa of Fabriciusで成熟することから，骨髄bone marrowまたはファブリキウス嚢の頭文字をとって命名された．骨髄からは血行性に末梢リンパ組織に運搬される．リンパ節内では主にリンパ濾胞と髄索に存在し，60-75%と主体を占めるが，末梢血や胸管中では約15%程度である．形態的には細胞表面の絨毛がT細胞より長く密である．細胞表面に免疫グロブリン分子をもち，抗原を認識して受容体として作用する．また，Ia抗原や免疫グロブリンのFc部分に対する受容体(Fc受容体)や補体C3に対する受容体(C3受容体)などももつ．寿命はT細胞に比べて短い．適当な抗原刺激を受けると免疫グロブリン遺伝子のV領域(可変領域)に遺伝子再構成や突然変異が生じ，形質細胞に分化して抗体を産生するようになる．[1221]　⇨参T細胞→115，ナチュラルキラー細胞→2193

B細胞トレランス　B cell tolerance　［B細胞免疫寛容］　Bリンパ球に免疫寛容が誘導され，特定の抗原に対して反応ができなくなっている状態．結果的にその抗原に対する特異的抗体産生ができない．[1439]　⇨参免疫寛容→2808，高域トレランス→972

B細胞免疫寛容　B cell tolerance⇨同B細胞トレランス→31

B前駆細胞　B cell progenitor, B cell precursor　成熟B細胞の前の分化段階の未熟な細胞．プロB細胞とプレB細胞がある．造血幹細胞からB細胞系列への分化が始まるとプロB細胞ができ，次にプレB細胞受容体(代替L鎖と遺伝子再構成をしたH鎖)を発現するプレB細胞に分化する．そして，細胞表面にIgMのみを発現する未熟B細胞を経て，細胞表面にIgMとIgDをともに発現する成熟B細胞ができる．[1439]　⇨参成熟B細胞→1672，プレB細胞→2588

B胆汁　B bile⇨同胆嚢胆汁→1953

B複合ビタミン　B complex vitamins⇨同ビタミンB複合体→2455

Bモード　B-mode　モニターやブラウン管などのY軸(時間軸)上に，AモードのY軸すなわちエコーの振幅の変化に応じた明るさの強弱として表示する方法．超音波断層像はBモード像をもとに作成されている．[955]

Bリンパ球　B lymphocyte⇨同B細胞→31

C

C　compliance⇨同コンプライアンス→1145

C　carbon⇨同炭素→1947

C 1 q 腎症　**C 1 q nephropathy**　光学顕微鏡検査ではほとんど所見がないにもかかわらず，電子顕微鏡検査にてメサンギウムに沈着物を認め，蛍光顕微鏡検査では補体第 1 成分（C 1）の亜成分の 1 つである C 1 q の沈着を認め（IgG，IgA，IgM の沈着を認めることもある），ときにネフローゼ症候群を呈することから微小変化型ネフローゼ症候群の一亜型と考えられている．また血尿を伴いうる．若年の黒人男性に多く，ステロイド抵抗性もしくは依存性であり，ステロイド剤のみで完全寛解することはまれ．[214]

C 1 インヒビター　**C 1 esterase inhibitor，C 1 inhibitor；C 1 INH**［**C 1 不活性化因子，C 1 エステラーゼインヒビター**］ 活性化された補体第 1 成分中の C 1 r と C 1 s に結合して不活化し，古典経路の活性化を終息させる．また，レクチン経路の MASP 1 と MASP 2 にも結合して不活化する．C 1 INH は，さらにカリクレインにも結合して不活化する．C 1 INH の欠損症は，遺伝性血管（神経性）浮腫として知られる遺伝病で，活性化した C 1 の持続的作用によりキニン様メディエーターが生成され，血管透過性亢進により浮腫を起こす．[495] ⇨参補体活性化経路→2704，古典経路《補体活性化の》→1122

C 1 エステラーゼ　**C 1 esterase**　活性化された補体第 1 成分（C 1）のことで，人工エステル基質を加水分解するのでこの名があるが，現在ではほとんど用いられない．活性型 C 1 は，第 4 成分（C 4）と第 2 成分（C 2）を分解し，C 3 転換酵素である C 4 b 2 a を生成する．[495] ⇨参C 3 転換酵素→32

C 1 エステラーゼインヒビター⇨同C 1 インヒビター→32

C 1 不活性化因子　**C 1 inactivator**⇨同C 1 インヒビター→32

C 3⇨参補体→2704

C 3 a　補体第 3 成分（C 3）が，C 3 転換酵素によって切断された結果生じる分子量 1 万弱の断片で，アナフィラトキシンの 1 つ．マスト細胞や平滑筋上の C 3 a 受容体に結合し，脱顆粒や平滑筋収縮を起こす．[495] ⇨参補体受容体→2705，C 3 転換酵素→32

C 3 b　**complement 3 b**　補体 complement 第 3 成分 C 3 が，C 3 転換酵素によって切断された結果生じる大きいほうの断片（分子量 17 万の高分子フラグメント）で，異物に結合する．好中球やマクロファージがもつ 1 型 C 3 受容体（CR 1）のリガンドとなって異物の貪食に働く．[495] ⇨参C 3 転換酵素→32，C 3 a→32

C 3 b 不活性化因子⇨同I 因子→69

C 3 受容体　**C 3 receptor；CR**　補体第 3 成分（C 3）由来の断片である C 3 b，iC 3 b，C 3 dg をリガンドとする受容体群で，補体受容体 complement receptor type 1（CR 1 または CD 35），CR 2（CD 21），CR 3（CD 11 b/CD 18），CR 4（CD 11 c/CD 18）が知られている．CR 1 は，C 3 b と iC 3 b に結合し，好中球，単球・マクロファージ，B 細胞，濾胞樹状細胞，赤血球などに発現している．CR 2 は，C 3 dg に結合し，B 細胞と濾胞樹状細胞に発現している．CR 3 と CR 4 は，iC 3 b に結合し，好中球，単球・マクロファージに発現しており，さらに CR 3 は NK 細胞に，CR 4 は樹状細胞に発現している．食細胞上の CR 1 と CR 3 は，貪食に働き，B 細胞と濾胞樹状細胞上の CR 2 は抗体産生に重要である．[495] ⇨参補体受容体→2705

C 3 腎炎因子　**C 3 nephritic factor；C 3 NeF**　補体活性化第 2 経路 alternative complement pathway の C 3 転換酵素（C 3 bBb）に対する自己抗体．膜性増殖性糸球体腎炎（MPGN）は低補体血症を呈する頻度が高く，その原因は C 3 NeF と考えられてきたが，現在では病態との関連性については不明．MPGN のⅠ型で 30-40%，Ⅱ型で 70-80% に検出される．[214]

C 3 転換酵素　**C 3 convertase**　補体の 3 経路（古典経路，代替経路，レクチン経路）が活性化されることによりできる補体系の中心酵素で，補体第 3 成分 C 3（third component of complement）を C 3 a と C 3 b に切断する．古典経路（第一経路）とレクチン経路（第三経路）では C 4 b と C 2 a の複合体である C 4 b 2 a が，代替経路（第二経路）では C 3 b と Bb の複合体である C 3 bBb が C 3 転換酵素である．C 3 から生じる C 3 b は，1 型 C 3 受容体（CR 1）のリガンド（受容体に結合するホルモン，サイトカイン，神経伝達物質などの物質）となって異物の排除に働き，さらに断片化されると CR 2，CR 3，CR 4 のリガンドを生成する．また，C 5 転換酵素を生成させ，後期経路の活性化を導く．C 3 a はアナフィラトキシンとして働く．[495] ⇨参補体活性化経路→2704

C 3 プロアクチベータ⇨同D 因子→44

C^5 ディップ　**C^5 dip**　純音聴力検査で 4,000 Hz 付近に限局した閾値上昇が認められる場合を C^5 ディップ型の聴力障害と呼ぶ（C^5 = 4,096 Hz）．騒音性難聴の初期や音響外傷によくみられる．[1569] ⇨参職業性難聴→1472

C 19 ステロイド⇨同アンドロゲン→208

CA　catecholamine⇨同カテコールアミン→536

Ca　calcium⇨同カルシウム→557

Ca　cancer⇨同癌→564

CA 15-3　**carbohydrate antigen 15-3**［**糖鎖抗原 15-3，MAM 6 抗原**］ 乳脂肪球膜抗原と乳癌細胞膜抗原に対する 2 種類のモノクローナル抗体が認識するムチン抗原で，乳癌の腫瘍マーカーとして用いられる．ただし，原発性乳癌よりも転移性乳癌や進行性乳癌での陽性率が高く，乳癌の早期診断というよりも，治療効果の判定，再発の予知，経過観察などに適している．基準値は 30 U/mL 以下で，乳癌のほかに，卵巣癌，子宮癌，膵癌，肺癌，大腸癌，胃癌などの癌でも高値になることがある．また，乳腺良性疾患，子宮筋腫，子宮内膜症，卵巣嚢腫などの良性疾患や，肝機能障害でも偽陽性になることがある．[1125]

CA 19-9　**carbohydrate antigen 19-9**［**糖鎖抗原 19-9**］

腫瘍マーカーの1つ．膵癌，胆道癌，大腸癌などで高頻度に高値となる．また胃癌や肝癌，さらには膵炎，胆石，肝炎などの疾患でも高値となる例がある．血清CA 19-9の測定は，CA 19-9が高値となる膵癌などの治療効果をモニターしたり，治療後の再発を調べる検査に利用される．基準値37 U/mL以下．[258]

CA 50 carbohydrate antigen 50 ［**糖鎖抗原50**］ ヒト大腸癌細胞株Colo-205を免疫原として作成されるモノクローナル抗体C-50により認識される1型糖鎖抗原で，膵臓癌や消化器癌の診断と治療モニターに用いられる腫瘍マーカー．抗原決定基はシアリルラクトテトラオースsialyl lactotetraoseとシアリルルイスA sialosyl-Lewis^a(CA 19-9)の2種類の糖鎖構造をもつことから，CA 19-9よりも広範囲の癌を検出でき，かつ血液型のルイスA(Le^a)陰性者でも検査できる利点がある．基準値は35 U/mL以下で，膵癌，胆道癌，肝癌での陽性率が高い．このほか，進行消化管癌，肺癌，卵巣癌，子宮体癌などの癌でも高値となることがあり，良性肝膵胆道疾患，慢性気管支感染症，気管支嚢胞，子宮内膜症，卵巣嚢腫，子宮筋腫などの良性疾患でも偽陽性になることがある．[1125] ⇨参CA 19-9→32

CA 54/61 carbohydrate antigen 54/61 ［**糖鎖抗原54/61**］ 2種類のモノクローナル抗体が認識するムチン型糖タンパクのシアリルTnを含む母核糖鎖で，糖鎖抗原(CA 72-4)，シアリルTn抗原(STN)と同じグループに属する腫瘍マーカー．主として卵巣癌の診断補助，治療後モニターなどに利用される．卵巣癌，特に粘液性嚢胞腺癌ではⅠ期から高値となり，早期診断にも役立つ．基準値は12 U/mL以下で，卵巣癌で高値になるほか，胃癌，大腸癌，膵癌，肺癌などの癌でも高値になることがある．良性卵巣腫瘍や子宮内膜症でも高値になることがあるが，偽陽性率は低い．[1125]

CA 72-4 carbohydrate antigen 72-4 ［**糖鎖抗原72-4**］ 癌関連の糖鎖抗原の1つで，血液型糖鎖の未熟な前駆体と考えられるTn抗原にシアル酸がついたもので，卵巣癌，乳癌，大腸癌などの腫瘍マーカーになる．基準値は4 U/mL以下で，胃癌，大腸癌，膵癌，卵巣癌，乳癌などで高値になるほか，肝癌，胆道系癌や，肺炎，良性乳腺腫瘍，心筋梗塞，各種癌の腹膜播種などでも高値になることがある．なお，シアリルTn抗原(STN)はほぼ同じ臨床的意義があり，同時に測定する意味はない．[1125] ⇨参シアリルTn抗原→1218

CA 125 carbohydrate antigen 125 ［**糖鎖抗原125**］ ヒト卵巣漿液性嚢胞腺癌の腹水細胞培養系を免疫原として作成されたモノクローナル抗体OC 125によって認識される糖タンパク抗原で，主として卵巣癌の診断補助，治療効果判定，経過観察などの腫瘍マーカーとして応用される．基準値は35 U/mL以下で，卵巣癌(漿液性嚢胞腺癌，ムチン性嚢胞腺癌)で高値になるほか，肝癌，胆道癌，膵癌，胃癌，結腸癌，子宮頸癌，子宮体癌，肺癌，癌腹膜転移などの癌でも高値になることがある．また，良性卵巣腫瘍，子宮内膜症，子宮筋腫などでも高値になることがある．なお，CA 125値は月経期に高く，卵胞期から黄体期にかけて低下する性周期性の変動があり，妊娠初期に上昇する傾向もある．[1125]

CA 130 carbohydrate antigen 130 ［**糖鎖抗原130**］ ヒト肺腺癌細胞株を免疫原として作成されたモノクローナル抗体が認識する肺腺癌由来抗原とも呼ばれる糖タンパクで，主として卵巣癌の早期診断補助，治療効果の判定，経過観察などの腫瘍マーカーとして利用される．基準値は35 U/mL以下で，卵巣癌(特に漿液性嚢胞腺癌)で高値になるほか，肺癌(腺癌，小細胞癌)，肝細胞癌，膵癌，胆嚢胆管癌などの癌や，子宮筋腫，子宮内膜症，卵巣嚢腫，漿膜炎などでも高値になることがある．[1125]

CAC Joint FAO/WHO Codex Alimentarius Commission⇨同食品規格委員会→1484

CAG carotid angiography⇨同頸動脈造影法→868

CAH congenital adrenal hyperplasia⇨同先天性副腎過形成→1787

CAH chronic active hepatitis⇨同慢性活動性肝炎→2749

CAI computer-assisted instruction(learning)⇨同コンピュータ支援指導法→1145

cAMP cyclic adenosine 3′,5′-monophosphate⇨同環状AMP→610

CANP(カルシウム依存性中性プロテアーゼ)インヒビター calcium-activated neutral protease inhibitor⇨同カルパスタチン→560

Cao$_2$ arterial blood oxygen content⇨同動脈血酸素含量→2131

CAPD

continuous ambulatory peritoneal dialysis ［**持続的自己管理腹膜透析(灌流)，持続的携帯型腹膜透析，持続的腹膜透析法**］ 腎不全による生体内の水・電解質異常，老廃物蓄積を是正する目的で，腹腔に腹膜灌流液を注入し，4-8時間貯留させ，1日4回程度交換することを毎日反復する治療法．社会復帰を目的とする患者や，血液透析が好ましくない患者(糖尿病性腎症による腎不全，小児，高齢者)などに適応．血液透析に比べ厳重な食塩・水分の制限の必要がなく，中分子量尿毒症性物質を除去する点，小児の発育を妨げることが少ない点で優れているが，カテーテル挿入部やバッグ交換の際に表皮ブドウ球菌や黄色ブドウ球菌による腹膜炎をきたすことがあり注意を要する．[858]

CAPDの看護ケア

CAPD(持続的自己管理腹膜透析continuous ambulatory peritoneal dialysis)は，生体膜である腹膜を用いて24時間持続して物質の拡散と浸透圧差による除水を行う在宅透析療法で，一般的には月に1回程度の外来受診以外は，自宅あるいは職場で透析液を1日3-4回交換する．CAPDは，社会復帰をより可能としQOL向上も期待できるが，腹膜炎の発症が予後を左右している．看護としては，①自己管理に必要な知識，技術習得のための学習支援，②患者および家族のQOLの向上のための心理・社会的支援がある．[763] ⇨参CAPD→33，腹膜透析→2550

CAPD腹膜炎⇨参CAPD→33

CapZ⇨同βアクチニン→17

CAPポリポーシス cap polyposis ［**キャップポリポーシス**］ 1985年にウィリアムスG.T.Williamsらによって報告された疾患概念で，大腸の炎症性ポリープの頂部に帽子cap状に炎症性肉芽組織が覆いかぶさっていることから炎症性キャップポリープ inflammatory cap polyp と報告したことに始まる．臨床症状として下痢，粘液便，下血，腹痛をきたし，検査所見は低タンパク血症，軽度の貧血を生じるが炎症所見に乏しい．肉眼所見は，直腸からS状結腸にかけて粘液や白苔を伴う発赤調の平盤状，タコいぼ状，イモムシ状の隆起を多発性に認める．病因は不明で直腸粘膜脱症候群（MPS）との異同が明確となっていない．治療法はステロイドやメトロニダゾールが投与されているが無効ないし一時的な軽快のみで再燃を繰り返すことが多く，有効な治療法は確立されていない．近年，ヘリコバクター・ピロリ *Helicobacter pylori* 除菌療法による有効性が報告されている．[1227,1359]

CBF cerebral blood flow⇨同脳血流量→2297

CC clinical conference ［臨床検討会，症例検討会］ 臨床症例に対し，その診断の正否や治療方針などについて，医師らが専門的な深い検討を行う会議．専門化が進んだ医師相互の知識を補い合うことにより，よりよい診断，治療を行うことで患者の利益を図る目的のほか，医師の再教育の場にも利用されている．[543] ⇨参臨床病理検討会→2952，カンファレンス→651

CCB calcium channel blocker⇨同カルシウム拮抗薬→557

CCF carotid-cavernous (sinus) fistula⇨同頸動脈海綿静脈洞瘻（ろう）→868

C-CHD cyanotic congenital heart disease⇨同チアノーゼ群先天性心疾患→1961

CCK cholecystokinin⇨同コレシストキニン→1135

CCK 受容体 cholecystokinin receptor⇨同コレシストキニン受容体→1135

CCU coronary care unit ［冠〔状〕動脈疾患集中治療病棟，冠〔状〕動脈疾患監視病室］ 心筋梗塞急性期病棟のこと．わが国の代表的な生活習慣病（癌，脳卒中，心臓病）のうち，心臓病疾患が原因で生命に危機が及んでいる患者を収容して濃厚な集中治療と看護を行い，救命処置を素早く行う施設のこと．対象疾患として，心筋梗塞，不安定狭心症，心不全，大動脈解離などがあげられる．[895]

CCU 看護 nursing care in coronary care unit 心筋梗塞など冠状動脈疾患患者を集中的にケアする看護活動をいう．内科系・外科系の患者を合わせて収容する一般的なICUに対し，特殊な疾患の患者を対象とするICUが分化してきたもの．特に，心筋梗塞の患者の処置を適切に行い，生命を救うことを目的としている．設備としては集中監視装置，直流除細動器，人工呼吸装置，人工ペースメーカーなどをもつ．[321] ⇨参クリティカルケア看護→830

Ccw⇨同胸郭コンプライアンス→750

Cd cadmium⇨同カドミウム→538

CD 3 欠損症 CD 3 deficiency 遺伝的にCD 3が欠損し，T細胞の機能不全がみられる疾患．CDはcluster of differentiationの略．モノクローナル抗体による細胞分析が行われるようになって，ヒト血液細胞分化抗原を認識するモノクローナル抗体の国際的な分類法が提唱され，番号がつけられている．CD 3は成熟T細胞に認められる膜貫通型糖タンパク質で，CD 3陽性細胞は成熟T細胞と考えられる．T細胞にはヘルパーT細胞，サプレッサーT細胞，サイトトキシックT細胞などがあるが，CD 3抗原はすべてのT細胞全般に共通するもの．CD 3欠損症はT細胞欠損症であって，胸腺が欠損しているためT細胞が欠損しているもの（ディジョージ DiGeorge 症候群）や，リンパ球系の欠陥により，T細胞とB細胞両系に発生障害があるもの（重症複合型免疫不全 severe combined immunodeficiency）が知られている．ウイルスやカンジダに対する易感染性が著明であるが，細菌感染症も遷延し，重症化することがある．[1631]

CD 4 cluster of differentiation 4 ヘルパーT細胞の細胞膜上に選択的に存在する糖タンパク質．抗原提示細胞上のMHCクラスII分子と結合して，T細胞の副刺激（共刺激）分子（コスティミュラトリー分子）として働く．HIV（ヒト免疫不全ウイルス）の受容体でもあり，このことからHIVは選択的にヘルパーT細胞に感染する．[1439]

CD 5 陽性 B 細胞 CD 5^+ B cell⇨同Ly-1 B細胞→78

CD 8 cluster of differentiation 8 キラーT細胞の細胞膜上に選択的に存在する糖タンパク質．抗原提示細胞上のMHCクラスI分子と結合して，T細胞の副刺激（共刺激）分子（コスティミュラトリー分子）として働く．[1439]

CD 8 欠損症 CD 8 deficiency CD 8が欠損する遺伝性疾患．CD 8はキラーサプレッサーT細胞とナチュラルキラー natural killer 細胞（NK細胞）に発現している膜貫通型タンパク質．CD 4とともに抗原提示細胞上の組織適合抗原MHCと結合することによってT細胞と抗原提示細胞との親和性を高める接着分子と考えられていたが，最近ではT細胞受容体/CD 3複合体と相乗的に働くシグナル伝達分子の役割をもっていると考えられている．CD 8欠損症ではNK細胞の低下があり，移植臓器や腫瘍の拒絶，細菌やウイルスに感染した細胞の破壊除去などが障害される．[1631]

CD 45 ［白血球共通抗原］ 白血球共通抗原（leukocyte common antigen；LCA）．ほとんどすべての白血球に存在する膜貫通型糖タンパク（チロシンホスファターゼ）．分子量18万-22万．細胞膜近傍に存在するリン酸化酵素の脱リン酸化を行ってリンパ球を活性化するが，欠失するとT細胞の活性化が阻害される．未熟な白血病細胞では発現が低下あるいは陰性化している．[229]

CD 95⇨同Fas抗原→49

CD 106⇨同VCAM-1→118

CDA congenital dyserythropoietic anemia⇨同先天性赤血球異形成性貧血→1784

CDC Centers for Disease Control and Prevention⇨同アメリカ疾病対策センター→181

CDDP⇨同シスプラチン→1292

CDH congenital dislocation of hip⇨同先天性股関節脱臼→1781

CD-ROM compact disk read-only memory コンピュータの読み取り専用のコンパクトディスク（CD）．通常，直径12 cmのCDに片面約650 MBの記憶が可能．同じくCDを用いた記憶媒体として，データを一度だけ書き込めるCD-R（CD recordable），繰り返し書き込みの可能なCD-RW（CD rewritable）などがある．近年では，さらに大容量のコンパクトディスクとして，DVD（digital versatile disk または digital video disc）が普及してきている．DVD は片面1層4.7 GB の記憶容量で，読み取り専用，一度だけ書き込みできるもの，繰り返し書き込み可能なものがある．ROM はロムと読む．[1418]

Cdyn　dynamic lung compliance⇨同動肺コンプライアンス→2127

CD 抗原　CD antigen　国際的分類法である CD(cluster of differentiation)分類により定義された分子で，その多くは細胞膜上に発現する(細胞表面抗原)．現在，CD 1～CD 350 まで存在する．しばしば細胞系譜特異的な発現パターンがみられることから，細胞の帰属を決定するために用いられる．例えば，ヘルパーT細胞に発現するCD 4，キラーT細胞に発現するCD 8がその例．多くの場合，モノクローナル抗体を用いたフローサイトメトリー法によりその発現を解析する．[1439] ⇨参分化抗原→2604

CEA　carcinoembryonic antigen⇨同癌胎児性抗原→640

CFU-E　colony-forming unit-erythroid⇨同赤芽球コロニー形成細胞(形成単位)→1714

CFU-G　colony forming unit-granulocyte⇨同顆粒球コロニー形成細胞(形成単位)→554

CFU-GM　colony forming unit-granulocyte-macrophage⇨同顆粒球-マクロファージコロニー形成細胞(形成単位)→554

CFU-S　colony forming unit in spleen⇨同脾コロニー形成細胞→2438

CF 反応　CF reaction⇨同補体結合試験→2705

CGS 単位系　centimeter-gram-second system；CGS,cgs　かつて国際的な取り決めに基づいて使われた科学的体系で，基本単位として長さ：センチメートル(cm)，質量：グラム(g)，時間：秒(s)を定めたもの．現在では長さ：メートル(m)，質量：キログラム(kg)，時間：秒(s)を基本単位とする国際単位系(SI 単位)が一般的に用いられている．[153] ⇨参国際単位系→1087，SI 単位→107

CH　chronic hepatitis⇨同慢性肝炎→2749

C_{H_2O}⇨同自由水クリアランス→1373

CH 50 値　50% hemolytic unit of complement⇨同溶血補体価→2867

CHA　common hepatic artery⇨同総肝動脈→1806

CHF　congestive heart failure⇨同うっ(鬱)血性心不全→328

CI　Consumers International⇨同国際消費者機構→1086

Ci　curie⇨同キュリー《単位》→747

CID　cytomegalic inclusion disease⇨同巨大細胞封入体病→783

CIN　cervical intraepithelial neoplasia⇨同子宮頸上皮内腫瘍→1246

C_{in}⇨同イヌリンクリアランス→271

CINAHL　cumulative index to nursing and allied health literature　［シナール］　看護学領域を対象とする基本的な文献データベースの名称で，看護系の学部や大学院を有する大学の図書館で導入しているところがある．2,700 誌以上の看護・健康学関連雑誌の記事を検索できる．このうち約70誌についてフルテキストにアクセスできる．MEDLINE などヘルスケア全般をカバーする文献データベースには広域検索機能性という魅力があるが，CINAHL では，看護領域に特化した事象に焦点を当てた検索機能が強いことが魅力といえる．[1002]

CIS　carcinoma(cancer) *in situ*⇨同上皮内癌→1456

cis-9-オクタデセン酸　*cis*-9-octadecenoic acid⇨同オレイン酸→416

CK　creatine kinase⇨同クレアチンキナーゼ→838

CKD　chronic kidney disease⇨同慢性腎臓病→2753

CL　contact lens⇨同コンタクトレンズ→1142

Cl　chlorine⇨同塩素→381

CLBBB　complete left bundle branch block⇨同完全左脚ブロック→632

CLL　chronic lymphocytic leukemia⇨同慢性リンパ性白血病→2759

CM　cardiomyopathy⇨同心筋症→1517

CMD　congenital muscular dystrophy⇨同先天性筋ジストロフィー→1780

CMI　Cornell Medical Index⇨同コーネルメディカルインデックス→1074

CMI　cell-mediated immunity⇨同細胞性免疫反応→1172

CML　chronic myeloid leukemia⇨同慢性骨髄性白血病→2751

CMMoL　chronic myelomonocytic leukemia⇨同慢性骨髄単球性白血病→2752

CMPD　chronic myeloproliferative disorders⇨同慢性骨髄増殖性疾患→2751

CMV 肺炎　cytomegaloviral pneumonia⇨同サイトメガロウイルス肺炎→1167

CMV 網膜炎⇨同サイトメガロウイルス網膜炎→1167

CM 関節　carpometacarpal joint；CM joint　［手根中手関節］　手根骨の遠位と中手骨とが形成している関節．大菱形骨は母指中手骨と，小菱形骨は示指中手骨と，有頭骨は中指中手骨と，有鉤骨は環指と小指の中手骨とそれぞれ関節を形成している．母指，環指と小指のCM 関節には可動性がある．そのため，握り拳をつくったとき，母指と小指間でのつまみ動作，手で水をすくう動作の際に手の横アーチが中手骨により形成される．母指の CM 関節は鞍状関節であり，母指の分回し運動を可能にしている．[398] ⇨参MP 関節→83，IP 関節→68，母指 CM 関節症→2695

CM セルロース⇨同カルボキシメチルセルロース→561

CNL　chronic neutrophilic leukemia⇨同慢性好中球性白血病→2751

CNP　C-type natriuretic peptide⇨同C 型ナトリウム利尿ペプチド→38

CNS 白血病　central nervous system leukemia⇨同中枢神経系白血病→1993

CO　questionable caries for observation　学校保健での歯科検診で用いられる記号．健診時に齲歯とは判定しにくいが，初期病変の疑いがあり，経過を観察すべきと考えられる状態の歯に用いられる．臼歯の小窩裂溝の着色，あるいは平滑面の歯質の脱灰を疑わせる白濁(白斑)や褐色斑である．この状態は放置すれば処置を必要とする齲蝕に進行する可能性が高いので，適切な保健指導や予防処置を行う必要がある．[1369] ⇨参GO→54

CO　cardiac output⇨同心拍出量→1597

Co　cobalt　［コバルト］　コバルトの元素記号，原子番

号 27，原子量 58.9332．⇨参コバルト 60→1125，コバルト 60 遠隔照射装置→1125

CO_2 ナルコーシス CO_2 narcosis ［炭酸ガスナルコーシス］ 重度の高炭酸ガス血症において呼吸中枢が麻痺状態となり，呼吸抑制が起こって意識喪失し，生命が危険になる状態．慢性閉塞性肺疾患などで慢性的に高炭酸ガス血症が持続すると，延髄にある呼吸中枢の CO_2 化学受容体の感度が低下し，呼吸刺激は酸素分圧に依存する．このような状態で必要以上の酸素供給をすると，酸素による呼吸刺激が減退して呼吸刺激が低下し，急速に呼吸抑制が起こり，生命の危機状態になる．高炭酸ガス血症が持続しているときには，極力換気量を上げるようにし，酸素吸入時には可能な限り低濃度から始めて，必要に応じて徐々に濃度を上げ，CO_2 ナルコーシスに陥ることを防止する．[953] ⇨参過炭酸ガス血性昏睡→524

cobra head appearance ［コブラの頭像］ 静脈性腎盂造影上，嚢状に拡張した尿管下端部を囲むようにして透亮帯がみられる．尿管瘤の特徴的所見．[286]

COD chemical oxygen demand⇨同化学的酸素要求量→468

coffee bean appearance ［コーヒー豆徴候］ 腹部単純 X 線上，隣接する腸管において背中合わせに拡張したガス像がコーヒー豆のように見える．S 状結腸軸捻転の特徴的所見．[286]

comet tail sign ［コメットテールサイン，彗星徴候］ マンモグラフィ上，腫瘤陰影の辺縁が突出し，流れ星のように見える．浸潤傾向のある乳癌の特徴的所見．[286]

COP cryptogenic organizing pneumonia ［閉塞性細気管支炎性器質化肺炎］ 特発性間質性肺炎(IIPs，原因不明の間質性肺炎)の一型．和名は特発性器質化肺炎．ちなみに特発性間質性肺炎は，わが国の診断基準(第 4 次改訂，2003)において特発性肺線維症(IPF)，非特異性間質性肺炎(NSIP)，急性間質性肺炎(AIP)，特発性器質化肺炎(COP)，剝離性間質性肺炎(DIP)，呼吸細気管支炎による間質性肺炎(RB-ILD)，リンパ球性間質性肺炎(LIP)に分類される．歴史的には，エプラー G. R. Epler ら(1985)が提唱した閉塞性細気管支炎を伴う器質化肺炎(BOOP)と関連し，COP は原因不明の BOOP と同義．亜急性の経過をとり，病理学的には気腔内に肉芽組織の形成を認める．ステロイド剤に反応し，予後は良好．慢性好酸球性肺炎との類似が指摘されている．[162] ⇨参器質化肺炎→682

COPD chronic obstructive pulmonary disease⇨同慢性閉塞性肺疾患→2758

COP 反応 circumoval precipitate reaction⇨同卵周沈降試験→2905

COR-audiometry conditioned orientation reflex audiometry⇨同条件詮索反射聴力検査→1430

corkscrew appearance ［コルク栓抜き像］ 血管造影で肝動脈が拡張蛇行している像．肝硬変に特徴的な所見．[286]

CO 中毒⇨同一酸化炭素中毒→255

CP cerebral palsy⇨同脳性麻痺→2304

CP cor pulmonale⇨同肺性心→2340

CPA cyclophosphamide⇨同シクロホスファミド→1261

CPAOA cardiopulmonary arrest on arrival⇨同来院時心肺停止→2890

CPAP continuous positive airway pressure⇨同持続的気道陽圧法→1301

CPC clinical-pathological conference⇨同臨床病理検討会→2952

CPD cephalopelvic disproportion⇨同児頭骨盤不均衡→1324

CPD 液 citrate-phosphate-dextrose solution；CPD solution ［CPD 抗凝固保存液］ 血液抗凝固保存液の 1 つ．ACD 液にリン酸塩を加え pH を高くするなど改良を加えたもので，赤血球の保存性がより高い．クエン酸ナトリウム 26.30 g，クエン酸 3.27 g，ブドウ糖 23.20 g，リン酸二水素ナトリウム 2.51 g に蒸留水を加えて全量 1,000 mL とし，血液 200 mL に 28 mL 混和する．近年，血液保存液は ACD から CPD，さらにアデニンを加えた CPDA に代わり，CPDA の有効期間は採血後 35 日間(2-6℃ の冷蔵庫内で保管)．[860]

CPD 抗凝固保存液⇨同CPD 液→36

CPI community periodontal index ［地域歯周疾患指数］ 1982 年に WHO の口腔診査法(第 3 版)に採用された，集団における歯周疾患の状態を評価する指標．現在では個人の歯周組織の状態を評価する指標としても用いられている．第 3 版では，CPITN (community periodontal index of treatment needs，地域歯周疾患治療必要度指数)と表記されていたが，第 4 版(1997)より現在の呼称に変わった．CPI は，すべての歯の歯周組織を診査対象にする方法(6 分画法)と，10 歯(20 歳未満では 6 歯)の代表歯の歯周組織を評価する方法(代表歯法)がある．評価項目は，歯石の沈着，歯周ポケットの深さ，歯周ポケット測定後の歯肉からの出血の 3 つの指標により歯周組織を評価する．診査に際しては，CPI 専用の歯周組織を診査するための検診器具である CPI プローブが使用される．日本では，「健康増進法」に基づいて市町村が実施している歯周疾患検診の際に，CPI の代表歯法によって歯周組織の状態が評価されている．[788]

CPL 分類《癌の》 CPL classification of carcinoma 進行癌の悪性度を宿主側の腫瘍間質を重点にして分類したもの．腫瘍先端の浸潤部の形態を硬化型(C 型，間質に著明な線維増生を伴うもの)，進行型(P 型，間質に線維増生を伴わないもの)，リンパ管内蔓延型(L 型)の 3 型に分け，各型の程度の総合判定(CPL 分類)で悪性度を推定しようとした．C 型が最も予後がよい．[967] ⇨参腫瘍悪性度→1407，癌進行度分類→616

CPM continuous passive motion ［持続的関節他動運動］ 主に整形外科の関節手術後に行われる，装置(器械)を使用した関節の持続的な他動運動訓練．器械自体を CPM と呼ぶ．代表的なものに，肩関節，肘関節，膝関節用の装置があり，整形外科の関節手術直後から術後リハビリテーションプログラムとして導入されている．これらの装置では運動時間，運動速度，運動の方向や可動範囲を設定し，設定した運動を繰り返し他動介助で行う．利点として，関節拘縮の予防，疼痛や腫脹の軽減，軟骨の再生促進などがあるが，運動軸がずれてしまうと目的とした可動範囲の関節運動が行えないなどの欠点がある．[614]

CPPD 結晶沈着症⇨同仮性痛風→506

CPPV⇨参陽圧換気法→2864

CPR connecting peptide immunoreactivity⇨同C ペプチド→38

CPR cardiopulmonary resuscitation⇨同心肺蘇生法→1596

CPT-11⇨同イリノテカン塩酸塩水和物→280

CPT 欠損症 ⇨同カルニチンパルミトイル転移酵素欠損症→559

CR computed radiography⇨同コンピュータ X 線撮影法→1144

Cr chromium⇨同クロム→846

CRAO central retinal artery occlusion⇨同網膜中心動脈閉塞症→2822

CRBBB complete right bundle branch block⇨同完全右脚ブロック→629

CRC clinical research coordinator⇨同治験コーディネーター→1969

CREST 症候群⇨同クレスト症候群→839

CRH corticotropin-releasing hormone⇨同副腎皮質刺激ホルモン放出ホルモン→2542

CRH 試験 corticotropin-releasing hormone test；CRH test ［コルチコトロピン放出ホルモン(CRH)試験］ 下垂体の ACTH(副腎皮質刺激ホルモン)分泌予備能をみる試験．続発性副腎機能低下症の病変が視床下部にあるか下垂体にあるかを鑑別するのに有用．合成ヒト CRH (コルチコトロピン放出ホルモン)100 μg を静注し，30 分間隔で 2 時間採血し，血漿 ACTH とコルチゾールを測定する．CRH 試験で血漿 ACTH は下垂体に病変があると増加しないが，視床下部に病変があると遅延反応を示す．またクッシング Cushing 病では ACTH は過大反応を示すことが多く，異所性 ACTH 症候群では無反応～低反応のことが多い．[1047] ⇨参ACTH 負荷試験→23

CRH 受容体⇨同副腎皮質刺激ホルモン放出ホルモン受容体→2542

CRL crown-rump length⇨同頭殿長→2121

CRO contract research organization ［開発業務受託機関］ 医薬品開発における CRO とは，製薬企業などの依頼者からの委託に基づき，試験実施計画書の作成，試験実施医療機関へのヒト試験委託および試験結果の解析などの治験業務の支援を行う事業者をいう．CRO は以下の業務を製薬企業から受託し，治験業務の支援を行っている．①試験実施計画書(プロトコル)の作成，②症例登録業務，③モニタリング業務，④データマネジメントおよび統計解析業務，などである．[1170]

CRP C-reactive protein ［C 反応性タンパク質］ 急性の炎症もしくは組織の壊死などがあると血清中での濃度が増加する急性相反応タンパク質の 1 つで，炎症で生じるインターロイキン 6(IL-6)，腫瘍壊死因子 α (TNFα)の刺激により肝で産生される．肺炎球菌体の C 多糖体と沈降反応を示すタンパク質．血清 CRP 値は細菌感染症や関節リウマチなどで増加し，炎症の程度を反映する指標となる．基準値，成人 0.3 mg/dL 以下．[677]

CRP canalith repositioning procedure⇨同浮遊耳石置換法→2570

CRST 症候群 CRST syndrome 石灰沈着症 calcinosis (C)，レイノー Raynaud(R)現象，手指硬化 sclerodactyly(S)，毛細血管拡張症 telangiectasia(T)の 4 症状を認めるものを頭文字をとって CRST 症候群という．上記に食道蠕動運動低下 esophageal dysfunction(E)を加えて CREST 症候群と呼ぶ場合もある．ともに進行性全身性硬化症(PSS)の一亜型．[858]

CRVO central retinal vein occlusion⇨同網膜中心静脈閉塞症→2822

Cs cesium⇨同セシウム→1727

^{137}Cs cesium 137⇨同セシウム 137→1727

CSF cerebrospinal fluid⇨同脳脊髄液→2304

CSF 受容体 colony-stimulating factor receptor；CSF receptor⇨同コロニー刺激因子受容体→1138

CSF レセプター colony-stimulating factor receptor；CSF receptor⇨同コロニー刺激因子受容体→1138

CST contraction stress test⇨同オキシトシン負荷(チャレンジ)試験→403

Cst static lung compliance⇨同静肺コンプライアンス→1703

CT computed tomography ［X 線 CT，コンピュータ断層撮影］ 広義にはポジトロン CT や MRI も含むが，一般的には X 線 CT のこと．人体を透過した X 線ビームをフィルムのかわりに X 線検出器で受け，測定した X 線吸収値をデータとしてコンピュータ処理し，画像に再構成する．1972 年に登場以来，急速な進歩と普及を示し，画像医学の新しい領域を開いた(tomography はギリシャ語 tomos「切る」という言葉に由来)．[264]

CT・MRI 利用定位脳手術 CT・MRI guided stereotaxy ［CT 誘導定位脳手術］ CT，MRI を用い，目標点を定めることにより行う手術．機能的手術に主に使用される．代表的な手術に視床切截術がある．他の目的にも使用され，深部の腫瘍の生検や血腫除去術にも応用されている．当初は CT での応用であったが，MRI に対応する装置も開発され，取り扱いも簡便になっている．[1017] ⇨参定位脳手術→2042

CTR cardiothoracic ratio⇨同心胸郭比→1513

CT ガイド下生検 CT-guided biopsy CT を用いて位置を確認しながら行う生検法．肺腫瘍や骨盤内の腫瘤などにおいて良性か悪性かの鑑別のため生検が必要になることが多々あるが，CT では病変の位置を正確に確認しながら生検針を挿入することができるため，適応となる．局所麻酔下で生検針を挿入していき，適宜 CT で位置を確認しながら細胞を採取する．合併症としては出血，気胸，周囲組織の損傷，空気塞栓，腫瘍の播種などがあげられる．[150]

CT 灌流画像 perfusion CT CT を用いて得られた脳の灌流情報を示す画像．ヨード造影剤を急速静注し，連続して脳をスキャンして得られた脳の各画素における濃度時間曲線から，脳血液量，平均通過時間，脳血流量を算出する．キセノン(Xe)ガスを用いる方法もある．[8] ⇨参脳血流量→2297

CT 血管造影法 CT angiography；CTA⇨同アンギオ CT→201

CT シミュレーター CT-simulator CT で得られるボリュームデータを放射線治療計画に使用できるように開発された装置．京都大学，北海道大学，島津製作所の共同によって世界ではじめて実用化された．フラットな天板をもち，当初の機器では，得られたボリュームデータを専用の放射線治療計画装置に転送し，計画を行ったのちに照射野情報を再度受け取り，照射野の形状を投影できる装置が組み込まれていた．近年のものは，フラットな天板と基準点を投影するレーザーポインターが組み込まれているのみであり，取得されたボリュームデータは，基準点の情報とともにDICOM(ダイコム)3.0形式(医用デジタル画像と通信に関する標準規格)によって汎用の放射線治療計画装置に転送される．[577] ⇨参位置決め装置《放射線治療の》→248

CT値⇨同ハウンズフィールド値→2359

CT被曝 CT検査による放射線の人工的な被曝．診断用CTでの実効線量は，1-10 mSv程度とされるが，最近のマルチスライスCT(MDCT)の進歩により増加傾向にある．これは，X線撮影で頭部0.1 mSv，胸部0.4 mSv，胃透視3.3 mSv程度と比べ比較的高い．作業員の基準は年間50 mSvまでである．CT被曝の指標としては，局所被曝にはCT用に線量の加重をつけた指標であるCTDIw(weighted CT dose index)などが，検査全体には実効線量などがある．CTの被曝量は管電圧の2乗に比例し，管電流やスキャン時間に比例する．[8] ⇨参放射線被曝→2676

CT誘導定位脳手術 CT-guided stereotaxic(stereotactic)⇨同CT・MRI利用定位脳手術→37

CT-ライナック CT-linac ［ライナックCT］ 直線加速器(ライナック)とCT装置が共通寝台を介して一体化し，同室設置されているシステム．ライナックの照射中心とCT装置の撮像中心が共通寝台を回転することで一致しているので，日々の治療直前にCT装置にて位置確認を行い，微調整を行ったうえでそのままアイソセンターを移動せずに治療を行うことが可能である．本システムのCT装置はCTガントリーを床面のレールに沿って移動させる自走式のものと寝台移動式のものがあるが，自走式のほうが位置移動に関する変動因子が少なく，より高精度の固定精度確認作業が可能である．欧米ではCT on railsと呼ばれることが多い．CTにより固定精度の三次元的確認作業を行えること，骨格だけではなく軟部組織である腫瘍そのものに対しても固定精度を確認することが可能であること，固定精度確認後寝台に対して患者を移動することなく照射が可能であることなどが特徴であり，高い固定精度を実現する高精度放射線治療機器の1つである．[577] ⇨参直線加速器→2022，加速器→510

Cu copper 〔L〕Cuprum ［銅］ 銅の元素記号，原子番号29，原子量63.536．生体中での基準値は男性70-90 μg/dL，女性75-100 μg/dL．高値にはあまり病的意義はないが，銅欠乏に陥ると好中球減少，骨粗鬆症，貧血などの症状が出現する．

CVP central venous pressure⇨同中心静脈圧→1991

CVカテ⇨同中心静脈カテーテル→1992

C型肝炎 hepatitis C RNAウイルスの一種であるC型肝炎ウイルスhepatitis C virus(HCV)による肝炎．水平感染が大半で，垂直感染は少ない．B型肝炎と大きく違う点は，成人期に感染しても高率に慢性化することにある．HCVの持続感染が成立すると，慢性肝炎，肝硬変を経て肝癌を発病する危険がある．今日の日本の肝癌症例の約80%はHCVによる．ワクチンはまだ開発されていないし開発困難でもあるから，感染予防よりは感染者の治療に力点がおかれており，肝癌発生を阻止するためにも，インターフェロン(+リバビリン)によるウイルス排除が重要である．その他の抗ウイルス薬も鋭意開発中である．[1413]

C型ナトリウム利尿ペプチド C-type natriuretic peptide；CNP ［CNP］ ナトリウム利尿ペプチドの1つで，生体内では22個のアミノ酸からなるCNP-22と53個のアミノ酸からなるCNP-53が存在し，膜型グアニル酸シクラーゼそのものであるCNP受容体のGC-B(グアニル酸シクラーゼ-B)に結合し，細胞内cGMP(グアノシン環状リン酸)の上昇を介してその生物作用を発揮する．ANP(心房性ナトリウム利尿ペプチド)，BNP(脳性ナトリウム利尿ペプチド)がそれぞれ心房および心室から分泌されるホルモンとして水電解質代謝調節など循環器系に作用するのに対し，CNPは血管あるいは軟骨に存在し，主に局所因子として血管平滑筋の増殖抑制，軟骨の成長促進に作用する．[610] ⇨参心房性ナトリウム利尿ペプチド→1603，脳性ナトリウム利尿ペプチド→2304

Cキナーゼ⇨同プロテインキナーゼC→2599

C端⇨同C末端→38

C胆汁 C bile⇨同肝胆汁→641

Cチューブドレナージ C tube drainage 経胆嚢管的胆道ドレナージ．胆嚢摘除後の胆嚢管からチューブを挿入してドレナージを図る方法．Tチューブドレナージに比べ，周囲組織の癒着を待つ必要がなく早期に抜去できる利点があるが，胆嚢管径，総胆管への合流形態など解剖学的にドレナージの挿入が難しいという欠点がある．[485]

C反応性タンパク質⇨同CRP→37

Cペプチド C-peptide ［CPR］ 膵β細胞より分泌されるポリペプチド．インスリンの前駆物質であるプロインスリンは分解されインスリンとCペプチドに分かれるため，Cペプチドはインスリンと等モル分泌されることとなる．この性質を利用して，血中あるいは尿中のCペプチドを測定し，内因性インスリン分泌予備能の評価に利用されている．[418]

Cペプチド測定 determination of C-peptide プロインスリンはインスリンとCペプチドに分解されて膵臓から等モルずつ血中に分泌される．したがって，血中Cペプチドの測定はインスリンの分泌状態を反映する．Cペプチドの測定には特異抗体を用いた放射免疫測定法(RIA)や酵素免疫測定法(EIA)が行われる．インスリン治療中あるいは血中にインスリン抗体を有する患者などでは，内因性のインスリン濃度を測定することは難しいが，Cペプチドの測定によりインスリン分泌量を推定することができる．また，Cペプチドは尿中に排泄されるので，インスリンの1日分泌量を推定するには，血中濃度の測定のほかに，尿中の24時間排泄量測定も重要．[90]

C末端 carboxyl-terminal，C-terminal ［C端，カルボキシル末端］ 直鎖状にペプチド結合したアミノ酸からなるタンパク質はその両端に遊離αアミノ基と遊離αカルボキシル基をもち，それぞれをN末端およびC末端と呼ぶ．[800]

Cモード C-mode 超音波検査において受信信号を表示する方法の1つ．超音波を発射する探触子から等距離の対象物の位置情報を二次元的に断面像として表示する手法．またその像をCモード像と呼ぶ．[955]

C領域　C region⇨同定常部領域→2049

D

***DAX-1*〔遺伝子〕異常症** ***DAX-1*〔gene〕mutation** ［**先天性副腎低形成**］ *DAX-1*（dosage-sensitive sex reversal〔DSS〕, adrenal hypoplasia congenita〔AHC〕critical region on the X chromosome, gene 1）はX染色体短腕に存在し，副腎と性腺の分化に関連する遺伝子である．アミノ酸470個からなる細胞核内受容体タンパク質をコードするが，そのリガンドは明らかではない（オーファン受容体 orphan receptor．リガンド不明の細胞表面および核内受容体のこと）．*DAX-1* 遺伝子異常症では，男性においてX連鎖性先天性副腎皮質低形成や低ゴナドトロピン性性腺機能低下症や精子形成不全を生じる．X染色体の *DAX-1* 遺伝子座に近接する遺伝子群の欠失によりデュシェンヌ Duchenne 型筋ジストロフィー，グリセロールキナーゼ欠損症，オルニチントランスカルバミラーゼ欠損症などを伴った症候群を呈することがある．女性保因者は通常無症状であるが，思春期遅発症をきたした症例が報告されている．[845]

dB **decibel**⇨回デシベル→2064

D & C **cervical dilatation and uterine curettage**⇨回子宮内容除去術→1256

DC **direct current**⇨回直流→2025

DCCT **Diabetes Control and Complication Trial** 北米において1型糖尿病患者を対象に，強化インスリン療法群と従来法群に分け，血糖コントロールと糖尿病合併症の累積発症率を比較した大規模研究．強化インスリン療法では，合併症の発症を抑制できることが示された．[418]

DCMP 療法 **DCMP therapy** 急性骨髄性白血病の多剤併用化学療法の1つで，使用する薬剤の頭文字をとった呼称．ダウノルビシン塩酸塩（D），シタラビン（C），メルカプトプリン水和物（M），プレドニゾロン（P）の組み合わせ．[1495]

DC ショック⇨回カウンターショック→463

DC 通電⇨回カウンターショック→463

DDAVP **1-desamino-8-D-arginine vasopressin**⇨回デスモプレシン酢酸塩水和物→2065

DDH⇨回先天性股関節脱臼→1781

DDS **drug delivery system**⇨回ドラッグデリバリーシステム→2160

DDST **Denver Developmental Screening Test**⇨回デンバー式発達スクリーニング検査→2088

DDT **dichlorodiphenyltrichloroethane** ［**1,1,1-トリクロロ-2,2-ビス(*p*-クロロフェニル)エタン，クロロフェノタン**］ 合成有機塩素系殺虫薬．$(ClC_6H_4)_2CHCCl_3$．かすかな果実臭がする無色結晶．融点109.5℃，沸点185℃．水には微溶，有機溶媒に易溶．日本では，第二次世界大戦直後の衛生状況の悪化によりシラミなどの防疫対策としてはじめて使用され，その後農業用の殺虫薬としても大量に使用された．1960年代に『沈黙の春』（レイチェル=カーソン Rachel Carson 著）が出版されたのを1つの起点として，環境保護運動が興隆し，環境中に散布されたDDTなどの残留性の高い殺虫薬が昆虫を殺すだけでなく，食物連鎖を通じてヒトを含めた生態系を構成する他の生物種にも蓄積される危険性が警告された．日本では1971（昭和46）年に農薬や家庭用殺虫薬としての販売が禁止．しかし1981（同56）年に「化学物質審査規制法」で第一種特定化学物質に指定され，全用途で製造，販売，使用が禁止されるまで木材のシロアリ防除剤などでの使用が続いた．現在も一部の発展途上国においてはマラリア対策の防疫用のために使用されている．接触により皮膚や粘膜に炎症，刺激がある．ヒトにおける急性毒性は比較的弱いが，頭痛，悪心を呈する．重症では強直性痙攣，意識消失が出現する．慢性中毒ではてんかん様症状を認める場合がある．中枢神経刺激作用が特徴的である．生体内残留性が高く，その95%消失に平均10年を要する．発癌性については，ヒトに対して発癌性の可能性がある物質〔国際癌研究機関（IARC），2008〕，可能性があるが証拠が比較的十分でない物質（日本産業衛生学会，2008），動物実験では発癌性が確認されたがヒトの発癌との関連が未知の物質〔アメリカ産業衛生専門家会議（ACGIH），2008〕，許容濃度 $1\ mg/m^3$（ACGIH, 2008）．「残留性有機汚染物質に関するストックホルム条約」（POPs条約，2004）の対象物質の1つ．内分泌攪乱化学物質．[182,56] ⇨参有機塩素系殺虫薬中毒→2847，有機溶剤中毒→2848

***de novo* 癌** ***de novo* cancer**⇨回デノボ癌→2068

DES **drug-eluting stent**⇨回薬剤溶出性ステント→2839

DESIGN⇨回褥瘡状態評価法 DESIGN→1477

DHA 結石症 **2,8-dihydroxyadenine（DHA）lithiasis**⇨回APRT 欠損症→26

DHEA **dehydroepiandrosterone**⇨回デヒドロエピアンドロステロン→2069

DHL 寒天培地 **desoxycholate-hydrogen-sulfide-lactose agar〔medium〕; DHL agar〔medium〕** サルモネラ *Salmonella*，赤痢菌，下痢原性大腸菌などの腸管系病原細菌の検出を容易にするためにつくられた選択培地．選択薬剤として胆汁酸塩が添加されている．また，乳糖や白糖の発酵，硫化水素の産生を観察でき，上記の細菌をある程度区別することができる．[324]

DIC **disseminated intravascular coagulation〔syndrome〕**⇨回播種(はしゅ)性血管内凝固症〔候群〕→2368

DICOM **Digital Imaging and Communications in Medicine** ［ダイコム］ 医用デジタル画像の保存と通信に関する標準規格のこと．異なった製造業者（マルチベンダー）の異なった種類（マルチモダリティー）のデジタル医用画像機器を，ネットワークや画像保存媒体で相互接続し，患者の画像検査情報のやりとりや画像データの伝送を可能にする．アメリカ放射線学会（ACR）と北米電子機器工業会（NEMA）が開発し，1993年にアメリカ DICOM 規格が正式承認されたのを受けて，わが国でも1994（平成6）年に日本放射線機器工業会（JIRA）が

正式規格として採用．2006(同 18)年に国際標準化機構(ISO)に採択された．[1418] ⇨参PACS→93

DIDMOAD(diabetes insipidus, diabetes mellitus, optic atrophy, deafness)症候群 ⇨同ウォルフラム症候群→322

DIHS drug-induced hypersensitivity syndrome⇨同薬剤性過敏症症候群→2838

dipper⇨同夜間血圧下降例→2836

DIP 関節 distal interphalangeal joint；DIP joint ［遠位指節間関節］ 指節骨(末節骨，中節骨，基節骨)でつくる関節のうち，末節骨と中節骨からなる蝶番関節．遠位とは末梢にあるという意味である．つき指で損傷されることが多い部で，変形性関節症として，DIP 関節の部の腫脹・変形を伴うヘバーデン Heberden 結節は中年女性に多くみられる．また伸筋腱付着部の損傷，骨折によるツチ指が起こりやすい．基節骨と中節骨からなる鞍状関節は近位指節間(PIP)関節という．⇨参IP 関節→68，PIP 関節→95

DIT diet-induced thermogenesis⇨同食事誘発性熱産生→1475

DIU drip infusion urography⇨同点滴静注腎盂造影法→2085

DLB dementia with Lewy bodies⇨同レビー小体型認知症→2981

DL 抗体⇨同ドナート・ランドシュタイナー抗体→2156

DMARD disease modifying antirheumatic drug⇨同疾患修飾性抗リウマチ薬→1307

DMAT disaster medical assistance team ［災害派遣医療チーム，ディーマット］ 大地震，大津波，航空機・列車事故などの大規模災害発生時，原則として被災地都道府県からの要請に基づき，現場での災害・救急治療，現地の病院支援，域内・広域医療搬送を行うために派遣される災害派遣医療チーム．おおむね 48 時間以内の災害急性期にチーム単独で災害医療を展開できる自己完結型の機動性を有し，厚生労働省の認めた専門的な訓練を受けた医師，看護師などの DMAT(ディーマット)登録者から 3-4 人で編成される．[657,875] ⇨参JMTDR→72，災害医学→1148

DMEM Dulbecco modified Eagle medium ［ダルベッコの改良 MEM 培地］ イーグル Eagle の MEM 培地のアミノ酸およびビタミン量を 4 倍に増やした培地で，1959 年にアメリカの微生物学者ダルベッコ Dulbecco がフリーマン Freeman とともにポリオーマウイルスの定量をするのに使用した．現在ではこれに，グリシン，セリン，ピルビン酸，硝酸第二鉄を加え，炭酸水素ナトリウムを増量したものを DMEM と呼ぶ．[324]

DNA desoxyribonucleic acid⇨同デオキシリボ核酸→2058

DNA-DNA ハイブリダイゼーション ⇨参ハイブリダイゼーション→2351

DNAR do not attempt resuscitation わが国では，「尊厳死の概念に相通じるものであり，癌の末期，老衰，救命の可能性のない患者などで，本人または家族の希望で心肺蘇生法(CPR)を行わないこと」(日本救急医学会救命救急法検討委員会，1995)と定義されている．それまでの「命ある限り治療を継続する」という概念からの発想の転換である．背景には，先端医療による延命技術の向上，高額医療費，意味のない(儀式のような)心肺蘇生への疑問，尊厳死，リビングウィルなどの考え方の普及がある．DNAR が実施される際には，本人あるいは家族への説明(情報提供)，熟慮，自由意思での決定が不可欠であり，確認事項を書式として残すことや，意思決定後の患者・家族への支援も重要である．用語としては，現在では DNAR が一般化しつつあるが，その理由は DNR(do not resuscitation)が「蘇生の可能性があったとしても行わない」というニュアンスを含むのに比べ，DNAR は「心肺蘇生を施行したとしても蘇生できない，蘇生する可能性がきわめて低いので心肺蘇生を控える」という状況を表しているためである．[171] ⇨参尊厳死→1851，リビングウィル→2931，DNR→43

DNA-RNA ハイブリダイゼーション ⇨参ハイブリダイゼーション→2351

DNA ウイルス DNA virus ウイルス核酸に DNA(デオキシリボ核酸)をもつウイルスの総称．二本鎖 DNA をもつウイルスには，ポックスウイルス科，ヘルペスウイルス科，アデノウイルス科，ポリオーマウイルス科，パピローマウイルス科のウイルスが含まれ，一本鎖 DNA をもつウイルスはパルボウイルス科がある．B 型肝炎ウイルスの属するヘパドナウイルス科も DNA ウイルスに分類される．[1113] ⇨参ウイルス→312

DNA 鑑定 DNA analysis DNA 多型に基づく検査方法を用いて，主に法的決着を必要とする生物の異同識別，血縁関係の有無などを判定すること．検査対象には人体試料，動植物，細菌，ウイルスなどのほかに物体に付着した生物試料などがある．一般の臨床診断に用いられる DNA 検査は DNA 鑑定に入らない．ヒトの鑑定では刑事鑑定と民事鑑定に大別される．刑事鑑定では，①複数死体断片の同定と身元確認，②ひき逃げ車両の特定，③焼死，白骨，高度腐乱死体の身元確認，④現場遺留品の体液，血液，毛髪と被疑者あるいは被害者の異同識別などがある．一方，民事では親子鑑定が代表的．動物の鑑定には血統，品種の確認や親子関係，植物では疑ブランド品種の判定などが求められる．その他，病院の管理責任の面から，ウイルス，細菌の感染経路を特定することもある．特にヒトの場合は複数の座位の STR(縦列反復配列)を同時に増幅して型判定をするマルチプレックス PCR 法が主流となり，極めて高い確率で異同識別が可能となった．STR 以外にもミトコンドリアの塩基配列，Y-STR，X-STR なども鑑定に用いられる．[1271]

DNA 結合性タンパク質 DNA binding protein DNA に親和性をもち，DNA に特異的にあるいは非特異的に結合するタンパク質の総称．その主となる働きから構造的なタンパク質と機能的なタンパク質に分けられる．構造的なタンパク質としては，染色体の高次構造の保持に関与するヒストンなどがある．機能的なタンパク質としては，DNA ポリメラーゼや DNA ヘリカーゼなど酵素活性をもったタンパク質と種々の転写因子やコアクチベータなど遺伝情報の転写調節に働くタンパク質がある．[305] ⇨参DNA 合成→41

DNA 合成 DNA synthesis DNA の合成あるいは DNA の複製は大きく分けて，①複製開始，② DNA 鎖の伸長，③終結の 3 段階からなる．複製の様式は半保存的複製が行われ，各鎖の相補的な鎖が複製されることにより，もとのDNAと同一遺伝情報を有するDNAが複製される．複製機能をもつ最小単位をレプリコンと呼ぶ．電子顕微鏡などの知見により，複製部位でDNAがふたまたフォークのような形態を示すことから，複製部位を複製フォークと呼ぶ．また複製を行う酵素や補助因子，DNAなどの1つの集合体を複製マシナリmachineryと呼ぶ．真核細胞では複製は同時に多数の部位から開始し進行していく．複製マシナリを構成するものは複製イニシエーター(複製起点認識タンパク質)，DNAヘリカーゼ，一本鎖DNA結合タンパク質，DNAポリメラーゼ，DNAトポイソメラーゼなどがある．DNAヘリカーゼはDNA巻き戻しタンパク質，DNAアンワインディング酵素とも呼ばれ，二本鎖DNAを巻き戻して一本鎖DNAにする酵素．DNAポリメラーゼは鋳型DNAの塩基配列に従ってDNA鎖の重合(伸長)を行う酵素．大腸菌ではDNAポリメラーゼⅠ，Ⅱ，Ⅲが知られているが，DNAフォークでDNA鎖の伸長を行うのはDNAポリメラーゼⅢホロ酵素．真核細胞では主要なDNAポリメラーゼとしてα，β，γ，δ，εが知られているが，α，δおよびεが複製フォークでDNA伸長を行っていると考えられている．近年，DNA複製に関して非常に多くの知見が集積されてきたが，DNAが二重鎖構造をとること，分子数が巨大なこと，核内に複雑にパッキングされていることなどから，さまざまな問題が未解決のまま残っている．[589]

DNA合成期　**DNA synthetic period**⇨同S期→110

DNA合成阻害薬　**DNA synthesis inhibitor，inhibitor of DNA synthesis**　DNAの合成を阻害する物質．DNA複製阻害薬としては，DNAポリメラーゼを直接阻害するもの，複製にかかわる他の酵素を阻害するもの，DNA二本鎖に強く結合して複製を阻害するものなどがある．DNAポリメラーゼに特異的な阻害薬はDNAポリメラーゼの同定，活性の測定などに使用される．また細胞に作用させるとDNA合成期(S期)での細胞周期の停止をもたらすことから細胞周期の解析にも用いられる．DNAポリメラーゼαの特異的阻害薬としてアフィディコリン，またDNAポリメラーゼβやγの阻害薬として2′，3′-ジデオキシTTPが知られている．[589]

●代表的なDNA合成阻害薬と作用

阻害薬	作用
アラビノヌクレオシド	細胞内で5′-三リン酸化され，DNAポリメラーゼ反応．
2′，3′-ジデオキシヌクレオチド三リン酸(ddNTP)	大腸菌DNAポリメラーゼⅠを阻害(鎖終結法への利用)．
アフィディコリン	dCTPやdTTPと拮抗してDNAポリメラーゼαを阻害．
ノボビオシン，ナリジキシン酸	大腸菌トポイソメラーゼⅡを阻害．
ドキソルビシン，ダウノマイシン(抗癌剤)	DNAの塩基対間にはまり込む(インターカレーション)．DNAやRNA合成を阻害．

DNA修復　**DNA repair**　［**遺伝子修復**］　生物はさまざまな要因によりDNAに損傷を受けるが，それに対する修復機構のこと．生物はこの修復機構を有するために生命を正常に維持することができる．DNA複製時の不正塩基導入に対しては，修復DNAポリメラーゼによる校正機能が働く．塩基の脱アミノやアルキル化剤による修飾によって生じた異常塩基に対してはDNAグリコシラーゼによる塩基除去(AP部位の生成)，APエンドヌクレアーゼによる一本鎖切断を受け，その後ホスホジエステラーゼ，修復DNAポリメラーゼ，DNAリガーゼが働き修復される．紫外線によるピリミジン二量体の形成に対しては紫外線エンドヌクレアーゼによる切断，エキソヌクレアーゼによる損傷部位の除去を受け，その後修飾ポリメラーゼ，DNAリガーゼが働き修復される．色素性乾皮症は，このメカニズムが欠損しているため，紫外線により腫瘍が発生しやすい．[1257] ⇨参DNA損傷→42，色素性乾皮症→1239

DNA損傷　**DNA damage，DNA lesion**　DNA分子に物理的・化学的変化が生じること．これにより遺伝子発現や機能の変化・欠損が起こる場合が多い．この物理的・化学的損傷には，DNA複製時のミスによる不正塩基の導入，X線照射によるDNA鎖の切断，塩基の自然分解による脱アミノ，アルキル化剤などの化学物質による塩基修飾，紫外線によるピリミジン二量体の形成などがある．これらのDNA損傷に対して生物は巧妙な損傷除去，修復機構を有している．[1257] ⇨参DNA修復→42

DNA脱メチル化⇨同脱メチル反応→1919

DNAヌクレオチジルトランスフェラーゼ　⇨同DNAポリメラーゼ→43

DNAの変性　**DNA denaturation**　二重らせん構造をとっているDNAが，温度，アルカリ，イオン強度などの変化によって解離して一本鎖になること．DNAは変性すると波長260 nmの紫外線に対する吸光度が上昇．例えばDNAの熱変性の場合，DNA溶液の吸光度の急激な上昇変化の中点の温度を融解温度(Tm)といい，DNAのグアニン-シトシン含量が多いほど融解温度は高いことが知られている．種々の条件下によるDNAの変性は，アニーリングによって一部がもとに戻ることを利用したりして，遺伝子操作上頻用される技術である．[305] ⇨参遺伝子工学→259

DNAフィンガープリント　**DNA fingerprint**　染色体の多数の座位に存在する類似の反復配列〔ミニサテライト，可変性直列型反復配列数variable number of tandem repeat(VNTR)〕をサザンブロット法Southern blottingでバンドの検出を行うと，指紋のように個人特有のいろいろなバンドパターンが得られることから命名された．1985年イギリスのジェフリーズAlec Jeffreysらは，ヒトミオグロビン遺伝子の第1イントロンの中に33塩基対を1単位とする4回繰り返しの縦列反復配列を見いだし，プローブを作製した．制限酵素Hinf 1で切断したゲノムDNAを電気泳動後，メンブレンに転写し，プローブでクロスハイブリダイズすることによって20-30本ほどのバンドが検出される．親子では一致するバンドが50%以上で，非血縁者間では5-10%である．多くのDNAが必要であり，検査時間も長く，劣化試料での判定が不可能であることから鑑識科学検査法としては導入されていない．[1271] ⇨参

DNA 鑑定→41

DNA 複製 DNA replication⇨同複製→2543

DNA プローブ DNA probe プローブとは探針のこと．DNA プローブは，DNA やRNA など核酸をゲル電気泳動したあとにサザンブロッティングやノーザンブロッティングで特定の配列の核酸を検出したり，cDNA やゲノムのクローニングを行う際にコロニーハイブリダイゼーションやプラークハイブリダイゼーションで対象を特定するために用いる．DNA プローブには二本鎖の DNA 断片，PCR 産物や一本鎖のオリゴヌクレオチドも含まれる．[305] ⇨参ハイブリダイゼーション→2351

DNA 分解酵素⇨同デオキシリボヌクレアーゼ→2058

DNA ヘリカーゼ⇨参DNA 合成→41

DNA ポリメラーゼ DNA polymerase ［DNA ヌクレオチジルトランスフェラーゼ］ DNA を鋳型として DNA を合成する酵素の総称．RNA を鋳型とする RNA 依存性 DNA ポリメラーゼ(逆転写酵素)と区別するため，DNA 依存性 DNA ポリメラーゼともいう．DNA の複製や修復を行っている．4 種のデオキシリボヌクレオシド三リン酸を基質とし，鋳型 DNA の塩基配列に従って DNA 合成を触媒する．複数の種類が存在する．[1479] ⇨参DNA 合成→41

DNA リガーゼ DNA ligase ［ポリヌクレオチドリガーゼ，DNA 連結酵素］ DNA 鎖の 3′-OH 基と 5′-リン酸基をホスホジエステル結合で結合する活性をもつ酵素のこと．DNA リガーゼの生理的役割は不連続複製において形成される岡崎フラグメントの結合，あるいは損傷を受けた DNA の修復過程に関与していると考えられている．*in vitro* での組換え分子の生成に利用される．[402] ⇨参リガーゼ→2919

DNA 連結酵素⇨同DNA リガーゼ→43

DNCB 感作試験 dinitrochlorobenzene test；DNCB test, DNCB sensitization test DNCB(ジニトロクロロベンゼン)というハプテンを皮膚に塗布することにより誘導する遅延型過敏反応テスト．患者の T 細胞機能測定のために行われる．DNCB が経皮的に侵入して所属リンパ節で T 細胞を感作すると，DNCB に特異的なエフェクター T 細胞が生成され，その細胞が DNCB を塗布した皮膚にめぐり会った際に，クームス・ジェル Coombs-Gell 分類でいうⅣ型アレルギー反応，すなわち細胞性免疫反応を引き起こす．局所皮膚ではこれにより紅斑，腫脹などがみられ，48 時間をピークとして反応が起こるため，分単位で起こる即時型アレルギーに対して遅延型アレルギー反応といわれる．[1439] ⇨参Ⅳ型アレルギー〔反応〕→11

DNP 2,4-dinitrophenyl ［2,4-ジニトロフェニル］ ハプテンの一種．ハプテンはそれ単独では抗原性をもたないが，タンパク質に結合して抗原性を示すようになり，抗体産生を誘導する．すなわち，キャリアタンパク質に結合することにより，B 細胞エピトープ(B 細胞が認識する抗原決定基)として機能する．[1439] ⇨参ハプテン→2392

DNR do not resuscitate 終末期または救命の可能性がない患者が，将来，心肺停止状態(CPA)に陥った際に，救命のためのあらゆる心肺蘇生術などの医学的処置(CPR)を受けないことについて明確に意思表示すること，あるいはその意思そのもののこと．DNR は自己決定に基づくことが基本であるが，患者本人が意思表示できない場合には，代諾者が DNR を与えることもある．また，患者(または代諾者)の DNR に基づいて，医師が心肺蘇生術などの処置を行わない旨を，カルテなどに記載もしくは他の医療従事者に指示することを DNR 指示という．現在のところ，DNR の手順などに関する明確なガイドラインはない．DNR の意味をより明確に表すために DNAR ということもある．[1358] ⇨参心肺蘇生法→1596，DNAR→41

DOA dead on arrival⇨同死亡来院→1342

DOC deoxycorticosterone⇨同デオキシコルチコステロン→2057

DOCA(ドーカ)**食塩高血圧** DOCA(deoxycorticosterone acetate) salt hypertension DOCA(酢酸デオキシコルチコステロン deoxycorticosterone acetate)投与および 1% 食塩水を加えた飲料水で短期間に発症する高血圧．DOCA 食塩高血圧ラットはミネラルコルチコイド過剰や原発性アルドステロン症の実験モデルとして利用されている．[104] ⇨参低レニン性高血圧症→2056

dog's ear sign ［犬の耳徴候］ 腹部単純 X 線写真上，膀胱部の外側上方に両側性にみられるイヌの耳状の陰影．腹水の特徴的所見．[286]

DOS Disk Operating System；DOS ［ドス］ 1980 年代に使用されていたパソコン用の基本ソフト(OS)．その後，Windows へと移行していった．DOS の一種である MS-DOS が広く普及したため，単に DOS と呼ぶ場合には，MS-DOS を指す場合が多い．[1341] ⇨参MS-DOS(エムエスドス)→84，ウィンドウズ→316

DPC Diagnosis Procedure Combination ［診断群分類別包括評価］ 医療の質の保証と効率化の両立という難しい課題に応えるための医療サービスの臨床的側面とコスト的側面の両方を測る単位で，平成 15(2003)年度から特定機能病院などで開始．「どのような傷病に対してどのような医療行為を行ったのか」を診断名と医療行為の組み合わせによって患者を分類する．また，行われた医療行為の均質性という点に着目して，分類された患者群ごとに標準的な支払額を設定する方法が包括支払い方式である．DPC の構造は 14 桁の数値から構成され，「主要診断群」，国際疾病分類第 10 版(ICD-10)に基づく「分類コード」「入院種別」「年齢，体重，JCS 条件」「手術等サブ分類」「手術・処置等 1」「手術・処置等 2」「副傷病名」「重症度等」の 9 つの項目から構成されている．例えば，「胃の悪性腫瘍，胃切除術，手術・処置などなし」は 060020 xx 0100 xx と分類される．最初の 2 桁の 06 は「主要診断群」が消化器系であること，次の 4 桁の 0020 は傷病が胃の悪性腫瘍であること，次の xx はそれぞれ「入院種別」「年齢・体重・JCS 条件」であるが分類決定上は考慮されないこと，次の 01 は「手術等サブ分類」が胃切除術・悪性腫瘍手術などであること，次の 00 は「手術・処置等 1」「手術・処置等 2」がともに行われていないこと，最後の xx はそれぞれ「副傷病名」「重症度等」であるが分類決定上は考慮されないことを示している．平成 20(2008)年度の改定により総分類数は 2,451 であるが，包括支払いの対象はそのうちの 1,572 分類のみである．また，包括支払いは入院基本料や薬剤・医療材料などのホスピタルフィー的要素を対象とした1日当たりは定額であり，手術・麻酔料などのドクターフィー的要素は医科点数表に基づく出来高払いとなっている．[1378]

DPMP®⇨同プロパホス→2600

DPP-4 阻害薬 **dipeptidyl peptidase-4 inhibitor** 2型糖尿病治療薬で，従来の薬剤とは異なる新しい作用機序をもつ．DPP-4は，インスリン分泌を促進するホルモンGLP-1(グルカゴン様ペプチド-1)を分解する酵素である．DPP-4阻害薬はGLP-1の分解を遅延させることにより，インスリンの分泌を強め，血糖コントロールを容易にすると考えられる．低血糖を生じにくい，膵β細胞の保護作用を有する，体重を増加させないなどの点が注目され，また経口投与が可能という利点をもつ．わが国では2009年にシタグリプチンリン酸塩水和物が初めて承認された．⇨参GLP-1→53

DPT ワクチン **diphtheria-pertussis-tetanus vaccine；DPT vaccine, diphtheria-tetanus-pertussis combined vaccine；DTP vaccine** ［**ジフテリア・百日咳・破傷風予防接種，ジフテリア・百日咳・破傷風混合ワクチン**］ ジフテリア，破傷風トキソイドと百日咳不活化ワクチンの3種を混合したワクチン．勧奨接種とされているワクチンで，生後3か月から接種でき，I期3回接種後，原則として1年から1年半後にI期追加接種を行い，さらに11-12歳でジフテリア・破傷風混合(DT)ワクチンの追加接種を行う．抗体産生も良好であり，ワクチン接種率の上昇に伴いジフテリア，百日咳，破傷風の報告例は激減している．[1113] ⇨参三種混合ワクチン→1206

D-P 皮弁⇨同胸三角筋部皮弁→756

DRG **diagnosis-related group** ［**診断別関連群**］ diagnosis-related groupの略．国際疾病・傷害および死因統計分類(ICD)で1万以上ある診断名をマンパワー，医薬品，医療材料などの医療資源の必要度から，統計学的に意味のある500程度の病名グループに整理し，分類する方法．1980年代にアメリカのエール大学で考案され，メディケア(高齢者向け公的医療制度)において，DRG/PPS(prospective payment system)という診断群に対する事前の包括払い制度に用いられたのが始まり．その後，ヨーロッパでも改定され導入されている．DRGは，医療資源消費の同質性からの診断分類であり，必ずしも系統的な病理学的診断とは対応していない．なお，DRGは分類方法であって，包括払いを意味しない．[85] ⇨参DRG/PPS制度→44

DRG/PPS 制度 **diagnosis related group/prospective payment system；DRG/PPS** DRG(診断群分類)とは，臨床的同質性ならびに人的資源(マンパワー)，物的資源(医療材料，薬剤など)といった医療資源消費量の同質性の観点から，患者を500程度のグループに分類したもの．PPS(定額支払方式)とは，実際にかかったコストにかかわらず，診断名や処置に対してあらかじめ定められた金額が支払われる方式．DRG/PPSは，このDRGとPPSを併せたもので，DRGに基づいて分類されたグループごとに，一入院当たりの定額支払い額を設定した制度である．DRG/PPSは1983年にアメリカのメディケアのパートAにおいて導入されたのが始まりである．カナダ，ドイツ，韓国，オーストラリアなどでもこの制度が導入されている．[607]

DSA **digital subtraction angiography**⇨同デジタルサブトラクションアンギオグラフィー→2063

DSM **Diagnostic and Statistical Manual of Mental Disorders**⇨同精神疾患の診断・統計マニュアル→1680

DSM-Ⅳ **diagnostic and statistical manual of mental disorders 4 th version**⇨参精神疾患の診断・統計マニュアル→1680

Duffy システム⇨同FY〔式〕血液型→51

DU-PAN-2⇨同デュパン-2→2071

DV **domestic violence**⇨同ドメスティックバイオレンス→2159

DVD⇨参CD-ROM→34

DV 防止法 **Domestic Violence Prevention Act**⇨同配偶者からの暴力の防止及び被害者の保護に関する法律→2334

DXR **doxorubicin hydrochloride**⇨同ドキソルビシン塩酸塩→2139

D 因子 **factor D；D** ［**C3プロアクチベータ**］ 補体complement成分の一種で，C3，B因子とともに補体活性化の代替経路を形成する．C3bに結合したB因子をBaとBbに切断するセリンプロテアーゼで，C3転換酵素であるC3bBb複合体を生成する．[495] ⇨参補体→2704，代替経路《補体活性化の》→1882

D 型肝炎 **hepatitis D** ウイルス性肝炎の一種で，発見当初は「デルタ型肝炎」と呼ばれた．起因ウイルスはD型肝炎ウイルスhepatitis D virus(HDV)で，感染様式は血行性．HDVは欠陥ウイルスであり，B型肝炎ウイルス(HBV)が同一細胞内に同時存在していなければ自己複製しえない．したがって，D型肝炎は常にB型肝炎でもある(同時感染co-infectionあるいは重複感染super-infectionの形をとる)．南米，中央アフリカ，地中海沿岸諸国などには多くみられるが(しばしば重症)，わが国ではわずかに沖縄から八重山群島にかけてみられるのみ(たいていは軽症)である．診断はHDVの内部抗原であるデルタ抗原(HDAg)に対する抗体(anti-HD)の検出による．HDワクチンは開発されていないが，HDVはHBV依存性であるから，HBワクチンがHDV感染予防にも有効である．[1413]

D 抗原 **D antigen**⇨参Rh〔式〕血液型→102

D 細胞 **D cell** 膵臓の膵島(ランゲルハンスLangerhans島)に含まれ，内分泌細胞としては重要な細胞．D(δ)細胞はソマトスタチンを産生する．ランゲルハンス島には，その他グルカゴンを産生するA細胞，インスリンを産生するB(β)細胞や膵ポリペプチドpancreatic polypeptideを産生するPP細胞がある．[334]

D 細胞腫 **D cell tumor**⇨同ソマトスタチン産生腫瘍→1849

D ダイマー **D-dimer；DD, D-D dimer** 血液凝固反応で血栓が形成されたのち，タンパク質分解酵素のプラスミンによって溶解されてできる産物の1つ．血栓の形成過程ではフィブリン分子どうしが結合し，さらに活性化第XIII因子の作用を受けて安定化フィブリンとなる．このフィブリン塊が溶解される際には，高分子の断片，2つのD領域と1つのE領域が結合した断片，さらに分解された低分子断片など，さまざまな形の断片になって血中に溶出してくる．このうち，D領域2分子が結合したDダイマーは，フィブリンが架橋形成したのちにプラスミンが作用する二次線溶を反映する．一方，フィブリン分解産物(FDP)はフィブリンが溶解する二次線溶だけでなく，フィブリノゲンが溶解する一次線溶をも反映する．このため D ダイマーの検査は，二次線溶の亢進がある播種性血管内凝固症候群(DIC)，血栓症などで高値となり，診断に有用である．[1125] ⇨参フィブリン分解産物→2515

D フルクトース D-fructose⇨同レブロース→2982

D-マンニトール D-mannitol 浸透圧利尿薬．六炭糖で，消化管からは吸収されず糸球体で濾過されるが，尿細管で水分とナトリウムの再吸収を阻害し，利尿効果を示すので有害老廃物や毒物の排泄促進に用いられる．また脳圧や眼圧亢進に対し，頭蓋内圧や眼内圧の減圧目的で用いられる．点滴静注により投与されるが，急性頭蓋内血腫の患者には禁忌である．[1503] 商マンニゲン，マンニットール

E

E_1　estrone⇨同エストロン→360

E_2　estradiol⇨同エストラジオール→357

E_3　estriol⇨同エストリオール→358

EA　angina of effort⇨同労作性狭心症→2988

EACC　external auditory canal cholesteatoma⇨同外耳道真珠腫→436

EBHC　evidence based health care⇨同EBHP→46

EBHP　**evidence based health policy**　［EBHC］　EBMの原理や方法を適用して，科学的根拠(エビデンス)に基づいた健康政策を企画，実施，評価すること．EBMと同様に，エビデンスを「つくる(科学的研究の実施)」「伝える(情報の収集と批判的吟味)」「使う(政策への適用)」のプロセスで実践されるが，「つくる」場面では，RCT(無作為化比較試験)などの科学的研究の実施が困難であること，「伝える」場面では，科学的根拠に関する情報が不足していること，「使う」場面では，前例と慣習，政治家や利害関係者の意見が政策決定に強く影響することなど，困難な点も多い．しかし効率的で質の高い保健医療サービスを提供し，住民への説明責任を果たすためにも推進は不可欠．なお類義語として，個々の患者の治療やケアを対象とするEBMを発展させ，人口集団への保健医療サービスを対象とするEBHC (evidence based health care) がある．[916]　⇨参EBM→46，EBN→46

EBM　**evidence based medicine**　［**エビデンスに基づく医療，根拠に基づく医療**］　臨床データのユーザーである臨床医が個々の患者の臨床判断において，根拠となる情報を効率的に見いだし，情報の質を考慮したうえで臨床現場に適用するための行動指針．EBM推進のリーダー的存在であるサケット David L. Sackett (1934生)らは「個々の患者の医学判断の場において現時点で最良の根拠を，良心的，明示的そして妥当性のある用い方をすること」とした．EBMにおいては，臨床上の疑問の定式化，情報収集，収集した情報の批判的吟味，情報の患者への適用，これらのプロセスの評価という5つのステップがとられ，この目的に合致するためのテーマ選定，文献レビュー，評価の一連のプロセスは系統的レビュー systematic review と呼ばれる．[663]

EBN　**evidence based nursing**　これまでの経験や直感を頼りに行ってきた看護ケアを科学的にランダム化や比較試験などを行って検証し，根拠を明らかにすること．定訳はなくエビデンスベースト・ナーシングあるいはイービーエヌと英語読みがそのまま使われている．evidenceとは「証拠」あるいは「根拠」で，直訳すると「根拠に基づいた看護」．医学におけるEBM (evidence based medicine) に対応した言葉．[415]　⇨参EBM→46

EBV⇨参エプスタイン・バーウイルス肝炎→366

EBウイルス⇨参エプスタイン・バーウイルス肝炎→366

EBウイルス関連マーカー　**Epstein-Barr virus related markers；EBV markers**　［**エプスタイン・バーウイルス関連マーカー**］　エプスタイン・バーウイルス Epstein-Barr virus(EBウイルス)関連疾患としては，伝染性単核症，上咽頭癌，バーキット Burkitt リンパ腫などがある．これらの診断には，IgM，IgG，IgA各クラスの抗EBウイルス(EBV)特異抗体を検出する．抗EA(早期抗原 early antigen)抗体，抗EBNA抗体(EBVの核内抗原に対する抗体)，抗カプシド抗原 capsid antigen (VCA) 抗体などが測定される．ほとんどの成人は幼児期に本ウイルスに不顕性感染しているので，新規感染の判断には対応抗原の種類，抗体クラス，抗体価を勘案し，ペア血清による有意な抗体価の上昇をも確認する必要がある．最近ではDNAプローブ法によるEBウイルス検出法も実用化している．ポール・バンネル Paul-Bunnell 抗体は特に伝染性単核症の診断に用いられる．本抗体は異好抗体であり，伝染性単核症患者の血中に生じたヒツジ赤血球凝集素を検出するものであるが，わが国の患者での陽性率は低いといわれている．[1045]

ECC　extracorporeal circulation⇨同体外循環→1862

ECF　extracellular fluid⇨同細胞外液→1170

ECFMG　**Educational Commission for Foreign Medical Graduates**　［**外国人医師卒後教育委員会**］　アメリカ以外の国の医学部卒業生が，アメリカで教育や研修を受けるための資格認証プログラムを提供しているアメリカの非営利団体(1956年設立)．アメリカで臨床を行う資格の証明書であるECFMG Certificateを取得するためには，日本の大学医学部卒業と医師免許に加え，アメリカ医師資格試験 United States Medical Licensing Examination (USMLE) の Step 1 (基礎医学)，Step 2 (臨床医学)，および CSA (臨床技能評価) の試験に合格する必要がある．また，英語能力試験としてが用いられる．手続きの詳細については，http://www.ecfmg.org/を参照．[1400]

ECG　electrocardiogram⇨同心電図→1589

EC-ICバイパス術⇨同頭蓋外・頭蓋内血管吻合術→2095

ECMO　extracorporeal membrane oxygenator⇨同膜型人工肺→2729

ECT　emission computed tomography⇨同エミッションコンピュータ断層撮影法→367

ECT　electroconvulsive therapy⇨同電気痙攣療法→2078

EC番号　EC number⇨同酵素番号→1030

ED　**effective dose**　有効量 effective dose の略．①期待される効果を示す薬剤用量．ED_{50}のように数字が付された場合，対象の実験動物でそのパーセンテージ(ED_{50}では50%)の効果を示す濃度または用量のこと．②放射線防護における実効線量．シーベルト(Sv)が単位．組織や臓器など人体のすべての等価線量を，放射線の組織への効果で重さの度合を測り，合計した線量をいう．[1594]　⇨参有効量→2851

ED_{50}　**50% effective dose**　50%有効量 median effective dose の略．薬剤用量などで，対象としているグループ個体の50%にその効果が現れる量．[1594]　⇨参ED→46，

50% 有効量→10

EDC expected date of confinement⇨同分娩予定日→2611

EDH epidural hematoma⇨同硬膜外血腫→1058

EDP end-diastolic pressure⇨同心室拡張終期圧→1548

EDTA ethylenediaminetetraacetic acid⇨同エチレンジアミン四酢酸→363

EDV end-diastolic volume⇨同心室拡張終期容積→1548

EF ejection fraction⇨同駆出率→815

E-F 勾配⇨同拡張期弁後退速度→486

EIA external iliac artery⇨同外腸骨動脈→445

EIA environmental impact assessment⇨同環境影響評価→579

EIA enzyme immunoassay⇨同酵素免疫測定法→1030

ELBW extremely low birth weight⇨同超低出生体重→2016

ELISA enzyme-linked immunosorbent assay ［**固相酵素免疫測定法，エライザ，エリサ**］ 高感度の酵素をマーカーとして抗原抗体反応を検出する酵素免疫測定法 enzyme immunoassay(EIA)のうち，固相化された(固体に結合して不溶化した)抗原や抗体を用いる方法．まず，マイクロタイターウェルなどの表面に固相化された抗原あるいは抗体に，被検溶液中の目的物質を結合させる．その後ペルオキシダーゼなどの酵素で標識された抗体または抗原，さらに発色基質を加えることにより発色させ，その吸光度の測定によりそれぞれ抗原あるいは抗体の量を測定する．放射性同位元素の標識に代わり，安全かつ短時間に多量の検体を処理できるため現在最も広く応用されている．近年，ウシ海綿状脳症(BSE)診断に用いる初期検査として有名となった．[388] ⇨参酵素免疫測定法→1030

EMB 寒天培地 eosin methylene blue agar〔medium〕; EMB agar〔medium〕 ［**エオジンメチレンブルー寒天培地**］ 腸内細菌科の細菌を鑑別するための培地．特に食品中の大腸菌群の検査に使用．この培地上に大腸菌群が発育すると，培地中の乳糖を発酵して種々の酸を産生(混合酸発酵)する．そのため集落周囲の pH を低下させ，エオジン・メチレンブルーの複合体が沈着して金属光沢または暗紫赤色の定型的な集落が観察される．[324]

EMF endomyocardial fibrosis⇨同心内膜心筋線維症→1593

EMG electromyogram⇨同筋電図検査→801

EMR endoscopic mucosal resection⇨同内視鏡的粘膜切除術→2182

ENAP excisional new attachment procedure⇨同新付着手術→1600

ENG electronystagmography⇨同電気眼振検査→2078

EOA 咽頭カフタイプ⇨同WB チューブ→121

EOG 滅菌器⇨同エチレンオキサイドガス滅菌器→362

EOM extrinsic ocular muscle⇨同外眼筋→428

EPG《寄生虫の》 eggs per gram eggs per gram の略．糞便 1 g 中に含まれる寄生虫の虫卵数のこと．[288]

EPNL effective perceived noise level ［**実効感覚騒音レベル**］ 実効感覚騒音レベルの略．航空機騒音測定のために考案され，航空機種の違いによる騒音の特異音や継続時間の違いによるうるささなどの一過性の騒音に対する評価尺度である．純音補正知覚騒音レベル TPNL(tone corrected perceived noise level)から算出される．[230]

EPR システム equipotential patient reference system ［**等電位化接地システム**］ 医療機器などから生じる電位差による患者への電気的ショックを防止するためのシステム．等電位化接地システムともいう．患者の身体に直接的，間接的に接触する可能性のあるあらゆる機器，電気導体を太いケーブルで結合して等電位とし，さらに通常はアース母線に接地する．機器の故障などにより多少の電流が漏洩しても，人体組織の最小抵抗を 1 kΩ としたとき，患者の身体には，ミクロショック対策の許容値 10 μA をオーバーする電流は流れないとする．[1594]

EPSP excitatory postsynaptic potential⇨同興奮性シナプス後電位→1056

ep 癌⇨同上皮内腺癌→1457

EP 試験 estrogen-progestogen〔challenge〕test；EP test⇨同エストロゲン-プロゲストーゲン試験→359

EP ホルモン EP hormone エストロゲン薬(E)とプロゲステロン薬(P)を含むホルモン剤．経口剤と注射剤がある．月経不順，黄体機能不全，月経調節などに用いる．[1078]

EQ emotional quotient ［**情動指数**］ アメリカにおいて 1990 年頃から使われ始めた言葉．「社会生活に必要な知性の部分集合で，自分あるいは他者の気持ちや感情を観察・識別し，その情報を使って自分の思考や行動を決定する能力」とされる．わが国では，アメリカの心理学者ゴールマン Daniel Goleman の『“Emotional Intelligence”邦題「EQ ―こころの知能指数」』を通じて広まり，教育やビジネスの世界で関心をもたれている．知能指数(IQ)とは質の異なる感情面の能力であり，「自分のほんとうの気持ちを自覚し尊重し，心から納得できる決断を下す能力．衝動を自制し，不安や怒りのようなストレスのもとになる感情を制御する能力．目標の追求に挫折したときでも楽観を捨てず，自分自身を励ます能力．他人の気持ちを感じとる共感能力．集団の中で調和を保ち，協力し合う社会的能力」を指す．良好な社会適応能力を示す聡明さと理解される．[1508]

ER emergency room ［**救急治療室，救急室**］ ①もとは北米型の救急診療の呼称であったが，その診療システムがわが国で注目され ER 型救急システムとして一般化した．専属の ER 医師による診断，初期治療，アドバンストトリアージ(診療方針の決定)がその中核となる．②本来の意味の診療スペース(救急室)の意味でも用いられる．[938]

ERC endoscopic retrograde cholangiography ［**内視鏡的逆行性胆道造影**］ 内視鏡的にカニューレを挿入して，逆行性に胆道の造影を行う検査法．ERCP で胆道造影を主目的とする場合の略称．[264] ⇨参ERCP→47

ERCP endoscopic retrograde cholangiopancreatography ［**内視鏡的逆行性胆管造影，逆行性胆道膵管造影**］ 膵疾患，胆道系疾患の重要な検査法．内視鏡観察下に細いカニューレをファーター Vater 乳頭の開口部より挿入し，造影剤を逆行性に注入して膵管または胆管を造影する．原因不明の黄疸，膵，肝，胆道の悪性腫瘍，慢性膵炎などが主な適応．胆管胆石に対する乳頭部切開や，悪性狭窄に対するカテーテル，ステント留置など治療にも応用される．急性胆管炎，膵炎などを合併することがあるので，検査後の観察に留意する．[264] ⇨ 参内視鏡的逆行性胆管膵管造影法→2180

ERCP 後膵炎 endoscopic retrograde cholangiopancreatography induced pancreatitis；ERCP-induced pancreatitis 内視鏡的逆行性胆膵管造影（ERCP）後に続発する膵炎．注意すべき合併症の1つ．上腹部・背部痛を訴え，検査では血清アルカリホスファターゼ，アミラーゼ，リパーゼ値が上昇．治療は保存的に行う．発生予防のためには，造影剤を必要以上に注入しないよう注意し，術後に抗トリプシン薬と抗生物質を投与する．[279]

ERG electroretinogram⇨同網膜電図→2822

ERP endoscopic retrograde pancreatography ［**内視鏡的逆行性膵管造影**］ 内視鏡的にカニューレを挿入して，逆行性に膵管を造影する検査法．ERCP で膵管造影を主目的とする場合の略称．[264] ⇨参ERCP→47

ERV expiratory reserve volume⇨同予備呼気量→2885

ESD endoscopic submucosal dissection⇨同内視鏡的粘膜下層剝離術→2182

ESR erythrocyte sedimentation rate⇨同赤血球沈降速度→1732

ESWL extracorporeal shock wave lithotripsy⇨同体外衝撃波結石破砕術→1862

E-S カプリング E-S coupling⇨同興奮分泌連関→1056

ES 細胞 embryonic stem cell；ES cell ［**胚性幹細胞**］ 受精卵を培養し，胚盤胞内部細胞塊の細胞を取り出して株化したのがES細胞である．マウスでは遺伝子ターゲッティングなどで盛んに用いられてきたが，ヒトES細胞は1998年に樹立された．この細胞はほぼ無限の自己複製能をもち，神経細胞，心筋細胞，膵島細胞，肝細胞，各種血液細胞などさまざまな細胞に *in vitro* で分化可能であることから，幅広い再生医療への応用が期待されている．アメリカでは，すでにヒトES細胞を用いた脊髄損傷の患者を対象とする臨床治験が計画されている．[1094]

ET ejection time⇨同駆出時間《心臓の》→815

ET enterostomal therapist⇨同ストーマ療法士→1647

ET esotropia⇨同内斜視→2183

E-W 核 Edinger-Westphal nucleus⇨同エディンガー・ウェストファール核→363

extrapleural sign ［**胸膜外徴候**］ 胸部X線上，肺の辺縁から肺内に突出した像が明瞭にみられ，両端は胸壁に沿って裾野状にみえる．病変部が肺の外にあることを示す所見で，縦隔や胸壁に接して肺外で発生した腫瘤でみられる．[286]

E 型肝炎 hepatitis E RNA ウイルスの一種であるE型肝炎ウイルス hepatitis E virus（HEV）による肝炎．A型肝炎と同じく経口感染する．慢性化しないこともA型肝炎と同様であるが，大きく違うのは人畜共通感染症 zoonosis であるという点．ヒト以外にブタ，イノシシ，シカ，ウマ，マングース，ラットからHEVが検出されている．従来は，インドなどへの旅行者がもち帰る輸入感染症とみなされていたが，国内感染例も多数報告されている．レバ刺しなどを食べたあとに発症した例もある．[1413]

E メール E-mail⇨同電子メール→2083

F

F　fluorine⇨同フッ素→2561

f　femto ［フェムト］ 国際単位系(SI)で，単位の前につけて，1/1,000 兆，すなわち 10^{-15} を表す接頭語．例えば，フェムト秒(fs)は 10^{-15} 秒．[1360]

F_1 ハイブリッド病　F_1 hybrid disease ［交雑第一代病］ 移植片対宿主反応(GVHR)の一例．F_1 とは作物の品種に関する用語で，一代雑種を意味する交配種のこと．F_1 ハイブリッド病とは片親の免疫担当細胞を F_1 に注射した結果生じる反応．F_1 は両親の組織適合抗原に対して寛容であるため，両親の細胞を拒絶できない．しかし，注射された親の細胞が F_1 のもう一方の親由来の抗原を認識して攻撃を加えることで反応を生じる．[1476]

FA　femoral artery⇨同大腿動脈→1883

Fab　fragment antigen-binding ［Fab フラグメント，抗原結合フラグメント］ 免疫グロブリン G(IgG)をタンパク質分解酵素パパインで消化することにより生じるタンパク質断片(fragment)．抗原結合性 antigen binding を示すことから，この名前がついた．H 鎖の N 末端側(可変領域と定常領域の一部)と L 鎖 1 本からなるために，抗原結合に関しては一価である．[1439] ⇨参Fc フラグメント→49

$F(ab')_2$　［$F(ab')_2$断片］ 免疫グロブリンをタンパク質分解酵素ペプシンで消化することにより生じるタンパク質断片．Fab がジスルフィド結合を介して 2 本つながっているような形なので，抗原結合部位を 2 つもち，二価である．[1439] ⇨参Fab→49

$F(ab')_2$断片⇨同$F(ab')_2$→49

Fab フラグメント　Fab fragment⇨同Fab→49

FAB 分類《急性白血病の》　French-American-British classification；FAB classification, French-American-British Co-operative group classification ［ファブ分類《急性白血病の》］ フランス，アメリカ，イギリスの白血病研究グループにより 1976 年に提唱された急性白血病の病型分類法で，広く用いられている．白血病細胞の形態と細胞化学的所見を中心に分類．その後いくつかの改訂が行われ，現在では急性リンパ性白血病(ALL)と急性骨髄性白血病(AML)に大別し，その他に骨髄異形成症候群(MDS)を分類している．さらに ALL は細胞の形態的特徴から L 1，L 2，L 3 に，AML は分化系統別と白血病細胞の成熟程度で M 0，M 1，M 2，M 3，M 4，M 5(M 5 a，M 5 b)，M 6，M 7 に細分類している．M 0，M 1，M 2，M 3 は顆粒球への分化でその成熟程度で分けられている．M 4 は顆粒球と単球系への分化，M 5 は単球系のみへの分化でその成熟程度で M 5 a，M 5 b に分ける．M 6 は顆粒球と赤芽球への分化，M 7 は巨核球への分化を示す病型である．[994]

FACS®(ファクス)　fluorescence activated cell sorter ［蛍光細胞分析分離装置］ 1970 年頃から開発，発売されたフローサイトメーター(蛍光細胞分析分離装置)の機種の 1 つで，蛍光色素で標識した細胞を蛍光強度や光の散乱によって自動的に解析または分離する装置．商品名だがフローサイトメーターあるいはフローサイトメトリーの代名詞のように用いられた．[1615] ⇨参フローサイトメトリー→2593

fallen fragment sign　［骨片落下徴候］ X 線上，溶骨性骨病変の内部に小骨片が落ち込んでみえる．溶骨性骨病変の内部が液状であることを示唆し，骨嚢胞に特徴的な所見．[286]

FAP　familial adenomatous polyposis⇨同家族性大腸ポリポーシス→515

FAST　focused assessment with sonography for trauma 外傷患者に対して超音波で腹腔内出血と心嚢液を早期に評価する方法のこと．緊急時にすばやく，救急室で，循環動態にかかわらず，安全に非侵襲的に繰り返しできる．観察部位は，ロジッキー Rozycki らが採用した 4 か所では心窩部，モリソン Morrison 窩，脾臓周囲，膀胱周囲としており，外傷初期治療のガイドライン Japan Advanced Trauma Evaluation and Care (JATEC)では，血胸を検出する両側胸腔を加えた 6 か所としている．[627] ⇨参JATEC™→71，腹腔内出血→2529，超音波検査法→2001

Fas 抗原　Fas antigen ［CD 95，ファス抗原］ 細胞表面の膜タンパク質で，細胞内に細胞死(アポトーシス)のシグナルを伝える分子．TNF 受容体ファミリーに属する分子で，三量体を形成する．CD 95 とも呼ばれる．FasL(ファスリガンド)が結合すると，Fas に構造変化が起こり，細胞内領域に存在する特定の領域を介してカスパーゼ caspase と呼ばれる細胞内酵素が活性化され，細胞内基質を切断することにより，細胞死が起こる．[1439] ⇨参キラー T 細胞→785

FAS テスト⇨同胎児音響振動刺激試験→1868

FB　fingerbreadth⇨同横指→389

FBS　fasting blood sugar⇨同空腹時血糖値→812

Fc 受容体　Fc receptor；FcR ［Fc レセプター］ 免疫グロブリンの Fc(fragment, crystallizable)部分(定常部分)を結合する細胞膜受容体．IgG に対するものは FcγR，IgE に対するものは FcεR，IgM，IgA に対するものは Fcα/μR と呼ばれる．FcγR はマクロファージなどの食細胞に発現し，これらの細胞が IgG 抗体に覆われた病原体を効率よく貪食するのをたすける．FcεR はマスト細胞などに発現して，血中の IgE を結合させ，即時型アレルギーの誘発にかかわる．[1439] ⇨参Fc フラグメント→49

Fc フラグメント　Fc fragment, Fc piece；Fc 抗体分子の H 鎖の C 末端側の約 1/2 に相当する部分．フラグメントは断片の意．タンパク質分子としての抗体(免疫グロブリン)の基本構造を大別すると，抗原との結合部分である Fab(抗原結合フラグメント antigen-binding fragment)と残りの Fc(結晶可能フラグメント crystallizable fragment)部分に分けられる．実際には植物性プロテアーゼであるパパインで抗体分子を消化することにより，両フラグメントに分けることができ，Fc フラグメントは溶解度が低く容易に結晶化されることからこう呼ばれる．Fc 上には補体(C 1 q)結合部位，胎盤結合部位，Fc 受容体結合部位などがある．抗体を用いた抗原測定系において Fc 部分が非特異的反応の原因になるときは，Fc を除去した Fab(Fab 化した抗体)が用いられる場合がある．[1045] ⇨参Fab→49

Fc レセプター Fc receptor⇨同Fc 受容体→49

FDA Food and Drug Administration⇨同アメリカ食品医薬品局→181

FDG⇨同フッ素 18 フルオロデオキシグルコース→2561

FDI(国際歯科連盟)方式《歯式表示》 FDI notation system 国際歯科連盟 Fédération Dentaire Internationale (FDI)で定めた歯式表現法．中切歯から第三大臼歯までを 1-8 の数字で表現し，右上顎では 1 を付与し，左上顎では 2，左下顎では 3，右下顎では 4 を付加して 2 桁数字で表す．さらに乳歯では，右上顎では左に 5，左上顎では 6，左下顎では 7，右下顎では 8 を付加して表す．ちなみに 12 は右上顎側切歯，36 は左下顎第一大臼歯を示す．[434] ⇨参歯式→1277

FDV first desire to void⇨同初発尿意→1494

Fe iron⇨同鉄→2065

FECG fetal electrocardiogram⇨同胎児心電図→1869

FES functional electrical stimulation⇨同機能的神経電気刺激→701

FEV forced expiratory volume⇨同努力肺活量→2168

$FEV_{1.0}$ forced expiratory volume in 1 second⇨同1 秒量→2

$FEV_{1.0}$% forced expiratory volume in 1 second percent⇨同1 秒率→2

FEVR familial exudative vitreoretinopathy⇨同家族性滲出性硝子体網膜症→514

FFA free fatty acid⇨同遊離脂肪酸→2857

FFP fresh frozen plasma⇨同新鮮凍結血漿→1576

FHC システム food with health claims system⇨同保健機能食品制度→2690

FHR fetal heart rate⇨同胎児心拍数→1869

figure of 8 sign ［雪だるま像，8 の字徴候］ 胸部 X 線上，心大血管陰影が 8 の字または雪だるまのようにみえる中央陰影．総肺静脈還流異常の特徴的所見．[286]

FIM functional independence measure⇨同機能的自立度評価法→700

F_{IO_2} fractional concentration of inspired oxygen⇨同吸気酸素濃度→716

FITC fluorescein isothiocyanate 蛍光抗体法に広く使用されている蛍光色素で，紫外線励起により黄緑色を発色する．種々の抗体をこの FITC で標識して用いることにより，高感度に目的の抗原を検出することができる．[388] ⇨参蛍光抗体法→855，フィコエリスリン→2512

FLAIR fluid attenuated inversion recovery ［フレア］ MRI の撮像法の 1 つで，水の信号を抑制してそれに接した部位の病変を見やすくした手法．ルーチンに用いられ，特に脳室周辺の病変の評価に役立つ．[8]

FL 細胞 FL cell ヒト羊膜由来の上皮細胞の性状を示す株化細胞で，インターフェロンの抗ウイルス活性の生物活性の測定に用いられるほかに，エンテロウイルス系のウイルス分離用の細胞として広く用いられている．[1113]

fMLP formyl-methionyl-leucyl-phenylalanine⇨同ホルミルメチオニルロイシルフェニルアラニン→2719

FMN flavin mononucleotide ［フラビンモノヌクレオチド，リボフラビン 5′-リン酸］ $C_{17}H_{21}N_4O_9P$，分子量 456.35．酸化還元酵素の補酵素の 1 つ．リボフラビン(ビタミン B_2)が生体内においてリボフラビンキナーゼ，FAD ピロホスホリラーゼの作用により，FMN，フラビンアデニンジヌクレオチド(FAD)へと変換される．水に溶けやすくアルコールにはわずかに溶け，非極性溶媒には溶けない黄色蛍光物質．酸化型は黄色蛍光を発し，還元型は蛍光を発しない．FMN を補欠分子族とするフラビン酵素は L-アミノ酸オキシダーゼ，NADH デヒドロゲナーゼなどがある．[639]

FNFC food with nutrient function claims⇨同栄養機能食品→347

Fontaine 分類 Fontaine classification ［フォンテーン分類］ 下肢の慢性動脈閉塞症を，症状から 1 度から 4 度に病期分類したもの．治療における指針として使用される．1 度(軽度虚血)は無症状，または下肢の冷感やしびれ，2 度(中等度虚血)は間欠性跛行，3 度(高度虚血)は安静時疼痛，4 度(重度虚血)は下肢の皮膚潰瘍や壊疽に分類される．慢性動脈閉塞症の治療は大きく分けて内科的治療と外科的治療があり，内科的治療の対象は主に 1 度と 2 度で，薬物療法と理学療法が適応となる．一方，外科的治療の対象は 3 度以上であり，血管内治療やバイパス術，下肢切断術の適応となる．この分類を提唱したフォンテーン René Fontaine はフランスの外科医(1899-1979)．[614] ⇨参閉塞性動脈硬化症→2620

FORTRAN formula translator ［フォートラン］ アルゴル ALGOL 60 とともに数式計算のために開発された最も古いプログラム言語で，高水準のコンパイラー言語．[258] ⇨参高水準言語→1021

FOSHU food for specified health uses⇨同特定保健用食品→2145

***fos* 遺伝子** *fos* gene ［フォス遺伝子］ マウスのフィンケル・ビスキス・ジェンキンス Finkel-Biskis-Jenkins (FBJ)骨肉腫ウイルスから見いだされた癌遺伝子を v-*fos* といい，その細胞由来の癌原遺伝子が c-*fos* である．遺伝子産物 c-Fos は分子量 5 万 5,000 の核タンパク質で，c-Jun タンパク質などと複合体 activator protein-1 (AP-1)を形成し，転写因子として機能する．*c-fos*，*fos-B*，*fra-1*，*fra-2* が *fos*(フォス)遺伝子ファミリーと呼ばれている．いずれも代表的な最初期応答遺伝子 immediate early gene で，細胞の血清刺激などさまざまな刺激に応答，きわめて早い時期に発現のピークを示す．[1157]

FOV field of view 広義では X 線写真の撮影範囲．CT や MRI では断層面の縦横の大きさをいい，頭部で 25 × 25 cm ほど，腹部で 35 × 30 cm となる．[8]

Fr⇨同フレンチサイズ→2592

FRC functional residual capacity⇨同機能的残気量→700

FRP functional refractory period⇨同機能的不応期→701

FSH follicle stimulating hormone⇨同卵胞刺激ホルモン→2912

FSH 産生下垂体腺腫 follicle stimulating hormone (FSH)-producing pituitary adenoma 卵胞刺激ホルモン(FSH)，あるいはその β サブユニットの腫瘍内合成が認められる下垂体腺腫．ゴナドトロピン産生下垂体腺腫としては黄体形成ホルモン(LH)産生腫瘍よりも頻度が高い．腫瘍から血中へのホルモン分泌がみられるとは限らないため，ホルモン過剰による症状を欠くことも多く，大半は増大した腫瘍による視力・視野障害が初発症状となる．治療は外科的腫瘍摘出による．[1260]

FTA-ABS テスト fluorescent treponemal antibody absorption test⇨同蛍光トレポネーマ抗体吸収試験→856

FUO fever of unknown origin⇨同不明熱→2569

FVC forced vital capacity⇨同努力肺活量→2168

FY〔式〕血液型 FY blood group system ［FY システム，Duffy システム，ダフィーシステム］ Cutbush，Mollison らによって1950年に発見された血液型(Duffy システム)．抗 Fy^a，抗 Fy^b の2種類の抗血清によって4種類の表現型 Fy(a＋b－)，Fy(a＋b＋)，Fy(a－b＋)，Fy(a－b－)に分類され，第1染色体(1q21-q22)に位置している共優性の一対の対立遺伝子 Fy^a，Fy^b によって支配されている．黒人には両抗原をもたない Fy/Fy 個体が存在し，しかもマラリアに罹患しにくいことが知られている．日本人における出現頻度は，Fy(a＋b－)(Fy^a/Fy^a)型約80%，Fy(a＋b＋)(Fy^a/Fy^b)型約19%，Fy(a－b＋)(Fy^b/Fy^b)型約1%である．まれに抗 Fy^a，抗 Fy^b 抗体に起因する新生児溶血性疾患(HDN)や溶血性輸血反応(HTR)を生じる．[473]

FY システム⇨同FY〔式〕血液型→51

F アクチン fibrous actin；Factin⇨同アクチン線維→144

F 因子 fertility factor⇨同F プラスミド→51

F 型幼虫 filariform larva⇨同フィラリア型幼虫→2515

***F* 検定** *F* test *F* 分布(*F*-distribution，連続的確率分布)を用いる検定の総称．例えば2つの正規母集団の分散に差があるかどうかの検定などに用いられる．分散分析における多群の平均の差の検定などに用いられることが多い．[980] ⇨参*F* 分布→51

F 細胞 F cell⇨同F〔膵〕島細胞→51

F〔膵〕島細胞 F islet cell ［F 細胞，PP 細胞］ 膵ポリペプチド pancreatic polypeptide を産生し，F 細胞，PP 細胞ともいう．グルカゴンを産生する α(A)細胞，インスリンを産生する β(B)細胞やソマトスタチンを産生する δ(D)細胞とともに膵臓の膵島(ランゲルハンス Langerhans 島)を形成．[334]

F 波 F wave α 運動神経線維を脊髄側に伝導した活動電位によって引き起こされる．逆行性に伝導した活動電位は運動細胞に入り，細胞の状態によっては運動細胞が発火して活動電位を出す．これによる筋電位を記録したものがF 波．1950年，マグラデリー J. W. Magladery とマクドゥーガル D. B. McDougal によりはじめて記載され，命名された誘発電位．潜時は H 波に似るが，刺激閾値は H 波が M 波よりも低いことが特徴的であるのに対し，F 波の閾値は M 波より高いことが H 波と大きく異なる特徴．F 波分析の指標には最小潜時，出現頻度，潜時変動係数(潜時の標準偏差を平均値で除した値)，振幅，持続時間(F 波の立ち上がりから基線に戻るまでの時間)，位相数などがある．臨床検査として運動神経伝導速度を測定するのと同様の手技を用い，正中神経，尺骨神経(脛骨神経，腓骨神経)に肘(膝)あるいは手関節(足関節)の近位部と遠位部の2か所で最大上刺激を与える．10回前後の F 波を記録し，最小の潜時を決定する．得られた潜時から F 波伝導速度を計算．F 波伝導速度 FWCV(m/秒)は刺激点からの M 波潜時(M)，F 波潜時(F)，および F 波伝導距離(D)，すなわち通常上肢では近位部刺激点から第7頸椎，下肢では第12胸椎棘突起の間の距離(D)から以下のように求められる．運動神経の近位部の伝導性を調べる検査として重要．F 波潜時や伝導速度の遅延，持続時間の延長，潜時のばらつきの増大は脱髄性病変でみられる．出現頻度の低下や波形の単純化は伝導ブロック，脊髄運動ニューロンの興奮性低下，運動単位数の減少などを示す．[475]

$$\mathrm{FWCV(m/秒)} = \frac{\mathrm{D\,mm} \times 2}{(\mathrm{F}-\mathrm{M}-1)\mathrm{ms}}$$

F 波 F wave⇨同心房粗動→1603

f 波 f waves ［細動波］ 心房細動時にみられる心電図波形で，のこぎりの歯のように連続した不規則で小さな振動性の波形．Ⅱ・Ⅲ・aV_F・V_1 誘導で明瞭にみられることが多い．[424] ⇨参心房細動→1602

F プラスミド fertility plasmid；F plasmid ［F 因子］ 細菌の接合 conjugation に関与するプラスミドの1つ．F プラスミド上の遺伝子により F 線毛(性線毛)がつくられ，この線毛を介して細胞同士が接着して F プラスミドの一本鎖 DNA が受容菌に伝達される．このプラスミドは通常，細菌の染色体と独立して存在．しかし，まれに染色体に組み込まれた状態になった Hfr (high frequency of recombination)と呼ばれる供与菌(ドナー細胞)となる．Hfr 供与菌では接合が起こると F プラスミドが組み込まれた染色体部分が受容菌に伝達される．[324] ⇨参接合《細菌の》→1733

***F* 分布** *F*-distribution 統計学の用語で，分散分析や平均値の差の検定などに利用される分布の1つ．x，y それぞれを自由度 m，n のカイ二乗分布に従う独立な確率変数とする．このとき，$F=(x/m)\div(y/n)$ の確率分布を *F* 分布と呼ぶ．連続的確率分布の1つの型．一般に例数の少ない標本百分率は，標本数 n によって変わる本分布に従うので，少数例における標本百分率から母百分率を推定する場合の信頼区間を算出したり，少数例の2群間の等分散の検定，平均値の差の検定などに用いられる．[1045]

G

G　gingivitis　「学校保健安全法」に基づく歯・口腔の定期健康診断において，健康診断票の「学校歯科医の所見」欄に用いられる歯周組織の状態を表す記号の１つ．定期健康診断において，歯科医師による診断と治療が必要な歯周疾患の認められる場合はＧと記入する．Ｇとは，歯肉に炎症が認められ，かつ歯石除去と歯の清掃指導が必要と思われる者で，明らかな歯周炎や歯肉の肥大を呈する増殖性歯肉炎が疑われ，歯科医師による精密検査と処置を必要とする者である．Ｇの者は，診断票の「歯肉の状態」欄にも２が記入される．検出に際しては，歯周疾患の状態を表すもう１つの歯周疾患要観察者(GO)とのふるいわけが必要となる．事後措置としては，健康診断後の保護者への通知(健康診断結果のお知らせ)により，精密検査受診の勧告あるいは治療勧告を行う．[788]　⇨参GO→54，歯肉炎→1329

G 6 PD 欠損症　G 6 PD deficiency⇨同グルコース-6-リン酸デヒドロゲナーゼ欠損症→834

GAD 抗体　glutamic acid decarboxylase antibody；GAD antibody　［グルタミン酸脱炭酸酵素抗体，抗 GAD 抗体］　１型糖尿病の診断や，発症予測に有用な自己抗体．グルタミン脱炭酸酵素(GAD)はグルタミン酸よりγアミノ酪酸(GABA)を合成する酵素で，中枢神経以外に膵β(B)細胞や甲状腺，精巣，卵管などに存在．GAD に対する抗体が，発症直後の１型糖尿病患者の血清中に多く認められることから，１型糖尿病の診断に有用とされ，特に自己免疫機序の関与を意味する指標となる．また１型糖尿病を発症する数年前より血中に出現し，１型糖尿病の予知マーカーともなる．一方，２型糖尿病の病態で発症した例でも GAD 抗体が陽性のときには，比較的早期にインスリン依存状態となる．[418]

GALK 欠損症⇨同ガラクトキナーゼ欠損症→549

gasless abdomen　［腹部無気像］　腹部Ｘ線写真上，ガス像がまったくみられない状態．絞扼性イレウスなどの消化管完全閉塞で見られる特徴的所見．[286]

GB　gigabyte⇨同ギガバイト→666

GBIA　Guthrie bacterial inhibition assay⇨同ガスリー法(検査)→505

GBM　glomerular basement membrane⇨同糸球体基底膜→1249

GBS　Guillain-Barré syndrome⇨同ギラン・バレー症候群→786

GC　gas chromatography⇨同ガスクロマトグラフィー→503

GCP　Good Clinical Practice　［医薬品の臨床試験の実施の基準］　医薬品として国から製造販売承認を取得するための臨床試験(治験)は，科学的な方法，参加する被験者の人権を最優先にして実施される．治験を行う製薬企業，医療機関，医師は「薬事法」と，これに基づいて国が定めた「医薬品の臨床試験の実施の基準に関する省令」(Good Clinical Practice；GCP)を守らなければならない．この規則は世界医師会による「ヘルシンキ宣言」を踏まえて定められ，国際的に認められているものである．治験の内容を国に届け出ること，治験審査委員会で治験の内容をあらかじめ審査すること，同意が得られた患者だけを参加させること，重大な副作用は国に報告すること，製薬企業，医療機関は治験が適正に行われていることを確認することなどが規定されている．なお，医療機器の治験の場合には，医薬品と同様の内容の規則である「医療機器の臨床試験の実施の基準に関する省令」(医療機器 GCP)が適用される．[628]

GCS　Glasgow coma scale　［グラスゴー昏睡尺度，グラスゴー・コーマ・スケール］　グラスゴー・コーマ・スケール Glasgow coma scale の略．1974 年，イギリスのグラスゴー大学のティースデイル Graham Teasdale とジェネット Bryan Jennet らによって作成された意識障害の分類法である．JCS(ジャパン・コーマ・スケール Japan come scale)が，施行者によって判定に違いが生じる可能性のある「覚醒の度合い」に重点をおいているのに対し，これを排して「開眼」4 段階，「言葉による応答」5 段階，「運動による応答」6 段階で評価し，合算するという客観的な判定方法が特徴．一方，顔面外傷で開眼できない，気管挿管で言葉による応答ができない，など判定できない項目が存在する場合には不都合が生じるのが欠点である．計算上は 4 × 5 × 6 ＝ 120 通りの結果が生じ煩雑であるが，臨床実地でみられる組み合わせは限られてくる．本来は頭部外傷の急性期に行い，その予後を予測するための手段で，慢性期の遷延性意識障害患者に使用するのは不適切である．[1622]　⇨参JCS→71，意識障害→228

●グラスゴー・コーマ・スケール(Jennett)

1. 開眼(eye opening, E)	
自発的に可	E4
呼びかけに応じて	3
痛み刺激に対して	2
なし	1
2. 発語(verbal response, V)	
オリエンテーションよし	V5
混乱	4
不適当な発語	3
発音のみ	2
なし	1
3. 最良の運動機能(motor response, M)	
命令に応じて可	M6
局所的にある	5
逃避反応として	4
異常な屈曲運動	3
伸展反射	2
なし	1

注　EVM score(反応の合計点)は 3～15 に分かれる
合計点が 3 ないし 4 は昏睡を示す

G-CSF　granulocyte colony-stimulating factor⇨同顆粒球

コロニー刺激因子→554

GC 型 GC(group specific component) type ［GCシステム］ GCはα_2グロブリン分画にあるビタミンD結合タンパク質で，等電点電気泳動法と免疫ブロット法によるバンドの検出によって6種の表現型GC1F，GC1F-1S，GC1S，GC2-1F，GC2-1S，GC2に分類される．GC2-1F，GC1F-1S，GC1Fはそれぞれ20%以上の遺伝子頻度を示す．[1271]

GC 含量 GC content DNAおよびRNAに含まれるアデニン(A)，グアニン(G)，シトシン(C)，チミン(T)〔RNAではウラシル(U)〕の4種の塩基のうち，GC対(G+C)が全体に占める割合をいう．GC含量は核酸の高次構造形成に影響し，GC含量が多いほど核酸の融解温度(Tm)は高くなる．このため，GC含量は二本鎖DNAが一本鎖へと解離する条件の目安ともなる．[800]

GC システム group specific component system⇨同GC型→53

GC 対⇨参GC含量→53

GC 培地 Gonococcus medium；GC medium 淋菌は微量の有害物質の存在で発育が著しく阻害されるので，普通の寒天培地では発育しないため使用される培地．GC培地では，デンプンを加えてこれら有害物質の成分を吸着除去できるようにし，発育素源としてヘモグロビン，酵母エキスを加えてある．またクリスタル紫の添加によって雑菌の発育が抑制される．淋菌，髄膜炎菌の分離，保存に用いられる．[304]

Ge germanium⇨同ゲルマニウム→936

GERD gastroesophageal reflux disease⇨参胃食道逆流→239

GFR glomerular filtration rate⇨同糸球体濾過値→1251

GH growth hormone⇨同成長ホルモン→1698

GHQ の看護改革 ⇨参サムス→1194，オルト→415，オールソン→401

GHRH growth hormone-releasing hormone⇨同成長ホルモン放出ホルモン→1699

GHRH 試験 growth hormone releasing hormone test；GHRH test ［**GRH負荷試験，成長ホルモン放出ホルモン(GHRH)試験**］ 下垂体機能低下症や下垂体性低身長症〔成長ホルモン(GH)分泌不全性低身長症〕の診断に用いられるGH分泌刺激試験．視床下部の成長ホルモン放出ホルモン(GHRH，GRH)を投与することにより，血中のGHの増加反応を調べる．GHRH 1-2 μg/kgを静注して，静注前，30，60，90，120，180分後に測定．健常者では30-60分にGHのピークがあり，下垂体機能低下症や下垂体性低身長症では反応が低下する．[90]

GHRH 受容体 GHRH receptor⇨同成長ホルモン放出ホルモン(GHRH)受容体→1699

GHRH 受容体異常症 ⇨同成長ホルモン放出ホルモン(GHRH)受容体異常症→1699

GHS 受容体 growth hormone secretagogue receptor；GHSR ［**成長ホルモン分泌促進因子受容体，グレリン受容体**］ 細胞膜を7回貫通する構造をもつホルモン受容体ファミリーの一員で，下垂体のほか，視床下部，大脳皮質，脳幹部などに広く分布する．グレリン受容体と同義．グレリンは胃で多量に合成され，本受容体に結合して下垂体からの成長ホルモン分泌を亢進させるが，この作用とは別に副腎皮質刺激ホルモン(ACTH)やプロラクチン分泌を刺激し，インスリン分泌や食欲に影響し，消化管ホルモン分泌，心臓血管系，さらには細胞の分裂やアポトーシスへの影響も見いだされている．最近，本受容体の異常で低身長と肥満をきたしている2症例が外国で報告されている．[1260]

GH 単独欠損症⇨同成長ホルモン単独欠損症→1699

GH 分泌抑制試験 growth hormone secretion inhibition test⇨同成長ホルモン分泌抑制試験→1699

GIF growth inhibitory factor⇨同ソマトスタチン→1848

GIFT 法 gamete intrafallopian transfer method⇨同前核期胚卵管内移植→1751

GIP gastric inhibitory polypeptide⇨同胃抑制ポリペプチド→279

GIST gastrointestinal stromal tumor⇨同胃腸間葉性腫瘍→252

GI ホルモン GI hormone⇨同消化管ホルモン→1425

GI 療法⇨同グルカゴン・インスリン療法→833

GLP Good Laboratory Practice ［**医薬品の安全性に関する非臨床試験の実施の基準，優良試験所基準**］ 医薬品の製造承認を受けるために必要な動物実験などによる安全性試験を，適切に設計されたプロトコルに従って正確に実施することを目的に定められた基準．すなわち，動物実験の質的向上を図り，データの信頼性を確保する非臨床試験のための動物実験基準．日本製薬工業協会が1980(昭和55)年に自主規制として「医薬品の安全性に関する動物試験規範」を作成し，厚生省(現厚生労働省)も1982(同57)年に「医薬品の安全性試験の実施に関する基準」を通知，1997(平成9)年には「医薬品の安全性に関する非臨床試験の実施基準」を省令として定めた．[1344]

GLP-1 glucagon-like peptide-1 ［**グルカゴン様ペプチド-1**］ 2型糖尿病治療薬で，従来の薬剤とは異なる新しい作用機序をもつ．インクレチン(インスリン分泌を促進する消化管ホルモン)の1つで，膵β細胞に働きかけてインスリン分泌を促進し，血糖を低下させると考えられる．GLP-1そのものは酵素(DPP-4)によってただちに分解されるが，DPP-4に対して安定なGLP-1誘導体のかたちで医薬品として開発され，欧米で承認・発売されている(わが国では2009年現在未承認)．低血糖を生じにくい，膵β細胞の保護作用を有する，体重を減少させるといった特徴がある．皮下注射が必要であるが，利便性の向上のために週1回投与製剤の開発も進められている．

GM_1 ガングリオシドーシス ⇨同ガングリオシドーシスI型→584

GM_2 ガングリオシドーシスII型 GM_2-gangliosidosis type 2⇨同サンドホフ病→1213

GM-CSF granulocyte-macrophage colony stimulating factor⇨同顆粒球-マクロファージコロニー刺激因子→555

GMP Good Manufacturing Practice 医薬品や食品の適正製造基準，製造管理および品質管理基準のこと．健康補助食品は安全性に加え，有効性(機能成分の含量，安定性など)が重要視される．安全性は「食品衛生法」にのっとって品質管理がなされるが，有効性を確保するには，素材成分の種類，品質，分量などを決める製品設計と製品製造の2つが重要となる．その製品製造にかかわる品質確保の方法がGood Manufacturing

Practice(GMP)である．厚生労働省の「健康食品に係る制度のあり方に関する検討会」では，健康補助食品GMPの必要性が説かれ，2005(平成17)年2月1日付けでGMPガイドラインが示され，製造環境や設備機器などのハード面と，スムーズな運用を図るためのソフト面での対応が必要とされている．これを受けて財団法人日本健康・栄養食品協会では，同年4月から「健康補助食品GMP認定制度」の運用を開始し，GMP適合認定証(有効期間3年間)を発行している．被認定者は「認定証」を製造所に掲示でき，「GMP認定工場での製造」であることを製品に表示できる．[1170]

Gmアロタイプ　Gm allotype　ヒト免疫グロブリンIgGのH鎖(γ鎖)上に存在するアロタイプ．数種類のものがあり，Fc部分に存在するものが多い．遺伝マーカーとして使われることがある．[1439] ⇨参アロタイプ→200

Gm型　Gm(gamma marker) type　[Gmシステム]　免疫グロブリンIgGのH鎖のアロタイプをGm型といい，多型を示す．高等脊椎動物のIgは5つのIgG, IgA, IgM, IgD, IgEに分類され，それぞれ独自のH鎖のγ, α, μ(ミュー), δ(デルタ), ε(イプシロン)鎖で構成される．これらの定常域の遺伝的多型がAm, Em, Gm, Kmである．アロタイプの判定は抗Gm血清を用いた赤血球凝集阻止試験による．日本人集団では9種類の表現型に分けられ，4種類のハプロタイプag(頻度：0.458)，axg(頻度：0.176)，ab^3st(頻度：0.260)，afb^1b^3(頻度：0.260)がある．[1271]

GM計数管　GM counter⇨同ガイガー・ミュラー計数管→427

Gmシステム　gamma marker system⇨同Gm型→54

Gn　gonadotropin⇨同ゴナドトロピン→1123

GnRH　gonadotropin-releasing hormone⇨同ゴナドトロピン放出ホルモン→1124

GnRHアゴニスト(類似物質)　GnRH agonist　[LH-RHアゴニスト]　LH-RH(黄体形成ホルモン放出ホルモン)に類似構造であり，LH/FSH(黄体形成ホルモン/卵胞刺激ホルモン)放出作用が強力に持続してダウンレギュレーションにより下垂体内のLH/FSH貯留・産生を消失させ，LH/FSH放出を抑止する物質．このために卵巣からのエストロゲンが分泌されず，子宮内膜症と子宮筋腫の治療に使用される．鼻腔投与，皮下注投与剤がある．約1か月間持続．数か月間投与．投与中止後，数か月で再発する．子宮内膜症による不妊患者には，この数か月間に妊娠せしめるようにする．下垂体機能抑制作用を利用し不妊治療でhMG-hCG(ヒト閉経期ゴナドトロピン-ヒト絨毛性ゴナドトロピン)療法にも使用される．[1078]

GnRH受容体⇨同ゴナドトロピン放出ホルモン受容体→1124

GnRH受容体異常症⇨同ゴナドトロピン放出ホルモン受容体異常症→1124

GnRH負荷試験　gonadotropin-releasing hormone test⇨同LH-RH試験→77

GO　gingivitis for observation　[歯周疾患要観察者]　「学校保健安全法」に基づく歯・口腔の定期健康診断において，健康診断票の「学校歯科医の所見」欄に用いられる歯周組織の状態を表す記号の1つ．歯垢と歯肉の状態を総合的に判断して，歯周疾患要観察者の場合はGOと記入する．歯周疾患要観察者とは，歯肉に軽度の炎症症候が認められるが，歯石沈着は認められず，注意深くブラッシングを行うことによって炎症症候が消退するような歯肉の保有者をいう．GOの者は，診断票の「歯肉の状態」欄にも1が記入される．事後措置としては，ただちに治療勧告を行わず，まず学校で炎症症候の改善を意図して歯口清掃(ブラッシング)を中心とした保健指導の徹底を行い経過を観察する．一定期間保健指導を行ったのち再診査を行い，歯周組織の改善が認められず，治療を要すると判断されれば，その時点で治療勧告を行う．[788] ⇨参歯肉炎→1329，CO→35

GOT　glutamic-oxaloacetic transaminase⇨同アスパラギン酸アミノトランスフェラーゼ→152

GP　general practitioner　[一般医]　一般開業医の略．[543]

GPT　glutamic-pyruvic transaminase⇨同アラニンアミノトランスフェラーゼ→184

GRASP®　Grace Reynolds Application and Study of P.E.T.O(Poland, English, Thornton, Owens)　[グラスプ]　アメリカで開発された看護師の業務量測定方法．GRASPの前提は，①ケアの密度に焦点を当てずに患者の数だけではケア内容は測定できない，②予算や人員配置のための患者ケアニード測定は，どのようなケアが提供されたかではなく，どのようなケアが必要かを基本にするべきである，なぜなら，現状の測定だけでは質の向上にはつながらないからである，③もし看護業務量が病棟においてバランスがとれているとすれば，それは患者のケア時間が看護ケア時間と同じになるということであり，ケアの質を向上させたり，費用を削減したり，職務満足を上昇させることになる．アメリカなどの病院では，この測定方法を取り入れ，生産性の測定や人員配置に使っている．[415] ⇨参患者分類システム→608

GRH　growth hormone-releasing hormone⇨同成長ホルモン放出ホルモン→1699

GRH負荷試験　GRH loading test⇨同GHRH試験→53

GSR　galvanic skin response⇨同皮膚電気反応→2474

GTH　gonadotropic hormone⇨同ゴナドトロピン→1123

GTP　guanosine 5′-triphosphate⇨同グアノシン三リン酸→808

GTP結合タンパク質　GTP-binding protein　[Gタンパク質]　GTP(グアノシン三リン酸)と結合して活性化される酵素タンパク質．細胞膜受容体としても働いており，アドレナリンやグルカゴンなどの細胞内への情報伝達に大きな役割を果たしている．[930]

GTR法　guided tissue regeneration；GTR　[組織誘導再生法，歯周組織再生誘導法]　保護膜(非吸収性や吸収性)を用いて，上皮細胞の根尖側方向への移動を阻止し，歯根膜由来の細胞を根面に誘導し「新付着」を形成する方法．適切な条件下で歯根膜由来細胞と歯槽骨由来の骨芽細胞とが根面へ誘導され，セメント質を伴う結合組織性付着が得られる．GTR法に用いる保護膜には非吸収性膜としてe-PTFE膜(延伸ポリテトラフルオロエチレン膜)があり，吸収性膜にはコラーゲン膜や合成高分子膜などがある．前者は膜除去のために二次手術が必要であるが，新生結合組織の再生状態を明視野で確認できる．[434]

GTT glucose tolerance test⇨同ブドウ糖負荷試験→2565

GVHD graft versus host disease ［**移植片対宿主病，対宿主性移植片病**］ 移植片（血液，骨髄）中の免疫担当細胞が拒絶されず生着し，宿主組織を攻撃するために現れる免疫反応．輸血後 GVHD と同種造血幹細胞移植後の GVHD がある．輸血後 GVHD は，輸血の 1-2 週間後に発熱，皮疹で発症して多臓器不全を呈し，ほとんどの場合死に至る予後不良の輸血後合併症の 1 つ．心血管手術の患者，高齢者，担癌患者，初回輸血患者に多く起こる．効果的治療はないため，輸血用血液製剤に放射線を照射するという予防が行われている．造血幹細胞移植後の GVHD は，同種骨髄移植の場合のように宿主と移植片の抗原系が完全には一致していないときにみられる．移植片（骨髄）が生着後，移植片中の T 細胞が宿主組織に対して攻撃し細胞および組織傷害を起こし，さまざまな症状や臓器障害を呈するもので，通常の拒絶反応とは逆方向の免疫反応．特徴的な臨床所見は，紅斑，浮腫，潰瘍形成，落屑，脱毛などの皮膚病変，下痢，下血などの腸管病変，肝障害など．GVHD の克服は同種骨髄移植の成否を決定する重要な問題であり，予防および治療に免疫抑制薬やステロイド剤の投与が行われる．移植後 100 日までの発症を急性 GVHD，100 日以降を慢性 GVHD と称する．[1372]

GVHR graft versus host reaction⇨同移植片対宿主反応→239

Gy gray ［**グレイ**］ 電離放射線の量である吸収線量，カーマなどの単位記号．放射線治療では，断りのない限り水の吸収線量でその治療の線量を評価する．1 Gy ＝ 1 J/kg．[1144] ⇨参吸収線量→720，カーマ→423

G 細胞 gastrin secreting cell；G cell⇨同ガストリン分泌細胞→504

G 細胞腫 gastrinoma⇨同ガストリノーマ→504

G タンパク質⇨同GTP 結合タンパク質→54

H

H-2 遺伝子 *H-2* gene マウスの主要組織適合抗原である H-2 抗原を規定する遺伝子で，第 17 染色体上にある．[1372] ⇒参MHC→81

H_2 受容体拮抗薬 H_2-blocker，H_2-receptor antagonist ［H_2 ブロッカー］ 消化性潰瘍の攻撃因子である胃酸分泌を抑制することにより治療効果を発揮する薬剤で，1970 年代に開発され，近年では一般用医薬品としても販売されている．臨床で使用される H_2 受容体拮抗薬はヒスタミン類似化合物であり，ヒスタミン受容体のサブタイプの 1 つで胃酸分泌に関与している H_2 受容体に対してきわめて高い選択性を有し，ヒスタミンと競合的に拮抗することにより胃酸分泌を強力に抑制する．H_1 および他の受容体に対してはほとんど作用しない．また，ムスカリン作動性薬剤およびガストリンによる胃酸分泌を抑制する．主なものはシメチジン，ラニチジン塩酸塩，ファモチジン，ニザチジンなど．単剤で十分に有効であり，長期の臨床使用経験から安全性も確認されているため，消化性潰瘍や類縁疾患において，プロトンポンプ阻害薬とならび第一選択薬とされる．ただし治療終了後の再発率は低いとはいえず，継続投与を要する．[204,1304]

H_2 ブロッカー H_2-blocker⇒同H_2 受容体拮抗薬→56

HAART〔療法〕 highly active antiretroviral therapy ［ハート〔療法〕］ HIV-1（human immunodeficiency virus type 1，ヒト免疫不全ウイルス 1 型）患者に対し，複数の抗 HIV-1 薬を患者の症状に合わせて投与（多剤併用）することにより，HIV RNA 量を検出限界以下に抑制し，後天性免疫不全症候群（AIDS）の発症を防ごうとする治療法．多剤併用療法ともいう．多剤併用療法では，アメリカ保健福祉省（DHHS）のガイドライン，厚生労働省研究班による「抗 HIV 治療ガイドライン」，HIV 感染症治療研究会の「HIV 感染症治療の手引き」などに準拠して，核酸系逆転写酵素阻害薬（NRTI），非核酸系逆転写酵素阻害薬（NNRTI），プロテアーゼ阻害薬（PI）の組み合わせが用いられる．⇒参後天性免疫不全症候群→1038，HIV 感染症→59

HACCP hazard analysis critical control point ［ハサップ］ HACCP（ハサップ，危害分析重要管理点）方式とは，食品の安全性を高度に保証する衛生管理の手法の 1 つ．食品の安全を脅かす hazard（管理されないことにより病気などを引き起こす生物学的，化学的，物理的要因）に関する情報を収集・評価するプロセスといったハザード hazard 分析と，hazard を予防・排除するための管理を行うことにより，食品の安全を維持する管理システムである．具体的には，食品の製造業者が原材料の受け入れから最終製品に至る一連の工程の各段階で発生する危害を分析し，その危害の発生を防止することができるポイントを重要管理点として定め，重点的に管理することにより，製造工程全般を通じて製品のより一層の安全性を確保するという手法であり，国際的にその導入が推進されている．HACCP 方式による衛生管理を法的に位置づけた「総合衛生管理製造過程の厚生労働大臣承認制度」〔1995（平成 7）年〕は，乳，乳製品，食肉製品など政令で定める食品を製造・加工する施設ごとに，任意の申請に対して審査を行い承認するものである．2003（同 15）年の「食品衛生法」改正で更新制（3 年ごと）が導入された．[1170]

hair-on-end appearance ［逆毛像］ 頭部 X 線写真上，頭蓋冠から毛髪が生えたように頭蓋骨に垂直に放散する線状の小棘陰影．神経芽細胞腫の転移などにみられる特徴的所見．[286]

HAI スコア histology activity index score；HAI score 慢性肝炎の肝組織像を，①門脈域周囲性および結合性壊死，②小葉内の変性ないし巣状壊死，③門脈域の炎症，④線維化の 4 つのカテゴリーに分け，その程度をスコア化して評価した病理組織学的分類法．1981 年クノーデル R. G. Knodell らにより提唱された．カテゴリー①に高スコアを案分することにより，予後の評価に重点をおいている．従来の分類法に比べ，組織所見を客観的に診断できるので，国際的にも汎用されている．しかし，スコアだけでは組織像を連想しがたく，また煩雑すぎるために日常臨床には使用しにくい．そこで，最近では，評価項目を進行度と活動度に単純化し，それぞれについて程度表記する新ヨーロッパ分類（1994）や新犬山分類（1996）を用いることのほうが多い．[279] ⇒参新犬山分類→1504，ヨーロッパ分類→2880

HAM HTLV-Ⅰ associated myelopathy⇒同ヒト T リンパ球向性ウイルス脊髄症→2461

HAM 症候群《アジソン病》 hypoparathyroidism-Addison-monilia syndrome；HAM syndrome ［ハム症候群《アジソン病》］ 特発性アジソン Addison 病，特発性副甲状腺機能低下症，皮膚粘膜カンジダ症を高率に合併する病態をいう．自己免疫機序によって発症すると考えられており，近年では多腺性自己免疫症候群の一型に分類され，自己免疫性甲状腺疾患，性腺機能低下症，下垂体機能低下症などの内分泌疾患，脱毛，白斑，悪性貧血，吸収不良症候群などの自己免疫性疾患をしばしば合併する．[284,383]

HAM 症候群《脊髄症》⇒同熱帯性痙性不全対麻痺症→2281

HAT 選択 HAT selection ［ハット選択］ HAT（ヒポキサンチン hypoxanthine，アミノプテリン aminopterin，チミジン thymidine）を含む培地を用いた細胞選択法．モノクローナル抗体作製の際に，抗体を産生するハイブリドーマ（融合細胞）を選択的に得るために用いられる．一般に，核酸の骨格となるプリン，ピリミジンは，新生（*de novo* 合成）経路とサルベージ経路により行われるが，アミノプテリンは新生経路を阻害するため，HAT 培地中では細胞はサルベージ経路に依存してヒポキサンチン，チミジンからヌクレオチドを合成しなければならない．したがって，サルベージ経路欠損細胞は HAT 培地の中で生存できず，死滅する．モノクローナル抗体を産生するハイブリドーマを作製する際には，サルベージ経路欠損骨髄腫株と正常リンパ球を融合させ，HAT 培地中で培養する．すると正常リンパ球と融合してサルベージ経路を回復した細胞だけが生き残り，融合細胞（ハイブリドーマ）だけが正の選択を受ける．[1439] ⇨参ハイブリドーマ→2351

HAT 培地 hypoxanthine aminopterin and thymidine medium，HAT medium ハイブリドーマ作製時の HAT 選択に用いられる培地．ヒポキサンチン，アミノプテリン，チミジンを含むため HAT と呼ばれる．この培地中では葉酸阻害薬であるアミノプテリンにより DNA 前駆体であるプリン塩基の *de novo* 合成およびチミンヌクレオチドの合成が停止する．正常な細胞ではヒポキサンチン，チミジンを利用してプリンヌクレオチド，チミンヌクレオチドを合成可能である．しかしヒポキサンチン，チミジンを利用するためのヒポキサンチン・グアニンホスホリボシルトランスフェラーゼ（HGPRT）やチミジンキナーゼに異常がある細胞ではプリンヌクレオチドやチミンヌクレオチドが合成できなくなり増殖できない．このことを利用して，細胞集団からこれらの欠損細胞を除去し正常な細胞のみを得ることができる．[388] ⇨参ハイブリドーマ→2351

HAV⇨参A 型肝炎→27

HA 抗体 antibody against hepatitis A virus；anti-HAV A 型肝炎ウイルス（HAV）に対する抗体．IgG クラスの HA 抗体は感染後に出現し，ほぼ終生残存する．ワクチン接種により誘導される抗体は IgG クラスの HA 抗体である．一方，IgM クラスの HA 抗体は急性期にしか出現しないので，A 型肝炎の診断に用いられる．[1413] ⇨参A 型肝炎→27

Hb hemoglobin⇨同ヘモグロビン→2632

HBc 抗原 hepatitis B core antigen；HBcAg ［コア抗原］ B 型肝炎ウイルス（HBV）のコア粒子を構成する抗原．その外側を HBs（hepatitis B surface）抗原で覆われているから，HBc 抗原がウイルス表面に露出していることは通常の場合ありえない．しかし劇症肝炎などで激しく肝細胞が破壊されている場合には，裸の HBc 抗原が血中で検出されることもある．定量検査を行えばウイルス量推定の一助となる．[1413] ⇨参HBc 抗体→57，HBs 抗原→57

HBc 抗体 hepatitis B core antibody；HBcAb，anti-HBc HBc 抗原に対する抗体．一般的な急性 B 型肝炎では急性期に IgM クラスの HBc 抗体，回復期に IgG クラスの HBc 抗体が血中に出現する．慢性 B 型肝炎の場合には IgG クラスの HBc 抗体だけが陽性であることが多いが，急性増悪に際して IgM クラスの HBc 抗体の出現をみることもある．HBs 抗原が陰性でも HBc 抗体が中力価以上で陽性の場合には，ウイルスが残存している場合があるので，注意を要する．[1413] ⇨参HBc 抗原→57

HBc 抗体検査 hepatitis B core antibody test B 型肝炎ウイルス（HBV）の核抗原である HBc 抗原に対する抗体で，HBV 感染を受けると陽性となる．免疫グロブリン M（IgM）クラスの HBc 抗体は急性感染の初期の数か月間だけ陽性となり，その後は陰性となる．したがって，急性 B 型肝炎か慢性 B 型肝炎の急性増悪かを鑑別する目的で IgM クラスの HBc 抗体検査が行われる．慢性 B 型肝炎の急性増悪でも低値の IgM クラス HBc 抗体が認められることがある．HBV のキャリアでは免疫グロブリン G（IgG）クラスの HBc 抗体価が高値である．[258]

HBE His bundle electrogram⇨同ヒス束心電図→2445

HBe 抗原 hepatitis B e antigen；HBeAg ［B 型肝炎 e 抗原］ B 型肝炎ウイルス（HBV）の分泌タンパクの 1 つで，感染を受けた肝細胞内でつくられ血中に放出される．ウイルスの株によって HBe 抗原をつくりうるものとつくりえないものとが存在する．両者が混在する例もある．HBe 抗原陽性の患者はウイルス量が多く感染力も強い．一般に HBe 抗原が消失し HBe 抗体陽性に変われば肝炎が鎮静化する．[1413] ⇨参HBe 抗体→57

HBe 抗原検査 hepatitis B e antigen test HBe 抗原は B 型肝炎ウイルス（HBV）のコアタンパクの前駆体の一部である．HBe 抗原が陽性の場合は HBV の増殖が行われていることを意味しており，その血液中には HBV が存在し B 型肝炎の感染源となることを示す．HBe 抗原に対する抗体が HBe 抗体である．慢性 B 型肝炎では HBe 抗原が陰性化し，HBe 抗体が陽性になると肝炎が鎮静化することが多い．[258]

HBe 抗体 hepatitis B e antibody；HBeAb，anti-HBe ［B 型肝炎 e 抗体］ HBe 抗原に対する抗体．一般的な急性 B 型肝炎では急性期に HBe 抗原，回復期に HBe 抗体が血中に出現する．無症候性 HBV キャリアでは約半数が HBe 抗原陽性，約半数が HBe 抗体陽性であり，一般に HBe 抗体陽性例は，血中ウイルス量が少なく感染力も弱い．慢性肝炎では HBe 抗原から HBe 抗体への変化はセロコンバージョン seroconversion（ウイルス抗原が陰性となり抗体が陽性となること）と呼ばれ，肝炎沈静化の指標として用いられる．しかし，このセロコンバージョンが起こった頃にはすでに肝硬変や肝癌にまで進行してしまっている例も多くあるので，HBe 抗体陽性すなわち予後良好と早合点してはいけない．[1413] ⇨参HBe 抗原→57

Hb F hemoglobin F⇨同ヘモグロビン F→2632

HBs 抗原 hepatitis B surface antigen；HBsAg ［オーストラリア抗原，B 型肝炎ウイルス表面抗原］ B 型肝炎ウイルス表面抗原の略称．発見当初はオーストラリア抗原と呼ばれた．B 型肝炎ウイルスに感染した肝細胞で大量産生され，小型球形あるいは管状粒子の形で血中に分泌される．HBs 抗原陽性なら B 型肝炎ウイルス（HBV）の存在を意味するので，診断には最も汎用されている．HB ワクチンとして用いられているのもこの抗原である．感染者血中に HBs 抗体が出現すれば，感染の終息を意味する．[1413] ⇨参HBs 抗体→57

HBs 抗原検査 hepatitis B surface antigen test HBs 抗原は B 型肝炎ウイルスの表面に存在する．これに対して B 型肝炎ウイルス（HBV）の核に存在する抗原を HBc 抗原（HBV の核抗原）という．HBs 抗原の存在を調べることで HBV に感染しているかどうかがわかる．感染のごく初期を除き，HBV 感染者の血液には HBs 抗原がある．[258]

HBs 抗体 hepatitis B surface antibody；HBsAb，anti-HBs HBs 抗原に対する抗体であり，HB ウイルスの中和抗体として防御能を示す．HBs 抗体の存在は過去における B 型肝炎ウイルス感染の既往を意味する．HB ワクチン接種によって産生される抗体はこの抗体

である．[1413] ⇨参HBs抗原→57

HBs抗体検査 hepatitis B surface antibody test HBs抗体は，B型肝炎ウイルス(HBV)の表面抗原であるHBs抗原に対する抗体で，HBVの増殖を阻止する中和抗体であり，HBVの感染を防ぐ働きがある．HBs抗体が陽性となるのは，急性B型肝炎の治癒後あるいはB型肝炎ワクチン注射後である．HBs抗体検査は，急性B型肝炎の治癒の確認のほか，B型肝炎ワクチン注射の適応を決めたり，ワクチンの効果を調べる目的で行われる．[258]

HBウイルス⇨参B型肝炎→30

HB抗原 hepatitis B antigen, HB antigen B型肝炎ウイルス(HBV)の抗原のことで，HBs抗原(hepatitis B surface antigen)，HBc抗原(hepatitis C core antigen)，HBe抗原(hepatitis B e antigen)の3種類がある．HBs抗原はHBVの表面外殻タンパク質で，このタンパク質は感染防御にかかわる抗原としてワクチンに使用されている．この抗体がHBs抗体で，過去にHBVに感染したという指標になる．HBc抗原はHBV粒子内に存在する．ウイルス粒子内のヌクレオカプシド内部にはウイルスの増殖に関与するポリメラーゼタンパクが存在し，HBe抗原として感染性の指標となる．[1113] ⇨参B型肝炎→30

HBワクチン hepatitis B vaccine, HB vaccine ［B型肝炎ワクチン］ B型肝炎ウイルス(HBV)の表面タンパクであるHBs抗原を，昔は感染者血液中から精製し，今は遺伝子工学的に作製してワクチン化したもの．有効性が十分証明されており，副作用は皆無に等しい．WHO主導のもとに世界の大半の国，地域で集団接種mass immunizationが実施されているが，わが国では母親が感染者である場合の児に対する接種(selective immunization)のみが積極的に行われているにすぎない．昨今HBVの性的感染が増大しつつある現状にも鑑みて，接種対象を拡大すべきではないかとの議論が巻き起こりつつある．[1413] ⇨参HBs抗原→57，B型肝炎→30

HCC hepatocellular carcinoma⇨同肝細胞癌→601

hCG(HCG) human chorionic gonadotropin⇨同ヒト絨毛性ゴナドトロピン→2462

hCG-β human chorionic gonadotropin-β ［ヒト絨毛性ゴナドトロピンβサブユニット］ ヒト絨毛性ゴナドトロピン(hCG)は，胎盤絨毛組織から分泌される性腺刺激ホルモンで，分子量3万6,700の糖タンパク質である．構造はαサブユニットとβサブユニットからなっている．αサブユニットは下垂体ホルモンの黄体形成ホルモン(LH)，卵胞刺激ホルモン(FSH)，甲状腺刺激ホルモン(TSH)と同様の構造であるが，βサブユニットはhCG固有の構造を有し，ここにhCGのホルモン作用がある．hCG-βを抗原決定基(エピトープ)とする抗体を使用した免疫反応によって，特異的にhCGを検出することができる．絨毛性疾患ではhCGの過剰産生がみられるが，特にβサブユニットがより過剰に産生されることが多い．このため奇胎や卵巣，精巣から発生する絨毛癌などの診断に有用である．[90]

hCG産生卵巣腫瘍 hCG-producing ovarian tumor⇨同ゴナドトロピン産生卵巣腫瘍→1124

hCG負荷試験 hCG stimulation test ［ゴナドトロピン試験，ゴナドトロピン負荷試験］ ゴナドトロピンを負荷して性腺の機能を評価する試験(ゴナドトロピン負荷試験)の1つ．男性において，hCG(human chorionic gonadotropin，ヒト絨毛性ゴナドトロピン)3,000-5,000単位を3-5日間連日筋注し，負荷前後の血中テストステロンを測定して，精巣のゴナドトロピンに対する反応を評価する．hCGがLH(luteinizing hormone，黄体形成ホルモン，間質細胞刺激ホルモン)作用を有することを利用した試験であり，精巣のライディッヒLeydig細胞(間質細胞)に作用してテストステロンの産生を促進する．低ゴナドトロピン性精巣機能低下症では正常と同様の反応がみられ，精巣機能に対するhCGの治療効果が期待される．原発性に精巣が障害されている高ゴナドトロピン性精巣機能低下症ではテストステロンの上昇を認めないか，軽度にとどまり，難治性と判断される．女性においては，hMG(human menopausal gonadotropin，ヒト閉経期尿性ゴナドトロピン)あるいはリコンビナントFSH(follicle stimulating hormone，卵胞刺激ホルモン)を同様に投与して，負荷前後の血中エストラジオールを測定することにより，卵巣のゴナドトロピンに対する反応性が評価できる〔hMG(FSH)負荷試験〕．低(あるいは正)ゴナドトロピン性卵巣機能低下症では正常と同様の反応がみられ，排卵誘発剤投与による卵胞発育が期待される．高ゴナドトロピン性卵巣機能低下症ではエストラジオールの上昇を認めないか，軽度にとどまり，排卵誘発は困難なことが多い．[845]

HCL hairy cell leukemia⇨同有毛細胞白血病→2856

HCM hypertrophic cardiomyopathy⇨同肥大型心筋症→2451

HD ①大量もしくは多量high doseを意味する処方用語．②血液透析hemodialysisの略号．③心臓病heart diseaseの略号．④就寝時にhora decubitusを表す処方用語．⑤溶血量hemolytic dozeの略号．[1618]

HDL high density lipoprotein⇨同高密度リポタンパク質→1059

HDLコレステロール high density lipoprotein cholesterol；HDL-C ［高比重リポタンパク質コレステロール，高密度リポタンパク質コレステロール］ 水に難溶性の脂質は血液中ではアポタンパク質と結合したリポタンパク質として運搬され，リポタンパク質は超遠心法によりその密度に従って分類される．比重1.063-1.21，直径7-13 mmの高比重リポタンパク質はHDLと呼ばれ，マクロファージなどの末梢細胞から過剰なコレステロールを引き抜いて肝臓へ戻す逆転送系を担っている．HDLを構成するアポタンパク質はアポA-Ⅰ，A-Ⅱが多く，肝臓や小腸で合成されるほか，カイロミクロンや超低比重リポタンパク質(VLDL)がリポタンパクリパーゼで分解される際にも生成される．HDLに含まれるアポA-ⅠはLCAT(レシチン-コレステロール-アシルトランスフェラーゼ)を活性化し，過剰になった末梢の遊離コレステロールをエステル化してHDL内に取り込む．肝臓に運ばれるとHDL受容体により取り込まれ，胆汁酸に変換されるかコレステロールのまま胆汁中に排泄され，腸肝循環に入る．疫学調査からHDL-Cは冠動脈疾患の発症頻度と逆相関することがわかっており，抗動脈硬化作用を有するといわれる．俗

に，善玉コレステロールと呼ばれる．[590, 1]

HDL コレステロール検査 HDL cholesterol examination ［**高密度リポタンパク質コレステロール検査**］ HDL（高密度リポタンパク質）中のコレステロール量を測定する検査．検査法には HDL 以外のリポタンパク質を沈殿させて，その上清のコレステロールを測定する沈殿法と，自動分析装置による直接測定法がある．一般臨床では後者が用いられる．HDL コレステロール値が 40 mg/dL 未満の低 HDL コレステロール血症は動脈硬化の危険因子．[1181]

HDS-R Hasegawa dementia scale-revised⇨同長谷川式認知症スケール→2372

He helium⇨同ヘリウム→2634

HELLP 症候群 HELLP syndrome⇨同ヘルプ症候群→2638

herringbone appearance ［**ニシンの骨徴候**］ 腹部単純 X 線写真上，ガスによって拡張した小腸係蹄が U 字型に接し，輪状ひだと腸管が接している部分がちょうどニシンの骨のようにみえる．主に空腸閉塞でみられる小腸ガスの特徴的所見．[286]

HE 染色法 hematoxylin-eosin stain〔ing〕⇨同ヘマトキシリン・エオジン染色法→2631

HFJV high frequency jet ventilation ［**高頻度ジェット換気法**］ 生理的呼吸回数の 4 倍以上の換気回数と，非常に小さな一回換気量を用いて人工呼吸させる高頻度換気法の 1 つ．気道にジェット流を断続的に送り込み，呼吸回数が 60-600 回/分となるようにする人工呼吸法．一回換気量は約 2-4 mL/kg となる．気道が開放している喉頭鏡下手術や気管形成術などで適応となる．[571] ⇨参高頻度換気→1052

Hg mercury 〔L〕hydrargyrum⇨同水銀→1613

HGF hepatocyte growth factor⇨同肝細胞増殖因子→602

HHHO 症候群 hypotonia, hypomentia, hypogonadism, obesty syndrome⇨同プラダー・ウ（ヴ）ィリー症候群→2576

HH′ ブロック⇨同ヒス束内ブロック→2445

Hib ワクチン Hib vaccine ［**インフルエンザ菌 b 型ワクチン**］ ヒブ Hib とはヘモフィルス属インフルエンザ桿菌 b 型 *Haemophils influenzae* type b の略称．*H. influenzae* すなわち Hib は，流行性感冒の原因微生物となるオルトミクソウイルス科 *Orthomyxoviridae* に属するインフルエンザウイルス influenza virus とは異なる．Hib は，急性喉頭蓋炎，髄膜炎，関節炎，骨髄炎など，小児における重症感染症の起因菌で，特に小児の細菌性髄膜炎の原因菌となっている．髄膜に細菌やウイルスが感染して引き起こされる乳幼児の細菌性髄膜炎では，約 5% が死亡し，約 25% で知能障害などの発育障害や聴力障害などの後遺症が残る．細菌性髄膜炎は初期診断や治療が困難であるため，欧米では 1980 年代後半から予防ワクチンが相次いで承認され，1998 年には WHO も細菌性髄膜炎を予防するための Hib ワクチンの定期予防接種を推奨する声明を発表していた．すでに世界 100 か国以上で接種が行われており，大きく遅れて日本でも 2008（平成 20）年 12 月に任意接種（有料）が一般に可能となった．⇨参細菌性髄膜炎→1152

HIV human immunodeficiency virus⇨同ヒト免疫不全ウイルス→2463

HIV 感染症

HIV infection ［**ヒト免疫不全ウイルス感染症**］

【概念】 高齢者や免疫不全者にのみ発症することが知られていたカポジ Kaposi 肉腫，カリニ肺炎（現在はニューモシスチス肺炎という）が 1981 年アメリカで多数報告され，CD 4 陽性 T リンパ球数の減少が顕著で細胞性免疫能の低下に伴う日和見感染であることが明らかとなり，新たな疾患として**後天性免疫不全症候群** acquired immunodeficiency syndrome（AIDS）と定義された．当初は，男性同性愛者に多いと報告されたが，麻薬中毒者，血友病で凝固因子の投与を受けている者，輸血を受けた者，ハイチ系移民にも発症していることが明らかとなった．病原体の探索が精力的に行われ，**ヒト免疫不全ウイルス human immunodeficiency virus（HIV）**が原因であることが報告された．従来の AIDS から分離されたウイルスは HIV-1 とし，アフリカで発見されたウイルスは HIV-2 と命名された．

【疫学】 当初は男性同性愛者が注目されたが，性感染症として世界中に感染が拡大している．毎年新規感染者として 220 万-320 万人が報告されており，その多くはアフリカ，アジア，中南米の発展途上国の住民である．アジアでは 1990 年代からタイ，インドで患者の増加が認められ，近年ではミャンマー，ベトナム，カンボジア，中国での増加が認められる．わが国では HIV 汚染凝固因子製剤による感染者がほとんどであったが，近年では若者を中心に性感染症として HIV 感染者が増加している．主たる感染経路は，①同性・異性間の性交渉，②血液・血液製剤の投与，麻薬常用者などによる同一注射針の使用，③母胎からの感染（子宮内感染，産道感染），授乳による感染があげられる．

【病態と症状】 HIV の病態を図に示した．HIV は CD 4 陽性細胞に感染し，1-2 週後に発熱，筋肉痛，関節痛などの非特異的症状を認め，この時期には CD 4 は減少し血中のウイルス量は増加するが，抗 HIV 抗体は検出することはできない．その後，HIV 感染細胞に対する特異的な細胞傷害性 T リンパ球 cytotoxic T lymphocyte（CTL）が出現して感染細胞を破壊し，抗 HIV 抗体が産生され始め，血中のウイルス量は減少してくる．それに伴って臨床症状は軽快し無症候期が続くが，HIV は潜伏感染しリンパ球，精液などに存在し新たな感染源となる．時間経過とともに CD 4 陽性 T リンパ球数は徐々に減少し体重減少，全身のリンパ節腫脹を特徴としたエイズ関連症候群 AIDS related complex（ARC），さらにウイルス量が増加し，細胞性免疫能が低下し**日和見感染症**，腫瘍を合併し AIDS を発症する．抗 HIV 薬を使用し発症までの期間を延ばす治療が行われる．

【診断】 血清抗体測定法として，酵素抗体法（EIA），粒子凝集法（PA），免疫クロマトグラフィー法（IC），ウェスタンブロット法 Western blotting などがある．抗原としては，HIV の表面外殻タンパク質で細胞側の CD 4 と結合する gp 120 や，ウイルス粒子内のコアタンパク質である p 24 に対する抗体を測定する．直接的な診断方法としてウイルス分離，ウイルス遺伝子の検出がある．感染早期には抗体上昇，ウイルス遺伝子が陽性になるまでの空白期間（ウィンドウピリオド window pe-

H

riod)があることに留意しなければならない．HIV遺伝子の定量が可能となり，治療効果のモニターに利用されている．

【治療】 抗HIV薬としてはウイルス増殖過程で**逆転写酵素阻害薬**，**プロテアーゼ阻害薬**が用いられている．代表的な逆転写酵素阻害薬はジドブジン〔アジドチミジン azidothimidine（AZT）〕，ネビラピン nevilrapine（NVP）がある．AZTはチミジン拮抗物質でDNA鎖伸長が停止する．HIVプロテアーゼはgag-polポリプロテインとして合成され，この中のプロテアーゼはタンパク質を切断し感染性ウイルス粒子の産生に必須である．プロテアーゼ阻害薬1剤と逆転写酵素阻害薬2剤を併用するのが標準的治療法．[1113] ⇨参ヒト免疫不全ウイルス→2463，エイズ関連症候群→344

●CD4陽性細胞数

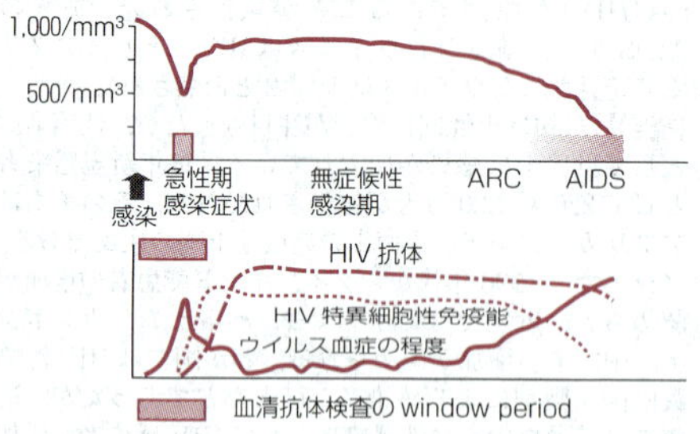

HIV感染症の看護ケア

【看護への実践・応用】 感染予防(一次予防)では，HIV感染を個人の性生活習慣に伴うリスクとしてとらえ，個人が感染予防に関する正確な情報を入手して性行動を変容するような啓発や教育を，思春期から学校，職場，地域において進める．次に，感染のリスクを有する人がアクセスしやすい検査体制を整え，検査時にはHIV感染症の病期に関する正しい知識を提供し，検査結果陰性者に対しては予防介入を，陽性者に対しては確実に医療につなげることを支援する．HIV感染者とAIDS患者には，抗HIV治療に関する正しい情報を提供し，確実な服薬と治療を継続するための自己決定を支援し，免疫力低下と二次感染を防ぐための日常生活上の自己管理を指導することによって治療に立ち向かえるように支援する．感染者の不安を軽減し，社会の差別や偏見に対しても，人権を尊重するケアの提供を図る専門医療機関，診療所，地域の関係機関の連携が重要である．感染防御対策においては，感染防御レベルに対応した看護手順を確実に実施する．[1445] ⇨参HIV感染症→59

HIV関連糸球体腎炎⇨同エイズ腎症→344

HIV抗体 human immunodeficiency virus antibody　ヒト免疫不全ウイルス human immunodeficiency virus（HIV）に対する抗体．[656] ⇨参後天性免疫不全症候群→1038

HIV抗体検査 human immunodeficiency virus antibody test　ヒト免疫不全ウイルス human immunodeficiency virus（HIV）に対する抗体の有無を調べる検査．免疫クロマトグラフィー法，粒子凝集法，酵素抗体法などによるスクリーニング検査とウェスタンブロット法，蛍光抗体法などによる確認検査がある．ともに陽性である場合をHIV抗体陽性とする．感染機会から4-6週間はウィンドウピリオドと呼ばれ，多くの場合，この期間のHIV抗体は陰性あるいは判定不能となる．また，HIV感染母体から生まれた児では，生後18週程度までは母親由来の移行抗体を認めることがあるため，児の感染の有無に関しては，HIV抗原検査が重要である．[656] ⇨参ヒト免疫不全ウイルス→2463，後天性免疫不全症候群→1038

HIV腎症⇨同エイズ腎症→344

HIV脳症 HIV encephalopathy ［エイズ脳症］ ヒト免疫不全ウイルス(HIV)感染によって起こるAIDSでみられる脳障害．AIDSの末期にみられる．初期は記憶力と集中力の低下，無関心などがみられるが，後期には進行性認知症，運動失調などを特徴とする．HIV感染マクロファージによる神経障害と推測されている．[1438] ⇨参HIV感染症→59，後天性免疫不全症候群→1038

HL hypoplastic leukemia⇨同低形成性白血病→2045

HL 7 Health Level Seven　医療情報システム相互間で，診療オーダー情報，画像データ以外の検査結果，処方内容など広範な種類の医療情報を電子的に交換するためのコンピュータ通信プロトコル(約束事)の1つ．当初はHealth Level Sevenと呼ばれていた．アメリカの会員制非営利団体HL 7が策定を続け，現在Ver.2.5の系列と，健康医療情報領域全般の情報モデルに基づいてつくられたVer.3がそれぞれ公表されている．日本でも保健医療福祉情報システム工業会に日本HL 7協会(http://www.hl7.jp)が設置され，規格書の提供や普及活動をしている．[248]

***HLA*遺伝子** *HLA* genes　HLAはヒト白血球抗原 human leukocyte antigenの略称で，ヒトの主要組織適合遺伝子複合体(MHC)のことである．もとは白血球の血液型として発見されたが，現在では自己・非自己の認識マーカー分子として，免疫グロブリン，T細胞受容体と並ぶ，免疫の主要因子である．その遺伝子はヒト第6染色体短腕21.3領域上に4,000 kbp (kilo base pair，キロベースペア；DNAなどの大きさの単位)にわたって存在し，クラスⅠとクラスⅡの2つに分けられる．クラスⅠ遺伝子は*HLA*-A，B，C，E，F，G，H，Jの8種類が知られている．そのうち，*HLA-A*，*B*，*C*遺伝子は多型に富み，ほとんどすべての有核細胞上に発現している細胞膜抗原であるが，その他は多型に乏しかったり(E，F，G)，偽遺伝子(H，J)である．クラスⅠ抗原はウイルスや癌など由来の細胞内で産生されるペプチドと複合体をつくり，それをCD 8陽性の細胞傷害性T細胞の抗原特異的T細胞受容体に提示する．一方，クラスⅡ遺伝子は*HLA-DR*，*DQ*，*DP*の3種類が知られており，クラスⅡ抗原のα鎖，β鎖をコードし，それぞれに*A*遺伝子・*B*遺伝子がある．その遺伝子座は複数あり，番号で表す．例えば*DRβ*鎖遺伝子としてはDRB 1-9座が存在する．多型も多く，DRB 1座には106もの対立遺伝子が存在する．クラスⅡ抗原は，マクロファージ，B細胞，活性化T細胞，樹状細胞，胸腺上皮細胞など限られた細胞の細胞膜上に発現する糖タンパク質である．クラスⅡ抗原は外来抗原由来のペプチドをCD 4陽性のヘル

パーT細胞に提示する．このようにHLAは免疫応答の遺伝子制御に重要であり，近年の臓器移植医療の進展とともに，ドナーとレシピエント間のHLAマッチングが拒絶反応を抑制するうえで有効であることが知られている．[590.1]

HLA抗原 **human leukocyte antigen；HLA** ［**ヒト白血球抗原，白血球抗原，ヒトリンパ球抗原**］ ヒトの主要組織適合抗原であり，全身のほとんどの組織細胞上に存在．とりわけ白血球に多く発現し，解析も最も進んでいる．HLAの適合していないものの間での移植は拒絶反応が起こる傾向が強いので，移植抗原では最も重要なもの．HLA抗原には，HLA-A，B，C，DR，DQ，DP抗原の6種類があり，第6番目の染色体上にあるそれぞれの遺伝子座に規定されている．ヒトは各遺伝子座について，両親から1つずつの抗原を受け継ぎ，それぞれ2つずつの抗原を有する．同胞間でHLA抗原がすべて一致する確率は1/4であるが，他人で一致する確率はきわめて低い．このため，骨髄移植の領域では骨髄バンクが組織された．また特定のHLA抗原は強直性脊椎炎やベーチェット Behçet 病など，疾患の発症や進展に関与しているとされている．[1372] ⇨参移植抗原⇀238

HLAタイピング **human leukocyte antigen typing；HLA typing** ［**白血球抗原系検査**］ 個体ごとに異なっている主要なリンパ球表面の抗原群の種類を調べ分類すること．広く有核細胞表面に発現し，個体間で異なる組み合わせで発現している主要な抗原を主要組織適合性抗原と呼び，免疫応答における自己と非自己の区別の指標となっている．ヒト主要組織適合性抗原はHLAとほぼ同義で，MHC（主要組織適合性遺伝子複合体 major histocompatibility complex）上の*HLA*遺伝子群に規定され発現している．対象者のリンパ球を用い，抗体による細胞傷害性試験，フローサイトメトリーやDNA分析法などにより実施される．臓器移植や輸血の組織適合性の検査として欠かせないものであり，ドナー（臓器提供者）とレシピエント（臓器受容者）間のHLA一致の程度が高いほど移植組織の生着性がよく，免疫系による拒絶を受けにくい．骨髄移植では，HLAの不一致によりドナー由来のリンパ球がレシピエントの臓器を免疫的に攻撃する移植片対宿主疾患 graft-versus-host disease（GVHD）を引き起こす確率が高くなる．また，特定のHLAの発現が自己免疫性疾患と相関が高いことも知られている．裁判科学の分野における個人識別にも利用される．[1045]

hMG **human menopausal gonadotropin**⇨同ヒト閉経期ゴナドトロピン⇀2463

HMG-CoA還元酵素阻害薬 **hydroxymethylglutaryl-CoA（HMG-CoA） reductase inhibitor** ［**スタチン**］ スタチンとも呼ばれる脂質異常症（高脂血症）治療薬の総称．コレステロールを主に合成する肝臓に分布し，コレステロール合成律速酵素であるHMG-CoA（ヒドロキシメチルグルタリル-コエンザイムA）還元酵素を特異的・拮抗的に阻害して肝臓の低密度リポタンパク（LDL）受容体活性を増強し，強力な血清コレステロール低下作用を発揮する．近年では抗動脈硬化作用や脳梗塞の再発予防効果も報告されている．LDL低下作用が15%程度のものはスタンダードスタチン（プラバスタチンナトリウム，シンバスタチン，フルバスタチンナトリウム），30%程度のものはストロングスタチン（アトルバスタチンカルシウム水和物，ピタバスタチンカルシウム，ロスバスタチンカルシウム）に分類され，特にロスバスタチンのコレステロール合成阻害作用は強い．脂溶性薬剤のうち主に肝薬物代謝酵素（CYP）で代謝されるシンバスタチン，アトルバスタチン，フルバスタチンでは薬剤相互作用に注意を要する．[204,1304]

hMG-hCG療法 **hMG-hCG therapy** ［**ゴナドトロピン療法**］ 下垂体障害による排卵障害などに対して行う排卵誘発法．卵胞期から排卵期にかけての卵胞刺激ホルモン（FSH）と黄体形成ホルモン（LH）の分泌パターンを再現すべく，外因性ゴナドトロピンを投与する．卵胞発育のためにFSH活性の強いhMG（ヒト閉経期ゴナドトロピン）を投与（150-300 IU，筋注）し，卵胞が成熟（卵胞径18-20 mm）した時点でLH活性の強いhCG（ヒト絨毛性ゴナドトロピン）を投与（5,000-10,000 IU，筋注）して排卵を誘発する．卵巣過剰刺激症候群や多胎妊娠の発症に注意が必要．[1561] ⇨参排卵誘発法⇀2357，ゴナドトロピン⇀1123

HMO **Health Maintenance Organization** ［**健康維持機構，健康保険機構**］ アメリカの医療保険制度であるマネジド・ケア Managed Care〔医療費削減を目的に医療の受け方や医療サービスの内容を制限する制度．従来は医師が医療内容の決定権をもっていたがこの制度では保険者（支払い側）が決定権をもつ〕に規定された組織の1つで，健康維持機構（健康保険機構）などと訳される．患者（被保険者）はHMOの会員として登録し，医療費（保険料）を前払いし，HMOが契約している医療機関（定額報酬の医師を抱える）を受診して医療サービスを受けた場合のみ医療費が償還される．さらに，その医療内容について医学的に根拠があるかどうか第三者が判断するなど徹底して医療費の抑制が図られ，患者個人の保険料負担も低く抑えられている．

HMP-側路⇨同五炭糖リン酸経路⇀1101

HOCM **hypertrophic obstructive cardiomyopathy**⇨同肥大型閉塞性心筋症⇀2452

HOMA-β **homeostasis model assessment-β** ［**ホーマベータ，膵β細胞機能**］ 糖尿病の特徴である高血糖の要因としてのインスリン低分泌に関する検査指標で，HOMA-β＝空腹時インスリン値（μU/mL）×360÷{空腹時血糖値（mg/dL）－63}の式から計算される．単位は%である．HOMA-IRと異なり，それほど普及はしていない．ブドウ糖負荷後のインスリン濃度やグルカゴン負荷後のC-ペプチド濃度がHOMA-βより確実なインスリン低分泌を確認する検査として用いられている．[1034] ⇨参HOMA-IR⇀61

HOMA-IR **homeostasis model assessment-insulin resistance** ［**ホーマアイアール，インスリン抵抗性指数**］ 糖尿病は慢性の高血糖が特徴であるが，高血糖の原因は2つである．第1にインスリンそのものの不足であり，第2にインスリンの作用不足である．インスリンの作用不足とはインスリンがその個人において，期待される効果がないことをいう．インスリン抵抗性とも表現されている．HOMA-IRはインスリン抵抗性に関する検査指標で，HOMA-IR＝空腹時血糖値（mg/dL）×空腹時インスリン値（μU/mL）÷405で計算される．単位はない(無名数). 基準値は定まっていないが, 2.5以上であればインスリン抵抗性の存在が疑われる.[1034] ⇨参インスリン抵抗性→296, HOMA-β→61

HOT home oxygen therapy⇨同在宅酸素療法→1164

hPL human placental lactogen⇨同ヒト胎盤性ラクトゲン→2462

HPLC high performance liquid chromatography ［**高性能液体クロマトグラフィー**］ 分析成分の分子の大きさ, 疎水性, 酸・塩基, 荷電などの物理・化学的性質を利用して, 分析成分を分離検出する装置. 分析を行おうとする試料を溶離液(移動相)とともに分離カラム(固定相)に流し, 個々の物質の特性により短時間に分離検出する. 装置には試料を注入するインジェクター, 分離するためのカラムとカラム恒温装置, 溶離液を流すためのポンプ, 検出器, そしてデータ処理装置からなる. 分離するためのカラムには分析成分の物理・化学的性質に応じて, 分子の大きさで分離するサイズ排除クロマトグラフィー, イオン交換反応を利用するイオン交換クロマトグラフィー, 物質の疎水性を利用して分離する分配クロマトグラフィーなどがある. 医学の分野では各種の生体成分の分離や同定などの研究用に利用され, 臨床検査ではアミノ酸分析, グリコヘモグロビン分析, カテコールアミン分析などに日常検査分析機器として利用される.[263] ⇨参液体クロマトグラフィー→353

HPVワクチン *Human papillomavirus* vaccine⇨同子宮頸癌ワクチン→1246

HP型 haptoglobin type ［**HPシステム, ハプトグロビンシステム**］ ハプトグロビン(HP)はα鎖とβ鎖の2つのサブユニットからなる糖タンパク質であり, 多型を示す. ヘモグロビンとは1:1で結合しHP-ヘモグロビン複合体を形成する. HPは主に肝で産生され, 赤血球の崩壊によって遊離したヘモグロビン(グロビン部分)と結合し, 網内系に移送されて破壊される. 新生児ではHPの産生能力は低いが, 生後1週間で一過性に増加し, その後再度低値となる. 一般的に肝疾患や生体内溶血では著しく減少する. *HP1*と*HP2*の2対の対立遺伝子があり, 表現型はHP 1-1型, HP 2-1型, HP 2-2型の3種類に分かれる. さらにα鎖の点突然変異と不等交差(不等乗換え)によって対立遺伝子は*HP1F, HP1S, HP2FF, HP2FS, HP2SS*となり, 表現型も15種類となる. 日本人ではHP 2 FS-2 FSが50%以上を占める.[1271]

HPシステム haptoglobin system⇨同HP型→62

HR heart rate⇨同心拍数→1597

HRCT high resolution computed tomography⇨同高分解能コンピュータ断層撮影→1055

HRT hormone replacement therapy⇨同ホルモン補充療法→2720

h.s. 〔L〕hora somni ［**就寝時**］ 処方箋用語. 就寝時を意味するラテン語hora somniの略語.[20]

HSG hysterosalpingography⇨同子宮卵管造影法→1258

HSV⇨参単純ヘルペスウイルス感染症→1941

HSV感染症 HSV infection⇨同単純ヘルペスウイルス感染症→1941

HT hypertension⇨同高血圧症→993

HTLV-Ⅰ⇨参成人T細胞白血病→1676

HTLV-Ⅰ関連関節症 HTLV-Ⅰ associated arthropathy；HAAP ヒトT細胞白血病ウイルスであるHTLV-Ⅰ感染症でみられる慢性の関節炎. 関節リウマチとよく似た病態を呈するが, 関節液内に核のくびれの強い成人T細胞白血病(ATL)細胞様の異型リンパ球を認めるのが特徴とされる.[1438] ⇨参成人T細胞白血病→1676

HTLV-Ⅰ母子感染 HTLV-Ⅰ mother-infant infection ［**ヒトT細胞白血病ウイルスⅠ型母子感染**］ HTLVはヒトT細胞白血病ウイルスhuman T-cell leukemia virusの略でⅠ型とⅡ型があり, ヒトレトロウイルスの1つ. 成人T細胞白血病, リンパ腫の病原ウイルスとして1981(昭和56)年, 日沼頼夫らによって発見された. ヘルパーTリンパ球に親和性をもち, 一度感染するとその個体に持続感染するので, 母体からの移行抗体陽性者を除き, このウイルスに対する抗体保有者はキャリア(保菌者)と考えられる. 感染はウイルスが感染したリンパ球によって起こるため, 感染経路は母子感染が主なものである. 主として母乳によるもので, キャリア母から児への感染率は15-25%. 発病者はウイルス保有者1,000-2,000人のうち年間1例程度で, 40歳を過ぎてからが多く, すべて母子感染者である.[1631]

HTML hypertext markup language Webブラウザ上に文章や画像を表示するためのデータを記述するための約束事を取り決めた言語. Webの標準化団体ワールド・ワイド・ウェブ・コンソーシアムWorld Wide Web Consortium(W3C)で規格化されている. 文章データ中に<...> …… </...>で囲まれたタグと呼ばれるマークを埋め込むこと(markupという)によって, 表示時に必要となる文字サイズ, 色, レイアウト, リンク先などの情報を記述する. 特にクリックするだけで文章中から別の文書へジャンプできるリンク機能は通常, ハイパーテキスト機能と呼ばれる.[248]

HTO high tibial osteotomy⇨同高位脛骨骨切り術→972

HTPテスト house-tree-person test 描画検査の1つで, 鉛筆を用いて白紙に家屋, 樹木, 人の全身像を描かせ, この3枚の描画をもとに, パーソナリティに関する情報を得ようとするもの. この3つの課題を1枚の用紙に描かせる統合的HTP検査も用いられる. どのように描いたかという形式分析と, 何を描いたかという内容分析を総合して解釈する. 描画を終えたあとで, 被験者に感想を述べさせたり, 質問を行ったりして, 描画のもつ意味を解釈する個人検査が原則であるが, 集団検査として行うこともできる. できるだけていねいに描くように教示することによって, 情報がより確かなものとなる. 言葉を用いないために, 他の心理検査よりもパーソナリティの無意識の側面を示しやすい.[1362] ⇨参描画テスト→2487

HVJ hemagglutinating virus of Japan⇨同センダイウイルス→1773

HV間隔⇨同ヒス心室時間→2445

HV時間⇨同ヒス心室時間→2445

HVブロック HV block ヒスHis束心電図による房室ブロックの部位分類で, ヒス束(H)～心室(V)間の伝導ブロックをいう.[424]

H-Y抗原 histocompatibility-Y antigen；H-Y antigen ［**雄性抗原**］ オスのみに発現する抗原. Y染色体上に

存在する *SMCY* という遺伝子によりコードされる．マウスでは，メス同士，オス同士，メスからオスへの皮膚移植は拒絶されないが，オスからメスへの皮膚移植では拒絶されることから発見された．MHC（主要組織適合抗原）に比べて抗原性が弱く，マイナー組織抗原とも呼ばれる．[1439] ⇨参移植抗原⇀238

Hz hertz⇨同ヘルツ⇀2637

H 抗原 **flagellar(H) antigen** ［**鞭毛**(べんもう)**抗原**］ 運動性に関与する（細菌の）鞭毛に含まれるタンパク抗原．[324]

H 鎖 **H chain**⇨同重鎖⇀1367

H 鎖遺伝子 **heavy chain gene；H chain gene** ［**重鎖遺伝子**］ 免疫グロブリンの H 鎖をコードする遺伝子群．H 鎖遺伝子座はヒトでは 14 番染色体上に，マウスでは 12 番染色体上に存在する．H 鎖は，約 50 個の V（variable）セグメント，20 数個の D（diversity）セグメント，6 個の J（joining）セグメントと 5 個の定常部をコードする *C*（constant）遺伝子（Cμ，Cδ，Cγ，Cε，Cα）によりコードされ，遺伝子組換えにより，最終的にそれぞれ 1 つの遺伝子断片が選択され，それらが組み合わさった遺伝子が転写されることにより 1 本の H 鎖ができあがる．この機構により免疫グロブリン H 鎖の多様性が生まれる．[1439] ⇨参可変部〔領域〕⇀546

H 鎖病 **H chain disease** ［**ヘビーチェーン病，フラグメント病，重鎖病**］ 免疫グロブリンの H 鎖が単クローン性に血清，尿中に検出される病態．産生されるのは H 鎖の主として Fc 部分からなる異常 H 鎖．形質細胞の異常増殖によって起こり，多発性骨髄腫の類縁疾患である．γ 鎖病，α 鎖病，μ 鎖病などがあるが，いずれも予後不良．[1438] ⇨参リンパ増殖性疾患⇀2959，形質細胞異常症⇀858，骨髄腫⇀1108

H 波 **H wave** 誘発筋電図検査で末梢神経に電気刺激を与えると遠心性の運動神経線維よりも刺激閾値の低い求心性の筋紡錘由来 Ia 線維が先に興奮する．この Ia 線維を上行するインパルスが脊髄で α 運動神経細胞群に伝導されて，支配筋の収縮を引き起こす際に認められる複合筋活動電位をいう．臨床的にはひらめ筋を用い，主に痙性の評価に応用される．H 波は M 波より低い閾値で導出され，電気刺激を強めるにつれ，まず H 波が出現するが，刺激の増大とともに H 波の振幅は減少し，やがて M 波が出現してくる．さらに電気刺激を増すと M 波の振幅は増大するのに対して H 波の振幅は次第に減少し，消失する．通常上肢よりも下肢でよく出現するため，後脛骨神経を膝窩部で刺激し，下腿三頭筋より導出することが多い．H 波と M 波の分離は，腓腹筋よりもひらめ筋からの導出のほうが容易なのでひらめ筋上に導出電極を装着し，検査を行う．H 波の閾値，振幅，H 波/M 波の最大振幅比などが重要なパラメータであり，痙性の増強に伴い H 波の閾値は低下し，振幅は増大し，H 波/M 波の最大振幅比は増大する．[310] ⇨参誘発筋電図⇀2855，M 波⇀85

H 反射 **H reflex** 末梢神経を矩形波パルスで弱い刺激から徐々に強めて刺激する場合に，まず筋紡錘由来の Ia 線維が興奮し，上行したインパルスが脊髄前角細胞（α 運動ニューロン）を単シナプス性に刺激し興奮させる．その結果生じた筋収縮活動は反射性に誘発されたものなので，H 反射と呼ばれ，筋活動電位を H 波と呼ぶ．[475]

I

I　iodine⇨同ヨウ素→2873

^{125}I　iodine-125⇨同ヨウ素 125→2874

^{131}I　iodine-131⇨同ヨウ素 131→2874

IABP　intra-aortic balloon pumping⇨同大動脈内バルーンパンピング法→1892

IADL　instrumental activities of daily living ［手段的日常生活動作］ 日常生活活動としての ADL には，移動動作や更衣，身づくろい，入浴，食事，トイレ動作など基本的日常生活活動と，外出や買い物，電話の使用，食事の支度，金銭の管理，旅行など地域社会で自立した生活を営む活動とがある．この後者の日常生活活動を特に，手段的あるいは道具的 ADL(IADL)という．これは地域社会での自立生活に必要なより複雑な活動と位置づけられ，活動を行う対象者の年齢や生活の場など社会文化的要因，家庭や職場などにおける役割によって影響される．[321] ⇨参中間的日常生活動作→1986

IAEA　International Atomic Energy Agency⇨同国際原子力機関→1085

IAS　interatrial septum⇨同心房中隔→1603

Ia 抗原　Ia antigen，I-associated(Ia) antigen ［I 領域関連抗原］ マウス H-2 系領域内で，免疫現象を支配する遺伝子の集中している I 領域がコードする遺伝子産物で，B 細胞，マクロファージ，精子細胞および上皮細胞，T 細胞に発現する抗原．強い混合リンパ球培養(MLC)反応刺激抗原で，免疫応答における細胞間共同作用の調節をする．IA 抗原ともいう．[1372] ⇨参I 領域→70

IBD　inflammatory bowel disease⇨同炎症性腸疾患→379

IBL 様 T 細胞リンパ腫　IBL-like T-cell lymphoma⇨同血管免疫芽球性 T 細胞リンパ腫→905

IBS　irritable bowel syndrome⇨同過敏性腸症候群→542

I Can Cope プログラム　I Can Cope Program　癌患者と家族のサポートプログラムの1つ．積極的治療が終了し，経過観察の段階になると患者は社会的孤立感が強くなり，再発や転移などへの不安が強くなる．癌や治療についての情報を提供し，患者相互に支え合うグループダイナミックスを体験することを通して，諸問題への対処能力を高めることを目標にしたプログラム．ジョンソン Judith Johnson が開発し，1977 年からアメリカ癌協会 American Cancer Society のサービスとして全米で実施．日本版「がんを知って歩む会」はホスピスケア研究会が 1994(平成 6)年に立ち上げ，各地で実践．1 回のセッション 2 時間を 4 回行う．各回のテーマは「がんについて学ぶ」「毎日の健康状態に対応する方法を学ぶ」「自分の気持ちを見つめ心身の活気を保つ」「各種の援助システムと活用できる資源を知る－卒業－」である．[500] ⇨参コーピング→1074

ICD　International Classification of Diseases，Injuries and Causes of Death⇨同国際疾病・傷害および死因統計分類→1086

ICF　International Classification of Functioning，Disability and Health ［国際生活機能分類］ International Classification of Functioning，Disability and Health の略称で，国際生活機能分類と訳されている．1997 年から国際障害分類(ICIDH)の改定版が検討され，2001 年に，国際生活機能分類(ICF)として WHO 総会で正式に採択．目的として，健康状況と健康関連状況の研究のための科学的基盤の提供，健康状況と健康関連状況を表現するための共通言語の確立，国や専門分野，サービス，時期を超えたデータの比較，体系的な分類リストの提供，があげられている．特徴は，環境因子および個人因子などを重視した形で，心身機能・身体構造 body functions and structures，活動 activities，参加 participation という 3 つの次元が提案されていること．これまでマイナスとしてとらえられていた障害を，マイナス面(障害)とプラス面(生活機能)の 2 側面でとらえようとしている点も特徴的．実際の応用として，リハビリテーション領域では，マイナス(障害)の減少よりもプラス(生活機能)の増大に基づいたリハビリテーションアプローチへの貢献がある．社会福祉領域では，障害者(高齢者)の生活ニードを把握するうえでの有効性がある．生活ニードの背景には，ICF における機能・構造障害，活動制限，参加制約との関係が深い場合が多く，特に参加制約との結びつきが強い場合が多くみられる．そこで，参加制約発生のプロセスを分析することは，生活ニードの特定にとって重要な作業になる．[350] ⇨参国際障害分類→1086

ICF　intracellular fluid⇨同細胞内液→1174

ICG 試験　indocyanine green test ［インドシアニングリーン試験］ 肝機能検査の 1 つで，肝で選択的に摂取排泄される緑色色素を静脈注射し，15 分後に採血して，15 分後の停滞率($ICGR_{15}$)を測定する方法と，5，10，15 分後に経時的に採血して血漿消失率(ICGK)を測定する 2 つの方法が用いられる．基準値は $ICGR_{15}$ は 10% 以下，ICGK は 0.168-0.206 で，肝硬変などではこの値が上昇する．[677]

ICG 排泄異常症　indocyanine green excretory disturbance；ICG excretory disturbance ［体質性 ICG 排泄異常症］ ICG R_{15}〔インドシアニングリーン(ICG)試験における 15 分血漿停滞率〕が 80% 程度の著しい高値を示すにもかかわらず，他の肝機能検査およびブロムスルファレイン(BSP)検査は正常である先天的症候．大部分は偶然に発見され，病的意義はない．原因は肝細胞膜の透過性異常や，ICG と血清タンパク質あるいは肝内タンパク質との結合障害と推定されている．[279] ⇨参ICG 試験→64

ICH　intracerebral hemorrhage⇨同脳内出血→2310

ICIDH　International Classification of Impairments，Disabilities and Handicaps⇨同国際障害分類→1086

ICM　International Confederation of Midwives⇨同国際助産師連盟→1086

ICM　idiopathic cardiomyopathy⇨同特発性心筋症→2147

ICN　International Council of Nurses⇨同国際看護師協会⇀1085

ICNP⇨同看護実践国際分類《ICN の》⇀595

ICP 発光分析法　inductively coupled plasma optical emission spectrometry；ICP-OES, inductively coupled plasma atomic emission spectrometry；ICP-AES ［**誘導結合プラズマ発光分析法**］ 血清などは希釈して装置に吸引し，高温の高周波放電プラズマ中にアルゴンガスを用いて噴霧し，試料中の元素を励起発光させる．元素は個々に特有の光を発するので，対応した波長で各元素を測定する方法．体液や組織中のアルカリ金属(ナトリウム，カリウムなど)，アルカリ土類金属(カルシウム，マグネシウムなど)，微量必須重金属(鉄，銅など)を同時に測定できる．試料を噴霧して発光分析するため，試料の粘度の影響を受ける．試料を採取する採血管は金属類の汚染がないものを用いる必要がある．同様な検出装置である原子吸光分析法(AAS)より同時に多元素を測定できる点が勝っている．[263]

ICRP　International Commission on Radiological Protection⇨同国際放射線防護委員会⇀1089

ICRP 勧告　ICRP recommendations　国際放射線防護委員会(ICRP)が放射線の安全管理目的で発表する勧告．勧告内容は世界各国の放射線安全規制に多く取り入れられている．[292]　⇨参国際放射線防護委員会⇀1089

ICRU　International Commission on Radiation Units and Measurements⇨同国際放射線単位測定委員会⇀1088

ICS　ICS と略される用語は多数ある．医学に関連する代表的なものには，①国際外科学会 International College of Surgeons，②国際規格分類 International Classification for Standards，③ Intensive Care Society(英国の集中治療医学会)などがある．[485]

ICSA　islet cell surface antibody⇨同膵島細胞膜抗体⇀1625

ICSI　intracytoplasmic sperm injection⇨同卵細胞質内精子注入法⇀2905

ICU　intensive care unit⇨同集中治療室⇀1377

ICU 看護　nursing care in intensive care unit　内科・外科系を問わず，回復可能な重症患者に対し，呼吸，循環，脳神経，代謝，その他の全身管理を，熟練した医療チームが，質量ともに十分な医療機材を使用し，強力かつ集中的に治療を行う看護活動をいう．この中で，特殊な疾患，心疾患患者を対象とする CCU(coronary care unit)看護，呼吸管理を目的とする RCU(respiratory care unit)看護，脳卒中患者を対象とする SCU(stroke care unit)看護，新生児や低出生体重児を対象とする NICU(neonatal intensive care unit)看護は分化されている．アメリカでは，高度な専門的知識と技術を要求される ICU 看護の資格取得のための教育課程が体系化されている．[321]　⇨参クリティカルケア看護⇀830

ICU 症候群　intensive care unit(ICU) syndrome　集中治療室(ICU)に入室した患者は，事前に意識清明であっても生命の不安，薬剤の影響，痛み，24 時間の観察や監視，時間感覚の喪失，気道確保による発声の喪失，身体拘束，環境の変化など単一または複合した原因から，せん妄，不安，抑うつ(鬱)などの精神病状態をきたすことがあり，これを ICU 症候群と称する場合がある．しかし，定義は明確ではなく，近年，この言葉は使用を避けるべきと考えられている．数日間の不眠状態が先行することもあるが，入室直後からみられる場合もある．多くは一過性で，症状の経過後は後遺症を残さない．適切な鎮静と身体的接触，患者との適切なコミュニケーション，時間を告げながらのケア，処置を行う場合は必ず説明するなどの看護，面会を制限しないことなどで対応する．[819]

IC カード　IC card, smart card　銀行のキャッシュカードのようなものに IC が埋め込まれたカード．磁気カードに比べて記憶容量が大きい．IC 内にデータの暗号化処理を組み込むことができるためセキュリティ保護機能が高い．日常生活でも JR 東日本の Suica(スイカ)や Edy カードなど普及が進んでおり，医療，介護，年金など公共分野での導入も検討が進んでいる．携帯電話のモバイル Suica なども IC カードと同様の仕組みを使っている．[1341]　⇨参IC《コンピュータの》⇀65

IC《コンピュータの》　integrated circuit；IC ［**集積回路，IC チップ，半導体集積回路**］ 従来は，コンピュータをはじめ，ほとんどすべての電気製品に使われている小さな半導体部品の一種を指す用語として使われていたが，現在は意味が広がり，IC カードや IC タグという用語として使われることが多い．IC タグは物品につけるタグ(荷札)に内蔵された IC チップにその物品に関する情報を記録することにより物品の識別や管理を行うもの．薬品や診療材料の物品管理や使用前(実施前)確認など医療安全上の視点からの利用も検討されている．[1341]　⇨参IC カード⇀65

IC チップ⇨同IC《コンピュータの》⇀65

IDA　iron-deficiency anemia⇨同鉄欠乏性貧血⇀2066

IE　infective(infectious) endocarditis⇨同感染性心内膜炎⇀635

I-E 亜領域　I-E subregion　マウス第 17 染色体上の *H-2* 遺伝子複合体の遺伝子地図で，クラスⅡ分子をコードする I 領域は，I-A，I-E，I-C の亜領域に分けられる．I-E 亜領域は免疫現象を支配する遺伝子の集中している I 領域の 1 つの亜領域として重要で，この遺伝子産物が B 細胞，マクロファージ，精子細胞および上皮細胞などの抗原をなす．[1372]　⇨参I 領域⇀70

IE 比　inspiratory-expiratory phase time ratio⇨同吸・呼気相比⇀719

IFA　indirect fluorescent antibody technique⇨同間接蛍光抗体法⇀624

IFN-α　interferon α⇨同インターフェロン α⇀298

IFN-β　interferon β⇨同インターフェロン β⇀298

IFN-γ　interferon γ⇨同インターフェロン γ⇀298

Ig　immunoglobulin⇨同免疫グロブリン⇀2808

IgA　immunoglobulin A ［**免疫グロブリン A**］ 免疫グロブリンの一種で，粘膜での生体防御に関与する．2 本の H 鎖(α 鎖)と 2 本の L 鎖からなる．粘液中では，J 鎖を介して二量体を形成する(重合 IgA)．二量体 IgA は，粘膜上皮細胞の側底部に発現するポリ Ig 受容体に結合して，上皮細胞の輸送小胞に取り込まれ，上皮細胞の内腔側に輸送される(トランスサイトーシス)．その後，ポリ Ig 受容体が膜表面でプロテアーゼで限定分解を受け，ポリ Ig 受容体の一部(分泌成分，S 成分)が IgA 二量体に結合したまま，重合 IgA は内腔側に放出される．これが分泌型 IgA で，乳汁などに豊富に含まれる．[1439]　⇨参免疫グロブリン⇀2808

IgA 欠損症⇨同免疫グロブリン A 欠損症→2809

IgA 腎炎　IgA nephritis⇨同IgA 腎症→66

IgA 腎症

immunoglobulin A nephropathy；IgA nephropathy［**免疫グロブリン A 腎症，IgA 腎炎，ベルジェ病**］

【概念・定義】糸球体メサンギウム細胞の増殖，メサンギウム基質の拡大，およびメサンギウム領域に免疫グロブリン A(IgA)のびまん性沈着がみられる慢性糸球体腎炎．

【疫学】1968 年，フランスの病理学者ベルジェ Jean Berger により報告された．年齢分布は 15-24 歳，40-49 歳をピークとする二峰性であるが，男女比はほぼ同じ．日本人の原発性慢性糸球体腎炎の約 50% を占め，最も多い腎炎．

【病態生理】発症機序については十分には解明されていない．上気道感染後に肉眼的血尿がみられる症例があることから，扁桃を病巣感染と考えることが古くから提唱されていた．最近になり，早期の段階における IgA 腎症においては扁桃摘出により長期予後の改善が期待できるという報告が得られ，発症進展に何らかの役割を果たしている可能性が示唆された．また家族的に集中して発症している家系が報告されており，何らかの遺伝子との関係が示唆されている．この家族性素因による IgA 分子の異常，IgA 産生の亢進，IgA の糸球体メサンギウムへの沈着，IgA 沈着後のメサンギウム細胞の増殖および細胞外基質の拡大により IgA 腎症の病態生理は全身性疾患とも考えられている．

【症状】**無症候性血尿**で発見されることが多く，上気道感染直後に無症候性血尿をきたすことも多い．ときに急性腎炎様の症状を呈することもある．ネフローゼ症候群の発現は比較的まれ．血尿に比してタンパク尿が軽度であることも多い．IgA 腎症と鑑別が必要な疾患としては，紫斑病性腎炎，肝性糸球体硬化症，ループス腎炎などがある．これらはメサンギウム領域に IgA の沈着をきたすために組織学的に区別することが困難であり，他の臨床症状や検査所見により鑑別診断する必要がある．

【診断】尿異常の診断には **3 回以上の検尿**を必要とし，そのうち 2 回以上は一般の尿定性試験に加えて**尿沈渣**も行う．成人の場合，血清 IgA 値 315 mg/dL 以上の上昇を 50% 以上の症例に認める．確定診断は**腎生検**による蛍光抗体法でメサンギウム領域への IgA のびまん性の顆粒状沈着を認める．

【治療】治療方針は IgA 腎症診療指針の予後判定基準に示されている．腎生検あるいは臨床所見に基づいて 4 群(**予後良好群，予後比較的良好群，予後比較的不良群，予後不良群**)に予後分類され，それぞれの群において，血圧，腎機能，尿所見によって治療方針を決定する．①生活規制：予後比較的不良群と予後不良群の症例において生活規制が必要とされている．②食事療法：腎機能が保たれている場合は 7-8 g/日の塩分制限のみでよいが，予後比較的不良群や予後不良群では，タンパク質 0.6-0.9 g/kg 標準体重/日，エネルギー 30-35 kcal/kg 標準体重/日の制限が求められる．③薬物療法：1)抗血小板薬：タンパク尿の減少効果をもつ．予後良好群では単剤で，予後比較的良好群，予後比較的不良群，予後不良群では他剤と併用する，2)副腎皮質ステロイド剤：タンパク尿の減少効果と腎機能の保持作用をもつ．クレアチニンクリアランス(Ccr)が 70 mL/分以上で尿タンパクが 0.5 g/日以上の症例に使用．長期使用は動脈硬化や糸球体硬化を促進する可能性があるため，約 2 年間の投与にとどめる，3)アンギオテンシン変換酵素(ACE)阻害薬，アンギオテンシンⅡ受容体拮抗薬(ARB)：降圧効果に加え，腎保護作用やタンパク尿の減少効果が期待されている．高血圧合併例，タンパク尿 0.5 g/日以上，血清クレアチニン 2.0 mg/dL 以下の症例に使用，4)抗凝固薬：タンパク尿減少，糸球体硬化の抑制が報告されている．腎生検による組織所見にて中等度から高度の糸球体障害を呈する場合に対してステロイド剤，抗血小板薬と併用，5)免疫抑制薬：ステロイド剤との併用は重症な進行性 IgA 腎症患者の腎機能障害の進展抑制に有効な可能性がある．中等度から高度の糸球体障害を呈する場合にステロイド剤などの他剤と併用．血清クレアチニンが 2.0 mg/dL 以上の進行期にある患者や，細胞性半月体を 10% 以上の糸球体に認め，高度タンパク尿を呈する患者に用いる，6)魚油：糸球体や間質の炎症を抑制することが期待される．中等度から高度の腎機能障害を呈する症例に対して用いられる．④扁桃摘出術：最近では扁桃摘出術とステロイドパルス療法の併用療法によって臨床的寛解が得られたという報告もある．予後は発症 20 年で約 40% の症例が進行して腎不全に至る．[858]

IgA 腎症の看護ケア

【ケアのポイント】IgA 腎症の患者に対しては薬物療法のほかに，腎機能を悪化させないための生活上の制限や食事療法の指導が必要となる．腎機能の程度により異なるが，過度な運動や過労を避けること，定期的な受診や血圧の自己測定の指導，特に運動時や夏場に脱水状態にならないよう水分補給に留意することが大切．また，食事療法では，過剰の塩分摂取を避けることや適切な体重管理を指導する．[430] ⇨参IgA 腎症→66

IgA 選択的欠損症　IgA selective deficiency［**単独 IgA 欠損症**］免疫グロブリン(Ig)のうち IgA だけが欠損しているもの．他の Ig は正常に保たれ，細胞免疫能も正常．欠損している以外の Ig 値が正常なものを選択的免疫グロブリン欠損症というが，そのうち最も多いものが本疾患で 500-3,000 人に 1 人といわれている．IgA は IgA 産生細胞と呼ばれる分化した B 細胞から産生されるが，この B 細胞が IgA 産生細胞に分化するところの障害や，B 細胞の機能を抑制する T 細胞(サプレッサー T 細胞)の機能亢進が原因．また，胎児母体間輸血や妊婦の輸血によって抗 IgA 抗体が産生されることによる IgA の欠損もある．後天性の IgA 選択的欠損症はヒダントイン系薬剤やペニシラミンによるものがある．症状は無症状のものから副鼻腔炎や気道感染を反復するなどいろいろで，合併する疾患はアレルギー性鼻炎，気管支喘息，全身性エリテマトーデス，関節リウマチ，溶血性貧血，橋本甲状腺炎などである．治療の対象となることはなく，合併する疾患の治療を行う．IgA を含む製剤の投与はアナフィラキシーの危険があるので行わない．[1631]

IgD　immunoglobulin D［**免疫グロブリン D**］H 鎖(δ

鎖)2本とL鎖2本からなる免疫グロブリン．IgMとともに成熟B細胞の膜型免疫グロブリンとして存在する．その機能は不明．[1439] ⇨参免疫グロブリン→2808

IgE immunoglobulin E ［**免疫グロブリンE，γEグロブリン**］ 免疫グロブリンの一種で，I型(即時型)アレルギーの原因となる．分子量約20万のタンパク質で2本のH鎖(ε鎖)と2本のL鎖からなる．花粉などに対するアレルギーや寄生虫感染の際に血中に増加する．I型(即時型)アレルギーの素因をもつ個体の場合，アレルゲン(抗原)が体内に入るとそれに対する特異的な抗体(IgE)が産生され，マスト細胞上のFcε受容体に結合する．ここに侵入してきた抗原が結合するとマスト細胞上で2分子のIgE抗体が架橋され，マスト細胞に刺激が入り，細胞内顆粒からヒスタミンやセロトニンなどが細胞外に放出される．その結果，くしゃみや鼻水が出るようになる．[1439] ⇨参レアギン→2970，アレルギー反応→199

IgE抗体 IgE antibody⇨同アトピー性レアギン→165

IGF insulin-like growth factor⇨同インスリン様成長因子→297

IGFBP insulin-like growth factor-binding protein⇨同インスリン様成長因子結合タンパク→297

IgG immunoglobulin G ［**免疫グロブリンG**］ 生体防御においてIgMとともに重要な免疫グロブリン．2本のH鎖(γ鎖)と2本のL鎖からなる．そのH鎖(γ鎖)の定常部の構造の違いにより，ヒトではIgG 1，IgG 2，IgG 3，IgG 4，マウスではIgG 1，IgG 2 a，IgG 2 b，IgG 3のそれぞれ4つのサブクラスに分かれる．補体結合性や食細胞結合性が互いに異なる．[1439] ⇨参免疫グロブリン→2808

IgGサブクラス IgG subclass 免疫グロブリンIgGのサブクラスのこと．生体防御においてIgMとともに重要な免疫グロブリンであるIgGは，そのH鎖(γ鎖)の定常部の構造の違いにより，ヒトではIgG 1，IgG 2，IgG 3，IgG 4，マウスではIgG 1，IgG 2 a，IgG 2 b，IgG 3のそれぞれ4つのサブクラスに分かれる．補体結合性や食細胞結合性が互いに異なる．[1439]

IgGサブクラス欠損症 IgG subclass deficiency IgGは血清免疫グロブリンの主要成分で，健常成人では約1,200 mg/dLの濃度を示す．IgGにはIgG 1，IgG 2，IgG 3，IgG 4の4つのサブクラスがあり，全IgGに対する割合はそれぞれ65%，23%，8%，4%といわれている．これらIgG 1～IgG 4のいずれかが欠損しているものをIgGサブクラス欠損症という．IgG 1には細菌やウイルスに対する抗体が含まれ，IgG 2にはポリサッカライドに対する抗体が多い．IgG 3は補体結合能が高い．IgG 2欠損症では肺炎球菌，インフルエンザ桿菌による気道感染症を反復しやすく，特に細菌性中耳炎を反復する頻度が高い．[1631]

IgM immunoglobulin M ［**免疫グロブリンM**］ 体内で産生される免疫グロブリンのうち，最も大量に産生されるもの．H鎖(μ鎖)2本とL鎖2本からなる免疫グロブリンが5本集まり，五量体として存在する．したがって，抗原結合部位を合計10個有し(10価)，このために他の免疫グロブリン(2価)よりも高い抗原結合性をもつ．B細胞の細胞膜上に膜型タンパク質として発現するが，B細胞が刺激されるとIgMは次第に膜型から分泌型へと変化し，細胞外に放出されるようになる．これが免疫反応の初期に産生されるIgM抗体である．ヒトでの血中濃度基準値は1.2 mg/mL程度である．IgMタイプの自然抗体としてABO血液型に対する抗体(抗A，抗B)がある．[1439] ⇨参免疫グロブリン→2808

IgM寒冷凝集素 IgM cold agglutinin ［**寒冷凝集素，寒冷赤血球凝集素**］ 自己抗体の一種で，IgM抗体であり，寒冷(特に4℃)時に赤血球を凝集させる活性をもつ．マイコプラズマ感染により一過性に抗体価が上昇する場合がある．また，悪性リンパ腫などに続発する場合や，原因不明でみられる場合(特発性寒冷凝集素症)もある．抗体価の高い患者では，寒冷にさらされることにより赤血球が凝集して溶血やレイノーRaynaud症状などの循環障害が起こることがある．[1439]

IgM欠損症 IgM deficiency ［**選択的IgM欠損症**］ 免疫グロブリン(Ig)のうちIgMだけが欠損しているもの．IgMはB細胞が分化したIgM産生細胞から産生されるが，この細胞の欠損は認められず，病因は不明．細菌の菌体成分の1つであるポリサッカライドに対する抗体はIgMに含まれるため，欠損すると肺炎球菌やインフルエンザ桿菌，その他のグラム陰性桿菌による感染が重症となる．合併する疾患はアトピー性皮膚炎，クローンCrohn病，難治性下痢を伴うウィップルWhipple病などが知られている．治療は必要により新鮮凍結血漿を使用．[1631]

IgM増加を伴う抗体欠乏症⇨同高IgM症候群→969

IGRT image-guided radiation therapy⇨同画像誘導放射線治療→508

IHD ischemic heart disease⇨同虚血性心疾患→778

IHP idiopathic hypoparathyroidism⇨同特発性副甲状腺機能低下症→2149

IIA internal iliac artery⇨同内腸骨動脈→2186

^{123}I-IMP iodine-123-IMP⇨同ヨウ素123-IMP→2873

^{123}I-IMZ iodine-123-IMZ⇨同ヨウ素123-IMZ→2873

^{123}I-MIBG iodine-123-metaiodobenzylguanidine⇨同ヨウ素123-MIBG→2873

^{123}I-メタヨードベンジルグアニジン iodine-123-metaiodobenzylguanidine；^{123}I-MIBG⇨同ヨウ素123-MIBG→2873

IIP idiopathic interstitial pneumonia⇨同特発性間質性肺炎→2146

ILBBB incomplete left bundle branch block⇨同不完全左脚ブロック→2526

ILO International Labour Organization⇨同国際労働機関→1089

IMA inferior mesenteric artery⇨同下腸間膜動脈→524

IMRT intensity-modulated radiation therapy⇨同強度変調放射線治療→766

IMV intermittent mandatory ventilation ［**間欠的強制換気**］ 間欠的強制換気．自発呼吸を自由にさせておいて，一定の間隔で強制的に陽圧換気を行う換気様式．スムーズに自発呼吸に移行できるので，人工呼吸からの離脱(ウィーニング)の前段階に用いられることも多い．自発呼吸に関係なく決められた換気回数，換気圧の設定で強制換気を行うので，自発呼吸のタイミングと合わず(ファイティング)，効果的換気が行われなくなることがある．これを改善したのがSIMV．現在では，自発呼吸に同期させるのが難しい新生児，小児用の人工呼吸器のモードとして用いられることが多い．[571] ⇨参SIMVモード→107

INCAM-110 inducible cell adhesion molecule-110⇨同VCAM-1→118

inverted S sign ［逆S字徴候］ 胸部単純X線写真上，右上肺野に逆Sの字状の境界をもつ肺硬化像．右肺門部腫瘤による右上葉無気肺でみられる特徴的所見．[286]

Inv因子（アロタイプ） Inv factor, Inv allotype ヒト免疫グロブリン・*K*（カッパ）鎖の定常部に存在するアロタイプ．アロタイプとは免疫グロブリン定常部の遺伝的なアミノ酸配列の違いによって生まれる表現型のことで，これを利用して個人の同定をすることができる．[1439]

IO inferior oblique muscle⇨同下斜筋→496

IOE法 intermittent oral esophageal catheterization ［間欠的経口食道経管栄養法，間欠的口腔食道経腸栄養法］ 摂食・嚥下障害を有する患者に対し行われる間欠的な栄養管理法．間欠的に口腔から食道内へカテーテルを挿入し，栄養補給と管理を行う．慢性期での経口摂取例と胃瘻例の間を埋める代償的方法であり，経口摂取が多少は可能であるがそれのみでは低栄養，脱水になってしまう患者に有効とされる．カテーテルを留置しないため，鼻腔，口腔，咽頭の清潔を保つことができ，食物の注入により食道の蠕動を誘発し，食物が胃に入るまでに温められるため，下痢や胃食道逆流の減少が期待できること，さらに咽頭への間欠的な動的刺激や食道蠕動を繰り返し誘発することで嚥下機能を改善させる可能性があると考えられている．カテーテル挿入時に咽頭反射 gag reflex が著明なケースでは経鼻的に行われる場合もある．[614]

IOIBD指数 IOIBD assessment score クローン Crohn病の活動性を評価するための，自覚症状，検査所見などによるスコアのこと．IOIBD（International Organization for the study of Inflammatory Bowel Disease）により作成された．①腹痛，②1日6回以上の下痢または粘血便，③肛門部病変，④瘻孔，⑤その他の合併症，⑥腹部腫瘤，⑦体重減少，⑧腹部圧痛，⑨38℃以上の発熱，⑩ヘモグロビン10 g/dL以下，の各項目を1点とする．スコアが1または0で，赤血球沈降速度，C反応性タンパク質（CRP）が正常化した状態を寛解期と判定し，スコアが2以上で活動期と判定する．クローン病の活動性評価基準には，クローン病活動指数 Crohn disease activity index（CDAI）も存在し，両者は目的に応じて使い分けられる．[1272] ⇨参クローン病→843

IOL intraocular lens⇨同眼内レンズ→647

IPPB intermittent positive pressure breathing⇨同間欠的陽圧換気→586

IPPV intermittent positive pressure ventilation⇨同間欠的陽圧換気→586

iPS細胞 induced pluripotent stem cell；iPS cell ［人工多能性幹細胞］ 人工多能性幹細胞，つまり人工的に多能性（生体に存在するあらゆる細胞へと分化できる性質）を誘導された幹細胞である．京都大学の山中伸弥らは2006年，マウス体細胞にたった4つの転写因子（*OCT3/4*，*Sox2*，*c-Myc*，*Klf4*）遺伝子をレトロウイルスベクターで導入することにより，旺盛な自己複製能と多分化能をもったiPS細胞の樹立に成功した．このiPS細胞は受精卵に戻すと，生殖細胞を含むすべての細胞に分化し，次の世代では全身がiPS細胞に由来するマウスも正常に誕生したことから，iPS細胞がもつ多能性はES細胞と比べても遜色がないことが示された．翌年，彼らは同様の手法を用いてヒト線維芽細胞からヒトiPS細胞を誘導することに成功し，マウス，ヒトとも同様の分子基盤が体細胞の初期化にかかわっている可能性を示した．その後iPS細胞作製法も改良され，プラスミドを用いる方法，タンパク質を用いる方法などが次々と報告されている．iPS細胞のもつ画期的な点は，さまざまな疾患の患者の皮膚などから疾患特異的iPS細胞を樹立できることである．患者iPS細胞を用いることにより，生検に代わる診断への利用，疾患の病因，病態の解明，新規治療法の開発，新規薬剤の有効性・毒性の検定，再生医療の開発などさまざまな臨床応用が期待されている．また，iPS細胞作製には体細胞を用いるため，受精卵を用いるES細胞のような倫理的問題を回避できることも特徴である．[1094] ⇨参ES細胞→48

IP関節 interphalangeal joint；IP joint ［指節間関節］ 指節骨（末節骨，中節骨および基節骨）でつくる関節のこと．末節骨と中節骨からなる関節を遠位指節間関節 distal interphalangeal（DIP）joint，基節骨と中節骨からなる関節を近位指節間関節 proximal interphalangeal（PIP）joint という．[450] ⇨参PIP関節→95，DIP関節→41

●指節間関節

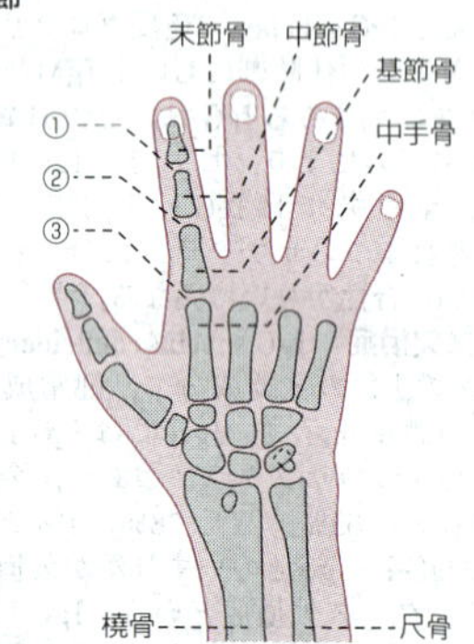

①遠位指節間 distal interphalangeal（DIP）関節
②近位指節間 proximal interphalangeal（PIP）関節
③中手指節間 metacarpophalangeal（MP）関節

IQ intelligence quotient⇨同知能指数→1978

Ir iridium⇨同イリジウム→280

IRBBB incomplete right bundle branch block⇨同不完全右脚ブロック→2526

IRCU intensive respiratory care unit ［呼吸集中治療部，呼吸疾患集中治療部］ 呼吸が危機的状態に陥ったときに集中的に観察・治療を行い，危機的状態から脱するために特に準備された病院内の施設．各種人工呼吸器を保有し，呼吸管理の専門スタッフが常駐して，あらゆる呼吸不全に対して緊急に対応し，処置にあた

る.[953]

IRI immunoreactive insulin ［免疫反応性インスリン］ インスリン測定時のインスリンの表現．血中インスリンは，インスリン抗体を用いた抗原抗体反応を利用して測定するが，この際インスリン以外にもインスリン抗体に反応する物質，例えば，プロインスリンもインスリンとして測定されてしまう可能性があるので，測定にて得られた値は免疫反応性インスリン(IRI)として表現する.[418]

IRV inspiratory reserve volume⇨同予備吸気量→2885

***Ir*遺伝子** immune response gene；*Ir* gene ［免疫応答遺伝子］ 免疫応答を制御する遺伝子．歴史的には合成ペプチドのような単純な抗原に対しての免疫応答の強さが，純系動物の同種異系間で非常に異なることから，免疫応答の強さを決定する遺伝子として提唱された．同じ動物でも1つの抗原に対し，抗体をよく産生するものとあまり産生しないものがある．*Ir*遺伝子はこのような生体の免疫応答性の強さを支配している．マウスでは組織不適合を起こす主要組織適合遺伝子複合体(MHC)の中心部にあるI領域に存在する．*Ir*遺伝子産物がIa抗原であり，免疫応答の制御に重要な役割を果たす．ヒトのIa抗原はHLA-DR抗原と呼ばれている.[1372]

ISE法 ion selective electrode method；ISE method ［イオン選択電極法，イオン電極法］ 血清・血液・尿などの体液中のナトリウム，カリウム，クロール，カルシウム，マグネシウムなどのイオンを測定する方法．血液ガス分析装置や電解質分析装置に組み込まれ，試料を電極に直接，もしくは試料希釈液を注入することで，数分以内に測定ができる簡便・迅速な方法．主に緊急検査用機器や生化学検査の自動分析装置に利用される．測定原理は電極に試料が接するとイオン選択膜の内と外の間に試料中のイオン濃度に相当する電位差が生じ，この電位差を標準液と比較してイオン濃度を測定する.[263]

ISO International Organization for Standardization⇨同国際標準化機構→1088

ISS injury severity score ［損傷重傷度スコア］ 多発外傷患者の重症度を評価する指標の1つ．個々の解剖学的損傷をスコア化したAISをもとに算出される．損傷を頭頸部，顔面，胸部，腹部および骨盤内臓器，四肢および骨盤，体表の6部位に割り当てたうえで，各部位のAISスコアの最大値のうち，上位3部位までのスコア最大値を2乗して加算した合計値をISSと定義する．ISSは多発外傷患者の総合的な解剖学的重症度を反映し，その値は死亡率とよく相関するほか，TRISS(trauma injury severity score，外傷重傷度スコア)法においては，予測生存率算出の主要項目としてISSが用いられる．ISSの身体分類に根拠がないこと，同一身体部位の多発外傷でも最高点しか計算に利用されないことなどの問題点から，身体部位にかかわらずAISスコアの上位3つをそれぞれ2乗して合計したものがNISS(New ISS)として提唱されており，ISSよりも生存率の予測に優れているという報告もある.[1390] ⇨参AISコード→24，外傷重症度スコア→438

IT information technology ［情報コミュニケーション技術］ information technology(情報技術)の略で，コンピュータのハードウエア，ソフトウエアやデータ通信に関連する技術を包括的に表現する用語．近年は通信の役割が大きくなったために，C(communication)を加えてICTと呼ばれることが多い.[712]

ITP idiopathic thrombocytopenic purpura⇨同特発性血小板減少性紫斑病→2147

IU international unit⇨同国際単位系→1087

IUAC International Union Against Cancer⇨同国際対癌連合→1087

IUCD intrauterine contraceptive device⇨同子宮内避妊器具→1254

IUD intrauterine device⇨同子宮内避妊器具→1254

IUFD intrauterine fetal death⇨同子宮内胎児死亡→1253

IUGR intrauterine growth retardation⇨同子宮内胎児発育遅延→1254

IV intravenous drip⇨同点滴→2085

IVC inferior vena cava⇨同下大静脈→520

IVCフィルター inferior vena cava filter；IVC filter ［回収可能型下大静脈フィルター，下大静脈フィルター］ 下大静脈内に留置する血栓捕捉用器具．深部静脈血栓症からの肺塞栓症を予防する目的で留置される．2週間程度で回収する必要がある一時留置型のものと，永久留置型のものとがある．留置は内頸静脈や大腿静脈，鎖骨下静脈などから行う．多くの一時留置型のIVCフィルターではシステムの一部が体外にあるため，留置中は感染の合併や抜去に注意する必要がある.[150]

IVF-ET *in vitro* fertilization and embryo transfer⇨同体外受精-胚(配偶子)移植→1861

IVH intravenous hyperalimentation⇨同高カロリー輸液→983

IVPCA intravenous patient-controlled analgesia⇨参患者自己管理鎮痛法→606

IVR-CT⇨同アンギオCT→201

IVS interventricular septum⇨同心室中隔→1550

I因子 factor I；I ［C3b不活性化因子］ C3bとC4bを分解する酵素で，コファクター cofactor(酵素の活性に必要な補助因子)を必要とする．補体活性化の終止，2-4型C3受容体のリガンドの生成，自己細胞の保護に働く．コファクターとしてH因子，C4b結合タンパク質(C4bp)，1型C3受容体(CR1)，CD46が知られている．H因子と働くとC3bをiC3bに切断し，CR1と働くとiC3bを経てC3dgまで切断する．C4bpと働くとC4bをC4dに分解する．自己細胞上ではCD46と働き，C3bとC4bを分解して自己細胞を保護する.[495] ⇨参C3受容体→32

I-細胞病 I-cell disease，inclusion cell disease ［I-セル病，封入体細胞病］ Iとは封入体inclusion bodyの略で，培養皮膚線維芽細胞に特徴的な封入体がみられるためにこの名がある．脂質蓄積症(リピドーシス)とムコ多糖体代謝異常症の臨床症状を併せもつムコリピドーシスの一病型．*N*-アセチルグルコサミニル-1-ホスホトランスフェラーゼという酵素の欠損によりリソソーム酵素が水解小体(リソソーム)に入れずに起こる．常染色体劣性遺伝で，生後2-3か月頃までに症状が現れる．筋緊張低下，肝腫大，特異な顔貌のほか，股関節脱臼，鼠径ヘルニアなどを伴うことが多い．診断はリソソーム酵素の活性低下や特徴的な封入体による．特異療法

はなく，7-8 歳頃までに心不全や肺炎で死亡することが多い.[1631]

I〔式〕血液型　**I blood group system**　I 抗原と i 抗原の 2 つの抗原からなるまれな血液型で，Rh 式血液型の発見者であるウィーナー Alexander Solomon Wiener らによって 1956 年に発見された．新生児は i 抗原を大量にもっているが，成人に近づくにつれ I 抗原が増え i 抗原は減少．一般に生後 18 か月には I 抗原を多くもつ成人型となる．成人になっても i 抗原を多くもっている場合は白内障などの先天性疾患をもつことが多く，また輸血に適合する血液をみつけることが難しい.[860]

I-セル病　**I-cell disease**⇨同I-細胞病→69

I 帯　**I-band, isotropic band**　［明帯，等方帯］　横紋筋の筋原線維において，弱い複屈折性しか示さず，明るく見える部分．細いフィラメントのみが存在し，筋肉が収縮するとその長さは減少する．I 帯の中央には Z 帯が存在.[97]　⇨参A 帯→27

I 領域　**I region**　マウスの第 17 染色体上の *H-2* 遺伝子複合体の遺伝子地図上で，クラスII分子をコードする領域を指す．多くの抗体産生，特異的 T 細胞増殖，混合リンパ球培養(MLC)反応を制御する遺伝子座が，この I 領域に存在し，免疫応答遺伝子領域を含むため重要．ヒトでは，第 6 染色体上の *HLA* 遺伝子複合体の D 領域が相当する.[1372]

I 領域関連抗原　**I region-associated antigen**⇨同Ia 抗原→64

J

J joule⇨同ジュール→1387

JAMA Journal of the American Medical Association ［ジャマ］ アメリカ医師会誌の略.[543]

JATEC™ Japan Advanced Trauma Evaluation and Care ［外傷初期診療ガイドライン］ わが国における外傷診療の質を保証し，防ぎえる外傷死 preventable trauma death（PTD）を回避するために開発されたガイドライン，もしくはその研修コースを指す．気道確保や緊張性気胸の解除など比較的容易な処置で救命が可能となる外傷による死亡の第二のピーク（受傷後 2-3 時間）をのりこえること，第三のピーク（受傷後数日から数週間）を低下させることを主目的とする．その特徴はわが国の診療実態に即していること，primary survey によって生理学的徴候を，secondary survey によって解剖学的徴候を評価・処置することにある．また，外傷病院前救護ガイドライン JPTEC や外傷初期看護ガイドライン JNTEC との整合性がとられている．研修は 2003 年 4 月から開始され，成人学習理論に基づきシミュレーターや模擬患者を用いた職場外教育 off-the-job training（Off-JT）として行われる.[587,1430] ⇨参JPTEC™→72，JNTEC™→72

Java JAVA ［ジャバ］ アメリカ Sun Microsystems 社が開発したプログラム言語．ブラウザーがあれば OS に依存しないアプリケーションが作成できる．Java アプレット applet とはブラウザーに読み込まれて実行される Java の小さなアプリケーションのこと．似たような用語に Java Script（ジャバスクリプト）があるが，これはブラウザーで実行可能なスクリプト言語のこと．Java との関連性はまったくない．Java Script を使用したユーザーインターフェース構築技術の総称を Ajax（エイジャックス）と呼び，使いやすい Web アプリケーションの作成のために利用が進んでいる.[1341] ⇨参ブラウザー→2573，ホームページ→2686，ワールドワイドウェブ→3006

JCAHO Joint Commission on Accreditation of Healthcare Organizations ［ヘルスケア組織認可合同委員会］ アメリカにおける医療の質に関する第三者評価機関．1951 年に Joint Commission on Accreditation of Hospitals（JCAH）として発足し，1987 年に現在の名称に変更した．理事会組織は医師会，病院協会，看護師協会，各種学会，歯科医師会，消費者などからなる民間の非営利団体である．評価スタンダードに基づき，診療録や看護記録，施設・設備の適正利用，サービスそのものについてなどの評価を行い認可を与える．認可が取り消されると，施設では保険償還の対象外になったりするので，施設経営者としてはその視察にはかなり神経を使う.[415]

JCQHC Japan Council for Quality Health Care⇨同日本医療機能評価機構→2218

JCS Japan coma scale ［ジャパン・コーマ・スケール，日本昏睡尺度，3-3-9 度方式］ ジャパン・コーマ・スケール Japan coma scale の略称．わが国で太田富雄らによって作成された意識障害の分類法．頭部外傷では，頭蓋内血腫の増大による脳ヘルニアにより，間脳，脳幹が圧迫され意識障害が進行する．したがって頭蓋内血腫に対し，時期を逸することなく減圧開頭術を行い予後を改善するには，「覚醒の度合い」に重点をおく必要がある．具体的には覚醒度により 3 段階（刺激しなくても覚醒している状態を 1 桁，刺激に応じて一時的に覚醒する状態を 2 桁，刺激しても覚醒しない状態を 3 桁）に分け，さらに各々の段階を「呼びかけ」「ゆさぶりながら呼びかける」「痛み刺激を加える」に対する応答の度合いによって 3 段階に分類する．それぞれ 3 段階あることから，3-3-9 度方式とも呼ばれる．急性期の頭部外傷の重症度を判定するのが目的．臨床の現場では慢性期の遷延性意識障害や他の疾患に用いるのを見かけることも多いが，本来の意図を逸脱しており不適切.[1622]

●JCS（ジャパン・コーマ・スケール）

Ⅲ. 刺激をしても覚醒しない状態（3 桁の点数で表現）
(deep coma, coma, semicoma)
300. 痛み刺激に全く反応しない
200. 痛み刺激で少し手足を動かしたり顔をしかめる
100. 痛み刺激に対し，払いのけるような動作をする

Ⅱ. 刺激すると覚醒する状態（2 桁の点数で表現）
(stupor, lethargy, hypersomnia, somnolence, drowsiness)
30. 痛み刺激を加えつつ呼びかけを繰り返すと辛うじて開眼する
20. 大きな声または体を揺さぶることにより開眼する
10. 普通の呼びかけで容易に開眼する

Ⅰ. 刺激しないでも覚醒している状態（1 桁の点数で表現）
(delirium, confusion, senselessness)
3. 自分の名前，生年月日が言えない
2. 見当識障害がある
1. 意識清明とは言えない

注：開眼状態で評価しにくい場合の評価基準
R：Restlessness（不穏），I：Incontinence（失禁），
A：Apallic state（失外套状態）または Akinetic mutism（無動無言症）

JC ウイルス JC virus；JCV 二本鎖 DNA ウイルスのポリオーマウイルス属に属し，1971 年に進行性多巣性白質脳症 progressive multifocal leukoencephalopathy（PML）の患者から分離された．JC の名称は最初に分離された患者の名前に由来．PML と JC ウイルスの直接的な因果関係，JC ウイルスの病原性は不明．また，JC ウイルスの抗体陽性者は多く存在しており，その感染経路なども不明.[1113]

JHFA（ジャファ）マーク表示許可食品 food products authorized by Japan Health Food Authorization（JHFA） 厚生労働省所管の公益法人である財団法人日本健康・栄養食品協会の前身日本健康食品協会 Japan Health Food Authorization（JHFA）が設定した，一定の規格基準（特に品質，表示について客観性，信頼性を高めたもの）を満たす食品で，JHFA マーク表示許可食品として

販売を許可されたもの．JHFA ではいわゆる健康食品の品質向上と消費者保護の観点から，これらの食品の品種別規格基準を設定し，JHFA マークの表示許可を行っている．審査は，製造管理，品質検査，表示について，学識経験者の審議を経て設定した規格基準にのっとり厳正に行われている．製造管理では製造・加工(製造工程や加工施設・設備，作業者の衛生管理)について，基準を満たしているか確認している．品質検査では含有成分や安全・衛生面(パッケージに記載されている表示成分の確認，残留農薬，PCB，ヒ素，重金属，一般細菌数，大腸菌群など)について細かく検査している．表示ではパッケージ記載事項の適正性(誇大広告や不適切な表示の禁止，「食品衛生法」，「薬事法」，「健康増進法」などに違反しない表示)を審査している．認定された食品には，食物繊維加工食品，グルコサミン食品，カルシウム含有食品，大豆レシチン含有食品，ウコン食品，タンパク食品，ビタミン C 含有食品，ベータカロテン含有食品，ローヤルゼリー食品，プロポリス食品，ナットウ菌培養エキス食品，キトサン加工食品，コエンザイム Q 10 食品，ビルベリーエキス食品などがあり，クロレラなど 60 種類の健康補助食品の規格基準を設け，2007(平成 19)年現在 649 の商品に JHFA マークの表示を許可している．[1170]

JHNFA　Japan Health Food & Nutrition Food Association⇨同日本健康・栄養食品協会→2221

J

JH 領域　JH region　免疫グロブリン H 鎖(重鎖)遺伝子の中で J(joining)領域をコードする部分．H 鎖遺伝子の中の J セグメントのこと．[1439]　⇨参H 鎖遺伝子→63

JIA　juvenile idiopathic arthritis⇨同若年性特発性関節炎→1354

JICA　Japan International Cooperation Agency⇨同国際協力機構→1085

JMTDR　Japan Medical Team for Disaster Relief　［国際緊急援助隊医療チーム］　国際緊急援助隊 Japan Disaster Relief Team(JDR)の中の医療チーム．1982 年に発足．独立行政法人国際協力機構(JICA)に事務局をおき，海外の大規模災害に対して災害救急活動，防疫活動を行う．当事国からの要請を受け，登録されたボランティアの中から派遣する者を選出し，自給自足できる装備を備え，24 時間以内に出発し，1 チーム 2 週間を限度として活動する．「国際緊急援助隊の派遣に関する法律」のもとで日本国政府公式の医療援助隊として，医師，看護師，薬剤師，調整員などでチームが構成される．[657,875]　⇨参DMAT→41，災害医学→1148，国際協力機構→1085

JNTEC™　Japan Nursing for Trauma Evaluation and Care　［外傷初期看護コース］　外傷患者の初療時に行うべき看護をまとめた標準化コース．すでに救急隊向けの外傷病院前救護コース(JPTEC)ならびに医師向けの日本外傷初期診療コース(JATEC)が策定されているが，これらと整合性を保ちつつ，外傷初期診療チームの一員である看護師にも同様の教育は必要であるという認識から，日本救急看護学会で開発されたコース．コースは小グループによる実技中心のもので，全国各地で定期的に開催されている．[207]　⇨参JPTEC™→72，JATEC™→71

JPTEC™　Japan Prehospital Trauma Evaluation and Care　［病院前外傷教育プログラム，病院前外傷観察・処置プログラム］　病院前において外傷の初療にかかわる救急隊員，救急救命士，看護師(フライトナースなど)，医師を対象とした標準化プログラム．主に実技を中心としたスキルステーションで構成されたコースで，日本救急医学会公認．日本では救命救急センターに搬送され死亡した外傷傷病者の約 4 割が防ぎえた外傷死 preventable trauma death(PTD)とされており(平成 13 年度厚生科学特別研究「救命救急センターにおける重度外傷患者への対応の充実に向けた研究」)，PTD をなくすことを目的とする外傷システム整備が進行中で，外傷登録制度，医師向けコース JATEC™，ドクターヘリ整備とともにその一環をなす．2000(平成 12)年頃から開始された日本独自の外傷初療プログラム PTCJ (pre-hospital trauma care Japan，JPTEC に統合)と BTLS〔basic trauma life support，現 ITLS(International TLS)〕のベーシック部分を統合し，2003(平成 15)年に開始された．ジェイピーテックと読む．[819]　⇨参PTD→97，JATEC™→71

***J* 遺伝子**　*J* gene　［J セグメント］　免疫グロブリンおよび T 細胞受容体の J(joining)領域をコードする遺伝子群．J セグメントともいう．免疫グロブリン遺伝子および T 細胞受容体遺伝子ともに 1 つの染色体上に V (variable)セグメント，D (diversity)セグメント，J (joining)セグメントがそれぞれ複数個並び，リンパ球分化の過程で V セグメント 1 つ，D セグメント 1 つ，J セグメント 1 つが選択され，遺伝子組換えにより，V 領域エキソン exon(遺伝情報をもつ部分)が形成される．[1439]　⇨参J 領域→72

J 型曲線現象　J-shaped curve phenomenon　［J 型現象］　1987 年クリックシャンク J.M.Cruickshank らは降圧度と虚血性心疾患の死亡率を検討したところ，拡張期血圧が 85-90 mmHg で心筋梗塞死が最低となり，それ以上でもそれ以下でも死亡率が高くなることを示し，虚血性心疾患死亡と血圧値との間には J 型曲線が存在すると報告した．以後，J 曲線，J 型曲線，J 型現象という言葉が一般的に用いられるようになった．その後の多くの研究では，虚血性心疾患や脳血管障害と血圧値の間に J 型曲線現象が存在するか否か，議論が分かれている．[1417]

J 型現象⇨同J 型曲線現象→72

J セグメント　J segment⇨同*J* 遺伝子→72

J 領域　J(joining) region　免疫グロブリン遺伝子および T 細胞受容体遺伝子の中の J セグメント(*J* 遺伝子群)によりコードされる領域．免疫グロブリン遺伝子および T 細胞受容体遺伝子ともに，1 つの染色体上に V セグメント，D セグメント，J セグメントがそれぞれ複数個並び，リンパ球分化の過程で V セグメント 1 つ，D セグメント 1 つ，J セグメント 1 つが選択され，遺伝子組換えにより，V 領域エキソンが形成される．[1439]　⇨参*J* 遺伝子→72

K

K　potassium　〔D〕Kalium⇨同カリウム→551

KAFO　knee-ankle-foot orthosis⇨同長下肢装具→2006

KB　kilobyte⇨同キロバイト→788

KBM 下腿義足　Kondylen-Bettung-Münster prosthesis；KBM prosthesis　下腿義足のソケットの1つ．ソケットの内外壁は大腿骨顆部を抱えこんでおり，懸吊帯を必要としない．上縁の前方は膝蓋骨の下縁まで深く切り取られている．側方安定性に優れ，短断端にも適応がある．膝立ちも可能で座位時の外観もよいが，欠点として膝関節が90度以上になるとソケットがはずれやすい．[834]　⇨参PTB下腿義足→97

KJ法　KJ method，Kawakita Jirou method　地理学と文化人類学が専門の川喜田二郎(1920-2009)が野外調査やフィールドワークの現場で物事を観察し取材する中で考案したデータの整理法．特に数量化しにくい定性的データを扱う場合に有用で，現場の情報をボトムアップする手段として活用される．基本システムには以下の4つの工程がある．①ラベルづくり：定性的データをカードに書いて後で大きな紙に貼り付けられるようにする，②カードのグループ編成，③図形化(A型)，④叙述化(B型)，である．看護の現場データをまとめる際にも有用である．[1206]

KKマウス　KK mouse　糖尿病研究用実験で用いられる肥満型糖尿病系統のマウス．ストレプトゾトシン投与，アロキサン投与をはじめとする実験的誘発糖尿病と遺伝的素因と飼育環境の影響が加わって発症するいわゆる自然発症型糖尿病がある．マウスにおいてモデルとしての条件を満たすものとして，優性突然変異遺伝子によるもの，劣性遺伝子をもつもの，変異遺伝子のように明確な遺伝性型を示さないポリジーン系があるが，KKマウスはこのポリジーン系に属する肥満型糖尿病系統である．KKマウスは1957(昭和32)年に近藤恭司らによって日本古来のハツカネズミから尾曲がりとして育種された．1962(昭和37)年，中村三雄はこのマウスがヒトの肥満型糖尿病によく似た性質をもつことを発表した．市販の固形飼料で飼育した場合，高血糖，尿糖の出現はまれであるが，高エネルギー飼料を与えるか，肥満遺伝子を導入するなどで肥満を起こすと高インスリン血症を伴った高血糖が出現する(肥満KKマウス)．このマウスは血中インスリンの上昇，高血糖に続いて，膵B細胞の脱顆粒が起き，腎糸球体のメサンギウムの増加と基底膜の肥厚を中心とした変化が顕性化する．代謝面では，肝および脂肪組織の脂肪合成が亢進している一方，脂肪組織や筋肉などの末梢組織においてインスリン感受性が低下する．脂肪異化の調節機構も損傷されている．[987]

KL-6　〔D〕Krebs von den Lungen-6　II型肺胞上皮細胞で産生され，抗KL-6マウスモノクローナル抗体によって認識される糖タンパク(分子量200 kDa以上)で，線維芽細胞の活性化などに関与する．肺胞上皮細胞の傷害により，肺胞被覆液中のKL-6量が増加したり，肺胞-血管透過性の亢進により，特発性間質性肺炎や膠原病に合併する間質性肺炎では血清KL-6値が上昇する．細菌性肺炎，肺気腫などでは一般に上昇せず，間質性肺炎に特異性が高いマーカーで，活動性や治療効果の判定にも役立つ．しかし，悪性腫瘍(肺腺癌，乳癌，膵癌など)，ニューモシスチス肺炎，サイトメガロウイルス肺炎，薬剤性肺炎，放射線肺臓炎，サルコイドーシスなどでも上昇するため，注意が必要である．画像検査では，KL-6が肺障害の重症度，SP-Dが疾患活動性と関連するとされる．基準値500 U/mL未満．[1238]　⇨参SP-A→108，SP-D→108，間質性肺疾患→605

K_m　ミカエリス定数 Michaelis constantの略語，記号．[987]　⇨参ミカエリス定数→2762

KMO-1　膵臓癌や消化器癌の経過観察や治療モニターに応用される腫瘍マーカー．ヒト大腸癌培養細胞Colo-201を免疫原とするモノクローナル抗体によって認識される糖鎖抗原で，抗原決定基はCA 19-9と同じシアリルルイスA．基準値は530 U/mL以下．膵癌，胆嚢・胆管癌，肝癌など膵・肝・胆道系癌で陽性になるが，胃癌，大腸癌，卵巣癌，肺癌などの癌や，慢性膵炎，胆管炎，急性肝炎などでも陽性になることがある．膵癌，胆道系の癌での陽性率はCA 19-9とほぼ同じであるが，肝癌ではKMO-1のほうがCA 19-9より陽性率が高い．なお，血液型のルイスA(Le^a)陰性者ではシアリルルイスA糖鎖がつくれないので，陽性にはならない．[1125]　⇨参CA 19-9→32

KOH法⇨同糸状菌検査法→1286

KUB　plain film of kidney, ureter and bladder⇨同腎・尿管・膀胱部単純撮影→1594

kVp　kilo volt peak　［キロボルトピーク］　X線管にかける電圧(kV)の最大値で，キロボルトピークという．X線管電圧が脈動する場合，電圧のピーク値によってX線の性質を表していた．[1144]

K抗原　K antigen⇨同莢膜(きょうまく)抗原→771

Kコンプレックス　K-complex　〔D〕K-Komplex　［K複合］　浅いノンレム睡眠の段階2を特徴づける脳波．頭蓋頂を中心に広範な部位から出現する持続0.5秒以上の高振幅の陰陽2-3相性の脳波で，睡眠紡錘波を伴うことが多い．内外からの刺激によっても誘発される．[751]　⇨参脳波→2310

K細胞　K cell⇨同キラー細胞→786

K電流　K current　［カリウム電流］　生体内ではイオンが移動することによって電流を生じるが，カリウム(K)イオンを選択的に透過させるチャネルを介してKイオンが細胞内から細胞外に流れるときの外向き電流をいう．細胞の再分極と静止膜電位レベルの決定に重要な役割を果たす心筋の膜電流で，Kチャネルの種類はこれまでに10種類以上が報告されている．細胞の膜電位レベルによってチャネルが開口する電位依存性Kチャネルと，リガンドが受容体につくことで開口するリガンド感受性Kチャネルとがある．[970]　⇨参イオン

チャネル⇀217，カリウムチャネル⇀552

K 複合⇨同K コンプレックス⇀73

K ワイヤー　K-wire⇨同キルシュナー鋼線⇀788

L

L-3-ヒドロキシ-4-トリメチルアミノ酪酸 ⇨同カルニチン→559

LA left atrium⇨同左心房→1188

La lanthanum ［ランタン］ ランタンの元素記号，原子番号57，原子量138.9055．セラミックコンデンサや光学レンズの材料に用いられる．

LABA long-acting β_2-agonist⇨同長時間作用型 β_2 刺激薬→2012

LAD left axis deviation⇨同左軸偏位→1186

LAK 療法 lymphokine-activated cell killer therapy ［ラック療法］ LAK(リンホカイン活性化キラー lymphokine-activated killer)細胞を用いる細胞療法．ヒト末梢血単核球をインターロイキン2(IL-2)存在下で培養することにより得られる強い細胞傷害活性をもつLAK細胞を患者に投与することで抗腫瘍効果を期待するもの．LAK細胞の腫瘍への集積性が低いことや，LAK細胞を生体内で維持するために投与されるIL-2による血管透過性亢進 vascular leak syndrome などの副作用のため，期待されたほどの効果は得られていない．[939] ⇨参インターロイキン2→299

LAN local area network；LAN ［ローカルエリアネットワーク，ラン］ 同一建物内などにあるコンピュータを接続したネットワーク．病院のオーダリングシステムや電子カルテシステムのような大規模なものから，数台のパソコンでファイルやプリンタを共有をする簡単なものもある．2006年現在，Ethernet®(イーサネット)ケーブルを使わずにLANを構築できる無線LAN(ワイヤレスLAN)が普及してきている．[1341] ⇨参イーサネット→214，イントラネット→302，インターネット→298

LAO left anterior oblique position ［第2斜位，左前斜位］ 胸部X線撮影体位．カセットまたはフィルムチェンジャーの撮影面に向かい，左肩を前に出した斜位．傾斜角は一般に60度で撮影する．[264] ⇨参RAO→101

●第2斜位(LAO)

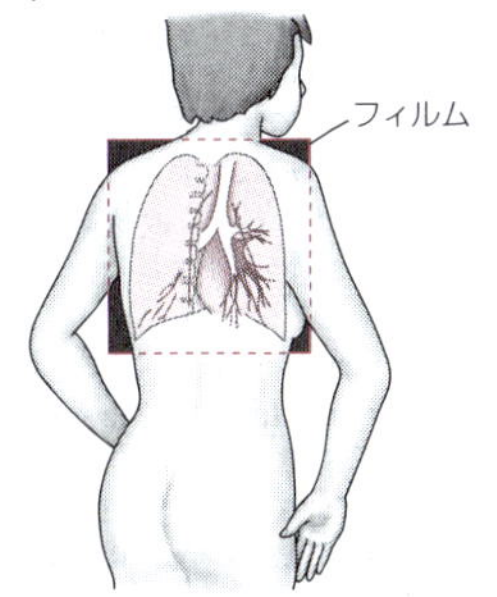

LASIK laser *in situ* keratomileusis ［レーザー角膜内切削形成術，レーシック］ 従来の屈折矯正手術とは異なり，角膜上皮のある角膜表面を一時的に剝ぎ，エキシマレーザーを使って角膜実質を削り取ったあとに再び上皮をかぶせる手術．このため，術後の痛みは2-3日軽い異物感がある程度である．10-15分程度の短時間ですみ，術後から眼帯をしないことも可能で，両眼の同日手術もできるというさまざまなメリットがある．エキシマレーザーは，1995年にアメリカで，2000年に日本で認可された機器．1/1,000 mm弱という精度の分子レベルで角膜を削ることが可能で，削る際に熱傷(熱変性)をほとんど起こさないという利点がある．[975]

LBBB left bundle branch block⇨同左脚ブロック→1179

LBWI low birth weight infant⇨同低出生体重児→2049

LCAT 欠損症 LCAT deficiency⇨同家族性LCAT(エルキャット)欠損症→512

LCC luxatio coxae congenita⇨同先天性股関節脱臼→1781

LCCA late cortical cerebellar atrophy⇨同晩発性小脳皮質萎縮症→2419

LD lethal dose⇨同致死量→1970

LD_{50} lethal dose 50 ［半数致死量，50% 致死量，中央致死量］ 化学物質や病原微生物などの有害物質に曝露された個体集団の50% が死亡すると推定される物質の曝露量．[1356]

LDH lactate dehydrogenase⇨同乳酸脱水素酵素→2228

LDH 測定 lactate dehydrogenase determination⇨同血清乳酸脱水素酵素測定→920

LDL low density lipoprotein⇨同低密度リポタンパク質→2054

LDL-C low density lipoprotein cholesterol⇨同LDLコレステロール→76

LDL アフェレーシス low density lipoprotein apheresis⇨同LDL吸着療法→75

LDL 吸着療法 absorption of low density lipoprotein ［LDLアフェレーシス］ 高LDL(低密度リポタンパク質)血症に対して選択的にLDL(悪玉コレステロール)を体内より取り除く治療法．適応となる疾患は家族性高脂血症，閉塞性動脈硬化症，巣状糸球体硬化症であるが，最近は脂肪塞栓やその他の疾患でも試みられており，良好な治療成績が報告されている．方法は体外循環を利用し，一次膜で血漿を分離したうえで二次膜としてリポソーバーという特殊なカラムに血漿を通すことでLDLが吸着され，LDL吸着後の血漿は再度体内に戻される．治療は毎週1回約2-3時間を，計10回程度行う．下肢閉塞性動脈硬化症の患者では下肢のしびれや壊疽の改善が期待できる．巣状糸球体硬化症の患者では高脂血症によるステロイド抵抗性を改善し，タンパク尿減少効果が期待できる．アンギオテンシン変換酵素阻害薬 angiotensin converting enzyme-inhibitor(ACE-I)を投与中の患者は，治療開始によりブラジキニン(生理活性ペプチド)の産生が増加し血圧低下やショックをきたす可能性があり禁忌で，事前に薬剤を中止しておく必要がある．[1628] ⇨参下肢閉塞性動脈硬化

症→496, I 型高脂血症→10, 家族性混合型高脂血症→514

LDL コレステロール　low density lipoprotein cholesterol；LDL-C　[低密度リポタンパク質コレステロール，LDL-C]　低密度リポタンパク質 low density lipoprotein (LDL)に含有されるコレステロール量で，LDL-C と呼ばれる．超遠心法で比重 1.019-1.063 g/mL に分画されるリポタンパク質を用いて計測するのが標準法であるが，煩雑なために血清総コレステロール値(TC)，トリグリセリド値(TG)，HDL コレステロール値(HDL-C)を用いて，LDL-C (mg/dL) = TC − HDL-C − TG/5 のフリードワルド Friedwald の式による簡便法を用いて算出された．しかしこの式は，TG 異常高値(TG 400 mg/dL 以上)の症例には適応できないなどの問題があり，沈殿法による LDL-C の直接測定法が開発されている．LDL-C 値は虚血性心疾患との強い正の相関を有するため，コレステロール低下療法の指標などに利用されている．[121]

LDL コレステロール検査　LDL cholesterol examination　[低密度リポタンパク質コレステロール検査]　超遠心法や電気泳動法を用いて LDL(低密度リポタンパク質)を分画し，LDL 分画中のコレステロールを測定する検査．LDL は遠心器を用いた超遠心法によって比重 1.019-1.063 g/mL に分画される．また電気泳動法では支持体にアガロースまたはポリアクリルアミドを用いる．一般臨床では自動分析装置で直接測定する．トリグリセリドが 400 mg/dL 未満のときはフリードワルド Friedewald の式，LDL コレステロール=総コレステロール − HDL コレステロール − トリグリセリド/5，に当てはめ算出してもよい．LDL コレステロール値が 140 mg/dL 以上の高 LDL コレステロール血症は動脈硬化の危険因子．[1181]

LDL 受容体　low density lipoprotein receptor；LDL receptor　[LDL レセプター，低密度リポタンパク質受容体]　血中主要コレステロール運搬体である低密度リポタンパク質(LDL)と結合し，細胞内に取り込む受容体．LDL だけでなく IDL(中間密度リポタンパク質)なども結合する．細胞表面のクラスリン被覆小孔に局在し，リガンドと結合後，被覆小孔ごと細胞膜から離脱して被覆小孔となり，エンドソームに輸送され解離する．コレステロールは細胞内に取り込まれ，受容体は再び細胞表面に運ばれ再利用される．受容体 1 分子は約 150 回再利用されるといわれ，これにより効率よく LDL コレステロールが血中より除去される．人類で最も頻度の高い遺伝病である家族性高コレステロール血症は，LDL 受容体遺伝子に異常がある常染色体優性遺伝病で，LDL が細胞に取り込まれないため，高コレステロール血症になる．[639]

LDL 受容体遺伝子　LDL receptor gene　LDL(低密度リポタンパク質)受容体は LDL を細胞内で転送するが，種々の遺伝子異常により血中に LDL が蓄積して脂質異常症(高脂血症)がもたらされる．LDL 受容体の遺伝子異常は 100 以上存在し，クラス 1 変異(LDL 受容体合成欠損)，クラス 2 変異(プロセッシング障害)，クラス 3 変異(リガンド結合障害)，クラス 4 変異(内部転送障害)，の 4 つのクラスに分けられている．家族性高コレステロール血症では LDL 受容体遺伝子の異常が考えられている．[987]

LDL 受容体関連タンパク　low density lipoprotein receptor related protein；LRP　LRP とも呼ばれ，LDL 受容体と類似のドメイン構造を有する巨大な膜タンパク質．α_2 マクログロブリン-プロテアーゼの複合体や組織プラスミノゲンアクチベータ/プラスミノゲンアクチベータ・インヒビター 1 tissue plasminogen activator/plasminogen activator inhibitor-1 (TPA/PAI-1)，リポタンパク質リパーゼ，アポ E，緑膿菌外毒素 *Pseudomonas* exotoxin など多様なリガンドに結合して，これらを細胞内へ運ぶ機能を有する．α_2 マクログロブリン受容体と同一であり，その欠損は着床前の胎性致死をもたらす．肝臓においての機能が重要と考えられ，LDL 受容体とともにアポ E に富むレムナントリポタンパク質の血液中からの除去にも関与していると考えられている．[121]

LDL レセプター⇒[同]LDL 受容体→76

LDR ルーム　labor delivery and recovery room；LDR room　陣痛室・分娩室・回復室が 1 室になって分娩から産褥までの管理を行う部屋のことで，そこでの管理を LDR 管理という．LDR ルームの利点は，場所の移動がないため産婦の苦痛が減少し，家庭的雰囲気のなかでリラックスできること，自由な体位がとれ，積極的な出産が可能なことなどである．また医療スタッフの労力や時間も短縮でき，きめ細かい看護が可能となる．[271]

LD 型ホジキン病⇒[同]リンパ球消失型ホジキン病→2956

LD 抗原　lymphocyte defined antigen；LD antigen　主要組織適合抗原のクラスⅡ抗原のことで，臓器移植の拒否反応に関与する．リンパ球が幼若化して増殖することから検出される抗原である．現在この用語は使用されない．[1372]　⇒[参]混合リンパ球培養法→1140

LD 児⇒[同]学習障害児→480

LE　lupus erythematosus⇒[同]エリテマトーデス→369

LEOPARD 症候群　LEOPARD syndrome⇒[同]汎発性黒子症→2419

LET⇒[参]線質→1761

LE 因子　lupus erythematosus cell factor；LE cell factor　全身性エリテマトーデス(SLE)をはじめ，強皮症，関節リウマチ，混合性結合組織病，シェーグレン Sjögren 症候群などで認められる LE 現象を誘発する抗核抗体．DNA-ヒストン抗原の不溶性成分に対する IgG クラスの自己抗体をいう．[858]　⇒[参]LE 現象→76

LE 現象　lupus erythematosus phenomenon　[LE 細胞現象]　主に全身性エリテマトーデス患者の血清中に高頻度にみられる現象で，LE 因子と呼ばれるヒストン-DNA を抗原とする抗核抗体により傷害された白血球の核と，抗核抗体や補体の結合した免疫複合体を，正常な多核白血球が貪食するもの．[178]　⇒[参]LE 細胞→76

LE 細胞　lupus erythematosus cell；LE cell　全身性エリテマトーデス systemic lupus erythematosus (SLE)に罹患した患者の血液中に高頻度にみられる細胞．LE 因子すなわち DNA-ヒストン抗原に対する抗体の働きにより膨張した核(LE 体)を，好中球や単球が貪食して形成された細胞で，一般にはインビトロ *in vitro* で検出される．LE 体を囲んで貪食細胞がバラの花弁様に配列した，ロゼット形成が起こる場合もある．[146] ⇒

参全身性エリテマトーデス→1767

LE 細胞現象⇨同LE 現象→76

LE 細胞試験 lupus erythematosus cell test 全身性エリテマトーデス systemic lupus erythematosus (SLE) 患者の血液を採血後，試験管内で生じる LE 細胞を検出する検査．LE 細胞はもともと SLE 患者の骨髄塗抹標本にみられる封入体をもった細胞として 1948 年にハーグレーヴス Hargraves らによって発見された．その本体は，こわれた細胞から遊離した DNA-ヒストン複合体と患者血中の自己抗体(LE 因子)との免疫複合体を多核白血球が貪食したものであることが明らかとなった(LE 細胞現象)．LE 細胞現象の発見は生体が自己に対する抗体を産生しうることをはじめて示したもの．LE 細胞試験には患者血液を用いて LE 細胞を検出する直接法(ツィンマー・ハーグレーヴス Zimmer-Hargraves 法)と健常者白血球浮遊液と患者血清を混合して行う間接法があるが，前者が一般的．患者静脈血を約 2 時間放置したのち血餅をすりつぶしてこし取り，遠心分離により得た白血球層の塗抹標本中の LE 細胞の有無を観察する．SLE の診断に対して特異性が高いが，手技が煩雑であり，近年はより簡便で感度の高い各種自己抗体検査法が利用されている．[1045] ⇨参LE 試験→77

LE 試験 lupus erythematosus test 全身性エリテマトーデス systemic lupus erythematosus (SLE) や自己免疫性肝炎などの患者血清に出現する LE 因子(DNA-ヒストン複合体に対する自己抗体)を検出する検査．ラテックス粒子に仔ウシ胸腺抽出物やニワトリ赤血球由来の核タンパク(DNP)を吸着させたものを試剤として，患者血清をまぜた場合の凝集反応で検出する．LE 細胞試験や間接蛍光抗体法による抗核抗体検査，最近の酵素免疫測定法などに比べ感度は低いが，簡便である利点をもつ．他の自己免疫性疾患でもしばしば一定の割合で陽性となる．[1045] ⇨参ルポイド肝炎→2968

LE 標本 LE preparation⇨同エリテマトーデス標本→369

LFA-1 抗原 lymphocyte function-associated antigen-1；LFA-1 antigen ［リンパ球機能関連抗原-1］ CD 11 a (α 鎖) と CD 18 (β 鎖) の二量体構造を示す糖タンパク質で，白血球表面に発現する．インテグリンの一種．強い細胞接着機能をもつ．血管内皮細胞上の ICAM-1 (intercellular adhesion molecule-1，細胞間接着分子-1) に結合して白血球の内皮細胞への接着，血管外移動に関与する．白血球表面に発現するインテグリンには他に Mac-1，p 150/95 と呼ばれるものがあり，いずれも共通の β 鎖(CD 18：β_2 鎖とも呼ばれる)をもつ．この β_2 鎖の先天的欠損は，白血球接着不全症を引き起こし，炎症の際の白血球の血管外移動が起こらなくなるために感染症にかかりやすくなる．T 細胞上では抗原提示細胞からのシグナル伝達をたすけるコスティミュラトリー分子(共刺激分子)として機能する．[1439] ⇨参インテグリン→299

LFT liver function test⇨同肝機能検査→575

LGL large granular lymphocyte⇨同大顆粒リンパ球→1863

LGL 症候群⇨同ラウン・ギャノン・ルバイン症候群→2893

LH luteinizing hormone⇨同黄体形成ホルモン→391

LH-RH⇨参ゴナドトロピン放出ホルモン→1124

LH-RH アゴニスト⇨同GnRH アゴニスト(類似物質)→54

LH-RH アナログ(誘導体) luteinizing hormone-releasing hormone (LH-RH) analogue ［ゴナドトロピン放出ホルモンアゴニスト］ 臨床的に用いられるゴナドトロピン放出ホルモン(LH-RH)には，① LH-RH そのものの酢酸塩と，② LH-RH のアミノ酸残基を置換して血中での安定性を高め受容体への結合能を強化したものがある．①は黄体形成ホルモン(LH)，卵胞刺激ホルモン(FSH)の分泌刺激試験薬，あるいは皮下注入用ポンプを用いた間欠投与による視床下部性性腺機能低下症の治療薬として用いられるが，LH-RH アナログという場合は通常②を指し，その強力な LH-RH 活性にかかわらず臨床目的は下垂体からのゴナドトロピン分泌の抑制である．これは LH-RH を下垂体にパルス状に作用させるとゴナドトロピン分泌を刺激するが，連続的に作用させると LH-RH 受容体が急速に脱感作を起こし，ゴナドトロピン分泌が逆に抑制されることを利用したものである．アナログは鼻腔内噴霧，あるいは徐放注射剤として子宮内膜症，子宮筋腫，乳癌，前立腺癌，機能性子宮出血の治療，避妊さらに体外受精などに用いられる．[1260]

LH-RH 試験 luteinizing hormone-releasing hormone test；LH-RH test ［**黄体形成ホルモン放出ホルモンテスト，GnRH 負荷試験，ゴナドトロピン放出ホルモン試験**］ LH-RH(黄体形成ホルモン放出ホルモン)はアミノ酸 10 個のペプチドホルモンで，現在ではゴナドトロピン放出ホルモン(GnRH)と呼ばれることが多い．視床下部からは LH-RH が分泌され，これは下垂体前葉に働いて黄体形成ホルモン(LH)，卵胞刺激ホルモン(FSH)を分泌させる．したがって GnRH を投与すれば下垂体の反応性，FSH/LH 分泌予備能を評価できる．婦人科領域では，不妊症や月経異常の部位診断のために，合成 LH-RH 100 μg または 200 μg を静脈注射し，注射前と注射後 15，30，60，90，120 分(簡便法では 30 分後)に採血し，LH，FSH 濃度を測定する．下垂体に原因があるときは増加反応はなく，視床下部疾患では正常かやや増加する．原発性(卵巣機能低下)の場合は過剰反応がみられる．[90]

LH サージ LH (luteinizing hormone) surge ［**黄体形成ホルモンサージ**］ 排卵直前に起こる下垂体前葉からの黄体形成ホルモン(LH)の急峻で大量の放出現象であり，排卵と卵の成熟を惹起する．卵胞の発育に伴って血中エストラジオールが高値となると LH サージが起こる(エストロゲンのポジティブフィードバック機構)．LH サージの開始から 34-38 時間後，LH ピークから 10-12 時間後に排卵が起こる．また，第一減数分裂前期の複糸期で停止していた卵が LH サージにより減数分裂を再開する．体外受精胚移植法において採卵の 32-34 時間前にヒト絨毛性ゴナドトロピン(hCG)を筋注して LH サージを模倣するのは，排卵させるためではなく，卵の成熟を図るために行うものである．LH サージを検出する方法として血中 LH 測定検査，尿中 LH 定性検査がある．[845] ⇨参排卵→2356，成熟卵胞→1672，エストロゲン・ポジティブフィードバック→359

LH 受容体⇨同黄体形成ホルモン(LH)受容体→391

LH 受容体異常症 ⇨同黄体形成ホルモン(LH)受容体異常症→391

LH 単独欠損症 isolated luteinizing hormone (LH) deficiency ［**先天性黄体形成ホルモン単独欠損症**］ 続発性性腺機能低下症の一種．明らかな器質的病変を伴わずに下垂体からの黄体形成ホルモン(LH)分泌のみがみられないもの．きわめてまれな疾患で，血中LH値，男性ホルモン値ともに低値である．ほかに本症に類縁の疾患として，LH分子(α鎖とβ鎖からなる)のうち，LHβ鎖の1か所が遺伝子異常によって通常とは異なる構造になった男子例の報告がある．このケースではLH分子の働きが著しく障害されて血中男性ホルモンは低値であったが，通常の測定法ではこの異常LHを正常のLHと区別できないため，血中LH濃度はむしろ高値と測定されていたという．同様にまれな類縁疾患として，LHと卵胞刺激ホルモン(FSH)がともに低値となるカルマン Kallmann 症候群や先天性副腎低形成を伴う *DAX-1*〔遺伝子〕異常症などがある．[1260]

Li lithium⇨回リチウム→2925

LLB long leg brace⇨回長下肢装具→2006

LOEL lowest observed effect level⇨回最小影響量→1157

LP lipoprotein⇨回リポタンパク質→2934

Lp(a) lipoprotein(a)⇨回リポタンパク質(a)→2934

LPG 中毒 liquefied petroleum gas poisoning；LPG poisoning ［**プロパンガス中毒，液化石油ガス中毒**］ LPGは液化石油ガスまたはプロパンガスともいい，液化気体燃料として家庭，営業，都市ガス，内燃機関，工業用，また冷媒，乾燥・溶剤原料としても用いられるプロパン，プロピレンを主成分とした炭化水素混合物．引火性で空気より重い無色の気体であるが，一般的には着臭してあるので特有のにおいがある．吸入すると中枢神経麻痺を起こし，めまい，吐き気，麻酔症状から，高濃度になると痙攣，昏睡を認め，副交感神経刺激作用による縮瞳，徐脈，不整脈，ST-T変化，血圧低下，唾液分泌亢進をきたし，ガス交換不全から乏酸素性の窒息をきたし死亡することもある．慢性中毒は不明．燃料としての使用時に，消火したことに気づかず吸引し，一酸化炭素中毒症状を伴って生じることが多い．治療は呼吸管理，循環管理などの対症療法しかない．不整脈を誘発するためカテコールアミン投与は禁忌．[1312]

LPH lipotropic hormone⇨回リポトロピン→2934

LP 型ホジキン病⇨回リンパ球優勢型ホジキン病→2956

LSD lysergic acid diethylamide 〔D〕Lysergsäurediethylamid 1938年に麦角アルカロイドから半合成された幻覚剤で，1950年代には広く乱用されるようになったが，1967年にアメリカで禁止となり，わが国でも規制の対象となっている．ヒトに幻覚をきたす用量は約25 μgとされ，作用の持続は6-12時間で，増量により精神症状などは顕著になる．作用は個人差や使用状況によって大きく異なるが，身体的には自律神経機能が亢進し，体温の上昇，口渇，動悸，発汗，吐き気，腹痛，振戦などがみられる一方，精神的には，不眠，神秘的体験を伴う恍惚感や夢幻状態，周囲がいきいき見えるなどの視覚の変容，音が鮮明になるなどの聴覚の変容を伴う知覚異常に加え，過量摂取では注意力・集中力の低下，幾何学模様の幻視などの幻覚，新空間や新次元を経験するような極度の感覚麻痺などがみられる．反復使用により耐性が生じるが，数日の使用中止でもとに戻り，身体的依存や連用による離脱症状はないとされている．[164]

LSD 中毒 lysergic acid diethylamide intoxication LSDはリセルグ酸ジエチルアミドの略称で，麦角の成分であるリセルグ酸から合成された幻覚剤である．ごく微量で知覚過敏，偽幻覚，錯覚，時間感覚の変化，離人感，感情障害，抑うつなど多彩な精神症状を認める．特に視覚を中心とした万華鏡的幻視が特徴的．散瞳，頻脈，脱力，反射亢進を伴い，フラッシュバックが起こることもある．治療は，呼吸・循環管理のもとでの催吐，胃洗浄，強制利尿や血漿交換などのほか，ジアゼパム静注による鎮静，心理的補助を行う．[1312]

LSG 分類 Lymphoma-Leukemia Study Group classification；LSG classification 1979(昭和54)年に提唱された，わが国の病理学者グループによる非ホジキン non-Hodgkin リンパ腫の分類．濾胞性とびまん性に大別し，びまん性の中では多形細胞型，リンパ芽球型およびバーキット Burkitt 型を亜型として独立させ，その他の組織型はその構成細胞の大きさにより小・中・大細胞型および混合型に分けた．さらに免疫的手技を用いた表面形質の検討結果を加えた．1982年に発表された国際分類 Working Formulation との対応も比較的容易だが，現在は，2001年に発表され，2008年に改訂された新WHO分類にとって代わられた．[1464]

L/S 比 L/S ratio⇨回レシチン/スフィンゴミエリン比→2975

Lu lutetium，lutecium⇨回ルテチウム→2968

LUFS luteinizing unruptured follicle syndrome⇨回無排卵性黄体化卵胞症候群→2789

LV left ventricle⇨回左心室→1188

LVEDP left ventricular end-diastolic pressure⇨回左室拡張末期圧→1186

LVH left ventricular hypertrophy⇨回左室肥大→1187

LVRS lung volume reduction surgery⇨回肺容量減少術→2356

Ly-1 B 細胞 Ly-1 B cell ［**CD 5 陽性 B 細胞，B 1 細胞**］ 細胞表面にCD 5(マウスではかつてLy-1と呼ばれた)分子を発現する特殊なB細胞．B 1細胞とも呼ばれる．普通に存在するB細胞はこれに対してB 2細胞と呼ばれる．B 1細胞はB 2細胞とは独立したB細胞系列と考えられ，B 2細胞よりも早くに出現する．胸腔，腹腔などの体腔に存在し，細胞表面にIgMを発現して，多糖類抗原に反応する．[1439]

Ly 抗原 Ly antigen リンパ系細胞の分化に関連したマウスリンパ球細胞膜にある抗原．この抗原により，機能の異なるリンパ球を識別できる．以前はT細胞の識別に用いられ，Ly 1^+ 細胞はヘルパーT細胞，Ly 2, 3^+ 細胞はサプレッサーT細胞およびキラー細胞，Ly 1, 2, 3^+ は前駆細胞といわれていたが，現在はほとんど使われない．[1372]

L 型菌 L-form bacteria ［**スフェロプラスト，プロトプラスト，原形質体**］ βラクタム系抗菌薬など細胞壁合成を阻害する物質を投与すると，細胞壁がなくなった状態の菌(プロトプラスト protoplast)や，細胞壁が一部だけ残った状態の菌(スフェロプラスト spheroplast)ができる．このような細胞壁をもたない菌のこと．L型菌は代謝・増殖能力を有し，適当な条件になるともとの細胞壁をもった菌に戻る．感染症によっては，抗菌薬の投与により病原菌がL型菌になり慢性化する場合がある．[324]

L鎖 light chain；L-chain ［軽鎖］ 通常は，免疫グロブリンを構成する2種類のポリペプチド鎖のうち，分子量の小さなもののことを指す．23 kD(キロダルトン)(分子や原子の質量の単位，kDaとも)．H鎖とジスルフィド結合により結合し，さらにこれが2組会合することにより，2本のH鎖，2本のL鎖からなる免疫グロブリンができる．アミノ酸構造の違いにより，カッパ(κ)鎖とラムダ(λ)鎖の2種類がある．これ以外に，複数のポリペプチドからなるタンパク質の場合，低分子量鎖のことをL鎖ということがある．[1439] ⇨参重鎖⇀1367

L鎖沈着症 light chain deposition disease⇨同軽鎖沈着症⇀857

L状腎⇨参融合腎⇀2850

L-錐体⇨同長波長感受性錐体⇀2018

L-ドパ L-dopa⇨同レボドパ⇀2982

M

M_2 抗体 **M_2 antibodies** 原発性胆汁性肝硬変(PBC)で，患者血清から特異的に検出される抗ミトコンドリア抗体 antimitochondrial antibody (AMA) の1つ．現在，AMA には M_1〜M_9 の9種類のサブタイプが確認されており，PBC 患者に認められるが，それ以外の疾患でも検出されることがある．このうち M_2 抗体は PBC に特異的に認められ，PBC の9割に陽性を示す．この対応抗原はミトコンドリアの内膜に存在しているピルビン酸デヒドロゲナーゼなど2-オキソ酸デヒドロゲナーゼの E_2 成分と考えられている．[279]

MAC ①最小肺胞麻酔濃度 minimum alveolar anesthetic concentration を意味する略号．②最大許容濃度 maximum allowable (acceptable) concentration の略号．③最高酸濃度 maximal acid concentration の略号．④メトトレキサート／アクチノマイシンD／シクロホスファミド methotrexate ／ actinomycin-D ／ cyclophosphamide 併用療法．⑤僧帽弁輪石灰化 mitral annulus calcification の略号．[1618]

MALT リンパ腫⇨同粘膜関連リンパ組織リンパ腫→2288

MAM 6 抗原⇨同CA 15-3→32

Mann テスト **Mann test** ［マンテスト］ 立位バランス障害の評価に行われる検査．両足部を前後一直線につま先と反対の踵をつけた継ぎ足の状態で静止立位保持を行う．開眼ついで閉眼でおのおの30秒観察を行う．次に前後の足を置き換え同様に開眼ついで閉眼で行う．足部の前後の位置や開眼や閉眼での条件で立位保持が可能かどうか，また転倒しやすい方向などを観察する．このテストの提唱者マン Ludwig Mann はポーランド出身の神経学者(1866-1936)．[614]

MAO **monoamine oxidase**⇨同モノアミン酸化酵素→2827

MAS **manifest anxiety scale** ［**顕在性不安スケール，テイラー不安検査(試験)，不安度テスト**］ 精神的，身体的な徴候として意識されている顕現性不安を客観的，定量的に測定するための心理検査．抑圧されている不安や状況によって変化する一時的な不安の測定には適していない．1953年にアメリカのテイラー Janet A. Taylor Spence (1923 生)が作成した．ミネソタ多面人格目録(MMPI)から選ばれた不安に関する50項目と，検査の妥当性をみるための不安と直接関係しないL尺度の項目(日本版は15項目)からなる質問紙法検査で，不安のおおまかな水準を知ることができる．各項目の有無を検討することで不安の内容を知ることもできる．[581]

MAS **malabsorption syndrome**⇨同吸収不良症候群→721

MB **megabyte**⇨同メガバイト→2795

MBD **minimal brain damage**⇨同微細脳損傷症候群→2438

mC **millicoulomb** ［**ミリクーロン**］ 1/1,000 クーロン(C)に等しい電気量の単位を表す記号．クーロンは電荷の単位で，1秒間に1Aの電流によって運ばれる電気量をいう．フランスの電気学者クーロン Charles Augustin de Coulomb の名よりつけられた．[1152]

MC-2 受容体 **melanocortin receptor type-2；MC 2 R**⇨同ACTH 受容体→22

MCA **middle cerebral artery**⇨同中大脳動脈→1995

MCD **medullary cystic disease**⇨同腎髄質嚢胞症→1562

MCG **mother and child group** ［**母と子の関係を考える会**］ 多くの自治体の保健部門で取り組まれている児童虐待予防のためのグループワークの1つ．同じ悩みをもつ仲間との相互作用により自分自身の過去の体験の整理，浄化を行いながら，①安心と安全の保障，②子育てがうまくできないという罪責感の見直し，③孤独からの解放を目指す．運営方法は AA(アルコホーリクス・アノニマス：匿名断酒会)などのアルコールミーティングの手法が基本で，月1-2回で時間は約1.5時間，非難や否定をせず，内容は口外しないことがルール．子育てに喜びを見いだせずに苦悩する親の心の回復に影響を与えている．最近では，民間団体が行う MCG と行政機関が行う PCG (parents and child group：母親だけでなく両親を対象)に分けて整理されてきている．[1048]

mcg **microgram**⇨同マイクログラム→2725

MCHC **mean corpuscular hemoglobin concentration**⇨同平均赤血球ヘモグロビン濃度→2615

MCLS **mucocutaneous lymphnode syndrome** ［**川崎病，急性熱性皮膚粘膜リンパ節症候群，皮膚粘膜リンパ節症候群**］ 皮膚粘膜リンパ節症候群 mucocutaneous lymphnode syndrome の略称．1967(昭和42)年，川崎富作(1924生)により急性熱性皮膚粘膜リンパ節症候群として報告された疾患で，その後，川崎病と病名が統一された．大部分は4歳以下の小児に，原因不明の39℃前後の発熱が1-2週間続き，眼球結膜充血や頸部リンパ節腫脹，口唇の発赤・亀裂，手背・足背の硬性浮腫，手掌・足底の発赤と指先からの膜様落屑，体幹・四肢の不定形の紅斑を主症状とする．しばしば冠状動脈が拡大し，ときに冠状動脈瘤のために突然死する．[178]

MCT **middle chain triacylglycerol**⇨同中鎖トリアシルグリセロール→1987

MCTD **mixed connective tissue disease**⇨同混合型結合織病→1139

MCT ミルク **medium chain triglyceride (MCT) milk** MCT は中鎖脂肪 medium chain triglyceride の略．脂肪のほとんどを中鎖脂肪にした人工栄養乳を MCT ミルクという．動植物性油脂に含まれる脂肪酸はいずれも直鎖状で飽和脂肪酸と不飽和脂肪酸からなる．炭素の数は4-24(4-7を短鎖，8-10を中鎖，12以上を長鎖脂肪という)であるが，最も多いものは16または18(長鎖)である．このように食事として摂取される脂肪の大部分は長鎖脂肪 long chain triglyceride であり，MCT はごく少量しか存在しない．短鎖脂肪 short chain triglyceride および中鎖脂肪の消化吸収機構は長鎖のものと異なり，膵リパーゼによって容易に脂肪酸を遊離し小腸粘膜細胞に取り込まれる．また，たとえ

●MCLS の所見

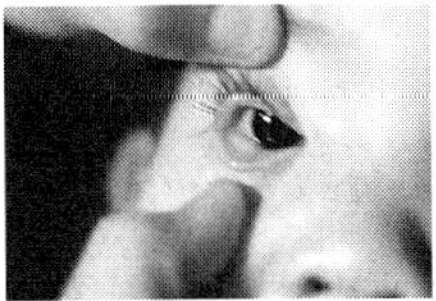
眼球結膜充血

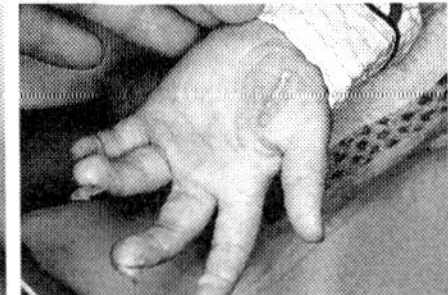
指の落屑

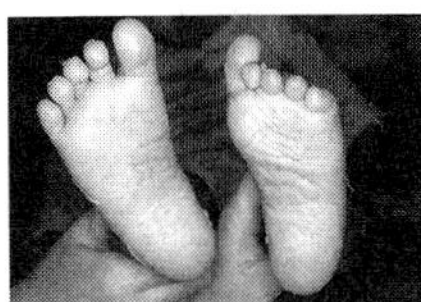
足の落屑

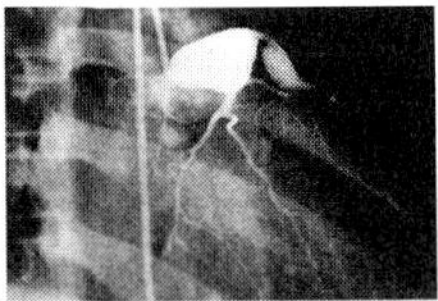
冠状動脈瘤

（写真提供　渡辺言夫先生）

これらトリグリセリド triglyceride はまったく水解作用を受けなくてもこのままの形で小腸粘膜細胞に吸収され，ここで脂肪酸を遊離する．これら脂肪酸は，エステル化されることも，カイロミクロン chylomicron を形成することもなく静脈に入り，門脈から肝へ至る．このように短鎖および中鎖脂肪は長鎖脂肪の吸収障害があるときも吸収されるので，MCT ミルクは脂肪吸収障害時に用いる．[1631]

MCV　motor conduction velocity⇨同運動神経伝導速度→337

MCV　mean corpuscular volume⇨同平均赤血球容積→2615

M-C 皮弁⇨同筋皮弁→804

MDS　minimum data set　アメリカのメディケアおよびメディケイドに認定されているナーシングホームにおいて全入所者への使用が義務づけられているアセスメント用紙．MDS は入所者の機能状態を包括的にアセスメントし，ナーシングホームのスタッフがケアプランを立案する際にニーズ領域（Resident Assessment Protocols；RAPs）を選定するプロセスを支援する．アメリカでは，MDS からケアプランを作成する指針 RAPs までを含めて RAI（Redident Assessment Instrument）と呼んでいる．MDS はナーシングホーム入所時と，その後は決められた間隔で記入され，その情報は電子的に州政府に集約され，ケアの質の指標である QI/QM の算出やメディケアパート A からの支払いのためのケースミックス分類（RUGⅢ）に用いられる．現在 MDS のバージョンは 2.0 であるが，QI/QM や RUGs に利用する基本構造を保ちながら，さらに入所者の視点を取り入れ，量を削減した新しいバージョン（MDS 3.0）の開発が進められている．日本には，MDS 2.1（MDS 3.0 へのバージョンアップを先取りしたもの）と，MDS に基づいて国際的研究機関である InterRAI が在宅ケア用に開発した MDS-HC 2.0 が導入されている．[1562]

MDS　myelodysplastic syndrome⇨同骨髄異形成症候群→1106

ME　medical electronics⇨同メディカルエレクトロニクス→2802

ME　medical engineering⇨同メディカルエンジニアリング→2802

MEA　multiple endocrine adenomatosis⇨同多発性内分泌腺腫症→1925

MED　minimal erythema dose⇨同最小紅斑線量→1157

Medicus®　［メディカス］　1960 年代にアメリカで開発された商業ベースの患者分類システムの 1 つ．各患者の看護の必要性を 37 の指標で評価し，これらを統合した数値によって患者を分類し，必要なケア時間を求める因子評価システムである．現在は，QuadraMed 社が提供している．[463]　⇨参患者分類システム→608

MEG　magnetoencephalogram⇨同脳磁図→2299

MEM 培地　minimum essential medium；MEM　動物細胞を培養するために，シスチン，メチオニン，チロシン，グルタミンといった必要最低限のアミノ酸を含有した培地．組織培養の基礎的な培地で，1959 年，イーグル H. Eagle によって開発されたが，現在ではこれを改良したさまざまな培地が考案されている．[324]

MEN　multiple endocrine neoplasia⇨同多発性内分泌腺腫症→1925

MEP⇨同スミチオン®→1655

MERRF　myoclonus epilepsy〔associated〕with ragged red fiber⇨同赤色ぼろ線維・ミオクローヌスてんかん症候群→1715

MET〔s〕　metabolic equivalent〔s〕［**代謝当量，メッツ値**］　運動強度を表す単位の 1 つ．その運動における酸素摂取量が，安静時酸素摂取量の何倍に相当するかを示した指標．運動時代謝（酸素摂取量）/安静時代謝（酸素摂取量）で求められる．1 MET は，3.5 mL/kg/分の酸素摂取量であり，標準的な成人の安静座位の酸素摂取量にあたる．例えば，歩行は 2-3 METs に相当するが，これは，安静時の 2-3 倍の酸素を消費する運動強度であることを意味する．[335]

ME 機器　medical electronic equipment　医用電子工学技術を応用してつくられた医療用機器の総称．心電図，脳波，血圧などの測定・記録，患者のモニタリング，検査用装置から，CT，人工心肺に至るまで多くの電子機器が含まれる．[1360]

MFH　malignant fibrous histiocytoma⇨同悪性線維性組織球腫→141

MFICU　maternal fetal intensive care unit　［**母体・胎児集中治療室**］　主に妊娠中期から分娩前までに母体や胎児に起こる疾患に対して，救急医療ならびに高度で専門的な周産期医療を提供する施設．一般に NICU（新生児集中治療室）とともに総合周産期母子医療センターの形態をとることが多い．さらに集中管理分娩・手術室，産褥集中治療室などを別に備える施設もある．[158]　⇨参 NICU→87

MFR　maximum urinary flow rate⇨同最大尿流率→1163

MG　myasthenia gravis⇨同重症筋無力症→1371

Mg　magnesium⇨同マグネシウム→2731

MGL 法　MGL（medical general laboratory）method⇨同ホルマリンエーテル法→2719

MHC　major histocompatibility complex　［**主要組織適合遺伝子複合体**］　ヒトをはじめとする高等動物では，自己と非自己を認識させうる主要組織適合抗原があり，それを規定する遺伝子群のこと．ヒトでは HLA 抗原系として第 6 染色体の短腕上に，マウスでは H-2 抗原系として第 17 染色体上に存在している．これらの各遺伝子座には多数の対立遺伝子が存在するため，高度の遺伝子的多型性を発揮している．この遺伝子産物が主要組織適合抗原であり，クラスⅠ，Ⅱ，Ⅲの３つに大別され，機能，組織分布，化学構造がそれぞれ異なっている．移植に関連するものは，クラスⅠ，Ⅱの２つであり，ヒトでは前者にHLA-A，B，C抗原が，後者にはHLA-DR，DP，DQ抗原がある．この抗原の違いにより，同種移植片拒絶，細胞性免疫，免疫応答調節反応などがもたらされる．[1372]

MHC欠損症 **major histocompatibility complex（MHC）deficiency** MHCは主要組織適合性抗原系（遺伝子複合体）major histocompatibility complexの略．MHC分子は抗原をT細胞に提示し，抗原特異的な免疫応答を開始させる．MHCは種をこえた総称であり，ヒトではHLAが担当．MHC分子の欠損は，T細胞に対する抗原提示能を失うため免疫応答を欠き，免疫不全症を発症する．MHC欠損があってその他すべてのマーカーが欠損し，重症免疫不全を呈するものを露出リンパ球症候群bare lymphocyte syndromeという．常染色体劣性遺伝形式をとり，１歳頃までに反復性呼吸器感染症や慢性の下痢で発症．さらにウイルス性髄膜炎や脳炎，肝炎をきたすようになり，ウイルス感染症が重篤となり死亡する．平均寿命は４歳といわれる．[1631]

MHC抗原 **major histocompatibility antigen**⇨同主要組織適合抗原→1409

MHC拘束性 **MHC（major histocompatibility complex）restriction** T細胞がT細胞受容体を介して自己のMHC（主要組織適合遺伝子複合体）に提示された抗原だけを認識する現象．例えば，ウイルス抗原によって感作されたキラーT細胞は，同じウイルスに感染したMHC適合性標的細胞（自己と同一のMHCをもつ標的細胞）を特異的に認識して破壊できるが，同じウイルスに感染していてもMHC非適合性標的細胞（非自己型のMHCをもつ標的細胞）を認識できない．このようなT細胞の抗原認識におけるMHC拘束性は胸腺内でのT細胞の分化，選択の過程で後天的に獲得される．[939] ⇨参MHC→81，T細胞受容体→116

MI **myocardial infarction**⇨同心筋梗塞→1516

MI **mitral〔valve〕insufficiency**⇨同僧帽弁閉鎖不全症→1828

MIC **minimum inhibitory concentration**⇨同最小発育阻止濃度→1157

Mickey Mouse sign **［ミッキーマウス徴候］** 肝門部付近の超音波断層像（横断像）で，門脈と，門脈の右前方にある上部胆管，左前方にある肝動脈を合わせると，ちょうどミッキーマウスの顔のようにみえる．[286]

Microsoft Access⇨同アクセス→144

MIP **maximal inspiratory pressure**⇨同最大吸気圧→1160

ML **malignant lymphoma**⇨同悪性リンパ腫→143

MLC **mixed lymphocyte culture**⇨同混合リンパ球培養法→1140

MLD **metachromatic leukodystrophy**⇨同異染性白質ジストロフィー→245

MLF症候群 **medial longitudinal fasciculus syndrome**⇨同核間性眼筋麻痺→475

MMEF **maximum mid-expiratory flow**⇨同最大呼気中間流量→1161

MMP-3 **matrix metalloprote〔in〕ase-3**⇨同マトリックスメタロプロテアーゼ3→2742

MMPI **Minnesota Multiphasic Personality Inventory**⇨同ミネソタ多面人格テスト→2770

MMRワクチン **MMR vaccine**⇨同麻疹・ムンプス・風疹混合ワクチン→2734

MMSE **mini-mental state examination**⇨同ミニメンタルステート検査→2770

MMST **mini-mental state test**⇨同簡易知能試験→565

MMT **manual muscle testing**⇨同徒手筋力テスト→2154

Mn **manganese** ［マンガン］ マンガンの元素記号，原子番号25，原子量54.938．自然界に広く分布し，必須微量元素の１つ．粉塵吸入によるマンガン中毒では精神症状や神経症状が出現する．⇨参マンガン中毒→2748

MNSs〔式〕血液型 **MNSs blood group system** ［MNSsシステム］ MN〔式〕血液型（ランドスタイナーLandsteinerら，1927）発見後，Ss抗原（S抗原はウォルシュWalshら，1947，s抗原はレヴィンLevineら1951）が発見された．両血液型は別々ではあるが，それぞれを支配する遺伝子座位がきわめて近接しているために４種類のハプロタイプ（MS，Ms，NS，Ns）を形成して遺伝するので，MNSs式血液型と名づけられた．血液型国際輸血学会の命名法では，MはMNS 1，NはMNS 2，SはMNS 3，sはMNS 4である．４種類の抗血清，抗M，抗N，抗S，抗sによって９種類の表現型，MS型（遺伝子型*MS/MS*），Ms型（*Ms/Ms*），MSs型（*MS/Ms*），MNS型（*MS/NS*），MNs型（*Ms/Ns*），NSs型（*MS/Ns*または*Ms/NS*），NS型（*NS/NS*），NSs型（*NS/Ns*），Ns型（*Ns/Ns*）に分類可能なうえ，MNSs型を除き，表現型から遺伝型を推定できる点が有利．日本人における出現頻度は，MNs型約43%，Ns型24%，Ms型約22%，MNSs型約5%，MSs型約4%，NSs型約2%など．MN抗原は赤血球膜の糖タンパクグリコホリンA（GPA）に存在するが，他方，Ss抗原はグリコホリンB（GPB）に存在し，GPBのN末端から29番目のアミノ酸の違い（Sではメチオニン，sではスレオニン）が血液型特異性を決定している．遺伝子座位は4 q 28-q 31にある．[473]

MNSsシステム⇨同MNSs〔式〕血液型→82

MN〔式〕血液型 **MN blood group system** ［MNシステム］ ランドスタイナーLandsteinerとレヴィンLevineによってヒト赤血球でウサギを免疫して得られた抗血清を使用して，MおよびN抗原（国際輸血学会の命名法ではMNS 1，MNS 2）が発見された（1927）．この血液型は，第４染色体（4 q 28-q 31）に位置する一対の共優性対立遺伝子*M*，*N*によって支配され，抗M，抗N抗体によって３種類の表現型，M型（遺伝子型*M/M*），MN型（*M/N*），N型（*N/N*）に分類できる．日本人における出現頻度はM型約30%，MN型約50%，N型約20%．臨床的に輸血障害を生じることはきわめてまれ．M，N抗原の違いは赤血球膜の糖タンパクグリコホリンA（GPA）の２個のアミノ酸の相違にあり，N末端から１番目と５番目のアミノ酸は，M型ではセリンとグリシンであるが，N型ではロイシンとグルタミン酸である．[473]

MNシステム⇨同MN〔式〕血液型→82

MO　magneto-optical disk (disc)⇨同光磁気ディスク→2430

Mo　molybdenum⇨同モリブデン→2829

MODY　maturity-onset-diabetes of the young　［**若年発症成人型糖尿病，モディ**］　常染色体優性遺伝形式をとる若年発症の糖尿病で，2型糖尿病と類似した臨床像を示す．遺伝的に単一の遺伝子異常による．原因遺伝子は5つ明らかとなっており，MODY 1よりMODY 6まで分類される．インスリン分泌異常のため，軽症から重篤までの糖尿病を発症する．[418]

MOF　multiple organ failure⇨同多臓器不全→1916

mol⇨同モル→2829

MOPP 療法　MOPP therapy　［**モップ療法**］　ホジキン病治療の多剤併用化学療法の1つで，使用する薬剤の頭文字をとった呼称．ナイトロジェンマスタード〔マスターゲン®(M)〕，ビンクリスチン硫酸塩〔オンコビン®(O)〕，プロカルバジン塩酸塩(P)，プレドニゾロン(P)の組み合わせである．わが国ではナイトロジェンマスタードが発売されておらず，代わりにシクロホスファミドが用いられる．[1495]　⇨参ホジキンリンパ腫→2697

MOSS 協議　market-oriented sector selective talks　国際競争力がありながら貿易障害のため日本市場に参入できない商品について，分野別，個別に行われる協議．医療分野でも臨床データの相互利用(ハーモニゼーション)，医療機器の承認などが対象．[1186]

MPGN　membranoproliferative glomerulonephritis⇨同膜性増殖性糸球体腎炎→2730

MPI⇨参性格検査→1659

MPS　mucopolysaccharidosis　ムコ多糖体蓄積症 mucopolysaccharidosis の略語．[987]　⇨参ムコ多糖体蓄積症→2783

MPS Ⅰ　mucopolysaccharidosis Ⅰ　ムコ多糖体蓄積症Ⅰ型．[987]　⇨参ハーラー症候群→2325，ムコ多糖体蓄積症→2783

MPS Ⅱ　mucopolysaccharidosis Ⅱ　ムコ多糖体蓄積症Ⅱ型．[987]　⇨参ハンター症候群→2415，ムコ多糖体蓄積症→2783

MPTP　1-methyl-4-phenyl-1,2,3,6-tetrahydropyridine　ヒト，サルなど霊長類に投与するとパーキンソン Parkinson 病に酷似した臨床症状を発現させる神経毒で，病理学的に黒質ドパミンニューロンの変性脱落をきたす．ドパミンニューロンの障害は，年齢が高いほど高度で非可逆的．1970年代後半に不法に合成された麻薬であるメペリジン類似物質使用者にパーキンソン症状を呈するものが多発し，この物質が同定された．パーキンソン病の研究に用いられている．[274]

MP 関節　metacarpophalangeal joint；MP joint　［**中手指節関節**］　手のMP関節(中手指節関節)は中手骨頭と基節骨底の関節で，形の上では球関節に類似する．第2-5中手骨頭は靱帯で結ばれているため運動は屈曲・伸展，内転・外転が主体である．第2-5指のMP関節の側副靱帯は伸展位でゆるみ，屈曲位で緊張して関節が固定される．このため，4指を屈曲した肢位では指の外転は難しくなる．ただし，ボールを握るときなど，手でものを握るときには，指を固定する働きをもつ．母指のMP関節は屈曲・伸展はできるが，内転・外転はできない．ただし，母指の手根中手関節(CM関節)は2軸性の鞍関節で，運動の自由度が大きく，伸展(橈側外転)・屈曲(尺側内転)，外転(掌側外転)・内転(掌側内転)に加え，2-5指との対立運動もできる．母指の運動は，常に，MP関節とCM関節の複合的な動きに支えられている．(図参照⇒ IP関節→68)[1044]　⇨参手関節→1387

MR　medical representative　［**医薬情報担当者**］　医療用医薬品の製造，販売を業とする製薬企業に属し，医薬品の適正な使用と普及を目的とし，当該企業を代表して医療担当者に面談のうえ，医薬品の品質，有効性，安全性などに関する情報の提供，収集を日常業務として行う者．長い間プロパーと呼ばれてきたが，日本製薬工業協会は1991(平成3)年にエムアール(MR)と呼称を定めた．[1344]

MR　metabolic rate⇨同代謝率→1874

MRA　malignant rheumatoid arthritis⇨同悪性関節リウマチ→139

MRI

magnetic resonance imaging　［**核磁気共鳴画像法，磁気共鳴画像，磁気共鳴断層撮影法**］　磁気と電波を利用して多方向の断面画像が得られる撮影法．強力な静磁場に一定の周波数の電磁波を流すと核磁気共鳴(nuclear magnetic resonance；NMR)現象が生じる．分子中の原子核は分子内での結合位置に依存するため，その原子核固有の共鳴周波数の差が位置情報の差として現れる．人体構成物質の大部分を占める水素原子核に磁力を与えると，方向性がそろうことから磁気回転速度を検出計算し，濃度画像としてコンピュータで構築表示される仕組みによる．X線を使うCT検査に比べ，X線被曝がなく，任意に断層画像が得られるため微細な病変がとらえられる．また，造影剤による造影効果は，周囲のプロトンの緩和時間(T_1 と T_2)を短縮させ，画像コントラストを強調させる．したがって頭部，脊椎，腹部，四肢など幅広く各部位の形態，血管，軟部組織の異常を確認できる．MRI頭部撮影は頭痛，めまい，脳梗塞，脳出血などの鑑別診断に用いられる．検査時に注意することは，撮影室内には磁気異常を起こす危険がある磁気カード，ヘアピン，時計，補聴器など金属類の持ち込みができないこと，また，体内に埋め込まれている心臓ペースメーカー，刺激電極，金属製人工関節などは気づきにくいため事前に確認しておく必要がある．検査時に体動が激しいとノイズ(アーチファクト)を生じてうまく撮影できない場合がある．MRI検査中は狭い空間にいなければならず，特有の音もするので，事前にオリエンテーションを行い不要な不安を取り除くことが必要．[1248]

MRI 検査時のケア

【ケアの実践】 MRIはあらゆる角度からの断面画像が得られ，軟部組織や血管の検出能に優れている．頭部のMRI検査では脳出血と脳梗塞の鑑別診断が可能である．しかし，検査時間が比較的長く，体動や血流によってアーチファクト(障害陰影)が生じやすいという弱点をもっている．また，磁気に反応するペースメーカーや金属物(クリップ，人工内耳など)が体内に入っている人は検査できない．したがって，検査室入室前に患者の身体に装着されている金属類(時計，眼鏡，義歯，ヘアピン，アクセサリー，ベルト金具のついた下着など）を確実に取り除くこと，介助者もうっかり検査室内に磁気カードなどを持参しない（磁気データが破壊する）よう注意する．意識レベルの不安定な患者や認知症者の場合は身体の静止が難しく，保護ベルトで身体を固定しても検査できない場合もある．乳幼児の場合は鎮静薬を投与して睡眠状態にさせる．また，MRI用造影剤（診断能を高める）が用いられる場合，ガドリニウムキレート剤の副作用として重篤なアナフィラキシーショックを起こすことがある．授乳中の女性は造影剤の母乳中への移行が報告されているので，検査後24時間は授乳を中止させる．検査後は多めの水分を摂取することを説明し，尿からの造影剤の排泄を促す．室外に救急カートを備えて急変時の対応ができるようにしておく．金属部分が磁性体である酸素ボンベを持ち込まない．強力な磁場により飛んで被検者にぶつかるなどの危険がある．検査中は装置から大きな音が生じることをあらかじめ患者に説明しておき，不安を軽減するよう配慮する．[1248] ⇨㊜MRI→83

MRI用肝臓造影剤　**contrast material for liver in magnetic resonance imaging**　［**肝特異性造影剤**］　MRIの肝特異性造影剤には，超常磁性体酸化鉄（SPIO）を用いてクッパー Kupffer 細胞のある正常部の信号を落とす陰性造影剤のフェルカルボトランと，ガドリニウム（Gd）を用いて早期に血流評価，その後の胆汁排泄による肝細胞相が観察可能な Gd-EOB-DTPA（ガドキセト酸ナトリウム）がある．[8]

MRL/*lpr*マウス　**MRL/*lpr* mouse**　［**MRL/*l*マウス**］　1978年にアメリカのジャクソン研究所で偶然に見いだされた，全身リンパ節腫脹と免疫異常を特徴とするマウス．全身性エリテマトーデス（SLE）や関節リウマチなどの自己免疫疾患のモデル動物として研究されている．19番染色体に存在する *lpr* 遺伝子の異常（アポトーシスを制御する Fas 抗原の変異）により発症する．[388]

MRL/*l*マウス⇨㊐MRL/*lpr*マウス→84

mRNA　**messenger ribonucleic acid**⇨㊐メッセンジャーRNA→2801

MRSA感染症　**MRSA infection**⇨㊐メチシリン耐性黄色ブドウ球菌感染症→2798

MRSA腸炎　**methicillin-resistant *Staphylococcus aureus* enterocolitis**　メチシリン耐性黄色ブドウ球菌（MRSA）による腸炎．MRSAはβラクタム系抗生物質のみならず，アミノグリコシド系，マクロライド系などの多くの薬剤に対し耐性を示し，高齢者，担癌患者，術後患者など抵抗力のない患者に感染し，院内感染で問題になる代表的な細菌である．MRSA腸炎では，高度の下痢が持続する．便培養でMRSAを証明し，バンコマイシン塩酸塩の経口投与を行う．接触により感染しやすいので，手洗い，ガウンテクニックなどによる感染予防が重要である．[1272]

MRアンギオグラフィー　**magnetic resonance angiography；MRA**　［**磁気共鳴血管撮影**］　MRIを用いて選択的に血流のみを画像化する方法の総称．タイムオブフライト time-of-flight（TOF）法と位相コントラスト phase contrast（PC）法がある．それぞれ二次元または三次元フーリエ Fourier 交換法で行われ，目的部位，血管に応じて選択される．[264]

MRガイド下集束超音波手術　**MR guided focused ultrasound surgery**　MRIの画像をもとに病変部位（治療部位）を特定し，その部分に超音波を集束させ，病変の治療に用いる手法．治療中の病変部の温度をMRIでモニターしながら治療する．子宮筋腫を対象とした機器がすでに市販され，乳癌などでの治験が進んでいる．[8]

MR膵〔管〕胆管撮影法　**MR cholangiopancreatography；MRCP**　MRIを応用した撮影法の1つ．非侵襲的に胆管と膵管像を得ることができ，胆管のみを対象とするときはMRC（MR cholangiography）と呼ばれる．水を強調するパルス系列（T_2 強調像）を用い，二次元または三次元でデータを収集し，画像に再構成する．[264]

MRスペクトロスコピー　⇨㊐磁気共鳴スペクトロスコピー→1238

MRハイドログラフィー　**MR hydrography**　強い T_2 強調像による水の画像化技術で，MR膵〔管〕胆管撮影も本法の1つ．その他，脳脊髄液の信号を強調したMR脳槽撮像 MR cisternography，MR脳表撮像，MRミエログラフィー，MR内耳撮像，MR尿路撮像 MR urography などが臨床応用されている．[264]

MR反応　**methyl red reaction**⇨㊐メチルレッド反応→2800

MS-DOS（エムエスドス）　**Microsoft Disk Operating System**　アメリカ Microsoft 社が1980年代に開発した基本ソフト Microsoft Disk Operating System の略称．その後，Windows へと発展した．コマンドプロンプトと呼ばれる黒背景にテキスト入力の画面が特徴．[1341] ⇨㊜DOS→43，ウィンドウズ→316

MSW　**medical social worker**⇨㊐メディカルソーシャルワーカー→2802

M.T.　医療技術者 medical technologist の略．[258]

MTP関節　**metatarsophalangeal joint；MTP joint**　［**中足指節関節**］　中足指節関節はMTP関節と呼び，手のMP関節と区別している．関節の基本的な構成は手の場合と同じであるが，第1-5の中足骨頭が靱帯で互いに結ばれているため，背屈・底屈，内転・外転に限られる．足の母指は手の母指のような独立した運動はできない．歩行の踏み出しの際にMTP関節は過伸展の状態になるため，中足骨頭の関節面はより背側まで広がっている．[1044] ⇨㊜足の関節→148

MTX　**methotrexate**⇨㊐メトトレキサート→2803

MUMPS　**Massachusetts General Hospital Utility Multiprogramming System**⇨㊐ムンプス《プログラム言語の》→2791

MV　①平均的変化 mean variation を意味する略号．②獣医 Medicus Veterinarius の略号．③粘液腫ウイルス myxoma virus の略号．④分時拍出量 minute volume の略号．⑤分時換気量 minute ventilation の略号．[1618]

MVP　**mitral valve prolapse syndrome**⇨㊐僧帽弁逸脱症候群→1826

MVR　**mitral valve replacement**⇨㊐僧帽弁置換術→1827

M型菌　**M-formed bacteria**　細菌を固形培地上に培養したときに，粘液におおわれたような光沢のある外観のムコイド型集落を形成する細菌．緑膿菌のムコイド型はアルギン酸というムコ多糖を産生し，感染部位にバイオフィルムを形成して菌の定着に有利に働くほか，生体の免疫機構や貪食細胞の作用に抵抗すること，抗菌薬が浸透しにくいことなどの機序により，感染症の慢性化，難治化に関係する．[1615]

M 言語⇨同ムンプス《プログラム言語の》→2791

M 抗原　**M antigen**　A 群溶血性連鎖球菌は A 群抗原のほかに菌体表層にさらに M 抗原と呼ばれるタンパク抗原が存在し，50 種以上の型別が存在．この抗原は抗食菌作用など病原性に関連があるとされている．[324]

M システム⇨同ムンプス《プログラム言語の》→2791

M 成分　**M-component**⇨同M タンパク質→85

M タンパク血症　**M proteinemia**⇨同単クローン性高 γ グロブリン血症→1935

M タンパク質　**M(monoclonal) protein**　［**M 成分，単クローン性タンパク質，単クローン性免疫グロブリン**］　抗体産生細胞の単クローン性増殖に伴って産生される均一な免疫グロブリン．血清タンパクの電気泳動では，α_2 から γ 位の急峻なピークとして認められる．免疫電気泳動によって重鎖のクラス(IgG，IgM，IgA，IgE，IgD)および軽鎖のクラス(κ，λ)を同定することができる．多くは多発性骨髄腫，原発性マクログロブリン血症などの腫瘍性疾患で出現するが，結核などの慢性炎症性疾患でみられることもある．[656]

M 値　**M-value**　血糖コントロールの良否の判定の基準として，1965 年にシュリヒトクルル Schlichtkrull が提唱したもの．血糖値が正常範囲から偏位すればするほど病的障害が高度であることを示している．[987]

M 波　**M wave**　末梢神経の電気刺激によって，誘発される筋電図を用いる検査法(誘発筋電図)で得られる電位の 1 つ．運動神経(α 線維)を刺激し興奮が順行性に神経筋接合部に達して，筋を興奮させて生じる複合活動電位を M 波または M 反応という．慣習上，運動神経伝導検査では最大上刺激(最大 M 波が得られる刺激強度より少し強めの刺激強度で，すべての神経線維が興奮していると考えられる強度)で導出される M 波が用いられる．通常は二相性．運動神経伝導速度と神経筋伝達の検査に用いる．[475]　⇨参H 波→63

M モード　**M-mode**　超音波の発生・検出に用いる探触子のビームの位置を固定しておき，Y 軸に運動するエコー源までの距離を，X 軸にその時間的変化を表示させる方式．心臓の超音波検査において弁や心室の動きを記録し，弁疾患の診断や心機能評価に用いる(M モード心エコー〔法〕)．[955]

M モード心エコー法⇨参M モード→85

N

N　nitrogen⇨同窒素→1973

n-3 系脂肪酸　n-3 fatty acid⇨同ω 3 系脂肪→20

N^5-ホルミルテトラヒドロ葉酸　N^5-formyltetrahydrofolic acid⇨同ロイコボリンカルシウム→2987

Na　natrium, sodium⇨同ナトリウム→2194

NAC 寒天培地　NAC agar〔medium〕⇨同NAC 培地→86

NAC 培地　nalidixic acid-cetrimide medium；NAC medium　［**NAC 寒天培地，ナリジクス酸・セトリマイド培地**］　緑膿菌 *Pseudomonas aeruginosa* の選択培地．この培地に含まれるセトリマイドでグラム陽性菌が，ナリジクス酸で緑膿菌以外のグラム陰性菌の大部分が発育を抑制される．[324]

NAD　nicotinamide adenine dinucleotide⇨同ニコチンアミドアデニンジヌクレオチド→2206

NADH　nicotinamide adenine dinucleotide(reduced)　［**ニコチンアミドアデニンジヌクレオチド《還元型》**］　ニコチンアミドアデニンジヌクレオチド(NAD)の還元型．細胞内での重要な還元力運搬体の1つで，体内に最も多く存在する補酵素．食物から細胞のエネルギーを取り出す仕組みのうち，クエン酸回路で始まり酸化的リン酸化で終わる過程で中心的な中間体として働く．酸化型NAD^+に基質の2個の水素原子のうち1個がニコチンアミドの4の位置に付加して還元型(NADH)となる．この付加反応は水素化物イオンの高エネルギー結合をそのまま保つので，NADH は細胞内で簡単に転移反応に利用できる便利な電子供給源として働く．[639]

●NAD と NADH

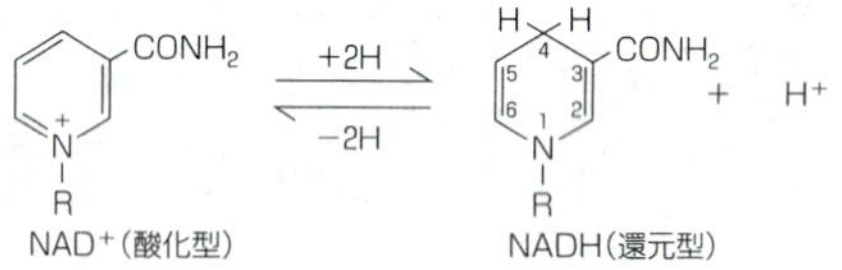

NAD^+(酸化型) $\underset{-2H}{\overset{+2H}{\rightleftharpoons}}$ NADH(還元型) + H^+

NAD⁺(酸化型)　　NADH(還元型)

N-ADL　Nishimura activities of daily living scale for the elderly　［**N 式老年者用日常生活動作能力評価尺度**］　高齢者，特に認知症高齢者の日常生活動作能力を行動観察によって評価するスケール．「歩行・起坐」「生活圏」「着脱衣・入浴」「摂食」「排泄」の5項目を，項目ごとに日常生活動作能力の自立度7段階(0，1，3，5，7，9，10点)で評価し，合計得点を算出する．合計得点(範囲0-50点)が高いほど生活が自立した状態を意味する．NM スケールとの併用により，認知症高齢者の状態像をある程度推測することができる．[1564]　⇨参NM スケール→88

NADP　nicotinamide adenine dinucleotide phosphate⇨同ニコチンアミドアデニンジヌクレオチドリン酸→2207

NADPH　nicotinamide adenine dinucleotide phosphate (reduced)　［**ニコチンアミドアデニンジヌクレオチドリン酸《還元型》**］　ニコチンアミドアデニンジヌクレオチドリン酸(NADP)の還元型．NADP の構造は基本的にはニコチンアミドアデニンジヌクレオチド(NAD)と共通であり，NAD のアデニル酸のリボースの2′位にさらにリン酸がエステル結合している．生体内では肝臓に多く存在するが，その含量は NAD の約半分である．酸化型と還元型の変換方式は NAD と同一であり，細胞内での重要な還元力運搬体．構造と反応の様式は NADH と類似しているが，酵素はこれを厳密に識別する．[639]

NAG ビブリオ感染症　non-agglutinable vibrio infection⇨同ナグビブリオ食中毒→2193

NAG ビブリオ食中毒　non-agglutinable vibrio food poisoning⇨同ナグビブリオ食中毒→2193

Na-K〔輸送〕ATP アーゼ　⇨同ナトリウム-カリウム〔依存性〕ATP アーゼ→2194

NANDA　North American Nursing Diagnosis Association　［**北アメリカ看護診断協会，ナンダ，北米看護診断協会**］　1982 年に正式組織として発足し，医学診断に相応する看護診断 nursing diagnosis の分類「NANDA の看護診断分類法」を開発した．NANDA の診断分類は，1989 年に世界保健機関(WHO)の国際疾病分類第 10 版(ICD-10)に含めるように提案されたが，世界に普及していないとの理由で見送られた．2002 年から NANDA インターナショナルと名称を変更し，より国際的な組織となっている．[446]

NBC 災害　nuclear biological chemical disaster；NBC disaster　核，生物，化学物質 nuclear biological chemical(NBC)を用いた兵器またはテロによる集団災害．NBC 兵器は通常の兵器に比べ，少ない労力で多大の危害・損害を与えることができる．NBC による災害が起こると大量の被災者が発生し，対応には特別な知識と機器が必要となる．さらには，通常の災害対応に加え，医療従事者の防護や患者の除染が必要となる．これらは NBC 災害に共通の特徴である．[1059]　⇨参集団災害→1376

NBI　narrow band imaging　［**狭帯域光観察**］　消化管粘膜層への観察光の深達度を調節することにより，消化管粘膜の微細構造，粘膜浅層の微細血管パターンを描出する内視鏡画像システムのこと．胃などの上部消化管の内視鏡検査では，拡大内視鏡による診断がなされるが，NBI を併用することによって，例えば癌腺管を取り囲む微小な血管像から腺管構造，粘膜模様を描出することで，癌の質的診断が可能となる．NBI の利点は色素散布が不要なこと，病変が粘膜に覆われていても微細血管パターンが描出できることである．⇨参拡大内視鏡検査→483

NBM　nothing by mouth⇨同絶食→1735

NBT 還元試験　NBT reduction test, nitroblue tetrazolium test　［**ニトロブルー・テトラゾリウム還元試験**］　好中球機能検査の1つ．好中球にニトロブルー・テトラゾリウム nitroblue tetrazolium(NBT)を反応させると，好中球の産生する活性酸素によって NBT が還元され，青色のホルマザンとなって細胞内に沈着する．このことを利用して，好中球の活性酸素産生能を調べる試験である．[656]

NCC-ST-439 ［スルホシアリルルイスX］ 主に進行乳癌や消化器癌の経過観察，治療モニターに応用される腫瘍マーカーで，基準値は男性と閉経後女性は5 U/mL以下，閉経前女性は7 U/mL以下．NCC-ST-439抗原は，ヒト胃癌細胞株St-4を免疫原とするモノクローナル抗体によって認識されるムチン型糖タンパクで，末端にシアル酸残基を有する．膵癌，胆道癌，乳癌，胃癌，大腸癌，肝癌などで高値になるが，その他，卵巣癌，子宮体癌などの癌でも高値になることがある．なお，慢性膵炎，肝炎，肝硬変，子宮内膜症，妊娠などでも高値になることがあるが，良性疾患での偽陽性率は比較的少なく，他の腫瘍マーカーと併用すれば特異性を高めることができる．[1125]

NCF ①正常所見 normal clinical findings を意味するカルテ用語．②好中球走化因子 neutrophil chemotactic factor の略号．[1618]

NCI **National Cancer Institute** 1937年に設立されたアメリカ国立癌研究所．NIH（National Institutes of Health，アメリカ国立衛生研究所）の下部機構で，アメリカ政府の癌研究と教育を担当しており，アメリカにおける癌臨床面を広範囲に支えている．[24]

NCM **nutrition care and management**⇨同nutrition care and management⇀89

NCMリーダー **nutrition care and management (NCM) leader**⇨同臨床栄養師⇀2950

NCVC **National Cardiovascular Center**⇨同国立循環器病センター⇀1094

N/C比⇨同核細胞質比⇀478

ndE 内服薬の用法で食後のこと．ドイツ語の nach dem Essen の略．医師が医薬品を処方する場合に，処方箋などに記載する略号．[530] ⇨参食後服用⇀1474

Nd：ヤグレーザー⇨同YAGレーザー⇀128

NE ①無効 non-effective を意味する略号．②ノルエピネフリン norepinephrine の略号．③発生学系用語 Nomina Embryologica の略号．④評価不能 non evaluatable を意味する検査用語．[1618]

Ne **neon**⇨同ネオン⇀2275

NEC **necrotizing enterocolitis**⇨同壊死性腸炎⇀356

NEFA **nonesterified fatty acid**⇨同遊離脂肪酸⇀2857

NEJM **The New England Journal of Medicine** アメリカで発行されている医学専門雑誌のなかで最も著名なものの1つ．臨床医学を主体として広範な医学領域の最新論文が掲載されている．マサチューセッツ医学会の所有・発行責任で週刊で発行．日本の医学系出版社経由で日本語版も刊行されている．最新情報は http://content.nejm.org/で入手可能．[24]

NF-κB **nuclear factor κB** ［核内因子κB］ 1986年，免疫グロブリンκ鎖遺伝子がB細胞特異的に発現するために必要な，エンハンサー領域に結合する転写因子として同定された核内因子 nuclear factor の1つ．その後の研究により，多くの細胞において広範囲の遺伝子の転写の調節に関与することが判明．癌遺伝子 *Rel* と相同性をもつ p 50，p 65 などのサブユニットからなる．細胞質にはインヒビター（I-κB）と結合した不活性型NF-κBが局在しており，細胞外からの刺激によって，インヒビターがはずれて，特異的なサブユニットから構成されるNF-κBが活性化されて核内へ移行し，刺激に応じた遺伝子の発現が引き起こされる．細胞の増殖，アポトーシスの抑制，血管の新生などに必要な機能と密接に関係している．最近では，NF-κBの阻害薬や疑似タンパクが薬剤として注目され，開発されている．[639]

NGO **non-governmental organization** ［非政府組織］ 非政府組織のこと．本来は途上国の開発援助，被災地救援，環境保護など種々の国際協力活動を行う民間団体を意味する語であるが，近年は国内活動を主目的とする市民ボランティア団体をもNGOということがある．NGOは同時にNPO（non-profit organization，民間非営利組織）でもある．1998（平成10）年，「特定非営利活動促進法（NPO法）」が成立し，法人資格を得るNGO/NPOが急増している．医療NGOの「国境なき医師団」，対人地雷廃絶を訴える「地雷禁止国際キャンペーン（ICBL）」などは国際規模のNGOとして有名．[1093]

NHL **non-Hodgkin lymphoma**⇨同非ホジキンリンパ腫⇀2479

Ni **nickel**⇨同ニッケル⇀2215

NIC **Nursing Interventions Classification**⇨同看護介入分類⇀590

NICU **neonatal intensive care unit** ［新生児集中治療室］ 高度な専門的治療を要する新生児を管理するための医療施設．低出生体重児，胎児機能不全，呼吸不全，心不全，重症感染症，重症黄疸，先天性心疾患，新生児手術症例などを対象とする．専門の医師，看護師などが24時間，集中治療を行う．ハイリスク妊娠を管理する産科部門と，新生児を管理する部門を伴った総合周産期母子医療センターの一部として，その中心的役割を担っている施設も多い．[208] ⇨参低出生体重児⇀2049

NIDDM **non-insulin-dependent diabetes mellitus**⇨同インスリン非依存型糖尿病⇀296

NIH **National Institutes of Health**⇨同アメリカ国立衛生研究所⇀181

NIPPV **non-invasive positive pressure ventilation**⇨同NPPV⇀88

NK細胞⇨同ナチュラルキラー細胞⇀2193

NK細胞活性⇨同ナチュラルキラー細胞活性⇀2193

NLA変法 **modified neuroleptanalgesia；modified NLA** 神経遮断薬であるハロペリドール，ドロペリドールと麻薬（フェンタニル）を用いるNLA原法に対し，抗不安薬であるベンゾジアゼピン系薬物（ジアゼパムなど）と非麻薬性鎮痛薬（ペンタゾシンなど）を用いて行う麻酔法．これ以外の鎮痛薬と抗不安薬の組み合わせでもかまわない．また血圧低下を起こしにくい．[367]

NMDA ***N*-methyl-D-aspartic acid** *N*-メチル-D-アスパラギン酸のこと．アスパラギン酸の誘導体として合成され，興奮性アミノ酸であるグルタミン酸と化学構造が類似するアミノ酸の一種．中枢神経に作用し，グルタミン酸と同等の強い興奮作用を示す．イオンチャネル型グルタミン酸受容体の1つであるNMDA受容体に選択的に結合する．[1335]

NMMDS **nursing management minimum data set**⇨同ナーシングマネジメントミニマムデータセット⇀2175

NMN nicotinamide mononucleotide⇨同ニコチンアミドモノヌクレオチド→2207

NMR nuclear magnetic resonance 原子核が特定周波数の電磁波エネルギーを共鳴，吸収し，これを放出する現象．臨床の画像作成では主に水素の原子核からの信号を収集，記録する．NMRという言葉は主に物理的現象を示すときに用いられ，臨床では核 nuclear をとり，MRI，MRA などのように用いられる．[264] ⇨参核磁気共鳴法→479

NMスケール Nishimura mental state scale for the elderly；NM scale ［N式老年者用精神状態尺度］ 高齢者，特に認知症高齢者の日常生活における精神機能を行動観察によって評価するスケール．「家事・身辺整理」「関心・意欲・交流」「会話」「記銘・記憶」「見当識」の5項目(N-ADLの「歩行・起座」が1点以下では「会話」「記銘・記憶」「見当識」の3項目)を，項目ごとに最重度から正常までの7段階(0，1，3，5，7，9，10点)で評価する．合計得点をもとに「認知症の程度」(得点が低いほど重症)を正常・境界・軽度・中等度・重度のいずれかで判定する．[1564] ⇨参N-ADL→86

N,N′-エチレンビス〔ジチオカルバミン酸〕亜鉛 zinc N,N′-ethylenebis〔dithiocarbamate〕⇨同ジネブ→1331

NOC nursing outcome classification⇨同看護成果分類→597

non-dipper⇨同夜間血圧非下降例→2836

NP nurse practitioner⇨同ナースプラクティショナー→2175

n.p. nothing particular ［異常なし］ 以前の状態に比べて格別な変化のないこと，または格別な異常所見がないこと．多くは臨床的に「異常なし no abnormality」と同義に使われる．[1594]

NPHインスリン⇨同中間型インスリン→1985

NPM new public management 民間企業で活用されている経営手法や成功事例を，可能な限り行政部門へと適用し，効率的で質の高い行政サービスを行うこと．新公共経営と訳される．1990年代に財政赤字，公的債務の肥大化と公的サービスの停滞，悪化を受けてイギリスで導入され，欧米諸国に浸透し，日本でも数多くの地方自治体がNPMに取り組み始めている．①行政組織を簡素化すること(迅速な意思決定のための現場への権限委譲)，②住民を顧客として認識すること(顧客満足度を重視したサービス)，③市場メカニズムを導入すること(競争原理の導入，公営企業の民営化，民間委託)，④施策に数値目標を掲げ市民の評価を受けること(成果志向への転換)が柱となっている．

NPN定量⇨同非タンパク窒素定量法→2457

NPO non-profit organization ［非営利団体，特別非営利活動法人］ ボランティア団体をはじめとする市民活動団体のうち，非営利に運営されている団体．この非営利とは，無償とは異なり得られた利益を組織の維持や活動に用いることをいう．1995(平成7)年1月の阪神淡路大震災におけるボランティア団体の活躍をきっかけに，市民による自発的な社会貢献活動を促進することを目的とした「特定非営利活動促進法」(いわゆる「NPO法」)が1998(平成10)年3月に成立した．当該法に基づいた法人格を取得したNPO法人は，内閣府および都道府県が所轄しており，2009(平成21)年現在，3万7,785団体が取得している．[465]

NPO 〔L〕nil per os⇨同絶食→1735

NPPV non-invasive positive pressure ventilation ［非侵襲的陽圧換気療法，NIPPV］ 非侵襲的に(気管挿管や気管切開を行わずに)，鼻マスクやフェイスマスクなどを用いて上気道に陽圧を加え，肺の換気を補助する方法．非侵襲的陽圧換気療法ともいう．マスクを用い，圧支持換気(PSV)，持続的気道陽圧法(CPAP)などの換気モードが使用される．特に最近，鼻マスクを用いたBiPAP(bi-level positive airway pressure，二相式気道陽圧法)が呼気終末陽圧換気(PEEP)効果を付加したPSVモードの呼吸器として注目されている．適応疾患や病態は多岐にわたり，急性呼吸不全(気管支喘息，胸郭変形，外傷，術後呼吸不全など)，慢性呼吸不全〔筋ジストロフィー，重症筋無力症，COPD(慢性閉塞性肺疾患)，睡眠時無呼吸症候群など〕にも使用されている．NPPVの長所は気管挿管や気管切開チューブが不要なことから，挿管に伴う有害事象(出血や気道の損傷，チューブの食道への誤挿入，挿入中のストレスなど)がないこと，感染の機会が減ること，自由な体位がとれること，会話や経口での食事摂取が可能なことなどで，一方，短所としてはマスクの不快感，空気漏れ，患者自身が嫌がる場合は有効な換気補助が得られない，などがある．⇨参終末呼気陽圧→1383，間欠的陽圧換気→586，持続的気道陽圧法→1301

NPT nocturnal penile tumescence⇨同夜間陰茎勃起→2836

NREM睡眠 non-rapid eye movement sleep；non-REM sleep⇨同ノンレム睡眠→2317

NS ①有意差なし not significant を意味する略語．②神経系 nervous system の略号．③生理食塩水 normal saline の略号．[1618]

NSAIDs nonsteroidal anti-inflammatory drugs⇨同非ステロイド系抗炎症薬→2447

NSAIDs腎症 nonsteroidal anti-inflammatory drugs nephropathy；NSAID nephropathy 非ステロイド系抗炎症薬(NSAIDs)の服用による腎症をいう．アスピリン，インドメタシンなどを含むNSAIDsは，プロスタグランジン合成を阻害する強力な薬物として知られている．プロスタグランジンは，腎臓において血管拡張，腎血流量や糸球体濾過率(GFR)の上昇，レニン分泌調節，ナトリウム排泄などの作用をもつが，このような作用が薬剤によって阻害され，機能的に腎臓に影響を及ぼす．腎血流量の低下した患者や有効循環血漿量の減少した患者において出現しやすい．またNSAIDsはT細胞の機能も障害すると考えられ，リンホカインの増加から急性間質性腎炎を生じるという説も報告されている．薬物による腎障害の場合には投与の中止により改善する可逆的なものである．[858]

NSAIDs腸炎 nonsteroidal anti-inflammatory drug-induced colitis；NASAIDs-induced colitis 非ステロイド系抗炎症薬(NSAIDs)の投与により惹起された急性の腸炎であり臨床症状として腹痛，下血をきたす．腸病変は潰瘍型と腸炎型に大別され，小腸に膜様狭窄を生じることがある．消化管障害の機序としてはプロスタグランジンの合成阻害による直接作用やミトコンドリア代謝異常などが考えられている．NSAIDsの中止により臨床症状および画像所見の改善を認める．[1227,1359]

N

NSR normal sinus rhythm⇨同正常洞調律→1674

NST nutrition support team ［**栄養支援チーム，栄養サポートチーム**］ 栄養管理が必要な対象者に対して，看護師，医師，薬剤師，管理栄養士，臨床検査技師，リハビリテーションスタッフらが有機的に連携し，それぞれの知識や技術を生かして最善の方法で栄養支援を行う専門チーム．目的は，対象者にとって適切な栄養管理を選択・提供し，栄養状態の改善，合併症の予防を目指すほか，スタッフのレベルアップや医療安全管理の確立，入院費の削減といった経済効果の検討も含む．1970年にアメリカのシカゴで誕生し，その後，全米をはじめ諸外国へと広がった．わが国では1998年から活動が始まり，近年，その重要性が認められ設立数も増加している．日本静脈経腸栄養学会では，看護師，栄養士，薬剤師および臨床検査技師を対象に「栄養サポートチーム専門療法士(NST専門療法士)」認定資格制度を施行し，看護師の有資格者を「NST看護師」と称している．[1564]

NST non-stress test⇨同ノンストレス試験→2317

NTA 分類《肺結核症の》 NTA classification of pulmonary tuberculosis アメリカの結核および呼吸器疾患に関する国立機関であるアメリカ結核協会(National Tuberculosis and Respiratory Disease Association：NTA，1974年にAmerican Lung Association：ALAに改組)による肺結核の分類(1955年)．国際的に広く用いられている．病巣の広がりが小さく空洞のないものを軽度，病巣の広がりが一側肺をこえず空洞の大きさの合計が4 cm未満のものを中等度，中等度をこえるものを高度進展とする．[953] ⇨参肺結核病型分類→2335

●NTA 肺結核分類(1955年)〈肺病巣の広がりによる分類〉

軽度 (Min：Minimal)	一側または両側肺の小範囲に限られた軽微な病巣で明らかな空洞は存在しないこと．病巣の広がりはその分布に関係なく合計して第2肋軟骨胸骨接合部と第4胸椎棘状突起または第5胸椎を結ぶ線上の一側肺の占める容積をこえないこと(すなわち，病影が第2肋骨前端上縁に引いた水平線以上の範囲におさまるもの)
中等度進展 (MA：Moderately Advanced)	一側または両側肺の病巣で，その広がりの合計が次の範囲をこえないもの ①軽微な散布性病巣でその広がりが一側肺に相当する容積をこえないこと ②稠密な融合した病巣の場合にはその広がりが一側肺の1/3に相当する範囲をこえないこと ③空洞の直径の合計が4 cm未満であること
高度進展 (FA：Far Advanced)	病巣の広がりが中等度をこえる場合

NTx type Ⅰ collagen cross-linked N-telopeptides⇨同Ⅰ型コラーゲン架橋N-テロペプチド→10

NUD non-ulcer dyspepsia 内視鏡で胃を観察しても胃潰瘍やひどい胃炎を認めないが，「もたれ」「胸焼け」「食欲がない」「何となく胃が不快」といった上腹部不快感を訴える人が多くいる．これはNUD〔non-ulcer dyspepsia(潰瘍がない消化障害の意味)〕と呼ばれてきたが，近年ではFD〔functional dyspepsia(機能性消化不良)〕とされている．症状別に以下のような分類がされている．①運動不全型：いつまでも胃の中に食物が残っている感じがするタイプ．「胃がもたれる」「腹が張って仕方がない」という訴えが多い，②胃・食道逆流型：胸焼けを主症状とするタイプ，③潰瘍症状型：潰瘍はなくても，空腹時痛や胸焼けなど潰瘍症状を訴えるタイプ，④空気嚥下型：症状は腹部膨満とゲップである，⑤特発型：上腹部不快感はあるものの，はっきりした症状を訴えなかったり，訴えがいろいろ変わったりするタイプ．身体的因子，心理的因子が複雑にからみ合って起こることが多い疾患であるため両者からのアプローチが必要なこともあれば，1つの因子が改善すると全体が改善することもある．[1072] ⇨参機能性胃腸症→699

nutrition care and management nutrition care and management；NCM ［**栄養ケアマネジメント，栄養管理システム，NCM**］ 個々人に最適な健康・栄養ケアとその管理を行い，その実務遂行上の機能や方法，手順を効果的に行うための栄養管理システムのこと．栄養状態を改善してQOLを向上させるため，ヘルスケアの現場では，早期に栄養スクリーニングを行い，栄養リスク者を評価・判定することが必要である．栄養リスク者には栄養アセスメントを行い，適正な栄養ケアプランを作成し実施する．このプロセスにおいて，栄養ケアプランをチェックし，モニタリングを繰り返して行い，評価を行って効率的なリスクマネジメントを行う．高齢化が進み，医療施設に入院，通院あるいは在宅で療養している人は急増し，医療費の削減が求められている状況において，医療変革，DPC(診断群分類別包括評価)化などが提案され，これらに対応できるNCMの構築が重要となっている．医療機関ではNST(nutrition support team，栄養サポートチーム)制度が導入され，医師，管理栄養士，看護師，薬剤師を含むすべての医療従事者が，患者の栄養状態と病態を把握し，問題があれば，医師，管理栄養士が中心となり，速やかに栄養状態と栄養状態に起因する病態を改善させることが奨励されるようになった．NCMには，健康寿命の延長，感染症などの合併症の減少，要介護状態の予防，平均在院日数の減少，医療費の減少，QOLの向上などが期待できる．欧米では，医療機関や在宅で食品の摂取により病者の栄養状態を改善させる療法をNCMと位置づけ，NCM制度が確立し運営されている．わが国の医療機関でもNST制度の導入が試みられているが，病者の栄養管理を目的とする栄養食品に関する情報を医療従事者に正しく伝えるシステムが確立されていないことなどから，NCM制度は浸透していない．病者の栄養を管理する医療従事者には，おのおのの病者に適する栄養ケアプランを適切に設定できる環境を整え，病者に適切な栄養ケアプランを提供する仕組みを整備することが求められる．在宅で療養中の病者に，医療従事者を通じて，病者自身やその家族，介護者が十分理解しうる栄養ケアプランが提供されることが必要である．[1170]

NWB⇨参湿球黒球温度指標→1308

NYHA 心機能分類 New York Heart Association classification of cardiac performance ［**ナイハ心機能分類，心機能分類《NYHAの》，ニハ心機能分類**］ ニューヨーク

心臓協会 New York Heart Association(NYHA)が 1964 年に提唱した日常生活における身体活動と自覚症状の程度に基づいた心機能の重症度分類．身体活動や自覚症状の基準があいまいであることや，1つの重症度の範囲が広すぎるなど，客観性や定量性に欠けるとの問題点も指摘されているが，簡便であり，臨床における心機能障害の分類として最もよく用いられている．心不全の経過や治療効果を個々の症例あるいは症例グループ間で比較・評価するのに有用．また，本分類の重症度と心不全の予後との間に強い関連があることは広く認められており，心不全を対象とした臨床試験では重要評価項目の1つとして必ず使用される．[1032]

●NYHA 心機能分類

Ⅰ度	心疾患を有するがそのために身体活動が制限されることのないもの．普通の身体活動では疲労，動悸，呼吸困難あるいは狭心症状はきたさない．
Ⅱ度	心疾患を有しそのために身体活動が軽度制限されるもの．安静時は無症状である．普通の身体活動で疲労，動悸，呼吸困難あるいは狭心症状をきたす．
Ⅲ度	心疾患を有しそのために身体活動が高度に制限されるもの．安静時は無症状であるが，普通以下の身体活動で疲労，動悸，呼吸困難あるいは狭心症状をきたす．
Ⅳ度	心疾患を有しそのために非常に軽度の身体活動でも愁訴をきたすもの．安静時においても心不全あるいは狭心症状を示すことがある．少しの身体活動でも愁訴が増加する．

***N*-アセチルキトサミン**⇨同*N*-アセチルグルコサミン→90

***N*-アセチルグルコサミン** ***N*-acetylglucosamine；GlcNAc** ［*N*-アセチルキトサミン］ $C_8H_{15}NO_6$，分子量 221.21．グルコサミンの *N*-アセチル体．単糖の1つで，複合糖質(糖タンパク質，プロテオグリカン，糖脂質)やオリゴ糖，多糖の構成成分として広く存在する．[1479]

n オクタデカン酸⇨同ステアリン酸→1643

N 式老年者用精神状態尺度⇨同NM スケール→88

N 式老年者用日常生活動作能力評価尺度⇨同N-ADL→86

***N*-ニトロソ化合物** ***N*-nitroso compound**⇨同ニトロソアミン→2217

***N*-フェニルアセトアミド中毒** ***N*-phenylacetamide poisoning**⇨同アセトアニリド中毒→155

***n*-ヘキサデカン酸** **hexadecanoic acid**⇨同パルミチン酸→2402

***n*-ヘキサン抽出物質** **normal hexane soluble matter** 水質汚濁にかかわる環境基準の検査における油分の試験法に *n*-ヘキサン抽出物質試験があり，そこで抽出・測定される物質をいう．多数の有機物も抽出されるが，主に油分．排水基準としては鉱油類および動植物油脂含有量の許容限度として，おのおの5 mg/L，30 mg/L と設定されている．[565]

N 末端 **N-terminal** ［N 末端残基，アミノ末端，アミノ末端残基］ タンパク質またはペプチドの一次構造(アミノ酸配列)のうち，一方の端，アミノ基側のことで，遊離の α アミノ基($-NH_2$)をもつアミノ酸残基のことであるが，「残基」を省略して N 末端ということが多い．アミノ酸配列を書くときは，通常，左側を N 末端，右側を C 末端とする．普通のタンパク質やペプチドでは1本のペプチド鎖に各1個の N および C 末端がある．[639]

N 末端残基⇨同N 末端→90

***N*-メチルアミノ酢酸**⇨同サルコシン→1197

***N*-メチルグリシン**⇨同サルコシン→1197

O

O　oxygen⇨同酸素⇀1209

O_3　ozone⇨同オゾン⇀406

O 139 コレラ⇨参コレラ⇀1136

O 157 感染症　*Escherichia coli* O 157 infection　1990(平成 2)年の埼玉県浦和市(現さいたま市)の井戸水汚染，1996(同 8)年，大阪府堺市などで発生した腸管出血性大腸菌 enterohemorrhagic *Escherichia coli*(EHEC)による感染症．EHEC はヒトの大腸内で増殖すると志賀毒素と呼ばれる毒素を出し，志賀毒素産生大腸菌とも呼ばれている．大腸菌は細胞壁の O 抗原と鞭毛の H 抗原によって細かく分類されており，堺市の原因菌 O 157-H 7 は，細胞壁に 157 番目の O 抗原をもち，鞭毛に 7 番目の H 抗原をもつ菌という意．EHEC の中には O 26 や O 111 なども多く含まれる．臨床症状は主として出血性の下痢や腹痛であるが，場合によっては溶血性尿毒症症候群による腎不全，貧血，血小板の減少，痙攣，意識障害などの脳症を引き起こし，死に至ることもある．経口感染のため，予防には食品，調理具などの熱殺菌が有効．[517] ⇨参腸管病原性大腸菌⇀2007，大腸菌感染症⇀1886

O 157 大腸菌⇨参O 157 感染症⇀91

OA　osteoarthritis⇨同変形性関節症⇀2642

OAF　osteoclast activating factor⇨同破骨細胞活性化因子⇀2366

OB　異常なし(〔D〕ohne Befund)を意味するカルテ用語．[543]

ob 遺伝子　ob gene⇨同肥満遺伝子⇀2479

OC　optic chiasm⇨同視交叉⇀1266

OCR　optic character recognition⇨同光学文字認識⇀981

OD　〔L〕oculus dexter⇨同RE⇀101

OD　orthostatic dysregulation⇨同起立性調節障害⇀787

ODA　Official Development Assistance　［**政府開発援助**］開発途上国の不足する資本，技術への自助努力に対する先進国の支援，協力のうち，政府ベースで行われるもので，金利，返済期間などにゆるやかな条件がつけられているものを指す．日本では内外の理解を深め援助をいっそう効果的，効率的に実施するため，1992(平成 4)年に政府開発援助大綱を閣議決定した．2008(同 20)年には，実施機関が国際協力機構に一元化された．[465]

OECD　Organization for Economic Co-operation and Development　［**経済協力開発機構**］　自由主義経済の発展(経済成長)のために欧米が協力を行う機構として，1961 年に設立．前身は 1948 年に設立された欧州経済協力機構(OEEC)．2009 年現在 30 か国が加盟しており，日本は 1964(昭和 39)年に加盟．本部はパリ．活動の目的は，先進国間の自由な意見，情報の交換を通じて経済成長，貿易自由化，途上国支援に貢献することであり，活動内容は，①経済分析，②構造問題に対する政策，規制改革，③貿易・投資問題における各国政策，新ルールの検討，④非加盟国との関係調整，である．[465]

OECF　Overseas Economic Cooperation Fund　［**海外経済協力基金**］　開発途上国の発展のための自助努力を支援するために，長期・低利の資金提供を行う日本の開発金融機関．1961(昭和 36)年に設立．その活動は，①開発途上国に対する円借款，②開発途上国で事業を行う企業などに対する出資，融資(海外投融資)，③関連調査．1999(平成 11)年に日本輸出入銀行と統合され，国際協力銀行となったが，同銀行は，2008(同 20)年の政策金融改革により解散した．なお，海外経済協力部門の業務は，独立行政法人国際協力機構に統合されている．[465]

OF 試験　oxidation-fermentation test；OF test　細菌のブドウ糖分解が酸化によるものか，発酵によるものかを調べる試験．ブドウ糖を加えた 2 つの試験管培地に菌を摂取し，一方をそのまま好気的に，もう一方は上部に滅菌した流動パラフィンを重層して酸素との接触をたって嫌気的に培養して，ブドウ糖の分解を pH 指示薬の変化で判定する．腸内細菌科の細菌やブドウ糖非発酵菌の鑑別に使用される．[324]

OGTT　oral glucose tolerance test⇨同経口ブドウ糖負荷試験⇀856

OHI　oral hygiene index　口腔内の清掃状態(汚れ)を評価する指標．歯に付着した歯垢(プラーク)と歯石を別々に評価(数値化)して，それぞれのスコアを合計したものが OHI のスコアとなる．すべての歯の唇頰側と舌側(歯の表と裏側)を診査し，上下の歯列を 6 区分して算出する．歯垢と歯石のスコアは，それぞれ 0-6 の範囲をとり，OHI のスコアは 0-12 の範囲となる．OHI は，歯垢と歯石の付着の程度を評価するものではあるが，絶対的な量を評価するものではないことに注意する必要がある．OHI は，診査に時間を要するために，代表歯 6 歯面のみを評価する OHI-S (simplified oral hygiene index)がある．OHI は，研究レベルにおいては応用されることもあるが，歯科臨床においてはほとんど用いられておらず，かわりにプラークコントロールレコード(PCR)が主に用いられている．[788] ⇨参プラークコントロールレコード⇀2571，口腔清掃指数⇀990

OH 基⇨同水酸基⇀1615

Oh 血液型⇨同ボンベイ型⇀2723

OJT　on-the-job training⇨同職場教育⇀1483

OKN　optokinetic nystagmus⇨同視運動性眼振⇀1222

OKT 3 モノクローナル抗体　OKT 3 monoclonal antibody　ヒト T 細胞マーカーである CD 3 分子を特異的に認識するモノクローナル抗体．T 細胞同定に用いられていたが，その後，本抗体投与により T 細胞の機能抑制を誘導できることがわかり，免疫抑制薬として用いられた．しかし，本抗体はマウス由来タンパク質であることから，投与後に抗マウス免疫グロブリン抗体が誘導され，その効果が弱くなる欠点がある．OKT 3

は免疫抑制薬ムロモナブ-CD 3の商品名オルソクローン OKT 3®にちなむ.[1439] ⇨参免疫抑制療法→2811

OMS 〔F〕**Organisation Mondiale de la Santé** 世界保健機関のフランス語略名. 過去には世界保健機構と称していた. 機関の公用語としては英語ならびにフランス語が採用されている. 1948 年設立で, 本部はスイス, ジュネーブにあり, 4月7日の設立日は世界保健デーになっている.[24] ⇨参世界保健機関→1712

OPLL **ossification of posterior longitudinal ligament**⇨同後縦靭帯骨化症→1010

OPV **oral poliovirus vaccine**⇨参ポリオワクチン→2716

OS **operating system**⇨同オペレーティングシステム→411

OSCE **objective structured clinical examination** 〔**客観的臨床能力試験, オスキー**〕 筆記試験では計れない臨床能力を評価する実技試験. 数～数十の小部屋に別々の課題(医療面接, 身体診察, 治療手技など)を設定し, 受験者がスケジュールに従って各部屋を回るもので, 世界中で汎用されており, カナダやアメリカの医師国家試験でも用いられている. 日本でも 2005(平成 17)年から臨床実習開始前の共用試験に正式に導入されるなど, 急速に普及しつつある.[280]

Osm **osmole**⇨同オスモル→405

OT **occupational therapy**⇨同作業療法→1180

OT **occupational therapist**⇨同作業療法士→1181

OTC 薬⇨同大衆薬→1875

oz⇨同オンス→419

Oz マーカー **Oz marker** ヒト免疫グロブリンの構成成分であるL鎖は2つのアイソタイプ(κ鎖とλ鎖)で構成されているが, このλ鎖は定常部のアミノ酸の違いによりさらに4つのサブタイプに分かれる. Oz マーカーはこのうちのλ3 サブタイプを表している.[388] ⇨参L 鎖→79

O 脚 **bow leg** 〔**内反膝**〕 下腿が内反し, 膝間距離が増大しているもの. 新生児や乳児は生理的にO脚を呈す. 反対の場合を X 脚(外反膝)という.[295]

O 凝集反応 **O agglutination** O 抗原(グラム陰性菌の菌体抗原)とそれに対する O 凝集素の間に起こる凝集反応. 菌体と O 凝集素(抗血清)を混合して 37℃ に 2 時間置き, さらに室温に 24 時間反応させてから認められる凝集塊から凝集価を判定する.[388]

O 抗原 **O antigen** 〔**菌体抗原**〕 グラム陰性菌の細胞壁に存在する菌体抗原. 熱耐性で, リポ多糖 lipopolysacccharide(LPS)からなる. 宿主の免疫細胞表面にある TLR 4(トール Toll 様受容体 4)などのトール Toll 受容体に結合して強い自然免疫反応を起こす. O 157 という大腸菌は O 抗原として 157 番目に発見されたものをもつ.[1439] ⇨参O 157 感染症→91

O 抗体 **O antibody** グラム陰性菌細胞壁の抗原に対する抗体.[388] ⇨参O 凝集反応→92

O

P

P phosphorus⇨同リン⇀2947

P_1 first parental generation 交雑において親の第一世代を表す記号.[981] ⇨参一代雑種⇀251

P-80 試験 P-80 test 抗体の抗原沈降反応活性を測定する方法. 試験管に放射活性のある一定量の抗原と倍々希釈の抗血清を入れ, 抗原過剰域で加えられた抗原の80% が沈降するところの抗体量を測定する.[388]

P-450⇨同チトクロ〔ー〕ム P-450⇀1977

$P\text{-}450_{C11}$ 欠損症 11 β-hydroxylase deficiency⇨同11 β-ヒドロキシラーゼ欠損症⇀7

$P\text{-}450_{C17}$ 欠損症 17 α-hydroxylase deficiency⇨同17 α-ヒドロキシラーゼ欠損症⇀7

p 53 タンパク質 protein 53 癌抑制遺伝子の一種として知られる *p53* 遺伝子の産物の分子量 53 kDa(キロダルトン)のタンパク質. *p53* 遺伝子はヒト第 17 染色体に位置し, ヒトの癌の半数以上において変異や欠失が認められている. タンパク質としては p 53 タンパク質は転写調節因子として働き, サイクリン・cdk(サイクリン依存性キナーゼ)複合体の機能を阻害する p 21 タンパク質などの発現を制御しているほか, ウイルス性もしくは細胞性の癌遺伝子産物と結合して失活させること, ミスマッチ DNA と特異的に結合することなどが知られている. p 53 タンパク質は活性酸素種や DNA 反応性をもつ化学物質などによる DNA 傷害に伴って誘導され, 細胞周期を停止させ, DNA の修復を促進する. また, 癌化に向かった細胞にはアポトーシスを誘導すると考えられている.[825] ⇨参癌抑制遺伝子⇀658

Pa_{CO_2} arterial carbon dioxide pressure, partial pressure of carbon dioxide⇨同動脈血炭酸ガス分圧⇀2132

PACS picture archiving and communication system ［画像保管伝送システム, パックス］ デジタル画像情報の処理, 管理, 流通, 検索などを行う総合的なシステムのこと. その他, 患者の個人情報や病院情報と連携した総合的な医療情報システムが具体化している. 情報の漏洩防止が重要だが, 遠隔医療を含む地域医療や医療施設間の連携にも期待されている.[264] ⇨参デジタル画像⇀2063

PAG pelvic angiography⇨同骨盤内血管造影法⇀1118

PAH para-aminohippuric acid⇨同パラアミノ馬尿酸⇀2394

PAHA ナトリウムクリアランス para-aminohippuric acid sodium clearance⇨同パラアミノ馬尿酸ナトリウムクリアランス⇀2394

PAH クリアランス para-aminohippurate clearance⇨同パラアミノ馬尿酸ナトリウムクリアランス⇀2394

PAM 染色 PAM stain, periodic-acid-methenamine-silver stain ［パム染色］ 腎糸球体の特殊鍍銀染色として 1953 年ジョーンズ D. B. Jones により開発された方法. 組織内多糖類を過ヨウ素酸で酸化, 裸出したアルデヒド基をシッフ Schiff 試薬(ロイコフクシン leukofuchsin)で呈色させたのが PAS 染色であるが, ロイコフクシンの代わりにメセナミン銀液を使う方法が PAM 染色である. 腎糸球体基底膜, メサンギウム細胞, 毛細血管だけでなく, 脾・リンパ節の細網構造, 血管壁細胞間物などの微細好銀性構造も染色される.[758]

Pa_{O_2}⇨同動脈血酸素分圧⇀2131

PAP 染色 peroxidase-antiperoxidase staining；PAP staining ステルンベルガー Sternberger らによって 1970 年に開発された免疫染色法で, ホースラディッシュペルオキシダーゼ horseradish peroxidase(HRP)を酵素に直接標識することなく, 全反応が抗原抗体反応のみによる点が特徴. 一次抗体に続いて, 非標識二次抗体の過剰量を反応させる. 次にあらかじめ *in vitro* で作製しておいた HRP とウサギ抗 HRP 抗体の可溶性抗原抗体複合物を反応させる. 二次抗体が過剰量存在するとき, 理論的には, 2 価の IgG の抗原結合部のうちの一方がフリーになっていると考えられ, この一方の IgG の腕に PAP 複合物が結合する.[1531]

parallel channel sign ［ショットガン徴候, 二重平行徴候］ 肝門部付近の超音波像で, 拡張した胆管が門脈に並走してみえる閉塞性黄疸の特徴的所見.[286]

Pb 〔L〕plumbum⇨同鉛⇀2196

PBI protein-bound iodine⇨同タンパク結合ヨウ素⇀1954

PB IgG platelet binding immunoglobulin G ［血小板結合 IgG］ 正常血小板に結合する免疫グロブリン G の総称. 特発性血小板減少性紫斑病を含む自己免疫疾患, あるいは頻回の輸血に伴ってみられる抗血小板抗体を産生する患者では高値を示す. 血小板膜表面で最も抗原性が高いものは HLA 抗原であり, 頻回輸血により生じた抗体のほとんどが抗 HLA 抗体である.[1481]

PBL problem-based learning ［問題基盤型学習, 問題立脚型学習, 問題に基づく学習］ カナダのマックマスター大学医学部で開発された教授・学習方法. 臨床場面に類似した状況設定のシナリオを通して学生たちが問題を発見し, そこから自分たちが学習すべき目標を設定し, 学びを深めていく学習のプロセスに焦点をおいたグループ学習方法である. 講義の代わりにシナリオを通して, 解剖生理から病態, ケースの心理社会的側面までも統合的に学習する. 問題基盤型学習, 問題立脚型学習, 問題に基づく学習などの和訳がある. 通常は 6-10 人の学生に対して 1 人の教師がつくが, 教師はあくまでも学習の支援者としての役割をとる. 学習者主体の学習方法であるが, 学生が学びたいことだけを学ぶのではなく, シナリオから学習すべき概念や原理をはじめ学習目標および教材を教師が周到に準備する. チューター(個人教師)の適切なかかわりにより, 学生たちは問題解決能力, 批判的思考力, グループダイナミクス, 情報のさがし方や発表の仕方など, 多くの能力を習得できる.[622]

PC personal computer⇨同パーソナルコンピュータ⇀2324

PCA passive cutaneous anaphylaxis⇨同受身皮膚アナフィラキシー反応⇀323

PCA patient-controlled analgesia⇨同患者自己管理鎮痛法→606

PCB polychlorobiphenyl⇨同ポリ塩化ビフェニル→2716

PCEA patient-controlled epidural analgesia⇨参患者自己管理鎮痛法→606

PCG phonocardiography⇨同心音図検査法→1508

PCH paroxysmal cold hemoglobinuria⇨同発作性寒冷ヘモグロビン尿症→2707

PCI percutaneous coronary intervention⇨同経皮冠〔状〕動脈インターベンション→871

PCPS percutaneous cardiopulmonary support⇨同経皮的簡易型人工心肺装置→872

PCR polymerase chain reaction⇨同ポリメラーゼ連鎖反応→2718

Pd palladium⇨同パラジウム→2395

PDA personal digital assistance 携帯性を重視した情報端末．液晶表示，ペン入力などの機能を備えており，バッテリーで駆動するもの．これらの特性を生かし，ベッドサイドケア支援システムの入力装置として用いられている．[220]

PDCAサイクル plan do check act cycle；PDCA cycle⇨同デミングサイクル→2070

PE pulmonary embolism⇨同肺塞栓症→2342

PEA pulseless electrical activity ［**無脈性電気活動**］ 心停止のリズムの1つで，心電図上の電気活動はあるが脈拍を触知しない状態．心室固有調律，心室補充調律，除細動後心室固有調律，徐脈性心静止調律などが含まれる．原因病態として，循環血液量減少，低酸素血症，アシドーシス，高・低カリウム血症，低血糖，低体温，薬物中毒，心タンポナーデ，緊張性気胸，血栓症(冠動脈)，血栓症(肺)，外傷があげられ，原因に対する治療が重要．[938]

PEEP positive end-expiratory pressure⇨同終末呼気陽圧→1383

PEF peak expiratory flow⇨同ピークフロー→2425

PEG percutaneous endoscopic gastrostomy⇨同経皮的内視鏡下胃瘻(ろう)造設術→874

P

PEG化インターフェロン pegylated interferon, PEGylated interferon インターフェロンにポリエチレングリコール(PEG)という高分子物質を結合させ，徐放性にして半減期を長くし，週1回の投与で十分な効果が得られるようにした新しいインターフェロン製剤のこと．[60,279] ⇨参インターフェロン→298

PEM protein energy malnutrition⇨同タンパク質・エネルギー低栄養状態→1956

peribronchial cuffing sign ［**カフス徴候，気管支周囲袖口縁形成サイン**］ 胸部単純X線写真上，肺門から末梢に向かう気管支のうち，前後方向に走行する気管支壁の輪状にみえる辺縁が不明瞭化して厚くみえる徴候．間質性肺水腫にみられるが，腫瘍や炎症が波及しても同様の所見を呈する．[286]

PET positron emission tomography ［**ポジトロンCT，ペット，陽電子放射断層撮影法，ポジトロンエミッション断層撮影**］ 陽電子(ポジトロン)放射断層撮影 positron emission tomography の略．^{11}C，^{13}N，^{15}O，^{18}F などの陽電子放出核種で標識した放射性薬剤の体内分布を測定する核医学検査法．核種から放出された陽電子が周囲の電子と結合して消滅する際に，対向方向に放出する2本のγ線を同時に検出し，コンピュータを用いて再構成し，放射性薬剤の体内分布を断層像として表示する．CTやMRIが外部からX線を照射して生体を解剖学的にとらえるのに対し，PETは生体内部の放射性核種を追跡し，生理機能画像としてとらえようとするものである．生体内での酸素やブドウ糖などの代謝，血流，神経伝達物質の受容体などの機能を画像化して観察できる．同じ核医学検査のSPECT(single photon emission computed tomography，シングルフォトンエミッションコンピュータ断層撮像)に比べ，高感度かつ高解像力を有するので，定量的測定に優れている．近年，腫瘍組織の糖代謝の上昇を検出する方法による核医学腫瘍診断が盛んになっている．[876,1488]

PET-CT positron emission tomography-computed tomography ［ペットCT］ PET装置とCT装置の両者の機能をもつ装置．PETの吸収補正のための情報を外部線源(装置に付属した放射性物質)ではなく，CT値を変換して得ることも可能である．また，PETとCTを同一のベッドで同時に撮像することで，両者の画像を容易に重ね合わせることができ，PETの機能的情報にCTによる解剖学的な位置情報が付加される．[876,1488] ⇨参PET→94

P-Fスタディ picture frustration study, Rosenzweig P-F-Test ［**絵画フラストレーション検査，絵画欲求不満テスト**］ 投影法による欲求不満耐性や閾値を調べる性格検査．日常生活で普通一般に経験されるような24種類の欲求不満場面が描写されたカードを見せ，カードの登場人物の言いたいことを被検者に記入してもらう．その反応から性格を把握するのを目的とする．この方法は1954年にローゼンツヴァイクS. Rosenzweigが考案したもので，力動的・精神分析的人格理論，欲求不満理論をもとに，その解釈技法をいかに記号化し統計的に処理することで客観性をもたせるかという工夫がなされている．その分析では，欲求不満場面を構成するものとして，その原因に直接自我が阻害される場面と超自我が阻害される場面に分けて行われる．カード刺激に対する攻撃反応を外罰的か内罰的か無罰的かに分析し，さらに攻撃の型は障害優位か自己防衛か要求固執かに類型化し，その組み合わせや社会的常識性，反応の方向，質の推移を検討し，その個人のもつ内的動機や力動をみる．[999]

PG prostaglandin⇨同プロスタグランジン→2595

PGD型 PGD(phosphogluconate dehydrogenase) type ［PGDシステム］ PGD(ホスホグルコン酸デヒドロゲナーゼ)は糖代謝に関与し，6-ホスホグルコン酸の酸化的脱炭酸を触媒する酵素．多型性を示し，電気泳動でA，AC，C型の3種類の表現型に区別され，それぞれの分布頻度は80%，13%，1%である．遺伝的には2つの対立遺伝子で決定され，遺伝子頻度はAが0.91，Bが0.09である．[1271]

PGDシステム phosphogluconate dehydrogenase system⇨同PGD型→94

PGM型 PGM(phosphoglucomutase) type ［PGMシステム］ PGM(ホスホグルコムターゼ)はグリコーゲン代謝系の酵素で，α-Dグルコース1,6-ビスリン酸とα-Dグルコース-1-リン酸の反応を触媒する．3つのアイソザイムが存在し，PGM 1，PGM 2，PGM 3 はそれぞれ第1，第4，第6染色体に座位する．これらは赤血球，肝，脳，胎盤などの多くの組織に分布するが，特に赤血球の PGM 1 は多型性の関係からよく研究されてきた．日本人の PGM 1 の分布頻度は1型が 60.3%，2-1型が 33.1%，2型が 5.9% である．等電点電気泳動法によって，PGM 1 は 10 種類の表現型に分類され，1S型が 46.4% を占めている．多数ある酵素型のうち PGM は1か月以上経過した血痕でも判定が可能である．[1271]

PGM システム phosphoglucomutase system⇨同PGM 型→94

pH potential of hydrogen ［**ピーエイチ，ペーハー，水素イオン指数**］ 溶液の酸度またはアルカリ度を示す記号．中性は pH 7.0，pH 7 以上の水溶液は酸性，pH 7 以下の水溶液はアルカリ性を示す．pH は溶液中の水素イオン指数を意味する記号で，水素原子の相対濃度を標準液と比較して示すもの．1L中の水素イオン濃度$[H^+]$の対数を負にした数，すなわち pH ＝ －log$[H^+]$で，p は－log のこと．1気圧(アトム atm)，25℃の水1L は 10^{-7} モル(mol)の水素イオンを含むので，その pH は7で中性である．[258]

Ph¹ 染色体⇨同フィラデルフィア染色体→2515

PHA phytohemagglutinin⇨同フィトヘマグルチニン→2513

PHD personal health data⇨同パーソナルヘルスデータ→2324

PHP pseudohypoparathyroidism⇨同偽性副甲状腺機能低下症→689

pH 試験紙 pH indicator paper ［**ピーエイチ試験紙**］ 水素イオン濃度(pH)の変動に応じて色調が変化する指示薬を濾紙にしみ込ませ乾燥させた試験紙．被検液にひたして変化する試験紙の色調を標準色調表と比較すると，おおまかな水素イオン濃度を知ることができる．[1181] ⇨参リトマス試験紙→2927

pH 電極⇨同ガラス電極→550

pH メーター pH meter 水溶液の pH(水素指数，溶液の酸度，アルカリ度を示す)を測定するための装置．一般に使われている装置は，被検液に浸した作用電極としてのガラス電極(pH 電極)と，比較電極としてのカロメル電極間の電位差を測定して pH 値として表す．pH メーターの校正には pH 標準液を用いる．pH は，従来「ペーハー」とドイツ語読みされることが多かったが，現在では「ピーエイチ」と英語読みされる傾向にある．ちなみに p は potential，H は hydrogen の略である．[556] ⇨参pH→95

PICU pediatric intensive care unit ［**小児 ICU**］ 呼吸，循環動態が不安定な小児のための集中治療室．診療科を問わず生命危機を伴う重症患者の治療にあたる．急性脳症，喘息重積などによる意識障害，熱傷，外傷，全身管理を必要とする術後患者などが対象となる．[158]

PID pelvic inflammatory disease⇨同骨盤内炎症性疾患→1118

PIE 症候群 pulmonary infiltration with eosinophilia syndrome ［**肺好酸球浸潤症候群，肺好酸球〔増多〕症，好酸球性肺炎**］ 末梢血好酸球増加を伴い肺に浸潤影を認める病態．1952 年にリーダー Reeder らによって提唱された．好酸球肺炎と類似した病態であるが，好酸球性肺炎では肺への好酸球浸潤を認めれば末梢血好酸球増加を必須としない．本症候群は寄生虫・真菌感染，薬物性，血管炎，肉芽腫性病変まで種々の疾患・病態を包括している．本症候群の疾患概念は歴史的なものであるが，好酸球肺炎との異同を含めていまだ十分整理されていない．[162]

PIP 関節 proximal interphalangeal joint；PIP joint ［**近位指節間関節**］ 骨性要素としては基節骨と中節骨からなる鞍状関節で，両手指のうち，母指以外の示指から小指までに存在する．[1596] ⇨参IP 関節→68，DIP 関節→41

Pit-1 pituitary-specific transcription activator(Pit)-1 ［**成長ホルモン因子**］ Pit は pituitary-specific transcription activator(下垂体特異的転写活性化因子)の略で，ピットワンとも呼ばれる．成長ホルモン(GH)，プロラクチン(PRL)，甲状腺刺激ホルモン(TSH)の3種の下垂体ホルモンの遺伝子に結合し，その読み取りを直接刺激するほか，この3種のホルモンを産生する下垂体細胞の分化誘導にも必須の核内タンパク質．組織特異性転写因子と呼ばれるタンパク質の1つでもある．この3種の下垂体ホルモンが下垂体でのみ産生されるのは，Pit-1 が下垂体細胞でのみ発現するためである．[1260] ⇨参Pit-1 異常症→95

Pit-1 異常症 下垂体に特有かつ必須のタンパク質である Pit-1(下垂体特異的転写活性化因子の1つ)の異常によって，成長ホルモン(GH)，プロラクチン(PRL)，甲状腺刺激ホルモン(TSH)の3種の下垂体ホルモンの産生細胞が正常に発生せず，そのためこれら3種のホルモン合成をそろって欠く，まれな先天性下垂体ホルモン複合欠損症．臨床的には先天性の甲状腺機能低下症(クレチン症)と成長ホルモン欠乏による著明な低身長を呈する．[1260] ⇨参Pit-1→95

PIVKA protein induced by vitamin K absence ［**ピブカ**］ ビタミンK欠乏時産生タンパク質 protein induced by vitamin K absence の略語で，肝細胞におけるビタミンK依存性凝固因子(Ⅱ，Ⅶ，Ⅸ，Ⅹ)前駆体のグルタミン酸残基のγカルボキシル化が起こらないために生じるもの．ビタミンK欠乏状態やビタミンK拮抗薬(ワルファリンカリウムなどのクマリン系抗凝血薬)投与時に出現．それぞれの凝固因子に対応して PIVKA-Ⅱ・Ⅶ・Ⅸ・Ⅹがあるが，通常 PIVKA-Ⅱが臨床検査で用いられる．肝細胞癌でも増加がみられるので，PIVKA-Ⅱの測定は腫瘍マーカーとしての意義もある．[1131]

PIVKA-Ⅱ protein induced by vitamin K absence(antagonist)-Ⅱ ［**ピブカⅡ，γカルボキシル化異常プロトロビン**］ ビタミンKが欠乏すると肝細胞ではグルタミン酸基から Gla(γカルボキシグルタミン酸残基)への変換が障害され，異常な凝固因子(プロトロンビン)が産生される．その中の第Ⅱ凝固因子の前駆体が PIVKA-Ⅱである．PIVKA-Ⅱはビタミン K 欠乏症の診断および肝細胞癌の診断の補助に用いられる．基準値 40 mAU/mL 以下．[258]

PI カップル物質⇨同PI 代謝回転関連物質→95

PI 代謝回転関連物質 phosphatidylinositol(PI) turnover related substance ［PI カップル物質］ イノシトールリ

ン脂質の分解産物であるホスファチジルイノシトール(PI)とその分解産物ジアシルグリセロール(DG)などがあり，細胞の外来刺激に応じて生成するセカンドメッセンジャーである．体内で生成したホスファチジン酸より，シチジン三リン酸(CTP)-DG を経て PI が生合成され，さらにリン酸化によりホスファチジルイノシトール二リン酸(PIP_2)へと変換される．PIP_2 はホスホリパーゼによりイノシトールリン酸(IP)と DG に分解され，再び PI の生合成に供される．PDGF(血小板由来増殖因子)など増殖因子と受容体の結合，ノルアドレナリンによる α_1 受容体の活性化，バソプレシンによる V_1 受容体の活性化などによってホスホリパーゼなどの代謝酵素が活性化されると，PI の代謝回転促進と代謝産物の生成を促す．IP 分解産物の生理作用としては，IP のカルシウムイオン動員作用，DG によるプロテインキナーゼ C の活性化，DG 分解産物であるアラキドン酸などの作用が知られており，これらが細胞の外的刺激に対する反応にかかわると考えられている．[825]

p*K* ⇨同解離指数⇀460

p*K*a ⇨同解離指数⇀460

PKAN pantothenate kinase-associated neurodegeneration⇨同ハラーフォルデン・シュパッツ病⇀2394

PKU phenylketonuria⇨同フェニルケトン尿症⇀2519

P-K 試験 P-K(Prausnitz-Küstner) test 即時型アレルギーを媒介する IgE 抗体を検出する古典的な皮膚反応．IgE を含むと思われる患者血清を健常者に皮内注射し，その後，同じ部位に抗原を注射し，生じる皮膚反応の程度により抗原特異的 IgE 抗体の有無を判定する．しかし，アナフィラキシーショックを誘発する可能性があることから，現在は用いられない．[1439] ⇨参プラウスニッツ・キュストナー反応⇀2573

P-K 反応 P-K reaction⇨同プラウスニッツ・キュストナー反応⇀2573

PLL prolymphocytic leukemia⇨同前リンパ球性白血病⇀1801

PMD private medical doctor ［地域医師］ 個人的なかかりつけの医師のこと．地域医師 local medical doctor (LMD)ともいう．常日頃から患者の健康状態を把握し，迅速な対応ができる．予防医学的観点からも重要な役割を果たす．[230,1169]

PMS premenstrual syndrome⇨同月経前症候群⇀908

PMTC professional mechanical tooth cleaning 歯科医師や歯科衛生士が行う専門的な機械的歯面清掃をいう．フッ化物配合された PMTC 用の研磨剤を用い，専用の電気エンジンを用いて歯垢除去を行い，必要があれば，スケーリング(歯石除去)，ルートプレーニング(根面の滑沢化)などを行う術式をいう．通常はこのあとにフッ化物歯面塗布を行う．最近では超音波清掃器を用いた清掃を PMTC 後に行い，さらに歯面の付着物の除去を行っている．齲蝕や歯周疾患の予防処置には必ず行う方法である．[1369]

PMX polymyxin B immobilized fiber ［ポリミキシン B 固定化ファイバー］ 血液浄化カラムの材料の1つであるが，通常はグラム陰性桿菌によるエンドトキシン血症に対して使用される血液浄化療法を指す．最近ではグラム陽性球菌による感染症への有効性や，各種サイトカイン，内因性大麻(アナンダマイド)などの除去による効果が検査されている．[1498] ⇨参エンドトキシン⇀384，血液浄化療法⇀889

PM 理論 PM (leadership) theory ［リーダーシップ PM 論］ リーダーシップを科学的に解析するために三隅二不二(みすみじふじ)が提唱した理論．集団で認められる2つの基本的機能を，P 機能(performance：集団の目標達成や課題解決に関する機能)と M 機能(maintenance：集団の維持を目的とする機能)と名づけ，実際のリーダーシップ行動にはどのような場合でも P と M の2つの次元の行動が含まれていると考える．P と M は連続的に変化し，しかも計量化できるものとして，次の4つに類型化した．①P も M もともに大きい PM 型，②P は大きいが M は小さい Pm 型(P 型)，③M は大きいが P は小さい pM 型(M 型)，④P も M も小さい pm 型である．三隅はこの類型化(行動スタイルの分け方)が本当に妥当なものかどうかを確かめるため，まず実験的研究を行い，さらに実際の社会生活の場においてその妥当性を調べた．その結果，PM 型が最も効果的なリーダーシップであるとした．[352] ⇨参リーダーシップ⇀2915

PN periarteritis nodosa⇨同結節性動脈周囲炎⇀923

PND paroxysmal nocturnal dyspnea⇨同発作性夜間呼吸困難⇀2708

PNH paroxysmal nocturnal hemoglobinuria⇨同発作性夜間ヘモグロビン尿症⇀2708

PO prosthetist and orthotist⇨同義肢装具士⇀681

P_{O_2} partial oxygen pressure⇨同酸素分圧⇀1211

POEMS 症候群 polyneuropathy, organomegaly, endocrinopathy, M-protein and skin change syndrome⇨同クロウ・深瀬症候群⇀841

POMC proopiomelanocortin⇨同プロオピオメラノコルチン⇀2594

POMP 療法 POMP therapy ［ポンプ療法］ 急性リンパ性白血病の多剤併用化学療法の1つで，使用する薬剤の頭文字をとった呼称．メルカプトプリン水和物〔プリネトール®(P)〕，ビンクリスチン硫酸塩〔オンコビン®(O)〕，メトトレキサート(M)，プレドニゾロン(P)を用いる．[1495]

POMR problem-oriented medical record⇨同問題志向型診療記録⇀2832

POS《看護記録としての》 problem-oriented system POS とは問題志向システムのことで，患者・家族の問題を問題ごとに解決していくシステム．具体的な内容として，①基礎データ，②問題リスト，③初期計画，④経過記録，⑤要約記録(サマリー)がある．診療記録は1患者1診療記録を基本とし，患者・家族の問題リストは，チームの総合力で解決するため患者の全人的ケアが実践されることが特徴．また，経過記録は問題に焦点を当てた S(subjective data)：主訴，訴え，O (objective data)：客観的情報，A (assessment)：判断，評価，P(plan)：計画に分けて記録されるため，医療過程が整理された記録となるだけでなく，医療チームと患者との話し合いの医療が展開できる．これによって，患者・家族を積極的に医療に参加させることが可能となり，患者・家族の健康教育にも役立てられる．SOAP の記録は客観性に優れており評価，修正が容易となる．[536] ⇨参SOAP 法⇀108，問題志向型シス

P

テム⇀2832

PPD purified protein derivative of tuberculin ［**精製ツベルクリンタンパク質**］ 結核診断のためのツベルクリン反応に用いる精製ツベルクリンタンパク質．結核菌の培養濾液から，結核菌の抗原タンパク質を精製したもの．[953]

PPE personal protective equipment⇨同防護用具《感染予防の》⇀2668

PPH posterior pituitary hormone⇨同下垂体後葉ホルモン⇀500

PPI proton pump inhibitor⇨同プロトンポンプ阻害薬⇀2600

PPP Polluter-Pays Principle⇨同汚染者負担の原則⇀406

PPS pain producing substance⇨同発痛物質⇀2386

PP細胞 PP cell⇨同F〔膵〕島細胞⇀51

PQ間隔 PQ interval ［**PR間隔**］ 心電図において，心房の脱分極を表すP波の始まりから心室の脱分極を表すQRS波の始まりまでの時間．PR間隔と同義．QRSの始まりはQ波あるいはR波のいずれか早いほうをとる．この間隔は，心房が脱分極を始めてから，その興奮が心室に到達するまでの時間を意味し，その多くは房室結節における伝導時間を反映している．(図参照⇒心電図⇀1589)[426]

PRCA pure red cell aplasia⇨同赤芽球癆(ろう)⇀1714

PRL prolactin⇨同プロラクチン⇀2602

p.r.n. 〔L〕pro re nata 薬剤の投与に関するラテン語pro re nata「必要に応じて」の略．カルテまたは処方箋に用いられる用語で，投与回数は患者の要望により決められる．[230]

PROM premature rupture of membrane⇨同前期破水(膜)⇀1752

PRTR pollutant release and transfer register ［**環境汚染物質排出・移動登録**］ 工場や事業所が，人の健康や生態系に有害な恐れのある化学物質の使用・生産・中間および副産化学物質の環境中への排出量や廃棄物としての移動量を把握し，行政に自主的に報告し，行政は一定地域の総排出・移動量をまとめて公表する制度．情報は行政，事業者，市民によって活用され，これにより化学物質の環境への排出量が減り，環境リスクを低減することを目的としている．アメリカでは1986年から開始，わが国でも1997(平成9)年から環境省を中心に始め，2001(同13)年4月から関連省庁も参加して本格的に制度として実施されている．[1618]

PR間隔 PR interval⇨同PQ間隔⇀97

PSA prostate specific antigen⇨同前立腺特異抗原⇀1799

PSP試験 phenolsulfonphthalein test⇨同フェノールスルホンフタレイン試験⇀2520

PT prothrombin time⇨同プロトロンビン時間⇀2600

PT physical therapy⇨同理学療法⇀2919

PT physical therapist⇨同理学療法士⇀2919

Pt platinum⇨同白金⇀2378

PTA percutaneous transluminal angioplasty⇨同経皮経管血管形成術⇀871

PTA欠乏症 PTA deficiency⇨同血友病C⇀931

PTBD percutaneous transhepatic biliary drainage⇨同経皮経肝胆道ドレナージ⇀872

PTB下腿義足 patellar tendon bearing(PTB) below-knee prosthesis 下腿切断の患者に対し用いられる下腿義足の1つ．PTBソケットを用いる．1959年に発表され，現在の下腿義足の標準ソケットとなっている．膝蓋腱部中心での体重の支持だけではなく，ソケット全面での体重支持が理想的といわれている．懸吊は膝カフベルトによりなされるが，短断端の場合はコルセットを用いるほうが適している．ソケットの上縁の高さは内外壁が膝蓋骨の中央付近，後壁が膝蓋腱中央部である．ソケットから下の下腿部や足部は特に限定されず，患者の機能によって選択される．[834]

PTB型ギプス PTB type cast⇨同膝蓋腱部荷重ギプス⇀1306

PTCA percutaneous transluminal coronary angioplasty⇨同経皮冠〔状〕動脈インターベンション⇀871

PTCD percutaneous transhepatic cholangiodrainage⇨同経皮経肝胆道ドレナージ⇀872

PTC欠乏症 PTC deficiency⇨同血友病B⇀931

PTD preventable trauma death ［**避けられた外傷死亡，防ぎうる外傷死亡**］ 医学的に適切な治療がなされたなら救命可能と思われた患者が，さまざまな要因により結果的に死亡する「避けられた死，防ぎえた死」のこと．救急搬送体制の不備，救急救命室(ER)における過小評価，診断や手術の遅れなどが死の原因になっている．特に外傷のPTDは，外傷初期診療の落とし穴としてだけではなく，診療の質の評価の指標として厳しく論じられている．エスポジートT. J. Espositoは，外傷死亡の324例をTrauma and Injury Severity Score(TRISS)法と，ガイドラインによる主観的評価法により複数の検証者で検討し，不適切な救護または処置によるPTDは全経過で32%であることを報告した．原因の内訳は，病院前救護が37%，ERでの初療が68%，入院後が49%であった．初療でのボタンの掛け違いは，集中治療室(ICU)や手術室で修正不可能である．[627]

PTES下腿義足 〔F〕prothèse tibiale à emboîtage supracondylien⇨同PTS下腿義足⇀97

PTG parathyroid gland⇨同副甲状腺⇀2531

PTH parathyroid hormone⇨同副甲状腺ホルモン⇀2533

PTH/PTHrP受容体 PTH/PTHrP receptor⇨同副甲状腺ホルモン受容体⇀2533

PTH受容体 PTH receptor⇨同副甲状腺ホルモン受容体⇀2533

PTSD post-traumatic stress disorder⇨同心的外傷後ストレス障害⇀1588

PTSD《子どもの》 ⇨同心的外傷後ストレス障害《子どもの》⇀1588

PTSR《子どもの》 post-traumatic stress response⇨同心的外傷後ストレス反応《子どもの》⇀1589

PTS下腿義足 〔F〕prothèse tibiale à emboitage supracondylien ［**PTES下腿義足**］ PTSソケットを用いた下腿義足．膝蓋骨上縁から大腿骨顆部までの広い範囲を完全に包み込むようにつくられたソケット．懸吊帯を必要とせず，自己懸垂機能をもち，大腿骨顆部まで包み込むことから側方安定性に優れ，短断端症例に適応がある．欠点として上縁が高いことによる外見上の問題と，60度以上の膝関節屈曲で抜けやすいことがあげられる．[834]

PTT　partial thromboplastin time⇨同部分トロンボプラスチン時間→2568

Pu　plutonium⇨同プルトニウム→2587

PUVA 療法　psoralen-ultraviolet A(PUVA) therapy ［プーバ療法，ソラレン長波長紫外線治療］　紫外線エネルギーによって薬理作用を生じる物質のソラレン psoralen を投与したのち，長波長紫外線 ultraviolet A(UV-A)を照射する治療法．ソラレンは内服させる方法と外用させる方法がある．主な対象疾患は尋常性乾癬，尋常性白斑，皮膚 T 細胞リンパ腫，アトピー性皮膚炎など．副作用として光線皮膚炎，白内障，皮膚癌などに注意が必要である．PUVA は psoralen と UVA を組み合わせた造語．[1626]

PVC　premature ventricular contraction⇨同心室性期外収縮→1550

PVR　proliferative vitreoretinopathy⇨同増殖硝子体網膜症→1818

PVR　pulmonary vascular resistance⇨同肺血管抵抗→2335

***pX* 遺伝子領域**⇨同pX 領域→98

pX 領域　pX region ［*pX* 遺伝子領域］　レトロウイルスの一種であるヒト T 細胞白血病ウイルスⅠ型(HTLV-Ⅰ)にのみみられる特徴的な遺伝子領域．HTLV-Ⅰ感染細胞の不死化に関与する *tax* のほか，*rex*，*p12*，*p13*，*p30*，*HBZ* と呼ばれる遺伝子群がコードされ，HTLV-Ⅰの増殖や宿主細胞の遺伝子制御に関与していると考えられている．[1221]　⇨参レトロウイルス〔科〕→2979，成人 T 細胞白血病→1676

***p*-クロロニトロベンゼン**　*p*-chloronitrobenzene⇨同*p*-ニトロクロロベンゼン→98

***p*-ジオキサン**　*p*-dioxane⇨同1,4-ジオキサン→1

P〔式〕血液型　P blood group system，P_1 blood group system ［P システム］　ランドスタイナー Landsteiner とレヴィン Levine が発見(1927)．ヒト赤血球をウサギに免疫して得られた抗血清と反応する赤血球をもつ個体(P_1)ともたない個体(P_2)とに分類される．現在，国際輸血学会は P_1 式血液型と命名し，P_1，P，P^k，Luke(LKE)抗原の組み合わせから P_1，P_2 のほか，きわめてまれな P_1^k，P_2^k，p などの表現型がある．日本人における出現頻度は P_1 型約 30%，P_2 型約 70%．P_2 型の個体はしばしば抗 P_1 寒冷凝集素を保有している．P_1 抗原の強さには，かなりな個人差がある．P 型の個体血清中の抗 PP_1P^k(Tj^a)抗体は妊娠早期の流産に関与．ABO 式血液型と同様に P 式血液型の抗原特異性は糖鎖構造の相違に起因している．糖脂質ラクトシルセラミド(CDH)からパラグロボシド(LNT)を経て P_1 抗原，他方 CDH から P^k 抗原〔トリヘクソシルセラミド(CTH)〕を経て P 抗原(グロボシド)，さらには LKE 抗原が合成されるものと推定されている．[473]

P システム⇨同P〔式〕血液型→98

***P* 値**　*P* value　ある事象が偶然に起こる統計学的確率．これは，データの種類，標本数，分析方法を考慮し，起こりうる事象の既知の分布と対比される．*P* 値は小数で表され，例えば $p<0.05$ あるいは $p<0.01$ は，その事象が偶然起こる確率がそれぞれ 5% あるいは 1% より小さいことを意味する．プログラムパッケージでは限界確率として *P* 値を直接算出することが多い．[21]

***p*-ニトロクロロベンゼン**　*p*-nitrochlorobenzene ［*p*-クロロニトロベンゼン］　水に不溶，エーテル，二硫化炭素に可溶の黄色結晶．$C_6H_4ClNO_2$．融点 82-84℃，沸点 242℃．アゾ染料，硫化染料，農薬の製造中間体として用いられ，経皮，吸入により容易に吸収される．芳香族ニトロ・アミノ化合物の中でも中毒発生例が多い．中毒症状ではメトヘモグロビン血症を起こし，チアノーゼ，頭痛，赤血球ハインツ Heinz 小体の形成，溶血性貧血を起こす．慢性中毒では肝障害．許容濃度 0.1 ppm〔経皮吸収として；日本産業衛生学会，2008，アメリカ産業衛生専門家会議(ACGIH)，2008〕．動物実験では発癌性が確認されたがヒトの発癌との関連が未知の物質(ACGIH，2008)．「特定化学物質障害予防規則」特定第二類物質．「化学物質排出把握管理促進法(PRTR 法)」第一種指定化学物質．[182,732]

P 波同期型心室ペーシング　P wave triggered ventricular pacing　心房で電位が感知されると，P 波に同期して一定時間後に心室でペーシング(心室を刺激すること)を行う刺激様式(VAT)．この様式では心室のセンシングと心房のペーシングは行わないので，指定した時間内に心房電位が感知されない場合は基本レートで心室ペーシングを行う．一方，心房レートが速い場合にはそれに追従して心室でのペーシングレートが速くなるが，最大追従レートを設定できる．VAT の 1 字目の V はペーシングする部位(心室 ventricle)，2 字目 A は心内電位をセンシングする部位(心房 atrium)，3 字目 T はセンシング方式(同期 trigger)を表す．[426]　⇨参心臓ペースメーカー→1580

P 波抑制型心房ペーシング　P wave inhibited atrial pacing　心房で電位が感知されると，心房ペーシングを抑制する刺激様式(AAI)．指定した時間内に心房電位が感知されない場合は基本レートで心房ペーシングを行う．AAI の 1 字目の A はペーシング(心筋を刺激すること)する部位(心房 atrium)，2 字目 A は心内電位をセンシングする部位(心房)，3 字目 I はセンシング方式(抑制 inhibit)を表す．[426]　⇨参心臓ペースメーカー→1580

P 物質　P substance⇨同サブスタンス P→1192

Q

$\dot{Q}$⇨同肺血流量⇀2336

Q-I 時間　Q-I interval　QRS の開始点(Q の始まり)から心音図の I 音の最初の成分(僧帽弁閉鎖成分)までの時間．電気的な興奮から左室に収縮力が発生して僧帽弁が閉鎖するまでの時間を意味する．僧帽弁狭窄症では Q-I 時間は延長する．これは弁の可動性の低下と左房圧の上昇によって弁が閉鎖するまでにより高い左室圧を必要とするためである．[2] ⇨参II-OS 時間⇀11

QA　quality assurance⇨同質の保証⇀1318

QALY　quality-adjusted life years　［質調整生存率］　質調整生存年，すなわち生活の質を考慮した平均余命の延長年数であり，1968 年にクラーマン Herbert Klarman らによって導入された概念である．費用効果分析において効用を測定する際に用いられる最も包括的な成功尺度であり，不完全な健康状態での余命年数を完全な健康状態での余命年数に置き換えた場合どの程度になるかを表す．具体的には，完全な健康状態を 1，死亡を 0 とし，特定の疾病のもとでの健康状態を 1 と 0 の間にある数値としたうえで，その数値に対し特定の疾病にかかる医療プログラムによって延びた生存年を乗じることによって計算される．例えば，ある疾病のもとでの健康状態を 0.5 とすると，延長された生存年が 10 年の場合，QALY は 5 年となる．[1177]

QC　quality control⇨同質の管理⇀1318

q.d.　〔L〕quaque die　［毎日］　ラテン語で毎日という意味の処方箋やカルテ上の略語．[543]

q.h.　〔L〕quaque hora　［毎時間］　処方箋用語．ラテン語で毎時間を意味する quaque hora の略語．6 時間ごとであれば「q.6 h」と表記する．[20]

q.i.d.　〔L〕quater in die　［1 日 4 回］　ラテン語で 1 日 4 回を意味する処方箋やカルテ上の略語．[543]

QOL　quality of life　［生活の質，生命の質，クオリティ・オブ・ライフ］　アメリカの公民権運動や患者の権利運動の中から 1960 年代後半に発展してきた，生命倫理の中心的な概念．「ライフ」のとらえ方により生活の質，生命の質，人生の質などに訳されその定義は多様．従来の医療者主導型の医療モデルでは，治療目標は生命の長さ(クオンティティ・オブ・ライフ quantity of life)に向けられていたが，第二次世界大戦後に新たな流れとなった自己決定型の医療モデルでは，その目標はクオリティ・オブ・ライフに向けられている．インフォームド・コンセントに基づく患者の自己決定権を擁護する「患者の権利章典」や病院に設置された倫理委員会制度は，こうした考え方を汲むものである．WHO が作成した QOL 評価のための WHO QOL-100 は，身体的領域，心理的領域，自立のレベル，社会的関係，生活環境，精神性・宗教・信念という 6 領域を包含しており，人間の生活全体の質を測定することを目指している．[980] ⇨参インフォームド・コンセント⇀304

QRS 間隔群　QRS complex　［QRS 群］　心電図上において心室筋の興奮を表す波形群．P 波のあとで最初の下向きの振れを Q，上向きの振れを R，それに続く下向きの振れを S とそれぞれ名づけ，この 3 つの振れを 1 つのまとまりとして QRS 間隔群と呼ぶ．持続時間は通常 0.10 秒程度と短く，最大振れ幅は 1 mV 程度であるが波形は誘導によって大きく異なる．プルキンエ Purkinje 線維の伝導状態をよく反映する．(図参照⇒心電図⇀1589)[226]

QRS 群⇨同QRS 間隔群⇀99

QRS 幅　QRS width　心電図において，Q 波の始まりから S 波の終わりまでの時間．正常は 0.12 秒以内(通常 0.06-0.10 秒)．QRS 幅の延長は脚ブロック，心室内伝導障害，デルタ波を伴う WPW 症候群，心室起源のもの，あるいは薬剤による伝導抑制時にみられる．(図参照⇒心電図⇀1589)[2]

q.s.　〔L〕quantum sufficit(satis)　［十分量，適量］　処方箋用語．ラテン語で十分量を意味する quantum sufficit (satis)の略語．[20]

QT_C 時間⇨同補正 QT 時間⇀2703

QT 延長症候群　long QT syndrome　心電図における QT 間隔が 0.44 秒以上に延長している場合をいう．活動電位を形成する心筋のイオンチャネルの遺伝子異常により活動電位持続時間が長くなる先天的なものと，電解質異常や薬剤および徐脈など後天的な誘因によるものがある．QT 延長が著明になるとトルサード・ド・ポアント torsades de pointes(倒錯型心室頻拍)と呼ばれる特徴的な心室頻拍をきたし致死的となり得る．[2] ⇨参遺伝性 QT 延長症候群⇀261，トルサード・ド・ポアント⇀2169

QT 間隔　QT interval　［電気的収縮期，電気的収縮時間，QT 時間］　心電図の QRS の始まりから T 波の終わりまでの間隔．心筋が脱分極して再分極が終了するまでを表す．活動電位持続時間を反映し，不応期を示すともいえる．通常 0.44 秒以下．しかし心拍数に影響されるので心拍数により補正して，QTc(補正 QT 時間) = $QT/\sqrt{RR}$ のように求める．これにより得られる基準値は 0.36-0.44 秒 $^{1/2}$．(図参照⇒心電図⇀1589)[2] ⇨参RR 間隔⇀104，補正 QT 時間⇀2703

QT 時間⇨同QT 間隔⇀99

Q 熱　Q fever　［オーストラリア Q 熱］　リケッチア *Rickettsia* に近い偏性細胞内寄生体であるコクシエラ・バーネッティイ *Coxiella burnetti* によって起こる急性の熱性疾患．1935 年にオーストラリアで集団発生し，正体不明(query)の熱性疾患としてはじめて報告され，Q 熱と命名された．野生動物，家畜，ペットなどの保菌動物の分泌物，排泄物などの経気道感染や，肉類，未殺菌乳製品などの摂取による経口感染が主な伝播経路で，ヒトからヒトへの感染は起こらない．多くの場合は 2-3 週間程度の潜伏期に続いて発症し，通常はインフルエンザ様の上気道炎，肺炎，急性肝炎などを認める．治療はテトラサイクリン系抗生物質が有効．[324]

Q波　Q wave　心電図のQRS群の最初の部分を構成する下向きの陰性波．正常Q波は幅が0.02秒以内で，かつQ/R比は0.25以下と浅い．通常Ⅱ，Ⅲ，aVL，aVF，V_5，V_6で認められる．幅が0.04秒以上でQ/R比が0.25をこえるものを異常Q波といい，心筋梗塞巣に特徴的に認められる．(図参照⇒心電図⇀1589)[2]
⇒参異常Q波⇀235

Q波梗塞　Q wave infarction　心電図上，心筋壊死による特徴的な異常Q波がみられる心筋梗塞．梗塞巣が小さい場合には異常Q波がみられないことがあり，梗塞巣が心筋全層の50%に及ばない心内膜下(非貫壁性)梗塞では通常，異常Q波は出現せず，ST下降や冠性T波を示す．異常Q波の出現する誘導により心筋梗塞の部位や広がりの診断が可能となる．前壁梗塞ではV_1～V_4誘導で，側壁梗塞ではⅠ，aVL，V_5，V_6誘導で，下壁梗塞ではⅡ，Ⅲ，aVF誘導で異常Q波を認める．純後壁梗塞では異常Q波は示さず，V_1，V_2で高いR波と陽性T波を示す．[1391]　⇒参異常Q波⇀235

Q

R

R　roentgen⇨同レントゲン《単位》⇀2985

RA　rheumatoid arthritis⇨同関節リウマチ⇀627

Ra　radium⇨同ラジウム⇀2894

RAG　recombination-activating gene　［**組換え活性化遺伝子**］　免疫グロブリン，T細胞受容体遺伝子の組換えを媒介する因子であるリコンビナーゼをコードする遺伝子．*RAG-1*と*RAG-2*があり，*RAG-2*の発現はリンパ球特異的である．*RAG-2*を先天的に欠損させるとリンパ球がほとんどできない．[1439]

RAI⇨参MDS⇀81

RAO　right anterior oblique position　［**第1斜位，右前斜位**］　胸部X線撮影体位．カセットまたはフィルムチェンジャーの撮影面に向かい，右肩前方に出した斜位．傾斜角は一般に45-60度で撮影する．[264]　⇨参LAO⇀75

●第1斜位(RAO)

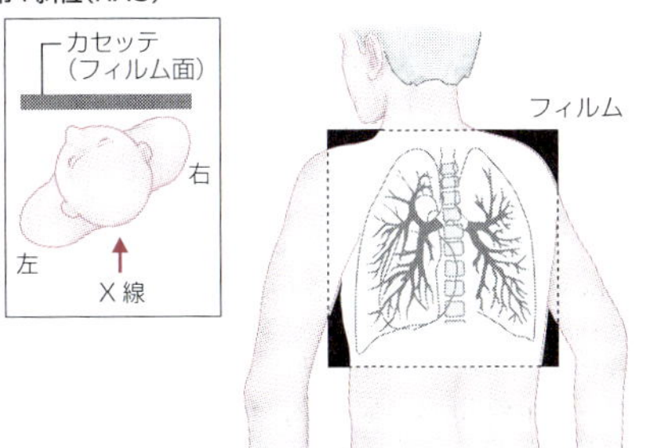

R-ASRM分類　Revised American Society for Reproductive Medicine classification；Re-ASRM classification　子宮内膜症病変の広がりを客観的に表現するためにアメリカ生殖医学会(ASRM)〔旧アメリカ不妊学会(AFS)〕が1979年に作成したものに1996年に改訂を加えたもの．腹膜，卵巣，ダグラス窩などの腹腔所見を点数化して評価している．1-5をⅠ期微症，6-15をⅡ期軽症，16-40をⅢ期中等症，41以上をⅣ期重症とする．進行期分類としてよく使用されるが，点数と症状の強さなどの臨床的事項とは必ずしも一致しない．[998]

RAST　radioallergosorbent test⇨同放射性アレルゲン吸着試験⇀2671

***ras*遺伝子〔群〕**　*ras* gene〔family〕［**ラス遺伝子ファミリー**］　ラットratに肉腫sarcomaを生じることから*ras*と命名された癌遺伝子で，ウイルス由来でない，細胞の癌遺伝子として発見されたはじめてのもの．膜表面に局在する分子量2万1,000のGタンパク質(p21)をコードし，本来は細胞の増殖，分化過程での細胞内シグナル伝達に重要な役割を果たすが，12，13，61番目のアミノ酸に置換を起こすような点突然変異によって，細胞の形質転換(トランスフォーメーション，いわゆる癌化)を引き起こす．これら変異タンパク質は，たった1つのアミノ酸変異によって高次構造が変化し，GTPase(GTP結合タンパク質)活性が低下している．発癌物質によって誘導された実験動物での癌組織や，多くのヒトの癌組織から活性(変異)型*ras*遺伝子が検出されていることから，この遺伝子と癌化機構に密接な関連があるものと考えられている．哺乳動物細胞には塩基配列がよく保存された3種の*ras*遺伝子(H-*ras*，K-*ras*，N-*ras*)が存在し，*ras*遺伝子ファミリーと呼ばれている．酵母，粘菌，ショウジョウバエなどの下等真核生物にも相同遺伝子が存在する．[1157]　⇨参発癌遺伝子⇀2377

RAの診断基準　criteria for RA⇨同関節リウマチの診断基準⇀628

RBBB　right bundle branch block⇨同右脚ブロック⇀322

RBC　red blood cell⇨同赤血球⇀1730

RBE　relative biological effectiveness⇨同生物学的効果比⇀1704

RCA　root cause analysis　［**根本原因分析**］　問題解決法の1つであり，問題や事象に至る過程に潜む基本的原因となる要因を特定するプロセスのこと．事故が起こった場合に，事故をさかのぼってその背後のシステムの問題やヒューマンファクターを探る方法であり，だれが事故を起こしたのかではなく，なぜ事故が起こったのかを特定するもの．医療の現場では，あやまちの原因を事故の当事者による直接的な原因に求めることが多かったが，システムや診療プロセスでの構造的欠陥の重要性が指摘され，RCAを用いて事故やヒヤリ・ハットに至る潜在的な原因を特定することが求められるようになった．RCAには，多職種メンバーでレビューを行う，組織・過程が解析の焦点である，要因がわかるまで繰り返し深く掘り下げる，システムを改善し事故のリスクを減少させる方法を同定する，といった特徴がある．[682]

RCA　right coronary artery⇨同右冠〔状〕動脈⇀2763

RD　retinal detachment⇨同網膜剝離⇀2822

RD　registered dietitian⇨同臨床栄養師⇀2950

RDS　respiratory distress syndrome⇨同呼吸窮迫症候群⇀1080

RE　right eye　［OD］　右眼のこと．[566]

REAL分類　Revised European American Lymphoma Classification, Revised European-American Classification of Lymphoid Neoplasms　［**リアル分類**］　リンパ系腫瘍の分類法．1994年9月に国際リンパ腫研究班International Lymphoma Study Groupによって提案された．この分類の特徴は，①悪性リンパ腫・白血病・骨髄腫などのリンパ球より発生すると考えられるすべての腫瘍を網羅している，②腫瘍細胞の細胞起源に基づき，できる限り生物学的に正確な分類を試みている，の2点にある．このため，モノクローナル抗体を用いた免疫学的検討および遺伝子解析の結果を取り入れている．B細胞性腫瘍，T細胞性およびNK細胞性腫瘍，ホジキン Hodgkin 病に大別している．現在は，2001 年に発表され，2008 年に改訂された新 WHO 分類に移行した．[1464]

REM rapid eye movement⇨同急速眼球運動→743

RER rough endoplasmic reticulum⇨同粗面小胞体→1850

RES reticuloendothelial system⇨同細網内皮系→1177

***RET* 遺伝子** *RET*(rearranged during transfection) gene ［レット遺伝子］ 第 10 染色体長腕に位置し，グリア細胞由来神経栄養因子 glial cell line-derived neurotrophic factor(GDNF)に対する膜受容体をコードする遺伝子であり，自律神経系，腎，精巣の初期発生に重要な働きをする．その遺伝子産物である RET タンパクはチロシンキナーゼの酵素活性をもち，細胞膜上で GDNF などのリガンドと結合すると，その酵素活性を高めることにより細胞内にシグナルを伝える．生まれつきこの遺伝子に機能喪失型の変異があると，腸管壁の神経が欠損する先天性巨大結腸症(ヒルシュスプルング Hirschsprung 病)となる．また，生まれつき点突然変異により *RET* 遺伝子の異常な活性化が起こると，多発性内分泌腺腫症Ⅱ型や家族性甲状腺髄様癌といった家族性腫瘍症候群の原因となる．このような遺伝性疾患の診断には，*RET* 遺伝子の構造解析による遺伝子診断が有用．甲状腺乳頭癌など甲状腺濾胞細胞由来の非遺伝性腫瘍においても，後天的に起こる染色体の切断と異常な再結合により，*RET* 遺伝子と他の遺伝子が融合している場合がある．このような遺伝子融合により，*RET* 遺伝子の活性が変化することで，癌が発生すると考えられる．チェルノブイリで放射線に被曝した子どもから生じた甲状腺癌では，このように融合した異常 *RET* 遺伝子が高頻度にみられる．[978] ⇨参多発性内分泌腺腫症→1925，ヒルシュスプルング病→2500，甲状腺癌→1012

RF renal(kidney) failure⇨同腎不全→1600

RF rheumatoid factor⇨同リウマトイド因子→2918

RFA radiofrequency ablation therapy⇨同ラジオ波焼灼(しょうしゃく)療法→2895

RF 信号 radio-frequency signal；RF signal 無線で 10 kHz 程度から 100 GHz 程度までの周波数またはこの周波数帯域をもつ信号のこと．超音波検査では検波する前の受波したまま処理していない高周波信号をさす．[955]

RHD rheumatic heart disease⇨同リウマチ性心疾患→2917

Rh_o(ロー)抗原⇨参Rh〔式〕血液型→102

Rh 因子 Rh(rhesus) factor ［アカゲザル因子］ ヒト赤血球の Rh〔式〕血液型を規定する因子．Rh 抗原物質のことであり，D，C，c，E，e の 5 種の Rh タンパクにより担われ，それらは *RHD* と *RHCE* の 2 種の遺伝子によって担われる．Rh〔式〕血液型は，1939 年にレヴィン Phillip Levine とステットソン Rufus Stetson が流産した女性の血清から，そして 1940 年にランドシュタイナー Karl Landsteiner とウィーナー Alexander Wiener により，アカゲザル *Macacus mulatta* の赤血球でウサギを免疫して得られる抗血清とヒト赤血球との反応によって発見された．その後，C，c，E，e が発見され，Rh〔式〕血液型は複雑な系をなすことが明らかになった．Rh〔式〕血液型の表記には，ウィーナーによる Rh_o，hr′，rh″ などと，フィッシャー Ronald Fisher による D，C，c などの表記法があり，慣習的に両者を併記して Rh_o(D)陽性などと表記される．なお，アカゲザル赤血球に対するウサギ抗体そのものは Rh 抗体ではなく，別の抗 LW 抗体であることがその後判明している．ヒトは D 因子をもつかもたないか，C か c のいずれか，E か e のいずれかの 3 種の抗原の組み合わせのいずれかをもつ．Rh_o(D)の免疫原性はその他の因子(抗原)より著しく高いため臨床的な重要性が最も高い．そのため，Rh_o(D)をもつ場合を Rh 陽性，もたない場合を Rh 陰性と呼び，輸血に際しては ABO 型と併せて表現する．Rh_o(D)の陰性頻度には人種差があり，バスク人で 50%，欧米白人で約 15%，日本人で 0.5%．Rh 抗原(因子)による感作の結果生じる代表的な病態に，母児間 Rh 不適合による新生児溶血性疾患(胎児赤芽球症)と Rh 不適合による溶血性輸血反応がある．温式自己抗体による自己免疫性溶血性貧血においても抗体が認識する抗原として Rh 抗原が主要な役割を演ずる．[860]

Rh 抗原⇨参Rh 抗体→102

Rh 抗体 Rh antibody，rhesus antibody Rh 血液型抗原に対して産生された抗体．ABO〔式〕血液型の場合と異なり自然抗体ではなく，すべて不適合妊娠や不適合輸血により生じる免疫抗体である．[860]

Rh〔式〕血液型 Rh blood group system レヴィン Phillip Levine とステットソン Rufus Stetson は 1939 年に流産した女性の血清中の反応から，そして，ランドシュタイナー Karl Landsteiner とウィーナー Alexander Wiener は 1940 年にアカゲザル *Macaca mulatta* の赤血球をウサギに注射して得られた抗血清との反応から発見した血液型．Rh はアカゲザルの英名 rhesus macaque に由来．型不適合の妊娠あるいは輸血により産生されるヒトの同種免疫抗血清で検出される血液型の一系統で，ABO 型に次いで重要な赤血球型抗原．通常の Rh〔式〕血液型検査は，免疫原性が最も強い D 抗原に対して行われ，抗 D の反応から D 陽性(D +)あるいは Rh 陽性(Rh +)，D 陰性(D −)あるいは Rh 陰性(Rh −)に分けられる．RhD 陰性の頻度は人種差があり，欧米白人で約 15%，日本人で 0.5%．輸血に際しては ABO 型と併せて RhD 抗原を表記し，不適合輸血を回避するよう努める．Rh〔式〕血液型の抗原には，D 抗原のほか，C 抗原，c 抗原，E 抗原，e 抗原があり，さらに，複合抗原，変異型抗原など多種類の抗原が知られている．各々の抗原陰性のヒトが当該抗原陽性の血液に曝露されると抗体を産生し，輸血前に実施する不規則抗体スクリーニング検査で当該抗原に対する抗体が検出されることがある．その場合は，当該抗原陰性の血液を輸血用に準備する．Rh〔式〕血液型の表記は，例えば，D + C + c + E − e +(または D + C + E − c + e +)あるいは DCe/dce などとし，遺伝子型の表記は斜体として *CDe/dce* などと表記する．[860]

Rh〔式〕血液型不適合 Rh(rhesus) incompatibility 主として Rh〔式〕血液型の Rh_o(D)抗原の不一致をいうが，広義には Rh〔式〕血液型の各抗原についての不一致をいう．Rh 抗原(因子)による感作の結果生じる代表的な病態に，母児間 Rh 不適合による新生児溶血性疾患(胎児赤芽球症)と Rh 不適合による溶血性輸血反応がある．[860]

Rh〔式〕血液型不適合妊娠 Rh incompatibility in pregnancy Rh 血液型の母児間不適合の妊娠．Rh 血液型不適合の 80% は D(Rh_0)因子による(表)．Rh 血液型の抗原は赤血球にのみ存在し，母体が D 因子陰性の場合，D 因子陽性の胎児赤血球が母体へ移行すると抗 D 抗体が産生される．分娩あるいは流産のときに移行することが多い．母体に抗 D 抗体(IgG)が産生されると，次回妊娠時に胎盤を通過し，胎児側で胎児赤血球と結合し溶血を起こす．溶血が亢進すると胎児貧血となり，間接ビリルビンも増加する．胎児水腫 hydrops fetalis を起こすこともある．[998] ⇨参血液型不適合妊娠→887

●Rh〔式〕血液型不適合妊娠

母	−	−	−
父	−	DD	Dd
子	−	D ⬇ (不適合 100%)	D | d ⬇ (不適合 50%)

D：優性の D 遺伝子，d：D の対立遺伝子(不活性)．
−は D 因子がないことを示す．つまり母が D 陰性(dd)かつ父が D 陰性(dd)であれば，血液型不適合妊娠とはならない．しかし，父が D 陽性(DD，Dd)であれば，子は 100%(あるいは 50%)の確率で，D 因子不適合妊娠となる．

Rh〔式〕血液型不適合妊娠管理《感作成立症状発生予防》 Rh 不適合妊娠の場合，分娩後や流産により母体が感作することを防ぐために，72 時間以内に乾燥抗 D ヒト免疫グロブリンを投与する．母体感作率はこの処置により大幅に低下する．妊娠中の母体に乾燥抗 D ヒト免疫グロブリンを予防的に投与することも有効である．[998]

Rh〔式〕血液型不適合妊娠管理《交換輸血の基準》 母体と胎児の Rh 式血液型が異なる場合にみられる貧血や黄疸といった胎児・新生児溶血性疾患に対して，胎児輸血(超音波ガイド下で臍帯静脈を穿刺して輸血)や血漿交換，新生児交換輸血などが重症度に応じて行われる．新生児交換輸血の適応は，出生時の臍帯血検査で RhD 陽性，直接クームス Coombs 試験陽性，総ビリルビン≧4.0 mg/dL，Hb≦13-15 g/dL，網赤血球数≧40-50% の場合や，生後 24 時間でビリルビン値が 12 mg/dL 以上，1 時間に 0.25 mg/dL 以上の上昇で 20 mg/dL を超える場合である．[1323]

Rh〔式〕血液型不適合妊娠管理《胎児・新生児の症状》 Rh 不適合妊娠では胎児に溶血性貧血が生じ，それに伴い胎児水腫や肝機能障害，低タンパク血症，うっ血性心不全などを発症する．新生児期では溶血による間接ビリルビンが上昇する．しかし，新生児は自らの肝グルクロン酸抱合により間接ビリルビンを直接ビリルビンに変換し，体外へ排泄するには肝機能が不十分で，貧血と同時に黄疸が併発する．胎児期の治療としては，胎児輸血，新生児期では交換輸血などが実施される．[998]

Rh〔式〕血液型不適合妊娠管理《妊娠中》 母体と胎児の Rh 式血液型が異なるもののうち，母体が Rh(-)で胎児が Rh(+)のとき，Rh 式不適合妊娠が起こり胎児に貧血や黄疸，胎児水腫といった新生児溶血性疾患などが生じる．妊娠初期と 20 週以降に母体血の間接クームス Coombs 試験を行い，母体血清中に抗 D 抗体の有無を調べる．この抗体は，赤血球がもつ血液型抗原に対応するものの 1 つで，輸血や血液型不適合によって産生されるものである．検査結果が陽性になったときから，抗 D 抗体を測定する．16 倍以上のときには羊水検査あるいは臍帯穿刺により胎児の貧血の状態を確認する．胎児の発育状態と病態とによって，分娩を誘発させるか胎児輸血を行うかの判断をする．[1323]

RI radioisotope⇨同放射性同位元素→2671

RIA radioimmunoassay⇨同ラジオイムノアッセイ→2895

rib notching ［肋骨切痕］ 胸部単純 X 線写真上，肋骨の下縁にみられる凸凹の侵食像．肋骨に接して走行する血管の拡張や神経の病変によるもので，大動脈狭窄，高安動脈炎，肺動脈狭窄，肋間神経腫瘍などでみられる．[286]

RICE rest, ice, compression, elevation ［ライス］ スポーツによって外傷を受けたとき，基本となる応急処置．RICE は rest(安静)，ice(冷却)，compression(圧迫)，elevation(挙上)の頭文字．rest は損傷部位の二次的腫脹や血管の断裂を防ぐために，副子固定やテーピング固定，ギプス固定などにより安静にする．ice は患部の内出血を抑え，腫脹を最小限に防ぐために氷で冷却する．compression は患部の内出血や腫脹を抑えるために弾性包帯やテーピングで圧迫する．しかし過剰に圧迫すると圧迫部分の血液の流れや灌流を妨げ，末梢の循環障害を起こすので注意が必要．elevation は腫脹の予防と腫脹の消退のために患部を挙上する．損傷部の腫脹は血液やリンパ液の貯留により起こるので患肢の挙上により流入が減少し，流出が促進すれば腫脹は早く消退する．[1587] ⇨参スポーツ外傷→1654

RI アンギオグラフィー RI angiography⇨同ラジオアイソトープ血管造影法→2894

RI センター⇨同ラジオアイソトープセンター→2895

RI 唾液腺撮影 radionuclide sialography⇨同唾液腺シンチグラフィー→1909

RI ベノグラフィー RI venography⇨同ラジオアイソトープ静脈造影法→2895

RI リンフォグラフィー RI lymphography⇨同リンパ節シンチグラフィー→2958

RLH reactive lymphoreticular hyperplasia⇨同反応性リンパ細網細胞増生→2418

RMR resting metabolic rate⇨同安静時代謝量→204

RMR relative metabolic rate⇨同エネルギー代謝率→365

Rn radon⇨同ラドン→2898

RNA ribonucleic acid⇨同リボ核酸→2933

RNA 干渉 RNA mediated interference；RNAi 相補的な塩基配列を人工的に合成し，その合成した遺伝子を実験生物やウイルスなどに組み込むことで，細胞内の特定の遺伝子を不活性化させる方法．DNA の遺伝子情報は RNA に転写され，RNA がタンパク質に翻訳されることで遺伝子情報が発現される．RNA 干渉では，siRNA(small interfering RNA)と呼ばれる小さな RNA が mRNA(メッセンジャー RNA)を切断することにより，タンパク質への翻訳を阻害する翻訳レベル遺伝子サイレンシングと，RNA が細胞核の DNA に作用して DNA 情報を RNA に転写するレベルを阻害する転写レベル遺伝子サイレンシングの 2 つのメカニズムにより，結果として切断された mRNA は分解されてしまうためタンパク質を合成できなくなる．RNA 干渉はいわば特定の遺伝子を沈黙させる方法であり，遺伝子の機能を解析するポストゲノム解析に用いられているほか，癌細胞の遺伝子を不活化させたり，医薬品開発への応用が期待されている．

RNA 合成酵素⇨同RNA ポリメラーゼ→104

RNA 合成阻害剤 inhibitors of RNA synthesis RNA の合成を阻害する物質．キノコ毒であるαアマニチンは真核細胞のRNA 合成酵素によるRNA 伸長反応を特異的に阻害する．RNA ポリメラーゼⅠ-Ⅲで感受性に差があり，Ⅱに対する阻害効果が最も強く，Ⅰは阻害を受けない．一方，原核生物のRNA 合成はリファンピシンによって阻害される．リファンピシンは，RNA 合成酵素に直接作用しRNA 合成の開始反応を阻害する．また，アクチノマイシンDは，二本鎖DNA に結合して，真核生物および原核生物のRNA 合成を選択的に阻害する．[803]

RNA 腫瘍ウイルス⇨参レトロウイルス〔科〕→2979

RNA スプライシング ribonucleic acid splicing；RNA splicing DNA から転写された直後のメッセンジャーRNA の前駆体からイントロン(エキソンの間に介在する塩基対)を取り除き，エキソン部分のみを再結合する過程をいう．これによりメッセンジャーRNA(mRNA)が完成する．[437]

RNA ヌクレオチジルトランスフェラーゼ ⇨同RNA ポリメラーゼ→104

RNA パフ⇨同パフ→2392

RNA ファージ ribonucleic acid phage；RNA phage RNA を遺伝情報としてもち，細菌を宿主とするウイルス．一本鎖のRNA を有するものと二本鎖のものがある．感染したファージは宿主の機構を用いてタンパクを合成し自己複製する．[437]

RNA プライマーゼ ribonucleic acid primase；RNA primase RNA プライマーを合成する酵素．DNA の複製の際，DNA ポリメラーゼは5′端から3′端方向は連続して複製できるが，逆方向(ラギング鎖)は不連続性に複製される．ラギング鎖は数百から数千塩基を1単位(岡崎フラグメント Okazaki fragments)として複製される．各フラグメントでは，まず5塩基よりなるRNA プライマーが合成され，それを基点としてDNA ポリメラーゼによる新たなDNA の伸長が起こる．最終的にRNA プライマーはDNA へ置き換えられ，切れ目のない連続したDNA となる．[437]

R

RNA 分解酵素⇨同リボヌクレアーゼ→2934

RNA ポリメラーゼ ribonucleic acid polymerase；RNA polymerase ［RNA 合成酵素，リボ核酸ポリメラーゼ，RNA ヌクレオチジルトランスフェラーゼ］ 一本鎖DNA を鋳型にRNA の合成を触媒する酵素の総称．真核生物ではⅠ型，Ⅱ型，およびⅢ型がある．タンパクに翻訳されるRNA の転写は主にRNA ポリメラーゼⅡが担っている．Ⅰ型は大型のRNA リボソームを，Ⅲ型は小型のRNA リボソームやトランスファーRNA を合成する．RNA ポリメラーゼは，一般にはDNA をRNA に転写するDNA 依存性RNA ポリメラーゼを指し，これを転写酵素ともいう．他にもRNA 依存性RNA ポリメラーゼ，RNA ウイルスの複製を行うRNA レプリカーゼ，DNA 複製時にプライマーRNA 合成を行うプライマーゼなどが含まれる．[437]

RN アーゼ⇨同リボヌクレアーゼ→2934

ROC 分析 receiver operating characteristic analysis ［受信者動作特性分析］ 検査結果が異常か異常でないかを区別する判定値であるカットオフ値を変えると，検査の感度と特異度が変化する．感度を縦軸に，1－特異度(偽陽性率)を横軸にして，カットオフ値を変化させたときの点座標(1－特異度・感度)をプロットすると，その検査に特有の曲線が得られる．この曲線をROC 曲線という．ROC 曲線は，その検査の診断正確度を示すとともに，適切なカットオフ値を設定するのに重要な情報源となる．類似の検査がある場合は，同じ試料を測定してROC 曲線を比較すれば，どちらが診断正確度が高いかわかる．ROC 曲線を描いて検査の特性を調べることをROC 分析という．[258]

ROM(ロム) read-only memory ［読み出し専用メモリー］ 読み出し専用メモリーのこと．記憶された情報はコンピュータの電源を切っても失われず，特殊な装置を使用しなければその記憶の消去や書き換えも不可能．[1418]

ROM(ロム)《関節の》 range of motion⇨同関節可動域→621

R on T 現象 R on T phenomenon 心室性期外収縮の1パターンで，心電図所見において先行する洞性心拍のT 波の直上から心室性期外収縮が出現する現象．T 波の直上部は心室の受攻期にあたるため，心室細動へ移行するおそれがある危険な徴候とされる．心室性期外収縮の重症度を分類したラウン Lown 分類において，この現象は心室細動への移行の危険性が最も高い重症度5に分類される．[424]

ROP retinopathy of prematurity⇨同未熟児網膜症→2766

ROS review of system⇨同問診→2831

RP retrograde pyelography⇨同逆行性腎盂造影法→711

RPE retinal pigment epithelium⇨同網膜色素上皮→2821

RPF renal plasma flow⇨同腎循環血漿量→1557

RPGN rapidly progressive glomerulonephritis⇨同急速進行性糸球体腎炎→743

RPHA reversed passive hemagglutination⇨同逆受身赤血球凝集反応→707

rpm revolutions per minute 1分間に何回転するかを表す単位で，回転数を測定する際に用いる．[153]

RR recovery room⇨同回復室→453

RR respiratory rate⇨同呼吸数→1082

rRNA ribosomal RNA⇨同リボソーム RNA→2934

RRS rapid response system⇨同緊急時対応システム→791

RRT rapid response teams⇨同緊急時対応システム→791

RR 間隔 RR interval 心電図のQRS 波形の陽性波をR 波といい，隣り合う2つのQRS 波形におけるR 波から次のR 波までの間隔(時間)を指す．通常は秒で表示し，心拍数の指標となる．[424] ⇨参心電図→1589

RR 間隔変動係数 coefficient of variation of RR interval；CVRR 自律神経機能評価法の1つ．心拍周期は自律神経活動の影響を受けて1拍ごとにわずかに変動しており，自律神経機能低下例ではこの心拍変動が減少する．RR 間隔変動係数＝安静臥位における連続100拍のRR 間隔の標準偏差/平均RR 間隔×100(%)で表示される．基準値は3-5% であるが，加齢とともに減少．糖尿病性自律神経障害では2% 以下が症状発現の閾値とされる．[1379] ⇨参RR 間隔→104

RSD reflex sympathetic dystrophy⇨同反射性交感神経性

ジストロフィー⇀2411

RSST repetitive saliva swallowing test⇨同反復唾液のみテスト⇀2420

RSV respiratory syncytial virus⇨同RS ウイルス⇀105

RS ウイルス respiratory syncytial virus；RSV ［RSV, 呼吸器合胞体ウイルス］ パラミクソウイルス科ニューモウイルス属に属する一本鎖 RNA ウイルスで，抗原性の異なる A，B のサブグループが存在する．冬場に流行し呼吸器に親和性があり，乳幼児期に感染すると細気管支炎，喘息性気管支炎の原因となり，新生児期に感染すると重症化する．局所の免疫に重要な役割をもつ分泌型 IgA(免疫グロブリン A)抗体の持続期間が短く再感染を繰り返し，2 歳までには数回感染し免疫を獲得，年長児では感染しても軽症化してくる．診断には蛍光抗体法，免疫酵素抗体法により咽頭ぬぐい液からの迅速抗原検出が簡便に行われている．[1113]

RTA 〔renal〕tubular acidosis⇨同尿細管性アシドーシス⇀2247

RT-PCR⇨参ポリメラーゼ連鎖反応⇀2718

rugger-jersey appearance ［ラガージャージ像，ラグビー縞模様］ 単純 X 線写真上，椎体の上縁と下縁にみられる骨硬化像．サンドウィッチ状の縞模様がラグビーのジャージのようにみえる．大理石骨病，副甲状腺機能亢進症，腎性骨異栄養症の特徴的所見．[286]

RUGs resource utilization groups 長期ケア施設入所者のケースミックス分類．フリース B.E.Fries らが 1985 年にオリジナルの 9 分類を開発し，その後試行，改訂が重ねられた．1994 年に開発された RUGⅢは，アメリカのナーシングホームで使用が義務づけられている minimum data set (MDS) の情報に基づいて入所者を 44 分類する．具体的には，臨床像に従って 7 分類したうえで，相体的給与指数で重みづけしたケア時間を統計的に最もよく説明するように分類し，さらに政策的観点から細分類される．RUGⅢは，リハビリテーション時間がさらに長いグループを加えた 51 分類として，1998 年よりメディケアパート A のナーシングホームへの支払いに用いられている．[1562]

RV right ventricle⇨同右心室⇀326

RV residual volume⇨同残気量⇀1203

RVH right ventricular hypertrophy⇨同右室肥大⇀324

R 型菌⇨参S-R 変異⇀109

R 型幼虫 rhabditis-form larva⇨同ラブジチス型幼虫⇀2898

R 波抑制 P 波同期型心房ペーシング ［VDD］ 人工植込み型ペースメーカーにおけるペーシング・センシングモードの 1 つ．自己の心房調律に同期して心室ペーシングを行う．1 本で心房のセンシングと心室のペーシングが可能な電極リードが汎用されている．このモードは洞結節機能が正常な房室ブロック症例に適用される．[424] ⇨参植込み型ペースメーカー⇀317

R 波抑制型心房心室順次ペーシング 心房・心室ペーシング可能な人工植込み型ペースメーカーにおけるペーシング・センシングモードの 1 つ．心室の心拍数が設定以下のときにのみ，心房心室順次ペーシングを行う．このモードは心房細動，心房粗動といった上室性頻拍症を合併した洞不全症候群や房室ブロック症例に適用される．[424] ⇨参心臓ペースメーカー⇀1580，植込み型ペースメーカー⇀317

S

S　sulfur, sulphur⇨同イオウ→216

SACH 足⇨同サッチ足→1190

SAL　smo〔u〕ldering acute leukemia⇨同くすぶり型急性白血病→815

salt and pepper appearance　［塩胡椒像］　頭部単純 X 線写真上，頭蓋骨にみられる塩と胡椒をまいたようなびまん性の小円形状黒白陰影．頭蓋骨の内板と外板の間の海綿骨吸収によるもので，副甲状腺機能亢進症でみられる．[286]

SANE　sexual assault nurse examiner⇨同性暴力被害者支援看護職→1707

Sao_2　arterial oxygen saturation⇨同動脈血酸素飽和度→2131

SARS　severe acute respiratory syndrome⇨同重症急性呼吸器症候群→1370

SAS　sleep apnea syndrome⇨同睡眠時無呼吸症候群→1631

SAVE 手術⇨同セイブ手術《拡張型・虚血性心筋症の》→1704

SA ブロック　sinoatrial block⇨同洞房ブロック→2130

Sb　〔L〕stibium⇨同アンチモン→207

SBE　subacute bacterial endocarditis⇨同亜急性細菌性心内膜炎→137

S-B チューブ⇨同ゼングスターケン・ブレークモア管→1753

SCA　selective celiac angiography⇨同選択的腹腔動脈造影法→1774

SCC 抗原　Scc antigen⇨同扁平上皮癌関連抗原→2653

SCE　saturated calomel electrode⇨同飽和甘汞(かんこう)電極→2684

SCF　stem cell factor⇨同造血幹細胞因子→1812

SCID　severe combined immunodeficiency⇨同重症複合型免疫不全症→1373

SCID マウス　SCID mouse, severe combined immunodeficiency mouse　［重篤複合免疫不全マウス，スキッドマウス］　T 細胞，B 細胞の両方が障害された重症複合型免疫不全症の変異マウス．抗原受容体遺伝子再編成に関連する免疫グロブリンと T 細胞受容体が欠損しているため，正常な成熟 T 細胞，B 細胞が出現しない．[601]

Scottie-dog appearance　［犬の首輪徴候，スコッチテリア像］　脊椎単純 X 線写真上(腰椎斜位像)，椎弓がスコッチテリアの形にみえる．脊椎分離症では，関節突起間部(スコッチテリアの首の部分)が分離して，首輪をしたように見えることから，犬の首輪徴候 dog's collar sign と呼ぶ．[286]

SCT　sentence completion test⇨同文章完成法テスト→2606

SD　standard deviation⇨同標準偏差→2489

SDAT　senile dementia of Alzheimer type⇨同アルツハイマー型認知症→193

SDS-PAGE　sodium dodecyl sulfate-polyacrylamide gel electrophoresis　［SDS-ポリアクリルアミドゲル電気泳動］　アクリルアミドの重合体であるポリアクリルアミドのゲルを使用した電気泳動で，分子ふるい効果を利用して，タンパク質や核酸を分離する方法．略してペイジともいう．DNA の塩基配列の決定にも用いられる．[639]

SDS-ゲル電気泳動　sodium dodecyl sulfate-gel electrophoresis；SDS-gel electrophoresis　核酸やタンパク分子を分子量に応じて分離する方法．1964 年にデービス B.J.Davis とオーンスタイン L.Ornstein により導入された．分子に負電荷をもつ SDS(ドデシル硫酸ナトリウム)を付着させ，アガロースまたはポリアクリルアミドのような高分子でできたゲルの中を電場をかけて泳動させると，分子は鎖状になってゲルの穴を通り，鎖の長さに逆比例する速さで陽極のほうへ移動する．この原理により混在する複数の分子を分離できる．[639]

SDS-ポリアクリルアミドゲル電気泳動　SDS-polyacrylamide gel electrophoresis⇨同SDS-PAGE→106

SD 抗原　serologically defined antigen；SD antigen　血清学的に同定された組織適合抗原．強い抗体誘導活性をもち，この抗原をもつ組織を移植すると抗体ができる．このような抗体を用いて SD 抗原の同定がなされた．リンパ球混合培養によって決定される LD 抗原 lymphocyte defined antigen に対応する用語．ヒトではもっぱら MHC クラスⅠ抗原がこれに相当するとされたが，その後リンパ球混合培養によって規定される MHC クラスⅡ抗原も抗体により規定できることがわかったので，現在は SD 抗原という用語は使われなくなってきた．[1439]

SD 法　semantic differential method⇨同セマンティック・ディファレンシャル法→1742

Se　〔D〕Selen⇨同セレン→1745

SEM　scanning electron microscope⇨同走査型電子顕微鏡→1814

SE〔式〕血液型　secretors and non-secretors blood group system　［SE システム］　シフ F. Schiff とササキ H. Sasaki によって 1932 年に発見された血液型．ABO〔式〕血液型物質は，赤血球だけでなく唾液などの体液中にも存在．唾液中に多量の血液型物質を分泌している個体〔分泌型 secretor(Se)〕と分泌していないかまたは少量分泌している個体〔非分泌型 non-secretor(se)〕とに分類される．この血液型は，第 19 染色体(19 q 13.3)に存在する優劣のある一対の対立遺伝子 *Se* と *se* とによって支配されており，遺伝子型 *Se/Se*，*Se/se* が分泌(Se)型，遺伝子型 *se/se* が非分泌(se)型である．日本人における出現頻度は，Se 型約 75%，se 型約 25%．[473]

SE システム⇨同SE〔式〕血液型→106

sg　specific gravity⇨同比重→2441

SHB　shoe horn brace⇨同靴べら式装具→820

shepherd's crook deformity　［羊飼いの杖変形］　大腿骨部の単純 X 線写真上，大腿骨頸部が羊飼いの持つ杖のようにみえる内反股状の変形．線維性骨異形成症の特徴的所見．[286]

SHS　supine hypotensive syndrome⇨同仰臥位低血圧症候

群⇀749

SH基 sulfhydryl(SH) group ［スルフヒドリル基，メルカプト基］ SH基は反応性が高く，容易に酸化されてより安定したジスルフィド結合(-SS-)などを形成する有機化合物．チオール基ともいう．SH基をもつものとして，2-メルカプトエタノール，ジチオスレイトール，システイン，グルタチオンなどがあり，還元性を示す．活性中心にSH基をもつ酵素をSH酵素という．[1183]

SH試薬 sulfhydryl(SH) reagent ［チオール試薬］ ヒ素，水銀などの重金属イオンとの反応，酸化還元反応など多様な反応性を示すSH基(スルフヒドリル基，チオール基)の性質を利用して，有機化合物，特にタンパク質中のシステイン残基に由来するSH基の検出，定量，化学修飾に用いられる化合物の総称．①メルカプチド形成剤，②アルキル化剤，③酸化剤に大別され，多数の化合物がある．①のフェニル酢酸水銀や*p*-クロロメルクリ安息香酸(PCMB)は，SH基の分光学的定量に用いられる．②のヨード酢酸や*N*-エチルマレイミド(NEM)はSH基を不可逆的にアルキル化する．③のテトラチオン酸カリウムはSH基の可逆的保護，酵素機能や反応性への寄与の解析に用いられる．また，5,5'-ジチオビスニトロ安息香酸(DTNB，エルマンEllman試薬)は，微アルカリ性でSH基に特異的に反応して412 nmに強いモル吸光係数をもつ生成物を遊離するので，SH基の定量に広く用いられる．[1247] ⇨参SH阻害剤⇀107

SH阻害剤 sulfhydryl(SH)-blocking reagent ［チオール阻害剤］ タンパク質中のシステイン残基に由来するSH基(スルフヒドリル基，チオール基)と反応して，その機能を阻害するSH試薬などの化合物の総称．特に，SH基が活性発現に必須のパパイン，カテプシンBなどの加水分解酵素，モノアミンオキシダーゼや肝アルコールデヒドロゲナーゼなどの酸化還元酵素，クレアチンキナーゼ，プロトン-カリウムATPアーゼ(H^+,K^+-ATPase)などアデノシン三リン酸(ATP)の関与する転移酵素などのSH酵素は，SH阻害剤により可逆的あるいは非可逆的に不活性化される．その作用は，アポ酵素のSH基と補助因子(基質，補酵素，金属イオンなど)間の適切な結合を切断することによる．可逆的に阻害された活性は，2-メルカプトエタノール，ジチオスレイトールなどで回復することが多い．また，チオレドキシンのようにSH酵素以外にSH基が重要な働きをするタンパク質の機能も阻害する．セレギリン塩酸塩，ジスルフィラム，オメプラゾールなどの医薬品は，薬物自体あるいはその活性代謝物がSH阻害剤として作用する．[1247] ⇨参SH試薬⇀107

Si silicon⇨同ケイ素⇀863

SIADH syndrome of inappropriate secretion of antidiuretic hormone⇨同抗利尿ホルモン分泌異常症候群⇀1065

SIDS sudden infant death syndrome⇨同乳幼児突然死症候群⇀2241

SIMVモード synchronized intermittent mandatory ventilation mode ［同期式間欠的強制換気法］ 同期式間欠的強制換気法．自由に自発呼吸をさせながら，自発呼吸(吸気)に同期(シンクロ)して一定の間隔で強制換気を与える人工呼吸の換気様式(モード)．自発呼吸がなくなったときも，決められた回数は器械が呼吸させる．IMV(間欠的強制換気)モードと似ているが，器械による呼吸が患者の自発呼吸と同調して開始されるようになっている．[571] ⇨参IMV⇀67

SIM培地 SIM medium, sulfide indole motility medium ［シム培地］ 腸内細菌の同定のための培地．腸内細菌の産生する硫化水素やインドール，運動性，インドールピルビン酸を同時に確認できる．SIMは，硫化水素sulfide，インドールindole，運動性motilityの略．肉エキス，ペプトン，チオ硫酸ナトリウム，塩酸システイン，クエン酸鉄アンモニウム，寒天を組成とする半流動培地で，高層として用い，穿刺培養を行う．[206]

SIRS systemic inflammatory response syndrome；SIRS ［全身性炎症反応症候群］ 重篤な侵襲状態を示す概念で，生体にとって最も基本的な体温，心拍数，呼吸数，白血球数などのパラメーターを組み合わせて構築されている．SIRSの本体は高サイトカイン血症であり，特に炎症性サイトカインであるTNFα，IL-1β，IL-6，IL-8が優位となる．この状態が続けば，やがて多臓器障害の発生につながる．SIRSの診断基準は次の4項目中2項目以上が該当する場合である．①体温>38℃，または<36℃，②心拍数>90，③呼吸数>20/分，またはPaCO_2<32 Torr，④白血球数>12,000/mm^3，または<4,000/mm^3，あるいは未熟顆粒球>10%．SIRSを引き起こす原因としては，外傷・熱傷・膵炎・感染症などがあり，特に感染が原因でSIRSの状態である場合を敗血症sepsisという．[190]

SI単位 International System of Units；IU 〔F〕système international d'unités；SI 国際度量衡総会で採用され勧告された国際単位系(SI)の中の基本単位および組立単位の総称．基本単位は長さ(メートル；m)，質量(キログラム；kg)，時間(秒；s)，電流(アンペア；A)，熱力学温度(ケルビン；K)，物質量(モル；mol)，光度(カンデラ；cd)の7つ．血圧はSI単位では組立単位のPa(パスカル)を使うことになるが，現在はmmHgが使用されており，Paの使用は猶予されている．国際標準化機構(ISO)でも1969年にSIの採用を決めたので，世界各国で国内法の中に順次SIを取り入れることになった．[1360] ⇨参国際単位系⇀1087

SLB short leg brace⇨同短下肢装具⇀1931

SLE systemic lupus erythematosus⇨同全身性エリテマトーデス⇀1767

SLRテスト straight leg raising test⇨同膝(ひざ)伸展下肢挙上試験⇀2439

SL理論⇨同状況的リーダーシップ⇀1430

SM ①ストレプトマイシンstreptomycinの略語．②ソマトメジンsomatomedinの略語．[543]

SM systolic murmur⇨同収縮期雑音⇀1369

SM streptomycin sulfate⇨同ストレプトマイシン硫酸塩⇀1650

SMA superior mesenteric artery⇨同上腸間膜動脈⇀1443

SMAS法 superficial musculoaponeurotic system (platysma) procedure, SMAS face lift 老化により生じるしわを除去する目的で行われる顔面除皺術face liftの一法．顔面浅在筋膜SMASは耳下腺被膜の表層にある腱膜で，前頭筋外側膜より広頸筋に連なる．顔面のSMASを剝離挙上して引っ張ることにより手術効果を長期間持続させようとするもの．1976年にミッツV. Mitzと

ペイロニー M. Peyronie により提唱された.[1246]

SMBG self-monitoring of blood glucose⇨同血糖自己測定→928

SMO site management organization ［治験施設支援機関］ CRO 開発業務受託機関が治験関連業務について製薬企業を支援するのに対して，治験を実施する医療機関を支援する企業として，医療機関が携わる治験の事務手続き，治験を実施する医師の業務を支援する機関. 具体的には，①医療機関での治験を開始するための補助，②医療機関での治験を実施するための補助，③治験審査委員会の設立および運営の補助，④治験コーディネーターの教育と派遣，などである.[1170]

Sn 〔L〕stannum⇨同スズ(錫)→1638

SNOMED systematized nomenclature of medicine ［SNOMED-CT，スノメッド］ アメリカ病理学会 College of American Pathologists(CAP)の編集による構造化された医学用語集. 1976 年に医学の全領域をカバーする用語集として第 1 版が発行された. 解剖(T)，形態(M)，機能(F)，疾患(D)，生物(L)，薬品(C)，物理(A)，医療行為(P)，職業(J)，社会背景(S)，一般修飾語(G)の合計 11 軸構成. 約 16 万語が収録されている. 21 世紀に入って，電子カルテのための用語集としての期待から，CAP とイギリスの NHS が協同で意味構造を充実させた SNOMED-CT (Clinical Terms)を完成させた. 37 万概念(2007 年)をカバーするこの電子化臨床用語集は，イギリスだけでなく，アメリカ政府にも公式に採用されている.[712]

SNOMED-CT⇨同SNOMED→108

SNOP systematized nomenclature of pathology ［国際病理学用語コード，スノップ］ わが国では『国際病理学用語コード』として刊行されている，術語とそのコード名からなる疾病リスト. 1965 年にアメリカ病理学会の疾病命名および分類委員会によって 6 年以上の歳月をかけてつくられた. もともとは病理学者が材料を組織化して利用するのに便利であるようにとの目的であったが，医学的データの保存および抽出に興味ある人々にも役立つことを目指している. 分類の基本的方針はハモンド Hammond およびドーン Dorn によって構想されたもの. コード名の構造は局所解剖学，病理形態学，病因因子，機能の 4 つの領域からなる. のちに SNOMED に発展.[1531] ⇨参SNOMED→108

SNRI serotonin-noradrenaline reuptake inhibitor⇨同セロトニン・ノルアドレナリン再取り込み阻害薬→1746

S/N 比 signal-to-noise ratio⇨同信号雑音比→1540

SN 比⇨同信号雑音比《超音波の》→1540

SO superior oblique〔muscle〕⇨同上斜筋→1437

SOAP 法 SOAP method ［ソープ法］ 医療行為によって得られた情報を，自覚所見，病歴などの主観的データ(subject：S)，診察，検査所見などの客観的データ(object：O)，評価(assessment：A)，治療方針(plan：P)の 4 項目に分類して記載し，管理する方法. この記録をソープチャートという. チーム医療が重要視される中，SOAP 法を用いたデータ管理により，共通の認識のもとで治療・看護計画を立てることができるため，多くの病院で取り入れられている.[230] ⇨参問題志向型診療記録→2832

S.O.S. 〔L〕si opus sit ラテン語で，必要ならば，必要あればを意味する処方箋やカルテ上の略語.[543]

SO_x sulfur oxides⇨同硫黄酸化物→216

sp standardized patient ［標準模擬患者］ 客観的臨床能力試験 objective structured clinical examination の医療面接 medical interview の課題における標準模擬患者のこと. 医療従事者役の受験者が主訴や病歴などをインタビューする相手役となり，臨床能力試験受験者の評価に重要な役割を演ずる.[1152]

SP-A surfactant protein-A SP-D とともに，Ⅱ型肺胞上皮細胞，クララ細胞で産生され，肺胞表面をおおうコレクチンに属する親水性糖タンパク(分子量 28-36 kDa)で，肺局所の自然免疫調節作用を担う. 血清 SP-A 上昇は，肺胞上皮傷害に伴う肺胞-血管透過性の亢進を反映し，間質性肺炎の診断ばかりでなく，活動性や治療効果の判定にも役立つ. 特発性間質性肺炎，膠原病に合併する間質性肺炎以外に，肺腺癌，ニューモシスチス肺炎，サイトメガロウイルス肺炎，肺胞タンパク症でも高値を示す. しかし，細菌性肺炎，気管支喘息，気管支拡張症では一般に上昇しない. KL-6 より低分子量で，軽度な肺上皮障害でも上昇する場合もあり，測定値の解釈には注意を要する. 基準値 24.6±9.6 ng/mL.[1238] ⇨参KL-6→73，SP-D→108，間質性肺疾患→605

SPan-1 ［エスパン 1］ 主として膵胆道系の癌や消化管癌の診断補助や経過観察に応用される腫瘍マーカーで，基準値は 30 U/mL 以下. シアリルルイス A 糖鎖を認識するモノクローナル抗体 SPan-1 を用いて検査する. 膵癌，胆道癌，肝細胞癌などで高値になるが，胃癌，大腸癌，食道癌，肺癌などの癌や，肝硬変，慢性肝炎，急性肝炎，慢性膵炎などでも高値になることがある. 臨床的な意義は CA 19-9 とほぼ同じであるが，糖鎖抗原 CA 19-9 はシアリルルイス A 糖鎖のみを認識するので血液型のルイス陰性者では陽性にならないが，SPan-1 はシアリルルイス C 糖鎖とも反応するのでルイス陰性者でも検査が可能.[1125] ⇨参CA 19-9→32

SP-D surfactant protein-D SP-A とともに，Ⅱ型肺胞上皮細胞，クララ細胞で産生され，肺胞表面をおおうコレクチンに属する親水性糖タンパク(分子量 43 kDa)で，肺局所の自然免疫調節作用を担う. 血清 SP-D 上昇は，肺胞上皮傷害に伴う肺胞-血管透過性の亢進を反映し，間質性肺炎の診断ばかりでなく，活動性や治療効果の判定にも役立つ. 特発性間質性肺炎，膠原病に合併する間質性肺炎以外に，肺腺癌，ニューモシスチス肺炎，サイトメガロウイルス肺炎，肺胞タンパク症でも高値を示す. しかし，細菌性肺炎，気管支喘息，気管支拡張症では一般に上昇しない. KL-6 より低分子量で，肺胞-血管透過性の亢進する心不全患者でも上昇する場合があり，測定値の解釈には注意を要する. 画像検査では，KL-6 が肺障害の重症度，SP-D が疾患活動性と関連するとされる. 基準値 110 ng/mL 未満.[1238] ⇨参KL-6→73，SP-A→108，間質性肺疾患→605

SPD supply processing distribution ［院内流通物品管理供給一元化］ 病院内の流通物品の過剰在庫，死蔵在庫などのロスの防止，および物品の搬送管理にかかわる労力の削減，およびその削減した労力を看護サービスに振り替えることによる看護サービスの向上をいう. また，業者から医療材料を一括購入し，購入単価を引

き下げることをSPD一括供給方式という.[1618]

SPECT single photon emission computed tomography⇨同シングルフォトンエミッションコンピュータ断層撮影法→1518

sp.gr. specific gravity⇨同比重→2441

SPIDDM slowly progressive insulin dependent diabetes mellitus ［緩徐進行性インスリン依存糖尿病］ インスリン非依存状態(NIDDM)の時期を経てインスリン依存状態(IDDM)に進行するタイプの糖尿病．グルタミン酸脱炭酸酵素(GAD)抗体など膵島関連自己抗体が持続的に陽性を示す．発症時には食事療法や経口血糖降下薬で治療可能であるが，数年間でインスリン分泌能が低下し，最終的にはインスリン依存状態となる特殊なタイプで中年以降の発症が多い.[418]

spinnaker sail sign ［angel wing sign，大三角帆徴候］ 胸部単純X線写真上，胸線影が左右に分かれて上方にもち上がり，天使が羽を広げたようにみえる．新生児の気縦隔に特徴的な所見.[286]

SPL sound pressure level⇨同音圧レベル→417

Sp_{O_2} percutaneous oxygen saturation⇨同経皮的動脈血酸素飽和度→874

SPT supporting periodontal therapy⇨同メインテナンス《歯周疾患治療後の》→2794

Sr strontium⇨同ストロンチウム→1650

***src* 遺伝子** *src* gene ［サーク遺伝子］ ニワトリの肉腫を引き起こすレトロウイルス，ラウス肉腫ウイルスRous sarcoma virus(RSV)に含まれる癌遺伝子でv-*src*と表す．v-*src*は線維芽細胞の癌化開始および維持に関与するが，正常細胞ゲノム中にも相同性の高いc-*src*が存在する．c-*src*は宿主細胞の増殖因子と結合する受容体の細胞膜内に突出している遺伝子成分で，発現するとタンパク質中のチロシンをリン酸化する活性をもち，本来は細胞の正常な増殖情報を伝達する．つまりこのc-*src*部分が強いプロモーター活性を有するレトロウイルスの末端反復配列long terminal repeat(LTR)の下流に導入されると，新たな宿主細胞に感染した場合に癌化を引き起こす.[1559]

SRS-A slow reacting substance of anaphylaxis ［アナフィラキシー遅延反応物質］ IgEにより架橋され，抗原と肥満(マスト)細胞が反応を起こし，さまざまな物質(サイトカイン)が放出され，アレルギー疾患の病態を形成するが，この物質の中でも，刺激により新たに産生され，強力な気道平滑筋の収縮，血管透過性の亢進，浮腫などの作用をもつ化学伝達物質をSRS-Aと呼んでいた．しかし近年，これらの物質がアラキドン酸の代謝物であるロイコトリエン(LTC_4，LTD_4，LTE_4)であることが同定された．また，好酸球や好中球もロイコトリエンを産生することが知られている．このロイコトリエン拮抗薬が開発され，喘息やアレルギー性鼻炎の治療薬として用いられている．肥満細胞はほかにヒスタミン，プロスタグランジン(PGD)，トロンボキサンA_2(TXA_2)，血小板活性化因子(PAF)，などの化学伝達物質を放出することが知られている.[1370] ⇨参肥満細胞→2480

SRT speech reception threshold⇨同語音聴取閾値→1076

SRT stereotactic radiotherapy⇨同定位放射線治療→2042

SR test stapedial reflex test⇨同アブミ(鐙)骨筋反射検査→172

***SRY* 遺伝子** sex-determining region Y gene；*SRY* gene ヒトの性決定遺伝子sex determining factor geneである．精巣決定遺伝子testis-determining factor(TDF) geneをコードする遺伝子であり，1990年に，シンクレアA. H. Sinclairによって明らかにされた．Y染色体上にあり，*SRY*遺伝子の作用により個体は精巣をもち男性へと分化する．*SRY*が作用しなければ，Y染色体をもっていても女性への分化が起こることがわかっている.[271]

S-R 変異 S-R mutation(variation) 細菌において，平板培地上で表面が平滑・均等で湿潤性のスムーズ型(S型)の集落から，辺縁が不規則，表面が粗・不均等の乾燥性のラフ型(R型)の集落へ変異することをいう．細菌の表層構造(莢膜，リポ多糖など)の変化によって起こる．細菌によっては病原性の変化もみられる.[324]

SSI surgical site infection⇨同手術部位感染→1392

SSP 療法⇨同経皮的電気ツボ刺激療法→874

SSRI selective serotonin reuptake inhibitor⇨同選択的セロトニン再取り込み阻害薬→1774

SST social skills training⇨同ソーシャルスキルトレーニング→1829

SS 寒天培地 *Salmonella-Shigella* agar〔medium〕；SS agar〔medium〕 主にサルモネラ*Salmonella*と赤痢菌の選択培地として使用されている．マッコンキーMacConkey培地などのグラム陰性細菌の選択培地と同様に胆汁酸塩が選択剤として加えられているが，サルモネラや赤痢菌の増殖に影響せず大腸菌など他のグラム陰性菌の増殖を抑制するような量に調整されている．またこの培地に発育した集落の乳糖分解性(サルモネラや赤痢菌は乳糖非分解)や硫化水素産生性(サルモネラは硫化水素産生)の鑑別を同時に観察することが可能.[324]

S-S 結合 S-S bond⇨同ジスルフィド結合→1293

ST heat-stable enterotoxin⇨参腸管毒素原性大腸菌→2007

ST speech therapist⇨同言語聴覚士→948

ST speech therapy⇨同言語療法→949

STA superficial temporal artery⇨同浅側頭動脈→1772

STA-MCA バイパス STA-MCA bypass⇨同浅側頭動脈・中大脳動脈吻合術→1772

STA-MCA 吻合術 STA-MCA anastomosis⇨同浅側頭動脈・中大脳動脈吻合術→1772

***StAR* 遺伝子異常症** mutation of steroidogenic acute regulatory protein gene；mutation of *StAR* gene ステロイドホルモン合成の律速段階(コレステロール→プレグネノロン)に関与するコレステロール移送タンパク質であるステロイド産生急性調節タンパク質steroidogenic acute regulatory protein(StAR)の異常により，副腎および性腺におけるほとんどすべてのステロイドホルモンが合成できない病態．常染色体劣性遺伝の形式をとり，わが国での先天性副腎過形成の約3%を占める．ステロイドホルモン合成の初期段階が障害されるため，コルチゾール，アルドステロン，性ホルモンすべてが欠乏するので，出生時より重篤な副腎不全症状(嘔吐，活動性低下，哺乳不良，体重増加不良)を呈する．男児例ではテストステロンの欠乏により外性器は女性型となる．検査では染色体での性の確認，コルチゾール，

グルココルチコイド，性ホルモンの低値，遺伝子検索などを行う．ミネラルコルチコイド補充および塩分補充を行い，二次性徴期には性ホルモン補充を行う．[284,797] ⇨参先天性副腎過形成→1787，リポイド過形成症→2933

STA-SCA 吻合術⇨同浅側頭動脈・上小脳動脈吻合術→1772

STD sexually transmitted diseases⇨同性感染症→1664

STI systolic time interval⇨同収縮期時相→1369

STN⇨同シアリル Tn 抗原→1218

STPD standard temperature pressure and dry ［**標準温度圧力乾燥度，標準状態**］ 呼吸生理学において，ガス量を表示するときの標準状態の条件，すなわち標準温度(0℃)，標準気圧(760 mmHg)，乾燥状態にある状態を意味する．呼吸機能検査の成績を比較検討する際などに用いられる．[1152]

STS serologic test for syphilis⇨同血清梅毒反応→920

ST 合剤 ST mixture 持続性サルファ剤であるスルファメトキサゾール(SMX)と抗菌物質トリメトプリム(TMP)を5：1で配合した合成抗菌薬．スルファメトキサゾールはパラアミノ安息香酸と競合してジヒドロ葉酸の生合成を阻害し，トリメトプリムはジヒドロ葉酸からテトラヒドロ葉酸への還元過程を阻害する．これら2剤による細菌の葉酸代謝経路に対する連続した阻害作用により，緑膿菌を除くほとんどのグラム陽性・陰性菌に対して殺菌的な抗菌力を発揮する．多剤耐性で，他の化学療法が無効である場合の肺炎や呼吸器感染症，尿路感染症，細菌性赤痢，チフスに適応．近年ではAIDSにおけるニューモシスチス肺炎の予防，治療にも用いられる．ショック，血液障害などの重篤な副作用に注意を要する．[204,1304]

ST 部分 ST segment 心電図において，QRS 波形の最後からT波の始まりまでの部分．ST 部分の上昇は急性心筋梗塞や急性心外膜炎などでみられ，ST 部分の低下は一過性心筋虚血，心肥大，心筋障害などでみられる．[424]

ST 盆状降下 scooped ST depression⇨同ジギタリス効果《心電図上の》→1241

SU 剤 sulfonylurea compound⇨同スルホニル尿素薬→1656

SV stroke volume⇨同一回拍出量→253

SV splenic vein⇨同脾静脈→2444

Sv sievert⇨同シーベルト→1220

SVC superior vena cava⇨同上大静脈→1442

SVCS superior vena cava syndrome⇨同上大静脈症候群→1442

S

SVT supraventricular tachycardia⇨同上室性頻拍→1437

SWOT 分析 SWOT analysis ［**スウォット分析**］ 企業や組織が経営戦略を策定するための分析のフレームワーク．組織の強み strength，弱み weakness の評価である内部環境分析と，機会 opportunity，脅威 threat の評価である外部環境分析に分類される．内部環境分析では，人材，情報，資金などの経営資源を競合相手と比較することによって，組織のもつ強みと弱みを明確にする．外部環境分析では，社会，経済や顧客の状況など組織を取り巻く環境の中で，コントロールすることはできないが組織に影響を与えうる要因について分析することにより，組織にとっての機会と脅威を明確にする．分析の結果は，機会を最大限に生かして脅威に対応するために，強みをどのように発揮するかを検討するとともに，弱みで機会を逃すことや，弱みと脅威の重なりなどのリスクに備えるための対策へ結びつけることができる．[290]

sym-テトラクロロエタン sym-tetrachloroethane⇨同1,1,2,2-テトラクロロエタン→1

S 型集落 S form colony ［**スムーズ型集落**］ 平板培地上で発育した細菌集落(コロニー)で，やや隆起し表面に光沢があり，湿潤した正円形のものをいう．多くの場合，S 型集落をつくる細菌の菌体抗原はO抗原で，血清学的特異性が高い．[1375]

S 期 synthetic period(phase) ［**DNA 合成期**］ 真核細胞の細胞周期のうちDNAを合成する期間．真核細胞の細胞周期は第一休止期(G_1 期)→DNA 合成期(S 期)→第二休止期(G_2 期)→分裂期(M 期)の周期を繰り返しながら分裂，増殖する．[1183]

S 状結腸 sigmoid colon 大腸の一部位で，左腸骨窩で下行結腸に続き，小骨盤腔で直腸に至る部分．S 状を描き，長さは個人差が大きい(約45 cm)．S 状結腸を覆う腹膜は後ろで合わさってS状結腸間膜となって後腹壁に付着しており，移動性が大きい．[399] ⇨参腸間膜→2007

S 状結腸過長症 redundant sigmoid colon, sigmoid elongation ［**移動性S状結腸症**］ S 状結腸は，通常15-20 cm 程度で，生理的に移動性をもつが，特にその長さと移動性が非常に大きく，便秘，腸管内の糞塊や内容停滞に基づく腐敗，発酵のためガスが貯留し，腹部膨満感，腹鳴，放屁，腹痛を訴える症状をS状結腸過長症という．大腸過長症の中では最も頻度が高い．診断は，X線検査によりS状結腸の過長とその移動性を証明することでなされる．中年以降の女性に多くみられ，無症状のこともよくある．治療は主に，便通の調整および食事療法などの対症療法であるが，がんこなものや軸捻転を起こした場合には，外科的対応が必要となることもあるので注意すべきである．[1548]

S 状結腸癌 cancer of sigmoid colon S 状結腸は結腸のうち下行結腸に続く部分で，直腸S状部を除外した，腸間膜が生ずる部分から岬角の高さまでをいい，ここに発生する癌をS状結腸癌という．大腸癌のうち，直腸癌に次いで多い結腸癌の中ではS状結腸癌が最も多く，次いで上行結腸，横行結腸，盲腸，下行結腸の順である．60-70 歳代をピークとする．本症の多くは大腸ポリープおよびポリポーシスに由来すると考えられている．転移はリンパ行性，血行性，腹膜播種性があるが，血行性による肝転移が比較的多い．肉眼分類は，胃癌と同様にボールマン Borrmann 分類が用いられる．進行癌では2型が最も多く，次いで3型が多いが，4型はきわめて少ない．病期分類は，デュークス Dukes 分類が用いられている．デュークスAは癌が腸壁内に限局するもの，デュークスBは癌が腸壁を貫いて存在するがリンパ節転移がないもの，デュークスCはリンパ節転移があるもの．組織学的には腺癌が90%を占め，大部分が分化型である．診断は注腸X線検査および大腸内視鏡下生検(バイオプシー)またはポリープ切除(ポリペクトミー)からの組織診断によりなされる．血清CEA(癌胎児性抗原)の測定は進行癌の存在および進展度の評価の参考になる．症候は，腹痛，下血，貧血，腹部腫瘤触知，便通異常，腹部膨満，体重減少などである．治療は，外科的切除が原則であるが，切除不能のものでは，姑息手術として腸吻合術，人工肛門造設術を行う．肝転移に対しては積極的に肝切除が行われる．切除不能肝転移例に対しては肝動脈注入化学療法が行われる．化学療法，放射線療法，免疫療法などの補助的合併療法も行われる．粘膜内癌ではポリペクトミーで治療が完了し，粘膜下癌ではリンパ節転移や癌遺残の危険がある症例に対して腸切除が追加される．予後は，結腸癌の治癒切除例の5年生存率は，0期：96.0%，1期：91.4%，2期：88.0%，3期：81.9%，4期：11.1%（癌研有明病院：1994-2002）である．〔**術前の観察のポイント**〕①下血の量や性状の観察，②腹痛，腹部膨満，便通異常，嘔吐の有無をチェック，③狭窄が著明で絶飲食となった場合，尿量，尿比重をチェック，④経鼻胃管挿入時の排液の量や性状の観察など．〔**術前の看護のポイント**〕①口腔内の清潔保持，②口腔内吐物の吸引，含嗽，口腔内の清拭，③嘔吐時は誤飲・誤嚥の防止のため側臥位で頭を横に向ける，など．〔**術後の観察のポイント**〕①腹部ドレーンからの排液，性状の観察，②術後出血，縫合不全に注意，③発熱，腹痛，腹部膨満，排ガス，嘔吐の有無をチェック，④腸閉塞，縫合不全，腹腔内膿瘍に注意，⑤バイタルサインのチェック，⑥呼吸器合併症（肺炎，無気肺），循環器合併症に注意，⑦手術創の観察，⑧創感染（発赤，腫脹，疼痛）に注意，など．〔**術後の看護のポイント**〕①早期離床，②必要に応じて肺理学療法，体位変換，③必要に応じて酸素モニター，心電図モニターを装着，④ショック時はベッド上安静，頭低位，⑤口腔内の清潔保持，⑥口腔内吐物の吸引，含嗽，口腔内の清拭，⑦嘔吐時は誤飲・誤嚥の防止のため側臥位で頭を横に向ける，⑧絶飲食から経口摂取を再開するときは慎重に進める，など．[1548]

S状結腸間膜 sigmoid mesocolon S状結腸と背側腹壁とをつなぐヒダで両面が腹膜で覆われている．S状結腸間膜が存在することで，S状結腸は可動性をもつ．[1272]

S状結腸鏡⇨同シグモイドスコープ→1260

S状結腸切除術 sigmoidectomy S状結腸の全部または一部の切除を行う術式．S状結腸癌の摘出を目的に行われることが多い．多くの場合リンパ節郭清が可能な開腹手術が行われるが，状況によっては腹腔鏡的切除術が行われることもある．[1272]

S状結腸捻転症⇨同腸捻転→2018

S状静脈洞 sigmoid sinus 〔L〕sinus sigmoideus 硬膜静脈洞の一部．横静脈洞を流れてきた静脈血を受けて，後頭蓋窩の前方で下方にS状に走り，内頸静脈に注ぐ．下垂体前葉や後葉の分泌するホルモンを含んだ海綿静脈洞の静脈血が下錐体静脈洞を経由してS状静脈洞に注ぐ．（図参照⇒硬膜静脈洞→1059，脳の静脈→2291）[1044]

S状腎⇨参融合腎→2850

S成分 S(secretory) component；SC 〔**分泌片，分泌成分（断片）**〕 上皮細胞で産生されるタンパク質で，消化管，生殖器などの粘液，涙，乳汁などに多く含まれる．IgA二量体やIgM五量体に結合して，これらの抗体が上皮細胞の基底膜側から管腔側へ移動して体腔内に分泌されるのをたすける．[1439] ⇨参重合IgA→1367，重合IgM→1367

S波 S wave 心電図において心室筋の興奮を示すRを頂点とするQRS群の最後の部分を構成している陰性波．[424]

T

T_1 緩和⇨同スピン格子緩和→1652

T_1 強調画像　T_1-weighted image　MRIで，組織のT_1値の差を画像上のコントラストとして主に示すもので，一般に解剖構造の描出に適している．脳は白質，灰白質，脳脊髄液の順に黒く描出される．病変の多くはT_1延長を示すので黒く描出されることが多い．[264] ⇨参緩和〔現象〕→661，スピン格子緩和→1652

T_2 緩和⇨同スピンスピン緩和→1652

T_2 強調画像　T_2-weighted image　MRIで，組織のT_2値の差を画像上のコントラストとして主に示す．病変と正常組織とのコントラストがつきやすいので，病変の組織特性の診断に適している．病変の多くは，T_2が延長しているため白く描出され，正常組織とのコントラストが強調される．[264] ⇨参緩和〔現象〕→661，スピンスピン緩和→1652

T_3　triiodothyronine⇨同トリヨードサイロニン→2167

T_3 抑制試験　T_3 suppression test⇨同甲状腺T_3抑制試験→1011

T_4　thyroxine⇨同サイロキシン→1177

T_4 検査⇨同総サイロキシン検査→1814

TA　transactional analysis⇨同交流分析→1066

Ta　tantalum⇨同タンタル→1948

TAE　transcatheter arterial embolization　［経カテーテル動脈塞栓療法］　血管内にカテーテルを挿入し，カテーテルを通してさまざまな塞栓物質を送ることにより，対象領域の動脈血流を減少，消失させる血管撮影を応用した治療手技．インターベンショナル・ラジオロジー interventional radiology（IVR）の1つ．対象となる疾患はさまざまで，骨盤骨折などの外傷による動脈性出血に対する止血術や，悪性腫瘍に対しては化学療法と組み合わせて腫瘍の血流を低下させ，治療効果を高める目的で行われることが多い〔肝腫瘍に対する肝動脈塞栓術 transcatheter arterial chemoembolization（TACE）など〕．血管奇形や良性疾患でも対象となるものがある．[1390]

target sign　［ターゲットサイン，標的徴候］　①胸部単純X線写真上，薄い壁をもつ円形の透亮像の中に陰影を認める．敗血症性肺塞栓症の特徴的所見．②消化管造影写真上，輪切りの腸管が標的のようにみえる．大腸腺腫や腸重積などでみられる．③腹部超音波像上，エコーレベルが異なる同心円状のパターン．腸重積や転移性肝腫瘍などでみられる．[286]

TAT　thematic apperception test⇨同主題統覚検査→1394

TATAエレメント⇨同TATAボックス→112

TATAボックス　TATA box　［ゴールドバーグ・ホグネスボックス，ホグネス配列，TATAエレメント，タタボックス］　遺伝子ごとに多少異なるが，5′-TATAA(T)AA(T)-3′(Tはチミン，Aはアデニン)という7塩基対よりなる共通塩基配列．RNAポリメラーゼⅡによる真核細胞遺伝子の転写開始部位の上流20-30塩基対を中心に存在．転写のプロモーターとして作用すると考えられており，TATAボックスの機能は転写開始部位を規定し，正しい位置からの転写開始の効率を上げるためのものと考えられている．[394]

tau タンパク質　tau protein⇨同タウタンパク質→1907

TBG異常症　TBG abnormality⇨同サイロキシン結合グロブリン異常症→1178

TBII　TSH-binding inhibitor immunoglobulin⇨同甲状腺刺激ホルモン結合阻害免疫グロブリン→1015

Tc　technetium⇨同テクネチウム→2062

^{99m}Tc　technetium 99 m⇨同テクネチウム 99 m→2062

^{99m}Tc-ECD　technetium-99 m-ECD⇨同テクネチウム 99 m-ECD→2062

^{99m}Tc-HMDP　technetium-99 m-HMDP⇨同テクネチウム 99 m-HMDP→2062

^{99m}Tc-HMPAO　technetium-99 m-hexamethyl propyleneamine oxime⇨同テクネチウム 99 m-HMPAO→2062

^{99m}Tc-MAG_3　technetium-99 m-MAG_3⇨同テクネチウム 99 m-MAG_3→2062

^{99m}Tc-MDP　technetium-99 m-methylene diphosphonate⇨同テクネチウム 99 m-MDP→2062

^{99m}Tc-MIBI　technetium-99 m-methoxyisobutyl-isonitrile⇨同テクネチウム 99 m-MIBI→2063

TCA回路⇨同トリカルボン酸サイクル→2164

TCBS寒天培地　thiosulfate-citrate-bile salt-sucrose agar〔medium〕; TCBS agar〔medium〕　ビブリオ *Vibrionaceae* 科細菌の選択分離培地．培地に含まれる胆汁酸塩，コール酸ナトリウム，チオ硫酸ナトリウム，クエン酸ナトリウムなどにより，また培地の高いアルカリ度により，グラム陽性菌やビブリオ科以外のグラム陰性桿菌の増殖を抑制し，コレラ菌や腸炎ビブリオ *Vibrio parahaemolyticus* などのビブリオ科細菌の選択分離用に広く使用されている．また培地中に白糖が含まれ，白糖分解菌であるコレラ菌と白糖非分解菌である腸炎ビブリオの鑑別もできる．コレラ菌は黄色の，腸炎ビブリオは緑色のコロニーを形成する．[324]

TCPC　total cavopulmonary connection　［総大静脈肺動脈吻合術］　三尖弁閉鎖症や肺動脈狭窄を有する単心室に対する手術法の1つ．上大静脈を右肺動脈に端側吻合し，下大静脈は自己右心房壁，人工血管，同種(ヒトの)血管を用いて右肺動脈に直線的なトンネルを作製する．右房内の乱流を防ぐ利点がある．[105] ⇨参フォンタン手術→2524，オフポンプ・フォンタン手術→410

TD_{50}　50% toxic(poisoning) dose⇨同50%中毒量→10

TDM　therapeutic drug monitoring　［薬物治療モニタリング，治療薬濃度測定，薬物血中濃度モニタリング］　血中薬物濃度を測定することにより，血中濃度が有効治療域に収まるように患者個々の至適用量・用法を調節する技術．TDMを行う意義として，①治療域が狭い薬物，②体内動態の個人差が大きい薬物，③投与量と血中濃度が比例せず非線形な薬物動態を示す薬物(投与量がある一定量をこえると血中濃度が急激に上昇する薬物)，④肝機能，腎機能，年齢など生理的・病理的要因により体内動態が影響を受ける場合，⑤相互作用により体内動態が影響を受ける場合，などがあげられる．採血した血液中の薬物濃度，投与時間と採血のタイミングなどから血中濃度の推移を算出するために，指示された投与時間と採血時間を適正に管理することが重要．抗てんかん薬，抗不整脈薬，免疫抑制薬などの薬物では，血中薬物濃度を測定した際に診療報酬(特定薬物管理料)が適用される．[644] ⇨参薬物有効血中濃度→2842

TdP torsades de pointes⇨同トルサード・ド・ポアント→2169

TD 抗原 TD antigen⇨同胸腺依存性抗原→761

Te tellurium⇨同テルル→2072

TEF thermic effect of food⇨同食事誘発性熱産生→1475

TEN 型薬疹 TEN(toxic epidermal necrolysis) type drug eruption ［中毒性表皮融解症，ライエル病，テン型薬疹］ 薬疹のうち，全身の表皮が壊死し，紅斑・表皮剥離のあとにびらんを呈する病型で，口や眼，気道，泌尿生殖器，消化器などの粘膜に及ぶこともあり，しばしば予後不良．全身症状として発熱がみられ，下血や呼吸機能の低下を招くこともある．原因薬剤として，アスピリン，サルファ剤，ペニシリン系，セファロスポリン系抗菌薬，フェノバルビタール，チオプロニン，アセトアミノフェン，イブプロフェン，ジクロフェナクナトリウム，スリンダク，カルバマゼピン，メタゾラミドなどの報告がある．輸血後移植片対宿主病(GVHD)でも同様の皮疹が出現し，予後はきわめて不良．発症機序に，細胞傷害性Tリンパ球(CTL)やFas-Fasリガンドの関与が示唆されている．[395] ⇨参中毒性表皮壊死剥離症→1998

T-E シャント T-E shunt⇨同気管食道短絡→674

Tf transferrin⇨同トランスフェリン→2162

TGF transforming growth factor⇨同形質転換成長因子→859

Th thorium⇨同トリウム→2164

THP Total Health Promotion Plan⇨同トータルヘルスプロモーションプラン→2137

Thr threonine⇨同スレオニン→1657

Thy-1 抗原 Thy-1 antigen⇨同サイワン抗原→1178

Ti titanium⇨同チタン→1971

TINU 症候群 tubulointerstitial nephritis and uveitis syndrome；TINU syndrome⇨同尿細管間質性腎炎ぶどう膜炎症候群→2247

TIPS transjugular intrahepatic portosystemic shunt ［経頸静脈的肝内門脈肝静脈シャント形成術，ティップス］ 門脈圧亢進症に対する治療の1つ．肝内で肝静脈と門脈との間に人工的な短絡(シャント)をつくることにより，門脈圧を低下させる手技．内頸静脈からカテーテルを挿入し，肝静脈を選択したうえで透視下で門脈を穿刺し，カテーテルで経路を確保したのち，短絡路をバルーンにより拡張させ，ステントを留置させる．難治性静脈瘤や難治性腹水に対する有効な治療手段の1つと考えられている．[150]

TK 式親子関係診断テスト Taken form parent-children relationship test⇨同田研式親子関係診断テスト→1913

Tl thallium⇨同タリウム→1929

TLC total lung capacity⇨同全肺気量→1791

TLV threshold limit value⇨同許容限界→785

Tm thulium⇨同ツリウム→2039

T-MDS AML *de novo* AML with trilineage myelodysplasia ［骨髄異形成を伴う急性骨髄性白血病，AML/T-MDS］ 赤芽球系，顆粒球系，巨核球系の骨髄3系統の形態異常を伴う急性骨髄性白血病(AML)．細胞形態異常を伴うため，骨髄異形成症候群から急性骨髄性白血病へ進展したものか，初発 *de novo* 急性骨髄性白血病の亜型なのか議論のあるところである．特徴は，発症年齢が骨髄異形成症候群より若いこと，骨髄の芽球比率が低いこと，FAB分類ではM3(急性前骨髄球性白血病)にはなくM6(赤白血病)に高率にみられること，白血球が少なく貧血が高度なこと，骨髄異形成症候群にみられるような染色体異常があることがあげられる．治療抵抗性であることが多く，若年者では化学療法により完全寛解に入ったら骨髄移植を行うほうがよい．[1495]

TME total mesorectal excision ［全直腸間膜切除術］ 1982年，ヒールド Richard J. Heald によって提唱された用語．直腸癌における直腸周囲組織の拡大郭清が重要視されるようになりつくられた語．直腸間膜が具体的にどの範囲を示すかは確立されていない．当初は直腸後面の組織の郭清の重要性が強調されたが，その後全周にわたる周囲組織の郭清が重要と考えられるようになり，直腸間膜の範囲も拡大解釈される傾向にある．[485]

Tm 制限性再吸収 transport maximum limited reabsorption；Tm-limited reabsorption 腎尿細管での，最大輸送量(Tm)で制限される再吸収．溶質の量がTm以下のときは溶質量に比例して再吸収されるが，Tm以上では再吸収されない．[851] ⇨参尿細管最大輸送量→2247

TNF tumor necrosis factor⇨同腫瘍壊死因子→1407

TNM 分類 TNM classification 国際対癌連合(UICC)の提唱する悪性腫瘍の進展度ないし病期の分類方法．治療開始前の情報に基づいて，T：腫瘍 tumor の大きさと浸潤の程度，N：所属リンパ節 regional lymph node の転移の有無と広がりの程度，M：遠隔転移 distant metastasis の有無によって進展度と病期を分類している．癌の発生部位によってさらに細かく分類され，病期を第1期から第4期に分けている．TNM分類は，治療計画，予後の指針，治療効果の評価に役立つ．わが国の癌取扱い規約においてもTNM記号を使った病期分類が定められており，広く用いられているが，両者が異なる基準によっているため，TNM記号を用いて病期を表記する，あるいはTNM表記から病期を判断する際は，どちらの分類に基づいてするのか注意が必要である．

TNM 分類法《頭頸部腫瘍の》 TNM classification of head and neck tumor 国際対癌連合 Union Internationale Contre le Cancer(UICC)の方式に基づき，T：腫瘍 tumor の進展度，N：リンパ節 lymph node の転移の範囲，M：遠隔転移 metatasis の有無の3つの要素を組み合わせ，癌の進展度を表す方法．頭頸部の場合，腫瘍の進展度に応じて，TはT_0〜T_4(T_0：原発腫瘍を認めない，T_1：最大径が2cm以下のもの，T_2：最大径が2cmを超えるが4cm以下のもの，T_3：最大径が4 cm を超えるもの，T_4：隣接臓器に進展したもの）に分類される．リンパ節転移の範囲に応じて，N は N_0～N_3（N_0：転移を認めない，N_1：最大径が3 cm 以下で，同側の単発のリンパ節に転移を認めるもの，N_2a：最大径が3 cm を超え6 cm 以下で，同側の単発のリンパ節に転移を認めるもの，N_2b：最大径が6 cm 以下で，同側の多発のリンパ節に転移を認めるもの，N_2c：最大径が6 cm 以下で，両側または対側のリンパ節に転移を認めるもの，N_3：最大径が6 cm を超え，リンパ節に転移を認めるもの）に分類される．M は遠隔転移の有無で，M_0（転移なし）と M_1（転移あり）に分類する．[514]

t-PA tissue plasminogen activator⇨同組織プラスミノゲンアクチベーター→1844

TPHA テスト *Treponema pallidum* hemagglutination test⇨同梅毒トレポネーマ感作赤血球凝集試験→2346

TQC total quality control ［**トータルクオリティコントロール**］ もともとは製造業を中心とする産業界において全社的に取り組まれる品質管理活動（QC 活動）および，それを推進するための手法の総称．品質向上や労働環境の改善と，効率化すなわちコスト削減との両立を目ざす．そのための意識高揚策とすべての人が参加しやすいように平易な手法を普及させることが必要である．医療の世界においても，コスト抑制とサービスの質の保証が大きな課題とされる今日，TQC の必要がいわれるようになった．ただし，産業界では1990年代に入り，顧客ニードが多様化し，製品のライフサイクルが短くなるに従って，TQC は企業内の活動が中心で顧客志向ではない，「改善」は得意だが飛躍的進歩が生まれないなど，問題点も指摘されるようになり，アメリカではTQC に変わる新しい概念として，TQM（トータルクオリティマネジメント）が提唱されている．[415] ⇨参TQM→114

TQM total quality management ［**総合的品質管理，トータルクオリティマネジメント，総合的品質経営**］ デミング William Edwards Deming（1900-93）により提唱された品質管理活動（QC 活動）として，1960年代頃から日本の産業界に広く普及し，製造部門にとどまらず，サービス部門，管理部門など企業全体に QC 活動を広げた活動が TQC で，それを基盤とし，さらにその考え方を業務や経営へと発展させた管理手法を TQM という．1980年代後半から1990年代にかけてアメリカで考え出されたもの．コンセプトはスタッフ間の協力，協働での強化，消費者に権限を授与，手続きやシステムの不備の発見である．この考え方は，組織で働いている人の問題を取り上げるのではなく，組織の中ですでに確立されているシステム上の問題などに焦点を当ててサービスの向上を図る．TQM プロセスには次の内容が含まれている．①向上する機会，②特定な問題の定義，③問題の根元を明らかにする，④直すための履行の選択とテスト．[415] ⇨参TQC→114

TRH thyrotropin-releasing hormone⇨同甲状腺刺激ホルモン放出ホルモン→1016

TRH 欠損症 TRH deficiency⇨同甲状腺刺激ホルモン放出ホルモン欠損症→1016

TRH 試験 thyrotropin-releasing hormone stimulation test⇨同甲状腺刺激ホルモン放出ホルモン負荷試験→1016

TRH 受容体異常症 ⇨同甲状腺刺激ホルモン放出ホルモン（TRH）受容体異常症→1016

tRNA transfer RNA⇨同トランスファー RNA→2161

T & S⇨同タイプアンドスクリーン→1901

TSAb thyroid stimulating antibody⇨同甲状腺刺激抗体→1014

TSBAb thyroid stimulation blocking antibody⇨同甲状腺刺激阻害抗体→1014

TSB ソケット total surface bearing socket；TSB socket ［**全面荷重式吸着義足**］ 下腿切断後の義足に使用されるソケットの一種．全面接触型の荷重方式を有するもので，断端全体で体重を支持し，シリコーンのもつ弾性と密着性の良さを利用して断端との吸着により義足を懸垂するソケット．ストッキングをはく要領でシリコーン製の内ソケットを丸めて断端に装着するだけで，バルブなどの装置がなくても吸着される仕組みとなっている．義足との固定には，シリコーンソケットの断端部に取り付けるキャッチピンと呼ばれる金属柱をかみ合わせることにより行う．[1202]

TSH thyroid stimulating hormone⇨同甲状腺刺激ホルモン→1015

TSH 欠損症 TSH deficiency⇨同甲状腺刺激ホルモン欠損症→1015

TSH 産生下垂体腫瘍 TSH producing pituitary tumor⇨同甲状腺刺激ホルモン産生腫瘍→1015

TSH 刺激試験 TSH stimulation test ［**TSH 分泌負荷試験**］ 甲状腺刺激ホルモン thyroid stimulating hormone（TSH）を注射して，甲状腺に対する作用効果を甲状腺ヨウ素摂取率や血中甲状腺ホルモンの増加を指標にして評価する検査のこと．甲状腺機能低下症の原因として，きわめてまれではあるが，甲状腺組織が下垂体から分泌される TSH に反応しない病態（TSH 不応症）がある．これは，遺伝子異常によって，甲状腺濾胞細胞表面の TSH 受容体（TSH と結合して，TSH の作用を甲状腺内に伝える受容体）に構造的欠陥が生じ，そのため TSH が存在してもその作用が甲状腺に伝わらないために甲状腺機能が低下する病態である．これを診断するために用いられる．[90]

TSH 受容体 TSH receptor⇨同甲状腺刺激ホルモン受容体→1015

TSH 受容体抗体 thyroid stimulating hormone receptor antibody；TSHR-Ab, TRAb⇨同甲状腺刺激ホルモン受容体抗体→1015

TSH 受容体抗体病 TSH-receptor antibody disease⇨同甲状腺刺激ホルモン受容体抗体病→1016

TSH 不応症 TSH resistance⇨同甲状腺刺激ホルモン不応症→1016

TSH 分泌負荷試験⇨同TSH 刺激試験→114

TSH レセプター TSH receptor⇨同甲状腺刺激ホルモン受容体→1015

TSH レセプター抗体 thyroid stimulating hormone receptor antibody；TSHR-Ab, TRAb⇨同甲状腺刺激ホルモン受容体抗体→1015

TSI thyroid stimulating immunoglobulin⇨同甲状腺刺激免疫グロブリン→1016

TSI 寒天培地 triple sugar iron agar〔medium〕；TSI agar〔medium〕 腸内細菌科の細菌の鑑別・同定によ

く用いられる培地．乳糖・白糖が1%，ブドウ糖が0.1% に鉄イオンが含まれた半高層斜面培地(高層部が2/3，斜面部が1/3になるように固められた寒天培地)で，これら3つの糖の分解性とガス産生性，ならびに硫化水素産生性が同時に判定できる．[324]

ts 変異株 ts mutant⇨同温度感受性変異株⇀420

TTD temporary threshold drift⇨同一過性閾値上昇⇀253

TTP thrombotic thrombocytopenic purpura⇨同血栓性血小板減少性紫斑病⇀924

TTSテスト temporary threshold shift test 聴覚の音刺激に対する順応または疲労現象により生じる一過性閾値上昇 temporary threshold shift or drift(TTS または TTD)の現象を利用した純音聴力検査．ベケシー Békésy 型〔自記〕オージオメーターを使用し，周波数を固定して最小可聴閾値を連続的に記録する．一過性閾値上昇がみられる場合は，後迷路障害をきたしている可能性が高い．[451] ⇨参一過性閾値上昇⇀253

TTウイルス TT virus；TTV わが国で発見された新種 DNA ウイルス．発見当初は新肝炎ウイルスではないかと期待されたが，その後の研究により，肝炎との因果関係はほぼ否定された．その他の病原性に関しても明確なデータは得られていない．ウイルス学的にはきわめて興味深いウイルスである．TT はこのウイルスが検出された非 A 非 B 非 C 非 D 非 E 肝炎患者のイニシャルに由来している．[1413]

T & T オルファクトメーター T & T olfactometer 1974(昭和 49)年，文部省(現文部科学省)科学研究費総合研究班が嗅覚検査用に定めた基準臭を用いて，嗅覚を測定し数量的に表す器械のこと．[514] ⇨参嗅覚検査法⇀715

TV tidal volume⇨同一回換気量⇀253

TX thromboxane⇨同トロンボキサン⇀2172

***t* 検定** *t* test ［スチューデントの *t* 検定］ 2つの標本平均値を手がかりとして，それぞれの母集団の平均値が異なるかどうかを検定する場合に用いる方法．別々の被験者からなる2群のような対応のないデータの場合と，同一の被験者が2種類の刺激に反応した場合のような対応のあるデータを扱い，データによって検定方法が異なる．対応のないデータの場合には，正規性・等分散性が仮定できるならば，帰無仮説 H_0：$\mu_0=\mu_1$，対立仮説 H_1：$\mu_0<\mu_1$ (μ は母平均値) として，統計量 $t=\chi_1-\chi_2$ によって検定することができる．この検定方法の根拠は，確率変数 $T\nu$ は自由度 ν の t 分布に従うことにある．一方，対応のあるデータでは確率変数 T_{n-1} が自由度 $n-1$ の t 分布に従うことを利用して検定を行う．[980]

T 細管 T tubule, transverse tubule ［横細管，横行小管］ 心筋や骨格筋のような横紋筋にみられる細胞膜(形質膜)の特殊な形状．細胞膜が筋原線維(筋細胞)に直角に細胞質へ陥入して細管状の構造をとる．この細管を横行小管または T 細管と呼ぶ．T 細管は哺乳類の心筋では Z 帯に一致して陥入し，骨格筋では A 帯の両端に起こる傾向がある．骨格筋では T 細管は終末槽(筋小胞体のふくらんだ部分)と相対して三つ組をつくる．骨格筋に起こる興奮収縮連関の一連の現象をみると，神経筋接合部に伝えられた神経からの刺激で，筋細胞膜上に引き起こされた脱分極が，T 細管に沿って迅速に筋細胞の深部にまで到達し，三つ組の筋小胞体に伝えられる．ついで，筋小胞内からカルシウム(Ca^{2+})が細胞質に放出され，速やかに筋原線維を収縮させる．すなわち T 細管は神経の刺激を受けたのち，すべての筋原線維が同調して，迅速に筋肉を収縮させることに役立っている．[1044]

T 細胞 T cell ［T リンパ球］ リンパ球のうち，免疫反応の指令を主につかさどったり，生体に寄生して増殖するウイルス，細菌，真菌あるいは腫瘍などに対する防御のほか，移植拒絶，遅延型過敏症などの細胞性免疫(免疫のある生体から免疫のない生体に，リンパ球，マクロファージなどの細胞の移入によってのみ伝達できる免疫応答)の一部を担う細胞．骨髄幹細胞から分化し胸腺(thymus の T から名づけられた)内で成熟したのち，末梢血，脾臓，リンパ節，消化管，皮膚などに存在する．T 細胞受容体遺伝子が再構成し，その細胞特有の T 細胞受容体(TCR)が細胞表面に発現される．また胸腺中で自己の主要組織適合遺伝子複合体(MHC)と抗原を認識する細胞が選択され，自己抗原を認識する細胞は排除されて免疫寛容が成立すると考えられている．T 細胞は末梢血ではリンパ球のうち 50-85% を占める．その機能によって，細胞性免疫反応や抗体産生を補助するヘルパー T(Th)細胞，抗体産生を抑制するサプレッサー T(Ts)細胞，ウイルス感染細胞や腫瘍細胞を排除するキラー T(Tc)細胞などに分けられる．また，T 細胞抗原受容体の違いによって，$\alpha\beta$T 細胞(CD 4 T 細胞，CD 8 T 細胞)と $\gamma\delta$T 細胞に分類される．後天性免疫不全症候群(AIDS)ではヒト免疫不全ウイルス(HIV)がヘルパー T 細胞に感染，そしてヘルパー T 細胞を破壊する．成人 T 細胞白血病の被感染細胞でもある．皮膚の菌状息肉症はヘルパー T 細胞の腫瘍性増殖による．[1221] ⇨参B 細胞⇀31，細胞性免疫反応⇀1172

T 細胞依存性抗原 T cell-dependent antigen⇨同胸腺依存性抗原⇀761

T 細胞依存性抗体応答 T cell dependent antibody response B 細胞が産生する抗体が媒介する免疫反応のうち，ヘルパー T 細胞の補助を必要とする反応のこと．ほとんどのタンパク質抗原に対する B 細胞の抗体産生応答は，抗原による B 細胞受容体刺激だけでは不十分であり，抗原特異的な B 細胞とヘルパー T 細胞の機能的な細胞間相互作用を必要とする．抗原特異的な B 細胞は抗原特異的なヘルパー T 細胞と相互作用するために，タンパク質抗原を細胞内に取り込んでこれを断片化し，細胞表面の MHC クラスⅡに提示する．抗原特異的なヘルパー T 細胞はこの抗原ペプチドと MHC クラスⅡ複合体を認識して CD 40 リガンドやサイトカインを発現するようになり，これらが協調的に B 細胞に作用して抗体産生が誘導される．ヘルパー T 細胞が産生するサイトカインのうち，IL-2，IL-4 および IL-5 は B 細胞増殖を，IL-6 は抗体産生 B 細胞の増殖を促進する．またサイトカインは抗体のクラススイッチにも重要で，ヒトでは IFN-γ が IgG 1 および IgG 3，IL-4 が IgE，TGF-β が IgA の産生を誘導する．[939] ⇨参ヘルパー T 細胞⇀2638，クラススイッチ⇀823

T 細胞機能検査 T-cell function test T 細胞は分化・成

熟過程でサプレッサー(抑制)機能，ヘルパー(補助)機能のほか，殺細胞能などさまざまな機能を獲得していく．T 細胞サブセットとは，こうした異なる機能をもつ細胞亜群のことで，その構成(CD 4，CD 8 など)を調べるためにリンパ球表面抗原検査が行われる．また T 細胞の機能を調べる検査としてリンパ球芽球化試験(リンパ球刺激試験)を行う．これはリンパ球の分裂を促進する物質をリンパ球に反応させ，DNA 合成活性の増加を測定する．研究室レベルでは T 細胞のサプレッサー機能，ヘルパー機能のほか，キラー活性なども測定できる．[1615]

T 細胞受容体　**T cell receptor；TCR**　[**T 細胞レセプター**]　T 細胞表面に発現し，T 細胞による特異的な抗原認識を担う分子．T 細胞受容体の遺伝子は α 鎖，β 鎖，γ 鎖，δ 鎖の 4 種があり，いずれも免疫グロブリン遺伝子と同様に遺伝子再構成を経て多様な抗原を認識できるようになる．大多数の T 細胞は α 鎖と β 鎖からなる T 細胞受容体を発現するが，一部の T 細胞は γ 鎖と δ 鎖からなる T 細胞受容体を発現する．ほとんどの T 細胞受容体は主要組織適合遺伝子複合体(MHC)に提示された抗原ペプチドを特異的に認識するが，一部の T 細胞受容体は MHC と相同性をもつ CD 1 に提示された脂質抗原を認識する．T 細胞受容体は CD 3 複合体と非共有結合で会合して，抗原認識シグナルを細胞内に伝達する機能的な受容体複合体を形成する．[939] ⇨参MHC→81

T 細胞増殖因子　**T cell growth factor**⇨同インターロイキン 2→299

T 細胞マイトジェン　**T cell mitogen**　T 細胞を活性化して，多クローン性の T 細胞増殖を誘導する物質のこと．コンカナバリン A(Con A)やフィトヘマグルチニン(PHA)などの植物レクチンは代表的な T 細胞マイトジェン．これらの植物レクチンは特定の糖鎖構造を認識する多価の糖結合性タンパク質で，T 細胞表面の特定の糖タンパク質に結合してそれを架橋することにより，T 細胞の活性化と細胞増殖を誘導すると考えられる．[939] ⇨参レクチン→2974，フィトヘマグルチニン→2513

T 細胞領域　**T cell area**⇨同胸腺依存領域→762

T 細胞レセプター　**T cell receptor；TCR**⇨同T 細胞受容体→116

T 字管⇨同T チューブ→116

T 字帯⇨同丁字帯→2048

T 字杖　**T cane**　杖の種類では最も一般的な杖．握りの部分が T 字形であることが名称に反映されたと思われるが，現在では握りやすいように握りの部分を手の形状に合わせたものもあり，それらも T 字杖に含まれる．1 点支持のため体重の免荷には向いておらず，立位バランスを軽く補助する程度に用いられる．[834]

T ゾーンリンパ腫　**T zone lymphoma**　改訂キール updated Kiel 分類で末梢 T 細胞性リンパ腫 peripheral T cell lymphoma における低悪性度群の中の一型．新 WHO 分類では，末梢性 T 細胞性リンパ腫の T-zone variant に当たる．リンパ濾胞は残存するかむしろ過形成で，濾胞間の T zone に異型性のあるリンパ球が増殖する．進行すると濾胞も消失する．多くの症例の腫瘍細胞は，小型から中型で CD 4 陽性のものが多い．比較的予後は良好であるが，再発が多い．新 WHO 分類では，独立疾患単位としての疑問が提示されている．[1464]

T チューブ　**T-tube**　[**T 字管**]　総胆管切開術の際，胆道ドレナージとして総胆管に留置される T 字形のチューブ．材質はゴムやラテックスが一般的．水平脚の長さを 1-数 cm とし，水平脚の縦軸に沿って切れ目を入れておくと抜去が容易となる．術後は胆汁の色調および排出量を観察することが重要で，排出量が極端に少ない場合は管の屈曲，逸脱あるいは凝血塊，結石などによる管の閉塞が疑われる．術後 1-2 週目に管から胆道造影を行い，異常がなければ，瘻孔が形成される 3-4 週目に抜去する．抜去時の合併症には腹腔内への胆汁漏出があり，その際には右季肋部痛などの腹膜炎症状が認められる．[1401]

T 波　**T wave**　[**再分極波**]　心筋の興奮(脱分極)からの回復過程(再分極)の電位変化を体表で記録したもの．脱分極に伴う電位変化を記録したものは QRS 波である．[1432]

***t* 分布**　***t* distribution**　検定の際に用いられる分布の 1 つ．確率変数(random variable)X の確率密度関数が

$$f(x)=\frac{\Gamma\left(\frac{n+1}{2}\right)}{\sqrt{n}\,\Gamma\left(\frac{1}{2}\right)\Gamma\left(\frac{n}{2}\right)}\left(1+\frac{x^2}{n}\right)^{-\frac{n+1}{2}}\quad -\infty<x<\infty$$

で表される分布を，自由度(degree of freedom)n の t 分布という．t 分布は自由度 n が無限大になると標準正規分布になる．確率変数 X が自由度 n の t 分布に従うとき，X^2 は自由度$(1,\ n)$の F 分布に従うという関係がある．[1406]

T リンパ球　**T lymphocyte**⇨同T 細胞→115

U

U　uranium⇨同ウラン→333

UAE　uterine artery embolization⇨同子宮動脈塞栓術→1253

UC　ulcerative colitis⇨同潰瘍性大腸炎→459

UCG　ultrasound cardiography⇨同心エコー法→1507

UDCA 療法　ursodeoxycholic acid therapy；UDCA therapy⇨同ウルソデオキシコール酸療法→333

UGDP　University Group Diabetes Program　アメリカの大学グループ糖尿病研究プログラム．1970年にスルホニルウレア(SU)剤による心血管死の増加に関する研究を報告した．その後，多くの反論やUGDPの研究方法の不備も指摘され，1979年にアメリカ糖尿病学会が，成人糖尿病の治療の第一は食事療法であり，食事療法・運動療法で治療不可能な患者に限って，はじめて経口血糖降下薬やインスリン注射を使用すべきとして決着をみた．[418]

UIBC　unsaturated iron binding capacity⇨同不飽和鉄結合能→2569

UICC　〔L〕Unio Internationalis Contra Cancrum⇨同国際対癌連合→1087

UMIN　University hospital Medical Information Network；UMIN　［大学病院医療情報ネットワーク，ユーミン］　大学病院医療情報ネットワーク University hospital Medical Information Network の略．もともとは全国42の国立大学病院が情報の相互提供，交流の促進，共同作業による各大学の負担軽減，共同研究支援，医療データ標準化と各種統計収集などを目的に構築したコンピュータネットワーク．現在では，すべての医学・医療関係者が利用可能な，インターネットによるwww主体の研究教育の情報インフラストラクチャーに発展．提供されるサービスは，①研究〔学会情報，助成など公募情報，教職員・学生公募情報，医療・生物学系電子図書館(ELBIS)，インターネット医学研究データセンター(INDICE)〕，②教育(電子教材・資料，教育評価，教育のための情報提供・交流支援，臨床研修支援)，③総合(情報提供・検索，情報提供支援，情報交流支援)，④診療〔診療マニュアル，医薬品(医療材料)情報，看護情報，各種マスター検索〕，⑤大学病院業務などである．[1418]

UMLS　unified medical language system　アメリカの国立医学図書館が中心となり，多大学との共同プロジェクトとして開発が進められている統合医学言語システム．MeSH，SNOMED CT，LOINC，ICD-9-CM などの用語体系を統合するメタシソーラスにより医学概念の統一的な表現の基礎を確立し，医学文献，患者症例データベース，エキスパートシステムなどの知識資源への自動アクセスを可能とすることを目標としている．[1387]

UNCED　United Nations Conference on Environment and Development⇨同国連環境開発会議→1095

UPP　urethral pressure profile⇨同尿道内圧曲線→2256

U/P 比　urine/plasma ratio⇨同尿-血漿濃度比→2246

URI　upper respiratory infection　［上気道感染］　上気道感染 upper respiratory infection の略．鼻腔，咽頭，喉頭，気管にウイルスや細菌の感染によって起こる炎症．[953]　⇨参気道〔内〕感染→696

URL　Uniform Resource Locator　インターネット上に存在する情報資源を特定するための記述方式．World Wide Web(www)の Web ページを指定するためによく利用される．スキーム名とスキームごとに規定された記述で構成される．Web ページの指定の場合は，スキーム名は http または https となり，「http://ex.example.org/exdirectory/exfile」のように，情報が保存されているホスト名と，ファイルへのパスなどの情報へのアクセスの詳細が記述される．[1387]

US　ultrasound⇨同超音波→2001

USP　United States Pharmacopoeia⇨同アメリカ薬局方→182

USPHS　United States Public Health Service⇨同アメリカ公衆衛生局→181

UTI　urinary tract infection⇨同尿路感染症→2259

UV　ultraviolet〔light〕⇨同紫外線→1227

UV 感受性　UV-sensitivity⇨同紫外線感受性→1227

U 波　U wave　心電図で，T 波のあとに認められる緩やかな波形．T 波と同じ高さか，あるいはそれより高い場合，T 波と融合して全体としてドーム型を示す場合，肢誘導や左側胸部誘導にも著明に認められる場合，陽性 T 波に続く U 波が陰性である場合などには異常 U 波と判断される．健常者でも右側胸部誘導に記録されることが多い．U 波の成因は必ずしも明確ではないが，異常 U 波は低カリウム血症，心筋虚血，ジギタリスやキニジン硫酸塩水和物の投与などでしばしば認められる．[1524]

V

V　voltage　電圧 voltage の略号.[182,56]　⇨参電圧→2073

$\dot{V}$　volume per unit of time　時間単位あたりの容積.

V　vanadium⇨同バナジウム→2388

v　volume　［量］ 量 volume の略字.[182,56]

v　vein, venous blood　静脈 vein あるいは静脈血 venous blood の略語.　⇨参静脈→1460

v　velocity⇨同速度→1836

VA　vertebral artery⇨同椎骨動脈→2032

$\dot{V}_A$　alveolar ventilation〔volume〕⇨同肺胞換気量→2352

VAC 療法　vacuum assisted closure therapy⇨同陰圧閉鎖療法→289

VAHS　virus-associated hemophagocytic syndrome⇨同ウイルス関連血球貪食症候群→313

VAMP 療法　VAMP therapy　多剤併用化学療法の1つで，使用する薬剤の頭文字をとった呼称．急性リンパ性白血病の治療として行われる．ビンクリスチン硫酸塩(V)，メトトレキサート〔アメトプテリン(A)〕，メルカプトプリン水和物(M)，プレドニゾロン(P)を用いる.[1495]

VAP　ventilator-associated pneumonia⇨同人工呼吸器関連肺炎→1539

$\dot{V}_A/\dot{Q}$⇨同換気/血流比→574

VAS テスト⇨同胎児音響振動刺激試験→1868

VAT　ventricular activation time⇨同心室内興奮到達時間→1552

VATS　video-assisted thoracic surgery⇨同ビデオ補助下胸部手術→2460

VA シャント　ventriculoatrial shunt⇨同脳室心房シャント→2300

VC　vital capacity⇨同肺活量→2330

VCAM-1　vascular cell adhesion molecule-1　［**CD 106, INCAM-110, ヴイカム-1**］　サイトカイン刺激により，血管内皮細胞上に発現するリンパ球接着機能をもった接着分子．免疫グロブリン(Ig)スーパーファミリーに属する分子で，7つの免疫グロブリン様領域をもち，β インテグリンの一種である VLA-4(very late antigen-4, CD 49 d/CD 29)をリガンド(タンパク質と特異的に結合)とし，それを発現しているリンパ球，単球，好酸球との接着に関与している．白血球の炎症局所への浸潤に関与し，また T リンパ球の抗原特異的活性化の際の補助刺激シグナル co-stimulatory signal を伝える．現在，VCAM-1 が高値を示す病態として，動脈硬化，移植後拒絶反応，関節リウマチ，サルコイドーシスが報告されている.[13]

V

VCG　vectorcardiogram⇨同ベクトル心電図→2624

$\dot{V}_{CO_2}$⇨同炭酸ガス排泄量→1937

V_D⇨参生理学的死腔→1710

VDD⇨同R 波抑制 P 波同期型心房ペーシング→105

vdS　［**就寝前服用**］　内服薬の用法で就寝前のこと．ドイツ語の vor dem Schlafen の略．医師が医薬品を処方する場合に，処方箋などに記載する略号.[530]

VDT 作業による障害　health hazard due to visual display terminal (VDT) work　VDT (visual display terminal, 視覚表示装置)作業に伴う視覚系，筋骨格系，精神神経系への負担から起こる不快な症状．モニター画面(ブラウン管や液晶)からの眼による情報の読み出し，キーボードやマウスなどを使っての手指からの情報の入力の2方向性の作業からなる作業を VDT 作業という．眼，腕，手に対する負担が大きく，眼精疲労，頸肩腕症候群，手首の腱鞘炎などが起こりやすい．文章作業やデータの入力(単純入力作業)や受注，予約，照会業務(拘束型作業)など単純であるが時間に追われたり，個人の独創性が発揮できない作業内容の場合には，精神的な負担も大きく特に配慮が必要となる．VDT 作業者の心身の負担を軽減し，作業者が支障なく VDT 作業ができるように，2002(平成 14)年に新しい「VDT 作業における労働衛生管理のためのガイドライン」が策定された．1日4時間以上となる単純入力作業，拘束型作業に該当する最も厳しい作業区分 A については，他の作業を組み合わせるなど1日の連続 VDT 作業時間を短くし，一連続作業時間が1時間をこえないようにし，間に 1-2 分程度の小休止を 1-2 回とり，連続作業の間に 10-15 分の作業休止時間を設けることとしている．他の作業区分においても同様に，VDT 作業の負担が大きくならないよう指導するとしている.[1603]　⇨参職業性頸肩腕障害→1471

VDT 症候群　visual display terminal syndrome；VDT syndrome　［**テクノストレス眼症**］　VDT 作業に従事する人にみられるさまざまな症状の総称．眼症状に限っていえば，テクノストレス眼症とも呼ばれる．VDT は visual display terminal の略で，パソコン，ワープロ，テレビゲームなどの端末表示装置を指す．視力低下，眼乾燥感，調節障害，眼精疲労，頭痛，肩こりなどのほか，さまざまな精神神経症状を訴える．コンピュータの普及に伴って患者が増加している．適度な休憩をはさむ，眼の乾燥を軽減するために端末の位置を目線より下にするなど，適切な作業環境の調整が必要である.[1153]　⇨参キーパンチャー病→663

VE　videoendoscopic examination of swallowing⇨同嚥下内視鏡検査→377

$\dot{V}_E$　minute ventilation⇨同分時換気量→2605

VEDP　ventricular end-diastolic pressure⇨同心室拡張終期圧→1548

VEDV　ventricular end-diastolic volume⇨同心室拡張終期容積→1548

VEMP 療法　VEMP therapy　多剤併用化学療法の1つで，使用する薬剤の頭文字をとった呼称．急性リンパ性白血病や悪性リンパ腫の治療として行われる．ビンクリスチン硫酸塩(V)，シクロホスファミド〔エンドキサン®(E)〕，メルカプトプリン水和物(M)，プレドニゾロン(P)を用いる.[1495]

VF　ventricular fibrillation⇨同心室細動→1549

VIP 産生腫瘍　VIPoma⇨同ヴェルナー・モリソン症候群⇀319

Vi 抗原　Virulence antigen；Vi antigen　サルモネラ *Salmonella*〔属〕細菌(*S.* serotype Typhi，Paratyphi C，Dublin の 3 血清型)やシトロバクター・フロインディ *Citrobacter freundii* の一部の菌がもつ莢膜抗原で，病原性 virulence にちなんで Vi 抗原と呼ばれる．*N*-アセチルガラクトサミンウロン酸の重合体である．[324]

VLCD 療法　very low calorie diet therapy；VLCD therapy ［**超低エネルギー食療法**］ 高度の肥満症治療のための厳格な食事療法．通常入院にて行い，標準体重当たり 10 kcal 以下とする半飢餓療法で，5-8 kg/月の体重減少が期待されている．フォーミュラ食(超低エネルギー食)を用いることが多く，タンパク質，ビタミン，電解質は十分に補給されるが，糖質，脂質は極度の制限となる．副作用として，ケトン血症，高尿酸血症などがある．[418]

VLDL　very low density lipoprotein⇨同超低密度リポタンパク質⇀2017

VMA の測定⇨同バニリルマンデル酸測定法⇀2390

VNTR 多型　VNTR(variable number of tandem repeat) polymorphism ［**ミニサテライト**］ VNTR とは染色体の多数の座位に存在する類似の反復配列(ミニサテライトともいう)のことで，その数(可変性直列型反復配列数 variable number of tandem repeat)に応じて高い多型性を示す．10 数塩基以上の基本単位からなる直列型の反復配列で，異同識別(個人識別)や遺伝子疾患の連鎖解析に利用される．反復配列の中に認識配列がない制限酵素を用いて DNA を切断し，アガロースゲル電気泳動後，ゲル中の断片 DNA をメンブレンに転写し，サザンブロット法 Southern blotting で検出する．アルカリホスファターゼ標識プローブでも同位元素に相当するほどの感度を示す．[1271]

$\dot{V}_{O_2}$⇨同酸素消費量⇀1210

$\dot{V}_{O_2max}$　maximal oxygen intake⇨同最大酸素摂取量⇀1162

VOO⇨同固定型心室ペーシング⇀1121

VP　venous pressure⇨同静脈圧⇀1460

VPD　vaccine preventable diseases　VPD(vaccine preventable diseases)とはワクチン(予防接種)によって予防できる疾患のこと．感染症はワクチンで防いでしかるべきという考え(社会全体での免疫の獲得)のもと，現在の日本では，結核(BCG)，麻疹(はしか)，風疹，ジフテリア，日本脳炎などさまざまなワクチンの定期接種が導入されている．日本での予防接種は定期接種(全額が地方自治体負担)と任意接種(全額が自己負担，一部は公費負担があり)に分けられ，医療費抑制などの理由により B 型肝炎，Hib(インフルエンザ菌 b 型)，インフルエンザ，流行性耳下腺炎(おたふくかぜ)，水痘，A 型肝炎などのワクチンは任意接種となっている．社会全体での免疫獲得のために，ワクチン接種の公費負担拡大が望まれている．

VPR　volume-pressure response⇨同容積圧反応⇀2873

VP シャント　ventriculoperitoneal shunt；V-P shunt ［**脳室腹腔短絡術**］ 水頭症に対して行われる種々の短絡術(シャント術)の1つ．脳室から腹腔にシャントチューブを通し，髄液を腹腔に流す手術．合併症が少なく，最近最も頻回に行われる短絡術．[791] ⇨参脳室腹腔シャント⇀2300

VP 療法　VP therapy　急性リンパ性白血病の基本となる治療法で，使用する薬剤の頭文字をとった呼称．ビンクリスチン硫酸塩(V)，プレドニゾロン(P)を用いる．[1495]

VSD　①心室中隔欠損 ventricular septal defect の略語．②実用上安全量 virtually safe dose も VSD と略して薬物情報や投薬処方で使われることがある．[319] ⇨参心室中隔欠損症⇀1551

VSP　ventricular septal perforation⇨同心室中隔穿孔⇀1552

V_T⇨同一回換気量⇀253

VT　ventricular tachycardia⇨同心室頻拍⇀1553

VTR　videotape recording ［**ビデオテープ収録法**］ X 線テレビジョンのモニターに入る像の信号をビデオテープレコーダーに記録する方法．X 線映画に似ているが即時再現できる点が診断上便利である．[264]

VUR　vesicoureteral reflux⇨同膀胱尿管逆流⇀2666

V-W 変異　V-W transition(variation)　チフス菌，パラチフス菌，シトロバクター *Citrobacter* には，莢膜抗原の一種である Vi 抗原が存在する．このような菌は V 型菌と呼ばれるが，この抗原を失った変異株(W 型菌)が現れることがある．このような変異を V-W 変異といい，可逆的な変異である．[324]

VX 中毒　VX poisoning　VX は代表的な神経ガスの 1 つ．化学兵器，有機リン化合物で，抗コリンエステラーゼ作用により，呼吸や皮膚から体内に吸収されると激しい嘔吐，眼痛，頭痛，縮瞳，痙攣，さらに呼吸困難から死に至ることもある．治療には呼吸管理下でアトロピン硫酸塩水和物，オキシム剤(プラリドキシムヨウ化物，トキソゴニンなど)の単独または併用投与．[1013] ⇨参サリン中毒⇀1196

V-Y 形成術　V-Y plasty⇨同V-Y 皮弁⇀119

V-Y 前進術　V-Y advancement⇨同V-Y 皮弁⇀119

V-Y 皮弁　V-Y flap ［**V-Y 形成術，V-Y 前進術**］ 局所皮弁の1つ．V 字型に切開挙上した皮弁を Y 字型に縫合することにより前進させる．[1246]

●V-Y 皮弁

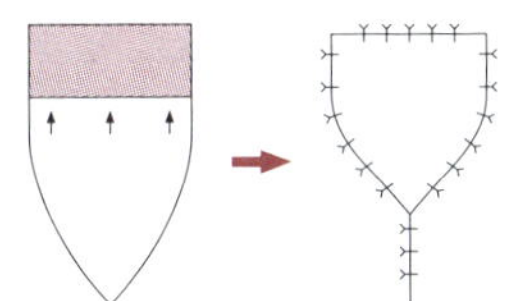

***V* 遺伝子**　*V* gene ［**V 領域遺伝子，可変部遺伝子**］ 免疫グロブリン(抗体分子)あるいは T 細胞受容体の N 末端部にある可変部領域〔V(variable)領域〕をコードする遺伝子群．V 領域は多数の *V* 遺伝子断片とそれよりは数が少ない J(joining)領域遺伝子断片からなり，定常領域をコードする遺伝子群と多様な組換えをすることによって，膨大な種類の免疫グロブリンあるいは T 細胞受容体をつくることができる．[1439] ⇨参可変部〔領域〕⇀546

V 因子　factor V　ある種のヘモフィルス *Haemophilus* 属の細菌の発育に必須の物質．化学的にはニコチンアミドアデニンジヌクレオチド(NAD)．易熱性で，

121℃，30分の熱処理で破壊される．[324]

v波　**v wave**　頸静脈波曲線において右房の充満に関連した波形のこと．頸静脈波は，心房収縮に関連したa波，右房の弛緩や三尖弁輪の下降に関連したx下降，右房の虚脱に関連したy下降からなる．三尖弁逆流の際にはv波が増高し，x下降が浅くなる．三尖弁逆流が非常に高度になると頸静脈波曲線が右室圧曲線に似てくる現象が出現する．[1591] ⇨参頸静脈波→861

Vマックス⇨同活動電位最大立ち上がり速度→532

V領域　**V region**⇨同可変部〔領域〕→546

V領域遺伝子　**V segment gene**⇨同*V*遺伝子→119

W

W 〔D〕Wolfram⇨同タングステン→1935

WAIS-R Wechsler adult intelligence scale-revised ［ウェイス・アール］ アメリカのウェクスラー David Wechsler(1896-1981)が開発した成人用の個別式知能検査．1981 年に改訂され，WAIS から WAIS-R(現在では WAIS-Ⅲが標準化され発売)となった．この検査では 6 項目の言語性下位検査(知識，数唱，単語，算数，理解，類似)と，5 項目の動作性下位検査(絵画完成，絵画配列，積み木模様，組み合わせ，符号)の計 11 項目の下位検査で構成されており，全検査 IQ，言語性 IQ，動作性 IQ を算出することができる．なお，WAIS-R の適用範囲は 16-74 歳(WAIS-Ⅲでは 16-89 歳)までであり，児童版としては WISC-Ⅲ(7-16 歳)が使用されている．[614] ⇨参ウェクスラー成人知能検査→317

WAIS 知能検査⇨同ウェクスラー成人知能検査→317

WBC white blood cell⇨同白血球→2379

WB チューブ WB tube ［EOA 咽頭カフタイプ］ 食道閉鎖式エアウェイのうち EOA 咽頭カフタイプと呼ばれるもので，咽頭バルーンと食道バルーンの 2 つのバルーンを有し，その間に側孔をもつ構造となっている．咽頭を閉塞し，食道の逆流を防いでいる．チューブに直接バッグをつなぎ，側孔より換気が行えるようになっている．救急救命士によって最もよく使用されている院外心停止の気道確保用器具の 1 つ．[1616] ⇨参食道閉鎖式エアウェイ→1482，来院時心肺停止→2890

WDHA 症候群 WDHA syndrome⇨同ヴェルナー・モリソン症候群→319

web サイト⇨同ホームページ→2686

web ページ⇨同ホームページ→2686

WECPNL weighted equivalent continuous perceived noise level わが国における航空機騒音の環境基準の評価単位．騒音の強度，飛行回数，発生時間帯などの要素を考慮して算出される．現在の環境基準は，住宅地では 70 以下，それ以外で生活を保全する必要がある地域では 75 以下とされる．最近，この評価単位の問題点が指摘され，国際的には騒音エネルギーに基づく等価騒音レベル(L_{Aeq})が評価指標となってきており，わが国でも検討が始まった．[119]

WHO World Health Organization⇨同世界保健機関→1712

WHO 3 段階除痛ラダー⇨同癌疼痛治療ラダー→644

WHO 癌疼痛治療法 WHO analgesic ladder for the management of cancer pain WHO が 1986 年に提唱した癌性疼痛に対する薬物治療ガイドライン．このガイドラインに沿った薬物治療によって癌性疼痛の 80-90% は改善するといわれている．適切に運用するための 5 つの基本原則がある．①経口的に by mouth：投与経路はなるべく患者の負担が少ない経路から選択すべきである．一般的な優先順位は，1)経口投与(内服)，2)経直腸投与(坐薬)，3)静注または皮下注(注射剤)．②時間を決めて定期的に by the clock：癌性疼痛は持続痛と間欠的な痛みの組み合わせであり，鎮痛薬は疼痛の原因を減少するわけではないため，頓用のみの対処ではいずれ鎮痛効果が消失して疼痛が出現する．したがって定期投与による切れ目ない鎮痛が望ましい．③除痛ラダーに沿って by the ladder：痛みの強さに応じて適切な鎮痛薬を選択すべきである．第 1 段階では非オピオイド鎮痛薬〔NSAIDs(非ステロイド系抗炎症薬)やアセトアミノフェンなど〕を弱い痛みに対して使用する．非オピオイド鎮痛薬は第 2，3 段階でも併用となるが，強い副作用が予想される場合には省いてよい．第 2 段階では中等度の痛みに対して弱オピオイド鎮痛薬(コデインリン酸塩など)，第 3 段階では強い痛みに対して強オピオイド鎮痛薬(モルヒネ，フェンタニル，オキシコドンなど)を使用する．④患者ごとの個別的な量で for the individual：鎮痛薬の効果は個人差が著しく，また同一人物でも全身状態や状況によって鎮痛効果は異なる．鎮痛薬の至適投与量とは副作用が最小に抑えられたうえで最大限の鎮痛効果が得られる投与量のことであり，それに向かって調整を行う必要がある．⑤細かい配慮を行う with attention to detail：以上の 4 つの原則を守って鎮痛薬を投与しても実際には鎮痛効果や副作用の程度はそれぞれ異なるため，患者に合わせた細かい配慮が重要である．[1460,1396] ⇨参癌疼痛治療ラダー→644

WHO 高血圧重症度分類 classification of blood pressure level defined by WHO/ISH ［高血圧重症度分類《WHO》］ 1999 年に世界保健機関(WHO)と国際高血圧学会(ISH)の合同委員会が提唱した高血圧の重症度の分類．血圧レベルは，120/80 mmHg 未満を至適血圧値，130/85 mmHg 未満を正常血圧値と定義している．高血圧は血圧のレベルによりグレード 1-3 に分類している．さらに血圧のグレードと患者の予後に影響を与える危険因子を組み合わせて，低，中，高，超高リスクの 4 段階のリスクに層別化している．降圧目標値は 60 歳未満・糖尿病合併で 130/85 mmHg 未満，60 歳以上で 140/90 mmHg としており，血圧レベルとリスクレベルによってそれぞれ異なった治療方法，管理方法が推奨されている．降圧薬の選択に関しては，合併症を考慮した選択指針が挙げられている．[618,438] ⇨参高血圧症→993

WHO コード WHO code⇨同ミネソタコード→2770

WISC Wechsler intelligence scale for children⇨同ウェクスラー児童用知能検査→317

WPW 症候群 ⇨同ウォルフ・パーキンソン・ホワイト症候群→322

WWW world wide web⇨同ワールドワイドウェブ→3006

W 形成術 W-plasty ［W プラスティ］ 術後瘢痕の形態が W 型や変形 W 型を並べたような形となるように作図し縫合する縫合術．主に顔面の線状瘢痕に対しよい適応となる．また軽度の瘢痕拘縮の除去や瘢痕をジグザグにして目立たなくしたり，陥凹瘢痕の修正などにも使用される．特に顔面のしわの線と平行方向に瘢痕の線が沿うようなジグザグ瘢痕を作図し縫合する．[688]

W 染色体⇨参Z 染色体・W 染色体→128

W プラスティ⇨同W 形成術→121

X

Xe　xenon⇨同キセノン→689

Xg〔式〕血液型　Xg blood group system　血液型の1つで，X染色体上に Xg^a 遺伝子の座があるもの．日本人のXg(a+)型の発生頻度には性差がみられ，男性が約70%，女性は約90%．[860]

XML　extensible markup language　Web上のデータ記述言語であるHTMLのように表示上の装飾やレイアウト情報を埋め込むのではなく，氏名，住所，目次，本文といったデータのもつ意味構造に関する情報をデータ中に <...> …… </...> で囲まれたタグと呼ばれるマークを埋め込むこと(markupという)により記述するための言語．標準化団体ワールド・ワイド・ウェブ・コンソーシアム World Wide Web Consortium(W3C)で規格化されている.例えば氏名であれば <氏名> 田中一郎 </氏名> のように記述することができる．アメリカ国防総省などの公文書フォーマットとしても採用されていたマークアップ言語SGML(standard generalized markup language)の規格を簡略化し，インターネット上のデータ交換にも使用しやすいよう改良したものがXMLといえる．XMLの規格は，個別の利用場面におけるデータ項目に対応するタグ(例えば氏名に < 氏名 > を使うか <name> を使うか)や，データ構造(氏名をさらに姓と名に分けるか)などは取り決めていない．したがって個々の利用目的ごとにそれを決めることが必要で，その取り決めごとはXMLスキーマと呼ばれる文法で記述するのが一般的になりつつある．最近ではインターネット上のコンピュータ間のデータ交換だけでなく，各種データベースのデータや文書データの標準的な記述言語として広く採用されており，ワードプロセッサや表集計ソフトウェアでもXML形式でデータを入出力できるものが増えている．医療分野でもいろいろな利用場面ごとにXMLに基づいてデータを記述する規格が策定され使用されており，例えば2008(平成20)年度から始まった特定健康診査でのデータ標準形式や電子的な診療情報提供書データの規格などに採用されている．[248]　⇨参HTML→62

XO症候群　XO syndrome⇨同ターナー症候群→1852

$\bar{x}$-R管理図　$\bar{x}$-R control chart　［二重管理図］　臨床検査の内部精度管理に広く利用されている図．もともと工業生産における品質管理のため考案されたデータ図であるが，日常臨床検査現場での検査精度管理のために汎用されている．管理試料(プール血清や管理血清など)を日常の検査系にランダムに n 回(通常は2回/日または/測定バッチ)挿入，測定する．測定値の算術平均 $\bar{x}$ と差の範囲 R を日常的に算出し，横軸の測定日に対して連続的にプロットしたそれぞれの図を $\bar{x}$ 管理図と R 管理図と呼び，両者を合わせて $\bar{x}$-R管理図という．$\bar{x}$ の変動は測定日間の測定値のばらつきの度合い(日差変動)を表し，R の変動は測定日内の測定値のばらつきの度合い(日内変動)の指標となる．すなわち，$\bar{x}$-R管理図をモニターすることにより検査法の系統誤差と偶発誤差を管理し，検査の精密度(いつ測定しても同じ値を示すこと)を保つことができる．なお，管理試料に厳密に値づけされた標準試料を用いれば，$\bar{x}$ の値は検査値の正確度(真の値にどれだけ近いか)の目安になる．[1045]　⇨参精度管理《臨床検査の》→1701，外部精度評価→454

●$\bar{x}$-R管理図の例

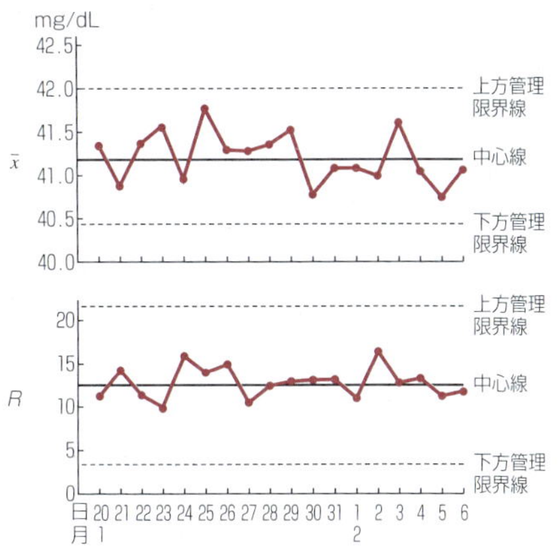

XT　exotropia⇨同外斜視→437

XXXX/XXXXX　X染色体を4個または5個もつX染色体を過剰に有する女性．X染色体の数が多いほど知的障害の程度が高いとされる．言語発達の遅れや二次性徴不全などがみられ，身体的にも異常や奇形を伴うことがある．[1293]　⇨参XXXX症候群→123，XXXXX症候群→123

XXXXX症候群　XXXXX syndrome　性染色体異常の1つ．49,XXXXXの核型をもつ女性．臨床症状として発育障害，知的障害を認め，その他，両眼隔離，眼裂斜上，内眼角贅皮，鼻根部扁平，短頸，橈尺骨融合，第5指内彎，動脈管開存症などの先天性心疾患を高率に伴う．報告例は少なく発生頻度などについては不明であるが，染色体分析および口腔粘膜のXクロマチンの観察で診断が可能である．[1293]　⇨参性染色体異常→1689

XXXXY症候群　XXXXY syndrome　性染色体異常の1つ．49,XXXXYの核型をもつX過剰男性．クラインフェルター Klinefelter症候群の範疇に属すると考えられていたが，その臨床像から今日では独立した疾患単位とされている．斜視，両眼隔離，眼裂斜上，内眼角贅皮，鼻根部扁平，外性器発育不全を特徴とし，先天性心疾患を伴う場合がある．精神発達は重度から軽度の遅滞を認めることが多いが，正常例も報告されている．[1293]　⇨参性染色体異常→1689

XXXX症候群　XXXX syndrome　［テトラX症候群］

性染色体異常の1つ．48,XXXXの核型をもつ女性．臨床像はさまざまで，知的障害および言語発達遅滞を認めることがあるが，正常知能をもつ例も報告されている．身体発育は個人差があり，月経異常を認めることもある．成立機序としては24,XX卵子と24,XX精子または25,XX卵子と23,XX精子による場合が多いと考えられている．[1293] ⇨参性染色体異常→1689

XXX症候群 XXX syndrome ［**トリプルX症候群**］ 性染色体異常の1つ．47,XXXの核型をもつ女性．特徴的な臨床所見は認めないが，思春期以降，性腺機能不全を伴う場合がある．精神発達はほぼ正常範囲内で，結婚し正常児を出産している例もみられる．染色体異常の成立機序としては，減数分裂時の染色体不分離の結果24,XX卵子が生じ，これに23,X精子が受精した場合が多いとされている．[1293] ⇨参性染色体異常→1689

XXY症候群 XXY syndrome⇨同クラインフェルター症候群→822

XX男性 XX male 身体的特徴は一見，正常男子であるが，性染色体が女性型(XX)を示すもので，1964年にチャペルChapelleらによってはじめて報告された．男性二次性徴が欠如し，外陰部発育不全を示し，発見の契機としては不妊症の精査中に見つかるものが最も多い．病因の1つとしては，Y染色体短腕上に存在する精巣決定因子の機能をもつ遺伝子が，X染色体短腕上に転座することによって男性型になると考えられている．[474]

XYY症候群 XYY syndrome ［**YY症候群**］ 性染色体異常の1つ．Y染色体を1個過剰にもつ男性で核型は47,XYYを基本とする．その他XXYY，およびXY/XYYのモザイクを示す例がある．身長が著しく高いことが特徴で，軽度の知的障害を伴う場合がある．犯罪者集団にその出現頻度が高いことが報告されているが，社会適応している例もある．[1293] ⇨参性染色体異常→1689

XY〔型〕 XY〔type〕 性を決定する性染色体構成を示す．雄性配偶子にはX型またはY型の精子があるが，雌性配偶子はすべてX型の卵子である．したがってXY型を生じるのはY型精子が雌性配偶子に受精したときのみで，表現型は男子となる．X型精子が受精した場合はXX型の女子となる．このような雄ヘテロ型の性決定様式はヒトを含む哺乳類に広くみられる．[1293]

XY型性腺異形成⇨同XY型性腺形成異常→124

XY型性腺形成異常 XY gonadal dysgenesis ［**XY型性腺形成不全症，XY型性腺異形成**］ 精巣の分化障害により生ずる両側性腺の著しい形成不全症．きわめてまれな病態で染色体は46,XYのほか，45,X/46,XYなどのモザイク，Y染色体構造異常が認められている．46,XY型のものは純〔粋〕型性腺形成異常pure gonadal dysgenesisと呼ばれ，両側性腺は索状構造(線条性腺)で高率に悪性腫瘍が発生することで知られている．外性器系は女性型で，子宮，卵管を有する．[1431]

XY型性腺形成不全症⇨同XY型性腺形成異常→124

XY女性 XY female 性染色体がXYでありながら性器を含めて女性型を示す疾患．人間が男になるか女になるかは，性染色体の組み合わせによって決まる．XYは男性，XXは女性となる．しかし染色体はXYでありながら，性決定遺伝子(*SRY*遺伝子)に異常などがあると，性腺(精巣，卵巣のもと)は精巣に発達せず，内性器も子宮，卵管，腟などが形成され，表現型(見た目に表れる性)は女性になる．性腺は卵巣に類似するが，女性ホルモンの分泌や排卵は起こらず，原発性無月経で二次性徴の発達も悪く，妊娠は不可能である．ただし卵子の提供を受ければ妊娠出産は可能と海外で報告されている．[998] ⇨参クラインフェルター症候群→822，性腺形成不全→1689

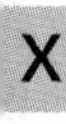

X因子 factor X ［**Xファクター**］ ヘモフィルス *Haemophilus*〔属〕中の菌種(インフルエンザ菌 *H. influenzae*，ヘモフィルス・ヘモリティカス *H. haemolyticus*，軟性下疳(げかん)菌 *H. ducreyi*)の発育因子で，化学的にはヘミンhemin．ヘモフィルス〔属〕の細菌は発育のために血液中の成分であるX因子とV因子(NAD)の両方またはどちらか一方を必要とする．[324]

X関連遺伝 X-linked inheritance⇨同伴性遺伝→2412

X脚 knock-knee⇨参外反膝→452

X症候群⇨同シンドロームX→1593

X線 X-ray ［**レントゲン線**］ レントゲンWilhelm C. Röntgen(1845-1923)により1895年に発見された一種の電磁波．陰極線が高速で物質に衝突阻止されると，その運動エネルギーの一部がX線を発生する．物質透過作用，蛍光作用，写真作用，電離作用，化学作用，生物学的作用などがある．医学的にはその透過，吸収の差を利用して診断を行い，生物学的作用で治療を行う．〔**透過作用**〕X線が物質を透過するときの減弱の程度はX線の波長，物質の厚さ，密度，原子番号に依存する．胸部を例にとれば，肺(空気)，心臓(水)，骨(カルシウム，リン)の順序で透過X線量は減ずる．すなわち，胸部X線写真で肺は「黒く」，骨は「白く」，心臓はその中間の濃度で現れる．〔**蛍光作用**〕X線はタングステン酸カルシウムや希土類蛍光体に当たると蛍光を発する．蛍光板，増感紙はこの作用を利用したもの．〔**写真作用**〕X線は感光乳剤(ハロゲン化銀)を感光させる．被写体を透過したX線量の差がフィルム上に写真コントラストとして現れたものがX線写真．〔**生物学的作用**〕放射線のうち電離作用をもつ電離電磁波や電離粒子線は，細胞死や分裂阻害をもたらしたり、発癌などにつながることがある．〔**人体への影響**〕放射線の照射によって人体に障害をおこすことがあり，その内容は照射量，被曝時間などによって異なる．〔**防護・防護用具**〕放射線作業従事者，被検者は，放射線の利用にあたり，被曝線量限度をこえないよう安全管理が重要である．①防護用エプロン，手袋：鉛を含むビニル製や鉛ゴム製で，透視検査などには必ず着用しなければならない．②含鉛ゴム：被検者の性腺，散乱線の防護などに使用される．③鉛ガラス：鉛を含んだ透明ガラスで，蛍光板の後ろや操作室ののぞき窓などに用いられる．[264] ⇨参電離放射線→2090，放射線障害→2673，放射線防護→2676

X線の硬さ hardness of X-ray X線の比較的透過力を表す言葉．一般にX線の波長が短いことを「硬い」と表現し，X線透過性が強いことを意味する．反対に波長が長く，透過性が弱いことを軟X線と表現する．[264] ⇨参軟X線撮影→2197，軟線→2200

X線CT⇨同CT→37

X 線映画撮影⇨同X 線シネ撮影→125

X 線解剖学⇨同放射線解剖学→2672

X 線拡大撮影法 magnification radiography, enlargement radiography ［**拡大撮影法**］ 被写体(患者)とフィルムとの距離を離して X 線像を拡大させて行う X 線撮影法. ふつうの大きさの焦点では像がぼけるので, 幾何学的なぼけが少なくなるように微小焦点 X 線管を用いる. 骨・胸部撮影や血管造影などに応用される. 高分解能 CT の出現などで, あまり利用されなくなった.[264]

X 線管 X-ray tube タングステン(W)フィラメントの陰極と, 回転するタングステン円板の陽極の入っている大型の真空管. 陰極を白熱状態に熱すると, 陰極から電子流が放出され, それらが陽極の表面に高速で衝突するとき X 線を発生する. 陽極は, X 線が撮影する物体のほうへ向かうよう設計されている. X 線管は目的によっていろいろなデザインのものがつくられている. 低管電圧の X 線管では, 陽極はタングステン(W)ではなくモリブデン(Mo)である. 陽極の高熱を消散させるため, 近年は固定陽極管にかわって回転陽極管が用いられている.[264] ⇨参回転陽極 X 線管→447

X 線癌⇨同放射線誘発癌→2677

X 線間接撮影法⇨同間接撮影法→625

X 線グリッド⇨同グリッド→829

X 線検査 X-ray examination, X-ray test X 線を用いて行う検査法の総称. X 線テレビジョンを含む蛍光像によって診断する透視診断法と, 撮影された X 線写真について検討する写真診断法の 2 つに大別される. またさまざまな単純撮影法および特殊撮影法と, 造影剤を使用する造影検査法がある.[264]

X 線骨盤計測 roentgen pelvimetry⇨同骨盤 X 線計測法→1116

X 線撮影装置 radiographic apparatus, X-ray equipment X 線撮影に必要な一連の装置の総称. X 線発生装置, X 線管, X 線管保持装置, 撮影または透視装置からなる.[264]

X 線撮影法 radiography, roentgenography ［**直接撮影法, ラジオグラフィー**］ X 線が人体を透過する際の減弱の差を利用し, 画像として描出する方法. 医師または診療放射線技師が医師の指示によって行う.[264]

X 線シネ撮影 cineradiography ［**X 線映画撮影**］ 蛍光増倍管の蛍光像を映画撮影する方法が一般にとられる. 冠動脈造影, 頸部食道, 声帯運動, 排尿運動など各種 X 線検査の動態記録, 再現に利用される.[264]

X 線写真 radiograph, radiogram 被写体を透過するとき部位によって異なる X 線減弱の度合をフィルム上に記録したもの. X 線像は透過像で, 可視光線による投影像とは異なり, 内部構造を示すという基本的な差がある. X 線診断学的によい写真は適当な黒化度で, すぐれたコントラスト, 鮮鋭度が要求される.[264]

X 線宿酔⇨同放射線宿酔→2673

X 染色体 X chromosome 性染色体の 1 つで, 哺乳類では, 正常雄性細胞には 1 個, 正常雌性細胞には 2 個存在. Y 染色体とともに性決定因子となり, ヒトでは XX は雌, XY が雄となる. Y 染色体より大型で多くの遺伝子を担っており, 血友病, 色覚異常, ムコ多糖類代謝異常(ハンター Hunter 症候群), デュシェンヌ Duchenne 型筋ジストロフィーなど多くの伴性遺伝性疾患の遺伝子は, X 染色体上に存在. 雄では X 染色体が 1 個しかないので, X 染色体に異常があると発病するが, 雌では 2 個あるので, 2 個に同時に異常が生じない限り発病することはない.[639]

X 染色体の不活化 X chromosome inactivation ヒトをはじめ哺乳類には, 雄性では XY, 雌性では XX の性染色体があり, 雌では 2 個の X 染色体の両方が発現すると, 産物が余分になり不都合が生じるため, その細胞は父方の X 染色体または母方の X 染色体のどちらかが不活化された細胞が混じり合ったモザイク状態になっている. 各細胞でのどちらか一方の X 染色体の不活化は胚発生期に起こり, この選択は不可逆であるので, 細胞が分裂すると娘細胞に同じ X 染色体の不活化が伝えられる. したがって, 父方か母方の X 染色体不活化の状態は, 体内の細胞の系譜をたどる遺伝的標識として利用される. X 染色体の不活化はライオニゼーションと呼ばれる.[639] ⇨参ライオンの仮説→2890

X 染色体検査 X chromosome test 性染色体の構成は染色体分析によって調べるが, より簡便に X 染色体の数のスクリーニングを行うための検査. X 染色体が 2 個以上あるときは, 機能的な染色体 1 個以外は不活化され分裂間期の核膜近くに濃染される小体(X 染色質 X-chromatin)として観察される. 口腔粘膜細胞を用いて X 染色質の数を調べればその数 + 1 個の X 染色体があることがわかる.[1615]

X 染色体性魚鱗癬 X-linked ichthyosis⇨同胎盤サルファターゼ欠損症→1899

X 染色体不活性化説 X-chromosome inactivation theory⇨同ライオンの仮説→2890

X 線診断法 X-ray diagnosis, roentgen diagnosis X 線の透過作用, 蛍光作用, 写真作用などを利用して可視状態にして行う診断法. 臓器の形や病変は生体外から見ることはできないので, X 線を利用して可視状態をつくり出し, 診断を行う.[264]

X 線造影剤 X-ray contrast medium 検査目的の器官と周囲組織の間に X 線吸収の差がないとき, コントラストをつくり出して診断を行う目的で用いられ, 陽性造影剤と陰性造影剤に分けられる. 陽性造影剤は, バリウムやヨードのように原子番号が大きく, X 線をよく吸収してコントラストをつけるもの. 反対に陰性造影剤には, X 線透過性がよく, 密度の小さい気体(空気, 炭酸ガス)を用いる. 陽性造影剤は, 消化管用の硫酸バリウムや尿路, 心血管造影, 造影 CT などに用いられる水溶性ヨード系造影剤が代表的. ヨード系造影剤は即時型や遅延型副作用を起こすことがあるので, インフォームド・コンセントを得, また緊急時の処置がとれるよう用意しておく.[264]

X 線単純撮影法 plain roentgenography, plain radiography ［**単純 X 線撮影法**］ 特殊な装置や技術を必要とする特殊撮影法や, 造影剤を使用する造影検査法に対して, それらを用いない X 線検査法の総称.[264]

X 線断層撮影法 X-ray tomography, radiographic tomography ［**古典的断層撮影法**］ 体内のある一定の層だけを, 周囲との重なりを避けてフィルムに描出する撮影法. 目的病巣の 1 点を軸に, X 線管とフィルムを一定の関係をもたせながら移動させ, その点を中心と

●おもなX線造影剤とその適応

分類			一般名（商品名）	おもな適応
陽性造影剤	水溶性	イオン性	イオキサグル酸（ヘキサブリックス）	尿路，血管，CT
			アミドトリゾ酸ナトリウムメグル酸（ウログラフイン）	尿路（逆行性），関節，唾液腺，ERCP，PTC
			イオトロクス酸メグルミン（ビリスコピン）	経静脈胆道造影
		非イオン性	イオパミドール（イオパミロン）	尿路，血管，CT
			イオベルソール（オプチレイ）	尿路，血管，CT
			イオメプロール（イオメロン）	尿路，血管，CT
			イオプロミド（プロスコープ）	尿路，血管，CT
			イオヘキソール（オムニパーク）	尿路，血管，脳槽，脊椎腔，CT
			イオトロラン（イソビスト）	脳室，脳槽，脊椎腔，関節
	油性		ヨード化ケシ油脂肪酸エチルエステル（リピオドールウルトラフルイド）	子宮，卵管，リンパ管
	経口剤		硫酸バリウム	消化管
			アミドトリゾ酸ナトリウムメグルミン（ガストログラフイン）	消化管
陰性造影剤			空気，O_2，CO_2	脳室，脳槽，縦隔，後腹膜

する層ははっきりと投影し，他の層はぼかすのが原理である．CTやMRIの普及につれて，従来の断層撮影はほとんど行われなくなった．[264] ⇨参断層撮影法→1947

X線直接撮影法　direct roentgenography, direct radiography　X線間接撮影法に対する用語．間接撮影がレンズやミラーなどの光学系を用いるのに対して，直接撮影法では，フィルム上に直接，像を結ばせる方法で行う．[264] ⇨参間接撮影法→625

X線テレビジョン　roentgen television, X-ray television　蛍光像，特に蛍光増倍管の蛍光像をテレビカメラにとらえモニターに表示する方式．X線透視検査を明室で行うことができ，小手術的手技を伴う各種X線造影法に非常に便利．近接操作だけでなく遠隔操作も可能で，その場合の検者の被曝はゼロになる．また，得られた像の拡大，反転などができ，コントラストも可変で，同時に多人数が数か所で観察できる利点もある．[264]

X線透視検査　X-ray fluoroscopy　患者を透過したX線の強弱を蛍光像にかえて観察する検査法．暗室での蛍光板透視は現在ほとんど行われない．かわりに，蛍光増倍管やX線テレビジョンを用いた明室検査が主になっている．[264] ⇨参X線検査→125，X線診断法→125，X線テレビジョン→126

X線発生装置　X-ray generator　X線管と高電圧発生装置からなる．高電圧発生装置は低圧交流電流を高電圧に変圧して直流に整流する高電圧装置と制御装置からなり，変圧器方式と蓄電器放電方式がある．診断用X線発生装置は，最高電圧150 kV，最高管電流1,000 mA程度のものまである．[264]

X線皮膚炎　X-ray dermatitis⇨同放射線皮膚炎→2676

X線フィルム　X-ray film　X線撮影用フィルムのことで，直接撮影用と間接撮影用がある．直接撮影用X線フィルムはコントラストを上げ，高感度で，ポリエステルシートの透明不燃性ベースの両面にハロゲン化銀粒子を含む感光乳剤が塗布されているが，間接撮影用フィルムは片面乳剤である．一般に用いられる直接撮影用フィルムのサイズは六つ切り，四つ切り，大四つ切り，大角，半切判である．CT，MRI，超音波検査，核医学検査などの画像は，テレビ画面に表示されるが，これらを記録するフィルムも片面乳剤で目的に応じた各種のものがある．その他に歯科用フィルム，ノンスクリーンフィルム（増感紙を使わないで微細構造を観察する目的に使用する）などがある．[264]

X線フィルム観察箱　film viewer⇨同シャウカステン→1344

X線防護用鉛エプロン　X-ray protective lead apron⇨同防護エプロン→2667

X線立体撮影法　X-ray stereography⇨同立体X線撮影法→2926

Xファクター　X factor⇨同X因子→124

X理論　theory X　アメリカの行動科学者マグレガー Douglas McGregor（1906-64）が提唱した管理方法に関する理論の1つ．管理者の人間行動に関する分析が前提で，X理論とY理論がある．X理論とは，人は本来働くことを好まずできるだけ楽に過ごしたいと思い，責任をとりたがらないという考え方に立つ．このような人びとを働かせるには，怠けると罰則を与えるなどの規定を設けることが必要だという理論．X理論と対照的なのがY理論で，いずれもそれぞれに合った管理方法があるとしている．[415] ⇨参Y理論→128

X連鎖遺伝　X-linked inheritance　X染色体上に座位する遺伝子が，その染色体の伝達様式の違いにより形質発現する遺伝形式をいう．X連鎖劣性遺伝病の場合，X染色体の片方に異常をもつ女性では異常形質は示さず保因者となり，正常男性との間に生まれる女子は正常と保因者が半数ずつの確率，また男子では正常と罹患者が半数ずつの確率となる．常に保因者女性が疾患の発端となり，男性から男性への伝播は起こらない．卵子の形成過程で遺伝子に突然変異が起きた場合は母親が保因者でなくても罹患者が出生することがある．このような遺伝形式をとる代表的な疾患には色覚異常，

●X連鎖劣性遺伝形式

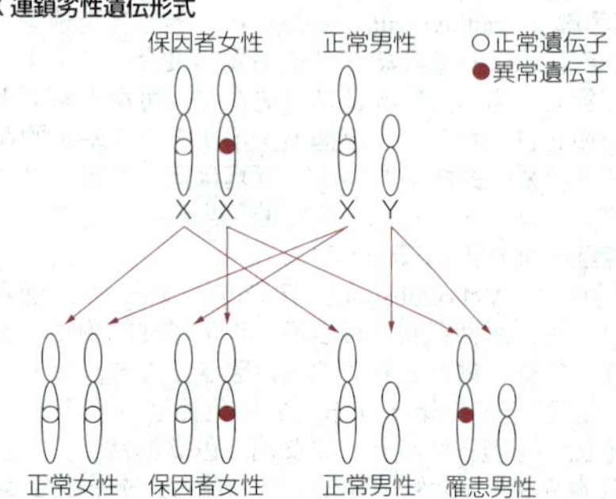

血友病，デュシェンヌ Duchenne 型筋ジストロフィーがある.[1293]

X 連鎖疾患 X-linked disorder⇨同伴性疾患⇀2412

X 連鎖性魚鱗癬 X-linked ichthyosis⇨同胎盤サルファターゼ欠損症⇀1899

X 連鎖性鉄芽球性貧血 ⇨同家族性ピリドキシン反応性貧血⇀515

X 連鎖低 γ グロブリン血症 ⇨同小児伴性低 γ グロブリン血症⇀1450

X 連鎖低リン血症 X-linked hypophosphatemia⇨同家族性低リン〔酸〕血症⇀515

X 連鎖無 γ グロブリン血症 ⇨同伴性無 γ グロブリン血症⇀2412

X 連鎖免疫不全症⇨同伴性免疫不全⇀2413

X 連鎖リンパ増殖症候群 X-linked recessive lymphoproliferative syndrome；XLP⇨同伴性劣性リンパ増殖症候群⇀2413

Y, Z

Y yttrium⇨同イットリウム⇀256

YAG レーザー YAG laser ［ヤグレーザー，Nd：ヤグレーザー］ YAG とは，イットリウム yttrium，アルミニウム aluminum，ガーネット garnet の結晶($Y_3Al_5O_{12}$)のことで，その中に含まれているネオジムイオン(Nd^{3+})が光で励起されることでパルス波あるいは連続波のレーザーを発振する．主に後発白内障の後嚢切開術やレーザー虹彩切開術で用いる．[975]

Y-G テスト Yatabe-Guilford test⇨同矢田部・ギルフォード検査⇀2844

YOB year of birth 生年・誕生年 year of birth をカルテに記載する際の略語．[415]

YOD year of death 死亡年 year of death をカルテに記載する際の略語．[415]

YY 症候群 YY syndrome⇨同XYY 症候群⇀124

Y アダプター Y-adaptor⇨同Y ピース⇀128

Y 字軟骨 triradiate cartilage 幼年期における寛骨臼を形成する腸骨，恥骨，坐骨の各骨端軟骨が集合する臼底部の Y 字状の軟骨部分．この軟骨の骨性癒合は 12-18 歳．[841]

●Y 字軟骨

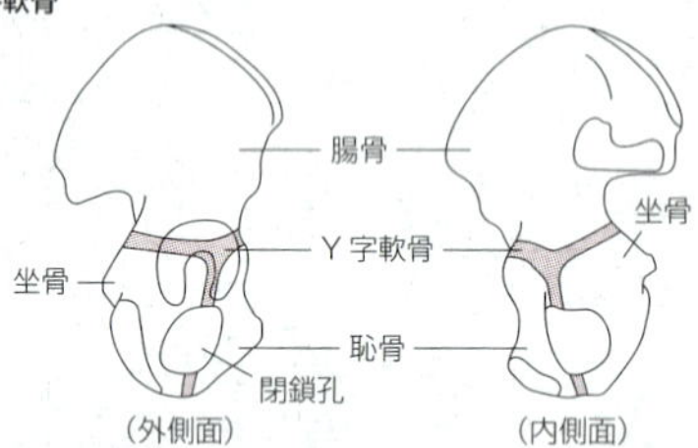

安井幸彦(奈良勲ほか監,野村嶬編)：標準理学療法学・作業療法学 専門基礎分野 解剖学 第2版，p.144，図64，医学書院，2004

Y 染色体 Y chromosome ヒトをはじめとする哺乳類の性を決定する染色体．雄の個体にのみ認められる．精子は X 型と Y 型がおよそ半数ずつ存在するとされているが，Y 型精子が受精した場合にのみ雄の性腺が形成される．これは Y 染色体上にある *SRY* 遺伝子(精巣決定因子)の働きによる．[1293] ⇨参性染色体⇀1689

y 波 y wave ［y 谷］ 頸静脈波でみられる y 点を最小とする陰性波．心房収縮による a 点を頂点とする最高峰の a 波のあと，c 点を頂点とする陽性の c 波が起き，心房の弛緩に伴い右房への血液流入による頸静脈の虚脱のために x 谷を形成する．そして右心房の血液充満で生じて三尖弁開放点に一致する陽性 v 波が生じ，これに続き最下点 y を中心とする陰性波(y 谷)を生じる．y 谷は三尖弁開放に始まる拡張早期の右房の容積減少の時点にあたる．右心不全があると y 谷は浅くなる．[1290] ⇨参頸静脈波⇀861

Y ピース Y-piece ［Y アダプター，チムニーピース］ 麻酔回路で，マスクまたは気管内チューブと 2 本の蛇管を結ぶ Y 字形の連結管．[485]

y 谷 y descent⇨同y 波⇀128

Y 理論 theory Y アメリカの行動科学者マグレガー Douglas McGregor (1906-64) が提唱した管理方法のもとになる理論仮説．人間は本来自発性を発揮するもので，労働者も適切な環境と動機づけが与えられれば強制を加えなくとも働き，目標に向かって努力するというもの．目標管理の根拠とされる考え方である．対置するものに X 理論がある．[415] ⇨参X 理論⇀126

Y 連鎖遺伝 Y-linked inheritance X 染色体上には X 連鎖遺伝病に代表される多くの遺伝子が局在するが，Y 染色体上には未分化性腺を精巣形成に導く *SRY* 遺伝子，精子形成に関与する *RBM 1* 遺伝子や *DAZ* 遺伝子など少数が局在する．このうち，精子形成にかかわる遺伝子領域が欠失することにより，Y 染色体不妊となる．この場合，Y 連鎖遺伝形式で父親から息子への伝達が予期されるが不妊であるため，そのほとんどは新生突然変異と考えられている．[1293] ⇨参X 連鎖遺伝⇀126

ZIFT 法 zygote intrafallopian transfer method⇨同前核期胚卵管内移植⇀1751

Zn zinc ［亜鉛］ 亜鉛の元素記号，原子番号 30，原子量 65.409． ⇨参血清亜鉛⇀917，亜鉛中毒⇀134

Zr zirconium⇨同ジルコニウム⇀1500

ZTT zinc sulfate turbidity test⇨同硫酸亜鉛混濁試験⇀2937

Z 形成術 Z-plasty ［Z プラスティ］ 組織を Z 型に切開してできた 2 枚の弁状組織を入れ替える手術手技．皮膚と粘膜に使用することが多いが筋や腱にも応用する．当該部を延長して拘縮やひきつれを修正したり，組織の位置を変える目的で使用される．また部位の入れ替えを行ったり，顔面では直線状の瘢痕を Z 型とし，瘢痕の方向をしわの線に沿わせて目立ちにくくする．等角・非等角・連続・四弁・立体 Z 形成術がある．また，これらを組み合わせて使うこともできる．[688]

Z 線 Z-line⇨同Z 帯⇀128

Z 染色体・W 染色体 Z chromosome/W chromosome ヒトをはじめとする哺乳類やショウジョウバエの性染色体構成は雄 XY，雌 XX の雄ヘテロ型であるのに対し，ニワトリ，カイコなどは雌ヘテロ型の性染色体構成を示す．この場合，性の決定に関与する染色体は Z および W 染色体で，雌は ZW 型，雄は WW 型の性染色体構成となる．[1293]

Z 帯 Z-band ［Z 線，Z 膜］ 横紋筋の筋原線維の I 帯の中央を横切る円板状の構造で，筋原線維の筋節を仕切っている．屈折率が高く細いジグザグの細い帯として見える．[97]

Z プラスティ⇨同Z 形成術⇀128

Z 膜 Z-membrane⇨同Z 帯⇀128

Z 理論 theory Z⇨同セオリー Z⇀1711

あ

アーガイル=ロバートソン瞳孔（徴候） Argyll Robertson pupil 両眼性に縮瞳傾向があり，対光反応は欠如するが，輻湊時（寄り目をしたとき）には正常な縮瞳がみられる瞳孔異常．神経梅毒で最もよくみられるが，糖尿病，多発性硬化症，脳炎後などさまざまな原因で起こる．中脳レベルでの障害と考えられている．アーガイル=ロバートソン Douglas M. L. Argyll Robertson はスコットランドの眼科医（1837-1909）．[1153]

アーキテクチュア architecture 一般には構造のこと．コンピュータ関連では入力装置，演算装置，制御装置，記憶装置，出力装置からなる基本構成を指す．入力装置にはキーボードなどがあり，出力装置にはプリンターやディスプレイがある．記憶装置にはコンピュータを動かすプログラムが納められ，演算装置では四則演算などが行われ，データの取り出しや演算の指示などを行う制御装置によって全体が制御されている．演算装置と制御装置はコンピュータの頭脳ともいえるもので，これらを中央処理装置 central processing unit（CPU）と呼ぶ．[258]

アーチサポート arch support ［ふまず支え，足底挿板］ 足底支持板の一種．足底部の生理的アーチを支え低下を防ぐために，土踏まず部が盛り上がっている．主に足底部にある長軸方向のアーチが消失する扁平足障害で疼痛を伴う場合に用いられる．また，足部が過度に回内することによって起こる下肢痛や関節リウマチで，屈曲，伸展と内転，外転に関与する MP 関節や踵などの痛みを緩和する目的で用いられる．材質として皮革，コルク，シリコンのほか，最近では衝撃吸収性に優れた高分子材料が用いられている．[1277]

アーチファクト⇨同人工産物→1540

アーチファクト《超音波検査の》 artifact 超音波検査で，実際には存在しないのにモニター画面上に表示される虚像．よく知られているものに多重反射，サイドローブ，ミラーイメージなどがある．[955]

アートセラピー art therapy，arts therapy art therapy の訳語に相当するものは通常，絵画療法あるいは描画療法だが，いくつかの芸術療法を総称する場合には arts therapy と複数表現をする．多岐にわたる医療分野（精神神経科，心療内科，外科，小児科，死生学や臨死関連など）と諸芸術を結びつけた場合 arts medicine といい，arts のもつ治癒力を活かすことを標榜している．広汎な適応範囲をもつ．[1025] ⇨参芸術療法→859，絵画療法→428

アーノルド・キアリ奇形（症候群） Arnold-Chiari malformation ［キアリ奇形］ 狭義ではキアリ奇形の第2型に相当するが，歴史的にキアリ奇形全般を総称する傾向がある．キアリ奇形は小脳や下部脳幹（延髄，橋）の奇形で，キアリ Hans Chiari の分類に基づき，変形の程度に応じて以下の4型に分けられた．第1型は小脳扁桃の頸椎管内への陥入が主体で，頭蓋底部や脊柱の奇形との合併が多く，しばしば脊髄空洞症を合併する．年長児や成人期に発見されることが多い．頭痛や疼痛，小脳失調や眼振，脊髄空洞症による運動知覚障害などで発症する．第2型は小脳虫部や下部脳幹の変形と下方への偏位をいい，ほとんどの例で脊髄髄膜瘤や水頭症を伴う．脳の他の部位や硬膜，頭蓋骨の奇形も多く合併する．嚥下や呼吸機能を含む脳幹症状をきたすことにより，二分脊椎児の予後に大きくかかわる．第3型は後頭部脳瘤や頸椎髄膜瘤内への小脳や脳幹の一部の脱出できわめてまれであり，第4型は小脳の形成不全が主体で臨床的に問題となることはあまりないため，通常はキアリ奇形といえば第1および第2型を指す．外科的治療は，直達的な後頭蓋窩の減圧術や，水頭症や脊髄空洞症に対するシャント術など，病型，年齢，重症度，臨床症状に応じて選択される．アーノルド Julius Arnold はドイツの病理学者（1835-1915），キアリはオーストリアの病理学者（1851-1916）．[1193]

アームスリング arm sling ［腕つり］ 上肢をつり下げ，肩関節，肘関節を固定する用具の総称．肩の亜脱臼，腱板損傷，上肢の外傷が適応．[834]

●アームスリング（腕つり）

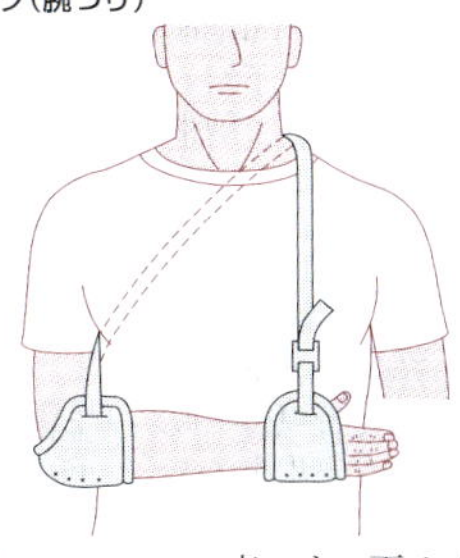

アームレスト armrest 車いすの両サイドに装着されている肘当てのこと．普通型と前方部分を短くして移乗しやすくしたデスク型に分けられる．座位時に肘から上腕を置き良肢位を保持すること，または立ち上がり，移乗するときに手の支えとして利用する．移乗時の利便のため着脱式もある．[834] ⇨参車いす→837

アーユルヴェーダ Ayur-veda 古代インドにおいて紀元前7-8世紀頃から一般民衆が行っていた病気の治療法，予防法．さらに健康的な生活を送る方法などの知恵を次第にまとめ，これにインド人特有の哲学を加えて体系化した心身一体の医学．人間は大宇宙（自然）の縮図としての小宇宙であると考え，ヴァータ（風のエネルギー），ピッタ（火のエネルギー），カパ（水のエネルギー）の3つのドーシャ（エネルギー）が人間が生存していく基礎をなすとした．ヴァータは循環器や神経系統の機能をつかさどり，これが増大すると脳卒中や神経痛を起こしやすくなる．ピッタは消化機能をつかさどり，これが増大すると胃・十二指腸潰瘍を起こしやすくなる．カパは水分代謝や呼吸機能をつかさどり，これが増大すると糖尿病や気管支喘息を起こしやすくなる．しかしこれら3種類のドーシャのバランスがよくとれている人はほとんどなく，多くはいずれかのドーシャが増大している．したがって増大しているドーシャの種類から人の体質を7種類に分類し，これに基づいて病気の予防法や治療法を体質別に行う全人的な健康法であり医術である．これらをアグニヴェーシャがまとめ，その後チャラカとドリダバラが改編して『チャラカ本集』という医学全書とした．[787]

アーリーエクスポージャー　early exposure　早期曝露という意味であるが，医学教育などでは，カリキュラム改善の試みとして，医学部入学後の比較的早い時期に，医学生を臨床の現場などに出向かせて体験的な学習を行うこと．このような臨床現場を使った教育は，従来は講義を中心とした基礎医学や臨床医学，および医療に関する体系的な理論や知識，技術などを教育したのちに，臨床実習として行われるのが普通であった．そのため，医学生が実際に臨床現場で体験学習する機会は，6年間にも及ぶ医学部教育の後半に集中的に行われる傾向にある．しかし，長い学生生活のなかで，臨床現場とかけ離れた現実味に乏しい講義などを，長期にわたって受動的に受け続けることは，ともすれば医師を目指すことの使命感や目的意識が希薄になりやすいといわれている．そこで，医師を目指す動機づけや使命感を体得させることなどを目的に，医学部教育の早い段階から，病院や福祉施設などでの体験的な学習を医学生に対して行うようになってきた．[1010]

アールフェルト徴候　Ahlfeld sign　胎盤剝離徴候の1つ．陰門(腟口)から垂れ下がる臍帯が胎盤剝離により下降すること．目印として臍帯につけた鉗子が下垂することで知ることができる．アールフェルト Johan F. Ahlfeld (1843-1929) はドイツの婦人科医．[998] ⇨参胎盤剝離徴候→1899，ミクリッツ=ラデツキ徴候→2764

愛育茶譚(あいいくさたん)　桑田立斎〔1811-1868(文化8～明治元)〕が1853(嘉永6)年に出版した小児の栄養や養育の重要性を説いた育児書．仮名まじりの平易な言葉で記された通俗的な実用書であり，日常の食生活のなかに動物の乳を用いる習慣のなかった当時にあって，母乳の代わりに牛乳を勧め，その希釈法に言及している．養生論における西洋医学受容の先駆的な存在といえる．[1259]

愛育班　恩賜財団母子愛育会の指導で1936(昭和11)年に発足した母子の健康づくりを行うボランティア組織．①妊産婦や乳幼児のいる家庭などへの声かけ訪問，②母子保健の学習活動，③市町村や保健師などとの協調活動(健診手伝いなど)が主な活動である．市町村に所属する保健師や栄養師がかかわることが多いが，自主的活動なので市町村への報告義務はない．[271]

愛育村　1936(昭和11)年，母子愛育会事業の一環として，乳児死亡率の低下を図るために，村ぐるみで根本的に取り組むという考えで実施地域に指定された村．1934(同9)年の母子愛育会の創立当初のわが国は，経済不況，社会情勢の悪化，厚生省や保健所の設置もない状況下で，母子の保健は顧みられない状態であった．設立直後の全国調査の結果，わが国の乳児死亡率が非常に高く(昭和9年出生1,000対125)，特に農村，漁村に著しいことが判明．この改善のための対策が「愛育村」「愛育班」活動である．地域の女性が中心となり班員の家庭訪問，話し合いなど，実践活動を通して学習，愛育思想の普及啓蒙に努めた．初期には全国5か所でスタートしたが，戦前には46都道府県に1,200あまりの愛育村を指定し，母子の健康づくり，地域保健の推進に多大の貢献をした．現在もその愛育班活動は各地で受け継がれている．[321] ⇨参母子愛育会→2695

アイウエオチップス　AIUEOTIPS　意識障害の鑑別の記憶法．アルファベットのAIUEOTIPSを頭文字として記憶する．A：alcohol and other drugs(アルコール，薬剤)，I：insulin〔(diabetes)低・高血糖〕，U：uremia(尿毒症)，E：epilepsy，electrolytes(てんかん，電解質異常)，O：oxygen，opiates(低酸素，薬物中毒)，T：trauma，temperature(外傷，低・高体温)，I：infection〔(CNS，systemic)感染症(中枢神経，全身)〕，P：psychiatric(精神疾患)，S：stroke，SAH，shock(脳卒中，くも膜下出血，ショック)．その他に，Eでendocrinopathy(内分泌疾患)，encephalopathy(高血圧性・肝性脳症)を，Pでporphiria(ポルフィリア)を含めることもある．[938]

アイ・オー　input/output；I/O⇨同入出力→2233

噯気　belch⇨同おくび→404

愛国婦人会　1901(明治34)年に「戦死者遺族および負傷兵の救済」を目的に生まれた慈善団体．中心となって活動したのは，佐賀県出身の無位無冠の一婦人奥村五百子である．彼女は幕末に父や兄と尊皇運動に加わっている．結婚後も家庭におさまりきれず，離婚し，さまざまな事業を起こす．その活動を通じて政財界に多くの知己を得る．このとき知り合い，有力な援護者となったのが，貴族院議長近衛篤麿や小笠原長生などである．彼女自身，1900(同33)年の北清事変に直接遭遇したこともあり，軍隊が後顧の憂いなく闘うためには，女性が援護活動をしなければならないと考えるようになる．そして帰国後ただちに軍人を援助するための婦人団体として「愛国婦人会」を結成．設立にあたっては当時女子教育界の有力者であった下田歌子が趣意書を書き，内務省や陸軍省のあと押しによって，上流婦人や中流階級の女性たちによる慈善団体という性格をもつことになる．しかし，1931(昭和6)年の満州事変を契機に，軍部の指導のもとにできた大日本国防婦人会・大日本連合婦人会とともに1942(同17)年，大日本婦人会として統合され，終戦とともに大日本婦人会は解散した．[1451]

アイザークス症候群　Isaacs syndrome　［**筋線維持続性活動症候群，後天性神経筋硬直症**］　四肢の筋硬直，ミオキミー(不随意運動の1つで，皮膚表面がゆっくり波打つように見える)，筋痙攣，筋収縮後の弛緩困難，発汗過多などを特徴とするまれな疾患．1961年，南アフリカのアイザークスIsaacsが睡眠時にも持続する筋硬直や筋収縮後の弛緩障害，有痛性筋痙攣，発汗過多などを主徴とした男性2例を報告したことに端を発する．筋硬直は，睡眠や全身麻酔で消失しないことから末梢神経の異常興奮が原因と考えられている．ほとんどの症例は非遺伝性であるが，遺伝例の報告もある．発症年齢は0-80歳代までさまざま．筋電図検査で，キオキミー放電，ニューロミオトニー放電や筋収縮後の後放電がみられ，患者血清には抗電位依存性カリウムチャネル(VGKC)抗体が検出され，その病態に関与していることが明らかとなり，自己免疫性ニューロパチーととらえられている．治療としては，フェニトイン，カルバマゼピンが有効．[509]

愛情 love 精神分析的には母子相互作用を通じて得られる安心感に基づく依存対象への一体化願望と解釈される．この過程で依存欲求が満足されれば健全な自己愛(ナルシシズム)が育つが，満たされなかった場合自己愛がゆがみ，うつ(鬱)病，人格障害，その他各種心身症などの原因になるといわれる．健全な自己愛が形成されないと，代理対象ないしは移行対象への欲求を強めることにもなる．その結果，幼児であれば分離不安を強く体験し，母親のそばから離れられなかったり，特定のぬいぐるみに対する執着や指しゃぶりなどのような偏った行動を示すことも多い．思春期から青年期にかけては友人や恋人に過度に依存的になるか，その反動として孤独を好むこともみられる．成人期では秩序や地位・役割への一体化・依存がしばしばみられ，その秩序性が何らかの生活変化体験を通じて揺らいだときに抑うつ状態を呈しやすい．健全な自己愛形成の一助としては，幼児期から児童期にかけては遊戯療法や箱庭療法などの非構造的な方法で欲求不満を解消させ，思春期から青年期ではカウンセリングを通じての自己洞察体験を深めさせ，成人期では支持的な面接に加えて，抑うつ状態に対する対処が有効である．マズロー Abraham Maslow (1908-70) のニードの階層論においては，愛情と所属のニードとして取り上げられ，安全のニードと承認(自己尊重)のニードの間に位置づけられている．[730] ⇨参愛情遮断症候群→131

愛情遮断症候群 〔maternal〕deprivation syndrome ［**デプリベーション症候群，愛情剝離症候群，愛情剝奪症候群**］母性的養育の剝奪 maternal deprivation により，児がさまざまな心身の症状を生じた状態．ボウルビー John Bowlby (1951) が母親から隔離された乳幼児の母性的養育の剝奪による心身の反応とその影響を，マターナルディプリベーション maternal deprivation という概念で提案したことによると考えられている．母性的養育の剝奪とは，乳幼児期に，児と母親(またはそれに代わる養育者)とのかかわりが，情緒的交流やスキンシップの欠如により健全な精神発達を育む養育環境でない不適切な状態のことを意味する．ネグレクト neglect や虐待，特に心理的(情緒的)虐待も含まれる．このような環境では，精神発達の遅れ，成長障害(低身長，やせ)，情緒を欠いた性格障害，過食や異食などの奇妙な食行動など，さまざまな発達障害を呈する．原因は母性的養育の剝奪による不適切な養育と愛着形成の不全であると考えられているが，心身の症状を示す機序は明らかではない．治療は，不適切な養育環境から隔離し，安心感，安全感をもつことができる母性的養育の環境を整備することが重要．低身長においては成長ホルモン分泌低下が認められることが多いが，成長ホルモン投与を行っても成長の追いつきは認められない．行動や精神的問題が強いときは精神科的治療も必要．予後は不適切な養育を受けていた期間や時期によりさまざまであるが，適切な環境を整えることができれば改善，回復の可能性は高い．[1074] ⇨参被虐待児症候群→2432

愛情遮断性低身長症⇨参愛情遮断症候群→131

愛情剝奪症候群⇨同愛情遮断症候群→131

愛情剝離症候群⇨同愛情遮断症候群→131

アイシング icing 氷やコールドスプレーを用いて患部を冷却すること．氷片で急激に摩擦をすることで体性および自律神経系の促通効果，筋腹に使用することで γ 運動ニューロンの活動性を高める作用があるといわれている．また，神経の興奮性や伝導速度が低下するので鎮痛作用もある．主に外傷の急性期や運動後の疼痛，腫脹，炎症，熱感に対し，組織の損傷を最小限にすることを目的としている．最近では嚥下障害の機能改善にも使用される．[233] ⇨参アイスマッサージ→131

アイス⇨同覚醒剤→481

アイスパック ice pack 氷片やアイスキューブを袋に詰めたもの．寒冷療法における伝導冷却法に使用される．パックを患部に当てて寒冷刺激を行うことで，急性期外傷の浮腫や疼痛の軽減，抑制，筋スパズム(攣縮)や痙性を緩和する．[233]

アイスマッサージ ice massage 寒冷療法といわれるものの中で，伝導冷却法に分類される治療法．目的とする患部を直接，氷片を用いてマッサージする．主として炎症や疼痛の軽減，筋緊張の緩和を目的として施行される．特別な器具を必要とせず方法も簡単であるため患者自身が行える利点もあるが，感覚の鈍い部位では凍傷に注意しなければならない．末梢循環障害や寒冷過敏症，心疾患，呼吸器疾患のある患者に対しては禁忌となる．アイスマッサージを施行するために考案されたクリッカーを使用する場合もある．[903]

アイゼンメンゲル症候群 Eisenmenger syndrome 心室中隔欠損症や動脈管開存症など左→右短絡を伴う先天性心疾患において肺高血圧症が進行し，高度の肺血管閉塞性病変のため肺血管抵抗が上昇し，右→左短絡を生じチアノーゼを呈する病態．動脈管開存症がアイゼンメンゲル化した場合，動脈管からの右→左短絡血が下行大動脈に流れるので，下半身(下肢)のみにチアノーゼがみられる．発症年齢は個人差が大きく，大きい心室中隔欠損で早い例では1歳頃，遅い例では20歳以後のこともある．心室中隔欠損や心房中隔欠損のアイゼンメンゲル症候群の成人例では一般に自覚症状が軽く，激しい運動や労作時の呼吸困難，動悸のみでほぼ通常の日常生活が可能だが，20-30% の症例に労作時の胸痛や頭痛，失神発作，喀血，鼻出血などを認める．また赤血球増多症は多くにみられる．身体所見として身長は正常だが，やせ型で太鼓ばち指が約半数に認められ，単一Ⅱ音の亢進を聴取する．妊娠・出産による母体死亡率は20-50% と高く，胎児死亡率も高い．また全身麻酔下の手術も禁忌である．平均死亡年齢は35歳で，死亡原因として肺出血や不整脈による突然死が多い．また脳膿瘍や感染性心内膜炎などの感染症にも注意を要する．治療としては内科的対症療法が基本であり，心臓手術による単独の欠損孔閉鎖は禁忌である．アイゼンメンゲル Victor Eisenmenger はオーストリアの医師(1864-1932)．[1342,1533] ⇨参肺高血圧症→2336

アイソエンザイム⇨同アイソザイム→131

アイソエンザイム分析 isoenzyme analysis⇨同アイソザイム分析→132

アイソキネティックエクササイズ⇨同等速性運動→2117

アイソザイム isozyme ［アイソエンザイム，イソチーム，イソ酵素］ 同一個体中にあり，化学的には異なるタンパク質分子が同じ酵素活性を示し同一の化学反応を触媒するとき，この酵素群をアイソザイムと呼ぶ．主に電気泳動の移動度の差により分離される．アイソザイムの量は生育の程度や癌化によっても変化するので，アイソザイムの定量は臨床検査にも用いられる．例えば，乳酸脱水素酵素（LDH）では2種のM型，H型のサブユニットが，4量体をつくる組み合わせにより5種の異型（M4，M3H，M2H2，MH3，H4）として存在．各サブユニットの生成量が異なるため，組織によりアイソザイムの構成比も異なる．骨格筋ではM4が，心臓ではH4が大部分を占めており，アイソザイム分析が，心筋障害と肝障害の鑑別に有用．また，LDHのほかにアルカリホスファターゼ（ALP），アミラーゼ，クレアチンホスホキナーゼ（CPK）なども病変臓器の推測に利用されている．[402]

アイソザイム分析 isozyme analysis，isoenzyme analysis ［**アイソエンザイム分析**］ アイソザイムは同じ基質に作用する反応特異性をもちながら，それぞれ異なった分子構造をもっている一群の酵素タンパクである．臨床検査の分野では，アイソザイムの分子構造の差異（アミノ酸の配列）により分子の荷電や大きさが異なることを利用して電気泳動法や特異抗体を用いてそれぞれを分離検出する．生体内の酵素にはそれぞれアイソザイムが存在しており，その局在が臓器により異なるため，血清などのアイソザイムを分離検出することで，傷害のある組織や臓器を特定することができる．例えば，クレアチンキナーゼ（CK）には，心筋由来のアイソザイムMB，骨格筋由来のMM，そして脳由来のBBの3つのアイソザイムが存在．血清CK活性が上昇した場合，MBのアイソザイム活性が高ければ心筋梗塞などの心疾患であることがわかる．[263]

アイソタイプ isotype ［**イソタイプ**］ 免疫グロブリン（Ig）のサブクラスのことで，IgM，IgG，IgD，IgA，IgEがある．それぞれのアイソタイプは共通のL鎖をもつが，互いに異なるH鎖をもつ．免疫反応の初期ではIgMがつくられる．次に，免疫反応の進行に伴いアイソタイプの転換（Igクラススイッチ）が起こり，IgM産生B細胞はIgG，IgAあるいはIgEを産生するB細胞に分化し，それぞれのIgアイソタイプが細胞外に分泌されるようになる．この結果，これらのIgアイソタイプが血中で増加する．この際には当初産生されたIgMと同一の可変領域をもちながら異なる定常領域をもつ抗体（IgG，IgA，IgEなど）が産生されるようになる．すなわち，免疫反応の進行に伴い，抗原特異性が変わらずにアイソタイプが異なる抗体が産生される．[1439] ⇨参クラススイッチ→823

アイソタイプスイッチ isotype switching⇨同クラススイッチ→823

アイソトープ isotope ［**同位元素**］ 同じ元素（原子番号）でありながら質量数の異なるもの．陽子数が同じだが，中性子数が異なる．そのままで安定している安定同位元素と，そのままでは不安定で，放射線を放出して安定した状態，もしくは他の安定した元素になろうとする放射性同位元素（ラジオアイソトープ）がある．元素周期律表では同じ位置にある．[876,1488] ⇨参放射性同位元素→2671

アイソトープ治療 isotope therapy 特定の臓器や疾患に特異的に集積する放射性医薬品を投与し，その放射性同位元素（RI）から放射される放射線（主にβ線）によって周囲の組織に照射する治療法．RI内用療法ともいう．ヨウ素131（^{131}I）がよく用いられる．代表的なものに甲状腺機能亢進症や甲状腺癌に対する^{131}I内用療法がある．その他，^{131}I-メタヨードベンジルグアニジン（MIBG）による悪性褐色細胞腫の治療，塩化ストロンチウム（$^{89}SrCl_2$）による骨転移の疼痛軽減などがあり，$^{89}SrCl_2$は2007（平成19）年から使用されている．新たな医薬品として注目されているものに悪性リンパ腫に対する^{90}Y（イットリウム90）標識イブリツモマブ・チウキセタンがある．イブリツモマブ・チウキセタンはB細胞非ホジキンHodgkin悪性リンパ腫の細胞表面にあるCD20抗原に対するモノクローナル抗体であるリツキシマブに^{90}Yを標識したもの．リツキシマブはモノクローナル抗体療法薬としてB細胞非ホジキン悪性リンパ腫に使用されており，高い治療効果を示すことはよく知られているが，再発性，難治性の症例には^{90}Y-イブリツモマブ・チウキセタンを投与するとさらに高い治癒率が得られる．アメリカでは2002年から市販され，一般臨床で使用されている．わが国でも2008（平成20）年から市販され使用可能となった．[737] ⇨参ヨウ素131内用療法→2874

アイソトニック筋収縮 isotonic muscle contraction⇨同等張性収縮《リハビリテーションの》→2119

アイソフォーム isoform 生体内での機能は同じだが，アミノ酸配列などの構造が一部異なるタンパク質を指す．タンパク質のうち酵素の場合はアイソザイムと呼ばれるが，アイソフォームはすべてのタンパク質に用いられる用語．[1479]

アイソメトリック筋収縮 isometric muscle contraction⇨同等尺性収縮《リハビリテーションの》→2109

アイソメトリックス isometrics⇨同等尺性運動→2109

愛着 attachment ［**アタッチメント**］ 愛着とは，ボウルビィJohn Bowlbyが提唱した愛着理論の中で説明された概念で，「人が特別な情愛をもって特定の人物と形成する強い情緒的きずな」と定義されている．愛着は，乳児と母親（養育者）との間に形成されることから始まり，子どもの成長・発達に伴いその後の情緒やパーソナリティ，また，他者との関係性を築く基礎となるものである．愛着理論によると，人は特定の人物に接近したり接触したりすることを求める傾向にあり，それは人が本来もっている特性であると考えられている．しかし，子どもは無条件に愛着を形成するのではなく，母親（養育者）への接近や接触をもたらしたり維持しようとしたりする行動（子どもの愛着行動）を通して，子どもと母親（養育者）の相互作用が生まれ愛着が形成されていく．エインズワースMary Ainsworthは母親を安全基地ととらえ，母親をよりどころとする安定性によって，愛着パターンを①安定した愛着，②不安定な愛着，③不安定な愛着で反抗的の3つに分類している．子どもの愛着行動については愛着行動の項を参照（→132）．[239] ⇨参愛着行動→132

愛着行動 attachment behavior ボウルビィJohn Bowlbyは愛着理論の中で，特定の人物との接近や接触を達成しようとしたり，維持しようとしたりする子どもの行動を愛着行動と定義している．乳児の愛着行動は，母親の動きを目で追ったり耳で確かめたり(定位行動 orientation behavior)，泣き叫んだり微笑んだり喃語を話したりして母親を自分のほうへ近づけさせようとしたり(信号行動 signaling behavior)，後追いしたりしがみついたりして自分が母親に近づこうとしたりする(接近行動 approach behavior)行動で表される．愛着行動は，子どもが脅え，不安，不快などを感じると呼び起こされ，快適さや安定が得られるまで継続する．乳児期初期は愛着行動を示す特定の人物は定まらないがしだいに特定され，その人物との接近や接触を維持しようと相手の動きや感情に対応していくなどして発達していく．[239] ⇨参愛着→132

アイデンティティ identity 青年期に意識される「自分は何者であり，社会にどのように認められているか」という感覚．青年期は，これまでつくり上げてきた自己像や他者との同一化を解体し，一定集団内での自己の役割を達成することによって，新自己像を確立していかなければならない時期である．アイデンティティの確立は，エリクソン Erik H. Erikson のライフサイクル論の８段階のうち５番目の発達課題にあたり，この発達課題に到達できない場合は役割混乱が起こり，アイデンティティの拡散という病理が生じる．この状態をアイデンティティクライシスと呼ぶ．エリクソンは，青年がアイデンティティを確立するために種々の試みを行う期間をモラトリアム(猶予期間)と呼んだ．[980] ⇨参エリクソンの８発達段階→368，自己同一性→1270

アイデンティティクライシス identity crisis ［**自我同一性危機，同一性危機，自己同一性危機**］ 時代状況や環境の変化，個人の精神発達の過程で生じる自我の危機．エリクソンの同一性理論に基づく概念．エリクソンは，健康なパーソナリティの発達と危機の中で，青年期の発達課題を「自我同一性(アイデンティティ)」とし，社会的な危機を「自我同一性の拡散」とした．アイデンティティクライシスは青年期に自我確立の問題として現れることが多いので，青年期危機とも呼ばれている．エリクソン Erik H. Erikson(1902-94)はドイツ生まれの心理学者で，1933年にアメリカに移住し，独自のパーソナリティの発達理論を発展させた．[1118]

アイバンク eye bank ［**眼球銀行**］ 眼球提供(献眼)者を登録し，提供があった場合には，医療機関と連絡調整して角膜移植待機患者へ角膜を斡旋する機関．国(厚生労働省)から正式に認められた公的機関．現在，各都道府県に54のアイバンクが存在し，それらの相互連携を図るための全国組織として財団法人日本アイバンク協会がある．[257]

愛糞⇨同糞便愛→2609

アイモジン=キング⇨同キング→793

アイロン体操⇨同コッドマン体操→1114

アイントーフェン正三角形 Einthoven triangle 心臓を中心として右手，左手，左下肢に頂点をおく正三角形で，標準心電図の双極四肢誘導の電気的関係を簡略化したモデル．心臓の電気的活動を，左腕(L)に陽極，右腕(R)に陰極をおくⅠ誘導では0度の方向，左下肢(F)に陽極，右腕(R)に陰極をおくⅡ誘導では60度の方向，左下肢(F)に陽極，左腕(L)に陰極をおくⅢ誘導では120度の方向から観察している．またこれらの誘導は，前額面の中央で交差するように想定すると，心臓の電気的活動を前額面で観察する３軸基準系でもある．アイントーフェン Willem Einthoven(1860-1927)はオランダの生理学者．[424] ⇨参アイントーフェンの法則→133

●アイントーフェン正三角形と標準肢誘導の誘導ベクトル

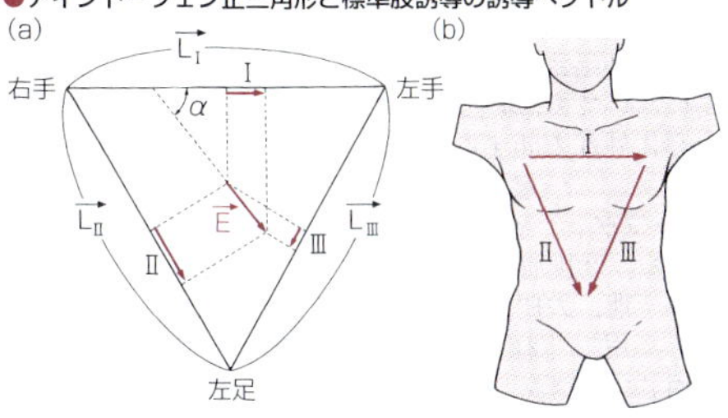

アイントーフェンの法則 Einthoven law 標準心電図における四肢双極誘導において，Ⅰ・Ⅱ・Ⅲ誘導で記録される起電力の大きさにはⅠ＋Ⅲ＝Ⅱの関係があること．アイントーフェン Willem Einthoven(1860-1927)はオランダの生理学者で，真空弦電流計を発明し，これを用いた心電図記録の研究の功績により1924年ノーベル医学生理学賞を受賞した．[424] ⇨参アイントーフェン正三角形→133

アヴィセンナ Avicenna⇨同イブン=シーナー→274

アウェイク OPCAB awake OPCAB，awake off-pump CABG 1998年，トルコの医師カラギョズ Haldun Karagoz により考案されたオフポンプ off-pump CABG 法の１つ．全身麻酔ではなく高位硬膜外麻酔を用いて，自発呼吸を維持しながら実施する．硬膜外カテーテル挿入部位は $Th_{1\text{-}2}$ である．患者は意識がある状態で手術を受ける．使用するグラフトは麻酔範囲にもよるが，通常，左右内胸動脈，橈骨動脈，右胃大網動脈である．大伏在静脈を使用することが必要になったときは，軽度の全身麻酔を要する．また，内胸動脈採取時に開胸する場合は呼吸困難になるので，挿管し，全身麻酔を行うこともある．[1487] ⇨参オフポンプ CABG→410

アウエルバッハ神経叢 Auerbach plexus⇨同筋層間神経叢→798

アウグスト湿度計 August psychrometer⇨同乾湿球湿度計→605

アウグスベルガーの式 Augsberger formula 小児の薬用量を年齢を基準にして求めるための式．体内の薬物濃度は呼吸，排泄，代謝の速度によって変化するため，薬用量を決めるには，薬物代謝に関与する臓器の発育段階によって薬物の吸収，排泄能，代謝，細胞外液量が変化することを考慮しなければならない．成人量を参考にして小児の薬用量を決める方法は，体表面積，体重，年齢による算定法がある．細胞外液量に最も比例する体表面積を基準にしたものが合理的だが，アウグスベルガーの式はより簡便に小児の年齢から薬用量を計算するもので，次の式で示される．小児薬用量＝(小児の年齢×４＋20)/100×成人量または(体重 kg×1.5＋10)/100×成人量．この式によると体表面積を基準にした計算に近い値が得られるが，薬剤によっては体重，体表面積からの算出が適しているものもあ

る.[1631] ⇨参小児薬用量⇀1452

アウトカム outcome ［成果］ 患者の心身が望ましい状態になるよう行った看護者の活動(看護介入)に対する成果あるいは結果のこと．看護介入の成果を分類したものが看護成果分類(NOC)である．

アウトソーシング outsourcing 自院の業務を専門の会社に外部委託すること．病院における医療材料管理，医事会計業務，メッセンジャー業務をはじめ，看護業務においても，看護の専門職でなくてもできる業務を中心に外部委託するようになった.[220] ⇨参外部委託⇀453

アウトプット output ①拍出量：心臓から送出される血液量．②排泄量：体内から排泄される水分量で，尿，不感蒸泄，大便の合計．インテーク intake(摂取量)に対して用いられる．③インプット input(入力)に対する用語で，コンピュータからデータを取り出す出力のこと.[961] ⇨参インテーク/アウトプット⇀299，心拍出量⇀1597，排泄量測定⇀2341

アウラ aura ［初期症状，信号症状，警告症状，前兆］ 歴史的にはてんかん学者ガレン Galen がてんかん発作に先行して，一部の患者で感じられる違和感を表現する言葉として用いたのが始まりといわれる．aura とはラテン語で微風あるいは一吹きといった意味であり，前兆とも呼ばれる．てんかんの発作が脳の一部から起こる部分発作では，発作焦点の存在する局所の脳機能が賦活化されることが多く，意識の失われる前にその部の症状を自覚することがある．これをアウラと呼ぶが，最近ではアウラそのものがすでに発作の始まりであるという意味で，さまざまな呼称がある．初期症状として認められるのはてんかん発作が起始する局在部位の脳機能の顕在化であり，局在部位によって手足のしびれや運動症状，眼の症状，音が聞こえるといった聴覚症状，胃や腹部の症状，頭のまとまらない感じや周囲の変容感など，多彩な症状が起りうる．そのいずれもがてんかん性焦点の部位を示唆しているという意味では重要な症状である．アウラに似た概念として前駆症状 prodrome と呼ばれるものがある．これは発作の数時間前，ときには数日前と発作の出現から時間的な隔たりをもって出現する症状で，いらいらや眠気，ときには気分の変化，食欲の変化や自律神経症状などが起こることがある．これらはアウラのように直接，発作焦点の存在と関連するものではないが，発作の発来を示唆することも少なくない.[1529]

あえぎ呼吸 gasping respiration ［下顎呼吸］ 痙攣性を伴う呼吸の仕方．正常呼吸に比べて著しい吸息時間の短縮と呼息時間の延長があり，呼吸数は少ない．全身状態が悪化しているときや脳幹部の障害時にみられる．肺でのガス交換は維持できない.[1213]

アエロコッカス〔属〕 *Aerococcus* グラム陽性球菌で口腔や上気道に常在．まれに感染性心内膜炎，敗血症の原因となる.[324]

亜鉛 zinc⇨同Zn⇀128

亜鉛華 zinc oxide 亜鉛華(酸化亜鉛)を 20% 程度含有した亜鉛華軟膏が，油脂性軟膏の1つとして種々の皮膚疾患の治療に用いられる．皮膚に対する保護，乾燥防止，消炎作用などの効用がある．直接皮膚に外用するか，リント布に伸ばして貼付する．軟膏をつけ換えるときには，水で洗い落とすことが難しいが，植物油を含ませた綿などでふきとるとよい.[178]

亜鉛欠乏症 zinc deficiency 必須微量元素の1つである亜鉛(Zn)の供給不足あるいは吸収障害によって起こる病態で，先天性のものと後天性のものがある．動物性タンパク質の著しい摂取低下などが原因となって起こり，乳幼児の発育遅延，性器発育不全のほか，皮膚角化症，びらん性湿疹などがみられる．亜鉛は多数の酵素における活性中心元素であり，DNA や RNA の合成にも関与するヒトにとって必要不可欠な微量栄養素．現在，亜鉛の必要量に対する1日摂取量は不足しており，小児や老人，ダイエット中の若い女性では亜鉛の亜欠乏状態にあることが知られている.[1465]

亜鉛懸濁性インスリン insulin zinc suspension 持続型インスリンの1つ．亜鉛を含むことにより作用の発現は遅いが長時間持続する特徴をもつ．材料はヒト・ブタ結晶体で，外観は白色懸濁を呈す.[987]

亜鉛中毒 zinc poisoning 亜鉛や亜鉛化合物の吸入や経口摂取により起こることがある．亜鉛フューム吸入の4-5時間後から咳嗽，口渇，発熱，倦怠感，関節痛などのかぜ様の症状を呈する金属熱が古くから知られているが，解熱薬投与や安静などの対症療法で1-2日で症状が消失する．酸化亜鉛の化合物は刺激性が強く，経口摂取で腹痛，嘔吐，下痢などの消化器症状を，また吸入で気道刺激症状を呈する．急性中毒の治療として胃洗浄やキレート剤投与を行う．慢性的な過剰摂取により鉄芽球性貧血が起こることが知られている.[489,1593]

亜鉛熱 zinc fume fever⇨参金属フューム熱⇀799

青いおむつ症候群 blue diaper syndrome ［インジカン尿症］ 生後間もなくからおむつが青く染まるのを特徴とする疾患．1962 年，マイケル Drummond Michael らによってはじめて報告された．トリプトファンの腸からの吸収が選択的に障害されることが病因．トリプトファンが小腸で吸収されず大腸に達し，腸内細菌によって分解されインドール化合物となり，これが吸収されて尿中にインドール乳酸，インドール酢酸，インジカンなどが排出され，これらが酸化結合しインジゴブルーが合成される．症状はおむつの青染という特異的なもの以外は，原因不明の発熱，不機嫌，便秘，発育障害など非特異的なものである．検査所見としては高カルシウム血症や尿中リンの増加が認められる．高カルシウム血症はインドール化合物やトリプトファンが腸管からのカルシウム吸収を増加させるために起こり，尿中リンの増加は腎尿細管からのリンの再吸収がインドール化合物によって抑制されるためと考えられる．特異的療法はないが，抗生物質によって腸内細菌を抑えトリプトファンの分解を防ぎ，インドールの生成を少なくすることと，高カルシウム血症の治療を行う.[1631]

青梅中毒 green(unripe) ume poisoning 自然毒による食中毒の1つで，梅の未熟な果肉や種子の摂取により起こる．未熟な梅の実には，植物性自然毒で青酸配糖体であるアミグダリンや，酵素であるエムルシンが含まれている．これらを摂取し腸内細菌によりアミグダリンが加水分解を受けると，シアンおよびベンズアルデヒドを遊離し，消化器症状に次いで，呼吸困難，痙

攣を起こす．重症では死に至ることもある．[461] ⇨参シアン中毒→1219

あおそこひ⇨同緑内障→2945

アオバアリガタハネカクシ *Paederus fuscipes* 川原や湿地に多い7 mmくらいの甲虫で，翅鞘が小さく頭部と尾端が黒色で一見アリに似る．地表に生息し，肉食で，灯火に飛来する．体液中にペデリンという毒性物質が含まれ，誤って虫をつぶした際にペデリンが皮膚に付着すると，みみずばれのような線状皮膚炎を起こす．[288]

青排泄試験⇨同インジゴカルミン排泄試験→292

垢(あか) grime 皮膚表面の老廃物．はがれた角質細胞，変性した皮脂，細菌などにより構成される．[178]

赤あざ 血管腫の俗称．血管は，発生初期の血管が退縮，新生，変形を繰り返して形成される．そのため血管奇形がしばしば認められ，血管内皮が増殖して皮膚に赤色を呈するものが血管腫である．これは皮膚のみに限局せず，他臓器にも奇形や血管腫を併存することがある．血管腫は次のように分類される．①正中母斑(ウンナUnna母斑，サーモンパッチ)：新生児期から認められる前額部中央の火焔状母斑，上眼瞼内側に多いサーモンパッチ，項部から後頭部にみられるウンナ母斑がある．眼瞼のものは1歳半，前額部のものは3歳，項部・後頭部のものは約半数が幼児期に消退．②単純性母斑(ポートワイン母斑)：皮膚面から膨隆せず，赤ブドウ酒色をした境界鮮明な斑．出生時から認められることがほとんどで拡大傾向があり，自然消退はない．③イチゴ(苺)状血管腫：出生時からまたは2-3か月頃までに小さい結節として出現し，生後6か月頃までに急速に拡大し，その後消退に向かう．表面がイチゴ状を呈する局面型，真皮皮下腫瘤型がある．④海綿状血管腫：赤く見えないので赤あざといわない血管腫．イチゴ状血管腫の皮下型に似ているが，淡青色に透けて見え，圧縮性がある．出生時から認められ，一般に単発性である．[1631] ⇨参新生児血管腫→1566，血管腫→900

アカイエカ *Culex pipiens pallens* 日本で通常みられる中型黄褐色のカ(蚊)で，幼虫は汚水に多く，ドブ，希釈肥料だめ，防火水槽などで集団的に成育する．成虫は夜間に吸血し，日本脳炎や糸状虫症を媒介．成虫で越冬する．ネッタイイエカは近縁種．[288]

赤い舌 red tongue 萎縮性舌炎により舌乳頭が萎縮し，舌苔を伴わず舌の表面が平滑となり，赤色を呈する状態．中年以降に多く，鉄欠乏性貧血，ビタミンB欠乏，慢性肝障害などの全身性疾患に伴うことが多い．[178]

アカウンタビリティ accountability ［責務，説明責任］①「責任のあること」を意味し，一般に責務と訳される．看護師や医師は，患者へのサービスに対して責任がある．管理職としてのアカウンタビリティは，ヒト，モノ，カネ，システム，サポートの5つの基本領域に及ぶ．人に関しては，適切な人材を適切な仕事に適切な人数で適切な時間に配置する責任がある．物は金と直結しているが，有効に活用する責任がある．金に関しては，組織の目的にかなった予算配分と，それを適正かつ効果的に使用する責任がある．管理の基本としてそれぞれの部署を有機的かつ有効的に結びつけることが，システムに関する責任である．サポートに関する責任とは，スタッフがエンパワー(権限を与えること)されて自立した活動ができる雰囲気や状況をつくることである．②近年はアカウンタビリティの訳語として「説明責任」が広く使用されている．もともとは会計関係の用語で，事業者が託された資金を目的どおり適正かつ有効に執行したという事実を説明する責任を指す言葉だが，最近は，政府や行政あるいは公共性の高い企業などにおいても，その政策や事業内容などについて国民や消費者へ説明報告する責任を負う，という意味で使われている．[415]

あかぎれ fissure, rhagades 手掌，手指，足底，足趾などに，線状の皮膚表面の亀裂を生じた状態を指す．多くは乾燥した寒冷時に生じ，角質の厚い部位に好発．発汗や皮脂の分泌低下により角質水分量の低下した状態が基盤にあり，そこにさまざまな物理的・機械的刺激が加わることにより生ずる．刺激の例として，石けんによる過剰な手洗いや，素手でのシャンプー，洗剤などの使用があげられる．水が触れると疼痛を認めるため，テープ剤などを巻いて水仕事をする人をよく見るが，かえって増悪する場合が多い．これを防ぐには保湿剤をこまめに外用し，水仕事は綿手袋の上にゴム手袋をして行う必要がある．[727] ⇨参亀裂→788

赤毛 red hair 赤色調の毛髪のことで，メラニンには，黒色調のユーメラニンeumelaninと黄色のフェオメラニンpheomelaninが存在し，フェオメラニンの比率が高くなると毛髪が赤色調を呈してくる．また，赤毛におけるメラノソームは，形態学的にフェオメラノソームpheomelanosomeの形をしている．先天性代謝異常症のフェニルケトン尿症の場合にも，メラニン生成が低下して赤毛が生じる．[178] ⇨参メラニン→2805

アカゲザル rhesus monkey, *Macacus rhesus* アフガニスタンから中国の長江にかけて広く分布するサルで，医学研究の実験動物として古くから用いられている．集団生活を営み，木の実，木の芽，花，若葉，草，草木の根，茸，昆虫などを摂食する．[288]

アカゲザル因子 rhesus factor⇨同Rh因子→102

赤澤鍾美(あかざわあつとみ) Akazawa Atsutomi 江戸から明治にかけての教育者．1864(元治元)年新潟市生まれ．小学校教員をしていたが，退職し私塾静修学校を開いて塾生の指導にあたった．塾生のなかには乳幼児を伴ってくる者もいたため，妻の仲子がその世話にあたることになり，これがわが国の保育所の草分けとなった．1908(明治41)年に守孤扶独幼稚児保護会として独立した．1937(昭和12)年没．[1236]

赤潮 red tide 渦鞭毛藻(うずべんもうそう)類などの特定のプランクトンが異常増殖した結果，海域や湖沼の水が赤褐色や茶色に変色する現象．赤褐色のことが多いが，黄褐色や緑色など増殖するプランクトンの種類によって色も多様である．水の停滞，富栄養化，日射量増大，気温上昇などの原因が複合的に作用することによって起こる．近年，増大する生活排水の流入に伴う窒素やリンの増加による富栄養化が進行した内湾などでは，赤潮が頻発し，漁業被害が社会問題化している．[1169] ⇨参富栄養湖→2518

アカシジア⇨同着座不能→1982

赤ちゃん体操 baby gymnastics 赤ちゃんは手足を動かしてもらったり，からだをこすってもらうのが好きで，そうしてあげることは運動機能の発達にもよいと考えられている．1-2か月の乳児ではおむつを交換するときに足の屈伸をしてあげるのもよく，3か月頃からはうつぶせにして首を上げる練習，5-6か月から寝返りを手伝って転がしてあげる，両手を持って静かに上体を引き上げてお座りの姿勢まで起こし，またゆっくり寝かせるなどする．こうした運動を赤ちゃん体操と呼ぶ．一時流行した赤ちゃんの足を持って逆さにつり下げるような激しい体操は勧められない．肥満傾向があって粗大運動発達が遅れる場合には，積極的に運動をたすける意味で行うが，なるべく薄着にして動きやすくすることが大切．[1631]

暁現象 dawn phenomenon　早朝に血糖の奇異性上昇をみること．深夜の低血糖がないにもかかわらず明け方に血糖の上昇する現象で，24時間を周期とする自律神経や成長ホルモン，副腎皮質ホルモン，エピネフリンなどが関与し，インスリン抵抗性が引き起こされ，相対的なインスリン不足となり血糖上昇が引き起こされる．[418]

アカツキ病 akatsuki disease　洗顔，清拭を長期間行わないために，皮膚に垢の固着した状態．牡蠣殻疹のように見える．精神障害などが基盤に存在する場合がある．[178]

アカツツガムシ *Leptotrombidium akamushi*　ダニ類であるツツガムシ(恙虫)類の一種で，日本海に注ぐ川の流域に6-9月頃発生するが，現在では生息数は減少．卵，幼虫，若虫と発育し成虫となる．幼虫のみが鳥類や哺乳類の体液を吸う．ツツガムシ病の原因であるオリエンチア *Orientia tsutsugamushi* を保有するアカツツガムシの刺咬で古典的ツツガムシ病を起こす．[288] ⇨参ツツガムシ病→2037

赤鼻⇨同鼻瘤〔腫〕→2498

アカラシア

achalasia ［**食道アカラシア，特発性食道拡張症，食道無弛緩症**］

【定義】食道下端部の輪状筋が何らかの原因によって緊張状態になったために食道の噴門が弛緩せず，食道下端の狭窄とその口側の食道の異常拡張した食道運動障害．人口10万人当たりに1人といわれる比較的まれな疾患．どの年齢層にも起こるが，通常は20-40歳の間に発症する．食道癌発癌の頻度も高いので注意を要する．

【病態・生理】固有筋層内のアウエルバッハ Auerbach 神経叢の神経節細胞の減少または消失がみられるので，これらの異常のために蠕動の伝達とそれに続く食道下端部開大が連動しないものと考えられている．

【症状】主症状は**嚥下障害**で，固形物，液体両方の嚥下障害がみられる．ほかに逆流，胸痛，夜間の咳，食物の食道内停滞がある．発症は環境の変化や精神的ストレスを契機に比較的急激に起こる．慢性に経過することが多く，症状は軽快・増悪を繰り返す．

【検査】X線造影，内視鏡検査，食道内圧検査などを行う．X線造影では，食道下端がスムーズな対称性の狭窄を呈し，その口側の食道が拡大している．

【治療】内視鏡によるバルーン拡張が有効．難治例では外科的手術を行う．[184,1296] ⇨参巨大食道→783

アガロースゲル電気泳動法⇨同寒天電気泳動法→644

アカントアメーバ症 acanthamebiasis　水中や土壌中に生息するアカントアメーバの感染症で，髄膜脳炎やコンタクトレンズ使用者に角膜の炎症や潰瘍を起こす．角膜の障害は，コンタクトレンズ洗浄液がアカントアメーバに汚染されていることが原因．[288]

アキネジア akinesia ［**無動症**］ 運動や行動の少ないこと，また，その状態．医学では，精神・神経系疾患の症候学の用語として用いられ，前頭葉障害やパーキンソン Parkinson 症候群の際にみられる，共同運動や表情運動が乏しく仮面様顔貌を呈することを指す．自発語や刺激に対する心理的反応の表出のない無動症で，覚醒-睡眠の区別が認められ，眼球の運動が可能な状態を無動無言症 akinetic mutism といい，これは本来のアキネジアとは異なり，脳の広範な器質障害によって起こる．[389] ⇨参錐体外路症状→1622

アキネジー⇨同瞬目麻酔→1417

安芸守定(あきもりさだ) Aki Morisada　わが国における最初の産婦人科専門医とされる．室町時代14世紀に活躍したが，生没年は不詳(1358-87在世)．安芸氏はもと二條家の事務職であったが，1358(延文3)年，2代将軍足利義詮の妻紀良子が3代将軍義満を出産したときの守定の功が認められ，尚薬となり，嘉慶年中(1387-89)従四位上を授けられ，大膳亮に任ぜられた．伝説では自宅のかたわらの池(奈良の猿沢の池ともいう)の神竜の化身である少女を治療したところ，うろこ3枚を残して妙薬神仙散，安栄湯の処方を教示されたという．そして，この妙薬を用いて産婦を治療し，治らぬものはなかったとされる．この2薬は家伝薬として伝えられたが，子孫の一人だけが専売する特許状を室町幕府が出した．わが国売薬官許の最初である．安芸家は江戸時代から北小路姓を名のり現在まで続いている．また守定の子孫が126年間足利将軍家の産事を記録した『御産所日記』には儀礼的なことのみで，医学的なことには触れていない．[125]

秋疫(あきやみ)⇨同波佐見熱→2366

秋疫(あきやみ)**レプトスピラ症** autumnal leptospirosis ［**秋季レプトスピラ症**］ 日本の各地には，発熱や髄膜刺激症状などを主症状とする，ワイル Weil 病より症状の軽い地方病(風土病)がみられた．ワイル病病原体の発見者である稲田龍吉は，これらが臨床像として区別されなかったこと，おおむね秋に流行することから，これらをまとめて秋疫レプトスピラ症と称した．西日本に比較的多いとされている．秋疫A型 *Leptospira interrogans* serovar *autumnalis* は，1918(大正7)年に静岡県の秋疫から分離され，また長崎県の波佐見熱，岡山県の作州熱からも分離された．秋疫B型 *Leptospira interrogans* serovar *hebdomadis* は，1917(大正6)年に井戸泰らが福岡県の地方病である七日熱(八日熱)から発見し，静岡県の秋疫からも分離された．オーストラリアではじめて発見された秋疫C型 *Leptospira interrogans* serovar *australis* は，日本では1938(昭和13)年に天竜川流域の用水病から分離された．レプトスピラ属は血清型で200種近くに分類されているが，黄疸出血性型ワイル病 serovar *icterohaemorrhagiae*，カニコーラ(イヌ型レプトスピラ症) serovar *canicola* を除くと，日本では上記のみとされてい

る．沖縄では他に数種分離されている．[33] ⇨参作州熱→1182

亜急性壊死性脳症 subacute necrotizing encephalopathy；SNE⇨同壊死性脳脊髄症→356

亜急性壊死性リンパ節炎 subacute necrotizing lymphadenitis 1972(昭和47)年，菊地昌弘らによって発表された学童に多い原因不明の疾患．高熱を伴い，頸部リンパ節が腫脹し疼痛を伴う．不定形の発疹が認められることがあるが，咽頭発赤や咳嗽，鼻汁などはない．粘膜の発赤や粘膜疹もみられず，原因不明熱と診断されることもある．抗生物質に反応せず，5日～1週間で軽快に向かう．白血球増多，核左方移動，CRPの増加，著しい赤血球沈降速度の亢進がみられる．リンパ節は化膿せず，中心部の壊死が特徴的である．[1631]

亜急性炎〔症〕 subacute inflammation 炎症は時相により，急性と慢性に分類されるが，両者の中間期にあたるものを指す．進行が日または週単位の炎症性変化を指すことが多い．[1071] ⇨参急性炎症→723，慢性炎症→2749

亜急性海綿状脳症⇨同クロイツフェルト・ヤコブ病→841

亜急性肝炎 subacute hepatitis 劇症肝炎ほど急激な経過ではないが，やがて肝不全に陥る一連の病態に与えられたわが国独自の疾患名．第10回日本消化器病学会秋季大会(1968)で，「亜急性肝炎とは，急性肝炎の症状が2-3週間程度続き，しだいに精神症状，腹水，高度の黄疸，消化管出血などの症状が現れ，しばしば死の転帰をたどる予後の悪い病態を呼ぶ．この際病理形態学的には亜急性肝萎縮を意識して診断する．原因としては，ウイルス性肝炎および一部の薬物による肝炎が考えられるが，中毒性肝障害は除外する」と定義された．この定義は劇症肝炎(第12回犬山シンポジウムの診断基準，1981)の亜急性型と重複し，また急性肝不全との位置関係もあいまいな点がある．[279] ⇨参肝不全→651

亜急性硬化性全脳炎 subacute sclerosing panencephalitis；SSPE ［**亜急性硬化性汎脳炎**］ 麻疹に罹患したのち，5-9年たって進行性に中枢神経機能の障害をもたらす疾患で，麻疹ウイルスが変異したSSPEウイルスによって発症する遅発性ウイルス感染症．臨床的には生来健康であった小児に，数週から数か月の間に知能や学力の低下，人格の変化がみられる第Ⅰ期，特徴的な全身性ミオクローヌスなど痙攣や不随意運動の出現する第Ⅱ期，意識障害，痙性四肢麻痺など除皮質・除脳硬直の症状を示す第Ⅲ期，無動・無言化ののち死亡する第Ⅳ期に分けられる．特徴的な検査成績は，血清・脳脊髄液中の麻疹ウイルス抗体価が高値を示し，Ⅱ期からⅢ期にかけて周期性同期性高振幅徐波群と呼ばれる特徴的脳波所見がみられる．自然寛解例があるものの，約半数は発症8年以内に死亡．乳幼児期の麻疹感染が原因となるため，予防的な麻疹ワクチン接種が世界的に推進されており，わが国の年間発生率は5-10人に減少している．本症を発症するのは，1歳未満に麻疹に罹患した場合や免疫機能が低下している状態で麻疹に感染した場合に多い．しかし，その持続感染機構には依然不明な点が多く，また根治療法もないが，イノシンプラノベクスの内服療法，インターフェロン(αまたはβ)の髄注もしくは脳室内投与，リバビリン脳室内投与が試みられている．[475]

亜急性硬化性汎脳炎⇨同亜急性硬化性全脳炎→137

亜急性甲状腺炎 subacute thyroiditis ［**ド=ケルバン甲状腺炎，巨細胞甲状腺炎，非化膿性甲状腺炎**］ 局所の強い疼痛を特徴とする破壊性甲状腺炎．甲状腺組織から血液中に漏出する甲状腺ホルモンによって甲状腺中毒症状(体重減少，発熱，手指振戦，心悸亢進など)を呈したあと，2-4か月で自然軽快する．炎症の強い症例や元来の甲状腺機能が低い症例では，一過性に機能低下症に移行して，正常甲状腺機能状態へ回復する．これらの臨床経過は甲状腺機能亢進期，移行期，代償期(低下症の時期)，回復期の4期に分けて理解されているが，5%の症例は恒常的機能低下症にとどまる．原因は不明だが，HLA型による罹患率の違い，罹患時にウイルス抗体価の変動を認めることがある，甲状腺に対する自己抗体が一過性に出現するなどの報告があり，先行するウイルス感染症に対する異常免疫反応が疑わしいと考えられている．甲状腺の疼痛は機能亢進期に認め，硬結部分に一致．両葉に同時発症する場合と，片葉が発症して1-3週を経てから対側に疼痛，硬結が出現する例が全体の80%を占める．亢進期には，赤血球沈降速度の亢進とCRP上昇，甲状腺ホルモン上昇，甲状腺刺激ホルモン(TSH)低下，血清サイログロブリン高値を認めるが，白血球数の増加は軽微．ヨードやテクネチウムを用いたシンチグラム検査において摂取率の低下を認め，バセドウBasedow病との鑑別に重要．好発年齢は30-60歳代で，男女比は1：3-6と女性に多い．スイスの外科医ド=ケルバンFritz de Quervain(1868-1940)によって，はじめて特徴的病理像の報告がなされた．リンパ球や多核白血球が浸潤する甲状腺組織破壊が生じたあと，巨細胞を含む肉芽様組織変化を生じる．[783]

亜急性細菌性心内膜炎 subacute bacterial endocarditis；SBE ［**遷延性心内膜炎，SBE**］ 弁膜症や先天性心疾患による異常血流が原因で生じる心内膜損傷部位(非細菌性血栓性心内膜炎)に，菌血症や敗血症などが続発して細菌が付着，増殖するために発症する経過の長い細菌性心内膜炎を意味する．しかし真菌やリケッチアなど細菌以外の感染の存在が確認され，現在では急性細菌性心内膜炎も含めて感染性心内膜炎に一括されている．原因菌は連鎖球菌が70%を占め，ブドウ球菌が20%，グラム陰性球菌が10%程度．病原菌は圧較差が大きい部位の低圧側に付着しやすく，僧帽弁閉鎖不全症の左房側，大動脈弁閉鎖不全症の左室側に好発．発熱や心症状(心雑音，心不全，不整脈)，血栓塞栓症状，皮膚症状(点状出血，線状出血，オスラーOslerの結節，ジェーンウェイJanewayの斑点)，中枢神経症状(脳虚血発作，髄膜炎症状，意識障害，錯乱)が主な症状．器質的心疾患の存在，血液培養陽性，心エコー上疣贅(ゆうぜい)，発熱，心雑音の存在により診断される．治療は原因菌に有効な抗生物質の投与．[640] ⇨参感染性心内膜炎→635

亜急性糸球体腎炎 subacute glomerulonephritis 急速進行性糸球体腎炎rapidly progressive glomerulonephritisの旧名で，現在この疾患名は使われない．週ないし月の単位で急速に進行する予後不良な糸状体腎炎で，原発性のものと二次性のものがある．[146] ⇨参急速進行

性糸球体腎炎→743

亜急性小脳変性症 subacute cerebellar degeneration⇨同癌性小脳変性症→619

亜急性脊髄視神経ニューロパチー⇨同スモン→1656

亜急性脊髄視神経末梢神経症⇨同スモン→1656

亜急性脊髄連合変性症 subacute combined degeneration of spinal cord；SCDC ［**亜急性連合脊髄変性症，索性脊髄症**］ ビタミンB_{12}の欠乏により脊髄の側索，後索の髄鞘が脱落し脱髄変性をきたす病態．悪性貧血でみられることが多い．側索障害でバビンスキー Babinski 反射が陽性となり深部反射が亢進する．後索障害で深部知覚障害(四肢の位置覚障害のため歩行困難となることもある)，ロンベルグ Romberg 徴候陽性となる．脊髄以外に末梢神経，脳も障害されると，手足のしびれ，蟻走感(チリチリする痛み)，視覚障害，嗅覚障害，短気，無関心，軽度の知能異常，精神症状を認めることもある．診断は血清ビタミンB_{12}低下の証明である．治療はビタミンB_{12}の筋注であるが，大量の経口ビタミンB_{12}が有効な症例もある．早期治療例は神経症状が消失するが，発見が遅れると神経症状の回復が遅れる．[1038] ⇨参悪性貧血→142

亜急性窒息 subacute asphyxia ［**遷延性窒息**］ 気道閉塞が不完全，または中断されたために，窒息死までの経過が遷延すること．急性窒息では，気道が閉塞されたのち数分～10 分ほどで酸素供給が途絶されて死亡するのが一般的である．これに対し，亜急性窒息とは急性死は起こさずに，死亡するまで数十分，もしくはそれ以上を要することを指し，酸素欠乏による脳神経障害，あるいは肺胞低換気による呼吸循環不全などで死亡する事例が多い．[920]

亜急性皮膚エリテマトーデス subacute cutaneous lupus erythematosus；SCLE⇨参エリテマトーデス→369

亜急性連合脊髄変性症 subacute combined degeneration of spinal cord；SCDC⇨同亜急性脊髄連合変性症→138

アキレス腱 Achilles tendon，calcaneal tendon ［**踵(しょう)骨腱**］ 腓腹筋とひらめ筋，すなわち下腿三頭筋の共同腱のこと．身体中最も厚く強い腱である．下腿の中央から始まり踵骨隆起につく．下腿三頭筋収縮時に足関節を底屈し，踵骨を下腿後面で膝関節に近づける役割を有する．腱と踵骨の間に滑液包があり，ここに炎症をきたしやすい．アキレス腱そのものも炎症を生じやすく，スポーツ活動などにより引き起こされることが多い．アキレス腱炎と呼ばれ，足関節後部が回内するときにはアキレス腱の内側が，回外するときは外側が炎症を起こしやすい．普段，あまり運動をしない人が急にスポーツ活動をした際に，強い外力がこの腱を断裂することもあり，中年齢層に多いといわれている．[1266]

アキレス腱滑液包炎 achillobursitis⇨同アキレス腱粘液嚢胞→138

アキレス腱周囲炎 calcaneal paratendinitis，Achilles paratendinitis アキレス腱および周囲の軟部組織に，炎症，変性が起こった状態．アキレス腱炎は腱自体の炎症，変性，小断裂，瘢痕化をいう．腱の踵骨付着部から 2-3 横指上部に腫瘤を触れ，圧痛を認める．治療はスポーツの休止と温熱療法，外用抗炎症薬，腓腹筋ストレッチ，アイソメトリック isometric(等尺性の)筋力強化，踵部を約 10 mm 高くして腱への負担を軽減させる足底装具，ステロイド剤の局注などである．保存療法を 6-8 週行っても効果のないときには，腱傍組織の切除，筋膜切開を行う．[1587]

アキレス腱断裂 Achilles tendon rupture 器械体操，テニス，バレーボール，バスケットボールなどのスポーツの際に発症することが多く，ジャンプ時などの腓腹筋の急速かつ強い収縮により起こる．症状は，患者が断裂音を自覚することが多く，また誰かにけられた，ボールがあたったような感じと訴えることが多い．自動的に足底筋，趾屈筋，後脛骨筋により足関節底屈は可能である．診断は断裂部の陥凹とトンプソン Thompson テストにより，腓腹筋を大きく手ではさむように圧迫して足関節が底屈しないことを確認する．治療は保存療法と手術療法がある．[1587]

アキレス腱粘液嚢胞 bursa of Achilles tendon ［**アキレス腱滑液包炎**］ アキレス腱と踵骨との間の粘液嚢胞(滑液包の炎症)．足関節背屈で疼痛を生じることが多い．両側性に多くみられ，X 線上で踵骨結節後上縁が突出していることが多い．治療は保存療法と手術療法がある．[1587]

アキレス腱反射 Achilles tendon reflex；ATR，ankle jerk ［**下腿三頭筋反射，ATR**］ 下腿三頭筋反射の別名．仰臥位で下腿を外転させ，足をやや背屈させ，踵と下腿とが直角になるように保ちながらアキレス腱を直接ハンマーでたたくと足が足底に向かって底屈する．反射中枢はL_5，S_1，S_2とされており，関係する末梢神経は脛骨神経．反射中枢より上位の錐体路障害でアキレス腱反射は亢進し，反射中枢の障害，末梢神経・筋の障害では低下する．内科的疾患では甲状腺機能亢進で反射は亢進し，甲状腺機能低下，糖尿病性ニューロパチーでは低下する．[310]

アクアポリン aquaporin；AQP 細胞膜にある水の流路となるタンパク質である水チャネルの 1 つ．アクアポリン(AQP)は遺伝子ファミリーを形成しており，ヒトでは今までに AQP 0 から AQP 9 まで 10 個のサブタイプがみつかっている．AQP は生体に広く分布している．AQP は細胞膜を 6 回貫通する膜タンパク質であり，2 つの細胞内ループと 3 つの細胞外ループを有している．AQP のヒトでの遺伝子病としては AQP 0，AQP 1，AQP 2 の異常がある．AQP 0 は眼のレンズに発現しており，この異常で白内障になる．AQP 1 を欠損した症例では，尿濃縮能の障害が認められる．AQP 2 は腎臓の集合尿細管の管腔側細胞膜にある水チャネルである．抗利尿ホルモン(ADH)の血中濃度が増加すると，AQP 2 が増加し細胞膜の水透過性が亢進する．したがって，*AQP 2* 遺伝子の異常では先天性腎性尿崩症になる．[1047] ⇨参水チャネル→2767

悪液質 cachexia，cachexy 悪性腫瘍患者にみられる著明な低栄養状態を指す．その成立には食欲不振ばかりでなく，悪性腫瘍による消化管の狭窄などの解剖学的異常や代謝異常なども関与していると考えられている．全身の衰弱，頬骨や肋骨が浮き出るような著明なるいそうとともに，皮膚は貧血により特有の蒼白または黄色調で乾いた様相を呈し，色素沈着を伴うこともある．基礎代謝も低下し，低タンパク血症による眼瞼や下腿の浮腫，血圧低下，低血糖症などを伴う．主要臓器は萎縮し重量も低下する．組織学的には，網内系に鉄沈着，全身脂肪組織に漿液性萎縮がみられる．本来は体液，特に血液の誤った混合状態，すなわち体液異常や血液異常を意味している用語である．中世以後長く主流になったヒポクラテスHippocrates，ガレノスGalenusなどの液体病理学説によれば，諸体液(血液，黄色および黒色胆汁，粘液)の混和の不調が疾病を引き起こすとされている．[748]

悪液質性肝斑 cachectic chloasma 腺病質，結核，癌など悪液質による肝斑．色調は淡褐色ないし濃褐色で境界明瞭，形は不規則で大型，皮膚と同高で表皮に異常はない．眼窩を取り巻いて，前額，頬骨部，鼻背に対側性に生じる．中年以後の女性に多い．肝斑はその他，妊娠性肝斑，子宮性肝斑，外傷性肝斑が知られている．[987] ⇨参肝斑→650

悪液質性紫斑病 cachectic purpura，purpura cachectica 悪性腫瘍が進行し，末期症状になり，血小板減少や低栄養状態に伴ったプロトロンビンなどの凝固因子の低下によりみられる出血斑のことをいう．[1481]

アクシデント⇨同インシデント→292

悪臭 offensive odor，malodor ［臭気］ 人に不快感や嫌悪感を与えるにおいの通称．臭気ともいう．気体およびミスト状の原因物質(悪臭物質)が大気中に混じることにより感じられる．原因物質として，アンモニア，メチルカプタンなどの無機性のもの，硫化水素，硫化メチルなどの有機性のものがあり，「悪臭防止法」〔1971(昭和46)年〕では悪臭の原因となる典型的な化学物質22種類が特定悪臭物質として規制の対象とされている．また，複数の原因物質が混在する場合には，相乗効果でより強いにおいとして感じられることもあるため，悪臭物質の複合状態を想定した，物質を特定せずに人間の嗅覚によってにおいの程度を数値化した臭気指数を用いる規制もある．悪臭は，嗅覚により直接知覚されることから，感覚公害ともいわれ，「環境基本法」〔1993(平成5)年〕における典型7公害の1つに指定されている．[1169]

悪臭性萎縮性鼻炎 fetor atrophic rhinitis⇨同萎縮性鼻炎→234

悪循環 vicious cycle ［因果循環］ ①原因と結果が互いに助長し合い，お互いがますます悪くなっていくこと．②胃空腸吻合術後，腸の内容が逆蠕動作用によって十二指腸を経て逆流し，再び胃に戻ること．[1465]

アクションリサーチ action research レヴィン Kurt Lewin(1890-1947)によって提唱された実践的問題解決を目的とする研究手法．事例研究の一種．患者や地域住民への介入の効果を理解するために計画，実行，観察，振り返りを行う研究スタイル．研究者は参加観察を行ったり，場合によっては介入する立場となり，状況に深くかかわる場合もある．このスタイルの研究は看護ケアの質を向上させるための活動を実践し，継続的に観察することができるという利点がある．一方，状況に深くかかわりすぎ，研究の妥当性や信頼性が問われる場合もあるため注意を要する．[597]

アクス adrenocorticotrop〔h〕ic hormone；ACTH⇨同副腎皮質刺激ホルモン→2541

悪性栄養失調症⇨同クワシオルコル症候群→849

悪性外耳〔道〕炎 malignant otitis externa(external otitis) 緑膿菌または黄色ブドウ球菌との混合感染による外耳道炎で，外耳道の壊死・脱落を起こす．主な症状は耳痛，膿性耳漏，外耳道腫脹などで，膿性耳漏は悪臭を伴う．糖尿病などの基礎疾患がある場合や，高齢者，抵抗力が減弱した宿主などに起こる．[451]

悪性潰瘍 malignant ulcer ［陥凹型早期胃癌］ 陥凹型早期胃癌の別称．1966(昭和41)年，村上忠重らにより導入された癌の悪性サイクル malignant cycle 理論によると，陥凹型早期胃癌の深い潰瘍は漸次縮小瘢痕化し，表面型早期胃癌となり，再び病巣内に深い潰瘍が発生し，陥凹型早期胃癌となり，陥凹型早期胃癌→表面型早期胃癌＋瘢痕→陥凹型早期胃癌といった経過を繰り返すといわれている．この陥凹型早期胃癌を，ときに悪性潰瘍と呼ぶ場合がある．進行癌でも陥凹型早期胃癌類似進行癌では悪性潰瘍がみられる．[1548]

悪性肝腫瘍 malignant liver tumor⇨同肝悪性腫瘍→564

悪性関節リウマチ malignant rheumatoid arthritis；MRA ［MRA］ 全身性の慢性炎症性関節炎である関節リウマチ(RA)に，血管炎をはじめとする関節外症状が合併し，難治性もしくは重篤な臨床病態に陥った一群の症候群をいう．わが国のRA患者の0.6-0.8%程度と考えられている．また発症年齢が50歳代と一般のRAよりも高く，男性の罹患が女性の約2倍と相対的に多い．神経炎や皮膚潰瘍，上強膜炎などの眼症状，漿膜炎，間質性肺炎，リウマトイド結節などを伴い，血液検査では血清補体価の低下および血清免疫複合体の増加などの免疫異常を呈する．治療は，副腎皮質ホルモンの投与が中心であり，病態により免疫抑制薬の併用も必要となる．[388]

悪性間葉腫 malignant mesenchymoma ［小細胞腫瘍，未分化肉腫］ 2つ以上の未熟な間葉成分からなるきわめてまれな腫瘍で，成人の四肢や後腹膜に好発．成分としては横紋筋肉腫，骨肉腫，軟骨肉腫，平滑筋肉腫，脂肪肉腫，血管肉腫などがあるが，横紋筋肉腫が最も多く，これに骨肉腫，軟骨肉腫，脂肪肉腫が混在することが多い．[541]

悪性奇形腫 malignant teratoma(teratoblastoma)⇨同奇形癌→678

悪性胸膜中皮腫 pleural malignant mesothelioma 胸膜に発生する悪性腫瘍で，中皮細胞の組織型を示す．ときに上皮細胞組織を含むこともある．症状は胸水貯留と，それに伴う胸痛が主となる．腫瘍の拡大と胸水の増量により肺は圧迫され，縦隔が偏位するようになると呼吸困難を生じる．遠隔転移は少ない．胸水は滲出液で，タンパク質の濃度が高く，黄色で血液が混じること，ヒアルロン酸濃度が高いことが多い．アスベストの吸入によって起こると考えられる．限局性病変では摘出手術をすることもあるが，手術不能例が多く，抗腫瘍薬を用いるがあまり有効ではない．予後は不良である．[953] ⇨参胸膜中皮腫→772

悪性近視 malignant myopia⇨同病的近視→2491

悪性緊張病 malignant catatonia⇨同急性致死性緊張病→736

悪性血管外(周)皮腫 malignant hemangiopericytoma ［周皮細胞肉腫］ 毛細血管や毛細血管後小静脈の外側に存在する血管周皮細胞を起源とする腫瘍を血管外皮腫(血管周皮腫)と呼ぶ．概念的には同一の組織形態をとる良性腫瘍から悪性腫瘍まであるが，組織学的な鑑別が困難で，基本的には潜在悪性と考えられることから，全体を悪性血管外皮腫と総称する．成人の大腿深部や後腹膜に好発し，ときに低血糖発作を引き起こす．組織学的には，鹿角状の小血管とそれを取り巻く短紡錘形や類円形の腫瘍細胞の密な増殖からなっている．近年，孤立性線維性腫瘍 solitary fibrous tumor との異同が議論されている．[1507]

悪性血管内皮細胞腫　**malignant angioendothelioma**　［**血管肉腫**］　血管内皮細胞由来の悪性腫瘍．紅斑に始まり，びらんを呈して痂皮を形成．進行すると潰瘍化して結節を生じ急速に拡大．高齢者の頭部や顔面などに好発し，男女差はない．多くは特発性に生じるが，慢性リンパ浮腫，まれに慢性 X 線障害に続発することもある．血行性に肺などへ転移し，悪性度が高い疾患である．外科的切除が治療の中心であるが，インターロイキン-2 の局所投与や静注も有効とされる．一般に予後不良．[178]

悪性血管内皮腫　**malignant hemangioendothelioma**　［**血管内皮肉腫，類上皮血管内皮腫**］　血管内皮細胞に由来する細胞が増殖する悪性腫瘍．広義には血管肉腫 angiosarcoma とも相同であるが，この名称を用いる場合は類上皮血管内皮腫 epithelioid hemangioendothelioma を指す．軟部，肺，骨，肝などに発生し，肺に発生する腫瘍は IVBAT（血管内気管支肺胞腫瘍 intravascular bronchioloalveolar tumor）という．良性の血管腫と悪性度の高い血管肉腫との中間的な予後をとるが，他の血管内皮腫（悪性血管内乳頭状，網様，カポジ Kaposi 肉腫様などの中間群腫瘍）と比べて転移率が高いため，悪性腫瘍として分類される．病理組織学的には，しばしば腺癌に類似するため注意が必要だが，腫瘍細胞が血管内皮由来であることを証明することが重要．[1507] ⇨参血管腫⇀900，悪性血管内皮細胞腫⇀140

悪性高血圧症　**malignant hypertension**　［**悪性腎硬化症**］　著明な拡張期高血圧（130 mmHg 以上）が持続し，腎機能障害，心不全，高血圧脳症が進行する病態．従来眼底に乳頭浮腫があると悪性高血圧，滲出性病変であると加速型高血圧とされてきた．しかし，最近は加速型／悪性高血圧とまとめて呼ばれることが多い．病理組織的には腎臓の小・細動脈のフィブリノイド壊死と増殖性血管内膜炎という腎硬化像がみられる．このためレニン・アンギオテンシン系が亢進し，さらに血圧が上昇するという悪循環になる．原因は本態性高血圧や慢性糸球体腎炎である．以前は予後不良であったが，最近は薬物療法が進歩し予後の改善がみられている．重要臓器は長期間高い血圧にさらされ慣れていることが多く，急激な降圧はその虚血を起こす危険がある．最初の 24 時間の降圧は拡張期血圧 100-110 mmHg にとどめる．特に夜間に著明な血圧上昇を呈する例もあるため 24 時間の間欠的血圧測定も重要である．[1627] ⇨参本態性高血圧症⇀2722

悪性甲状腺腫　**malignant goiter, malignant struma**　甲状腺の癌または肉腫など，甲状腺に腫大をきたす疾患のうち，浸潤，転移などの悪性の臨床所見を示すものをまとめてこのように分類．診断学の発達により，甲状腺癌，悪性リンパ腫など比較的容易に診断ができるようになり，個々の病名で呼ぶことが多くなったため，最近ではあまり使用されない．[485]

悪性高体温症　**malignant hyperthermia**⇨同悪性高熱⇀140

悪性高熱　**malignant hyperpyrexia；MH**　［**悪性高体温症，悪性熱**］　麻酔薬，特に揮発性麻酔薬，塩酸サクシニルコリンなどの投与によって，異常に高濃度のカルシウムが筋原形質に放出され，代謝が亢進し，高熱，乳酸，炭酸ガスが激増する疾患．高熱，筋硬直，頻脈，ミオグロビン尿を認める．麻酔中に 40℃ 以上の発熱，または 15 分間に 0.5℃ 以上の体温上昇がみられ 38℃ 以上の発熱がみられるものを劇症型と呼ぶ．わが国での報告は 1987-91（昭和 62～平成 3）年の統計で全身麻酔 7 万 4,000 例に 1 例，死亡率は 17.5% であった．第 19 番染色体の異常との関連が報告されているが，今後の検討が必要．予防として本疾患の遺伝の有無について問診し，術中のモニターによる管理が必要となる．発症時には，手術の早期終了（十分な止血が必要），純酸素による過換気，ダントロレンナトリウムの静注（1-2 ng/kg），全身冷却（38℃ 以下まで），アシドーシスの補正，尿量確保（目標 2 mL/kg/時），高カリウム血症の補正（GI 療法など）を行う．手術早期終了のため麻酔の継続が必要な場合は麻酔器の交換，神経遮断麻酔（NLA）またはプロポフォールへの変更，非脱分極性筋弛緩薬の使用などを行う．[116]

悪性黒子　**lentigo maligna**⇨同ハッチンソン黒色斑⇀2385

悪性黒子黒色腫　**lentigo maligna melanoma**⇨参悪性黒色腫⇀140

悪性黒色腫　**malignant melanoma**　［**悪性メラノーマ，メラノーマ**］　メラニン産生細胞であるメラノサイトの悪性腫瘍．黒色から褐色色調の結節状または不整形の斑を呈する．臨床的に，顔面などの日光露出部に生じた黒褐色の斑を発生母地とする悪性黒子型，足底や指爪部などの四肢末端に褐色の斑状皮疹として発症する肢端黒子型，早期より腫瘤状を呈する結節型，扁平隆起性の黒色斑として生じる表在拡大型の 4 型に分類される．日本人においては，肢端黒子型が比較的多い．色素産生能が低いために，ピンク色から白色調を呈するものを無色素性黒色腫と呼び，臨床的には血管拡張性肉芽腫などとの鑑別が問題となる．肢端黒子型や表在拡大型の早期病変として，異型メラノサイトが表皮内に限局して存在する表皮内悪性 *in situ* の病変がある．皮膚原発の悪性黒色腫以外に，眼（脈絡膜）や眼窩内に原発するもの，鼻腔や食道粘膜に原発するものもある．一般的に，腫瘍の一部を生検するのは禁忌とされる．手術療法を主体に，進行したものでは，種々の化学療法や免疫療法が試みられている．[178]

悪性骨髄線維症⇨同急性骨髄線維症⇀728

悪性混合腫瘍《唾液腺型》　**malignant mixed tumor of salivary gland type**　上皮性ならびに間質性の腫瘍細胞がともに増殖する混合腫瘍（唾液腺の多形成腺腫が代表的なもの）の悪性型を指す．既存の良性腫瘍（多形性腺腫）の内部から癌が発生する多形腺腫由来癌，癌腫と肉腫の両成分が混在して増殖する癌肉腫 carcinosarcoma（狭義の真性悪性混合腫瘍），良性腫瘍と同じ形態をとるが転移を生じる転移性多形性腺腫の三型がある．[1507] ⇨参多形〔性〕腺腫《唾液腺の》⇀1913，混合腫瘍⇀1139

悪性サイクル　**malignant cycle**　陥凹性早期胃癌の経過が胃潰瘍に似た潰瘍の消長を繰り返しながら進行して

いくこと．潰瘍癌が瘢痕癌になり，再び潰瘍癌になるという具合に，癌性潰瘍が治癒と潰瘍化を繰り返すことになる．そのため一時的に潰瘍面が修復される時期があり，このときには生検でも癌細胞が証明されないことがある．その結果，良性潰瘍と診断を間違えるおそれがあり，臨床的に注意が必要である．[1392]

悪性細胞 malignant cell 悪性腫瘍を構成する細胞．遺伝子に変異を生じ細胞分裂の制御機構に異常が発生するために無秩序の分裂をする．腫瘍発生に関係する遺伝子は細胞分裂を促進する癌原遺伝子，抑制する癌抑制遺伝子，アポトーシス関連遺伝子およびDNA修復をつかさどる遺伝子である．癌原遺伝子と癌抑制遺伝子の変異が複数積み重なり正常細胞が多段階のステップで悪性細胞に変化するが，DNA修復遺伝子の異常が先行して発生すると考えられている．[470]

悪性細網症⇨同悪性組織球症→142

悪性疾患 malignant disease ある疾患のなかで治療に対し抵抗性が強く，重症で予後不良な経過をとるもの．悪性関節リウマチなどがその例．また腫瘍では，良性腫瘍に対して，局所の浸潤および破壊的増殖が強く，転移の可能性を有し，放置すれば宿主を死に至らしめるものを悪性腫瘍という．[541] ⇨参悪性腫瘍→141

悪性腫瘍 malignant tumor ［**悪性新生物，破壊性腺腫**］ 細胞が自律性をもち，無秩序にかつ過剰に増殖するものを腫瘍と呼ぶが，そのなかで治療をしないと短期間のうちに増大し個体に重大な障害を与え，ついには死に至らしめるもののこと．身体への損害が軽微なものを良性腫瘍と呼ぶ．両者には厳密な区別がない場合も多く，良性腫瘍から悪性腫瘍へ進展する場合も知られている．腫瘍はヒトに限らず多くの脊椎動物にも発生．上皮組織より発生し構成する腫瘍細胞どうしが接着装置によって上皮性結合をするものを癌腫と呼び，非上皮性組織より発生し上皮性結合をもたないものを肉腫と呼ぶ．腫瘍は正常細胞(正常幹細胞)より一部の遺伝子異常をもって発生するため，形態像や細胞の機能は保持されていることが多い．その類似性と発生母地の細胞の性格から組織型と呼ばれる分類をする．具体的には癌腫では腺癌，扁平上皮癌，移行上皮癌などがあり，肉腫には骨肉腫，軟骨肉腫，線維肉腫，横紋筋肉腫などがある．[470] ⇨参癌→564

悪性腫瘍のリハビリテーション cancer rehabilitation 悪性腫瘍による神経脱落症状をはじめとするさまざまな機能低下に加え，手術や化学療法，放射線治療などの影響で生じる後遺症に対し，能力の回復や代償手段の導入，生活能力の維持，在宅生活におけるQOLの向上を目指したリハビリテーション．悪性腫瘍では再発や進行，転移などに伴い身体機能が低下することを念頭においたかかわりが必要であり，治療前からリハビリテーションを導入することによって廃用症候群の予防や日常生活動作の維持ができるよう努めることが重要とされている．[1189]

悪性腫瘍細胞⇨同癌細胞→601

悪性腫瘍随伴高カルシウム血症 malignancy associated hypercalcemia；MAH 悪性腫瘍に合併する高カルシウム血症で，概念的には副甲状腺ホルモン関連タンパク(PTHrP)など腫瘍が産生する高カルシウム血症惹起因子の作用による場合と，骨転移の局所における骨吸収に伴う場合に分けられる．舌癌，喉頭癌，食道癌，歯肉癌，肺扁平上皮癌などの扁平上皮癌や成人T細胞白血病，リンパ腫に多い．理由は，このような癌でPTHrPがしばしば産生されることによると考えられる．局所の骨吸収に伴う高カルシウム血症は，多発性骨髄腫や乳癌の骨転移でみられる．副甲状腺の良性腫瘍による原発性副甲状腺機能亢進症と比べて進行が速く，血中カルシウム濃度も高い場合が多い．腎や中枢神経系の症状として，脱水や不穏・傾眠などが出現することがある．[978] ⇨参副甲状腺ホルモン関連タンパク→2533

悪性シュワン細胞腫 malignant schwannoma ［**悪性末梢神経鞘(しょう)腫**］ 脳神経のうち第5番目の三叉神経，そして末梢神経に発生する悪性腫瘍．レックリングハウゼン von Recklinghausen 病に伴ってみられる．発生年齢は40歳前後に多く，小児や高齢者には少ない．転移は少ないが予後は不良．[791] ⇨参神経鞘(しょう)腫→1526

悪性漿液性腫瘍 malignant serous tumor⇨同漿液性腺癌→1418

悪性症候群 malignant syndrome, neuroleptic malignant syndrome；NMS ［**神経遮断薬性悪性症候群**］ 抗精神病薬投与中や，抗パーキンソン病薬の中断時に，発熱，意識障害ないし昏迷，筋強剛を中心とした錐体外路症状，頻脈，発汗，唾液分泌などの多彩で重篤な自律神経症状，血清クレアチニンホスフォキナーゼ(CPK)活性の高値を呈し，死に至ることもある重篤な副作用．早期に発見し，抗精神病薬の中止と輸液などの全身管理を行うことが重要である．筋弛緩薬ダントロレンナトリウム水和物投与，ブロモクリプチンメシル酸塩などのドパミンアゴニストの投与も有効．脳炎，熱射病，致死性緊張病などとの鑑別が必要である．[1592]

悪性腎硬化症 malignant nephrosclerosis⇨同悪性高血圧症→140

悪性新生物 malignant neoplasm⇨同悪性腫瘍→141

悪性星細胞腫 malignant astrocytoma⇨同膠芽腫→981

悪性正中肉芽腫 lethal midline granuloma⇨同進行性鼻壊疽(えそ)→1544

悪性線維黄色腫⇨同悪性線維性組織球腫→141

悪性線維性組織球腫 malignant fibrous histiocytoma；MFH ［**悪性線維黄色腫，線維性黄色肉腫，MFH**］ 中高年者の軟部に発生する悪性腫瘍の一型．大腿部をはじめとする四肢に多く，殿部，肩，上腕，後腹膜，背部などにも発生する．組織学的に線維芽細胞様および組織球様の腫瘍細胞が混在することによりつけられた名称．実際には組織球の性格は証明されず，多潜能を有する原始間葉細胞に由来する未分化な肉腫と考えられている．通常型，粘液型，巨細胞型，炎症型に亜分類される．通常型では紡錘形細胞の花むしろ型 storiform 細胞配列が特徴的．予後は亜型や発生部位によっても異なるが，概して悪性度が高く，転移率は40%，手術例の5年生存率は50%前後．[1507]

悪性腺腫 malignant adenoma ［**最小偏倚腺癌**］ 子宮頸部に発生するきわめて高分化の腺癌．細胞学的には良性の腺腫にみえる腫瘍だが，浸潤性の増殖をきたし，リンパ節などに転移を起こすためにこのような名称がつけられてきた．近年では最小偏倚腺癌 minimal deviation adenocarcinoma とも呼ばれる．頸部腺癌の中でも1-3% とまれな組織型である．定型例では大量の水様性帯下を特徴とし，子宮頸部は多嚢胞性で壁はかたく肥厚する．腫瘍細胞が胃の幽門腺と同様の形質を有する症例が多い．一部の症例にはポイツ・ジェガース Peutz-Jeghers 症候群や卵巣腫瘍との合併がある．分化がよいにもかかわらず予後は不良と考えられている．近年では病理組織学的に本腫瘍とよく似た良性過形成病変の存在が注目されている．[1507] ⇨参子宮頸部腺癌⇀1246

悪性組織球症 malignant histiocytosis ［組織球性髄質細網症，悪性細網症］ 悪性リンパ腫関連疾患の1つ．全身性・急速進行性の経過を示し，骨髄，脾臓，リンパ節などの網内系組織で活発な組織球の反応を示す疾患．1939年，スコット Scott とロブ=スミス Robb Smith らはこのような病態を示す疾患を組織球性髄質細網症 histiocytic medullary reticulosis（悪性細網症）として報告した．その後1966年にラパポート Henry Rappaport は組織球増加症を，①反応性のもの，②組織球症 histiocytosis X のような分化型組織球が増殖するもの，③悪性の組織球が増殖するもの（悪性組織球症 malignant histiocytosis）に分類し，この中の悪性組織球症が悪性細網症という語に代わり使われてきた．近年，この悪性組織球症の中に，反応性血球貪食症候群や未分化大細胞性リンパ腫（Ki-1 リンパ腫），T 細胞性リンパ腫，NK リンパ腫などの多くのリンパ腫が含まれることが判明した．予後は不良で，治療しなければ1年以内に感染，出血，多臓器不全で死亡する．治療は悪性リンパ腫に準じて行い，エトポシド（VP-16）単剤投与や骨髄移植などがある．[1464] ⇨参血球貪食症候群⇀906

悪性脱毛症 malignant alopecia 頭髪全体が脱落した全頭脱毛のなかで，さらに眉毛，睫毛の脱毛を伴った難治性のものをいうことがある．さらに腋毛や陰毛など，全身の毛が脱落するものを汎発性脱毛症という．[178]

悪性中皮腫 malignant mesothelioma アスベスト曝露と密接に関係する悪性腫瘍．胸腔や腹腔などの体腔面を被覆する中皮細胞由来．潜伏期が約40年と長く，きわめて難治性．単に中皮腫ともいう．体腔に沿ってびまん性に広がる．胸膜，腹膜，心膜，精巣鞘膜の順に多く発生するが，胸膜がほとんどを占める．いずれも男性に多いが，腹膜では女性の比率が増す．これまで非常にまれな腫瘍であったが，アスベスト消費量の状況から，わが国では今後2025年をピークに増加し続けると予測されている．環境曝露も問題視されている．診断組織分類として上皮型，肉腫型，二相型の3型があり，上皮型が最も多い．最終診断は病理に委ねられ，「石綿健康被害救済制度」（2006）においても，精度の高い病理診断が求められている．根治的治療としては胸膜外肺全摘手術以外にないが，化学療法，放射線療法と併せた標準的な集学的治療法の臨床試験が現在進行中である．[925] ⇨参中皮腫⇀1999，良性中皮腫⇀2943

悪性度 degree of malignancy, grade of malignancy 悪性腫瘍の増殖速度や転移能力などを相対的にみたときにその腫瘍のおかれる位置，強さの度合い．すなわち，悪性度が低いもの（低悪性度，ローグレード low-grade）はおとなしい腫瘍と表現され，悪性度が高いもの（高悪性度，ハイグレード high-grade）は腫瘍が増大しやすく転移もしやすい．悪性度は各種の腫瘍分類により，2ないし3段階に分けられていることが多い．悪性度により治療法や予後が異なり，悪性度の高いものほどより強い治療が必要とされ，予後不良のことが多い．初期病変では悪性度は低く，進行するに従い悪性度が増すことが多い．[114] ⇨参悪性腫瘍⇀141，ブローダースの異型度分類《癌の》⇀2593，細胞分化⇀1174

悪性熱⇨同悪性高熱⇀140

悪性貧血

pernicious anemia；PA ［アジソン貧血，ビールメル貧血，アジソン・ビールメル貧血］

【定義】 胃の内因子分泌低下や欠乏によってビタミン B_{12} の吸収が阻害され，造血細胞の DNA 合成が障害されて生じる貧血．内因子分泌不全は萎縮性胃炎によって胃壁細胞が減少するために起こる．若年者にはまれで60歳以上の高齢者に好発する．

【症状・徴候】 臨床所見では貧血症状（動悸，息切れ，易疲労感），白髪，黄疸，消化器症状（ハンター Hunter 舌炎，食欲不振，下痢，便秘），神経症状（亜急性脊髄連合変性症）に注意する．

【検査】 血液検査では大球性貧血，汎血球減少症，好中球過分葉がみられ，生化学検査では無効造血によって血清 LDH 高値，間接ビリルビン優位の黄疸，ハプトグロビン低値を呈し，免疫学的異常（抗胃壁細胞抗体陽性例は90%，抗内因子抗体陽性例は60%）がみられる．胃内視鏡検査では萎縮性胃炎と無酸症を，シリング Schilling 試験ではビタミン B_{12} 吸収障害を認める．鑑別すべき疾患には骨髄異形成症候群と赤白血病がある．

【治療】 ビタミン B_{12} 製剤の筋肉内投与が原則で，輸血は行わない．[1038]

悪性末梢神経鞘(しょう)腫 malignant peripheral nerve sheath tumor；MPNST⇨同悪性シュワン細胞腫⇀141

悪性マラリア malignant malaria⇨同熱帯熱マラリア⇀2281

悪性ミュラー管性混合腫瘍 malignant Müllerian mixed tumor；MMMT 悪性上皮成分（癌）と悪性間葉成分（肉腫）からなる混合腫瘍で，癌肉腫ともいう．間葉成分が正常な子宮間質成分から発生したと考えられる場合がいわゆる癌肉腫である．異所性（骨，軟骨，横紋筋など子宮の正常組織以外）の肉腫成分を含む場合は，中胚葉性混合腫瘍といわれる．悪性度は高い場合が多い．治療は手術療法が第一選択となる．[998]

悪性メラノーマ⇨同悪性黒色腫⇀140

悪性緑内障 malignant glaucoma, aqueous misdirection syndrome ［毛様体ブロック緑内障］ 毛様体-水晶体間または毛様体-硝子体間で房水の流れがブロックされることにより，房水が前房へ流れず，後方の硝子体へ流れてしまうことが原因で起こる緑内障．後方に流れた房水は硝子体を膨化させ，膨化した硝子体は前方に移動して毛様体を前方に回旋させ，虹彩を圧迫して閉塞隅角緑内障を引き起こす．白内障手術や緑内障手術などの内眼手術後に起こることが多い．特に，原発閉塞隅角緑内障眼の濾過手術後に頻度が高い．治療は，アトロピン硫酸塩水和物の点眼により毛様体筋を弛緩させることによって水晶体を後方へ戻し，毛様体-水晶体の間隙を拡大させる．原発閉塞隅角緑内障で使用される副交感神経作動薬(コリン作動薬)の使用は悪性緑内障の病態を悪化させ，悪性緑内障で使用されるアトロピン硫酸塩水和物のような副交感神経遮断薬(抗コリン薬)の使用は原発閉塞隅角緑内障の病態を悪化させるため，同じ閉塞隅角緑内障である両者に対する鑑別診断が重要となる．高浸透圧薬の点滴は硝子体容積を減少させ，水晶体の後方移動が得られて有効．手術療法として，前部硝子体切除あるいはネオジム・ヤグ Nd-YAG レーザーの周辺後嚢，虹彩切開により毛様体-水晶体または毛様体-硝子体間ブロックを解除できる．[975]

悪性リンパ腫

malignant lymphoma；ML ［ML］

【概念・定義】 リンパ組織由来の悪性腫瘍であり，リンパ節のみならず，他の臓器に存在するリンパ組織からも発生する．

【疫学】 わが国では，10 万人に 5-9 人の発症頻度だが，近年最も増加している血液腫瘍．**B 細胞性非ホジキン non-Hodgkin リンパ腫** 70%，T/NK リンパ腫 25%，**ホジキン Hodgkin リンパ腫** 5% であるが，欧米では，ホジキンリンパ腫がわが国に比して多い．

【病態生理】 多くの病理組織学的分類が提唱され，現在は**新 WHO 分類**が汎用され，ホジキンリンパ腫と非ホジキンリンパ腫に大別される．ホジキンリンパ腫は主に B 細胞性，非ホジキンリンパ腫は B および T/NK 細胞性であり，それぞれ組織学的に細分類されている．病因は不明だが，ウイルスの関与が明らかなリンパ腫，例えばエプスタイン・バー Epstein-Barr ウイルス(EBV)によるバーキット Burkitt リンパ腫，HTLV-1 による成人 T 細胞性白血病・リンパ腫もある．

【症状】 症状は多彩で，表在リンパ節腫大，肝・脾腫，胸・腹部腫瘤などの腫瘤形成のみならず，発熱，体重減少，夜間盗汗などの全身症状も伴い，これらは **B 症状**と呼ばれ，予後不良因子とされる．検査では，血清 LDH，可溶性 IL-2 受容体がしばしば高値となり，治療効果判定の指標にもなる．

【診断】 腫瘤の生検が必須．この際，表面マーカー検索，染色体検査も必須．また，骨髄検査も病期診断に必須．予後は，病理組織型と病期によって変わる．病期分類には，主にアン・アーバー **Ann Arbor 分類**が用いられる．病期ⅠからⅣに進むと解剖学的拡がりが増す．そのため，全身リンパ節 CT および FDG-PET による病期診断を行う．FDG-PET が施行できない場合は，ガリウム(Ga)シンチグラフィーを行う(図)．

【治療】 病理組織型と病期により決定するが，一般的には病期Ⅰ，Ⅱでは放射線療法を中心に，Ⅲ，Ⅳ期では抗癌剤による化学療法を選択．化学療法はアルキル化剤，アントラサイクリン，ビンカアルカロイド，糖質ステロイドなどの多剤併用療法が用いられる．近年，B 細胞性リンパ腫に対しては，抗 CD 20 抗体(リツキシマブ)の有効性が明らかとなり，化学療法との併用で多くの症例に使用されている．予後不良群には，化学療法による寛解導入後，自己末梢血幹細胞移植や同種移植が行われる場合もある．一般的にホジキンリンパ腫は非ホジキンリンパ腫に比し予後良好．近年，病期分類に他の予後因子(年齢，血清 LDH，活動指標 performance status など)を加えた非ホジキンリンパ腫の国際予後指標 International Prognostic Index やホジキンリンパ腫の国際予後スコア International Prognostic Score が提唱され，予後予測および治療法選択の一助とされている．[1464] ⇨参ホジキンリンパ腫⇀2697，非ホジキンリンパ腫⇀2479

●悪性リンパ腫

頸部単純 CT

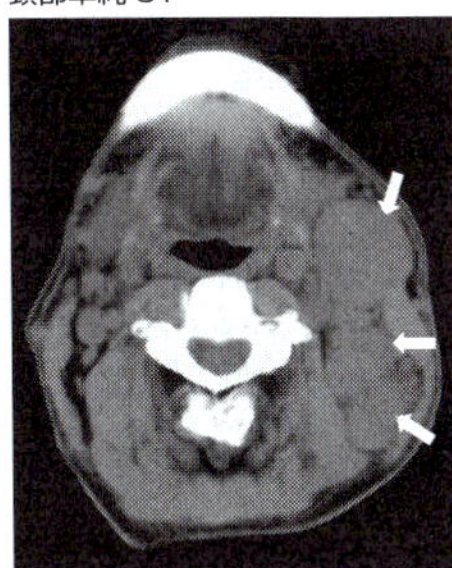

リンパ節の腫大を認める

ガリウム(^{67}Ga)シンチグラフィー

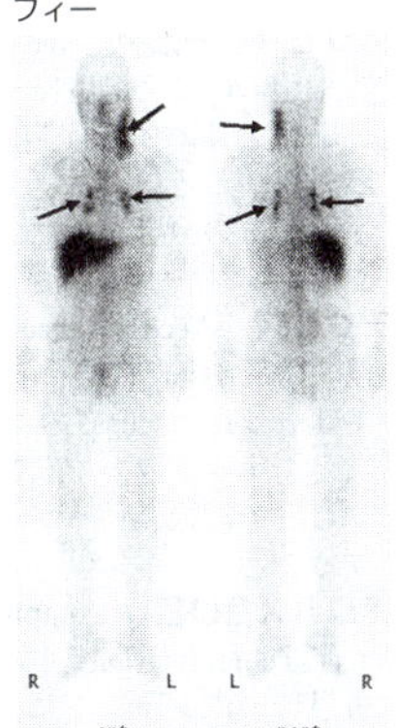

頸部と縦隔に集積を認める

悪性リンパ腫の看護ケア

【看護への実践応用】 リンパ系組織は身体のあらゆるところに分布するので，悪性リンパ腫の発生部位はさまざまで，癌細胞の組織型によって病態，身体症状，治療内容が異なる．癌の組織型，治療内容を十分に理解する必要がある．病名告知後の看護展開に際しては，ショックを受けている患者，家族の心理状況を十分に理解し，患者が主体的療養行動をとれるよう適切な情報提供を行い，疾患や治療の理解を促進する介入を行う．治療は放射線療法と化学療法が主体であり，治療期間は数か月～年単位という長期間になる．近年は外来での治療継続も多くなっているので，患者は治療による副作用を抱えながら，社会生活を送らなければならない．治療の効果を最大限にし，副作用を最小限にとどめる看護介入が重要である．副作用の出現を予測し，高度な知識とアセスメント能力をもって，副作用による苦痛の軽減や致死的副作用の予防を行う．また，患者自身が副作用によるさまざまな症状をコントロールできるように教育的かかわりを工夫する．さらに，社会的・経済的問題にも目を向け，患者の闘病意欲が維持できるよう家族を含めた援助を行う．治療効果がなく，終末期となっても症状緩和を目的として腫瘍の縮小効果がみられる化学療法や放射線療法が継続されることも多い．終末期の症状に治療の副作用も加わると，患者の苦痛は複雑かつ多様で，対処困難なものとなりやすい．多職種と協働しながら，積極的な症状コントロールを行い，有意義で安楽な療養生活が送れるようケアをする．[631] ⇨参悪性リンパ腫⇀143

悪性リンパ腫の病期分類 lymphoma staging 悪性リンパ腫の進展度(臨床病期)を分類する体系．悪性リンパ腫の予後は，その組織型と臨床病期により大きく左右されるので，臨床病期は治療法選択の 1 つの基準となる．代表的なものにホジキン Hodgkin リンパ腫のアン・アーバー Ann Arbor 分類がある．また，1993 年，非ホジキン non-Hodgkin リンパ腫を予後因子(年齢，血清 LDH，パフォーマンス・ステイタス performance status，病期，髄外病変数)により層別化する国際予後指標 International Prognostic Index(IPI)が発表され，治療法選択に汎用されるようになった．同様に 1998 年にはホジキン病の国際予後スコア International Prognostic Score(IPS)が発表されている.[1464]

アクセサリー細胞 accessory cell；A cell ［A 細胞］ 免疫細胞の中で T 細胞と B 細胞以外の細胞で，T 細胞，B 細胞を補助する細胞．古典的な言葉で，現在では樹状細胞のことを指す．すなわち，リンパ球に抗原を提示してその働きを補助する細胞のこと.[1439] ⇨参抗原プロセシング→997，抗原提示細胞→996，樹状細胞→1392

アクセス Access，access ［Microsoft Access］ ①アメリカ Microsoft 社製のデータベース管理ソフトウェア "Microsoft Access"のこと．②インターネットや LAN などでネットワークに接続すること．③ハードディスクなどの記憶装置やメモリのデータに対して読み書きすること.[1341]

アクセス合併症 complication of blood access，vascular access complication ［ブラッドアクセス合併症］ 血液透析患者の内シャントにみられる合併症．通常，内シャントの狭窄あるいは閉塞のこと．症状，所見として，狭窄，閉塞，腫瘤形成，鎖骨下静脈閉塞，静脈高血圧，スチール(盗血)症候群などがある．シャント音の聴取，触診によってシャント閉塞の確認，その程度と範囲を知る．大多数は血栓の形成によるもので，原因は細い血管に対するシャント作成，血液凝固異常，血小板増多，血圧低下，感染，作成直後の穿刺，穿刺ミス，抜針後の止血ミス，ヘマトクリット値の上昇，外部からの圧迫など多岐にわたる．一般的予防処置として抗血小板薬の投与が行われる．閉塞初期の場合，血栓溶解薬の注射が行われる．経皮的にカテーテルを挿入し，バルーンを膨らませて血管の拡張を図る方法と，手術により再建を図る方法がある.[146] ⇨参内シャント→2183

アクセス時間 access time コンピュータが記憶装置や周辺機器にデータを要求してから，実際にデータが転送されるまでの時間.[1418]

アクチジオン⇨同シクロヘキシミド→1261

アクチニウム actinium；Ac⇨同Ac→21

アクチノバシラス〔属〕 *Actinobacillus* グラム陰性の小桿菌で，非運動性，通性嫌気性．この属には数種の菌があるが，ヒトに病原性を示すのはアクチノバシラス・アクチノミセタムコミタンス *Actinobacillus actinomycetemcomitans* である．口腔内に常在し，歯周炎や心内膜炎の原因となる.[324]

アクチノミセス症⇨同放線菌症→2680

アクチノミセス〔属〕 *Actinomyces* ［放線菌〔属〕］ グラム陽性の無芽胞桿菌．微好気性または偏性嫌気性．分岐して菌糸をつくる．代表的な種として，アクチノミセス・イスラエリイ *Actinomyces israelii* がある．この菌種はヒトの口腔内や咽頭に常在し，顔面，頸部，胸部，腹部に慢性の化膿性肉芽腫性炎症(アクチノミセス症 actinomycosis，放線菌症)を起こす．膿汁中に黄色顆粒状の菌塊(ドルーゼ druse)と多数の白血球が観察される．ペニシリン，エリスロマイシン，アミノグリコシドに感受性があり，治療薬として有効.[324]

アクチビン activin 卵胞液中に存在する卵胞刺激ホルモン follicle stimulating hormone(FSH)分泌促進作用を有する物質として同定されたタンパクホルモン．FSH の分泌抑制作用をもつインヒビンの β_A 鎖，β_B 鎖のホモ二量体(アクチビン A，アクチビン B)，あるいはヘテロ二量体(アクチビン AB)からなる．TGF-β (transforming growth factor-β，トランスフォーミング増殖因子 β)スーパーファミリーに含まれ，卵巣だけでなく，精巣，副腎，下垂体，胎盤などからも産生され，機能的にも赤芽球の分化，骨形成の促進，中胚葉の形成など多彩な作用を有する．フォリスタチン follistatin はアクチビンの結合タンパク質であり，FSH 分泌を抑制する．これらはインヒビン inhibin と構造的，機能的に密接な関係にあり，これらの作用機構をインヒビン-アクチビン-フォリスタチン系と呼ぶこともある．さらに，β_C 鎖，β_D 鎖，β_E 鎖のホモ二量体からなる分子も発見され，それぞれアクチビン C，D，E と呼ばれるが，これらには FSH 分泌促進作用はみられない.[845] ⇨参インヒビン→303

アクチン actin 筋原線維においてミオシンと並ぶ主要なタンパク質．細いフィラメントの主な構成要素．アクチンには 2 つの形(G アクチンと F アクチン)が存在する．G アクチンの分子量は約 4 万 2,000 の球状 globular タンパク質．生理的条件下では重合して線維状 fibrous の F アクチンとなる．筋細胞ではミオシンと結合して筋収縮を起こす．非筋細胞では細胞骨格を形成する.[97]

アクチン細糸⇨同アクチンフィラメント→144

アクチン線維 actin fiber ［F アクチン］ 球状の G アクチンが重合して線維状になったもの.[97]

アクチンフィラメント actin filament ［アクチン細糸］ 筋フィラメント(筋細線維)を構成する単位のうちの 1 つで，2 本の F アクチンがらせん状により合わさってできている．形態学的には筋細線維は細いフィラメントであるアクチンフィラメント(アクチン細糸，直径 5-7 nm，長さ 1 μm)と太いフィラメントのミオシンフィラメント(ミオシン細糸，直径 12-18 nm，長さ 1.5 μm)という 2 種類の筋細糸からなる．これらの筋フィラメントはアクチンとミオシンという 2 種類のタンパク質であり，筋収縮のメカニズムは交互に配列したアクチンフィラメントとミオシンフィラメントの滑り込みで筋が短縮することによって成り立つ(滑走説，1954).[636] ⇨参ミオシンフィラメント→2762，アクチン→144

アクティビティケア activity care 精神・社会活動への援助の意味で使われる用語．施設の中 indoor で行われるものと，施設の外 outdoor で行われるものがある．音楽療法，演劇活動，絵画，書道，料理，動物飼育，買い物，ハイキング，園芸活動，踊り，回想法，リアリティ・オリエンテーション(RO)など多種類のプログラムがある．以前行っていた趣味・特技を生かすことで高齢者に自信と誇りを取り戻すことにもなる．こうした各種のアクティビティケアは特に認知症高齢者の QOL の向上をねらいとした生活活性化のために効果のあることが「財団法人認知症予防財団」(旧「ぼけ予防協会」)の研究調査で報告されている.[1597]

アクティブ80ヘルスプラン active 80 health plan 行政レベルでの健康づくりの1つで,「第二次国民健康づくり対策」として1988(昭和63)年に提唱されたもの.「80歳になっても,健康で身の回りのことができ,社会参加もできるような生活が送れることにより,明るい社会を形成しよう」とする計画. それまで政策の重点が早期発見,早期治療であったものを,この計画で第一次予防に移したことが画期的であった. しかし,その対象が高齢者を意識していることや明確な数値目標をもたないことから,アメリカの「Healthy People 2010 Plan」にならった「健康日本21」が2000(平成12)年から開始された. 歯科では1989(同元)年に「8020(ハチマルニイマル)運動」(80歳で20本以上の自分の歯を保つこと)が提唱され,歯の健康づくり運動が行われている.[1369] ⇨参8020運動→10

アクティブバース active birth ラマーズ法などの自然分娩を一歩進めたフリースタイルの分娩様式. 1983年,イギリスの出産教育家,バラスカス Janet Balaskas らによって提唱された. 産婦が主体性をもち積極的に出産に臨むことを基本姿勢としている. その人が本来もっている出産の機能を十分に引き出そうとすることに特徴があり,分娩中の産婦は入浴や食事もできる. 産婦は自分に合った最も楽な姿勢をとり,身体を自由に動かして陣痛を緩和し,分娩の促進を図る. 呼吸法やリラックス法に決まりはない. 部屋を薄暗くするなどして,産婦がリラックスできる出産環境を整え,主にパートナーや助産師が分娩介助にあたる.[271]

アクティングアウト⇨同行動化→1040

アクトミオシン actomyosin 筋肉中のタンパク質の主成分であるアクチンとミオシンからなる複合体. 筋収縮のモデル. マグネシウム(Mg^{2+})とATP(アデノシン三リン酸)を添加すると超沈殿を生じ強いATPアーゼ活性を示すので,筋肉はATPを分解する際に生じるエネルギーによって収縮すると考えられている.[1479]

あくび yawning 通常の呼吸運動の間に生じる無意識の大呼吸. 口を大きく開け,ゆっくり深く息を吸って吐く現象. 通常,眠気に伴って生ずることが多いが,病的には,脳内出血,糖尿病性昏睡などによる意識低下や,生命力低下の徴候の場合もある.[953]

悪夢 nightmare⇨同悪夢障害→145

悪夢障害 nightmare disorder, dream anxiety disorder [夢不安障害,悪夢] 恐ろしい内容の夢を見て,強い恐怖,不安,危険の切迫感を伴って目ざめる現象を指す. 小児期に多いが,心的外傷後ストレス障害(PTSD)や抗パーキンソン Parkinson 薬,降圧薬の副作用で生じることもある. 夜驚症はノンレム睡眠時に生じ,目ざめたあと記憶がないのに対し,悪夢障害はレム睡眠時に生じる現象であること,目ざめる直前の夢内容を想起できるという点で異なる.[751]

アグリコラ Georgius(Georg) Agricola 人文学者,医師,鉱物学者(1494-1555). ドイツのザクセン生まれ. ギリシャ語の教師生活のあと,ライプチヒおよびイタリアで自然科学と医学を学び,1527年ボヘミア地方のヨアヒムスタールの銀坑の医師となり,のち1533年ケムニッツ市で地質学,鉱物学を学び,その地の鉱山の医師となり,さらに同市の市長となった. 不朽の名著『De re metallica(金属の書)』(1530)を著した. 彼は鉱山を有機体と考え,医師が人間に接する態度と同じように鉱山に接したといわれる. 当時の採鉱,鋳造,冶金技術の集大成であり,鉱山労働者の職業病(関節,肺,眼など)に関する記述も含まれている. 彼は蒼鉛(ビスマス)の発見者であり,他に『De natura fossilium(発掘物の本性)』がある.[733]

握力 grip strength, grasping power 手筋力の評価項目の1つ. 手指と手掌で物を握る際の筋力で,橈側手根屈筋,尺側手根屈筋,浅指屈筋,母指内転筋の屈筋群が関与する.[216]

握力計 squeeze dynamometer, hand-dynamometer 握力を測定する筋力計の1つ. ストレインゲージ strain gauge(電気抵抗ひずみ)を用いたもの,油圧計を用いたもの,スプリング式などがある.[1277]

アクリリックレジン acrylic resin [アクリルレジン] アクリル酸またはメタクリル酸誘導体の重合物. 歯科領域ではメタクリル酸エステルとその誘導体が,義歯床,歯冠用レジンなどに利用されている. 無機質のフィラーを配合したコンポジットレジン,ゾウゲ(象牙)質に接着するレジンなど,高機能なレジンが開発され,重要な生体材料となっている.[1310]

アクリルアミド神経炎 acrylamide neuropathy⇨同アクリルアミド中毒→145

アクリルアミド中毒 acrylamide poisoning [アクリルアミド神経炎] アクリルアミドは無臭,白色の薄片結晶で,重合体は紙質増強剤,下水処理における凝集剤,土壌改良材,樹脂,塗料などに広く用いられる. 粘膜,皮膚から吸収されると,皮膚局所では刺激作用(接触部位の脱色や表皮の剝離など)が,全身作用では多発神経炎や小脳失調の症状を呈する. 軽度の中毒では数か月以内に麻痺はもとに戻るが,重症の中毒では完全回復は難しい. 治療はビタミンB_6投与. 許容濃度は0.1 mg/m^3.[461]

アクリルレジン acrylic resin⇨同アクリリックレジン→145

アクリロニトリル中毒 acrylonitrile poisoning アクリロニトリルは,アクリル繊維,合成ゴム,合成樹脂,接着剤,塗料の原料や天然繊維の変性剤に用いられ,無色で甘い刺激臭をもち,引火爆発性の液体で,チトクロム酸化酵素反応系の阻害作用がある. 皮膚や粘膜,呼吸器から吸収され,代謝を受けてシアン化物とチオシアン化物となり,急性中毒を起こす. 麻酔作用と皮膚・粘膜刺激作用があり,脱力,頭痛,悪心・嘔吐,くしゃみなどの症状が現れる. 重症例では意識消失,呼吸停止,痙攣を起こす. 治療はシアン中毒の解毒剤である亜硝酸ナトリウムとチオ硫酸ナトリウムの使用が有効.[461]

アグルチニン agglutinin⇨同凝集素→756

アグレッシブNK細胞白血病 aggressive NK cell leukemia [ナチュラルキラー細胞白血病] ナチュラルキラー natural killer(NK)細胞は,顆粒リンパ球の形態を示し,CD 3陰性(−),CD 56陽性(+)で,主要組織適合遺伝子複合体の関与なしに腫瘍細胞やウイルス感染細胞などの異常細胞を認識して攻撃する. このNK細胞が腫瘍化したものがNK細胞腫瘍である. アグレッシブNK細胞白血病は,成熟型NK細胞が白血病の形をとる腫瘍で,欧米よりアジアに多く,若年者に多い. 症状は他の白血病と同様であるが,播種性血管

あ

内凝固症候群(DIC)，血球貪食症候群，多臓器不全の合併が多い．末梢血，骨髄にて核小体をもつ大型顆粒リンパ球を認める．予後はきわめて不良で，強力な化学療法でも治癒は難しい．[1464]

アグレッション⇨同攻撃性⟶993

アクロコルドン　acrochordon　頸部・腋窩・上腕内側に好発する有茎性でやわらかい褐色の小結節．直径1から数mmで，中年以降の女性によくみられ，老化現象の1つと考えられている．[19]　⇨参軟性線維腫⟶2200

アクロマート⇨参アポクロマート⟶175

あけぼの会　乳癌体験者の会．1978(昭和53)年に，乳癌体験者らが手術に対する不安や疑問，手術の体験談を分かち合いたいという願いから発足した．2009(平成21)年現在全国に40支部中15支部が自立し，独自の活動をしている．そして20-30歳代を中心とした「あけぼのヤング」とともにBreast Cancer Network Japan－あけぼの会という新システムで活動している．あけぼの会の目的は，①集会や雑誌，医師を招いての勉強会などを通じて，会員同士の親睦や助け合いを行う，②乳癌の早期発見の促進，③患者の手助けをするボランティア活動，④乳房を切除した人のための特殊パッドやブラジャーの購入先の紹介や集会場での直売，服装相談などである．また，ピンクリボンをシンボルマークにした，乳癌の正しい知識と自己検診の啓発運動にも力を入れている．[271]

アコスタ分類　Acosta classification　腹腔所見により子宮内膜症の進行期を軽度，中等度，高度と分類するもの．現在はアメリカ生殖医学会のR-ASRM(revised-American Society of Reproductive Medicine)分類が主となり，アコスタ分類はあまり用いられない．アコスタA. Arnaldo Acostaはパラグアイの産婦人科医．[998]　⇨参子宮内膜症⟶1255，子宮内膜症進行分類⟶1256，R-ASRM分類⟶101

あご反射⇨同下顎反射⟶469

顎引き嚥下⇨同うなずき嚥下⟶332

アコレプラズマ　*Acholeplasma*　Mollicutes網にはマイコプラズマ目Mycoplasmateles，アコレプラズマ目Acholeplasmatalesなどがある．前者には人間や動物に感染するマイコプラズマ科Mycoplasmataceaeのマイコプラズマ〔属〕*Mycoplasma*(92種)やウレアプラズマ〔属〕*Ureaplasma*(5種)と，スピロプラズマ科Spiroplasmataceaeスピロプラズマ〔属〕*Spiroplasma*(11種)が含まれる．後者には下水や塵埃，汚物中に生息するアコレプラズマ科Acholeplasmataceaeアコレプラズマ〔属〕*Acholeplasma*(12種)が分類されている．異型肺炎や尿路感染などを引き起こすマイコプラズマがその増殖にコレステロールを必要とするのに対して，アコレプラズマは必要としない．アコレプラズマはもともと腐生的だが，ヒトの上気道と泌尿生殖器からの分離が確認されたことがある．しかし病原性はなく，認められる頻度もまれ．[33]

あざ　nevus⇨同母斑⟶2712

アサーショントレーニング　assertion training　［アサーティブトレーニング，自己主張訓練，対人的効果訓練法］　アサーションとは，自分の意見，考え，欲求，気持ちなどを率直に，正直に，その場の状況に合った適切な方法で述べること，あるいは，他者の基本的人権を侵すことなく，自己の基本的人権のために立ち上がり，自己表現すること，と定義される．アサーショントレーニングは，自己表現という観点から人間関係の問題を理解し，自他尊重のアサーティブな自己表現を少しずつ身につけることで，自分自身をより生かし人間関係を改善していくことを狙いとしている．よりアサーティブになるには，心の中がアサーティブであることが必要になる．トレーニングによって自分自身を振り返り，自己理解と他者理解を深めるよい機会になる．また，職場でのリーダーシップのあり方についても，さまざまな示唆が得られるだろう．[1273]　⇨参アサーティブネス⟶146

アサーティブトレーニング　assertive〔ness〕training⇨同アサーショントレーニング⟶146

アサーティブネス　assertiveness　自分の考えや気持ちを尊重し，かつ他者をも尊重しながら，自分の考えなどを率直にその場に適切な形で表現する行動．人間の行動には，①非主張的，②攻撃的，③アサーティブという3つのパターンがある．①非主張的な行動：自分のことよりも常に他者を優先し，自分の考えや気持ちを表現せず，自分に関する決定を他者にゆだねてしまう行動パターン．②攻撃的な行動：自分の考えや気持ちをはっきりと主張するが，他者の気持ちは無視し，他者に対して自分の主張を押しつける行動パターン．③アサーティブな行動：①②とは異なり，自分も他者も大切にして，お互いの意見を出し合いながら，双方が納得のできる結論を導き出していく行動パターン．アサーティブネスは，単なるコミュニケーションの技術を意味するのではなく，「だれもがアサーティブになる権利がある」という基本的人権を認め，いかに自分に対して率直に，自分らしく生きていくかという生き方にかかわるものである．[251]

朝方抑うつ(鬱)⇨参うつ(鬱)病⟶331

浅賀ふさ　Asaga Fusa　日本の医療ソーシャルワーカーの先駆的役割を担うとともに，婦人参政権獲得や「母子保護法」制定に力を注いだ．1894-1986(明治27～昭和61)．愛知県半田町(今の半田市)に三代続いた酒造家の次女として生まれた．日本女子大学付属高等学校，さらに日本女子大学英文科に進み1917(大正6)年に卒業．長兄常太郎とともに渡米．様々なアルバイトをしながら美術学校を卒業．その後，扁桃腺手術を受ける機会があり，麻酔からの覚醒後に「再生」の気持ちを体験．自らを人のため社会のために役立てたいと志向するようになり，社会事業を学ぶ．1924年，ボストン市・シモンズ女子大学・社会事業専門学校(大学院)で社会事業の専門教育を受け，1年間ハーバード大学の大学院教育学部(就学前児童研究)で教育学を学ぶ．1929(昭和4)年帰国とともに東京の聖ルカ病院(現在の聖路加国際病院)に就任し社会事業部を開設．主には，当時の医療事情を背景にした結核患者の社会問題・療養問題を解決するため，公衆衛生活動の開拓時代にあった聖ルカ保健婦たちと密接に協力を保ちながら広い地域活動を展開し，家庭訪問も行っていた．かたわら戦前の婦選獲得運動同盟に入会し，市川房枝女史らと「原始女性は太陽であった」をスローガンに婦選獲得運動の中心的存在として活躍した．その運動はやがて，婦人参政権獲得運動に発展した．そのほかにも母子保護聯盟の調査部長として「母子保護法」制定に貢献した．戦後は女性で初めて旧厚生専門官となり，「児童福祉法」制定に寄与した．1953（昭和28）年日本医療社会事業協会設立総会で初代会長に就任．同年，中部社会事業短期大学（現日本福祉大学）創始者の一人となり，1957（昭和32）年に専任教員として赴任．1986（昭和61）年93歳で逝去するまで福祉教育や社会活動に貢献した．著書に『ケースワークの要点』『医療と福祉』などがある．また，朝日行政訴訟第二審公判で朝日側証人として立ち，生活保護を受ける結核患者の日用品について，具体的な資料や経験に基づく緻密な証言を行ったことが知られている．[457]

浅田宗伯　Asada Souhaku　幕末から明治前期にかけて活躍した漢方医家〔1815-94（文化12～明治27）〕．名は直民，のち惟常，字は識此，通称は宗伯，別号は栗園・勿誤薬室．信濃国（現長野県）筑摩郡栗林村に生まれ，祖父の東庵，父の済庵は医師．15-17歳まで高遠藩（現長野県中部）の儒者中村中に従学し，18-21歳まで京都の中西深斎（古方医学），猪飼敬所（経学），頼山陽（史学，詩文）に従学したのち，22歳で剃髪して江戸で開業．幕府医官である本康宗円の知遇を得て，宗伯と称す．多紀元堅ら江戸医学館の名医と交流し，1855（安政2）年には御目見得医師となって安政版『医心方』校刻にも参加．1865（慶応元）年，フランス公使レオン=ロッシュの難症の治療に成功し，翌年，幕府奥医師法眼に任ぜられた．維新後は静岡に移ったが，1871（明治4）年に東京へ戻り，1879（同12）年，大正天皇誕生にあたり尚薬となって宮中に奉仕した．一方，温知社第二代社主として漢方医学存続運動に挺身した．[1355]

朝のこわばり　morning stiffness；MS　関節リウマチの特徴的症状で，朝起きてから一定の時間は四肢の関節がこわばり，よく動かないことをいう．この持続時間が病気の活動性を推定する目安となる．関節リウマチの診断基準の7項目のうちの1つで1時間以上継続し，しかも6週間以上続くことと定義される．[1587] ⇨参関節リウマチ→627

朝日人権裁判⇨同朝日訴訟→147

朝日訴訟　［人間裁判，朝日人権裁判］　1957（昭和32）年8月，当時，生活保護を受給して国立岡山療養所で療養していた故朝日茂氏が，厚生大臣を被告として提訴した訴訟である．この訴訟は，原告の朝日氏の姓を冠して朝日訴訟と呼ばれた．また，日本国憲法第25条に規定する健康で文化的な最低限度の生活を営む権利（生存権）と生活保護法の内容について争われた訴訟であることから，「人間裁判」とも呼ばれた．訴訟の概要は，原告は国から月600円の生活保護給付金をもらって生活していたが，月々600円での生活は苦しく，保護給付金の増額を求めた．その求めに対し，市の福祉事務所は1956（昭和31）年，原告の兄に対し月1,500円の仕送りを命じ，同年8月分から従来の日用品費（600円）を支給し，上回る分の900円を医療費の一部自己負担分（国庫納入）とする保護変更処分を行った．これに原告が不服申し立てをしたが厚生大臣は却下したため，朝日茂氏が訴えたものである．訴えの概要は，「生活保護法による保護の基準」（昭和28年厚告大第226号）による支給基準（日用品費月額600円）はあまりにも低額で，日本国憲法第25条，生活保護法に規定する「健康で文化的な最低限度の生活」を営む権利を保障する水準には及ばないので憲法違反にあたるというものである．この訴訟の判決は，第一審の東京地裁1960（昭和35）年10月19日判決では，日用品費用月額を600円に抑えているのは違法であるとし，主張がほぼ全面的に認められ勝訴．第二審の東京高等裁判所東京高判1963（昭和38）年11月には，日用品費月600円はすこぶる低いが，不足額は70円に過ぎず，憲法第25条違反の域には達しないとして，請求は棄却された．最高裁1967（昭和42）年5月判決では上告審の途中で原告が死亡し，なくなる前に養子にした健二・君子夫妻が訴訟を継続したが，「保護を受ける権利は相続できない」という観点から，本人の死亡をもって上告は棄却され訴訟は終了した．この裁判が今なお高く評価されるのは，第一審判決後，生活保護基準額の大幅引き上げ，障害加算の新設など，生活保護行政が大きく改善され社会保障制度全体に影響を及ぼしたことや，裁判の過程で「人間とはなにか」「憲法第25条の理念とは何か」など，人間生活の根底にふれた諸問題が法廷内で論議され，人権意識の高揚をはじめ憲法と生活のかかわりについての関心が国民の中に定着した，などの点からである．[457] ⇨参生活保護制度→1663，生活保護法→1663

アザラシ肢症　phocomelia　［海豹(あざらし)状奇形］　上肢の形成不全により，肢の近位部が欠損し，短い手や指が体幹部の不整な基部から出ているような先天異常．発生には内因性遺伝子のほか，外因として母親の妊娠早期でのサリドマイド服用などがある．外科的手術を必要に応じて行う．[1587] ⇨参サリドマイド奇形→1195

海豹(あざらし)状奇形⇨同アザラシ肢症→147

アサリ毒⇨参貝中毒→444

亜酸化窒素　nitrous oxide　［笑気］　ガス麻酔薬．鎮痛作用は強いが，鎮静催眠作用は弱い．意識を消失する前に鎮痛作用を発揮するので歯科治療で使用される．単独で使用した場合には強い循環抑制や呼吸抑制は起こしにくい．全身麻酔では他の吸入麻酔薬と併用されることがほとんど．低酸素予防のため66％以下の濃度で使用される．導入および覚醒がきわめて速い．[409] ⇨参吸入麻酔薬→745

アザン・マロリー染色　AZAN-Mallory stain　組織内の膠原線維を選択的にアニリン青で染め出し，その他の組織と鑑別する目的で行う．媒染剤として重クロム酸カリウムやリンタングステン酸を用いる．アザンAZANはアゾカルミンazocarminとアニリン青aniline blueの頭文字．マロリーFrank Burr Malloryが最初にアニリン青と酸性フクシンを用いる方法を考案したことからアザン・マロリー染色と呼ばれる．原法では薄い切片で鮮明な染め分けができないため，1915年ハイデンハインHeidenhainはアゾカルミンG，アニリン青・オレンジG混合液を用いて染める方法に改良した．この方法では，膠原線維は鮮明な濃い青（コバルトブルー）に，細網線維，格子状線維，腎糸球体基底膜，粘液，硝子様物質は膠原線維より明るくきれいに澄んだ青，核は濃い赤色，細胞質は各構造が明瞭に識別できる赤，線維素は赤に染色される．マロリーはアメリカの病理学者（1862-1941）．[758]

足　foot　立位で最も下に位置し，床と接する部分であり全体重がかかると同時に床から反力を受けるため，頑丈な構造をもつ．内側，外側および前部にアーチ構造を有する．脚の最遠位部．7つの足根骨，5本の中足骨，14個の趾〔節〕骨からなる．[1266] ⇨参足の筋肉・筋膜→148，足の神経→148，足の骨→148

足の関節 joint of foot 7つの足根骨，5つの中足骨，5つの基節骨，4つの中節骨，5つの末節骨がそれぞれつくる関節のこと．しかし通常，足関節 ankle joint という場合は，距骨と下腿骨がつくる距腿関節を指す．足関節の運動は足背部が下腿に近づく背屈運動と遠ざかる底屈運動に分けられる．また底屈，内転，回外の複合運動を内返しといい，背屈，外転，回内の複合運動を外返しと呼ぶこともある．[1266] ⇨参足の骨→148，足関節→1831

●足の関節

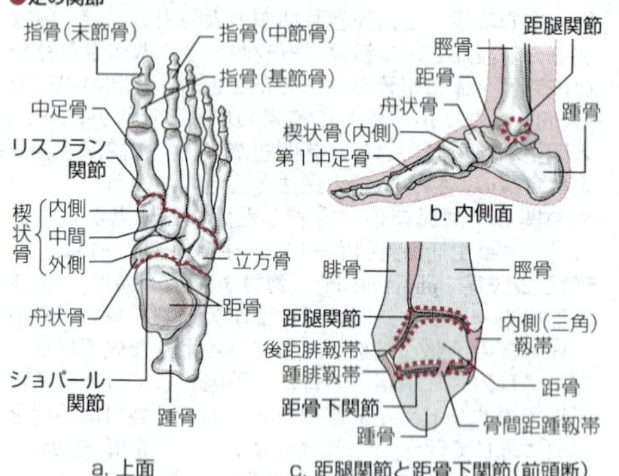

a. 上面　b. 内側面　c. 距腿関節と距骨下関節(前頭断)

足の筋肉・筋膜 muscle and fascia of foot 足関節周囲の筋膜は上・下伸筋支帯，屈筋支帯，上・下腓骨筋支帯の3つの部分に分けられる．足部では足底腱膜，足背筋膜に分けられる．足背筋膜は足の背側の腱の腱鞘をつくる．足底腱膜は中央部，外側部，内側部に分けられ，大きく強く足底部を覆っている．足の筋は下腿に起始がある下腿筋と足部に起始，停止をもつ足の内在筋に分けられる．下腿筋には前面にある前脛骨筋，長母指伸筋，長指伸筋，第3腓骨筋，外側にある長・短腓骨筋，後面にある腓腹筋，ひらめ筋，足底筋，後脛骨筋，長指屈筋，長母指屈筋(計12個)がある．足の内在筋は足根部と中足部から起こって足指に至る筋群である．足背には短母指伸筋，短指伸筋がある．母指に関する筋として母指外転筋，短母指屈筋，母指内転筋が，小指に関する筋として小指外転筋，短小指屈筋，小指対立筋がある．その他に短指屈筋，足底方形筋，虫様筋，骨間筋がある．腓腹筋(2頭)とひらめ筋(1頭)はアキレス腱を共同腱とするため下腿三頭筋という．[1266] ⇨参足の神経→148

足の血管 vessel of foot 〔動脈〕下腿の前・後脛骨動脈がそれぞれ，足背と足底に血液を送る．両動脈は足根部周囲で皮下の浅層を走るため，足背動脈(←前脛骨動脈)の起始部と，後脛骨動脈の内果下方部で，拍動を触知できる．足背動脈は前進して2つの分枝を出した後，第1指への枝を出し，足底へ向かう貫通枝となる．足背動脈の2つの分枝，弓状動脈と外側足根動脈は中足骨の近位部でループをつくり，第2-5指への枝を出す．これらの血管は足背領域に筋枝と皮枝を出す．一方，後脛骨動脈は内果の下方で内・外側足底動脈に分かれる．内側足底動脈は足底内側を前進する．外側足底動脈は前外側(小指側)に向かうが，第5中足骨近位部で内側に転じ，足背動脈の貫通枝とともに足底動脈弓を形成して，5本の指への枝を出す．足底の血管も走行中に多数の筋枝と皮枝，骨への栄養血管を出す．〔静脈〕足背深層の静脈血は前脛骨静脈に入り，足底の静脈血は内・外側足底静脈を流れ，後脛骨静脈に入る．しかし，足底静脈血のかなりの量は足底から交通静脈群を介して足背静脈に入り，足背静脈網の血流とともに皮静脈(小・大伏在静脈)を還流する．[1044]

足の神経 nerve of foot 浅腓骨神経からの枝である内側足背皮神経は，さらに分かれて足背皮神経を構成する．下腿下部の深腓骨神経からの枝は足部内側で足背指神経となる．腓腹神経は足背の外側を支配する外側足背皮神経となり，さらに足背指神経となる．また外側踵骨枝も出す．内側足底神経は3つの総底側指神経を出し，さらに固有底側指神経となる．外側足底神経は小指外転筋に分布して，浅枝および深枝に分かれる．浅枝は固有底側指神経と総底側指神経となる．[1266]

足の手入れ⇨同フットケア《糖尿病患者への》→2562

足の骨 bone of foot 足根骨として7つ，中足骨5つ，趾〔節〕骨14個からなる．足根骨は距骨，踵骨，舟状骨，立方骨，内側・中間および外側楔状骨で，静止立位ではこのうち距骨と踵骨が体重のほとんどを担っている．趾節骨は5本の中足骨の各先端部に位置する．基節骨，中節骨，末節骨からなるが，第1中足骨の母指のみが中節骨を欠く．[1266] ⇨参足の関節→148

足アーチ⇨同足弓→1832

アジア医師連絡協議会 Association of Medical Doctors of Asia；AMDA ［AMDA，アムダ］ 1984(昭和59)年に設立され，岡山県に本部を置くNGO(民間非営利団体)の国際医療ボランティア組織．アジア医師連絡協議会は設立時の名称で現在はAMDA(アムダ)という．アジア，アフリカ，中南米において戦争や自然災害，貧困などにより社会的，経済的に恵まれず社会から取り残されている人びとへ医療援助と生活状態改善のための支援を実施している．短期間のプロジェクトとして，AMDA多国籍医師団が実施する緊急救援活動がある．また，長期間のプロジェクトとして，保健医療，教育，生活環境向上を目的とする地域開発活動をアジア，アフリカ，中南米などで実施している．AMDA支部は「多様性の共存」を理想として世界30か国にある．活動報告誌として『AMDAジャーナル』を毎月発行している．東京と大阪のAMDA国際医療情報センターは別法人であるが，在日外国人のための電話相談を行っている．[1400]

アジア型コレラ菌⇨参コレラ→1136

足関節 「そくかんせつ(足関節)」の項目を見よ

足クローヌス ankle clonus，foot clonus ［足間代］ 腱反射が著明に亢進した状態で，これがみられた場合には錐体路障害を疑う．被検者(患者)を仰臥位にし，検者の右手で膝の内側を支え，左手を足底に当て急速に足を上方へ押し上げ，そのまま力を加え続けると，下腿三頭筋のクローヌス性痙攣が起こり，足が連続的に痙攣すること．程度が弱く数回で痙攣が終わる場合は偽性クローヌス，膝で出現する場合は膝クローヌスと

●足クローヌスの診察法

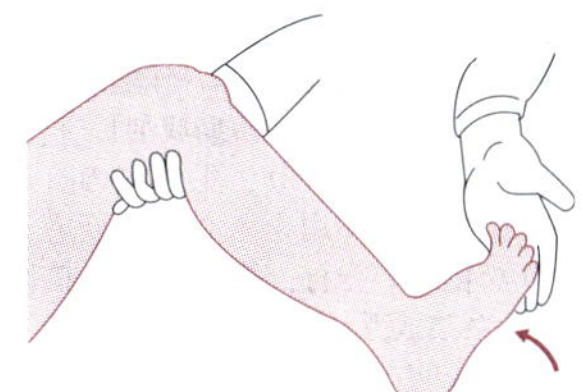

図の矢印の方向に被検者の足底を急速に押し上げる.

いう.[441]

アシクログアノシン　acycloguanosine⇨同アシクロビル→149

アシクロビル　aciclovir(acyclovir)；ACV　［アシクログアノシン］　グアニン誘導体で単純ヘルペスに特異的に作用する抗ウイルス薬. ヘルペスウイルスのチミジンキナーゼによりリン酸化され，ヘルペスウイルスのDNA合成酵素を阻害するとともにウイルスDNAの中にも取り込まれてDNAの伸長を阻害し，二重の抗ウイルス作用をもつ. ウイルスに対する特異性が高く，副反応が少なく，単純ヘルペスにはきわめて有用.[1113] 商ゾビラックス

味(あじ)**細胞**⇨同味細胞→2765

足三里⇨同三里→1215

アジソンクリーゼ　Addison crisis⇨同副腎クリーゼ→2538

アジソン・ビールメル貧血　Addison-Biermer anemia⇨同悪性貧血→142

アジソン病

Addison disease　［**原発性慢性副腎皮質機能低下症**］

【概念】 副腎皮質に何らかの原因があり，副腎皮質機能の低下をきたした病態. 名称は1849年にイギリスの医師アジソン Thomas Addison(1793-1860)によってはじめて記載されたことに由来する. 副腎皮質は生命維持に必要な**副腎皮質ホルモン**(グルココルチコイド，ミネラルコルチコイド)の産生，分泌を行っており，外傷や種々の副腎組織自体の病変による原発性障害(アジソン病)，あるいは副腎皮質を刺激してホルモン産生を賦活する副腎皮質刺激ホルモン(ACTH)分泌不全を生ずる下垂体疾患に続発する副腎皮質不全によって副腎ホルモン生成が障害される.

【原因】 わが国では，従来は副腎結核によるものが多かったが現在では減少し，相対的に自己免疫学的機序による特発性のものが増加しつつある. その他，悪性腫瘍の両側副腎転移やサルコイドーシスなども原因となる.

【症状】 **グルココルチコイド(コルチゾール)欠乏症状**としての易疲労感，体重減少，食欲不振，嘔吐，精神症状(アジソン脳症 Addisonian encephalopathy)，ミネラルコルチコイド(アルドステロン)欠乏症状としての低血圧と電解質異常，また副腎性アンドロゲンの欠乏症状として女性では月経異常や腋毛・恥毛の脱落，男性では性機能の低下がみられる. 一方，下垂体からのACTH分泌が亢進するため皮膚や粘膜，ことに歯肉の色素沈着が著明となる.

【治療】 適正量のステロイドホルモンの補充が患者の生命維持に不可欠であるため服薬の重要性を教育し，発熱，外傷，抜歯，下痢などのストレス時には補充量を増加して**副腎クリーゼ**を予防することが重要.[284,383] ⇨参黒皮症→1091，部分的アジソン病→2568

●アジソン病(副腎皮質機能低下症の病型)

	健常者	原発性副腎不全	続発性副腎不全	
		アジソン病	視床下部性副腎皮質機能低下症	下垂体性副腎皮質機能低下症
視床下部下垂体	CRH正常 ACTH正常	CRH高値 ACTH高値	CRH低値 ACTH低値	CRH高値 ACTH低値
副腎	正常	異常	正常	正常
副腎皮質ホルモン	正常	低値	低値	低値

→ 増加　→ 正常　--→ 減少

アジソン病の看護ケア

【看護への実践応用】 アジソン Addison病は，副腎皮質への何らかの影響により，副腎皮質機能の低下をきたした病態であり，原因の検索が必要である. 症状として，易疲労感，脱力感，食欲低下，体重減少があり，特徴的な症状として無気力，無欲様顔貌がある. 症状を早めに察知し援助していくことが重要である. 活動性の低下がみられるため，食事摂取や清潔保持といった日常生活への援助が必要である. 治療は，ホルモン補充療法であり，副腎皮質ホルモン剤の内服治療が主である. また，感染症による発熱などの軽いストレス時でも内服薬の増量が必要になってくる. 急激に副腎皮質ホルモンが欠乏すると，副腎クリーゼ(悪心・嘔吐，発熱，頭痛，意識障害，血圧低下など)を起こし，救急処置を要する状態となるため症状の観察は重要である. 退院に向け患者・家族へ，外来受診や内服薬は自己の判断で中断しないこと，また，症状の早期発見，感染防止について，その理由や必要性を説明し，指導しておくことが大切である.[1635]

アジソン貧血　Addison anemia⇨同悪性貧血→142

味対比　taste contrast　［**味覚対比**］　口腔内に味覚の異なる2種の物質を同時または続けて与えたとき，それぞれの味覚の刺激や影響で，片方または2つの味の強さが増したり，変化を感じる現象.[842]

足治療　chiropody, podiatry　〔D〕Podologe⇨同フットケア→2562

アシドーシス　acidosis　塩基の喪失または酸の蓄積により，細胞外液のpHが異常低下した状態. 一般的には，血中のpHが7.4以下に低下した状態を示す. 例えば，代謝性(糖尿病性)アシドーシスは血糖コントロールの不良と関連したケトン体の異常蓄積，呼吸性アシドーシスは呼吸不全のための炭酸ガスの蓄積によるもので，原因によってその名が異なる. 治療は，原疾患の治療と酸塩基平衡の乱れの補正.[1213] ⇨参アルカローシス→187，酸塩基平衡障害(異常)→1198

アシドフィルス乳　acidophilus milk　アシドフィルス菌発酵を行った酸性乳. カルシウムの吸収や消化液の分泌がよくなるといわれている.[1631] ⇨参酸性乳→1208

アシドブルー⇨同クーマシーブリリアントブルー→812

あ

アシネトバクター〔属〕 *Acinetobacter* グラム陰性のブドウ糖非発酵の好気性短桿菌または球菌．鞭毛をもたない．土・水・下水中に生育し，腸管，呼吸器，泌尿生殖系に常在．ヒトに敗血症や心内膜炎，尿路感染症などの日和見感染症や病院内感染症を起こす原因菌．[324]

足白癬(はくせん)　tinea pedis ［**アスリート足，水虫**(みずむし)］ 足底から趾間の，毛の生えていない皮膚に生じる皮膚糸状菌(白癬菌)感染症．白癬のうち最も患者数が多く，わが国では2,500万人が罹患していると推定される．主な原因菌はトリコフィトン・ルブルム *Trichophyton rubrum*，トリコフィトン・メンタグロフィテス *T. mentagrophytes*(トリコフィトン・インターディジタル *T. interdigitale*)．趾間型は趾間に紅斑，小水疱，鱗屑が生じ，増悪時にかゆみが強い．ときに浸軟，びらんを伴い，二次感染を合併することがある．小水疱型は大きさの不均一な小水疱が左右比対称に散在，または集簇し，のちに鱗屑を伴う．水疱が生じるときに強いかゆみが生じる．角質増殖型は両側足底に厚い角質の増生を認め，冬に亀裂を生じ，痛みが生じるがかゆみはない．しばしば爪白癬を合併する．治療はアゾール系やアリルアミン系などの外用抗真菌薬を4週間以上用いる．角質増殖型は内服抗真菌薬の適応がある．いわゆる水虫と称される状態は趾間型，小水疱型の足白癬のほか，湿疹，皮膚炎，掌蹠膿疱症，掌蹠角化症などを含むため，同義ではない．抗真菌薬による白癬の治療に先立って真菌検査による真菌の検出が必須．[1484] ⇨参白癬(はくせん)→2361，爪白癬(そうはくせん)→1823

味物質 taste substance, sapid substance 味覚の受容器である味蕾の味覚刺激となる水溶性化学物質．甘味物質にはショ糖，ブドウ糖などの有機物，酸味物質には酸，塩味物質にはナトリウムイオンなどの陽イオン，苦味物質にはキニーネなどがある．[842]

足踏み検査 stepping(walking) test 下肢の平衡機能の偏倚，すなわち左右の不均衡をみる検査．床上に描いた同心円上で，両上肢を前方に伸ばし遮眼して足踏みを行う．100歩の足踏みで90度以上の回転角のもの，または移動距離が1mをこえるものを異常とする．一側迷路障害では患側へ偏倚する．中枢障害では，足踏みが不規則となる失調歩行や移動距離の増大がみられる．[1569]

足踏み反射 stepping reflex⇨同自動歩行反射→1327

アシャー症候群 Asher syndrome⇨同ミュンヒハウゼン症候群→2775

阿闍世(あじゃせ)**コンプレックス** Ajase complex 古沢平作(1897-1968，精神分析医)が提唱した仏典に由来する精神分析理論．仏教物語に登場する王子阿闍世は，ある仙人を犠牲にして生まれたため，父を殺す大罪人になるという呪いのもとに生まれることとなり，呪いを恐れた母に出生以前に殺されそうになる．阿闍世はその事実を知り，父母を恨み父を殺害するが，後悔の念に責められ皮膚病に苦しむ．しかし，母の献身的な介護と釈迦との出会いによって救われる．阿闍世コンプレックスは母に向けた敵意と，それにもかかわらず与えられた母の愛に対する懺悔心を中心とする心理機制で，母への愛から生じる父への敵意，および父からの処罰への恐怖に源をもつ罪悪感からなるエディプスコンプレックスと対比される．[312] ⇨参エディプスコンプレックス→363

アシュナー試験 Aschner test⇨同眼球圧迫試験→577

アジュバント adjuvant ［**免疫助成剤**］ 抗原と混合して生体に投与することにより，生体内の抗体産生を増大させる抗体産生刺激作用をもち，免疫応答の増強をもたらすような物質の総称．投与された抗原は組織内にとどまり徐々に遊離する．フロイント Freund アジュバントが代表的なもので，その他の活性物質として，菌体やビタミン，鉱酸塩などが知られている．[388] ⇨参フロイントアジュバント→2592

アジュバント化学療法 adjuvant chemotherapy ［**補助化学療法**］ 術後に行われる補助的な化学療法の1つ．外科手術は多くの癌に対して根治的治療となりうるが，切除により腫瘍を完全に除去したと考えられる症例でも，再発・転移をきたすことがよく知られている．これは臨床的に判定不能な微小な転移巣が存在するためと考えられており，この微小な転移巣を制御する目的で術後に全身化学療法を追加することを術後アジュバント化学療法という．肺癌などでは有効性は乏しいとするものが多いが，乳癌や大腸癌の一部では有効性が報告されている．[541]

アジュバント関節炎 adjuvant arthritis ある特定の系統の動物，例えばルイス Lewis，ウィスター Wister ラットなどの皮内に完全フロイントアジュバント(CFA)を注射すると，一定期間後に四肢関節に多発性関節炎が出現する．この関節炎は病理学的にパンヌス形成や軟骨破壊を認め，ヒト関節リウマチの実験モデルとして利用されている．この関節炎はT細胞に媒介されるある種の自己免疫疾患であると考えられており，CFAに含まれているムラミルジペプチド(MDP)が関与していると考えられている．[388]

アジュバント病 adjuvant disease 免疫反応をたすけるアジュバント(免疫補助剤)を投与することにより起こる病気．例えば，結核死菌を主成分とするフロイント Freund 完全アジュバントをラットやマウスに投与すると，一過性の多発性関節炎が起こる．これはアジュバントにより，自己反応性のリンパ球クローンが一過性に強く活性化されて，抑制性のクローンの働きを凌駕するためと考えられている．[1439] ⇨参アジュバント関節炎→150

アジュバント療法 adjuvant therapy 悪性腫瘍の治療の際に用いられる言葉で，外科的療法以外の補助的な療法．例えば，化学療法，放射線療法，ホルモン療法，免疫療法などがある．アジュバントとはもともと抗原の免疫原性を高めるために用いられる補助剤のこと．[1439]

趾(あしゆび)**離床** toe off⇨同足尖離地→1834

亜硝酸アミル amyl nitrite 血管拡張薬として用いられる亜硝酸のエステルまたは塩．速効性で，吸入後30秒から1分以内に血管拡張作用が得られるため，狭心症発作時などによく用いられる．副作用として悪心，頭痛，血圧低下，チアノーゼ，メトヘモグロビン血症を起こす．[461]

亜硝酸化合物 nitrites ［**亜硝酸薬**］ 冠血管拡張薬である亜硝酸塩および亜硝酸エステルを指すが，慣用的には硝酸エステル(硝酸薬)も含めていう場合がある．組織内で亜硝酸イオンを解離することにより生成された窒素が血管平滑筋に直接作用して弛緩をきたし，血管拡張作用を示す．全身静脈の平滑筋の直接弛緩作用による前負荷の減少，細動脈拡張作用による後負荷の減少，冠動脈拡張作用による心筋酸素需給のアンバランスの改善などを促し，狭心症治療薬として用いる．亜硝酸アミル，ニトログリセリン，一硝酸イソソルビド，硝酸イソソルビドなどが狭心症薬として使用される．[204,1304]

亜硝酸性窒素 nitrite nitrogen 化合物中に亜硝酸性塩として含まれている窒素で，水の汚染度を示す有力な指標．亜硝酸塩は，し尿や下水の混入によって，水中の有機物が分解されて生じるアンモニア性窒素が酸化されたとき，または硝酸性窒素の還元により発生する．「水道法」〔1957(昭和 32)年〕に基づく水質基準の硝酸態(たい)窒素 nitrate nitrogen および亜硝酸性窒素の項目で 10 mg/L 以下であることが定められている．[1169]

亜硝酸薬⇨同亜硝酸化合物→150

アショフ Karl Albert Ludwig Aschoff ドイツの病理形態学者(1866-1942)．骨髄，脾臓，肝臓，リンパ節などの諸器官にコレステロール代謝に関係の深い細胞群が存在することを発見し，内皮性代謝装置と名づけた．こうした細胞内皮概念系(網内系)の提唱とともに，心臓伝導系の研究でもアショフ・田原結節(房室結節)，リウマチ性心炎にみられるアショフ体を記載するなど大きな業績を残した．田原淳，清野謙次など，アショフの研究室へ留学した学生を通じて明治から大正期の日本の病理学にも大きな影響を与えた．[983]

アショフ結節 Aschoff nodule⇨同リウマチ結節→2917

アショフ・田原結節 Aschoff-Tawara node⇨同房室結節→2669

アシルアミダーゼ試験 acyl amidase test アミド基の C-N 結合を加水分解する酵素アシルアミダーゼの産生の有無をみる試験．グラム陰性のブドウ糖非発酵細菌の同定に用いる．[324]

アシルグリセロール acylglycerol⇨同中性脂肪→1994

アズール顆粒 azurophilic granule ［一次顆粒］ 血液塗抹標本の普通染色において，メチレンブルーなどの塩基性色素によって赤紫色に染色される顆粒．酸性加水分解酵素などを含んでおり，前骨髄球以降に分化した顆粒球，単芽球および単球，リンパ球，巨核球および血小板の細胞質に認める．[656] ⇨参二次顆粒→2208

アスキーコード American Standard Code for Information Interchange；ASCII ［情報交換用米国標準コード］ 数字やアルファベット，記号などを表す 1 バイト系の文字コード．一般には半角英数字のテキスト文字という意味で使用されることが多い．漢字，ひらがな，全角英数字などには，ISO-2022-JP コード，シフト JIS コード，EUC コードなどが使われている．世界各国でそれぞれ独自に使用されていた文字コードを統一するために開発されたものがユニコード(Unicode)．Microsoft Windows や MacOS などで内部コードとして使われている．これのエンコーディング(符号化)方式には複数の規格があるが，UTF-8 (Unicode Transformation Format)が最も一般的に使われている．現状ではまだ文字化けなどの課題があり改訂が続けられている．[1341]

アスク=アップマーク腎 Ask-Upmark kidney ［分節状腎低形成］ 1929 年にアスク=アップマーク Erik Ask-Upmark が記載した形成不全腎の一種．正常に比し，腎の大きさが小さく，表面に深い切れ込みがみられる．切れ込みがある部分は腎実質の瘢痕化した箇所であり，拡大した腎杯に連なっている．臨床的に高血圧を伴っており，ほとんど小児に認められていたため，発見当初は腎の発達障害によるものと考えられていたが，膀胱尿管逆流現象，腎盂腎炎などによって後天的にも発生することから，発達不全による病変ではないと考えられている．最近ではこの用語は使われなくなりつつある．[146]

アスクレピオス Asclepios 古代ギリシャの医学の神でアポロの息子．ギリシャ神話によると，ケイロンから医学，特に治療法を学んだとされる．きわめて優秀で，病人を治すだけでなく，ついには死人も生き返らせるようになったため，人びとが死ななくなるようにしてしまうのを恐れたゼウス神は彼に電撃を加えて殺した．のちにアスクレピオスは神となった．またローマ人によっても流行病を防ぐ神として尊敬された．アスクレピオスの彫像には彼が神聖なものとみなしたヘビが巻きついた棍棒状の杖が握られている．このヘビの巻きついた杖は，医学のシンボルマークとなっている．[1236]

アスコルビン酸 ascorbic acid；AsA ［アスコルビン酸塩］ ビタミン C と同義．強い還元作用をもち，抗酸化剤としても用いられる．新鮮な果物や野菜に多く含まれる水溶性ビタミン．動物では副腎や脳，眼球に高濃度に存在する．生体内ではコラーゲン，カルニチンおよびノルアドレナリン合成酵素などの活性維持や，体内での非酵素的作用に必要である．ヒト，サル，モルモットなどでは，アスコルビン酸合成の最終段階に関与する L グロノラクトン酸化酵素が欠損しているため，食物から摂取する必要がある．欠乏すると壊血病になり，皮下と筋肉からの出血，下肢の浮腫，ニューロパチー，脳内出血などがみられる．これらの症状はコラーゲン構造の弱体化によるものである．壊血病を予防するための最低必要量(成人男女)は 1 日 10 mg 程度，推奨量は 100 mg である．ビタミン C の大量投与時には，測定方法によっては糖，尿酸，鉄の検査値が不正確になることがあるため，注意を要する．なお，アスコルビン酸の名称は，a-scorbutus(a は否定を表す接頭辞で，「壊血病のない」の意)に由来．[1479] ⇨参ビタミン C→2455

アスコルビン酸塩 ascorbate⇨同アスコルビン酸→151

アスコルビン酸血症 ascorbemia 抗壊血病因子であるアスコルビン酸(ビタミン C)が血中に過剰にみられる状態．食事，薬剤によるビタミン C の過剰摂取による場合が多い．[987]

アスコルビン酸欠乏症 ascorbic acid deficiency ［ビタミン C 欠乏症］ アスコルビン酸(ビタミン C)の欠乏により出血傾向をきたす疾患．出現率ピークは 6-12 か月の幼児にみられ，これは母親の過誤あるいは怠慢の結果，調製ミルク処方に柑橘類か野菜が補強されていないことによる．他のピークは中・老年にみられる．成人と小児で臨床像を異にする．成人型の特徴像は，毛が分断し埋もれる毛包周囲角質増殖性丘疹，毛包周囲出血，合体した斑状出血による紫斑，続発性静脈血栓

あ

を伴う四肢筋の出血，関節内出血，爪床の出血や腫脹，脆弱，歯のゆるみなどの歯肉病変，創傷の治癒不全，内臓の点状出血，情動変化などである．幼小児では，長骨の骨膜への出血による疼痛性腫脹，骨端解離を起こす．胸骨が内方に沈み，肋骨縁に鋭い隆起を残す(壊血病数珠)．皮膚の紫斑と斑状出血が起こり，歯肉病変は歯が生えたときに起こる．くも膜下・脳内出血で死に至ることもある．共通像は，通常，正色素性正球性で，組織への出血の結果である．壊血病が疑われたら血中アスコルビン酸を測定，アスコルビン酸を投与する．[987] ⇨参壊血病→430

アスコルビン酸尿　ascorburia　尿中にアスコルビン酸が過剰に出現する状態．食事中の過剰摂取によることが多い．[987]

アステリオン　asterion［**星状点**］頭蓋計測の基準点の1つ．ラムダ縫合(頭頂骨と後頭骨の縫合)と鱗状縫合(頭頂骨と側頭骨の縫合)との交点．すなわち頭頂骨，側頭骨，後頭骨が接する点．星状点ともいう．新生児の頭蓋では後側頭泉門の位置にあたり，生後2年以内に泉門が閉じ，縫合が形成される．[1044] ⇨参頭蓋→2094

アストログリア細胞　astrocyte, astroglia［**星状膠細胞，星〔状〕細胞，星状神経膠細胞**］神経膠細胞(グリア細胞)の1つで，細胞体から周囲に向かって放射状に広がる10-20本の突起をもち，星状を呈することからこの名称が生じた．中枢神経系の灰白質にも白質にも広く分布している．灰白質に分布するものは一般に突起は短く，白質に分布するものは突起が長い．これらの突起は一方は血管へ向かい，血管壁を手を広げたように取り囲み，他方は神経細胞体に集束している．アストログリア細胞の役割は栄養物などを血管から吸収しニューロンへ渡したり，ニューロンの代謝産物を血管に運んだりすることと，中枢神経系の構造維持のための細胞間隙を埋めることと考えられている．この細胞体は他の神経膠細胞に比べて大きく，細胞体内には通常の細胞において認められる細胞小器官はすべて存在するが，特徴的なものとして直径8-9 nmのグリアフィラメント(グリア細糸)がまとまった束をなして存在し，これが同定の手がかりとなる．また細胞質は水っぽい状態であり，その中にグリコーゲン顆粒が散在していることもある．[636]

アストロサイトーマ⇨同星〔状〕細胞腫→1673

アスパージャー障害　Asperger disorder⇨同アスペルガー障害→153

アスパラギン　asparagine；Asn, N　タンパク質の一成分で，中性，親水性の非必須アミノ酸．$C_4H_8N_2O_3$，分子量132.12．アスパラガスから単離されたことが命名の由来．生体内では，グルタミンからNH_4^+を受け，アスパラギン酸をアミド化することによって合成される．[1479]

アスパラギンアミノ基転移酵素　aspartate aminotransferase；AST⇨同アスパラギン酸アミノトランスフェラーゼ→152

アスパラギン酸　aspartic acid；Asp［**2-アミノコハク酸**］タンパク質の一成分で，酸性，親水性の非必須アミノ酸．$C_4H_7NO_4$，分子量133.10．生体内では尿素回路，プリンやピリミジンの生合成に関与している．[1479]

アスパラギン酸アミノトランスフェラーゼ　aspartate aminotransferase；AST［**AST，アスパラギンアミノ基転移酵素，グルタミン酸オキサロ酢酸トランスアミナーゼ，GOT**］血液生化学検査で用いられている酵素の1つで，Lアスパラギン酸とαケトグルタール酸との間のアミノ基転移反応を触媒する酵素で，GOTの名称もいまだに使用されている．心臓や肝臓に特に多く分布し，これらの臓器が障害されたときに血中に遊出することから，血清の本酵素活性の測定が心疾患や肝疾患の診断に役立つ．細胞質に局在するs-ASTとミトコンドリアに局在するm-ASTの2種類のアイソザイムが存在．臨床で用いる測定値は両者の総和であるが，活性の大部分はs-ASTで占められる．s-ASTは細胞膜の異常(細胞壊死)，m-ASTは細胞自体の変性のときに血中に遊出するとされている．したがって，より的確な病態診断にはこれらを分別測定することが望ましい．[279] ⇨参アミノトランスフェラーゼ→177

アスパラギン酸キナーゼ　aspartate kinase　アスパラギン酸にアデノシン5′三リン酸(ATP)とリン酸を付加して，アデノシン5′二リン酸(ADP)と4ホスホLアスパラギン酸を生成する反応を触媒する酵素．[987]

アスピリン　aspirin［**アセチルサリチル酸**］サリチル酸のアセチル化誘導体．かすかな酸味のある無色・無臭の結晶．水には難溶だがアルコールには易溶．炎症・発熱作用をもつプロスタグランジンの産生を抑制するため，解熱薬，抗炎症薬として用いられる．その他，抗血小板凝集，抗リウマチ，尿酸排泄の作用もある．半減期は多量摂取時で18-36時間，低用量では約2-5時間．血中では血漿タンパク質と高率に結合するが，急速に脱アセチルを受けサリチル酸となる．大量摂取の副作用として嘔吐を伴う胃腸管出血，中枢症状(まれに浮腫をきたし，呼吸促進，めまい，耳鳴り，眠気など)などがある．血球障害は少なく，特異体質で皮膚発疹，アスピリン喘息と呼ばれるアレルギー反応がある．[952]

アスピリン過敏症　aspirin sensitivity, aspirin idiosyncrasy　アスピリン，酸性非ステロイド系抗炎症薬(NSAIDs)に対する過敏症を指し，鼻炎・喘息の呼吸器系症状と皮膚症状に分けられる．皮膚症状としては蕁麻疹と血管性浮腫がある．呼吸器系の症状を狭義のアスピリン過敏症と呼ぶこともあるが，通常アスピリン喘息という．成人後に発症する非アトピー型重症喘息であることが多く，鼻ポリープ，慢性副鼻腔炎を合併することが多く，成人喘息の約10%に認められる．シクロオキシゲナーゼ cyclooxygenase(COX)-1阻害薬に対する過敏状態と考えられている．薬剤の投与後，1時間以内に重篤な喘息発作が生じる．アスピリン過敏症には上記の薬剤は内服薬，注射剤，貼布薬，塗布薬，点眼剤などすべて禁忌．喘息発作時には，静注ステロイドのうちヒドロコルチゾンコハク酸エステルナトリウムにより症状が増悪することがあるので，避ける必要があり，リン酸エステル系でも急速な静注は避けたほうがよい．内服のステロイドが最も安全である．[309] ⇨参アスピリン喘息→152

アスピリン喘息　aspirin asthma, aspirin induced asthma；AIA［**AIA，解熱鎮痛薬喘息**］アスピリンやインドメタシンなどの非ステロイド性抗炎症薬によって誘発される喘息．アラキドン酸代謝障害を起こし，ロイコトリエンが増加して気管支の痙攣が起こり発作となると考えられている．成人喘息の10%に認められ，30歳代の女性に多いといわれている．抗炎症薬の使用を避けて予防する．発作が起これば，ステロイド剤の吸入や気管支拡張薬の吸入をする．[953]

アスピリン中毒 aspirin intoxication 代表的な解熱性鎮痛薬アスピリンによる中毒．内服後6時間の血中濃度が200-400 μg/mLになると中枢神経症状(悪心，嘔吐，過呼吸，めまい，振戦，せん妄など)が発現し，400-900 μg/mLになると重い中毒症状である酸塩基平衡障害(呼吸性アルカローシス，代謝性アシドーシス)，過高熱，痙攣，昏睡などをきたし，死に至ることもある．小児では1.5 g，成人で20 g以上の内服は危険．小児は成人に比してアスピリンに敏感であり，激しい急性症状を呈しやすく，また，ライReye症候群との関連が注目されている．治療は胃洗浄，輸液，電解質バランス管理，酸塩基平衡障害の補正，アルカリ強制利尿など．また，重篤な場合は血液透析を行う．[410] ⇨参アスピリン→152

アスピリン鼻たけ aspirin-induced nasal polyp アスピリン喘息に高率に合併する鼻たけ．アスピリン喘息の三徴候は喘息，アスピリン過敏，鼻たけである．さらに慢性鼻炎や慢性副鼻腔炎も高率に合併する．発症は30歳以上で，女性は男性の1.5倍多い．季節性のアレルギーではなく通年性で重症例に多い．非アトピー性であり，したがってアレルゲン皮内反応は陰性．IgEは正常値を示す．アスピリン(アセチルサリチル酸)により誘発され喘息発作をきたすが，非ステロイド系抗炎症薬によっても同様の喘息が誘発されるので，鎮痛薬の投与には慎重を期す必要がある．特徴的な症状として初期から嗅覚障害を訴える．その他，食品，医薬品の添加物，防腐剤にも注意が必要である．治療は保存的にステロイド剤が有効である．鼻たけが大きく鼻閉も重症であれば手術的に鼻たけ摘出術が行われるが，再発率が高いので術後のステロイド使用が再発率を低下させうる．[887] ⇨参アスピリン喘息→152，好酸球性副鼻腔炎→1005

アスピレーター⇨同吸引器→714

アスベスト症⇨参石綿肺→1726

アスベスト小体 asbestos body⇨同石綿小体→1726

アスベスト肺 pulmonary asbestosis⇨同石綿肺→1726

アスペルガー障害 Asperger disorder ［アスパージャー障害，自閉的精神病質，アスペルガー症候群］ 1944年，オーストリアの小児科医アスペルガーHans Asperger(1906-80)は，ある行動パターンを示す子どもや青年に関する自閉的精神病質についての最初の論文を発表した．その中で，重要な特徴としてあげられているのは，他人への愚直で不適切な近づき方，特定の事物への激しく限定した興味のもち方，文法や語彙は正しくてもひとりごとを言うときのような一本調子の話し方，相互のやりとりにならない会話，運動協応の稚拙さ，能力的には境界線か平均的かもしくは優秀な水準であるのに1,2の教科に限って学習困難があること，そして常識が著しく欠けていることである．アスペルガーはこれをドイツ語で発表したため，はじめはほとんど注目されていなかったが，のちにウィングLorna Wingがアスペルガー症候群として再び取りあげ，広く世界に知られるようになった．国際疾病分類第10版(ICD-10)ではアスペルガー症候群，精神疾患の分類と診断の手引き第4版(DSM-Ⅳ)ではアスペルガー障害と記載されている．診断は，対人的相互反応の質的障害と，行動，興味および活動の，限定的，反復的，常同的な様式の組み合わせに基づいて行われる．臨床的に著しい言語の遅れがないこと，認知の発達，年齢に応じた自己管理能力，(対人関係以外の)適応行動，および小児期における環境への好奇心について臨床的に明らかな遅れがないことがアスペルガー障害の特徴であり，明らかな言語遅滞が存在する自閉症とは，この点で区別される．[947] ⇨参自閉症→1337

アスペルガー症候群 Asperger syndrome⇨同アスペルガー障害→153

アスペルギルス腫 aspergilloma ［アスペルギローマ］ 真菌の一種であるアスペルギルス *Aspergillus* が陳旧性結核性空洞や気管支拡張症，副鼻腔などの空洞中に繁殖し，球形の菌塊(真菌のかたまり)を形成したもの．アスペルギルス属 *A. fumigatus* を原因菌とする肺アスペルギルス症でよくみられる．症状があまりないものもあるが，慢性炎症症状として咳，痰，ときおり血痰を示すものも多い．[953] ⇨参アスペルギルス症→153

アスペルギルス症 aspergillosis ［アスペルギルス肺炎］ アスペルギルス *Aspergillus* による感染症．主として肺，気管支に感染する．肺結核の後遺症として空洞が残存する場合，その中に菌球を形成し，アスペルギルス腫をつくることもある．まれに肺炎様の感染をすることがある．この場合，発熱，咳，痰があり，喀痰中に *Aspergillus* を検出する．気管支内に菌塊をつくりアレルギー反応を起こし，喘息様症状を起こす場合，アレルギー性気管支肺アスペルギルス症allergic bronchopulmonary aspergillosis(ABPA)という．感染症状が強い場合，抗真菌薬のアムホテリシンBで治療する．[953]

アスペルギルス〔属〕 *Aspergillus* ［コウジカビ〔属〕］ 糸状菌を代表する大きな属で200以上の真菌種を含む．枯死した植物や動物の排泄物や死体などを栄養素とし，土壌中に腐生菌として生息．分生子を豊富につくり，風や気流にのって空中へ散布され，家屋の塵埃にも通常存在する．ヒトはこのような分生子を吸入することによって経気道感染(アスペルギルス症)を起こす．アスペルギルス症の多くはアスペルギルス・フミガタス *A. fumigatus*，アスペルギルス・フラバス *A. flavus*，アスペルギルス・ニガー *A. niger* などによって起こる．中でもアスペルギルス・フミガタスによるものが圧倒的多数を占める．また，菌種によっては穀物や牧草を汚染してカビ毒(マイコトキシンmycotoxin)を産生し，ヒトや家畜に中毒症を引き起こす．一方，アスペルギルスの中の *A. oryzae*(コウジカビ)，*A. niger*(クロコウジカビ)などは，古くから醸造や食品の加工・製造(酒，みそ，醤油，かつおぶしなど)に利用されてきた．[324]

アスペルギルス肺炎⇨同アスペルギルス症→153

アスペルギローマ⇨同アスペルギルス腫→153

アスマン吸引乾湿計⇨同アスマン通風乾湿計→153

アスマン通風乾湿計 Assmann ventilated psychrometer ［アスマン吸引乾湿計］ 湿度計(乾湿球湿度計)の一種

で，輻射熱をさえぎり，かつ球部に一定の気流を与えるため，2本の通風筒の中に2本の棒状水銀温度計を挿入したもの．乾湿の2本の温度計の球部は，おのおの金属の二重筒でできた通気筒の中に存在し，乾湿球に対する輻射熱の影響を防いでいる．また，頭部についているファンの回転により球部に一定の気流(2-4 m/秒，JIS Z 8806-2001)を与えるようになっている．布で包んで水で湿らせた湿球からの蒸発は湿度と気流に関係するので，湿球に一定の気流を与えることで気流による影響が除かれる．乾球温度から気温，乾湿球の温度差と湿球温度から相対湿度を求めることができる．アスマン Richard Assmann はドイツの気象学者(1845-1918)．[1360] ⇨参乾球温度→577，湿球温度→1308

アスリート足 athlete's foot⇨同足白癬(はくせん)→150

アスロ ASLO⇨同抗ストレプトリジン O 抗体→1022

汗 sweat 汗腺から分泌される分泌物．温度刺激による温熱性発汗と温度刺激以外の刺激による非温熱性発汗に大別される．後者には精神性発汗と味覚性発汗が含まれる．温熱性発汗は，蒸発熱の放散により体温調節に関与する．前頭，頸部，体幹前後面，手背などに多く認められ，分泌量は1日600-700 mL であるが，夏期または運動時には約3Lにも達することがある．精神性発汗は精神的に興奮したときに，腋窩，手掌，足底に現れる．味覚性発汗は強い味覚刺激により顔面にみられる．これらの非温熱性発汗は体温調節には関係ない．汗腺には全身皮膚に分布するエクリン汗腺と腋窩や乳房，乳輪，外陰部，会陰部，肛囲に分布するアポクリン汗腺がある．[229]

アセアン Association of South-East Asian Nations；ASEAN⇨同ASEAN→26

アセスメント assessment ①一般的には，評価を行うこと．治療アセスメントなど．②医療における患者および看護ケアの状況の評価または監査，およびそれを行う過程．看護診断を確立する過程においては，患者の問題点を系統的に把握し，評価・査定すること．症状や病気，あるいは状況の経過についての患者の主観的な訴えと，臨床検査や身体診察・病歴などから得られた客観的データをもとに，疾病やその状況について評価・査定を行う．[543]

アセスメント《看護における》 assessment in nursing ［看護アセスメント，看護査定］ 看護過程はアセスメント→診断→計画→実施→評価という5つの要素からなるプロセスで，アセスメントはこのプロセスの最初の段階に位置づけられている．アセスメントとは「対象の健康状態を把握するうえで必要となるデータの収集・分析という過程を経て，健康上の問題(＝看護上の問題)の有無または援助の必要性の有無についての結論を導くこと」であり，データ収集の段階とデータ分析の段階がある．データ収集の段階では，何らかのアセスメントの枠組みを用いて目的的，系統的にデータを収集する．目的的なデータ収集とは，対象の何について明らかにするのかというアセスメントの焦点を定めることであり，系統的なデータ収集とは，前述のアセスメントの焦点に関するデータを重点的に収集することである．また，アセスメントの枠組みとは「看護の視点で対象をみる」とはどのような視点でみることなのかを示しているもの(例：ゴードン Marjory Gordon の機能的健康パターン11項目)．データ分析の段階では，収集したデータを解釈し，次に解釈したデータを総合して健康上の問題の有無を判断する．その結果，顕在する問題があると判断されたときには，その問題を引き起こしている因子(関連因子)を推論し，問題の構造を明らかにしたうえで結論を導く．一方，顕在する問題がないと判断された場合には，潜在する問題の有無を判断し，潜在する問題があると判断されたときには，その問題を引き起こす因子(危険因子)を特定し，問題の構造を明らかにしたうえで結論を導く．また，顕在する問題や潜在する問題がないと判断された場合には，今の状態をさらに強化していく必要性の有無を判断し，強化していく必要があると判断されたときには，可能であれば強化に有効な因子(寄与因子)を特定し，対象の状態を明らかにしたうえで結論を導く．[894]

汗貯留症候群 sweat retention syndrome ［あせも，汗疹］ エクリン腺とアポクリン腺の2つの汗腺のうち，エクリン汗管が閉塞されて汗の貯留により生じる皮疹(あせも)．角層内の汗孔の閉塞による水晶様汗疹，表皮内のやや深い位置での閉塞による紅色汗疹，深在性汗疹に分類される．小児において，高温多湿の環境下に発生しやすい．治療には亜鉛華デンプンや亜鉛華タルク散などの粉末剤を用いる．[178]

アセチル化 acetylation 水酸基(-OH)，アミノ基(-NH)などの水素をアセチル基(CH_3CO-)で置換する反応のこと．生体物質がアセチル化されると，その構造や機能が変化する．ヒストンやコリンのアセチル化がその代表．[1479]

アセチルコリン acetylcholine；ACh コリンの酢酸エステル．代表的な神経伝達物質．コリンとアセチルCoA からアセチルコリン合成酵素により合成され，分解は主としてアセチルコリン分解酵素で行われる．コリン作動性神経終末の細胞質とシナプス小胞に多く含まれている．興奮により放出され，アセチルコリン受容体に結合してその情報を伝達する．[1479]

アセチルコリンエステラーゼ⇨参コリンエステラーゼ→1132

アセチルコリン作動性神経 acetylcholinergic nerve 神経伝達物質としてアセチルコリンが用いられる神経の総称．中枢神経にも末梢神経にも広く存在する．アセチルコリンはコリンとアセチル CoA からコリンアセチルトランスフェラーゼにより合成されたのちにシナプス小胞に貯蔵され，神経の興奮により神経終末で放出される．放出されたアセチルコリンはシナプス後受容体に作用するとともにアセチルコリンエステラーゼで速やかにコリンと酢酸に分解され，生成されたコリンはコリントランスポーターにより神経終末に取り込まれる．アセチルコリン作動性神経は，中枢神経ではマイネルト Meynert 基底核から大脳皮質，大脳辺縁系，脚間核への投射路，線条体に存在する神経回路，橋から脳幹網様体，視床，大脳皮質への投射路に存在する．記憶，学習，運動機能調節，睡眠-覚醒リズムの形成など多くの機能に影響を与えている．末梢神経では運動神経と自律神経に存在．運動神経では神経終末と筋肉間にある筋接合部位で作用し，骨格筋の支配に重要な役割を果たしている．自律神経系では自律神経節と副交感神経の神経終末で作用し，呼吸，循環，消化，吸収，代謝などの生命維持機能を調節している．[310]

アセチルコリン受容体 acetylcholine receptor；AChR コリン作動性シナプスにおいて，伝達物質であるアセチルコリンと反応することによってシナプス後膜のイオン透過性を上昇させる受容体．コリン作動性シナプスは，神経伝達物質としてアセチルコリンを遊離する．シナプスの種類によって，アセチルコリンの作用は薬理学的にニコチン作用とムスカリン作用に大別され，受容体もそれらに対応して，ニコチン性アセチルコリン受容体とムスカリン性アセチルコリン受容体に分類される．[952]

アセチルコリンチャネル acetylcholine channel イオンチャネル複合体型のアセチルコリン受容体．ニコチン性アセチルコリン受容体ともいう．アセチルコリンが受容体に結合すると，Na^+，K^+，Ca^{2+} を通すイオンチャネルが開き脱分極を引き起こす．神経筋接合部では，神経終末から放出されたアセチルコリンにより活性化され，筋肉を脱分極させ，筋肉の興奮収縮連関を引き起こす．[97]

アセチルサリチル酸 acetylsalicylic acid⇨同アスピリン→152

アセチレンガス中毒 acetylene gas poisoning ［**エチン中毒**］ 圧縮酸素と併用して，金属の溶接・切断，合成樹脂や合成繊維の原料に用いられる無色で引火性，揮発性の気体．毒性は低く粘膜刺激作用はないが，低濃度(20-30%)の吸入曝露で協同運動失調が現れ，高濃度(35% 以上)で意識消失症状が現れる．[410]

アセテート acetate 酢酸塩のこと．現在のような重曹透析ができなかった時代には，血液をアルカリ化させるために透析液中にアセテートを加えて血液透析が行われていた．酢酸は筋肉や肝臓で代謝されて重炭酸イオン(HCO_3^-)となるが，その代謝速度には個人差がある．代謝が遅い患者では酢酸が蓄積し，透析中に血圧低下，心機能の抑制などの副作用が出現する場合があるので，現在ではあまり用いられない．[858]

アセテート不耐症⇨同酢酸不耐症→1182

アセトアニリド中毒 acetanilide poisoning ［**アンチフェブリン中毒，*N*-フェニルアセトアミド中毒**］ 染料，合成化学原料として用いられているアセトアニリドによる中毒．医薬品としては，解熱・鎮痛薬として神経痛，リウマチの治療に用いられたが，血液障害(メトヘモグロビン血症)，肝障害などの毒性が強いため，現在ではほとんど使用されていない．[410]

アセトアミノフェン acetaminophen ［**パラセタモール**］ 解熱・鎮痛作用はサリチル酸と同じだが，アスピリンなどの非ステロイド系抗炎症薬と異なり，抗リウマチ・抗炎症・抗痛風作用はない．副作用はチアノーゼ，貧血，発汗，発疹，虚脱，骨障害，肝障害，慢性間質性腎炎がある．投与中は肝・腎に注意し，長期連用は避けること．肝障害などがない場合，血中半減期は約2-3時間で腎機能にはほとんど影響しない．現在使われているものは，アミノ基にアセチル基が入ったアセトアミノフェンか，さらにOH基にエチル基を置換したフェナセチンであり，毒性の強いアセトアニリドはほとんど使用されていない．[952] 商カロナール

アセトアミノフェン中毒 acetaminophen poisoning 感冒薬によく含まれる，白色の解熱・鎮痛作用薬アセトアミノフェンの過剰あるいは連用服用による中毒．アセトアミノフェンはアスピリンに比して抗炎症作用は多少弱いが副作用が少ない．成人における中毒量は5-15 g，致死量は13-25 gである．10 g以上の服用で重症の肝細胞壊死を生じるとされるが，3 g以下での死亡例も報告されている．服用直後には無症状だが，数日後に肝・腎障害を起こすため，処置が遅れることが多いので注意が必要．中毒を疑った場合，服用後3-5日間，連日肝機能検査を行い，劇症化が予測されたときは専門施設での治療を考慮する必要がある．治療は催吐，胃洗浄をする．早期処置として解毒・拮抗薬の*N*-アセチルシステインの投与，服用後数時間以内であれば血液灌流が有効である．[410]

アセト酢酸 acetoacetic acid ［**3-オキソ酪酸，βケト酪酸**］ βヒドロキシ酪酸やアセトンとともにケトン体を構成．きわめて不安定で，二酸化炭素を失ってアセトンになりやすい．脂肪酸やケト原性アミノ酸の不完全な酸化によって生じ，健常者では微量の存在だが，糖尿病患者の血液や尿中に存在しアシドーシスを起こす．腎や心筋などで糖の存在下，クエン酸回路で酸化され無毒化される．[952]

アセトン acetone ［**ジメチルケトン，2-プロパノン**］ 無色透明，芳香，揮発性の液体．代表的ケトンであるため，ケトン体のことをアセトン体ともいう．血液や正常尿中にも微量みられ，糖代謝に異常があると増加するので，糖尿病患者の吐息や尿の臭気から識別可能．[952]

アセトン・アセト酢酸・3-ヒドロキシ酪酸検出法 test for acetone, acetoacetic acid and 3-hydroxybutyric acid ［**アセトン・アセト酢酸βオキシ酪酸検出法，ケトン体検出法**］ アセトン，アセト酢酸，3-ヒドロキシ酪酸を総称してケトン体と呼ぶ．アセトンは気化しやすく不安定であり，病的意義も少ないので，アセト酢酸と3-ヒドロキシ酪酸が糖尿病や肝機能検査のために測定されている．測定法はアセト酢酸と3-ヒドロキシ酪酸に作用する酵素(3-ヒドロキシ酪酸脱水素酵素)を用いて，酵素反応時の補酵素(NADH)の変化量を分光光度計(340 nm)で検出する酵素的測定法が利用されている．検体の取り扱いには特に注意が必要で，なかでもアセト酢酸は不安定で採血後は2-4℃ に保存し，直ちに測定する．室温に保存した場合，1時間に10% 低下する．糖尿病性ケトアシドーシス，飢餓状態，熱性疾患などではケトン体が増加する．[263]

アセトン・アセト酢酸βオキシ酪酸検出法 ⇨同アセトン・アセト酢酸・3-ヒドロキシ酪酸検出法→155

アセトン血性嘔吐症 acetonemic vomiting, periodic vomiting ［**周期性嘔吐症，自家中毒症**］ 2-10歳の乳幼児に好発する症候群で，不機嫌，食欲不振，急な脱力，倦怠感などの症状が出現し，反復性の嘔吐が始まる．感染や環境，気候の変化，精神的ストレスなどが誘因となって発症すると考えられている．吐物にはコーヒーかす様のものが混じっていることが多い．繰り返す嘔吐により脱水症状，循環障害を生じ，血中アセトン体が上昇して呼気に強いアセトン臭をみる．重症の場合はクスマウル Kussmaul 呼吸や，意識低下，痙攣といった中枢症状をきたすこともある．治療は，感染など原因となる疾患がはっきりしていればその治療を行い，対症的には輸液療法，絶食などの食事療法，鎮

静薬，制吐薬の投与が有効である．[1631]

アセトン検査法　acetone test⇨参アセトン・アセト酢酸・3-ヒドロキシ酪酸検出法→155

アセトン臭　acetone odor　糖尿病性ケトアシドーシスにみられる甘ずっぱい特有の口臭．インスリンの絶対的な作用不足により脂肪分解が亢進し，遊離脂肪酸(NEFA)が増加する．増加したNEFAは肝臓で代謝され，アセトン，アセト酢酸，βヒドロキシ酪酸となる．血中にアセト酢酸やβヒドロキシ酪酸が増加すると，重炭酸ナトリウム$NaHCO_3$からNaを奪ってH_2CO_3(炭酸)を産生しHCO_3^-(重炭酸イオン)が減少して，アシドーシスの状態となり，アセトンも呼気中に排泄され，特有のアセトン臭を呈する．[987]

アセトン尿症　acetonuria　多量のアセトン体が尿中に含まれる状態．正常でもアセトン体は含まれるが，絶食時や激しい運動後，消化不良，下痢，嘔吐などを伴うと増量する．重症糖尿病患者ではそれ以上に増量し，高血糖，糖尿病性ケトアシドーシスではさらに高値となる．[987]

あせも⇨同汗貯留症候群→154

あせもの寄り　［乳児多発性汗腺膿瘍］　乳幼児にみられる多発性汗腺膿瘍の俗称．エクリン汗腺の汗孔からブドウ球菌感染が原因で多発性に生じる紅色丘疹で，乳幼児の顔面，頭，殿部に好発．圧痛がある．抗生物質の全身投与と，局所への抗菌薬の外用を行う．夏季は，からだの清潔やシャワーなどで予防をはかる．[178]

亜セレン酸塩培地　selenite medium(broth)　［セレナイト培地］　サルモネラ *Salmonella* の増菌用培地．サルモネラが大腸菌など他のグラム陰性菌よりも比較的亜セレン酸の増殖抑制作用に抵抗性があることを利用している．[324]

アソ　ASO⇨同抗ストレプトリジンO抗体→1022

アソシエイトナース　associate nurse　米国のプライマリナーシングにおいて，プライマリナースの看護ケアプランをプライマリナース不在のときに提供する看護師をいう．米国のある州では，病院付属の看護学校の卒業証書，あるいは短期大学卒業の準学士の資格を持つ正看護師(Registered Nurse)をいう．[321]　⇨参プライマリナース→2572

アゾ色素肝癌　azo-dye induced hepatocellular carcinoma　［アゾ色素発癌］　羊毛や絹の染色などに用いられるアゾ色素により生じる肝癌．化学発癌の臨床報告は1775年の煙突清掃員の皮膚癌が最初であるが，実験的発癌は，1915年に山極勝三郎らがタール塗布によるウサギの皮膚癌発生に世界ではじめて成功し，それ以来研究が進んだ．1932年，吉田富三らがアゾ色素である *o*-アミノアゾトリオール *o*-aminoazotoluol(スカーレットレッド scarlet red)をラットに継続的に経口投与(飼料内混合)し，肝癌が発生することを証明．その後，ジメチルアミノアゾベンゼン 4-dimethylaminoazobenzene(バターイエロー butter yellow)など類似の化学構造を有する数種のアゾ化合物(-N=N-基を有する芳香族化合物)を，特に経口的に投与した場合，肝臓に癌が高率に発生することが証明された．バターイエローはバターの着色に用いられていたが，以後，食品への添加が禁止された．[279]

アゾ色素発癌　azo-dye carcinogenesis⇨同アゾ色素肝癌→156

遊び　play　［遊戯］　楽しむことが目的であり，自由で自発的な満足を伴う活動の総称．代表的な理論は，余剰エネルギーにより惹起されるとしたスペンサー Herbert Spencer の余剰エネルギー説，未熟な本能を練り上げ，生活の準備をするとしたグロース K. Gross の生活準備説がある．ピアジェ Jean Piaget は発達心理学の視点から，機能的遊び，シンボル遊び，規則遊びに分類し，発達とともに現れることを示した．ビューラー C. B. Bühler は活動内容から，感覚遊び，運動遊び，模倣遊び，受容構成遊びに類型し，パーテン M. B. Parten は社会性の発達から，傍観遊び，ひとり遊び，平行遊び，連合遊び，協働組織遊びへと，段階的に分類できるとした．遊びは，①心身の発達，②健康の増進，③運動技能や知能の発達，④社会生活能力の獲得などの成長発達を促す．近年，都市化や家族形態の変化による遊びの変容が指摘されている．[694]

アゾメチン　azomethine⇨同シッフ塩基→1318

足立寛(あだちかん)　Adachi Kan　静岡県生まれ，1842-1917(天保13～大正6)．江戸で蘭学，西洋砲術，英語を学び，大阪の適塾に学んだのちに緒方洪庵とともに江戸に戻る．1862(文久2)年に医学所の助教となり蘭学，理化学を担当した．1875(明治8)年，陸軍軍医学舎教官となり，軍医の養成と「陸軍看護法」の基礎をつくった．この間東京大学医学部教授も兼ねた．1887(同20)年に「日赤篤志看護婦人会」の講師，1889(同22)年に日本赤十字社看護婦養成委員，1891(同24)年には養成委員長となる．『篤志看護婦人会看護法教程』『通俗救急処置』『看護学教程』などの著書のほかに翻訳書も多く著している．1895(同28)年に陸軍軍医総監となり，1896(同29)年には日本赤十字社の養成委員長を退任した．日露戦争中に日本赤十字社の救護事業に従事した．[1236]

亜脱臼　subluxation　相対する関節面がずれて正常な位置関係ではないが，一部接触を保っている状態．[1534]　⇨参脱臼→1917

アタックレート⇨同侵襲率→1555

アタッチメント⇨同愛着→132

アタッチメント《義歯の》　attachment for denture　可撤性部分義歯の維持のために考案された嵌合維持装置．装着時の違和感や審美性を改善するために，フィメール部(陥凹部)とメール部(突出部)の嵌合力を利用したもので，歯冠アタッチメントと根面アタッチメントがあり，歯冠アタッチメントは歯冠内と歯冠外装置に，根面アタッチメントは歯根内と歯根外装置に分かれる．過去には内部に緩衝機構を設けた精密な装置が多数考

●アタッチメント《義歯の》

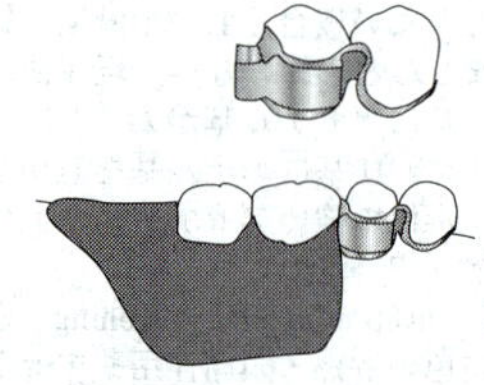
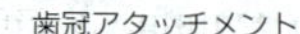
歯冠アタッチメント

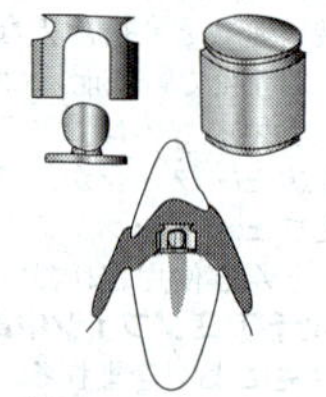
根面アタッチメント

案されたが，現在は緩圧機構は維持歯に対してかえって有害に働くことが明らかになったために使われない．[1310]

アタッチメント障害⇨同反応性愛着障害→2417

アタッチメントレベル attachment level⇨同クリニカルアタッチメントレベル→830

アダプターRNA⇨同トランスファーRNA→2161

頭 head ヒトの身体では，頸部より上を頭といい，脳が発達し，顔面が形成されている．一般に「頭がいい」「頭が固い」などは脳機能に関して使われることが多い．一方，①形状面では丸く突出した特徴をもつことから，解剖学の領域では，骨などの丸く突出した部位を「頭(とう)」と呼ぶことがある．例えば，上腕骨頭，大腿骨頭などである．②比較的長い臓器の場合，臓器の位置を特定するために臓器の部分を「頭(とう)，体(たい)，尾(び)」と呼び分けることがある．例えば，膵頭，精巣上体頭などである．[1044]

アタマジラミ head louse, *Pediculus humanus humanus* 体長2-4 mmの灰白色をしたヒトジラミで，1日に数回吸血し吸血時以外は頭髪の間で生活する．卵は頭髪基部に付着し，頭髪を接着するような行為で感染する．寄生によって頭部の瘙痒感やひっかき傷の化膿性皮膚炎の併発などがあり，寄生部位の剃毛が確実な治療法である．[288] ⇨参シラミ→1496

アダマンチノーマ adamantinoma⇨同エナメル上皮腫→364

アダム Evelyn Adam カナダのオンタリオ州生まれ(1929)の看護理論家．1969年ドロシー=ジョンソンDorothy E. Johnsonから看護学を学び，1970年以降看護モデルの普及に力を注いだ．著書『To Be a Nurse(邦題：アダム看護論)』の中で，まずジョンソンが示した概念モデルの枠組みである，①仮説，②価値，③主要単位について詳細に説明している．主要単位は，専門職の目標，受益者である対象，専門職の社会的役割，問題の原因，専門職によるケアの実施，その成果の6つからなる．ついで，これらの枠組みを用いて，ヴァージニア=ヘンダーソンVirginia Hendersonの概念を発展，精練させることを試み，看護の概念化の方法を紹介している．[1224]

アダムキービッツ動脈 artery of Adamkiewicz, Adamkiewicz artery, arteria radicis magna, great anastomotic artery, great radicular artery⇨参脊髄の血管→1716

アダムス弓 Adams arch ［**大腿骨距**］ 大腿骨頸部の内側にある太い骨梁．[1534] ⇨参大腿骨→1882

アダムス・ストークス症候群 Adams-Stokes syndrome ［**ストークス・アダムス症候群，ストークス症候群**］ 不整脈や徐脈，血圧低下，心停止など心臓に由来する脳循環不全から脳虚血症状が生じ，めまいや意識消失，さらには痙攣，まれに麻痺や失語のような局所脳症状をきたす病態．心疾患としては洞不全(洞不全症候群，シックサイナス症候群sick sinus syndrome)や房室ブロックによることが多く，ホルター心電図検査により診断される．治療としては心ペースメーカーの装着が必要．アダムスRobert Adamsはイギリスの外科医(1791-1875)，失神発作を伴う心臓ブロックの発見で知られる．ストークスWilliam Stokesは，イギリスの内科医(1804-78)，胸部・心臓疾患の著書のほか『聴診器の使用法』などを著した．[838]

アダムのリンゴ Adam's apple⇨同喉頭隆起→1046

新しい貧困⇨同現代的貧困→955

アダルトチルドレン adult children of alcoholics；ACoA アメリカのアルコール依存症の治療現場から生まれた言葉であり，本来は子ども時代にアルコール依存症の親のもとで育った大人のことを指す．1960年代頃からケースワーカーや心理療法士が使い始めた．親の問題行動が原因で，子どもの頃から周囲に気を使い，自分の感情を押し殺すため，大人になってからも自分の感情を表現したりコントロールしたりするのが難しいという特徴がある．しかし，明確な定義や概念規定はなく，現在では虐待する親や機能不全家族(親がその機能を果たさず，子どもにも応答的な環境を提供しない家族)のもとで育った大人を指すこともあり，概念は拡大してきている．[1352]

亜単位⇨同サブユニット→1193

亜致死障害からの回復 repair from the sublethal damage；SLDR ［**エルカインド型回復**］ 1回で照射する放射線線量を分割照射(放射線を分けて照射)することにより放射線効果が減弱することと，分割照射の時間間隔により回復の効果が一定となることをいう．時間間隔が短いときには効果が強く出る．放射線による障害が時間とともに回復し一定になるため，十分な時間間隔で次の同一線量の照射を行えば，効果は等しく繰り返されることになる．分割照射で癌や正常組織の効果を定量的に推測できる根拠になるので重要．通常，臨床では24時間間隔で治療を行っており，1日2回照射する場合は6時間以上の時間間隔をおくように勧めている実験的根拠である．放射線生物学者のエルカインドM. M. Elkindが報告したのでエルカインド型回復ともいう．[52]

アッカーマン Nathan Ward Ackerman 1908年にベッサラビア(現在のモルドバ共和国)に生まれ，5歳のときにアメリカに移住した．メニンジャー・クリニックなどで訓練を受けた精神科医で，1937-42年まで，ニューヨーク精神分析研究所でトンプソンClara Thompsonによる教育を受けた．ネオフロイト派の対人関係論を導入し，キャノンWalter B. CannonやセリエHans Selyeらのホメオスターシス論を，タルコット=パーソンズTalcott Parsonsらの社会学的な役割理論から家族役割の相補性が家族力動論の基礎概念になった．アッカーマンは，全体としての家族の観点から，家族過程に沿って進行する全体的な家族精神力動を診断する独自の家族力動診断法を提示し，家族指向的な統合的家族療法に道を開いた．『社会的・情緒的単位としての家族』を1937年に，38年には『家族の統一性』を著し，個人の障害を取り扱うに際して，家族を1つの実体とみる見地からの臨床的目的の概念化を試みた．1950年アッカーマンとソーベルRaymond Sobelは，『家族診断：学齢期の小児に対する1つのアプローチ』を著した．本論文は典型的な児童相談所的接近をくつがえし，小児を理解する方法として，家族過程の理解の必要性を特に強調した．1956年に設立された家族精神保健クリニックは，家族診断と治療の諸概念を検討するため，ケースワークと精神医学的研究とを結びつける役目を果たした．アッカーマンは，当初一般的な児童精神科医のように子どもの親とは会うことはなかった．しかし，家族の環境や力動を知らずに子どもを理解することは不可能だと気づき，1956年に，内的に鍵を閉ざしている病理がある家族には，1人のメンバーの問題を他の家族から離れて理解することはできないと明らかにした．『The Psychodynamics of Family Life』(1958，邦題：家族関係の病理と治療)は，子どもと家族の間の関係を精神力動論，対人関係論，適応論と役割理論，自我心理学から探索した．本書は，50家族による資料をもとに理論編，臨床編，治療編，そして展望編の4部で完結している．アッカーマンは，家族療法を狭義にではなくむしろ広義に用いている．すなわち，家族病理を治療し，予防するさまざまな方法を含むばかりでなく，家族成員の福祉と精神保健を高め，家族の潜在能力を開発するために必要な医療者のサービスさえ含めている．アッカーマンの統合的家族療法は，やがてミニューチン Salvador Minuchin らの家族システム論に基づく構造的家族療法へと発展した．1961年にベル John E. Bell は，家族集団療法 family group therapy を発表し，64年にはサティーア Virginia Satir の合同家族療法の概説が刊行された．1971年のアッカーマン没後，アッカーマン家族研究所はブロック Donald Bloch の指導のもとに家族療法の研究と研修のメッカになった．[458]

圧外傷 barotrauma ［圧損傷］ 生体に圧力が加わることによって生じる外傷(損傷)をいう．通常は陽圧換気による人工呼吸時に強い陽圧が気道に加わったり，また喘息や，肺胞が感染，肺気腫などで弱い状態のときに圧が加わることで，肺障害 ventilator induced lung injury(VILI)が引き起こされたり肺胞が破れたりする場合に用いられる．最近ではこのようなことを踏まえ，陽圧換気の合併症を予防するため気道内圧を低く抑える換気様式が考案され，臨床で使用されている．胸部圧迫などによる外傷性窒息も，広義では圧外傷と考えられるが，一般的にはその意味では用いない．[484]

圧覚 sense of pressure，pressure sensation ［圧感］ 全身の皮膚にある触圧覚の受容器で感知される，身体の表面に加わる圧の変化に対する感覚．種々の機械的受容器のゆがみを検知する．主に A_β 線維によって中枢へ伝えられる．[1274] ⇨参触感覚→1470，機械受容器→665，A線維→27

圧感 pressure sense⇨同圧覚→158

圧痕 impression ［圧迫痕］ ①他の臓器や生体の構造物によって比較的長期にわたって圧迫を受け，押されてつくられた痕跡．②触診時に，皮膚あるいは皮下の浮腫や液体の貯留を示唆する所見．指で皮膚を強く押すと，押していた部分がしばらくへこんでもとに戻らないこと．心不全，腎不全による浮腫や，ムチンなどの沈着があることが多い．[116] ⇨参圧痕《法医学における》→158

圧痕浮腫⇨同陥凹浮腫→567

圧痕《法医学における》 surface imprint ［圧迫痕《法医学における》］ 狭い部位に大きな鈍的外力が長時間加わったためにできる陥凹．例えば，緊縛や扼頸などによって生じる．圧痕部は陥没し，その部位の血行が阻害されて蒼白を呈する．複数の圧痕が隣接した状態では，圧痕と圧痕の間はうっ血し，赤色を帯びた膨隆としてみられる．[613] ⇨参圧痕→158

圧挫症候群⇨同挫滅症候群→1194

圧挫腎⇨同挫滅腎→1194

圧挫標本⇨同押しつぶし標本→405

圧挫法 crushing 組織を挫滅させながら，出血をコントロールし，組織を切除したり除去する方法．主に，肝臓切除において用いられる．[116]

圧死《法医学における》 death from traumatic asphyxia 胸腹部に大きな外力が作用して，胸郭の運動が障害され，窒息死すること．雪や土砂などによる自然災害，群衆や重量物による下敷きなどが多い．圧迫部の挫傷，皮下出血，骨折，上半身のうっ血，溢血点などを伴う．[613]

アッシャーマン症候群 Asherman syndrome ［外傷性子宮腔癒着症，子宮腔癒着症］ 外傷性子宮腔癒着症．子宮腔内の手術操作などによる子宮内膜基底層の破壊や剝離が原因となり，子宮腔内が癒着をきたしたもの．萎縮し再生しないことにより発生．子宮性無月経，過少月経，不妊症となる．アッシャーマン Joseph G. Asherman はイスラエルの婦人科医．[1078]

圧縮 condensation 精神分析学によって明らかにされた心理機制の一種．1つの表象が複数の表象とそれにまつわる概念・情緒などを包括するものとして形づくられる場合に働く無意識的な心理機制．夢，失錯行為，神経症症状などでみられる．例えばある女性の夢に現れた一人の男性像が，実は父親，教師，恋人などを同時に意味すると理解される場合，それらの人物が圧縮され一人の人物像として現れたと表現される．[187]

圧縮空気 compressed air 高圧力で空気を圧縮しておき，これを瞬時に常温常圧で細いパイプ内に解放することで圧力を得て，動力源として用いることができる．医用には，ドリルの回転や空気洗浄に用いたりする．[116]

圧縮骨折 pressure fracture⇨同圧迫骨折→159

圧縮胎児 fetus compressus ［圧迫胎児］ 双胎の1人が死亡しミイラ化するときに，生児により圧迫されて扁平になった死亡胎児．高度のものはさらに扁平な紙様胎児となる．

圧出法 expression 圧力を加えることで，目的とする対象を外へ排出すること．例えば産科学では，腹壁に圧力をかけて子宮から胎児を取り出す胎児圧出法がある．外科学や薬学でも用いられる．[485]

圧受容器 baroreceptor，pressoreceptor 心房・心室や肺動脈・大動脈弓・頸動脈洞などの壁に局在する，血圧の感知に鋭敏な神経末端組織の総称．伸展されることによってインパルスを発し循環中枢を刺激し，血管の拡張・収縮に関与して血圧の調節を行う．[1274] ⇨参大動脈弓→1889，頸動脈洞→868

圧受容器神経 baroreceptor nerve，pressoreceptor nerve 大動脈，頸動脈洞や心房の圧受容器で検知した血圧変化を延髄の孤束核に伝える神経．迷走神経と舌咽神経の求心枝．[1274]

圧受容器反射⇨同圧反射→160

圧心拍数積 pressure rate product⇨同ダブルプロダクト→1927

圧損傷⇨同圧外傷→158

圧痛 tenderness，pressure pain 圧迫することで生ずる痛み．障害により過敏となった神経幹を圧迫すると疼痛を感じたり，内臓疾患のある場合にはその部位を圧迫することで疼痛を感じたりすること．[116]

圧痛点 tender point, pressure point 体表面で圧迫することにより疼痛を発生する部位を指す．圧痛点付近に炎症などの病変が存在することが多いが，病変と一致しない部位に圧痛を認めることもある．虫垂炎の場合に認められるマックバーニー McBurney 点（右上前腸骨棘と臍を結ぶ線の外側1/3）やランツ Lanz 点（左右上前腸骨棘を結ぶ線上で右から1/3の部位）などの圧痛点は，例として有名．その他，特定の部位の病変と関連するとされる人名を冠したさまざまな圧痛点が知られているが，必ずしも特異性の高いものではない．[835] ⇨参マックバーニー点→2738，ランツ点→2911

●腹部圧痛点

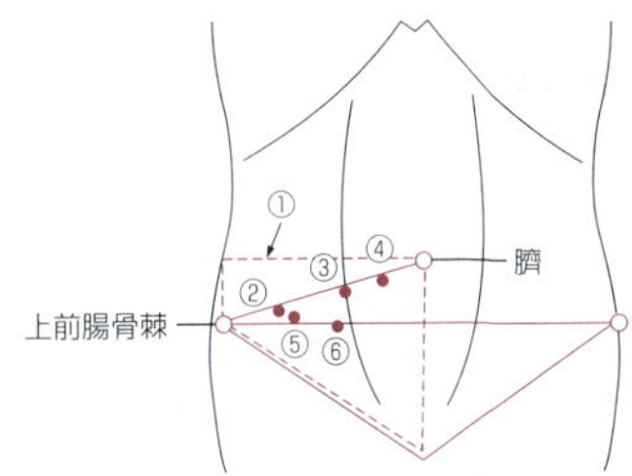

①ラップ四角形（点線内） ②マックバーニー圧痛点 ③モンロー圧痛点 ④モリス圧痛点 ⑤腹部圧痛点（Lothlissen） ⑥ランツ圧痛点

圧電現象⇨同ピエゾ電気現象→2427

圧電効果 piezoelectric effect⇨同ピエゾ電気現象→2427

圧ナトリウム利尿 pressure natriuresis ［圧利尿］ 血圧の上昇に伴い尿中ナトリウム排泄が増加する現象をいう．尿中ナトリウム排泄は腎臓の灌流圧（血圧）に依存しており，通常の場合は血圧が 80-180 mmHg の範囲では腎血流はほとんど変わらない．これを腎血流のオートレギュレーションと呼び，多少の血圧の変動にもかかわらず GFR（糸球体濾過値）は一定に保たれる．しかし，さらに血圧が上昇すると尿量と尿中ナトリウム排泄量が増加し，圧ナトリウム利尿となる．血圧が高くなるとナトリウムを排泄して血圧を下げる方向に働く，いわゆる生体の防御機構といえる．[1471]

圧入眼圧計 impression tonometer 眼圧を測定する器械の1つ．眼球の角膜中央に一定の重さの力を加え，変形の程度を眼圧に換算する．シェッツ Schiötz 眼圧計が代表的．[480] ⇨参シェッツ眼圧計→1223

圧波 pressure wave 個々の頭蓋内脈波（頭蓋内圧が示す拍動性の変動）が集合して形成されるもの．分単位に変動する3種類が区別される．A 波（プラトー波）は，頭蓋内コンプライアンスが低く頭蓋内緊張が高いことを示唆．B 波は呼吸性変動の形と関係が深く，C 波は動脈圧の自然変動に一致する頭蓋内圧変動である．[791]

圧排効果 mass effect 脳内の占拠性病変により，正常な脳の形態的位置関係が変化すること．脳血管撮影，CT，MRI などで確認される．[791]

圧排症状⇨同圧迫症状→160

圧排性増殖⇨同膨張性増殖→2681

圧迫萎縮 pressure atrophy, compression atrophy 一定

●頭蓋内圧亢進時にみられる圧波形

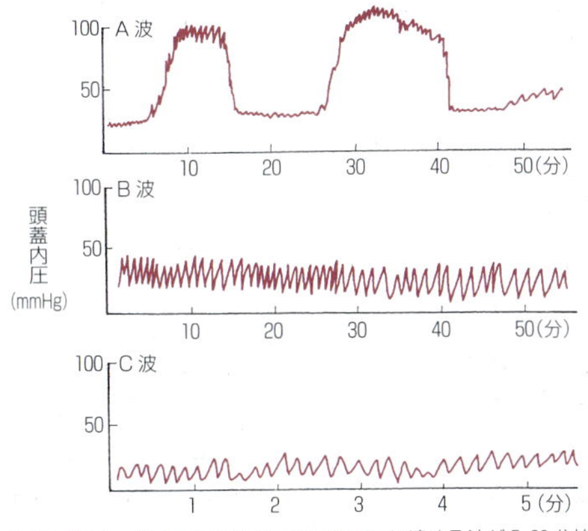

A 波：プラトー波ともいわれ 50-100 mmHg に達する波が 5-20 分持続する．血管床の拡大によるもので，切迫した頭蓋内圧亢進状態を示す
B 波：毎分 1-2 回 50 mmHg までの波が規則的に出現する．脳血管抵抗の変化に応じて出現すると考えられているが，臨床的意義は少ない
C 波：毎分 4-8 回 20 mmHg までの圧上昇を示すものだが，臨床的意義はあまりない
佐々木富男（山浦晶ほか編）：標準脳神経外科学 第10版，p.138，図153，医学書院，2005

以上の強さの圧迫が長期間作用していた場合に組織ないし臓器に生じる萎縮．髄液貯留による脳の萎縮（水頭症），腎盂拡張による腎実質萎縮（水腎症），大動脈瘤による肋骨や椎体骨の局所の骨質萎縮などがある．[59] ⇨参水頭症→1625，水腎症→1618

圧迫壊死 pressure necrosis⇨同褥瘡性潰瘍→1477

圧迫隅角検査 depression gonioscopy, indentation gonioscopy 隅角鏡で角膜中央部を軽く圧迫して水晶体と虹彩面を押し下げ，隅角部を大きく開いて観察する手技．狭隅角眼で器質的隅角閉塞の有無を検査するために有用．[480]

圧迫骨折 compression fracture ［軸圧骨折，圧縮骨折］ 軸方向の圧迫力による骨折．脊椎椎体にしばしばみられる．椎体前半分の椎体高の減少で，楔状変形を呈し，後半分の減少も加わると座高が減少する．[1534]

圧迫固定 pressure dressing ①手術後の創面ドレッシングの一方法．手術後の出血や浮腫を防ぐ目的で，テープや弾力包帯などを用いて，術野全体を軽く圧迫する方法．②瘢痕に対する物理的療法の1つ．瘢痕の隆起部に合わせてスポンジをはり，テープやサポーターなどを使って圧迫する方法．瘢痕の成熟化・平坦化を図る．[1246] ⇨参圧迫止血法→159

圧迫痕⇨同圧痕→158

圧迫痕《法医学における》⇨同圧痕《法医学における》→158

圧迫撮影法 compression radiography 圧迫筒などを用いて病変部を適度に圧迫して X 線撮影を行う撮影法．乳房撮影や消化管透視検査に応用される．[264] ⇨参胃圧迫造影法→214

圧迫止血法 pressure arrest of hemorrhage 救急処置として一時的に止血を行う方法の1つで，包帯やガーゼ，ゴムバンドを用いたり，指圧による方法などがある．必ずしも厳重な消毒ずみの材料を必要としない．あく

あ

までも応急的な止血法で，のちに止血した血管の結紮などによって永久的止血を行う．出血部に清潔な布を当て強く圧迫するのが圧迫包帯法，ガーゼを詰め込むのがタンポン法，四肢などの出血部位から心臓に近い部位の動脈を指で強く押すのが指圧法，同じ部位をゴムバンドなどでしばる緊縛法などに分類される．[485]

圧迫症候群 compression syndrome⇨同挫滅症候群⇀1194

圧迫症状 pressure symptom ［圧排症状］ 通常の解剖学的位置に存在しない構造物や新生物によって，正常組織や既存の臓器が圧迫を受けて起こる病的な臨床症状．頸部の腫瘍の増大による気管の偏位や，腹腔内や後腹膜の腫瘍の増大による消化管の圧迫などがある．[116]

圧迫〔性〕潰瘍 compression ulcer⇨同褥瘡性潰瘍⇀1477

圧迫性神経障害⇨同絞扼（こうやく）性神経障害⇀1063

圧迫性脊髄症⇨同絞扼（こうやく）性脊髄症⇀1063

圧迫性脱毛症 pressure alopecia⇨同術後脱毛症⇀1399

圧迫性無気肺 compression atelectasis ［マント状無気肺］ 肺の一部が周辺の腫瘍や異物などの圧迫により，気管支閉塞あるいは直接肺組織を圧迫して起こす肺胞の拡張不全．胸部X線写真では肺の一部に均質な陰影を呈する．感染を伴えば発熱，咳，痰を認め，圧迫性肺炎となる．圧迫の原因を診断し，治療する．[953]

圧迫創 pressure wound 外力による圧迫を受けて起こる創傷．瞬間的な圧迫は交通事故などで，持続する圧迫では褥瘡（圧迫壊疽）などが生じる．治療は，開放創では創傷部を洗浄したのち，組織の挫滅があれば切除する．[485]

圧迫胎児⇨同圧縮胎児⇀158

圧迫包帯 pressure bandage, compression bandage⇨参弾性包帯⇀1945

圧反射 baroreflex ［圧受容器反射］ 体位変換時などの瞬時の血圧調節に関与する中枢神経系を介した血圧調節機構の1つ．末梢の圧受容体（大動脈弓や頸動脈洞などに存在）からの圧情報が延髄の孤束核に集合し，さらに高位中枢を含む複雑な経路を介して血圧を一定に保つように作用する．血圧上昇に対しては交感神経の抑制と迷走神経の興奮が，血圧下降に対しては交感神経の興奮と迷走神経の抑制が起こる．これは血圧をもとのレベルに維持しようとする反射である．圧反射機能が低下すると起立性低血圧などをきたす．圧反射の感受性の低下，あるいは圧反射が出現する血圧レベルの再設定resettingが高血圧の成因に関与しているという考えもある．[1366]

アップタイム up-time ［サービス時間］ 起動されたコンピュータのハードウエアおよびソフトウエアが正常に機能し，サービスが提供されている間の時間．[258]

アップルコアサイン⇨同apple core sign⇀26

圧平眼圧計 applanation tonometer ［アプラネーション眼圧計］ 角膜に一定の変形を生じるために必要な力または時間を測定して眼圧を測定する器械．ゴールドマンGoldmann眼圧計が前者の代表で，空気眼圧計は後者の代表である．[480] ⇨参ゴールドマン眼圧計⇀1075

圧平眼圧検査 applanation tonometry；AT 角膜に一定の変形を生じさせるために必要な力または時間を測定して眼圧を測定する検査．圧平眼圧計を用いる．圧入眼圧検査と比較して測定値の誤差が小さい．[480]

アッベ〔・エストランデル〕皮弁⇨同下口唇翻転皮弁⇀492

圧脈波 pressure pulse wave 心拍動によって生じる血管内圧の連続的変化をとらえて記録した波形．[961] ⇨参脈波⇀2772，容積脈波⇀2873，心機図⇀1511

圧容積関係 pressure-volume relation 左心室の収縮や拡張に伴って左心室内の圧と容積は変化しており，このときの左室圧と左室容積が保持している一定の関係のことをいう．左室圧を縦軸に左室容積を横軸にとり，1心周期の圧容積関係をプロットするとほぼ長方形で反時計方向に回転する圧容積ループが描ける（図参照）．ループの幅は1回拍出量，ループ内の面積は1心周期に左心室が外に向けて行った仕事量（外的仕事量）を表す．収縮期末圧容積関係から E_{max} と称される収縮性の指標を求めることができる．[961]

●圧容積ループ

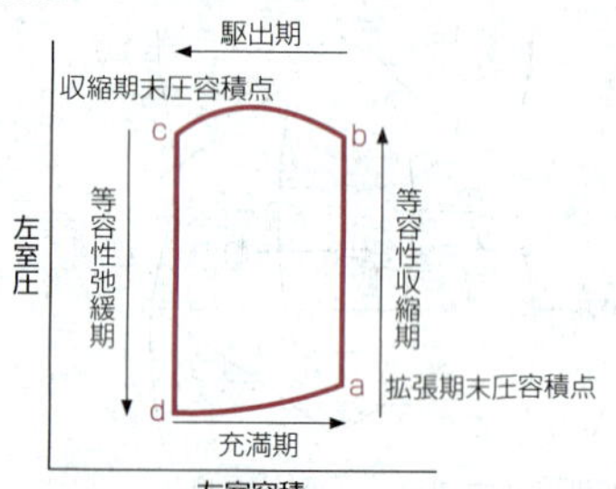

圧容量曲線 pressure-volume curve ［肺圧量曲線］ 呼吸運動の過程で肺気量の変動と胸腔内圧の変動との関係を示す曲線．通常，X軸方向を胸腔内圧変動，Y軸方向を肺気量変動とし，双方の変化の過程を表す．圧力変動（ΔP）に対する肺気量変動（ΔV）の比 $\Delta V/\Delta P$ をコンプライアンスといい，肺のやわらかさ（広がりやすさ）を表す指標となる．かたい肺ではこの値が小さくなり，やわらかい肺ではこの値が大きくなる．[953]

●圧容量曲線

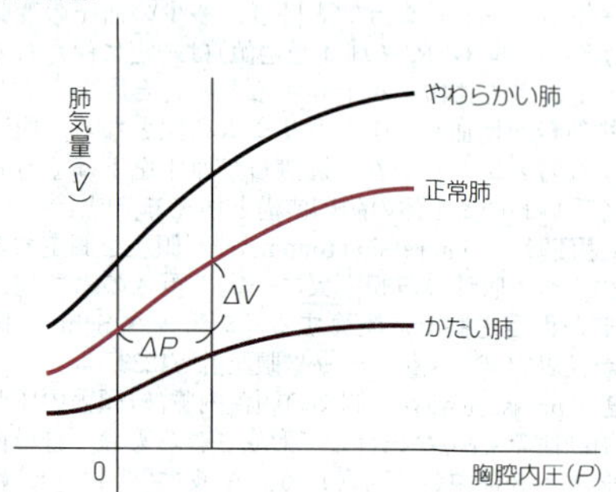

圧利尿⇨同圧ナトリウム利尿⇀159

圧力計 manometer 圧力を測定する器具で，通常は液体を入れたチューブに目盛りがついている．測定する液体や気体の圧力に伴ってチューブ中の液体の高さが変わり，そのときの目盛りを読んで圧力を知る．血圧測定に用いる血圧計の他，気圧を調べるためのアネロイド（液体を用いないという意味）気圧計など種々のものがある．[258]

軋轢（あつれき）音 granting sound ［ギーギー音］ 連続性

ラ音(ラッセル音)のうち，喘息などで小気管支で聞かれる高音性の異常なギーッ，キューッといった笛(てき)音．気道内に粘液や粘着性体液が貯留して狭窄を起こした気道に空気が通ることにより発生する．[953] ⇨参笛(てき)音⇀2060

アディー症候群 Adie syndrome⇨同瞳孔緊張症⇀2104

アディー瞳孔 Adie pupil⇨同瞳孔緊張症⇀2104

アティピア⇨同異型⇀223

アディポカイン⇨同アディポサイトカイン⇀161

アディポサイトカイン adipocytokine ［アディポカイン］ 脂肪細胞から分泌される生理活性物質の総称．アディポネクチン，腫瘍壊死因子(TNF)-α，プラスミノゲンアクチベータ・インヒビター-1(PAI-1)，アディプシン，レプチンなどがある．動脈硬化を予防するアディポネクチンなどは善玉アディポサイトカイン，動脈硬化を促進させるPAI-1やTNF-αなどは悪玉アディポサイトカインといわれる．[1047]

アディポネクチン adiponectin 脂肪細胞に特異的に発現しているアディポサイトカインで，動脈硬化病変に抑制的に作用する．N末端側にコラーゲン様ドメイン，C末端側に球状globularドメインを有する分泌タンパク質である．血液中では三量体，六量体，十二量体～十八量体で形成される高分子量型および球状ドメインのみで三量体を形成するものなどが存在する．アディポネクチンの血中濃度は体格指数(BMI)および体脂肪率と逆相関する．このことから，肥満に伴うメタボリックシンドロームの原因としてアディポネクチンのダウンレギュレーション(発現の減少)が重要と考えられる．また，アディポネクチン遺伝子多型で日本人の2型糖尿病の遺伝子素因の約15％を説明しうる．[1047] ⇨参アディポサイトカイン⇀161

アディポネクチン受容体 adiponectin receptor 2つのサブタイプのアディポネクチン受容体(AdipoR1とAdipoR2)があり，ともに細胞膜を7回貫通するタンパク質である．AdipoR1は骨格筋をはじめ多くの組織に，AdipoR2は肝臓に発現し，血管やマクロファージにはAdipoR1，AdipoR2の両者が発現している．肥満ではAdipoR1，AdipoR2の発現が低下している．[1047]

アテトーシス athetosis ［アテトーゼ］ ギリシャ語で「固定されていない」「静止できない」ことを意味する．正常な手指，足趾がめったにとることのないような関節の過伸展と外転，屈曲などの組み合わさった複雑な肢位をとりながら，たえずゆっくりと不規則に動く不随意運動の1つ．しばしば母指が他の指と対立して三脚型の手と呼ばれるような肢位をとる．随意運動や精神的緊張で増強し，睡眠中には消失する．[441] ⇨参不随意運動⇀2555

アテトーゼ⇨同アテトーシス⇀161

アデニリルシクラーゼ adenylyl cyclase⇨同アデニル酸シクラーゼ⇀161

アデニル酸 adenylic acid⇨同アデノシン一リン酸⇀162

アデニル酸シクラーゼ adenylate cyclase ［アデニリルシクラーゼ］ アデノシン三リン酸(ATP)からcAMP(サイクリックAMP)を合成する酵素．広く生物一般に存在し，特に動物組織では原形質膜結合の酵素として知られている．種々のホルモン，神経の刺激伝達物質，その他の生理活性物質(生物起源のアミン類，タンパク質，ポリペプチド，プロスタグランジンなど)によって活性化され，これらの物質がもっている情報を細胞内に取り入れる系を構成している．[952]

アデニル酸デアミナーゼ欠損症 adenylate deaminase deficiency アデニル酸デアミナーゼの欠損による筋肉症状を呈する疾患．運動後の筋肉の疼痛，痙攣，易疲労を主症状とする．筋萎縮をみることは多くはないが，他の筋神経疾患と合併する場合がある．[987]

アデニルピロホスファターゼ⇨同アデノシン三リン酸水解(加水分解)酵素⇀162

アデニン adenine；A, Ade ［6-アミノプリン］ プリン塩基化合物の1つで，核酸，DNA，RNAに含まれるほか，ATPや，補酵素であるNAD，FAD，CoAなどの構成成分．DNAの二重らせんの中ではチミンと塩基対を結ぶ．酵素(アデニンホスホリボシルトランスフェラーゼ)の作用によってアデニル酸となる．放射性薬剤による放射線被曝と薬物による白血球減少症が適応となる．[952]

アデニンアラビノシド adenine arabinoside⇨同ビダラビン⇀2457

アデニンホスホリボシルトランスフェラーゼ欠損症 adenine phosphoribosyltransferase deficiency⇨同APRT欠損症⇀26

アデノイド adenoid⇨同咽頭扁桃⇀301

アデノイド顔貌 adenoid face, adenoid face expression アデノイド増殖症に特徴的な顔貌．アデノイド(咽頭扁桃)は後鼻孔の背側の鼻咽頭の後壁に位置するリンパ組織で，これが大きくなると鼻呼吸が障害され，口で呼吸をするためいつも口を開けている．これが習慣化すると硬口蓋が挙上し，上顎骨の発育障害により歯列不正をきたす．また口輪筋が弛緩し鼻唇溝が消失する．[347]

アデノイド切除術 adenoidectomy ［咽頭扁桃切除術］ 鼻咽腔のリンパ組織すなわちアデノイド(咽頭扁桃)を切除する手術．アデノイドが腫大すると鼻咽腔が閉塞され，また慢性炎症を起こすので，外科的に切除する．手術は局所麻酔によって行われるが，小児では全身麻酔を行うこともある．[451] ⇨参扁桃摘出術⇀2651

アデノイド増殖症 adenoid hyperplasia, hypertrophied adenoid アデノイド(咽頭扁桃)が腫大し，気道が部分的に閉塞されている状態で呼吸障害を伴う．特に5-6歳頃の幼少期に多くみられるが，成長とともに消失．腫大したアデノイドは口蓋扁桃肥大と合併していることが多い．鼻閉のために口呼吸となり，反復性中耳炎を引き起こして伝音難聴を伴ったり，慢性副鼻腔炎に陥ることも多い．後鼻鏡検査によって診断し，薬物療法のほか外科的にアデノイド切除を行う．[451]

アデノウイルス adenovirus アデノウイルス科の二本鎖DNAウイルスで，急性上気道炎，咽頭炎，角結膜炎，結膜炎，膀胱炎などの病原ウイルスとして知られる．ウイルスの共通抗原の特性により，哺乳類由来(ヒト，ウシ，ブタ，マウスなど)のマストアデノウイルス属と鳥類由来のアビアデノウイルス属に分類される．ヒトでは51種類以上の血清型が知られ，各血清型はウイルスDNAの相同性から6亜系(A-F)に分類される．各亜系の組織親和性と関係する疾患は少しずつ異なる．ヒトでは咽頭結膜熱(プール熱)，流行性角結膜炎 epidemic keratoconjunctivitis(EKC)の原因として知られている．一般に軽症であるが，ときに重症肺炎を起こす．[1113] ⇨参咽頭結膜熱→300，流行性角結膜炎→2936

あ

アデノウイルス肝炎 adenovirus hepatitis 非肝炎ウイルスの1つであるアデノウイルスによる肝炎．非肝炎ウイルスによる肝炎は，エプスタイン・バー Epstein-Barr ウイルス(EBV)，サイトメガロウイルス(CMV)感染によるものが大部分を占め，アデノウイルス感染による頻度は低く，日常診療で経験することはほとんどない．しかし，臓器移植例やエイズ患者では全身性の感染を惹起し，肝細胞にも感染して肝不全を伴うことがある．[279]

アデノウイルス感染症 adenovirus infection, infection with adenovirus アデノウイルスが呼吸器，眼，消化管などの粘膜およびリンパ系組織に感染し，上気道炎，結膜炎，胃腸炎を起こしたもの．アデノウイルスはヒトからは49の血清型が分離され，血清型により感染部位が異なっている．咽頭結膜熱は夏季に幼児，学童を中心に流行し，発熱，咽頭炎，結膜炎が主症状である．プールの水からの感染が多いことからプール熱ともいわれる．乳幼児では抗菌薬に反応しない遷延性の高熱を伴う．成人では流行性角結膜炎を発症し，潜伏期は4-24日と長い．上皮細胞には細胞破壊性に一過性に感染するが，リンパ組織では潜在性に存在し，症状寛解後も長期に存在する．診断は咽頭ぬぐい液などからのウイルス分離によるが，迅速診断キットを用いて外来で迅速に診断できる．このキットは感度，特異度ともによい．また，急性期および回復期のペア血清による抗体上昇によっても診断できる．治療は対症療法のみである．[887]

アデノーマ adenoma⇨同腺腫→1762

アデノーマカルチノーマシーケンス adenoma-carcinoma sequence 大腸癌の発生の研究過程で提唱された考え方で，正常粘膜上皮から腺腫 adenoma が発生し引き続き癌 carcinoma が発生するという説．この過程は遺伝子レベルでは5番染色体上の遺伝子変異(腺腫化)，12番染色体上の *ras* 遺伝子の突然変異(異型進展)，17番染色体上の *p 53* 遺伝子の突然変異(癌化)などで説明されている．一方，癌が正常粘膜から直接発生するものはデノボ癌 *de novo* cancer といわれる．[758] ⇨参デノボ癌→2068，腺腫→1762，癌→564

アデノシン adenosine；Ado RNA および NAD，FAD，CoA などの補酵素の構成成分．アデニンと D リボースとの化合物で，酸によってそれぞれに分解する．生体内においてはアデニル酸から，5′-ヌクレオチダーゼの作用により生成される．またアデノシンキナーゼの作用によりリン酸化されアデニル酸となり，アデノシンデアミナーゼにより脱アミノ化されイノシンになる．[952]

アデノシン一リン酸 adenosine monophosphate ［アデニル酸，AMP］ アデノシンのリン酸エステルであるヌクレオチドの一種で，生体内ではイノシン酸よりアデニロコハク酸を経て合成される．2′-，3′-，5′-の3種の異性体がある．特にアデノシン5′-リン酸は AMP とも略記され，さらにリン酸化を受けて ADP を生じる．AMP は，ADP，ATP の加水分解によっても生成しアデノシンキナーゼの作用によってアデノシンからも生じる．[952]

アデノシン二リン酸 adenosine diphosphate；ADP ［ADP］ アデノシン三リン酸の水解産物で，リン酸の1分子は高エネルギー結合をしており，生体内のエネルギー代謝に関与．アデノシン三リン酸水解酵素(ATPase)の作用によって ATP が加水分解され生成される．生体内では ATP と AMP とからアデニル酸キナーゼの作用により2分子の ADP が生成される．[952]

アデノシン三リン酸 adenosine triphosphate；ATP ［ATP］ アデニンとリボースからなる，アデノシンのリボースの5′ヒドロキシル基に3つのリン酸分子が連続してエステル結合したヌクレオチド．3分子のリン酸のうち最後のものは高エネルギー結合をしており，この結合が離れて ADP と無機リン酸に加水分解するとモル当たり7.3 kcal のエネルギーが放出される．このエネルギーは筋肉の運動，神経の伝導，高分子化合物の合成など生体内のエネルギーのみなもととなる．[952]

アデノシン三リン酸水解(加水分解)酵素 adenosine triphosphatase；ATPase ［**アデノシントリホスファターゼ，アデニルピロホスファターゼ，ATPase，トリホスファターゼ**］ ATP を加水分解して ADP と無機リン酸に分解する酵素．エネルギーの変換の仕方により，F_0F_1 型，陽イオン輸送性，多剤耐性型，ミオシン，液胞型など，きわめて多種の ATPase が存在．[952]

アデノシン環状リン酸⇨同環状 AMP→610

アデノシンデアミナーゼ欠損症 adenosine deaminase deficiency ［**ADA 欠損症**］ アデノシンデアミナーゼ(ADA)はプリン回収代謝酵素の1つで，アデノシンを脱アミノ化しイノシンに変換する．このアデノシンデアミナーゼという酵素が欠損すると，免疫を担当するT細胞，B細胞の機能低下と末梢血リンパ球数の減少がみられる．遺伝形式は常染色体劣性遺伝．生後間もなくから呼吸器系の感染やカンジダ症の反復感染がみられ，重症複合免疫不全症をきたして早期に死亡する．酵素欠損が免疫不全を起こす機序は不明．治療は酵素の補充療法がある程度有効な場合もあるが，骨髄移植や遺伝子治療が抜本的治療で，近年わが国でも遺伝子治療が行われ成功している．[1631]

アデノシントリホスファターゼ adenosine triphosphatase；ATPase⇨同アデノシン三リン酸水解(加水分解)酵素→162

アデノマトイド腫瘍 adenomatoid tumor ［**腺腫様腫瘍**］ 中皮細胞由来の良性腫瘍で腺様の構造を呈することによりこの名称がついた．発生部位は胸膜および腹膜で，腹膜領域では子宮および傍子宮組織の漿膜に発生する．男性では精巣および周辺組織を被覆する漿膜に発生し，全傍精巣組織腫瘍の約30%，良性腫瘍に限ればその60%を占める．精巣以外の発生は比較的まれで，他の疾患で手術した際に偶然に発見される場合も多い．[758] ⇨参良性中皮腫→2943

アデノミオマトーシス adenomyomatosis ［**胆嚢アデノミオマトーシス，胆嚢腺筋腫症**］ 胆嚢の過形成性疾患の1つで，胆嚢上皮と筋層の過形成と，胆嚢壁内に胆嚢粘膜が嵌入して形成されるロキタンスキー・アショフ洞 Rokitansky-Aschoff sinus の増生を伴う．腹部エコーでは胆嚢壁の肥厚とコメットサインがみられる．臨床的には多くは無症状であるが，炎症を伴うと胆嚢炎と同様の症状が現れる．[1392]

アテノロール atenolol β遮断薬の1つ．心臓の交感神経β_1受容体を選択的に遮断することで心拍数を抑えて心筋の酸素消費量を低下させ，その結果降圧作用も示す．気管支，末梢血管，糖・脂質代謝への悪影響は少なく，β_2受容体に対する作用はきわめて弱く，内因性交感神経刺激作用および膜安定化作用を示さない．親水性にすぐれ，肝臓への負担をかけることなく未変化のまま尿中排泄される．血中濃度半減期は10時間と長く，作用は長時間持続する．軽症～中等症の本態性高血圧症，狭心症(特に労作狭心症)，頻脈不整脈(洞性頻脈，期外収縮)に適応．[204.1304] 商テノーミン

アデホビル ピボキシル adefovil pivoxil 内服錠剤の抗ウイルス薬で，B型肝炎ウイルスの逆転写酵素を阻害し，また基質としてウイルスDNAに取り込まれ，HBV-DNAの伸長を抑制するという2つの作用によってB型肝炎ウイルス(HBV)の増殖を強力に抑制．B型肝炎ウイルス野生株だけでなく，ラミブジン耐性をもったB型肝炎ウイルスに対しても有効．[60.279] 商ヘプセラ ⇨参ラミブジン→2899

アデルミン adermine⇨同ビタミンB_6→2453

亜テルル酸塩培地 tellurite medium⇨同荒川培地→183

アテレクターゼ⇨同無気肺→2780

アテレクトミー atherectomy ［粥腫切除術］ 動脈硬化性病変〔プラーク(粥腫)〕の容量自体を切除により減少させて，良好な初期拡張効果と再狭窄予防効果が期待される新しい経皮経管的冠動脈形成術(PTCA)の一法．方向型アテレクトミー(DCA)，高速回転型アテレクトミー(ロータブレータ)，吸引型アテレクトミー(TEC)，レーザー冠動脈形成術があり，それぞれプラークの切除方法が異なる．DCAではカッターで切除した粥腫片をカテーテルとともに取り出すことができ，病理組織学的検索が可能となる．ロータブレータではカテーテル先端の金属チップを高速(14万-20万回転/分)で回転することにより石灰化病変などのかたい病変巣の破砕切除が可能となる．一方，TECとレーザー冠動脈形成術はいずれも臨床成績が不良で，現在ではほとんど使用されていない．[1391]

●アテレクトミー

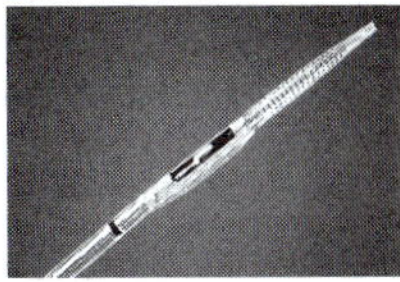
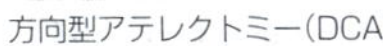
方向型アテレクトミー(DCA)

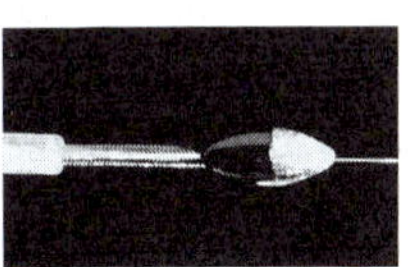
高速回転型アテレクトミー(ロータブレータ)

アテローム atheroma ［表皮囊腫，粉瘤，粥腫］ 表皮囊腫のこと．毛包上皮や，外傷を契機に皮下に迷入した表皮が，囊腫様の空間を形成し内部に角質を充満する．主として真皮層に位置し，内部に角質の貯留する囊腫のうち，囊腫壁は明らかに正常の表皮としての構造を示す．病理組織的に，浅在性の類表皮囊腫と深在性の外毛根鞘性囊腫に区分される．前者は顔面や頸部，後者は被髪頭部にみられることが多い．圧迫により黄白色の粘性排出物を認める．ときに化膿する(化膿性粉瘤)．外科的にすべて切除する．放置してもかまわないが，二次感染を起こすと痛みを生じる．[178]

アテローム血栓症 atherothrombosis 動脈硬化性プラークの破綻に引き続き，血管内腔に血栓形成を生じた状態．プラークは脂質コア(アテローム)量が多く，マクロファージ集積が強い．線維性被膜が薄いほど破裂しやすく，いったん破裂するとプラーク内容物と血液が接触することで血小板が活性化され，血液凝固系が亢進して血栓症を生じる．また血栓が塞栓子となり，動脈の狭窄や閉塞の原因となることがある．[1391]

アテローム硬化症 atherosclerosis⇨同動脈硬化性腎硬化症→2132

アテローム硬化性動脈瘤 atherosclerotic aneurysm ［粥状硬化性動脈瘤］ 動脈硬化症の一型である粥状硬化(アテローム硬化)の進展によって，血管壁自体の脆弱性が増すために動脈壁の全周または一部が生理的限界を超えて拡張した状態．X線写真，CT，血管造影，MRIなどの画像診断で確認される．破裂しやすく，動脈瘤の部位や形態によって手術適応と至適時期の決定がなされる．高血圧の合併は予後不良なので管理が重要である．[1391]

●アテローム硬化性動脈瘤

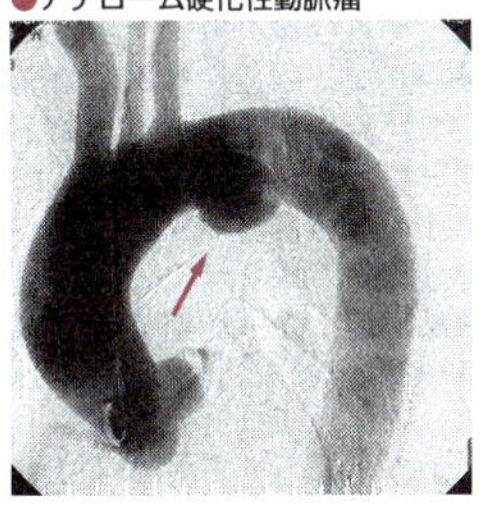

アテローム粥腫 atheromatous plaque ［線維性粥腫］ 動脈硬化性プラーク(粥腫)に含まれる脂質コア(アテローム)が多くなりオートミール状の粥のようにやわらかくなった状態．やわらかくなればなるほどプラークの脆弱性が増す．プラークの破綻が生じると急性冠症候群(ACS)の原因となる．[1391] ⇨参アテローム性動脈硬化症→163，粥腫崩壊→1388，アテローム斑→164

アテローム性冠〔状〕動脈硬化性心疾患 atherosclerotic coronary heart disease⇨同冠〔状〕動脈硬化症→613

アテローム性動脈硬化症 atherosclerosis ［粥状動脈硬化症］ 動脈硬化症の一型で，動脈内膜での脂肪を貪食したマクロファージの集積と泡沫化，リン脂質やコレステロールエステルを主とする脂質の沈着，平滑筋細胞の増生，コラーゲンなどの細胞外基質の増加に由来する動脈壁の病的変化である．成因は不明であるが，動脈内皮への傷害，血管壁の平滑筋の増殖，経口摂取過剰による脂質異常症での脂質の蓄積，炭水化物の代謝異常，Ⅱ型家族性脂質異常症のような遺伝的欠損などが関与すると考えられている．本症は通常，加齢につれて発症し，しばしば肥満，高血圧，糖尿病などと合併する．通常，内膜の肥厚を生じてプラーク(粥腫)を形成する．プラークの中心には脂質コア(アテローム)が多い．進行すると線維化や石灰沈着をきたし，動脈内膜にとどまらず血管全層の構造に変化が生じる．本症は狭心症や心筋梗塞などの冠動脈疾患ならびに，その他の心疾患の主因となっている．脂質異常症治療薬

はアテローム性動脈硬化病変を治癒させることはできないが，低コレステロール，低カロリー，低飽和脂肪酸の食事，適当な運動，禁煙，ストレスの回避などは，本症の進展を阻止させる効果がある．[1391]

●アテローム性動脈硬化症

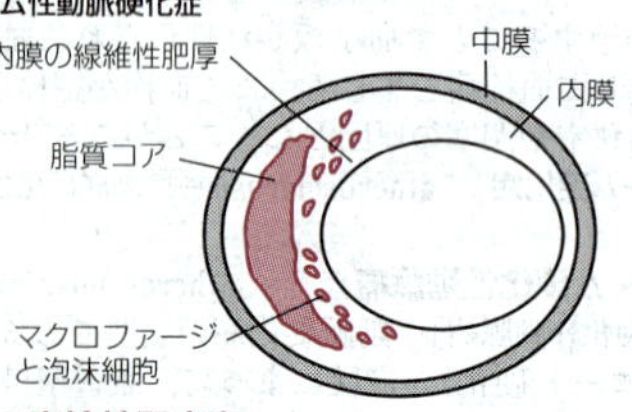

アテローム塞栓性腎疾患 atheroembolic renal disease ［**粥腫塞栓性腎疾患**］ 腎の細小動脈にコレステロール塞栓を形成して起こる腎障害．60歳以上の男性に多く，脂質異常症，高血圧，喫煙などの危険因子を有し，脳血管疾患，心血管疾患を有する場合が多い．動脈に対する手術，血管造影，血管形成術，ステント留置などを契機に発症する場合も多い．尿所見に乏しく，タンパク尿や血尿はないか，あっても軽微．腎機能障害に陥って発見される場合が多い．進行は急性腎不全の経過をたどるものから慢性的な経過をたどるものまでさまざま．全身的な病変の部分症状であることが多いため，コレステロール塞栓に伴う他臓器の症状として，皮膚，脾臓，膵臓，消化管，肝臓，脳などの症状を伴うこともある．微熱，白血球増加，好酸球増加，赤血球沈降速度亢進，高アミラーゼ血症，貧血，低補体血症などが高頻度にみられる．確定診断は腎生検で細小動脈の塞栓とその中に存在するコレステリン裂 cholesterol cleft を認めることによる．[146]

アテローム斑 atheroma plaque 動脈硬化症の所見の1つ．アテローム性動脈硬化症は，血中の処理しきれない脂質(脂肪)が動脈の内膜に沈着することによって引き起こされる．その際に脂肪を貪食したマクロファージが内膜にたまり黄色の斑ないし隆起を形成することをいう．アテローム斑がさらに進行するとプラーク(粥腫)を形成する．[142] ⇨参アテローム性動脈硬化症→163，アテローム→163，アテローム粥腫→163

アトウォーター係数 Atwater coefficient⇨同エネルギー換算係数→364

アトウォーター・ベネディクト熱量計 Atwater-Benedict calorimeter 人体の熱産生量を測定するための熱量測定装置．被験者を温度的に絶縁した室内に入れ，既知温度の水を室外より室内に循環させる．室外に出された水の温度と流水量を測定して，流水が室内から取り去った熱量で人体からの放熱量を測定し，被験者の熱産生量を類推する．アメリカの生理学者アトウォーター Wilbur Olin Atwater(1844-1907)と同国化学者，生理学者ベネディクト Francis Gano Benedict (1870-1957)による．[229]

アドヴォカシー⇨同アドボカシー→166

アドオン add-on コンピュータに接続して，コンピュータの記憶容量のほか，性能自体を拡張することを目的としたシステムおよび回路．[258]

後産(あとざん) afterbirth⇨同後産(のちざん)→2315

アドソンテスト Adson test 胸郭出口症候群のテスト．患側に頭部を回旋させ，顎を挙上し深吸気を行わせると，患側の橈骨動脈の脈拍が減少，もしくは停止する．前斜角筋が緊張し，同症候群で陽性になることがある．アメリカの脳神経外科医アドソン Alfred W. Adson (1887-1951)が考案．[1534] ⇨参胸郭出口症候群→750，肩過外転検査→521

●アドソンテスト

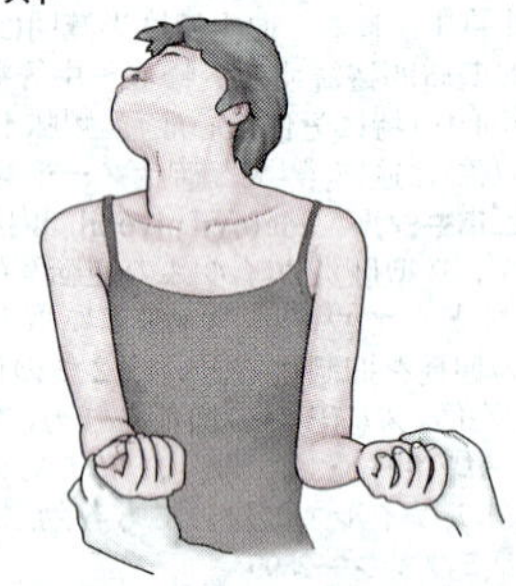

アドバイザリースタッフ⇨同食品保健指導士→1484

アドバンスディレクティブ advance directive ［**事前指示**］ 病態の末期的症状，または意識回復の望みのない昏睡状態，認知機能の回復が絶望的な植物状態に陥った場合を想定し，患者もしくは健常者が将来の自分の終末期に行われる医療行為について，望ましくない医療行為，希望する処置，あるいは自ら判断できなくなった際に代理決定者に委任することを事前に医師に指示しておくこと．延命治療を行わないことを記したリビングウィル living will(尊厳死の宣言書)，心肺蘇生を拒否する DNR(do not resuscitate)などがある．⇨参リビングウィル→2931

アドヒアランス adherence 医療職者の指示する養生法を続けるか否か，またどの程度実行しようとしているかについて，医療職者の視点のみでなく，より生活者の視点で考えた概念．自分自身を支えるために，自分自身が責任をもち，自分自身でたゆまず努力することで病気の養生法を続けていくことを意味する．本来は固守，あるいは強固な支持という意味がある．コンプライアンスが医師の指示遵守という受動的姿勢であるのに対して，より患者の主体性を考え，患者が積極的・能動的に治療方針の決定や実行にかかわる意味をもつ．[321] ⇨参コンプライアンス《看護における》→1145，コンプライアンス《服薬の》→1145

アトピー atopy アレルギー反応の一種．クームス Robert R. A. Coombs およびジェル Philip G. Gell による分類のうちⅠ型に相当する．抗原の吸入あるいは接触後1時間以内に反応する即時型を示すことが多い．この型の反応の特徴は，①自然環境にある物質により感作されるものが多いこと，すなわち室内埃(ハウスダスト)，花粉，犬猫の毛，卵，牛乳などが原因になる，②IgE に属するレアギン型抗体がつくられること，③アレルギー性素因があり，遺伝性があることである．このような疾患としては，気管支喘息，花粉症，アレルギー性鼻炎，蕁麻疹，アトピー性皮膚炎などがある．[953]

アトピー性角結膜炎 atopic keratoconjunctivitis アトピー性皮膚炎に合併した角膜および結膜の炎症．通常の角結膜炎と同様に，眼瞼結膜の充血，濾胞および乳頭の増殖がみられる．また，角膜障害も伴うことがあり，点状表層角膜炎などがみられる．主な自覚症状は，瘙痒感，異物感，流涙感，眼脂などであり，多くは通年性であるが，季節性がみられる例もある．治療は皮膚科などと連携して行い，眼局所症状に対しては，抗アレルギー薬やステロイド剤，免疫抑制薬の点眼が用いられる．[651]

アトピー性疾患 atopic disease ［**I型(即時型，IgE依存型)アレルギー〔性〕疾患**］ I型(即時型)アレルギー反応による疾患であり，免疫グロブリンE(IgE)抗体を介し，アトピー性(アレルギー性，外因性)喘息，アレルギー性鼻炎(花粉症を含む)，アレルギー性結膜炎，アトピー性皮膚炎，アナフィラキシーショック，食物アレルギーと蕁麻疹の一部などが含まれる．ただし，アトピー性皮膚炎はI型アレルギー以外の要素が多いと考えられる．発症には遺伝的因子(アトピー〔体質〕)が関係するとされる．最近では，これらの疾患の症状はI型アレルギー反応だけではなく，それに引き続く多種類の細胞による炎症反応，各臓器の過敏性(易刺激性)も関与すると考えられている．[309] ⇨参アレルギー疾患→198

アトピー性白内障 atopic cataract アトピー性皮膚炎に伴う白内障．アトピー性皮膚炎の眼合併症には，白内障，網膜剝離，緑内障，円錐角膜などがある．このうち白内障の頻度が最も高い．水晶体の形態は，前囊下または後囊下白内障が多い．10歳代後半から20歳代の若年層に好発し，進行例では手術の適応となる．[1250]

アトピー性皮膚炎

atopic dermatitis；AD ［**内因性湿疹**］

【概念・定義】 気管支喘息などのアトピー素因をもつ患者にしばしば認められる，特徴的な皮疹の分布を示す**慢性の皮膚炎**．多くは乳幼児期に発症し，当初は顔面，頭部などの脂漏部位や肘窩，膝窩などの間擦部を中心に**湿潤性・瘙痒性の皮疹**を繰り返す．成長とともに次第に四肢伸側や顔面などに，慢性の乾燥性の皮疹を生ずるようになる．

【病因】 遺伝的素因を有する個体に発症する代表的な疾患とされ，以前は成長とともに多くが自然治癒したが，近年は難治性の成人型のアトピー性皮膚炎が増加．ことに先進国や都市部ほど発症率が高く，衛生環境が過度に清潔になりすぎたのが原因とする**衛生(環境)仮説**は，この増加をよく説明する．表皮細胞間脂質(セラミド)の減少による**バリア機能の低下**を原因とする説と，アレルゲン(ハウスダスト，ダニなど)に繰り返し感作された結果生ずると考える**アレルギー説**が提唱されてきた．近年，フィラグリン filaggrin と呼ばれる角層内の塩基性タンパク質の変異によるバリア機能の低下を原因とする説が有力となってきている．おそらく遺伝的にこのようなバリア機能異常をもつ個体が，さまざまな**アレルゲンに繰り返し曝露し感作**された結果生じるものと思われる．

【病態生理】 多くの患者では血清中の**IgE抗体が高値**となる．特に乳幼児期は食事性アレルゲン(食物アレルゲン)に対して，成長後はハウスダストやダニなどのアレルゲンに反応するIgEが上昇する．ブドウ球菌，溶血性連鎖球菌などの細菌やヘルペスウイルスに対する抵抗力が低下しており，しばしばこれらの感染が増悪因子となる．これらの病原体にいち早く反応するような**自然免疫の低下**が発症の基盤にあると考えられている．以前は夏季に増悪するタイプが多かったが，近年は乾燥する冬季に増悪する例が多い．

【治療】 治療の基本は皮膚の乾燥を防ぐ**保湿剤の外用**と，炎症を抑制する**外用ステロイド剤**の併用．しかし外用ステロイド剤を不規則に使用すると著明なリバウンドを認めることがあり，これが一時の患者サイドからのステロイド剤忌避につながった．現在は治療のガイドラインも示され，治療法に対する混乱も収拾されつつある．最近ではステロイド以外の**免疫抑制外用剤**も用いられるようになり，特に顔面の病変にはきわめて有用．内服としては**抗アレルギー薬**の使用が基本．本症があまりにポピュラーになりすぎたことと，ステロイド剤に対するいわれのない恐怖感から，多くの民間療法が生まれたが，その多くは有効性が証明されていない．[727]

アトピー性皮膚炎の看護ケア

【看護への実践応用】 薬物療法の援助，瘙痒緩和，掻破予防，日常生活指導(スキンケア，悪化因子の除去)が要点である．患者自身が，長期にわたり皮膚の状態を自己管理できるように指導する必要がある．薬物療法では内服と外用がある．内服療法では抗アレルギー薬，抗ヒスタミン薬などが用いられるが，眠気，倦怠感など副作用症状への対処法を説明することが大切である．労働や学習などへの影響が懸念される際は，就寝前に内服したり，量を減らすなど，医師と相談し調整する．外用療法は炎症の強い際はランクの高いステロイド剤や免疫抑制薬，軽い際にはランクの低いステロイド剤や保湿剤を使用する．正しい外用法を指導し，症状が軽い際は保湿剤を塗擦するだけでも皮膚症状をよい状態に保てることを説明し，最低でも1日1回は外用するように指導する．ステロイド剤の使用について拒否感をもつ患者に対しては，皮膚に使用した際の副作用や効果を説明し，患者の不安，疑問に答える．瘙痒緩和法は冷罨法が効果的であり，かゆみのある場所だけでなく頭部に氷枕を使用することで安眠効果も期待できる．また外用剤の塗り直しも効果がある．掻破予防としては皮膚を傷つけないように爪を短くしたり，掻いても皮膚に直接刺激とならないように綿のガーゼで保護したり，綿手袋を使用するなどがある．

【ケアのポイント】 日常生活指導では，生活全般においてアレルギー源を避け，皮膚への刺激を最小限とするよう指導を行う．入浴，シャワーはぬるめの湯で，皮膚は低刺激の石けんを使用し，綿100%のタオルや手で泡を用いてなでるように洗う．石けん類が皮膚に残らないようによくすすぎ，ほてりを冷ましたあとすぐに外用剤を塗るとよい．衣類は化学繊維，羊毛，絹は避け，綿100%の使用が望ましい．新しい肌着は漂白剤や柔軟剤が残っていることが多いので，使用前に水洗いする．[643] ⇨参アトピー性皮膚炎→165

アトピー性レアギン atopic reagin ［**IgE抗体，プラウスニッツ・キュストナー抗体**］ アトピー性疾患の原因となる抗体で，現在は免疫グロブリンE(IgE)と呼ばれる．アトピー性疾患の抗体は抗原（アレルゲン）に反応する抗体という意味でアトピー性レアギンと呼ばれた．プラウスニッツ Carl W. Prausnitz とキュストナー Heinz Küstner が1920年代に Prausnitz-Küstner（P-K）反応として報告した，皮膚に紅斑と膨疹を生じる反応を起こす物質（同種皮膚感作抗体）であり，その後1960年代に，新しい免疫グロブリンのIgEとして同定された．[309] ⇨参アトピー性疾患→165

アトピー素因　atopic disposition　ハウスダスト（主に家ダニ）などの環境抗原などに対し，免疫グロブリンE（IgE）抗体を産生しやすい素因のこと．遺伝的傾向があるとされ，抗原（アレルゲン）に対する特異的IgE抗体や皮膚反応が陽性であり，血清総IgE抗体価が高いことが多い．アレルギー性気管支喘息などのⅠ型アレルギー疾患（アトピー性疾患）を合併することが多い．[309] ⇨参Ⅰ型アレルギー〔反応〕→10

アドボカシー　advocacy　［**権利擁護・代弁，アドヴォカシー**］　本来の意味は特定集団の権利を擁護し主張することであったが，現代では個人，集団，コミュニティーなどが，個々人の生き方に合った計画やシステムにより自分らしく生きていく力を高めるための支援であると考えられている．特に社会的・法的な権利に関する諸問題において，侵害されている本人の権利の明確化やその権利を侵害する阻害要因との対決を支援する．同時にそれらの問題を解決する力や，さまざまな支援を活用する力を高めるための総合的な支援方法・技術ともいえる．例としては，自己の権利を十分に行使することのできない終末期の患者，障害者，アルツハイマー病患者，意識喪失患者の権利を代弁することなどがあげられる．活動の内容が従来の反対運動や要求運動とは違い，調査研究・理論に基づき体系的・具体的な政策として提案するという点に特徴がある．具体的には，①その分野の情報を集めて発信する，②問題の所在についての調査・研究をする，③活動団体や人をネットワークして連係を図る，④提言や対策をまとめて政策として提案する，⑤メディアを通じてキャンペーンをはる，などである．実際にはジェンダー，人権，環境保護，国際協力などの問題解決のために努力している人やグループを支援しその主張・利益を代弁し，問題提起するなどの活動が行われている．[457]

アドホクラシー機構　adhocracy organization　adhoc とはラテン語で「特別に」「その場かぎりの」という意味で，アドホクラシーとはその時どきの状況や情勢に応じて編成される特別委員会のこと．既存の部門や部署の役割機能では対応できない事項などに対して，問題解決や新たな改革を目指して，ある程度自由な形で編成される組織のしくみであり，官僚機構型組織の欠点を補うものとされる．ただし，あくまでも組織の中に位置づけられているので，委員会が自由に意思決定していくということではなく，組織としての統制の中で機能する．[415]

アドリアマイシン　adriamycin；ADM ⇨同ドキソルビシン塩酸塩→2139

アドレス　address　コンピュータの記憶装置において，データが記憶されている場所を示す番地のこと．1バイト（コンピュータの情報量の単位＝8ビット）の情報を単位として番地が当てられる．[258]

アドレナリン　adrenaline；AD　［**エピネフリン**］　副腎髄質において，ノルアドレナリンのアミノ基にメチル基が移転して生合成され血中に分泌されるカテコールアミンの一種．1901（明治34）年に高峰譲吉らにより単離された．α，βの2作用に分類され，α作用には血管収縮，血圧上昇，瞳孔拡大など，β作用には心臓の心拍数増加と収縮力増強，血糖値上昇などがある．アドレナリンは気管支喘息発作やアナフィラキシーショックの治療のため臨床的に用いられる．[284,383] 商ボスミン

アドレナリン作動（作用）性受容体　⇨同アドレナリン受容体→166

アドレナリン作動性神経　⇨同アドレナリン作動性ニューロン→166

アドレナリン作動性伝達　adrenergic transmission　伝達物質としてノルアドレナリンを放出する神経伝達，交感神経節後線維など．[1274]

アドレナリン作動性ニューロン　adrenergic neuron　［**アドレナリン作動性神経**］　伝達物質としてノルアドレナリンまたはアドレナリンを放出する神経細胞のこと．脳幹に存在するA群の細胞や交感神経節後線維の細胞が該当する．[1274]

アドレナリン試験　adrenaline test　［**エピネフリン試験**］　自律神経機能の評価に用いられる試験の1つ．0.1％塩化アドレナリンを皮下注射し，その前後での脈拍・血圧・全身状態を評価する．[284,383] ⇨参自律神経機能検査→1498，ノルアドレナリン試験→2316

アドレナリン受容体　adrenergic receptor　［**アドレナリン作動（作用）性受容体，アドレナリンレセプター**］　アドレナリン，ノルアドレナリン刺激に反応する受容体のこと．アドレナリン作用性受容体には，αアドレナリン作動（作用）性受容体とβアドレナリン作動（作用）性受容体があり，さらにいくつかのサブタイプが知られている．中枢神経細胞のほか，末梢の交感神経支配の効果器に存在．[1274]

アドレナリン受容体遮断薬 ⇨同抗アドレナリン作動薬→970

アドレナリン性発汗　adrenergic sweating　ヒトのエクリン腺にアドレナリンの局所投与をするとわずかながら発汗する．このようなアドレナリン刺激による発汗のこと．αブロッカーにより抑制される．意義は不明である．通常，エクリン腺からの発汗はコリン作動性交感神経の制御を受けるため，アトロピン硫酸塩水和物で完全に阻止される．[229]

アドレナリン分泌細胞　adrenaline secreting cell　カテコールアミンの1つであるアドレナリンを分泌する細胞で，大部分が副腎髄質に存在．アドレナリンの分泌は運動，低血糖，出血，酸素欠乏などのさまざまな身体的・精神的ストレスによって引き起こされる．細胞内でつくられたアドレナリンはクロマフィン顆粒内にたくわえられ，これらの刺激が交感神経系を介して伝達されることにより分泌が起こる．[334]

アドレナリンレセプター ⇨同アドレナリン受容体→166

アドレナルケ　adrenarche　［**副腎皮質徴候発現**］　思春期の発現に先行して女児で6-7歳，男児では7-8歳頃より副腎のデヒドロエピアンドロステロン（DHEA），デヒドロエピアンドロステロン硫酸塩（DHEA-S），アンドロステンジオンの分泌が増加し始め，思春期の進

行とともに血中レベルが増加していく現象．視床下部・下垂体からのアンドロゲン刺激ホルモンの分泌が増加するためと推測されるが詳細は不明．[284,383] ⇨参デヒドロエピアンドロステロン⇀2069，デヒドロエピアンドロステロン硫酸塩⇀2069，アンドロステンジオン⇀209

アドレノコルチコトロピン adrenocorticotropin⇨同副腎皮質刺激ホルモン⇀2541

アドレノメデュリン adrenomedullin；AM ラット血小板cAMP増加活性を指標に発見された血管拡張性の強力な降圧作用を有する生理活性ペプチド．1993(平成5)年に北村和雄，寒川賢治らにより，ヒト褐色細胞腫組織から発見された．当初は副腎髄質由来の循環調節ホルモンと考えられたが，全身の臓器，特に心臓，血管，腎臓などの高血圧症の標的臓器から産生され，その受容体もこれらの臓器に発現していることがわかり，心血管系に対する保護的な役割が示唆されている．[284,383]

アドレノロイコジストロフィー ⇨同副腎白質ジストロフィー⇀2540

アトロピン試験 atropine test 硫酸アトロピンを静脈内に注射して迷走神経系を抑制し，その前後の脈拍を経時的に測定し，副交感神経の機能を測定する試験．心拍数が20/分以上増加すれば正常で，それより少ない場合は副交感神経に障害があると判定．[907]

アトロピン中毒 atropine poisoning, atropine intoxication アトロピンはナス科植物の根，葉，種子などに含有される物質で，副交感神経節後線維支配器官に対するアセチルコリンの作用を遮断する代表的な抗ムスカリン薬(アトロピン硫酸塩水和物)．パーキンソンParkinson病に伴う振戦・硬直および平滑筋諸器官の疼痛・仙痛の治療薬，有機リン系殺虫薬由来の中毒症状の解毒薬として用いられる．アトロピン硫酸塩水和物は過量投与によって中毒症状を起こす．散瞳，動悸，口渇感，発汗抑制，発熱(アトロピン熱)などの徴候が出現し，精神発揚状態から昏睡に陥る．治療は発熱の体表冷却，呼吸管理，電解質補正，麻薬拮抗薬の投与などを行う．重篤な抗コリン症状が出現した場合は，ネオスチグミン0.5-1 mgを筋注する．[410]

アトロピン硫酸塩水和物 atropine sulfate hydrate 副交感神経系の抑制，遮断に働く抗コリン作用薬．平滑筋，心筋，外分泌腺のムスカリン受容体に対し特に選択性が高く，消化管や尿管などの内臓平滑筋の緊張を寛解し，胃液や膵液などの分泌を抑制する．心臓に対して低用量では徐脈が生じるが，高用量では心拍数を増加させる．麻酔前投薬，胃腸の痙攣性疼痛，痙攣性便秘，有機リン系殺虫薬の中毒などに使用されるほか，迷走神経性徐脈および迷走神経性房室伝導障害，内服では夜尿症や非薬物性パーキンソニズムなどにも適応を有する．散瞳や視調節麻痺に用いる点眼液もある．過量投与でアトロピン中毒のおそれがある．抗コリン作用により症状悪化をきたすため，緑内障，前立腺肥大による排尿障害，麻痺性イレウスには投与禁忌．[204,1304] 商硫酸アトロピン

アトロンビア essential athrombia ［本態性アトロンビア］ 先天性出血性疾患で，血小板無力症の亜型として分類される．病態は血小板無力症に類似し，血餅収縮の低下はあまり認められない．ADP，コラーゲンなどによる血小板凝集は血小板無力症と同様に欠如するが，フィブリンと血小板の関係をみると，血小板無力症では血小板はフィブリンには付着しないが，本症ではフィブリン網を形成し血餅収縮に関与しているものと考えられている．治療は，新鮮血小板を補充することが最も信頼できる止血法．[1481]

穴あき布 surgical drape with opening ［穴あき覆布，穴シーツ］ 手術や穿刺などの際，無菌操作を要する部位や処置を行う部位だけを露出させ，不潔部位を覆うための正方形または長方形の布．紙製のディスポーザブルタイプのものもある．中央に穴があけてあり，サイズは多様．滅菌したものを使用する．[109]

穴あき覆布⇨同穴あき布⇀167

アナーバー分類⇨同アン・アーバー分類⇀200

アナジー⇨同アネルギー⇀169

穴シーツ⇨同穴あき布⇀167

アナフィラキシーショック anaphylactic shock 〔**概念・定義**〕特定の起因物質(抗原)に対して起こる重篤でときに致死的な全身性のⅠ型(即時型)アレルギー反応のことで，全身性アナフィラキシーのうちショック状態に陥ったものを指す．臨床ではアナフィラキシーと呼ぶことが多い．〔**病態生理**〕抗生物質(ペニシリンなど)，異種タンパク(ハチ毒，タンパクホルモンなど)などの抗原は循環血中に入ったのち，マスト細胞(肥満細胞)や好塩基球に結合したIgE抗体と反応してヒスタミンなどの化学伝達物質を遊離させ，症状が発現．Ⅰ型アレルギー反応を介さずに同様な症状が起こるアナフィラキシー様ショック(原因物質として造影剤など)も含めてアナフィラキシーショックと呼ぶ．早期診断，早期治療が重要．〔**症状**〕抗原に曝露して，秒単位または分単位で起こりうる．最初の自覚症状として，口唇部のしびれ感，心悸亢進，呼吸困難(喉頭浮腫，喉頭痙攣や気管支収縮による)，めまい，腹痛，尿意，便意など．他覚症状として初期には皮膚紅潮，蕁麻疹，血管性浮腫などが認められ，さらに末梢血管拡張による循環不全(血圧低下)，意識障害，呼吸困難，チアノーゼなどがみられる．最も多く認められるのは皮膚症状．重篤な場合には急激な死の転帰をとることがあり，その原因としては気道閉塞(喉頭浮腫，致死的喘息)が最も多い．〔**治療**〕迅速にアドレナリンの筋肉注射(0.01 mg/kg，成人で0.3-0.5 mg)を殿筋部等に行う．必要に応じて10-20分おきに繰り返す．気道確保を行い，輸液を開始し循環血液量を確保．喘鳴，呼吸困難があればβ_2刺激薬吸入を行う．ステロイド剤に即効性はないが，遅発型反応や喘息症状を抑制するのに有効．ヒスタミン(H)拮抗薬(H_1拮抗薬とH_2拮抗薬を併用)は皮膚症状を軽快．血圧が上昇しない場合はドパミン塩酸塩などの昇圧薬を用いる．β遮断薬を投与されている場合はグルカゴンを投与．アナフィラキシーの多くは初期に改善した場合は再発しないが，遅発型反応として数時間後に再度症状が現れることがある．予防が重要であり，各薬剤投与の前に必ず薬剤などの過敏反応の既往歴について確認する．一般に抗生物質などの投与後30分間は，初期症状に注意して患者を観察する．軽快後も遅発型反応の可能性があるので，半日から1日の入院加療が必要．[309] ⇨参アナフィラキシー

〔反応〕→168，I型アレルギー〔反応〕→10

アナフィラキシー性過敏症⇨参アナフィラキシー〔反応〕→168

アナフィラキシー性平滑筋収縮反応　⇨参アナフィラキシー〔反応〕→168

アナフィラキシー遅延反応物質　slow reacting substance of anaphylaxis；SRS-A⇨同SRS-A→109

アナフィラキシー〔反応〕

anaphylactic reaction，anaphylaxy

【概念・定義】I型(即時型)**アレルギー反応**のうち，特に激しい症状を示す反応を指す．症状としては気管支平滑筋の収縮(喘息病状)や，皮膚の蕁麻疹，紅斑，末梢血管拡張による血圧低下などがみられる．反応は局所に限定されることもあるが(局所アナフィラキシー)，全身に生じることもあり(全身性アナフィラキシー)，ショック状態になることがある(アナフィラキシーショック)．I型アレルギーによらない薬剤などの過敏反応(**アナフィラキシー様反応**)があるが，これも含めてアナフィラキシーとする．

【原因】原因薬剤として重要なのは**抗生物質**，**酸性の非ステロイド性抗炎症薬**(**NSAIDs**)．わが国ではハチ毒アレルギーによるアナフィラキシーによって毎年30人前後が死亡しているとされる．特殊なアナフィラキシーとして以下のものがある．**運動誘発アナフィラキシー**は運動後に起こるアナフィラキシーであり，そのうち特定の食物(エビ，カニ，小麦など)を食べたあとの運動後にのみ生じるものを食物依存性運動誘発アナフィラキシーという．手袋などの天然ゴムにより感作される**ラテックスアレルギー**が医療従事者で起こることがあり，口腔アレルギー症候群を合併することがある．特別な原因を認めないアナフィラキシー様反応である特発性アナフィラキシーも少なくないとされる．

【症状・治療】携帯可能なアドレナリン自己注射器がハチ毒・食物・薬物アレルギーなどの患者で使われ，必要時に自己注射(筋注)が可能．注射剤や内服薬の投与などの医療行為により，アナフィラキシーが起こる可能性があることを常に念頭においておく必要がある．内服薬よりも注射剤のほうがアナフィラキシーの可能性が高く，特に抗生物質の注射剤，造影剤，アレルギー性疾患で行われる減感作療法で注意が必要．喘息などアレルギー疾患，β遮断薬服用中，アナフィラキシーの既往のある場合は発生率が高まる．[309]　⇨参アナフィラキシーショック→167

アナフィラキシー〔反応〕の看護ケア

【ケアのポイント】即時型アレルギー反応が全身に起こったものをアナフィラキシーという．アナフィラキシーは急激に起こる全身性の反応で，抗生物質やタンパク製剤，局所麻酔薬，ヨード造影剤などの薬剤投与，ハチ刺され，食物摂取などによってさまざまな原因物質が体内に侵入して，数分から数十分後に出現する．上気道粘膜の浮腫，気管支平滑筋収縮による窒息を起こすことがあり，看護のうえでも注意すべき状態である．したがって，アナフィラキシー反応が起こらないように予防することが重要．薬剤の使用前には必ず薬剤アレルギー歴の有無を確認し，原因物質と考えられる薬剤，食物，食品は避けることが重要である．また，ある種の食物摂取後に運動すると，アナフィラキシーが誘発されることがある．アナフィラキシーを予防するためには，日常生活において原因物質を回避するような援助や教育をすることが必要である．

【看護の実践】アナフィラキシーの予防には，原因物質の把握が必要であり，そのためには情報収集が重要な役割をもつ．患者のアレルギー歴，出現した症状や経過などを詳しく聴取する．薬剤を投与するとき，特に注射の場合は少なくとも最初は緩徐に行い，注射後一定時間は観察する．医療従事者は日常の処置にあたる場合，アナフィラキシー反応が起こりやすいことを理解し，薬剤投与の開始直後～15分以内に必ず患者の顔色や症状の観察をすること，日頃から救急カートを点検し，常にアナフィラキシー反応に対応できるようにすることが重要である．ヨード造影剤の場合も同様で，予備注射テスト自体でアナフィラキシー様反応が生じる可能性がある．またテスト陰性でも本検査でアナフィラキシーが起こることがあるので，十分な観察が必要である．食物によって起こる反応は，消化器症状だけではなく，喘息，蕁麻疹，湿疹，片頭痛など多彩である．また，食物摂取後，症状が出現するまでに数時間以上かかる場合もある．食物が原因の場合，原因となる食物の除去，この際には食物を含む一切の食材を除去するように教育することが大切であるが，特に小児や高齢者の場合には成長と栄養への十分な配慮が必要である．また，患者と家族に対する心理的・経済的負担にも留意すべきである．[632]　⇨参アナフィラキシー〔反応〕→168

アナフィラクトイド紫斑病　⇨同シェーンライン・ヘノッホ紫斑病→1223

アナフィラクトトキシン　anaphylactotoxin⇨同アナフィラトキシン→168

アナフィラトキシン　anaphylatoxin　［アナフィラクトトキシン］　アナフィラキシーショックを誘発する原因の1つで，補体系を介してアナフィラキシーを起こす物質．補体の活性化に伴い放出される補体の低分子断片であるC3a，C4a，C5aのことで，マスト細胞(肥満細胞)および好塩基球に結合して脱顆粒を起こし，ヒスタミンなど多彩な物質を遊離させる．これを動物に静脈内注射(静注)をするとアナフィラキシー様反応がみられることから，アナフィラトキシンと呼ばれる．その作用はC5a，C3a，C4aの順に強い．I型アレルギー反応には直接関与していない．アナフィラトキシン不活性化因子により不活化される．[309]　⇨参アナフィラキシーショック→167

アナフィラトキシンインアクチベータ　anaphylatoxin inactivator；AI⇨同アナフィラトキシン不活性化因子→168

アナフィラトキシン不活性化因子　anaphylatoxin inactivator；AI　［アナフィラトキシンインアクチベータ］　アナフィラキシーを引き起こすアナフィラトキシンを不活化させる血清ペプチダーゼ(タンパク分解酵素)で，アナフィラトキシンのC末端からアルギニンを切除する作用がある．分子量30万のαグロブリン．[309]

アナムネーゼ　anamnesis　既往歴または病歴のことで，対象が過去に罹患した疾患や現在罹患している疾患の発症から現在に至るまでの治療内容を含めた経過のこと．アナムネーゼを聴取する際には，過去に罹患した疾患や現在罹患している疾患に関連した情報だけでなく，年齢，性別，職歴，家族歴などの個人情報とともに，活動，睡眠，排泄，食事，清潔などの生活状況に関する情報も聴取して現在の健康状態を明らかにする．看護の視点でアナムネーゼを聴取する際は，何らかの看護理論の枠組み(例：ヘンダーソン Virginia Henderson の基本的看護の構成要素14項目，ゴードン Marjory Gordon の機能的健康パターン11項目)を用いることによって，目的的，系統的な情報(データ)収集が可能になる．[894] ⇨参既往歴→664，病歴→2496

アナライト analyte 測定され分析される物質の総称．医学では通常，血液，尿などの生物試料中に存在する化学成分を指す．[258]

アナログコンピュータ analog computer 情報が連続的に変化する物理的な量，すなわちアナログ量で表現し，計算するコンピュータ．アナログとは相似もしくは類似の意味で，アナログ量とは長さ，重さや電流，電圧といった連続する物理的な数量を指す．[258]

アナログ信号 analog signal 音声信号や心電図の波形，あるいは一定区域の温度のように，特定の状態を示しながら連続的に変化する電気信号．これに対しデジタル信号は，個体数のように非連続に変化する情報を示す信号をいう．[258]

アナログ-デジタル変換 analog-to-digital conversion, A/D conversion ［AD 変換］ デジタルコンピュータを用いて情報を処理するために，音声信号や心電図の波形，温度など連続的に変化するアナログ情報を一定の間隔で区切って非連続的なデジタル情報に変換すること．[258]

アニオン anion⇨同陰イオン→289

アニオンギャップ anion gap；AG ［陰イオンギャップ］血漿中の陽イオン(カチオン)のほとんどを占めるナトリウムイオン(Na^+)濃度から，主要な陰イオン(アニオン)であるクロルイオン(Cl^-)と重炭酸イオン(HCO_3^-)の濃度の和を引いたもの．正常範囲は10-14 mEq/L．糖尿病などの代謝性アシドーシスの場合は，ケトン体が増加しHCO_3^-が緩衝塩基として使用されるため，この値が増加する．一方，呼吸性アシドーシスでは，HCO_3^-は増加するがCl^-が減少するため，値は変化しない．[1335] ⇨参代謝性アシドーシス→1874

アニサキス症 anisakiasis アニサキス亜科に属する線虫の第3期幼虫がヒトの胃や腸に刺入して発症．臨床的には，海産魚類やイカをなまであるいは加熱不十分な状態で摂取した2-8時間後に，激しい心窩部痛で発症する急性の胃アニサキス症が多く，また，食後数時間から10数時間で下腹部痛や嘔吐で発症する急性の腸アニサキス症もある．症状が激しいアニサキス症の本態は，即時型過敏反応によるとされる．即時型過敏反応以外に，慢性の異物反応とでも呼ぶべき症状が比較的軽度の胃・腸アニサキス症もある．[288] ⇨参胃アニサキス症→214，腸アニサキス症→2000

アニセイコニア aniseikonia⇨同不等像視→2564

アニマ anima ユング C. G. Jung による分析的心理学の概念．すべての男性は普遍的無意識のなかに女性的なイメージをもっており，その原型となるものがアニマであるとされる．ユングは「男っぽい男性も女性的な魂あるいはアニマをもっている」と述べた．男性にとってアニマは創造的な活動の源となるが，反対に非生産的な方向へと向かわせる力も有しているとされる．[187] ⇨参アニムス→169

アニミズム animism 自然界のすべてのものには，生物，無生物にかかわらず魂が存在するという考え方．ラテン語の anima(霊魂)に由来．具体的には，動物のみならず木や水や山などにも魂が宿っているという考え方である．文化人類学では原始宗教，心理学では幼児の思考様式のなかにみられることが指摘されている．[187]

アニムス animus ユング C. G. Jung による分析的心理学の概念．すべての女性は普遍的無意識のなかに男性的なイメージをもっており，その原型となるものがアニムスであるとされる．ユングは「非常に女性らしい女性も男性的な魂をもっており，それがアニムスである」と述べた．女性にとってアニムスは確信をもつ基礎になるが，反対に破壊的な方向へと向かわせる力も有しているとされる．[187] ⇨参アニマ→169

アニリン癌 aniline〔-induced〕cancer 合成染料の原料であるアニリン工場従業員に膀胱癌発生率が高いという1895年のレーン Ludwig Rehn の報告により，アニリン癌という用語が広く使われてきた．しかし，その後アニリン自体に発癌性はなく，粗材料に含まれるβナフチルアミン，ベンジジン，4-アミノビフェニルなど不純物に起因すると考えられている．[410]

アニリン系除草剤中毒 aniline herbicide poisoning⇨同アミノベンゼン中毒→177

アニリン中毒 aniline poisoning アニリン(アミノベンゼン，フェニルアミン)は強い臭気と灼熱味を有する油性の無色の有毒な液体．染料，印刷用インク，塗料，医薬品，除草剤などの原料である．アニリン中毒は皮膚や肺から吸収された際に産出する代謝物(フェニルヒドロキシルアミン，ニトロソベンゼン)によって起こるメトヘモグロビン形成が原因となる．メトヘモグロビン形成量が15% 前後になると急性中毒を起こし，チアノーゼ，頭痛，悪心・嘔吐，倦怠感，めまいなどの中枢神経症状が出現．60% 程度になると嗜眠，意識混濁，痙攣，失禁などの重篤症状が現れ，70-80% では死亡する確率が高くなる．[410] ⇨参職業性膀胱癌→1472

アネルギー anergy ［アナジー］ 免疫学の用語で免疫反応が減弱または消失している状態のこと．免疫寛容の一種．臨床では，HIV 感染，重症結核，重症感染症，一部の悪性腫瘍などで細胞性免疫の低下が起こり，ツベルクリン反応の陰性化として認められる．[309]

アネロイド気圧計 aneroid barometer 気圧を読み取る計器の1つ．金属製の薄板を貼り合わせ，内部を真空状態にしてあるので，気圧の変化に応じた膨張と収縮を指針で示す．水銀気圧計に比べ精度は劣るが，操作が簡単である．アネロイドとは液体を使っていないという意味．

アノイリン aneurine⇨同チアミン→1961

アノーバ⇨同分散分析法→2605

アノキシア anoxia 体内の酸素が不足している状態．通常，体内の酸素量は動脈血の酸素分圧(Pa_{O_2})，酸素飽和度(Sa_{O_2})あるいは酸素含量(Ca_{O_2})によって評価される．しかし，動脈血酸素分圧の低下は測定できるが，体内細胞の酸素不足は客観的に評価しにくいので，この用語は近年あまり用いられない．[953]

アノマロスコープ anomaloscope 赤色単色光と緑色単色光の混合光と，黄色単色光が等色となるよう単色光強度を調節することで，色覚異常の検出と診断を行う装置．先天赤緑色覚異常(1型色覚，2型色覚)の確定診断に用いる．[480]

アノミー anomie 元来は，無法律状態を意味するギリシャ語であり，中世以後廃語になっていたが，フランスの哲学者ギュイヨー Jean-Marie Guyau(1854-88)が宗教論の中で復活させ，次いでフランスの社会学者デュルケーム Émile Durkheim(1858-1917)により社会構造・社会規範の拡散，価値体系の崩壊を意味する社会学用語として用いられた．デュルケームは『自殺論』の中で，自己本位的自殺，集団本位的自殺と並べて，アノミー的自殺の類型を提唱した．これは，産業構造の変化に伴い，伝統的な諸規則がその権威を喪失した無規範的状態(アノミー状態)下で，人の活動が規制されなくなり，それによって人が苦悩を負わされるところから生じる自殺のタイプである．社会が個人を規制する様式として取り上げられたアノミーの概念は，現代の高度産業化社会における逸脱行動を扱う社会病理学の領域で，今なお有効な説得力をもっている．[366]

アノレキシア anorexia⇨同食欲不振⇀1486

アノン anone⇨同シクロヘキサノン⇀1261

アパシー apathy ［無感情］ 感情，情動，関心が欠如すること，またその状態．この用語は主に，外的に身体的に観察される状態より，内的，精神的な状態に対して用いられる．このような状態は，一部の神経症，うつ(鬱)病，統合失調症でみられる．わが国では，特に若年者における無気力，無感動状態を指す場合がある．[693] ⇨参スチューデントアパシー⇀1641

亜白血性白血病 subleukemic leukemia 白血病の特殊型．白血球が正常もしくは減少し，末梢血に白血病細胞がごくわずかにみられる．[1495]

アビジン avidin 分子量6万8,000．ビオチンと特異的に結合する塩基性糖タンパク質．アビジン1分子につき4分子のビオチンが結合した複合体はきわめて安定しており，ビオチンのビタミン活性は失われる．アビジンは生卵白に多く含まれるため大量に摂取すると，アビジン-ビオチン複合体が多数形成されてビオチンの腸管吸収が阻害され，ビオチン欠乏症となることがある．[952]

アビジン・ビオチン複合体法⇨同間接蛍光抗体法⇀624

アビセンナ⇨同イブン=シーナー⇀274

アビディティー avidity ［結合活性］ 免疫学では特に，抗原と抗体，リガンドと受容体の間の結合力を表す言葉として用いられる．アフィニティー affinity も同様に結合力を示す言葉であるが，アフィニティーは単一抗原決定基と抗体との親和性，あるいは単一リガンドと単一受容体との親和性を表す際に用いられ，一方，アビディティーは，多価の反応においてアフィニティーの総和として用いられることが多い．[1439] ⇨参アフィニティー⇀170

アヒル歩行 duck gait⇨同動揺性歩行⇀2136

アフィニティー affinity ［親和性，結合力］ 単一抗原決定基と抗体との親和性，あるいは単一リガンドと単一受容体との親和性を表す言葉．多価の反応ではアフィニティーの総和がアビディティー avidity となる．[1439] ⇨参アビディティー⇀170

アフィニティークロマトグラフィー ⇨同親和性クロマトグラフィー⇀1610

アブールカシム Abu'l-Qāsim ［ブカシス，アルブカシス］ イスラム帝国といわず近代に至るまでの歴史の全時期を通じて，内科医術より下位とされ，医学者というよりは職人にゆだねられていた外科医術の地位を高めるのに大いに貢献した医師(936-1013頃)．アラビア名 Abu'l-Qāsim uz Zahrāwi，略してアブールカシム．また西欧ラテン社会ではアルブカシス，ブカシス，アルザハラヴィウスなどと呼ばれた．スペインのコルドバ近郊のザーラ Zahra に生まれた．その著書『Al-Tasrif(アル・タスリフ)』はパウロス Paulos に依拠した医学全書であり，早い時期に中世の外科医ギイ=ド=ショリアック Guy de Chauliac(1300頃-68)によってラテン語に翻訳され，西欧世界におけるアラビア外科学の知識の普及に貢献した．アブールカシムは外科学の権威とされ，著書『外科学』は全3巻．第1巻の焼灼論は烙鉄を中心に腐蝕剤を二次的に用いた．臨床応用を重視し，第2巻では原因の特定できない疾患の手術を禁止し，患者の治療，利益とならない手術を禁じた．各種外科疾患，眼科(白内障)手術，耳内異物除去法，各種頭頸部術，咽喉腫瘍の気管切開術，生殖器腫瘍，脱腸，直腸瘻手術，創傷の縫合，骨髄炎，壊疽の外科的処置などを詳しく論じた．第3巻では骨折，脱臼を論じ，解剖学的に正しい知見に基づく整復術を詳述した．「外科的手術は患者に益するものと患者を一般に殺すものと2種類ある」という言葉は有名である．その著書には200種あまりの外科器具が記載され，特に焼灼法を好んだとされる．[733] ⇨参アラビア医学⇀184

アフェレーシス apheresis 血液をいったん体外に取り出し，特定の細胞や成分を選択的に取り除いてから再び血液を患者に注入する操作．主に疾患治療の目的で患者の血液から有害な成分を取り除くために行われるが，健常者から特定の血液成分を採取し患者の治療に用いることもある(成分献血)．ビリルビンやリンパ球の吸着療法，白血球除去療法，血漿交換療法などが代表的．[860]

アフォーダンス affordance 英語の動詞アフォード afford(与える，提供する)からアメリカの心理学者ジェームズ=ギブソン James J. Gibson(1904-79)がつくった言葉．周囲の環境が動物に与える行動の可能性のこと．例えば水は，洗う，冷やす，溶かす，浮かぶなどの行動を人に与えている．また，ある程度の広さ，かたさ，平坦さをもった地面は立つという性質を，あまり大きくない大多数のものは地面から切り離して場所を移動させるという性質をもつ．動物は環境にあるこれらの性質を利用してさまざまなことを行っている．アフォーダンス理論からは，例えば血管に注射針を打つ技術は，対象である血管の状態についての知識と，注射針操作の知識の両方があってはじめて十分になると考える．動物の行動を環境と1つのシステムとして考えようと主張する生態心理学の用語．[681]

アプガースコア Apgar score ［アプガールスコア，アプガール採点法］ 新生児の生理的状態を点数により評価する方法で，アメリカの麻酔科医アプガー Virginia Apgar(1909-74)によって提唱された．新生児の心拍数，呼吸，筋緊張，反射，皮膚色の5項目について，良好を2点とし0-2点で点数化して合計するが，一般には出生後1分と5分で評価する．1分後のスコアが0-3点は重症仮死で，蘇生術が必要となる．4-7点は軽症(中等度)仮死，8-10点は仮死(−)と判断．健常新生児でも皮膚色は手足がやや紫色を帯びているので，この項目は1点となることが多い．5分経過すると手足の紫色は消失して2点となり，5分後のアプガースコアは健常児では9-10点となる．[1631] ⇨参新生児仮死→1565

●アプガースコア

点数	心拍数	呼吸	筋緊張	反射	皮膚の色
0	ない	ない	だらんとしている	反応しない	全身蒼白または暗紫色
1	100以下	弱い泣き声/不規則な浅い呼吸	いくらか四肢を曲げる	顔をしかめる	体幹ピンク，四肢チアノーゼ
2	100以上	強く泣く/規則的な呼吸	四肢を活発に動かす	泣く/咳嗽・嘔吐反射	全身ピンク

アプガール採点法　Apgar score⇨同アプガースコア→170

アプガールスコア　Apgar score⇨同アプガースコア→170

アプサンス⇨同欠神発作→917

アブ刺症　horsefly bite　アブのメス成虫により吸血され，刺部の発赤，腫脹，瘙痒や，まれにショックなどを起こすこと．わが国に生息するアブは約90種だが，そのうち約10種がヒトから吸血する．牧場や山地などに多く生息し，そうした場所でヒトが吸血されることが多い．治療としては，抗ヒスタミン薬の外用，内服が用いられるが，少量のステロイド剤が必要な場合もある．ショックに対しては，アナフィラキシーショックの治療が必要となる．[543]

アフゼリウス・リプシュッツ症候群　Afzelius-Lipschütz syndrome⇨同慢性遊走性紅斑→2759

アフターケア⇨参アフターケア施設→171

アフターケア施設　after-care institution　アフターケアとは，疾病の治療が終了したのち，社会生活に順調に復帰できるよう健康管理をしながら，機能訓練や職業訓練を行うこと．アフターケア施設の始まりは，結核が国民病ともいわれていた1920年代．結核は治癒したが肺機能はまだ低い患者に対して，住居と働く場を与えて社会復帰を促進するためにつくられた．現在は，精神疾患，脳神経疾患，整形外科疾患による長期入院患者を対象としたリハビリテーション医学と連携した形での施設が多い．[415]

アフターローディング　afterloading　［後装(充)塡法］　小線源治療において，放射性同位元素イリジウム192(^{192}Ir)，コバルト60(^{60}Co)，セシウム137(^{137}Cs)，ヨード125(^{125}I)などの粒，針，管，ワイヤーを患部に刺入，ないしは患部を含む腔内，管腔内に挿入する場合に，あらかじめ線源誘導用のポリエチレン管，カテーテル，ステンレススチール管などを刺入または挿入し，その後に線源を誘導の経路を通して用手的または遠隔操作によって機械で自動的に送り込む方法．術者被曝を大幅に減少させることができる(自動的方法では術者被曝は0)．[1007]

アフタ性口内炎　aphthous stomatitis　アフタとは直径2-10 mm程度の周囲を紅斑で取り囲まれた円形あるいは類円形の潰瘍で，接触痛が著明で口腔内に多発すると摂食や発音も困難になることがある．発熱などの全身症状を伴うことも多い．これらを主症状とする疾患にはヘルペス性口内炎，手足口病，帯状疱疹などがあり，いずれもウイルス感染が原因．治療は基本的に対症療法であるが，場合により抗ウイルス薬を投与する．口腔粘膜の慢性再発性アフタはベーチェット Behçet 病の一症候．[42]

●アフタ性口内炎

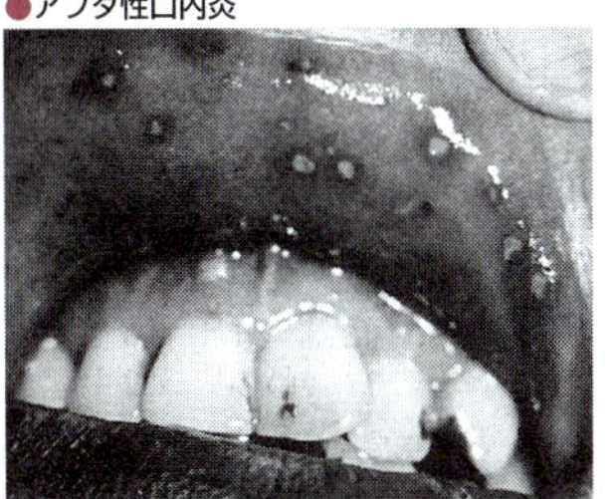

アフタ性疾患　aphthous disease　アフタを有する疾患の総称．アフタとは直径数mmの円形ないし卵円形の有痛性の浅い潰瘍の表面に偽膜性白苔を伴い，その周囲を紅暈が取り囲む病変である．アフタは消化器領域や皮膚科，耳鼻科，婦人科領域などの各種炎症性疾患において炎症が弱い場合，あるいは初期病変として出現する．アフタ性口内炎，ベーチェット Behçet 病，潰瘍性大腸炎，感染性腸炎，薬物性腸炎，悪性リンパ腫などでみられる．疲労時や睡眠不足が原因となることが多く，ときに発熱を伴う．[1548]

アフタ様病変　aphthoid lesion　消化管のアフタとは円形の白苔を有するびらんや小潰瘍で，その周囲を紅暈が取り囲む病変で介在粘膜は正常．クローン Crohn 病や潰瘍性大腸炎，腸型ベーチェット Behçet 病，感染性腸炎などでもみられる．クローン病においては縦走するアフタが初期病変とされている．[1227,1359]

アブデラ　Faye Glenn Abdellah　患者中心の看護で知られるアメリカの看護理論家(1919年生まれ)．理学士，文学修士，教育学博士号のほか，10の名誉学位をもつ．実践と教育を経てアメリカ公衆衛生局主任看護官など要職を歴任し，世界中で公衆衛生，ケアプログラムの開発やコンサルテーションに従事．健康政策および公共政策の分野では有数の研究者の1人であり，健康問題に関する世界的エキスパートとして認められている．1960年代に従来の疾病中心から患者中心の看護 patient-centered approach の必要性を提唱し，患者のニードすなわち問題が看護ケアを決めると考え，顕在的・潜在的な個人や家族・社会の健康上のニードを21の看護問題に集約した．この21の看護問題は，①患者の身体的・社会的・情緒的ニード，②看護師と患者間の対人関係，③患者ケアに共通する要素に3区分されており，看護独自の科学的知識体系の基盤となった．また21の看護問題は看護問題を明確化し，解釈・分析し，それらを解決する方策を選択する問題解決 problem solving の過程で，看護の視点が示されると説明されている．アブデラの考えはマズローやヘンダーソンに影響されているが，患者のニードをバランスよく網羅し，看護実践・教育・研究に大きく影響を与えてきた．現在の看護診断にもつながっている．[606]

アプドーマ APUDoma ［**アミン産生腫瘍，APUD 系腫瘍，アプド系腫瘍**］ APUD (amine precursor uptake and decarboxylation) 細胞由来の腫瘍．内分泌腫瘍の特徴をもち，その多くがペプチドホルモンや生理活性アミンを産生．このような生理活性物質による症状を伴う場合は，機能性腫瘍や異所性ホルモン産生腫瘍として認識されることがある．[978]

アプド系腫瘍⇨同アプドーマ→172

アプド細胞⇨同APUD 細胞→26

あぶみ stirrup 下肢装具に用いる部品．足部と下腿の装具部分を連結する部分(足継手)の構成部品で，内果から足底を通り外果までの金属．あぶみでの足継手は解剖学的距腿関節軸に合致させることができる．[834]

アブミ(鐙)骨 stapes 3つの耳小骨の1つで最も小さく，アブミの形に似ている．アブミ骨の底板は中耳と内耳の境にあり，卵円窓(前庭窓)にはまり込んでいる．耳小骨からの音の振動を内耳に伝える役割を果たす．[887] ⇨参耳小骨→1286，ツチ(槌)骨→2037，キヌタ(砧)骨→698

アブミ(鐙)骨筋 stapedius muscle 耳小骨筋の1つで，錐体突起から出てアブミ骨頭部に接続している．強大な音を感知すると顔面神経支配によって収縮してアブミ骨を後方へ牽引し，可動性をなくして音外傷を予防する．顔面神経麻痺に伴ってアブミ骨筋も麻痺すれば聴覚過敏となり，インピーダンスオージオメトリーによるアブミ骨筋反射が陰性となる．[451] ⇨参アブミ(鐙)骨筋反射検査→172

アブミ(鐙)骨筋神経 stapedius nerve 顔面神経(第7脳神経)の枝で，顔面神経管内で分かれてアブミ骨に分布する．アブミ骨筋は鼓室内で耳小骨の内耳に近いアブミ骨頭につく．人体で最小の骨格筋で，アブミ骨底を前庭窓(内耳との境)から引き出すことにより，音の伝達を鈍化するように働く．顔面神経麻痺のときには，アブミ骨筋が働かなくなり，聴覚過敏が起こってくる．[1044] ⇨参顔面神経→655，耳小骨→1286

アブミ(鐙)骨筋反射検査 stapedial reflex test；SR test ［**耳小骨筋反射検査，SR test**］ インピーダンスオージオメトリーの1つで，アブミ骨筋収縮による鼓膜の可動性変化を定量的に検出する方法．アブミ骨筋反射を起こす60-95 dB の音響を用いて行う．刺激耳の耳小骨運動制限や離断，難聴，聴神経の病変や測定耳のアブミ骨神経分岐部より中枢側の顔面神経麻痺などで反射が欠如する．特に顔面神経麻痺の病変部位や耳硬化症の診断に用いられる．[1569]

アブミ(鐙)骨形成術 stapedioplasty⇨同アブミ(鐙)骨手術→172

アブミ(鐙)骨手術 stapes surgery ［**アブミ(鐙)骨形成術**］ 耳硬化症や先天性アブミ骨固着症，鼓室硬化症など種々の原因でアブミ骨底板の固着により，アブミ骨の可動性が障害された疾患に対し，聴力改善を目的として行われる手術の総称．アブミ骨の可動性を改善し，耳小骨の振動を卵円窓から内耳のリンパ液に伝えることによって聴力の改善を図る．全身麻酔下あるいは局所麻酔下に手術用顕微鏡を用いて，耳内法あるいは耳後法で行われる．まず，キヌタ骨長脚とアブミ骨を露出させたのち，アブミ骨脚を骨折させ，アブミ骨の上部構造を摘出する．次のアブミ骨底板の処理には2つの方法がある．1つはアブミ骨底開窓術 stapedotomy といい，アブミ骨底板に小ドリルで小孔を開けテフロンピストンを挿入し，他端のワイヤーを耳小骨のキヌタ骨長脚に絞めて固定するか，それが不可能であればツチ骨に固定する．もう1つはアブミ骨切除術 stapedectomy といい，小孔を開ける際にアブミ骨底板の全体あるいは一部を除去し，そこに自家組織片を挿入し，それに装着したワイヤーをキヌタ骨長脚に絞めて固定する．この人工アブミ骨から内耳液に音の振動が伝わり，難聴の改善が得られる．術中の合併症として，まれではあるがアブミ骨底板を開窓したときに突然，外リンパ液が噴出することがある．これをアブミ骨ガッシャー stapes gusher という．術後の合併症として，早期には頭痛，めまい，眼振を起こすことがある．術後の眼振は内耳への侵襲の指標となる．アブミ骨底板がはずれ内耳に落ち込んだ場合をフローティングフットプレート floating footplate という．その他，術後の感染，外リンパ液の漏れなどの合併症がある．[887]

あぶみバンド〔法〕⇨同リーメンビューゲル〔法〕→2916

あぶら顔 oily face，salve face 皮脂腺の分泌亢進により脂ぎった顔貌のこと．パーキンソン Parkinson 病の男性患者でよくみられ，皮膚における自律神経症状の1つ．皮脂分泌量の増加の原因として，男性ホルモンの関与が考えられている．[441] ⇨参パーキンソン病→2320

アフラトキシン aflatoxin⇨参マイコトキシン→2726

アプラネーション眼圧計 applanation tonometer⇨同圧平眼圧計→160

油比重計⇨同検油器→965

アフリカ嗜眠(しみん)**病** African lethargy⇨同ガンビアトリパノソーマ症→650

アフリカ睡眠病 African sleeping sickness⇨同ガンビアトリパノソーマ症→650

アフリカトリパノソーマ症 African trypanosomiasis⇨同ガンビアトリパノソーマ症→650

アブレーション ablation 種々の不整脈の発生起源を破壊し，不整脈を根治する治療方法．最近では，心臓に経血管的に挿入した電極カテーテルから高周波エネルギーを通電し，不整脈発生起源を焼灼する高周波カテーテルアブレーションが広く普及している．[424] ⇨参カテーテルアブレーション→535，高周波アブレーション→1010

アペール・クルーゾン症候群 Apert-Crouzon syndrome フランスの小児科医アペール Eugène Apert (1868-1940) が1906年に最初に報告したアペール症候群は尖頭合指症とも呼ばれ，冠状縫合の早期閉鎖による尖頭と手足の合指症を伴う疾患．クルーゾン症候群はフランスの神経医クルーゾン Octave Crouzon (1874-1938) が1912年に頭蓋と顔面の奇形をもった29歳の母親と3歳の男児例を報告したもの．頭蓋の奇形は冠状，矢状，人字の各縫合がいかなる時期にどの程度癒合するかによって，小頭症，舟状頭，三角頭，尖頭，斜頭などになる．人字縫合の早期癒合により眼窩が浅いと眼球突出をきたし，頭蓋底の髄液循環障害があれば水頭症となる．顔面は上顎骨と副鼻腔の発育不全のために下顎が突出し，鉤鼻を伴った特異的顔貌を呈する．外斜視，眼振，虹彩欠損，水晶体転位など眼球の異常を伴うこともある．両症候群の症状を併せもつものをアペール・クルーゾン症候群と呼ぶ．[1631]

●アペール・クルーゾン症候群

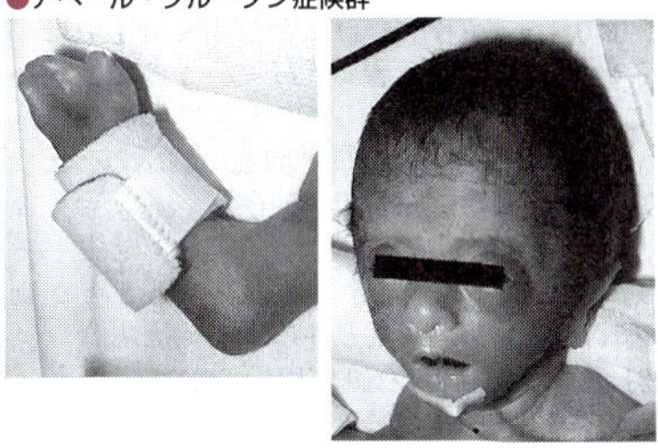

アペール症候群　Apert syndrome ［**尖頭合指症，クルーゾン・アペール病，短頭合指症**］ 冠状縫合をはじめとする頭蓋縫合の多発早期癒合による頭蓋変形(短頭症，尖頭症など)，特徴的顔貌(軽度の眼球突出と両眼離開，上顎の形成不全，耳介低位など)，合指・合趾症を主徴とする症候群．第10番染色体長腕上にある*FGFR2*遺伝子の突然変異で生じ，常染色体優性遺伝であるが，孤発例がほとんど．水頭症をしばしば合併する．また脳実質の形成異常や，口蓋裂，先天性心疾患などを合併することもある．精神発達については重度から何らかの遅滞を認めることが多いが，生命予後は比較的良好．時期や重症度に応じて，頭蓋骨や顔面骨の形成・矯正術，水頭症手術，手足の奇形に対する矯正術などの外科治療の適応になる．アペール Eugène Apert はフランスの小児科医(1868-1940)．[1193]

アヘン依存　opioid dependence ［**アヘン類依存**］ アヘン opium は，ケシ poppy の実から出る滲出液であり，モルヒネを含めおおよそ20種類のアルカロイドからなっている．今日，天然アヘンは治療薬としては用いられず，純粋なモルヒネやコデインに置き換わった．しかし現在でも世界のいくつかの地域では陶酔感，多幸感を得るために使用されており，その反復使用により精神依存と身体依存が引き起こされ，使用中止に際して劇烈な離脱症状が起こる．薬物依存一般は WHO によると「かつてその人にとってより価値の高かった行動に比べ，薬物摂取行動がはるかに優先される症候群である」と定義されている．[870] ⇨参モルヒネ型依存→2830

アヘン中毒　opioid intoxication, opium addiction　アヘン(阿片)中毒は急性と慢性に大別される．急性中毒はアヘンの過量投与などによって，アヘンの使用中または使用直後に現れる激しい不適応行動や心理的変化(多幸，無感情，不快，精神運動性の障害，誤判断，社会的・職業的機能の低下)をいう．縮瞳に加えて，眠気，構音障害，注意障害，悪心，便秘，発汗，発疹，胃や膀胱の痙攣，チアノーゼなどの症状を呈する．処置は，気道の確保，血管の確保，輸液，胃洗浄(毒物の除去)，下剤の投与(毒物の排泄)に続き麻薬拮抗薬を投与する．慢性中毒は，アヘンの使用を中止することができず，1日中薬物の影響下にある状態が少なくとも1か月以上続き，ときには呼吸障害や意識障害が現れるほどアヘンを必要とする状態をいう．瞳孔の縮小や左右不同，蒼白，飢餓，不眠，幻覚などの症状が現れ，使用中止による禁断症状として発汗，顔面紅潮，呼吸・循環障害などを起こす．急性・慢性中毒ともにモルヒネの急性中毒および精神・身体依存の状態とほぼ同様である．アヘンを産出するケシは紀元前3世紀ごろ小アジアで栽培されはじめ，エジプト，ペルシャ，インドを経て，10世紀頃中国に伝わって薬用として栽培された．現在，ケシの栽培は WHO により厳しく規制されており，アヘンアルカロイドの生産は薬用のみと限定されている．[702] ⇨参モルヒネ中毒→2830

あへん法　Opium Law　医療および学術研究に使用されるアヘン供給の適正を図るために制定された麻薬取締り規則の1つ．国がアヘンの輸入，輸出，収納および売渡しを行い，合わせてケシの栽培，アヘンおよびケシがらの譲渡，譲受，所持などについての取締りを行うことを目的に，1954(昭和29)年に制定された．[929]

アヘン類依存 ⇨同アヘン依存→173

アヘン類誘発性障害　opioid-induced disorder　アヘン類の主要効果の発現は，1970年代後半に発見されたオピオイド受容体に媒介される．μオピオイド受容体が，鎮痛，呼吸抑制，便秘，依存の調節と媒介に関係し，κオピオイド受容体が，鎮痛，下痢，鎮静に関係し，δオピオイド受容体が鎮痛と関係していると考えられている．DSM-Ⅳ-TR(アメリカ精神医学会の診断基準)ではアヘン類関連障害をアヘン類使用障害(アヘン類依存，アヘン類乱用)と，アヘン類誘発性障害(中毒，離脱)に分類している．アヘン類依存とは，使用に関連した重大な問題があるにもかかわらず，アヘン類の頻回かつ持続的な使用によって生じる精神的・行動的・認知的症状の一群をいう．アヘン類乱用とは，アヘン類の不適切な使用により臨床的に重大な障害と苦痛がもたらされ，それが12か月以内に起こるが，その乱用がアヘン類依存の基準に合致しない場合を指す．アヘン類誘発性障害には下位分類として，アヘン類中毒，アヘン類離脱，アヘン類誘発性睡眠障害，アヘン類誘発性性機能不全，アヘン類中毒せん妄，アヘン類誘発性精神病性障害，アヘン類誘発性気分障害，アヘン類誘発性不安障害などが含まれる．アヘン類の使用に伴い以上のような障害が起こりうるが，その種類，程度には個人差がみられる．[870]

アヘン類乱用　opioid abuse　薬物乱用 drug abuse とは，薬を疾患の治療あるいは予防の目的に用いるのではなく，意識あるいは身体状態を変容する目的で用いること．その物質の効果により著明な障害や苦痛を引き起こすにもかかわらず，その物質を反復して使用することをいう．薬物乱用は薬物依存と同義のように用いられるが，薬物依存とは薬物乱用と相関した生物学的現象と定義されている．したがって，アヘン類乱用とは，アヘン類であるアヘン，ヘロイン，モルヒネなどを多幸感，陶酔感を得るために使用を繰り返す状態である．[674] ⇨参薬物依存→2840，物質依存→2560

アヘン類離脱　opioid withdrawal　アヘン類を反復使用した場合，精神および身体依存を起こす．したがって，使用を中止した場合には離脱症状が起こる．その離脱症状は使用中止8-10時間後には不快感，不安，アヘン

あ

類を使用したいという渇望などの精神症状と自律神経系活動の亢進が起こる．鼻汁，流涙および発汗の増加，あくびなどが起こる．さらに時間の経過とともに脱力感，寒気，鳥肌，悪心，嘔吐，腹痛，筋痛，高体温，呼吸窮迫，血圧上昇などが起こり7-10日間続く．その後，呼吸数減少，低体温，徐脈，散瞳，二酸化炭素に対する呼吸中枢の反応性の低下などが26-30週間続く．治療はアドレナリンα_2受容体アゴニストのクロニジン塩酸塩を使用し，中枢性交感神経系を抑制することが行われている．[674] ⇨参離脱症候群→2925

アポAⅠ欠損症 apolipoprotein AⅠ deficiency アポAⅠ(アポリポタンパク質AⅠ)はHDL(高密度リポタンパク質)の主要構成タンパク質であり，疫学的調査から動脈硬化の防御作用を有することが示唆されている．アポAⅠ欠損症はアポAⅠ遺伝子自体に変異が存在するために起こる疾患．低HDLコレステロール，低アポAⅠ血症，冠動脈疾患，角膜混濁，黄色腫などを主徴とする．[987]

アポB欠損症 apolipoprotein B deficiency アポB(アポリポタンパク質B100，アポリポタンパク質B48)の欠損した状態．アポBには肝由来の分子量の大きなアポB100と小腸由来の分子量の小さなアポB48がある．前者はVLDL(超低密度リポタンパク質)の形成に，後者はカイロミクロンの構成アポタンパク質になる．LDL(低密度リポタンパク質)のタンパク質はアポB100が占めており，LDLの構造の維持にも欠かせないタンパク質である．アポ欠損症(無リポタンパク血症，低リポタンパク血症)は通常アポB100，アポB48の両者の欠損のため，コレステロール，トリグリセリドともに低値を示す．しかしアポB100だけの欠損症も報告されており，この場合は小腸でのトリグリセリド吸収は正常に行われるのでトリグリセリドは正常値を示す．無リポタンパク血症は常染色体劣性遺伝を示し，ホモ型にのみ発症するが，低リポタンパク血症は常染色体優性遺伝を示し，ヘテロ型であっても著しいアポBの低下がみられ，低LDL血症を示す．[987]

アポCⅡ欠損症 apolipoprotein CⅡ deficiency 劣性遺伝の形式をとり，ホモ型ではアポCⅡ(アポリポタンパク質CⅡ)が血漿中に存在しない症状をいう．リポタンパク質リパーゼの活性化に必要なアポCⅡが存在しないためカイロミクロンやVLDL(超低密度リポタンパク質)の水解が行われず，高トリグリセリド血症を呈する．ヘテロ型ではアポCⅡは健常者より30-50%低下しているが血清脂質は正常である．[987] ⇨参高カイロミクロン血症→979

アポE異常症 apolipoprotein E abnormality アポE(アポリポタンパク質E)の異常により起こるⅢ型脂質異常症(家族性Ⅲ型高リポタンパク血症)．アポEはカイロミクロンやVLDL(超低密度リポタンパク質)およびそれらのレムナントなどに存在し，肝臓のE受容体(レムナント受容体)に強い親和性をもつ．したがってアポEはこのレムナント受容体の認識タンパクとして働き，レムナントの処理に重要な役割を果たす．アポEには遺伝的にE1-E7(重要な同位体としてはE2，E3，E4の3種)の変異型のあることが知られており，それぞれレムナント受容体への親和感が異なる．対立遺伝子の出現頻度はE3のホモ型，すなわちアポE3/3型が最も多く，次いでアポE3/4型，最も頻度が少ないのがアポE2/2型である．これらアポEに異常があれば，カイロミクロンやVLDLのレムナントの処理がうまく行われず，Ⅲ型脂質異常症が起こりうる．[987] ⇨参家族性Ⅲ型高リポタンパク血症→511

アボガドロ定数 Avogadro number；N_A 分子量xの純物質xg(つまり1 molの純物質)に存在する分子数をアボガドロ定数という．通常N_Aで表すがLの記号が用いられることもある．1811年イタリアのアボガドロAmedeo Avogadro(1776-1856)が「同温・同圧のもとにすべての気体は同体積中に同数の分子を含む」という仮説を唱え，のちにそれが実証され，0℃，1気圧下で22.4Lの気体に約6.02個の分子が存在することが判明した．これがアボガドロ数と呼ばれるもととなり，$N_A=6.0221367\times10^{23}$/molの値が用いられてきたが，1969年以降，アボガドロ定数と名称が変更され，現在の推奨値は$N_A=6.0221415\times10^{23}$/molになっている．[1559]

アボガドロの仮説 Avogadro hypothesis⇨同アボガドロの法則→174

アボガドロの法則 Avogadro law ［アボガドロの仮説］すべての気体は等温等圧のもとでは，同体積中に同数の分子を含むという法則．1811年，アボガドロAmedeo Avogadro(1776-1856)が新しく分子の概念を導入してこの仮説を提唱した．単位体積中の気体の物質量と圧力は比例し，温度と反比例する．物質量がわかると，その重量を測定することによって気体の分子量を知ることができる．[1360]

アポクリン化生 apocrine metaplasia 化生のうち，乳腺の上皮細胞が，細胞質の好酸性変化や断頭分泌像などアポクリン汗腺の腺細胞様の変化を示すもの．乳腺症に際して認められる乳管上皮細胞のアポクリン化生が代表的なもの．[371,110] ⇨参化生→505

アポクリン汗腺 apocrine sweat gland ［大汗腺］哺乳類の芳香腺が退化したもので，ヒトでは腋窩，乳房，乳輪，外陰部，会陰部，肛囲に分布する外分泌腺．発生学的に毛原基由来であり，思春期とともに発達し，その分泌液のにおいは性的刺激になる．分泌部は皮下組織中にあり，1層の分泌細胞が比較的広い腺腔を取り囲んで配列し，その外側に筋上皮細胞，基底膜を伴う．分泌細胞は電子顕微鏡的に暗調顆粒とミトコンドリア由来の明調顆粒を含有する．分泌機序には離出分泌と漏出分泌がある．導管は通常，直線的に脂腺導管開口部の上方で毛孔部に開口する．アポクリン汗腺に対し，ほぼ全身皮膚に広く分布するものをエクリン汗腺という．[778] ⇨参汗腺→629，エクリン汗腺→354

アポクリン汗腺腫瘍 apocrine sweat gland tumor アポクリン汗腺由来，またはアポクリン汗腺への分化傾向を有する腫瘍．良性のものには，アポクリン汗嚢腫，乳頭状汗管嚢胞腺腫などがあり，悪性のものにはアポクリン汗腺癌がある．アポクリン汗腺分泌細胞では断頭分泌がみられることや，アミロホスホリラーゼ amylophosphorylaseなどの酵素が陰性であることなどにより，腫瘍細胞のアポクリン汗腺への分化傾向を証明できる．[178]

アポクリン分泌 macroapocrine secretion アポクリン汗腺分泌部の細胞で認められる分泌で，腺細胞の管腔

側に突出した突起がちぎれて切り離される形で起こる.[178]

アポクロマート apochromatic objective アクロマチックレンズともいう．鮮明な顕微鏡画像を得るために，色のスペクトル線の赤・青・黄緑の3色に対して色収差補正をほどこした対物レンズを指す．なお赤と青の2色に対して色収差補正をほどこした対物レンズをアクロマートと呼ぶ.[835]

アポ酵素 apoenzyme 複合タンパク質からなる酵素のうち，透析その他の方法によってその低分子成分を可逆的に分離したときにできるタンパク質部分をいう．その低分子部分を補酵素と呼び，両者の結合した触媒能をもつ複合タンパク質をホロ酵素という.[952]

アポタンパク欠損 apoprotein deficiency⇨同アポリポタンパク質欠損症→175

アポタンパク〔質〕 apoprotein タンパク質が何らかの物質(非タンパク質)と結合して存在している場合のタンパク質部分のこと．脂質(コレステロールやトリグリセリド)は水に不溶のために血中に単独では存在できず，必ずアポタンパク質と結合し粒子状(アポリポタンパク質)となって血中を循環している.[952]

アボット管 Abbott tube⇨同ミラー・アボット管→2775

アボットの分類《先天性心疾患の》 Abbott classification〔of congenital heart disease〕 アボット Maude E. Abbott(1936)による先天性心疾患の臨床的分類．多様な先天性心疾患をその病態生理から，非チアノーゼ群，左→右短絡群，チアノーゼ群の3群に分類し，チアノーゼ群はさらに細かく分けられている．非チアノーゼ群には心膜奇形，単純心臓位置異常，心内膜(弁)奇形，大動脈弓の奇形など．左→右短絡群には心房および心室中隔欠損，動脈管開存など．チアノーゼ群には右→左短絡を伴う心室中隔および大動脈中隔欠損，大動脈右位，大血管転位，右側弁奇形で血流遅延を呈するもの，左心低形成などが分類されている.[319] ⇨参チアノーゼ群先天性心疾患→1961

アポトーシス apoptosis ［アポプトーシス］ 生理的条件下で起こる積極的な細胞死．細胞膜や細胞小器官などが正常な形態を保ちながら，まず核内のクロマチンが凝集し，細胞全体が萎縮しつつ断片化してアポトーシス小体を形成し細胞死に至る現象をいう．細胞死は，アポトーシスとネクローシス(壊死)に分けられるが，炎症を引き起こさず，周囲の細胞に影響を与えない点がネクローシスと異なる点である.[952]

アポフェリチン apoferritin 鉄と結合してフェリチンを形成するタンパク質．アポフェリチン1分子は，最大4,500個の鉄原子を結合する.[656]

アポプトーシス⇨同アポトーシス→175

アポリポタンパク質欠損症 apolipoprotein deficiency ［アポタンパク欠損］ アポリポタンパク質A，B，CⅡ，Eの欠損をいう．カイロミクロンやVLDL(超低密度リポタンパク質)などのグリセリドに富むリポタンパク質の異化のはじめのステップはリポタンパク質リパーゼ(LPL)によるトリグリセリドの水解であり，そのLPLの活性化を促すのがアポCⅡである．アポCⅡ欠損症では血清トリグリセリド値1,000 mg/dL以上という著しい高値を呈し，急性膵炎を併発することが多い．その他発疹性黄色腫，網膜脂血症などが認められることがある.[987]

アポロ結膜炎⇨同急性出血性結膜炎→730

アポロ病 Apollo disease⇨同急性出血性結膜炎→730

アマ⇨同アメリカ医師会→180

アマ⇨同抗ミトコンドリア抗体→1060

甘え 渾然とした一体感を他者に求め，主客合一を願う日本人に特有とされる感情．他者から情や厚意を得られる関係があると思うことで個人の依存ニードを満たし，他者との一体感を求める，自己に寛大な行動とされる．土居健郎は，この渾然とした一体感を求める日本人の精神構造が日本文化に特有であることに着目し，精神分析学的用語として用いたことで「日本人のパーソナリティ構造を理解するかぎとなる概念」と考えられるようになった．その後，甘えは「さまざまな精神病理を考える観点」となり，南裕子により「甘えネットワーク」としてさらに展開されることになる．欧米にも甘えの現象はあるが，他者に依存すれば自立した大人とされず強く抑圧されるという文化的背景により，甘えに相当する言葉をもつ言語はない．甘えは人間の健康な精神生活に不可欠で，その心理的原型は母子関係にあり，分離についての葛藤と不安が背景にあるとされる．乳児は精神の発達とともに，次第に「自分と母親が別々の存在であることを知覚し，しかもその別の存在である母親が自分に欠くべからざるものであることを感じ，母親に密着することを求める」．すなわち親子関係を理想とみなし，すべての人間関係をこの尺度で図ろうとする．しかし甘えさせてもらえない状況では不安が強まり傷つきやすい．まったく拒否されると必ず怒りの反応が現れ，かわいさ余って憎さ百倍となっていくが，甘えにはこうした両価的な感情を伴う.[1451]

アマクリン細胞 amacrine cell, neurocytus amacrinus ［無軸索細胞《網膜の》］ 無軸索細胞とも呼ばれ，眼の網膜構成細胞の1つであり，網膜内の神経回路構成の際，横方向の神経連絡に重要な役割を果たし，内網状層で，双極細胞-神経節細胞のシナプス伝達を修飾する．大部分の細胞がγアミノ酪酸 γ-aminobutyric acid(GABA)あるいはグリシン作動性である.[310]

アマスティゴート⇨参クルーズトリパノソーマ→832

アマトキシン中毒 amatoxin poisoning⇨同アマニタトキシン中毒→175

アマニタトキシン中毒 amanita toxin poisoning ［アマトキシン中毒］ アマニタトキシンはタマゴテングタケ，ドクツルタケなどのキノコに含有される毒性物質で，毒性が非常に強く死亡率は50-90％で，キノコによる死亡例の約9割を占める．熱に強いため加熱調理されていても症状が現れる．タンパク質合成阻害による細胞壊死作用があり，細胞増殖が活発な消化管上皮，造血器，肝臓などに症状が出やすい．摂食後6-12時間から強い嘔吐，腹痛，水様性下痢などのコレラ様消化器症状が出現，12-24時間後の偽回復期を経て，24-72時間後から重度の肝障害，腎不全が出現，劇症肝炎に似た経過をたどり肝性昏睡となり1週間以内に死亡する場合が多い．成人致死量はキノコ傘1個分．治療法は，積極的な胃洗浄とともに活性炭・利尿薬投与および血液透析により排泄促進を行う．一時的に症状が軽快するので，惑わされないよう注意する.[483]

亜麻仁油 linseed oil, flaxseed oil ［油紙］ 亜麻(アマ)

の実である亜麻仁をしぼり，抽出された油脂．近年，LDLコレステロールを減らす効果があるとされている必須脂肪酸のαリノレン酸が豊富に含まれていることから，健康食品としても注目されている．なたね油などと同様の植物油であるが，乾性油のため丈夫な塗膜をつくり，水分などを通しにくいことが特徴で，医療の現場では，和紙に染み込ませて亜麻仁油紙として防水用に用いる．亜麻仁油紙は肌ざわりのよいやわらかな縮みがあり，包帯がすべりにくいため被覆包帯の材料として用いることが多い．消毒液などを含ませたガーゼを油紙で覆って固定し，その上から包帯で被覆することで，消毒液がにじむのを防ぐことができる．また，血液や滲出液の漏れも防止できる．[731]

甘味(あまみ)　sweet taste, sweetness ［甘味(かんみ)］ 4 基本味のうちの1つ．主にショ糖やブドウ糖などの自然界に存在する有機物が甘味を起こす．[842] ⇨参酸味→1215，塩味→386，苦味→2205

アマルガム　amalgam ［**歯科用アマルガム**］ 水銀と他の金属との合金の総称名．歯科用アマルガムは，アマルガム合金 amalgam alloy として，銀-スズ系，銀-スズ-銅系のものがある．この合金を水銀と錬和(練り合わせること)すると可塑性のある泥状物となり，24時間で硬化する．かつては齲(う)蝕などを除去した窩洞内に充塡修復されていたが，現在は使用頻度が低くなっている．[434]

アマンタジン塩酸塩　amantadine hydrochloride パーキンソン Parkinson 症候群に適応されるほか，A型インフルエンザの予防薬として使用されている抗ウイルス薬で，ドパミン放出の増大や再取り込み抑制作用などがある．細胞質のリソソームのpHを6.5-7.0に高め，インフルエンザウイルスA型の細胞内でRNAの転写複製を阻害．またpH5前後を最適とするウイルス増殖過程を抑える．インフルエンザウイルスB型には効果はない．[1113] 商シンメトレル

編み糸　braided suture 縫合材料の1つ．繊維部分フィブロインとゼラチン様外皮セリシンからなる編み糸(絹糸)が代表的だが，最近ではセリシンと雑物でつくられた軟質絹糸が開発され，抗張力が大きく，ほつれない編み糸としてよく用いられている．[1457]

編み糸絹糸　bladed silk suture ［**ブレードシルク，ツイスト縫合絹糸**］ 代表的な非吸収糸である絹糸を8本ほど編み合わせ，張力を強くさせた糸．手術用縫合糸の代表的なもの．表面も平滑で縫合する組織に対する障害は比較的少ないが，合成の吸収糸に比べると感染性があり抗張力は劣るといわれている．[116] ⇨参編み糸→176

編み込み縫合　interlacing suture 手の外科手術などで，大きさの異なる腱同士を縫合するときなどに用いられる腱縫合法．一方の腱の途中を縦割(じゅうかつ)し，その中に他方を通し，互いに端側縫合する．[1534] ⇨参腱移行術→936，腱縫合法(術)→964

アミド型局所麻酔薬　amide-type local anesthetic 局所麻酔薬の分子構造は，芳香族残基とアミノ基とそれらを結びつける中間鎖からなっている．中間鎖にはエステル結合とアミド結合があり，この結合の違いからアミド型局所麻酔薬とエステル型局所麻酔薬に分類されている．アミド型局所麻酔薬の代謝は主に肝臓で行われ，脱アルキル化され続いて加水分解される．半減期は数時間．アミド型局所麻酔薬使用によるアナフィラキシーショックは，ほとんどみられない．現在臨床で使用されている局所麻酔薬の多くはアミド型であり，リドカイン，メピバカイン，ブピバカイン，ロピバカイン，ジブカインなどがある．リドカインは作用発現が早く，持続は短い．ブピバカイン，ロピバカインは作用発現に時間がかかり，持続時間は長い．[1578] ⇨参ロピバカイン→3004，エステル型局所麻酔薬→357

アミトリプチリン塩酸塩　amitriptyline hydrochloride 第1世代三環系抗うつ(鬱)薬．脳内神経終末へのノルアドレナリンおよびセロトニンの再取り込みを阻害することにより，シナプス領域でのモノアミン量が増加し，抗うつ作用を発現する．三環系の中では最も鎮静作用が強く，また催眠，抗不安作用も比較的強い．不安，緊張，焦燥感の強いうつ病に有効である．抗コリン作用も有するため，夜尿症にも有効であるが，抗コリン作用で生じる副作用には注意が必要であり，緑内障や尿閉患者への投与は禁忌である．うつ病・うつ状態，および夜尿症に適応を有する．[204,1304] 商トリプタノール

アミノ安息香酸　aminobenzoic acid アミノ酸の1つ．3種ある異性体のうちパラアミノ安息香酸は葉酸の構成成分で，水溶性で肉類，乳製品，穀類に含まれる．光，熱に安定でローションやクリームでの紫外線スクリーン作用物質として用いられる．[483] ⇨参葉酸→2868，パラアミノ安息香酸→2394

アミノエチルスルホン酸　aminoethylsulfonic acid ⇨同タウリン→1907

アミノ基　amino group アミノ酸の官能基の1つで，もう1つの官能基であるカルボキシル基とともにアミノ酸のエステル化，アシル化などに用いられる．[952]

アミノ基転移　transamination 生体内でのアミノ酸合成や分解，アミノ酸から炭水化物への変換に関与する反応．アミノトランスフェラーゼ，ピリドキサール酸が酵素および補酵素として働き，その触媒作用により，アンモニアを経由することなしに，アミノ基を1つの化合物から他の化合物へ転位させる反応過程をいう．[96]

アミノ基転移酵素　aminotransferase ⇨同アミノトランスフェラーゼ→177

アミノグアニジン　aminoguanidine アマドリ Amadori 化合物間の縮合阻害作用と，アマドリ化合物の開裂により生成される3デオキシグルコゾンと結合することによるAGE(advanced glycation end product，非酵素的糖化後期反応生成物)生成阻害作用の2つの作用を有し，AGE生成阻害薬として知られている糖尿病合併症治療薬(日本では未承認)．糖尿病合併症の原因の1つに非酵素的糖化反応がある．血中ブドウ糖のアルデヒド基は反応性が強く，タンパク質のアミノ基と非酵素的に結合してシッフ塩基 Schiff base を形成し，このシッフ塩基は転移反応によってアマドリ化合物となる．アマドリ化合物は脱水，酸化，縮合，解離などの反応を経てAGEとなる．この過程は不可逆的である．このようにタンパク質がAGE化されることにより合併症が発症，進展すると考えられている．[987]

アミノグリコシド系抗生物質　⇨同アミノ配糖体系抗生物質→177

アミノ酢酸　aminoacetic acid ⇨同グリシン→828

アミノ酸 amino acid アミノ基とカルボキシル基の両者を同一分子内にもつ有機化合物．イミノ酸も含める．アミノ基がカルボキシル基を結合している炭素に直接結合しているものをαアミノ酸と呼び，αアミノ酸はタンパク質の主要構成成分である．一般のタンパク質を構成するアミノ酸は約20種あるが，すべてαアミノ酸である．動物では体内で約半数のアミノ酸を生合成できないのでこれらを食事により補給する必要があり，これを必須アミノ酸と呼ぶ．[96]

アミノ酸価 amino acid score タンパク質の栄養価を評価する方法．1973年に国際連合食糧農業機構と世界保健機関の合同特別専門委員会(FAO/WHO)がヒトのタンパク所要量を答申した際に用いた．暫定アミノ酸評価パターン，すなわち幼児のアミノ酸必要量を基礎として定めたパターンを基準にケミカルスコアを算出しタンパク質のアミノ酸価とする．[96]

アミノ酸化酵素⇨同モノアミン酸化酵素→2827

アミノ酸組成表 amino acid composition 有機化合物で用いられる組成式の代わりに，タンパク質やペプチドに含まれるアミノ酸の量比を示したもの．アミノ酸組成はタンパク質の基本的な特性の1つであり，タンパク質のおおよその性質を推定することができる．アミノ酸組成は，まずタンパク質を加水分解してアミノ酸分析を行いアミノ酸のモル比を出す．タンパク質の分子量が不明な場合，アミノ酸の量比をモル％で示してアミノ酸組成とする．本来はタンパク質の一次構造を決定して，確定するもの．[96]

アミノ酸代謝 amino acid metabolism アミノ酸の合成と分解の過程．微生物や植物とは異なり，動物の生体内では一部のアミノ酸の合成ができない．摂取されたタンパク質はアミノ酸に分解され，腸管を経て肝臓に達する．体タンパク質は細胞内で分解され，生じたアミノ酸は肝臓へ達する．アミノ酸は脱アミノ化され，トリカルボン酸サイクルに入りエネルギー源として分解されるほか，糖新生系，脂肪酸合成系に入る．[96]

アミノ酸尿 aminoaciduria 尿中にアミノ酸が大量に排泄される状態．アミノ酸代謝に関与する酵素の欠損が原因．[987]

アミノ酸排泄 excretion of amino acid アミノ酸は近位尿細管で大部分吸収され，ごく微量が尿中に排泄される．腎臓のアミノ酸輸送系の先天的欠損，後天的な障害によって，血漿濃度が高くないのにもかかわらずアミノ酸尿を呈する場合を腎性アミノ酸尿という．通常は，新生児や乳幼児は成人に比べてアミノ酸の排出量は多い．[851]

アミノ酸配列順序⇨同タンパク質の一次構造→1955

アミノ酸負荷試験 amino acid tolerance test 糖代謝異常の診断における内分泌負荷試験として用いられている．アミノ酸混合物にはインスリン分泌刺激作用，グルカゴン分泌刺激作用がある．臨床的には10% L アルギニン塩酸塩300 mLを30分間点滴静注し，このときのインスリンおよびグルカゴン分泌の変化をみる検査であるアルギニン負荷試験が，内分泌負荷試験として用いられている．L ロイシンが用いられるL ロイシン負荷試験もある．[987] ⇨参アルギニン負荷試験→187

アミノ酸分析機 amino acid analyzer タンパク質の加水分解物や体液，尿中に含まれるアミノ酸を定量分析する機器．スルホン化ポリスチレン樹脂を担体に，pH，温度，イオン強度を変化させることによりアミノ酸を分離する．分離，溶出されたアミノ酸を蛍光色素により発色させ，そのピーク面積により定量する．通常は，プレラベル法と呼ばれるアミノ酸を誘導体に変えて逆相カラムで分離する方法が汎用されている．[96]

アミノ酸輸送 amino acid transport 食事により摂取されたタンパク質はアミノ酸に分解され小腸から吸収される．小腸上皮細胞でのアミノ酸の吸収をアミノ酸輸送という．アミノ酸輸送には，拡散による受動輸送 passive transport と，刷子縁膜に存在する担体に結合して濃度勾配に逆らって行われる能動輸送 active transport がある．[842]

アミノ窒素 amino nitrogen アミノ基に含まれる窒素は亜硝酸と反応して窒素ガスを発生するため定量することができる．生体物質中にはアミノ窒素をもつ化合物としてアミノ酸のほかに多数のアミン類がある．[987]

アミノ糖 amino sugar 糖の水酸基がアミノ基で置換された化合物．生体のアミノ糖として主にN-アセチルグルコサミン，N-アセチルガラクトサミン，N-アセチルノイラミン酸などが存在する．これらは多糖，ムコ多糖，糖タンパク質，糖脂質の構成成分である．アミノ基はアセチル化，硫酸化，グリコシル化されたものが多い．[96]

アミノトランスフェラーゼ aminotransferase ［**トランスアミナーゼ，アミノ基転移酵素**］ αアミノ酸からαケト酸へアミノ基を転移する酵素の総称．血液生化学検査で頻繁に用いられているものに，アスパラギン酸アミノトランスフェラーゼ(AST)，アラニンアミノトランスフェラーゼ(ALT)があり，それぞれグルタミン酸オキザロ酢酸トランスアミナーゼ(GOT)とグルタミン酸ピルビン酸トランスアミナーゼ(GPT)ともいわれる．ASTは心と肝に，ALTは主に肝に多く分布し，細胞障害の際に血中に遊出してくるために，心筋梗塞や肝疾患の診断に役立つ．[279]

アミノ配糖体系抗生物質 aminoglycoside antibiotics ［**アミノグリコシド系抗生物質**］ アミノ糖を含む抗生物質の総称で，放線菌などの微生物から産生される物質として発見された．ストレプトマイシン，ネオマイシン，カナマイシン，ゲンタマイシンなどが知られている．30Sリボソームサブユニットに結合してmRNAの誤読を起こし，タンパク生合成を阻害する．広い抗菌スペクトルと強い殺菌作用のために感染症の治療に広く用いられるが，聴神経障害，腎障害，皮膚炎，発熱などの副作用がある．[96]

アミノベンゼン中毒 aminobenzene poisoning ［**アニリン系除草剤中毒**］ アミノベンゼンはフェニルアミン(アニリン)の慣用名で，染料，塗料，火薬，殺菌薬などの原料として使用され，無色透明で特異な臭気をもつ．ほとんどが急性ないし亜急性中毒で，アニリンおよびその誘導体を蒸気吸入，経皮吸収することによって発生する代謝産物によってヘモグロビンの二価鉄イオン(Fe^{2+})が酸化され，酸素運搬能のないメトヘモグロビンが産生され，貧血性低酸素症が現れる．初期はチアノーゼや軽い不快感，次いで頭痛，嘔吐が起こり，後期は黄疸，嗜眠，痙攣，昏睡に至る．尿は暗色で赤みがかり，血液はチョコレート色となる．利尿薬によって排泄を促すことができるが，チアノーゼは数日間続く．重症ならば血液透析が必要．[483]

アミノ末端⇨同N 末端→90

アミノ末端残基 amino terminal residue⇨同N 末端→90

網の目状紅斑⇨同網状皮斑→2817

網目状皮膚移植⇨同網状植皮術→2817

アミラーゼ amylase デンプンを加水分解して炭水化物にする酵素の総称．このうちαアミラーゼは唾液，膵液などに存在する酵素で，デンプンのα1→4グルコシド結合を加水分解しマルトースとグルコースにする．急性膵炎の診断には血中や尿中のαアミラーゼを測定する．βアミラーゼは穀物や麦芽などに見いだされ，デンプンの非還元性末端からマルトースを加水分解して切離する．基準値(血清アミラーゼ)60-200 IU/L．[258]

アミラーゼアイソザイム amylase isozyme ヒト血清アミラーゼには膵型アミラーゼと唾液腺型アミラーゼの2種のアイソザイムがある．アイソザイムとは，化学的には異なる酵素群が同一個体内で同一の化学反応を触媒しているもので，唾液腺型/膵型比の基準値は0.8-2.7．膵型アミラーゼは膵臓疾患において上昇し，唾液腺型アミラーゼは唾液腺疾患，子宮外妊娠，アミラーゼ産生腫瘍(肺癌，卵巣癌，卵管癌，悪性中皮腫など)で上昇．両アイソザイムとも腎臓より排泄されるので，腎不全でも上昇．反対に膵臓や唾液腺が摘出されたり荒廃したりすると，それぞれの型のアミラーゼが低下する．[1181]

アミラーゼクレアチニンクリアランス比 amylase creatinine clearance ratio；ACCR ［ACCR］ アミラーゼは主として膵と唾液腺で産生され，それらの組織の異常で血清アミラーゼは増減．ACCR(%)=(アミラーゼクリアランス/クレアチニンクリアランス)×100で算出する．基準値は3-4% で，急性膵炎では4% 以上となる．血清中のアミラーゼの一部が免疫グロブリンと結合したマクロアミラーゼ血症では低値となる．[1181]

アミラーゼ欠損症 amylase deficiency デンプンを糖に分解する酵素アミラーゼが欠損している遺伝性疾患．アミラーゼ単独欠損はきわめてまれで，トリプシン，リパーゼなどの欠損を伴うものが多いと考えられているが，いずれもまれな疾患．消化吸収不全による下痢のため体重増加が悪い．治療は欠損酵素の補充．トリプシン，アミラーゼ，リパーゼが著しく減少していて低身長，骨幹端性異常症，好中球減少を伴うものをシュバッハマン Shwachman 症候群という．[1631]

アミラーゼ高値 elevated levels of amylase 血中，尿中アミラーゼともに高値が認められれば，アミラーゼを産生している組織(膵，唾液腺など)の異常が示唆される．その原因としては，炎症による細胞破壊，分泌液の流出障害による内圧上昇，アミラーゼ産生腫瘍などが考えられる．血中のアミラーゼが高値であるにもかかわらず，尿中アミラーゼが高値を示さない場合には血中のアミラーゼの一部が尿中に排泄されず，血中に貯留していることが示唆される．その原因としては，腎機能障害，マクロアミラーゼ血症，肝機能障害，特発性唾液腺アミラーゼ血中貯留症などがある．[987]

アミラーゼ産生腫瘍 amylase producing tumor 主に原発性肺癌と卵巣癌でみられる腫瘍．肺癌あるいは卵巣癌がアミラーゼを異所性に産生するのか，もともと肺，卵巣に存在する粘液腺に産生能があって癌化で増生するのかは不明であるが，アミラーゼアイソザイムによってS型分画に認められる．[987]

アミラーゼ定量法 determination of amylase activity アミラーゼ活性を測定する方法で，さまざまな方法がある．①デンプンにアミラーゼを作用させて，残存するデンプン量を測定するアミロクラスティック amyloclastic 法，②デンプンが分解されて生じる還元糖量を測定するサッカロゲニック saccharogenic 法，③色素を結合させたデンプンから遊離する色素量を測定するクロモゲニック chromogenic 法，④オリゴサッカライド，デンプンやそれらの誘導体から，アミラーゼと添加共役酵素の作用によって生じるグルコース，グルコース-6-リン酸や色素などを酵素法や比色法によって定量する共役酵素法などがある．ソモジー Somogyi 単位と国際単位が用いられているが，ソモジー単位に1.85を掛けると国際単位に換算できる．臨床では血清および尿のアミラーゼ活性が測定されている．[1181] ⇨参血清アミラーゼ→917

アミル発酵 amylic fermentation 糖質の発酵．アミルアルコールが生成される．[987]

アミロイド amyloid コンゴーレッド染色により淡紅色を呈す線維状のタンパク質．アミロイドを形成するタンパク質は多く，全身あるいは局所の臓器に沈着し，その組織の障害にかかわっていると考えられている．老化との関連も指摘されている．[96]

アミロイドβタンパク質 amyloid β-protein；Aβ⇨同βアミロイド→17

アミロイド・アンギオパチー amyloid angiopathy⇨同アミロイド血管症→178

アミロイドーシス amyloidosis ［アミロイド症，類デンプン症］ 類デンプン質であるアミロイド物質が全身性，または限局性の諸臓器に沈着し，種々の機能障害を引き起こす疾患群．①原発性，②多発性骨髄腫に合併するもの，③続発性，④限局性，⑤遺伝性，⑥分類困難なもの，などに分けられる．続発性は梅毒や結核などの慢性感染症，関節リウマチなどの炎症性疾患に合併する．あらゆる臓器にアミロイドは沈着し，多彩な臨床症状(血管の脆弱化，アミロイド腎，アミロイド心，消化管沈着，その他臓器への沈着，神経障害などによる症状)を呈する．原発性では舌，心，肺，腸の，続発性では腎，脾，肝の障害を認めることが多い．特異的な症状はないため，非特異的な症状から本症を念頭に診断を進める．診断は，消化器，腎，皮膚の生検，腓腹神経生検を行う．有効な治療法はなく，アミロイド沈着臓器の障害に対して対症療法を行う．[987] ⇨参アミロイド変性→179

アミロイド血管症 amyloid angiopathy ［アミロイド血管障害，アミロイド・アンギオパチー］ 血管の内皮細胞下の基底膜周辺もしくは外膜の膠原線維周囲から起きるアミロイドの沈着．高度な場合には，血管壁全体に沈着し，内腔が狭くなる．冠状動脈では，AAアミロイドの沈着は心筋内の筋層小動脈に強く，太い冠状動脈では AL アミロイドが結節状に沈着する．[439] ⇨参アミロイドーシス→178

アミロイド血管障害⇨同アミロイド血管症→178

アミロイド骨関節症⇨同透析関節症⇀2114

アミロイド症　amyloidosis⇨同アミロイドーシス⇀178

アミロイド小体　amyloid body⇨同デンプン様小体⇀2089

アミロイド腎⇨同腎アミロイドーシス⇀1503

アミロイド苔癬(たいせん)　lichen amyloidosus　[**苔癬(たいせん)様アミロイド症**]　アミロイド代謝異常症のアミロイドーシスのうち，皮膚に限局する原発性皮膚限局性アミロイドーシスの一種に分類される病変．原因不明で，下腿伸側，上背部などに半米粒大の淡褐色調のかたい丘疹が多発し，激しいかゆみを伴う．コンゴーレッド染色により，表皮直下で紅色を呈するアミロイドの沈着が証明される．治療は一般的には，副腎皮質ホルモン軟膏の外用を行う．[178]

アミロイドタンパク　amyloid protein　全身の諸臓器や組織の細胞外に沈着して，アミロイドーシスと呼ばれる臓器障害を引きおこす種々のタンパクの一群．アミロイドはウィルヒョウ Rudolf L.K.Virchow の命名による類糖質という意味で，語源はデンプン(amylum)であり，ヨウ素に対する反応態度がデンプンと類似していることからこの名がつけられている．[114]　⇨参アミロイドーシス⇀178，透析アミロイドーシス⇀2112，アルツハイマー型認知症⇀193

アミロイド沈着　amyloid deposition　細胞外に，代謝異常タンパク質である微細線維構造をもつアミロイドが沈着することで，HE 染色で紅色～淡紅色，コンゴーレッド染色で紅色に染まる．アミロイドが沈着する病態(アミロイドーシス)としては，皮膚にのみ沈着する皮膚アミロイドーシスと，全身諸臓器にアミロイド沈着をみる全身性アミロイドーシスがある．全身性アミロイドーシスにおけるアミロイドの前駆タンパク質としては，免疫グロブリン L 鎖や血清アミロイド A タンパクなどが知られている．[178]

アミロイド・ニューロパチー　amyloid neuropathy　自律神経症状の強い多発ニューロパチー polyneuropathy をきたす予後不良の遺伝性疾患．全身の諸臓器に変異を起こした異型トランスサイレチン transthyretin (TTR)がアミロイドを形成，沈着する．4 つの病型があるとされており，わが国の家系は第 1 型に属し，長野県小川村，熊本県荒尾市に多発地帯がある．主に 20-40 歳代で発症し，下肢末端の感覚障害や，下痢，便秘，陰萎などの自律神経症状に始まり，緩徐に進行する．温度覚，痛覚などの小径線維を中心に障害される．現在有効な治療法はなく，発症後約 10 年前後で死亡に至る．[509]　⇨参家族性アミロイド多発ニューロパチー⇀512

アミロイド脾　amyloid spleen, splenic amyloid　[**サゴ脾**]　アミロイド(類デンプン質)が脾臓に沈着した状態．通常，全身性アミロイド症の脾臓病変として現れ，脾臓は腫大．アミロイドが大量に沈着すると割面が白い斑点状になり，サラミソーセージ様，あるいはタピオカ様となる．タピオカはサゴ椰子のデンプンであるため，サゴ脾とも呼ばれる．[1468]　⇨参アミロイドーシス⇀178

アミロイド変性　amyloid degeneration　[**デンプン様変性，類デンプン変性**]　アミロイド(類デンプン)という線維状不溶性タンパク質が細胞内に沈着し，細胞の従来の機能を障害すること．全身のあらゆる細胞に沈着するが，小血管壁や末梢神経などに沈着しやすく，心不全や腎不全などをきたす．[678]　⇨参アミロイドーシス⇀178

アミロース　amylose　アミロペクチンとともにデンプン中の主成分(20-25%)．グルコースが α1,4 結合した直鎖状の分子で，らせん構造をとる．分子量は 5×10^5～2×10^6．ヨウ素と反応して青色を呈する．[96]

アミロペクチノーシス　amylopectinosis⇨同アンダースン病⇀206

アミロペクチン　amylopectin　アミロースとともにデンプン中の主成分(70-80%)で，分子量は 15×10^6～40×10^7．α1,4 結合のグルコース残基 25 個に 1 個の割合で α1,6 結合しているため，高度に枝分かれした構造をもつ．ヨウ素と反応して赤紫色を呈する．[96]

アミン　amine　アンモニア(NH_3)の水素原子を炭化水素基 R で置換した化合物．置換された水素原子の数により，第 1 級アミン，第 2 級アミン，第 3 級アミンに分けられる．生体アミンにはドパミン，アドレナリン，ノルアドレナリン，セロトニン，メラトニン，ヒスタミン，スペルミンなどがあり，ホルモンや神経伝達物質などとして働いている．[96]

アミン作動性ニューロン　aminergic neuron　広義にはカテコールアミン(ドパミン，ノルアドレナリン，アドレナリン)，インドールアミン(セロトニン)，ヒスタミン，チラミンなどアミン作動性のニューロンを含むが，狭義にはカテコールアミン，セロトニン作動性ニューロンのこと．[1230]

アミン産生腫瘍　amine-producing tumor⇨同アプドーマ⇀172

アムステルダム低身長症　Amsterdam dwarf⇨同コルネリア=デ=ランゲ症候群⇀1134

アムスラー格子　Amsler grid⇨同アムスラーチャート⇀179

アムスラーチャート　Amsler chart　[**アムスラー格子**]　中央に円が描かれた方眼紙．視野欠損や変視症を検出するために用いられる．患者は片眼を遮閉し，他眼で中央の円を見る．異常があると，線が欠損したりゆがんで見えたりする．患者は直接，チャート紙に線のゆがみや欠損を鉛筆などで記録し保存しておくことができる．アムスラー Marc Amsler はスイスの眼科医(1891-1968)．[480]

アムダ⇨同アジア医師連絡協議会⇀148

アムロジピンベシル酸塩　amlodipine besilate　ジヒドロピリジン系の第 3 世代カルシウム拮抗薬．興奮性細胞膜の電位依存性カルシウム(Ca)チャネルに選択的に結合し，細胞内への Ca^{2+} の流入を減少させることにより，冠血管や末梢血管の平滑筋を弛緩させる．このカルシウム拮抗作用は緩徐かつ持続的に起こり，心抑制作用は弱く，血管選択性が高い．血中濃度半減期は約 36 時間と長時間作用型であり，作用発現が緩やかですぐれた降圧効果を有するカルシウム拮抗薬として頻用される．高血圧症および狭心症に適応．普通錠と口腔内崩壊錠がある．[204,1304]　商アムロジン，ノルバスク

アメーバ症　amebiasis　赤痢アメーバ *Entamoeba histolytica*，もしくはいくつかの病原性自由生活アメーバによる感染症．前者は激しい下痢や腹痛といった赤痢症状を，後者は原因となるアメーバの種類により，髄膜脳炎，結膜炎など異なる症状を示す．赤痢アメーバ症

あ

の診断は原虫検出か，血清反応による．また治療にはメトロニダゾールが最も有効．[288] ⇨参アメーバ性肝膿瘍⇀180，アメーバ赤痢⇀180

アメーバ性肝膿瘍　amebic liver abscess　［肝アメーバ症］　アメーバ赤痢の腸管外病変で，病原性アメーバ *Entamoeba histolytica* の栄養型が結腸から侵入，門脈を介して肝臓に至り，放出するタンパク融解酵素の作用により肝組織を融解して膿瘍を形成．アフリカや東南アジアなどの熱帯・亜熱帯地域への渡航者，最近では男性同性愛者，HIV 感染者に多くみられる．発熱や右上腹部痛を認めるが，化膿性肝膿瘍より症状は軽いことが多い．膿瘍の内容液は，特徴的なチョコレート色を呈する．診断は膿瘍の穿刺液を検鏡しアメーバを確認するか，抗体検査で確定．治療はメトロニダゾールの内服で，ドレナージは原則として行わない．[279] ⇨参腸管外アメーバ症⇀2006，肝膿瘍⇀649

アメーバ性大腸炎　amebic colitis　［腸アメーバ症］　赤痢アメーバ *Entamoeba histolytica* の大腸感染症で，下痢，粘血便があり，軽度の腹痛を訴えることが多い．便から直接あるいは大腸内視鏡を用いた病変部の生検で赤痢アメーバを検出することで診断できる．治療はメトロニダゾールが有効．潰瘍性大腸炎との鑑別が重要である．わが国では男性同性愛者に患者が多く，熱帯や亜熱帯の発展途上国ではありふれた疾患である．[288] ⇨参アメーバ赤痢⇀180

アメーバ赤痢　amebic dysentery　赤痢アメーバ *Entamoeba histolytica* が引き起こす腸管感染症で，血液と粘液を含むイチゴゼリーのような便を排出する．腸管以外の臓器に感染する腸管外感染症（肝膿瘍など）になると重篤化するケースがある．治療には，メトロニダゾールが主として用いられる．熱帯地方の発展途上国に広く分布する疾患であるが，わが国では男性同性愛者間の性感染症としても注目されている．[288] ⇨参アメーバ症⇀179，アメーバ性肝膿瘍⇀180，アメーバ性大腸炎⇀180

アメニティ　amenity　物理的環境評価基準の1つ．イギリスにおいて産業革命後に荒廃した都市を再生しようと衛生，利便性，アメニティが掲げられ，都市計画の用語として使われた．物理的環境評価には necessity（必要最低限），amenity（快適・標準），luxury（贅沢）の3段階が使われるが，アメニティはその時代の社会の標準的な環境を指すといえる．近年わが国の医療・福祉施設においても，利用者サービスの観点からアメニティを高める必要性が認識され，病室をはじめ外来や検査部の空間にも配慮がみられる．病室のアメニティをもって特定療養費を課す動きがあるが，社会の標準的空間が提供されるという観点からは保険給付範囲とすべきであろう．医療は患者の自己回復力を最大に引き出すために，妨げている要因を手術や薬剤，放射線治療などで取り除くものであり，そのときに自己回復力を支える環境の向上は早期回復に大きな力となる．[448]

アメリカ医師会　American Medical Association；AMA　［AMA，アマ］　医学知識の進歩，医学教育の向上，医学理論プログラムの実施，公衆の健康増進などを目的として1847年創設のアメリカの医師職能団体．医師のボランティア活動を基盤とした組織で，会員数は約30万人．本部はシカゴにあり，連邦議会，政府組織などの行政との関連でワシントン DC にも事務局が設置されている．医学情報発行体としての機構を有し，多くの刊行物を定期出版しているが，会員に対する情報源として専門誌『The Journal of the American Medical Association』(JAMA)を定期刊行（週刊）しており，会員のみならず全世界の医学関連組織の購読を含めて発行部数は約80万部．アメリカ医師会に対する行政ならびに一般からの専門情報信頼度は高い．運営母体は理事会，代議員会，その他数種の関連会議で構成されており，アメリカの中央行政との関連で，医学教育，医薬品問題，保健福祉に関する指導的な活動を行っている．[24]

アメリカ環境保護庁　Environmental Protection Agency；EPA　環境保全施策を主管するアメリカの行政機関．日本の環境省にあたる機関で，公害防止，自然環境保護，環境基準の設定などのほか，環境保全対策推進に必要な科学技術研究支援などを行う．地球的規模の環境問題にも積極的に取り組み，オゾン層破壊，地球温暖化，酸性雨，砂漠化対策，環境汚染物質，環境ホルモン，有害化学物質の健康影響などにも多くの情報を提供している．

アメリカ看護師協会　American Nurses Association；ANA　［ANA］　1896年にアメリカ・カナダ看護師卒業者連合が結成され，これがもととなって1911年に発足したアメリカ合衆国の登録看護師のための全国的専門職組織．高水準の看護師育成に向け，保健水準とヘルスケア提供効果の向上，看護職の専門性の向上，看護師の経済的，一般的福祉向上を目的に活動している．ANA は50州とワシントン DC，グアム，ヴァージン諸島を合わせた53の構成協会からなり，900以上の地区協会を代表している．全国総会は2年に1回開かれ，地域保健看護，老年看護，母子保健看護，内科および外科看護，精神看護および精神保健の5看護実践部門に会員は複数参加できる．これら部門を看護実践に関する会議が統合し，会議では，実践領域の変化を評価し，科学的・教育的発展を監視し，研究を奨励し，看護実践に影響を及ぼす立法措置に対する声明文作成などを行っている．ほかに看護教育委員会，看護サービス委員会，看護研究委員会，経済的一般的福祉委員会などがあり，それぞれ地域，州，国レベルで活動している．経済的一般的福祉委員会は看護師への公平な報酬や，質の高い看護ケアに資するための労働条件を保障し，国が必要とするヘルスケアに見合う有資格看護師の確保に関与している．加えて，ANA は看護に関する問題のすべてに連邦政府レベルで政治的活動を行い，その統計的サービスはアメリカ合衆国看護に関する最も信頼すべき情報源となっている．出版物として，新聞『アメリカンナース』のほか，1900年創刊の機関誌『アメリカンジャーナル・オブ・ナーシング(AJN)』があったが，2006年に資金面の問題から発行元の Lippincott Williams and Wilkins (LWW)社との契約を打ち切り，同年から AJN に代わり『アメリカンナース・トゥデイ』(HealthCom Media 社発行)が機関誌となった．また，ANA の Web 上で Online Journal of Issue in Nursing (OJIN)というオンラインジャーナルを展開している．なお，AJN 誌は ANA とかかわりがなくなって以降も，LWW社から継続して刊行されている．

アメリカ看護大学協会 American Association of Colleges of Nursing；AACN 1969年に設立された，アメリカの看護大学学士課程および大学院による会員制の組織．研究者，教育者，管理者，さらには臨床看護師，コンサルタントの養成を目的としている．

アメリカ公衆衛生局 United States Public Health Service；USPHS ［USPHS］ 連邦政府の一機関で，アメリカ国民の健康に影響する可能性のある外国人，製品，その他のものについて入国時チェックする機関．また国内での食品の取り扱いや加工，血清，ワクチン，化粧品および薬品の製造に対する基準を設定している．NIH（アメリカ国立衛生研究所）を介した研究に対する補助や実施，災害や流行病時の地方援助，ネイティブアメリカンに対する医療提供も行っている（ホームページアドレス http://www.os.dhhs.gov/）．[1186]

アメリカ鉤虫 American hookworm, *Necator americanus* 鉤虫の一種で熱帯から温帯に広く分布．幼虫はヒトの皮膚，口腔粘膜，咽頭粘膜から感染するが，経皮感染が主流．胃酸で死滅するので，通常経口感染はない．感染した幼虫は人体内で発育し，成虫は小腸粘膜に咬着寄生し鉤虫症を起こす．成虫の多数寄生で鉄欠乏性貧血の症状が出現する．糞便検査で鉤虫卵を認めれば鉤虫症を診断できるが，虫卵の状態ではズビニ鉤虫との見分けがつかないため，虫種の判定は便を培養しフィラリア型幼虫に発育させて形態的に行う．治療にはピランテルパモ酸塩を用い，貧血の場合は鉄剤を投与．[288] ⇨参鉤虫症→1034，ズビニ鉤虫→1652

アメリカ国立衛生研究所 National Institutes of Health；NIH ［NIH］ アメリカ合衆国保健社会福祉省公衆衛生局内にある連邦政府の医学研究機関．ワシントン特別区の郊外（メリーランド州ベセスダ）にあり，医学研究のための行政にもかかわっている．国立癌研究所，国立看護研究所，国立医学図書館，その他の研究施設やセンターがある．[543]

アメリカ国立眼研究所 National Eye Institute；NEI アメリカ国立衛生研究所 National Institutes of Health（NIH）の下部組織．アメリカ連邦議会の裁定によって1968年設立されたアメリカ国民を対象とする視力の保護，維持を目的とし，眼科領域広範にわたる眼疾病ならびに視力障害に関する研究と予防，治療の推進を支持する国立機関．主たる研究は多彩であるが，糖尿病性網膜症，弱視，加齢に伴う黄斑部変性，緑内障，発育不全に伴う網膜症，角膜炎，サイトメガロウイルス網膜症，ぶどう膜炎，色素沈着性網膜炎，先天性黒内障，眼科領域の疾病に対するレーザー治療など，多くのものが含まれる．また，視力障害者・視野障害者教育に対する専門家養成プログラムを常時実施している．機関所在地はメリーランド州ベセスダ．[24]

アメリカ産婦人科学会⇨同ACOG→22

アメリカ疾病対策センター Centers for Disease Control and Prevention；CDC ［CDC，アメリカ疾病予防管理センター］ アメリカにおける疾病予防と管理の中心をなす国立機関．関連するセンターは14施設，約1万名のスタッフで構成されており，その他の事務所，研究所なども有している．業務は広範囲にわたり，急性・慢性疾病の研究，予防，管理ならびに対策が核となっているが，地域ならびに産業領域，さらには世界の事象に対する環境・生物領域での対策なども含まれている．また，全世界に対し感染症を含む広範囲な疾病やそれに伴う環境面でのサーベイランス・ネットワークのシステムを展開しており，集積された最新情報を基底に解析結果を公表し，センター内外の各分野における専門家群を擁立し健康施策を設定している．一方，CDCの名称を有する機関は各国に所在し，それぞれ疾病管理，研究，施策などの業務がなされている．[24]

アメリカ疾病予防管理センター ⇨同アメリカ疾病対策センター→181

アメリカ食品医薬品局 Food and Drug Administration；FDA ［FDA，食品医薬品局］ アメリカ保健福祉省 Department of Health and Human Services（DHHS）に所属する連邦政府機関で，6施設と2事務局〔生物学的製剤評価研究センター（CBER），医療機器・放射線保健センター（CDRH），医薬品評価研究センター（CDER），食品安全・応用栄養センター（CFSAN），動物薬センター（CVM），国立毒性研究センター（NCTR），コミッショナー事務局（OC），統制問題事務局（ORA）〕より構成されている．業務はアメリカで流通する食品，医薬品，化粧品，医療用器具，動物薬などに関する許可や，試験，研究，法律違反品の取り締まりなどを専門的な分野から行っている．1907年に「連邦食品医薬品法」に基づき組織化され，1930年に現行の組織となったが，引き続き組織の進展的な改編が常時行われている．[24]

アメリカ睡眠病 American sleeping sickness⇨同アメリカトリパノソーマ病→181

アメリカ精神医学会 American Psychiatric Association；APA 精神科医と研究者により構成されるアメリカの学術団体．精神医学教育と研究を推進し，精神障害者とその家族への質の高い医療を支援することを目的とする．『精神障害の診断と統計の手引き』（Diagnostic and Statistical Manual of Mental Disorders；DSM）を刊行している．アメリカ精神医学協会とも訳され，APAと略す．[153]

アメリカトリパノソーマ病 American trypanosomiasis ［シャ〔ー〕ガス病，ブラジルトリパノソーマ病，アメリカ睡眠病］ 主に南アメリカに分布するクルーズトリパノソーマ *Trypanosoma cruzi* の感染症で，サシガメ科の昆虫が媒介する．急性期と慢性期に分けられ，急性期には感染部の皮膚炎や硬結，ロマニャ Romaña 徴候と呼ばれる顔面浮腫，リンパ節腫大，高熱などの症状を伴う．クルーズトリパノソーマは感染した臓器の細胞を破壊し機能障害を起こすため，慢性期には障害された臓器に固有の症状が出現する．心筋破壊を伴う心筋炎で刺激伝導系の異常を認める病型が慢性期アメリカトリパノソーマ病として有名．他に巨大結腸など消化器症状や中枢神経症状が出現することもある．[288] ⇨参サシガメ類→1186，クルーズトリパノソーマ→832

アメリカ病院協会 American Hospital Association；AHA ［AHA］ 1898年に設立されたアメリカの全国組織．約5,000の病院，医療ネットワーク，ヘルスケアシステム，その他のケアプロバイダー（介護などヘルスケア事業者）と約3万7,000人の個人会員が加盟する．

医療と介護にわたった強力な組織を誇る．1972年に「患者の権利章典 A Patient's Bill of Rights」を理事会決議，翌年声明を公表して，インフォームド・コンセントなど患者の人権を明確にした．[165]

アメリカ物理医学リハビリテーション学会　American Academy of Physical Medicine and Rehabilitation；AAPM & R　アメリカの物理医学とリハビリテーションを専門とする医師の学術団体．第二次世界大戦による重度の戦傷者を自宅復帰，社会復帰させる社会的背景から物理医学を専門とする医師の団体として1938年にアメリカ物理療法医学会 American Society of Physical Therapy Physicians が設立され，1951年に現在の名称に改定された．[540]

アメリカ分芽菌症⇨同北アメリカ分芽菌症→691

アメリカ麻酔科学会 PS 分類⇨同麻酔患者分類→2735

アメリカ薬局方　United States Pharmacopoeia；USP［USP］　アメリカの「連邦食品・医薬品・化粧品法」により公式に許可された薬に関するアメリカ薬事審議会による規格書．試験法，調剤法の指示，保存法，用途，効力，純度などについて記載してあるもの．初版は1820年，以後10年(最近は5年)ごとに改訂されている．わが国の日本薬局方に相当する．[1344]

アメリカヤマゴボウマイトジェン　pokeweed mitogen⇨同ポークウィードマイトジェン→2685

アメリカリーシュマニア症　American leishmaniasis⇨参リーシュマニア症→2915

アメリカリウマチ協会　American Rheumatism Association；ARA　アメリカの医師や研究者，医療関係者がリウマチ性疾患について研究・支援をしている組織団体．[858]

アメリカリハビリテーション看護師協会　Association of Rehabilitation Nurses；ARN　障害や慢性疾患の影響下にある人々の生活の質の向上を目的として，専門的なリハビリテーション看護実践を支援するアメリカを中心とした国際的な組織．会員数は約6,000人，参加国は12か国にわたる．活動内容は教育，研究，ネットワークなどである．『Rehabilitation Nursing』を年6回発行し，認定リハビリテーション看護師 certified rehabilitation registered nurse(CRRN)の試験の提供，研究財団ももっている．リハビリテーション看護研修 professional rehabilitation nursing course と学術学会 annual educational conference を年次に開催している．[129]

アメリカンジャーナル・オブ・ナーシング　American Journal of Nursing；AJN　アメリカ看護師協会 American Nurses Association(ANA)が，1900年に創刊した看護専門職向けの専門雑誌．ANAの機関誌としてAJNの略称で親しまれ，アメリカの看護師に，看護師としての専門性を支える興味深い論文を掲載するほか，雇用に関する情報源としての役割を果たしてきたが，創刊107年を経た2006年に資金面の問題から発行元の Lippincott Williams and Wilkins(LWW)社との契約を打ち切り，ANAの雑誌ではなくなった．同年からAJNに代わり『アメリカンナース・トゥデイ American Nurse Today』(HealthCom Media 社発行)がANAの機関誌となった．なお，AJN誌はANAとかかわりがなくなった現在も，LWW社から専門雑誌として継続して刊行されている．

アメリカンタイプカルチャーコレクション　American Type Culture Collection；ATCC［ATCC］　非営利の私的機関として，細胞や微生物の培養株の保存と，これらの培養株を科学・医学などの研究機関に分与する役割を担う機関．アメリカの公的な機関としては National Collection of Type Cultures(NCTC)がある．[258]

アメンチア　amentia〔D〕Amentia　意識変容を主体とする意識障害の一種で，意識混濁の程度が軽く，困惑状態を主な症状とする．せん妄のように精神運動興奮や幻覚・妄想が目立つことはなく，もうろう状態のように意識混濁が強くない．脳機能をおかすあらゆる疾患でみられる．典型的には，脳疾患や身体疾患によって急性の意識障害が生じ，その回復過程で意識が清明となる直前にみられる．ステロイドなどの薬物によって生じた場合には，急性の意識障害が前駆せず，持続的にみられることもある．回復後には健忘を残すことが多いが，アメンチアの期間中の出来事を断片的に記憶していることもある．なお，イギリスでは知的障害の意味で用いられることもある．[1362]

アモキシシリン水和物　amoxicillin hydrate；AMPC　広域性の半合成ペニシリン系抗生物質で，アンピシリン水和物と類似の構造をもつ．グラム陽性菌およびグラム陰性菌に対し有効で，殺菌作用はアンピシリンより強い．ヒト血清タンパクとの結合率は約17%と低く，抗菌作用は血清の影響をほとんど受けない．胃酸に対し安定的で，吸収は食事の影響を受けず，投与量の約80%が消化管から吸収され，ほとんど代謝されずに尿中排泄される．胆汁移行も良好．ペニシリナーゼ型βラクタマーゼで不活性化される．各種感染症のほか，梅毒や，胃・十二指腸潰瘍におけるヘリコバクター・ピロリ感染症の治療に用いる製剤もある．[204,1304] 商サワシリン

アモク⇨同アモック→182

アモック　amok, amuck［アモク］　マレー半島を中心とした地域の民族にみられ，悲哀，喪失，侮辱，軽蔑などの消極的体験が引き金となり，抑うつ状態に引き続いて人やものに対する暴力，攻撃，殺人行為を起こす．その結果，疲れ果て苦しみ，のちに健忘を残すこととなる．このような状態をアモックといい，男性にのみ生じるともいうが，現在ではまれにしか起こらないようである．この名称は，マレー語の amog(語源は amuco で決死隊の戦士という意)からきている．最初に記載したクレペリン Emil Kraepelin はてんかん性もうろう状態などを考えたが，今日では文化結合症候群としての解離性エピソードと考えられている．[905] ⇨参文化結合症候群→2603

アモルフ　amorph［無形質］　変異遺伝子で，標準的な野性型遺伝子と比べてその効果が認められない場合を指す．[368]

操られ妄想　delusion of being controlled　自分の感覚や信念，考え，行為が，自分以外の何者か(人間とは限らない)によって支配されているとする妄想．自分の知覚，観念，感情，行為を自分が行っているという意識を実行意識と呼び，この異常がさせられ体験(作為体験)である．[488]

亜有茎性ポリープ　subpedunculated polyp　粘膜の限局性隆起の起始部に明らかなくびれを形成しているが，

茎の認められないものをいう．山田の分類(隆起の起始部の形態によりⅠ-Ⅳ型に分類，Ⅰ型Ⅱ型を無茎性，Ⅲ型を亜有茎性，Ⅳ型を有茎性ポリープという)の隆起Ⅲ型に相当する．胃ポリープ，大腸ポリープ，鼻茸，子宮頸管ポリープ，尿道ポリープなどがあり，胃ポリープは過形成，大腸ポリープは腫瘍，鼻茸は炎症によるものが多い．通常は無症状であるが，出血や腸閉塞を合併することがある．山田の分類を参考にX線検査で質的診断を行い，内視鏡検査や超音波内視鏡検査で組織診断をする．大きさに変化のない良性のポリープでは特別の治療を必要としないが，癌化の可能性を有する腺腫性ポリープや2 cm以下の分化型の早期癌は内視鏡的ポリペクトミーの適応がある．深達度が明らかに粘膜下層sm(submucosa)より深い癌やリンパ節転移のリスクのある癌(ポリープ切除断端近傍までの高度浸潤massive invasion，脈管侵襲陽性，低分化型腺癌など)は外科的切除の適応となる．良性のポリープでも出血性のポリープや腸管の閉塞をきたすポリープは切除の適応となる．[1548] ⇨参山田の分類→2845

アラ-A Ara-A⇨同ビダラビン→2457

アラ-C Ara-C⇨同シタラビン→1304

洗い出し washout ①障害された組織から組織内成分が血中に洗い出されること．②ガスや揮発性の麻酔薬を他のガスによって追い出すこと．[258]

アライメント alignment 本来は配列や直線化などの意味．医学的には四肢や脊柱の本来あるべき理想的な骨性配列を指す．単に解剖学的な配列だけではなく個々のもつ自然な構築学的・力学的に安定した位置をよいアライメントという．骨折や脱臼の徒手整復などの保存的治療でも，骨切り術，骨折固定術，人工関節置換術，脊椎固定術などの観血的治療においても，良好なアライメントを目指す必要がある．また義肢装具を作製する際に，各パーツの相対的な位置や装着肢位もアライメントと呼ばれる．装着する人の本来の機能が最大限に発揮できるように作製されるべきであり，義足の場合には装着して立ち上がった状態を静止アライメント，歩いた状態を動的アライメントといい，どちらも安定した状態となるように作製する必要がある．そのほか，分子生物学的にはアミノ酸配列の相同性を比較同定することをアライメントという．[1201]

荒川培地 Arakawa medium ［亜テルル酸塩培地］ ジフテリア菌 *Corynebacterium diphtheriae* の選択分離培地．亜テルル酸塩はグラム陰性菌の発育を抑制し，またジフテリア菌以外のグラム陽性菌にも発育抑制的に働く．この培地にジフテリア菌が発育すると亜テルル酸塩が還元されて金属テルルが析出し，菌がこれを取り込むので集落は黒色となる．[324]

荒木いよ Araki Iyo 1877(明治10)年8月14日生まれ．立教女学校卒業後に神戸の看護学校を卒業し，マクドナルド病院で実務訓練を受けた．アメリカの宣教師の帰国に伴い1900(同33)年渡米し，リッチモンドのオールドドミニオン病院で1年間研修を行い，ジョンズ・ホプキンズ病院やウィルソン小児科サナトリウムで研究を重ねた．1902(同35)年1月に帰国し，聖路加病院に勤務した．1933(昭和8)年には日本看護婦協会の副会長になった．1934(同9)年，聖路加国際病院の院長久保徳太郎と結婚．1969(同44)年に92歳の生涯を閉じた．[1236]

アラキドン酸 arachidonic acid；AA ［5,8,11,14-エイコサテトラエン酸］ $C_{20}H_{32}O_2$，分子量304.47で，4つのシス二重結合をもつ直鎖不飽和脂肪酸．動物細胞膜および小胞体膜リン脂質のグリセロールに結合して存在し，リン脂質の脂肪酸の5-15% を占めている．アラキドン酸カスケードの出発物質として膜リン脂質から遊離し，種々の生理活性物質の産生を促す．[96]

アラキドン酸カスケード arachidonate cascade アラキドン酸を主とするエイコサポリエン酸からプロスタノイドを生合成する際，アラキドン酸が経る反応系生合成経路．プロスタグランジン，ロイコトリエン，トロンボキサン，プロスタサイクリンなどの生合成を行う．[987]

アラキドン酸代謝産物 arachidonate metabolite アラキドン酸カスケードによって生合成された多数の生理活性物質は生体の恒常性の維持に重要な役割を果たし

●アラキドン酸カスケードと抗炎症薬の作用部位

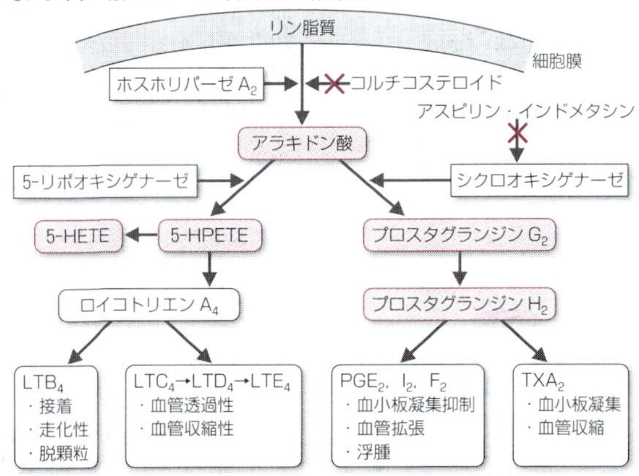

ている．シクロオキシゲナーゼ反応を経て生成されるプロスタグランジン，トロンボキサンなどや，リポキシゲナーゼ反応を経て生成されるロイコトリエンなどがある．[987]

アラジル症候群 Alagille syndrome ［肝内胆道低形成］ 慢性肝内胆汁うっ滞症候群の1つ．肝内胆管の低形成を伴い，特異な顔貌を呈する疾患．男女差はなく出生10万に1例の割合といわれている．乳児早期から直接ビリルビン増加を伴う総ビリルビンの増加を認め，前額部突出，陥凹した眼，両眼隔離，小さくとがった顎，まっすぐな鼻またはまれに鼻背が陥没した鞍鼻と呼ぶ特徴的な顔貌を呈する．その他，心奇形，脊髄奇形，軽度の成長障害，知的障害を伴うこともある．幼児期以降，次第に肝硬変に移行して死亡する症例が増加する．[1631]

アラニン alanine；Ala，A ［2-アミノプロピオン酸］ L型はタンパク構成アミノ酸の1つ．生体内ではピルビン酸にグルタミン酸のアミノ基が転移することにより生合成されるため非必須アミノ酸である．$C_3H_7NO_2$，分子量89.09．D型は細菌の細胞壁や昆虫の幼虫，さなぎに存在する．[96]

アラニンアミノ基転移酵素 alanine aminotransferase；ALT⇨同アラニンアミノトランスフェラーゼ→184

アラニンアミノトランスフェラーゼ alanine aminotransferase；ALT ［アラニンアミノ基転移酵素，グルタミン酸ピルビン酸トランスアミナーゼ，ALT，GPT］ 血液生化学検査で用いられている酵素の1つ．アラニンとピルビン酸との間のアミノ基転移反応を触媒する酵素で，GPTの名称もいまだに使用されている．ASTとともに血清における活性が疾患の診断に有力な情報を提供する．本酵素の臓器分布をみると肝臓で最も活性が高いので，ASTより肝障害に特異性がある．しかし，病態の解析には相互の比率（AST/ALT比：基準値は0.7）も重要なので，両者を同時に測定することが大切である．[279] ⇨参アミノトランスフェラーゼ→177

アラニン回路 alanine cycle 筋肉におけるアミノ酸からアラニン産生に至る経路．筋肉で酸化されるアミノ酸のうち，イソロイシン，バリン，グルタミン酸，アスパラギン酸は最終的にすべてオキサロ酢酸を生じる．これに対しロイシンはアセト酢酸とアセチルCoA（補酵素A）のみを生じる．オキサロ酢酸はピルビン酸になり，ミトコンドリアへ運ばれたあと，アセチルCoAになり，TCA（トリカルボン酸）回路を経て完全に酸化されるか，あるいはアラニンアミノトランスフェラーゼによりアミノ基を転移されてアラニンになる．解糖反応によってグルコースから生成されたピルビン酸はアミノ基を受け取り，アラニンを形成するか，あるいはそのアミノ基は2オキソグルタル酸に移されグルタミン酸になり，グルタミンとなる．グルコースからつくられたピルビン酸がアラニンを生成することから筋肉と肝に働くグルコース・アラニン回路が提唱されることとなった．[987]

●アラニン回路

〈筋肉におけるアミノ酸からアラニン産生の経路〉

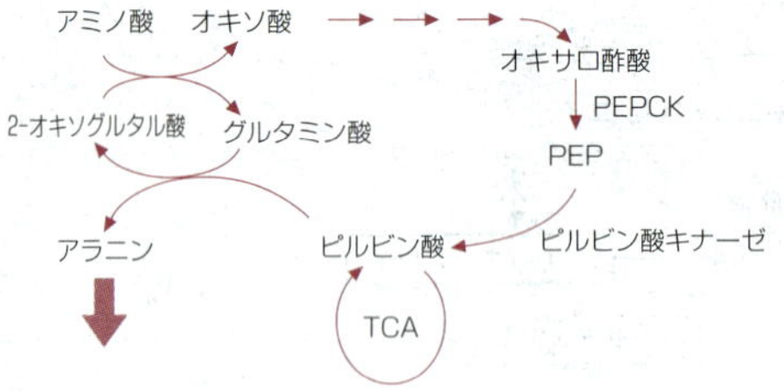

〈グルコース・アラニン回路〉

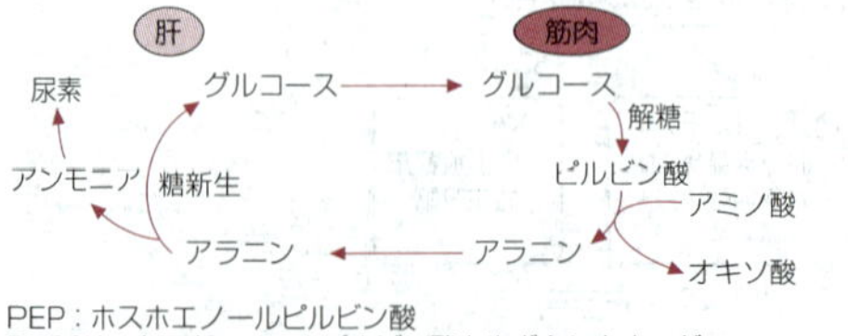

PEP：ホスホエノールピルビン酸
PEPCK：ホスホエノールピルビン酸カルボキシキナーゼ

アラビア医学 Arabic medicine 中世イスラム世界で実践された医学で，中近東，中央アジア，インドおよび北アフリカ，イベリア半島にわたる広大な地域で行われた．その文献がおおむねアラビア語で書かれたのでアラビア医学と呼ばれている．ビザンツを追放されたネストリウス派のキリスト教徒が489年にジュンディシャプールに総合大学を設置して，アリストテレス Aristoteles，ヒポクラテス Hippocrates，ガレノス Galenus などの著作がシリア語，ペルシア語に翻訳されたが，636年アラビア人に占領，継承されるとアラビア語訳が始まり，アラビア医学の黎明期となった．したがって，この医学の形成にはイスラム教徒以外のキリスト教徒やユダヤ教徒などもかかわっているので，イスラム医学と呼ぶのは適当ではない．古代以来のメソポタミア，エジプト，ペルシア，インドなどの医学的な知と経験の積み重なった土壌に，ギリシャの医学の理論が取り入れられて体系化されたものであり，今日もアーユルヴェーダ医学，中医学（漢方）を含む三大伝承医学の1つユーナニ医学として社会的に認知され，独自の医学体系として，パキスタン，インド，イランなど使用地域では現代医学 biomedicine と相補的な関係にある．多くの医学者，名医を生み，アル=ラージー al-Razi（865-912），アブールカシム Abu'l-Qāsim（936-1013頃），イブン=シーナー Ibn Sīnā（980-1037）などは特に有名である．イブン=シーナーの著した『al-Qānūn-fi't-tibb（医学規典）』などは16世紀まで西欧の医学校で教科書として用いられた．アラビア医学は哲学，医学をはじめとするギリシャの文化遺産をアラビア語に翻訳することによって，中世を通じて，これを保持・拡充して，ルネサンス期に西欧に伝えることによって，西洋医学の大きな流れをつくることに貢献すると同時に，独自の展開をとげてユーナニ医学として現在に生きている．アラビア医学はその歴史的役割だけでなく，現在も大きな意味をもち続けているといえる．[733] ⇨参ユーナニ医学→2854

アラビノシルシトシン arabinosylcytosine⇨同シタラビン→1304

アランチウス静脈管 Arantius duct⇨同静脈管→1460

アラン・デュシェンヌ筋萎縮症 Aran-Duchenne muscular atrophy⇨同デュシェンヌ・アラン病→2070

アリアス=ステラ現象 Arias Stella phenomenon 異所性

妊娠(子宮外妊娠)を疑う一徴候で，子宮内に絨毛を認めないがヒト絨毛性ゴナドトロピン(hCG)の作用による子宮内膜の脱落膜性変化を認める現象．子宮外妊娠の診断に重要な徴候であったが，現在は妊娠反応と超音波断層法により容易に診断されるようになり，診断的意義は減少した．アリアス=ステラ Javier Arias Stella はペルーの病理学者(1924-)．[998]

アリ=アッバス Ali Abbas, Ali ibn al Abbas ［ハリー=アッバース］ イブン=シーナー Ibn Sīnā 以前のアラビア医学の第一人者の一人で，ペルシアの都督アダド=エド=ダウラ Adhad ed Daula の侍医(994 没)．主著『Al-kitabu'-Maliki(王の書)』は，独創性のある名著である．「東西両医学の師にして，第2のヒポクラテス Hippocrates」と呼ばれたコンスタンティヌス=アフリカヌス(1020-87)は，理論編と臨床編各 10 巻からなる本書を，そのラテン語訳において『医学全書』と名づけた．ギリシャ医学を継承，発展させた，理論と経験に基づく体系的な医学書で，イブン=シーナーの『al-Qānūn-fi'ṭ-ṭibb(医学規典)』以前の 1 世紀間アラビア医学界に君臨した．アリ=アッバス自身同書において，「ガレノス Galenus，オレイオバシオス Oreiobasios，パウロス Paulos も類書を著していない」と豪語しているが，臨床における実地体験を重んじ，特に食養法と薬物学にすぐれていた．ヨーロッパ世界にあってもガレノス，アル=ラージー，イブン=シーナーと並んで，医学上，長期間指導的役割を果たした．彼の外科理論は，コンスタンティヌスの『医学全書』臨床編第 8 巻を通じて，イタリアのサレルノ医学校に伝えられ，この派の著作家とされるフランスの解剖学者リカルドス Richardus Salernitanus(生没年不詳)の『解剖学』に忠実に伝えられている．この本は，13 世紀初頭のパリの医学校で正式の解剖学教科書として用いられたといわれている．[733]

アリール炭化水素水酸化酵素 ⇨同アリール炭化水素ヒドロキシラーゼ→185

アリール炭化水素ヒドロキシラーゼ aryl hydrocarbon hydroxylase；AHH ［アリール炭化水素水酸化酵素，芳香族炭化水素水酸化酵素］ 酸素添加酵素の一種で，酸素分子を利用して水酸化物を生成する反応を触媒する酵素．一酸素添加酵素で，基質のほかに電子供与体〔NADPH(還元型ニコチンアミドアデニンジヌクレオチドリン酸)など〕を必要とする．フェニルアラニンからのチロシンの合成(フェニルアラニン水酸化酵素)，アニリンなどからのアミノフェノール生成(アリール 4 水酸化酵素)などの反応を行う酵素が存在する．芳香族炭化水素の発癌物質は本酵素により代謝され，活性物質となる．[1360]

アリエティ Silvano Arieti 精神医学者(1914-81)．イタリアで生まれ，ピサ大学医学部を卒業後ムッソリーニ政権の迫害を避けて渡米し，対人関係学派の拠点として有名なウィリアム・アランソン・ホワイト研究所で訓練を受けたのちアメリカ精神医学界で活躍した．統合失調症の思考様式の研究を進め，フォン=ドマールス Von Domarus の原理といわれる概念を基礎に展開した『精神分裂病の心理』(加藤正明ら訳，牧書店，1958 年)を著した．また創造性に関する研究も多い．さらにアメリカの代表的な精神医学教科書である『American Handbook of Psychiatry』の編集委員長としても知られている．[187]

アリゲーター(鰐(わに))鉗子 alligator forceps ［ワニ口鉗子］ 先端がU字形で，多数のギザギザの歯をもつ長い鉗子．ワニの口に似ているところからこの名がついた．整形外科で使用されるものや，深部手術のための内視鏡的電気凝固用鉗子がある．[485]

アリス鉗子 Allis forceps 手術用把持鉗子の1つ．主に腸管などの脆弱な組織を把持するための器具で，先に数個の鉤がついており，粘膜と筋層ならびに漿膜を全層に把持できるようになっている．[116]

●アリス鉗子

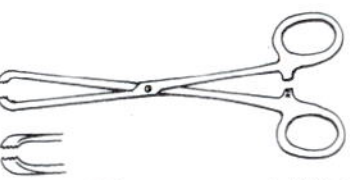

アリス徴候 Allis sign⇨同ガレアッチ徴候→562

アリストロキア酸 aristolochic acid アリストロキア *Aristolochia* 属の主としてウマノスズクサ Aristolochiaceae 科の植物に含まれる有機化合物群．摂取により間質性腎障害，腎不全(アリストロキア酸腎症)を引き起こし，発癌の危険性も示唆されている．ウマノスズクサ科の植物を基原とする生薬として，中国産の広防已(こうぼうい)，関木通(かんもくつう)，青木香(せいもっこう)などがあげられるが，日本国内で用いられる防已，木通とは基原植物が異なる．日本薬局方では，防已の基原植物はオオツヅラフジ *Sinomenium acutum*，木通はアケビ *Akebia quinata* またはミツバアケビ *Akebia trifoliata* と規定されており，アリストロキア属の生薬は用いられていない．日本薬局方収載品目中で唯一ウマノスズクサ科の植物を基原とする生薬である細辛(さいしん)は，薬用部位である地下部(根および根茎)にはアリストロキア酸は含まれていない．アリストロキア酸を含有する生薬，漢方薬は，医薬品として日本国内で承認・認可を受けたものは製造，輸入されていないが，規制の対象とならない個人輸入による海外のものや，生薬名称の混同による取り違えで民間薬に使用された場合，アリストロキア酸摂取の可能性があるため注意が必要である．[1051]

アリゾナ群 Arizona group サルモネラ *Salmonella* 〔属〕の中の亜種 *S. enterica* subsp. サルモネラ・エンテリカ亜種アリゾナエ *arizonae*(Ⅲa)と subsp. サルモネラ・エンテリカ亜種ダイアリゾナエ *diarizonae*(Ⅲb)に属する細菌．以前は腸内細菌科の中の独立した属として分類されていた．亜種のⅢa に属する菌はヒトに食中毒あるいは急性胃腸炎を起こす．[324]

亜硫酸ガス sulfurous acid gas⇨同二酸化硫黄→2208

亜硫酸ガス中毒 sulfur dioxide poisoning ［二酸化硫黄中毒］ 亜硫酸ガス(二酸化硫黄)は，水溶性で無色，刺激性，不燃性の有毒ガスで，硫黄の燃焼で発生する．殺虫薬，漂白剤，化学薬品製造などに使用される．火山ガスや自動車の排気ガスに含まれ，酸性雨の原因物質でもある．人体には皮膚や粘膜の刺激，腐蝕作用がある．0.5 ppm 以上で臭気を感じ，2-3 ppm で刺激臭による不快感，6-12 ppm で鼻，口腔に刺激感が発生，咳が出る．20 ppm で流涙，咽頭痛が発現，30-40 ppm で呼吸困難となる．400-500 ppm で上気道の炎症性潰瘍，肺水腫，呼吸麻痺，意識不明となり死に至る．低濃度長時間曝露による慢性中毒では結膜炎，気管支炎，歯牙酸蝕を起こす．急性時の治療は，新鮮な空気で換気し，感染症予防のための対症療法としてヒドロコルチゾンおよび抗生物質，利尿薬，強心薬の投与．肺水腫，声門浮腫があれば気管内挿管，人工呼吸，心肺蘇生を行う．酸としての毒性は塩酸とほぼ同じ．[483]

亜粒子⇨同サブユニット⇀1193

アルウォール型透析器 Alwall dialyz〔z〕er アルウォール Nils Alwall(1904-86)が1947年にセロファンチューブを用いてつくったコイル型透析器．[858]

アルカプトン尿症 alkaptonuria, alcaptonuria 多量のホモゲンチジン酸を尿中に排出する常染色体劣性遺伝疾患．ホモゲンチジン酸酸化酵素の障害により起こる．尿の黒変，オクロノーシス(組織黒変症)，骨関節炎を症状とする．成人に達して本症に気づかれることもある．[987]

あるがまま aruga-mama, as it is, as they are⇨参森田療法⇀2829

アルカリ alkali 水に溶けて水酸化物イオン(OH^-)を放出する物質の総称．アルカリ金属，アルカリ土類金属の水酸化物など，特に強い塩基性を示すものをいう．アルカリ金属の炭酸塩やアンモニア，アミンなどを含めることもある．リトマス紙を青に変える．[1360]

アルカリ血症 alkalemia ［アルカレミア］ 血液pHが7.45以上になった状態．正常の血液pHは7.35-7.45の間に維持されているが，pHをこれ以上に上昇させようとする病的過程が存在しており，これをアルカローシスと呼ぶ．呼吸性と代謝性の過程が知られているが，さまざまな緩衝系によって代償され，pHの上昇にまで至らない機構が働いている．これが維持できず，その結果血液pHが7.45以上になった状態をアルカリ血症といい，逆に7.35未満の状態を酸血症 acidemia という．[146] ⇨参アルカローシス⇀187

アルカリ性食品 alkaline food 食品中の陽性ミネラル(主としてナトリウム，カリウム，カルシウム，マグネシウム)と陰性ミネラル(主として硫黄，リン，塩素)の各合計値(当量値)の差を求め，陽性ミネラルのほうが多いものをアルカリ性食品(野菜，海藻，果物，大豆，イモなど)，陰性ミネラルのほうが多いものを酸性食品(穀物，肉，魚，卵など)と定義し，全体として双方のバランスを保つことが重要とされていた．しかし，現在は，①食品中の各ミネラルが同じ割合で吸収されることはなく，体内でも酸・アルカリ平衡に直接関与する度合は小さく，食物によって身体(血液)が酸性やアルカリ性に傾くことはない，②身体(血液)のpHは重炭酸系で，肺や腎の働きによってほぼ一定(pH 7.4)に保たれており，これが食物中のミネラルによって左右されないといったことにより，酸性食品，アルカリ性食品という言葉は誤解と弊害を生むおそれがある．各ミネラルの食事摂取基準(推定平均必要量や目安量)から食物バランスを考えるべきである．[987] ⇨参酸性食品⇀1207

アルカリ性ホスファターゼ⇨同アルカリホスファターゼ⇀186

アルカリ性薬傷 alkali burn, alkali injury ［アルカリ損傷］ タンパク質融解作用をもつアルカリ化合物との接触によって生じる組織障害．アルカリ化合物のタンパク質融解作用は強く，深部組織に達することが多いので，高度の組織障害に陥りやすい．治療法は，原因となる化学物質を大量の水で洗い流すか，水で薄めた弱酸性溶液を用いて残存する物質を中和する．[485] ⇨参酸性薬傷⇀1208

アルカリ損傷 alkali injury⇨同アルカリ性薬傷⇀186

アルカリ中毒 alkali poisoning, poisoning with alkali 強いアルカリ性の化学薬品の経口的摂取，吸入および皮膚や目への接触による障害．トイレやタイルの洗浄剤などの家庭用化学薬品が問題となることが多い．通常，吸収されて中毒を起こすのではなく，接触した組織が障害されることが特徴である．経口摂取では悪心・嘔吐などの消化器症状が中心．冷えた牛乳を与えるほか対症療法とし，胃洗浄は原則行わない．胃穿孔に注意．目に直接入った場合，障害の程度は強い．[479,1593] ⇨参酸中毒⇀1212

アルカリ尿症 alkaluria 尿pHがアルカリ性を示す状態．尿が持続的にアルカリ性あるいは酸性を示す状態は異常である．アルカローシスの初期や非代償期には血液のpH上昇を反映して尿もアルカリ性を呈する．アルカローシスであっても，緩衝系が働いて代償期に入ると，この関係はみられなくなる．代謝性アルカローシス，呼吸性アルカローシスのほかに，アンモニア生成を起こすプロテウス *Proteus* 属による尿路感染症や，クエン酸カリウムの合剤やアセタゾラミド使用時にもみられる．呼吸性アルカローシスを引き起こすサリチル酸中毒の治療過程では血液ガスとあわせて尿pHの経過が観察される．[146] ⇨参塩類尿⇀386

アルカリホスファターゼ alkaline phosphatase；ALP ［ヒト血清アルカリホスファターゼ，ALP，アルカリ性ホスファターゼ］ 至適pHは9.3でアルカリ側にあり，アルカリ性溶液中でリン酸エステルを加水分解する酵素．健常者の血清アルカリホスファターゼは主として骨および肝由来．血漿中のアルカリホスファターゼのレベルは，生後1か月および青春期の骨成長が著しい時期は急速に上昇し，生後3か月以降および老年期で下降する．本酵素の血清値は骨疾患および肝・胆道系疾患で増加するので，くる病，骨軟化症，ベーチェット Behçet 病など骨芽細胞の増殖を伴う骨病変，また肝疾患や胆道閉塞などで胆汁排泄能に障害がある場合に増加する．基準値(成人)80-260 IU/L．[258]

アルカリホスファターゼアイソザイム alkaline phosphatase isozyme ヒト血清アルカリホスファターゼ(ALP)は，セルロースアセテート膜電気泳動によって ALP_1 から ALP_6 までの6種のアイソザイムに分けられ，これらの分別定量は障害臓器の推定に役立つ．ALP_1 と ALP_2 は肝・胆道由来，ALP_3 は骨由来，ALP_4 は胎盤由来，ALP_5 は小腸由来，ALP_6 は免疫グロブリン結合 ALP．[1181]

アルカレミア alkalemia⇨同アルカリ血症⇀186

アルカロイド系抗悪性腫瘍薬 alkaloid antineoplastic agent 植物塩基含有のアルカロイド系抗悪性腫瘍薬を指す．ニチニチソウより抽出・生成されたビンカアルカロイド，およびイチイ科の植物抽出物に由来するタキソ環類が代表的．ビンカアルカロイドは微小管サブユニットのチューブリンと結合し微小管の形成を阻害して抗癌作用を発現するため，微小管阻害薬とも呼ばれ，ビンクリスチン硫酸塩，ビンブラスチン硫酸塩などが含まれる．タキソ環類の薬物にはドセタキセル水和物，パクリタキセルなどがある．なお，アルカロイド系抗悪性腫瘍薬であるエトポシド，イリノテカン塩酸塩水和物は，DNAの切断と再結合に関与するトポイソメラーゼを阻害して細胞死をもたらすため，トポイソメラーゼ阻害薬として分類されることも多い．[204,1304]

アルカロイド中毒 alkaloid poisoning アルカロイドは，アルカリ性(塩基性)反応を特性とする植物によって生合成された成分をいい，薬理作用，毒作用をもつものが多い．植物に多く存在するアルカロイド類のなかで中毒症状が重篤なのは，ベラドンナやハシリドコロといったナス科植物に含まれるベラドンナアルカロイド(ヒヨスチアミン，アトロピン，スコポラミンなど)，およびトリカブト属に含有されるアコニチンである．山菜との誤食で中毒が起こることが多い．ベラドンナアルカロイドは，散瞳，外分泌抑制による口渇，皮膚紅潮，頻脈，高血圧などの症状を現す．重症では呼吸麻痺により死亡する．抗コリン薬の原料として点眼剤などに使用されているが，乳幼児では感受性が高く，鼻粘膜からの吸収によって中毒を起こす場合がある．治療は抗コリンエステラーゼ薬を投与，また摂取後4時間以内であれば催吐，胃洗浄，下剤投与が適用される．トリカブト属のアコニチンは致死量が3-4 mgの猛毒アルカロイドで，食後15-30分で嘔吐，舌のしびれ感などの初期症状が現れ，続いて脱力，低血圧，徐脈，各種不整脈，痙攣などがみられる．治療は心室性期外収縮ないしは心室細動に対する対策で，高カリウム血症の補正のほかリドカイン塩酸塩，アトロピン硫酸塩水和物が有効だが薬物療法が効果をあげないときにはペーシングを行う．[483] ⇨参トリカブト中毒→2164

アルカローシス alkalosis アルカリ塩基性の重炭酸塩の過剰あるいは酸の欠乏により，細胞外液のpHが基準値7.4前後よりも異常に増加した状態．成因により呼吸性と代謝性がある．呼吸性アルカローシスは炭酸の欠乏と過換気による炭酸ガスの過剰排泄により生じる．代謝性アルカローシスは重炭酸塩の過剰摂取あるいは嘔吐などによる胃酸喪失，カリウム喪失あるいはナトリウム-水素交換が促進される刺激により生じる．アルカローシスは，適応のための系が例えば緩衝系であったり，重炭酸塩の排泄，炭酸ガスの貯留などによりpHの変動を防ぐように働いた場合は代償される．治療は，脱水状態の回復，炭酸対重炭酸塩の比を20：1の正常比に補正する．[1213] ⇨参アルカリ血症→186，アシドーシス→149，酸塩基平衡障害(異常)→1198

アルカローシス症候群 alkalosis syndrome⇨同ミルクアルカリ症候群→2776

アルギナーゼ欠損症 arginase deficiency⇨同アルギニン血症→187

アルギニノコハク酸血症 argininosuccinic acidemia ［**アルギニノコハク酸リアーゼ欠損症，アルギニノコハク酸尿症**］ 尿素生成回路(オルニチンサイクル)の中で，アルギニノコハク酸をアルギニンとフマル酸に分解するアルギニノコハク酸分解酵素活性の低下する先天的代謝異常．血中，尿中にアルギニノコハク酸が大量に証明され知的障害や発育遅延がみられ，アンモニア中毒を伴う．[987]

アルギニノコハク酸尿症 argininosuccinic aciduria⇨同アルギニノコハク酸血症→187

アルギニノコハク酸リアーゼ欠損症 argininosuccinate lyase deficiency⇨同アルギニノコハク酸血症→187

アルギニン arginine；Arg，R ［**塩酸アルギニン，5-グアジニノ-2-アミノ吉草**(きっそう)**酸**］ グアニジノ基[NHC(=NH)NH_2]をもつ塩基性の高いアミノ酸で，ほとんどのタンパク質に存在．尿素回路の中間体でアルギニノコハク酸から合成されるが，アルギナーゼにより速やかに尿素とオルニチンに分解されるため，アルギナーゼをもつ動物では必須アミノ酸である．$C_6H_{14}N_4O_2$，分子量174.20．[96]

アルギニン血症 argininemia ［**アルギナーゼ欠損症，高アルギニン血症**］ 血中のアルギニンが増加を示す疾患で，アルギナーゼの先天的欠損により起こる．同じくシスチン，オルニチン，リジンも増加する．乳児期以降に発症し，失調症，痙性歩行，痙攣などを呈し，軽度の知的障害のみ現れる場合もある．[987]

アルギニンバソプレシン arginine vasopressin；AVP⇨同抗利尿ホルモン→1064

アルギニン負荷試験 arginine infusion test アルギニンによって分泌が促進される成長ホルモン(GH)の分泌刺激試験の1つ．安静後，仰臥位でL-アルギニン塩酸塩(10%溶液300 mLを用い，成人ではアルギニン量として30 g，小児では体重1 kg当たり0.5 g)を30分間一定速度で点滴静注し，30分ごとに2時間目までの血中GH濃度を測定する．正常ではアルギニンが，成長ホルモン分泌抑制作用をもつソマトスタチンの視床下部からの分泌を一時的に減少させ，これによって下垂体からのGH分泌が増加する．通常は血中GH濃度の頂値が7 ng/mL以下を低反応とする．副作用に嘔気がある．臨床的に成長ホルモン分泌不全症を疑う場合は，本法だけでなく，インスリン低血糖試験などの他の成長ホルモン分泌刺激試験の結果も合わせて診断が行われる．[1260]

アルキル化 alkylation 化合物の水素原子をアルキル基で置換する反応．多くの発癌物質は生体内でDNAをアルキル化することにより細胞の突然変異や癌化を引き起こす．[96]

アルキル化剤 alkylating agent ［**アルキル化薬**］ 分子内にアルキル基をもつ抗腫瘍薬で，細胞内のDNAに作用し腫瘍細胞の増殖を抑える作用がある．アルキル化剤には，シクロホスファミド，イホスファミド，ブスルファン，ニムスチン塩酸塩，ラニムスチン，メルファラン，ダカルバジン，プロカルバジン塩酸塩などがある．適応は白血病，悪性リンパ腫のほかに消化器癌，肺癌などがあるが，薬剤により適応症が異なる．禁忌は本剤過敏症患者など．副作用には骨髄抑制，消化器症状，肝障害，間質性肺炎，シクロホスファミドでは出血性膀胱炎がある．[1495] ⇨参アルキル化→187

アルキル化薬⇨同アルキル化剤→187

アルキル水銀中毒 alkyl mercury poisoning 吸入および経口曝露により取り込まれたメチル水銀，エチル水銀などによる中毒．アルキル水銀は血液-脳関門や胎盤を容易に通過するため，脳への蓄積と胎児の中毒が認められる．水生生物の食物連鎖により高濃度のメチル

あ

水銀が蓄積した魚介類を摂取し，重篤な神経症状が引き起こされた事例として，水俣病がよく知られている．また，種子の消毒，製紙業，殺菌薬の製造などに使用され，中毒を引き起こすことがある．中毒は慢性のことが多く，これは曝露後体内に蓄積したアルキル水銀が，一定濃度以上脳内に存在することが発症に必要であるためと考えられている．症状は，口唇および四肢のしびれ感などである．進行すると，運動失調，構音障害，視野狭窄，視力障害，聴力障害，意識障害などがみられる．求心性視野狭窄，難聴，小脳失調，末梢神経障害および知能障害を呈するものをハンター・ラッセル Hunter-Russell 症候群と呼ぶ．急性曝露の治療では，胃洗浄や活性炭などとともに下剤により排泄を促進する．キレート療法を行うことがある．慢性中毒には対症療法が中心となる．[489,1593] ⇨参新潟水俣病→2204，水俣病→2769

アルキル鉛中毒 alkyl lead poisoning エチル鉛，メチル鉛などの鉛化合物による中毒．自動車のアンチノック剤として過去に使用されていた四エチル鉛または四メチル鉛の吸入または経皮吸収による急性中毒が有名である．軽症では，不眠，悪夢，頭痛，不安感，興奮，悪寒などの自覚症状がみられる．脂溶性であるため中枢神経系に移行しやすく，鉛吸収量が同じでも無機鉛より重篤な脳症（神経錯乱，幻覚，痙攣，昏睡）を起こす．大量曝露では数時間で脳症を起こし，死亡する．ほかに視力低下，回転性めまい，運動失調，傾眠・嗜眠，徐脈，甲状腺機能亢進症などが生じる．尿中鉛濃度の上昇，赤血球デルタアミノレブリン酸脱水酵素（ALAD）活性低下などの検査データの異常が認められる．血中鉛濃度と症候との相関は低い．治療ではまず曝露から隔離する．皮膚汚染があれば脱衣させ石油による皮膚洗浄後，ペニシラミンまたはエデト酸カルシウム二ナトリウム水和物（$CaNa_2EDTA$）療法を行う．致死率は高いが，延命した場合の回復は早く速やかに完治する．[489,1593]

アルコール alcohol 炭化水素の水素（H）を水酸基（OH）と置換することによって得られる化合物の総称．水酸基の数によって一価，二価，三価に分類され，水酸基が2個以上のものを多価アルコールと呼ぶ．また水酸基の位置によって第1級・第2級・第3級アルコールに分類．さらに分子に二重・三重結合があるものを不飽和アルコール，ないものを飽和アルコールと呼ぶ．炭素数2個の一価アルコール C_2H_5OH をエチルアルコール（エタノール）と称し，アルコール飲料や消毒，溶媒として用いられる．[279]

アルコール依存 alcohol dependence アルコール過剰摂取が有害なことを知りながら，自らアルコール摂取をやめられない抑制喪失状態で，アルコール使用障害と定義されている．概念的にアルコール依存とアルコール乱用に分けられ，耐性の形成と離脱の存在があれば依存と呼ばれる．アルコール摂取により抑制や不安，緊張を解き，気分を高揚させる目的で，また，離脱時の不快感を避ける目的で，持続的に飲酒を続ける状態．アルコール依存には精神依存と身体依存が存在する．精神依存とは，強迫的飲酒要求に基づいて飲酒抑制が障害されたり，家族からの拒絶や刑事事件といった負の強化にも抵抗して飲み続けること．身体依存とは，飲酒中止により離脱症状（振戦，発汗，睡眠障害，自律神経症状，痙攣発作，せん妄）の出現する状態．これらの依存症状に，アルコールによる身体的障害（肝炎，膵炎，胃腸障害，心筋症）や社会的障害（夫婦の不和，離婚，失職）といったことを加味して診断が行われる．[1514] ⇨参慢性アルコール中毒→2748，アルコール乱用→191，飲酒癖→293

アルコール温度計 alcohol thermometer 温度計は，物体の温度を測定し客観的に伝えるための熱伝導の原理を利用した計器で，現在広く使われている寒暖計や体温計は接触型温度計といわれる．最も古い温度計は，紀元前にアレキサンドリアの学者フィロン Philon Alexandrinus が考案した鉛の膨張を利用したもので，以後1590年頃，ガリレオ=ガリレイ Galileo Galilei が空気の膨張を利用した温度計を考案したが，気圧に左右されるため正確な測定ができなかった．1650年頃，気圧による体積変化の少ないアルコールを用いた温度計を，フェルディナンド2世=デ=メディチ Ferdinando Ⅱ de' Medici が考案し，これが現在用いられているアルコール温度計の原型となった．1720年にはファーレンハイト Daniel G. Fahrenheit が水銀温度計を発明したが，これらも熱膨張を利用している．水銀温度計は，測定時にガラス管内を濡らさずアルコールより正確な測定ができる．しかし価格も高く，破損時に気化した水銀の吸入により呼吸困難やチアノーゼ，接触により皮疹や浮腫を生じるほか，目盛りが読み取りにくい欠点もあり，アルコール温度計が用いられることが多くなった．かつては，球部や液柱部にエチルアルコールを使用したが，現在では測定誤差の少ない灯油が用いられ，目盛りを読み取りやすくするため赤，青に着色されている．[70]

アルコール幻覚症 alcoholic hallucinosis ［**アルコール中毒性幻覚症，アルコール誘発性精神病性障害**］ アルコール精神病の一型で，アルコール依存者のアルコール離脱期に発症．多くは明瞭な聴覚性幻聴であり，患者の内的葛藤や罪責感を反映した敵対的・脅迫的な内容で，幻視はまれ．意識はほぼ清明で，見当識と記憶は保持されている．激しい不安や迫害妄想を伴う場合は，自殺や他者への暴力に発展することがある．幻覚は通常1週間以内に消失するが，持続する例もある．[1514]

アルコール健忘症候群 alcohol amnestic syndrome ［**アルコール誘発性持続性健忘性障害，アルコール性アメンチア，ウェルニッケ脳症**］ 長期間のアルコール大量使用を原因とする記憶障害．ウェルニッケ Wernicke 脳症とコルサコフ Korsakoff 症候群（コルサコフ精神病）がある．ウェルニッケ脳症は，失調，錯乱，眼筋麻痺，瞳孔障害などに特徴づけられる急性の重篤な神経障害．コルサコフ症候群はウェルニッケ脳症に続発し，最近の記憶の障害，見当識障害，作話症などからなる定型的な健忘症候群が高度かつ持続的に出現する精神病．ニコチン酸，ビタミン B_1 の持続的欠乏が関与．[1514] ⇨参コルサコフ症候群→1132

アルコール嫉妬⇨同アルコール妄想症→191

アルコール嗜癖 alcohol addiction アルコール依存という用語が提唱されるまでは，この用語が最も近い意味で用いられていた．現在は公的に用いられない．[1514] ⇨参アルコール依存→188，飲酒癖→293

アルコール症 alcoholism ある期間アルコールを飲用し，そのために個人の健康や社会機能がおかされた状態を表す包括的な概念．現在はアルコール使用障害(アルコール依存，アルコール乱用)，アルコール誘発性障害(アルコール中毒，アルコール離脱など)に区分している．[1514]

アルコール硝子体 alcoholic hyalin⇨同マロリー〔小〕体⇀2747

アルコール使用障害⇨同慢性アルコール中毒⇀2748

アルコール性アメンチア⇨同アルコール健忘症候群⇀188

アルコール性肝炎 alcoholic hepatitis アルコール摂取過剰で生じる急性肝障害．倦怠感，悪心・嘔吐，腹痛，発熱，さらに黄疸，腹水，肝腫大などを認めることもある．肝機能障害とともに白血球増加を認める．組織学的には，壊死巣に好中球浸潤やアルコール硝子体と称する好酸性物質(マロリー Mallory 小体とも呼ばれる)が細胞核周辺部に出現する．[279] ⇨参アルコール性肝硬変⇀189，アルコール性肝障害⇀189

アルコール性肝硬変 alcoholic cirrhosis アルコール摂取過剰で生じる急性肝障害の終末像．ウイルス性肝硬変に比べ肝臓は大きく，病初期には正常の肝臓よりむしろ腫大していることもある．逆に再生結節は1-2 mm と小さく均一なことが特徴．飲酒期には偽小葉内に脂肪変性を伴う．飲酒をやめれば脂肪は減少し，肝実質の再生が進み再生結節は次第に大きくなる．高度に進行すると肝臓は萎縮し再生結節も大きくなるので，形態学的に他の肝硬変との鑑別は難しくなる．[279] ⇨参アルコール性肝炎⇀189，アルコール性肝障害⇀189

アルコール性肝障害 alcoholic liver injury，drinker's liver 飲酒により生ずる肝障害の総称で，わが国の実態に基づいた病型分類では，アルコール性脂肪肝，アルコール性肝炎，アルコール性肝硬変，アルコール性肝線維症，常習飲酒家の慢性肝炎，非特異変化あるいは正常肝の6病型に分類され，さらに一部に重症で予後不良な病態を示すものがあることに注目し，重症アルコール性肝障害の項目が追加されている．わが国では，アルコール性肝線維症と常習飲酒家の慢性肝炎が多いのが特徴とされている．病因と病型診断は有用な指標がないため，飲酒歴と臨床所見，組織所見により総合的に診断される．統計的にみれば発生頻度と重症度はアルコール摂取量と期間に規定されるが，個体差(アセトアルデヒド分解能，免疫遺伝学的背景，性差など)や栄養障害の関与も無視できない．治療の基本は禁酒．[279]

アルコール性ケトアシドーシス alcoholic ketoacidosis 常習飲酒家の急性アルコール性肝炎にみられるまれな病態．一般に飢餓や高度の糖尿病などのように，糖代謝が高度に障害され，身体のエネルギー源を脂肪利用に依存しなければならない場合には，過剰にケトン体(アセトン，アセト酢酸など)が産生されるため血液は酸性に傾く(アシドーシス)．元来，アルコールには糖新生を抑制し脂肪代謝を亢進させる作用があるが，常習の飲酒による肝障害のために糖代謝が低下しているうえに，さらに食事をとらずに過剰な飲酒を持続した状況では(アルコール依存者にはしばしばみられる)，エネルギー代謝をより脂肪に依存しなければならず，このような病態に陥ることがある．[279]

アルコール性脂肪肝 alcoholic fatty liver 肝細胞内に中性脂肪が蓄積し，肝腫大をきたした状態．肝内でアルコール代謝が亢進するために還元型補酵素が産生過剰となり，その結果，脂肪酸および中性脂肪の合成の増加と分解の低下をきたす．脂肪の沈着は程度の差はあれ，アルコール性肝障害の他の病型にも伴う．診断には超音波検査が有用で，肝生検で確定．断酒により急速に改善する．[279] ⇨参脂肪肝⇀1338

アルコール性心筋症 alcoholic cardiomyopathy アルコールを毎日多飲する大酒家(日本においての診断基準は1日当たりエタノール約 135 mL を 10 年以上にわたって摂取した人)に発症する心筋症．続発性心筋症の1つとして扱われることも少なくないが，アルコールによる心筋障害が臨床的な心筋症の主因であるのか，発症のための条件づけ因子にすぎないのかは明らかではない．いずれにせよ習慣的多飲が発症を助長する要因と考えられ，左室拡張や心収縮能不全といった拡張型心筋症と同様の病像を呈する疾患．初期であれば断酒により心不全は消退するが，組織壊死や左室拡大が進行した例では回復困難とされる．[1204]

アルコール性神経炎 alcoholic neuritis⇨同アルコール性多発ニューロパチー⇀189

アルコール精神病 alcoholic psychosis⇨同アルコール誘発性障害⇀191

アルコール性膵炎 alcoholic pancreatitis アルコール大量摂取を起因とする膵炎．急性と慢性があり，急性膵炎の 30%，慢性膵炎の半数以上を占める．アルコールには，コリン刺激により膵液分泌を促進する作用，膵液内のタンパク質の構成の変化と濃度の上昇により膵管内にタンパク栓 protein plug を形成する作用，アルコール自体の細胞傷害作用がある．また，オッディ Oddi の括約筋を締めて膵管内圧を上昇させる可能性もある．全身的には，アルコール摂取は膵炎のリスクファクターである高トリグリセリド血症をきたす．また慢性アルコール中毒患者では，タンパク質分解酵素のクリアランスが低下している．これらのことが相まってアルコール性膵炎が発生する．治療は禁酒が絶対条件で，そのうえで急性膵炎，慢性膵炎の治療を行う．[1272] ⇨参急性膵炎⇀733，慢性膵炎⇀2755

アルコール性多発ニューロパチー alcoholic polyneuropathy ［**アルコール性神経炎，アルコール性ニューロパチー**］ 大酒家でしばしば認められ，慢性，緩徐進行性にグローブ・ストッキング型の感覚障害，腱反射の低下消失，筋力低下がみられ，感覚運動神経障害 sensori-motor neuropathy のパターンをとる．ときに腱反射が亢進し脊髄神経障害 myeloneuropathy の形をとる場合もある．アルコール多飲者には通常，必須栄養素，特にビタミン B 系統の欠損が併存しており，ニューロパチーの成り立ちが，アルコールそのものの中毒性のニューロパチーか欠損性のニューロパチーかの区別は容易でない．病理学的には慢性の軸索変性が主体をなす．多くは入院加療による断酒と適切な栄養補給で改善するが，退院後アルコール飲酒を再開すれば症状は再び悪化する．[509]

アルコール性胆汁うっ(鬱)滞 alcohol-induced cholestasis アルコール性肝障害の一病型であるアルコール性肝炎でしばしば認められる高ビリルビン血症．肝細胞壊死の程度に比べて，20 mg/dL 以上と著明に上昇し，肝内胆汁うっ滞のパターンをとる．その機序は，アルコール代謝産物やエンドトキシンなどによるビリルビン分泌機構の障害と推定されている．[279]

アルコール性低血糖 alcoholic hypoglycemia アルコールが関係する低血糖症には3種の臨床的および病因学的に区別できる型がある．①アルコール誘発性低血糖症，②アルコールが増強した薬剤(および運動)誘発性低血糖症，③慢性アルコール中毒の反応性低血糖症．①のアルコール誘発性低血糖症は最もよく知られ，最も重篤である．女性より男性が3倍と多く発症し，ほとんどの例が中年である．患者がはじめて発見されるときは通常昏睡状態で，本症は典型的には中程度量ないし多量のアルコールを摂取後 6-24 時間で起こる．本症では血中グルコース濃度は低く，通常 30 mg/dL 以下である．脈拍は速くはねるようであり，多量の発汗がある．通常，低体温である．肝機能検査でほとんど異常が検出されず，特徴として高乳酸血症による強い代謝性アシドーシスが存在する．アルコール飲酒が主となり食事を摂取しないときにみられるアルコール誘発性絶食性低血糖症は，ほとんどすべてアルコールによる糖新生の阻害による．治療は急性の場合は，血糖値をできるだけ早く正常に戻すためにグルコースを静脈内に投与する．グルコース投与によって意識がただちに完全に回復しなかった場合には，ヒドロコルチゾンコハク酸エステルナトリウムを静脈内に投与し，患者が十分に食事をとれるようになるまでグルコースを常時注入すべきである．二日酔いの症状の大部分はアルコールによる低血糖症によると考えられる．②のアルコールが増強した薬剤誘発性低血糖症として，インスリン治療中の糖尿病患者にアルコール摂取後の著しく重篤な低血糖症の発現が報告されている．アルコールとスルホニル尿素薬との併用時に生じることが多い．③の慢性アルコール中毒の反応性低血糖症は，肝機能障害を伴っていることが多く肝グリコーゲン量の減少が大きく影響している．[987]

アルコール性てんかん alcoholic epilepsy アルコール離脱症状の1つで，てんかん大発作様の痙攣と意識消失を伴うもの．通常，手指振戦，突発性の発汗，悪寒などの症状で始まり，心悸亢進，吐き気・嘔吐などの症状が加わる．光過敏性を示すことが多い．断酒後 6-36 時間頃に出現することが多いが，一過性であり，抗痙攣薬による長期治療は必要ないことが多い．[497,1611] ⇨参アルコール誘発性障害→191，アルコール離脱症候群→192

アルコール性ニューロパチー ⇨同アルコール性多発ニューロパチー→189

アルコール性ミオパチー alcoholic myopathy 急性アルコール性ミオパチーと慢性アルコール性ミオパチーに病態が分けられる．急性は急性壊死性ミオパチーと，急性低カリウム性ミオパチーに分けることができる．急性壊死性ミオパチーでは慢性アルコール多飲者が，多量に飲酒したのちに，骨格筋の疼痛，腫脹，圧痛を伴い筋力低下をきたす．検査所見では高クレアチンキナーゼ(CK)血症，ミオグロビン尿症をきたす．筋崩壊の激しい患者では腎不全への対応が必要になる．急性低カリウム性ミオパチーは，慢性アルコール多飲者で疼痛，腫脹，有痛性筋攣縮などを伴わずに急激な四肢の麻痺をきたし，四肢筋力低下をきたすものをいう．40-50 歳代の患者に多く，低カリウム血症を伴うことが多い．通常，カリウム補充で急速に症状の改善をみる．慢性アルコール性ミオパチーは数週間から数か月のうちに進行する上肢や下肢の筋力低下である．アルコールの摂取量に応じて筋力低下の程度が決まるが，低栄養との関連はみられず，エタノールそのものがミオパチーの発症に関連していると考えられている．患者は症状の自覚に乏しく，この概念を念頭において診察にあたらないと見逃す点も多い．断酒とバランスのとれた栄養摂取が治療になるが，急性アルコール性ミオパチーが通常数日から数週間で症状が改善するのに対し，慢性アルコール性ミオパチーでは 2-12 か月かかるとされている．またある程度進行した慢性アルコール性ミオパチーでは断酒しても部分的な改善しかみられないことがある．[509]

アルコール胎芽病 alcohol embryopathy ⇨同胎児性アルコール症候群→1871

アルコール脱水素酵素 alcohol dehydrogenase ［アルコールデヒドロゲナーゼ，アルデヒドレダクターゼ，ADH］ アルコールとアルデヒド間の酸化還元を触媒する酵素で，NAD^+ を補酵素とし，肝臓に存在する．哺乳動物の酵素は2種類のサブユニットからなる二量体で，2原子の亜鉛を含む．主な基質はエタノールであるが，脂肪族アルコール以外のステロイドアルコールに対しても活性がある．ウマ酵素の3種類のアイソザイム EE，ES，SS のうち EE はエタノールを，SS はステロイドアルコールをよい基質とする．ヒト酵素には ADH_1，ADH_2，ADH_3 のアイソザイムが存在する．[96]

アルコール中毒 alcohol intoxication アルコール誘発性障害．アルコールの大量摂取による神経性急性中毒．ろれつのまわらない会話，協調運動障害，不安定歩行，眼振，注意または記憶力の低下，昏迷または昏睡などの徴候を，アルコール使用中または使用後すぐに認め，臨床的に著しい不適応性の行動的または心理学的変化をきたす状態．慢性中毒の場合には，アルコール依存症という用語を用いる．[497,1611] ⇨参エタノール中毒→361

アルコール中毒者匿名会 Alcoholics Anonymous；AA ［アルコホリックアノニマス，AA］ 1934 年にニューヨークで結成され世界に広まった断酒を目的とした匿名自助集団．「アルコール依存者どうしが助け合って困っている人に奉仕することで，自らもアルコールから脱け出せる」とうたっている．略して AA．わが国でもこれにならって 1953 年から断酒会が発足した．匿名性とキリスト教理念を中核にしていることが特徴で，自発的断酒の原則は「12 のステップ」としてまとめられている．例会における体験談を話し，また聞くことを活動の基本とする．原則として発言には批判をはさまない．月平均約7回例会に参加している参加者は，例会の一体感を通じて「皆やめているのだから，自分だけ飲んではいけない」という感覚をもつとされる．また AA のほかにアルコール関連障害をもつ人の家族のためのアラノン(Al-Anon)や子どもたちのためのアラティーン(Alateen)がある．わが国でもこれにならって 1953(昭和 28)年から断酒会が，さらに 1975(同 50)年には AA 日本という共同体が発足した.[134]

アルコール中毒性幻覚症⇨同アルコール幻覚症⇀188

アルコール定量 quantification of alcohol in blood 主に急性アルコール中毒患者に対して行われる．定量法は酵素を用いた酵素的測定法とガスクロマトグラフィーがあるが，臨床検査では簡便性と迅速性から，主に酵素的測定法が用いられる．エタノールを含む試料に補酵素(NAD)を加え，アルコール脱水素酵素を作用させ，生成する還元型補酵素(NADH)の 340 nm での吸収の増加を分光光度計で定量する．最も優れた方法はガスクロマトグラフィーによる方法であるが，試料の前処理が煩雑であることや高価な機器を必要とするため，臨床検査の分野では利用されない.[263]

アルコールテスト⇨同飲酒試験⇀293

アルコールデヒドロゲナーゼ alcohol dehydrogenase⇨同アルコール脱水素酵素⇀190

アルコール発酵 alcoholic fermentation 生物の営む無酸素的な糖質分解の一種で，$C_6H_{12}O_6 \rightarrow 2\,CH_3CH_2OH + 2\,CO_2$ のように，糖または多糖からエタノールと二酸化炭素とを生成する．グルコース 1 分子当たり正味 2 分子の ATP が利用可能となる．この反応の主要部分は解糖と共通であり，生物のエネルギー代謝の根幹をなす代謝経路である．乳酸発酵と並んで発酵の代表的なもので微生物，また植物界に一般的である．酵母圧搾液による無細胞発酵系の樹立(ブーフナー E. Buchner，1897)は，中間代謝経路の酵素学的解析の端緒となった．古来，酒醸造に利用されている.[96]

アルコール不耐性 alcoholic intolerance アルコールに対する耐性のない症状．臨床的には，ホジキン Hodgkin 病の患者がビールまたはワインを少量でも飲んだあとに，病巣部位を中心にした痛みがしばしば出現することは知られている．悪性腫瘍患者には飲酒後に疼痛のみでなく，咳嗽，瘙痒，顔面紅潮，嘔気などが出現することも報告されている．この現象は悪性腫瘍患者の 15% にみられたとの報告がある．これはリンパ系腫瘍の 23%，他の部位の癌の 10% に相当する．症状としては疼痛が最も多く，次に出血(喀血，下血，紫斑)などである．またアルコール摂取後，突然襲ってくる形容しがたい恐怖の感覚などもある．ほかに咳嗽，顔面紅潮，意識喪失，しゃっくり，著明な瘙痒感などがある．健常者においてもアルコールに対する弱い(不耐性)，強いがある．不耐性の原因として肝でのアルコール代謝系の弱いことが推測されている.[987]

アルコールブロック alcohol block 目的とする神経，神経節，脊髄くも膜下などに 95% 以上の濃度のエチルアルコールを注入し，神経伝達を長期間あるいは半永久的に遮断する方法．主に疼痛除去のために用いられる麻酔手技．重篤な合併症を防ぐために必要最低限の量を使用すべきである.[116]

アルコールマッサージ 背部または褥瘡部位の周囲を 50% のアルコールでマッサージすること．アルコールの揮発によって皮膚の爽快感が得られ，また皮膚を乾燥させる効果がある．アルコールによる皮膚の血液循環促進作用は期待できないが，マッサージにより血液循環を促進させることができる．アルコールを浸したガーゼで頭皮を清拭すると，消毒と早期乾燥ができる．ポイント：乾燥した皮膚や創や炎症など弱った皮膚には刺激となるのでアルコールを用いない.[109]

アルコール妄想症 alcoholic paranoia ［酒客嫉妬妄想，アルコール嫉妬］ ほとんどが男性に認められ，アルコール依存症患者が「妻が夫(患者)に対して不貞をはたらいている」という嫉妬妄想を抱くことをいう．長期の飲酒による生活の乱れに起因する夫婦間不和や性機能障害が関係し，体系化された解釈妄想である.[497,1611] ⇨参アルコール誘発性障害⇀191，オセロ症候群⇀405

アルコール誘発性持続性健忘性障害 ⇨同アルコール健忘症候群⇀188

アルコール誘発性障害 alcohol-induced disorder ［アルコール精神病］ アルコールの長期摂取および離脱時に出現するさまざまな障害．アルコールを長期にわたり大量に摂取し続けると，意気盛んで易怒的となり高揚した気分になることはもちろん，抑うつ(鬱)気分とアンヘドニア anhedonia(楽しめないこと)を引き起こす．抑うつ状態，躁状態，軽躁状態あるいは混合状態を呈することが，アルコール症の治療を受ける契機となることが最も多い(アルコール誘発性気分障害)．アルコール依存が形成されていると，離脱時には，振戦，不安，睡眠障害，自律神経症状，痙攣発作などをきたすことがある．特に振戦せん妄の発現には注意が必要である．アルコール依存のある人が，飲酒量を急に減らしたとき，意識清明下で持続性の鮮明な幻覚(主に幻聴)を体験することがあり，ときに慢性に経過する(アルコール誘発性精神病性障害)．アルコール中毒や乱用を続けていると，性的興味が減退したり，性的に興奮しなくなったり，性的な満足が得られなくなったり，性交痛などの性機能不全が生じることがある(アルコール誘発性性機能不全)．長年の大量飲酒による脳萎縮のために認知症(アルコール誘発性持続性認知症)やビタミン欠乏のために記憶障害(アルコール誘発性持続性健忘障害)をきたすことがある．コルサコフ Korsakoff 精神病は，記憶障害つまり記銘と想起の障害および作話を特徴とし，ウェルニッケ Wernicke 脳症(急性の眼筋麻痺，錯乱，失調などを呈する)に続いて起こる．コルサコフ精神病では，神経症状は徐々に消退するが，記憶障害が残り，作話，失見当識などもみられ，しばしば認知症が共存する.[302]

アルコール誘発性精神病性障害 alcohol induced psychotic disorder⇨同アルコール幻覚症⇀188

アルコール乱用 alcohol abuse アルコールを飲用し続けることにより，肝障害や糖尿病などの重大な身体的障害をきたすこと以外に，仕事や学校，家庭での義務を怠るなど，社会的問題や司法的な問題を引き起こし，それにより対人問題を生じて心理的苦痛を招くことはよく知られている．すでに飲酒に関連した問題や障害があるにもかかわらず，あるいは飲酒により身体的あるいは社会的に有害で危険な状況を招くとわかっていても，1 年以上の間，アルコールによる酩酊効果を求めて，反復して繰り返される不適当な飲酒パターンをいう．アルコール乱用には，アルコール依存でみられる耐性の形成，離脱症状，強迫的な飲酒は含まないとされ，乱用と依存は区別されている．しかし，実際には，毎日かなり大量に飲酒しているが，決まった量以上には飲まない人が，何らかの理由(入院その他)で急

あ

に飲酒を中止したのち，離脱症状を呈して，はじめてアルコール依存であることが明らかになることがある．この場合，アルコール乱用とアルコール依存の区別はあいまいで不明瞭である．アルコールには依存性があることから，WHO（世界保健機関）の国際疾病分類（ICD-10）ではアルコール乱用という用語は使用されておらず，乱用は依存性のない精神作用物質の乱用に限定して用いられている．[302] ⇨参アルコール依存→188

アルコール離脱症候群　alcohol withdrawal syndrome　アルコール依存の人にみられるもので，飲酒の急激な減量や中止に引き続いて多彩な精神症状，神経症状および身体症状が発現する状態をいう．これはアルコールの身体依存形成を示す顕著な証であり，連用のもとで保たれていた生体のバランスが飲酒量の急激な減少や消失によって崩れるために生じる．たいていは離脱後4-12時間以内に始まる．離脱早期には，頭痛，動悸，発汗などの自律神経症状，不安，焦燥感，不眠などの精神症状，こびと幻視や要素性幻聴などの一過性の幻覚症状，手指振戦，筋肉の攣縮，ミオクローヌスなどの神経症状，離脱痙攣発作（全身の強直クローヌス痙攣：大発作）が出現する．これは離脱の2日目前後に最もひどく，たいていは4-5日目にはおさまるものである．ところが，症例の5%は重症化し，離脱せん妄（振戦せん妄）を呈する．これは離脱後36-72時間の不眠に引き続いて，発汗や発熱，全身の粗大な振戦，幻視，幻聴を伴うもので，視覚性の被暗示性が亢進したり，壁のシミなどが化けものや小動物に見えるなどの錯覚がみられたり，職業的動作（作業せん妄）や興奮を呈するなど，多彩で複雑な症候群である．意識レベルは動揺し，失見当識がみられ，ときには大発作をきたす．離脱後早期に適切な治療を受けなかったり，治療が遅れたりすると，死に至る可能性はより高くなる．[302] ⇨参アルコール誘発性障害→191，アルコール依存→188

アルコール離脱せん妄⇨同振戦せん妄→1576

アルコック管　Alcock canal　［陰部神経管］　肛門の後外側に坐骨直腸窩という脂肪体がある．この坐骨直腸窩の外側壁に内閉鎖筋の筋膜でできた鞘状の管があり，これをアルコック管という．陰部神経と内陰部動静脈がその中を前走する．アルコック Benjamin Alcock は19世紀のアイルランドの解剖学者．[71]

アルコホリックアノニマス　Alcoholics Anonymous；AA⇨同アルコール中毒者匿名会→190

アルゴリズム　algorithm　［算法］　狭義にはコンピュータで難しい計算を単純，短時間，正確に計算する方法．広義には難しいと思われる問題を1ステップずつ，明確，確実に解決していく手順．例えば，ある数値(A)のルート（二乗根）を計算するには，$X = A$ を初期値として，$(A \div X + X) \div 2$ を新しい X とする計算を繰り返すと，数回の計算で正確な値が求められる．[256]

アルゴル　ALGOL　コンピュータ言語の1つ．algorithmic language の略．[258]

アルゴン　argon；Ar　［Ar］　大気中に認められる6種類の希ガスの1つ．希ガスとは周期律表の0族に属する気体元素で，他にヘリウム（He），ネオン（Ne），クリプトン（Kr），キセノン（Xe），ラドン（Rn）がある．無色無臭で化学的に安定しているガスである．原子番号は18，原子量は39.9．[258]

アルゴンズ・デル=カスティロ症候群　Argonz-del Castillo syndrome　妊娠や分娩に関係なく発生し，トルコ鞍に異常のない非下垂体腫瘍性の高プロラクチン血症性乳漏性無月経の名称．[998] ⇨参フォーブス・オルブライト症候群→2522，高プロラクチン血症性無月経→1055

アルゴンレーザー　argon laser　不活性ガスであるアルゴンガスを励起することにより発生するレーザー light amplification by stimulated emission of radiation（LASER）．連続波で容易に高エネルギーを得られ，水に吸収されにくく，ヘモグロビンによく吸収されるため，一般外科手術のほか，眼科，口腔外科などで組織の切除などに用いられる．近年，腫瘍細胞に選択的に取り込まれる色素を吸収域とするレーザーを用いる光線力学的治療 photodynamic therapy（PDT）も発達してきた．[1594]

アルサス現象　Arthus phenomenon　［**アルチュス現象，アルツス反応**］　アレルギー反応の一種で，病因的にはⅢ型アレルギー（即時型過敏反応）に分類される．すなわち，侵入してきた抗原に対して抗体が結合して複合体を形成し，それが急速に組織に沈着して，局所的に炎症細胞浸潤，出血，浮腫，組織の壊死などを起こしたもの．吸入抗原（花粉やハウスダスト）により誘発されるアレルギー性肺胞炎がこれにあたる．アルサス（アルチュス）Nicolas M. Arthus はフランスの免疫学・生理学者（1862-1945）．[1439] ⇨参Ⅲ型アレルギー〔反応〕→11

アルサス反応⇨参アルサス現象→192

アルシン　arsine⇨同ヒ化水素→2429

アルシン中毒　arsine poisoning⇨同ヒ化水素中毒→2429

アルストレーム症候群　Alström syndrome　肥満，糖尿病，難聴，網膜色素変性症などを主要な症状とする症候群．1959年にアルストレーム Carl H. Alström らは3例を報告し，ローレンス・ムーン・ビードル Laurence-Moon-Biedl（LMB）症候群とは異なった，これまでに報告のない症例であると述べた．アルストレームらの症例は難聴および糖尿病を認めており，これらはLMB症候群で合併頻度が低く，またLMB症候群の主徴の1つである知的障害および指趾の異常を認めないなどの点をあげた．ゴールドスタイン Goldstein らはこの疾患の共通臨床所見として網膜色素変性症，肥満，神経性難聴，糖尿病および腎障害をあげた．さらに黒色表皮腫，禿頭，高尿酸血症，高トリグリセリド血症，骨異常（側彎症，前頭骨過骨症）などは，アルストレーム症候群の症例によくみられる所見とされている．[987]

アルゼンチン出血熱　Argentinian hemorrhagic fever；AHF　［**フニン熱**］　アレナウイルス科のフニンウイルスによる感染症．アレナウイルス科に属するウイルスは特に南米各地に風土病的に存在する出血熱の原因ウイルスであり，げっ歯類を自然宿主としてウイルスを排泄し，ヒトに感染を起こす．発熱，倦怠感，頭痛，嘔吐などで発症し，出血傾向を認める．多くの地名のついた出血熱と同様に，げっ歯類の排泄物に汚染された食品の摂取やげっ歯類との接触により感染する．[1113]

アルチュス現象　Arthus phenomenon⇨同アルサス現象→

192

アルツス反応 Arthus reaction⇨同アルサス現象→192

アルツの診断基準 Artz criteria アルツ Curtis P. Artz(1915-77)による熱傷の重症度評価方法の1つで，重症度を熱傷深度と面積，受傷部位，合併症により分類したもの．重症度とともに，入院が必要か外来通院でよいのか，さらに入院の場合は熱傷専門の総合病院での治療が必要なのか，一般病院の治療でよいのかを決める目安にもなっている．[484] ⇨参熱傷指数→2279，熱傷深度→2279，熱傷面積→2280

●アルツの診断基準

重症度	アルツの基準
①重症熱傷(総合病院に入院加療が必要)	・2度　30%以上 ・3度　10%以上 ・顔面，手足の熱傷 ・気道熱傷 ・軟部組織の損傷や骨折の合併を伴う
②中等度熱傷(一般病院で加療できる)	・2度　15-30% ・3度　10%以下
③軽症熱傷(外来通院でもよい)	・2度　15%以下 ・3度　2%以下

アルツハイマー型認知症

dementia of the Alzheimer type；DAT，senile dementia of Alzheimer type；SDAT ［アルツハイマー病，SDAT］

【定義】 ドイツの神経学者アルツハイマー Alois Alzheimer(1864-1915)が1906年にはじめて報告した認知症性疾患で，現在では初老期に発病する**アルツハイマー病**と老年期に発病する**アルツハイマー型老年認知症**に区別され，両者を総称してアルツハイマー型認知症(広義のアルツハイマー病)と呼ぶ．多くは記憶障害で始まり，それが徐々に進行し，失見当識(通常は，時・場所・人の順)や判断力障害などが加わり，認知症に発展し，さらに進行すると種々の失認や失行などの頭頂・後頭葉症状が加わり，ついには寝たきりの状態になる．

【疫学】 男女比は約1：2で女性に多い．全経過は5-15年で，肺炎などの合併症で死亡する．まれに家族性に現れる．

【病態生理】 脳は全体に萎縮し，特に海馬領域の萎縮が目立つ．顕微鏡で見ると，大脳皮質に神経細胞脱落，多数の**老人斑**や神経原線維変化がみられる．最近，家族性アルツハイマー病では第21番染色体上のアミロイド前駆体タンパクの異常，第14番染色体上のプレセニリン1や第1番染色体上のプレセニリン2の異常が，またアルツハイマー型老年認知症では第19番染色体上のアポリポタンパク遺伝子多型(E 4)が危険因子として知られている．[579]

アルツハイマー型認知症の看護ケア

根本的な治療法はないが，薬物療法としては初期からドネペジル塩酸塩の服用によって症状の改善や進行が緩慢になることがある．新薬の開発やワクチン療法などの治験が行われている．妄想などの治療には，向精神薬などが用いられることもあり，副作用の観察が重要となる．非薬物療法として回想法や音楽療法，作業療法，リアリティ・オリエンテーションなどがある．

【ケアのポイント】 各ステージで患者自身ができることの維持を図ることが重要である．初期には，慣れた仕事や家事でのミスが目立ち病気に患者自身も気がつく．文字や時計が読めないなどの障害が現れ，服の着脱，食事のとり方，排泄の行動が徐々に困難となる．できるだけ自分でできる部分を増やせるように援助する．症状が進行してくると，声かけや簡単な援助では，自分で日常生活動作ができなくなってくる．自分でやってもらうことに固執すると逆にできないという意識を強くさせてしまうので，介助することに切り替えていく．孤独や不安が原因で歩き回ったり，外出中に帰る道がわからなくなり行方不明になってしまうことも多い．また，空間の構造をとらえることが困難となり，段差がわからず転倒するので，安全に歩ける配慮や行方不明にならないように対策を講ずることも必要である．歩き回り，体力を消耗しても自分で休息がとれない場合もある．疲れた頃を見はからって休憩を促す．体重の増減などをみて，間食や水分の補給を行うなどの身体ケアが重要である．また，鏡やガラスなどに映る自分の姿に話しかけたり，自分の姿に怒ったり，おびえたりする．このような場合は鏡やガラスに布や紙を貼り，見えないようにする．後期になると，姿勢が真っすぐに保てなくなる，あるいはてんかん発作，パーキンソン Parkinson 症候群などが起こってくる．マッサージなどによる姿勢の矯正や，てんかんなどの看護が必要となる．[336] ⇨参アルツハイマー型認知症→193

アルツハイマー神経原線維変化 Alzheimer neurofibrillary tangle⇨同神経原線維変化→1523

アルツハイマー病 Alzheimer disease；AD⇨同アルツハイマー型認知症→193

アルデヒド aldehyde カルボニル基に，水素原子が少なくとも1つ結合した化合物の総称．アルコールから水素原子を2つ取り去った(脱水素)形に相当することから，「脱水されたアルコール」の意をもつアルデヒドと名づけられた．エチルアルコール(C_2H_5OH)からアセトアルデヒド(CH_3CHO)への変化は，その一例である．還元性が強く，酸化されやすい．[305]

アルデヒド試薬 aldehyde reagent ［エールリッヒ・アルデヒド試薬］ 尿中ウロビリノゲンの検出用試薬．組成は2gの*p*ジメチルアミノベンズアルデヒドを乳鉢にとり少量の濃塩酸を加えながら磨りつぶし，そこに濃塩酸50 mLを加え，さらに蒸留水を加え100 mLとしたもの．ウロビリノゲンの検出は，試験管に新鮮尿約3 mLをとりアルデヒド試薬を5-10滴加え，3分以内に室温(18-20℃)で明らかな赤色を呈する場合を陽性(病的増量)とし，色合いの程度により(1+)，(2+)，(3+)とする．3-5分を経てわずかに微赤色を呈するものを(±)とする．5分以上経て試験管の上面から全液層を透視しても赤色を認めないものを陰性(−)とする．判定は，(±)が正常，陽性(1+以上)と陰性(−)は異常である．実際的には，多数の検体を扱う病院や検診業務で使用されているウロビリノゲン検査法は試験紙法を採用しているのが現状である．[822] ⇨参試験紙法→1263，ウロビリノゲン試験(検査)→334

アルデヒド脱水素酵素 aldehyde dehydrogenase；ALDH

あ

［アルデヒドデヒドロゲナーゼ］ 哺乳期の肝臓に存在し，フラビンアデニンジヌクレオチド(FAD)を含む酵素．アルデヒドデヒドロゲナーゼともいわれ，モリブデンと非ヘム鉄も含む金属フラビンタンパク質であり，アルデヒドおよび含窒素異項環化合物に作用する．[987]

アルデヒドデヒドロゲナーゼ⇨同アルデヒド脱水素酵素→193

アルデヒドレダクターゼ⇨同アルコール脱水素酵素→190

アルドース還元酵素 aldose reductase；AR ［アルドースレダクターゼ］ ニコチンアデニンジホスホヌクレオチド(NADPH)を補酵素としてグルコースなどの還元糖を糖アルコールであるポリオールに代謝する酵素．ポリオール代謝経路はアルドース還元酵素(AR)とニコチンアミドアデニンジヌクレオチド(NAD)を補酵素とするソルビトール脱水素酵素(SDH)の2段階からなる．グルコースはARによりソルビトールに，さらにSDHによりフルクトースに代謝される．ARはポリオール経路の律速酵素である．糖尿病合併症の原因の1つに細胞内ソルビトールの蓄積が考えられている．AR阻害薬がソルビトール蓄積を阻止する目的で，特に糖尿病性神経障害で使用されている．[987] ⇨参ポリオール代謝経路→2716

アルドースレダクターゼ aldose reductase；AR⇨同アルドース還元酵素→194

アルドステロン aldosterone 副腎皮質の球状層より産生されるミネラルコルチコイドホルモンで，主として腎の遠位尿細管・集合管に存在するミネラルコルチコイド受容体に作用してナトリウムイオン(Na^+)の再吸収とカリウムイオン(K^+)，水素イオン(H^+)の尿中排泄を促すことで，体液量の増加，低カリウム血症，体液のアルカリ化をきたす．アルドステロンの産生，分泌はアンギオテンシンII，血清カリウム値，副次的には副腎皮質刺激ホルモン(ACTH)によって調節されている．[284,383] ⇨参ミネラルコルチコイド→2771，アルドステロン症→194

アルドステロン逸脱現象 aldosterone escape phenomenon ⇨同エスケープ現象→357

アルドステロン過剰症 hyperaldosteronism⇨同アルドステロン症→194

アルドステロン合成酵素欠損症 ⇨同18-ヒドロキシラーゼ欠損症→8

アルドステロン産生腺腫 aldosterone producing adenoma；APA 大部分が副腎腺腫であり，まれに悪性腫瘍が存在．多くは単発性であり，コルチゾール産生腺腫や褐色細胞腫と比べて小さく直径3 cm以下の被膜に包まれた腫瘍で，割面は黄金色を呈する．コルチゾール産生腺腫と異なり腫瘍以外の同側あるいは反対側副腎皮質球状層は萎縮せず，正常ないしは過形成を示す．臨床的には慢性のアルドステロン分泌過剰によって，高血圧，低カリウム血症，代謝性アルカローシスなどの原発性アルドステロン症を呈する．[284,383] ⇨参原発性アルドステロン症→958，副腎腫瘍→2538

アルドステロン症 aldosteronism ［高アルドステロン症，アルドステロン過剰症］ 副腎皮質の球状層にて産生，分泌されるアルドステロンの過剰分泌によって発症する病態のことで，副腎皮質の異常に基づく原発性と，種々の副腎外の原因で副腎皮質球状層が刺激されることに基づく続発性に分類される．原発性は副腎皮質球状層の過形成あるいは腫瘍による．続発性は，通常レニン・アンギオテンシン系の亢進に伴うもので，脱水，心不全，肝硬変，ネフローゼ症候群，その他の病態に続いて起こる．高カリウム血症や副腎皮質刺激ホルモン(ACTH)過剰投与による場合もある．アルドステロンの分泌過剰はナトリウム貯留とカリウム排泄を促進して体液量の増加と血圧上昇をもたらし，アルカローシス，筋力低下，多飲多尿，テタニー，不整脈などの種々の症状を引き起こす．[284,383]

アルドステロン症類似疾患 高血圧，代謝性アルカローシス，低カリウム血症，低レニン血症という原発性アルドステロン症類似の病態は，甘草 licorice の摂取によっても生ずる．原発性アルドステロン症とは異なり血中アルドステロンが低値であることから偽性アルドステロン症と呼ばれる．甘草の主成分グリチルリチンが，コルチゾールをコルチゾンに変換する11 β-ヒドロキシステロイドデヒドロゲナーゼ2型(11 β-HSD 2)の活性を阻害するために，コルチゾールがミネラルコルチコイド受容体に作用することにより生ずる．[284,797] ⇨参偽〔性〕アルドステロン症→687

アルドステロン単独欠損症 isolated aldosterone deficiency；IAD ［選択的低アルドステロン症］ 副腎皮質球状層のアルドステロン分泌が選択的に低下した状態で，グルココルチコイド分泌は保たれることよりアジソン Addison 病とは異なる．代謝性アシドーシスを伴った高カリウム血症を呈し，血漿レニン活性は高値となる．先天性では常染色体劣性遺伝による副腎皮質のアルドステロン生合成にかかわる18-ヒドロキシラーゼあるいは18-ヒドロキシステロイドデヒドロゲナーゼの欠乏により生下時より著明な水・電解質代謝異常を呈し，後天性では自己免疫機序，薬物性，悪性腫瘍の副腎転移などが原因となり易疲労感，心ブロック，食欲不振，多尿，低血圧などを生ずる．治療は高カリウム血症とアシドーシスの補正，ミネラルコルチコイドの補充が基本．[284,383]

アルドステロン分泌抑制試験 aldosterone secretion inhibition test 血中アルドステロンの高値を認めた場合，その分泌過剰が自律性分泌によるものかどうかを検討するために行われる試験．通常，アルドステロン分泌の強い刺激となるレニン・アンギオテンシン系を抑制することにより評価する．①カプトプリル負荷試験：アンギオテンシン変換酵素(ACE)阻害薬であるカプトプリルは，アンギオテンシンIIの産生を抑制して血漿アルドステロンを低下させるが，腺腫による原発性アルドステロン症(APA)ではアンギオテンシンIIが抑制されているためカプトプリルによるアルドステロンの低下が起こらない．実際にはカプトプリル25-50 mgを投与し，1時間後の血中アルドステロン(PAC)と血漿レニン活性(PRA)を測定すると，APAではPACは抑制されずPAC/PRA比は20以上となる．②生理食塩水負荷試験：レニン・アルドステロン系を抑制して本態性高血圧と原発性アルドステロン症の鑑別を行う試験であるが，心負荷を伴うので適応を慎重に決定．安静臥床のもと4時間で2Lの生理食塩水を点滴静注し，投与前後のPRAとPACを測定する．正常ではこれらの負荷後の値は前値の半分以下に低下．[284,383] ⇨参アルドステロン症→194

アルドヘキソース⇨参六炭糖→3000

アルドヘキソース系 aldohexose shunt 小腸上皮刷子縁にあるナトリウムイオン(Na^+)とブドウ糖の共役輸送．Na^+ とブドウ糖 1 分子が担体に結合し，Na^+ の濃度勾配を利用し細胞内に効率よく取り込む．フロリジンで抑制される．[842]

アルドラーゼ aldolase 解糖系の一酵素．フルクトース 1,6-二リン酸からジヒドロキシアセトリン酸とグリセルアルデヒド 3-リン酸に開裂する反応を触媒する．[305]

アルドリッジ手術 Aldridge operation⇨同筋膜内単純子宮摘出術→806

アルパース病 Alpers disease ［乳児進行性脳灰白質異栄養，乳児進行性脳白質ジストロフィー］ 多くは 1-2 歳に痙攣発作で発症．中枢神経系の障害(精神発達遅滞，退行，ミオクローヌス，小脳失調，痙性麻痺など)を呈し数年で死に至る．病因は単一でないと考えられるが，高乳酸血症，筋病理学的にミトコンドリアの集積(赤色ぼろ線維 ragged-red fiber)を認め，生化学的にミトコンドリア電子伝達系の異常を認めることから，ミトコンドリア病の一種と考えられている．病理学的には主に大脳皮質が障害される．その他，小脳，大脳基底核，脳幹がおかされる．肝臓は肝硬変の所見を呈する．ミトコンドリア病であるリー Leigh 脳症と類似している点が多いが，リー脳症では大脳基底核や脳幹が主としておかされるのに対し，本疾患では大脳灰白質が主として障害されることが鑑別上重要である．[716] ⇨参リー脳脊髄症→2916，ミトコンドリア脳筋症→2769

アルファ 「α」の項目を見よ

アルファウイルス〔属〕 *alphavirus* 一本鎖 DNA をゲノムとするトガウイルス科 *Togaviridae* の一属．以前は A 群アルボウイルス group A arbovirus に分類されていた．東部ウマ脳炎，西部ウマ脳炎，ベネズエラウマ脳脊髄膜炎の原因となる種が含まれており，まれにヒトへの感染を起こすこともある．[1113]

アルファカルシドール alfacalcidol ［1α水酸化ビタミン D_3］ 活性型ビタミン D_3 製剤．肝臓で 25 位の水酸化を受け，1,25 水酸化ビタミン D となり，活性型となる．ビタミン D 欠乏症であるくる病や骨軟化症，慢性腎不全における線維性骨炎のみならず，種々の原因による低カルシウム血症や骨粗鬆症の治療に広く用いられている．[610] 商アルファロール，ワンアルファ ⇨参活性型ビタミン D→530，活性型ビタミン D_3→530

アルファシヌクレイン α-synuclein シナプス前膜と核とに存在する神経系特有のタンパク質で，遺伝子は 4 番染色体長腕に存在．常染色体優性遺伝を示す家族性パーキンソン Parkinson 病の原因遺伝子の 1 つであるだけでなく，病理学的特徴であるレビー Lewy 小体の主要成分である．そのため，家族性にとどまらず孤発性のパーキンソン病の発症にも，本タンパク質の異常が直接関連していると考えられ，盛んに研究されている．本遺伝子の異常で発症するパーキンソン病は非常にまれで，臨床像は孤発性と似ているものの高次脳機能障害の合併率が高いことが報告されている．[576] ⇨参パーキンソン病→2320

アルブカシス Albucasis⇨同アブールカシム→170

アルブミン albumin；Alb ［Alb］ 動物や植物の細胞内，体液中に存在するタンパク質の 1 つ．卵白 albmen を語源とし，水に溶け，加熱によって凝固する．アルブミンは浸透圧維持のほか，水に対して不溶性の物質の結合および運搬，pH 緩衝などを担う．[656]

アルブミン・グロブリン比 albumin-globulin ratio；A/G ［A/G 比］ アルブミンのグロブリンに対する比をいう．基準値は 1.2-1.9 で，低値の場合に意味をもつ．慢性肝障害，多発性骨髄腫，膠原病，悪性腫瘍などアルブミンの低下またはグロブリンの増加，あるいはその両者をきたす病態で低値をとるが，疾患特異性が低く，診断上，病態把握上の意義は低い．[279]

アルブミン欠乏症 analbuminemia ［無アルブミン血症］ 体内のアルブミン量が減少する疾患．アルブミン遺伝子の変異によって生じ，常染色体劣性遺伝形式を示す．血漿浸透圧低下に対してはγグロブリン増加による代償機転が働くために，臨床症状は軽度の浮腫と中等度の低血圧にとどまることが多い．[656]

アルブミン尿 albuminuria タンパク尿と同意語的に用いられることが多い用語．糸球体障害によるタンパク尿は主にアルブミンとグロブリンで構成されているが，初期ではほとんどがアルブミンであることと，たとえグロブリンが存在していても，主体はアルブミンであることから，タンパク尿のことをアルブミン尿と呼ぶことが多い．通常は糸球体障害を示すが，発熱，立位，運動，興奮などの生理的変化でも一過性に認めることがあり，一過性アルブミン尿症という．[146] ⇨参タンパク尿→1957

アルブミン様変性 albuminous degeneration⇨同タンパク変性→1958

アルブライト症候群 Albright syndrome⇨同オルブライト症候群→415

アルベルス・シェーンベルグ病 Albers-Schönberg disease ⇨同大理石骨病→1904

アルベルト縫合 Albert suture 消化管を吻合する際の縫合法．断端から 4-5 mm の位置で粘膜から漿膜までの全層に針を通し，反対側の断端は逆の層順で針を通して縫合する．吻合部に十分な支持力があり，消化液の漏出が少ないため長い間消化管吻合法の中心であったが，内側に突出する形になるため狭窄が起こりやすい欠点も報告され，最近では使われる頻度が少なくなっている．またアルベルト Albert はランベール Lembert が発表した漿膜筋層一層縫合を合わせた二層縫合を報告し，のちにアルベルト・ランベール縫合 Albert-Lembert suture と呼ばれるようになった．[106] ⇨参アルベルト・ランベール縫合→195

アルベルト・ランベール縫合 Albert-Lembert suture ［アルベルト・レンベルト吻合］ 腸管の全層を合致させて縫合させる方法(アルベルト縫合)と漿膜筋層縫合(ランベール縫合)とを組み合わせた 2 層にわたる縫合法．消化管における縫合法として最も一般的．アルベルト Eduard Albert は，オーストリアの外科医(1841-1900)．ランベール Antoine Lembert はフランスの外科医(1802-51)．[116]

アルベルト・レンベルト吻合 ⇨同アルベルト・ランベール縫合→195

アルボウイルス arbovirus ［節足動物媒介ウイルス］ 節足動物(ダニや昆虫，特に蚊)が媒介するウイルスで，

arthropod-borne virus の頭文字から arbovirus と呼ばれる．ウイルスの分類上，ウイルス粒子の構造やゲノムの性状に基づく分類ではなく，自然生態の中での宿主や伝播サイクルなど疫学的性質に基づく分類である．アルボウイルスは，その多くが野鳥やげっ歯類を自然宿主とし，節足動物が媒介動物となる．ヒトや家畜などに感染すると発熱，発疹，脳炎，出血傾向などを引き起こすことが特徴的．トガウイルス科のアルファウイルス属(ウマ脳炎ウイルスなど)，フラビウイルス科のフラビウイルス属(デングウイルス，日本脳炎ウイルス，黄熱ウイルスなど)，ブニヤウイルス科(5つの属のうちハンタウイルス属以外)などがアルボウイルスに含まれる．[1113]

アルボウイルス脳炎　arboviral encephalitis　［**フラビウイルス脳炎**］　アルボウイルスは節足動物媒介性ウイルス arthropod-borne virus の総称．アルボウイルス脳炎は節足動物によりヒトや脊椎動物に伝播するウイルス性疾患である．形態学的に異なるフラビウイルス *Flavivirus*，トガウイルス Togavirus，ブニヤウイルス Bunyavirus，レオウイルス reovirus，ラブドウイルス *Rhabdoviridae* などおよそ10のリボ核酸(RNA)ウイルス科を含む．ダニ，蚊，サシチョウバエなどの節足動物によって媒介される人畜共通感染症で，感染してもほとんどは無症候性であるが，脳炎，出血熱など重篤な病態を引き起こしうる．日本脳炎，セントルイス脳炎，ロシア春夏脳炎，東部・西部馬脳炎などがある．[716]　⇨参日本脳炎→2224

アルポート症候群⇨同難聴遺伝性腎炎→2201

アルマ・アタ宣言　Alma-Ata Declaration　1978年，旧ソ連(ソビエト連邦)のカザフ共和国の首都アルマ・アタ(現カザフスタン共和国，アルマトイ)に，世界143か国の代表が WHO と UNICEF の呼びかけで集まり，国際会議が開催され，採択された宣言．全10章からなり，「西暦2000年までにすべての人に健康を」という目標を定め，そのための世界戦略としてプライマリ・ヘルス・ケア(PHC)の理念を打ち出した．健康を基本的人権としてとらえ，地域社会における保健医療への人々の参加と自立を趣旨として，そのために各国の政府や国際機関が共同して技術的，財政的支援を拡大するための方策の道を開くよう要請している．20世紀末までに目標達成はできなかったが，1995年には，21世紀に向けてアルマ・アタ宣言を見直し継承する宣言が新たに採択された．[1400]　⇨参プライマリヘルスケア→2572

アルミナ肺⇨同アルミニウム肺→196

アルミニウム　alumin〔i〕um；Al　［Al］　原子番号13，原子量26.98の銀白色の軽金属．元素名は，古くから医療用として用いられていたミョウバン〔alum；$AlK(SO_4)_2 \cdot 12H_2O$〕に由来．ほとんどの動植物の生体内に広く存在するが，必須元素ではないと考えられている．アルミニウムとの化合物は制酸薬，殺菌薬，防腐薬，収斂薬，止血薬として用いられている．[759]

アルミニウムアジュバント　aluminium adjuvant；ALUM　水酸化アルミニウムを主成分とするアジュバント(免疫補助剤，増強剤)．抗原とともに生体に投与することにより特異的免疫反応を起こりやすくする．インフルエンザワクチンなどで用いられている．[1439]　⇨参アジュバント→150

アルミニウム骨症　alumin〔i〕um-related bone disease　リン吸着薬である水酸化アルミニウムゲル(現在ではほとんど使われず炭酸カルシウムやセベラマー塩酸塩を使用)の投与や，透析液，溶解水道水(逆浸透装置 RO)から混入するアルミニウムの蓄積によって起こる骨症．骨軟化症となり，からだの軸に沿った骨の変形と骨盤・椎骨・胸郭などの骨折が起こる．アルミニウムは軟部組織で骨に沈着するため，血清濃度が上昇しない患者もいる．そこでアルミニウム蓄積の有無は，キレート剤を用いたデフェロキサミン(DFO)試験で調べる．[858]

アルミニウム腎毒性　alumin〔i〕um nephrotoxicity　長期血液透析患者においてアルミニウムの腎排泄が欠如していることをいう．リン吸着薬である水酸化アルミニウムゲルやアルミニウム含有の健胃消化薬，消化管粘膜保護薬，透析液，溶解水道水などから混入するアルミニウムが蓄積してアルミニウム骨症を起こし，腎性骨症に発展することがある．またアルミニウムの脳への蓄積(アルミニウム脳症)の危険性も報告されている．[858]　⇨参アルミニウム骨症→196

アルミニウム性透析脳症⇨同透析脳症症候群→2115

アルミニウム肺　aluminum lung　［**アルミナ肺，シェーバー病，ボーキサイト肺**］　ボーキサイトの精錬時に発生する水酸化アルミニウムのフューム(高温の物質から発生した蒸気が空気中で凝固した微粒子)や，金属アルミニウムの粉塵を吸入することによって起こる呼吸器疾患．肺線維症様病変を起こし，気胸を合併しやすい．上中肺野に出現することが多い．[953]　⇨参塵肺(じんぱい)症→1596

アルメイダ　Luis de Almeida　［**ルイス=デ=アルメイダ**］　アルメイダ Luis de Almeida (1525?-83) はポルトガルのリスボンで生まれた商人であったが，母国にて医師免許を取得したのちに1552(天文21)年に貿易目的で初来日．日本とマカオを往来し多くの富を手にしたが，山口でイエズス会トーレス神父と出会ったのち，豊後府内(現在の大分県)に私財を投じて乳児院を開設．さらに大友宗麟の庇護で1557(弘治3)年に外科，内科ならびにハンセン Hansen 病科を備えた日本初の西洋医学が導入された総合病院を設立．その後は医師の養成も行った．1566(永禄9)年には五島の領主宇久純定の治療を依頼され名声は高まった．1580(天正8)年，マカオにて司祭に叙階され，再び日本に戻り宣教活動・医療活動に専念し1583(同11)年に59歳にて天草の河内浦で没した．[24]

アル=ラージー　al-Razi　［**ラーゼス**］　本名：アブ=ベクル=ムハンマド=ベン=ザカリーヤー=エル=ラージー．ムハンマド=イブン=ザカーリーヤー=アルーラージーともいう．アラビア医学の最高峰の1人〔865-912(923,932とも)〕．臨床ではアル=ラージー，理論ではイブン=シーナー Ibn Sīnā とする学者もいる．ラーゼスはラテン語名．イランのテヘラン近郊で生まれる．イブン=シーナー同様，哲学者でもあったが，音楽にも長じ，また両替商を営んだという．30歳の頃に医学に興味をもち，各地の病院長を歴任，医学者として病院経営，臨床に活躍し，多くの著作を残した．大著113部，小著28部のほか詩作もしたとされる．最大の著書は『アル・ハーウィ・フイツ・テイブ(医学大系)』(別訳,『医学宝庫』など)で,通称『アル・ハーウィ』という.アラビア医学最高の傑作とされている.その著書の多くは散逸した.『アル・ハーウィ』は膨大な臨床例を収めた独創的な大著であるが,他に伝存するものとして『マンスールの書』がある.この本は医学概論で,15世紀末にイタリア人クレモナのジェラルドGerard of Cremonaによってラテン語に翻訳され(『コンティネンス』),中世ヨーロッパの大学では,医学生のための必修教科書となった.ギリシャ医学の体液病理説によって,入浴療法,薬物療法,心理療法などを行った.アル=ラージーは天然痘や麻疹のような急性発疹病のほか,小児病,関節病,結石病,膀胱病,腎臓病などに関する論文を200以上書いたとされるが,そのうちの30余編が伝存している.心理療法にも優れており,患者の心理状態を観察して,起立・歩行障害を治療したエピソードは有名である.アル=ラージーはイスラム世界のみならず,世界の医学史上最も偉大な医師の1人とする人々もいる.後輩にあたるイブン=シーナーにも類似のエピソードがあり,精神療法にもたけていたのは,アル=ラージーにも現れているアラビア医学の伝統といえるかもしれない.もっとも病気の治療に関する心理療法の発想はメソポタミアの医学文献の中にすでに現れていることに注意したい.[733] ⇨参アラビア医学⇀184

亜鈴型腫瘍 dumbbell tumor⇨同亜鈴状腫瘍⇀197

亜鈴状腫瘍 dumbbell tumor, dumbbell-shaped tumor ［砂時計腫瘍,亜鈴型腫瘍］ 脳あるいは脊髄の腫瘍が,生理的にある正常構造としてのすき間あるいは孔を通して両側に発育し,その前後で亜鈴(ダンベル)状に大きくなった状態.典型例は脊髄外腫瘍が椎間孔を通して脊椎内外に発育する場合.頭蓋咽頭腫,脊髄神経鞘腫,下垂体腫瘍,視神経グリオーマなどにみられる.[791]

●亜鈴状腫瘍(神経鞘腫)

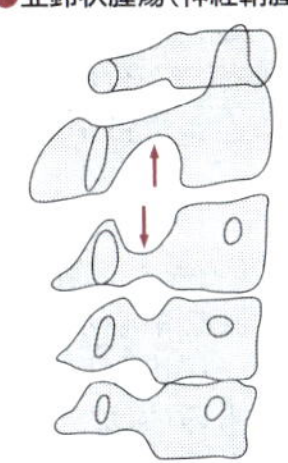

第3頸神経根より発生した神経鞘腫.第2・第3頸椎間の椎間孔が著しく拡大している(↑)

冨永悌二(山浦晶ほか編):標準脳神経外科学 第10版,p.323,図372,医学書院,2005

アレキサンドリア医学 Alexandrian medicine 紀元前3世紀以降にエジプトのアレキサンドリアを中心に展開した医学.この時期の特徴は解剖学である.図書館が整備され,人体の構造が解明された.当時犯罪者に対する生体解剖も行われたといわれる.医学教育が充実し,公医制度も発達した.ヘロフィロスHerophilus(紀元前335-280),エラシストラトスErasistratus(紀元前310-250)がこの時代の医師としては有名で,いずれも解剖学を重視した.ヘロフィロスは解剖学の先駆者で,十二指腸や前立腺などの用語はこの人によってつくられたという.エラシストラトスは,生理学者であり,ヒトの脳の回転は知識に関係があるとした.プネウマ説を唱え,ヒポクラテスHippocratesの体液説を批判した.エラシストラトスによれば,病気は食物の未消化部分の過剰に起因する「多血」が原因である.彼の診断学は一面的であり,その「多血」は,初期クニドス学派の「有害物質」に酷似している.江戸時代中期の漢方医吉益東洞の「万病一毒」論に通ずるところがある.アレキサンドリア学派において,外科学が著しく発達した.手術の際ナス科植物マンドラゴラを用いる麻酔法が行われた.外科学のフィロクセノス,産婦人科学では月経や分娩障害に知見を示したデモトリアス,眼科ではガイオスとアンドレアスのほか,後世に多大の影響を与えたデモステネスが,薬学では『医薬について』のヒケシオスと『薬箱』の著者アンドレアスがいる.アレキサンドリア医学の数多の業績を土台にこれを集大成したのが400年後のガレノスGalenusである.[733]

アレキシサイミア⇨同失感情症⇀1307

アレキシン alexin⇨同補体⇀2704

アレナウイルス〔属〕 *Arenavirus* エンベロープ(外被膜)をもったマイナス(−)センスRNAウイルスで,長さの異なる2本のRNAをもっている.自然界では野生のげっ歯類を宿主としており,持続感染し常にウイルスを尿中,唾液中に排泄している.これらを介してヒトに感染する.地域に特定された出血熱の原因ウイルスとなっており,ボリビア出血熱(マチュポウイルス),アルゼンチン出血熱(フニンウイルス),ナイジェリアのラッサ熱(ラッサウイルス)が知られている.発熱,筋肉痛,発疹,出血傾向を認める.特異的な治療法はない.[1113]

アレルギー⇨参アレルギー反応⇀199

アレルギー検査法 allergic examination, allergic test アレルギー性疾患に関する検査.現在,アレルギー反応は基本的にⅠ-Ⅳ型に分類される(Ⅰ-Ⅴ型に分類される場合もある).それぞれに分類されるさまざまな疾患および関連検査があるが,一般的にアレルギーと呼ぶ場合は,アトピー性疾患などⅠ型の免疫グロブリンimmunoglobulin E(IgE)依存型(アナフィラキシー型,即時型)を指す場合が多い.Ⅰ型アレルギーに関連する検査は,①患者自身に対する検査で,予想される各種アレルゲンを患者に接種あるいは投与してアレルギー反応が起こるかどうかをみる皮膚試験(スクラッチ試験や皮内試験),粘膜誘発試験,食物負荷試験など,②検体検査で,患者血清中の総IgE濃度の測定〔放射性免疫吸着試験radioimmunosorbent-test(RIST)など〕や,各種アレルゲン特異的IgEの測定〔放射性アレルゲン吸着試験radioallergosorbent test(RAST),酵素アレルゲン吸着試験enzyme-allergoserbent test(EAST)など〕により疾患の程度や原因アレルゲンを特定するもの,がある.また,アレルギー反応により放出される血漿ヒスタミン濃度の測定や,試験管内アレルゲン負荷試験としてのヒスタミン遊離試験などもある.前者はまれにアナフィラキシーショックを引き起こす危険性があり,最近では高感度な免疫化学的測定原理に基づく後者の検査が汎用されている.なお,Ⅱ型では疾患特異的抗体が沈降反応や酵素免疫測定法enzyme immunoassay(EIA)で,抗赤血球抗体は直接・間接クームスcoombs試験などで測定される.Ⅲ型関連検査としては各種自己免疫性疾患特異的抗体や免疫複合体・補体価などが測定される．Ⅳ型関連検査には皮内反応，貼付試験(パッチテスト)，リンパ球刺激試験などがある．Ⅴ型では抗甲状腺刺激抗体や各種抗受容体抗体などが測定される．[1045] ⇨参アレルギー反応→199，自己免疫疾患→1271，自己抗体→1268

アレルギー疾患 allergic disease, allergosis アレルギー反応の関与する疾患の総称．クームス Robert R. A. Coombs とジェル Philip G. H. Gell が提唱したⅠ型，Ⅱ型，Ⅲ型，Ⅳ型の各アレルギー反応による疾患のことであるが，狭義にはⅠ型(即時型)アレルギー反応による疾患(アトピー性疾患)を指す．①Ⅰ型アレルギー疾患：アトピー性疾患のこと．②Ⅱ型アレルギー疾患：細胞傷害型，細胞融解型反応によるもので，細胞膜上に発現されている抗原に抗体が結合することにより細胞傷害が起こり，細胞の溶解が起こる．不適合輸血による溶血性貧血，自己免疫性溶血性貧血，特発性血小板減少性紫斑病，薬物性溶血性貧血，顆粒球減少症，血小板減少症，グッドパスチャー Goodpasture 症候群が含まれる．③Ⅲ型アレルギー疾患：免疫複合型またはアルツス(アルサス)Arthus 型と呼ばれ，抗原と抗体とが結合した免疫複合体による組織障害．血清病，全身性エリテマトーデス(SLE)，関節リウマチ，糸球体腎炎，過敏性肺炎，アレルギー性気管支肺アスペルギルス症などが含まれる．④Ⅳ型アレルギー疾患：遅延型(ツベルクリン型，細胞性免疫型)アレルギーと呼ばれる．細胞性免疫によるもので，アレルギー性接触性皮膚炎，アレルギー性脳炎，移植拒絶反応などが含まれる．[309]

アレルギー性気管支炎 allergic bronchitis アレルギーの機序により発生したと考えられる気管支を中心とする気道の炎症．アレルゲンには，ダニ，カビ，花粉，イヌやネコの毛などがある．急性に発生し治癒するものもあるが，慢性に経過し，咳や痰を主症状とするものもある．好酸球の増加や IgE(免疫グロブリン E)の増加を認めればアレルギーが原因と考えられるが，感染の可能性が少なく，他に原因が考えがたいものもアレルギーと推測されることがある．また，喘息の初期と考えられるものもあり，喘鳴を伴えば喘息と診断される．治療には咳，痰の対症療法と，軽度の抗アレルギー薬が使用される．[953]

アレルギー性気管支肺アスペルギルス症 allergic bronchopulmonary aspergillosis⇨参アスペルギルス症→153

アレルギー性結膜炎 allergic conjunctivitis アレルギーによる結膜炎で，主にⅠ型アレルギーが関与する結膜の炎症．花粉症のように症状の発現が季節性のものを季節性アレルギー性結膜炎，症状の発現が通年性のものを通年性アレルギー性結膜炎という．アレルゲンは花粉やハウスダストなどさまざまである．アレルギー性鼻炎や喘息を合併することが多い．主な自覚症状は瘙痒感であり，ほかに充血，乾燥感，流涙，異物感などで，眼脂は通常多くない．他覚的には，結膜の浮腫，充血，乳頭増殖がみられる．また，血液検査では IgE 上昇が認められることが多い．アレルゲンに対する抗原回避が重要で，花粉飛散時期の眼鏡やマスクの使用，さらに室内の掃除などを指導する．薬物治療として，抗アレルギー薬やステロイド剤などの点眼を行う．[651]

アレルギー性紫斑病 allergic purpura⇨同シェーンライン・ヘノッホ紫斑病→1223

アレルギー性接触性皮膚炎 allergic contact dermatitis；ACD⇨参接触皮膚炎→1736

アレルギー性肉芽腫症 allergic granulomatosis⇨同アレルギー性肉芽腫性血管炎→198

アレルギー性肉芽腫性血管炎 allergic granulomatous angitis；AGA, allergic granulomatosis and angitis ［**アレルギー性肉芽腫症，チャーグ・シュトラウス症候群**］ 1951 年にチャーグ Jacob Churg とシュトラウス Lotte Strauss によって報告された原因不明の壊死性血管炎．組織的に細小血管の肉芽腫性またはフィブリノイド壊死性血管炎と血管外肉芽腫性病変が特徴で，古典的な結節性動脈周囲炎(PN)と異なる疾患として命名．①気管支喘息あるいはアレルギー性鼻炎，②末梢血好酸球の著明な増加，③血管炎症状(多発性単神経炎；四肢末梢のしびれ・疼痛，発熱，体重減少など)の 3 つを主要臨床所見とする疾患であり，①と②が先行し，あとから③が発症．原因として抗好中球細胞質抗体(ANCA)の一種である抗ミエロペルオキシダーゼ抗体(MPO-ANCA あるいは p-ANCA)が約半数例で陽性になることから，その関与の可能性が示唆されている．治療は副腎皮質ホルモン剤投与で，効果不十分の場合は免疫抑制薬を併用．チャーグ(1910-2005)とシュトラウス(1913-85)はアメリカの病理学者．[309] ⇨参血管炎→898，肉芽腫性動脈炎→2206

アレルギー性肉芽腫性血管炎に伴う腎障害 腎糸球体毛細血管の壊死性血管炎が原因の糸球体病変．臨床的には急速進行性糸球体腎炎(RPGN)の経過を示す予後不良の疾患．腎生検で糸球体に半月体形成を認めることが特徴的で，抗好中球細胞質抗体(ANCA，特に MPO-ANCA)が検出されることが多い．進行性であるので，治療は発症早期の強力な免疫抑制療法(ステロイド剤，免疫抑制薬)が重要で，急速な経過を示す例にはステロイドパルス療法や抗凝固療法(ワルファリンカリウム，ヘパリンなど)を組み合わせたカクテル療法が行われ，血漿交換療法が併用されることもある．また腎不全例には透析療法が施行される．[481]

アレルギー性肺炎 allergic pneumonia ［**外因性アレルギー性肺〔胞〕炎，過敏性肺〔臓〕炎，ニューギニア肺症**］ アレルギー反応によって起こる肺炎．肺を中心とする疾患と，全身性のアレルギー性疾患の一症状として発症する場合とがある．肺を中心とするものには，ブレオマイシン塩酸塩やメトトレキサートなどの抗癌剤，抗生物質，化学療法薬などによる薬物性肺炎，カビ類や鳥類の排泄物などによる過敏性肺〔臓〕炎，末梢血の好酸球増加，肺内好酸球の浸潤がある好酸球性肺炎などがある．過敏性肺〔臓〕炎の 80% 以上が急性に発症する夏型過敏性肺〔臓〕炎である．全身疾患の一症状となるものには膠原病によるものがある．アレルギー反応の機序は多様であり，機序不明のことも多い．[953]

アレルギー性鼻炎 allergic rhinitis ［**鼻アレルギー**］ くしゃみ発作，水様性鼻汁，鼻閉を三主徴とし，眼や鼻に瘙痒感を伴う鼻腔の炎症．鼻アレルギーともいう．ハウスダスト(室内塵)や動物の毛，花粉のような抗原に対する鼻粘膜のⅠ型アレルギーで，花粉症のように季節性のものと，ハウスダストや動物によるアレルギーのように通年性のものがある．治療法には，局所的または全身的な抗ヒスタミン薬の投与，抗原除去，希釈抗原を徐々に増量して注射する減感作療法などがある．[451] ⇨参花粉症→545

アレルギー性皮膚疾患⇨参アレルギー疾患→198

アレルギー性薬疹 allergic drug eruption アレルギー機序による薬疹．発疹の形態などにより，蕁麻疹型，中毒性表皮壊死剝離症(TEN)型，播種状紅斑丘疹型，光線過敏症型などがある．免疫グロブリンのIgEを介した即時型のアレルギー反応による場合と，T細胞による遅延型の細胞性免疫による場合とに大別される．原因薬剤の同定には，詳細な問診のほか，リンパ球刺激試験，皮内反応，スクラッチ試験，再投与試験などが行われる．[178] ⇨参薬疹《皮膚科》→2840

アレルギー治療食 food allergy diet 食物アレルギー患者の食事療法．第1に原因食品(アレルゲン)を確定する．問診を中心に推定される食物アレルゲンの除去による症状の改善あるいは再負荷による誘発試験などが行われる．アレルゲンが確定した場合は，その食品およびその食品を含む製品を摂取しないことが食事指導の基本となる．アレルゲンとして多いものは卵，牛乳，大豆である．第2に除去した食品にかわる食品を選択する．症状との関連をみながらできるかぎり広い範囲で食品を選び出し，多くのものが食べられるという安心感を与えることも大事である．食品は新鮮で良質なものを選び，加工食品(インスタント食品を含む)や内容の不明瞭なものは除外し手づくり料理を勧める．栄養のバランスを考え過不足なく摂取するよう注意する．毎日食物日記を記入することは，症状と食物との関連がみられ治療のうえで重要な役割を果たし，食事の偏りもわかり食生活の改善に役だつ．[987]

アレルギー反応 allergic reaction 広義にはクームス Robert R.A. Coombs とジェル Philip G.H. Gell のⅠ型，Ⅱ型，Ⅲ型，Ⅳ型の各アレルギー反応を指し，免疫反応に基づく生体に対する全身性または局所性の障害のこと．狭義にはⅠ型アレルギー反応を指す．Ⅰ型アレルギーは，抗原(アレルゲン)とマスト細胞(肥満細胞)表面の免疫グロブリン(IgE)とが反応し，マスト細胞よりヒスタミン，ロイコトリエン，血小板活性化因子(PAF)などの化学伝達物質が放出されて起こる生体反応．これらの化学伝達物質は平滑筋の収縮，血管透過性亢進，粘液分泌などを引き起こし，アレルギー反応の症状が起こる．アレルゲンとの接触から症状の発現までの時間が分単位と短いため，即時型アレルギーともいう．[309]

アレルゲン allergen 生体にアレルギー反応を引き起こす原因となる物質．ヒトはアレルゲン(抗原)に対して先天性あるいは後天性に免疫を獲得するが，特定の個人では外来性物質や体内で生じた物質に対して過剰な反応が生じる．花粉，動物の毛垢，ハウスダスト(室内塵)，羽毛，食事，薬剤などが一般的である．アレルギーにはさまざまな種類があり，また，その原因アレルゲンは多様であるが，抗原エキスを使用した皮膚テストや血清中の特異IgEを検索することにより同定可能である．[1370] ⇨参アレルギー反応→199

アレルゲン吸入誘発試験 allergen inhalative provocation test 気管支喘息は内因型(非アトピー性)および外因型(アトピー性)に分類されるが，外因型ではアレルゲン(抗原物質)がⅠ型アレルギー反応を引き起こし，引き続き気道収縮反応，気道炎症が起こり，喘鳴，呼吸苦といった喘息発作を生じさせる．アレルゲン吸入誘発試験は，外因型と思われる患者に，想定されるアレルゲンを吸入させ，呼吸機能検査で気道収縮反応を検索し，気管支喘息の診断，アレルゲンの同定，病型分類などに用いられる検査法である．しかし重積発作を引き起こすおそれがあり，十分な注意が求められ，医師の観察と診察を必要とする．[1370] ⇨参気管支喘息→672，誘発試験→2855

アレルゲン脱感作療法 desensitization 感作とはアレルゲン(抗原)によって特異的に産生されたIgEが肥満(マスト)細胞に結合している状態を示す．つまり脱感作療法とは，本来，特異的IgEの産生抑制，またはIgEと肥満細胞との結合を抑制するものであるが，現在この意味での脱感作療法はまだ確立されていない．しかし，特異抗原を皮下や皮内に継続して投与し，アレルギー反応を抑制する減感作療法は，アレルゲンが明確に同定されているアレルギー疾患の治療に有用である．その効果の有効性は遮断抗体を産生させるためと説明されてきたが，最近の研究では，アレルギーに関与するリンパ球(Th 2)を抑制することが報告されている．なお，抗原を舌下に投与する舌下免疫療法の有用性も注目されている．[1370] ⇨参特異的脱感作療法→2139，減感作療法→940

アレルゲン同定試験 identification test of specific allergen アレルギー反応を誘発するアレルゲンを確定するための試験．血液では血清IgE量やヒスタミン遊離量測定を行う．またプリックテスト，パッチテストなどの皮膚貼布試験や，誘発検査として食物負荷，吸入誘発試験などがある．[387]

アレルゴイド allergoid アレルゲンとなる物質の抗原性を有する部分を除去したもの．これを投与することにより，アレルギー反応を抑え，免疫賦活能を保ち，患者治療に役立てようとする試み．[1370]

アレンドロン酸ナトリウム水和物 alendronate sodium hydrate；AHBuBP, ABDP ビスホスホネート系の骨吸収抑制薬．骨のヒドロキシアパタイトに強い親和性を示し，破骨細胞に取り込まれてその活性を抑制することで骨吸収を抑制する．また，骨石灰化には影響を及ぼさない．同じく生物学的半減期が長いリセドロン酸ナトリウム水和物とともに第二世代のビスホスホネートであり，経口剤は骨粗鬆症の第一選択薬である．経口剤は週1回の7倍量投与でも毎日投与と同等の効果が得られるため，週1回投与製剤も実用化されている．なお，上部消化管の粘膜に局所刺激症状を引き起こすおそれがあるため，起床直後に水とともに服用し，その後30分は飲食を避け，横にならないことが重要である．注射剤は悪性腫瘍による高カルシウム血症に用いる．[204,1304] 商フォサマック，ボナロン

アレン・ブラウンシャント Allen-Brown shunt カニューレ型外シャントの一種．ベンゼルチップを血管内に入れると，そのぶんだけ細くなり詰まりやすいので，先を人工血管にし，これを直接血管に縫いつけて管の内径を太くし，詰まりにくくしたもの．カニューレの先は直接血管と端端吻合ないしは斜めに切って端

側吻合する．方法は最初から端端吻合だけを考えて大きな血管に横孔をあけ，人工血管を縫いつけて血管に枝づけするような感じにする．アレン Thomas H. Allen，ブラウン H. Walker Brown はともにアメリカの医師．[858]

アレン補正 Allen correction 化合物の濃度を分光光度計で測定する際に，背景による吸光度の誤差を多波長測定によって補正する方法．[258]

アロキサン alloxan；ALX ［メゾキサリル尿素］ 尿素の酸化生成物で $C_4H_2N_2O_4$，分子量 142.07．アロキサンはインスリンを分泌する膵島（ランゲルハンス Langerhans 島）の B 細胞を選択的に障害．B 細胞内でアロキサンによって生じる活性酸素が DNA を切断する機序によると考えられている．そのため糖尿病のモデル動物を作成するのに試薬として用いられる．[991]

アロキサン糖尿病 alloxan diabetes 実験的糖尿病動物モデルの 1 つ．アロキサンをラットまたはウサギに静脈投与すると膵島（ランゲルハンス Langerhans 島）を壊死させ，糖尿病動物を作製することができる．同様にストレプトゾトシンを用いても，糖尿病動物の作製が可能である．[418]

アロ抗原 alloantigen，allogeneic antigen ［同種抗原］ 同じヒトという動物種に属していても一卵性双生児（同系）を除けば，自分以外のヒトは異なる血液型抗原や組織適合抗原（HLA）をもっている．輸血や移植などで他人の組織（抗原）がヒトの体内に入ると異物と認識し，それに対する抗体（同種抗体）を誘導する．そのような抗体を誘導する抗原をアロ抗原と呼ぶ．[1372]

アロステリック効果 allosteric effect 酵素の基質結合部位と立体構造上異なる部位（アロステリック部位）に低分子のリガンド（エフェクターと呼ぶ）が結合してその活性が変化する現象．モノー Jacques L. Monod ら（1963）が名づけた．allosteric はギリシャ語の allos（別々の）と sterric（立体の）からの造語．一般にアロステリック部位にエフェクターが結合し，その酵素の立体構造が可逆的に変化し，その結果，活性の変化が起こる．また 1 つの酵素に同一種類の基質が複数個結合し，その結合に協同性がみられる場合の協同現象もアロステリック効果と呼ぶ．この協同性には正の協同性と負の協同性とが存在．[759]

アロステリック酵素 allosteric enzyme アロステリック効果を示す酵素のこと．特に協同的な相互作用を示すオリゴマー酵素についていうことが多い．[759] ⇒参アロステリック効果→200

アロステリック部位 allosteric site アロステリック酵素の基質結合部位とは位置的に異なる別の結合部位で，この部位に低分子リガンド（エフェクター）が結合．[759] ⇒参アロステリック酵素→200

アロタイプ allotype ［同種型］ 同一の免疫グロブリンの中で定常部の微小な差により生じる変異型．ヒトでは，IgG の H 鎖の Gm アロタイプ，IgA の H 鎖の Am アロタイプ，κ（カッパ）型 L 鎖の Km アロタイプなどが知られる．アロタイプは共優性の対立遺伝子により支配され，メンデル Mendel の法則により子孫へと遺伝をすることから，親子鑑別，個体識別などの際の遺伝的マーカーとして使われる．[1439]

アロタイプ抑制 allotype suppression 妊娠母体が父親の免疫グロブリンアロタイプに対する抗体をもっていると，生まれてくる子どもは父親由来の免疫グロブリンアロタイプを発現せず，母親由来のアロタイプの免疫グロブリンのみを発現するようになる現象．B 細胞の分化は細胞表面の免疫グロブリンを介して起こるために，これに対する抗体がある場合には，B 細胞は発生できなくなる．しかし，免疫グロブリンアロタイプをコードする遺伝子は対立遺伝子なので，もう 1 つのアロタイプ遺伝子の産物は影響を受けず，母親由来のアロタイプを発現する B 細胞は正常に分化してくる．[1439]

アロディニア allodynia ［異痛症］ 国際疼痛学会（IASP）では，「通常では痛みを引き起こさない刺激により生じる痛み」と定義されている．軽い接触（筆で触れる）や圧迫，軽度の温熱や冷却など非侵害刺激により生じる痛みを指す．発症機序として，末梢神経の過敏化や脊髄後角の過敏化に起因するもの，それらに引き続いて生じる中枢神経系の変化などが考えられている．生じやすい疾患としては，複合性局所疼痛症候群 complex regional pain syndrome のほか，帯状疱疹後神経痛，糖尿病性神経障害や視床痛，脊髄損傷後疼痛などの神経障害性疼痛に含まれる痛みに多い．治療法としては，局所薬物（カプサイシンや局所麻酔薬）投与法や，*N*-メチル-D-アスパラギン酸（NMDA）受容体拮抗薬であるケタミンなどの全身薬物投与法がある．予後は疾患によっても異なり，個人差も大きく難治性になるものもある．[133] ⇒参ヘルペス後神経痛→2639，神経障害性疼痛→1526

アロポー稽留性肢端皮膚炎 acrodermatitis continua (suppurativa) Hallopeau⇒同稽留性肢端皮膚炎→877

アロマテラピー aromatherapy ［芳香療法］ アロマ（芳香）を用いて治療的効果を期待するテラピー（療法）のこと．植物から採取した揮発性の高い芳香物質（精油）を用いて香りを吸引させたり，沐浴やマッサージを行う．香りの刺激で，心身をリラックスさせたり，眠りを誘うなどの鎮静効果，あるいは気分のリフレッシュ効果が期待できる．アロマセラピストとしての認定を行う団体が設定されており，一定の研修，試験などを課している．[906]

アロンアルファ® Aron Alpha® シアノアクリレートモノマーの商品名．合成の化学接着剤で，微量の水分によって急速に重合し瞬間的に強力に接着する．臨床的には組織の接着に用いる．溶媒は含んでおらず，毒性はほとんどない．[116]

アン・アーバー分類 Ann Arbor classification ［アナーバー分類］ ホジキン Hodgkin 病の病期分類．1971 年に作成され，1989 年イギリスのコッツウォルズ Cotswolds の会議で一部修正された．表のように臨床的 4 病期に分けられている．次の症状を欠くものを A，いずれかを有するものに B を付記する．①入院前 6 か月間に 10% 以上の体重減少，② 38℃ 以上の発熱，③盗汗．現在は非ホジキン non-Hodgkin リンパ腫の病期分類にも用いられる．アン・アーバーはアメリカのミシガン州にある地名．[1464]

安衛則⇒同労働安全衛生規則→2993

安衛法⇒同労働安全衛生法→2993

アンガーマネジメント anger management 攻撃的な情

●アン・アーバー分類

ホジキン病のコッツウォルズ病期分類(アン・アーバー分類修正案)

Ⅰ期	1か所のリンパ節領域またはリンパ組織(脾臓，胸腺，ワルダイエル輪など)に病変がとどまる場合
Ⅱ期	横隔膜のいずれか一側で，2か所以上のリンパ節領域またはリンパ組織に病変を認める場合．病変のある領域の数を付記する(例：Ⅱ3)
Ⅲ期	横隔膜の両側にわたりリンパ節領域またはリンパ組織に病変を認める場合．下記のように亜分類する
$Ⅲ_1$	上腹部に限局する場合(脾または脾門部，腹腔，門脈リンパ節など)
$Ⅲ_2$	下腹部に及ぶ場合(傍大動脈，腸骨動脈または腸間膜リンパ節)
Ⅳ期	E(注3)の範囲をこえる節外病変

注1) 以下の症状を欠くときをA，いずれかを認めるときはBとする
 (1) 病期検査前1か月間に38℃以上の原因不明の発熱が持続または繰り返す
 (2) 病期検査前6か月間に10%以上の原因不明の体重減少
 (3) 病期検査前1か月間にひどい寝汗を繰り返す
2) 巨大腫瘤(T5/6レベルの胸郭径と比べて1/3をこえる縦隔腫瘤，または最大径10cm以上のリンパ節)があるときはXの記号で示す
3) Eは横隔膜のいずれか一側の節外病変．病変リンパ節から直接浸潤しているかその近くにある病変．単一の節外病変のみはIEと記載する．多発性節外病変はEには含まない
4) 臨床病期はCS，病理学的病期(開腹して調べる)はPSで示す

動である怒りをコントロールし，対処すること．怒りが巻き起こす対人関係のトラブルのほとんどは表現法に問題があり，自分自身が怒りの感情と向き合い，認識と行動を修正するスキルを習得することで怒りをコントロールできるという．特に怒りのまま行動することを回避する衝動のコントロールと，コミュニケーション方法の修正スキルが重要である．医療場面ではこのスキルを活用して患者や家族の怒りに対し介入することで，適切な医療を提供できる．⇨参怒り→220

アンカ関連腎炎⇨同ANCA関連腎炎→25

鞍関節 saddle joint ［鞍(くら)状関節］ 可動関節の型の1つ．相対する関節面にはいずれも凹面と凸面をなす彎曲がみられ，あたかも鞍を合わせたような関節を形成する．運動は二軸性で屈曲，伸展，内転，外転はできるが回旋はできない．代表的なものは手の母指の手根中手関節 carpometa carpal joint(CM関節)にみられる．[1421] ⇨参関節の種類と機能→620

アンギオCT angiography CT ［IVR-CT，CT血管造影法］ 血管造影装置とCT装置が併設されており，血管内にカテーテルを挿入した状態でカテーテルから造影剤を注入して行うことのできるCT装置．このようなCT検査自体を指すこともある．肝動脈に造影剤を流す肝動脈CT(CT during arteriography；CTA)や経動脈性門脈造影下CT(CT during arterial portography；CTAP)は肝腫瘍の検出や質的診断に優れている．[150]

アンギオカルジオグラフィー⇨同血管心臓造影法→901

アンギオ〔グラフィー〕 angiography ［血管造影法，脈管造影法］ 透視下で血管内に極細のカテーテルを挿入し，造影剤を注入して血管病変部をX線撮影で映し出す方法．カテーテルの挿入部位には通常，大腿動脈や上腕動脈(あるいは大腿静脈や上腕静脈)が使われ，局所麻酔をかけて穿刺する．血管専用のカテーテルを挿入して血管の走行に沿って病変部位まで進める．ヨード系造影剤を注入して目的とする血管を映し出す．頭部アンギオグラフィーでは脳腫瘍，脳動脈瘤，脳梗塞に対して，腹部アンギオグラフィーでは，主に肝臓腫瘍に対しての診断，治療が行われる．この検査で血管の狭窄や閉塞，走行状態が観察でき，その原因をつきとめることができる．診断をつけるだけでなく，動脈硬化などによる血管の閉塞性病変に対し，挿入したカテーテルを用いて拡張させる血管拡張術，腫瘍にかかわっている血管や出血部位に塞栓物質を注入する塞栓術などの治療も可能である．また，下肢の静脈造影検査では，足背静脈弓が使われる．下肢の静脈瘤に対しては，表在静脈(大伏在静脈，小伏在静脈)を通して硬化療法や部分切除術が外来で行われることが多い．造影剤による副作用や，カテーテル操作時に生じやすい血管の損傷，出血，血腫，血栓などが起こりうるので，これらの症状の出現に注意する．カテーテル抜去後は圧迫バンドを使って確実に止血する．大腿動脈からの穿刺の場合は，検査後も再出血を防ぐため5-6時間の安静を要することから入院して行う必要がある．[1248] ⇨参心カテーテル検査→1510

アンギオスコープ

angioscope ［血管内視鏡］ 経皮経管的に血管内病変を検索するための内視鏡で，新しい診断方法である．経皮的に血管に挿入したカテーテルシースを通して内視鏡を病変部まで進め，得られた画像を直視下に観察する．従来，冠動脈病変などの診断に用いられてきた血管造影法と異なり，病変を直接肉眼的に観察することにより，その立体的特徴および血管内膜や内腔の微細な変化〔プラーク(粥腫)の偏心性，色調，血栓，内膜破裂や解離の有無など〕の把握が可能である．特に最近，急性冠症候群(ACS)の原因としての不安定プラークの有力な診断法として注目を集めている．なお，術者は心臓血管内視鏡学会の心臓血管内視鏡ガイドラインに基づいた認定医でなければならない．[1391]

アンギオスコープ検査時のケア

血管内に極細径のファイバースコープ(直径1mm前後のカテーテル)を挿入して，血管内腔を直接観察できる検査法．目的とする冠状動脈および大血管，末梢血管まで応用できる．このファイバースコープの映像は光源装置を介してモニターに映し出され，血管内腔をカラーで直接三次元的に観察できる．従来の血管造影法ではとらえにくかった血栓，プラークの存在，性状が視覚的に観察できるため，治療方法の選択，治療後の評価が可能である．正常な血管内面は白色であり，動脈硬化が進んで脂肪がたまると黄色に変色する．この黄色の部分を黄色プラークと呼び，プラークが破れると血栓が形成されることから動脈硬化の指標となる．

【ケアのポイント】 検査施行に際しては患者から同意書を得ること，検査の一定時間前から禁食とし，点滴による血管確保，モニター監視下で患者の緊張や不安の軽減を図る必要がある．カテーテル挿入の穿刺部位は大腿動脈，上腕動脈，橈骨動脈が選択される．穿刺部位を局所麻酔し，ガイドワイヤーに沿って目的とする

部位まで進める．血流を遮断して内腔を可視化するために先端部のバルーンをふくらませ，先端より生理食塩水または低分子デキストランを注入して可視化する．したがって経皮的冠動脈形成術(PTCA あるいは PCI)などと同様，起こりうる危険性は動脈血管穿孔による大出血，血管閉塞，穿刺部出血などで，異常の発見に努める．検査終了後は穿刺部の止血を十分に行うために専用の止血ベルトなどを使用する．上肢の場合は3時間，大腿部では6時間以上を目安に仰臥位安静とする．刺入部位側の下肢を伸展位に保つなど体動制限されるため，尿道カテーテルの留置や必要な介助を行う．[1248] ⇨参経皮的血管内視鏡→873，アンギオスコープ→201

アンギオテンシノゲン angiotensinogen 分子量6万900の糖タンパク質で，主に肝臓で生合成され血中に放出されるが，肝臓以外でも脳・腎臓・心臓・血管などで発現されている．ヒトのアンギオテンシノゲンは485個のアミノ酸残基をもつ前駆体として合成され，N末端の33個のシグナルシークエンスが切断を受け成熟体となり分泌される．また，腎臓より分泌されるタンパク質分解酵素レニンによって分解され，そのN末端の10アミノ酸残基(Asp，Arg，Val，Tyr，Ile，His，Pro，Phe，His，Leu)，アンギオテンシンⅠを特異的に遊離する．[759]

アンギオテンシン angiotensin ［アンジオテンシン］ 血中には前駆体アンギオテンシノゲンとして存在するが，腎血流の低下や尿中塩素イオン(Cl^-)の低下，交感神経の興奮などの刺激に応答して腎臓の傍糸球体細胞からレニンが分泌されるとその働きによってアンギオテンシンⅠ(ATⅠ)へと変換される．ATⅠは肺などに分布するアンギオテンシン変換酵素の働きによって，強い活性をもつアンギオテンシンⅡ(ATⅡ)へと速やかに変換される．ATⅡは血管を直接収縮させるのみならず，副腎皮質よりアルドステロンを分泌させてナトリウム貯留を起こし，体液量を増加させることによっても血圧を上昇させる．ATⅡは生体内で最も強力な昇圧物質の1つとされており，脳においては交感神経刺激や抗利尿ホルモン分泌作用がある．[226] ⇨参レニン・アンギオテンシン・アルドステロン系→2979

アンギオテンシンⅠ angiotensinⅠ 10個のアミノ酸からなるペプチドであり，肝臓でつくられるアンギオテンシノゲン(レニン基質)に腎臓の傍糸球体細胞から分泌されるタンパク質分解酵素であるレニンが作用してつくられる．それ自体では活性はないが，主に肺循環においてアンギオテンシン変換酵素により活性体であるアミノ酸8個のアンギオテンシンⅡに変換され，血圧上昇，アルドステロン分泌促進，心肥大などをきたす．[1366]

アンギオテンシンⅡ受容体 angiotensin Ⅱ receptor アンギオテンシンⅡの結合部位(受容体)は1型(AT_1)と2型(AT_2)のサブタイプに分類される．AT_1はGタンパク質共役型受容体で359個のアミノ酸からなり，主として血管，副腎皮質，肝，腎に存在し，心臓にも存在する．血管収縮，アルドステロン分泌，心筋肥大，カテコールアミン遊離など，従来知られているアンギオテンシン作用のすべてを介達する．AT_2もGタンパク質共役型であるが363個のアミノ酸からなり，AT_1とのタンパク相同性は低い．AT_2は胎児の間葉組織を中心に高濃度に存在するが，生後急速に減少する．成熟期には主に脳，副腎髄質，子宮筋に存在する．その作用は不明であるが，AT_2を欠如したマウスでは血圧上昇が認められる．最近AT_3とAT_4の存在が提唱されている．[1047]

アンギオテンシンⅢ angiotensin Ⅲ アンギオテンシンⅡ(ATⅡ)の代謝産物で，血管収縮作用はATⅡよりも弱いがアルドステロン分泌刺激作用はほぼ同等とされている．ATⅡに比べ，タキフィラキシー(急速耐性)を生じにくく，脳内レニン・アンギオテンシン系における役割がより重要であると考えられる．[226] ⇨参アンギオテンシン→202

アンギオテンシン生成酵素⇨同レニン→2979

アンギオテンシン負荷試験 angiotensin loading test ［**AⅡ負荷試験，AⅢ負荷試験**］ アンギオテンシンⅡ(AⅡ)は血管平滑筋に作用して強い昇圧活性をもつとともに副腎皮質に作用してアルドステロン分泌を促進．またAⅡからアスパラギン酸の取れたアンギオテンシンⅢ(AⅢ)はAⅡの1/5の昇圧活性と，AⅡと同等のアルドステロン分泌能をもつ．この試験はこれらのアンギオテンシン作用を利用してレニン・アンギオテンシン・アルドステロン系の疾患，特にアルドステロン症，バーター Bartter 症候群，アジソン Addison 病などの評価に用いられる．特発性アルドステロン症(IHA)では外因性のAⅡ・AⅢに対する反応性を有しアルドステロン値の上昇が認められるが，副腎腺腫によるアルドステロン症(APA)では通常不応．アルドステロン症におけるAⅡ試験は，著明な高血圧，不整脈が誘発されることがあるため，減塩状態にて十分なモニター管理のもとで行う必要がある．バーター症候群ではAⅡ投与においても有意な昇圧反応を認めないことが特徴．[284.383]

アンギオテンシン変換酵素 angiotensin converting enzyme；ACE ［**キニナーゼⅡ，ACE**］ アンギオテンシンⅠをⅡに変換する酵素．この酵素によりⅠのC末端の2アミノ酸残基His-Leuが切り出されⅡに変換される．このアンギオテンシンⅡに血管収縮作用があり，血圧を上昇させる．また，血圧降下作用をもつブラジキニンを不活性化する酵素として腎や血漿中に見いだされたキニナーゼⅡとアンギオテンシン変換酵素とは同一．血圧上昇系のレニン-アンギオテンシン系と血圧下降系のカリクレイン-キニン系を直接結びつける重要な酵素．臨床で血圧を下げるためにこの酵素の働きを阻害することが一般的に行われ，その薬はACE阻害薬という．[759]

アンギオテンシン変換酵素阻害薬 angiotensin converting enzyme inhibitor；ACEI ［**ACE阻害薬，エース阻害薬**］ アンギオテンシンⅠをアンギオテンシンⅡに変換する酵素をアンギオテンシン変換酵素(ACE)と呼ぶが，この酵素を阻害する薬剤．ACEはまたブラジキニンの分解を促進するキニネースⅡと同一の酵素である．したがって，本阻害薬はアンギオテンシンⅡの産生を抑制するとともにブラジキニンの分解も抑制して降圧作用を示す．ACE阻害薬は心臓や腎臓などの臓器保護作用に優れており，降圧薬や心不全の治療薬として幅広く用いられている．副作用として咳嗽が20％前後に認められる．咳嗽はブラジキニンの分解抑制が関与しているとされている．[1366]

アンギュレーション angulation 放射線撮影で対象にX線を照射する際の角度のこと．またX線像の記録用フィルムに対する角度のこと．[1144]

アンケート法 questionnaire 量的調査の1つで，あらかじめ作成した質問紙の項目に対象者が回答する方法．郵送による方法(郵送質問紙調査)，面接による方法(個別面接質問紙調査)，電話による方法(電話調査)，1か所に多数の人を集めて行う方法(集合質問紙調査)，直接配布し，後日回収する方法(留置質問紙調査)がある．調査対象者が自ら回答を記入する方法を自記式，訓練された調査員が面接して質問紙に基づき行う方法を他記式という．一般に，多人数を同時に調査できる，経費・労力・時間がそれほどかからない，調査に特別な技術を要しないため観察法や面接法のように調査者の能力差が入る余地が少ないなどの利点がある．一方，無回答，虚偽の回答，質問内容の取り違えを防止できないため，調査結果の信頼性については別途検討が必要になる．[1152] ⇨参質問紙法→1320

暗号づけ単位 colloid substance⇨同コドン→1123

暗黒期 eclipse period ［**陰性期**］ ウイルスが細胞に感染し増殖するには，ウイルスが細胞膜受容体に吸着，脱殻 uncoating し，核酸が自己増殖 replication とタンパク合成のための mRNA(メッセンジャー RNA)合成 transcription を開始する必要がある．この時期には，細胞内の酵素類，アデノシン三リン酸(ATP)などをウイルス増殖のためにエネルギーとして利用し，細胞内にはウイルス粒子は認められない．これを暗黒期と呼ぶ．合成されたタンパク質を利用して感染性粒子を形成する．[1113]

暗示 suggestion 一定の感覚，観念，態度，行動などを伝達して無批判に受け入れさせてしまう心理的な機制のこと．暗示を与える相手の意識状態により覚醒暗示，催眠暗示などに，また，暗示の与え方により言語暗示，非言語(表情，動作など)暗示などに分けられる．暗示への感受性を被暗示性という．暗示の機制を精神療法に利用する場合もある．[187] ⇨参暗示的精神療法→203

アンジオ 「アンギオ」の項目を見よ

アンジオテンシン⇨同アンギオテンシン→202

アンジオテンシンⅡ受容体拮抗薬 angiotensin Ⅱ receptor antagonist(blocker)；ARB ［ARB］ レニン・アンジオテンシン(RA)系抑制薬の1つ．アンジオテンシンⅡ(AⅡ)タイプ1(AT_1)受容体に特異的に結合し，AⅡによる血管収縮作用を抑制し強力な降圧作用を発揮する．また副作用が少なく，国内外の高血圧治療ガイドラインで第一選択薬に位置づけられ臨床での使用頻度も高い．さらにACE阻害薬と同様に心保護・腎保護作用を有し，降圧を超えた臓器保護作用が注目されている．ロサルタンカリウム，カンデサルタンシレキセチル，バルサルタン，テルミサルタン，オルメサルタンメドキソミル，イルベサルタンなどがある．作用は長時間持続し，他の降圧薬に比べて副作用が少ない．なお，食塩摂取過多などで生じる低レニン性高血圧の患者ではARBの降圧効果が抑制されるが，食塩制限や利尿薬でRA系を亢進させるとARBの効果が高まることから，少量利尿薬との併用が推奨される．また各患者の病態や降圧目標に応じて，カルシウム拮抗薬など他の降圧薬との併用療法も実施される．[204,1304]

暗示的精神療法 suggestive psychotherapy, suggestive therapy 暗示の機制を中心に用いる精神療法のこと．患者の意識が清明なときに与える覚醒暗示によるほか，催眠状態に導入したうえで暗示を与える場合もあり，それを催眠暗示療法と呼ぶ．自律訓練も自己暗示による機制を体系化したものとして暗示的精神療法の一種とされる．[187]

暗視野顕微鏡 dark-field microscope 特別なコンデンサーと絞りのついた顕微鏡で，微粒子など，通常の顕微鏡ではとらえられない物体に光を当てて散乱させることによって観察する．物体は暗い背景の中で輝いて見え，微粒子などの存在が確認できる．[258]

暗視野顕微鏡検査法 dark-field microscopy 暗視野顕微鏡は特殊なコンデンサーを用いて，光源の中心部の光をカットし，周辺部の光だけを利用して，試料を照射する顕微鏡．標本上に突出している構造物を暗い背景とのコントラストにより，浮き立たせて観察することができる．検査材料中の微生物の観察や，標識物質を注入して神経細胞の突起の広がり方を観察する際などによく用いられる．[1044]

暗順応 dark adaptation ［**暗反応**］ 暗反応ともいう．明所から暗所に入ると一時的に視覚が障害されるが，次第に視覚が改善する反応のこと．瞳孔括約筋の弛緩と瞳孔弛緩筋の収縮により瞳孔を散大させ，網膜上の光量を増加させ視覚を改善させる．暗順応にはおよそ40-50分かかる．明順応は暗順応の逆で，暗所から明所に出ることにより一過性に視覚が障害されるが瞳孔を縮小し，1-2分で明順応し，視覚を改善する．順応する時間には個人差がある．[310] ⇨参明順応→2792，明暗順応→2792

鞍状感覚消失⇨同サドル型感覚消失→1191

鞍状栓子 saddle embolus⇨同騎乗栓子→685

鞍状頭蓋 clinocephaly ［**扁平頭**］ 頭蓋の表面が多少陥凹し，鞍様の輪郭を呈している状態．[791]

鞍上部腫瘍 suprasellar tumor ［**トルコ鞍上部腫瘍**］ 鞍(トルコ鞍)上部にまで発生する腫瘍．代表は下垂体腺腫で，他に頭蓋咽頭腫，鞍結節髄膜腫，視神経グリオーマ，胚細胞腫などがみられる．主な症状は頭蓋内圧亢進，視神経障害，ホルモン異常など．腫瘍摘除後に内分泌障害を伴うことが多く注意を要する．[791]

鞍上部胚芽腫 suprasellar germinoma ［**異所性松果体腫**］ 脳底部腫瘍の一種．以前は松果体細胞の腫瘍化したものが場所を変えて脳底部に発生したものと考えられ，異所性松果体腫と呼ばれていたが，現在は松果体そのものから発生する松果体細胞腫，松果体芽腫とは異なる腫瘍とされる．頻度はトルコ鞍内の腫瘍としては腺腫，頭蓋咽頭腫，髄膜腫に次いで多く，発症は多くが20歳までである．尿崩症，視力障害および下垂体機能異常(典型的にはプロラクチン上昇とそれ以外の下垂体ホルモンの分泌低下)がみられる．浸潤性に進展し，画像診断的には正中線上の均質な腫瘍陰影としてとらえられ，造影剤に反応するが石灰化は伴わない．胚芽腫は放射線感受性が高く，限局性のものには放射線療法が第一選択とされ，広範な広がりを示すものに

あ

は化学療法が組み合わされる．寛解後も再発の可能性に注意を要する．[1260] ⇨参松果体腫瘍→1428

鞍上部病変 suprasellar lesion ［トルコ鞍上部病変］ トルコ鞍上部の病変で視床下部病変も含む．代表的なものは腫瘍，出血，外傷，変性疾患など．[791]

鞍状麻酔⇨同サドル麻酔→1191

暗所視 scotopic vision ［夜間視力］ 暗所に順応した状態の視機能をいい，視細胞の杆体の働きによる．杆体は非常に光感受性の高い物質であるロドプシンを含んでいる．明所から暗所に最大に順応するまでには約40分かかるが，これは杆体の外節にあるロドプシンが暗所で再生するのに要する時間である．杆体は網膜周辺部に多く存在するため，暗所視は網膜の周辺部での感度が高い．また，光覚の認知に感度が高いが，色の弁別ができず，波長500 nmに最大感度を示す．暗所視が障害された状態を夜盲という．ロドプシンの成分であるビタミンAの不足によって暗所視は低下する．[1601] ⇨参ロドプシン→3003，杆体(かんたい)→640

安静臥床 bed rest 病態の悪化防止や回復促進を目的とした活動制限の1つで，身体を臥位に保ち休息すること．絶対安静と床上安静がある．一般に，体調の悪いときに床に就いて休むという行動は，臥床した状態が，筋肉の運動量が睡眠時とほぼ同様に少なく，酸素の必要量が最少，循環血液量が最大となり，最高血圧は最も低くなるため，呼吸器系や循環器系にかかる負担やエネルギーの消費量が少ないことを自然に体得しているものと考えられる．これと同じことを，治療の一環として行うものである．安静臥床は，病状が進行性で重篤な場合には重要な治療であるが，自然な日常の活動リズムを損なうことで廃用症候群と呼ばれる全身機能の低下につながることもある．効果と弊害を考慮して，期間や程度を判断する．[321] ⇨参安静《看護場面での》→204，安静度→204

安静《看護場面での》 rest 身体的・精神的活動によるエネルギー代謝のレベルを低くし，エネルギーの流入と流出のバランスがよく平衡が得られている状態で，いわゆる心身を休めて静かにしていることであり，活動の正反対である．人は日常生活の中で心身を休め疲労の回復や防止を図っているが，身体が要求するしないにかかわらず，病状の悪化防止，早期回復などを目的として安静を積極的に利用する安静療法がある．安静はその程度により全身的安静，局所的(特定部位の)安静，絶対安静，床上安静などに分類される．また疾病の種類，病状の進行度によってどの程度の日常生活が可能かについての安静度のレベルが決められる．[321] ⇨参安静臥床→204，安静度→204

安静狭心症 angina at rest⇨同安静時狭心症→204

安静空隙 free way space 顎がリラックスしているときには，上下の歯は接触せず，一定のすき間を保っているが，そのすき間を安静空隙という．通常，中切歯部において垂直距離で2-3 mmである．すなわち健常者では，上下の歯は，食物の咀嚼と唾液を嚥下するときだけに接するもので，つねに歯が接している状態は不適切な習癖と考えられる．この安静空隙は，多数歯が欠損して咬合関係が失われている患者の義歯作製時に，かみ合わせの高さを決めるのに利用される．[1310]

安静時狭心症 angina at rest，rest angina pectoris ［安静狭心症］ 労作性狭心症に対し用いられ，睡眠中などの安静時に限って発作が出現する狭心症の総称．冠攣縮(スパズム)によって心筋酸素供給量が需要量を下まわり心筋虚血が発現する．冠動脈の器質的病変は軽微なものから有意狭窄までさまざまである．安静時だけでなく軽労作時にも出現する狭心症には冠動脈内血栓形成に起因する重篤な場合(不安定狭心症)もあるので，注意深く問診する．[1391]

安静時血圧 blood pressure after resting 数分間の安静後に測定する血圧値を指す．[618,438]

安静時振戦 resting tremor⇨同静止時振戦→1671

安静時代謝率 resting metabolic rate；RMR⇨同安静時代謝量→204

安静時代謝量 resting metabolic rate；RMR ［安静時代謝率，RMR］ 軽食2-4時間後，30分間の安静を保ったときの代謝量．基礎代謝量basal metabolic rate (BMR)の測定が実際上きわめて煩雑なことと，基礎代謝量と安静時代謝量(RMR)の間に大きな変化がないことから，基礎代謝量に代わって用いられる．[229] ⇨参基礎代謝→690

安静度 bed rest level 安静は疾病治療の基本であるが，医学的取り決めはなく，疾病の種類，病期，年齢，病状などの程度に応じ，日常生活行動の基準を段階的にベッド上安静，病室内フリー，病棟内フリー，院内フリーなどと表したもの．エネルギー消費を最小限に抑え，各臓器の機能の負担を軽減し疾病の回復・治癒を図る目的から患者それぞれに応じた安静度を決定する．安静度に示される基準はⅠ-Ⅷ度に分類されるが，通常，入院中の患者に使用されるのはⅠ-Ⅴ度まで．Ⅰ度は絶対安静・面会謝絶で日常生活すべての援助を必要とする場合であり，Ⅱ度は床上安静，Ⅲ度では室内歩行が可能になり順次制限は少なくなっていく．Ⅷ度は無理をしない通常の生活とされている．[321] ⇨参安静《看護場面での》→204，安静臥床→204

安静療法 sedentary therapy 心身を安静にし，疾患によって消耗した身体の負担を軽くし，自然回復力に期待する療法．単にベッド上安静にとどまらない概念で，例えばギプス固定は局部的な安静療法ともいえる．なお近年は，早期離床，退院を目指した急性期リハビリテーション治療が注目されている．[1594] ⇨参臥床療法→498

安全 safety 危険がないこと．患者の生命を脅かしたり，身体的・精神的に消耗する状況にしないこと．看護の基本的な目標である安全・安楽・自立の三本柱の1つ．健康障害をかかえ抵抗力が低下している患者にとって，病院内の環境の中には安全を脅かすものが多くある．看護者は患者の生活の様子を観察し，予測される危険を避けなければならない．しかし危険防止を過度に重視し安静をしいてしまうと，患者の回復への意欲を妨げたり二次的障害を引き起こすなど，結果として患者の心身の安全を保てなくなる．意識のない患者，生命を脅かされている患者など，自分の意思で安全をまもったり生活を調整できない患者にとっては安全をまもるための看護の優先度は高くなる．同様に小児や高齢者はその発達段階の特殊性から，安全に対して特別な配慮をする必要性が高い．小児，特に低年齢では痛みなどの自覚症状を自ら訴えることができないため，看護者が観察することにより異常徴候の早期発見に努め対処する必要がある．高齢者では入院による住環境の変化や，医療者との新しい人間関係，疾病による内部環境の乱れから認知症の症状が出現しやすくなる．また臥床安静をしいられることで，筋力や身体機能が短期間に低下しやすいので，これらを予測し整えていくことが大切である．したがって看護者は対象の健康状態を把握し危険を予測できる能力，社会関係を安心できるものに調整する能力，環境を安全に整える能力，そしてケアが安全に行われるよう正確な看護技術を身につけることが不可欠である．[311] ⇨参リスクマネジメント→2923，安全管理→205

安全委員会 safety committee 「労働安全衛生法」に基づき，従業員100人以上(特に危険の伴う業種では50人以上)の現業系の事業所に設置される，労働者の安全を確保するための委員会．委員は総括安全衛生管理者，および安全管理者と安全に関する知識をもつ労働者のうち事業者に指名された者で，半数は労働組合側から選出される．危険防止対策，労働災害の原因および再発防止対策のうち，安全にかかわるものなどについて審議する．健康確保を目的とした衛生委員会とともに事業主に設置が義務づけられており，組織上両者を合わせ安全衛生委員会とする場合も多い．[405]

安全管理 safety management 保健医療サービス機関として患者，職員，面会者が負傷したり所有物の損失や損害となる可能性のある潜在的な危険を明確にし，評価，修正するために指導を行い，病院または他の保健施設がそれを管理すること．医療事故が多発している昨今，病院として，安全管理基準にそった安全管理体制を整えることは重要である．医療過誤，院内感染，誤薬，患者の取り違え，転倒転落事故，災害，医療器具の使用法の誤りなどを防ぐために，事故防止委員会の活動や安全のための器具やシステムの開発，点検，安全教育はもちろん，職員個々の安全意識の徹底が必要である．一方，針刺し事故や腰痛症など看護職員の安全を守るための対策も忘れてはならない．患者への安全管理としては，ハード面では階段の手すりが壊れている，トイレの床が滑りやすい，雨漏りがするなど，建築，設備，器材の不備が，ソフト面では注射針などの危険物処理や感染予防対策の不徹底，医療従事者の知識不足，技術の未熟さや不注意などがある．医療は患者の生命と直結しているため，安全管理のための施設点検や従業員教育を怠ってはならない．[415] ⇨参リスクマネジメント→2923

安全管理基準⇨同安全基準→205

安全管理者 safety supervisor 「労働安全衛生法」に基づき，従業員数50人以上の現業系の事業所で選任される，安全にかかわる技術事項を管理する者のこと．主に高等学校や大学の理科系統の課程を修めたあと一定期間，産業安全の実務に従事した経験を有する者，あるいは労働安全コンサルタントなどから事業者によって選任される．安全にかかわる技術的事項を管理するとともに，作業場などを巡視し，設備・作業方法などについて点検し，危険防止に関する措置を行う．なお爆発・火災などの恐れのある特殊化学設備をもつ事業所では，特に十分な数の安全管理者を選任する必要がある．[405]

安全基準 safety standards ［安全管理基準］「労働安全衛生規則」に定める，労働の現場での労働者の安全を確保するための機器の取り扱いや作業などについての基準．危険を伴う作業について機械による危険の防止，爆発・火災などの防止，電気による危険の防止，掘削作業などにおける危険の防止，荷役作業などにおける危険の防止などのように，具体的な機器および作業を列挙し安全な作業の確保のために必要な機器の取り扱い，作業手順，注意事項などを具体的に明示してある．事業者はこの基準に従って従業員に作業をさせなければならない．[405]

安全教育⇨参安全管理→205

安全性《超音波の》 safety 診断に用いられる超音波検査は基本的には安全であると考えられているが，これは無制限なものではなく，実際には胎児などへの安全性も考え出力が制限されている．超音波の生体への影響を表す指標としては，発熱を起こす熱的機序と機械的な非熱的機序が考えられている．設定されている出力基準として，わが国では日本超音波医学会により，連続超音波照射の場合で1 W/cm^{2}が，パルス波の場合で240 mW/cm^2(SPTA)が提示されている．アメリカでは食品薬品管理局(FDA)による基準が設けられている．なお超音波強度を表すものとして，MI，TIなども知られている．[955]

安全性報告制度 ［医薬品・医療機器等安全情報報告制度，副作用報告制度］ 正式には「医薬品・医療機器等安全性情報報告制度」といい，医薬品や医療機器の使用によって発生する健康被害など(副作用，感染症および不具合)の情報を「薬事法」第77条の4の2第2項に基づき，医薬関係者などが厚生労働大臣に直接報告することが義務化された制度．安全性報告制度あるいは副作用報告制度ともいう．報告された情報は，専門的観点から分析，評価され，必要な安全対策が講じられるとともに，広く医薬関係者に情報が提供され，医薬品および医療機器の市販後安全対策の確保を図ることを目的としている．健康被害などの情報は，医薬品または医療機器との因果関係が明確でない場合であっても報告の対象となる．報告者は，医師，歯科医師，薬剤師その他病院，薬局などにおいて，医療に携わる者のうち業務上医薬品または医療機器を取り扱う者すべてが対象になる．専用の報告用紙は独立行政法人医薬品医療機器総合機構のホームページ(http://www.info.pmda.go.jp/info/houkoku.html)で入手可能である．[644]

安全追跡子濃度⇨同安全トレーサー濃度→205

安全トレーサー濃度 ［安全追跡子濃度］ 放射性同位元素を安全に投与しうる量．投与後，最初の1日間に1 mSv(ミリシーベルト)(0.1 rem)程度照射される量をいう．[737]

安全バンド safety band 患者の転倒を防止する目的で腰部に装着するバンド．体幹の支持が不安定な高位脊髄損傷患者や脳卒中患者の基本動作，歩行練習の際に転倒防止を目的とし，患者の腰部に装着することで，理学療法士や作業療法士による運動介助が容易になる．[840] ⇨参転倒予防《高齢者の》→2087

安全ピペッター safety pipetter ピペットに装着して吸引や脱気を行う装置．口で直接ピペットを吸引操作すると，有害物質を誤って体内に摂取する危険があり，それを避けるために口の代わりに，ピペットに装着して用いる．[835]

安全風土⇨同安全文化⟶206

安全文化 safety culture ［安全風土］ 1986年のチェルノブイリ事故をきっかけとして生まれた言葉で，国際原子力機関(IAEA)の報告書において「安全性に関する問題を最優先にし，その重要性に応じた配慮を行う組織や個人の特性や姿勢の総体」と定義された．1990年代からは国際的に使用されるようになり，企業の風土や文化のなかで安全がどのように解釈されているか，最も重要であると認識されているかという意味で使われることが多い．また，安全という側面からみた組織文化の1つであり，組織の安全にかかわるメンバーの態度と行動に影響を与えるものであるが，文化という無形なものであるためとらえることが難しい．安全文化を確立していくには，組織の安全にかかわるあらゆるレベルのメンバーが一体となって取り組み，また容易に劣化するものであることを認識し，常に改善し続けることが必要とされている．[682]

アンダーアチーバー underachiever 知能指数などで測定される，個々人が本来もっている才能を十分に発揮していない者に対する教育心理学上の呼び方．個々人が本来もっている才能は，知能指数ばかりでなく芸術的才能，身体能力など多様なものがある．また適性aptitude検査のように，基礎学力をアチーブメントテストのようなもので表したものも指標として考えられる．この概念は，人間の能力を到達点ではなく可塑的な能力，すなわち個々人のもつ可能性が，現在出しきっている以上の力をもつと信じることに由来する．[32] ⇨参オーバーアチーバー⟶399

アンダーウォーターシール ⇨同ウォーターシール式吸引法⟶320

アンダースン病 Andersen disease ［アミロペクチノーシス，糖原病Ⅳ型］ 枝分かれ酵素であるbranching enzymeの欠損によりグリコーゲンが肝に蓄積する疾患．糖原病の一疾患で常染色体劣性遺伝をする．乳児期早期より肝脾腫を認め，肝硬変症状(腹水，黄疸など)を呈する．発育障害などの中枢神経障害を呈し，筋緊張低下を主症状とする場合もある．有効な治療法はなく，3-4歳までに死亡する．[987]

暗帯⇨同A帯⟶27

アンタビュース antabuse 嫌酒薬の総称で，ジスルフィラムとシアナミドがあるが，欧米にはこれを商品名とする薬品もある．アルコール代謝の過程でアルデヒドデヒドロゲナーゼを阻害することによりアセトアルデヒドを蓄積させ，その不快感惹起作用を利用する．一部のセフェム系抗生物質やトルブタミドなどの血糖降下薬などにも同様の作用があるとされる．大量のアルコールと同時に服用すると急性アルコール中毒症状を起こすことがある．[279]

アンチキモトリプシン⇨同$α_1$アンチキモトリプシン⟶13

アンチコドン anticodon ［対応コドン］ トランスファー(転移)RNAの34-36位の連続した3ヌクレオチド残基を指す．タンパク質合成のとき，リボソーム上でメッセンジャーRNA(伝令RNA)のコドンと相補的な塩基対を形成し，1つのアミノ酸を指定する．例えばメッセンジャーRNA上のコドンがGCU(アラニンを指定)の場合アンチコドンはAGCである．[759]

●アンチコドン

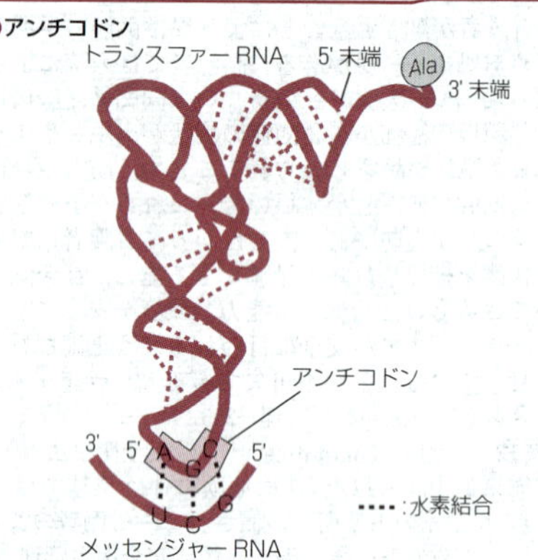

安置室⇨同霊安室⟶2970

アンチセンス antisense 二本鎖DNAの片方がRNA合成の鋳型となり，この鋳型の塩基配列をアンチセンス，これと相補的な配列をセンスと呼ぶ．特定の遺伝子の発現を阻害することを目的として，人工的に合成されたアンチセンス核酸が利用されている．[437]

アンチトキシン antitoxin⇨同抗毒素⟶1046

アンチトロンビンⅢ antithrombin Ⅲ；ATⅢ 血液中に存在する生理的凝固阻止物質．最近では単にアンチトロンビンと呼ばれる．セリンプロテアーゼインヒビターの1つで，活性化凝固因子の阻止物質として最も重要．ヘパリンに強い親和性があり，ヘパリンや血管内皮に存在するヘパリン様物質と結合することにより，セリンプロテアーゼ凝固因子を強く阻害する．肝で産生されるため重症な肝障害で低下し，播種性血管内凝固症候群(DIC)では消費され減少する．先天性ATⅢ欠乏症患者では血栓症が多発する．[1131]

アンチトロンビンⅢ異常症 antithrombin Ⅲ anomaly, antithrombin Ⅲ abnormality；ATⅢ abnormality ［アンチトロンビンⅢ分子異常症］ アンチトロンビンⅢ(ATⅢ)は凝固制御に中心的な役割を担うセリンプロテアーゼインヒビターであり，ヘパリンあるいはヘパリン様物質の存在下で，トロンビンや活性化第Ⅹ因子などの活性化凝固因子を阻害する．本症は血漿中に正常量のATⅢ抗原を認めるが，ATⅢ活性が低下するもので，ATⅢ分子の異常である(先天性ATⅢ欠乏症・分子異常症分類のtypeⅡ)．異常が反応部位およびヘパリン結合部位の両者に及ぶⅡa，異常が反応部位に限られるⅡb，異常がヘパリン結合部位に限られるⅡcに分類される．反応部位Arg 393がHisに変異した場合(グラスゴウGlasgow)は機能異常が反応部位だけでなくヘパリン結合部位に及ぶとされ，subtypeⅡaと分類される．Ⅱbは反応部位であるArg 393あるいはSer 394の変異が多い(Northwick Park；Arg 393→Cys, Pescara；Arg 393→Pro，Denver；Ser 394→Leu)．Ⅱcではヘパリン結合部位であるIle 7，Met 20，Arg 24，Pro 41およびArg 47のアミノ酸置換が報告されている(Toyama；Arg 47→Hisなど)．[1131] ⇨参先天性アンチトロンビンⅢ欠乏症⟶1779

アンチトロンビンⅢ欠乏症 antithrombin Ⅲ deficiency；

ATⅢ deffidiency　アンチトロンビンⅢが基準値以下に低下した状態．その機序として，①先天性(遺伝子異常)，②産生低下(肝硬変や劇症肝炎などの重症肝疾患，新生児)，③喪失(ネフローゼ症候群，タンパク漏出性腸炎など)，④消費〔播種性血管内凝固症(DIC)，各種血栓症〕，⑤薬物(ヘパリン長期投与，経口避妊薬など)があげられる．[1131] ⇨参アンチトロンビンⅢ異常症⇀206

アンチトロンビンⅢ分子異常症 ⇨同アンチトロンビンⅢ異常症⇀206

アンチパラレル　antiparallel ［逆平行］ 平行に並ぶ分子のその方向が逆である状態．例に，DNA 鎖がある．[437]

アンチピリン中毒　antipyrine poisoning ［ピラゾロン系剤中毒］ アンチピリンはピラゾロン(ピリン)系の解熱鎮痛抗炎症薬の1つだが，顆粒球減少を起こすことから現在ではほとんど用いられなくなった．無色の結晶，または白色の粉末で粉塵の吸入あるいは経口摂取により体内に吸収され，眼や気道を刺激する．急性中毒症状としては，メトヘモグロビン血症，急性腎炎によるアナフィラキシーショックなどが起こる．初期治療は胃洗浄，塩類下剤投与．チアノーゼにはメチレンブルーを投与．尿中排泄率が低いため利尿薬は無効．[483]

アンチフェブリン中毒　antifebrin poisoning⇨同アセトアニリド中毒⇀155

アンチプラスミン⇨同α_2 プラスミンインヒビター⇀13

アンチポート⇨同対向輸送⇀1867

アンチモルフ　antimorph　抑制的対立遺伝子．正常な対立遺伝子の作用に拮抗する突然変異遺伝子．[437] ⇨参アモルフ⇀182，ハイパーモルフ⇀2350

アンチモン　antimony 〔L〕stibium；Sb ［Sb］ 半金属元素．元素記号 Sb．原子番号 51．原子量 121.76．単体には2つの形があり，金属形は光沢のある銀色のかたくてもろい固体で，非金属形は灰色の粉末．16 世紀のヨーロッパでは，アンチモン化合物が万病に対する妙薬として流行し，19 世紀にはマッチの頭薬として広く用いられたが，その後毒性が明らかになり現在は使用禁止である．粉末や粉塵は眼，気道および呼吸器官を強く刺激し，皮膚にも刺激がある．主要な徴候として，眼，鼻，咽頭の粘膜および皮膚の炎症，刺激性咳，胸部狭窄感，胃腸障害，筋肉痛がある．ヒトに対しておそらく発癌性があるが，証拠が比較的十分でない物質．許容濃度 0.1 mg/m^3(日本産業衛生学会，2008)，0.5 mg/m^3〔アメリカ産業衛生専門家会議(ACGIH)，2008〕．作業時は呼吸用保護具，保護手袋，安全ゴーグル，保護衣の着用が義務づけられている．「化学物質排出把握管理促進法(PRTR 法)」第一種指定化学物質．[182,57]

アンチモンゴリズム　antimongolism ［21 番染色体長腕部分欠失，21 q 症候群，逆ダウン症候群］ 21 番染色体長腕の部分欠失による先天性疾患．頭はやや小さく後頭部突出，眼裂角は下向き，鼻は高く，耳介はやや大きく低位，下顎は小さく，肋骨過剰，指の屈曲拘縮，心奇形，外性器異常を伴うことがある．21 トリソミーであるダウン Down 症候群と比較して，内眼角贅皮はなく眼裂も挙上せず下向きであること，鼻は鞍鼻でなくむしろ高いなどまったく逆の容貌を呈することから逆ダウン症候群などということがある．[1631]

安中散(あんちゅうさん)　anchusan　医療用漢方製剤の1つ．主に機能性胃腸症に用いられる．漢方医学では，腹部は軟弱で，心下部振水音を認める場合に用いるとされる．臨床的には，やせ型の慢性に経過する胃痛や胸やけのある例に用いられ，胃酸過多症や胃潰瘍にも応用される．偽アルドステロン症，ミオパシー，過敏症などの副作用に注意．出典：『和剤局方』．構成生薬：ケイヒ，エンゴサク，ボレイ，ウイキョウ，カンゾウ，シュクシャ，リョウキョウ．[1051]

アンチレクス試験　antilex test⇨同テンシロン試験⇀2084

アンツー　ANTU ［ナフチルチオウレア］ 著しい肺水腫を引き起こす作用があり，また感受性が種により大きく異なることから殺鼠剤として用いられていた．現在はほとんど使用されていない．事故あるいは自殺による服用により呼吸困難などの例が報告されている．[527]

安定因子　table factor⇨同第Ⅶ因子⇀1855

安定狭心症　stable angina ［安定労作性狭心症］ 不安定狭心症に対する用語で，狭心症を症状の出現の仕方や強さ，時間により分類したものの一型．胸痛発作の頻度(数回/週以下)や持続時間(数分以内)，強度やその誘発閾値などが一定であり，一定以上の労作にて出現する安定した労作狭心症の状態を指す．安定・不安定狭心症に分けるこの分類は心筋梗塞への移行の予測に役立てるためのものである．不安定狭心症に比べ，心筋梗塞への移行は少ないと考えられている．[1391]

安定細胞　stable cell　器官形成および組織修復などの過程で，通常は増殖しない細胞が一定の刺激時のみに分裂を開始する能力をもつ細胞の総称．例えば肝切除術が行われるとそれまでは増殖していなかった肝細胞が，分裂を開始し，失われた機能を再生するように働く．安定細胞にはこのほか，膵外分泌細胞，腎尿細管上皮細胞などがある．一方，不安定細胞は刺激なしでも分裂する細胞で，造血細胞，皮膚表皮細胞，消化管上皮細胞などが含まれる．[114] ⇨参永久細胞⇀342

安定池⇨同酸化池⇀1200

安定同位元素　stable isotope　同位元素(原子番号は同じで，質量数が異なる元素)の中で，自発的に原子核が壊変することなく安定しているもの．臨床検査に利用されているものに炭素 13(^{13}C)がある．最近では胃のヘリコバクター・ピロリ *Helicobacter pylori* 感染を検査する ^{13}C 尿素呼気テストが広く行われるようになっている．これは *H. pylori* が高いウレアーゼ活性を有し，尿素を二酸化炭素とアンモニアに分解する性質を利用し，^{13}C 尿素を含んだ検査薬の内服前後で呼気に含まれる ^{13}C を測定するもの．[737] ⇨参放射性元素⇀2671

安定労作性狭心症　stable angina⇨同安定狭心症⇀207

アンテドラッグ　antedrug　一般的に，薬剤の主作用が強いと，副作用も強くなる傾向がある．主作用が強く，副作用が弱くなるように，薬の分子構造を化学的に改変して開発された局所用の薬剤．薬物を塗布した部分のみで薬効を発揮し，体内に入ると速やかに代謝され不活化あるいは活性が低下する．[178]

暗点　scotoma　視野異常の一種で，周囲に比べ感度が低下または欠損している部分のこと．暗点の部位，形状に応じて中心暗点，輪状暗点，弓状暗点，孤立暗点

あ

のように用いられる．感度の違いにより，まったく視標が見えない絶対暗点と，ある程度の視標は見える相対暗点がある．視神経炎では中心暗点が多く，緑内障では弓状暗点や傍中心暗点がみられる．[1153]

アントニー A 型組織 **Antoni A type tissue** シュワン Schwann 細胞から発生する神経鞘腫の特徴的な組織像の1つ．繊細で好酸性胞体をもつ紡錘形細胞が束を形成し密に配列する像よりなる．核が横並びとなった観兵式様配列 palisading がみられたり，類臓器構造とも呼ばれる球状のヴェロカイ小体 Verocay body などが観察される．アントニー Nils R. Antoni はスウェーデンの神経科医(1887-1968)．[609] ⇨参神経線維腫→1529

アントニー B 型組織 **Antoni B type tissue** シュワン Schwann 細胞から発生する神経鞘腫の特徴的な組織像の1つ．細胞密度が低く，粘液腫状や浮腫状の間質内に比較的疎に腫瘍細胞が観察される．この部分では腫瘍細胞の変性が起こっていることが多く異型性を認めることがあるが，これをもって悪性の所見ととるべきでないといわれている．[609] ⇨参神経線維腫→1529

アンドラゴジー⇨同成人教育学→1679

アンドロゲン **androgen** ［**男性ホルモン，C 19 ステロイド**］ 男性ホルモン活性を有するステロイドホルモンの総称．19 個の炭素原子からなるアンドロスタン核をもっているために C 19 ステロイドとも呼ばれる．女性ホルモン(卵胞ホルモンと黄体ホルモン)と男性ホルモンを合わせて性〔ステロイド〕ホルモン sex〔steroid〕hormone と称する．男性ホルモンは性腺と副腎から分泌される．最も生理活性の強いアンドロゲンはテストステロンであり，ほとんどが精巣のライディッヒ Leydig 細胞と卵巣の莢膜細胞から分泌される．副腎からは主にデヒドロエピアンドロステロン(DHEA)とその硫酸塩 DHEA-sulfate(DHEA-S)が産生され，アンドロステンジオンは副腎と性腺の両者から分泌される．これらの男性ホルモン作用はテストステロンに比べて非常に弱い．アンドロゲンは男児において外性器の分化や二次性徴の発現を引き起こす主要因子であり，思春期以降では卵胞刺激ホルモン(FSH)と協同して精子形成を促進する．母体のアンドロゲン服用やアンドロゲン産生腫瘍合併妊娠などのように，女性であっても，胎児期にアンドロゲンに曝露すると外性器は女性型になる．逆に男性であっても，精巣性女性化症候群のようにアンドロゲン作用が欠如していれば外性器は女性型となる．女性においては，黄体形成ホルモン(LH)により卵巣の莢膜細胞で産生されたアンドロゲンが顆粒膜細胞に移行し，FSH により顆粒膜細胞内に誘導される芳香化酵素によりアンドロゲンがエストロゲンに転換される(二細胞二ゴナドトロピンシステム two-cell two-gonadotropin system)．多囊胞卵巣症候群では LH 分泌の亢進とともにアンドロゲン高値を伴うことが多く，脱女性化(無月経)を経て男性化(多毛，痤瘡，嗄声，陰核肥大など)を呈することがある．[845] ⇨参精巣ホルモン→1693，アンドロステンジオン→209，デヒドロエピアンドロステロン→2069

アンドロゲン結合タンパク質 **androgen-binding protein；ABP** 精巣のセルトリ Sertoli 細胞から分泌され，アンドロゲンと強い親和性を有する糖タンパク質．テストステロン，ジヒドロテストステロンなどのアンドロゲンだけでなく，エストラジオールにも特異的に結合する．精子形成や精子成熟が正常に起こるためには，高濃度のアンドロゲンが必要であり，精巣中のアンドロゲン濃度は血中の 50-100 倍に保たれている．アンドロゲン結合タンパク質はアンドロゲンと結合して精細管や精巣上体のアンドロゲンを高濃度に保つ働きをしており，卵胞刺激ホルモン(FSH)により産生が促進される．血中に広く存在する性ホルモン結合グロブリン sex hormone-binding globulin(SHBG)と糖鎖構造に違いがあるものの，アミノ酸配列が同じであり，両者の本質的な違いは血中(SHBG)か精巣内(ABP)に存在するかということであり，SHBG/ABP として一括して論じる考えもある．[845] ⇨参性ホルモン結合グロブリン→1708

アンドロゲン産生腫瘍 **androgen-producing tumor** ［**男性ホルモン産生腫瘍**］ アンドロゲンを産生する腫瘍の総称であり，卵巣，精巣，副腎などが主な発生母地となる．性別と発症の時期の違いにより独特の症状を呈する．思春期以前の男児ではゴナドトロピン非依存性に第二次性徴が早期に開始する早発思春期(仮性早発思春期 pseudopuberty あるいは症候性早発思春期 symptomatic precocious puberty)をきたす．女児では性分化や第二次性徴の異常が起こる．成人女性では脱女性化(稀発月経や無月経)～男性化(男性型多毛症，陰核肥大，低声化など)を起こす．成人男性では過剰なアンドロゲンが肝や皮下脂肪で芳香化酵素によりエストロゲンに転換されて(アンドロゲンの末梢転換)，むしろ女性化(女性化乳房，精巣萎縮，勃起障害，性欲低下など)が起こることが多い．卵巣腫瘍では性索間質性腫瘍 sex cord/stromal tumor で性ホルモン分泌をみることが多く，セルトリ間質細胞腫瘍 Sertoli-stromal cell tumor(アンドロブラストーマ androblastoma)，ライディッヒ細胞腫 Leydig cell tumor(門細胞腫 hilus cell tumor)などがある．ライディッヒ細胞腫は良性であるが，セルトリ間質細胞腫瘍は良性(高分化型)，境界悪性(中分化型)，さらには悪性(低分化型)まである．また，顆粒膜細胞腫 granulosa cell tumor と莢膜細胞腫 theca cell tumor(thecoma)も同じく性索間質性腫瘍に分類されるが，これらはエストロゲンを産生する代表的な卵巣腫瘍である．精巣では間質細胞腫 interstitial cell tumor(ライディッヒ細胞腫)があり，1/4 は思春期発来前に発症し，10-16% は悪性であるといわれている．副腎皮質腫瘍の中にはミネラルコルチコイド，グルココルチコイド，性ステロイドなどのステロイドホルモンを産生するものがあり，内分泌活性副腎皮質腫瘍と呼ばれる．この中ではクッシング Cushing 症候群を伴うグルココルチコイド産生腫瘍が最も多く，アンドロゲン産生腫瘍(男性化副腎腫瘍 virilizing adrenocortical tumor)がこれに次ぎ，エストロゲン産生腫瘍(女性化副腎腫瘍 feminizing adrenocortical tumor)は少ない．わが国では男性化副腎皮質腫瘍の 3/4 は 10 歳以下に発生する．性ホルモン以外のステロイドホルモンも産生することが多く，1/4 はクッシング症候群を伴う．3/4～4/5 は悪性といわれている．[845] ⇨参間質細胞腫→605，性ステロイド産生腫瘍→1688

アンドロゲン産生副腎皮質腫瘍 **androgen-producing adrenocortical tumor** ［**副腎男性化腫瘍**］ 副腎皮質よ

り発生しアンドロゲンを過剰産生する腺腫または癌で，男性化症状が特徴．副腎性アンドロゲンは主にデヒドロエピアンドロステロン硫酸塩(DHEA-S)として血中に存在し，その代謝産物である17-ケトステロイド(KS)の尿中排泄が増加する．テストステロンを産生する副腎腫瘍はまれ．臨床症状としては，腋毛や恥毛の増加，多毛，痤瘡，変声などの男性化症状が中心で，女性では陰核肥大，乳房の萎縮や過少月経，無月経を認める．男児では思春期早発症状を認める．腫瘍からグルココルチコイドを同時産生する場合はクッシングCushing徴候を伴うこともある．鑑別診断としては，先天性副腎皮質過形成症，副腎外アンドロゲン産生腫瘍，真性思春期早発症などがある．腺腫よりも癌腫が多く，治療として手術，化学療法，放射線療法が行われる．[284,797] ⇨参男性ホルモン産生副腎皮質腫瘍→1945

アンドロゲン産生卵巣腫瘍 androgen-producing ovarian tumor⇨参アンドロゲン産生腫瘍→208

アンドロゲン受容体 androgen receptor アンドロゲンの標的臓器(主に男性生殖器)細胞の核内に存在する受容体．900余個のアミノ酸からなり，分子の中央部はジンクフィンガーzinc finger(Znフィンガー)構造をもつDNA結合部位で，C端側領域はアンドロゲン結合部位である．N端側にグルタミンが20個連続で連なっている点がアンドロゲン受容体分子上の特徴である．アンドロゲンであるテストステロンおよびジヒドロテストステロンは，いずれもアンドロゲン受容体に結合する．この複合体は核内で二量体となり，標的遺伝子の上流に結合し，転写を開始させてアンドロゲン作用を生じる．[1047]

アンドロゲン不応症 androgen insensitivity syndrome⇨同精巣性女性化症候群→1693

アンドロゲン不応症候群 androgen insensitivity syndrome；AIS，androgen resistance syndrome アンドロゲン受容体の異常により，アンドロゲンが作用せず，内外性器の男性化がないか不十分なもの．アンドロゲン受容体遺伝子の突然変異により終止コドンになれば完全型になる．ホルモン結合ドメインの突然変異によりアンドロゲン受容体タンパク質がリガンドに対し温度不安定になる場合は，完全型〜不完全型になる．DNA結合ドメインの突然変異による不完全型もある．完全型は精巣性女性化症候群，不完全型(部分型)はライフェンスタインReifenstein症候群である．完全型は精巣がありながら外陰部に男性化がなく，表現型は女性である．不完全型は外陰部に軽度の男性化が認められるものから中間型を示すものまである．[1047]

アンドロステンジオン androstenedione，δ^4-androstenedione テストステロン(T)やエストロン(E_1)の前駆体である男性ホルモンの一種．副腎，精巣，卵巣で合成され，テストステロンの約10％の男性ホルモン活性をもつ．[284,383]

アンドロブラストーマ androblastoma 卵巣腫瘍の中で胎児精巣類似成分をもつもの．[998] ⇨参セルトリ間質細胞腫→1743

アンドロロジー andrology⇨同男性学→1944

アントン症候群 Anton syndrome 皮質盲(視覚路の障害による視覚障害)や皮質聾(中枢性の聴覚の認知障害)を有しながら自己の盲や聾を自覚しない状態をいう．1899年，アントンGabriel Anton(1858-1933)が報告した．この症状を示す盲の患者は盲を自覚せず，まるで見えているように行動したり，盲の存在を尋ねても盲を否定する．発症機序には諸説あり，大橋博司(1965)は，①健忘症状群の要因，②幻視の要因，③感情的要因を抽出し，1つの要因だけでは説明できず，いずれかが関与していると考えた．その他，意識障害や視覚障害の関与を考える説もある．いずれにしろ広範囲にわたる心的水準の低下を示す．皮質盲に比して皮質聾の報告はきわめて少ない．アントン症候群は病態失認anosognosiaとの共通点で論じられることもあるが，少なくとも片麻痺の否認は大脳半球性の問題や心的水準の相違から，両者を同列に論ずることは困難と指摘する学者もいる．頭頂葉が障害され片側の身体失認を示すものを，特にアントン・バビンスキー症候群Anton-Babinski syndromeと呼ぶことがある．[624] ⇨参皮質盲→2441，皮質聾(ろう)→2441，病態失認→2491

アントン・バビンスキー症候群⇨参アントン症候群→209

アンナO症例 the case〔study〕of Anna O. フロイトS. Freud(1856-1939)が精神分析を創始する契機となったヒステリーの症例．本名はベルタ=パッペンハイムBertha Pappenheimという女性であるが，アンナAnnaの愛称で呼ばれている．1880年から約1年半ブロイアーJ. Breuer(1842-1925)による催眠治療を受けたが，その間に忘却していた過去の心的外傷体験を想起することで，嘔気，神経性の咳，四肢の麻痺などの症状が軽快ないし消失するという現象が観察された．このような観察を含めて，フロイトが1895年，ブロイアーとの共著で論文を発表し，それが精神分析療法創始の端緒となった．[187]

安寧⇨同ウェルビーイング→320

アンバー変異⇨同ナンセンス突然変異→2200

暗発色菌 scotochromogen 非結核性抗酸菌(非定型抗酸菌atypical mycobacteria)の中でラニオンRunyon分類のⅡ群に分類される抗酸菌．光の有無に関係なく色素を産生する．マイコバクテリウム・スクロフラセウム*Mycobacterium scrofulaceum*，マイコバクテリウム・ツルガイ*M. szulgai*，マイコバクテリウム・ゴルドナエ*M. gordonae*などがあり，前2者はヒトに病気を起こすことがある．[324]

暗反応⇨同暗順応→203

鞍鼻 saddle back nose，saddle nose 鼻中隔あるいは鼻骨がつぶれ鼻背が陥没して鞍のような形をしている鼻．原因としては，先天性のものは少なく，外力が正中から加わった外傷性のもののほか，鼻中隔膿瘍，進行性鼻壊疽などがあげられ，梅毒などの感染症が原因のものは減少している．鼻背の陥没の程度により1度から3度に分けられるが，1度は生理的な部類に属する軽度なもの．強度のものに対しては鼻骨挙上術および美容的に鼻形成術を行う．[347]

アンビバレンス ambivalence ［**両価性**］ 同一の対象に対して，愛と憎しみ，欲することと拒否など，相反する心的傾向，感情，態度が同時に存在する精神状態をいう．両価性と訳される．ブロイラーE. Bleulerはアンビバレンスを統合失調症の基本症状の1つとしたが，正常な場合から，神経症，統合失調症など病的な場合までさまざまな水準のものがある．[187]

あ

アンビュー®バッグ Ambu®bag ゴム製のバッグを手で圧縮して，バッグの中の空気を患者の口と鼻から肺に送り込む，人工呼吸器の1つ．アンビュー Ambu 社のバルブマスクの商品名．[953]

アンビュラトリーケア ambulatory care アメリカで比較的長時間にわたる治療や処置を通院して受ける形態のこと．アメリカでは原則的には医師が病院に雇われていないため，病院の中に外来をもっているところは少なく，在院日数も短いため，通院治療のためにこのようなケア部門を設けてある．例えば，定期的に化学療法や点滴療法を受ける患者を対象に治療や処置が行われる．どのようなケアを提供するかは，地域のニードと病院の機能により異なる．日本でも，在院日数短縮に伴い外来でかなりの治療処置が行われるようになってきており，機能としてはアンビュラトリーケアを提供している状況にある．[415]

アンビル anvil 消化管自動吻合器の先端にある取りはずしできる部分．吻合を目的とする腸管の一方に挿入し，腸管を全層に固定したのち，ロッドと呼ばれる細い金属製の棒を他方の吻合器につないで吻合部を全周性に合わせ，ステープラーを放出することによって吻合が完成する．[116]

●アンビルの構造

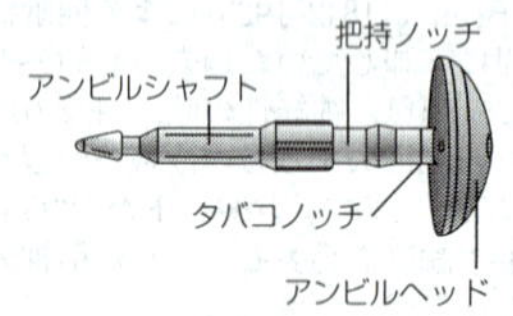

アンフィパチック amphipathic ［両親媒性］ 異なる特性の基をもつ分子．例えば，石けんは一端に極性(親水性)基，他端に非極性(疎水性)基をもち，両親媒性をもつ分子である．[987]

アンフェタミン型依存 amphetamine type of dependence 中枢薬理作用をもつ薬物(アルコール，有機溶剤を含む)に対する依存の一型．ある薬物の使用をやめようと決意したり，やめなければならないとわかりながら，繰り返し使用する状態が薬物依存である．依存には精神依存と身体依存がある．精神依存は，物質を使用したときに得られる体験(気分の高揚，覚醒感，別世界感など)がやみつきになり，やめようと思いながら再使用することをいい，薬物への強い渇望による．身体依存は，使用を中止または減量したときに明らかな身体症状が現れ，その苦痛を軽減しようとして再使用するタイプの依存．アンフェタミン型依存は，精神依存性が強いものの身体依存がみられないタイプの依存をいい，覚醒剤やコカインが代表的．[702]

アンフェタミン精神病 amphetamine-induced psychosis⇨同覚醒剤精神病→482

アンフェタミン中毒 amphetamine intoxication，amphetamine poisoning アンフェタミンは覚醒アミン(精神興奮薬，いわゆる覚醒剤)の一種で，化学合成される．類似の覚醒剤にメタンフェタミン(ヒロポン®)がある．いずれもほとんど海外から密輸されており，静注，加熱吸引法，錠剤や液剤，あるいはやせ薬などとして濫用されている．強い依存性があり，濫用すると急速な耐性発現により使用量の大幅な増加を伴う．極度の覚醒剤中毒に陥り，幻覚，妄想，パラノイア(偏執症)などを含む精神異常(サイコシス)を呈する．腸管からの吸収は早く，交感神経興奮作用により動悸，頻脈，発汗，散瞳を引き起こし，強い中枢神経刺激作用により不安，興奮，不穏，刺激性幻覚，錯乱，せん妄，痙攣などがみられる．消化器症状としては悪心・嘔吐，下痢などが現れる．治療は尿を酸性化すると排泄が促進されるが，ミオグロビン血症があるときは酸性化は危険．痙攣をはじめとする中枢神経刺激症状にはジアゼパム，クロルプロマジンを静注．アンフェタミンは「覚せい剤取締法」によって使用が規制されている．[527] ⇨参覚醒アミン中毒→481

アンフェタミン誘発性障害 amphetamine-induced disorder アメリカ精神医学会の診断分類(DSM-Ⅳ-TR)にある物質誘発性障害の1つ．アンフェタミンによる中毒(使用後の多幸感，過覚醒，常同行動といった心理的変化や瞳孔散大，脈拍・血圧の変化，痙攣，昏睡などの身体症状)，離脱(使用中止後の疲労感，鮮明な夢，睡眠障害などによる社会生活機能の障害)，および誘発性精神障害(せん妄，精神病，気分障害，不安性障害など)が含まれる．[702]

アンフェタミン乱用 amphetamine abuse 日本では，アンフェタミンやメタンフェタミンは覚醒剤として法的に規制されており(「覚せい剤取締法」)，それに違反して使用することを覚醒剤の乱用という．アメリカ精神医学会では，その使用が違法か否かではなく，アンフェタミンの使用による社会的機能(仕事，学校，家庭など)の障害，有害な状況での使用，使用に関連した違法行為，そうした障害がありながら使用を続けるのいずれかをもって乱用とする．[702]

アンフェタミン離脱 amphetamine withdrawal 常用していたアンフェタミンを中断，もしくは減量したときに現れる苦痛や社会的機能の障害をいう．常用して体内にあったアンフェタミンが排泄されるとき，あるいは排泄されたあとに現れる症状群．気分障害が主で，疲労感，鮮明で不快な夢，睡眠障害，食欲亢進，精神運動機能の障害が加わり，社会的・職業的な機能障害をきたす．基礎医学では，離脱の代わりに退薬，反跳ということもある．[702]

アンプラッツカテーテル Amplatz catheter 選択的冠動脈造影の際に，現在広く用いられるカテーテルの1つ．ジャドキンス Judkins カテーテルと同様に左右2つの型がある．アンプラッツカテーテルは回転の操作性がよいために，ジャドキンスカテーテルではうまくいかない症例でも冠動脈入口部に挿入が可能な場合がある．また，ジャドキンスカテーテルよりも強力な

●アンプラッツカテーテル

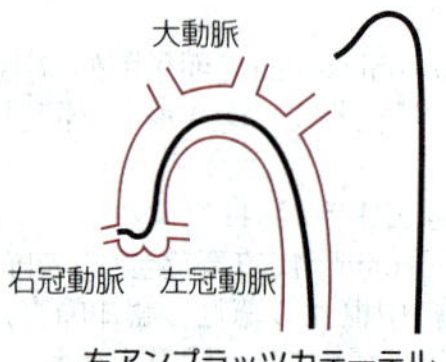

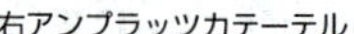

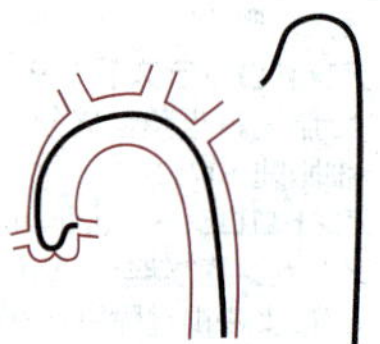

バックアップを得ることができるので，しばしば経皮経管的冠動脈形成術(PTCA)のガイディングカテーテルとして用いられる．アンプラッツ Kurt Amplatz はオーストリア生まれの放射線医学の専門家(1924生)．[1391] ⇨参冠〔状〕動脈撮影法→613

アンプリファイア amplifier⇨同増幅動物→1826

アンペア ampere；A 電流の大きさを示す単位で記号は A.[1360] ⇨参オームの法則→400

アンベノニウム塩化物 ambenonium chloride 重症筋無力症の治療に使用される抗コリンエステラーゼ薬の1つ．病初期の軽度な症状に対する対症療法薬として，または重症患者の症状コントロールを補完するのに用いる．[1156] 商マイテラーゼ ⇨参重症筋無力症→1371

罨法 compress，fomentation，pack cataplasm⇨参温罨法→417，冷罨法→2970

あん摩マッサージ指圧師 licensed traditional massage，massage finger pressure therapist 1947(昭和22)年制定の「あん摩マッサージ指圧師，はり師，きゅう師等に関する法律」に基づいて，大学もしくは養成所にて3年以上の期間に所定の単位を取得し，あん摩マッサージ指圧師国家試験に合格したのちに，厚生労働省に備えてある「あん摩マッサージ指圧師資格者名簿」に登録された者をいう．開業して業務を行うためには，都道府県知事に対する施術所開設時の届け出義務や広告制限などの規制がある．医療行為の一部であるX線撮影，診断行為(診断書作成など)などの施行は認められていない．アメリカでは高等学校を卒業ののちに，所定の専修学校の課程で専門科目500時間以上の履修を修了し，アメリカマッサージ治療協会 American Massage Therapy Association が認める国家試験 National Certification Board for Therapeutic Massage and Bodywork (NCBTMB)に合格すると開業資格を取得できる．[24]

あん摩マッサージ指圧師，はり師，きゅう師等に関する法律 あん摩マッサージ指圧師，はり(鍼)師，きゅう(灸)師などの免許制度，権利，義務，罰則，試験などを定めた法律．1947(昭和22)年施行．[920]

アンモニア ammonia 分子式は NH_3．常温で刺激臭の無色の気体．水にきわめてよく溶けアルカリ性を示すアンモニア水となる．生体内ではアミノ酸の分解で生じる．大部分の高等生物ではアンモニアは再利用されるが，一定量以上は脊椎動物の場合，尿素，アンモニア，尿酸の形で排出される．長時間曝露・吸入すると結膜・皮膚・粘膜表面が障害され，呼吸困難，咽頭浮腫，眼瞼浮腫，潰瘍形成，肺水腫などをきたす．許容濃度は25 ppm.[759]

アンモニア経口負荷試験 ammonia tolerance test 先天性尿素サイクル酵素欠損症の診断法の1つ．アンモニアは主に腸管で生成されるタンパク質分解産物であり，肝臓での尿素サイクルによって尿素に合成される．先天性尿素サイクル酵素欠損症では空腹時の血中アンモニア値が正常な場合がある．このような可能性が考えられるときにはアンモニア経口負荷試験(絶食後，塩化アンモニウム3 g/m^2 を経口投与し，投与前から投与後約120分まで経時的に血中アンモニアを定量する)を行い，負荷後のアンモニア値の上昇を確認する．健常者では負荷後のアンモニア値は軽度上昇するのみである．[987]

アンモニア中毒 ammonia intoxication，ammonia poisoning アンモニアは刺激臭のある無色の気体で，アルカリ性を示し，水によく溶け，圧縮により容易に液化．肥料や化学工業原料などに利用される．腐食性が強く，皮膚や粘膜への刺激作用がある．長時間曝露・吸入すると結膜，皮膚，粘膜表面が障害され，呼吸困難，咽頭浮腫，眼瞼浮腫，潰瘍形成，肺水腫などをきたす．皮膚・眼接触時は十分水洗する．経口時は催吐や中和は禁忌で，牛乳あるいは水を飲ませる．許容濃度25 ppm.[527]

アンモニア定量法 determination of ammonia アンモニアは主として腸管由来のもので，肝臓を中心に代謝され，尿素として排泄される．血漿アンモニアは微量で，かつ採血後赤血球からのアンモニアの遊離や，タンパク質やグルタミンなどからのアンモニアの生成が起こる．したがって，速やかに除タンパク操作をして上清を分離し，測定する必要がある．血漿アンモニア濃度は，先天性尿素サイクル酵素欠損症，アミノ酸代謝異常症，重症肝疾患，門脈-体循環血流シャント，尿毒症などで上昇するので，これらの病態を調べる目的で血漿アンモニアが測定される．定量法には微量拡散法，イオン交換樹脂法，直接比色法(奥田・藤井法)，L グルタミン酸脱水素酵素を用いる酵素法などがある．[1181] ⇨参イオン交換樹脂→217，血漿アンモニア→911

アンモニア排泄障害 尿素回路障害による症状．生体内で生成されたアンモニアは，まず肝臓の尿素回路により尿素に合成される．次に肝臓，筋，脳でグルタミン酸からミトコンドリアのグルタミン合成酵素によりグルタミンが生成される過程に取り込まれる．そして腎臓でアンモニア塩として尿中に排泄される．以上のいずれかに異常があればアンモニア排泄障害をきたし，高アンモニア血症となる．[987] ⇨参尿素回路→2250，高アンモニア血症→971

アンモニア発酵 ammonia fermentation 酵素タンパク質であるウレアーゼにより尿素を加水分解してアンモニアと二酸化炭素に生成すること．[987]

アンモン角 Ammon's horn 〔L〕cornu ammonis⇨同海馬→450

アンモン角硬化 Ammon horn sclerosis ［**海馬硬化**］ 大脳側頭葉の内側にあるアンモン角(海馬)において，神経細胞の脱落とアストロサイトの増生を示す病変．本来は病理学用語であるが，本病変は核磁気共鳴画像(MRI)でも描出可能になってきたので，画像診断名として用いられることもある．この領域の神経細胞は酸素不足に対し脆弱であり，そのことが病変形成に関与していると考えられている．本病変はてんかんの発生源にもなり，その場合は病変部の外科切除が行われる．アンモンは古代エジプトの神．[1589] ⇨参虚血性脳血管障害→779，グリオーシス→826

安楽 comfort 一般的には身体的にも精神的にも苦痛がない状態．多義的で安楽な状態を「これ」と特定できないが，身体的，精神的，社会的な側面を含む多面的なものである．安楽な状態とは，対象者自身が楽であると感じる主観的な状態であり，対象者自身の身体・精神・社会的状況，その人のそれらの状況認識，価値観，時間的な変化や看護者との相互関係性など，さまざまな要因によって変化する．安楽は人間の基本的な欲求であり，看護行為のすべてに含まれる要素である．[539]

安楽いす理論　armchair theory　論理的法則や議論に基づいた思考プロセスから引き出される理論の一種．事例を通した原因論的・推論的なアプローチを行うことにより，このような理論構築を図るための概念分析と理論的関係の構築に関する認識のプロセスをとる．安楽いす活動の理論構築方法論に対して科学的でないとする批判もあるが，一方では，このような思考プロセスは科学的調査研究においては必須である．[446]

安楽死　euthanasia, mercy killing　［**オイタナジー**］　一般的な定義は，肉体的苦痛を伴う不治の傷病者を安楽に死なせてやることとされ，過剰な延命医療から個人の人権を守り，人為的に死期を早める行為をいう．死を目的とした積極的な行動や処置をいっさい採用しない消極的安楽死または間接的安楽死(鎮痛処置の副作用による)と，患者本人の明示または黙示の意思に基づいて医師や医師以外の者が作為的に行う積極的安楽死とがある．消極的な安楽死の1つに尊厳死があると考えられる．安楽死に対する解釈は流動的であり，特に積極的安楽死は倫理・宗教および法律上の問題を抱えている．現在では，人間の生命の尊厳の観点から，「死ぬ権利」(その人が，尊厳を保って死を迎える権利)に焦点が当てられることが多い．[473] ⇨参バイオエシックス→2328

安楽死協会　Euthanasia Association　安楽死の合法化を目指す市民運動団体．1935年，イギリスに誕生し，3年後アメリカにおいても結成された．人間の「死ぬ権利」に世界的関心がもたれるようになったのは1970年代半ばからで，日本安楽死協会は，1976(昭和51)年に世界で3番目に発足した．国際的交流が盛んになり，1982(同57)年，「死の権利協会世界連合」結成へと発展し，わが国においては1983(同58)年に「日本尊厳死協会」と改名された．一方で「安楽死法制化を阻止する会」という団体もあり，安楽死は生命倫理にからむ人の権利の問題として議論のつきないものである．[321]

安楽死法制化を阻止する会⇨参安楽死協会→212

安楽物品　身体的安楽のうち，体位による安楽を保持するために用いられる物品の総称．体位の安定と同一体位の持続によって起こる障害(圧迫による血液循環の障害や褥瘡など)の予防を目的としている．エアマット，敷布団などマットレスの上に置いて身体を支えるもの，羊毛皮などベッドの上に部分的に敷くもの，円座類，スポンジ，各種パッド類，タオルなど部分的に当てるもの，枕(羽枕，ビーズ枕，パンヤ入り枕など)，フットボード，砂嚢，その他，毛布，掛け布団など体位を支持するものなどがある．使用物品は，患者の状態や体格，支える部位や程度などに応じて適切な大きさ，数を判断し選択する．部分的に当てて使用する物品や体位の支持に使用する物品は，身体とマットレスの間に隙間がないように当てる．また，つなぎ目やふちが身体に当たらないようにする．円座の使用は，深部組織のずれと圧迫，浅部の静脈圧迫によるうっ血を生じ，褥瘡の発生を誘発することがあるので，使用に際しては注意が必要である．[539]

アンレップ効果　Anrep effect　［**同尺性自己調節**］　急激な大動脈圧と左室圧の上昇に引き続いて生ずる左室の陽性変力効果．1912年にアンレップ Gleb von Anrep (1890-1955)によって最初に記述された．圧が上昇すると最初の1-2分の間にこの効果がみられる．一回拍出量 stroke volume と心仕事量 stroke work が回復することで拡張末期圧と左室周長は減少方向に向かい，大動脈圧が上昇しているにもかかわらず等容収縮期の心内圧立ち上がり速度(dp/dt)は維持されるという効果である．[1471]

い

胃 stomach, gaster 消化管の最も大きくふくらんだ部位で，食道から流入した飲食物をたくわえ，物理的・化学的消化をして，十二指腸へ移送する．上腹部にあり，左上後から右下前に向かう嚢で，生体では体位や内容物によって形が変化する．噴門(食道に連なる，第11胸椎の高さ)，胃体，幽門部，幽門(十二指腸に続く，第1腰椎の高さ)からなり，胃体のうちで左上にふくらんだ部位を特に胃底という．胃底には嚥下した空気が含まれるので，X線像では胃泡という．また，幽門部を幽門前庭(胃体に近い部位)と幽門管に分けることもある．噴門と幽門を結ぶ線は胃の上下で下に弓状に曲がり，上を小彎，下を大彎という．胃壁は粘膜，筋層，漿膜からなり，豊富な血管と神経が存在する．粘膜には噴門腺，固有胃腺，幽門腺があり，胃腺と総称される．噴門を通って胃に入った食物は胃の運動により攪拌，粉砕され，胃液とまざり合ってび(糜)汁となり(物理的消化)，タンパク質は胃液により一部分解されてペプトンとなって(化学的消化)，幽門から十二指腸に送られる．幽門には幽門括約筋がある．胃の前面は肝臓，前腹壁，横隔膜に接し，後面は横行結腸，膵臓，左の副腎と腎臓，脾臓に接する．[399] ⇨参胃粘膜→271，胃の筋層→213

●胃

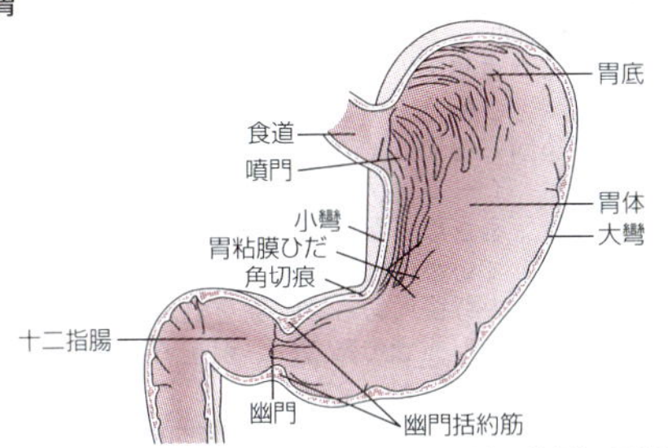

胃の筋層 muscle layer of stomach 胃の筋層は平滑筋からなる．胃底，胃体の筋層は3層，すなわち内から外に斜走筋層，輪走筋層，縦走筋層がある．幽門部の筋層は内輪層と外縦層の2層で，幽門では輪走筋層が著しく肥厚して幽門括約筋となっている．胃の平滑筋の運動は筋層間神経叢の枝で支配されており，副交感神経を刺激すると筋層の運動が高まって，胃の内容物をこねまわす．この運動と胃内の消化により食物はび(糜)汁となる．噴門は，通常は下食道括約筋の働きで閉じられており，食物が食道から胃に流入するときにだけ開く．また，幽門も幽門括約筋(交感神経支配)により閉じられており，括約筋が弛緩するとび汁が十二指腸に流れ込む．[399]

胃の神経 nerves of stomach 胃には交感神経，副交感神経および一般内臓感覚線維が分布している．交感神経は胸髄から出て交感神経幹を通過し，大内臓神経(第5-9胸神経由来)として腹腔神経叢に入る．そして腹腔神経節でニューロンを変えて節後線維となり，動脈に沿って胃に入る．胃壁内では動脈に沿って枝分かれする．副交感神経は迷走神経の枝で，左迷走神経は胃の前壁に，右迷走神経は胃の後壁に分布する．胃壁内には粘膜下神経叢と筋層間神経叢があり，それぞれ粘膜と筋層に分布する．胃液の分泌と胃の運動に対して，副交感神経刺激は促進的に，交感神経刺激は抑制的に働く．交感神経刺激は胃に分布する血管を収縮させる．[399]

胃の脈管 vascular system of stomach 胃の動脈は腹大動脈の無対性の臓側枝である腹腔動脈の直接または間接の枝からなる．左胃動脈(腹腔動脈→左胃動脈)と右胃動脈(腹腔動脈→総肝動脈→右胃動脈)は小彎に沿って走り，枝が胃に分布する．左胃大網動脈(腹腔動脈→脾動脈→左胃大網動脈)と右胃大網動脈(腹腔動脈→総肝動脈→胃十二指腸動脈→右胃大網動脈)は大彎に沿って走り，枝を出す．短胃動脈(腹腔動脈→脾動脈→短胃動脈)は胃底に分布する．胃壁では粘膜下組織と筋層間に，動脈網および静脈網が発達している．粘膜下組織には動静脈吻合が多く，粘膜の血流量を調節している．胃の静脈は集まって，同名の動脈に伴行して小彎側および大彎側を走ったのち，門脈に入って肝臓に向かう．また，胃の噴門部の静脈は，食道下部の食道静脈叢(→奇静脈系)と吻合している．胃のリンパ管は粘膜下組織で網の目をつくり，胃壁を出ると動脈に沿って走り，腸リンパ本幹から胸管に注ぐ．この経過中，多くのリンパ節を経由する．[399] ⇨参胃のリンパ節→213

胃のリンパ節 lymph node of stomach 胃のリンパ管は，動脈の枝に沿って存在するリンパ節に入る．主なリンパ節は噴門，幽門，小彎，大彎に沿って存在する．これらのリンパ節から出たリンパ管は，さらに，肝門部の肝リンパ節，脾門部の脾リンパ節および腹腔動脈周囲にある腹腔リンパ節に入る．これらのリンパ節は胃癌の転移が起こりやすい部位として重要である．[399] ⇨参胃の脈管→213

胃 MALT リンパ腫 gastric mucosa-associated lymphoid tissue(MALT) lymphoma 胃粘膜に存在するリンパ組織の辺縁帯 marginal zone に存在するB細胞を起源とした悪性リンパ腫．新WHO分類では，節外性の辺縁帯B細胞リンパ腫 marginal zone B-cell lymphoma と示され，非ホジキンリンパ腫の10-15%を占める．この疾患は，1983年にアイザクソン Isaacson らによって提唱され，ヘリコバクター・ピロリ *Helicobacter pylori* 感染との関連が強く示唆された．臨床的には，長期間にわたって限局性の病変を示し，一般的にヘリコバクター・ピロリ除菌療法に反応して予後が良好．①胚中心細胞類似細胞 centrocyte-like cell(CCL細胞)の存在，②リンパ上皮性病変 lymphoepithelial lesion(LEL)の存在，③形質細胞の分化，④樹状ネットワークの破壊像(follicular colonization)の存在などが組織学的特徴であり，B細胞を検出する細胞表面マーカーの免疫染色法を補助診断として診断される．低悪性度 MALT リンパ腫の場合，ヘリコバクター・ピロリの除菌によって約 70％ が治癒する．低悪性度 MALT リンパ腫で粘膜内に限局したものであれば，90％ 以上が完全寛解する．しかし，除菌抵抗性を示す MALT リンパ腫が存在し染色体異常が報告されている．除菌抵抗性 MALT リンパ腫の特徴として t(11；18)(q 21；q 21) 染色体異常が報告されている．この場合，放射線療法が選択される．[1267]

胃亜全摘術　subtotal gastrectomy　胃癌の手術では癌を体内に残さないため，大網，小網と小彎高位のリンパ節郭清を含めた幽門側胃切除術が行われるが，癌腫の位置，大きさ，進行程度により，胃切除の範囲が 80％ 以上になる．この場合は胃亜全摘術と呼ぶ．胃切除後の再建には，ビルロート Billroth Ⅰ法かⅡ法が用いられる．[1272]

胃圧迫造影法　gastric compression method　上部消化管造影検査で，圧迫筒などを用いて胃を適度に圧迫して X 線スポット撮影を行い，病変を描出する方法．微細な変化，特に隆起性病変の描出にすぐれている．小腸，大腸の X 線造影検査にも応用される．[264]

胃アトニー　gastric atony　［胃弛緩症］　胃の筋緊張の低下した状態で，胃下垂によるものが多い．原因は腹筋の筋力低下が多く，食物の十二指腸への移送遅延を生じやすい．腹部膨満や悪心などの症状を生じることもある．運動による腹筋の強化や，食事を少量ずつに分けるなどの食事療法が治療の基本となる．[1392]

胃アニサキス症　gastric anisakiasis　アニサキス亜科線虫の幼虫が胃に感染した状態．症状の激しい急性胃アニサキス症の発症機序は即時型過敏反応とされ，加熱不十分な海産魚類やイカを摂取後 2-8 時間で激しい心窩部痛を訴える．また，症状が比較的軽く，異物反応によると思われる慢性傾向を示すものもある．[288] ⇨参アニサキス症→169，腸アニサキス症→2000

イーヴェマルク症候群　Ivemark syndrome⇨同無脾症候群→2789

イーグル培地　Eagle medium　細胞組織培養用の培地で，基礎培地 basal medium (BM)，最小必須培地 minimum essential medium (MEM)，ダルベッコ変法イーグル培地 Dulbecco modified Eagle medium (DMEM) などが有名だが，MEM や DMEM には多くの変法培地がある．イーグル Harry Eagle (1905-92) は，BM から細胞の生育に必要最小限のものだけを残してよけいなものを取り除き，低分子物質を含まない透析血清を用いて，13 種類の必須アミノ酸(L-アルギニン，L-シスチン，L-グルタミン，L-ヒスチジン，L-イソロイシン，L-ロイシン，L-リジン，L-メチオニン，L-フェニルアラニン，L-トレオニン，L-トリプトファン，L-チロシン，L-バリン)からなる合成培地を作製した．組織培養では，1907 年にハリソン Ross G. Harrison (1870-1959) がカバーグラス培養法を考案，1913 年にカレル Alexis Carrel (1873-1944) がカレルフラスコを用いた無菌培養に成功したが，イーグルによる合成培地の開発は 1960 年頃から飛躍的に培養技術を発展させた．[33]

イーサネット　Ethernet　アメリカのゼロックス，インテル，DEC が共同開発した LAN(ローカルエリアネットワーク local area network) の接続方式の一種．接続に使用するケーブルの種類や伝送速度により数種類の規格がある．伝送速度は bps(ビーピーエス bit per second) という単位が使われており，1 秒間にケーブル上を通過するビット(データの最小単位)の数で示される．2008 年現在，データ伝送速度が 1 Gbps〔ギガ (10 の 9 乗)〕が主流であるが，パソコン間の伝達は 100 BASE-TX (ヒャクベース・ティーエックス) が使われている．[1341] ⇨参LAN→75

イートン・ランバート症候群　Eaton-Lambert syndrome　［ランバート・イートン症候群，筋無力症症候群］　肺癌などの悪性腫瘍の患者に，筋力低下や易疲労などの重症筋無力症様の症状をみることがある．肺癌では燕麦細胞癌，小細胞癌に多く，中年以降の男性に多い．筋無力症症状が悪性腫瘍の発現に先行することもある．重症筋無力症と異なり，頻回誘発筋電図で電位の漸増 waxing がみられ，抗コリンエステラーゼ薬が無効．腫瘍組織からの自己抗体による神経終末部のアセチルコリン放出障害が原因．イートン Lealdes M. Eaton はアメリカの神経科医 (1905-58)，ランバート Edward H. Lambert はアメリカの神経生理学者 (1915-2003)．[1527] ⇨参傍腫瘍性症候群→2678

胃-胃反射　gastro-gastric reflex　消化管外反射の一種で，消化管運動の反射調節に関与．胃前庭部-胃体部抑制反射，胃体部-胃前庭部亢進および抑制反射がある．胃体部-胃前庭部亢進反射では求心路，遠心路ともに迷走神経で亢進反射を起こす．胃体部-胃前庭部抑制反射では求心路は迷走神経と交感神経の両方で，遠心路は交感神経で抑制反射を起こす．[842]

胃異物　gastric foreign body⇨同胃内異物→269

イーミック　emic　ある現象に関して，特定の文化に属する個人または集団がもつ言語表現，慣習，信念，認識，解釈，ものの見方のこと．一方，複数の文化または複数の集団に普遍的にみられるそれらをエティック etic という．イーミックとエティックは本来，声の大きさ，高さ，速さなどが異なる場合でも，ある一定の条件を満たしていれば同じ言葉として受け取れるという，変動とその背後にある共通性を表現するために言語学で用いられた概念であるが，現在では広く文化や現象を表現する概念として使われるようになった．イーミックな研究アプローチでは研究者はある特定の文化・集団を対象とし，研究対象の人びとにとっての意味や人びとの見方を内部の者の視点で理解しようとする．一方，エティックな研究アプローチでは研究者はより広範囲の複数の文化・集団を対象とし，研究者は現実に起こっている状況に巻き込まれることなく，外部の者・研究者としての視点から現象の普遍性をとらえようとする．文化としても研究アプローチとしても，イーミックとエティックの概念は対立するものではなく相補的な関係にある．[917] ⇨参エスノグラフィー→360

医院⇨同診療所→1608

異栄養性石灰化　dystrophic calcification　［異栄養性石灰沈着］　組織への石灰化(石灰沈着)の原因として血中カルシウムやリン濃度の異常があげられるが，それ以外の原因で石灰化が起こることをいう．具体的には組織に変性や壊死が生じた際に，その部位に徐々に石灰化が進行する場合がある．[142]

異栄養性石灰沈着　dystrophic calcification⇨回異栄養性石灰化→214

イエカ　*Culex*　いくつかの種類があり，卵は卵塊で水面に浮かぶ．幼虫であるボウフラは水面からつり下がるような形で生活し，成虫はほぼ静止面に水平状に静止し大部分は夜間吸血性．ヒトや家畜などに多くの疾病を媒介する．アカイエカ，コガタアカイエカなど医学的に重要な種類が含まれる．[288]　⇨参ヤブカ→2844，アカイエカ→135，コガタアカイエカ→1077

胃液　gastric juice　胃からの分泌物で，99％が水分．胃液の量は1日で約2,500 mLにも達する．成分は，胃酸である塩酸のほか，ペプシンやリパーゼなどの消化酵素，粘液などを含む．胃酸は胃体部の腺から分泌され，殺菌作用をもち，タンパクの消化を促し，ペプシンがタンパク分解作用を開始するのに必要なpHを維持する．ペプシンは前駆体（ペプシノゲン）の形で胃腺の主細胞から分泌され，胃酸により活性化される．粘液は胃体，胃底の腺頸部と表面の粘液細胞などから分泌され，胃粘膜を保護する．[842]

胃液検査　gastric analysis，examination of gastric juice　胃チューブを用いて胃の内容物を吸引し，試験管に採取して主に胃分泌機能を調べる検査．細菌検査や細胞診を行うこともある．早朝空腹時に胃チューブを挿入し，基礎分泌時と刺激分泌時の胃液を10分ごとに60分間分割採取．刺激分泌を促す刺激剤としてテトラガストリン，ペンタガストリンなどを用いる．酸度，基礎胃酸分泌量，最高胃酸分泌量とともにペプシン分泌量も測定する．[1181]

胃液採取法　collection of gastric juice　胃潰瘍，十二指腸潰瘍，胃炎などの補助診断のために胃内容物を吸引する方法．先端に有孔小金属球のついたゴムまたはポリエチレン管である胃管（レーフス Rehfuss 管）を，早朝空腹時に50 cm程度被検者に嚥下させる．胃に到達したら，注射筒に接続して胃内容物を採取し，胃液基礎分泌能の検査を行う．次に，胃液分泌刺激剤（ヒスタローグ，ガストリン）を注射したのち，10分ごとに60-120分間，胃内容を採取する．それぞれの分泌量，外観，化学的性状（酸度など），細胞診検査を行う．ポイントは，①金属球に潤滑油をつけて嚥下させると飲み込みやすい．②胃内容物が採取できないときは，管が途中でトグロを巻いている可能性があるので，多少引いて再度胃管の示標の50 cm程度までゆっくり飲み込ませる．③吐き気が強いときは，深呼吸をして，からだの力を抜いて飲み込ませる．[90]

胃液酸度測定　gastric juice analysis　胃液酸度とは胃液中に分泌される塩酸の酸度のことで，胃・十二指腸疾患の補助的診断の目的で測定される．空腹時の胃液の基礎分泌量と基礎酸分泌量，および胃液刺激剤（塩酸ベタゾール，ガストリン）投与後の酸度を測定する．採取された胃液の一定量が中和（pH 7.0）されるまでに要した0.1規定の水酸化ナトリウム（NaOH）の液量（mL）をもとにしてmEq/Lで表したものが胃液酸度である．以前は滴定法によって中和点を求めたが，近年はpHメーターによって行われている．[90]

胃液ニンヒドリン反応⇨回ニンヒドリン反応→2273

胃液分泌　gastric secretion，stomach secretion　［胃分泌］　神経性および液性調節を受けて行われる胃液の分泌．神経性調節は自律神経によって行われ，胃からの求心性インパルスが反射中枢に伝えられ，中枢神経系から遠心性インパルスが迷走神経を介してコリン作動性ニューロンに伝えられる．液性調節を行うのはガストリンなどの消化管ホルモン．胃液分泌を起こす生理的機序は，頭相，胃相および腸相に区別される．頭相は中枢神経の興奮が迷走神経を介して胃に作用する仕組み，胃相は胃粘膜の局所反射およびガストリン刺激に応ずる仕組み，腸相は小腸粘膜に発する神経反射性ならびに消化管ホルモンの影響による仕組みを意味するもので，実際はこれらが複雑に重なり合って作用する．[842]

家制度⇨回家族制度→515

イエダニ　tropical rat mite，***Ornithonyssus bacoti***　灰白色（吸血後は赤～黒色）の長円形で，大きさは約1 mmの，オオサシダニ科 Macronyssidae のダニ．世界中の温暖な地域に生息し，主としてネズミを吸血する．特に初夏～初秋に大繁殖してネズミの巣内から屋内へはい出す．ヒトを刺すことも多く，下腹部や大腿内側など皮膚の比較的やわらかい部位を好む．刺された部位にはかゆみを伴う皮疹を生じる．特に女性や小児では症状が強く出現するといわれているが，病原体の媒介はヒトに対してはないとされる．[33]

家出　running away from home　「本来いるべきと期待される家庭からの脱出」であり，社会的不適応現象とみられる．その原因・動機は家を取り巻く社会・経済・文化的状況と切り離しては考えられず，今日の家出の様相はかつてと大きく異なる．戦前・戦中は青年層に多くみられ，「厳格なイエ」との対立で「自分になること」を求めて家出したが，現在では家族の収束機能の低下により，家出よりもむしろ引きこもりが多くみられる．代わりに，この家族の収束機能の低下により低年齢層の長期間無断外泊が増えていることが指摘されている．おとな（親）の家庭放棄もこの収束機能の低下という点で同じように説明できる．いわゆる「遊び型非行」のなかに分類される若年層（児童期から思春期）の家出は，かつての家出がもっていた濃密な情愛構造ないしは厳格な家族規範からの脱出を図るものではなく，比較的短絡的な衝動行為にみえることも多い．しかし心理学者の河合隼雄は，子どもたちの非行とみえる行為が「多くの場合，その両親の既成の枠組みや固定した人生観を超えて，より個性的に生きることを要請している」と指摘している．子どもの示す問題行動の多くは両親間の関係性，ないしは家族力動のゆがみに起因することを考えれば，子どもの家出も一見遊びのような無目的なものにみえても，その背後に救援ないしは異議申し立てが潜在するものと考えることができる．したがって，家出をした経験のある子どもと面接する際には，本人の気持ちを聞き取るだけでなく家族状況を入念に検討し，家族調整を図る必要性があることも多い．その際の視点は，家族が閉鎖的すぎるのか，ないしは開放的すぎるのかというところにおくべきであり，同時に子どもの「家出」という異常な状況に直面した両親がどのような態度変容を図ろうとしており，しかもそれが子ども自身の望んでいる「より個性的な両親像」に近いものか否かを確認しておく必要がある．[730]

イエバエ　house fly，***Musca domestica***　黒灰色の中型の

ハエ(成虫は5-8 mm の大きさ)で日本で最も日常的にみられる．幼虫は植物質の多いごみためなどで発生．成虫は昼間に活動し，汚物と食物との間を行き来するため，消化器感染症の病原体を伝播することがある．[288]

イェルヴェル・ラング=ニールセン症候群　Jervell-Lange Nielsen syndrome⇨同ジャビル・ランゲ=ニールセン症候群→1360

イエローカード⇨同国際予防接種証明書→1089

イエロージャーナル　yellow journal⇨参グリーンジャーナル→826

イエローネイル症候群⇨同黄色爪(そう)症候群→390

胃炎　gastritis　胃粘膜の組織学的炎症と定義され，急性胃炎と慢性胃炎に分けられる．急性胃炎は，非ステロイド系抗炎症薬(NSAIDs)をはじめとする薬剤，アルコール，感染，ストレスなどの誘因により胃粘膜に急性の炎症性変化が起こった状態である．心窩部痛，悪心・嘔吐などの症状をきたす．組織学的には，好中球を主体とする炎症性細胞浸潤と，浮腫，出血，びらんなどを認める．内視鏡的には発赤，びらん，浮腫，出血などの変化を認める．治療は，誘因の除去が第一で，薬物療法，食事療法などを行う．慢性胃炎は，組織学的にはさまざまな程度の固有胃腺の減少と形質細胞，リンパ球を中心とした炎症性細胞浸潤を認める．原因としては，ヘリコバクター・ピロリ *Helicobacter pylori* 感染に起因することが多く，NSAIDs をはじめとする薬剤，ウイルス感染症，結核，梅毒なども原因になりうる．本来は病理組織学的診断名であるが，日常診療では自覚症状，胃 X 線造影検査，内視鏡検査での結果で，形態学的に慢性胃炎と診断しているために，分類もさまざまなものが存在して混乱してきた．最近では，胃炎の成因，分布，組織学的重症度を加味したシドニー分類 Sydney system が，診断と分類に用いられることが多い(1990 年に提唱され，1996 年に組織学的所見について改訂)．診断には，ヘリコバクター・ピロリ感染のチェックのほか，胃生検により，幽門部と胃体部の 2 か所から組織をとり，萎縮の状態，腸上皮化生の有無，炎症の状態を確認する必要がある．しかし，現実には保険適用などで難しいことが多く，萎縮の程度と広がり，胃体部の皺襞(ヒダ)の変化，前庭部の腸上皮化生や結節性の変化に注意して形態的に観察する(木村・竹本分類)．萎縮性胃炎，腸上皮化生，胃体部胃炎，鳥肌胃炎(リンパ濾胞形成が著明)は胃癌の高リスク群として厳重な管理，観察が必要である．自覚症状を伴う場合は，胃酸分泌抑制薬，消化管運動機能調節薬，抗不安薬を用いる．ヘリコバクター・ピロリ除菌による胃炎の治療は保険適用外である(消化性潰瘍については保険適用可能)．[1272]

イェンドラシック手技　Jendrassik maneuver　［ジェンドラシック手技］　膝蓋腱反射が減弱ないし消失しているとき，もしくは精神的緊張から膝蓋腱反射が出現しにくい際に反射を増強する手技．被検者は胸の前で左右の手指を互いに組み，膝蓋腱を検者がたたく瞬間に両手を左右に引く．[310]

イオウ　sulfur　［S］　硫黄，元素記号 S，原子番号 16，原子量 32.065．硫黄酸化物や二酸化硫黄は大気汚染物質であるが，薬物としての硫黄は寄生性皮膚疾患の治療薬として用いられる．⇨参硫黄酸化物→216，二酸化硫黄→2208

胃横隔ヘルニア　gastrophrenic hernia　胃が横隔膜の生理的または異常な裂孔から，胸腔内に脱出した状態をいう．壁側腹膜に包まれて胃が脱出する真性ヘルニアと，包まれずに脱出する偽性ヘルニアとがある．非外傷性(先天性と後天性)と外傷性に大別される．症状は呼吸障害で，新生児期では啼泣時のチアノーゼがみられる．重症例は酸素投与によってもチアノーゼが消失しない．腹部は陥凹し，胸部は樽状胸を呈する．出生前には胎児超音波検査が行われる．新生児期では呼吸障害，腹部陥凹によって疑い，胸腹部単純 X 線写真により胃が胸腔内に陥入している所見で診断する．後天性，外傷性のものは胸腹部単純 X 線検査，CT 検査で診断する．先天性で新生児期に重篤な症状を伴うものと外傷性の胃横隔ヘルニアは緊急手術の適応である．根治的には，胸腔内に陥入した胃を腹腔内に戻し，裂孔を縫合閉鎖する．肺低形成を有する症例では，高度の呼吸・循環管理が必要である．軽度呼吸障害例の予後は問題ないが，出生後 24 時間以内手術例や出生後より重症の呼吸障害を有する症例の予後は不良である．[1548]　⇨参横隔膜ヘルニア→388

イオウ・カンフルローション　sulfur and camphor lotion⇨同クンメルフェルド液→850

硫黄細菌　sulfur bacteria　［**硫黄酸化細菌**］　硫化水素や硫黄を酸化してエネルギーを取り出し生息する化学栄養菌の 1 つ．無色硫黄細菌と呼ばれるグループは硫黄化合物を酸素分子で酸化する好気性菌．また，光合成硫黄細菌と呼ばれる緑色硫黄細菌や紅色硫黄細菌は，バクテリオクロロフィルという色素をもち，光合成を行うことができる嫌気性菌である．この過程では，二酸化炭素を固定するために還元物質として硫化水素を用い，炭水化物を合成する．硫黄細菌は，自然界における硫黄の循環サイクルのなかで重要な役割を果たしている．[33]

硫黄酸化細菌⇨同硫黄細菌→216

硫黄酸化物　sulfur oxides；SO_x　［SO_x，ソックス，**酸化硫黄**］　硫黄酸化物の総称．一酸化硫黄，三酸化二硫黄，二酸化硫黄(SO_2)，三酸化硫黄(SO_3)をはじめ七酸化二硫黄，四酸化硫黄の 6 種類が知られ，化学式では SO_x と表される．大気汚染物質として重要なものは SO_2，SO_3，硫酸ミストである．硫酸ミストとは SO_3 が水蒸気と結合し，さらに光化学反応によって酸化したもので，大気汚染や酸性雨の原因物質として問題となっている．工場や発電所における重油や石炭の燃焼といった人為的な発生源のほか，火山も排出源となる．SO_2 は水溶性が高いため粘膜刺激性をもち，吸入すると大部分は上気道で吸収される．急性症状として眼や鼻などの粘膜への刺激症状，急性気管支炎，肺炎などの急性呼吸器疾患，肺性心など，慢性症状として慢性閉塞性呼吸器疾患(COPD)が発症する．近年では，「環境基本法」〔1993(平成 5)年〕に基づく環境基準の制定により排出量の改善がみられ，ほぼ 100% に近い環境基準達成率を示している．[1169,230]

胃黄色腫　gastric xanthoma　胃の粘膜にみられる径数 mm から 5 mm 大の黄色の小隆起で，組織学的には細胞質に多量の脂質をもつ組織球が集簇している．腸上皮化生を伴う慢性胃炎患者の胃粘膜にしばしば認められ，胃内視鏡検査で偶然みつかることが多い．単発であることもあれば多発している場合もある．治療は必要としない．[106]

医王湯⇨同補中益気湯(ほちゅうえっきとう)→2706

萎黄病 chlorosis, chloremia 思春期前後の女性にみられる貧血で，現在の鉄欠乏性貧血にあたる．皮膚が黄色みをおびた緑色になることから命名された病名である．現在は用いられない病名であり，鉄欠乏性貧血に相当する．[1038] ⇨参鉄欠乏性貧血→2066

イオノフォア ionophore ［イオノホア］ 生体膜あるいは人工脂質膜に直接作用して，そのイオン透過性を高める働きをする抗生物質の総称．プレスマン Berton C. Pressman らによって命名された．Na^+，K^+，Ca^{2+}，Mg^{2+} などの陽イオンと疎水性の複合体をつくり，膜の疎水性領域を通過することによってイオンの透過性を高める働きをする．[759]

イオノホア⇨同イオノフォア→217

イオマゼニル ^{123}I ^{123}I-iomazenil⇨同ヨウ素 123-IMZ→2873

イオン ion 荷電をもつ原子またはその集団(分子やラジカル)のこと．例えば，中性の原子，あるいは原子団が数個の電子を失うか，電子を得ると生じる．前者を陽イオン(カチオン)，後者を陰イオン(アニオン)という．[759]

イオン活動度 ion activity 溶液中のイオン粒子の動きは電気化学ポテンシャルに従う．しかし実際の溶液中では，イオン間に相互作用があるため，理想溶液で想定された濃度や電荷を変数とする運動式は必ずしも正確にはあてはまらない．そこで，実際の溶液では，イオン濃度の代わりに活動度を定義し，効果を表す．[1335]

イオン強度 ion strength, ionic strength 溶液中の各種のイオンの濃度に，それぞれのイオンの荷電数をかけた数を合計して求められる数．イオン強度 μ は，電解質溶液に含まれる i 種のイオンのモル濃度を c_i，電荷数を z_i としたとき，

$$\mu=\frac{1}{2}\sum_i c_i z_i^2$$

で表される．ルイス Gilbert N. Lewis，ランダル M. Randall によって導入された．強電解質の稀薄溶液において電解質の活量計数は同一のイオン強度をもつすべてのイオンにおいて等しい．これをイオン強度の法則という．[759]

イオン交換クロマトグラフィー ion-exchange chromatography イオン交換分離法の一種．溶質の荷電基とこれと反対符号のイオン交換体荷電基の静電相互作用の強さの違いによって生体分子を分離する．したがって電気的性質の異なる物質どうしを容易に分離できる．また，荷電が同じ物質どうしでも，それぞれの物質は荷電数，疎水結合や水素結合などの相互作用，分子ふるい作用に違いがあるので，分離が可能．生化学では，核酸，タンパク質の分離に頻繁に用いられる．なお，イオン交換体は合成ポリマー，アガロース，デキストラン，セルロースなどの粒子(担体という)に種々のイオン交換基を結合させたもの．[759]

イオン交換樹脂 ion-exchange resin 溶液中に存在する塩基性物質(陽イオン)や酸性物質(陰イオン)とイオン交換反応ができる合成樹脂の総称．陰イオンと結合する陽イオン交換樹脂，陽イオンと結合する陰イオン交換樹脂に分類される．基材としてはスチレン系高分子が用いられ，酸性基にはスルホン基，カルボキシル基などが，また塩基性基にはアミノ基，第4級アンモニウム基などが化学的に結合している．主に化学的な精製水を得るために用い，一般には純水の製造や硬水の軟化，そしてイオンの分離などに用いられる．得られる純水は化学的に純水に近いが，生物学的には各種の微生物が存在することがある．主に化学的な精製水を得るために用いる．[263]

イオン〔交換〕ポンプ ion pump ATP(アデノシン三リン酸)の分解などで生じる化学エネルギーにより(能動輸送)，膜タンパク質の構造変化を介して，特定イオンが生体膜を通過する機構をいう．この輸送は，濃度勾配や電位勾配に依存しない．多くは，ATP が分解されるとき発生するエネルギーを使用している．[1335] ⇨参能動輸送→2309，一次性能動輸送〔系〕→250

イオンコンダクタンス ionic conductance 細胞膜のイオンチャネルを通るイオン電流の伝導性を表す，膜抵抗の逆数．単位はシーメンス(S)．1Sのコンダクタンスでは1V(ボルト)の電圧で1A(アンペア)の電流が流れる．[1274] ⇨参イオン電流→217

イオン説 ionic theory ［ナトリウム説］ イギリスの生理学者ホジキン Alan L. Hodgkin (1914-98)，ハクスリー Andrew F. Huxley (1917年生)，カッツ Bernard Katz (1911-2003) らにより打ち立てられた説．ヤリイカ巨大軸索に膜電位固定法を応用し，活動電位・静止電位の発生がイオンの選択的透過性に基づくことを実験的に証明．さらに熱力学的理論解析によりこの理論を打ち立てた．[1274] ⇨参ホジキン・ハクスリーの式→2697

イオン選択的透過性 selective ionic permeability ［選択透過性］ 膜電流，膜電位の発生源であるイオンチャネルが特定の種類のイオンに対して選択性をもつこと．[1274] ⇨参イオンチャネル→217

イオン選択電極法⇨同ISE 法→69

イオンチャネル ion channel ［チャネル《イオンの》］ 細胞膜にあってイオンを選択的に通過させる小孔．ナトリウムイオン，カリウムイオン，カルシウムイオンの通路をそれぞれナトリウム(Na^+)チャネル，カリウム(K^+)チャネル，カルシウム(Ca^{2+})チャネルという．チャネルはタンパク質からなる膜を貫通する小孔で，ある部分に膜電位変化を関知して，イオンの通路の開閉を行う関門があると考えられる．[987]

イオン電極法⇨同ISE 法→69

イオン電流 ionic current 膜にあるイオンチャネルをイオンが通過することに起因する膜電流．通常は特定のイオンに対して選択性がある．このイオン電流により膜電位が変化する．[1274] ⇨参膜電流→2730，膜電位→2730

イオン透過性 ionic permeability イオンが細胞の内外を区分する細胞膜を通過する際の，通過のしやすさをいう．透過性は，細胞膜の性質，つまりイオンチャネルの種類や数，チャネルの開閉状態によって決まる．単位時間に通過するイオンの量は，細胞内外のイオン濃度勾配，電位勾配，そして膜のイオン透過性によって変化する．[1335]

イオン濃度 ionic concentration 1Lの水に含まれるイ

オン分子の量をいう．通常はイオンの数で表現し，モル(mol)で表すか(モル濃度)，モルに電荷を乗じたEq/Lで表す(モル浸透圧濃度)．1モルはイオン数にして，6.02×10^{23}個(アボガドロ数)．[1335]

イオン濃度勾配　**ionic concentration gradient**　2つの溶液区画におけるイオン濃度の差をいう．中性分子の移動はもっぱら濃度勾配によるが，電荷をもつイオンの移動はより複雑になる．電位が一定の場合は，イオンは濃度勾配に従って移動するが，2つの溶液区画に電位差がある場合は，イオンの移動には濃度差だけでなく電位差が関与してくる．また，2つの溶液区画が生体膜を介する場合は，膜の内外のイオン組成や各イオンに対する膜の透過性も関与してくる(ドナン膜平衡)．[1335]　⇨参ドナン〔膜〕平衡→2157

異化　**catabolism**　生体にとって燃料になるブドウ糖，脂肪酸，アミノ酸を分解して，生きていくのに必要なエネルギーを都合のよい形で取り出すこと．逆に，異化によって生じたエネルギーや還元力を用いて生体に必要な分子を合成することを同化作用という．[229]

医戒　**medical oath**　医師としての倫理について説いたもの．古代ギリシャの医師ヒポクラテスの「誓い」は時代をこえて医療の倫理を示すものとして知られている．ベルリン大学教授フーフェラント Christoph W. Hufeland(1762-1836)の著書『Enchiridion Medicum(医学必携)』のオランダ語訳本が1838年に出版され，間もなくわが国にもたらされた．緒方洪庵はこの書の訳本『扶氏経験遺訓』全30巻を刊行した．それに先だちこの書の付録の一編である「医師の義務」の項を杉田成卿(すぎたせいけい)が訳して『医戒』と題して刊行した〔1850(嘉永3)〕．そのためわが国で『医戒』というと，この書を指すことが多い．緒方洪庵もこれを要約して『扶氏医戒之略』として12か条にまとめ，彼の学塾(適塾)の信条とした．この書は医師としての戒めや使命について具体的に説き，時の流れをこえた普遍的な医師の倫理を述べている．[408]

イガイ中毒⇨同サキシトキシン中毒→1179

胃-回腸反射　**gastro-ileal reflex**　嚥下された食物が食道から胃に入ることにより，小腸の蠕動運動が促進され，回盲括約部が弛緩し，その結果回腸内容物が結腸に送り出される現象で，摂食後数分以内に認められる．迷走神経切断後にも起こるので，壁在神経叢(筋層間神経叢，粘膜下神経叢など)による反射である．[452]

胃潰瘍　**gastric ulcer, stomach ulcer**　胃粘膜が粘膜筋板をこえて欠損する状態．組織欠損の深さから，Ul-1(粘膜層にとどまり，びらんと呼ばれる)，Ul-2(粘膜筋板をこえて粘膜下層に達する)，Ul-3(固有筋層に達する)，Ul-4(固有筋層を貫き固有筋層が断裂している)に分類される．古典的には，攻撃因子(胃酸，ペプシン，胆汁)と防御因子(粘液，重炭酸分泌，粘膜血流，プロスタグランジン)のバランスが崩れることで生じるとされるが，現在ではヘリコバクター・ピロリ *Helicobacter pylori* 感染と非ステロイド系抗炎症薬 nonsteroidal anti-inflammatory drugs(NSAIDs)が二大病因と考えられている．症状は，心窩部痛，吐血，下血などを呈することもあるが，無症状のこともある．診断は胃X線バリウム造影検査，内視鏡検査が有効である．X線バリウム造影検査では，活動期には陥凹部にバリウムがたまりニッシェ niche 像を認める．内視鏡検査では潰瘍の病期分類(崎田・三輪分類)が用いられ，活動期 active stage (A_1, A_2)，治癒期 healing stage(H_1, H_2)，瘢痕期 scar stage(S_1, S_2)に分類される．治療としては，プロトンポンプ阻害薬とヒスタミンH_2受容体拮抗薬などの内服のほか，ヘリコバクター・ピロリ除菌療法がある．除菌が成功したときには再発率が激減する．出血や穿孔，狭窄をきたしたときには外科手術が必要になる場合もある．[1272]　⇨参胃・十二指腸潰瘍→232

イガイ類中毒⇨参サキシトキシン中毒→1179

胃角　**gastric angle**　胃の小彎(内側縁)の強く屈曲した部分．胃を噴門部，胃体部，胃角部，幽門前庭部の4つの部分に分けることもある．小彎側に潰瘍や硬化性病変があると，小彎短縮，胃角開大などがみられる．[264]

医学及び歯学の教育のための献体に関する法律　医学・歯学の解剖教育の充実を図るため，本人の献体意思を尊重し，献体にかかわる死体の解剖の要件を緩和し国民の理解を得るために1983(昭和58)年に公布，1999(平成11)年に改正された法律第160号．ここでいう「献体の意思」とは，自己の身体を死後，医学・歯学の教育として行われる身体の正常な構造を明らかにするための解剖の解剖体として提供することを希望することをいう．従来の「死体解剖保存法」〔1949(昭和24)年〕を緩和した法律．白菊会などの団体に生前登録しておくと本人の死亡によって献体が行われることになる．[116]
⇨参白菊会→1496

異角化⇨同角化異常→475

医学館　1765(明和2)年に幕府医官である多紀元孝が創設した江戸の医師子弟のための医学教育機関躋寿(せいじゅ)館(江戸神田佐久間町天文台跡地を借用)がその前身．1791(寛政3)年に改組されて幕府の官立医学校医学館となった．改組後は医官とその子弟に出席が制限されていたが，1843(天保14)年，再び藩医・町医にも出席が許された．講義は「素問」「霊枢」「難経」「傷寒論」「金匱要略」「本草経」を主とし，経穴と儒書を併せて講じ，本草会，医案会，疑問会が随時催された．講師は官立化以前には井上金峩とその門人の折衷派儒者や目黒道琢らが出講し，考証医学の基盤をつくった．幕末には小島宝素，多紀元堅，渋江抽斎，森枳園らが古医書の文献研究に高い達成を示した．館主は元孝→元悳→元簡→元胤→元昕→元佶→元昶と，代々多紀本家が相続．このほか各藩の医学教育機関の中にも津，水戸，秋田，加賀，和歌山，尾張，土佐，新発田などに医学館の名称を用いたものがある．[1355]

異核共存体⇨同ヘテロカリオン→2627

医学所　江戸時代の蘭方医学教育機関．1858(安政5)年，江戸神田お玉ケ池に開設された種痘所が1861(文久元)年に西洋医学所となり，1863(文久3)年に医学所とその名を改めた．牛痘接種法の拠点として出発した種痘所も，この頃には蘭方医学の医育機関としての性質を兼ねそなえるようになっていた．頭取である緒方洪庵の諸規則を定めるという努力にもかかわらず，医学教育面ではきわめて不備な状態であった．1863(同3)年の洪庵急死のあとを受けて頭取に昇格した松本良順はポンペ Pompe van Meerdervoort が長崎で行った教則に従い，物理，化学，解剖，生理，病理，内科，外科を「医科七科」として系統的な教育を行った．教授職には松本良順(内科)，坪井芳州(薬剤学)，島村鼎甫(生理学)，石井信義(病理学)，桐原真節(解剖学)がおり，助教として足立寛や田代一徳などがいた．1868(慶応4)年幕府は医学所を海陸軍病院と改称し，引き続き松本良順が頭取を務めた．戊辰戦争によって良順が会津方面に脱走したので林洞海が後任となったが，同年6月には明治新政府に引き渡されて幕府の医学所はここに終末を告げた．明治新政府は同年6月26日に医学所を再興し，これが今日の東京大学医学部へと発展した．[1259]

医学中央雑誌 Japan Medical Abstracts Society ［医中誌］ 国内の和文医学文献の抄録データベース．当初は冊子体のみであったが，現在はインターネットによるオンラインサービスとなっている(http://www.jamas.or.jp/)．国内の医学・歯学・薬学および関連領域から収集された広範な医学文献抄録と書誌情報索引データベースである．1903年，市井の開業医であった尼子四郎(1865-1930)によって創刊され，医学中央雑誌刊行会(2002年から特定非営利活動法人)がサービスを提供している．[248]

胃拡張 gastric(stomach) dilatation, gastrectasia, gastrectasis 胃・十二指腸の運動低下により，内容物やガスが異常に貯留し拡張した状態を示し，食物の十二指腸への移送遅延を生じやすい．原因は不明なものが多いが，糖尿病，迷走神経切断術などの術後，パーキンソン病，膠原病などがある．症状は腹部膨満や嘔気・嘔吐が多いが，胸焼けや心窩部不快感を呈するものもあり，胃食道逆流症や機能性胃腸症との鑑別が必要．診断は，上部消化管内視鏡・造影検査の他に，放射性同位元素の経口摂取により経時的に食物の移送の遅延を確認するシンチグラフィーが行われることもある．治療は，第一に食事を少量ずつ摂取する，食後は右側臥位にて安静にするといった食事療法が行われるが，メトクロプラミドなど消化管運動促進作用をもつ薬剤が使用されることもある．[1392]

医学的リハビリテーション medical rehabilitation 患者の心身機能の向上と維持を目的とし，障害の発生と同時に医学的な技術と知識を駆使して症状の増悪，進展を防ぎ，二次障害や合併症を予防すること．また，残存機能を最大限に活用し，代償機能を付与したり環境調整などにより社会復帰をはかる．医学的リハビリテーションは通常，急性期，回復期，維持期に分けられ，実施される．医学的リハビリテーションが対象とする身体障害は，肢体不自由，内臓の機能障害，視覚障害，聴覚または平衡機能障害，音声機能・言語機能または咀嚼機能の障害である．[1189] ⇨参社会的リハビリテーション→1347，職業的リハビリテーション→1472，教育的リハビリテーション→748

医学統計 ⇨同医療統計→284

医学判断学 ⇨同臨床判断学→2952

医学物理士 medical physics 日本医学放射線学会が定める「医学物理士認定制度」に基づいた資格で，病院，学校，研究所などに所属して物理工学の面から医学・医療に貢献し，専門性の向上と指導的役割の維持を目的とする．日本放射線医学会・日本医学物理学会会員が，日本医学放射線学会で定める認定試験に合格し資格認定申請を行って取得する．理工農薬学系・医学歯学系大学卒業後の者，あるいは診療放射線技師で一定の経験年数を経過した者が受験資格を有する．放射線診療部門が主な活躍の場である．[24]

医学文献索引 medical literature index；MI 医学およびその関連領域の定期刊行物を検索するための索引．各文献ごとに書誌事項が掲載されている．和文では，国内医学文献の抄録誌として『医学中央雑誌』があり，欧文ではアメリカの国立衛生研究所 National Institutes of Health(NIH)の“MEDLINE”などがある．[1465]

異化亢進期《重症熱傷の》 catabolic phase〔of severe burn〕 2度熱傷で体表面積30% 以上，3度熱傷で体表面積10% 以上など重症の広範囲熱傷では，熱傷面からの血漿成分の喪失，熱の放散，カテコールアミンの分泌亢進，低タンパク血症などが起こり，エネルギー消費量は増加し，代謝亢進，さらには窒素バランスは負となりタンパク異化亢進が起こる．これを異化亢進期といい，受傷後からさらには組織の浮腫液が循環系に戻ってくるリフィリング refilling の時期に続いて著明となる．このことより，栄養管理が転帰に強く影響することが知られており，熱傷早期からの栄養管理の必要性が認識されている．[484]

いが状赤血球 ⇨参金平糖形(状)赤血球→1146

胃下垂症 gastroptosis, ventroptosis 胃バリウム造影検査の立位充盈像において(造影剤を250-300 mL 程度使用)，胃角の位置が両前腸骨稜を結んだ線(ヤコビー線 Jacoby line)より下にある状態のこと．内臓下垂と関連がある．一般にやせ型の女性にみられ，無症状のことが多いが，心窩部の鈍痛，膨満感，重圧感，胸やけ，げっぷなどがあることがある．胃バリウム造影検査像による胃の下垂程度とこれらの自覚症状とは必ずしも相関しない．[1272]

胃ガス蜂巣炎 gaseous cellulitis of stomach 経口または血行性のガス産生菌による，きわめてまれな胃壁感染症．1889年にフレンケル Fraenkel により蜂巣炎性胃炎 phlegmonous gastritis の特殊型として報告された．発生頻度は蜂巣炎性胃炎の1.4% と報告されている．X線上胃壁内に気泡が存在する症例で，ガス産生菌の胃壁感染，あるいは種々の原因で生じた胃壁壊死部へのガス産生菌または常在菌の感染により生ずる疾患と定義される．クロストリジウム *Clostridium* 属，バクテロイデス *Bacteroides* 属，ペプトストレプトコッカス *Peptostreptococcus* などのガス産生菌の胃壁への感染によって生じる．腹部単純X線では粘膜下層に小気泡像がみられる．このガス像は体位変換や吸引により，その位置や形を変えないのが特徴．突然の激烈な心窩部痛，高熱，嘔気，血性嘔吐をきたし，ときに腹膜炎を併発し，ショック状態から多臓器不全(MOF)，播種性血管内凝固症候群(DIC)になる．検査成績は白血球増多，赤血球沈降速度亢進，CRP 陽性を呈する．急性期は周囲臓器も含めて炎症が強く，手術的治療は手技的に困難であり，二期手術 two stage operation が推奨されている．初回手術としては胃切除術，胃瘻・腸瘻造設術などが行われ，全身状態が改善してから，二期的に消化管の再建を行う．本症は死亡率が50-80% の致死的疾患で，保存的治療では死亡率100% であるが，早期診断，早期手術ができれば死亡率は18.2% まで低

い

下させることが可能とされている.[1548] ⇨参ガス蜂巣炎→504，胃蜂巣炎→275

鋳型活性 template activity 核酸の合成において新たに複製される核酸はもとの核酸に対して相補的である．相補鎖を複製する鋳型としての活性を指す．クロマチン構造などの変化により鋳型活性も増減する.[437]

鋳型説 template theory ［**指令説，抗体指令説**］ 抗体が産生される際には，抗原を鋳型として抗体ができるという学説．抗原によって産生される抗体の形が指令されるので指令説とも呼ばれた．しかし，その後，この説は誤りであることがわかり，抗体の形はあらかじめランダムにつくられたものであり，Bリンパ球はそれぞれの抗体分子を1種類のみ細胞表面に発現し，抗原刺激を受けたBリンパ球クローン(細胞表面の膜型免疫グロブリンに抗原が結合したクローン)が特異抗体を産生することが明らかになった.[1439] ⇨参抗体→1030

医学校 東京大学医学部の前身である蘭方医学教育機関．1858(安政5)年に開設された江戸神田お玉ケ池種痘所は西洋医学所，医学所とその名称を変え，業務の内容も牛痘接種の施術所から西洋医学の教育機関へと変貌した．明治新政府は1868(慶応4)年6月に旧幕府の医学所を再興し，さらに藤堂邸にあった大病院と合併して医学校兼病院と改称した．同年(明治元)12月には大学東校と改称され，次いで東校，第一大学区医学校を経て東京医学校となった．1874(同7)年には今日の場所である旧加賀藩邸跡の本郷の地に移転した.[1259]

怒り anger，rage 何らかの対象に対する攻撃的な情動であり，表出される際には自律神経系の過活動を伴うことが多い．動物実験では視床下部が怒りの発現に関与していると考えられている．精神分析学では自己愛的な傷つきに対する補償としてとらえられる場合がある．社会的な出来事への怒りは，創作活動などの行動の動因となることがある．病的な様態は，器質性精神障害の感情失禁，てんかん(特に意識障害を伴う複雑部分発作の一部)，躁病の気分変化に伴うもの，精神病性障害で内的体験の異常に伴うもの，ある種のパーソナリティ障害，青少年期の行為障害などでみられる.[686]

胃管 stomach tube⇨同胃チューブ→252

胃癌

gastric cancer，gastric carcinoma

【概念・定義】胃に発生する**上皮性悪性腫瘍**．胃の悪性腫瘍の99％を占める．わが国の悪性腫瘍死亡率のうち男女とも高頻度であり，2007(平成19)年の死亡数は約5万人．好発部位は胃下部で，中部，上部の順である．占拠部位の断面では小彎に最も多く，前壁，後壁，大彎の順である．

【分類】深達度が粘膜下層までが早期癌で，深達度が固有筋層以深が進行癌である．胃癌取扱い規約では，肉眼型は0型(早期癌)，1型，2型，3型，4型，5型(分類不能型)に分けられる．早期癌は，Ⅰ型，Ⅱa型，Ⅱb型，Ⅱc型，Ⅲ型に分けられ，Ⅱcを伴う病変が多い．一方，進行癌では3型が多い．組織型は，乳頭腺癌，管状腺癌(高分化型，中分化型)，低分化型腺癌，印環細胞癌，粘液癌に分けられる．

【診断】胃X線造影，胃内視鏡検査，胃液の細胞診，腫瘍マーカーなどで診断する．

【症状】早期癌ではほとんど無症状であるが，癌が進行すると，食欲不振，悪心・嘔吐，上腹部不快感，膨満感，げっぷ，もたれ感，重圧感，鈍痛などが出現する．他覚的には**上腹部腫瘤，ウィルヒョウ Virchow リンパ節触知，ダグラス Douglas 窩転移**，急激な体重減少，るいそう，潜血反応陽性，吐血，下血，貧血，悪液質などがみられる．

【治療】外科的根治切除が第一選択である．隆起型早期癌に対しては内視鏡的粘膜切除術や内視鏡下レーザー照射なども可能である．放射線感受性は低いが，放射線治療，化学療法などの補助療法も行われる．ステージ別5年生存率はステージⅠ：96.3％，ステージⅡ：76.1％，ステージⅢ：71.4％，ステージⅣ：21.9％(癌研有明病院 1994-2002)である.[1548]

胃癌の看護ケア

【看護への実践応用】胃癌は早期であれば根治を目的とした手術療法が中心であり，胃全摘術，幽門側胃切除術，幽門保存胃切除術が主に行われる．術後は出血，縫合不全，感染，肺炎などの合併症の早期発見と早急な対応が求められる．術後は疼痛コントロールを十分に行い，早期離床を進めていく．術中，膵臓に操作が加わる場合に膵液瘻になることがある．膵液瘻に対する看護としてはドレーン性状の観察，腹部痛の軽減，ドレーン刺入部皮膚炎のケア，長期入院への精神的ケアが求められる．胃手術後の症状として食事摂取量の低下，幽門機能喪失によるダンピング症候群がみられることがある．これらの症状に対しては食事を数回に分け，少量ずつ，よくかんで摂取することが基本となる．患者へは消化のよい食品やバランスのよい食事メニューの紹介とともに食事指導を行う．再発胃癌および切除不能胃癌の治療は化学療法が中心となる．看護ケアは化学療法の副作用への対応であり，悪心・嘔吐，食欲不振，骨髄抑制，下痢，口内炎へのケアが求められる．化学療法を受ける胃癌患者は術後の小胃症状や進行胃癌による腫瘍の増大などから食事摂取が不十分な場合が多い．さらに，抗癌剤の副作用で悪心・嘔吐は最もつらく頻度の高い症状であり，患者のQOLを低下させる．抗癌剤使用前から食事摂取状況や悪心・嘔吐状況，制吐薬の効果をアセスメントし，さっぱりしたものや冷たいものなど食べやすいものを摂取できるように食事内容の工夫を行う．

【ケアのポイント】胃癌は食事摂取に影響することが多く，消化器症状，腹部症状を細かく観察，アセスメントしていくことが重要である．また，根治治療，延命治療のどちらにおいても患者に与える身体的，社会的，精神的な影響は大きい．看護師の役割として治療や効果について患者，家族の置かれている状況を理解し，十分な説明が受けられるよう調整していくことが重要である.[1570] ⇨参ダンピング症候群→1959，胃癌→220

胃肝間膜 gastrohepatic omentum ［**肝胃間膜**］ 胃の小彎と肝臓の間に張る1枚の脂肪性の膜．小網 lesser omentum の大部分を占める．小網の右端は肝と十二指腸の間をつなぎ，肝十二指腸間膜と呼ぶ．発生学的には胃の腹側間膜に由来.[485] ⇨参小網→1464

異汗症 dysidrosis 成人の手掌，足底の小水疱である汗疱の発生を特徴とした疾患．水疱は数日で吸収されて落屑となる．水疱の成分は汗とは異なる．汗の貯留現象とする説，湿疹の一型とする説などがある．一般には，炎症症状を伴わないが，湿疹化すると異汗性湿疹となる．白癬や掌蹠膿疱症などが鑑別の対象となる．[178] ⇨参異汗性湿疹→221

異汗性湿疹 dyshidrotic eczema ［汗疱状湿疹］ 手掌，足底や指の側縁に発生する汗疱が湿疹化したもので，汗疱の小水疱に加えて，紅色小丘疹や漿液性丘疹が混在．汗疱の病態としては，汗の貯留現象とする説もあるが，接触皮膚炎の一型という考えもある．[178]

易(い)感染性宿主 compromised host ［易(えき)感染性宿主，コンプロマイズド・ホスト，免疫不全宿主］ 何らかの原因で生体防御機構に障害があり，感染抵抗力が低下した宿主をいう．生体防御機構の障害には先天的なもの，後天的なものおよび医原的なものがある．先天的なものとしては各種奇形のほか，無γグロブリン血症など，後天的なものは悪性腫瘍，エイズなど，医原的なものとしては抗腫瘍薬，免疫抑制薬(副腎皮質ホルモン剤など)の投与などがあげられる．健康な人には病原性を示さない日和見病原体にも感染しやすく，また繰り返し感染するなど，完治しにくいので注意が必要．[304] ⇨参日和見感染→2496

胃間膜 mesogastrium 胃を包む腹膜は，発生途上では胃の前後で合し，前胃間膜(腹側胃間膜)と後胃間膜(背側胃間膜)として腹壁につく．前胃間膜の中に肝臓が発生するので，前胃間膜は肝臓をはさんで2つに分けられ前方(腹側)の肝鎌状間膜(肝臓と横隔膜を結び，最下部は臍の内側と肝門を結んで肝円索を通す)と後方(背側)の小網(肝臓と胃の小彎を結ぶ)になる．後胃間膜の主要部分は大網で，胃の大彎から下垂して横行結腸につく．発生途上に起きる胃の回転によって，元来，腹腔の右上部にあった腹膜腔は，胃と小網の後側に位置するようになり，網嚢と呼ばれる．[399] ⇨参大網→1903

異記憶⇨同記憶錯誤→664

息切れ dyspnea，shortness of breath 歩行時あるいは階段や坂を登るときに，呼吸が苦しいと感じること．健常者でも感じるほどの運動量で起こる呼吸の苦しさや，運動に伴わずに起こる呼吸困難は息切れとはいわない．原因には，肺疾患による肺気量の減少あるいは気道狭窄，心疾患による心機能低下，肺梗塞などの肺循環障害などがある．息切れの程度の分類としてヒュー・ジョーンズ Hugh-Jones 分類や MRC 分類などがある．[953]

息こらえ嚥下 supraglottic swallow ［声門越え嚥下］ 正常な嚥下では，無意識に食物が咽頭を通過するときに一瞬呼吸が止まり，それに続いて呼気が生じてくる．しかし，嚥下障害の患者においては，呼吸と嚥下のタイミングがうまくとれないことがある．そのため，意識して呼吸と嚥下のタイミングを合わせる代償嚥下法として息こらえ嚥下がある．方法は，食物を口腔内に入れて，鼻で息を吸ってしっかり息を止めてから食物を飲み込み，すぐに息を吐き出す．息をこらえることで，声門下圧が上昇して誤嚥しにくくなる．また，息を吐き出すときは咳払いをするように促すと，気管に入り込んだ食物を喀出する効果が得られる．食物を使わずに，大きく息を吸い，止めて空嚥下をし，息を吐き出すという方法で間接的な訓練を行ってもよい．間接訓練で行う場合は，pseudo-supraglottic swallow と呼ばれている．[1573]

息こらえ試験⇨同ヴァルサルヴァ試験→309

閾刺激 threshold stimulus ［閾値刺激］ 刺激を加えたとき，効果が出現するのに必要な最小の強さの刺激をいう．例えば痛覚の場合，人が痛みを感じる最小の強さの刺激のこと．[1274]

閾脱分極 threshold depolarization ［臨界脱分極］ 脱分極が閾値に達して活動電位を発生させるときの脱分極の程度．[1274]

閾値 threshold，threshold value ［限界値］ 生体反応として興奮を引き起こすのに必要最小限度の刺激の強さをいう．例えば痛覚閾値は，人が痛みを感じることのできる最弱の刺激の強さのこと．また，活動電位は膜電位が閾値(閾膜電位)に達してはじめて発生する．[1274]

閾値下応答 subthreshold response⇨同局所反応→776

閾値刺激⇨同閾刺激→221

閾値打診法 threshold percussion⇨同限界〔弱〕打診法→938

息止め発作 breath-holding attack⇨同泣き入りひきつけ→2193

閾膜電位 threshold membrane potential 興奮性膜において脱分極から電位依存性チャネルが開口し電位が急激に変化するときの膜電位．例えば，活動電位ではナトリウムコンダクタンスが爆発的に増大する．[1274] ⇨参活動電位→532，電位依存性イオンチャネル→2073

いきみ bearing down ［努(怒)責］ 腹筋および横隔膜などの緊張により腹圧を変え，胎児を娩出しようとする動作．子宮口全開後，児頭の下降を待って開始する．早期に開始すると児に対するストレスや産道損傷を起こす可能性が高まるので，タイミングが重要である．数回のいきみで娩出されることが望ましい．[998] ⇨参いきみ呼吸→221

いきみ呼吸 strain breathing，second-stage breathing 分娩第2期に胎児娩出を促す目的で行う，陣痛に合わせて息を止め腹圧をかける呼吸法のこと．方法は，まず陣痛の開始とともに深呼吸を1-2回行って呼吸を整え，4-6秒くらいの短い自然ないきみを数回行う．陣痛が終わったら開始時と同様に深呼吸を1-2回行って呼吸を整える．口を閉じて顎を引き，臍の部分を見るようにからだをやや丸くするような姿勢をとるとよい．骨盤誘導線に沿った会陰の方向にいきむと効果的．従来は10-30秒間長くいきむヴァルサルバ Valsalva 法が指導されていたが，母体や胎児への負担が大きいため，最近は1回の陣痛に5-6回程度の短く自然ないきみが推奨されている．[1352]

胃逆位症 situs inversus of stomach 胃は横隔膜下正中よりやや左側に位置するが，これが右側に位置している状態をいう．胎生期の発生異常で，体軸にそった回転が逆回転となるために生じる．通常は無症状で治療の対象にならないが，他臓器の位置異常を伴っていることもあり，診療上注意が必要である．[1392]

胃吸引 gastric aspiration ［胃内吸引］ 治療や診断のために胃チューブを胃内に挿入し胃内容物を吸引，排泄すること．治療目的では，胃幽門狭窄や腸閉塞，急性胃拡張，術中，術後などで胃や腸管の閉塞や蠕動低下などにより胃内に貯留した内容物を排泄し減圧するために，検査目的では，無酸症やガストリン産生腫瘍の診断の一助として行う胃液検査や上部消化管出血の有無の診断などで行われる．胃チューブを鼻あるいは口から胃内に挿入し，胃内に挿入されたことを確認して胃チューブを絆創膏で固定し，胃内容物を吸引する．正常の胃液は無色透明な液体と粘液が混在するが，上部消化管出血では胃内容物がコーヒー残渣様を呈する．胃内圧の減圧治療においては，胃内容物の排液量や性状，腹部膨満などの症状，腹部X線写真などで治療効果を判定する．胃チューブを長時間留置する場合は胃チューブが抜けていないかどうかマーキング位置に注意する．[738] ⇨参胃チューブ→252

医業 professional conduct of medical practioner, practice of medicine 公衆または特定多数人に対して反復継続する意思をもって医行為を行うこと．医師，歯科医師，保健師，助産師，看護師でなければそれぞれの業務をしてはならない，と法で規定されている．[1410] ⇨参業務独占→773

医業外収益 non operating revenue 病院の予算項目の1つ．病院経営において本業(医療活動)によって得た収入(医業収益)以外の収入のこと．例えば預貯金の利息や所有株式の配当金，寄付金，自動販売機設置による利益などの雑収入．[415]

医業外費用 non operating expense 病院の予算項目の1つ．病院経営において本業(医療活動)以外に要する費用のこと．例えば借入金利息の支払い，患者外給食材料費など．[415] ⇨参医業費用→222

医業収益⇨参医業外収益→222

医業費用 operating expense 病院の予算項目の1つ．病院の本業である医療活動に要する費用のすべてを含み，人件費，材料費(薬品，診療材料，給食材料，消耗備品など)および諸経費からなる．[415] ⇨参医業外費用→222

医局 medical staff, medical office 「医師の集団」という意味と「医師の居場所」としての物理的なスペースを指す場合とがある．病院の勤務医は，基本的にはそれぞれの診療科に属するが，医師という専門職としての意見や利益を代弁する集団として，診療科を横断した形での医局が存在し「総医局」などと呼ばれている．この医局は，病院組織図などに明記されるような性質のものではなく，いわば親睦団体のような位置づけとして設けられていることが多いが，病院の管理・運営に関して，個々の診療科にとどまらない問題などについては大きな発言権をもつ場合があり，専門職集団としての組合的な性格も有している．また大学病院では，教授を頂点とした講座や診療組織を指すこともある．一方，医師がデスクワークや研究，あるいは休息する場所としての「医局」は，大きな病院では診療科ごとに部屋を割り当てているのが一般的であるが，場合によっては他にサロンのような設備を有したスペースなどを設けていることがある．最近では，診療科ごとに別々な部屋を設けるよりは，医師どうしの意思疎通を図りやすくするために，通称「大部屋」と呼ばれる大きな部屋に，診療各科の医師のデスクを置いている病院もある．[1010]

胃巨大皺襞(すうへき)**症** giant hypertrophic gastritis ［**巨大肥厚性胃炎，巨大皺襞**(すうへき)**性胃炎，メネトリエ病**］ メネトリエ Ménétrier 病ともいわれ，胃体部大彎を中心として胃腺と被蓋上皮の増殖による巨大な肥厚した粘膜ひだが特徴の良性病変．肥厚した胃皺襞よりタンパク成分に富む胃液が多量に分泌されるためタンパク漏出性胃腸症をきたし，低アルブミン血症，浮腫がみられる症例もある．30-40歳代の男性に多く後天性疾患と考えられている．上部消化管造影検査の充盈像において大彎の陰影欠損あるいは鋸歯像を，二重造影で屈曲肥大した粘膜ひだを認める．内視鏡検査では胃体部を中心とする巨大な粘膜を認める．血液検査で低タンパク血症，^{131}I-PVP(polyvinyl pyrolidone)試験(ゴードン Gordon 試験)や ^{131}I-RISA(放射性ヨウ素標識ヒト血清アルブミン radioiodinated serum albumin)試験などでタンパク漏出を証明することができる．粘膜ひだは大彎に平行に蛇行し，通常の数倍の太さに達するので，スキルス胃癌や悪性リンパ腫との鑑別が必要．重篤なタンパク漏出例に対しては外科的に胃切除が施行されているが，一般的には放置しておいても予後は良好．対症療法としてアルブミン製剤の輸注，抗プラスミン薬や利尿薬の投与，高タンパク食などが与えられる．[1392]

育児 child care, child rearing ［**子育て**］ 一般に乳幼児を養い育てることを指す．社会的，精神的に自立するまで，保護者や社会が十分な愛情と環境を子どもに与えることが必要である．乳幼児期は母親が育児に専念するという考え方が一般的である時代もあったが，近年は核家族化，少子化，女性の高い就業率などから，育児への父親の参加，社会全体での支援のあり方など育児を取り巻く環境の見直しが課題となっている．[516]

育児・介護休業法 Child Care and Family Care Leave Law, Act on the Welfare of Workers Who Take Care of Children or Other Family Members Including Child Care and Family Care Leave ［**育児休業，介護休業等育児又は家族介護を行う労働者の福祉に関する法律**］ 育児休業，介護休業および子の看護休業の制度を設け，子の養育や家族の介護を容易にするために，事業主が講ずべき措置などを定めている．子の養育や家族の介護を行う男女労働者の支援を行うことによって，職業と家庭生活との両立，雇用の継続や再就職の促進を図り，福祉の増進と経済・社会の発展に寄与することを目的として1991(平成3)年に制定された．事業主は育児休業の申し出を拒むことができないこと，解雇の禁止，深夜業の制限，育児・介護のための勤務時間の短縮，再雇用など特別の措置をとることなどが定められた．育児休業の対象になる子は生後1歳未満(保育所に入所できないなど一定の場合には1歳6か月未満)．2004(同16)年の改正では，就学前の子の病気，けがに際し1年に5日の看護休暇を取得でき，事業主はこの申し出を拒否できないことが加わった．[1101]

育児学級 child rearing classes 母子保健法第9条により，市町村が主体で実施する子育て教室．対象は乳幼児とその保護者．目的は，離乳食のつくり方や遊び方など子育ての知識と技術の習得のほかに，育児中の不安の解消や育児仲間や育児サークルがつくれるようにすること．育児学級の内容は，保健師や栄養士などの多職種が連携を図り，育児に関する知識の普及と同時にグループワークや座談会などの参加型のプログラムを組み，対象となる親子の地域の特性やニードに合わ

せた健康教育であることが望ましい.[271]

育児休業，介護休業等育児又は家族介護を行う労働者の福祉に関する法律　Act on the Welfare of Workers Who Take Care of Children or Other Family Members Including Child Care and Family Care Leave⇨同育児・介護休業法→222

育児休業制度　child care leave system　1991(平成3)年制定「育児休業等に関する法律」〔1995(同7)年「育児・介護休業法」に改称〕で設けられた制度で，育児または家族介護を行う労働者の職業生活と家庭生活との両立を支援することによって，労働者の雇用の継続を促進し，福祉の増進を図ることを目的とする．この法律でいう「育児休業」とは1歳に満たない子どもを養育するための休業をいい，男女を問わず保障される．「介護休養」とは，要介護状態にある対象家族を介護する男女労働者に保障される.[457]

育児行動⇨同マザリング→2733

育児時間　time for child care　生後満1年に達しない乳児(養子も含む)を育てる女性は，通常の休憩時間とは別に，1日2回，それぞれ少なくとも30分の育児時間を請求することができ，雇用者は，育児時間中はその女性労働者を就業させてはならないことが「労働基準法」第67条で定められている．通常の休憩時間のように労働時間の途中でなくてはとれないという制約はなく，始業時刻から30分や終業時刻前30分，1回にまとめて1時間という請求も可能である.[516]　⇨参育児休業制度→223

育児ストレス　parenting stress, child-care stress　育児に伴うストレスのこと．最近の研究では，親のパーソナリティーやソーシャルサポート，子どもの特徴と関連が深いことがわかってきた．また，慢性疾患をもつ子どもの母親の育児ストレスも高いことが指摘されている．このような状況に対し，わが国でもアメリカで開発されたparenting stress test(PST)をもとにした日本語版PSTの開発が進んでいる.[271]

育児相談　well-baby clinic　看護師・保健師・助産師・医師などの専門家による乳幼児保健活動の1つ．乳幼児の保護者の求めに応じて行われるもので，子どもの発達や子育てについての指導・助言を含む相談．栄養や感染予防，事故予防，遊び方などさまざまな育児期の問題に個別に対応する．定期的に行う発育の評価あるいは相手のニードをもとに，離乳食のつくり方や与え方など育児のノウハウを指導する．ポイントは，相談者の話をよく聞き，生活の中で実行可能な方法を一緒に考える姿勢をとること．保護者の不安や悩みを解決し，育児に自信をもたせ，育児を楽しむことができるようにすることを目標とする．あくまでも相談であるため，押しつけにならないようにする.[271]

育児等健康支援事業　「母子保健法」に基づき，育児環境の変化に伴う新たなニーズに対応しながら，地域の特性や実情に応じて市町村が実施する子育てのためのよりよい社会環境の整備を行う事業．事業内容は地域活動事業(地域住民の自主的な地域活動の支援)，母子栄養管理事業(健康な母子の育成に必要な健康教育)，乳幼児育成指導事業(育児不安などに関する相談)，出産前小児保健指導事業，出産前後ケア事業，健全母性育成事業，休日健診・相談事業，乳幼児健診における育児支援強化事業，虐待・いじめ対策事業などがあり，市町村により実施される事業は異なる.[516]

育児不安　child rearing anxiety　育児方法やその結果，他者からの評価，子どもの成長や発達に漠然とした恐怖や不安を感じ，子育ての楽しさや子どもの成長，発達に喜びを感じられなくなる精神状態．子育てに関する経験や知識不足，母親が子育てのために自分の時間がもてないこと，育児書，育児雑誌，テレビなどからの育児情報の氾濫，父親の育児参加の少なさ，核家族などで子育てを相談するところがないこと，母親の社会的ネットワークの狭さなどが関連要因としていわれており，保健所や医療機関が相談に応じ援助を行っている．児童虐待に発展する危険性も示唆されている.[516]

育成医療　［自立支援医療］「児童福祉法」の第20条で「身体に障害のある児童に対し，生活の能力を得るために必要な医療」として規定される公費負担医療．比較的短期間に障害の軽減もしくは除去可能な障害児(者)に対して医療費を助成する制度．世帯の負担能力に応じて自己負担額も変動．対象者は，身体に障害のある児童で，障害者手帳の所持などは不問．「身体障害者福祉法」第4条に規定する身体上の障害または現存する疾患を放置すれば将来的に同程度の障害を残すと認められる疾患で，確実な治療効果が期待できるものが対象．給付内容は，①診察，②薬剤または治療材料の支給，③医学的処置・手術およびその他の治療ならびに施術，④居宅における療養上の管理およびその療養に伴う世話その他の看護，⑤病院または診療所への入院およびその療養に伴う世話その他の看護，⑥移送である．育成医療の給付は都道府県知事の責任において実施される．2006(平成18)年から，自立支援医療と名称を変えて「障害者自立支援法」により行われている.[457]

イクテロメーター　icterometer　［新生児黄疸計］　新生児黄疸を肉眼的に測定する器具．5段階の淡～濃黄色調の縞の入った透明な合成樹脂ガラス製の機器で，新生児の鼻に透明部分を押し当てその色調の段階を肉眼的に評価する．採血や試薬を必要とせず，簡便ではあるが，客観性に乏しく，部屋の明るさや測定者の経験に左右される．新生児黄疸の評価をベッドサイドで手軽に行えるが，血清ビリルビン値を直接測定するものではないため，正確な値を得ることができるわけではない点に留意する必要がある.[1073,1462]

胃グルカゴン　gastric glucagon　胃粘膜にはグルカゴン抗体と交差反応するグルカゴン様物質が認められ，その生理作用は，食道括約筋の緊張を低下させ，胃液分泌および運動を抑制する．消化管造影の際の胃運動の抑制に臨床応用される．また，小腸の分泌は亢進するが，小腸・大腸運動は抑制する．膵液分泌，胆汁分泌，オディ Oddi 筋収縮は抑制するが，胆嚢収縮は亢進させる.[842]

異型　atypia, atypism　［非定型，アティピア，異型性］主に細胞異型と構造異型の2つの意味で用いられる．細胞異型とは，組織や細胞などが正常な状態のときは認められない形態をなすものをいう．その形態の正常からかけ離れた度合いを異型度といい，腫瘍などでは悪性度と比例する．構造異型とは非定型(定型的ではないもの)の意味で用いられ，異型赤痢，異型配偶子などと使われる．⇨参多形性《腫瘍細胞の》→1913，細胞異

い

型→1170

異形吸虫〔属〕　*Heterophyes*　異形吸虫科 Heterophidae に属する寄生虫の総称．数種の小型吸虫類で，口吸盤，腹吸盤，生殖吸盤が特徴．第1中間宿主は貝類，第2中間宿主は魚類，終宿主は哺乳類や鳥類．第2中間宿主の魚類を生食することにより，ヒトの小腸に寄生し，下痢や腹痛，食欲不振を引き起こし重篤となるケースもある．異形吸虫，有害異形吸虫，横川吸虫，高橋吸虫などがこの一群に含まれるが，虫卵の形態からは区別はかなり困難なことが多い．[288]

異型狭心症　variant angina pectoris, variant angina；VA　発作時に心電図のST上昇を伴う安静時狭心症のこと．アメリカの心臓医プリンツメタル Myron Prinzmetal（1908-87）らが安静時に心電図のST上昇を伴った発作が出現する狭心症を報告（1959）し名づけた．原因は冠攣縮（スパズム）によると考えられ，特に夜間から早朝にかけての安静時に出現し，通常は日中の労作によっては誘発されない特徴をもつ．冠動脈造影上では器質的狭窄は軽微なものから有意狭窄までさまざまで，自然発作時あるいはエルゴノビンやアセチルコリン塩化物などの薬物を用いた誘発試験で冠スパズムを確認することによって診断される．カルシウム拮抗薬が著効する．冠スパズムの危険因子として喫煙やストレスなどが考えられており，禁煙やストレスを避けるように指導する．[1391]　⇒参安静時狭心症→204，プリンツメタル異型狭心症→2584，冠攣縮(れんしゅく)狭心症→660

異型グリア⇒同巨大星状膠細胞→783

異型くる病　atypical rickets　ビタミンDの欠乏以外の原因でくる病様症候を示す疾患の総称．くる病はビタミンDの欠乏が原因となるが，異型くる病には，腎性・胃腸性・肝性くる病のほか，ビタミンD抵抗性くる病，ファンコニ Fanconi 症候群などがある．[1631]

異系交配　outbreeding　［交雑］　同じ血統内で交配する近親交配は，均質な形質を受け継ぐことができる反面，劣性遺伝性疾患をもつ確率が高まる．異系交配は近縁関係にない雄と雌との交配で，ヘテロ接合による遺伝的多様性の導入が期待される．[437]

胃憩室　gastric diverticulum　胃壁の一部が嚢状に突出した状態．消化管憩室の中では頻度が低く，部位は噴門部後壁が多い．胃壁全層からなる真性憩室と筋層を欠く仮性憩室がある．無症状のことが多く，検査時に偶然発見されることが多い．ときに憩室炎，胃潰瘍を認めることがあり，治療の対象になる．[1272]

異型猩紅熱(しょうこうねつ)⇒同泉熱→242

異型上皮　atypical epithelium；ATP　［ATP］　病理組織学的に癌とはいえないが，明らかな異型を示す上皮からなる病変に対して，異型上皮と表現される．WHO分類の扁平腺腫と一致するもので，隆起は周囲よりやや退色してみえる．病変の大きさが2cmを超える場合は，一部に高分化な癌が含まれることもあるので予防的に内視鏡的粘膜切除を施行したほうがよい．[1392]

異形成　dysplasia, heteroplasia　異常な形態に発育した組織のこと．腎動脈や小腸壁の血管異形成 angiodysplasia などの形成異常症の名称にも使われていたが，最近では腫瘍性発育なのか反応性発育なのか決めがたい増殖性の病変の名称（骨の線維性異形成や子宮頸部の上皮異形成など）や，腫瘍性の病変であるが良性か悪性か決めがたいものの名称（食道上皮異形成など）として主に使われている．[1485]

異型性⇒同異型→223

異形成腎　dysplastic kidney⇒同腎形成不全→1528

異型接合体　heterozygosis⇒同ヘテロ接合体→2627

異形染色体　heterochromosome⇒同異質染色体→230

異型大動脈縮(絞)窄症　atypical coarctation of aorta；atypical CoA　大動脈弓部に集中する通常の先天性大動脈縮窄症とは異なり，胸部下行大動脈以下の特に胸部・腹部大動脈の境界付近に発生する限局性または管状の大動脈内腔狭窄をいう．成因に先天性の発生異常と後天性の炎症，特に高安病（大動脈炎症候群）の後遺症とみなされるものがある．[319]　⇒参大動脈縮(絞)窄症→1891

異型ペラグラ　pellagra sine pellagra　［無皮膚症状性ペラグラ］　皮膚症状を認めないペラグラ．[987]　⇒参ペラグラ→2634

異型ポルフィリン症　variegate porphyria　［多様型ポルフィリン症］　肝性ポルフィリン症のまれな病型で，常染色体優性遺伝．南アフリカのオランダ系白人に多い．ヘム合成過程には8種類の酵素が関与するが，そのうちのプロトポルフィリノゲン酸化酵素の遺伝子に変異をきたし，そのための同酵素の活性低下が原因．急性症状（腹部の激痛や便秘などの腹部症状，脱力やしびれなどの神経症状，抑うつ(鬱)や意識障害などの精神症状）と慢性の皮膚症状（日光の曝露による紅斑や水疱）の両方を呈する．[279]　⇒参ポルフィリン症→2719

異型麻疹　atypical measles　現在は使用されていないが，麻疹の不活化ワクチンを接種された者が麻疹に罹患すると，麻疹の発疹とは少し異なる丘疹が四肢から出現して体幹や顔に広がり，発熱は軽度，カタル症状はほとんどないという臨床像を示すことがある．また異型肺炎を併発することが多い．これを異型麻疹という．[1631]

異型疣贅(ゆうぜい)**性心内膜炎**　⇒同リブマン・サックス型心内膜炎→2932

異型輸血⇒同不適合輸血→2563

異型リンパ球　atypical lymphocyte　［ダウニー型リンパ球］　何らかの抗原刺激を受け，正常とは異なった形態を示すリンパ球．主にウイルス感染時に出現するためにバイロサイト virocyte とも呼ばれるが，薬剤アレルギー，自己免疫疾患，結核などでもみられる．Tリンパ球もBリンパ球もある．形態的には大きさは症例により一定しないが，ときに核小体のある繊細な核をもち細胞質は好塩基性が強い．アメリカのダウニー Hal Downey（1877-1959）はこれを3型に分け，Ⅰ型（単球様），Ⅱ型（形質細胞様），Ⅲ型（リンパ芽球様）とした．臨床的に最もよくみられるのは伝染性単核球症によるもので，発症2週間頃までの末梢血に数多く認められる．[1221]　⇒参伝染性単核〔球〕症→2084

胃痙攣　gastrospasm　［胃こわばり］　発作性の激しい心窩部痛を主症状とする一種の俗称．嘔吐，冷汗などの症状を伴い，反復する，胃輪状筋の突発性収縮による胃の緊張の亢進．上腹部疾患では，逆流性食道炎，急性胃炎などがあるが，胆石，急性膵炎，虫垂炎，心疾患（狭心症や急性心筋梗塞），ヒステリーなど多彩で，胃以外の臓器に由来する痛みのことも多いため，慎重な診断のもと敏速かつ適した治療が必要である．[1392]

池田謙斎　Ikeda Kensai　明治時代の医学教育者であり東京大学医学部初代綜理，天皇侍医〔1841-1918（天保12～大正7）〕．幼名は圭助，のち謙輔．越後国（現新潟県）蒲原郡西野新田に入沢健蔵の次男として生まれた．1858（安政5）年，兄恭平を頼って江戸に出て，1863（文久3）年に緒方洪庵の門人となり，同年長崎に遊学．はじめ洪庵の養子になったが，のちに種痘所医師池田多仲の養子になった．1869（明治2）年大学校の大助教に就任，翌年宮内省の少典医を兼ねた．また同年から1876（同9）年までプロシア（現ドイツ北部とポーランド）に留学し，帰国直後陸軍軍医監に任ぜられた．1877（同10）年東京大学医学部初代綜理として同学部の基礎づくりに専念し，わが国の近代医学教育の先駆的役割を果たした．1886（同19）年侍医局長官に任ぜられ，1898（同31）年男爵を授けられ，1902（同35）年宮中顧問官に就任した．[1259]

胃結核　gastric tuberculosis　肺結核症の既往をもつ患者にみられることがあるが，腸結核と比較してまれな疾患．幽門部前庭に好発し，心窩部痛などの潰瘍症状を示す．乾酪壊死を認めないことが多く，クローンCrohn病，胃サルコイドなどとの鑑別が必要となるが，直視下では胃癌との鑑別が難しく，また生検陽性例の報告も少ない．結核菌の存在が証明しにくく，治療前の確定診断は困難なことが多いが，本疾患が疑われるときは抗結核療法が試みられる．[33]

医原神経症　iatrogenic neurosis　［医療神経症］　医療者の言動などによって引き起こされる神経症．医師や看護師，その他コメディカル・スタッフの言葉や態度，検査や治療処置などに起因して，患者が自己暗示などによって，不安，心気，強迫，うつ（鬱）などの神経症になることがある．例えば，身内が心臓病で急死した人が，心電図のほとんど意味がない所見を指摘されたために，心臓神経症になるようなことで，これらの予防のためには，医療者-患者関係を良好に保ち，患者の状況を全人的に理解して，言動に留意しつつ，医療行為に関連した事項について，十分に説明する必要がある．[781] ⇨参医原性疾患→225

医原性クッシング症候群　iatrogenic Cushing syndrome　膠原病や気管支喘息に対し，主に抗炎症作用を目的にグルココルチコイド製剤が広く使用されるが，その大量あるいは長期使用は，下垂体-副腎系の抑制により副腎を萎縮させ，またグルココルチコイドの過剰作用による副作用のために，クッシングCushing症候群の徴候をもたらし，医原性クッシング症候群と称される．クッシング症候群と同様に，満月様顔貌，野牛様脂肪沈着，中心性肥満などの臨床症状とともに，高血圧，糖尿病，骨粗鬆症をもたらすが，内因性ステロイド産生能は低下している．したがって，ステロイド剤を中止すると離脱症候群が出現する．[1047]

医原性疾患　iatrogenic disease，iatrogenic disorder　［医原病］　医療行為が原因で生じる疾患をいう．主として，医師をはじめとする医療スタッフの不適切な検査手技，薬物投与，手術などが原因となるが，発生リスクをおかしてもなお患者にとっての利益のために医師および患者（または保護者）の判断によりあえて行わなければならない治療などの医療行為（正当な医療行為）を行った結果として起こってしまった疾病や障害も含まれる．具体的には，医薬品による副作用，外科手術に伴う障害，医療放射線による放射線障害，内視鏡検査の際の穿孔，予防接種に伴う副作用，輸血後肝炎，血液製剤によるHIV感染，硬膜移植によるクロイツフェルト・ヤコブ病，院内感染，抗生物質多用による多剤耐性菌の出現などがあげられる．その他，重要なものとして，医師や看護師の不適切な言動によって生じた神経症，すなわち医原神経症がある．[543]

医原性損傷　iatrogenic injury　意図しない（故意ではない）医療行為によって生じた患者への損傷．医療事故と同様に使われることが多い．[1077,1254] ⇨参医原性疾患→225

医原性低血糖　iatrogenic hypoglycemia　経口血糖降下薬（主にスルホニル尿素薬）やインスリン治療中の糖尿病患者で過剰投与や不適切な食事や運動などにより生ずる低血糖．またスルホニル尿素薬と他の薬剤（ピラゾラン系抗炎症薬，サルファ剤，サリチル酸，β遮断薬）を併用することにより，血糖降下作用が増強され低血糖が生じる．[987]

医原病⇨同医原性疾患→225

医行為　medical action，medical treatment　［医療行為］　一般に医学の知識や技術を有しない者が行うと，患者の疾病や人体に重大な影響，危害を及ぼす恐れのある一切の行為．法的に正当な医療行為であるためには，①治療を目的とする，②医学上一般に承認された方法・手段で行われる，③患者の承諾がある，の三条件が必要である．[1410] ⇨参医業→222

移行型髄膜腫　transitional meningioma　［混合型髄膜腫］　髄膜腫は種々の組織学的特徴をもつ．最も数多くみられるタイプは髄膜細胞性髄膜腫と線維性髄膜腫で，この両者が組織上みられるものを移行型髄膜腫と呼ぶ．移行型髄膜腫と髄膜細胞性髄膜腫で髄膜腫全体の約80％を占める．[791]

移行義歯　transitional denture　近い将来抜歯による増歯修理を予定して製作される義歯．少数歯残存の部分床義歯から全部床義歯へ円滑に移行させることを目的とする．暫間義歯的に使用される場合もある．[1310]

移行抗体　maternal antibody，transferring antibody　母体から児へ胎盤を通過して移行する抗体．移行抗体は乳児期前半の感染防御に役立っている．例えば麻疹に罹患した母体の抗体は児に移行しているので，児は3-4か月頃までは麻疹に罹患しない．またIgGグロブリンからなる抗体は移行するが生後4-5か月でほとんど消失．[1631]

異好抗体検査　heterophile antibody test　［フォルスマン抗体検査，ポール・バンネル反応］　エプスタイン・バーEpstein-Barrウイルス（EBV）の感染による伝染性単核球症の疑いがある患者の血清中の異好抗体の有無を調べる検査．異好抗体があれば，異好抗原（フォルスマンForssman抗原）である正常なヒツジ赤血球の成分との間に凝集反応が起こる．伝染性単核球症患者の血清の80％以上に凝集反応が現れるので，診断確率は高い．[258] ⇨参伝染性単核〔球〕症→2084，エプスタイン・バーウイルス肝炎→366

移行細胞　transitional cell　［移行上皮細胞］　①発生過

程で，未熟な細胞から一定の機能をもつ成熟した細胞に到達する段階までの細胞を包括した総称．②移行上皮細胞のこと．移行上皮は，上皮の分類の1つで，膀胱・尿管の内面を覆い，内腔に尿がたまって上皮が引き伸ばされるときと，排尿後の収縮したときとで細胞の厚さや層の数が変わるような，機能に応じて形態が移り変わる(移行する)特徴をもつ．[114] ⇒参上皮細胞→1456

移行細胞癌⇒同尿路上皮癌→2260

移行上皮 transitional epithelium⇒参上皮組織の名称と機能→1456

移行上皮癌 transitional cell carcinoma⇒同尿路上皮癌→2260

移行上皮細胞⇒同移行細胞→225

移行上皮乳頭腫 transitional cell papilloma⇒同尿路上皮乳頭腫→2260

異好性抗原 heterogenetic antigen⇒同フォルスマン抗原→2523

移行対象 transitional object イギリスの小児科医で精神分析家であるウィニコット Donald W. Winnicott (1896-1971)が提唱した概念．乳幼児が欲求を満たされず，万能感を得ることができないときに，ハンカチを握るなどして，自分を慰め気持ちを落ち着かせるために使うもの．[1261] ⇒参ウィニコット→311

移行椎⇒同腰椎化《第1仙椎の》→2875

移行乳 transient milk 初乳から成熟乳へ移っていく時期(産褥3-4日頃)の母乳のこと．初乳は成熟乳に比べタンパク質や塩類に富み，成乳の2-3倍の栄養価がある．また初乳に含まれるIgAを主とする免疫グロブリンは，新生児の免疫に重要な役割を果たしている．[321]

移行便 changing stool, transitional stool 生後2-3日くらいまでの胎便から普通便へ移行する時期にみられる顆粒粘液などを多く含む便．通常は移行便となって1-2日後に，普通便となる．[1631] ⇒参胎便→1901

イコサペンタエン酸⇒同エイコサペンタエン酸→343

イコノロジー iconology 図像解釈学における美術の解釈方法．代表的な定義としては，提唱者パノフスキー Erwin Panofsky (1892-1968)による「3段階理論」がある．これは美術の解釈方法を3つの段階に分類．1つ目の段階は自然的主題で，見えたままの意味であり，解釈の第1段階．2つ目の段階は伝習的主題で，知的な内容を含み，伝習的意味を解釈する段階．第3段階は内的意味で，意味をこえた，その背後に控えるさまざまな文化的傾向をさぐり出す段階．この内的意味を解釈するには，自然的主題を理解する際に必要な単純な常識・伝習的主題を理解するのに必要な文献資料による知識などとは違い，人間精神の本質的傾向に精通することによって得られる総合的「直観」が必要であるとされる．[446]

胃こわばり gastric (stomach) cramp⇒同胃痙攣→224

いざり赤ちゃん⇒同シャフリングベビー→1360

胃酸 gastric acid 胃の壁細胞から分泌される酸で，純塩酸に近く，pHは0.87，すなわち塩酸にして0.17規定に相当．殺菌作用をもち，タンパクの消化を促し，ペプシンがタンパク分解作用を開始するのに必要なpHを維持する．さらに，十二指腸に至ると膵液と胆汁の分泌を促す．壁細胞膜にあるヒスタミンH_2受容体を刺激するヒスタミン，ムスカリンM_3受容体を刺激するアセチルコリン，ガストリン/コレシストキニンB受容体を刺激するガストリンが胃酸分泌を刺激する．[842]

●胃酸の分泌機構

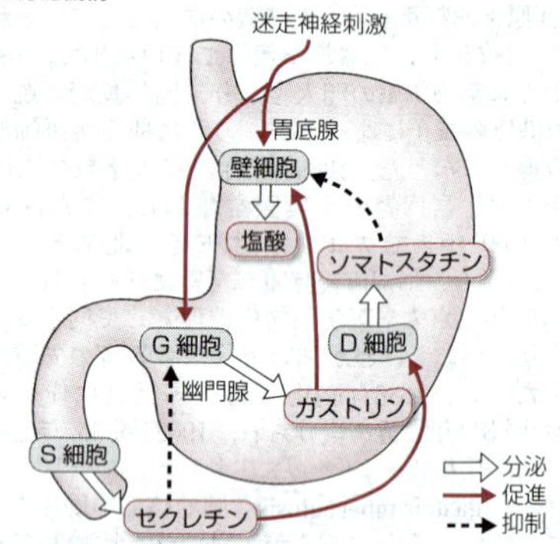

遺残 remnant 本来退化すべき胎児組織または器官の一部が出生後も残り，器官形成期の状態で存在すること．胎児娩出後，胎盤は通常数分内に剝離して娩出されるが，子宮内の異常が原因で娩出されない場合を遺残胎盤という．[543]

胃酸過多症 gastric hyperacidity ［過酸症］ 胃酸分泌が亢進している状態のこと．原因としては，壁細胞の増加，迷走神経刺激，ガストリン分泌の増加がある．十二指腸潰瘍，ゾリンジャー・エリソン Zollinger-Ellison症候群，慢性腎不全などで起こる．症状としては，胸やけや心窩部痛，腹痛，嘔吐を訴えることが多いが，無症状のこともある．潰瘍や表層性胃炎，逆流性食道炎などの合併も多いことから，制酸薬とヒスタミンH_2受容体拮抗薬の投与を行うこともある．[1272]

胃酸減少症 gastric subacidity⇒同低酸症→2048

遺残膿瘍 residual abscess⇒同残留膿瘍→1215

胃酸分泌腺 oxyntic gland⇒同胃底腺→259

意志 will 多くの欲動の中から1つを選び，他を抑制する選択作業のこと．人間の行為が外に現れるには2つの機構が存在すると考えられている．まず，その行為をしようとする欲動が存在する．欲動には食欲などの身体的なものと，名誉欲などの精神的なものがある．一時期に存在する欲動は1つではない．場合によっては複数の欲動の目指す方向が異なることがある(例：「明日の期末試験によい点をとりたい」と「これからゲームをしたい」)．この状態を葛藤という．次に，多くの欲動があってもそのうち1つを選び，他の欲動は抑制するという選択の作業がある．これが意志である．おそらく大脳皮質機能が関与していると推定できる．つまり，欲動と意志のバランスのうえに人間の行動や行為が発現するのである．意志を経由せず欲動だけで現れた行動は外部から理解できず，これを衝動行為と呼ぶ．一方，意志を働かせるには一種のエネルギーが必要であると考えられる．このエネルギーを発動性という．[488]

縊死 death from (by) hanging 縊頸(首つり)により死亡すること．①索条(ひも状のもの)の頸部へのかかり方が左右対称，②索条の懸垂部が後方，③身体が完全な宙づり状態，という3つの条件をすべて満たすものを定型的縊死，それ以外の形態をとるものを非定型的縊死という．定型的縊死の場合，索条が頸部を強力に圧迫することにより頸動脈のみならず深部の椎骨動脈まで閉鎖されるため，頭部への血流は完全に途絶する．したがって，非定型的縊死や絞死，扼死の際にみられるような顔面のうっ血や眼結膜の溢血点がほとんど出現しない．定型的縊死の形態であるのに高度のうっ血や溢血点がみられることから，絞扼殺後の偽装縊死が発覚することがある．死因は，気道閉塞による窒息，頸部血管の圧迫による脳血行障害，頸部神経の圧迫刺激による呼吸・循環抑制の相乗作用とされる．[548] ⇨参縊頸→254

維持液 maintenance electrolyte solution ［3号液］ 経口摂取不能あるいは不十分な患者に対し，水分，電解質，エネルギーを補給するための複合電解質液．浸透圧が血清浸透圧よりも低い低張性である．短時間の維持輸液や，高張性脱水症などに用いる．糖質を含んでいてもエネルギー量は低く，栄養補給源としては考えない．ソリタ®-T3号，ソリタックス®-Hなど多くの製品がある．

維持化学療法 maintenance chemotherapy 急性白血病の寛解状態を維持するために行われる化学療法．このうち，寛解到達直後により安定した寛解状態を得るために行う治療を地固め療法，その後に行う多剤併用療法を強化療法と呼ぶ．[148] ⇨参維持療法→242，地固め療法→1232

石垣状乳頭 cobblestone papilla アレルギー性結膜疾患の1つである春季カタルに特徴的な所見．上眼瞼結膜に多数の巨大乳頭が石垣のように形成された状態．白色粘稠な眼脂を伴うことが多い．[566] ⇨参春季カタル→1414

医師-患者関係 doctor-patient relationship 医療における医師と患者のかかわり方は，患者が医師に治療方針などの判断のすべてを一任する「おまかせ」型の医療から，判断の過程に患者の積極的な参加を促す「患者中心」の医療へと変わってきている．治療などの判断過程に患者が積極的に参加するためには，適切なインフォームド・コンセントが不可欠であるが，それを得るためには，(1)患者の同意能力 competency，(2)医師による情報提供 disclosure of information，(3)患者による情報理解 understanding of information，(4)患者の自発的同意 voluntary consent，が満たされていなければならない．また，適切な判断を行うためには，適切な情報が提供されなければならないが，医療の素人である患者がその情報内容を決定することは困難である．その意味において，患者が医療従事者から完全に独立して，すべての判断過程において常に主体的に振る舞うことは不可能に近い．一般に，情報の提供方法には，① professional standard(専門家の基準)，② reasonable person standard(理性的一般人の基準)，③ individual standard(個別の基準)，のモデルがある．①は，医療従事者が必要と考える情報のみを提供するもので，従来の日常診療において最も多くみられる．②は，理性的な一般人であれば欲すると考えられる情報を，医療従事者が推定し提供するもの，③は，個々の患者の希望や価値観に応じた情報を提供するものである．患者中心の医療を実現するためには，③と②の混合モデルであることが望ましいが，少なくとも②のモデルに沿って情報が提供される必要がある．[1358]

胃弛緩症 gastroatonia⇨同胃アトニー→214

意識 consciousness 〔D〕Bewusstsein 心理学では，主体が，鮮明に現前化された存在内容(記憶，表象，思考)を認め，かつ，こうした内容を体験している自分に気づけることを指す．ヤスパース Karl Jaspers(1883-1969)によれば，意識とは，現在の瞬間における精神生活の全体である，とするが，意識の普遍的な定義はない．19世紀の意識心理学が，精神的なものと意識を等置したのに対し，精神分析は意識に対置される無意識という新たな次元を導入した．心的装置という精神分析のモデルでは意識は辺縁におかれ，感覚器官によって伝達された外界，現実世界からの印象と，内的無意識的世界(願望，記憶など)からの情報が集まる場となる．意識はいつも現在の瞬間と結びついていて，その内容は記憶を通じてのみ再生される．経済的観点からは，意識は自由に利用可能な心的エネルギーを動員して，ある特定の対象に注意を向ける．精神医学で意識を論じる際には，意識野という概念の設定が必要になる．実際に問題になるのは意識の病的変化であり，意識の清明度の障害と意識変容が区別される．[50]

意識下挿管 awake intubation ［覚醒時挿管］ 気管挿管の1つの方法．気管挿管は苦痛を伴うため，鎮静薬，麻酔薬投与により無意識下に行うことが多いが，気道管理に問題がある場合，自発呼吸を維持するために意識下に挿管する方法があり，これを意識下挿管と呼び，以下の3つの方法がある．①盲目的経鼻挿管：自発呼吸はあるが気道確保が困難で，急速挿管が望ましくない例に行う．②意識下経口挿管：適応は，上気道の解剖学的異常，鈍的あるいは穿通性の前頸部外傷患者，挿管困難，換気困難の予想される例．この手技では少量の鎮静薬により反応できる程度に意識を保持し，気道の局所麻酔を併用して喉頭鏡で経口的に挿管する．③内視鏡による挿管：関節リウマチ患者などで，喉頭展開による頸椎の後屈などにより頸髄損傷などの合併症が予想される例が適応．意識下経口挿管と同様に内視鏡を気管内に挿入し，気管挿管する．[267] ⇨参気管挿管→675

意識下鎮静 conscious sedation，moderate sedation 言葉や軽い刺激による命令に対して合目的的な反応を示すことのできる鎮静状態．適応は，気管挿管，気管切開，気管支鏡，消化管内視鏡，血管造影，血管内手術，心臓カテーテル検査，MRI，放射線治療，局所麻酔併用手術などで，自発呼吸や気道反射，嚥下運動を十分に保ったまま疼痛や不安を取り除き，快適と協調を両立させることと，その際の出来事の健忘をもたらすことが目標．ミダゾラム，フェンタニル，デクスメデトミジン，ケタミン，プロポフォールを適量使用することで得られる．調節が難しく，深い鎮静状態(deep sedation や全身麻酔)に移行すると気道確保を必要とするため，蘇生術や麻酔管理に通じた者が，鎮静レベルや呼吸循環系を監視しながら管理する必要がある．呼吸状態，パルスオキシメーター，血圧を観察し，必要に応じて心電図をモニターする．最近，この用語は用

●全身麻酔と鎮静レベルの定義(米国麻酔学会，1999)

	minimal sedation (anxiolysis)	moderate sedation (conscious sedation)	deep sedation	general anesthesia
反応	言葉による正常な反応	言葉や軽い刺激で合目的な反応	繰り返しあるいは痛み刺激で合目的な反応	痛み刺激にも反応せず
気道	影響なし	特に処置を要しない	気道確保を要する場合がある	気道確保をしばしば要する
自発呼吸	影響なし	十分保たれている	不十分となりうる	不十分である場合が多い
心血管系機能	影響なし	通常保たれている	通常保たれている	しばしば抑制される

いられなくなった．[1060] ⇒参全身麻酔→1769

意識減損発作　lapse　てんかん発作の1つで，複雑部分発作にみられる意識の喪失のこと．欠神発作のように突然意識が喪失し，突然戻る発作と比較すると，徐々に意識喪失し徐々に回復する．前兆(単純部分発作)に引き続いて意識を喪失する場合と，最初から意識喪失で始まる場合とがある．また，意識減損のみで発作が終了する場合と，意識減損に引き続いて自動症を伴う場合とがある．症候性局在関連(部分)てんかんでみられ，側頭葉起源のことが多いが，その他の脳部位(前頭葉，頭頂葉，後頭葉)から起始する発作でも起こりうる．[1362]

意識混濁　clouding of consciousness，consciousness clouding　意識障害の病像の1つ．意識の清明度の障害で，知能や思考などの精神機能から，知覚，随意運動などの身体機能に至るまで，一様に障害されるのが特徴である．意識混濁の程度には，明識困難状態の軽度のものからまったく反応のない昏睡状態の高度に至るものまである．意識混濁の種類と程度に関する概念は，英独仏でそれぞれ異なり，統一されていない．わが国の精神医学領域では，軽度から高度までの5段階に分けている．①明識困難状態：最も軽い意識混濁．ややぼんやりとした状態で，見当識はほとんど保たれている，②昏蒙(こんもう)：うとうとした状態で，自発性に乏しく，注意が散漫となる，③傾眠：半分眠った状態で，呼べば覚めるが，刺激がないと眠りに陥る状態，④嗜眠(しみん)：強い痛み刺激を与え，身体を揺り動かせば応答を示し，一時的に覚醒方向へ反応を示す状態，⑤昏睡：刺激にまったく反応がない状態．深部反射，角膜反応，瞳孔反射などは消失し，筋は弛緩し自発反射はみられない．救急医療の現場では，ジャパンコーマスケールJapan coma scale(3-3-9度方式)が多く用いられている．[859] ⇒参意識障害→228

意識尺度　consciousness scale⇒同昏睡尺度→1141

意識障害

consciousness disorder，disturbance of consciousness

【概念】 意識とは**覚醒している状態**で，さらに**自分自身および外界を認識している状態**で，意識障害はそれらの障害のこと．厳密には前者の障害を意識水準の低下，後者を意識内容の変化(意識変容)という．その程度により**昏睡 coma**(自発運動はまったくなく，筋肉は弛緩し，尿便失禁が起こり，痛み刺激にもまったく反応しない状態．非常に強い痛覚刺激で反応がみられることもある)，**半昏睡 semicoma**(自発運動はほとんどなく，尿便失禁があり，痛み刺激では逃避反応を示したりごく簡単な反応を示す状態)，**昏迷 stupor**(自発運動がしばしばみられ，触覚，痛覚刺激などで逃避反応や払いのけ動作を行う．刺激を続けると簡単な質問や指示に応じることもある状態)，**傾眠 somnolence**(いろいろな刺激で覚醒し，質問に答えたり動作を行う．覚醒時には意識状態はほぼ正常か軽度に障害されている程度であるが，刺激がなくなると再び眠ってしまう)に分かれる．意識変容については，**せん妄 delirium**，**アメンチア amentia** などがある．

【病態生理】 原因はさまざまであり，一概に論じることはできない．現在のところ，意識の中枢は脳幹部(橋および中脳被蓋傍正中部)の**上行性網様体賦活系**にあり，その賦活系線維が**大脳皮質**全体に非特異的に線維連絡し，大脳皮質を賦活するために意識が維持されていると考えられている．したがって意識障害は，上行性脳幹網様体賦活系の障害あるいは両側大脳皮質の広範な障害によって生じ，その原因には外傷，中毒(薬剤，アルコール)，脳血管障害，脳炎，腫瘍，内科疾患(糖尿病，腎疾患，肝疾患，慢性肺疾患)などさまざまなものがある．

【症状】 評価方法としてジャパン・コーマ・スケール Japan coma scale(JCS)やグラスゴー・コーマ・スケール Glasgow coma scale(GCS)がある．意識障害時には呼吸，脈拍，血圧，体温の異常がみられることが多いので，バイタルサインを観察し，ただちに治療が必要かどうかを随時判断する．また，患者本人から病歴を聴取できないことがほとんどであるので，家族や付き添い人などから聴取する．

【診断】 JCSやGCSといった評価方法で意識障害の程度を正確に判定する．また，バイタルサインや，内科的診察，神経学的診察をはじめ，臨床検査を含めて原因疾患を診断する．

【治療】 原因疾患を診断し，各疾患に対し適切な治療を行う．意識障害時には呼吸，循環の維持，バイタルサインの観察，点滴の確保，尿道カテーテルの留置，褥瘡の防止，角膜障害の予防(眼軟膏塗布)などを行う．[441]
⇒参JCS→71，GCS→52，意識混濁→228

意識障害の看護ケア

【ケアの考え方】 反応の程度により昏睡，半昏睡，昏迷，傾眠に分ける．半昏睡，昏睡の状態にある患者の基本的看護は，①肺炎を起こさないための体位変換と背部マッサージ，ときにはスクイージング squeezing による排痰を行う．②血圧，脈拍は，頭蓋内異常の有無の観察と水分バランスのくずれによる変化(高温，発熱など)のために，適時測定する．③体温の上昇は，1℃ 上昇で13% の酸素消耗が起こり，意識レベルの悪化をきたすので正常範囲に保つ．④皮膚，粘膜は異物や外圧に抵抗が弱くなるため，口腔や陰部の清潔および褥瘡予防を行う．⑤栄養は経管栄養食により消化器系に刺激を与え，正常な消化能力を促進する．同時に経口摂取移行のために，咽頭麻痺の有無，舌の動き，口唇の動きを観察し，麻痺がある場合にはアイスマッサージで機能を改善し，嚥下能力を確かめ，ゆっくりと，水→プリン→ヨーグルト→きざみ食→かゆ食，へと進める．⑥排泄：排尿は留置カテーテルは避ける．おむつにより排尿時間を推定して介助．排便は，毎日排便があるよう薬剤でコントロールする．⑦動作は血圧が安定したら，ファウラー位から徐々に起座位，立位へと進め，車いす移動を可能にしていく．⑧睡眠は夜間には，閉眼し筋肉が弛緩した状態であるようくふうし，昼夜のリズムをつくる．

【ケアのポイント】 生活上の変化を引き出すためには，非常に長い時間が必要である．あきらめずに反応の観察を十分に確かめながら，じっくり時間をかけることが大切である．[1388] ⇨参意識障害→228

意識障害《高齢者の》 disturbance of consciousness in elderly 意識障害の原因としては，①脳自体の障害，②薬物・毒物による中毒，③全身疾患の3つに大別できる．脳自体の障害をきたす代表的原因の脳血管障害(脳出血，脳梗塞，くも膜下出血)や頭蓋内占拠病変(腫瘍，慢性硬膜下血腫など)は高齢者に多いが，薬物による中毒症状や全身疾患によって意識障害をきたす頻度も高い．若年者と比較すると内服している薬物が多く，さらに加齢による薬物代謝能の低下のため少量でも中毒症状が起こることがある．全身疾患では脱水，感染症，電解質異常，呼吸障害(低酸素血症，CO_2ナルコーシス)，pH異常(アシドーシス，アルカローシス)，糖尿病(著しい高血糖，治療に伴う著しい低血糖)，内分泌疾患(甲状腺，副甲状腺，下垂体，副腎など)，肝性脳症，尿毒症などが高齢者では多い．急性で一過性の意識消失loss of consciousnessは失神syncopeと表現され，脳血流不全によって生じることが多く，短時間で完全に回復する．[583]

意識清明期 lucid interval ［無症状期］ 意識障害がない清明な状態．意識清明期が強調されるのは，頭部外傷時に急性硬膜外血腫がみられるときである．交通事故などで，事故当時は正常に応対し帰宅したが，翌朝起床しないので呼びにいくと死亡していたなどの例がこれにあたる．意識清明期は数分のものから2-3日，それ以上とさまざま．通常は，急性硬膜外血腫の診断がつき次第，緊急手術をする．[791]

意識変容 alteration of consciousness 〔D〕Bewusstseinsveränderung 意識混濁を背景に，幻覚や興奮などの異常な体験・行動を伴う意識障害．症状性精神病などで脳機能が低下した場合によくみられるが，心因性疾患でも出現することがある．せん妄delirium，もうろう状態twilight state，アメンチアなどが含まれる．せん妄は，意識混濁に錯覚，幻覚を伴い，しばしば精神運動興奮を呈する．薬物中毒，感染症，老年認知症などでみられ，術後やICUでも出現することがある．アルコール離脱期にみられる振戦せん妄delirium tremensは，しばしば小動物幻視を伴う．もうろう状態では，意識混濁は軽く比較的まとまった行動がみられることもあるが，意識野の狭窄のため抑制欠如，見当はずれ，無反省などの傾向が目立つ．てんかん性，およびヒステリー性のもうろう状態がある．せん妄に対しては，一般的に少量の抗精神病薬を投与し，また適切な睡眠導入薬などで十分な睡眠を確保し，規則正しい睡眠覚醒リズムを保持できるように配慮する．[1089]

意識野 field of consciousness 個人の意識の中で，今ここに体験される時空間の主観的，客観的一断面で，自己と世界が連結する場．一般には，さまざまな精神現象が出現しては消えていく舞台にたとえられる．意識野にある諸対象に対して，注意は不均等に配分されている．その結果，意識野は，図と地(形となって見える部分を図，その背景となって見える部分を地という)に，また中心と辺縁に構造化される．注意がある対象に集中するとその部分が図として鮮明に浮かび上がるが，注意を別の対象に移すと，今度はこちらが図となって以前の対象が背景化するという構造変換が生じる．[50]

維持期リハビリテーション subacute rehabilitation 病床機能分化の流れの中で，時期別の役割に応じたリハビリテーション医療を充実させることを目的に分類された用語．医療的には安定期に入り，必ずしも病院で行う必要はないが，合併症を予防し，獲得した心身の機能維持・強化および日常生活における活動，参加の促進，QOL向上を目的に，老人保健施設や介護福祉施設，在宅などで行われるリハビリテーションをいう．[120] ⇨参訪問リハビリテーション→2684，在宅リハビリテーション→1165，地域リハビリテーション→1965

意識レベル level of consciousness 周囲の状況がどれだけ判別できるかの能力レベル．意識は大脳皮質と脳幹網様体賦活系の相互作用により維持されている．判定は，自発運動，反射，自律神経機能などを観察し，痛み刺激，呼びかけ，視覚聴覚刺激に対する反応により判断される．客観的には脳波所見なども参考になる．昏睡，半昏睡，昏迷，傾眠などに分類され，グラスゴー・コーマ・スケールGlasgow coma scale(GCS)やジャパン・コーマ・スケールJapan coma scale(JCS)を用いた3-3-9度方式による評価が行われる．[116] ⇨参JCS→71，GCS→52

胃軸捻転症 gastric volvulus 胃が生理的範囲から変位した状態．捻転軸から長軸性の臓器軸性と短軸性の腸間膜軸性に，発症の様式から急性型と慢性型に分類される．日本人では短軸捻転が多い．慢性型では上腹部不快感か無症状．急性型では激烈で，吐物のない嘔吐，上腹部鼓腸，胃管挿入不能を呈す．捻転高度のときは循環障害も合併し，出血，壊死，穿孔に至ることがある．まず胃管挿入による胃内減圧治療が行われるが，無効な場合には手術になる．特に，胃の循環障害をきたした場合は緊急手術の対象となる．[1272]

石黒忠悳(いしぐろただのり) Ishiguro Tadanori 明治初期の陸軍軍医制度の確立と看護婦の養成に貢献した医師〔1845-1941(弘化2～昭和16)〕．父の任地である岩代国伊達郡梁川(現福島県伊達市)で生まれた．幼くして両親に先だたれたため，16歳のときに越後国三島郡片貝村(現新潟県小千谷市)の本家石黒家を継いだ．1864(元治元)年，20歳のおり，医を志し江戸に出て医学を学び，翌年幕府の医学所に入った．1868(慶応4)年卒業，同所の句読師となったが，戊辰戦争が起こったため越後に帰郷した．1869(明治2)年召されて大学東校(現東

い

京大学医学部)に奉職，大学少助教となったが，1871(同4)年，松本順の勧めで兵部省軍医寮に出仕，1873(同6)年には一等軍医正となる．その後，佐賀の乱や西南の役に従軍し，1880(同13)年には陸軍軍医監・軍医本部次長となり陸軍の軍医制度の確立に尽くした．1890(同23)年には陸軍軍医総監・陸軍省医務局長となった．かねてから負傷した軍人の治療には看護婦が必要との考えをもっていたが，軍では看護婦の養成はできないため日本赤十字社で養成することにし，同年4月看護婦養成所を開設．3年間の修業ののち2年間の病院勤務のほか，宮中勤務や戦時勤務を義務づけ，勲功によっては宝冠章を授与される道を開いた．これらの功績により1895(同28)年に男爵をたまわり，1902(同35)年には貴族院議員に勅撰された．1910(同43)年私費を投じ優れた看護婦に対しナイチンゲール石黒記念牌を授与する基金を設けるなど，看護婦の育成・充実にあたった．1920(大正9)年日本赤十字社社長となり，また枢密院顧問官に親任され，子爵を賜与された．1941(昭和16)年96歳の長寿で死去．著書に自伝『懐旧九十年』がある．[15]

易刺激性　irritability⇨同焦燥〔感〕→1441

意志欠如型精神病質者⇨同意志欠如者→230

意志欠如者　weak-willed psychopath〔D〕Willenlose Psychopath［意志薄弱者，意志欠如型精神病質者］シュナイダーK. Schneider(1887-1967)の提唱した精神病質人格10類型の1つ．意志が弱く，持久性を欠き，環境や他人からの影響を受けやすい人．窃盗累犯など，犯罪や非行に陥る人々に共通する性格でもある．また，学業，職業，結婚生活にも適応性を欠くことが多く，生活史には中退，留年，転職，失業，離婚などが記録されている場合が多い．[1269]

意思決定　decision making　問題解決や，目標・目的の達成のために，とるべき方向や手段について，複数の選択肢の中からどれか1つを決めること．ヘルスケア組織における意思決定の目的は，患者が最良のサービスを受けられるようヒト，モノ，カネの調整を行うこと．その意味では看護管理者は，常に意思決定者である．組織にとって効果的，効率的な賢い意思決定をするためには，的確な情報をタイムリーに収集することと，豊かな経験に基づいた判断能力をもち合わせる必要がある．[415]

意志欠乏⇨同意欲減退→279

医師国家試験　national examination for the license of medical practice　「医師法」第2条では，「医師になろうとする者は，医師国家試験に合格し，厚生労働大臣の免許を受けなければならない」とされている．受験資格は，国内の大学医学部での6年間の課程を修了した者であるが，外国の医学校を卒業した者や外国の医師免許を取得している者でも，厚生労働大臣が一定の条件を満たしていると認めた場合には受験することができる．その他に，医師国家試験予備試験に合格し，1年以上の実地修練を積んだ者にも受験資格がある．一方，「欠格事由」と呼ばれる規定もあり，受験することが絶対にできない「絶対的欠格事由」と，受験者の個別の状況によっては受験できない「相対的欠格事由」がある．しかし，精神障害や身体障害に関する「絶対的欠格事由」は，障害者の社会経済活動への参加を推進する観点から見直しが行われ，2001(平成13)年の「医師法」改正で「相対的欠格事由」に変更された．また試験方法の見直しなども検討されており，現在は5肢選択肢方式の問題を中心に，基礎医学，臨床医学，社会医学などすべての医学関連科目を出題範囲とした客観試験を3日間にわたって行っているが，例えば診察手技などの実技試験を導入すべきとの声もある．[1010]

医事裁判⇨同医事訴訟→230

維持歯　anchor tooth⇨同支台歯→1303

医師指示表　doctor's order sheet　医師が治療に必要な内容とそれに伴う看護師への指示を各患者ごとに記しているもの．例えば安静度，食事，与薬，処置などに関すること．[415]

異嗜症　parorexia⇨同異食症→238

医師数　number of doctors　2006(平成18)年末現在の全国の届出医師数は27万7,927人，人口10万人対は217.5人で，いずれ300人のレベルに達すると見込まれている．しかし，高齢医師の退職，女性医師の増加，医師の生活・職業意識の変化，医療現場環境の変化，専門分化のいっそうの進展，医師の病院勤務から診療所への転職増，加えて大学院大学で研究に専念する医師の増加，臨床研修の必須化，「労働基準法」の遵守などにより，将来も医師不足の傾向が続くと思われる．現在，医師数の地域間格差が社会問題化している．人口，地域の面積，病床数，患者数などに対する医師数，さらに一定の医療の質・安全レベルの確保のために必要とされる医師数，地域の生活に絶対必要な救急，産科，小児救急などに対する医師数が検討されるべきである．ちなみに医療施設に従事する人口10万人対の分布状況(平成18年度)は京都府，徳島県，東京都などで多く，埼玉県，茨城県，千葉県などで少なく，都道府県間にかなりの差が認められる．全体的に西日本に多く，関東以北の県は少ない傾向となっている．[1465]

医事訴訟　suit of medical malpractice(medical accident)［医療訴訟，医事裁判］　医事紛争が発生し，訴訟になったもの．刑事では患者・親族などの告訴(告発)により警察・検察庁が捜査し，裁判所に起訴する．民事では訴えの提起を裁判所に起こす．[1410]　⇨参医事紛争→232

異質染色質⇨同ヘテロクロマチン→2627

異質染色体　allosome［異形染色体］　半翅目の精子形成過程で認められた核内の好塩基性物質は，その染色体上での動態を他と異にすることから異質染色体と呼ばれた．これは今日でいう性染色体sex chromosomeに相当する．[1293]　⇨参性染色体→1689

医疾令(いしつりょう)　元正天皇の718(養老2)年に編纂された「養老律令」にある医官の職制や資格および任用，教育の内容などを規定した，わが国最古の医事制度といえるもの．医疾令は律令とともに散逸して現存しないが，1819(文政2)年に江戸時代後期の国学者塙保己一(はなわ ほきいち)が『令義解』『類聚三代格』『政事要略』などの古書を集輯・合刻した『群書類従』という膨大な叢書の中に全26条の医疾令が収められている．養老律令の医事制度の特色は，唐の制度にならったため医療は国営であったこと．したがって医療を担当する医官の任免や養成，医療施設の運営，管理はすべて国家によって行われた．医官の職制には宮中に奉仕するものと，それ以外の医療に従事するものとに分けられた．

宮中に仕える医官には中務省の内薬司と後宮職の薬司の別があった．内薬司には宮中に薬と薬香を供進し薬剤の和合にあたる内薬正，同佑，同令史がそれぞれ1人のほか，診候医薬にあたる侍医1人，調剤に従事する薬生10人らが，後宮職の薬司には医薬を供進する尚薬2人，女嬬4人らがいた．宮中以外の医官としては，宮内省に属するものと属さないものの2種があった．後者はさらに特定の役所に専属するものと地方に駐在して一般庶民の診療に携わるものとに分けられた．宮内省には医療医育などに関する中央の最高衛生行政機関である典薬寮があった．典薬寮は医薬，診療，医学教育のほか宮中および諸司の薬剤の管理を行った．その長を典薬頭といい，その下に典薬助，典薬允らの事務職のほかに実際に病気の診療にあたる医師10人，医生に医術を教える医博士1人，医療の介補をしながら医術を学ぶ医生40人，さらに針師5人，針を教える針博士1人，針師を目指す針生20人，按摩師2人，同博士1人，按摩生10人，まじないで病を治療する呪禁師2人，同博士1人，呪禁生6人，薬物を鑑別し薬園を管理する薬園師2人，薬園生6人などがいた．これに薬草の採取に従事する薬戸や供御の乳牛を飼育する乳戸も属していた．中央で典薬寮以外の役所としては左右衛士府に医師各1人が配属された．また719(養老3)年に衛門府に医師1人が，721(同5)年に左右兵衛府に医師1人のほか典薬寮に女医の育成を担当する女医博士がおかれた．地方に派遣される医官については全国68か国を大小4階級に分け，それに応じて一定数の医師と医生が配置されてその国における医学教育と一般庶民の診療にあたらせた．医生，針生，按摩生，呪禁生，薬園生らは，所定の学業，例えば医生では甲乙経，脈経，本草を修学したうえ小品，集験などの薬方を，針生は素問，黄帝針経，明堂，脈決に加えて流注，偃側の図を学ぶことが義務づけられていた．特に医生は20人を1班とし，そのうち12人が体療(内科)，3人が創腫(外科)，3人が少小(小児科)，2人が耳目口歯を学ぶように定められていた．医生と針生は毎月1回博士の，春夏秋冬の季節ごとに典薬頭の，年に1回宮内卿の試験が行われた．在学年限は9年で，宮内卿の試験に合格し業を終えると，さらに式部職の試験があった．全問正解の医生は従八位下に，同じく針生は1段下の大初位上に叙せられた．[15]

医事統計⇨同医療統計→284

維持透析 maintenance dialysis 透析初回導入から2-4週以内に一定の透析方法で管理できるようにすること．透析量は血流量，透析時間，透析器(ダイアライザー)の大きさや効率で決まる．これは透析を受ける側の残存腎機能と体重，および食事内容や運動量と関係する．尿量500 mL/日未満または2日間あけた透析前の血液尿素窒素(BUN)が100 mg/dL以上の場合は週3回の透析が必要で，透析時間やダイアライザーの種類を調節．尿量が500 mg/日以上または2日間あけた透析前のBUNが80 mg/dL，クレアチニン(Cr)が8.0 mg/dL以下の場合は週2回の透析で管理し，その場合，血清カリウム値と体重増加に注意が必要．[858]

医師登録⇨同医籍登録→243

維持熱 maintenance heat 筋の収縮により発生するエネルギーは機械的仕事のほかに熱として現れる．そのうち，筋の短縮が起こらない等尺性強縮時に発生する熱のこと．[229]

医師の義務 duty of medical doctor, legal obligation of medical doctor 公法上の義務と契約上の義務とがある．公法上の義務は法律に明文化されたもの．診療義務(医師法第19条)，診断書・死体検案書・出生証明書・死産証書の交付義務(同条2項)，自ら診察して医行為を行うこと(同第20条)，処方箋交付義務(同第22条)，異状死体などの届出義務(同第21条)，患者などに対する保健指導義務(同第23条)，診療録の記載と5年間の保存義務(同第24条)，守秘義務(秘密漏示の罪)(刑法第134条)，証人義務(刑事訴訟法第143条，民事訴訟法第190条)などがこれにあたる．契約上の義務は患者との診療契約においての義務であり，最も重要なことは，①適正な医療を行う義務(善良な管理者の注意義務：民法第644条)で，専門家である医師は一定水準以上の医療をなすことが要求されている．医療を行うことによって起こる結果を予見し(結果予見義務)，危険な結果をもたらすことが予見されれば，その結果を回避する義務(結果回避義務)がある．これらを併せて注意義務という，②患者に対する説明義務として，インフォームド・コンセント(説明と承諾)としての説明，患者が自己の状況について知る権利に対する説明義務と解されている(民法第645条)．[1410]

医師の立場 physician's standpoint 医学・医療の進歩，医療の多様化，細分化，専門性化などにより，医師は自分ひとりで医療を行うことが少なくなった．医師は患者と診療契約を結び，医療補助者への指示と協力を得て医療を行う．さらにドクターチームの一員として，また他科の診療チーム・専門医の協力などを得ながら診療を行う立場にある．この関係の中で患者についての相談・転科・転院なども行われる．医師は医療機関の一員であることも多く，医療機関開設者のもとに位置する．法律や行政の規制のなかで医学情報(学会・文献・医学雑誌・医師会など)を得ながら適正な医療を行うべき立場にある．[1410]

医師賠償責任保険 physician liability insurance 医療過誤による経済的損失を最小限にするため，リスクマネジメントの視点から医師が加入する保険．医師が自ら関与する医療行為に起因して患者の身体に障害を与えたり死亡に至らしめた場合に，患者本人またはその家族との間で医療過誤かどうかが争われた結果として医師側に過失責任があると判断されたときに，あらかじめ加入時に設定した限度額を上限にして患者本人またはその家族に損害賠償金などが支払われる．[1361,1031] ⇨参病院賠償責任保険→2486

意志薄弱者⇨同意志欠如者→230

石橋ハヤ Ishibashi Haya 東京府巣鴨病院，東京都立松沢病院の看護長であり，フローレンス=ナイチンゲール記章受賞者〔1880-1961(明治13～昭和36)〕．佐賀県に生まれ，1901(明治34)年，東京帝国大学医科大学附属医院看護法講習科を卒業して，同院入沢内科に勤務．1904(同37)年，東京府巣鴨病院に就職し，1917(大正6)年，同院の看護長(当時「看護長」は男女ともに使用された)に就任．病院移転に伴い東京府立松沢病院看護長となり，1946(昭和21)年に退職したのちも同院に嘱託として勤務．「狂者の慈母」あるいは男子部の清水耕一ともに「松沢の至宝」と称されていた．1955（昭和30）年にはフローレンス＝ナイチンゲール記章を受けた．歌人で精神科医の斎藤茂吉は「うつつなる狂者の慈母の額よりひかり放たむごとき尊さ」の歌を贈った．[316]

医師発生源入力⇒同オーダーエントリーシステム→398

医事紛争　medical dispute　医師，その他の医療従事者，医療機関と患者，あるいはその関係者との間に発生したすべての紛争であり，医学的な問題ばかりではなく，法律・医事行政・経済的問題をも含めたもの．医療事故・医療過誤を含む．[1410]　⇒参医事訴訟→230

医師法　medical practitioners law　医師は，高度な専門知識および技能を有して，医療および保健指導をつかさどることによって公衆衛生の向上および増進に寄与し，もって国民の健康な生活を確保するという公共的な任務を有している．このように国民保健上きわめて重要な役割を担う医師について，その資格を高い水準で厳格に定め，同時にその業務に関し国民保健の見地から必要な規制を行うことを主な目的として，1948（昭和23）年に制定された．免許（第2-8条），試験（第9-16条），臨床研修（第16条第2-4項），業務（第17-24条第2項），罰則（第31-33条）などが定められている．[473]

いじめ　bullying　［学校での暴力］　集団による特定の個人に対するいわれのない精神的・身体的暴力の反復および継続．具体的には言葉による中傷，身体的暴力，金銭的なゆすり，仲間はずれなどがあるが，いずれも複数が1人を標的にし，常に自分たちを意識させておくことで自由を奪い，単独であることを許さないように追いつめることが特徴．近年，特に学校におけるいじめが大きな社会問題となってきている．学校にはいじめの渦中にある集団（加害者と被害者）と，いじめをあおる集団と，見て見ぬふりをする傍観者集団があるという．加害者集団は，いじめが複数による行為で「個」の意識が少ない分だけ罪悪感が薄く，なおかつ加害者側がいじめの対象を必要とするという補完性が潜在する．被害者は精神・身体・経済的に大きなストレスを受けるが，自分が被害者であることを表明することでさらなる報復が予想されるために自分から訴えられず，回避不能な状況に陥ってしまう．それゆえ，被害者の自殺や不登校などによってはじめていじめが表面化することも多い．日本ではいじめられる側（被害者）がカウンセリングなどの対象になることが多いが，アメリカでは逆にいじめる側（加害者）がその対象になるといわれる．本来彼らがいじめを通して代理的に得ているはずの満足感や充足感が，なぜいじめ以外の行為で得られないのか模索していくのが目的である．芹沢俊介は，いじめを「学校場面における高い均質化への欲求が子どもたちを苛立たせ，ささいなことをきっかけにして暴力という非日常的な行為を媒介にすることでその均質性に亀裂を入れようとする行為である」（芹沢俊介：いじめ論—教育政治学批判として．6（2），imago，1995）と解釈している．そのような意味で，学校という状況が生み出す特殊な行為としてのいじめの裏にひそむ学校全体の病理に注目しながら，被害者の救済にあたっていく視点が必要である．なお，学校以外に職場や地域でもいじめの存在は指摘されている．加えて，近年ではコンピュータや携帯電話の普及により，いわゆる学校裏サイトでのネットいじめが表面化している．匿名性を悪用したITの利用は有害であり，年齢による何らかの規制が議論されている．[730]

縊首　hanging　首に傷病者の体重による絞扼する外力が加わり受傷すること．縊頸ともいう．俗称としては「首吊り」であり，自殺企図が大部分である．他の外力によるものを絞首という．開放係蹄あるいは後頸部正中に結節のある係蹄を用い，足が接地せず全体重が頸部に作用したものを定型的縊首，その他を非定型的縊首という．偽装した他殺との鑑別のために，結節は解かないことが望ましい．自殺予防総合対策センター統計ではわが国の自殺完遂者の1/3が縊首によるといわれている．外力の強さにより病態は変化し，死因は主に動脈遮断による脳虚血であるといわれ，縊首に特徴的とされる第二頸椎椎弓骨折（ハングマン hangman 骨折）は自殺企図における頻度が低い．傷病者の外観上の特徴として，用いた索状物による頸部の索痕，顔面のうっ血と眼瞼の溢血斑が知られているが，定型的縊首では血流が遮断されるために顔面蒼白となる場合がある．治療は通常の心肺蘇生に準じる．[734]　⇒参縊頸→254

異種移植⇒同腫瘍の移植→1406

異種移植片　heterograft，xenograft　移植に用いる動物の組織や臓器を移植片といい，ある種の動物の組織や臓器を別の動物に移植するときに用いる移植片のこと．特殊な場合に，一時的な移植片として異種動物（ブタなど）の組織を用いることがある．例えば，広範な熱傷患者で，患者自身あるいは組織銀行から適当な移植片が得られない場合などに行う．この場合，移植の長期的生着の成功の確率は非常に悪いが，移植後2-3日間は熱傷部分を覆い，体液の喪失を防ぐのに役立つ．[1372]　⇒参移植→238

胃・十二指腸X線検査　X-ray examination of stomach and duodenum　硫酸バリウムを造影剤とするX線検査．ルーチン検査としては食道，胃・十二指腸を含めて検査し，再検や精検の場合は，それぞれの部位に適した方法で行う．検査当日の朝は絶飲，絶食させる．検査前に鎮痙薬を使用する場合もある．硫酸バリウムを飲ませ，粘膜法，充満法，二重造影法，圧迫法などを利用して透視，撮影を行い，撮影したフィルムについて読影診断する．[264]　⇒参胃充満造影法→233，胃二重造影法→270

胃・十二指腸炎　gastroduodenitis　胃炎，十二指腸炎の総称．内視鏡的には，発赤，浮腫，びらんなどの炎症性変化を示す所見が認められる．病因としては，薬剤，ストレス，アルコール，ヘリコバクター・ピロリ *Helicobacter pylori* 感染，ウイルス感染などさまざまである．胸やけ，心窩部痛などの症状がある場合には，ヒスタミン H_2 受容体拮抗薬，粘膜保護薬，制酸薬を用いる．[1272]

胃・十二指腸潰瘍

gastroduodenal ulcer

【概念・定義】　組織的に胃粘膜，十二指腸粘膜が粘膜筋板をこえて欠損する状態．欧米と異なり日本では胃潰瘍の頻度が高い（1.5-2.3倍）が，近年は十二指腸潰瘍が増加している．十二指腸潰瘍のほうが発症年齢が低い．胃潰瘍では組織欠損の深さから，Ul-1（びらん），Ul-2（粘膜筋板をこえて粘膜下層に達する），Ul-3（固有筋層に達する)，Ul-4(固有筋層を貫き固有筋層が断裂している)に分類される(図)．

【病態】古典的には，攻撃因子(胃酸，ペプシン，胆汁)と防御因子(粘液，重炭酸分泌，粘膜血流，プロスタグランジン)のバランスが崩れることで生じるとされるが，現在ではヘリコバクター・ピロリ ***Helicobacter pylori*** 感染と**非ステロイド系抗炎症薬** nonsteroidal anti-inflammatory drugs (NSAIDs) が二大病因と考えられている．ヘリコバクター・ピロリ感染による場合，胃潰瘍と比較して十二指腸潰瘍のほうが高酸の傾向がある．NSAIDs による胃潰瘍は，前庭部，胃体部に多く，不整形で浅く多発する傾向がある．

【症状】心窩部痛，吐血，下血などを呈することもあるが，無症状のこともある．

【診断】胃 X 線バリウム造影検査，内視鏡検査が有効．X 線バリウム造影検査では，活動期には陥凹部にバリウムがたまりニッシェ niche 像を認める．内視鏡検査では胃潰瘍の病期分類(**崎田・三輪分類**)が用いられ，活動期 active stage (A_1，A_2)，治癒期 healing stage (H_1，H_2)，瘢痕期 scar stage (S_1，S_2) に分類される．A_1 期には潰瘍辺縁に強い浮腫を認め，潰瘍底に凝血塊や露出血管を認めることがある．やがて辺縁の浮腫が改善して A_2 期に移行する．治癒期 (H_1，H_2) に入ると再生上皮が出現して潰瘍は縮小する．白苔が消失すると瘢痕期 S_1 期(赤色瘢痕)，S_2 期(白色瘢痕)に移行する．十二指腸潰瘍の内視鏡所見も崎田・三輪分類に準じて表現される．

【治療】プロトンポンプ阻害薬とヒスタミン H_2 受容体拮抗薬などの内服のほか，*H. pylori* 除菌療法がある．除菌が成功したときには再発率が激減する．出血や穿孔，狭窄をきたしたときには外科手術が必要になることもある．[1272] ⇨参消化性潰瘍→1427

●胃潰瘍の病理組織学的分類(村上)

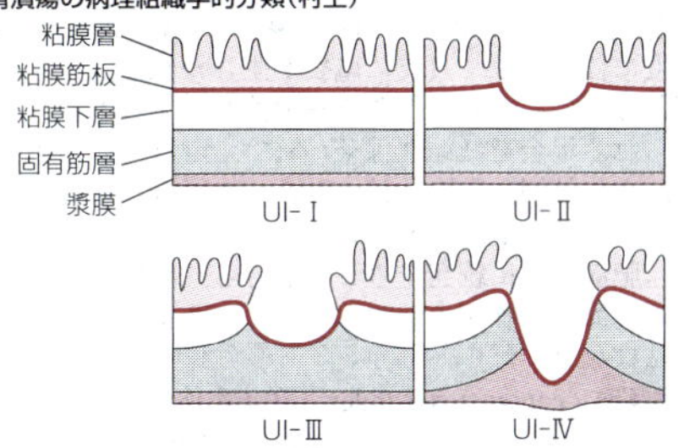

Ul-Ⅰ：欠損が粘膜筋層内にとどまり粘膜筋板に及ばないもの．通常はびらんと呼ばれる．
Ul-Ⅱ：粘膜筋板は断裂し，欠損は粘膜下層に及ぶ．
Ul-Ⅲ：欠損が固有筋層の一部に及ぶ．
Ul-Ⅳ：固有筋層が断裂した穿通性潰瘍

胃・十二指腸潰瘍の看護ケア

【看護への実践応用】胃・十二指腸潰瘍の原因は，ヘリコバクター・ピロリ感染，鎮痛薬などの薬物性，ストレス，アルコールなどによるものがある．潰瘍が深い場合や穿孔したケースでは，多量の出血によりショック状態をまねく恐れや，緊急手術の適応となる場合があるため，潰瘍の程度や患者の状態を把握したうえでケアにあたる必要がある．また，多くの場合は緊急入院であることから患者はとまどう場合も多く，症状によっては複数回の内視鏡的治療が必要となり身体的な苦痛やストレスも生じやすい．症状に応じた治療が順調に受けられ，疾患に関する知識を獲得でき，療養上のストレスの軽減が図れるようケアを行うことがポイントとなる．

【ケアのポイント】観察項目としては，吐血・下血の有無，意識状態やバイタルサインの変動，貧血症状，心窩部痛，胸やけ，胃部不快感，食欲の程度，悪心・嘔吐である．出血後の便の色は，血液成分が混じり黒色となるため，下部消化管出血との鑑別が必要である．また，症状の再燃に伴う突然の腹部の激痛や発熱の有無に注意する必要がある．ケアは，疾患の原因をできるだけ取り除くよう，ライフスタイルに合わせた生活指導が重要となる．ヘリコバクター・ピロリ感染の場合，除菌療法となる薬の服用は一定期間確実に行い，自覚症状が改善しても自己の判断で中断しないことや，必要な期間は受診を続けることを十分に説明する．食事は潰瘍の治療食から開始される．基本として暴飲暴食を避けた規則正しい食事とし，アルコールや刺激物は潰瘍の活動要因になるため控えたほうがよいことを，調理を行う家族も含めて説明する．喫煙は潰瘍の治癒を遅らせるだけでなく再発の原因となるため避けたほうがよい．また，胃はストレスや精神的因子の影響を強く受けやすい臓器であるため，休息や気分転換を図れる生活を患者自身が意識できるよう働きかけることが必要である．[626,1337] ⇨参胃・十二指腸潰瘍→232

胃・十二指腸内視鏡 gastroduodenoscope 一般には上部消化管内視鏡のことを指す．内視鏡を用いて食道や胃・十二指腸の内腔側を観察しながら診断，さらに治療を行うことも可能である．[522,790] ⇨参胃内視鏡検査→269，内視鏡→2180

医師誘発需要 physician-induced demand 一般に，医療サービスの需要側(患者)と供給側(医師，医療機関)との間に，診断や治療法にかかる知識や情報の保有量において大きな格差があり(情報の非対称性)，需要側は，その診断や治療の内容の適切さを正確に判断することは困難である．さらに，需要側が医療保険によって医療費にかかる自己負担分しか意識せず，モラル・ハザードが生じやすい状況にある場合，医師や医療機関である供給側が，過剰な診療や投薬を行ったり，高価な治療法を選択することによって，過大な需要を生み出すことになるが，これを医師誘発需要という．[1177]

胃充満造影法 gastric filling method バリウム服用により胃の造影を行う X 線検査．胃の辺縁の変化，ニッシェ niche，陰影欠損，壁硬化，胃角の変化などを知る目的で行われる．硫酸バリウム 250-300 mL を服用させ，立位および腹臥位で胃の輪郭を描出する．[264]

胃充満法 liquid-filled stomach method 超音波検査で，脱気水や葛湯などを飲むことによって，胃内を充満させた状態で検査を行う手法．胃内のガスが検査の妨げにならず，膵臓などの描出に有効とされる．バリウムを飲んで上部消化管を検査する胃充満造影法とは異なる．[955]

維持輸液 maintenance infusion 体内の水分バランスおよび電解質バランスを維持するために行う輸液．水分の維持量は尿量と不感蒸泄の合計量から代謝水を差し引くことで求められる．電解質の目安は，NaCl として

4-6 g (Na 68-102 mEq)/日，K 20-40 mEq/日，また水分 2,000 mL/日とされているが，厳密な計算に基づき，個々の患者に合わせて管理する必要がある.[116]

萎縮 atrophy 組織や臓器がその性状に異常を起こさずに，容積のみが小さくなること．組織や臓器は細胞と細胞間物質の集合体であるので，萎縮による容積減少は構成する細胞と細胞間物質の容積が減少しても，その数量が減少しても起こりうる．発育不全や低形成と異なり，いったん正常の大きさに成長した組織，臓器，細胞がその大きさを縮小することを指し，単純萎縮と数的萎縮とがある．単純萎縮は細胞性萎縮ともいい，単に組織や臓器を構成している細胞の容積の減少である．数的萎縮は構成細胞数の減少であり，細胞萎縮を伴うことが多い．萎縮は原因別に，老人性萎縮，無為萎縮(廃用萎縮)，圧迫萎縮，神経性萎縮などに分類される．老人性萎縮は一種の生理的萎縮であり，退縮といわれることがある．無為萎縮は長期間臥床していて歩行しないと両下肢が次第にやせ細ってくるような萎縮のことである．圧迫萎縮は長期間にわたる圧迫により組織，臓器が萎縮することである．大動脈瘤の圧迫による脊椎骨や肋骨の変形，髄液貯留による水頭症，尿貯留による水腎症などが圧迫萎縮の代表例である．神経性萎縮は，ある筋肉を支配している神経細胞が変性したり，神経線維が切断されてその単位に生じた筋肉の萎縮を指す．その他，栄養障害性萎縮(癌患者における全身性の悪液質性萎縮)，内分泌性萎縮(内分泌支配を強く受けている臓器の上位障害に伴う萎縮)，貧血性萎縮(腎動脈硬化性萎縮など)がある．また，脂肪組織が萎縮し脂肪細胞の減少と漿液の貯留を伴い，褐色半透明を呈する膠様萎縮もある．心筋の萎縮では，心筋線維が細くなり消耗性色素の沈着で褐色となる褐色萎縮がある．しばしば変性と萎縮は同時に起こる(変性萎縮).[59] ⇨参発育不全→2376，低形成→2045

萎縮腎 atrophic kidney, contracted kidney 各種慢性糸球体腎炎，糖尿病性腎炎，良性腎硬化症，ループス腎炎，慢性腎盂腎炎など，腎実質疾患が慢性的経過をたどる過程で，ネフロン数が減少し，消失したネフロンが線維化で置換されて，腎実質の萎縮が起こった状態をいう．糖尿病性腎症では極端な萎縮は起こらず，アミロイド腎も萎縮を認めない．原疾患は異なっていても，多くの場合共通の所見を呈する．腎は小さく萎縮し，表面には瘢痕による陥没があり，そのため凸凹不平で顆粒状に見える．割面では皮質の菲薄が特徴的．糸球体は高度に硬化性病変に陥って，完全に硝子化し，糸球体数の減少が目立つ．残存したネフロンは代償性に腫大して，拡大した糸球体と尿細管を認める．間質は線維化が著明で，リンパ球の浸潤も認める．血管は硝子化と細小動脈の硬化をきたす.[146]

萎縮性胃炎 atrophic gastritis 慢性胃炎の分類の1つ．胃粘膜の萎縮の範囲によって，胃底腺領域が選択的に萎縮したA型胃炎と，幽門腺領域の拡大に伴って胃底腺領域が縮小したB型胃炎に分類される．日本人のほとんどはB型胃炎．A型胃炎は自己抗体(抗壁細胞抗体)の出現が原因で，それ以外の大部分はヘリコバクター・ピロリ *Helicobacter pylori* (*H. pylori*)持続感染が原因である．症状は悪心，心窩部痛，腹部膨満感など機能性胃腸症 functional dyspepsia (FD)の症状が認められる．診断は内視鏡による萎縮境界の確定，生検による病理診断，血清ペプシノーゲンⅠ値(PGⅠ)およびPGⅠ/PGⅡ比の低下で萎縮の程度が推定できる．治療は胃粘膜の萎縮に対して *H. pylori* 除菌が試みられているが，その効果については不明．FD症状については酸分泌抑制剤，消化管運動改善薬，抗うつ薬などが用いられる.[1392] ⇨参胃炎→216，慢性胃炎→2748

萎縮性円孔 atrophic hole⇨同網膜円孔→2820

萎縮性脂肪腫症⇨同進行性リポジストロフィー→1544

萎縮性脱毛症 pseudopelade 円板状ループスや扁平苔癬，限局性強皮症などの疾患が被髪頭部をおかすと，病変部皮膚は萎縮し白色調光沢を有し，脱毛局面となる.[178]

萎縮性腟炎 atrophic vaginitis 閉経後や両側卵巣摘出により，腟上皮細胞の分化を維持しているエストロゲンの分泌低下や消失によって上皮が萎縮し，腟炎を起こしたもの．症状として性交痛や性交後出血，帯下がよくみられる．治療は微量のエストロゲン製剤を腟剤ないし経口剤として投与する．細菌感染し膿性の帯下がある場合は，抗生物質(腟剤)を使用する.[998] ⇨参老人性腟炎→2990

萎縮性鼻炎 atrophic rhinitis ［悪臭性萎縮性鼻炎］ 鼻粘膜が萎縮する慢性の鼻炎で，鼻腔内に痂皮を形成し悪臭を放つ．鼻粘膜萎縮，痂皮形成，悪臭を三主徴とするものを臭鼻症と呼ぶ．原因は不明のことが多いが，ビタミン欠乏や内分泌障害も考えられている.[98]

萎縮性涙唾液腺症 全身の外分泌腺が自己免疫的機序で破壊されて生じる疾患はシェーグレン Sjögren 症候群であるが，唾液腺と涙腺のみに症状が出る疾患は乾燥症候群 sicca syndrome と呼ばれる．この乾燥症状は，唾液腺や導管周囲にリンパ球浸潤を主体とする慢性炎症を呈し，進行すると萎縮性の変化をきたし，萎縮性涙唾液腺症という.[1476] ⇨参シェーグレン症候群→1222

萎縮線条 striae atrophicae ［線状皮膚萎縮症］ 皮膚が過度に伸展されて真皮に亀裂が生じた状態．妊婦の下腹部などに，縦方向の白色萎縮性瘢痕が数本平行してみられる場合を妊娠性線条(俗にいう妊娠線)，思春期に，大腿外側，乳房などにみられる場合を思春期線条と呼ぶ．その他，クッシング症候群，マルファン症候群，肥満などに続発することもある．副腎皮質ホルモン剤内服の副作用としても生じる．非可逆的であり治療法はない.[178]

萎縮膀胱 contracted bladder 膀胱本体の縮小および膀胱容量の極度の減少を認める状態．慢性の経過をたどる間質性膀胱炎などでみられる．頻尿，排尿痛，尿混濁，膀胱尿管逆流現象などを生じる．尿路変更(向)・拡張術，代用膀胱などの手術療法を行う場合もある.[474]

異種結合体 heterodymus, heterodidymus 不等接着双生児のうち，頭および頸部，胸郭など不完全な副体が主体の胸部前面に癒合して双胎をなすもの.[1631]

異種抗体 heteroantibody, heterologous antibody 種を異にする生物由来の抗原によって産生される抗体．例えば，マウス免疫グロブリンをヒトに投与すると，ヒト抗マウス免疫グロブリン抗体という異種抗体が産生される．このために，投与抗体の半減期はきわめて短くなる．したがって，治療的に抗体を投与する場合には，その抗体をなるべくヒト型に近いものに変えることが必要で，現在は遺伝子工学を用いて作成されたヒト型化抗体 humanized antibody が投与されるようになっている.[1439]

異種植皮 xeno skin graft 植皮の採皮部位を被覆する目的で，あるいは重症熱傷時にびらん潰瘍面を被覆する目的で緊急避難的方法として，ヒト以外のブタやウシの乾燥皮膚などを創面に用いること．創面を被覆した異種植皮は，たとえ一時的に貼りついたとしても，やがては拒絶され脱落する.[178]

異種組織腫瘍 heterologous tumor 発生した部位の組織とは異なる組織からなる新生物.[485] ⇨参同種組織腫瘍→2110

胃出血 gastric hemorrhage, gastric bleeding 胃の炎症，びらん，潰瘍および異常血管からの出血の総称．胃潰瘍，急性胃粘膜病変，胃癌，急性胃炎(びらん)，デュラフォイ Dieulafoy 潰瘍，動静脈奇形，胃静脈瘤などでみられる．胃内視鏡検査により出血源を確認し，出血源不明の場合には血管造影検査を行う．対処法は，まずショックの有無を判定し，ただちに輸血・輸液路を確保する．冷水による胃洗浄を行い，続いて薬物療法や内視鏡的止血法を行う．出血源不明の場合は経動脈的塞栓療法を試みる．これらの方法で止血困難な場合には外科的手術法を考慮する．吐血時の観察のポイントは，①嘔吐物の量と性状を医療スタッフに正確に報告，②呼吸，脈拍，血圧，体温，皮膚などバイタルサインのチェック，小児では活動性や機嫌などのチェック，③出血部位の確認，鼻出血や口腔内出血を飲み込んだのかどうかを確認，④前駆症状の有無や既往歴のチェック，胃部不快感やタール便の有無の確認，などである．吐血時の看護のポイントは，①必要に応じた心電図モニターや酸素モニターの装着，②ベッド上安静，ショック時における頭低位，口腔内血液の吸引や口腔の清拭による口腔の清潔保持，側臥位による誤飲，誤嚥の防止，③絶飲食，④精神的ケアにより吐血による不安を取り除く，などである.[1548]

異種二量体⇨同ヘテロダイマー→2627

異種皮質 allocortex ［不等皮質］ 大脳皮質には系統発生学的に古い古皮質，原始皮質，さらに動物が高等になるに従って出現してきた新皮質が存在する．大脳皮質は部位によって構造の違いがあるが，古皮質と原始皮質は典型的な6層構造が存在しない部分で，総称して異種皮質とも呼ぶ．ヒトでは嗅脳および海馬付近に存在する.[310]

医女 朝鮮の李朝時代の女性の医療職．1406年にはじめて童女数十人を集めて医学を教え，女性と小児の患者を主として診療させたが非常に成績がよかったので，教育内容や階級を明らかにした．教育は診断，調剤，施術(鍼灸)が行えるように中国の医書が用いられ，かなり程度の高いものであった．階級は内医女，看護医女，初学医女があり各職掌が定められていた．李朝では下級医師としての教育が行われていた.[1567]

異常3色覚 anomalous trichromatism ［色弱，異常3色型色覚］ 色覚異常のなかで最も多く，かつて異常3色型色覚〔もしくは色弱(俗語)〕と呼ばれていた．先天的に赤，緑，青の基本3色覚のうち，1つの色覚に対する感受性が低下している．2色覚〔色盲(俗語)〕に比べると色覚異常の程度が軽い．色覚異常の程度は異常錐体色素の量によって決まり，2色覚に近いものからほとんど色覚正常者に近いものまでさまざま.[975] ⇨参1型3色覚→1，2型3色覚→3，3型3色覚→4

異常3色型色覚⇨同異常3色覚→235

異常Q波 abnormal Q wave 心電図所見において，幅が0.04秒以上で深さがR波の25%以上のQ波．心筋梗塞に最も特徴的にみられる所見であるが，それ以外でも一部心室筋起電力の消失(肥大型あるいは拡張型心筋症，左室あるいは右室肥大，肺気腫，肺塞栓など)や心室内興奮伝導様式の異常〔左脚ブロック，WPW (Wolff-Parkinson-White，ウォルフ・パーキンソン・ホワイト)症候群など〕によって出現する.[1391]

●前壁Q波梗塞

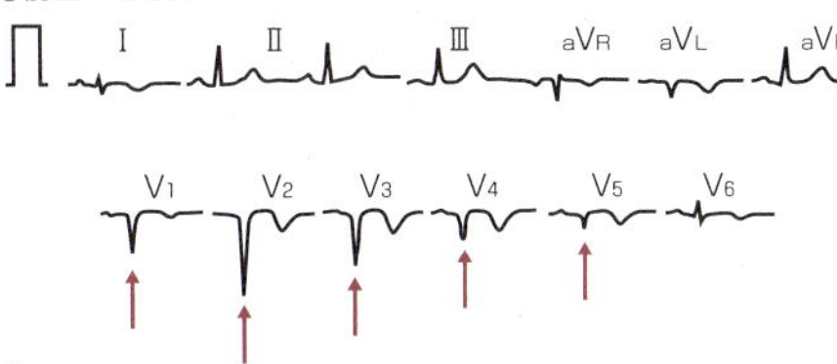

↑印が異常Q波

異常インスリン structurally abnormal insulin インスリン遺伝子の点突然変異によりインスリンのアミノ酸組成の変化したインスリン．インスリン受容体に結合できないため，インスリンの生物学的作用を発揮できず，高血糖，高インスリン血症をきたす.[418]

胃小窩 gastric pit 胃粘膜の表面に無数にみられる小さな陥凹(くぼみ)．各小窩には数個の胃腺(粘膜固有層の管状腺)の導管が開口し，胃液を分泌している．胃液には胃酸(塩酸)，ペプシノゲン内因子などが含まれる.[1044] ⇨参胃粘膜→271

異常角化 dyskeratosis⇨同角化異常→475

異常核分裂像 abnormal mitosis 細胞分裂の際に細胞質に先立って起こる核分裂で，三極分裂や不均等分裂など悪性腫瘍でしばしばみられる異常な分裂像.[387] ⇨参核分裂→488

異常可動性 abnormal mobility 骨折や脱臼，靱帯損傷の際に，解剖学的に動きえない方向への動きがある場合や正常の可動域以上に動くこと．長管骨の骨折の際に顕著で，他動的に患肢を動かすとはっきりし，礫音を伴うこともある．関節の場合は動揺関節とも表される.[244]

異常感覚⇨同パレステジア→2403

異常感覚性大腿神経痛 meralgia paresthetica ［外側大腿皮神経痛，ベルンハルト症候群］ 外側大腿皮神経の鼠径靱帯による絞扼で生じる．外側大腿皮神経はL_2，L_3神経根に由来する純感覚神経である．腹腔内から腰骨外縁に現れ，腸骨筋を斜行して上前腸骨棘に向かい，鼠径靱帯の下を通って縫工筋起始部に至る．ここで前枝と後枝に分岐し，後枝が殿部した外側1/4から大腿中央部までの皮膚を支配している．この神経の支配領域にひりひりあるいはじんじんするような疼痛，灼熱痛，あるいは異常感覚が生じる．また鼠径靱帯の下をこの神経が通る点を圧迫すると強い痛みが増強される．長時間の立位や激しい労働，妊娠，肥満，強く締めたコルセットやベルトによる圧迫が原因となることが多いが，脊椎病変や骨盤内腫瘍によって生じることもある．治療は圧迫などの場合，その誘因を避けることによって数か月のうちに自然軽快するが，ときに大腿外側皮神経が鼠径靱帯から出る部位にプロカイン塩酸塩やヒドロコルチゾロンの局所注射を行うこともある．別名ベルンハルト・ロート Bernhardt-Roth 症候群，ベルンハルト Bernhardt 症候群とも呼ばれている．[509]

異常嗅覚　cacosmia⇨同嗅覚異常→715

胃小区像　gastric area　胃粘膜の表面にみられる粘膜模様の最小単位を胃小区 gastric area といい，1953 年，フリック W. Frik が診断したのがはじめで，胃 X 線二重造影における網目状の影を X 線学的に胃小区像という．正常の胃粘膜では胃小区の大きさは 1-2 mm で，ほぼ同じ形状を示し，配列模様は規則性があるが，慢性胃炎により胃粘膜の萎縮と腸上皮化生を伴うようになると，胃小区は粗大になり，大小不同となり，配列模様も不規則となる．このような粘膜面の変化を胃小区の乱れ irregular gastric area という．また，胃小区の模様がなく淡い硫酸バリウムのたまりを認めれば，area の消失という．胃小区の乱れは早期癌や早期悪性リンパ腫などでみられる．[1548]

異常血色素　abnormal hemoglobin⇨同異常ヘモグロビン→237

異常血色素症⇨同異常ヘモグロビン症→238

異常高体温⇨同異常高熱→236

異常高熱　hyperpyrexia, hyperthermia　［過高熱，異常高体温］　過度に体温が上昇すること．通常は 41℃ 以上をいう．原因としては，熱射病，脳幹出血，薬物中毒・副作用，悪性症候群，感染症などがある．[543]

異常呼吸音　abnormal breath sound　呼吸に際して聴取される呼吸音のうち，正常には聞こえない呼吸音．副雑音という．副雑音にはラ音(ラッセル音)や摩擦音がある．ラ音には笛(てき)音，いびき音などの連続性ラ音，水泡音，捻髪(ねんぱつ)音などの断続性ラ音などがある．また，正常な場合に聴取される肺胞呼吸音が延長，短縮，減弱あるいは鋭利化することや，肺野で気管支音などが聞かれることも異常である．[953] ⇨参副雑音→2534

異常細胞分裂　abnormal cell division　悪性腫瘍の際に認められる異常な細胞分裂像．悪性腫瘍は一般的には正常細胞より高い分裂能を示し，多数の分裂像を見出すことができる．有糸核分裂像では，非対称性核分裂，多極性核分裂，クロマチンの不規則分布などを示す．遺伝子レベルでは，正常の 2 倍数，3 倍数の増量を示すものや半数に減量するものがある．異常細胞分裂数や DNA 量，細胞周期関連タンパク質の異常発現などが悪性度とよく相関することが知られている．[758]

異常姿勢　abnormal posture　正常でない体幹や四肢の位置．骨関節疾患，神経筋疾患により起こるものがある．脊椎の異常としては，胸椎の生理的彎曲が異常に増強すると円背(えんぱい)となり，思春期であればショイエルマン Scheuermann 病，高齢者では老人性円背にみられる．角状に突出すれば突背と呼び，脊椎カリエスにみられる．側彎症では肩甲骨の突出や肋骨隆起がみられ，腰椎椎間板ヘルニアでは疼痛性側彎がみられる．神経筋疾患ではパーキンソン Parkinson 病の前傾前屈姿勢，脳性麻痺の後弓反張，下肢交差などがある．[848]

異状死体　corpse due to unnatural death　病死，自然死以外の死者で，事故，災害，中毒，自殺，他殺による死亡およびそれらの後遺症による死亡や，病死と判断されても最終診察から 24 時間以上の経過での死亡で生前に診断されている疾患と別の原因で死亡した場合，病死の原因が不詳の場合，また手術中や診療・検査中の予期せぬ急死，乳幼児の突然の死亡などをいう．また，妊娠 12 週以上の死産児を検案して堕胎痕やその他の異状が認められる場合も異状死体(死胎)に含む．変死体と同義的に用いられることも多いが，異状死および異状死体は主に医療関係法規や法医学上で使われる用語で，変死や変死体は「刑事訴訟法」など犯罪が関与したときに用いられることが多い．「医師法」第 21 条，「保健師助産師看護師法」第 42 条，「死体解剖保存法」第 11 条に異状死体の届出に関する規定があり，社会秩序維持に必要な規定と判断され，このような死体を検案したり解剖した医師(主治医も含まれる)および助産師は，24 時間以内に所轄警察署に異状死体の届出が必要であり，違反すると罰則規程もある．脳死した身体が異状死体に該当する場合は，検察・司法当局による当該死体の検視などの手続きが終了するまで臓器の摘出はできない．[1135] ⇨参検案書→936，死体検案→1302

異常上唇小帯⇨同上唇小帯異常→1440

異常陣痛　abnormal labor　［陣痛異常］　分娩の際，不随意に反復して生じる子宮筋の収縮である．陣痛の持続時間や周期が長くなったり短くなったりすること．陣痛の強さは陣痛周期と持続時間で表され，正常陣痛では 2-3 分ごとに 60 秒間持続するが，異常の場合，陣痛周期が長くなり持続時間が短縮する微弱陣痛(4-5 分ごと，30 秒持続)と，陣痛周期が短縮され持続時間が延長する過強陣痛(1 分ごと，90 秒持続)がある．[1323]

異常性欲　abnormal sexuality　［性欲異常］　性欲の量的な異常には，性欲が亢進しすぎるニンフォマニアと低下しすぎるインポテンスがある．質的な異常には，性対象の異常と性目標の異常がある．性対象の異常としては，小児性欲，死体性欲，動物性愛，フェティシズムなど，性目標の異常としてはサディズム，マゾヒズム，窃視症，露出症などがある．[1269]

葦(い)状爪　reedy nail⇨同爪甲(そうこう)縦裂症→1813

異常体感　〔D〕abnorme Körpersensation　異常な性状をもつ，身体表面あるいは内部の漠然とした全般的感覚．多くは不快な感情を伴う．身体表面では頭頸部，顔面，四肢など，身体内部では脳，口腔内，心臓，胃腸などに限局することもある．その性状はしびれ感，灼熱感，圧迫感など比較的正常の体験に近いものから，表現しにくい奇妙な感覚，さらには奇怪で理解困難なグロテスクな内容のものまでさまざまである．皮膚に寄生虫がいる，体内に物が入っているなどの妄想と結びつくこともある．統合失調症にみられることが多く，しばしば体感幻覚の形式をとる．セネストパチーでは，異常体感だけが前景に立つ．この症状は患者にとって大きな苦痛であることが多く，治療者は訴えに身体医学的根拠がないことを説明するだけでなく，患者の苦悩に共感する態度が必要．[199] ⇨参体感異常型統合失調症→1863，皮膚寄生虫妄想→2470，セネストパチー→1741

異常タンパク血症ニューロパチー　dysglobulinemic neuropathy　各種の単クローン性高γグロブリン血症 monoclonal gammopathy に末梢性ニューロパチーの合併がみられるもの．骨髄腫，単クローン免疫グロブリン血症，マクログロブリン血症，クリオグロブリン血症などにおいてニューロパチーがみられる．しかし最もニューロパチー合併の頻度が高いのは免疫グロブリン(Ig)M の単クローン性高γグロブリン血症である．機序としては，末梢性ミエリンに対する自己免疫反応によって引き起こされる一種の脱髄性ニューロパチーと考えられており，反復する脱髄過程によってはオニオンバルブ onion-bulb 様(輪切りにしたタマネギのような構造)の変化がみられることもある．多発性骨髄腫の合併するニューロパチーは悪性腫瘍随伴性ニューロパチーの範疇に考えられており，ほとんどの例ではアミロイドの沈着を伴っている．骨髄腫に対する放射線治療が有効．単クローン性免疫グロブリン血症に伴うニューロパチーは単クローンの IgM 抗体が残存する髄鞘に証明され，抗髄鞘作用に関与していることが考えられており，髄鞘構成糖タンパク myelin-assosiated glycoprotein(MAG)や髄鞘糖脂質やスルファチドと反応する．単クローン免疫グロブリン血症に伴うニューロパチーのうち，皮質色素沈着，剛毛，浮腫，女性化乳房，陰萎，無月経，肝腫大を伴うものはクロウ・深瀬 Crow-Fukase 症候群と呼ばれており，海外では polyneuropathy(多発ニューロパチー)，organomegaly(臓器腫大)，endocrinopathy(内分泌異常)，monoclonal gammopathy(単クローン免疫グロブリン血症)，skin change(皮膚変化)の頭文字をとって POEMS 症候群とも呼ばれている．約半数に骨髄腫を合併し，約75% に M タンパク血症が認められる．血清中血管内皮細胞増殖因子 vascular endothelial growth factor (VEGF)の異常高値が注目され，各種サイトカインの上昇も認められる．マクログロブリン血症による多発ニューロパチーでは，赤血球の凝集で神経栄養血管の閉塞が起こるとされている．クリオグロブリン血症も神経栄養血管の血管炎と考えられているが，その機序は明らかではない．寒冷への曝露を避けることが重要である．[509]

異常知覚⇨同パレステジア→2403

異常痛覚　paralgesia, paralgia　痛覚鈍麻や痛覚消失とは異なり，自発的に生じる異常な自覚的痛覚．針で刺すような痛み，あるいは灼熱痛や寒冷痛または蟻走感を伴った痛みなどがある．また，外界から与えられた刺激とは異なって感じる他覚的痛覚を錯痛覚という．[441]

異常低温による障害　health hazard due to low temperature　低温に曝露されると末梢血管が収縮し，熱伝導などによる放熱を減少させる．したがって，低温刺激が続くと末梢循環の障害と局所の温度の下降で組織が壊死に陥る(凍傷)．こうした血管系調節とともに，戦慄によって骨格筋の活動を高め，産熱を増加させるが，これらによる体温調節可能な限界をこえて寒冷に曝露されると，体温の低下とともに代謝量も減少し，組織の酸素欠乏，中枢神経の障害によって死亡する(凍死)．また，過度の冷房や特定の作業位置にだけ冷風が送られるときなどに，かぜをひきやすい，体がだるい，頭痛，腹痛，関節痛などが引き起こされる(冷房病)．[1360]

移乗動作　transfer activities　［トランスファー］　車いすからベッド，いす，便座，床などへ，またそれらから車いすへの乗り移り動作のこと．特に車いす生活者の日常生活行動拡大のためにきわめて重要な動作である．移乗動作には，その人のレベルに合わせて自立，要監視，要介助から全面介助までの段階がある．一方で不適切な介助により転倒，骨折などの事故や介助する側の腰痛といった問題を起こしやすい．安全に行うには事前に車いすやベッドのストッパーが確実にかかっているか，乗り移る先の安全性を必ず確認する．介助が必要な部分を見極め，残存機能を活用し，乗り移る人の自然な動きを妨げないよう介助する．また，乗り移る人に動き方を説明し，力みや緊張を取り除いておく．移乗のテクニックにはさまざまあるが，特に片麻痺での車いすへの移乗は，健側に車いすを横づけし，健側上肢を使うと移乗動作が容易になる．[780]

異常なし　no abnormality⇨同n.p.→88

異常脳波賦活法　EEG activation method　脳波検査中に異常波を賦活するためのさまざまな方法の総称．一般的には，閃光刺激，過呼吸賦活，睡眠賦活のことをいい，特殊な方法として図形刺激，高次精神活動負荷，痙攣惹起性薬物投与などを含む．閃光刺激とは，閉眼状態で眼前 15-30 cm にストロボスコープを置き，1-30 Hz で間欠的に閃光を点滅させる．過呼吸賦活とは，1 分間 20-25 回の深呼吸を強制的に 3-4 分間連続して行わせる．睡眠賦活は自然睡眠が望ましいが，睡眠を誘発する薬物を用いることもある．各種の図形刺激や暗算，書字などの高次精神活動負荷は反射てんかんの診断に用いられる．痙攣閾値を調べる目的で，メジマイドなどの痙攣惹起性薬物を静脈内投与する方法は近年あまり行われなくなった．[1362]　⇨参脳波→2310

異常フィブリノゲン血症⇨同フィブリノゲン異常症→2514

異常プロインスリン血症　abnormal proinsulinemia　プロインスリンの点突然変異のためにプロインスリンからインスリンへの転換がなされずに起こる高プロインスリン血症．プロインスリンが増加するために，空腹時の血中インスリンは見かけ上増加し，特に分子量の大きい IRI(免疫活性インスリン)が増加する．[418]　⇨参家族性高プロインスリン血症→514

異常分娩　abnormal delivery　陣痛異常(微弱陣痛，過強陣痛など)，産道異常(骨産道，軟産道強靭など)，児の胎位異常，児頭回旋異常，胎児機能不全(ジストレス)，胎盤・臍帯異常，早産，前期破水などさまざまな異常が存在する．常位胎盤早期剥離，羊水塞栓症，子宮破裂など緊急に適切な処置を行う必要があるものが多い．[998]　⇨参難産→2199

異常ヘモグロビン　abnormal hemoglobin　［異常血色素］　ヘモグロビン分子を構成している 2 種類のポリペプチド鎖(それぞれ二量体で構成)のアミノ酸配列が正常と異なったヘモグロビンのこと．正常では 2 種類のグロビンペプチドが各 2 本ずつ存在するが，1 種類のポリペプチド鎖のみで四量体を構成しているものも含まれる．異常ヘモグロビンの中にはヘモグロビンの性質が正常と異なり，種々の臨床症状を示すもの(異常ヘモグロビン症)がある．鎌状赤血球症のようにヘモグロビンの溶解度の低下をきたすもの，チアノーゼをきたすもの，溶血性貧血を生じるものなどである．遺伝子変異に基づくグロビン鎖の産生障害により起こるサラセミ

い

アも，ヘモグロビン異常症である．[1615]

異常ヘモグロビン症　abnormal hemoglobinemia　［**ヘモグロビン異常症，異常血色素症**］　アミノ酸変異のあるグロビン鎖をもつヘモグロビンによって生じる疾患の総称．ヘモグロビンSによる鎌状赤血球症，ヘモグロビンMによるHbM症のほか，およそ100種類が知られる不安定ヘモグロビン症などが含まれる．ヘモグロビンの機能に問題なく無症状のものから溶血やチアノーゼなどを呈するものまで病態は多様である．[656]

異常歩行　abnormal gait　正常でない歩行のこと．原因別に大きく以下の5つに分類される．①運動器疾患が原因となるもの．1)脚長差が原因となるもの．先天性疾患や一側下肢の粉砕骨折などの変形治癒後などでみられる．2)下肢関節拘縮(強直)を原因とするもの．変形性関節症，不動性の拘縮，関節リウマチなどでみられる．②疼痛が原因となるもの．変形性関節症や外傷，関節炎，鶏眼(うおのめ)などによる下肢の疼痛によるもの(逃避性歩行)，腰背部痛によるもの，間欠性跛行によるものが含まれる．③末梢性筋・神経障害が原因で起こるもの．ポリオの後遺症，筋ジストロフィー症，事故による後遺症に代表され，殿筋の麻痺や筋力低下でみられるトレンデレンブルグ Trendelenburg 歩行，前脛骨筋の機能障害でみられる鶏状歩行 steppage gait (にわとり歩き)が代表的．④中枢神経疾患が原因で起こるもの．脳血管障害，脳障害や頭部外傷などの一側の脳障害でみられる，1)弛緩性歩行 flaccid gait，2)痙性歩行 spastic gait，3)脳血管障害，痙直性脳性麻痺および脊髄損傷などが原因で，両下肢の痙性が増強した場合にみられる痙性対麻痺歩行，いわゆるはさみ足歩行 scissor gait，4)パーキンソン Parkinson 病における前屈姿勢，すり足，小刻み，すくみ足歩行が特徴的なパーキンソン病歩行 Parkinsonian gait，5)深部感覚障害，協調運動障害による失調性歩行 ataxic gait．⑤心因性疾患によるもの．ヒステリー性歩行 hysterical gait が代表的．[71]

異常味覚　cacogeusia　不快な味覚でしばしば異常嗅覚を伴う．味覚鈍麻とともに出現する．うつ(鬱)病に合併することがある．また亜鉛摂取不足によることもある．[441]　⇨参味覚障害→2763

胃静脈瘤　gastric varix　［**噴門部静脈瘤**］　肝硬変などによる門脈圧亢進症のときに門脈と大循環との間にできる側副血行路の一部が拡張した静脈瘤として認められるもので，このような静脈瘤には胃静脈瘤のほか，食道静脈瘤がある．胃静脈瘤は噴門部から穹窿部に発達することが多い．食道粘膜と比較して胃粘膜は厚いため，食道静脈瘤より破裂の危険は低いが，いったん破裂するとコントロールが難しく，致命的になることが多い．穹窿部静脈瘤出血は，静脈瘤のサイズと発赤所見，チャイルド Child 分類と関係する．脾-腎短絡路血流を有する穹窿部静脈瘤ではバルーン下逆行性経静脈塞栓術 balloon-occluded retrograde transvenous obliteration(B-RTO)が有効である．これは経腎静脈的に硬化薬を逆行性に注入し，静脈瘤を瘢痕化させる治療法である．[1272]　⇨参食道静脈瘤→1481，門脈圧亢進症→2833

異常酩酊(めいてい)　abnormal alcoholic intoxication，abnormal drunkenness　単純(尋常)酩酊に対して，量的あるいは質的に異常をきたした酩酊．前者を複雑酩酊，後者を病的酩酊と呼ぶ(ビンダー H. Binder の分類)．複雑酩酊は，易刺激的で粗暴な言動が出現するがそれらがほぼ了解可能で，酩酊中の記憶も多くはおおむね保たれるが，病的酩酊では意識障害があり，現実検討能力が欠如し行動も了解不能である．病的酩酊は意識障害の種類によってさらにもうろう型とせん妄型に分類される．[134]

異所寄生　heterotopic(heterophilic) parasitism　寄生虫が本来の寄生部位以外の場所に寄生し発育すること．[288]
⇨参寄生虫→688，迷入《寄生虫の》→2793

移植　transplant，transplantation　ある個体に，自己または他人から摘出した組織や臓器を手術などで植えつけること．その組織や臓器の一部を移植片という．移植臓器の提供者をドナー，患者をレシピエントという．提供者と個体の遺伝学的関係より，自家移植，同系移植(ヒトでは一卵性双生児間移植のこと)，同種移植，異種移植に分類される．自家移植，同系移植ではほとんど生着する．同種移植，異種移植の場合は移植免疫が作用し，拒絶などの問題が発生するため免疫抑制療法が必要となる．また移植片の種類から，細胞移植，組織移植，臓器移植に分類できる．細胞移植の代表は輸血と造血幹細胞移植であり，組織移植として広く行われているものに皮膚・角膜移植がある．臓器移植では，腎・肝・肺・心臓移植などが行われている．[1372]

移植癌　transplanted carcinoma　癌転移の特殊型．手術時に器具に偶然付着した癌細胞が他の部位に移り腫瘤を形成したもの．脳腫瘍が非交通性水頭症をきたしたときに減圧のために設置される脳室腹腔シャントを通り腹腔に転移した際にも使う．[470]

倚褥(いじょく)**感**　〔D〕Polstergefühl　前置胎盤や辺縁前置胎盤の場合に，内診により腟円蓋部を介して胎児の先進部との間に感じるスポンジのような弾力性のあるやわらかい感触．強く押すと胎盤が剝離して大出血を生じることがあるので危険．近年では超音波断層法により正確に診断されるため，こうした内診は行われない．[1323]

移植希望者⇨同レシピエント→2976

移植抗原　transplantation antigen；TA　［**組織適合抗原**］アロ抗原(同種抗原)の1つで，移植免疫を誘導するような活性をもったもの．移植における適合性に関与するところから組織適合抗原と呼ばれている．宿主の免疫担当細胞が移植片を認識する際に，自己か非自己かの標識となる抗原．組織適合抗原は主要組織適合遺伝子複合体(MHC)と，非主要組織適合抗原に分けられる．前者にはヒトの HLA 抗原系，後者にはヒトの赤血球抗原系や HY(男性特異的)抗原系などがある．[1372]

移植コーディネーター　transplant coordinator　臓器移植では，臓器提供者(ドナー)，移植者(レシピエント)，臓器提供施設，移植施設，摘出チーム，検査施設などがかかわり，それらの連絡調整が重要である．臓器移植に際して，臓器提供の意思確認，臓器提供施設，摘出チーム，移植施設などとの連絡調整を行う職種をいう．また移植施設において主に移植者の管理を行う職種をレシピエントコーディネーターという．[1186]

異食症　pica，morbid appetite　［**異嗜症，異味症**］　通常は食べるはずのない栄養価のないもの(氷，土，紙，粘土，にかわ，糊，木炭，チョークなど)を無性に食べたくなる状態．栄養素の欠乏(特に鉄欠乏)，妊娠中，精神障害，寄生虫疾患(回虫症，鉤虫症)などでみられる．[1272]

移植腎機能廃絶(喪失)　renal graft loss　腎移植の急性あるいは慢性拒絶反応により腎機能が廃絶(喪失)すること．急性拒絶反応は早期の適切な治療で移植腎機能の回復が得られる．慢性拒絶反応は移植腎の生検にて，間質の線維化，血管内膜の肥厚を特徴とし，ステロイド剤に反応せず徐々に腎機能は悪化し，やがては再び慢性腎不全に陥る．[858]

移植腎糸球体症(障害)　transplant glomerulopathy；TPG　移植腎に出現する糸球体腎炎．再発性，デノボ *de novo*(新規のもの)とドナーからの持ち込み型に分類され，移植例の約10% に腎炎の出現を認める．病型別では，巣状分節性糸球体硬化症，膜性増殖性糸球体腎炎Ⅱ型，IgA 腎症，抗糸球体基底膜抗体型腎炎の再発率が高い．しかし移植腎に病理学的に原病の再発を認めても，移植腎機能予後への影響は各糸球体腎炎により大きく異なる．中でも巣状分節性糸球体硬化症は特に早期に再発率が高く，その予防に膜透過性因子を取り除く目的で移植前の血漿交換などの工夫が行われる．IgA 腎症も再発率が高いがその進行は比較的緩徐．移植後腎喪失の原因の第 1 位は慢性拒絶反応であるが，死亡例を除くと腎炎はこれに次ぎ多い原因となりつつある．拒絶反応や薬物性腎障害などの因子が重なると腎障害の進行が速い．[858]

移植腎生検　renal graft biopsy　[拒絶反応の組織診断]　腎移植後の急性拒絶反応は移植後 1 週間頃から 3 か月頃の間に発症することが多く，その確定診断のために行う検査．拒絶反応としては，間質へのリンパ球浸潤を主体とする炎症細胞浸潤，リンパ球の尿細管への浸潤である尿細管炎，および間質の浮腫などがみられ，出血がみられることもあり，血管炎型の場合はさらに動脈の増殖性血管炎やフィブリノイド壊死を伴い，予後不良である．[858]

移植組織⇨同移植片⇀239

胃食道逆流　gastroesophageal reflux；GER　食道・胃接合部は横隔膜下 2-3 cm の腹腔内にある．通常は下部食道括約筋(LES)などの働きで胃内容物が食道内に逆流することはないが，病的に胃内容物が食道内に逆流する場合をいう．胃食道逆流を起こす要因として，①食道裂孔ヘルニア，② LES 圧低値，③腹圧上昇，④胃収縮，⑤一過性 LES 圧低下，⑥胃排泄遅延が関与するとされている．食道粘膜は酸に対する抵抗力がないため逆流性食道炎の原因となる．また，食道や肺に明らかな器質的異常を伴わずに胸焼け，呑酸，胸痛や喘息様症状，嗄声などの症状をきたす場合は胃食道逆流症(GERD)と呼ばれる．内視鏡で明らかな逆流性食道炎が認められれば胃食道逆流が生じていることは間違いない．内視鏡所見が認められずに症状がある場合には，食道内 pH メーターやバリウム造影検査などが診断に有効．通常は酸分泌抑制薬が有効であるが中止すると症状は再発しやすい．重症例では外科的手術や内視鏡手術が行われる．[184,1296] ⇨参逆流性食道炎⇀710，バレット食道⇀2403

胃食道逆流症　gastroesophageal reflux disease；GERD⇨参胃食道逆流⇀239

移植片　graft　[移植組織]　移植に用いられる組織および臓器．臨床的に使用されているものは，皮膚，骨，角膜，歯，筋膜，腱，血管，心，腎，肝，脾，膵，肺，骨髄など．[1372] ⇨参移植⇀238

移植片拒絶反応　graft rejection　臓器移植の際，移植片が宿主に受け入れられず拒絶されてしまうこと．この反応には，ヒト組織適合性白血球抗原 histocompatibility leukocyte antigen(HLA)の発現の違いを認識するＴリンパ球を中心とした免疫反応が関与している．通常の臓器移植では，血管内皮細胞に発現している同種抗原に特異的な細胞傷害性 T 細胞 cytotoxic T lymphocyte(CTL)が移植の血管部を攻撃し，ついには移植片を脱落させる．この反応を避けるため，シクロスポリン(CsA)，タクロリムス水和物(FK 506)などの免疫抑制薬が用いられる．[1094] ⇨参移植抗原⇀238

移植片-宿主反応　graft versus host reaction；GVHR⇨同移植片対宿主反応⇀239

移植片対宿主反応

graft versus host(GVH) reaction；GVHR　**[移植片-宿主反応，対宿主性移植片反応，GVHR]**

【概念・定義】輸血や同種造血幹細胞移植の場合にみられる反応．宿主が免疫不全状態などで移植片を拒絶できないときに，生着した移植片の中に含まれる免疫担当細胞が**宿主を攻撃**する反応で，拒絶と逆方向の反応．移植片の中の T リンパ球が宿主の**組織適合抗原**の差を識別して反応し，さまざまな組織を傷害し(皮膚症状，下痢，肝障害など)，放置すれば宿主の死に至る．

【予防】GVHR の克服は同種造血幹細胞移植の成否を決定する重要な問題であり，予防および治療に**免疫抑制薬**や**ステロイド剤**の投与が行われる．輸血による GVHR は特に致死率が高いため，わが国では輸血用血液製剤に放射線を照射するという予防が行われている．[1372] ⇨参GVHD⇀55

移植片対宿主反応の看護ケア

【看護への実践応用】急性 GVHD は，同種造血幹細胞移植後，生着後に皮膚，消化管，肝臓を標的臓器として出現する．皮疹の広がり，下痢の量，ビリルビン値の上昇により重症度が定義されているので，患者の状態を観察することは診断と治療戦略を考えるうえで重要なポイントである．①皮膚症状が初発症状であることが多い．手掌や足底が好発部位で，通常は瘙痒感を伴う丘疹がみられるが，重症化すると水疱を形成し皮膚剝離が起こる．感染症や他の合併症との鑑別診断が必要．重症化を防ぐためには，保清・保湿の基本的なスキンケアの継続と鎮痒薬の投与などの症状コントロールを行う．②消化管症状は，緑色の水様性下痢が典型的で，脱落した粘膜片が便中に認められることが多い．進行例では血性下痢となり，イレウスとなることもある．重症化すると下痢による排泄量(水分)は数 L に達し，水分や電解質のコントロールが困難となる．強い腹痛を伴うので，疼痛コントロールを十分行い，栄養状態や循環動態などの全身管理をすることが重要．③肝臓に発症した場合，胆道系酵素優位の肝障害が典型的で，肝生検で鑑別診断することが必要だが，血小板減少や凝固異常を併発して実施できないことも多い．

症状の進行に応じて，倦怠感や黄疸が生じる．体力の消耗を最小限にできるよう，日常生活行動の介助や睡眠の確保を行う．慢性GVHDは，自己免疫疾患に類似した多岐にわたる症状を呈する．患者の症状に応じた細やかな対症療法や看護ケアを提供する．

【ケアのポイント】 GVHDは同種移植後の特有の合併症であるが，抗腫瘍効果をもたらす作用もある．また，短期間で改善することは少なく，患者は長期にわたりさまざまな身体症状とつき合っていかなくてはならない．生活の質を低下させる自覚症状を体験しながらも，治療効果を期待するという患者の複雑な身体状況や心理状況を理解して看護ケアにあたることが必要である．[631] ⇨参移植片対宿主反応→239

移植片対宿主病⇨同GVHD→55

移植片摘(切)除術 graftectomy 移植後，拒絶された移植片，移植臓器を摘出する手術．臓器に対する拒絶反応の徴候には発熱，疼痛，機能低下などがあり，移植後4-10日に起こることが多い．遅発性の拒絶反応が数か月～1年後に起こることもある．反応が速やかに治まらないと膿瘍の発生や全身状態の安定化が図れない症状を示す．それらの多くの場合に，機能廃絶した移植片の摘出が必要となる．[1372] ⇨参移植片対宿主反応→239

移植免疫 transplantation immunity 臓器移植において，腎臓などの移植片とこれを受ける患者(宿主)との間に起こる免疫反応のこと．宿主が移植片を拒絶する拒絶反応と，移植片が宿主に生着し，宿主を攻撃する移植片対宿主反応 graft versus host reaction (GVHR)の2つがある．移植臓器と移植宿主との間の組織適合抗原に違いがあれば，液性免疫あるいは細胞性免疫反応が働き，移植片が個体から排除される拒絶反応やGVHRが起こる．この作用機序には，①補体依存性の細胞毒性抗体，②リンパ球依存性細胞毒性作用，③抗原感作リンパ球による直接細胞破壊作用の3点が考えられる．細胞破壊に関係する細胞は，マクロファージ，Tリンパ球，キラー細胞がこれに含まれている．移植の成否にかかわるため，移植免疫学と免疫抑制療法は急速に進歩した．[1372] ⇨参拒絶反応→782，移植片対宿主反応→239

異所性 heterotopic, ectopic ［ヘテロトピー］ ある組織や物質，機能が，正常に存在・機能するのとは別の場所に認められることを指す．食道や十二指腸における異所性胃粘膜，胃における異所性膵組織などがこれにあたり，これらは通常一種の組織奇形と考えられている．異所性石灰沈着症では，骨以外の軟部組織にカルシウムが沈着してしまうことを指し，異所性心拍では通常の洞調律以外の拍動が心筋内などに発現するものを指す．[114]

異所性ACTH産生腫瘍⇨同異所性ACTH症候群→240

異所性ACTH症候群 ectopic adrenocorticotropic hormone (ACTH) syndrome ［異所性ACTH産生腫瘍］ 異所性ホルモン症候群の1つ．肺小細胞癌やカルチノイドなど下垂体以外に発生した腫瘍からACTH(副腎皮質刺激ホルモン)が分泌され，低カリウム血症，筋力低下，高血糖など，副腎皮質ホルモン過剰症状が現れる．[978] ⇨参異所性ホルモン症候群→242

異所性胃粘膜 ectopic (heterotopic) gastric mucosa ［胃粘膜島，胃粘膜化生］ 胃以外の臓器に出現した胃粘膜組織のこと．その多くは食道，十二指腸，メッケル Meckel 憩室の粘膜内にある．組織奇形で分離腫 choristoma の一種として説明されるものが多いが，十二指腸では胃液や消化性潰瘍と関連した化生であることが示唆されている．また，バレット Barrett 食道は胃から連続して食道内に胃粘膜がある状態であり，特に異所性胃粘膜とは呼ばない．[1485]

異所性化骨⇨同異所性骨化→240

異所性下垂体腺腫 ectopic pituitary adenoma 下垂体腺腫が下垂体以外のところから発生した場合をいう．非常にまれで，頭蓋内咽頭管遺残部あるいは咽頭下垂体から発生したものといわれる．[791]

異所性カルシウム沈着 ectopic calcification⇨同転移性石灰化→2074

異所性胸腺 ectopic thymus⇨同副胸腺→2528

異所性甲状腺 ectopic thyroid, thyroid ectopia 甲状軟骨尾前側という正規の甲状腺位置以外に存在する甲状腺組織．胎生期の甲状腺形成異常(胚芽の下降異常)によって派生すると考えられている．個体発生時の甲状腺は，胎生期3-4週に原基が口腔底に出現し，前頸部へ下降(甲状舌管)し，輪状軟骨の高さで組織が形成される．この舌根部から甲状舌管遺残部，縦隔に至る範囲に主な異所性甲状腺組織は分布する．個体の甲状腺機能は正常なことが多いが，形成不全を伴うときは甲状腺機能低下症を生じ，発見のきっかけになることが多い．他の組織由来腫瘤との鑑別には，ヨードやテクネチウムを用いたシンチグラフィーが有用で，それらの集積を認めることで確定される．甲状腺無形成や低形成との鑑別にも有用．正常甲状腺組織から遊離した濾胞細胞がリンパ流にのって飛散して頸部周辺リンパ節内へ生着する場合もあるという．存在部位により舌根部甲状腺 lingual thyroid，胸腔内甲状腺 intrathoracic thyroid と呼ばれる場合もある．[783] ⇨参側迷入甲状腺組織→1840

異所性甲状腺腫 ectopic goiter, aberrant goiter 本来位置する前頸部以外で認める甲状腺組織の腫大．転移した甲状腺腫瘍と，発生過程で遺残した甲状腺の腫大とを区別する必要がある．そのため，甲状腺組織内に転移源となる原発巣が存在するか否かについての検索が必須．遺残していた甲状腺組織が腫瘍化して発見されることもある．治療は甲状腺腫に準ずる．異所性に存在する非腫瘍性甲状腺細胞は機能が低下したものが多く，甲状腺機能低下症の診断過程で異所性甲状腺腫として発見されることも多い．甲状腺機能低下症による血中TSH(甲状腺刺激ホルモン)の上昇は異所性甲状腺組織の腫大を促進する．甲状腺ホルモンの補償(補充)によって，異所性甲状腺腫の退縮を認めることが多い．[783] ⇨参異所性甲状腺→240，甲状腺腫→1016

異所性骨化 heterotopic ossification, ectopic ossification ［異所性化骨，異所性(的)骨形成］ 通常は骨化しない軟部組織や筋肉組織に反応的に骨化(骨の形成)が起こる状態．捻挫，打撲，脱臼，骨折などの外傷後や，人工関節置換手術後の関節周囲，筋肉内にみられる．血腫形成後や過大な力による徒手矯正後，脊髄損傷後などの麻痺患者にもみられることがある．また先天性骨化性線維症(骨系統疾患の一種)でも生じる．異所性骨化は関節の可動域制限の原因となり，重症の場合は切除する．病的骨折や腫瘍との鑑別が必要である．炎症を伴う場合は骨化性筋炎(化骨性筋炎)と呼ばれる．[592]

異所性(的)骨形成　ectopic bone formation⇨同異所性骨化→240

異所性子宮内膜症　heterotopic endometriosis⇨同子宮内膜症→1255

異所性刺激生成　ectopic impulse formation　不整脈の電気生理学的発生機序の1つで，洞結節以外の心筋から発生する刺激生成．頻拍症や期外収縮の成因である．刺激生成はその場所の違いにより，本来のペースメーカーである洞結節による正所性刺激生成と他の部位から生じる異所性刺激生成とがある．後者は生理的自動能機序により洞結節以外の部位から自発興奮を生じるものと，異常自動能によるものとがある．[424]

異所性(的)自動　ectopic automaticity　生理的状態の心臓では洞房結節がペースメーカー(歩調とり)となり，ここから出る刺激に従って収縮する．しかしすべての特殊心筋は本来自動能をもっているため，洞房結節の興奮がきわめて遅くなったり伝導路の途中で遮断されたりすると，心房筋，房室結節，プルキンエ Purkinje 線維といった下位の組織が発する刺激に従って心臓が収縮する．このようにして形成される収縮リズムのこと．[226]

異所性収縮　ectopic contraction　洞房結節以外の特殊心筋から発した刺激によって起こる心臓の収縮のこと．正常の収縮に比べて拍出効率が悪いのみならず，リエントリー性の重篤な不整脈につながる危険性ももつ．[226]

異所性松果体腫　ectopic pinealoma⇨同鞍上部胚芽腫→203

異所性上室調律⇨同心房性調律→1603

異所性心　ectopic heart⇨同逸脱心→256

異所性膵　heterotopic pancreatic tissue⇨同迷入膵→2793

異所性精巣　ectopic testis, ectopic testicle　［変位精巣］通常，精巣は生下時に陰嚢内に下降している．この下降機序の障害により精巣が正常の下降経路に存在しない状態をいう．停留精巣は，精巣正常下降路にあるものの陰嚢内に下降していないもの．精巣の位置する場所によって，①恥骨部精巣，②陰茎部精巣，③大腿部精巣，④会陰部精巣，⑤交差性精巣，などに分けられる．治療としては精巣固定術を行う．陰嚢内に下降させられないときは精巣摘除術を行う．[118] ⇨参精巣転位症→1693

異所性石灰化　ectopic calcification⇨同転移性石灰化→2074

異所性造血　ectopic myelopoiesis⇨同髄外造血→1613

異所性唾液腺　heterotopic salivary gland⇨同副唾液腺→2544

異所性調律　ectopic rhythm　［異所性歩調取り，異所性リズム］　洞結節以外の心房の一部，ヒス His 束，プルキンエ Purkinje 線維といった下位中枢からの自発興奮による歩調取りで，上位中枢の調律が遅くなるか停止したときに，より下位の中枢から出現する．[424] ⇨参異所性(的)自動→241

異所性尿管⇨同尿管異所開口→2244

異所性妊娠

ectopic pregnancy, extrauterine pregnancy　［子宮外妊娠，外妊］

【定義】受精卵が子宮内腔の正所性子宮内膜以外の部分に着床し発育したもので，全妊娠の約1％を占める．

【病態生理】発生部位は卵管(卵管妊娠)が主で，クラミジア *Chlamydia* 感染による卵管障害などの影響により，近年増加傾向にある．ほかに腹腔，卵巣，頸管にも認められる．炎症などによる卵管周囲臓器の癒着や卵管の狭窄が原因となることが多い．**子宮内避妊具**(IUD)の着用によっても生じうる．診断技術向上などにより見かけ上の増加が主で，実数は増えていないという報告もある．

【診断】従来は妊娠初期に診断することが困難な場合が多く，卵管妊娠破裂による腹腔内出血やショックを呈してはじめて診断される症例がほとんどで，産科救急疾患の代表的なものであった．しかし近年，感度の高い妊娠診断法〔hCG(ヒト絨毛性ゴナドトロピン)測定法〕や経腟超音波法の進歩により早期に発見され，無症状の状態で診断されることも多く，機能温存も図られるようになった．妊娠反応が陽性，妊娠5週以降に超音波断層法で胎嚢を認めない場合，可能性を疑う．超音波検査と血中 hCG 検査を実施し経過観察，また，超音波検査での腹腔内のエコーフリー像は異所性妊娠破裂の可能性あり．

【症状】無月経，不正性器出血，下腹部痛．激しい下腹部痛は卵管妊娠の破裂が考えられ，ショック状態に陥る．

【治療】妊卵の着床部位，出血の有無，血中 hCG の値などから，手術療法，薬物療法，待機療法のいずれにするか選択される．手術療法では内容物の摘出，あるいは卵管などの切除が行われる．手術方法としては開腹手術と腹腔鏡下手術がある．卵管妊娠破裂などにより大量の腹腔内出血でショック症状を呈するものを除き，大多数に腹腔鏡下手術の適用が可能である．卵管妊娠に対しては卵管を切除する卵管摘出術が行われることが多いが，卵管線状切開により妊卵を除く温存手術も行われることもある．薬物療法の適応は妊娠8週以下で，腹腔内に出血がない(未破裂)こと．メトトレキサートの全身投与あるいは局所投与が行われる．なお，日本産科婦人科学会の見解で，「原語に忠実に，異所性妊娠とすべきである」とされ，2009(平成21)年以降は子宮外妊娠は異所性妊娠と呼称を変更している．[998]

異所性妊娠の看護ケア

【看護への実践応用】治療は薬物療法と手術療法に大別できるが，いずれの方法でも現在は保存療法が主流．薬物療法はメトトレキサート(MTX)を全身および局所に投与し，受精卵の流産，自然吸収を期待する．手術療法は，破裂前であれば腹腔鏡下で切開し，内容を除去する卵管温存手術を行う．破裂後の大量出血または間質部妊娠であれば開腹手術を選択．

【ケアのポイント】卵管流産や破裂がなければ特別な症状はなく，軽度の下腹痛や性器出血を認める程度．しかし，いったん破裂が起こると大量の内出血や下腹部の激痛のためショック状態に陥りやすいので，バイタルサインや顔色，冷汗，悪心・嘔吐，腹痛の状態，性器出血の状況などを十分に観察する必要がある．内出血による血圧下降がある場合は骨盤高位とし，血管確保，酸素吸入を迅速に行い，緊急手術の準備をする．同時に激痛による苦痛や不安の緩和に努め，体温下降を防ぐために保温をする．異所性妊娠は，流産と同様に子どもを失うことの悲しみや次回妊娠への不安などがあるため，十分な説明や心理的援助が必要である．[1352] ⇨参異所性妊娠→241

異所性脾　dystopic spleen⇨同副脾→2545

異所性頻拍　ectopic tachycardia　洞結節以外の心筋から発生する異所性自動能の亢進を機序とする頻拍で，心房頻拍の機序の1つとしてよく知られている．β遮断薬，カルシウム拮抗薬が有効とされるが，薬物治療に抵抗性の頻拍も少なくない．最近では，高周波カテーテルアブレーションによる根治例が報告されている．[424]

異所性分化　heterotopic differentiation⇨同化生→505

異所性歩調取り　ectopic pacemaker⇨同異所性調律→241

異所性ホルモン産生腫瘍　ectopic hormone producing tumor⇨同異所性ホルモン症候群→242

異所性ホルモン症候群　ectopic hormone syndrome　［異所性ホルモン産生腫瘍］　正常ではホルモンを産生しない組織から発生した腫瘍がホルモンを産生し，このホルモンの作用が症状として現れる病態．内分泌腺以外の正常組織でも微量のホルモンが産生されていることがあり，厳密には正所性と異所性のホルモン産生を区別することは困難であるが，従来，そのホルモンの主な産生部位とされてきた組織以外から発生した腫瘍がホルモンを産生する場合を異所性とすることが臨床上役立つ．肺小細胞癌による異所性 ACTH 症候群などがある．[978] ⇨参異所性 ACTH 症候群→240

異所性蒙古(もうこ)斑　aberrant Mongolian spot　出生時あるいは生後しばらくして生じる青色の児斑のうち，殿部に生じる典型的なものに対して四肢，顔面など殿部以外の部位に生じたものを指す．自然消退傾向が弱いといわれている．白人にはまれで，胎生期の真皮メラノサイトの残存と考えられる．[178]

異所性リズム⇨同異所性調律→241

異所痛⇨同関連痛→661

維持療法　maintenance therapy　急性白血病の寛解導入療法によって一見正常化した血液像をその後も維持するために行う治療のことで，地固め療法，強化療法などの抗癌剤による化学療法のほかに免疫療法も含まれる．白血病が完全寛解に到達しても患者体内にはなお 10^7 個の白血病細胞が残存しており，放置すれば再発は必至である．これらの細胞をできるだけ減少させて治癒に導くために行うもの．[148] ⇨参維持化学療法→227，地固め療法→1232

胃神経症⇨同胃腸神経症→252

医心方　984(永観 2)年，丹波康頼が隋・唐の医書を参考にして書きあげた医学全書で，医師や看病人の心得，医療に対する精神が説かれている．全 30 巻からなる現存するわが国最古の医書．宮中に献上され秘蔵されていたので，保元・平治の乱にも焼失せずに残り，足利時代，正親町天皇の時代に典薬頭半井瑞策に下賜される．その後，仁和寺本などいくつかの写本ができるが，不完全なものであったので，江戸幕府は，半井家本をもとに安政本をつくらせた．近年，安政本が全巻復刻され，古代の東洋医学研究に重要な役割を果たしている．[1451]

胃-膵反射　gastro-pancreatic reflex　食物が胃にあると，胃の伸展による迷走神経反射やガストリン分泌を介して，量は少ないが糖質分解酵素，タンパク質分解酵素，脂肪分解酵素などの酵素に富む膵液が分泌される反射．[842]

異数性《染色体の》⇨参異数体→242

異数体　heteroploid, aneuploid　［異数倍数体］　異数性を示している細胞または個体のこと．染色体が整数倍より多いときは高異数体，少ないときは低異数体と呼ぶ．特に二倍体のとき，相同染色体が 2 本とも欠損しているものを零染色体的，1 本だけになっているものを一染色体的，1 本増えて 3 本になっているものを，三染色体的と呼ぶ．染色体が異数性を示すとき多くの場合，病気，致死(正常な発生ができない，流産など)の原因となる．ヒトのダウン Down 症候群は第 21 染色体が三染色体的となっている．異数体発生原因としては，染色体の不分離などによる細胞分裂の異常によると考えられる．[759]

異数倍数体⇨同異数体→242

いずし中毒⇨参ボツリヌス中毒→2710

泉熱　Izumi fever　［異型猩紅熱(しょうこうねつ)］　エルシニア菌 *Yersinia pseudotuberculosis* に経口感染することで，38-40℃ の発熱，悪寒，頭痛，食思不振，全身の赤い発疹，右下腹部痛，下痢などの症状を呈する感染症．学童から若年層が罹患しやすい傾向がある．治療にはテトラサイクリン系の抗生物質が用いられる．看護においては，クーリングと安静を促す．発熱が 2-3 週間以上続くことが多いので，患者や家族が不安になる場合が予想されるが，一般に高熱以外の苦痛は軽く，生命にかかわることはない旨を説明する．「学校保健法」では，主要症状が消えるまで登園・登校が禁じられている．小児科医の泉仙助(1888-1979)に由来．[33]

遺精　pollution　性交なしに無意識に射精すること．睡眠時(主に夜間)に起こる夜間遺精(夢精)nocturnal pollution と，覚醒時(主に昼間)に起こる昼間遺精 diurnal pollution，および両者が認められる全遺精 total pollution とがある．遺精では，勃起や快感を伴えば正常のことが多く，伴わなければ病的なことが多い．慢性前立腺炎や後部尿道炎などの際にも認められることもある．[474]

医制　わが国ではじめての統一された近代的医療衛生法規で，1874(明治 7)年に発布された．わが国の医育・医療の方針を示し，皇漢医学を廃して西洋医学にのっとるべき旨を明確に打ち出した．人民の健康保護，疾病治療，今日の公衆衛生，医務，薬務のみならず，医学教育をも含む統括的衛生法典であり，わが国における近代衛生行政の基本的設計方針が示されている．この制度は，最初から全国一律に施行されたものではなく，その一部が翌 1875(同 8)年，東京，京都，大阪の 3 府において試験的に実施された．医制は全 76 条からなるが，緒言，医学校，教員付外国人教師，医師，薬舗付売薬といった内容からなり，広く衛生行政全般の問題が取りあげられている．医制の主なねらいは，①文部省(当時)の統轄のもとに衛生行政機構の確立，②1872(同 5)年の学制発布とあいまって，西洋医学に基づく医学教育の確立，③医師開業免許制度の樹立，④近代薬舗制度の樹立，などの基礎をつくることであった．具体的には，①病院長は，医術開業免許状を所持する者でなければ，その職につくことができない，②病院長は患者の人数，治療，死亡，病名などの明細表を衛生局および地方庁に報告する義務がある，③医師になるためには，開業免許を受けること，④医薬分業と反した場合の罰則，⑤医学校に病院を設置することの義務づけ，⑥診察料を払わない場合の取りたて，などがしるされていた．[1451]

異性愛 heterosexuality 異性を性的欲求の対象として選び，異性との性器の結合を目的とする性愛の志向で，多くの文化ではこれが多数者の正常な性志向と考えられている．これに対して，性対象に同性を選ぶ人が同性愛者，性対象に異性と同性の両方を選ぶ人が両性愛者である．ヒトの性対象の選択は，乳児期の自体愛に始まり，乳幼児期の自己愛を経て，前思春期には一過性同性愛期を経て，青年後期に異性愛に発達するのが定型的である．[1269] ⇨参同性愛→2111

異性化酵素⇨同イソメラーゼ→247

異性化〔反応〕⇨参イソメラーゼ→247

胃生検 gastric biopsy 胃内視鏡検査の際に，鉗子口より生検鉗子を挿入し，胃内病変部の組織片を検体として数か所から採取すること．潰瘍やポリープなどの病変は，肉眼的には良性か悪性か明らかでないことがしばしばあるため，病理診断目的で行う．採取した検体は病理検査に提出し，染色などの処理を経て標本となり病理診断が得られる．また，ヘリコバクター・ピロリ *Helicobacter pylori* の迅速診断も可能(迅速ウレアーゼテスト)．[64]

異性体 isomer 分子式が同じでも，互いに化学構造が異なる化合物どうしのこと．したがって異性体どうしでは，化学的・物理的性質のうち少なくとも1つは異なる．異性体は構造異性体と立体異性体に分類される．[759]

●異性体の一例

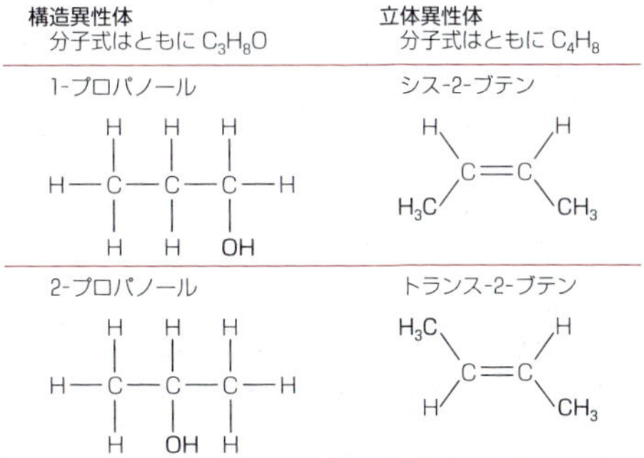

構造異性体 分子式はともに C_3H_8O	立体異性体 分子式はともに C_4H_8
1-プロパノール	シス-2-ブテン
2-プロパノール	トランス-2-ブテン

胃石 gastrolith, gastric calculus ［ベゾアール］ 経口摂取した食物や誤って摂取した毛髪などの物質が胃液や粘液の作用を受けて不溶性の結石を生じたもの．数gから数百gに及ぶものまである．無症状のこともあるが，腹痛や悪心，腹部膨満感を訴えることがある．治療は内視鏡的に破砕するか，外科手術で摘出する必要がある．[1272]

医籍登録 medical practitioners registration ［医師登録］ 医師国家試験に合格した者については，厚生労働省に医籍を備え，医師免許に関する事項を登録する(医師法第5条)と規定されている．医師法施行令によって，①登録番号および登録年月日，②本籍地都道府県名(日本国籍を有しない者はその国籍)，氏名，生年月日および性別，③医師国家試験合格の年月，④免許の取り消し，医業の停止処分に関する事項，⑤その他厚生労働大臣の定める事項などが登録される．医師の資格は医籍登録によって得られる(医師法第6条)．しかし，免許取得後，絶対的欠格事由(未成年者・成年被後見人または被保佐人)に該当すれば，直ちに免許は取り消され，相対的欠格事由(①心身の障害により医師の業務を適正に行うことができない者として厚生労働省令で定める者，②麻薬，大麻またはアヘンの中毒者，③罰金以上の刑に処せられた者，④医事に関し犯罪または不正の行為のあった者)に該当時には免許取り消しや業務停止を命ぜられることがある(医師法第7条)．医師免許，医籍の訂正または免許証の書き換え交付もしくは再交付の申請手続きについての必要事項は医師法施行規則に定められている．[473]

異世代間交流 exchanges among different generations 核家族化に伴って，高齢者と接する機会が少なくなった子どもたちや，子どもに接する機会がほとんどない高齢者が，一緒に遊んだり物をつくったりするような異世代の者が時間と場所などを共有して交流すること．主に，子どもと高齢者との交流を指す．子どもたちは，これらの交流を通して高齢者のもつ知恵を学ぶとともに，高齢者に対していたわりの心をもつようになるといわれている．[1451]

胃切開術 gastrotomy 胃内部の肉眼的検査や胃内異物の除去のために，胃の縦軸方向に沿って切開を行うこと．切開創は終了後縫合により閉鎖される．胃を取り除く胃切除術とは別．[1272]

胃切除後遺症 postgastrectomy sequela⇨同胃切除後症候群→243

胃切除後症候群

postgastrectomy syndrome ［胃切除後遺症，無胃性症候群］

【定義】 開腹による胃切除術後にみられる機能的・器質的障害の総称．主なものとして，①ダンピング症候群(早期，後期)，②逆流性食道炎，③輸入脚症候群，④貧血，⑤消化吸収障害，⑥骨代謝障害，⑦その他(胆石症，迷走神経切離に伴う下痢)がある．

【ダンピング症候群】 早期症状と後期症状がある(10-30％の頻度)．早期症状は食後30分以内に起こる．胃容量の減少により高濃度の食物が急速に小腸に流入し腸管拡張と高浸透圧が起こる．その結果，冷汗，動悸，めまい，顔面紅潮，全身倦怠感，全身脱力感，全身熱感などの**血管運動症状**と腹痛，腹鳴，下痢などの**消化器症状**が起こる．後期症状は，食後3時間に出現する**低血糖症状**のこと．食物の小腸への急速な流入に伴い高血糖が起こり，それに対してインスリンが過剰に分泌され，その結果として低血糖を起こす．対策としては，1回の食事量を減らして，回数を増やすことが重要である．

【逆流性食道炎】 胆汁や膵液などの逆流によるものであり，酸による通常の逆流性食道炎とは病態が異なる(胃全摘後で30％)．

【輸入脚症候群】 ビルロート BillrothⅡ法でみられる．輸入脚での細菌増殖によるビタミン B_{12} 吸収障害，輸入脚に胆汁，膵液などが停滞することによる拡張に伴い腹痛や胆汁性嘔吐を起こすことがある．

【貧血】 胃酸低下に伴う鉄吸収の低下による鉄欠乏性貧血および内因子欠乏と細菌の異常増殖によるビタミン B_{12} 欠乏による巨赤芽球性貧血がある．

【消化吸収障害】 胃の機能である食物をいったん保持する作用と胃酸，ペプシンの分泌，食物の攪拌の作用が低下，消失するのに加えて，吸収に伴う**栄養障害**が起こる．結果として体重減少が起こることがある（幽門側胃切除で 20%，胃全摘後で 70%）．

【骨代謝障害】 カルシウム，ビタミン D の消化吸収障害によって骨の代謝異常をきたし，**骨粗鬆症**や骨軟化症をまねくことがある．[1272]

胃切除後症候群の看護ケア

【ケアのポイント】 胃の全摘出もしくは部分切除の切開創は横隔膜に近いので，疼痛に対する適切な与薬を行う．腸蠕動音が再現し排ガスがあり，縫合不全のないことが確認されたら，少量の水分摂取が開始される．食事は重湯から開始し，少量の粥食を 1 日に 5-6 回，1 時間ごとに与え，段階的に普通食に近づける．胃切除後の早期合併症には，後出血，無気肺，肺炎，創部感染，吻合部縫合不全，術後イレウスなどがあり，血圧低下，発熱，呼吸困難，炎症反応，腹痛，腹満感などの徴候に注意する．後期合併症の最も一般的なものはダンピング症候群で，異常発汗，悪心，めまい，脱力，頻脈，動悸などを伴う．ファウラー Fowler 位で安静にし，落ち着いてきたら少量の飲食を分けて摂取することを勧める．退院後も，術後 1 年までは症状が反復することがあり，胃切除後貧血は術後 3 年ほど経過してから起こることが多いので注意が必要である．他に胃の消化機能減退・消失による栄養障害，胃酸の減少などによるカルシウム吸収障害が原因の骨代謝異常が起こることもあり，カルシウム，ビタミン D 摂取など栄養管理に留意する．⇨参胃切除後症候群→243

胃切除後貧血 postgastrectomy anemia ［無胃性貧血］ 胃切除術後に発生する貧血のこと．鉄欠乏による鉄欠乏性貧血とビタミン B_{12} 欠乏，葉酸欠乏による巨赤芽球性貧血がある．鉄欠乏性貧血は，胃切除に伴う胃酸分泌の低下により十二指腸，空腸における鉄の吸収が低下することが原因で，比較的早期に出現する．胃の壁細胞から分泌される内因子 intrinsic factor（外因子 extrinsic factor であるビタミン B_{12} に対応する）はビタミン B_{12} の回腸での吸収に必須である．胃切除，特に胃全摘および噴門側胃切除後にビタミン B_{12} の欠乏が生ずる．小腸での細菌増殖によるビタミン B_{12} の吸収と併せて巨赤芽球性貧血の原因となる．葉酸欠乏の原因としては摂取量の減少，吸収障害が考えられている．巨赤芽球性貧血は体内のビタミン B_{12} 貯蔵量によるが，胃切除後 3-6 年で出現することが多い．治療および予防には鉄剤，葉酸製剤，ビタミン B_{12}（筋注）の投与が行われることが多い．[1272] ⇨参内因子→2176，胃切除後症候群→243

胃切除術 gastrectomy, gastric resection 胃の全部または一部を切除し摘出する手術法で，十二指腸まで含めることもある．消化性潰瘍の治療や胃癌など悪性腫瘍の切除を目的に行われる．悪性腫瘍の場合には大網を含めて周囲のリンパ節郭清が行われ，進行度によっては脾・膵尾部合併切除術なども行われる．切除後の再建法には，残胃と十二指腸を端端吻合するビルロート BillrothⅠ法（BⅠ法），空腸と端側吻合するビルロートⅡ法（BⅡ法）のほか，食道空腸吻合法などがある．胃切除後の合併症としては，食後の膨満感や不快感などの愁訴，胃切除不十分のため減酸効果が不良で胃酸の接する胃-腸吻合部粘膜に発生する吻合部潰瘍，また，十二指腸遠位側での膵液や胆汁の流出障害による絞るような疼痛や，胆汁を混じた嘔吐などがある．術後は吻合部出血を示唆する鮮血が経鼻胃管から出ていないかを注意する．患者には深呼吸と喀痰排出を励行させ，腸蠕動が回復し排ガスを認めれば水分の経口摂取を試み，疼痛，悪心，嘔吐などがみられなければ胃管を抜去する．[485] ⇨参胃腸吻合術→253，ダンピング症候群→1959

●胃切除術

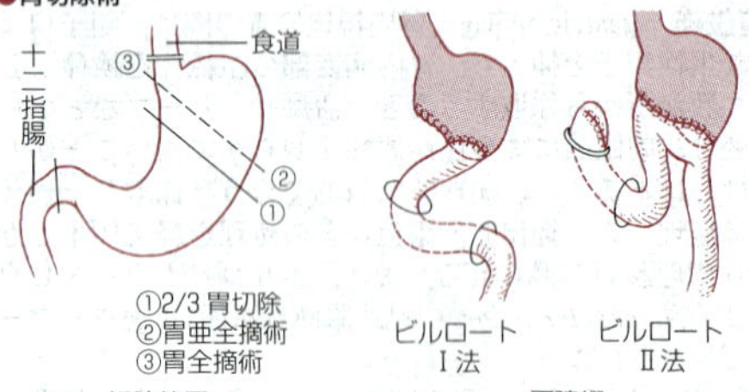

胃腺 gastric gland 胃粘膜の粘膜固有層にある管状腺で，胃小窩（胃粘膜表面の小陥凹）に開く．胃腺の分泌物を胃液といい，1 日で約 2,000 mL 分泌される．胃液の分泌は胃に食物が入ることによる直接刺激のほかに，神経系と局所ホルモンで調節されている．胃底，胃体の粘膜にある胃腺を固有胃腺（胃底腺），噴門部にある腺を噴門腺，幽門部にある腺を幽門腺という．固有胃腺にはペプシノゲン（PGⅠと PGⅡがあり，塩酸で活性化されるとタンパク質分解酵素であるペプシンになる）を分泌する主細胞，粘液とペプシノゲンを分泌する副細胞，塩酸とキャッスル Castle 内因子（糖タンパク質で，ビタミン B_{12} と結合して，その吸収を助ける）を分泌する壁細胞および数種の内分泌細胞がある．幽門腺は幽門部にあり，ペプシノゲン（PGⅡ）と粘液を分泌する幽門腺細胞やガストリン細胞などの内分泌細胞がある．噴門腺は噴門部粘膜（噴門のそばの幅 1 cm 程度の領域）にあり，幽門腺細胞に似た細胞からなる．なお，胃粘膜表面と胃小窩を覆う表在上皮細胞（表層粘液細胞）も粘液を分泌する．塩酸の分泌は胃内環境を強酸（pH 2）にして，強い殺菌作用をもつ．また，胃の摘出などにより壁細胞からの塩酸やキャッスル内因死の分泌がなくなると，鉄やビタミン B_{12} の吸収が困難となり，鉄欠乏性貧血や悪性貧血を招く．[399]

胃穿孔 gastric perforation, perforation of stomach 胃壁に穴（孔）があくことで，ほとんどが胃潰瘍によるものであるが一部胃癌によるものがある．後壁側の潰瘍は周囲臓器に覆われ限局性腹膜炎にとどまるが，前壁病変では汎発性腹膜炎になる．胃前庭部小彎前壁側が好発部位である．突然の腹部激痛で発症し，腹部は板状硬化を示し，胸部X線写真で横隔膜下に遊離ガス像を認める．緊急手術を必要とすることが多い．[1272]

胃腺腫 gastric adenoma 明らかな再生異型や異型性の低い高分化腺癌とは異なる異型腺管群で，正常組織とは明瞭に境界された限局性の病変のこと．胃生検でグループGroupⅢと診断されることが多いが，高分化腺癌との鑑別が困難なこともある．発赤，凹凸不整，新生血管，易出血性などがみられるときは，Ⅱa型早期胃癌との鑑別が必要である．[1272] ⇨参異型上皮→224

胃洗浄 gastric irrigation，gastric lavage 人体に有害な物質を誤飲あるいは自殺目的で服用した場合は胃に残る未吸収物質を除去する目的で，上部消化管出血の場合には，緊急上部内視鏡の前処置で胃内の血液を除去するために行われる．経鼻的に可能な限り太い胃チューブを挿入するか，食物残渣が多く吸引が困難な場合などは経口的に漏斗つきの太い胃洗浄管を挿入する．胃内まで挿入し水または生理的食塩水の注入と排出を繰り返して胃内容物を除去する．有害物質誤飲の場合は胃内容の腸管側への流出を防ぎ，また，嘔吐した場合の誤嚥を防止するため左側臥位，低頭位で行う．[738] ⇨参胃チューブ→252

異染小体 metachromatic granule ［**ボルチン顆粒，異染体**］ 細菌細胞を染色するとその色素の本来の色と異なる色に染まる顆粒をいう．ポリリン酸からなり，エネルギー貯蔵の役割を果たしていると考えられている．ジフテリア菌にみられ，その鑑別のための重要な特徴．[324]

異染小体染色法 metachromatic granule stain，metachromatic body staining 異染小体は塩基性色素に合うと他の菌体部分よりも濃く染色されることを利用した染色法．アルバート Albert 染色やナイセル Neisser 染色などの染色法がある．[324]

異染性⇨同メタクロマジー→2797

異染性白質ジストロフィー metachromatic leukodystrophy；MLD ［**スルファチド脂質症，MLD**］ ライソゾーム酵素の1つであるアリルスルファターゼA arylsulfatase A（ARSA）の欠損により，その基質であるスルファチド sulfatide が主として脳および腎に蓄積する．臨床的には白質ジストロフィーおよび末梢神経障害の臨床像を示す．遺伝形式は常染色体劣性遺伝．スルファチドは中枢神経系および末梢神経系の髄鞘を構成する主要な糖脂質．ARSAの欠損によりスルファチドが蓄積し，その結果ミエリン膜が不安定となり脱髄が起こると考えられている．中枢神経系では高度の脱髄が認められ，スルファチドの蓄積を反映してトルイジンブルー染色で異染性を示す顆粒が，中枢では神経細胞，グリア細胞，末梢ではシュワン Schwann 細胞内に認められることから異染性白質ジストロフィーと呼ばれる．発症年齢により乳幼児型，若年型，成人型に分類される．乳幼児型は歩行障害で発症することが多い．筋緊張，筋力の低下，知能発育の停止と退行が認められる．その後，運動失調，痙攣発作や視力低下も出現してくる．末期には，除脳硬直となり死亡する．若年型は発症年齢が4-12歳で，学業低下，精神運動発達の障害，行動異常，歩行障害，痙性麻痺などを示す．成人型は20歳以降に発症し，初発症状は，集中力の低下と知能低下である．経過は進行性で，見当識障害，認知障害が進行し，末期には除皮質硬直状態，植物状態となる．診断プロセスは，臨床経過とCT，MRIによる画像診断から白質ジストロフィーをまず疑う．これに加えて，末梢神経伝導速度の著明な低下が認められるときは，本症およびクラッベ Krabbe 病を考える．確定診断は末梢血白血球のARSA活性を測定し，酵素活性の著明な低下を証明する．現在のところ根本的な治療法は確立されていないが，発症早期での骨髄移植がある程度有効である可能性がある．[716] ⇨参クラッベ白質ジストロフィー→824

異染体⇨同異染小体→245

胃前庭部 gastric antrum 胃の中で幽門に近く，幽門腺粘膜からなる部位をいう．胃底腺と異なり胃酸やペプシノゲンは分泌しないが，ガストリンの内分泌細胞であるG細胞が多数存在する．[1272] ⇨参胃→213

胃全摘術 total gastrectomy 主に胃の悪性腫瘍に対して施行される術式で，胃癌では噴門部胃癌，胃全体に広がる癌が対象．食道下端と十二指腸起始部を含めて胃全体を切除する．胃癌では進行度により周辺リンパ節の郭清や周辺臓器の合併切除を行う．再建は，食道空腸吻合（ルーY Roux-en-Y 吻合を含む），空腸間置が一般的で，食道十二指腸吻合は合併症が問題になりほとんど行われない．[1272]

移送⇨同搬送→2414

移送アセスメント lift assessment 患者がベッドから車いすやストレッチャーに移乗した後，移送する際に用いるさまざまな方法の中で，最も適切な方法を選択するために評価・査定すること．アセスメント（評価・査定）のポイントとしては，①バイタルサインがその人の日常的な値と大きく変わらない状態であるか，②点滴静脈内注射や酸素吸入など移動中も継続される治療があるかどうか，③移動することを了解できる意識状態であるか，視力・聴力の障害はないか，④移乗時に本人の活動機能がどの程度活用できるか，援助に必要な人数はどの程度か，スライディングシートなど物品が必要か，などである．[321]

医宗金鑑（いそうきんかん） Yizong Jinjian 近世中国を代表する医学全書．全90巻．清代の乾隆帝高宗の勅により，医官の呉謙らが『傷寒論』『金匱要略』を中心とした治療医学を主眼に編纂し，1749年に成立．叢書形式の計15部からなり，中華民国時代まで教科書として広く普及した．[1399]

位相差顕微鏡 phase-contrast microscope 光が通過するときの物体による屈折率のわずかな差（位相差）を像のコントラストの差に変えて観察する顕微鏡．特殊な絞りと輪形の位相板を用いて屈折率の位相差を回折光と非回折光としてとらえる．生体組織を染色することなく生きたままで観察でき，ミトコンドリア，核内の微細な構造，細胞の分裂過程などの観察に用いられる．[1044]

移送法《患者の》 patient transfer 患者を，現在の場所から他の場所へ移し送る方法．移送には担送，護送があるが，担送は担架やストレッチャーにて患者を移し送ることをいい，護送とは車いすで患者を移し送ることや移動に見守りが必要なことをいう．搬送とは患者がひとりで医療機関の受診ができない場合に運び送ることをいい，その緊急度，距離などに対応して，救急車や救急ヘリなどの手段がある．ここでは特に移送について取り上げる．移送の際，より安定した状態で，かつ介助者の負担を少なくするために用いられる移動補助用具に車いすやストレッチャーがある．車いすは，疾患や障害により歩行が困難になり，かつ座位を保持することが可能である場合に使用される．標準車のほかにリクライニング式車いす，片手駆動車いす，電動車いす，介護用車いす，軽量型車いすなどさまざまな種類があるため，対象者の状態や目的を考慮し，身体に合ったものを使用する必要がある．ストレッチャーとは，臥位のまま移動できる車輪つきの簡易ベッドであり，疾患や障害，医療的処置により臥位の保持を要する場合に使用される．[1542] ⇨参搬送→2414

意想奔逸 flight of ideas⇨同観念奔逸→648

胃造瘻(ろう)術⇨同胃瘻(ろう)造設術→288

異側〔性〕半盲 heteronymous hemianopsia (hemianopia) ［異名半盲］ 視野の半分が見えないことを半盲という．視野の中央より内側を鼻側，外側を耳側といい，両眼の鼻側半分が見えないことを両鼻側半盲，耳側半分が見えないことを両耳側半盲という．両耳側半盲は視交叉の下方からの圧迫で起こることが多い．視交叉部の病変としては下垂体腫瘍，頭蓋咽頭腫，髄膜腫などがある．両鼻側半盲は視交叉部が側方から圧迫されることで視神経の非交叉線維が障害されて生じる．内頸動脈の動脈硬化や動脈瘤が原因となるが，きわめてまれ．視神経の障害はその部位によりさまざまな視野障害を呈する．[441] ⇨参半盲→2421，両耳側半盲→2941

●視神経障害と視野障害

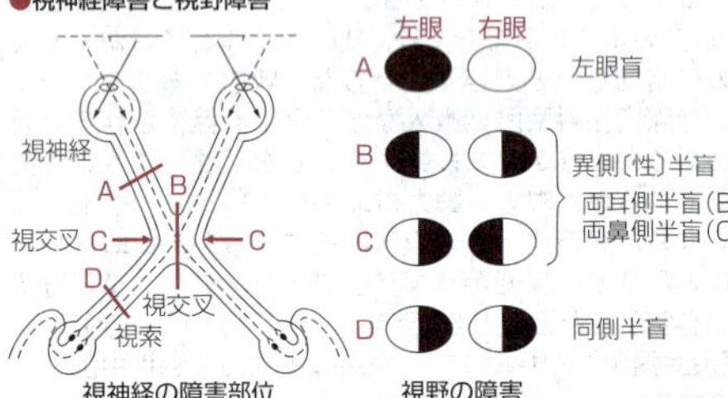

イソ酵素 isoenzyme⇨同アイソザイム→131

イソシアネート中毒 isocyanate poisoning ［トリレンジイソシアネート中毒，トルエンジイソシアネート中毒］ イソシアネート(イソシアネート基をもつ化合物の総称)はきわめて反応性が強く，ウレタン樹脂(発泡樹脂)の原料．代表的なものとしてトルエンジイソシアネート(TDI)とジフェニルメタンジイソシアネート(MDI)がある．中毒症状は曝露による直接の刺激作用と感作性があり，過敏性反応により低濃度でも気管支喘息様発作，肺炎，肺水腫，感作性皮膚炎，粘膜気道刺激などを生じる．治療は喘息に準ずる．許容濃度は0.005 ppm，天井値0.02 ppmときわめて低い．1984年12月インドのユニオン・カーバイドの工場から殺虫薬の原料であるメチルイソシアネートが大量に流出し，約3,300人が死亡した事故が有名．[527]

イソスポーラホミニス *Isospora hominis* ［ヒトイソスポーラ］ ヒトに寄生しヒトイソスポーラ症を起こすコクシジウム属の原虫と考えられていたが，肉胞子虫類であることが判明し，現在では肉胞子虫属 *Sarcocystis* に移された．ヒト肉胞子虫 *S. hominis*，ヒトイソスポーラともいう．中間宿主はウシで，ヒトが牛肉に含まれているシスト(嚢子)を摂取すると小腸上皮細胞へ感染する．ヒトへの病原性は弱く，無症状か軽い下痢程度．ヒトの小腸で有性生殖を行い，オーシスト(接合子嚢)を形成する．オーシスト内に胞子をもったスポロシストが形成され糞便とともに排出される．[288] ⇨参住肉胞子虫→1379

イソタイプ isotype⇨同アイソタイプ→132

イソチーム⇨同アイソザイム→131

イソプター isopter ［等感度曲線］ 一定の面積や輝度をもつ視標の出現域あるいは消失域から視野の中の等しい感度の計測点を，地図の等高線のように結んだもの．動的視野計測の記録に用いられる．[480]

イソフルラン isoflurane ハロゲン化エーテルの揮発性吸入麻酔薬．血液に対する溶解度が小さく，セボフルランほどではないが麻酔の導入と覚醒が速い．気道刺激性が強く吸入による緩徐導入に適さない．生体内では安定しており肝臓で分解されるのは吸収された量の1%以下で，血漿中の無機フッ素濃度の上昇はわずか．用量依存性に心筋抑制，体血管拡張を起こす．一回換気量減少，呼吸数増加を用量依存性に起こし，結果的に有効肺胞換気量が減少し呼吸抑制を示す．血管拡張により頭蓋内圧は上昇するが，他の揮発性麻酔薬と比べると程度は軽く脳神経外科の麻酔に適している．脳代謝率を低下させる．急激に吸入濃度を上げると交感神経系が刺激され，頻脈・高血圧が起こることがある．[409] 商フォーレン ⇨参ハロゲン化麻酔薬→2404

イソプロパノール⇨同イソプロピルアルコール→246

イソプロパノール中毒 isopropanol poisoning⇨同イソプロピルアルコール中毒→246

イソプロピルアルコール isopropyl alcohol ［イソプロパノール，2-プロパノール］ $CH_3CH(OH)CH_3$．無色透明，苦味の芳香族液体で，水，エーテル，クロロホルム，エチルアルコールに溶ける．融点−89.5℃，沸点82.4℃，引火点53℃．アセトン，グリセリンの合成原料，凍結防止剤，溶剤，脱水剤として使用．医薬用として防腐薬，引赤薬として使用され，水に約70%のイソプロピルアルコールを溶かしたものは消毒用に用いられる．エタノールの2倍の効力がある．破傷風菌 *Clostridium tetani*，ウェルシュ菌 *C. perfringens*，炭疽菌 *Bacillus anthracis* などの芽胞産生菌には有効でないとされる．外用にのみ用いるが，刺激作用があるので損傷皮膚および粘膜には使用しない．眼に入らないよう，またあまり蒸気を吸引しないように留意する．多量を飲用，吸引したときは，顔面紅潮，頭痛，めまい，吐き気，昏睡などの諸症状を呈する．[589] ⇨参アルコール→188

イソプロピルアルコール中毒 isopropyl alcohol poisoning ［イソプロパノール中毒］ イソプロピルアルコールは無色透明・揮発性の液体で，工業用溶剤，脱水剤，防腐薬，医療用消毒薬などに用いられる．経口摂取した場合，胃腸管から急速に吸収されて中枢神経作用を引き起こす．悪心・嘔吐，めまい，血圧低下，運動失調，重篤な場合は昏睡を引き起こし，死に至る．イソプロピルアルコールは生体内で分解されアセトンを生じ，尿糖を伴わないアセトン尿，ケトーシスを呈する．

血糖値を観察し，催吐・胃洗浄など一般的治療で回復しない場合は血液透析が有効.[527]

イソマルターゼ欠損症 isomaltase deficiency ［ショ糖分解酵素欠損症］ 腸管でのショ糖分解酵素であるマルターゼ，イソマルターゼの活性低下による疾患．常染色体劣性遺伝を示す．乳児期にショ糖，デンプンを与え始めるころから酸性水溶性の下痢が始まる．ショ糖の経口負荷後の血糖は負荷前値に比べて有意の上昇が得られない．診断には腸粘膜について酵素障害を証明する．治療としては，できるだけショ糖を含まない食事を与えるようにする.[987]

イソメラーゼ isomerase ［異性化酵素］ 異性化酵素ともいう．酵素分類のEC 5群が該当．分子式は同一だが，構造が異なる分子，またはそのような分子からなる化合物を異性体isomerと呼ぶ．ジエチルエーテルとブタノールは異性体(どちらも分子式は$C_4H_{10}O$)．1つの異性体から他の異性体に変える反応を異性化〔反応〕と呼ぶ．生体内では酵素的異性化および非酵素的異性化が起こるが，前者をつかさどる酵素を異性化酵素(イソメラーゼ)と総称する．異性化反応は種々あるので，それぞれの酵素および酵素の反応機構は異なる.[589]

イソロイシン isoleucine；Ile ［2-アミノ-3-メチル-*n*-吉草(きっそう)酸］ 正式名は2-アミノ-3-メチル-*n*-吉草酸．$C_6H_{13}NO_2$．タンパク構成アミノ酸の1つ(ただしL型-光学的左旋性)で，ヒト，ラット，ニワトリなどでは必須アミノ酸の1つ．ロイシンとは溶解度，旋光度が異なる分岐鎖αアミノ酸．ほとんどの食物のタンパク質に含まれ，幼児の発育にとって必須で，成人では窒素平衡に重要．イソロイシンを含む3種の分岐鎖アミノ酸(バリン，ロイシン，イソロイシン)などの代謝異常があると，これらのアミノ酸やアミノ酸に由来するαケト酸が体内に蓄積し，尿や汗などに排出されることで，特有のメープルシロップのにおいが生じる(メープルシロップ尿症).[589] ⇨参アミノ酸→177，タンパク質→1954

依存 dependency 困難な状況や問題を解決するために，あるいはその他の欲求を満たすために，人や物に頼る状態．依存性人格障害では世話をされたいという欲求が過剰であり，従属的でしがみつく行動をとることが著しい(依存欲求が強い)ため社会的・職業的に機能の障害を起こす．薬物依存やアルコール依存では，薬物やアルコールの効果を体験するために，もしくは離脱症状の苦痛から逃れるために，薬物やアルコールを持続的・周期的に摂取しようとする行動がみられる.[187]

依存症候群 dependence syndrome 『国際疾病分類第10改訂版』(ICD-10)において，次のように記載されている．物質を反復的に使用したあとに生じる一連の行動，認知，および生理的現象で，物質使用への強い渇望，使用をコントロールすることの困難さ，有害な結果が見込まれるにもかかわらず固執的に使用，他の活動や義務よりも薬物使用に高い価値を見いだすこと，耐性の増加，またときには身体的離脱症状などがその典型である．ある特定の精神作用物質(例えばタバコ，アルコール，ジアゼパム)，ある種の物質群(アヘン類)あるいは薬理的に異なる広い範囲の精神作用物質によって生じる.[691]

依存性パーソナリティ障害 dependent personality disorder アブラハムKarl AbrahamとフロイトSigmund Freudの口愛性格にその起源をもつ．この疾患の患者は，愛着欲求と依存欲求の2つの欲求が強く，いつもまわりから元気づけや励ましを必要とし，世話をやいてくれる人がいなければうまく機能できない．自分に自信がなく，重要な事柄についても自分で決めることができず，並はずれて従順で，非常に受け身的である．一人になることに強い不安を感じ，何とかしてそうした状況を避けようとする．この障害の依存的特色は，境界性，回避性，演技性，統合失調質パーソナリティ障害にもみられるので，鑑別を要する.[364]

胃ゾンデ 〔D〕Magensonde⇨同胃チューブ→252

依存欲求 dependency need 対象に寄りかかり，世話をしてもらいたいという欲求．正常な場合から病的なものまで，さまざまの水準がある．乳幼児が母親に対して抱く依存欲求は，理解しやすい正常な例である．また成人後，何らかの対象に依存欲求を向けることも必ずしも病的とはいえない．しかし，それらの欲求が充足されないと不安になったり，攻撃性が刺激されたり，あるいは薬物やアルコールに依存が向けられたりして，病的な反応を生ずる場合もある．依存欲求が病的に強い人格を，依存性人格障害という.[187]

イタイイタイ病 Itai-Itai disease, ouch-ouch disease 富山県神通川下流域の熊野地区住民で，更年期以降の経産婦に多くみられた全身の痛みを主訴とする疾患で，大正末期頃より発生し昭和40年代にかけて多発した．上流に位置する岐阜県神岡鉱山の製錬に伴う廃液中にカドミウムが含まれ，これに汚染された農作物や水の摂取により慢性中毒が発生した．慢性カドミウム中毒により腎尿細管機能障害(ファンコニFanconi症候群)が生じ，リンやカルシウムなどの再吸収が阻害され，そこに妊娠，出産，授乳などによる低栄養状態が加わることで，骨軟化症さらには骨粗鬆症を生じる．萩野昇らが1955(昭和30)年に報告しイタイイタイ病と命名され，1968(同43)年に公害病に認定された.[646] ⇨参カドミウム中毒→538，公害病→978

遺体衛生保全⇨同エンバーミング→385

痛み 「疼痛」の項目を見よ

痛みのケア⇨同疼痛の看護ケア→2120

痛み受容器⇨同痛覚受容器→2034

医断 吉益東洞の医説を門人の鶴田元逸〔1727-56(享保12～宝暦6)．名は沖，字は元偲，肥前佐賀多久の人〕が編集した書で，1759(宝暦9)年跋刊．長門の瀧鶴台と備後の神原行の序(無記年)，元逸の自序(1747)，吉益東洞の跋(1752)，上田秋成の跋(1758)，中西深斎の跋(1759)がある．司命，死生，元気，脈候，腹候，臓腑，経絡，引経報使，鍼灸，栄衛，陰陽，五行，運気，理，医意，痼疾，素難，本草，修治，相畏相反，毒薬，薬能，薬産，人蔘，古方，名方，仲景書，傷寒六経，病因，治法，禁宜，量数，産褥，初誕，痘疹，攻補，虚実の37則からなる．「医は司命の官にあらず」「死生は命なり」といった言説が医界に衝撃を与え，弁駁書に畑黄山『斥医断』，堀江道元『弁医断』，石井光致『医談』，亀井南冥『読医断』，山田図南『天命弁』，擁護書に田中栄信『弁斥医断』，賀屋恭安『続医断』，黒田玄鶴『天命弁弁』などが著された．名著出版『近世漢方医学書集成』に

い

影印所収.[1355]

一遺伝子一酵素説 one-gene-one-enzyme theory 1つの遺伝子は1つの酵素の生成に関与し，表現型に関与するとする説．ビードル George W. Beadle(1903-89)とテータム Edward L. Tatum(1909-75)がアカパンカビの突然変異体を用いたアミノ酸やビタミンの生合成の遺伝的制御に関する研究から導き出した．その後，細菌や酵母などで同様の結果が得られ，この説が正しいことが支持された．しかしその後，遺伝生化学の進展に伴い，1つの酵素が複数のサブユニット(ポリペプチドを含む)から構成されたり，1つのポリペプチドが複数の酵素の成分(サブユニット)となることが知られるようになり，遺伝子と酵素の関係は，1つの遺伝子と1つのポリペプチドとの関係に対応させることがより適切であることが明らかとなった．これが一遺伝子一ポリペプチド説である.[589]

一塩基酸 monobasic acid 解離可能な水素原子を1個もつ酸．塩酸(HCl)，硝酸(HNO_3)など.[987]

一横指 one fingerbreadth 患者の身体所見を記載する場合に用いられる簡易尺度の1つで，検者の指の幅1本分の長さを指す．通常は約2 cm に相当.[835]

位置覚⇨同位置感覚→248

位置確認写真 localization film, port film 放射線治療において体外からX線，γ線を外部照射する場合に，治療計画で決められた照射部位および照射範囲に治療ビームを照射できているかを確認するために，その治療ビームによって取得する写真のこと．使用装置によってリニアックグラフィー，コバルトグラフィーという．治療計画において取得されたX線シミュレーション写真とこれらを比較することによって，照射部位，照射範囲を確認する.[1144] ⇨参位置決め装置《放射線治療の》→248

位置感覚 position sensation ［体位感覚，位置覚］ 身体各部位の位置について，それを感じ，判断する感覚．体性感覚系の固有受容器が情報を受容する.[1230]

一眼半水平注視麻痺症候群 one-and-a-half syndrome 病変のある側の眼球は水平方向への注視がまったくできなくなるが，病変と反対側の眼球は内転が障害され，外転のみが可能な症候のこと．輻湊はおかされない．橋被蓋において片側の内側縦束 medial longitudinal fasciculus (MLF)と傍正中橋網様体 paramedian pontine reticular formation (PPRF)が同時に障害された状態．脳血管障害や多発性硬化症でみられる場合がある.[441]

位置決め装置《放射線治療の》 放射線治療において，体内病巣の照射部位，照射範囲，照射方向などを計画する治療計画装置の1つ．X線シミュレーターとCTシミュレーターがあり，X線シミュレーターは治療装置と同じ幾何学的条件でX透視像が取得できるX線透視装置．CTシミュレーターはCT画像情報を用いて治療計画，位置決めを行う治療計画用CT装置.[1144] ⇨参CTシミュレーター→37

一元配置法 one way layout ［一元分類法］ 実験計画において，1つの因子(測定値に差をもたらすと予想しうる実験の条件を定めるいろいろな要因のこと．例：血圧)の変動にk個の水準(因子の状態のこと．例：k個の血圧計)があるとき，あらかじめ決められた回数の実験を水準数(k回)分繰り返す方法で，因子数が1つの場合をいう．因子数が2以上の場合は多元配置法となる．分散分析に応用するのが一般的であり，一元配置分散分析法という．因子の水準数がk個であり，各水準での標本数(実験回数)をn_1，n_2，……，n_kとした場合，水準間に基準変数の母平均値に差があるかを検定するものであり，母平均値の差の検定を3群以上に拡張したものと考えてよい.[1152]

一元分類法⇨同一元配置法→248

イチゴ(苺)舌 strawberry tongue ［猩紅熱(しょうこうねつ)舌］ 主に猩紅熱の際に生じる舌の病変で，舌乳頭の発赤と腫脹のため舌表面がイチゴ状に見える．はじめは舌の先端部と側縁部に発赤を生じ，舌背部に白苔がみられる．発疹期に入ると，白苔が剝離し舌乳頭の発赤と腫大がみられる．溶血性連鎖球菌の毒素によるものとされている．舌乳頭の内層は結合組織となっており，結合組織乳頭または二次乳頭と呼ぶ．そこには多数の血管と神経線維が存在する．炎症によって血管から白血球が遊出し，粘膜固有層や二次乳頭に浸潤すると，組織は腫大する．プロスタグランジンE_2やブラジキニンは血管を拡張し充血をきたす．また血小板活性化因子などが血管の透過性を高め，その結果，白血球が血管外へ遊出．活性酸素によって組織はさらに傷害され発赤・腫脹し，乳頭の肥大，二次乳頭の毛細血管の拡張，その周囲への白血球の浸潤，扁平上皮の増殖と角化上皮の肥厚がみられるようになる．イチゴ舌は猩紅熱の全例，川崎病の約70％のほか，ブドウ球菌感染症，アデノウイルスやコクサッキーウイルス感染症でもわずかにみられる.[1631]

イチゴ(苺)腫⇨同フランベジア→2579

イチゴ(苺)状血管腫 strawberry mark, strawberry hemangioma 乳幼児に生じる最も頻度の高い毛細血管内皮の増殖からなる良性腫瘍．真皮乳頭下層から真皮深層にかけて幼若な血管が増生し，臨床的に赤く顆粒状に隆起し，イチゴ状の外観を呈する．白人に多く(約10％)，黒人と黄色人には少ない(約1％)．1 kg以下の低体重早産児に生じやすい(約20-30％)．通常生後2-3週目に生じ，1-2週で急激に増大することが多い．生後6か月～1年ぐらいまでは増大傾向があり，その後は徐々に退縮し，7歳頃までに軽度の皮膚萎縮や瘢痕を残して退縮することが多いが，まれにその後も残存することがある．深部に海綿状血管腫を合併すると，深部病変ほど消退しにくい傾向にある．治療は，通常，自然退縮を待つのが原則であるが，巨大なものや眼部，鼻部，口部に生じたものでは障害を残す恐れがあるため，色素レーザーやステロイド剤内服など，早期に積極的な治療を行うこともある.[945] ⇨参海綿状血管腫→457

イチゴ(苺)状胆嚢 strawberry gallbladder⇨同胆嚢コレステローシス→1953

一語文 one-word sentence, one-word utterance 1-1歳半の子どもが適切な場面で発する「マンマ」「ワンワン」など一単語からなる有意語.[273] ⇨参二語文→2207

一次運動野⇨参中心前回→1992

一次顆粒 primary granule⇨同アズール顆粒→151

一次患者 primary case ［初発患者］ 集団において，ある感染症の最初の感染者をいい，一次患者からの感染者を二次患者，さらに二次患者からの感染者を三次患者と呼ぶ．特定の集団あるいは地域もしくは施設内で，ある疾病の流行が報告されたときは直ちに調査を行う必要があるが，感染源と感染経路を把握することは特に重要．食中毒などでは二次患者はみられないが，地域における感染症の場合は，一次患者が集団に感染をもち込み，二次患者以降増幅して流行が拡大することがある．集団免疫がある場合この拡大は起こらないが，医療施設内での交差感染は続発しうるので，医療従事者が院内感染対策を十分に講じる責任がある．また一次患者の特定に際しては慎重にしかるべき配慮が望まれる．[33]

一次感染 primary infection ［初発感染］ ある病原性微生物に感染した状態の患者が，さらに別の病原性微生物に感染して重篤な状態に陥る場合がある．このとき，先行した感染を初発感染もしくは一次感染と呼び，あとの感染を続発感染もしくは二次感染と呼ぶ．[33]

一次記憶 primary memory 瞬時の記憶．容量は小さいが，情報をまとめて系統立てることによって容量を大きくすることができる．新しい記憶が入ると忘却されるが，反復入力することによって，二次記憶へ転送される．[1230]

一次気管支⇨同主気管支→1387

一次救急医療施設⇨同初期救急医療施設→1469

一次救命処置

basic life support；BLS ［救命手当，BLS］ 医療機関の内外を問わず，意識のない患者に対して行う最初の処置．通常は一般市民でも行える心肺蘇生 cardiopulmonary resuscitation（CPR）法を指す．成人（8歳以上）では意識の確認，救急通報，用手気道確保，呼吸の確認，人工呼吸，循環の確認，胸骨圧迫を行い，AED（自動体外式除細動器 automated external defibrillator）の適応であれば除細動を行う．胸骨圧迫と人工呼吸は30：2の比で，胸骨圧迫は100回/分以上の回数で行う．一般市民が行う場合は口対口人工呼吸，医療従事者はBVM（bag valve mask）を用いた人工呼吸が標準的である．近年，胸骨圧迫のみによる（口対口人工呼吸を伴わない）一次救命処置が考案され，従来法と比して遜色のない効果が得られたとして注目されている．消防，日本赤十字社，民間団体で一般向けの講習が行われており，また自動車運転免許の取得時には全員が講習を受けることが義務づけられている．[734] ⇨参二次救命処置→2208，心肺蘇生法→1596

一次救命処置のケア

心停止状態の傷病者に対して，心肺蘇生法と除細動を早期に実施し，速やかに救命医療機関に引き継ぐことが蘇生率の向上につながることが明らかになり，特に「通報」「心肺蘇生」「除細動」の実施と救命医療機関への迅速な連携の重要性が強調されている．このうちの蘇生法に対する市民の意識と技術の向上を勧告したものが一次救命処置である．一次救命処置には，刺激に対する反応の確認をはじめとする徴候の認識，救命処置のための医療機関への「通報」を含む助け・人手の招集，心肺蘇生法（CPR）の開始，除細動の実施が含まれる．これら一連の対応は，視覚的な学習で修得できるようアルゴリズムで示される．なお救命医療機関での的確な診断とそれに基づいた適切な治療法を勧告したものが，二次救命処置 advanced cardiovascular life support（ACLS）である．[171] ⇨参一次救命処置→249，心肺蘇生法→1596

一次狭窄《染色体の》 primary constriction 真核細胞の染色体におけるくびれの部分で，動原体（セントロメア centromere）が存在する．細胞分裂時には中心体 centrosome から伸びた微小管 microtubule がこの部位に結合し，染色体の安定な分配に寄与する．[1293] ⇨参セントロメア→1790

一次凝集 primary aggregation ［可逆的凝集］ 血小板凝集能の検査において，外から添加した ADP，アドレナリンによりみられる凝集のこと．その後，血小板内の濃染顆粒から放出される ADP により血小板凝集（二次凝集）が起こる．高濃度の ADP では一次・二次凝集が連続的に起こり，低濃度では一次凝集のあとに解離 disaggregation がみられる．アドレナリン凝集では，一次・二次凝集の移行部が明らかである．[1481]

一次結核症 primary tuberculosis ［初感染結核症］ 結核の初感染後すぐに結核を発症するもの．乳児は結核に対する免疫がないため，発症しやすい．しかし，一般には短期間で治癒し初期変化群（結核結節の石灰化，所属リンパ節の腫脹，結核に対する免疫の獲得）を形成する．成人にもみられる．[953]

一次検診⇨同スクリーニング検査（テスト）→1637

一次元単純免疫拡散法⇨同ウーダン法→316

一次孔開存症 persistent ostium primum 胎生期において，一次心房中隔の形成不全で生じる心房中隔一次孔が生後も閉じずに開存している先天性心奇形．一次孔型心房中隔欠損とほぼ同義であるが，心室中隔欠損成分を伴うと房室中隔欠損 atrioventricular septal defect（心内膜床欠損）または房室管欠損 atrioventricular canal defect と呼ばれる．[319] ⇨参一次孔型心房中隔欠損症→249

●一次孔開存症

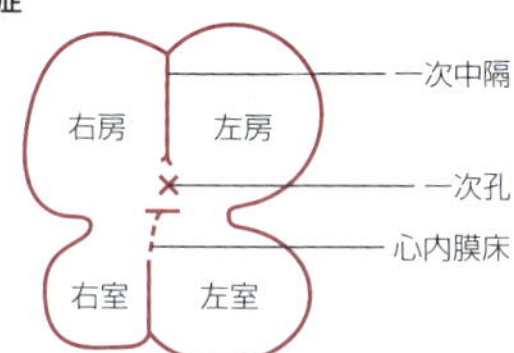

一次孔型心房中隔欠損症 ostium primum atrial septal defect；ASD-Ⅰ 心房中隔欠損の一型．胎生期の心臓発生過程で，一次心房中隔が未完成のために房室弁輪

●一次孔型心房中隔欠損症（ASD-Ⅰ）

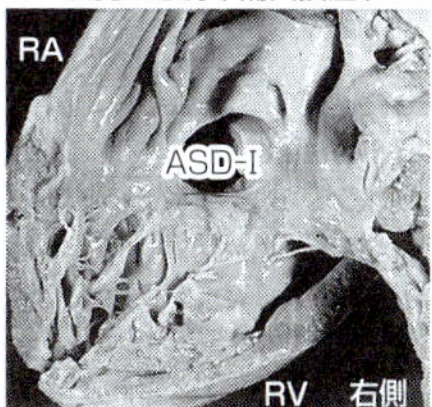

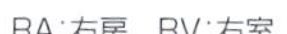

RA：右房 RV：右室

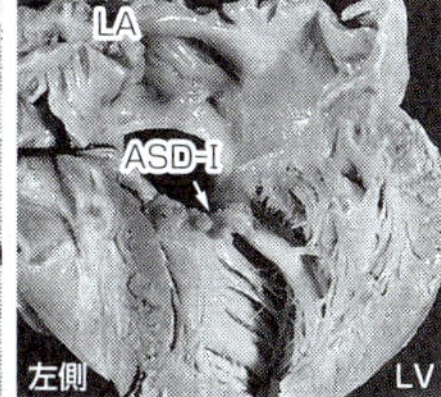

LA：左房 LV：左室
白矢印：僧帽弁裂隙

直上に両心房間の異常な交通路が形成される奇形．ピーコック Thomas B. Peacock(1846)が最初の記載者である．先天性心奇形の1% を占め，男女差はない．僧帽弁の裂隙 cleft による逆流を合併することがある．心電図で QRS 波左軸偏位，PQ 延長を示し，肺高血圧症や心不全の発症が他の型の心房中隔欠損よりやや高率である．[319] ⇨参一次孔開存症→249，心房中隔欠損症→1604

一次構造《タンパク質の》 primary structure of protein⇨同タンパク質の一次構造→1955

一時硬度⇨参硬度→1039

一次視覚野 primary visual area，visual area I，primary visual cortex ［有線野］ 後頭葉内側面の鳥距溝にあり，ブロードマン Brodmann の脳地図の17野に相当する．網膜に対応して形や色の認識などをつかさどっているが，視覚情報を見ているだけで判断はできない．[1230] ⇨参後頭葉→1045

一次刺激性接触皮膚炎 primary irritant contact dermatitis ⇨参接触皮膚炎→1736

一次止血 primary hemostasis 止血機構の1つであり，血小板を中心とした止血のこと．出血が起こり血管内皮細胞が傷害を受けると，血漿中に存在するフォン=ヴィルブランド因子 von Willebrand factor を「糊」として内皮下組織にあるコラーゲンと血小板の結合が起こり，血小板の血管内皮下組織への粘着が始まる．その後，血小板は局所的に少量のトロンビンなどの働きや粘着により血小板内のシグナル伝達が起こることにより活性化され，血小板粘性変形 platelet viscous metamorphosis を起こす．この変化は血小板が膨化し，原形質内の顆粒は互いに凝集し，偽足を出して血管損傷面に広がり，血小板血栓となり血管損傷部位を覆い止血を行う．[1481] ⇨参二次止血→2209

一次疾病利得 primary gain 疾病利得とは症状の発現や維持によって引き起こされる心理的あるいは現実的満足のことであるが，その中で，症状が欲動エネルギーの発散や超自我の処罰要求を満たすものとなって緊張が緩和され，心理的安定がもたらされる機制を指す．これに対し，症状の存続によって結果的に対人関係や現実的状況の変化という形で利益が得られることを二次疾病利得と呼ぶ．[312] ⇨参疾病逃避→1319，疾病利得→1320

一次集計⇨同単純集計→1940

一次終末 primary ending ［らせん〔形〕終末］ 錘内筋線維の中央部にある感覚神経細胞終末の一種．らせん形をしていて線維の張力を受容する．[1274]

一次症状 〔D〕primäre symptome⇨同基本障害《統合失調症の》→704

一次小節⇨参リンパ小節→2957

一次処理⇨同一次洗浄→250

一次性T変化 primary T wave change 心電図におけるT波異常のうち，心筋そのものの異常を反映するもの．例えば心筋虚血ではT波は逆転し，高カリウム血症ではテント様に急激に上昇，下降するT波がみられる．[424]

一次性高血圧 primary hypertension⇨同本態性高血圧症→2722

一次性糸球体疾患⇨同原発性糸球体疾患→959

一次性静脈瘤⇨同下肢静脈瘤→495

一次性ショック primary shock 疼痛や精神的衝撃などが原因となって発生する低血圧状態．通常，症状は一過性であり全身の血管収縮，心収縮力増加，頻脈などの循環調節が働いて血圧低下は回復する．血圧が自然回復しうる軽症のショックの意味で使われる場合もある．[390] ⇨参神経原性ショック→1522

一次性頭痛 primary headache ［機能性頭痛，原発性頭痛，慢性頭痛］ 2004年に国際頭痛学会がまとめた「国際頭痛分類第2版」(ICHD-II)で，頭痛は，一次性頭痛，二次性頭痛，顔面痛・神経痛に三大別したうえで14のグループに分類された．一次性頭痛は，機能性頭痛，原発性頭痛，慢性頭痛とも呼ばれ，片頭痛，緊張型頭痛，群発頭痛とその他の三叉神経・自律神経性頭痛，その他の一次性頭痛の4グループからなる．一次性頭痛では，頭痛が症候名であると同時に診断名であり，どの一次性頭痛であるかを鑑別し，それに応じた治療をする．[1156] ⇨参頭痛→1641

一次性徴⇨同第一次性徴→1857

一次性痛風 primary gout ［原発性痛風，特発性痛風］ 原発性の高尿酸血症が原因で生じた急性の関節炎．一次性に対し，白血病，溶血性貧血，腎不全，利尿薬などによって生じた高尿酸血症が原因となっている場合は二次性痛風という．[987] ⇨参痛風→2035

一次性ネフローゼ症候群⇨参ネフローゼ症候群→2283

一次性能動輸送〔系〕 primary active transport〔system〕 生体膜を通して物質が移動する機序の1つ．ATPの分解などで生じる化学エネルギーにより輸送に関係する膜タンパク質の構造が変化を受け，それを介して物質が膜を通過すること，あるいはその機構をいう．この輸送は，濃度勾配や電位勾配に依存しない．直接化学エネルギーは使用しないが，一次性能動輸送で生じた濃度勾配や電位勾配により，物質が膜の担体(タンパク質)を介して移動することを二次性能動輸送という．[1335] ⇨参能動輸送→2309

一次性肥満 primary obesity⇨同単純性肥満→1941

一次線 useful radiation，primary beam ［主ビーム］ 物質に入射した利用放射線である主ビームをいう．主ビーム(一次線，一次粒子)は物質との相互作用の結果，原子の電離作用などにより発生する二次線(二次粒子)を発生する．[1144] ⇨参二次放射線→2211

一次洗浄 primary washing ［一次処理］ 病棟や外来など使用現場において，鑷子(せっし)滅菌が必要なクリティカルおよびセミクリティカル器材を中央滅菌材料部門へ返還するにあたり，感染性の有無に関係なく有機物を含む汚染除去のために行う処理や工程(消毒薬浸漬→流水による消毒薬の除去)のこと．近年，職業感染のリスクの低減や臨床現場での業務の省力化，環境汚染の軽減などにより，それぞれの病棟や外来で消毒薬浸漬や流水処理をせず使用したままの状態で，中央処理を行う部門に返却することが推奨されている．[1629]

一次体性感覚野 primary somatosensory area，primary somatesthetic area 頭頂葉中心後回にあり，ブロードマン Brodmann の脳地図の1野，2野，3野に相当する．一次体性感覚野の中では，からだの部位ごとに感覚の入力部位が局在(体部位再現)している．例えば頭頂側に足の感覚入力部位があり，側頭葉に近いほど上

半身からの入力部位がある.[1230]

一次知(感)覚ニューロン primary sensory neuron 皮膚や関節，筋などの末端で刺激を受容してインパルスを発生し，中枢方向へ送るニューロン．多くは細胞体から2方向に軸索が伸び，一方の末端で刺激を受容し，他方でシナプスを介して中枢側ニューロンにインパルスを伝える．中には，嗅細胞のように細胞体が末端にあって刺激を受容するものもある.[1230]

一次治癒 primary healing, healing by first intention ［一次癒合，第1期治癒，第1期癒合］ 創傷治癒の形式の1つ．清潔な手術創や，汚染が少なく正しい層で縫合された創が治癒する過程をいう．一次治癒を成立させる因子として，層内に異物の混入や汚染がないこと，創面が相接していることなどがあげられる．これらの創は，細い線状の瘢痕を残すのみで比較的早期に治癒する．これに対し，縫合せずに汚染された開放創が瘢痕を残して治癒することを二次治癒といい，さらに，ある期間開放創とし清浄化したあと縫合した場合を三次治癒という.[116] ⇨参二次治癒→2211

一次聴覚野 primary auditory area 音刺激を受容した内耳から伝わってきたインパルスを受け入れる大脳の部位．シルビウス Sylvius 溝の奥の側頭葉側頭回にあるブロードマン Brodmann の脳地図の41野，42野に相当する．部位ごとに周波数局在がある．ここでは音を認識するが，その意味は認識できない.[1230] ⇨参二次聴覚野→2211

一時的閾値移動⇨同一過性閾値上昇→253

一時的保菌者 temporary carrier 病原性微生物をもちながら，自覚もしくは他覚できる症状を発現しないため特別な予防手段を講じず不特定多数の個体とかかわることによって，二次患者を多数発生させてしまう個体をいう．個体はヒトに限らない．保菌状態が継続すると慢性保菌者に移行するが，その後も継続して症状を呈さないことがある．肝炎や，比較的潜伏期の長い麻疹などの一時的保菌者は，所属する集団の中で特に大きな役割を果たすことになりやすいので，注意が必要である.[33]

一次的欲求 primary needs⇨同基本的欲求→705

一次標準物質 primary reference material 標準物質の特性値が一次基準測定操作法 primary reference measurement procedure によって決定されたものを指す．一次基準物質ともいう．生体成分の一次キャリブレータ primary calibrator は，わが国には存在しないが，アメリカ臨床検査標準協議会(CLSI)には，standard reference materials(SRM)としてかなりの種類がある．生体成分を正確に測定し，その正確さを日常検査法まで伝達する測定体系を校正の階層段階 traceability chain と呼び，最も正確に測定できる方法を一次基準測定操作法とし，この方法によって値づけされた標準物質が一次キャリブレータである．グルコース，尿酸，クレアチニンなどがあり，それぞれ純度や規格が規定されている．この一次キャリブレータは一次基準測定操作法に次いで正確な方法とされる二次基準測定操作法 secondary reference measurement procedure の校正用標準物質として利用される．一次キャリブレータと二次基準測定操作法を用いて，生体試料に近似した組成をもつ，二次キャリブレータ(常用参照標準物質)が規定される．二次キャリブレータは，日常検査法の正確さの評価として利用できる．わが国では生化学検査の主な20項目以上の二次キャリブレータが整備・供給され，臨床検査データの標準化に寄与している.[263]

一次縫合 primary suture 新鮮創や非感染性の創に対して一次的に縫合すること．離断した組織を正確に接着し，治癒期間の短縮を図るために行うものである．これによって完成された創傷の治癒を一次癒合という.[116]

一次免疫応答 primary immune response はじめて出会う抗原に対する免疫応答．はじめはIgM抗体が産生され，次にIgG抗体が産生される．これに対して，同じ抗原に二度目に会う際の反応は二次免疫応答と呼ばれ，一次応答よりも早く，そして強く抗体産生が誘導されるとともに，IgG抗体が主に産生される.[1439]

一次妄想 primary delusion ［真性妄想，原発妄想］ 妄想はその発生形態に従って，一次妄想と二次妄想に分けられる．一次妄想は何の前触れもなしに自生的に発生する妄想で，妄想の脈絡は了解不能である．真性妄想，原発妄想ともいう．一次妄想には，妄想着想，妄想知覚，妄想気分が含まれる．これに対し，二次妄想は妄想の引き金となった状況，体験，感情がたどれるもので了解可能であるとされるが，実際の症例では，妄想の一次性と二次性の区別は困難なことが多い.[488] ⇨参二次妄想→2211

一重盲検法 single-blind study 薬効検定に用いる方法の1つで，薬を服用する者自身，またはデータを収集する者が，検定の対照群および実験群を知らないで行う検定法を指す．通常の薬効検定では，検定の対象となる薬物およびその偽薬を，投与する医師および投与される患者の両者とも，どちらの薬剤が投与されたかわからない状態で効果判定を行う二重盲検法が用いられる.[835]

一次癒合⇨同一次治癒→251

一次予防 primary prevention 予防医学の段階の1つで，生体の組織に何ら病変が見いだされないときに行われる予防活動．公衆衛生学的アプローチが重視され，集団への衛生教育や保健指導の果たす役割が大きい．栄養改善，生活環境の改善，精神的ストレスの除去などにより，積極的に健康増進を図ることと，予防接種，禁煙，水源の消毒などの特異的予防対策に努めることを意味する.[904] ⇨参二次予防→2213，三次予防→1207

一次濾胞 primary follicle, primary lymphoid follicle リンパ組織において抗原に依存せずにできるB細胞の集塊．ここに抗原が入ると濾胞内樹状細胞上に抗原が提示され，リンパ球増殖が起こる．その結果，二次濾胞とそれを取り囲むマントル領域ができ，合わせて胚中心 germinal center と呼ばれる．抗原刺激がなくなると，胚中心は消失して，局所にメモリー細胞の残した形で非活性型の一次濾胞に戻る.[1439] ⇨参リンパ小節→2957

一代雑種 first filial generation；F_1 ［雑種第一代］ 遺伝的な構成が異なる両親の交配によって生じた動植物の個体を指す．狭義には異なる純系の親の交配によって生じた子どもを指す．F_1と記号で表す.[368]

一倍体 monoploid⇨同半数体→2412

一不飽和脂肪酸⇨同一価不飽和脂肪酸→254

い

一方向伝達　unidirectional transmission　神経などで一方向にのみ興奮が伝播し，逆方向には伝わらない場合のこと．[1274]

一門照射法　single-field irradiation　放射線治療において，目的部位に体外から経皮的に高エネルギーのX線，γ線，電子線，陽子線，重粒子線などを1方向から1つの照射野(一門)で固定照射する外部照射法．電子線治療では一般に固定一門照射のみが採用される．[1144] ⇒参固定照射法→1122

医中誌⇒同医学中央雑誌→219

胃チューブ　stomach tube　［胃ゾンデ，胃管］　診断や治療のために鼻あるいは口から胃内に挿入される管．胃液検査や上部消化管出血の診断における胃液の採取や，幽門狭窄やイレウス，腹部の術中，術後などにおける胃内容物の排泄と胃内の減圧，有害物質を飲み込んだ場合の胃内の洗浄，経口摂取が困難な場合の経管栄養食投与などに用いられる．挿入経路は経鼻法と経口法があり，胃洗浄など太いチューブを挿入する場合は経口法，細いチューブを挿入する場合は経鼻法が用いられる．挿入時の体位は仰臥位あるいは半座位，座位で行う．挿入時はチューブの先端にリドカイン塩酸塩ゼリーを塗布する．咽頭から食道への挿入は困難なことがあり，嚥下運動をさせ嚥下に合わせてチューブを挿入する．50-60 cm 挿入し，やや引き抜きながら注射器で胃液を吸引して胃内に挿入されたことを確認するか，20 mL 程度の空気を送り心窩部に当てた聴診器により空気音を聴取して確認する．[738] ⇒参胃洗浄→245，胃吸引→221，胃ドレナージ→268

胃腸炎　gastroenteritis, enterogastritis　悪心，腹痛，嘔吐，下痢を主症状とし，急性に経過する一連の消化器疾患群の総称として，一般に便宜的に使用される言葉．[1272]

胃腸管アレルギー⇒同消化管アレルギー→1424

胃腸管出血⇒同消化管出血→1424

胃腸間葉性腫瘍　gastrointestinal stromal tumor；GIST　［消化管間葉性腫瘍，平滑筋芽腫，GIST］　消化管に発生する非上皮性腫瘍の1つで消化管運動のペースメーカー細胞であるカハールの介在細胞 interstitial cell of Cajal 由来の腫瘍．肉眼的には粘膜下腫瘍の様相を呈する．歴史的には消化管の非上皮性腫瘍は平滑筋あるいは神経系由来と考えられてきたが，このうち典型的な細胞形態を示さないものがあり平滑筋芽腫という名称が提唱された．その後，電子顕微鏡的・免疫組織化学的研究により平滑筋，神経系のいずれにも属さないものが存在することがわかり，間葉性腫瘍 stromal tumor と呼ばれるようになった．この一群で，*c-kit* 遺伝子産物(KIT)が共通に発現していることがわかり介在細胞由来の腫瘍としてGISTの概念が確立した．現時点の間葉性腫瘍の診断では，ヘマトキシリン・エオジン(HE)染色で組織型の予測を行い，デスミン(平滑筋)，S-100 タンパク質(神経系)，KIT(GIST)の免疫染色を行う．本腫瘍は悪性の範疇に入る疾患であり，治療は外科的切除が基本．切除不能例や再発例では分子標的療法が用いられる．[758]

胃腸系　gastrointestinal system；GIS　消化管(胃，小腸，大腸)と消化腺(肝，胆道，膵)からなる．消化管の壁構造は粘膜，粘膜下組織，筋層，漿膜および腹膜からなる．粘膜は消化液の分泌や栄養の吸収を行う腺上皮からなる．筋層は内容物を攪拌し，内容物を肛門側へ送る役割を果たしている．胃粘膜には胃腺が開口しており，粘液，ペプシン，塩酸を分泌している．小腸は十二指腸，空腸，回腸からなる．十二指腸には胆管や膵管が合流，開口しており，胆汁や膵液が流入している．小腸はバウヒン Bauhin 弁で大腸に移行している．上皮細胞は吸収上皮で表面には微絨毛と呼ばれる構造が多くあり，ここから物質を吸収している．大腸では主に水分と電解質の吸収が行われている．肝臓では，胆汁生成，抗凝固物質合成，栄養貯留，タンパク質合成，免疫物質合成，解毒などが行われている．肝細胞でつくられた胆汁は毛細胆管，小葉胆管，総肝管を経て胆嚢に達し，ここで濃縮され貯蔵される．食事によりオッディ Oddi 括約筋が開くとそれに同調して胆嚢が収縮し，胆汁は十二指腸に排出され，膵液を活性化する．毛細胆管，小葉胆管，総肝管，胆嚢，総胆管などを含めて胆道という．膵は頭部，体部，尾部に分けられる．胃の後側に位置し，頭部は十二指腸に，尾部は脾臓に接している．膵は外分泌と内分泌の働きを有する．外分泌液にはリパーゼ(脂肪分解)，アミラーゼ(デンプン分解)，トリプシノゲン(タンパク質分解酵素の前駆物質)が含まれる．産生された膵液は膵管を通って十二指腸乳頭から十二指腸に分泌される．尾部から体部に散在するランゲルハンス Langerhans 島よりインスリンを分泌し血糖値を調節している．[1548]

胃腸神経症　gastrointestinal neurosis　［胃神経症］　消化器系の身体症状を主訴とする神経症の総称で，上部・下部の消化管症状を強く訴えるにもかかわらず，いかなる検査をしても器質的な異常を認めない場合に用いられてきた診断名．胃神経症，神経性胃炎，神経性下痢などと呼ばれてきた疾患も含む．近年は機能性胃腸症(FD)，過敏性腸症候群(IBS)，非潰瘍性消化不良 non-ulcer dyspepsia(NUD)などと呼ばれている．胸焼け，腹痛，下痢，腹部膨満感などさまざまな消化器症状が繰り返し出現する．通常は数年にわたって慢性に経過．診断は除外診断で，X線造影検査や内視鏡検査，血液一般検査で異常がないことを確認する．特に中年以降では，消化器悪性腫瘍と区別することが重要．通常，各症状に対する対症療法を行う．不安やうつ(鬱)傾向が強い場合には抗うつ薬や抗不安薬も使用される．対症療法は一定の効果があるが再発したり，他の新たな症状が出現することも多い．[184,1296] ⇒参心因性嘔吐→1504

胃腸膵内分泌系　gastro-entero-pancreatic endocrine system；GEP system　消化器系に分布する内分泌細胞の種類は多く，また，腸管から派生した膵臓の島細胞および胃腸粘膜を胃腸膵内分泌系と呼ぶ．胃腸粘膜には基底顆粒細胞と呼ばれる2種類の内分泌細胞があり，これらは下垂体前葉や膵島細胞とは異なり粘膜上皮内に孤立して散在．フラスコ型の開放型細胞は細い上端部を腺の内腔へ出し，ここに微絨毛の冠をつけて，主に食物摂取による内腔の化学的変化を感受すると思われる．閉鎖型細胞は内腔へ突起を伸ばすことがなく，内腔の機械的刺激などに反応して分泌物を放出すると思われる．[842]

異調染色性⇒同メタクロマジー→2797

胃腸内分泌細胞 gastrointestinal endocrine cell, enteroendocrine cell ［基底顆粒細胞］ 消化管粘膜の上皮(腺を含む)内に散在する内分泌細胞の総称で，消化管ホルモンを分泌し，消化器機能の調整にかかわる．クルチツキー Kulchitsky 細胞ともいう．代表的な消化管ホルモンには次のものがある．①ガストリン：主に幽門部にあるG細胞から分泌され，胃液(塩酸)分泌を促進．②セクレチン：主に十二指腸にあるS細胞から分泌され，胃の塩酸分泌を抑制するとともに，膵臓からアルカリ性の膵液(重炭酸塩を含む)分泌を促進．③コレシストキニン(CCK)：主に十二指腸にあるI細胞から分泌され，胆嚢を収縮させて胆汁を十二指腸に送り出す．また膵臓からの消化酵素分泌を促す作用もあり，コレシストキニン・パンクレオザイミン(CCK-PZ)ともいう．④その他：セロトニン，ソマトスタチンなど多数のホルモンを分泌する多種類の内分泌細胞がある．これらの細胞は，主として胃腸内容の化学的性質(pH, 特定のアミノ酸など)を受容して，それぞれのホルモンを分泌.[1044] ⇨参胃ホルモン→276

胃腸浮揚(遊)試験 stomach bowel flotation test 1966年にブレスロー Breslau により報告された生死産判定法の1つ．嬰児殺の対象は生産児であり，死産児では不能犯となり殺人とはならないことから，生死産を判別することが法医学上重要となる．手技としては解剖時，胃の噴門，幽門および直腸に結紮を施し，胃から腸管までを一括して摘出したのちに冷水中に投下し，浮揚の有無を観察する．未呼吸児ではすべて沈むが，生産児は呼吸運動を行い，それに伴う空気の嚥下，消化管内の蠕動により胃から腸に空気が移動するために一部もしくはすべてが浮遊する．消化管内には分娩後1時間生存で十二指腸まで，6時間で回盲部まで，12時間で直腸まで空気が入るといわれている．ただし，腐敗によるガスの発生や，蘇生処置による人工呼吸から空気が胃腸内に入り，偽陽性を呈することがあるので判定には注意を要する.[1415] ⇨参肺浮揚試験→2351，嬰(えい)児殺→343

胃腸吻合器 gastrointestinal anastomosis stapler 胃と腸や消化管同士を自動吻合する器械．消化管の手術において，切除後の断端同士を吻合するのに，断端両端をはさみ込み，一気に機械的に縫い合わせ，余分な断端を同時に切除できる器械吻合器が普及してきている．現在，消化管吻合ではピストル型のEEA(end-to-end anastomosis)型が広く用いられている．これは術野が狭い場合や部位が深い場合にも使用でき，操作が簡単で術者の個人差の影響を受けにくく，結果として手術時間の短縮や縫合不全などの合併症を起こしにくいという利点がある.[1272]

胃腸吻合術 gastroenterostomy, gastroenteroanastomosis 胃癌などで，病変部を含めて幽門側胃切除術を行った場合，切除された断端同士を再び吻合して再建する術式．この術式には，胃と十二指腸とを吻合するビルロート Billroth I 法，十二指腸側の断端を閉鎖して空腸と吻合するビルロートII法などがある．また，切除不能な幽門部癌，十二指腸癌，膵頭部癌などで胃と空腸とを吻合してバイパスをつくる術式も胃腸吻合術にあてはまる.[1272] ⇨参ビルロート法→2501

胃腸ホルモン gastrointestinal hormone；GI hormone⇨同消化管ホルモン→1425

一羊膜性双胎 monoamniotic twin 双胎の膜性診断による一分類．双胎を包む内膜(羊膜)が1枚である双胎で，1個の接合子が初期胚盤胞の時期を超えた二層性胚盤の段階で分離が起こった場合に生じる．すべて一卵性双胎であり，その1% 程度に生じるとされる.[1301] ⇨参一卵性双胎→253，多胎妊娠→1916

一卵性双胎 monozygotic twin；MZ ［真性双生児］ 双胎の卵性診断による一分類．1個の接合子が分離した結果生じる双胎で，両児の性別は同一である．その分離する時期により，二絨毛膜二羊膜，一絨毛膜二羊膜，一絨毛膜一羊膜の膜性となる.[1301]

一卵性・二卵性双胎の鑑別 distinguish between monozygotic and dizygotic twins 1つの受精卵から2個以上の胎芽に分割して発育するものを一卵性双(多)胎，2個の受精卵から発育するものを二卵性双(多)胎とし，血液型，性別によって一卵性双胎かを推定する．二卵性双胎は二羊膜二絨毛膜となるが，これは一卵性双胎でも起こるため，これの構成によっては区別できない.[1323]

一類感染症 category I infectious diseases⇨参感染症新法→633

異痛症⇨同アロディニア→200

一価 univalence 原子価が1であることを示し，二価以上のものは多価という．例えばある化学元素の1原子が1原子の水素と結合したり，1原子の水素イオンと置換する能力を示す．1個の水酸基をもつアルコールを一価アルコールと呼ぶ.[1559]

一回換気量 tidal volume；TV, tidal air ［V_T, TV］ 通常の1回の呼吸で吸入または呼出される空気量のこと．健常成人で500 mL程度である．肺活量は，一回換気量，予備吸気量，予備呼気量を合計したものである.[953] ⇨参肺気量〔分画〕→2333

一回換気量《妊娠中》 tidal volume during pregnancy 一回換気量〔1回の呼吸(吸息と呼息)によって出入りする空気の量〕は妊娠早期から満期まで増加しつづけ(30-40% の増加)，産褥6-8週に非妊時の状態に戻る.[1323]

一回経産婦 para 1 妊娠22週以降の出産を1回経験した女性．生産，死産を問わない.[998] ⇨参経産婦→857，初産婦→1489，未産婦→2765

一回心拍出量⇨同一回拍出量→253

一回投与量 single dose 薬局で調剤された1回分の薬(内服，注射，坐薬など)の量．同じ薬を1日数回に分けて投与する場合の1回分の量のこと．薬のラベルや医師が記入した処方箋や指示票などに各薬剤1回分が表示されている．投薬は，患者が自己管理を行うか，または看護師が指示された計画に基づいて行う.[20]

一回拍出量 stroke volume；SV ［一回心拍出量，SV］ 心臓が1回の収縮によって拍出する血液の量のことで，mL(/回)で表す．生理的状態における右心室と左心室の一回拍出量は当然同じであり，成人男性の安静時で約77 mL．一回拍出量と心拍数との積が心拍出量 cardiac output で，単位はL/分で表す.[226]

一過性アルブミン尿症⇨参アルブミン尿→195

一過性閾値上昇 temporary threshold drift；TTD, temporary threshold shift；TTS, threshold tone decay ［一時的閾値移動，TTD］ ①持続する音を聴取していると

きに，時間の経過とともにその音が聞こえにくくなる病的な現象．すなわち音に対する閾値が上昇していく現象で，聴覚異常順応現象と呼ばれる．正常では認められず，聴神経腫瘍などの後迷路性障害でよくみられる．② 95-125 dB程度の音響の短時間曝露後に，一過性に音が聞こえにくくなる現象．すなわち聴力の閾値が上昇する現象で，疲労現象ともいわれる．これは健常者でも認められる．[1569] ⇨参TTSテスト→115

一過性内向き電流 transient inward current；I_{ti} 主にナトリウム・カルシウム(Na-Ca)交換電流からなる内向き電流で，細胞内カルシウム過負荷時に発現される．心筋の異常自動能の1つである遅延後脱分極を発現する電流である．[424] ⇨参内向き電流→328

一過性虚血発作⇨同一過性脳虚血発作→254

一過性甲状腺機能低下症 transient hypothyroidism⇨同可逆性甲状腺機能低下症→472

一過性骨萎縮症⇨同一過性大腿骨頭骨萎縮症→254

一過性骨髄浮腫症候群⇨同一過性大腿骨頭骨萎縮症→254

一過性腫瘤状陰影 transient tumor like shadow, vanishing tumor of lung ［一過性葉間胸水貯留，幻の腫瘍］ うっ血性心不全の胸部X線写真で，しばしばみられる肺の葉間浮腫．右の中・下葉にみられることが多い境界鮮明な円形，楕円形または紡錘形を呈する陰影で，肺の腫瘍とまちがえられやすい．胸水貯留による．心不全の治療(とくに利尿薬の投与)に反応して消退する．[640] ⇨参肺腫瘍→2337

一過性徐脈 deceleration 胎児心拍数が一時的に減少してもとに戻るもの．子宮収縮との関連で，早発一過性徐脈，遅発一過性徐脈，変動一過性徐脈，遷延一過性徐脈に分類され，胎児のウェルビーイング well being を評価するうえで重要である．早発一過性徐脈は分娩の進行に伴う児頭の圧迫で生理的なものと考えられる．遅発一過性徐脈は低酸素状態でアシドーシスの可能性を示す．変動一過性徐脈，遷延一過性徐脈は状況により判断する．[998] ⇨参胎児心拍数一過性徐脈→1869，ノンストレス試験→2317

一過性生理的タンパク尿⇨同機能性タンパク尿→700

一過性全健忘 transient global amnesia；TGA 突然，数時間から数日持続する異常状態が起こり，それから回復したあと，一過性にその間のことがまったく追想できず，完全な健忘をきたす状態．健忘以外には神経学的にも精神医学的にも障害を残さないことが多い．海馬における一過性虚血によると考えられている．[579]

一過性外向き電流 transient outward current；I_{to} 心筋カリウム(K)電流の1つで，再分極相の初期に流れる外向きカリウム電流．活動電位の第1相からプラトー相に寄与している．[424] ⇨参外向き電流→1848

一過性大腿骨頭骨萎縮症 transient osteoporosis of femoral head ［一過性骨萎縮症，一過性骨髄浮腫症候群］ 明らかな原因なく発症する大腿骨頭に限局した一過性の骨萎縮症．一過性骨髄浮腫症候群のうち単純X線で骨萎縮が認められるものが本症と考えられる．全経過は2-6か月で，30% が両側性であるとされる．血液検査上特徴的な所見はなく，通常，障害を残さず回復する．[789] ⇨参骨萎縮→1101

一過性チック障害 transient tic disorder チックの中では最も普通にみられるもので，1年以上持続する慢性チックと区別して一過性と呼ぶ．4-5歳前後の発症が多い．まばたき，しかめ顔，首を振るといった不随意的，突発的，急速な筋群の動き(運動性チック)や，発声(音声チック)がみられる．チックがある期間の単一エピソードとしてみられる場合や，寛解と再発がみられる場合がある．チックに過剰な注意が向かわないようにし，症状が始まって1年以内の場合であれば，通常，薬物療法は行わない．[686]

一過性脳虚血発作 transient〔cerebral〕ischemic attack；TIA ［初期脳卒中，一過性虚血発作］ 突然に出現し，短時間(通常2-15分間，長くて24時間)で回復する一過性の脳局所症状を示す発作．運動・感覚障害，言語障害，しびれなどの症状を伴うが，一般的に症状の程度は軽い．内頸動脈などに著明な狭窄を認める症例は，発作の持続時間は短いが頻発することがある．1時間以上の症状を示す症例は動脈内血栓で，狭窄を認めないことが多い．発作は脳梗塞の警告徴候とされ，1年以内に50%，1か月以内に20% が脳梗塞発作を起こすとの報告もある．⇨参切迫脳卒中→1740

一過性肺炎⇨同新生児肺炎→1570

一過性肺浸潤⇨同レフラー症候群→2982

一過性頻脈 acceleration 胎児心拍数が急激に増加して頂点は15 bpm(beats per minute，心拍数)以上の増加を認め，15秒以上持続して2分未満にもとに戻るもの．32週未満では15 bpm以上，10秒以上とする．一過性頻脈の存在は胎児の生理的反応が維持されていることを意味し，ウェルビーイング well being が保たれた状態と考えられる．[998] ⇨参ノンストレス試験→2317，一過性徐脈→254

一過性葉間胸水貯留 vanishing tumor of lung⇨同一過性腫瘤状陰影→254

一過性痒疹⇨同ストロフルス→1650

一価不飽和脂肪酸 monounsaturated fatty acid；MUFA ［モノエン脂肪酸，一不飽和脂肪酸］ 二重結合あるいは三重結合をもつ脂肪酸を不飽和脂肪酸と呼ぶ．二重結合あるいは三重結合をもたない脂肪酸を飽和脂肪酸と呼ぶ．不飽和脂肪酸は二重結合の数が1つであるか複数であるかによって，①モノエン脂肪酸〔一価不飽和脂肪酸 monounsaturated fatty acid(MUFA)〕：二重結合の数が1つ(一不飽和脂肪酸とも呼ぶ)，②ポリエン脂肪酸〔多価不飽和脂肪酸 polyunsaturated fatty acid (PUFA)〕：二重結合の数が2つ以上に分類．二重結合数に応じて，1＝モノエン，2＝ジエン，3＝トリエン，4＝テトラエン，5＝ペンタエン，6＝ヘキサエンなどとなる．ミリストレイン酸，パルミトレイン酸，オレイン酸が代表的な一価不飽和脂肪酸である．[589] ⇨参飽和脂肪酸→2684，不飽和脂肪酸→2569

一期的手術 one-staged operation 手術的治療の実施方法の一分類で，目的とする手術治療を1回の手術で完成させること．全身状態が良好な場合や，十分な準備が施されていて手術による危険性が回避できる症例で行う．[116] ⇨参二期的手術→2205

一脚奇形 monopus ［一足奇形］ 一方の下肢あるいは足が欠損している先天性の形態異常．[1631]

縊頸 hanging 頸部にひもや縄をかけ，その一端を高所などに固定し，自己の体重を利用して頸部を圧迫すること．いわゆる首つり．まれに立ち木の枝分かれや鉄格子の内側に頸をかけるような場合があるが，これらも縊頸の一形態．わが国では自殺手段として多く用いられ，特に中高年層では圧倒的多数を占める．自殺・事故・他殺の判断はときに困難である．また，現在のわが国の死刑方法は俗に絞首(刑)といわれるが，厳密には縊頸のことである．[548] ⇨参縊首→232

溢血点⇨同点状出血→2083

溢血(いっけつ)斑 ecchymosis ［斑状出血］ 真皮または皮下組織の出血によって生じた紫斑のなかで，皮下組織にも出血が及ぶ大きなものをいう．これに対し，小さなものは点状出血〔斑〕という．[178]

一酸化炭素 carbon monoxide；CO 無色・無臭・無味・無刺激の有毒ガス．有機化合物が不完全に燃焼した際に産生される．一般に，換気不十分な場所での都市ガス，練炭，灯油などの燃焼によって発生するほか，自動車排気ガスなどにも含まれている．一酸化炭素はヘモグロビンとの親和性が酸素の220-250倍あり，吸入すると一酸化炭素ヘモグロビンを形成し，血液による酸素・二酸化炭素の運搬を阻害する結果，低酸素血症を引き起こすため(一酸化炭素中毒)，きわめて有害．[527]

一酸化炭素中毒 carbon monoxide poisoning ［CO中毒］ 一酸化炭素を吸入して発生する貧血性低酸素症を呈する中毒状態．全身性の低酸素症であるため，急性中毒の場合，中枢神経系から障害される．血液中の一酸化炭素ヘモグロビン濃度の増加に伴い，頭痛，悪心，動悸，呼吸促進，頻脈，視力障害などを引き起こし，約40％で意識混濁，50％以上になると昏睡，痙攣，70％以上では呼吸不全，心不全に陥り死に至る．患者の粘膜・皮膚はピンクないし鮮紅色を呈する．慢性中毒では人格変化，視野狭窄，心筋障害などがみられる．治療は，一酸化炭素ヘモグロビン洗い出し法といわれる酸素マスク下での100％酸素吸入や高圧酸素療法を行うとともに，血圧の維持，アシドーシスの補正を行う．また，血管透過性亢進による肺水腫や脳浮腫を踏まえて全身管理を行う．留意事項としては，症状回復2-4週間後に種々の精神神経症状を呈し，間欠型一酸化炭素中毒を発症する場合があるので安静に保つ必要がある．[527]

一酸化炭素肺拡散能 diffusing capacity for carbon monoxide；D_{LCO} 肺胞から肺毛細血管へ移動するガスの拡散能力．これを調べるには一回呼吸法と多呼吸法とがあり，一回呼吸法が広く行われている．一回呼吸法は，低濃度の一酸化炭素を吸入して肺胞から血液に拡散する一酸化炭素の量を測定し，これから一酸化炭素の拡散能力をmL/分/mmHgに換算して計算する．肺胞壁の炎症や線維化，肺の気腫性変化などにより低下する．[953] ⇨参肺拡散能→2329

一酸化炭素ヘモグロビン carbon monoxide hemoglobin ［カルボキシヘモグロビン，カルボニルヘモグロビン］ ヘモグロビンと一酸化炭素が接触して生成される化合物．一酸化炭素に対するヘモグロビンの親和力は酸素に対する親和力の約250倍である．したがって，環境中の一酸化炭素が肺に吸収され肺胞を通して血液中のヘモグロビンと結合すると，酸素輸送部位を遮断し，酸素含量の低下をきたす．同時に酸素分圧とオキシヘモグロビン濃度との関係を変える作用がある．ヘモグロビンには4つの酸素結合サイトがあり，ヘモグロビンと酸素の結合，解離はシグモイド(S字)曲線となる．これは酸素分圧の低い末梢組織で酸素を放出しやすい仕組みとなっているが，一酸化炭素が結合すると他のサイトに結合した酸素も放出しにくくなるため末梢組織での酸素分圧が低下するようになる．これが一酸化炭素中毒carbon monoxide poisoningである．一酸化炭素ヘモグロビンの吸収スペクトルの極大は570 nmと542 nmにあり，酸素ヘモグロビン(575,540,415 nm)より鮮紅色を示すので，一酸化炭素中毒者では肌，爪，粘膜などが鮮やかなピンク色となる特徴があるが，実際は死の前後のわずかな時間にそのように観察されるだけである．中毒の初期では意識は保たれているものの運動機能の抑制が生じ，低下が高度になれば低酸素症や無酸素となり，やがて呼吸や心機能が抑制されて死に至る．[589]

一酸化窒素 nitric oxide 血管内皮細胞，神経細胞，マクロファージ，好中球，血小板でL-アルギニンから産生されるガス性の細胞間伝達メディエーターである．強力な血管拡張作用を有しており，内皮細胞由来血管弛緩因子と呼ばれている．1988年のノーベル生理学・医学賞は，心臓血管生理学における一酸化窒素の役割についての研究に対して3人の薬理学者(James W. Black，Gertrude B. Elion，George H. Hitchings)が受賞した．[226] ⇨参窒素酸化物→1974，血管内皮細胞由来弛緩因子→903

一指指紋法 現在，世界各国の警察組織で採用されている指紋解析の一方法．指紋による個人識別には，十指指紋法と一指指紋法がある．通常は，より精度の高い十指指紋法が用いられるが，犯罪現場などで検出される指紋，すなわち現場指紋(遺留指紋)は少数で，ときには片鱗指紋しか採取できないため，十指指紋法での個人識別が困難な場合には，一指指紋法が用いられる．一指指紋法では，指紋中心部の形状，隆線の流れ，島型線(デルタ)などの特徴点を図形化し，指紋が同一であるか否かを比較判定する．[920] ⇨参十指指紋法→1313

一枝ブロック monofascicular block ［単枝ブロック，一束ブロック］ 右脚，左脚前枝，左脚後枝のいずれか1枝(束)が単独にブロックされ興奮伝導が障害された状態．一般にいう左脚ブロックは2枝がブロックされている．[1432] ⇨参脚ブロック→709

溢水 overhydration ［水〔分〕過剰］ 体内の水分が過剰な状態．水〔分〕過剰water excessとも呼ばれる．腎の水排泄能をこえて水を摂取したときや，抗利尿ホルモン(ADH)の過剰分泌，アジソンAddison病，副腎皮質不全，急性腎不全，重症のうっ血性心不全，過剰の水の輸液あるいは注腸などによって起こる．症状として，急激な体重増加，浮腫，肺水腫，精神障害，意識障害，悪心・嘔吐，痙攣，低ナトリウム血症などがみられ，高度では予後不良．浮腫は溢水の代表的所見である．[146]

一相性 monophasic 単相すなわち1つの相，または1つの部分・側面，もしくは段階をもっている状態．[258]

一側嚥下 咽頭の一側に麻痺があり，食物の通過障害があるときに用いられる方法．麻痺がない側(健側)を下にして側臥位をとることで，重力に引かれた食塊は健側の咽頭に集まりやすくなる．さらに麻痺側の肩の下に枕を置いて高くし，顔を軽く麻痺側に向けて回旋させ，嚥下をすると，麻痺側の咽頭は狭くなり，反対に健側の咽頭が広がり，食物は健側を通過しやすくなる．[1573]

一足奇形⇨同一脚奇形→254

い

一足合脚体 sympus monopus，uromelus ［一足合足体］ 人魚体奇形の1つで，下肢が癒合し一側の足部が形成されている奇形．左右の足の区別は明らかでない．[1631] ⇨参人魚体奇形→2262，両足合脚体→2943

一足合足体⇨同一足合脚体→256

一側性失行 unilateral apraxia ［脳梁失行，片側失行］ 身体の一側にのみにみられる失行（熟練した動作のできない状態）で，脳梁損傷により左手にみられることが多い．脳梁は大脳半球の連合野を相互に連絡している．道具の使用などの高次の運動をつかさどる能力は左半球（優位半球）に宿るとされており，左半球は脳梁を介して左手の合目的的運動を達成する．脳梁失行は，左右半球の離断により運動指令が右半球へ伝わらないために生じると考えられている．[413]

一側性腎無形成⇨同単腎症→1943

一側〔性〕声帯炎 monochorditis 喉頭結核の初期にみられることが多い一側声帯に起こる炎症．声帯は紡錘形で，びまん性に腫脹し，灰赤色を呈する．[451]

一側性電気痙攣 unilateral electroconvulsion 頭部に通電して全身痙攣を起こさせることによって精神症状の改善を図る治療法を電気痙攣療法あるいは電気ショック療法と呼ぶが，その手技のうち副作用としての記銘力障害などの認知的な機能の低下を防ぐため，双方の電極を劣位半球側（通常右側の側頭-頭頂部を中心とした部位）に限定する方法．[1217] ⇨参電気痙攣療法→2078

一側性肺気腫⇨同マクロード症候群→2732

一側性麻痺 hemiplegia⇨同片麻痺→2654

一側肺換気 one lung ventilation ［片肺換気］ 肺手術で患側肺の換気を止めて手術操作を容易にする方法．胸腔鏡手術では，視野を確保するために必須．反対側の肺を換気する必要があるので，特殊な麻酔用気管チューブ（二腔気管支チューブ，気管支ブロッカー付きチューブ）を用いる．通常，チューブやブロッカーの位置を確認したり，調節したりする．[831] ⇨参分離肺換気→2612

一側肺切除術⇨参肺切除術→2340

一束ブロック monofascicular block⇨同一枝ブロック→255

逸脱酵素 releasing enzyme，leaking enzyme ［遊出酵素］ 障害組織から血中に流出した酵素のこと．肝機能検査として利用されているアラニンアミノトランスフェラーゼ，アスパラギン酸アミノトランスフェラーゼ，γグルタミルトランスフェラーゼ，アルカリホスファターゼや，心筋梗塞の診断に用いられているクレアチンホスホキナーゼなどによる検査は，いずれも逸脱酵素を測定して，障害組織を推定しようとするものである．[258]

逸脱心 ectopia cordis ［異所性心，心臓脱］ ステンセン Niels Stensen（1671）が最初に記載した心奇形で，胸壁前面の左・右融合が不完全なために正中線の隙間から心臓の全部または一部が胸郭外に逸脱する先天性異常．複雑心奇形を合併する率が高い．先天性心奇形の0.2％の頻度で，男女差はない．[319]

一致 congruence ［自己一致］ 一致 congruence とは，ロジャース Carl R. Rogers（1902-87）が設定したセラピストの3条件（一致，受容，共感）のひとつである．セラピストは，クライエントとの関係の中で一致しており，純粋で，統合されていなければならない．またセラピストは，クライエントとの関係の中で，自由に，かつ深く，自分自身であり，現実に経験していることを，自己自身の気づきとして正確に自ら感じとれていることが必要である．それは無意識的であれ意識的であれ，仮面をかぶることと正反対である．セラピストは「私はこのクライエントを怖がっている」とか，「自分はいま集中できない」と感ずるかもしれないが，セラピストはこうした感情を自分に対して否定せず，自由にその感情のままでいることができれば，セラピストの条件としての一致は満たされる．現実のセラピー場面では，一致は理念であって，セラピストは自分の不一致に気づくことによって，より高い一致に近づくことができる．また一致は，純粋，統合，真実，透明など，いろいろな言葉で記述されているが，いずれも同じ意味である．[1477]

一致率 rate of concordance，concordance rate ［合致率］ 双生児研究における用語．双生児間の正常形質や病的形質あるいは疾病発現の頻度について比較する方法である双生児法において，両者がもつ同一表現形質の割合のこと．双生児には一卵性双生児と二卵性双生児とがあり，双生児法では主として遺伝的にまったく同一の一卵性双生児を対象とすることが多い．一致率が高いほど，その表現形質または疾患は遺伝性が高いと判断される．[1152]

一定系統誤差 constant systematic error ［固有誤差］ 測定誤差は系統誤差と偶然誤差に分けられ，系統誤差はさらに一定系統誤差と比例系統誤差に分類される．一定系統誤差では，ある測定法が基準となる測定値と比べ，正または負の誤差をどの測定結果にも一定した誤差を与える．例えば血清のある成分を測定するとき，血清中にほぼ一定量存在するタンパクによって正または負の誤差（ゲタバキ誤差）を示すことをいう．このような誤差をもつ測定法は信頼性の高い方法とはいえない．一方，比例系統誤差は濃度に応じて比例して誤差が増減するので，標準物質を適正に利用することでこの誤差は防ぐことができる．[263] ⇨参系統誤差→867

イッテルビウム ytterbium；Yb 希土類の金属元素の1つ．スウェーデンのイッテルビー Ytterby で採掘された鉱石中から最初に発見されたことからこの名がついた．合金の中に微量成分として混合される．原子番号は70．[737]

一頭胴八肢体 synadelphus ［頭胸膜結合体奇形，頭胸部腸骨結合体］ 一卵性双胎の結合による奇形．頭部および体幹の一部が癒合して1つとなり，上肢，下肢はそれぞれ4本ずつ存在．[1631]

一頭二顔体⇨同頭胸結合体→2100

イットリウム yttrium；Y ［Y］ 鱗片状の灰色の金属元素．スウェーデンのイッテルビー Ytterby で採掘された鉱石中から発見されこの名がついた．イットリウムの放射性同位元素のイットリウム 90（^{90}Y）が癌の治療（RI 内用療法）に用いられる．原子番号は 39．[737]

溢乳 regurgitation of milk 乳児が授乳後に，胃の内容

物を胃液や唾液とともに口から出すこと．嘔吐ではなく，胃の噴門部の機能が未熟なために起こりやすい．3-4 か月頃までの乳児の多くにみられ，病的なものは少ない．[1631]

一般医 general practitioner；GP⇨同GP→54

一般医療 general medicine；GM その対象が精神科，感染症，結核，療養などの特定の疾患だけでなく，一般的な診療科を対象とした医療．プライマリケアなども含む．[1465]

一般衛生行政 general public health administration 衛生行政のうち，一般住民をその対象としたもので，旧厚生省(現厚生労働省)が所管していた行政をいう．労働衛生行政，学校保健行政，公害・環境保全行政に対する便宜上の呼称で厳密な定義はない．単に衛生行政という場合もある．一般衛生行政はさらに，医務行政，公衆衛生行政，薬務行政，環境衛生行政に分けられる．医務行政は医療と介護，公衆衛生行政は疾病予防と健康増進，薬務行政は医薬品などの審査・開発を主要な行政内容とするが，環境衛生行政は環境保全行政と混同されやすい．上・下水道，食品，住居，廃棄物などの生活環境にかかわる行政であり，生活環境衛生行政というのが適切である．[1093]

一般化 generalization 1 つひとつの事象から，一般的な原理を導き出す作業のこと．例えば少数例の実験研究において，それらの間に統計的に有意な傾向性がみられ，もっと大きな集団においても一般化可能なことを示唆した場合などである．[446]

一般感覚 general sensation⇨同体感→1863

一般教育課程《大学の》⇨同リベラル教育→2933

一般システム理論 general system theory ［システム理論］ 生命科学，システム工学，情報科学，組織科学など現代システム諸科学のベースをなす理論で，1950 年代にベルタランフィ Ludwig von Bertalanffy により提唱された．ベルタランフィはそれまでの物理学や化学の枠組みでは生命現象が説明できないことに気づき全体性に注目し，「システムとは単なる構成要素の寄せ集めではなく，それ自体の志向をもち，統一のとれた動きをする全体性を指す言葉である」とした．この理論はシステム概念を中核として，現象の全体と部分の関係性を定式化し，その組織化された複雑性を明らかにすると同時に，互いに異なる学問分野間にみられるモデルの概念・法則・同型性を手がかりとして，システム一般について成立する原理を追求し，諸科学の統一理論となることを目指す．この理論によりシステムとしての効率化，省エネルギー化，安定化，信頼性向上などを科学的に検討することができる．医療システム全体と看護組織の関係，看護組織内における機能分担と諸機能の統合化など，看護管理上にも有用な分析視点を与えてくれる．ベルタランフィはオーストリアの生物学者(1901-72)．[1508] ⇨参システム思考→1292

一般症候 general symptom and sign 患者が示す一般的な症状の全体像をいい，医師の診察において最初にみるべきもの．具体的には，意識レベル，血圧・脈拍・体温・呼吸数などのバイタルサイン，体格，皮膚の色，栄養状態，表情，話し方，姿勢，動作，呼気臭などがある．[543]

一般状態 general status⇨同全身状態→1766

一般食 ordinary diet 病人食の分類の 1 つ．栄養補給には経口栄養法と非経口栄養法の 2 つの方法があり，経口栄養法として一般食，特別食，試験食(検査食)がある．一般食は全身の栄養状態を改善し自然治癒力を増大させるための食事であり，患者の状態により常食(固形食)，軟食(全がゆ，七分がゆ，五分がゆ，三分がゆ)，流動食の形態で提供される．[987]

一般職業適性検査 general aptitude test battery；GATB 個人が何らかの仕事を選び，遂行しようとする場合，どのような仕事に適しているか，あるいは，特定の仕事がどのように遂行できるかを判定しようとする就職支援ツール．狭義の適性検査といえ，広い職業群の中から適した職業を選び出そうとする目的の検査．その代表はアメリカ労働省が作成した general aptitude test battery(GATB)で，GATB の日本版は厚生労働省が標準化している．15 の下位検査から構成され，知的一般能力ほか 9 種類の適性能因子が測定される．その適性能の組み合わせによってどの職業に適しているかが判定される．職業指導，職業安定のために用いられるものだが，その適職識別の甘さなどが指摘されている．[811]

一般線形モデル general linear model ［回帰直線］ 統計学において，変数間の関係を数式を用いて表そうとするモデルを解析モデルというが，そのうち単回帰モデル，重回帰モデル，分散分析や共分散分析モデルを行列式 $y = bx$ にて統合した解析モデルのこと．[1152]

一般的回想法 reminiscence therapy ［回想療法］ 高齢者の過去への回想を意図的な介入によって老年期の自我の統一を達成しようとする心理療法．アメリカ，イギリスを中心に臨床心理士，看護師などによって精神疾患の治療，高齢者の精神心理的機能の維持・向上の手段として用いられている．回想法にはレミネッセンス(回想)とライフレビュー(人生回顧)の両方が含まれている．レミネッセンスは専門職からボランティアまでの幅広いアクティビティも含んでおり，心理療法というよりは回想ワークとも呼ばれ，過去の回想を肯定的に促すもの．ライフレビューは高齢者の回想に対して受容的な姿勢，共感的な働きかけをすることで高齢者の人生の再評価やアイデンティティーの強化を促し，心理的安定や QOL を向上させることを目的とする．[812] ⇨参回想法→442

一般病院 general hospital 精神科病院，結核療養所以外の病院．通院あるいは入院による一般的な治療が可能な患者が対象．5 種類(精神病床，感染症病床，結核病床，療養病床，一般病床)の病床のうち，一般病床，あるいは一般病床と他の病床との組み合わせで他の病床は 80% 未満の場合．ほかに医師や看護師，薬剤師の人員配置，病室設備などに一定の基準がある．現行「医療法」では，20 人以上の患者を収容できる施設を病院，19 人以下の施設を診療所としている．さらに，病院を機能から地域医療支援病院，特定機能病院，一般病院，療養型医療施設，特殊機能病院に分類している．

一般名《薬物の》 generic name 特定の効能をもつ薬物に与えられる公式の名称．薬物はこの一般名の名のもとに厚生労働省によって認可される．英語のジェネリック・ネーム generic name は「一般的な」「ブランドに関係しない」という意で，後発医薬品「ジェネリック」はこれに由来する．[1594]

一般用医薬品 over-the-counter drug；OTC drug ［市販薬］ 医療用医薬品として取り扱われる医薬品以外の医薬品．一般の人が薬局，薬店などにおいて，薬剤師などから提供された適切な情報に基づき，自らの判断で購入し，自らの責任で使用する医薬品であって，軽度な疾病に伴う症状の改善，生活習慣病などの疾病に伴う症状発現の予防，生活の質の改善・向上，健康状態の自己検査，健康の維持・増進，その他保健衛生を目的とするもの．そのため，医療用医薬品と比較して，①主として軽医療(比較的軽度な疾病に関する医療)の分野で使用されるものであり，治療上のメリット(有効性)と比較考慮したうえで許容される副作用の範囲は狭く，その有効性とともに，安全性の確保が前提となるものであること，②一般の人がセルフメディケーションとして直接使用するものであるので，適応の選択，用法・用量の遵守，副作用の予防や処置などについて自ら適切に判断しうるものであることなどに制約がある．なお，2006(平成18)年の「薬事法」改正により，リスクの程度に応じて第一類医薬品(特にリスクの高いもの)，第二類医薬品(比較的リスクの高いもの)，第三類医薬品(比較的リスクの低いもの)の3グループに分類され，リスクの程度に応じた販売と情報提供などが義務づけられた．[628] ⇒参大衆薬→1875

一般療法 general treatment 原因療法，逆症療法，期待療法など，積極的な医療行為によって病気の回復を求めるのではなく，非特異的に身体，精神の安静を保ち回復を期待する療法．[1594]

一本鎖DNA single-stranded DNA ［単鎖DNA］ 通常のDNAは二本鎖構造(二重らせん構造：ワトソン・クリック Watson-Crick のモデル)をとっているが，熱，酸，アルカリで処理すると解離して一本鎖の状態に変化．この変化は可逆的で相補的な配列をもつDNA配列と二本鎖構造をつくる．これを利用して一本鎖DNAを標識し，核酸を検出する．解離のしやすさは温度，水溶液中の塩濃度，DNAの相補的な配列の組成などで変化し，50%が解離している温度を melting temperature(Tm)と定義する．またある種のウイルス・ファージは，その粒子内に一本鎖DNAを遺伝情報としてもっている．このようなウイルスも宿主細胞内で増殖するときは二本鎖DNAとなる．[589]

イッポンシメジ中毒 rhodophyllus sinuatus poisoning 毒キノコの一種イッポンシメジの摂取により生じる胃腸刺激型中毒．毒成分はムスカリジンで，食後1-2時間後に消化器症状(嘔吐，下痢など)を生じ，次いでアトロピン様症状(狂躁発作，散瞳，妄想など)が現れ，副交感神経麻痺に至る．イッポンシメジは秋に広葉樹林内に生え，傘の直径5-15cmほど，白色から淡褐色をしており，丸山形から扁平，裏面のヒダは淡紅色．柄にはツバとツボがあるが，全体として食用のシメジ類と似ているため，誤食が多く，同じ科のクサウラベニタケと合わせて，わが国のキノコ中毒の3割を占めている．治療は催吐，胃洗浄，下剤投与などの毒物除去．[543] ⇒参クサウラベニタケ中毒→814，毒キノコ中毒→2140

溢流性タンパク尿 overflow proteinuria 分子量4万以下の低分子量タンパク質は糸球体基底膜を自由に通過し，そのほとんどを近位尿細管が再吸収するので尿中には出現しないが，これらのタンパク質が過剰に産生され，尿細管の再吸収能を上回って濾過されて尿中に出現するものをいう．そのようなタンパク質として，多発性骨髄腫ないし形質細胞異常症のときにみられるベンス=ジョーンズ Bence Jones タンパク質，白血病のときに出現するリゾチーム，筋崩壊時に出現するミオグロビン，溶血に由来するヘモグロビンなどがある．[146]

溢流性尿失禁 overflow incontinence 膀胱にたまった尿がある一定以上に達し，尿道括約筋の限界をこえてあふれ出る状態．高度の排尿障害(尿閉を伴う前立腺肥大症など)があるのに，失禁してしまうことから，一般には奇異性尿失禁 paradoxical incontinence と称されることもある．厳密には両者は異なり，溢流性尿失禁はまったく排尿筋の収縮を伴わずに生じ，奇異性尿失禁は弱い排尿筋の収縮を伴う．治療は排尿障害の改善を先行する．[474] ⇒参奇異性尿失禁→663，尿失禁→2249

胃底 fundus of stomach，gastric fundus 胃の噴門より上方に盛り上がっている部分．胃底の粘膜は胃体の粘膜と類似しており，胃小窩と固有胃腺が発達している．この部位には飲み込まれた空気や炭酸飲料などのガスがたまり空泡(胃泡)が生じる．バリウムを飲むX線検査で胃底部の胃泡を明らかにすることができる．(図参照⇒胃→213)[1044]

イディオサヴァン idiot savant ［サヴァン症候群］ ダウン John Langdon H. Down(1828-96)が提唱した概念．全体の知能からは知的障害と診断されるにもかかわらず，ある特殊な領域で人並みはずれた才能を示すもので，多くは自閉症者である．通常は，その才能が一般的水準を超えているものを指すが，それが当人の他の能力と比べて相対的に優れている場合も含まれる．ただし，得意分野は人物や日付，電話番号，地名などの機械的な記憶や単純な計算であったり，芸術的才能にしても忠実な演奏や正確な模写であることが多く，真の意味で創造的ではない．ちなみに，idiot〔白痴(IQ 25以下)〕という言葉が軽蔑的な意味を含むこと，また彼らは必ずしも idiot とは限らないことから，現在ではサヴァン症候群が用いられる．savant は学者，賢人の意．[50]

イディオタイプ idiotype 抗体分子のH鎖およびL鎖の可変部領域(V_H，V_L)に存在する固有の抗原構造によってできる特異性．一般に，抗体はH鎖およびL鎖の可変部領域を用いて抗原に結合する．この抗体分子上の抗原結合領域はアミノ酸配列が一定でなく，複雑な立体構造をもつ．その結果，この領域には多数の固有の抗原決定基(イディオタイプ決定基，イディオトープ)が存在し，このような抗体を個体に投与すると，イディオタイプ決定基に対する抗体，すなわち抗イディオタイプ抗体ができる．[1439] ⇒参イディオタイプ決定基→258

イディオタイプ決定基 idiotypic determinant ［イディオトープ］ 抗体のイディオタイプを決定する抗原決定基．抗体分子上の抗原結合部位はH鎖とL鎖がつくる立体構造により規定され，この部分は特有の抗原性をもつので，それをイディオタイプという．イディオタイプを規定するそれぞれの抗原決定基をイディオタイプ抗原決定基，すなわちイディオトープという．[1439] ⇒参イディオタイプ→258

イディオトープ idiotope⇨回イディオタイプ決定基→258

胃底腺 fundic gland ［**胃酸分泌腺，固有胃腺**］ 胃体部と胃底部の粘膜に多数存在する管状腺で，胃小窩に開口して胃液を分泌する．細胞増殖帯の幹細胞は上から2/3の位置に存在して，胃内腔方向に分化増殖するものが表層粘液細胞になる．反対方向に分化増殖するものは，頸部粘液細胞，壁細胞，主細胞，内分泌細胞となる．[1272] ⇨参胃腺→244

遺伝暗号⇨同コドン→1123

遺伝カウンセラー genetic counselor 遺伝医学と遺伝カウンセリングの教育を受けた医療専門家．わが国では，1991(平成3)年に臨床遺伝学認定医制度が，2005(同17)年には医師とは独立した認定遺伝カウンセラー制度が発足した(2009年現在，養成専門課程を擁する大学は8校)．その他，看護職者に対する教育機会としては，日本家族計画協会遺伝相談センター主催のセミナーがある．遺伝カウンセラーは遺伝的疾患をもつ患者や家族，または，遺伝的疾患の疑いがある患者や家族に対して，専門家としての支援を行う．[271]

遺伝看護⇨参遺伝カウンセラー→259

遺伝距離⇨参遺伝子地図→260

遺伝形質 inheritance, genetic trait ［**形質《遺伝の》**］ 遺伝子DNAの遺伝情報に基づいて生物個体に受け継がれる特有な形態や性質．DNAは生体内物質の合成・代謝をつかさどる酵素などのタンパク質発現の調節を通じて個体特有の遺伝形質を維持する．[437]

遺伝コード⇨同コドン→1123

遺伝子 gene 遺伝形質を伝える生物学的単位．1900年のド=フリース Hugo M. de Vries(1848-1935)らによるメンデルの法則の再発見が現代遺伝学の出発点となり，その後，分子遺伝学の進展とともに詳細に解析されている．遺伝子は，染色体の一区分でポリペプチド鎖またはタンパク質を組み立てる情報を担うと考えられている．二倍体の体細胞をもつヒトを含む高等生物では一対の対立遺伝子として存在．1つは父から，もう1つは母から生殖細胞を通じて受け継がれる．[437]

遺伝子型 genotype 細胞や生物における遺伝情報の全体を指す．この遺伝子がコードするタンパク質と環境により表現型 phenotype が決定される．または特定の遺伝子座における対立遺伝子の組み合わせ．[437]

遺伝子型度数⇨同遺伝子型頻度→259

遺伝子型頻度 genotype frequency ［**遺伝子型度数**］ 遺伝子型は表現型の対語．遺伝子と環境の相互作用により発現する形質を表現型と呼び，この形質を規定する遺伝子の構造自体を遺伝子型と呼ぶ．遺伝子型頻度とは一般に個体がもつ遺伝子の総数を指す．ヒトのような二倍体の個体の常染色体のある遺伝子座で，k個の対立遺伝子が集団中に分離していると，$k(k+1)/2$個の異なる遺伝子型が存在しうる．対立遺伝子頻度から遺伝子型頻度を知ることは一般にはできないが，任意交配が行われている集団では雌雄の配偶子がランダムに組み合わされるため，その推定は容易である．[589]

遺伝子給源⇨同遺伝子プール→261

遺伝子銀行⇨同遺伝子バンク→261

遺伝子組換え gene recombination ある特定の遺伝子，例えばヒトの遺伝子断片をベクター(細菌のプラスミド遺伝子など)に組み込み宿主細胞(プラスミドの場合は細菌)内でその遺伝子を増幅させること．さらにその遺伝子がコードするタンパク質を細菌に生産させること．この技術により，例えばヒトの微量なホルモンやサイトカインなどの生理活性物質を大腸菌で大量生産を行うことが可能となり，疾患の治療に応用することが可能となった．[589]

遺伝子クローニング gene cloning クローンとは生物学用語で同じ遺伝子型をもつ生物の集団を意味し，ある特定の遺伝子を増やすことを意味する．組換えDNA技術を利用して，遺伝子ライブラリーから目的の遺伝子を単一なもの(クローン)として単離し，それを増幅させること．クローン化したDNAはプラスミドなどのベクターに組換えてあるので無限に増殖させることができる．また有用なタンパク質の生産に用いたり，細胞に遺伝子導入してその機能を解析することができる．[589] ⇨参プラスミド→2575，コスミドベクター→1098

遺伝子欠損マウス⇨同ノックアウトマウス→2315

遺伝子工学 genetic engineering DNA，RNAなどの遺伝子にさまざまな操作を施し，生物の遺伝子型および表現型を変えたり，調節したりする技術を利用する学問分野．単離した遺伝子に制限酵素による切断，リガーゼによる接合などの改変(遺伝子組換え)を加え，さらにそれを大量に複製したりすること(遺伝子クローニング)が可能である．この遺伝子工学の技術はヒトをはじめとする生物の生命現象に不可欠な遺伝子機能の解明や，細菌などによる有用なタンパク質の産生にも応用されている．その実際的な応用範囲は医薬品，再生医療，食品から植物までと広く，今後ますますその重要性は増加すると考えられる．[437]

遺伝子座 gene locus, locus ［**座，ローカス**］ 単に座またはローカス locus(複数形は loci)ともいう．染色体または連鎖地図上でそれぞれの遺伝子が局在する位置．その位置にある実体という意味で遺伝子を指す場合もある．1つの染色体の上のある遺伝子座には1つの遺伝子が存在するが，それがとりうる状態は必ずしも1つとは限らず，異なった遺伝子が見いだされる場合を対立遺伝子という．通常の生物は，父母由来の2つの対立遺伝子をもち，両親から同じ遺伝子を引き継いでいる場合はホモ接合と呼ばれ，異なる遺伝子を引き継いでいる場合はヘテロ接合と呼ばれる．[589]

遺伝子修復⇨同DNA修復→42

遺伝子重複 gene duplication 特定の遺伝子が重複する現象で，ゲノム(染色体)そのものが重複する場合と，ゲノム内で遺伝子が重複する場合がある．前者は染色体の倍数化(倍数性)によるもので，染色体上のすべての遺伝子の重複が起こり，細胞分裂時の不均等な染色体分配で起こる．ダウン Down 症候群(21番染色体3倍化)やクラインフェルター Klinefelter 症候群(47 XXY男性)が代表的な例．後者は細胞分裂時の染色体の不等乗換え(乗換えが相同部位からずれて起こる)などでゲノム内で特定の遺伝子が複数存在するようになる．真核生物に存在する高度反復配列や中程度反復配列は遺伝子重複によると考えられる．またα，β，γ，δの各グロビンは，原始グロビン遺伝子の重複の繰り返しによってできたと考えられる．多様な機能進化の獲得およびそのスピードアップがなされてきた一因は，

い

遺伝子重複によると考えられている．また癌細胞では一般に染色体の数が増えていることが多く，その増え方も不規則である(異数化)．[589]

遺伝子診断 gene diagnosis DNA 上の遺伝子領域の変異の存在を調べて，疾患の発症との関連を検証すること．単一遺伝子の異常による疾患の診断から，多数の遺伝子が関与する生活習慣病などの発症リスク予測などにも用いられる．しかし，多くの疾患では遺伝子異常に加え，環境因子など多くの要因が複雑にかかわり合っている．また，雇用や保険加入の際に診断結果が不利に働く可能性もあり，その適応には倫理的側面も十分に考慮される必要がある．[437]

遺伝子操作⇨参遺伝子工学→259

遺伝子増幅 gene amplification, amplification ある特定の遺伝子が他の遺伝子と比べ，選択的にその数を増加すること．個体発生の進行の特定時期，あるいは発癌の過程において特定の遺伝子が増幅することが知られている．また特定の薬剤に対する耐性を獲得した細胞で，薬剤耐性遺伝子が増幅していることも知られている．これらの例として，①クロラムフェニコールを含めた，ある種の物質で処理することによって，細菌 DNA 量に比較してプラスミド DNA 量が増加する現象，②アフリカツメガエル一次卵母細胞でリボソーム遺伝子が増幅する現象，③癌細胞で *myc* などの癌遺伝子が増幅すること，④メトトレキサートによる *DHFR* 遺伝子の増幅，⑤多くの薬剤耐性細菌にみられる薬剤耐性遺伝子の増幅，などが知られている．[589]

遺伝子族⇨同遺伝子ファミリー→261

遺伝子ターゲッティング gene targeting ［標的遺伝子導入，標的遺伝子組換え］ 細胞に遺伝子を導入し，相同組換えを利用して，宿主細胞の標的とする遺伝子に突然変異を導入すること．特定の遺伝子を破壊(遺伝子ノックアウト)したり，点突然変異を導入したり，他種生物の相同遺伝子と置換することができる．この方法を用いて遺伝子組換えをされた動物をトランスジェニック動物といい，遺伝子の機能を個体レベルで解析することが可能となった．従来の遺伝子ノックアウト法に加わり，近年，標的遺伝子を導入せずに二本鎖 RNA を導入することで相補的な mRNA の働きを抑制する RNA 干渉が遺伝子機能の解析に普及してきた．これも広い意味で遺伝子ターゲッティングと呼べる．[589]

遺伝子ターゲッティングマウス ⇨同ノックアウトマウス→2315

遺伝子地図 gene map ［遺伝的微細構造地図，連鎖(関)地図］ 染色体上の遺伝子の位置と，遺伝子相互の距離，すなわち遺伝的距離を直線配列として図で示したもの．古典的な遺伝子地図は，連鎖した2つの遺伝子間の組換え頻度を距離の尺度として表し，遺伝子の配列順序を3点交雑実験より決定．距離は地図単位あるいはセンチモルガン(cM)単位で表す．近年，分子生物学の手法が進歩し，遺伝子シーケンスによる遺伝子配列の決定，あるいは染色体インサイツ雑種形成法 *in situ* hybridization により直接的な物理的地図の作成が可能となってきた．この場合，距離はより直接的な塩基ペア数〔ベースペア(bp)〕で表す．連鎖地図と物理的地図を比較すると，遺伝子の配列順序は一致しても遺伝子間の距離は必ずしも一致しない．すなわち，物理的な距離と遺伝子の組換え頻度による距離は別のものである．[589]

遺伝子治療 gene therapy ［遺伝子療法］ 患者の細胞を遺伝的に修飾して疾患を治療する方法．遺伝子をクローン化し細胞内に導入し，安定して発現させることが必要である．遺伝子の発現低下による機能喪失性疾患などでは，正常遺伝子の導入により機能の回復が可能．世界初の成功例はアデノシンデアミナーゼ(ADA)欠損症に対するもので，1990 年にアメリカで施行された．その後，嚢胞性線維症，家族性高コレステロール血症，ゴーシェ Gaucher 病などに適応された．日本では 1995(平成 7)年に北海道大学で重症の ADA 小児にはじめて行われた．癌治療では，自殺遺伝子や細胞毒をコードした遺伝子などを癌細胞に導入し，細胞死を誘導することなどが行われている．癌遺伝子の活性化された癌にはアンチセンスオリゴヌクレオチドの導入などにより選択的な発現の阻害が可能．逆に，癌抑制遺伝子の機能喪失にはその修復が試みられる．また，正常免疫細胞を標的として，その腫瘍免疫能を高めるように設計されることもある．今後は単一遺伝子病に限らず，複合遺伝子疾患に対する応用も期待される．[437]

遺伝疾患スクリーニング⇨同出生時先天代謝異常検査→1400

遺伝子導入マウス⇨同トランスジェニックマウス→2161

遺伝子突然変異 gene mutation DNA 上の塩基配列に物理的変化が生じることをいい，その結果，遺伝情報にも変化が表れる．突然変異のうち，1つの遺伝子座の範囲内で，遺伝子の塩基配列に置換，付加，欠失，逆位，転座などの異常をもたらす．遺伝子突然変異を引き起こすものを変異原と呼び，電離放射線，紫外線，アルキル化剤，ウイルスなどがある．DNA 複製の際のエラーでも突然変異が起こる．突然変異の多くは，遺伝子の機能に影響がなく，サイレント変異と呼ばれる．機能に影響がある点変異は，別のアミノ酸にコドンが変化する非同義変異，アミノ酸のコドンが終止コドンに変わるナンセンス変異，終止コドンがアミノ酸のコドンに変わる読み過ごし変異がある．[589]

遺伝子配列 gene arrangement 遺伝子が染色体内でどのように並んでいるかを表す言葉．機能的に独立した遺伝子は原理的に染色体のどの場所に位置してもかまわないが，機能の類似した遺伝子は一群の集団を形成して配置している例が多い(グロビン遺伝子スーパーファミリー)．これは遺伝子重複によって隣接した領域に遺伝子が増幅し，機能の類似した遺伝子群に進化したためと考えられる．また体節構造を決定するホメオボックス遺伝子も，遺伝子調節の上流から下流の一定の順序で一群の集団を形成している．これらは遺伝子の配列が空間的・時間的な遺伝子調節にかかわっていることを示唆している．[589]

遺伝子発現 gene expression ［形質発現，表現型発現，遺伝情報発現］ 遺伝子によって決定される形質が表現型として出現すること．形質発現，表現型発現，遺伝情報発現ともいう．細胞の遺伝情報は DNA から転写，翻訳を経てタンパク質としてつくられ，このタンパク質が生体構成成分あるいは酵素として機能して，この遺伝子の特定の機能が発現する．近年，タンパク質まで翻訳されない二本鎖 RNA 分子が，相補的な mRNA 分子を分解して遺伝子の発現を制御すること〔RNA 干渉(RNAi)〕が明らかとなり，これも広い意味での遺伝子発現といえる.[589] ⇨参表現型→2487，遺伝形質→259，遺伝情報→261

遺伝子発現調節 gene expression regulation ［発現調節］ 遺伝子(mRNA)発現量の調節のことであり，転写前および転写後での調節が知られている．転写前調節としては，転写調節領域(エンハンサー，プロモーター，リプレッサーなど)に対する転写因子の結合による転写活性化の調節，あるいはゲノムDNAのメチル化による転写不活性化などが知られる．転写後調節としては，スプライシングによる特定RNAの不活性化，mRNA安定性の変化，細胞質への輸送の調節，タンパク質への翻訳調節などがあげられる.[825] ⇨参転写→2083，翻訳→2723，スプライシング→1653

遺伝子バンク gene bank ［遺伝子銀行，ジーンバンク］ 遺伝資源となる在来種，系統，品種，野生種，遺伝系統などを，組織的に収集，保存あるいは供給する機関．種子または栄養体を試験管内培養あるいは凍結により保存．遺伝子クローニング法が一般化したことからDNA自体も遺伝資源となり，DNA断片そのものあるいは組換体(ウイルスベクター，プラスミド)として収集，保管，供給されている.[589]

遺伝子ファミリー gene family ［遺伝子族］ 同様の機能を有し，各遺伝子の塩基配列が高い相同性を示す遺伝子のグループ．これらの遺伝子は共通の祖先遺伝子から派生したと考えられ，進化過程で重複し形成されたとされる．遺伝子配列も集団を形成していることが少なくない．ヘモグロビン遺伝子は(スーパー)遺伝子ファミリーの代表的な例で，他の脊椎動物でも類似の遺伝子ファミリーをもっている．さらに進化的に離れているミオグロビン遺伝子も遺伝子ファミリーに含める場合もある．どこまでの相同性(類似性)で遺伝子ファミリーとするかについては見解が決まっていない．また多くの異なる遺伝子が(ときに種間をこえて)塩基配列の相同性をもち，共通の機能ドメインをもつ例が多く知られるようになってきた．これらも遺伝子ファミリーに含めるかについても定説がない.[589]

遺伝子プール gene pool ［遺伝子給源］ ある集団に属する個体の遺伝子の総体をいう．遺伝子給源ともいう．メンデル Mendel 集団に属する遺伝子すべてを指す．有性生殖を行う生物集団がもっているすべての遺伝情報である.[271]

遺伝子変換 gene conversion ①対立遺伝子間遺伝子変換：対立遺伝子間で一方の配列(供与配列)の一部のコピーが他方の配列(受容配列)に組み込まれる遺伝子変異で，このとき，供与配列側は変化を受けない．遺伝子変換の起こる機構の詳細は不明．②遺伝子座間遺伝子変換：ヒトのゲノム中には反復するDNA配列が多く含まれている．CAやCAGの繰り返し(マイクロサテライト)，Alu配列(280 bpの繰り返し)から数kbpに及ぶ長い配列よりなるものも知られている．このような繰り返しが縦列(タンデム)に並んだ相同配列間においても遺伝子変換が起こる.[437]

遺伝情報 genetic information ゲノムを構成する核酸中の塩基配列として保存されている情報．生物の遺伝情報はゲノム中に保存されており，ゲノム中の情報はRNA，あるいはタンパク質に変換されてはじめてその機能が発現される．転写によってゲノム中の情報をRNAに写しとり，そのRNAを鋳型にしてタンパク質を合成し翻訳を行う．また遺伝情報は，核酸からタンパク質へと伝えられ，逆行することはない．これをセントラルドグマという.[13]

遺伝情報発現⇨同遺伝子発現→260

遺伝子ライブラリー gene library 単一の生物種の遺伝情報，すなわち全ゲノムDNA断片がベクターにクローン化された集合体の総称．ベクターとしては，ファージ，またはコスミドが一般的．λ(ラムダ)ファージベクターが主流であるが，最近ではP1ファージベクターやコスミドベクターも使われるようになってきた．ただし，自作のゲノムライブラリーを作成する際は，扱いやすさから今でもλファージベクターがよく用いられる．通常は，目的の全ゲノムDNAを適切な制限酵素で処理したあと，ファージ，またはコスミドベクターに挿入する．各ベクターは挿入可能なゲノムDNAのサイズにより使い分けることが可能で，平均17 Kb(キロベース．DNA，RNAの大きさを表す単位)であればλファージを，45 Kbであればコスミドベクターをおのおの用いることになる．これらのライブラリーは，目的とする遺伝子の構造や機能の解析を行う際に有効な分子生物学的手法の1つでもある.[13]

遺伝子療法⇨同遺伝子治療→260

遺伝性QT延長症候群 hereditary long QT syndrome 心電図におけるQT時間の延長とトルサード・ド・ポアント torsades de pointes(倒錯型心室頻拍)という致死的不整脈を主徴とする遺伝性疾患．モス Arthur Moss の分類で，常染色体優性遺伝で聾啞を伴わないロマノ・ワード Romano-Ward 症候群，常染色体劣性遺伝で聾啞を伴うイェルヴェル・ラング=ニールセン Jervell-Lange Nielsen 症候群，それに孤発性のQT延長症候群に分けられる．最近，いずれも心筋のチャネルタンパク質をコードする遺伝子の異常であることが明らかとなりつつある．診断は心電図所見(QTc時間440 msec以上)のほか，失神発作の有無，先天性聾啞の有無，家族歴などについて問診を行う．治療はβ遮断薬が有効であるが，メキシレチン塩酸塩の有効例や植込み型除細動器が使用された例も報告されている.[424] ⇨参QT延長症候群→99

遺伝性遠位筋ジストロフィー hereditary distal muscular dystrophy⇨同ガワーズ症候群→564

遺伝性オパール様ゾウゲ(象牙)質 hereditary opalescent dentin⇨同ゾウゲ(象牙)質形成不全症→1811

遺伝生化学 biochemical genetics, genetic biochemistry 遺伝子の化学的性質や作用機構を生化学的に解析を行う遺伝学分野の1つ．代表的な例として，1941年ビードル G.W.Beadle とテータム E.L.Tatum はアカパンカビ *Neurospora crassa* の生化学的突然変異株を用いた遺伝子作用の研究結果から，1つの遺伝子はただ1つの酵素の特異性を支配し，表現型を決定するとした一遺伝子一酵素説を導き出した．その後，この仮説が分子遺伝学研究の基本原理として，遺伝子と各種生化学的反応の関係の解明に重要な役割を果たした.[13] ⇨参分子遺伝学→2605

遺伝性角化症 hereditary keratosis ［先天性角化異常症］

遺伝性に生じる表皮細胞の角化異常症の総称で，角質肥厚を認める．X染色体劣性遺伝性魚鱗癬，尋常性魚鱗癬，葉状魚鱗癬などの魚鱗癬群の疾患や，水疱型先天性魚鱗癬様紅皮症，遺伝性の掌蹠角化症などが含まれる．[178]

遺伝性角膜ジストロフィー　hereditary corneal dystrophy⇨同角膜ジストロフィー→489

遺伝性家族性アミロイドーシス　heredofamilial amyloidosis⇨同家族性遺伝性アミロイドーシス→512

遺伝性家族性視神経萎縮　hereditary familial optic atrophy⇨同遺伝性視神経萎縮→263

遺伝性果糖不耐症　hereditary fructose intolerance⇨同ショ糖不耐症→1493

遺伝性癌　inherited cancer⇨同家族性癌→513

遺伝性感覚・自律神経性ニューロパチー　hereditary sensory and autonomic neuropathy；HSAN⇨同遺伝性感覚性ニューロパチー→262

遺伝性感覚性ニューロパチー　hereditary sensory neuropathy；HSN　［遺伝性感覚・自律神経性ニューロパチー］　感覚障害を主症状とし，若年で発症し，下肢の穿孔性潰瘍を特徴とする遺伝性末梢神経障害で5系に分類される．I型の家族性潰瘍性断節性肢端症は主に10-20歳代に，下肢の無痛性・難治性潰瘍，穿孔症で発症する．また穿孔した潰瘍は蜂巣炎や骨髄炎にまで至る．II型は先天性感覚性ニューロパチーに分類され，発症年齢は10歳以下と低く，四肢体幹の全感覚が低下する．III型は家族性自律神経失調症，ライリー・デイ Riley-Day症候群と呼ばれ，ユダヤ系に多い．ほとんどが味覚障害を伴う．IV型は先天性無痛無汗症と呼ばれ，先天性に口唇や舌，指の咬傷などの無痛症に伴う症状と発熱を伴わない高熱がみられる特徴がある．V型は先天性感覚性ニューロパチーに分類され，四肢の痛覚が障害されるが，触圧覚と深部覚は正常に保たれる．[509]

遺伝性球状赤血球症　hereditary spherocytosis；HS　血液塗抹標本にて小型球状赤血球を認め，貧血，黄疸，脾腫を主徴とする溶血性貧血．わが国における遺伝性溶血性貧血の中では最も頻度が高い．アンキリン，バンド3タンパク質，バンド4.2タンパク質などの赤血球膜タンパク質の遺伝子変異が原因とされており，典型例では常染色体優性遺伝形式を示す．平均赤血球ヘモグロビン濃度(MCHC)は高値を呈し，低張食塩水に対する浸透圧抵抗性は減弱している．病的赤血球を破壊するのは脾であることから，溶血の改善には摘脾術が有効である．[656]

遺伝性近位性神経原性筋萎縮症　hereditary proximal neurogenic muscular atrophy⇨同ウォールファルト・クーゲルベルク・ヴェランダー病→321

遺伝性痙性対麻痺　hereditary spastic paraplegia (paraparesis)　［家族性痙性対麻痺，進行性強直性対麻痺］　脊髄小脳変性症の一型で，通常，常染色体優性遺伝を示し，10-20歳代に発症し，緩徐進行性の痙性対麻痺を呈する．一般的には脊髄小脳系以外の小脳症状は呈さないが，まれに小脳症状や知能低下を伴うものもある．いくつかの亜型があり，その鑑別診断は必ずしも容易ではない．[1527]

遺伝性血小板機能異常症　hereditary disorder of platelet function　血小板の膜タンパク質に異常があるため凝固機能に欠陥が認められる疾患．常染色体劣性遺伝による．通常，血管が損傷されると血小板が障害部に集まって粘着し，ADP (adenosine diphosphate，アデノシン二リン酸)を放出し凝集して血栓を形成する(一次止血機構)．これに次いで血漿中の凝固因子が活性化されてフィブリンが形成される(二次止血機構)．これらの止血機構が正常に働かないため皮膚粘膜出血が起こり，出血時間は延長する．多くは乳児期に発症し，紫斑，鼻出血，歯肉出血などを繰り返す．血小板粘着・凝集および血餅退縮は著明に低下．治療は特異的なものはなく，新鮮血や血小板輸注が行われる．アスピリン，インドメタシン，ジピリダモールなど血小板凝集を阻害する薬剤を投与する場合には注意を要する．[1631]

遺伝性血小板減少症　inherited thrombocytopenia　［家族性血小板減少症］　先天的な血小板減少症で，遺伝形式により分類．性染色体劣性遺伝には湿疹，血小板減少，中耳炎などの反復する感染症を三徴とするウィスコット・オールドリッチ Wiskott-Aldrich 症候群，常染色体優性遺伝では血小板減少症，巨大血小板，デーレ Döhle 小体類似の封入体を有する顆粒球を三徴とするメイ・ヘグリン May-Hegglin 異常，腎炎，感音難聴，巨大血小板を伴うエプスタイン Epstein 症候群，あるいは巨大血小板を伴う血小板減少，出血時間の延長，血小板の自然凝集をきたすモントリオール血小板 Montreal platelet 症候群など，常染色体劣性遺伝では巨大血小板と軽度の血小板減少を起こすベルナール・スーリエ Bernard-Soulier 症候群あるいは全身性疾患の部分症としての血小板減少を認めるチェディアック・東 Chédiak-Higashi 異常，ファンコニ Fanconi 症候群などがある．[1481]

遺伝性口腔疾患　hereditary oral disease　遺伝的要因によって種々の疾患，異常が口腔および口腔周囲組織に単独あるいは全身的疾患の一分症として現れるもの．①歯・歯周組織にみられる異常：エナメル質形成不全症，ゾウゲ(象牙)質形成不全症，遺伝性歯肉線維腫症，侵襲性歯周炎など，②上顎部にみられる異常：アペール Apert 症候群，マルファン Marfan 症候群，胎児性顔貌症候群，眼歯骨症候群，口腔顔面指趾症候群I型・II型など，③下顎部にみられる異常：下顎顔面異骨症，遺伝性顎骨骨幹骨不全症，ガードナー Gardner 症候群，ターナー Turner 症候群，ネコ鳴き症候群，トリソミー症候群など．その他，鎖骨頭蓋異骨症，遺伝性多発性セメント質腫症，先天性掌趾角化症，先天性表皮水疱症なども顎口腔領域に異常が現れる遺伝性疾患．[830]

遺伝性高グリシン血症　hereditary hyperglycinemia　［非ケトーシス型高グリシン血症］　血中，尿中のグリシンの顕著な増量を示す先天性代謝異常．1961年にチャイルズ Barton Childs とナイハン William L. Nyhan によって最初に記載された．ケトーシスを伴うケトーシス型高グリシン血症と非ケトーシス型高グリシン血症に分類されたが，ケトーシス型高グリシン血症はプロピオン酸血症，メチルマロン酸血症，イソ吉草酸血症などの有機酸代謝異常が一次的であり，血中グリシンの上昇は二次的現象であることが判明した．非ケトーシス型高グリシン血症が原発性グリシン代謝異常症と考えられている．グリシン代謝の主要経路であるグリシン開裂反応の遺伝的障害による．グリシン開裂反応は，ミトコンドリアに存在する4つのタンパク質からなる複合酵素によって触媒され，本症はこの複合酵素の活性低下による障害．遺伝形式は常染色体劣性遺伝で頻度は欧米では約25万人に1人と推定されている．わが国でも20例以上の報告がみられるが，新生児期に診断されないまま死亡する例も多いと推測される．発症は脳内に蓄積したグリシンにより大部分は新生児期に痙攣，意識障害，筋緊張低下，無呼吸発作などの症状で発症し，数週以内に死亡するか重篤な脳障害を残す．治療は脳内グリシン濃度を低下させる目的で，グリシンおよびセリン除去ミルクの投与，安息香酸投与によるグリシンの尿中排泄促進などが試みられるが効果は少ない．[987]

遺伝性好中球減少症 hereditary neutropenia ［**遺伝性無顆粒球症，コストマン型好中球減少症**］ 好中球が著しく減少する常染色体劣性遺伝の疾患．1956年にコストマン Rolf Kostmann により報告された．未熟な顆粒球系細胞における G-CSF(顆粒球コロニー刺激因子)受容体の異常も一部関与していることが報告されている．骨髄での成熟は前骨髄球，骨髄球の段階で停止し，生後早期から皮膚，口腔，肺，腸，直腸に細菌による重症感染症が反復する．治療として G-CSF 製剤を投与するサイトカイン療法が行われる．一部は急性骨髄白血病に移行する．[1038]

遺伝性高尿酸血症 hereditary hyperuricemia⇨参レッシュ・ナイハン症候群⇀2977

遺伝性黒血症 hereditary nigremia ［**遺伝性チアノーゼ**］ 酸素親和性が低い異常なメトヘモグロビン(ヘモグロビン M)のため酸素が運搬されなくなり，皮膚や口唇などがチアノーゼを呈し紫色にみえる遺伝性疾患．通常のヘモグロビンの鉄は二価鉄であるが，メトヘモグロビンは三価鉄となっているため，酸素との親和性が低下し血液がチョコレート色にみえることから黒血症といわれる．予後は良好である．[1038] ⇨参異常ヘモグロビン症⇀238

遺伝性コプロポルフィリン症 hereditary coproporphyria⇨同肝性コプロポルフィリン症⇀618

遺伝性視神経萎縮 hereditary optic atrophy ［**先天視神経萎縮，遺伝性家族性視神経萎縮**］ 遺伝的な要因で両眼の視神経が萎縮し視力低下をきたす疾患．常染色体優性の遺伝形式をとる優性遺伝性若年性視神経萎縮症と，ミトコンドリア DNA の異常で母系遺伝形式をとるレーベル Leber 遺伝性視神経症などが知られている．診断をつけるためには，遺伝子採取や患者の家族の眼科的検査が必要となる．[1153]

遺伝性疾患⇨参遺伝病⇀265

遺伝性(特発性)歯肉過形成症⇨同歯肉線維腫症⇀1330

遺伝性周期性脱力症 adynamia episodica hereditaria⇨同高カリウム血症性周期性麻痺⇀982

遺伝性手掌足底角化症 hereditary palmoplantar keratosis, keratoma palmare et plantare hereditarium ［**遺伝性掌蹠(しょうせき)角化症**］ 手掌，足底に著明な角化を認めるもの．生後数週間の新生児でみられる．角化の程度や発症部位もさまざまだが，発症部位に大小の亀裂を認める．治療は副腎皮質ホルモン剤の塗布または内服．[1631] ⇨参先天性掌蹠(しょうせき)角化症⇀1782

遺伝性出血性末梢(毛細)血管拡張症 hereditary hemorrhagic telangiectasia⇨同ランデュ・オスラー・ウェーバー病⇀2911

遺伝性掌蹠(しょうせき)角化症 hereditary palmoplantar keratosis⇨同遺伝性手掌足底角化症⇀263

遺伝性小脳性運動失調症⇨同マリー運動失調症⇀2745

遺伝性腎炎 hereditary nephritis 遺伝性に発症する種々の程度の腎障害のうち，糸球体腎炎像を示すもの．単一疾患でなく，アルポート Alport 症候群，糸球体菲薄基底膜 thin basement membrane nephropathy 症候群などが含まれる．進行性遺伝性腎炎としてはアルポート症候群が重要で，タンパク尿，血尿で始まり，難聴や眼症状を伴う場合が多く，常染色体優性遺伝である．男性の症状が強く予後も不良で，一般に30歳前後で腎不全に陥る．腎組織では糸球体基底膜の層状の断裂を伴う肥厚と菲薄化が特徴的．菲薄基底膜症候群は糸球体基底膜がびまん性に異常に薄く，血尿を伴う疾患で，遺伝性であるが進行性ではなく，予後はよい．家族性良性血尿，非家族性特発性再燃性血尿，家族性進行性血尿，混合型などに分類される．[146]

遺伝性腎性尿崩症 hereditary nephrogenic(nephrogenous) diabetes insipidus 抗利尿ホルモン(ADH)の分泌は正常であるが，集合管と遠位尿細管の ADH に対する反応性が低下し，尿濃縮力障害を示す疾患．伴性劣性遺伝で，原因は ADH の受容体の異常．生後から15歳くらいまでに発症し，男性に多い．約半数に知能障害や身体発育障害がみられる．症状は脱水傾向となり，高ナトリウム血症を伴い，脱水が高度になると発熱，嘔吐，痙攣，意識障害をきたす．治療には多量の水補給が基本であり，これに加えて食事の塩分制限，サイアザイド利尿薬，プロスタグランジン阻害薬などの投与が有効．[858]

遺伝性新生物 hereditary neoplasm ある遺伝的形質が特定の腫瘍を引き起こしやすいことが知られている．種々の検討により発癌機構が明らかになっている．多発性内分泌腫瘍症候群 multiple endocrine neoplastic syndrome (MEN)では第10番染色体の *RET* 遺伝子あるいは第11番染色体の異常を認める．色素性乾皮症では DNA 修復酵素の欠失があり，日焼けで皮膚の腫瘍ができやすい体質を示す．家族性大腸ポリポーシスでは第5番染色体の *APC* 遺伝子の異常が見出され，遺伝形式は常染色体優性遺伝．リ・フラウメニ Li-Fraumeni 症候群は乳癌と軟部組織肉腫を発生し第13番染色体(*Rb1* 遺伝子)，第11番，第17番染色体(*p53* 遺伝子)の異常があり遺伝形式は常染色体優性遺伝．網膜芽腫は第13番染色体上の *Rb1* 抑制遺伝子の対立遺伝子の欠如がある．家族性乳癌では第17番染色体上の *BRCA1* の変異がある．卵巣癌では患者の姉妹や母親の危険性は5倍に上昇するが，家族性が示唆されるのは5% で残りは散発性である．[758]

遺伝性対側性色素異常症《遠山》 dyschromatosis symmetrica hereditaria of Toyama ［**対側性肢端色素沈着症，対側性点状網状色素欠乏症**］ 手背，足背に白斑と褐色斑が混在する優性遺伝性疾患で，アデノシン脱アミノ化酵素1型遺伝子の変異により発症する．一部に同様の発疹を四肢伸側にも認め，頬部にはそばかす様の点状褐色斑が散在する．遠山郁三により1910(明治43)年

い

に第1例が報告され，1929(昭和4)年に命名された．鑑別疾患として，ほぼ同じ分布でわずかに陥凹した小色素斑を認める網状肢端色素沈着症(北村)や，白斑と色素斑の混在した同様変化が全身に汎発する遺伝性汎発性色素異常症があり，いずれも常染色体優性遺伝性疾患であるが病因遺伝子が異なる．[1033]

遺伝性楕円赤血球症 hereditary elliptocytosis；HE 血液塗抹標本にて多数の楕円赤血球の出現をみる遺伝性の赤血球異常症．スペクトリン(赤血球細胞膜の裏打ち構造のタンパク質)やバンド4.2タンパク質などの赤血球膜タンパク質の遺伝子変異が原因とされている．多くの場合は無症状であり，溶血を呈するのは一部の症例である．わが国の遺伝性溶血性貧血の中では，遺伝性球状赤血球症に次ぐ頻度である．病的赤血球を破壊するのは脾であることから，溶血の改善には摘脾術が有効である．[656]

遺伝性多発神経炎性失調 hereditary polyneuritic form ataxia⇨同レフスム症候群→2981

遺伝性多発性外骨腫 hereditary multiple exostosis ［**骨軟骨腫症，多発性骨軟骨腫**］ 内軟骨性骨の成長障害疾患で，比較的頻度の高い骨良性疾患．日本整形外科学会の分類では多発性骨軟骨腫 multiple hereditary osteochondroma に相当．主訴は腫瘤や関節可動域制限，運動時痛．他覚所見として骨の変形，低身長が特徴．まれに軟骨肉腫が二次的に発生．遺伝形式は常染色体優性遺伝であるが，約1/3は散発例で，多くは新生突然変異体と考えられている．骨性突起は通常，幼児期に発見され，その頭部には軟骨帽 cartilage cap と呼ばれる軟骨組織が存在する．通常，軟骨帽が加齢とともに消失すると，腫瘤の増大も停止する．治療は特にないが，骨性腫瘤による関節可動域制限，疼痛，神経・血管の圧迫が強い場合には切除対象となる．二次性軟骨肉腫の発生は骨盤など扁平骨に多いため，注意が必要．[789]

遺伝性チアノーゼ⇨同遺伝性黒血症→263

遺伝性チロシン血症 hereditary tyrosinemia 先天的にチロシンが血中に過剰にみられる疾患．遺伝形式は常染色体劣性遺伝．肝機能障害，肝硬変，肝腫瘍，くる病，発育障害，角膜混濁，知的障害などの症状を呈する．[987] ⇨参高チロシン血症→1035

遺伝性トランスコバラミンⅡ欠乏症 hereditary transcobalamin Ⅱ deficiency ビタミンB_{12}依存症の1つ．生後3-5週で，巨赤芽球貧血，下痢，感染を伴う常染色体劣性遺伝の疾患である．ビタミンB_{12}(コバラミン)は腸管より吸収され，血漿タンパク質であるトランスコバラミンⅡと結合して組織に運ばれる．そしてトランスコバラミンⅠと結合して肝に蓄えられて免疫グロブリン産生に関与する．トランスコバラミンⅡが欠損しているためビタミンB_{12}の転送が起こらず，免疫B細胞の増殖が阻害されて，抗体産生細胞への分化が障害される．免疫グロブリンが低下し，特異抗体の産生がみられない．[987]

遺伝性難聴 hereditary deafness 遺伝性に伝音性または感音性の難聴を伴うこと．他に合併する症候により種々の症候群がある．有名なものに，神経性難聴に腎病変を伴うアルポート Alport 症候群，難聴にめまい・耳鳴りを伴うコーガン Cogan 症候群，先天性聴力障害に内眼角開離を伴い虹彩が青眼となるワールデンブルグ Waardenburg 症候群などがある．他に合併する症候がなく，遺伝性・家族性に難聴がある場合もある．[451]

遺伝性反復発作性無力症 ⇨同高カリウム血症性周期性麻痺→982

遺伝性非ポリポーシス性大腸癌 hereditary nonpolyposis colorectal cancer；HNPCC ［**リンチ症候群**］ ポリポーシスを介さずに発生する遺伝性の大腸癌のこと．わが国では全大腸癌の2%を占める．常染色体優性遺伝，50歳以下の若年発症，右側大腸癌の多発発生，組織的には粘液癌や低分化癌などの特徴を示す．また，大腸以外にも胃癌や子宮体癌をきたす家系もあり，家族内に大腸癌のみを認める場合をリンチ Lynch 症候群Ⅰ，大腸以外の他臓器にも腺癌をみとめる場合をリンチ症候群Ⅱと呼ぶ．DNA修復時のミスマッチを修復する遺伝子 *MLH1*，*MSH2*，*MSH6*，*PMS2*，*PMS1* のうちのどれかの異常が原因であると考えられている．[1272] ⇨参癌家族症候群→572

遺伝性肥満 hereditary obesity，genetic obesity 二次性肥満に含まれ，肥満を一徴候とする症候群をいう．①アルストレーム Alström 症候群：網膜色素変性，難聴，糖尿病，腎疾患を主徴とする，②モルガーニ Morgagni 症候群：閉経期女性にみられ，前頭骨内板過骨症，頭痛，多毛，精神症状を主徴とする，③プラダー・ウィリー Prader-Willi 症候群：高度肥満，知的障害，性腺不全，幽門狭窄，口唇裂，口蓋裂を主徴とする，④バルデー・ビードル Bardet-Biedl 症候群：網膜色素変性，知的障害，性腺不全，奇形(多指症)を主徴とする，などがある．[987]

遺伝性表皮水疱症 epidermolysis bullosa hereditaria ［**先天性表皮水疱症**］ 機械的刺激により皮膚または粘膜に水疱を生じる遺伝性疾患．軽い機械的刺激でも，四肢末端，膝蓋，肘頭などに水疱が生じる．出生時ないし幼小児期に発生することが多い．常染色体優性遺伝の単純型，優性栄養障害型，常染色体劣性遺伝の接合部型，劣性栄養障害型の4型に大別される．原因の異常タンパクは，単純型ではケラチン5や14，接合部型ではラミニン5や180 kD類天疱瘡抗原，優性・劣性栄養障害型ではⅦ型コラーゲンなどであることが判明．単純型は夏季に増悪する傾向があり，瘢痕を残さず治癒．接合部型の重篤な例は生後数か月以内に死亡する例が多い．栄養障害型では，水疱軽快後の瘢痕形成部位に皮膚癌を続発する場合がある．[178] ⇨参表皮水疱症→2493

遺伝性フルクトース不耐症 hereditary fructose intolerance ［**果糖不耐症**］ 果糖分解酵素であるフルクトース1リン酸アルドラーゼの異常による常染色体劣性疾患．果糖を摂取しないかぎり異常は起きないが，果糖を摂取すると低血糖，アシドーシスになり，悪心・嘔吐，発汗さらには痙攣，昏睡が現れる．肝硬変，知的障害を起こすことがある．診断には，肝生検材料について酵素異常の確認が必要である．[987] ⇨参フルクトース代謝異常→2585

遺伝性抱合型高ビリルビン血症 hereditary conjugated hyperbilirubinemia 肝臓での抱合は障害されず，胆汁への抱合型(直接)ビリルビンの輸送異常と考えられ，そのため血中の抱合型ビリルビンが高値となる．ドゥビン・ジョンソン Dubin-Johnson 症候群，ローター Rotor 症候群がある．ドゥビン・ジョンソン症候群は思春期頃に軽度の黄疸が出現し，持続するが，感染や妊娠で増悪する．生命予後はよい．検査所見は血中抱合型ビリルビン増加，尿中異性体コプロポルフィリン増加，胆嚢は造影されない．両症候群の症状，検査所見はほとんど同じで同一疾患と考えられたこともあったが，現在では別の疾患とされている．ローター症候群は，胆嚢は経静脈的には造影されないが経口造影が可能であること，病理学的に肝細胞にメラニン様黒色色素が認められることなどがその理由である．ドゥビン・ジョンソン症候群は常染色体劣性遺伝で，ローター症候群は常染色体不完全劣性遺伝．[1631] ⇨参ドゥビン・ジョンソン症候群→2127，ローター症候群→2998

遺伝性本態性振戦⇨参本態性振戦→2722

遺伝性無顆粒球症　hereditary agranulocytosis⇨同遺伝性好中球減少症→263

遺伝性無汗性外胚葉形成不全症　⇨同先天性無汗性外胚葉形成異常症→1787

遺伝性溶血性貧血　hereditary hemolytic anemia　遺伝性を示す溶血性貧血．赤血球膜のタンパク質，酵素，あるいはヘモグロビンの異常を原因として生じる．赤血球膜タンパク質異常症はわが国の遺伝性溶血性貧血の約8割を占めており，その中では遺伝性球状赤血球症が最も頻度が高く，多くは常染色体優性遺伝形式をとる．酵素異常は解糖系やラポポルト・リューベリング Rapoport-Luebering サイクルなどにみられ，多くは常染色体劣性遺伝である．ヘモグロビン異常はきわめて多様であり，常染色体優性または劣性遺伝形式をとる．[656]

遺伝的逆位　genetic inversion⇨同逆位→707

遺伝的組換え　genetic recombination　遺伝子 DNA 鎖が他の DNA 鎖とつなぎ換えられて新しい配列の DNA 鎖が生じること，あるいはその過程をいう．配偶子の生成過程において自然に起こる場合と，分子生物学などにおいて人工的に起こす場合とがある．前者では両親おのおのがもつ遺伝子連鎖群の相同性のある1組の遺伝子群，または相同性のない遺伝子群の間で乗換えが起こり，新しい組み合わせの遺伝子群を生じる．新しい遺伝子の組み合わせが生じるため遺伝的多様性がゆたかになる．高等生物では交差によって，また下等生物では形質転換・接合または形質導入によって生じる．真核生物は，2組またはそれ以上の相同染色体をもつ倍数体であるから，通常は減数分裂によって生殖細胞を生じる際の相同染色体どうしの交差による組換えとなる．後者は遺伝子操作の一種であり，異なる種の遺伝子に組み込む操作や実験技術を広く意味する用語となった．目的とする遺伝子断片を細菌のプラスミド遺伝子に組み込んで組換え体を生じさせたり，ウイルスベクターの DNA に組み入れて哺乳動物細胞内に移入し，遺伝形質の異なる2つの株が宿主に同時感染したときに組換えを生じさせたりする．[13]

遺伝的障害倍加線量　doubling dose ［倍加線量］ 体細胞，生殖細胞に遺伝子突然変異，染色体異常が生じることを遺伝的障害という．生物の一代の間にこの変異や異常の割合が2倍に増加するのに必要な放射線量を倍加線量という．自然出現頻度と同じ誘発を起こすのに要する被曝線量ともいわれる．倍加線量は放射線防護の立場から集団に対する遺伝的影響などを推定する指標の1つである．人間の場合 0.1-1 Gy(グレイ)とされ(近年は 0.2-2.5 Gy ともいわれる)，遺伝的影響の統計評価に使われる．[18]

遺伝的素因⇨同遺伝的素質→265

遺伝的素質　hereditary predisposition ［遺伝的素因，遺伝的背景］ 外見・性格などの表現系に影響を及ぼす親より受け継いだ遺伝的な要素．疾患発症の感受性に大きく関与している場合もある．高血圧や糖尿病などを罹患しやすい家系であることが判明すれば，早期の生活指導により発症の予防・重症化の防止を図ることも可能．[437]

遺伝的多型　genetic polymorphism　DNA の塩基配列の個体差が同種内で1% 以上に認められる場合のこと．マイクロサテライトは約 2-5 塩基の短い DNA の繰り返し配列であり，繰り返し回数が個々で異なることより多型を生じる．またスニップ(single nucleotide polymorphism；SNP)は1つの塩基が異なる1塩基多型．ヒトゲノム中に数多く存在し，個人識別，疾患関連遺伝子の研究，遺伝学など多くの分野で遺伝子マーカーとして用いられている．[437]

遺伝的背景⇨同遺伝的素質→265

遺伝的微細構造地図　genetic〔fine〕structure map⇨同遺伝子地図→260

遺伝的翻訳　genetic translation⇨同翻訳→2723

遺伝病　genetic disease　母親または父親由来の遺伝子を介して伝達される疾患．ヒトの染色体は22対44の常染色体と2対(男性 XY，女性 XX)の性染色体よりなり，遺伝病も常染色体性と性染色体性に大別される．後者は主に男性で発症がみられ，女性は発病せず保因者となる．優性または劣性に遺伝する．核内遺伝子のほかに，ミトコンドリア遺伝子の変異に起因するものもある．[437]

遺伝変性疾患　heredodegenerative disease　神経変性疾患のうち遺伝性(家族性)がみられるもの．①認知症を主とする疾患：家族性アルツハイマー Alzheimer 病．アルツハイマー病 Alzheimer disease(AD)のうち数%が家族性 familial AD(FAD)であるといわれ，すべて常染色体優性遺伝形式をとる．最初に同定された FAD の原因遺伝子は第21番染色体長腕に存在するアミロイド前駆体タンパク amyloid precursor protein (APP)である．APP 変異による FAD は FAD の中では10% 未満と頻度は低い．発症年齢は50歳代．APP に次いでプレセニリン presenilin 1 と 2(PS 1，PS 2)の変異による FAD が報告された．PS 1 は第14番染色体長腕に位置し，PS 2 は第1番染色体長腕に位置する．PS 1 変異による FAD はわが国でも20家系以上の報告があり，FAD の大部分を占めるとされている．PS 2 変異による FAD はきわめてまれ．PS 1，PS 2 変異による FAD はおのおの 30-50 歳代，50-80 歳代で発症する．APP，PS 1，PS 2 変異による FAD いずれも病理学的所見や臨床像は孤発性 AD と相違はないが，発症年齢がやや若い点と進行が一般に速い点が特徴であるとされている．②パーキンソニズムを主とする疾患：家族性パーキンソン病 familial Parkinson disease (FPD)．原因遺伝子として現在11の遺伝子座が同定され，遺伝子シンボルとしてPARKが用いられ，PARK 1-11と番号が付されている．そのうち，現時点でPARK 1（αシヌクレインα-synucleinをコードする*SNCA*），PARK 2（*Parkin*），PARK 4（*SNCA*の三重複triplication），PARK 5（*UCH-L1*），PARK 6（*PINK1*），PARK 7（*DJ-1*），PARK 8（ダーダリンdardarinをコードする*LRRK2*）の7遺伝子が単離されている．PARK 1，3，4，5，8，11は常染色体優性遺伝形式をとり，PARK 2，6，7，9は常染色体劣性遺伝形式をとる．PARK 2がFPDの約半数を占めるとされる．PARK 2は常染色体劣性若年性パーキンソニズムautosomal recessive juvenile parkinsonism（AR-JP）ともいわれ，わが国で原因遺伝子のパーキン*Parkin*が同定された疾患．40歳以前に発症し，睡眠にて症状が軽快し，下肢優位にジストニアを認め，腱反射の亢進を認めるなどの特徴を有する．PARK 6とPARK 7はPARK 2（AR-JP）と臨床像が類似しており，AR-JPが疑われたが*Parkin*の異常を認めなかった場合にはその遺伝子検索がなされる必要がある．その他わが国ではPARK 8家系の報告もある．③不随意運動を主とする疾患：ハンチントンHuntington病．尾状核の萎縮と舞踏運動といわれる不随意運動と認知症を主症状とする常染色体優性遺伝形式をとる疾患．浸透率はほぼ100%を示し，第4番染色体短腕に位置する*IT15*遺伝子内のCAGリピートの異常伸長にて発症する．トリプレットリピート病の1つで世代を経るに従い発症年齢が若年化する表現促進現象を認める．発症年齢は40歳以降が多いが，20歳以前の発症例もある．70歳以降で発症する高齢発症例では認知障害はあっても軽度であるとされている．初発症状は舞踏運動で通常手足に現れ，次第に顔面，頸部にも及ぶ．次第に認知障害が現れ，社会生活ができなくなるほどに認知機能が低下する．遺伝子診断にて確定診断する．鑑別すべき疾患に有棘赤血球性舞踏病があるが，有棘赤血球を認めること，常染色体劣性遺伝形式をとること，自咬症や末梢神経障害を認めること，CHAK遺伝子の異常を認めることにより鑑別可能．④失調症状を主とする疾患：遺伝性脊髄小脳変性症hereditary spinocerebellar degeneration（遺伝性SCD）．わが国のSCDは約70%が孤発性で，約30%が遺伝性であるとされている．遺伝性SCDのうち90%が常染色体優性遺伝性疾患であり，残る10%が常染色体劣性遺伝性である．わが国では遺伝性SCDのうち*SCA3*（*MJD*）が約26%と最も多く，次に*SCA6*が20-25%，第16番染色体に連鎖する優性遺伝性皮質性小脳萎縮症（16 q-ADCA）が多く，さらにDRPLAが約10%となっている．その他*SCA1*と*SCA2*が各々3-5%の順で報告されている．常染色体劣性遺伝性SCDの中では眼球運動失行と低アルブミン血症を伴う早発型小脳失調症（EAOH）が約半数を占め頻度が高い．⑤運動ニューロン疾患：1）家族性筋萎縮性側索硬化症（家族性ALS）．ALS患者の5-10%に家族内発症がみられ，常染色体優性遺伝形式をとるALS 1，3，4，6，7，8や常染色体劣性遺伝形式をとるALS 2，5などの病型が存在する．家族性ALSの20%以上がCu/Znスーパーオキシドジスムターゼsuperoxide dismutase（*SOD1*）遺伝子の変異により発症するALS 1である．ALS 1は100種類をこえるSOD遺伝子の変異が報告されているが，その変異の種類により臨床像が大きく異なることが特徴とされ，*H46R*変異では平均罹病期間が約17年と非常に緩徐に進行するのに対し，*L84V*変異では進行が急激で平均罹病期間は約1.6年である．2）球脊髄性筋萎縮症spinal and bulbar muscular atrophy（SBMA）．アンドロゲン受容体遺伝子のCAGリピートの異常伸長により発症する疾患で，伴性劣性遺伝形式をとり男性のみに発症．下位運動ニューロン徴候に女性化乳房，勃起障害などのアンドロゲン不全症を伴う．ALSと違って進行は非常に緩徐である．[716] ⇨㊜ハンチントン舞踏病→2416，球脊髄性筋萎縮症→742

遺伝有意線量　genetically significant dose；GSD　個人の生殖腺線量に被曝後受胎される子どもの期待数をかけて平均した値で，突然変異発生に関した被曝線量の推定で集団全体に起こると想定される遺伝障害の指標．遺伝線量には閾値がない．集団検診での被曝の比重が大きい．X線診断，CT検査の増加により，平均の骨髄線量，生殖腺線量が増加し遺伝有意線量の増加が推算される．医療被曝の軽減のために装置の改良，器具の改善などで被曝量の低減化がなされている．[18]

遺伝予後　genetic prognosis, genetic risk　遺伝性疾患をもつ人の子どもやその他の血族に同一疾患が出現する危険率，すなわち再現危険率recurrence riskのこと．遺伝性疾患が疑われる結婚から生まれる第1子ないしは第2子以降の子に，どのくらいの危険率で特定の遺伝疾患が生じるかを算出する．規則正しく遺伝する疾患の場合には，単純遺伝の理論に基づいて危険率を予測することができる．これを理論的遺伝予後theoretical genetic prognosisという．しかし，ヒトは分離比を乱す要因が多く，理論どおりにはいかないことも多い．遺伝の仕組みが不明な場合や多因子遺伝などの場合には，多数の同一罹患者の家族や近親の中で同様に罹患した頻度から予後を推測する．これを経験的遺伝予後empirical genetic prognosisという．[271]

イド　id　［エス］　生物学的な本能を基礎にして生ずる衝動のこと．人格を構成する3つの要因の1つとして，精神分析が明らかにした概念．精神分析ではイドのほかに，社会的な価値規範が内在化した超自我super ego，およびイドと超自我の間にあって精神的な均衡を保ち，また外界に適応する機能を担う自我egoの3つによって，人格が構成されていると考え，このような見方を人格の構造論的見地という．[187]

移動運動　locomotion　動物の移動手段である歩く，泳ぐ，飛ぶなど場所を移る運動．例えば歩行は随意運動であるが，全身の筋群が関与し，重力に対して常にある一定の姿勢を保ちつつ全身を移動させる必要がある．このため，大脳から錐体路を介して意志的に筋を働かせると同時に，錐体外路性支配あるいは種々の反射が関与する精巧な動作である．[1230]

移動汚染源　mobile source pollution ⇨㊐移動発生源→267

移動型人工心臓　mobile artificial heart　人工の器械による駆出装置を人工心臓といい，重度の心不全状態に対して用いるが，心臓全部を代用する完全人工心臓と，駆出のみを代用する左室駆出型の人工心臓がある．構成は大別して，血液の駆動力（エネルギー）とポンプ作用を兼ね備えた駆出系と，血液循環の制御をつかさどる制御系の2つのパーツに分かれるが，これをできる限り小さくして日常生活の可能な範囲で移動できるようにしたものが移動型人工心臓．Jarvik-7が有名であるが，近年，より小型化した駆動装置が開発されつつあり臨床試験が行われている．しかし，まだ実用段階ではなく，特に血栓の問題や感染の問題，さらに移動可能な小型エネルギー源の開発など多くの課題が残されている．[116] ⇨参人工心臓→1541

移動期 diakinesis 配偶子を形成する際に起こる減数分裂のうち，第1減数分裂の最終段階．相同染色体は短縮，分離する．[550] ⇨参減数分裂→953

移動グリッド⇨参グリッド→829

伊東玄朴（いとうげんぼく） Itou Genboku 江戸時代の蘭方医〔1800-71（寛政12～明治4）〕．執行重助の長男として肥前国（現佐賀県）神崎郡仁比山村に生まれ，のちに佐賀藩士伊東佑章の養子となった．幼名は勘助，名は淵，字は伯寿，号は沖斎，長翁，長春庵．1823（文政6）年，長崎の大通詞猪俣伝次右衛門にオランダ語を学び，シーボルト Philipp F. J. B. von Siebold にも師事して蘭医学を学んだ．1826（同9）年，江戸に出て1828（同11）年には本所番場町に医業を開いた．1831（天保2）年，佐賀藩主鍋島家に一代侍として召しかかえられ，1843（同14）年には侍医に抜擢．1849（嘉永2）年，長崎にもたらされた牛痘痂を用いて，いち早く牛痘接種法を手がけた．1858（安政5）年，江戸神田のお玉ケ池種痘所設立にあたっては江戸在住の83名の蘭方医の中心的存在として開設に努力した．また同年，将軍徳川家定の重病に際して，戸塚静海らとともに蘭方医としてはじめて将軍侍医となり治療に参加した．1861（文久元）年，法印に叙せられ，長春院の号をたまわった．蘭学者としても多くの弟子を養い，1833（天保4）年に開設した蘭学塾「象先堂」の門に入る者数百といわれ，各藩の秀才を網羅していた．ビショッフの著書を翻訳して『医療正始』〔1835（同6）〕を刊行．[1259]

胃透視 〔D〕Magen durchleuchtung；MDL 胃X線透視検査のこと．ルーチン検査としては食道，胃・十二指腸を含めて検査する．[264] ⇨参胃・十二指腸X線検査→232

医道審議会 Medical Ethics Council 医道の原点に立ち，医療を提供する医師・歯科医師その他医療関係者の免許取り消し・業務停止などの処分，医療などの指示，国家試験の実施などについて，厚生労働大臣の諮問に応じて，審議・調査する委員会．各医師会等の代表と厚生労働省医政局長，および学識経験者などによって構成される．審議会には，①医道分科会，②医師分科会，③歯科医師分科会，④保健師助産師看護師分科会，⑤理学療法士作業療法士分科会，⑥あんまマッサージ指圧師，はり師，きゅう師及び柔道整復師分科会，⑦死体解剖資格審査分科会がある．[1410] ⇨参免許の取り消し→2812

移動性S状結腸症⇨同S状結腸過長症→110

移動性異物 loose object，loose foreign body 存在部位が移動する異物のこと．気管・気管支に入った異物が体位により上下に移動する場合，咳嗽発作をきたす．気管内の移動性異物の場合，声門下腔に嵌頓すると窒息の危険性がある．気管支に入った移動性異物は，吸気のみが通過できる状態ではチェックバルブ様の異物であるため肺気腫の所見を示す．これは閉塞性肺気腫と呼ばれ，胸部X線写真で診断できる．[887]

移動性睾丸⇨同移動性精巣→267

移動性精巣 migratory testis ［**移動性睾丸**］ 幼児期に認められることがある軽度の精巣下降不全で，精巣（睾丸）が陰嚢の根もとまで下降し，陰嚢内と浅鼠径部の間を移動している状態．ほとんどは思春期までに陰嚢内に収まる．[474]

移動性ペースメーカー wandering pacemaker ［**ワンダリングペースメーカー**］ 洞調律から一過性あるいは反復性に歩調とりの刺激の生成部位がかわること．心房ないし房室結節まで刺激の生成部位が移動する．刺激生成部位の違いによりP波の変形ないし逆転が周期的に起こり，PQ間隔が変動し，さらにこれらに対応してRR′間隔が周期的に変動する．[1591]

移動性盲腸 mobile cecum 盲腸は完全に後腹膜に固定されているわけではなく，可動性があり，上方6 cm，内方2 cmまでは生理的な移動範囲と考えられている．これ以上盲腸が移動すると腸間膜の伸展に伴い，右下腹部の膨満感，不快感，鈍痛などの症状が出現し，ときに強い腹痛を伴うこともある．慢性の便秘との関連性も指摘されている．移動の程度と症状（便通異常，回盲部鈍痛など）とは必ずしも一致しない．触診で回盲部に膨隆した盲腸を触知することもある．虫垂炎との鑑別が臨床上問題となることがある．20-30歳代に多く，欧米では特に女性に多い．[1307]

移動動作 locomotion，locomotion activity ある場所から他の場所に移り動くことをいう．寝返り，転がるなどの床上動作，両手・両膝をついてはう動作，膝をついて歩く動作，いざる（座ったままで進む）動作，歩く動作がある．日常生活の基本となる動作であり，移動動作自体が目的になることもあるが，日常生活においては，何かの目的を遂行するために，その場所まで移動する手段として動作が行われる．さらに車いすや歩行器，杖などの移動補助用具を使用した移動も含まれる．このうちベッドから車いす，ストレッチャーなど移動用器具に移ることを移乗動作といい，特に転倒，転落などの事故が起こりやすい．本人の移動能力と必要な移動補助動作を考え合わせた援助方法が必要とされる．[1542] ⇨参移動運動→266，移乗動作→237

移動発生源 mobile source，pollution ［**移動汚染源**］ 汚染物質の発生源の1つで，移動しながら汚染物質を排出するもの．自動車，船舶，航空機，鉄道車両などが相当する．これらがエンジンを使用するために重油やガソリンを燃焼させることで発生する窒素酸化物，硫黄酸化物，一酸化炭素，粒子状物質などが，主たる大気汚染物質である．これに対し，煤煙，粉塵発生施設である工場および火力発電所，ビル，家庭，農業など発生位置が移動しないものを固定発生源という．近年，移動発生源は増加の一途をたどっているため，これらの汚染物質の排出抑制が今後の大きな課題である．[1169,230]

伊東反応⇨同伊東・レーンスティエルナ反応→268

医動物学 medical zoology 人体に病害を及ぼす動物およびその病害性や治療に関する学問．広くは寄生虫学と同義語として扱われることもあるが，狭義には寄生虫学と衛生動物学とに分類される．[288]

移動補助用具 locomotion aid 移動動作を介助する際，より安定した状態で移動でき，かつ介助者の負担を少なくするために用いられる用具の総称．ローリングシートやローリングマットは，体位変換のできない患者を仰臥位のまま隣接させたベッドに水平移動する際に用いられる．患者とベッドとの間にシートまたはマットを挿入し，移動したい側に患者をのせたシートまたはマットをローリングすることにより移動が完了する．スライディングシーツ，スライドボードは，自力で体位変換ができない患者に多く用いられる．仰臥位のまま水平移動する際，患者とベッドとの間に敷きこむことで摩擦抵抗が減りすべるように移動できる．そのため通常より援助者の負担が少ない．リフトは，つり具を用いて，自力で体位変換できない患者をベッドや車いすなどに移動させる補助用具．多くの種類があり，リフトのつり具は患者の身体機能や体格に合わせて用いることが望ましい．その他，車いすや歩行器，杖も移動補助用具に含まれる．[1542]

伊藤母斑⇨同褐青色母斑→531

移動用バー ベッド柵の一種で，柵の向きをベッドに対し直角に変えられるようになっており，それにつかまって身体の向きを変えたり，立ち上がることができる．少しの間であれば，つかまって立っていることもできるので，リハビリテーションの第一歩として使われることもある．[1451]

●移動用バー

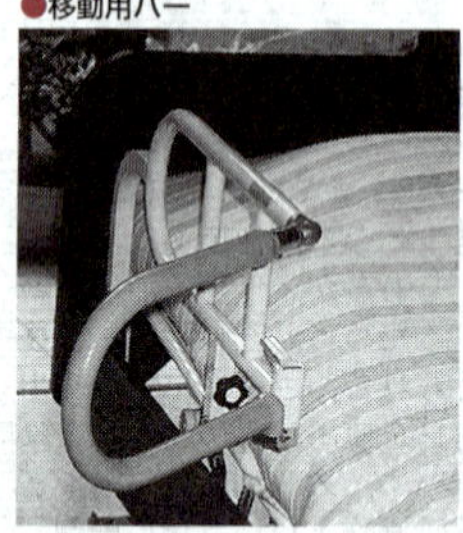

伊東・レーンスティエルナ反応 Ito-Reenstierna reaction ［伊東反応］ 軟性下疳菌抗原による皮内反応で，1913(大正2)年に伊東早三が考案しレーンスティエルナ John Reenstierna が追試を行った．皮内に培養した軟性下疳菌の浮遊液に石炭酸を加えて加熱滅菌した抗原を注射する．ツベルクリン反応に準じて紅斑・硬結を判定し，軟性下疳による感染・免疫の有無を検査する．現在ではその特異性および鋭敏性に問題があるため行われていない．[388]

意図振戦⇨同企図振戦→697

易怒性 irritability 原因もなく不機嫌になったり怒りを表したりする気分変調をいう．てんかん患者の病的な性格変化として認められるほか，躁病患者や行為障害のある患者などに認められる．また女性の月経前に出現することもある．[78]

意図的運動 volitional movement⇨同随意運動→1611

イド反応 id-reaction 先行する皮膚疾患(原発巣)の増悪に伴って，全身に丘疹紅斑や小水疱などが多発した状態．原発巣はうっ滞性皮膚炎・下腿潰瘍・貨幣状湿疹・接触性皮膚炎であることが多い．原発巣の細菌もしくは分解産物を抗原とする自己免疫反応(Ⅳ型アレルギー)であると考えられているが，被刺激性の亢進ととらえる説もある．アメリカ学派がこの疾患を自家感作性皮膚炎 autosensitization dermatitis と呼称したのに対し，ヨーロッパ学派は付着する細菌の抗原の役割を重視して細菌疹 Bacterid もしくは微生物疹 Mikrobid という名称を使用した．接尾語 id は「アレルギー性発疹」を意味している．治療は，原発巣に対しての副腎皮質ホルモン外用剤などを用いた強力な治療を行うが，治癒には2週間ないしそれ以上を要し，再燃することもしばしばである．看護上のリスクとしては，瘙痒感が撒布疹部も正常部も著しいこと，かき破ると新たに病巣を形成すること，原発巣に対して入浴や不適切な外用剤も悪化の原因となりうることがあげられる．シャワー浴もしくは清拭で患部を清潔に保ち，適切に外用剤を使用することが重要．[33] ⇨参白癬(はくせん)疹→2362

イトラコナゾール itraconazole；ITCZ トリアゾール系の抗真菌薬．真菌のチトクローム P 450(CYP)に特異的に作用して，ラノステロールの脱メチル化を阻害し，真菌の細胞膜の主要構成脂質であるエルゴステロールの生合成を阻害する．カンジダ属やクリプトコックス属など，幅広い真菌に対して抗菌スペクトルを有し，真菌に対する選択性が高い．内臓真菌症(深在性真菌症)および表在性皮膚真菌症に用いる．カプセル剤では，爪白癬に対するパルス療法も可能．肝チトクローム P 450 とも親和性があり，CYP 3 A 4 阻害作用を生じるため，薬剤相互作用に注意を要する．[204,1304] 商イトリゾール

胃ドレナージ gastric drainage 治療や診断のために鼻あるいは口から胃チューブを挿入して，胃に貯留した液体または今後貯留すると予測される体液を吸引し，体外へ排出させること．胃酸は逆流すると食道に炎症反応を起こし，悪化すると潰瘍を生じ，出血や狭窄の原因となる．また，逆流した胃液や吐物を誤嚥して気道閉塞や障害を引き起こす可能性もある．そのため，全身麻酔で行われる手術や消化器系の手術，気管挿管による人工呼吸器管理を要する患者には，胃チューブを挿入，留置する．留置中は，挿入位置とチューブの挿入の長さを確認し，位置がずれないように最初に位置確認のマーキング(チューブに印)をしておく．定期的にマーキングの位置を確認し，記録しておく．胃チューブからの排液の色，におい，量を観察，記録し，必要なら pH 測定を行う．排液の色は通常，黄色を呈し時間経過とともに緑色へと変化する．血液が混入しているか否かの判断は重要であり，色で判断する．血液は新鮮なときは赤色だが，時間経過とともに黒色となる．胃に長時間貯留したのちに排出された血液は黒色を呈し，腐敗臭がすることもあり，注意して観察する．イレウス状態の場合は糞便臭の排液がみられることがある．治療や栄養補給のために液体を注入する場合には，直前にカテーテルチップ型の注射器で空気を10-20 mL ほど一気に注入し，聴診器でゴボゴボという注入音を確認し，胃内にチューブ先端が留置されていることを確認する．チューブが食物塊や組織片，凝血塊で閉塞されてしまったときは，水や生理食塩液などで洗浄する．閉塞を解除するため胃チューブを注射器

などで頻回に吸引し陰圧をかけると，胃壁粘膜を損傷し出血する可能性があるので注意する．[1239] ⇨[参]胃洗浄→245，胃吸引→221，イレウス管→288

イナートガス　inert gas　不活性ガスのこと．活性がなくまた化学作用を起こさないガスで，ヘリウム(He)，ラドン(Rn)，ネオン(Ne)，アルゴン(Ar)などがある．[835]

胃内異物　gastric foreign body　［胃異物］　偶然あるいは故意に経口的に摂取された物質が胃内に残存した状態であり，摂取した物質によっては，その機械的刺激や化学的刺激によって粘膜を損傷する危険性があるため，適切な処置が必要．小児の場合はボタン型電池，玩具などが，成人では義歯や胃石などがあげられる．このうち胃石には食物胃石(柿が多い)や毛髪胃石がある．胃内異物は臨床症状に乏しいが，ときに急性腹症を発症することがある．診断は問診，腹部X線，腹部CT，UGI(上部消化管造影)などによる．治療方針としては自然排出の可能性があるものは経過観察をする．排出が望めないものやボタン型電池などは内視鏡的に異物摘出を試みるが，摘出困難な例や穿孔などの重篤な合併症が認められる例では外科的手術により摘出する．[1392]

胃内吸引　gastric aspiration⇨[同]胃吸引→221

胃内吸引ポンプ　stomach pump　消化管に通過障害がある場合や消化管の手術の直後には，胃液の除去や消化管の減圧目的で胃チューブを挿入し，用手的にあるいは吸引器で胃内吸引を行う．このときに用いられるポンプ式の吸引器をいう．[1239] ⇨[参]胃ドレナージ→268，胃吸引→221

胃内視鏡検査

gastroscopy　一般には上部消化管内視鏡検査のことを指す．現在では電子内視鏡が主流となっており，内視鏡の先端に内蔵されたCCD(電荷結合素子)がとらえた画像を電気信号に変換し，テレビモニターに映し出す原理を応用したものとなっている．上部消化管内視鏡検査は口腔から食道，胃，十二指腸球部，十二指腸下行脚までがその対象となっており，内視鏡をヒトの体内に挿入して消化管の観察，撮影を行うとともに，場合によっては組織を採取し，疾患を確定診断するための病理診断検査法として用いられる．また，ポリープや早期癌の内視鏡的切除や静脈瘤に対する硬化療法，消化管出血に対する止血術など，治療手段としてもきわめて有用である．[522,790] ⇨[参]胃・十二指腸内視鏡→233，上部消化管内視鏡検査→1457

胃内視鏡検査のケア

【ケアのポイント】胃カメラ，胃ファイバースコープ(GF)とも呼ばれ，内視鏡を用いて胃の内表面組織を肉眼的に観察したり，病変組織の一部を切り取って病理学的(顕微鏡下)に診断する(生検)．また，特殊な鉗子を使って出血部位の止血や，異物を除去する目的で行う．よってあらかじめ食事を制限して胃内を空っぽの状態にすること，施行前には咽頭部の局所麻酔をかけること，スコープ挿入時に苦痛が伴うことをよく説明し，同意を得る．検査の流れ，薬剤アレルギーの有無と種類，前処置，実施中の注意，検査後の注意点について具体的に説明する．看護者がこの検査の体験をしておくと，被検者が検査についてどれだけイメージしやすいのか予測でき，状況に合わせて説明しやすくなる．

【ケアの実際】一般的な検査の流れや，前日の夜は早めに食事をすませて水分のみが摂取可能であること，当日の朝から絶食とし，内服薬は必ず種類を確認し，中止できないものを除いて中止することなどを説明する．来院したら食事などの注意点が守られているかどうか確認し，検査に時間がかかるため直前に排泄をすませておくよう促す．必要に応じてリドカイン塩酸塩(キシロカイン®ポンプスプレー)などで咽頭麻酔を施す．まれにキシロカイン®の副作用を起こすことがあるため注意する．スコープ挿入時は，左側臥位をとり，下肢をゆったりと曲げて緊張のかからない姿勢を保持する．経口から挿入する場合は，マウスピースを口にかませる．近年，挿入しやすい細いファイバーが開発され，経鼻的胃内視鏡が使用されている．挿入中は声を出せない状態なので，具合の悪いときは手で合図するなどサインの内容を確認しておく．鎮静薬を用いて覚醒レベルを落としたりしている場合には，介助者は傍らを離れず観察を怠らないようにする．検査終了後は，咽頭の麻酔や薬剤の作用が十分消えるまで院内で待機してもらう．食事開始の許可，帰宅時の自動車の運転を避けること，異常症状の出現(胃部の不快感の持続，痛み，ショック症状など)について再度説明する．また，検査結果が出る時期，次回の来院日を伝える．[1248] ⇨[参]胃ファイバースコープ→273，胃内視鏡検査→269

胃内消化　gastric digestion　口腔内から嚥下された食塊は胃液とまぜ合わされ，タンパク質の消化が胃で始まる．ここでペプシンがタンパク質のペプチド結合の一部を切り離す．胃リパーゼは膵機能不全の場合を除くとあまり重要ではないが，舌リパーゼは胃内でも活性をもち，食事性トリグリセリドの30% ほどを消化する．[842] ⇨[参]胃液分泌→215

胃内容逆流　gastric regurgitation　［食道逆流］　食道下端には下部食道括約筋lower esophageal sphincter (LES)による胃食道逆流gastroesophageal reflux (GER)の予防が働いており生理的には逆流が起こらないが，静止圧の低下に伴って胃液もしくは十二指腸液，胆汁，膵液の逆流が起こることをいい，臨床的には，胃食道逆流症gastroesophageal reflux disease(GERD)と呼ばれる疾患の原因となりうる．胸焼け，心窩部痛，前胸部痛などが起こる．内視鏡による食道粘膜の性状の観察をはじめ，食道内圧や食道pHモニタリングを行うことによって確定診断が得られる．制酸剤や消化管運動改善薬の投与によって改善するが，症状の強いものに対しては噴門形成術などの手術療法がある．[116]

胃内容排出　gastric emptying　胃内容物が，幽門括約部から十二指腸に移送されること．自律神経と消化管ホルモンによって調節され，幽門前庭部の収縮と幽門括約部の弛緩により起こる．ヒト胃内容排出の測定には，バリウム試験食のX線解析，同位元素試験食のシンチスキャン，アセトアミノフェン試験食の血中濃度測定などが試みられている．主として蠕動運動による胃排出運動をとらえることは，胃の生理機能の解明とその病態生理の理解に有用．[842]

胃内容排出時間　gastric emptying time　［胃排出時間］

食物が胃から十二指腸に送り出され，胃内部が空になるまでに要する時間のこと．胃〔内容〕排出は自律神経系と消化管ホルモンによって制御され，胃の生理，病態生理の把握に有用．検査法には，主として胃ゾンデ法，同位元素法，アセトアミノフェン法などがある．[842]

稲妻様眼球運動　lightning eye movement　律動性の両眼の異常運動．視線を変えたときに出現し，水平性または垂直性の動きで，振幅は一定であるがきわめて小さく，持続は0.5秒以下といわれている．中脳の視蓋前野あるいは後交連の障害とされている．[441]

稲田龍吉（いなだりょうきち）　Inada Ryoukichi　明治から昭和にかけて活躍した内科学者［1874-1950（明治7～昭和25）］．ワイル Weil 病病原体を発見した．名古屋に生まれ，1900（明治33）年東京帝国大学医学部卒業後，ドイツに留学．帰国後，九州帝国大学内科学教授．当時の福岡はワイル病（のちに稲田が黄疸出血性レプトスピラ病と命名）の流行地で，稲田は多数の患者を診断，研究した．1915（大正4）年，助教授井戸泰とともにスピロヘータの一種である病原体を発見，翌年これを発表．1916（同5）年，この業績に対して学士院賞を受賞．1918（同7）年から青山胤通の後任として東京帝国大学内科学教授となり，稲田内科を主宰した．内科学会の宿題報告「糖尿病」（1908），「インフルエンザ」（1920），「内科疾患の診断・治療」（1930）を担当した．1944（昭和19）年，文化勲章を授与された．[983]

稲村三伯　Inamura Sampaku⇨㊎江戸ハルマ→363

イニオン　inion　外後頭隆起は後頭骨の後面中央でラムダ lambda（矢状縫合とラムダ縫合の交点）の下方にあり，その先端をイニオンという．イニオンは頭蓋計測の基点として用いられる．外後頭隆起の左右に走る線を上項線という．上項線は生体で頭部と頸部（項）との境となる．またナジオン nasion（鼻根点）は前頭鼻骨縫合（前頭骨と左右鼻骨間の縫合）と正中線との交点である．[1044]　⇨㊎頭蓋→2094

胃肉腫　gastric sarcoma　胃に発生する非上皮性のまれな悪性腫瘍で，病因は不明．組織学的には，悪性リンパ腫が最も多く，次いで平滑筋肉腫が多い．線維肉腫，神経に由来する肉腫，脂肪肉腫および横紋筋肉腫はごくまれである．胃癌の1-2% の頻度で男性のほうが女性に比較して多い．好発部位としては胃の中部から上部で大彎に多い．胃外発育型，胃内発育型，胃壁内浸潤型，混合型に分類される．症状に特異的なものはなく，上腹部痛，吐血，下血，腹部腫瘤，体重減少，食欲不振，貧血，嚥下困難，穿孔などが認められるが，無症状であることも多い．しばしば貧血，便潜血陽性を呈する．上部消化管造影や胃内視鏡検査などで粘膜下腫瘍の像を呈し，大きいものでは深い潰瘍を形成する．超音波検査，超音波内視鏡検査，CT 検査，血管造影検査も有用である．生検による病理学的診断を要する．5 cm 以上の場合は肉腫として取り扱うことが安全．治療は胃癌に準じたリンパ節郭清を伴う胃切除術が行われる．化学療法，放射線療法はあまり有効ではない．胃病変だけであれば，悪性リンパ腫の場合でも手術を行うことがある．5年生存率は80% 以上，10年生存率でも70-80% と報告され，一般に予後は胃癌に比べて良好である．転移は肝臓が最も頻度が高いが，リンパ節転移も認められる．[1548]

イニシエーター　initiator　染色体における自律的複製単位であるレプリコン replicon の一部を構成し，イニシエータータンパク質としてレプリケーターと反応して DNA の複製を開始させる働きをもつ．イニシエーター構造遺伝子によって産生される．発癌の2段階あるいは多段階メカニズムにおける第1段階を引き起こす発癌物質のことをいう場合もある．[13]　⇨㊎発癌因子→2377

胃二重造影法　double contrast gastrography，gastric double contrast radiography　陽性造影剤である硫酸バリウムと，陰性造影剤である空気の二重のコントラストを利用した胃 X 線検査法．空気は発泡剤かゾンデによって注入する．適切な体位変換を行いながら，隆起はバリウムで浮き出させ，陥凹はバリウムをためるようにして，胃の各部分の粘膜面を描出する．浅い陥凹など微細病変の診断にすぐれている．[264]

移入《遺伝子の》　migration　遺伝子の移動のこと．ある種の生物界で，移入によってその集団の遺伝的変異の量が世代とともに減少していく．例えば，二倍体の生物の世代交代に伴い生じる配偶子では，1代当たり平均 1/(2 n) の割合で集団の変異量は減少する．[13]

遺尿症　enuresis　［**夜尿症，夜間遺尿症**］　無意識に排尿が起こる状態．尿失禁の一種で，一般に夜尿症の意味で用いられることが多い．遺尿症には，昼間遺尿症 diurnal enuresis と夜間遺尿症 nocturnal enuresis，および昼夜に及ぶ全遺尿症 total enuresis がある．成因により，①習慣性，②心因性，③体質性，④神経因性，⑤白痴性などに分類．[474]　⇨㊎尿失禁→2249

委任契約　mandate　当事者の一方が法律行為をすることを相手方に委託し，相手方がこれを承諾することによって成立する契約．医療のような行為は準委任契約と考えられている（民法第643条）．[1410]

イヌ回虫症　toxocariasis　［**トキソカラ症**］　イヌ回虫 *Toxocara canis* の幼虫による感染症で，ヒトはイヌ回虫の幼虫形成卵を偶然に飲み込むか，幼虫が含まれる動物の肉（特に肝臓）をなまあるいは加熱不十分な状態で摂食して感染する．子どもは子犬との接触や砂場遊びを介する幼虫形成卵の経口摂取で感染することが多いと考えられている．ヒトの小腸で孵化した幼虫は門脈を経由して肝臓へ達し，一部は肺，肺静脈を経由して大循環に入り，全身の臓器や器官に達して肉芽に囲まれて生存する．ヒトの体内では成虫に発育しない．ヒトの病型は眼移行型（眼トキソカラ症）と内臓移行型に大別され，内臓移行型では肝臓に病変を形成する例（肝トキソカラ症）がよく知られ，さらに，肺，中枢神経系などにも病変を形成することがある．眼トキソカラ症ではぶどう膜炎や網脈絡膜炎を起こし視力障害や視野障害を起こすなど，感染した臓器や器官によってそれぞれの病変部に応じた症状が現れる．なお，イヌ回虫の成虫は生後2-3か月の子犬の腸管に寄生している．[288]　⇨㊎幼虫移行症→2874

犬咬創（いぬこうそう）　wound bitten by dog　イヌにかまれてできた創．イヌの歯にはブドウ球菌，連鎖球菌をはじめいろいろな菌やウイルスが存在し，化膿しやすいので，十分消毒する必要がある．創の周囲を十分に洗浄し，創縁，挫滅組織のデブリドマンを行う．原則として縫合せず開放する．抗生物質，破傷風トキソイド

を投与する.[485] ⇨参狂犬病→753

イヌ鉤虫 dog hookworm, *Ancylostoma caninum* 鉤虫の一種で，イヌを固有宿主としており，世界に広く分布している．虫体は大型で，オスは体長 13 mm，体幅 0.4 mm，メスは体長 17 mm，体幅 0.6 mm．口腔に 3 対の歯牙を有しており，交接刺が短いことが特徴．ヒトを好適宿主とはしていないものの，まれに寄生する．幼虫が皮膚に侵入して，瘙痒，発赤，そのあと水疱を形成する爬行症が問題とされる.[543]

イヌ糸状虫症 dog filarial worm, dirofilariasis immitis イヌ糸状虫 *Dirofilaria immitis* の感染症．イヌ糸状虫の成虫はイヌやネコなどの右心室や肺動脈に寄生する．カ(蚊)が媒介し，幼虫を保有しているカが吸血する際に幼虫が侵入し新たに感染が成立する．ヒトに感染した場合は成虫にまで発育せず，幼虫が主に肺や皮下に寄生する．肺に寄生した場合は咳嗽や発熱が出現し，胸部 X 線検査で結節性陰影を呈するため，肺癌や結核との区別が重要.[288] ⇨参フィラリア症→2515

イヌジステンパーウイルス canine distemper virus；CDV⇨同ジステンパーウイルス→1292

犬の首輪徴候 dog's collar sign⇨同Scottie-dog appearance→106

犬の耳徴候⇨同dog's ear sign→43

犬山分類⇨同新犬山分類→1504

イヌリン域⇨同イヌリン〔分布〕空間→271

イヌリンクリアランス inulin clearance ［C_{in}］ イヌリンは生体内で質・量ともに変化しない物質で，腎糸球体で濾過され，尿細管を素通りし尿中に排泄される．したがってイヌリンの尿中排泄量は糸球体濾過量とほぼ等しい．1 分間に尿中に排泄されるイヌリンの濾過量(クリアランス)を測定して，腎機能の 1 つである糸球体濾過量を調べる検査．イヌリン溶液を静脈内に輸液しながら血中のイヌリン濃度と一定時間内の尿中排泄量を計測し，次式によりクリアランスを計算する．イヌリンクリアランス＝尿中イヌリン濃度× 1 分間尿量/血中イヌリン濃度× 1.48/体表面積(m^2)．成人の基準値は 91-130 mL/分.[258] ⇨参糸球体濾過値→1251

イヌリン〔分布〕空間 inulin space ［**イヌリン域**］ イヌリンは多糖類の一種で，静脈内に注入されると体内で分解されず細胞外に分布する．この分布した容積をいう．イヌリンは糸球体で自由に濾過され，尿細管で再吸収も分泌もされない物質なので，糸球体濾過値(量)(GFR)の測定に用いられる.[851] ⇨参糸球体濾過値→1251

易熱性エンテロトキシン⇨参腸管毒素原性大腸菌→2007

胃粘膜 gastric mucosa, mucous membrane of stomach 粘膜上皮，粘膜固有層，粘膜筋板で構成され，粘膜下組織で筋層に結合している．粘膜には縦走するひだがあり，粘膜表面には直径数 mm の不規則な胃小区が見える．胃小区には多数の胃小窩という小陥凹が開口している．粘膜表面と胃小窩は表在上皮細胞(表層粘液細胞)からなる単層円柱上皮で覆われている．この細胞は粘液を分泌し，胃の粘膜防御に中心的な役割を果たすが，数日の寿命で新しい細胞と置き換わる．胃小窩の底には胃腺が開くが，この胃腺の性質により，胃粘膜は噴門部粘膜(噴門から幅約 1 cm の領域を覆い，胃小窩に噴門腺が開口する)，固有胃粘膜(胃底と胃体を覆い，胃小窩に固有胃腺が開口する)，幽門部粘膜(幽門部を覆い，胃小窩に幽門腺が開口する)に分類される.[399]

胃粘膜萎縮 atrophy of gastric mucosa 胃粘膜の固有胃腺である胃底腺，幽門腺が減少，消失した状態で，しばしば腸上皮化生を伴う．内視鏡検査では退色，粘膜の菲薄化とその結果，毛細血管の透見が認められる．萎縮は幽門側から噴門側へと進行し，萎縮に伴い胃酸分泌が低下する．以前は加齢に伴うものと考えられていたが，ヘリコバクター・ピロリ *Helicobacter pylori* 感染に伴う胃炎が原因の多くを占めると考えられている．無症状のことも多いが，腹部膨満感などの症状を伴うことがある．萎縮粘膜は高分化腺癌の発生母地と考えられている.[1272] ⇨参胃底腺→259，幽門腺→2856

胃粘膜下腫瘍 gastric submucosal tumor 胃粘膜と漿膜との間，粘膜下層，固有筋層，漿膜下層に存在する非上皮性腫瘍の総称．X 線バリウム造影，内視鏡検査では，通常，架橋襞 bridging fold を伴う正常胃粘膜で覆われた隆起として認められる．ただし，粘膜表面に潰瘍を形成する場合もある．頻度としては，平滑筋腫，迷入膵，神経原性腫瘍などが比較的多い．胃生検をしても，胃粘膜に覆われているため組織がとれないことが多い．場合によっては，超音波内視鏡により大きさや性状，深さなどを評価する必要が生じる.[1272] ⇨参胃平滑筋腫→275

胃粘膜化生⇨同異所性胃粘膜→240

胃粘膜関門⇨同胃粘膜防壁→271

胃粘膜脱 prolapse of gastric mucosa⇨同幽門脱→2856

胃粘膜島 gastric mucosal islet⇨同異所性胃粘膜→240

胃粘膜ヒダ⇨参胃粘膜→271

胃粘膜防壁 gastric mucosal barrier ［**胃粘膜関門**］ 粘液分泌によって胃表層上皮細胞に形成される粘液層のこと．胃表層上皮細胞は通常 35 μm の厚さだが，粘液を分泌してその 10-60 倍の厚い粘液層を形成しており，粘液中の糖タンパク濃度が粘度を保つのに重要とされる．粘液は胃粘膜を強酸やペプシンの破壊作用，食物などの機械的な刺激から保護する防御機構を有している．粘液層自体には水素イオンを中和する能力はないが，胃内腔側から逆拡散してくる水素イオンと粘膜上皮から分泌される重炭酸イオンを取り込み，中性化する場所，すなわち重炭酸バリアとして重要.[842]

井上なつゑ Inoue Natsue 1898-1980(明治 31～昭和 55)，兵庫県生まれ．看護教育，職能団体，政治など幅広い分野での活動を行い，今日の看護界を形づくった先駆者の 1 人．研鑽を続けた英語力を基盤に，第二次世界大戦後，GHQ の行った看護制度改革において大きく貢献した．1913(大正 2)年に佐伯助産婦学校に入学，翌年に大阪赤十字救護看護婦養成所に入学，大阪赤十字病院で 6 年の看護経験ののち産科病棟婦長，関東大震災や丹後地震の救護，北樺太病院勤務を経験した．日本赤十字社の海外派遣で 1928-1929(昭和 3-4)年イギリスに留学し，公衆衛生看護学を学んだ後，国立公衆衛生院の講師となり，医師中心の看護教育の時代にあって諸問題に向き合いながら教育を推進した．1946(同 21)年には日本赤十字社から招かれ，赤十字女子看護婦養成所を専門学校に昇格させ，聖路加女子専門学校と合同で東京模範看護学院を設立．また，看護学の教科書として『看護史』を発行し，看護婦自身による本格的な看護史として注目された．職能団体活動においては，国際看護師協会(ICN)の第7回会議に出席し，それまでオブザーバー参加であった日本帝国看護婦協会の正式加盟を実現させた．1941(同16)年に日本保健婦協会を設立，初代会長．終戦後の1946(同21)年には日本産婆看護婦保健婦協会を設立し，初代会長を務めた．国会議員としての活動においては，1947(同22)年，女性に参政権が与えられた新憲法下の第1回参議院選挙に当選し，看護界初の参議院議員として3期にわたり活動．「保健婦助産婦看護婦法」の制定，身体障害者福祉をはじめ，1951(同26)年に起きた看護婦が関与した誤薬問題(鯖江事件)の正当な処罰を求める活動，東京大学医学部衛生看護学科の設立などに尽力．氏の功績は，1973(同48)年に著した自叙伝『わが前に道はひらく』に詳しい．[321]

イノシット inosite⇨同イノシトール→272

イノシトール inositol；Ino ［**イノシット，シクロヘキシトール，ヘキサヒドロキシシクロヘキサン**］ シクロヘキサン6価アルコール($C_6H_{12}O_6$)の総称．光学的，生物学的に活性をもつ環状糖．天然には，立体異性体 *cis-*, *epi-*, *allo-*, *neo-*, *myo-*, *muco-*, *chiro-*, *scyllo-*の各イノシトールが存在．自然状態で最も多く存在するのはミオイノシトール．動物，植物や酵母などの微生物に広く認められ，鳥類，哺乳類の必須栄養源でもある．特にマウス，酵母などの成長に必要なビタミンB複合体の1つを形成．遊離の形では筋肉，心臓，肺，肝臓に存在．[13]

イノシトール1,4,5-トリスリン酸 inositol 1,4,5-triphosphate；IP_3⇨同イノシトール三リン酸→272

イノシトール三リン酸 inositol triphosphate；IP_3 ［**イノシトール1,4,5-トリスリン酸**］ 細胞内におけるセカンドメッセンジャーであると同時に，シグナル伝達分子としてイノシトールリン脂質シグナル伝達経路を活性化する．わずか数nM程度のIP_3の濃度により細胞内のカルシウムチャネルが開放され，細胞小器官(小胞体や平滑筋の筋小胞体)に貯蔵されているカルシウムイオンが放出される．また，IP_3は細胞内で迅速に分解され，チャネルをあけない誘導体になってしまうので，伝達物質としての寿命はたいへん短い．[13]

イノシトールリン脂質 inositol phospholipid イノシトールを含むリン脂質の総称．ホスファチジルイノシトール(PI)，ホスファチジルイノシトール4-リン酸(PIP)，ホスファチジルイノシトール4,5-ビスリン酸(PIP_2)，ホスファチジルイノシトール3,4,5-トリスリン酸(PIP_3)などを含む．[13]

イノシン inosine；Ino ［**ヒポキサンチンリボシド**］ ヌクレオシド構造をもつ有機化合物．プリン誘導体であるヒポキサンチンとD-リボースとリン酸各1分子ずつで構成されたリボヌクレオシドのことをいう．筋肉や動物組織，酵母などに含まれる．また，tRNAのアンチコドン1字目に含まれ，ゆらぎ塩基対を形成．アデノシンがアデノシンデアミナーゼの作用で脱アミノされて生成される．さらにプリンヌクレオシドホスホリラーゼによる加リン酸分解を受けてヒポキサンチンとなる．これらはアデノシンの主要異化経路と考えられる．[13]

イノシン5′-一リン酸 inosine 5′-monophosphate；IMP⇨同イノシン酸→272

イノシン一リン酸 inosine monophosphate⇨同イノシン酸→272

イノシン酸 inosinic acid ［**イノシン一リン酸，イノシン5′-一リン酸**］ ヒポキサンチンを塩基部分に含むリボヌクレオチド．イノシンのリン酸エステル．2′-，3′-，5′-の3種の異性体がある．5′-イノシン酸はIMPと略され，プリンヌクレオチド代謝にかかわる化合物であり，うまみ物質でもある．IMPはアデノシン一リン酸(AMP)からAMPデアミナーゼの作用で生じ，5′-スクレオチダーゼの作用によりイノシンを生じ，プリンヌクレオシドホスホリラーゼにより加リン酸分解を受けヒポキサンチンとなる．[13]

猪瀬型肝脳疾患 Inose-type hepatocerebral disease ［**猪瀬病**］ 1950(昭和25)年に猪瀬正が提唱した疾患で，中年以降に発症し，周期性の意識障害発作を特徴とする．意識障害の期間は10分程度から数日まで，また程度も軽い意識混濁から昏睡までさまざま．発作時には血中アンモニア値が上昇し，羽ばたき振戦などの不随意運動や運動失調などが現れることもあり，脳波上特徴的な三相波がみられる．発作が反復するうちに，人格変化や認知症化がみられるようになる．肝臓で門脈-大循環の短絡形成が起こり，その結果，脳に代謝性障害が起こると考えられる．病理学的には，脳が萎縮し，大脳皮質には海綿状態や不全軟化巣がみられ，広範にアルツハイマーAlzheimer II型グリアとその核にカルミン陽性の封入体がみられるのが特徴．ウィルソンWilson病のような銅の代謝異常はない．最近ではまれな疾患となった．[579] ⇨参肝脳疾患→648，肝脳変性疾患→649

猪瀬病⇨同猪瀬型肝脳疾患→272

いのちの電話 lifeline, telephone counselling service 電話をコミュニケーション手段とした危機介入相談活動．1953年ロンドンで自殺予防を目的にサマリタンズSamaritansという組織が設立された．現在，世界約70か国1,000をこえる都市で展開している．日本では，1971(昭和46)年に東京でスタートし，2008(平成20)年現在，全国49か所のセンターで年間72万件以上の電話相談を受けている．総受信件数のうち自殺志向の相談件数は約8%で，このうち89%が自殺念慮．自殺予防では，アンビバレンツ(死にたい反面最後まで生きたいと思っている)なきもちを共感し，親和的に即座に対応することが重要．いのちの電話では，さまざまな問題をかかえながら相談する人もなく，不安と孤独に悩む人たちと互いによき隣人befriending(友となる，助けるの意)として心を通わせ電話を通じて対話することを目的とし，親密性，対等性，24時間体制による即時性，広域性，匿名性を原則としたボランティアによるコミュニティレベルの活動を行っている．[69]

医の倫理 medical ethics 医師のみならず歯科医師，看護師，薬剤師など，すべての医療従事者が守るべき倫理的規範．医療の現場では，患者の個人情報の守秘，患者の多様な価値観の尊重，適切なインフォームド・コンセント，公平平等，患者のQOLの向上などが求められる．また，医療界全体の抱える倫理的な課題としては，脳死判定，脳死体・生体からの臓器移植，終末期医療，生殖技術の臨床応用，遺伝子診断や遺伝子治療，その他の医学研究などがあり，現在，社会的なコンセンサス作りが多方面より検討されている．[920] ⇨参バイオエシックス⇀2328

胃排出時間⇨同胃内容排出時間⇀269

胃排出能検査 gastric emptying test 摂取した食物が胃内に入ってからいくつかの過程を経て，どのくらいの時間で胃から十二指腸に排出されるかを評価する検査．食道から胃に運ばれた食物は，まず噴門部に貯留される．大量の食物を蓄えるために噴門部は弛緩し（受け入れ弛緩 receptive relaxation），徐々に幽門側に送られ，胃体部から起こる1分間に3回の伝播性の蠕動運動により胃液と十分に混和され，固形成分は粉砕され，小食物塊となり内容物の一部は幽門輪を通過し十二指腸に流出する．一方，幽門括約筋が同時に収縮するため，内容物の大半は胃体部側へと押し返される．胃の蠕動運動の伝播速度は1 cm/秒で，胃の上部から発生した収縮は20-30秒で幽門輪に達する．糖尿病性胃症や機能性ディスペプシア dyspepsia では胃排出能が低下することがあり，本検査の対象疾患である．簡便な方法としては胃X線造影検査に用いる硫酸バリウムを摂取し，胃からの排出を透視下に観察する方法がある．最も確実な検査法は放射性同位元素法で，放射性同位元素を含んだ食事を摂取し，胃からの排出をシンチカメラで定量的に測定する方法である．液体，半固形，固形食とも試験食として可能で，胃排出能検査の基準とされている．問題は放射性同位元素が高価で，放射線被曝の問題もあり，扱える施設が限られることである．わが国では簡便に行えるアセトアミノフェン法が古くから行われてきた．小腸から吸収されるアセトアミノフェンを含んだ液体あるいは流動食を摂取し，15分あるいは30分後の血中濃度を測定するものである．マーカー法はX線不透過マーカーを食事と一緒に摂取し，時間ごとにX線撮影を行い，マーカーの胃からの排出を計測する方法である．最近は，^{13}C（炭素13．不安定な同位体である同位元素ではなく安定同位体）を含んだ食事を摂取し，小腸から吸収され呼気に排出される^{13}Cを測定する呼気法がよく行われる．^{13}Cオクタン酸や^{13}C酢酸を用いる．体外式超音波法は手技の修得には時間を要するが，日常診療で行っているルーチンの腹部超音波法の延長として行うことができるメリットがある．また，胃排出能だけでなく前庭部運動能と十二指腸胃逆流の3項目を評価することができる．また，CTやMRIを用いて試験食摂取後の胃の体積を計測し，胃排出能をみる方法もある．[1223,521] ⇨参胃内容排出時間⇀269

胃破裂 gastric rupture⇨同新生児胃穿孔⇀1564

医範提綱（いはんていこう） 『和蘭内景医範提綱』ともいわれる．江戸時代の蘭学者である宇田川玄真〔1769-1834（明和6～天保5）〕が1805（文化2）年に出版した西洋医学の概説書．本編は3巻からなる．簡潔な文章で西洋解剖学の大略を述べ，さらに人体の生理および病理にまで及んでおり，当時の医師たちにおおいに利用された．別冊として出版された『医範提綱内象図』には52枚の解剖図が含まれている．これはわが国初の銅版画による解剖図で，亜欧堂田善の手によるもの．[655]

いびき snore，stertor 睡眠時に軟口蓋などが呼吸に伴って振動するために生じる異常な音．上気道の狭窄により発生しやすいので，アデノイド，扁桃肥大や鼻呼吸障害，肥満した人に多くみられる．飲酒，老化でも増悪する．[736]

胃びらん gastric erosion びらんとは粘膜上皮の組織欠損をいい，急性胃炎などで認められるものを指す．内視鏡的には粘膜表面に浅い陥凹を認め，周囲の粘膜に浮腫，発赤，出血を認めることもある．症状は心窩部痛，心窩部不快感，嘔気・嘔吐などがある．治療は対症療法で行う．薬物療法が主で酸分泌抑制剤，粘膜保護剤，制吐薬などが投与される．[1392]

易疲労感⇨同だるさ⇀1929

易疲労性 easy fatigability 少しの運動で，全身または局所（動かした筋肉）に疲労感を生じること．多くの身体・精神疾患で生じる．代表的なものに，重症筋無力症と筋無力症症候群（イートン・ランバート Eaton-Lambert 症候群）がある．このうち重症筋無力症は，骨格筋に日内変動（夕方に強い）を伴う易疲労性を示す．筋無力症症候群では，易疲労性は運動負荷によりかえって回復する．[543]

胃ファイバースコープ gastrofiberscope；GF，fiberoptic gastroscope 胃内を盲目的に撮影し，現像した写真でしか胃を見ることのできなかった従来型の胃カメラに代わり，1960年初頭に登場した内視鏡．曲がっていても光を端から端へそのまま伝えるガラス繊維（グラスファイバー）を用いたことにより，内視鏡施行医は，直接，リアルタイムで胃内を観察できるようになった．1964年には胃カメラ付きファイバースコープが登場し，胃の中を観察しながら撮影することも可能となった．直接，内視鏡をのぞきこみながら検査を行っていたファイバースコープに対し，1980年代には，内視鏡の先端に組み込まれたCCD（電荷結合素子）が胃内の画像を電気信号に変換してテレビモニターに映し出す電子スコープが登場した．これにより複数の医師や看護師が同時に胃の中の様子を見ることが可能になり，検査の安全性や診断精度が大きく向上した．[522,790] ⇨参上部消化管内視鏡検査⇀1457

衣服気候 clothing climate，temperature of clothed body parts ［被服気候］ ヒトが衣服を身につける目的は，①外部環境から身体を保護する，②装身により，社会生活を円滑に営み，自己表現をするということがある．特に，前者は体温調節の補助や，外部環境の有害物質から身をまもる，というような生理的ニードの充足にかかわる．ヒトが適当な衣服を用いて，体温を調節できる範囲は外気温が18±8℃であるといわれており，その範囲は広い．衣服を着ることにより，外界の気候とは異なった，衣服と身体表面の間に形成される空気の層を衣服気候という．この，皮膚に接触した空気層では，年間を通じて，32±1℃，湿度は50±10%に保たれるのが最も快適であるとされている．衣服気候は，衣服と皮膚の間に存在する空気の量，衣類の材質，繊維の種類などにより影響を受ける．身体側の条件としては，運動量，発熱，代謝などが関係する．衣服を着ることは，空気を着ることになるため，繊維の中にどのくらい空気が含まれているのかが衣服気候を調整するうえで重要となる．つまり熱伝導率の高いもの（麻，綿）は涼しく，低いもの（絹，羊毛）は温かいといえる．

また，ヒトは絶えず発汗しており，これを肌着が吸収しないと保温力が低下するばかりか，衛生学的にもよくない．このため，肌着は吸湿性に優れ，かつ皮膚から分泌される汗，皮脂，垢などを吸着するもので，洗濯に耐えるものがその条件となる．繊維の種類では，綿，レーヨン，絹の順に吸湿しやすいといわれている．よって肌着には，汚れを吸着しやすい木綿を用いるとよい．[70] ⇨参病床気候→2490

イプシロン 「ε」の項目を見よ

イプシロン鎖 epsilon chain⇨同ε鎖→19

異物感 foreign body sensation 眼に何かゴミでも入っているような自覚症．おそらく眼科受診患者の訴えとして最も多い．実際に角膜や結膜に異物が入っていることは少なく，結膜炎や睫毛乱生(さかさまつげ)による症状であることが多い．その他にもドライアイ，角膜炎などをはじめさまざまな疾患で異物感を訴える．[1153]

異物巨細胞反応⇨参異物反応→274

異物結節 foreign body nodule ［偽結節］ 外来異物や生体由来物質に対する炎症反応として生じる結節性病変．外来異物としては，美容目的で注入されたパラフィン，シリコンや，手術に用いられる絹糸，ナイロン糸といった縫合糸などがある．生体由来物質としては，ケラチン，毛髪，脂肪などがある．組織学的には異物を認識して異物型巨細胞やマクロファージが取り囲み，異物性肉芽腫を形成する．治療は切除術を行う．[1028] ⇨参異物反応→274

異物鉤 耳内や鼻内の異物を引き出すために用いる，先端がフック状になった鉤．[451]

●異物鉤

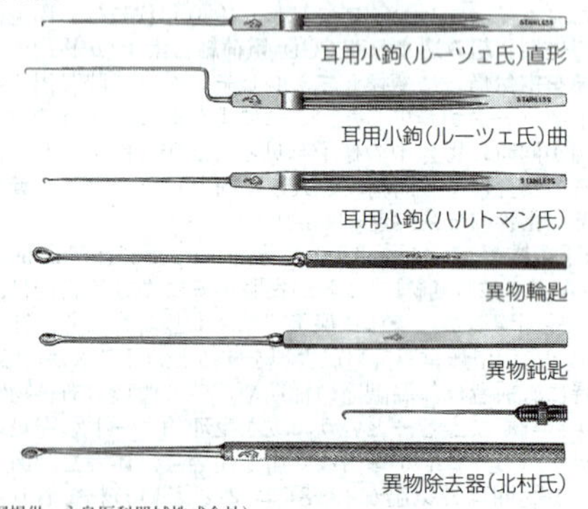

(図提供 永島医科器械株式会社)

異物嗜愛 fetishism⇨同フェティシズム→2518

異物除去 removal of foreign body 生体の各部分へ迷入した異物を取り除く処置．異物は外来性の異物と体内異所性の異物に分類される．気道異物，食道異物，血管内異物など，迷入先の各部所，異物の性状により，名称が異なる．異物の除去方法はさまざまであるが，ここでは応急処置としての気道異物除去について述べる．2006(平成18)年の「日本版救急蘇生ガイドライン」では，異物により気道閉塞をきたした傷病者に対しては異物除去に成功する，あるいは傷病者の反応がなくなるまでは背部叩打法と腹部突き上げ法(ハイムリック法)を併用して行う．ただし1歳未満の乳児，妊婦，肥満者に対しては腹部突き上げ法を行わない．反応がなくなれば心肺蘇生に準じて行い，ヘルスケアプロバイダー(医師，看護師，救急隊員など保健医療関連専門職)であれば，気道確保を行うたびに口腔内を観察し，異物を直視下に確認できれば除去を試みる．[734] ⇨参気道内異物除去→696

異物性肺炎 foreign body pneumonia 異物を吸引して気管支を閉塞することにより，肺局所の換気障害，気道の清浄化の障害，機械的・化学的刺激などで起こる局所性の肺炎．小児や高齢者に多い．異物には豆，特に落花生，ボタン，貨幣などがあげられる．胸部X線検査で局所性肺炎像があり，気道内の異物を確認できることがある．また回虫の成虫が肺内に入り込んだ場合にも起こる．[953] ⇨参回虫性肺炎→444

異物肉芽腫 foreign-body granuloma 異物，ケラチン，毛などが皮膚に入り込んで生じる皮疹で，慢性炎症性細胞浸潤の中に，異物を貪食した多核組織球性細胞が多数出現する．異物としては縫合糸，パラフィンなどの医原性のもの，とげや金属といった外傷性のものなどがある．[178]

異物反応 foreign body reaction 異物に対して生じる局所性の生体反応．組織学的には異物(縫合糸，金属，ガラス片，食物残渣など)の周囲にリンパ球，組織球などが集簇し，異物巨細胞も散見される．手術創の縫合糸，誤嚥性肺炎における誤嚥された食物や，痛風結節における尿酸結晶などに対する反応が典型的．[1071]

イブニングケア 1日の終わり，休息にふさわしい身じたく，生活空間の整とんなど患者に対して，1日のうち夕方に行うケア．夕食前後のケアと就寝時ケアを含む．ケアの内容には，排泄，洗面(口腔ケアを含む)，清拭，足浴，ベッド整とん，ベッド柵やナースコールの確認などがある．[109]

イブプロフェン中毒 ibuprofen poisoning イブプロフェンはフェニルプロピオン酸系非ステロイド系抗炎症薬で，抗炎症薬，解熱鎮痛薬として使用されている．大量に誤飲すると消化器症状(悪心・嘔吐，上腹部痛，下痢，消化管出血など)や精神神経症状(頭痛，耳鳴，抑うつ，嗜眠)，血液障害(代謝性アシドーシス)などを引き起こす．治療は毒物の除去，排泄の促進(催吐，胃洗浄，吸着剤と下剤の投与)，対症療法(呼吸・循環管理，アシドーシスの補正)などを行う．一般薬，医療薬として広く用いられているため，小児の誤飲事故も少なくないが，無症状ですむことが多い．[527]

異分化 dedifferentiation 癌細胞が正常の分化過程にない形質を発現すること．本来の形質とはかなりかけ離れており，胃癌が絨毛癌に変化する状態などがこれにあたる．[541]

イブン=シーナー Ibn Sīnā ［アヴィセンナ，アビセンナ］ ユーナニ医学の大成者(980-1037)．アラビア名イブン=シーナー，ラテン名アビセンナ，またアビケンナ，アヴィセンナ Avicenna(アビケンナは Avicenna の古典ラテン語の読み，中世ラテンでは，アヴィセンナまたはアビセンナ)．イラン系イスラム教徒で，哲学者，政治家，科学者，医学者そして詩人でもあった．父はバルフ(現アフガニスタンの都市)の収税史であったが，アミール・ヌーン・イブン・マンスールの時代にブハーラーへ移住した．また母はブハーラー近郊アフシャナの出身だったとされている．これらの都市はいずれもシルクロード文化圏に属する都市である．イブン=シーナーは幼少にしてコーランをはじめ修辞学，インド数学，イスラム法学，論理学，ユークリッド幾何学，プトレマイオス Claudius Ptolemaeus の天文地理学（アルマゲスト）などを次々と学び，プラトン Platon やアリストテレス Aristoteles の哲学にも通暁していた．16 歳で医学を志し，18 歳でブハーラーの支配者の難病を治療してすでに名声を博していたといわれている．多数の著書があったが，多くは散逸した．医学上の大書『al-Qānūn-fi'ṭ-ṭibb（医学規典）』は当時までの地中海世界，中近東（オリエント），およびそれら周辺の民間・伝承医学などの知識をヒポクラテス Hippocrates，ガレノス Galenus のギリシャ医学の理論で統合，集成したものである．この書は西欧でも 16 世紀まで，フランスのモンペリエ医学校では 17 世紀半ばに至るまで医学教育の教科書として用いられた．また『医学規典』の抄録版で，医学生の暗記用に編された『Urǧūza Fi'ṭ-Ṭibb〔ラテン訳 Cantica Medica（医学の歌）〕』は規典をこえる優れた作品とする学者もいる名著であり，イブン=シーナーの医学の精髄である．これは 1,326 行の詩行に『医学規典』の全容をまとめたもので，当時の医学生によって暗唱されたといわれている．イブン=シーナーは今日でもイスラム圏，特にイランでは医聖として崇められており，現代のアラビア医学であるユーナニ医学の大成者として尊崇を受けている．[733] ⇨参ユーナニ医学→2854，アラビア医学→184

遺糞症 encopresis ［**機能性便失禁，心因性巨大結腸症，大便失禁**］ 当該の社会文化的環境ではふさわしくない場所で，反復して随意あるいは不随意に排便する行為．一般に子どもは 2 歳で排便習慣が確立するという考え方から，3 歳を過ぎても習慣的，不随意に便失禁をする場合を遺糞という．ほとんどが 3-8 歳に起こる現象で，思春期以降ではきわめてまれ．女児より 3-5 倍男児に多い．[756]

胃分泌⇨同胃液分泌→215

胃噴門部 cardia of stomach ［**噴門部**］ 胃の入口部で，食道からおよそ 2 cm までをいう．噴門とは（食べ物などの）吹き出し口を表している．組織学的にみると，内腔側から粘膜，粘膜筋板，粘膜下層，筋層，漿膜下層，漿膜からなる．粘膜には噴門腺からなる腺組織と結合組織からなる粘膜固有層がある．噴門は噴門筋が発達しており，胃の内容が食道に逆流するのを防ぐと同時に，食道の蠕動と同調して開き，食物を胃に送る働きがある．[1548]

胃平滑筋腫 gastric leiomyoma 胃壁の固有筋層や粘膜筋板から発生する非上皮性の良性腫瘍で，胃粘膜下腫瘍の形態をとる．胃粘膜下腫瘍の中で最も多い．内視鏡では，架橋襞 bridging fold を伴う粘膜をかぶった平滑な隆起性病変として認められる．ややかためで弾性を伴う腫瘤であることが多い．組織学的には，紡錘形の腫瘍細胞の柵状配列が特徴的．問題になるのは平滑筋肉腫との鑑別で，しばしば難しいことがある．大きさが 5 cm をこえるもの，頂上に陥凹を伴うもの，増大傾向のあるものは平滑筋肉腫の可能性があるので，精査を要する．[1272] ⇨参胃粘膜下腫瘍→271

イペリット yperite⇨同マスタードガス→2737

いぼ（疣） wart ［**疣贅**（ゆうぜい）］ ヒトパピローマウイルス（HPV）感染が原因で生じる皮疹．多くのものは表面粗糙で乳頭状を呈する．手指や四肢に好発して表面粗雑な角化性丘疹の尋常性疣贅，顔面に多発する扁平小丘疹の青年性扁平疣贅，陰茎冠状溝や包皮に好発する尖圭コンジローマなど，発生部位や感染した HPV の型により種々の臨床病型をとる．液体窒素による冷凍療法，ブレオマイシン塩酸塩の局注療法，グルタールアルデヒド外用療法，イミキモド外用療法などが行われる．[178]

胃泡 gastric bubble，stomach bubble 胃内における空気のことで，胸部あるいは腹部単純 X 線写真の立位像で通常左横隔膜の下面に描出される（矢印）．胃内の空気が立位により胃底部に貯留することで形成され，病的なものではない．正常は下弦半月状の形態で，食事摂取の状態，分泌液の量，周囲臓器の圧迫によって形態が変化する．[580,1608]

●胃泡

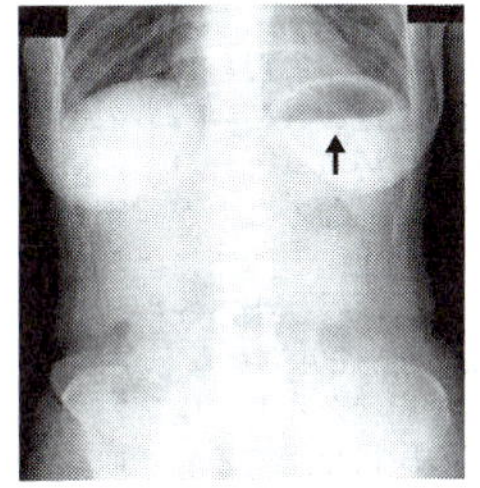

違法性阻却 justification，justifiable cause 刑法の各条文に該当する行為は原則として違法・有責と考えられるが，特別な事情がある場合は，違法性がなくなったり，減じたりすることをいう．医療関係者が手術・注射などを行う場合，一般的には傷害罪に該当するが，医師が正当な医行為として行う場合には違法性がなくなり，社会的にむしろ有益なものとなり適法とされる．[1410]

異方性帯 anisotropic band⇨同A 帯→27

胃蜂巣炎 phlegmon of stomach ［**蜂巣炎性胃炎**］ 胃壁の粘膜下層を中心に広がる非特異的化膿性炎症性疾患であり，まれとされている．胃の化膿性炎症としての疾患概念を 1862 年に確立したのはクリュヴェイエ Jean Cruveilhier（1791-1874）であり，わが国では 1911（明治 44）年，多田の報告以来 106 例が報告されている．30-60 歳代の男性に多い．コンイェッツニー Georg E. Konjetzny は成因を原発性，続発性および特発性に分類している．原発性とは，胃炎，胃潰瘍，胃癌，胃手術，異物や腐蝕性物質によるびらん，および潰瘍，魚骨，内視鏡的ポリペクトミーなどによる胃粘膜の損傷が関与したものである．続発性とは，心内膜炎，敗血症，骨髄炎，膵炎，胆嚢炎，中耳炎などによる全身感染症，他臓器の感染巣から血行性，浸潤性あるいはリンパ行性に炎症が胃に波及したものである．特発性とは，胃や他臓器に異常がなく原因不明のもので，誘因としてアルコール，肝疾患，免疫不全状態などがあげられている．起炎菌としては溶血性連鎖球菌

α-*Streptococcus* が最も多く約70％を占める．経過により，急性型(過半数を占める)，亜急性型，慢性型に分類される．急性型では悪寒戦慄を伴う発熱，上腹部痛，悪心・嘔吐がみられ，腹膜炎を合併することがある．亜急性型は，急性型と慢性型の中間型で，慢性型では，上腹部有痛性腫瘤，上腹部不快感，軽度の発熱，食欲不振がみられる．血液所見では，白血球増多がみられ，急性腹症，ショックなどで開腹されることが多い．ディーネンガー徴候 Dienenger sign(座位にて疼痛が軽減する)がみられる．慢性型では内視鏡による生検や胃液の培養で診断されることもある．気腫性胃炎がある場合には胃壁内に大小さまざまの空気の泡を認める．治療は外科的胃切除術が原則であり，強力な化学療法を併用する．合併症がない場合は，絶食，化学療法が主となる．予後は，急性型，慢性型とも外科的な治療成績が保存療法に比べてよいとする報告が多く，報告例のほとんどに手術が施行されている．しかし，腹膜炎，出血，穿孔，狭窄などの合併症がないかぎり保存的治療を推奨する意見もある．[1548]

いぼ痔 hemorrhoid, pile 痔核の俗称．本態は静脈瘤で，肛門歯状線の外側にできて皮膚に覆われたものを外痔核，歯状線の内側で粘膜に覆われているものを内痔核と呼ぶ．四足歩行の動物に痔核はみられず，直立によって心臓より痔静脈が低位となることが誘因と考えられる．原因としては，慢性便秘の硬便による擦過刺激，飲酒や香辛料などによる血管拡張，妊娠や長時間の座位による静脈うっ滞，門脈圧亢進症などがある．外痔核は肛門部不快感が主な症状となり，内痔核は排便時出血や脱肛，疼痛などの症状を呈するが，血栓性外痔核は急激な腫脹により肛門部痛が強い．保存的治療が第一選択で，原因の除去や緩和，排便後の局所洗浄，坐薬や軟膏，局所冷却などにより軽快する例が多い．常習性脱肛や疼痛の激しい外痔核には手術を考慮する．手術法には，輪ゴム結紮や硬化薬注入のほか，外科的結紮切除術や機械的切除縫合術もあり，症状や程度により治療法を選択する．[396] ⇨参外痔核→435，脱肛→1918，痔核→1229

いぼ状胃炎 verrucose gastritis 胃前庭部や幽門部(胃の出口あたり)によくみられ，頂上部にびらんを伴いくぼみのある隆起が並ぶ胃炎のことをいう．この隆起は胃のひだ上に連なって観察されることが多く，タコの吸盤に似ていることから，タコイボびらん，タコイボ状隆起などと呼ばれることもある．組織学的には，頂部のびらんと，その周辺の胃固有腺の過形成と浮腫によるとされ，びらんに対する反応と考えられる．隆起の頂上部のびらんが治癒すると，半球状隆起として残る例が多い．[1072]

いぼ状癌⇨同疣(ゆう)状癌→2852

医保入院⇨同医療保護入院→285

胃ポリープ gastric polyp 胃粘膜上皮に由来し，上皮細胞の異常増殖により生じた隆起性病変のことをいう．胃ポリープは過形成ポリープ，胃底腺ポリープ，腺腫性ポリープの大きく3つに分類される．臨床上遭遇することの多いポリープは，過形成ポリープと胃底腺ポリープである．①過形成ポリープ：びらんなどの胃粘膜損傷に対する修復上皮の代償的過形成であり，胃体部や幽門部に発生することが多い．症状は無症状のことが多いが，ときに出血を伴うことがあり，慢性的に少量出血を繰り返し，鉄欠乏性貧血の原因になることがある．大きさや形態も限局性の発赤した小隆起から茎をもつ大きなものまでさまざまであるが，ポリープの発育は比較的緩やかで癌化率も1.7-4％と低い．ヘリコバクター・ピロリ *Helicobacter pylori* の感染が多い，②胃底腺ポリープ：多くは無症状でX線検査や内視鏡検査で偶然発見されることが多い．中年女性に好発し，単発例と多発例がほぼ同数．ポリープ自体は多くが5 mm以下と小さく，出血などの合併症はない．ヘリコバクター・ピロリの関与はむしろ否定的で，女性ホルモンの関与も示唆されているがその病因については明らかでない，③腺腫性ポリープ：良性・悪性境界病変に相当し，これまで扁平腺腫，中村Ⅲ型ポリープ，異型上皮巣などと呼ばれてきたが，最近では統一して腺腫 adenoma と呼ばれ，前癌病変の1つと考えられている．組織学的には再生異型や分化した腺癌と異なる異型腺管からなる病変で，胃体下部から幽門部に好発．比較的高齢者に多く，直径20 mm以上では悪性化する可能性が高く，積極的な内視鏡的切除術が行われる．[1072]

胃ホルモン gastric hormone 消化管ホルモンの中で，胃粘膜で産生されるホルモンを指す．代表するのはガストリン gastrin で，胃粘膜(主に幽門部)のG細胞 gastric cell で産生され，①迷走神経(アセチルコリン)や，②胃に入ってきた食物(特にペプチドやアミノ酸)などの刺激により血液中に分泌される．血液中のガストリンは大循環をめぐり，胃粘膜の壁細胞を刺激し塩酸の分泌を促進する(ガストリンの直接作用)．同時に，胃粘膜のヒスタミン産生細胞(EC様細胞 enterochromaffin-like cell)にも作用してヒスタミンを分泌させ，ヒスタミンによる塩酸の分泌も亢進させる(ガストリンの間接作用)．壁細胞の細胞膜にはガストリン，ヒスタミン，アセチルコリン(迷走神経)の受容体があり，3者とも塩酸分泌促進にかかわっている．とりわけ，ヒスタミン受容体(H_2受容体)の特異的な拮抗薬(シメチジン)は塩酸分泌の大部分を遮断する．このことから，ガストリンの壁細胞への直接作用はヒスタミンほど強くはないといわれている．一方，ガストリンの分泌は幽門部のpHが低下すると抑制される(ソマトスタチンを介する作用)．また，酸性の食物塊が胃から十二指腸に送られると，その酸性刺激で十二指腸から分泌されるホルモンによっても分泌が抑制される(セクレチンを介する作用)．ガストリンには塩酸分泌に加え，ペプシノゲンの分泌促進，胃壁(平滑筋)の運動促進，胃粘膜の成長促進作用もある．[1044] ⇨参胃腸内分泌細胞→253，ガストリン→504，消化管ホルモン→1425

イマーゴ imago 幼少期における父親や母親のような人物に対してのイメージ(父のイマーゴ，母のイマーゴ)で，理想化されていることが多い．これが無意識のなかに固着していて，他者に対する態度や見方に影響する．スイスの精神科医ユング C.G.Jung(1875-1961)が最初に使い始めた．[1444]

意味作用 signification ［意味づけ］ 精神分析における用語．言語を，音声や文字など表現にかかわる物質的な側面と，語の意味という内容的な側面とに区別してとらえるとき，言い間違いや機知など，人が意識的に

選んだり考えたりせずに用いた言葉のなかに，本人のあり方が表れてくるという概念.[446]

意味失語　semantic aphasia　ヘッド Henry Head(1861-1940，イギリスの神経科医)による失語分類で用いられた失語型の1つ．語や文の意味や意義の理解障害，さらには話者の意図理解の障害を示す病態．背景には言語のみならずより広範な記号(シンボル，象徴)の使用・理解の障害が想定される．意味性失語例では，語と文の直接的意味ではなく，その最終的な意義と意図を認知することができない．超皮質性感覚失語に含める場合もある．ヘッドによる他の失語型，すなわち，語性失語，統語性失語，名辞性失語とは区別される．意味認知症 semantic dementia でみられる失語は，意味失語ではなく，むしろ語義失語である.[413]

異味症　allotriophagy⇨同異食症→238

イミダゾール基　imidazole group　ヒスチジンの複素環系．アミノ酸では，ヒスチジンの側鎖に存在．ヒスタミン，ヒスチジンなどの誘導体をつくり，生物学的に重要な他の化合物中に存在する．例えばヒスチジンは，プロトンキャリアとして酵素の活性中心において酸塩基触媒として働く．その他，イオン結合，水素結合形成によるタンパク質の高次構造の決定と維持，金属イオンへの配位，可逆的修飾，非可逆的修飾などに関与.[13]

イミダゾール系抗真菌薬　imidazole antifungal drug　アゾール系のうち，2個の窒素を含む5員環のイミダゾール環を有する化合物の総称で，抗真菌作用を示す．最小発育阻止濃度(MIC)より低濃度では，真菌のチトクローム P450 に結合して，細胞膜の構造や機能の維持に必要なエルゴステロールの合成を阻害する．また高濃度では，細胞膜のリン脂質に直接作用して膜透過性を亢進し，細胞成分などを放出して殺菌的な抗真菌作用を示す．ミコナゾールの注射剤はイミダゾール系の中で唯一，深在性真菌症の治療に使用可能であり，広範囲の強い抗菌力を有し耐性菌は認められていない．白癬やカンジダ症などの表在性真菌症には，ミコナゾール，クロトリマゾール，ケトコナゾール，ビホナゾールなどが用いられる.[204,1304]

イミダプリル塩酸塩　imidapril hydrochloride　降圧薬で，アンギオテンシン変換酵素(ACE)阻害薬の1つ．持続型，腎排泄型で SH 基をもたない．経口投与後，活性代謝物のイミダプリラートに加水分解されるプロドラッグ．イミダプリラートがアンギオテンシンⅠからⅡへの変換酵素を阻害することにより，昇圧系を抑制し，降圧系を亢進する．また，降圧作用に基づく腎負担の軽減のみならず，糸球体内圧減少に基づく直接的な腎保護作用も認められている．錠剤であり，高血圧症，腎実質性高血圧症に使用されるほか，2.5 mg および5 mg 錠は1型糖尿病に伴う糖尿病性腎症にも適応をもつ．腎機能低下時には用量調節を要するとともに，副作用発現に注意．ACE 阻害薬の中では，咳嗽の副作用が比較的少ないといわれる.[204,1304] 商タナトリル

意味づけ⇨同意味作用→276

イミノウレア⇨同グアニジン→808

イミノグリシン尿症　iminoglycinuria　尿中にヒドロキシプロリン，プロリン，グリシンが排出される先天性のアミノ酸代謝異常.[987] ⇨参家族性イミノグリシン尿症→513

イミプラミン中毒　imipramine poisoning　イミプラミン塩酸塩は三環系抗うつ薬の一種で，精神科領域におけるうつ病，うつ状態，および遺尿症(昼，夜)に用いられる．成人で1gをこすと中毒に，2gをこすと致死的となる．服用後30分～2時間で抗コリン作用を主体に中毒症状がみられ，12-24時間が最も危険な状態になる．臨床症状は，抗コリン作用による便秘，口渇，視力調節障害，眼圧上昇，散瞳，複視，排尿困難，自律神経障害(起立性低血圧，不整脈)，中枢神経症状(振戦やジスキネジアなどの錐体外路症状，眠気，注意力低下，無顆粒球症)などを認める．特定の解毒剤はなく，催吐あるいは胃洗浄が有効．タンパク結合性，疎水性の強い物質であるため，利尿や透析は処置として効果はない.[1312]

イム　imu，imudo　アイヌ民族にみられる命令自動，汚言，反響症状，憂うつ，不安を主症状とする一過性の異常状態．アイヌ語でヘビを意味するトッコニと言われるだけで緊張病様状態となり，他者の命令に従ったりオウム返しをしたりする女性の例があげられる．突発的事件に直面した場合の驚愕反応，あるいはクレッチマー Ernst Kretschmer による原始的防御反応の原型といわれている．マレー，インドネシア文化圏でみられるラター lata という現象と同一の比較精神医学的現象であるとされ，文化結合症候群の1つである．DSM-Ⅳでは，特定不能の解離性障害の解離性トランス障害に分類される事例もある.[691] ⇨参文化結合症候群→2603

イムノアッセイ　immunoassay　抗原が抗体に反応する性質を利用し，血液，尿，タンパク質，ホルモンなどを免疫学的に定量する方法．標識抗原(Ag*)と非標識抗原(Ag)が抗体(Ab)に対して競合的に結合する性質を利用し，血液，尿などの試料中の微量物質の量を測定する．放射性同位元素 RI〔主に ^{125}I(ヨウ素125)を使用〕により抗原を標識したのがラジオイムノアッセイ radioimmunoassay(RIA)．Ag(測定しようとする物質)が含まれる試料に Ag* と Ab を加えると，Ag* は Ag*-Ab 複合体 bound(B)と遊離型 free(F)の Ag* に

●ラジオイムノアッセイ(RIA)の原理

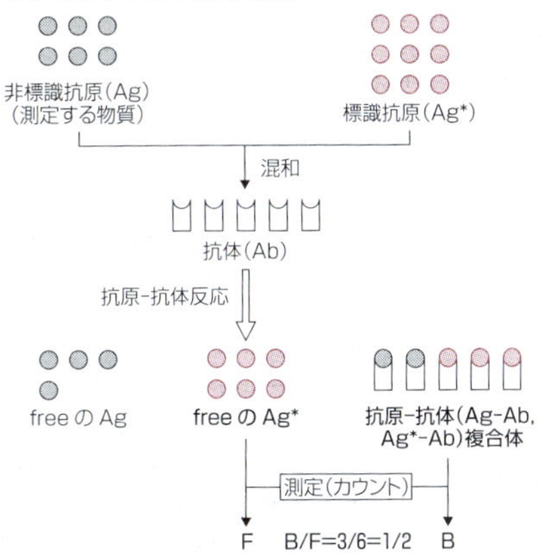

分かれる．Agの濃度が高いほどAbに結合するAgが多くなり，Abと結合できないAg*が増えるのでB/F比は低くなる．あらかじめAg濃度とB/F比との標準曲線を作成しておけば，B/F比からAgの濃度が測定できる．[737] ⇨参ラジオイムノアッセイ→2895

い

イムノタクトイド糸球体症 immunotactoid glomerulonephritis, immunotactoid glomerulopathy 40-60歳代を好発年齢とする成人の原発性の糸球体疾患で，ネフローゼ症候群を呈しやすい．慢性腎不全に進展するものもある．糸球体病変はメサンギウム増殖性糸球体腎炎，膜性腎症，膜性増殖性糸球体腎炎など多彩な組織像を呈する．糸球体の電子顕微鏡像が特徴的で，基本的な腎炎の所見に加えて細線維がメサンギウム領域，糸球体内皮細胞下，糸球体基底膜，上皮細胞下などに沈着する．細線維の直径は20-100 nmに達する．蛍光抗体法ではメサンギウム領域と糸球体基底膜に沿ってIgGとC3が高頻度に沈着する．[146] ⇨参細線維性糸球体症→1160

イムノトキシン immunotoxin ［免疫毒素］ 抗体に人工的に毒素を結合させたもの．癌細胞を選択的に殺す目的で，癌細胞に対するモノクローナル抗体に毒素などを結合させて患者に投与することにより，癌細胞に毒素を選択的に働かせて治療する試みがなされている．毒素の代わりに抗癌剤や放射性同位元素を結合させることもある．[1439]

イムノブラスト immunoblast⇨同免疫芽球→2807

イムホテプ Imhotep エジプト第3王朝ジェセルDjeser王の下で宰相兼主任建築家，また最高神官など(紀元前27世紀頃)．賢人のほまれたかく，医術にも優れ，後世ギリシャ人によって医神アスクレピオスAsclepiusと同一視され，医神として尊崇された．古代エジプトでは治療や調剤に際して，医療にかかわる神々アメンAmen，トートThoth，ミンMin，ホルスHorus，イシスIsis，セラピスSerapisなどの癒しの力に助けを求めたが，神に昇格したイムホテプも含まれていた．また占星術にも通じ，エジプトで最も偉大な古王国時代の首都メンフィス近郊のサッカーラにジェセル王の階段ピラミッドを設計，施工し，さらに文字の発明をしたとされる．文化英雄とされた実在の人物である．[733]

異名半盲 heteronymous hemianopsia (hemianopia)⇨同異側〔性〕半盲→246

イメージ image ［心象］ 心象(心に思い描く情景や姿)，また印象(あるものに対して抱く直感的で漠然とした感じ)のこと．心理学や精神医学では，イメージに表れる無意識，自己イメージ，他者イメージ，ボディイメージ，イメージトレーニングなどとして用いられる．ユングCarl G. Jung(1875-1961)らは，神話や芸術作品のイメージに人類の普遍的な無意識が見いだせると考えた．自己イメージや他者イメージは自分や他者に対する全体的な印象で，自己・他者評価と違って評価的意味は含まれず，自己・他者意識に加えて漠然とした言語化されない感覚が含まれる．ボディイメージの歪曲は，摂食障害者や統合失調症患者にみられ，非現実的に太っていると感じたり，醜く奇妙な形態をした身体や一部欠損した身体感覚を体験したりする．また，四肢切断後の患者は，幻影肢というボディイメージの認知障害を体験することがある．イメージトレーニングは，ある場面で有効な対処を思い浮かべることによって実際に体験しなくても不要な緊張を解き，適切な行動を獲得することを可能にする．[1336]

イメージアンプリファイアー image amplifier；IA⇨同蛍光増倍管→855

イメージインテンシファイアー image intensifier；II⇨同蛍光増倍管→855

イメージ増倍管⇨同蛍光増倍管→855

イメージ法 imagery 心身のコントロールを目的に，リラックスした状態で心に映像を思い描く方法．分娩の準備教育では，子宮収縮や子宮口開大，骨盤底筋開大など出産経過をイメージ化し，積極的に分娩に取り組めるように用いられている．[271]

イメージングプレート imaging plate；IP コンピュータX線撮影computed radiography (CR)に用いられるX線検出プレート．表面に輝尽性蛍光体として重金属のハロゲン化合物が塗布されている．この蛍光体は，照射されたX線エネルギーをいったん準安定状態で蓄積し，これをレーザー光線でスキャンすると蓄積エネルギーに比例した発光をする．プレートは繰り返し使用できる．[264]

イモージン=キング⇨同キング→793

イモータリティ immortality⇨同不死性《細胞の》→2553

医薬情報担当者⇨同MR→83

医薬品 drug 「薬事法」〔1960(昭和35)年〕により次のように定義されている．①日本薬局方に収められているもの，②人や動物の疾病の診断，治療，予防をするもので医薬部外品および機械器具でないもの，③人や動物の身体の構造，機能に影響を及ぼすことを目的とするもので医薬部外品，化粧品および機械器具ではないもの．医薬品は品質，有効性，安全性が厳しく審査・規制され，医療機関で使われる医療用医薬品と，薬店，薬局で売られる一般用医薬品とに分けられる．一定の薬効はあるが，人体への作用が緩和で，吐き気など不快感や口臭や体臭の防止，あせも，ただれの防止，脱毛防止，育毛，除毛，害虫駆除や防止などに用いるもの，もしくはこれに準じる浴用剤，染毛剤，パーマネントウェーブ用剤などは，厚生労働大臣によって医薬部外品として承認され，薬店・薬局以外でも販売される．[1465] ⇨参医薬部外品→279，一般用医薬品→258，医療用医薬品→286

医薬品・医療機器等安全情報報告制度 ⇨同安全性報告制度→205

医薬品インタビューフォーム ［インタビューフォーム］ 医薬品について製薬企業の医薬情報担当者などにインタビューし，医薬品の評価を行うのに必要な医薬品情報源として使われていたものを，1988(昭和63)年，日本病院薬剤師会が「医薬品インタビューフォーム」として位置づけを明確にし，その記載様式を策定したもの．約10年ごとに記載要領の改訂が行われている．日本病院薬剤師会が製薬企業に作成と提供を依頼しているもので，すべての医薬品で作成されているわけではない．その内容は製品の特徴，有効成分および製剤の温度・湿度・光に対する安定性，添加物，注射剤の溶解後の安定性，用量反応性試験，比較試験，各種の使用上の注意の設定理由，胎児への移行性，乳汁中への移行性，吸収，分布，代謝，排泄など薬物代謝の詳細，非臨床試験の一般薬理，毒性など，添付文書では十分に得られない情報が収載されている．製薬会社に請求することで入手可能であるが，ホームページからダウンロードできるサービスを提供している製薬会社も多い．また，独立行政法人医薬品医療機器総合機構では，ホームページにおいて2009(平成21)年から医療用医薬品添付文書情報画面(http://www.info.pmda.go.jp/psearch/html/menu_tenpu_base.html)に掲載するサービスを開始している．[644]

医薬品添付文書 package insert ［能書，添付文書］ 医薬品の適用を受ける患者の安全を確保し，適正使用を図るために必要な情報を医療従事者に提供する目的で，医薬品の製造業者または輸入販売業者が「薬事法」に基づいて作成し医薬品に添付される文書．承認された効能，効果，用法，用量，使用上の注意などが記載されている．致死的，きわめて重篤，非可逆的な副作用は，本文冒頭に赤枠，赤字で「警告」として記載される．[20]

医薬品の安全性に関する非臨床試験の実施の基準 ⇨同GLP→53

医薬品の臨床試験の実施の基準 Good Clinical Practice；GCP⇨同GCP→52

医薬部外品 quasi-drug 「薬事法」第2条第2項に規定されているもの．吐き気その他の不快感または口臭もしくは体臭の防止，あせも，ただれなどの防止，脱毛の防止，育毛または除毛，ヒトまたは動物の保健のためのネズミ・ハエ・カ・ノミなどの駆除または防止などを目的とするもので，人体に対する作用が緩和なもの(機械器具を除く)．また，これらに準ずるもので厚生労働大臣が指定するもの．具体的には，口中清涼剤，腋臭防止剤，てんか粉類，育毛剤(養毛剤)，除毛剤，染毛剤(脱色剤)，パーマネントウェーブ用剤，衛生綿類，浴用剤，薬用化粧品，薬用歯みがき類，忌避剤，殺虫薬，殺鼠剤，ソフトコンタクトレンズ用消毒薬，外皮消毒薬，きず消毒保護剤，ひび・あかぎれ用薬，あせも・ただれ用薬，うおのめ・たこ用薬，かさつき・あれ用薬，のど清涼剤，健胃清涼剤，ビタミン剤，カルシウム剤，ビタミン含有保健剤など．医薬品と同様，製造または販売などにあたっては，「薬事法」のもとで個別の承認・許可が必要．販売規制はない．[530]

医薬分業 separation of dispensing and prescribing 医師が診察後発行した処方箋に基づき，薬剤師が調剤を行う形態で，いわゆる医療をそれぞれの専門家によって分離，分担して行うシステム．本質は単に処方と調剤を医師と薬剤師が業務分担するだけでなく，それぞれの職種の独立した権限，すなわち医師の処方権と薬剤師の調剤権に責任をもつことにある．厚生労働省の医薬分業推進基盤整備事業の進捗とともに，多くの医療機関から院外処方箋が発行されるようになってきている．[1344] ⇨参院外処方箋→289

癒し《看護における》 healing⇨同ヒーリング→2426

医用金属材料 biomedical metallo material 人工臓器，各種の補綴に用いられる金属．これらを備える条件として，生物学的には，①化学的に安定，②組織適合性がよい，③発癌性・抗原性がない，④凝固・溶血を起こさない，⑤生体内劣化・分解が起こらないこと，などがある．さらに機械的には，①力学的強度，②耐疲労性，③耐摩擦性，④潤滑性，が求められる．近年はチタンやチタン合金が用いられることが多い．また，多孔質に加工し組織との適合性を高めたものもある．[1594]

医用工学⇨同メディカルエンジニアリング→2802

医用生体工学 biomedical engineering；BME 工学の理論および技術を医学・医療に応用し，生体システムの解明，診断・治療法の開発を行う学際領域．理論的にはサイバネティクスに始まり，制御理論，情報通信理論，システム理論のほか，カオス理論などの複雑系を取り入れた物理数学あるいは生物，化学を基礎とした背景をもつ．技術的には生体情報科学の確立や新素材の開発，生体器機の開発などを目指している．生命科学を基盤にして多方面にわたる工学的な融合がなされている．[116] ⇨参メディカルエレクトロニクス→2802

医用センサー medical sensor 温度，圧力，流速，pHといった物理量，あるいは特定物質の量を計測する装置をセンサーと呼び，特に医療で使われるセンサーのこと．体温，血圧，血流，酵素，タンパク量などを計測し，記録する装置または器具のこと．直接人体について調べるため，安全で信頼性が高く，侵襲の少ないことが求められる．[1360]

医用ディスポーザブル製品 medical disposable products 診断や治療に用いる使い捨て可能な器具や製品．注射針，注射筒，プラスチックシャーレ，透析用ダイアライザー，医療用手袋，手術用縫合糸，ECG電極，各種カテーテル〔呼吸療法関連(カニューレ，酸素フェースマスク)，栄養関連(カテーテル，チューブ)，輸液関連(輸液セット，静脈カテーテル)〕など多様なものがある．[1465]

医用データバンク medical data bank ［医用データベース］ 医療に役立つ大量のデータをコンピュータに保存し蓄積させたものであり，データの蓄積方法は問わない．医用データには，基礎および臨床医学に関する研究成果を集めた医学文献情報，病院の管理・経営にかかわる病院情報・薬剤情報・診療歴情報などがある．わが国で医用データを蓄積し，情報提供している機関としては，国立国会図書館，日本科学技術情報センター，国際医学情報センター，日本医薬情報センターなどがあり，各医療機関からの要望により情報を取り出し提供することが可能となった．EBM(根拠に基づく医療 evidence-based medicine)の実践には不可欠である．[1152]

医用データベース⇨同医用データバンク→279

医用電子工学⇨同メディカルエレクトロニクス→2802

意欲減退 hypobulia ［自発性欠乏，意志欠乏，無意欲］ 意欲とは，進んで何かをし，物事を積極的に成し遂げようと思う動機づけ，願望，欲動，本能，熱望などを含む精神の様相，またはその心の働きであり，人の行動あるいは運動活動によって表現される．意欲減退とは，その意欲が減り感じられなくなること．その理由としては，さまざまなものが考えられるが，身体的な疾患，精神的な疾患，日常での出来事など多くの事柄が原因となりうる．[870]

胃抑制ペプチド gastric inhibitory peptide；GIP⇨同胃抑制ポリペプチド→279

胃抑制ポリペプチド gastric inhibitory polypeptide；GIP

い

[GIP，胃抑制ペプチド] 42個のアミノ酸からなるペプチドで，その配列の一部がセクレチン，グルカゴンに類似していることからセクレチン・グルカゴンファミリーに属する．胃抑制ポリペプチド(GIP)遺伝子は大きさ約10 kb(キロベース kilobase)で，6個のエクソンと5個のイントロンにより構成されている．GIPメッセンジャーRNA(mRNA)の大きさは約0.8 kbで，十二指腸に強く発現が認められる．胃酸分泌抑制，胃ペプシン分泌抑制作用によりGIPと命名されたが，グルコース依存インスリン分泌刺激作用があり，インクレチンの1つとして糖代謝に重要な役割を演じていると考えられている．[1047]

イライラ症候群 irritable syndrome いらいらしている状態とは意識水準を維持する覚醒系と抑制系の機能のバランスがとれていない状態をいう．人の精神-行動的遂行能力が効率よく維持されている状態を最適制御水準と呼ぶが，この水準が維持されるには主に脳幹網様体の賦活による覚醒水準の上昇と，その抑制による覚醒水準の制御のバランスがとれていることが必要である．さまざまな情動刺激は視床下部から視床汎性投射系を介して覚醒水準を過剰に上昇させ，その結果注意の転導障害が出現することになる．他方，生来この賦活系に何らかの機能障害をもつ人びとは賦活の度合いが低く，その結果抑制機能が優勢になり，注意，集中の困難をきたすことも多い．いらいらとは一般には単に情動刺激によるストレス反応と解されることが多いが，最近の知見ではむしろ注意の集中の障害と考える趨勢にある．例えばストレス下に置かれた人に抗不安薬や自律神経作用薬が効を奏しいらいらが治まるとしたら，単に情動系が安定したことのみを意味するのではなくて，それによって覚醒系と抑制系のバランスがとれることによって注意の維持(最適制御水準の維持)が可能になったことを意味するし，注意欠陥多動性障害(ADHD)の児童にメチルフェニデート塩酸塩などの覚醒効果をもつ薬物を投与することにより安定をみるのは，もともとその児童の覚醒水準が低かったものを薬物によって押し上げることにより，並行して抑制系の機能も上昇させるために注意の集中が可能になるということを意味する．[730] ⇨参注意欠陥・多動性障害→1983

囲卵腔 perivitelline space [卵黄周囲間隙] 卵細胞(卵子)を包む透明帯の下にある隙間．この内方には卵細胞膜に包まれた卵細胞質(卵子形質)がある．有糸分裂の際にここに第1，第2極体が放出される．[998]

イリゲーション irrigation⇨同浣腸→642

イリジウム iridium；Ir [Ir] 白金属元素の1つ．元素記号Ir．原子番号77．原子量192.2．光沢のある銀白色，かたくてもろい．非破壊検査のための放射線源として広く用いられている．イリジウム192(^{192}Ir)はγ線放射体として治療に利用．[182,57]

イリノテカン塩酸塩水和物 irinotecan hydrochloride hydrate [CPT-11] トポイソメラーゼ阻害薬に属する抗癌剤．1983(昭和58)年，わが国においてインドール系アルカロイドであるカンプトテシンから合成された抗悪性腫瘍薬で，生体内でエステラーゼにより活性代謝物に加水分解されるプロドラッグ．I型DNAトポイソメラーゼを阻害することにより，DNA合成を阻害して細胞周期S期に特異的に殺細胞効果を発現する．小細胞肺癌，非小細胞肺癌を含む肺癌，大腸癌の術後化学療法に頻用され，乳癌，有棘細胞癌，子宮頸癌，卵巣癌，胃癌などにも適応を有する．多剤併用療法のレジメンに高頻度に用いられる．骨髄抑制，致死性の下痢などを生じる可能性がある．[204,1304] 商カンプト，トポテシン

医略抄(いりゃくしょう) 1081(永保元)年，丹波雅忠(平安中期の医師丹波康頼の曾孫)撰にかかる『医心方』の節略本．1795(寛政7)年，幕府医官多紀元簡が刊行．『群書類従』所収．[1355]

胃隆起性病変の肉眼的分類 macroscopic classification of protruded lesion of stomach⇨同山田の分類→2845

遺留指紋⇨同現場指紋→957

医療安全 medical safety 1999(平成11)年1月11日，横浜市立大学医学部附属病院でそれぞれ心臓と肺の手術を行う予定であった2人の患者を取り違えて手術するという重大な医療事故が発生し，医療の安全性に対して社会の目が厳しく注がれることになった．重大な1件の事故の背景には，軽傷の29件の事故が存在し，その背景には300件の無傷の事故があるとするハインリッヒ Heinrichの法則(1：29：300)がある．この考え方をもとに事故には至らなかったが「ひやり」としたり，「はっ」としたことを自発的にインシデントレポート(ヒヤリ・ハット報告)として集積し，潜在的なリスクを把握して，医療事故の発生を未然に防止しようとするリスクマネジメントの考え方が広まっていった．厚生労働省は2001(同13)年4月に「医療安全推進室」を設置，医療安全推進週間(毎年11月25日を含む日曜日から土曜日までの1週間)を設け，同年9月に「安全な医療を提供するための10の要点」を公表した．また，国からの委託を受け日本医療機能評価機構は，安心して医療を受けるための相談窓口として「医療安全支援センター」(都道府県，保健所設置市区，二次医療圏に設置)事業を開始．病院機能評価では安全確保のための組織体制の確立，安全確保のための活動，医療事故発生時の対応体制の確立などについて，厳しいチェックを行っている．診療報酬では「医療安全管理体制」の整備が義務づけられ，未実施の場合は減算となる．さらに特定機能病院，臨床研修病院では医療安全管理者(特定機能病院は専任)の設置が定められた．「医療法」も良質な医療を提供する体制の確立を図るために見直され，医療機能に関する情報提供制度の創設，医療機関に対する医療安全の確保のための措置の義務づけ，都道府県における医療従事者の確保等に関する協議の場(地域医療対策協議会)の設置の義務等について改正が行われ，2007(同19)年4月1日施行．日本看護協会は「医療・看護安全対策室」，日本医師会は「患者の安全確保対策室」をそれぞれ設置するなど，医療関係の職能団体も安全を確保するための活動を行っている．一方，インフォームド・コンセントやセカンドオピニオン外来など患者の権利意識の高まりに伴い，人間関係を基盤とする医療の提供も求められてきている．安全性を最優先にした医療の質向上のための管理体制，医薬品や医療機器の安全対策，院内感染対策，医療従事者の育成，事故当事者の救済，再発防止のための原因分析と対策の徹底など医療安全に関する課題は医療政策の最

優先事項といえる.[1239] ⇨参リスクマネジメント《看護管理》⇀2923，安全管理⇀205

医療安全管理者⇨同リスクマネジャー⇀2924

医療過誤 malpractice ［マルプラクティス］ 医療の過程で予期しなかった悪い結果が発生し(医療事故)，そのうち医療関係者側の過失に由来する，あるいはその疑いのあるもの．次の5つの要件がそろうと医療過誤となる．①医療上の問題である，②患者の権利の侵害があること(健康権・生命権・生活権など)，③損害の発生，④医療側の過失(医療側に結果予見義務，危険回避義務の怠り，注意義務違反があると過失となる)，⑤過失と発生した損害の間に因果関係があること．医療過誤の疑いで医療関係者が訴えられる場合には，業務上過失致(死)傷罪(刑事)，不法行為，責務不履行(民事)などによる．医療関係者が有責になると，刑事・民事的制裁のほか，厚生労働大臣による業務停止や免許取り消しなどの行政的処分を受けることがある．医療の中では注射，投薬，手術，麻酔，診断に関して紛争が起こることが多い.[1410] ⇨参医事紛争⇀232，医療事故対策⇀282

医療ガス medical gas 医療用の気体．吸入治療や人工呼吸に用いる酸素(O_2)，麻酔に用いる亜酸化窒素(笑気；N_2O)，内視鏡手術や冷凍手術に用いる二酸化炭素(炭酸ガス；CO_2)の他，手術機器を駆動させるための窒素(N_2)や駆動空気(STA)，人工呼吸や汚物吸引を行うための圧縮空気(AIR)，吸引(VAC)などがある．配管の誤接続防止のため，またガスの種類によって，管やソケットを色分けすることや配列順序が定められている.[1551]

医療過疎地域 医療サービスの供給が極端に不足し，特に公的医療の援助を必要とする地域．地区の中心的な場所を基準として，半径4 km以内に50人以上が居住しているものの，容易に医療機関を利用することできない場合を無医地区と呼び，僻地診療所や僻地保健所の設置，僻地中隔病院の整備，巡回診療などさまざまな対策が講じられている．

医療関係法規 medicare regulations, medical jurisprudence 医療は人間の生命・健康に直接関係することから，国は多くの法的規制を設け，国民に対して適正かつ十分な医療が行われるように図っている．代表的なものだけでも，医師法・同施行令・同施行規制，歯科医師法，薬剤師法，保健師助産師看護師法，診療放射線技師法，理学療法士及び作業療法士法，医療法・同施行令・同施行規則，臓器の移植に関する法律，薬事法，精神保健及び精神障害者福祉に関する法律，感染症の予防及び感染症の患者に対する医療に関する法律，死体解剖保存法，麻薬及び向精神薬取締法など多数ある.[1410]

医療監査⇨同メディカルオーディット⇀2802

医療観察法 ⇨同心神喪失等の状態で重大な他害行為を行った者の医療及び観察等に関する法律⇀1561

医療監視 medical care inspection 「医療法」第25条，26条に定められる事項．厚生労働大臣，都道府県知事などは必要に応じて病院，診療所などに立ち入り，その構造設備，衛生状況，診療録，助産録，帳簿書類などの諸記録，事務書類を検査することができる．医療監視員は規定に基づき監視を行い，改善の指導が行われる．管理者の変更命令，病院の開設許可の取り消し，閉鎖命令に至る場合もある.[157]

医療管理⇨同病院管理⇀2485

医療管理学⇨同病院管理学⇀2485

医療関連感染サーベイランス healthcare-associated infection surveillance ［院内感染サーベイランス］ 医療サービスに関連して発生する感染(医療関連感染)の発生頻度，分布，要因などに関するデータを，疫学的原則に基づき，系統的かつ継続的に収集・分析し，その結果を改善できる人々とタイムリーに共有して感染予防に活用する一連の活動をいう．一般的には，中心静脈カテーテルや人工呼吸器などの医療器具や手術に関連した感染，多剤耐性菌など感染対策上問題となる微生物による感染や保菌，針刺し，切創，汚染に関するサーベイランスが実施される．最も重要な目標は，医療関連感染の日常的な発生率を明らかにし，これを減少させることで，サーベイランスの結果を現場の医療従事者と共有するだけでも発生率が減少することが知られている．その理由はよくわかっていないが，監視効果によると考えられている．このため，各種の感染対策ガイドラインで，医療関連感染サーベイランスは有効な感染予防策として，その実施が強く推奨されている．また近年，第三者機関による病院機能評価項目にも含まれるようになった．その他の目的には，感染対策の評価やアウトブレイク(日常的な頻度を超える感染症の発生)の早期発見，職員教育などがある.[665]

医療技術 medical technology, healthcare technology 医療技術とは「患者のケアに使用される薬剤，機器，医療行為における手技，およびそのケアが提供される組織的な支援体系」である〔アメリカの技術評価会議 Congressional Office of Technology Assessment (OTA)の定義による〕．医療技術には先進医療技術，工学技術，バイオ関連技術，薬剤関連技術などが含まれ，医療の質(診断と治療)の向上，安全性の向上，医療の効率化，QOL(生活の質)の向上，技術産業の成長などの役割，目標がある.[818]

医療技術評価 medical technology assessment 医療技術を適用した場合に，健康増進や疾病の予防，検査，治療，リハビリテーションおよび長期療養などに関して，医学的，経済的，社会的な側面における効果および影響について総合的かつ包括的に評価するもの．国あるいは地域全体における医療サービスの質を改善して望ましい医療のあり方を明確にすることを目的とする．医療技術評価の手法として，医療技術の選定，当該技術に関するデータ収集および検証，総合的評価，関係者による合意形成，情報公開を行う．具体的には評価結果を患者教育に応用したり，診療ガイドラインの形で情報提供することもある.[818]

医療給付 medical benefits 「医療保険制度」において，被保険者が一定の約定のもとに受けることのできる現物給付や償還式の療養費払い(保険外併用療養費，高額療養費などは，被保険者が医療費を医療機関に支払ったあと，保険者から医療費の償還を受ける)による給付などをいう．給付の範囲は，①診療，②薬剤または治療材料の支給，③処置，手術，その他の治療，④在宅療養・看護，⑤入院・看護，⑥食事療養，⑦訪問看護．診療担当機関として指示されている医療機関が療養の給付のために要した経費は，患者の一部負担金額を控除したあと，「社会保険診療報酬支払基金」を通じて支払われる．一部負担金の割合は，被保険者，被扶養者ともに一律3割となっている．[1451]

医療供給体制⇨参医療サービスシステム→282

医療空白地帯⇨同無医地区→2778

医療計画 medical care plan 「医療法」第30条の4に規定される自治体の医療計画をいう．都道府県では二次医療圏で必要な医療サービスを確保するため，都道府県知事が医療計画を定める．医療圏ごとに，基準病床数(病院のみ)，施設機能に配慮した医療施設の整備目標，救急医療および僻地医療の確保，医療機関相互の連携，医療従事者の確保などについて定めることが規定されている．[157]

医療経済 health economics 医療の分野に経済学の理論や分析手法を応用し，医療サービスの資源配分や所得の分配などを研究する領域．資源配分の問題としては各種の希少な医療資源を，どの医療サービスに，どのような比率で投入し，どのような医療サービスを，どのように生産しているかを資源配分の効率性から現行制度下での実証分析を行っていくものである．また，だれのための医療サービスかという問題を医療費の負担の問題などと関連させて，公正という視点から規範的に分析することもその領域に入る．そもそも医療経済学は，医療サービスの財としての不確実性や情報の非対称性などを経済学的に理論的に分析したアメリカのアロー Kenneth J. Arrow(1921生)にまでさかのぼることができる．現在では，少なくとも欧米諸国では応用経済学の1つの分野として確立し，この領域の研究成果は理論研究および実証研究で膨大な数になる．なお，医療の領域では，病院経営や病院財務あるいは医療費といったことを医療経済をいう人もいるので，混同しないように注意が必要である．[868]

医療経済学 health(medical) economics 医療資源の最適配分，医療サービスの効率化など保健・医療問題を経済学的に分析・研究する学問領域．19世紀以降，主に公衆衛生学などで貧困と疾病の悪循環や保健医療投資の経済効果などが論じられてきたが，特に近年，医療技術の進歩，高齢化に伴って医療サービスが複雑化し，国民医療費の増大，医療保険の赤字などの著しい変化の影響で，保健・医療問題に対する経済学的研究が増加してきた．1950年代のアメリカで最初の医療経済学会が開催された．わが国において医療経済学が認知されるようになったのは1970年代に入ってからである．[321]

医療圏 medical care zone, medical service area 1985(昭60)年改正の「医療法」に基づき，各都道府県知事が地域医療計画を策定し，医療資源の適切な配置と医療供給体制のシステム化を図っていく地域的単位・圏域．日常の頻度の高い医療サービスを行う一次医療圏，一般の医療需要(入院治療)を実施する二次医療圏(広域市町村単位)，特殊な医療需要，先進的・高度専門的医療などすべてを行う三次医療圏(都道府県単位)がある．

医療行為⇨同医行為→225

医療効率 efficiency in health care 医療行為に効率性の概念を適用したものであり，一定の医療資源(費用)の投入レベルのもとで，そこから得られる医療の効果を表すもの．通常，医療資源は有限であることから，最も効果的かつ効率的に配分されることが望まれるが，この医療効率の評価にかかる代表的な技法が，費用効果分析 cost-effectiveness analysis である．すなわち，医療における費用効果分析とは，医療行為にかかる増分費用とその効果の測定をいい，具体的には，貨幣1単位の支出当たりの健康の効果(例：生存年の延長)を測定することによって行われる．[1177]

医療サービスシステム medical service system わが国における医療サービスシステム，いいかえれば医療供給体制は，1948(昭和23)年に定められた「医療法」にもとづいて展開され，累次の改正を経て現在にいたっている．高齢化の進展や疾病構造の変化などに伴い，国民の医療ニーズは多様化，高度化し，同時に医療技術の進歩と医療の安全確保，医療費の効率的使用が強く求められ，医療を取り巻く環境は著しく変化している．そのための医療の質の向上，医療供給体制の効率化・合理化，および医療システム全体から受ける恩恵が公平・公正であることを実現していくためには，さまざまな対応が求められる．例えば，患者に対する医療情報の提供や患者の生活の質(QOL)の向上，社会的入院を避けるための医療資源を有効利用した在宅医療の推進，医療と福祉の分離，医療機関業務の外部委託化とこれらの業務を提供するサービスの質の確保，病院施設のいっそうの充実・向上を図るための第三者機関による病院機能評価の推進，医療施設における患者の医療安全・療養環境の確保，医療従事者の職場における安全衛生・労働条件の改善，利用施設の近代化が進められている．[1465]

医療事故 medical accident, mishaps in medical practice 医師，薬剤師，歯科医師，看護師などの医療従事者が医療業務遂行中に発生する事故を総称していう．医療者側の過失の有無により，過失を認める医療過誤と過失を認めない不可抗力事故に分けられる．医療事故は，診察，検査，看護を問わずあらゆる場面で発生し，ごく一部が医療訴訟へと発展することがある．医療過誤の判決が下された場合は，民法上は損害賠償をする必要があり，直接担当者のみでなく管理者にも責任が及ぶことがある．刑法上は，原則として過失をおかした人が業務上過失傷害罪，もしくは過失致死罪に問われる．[1451] ⇨参医療過誤→281

医療事故対策 malpractice countermeasure 医療を行う際に予期しなかった悪い結果が発生した場合に医療事故という．事故を起こさないことが最も大切であるが，医療に内在する危険性のために事故が起こることがある．個人では，医学・医療に対する正しい知識と技術・経験により，事故を予見し回避する努力と，常に基本的には一定以上の医療水準を維持し，診療におけるインフォームド・コンセントを徹底し，善良な管理者の注意義務を行い，医師をはじめ医療側と患者との間の信頼関係を樹立することが最も重要な予防策．患者の状態，治療法，薬剤などをチェックすること，また医療機関内でチェックできるシステムをつくることが大切である．予防の前提として，医療内容および医療事故の実態の把握が必要．個人レベルでは解決できない問題が医療機関・施設に存在することから，院内に医療の質や危険を評価する制度をつくる．医療の質は医師の育成過程や卒後教育，医師の資格試験，医療制度の問題まで広く総合的に検討し，事故を未然に防ぐようにシステム化することが望ましい．[1410] ⇨参医師の義務→231，医療過誤→281

医療施設 medical facility ［**保健医療施設**］ 医師，歯科医師，薬剤師，看護師，その他の医療の担い手によって運営される，病院(20床以上)，診療所(19床以下)，歯科診療所，介護老人保健施設，調剤を実施する薬局，助産所(9床以下．妊婦，産婦または褥婦を10人以上収容できない)，その他の医療を提供する施設のことであり，「医療法」で規定される医療提供施設を指す．医療制度の変革に伴い，医療施設のあり方も変化してきており，例えば，2009(平成21)年5月現在，病院数8,750(病床数160万4,647)，診療所数9万9,709(病床数14万4,712)，歯科診療所6万8,139であり，歯科診療所以外は減少傾向が続いている．[920]

医療施設連携 medical facilities network ［**診診連携，病診連携，病病連携**］ 患者紹介などを通じた医療施設間相互の機能連携のことで，病院など医療施設の機能分化が進行したために重視されるようになってきた．それ以前の医療は，ある程度の規模を有した病院であれば，その施設単独でほぼ完結できるものが多かったが，医療サービスが高度化・多様化すると，それぞれの医療施設の機能に応じて，役割分担しながら相互に連携して患者に医療を提供するほうが効率的と考えられるようになった．連携を有効なものとするためには，連携する相手となる個々の医療施設の機能を明確化しなければならず，高額医療機器の共同利用や医師の生涯教育などにおいても，医療施設間の連携が必要とされている．最近では，地域連携クリティカルパスなどによって，医療の連続性を保ちながら質を高めた効率的な医療を目指す動きがある．また都道府県が策定する医療計画も，「医療法」の改正で医療施設の相互の連携関係を明示した内容につくり変えることになっている．しかし，連携に伴うロス，例えば情報伝達ロスなどが生じて，逆に効率が悪くなるという指摘もある．[1010]

医療社会学 medical sociology 病気や医療問題の社会的側面を社会学的に解明することを課題とする学問領域．主に健康や疾患に関する社会的要因と社会的施策の分析と理論化が課題の中心．また主な研究対象として，保健や医療の需要者側となる一般市民や患者側の分析，提供者側となる医師・看護師をはじめとするパラメディカルスタッフおよび病院，その他の諸施設の解明，さらに両者にまたがる医療制度や社会保障制度の検討などがあげられ，ただ単に病院という社会組織についての組織的な研究にとどまらず，きわめて広範囲にわたる可能性があり，担う役割は大きい．19世紀末期アメリカの医学者によって提唱されてきたが，わが国では社会学者が保健や医療領域の教育や研究に参加するようになったのは昭和40年代に入ってからである．今日では公衆衛生・精神衛生・看護・医療福祉などの分野を中心に成果をあげてきている．[321]

医療社会事業⇨参メディカルソーシャルワーカー→2802

医療従事者 medical professional 医師，歯科医師，薬剤師，保健師，助産師，看護師，歯科衛生士，歯科技工士，管理栄養士，診療放射線技師および診療X線技師，臨床検査技師，衛生検査技師，理学療法士，作業療法士，視能訓練士，あん摩マッサージ指圧師，はり師，きゅう師，柔道整復師，救急救命士などの医療の担い手をいう．ほとんどは免許制となっており，その多くは国家試験に合格することによって厚生労働大臣から免許が交付される(ただし，准看護師は都道府県知事により交付)．免許を交付された者に対しては，それぞれの名称の使用(名称独占)や業務を行う権利(業務独占)とともに，義務と罰則が定められている．[920]

医療需要 medical demand 人びとが医療サービスを求める大きさを表す経済学的な表現．医療サービスに対する需要は，他の一般サービスと異なる以下の特性がある．①健康・生命にかかわる必需性，②患者は医師にサービスの質と量を託し，顧客という要素をもたない，③患者の健康障害が多様で一定の規格がない，④医療需要の発生が突発的，不確実で社会保険で対応すべきなど．[1465]

医療情報学 medical informatics 診療，医学研究，医療行政など医学のすべての分野で扱われるデータ，情報，知識を，その医学領域の目的に最も効果的に利用する方法を研究する科学．医療にコンピュータが導入され始めた1960年頃から，診断を計量化すること，大規模な疫学研究の情報処理などを目的とした研究がアメリカで広がった．わが国でも1970(昭和45)年頃から盛んになり，1983(同58)年には日本医療情報学会が設立され，医療情報に関する課題研究に取り組むほか，学術研究団体としても活動している．研究対象は広範に及ぶ．現在は，医療の質や安全性の向上，医療の効率化を目的として，病院や地域医療の情報化，電子カルテの開発，診療や臨床研究の支援システムなどが研究されている．2000(平成12)年には看護部会が誕生し，看護システムの情報化に関する研究も盛んである．また，分子医学の進歩に呼応して，コンピュテーショナルバイオロジーの研究が医療情報学の一分野として芽生えている．[172]

医療情報技師 healthcare information technologist；healthcare IT 日本医療情報学会が2003(平成15)年に医療情報技術者の育成を目指して開始した能力検定試験に合格した者をいう．医療情報技師は保健，医療，福祉の専門職の一員として，医療の特質を踏まえ，最適な情報処理技術に基づき，医療情報を安全かつ有効に活用，提供することができる知識，技術および資質を有する者とされる．求められる知識や技能は情報処理技術，医学・医療，医療情報システムの3分野にわたり，資質としてcommunication，collaboration，coordinationの3Cが重要視される．2007(同19)年から上級医療情報技師の能力検定が，2009年から医療情報基礎知識の能力検定も始まった．2008年までに医療情報技師は7,040名，上級医療情報技師は105名が認定されている．[1528]

医療情報システム medical information system 高度に発達したコンピュータによる情報処理技術・通信技術などを医療分野に活用し，医療機関内，医療機関相互，医療機関と患者・住民の間の医療情報を効率的に収集・管理・検索することによって，情報伝達を幅広く円滑に行うと同時に，有効利用を図るためのシステムの総称．患者の病歴や医事会計などの病院情報システムや薬剤情報システム，地域健康管理システムなどが含まれる．医療情報システムの利用によって医療の質の向上，効率化が期待できる．医学知識も電子情報化され，メドラス（MEDLARS）のような文献検索のシステム化がなされている．[1465] ⇒参病院情報システム→2485

医療神経症⇒同医原神経症→225

医療審査 医療機関から提出された支払い請求について，その妥当性を審査すること．保険の支払い者と医師会から選ばれた委員が審査にあたる．医療審査は支払い基金（公的機関）で行われ，これに基づいて診療報酬請求明細書が作成され，保険の支払い機関（各健康保険組合）に送られるが，それが妥当なものか否かを再度審査（査定）する．その際に民間に審査（査定）を委託する場合もある．妥当な請求であることがわかれば，その金額を医療機関に支払う．[1410]

医療心理学 medical psychology 医療と関連した心理的問題を探究する研究領域．精神神経免疫学 psychoneuroimmunology により，人の行動と免疫機能の関係，心理社会的因子と疾病の発症や進行とのかかわりが明らかにされるようになり，神経系，免疫系，内分泌系の相互連関に着目した基礎研究が進展している．コーピング（対処行動）と生存期間との関係など，特に精神腫瘍学（サイコオンコロジー psycho-oncology）における研究成果が多い．また，医療経済的関心と予防医学的観点から，ストレスマネジメントを図る心理療法の再評価が行われている．さらに，コーチング coaching の医療分野への応用が試みられており，医療者がコミュニケーションスキルに習熟することで，患者満足度の向上が図られるようになってきている．[157]

医療人類学 medical anthropology 病気や健康に対する人間の意識・思考や行為に関する文化的および社会的現象を対象とする人類学研究領域．1960 年代に，アメリカの文化人類学者と医学研究者を中心として確立された．当時の研究対象は民族医学ないし比較医療システム，栄養人類学，看護実践の文化的多様性，文化と出生，民族精神医学，生物医学的人類学，家族構造と保健などであった．現在の領域は，広範かつ多様で，研究領域や方法論が明確化されていないが，医療を研究対象とする医学・看護学・保健衛生学・栄養学などの側面からもアプローチされる傾向をもち，学際学としての医療人類学はより応用学的傾向を強めている．医療技術の発達に伴い，医療そのものの人類学的研究対象も，脳死・安楽死など死をめぐる医療，発症前遺伝子診断後のインパクトの民族比較などといった先端技術に及んでいる．[321]

医療専門職 health professional 医療に関連する専門職．通常，行政や職能団体によって認可された職種に限定する．医師，歯科医師，薬剤師，看護師，保健師，助産師，理学療法士，作業療法士，視能訓練士，言語聴覚士，義肢装具士，歯科衛生士，歯科技工士，診療放射線技師，臨床検査技師，臨床工学技士などが含まれる．[165] ⇒参医療従事者→283

医療相談室 medical consultation room さまざまな相談などの窓口として病院の中に設けられ，無料で患者や家族の相談にのったり，利用できる制度の内容や手続きなどの情報を提供する部門．治療費，生活費などの経済問題や在宅医療・福祉施設，医療機関などの紹介，社会保障制度の情報と利用方法，家族・その他の人間関係の問題，社会復帰に関すること，その他の悩みなど，さまざまな相談にのる．いずれもプライバシーは保護される．[1451]

医療ソーシャルワーカー ⇒同メディカルソーシャルワーカー→2802

医療訴訟⇒同医事訴訟→230

医療チーム medical care team ［保健医療チーム］ 個々の患者に最善の医療およびケアを提供するために集まった専門職種を指す言葉．近年，慢性の疾病が増加し，疾病に社会的な要因が及ぼす影響が大きいケースが増加してくると，医療現場でも，医師，看護師が医療サービスを提供するだけではなく，関連する種々の職種と連携することの重要性が認識されるようになった．[374]

医療統計 medical statistics ［医学統計，医事統計］ 医療に関係するすべての数量データであり，衛生統計も含まれる．わが国の医療の現状を把握し，今後の医療対策に反映するうえで重要な意味をもっている．厚生労働省，都道府県，市町村，保健所などの行政機関で日常的に資料として集計されているものは，人口静態調査（国勢調査），人口動態調査，患者調査，国民生活基礎調査，医療施設調査，病院報告，伝染病統計，医療従事者に関する統計，国民医療費に関する統計などがあり，厚生労働省大臣官房統計情報部が編集し，財団法人厚生統計協会が発行する年次刊行物と特別の医療テーマごとにまとめた臨時刊行物がある．[1152]

医療の質 quality of health (medical) care ［医療評価］ 医療提供により患者のニーズが充足された程度をいう．狭義には的確な診断，適切な治療により患者の抱える医学的問題をどれだけ解決しえたかという，診療の質と同義に用いられる．医療の安全性は別に取りあげられることが多いが，医療の質の一部を構成するものと考えられる．広義には，医療提供を受ける場の快適性や医療従事者の接遇の適切性，提供された医療の透明性なども含めて医療の質と表現することが多い．[223] ⇒参クリニカルインディケーター→830，医療安全→280

医療の標準化 standardization of medical care 患者の満足や医療資源の効率的利用を目的として現時点で得られる最良，最新の科学的データに基づき，診療行為を定式化しようとするもの．標準化のためのツールとして，目標とする疾病〔群〕を特定し，疾病の全期間のケア介入を定式化した診療ガイドライン practice guideline や，院内において予定されるケア介入を時間軸に沿って計画化したクリティカルパスがある．また，診療圏での医療機関間での連携を標準化したものを地域連携パスと呼ぶ．[663]

医療廃棄物 medical waste 廃棄物のうち，病院や診療所などの医療関連機関から医療行為に伴って排出されるもの．「廃棄物処理法」〔1970（昭和 45）年〕では，感染性廃棄物といい，特別管理産業廃棄物に区分されている．排出物の種類によって，感染性産業廃棄物と感染性一般廃棄物とに分かれる．医療廃棄物は二次感染が社会問題となり，適切な処理の必要性が生じ，1989（平成元）年に厚生省（現厚生労働省）によって，これらの管理，排出，処理についての「医療廃棄物処理ガイドライン」が作成された．1991（同 3）年の「廃棄物処理法」の改正に伴い，「廃棄物処理法に基づく感染性廃棄物処理マニュアル」となる．近年では，在宅医療の拡大に伴い，在宅医療廃棄物の処理体制の確立が環境省により検討されている．在宅医療廃棄物は，家庭から排出されることより一般廃棄物に区分されているが，大部分の自治体で受け入れがない，受け入れている自治体での受け入れ方法が異なるなどの問題が生じている．[230]

医療費 health expenditures ［保健費用］ 地域全体で医療に使用される金額のこと．国によって定義が異なるが，広義には，医療，保健，福祉といった人間の健康にかかわる事業すべての費用が含まれる．わが国では年あたりの国民医療費または保険診療費の総計をいう．[374] ⇨参国民医療費⇀1091

医療費公費負担 療養給付など医療給付に要する費用の一部を国が負担すること．財源は，保険者・被保険者・国の3者が一定の割合で拠出．主な公費医療には，「高齢者の医療の確保に関する法律」に基づく老人医療，「感染症法」に基づく結核患者の勧告入院を含む医療費，「精神保健福祉法」に基づく措置入院，「生活保護法」による医療扶助，「児童福祉法」に基づく療育医療，「母子保健法」に基づく養育医療，健康診査などがある．これらの法律に基づく病気や治療は，医療保険による医療では定率給付のため患者の負担が大きく，個別に対応するために設けられた制度．[1451]

医療費適正化策 measures for moderation in health care cost わが国の政府財政の逼迫状況を背景に，高齢社会を迎えて，医療給付費の伸びが過大とならないよう医療費の支出を抑制すべく推進される対応策をいう．具体的には，糖尿病などの患者やその予備軍に対する生活習慣病対策（健診・保健指導の徹底など）や，地域連携の強化による平均在院日数の短縮化などが該当する．[1177]

医療被曝 medical exposure ［医療放射線被曝］ 放射線または放射性同位元素を用いる医学検査または治療を受ける患者個人の被曝．診断，治療中の患者の付き添いや介護の個人が受ける被曝も含む．職業被曝には医療被曝は含まない．ICRP（国際放射線防護委員会）勧告では職業被曝，医療被曝，公衆被曝に区分している．医療被曝には線量限度はない．防護の最適化のため，診断上の情報を失わず線量の低減には線量限度は適用せず，線量拘束値を考慮する．特に妊娠中の患者には有効な臨床的適応がない限り，避けるべきである．[18]

医療評価 medical audit⇨同医療の質⇀284

医療扶助 medical treatment aid, medical assistance 病気やけがの治療のため医療機関にかかった費用を扶助する制度で，「生活保護法」第15条に「困窮のため最低限度の生活を維持できない者」に対して，次の事項の範囲内での給付が示されている．①診察，②薬剤または治療材料，③医学的処置，手術およびその他の治療ならびに施術，④居宅における療養上の管理およびその療養に伴う世話，その他の看護，⑤病院または診療所への入院およびその療養に伴う世話，その他の看護，⑥移送．医療保険の原則3割自己負担に対して，医療扶助では原則として全額を公費で支出（措置）．[1451]

医療法 medical service law 病院，診療所，助産院，介護老人保健施設，その他医療提供施設の開設や管理，または施設の整備の推進などに必要な事項を定めた医療施設に関する基本法規．医療体制の確保によって国民の健康を保持することを目的として，国民医療法に代わり1948（昭和23）年に制定された．1992（平成4）年の大幅な改正以降も，社会情勢に合わせて改正を加え，施設の規定をはじめとして，標榜できる診療科名・広告・罰則などを規定している．例えば，病院は患者20人以上の収容施設を有し，診療所は19人以下の収容施設を有する医科または歯科の診療施設とされている（第1条）．[473]

医療放射線被曝 medical radiation dose⇨同医療被曝⇀285

医療法人 medical juridical person 「医療法」第39条に定められる，病院，診療所（医師・歯科医師が常勤），介護老人保健施設など医業を行う施設の開設を目的とする社団または財団．医業の非営利性をそこなうことなく医療事業に法人格をもたせる制度で，開設にあたっては都道府県知事の認可が必要である．

医療保険 health insurance⇨参健康保険⇀946，医療保険制度⇀285

医療保険制度 health care insurance system 国民健康保険や健康保険など医療に関する社会保険制度のこと．医療保険は国民のすべてが加入する強制保険であり，保険料は被保険者の収入に応じて徴収される．提供されるサービスは現物給付であり，標準的，平均的な内容であって，個別的なニードに十分対応できるものではなく，あくまでミニマムスタンダードを提供するものである．医療機関は都道府県知事に保健医療機関となることを申請し，知事は審査に基づき保健医療機関として指定，登録を行う．療養を担当する医師も保険医としての登録を受けなければならない．指定を受けた医療機関は，被保険者に診療として療養の現物給付を行う義務が発生する．被保険者が保険診療を受けようとする場合は，指定された保健医療機関で，登録された保険医にかからなければならない．その際，被保険者は受療した保健医療機関の窓口で，一部負担金を支払う必要がある．診療に対する報酬は医療費の給付であり，そのしくみは原則的に保健医療機関からの請求に基づき，審査支払い機関である社会保険診療報酬支払基金などを通じて保険者から給付を受ける．なお，2008（平成20）年4月の「高齢者の医療の確保に関する法律」施行に伴い，後期高齢者医療制度（長寿医療制度）が実施され，75歳以上の高齢者は独立した医療保険制度の適用を受けることとなった．ただし，2009年の政権交代以降，長寿医療のあり方そのものが再検討されている．[157]

医療保険福祉審議会 2001（平成13）年，中央省庁再編に伴い厚生労働省が設置され，医療保険福祉審議会は人口問題審議会，厚生統計協議会，医療審議会，中央社会福祉審議会，身体障害者福祉審議会，中央児童福祉審議会，年金審議会の7審議会とともに「社会保障審議会」として統合・再編された．社会保障審議会は，厚生労働大臣または関係各大臣の諮問に応じて社会保障，人口問題に関する重要事項について調査審議を行う．[1186] ⇨参社会保障審議会⇀1350

医療保護入院 admission for medical care and custody ［医保入院，同意入院］ 「精神保健福祉法」第33条に規定されている保護者の同意による入院で，精神障害者本人の意思に基づいていないので人権に配慮することが必要となる．精神保健指定医による診察の結果，精神障害者であり，医療および保護のために入院が必要であると認めた場合，保護者の同意があるとき，精神科病院の管理者は，本人の同意がなくても入院させることができるとしている．保護者については「精神保健福祉法」第20条により，後見人または保佐人，配偶者，親権を行う者および扶養義務者となっている．扶養義務者は，家庭裁判所の選任を要するが，選任までの間，扶養義務者の同意があるときは，本人の同意がなくても，4週間を限り本人を入院させることができる．[1118]

医療保障〔制度〕　medical security system　国民の健康と福祉の増進のために，医療サービスを社会的に提供しようとするシステム．すなわち，医療保障は国民に一定水準の医療サービスを保障するもので，その方法として医療保険制度が中心を占める．それを補完するものが医療扶助で，その他に結核予防や難病対策などが社会サービスとして講じられてきた．わが国の近代的医療保障の原形は，1956(昭和31)年の社会保障制度審議会「医療保障に関する勧告」が始まりで，疾病が貧困の最大の原因であるとし，国民皆保険の必要性を強調している．この医療保険を中心として，医療扶助を補完的とする医療保障体系が示された．医療には疾病の予防も含み，さらには医療機関の整備までも言及している．1961(同36)年に国民皆保険制度がわが国で実現．その後も，7割給付や老人医療の無料化，高額医療費制度の新設など順次整備し，それらを修正しながらわが国の高齢化社会への医療保障としての整備をしてきた．医療保障の中心は医療保険であるが，日本では歴史的に職域ごとの制度が多くあり，給付と負担の不均衡が問題となってきた．最近では，「高齢者の医療の確保に関する法律」による老人医療や介護保険制度も医療保障の範疇に入れて，純粋な医療保障とあわせて考えることが求められている．[868]

医療面接　medical interview⇨同問診→2831

医療モデル　medical model　医療専門職が，個人(クライアント)の病気や障害の改善を目的として，問題点を診断し治療するという考え方．病気や障害を有する個人の問題は，その病気や障害そのものにあり，症状や不具合の軽減，除去がそれらの問題解決に直結するという視点で，治療やサービスの内容などは主に医療専門職が決定する．同時に医療技術の進歩，慢性疾患の増加，高齢化など，さまざまな社会の変化から，病気や障害についての個人への対応だけでは多くの生活上の課題が解決されないという現状がある．そのため，個人を取り巻く社会環境を充実させることが個人の支援につながるという生活モデルの考え方を基盤とした働きかけが取り入れられてきている．[635]　⇨参生活モデル→1663

医療用医薬品　ethical drug　医師・歯科医師によって使用される，または医師・歯科医師の処方箋もしくは指示によって使用されることを目的として供給される医薬品をいう．すなわち，①処方箋医薬品，毒薬または劇薬．ただし，毒薬，劇薬のうち，人体に直接使用しないもの(殺虫薬など)を除く，②医師，歯科医師が自ら使用し，または医師，歯科医師の指導監督下で使用しなければ重大な疾病，障害もしくは死亡が発生する恐れのある疾患を適応症に有する医薬品，③その他剤型，薬理作用などからみて，医師，歯科医師が自ら使用し，または医師，歯科医師の指導監督下で使用することが適当な医薬品，のいずれかに該当するものが，原則として医療用医薬品として取り扱われる．一般用医薬品に比べて，効果が強いかわりに副作用の危険も高いため，医学的知識のある医師の処方がなければ，入手，服用することはできないとされている．[628]　⇨参医薬品→278，一般用医薬品→258

医療用原子炉　medical reactor　減速材により原子核分裂の連鎖反応を制御し，持続しながら連続的に分裂反応を続けさせる装置．核燃料には^{235}U(ウラン235)，^{239}Pu(プルトニウム239)が用いられる．原子炉は反応熱を利用する原子力発電と反応粒子である中性子を取り出すものがある．医療用原子炉は発生する中性子を医用に利用できるように設計されている．ボロン化合物を腫瘍組織に取り込ませ原子炉から熱中性子を照射することで抗腫瘍効果を高め，癌治療に用いる(中性子捕獲療法)．[18]

医療用サイクロトロン　medical cyclotron⇨同サイクロトロン→1154

医療用テープ　テープ基剤の片面に粘着剤を塗布したもの．使用目的は，ガーゼ，脱脂綿，包帯などの創傷被覆材料やカテーテル，チューブなどの固定，局所の安静のための関節固定，運動時のテーピングなど多様であり，テープ基剤についても，用途に応じて紙，プラスチック，ポリエチレン，ポリウレタン不織布などさまざまなものがある．粘着剤も，各メーカーが皮膚への低刺激性および高粘着性を追及しており，近年はアクリル系粘着剤が主流となっている．創傷パッドと一体化された，いわゆる絆創膏を医療用テープの一種類として扱う場合もある．[731]　⇨参絆創膏→2414

医療倫理の四原則　four principles in medical ethics⇨同倫理原則→2961

胃リンパ腫　gastric lymphoma　MALT リンパ腫とそれ以外の悪性リンパ腫に大きく分けられる．MALT リンパ腫は1983年にアイザクソン Peter G. Isaacson らが提唱した，リンパ節以外の主として粘膜系に発生し，比較的良性で，小型のBリンパ球や成熟した形質細胞からなる腫瘍性病変(低悪性度のB細胞リンパ腫)である．MALT リンパ腫は消化管では胃に最も多く，その多くはヘリコバクター・ピロリ *Helicobacter pylori* の感染が原因であるが，その他，特徴的な染色体転座(*AP2/MALT1* キメラ遺伝子)などの遺伝子学的異常が発症機序の一因になっている可能性が示唆されている．これら MALT リンパ腫以外のリンパ腫は基本的に悪性であり，悪性リンパ腫の範疇に入る．胃悪性リンパ腫は節外性リンパ腫(リンパ節以外の臓器から発生するリンパ腫)の代表的なものの1つで，組織学的にはびまん性大細胞型リンパ腫 diffuse large B-cell lymphoma(DLBL)が最も多い．その他，発生部位によりさまざまな組織系が存在し，それにより予後が異なる．リンパ腫に特徴的な症状はなく，診断は内視鏡検査と病理学的検査により行われる．治療としては，MALT リンパ腫で *H. pylori* 陽性であれば除菌療法を行う．MALT リンパ腫で除菌療法無効例や染色体転座を有する例，または MALT リンパ腫以外の悪性リンパ腫では，化学療法，放射線療法，外科的治療などを組み合

わせた集学的治療が行われる.[1072] ⇨参胃 MALT リンパ腫→213

胃冷却法 gastric cooling ［胃冷凍法］ アメリカの外科医ワンゲンスティーン Owen H. Wangensteen らが発表した胃内腔を冷却して消化性潰瘍などによる胃出血を止める治療法. 胃内に挿入したバルーン内に体外の冷却器から冷却液を閉鎖系で灌流し胃壁温度を 10-15℃ に下げ, 胃血流を低下させて止血を図る. 現在は胃出血の治療には, 内視鏡的止血術, プロトンポンプ阻害薬や H_2 受容体拮抗薬など酸分泌抑制薬が用いられ, 本法はほとんど用いられない.[738]

胃冷凍法 gastric freezing⇨回胃冷却法→287

イレウス

ileus ［腸閉塞症, 消化管閉塞］

【概念】 **腸管内容の肛門側への輸送が障害**されることによって生ずる病態. 器質的閉塞の有無から機械的イレウスと機能的イレウスに大別される. 機械的イレウスはさらに血流障害の有無から単純性イレウスと絞扼性イレウスに大別される.

【疫学】 イレウスの原因は**癒着**が最も多く 65% 前後, 次に癌などの新生物によるものが 15% 前後, 絞扼性が 5% 前後, 外ヘルニア 4% など. 好発年齢は 60-70 歳代が最も多い.

【病態生理】 腸管の通過障害をきたしている閉塞部位から口側は, 内容物, 腸液などにより**腸管の拡張**をきたす. 加えて吸収障害を生じることにより腸管内容物がさらに貯留するため, **腹痛**, **腹部膨満**, **嘔吐**のほか**脱水**, 電解質失調をきたす. また進行すると腸管の血流不全や腸管内細菌の増殖から敗血症, ショックをきたす. 絞扼性イレウスの場合は明らかな物理的閉塞機転は認めないが, 蠕動低下により腸管内容物が貯留し**腸管全体が拡張**し同様の症状を呈する.

【分類別病態】 〔**機械的イレウス**〕**単純性イレウス**は, 単に腸管内容物の通過障害のみが生じているものであり, **癒着**によるものが代表的. 癒着の原因は上部消化管手術が 40% 前後と最も多く, 次に大腸・直腸の手術で 20.2%, 婦人科領域の開腹術が 10% 前後とされる. 癒着性イレウス解除のための手術による再発例も 7% ほど存在する. また手術歴のない癒着性イレウスも 5% ほど認められている. その他, 悪性腫瘍, 誤嚥した異物, 腸管に排出された胆嚢結石, 胃石, 食事性, 糞塊など管腔内占拠物を契機に引き起こされるものや, クローン Crohn 病, NSAIDs 潰瘍など, 腸管粘膜の炎症や瘢痕形成に伴う管腔狭小化などによっても生じる. 特にクローン病は難治性慢性疾患であり, 小腸を中心に同時性, 異時性, ならびに異所性の再発への対処が問題となる. 一方, **絞扼性イレウス**は腸管血流障害を伴う**腸閉塞**であり, より重篤な状態である. 腹腔内癒着で生じた索状物などで腸管が腸間膜とともに絞扼されて起こる狭義の絞扼性腸閉塞に加え, 腸重積症, 腸管軸捻転などによる腸管血流障害による腸閉塞もこれにあてはまる(図参照). 〔**機能的イレウス**〕上記のような器質性の狭窄や閉塞がなく腸管内容物の通過障害が生じるイレウスである. 急性腹膜炎や急性膵炎, 開腹術後, 脊髄損傷などで生じる**麻痺性イレウス**, 鉛中毒による**痙攣性イレウス**など, 腸管の運動麻痺, 痙攣により正常な蠕動運動が行えないことが主因である.

【症状】 主症状は**腹部膨満感**, 悪心・嘔吐, 排便および排ガスの途絶ならびに腹痛. 症状が進行するに従い嘔吐回数は増え, 吐物も胆汁まじりで便臭を伴う. 単純性イレウスの場合は腹部全体に起こる緩徐で間欠的な痛みの場合が多く, 絞扼性イレウスの場合は急激で持続する痛みの場合が多い. 機能性イレウスの場合, 腹痛はないことが多く, あっても軽度. 脱水, 電解質異常により**口渇**, **全身倦怠感**, **脱力感**などが生じる.

【診断】 **腹部膨隆**, **腹部圧痛**を認める. 絞扼性イレウスでは腹痛, 圧痛が強く, 発熱, 筋性防御や反跳痛などの**腹膜刺激症状**を呈する. 病状が進行すると頻脈, 血圧低下などショック症状も呈するようになる. 機械的イレウスでは**腸雑音(metallic sound)の亢進**, 麻痺性イレウスでは腸雑音の低下を認める場合が多いが, 絞扼性イレウスが進行すると腸雑音は消失することに注意する. 診断には腹部単純 X 線写真が有用である. 機械的イレウスの場合は, 閉塞部から口側腸管の著明な拡張があり, 立位で**鏡面像**(ニボー niveau 像)を形成する(写真). 小腸で閉塞している場合は小腸のケルクリング Kerckring 皺襞(すうへき)が, 大腸閉塞の場合はハウストラ haustra(結腸膨起)が確認できる. 麻痺性イレウスの場合は小腸, 大腸が一様に拡張する. 腹部 CT は**閉塞部位の同定**に有用な場合が多く, 特に悪性新生物に伴う腸閉塞の場合は早期治療への一助となる. 絞扼性イレウスの場合は, 多量の腹水を認めることと, 腸管血流の低下よる腸管壁の造影効果の減弱が所見として重要である. 血液検査では**炎症反応**(白血球, CRP の上昇)のほか, 脱水による血液凝縮(赤血球数, ヘマトクリット値の上昇), 血中尿素窒素(BUN)の上昇, 電解質値異常などが重要. 鑑別疾患には腹痛, 嘔吐をきたす胆石症, 尿路結石, 急性膵炎, 急性虫垂炎, 子宮外妊娠などがあげられる.

【治療】 単純性イレウスは, **保存療法**が第一選択. 軽度であれば絶食, 輸液により脱水・電解質の補正, 栄養

●イレウスの鏡面像

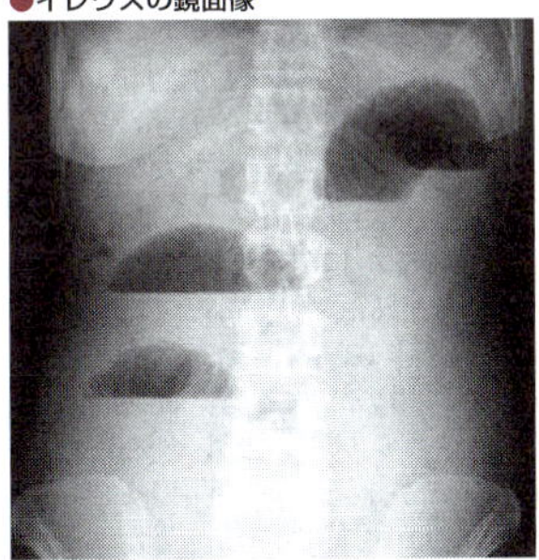

●絞扼性イレウス

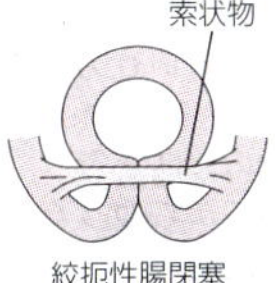

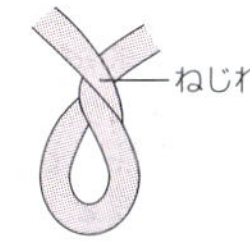

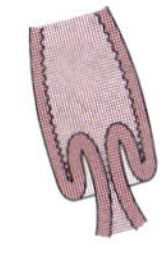

状態の管理を行うことで快方に向かうが，改善を認めない場合はイレウス管による**腸管の減圧**を行う．この際イレウス管からの排液量および尿量などを参考に，IN/OUT バランスを厳重に観察する必要がある．腫瘍性イレウスの場合は，減圧後の外科治療を考慮する．絞扼性イレウスでは早急な外科的治療が必要となる．機能性イレウスの場合は基本的には保存療法で対処し原因疾患を治療することで改善する．[342,1405]

イレウスの看護ケア

【観察のポイント】保存的治療中は，絶食による脱水および電解質のアンバランスが生じやすいため，水分出納を観察する．バイタルサイン，時間尿量，胃管，イレウス管からの排液量と内容物の変化，嘔吐の有無，吐物の性状，排ガスや排便の有無，腹部膨満や腹痛の変化，腸蠕動音の変化，腹部単純 X 線上での腸管ガスの移動，腸管拡張の減少などを観察する．

【ケアのポイント】経鼻チューブの挿入期間が長期になる場合，固定部位の潰瘍形成に注意する．また，口腔内の清潔を保ち感染予防に努める．麻痺性イレウスや単純性イレウスの場合は，歩行などを促すことにより，腸蠕動運動が促進されてイレウスが改善されることがある．浣腸，腹部マッサージ，腹部温罨法のほか，腸蠕動亢進薬などを用いる．約 10-14 日間症状の改善がみられない場合は手術が必要となる．

【患者への説明】患者は，イレウス症状，経鼻チューブや輸液ライン留置による拘束感のために身体的苦痛や，絶飲食や病気に対する不安感などの精神的ストレスが強い．その解消の一助として現在行われている治療や目的および今後の経過などについて説明する．緊急開腹手術となる場合も多く，心身の準備がされないままの手術となるので，精神的援助や合併症の予防に向けての看護が必要となる．保存的療法で再疎通した場合，排便コントロールが重要であり，規則正しい生活，よく咀嚼すること，便秘予防のための食物繊維の摂取，強力な下剤を避ける，などの日常生活管理の指導をする．しかし，開腹手術の既往がある場合には，癒着性イレウスを起こしやすく，食物繊維の多いごぼう，たけのこ，昆布をはじめとする海藻類，中華麺類，こんにゃくなどは消化が悪いので多量にとりすぎないように，また消化のよい調理の工夫，残渣の少ない食事が好ましいなどの指導をする．腹部膨満感，腹痛，嘔吐，排便・排ガスの停止時は速やかに外来を受診するよう指導する．[358] ⇨参イレウス→287

イレウス管　ileus tube　腸閉塞(イレウス)による腸管内圧の亢進を改善するために用いられる管．先端開口タイプ，先端閉鎖タイプ，またシングルバルーンタイプ，ダブルバルーンタイプなどがある．先端開口タイプはガイドワイヤーの出し入れが可能．通常，鼻から胃・十二指腸をこえて小腸まで挿入し，バルーンに 10-20 mL の蒸留水を注入する．腸閉塞により拡張した腸管内容物を吸引し，排液量や腹部症状，腸管の蠕動音を観察し，経過をみて腹部単純 X 線撮影を行い管の位置確認と腸管ガス像の改善度の評価を行う．減圧後，イレウス管から造影剤を注入し閉塞部位の診断を行う．抜去時にはバルーンの液を完全に抜いてからゆっくり抜く．特殊なイレウス管としては経肛門的イレウス管がある．これは，大腸癌など大腸の狭窄による通過障害において肛門から狭窄部をこえて口側腸管まで挿入して，大腸内腔の内容物を排泄し腸管内圧の減圧を図る目的で用いられる．[738] ⇨参ミラー・アボット管→2775

入墨(いれずみ)　tattoo　［**文身，刺青**］　人工的・人為的に，皮下に色素を針で刺入することで作成される絵や文字で，医学的には異物沈着である．ときに合併症として炎症などのアレルギー反応を生じる．治療は色素の吸収波長に合わせたレーザー(Q スイッチルビー，アレキサンドライトなど)が有効．皮膚剝削術も行われる．[178]

胃瘻(ろう)　gastric fistula　胃壁につくられた穴によって体表や隣接臓器と交通がある状態であり，人工的に造設される場合と病的に形成される場合がある．人工的胃瘻は嚥下困難などで経口摂取が困難な場合などに行われる．一時的胃瘻と永久的胃瘻がある．病的な胃瘻は胃潰瘍や胃癌などの原因で周囲の臓器に瘻孔が形成される場合である．[738] ⇨参経皮的内視鏡下胃瘻(ろう)造設術→874

胃瘻(ろう)栄養補給　gastrostomy feeding⇨参胃瘻(ろう)・腸瘻栄養法→288

胃瘻(ろう)**造設術**　gastrostomy, gastrostomosis　［**胃造瘻(ろう)術**］　腹壁外から胃内腔に通じる瘻孔を造設する手術．食道癌，咽頭癌などで通過障害がある場合や，意識不明患者に対して栄養補給を目的に行われる．腹壁を小さく切開して胃壁を引き出し，孔をあけてカテーテルを挿入する．2 週間ほどして瘻孔が完成したらカテーテルは抜去し，食事時のみカテーテルを挿入することになる．胃瘻造設術には，カテーテルを垂直に挿入する方法(カーデル Kader 法)，カテーテルを挿入したのち，このカテーテルを包むように胃壁を縫合して斜走漿膜管をつくる方法(ウイッツェル Witzel 法)，弁状胃壁を用いる方法がある．最近では，内視鏡で胃内を観察しながら前腹壁よりトロッカーを穿刺する方法(経皮的内視鏡下胃瘻造設術：PEG)が広く行われている．[485] ⇨参経皮的内視鏡下胃瘻(ろう)造設術→874

胃瘻(ろう)**・腸瘻栄養法**　gastrostomy feeding, intestinal feeding　経口摂取が不可能な場合に胃または腸に外瘻を造設し，その外瘻にカテーテル(管)を挿入して，胃または腸に直接栄養液を注入する方法．術前の栄養状態の改善を目的に手術までの一時的な方法として用いられる場合と，永久的な方法として用いられる場合がある．胃瘻栄養法は食道狭窄や噴門狭窄の場合に，腸瘻栄養法は幽門部狭窄などの場合に行われることが多い．胃，腸いずれの部位における栄養法においても栄養液を注入する際には，指示どおりの栄養剤を温度，注入速度に留意して行い，注入中，注入後の観察を十分に行う必要がある．[894] ⇨参胃瘻(ろう)→288，腸瘻(ろう)→2021

色三角形　color triangle　赤から青までのスペクトル光を三角形の 2 辺上に置き，紫を第 3 辺上に配した三角形．内部は彩度が低く，中心は白になる．[1230]

色視野計測　color perimetry　白色以外の視標を用いて視野を測定する検査．青，赤，緑の順に色視野は狭くなる．通常の視野計測は白色視標を用いる．[480]

色収差　chromatic aberration　屈折率は光の波長(短波

長，長波長)によって異なるため，同一点から出た光がレンズを通過すると，短波長のほうが長波長よりもレンズに近い位置に集束すること．例えば，白色光はさまざまな波長の光により構成されるため，光の波長によって，像の位置がずれたり，倍率が異なったりして収差が生じ，ピンボケとなる．この像の位置がずれることを軸上色収差，倍率が異なることを倍率色収差と呼ぶ．眼球では色収差はほとんど問題にならない．顕微鏡などの光学機器ではこの色収差を極力小さくするために，色消しレンズが開発されている．[1601] ⇨参球面収差→747

色対比　chromatic(color) contrast　2つの異なる色を並べて同時に見たとき，単独で見たときとは異なって感じられること．あるいはある色を，背景色を変えて見たとき，最初の色と違って感じられること．[1230]

岩倉癲狂(てんきょう)院　京都岩倉村(現在の京都市左京区岩倉上蔵町付近)にある大雲寺では，滝にうたれたり，霊泉を飲むことによって「もののけ」に効果があると伝えられ，江戸時代元禄，宝永年間より精神病者が治療を受けるために，この地に家族とともに集まった．周辺には参籠者の宿泊所が民家により営まれ，茶屋と呼ばれた．1875(明治8)年に南禅寺境内にわが国ではじめての公立精神科病院として京都癲狂院が建てられたことを契機に，茶屋禁止令が出され存亡の危機に陥ったが，茶屋は煮売り業などと名前を変え生き残った．1882(同15)年に京都癲狂院が廃院となったあとは，岩倉癲狂院が建てられ(その後，岩倉精神病院を経て岩倉病院)，周囲の茶屋の巡回診療も行われるようになった．茶屋は正式に営業が許可され，それが大正，昭和の岩倉保養所と呼ばれるものに発展していった．しかし保養所は，第二次大戦末の1944(昭和19)年に岩倉病院が軍に接収されるとともに消滅した．わが国における精神障害者の家族看護の形態から始まった保養施設として，ベルギーのギール Colonie de Geel と並んで評価される．[1263]

岩田帯　Iwata maternity corset　［腹帯］　妊婦が胎児の保護のために腹部に巻く腹帯のこと．妊婦の腹部の保温・保護，子宮・胎盤の位置の保持，腹壁弛緩の予防，妊婦や周囲の自覚を高める目的があった．和服に由来する日本独特の習慣で，多くは8尺のさらしを用い，妊娠第5月の戌の日に安産を祈願して着帯した．洋装化した現在では，岩田帯の代わりに妊婦ガードルや腹巻き式のもの，コルセット式のものなどが普及している．語源には諸説あるが結肌帯(ゆいはだおび)がなまって「ゆはたおび」になり岩田帯の字が当てられたと考えられている．[271]

陰圧　negative pressure　一般には，気体あるいは液体のある部分の圧力が他の部分の圧力より低いこと．呼吸生理学ではヒトが通常呼吸をする場合，横隔膜などの働きで胸腔を陰圧にすることで気道内に圧力差をつくり，吸気を行っている．人工呼吸器によって人工換気を行う際，体外式換気装置では，調節呼吸時の呼気刺激や，呼気周期を補助する目的で陰圧を加える．[953]

陰圧病床　negative pressure room　感染症患者を収容する病室で，院内感染防止のため，病原体が外部に拡散しないように独立空調で，病室内の気圧が外部より低く設定され，排気ダクトにはHEPAフィルター(高性能微粒子除去装置)が取り付けられている．より厳密な陰圧管理が必要な場合は前室が設けられる．

陰圧閉鎖療法　negative pressure〔wound〕therapy；NPWT，NPT　［閉鎖吸引療法，VAC療法］　創に対する物理療法の一方法で，創面を陰圧に保つ治療法．創面を閉鎖環境に置き，原則的に125-150 mmHgの陰圧になるように吸引する．細菌や細菌から放出される外毒素を直接排出する作用と，肉芽組織の血管新生作用や浮腫を軽減する作用がある．外傷創，胸骨正中切開哆開創，慢性皮膚潰瘍創に適用される．[923] ⇨参物理療法→2563

陰萎⇨同インポテンス→307

陰イオン　anion　［アニオン，負イオン］　負の電荷をもち，溶融塩の電気分解で陽極側に移動するイオン．[987]

陰イオンギャップ⇨同アニオンギャップ→169

陰イオン交換樹脂　anion exchange resin　正の荷電($-NR_3^+$ または $-NR_2H^+$ など)の陽イオン基をもつ不溶性の固体からなるイオン交換体で，陰イオンを補足する．通常ポリスチレンまたは多糖類が用いられる．この陽イオン基は陰イオンとの交換に際して移動溶液中を通過する陰イオンを誘引して保持することで陰イオン交換を行う．現在ではあまり使用されない．[13]

陰イオン性色素　anionic dye⇨同酸性色素→1207

陰影欠損　marginal defect　〔D〕Schattendefekt　［充満欠損］　中空性臓器のX線造影診断でみられる充満像の一部欠損や辺縁の陥凹のことで，さまざまな形状を示す．例えば，胃のバリウム充満像に辺縁不整な恒存性の陰影欠損をみれば，癌の存在が疑われる．[264]

陰窩　crypt　［腺窩］　組織表面に開く小さい盲管もしくは穴のこと．肛門陰窩，歯小窩，滑膜小窩などがあり，腸管の絨毛の間の陥凹も陰窩と呼ぶ．[485]

院外処方　outside prescription　医師の処方箋があれば，医療機関で薬をもらうのではなく，患者のかかりつけの薬局で薬をもらうことができる制度．これは医薬分業を積極的に推し進め，患者に医療内容を開示し，患者の知る権利を尊重するとともに，重複投薬の予防，薬の飲み合わせの防止，薬剤師による服薬指導などによって医薬品の適正な使用により安全性を確保するという意味をもっている．[1451]

院外処方箋　non-congressional prescription，legal prescription　病院や診療所の医師または歯科医師が外来患者に対して薬物治療を行う際，患者が自分で市中の薬局を選び，薬剤を受け取ることができるように発行する処方箋．様式および記載事項は，「医師法施行規則」「保険医療機関及び保険医療養担当規則」に定められている．[1344]

陰窩炎　cryptitis　［腺窩炎］　陰窩の炎症．特に肛門周囲陰窩に生じることが多い．肛門陰窩炎では，しばしば疼痛，瘙痒感，肛門括約筋痙攣などを伴う．治療としては，湿布，坐浴，抗生物質投与，切開などを行う．[485]

因果関係　causal association，causality　原因とそれにより生ずる結果との関係を表す概念．ある要因が存在している場合に，それが原因となり疾病が起こるとき，両者に因果関係があるとされる．一般に疫学的に因果関係があると判断されるためには，関連の首尾一貫性，強固性，整合性，特異性，時間性の5条件があげられ

る.[980]

陰核 clitoris 恥骨下面にある陰核脚，左右結合した陰核体，陰核亀頭からなり，男性の陰茎に相当する．陰核脚は陰核海綿体が左右に分かれた部分で，左右陰核海綿体中隔で結合し，陰核筋膜で覆われる．陰核体の基部は陰核提靱帯によって恥骨結合前面に固定される．陰核を覆う陰核包皮(小陰唇の延長)には，汗腺や皮脂腺が豊富に存在する．陰核亀頭の表面上皮は知覚神経終末に富み，接触による陰核筋膜の収縮により陰核海綿体は充血，膨張して亀頭が勃起し，性的興奮を伴う.[550] ⇨参生殖器→1675

陰核海綿体⇨参海綿体→458

陰核亀頭 glans clitoridis, glans of clitoris⇨参陰核→290

陰核形成術 clitoroplasty 何らかの原因で陰核(クリトリス)の肥大した状態を修復，形成する手術．先天性副腎過形成(副腎性器症候群)やその他の性分化異常症でしばしば行われる．肥大して男性の亀頭(陰茎亀頭)のようになった陰核亀頭を神経血管束を連続させたまま縮小，形成して，肥大した陰茎海綿体状になった陰核海綿体を切除し，形成した陰核を切断端に再吻合する術式が一般的.[1431]

因果循環⇨同悪循環→139

陰窩洗浄 crypt-rinsing ［腺窩洗浄］ 扁桃表面に黄白色点状物がみられ，扁桃陰窩内にたまった細菌や毒素，老廃物からなる膿栓を注射筒状の洗浄器で洗い流すこと．保存的な慢性扁桃炎の治療や，病巣感染の診断，治療の目的で扁桃打消し試験の際に行われる.[887]

因果的 causal 因果とは，原因と結果を意味する．理論を分析していくうえで，ある概念が他の概念の生起の原因になっている場合には，両者には因果関係が存在するといえる．ある出来事や行動が，何らかの原因によって生じた，または生じるだろうと推論したり，出来事や行動の結果から原因をさぐり，理由づけることを因果的思考といい，発達段階によって特徴がある.[980]

因果的関係論述 causal relationship statements 理論をつくり出すための，概念と概念の間の関係を表現する関係論述の1つのタイプ．関係論述には連合的関係論述と因果的関係論述という2つのタイプがあるとされる．因果的関係論述は，1つの概念が他のもう1つの概念の原因となっていることに関して論述するもの.[980]

陰窩膿瘍 crypt abscess 腸粘膜の陰窩(固有腺管)上皮が破壊され陰窩が好中球などの炎症性細胞で満たされて膿瘍を形成した状態で，粘膜固有層には白血球浸潤を認める．潰瘍性大腸炎の特徴的な病理所見．陰窩が破壊されるため粘膜構造は消失し，瘢痕化により大腸は短縮，狭小化する(類似の病理所見は扁桃腺炎などでも認められる).[1307] ⇨参潰瘍性大腸炎→459

因果論述 causal statements 理論構築過程の理論的論述の方法の1つで，ヘイグ Jerald Hage(1932生)は6つの段階があるとしている．①概念，②理論的論述，③定義，④連関性，⑤基本的および派生的用語への概念と定義の秩序づけ，⑥前提と等式への論述と連関性の秩序づけである．このうち理論的論述は，存在論述，定義，関係論述の3つのカテゴリーに分類され，関係論述では2つ以上の概念(変数)の関係を明らかにする．因果論述は，2つ以上の概念(変数)の間に因果関係があるときに用いられる論述であり，条件論述とも表現される．しかし条件論述が必ずしも因果的であるとは限らないので注意が必要である.[980]

印環細胞 signet ring cell 粘液産生上皮に由来する細胞で，細胞質内に豊富な粘液を有し核が一側の辺縁に圧排されて印環状を示す．胃癌の印環細胞癌としてみられることが多い．印環とは指輪に彫刻を施した認印をつけたもので，封筒を閉じる際に蝋を刻印するために用いられる.[387] ⇨参印環細胞癌→290

印環細胞癌 signet ring cell carcinoma ［印環細胞腺癌，粘液細胞性腺癌，粘液細胞癌］ 細胞質内に豊富な粘液の球状の貯留を認め，これが核を圧排し西洋の封印を兼ねた指環の形に似た細胞を印環細胞というが，これを主体とする癌．発生母地は腺上皮であり，胃腸，肺，乳腺などにみられる．この組織型では腺腔形成の傾向は弱い．細胞外への粘液貯留が多くなると粘液結節 mucous lake を形成することがあり，この場合は粘液癌というが，粘液結節性腺癌，膠様腺癌とも呼ばれる.[758] ⇨参低分化腺癌→2053，膠様癌→1063

印環細胞腺癌⇨同印環細胞癌→290

インキュベーター incubator⇨同保育器→2657

陰極 cathode 電解質溶液に電流を通すための2個の導体のうち，陰イオンが引き寄せられる導体(極)をいう．一方，陽イオンが引き寄せられる導体は陽極と呼ばれる.[1335]

陰極性抑圧 cathodal depression ［抑圧性陰極作用］ 外部電極で神経に通電した際の陰極において，電気緊張性の脱分極により興奮がかえって抑圧されること．イオンチャネルの不活性化による.[1274]

陰極線 cathode ray 陰極から発生する電子の流れを指し，通常は電界や磁界で流れが制御されて蛍光面にぶつかり画像をつくる.[8]

陰極線管 cathode ray tube；CRT ［ブラウン管］ 陰極から放出された電子線を電界や磁界で流れを制御して蛍光面に画像を表示する真空管で，一般にはブラウン Braun 管という．テレビやパソコンモニターの表示に用いられる.[8]

陰極電気緊張 catelectrotonus ［陰性電気緊張］ 外部電極で神経に通電した際，陰極で生じる電気緊張性の脱分極．閾値に達すると活動電位が発生する．持続的になると適応により興奮性が低下する.[1274]

いんきんたむし⇨同頑癬(がんせん)→629

陰茎 penis 男性の外性器．排尿と交接に関係する器官．2つの陰茎海綿体と1つの尿道海綿体からなり，靱帯で恥骨弓の正面と側面に固定され，これを皮膚が覆っている．尿道海綿体の中央には尿道が通り，ここを尿または精液が通過する．尿道海綿体の先端は亀頭を形成し，外尿道口が開口．陰茎皮下の筋膜は，精巣(睾丸)を包む陰嚢皮下の筋膜とつながっている．性的興奮を受けると海綿体は血液で充満され勃起状態となる.[474]

陰茎の神経 nerves in penis 陰茎に分布している神経は痛覚を含む一般感覚を受けもつ陰茎背神経 dorsal nerve of penis(仙骨神経叢 L_4，L_5，S_1-S_4 から発し，陰部神経に由来)と特殊な固有感覚神経が含まれる．前者は皮膚や陰茎亀頭に分布する．陰茎の勃起あるいは弛緩の誘導は腰交感神経節からの交感および仙髄に由

●男性の骨盤内臓器

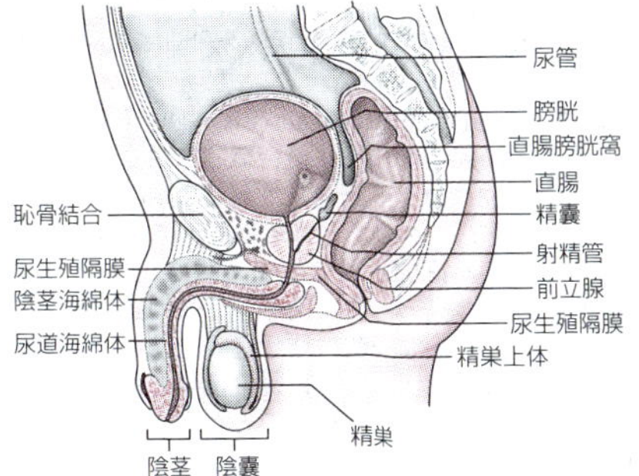

来する副交感神経(骨盤内臓神経)で，これらは陰茎海綿体の血管壁に分布し，その血液循環を調節して血液貯留(勃起)や排出(弛緩)を行う．[1519] ⇨参陰部神経叢→305

陰茎の脈管　vessel in penis　2本の陰茎背動脈 dorsal arteries of penis が陰茎の背面に分布する．この動脈は内陰部動脈(内腸骨動脈の枝で直腸下部，会陰部に分布する幹動脈)の枝で，海綿体にある陰茎深動脈，尿道球動脈と吻合する．これらの動脈から小さならせん動脈 helicine arteries が出て，無数の海綿体洞と連絡する．動脈血は主に陰茎深動脈が拡張すると洞に流入し，厚い白膜に囲まれた海綿体は緊張してかたくなる．静脈血は1本の陰茎深背静脈に海綿体洞や亀頭および包皮の血液が流れ出し，前立腺静脈叢へ運ばれる．皮膚や皮下組織の静脈血は2本の浅陰茎背静脈へ運ばれ，大腿静脈に連なる大伏在静脈へ注ぐ．[1519] ⇨参らせん動脈《陰茎の》→2896，海綿体→458

陰茎海綿体⇨参海綿体→458

陰茎海綿体破裂　rupture of erectile penis⇨同陰茎折症→291

陰茎癌　penile cancer, penile carcinoma　悪性腫瘍全体からするとまれであるが，陰茎の悪性腫瘍の多くを占める．組織学的には扁平上皮癌が多く，包茎の男性に多く発生．好発部位は亀頭や包皮内面で，腫瘍の発育型として乳頭状増殖型と潰瘍湿潤型に分類される．白斑症やボーエン Bowen 病などは前癌病変の可能性が指摘されている．病期分類には，ジャクソン Jackson 分類や TNM 分類が用いられる．治療は病期に応じて，腫瘍のみの摘出術，陰茎部分切除術や陰茎全切断術にリンパ節などの転移巣に対する治療が行われる．ブレオマイシン塩酸塩による化学療法や放射線療法が有効な場合がある．[474]

陰茎亀頭　glans penis⇨参陰茎→290

陰茎強直症⇨同持続勃起症→1301

陰茎形成術　phalloplasty　奇形陰茎に対する修復や形成，欠損や切断または外傷などに対する再建を目的として行われる形成手術．尿道下裂や半陰陽患者の多くの場合は，尿道下裂で外尿道口が亀頭部に達せず陰茎部に開口し，陰茎がまっすぐ伸びず前方に屈曲している．手術は，前部尿道を陰茎包皮などで形成して亀頭部につなぎ，また屈曲も修復する．陰茎の欠損や外傷，切断，および陰茎癌手術などにより陰茎がほとんど失われた状態から陰茎を再建する場合は，主に大腿筋の一部を含む遊離皮弁などを用いて行う．数回に及ぶ修正手術を必要とするが，健常男性様の陰茎を再建することは困難．[1431]

陰茎結核疹　penis tuberculide　亀頭または包皮に多発する半米粒大の紅色小丘疹で，結核菌に対するアレルギー性の皮疹(結核疹)．小丘疹は自潰し，潰瘍を形成して陥凹性小瘢痕となって治癒．皮疹部位は結核菌陰性．青年期に好発する．[178]

陰茎硬直症⇨同持続勃起症→1301

陰茎絞扼(こうやく)症　strangulation of penis　異物により陰茎をしばりつけ，その結果，陰茎に循環不全をきたし，浮腫・疼痛が出現した状態．自慰や夜尿症に対する処置の結果生じることが多い．原因となる異物には，コンドーム，輪ゴム，金属製リング，糸，毛髪などがある．診断は比較的容易であるが，浮腫が強くなると原因物質を見つけだすのが困難な場合もある．また嵌頓包茎との鑑別が難しい場合もある．速やかな原因物質の除去が必要である．[353]

陰茎再建術⇨参陰茎形成術→291

陰茎索⇨同尿道索→2255

陰茎腫瘍　penile neoplasm　陰茎，特に亀頭部，包皮部に発生した腫瘍で，良性，前癌病変，悪性に分類することができる．良性腫瘍としては尖圭コンジローマが最も多い．前癌病変としてはケイラー Queyrat 紅色肥厚症，パジェット Paget 病，ボーエン Bowen 病などが知られている．悪性腫瘍では陰茎癌が大部分．陰茎癌は包茎が発癌の誘因とされ，扁平上皮癌が圧倒的に多く，治療としては外科療法，放射線療法，化学療法があり，病期によって治療法は異なる．[474] ⇨参ブシュケ・レーベンシュタイン腫瘍→2554

陰茎成形性硬結症⇨同ペイロニー病→2621

陰茎折症　penile fracture, fracture of penis　［**陰茎海綿体破裂**］　陰茎勃起時に陰茎海綿体あるいは陰茎海綿体白膜が断裂し損傷されること．陰茎がポキッと折れた感じと激痛を伴い，勃起状態は萎縮．患部は血腫を形成して暗赤色を呈し，陰茎は腫脹とともに屈曲することが多い．受傷後は迅速な治療を必要とし，切開による血腫除去と断裂した白膜の縫合を行う．[474]

陰茎切断術　penile amputation, amputation of the penis　陰茎の悪性腫瘍(陰茎癌，尿道癌など)に対して行われる手術．陰茎の切除範囲は腫瘍の大きさ，浸潤の状態により異なり，部分的切除術，陰茎全切除術，全去勢術に分けられる．部分的切除術は腫瘍が亀頭部・包皮部に限局している場合に行われ，ゴム管で陰茎根部を駆血絞扼し，腫瘍縁より1-2 cm 離れた健常部で切断．陰茎全切除術は大きな腫瘍を認め，深く海綿体に進行している場合に行われる．環状切開を陰茎部恥骨直前部の陰茎皮膚に加え，恥骨付着部より陰茎海綿体を剝離・切断する．全去勢術は大きな腫瘍および陰茎根部まで及ぶ高度な浸潤を認める場合に行われ，陰茎・陰嚢内容を含め全部摘出する．[474]

陰茎側方彎(わん)曲　lateral curvature of penis⇨同陰茎彎(わん)曲症→292

陰茎白斑症　leukoplakia penis　［**陰茎ロイコプラキー，陰茎白板症**］　陰茎の包皮や亀頭の表皮が白色状を呈する病変で，慢性的な刺激により発生するといわれている．病変の境界は他の白斑症と同様に明瞭であり，角化に伴いわずかに隆起することもある．無症状のことが多いが，軽度の疼痛や瘙痒感を伴うこともある．前癌病変を懸念して，切除または放射線による治療が行われることがある．[353]

陰茎白板症⇨同陰茎白斑症→291

陰茎疣(ゆう)状癌　verrucous carcinoma of penis⇨同ブシュケ・レーベンシュタイン腫瘍→2554

陰茎ロイコプラキー　leukoplakia penis⇨同陰茎白斑症→291

陰茎彎(わん)曲症　curvature of penis ［**陰茎側方彎(わん)曲**］ 左右の陰茎海綿体の発達の不均衡により，陰茎が左右に彎曲する状態をいう．通常，先天的な異常とされるが，勃起時のみに生じることが多く，大部分は思春期以降に発症．また，尿道下裂の患者では陰茎索により陰茎が腹側に彎曲することが多い．勃起・性交障害のある場合には海綿体の縫縮などの治療が行われる．尿道下裂に合併した場合には，通常，尿道下裂の治療に先立ち索切除術が施行される．[30]

淫行⇨同姦淫(かんいん)→565

咽喉頭異常感症　pharyngolaryngeal paresthesia, abnormal sensation of pharyngolarynx　炎症，腫瘍などの著変が認められないにもかかわらず，咽喉頭の異常感がとれない状態．主訴にはのどの異物感，のどのひっかかる感じといったものが多い．原因としては咽喉頭の軽度炎症，舌根扁桃肥大，頸椎変形，胃液の逆流などがあげられる．まれに茎状突起過長症が原因のことがある．癌恐怖症など心因性のものも多い．長期化する場合は下咽頭・食道造影で下咽頭・食道入口部の悪性腫瘍と鑑別する必要がある．治療は炎症に対しては局所治療，内服薬の投与，心因性のものに対しては心理的な面からの治療．[347] ⇨参咽喉頭神経症→292

咽喉頭炎　pharyngolaryngitis　急性または慢性の咽喉頭粘膜の炎症．咽頭炎・喉頭炎単独のこともあるが，急性の場合，両者を合併していることが多い．[451]

咽喉頭酸逆流症　laryngopharyngeal reflux；LPR　胃食道逆流に加え耳鼻咽喉科領域にも多彩な症状を訴えるものをいう．慢性咳嗽や咽喉頭異常感を訴えるものの，耳鼻咽喉科領域にははっきりした器質的異常所見を見いだせない場合がある．このような症例には咽喉頭神経症，あるいは咽喉頭異常感症という診断がなされることになる．しかし，咽喉頭異常感や嗄声は，従来の胃食道逆流が咽頭領域にまで及んでいる場合にも認められる症状であることが判明した．1996年，耳鼻咽喉科領域に症状を訴える症例に咽喉頭酸逆流症という疾患名がつけられ，新しい概念が立ち上げられた．本疾患の病態には上部・下部の食道括約筋の機能不全や置換，さらに食道蠕動機能の不全が加わっている．咽喉頭領域は酸の逆流でたやすく組織傷害をきたす．酸の刺激により咳嗽，声帯浮腫や潰瘍，肉芽腫，発赤が起こり，嗄声，咽喉頭異常感，咳払いなどの症状が出現する．治療は禁煙，節酒などの生活指導，酸分泌抑制薬のプロトンポンプ阻害薬，H_2受容体拮抗薬の投与を行う．外科的治療については確実な有効性は認められていない．[887] ⇨参胃食道逆流→239

咽喉頭神経症　pharyngolaryngeal neurosis　咽喉頭に器質的疾患がみられないのに異常感を訴えるものや，器質的疾患がみられるがそれとは一致しない異常感を訴えるもの．自律神経失調や精神的な原因によることが多い．のどに物がひっかかる，物がたまっている，締めつけられる，狭くなっている，はれている，何かできているなどの訴えが多い．[451] ⇨参咽喉頭異常感症→292

咽後膿瘍　retropharyngeal abscess　咽頭後壁の椎前筋膜と頰咽頭筋膜の間の疎性結合織間に生じた膿瘍をいう．この部位には1-2個のリンパ節があり，3歳以降は萎縮するが，このリンパ節の感染から膿瘍を形成したものである．好発年齢は3歳以下で，1歳以下が最も多く，突然の高熱，哺乳困難，呼吸困難と泣き声が含み声である．咽頭後壁の球状隆起を認め，一側の頸部腫脹もある．適切な抗生物質の投与と外科的切開排膿を行うが，気管切開も行うことがある．[887] ⇨参扁桃周囲膿瘍→2650

インサイスドレープ⇨同サージカルドレープ→1147

インサイツ　*in situ*　「その場で」もしくは「本来の位置に」を意味する言葉．例えばインサイツハイブリダイゼーションは，メッセンジャーRNAを組織あるいは細胞の形態を保ったままの状態(*in situ*)で検出する方法である．[258]

飲細胞作用⇨同飲作用→292

飲作用　pinocytosis ［**パイノサイトーシス，貪飲作用，飲細胞作用，細胞飲み込み作用**］ 細胞が細胞外液中の物質を細胞内に取り込む機構．細胞膜表面が陥凹してくぼみ状から嚢状へと変形し，小胞を形成して物質を包み込むようにして取り込む過程をいう．[1225]

飲作用小胞⇨同ピノソーム→2466

インジウム111　indium-111；^{111}In　インジウムの放射性同位元素(RI)の1つ．原子番号49で半減期は2.8日．崩壊形式は電子捕獲で，γ線だけを放射．γ線のエネルギーがやや高いために画質は悪く，テクネチウム99m(^{99m}Tc)ほどは利用されない．しかし半減期の長さを生かして，数日間の経時的な撮影が必要な脳槽シンチグラフィーと，RI投与2日後に撮影する骨髄シンチグラフィーで用いられている．また，RI標識した抗体を投与する免疫シンチグラフィーにも用いられる．[737]

インジカン　indican⇨参オーベルマイヤー試験→400

インジカン尿症　indicanuria⇨同青いおむつ症候群→134

因子計画　factorial design　通常，実験研究に対して使われ，複数の独立変数をもつ場合の研究計画のことを指す．この計画では，独立変数の主効果と相互作用効果の両方に関して，同等の注意を払うことが求められる．[446]

インジケーター　⇨参滅菌インジケーター→2800，生物学的インジケーター→1704

インジゴカルミン排泄試験　indigocarmine test ［**青排泄試験**］ 膀胱鏡検査の際に行われる腎機能検査で，左右別々の腎機能を観察できる．0.4%インジゴカルミン水溶液5mLを静注後，近位尿細管から排泄され，尿管口から青色の尿線が流出するまでの時間，さらに深青色の最高濃度に達するまでの時間を膀胱鏡で確認しながら測定する．左右ほとんど同時に排泄が起こるもので，正常では静注後2-4分で淡青色の尿が出始め，4-7分で深青色を呈す．この時間の測定により，偏側腎の機能低下の検出が外来で容易に行える．[474]

インジデンタローマ⇨同偶発腫→812

インシデント　incident ［アクシデント，ニアミス，ヒヤリ・ハット］ 一般的には出来事を意味するが，医療においては「結果として患者に傷害を及ぼすことはなかったが，診療の場でヒヤリとしたり，ハッとしたりするような事象」という意味で用いられることが多い．誤った医療が患者に実施される前に気づいた事例，実施されたが患者に影響を及ぼすには至らなかった事例の両方を含み，ヒヤリ・ハット，ニアミスと同義で使われる場合が多い．米国の定義では患者に傷害を及ぼした事例，及ぼさなかった事例ともにインシデントに含まれることが多いが，日本においては患者に傷害を及ぼした事例をアクシデント，及ぼさなかった事例をインシデントとして区別して用いられることが多い．[682]

因子分析 factor analysis 多くの変数間の関係を手がかりとして，変数間の関係をつくり出している潜在的な因子を抽出することを目的とした統計解析の分析方法．理論的な仮説や予測が前もってあるのではなく，探索的に因子を抽出していくもの．またこの方法で抽出された因子は，あくまでも潜在性を想定した因子であり，実態を示すものではない点で注意が必要．因子分析を行えば何らかの因子構造は抽出されてくるが，きちんとした理論的な背景に基づいて項目を選択し，抽出された因子構造を考えていくことが大切である．[980]

飲酒家振戦 tremor potatorum アルコール中毒の禁断症状としてみられる振戦で，断酒後 12-24 時間すると出現する 7-14 Hz の振戦．生理的振戦が増強されたものと考えられている．この振戦は飲酒を再開すると消失する．β 遮断薬が有効．慢性アルコール中毒患者では，禁断症状時以外にも振戦を呈することがあるが，これも生理的振戦の増強されたものである．[475]

飲酒家せん妄⇨同振戦せん妄→1576

飲酒試験 alcohol test ［アルコールテスト］ アルコール摂取により生じる生理的変化(脈拍，血圧，呼吸など)や身体ならびに精神的自他覚症状を把握しようとする検査法で，アルコール依存の①治療，②診断の目的で用いる．医師・看護師が共同で行い，①については家族同伴が望ましい．あらかじめアルデヒド脱水素酵素阻害薬(ジスルフィラムまたはシアナミド)を連日経口投与しておき，飲酒させてアルデヒドによる嫌悪反応を起こさせ，断酒への自覚を強化する．②は，飲酒またはアルコールの静脈内点滴投与により，血中アルコール濃度を測定するとともに病的酩酊などの異常言動(精神症状)の出現を観察するもので，そのときの脳波所見も診断に寄与する．主として精神鑑定に利用される．[134]

飲酒文化 drinking culture 人類と酒のかかわりについては，神話や『聖書』『古事記』などにも記載があり，洋の東西を問わず長い歴史がある．元来，酒づくりの目的は，神をまつることや宗教儀式にあった．18 世紀の産業革命以降，工業の発展とともに人々は蒸留酒を安価で入手できるようになった．現在，世界各地には多種多様のアルコール飲料があり，各地にはそれに応じて多彩でさまざまな飲酒文化が生まれ育っている．[302]

飲酒癖 drunkenness, dipsomania ［嗜酒症］ アルコールは，嗜好を目的として，何らかの機会に飲用されることが一般的である．社交的あるいは節度ある飲酒パターンと，問題のあるあるいは周囲に害を及ぼす飲酒パターンに一線を画し，飲酒癖を区分することは難しい．社交飲酒家は必ずしも節度のある飲酒家とは限らない．例えば，サラリーマンの付き合い程度の飲酒が知らぬ間に大酒になり，大声をあげ，嘔吐して駅のベンチで眠りこける姿を見ることは珍しくない．また，祭りという社交の場で大量飲酒し，あげくは暴力沙汰になることすらある．これらの例はアルコールの薬理作用に基づくというよりも，むしろ社会の黙認のうえでの行為といえよう．一方，酩酊や不安，緊張感の解放を求めて毎日飲酒する習慣のある人もいる．ところが，飲酒欲求のかなり強い飲酒癖のある人では，飲酒するとほとんどが病的酩酊を呈し，ブラックアウト(分離性前向性健忘)だけでなく，飲酒量のコントロール不能，アルコール探索行動などがみられ，極端な場合には連続飲酒発作がみられるようになる．このように飲酒癖からアルコール依存が規定できる．[302] ⇨参渇酒癖→529

インシュリン⇨同インスリン→294

印象 impression 歯あるいは口腔の形状を立体的に再現するために陰型に記録したもの．印象を得る操作を印象採得という．印象は，1 本の歯の中の窩洞を記録するものから，全歯列あるいは上下の顎堤をすべて記録するものがあり，その部位や目的に応じて弾性，流動性，精密性，表面性状などの異なる印象材を用いる．この印象を鋳型として模型材料(石膏)を注入して模型をつくり，口腔内の状態の診査，上下顎の関係の診査，あるいは補綴(てつ)物の作製母型として用いる．[1310]

陰証 yin pattern(syndrome) 漢方医学的病態概念の 1 つ．陰陽概念を病証にあてはめたもので，一般に病変部に熱の症状がなく，冷えている，沈潜している，静止している，あるいは新陳代謝の低下した状態にある病証を指す．陰証の治療は温めることを原則とし，温薬をもって対応する．臨床上，陰証は虚証と同時に現れることが多く，この状態を陰虚証と呼ぶ．このような病態は慢性疾患が進行した状態，高齢者のような免疫力の低下した状態にしばしばみられ，温補剤で対応する．[699] ⇨参証→1417，陰陽→307，虚実→781

飲食作用⇨同エンドサイトーシス→384

隠翅(いんし)類⇨同ノミ類→2315

因子ワクチン⇨同コンポーネントワクチン→1146

陰唇 lip of pudendum 女性外性器にある左右対称のひだ，ないし隆起．大陰唇と小陰唇がある．[550] ⇨参外陰→424

陰唇後交連 posterior commissure of labia ［後陰唇交連］ 左右の大陰唇が後方で合する部分．後陰唇交連ともいう．[550]

陰唇交連 commissure of lip of pudendum 左右の大陰唇が前方と後方で合する部分で，それぞれ陰唇前交連，陰唇後交連という．[550]

陰唇小帯 fourchette 左右の小陰唇が後方で合して横走する薄いひだで，この後方が陰唇後交連となる．[550] ⇨参大陰唇→1859

陰唇前交連 anterior commissure of labia ［前陰唇交連］ 左右の大陰唇が前方で合する部分．前陰唇交連ともいう．[550]

陰唇癒合 labial fusion ［外陰癒着，外陰癒合］ アンドロゲンの異常分泌による副腎性器症候群(AGS)の女児では，外性器の男性化現象を起こし陰核肥大のほか大

い

陰唇の正中癒合や陰嚢様変化が認められる．女胎児でも母体へのアンドロゲン作用薬(ダナゾールなど)により認められることがあるので，出生時の観察が重要．治療は，陰核形成術とともに陰唇・腟形成術を行い外科的に修復する．副腎性器症候群以外に，繰り返す尿路感染症後などにみられる単純な陰唇癒合では，エストロゲン軟膏を塗布するだけで数日で開く．なお，癒合部が厚い場合には鋭的に縦切開を加える．[30]

陰唇癒着症　labial adhesion　出生後，後天的に生じた主に小陰唇の癒着．幼児の小陰唇は左右が接近しているために，外陰炎など外陰部の炎症，外傷，びらん形成などが原因となって癒着し，多くは薄い被膜となり腟前庭を覆う．ほとんどが無症状であるが，排尿が障害され排尿痛や外陰腟炎を併発する．外科ゾンデで容易に剝離しうるが，再癒着の可能性があるため軟膏の塗布が必要な場合がある．[996] ⇒参陰唇癒合→293

飲水行動　drinking behavior　［水飲み行動］　体内の血液の浸透圧が上昇すると，視床下部の飲水中枢(室傍核や視索上核)が刺激されて起こる，水分を摂取する行動．このとき，バソプレシンが分泌され，腎臓で水分の再吸収も行われている．生命活動において基本的欲求の1つであり，脳内のアンギオテンシン受容体の刺激によっても起こる．また，病的に飲水行動が亢進することがある．[1230]

飲水試験　drink test，water drinking test　開放隅角緑内障に対する負荷(誘発)試験の1つ．検査前夜より飲水を禁じ，検査当日の朝に1,000 mLをできる限り短時間で飲ませる．飲水直前から飲水60分後まで，10分あるいは15分ごとに眼圧を測定する．大量飲水に伴う房水産生増により一過性眼圧上昇がみられるが，健常者では2-3 mmHg程度にとどまる．房水流出抵抗が増大している緑内障眼では上昇することが多く，6 mmHg以上の上昇を陽性としている．しかし，今日では診断的意義は乏しく，あまり行われなくなった．[975]

飲水中枢　drink〔ing〕center　［渇中枢］　視床下部外側野にあり，刺激により飲水行動が起こされる部位のこと．血漿浸透圧濃度上昇によって刺激される浸透圧渇中枢と，血漿量によって刺激される渇中枢がそれぞれ存在し，浸透圧の変化は浸透圧渇中枢への直接的な刺激となる．また，血漿浸透圧濃度の上昇やアンギオテンシンⅡが作用して飲水行動が促進される細胞が存在する．[851] ⇒参口渇→982，飲水行動→294

インスタント離乳食⇒同離乳フレーク→2928

インスティテューショナリズム⇒同ホスピタリズム→2701

インストゥルメンテーション手術　instrumental operation，instrumentation surgery　整形外科領域の，特に頸椎や胸椎の手術の際，インストゥルメント(器械)を使用して行う手術のこと．[367] ⇒参脊椎インストゥルメンテーション→1723

インスリノーマ　insulinoma　［インスリン分泌性膵島細胞腫］　膵島β細胞の腫瘍で，インスリンを自律性に分泌し空腹時に低血糖をきたす．症状としてウィップル Whippleの三徴〔①空腹時低血糖(50 mg/dL以下)，②低血糖症状の出現，③糖質摂取により症状が速やかに改善する〕が代表的であり，ときに意識消失，視力障害，発汗，動悸，脱力発作などをみる．絶食試験にて低血糖発症が出現し，検査所見では低血糖，血糖値に比べて相対的高インスリン血症を呈し，かつ血中インスリンの中でプロインスリンの占める比率が高くなるなどで診断される．腫瘍の局在診断はCT，動脈造影，経肝的選択的門脈サンプリングなどで行う．腫瘍は良性が多く，治療は外科的に腫瘍摘出術あるいは膵部分切除術を行うが，手術不能のときには内科的にソマトスタチンアナログ投与をする．インスリノーマの約10%では多発性内分泌腺腫瘍症候群1型に関連．[418]

インスリノゲニックインデックス　insulinogenic index；II　［インスリン初期分泌指数，インスリン/グルコース比］　糖負荷試験におけるインスリン初期分泌能を表す指数．糖負荷後30分間の血中インスリン濃度 immuno-reactive insulin(IRI)の前値からの上昇量(δIRI μU/mL)と，血糖濃度 blood sugar(BS)の前値からの上昇量(ΔBS mg/dL)の比で示す(II ＝ ΔIRI/ΔBS)．2型(インスリン非依存性)糖尿病(NIDDM)では0.4以下に低下．治療により耐糖能が改善されても，この特徴的な血中インスリンの低反応は持続する．[279]

インスリン　insulin　［インシュリン］　膵島(ランゲルハンス Langerhans 島)B細胞から分泌され，A鎖とB鎖がS-S結合した分子量5,807のペプチドホルモン．インスリンははじめプレプロインスリンとして合成される．その後プロインスリンに転換され，さらにインスリンとC-ペプチドに切断され血中に分泌される．分泌を促進する最も重要なものはブドウ糖．血糖とインスリン分泌にはネガティブフィードバックが形成されている．血中インスリンは空腹時にも一定の値が維持(基礎分泌)され，食事などによりインスリン分泌は増加(追加分泌)する．ブドウ糖以外にアルギニンなどのアミノ酸，グルカゴンや胃抑制ポリペプチド(GIP)などの膵消化管ホルモンや自律神経などによりインスリン分泌が調節されている．インスリンはインスリン受容体と結合し作用する．主な標的臓器は肝臓，筋肉，脂肪組織．インスリンは同化ホルモンで，インスリンにより血中ブドウ糖は細胞に取り込まれグリコーゲンや脂肪合成，タンパク合成が行われる．インスリン作用不足が生じたものが糖尿病である．[991] ⇒参ヒトインスリン→2461

●インスリン(ヒトプロインスリンの一次構造)

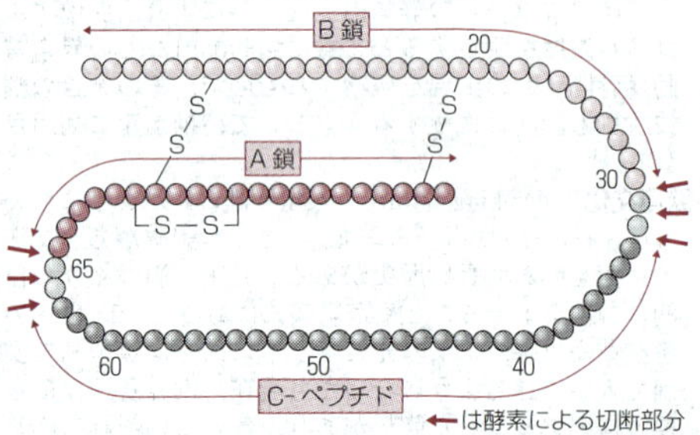

プロインスリンは分解酵素により矢印の部分が切断され，インスリンとC-ペプチドに分解される．

インスリンアレルギー　insulin allergy　［インスリン過敏症］　インスリン注射後に出現するアレルギー反応．まれに蕁麻疹やアナフィラキシーを呈する全身型があるが，多くは免疫グロブリン(Ig)Eを介する局所型のアレルギー反応．注射後30分ほどで注射部位の腫脹，発赤，熱感，瘙痒感が出現することが多い．ヒトインスリン製剤でも反応をみることもある．インスリン治療開始6か月以内に発症することが多いが，インスリン使用歴のない患者にも起こりうる．[418]

インスリン依存性糖尿病 insulin dependent diabetes mellitus；IDDM 生命保持にインスリン注射を必須とする糖尿病．1999(平成11)年まで日本糖尿病学会では分類用語としていたが，現在は病態を示す用語として用いられている．インスリン分泌能が低下し，血糖値は高く不安定となり，ケトン体は著増することが多い．治療として食事・運動療法に加えてインスリン注射が必須．[418]

インスリン遺伝子 insulin gene ヒトでは第11番染色体短腕上にある．インスリン遺伝子の遺伝情報は核内で転写され，RNAがつくられ，スプライシングを受けたのち細胞質に送られる．細胞質でプレプロインスリンに翻訳されプロインスリンを経てインスリンが生合成される．[418]

インスリン過敏症⇨同インスリンアレルギー→294

インスリン感性試験 insulin sensitivity test；IST インスリン感受性を評価する方法．早朝空腹時に外来性に速効型インスリン0.1 U/kgを静脈内に急速に投与し，血糖の降下速度を測定することにより，インスリン感受性を評価する．検査中に低血糖をきたすことがあるので注意を要する．[418]

インスリン拮抗物質 insulin antagonist 末梢においてインスリン作用を阻害し耐糖能障害を引き起こす物質．肝で糖放出を促進し，筋や脂肪組織での糖の取り込みに抑制的に働き，血糖を上昇させる．ホルモンとしては成長ホルモン，グルカゴン，カテコールアミン，副腎皮質ホルモンなどが推定され，代謝産物としては尿毒症毒素が推定されている．[418]

インスリン/グルコース比⇨同インスリノゲニックインデックス→294

インスリン抗体⇨同抗インスリン抗体→974

インスリン昏睡療法 insulin coma therapy ［**低血糖昏睡療法，インスリンショック療法，低血糖ショック療法**］ 精神疾患に対する身体療法の1つで，インスリンによる低血糖昏睡や痙攣発作が治療効果があることから開発された．最初，早朝空腹時にインスリン10-20単位を皮下または筋肉内に注射し，2日目からは10-20単位を増量し昏睡に至るまで続ける．通常100単位前後で昏睡に達する．以後は注射後3時間程度昏睡が持続するように量を調整しながら，1週間6日を治療日とし，通常，昏睡回数20回を1クールとする．この治療法は1960年代までは「妄想型分裂病」や「緊張病」に有効として用いられていたが，薬物療法の進歩に伴いそれ以後はほとんど用いられていない．[857]

インスリン作用 insulin action インスリンは多くの組織で直接的にあるいは間接的に作用し，糖，脂質，タンパク質代謝に関与する．主な標的臓器は骨格筋，脂肪細胞，肝である．これらの組織ではインスリンは細胞膜表面に存在するインスリン受容体に結合し，細胞内シグナル伝達系を介して作用を発揮．主な作用は糖の取り込み，グリコーゲン合成，アミノ酸取り込み，タンパク質合成，脂肪合成促進，脂肪分解の抑制などであり，これらの作用の結果，血糖の低下がもたらされる．[418]

インスリン刺激プロテインキナーゼ insulin stimulated protein kinase；ISPK インスリンの信号伝達に関与するプロテインキナーゼ(タンパク質リン酸化酵素)．インスリンはインスリン受容体 α サブユニットに結合すると，β サブユニットのチロシン残基がリン酸化(受容体の自己リン酸化)され，チロシンキナーゼ活性をもつ．そして細胞内のインスリン受容体基質-1 insulin receptor substrate-1 (IRS-1)がリン酸化され，SH2ドメインを有するタンパク質が結合して下流に信号伝達される際にプロテインキナーゼが活性化される．これをインスリン刺激プロテインキナーゼと呼ぶ．現在，主にMAP(mitogen activated protein)キナーゼ(増殖因子により活性化されるキナーゼ)とPI3(phosphatidylinositol 3，ホスファチジルイノシトール3)キナーゼが比較的よく解明されている．[987]

インスリン自己免疫症候群 insulin autoimmune syndrome ［**平田病**］ インスリン注射歴がないにもかかわらず血中にインスリン結合抗体が存在し，自発性の低血糖を特徴とする疾患．1970(昭和45)年に平田幸正らにより報告された．血中インスリンは異常高値を示し，グルタチオンやメチマゾールなどスルフヒドリル(SH)基をもつ薬物を服用している例に発症が多い．[418]

インスリン受容体 insulin receptor インスリンは，標的細胞の細胞膜上に存在するインスリン受容体と呼ばれるタンパク質と結合して作用を発現する．インスリン受容体は α と β の2つのサブユニットから構成され，S-S結合によって α_2 と β_2 の形で存在し，α サブユニットがインスリンと結合し，β サブユニットが作用発現に関与する．受容体はインスリンと結合すると細胞内に取り込まれ，インスリンはリソソームに運ばれて分解され，受容体自体は細胞膜に再び戻って機能する．インスリン受容体は肝，筋，脂肪といった古典的なインスリン標的組織以外に，循環血液細胞，脳，生殖細胞などにも発現．一部の糖尿病では，この受容体の量的・質的異常が関与している．[334]

●インスリン受容体と細胞反応

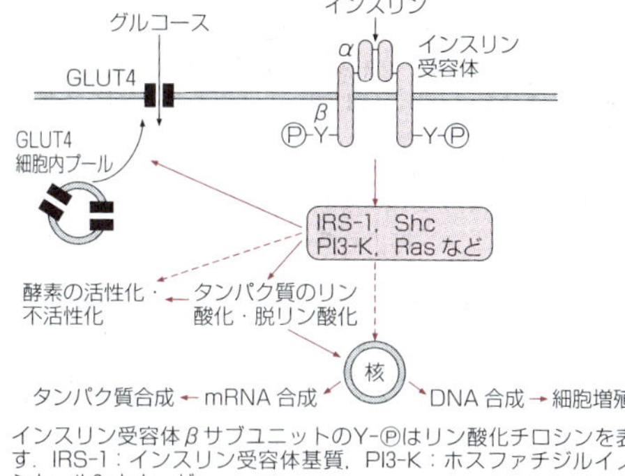

インスリン受容体 β サブユニットのY-Ⓟはリン酸化チロシンを表す．IRS-1：インスリン受容体基質，PI3-K：ホスファチジルイノシトール3-キナーゼ

インスリン受容体異常症 insulin receptor disease ［**インスリンレセプター異常症**］ インスリン受容体の異常により，著明なインスリン抵抗性をきたす疾患．狭義

のA型はインスリン受容体の異常により，インスリンがインスリン受容体に結合できず，インスリン抵抗性を示す．A型variantはC型とも呼ばれ，受容体のインスリン結合は正常であるが，受容体下流のシグナル伝達過程が異常でインスリン抵抗性を示す．臨床的には高インスリン血症を伴う糖尿病となり，黒色表皮腫，多毛症，多嚢胞性卵巣などを示す．B型はインスリン受容体抗体が原因でインスリン抵抗性を示し，他の自己免疫疾患を合併し膠原病様の症状を呈することが多い．[418]

インスリン受容体キナーゼ基質 insulin receptor substrate-1；IRS-1 インスリンが，インスリン受容体に結合したのち，インスリン受容体によりチロシン残基のリン酸化を受け，シグナルを下流に伝える特殊なタンパク質．PI3キナーゼ，MAPキナーゼを活性化し，糖取り込み，グリコーゲン合成，DNA合成などの多様なインスリン作用が伝達される．[418]

インスリン受容体抗体 insulin receptor antibody インスリン受容体に対する抗体．インスリン受容体異常症B型の原因となる．自己免疫性疾患を合併する例が多く，高インスリン血症を特徴とするインスリン抵抗性の原因となる．[418]

インスリン初期分泌指数 insulinogenic index；II⇨回インスリノゲニックインデックス→294

インスリンショック療法 insulin shock therapy(treatment) ⇨回インスリン昏睡療法→295

インスリン生合成 insulin biosynthesis インスリンは膵β(B)細胞で合成される．ヒトではインスリン遺伝子は第11番染色体の短腕にある．核にてRNAに転写され，mRNAがつくられる．mRNAは粗面小胞体にあるリボソームでアミノ酸よりプロインスリンをつくる情報を提供する．つくられたプロインスリンは，ゴルジ装置でインスリンとCペプチドに切断され，インスリンがつくられる．[418]

インスリン測定 measurement(determination) of insulin 膵臓のランゲルハンス Langerhans 島(膵島)β細胞から分泌されるインスリンは分子量5,700，アミノ酸51個からなるペプチドホルモンで，血糖を低下させる作用があり，またその不足によって糖尿病が起こる．血中インスリン濃度は，放射免疫測定法(RIA)，酵素免疫測定法(EIA)などの免疫学的方法により測定される．基礎値のほかにブドウ糖を負荷したあとの反応を調べることが多い．[90]

インスリン単位 insulin unit インスリン活性を示す国際単位で，体重2kgの絶食イエウサギの血糖を45 mg/100 mLにまで低下させるインスリンの活性を1国際単位(1 IU)とする．

インスリン治療 insulin therapy ［インスリン療法］ 糖尿病患者にインスリンを注射して，血糖のコントロールあるいは全身の代謝の改善を図る治療法．病態により，1日1回の中間型インスリンを皮下注射することもあり，1日3回あるいは4回速効型や超速効型インスリンと持続型や持効型インスリンを組み合わせて皮下注射するなどさまざまな方法がある．糖尿病性昏睡の際には，速効型インスリンを持続的に静脈内投与することもある．[418] ⇨参強化インスリン療法→750

インスリン低血糖試験⇨回インスリン負荷試験→296

インスリン抵抗性 insulin resistance インスリン分泌障害とともに，2型糖尿病患者の発症因子の1つ．インスリン標的臓器，特に脂肪組織や筋肉などの末梢組織においてインスリンの作用が低下し，ブドウ糖の利用が低下して血糖の上昇を引き起こすことが多い．インスリン拮抗物質の存在，インスリン受容体数の減少，またはインスリン受容体を介する細胞内への情報伝達が低下した病態などが原因として考えられる．インスリン抵抗性を正確に評価するためには人工膵臓を用いたグルコースクランプ法を用いることが必要であるが，簡便にはHOMA-IR(インスリン抵抗性指数)を計算したり，経口糖負荷後の血中インスリン反応，ミニマルモデル法などで評価することもある．インスリン抵抗性は肥満者ではよくみられ，高インスリン血症を伴うことが多い．[418]

インスリン抵抗性改善薬 insulin sensitizing drug，insulin sensitizer 経口血糖降下薬の一種で，インスリン作用を増強することにより血糖降下を促す．インスリンによる肝でのブドウ糖の産生抑制や骨格筋におけるブドウ糖の取り込み促進が主な作用．肥満者，高インスリン血症を伴う糖尿病患者に有用性が高い．副作用として浮腫があり，特に女性に多くみられる．わが国ではピオグリタゾン塩酸塩が発売されている．[418]

インスリン抵抗性高血圧 insulin resistant hypertension 耐糖能異常，高トリグリセリド血症，HDLコレステロールの低下など，他のインスリンの作用が減弱するインスリン抵抗性徴候とあわせて，メタボリックシンドローム(内臓脂肪症候群)，シンドロームX，インスリン抵抗性症候群，死の四重奏などの症候群の一断面ととらえられる．本態性高血圧患者にインスリン抵抗性である者が多く，逆にインスリン抵抗性を有する高インスリン血症，耐糖能障害，糖尿病の患者に高血圧の頻度が高いことが知られる．インスリン抵抗性と高血圧との間の因果関係については，高血圧自体はインスリン抵抗性の原因とはならないので，インスリン抵抗性が高血圧の直接の原因となるか，あるいは共通の代謝異常が2種類の異常をもたらすと理解されている．腎臓でのナトリウム貯留，交感神経系の活性亢進，動脈平滑筋の増殖などが高血圧の原因として提唱されている．[121] ⇨参メタボリックシンドローム→2798

インスリン抵抗性指数 insulin resistance index⇨回HOMA-IR→61

インスリン抵抗性糖尿病 insulin resistant diabetes 発症要因として，インスリン分泌障害よりもインスリン抵抗性が重要視される糖尿病．原因はさまざまであり，肥満，インスリン受容体異常症，副腎皮質ホルモン剤投与時などでみられる．[418]

インスリン非依存型糖尿病 non-insulin-dependent diabetes mellitus；NIDDM ［成人発症型糖尿病，NIDDM］ 糖尿病の古い分類法の1つ．日本人では30-40%の患者は肥満を伴い，血中インスリンは正常から過剰反応のことも低反応のこともある．発症は中年以降が多く，遺伝的素質をもつ患者が多い．日本糖尿病学会では1999(平成11)年に糖尿病の分類を成因分類としたため，現在では糖尿病の分類では用いられなくなり，病態としてインスリン非依存状態という用語になった．[418]

インスリン負荷試験 insulin tolerance test；ITT ［イン

スリン低血糖試験］ ホルモンの分泌予備能を評価するために行う低血糖誘発試験．早朝空腹時に速効型インスリンを0.1 U/kgを急速に静脈内に投与し，投与前，投与後30分，60分，120分に採血し，血糖と目的とするホルモン濃度を測定する．成長ホルモン（GH），副腎皮質刺激ホルモン（ACTH），グルカゴンなどの分泌予備力の評価に有用．この際，血糖値が50 mg/dL以下まで低下したことを確認することは，低血糖負荷がかかったか否か判断するのに必要．経過中は重篤な低血糖に注意する．下垂体前葉機能低下症が疑われたときには，インスリン投与量を0.05 U/kgに減量する．[418]

インスリン浮腫 insulin edema 血糖コントロール不良の患者をインスリン注射にて治療した際に発生する全身の浮腫．水晶体の膨化のため視力障害も発症することがある．通常は数日で消退するが，高度のときには利尿薬を用いることがある．原因として，アルブミンの血管内からの漏出や血糖の低下による血漿浸透圧の低下が考えられている．[418]

インスリン分泌 insulin secretion インスリンは膵β（B）細胞より分泌される．インスリン分泌を促進する最も大切な物質はブドウ糖で，その他，アミノ酸，グルカゴン，消化管ホルモン，スルホニル尿素薬などが促進因子として働き，カテコールアミンは抑制因子として働く．生体でのインスリン分泌には基礎分泌と追加分泌がある．基礎分泌とは空腹時にも少量分泌されるものであり，追加分泌は食事摂取に対応した速やかな分泌．[418]

●生理的なインスリン分泌パターン

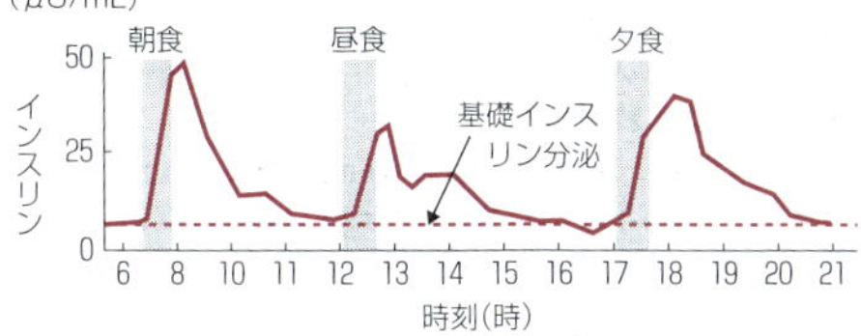

インスリンの分泌は24時間にわたって分泌されている基礎分泌と，食事の組成や量に応じて分泌される追加分泌に分類される．

インスリン分泌性膵島細胞腫 insulin secreting islet cell tumor⇨同インスリノーマ→294

インスリン様成長因子 insulin-like growth factor；IGF［インスリン様増殖因子，IGF］ 細胞の分化・増殖促進作用などインスリン様の生物活性をもつ血中因子として分離された．ソマトメジンC（IGF-Ⅰ）とソマトメジンA（IGF-Ⅱ）の2種類がある．プロインスリンと類似の構造をもつポリペプチドで，それぞれ70個と67個のアミノ酸よりなる．肝臓など種々の組織で生成され血中に放出される．IGF-Ⅰは成長ホルモンや栄養の影響を受け，血中IGF-Ⅰ値は先端巨大症で高く，飢餓状態で低い．IGF-Ⅰは血糖降下作用もある．成長ホルモンが作用してつくられる物質はソマトメジンと総称されたが，そのうちソマトメジンCはIGF-Ⅰと同一物質であることが明らかにされた．[991]

インスリン様成長因子-Ⅰ insulin-like growth factor-Ⅰ；IGF-Ⅰ⇨同ソマトメジンC→1849

インスリン様成長因子結合タンパク insulin-like growth factor-binding protein；IGFBP ［IGFBP］ インスリン様成長因子（IGF）に特異的に結合しているタンパク質の一種．6種類のインスリン様成長因子結合タンパク質IGFBP-1〜IGFBP-6が同定されており，高い相同性をもち，16-18個のシステイン残基はよく保存され機能的に重要である．機能はIGFの輸送，IGF半減期の調節，IGFとその受容体結合への修飾などである．各IGFBPの組織での発現パターンや発現調節因子は異なり，IGFへの親和性はIGF受容体より高い．IGFBP-1は血糖値の調節に関与，IGFBP-2は中枢神経系で産生される．IGFBP-3は主に肝で産生され，成長ホルモン（GH）分泌の一指標とされる．IGFBP-4は骨芽細胞に対する作用が強く，IGFBP-5は骨や腎における主要IGFBPである．[1047]

インスリン様増殖因子 insulin-like growth factor⇨同インスリン様成長因子→297

インスリンリスプロ insulin lispro 超速効型インスリンの1つ．インスリンのアミノ酸組成の一部を変えることにより皮下で六量体を形成せず，二量体となるため通常の速効型インスリンより皮下注射後の吸収が速く，かつ作用時間が短い．[418]

インスリンリポジストロフィー insulin lipodystrophy インスリン注射中の患者において，同一部位に連続して皮下注射を繰り返していることにより起こる脂肪組織の萎縮．皮膚の陥凹をきたすことがある．ときに皮下脂肪の増殖をきたすこともあり，リポハイパートロフィーと呼ぶ．注射部位を毎回約3 cmずらすように指導する．[418]

インスリン療法⇨同インスリン治療→296

インスリンレセプター異常症 ⇨同インスリン受容体異常症→295

陰性 negative ある物質や反応が認められないこと，また病的な徴候や変化が認められないことを意味する．臨床検査においては，反応が認められない状態を意味することが多い．[258] ⇨参陽性→2872

陰性U波 negative U wave 心電図上，胸部誘導T波の終末に続くU波が陰性であるもの．前壁の一過性虚血，左室肥大，大動脈弁閉鎖不全でみられることがある．[424]

陰性期⇨同暗黒期→203

陰性後電位 negative after-potential；NAP 神経・筋の活動電位を細胞外電極で記録した際に陰性波として記録される活動電位の後脱分極電位．特に反復刺激を加えると顕著になる．[1274] ⇨参後脱分極→1032

陰性心尖拍動 negative cardiac impulse⇨同収縮期性心尖陥凹→1369

陰性造影剤 negative contrast medium X線造影剤のうち，X線をよく透過させるものを陰性造影剤，X線をよく吸収してコントラストをつけるものを陽性造影剤という．陰性造影剤には，空気，二酸化炭素，酸素などがあり，X線写真では黒く描出される．[264] ⇨参陽性造影剤→2872，X線造影剤→125

陰性転移 negative transference 患者が幼少時に父母など重要な人物に対して抱いていた感情，衝動，防衛などが，現在の治療者に移し替えられたものを転移といい，そのうち，嫌悪，怒り，憎しみ，不信感など否定的ないし陰性的な特徴をもっているものを陰性転移といい，陽性転移と対比される．精神分析ではこれら

い

転移の分析が重視される.[187]

陰性電気緊張⇨同陰極電気緊張→290

陰性反応適中度⇨同陰性予測値→298

陰性ミオクローヌス⇨同固定姿勢保持困難→1122

陰性モデル　negative model　装具や義肢を作製する際に，対象となる身体部位にギプス包帯を巻きつけて得られた型．作製部位の正確な型どりができる．これに石膏を流し込んでできたものが陽性モデルである.[840] ⇨参ギプス包帯→703

陰性予測値　negative predictive value；NPV,PV(−)　[**真陰性の予測値，無病正診割合，陰性反応適中度**]　検査で陰性になった人全体に占める真の陰性者(非有病者)の割合．すなわち検査で陰性になったことがわかったもとでの，その人が真に病気ではない確率(割合)を表している.[871] ⇨参感度→644，特異度→2140，陽性予測値→2873

インターカレーション⇨同挿入変異→1823

インターセックス⇨同半陰陽→2405

インターネット　Internet　世界中のコンピュータを接続するネットワーク．1969年，アメリカ国防総省が構築したのが始まり．一般にはホームページの閲覧やEメール(電子メール)と同じ意味で使われることが多い．自宅のパソコンからインターネットを利用するためにはモデムなどの機器とブラウザーというソフト，インターネットプロバイダーと呼ばれる接続業者との契約が必要．Eメールはインターネット上のコンピュータ間でメール(データファイル)を送受信するもの．最近は，携帯電話からのインターネットWebサイトの利用も進んできている.[1341] ⇨参ホームページ→2686，ワールドワイドウェブ→3006，ブラウザー→2573

インターネット接続　internet access，internet connection　インターネットを利用するには，自分の使用するコンピュータをインターネット，ドメイン，コンピュータに接続する必要がある．このためには，ドメインと接続する通信回線(アナログ電話，ISDN，ケーブルテレビ，ADSL，光回線，LANなど)，モデム／ルータ，インターネットプロバイダーとの契約が必要．アナログ電話やISDN回線では1回ごとに接続する方式(ダイアルアップ)が使われていたが，ケーブルテレビ，ADSL，光回線，LANでは自分のコンピュータの起動により自動的に接続される常時接続方式となっている．インターネットを通じて個人情報や金銭情報を扱う場合には暗号化通信が使われ，公開型のSSL方式と，閉鎖型のVPN方式がある.[256]

インターフェイス　interface　性質の異なる2つのものの間に立ち，両者を結びつける役割を果たすもの，またはその境界を指す．I/Fと記載する場合もある．具体的に，ハードウェアインターフェイス，ソフトウェアインターフェイス，ユーザインターフェイスなどがある．例えば，パソコンにUSBメモリスティックを挿せばすぐに使えるのは，パソコンに「USBバス」というハードウェアインターフェイスがついているからである．また病院情報システムにおいて，異なるメーカーの電子カルテシステム(A社製)と検査部門システム(B社製)間でデータを送受信するために，ソフトウェア間での通信メッセージの渡し方を決めたものがソフトウェアインターフェイスの一例．さらに人間とコンピュータの間に立ち，人間の操作意図をコンピュータのハードウェアに伝達する仲立ちをするものがユーザインターフェイスの一例．パソコンの「グラフィカルユーザインターフェイス(GUI)」が好例.[984]

インターフェロン　interferon；IFN　抗ウイルス作用，細胞増殖抑制作用，免疫応答や炎症反応の調節作用などさまざまな生理活性をもつ一群のサイトカイン．生理活性，産生細胞，誘導形式からα型，β型，γ型に大別される．インターフェロンαは白血球から，インターフェロンβは線維芽細胞やマクロファージから産生され，C型ならびにB型慢性肝炎の治療薬として，また腎癌，多発性骨髄腫，慢性骨髄性白血病，悪性黒色腫に対する抗癌剤として用いられる．またインターフェロンβは多発性硬化症の治療にも用いられる．インターフェロンγは活性化されたT細胞やナチュラルキラー(NK)細胞から産生され，免疫調節作用が強い．腎癌や菌状息肉症，慢性肉芽腫症に伴う重症感染に対し用いられる.[1151,1598]

インターフェロンα　interferon α；IFN-α　[**αインターフェロン，Ⅰ型インターフェロン，IFN-α**]　強い抗ウイルス活性をもつインターフェロンの1つで，白血球により産生される．インターフェロンβとともにⅠ型インターフェロンとも呼ばれる．現在，遺伝子工学技術により作製された組換え型のものがC型肝炎や一部の癌，感染症などの治療に用いられている.[1439]

インターフェロンβ　interferon β；IFN-β　[**βインターフェロン，IFN-β**]　強い抗ウイルス活性をもつインターフェロンの1つで，線維芽細胞などにより産生される．インターフェロンαとともにⅠ型インターフェロンとも呼ばれる．現在，遺伝子工学技術により作製された組換え型のものがC型肝炎や一部の癌，感染症などの治療に用いられている.[1439]

インターフェロンγ　interferon γ；IFN-γ　[**γインターフェロン，IFN-γ**]　インターフェロンの一種で，タイプⅡインターフェロンとも呼ばれ，Ⅰ型インターフェロン(インターフェロンα，β)とは構造的に異なる．Th1細胞(ヘルパーT細胞1)をはじめとする活性化リンパ球により産生され，抗ウイルス活性をもつ．さらに，マクロファージの強い活性化作用をもつとともに，MHCクラスⅡ分子の発現亢進作用，ヘルパーT細胞をTh1タイプに分化させる作用などをもつ.[1439]

インターフェロンγ遊離試験　interferon γ assay for the detection of *Mycobacterium tuberculosis* infection　[**クオンティフェロン® TB-2 G**]　結核感染の検査法．結核菌に感染すると，T細胞は菌を貪食したマクロファージからの抗原提示を受けて各種サイトカインを分泌し，マクロファージを活性化するが，本法は結核菌に特異的な抗原で末梢血リンパ球を刺激し，産生するインターフェロンγ量を測定することで結核感染の有無を調べる．従来のツベルクリン皮内反応(TST)では抗原物質のBCGとの間の交差反応性による特異性の点での制約があったが，本法は結核菌培養ろ液中のE-SAT6，QFP10という特異性の高い抗原を用いることでこれを解決した．血液検査なので，TSTのような接種2日後の生体反応をみるという煩わしさはない．クオンティフェロンQuantiFERON®法とエリスポットELISPOT法があり，わが国では前者が体外診断薬として認可されている．排菌陽性者を対象としたときの感度は80%，特異度は98%とされるが，発病していない感染者での感度はより低いものと思われる．臨床現場の他，結核患者の接触者検診にも用いられる．[1614]

インターフェロン受容体 interferon receptor；IFNR インターフェロンに対する細胞膜上の受容体．インターフェロンの働きを細胞内に伝える役目をもつ．インターフェロンαとインターフェロンβは同じ受容体に結合するが，インターフェロンγはそれとは別の受容体に結合する．[1439]

インターフェロン誘起物質 interferon inducer 細胞に働いてインターフェロン産生を誘導する物質．ウイルスやウイルス由来の二本鎖RNA，二本鎖DNAは，強いI型インターフェロン(インターフェロンα，インターフェロンβ)の誘導物質である．近年，健康食品などでインターフェロン誘起物質を含むとして宣伝されているものがあるが，疑問のあるものが多い．[1439]

インタープリタ interpreter〔language〕 コンピュータ処理において，高水準言語を機械語へ翻訳したり実行することなどを指す．高水準言語とは人間が理解できる言語のことで，これをコンピュータ処理する際には，0と1からなる言語，すなわち機械語に翻訳する必要が生じる．インタープリタはプログラムとしてメモリー内にたくわえられている．[258]

インターベンショナル・ラジオロジー interventional radiology；IVR 血管造影，超音波，CT，MRI，X線透視などの画像診断の技術を利用して治療を行う分野．血管造影の手技を利用するものとして，血管塞栓術，薬剤動注療法，血栓溶解療法などがある．超音波やCTガイド下の経皮的穿刺による生検や各種ドレナージ療法，狭窄性病変へのメタリックステントなど分野は広がっている．[264]

インターベンション研究⇨同介入研究→449

インターメジエート群⇨同未定型群《ハンセン病の》→2768

インターロイキン interleukin；IL リンパ球や単球，マクロファージなど免疫担当細胞が産生し，かつ白血球間の情報伝達を行うタンパク性の生物活性物質の総称(ただし免疫グロブリンを除く)．サイトカインの中の一群の分子種．血管内皮細胞や線維芽細胞などでもインターロイキンを産生し，また逆にその作用を受けることも明らかになっている．発見当初はリンホカインやモノカインとしても分類され混乱したため，その後整理され，現在では約30種類以上が知られている．医薬品としての有効性が認められたのは，現時点ではインターロイキン2のみ．[13]

インターロイキン1 interleukin 1；IL-1 ［**リンパ球活性化因子**］ 主に単球，マクロファージが産生するサイトカインの一種．αとβの2種に分かれ，構造上の相同性は26%にすぎないが，分子量は約1万7,000でほぼ等しい．同一の受容体に結合し，ほぼ同等の生物活性を示す．ヘルパーT細胞のインターロイキン2(IL-2)産生を誘導することでT細胞の分化，増殖を促進するほか，各種の炎症性タンパク質の産生を促進することから，腫瘍壊死因子α(TNFα)，インターロイキン6(IL-6)，インターロイキン8(IL-8)などとともに炎症性サイトカインと呼ばれる．発熱作用や線維芽細胞の増殖作用があり，関節リウマチなど炎症性疾患で上昇する．[1221] ⇨参サイトカイン→1167

インターロイキン2 interleukin 2；IL-2 ［**T細胞増殖因子**］ 抗原刺激などで活性化したT細胞が産生するサイトカインで，分子量約1万5,500の糖タンパク質．T細胞の前駆細胞には作用しないが，IL-2産生細胞の表面に発現するIL-2受容体に結合してIL-2産生細胞を増殖させるほか，B細胞やナチュラルキラー(NK)細胞，マクロファージにもIL-2受容体が存在することからB細胞の増殖促進と抗体産生誘導，NK細胞活性化，リンホカイン活性化キラー(LAK)細胞活性化など，免疫調節機構に広く関与していると考えられる．臨床的には血管肉腫，腎癌，悪性黒色腫などに有効性を認めるほか，LAK(ラック)療法にも利用される．[1221] ⇨参サイトカイン→1167，リンホカイン→2960，LAK療法→75

インターロイキン5 interleukin 5⇨同好酸球コロニー刺激因子→1004

インタビューフォーム⇨同医薬品インタビューフォーム→278

インディアインク法 India ink method⇨同墨汁法→2688

インテーク/アウトプット intake and output；In & Out 体液は体内の代謝過程の場で，体内への経口的な水分・電解質その他の摂取と，腎臓，腸管，皮膚，肺などからの排泄とで調節されている．臨床において，インテーク(摂取)に分類されるものは，経口摂取する飲食物，IVH(中心静脈栄養)の輸液内容と量，点滴静脈注射の輸液内容と量，その他の代謝水．アウトプット(排泄)に分類されるものは，尿，便，汗，呼吸や皮膚からの不感蒸泄，手術時などの出血量，滲出液，痰，ドレーンからの排液量など．体液バランスを判断するとき，水分・電解質の摂取総量と排泄総量とを比較して過不足を判断する．[109] ⇨参水分出納→1627

インテーク面接 intake interview 最初の面接のことで，その後の方針を決めるための第1ステップ．受診者の不安感や緊張感，プライバシーに配慮しながら進められる．まず，氏名，性別，生年月日(年齢)，住所を確認したのち，主訴，現病歴(治療歴を含む)，既往歴，家族歴，生育歴，生活歴(教育歴，職歴，婚姻歴を含む)，性格特徴などを聴取する．特技，趣味，嗜好品使用に関する情報も意味をもつ．[1444]

インテグリン integrin 膜貫通性のα鎖(分子量約120-180 kDa(キロダルトン))とβ鎖(分子量90-110 kDa)の2種類のサブユニットが非共有結合で会合したヘテロダイマーであり，ほとんどの細胞膜に発現し，細胞と細胞あるいは細胞外基質との接着に関与したり，細胞内骨格タンパクと密接なシグナル伝達を担う．α鎖は19種類，β鎖は8種類が同定され，少なくとも25種類のインテグリンが知られている．このインテグリンを介した細胞接着は，分化，増殖，形態，形成，発生などの生物の基本的生命現象や免疫反応，炎症反応，血液凝固などの生理的反応，さらに癌の進展などの病態に関連性をもっていると考えられている．[1481]

インテリジェント・ターミナル intelligent terminal ［**知能端末**］ コンピュータに集中管理機能やネットワーク機能など多数の情報処理機能を備えた端末のこと．マイクロプロセッサー登場後，高価な汎用機の処理能力を有効利用する目的から，最低限必要な処理をマイクロプロセッサー搭載のインテリジェント・ター

ミナルで処理し，必要なデータのみ送受信するように使用されてきた.[677]

陰電子線⇨同β線→17

インド医学　Indian medicine⇨参アーユルヴェーダ→129

咽頭　pharynx, throat　鼻腔・口腔の奥に存在し，頭蓋底から喉頭および食道まで続く約13 cmの管状の空間とその壁を指す．呼吸，消化管の働きをなし，構音と音声の共鳴にもかかわる．咽頭壁は粘膜と薄い筋層で構成され，上咽頭(鼻咽頭)，中咽頭(口腔咽頭)，下咽頭(喉頭部咽頭)の3つに分けられる．この中に，咽頭扁桃，口蓋扁桃，舌根扁桃などを含む．(図参照⇨口腔→988，鼻腔→2434)[98]

咽頭の神経　pharyngeal nerve　咽頭は空気の通路(気道)と食物の通路との交差点にあたり，鼻腔，口腔，耳管，喉頭，食道の5か所につながる．咽頭は後鼻孔から食道起始部(第6頸椎の高さ)までの長さ12 cm前後の管状の構造で，咽頭収縮筋などに囲まれ，食塊の嚥下運動に重要な役割を担う．これらの機能を円滑に調整するために，咽頭には舌咽神経(第9脳神経)，迷走神経(第10脳神経)および頸部交感神経の分枝からなる咽頭神経叢が形成されている．舌から咽頭に続く粘膜に散在する味蕾の味覚(喉ごしの味)は舌咽神経や迷走神経の味覚線維により受容される．また，咽頭粘膜の感覚(痛覚，触覚，温度覚)は主に舌咽神経の内臓感覚線維が受ける．一方，咽頭の筋(鰓弓筋由来)の運動は迷走神経の運動線維(疑核由来)により支配されている．このため，迷走神経が障害されると咽頭周囲の筋(咽頭収縮筋など)が麻痺して，嚥下困難となる．頭蓋に近い位置での損傷の場合は，軟口蓋，咽頭，喉頭など広い領域に障害が及ぶ.[1044] ⇨参舌咽神経→1728，迷走神経→2793

咽頭異物　pharyngeal foreign body　中咽頭，下咽頭の異物．魚骨のような尖鋭なものが口蓋扁桃，舌根扁桃や喉頭蓋谷に刺さって生じることが多い．このような異物は異物鉗子などで除去する．また咽頭を通過できないほど大きな食塊や餅などがつまることもある．特に高齢者や幼児は自分で喀出できず窒息の危険があるので緊急に吸引除去する必要がある.[347]

咽頭・胃吻合術　pharyngo-gastrostomy　咽頭癌，食道癌での摘出術後に胃を管状にして挙上し，咽頭と吻合させる術式．下咽頭頸部食道の再建材料として胃管をつり上げて使用するのは，頸部に血管吻合に適したレシピエント動静脈が残らない場合，残存食道の他部位にskip lesion(飛び石病変)を認める場合，切除範囲が胸部食道に及んで胸腔内吻合のオートスーチャー(自動縫合)に不安がある場合である．上腹部を開創し明視下にて全胃から挙上胃を作成する．咽頭側との吻合には長い胃管が望ましい.[887] ⇨参咽頭喉頭食道摘出術→301

咽頭炎　pharyngitis　咽頭痛を起こす咽頭の感染または炎症．咽頭炎の原因としては，インフルエンザウイルス，RSウイルスなどによるウイルス感染や，連鎖球菌，インフルエンザ菌などによる細菌感染が多いが，後鼻漏や喫煙，粉塵などの慢性刺激が原因のこともある．咽頭後壁のリンパ濾胞が発赤・腫脹する慢性顆粒性咽頭炎などがある.[98]

咽頭角化症　pharyngokeratosis, hyperkeratosis of pharynx　［扁桃角化症］　非炎症性に咽頭のリンパ組織に生じる角化症．口蓋扁桃や舌扁桃に多くみられる．陰窩上皮が角化変性を起こし，陰窩内に蓄積・充満して黄白色の棘状突起物を形成．自覚症状はほとんどなく，ときに物理的刺激による瘙痒感，咳嗽をみる．自覚症状がなければ治療の必要はないが，刺激症状のある場合は電気焼灼か扁桃摘出術を行う．前癌病変のこともあり，注意を要する.[451]

咽頭癌　pharyngeal cancer, cancer of pharynx　咽頭の悪性腫瘍で，発生する部位により上咽頭癌，中咽頭癌，下咽頭癌に分類される.[451] ⇨参上咽頭癌→1418，中咽頭癌→1983，下咽頭癌→462

咽頭陥凹　pharyngeal recess　［ローゼンミュラー窩］　上咽頭側壁の耳管隆起と咽頭後壁との間の溝，陥凹．上咽頭癌の好発部位で，ローゼンミュラーRosenmüller窩ともいう．ローゼンミュラーJohann C. Rosenmüllerはドイツの解剖医(1771-1820).[451]

咽頭弓　pharyngeal arch⇨同鰓弓(さいきゅう)→1151

咽頭筋　pharyngeal muscle　咽頭筋の内層は縦走筋で咽頭の挙上を行い，耳管咽頭筋，茎突咽頭筋，口蓋咽頭筋がある．外層は幅広い輪状筋で咽頭の収縮を行い，上・中・下咽頭収縮筋がある．輪状筋は前方の骨や軟骨から起こり，後方で左右が合流して咽頭縫線を形成する．①耳管咽頭筋：耳管軟骨から起こり，咽頭側索を形成する．②茎突咽頭筋：茎状突起から起こり，上・中咽頭収縮筋の間を通り，中咽頭収縮筋の内層に終わる．③口蓋咽頭筋：口蓋骨から起こり，後口蓋弓を形成し，咽頭側壁・甲状軟骨後縁に終わる．④上咽頭収縮筋：口腔側壁の翼状突起・翼突下顎縫線・下顎骨内面から起こり，中咽頭を後方へ回り咽頭縫線に終わる．⑤中咽頭収縮筋：舌骨角から起こり，扇状に広がり，中・下咽頭を通り咽頭縫線に終わる．⑥下咽頭収縮筋：甲状軟骨側面から起こり下咽頭を包む甲状咽頭部と，輪状軟骨から起こり食道入口部を水平に包む輪状咽頭部に二分される.[451]

咽頭腔　pharyngeal cavity　咽頭の中で粘膜・筋層などの壁と脈管・神経など以外の空間の部分をいう．上方では鼻腔に，中部では口腔につながり，下方では喉頭と食道に連絡する．上咽頭，中咽頭，下咽頭に3区分される.[451]

咽頭結核　pharyngeal tuberculosis　結核菌の感染による咽頭炎．原発性のものは少なく，肺結核からの二次感染によることが多い．症状は強度の咽頭痛，嚥下痛，頸部リンパ節腫脹を伴うことが多い．咽頭後壁，口蓋弓，口蓋扁桃などに灰黄色の粟粒大結節をつくり，破壊すると潰瘍を形成するのが特徴的所見．治療は結核化学療法による.[347]

咽頭結膜炎⇨同咽頭結膜熱→300

咽頭結膜熱　pharyngeal conjunctival fever；PCF　［プール〔性〕結膜炎，プール熱，咽頭結膜炎］　アデノウイルス3型，4型，7型などによる感染が原因のウイルス性結膜炎．流行性角結膜炎より結膜炎の症状は通常軽いが，発熱や咽頭痛を生じる．学童期に好発し，多くはプールなどの水を介して接触により感染するため，プール熱とも呼ばれる．潜伏期は約1週間．他覚的には結膜充血，結膜濾胞形成，咽頭痛，頭痛，全身倦怠感，浅頸部や後頭部のリンパ節の腫脹などがみられる．予後良好で，後遺症はない．基本的に有効な治療法はなく，抗炎症薬点眼による対症療法となる．ただし，混合感染が疑われる場合や偽膜および角膜びらんを形成した場合には，抗菌薬が使用される．また，流行予防のためプールや学校を休ませ，接触した場所の消毒などの予防に努める必要がある．[651]

咽頭腱膜 pharyngeal aponeurosis 1層の結合組織で，咽頭粘膜下にある．[98]

咽頭喉頭食道摘出術 pharyngolaryngoesophagectomy 下咽頭頸部食道癌の食道多発癌症例や胸部食道癌進展例のほか，喉頭，気管，甲状腺などの局所進展癌も適応となる手術．腫瘍摘出後は，皮弁，遊離腸管，大彎側胃管による再建術が行われる．術後合併症には嚥下障害，逆流があり，音声の喪失も伴う．手術侵襲が大きい．[887] ⇨参咽頭・胃吻合術→300

咽頭後壁リンパ濾胞 lymph follicle in posterior pharyngeal wall 咽頭に分布するリンパ組織のうち咽頭後壁に散在する孤立性リンパ小節(濾胞)．咽頭内の扁桃組織，つまり口蓋扁桃，咽頭扁桃(アデノイド)，舌扁桃，耳管扁桃，咽頭側索とともに咽頭リンパ組織環(ワルダイエル Waldeyer 咽頭輪)を形成する．上気道における細菌などの種々の刺激に対し免疫機能をもち，上気道の粘膜免疫機構を担って生体の防御機能に関与している．[887]

咽頭腫瘍 pharyngeal tumor(neoplasm) 咽頭の良性および悪性腫瘍で，上咽頭，中咽頭，下咽頭にそれぞれみられる．[451] ⇨参上咽頭癌→1418，中咽頭癌→1983，下咽頭癌→462

咽頭常在菌 normal inhabitant of pharynx 生後きわめて早い時期に咽頭に定着する特徴的な微生物で，通常は病原性を発揮することはない．しかし，生体の免疫機能が低下した状態下では起炎菌になるものもあり，日和見感染を引き起こす．口蓋扁桃では生後3時間，咽頭後壁では生後6時間，生後24時間ではほぼ全例に常在菌が検出される．連鎖球菌(α溶血性あるいは非溶血性，ときにβ溶血性)，ナイセリア *Neisseria*，モラクセラ *Moraxella*(ブランハメラ *Branhamella*)，コリネバクテリウム *Corynebacterium* などがある．[887]

咽頭性嚥下反射 pharyngeal swallowing reflex ［嚥下運動第2期］ 食塊が咽頭腔から食道へ運ばれる反射運動．咽頭付近の粘膜に食塊が触れると，反射的に，舌，咽頭，喉頭，食道などが共同して働くことにより，食塊は鼻咽腔，気管などへ入ることなく，食道入り口へと運ばれる．[842]

咽頭側索炎 lateral pharyngitis 咽頭側索部に強い発赤・腫脹を起こす急性・慢性咽頭炎．耳管開口部に近いため，炎症が波及すると耳閉感，耳痛を伴うことがある．中耳炎を併発しやすいため，鼻を強くかまないようにする．[451] ⇨参咽頭炎→300

咽頭痛 pharyngalgia，pharyngodynia 咽頭の感覚神経に刺激が加わって生ずる咽(のど)の痛み．急性あるいは慢性のいずれでも起こる．自発痛，嚥下痛，粘膜の創傷では高度の疼痛がある．原因の多くはウイルスあるいは細菌性の咽頭炎であるが，結核，梅毒などの特殊炎症，悪性腫瘍，異物，扁桃周囲膿瘍，咽後膿瘍で生じる．咽頭の感覚神経は三叉神経，舌咽神経，迷走神経が分布し，粘膜下に神経叢をつくっている．[887]

咽頭嚢 pharyngeal bursa(pouch) ［鰓嚢(さいのう)］ 咽頭扁桃の基部にある盲嚢をいう．開口部が閉鎖されて感染が起こると膿瘍となる．[98] ⇨参トーンワルド病→2138

咽頭培養 pharyngeal culture，throat culture 咽頭粘膜の表面からぬぐいとった粘液(咽頭ぬぐい液)を採取し，培地で細菌やウイルスの培養，分離，同定を行うこと．[887]

咽頭弁形成術 pharyngoplasty 鼻咽腔閉鎖不全症に対する手術術式．主に発声改善を目的に行われる．咽頭の後壁に粘膜筋弁を作製し，その一端を軟口蓋に縫合する．この手術により鼻咽腔は狭くなり，少しの運動で鼻咽腔閉鎖が可能になる．[1246]

咽頭扁桃 pharyngeal tonsil ［アデノイド］ 後鼻孔の背側の上(鼻)咽頭の後上壁に位置するリンパ組織．小児期にはこれら組織はしばしば腫大し，鼻腔から咽頭へ続く気道を閉塞して鼻呼吸を妨げ，アデノイドとも呼ばれる．[98] ⇨参アデノイド増殖症→161

咽頭扁桃炎 pharyngotonsillitis 上咽頭にある咽頭扁桃の急性炎症．咽頭扁桃は前方では鼻腔，外側方では耳管から中耳に，下方では咽喉頭に続いている．寒冷などが原因で隣接臓器の炎症もきたす．症状は軽度から高度の発熱，頭痛，頸部痛などがある．[887]

咽頭扁桃切除術 adenotomy⇨同アデノイド切除術→161

咽頭扁桃輪 pharyngeal tonsillar ring⇨同咽頭輪→301

咽頭輪 pharyngeal lymphatic ring ［咽頭扁桃輪］ 口腔と鼻腔から食物や外気などが導入されるため，咽頭に移行する部位には免疫防御機構を備えたリンパ性組織(扁桃)が発達している．咽頭扁桃(1つ)，口蓋扁桃(2つ)，舌扁桃(1つ)，耳管扁桃(2つ)によって構成され輪状の配置をとる．このリンパ組織に富んだ扁桃群を咽頭輪または咽頭扁桃輪と呼ぶ．[1044] ⇨参扁桃→2650，咽頭リンパ組織環→301

咽頭リンパ組織環 pharyngeal lymphatic ring，lymphoid ring ［ワルダイエル咽頭輪］ 外界から体内への入口となる部位である鼻腔と口腔，咽頭は，上気道と消化管の関門に位置し，重要な免疫防御に関与している．これらの咽頭粘膜に広く分布するリンパ組織の集合したものが扁桃である．扁桃はその存在部位により，口蓋扁桃，咽頭扁桃(アデノイド)，耳管扁桃，舌扁桃，咽頭側索，咽頭後壁リンパ組織(濾胞)からなる．これらは咽頭入口部を輪状あるいは環状に取り囲んでいるため咽頭リンパ組織輪(環)と呼ばれる．機能としてはリンパ球の産生，抗体の形成，免疫の獲得，感染の局在化など，生体の防御的機能に深く関与している．近年これらのリンパ組織における粘膜免疫への関与が報告され，鼻咽腔関連リンパ組織(NALT)といわれる．ワルダイエル Heinrich Wilhelm Gottfried von Waldeyer (ドイツの解剖・病理学者，1836-1921)が，1884年に咽頭の輪状リンパ組織を総称したことからワルダイエル咽頭輪とも呼ばれる．[887] ⇨参咽頭輪→301

インドール indole ［2,3-ベンゾピロール］ トリプトファンの基本骨格である芳香族複素環系で，インジゴを亜鉛末蒸留して得られた無色の結晶．弱酸性を示し，イミノ基の水素がアルカリ金属で置換された塩を形成．タンパク質の腐敗で生じ，コールタール中にも含まれる．誘導体が多く存在し，トリプトファン，インジゴイド染料などがある．[13]

インドールテスト　indole test　インドールは腸内の細菌によってトリプトファンが分解され産生されるが，この分解能を調べるテスト．テスト用培地で培養後パラアミノベンズアルデヒド試薬を培地に加えると，インドールが存在すれば赤色になる．[324]

インドシアニングリーン試験⇨同ICG 試験→64

インドダニチフス⇨同ボタン熱→2705

イントラネット　intranet　intra(内部)と net(ネット)の合成語．インターネットの WWW の技術を用い，組織内部の文書などの情報を LAN 上でデータベース化することにより，情報の共有化や業務の効率化を図ったもの．個々のユーザーはブラウザーを利用して簡単に利用することができる．[1341]　⇨参インターネット→298，ブラウザー→2573，LAN→75

院内感染　nosocomial infection，hospital-acquired infection，hospital infection　病院内で病原微生物との接触によって感染，発症する感染症．ヒトからヒトへの交差感染と，同一個人内での内因感染がある．医療従事者も感染の対象となる．原因病原体は多岐多種，病院で使用される抗生物質の種類によって異なるといわれている．今日，特に社会的に大きな問題となっているものは，MRSA(メチシリン耐性黄色ブドウ球菌)，B 型肝炎ウイルス，HIV(ヒト免疫不全ウイルス)である．近年，抗生物質投与による菌交代現象や免疫抑制薬，抗悪性腫瘍薬の使用による生体防御反応の低下が起こり，通常は病原とならない弱毒菌や非病原微生物によって引き起こされる日和見感染症が多くなっている．また医療従事者の不注意などから，院内感染の種類や内容は，医療の質の変化とともに大きく変化してきている．感染防止は非常に困難だが，感染源である病原微生物やウイルスの性質，感染経路を把握することが第一である．そして感染源の除去，感染経路の遮断，生体の抵抗力の増強が重要となる．また院内に感染対策委員会を設置し，院内感染に対する予防対策の実施と教育を組織的に行うことが重要である．[321]　⇨参日和見感染→2496

院内感染サーベイランス　hospital-acquired infection surveillance，nosocomial infection surveillance⇨同医療関連感染サーベイランス→281

院内救急　［コードブルー］　病院内で発生する患者の急変，偶発的な医療事故，伝染病発生などに迅速に対応すること，またはそのために設置された院内の救急蘇生チーム．大規模な病院の多くは，救急時のスタッフ体制が組織されており，それらのチームはコードブルー，スタットコールとも呼ばれる．心肺停止患者が発生すればコードブルーを告げる緊急の院内放送が発せられ，スタッフが必要器具を携行して現場に急行する．院内救急システムの機能を向上させ，救急時に十分対応できるよう，各施設ではシミュレーション訓練が定期的に実施されている．[1348]

院内教育　in-hospital training，in-service education　病院などの施設内において，その組織の資質の向上を目指して計画・実施される教育のこと．当然，その組織を構成しているさまざまな職種の研修の必要性に応じて，教育プログラムが作成される．看護職の場合，1992(平成 4)年 12 月 25 日，旧文部省・旧厚生省・旧労働省告示第 1 号「看護婦(現看護師)などの確保を促進するための措置に関する基本的な指針第 4．看護婦などの資質の向上に関する事項」で以下の指針が示されている．それは①生涯にわたる研修の必要性，②指導的管理的立場にある者の研修の必要性，③生涯にわたる研修の体系化による資質の向上に関する事項で，設置主体者は，これらと密接に関連する研修システムを構築する義務と責任がある．院内教育として経年別や役割別，全職員対象，役職別，能力別の教育などが行われている．[1473]　⇨参現任教育《病院内における》→957

院内死亡率　hospital mortality，nosocomial death rate　病院内における疫学的指標の 1 つで，繰り越し患者と新入患者の和を年間死亡患者数で除し，100 倍したもの．臨床的には，当該疾患群において治療の効果の判定を行う場合にも適用される．例えば急性心筋梗塞患者において再灌流療法施行群と非施行群の院内死亡率の比較を行う場合，それぞれの群内の患者数に対する死亡者数の割合で比較する．一見，致命率と混同されうるが，死亡率とするのが一般的．[1152]

院内助産院(所)　in-hospital midwifery clinic　緊急時の対応ができる病院で，助産師が妊産婦やその家族の意向を尊重しながら，妊娠から産後 1 か月まで正常，異常の判断をし，分娩を介助する施設のこと．院内助産所では，医師と助産師が相談のうえ，正常な経過をたどる分娩は助産師だけで介助することになる．医師が常駐しない院内助産所では，分娩，産褥，退院までの一連の経過を助産師が受け持つことになる．もちろん，異常分娩となったケースでは，医師との相談，医師の常駐施設への搬送など安全の担保される仕組みをもつことが院内助産所の前提となっている．院内助産所では助産師が病院の専属となって常駐するケースが多く，産科医の不足と過重労働からの解放が院内助産院(所)設置の背景となっている．⇨参助産外来→1487

院内特殊製剤　治療上必要であるが，医薬品として流通していない場合，院内で製剤したものを患者に使用することがある．原料として医薬品として認められない試薬などを用いる場合や，市販品を別の投与経路で使用するため溶解，滅菌などを行うものがある．いずれにせよ患者への説明と同意や病院内での使用に関する審議などを経て使用されるものであり，あらかじめ副作用発生時の対応などを検討しておくべきである．院内特殊製剤の使用状況によっては，企業が製品化する場合もある．[969]

院内流通物品管理供給一元化⇨同SPD→108

陰嚢　scrotum　外生殖器の 1 つで，体幹の恥骨結合の下方にある袋．皮膚で覆われているが内部は不完全に二分されていて，それぞれに精巣，精巣上体および精索の下部および被膜がある．皮膚は薄く，色は茶褐色で，毛はほとんどなく，汗腺と脂腺に富む．皮下組織は脂肪を含まないがダルトス筋(肉様膜)と呼ばれる平滑筋で皮下全体が覆われている．この筋層の収縮によって，皮膚にしわをつくり，運動時や寒冷時に収縮する．温暖時は弛緩して放熱し，内部の精巣の温度調節を行っている．精巣は胎生期には腹腔内に脊柱をはさんで左右 1 個ずつ存在するが，胎生 8 か月末頃に腹腔から下降して陰嚢に入る．入らずに腹腔から鼠径管に止まっている状態を停留精巣といい，先天性疾患である．陰嚢の正中線上に陰嚢縫線があるが，これは胎生期の左右の精巣原基と被膜が胎生末期に癒合してできたためである．陰囊は精巣の低温保持に貢献している．[1519] ⇨参陰茎→290

陰囊癌 scrotal cancer，carcinoma scroti ［**煙突掃除人癌**］ 陰囊皮膚上皮に発生する腫瘍で，扁平上皮癌が最も一般的．小さなびらんで始まり潰瘍化することもある．煤(すす)や原油などに長年接する機会の多い50歳代以降の年配者に多く発生する．18世紀のイギリスで煙突掃除人に陰囊癌が多く発生したことから，煙突掃除人癌の別名がある．治療としては，腫瘍におかされた部分の広範な切除と，鼠径リンパ節の切除が行われる．[474]

陰囊血腫⇨同陰囊血瘤→303

陰囊血瘤 〔scrotal〕hematocele ［**陰囊血腫**］ 陰囊の精巣(睾丸)莢膜腔内に生じる血腫(瘤)．外傷によるものが多い．自発性のものは精巣・精巣上体癌，梅毒，糖尿病，動脈硬化などによる．陰囊の腫脹は無痛性あるいは軽度の疼痛を伴い，陰囊部は陰囊内出血による黒い色調を認める．透光性はほとんどみられない．保存的治療，または陰囊切開による内容の排除を行う．[474]

陰囊水腫(瘤) hydrocele testis，hydrocele of testicle ［**睾丸水瘤，精巣水瘤**］ 精巣(睾丸)固有莢膜，または腹膜鞘状突起の漿膜の間に漿液性内容が貯留したもの．特発性のものと症候性と呼ばれるものがある．特発性は慢性に誘因なく発生し，症候性は精巣上体(副睾丸)炎など隣接臓器の急性炎症による．陰囊は風船のようにふくれ光沢性を有する．穿刺による内容液の吸引が行われるが，再発例が多く手術的療法が好ましい．[474]

陰囊水瘤切除術 testicular hydrocelectomy⇨同ウィンケルマン手術→315

陰囊舌⇨同溝状舌→1011

陰囊内腫瘤 intrascrotal mass 陰囊内に触れる腫瘤は，無痛性と有痛性に大別される．無痛性で最も多いのは陰囊水腫であり，大きさはさまざまで，透光性，波動性を認める．精巣腫瘍も無痛性で，かたい腫瘤として触れる．精巣静脈瘤は左側に多く，精巣の蔓状静脈叢にうっ血，拡張，蛇行を生じて腫瘤を形成したもの．鼠径ヘルニアも鼠径輪または，その周囲から腸管が陰囊内に入り込んだもので，通常は用手的に腹腔内に戻すことができる．有痛性のものは，精巣上体や精巣の炎症が主なもので，急速に腫大し，発熱も伴う．精索捻転症では疼痛を伴う腫大した精巣を触れる．[474]

陰囊反射 scrotal reflex 内臓反射の1つ．陰囊，会陰，大腿内側部あるいは体幹に寒冷刺激を与えると，陰囊肉様膜筋に緩慢な蠕動収縮を生じる．同様の反応は会陰部の皮膚をこすったり，鋭利なもので会陰領域に痛みを与えても誘発される．肉様膜の収縮は精巣の挙上は伴わず，挙睾筋反射とは異なったものである．[475]

陰囊被角血管腫 angiokeratoma scroti⇨参被角血管腫→2428

インパクト型プリンター impact printer ［**ドットインパクトプリンター**］ インクリボンの上から文字をタイプし，紙に打ち出して印字する形式のプリンター．[258]

インピーダンス impedance 交流における電気抵抗の一種．直流回路における古典的電気抵抗に相当する．回路に加えられた電圧と，そのとき生じる電流との比のことをいう．[258]

インピーダンスオージオメトリー impedance audiometry 中耳の機能および伝導機構を評価する検査法．ティンパノメトリーと，アブミ(鐙)骨筋反射検査がある．ティンパノメトリーは外耳道内圧の変動によって鼓膜のコンプライアンスを調べる検査で，ティンパノグラムによって表される．[98] ⇨参聴力検査→2020

インピーダンスカルジオグラフィー impedance cardiography；ICG ［**胸部インピーダンスプレチスモグラフィー，インピーダンスプレチスモグラフィー**］ 非観血的に血液循環をモニターして心臓機能を評価する方法で，胸部インピーダンスの変化から一回拍出量や心拍出量，全身血管抵抗などを算出．通常，頸部と剣状突起部に装着したそれぞれ2対の電極のうち，外側の電極から胸部に交流電流を流し，内側の電極で電圧変化を測定してインピーダンス(電気抵抗)の変化を求める．[1276]

インピーダンスプレチスモグラフィー ⇨同インピーダンスカルジオグラフィー→303

インビトロ検査 *in vitro* test 血中やホルモンなど微量成分を定量するための検査の総称．インビトロとは試験管など容器の中という意味で，生物学的反応の場を表す言葉．[737] ⇨参インビボ検査→303

インヒビン inhibin 主に卵巣の顆粒膜細胞や精巣のセルトリ Sertoli 細胞から産生されて，下垂体前葉からの卵胞刺激ホルモン(FSH)分泌を抑制するタンパク質ホルモン．α鎖とβ鎖のヘテロ二量体よりなり，β鎖はアクチビン activin と共通である．β鎖にはβ_A鎖，β_B鎖があり，インヒビンA(α-β_A)，インヒビンB(α-β_B)の2種が知られている．アクチビンや抗ミュラー Müller 管ホルモンとともにTGF-β(トランスフォーミング増殖因子β)スーパーファミリーに含まれる．インヒビンは下垂体からのFSH分泌を抑制し，FSHは顆粒膜細胞やセルトリ細胞からのインヒビン分泌を促進する．アクチビンはインヒビンとは逆にFSHの分泌を促進し，フォリスタチン follistatin はアクチビンと結合してアクチビンの作用を抑える．これらの密接な関係をインヒビン-アクチビン-フォリスタチン系と呼ぶ．[845] ⇨参アクチビン→144

インビボ検査 *in vivo* test 放射性同位元素標識化合物を生体内に投与して，その分布や動態を体外計測し，臓器または組織の機能を評価する核医学検査の総称．シンチグラフィーがその代表的なもの．インビボは生体もしくは個体の中を意味し，生物学的反応の場を表す言葉．[737] ⇨参インビトロ検査→303

インピンジメント症候群 impingement syndrome 投球動作などの上肢挙上位での作業が繰り返されることにより，肩峰下滑液包の炎症，肥厚，癒着および腱板の充血，浮腫，損傷を生じる疼痛を中心とした症状のこと．インピンジメントとは衝突するという意味．肩関節の外転挙上時の疼痛，引っかかり感，筋力低下やこわばりなどがみられ，腱板損傷や上腕二頭筋炎などによっても症状が出現．診断法として棘上筋腱と肩峰前下縁および烏口肩峰靱帯と棘下筋腱とのインピンジメントを再現するニアインピンジメントサイン Neer impingement sign やホーキンスサイン Hawkins sign がある．原則として保存的に治療するが，改善しない場合には手術療法(肩峰下突起形成術など)が必要となる

場合もある.[789] ⇨参肩峰下包→964

陰阜(いんぷ)⇨同恥丘→1968

インファンティリズム infantilism⇨同小児症→1448

インフォームド・アセント informed assent 親(代理人)による承諾を伴う子どもの同意を意味する. この概念は, 1995年にAmerican Academy of Pediatrics(米国小児科学会)によって提唱された. 成人の場合, 医療従事者から十分な説明を受け, それに同意を示すことをインフォームド・コンセントと呼び, 説明を理解できるだけの認知能力や, 説明を受けたことに対する自己決定能力, 自分の意思を伝えられる言語能力があることが前提となる. インフォームド・アセントの理念は, 同意を示すために必要な能力が十分に獲得されていない子どもであっても, 親による同意のみで医療が行われるのではなく, 医療を受ける子ども本人への説明と本人の意思表明を尊重することにある. 子どもの意思表明は,「児童の権利に関する条約」にも明記された権利であり, インフォームド・アセントの意義は明確である. インフォームド・アセントを得る際には, 子どもおよび親は医療従事者と情報や価値観を共有し, 不適切な圧力のない協働プロセスによる意思決定が勧められている.[239] ⇨参インフォームド・コンセント→304, 子どもへの説明→1123, 児童の権利に関する条約→1325

インフォームド・コンセント informed consent；IC [説明と同意] 医学知識の少ない, あるいはもたない患者自らが病状や治療を正しく判断できるように, 医師は診断や治療方針などをわかりやすく説明し, 患者から同意を得たうえではじめて治療を行うことができる. この一連の過程, またはこの考え方のことで,「説明と同意」とも訳されている. また, この考え方は処置・治療だけでなく, 治験, 研究の分野でも適応される. 法律に基づく規定ではないが, 医療行為の一部と考えられており, きちんと説明をしないで医療を行った場合は説明義務違反となる. 心肺蘇生術のような緊急処置は必ずしもその時点で詳細な説明と同意の必要はないが, 事後あるいは治療と併行して, 病態や先の見通しなどを説明するべきである. インフォームド・コンセントを得る際には具体的には以下の内容をわかりやすく説明する. ①診断(病状)の内容とそれに対して主治医が考えている治療方針の概要, ②その治療方針の有効性と危険性, ③その治療を行わなかった場合に予想されること, ④ほかの治療法がある場合には, 他の方法の有効性と危険性, などをわかりやすく説明する. 説明の時点でまだ判明・確定されていないことがらについては, はっきりと不明である旨を伝え, 患者に無用な誤解を与えないことが大事である. インフォームド・コンセントは患者と医師(医療者)との信頼関係のうえに成り立つもので, 何か処置をする前に1回だけの説明ですむものではない. むしろ日ごろの患者(家族や関係者)に対する説明が重要である. 医療側と患者側の双方の認識に違いが生ずると以後の治療上の説明がしにくくなるばかりか, 医療不信からときに医事紛争の原因となることさえある. 看護師は医師の説明に際して必ず同席し, 医師の説明が妥当か, 患者はそれを理解しているか, を客観的に観察し, 説明の過程の記録をとる. また説明時は患者自身だけでなく, しっかりしたキーパーソンを決め関係者の意思統一が行いやすくなるような配慮も必要である.[294]

インフォームド・コンセント《看護研究における》 informed consent 治療や処置を行ううえで, 対象に十分な説明を行い, 納得し, 同意を得る営み. 被検者を使う研究実施において, インフォームド・コンセントは, 研究倫理上きわめて重要である. つまり, ①被検者自身が参加の可否を決定する権利をもっていること, ②参加することで生じる損失と利益が説明されていること, ③守秘義務の保証があること, ④研究目的をわかりやすく説明し, 十分に理解してもらうこと, ⑤データの収集方法と利用方法が説明されていること, ⑥途中で研究参加から身を引くことができること, などについて十分な配慮が求められる. 同時にそれらを求めるための明文化された依頼書と同意書を準備することが重要となる.[446]

インフォームド・チョイス informed choice 医師から説明を受けたり情報を収集したうえで, 患者が自己責任において治療方針や方法を自分で選択し決定しようという試み. この概念の前にはインフォームド・コンセントという概念がある. これは十分な説明を行って患者の同意を得ることである. インフォームド・チョイスはインフォームド・コンセントの概念からさらに一歩進んで, 十分な説明を行って患者の同意を得るだけでなく, 説明を受けたうえでの患者の選択権, 治療法に対する拒否権も同時に考えていく重要性から注目されるようになった. インフォームド・コンセントとインフォームド・チョイスの2つを同時に満足させるということは, 医療スタイルを「おまかせ医療」から患者が主体的に「参加する医療」へと変える必要があることを意味する.[1634] ⇨参インフォームド・コンセント→304

陰部潰瘍 genital ulcer 陰部に発生する潰瘍病変の総称であるが, 種々の病因で生じるので初期には鑑別が難しい. 前癌病変, 陰部ヘルペス, 梅毒, 軟性下疳, 薬疹, 外傷など各種病態について生検, 菌培養, 血清学的検査などにより診断し, 病態に応じた治療を行う. 局所の清潔・安静に心がけ二次感染を予防する.[353]

陰部ケア

perineal care, genital care 陰部は, やわらかい皮膚と粘膜で覆われており, 外気に触れることが少ない. そのため温度や湿度が高くなり細菌感染しやすい状態にある. 特に女性の場合は, 尿道口が肛門に隣接しているため排泄物により, あるいは腟からの分泌物によって汚染されやすく, 尿路感染を起こしやすい. 陰部ケアの方法には清拭, 洗浄, 坐浴などがある.

【陰部清拭の方法】 湯で湿らせた陰部専用のタオルを用い, 前(尿道口側)から後ろ(肛門側)に向かってふく. 汚染の状態に応じて必要時石けんを用いる. 石けんは粘膜や皮膚の刺激にならないようによく泡立てて使用し, 十分にふきとる.

【陰部洗浄の方法】 陰部洗浄をベッド上で行う場合には, 防水シーツを敷き, 陰部の下に便器などを当て, ピッチャーや陰部洗浄ボトルなどを用いて微温湯を静かにかける. 陰部清拭同様, 必要時石けん水を使用し, 石けん水はきれいに洗い流す. 洗浄後は水分をふきとりよく乾燥させる．ふきとる際，こすらずたたくようにふくと皮膚や粘膜への刺激が少ない．トイレやポータブルトイレに座って洗浄する場合には，患者に足を開いてもらい実施する．
【ケアのポイント】①プライバシーに配慮して実施する，②保温に注意する，③2面に接している部分によごれが残らないようにする(男性は陰嚢の後面，女性は会陰部が汚染されやすい)，④陰部ケア施行時に，汚染状況や皮膚や粘膜のかぶれの状態をよく観察する，⑤看護者は手袋を装着し，感染予防に留意する，⑥失禁のある患者やおむつを使用している患者には1日数回あるいは排便のたびごとに洗浄するとよい．[927] ⇨参悪露交換→416

陰部下疳(げかん) genital chancre⇨同軟性下疳(げかん)→2200

陰部しらみ症 ［ケジラミ症］ ケジラミが陰毛のほか，腋毛などに寄生して生じる皮膚疾患．吸血された部位には淡青色の斑がみられ，瘙痒を主症状とする．掻破により湿潤化あるいは痂皮性丘疹を生じることもある．毛幹に付着する白色の卵が認められる．性感染症の1つで，性行為により感染しうる．治療は，感染部位の剃毛と，フェノトリンパウダーの外用，クロタミトン軟膏の外用を行う．[178]

陰部神経 pudendal nerve 仙髄での排便反射のうち外肛門括約筋，肛門挙筋を支配する神経．第2から第4仙骨神経より起こり，梨状筋の下で大坐骨孔を通り(梨状下孔)，坐骨直腸へ入り，外肛門括約筋を支配する．肛門や肛門周囲の皮膚刺激は陰部神経を介して増強される．[842]

陰部神経管 pudendal canal⇨同アルコック管→192

陰部神経叢 pudendal plexus 骨盤内臓および会陰部に分布する神経を出している神経叢．第3，4仙骨神経(S_3，S_4)の前枝で構成され，尾骨および坐骨神経叢の枝と交通枝により交感神経が加わる．ここからの最大の枝は陰部神経である．大坐骨孔を通り梨状(りじょう)筋の下方から骨盤腔を出て坐骨棘(きょく)を回り下腿殿部へ入り，小坐骨孔から坐骨直腸窩へ入り坐骨結節のところで肛門周囲の外皮および外肛門括約筋への枝(肛門神経)，陰嚢や大陰唇への枝(会陰神経)，陰茎(陰核)や陰茎背(陰核背)への枝〔陰茎背(陰核背)神経〕を出し，陰茎または陰核亀頭，尿道粘膜に分布する．[1519]

陰部神経麻酔 pudendal nerve block ［外陰麻酔］ 外陰部に分布する陰部神経を麻酔することにより，腟壁や陰唇，会陰の痛覚をとる．主として分娩時に陣痛を和らげる目的と，会陰裂傷および会陰切開の縫合のための麻酔として実施される．陰部神経は，坐骨棘直下を走行しており，経腟的に外套つき注射針(コバックKobak針)を用い，仙棘靱帯を通して陰部神経付近に麻酔薬を浸潤させる．麻酔薬として，1-2%のリドカイン塩酸塩，メピバカイン塩酸塩などが使用される．[998] ⇨参無痛分娩→2788

陰部瘙痒(そうよう)**症** pruritus genitalium ［外陰部皮膚瘙痒(そうよう)症］ 皮膚瘙痒症の一種で，外陰部や腟口，陰嚢に限局した瘙痒症．寄生虫感染や糖尿病のほか，女性ではカンジダ症，卵巣機能低下，性器の疾患，男性では前立腺肥大，尿道炎などが原因となる．隣接する肛門に限局する場合を肛門瘙痒症といい，痔や寄生虫症などの基礎疾患を伴う場合が多い．[178] ⇨参外陰瘙痒(そうよう)症→426

陰部ヘルペス症 herpes genitalis ［陰部疱疹］ 単純ヘルペスウイルス(HSV)の感染による性感染症．陰部に有痛性の小水疱をつくり，その後破れて小潰瘍となる．HSV 2型による感染が多いが，1型のこともある．男性は包皮や亀頭，女性は外陰部や腟などに発症．治癒後も性交や月経などの刺激により再発を繰り返すことが多い．治療には単純ヘルペスに特異的に作用するアシクロビルなどが用いられる．[474]

陰部疱疹⇨同陰部ヘルペス症→305

インフュージョンポンプ infusion pump⇨同輸液ポンプ→2859

陰部疣贅(ゆうぜい) genital wart⇨同尖圭コンジローマ→1755

インフラ⇨同インフラストラクチャー→305

インフラストラクチャー infrastructure ［インフラ］ 下部構造(組織)，基礎となる施設という意味から，都市構造の基盤をなす施設や設備などの社会資本で，長期にわたってあまり変化しないもの．具体的には道路，自動車道，鉄道，港湾施設，ダムなど，また電気，ガス，上下水道，通信などの設備を指す．学校や医療，福祉施設などを含めることもある．[646]

インプラント implant⇨同人工歯根→1540

インプラント関節形成術 implant arthroplasty 生体の関節を切除し，人工関節を挿入して行う関節形成術．対象疾患は変形性関節症および関節リウマチ．現在，一般的には人工関節置換術という言葉が用いられる．広く行われているものとしては，人工股関節置換術，人工膝関節置換術がある．その他，肩関節，肘関節，足関節，指節間関節に対して行われる．問題点としては感染，緩み，脱臼，再置換などがある．[789] ⇨参人工膝関節→1541，人工関節置換術→1537

インプラント義歯 implant prosthesis 顎骨内または骨膜下に土台を埋め込んだ義歯．土台を埋め込み固定して，口腔内に露出させた維持装置に義歯を接合する方法が一般的である．最近では主として顎骨内にスクリューあるいはシリンダータイプの人工歯根を植立固定し，そこに義歯のフレームを固定するもの，あるいは人工歯冠を直接固定するものが一般的である．人工歯根の素材には主にチタンが用いられる．[1310] ⇨参オッセオインテグレーテッド・インプラント→407

インフルエンザ

influenza ［流行性感冒］
【概念・定義】インフルエンザウイルスの感染によって，上気道を中心とする呼吸器系に炎症を起こし，全身症状を起こす疾患．強い感染性があり，大流行を起こすことがある．病原になるインフルエンザウイルスはオルソミキソウイルスに属するウイルスで，A，B，Cの3型がある．通常，AまたはB型が流行する．A型インフルエンザウイルス表面にはH型とN型の抗原構造があり，それぞれに亜型があり，H1N1あるいはH2N2のように表現される．現在流行することが多いA香港型はH2N2の抗原構造をもっている．**鳥インフルエンザ**はA型H5N1である．豚インフルエンザはA型H1N1である．今後新しい型のインフルエンザが発生する可能性が高く，新型インフルエンザとして早期発見し，ワクチンを作製し，パンデミックの流行を予防する必要がある．1つの亜型はおよそ10年流行するが，その後他の亜型に交替していくことが多い．

【症状・徴候】 臨床症状は，1-2日の潜伏期ののち，悪寒，発熱，頭痛，四肢痛，全身倦怠の全身症状が突然出現し，その後，鼻汁，咽頭痛，咳，痰などの呼吸器症状が出現する．発熱は38-40℃の高熱で，3-5日間続くことが多い．上気道を中心として粘膜の発赤，浮腫，腫脹がある．高熱があると顔面紅潮，眼球結膜充血，鼻・咽頭粘膜の発赤や腫脹があり，頸部リンパ節腫脹，圧痛をみることもある．上気道粘膜細胞が変性，壊死を起こし，肺炎球菌，インフルエンザ菌などの細菌感染を合併しやすくなる．

【診断】 外来診療において鼻腔粘膜分泌物からA型あるいはB型の抗原を比較的容易に検出することができ，診断に有用である．また，ウイルスの遺伝子型をPCR法で確定し，流行しているウイルスを確認し，治療法を決定することが重要である．血液検査ではあまり変化がないが，病初期に白血球が軽度増加することがあり，その後正常化する．通常，合併症がなければ1週間以内に症状は軽快する．最も起こりやすい合併症は**細菌性肺炎**で，高齢者，慢性呼吸器感染症，心疾患，糖尿病などのハイリスクファクターをもつ人は十分に注意し，合併症が発生したら直ちに合併症に対する治療を開始する．インフルエンザ自体による肺炎，脳炎，心筋炎，ライReye症候群などの発生に注意する．

【治療】 **オセルタミビルリン酸塩**，**ザナミビル水和物**などが用いられる．48時間以内に治療を開始しないと効果はないといわれ，できるだけ早く診断し，治療を開始する．二次感染として細菌感染が起これぱできるだけ早く，最適の抗生物質療法を行う．予防のためにはハイリスクグループ，医療関係者，集団生活者に対して予防接種を行う．集団発生の危険があるときは学校閉鎖，養護老人ホームの分散などにて蔓延を予防する．[953]

インフルエンザの看護ケア

【予防行動とワクチン接種】 インフルエンザは気温と湿度が下がる初秋から冬季に流行する季節性インフルエンザと，季節に関係なく出現する，ヒトが免疫を持たない新型インフルエンザがある．特に新型インフルエンザが世界的に大流行（パンデミック）すると多くの死者が出る場合がある．季節性，新型にかかわらず，いずれのインフルエンザも予防と感染の拡大防止が重要である．気温と湿度の下がる初秋から冬季には特に，含嗽，手洗い，流行時に人ごみに出るときには適宜マスクを着用するなどの予防行動の習慣化が大切である．また，積極的予防方策として，菌株のワクチン接種が有効である．高齢者や学童，学生など，集団生活をするハイリスク群は，ワクチン接種が推奨される．65歳以上の高齢者は，「予防接種法」の定期接種の対象者となっている．

【ケアのポイント】 インフルエンザに罹患した患者の看護のポイントは，症状緩和を中心とした対症療法，合併症の早期発見と悪化の防止，予防，拡散防止などが主となる．安静，栄養補給，水分補給を中心とした全身管理を行い，対症療法として，解熱鎮痛薬などの投薬を行う．合併症の早期発見のための観察，悪化防止のための確実な投薬などが重要である．医療機関や保健施設などに入院・入所中でインフルエンザが疑われた場合は，インフルエンザウイルス簡易チェックにより速やかに判定をし，陽性の場合には，感染が拡大しないよう個室などに隔離したり，濃厚接触のあった人に対しては，インフルエンザ治療薬の予防投与を検討する必要がある．また，感染拡大防止に対する患者指導として，マスク着用，咳エチケット，含嗽，手洗いの励行や，鼻汁や痰などウイルスの含まれている分泌物の処理方法の指導などが重要である．[1265] ⇨参インフルエンザ→305

インフルエンザ菌b型ワクチン *Haemophilus influenzae* type b vaccine⇨同Hibワクチン→59

インフルエンザ菌肺炎 *Haemophilus influenzae* pneumonia　インフルエンザ菌 *Haemophilus influenzae* の肺内感染による肺炎．この菌は慢性気道感染症患者の気道内に存在することが多い．高齢者や慢性気管支炎，気管支拡張症の患者では，この菌による気管支肺炎が合併しやすい．臨床症状は他の細菌性肺炎とほぼ同様で，発熱，痰，咳などである．アンピシリン水和物が最も有効である．マクロライド系やセファロスポリン系抗生物質はあまり有効ではない．[953]

インフルエンザ脳症 influenza encephalopathy　インフルエンザ感染に伴って急激に進行する脳障害を示し，インフルエンザに伴う熱性痙攣を除く病態，と定義される．ウイルスの脳への浸潤は認められず，炎症性細胞の浸潤もほとんどの例で認めないことから脳炎という用語は使われず，脳症と呼ばれている．A・H3香港型がA・H1ソ連型やB型ウイルスに比し有意に発症頻度が高い．流行の規模にもよるが，毎年約100-数百人が発症し，5歳未満の乳幼児に多い．発熱から意識障害や痙攣などの神経症状の発現までの時間が短い（80%以上が24時間以内）ことが特徴で，幻覚症状で発症する例もあり注意を要する．約15%が死亡し，後遺症を残す例も少なくない．気道で増殖したウイルスにより活性化したIL-6やTNF-αなどのサイトカインの作用で全身の血管内皮細胞が障害され，脳症や多臓器不全を起こすと推定されている．抗ウイルス薬，γグロブリン大量静注療法，ステロイドパルス，血漿交換，脳低体温療法，アンチトロンビンⅢ antithrombin Ⅲ（ATⅢ）療法，シクロスポリン療法などが治療として試みられている．[716]

インフルエンザワクチン influenza vaccine　インフルエンザウイルスは現在，H1ソ連，H3香港，B型の3種類のウイルスが流行している．その対策として，発育鶏卵にウイルスを接種して増殖させ，エーテルで脂肪成分を除去し，赤血球凝集素（haemagglutinin；HA）抗原画分を精製しホルマリンで不活化したワクチンがわが国では使用されている．65歳以上の高齢者を対象に，インフルエンザの重症化，入院予防のためにインフルエンザワクチンが毎年1回の勧奨接種ワクチンとして勧められている．ワクチン接種によりIgG抗体を誘導することで重症化を防ぐと考えられているが，皮下接種であることから鼻咽頭にIgA抗体を誘導できないため感染を抑えることはできない．[1113] ⇨参インフルエンザ→305

インフンディブローマ infundibuloma ［**漏斗腫**］ 視床下部漏斗は神経下垂体として下垂体後葉の一部をなす．漏斗には星細胞とその変形と考えられる下垂体細胞 pituicytes があり，それらが腫瘍化するとインフンディブローマとなる．第3脳室底部腫瘍として，視神経障害，ホルモン異常などを示す．[791]

隠蔽記憶 screen memory フロイト Sigmund Freud (1856-1939)が明らかにした精神分析的概念．想起するのが感情的に苦痛な幼児期体験の記憶に代わって想起される意識的に許容しうる断片的記憶．多くはその時期の実際の体験とは別の時期の記憶で，無意味なものにもみえるが，この記憶内容は抑圧された重要な幼児期体験と連想上の結びつきがある．精神分析の技法では，この隠蔽記憶の連想をたどることで，抑圧された幼児期体験を再構成していく．[861]

隠蔽決定基 hidden antigenic determinant，cryptic determinant ［**潜在決定基**］ 抗原決定基のうちで，通常は免疫細胞の認識を受けないが，特定の処理により抗原性が現れるもの．[1439] ⇨参隠蔽抗原→307

隠蔽抗原 hidden antigen，cryptic antigen ［**隔絶抗原，隔絶抗原説，隔離抗原説**］ 通常は免疫系の認識を免れている抗原．しかし，何らかの刺激により露出されると，免疫系により異物として認識される．隔絶抗原とも呼ばれる．例えば，脳や精巣など，免疫系細胞が通常は侵入しない組織から抗原を抽出して動物に投与すると，しばしば容易に免疫反応を引き起こすことができる．すなわち，これらの抗原は普段は免疫系から隠蔽，あるいは隔絶されているために抗原性を示さないのであり，実際は抗原として機能しうる．[1439]

インポテンス impotence ［**性交不能症，勃起障害，陰萎**］ 性交時に有効な勃起が得られないため満足な性交が行えない状態を指す．原因により器質的と機能的に大別される．前者には，①高度の尿道下裂など性器の形態的欠陥などで性交が不能なもの(解剖性)，②下垂体または精巣(睾丸)の障害によって男性ホルモン分泌低下によるもの(内分泌性)，③脳・脊髄，末梢神経の障害に起因するもの(神経性)，④血管病変による陰茎海綿体血流障害に起因するもの(血管性)がある．後者には本人の心理状態，性格が強く作用して発症するもの(心因性)と高度の神経症，うつ(鬱)病などの精神疾患にみられる部分症状の1つとしてのもの(精神病性)がある．器質的・機能的の鑑別には夜間陰茎勃起測定が有用．器質的インポテンスの治療は原疾患の治療が先行する．血管性にはシルデナフィルクエン酸塩などの薬物療法が注目されている．心因性の場合には精神療法が主体．なお，海外ではインポテンスは否定的なニュアンスを含むことから，差別用語の1つとされ，代わりに erectile dysfunction (ED)が使用されつつある．日本でも ED(勃起障害，勃起不全)として定着しつつある．[474] ⇨参夜間陰茎勃起→2836

インホフ槽 Imhoff tank 下水の二次処理における嫌気性処理の1つで，嫌気性微生物を用いて固体成分と液体成分とに分けるインホフ法に使用される槽．タンク内に特殊な隔壁で仕切られた沈殿室を設けることで，下水の分離，沈殿，消化をそれぞれ区分けした別室で行う．下水を沈殿室に流入させ，そこで沈殿分離する．分離された上澄み液は，汚泥に触れることなく流出される．一方，沈殿物は，沈殿室の底にある細いすきまから消化室に落ち，そこで腐敗分解される．常に下水が流入され続けているため，上室の汚水表面には浮渣による層ができる．これにより外気が遮断され，嫌気的状態となる．現在では，分解によるアンモニア，硫化水素ガスの発生や処理に長時間を要することなどの欠点により，小規模汚水処理施設などで使用されているほかはほとんど使用されていない．[1169]

陰毛 pubic hair ［**恥毛**］ 外陰部に生えるちぢれた毛で，男女ともに思春期になると，副腎皮質および卵巣から分泌される男性ホルモンの作用により発生する．前腹壁下方の恥骨結合の前方からピラミッド型に臍までに及ぶ．個人差，性差がある．[1519]

陰毛早発症⇨同早発陰(恥)毛症→1824

インモタイル線毛症候群 immotile cilia syndrome；ICS ［**線毛不動症候群**］ 気道粘膜の線毛の先天的異常により線毛機能の低下をきたし，肺の発育過程で気道感染を反復することにより気管支拡張症を発生する．慢性副鼻腔炎，内臓転位を合併したものをカルタゲナー Kartagener 症候群という．[736]

陰陽 yin and yang 古代中国の哲学的思考方法の1つ．事物事象を陰陽2つの概念を用い，それらの量比，運動，消長などを通して事象を理解する．これらの理解の特徴は，対立する二者といっても，一方の存在との比較のうえで他者を評価し，また一方の存在もさらに陰陽に分けることができるという特徴をもつ．具体例をあげると，男は女に対して陽であるが，男の中でも身体上部は陽，身体下部は陰という具合である．1日の経過も陰陽の消長として理解される．昼は夜に対し陽が勝った状態であり，昼でも午前は午後に対し陽であるとする．この陰陽二者の消長により物事が運行する．臨床的には，陽証は熱のある状態，興奮状態，発揚性の状態，動的状態あるいは新陳代謝の亢進した状態を指す．陰証はこの逆で，冷えのある状態，沈潜した状態，静的な状態あるいは新陳代謝の低下した状態を指す．治療においては，前者は熱を取り去ることで，後者は温めることで対応する．すなわち陰陽の概念を用い体内の調和の乱れをとらえ，その是正を図ることが治療原則となる．[699] ⇨参陰証→293，陽証→2869，虚実→781

飲用療法 drinking cure 温泉やわき水などの薬理作用を期待し飲用する療法．例えば，炭酸鉄泉が貧血に効果があるとか，沸騰性単純泉が尿路結石に効果があるとされ，それらの飲用が近代になって行われてきた．[1594]

淫楽殺人⇨同快楽殺人→460

飲料水 drinking water 飲用が可能な水．通常，成人が生命維持のために摂取しなければならない水の量は1日に約2-3Lである．飲料水は生活用水，公共用水，産業用水に汚染されることもあり，混入する有害物質に応じて何らかの悪影響を受ける．飲料水が汚染された場合，水系感染症や有害物質による中毒など衛生的に種々の問題が生じる．したがって，飲料水は特に清浄な水が要求される．「水道法」〔1957(昭和32)年〕では給水水栓における病原微生物，有機物質，pH，臭気や外観について水質基準が定められている．また，2004(平成16)年には水質基準に関する見直し，省令の改正が行われ，水質基準項目の拡大，クリプトスポリジウム *Ctyptosporidium* などの耐塩素性病原微生物に対する措置として濾過施設の充実，トリハロメタンに代表される消毒副生成物に対する措置として高度浄水処理施設の充実などが図られている．しかし，原水の水質汚染，ビルやマンションの貯水槽，水道の衛生管理，一部地域で使用されている井戸水(地下水)への産業排水の漏洩などによる化学物質の混入問題など，管理上の課題が多く残されている．[1169,230]

インレー⇨参インレー修復→308

インレー充塡 **inlay filling**⇨同インレー修復→308

インレー修復 **inlay restoration** ［**インレー充塡，鋳造修復**］ 歯冠修復法の一方法．窩洞形態に合わせた鋳造修復物を口腔外の模型上で作製し，製作物を口腔の窩洞内に合着または接着する修復法．メタルインレー，ポーセレンインレー，コンポジットインレーなどがある．[434] ⇨参歯の充填修復法→2318

う

ヴァルサルヴァ試験　Valsalva test　［息こらえ試験］　心・血管系自律神経機能試験の1つで，息こらえ(声門を閉じた状態で息を強く吐く)状態を10秒間持続させて脈拍・血圧の変化をみる検査法．心電図を同時記録してRR間隔の変化を観察するとより正確である．正常な場合，胸腔内圧が上昇して初期には血圧が上昇(1相)．その後，静脈還流の減少に伴い血圧は低下し，反射性に脈拍が増加(2相)．息を吐いて肺を圧力から解放すると，胸腔内圧の低下に伴い血圧が急峻に低下し，脈拍数は増加(3相)．次に血圧は大きく上昇(オーバーシュート)し，反射性に脈拍数は減少する(4相)．この4つの相でみられる血圧・脈拍の変化が欠如する場合，副交感神経系の異常が考えられる．またヴァルサルヴァ比(最大RR間隔/最小RR間隔)1.5以下の場合も異常とされる．ヴァルサルヴァ Antonio M. Valsalvaはイタリアの解剖・外科学者(1666-1723)．[162]

ヴァルサルヴァ洞　sinus of Valsalva　［大動脈洞］　大動脈基部にある大動脈弁直上の隆起．この隆起が動脈瘤となって膨隆したものがヴァルサルヴァ洞動脈瘤で，ヴァルサルヴァ洞の先天的脆弱さによって生じる．[1311]

ヴァルサルヴァ洞動脈瘤　sinus of Valsalva aneurysm⇨同ヴァルサルヴァ洞瘤→309

ヴァルサルヴァ洞動脈瘤破裂　ruptured aneurysm of aortic sinus of Valsalva　［大動脈洞動脈瘤破裂］　ヴァルサルヴァ洞が先天的または後天的に動脈瘤を形成し，心内腔へ破裂した状態．ヴァルサルヴァ洞は大動脈洞aortic sinusともいい，大動脈弁起始部の大動脈弁それぞれに対応した膨隆した部位である．ヴァルサルヴァ洞に動脈瘤が生じる原因は先天的な組織の脆弱性が多く，他に細菌感染，梅毒，結核，大動脈炎症候群などの後天的な要因もある．先天的な原因によるヴァルサルヴァ洞動脈瘤は心室中隔欠損症や大動脈弁閉鎖不全を合併することが多い．破裂により右心室(または右心房)にシャントが生じると，突然の激しい胸痛と呼吸困難を生じ，心不全が急速に生じることが多いが，まれにシャント量が少ないため症状の進行が緩徐な場合もある．放置すれば心不全，不整脈，感染性心内膜炎を併発し予後不良である．診断は急激な症状の出現と心雑音聴診所見(往復雑音 to and fro あるいは連続雑音)から疑われ，心エコー検査で診断がつく．心臓カテーテル検査でさらに詳細な血行動態を評価する．心不全は進行性であるので早期に手術による治療が必要である．動脈瘤と破裂孔の修復に直接閉鎖またはパッチ閉鎖を行う．心室中隔欠損症があるときは同時に閉鎖する．大動脈弁の変形が強いときは大動脈弁置換術が必要になることもある．[611,1389]　⇨参心不全→1599，シャント→1361

ヴァルサルヴァ洞瘤　sinus of Valsalva aneurysm　［大動脈洞動脈瘤，ヴァルサルヴァ洞動脈瘤］　大動脈起始部の大動脈洞(ヴァルサルヴァ Valsalva 洞)部が瘤を形成する疾患で，ホープ J. Hope(1839)によりはじめて記載された．先天性あるいは後天性に発症し，先天性の場合は膜性部・高位心室中隔欠損をしばしば合併して，瘤が拡大するとその圧迫によりVSD(心室中隔欠損)の短絡血量が減少する．先天性心疾患中0.3％を占め男性優位である．マルファン Marfan 症候群やエーラース・ダンロス Ehlers-Danlos 病では瘤は大型で，大動脈弁輪の拡大も合併する．後天性では細菌，真菌，トレポネーマなど微生物感染による洞壁の破壊が瘤の原因(感染性動脈瘤 mycotic aneurysm)となる．瘤の右前方への拡大は右心室流出路の狭窄を招き，後方への拡大は洞結節の圧迫による心房性不整脈の病因となる．瘤壁がラプラス Laplace の定理により，増大する張力に耐えられなくなると，破裂してヴァルサルヴァ洞瘻が発生する．[319]　⇨参ヴァルサルヴァ洞瘻(ろう)→309

●ヴァルサルヴァ洞瘤

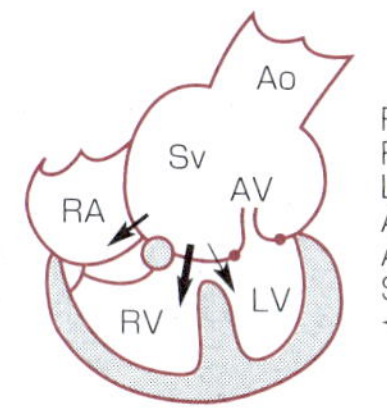

ヴァルサルヴァ洞瘻(ろう)　sinus of Valsalva fistula　ヴァルサルヴァ洞動脈瘤破裂により生じる短絡で，大多数で右心室流出路と大動脈間に交通路(瘻)が形成される．少数例では大動脈弁基底部の穿孔により大動脈左室瘻を形成して大動脈逆流を合併する．胸壁上の連続性雑音が特徴的である．瘤破裂の原因として先天性では瘤の大きさが限度をこえた場合あるいは胎生期に組織の脆弱性による発生，後天性の場合は感染による洞壁の破壊があげられる．[319]　⇨参ヴァルサルヴァ洞動脈瘤破裂→309

ヴァルサルヴァ法　Valsalva maneuver　耳管通気検査法の1つで，耳管の開存性を調べる試験．聴診ゴム管を検者と被検者の耳につなげ，口と鼻をしっかりと閉じ力を入れて呼気を行わせ，耳管から鼓室に流入する際の音を聴診する．ヴァルサルヴァ Antonio Maria Valsalvaはイタリアの解剖学者(1666-1723)．[736]

ヴァレイ圧痛点　Valleix points　［神経圧痛点，バレー圧痛点］　各種の神経痛において，それぞれの神経の走行に沿って圧痛点が存在する．その圧痛点は，解剖学的に神経が骨や靱帯などの穴から出る場所，あるいは皮下に出現する部位などにみられる．この点をヴァレイ圧痛点と称し，神経痛の診断に利用する．ヴァレイ François L. I. Valleixはフランスの内科医(1807-55)．[475]

ヴァン=デ=グラーフ加速器　Van de Graaff accelerator　［バン=デ=グラーフ加速器］　荷電粒子であるイオン加速器の1つで，1931年にヴァン=デ=グラーフ Robert J.

Van de Graaff(1901-67)によって開発された．絶縁体でできたベルトの一端を数万ボルト(V)の電圧により帯電させ，モーターによりベルトを回転させ帯電した電荷を他端の電極に蓄えていくことにより数百万Vの高い電圧を生成し，その高電圧によりイオンを加速する装置．[835]

ヴァン=デル=ヘーヴェ症候群 van der Hoeve syndrome ［バン=デル=ヘーヴェ症候群］ 青色強膜，骨形成不全による易骨折，歯牙形成不全，低身長，難聴などの症状を伴った骨形成不全症の一亜型で，通常，常染色体優性遺伝形式を示すものをいう．骨形成不全症の臨床病型Ⅰ型に相当．コラーゲン線維の先天異常で，コラーゲンを形成するproα1(Ⅰ)というポリペプチド鎖の遺伝子欠損から生じる．ヴァン=デル=ヘーヴェ Jan van der Hoeve はオランダの眼科医(1878-1952)．[475]

ヴァン=ボゲール病 van Bogaert disease⇨同脳腱黄色腫症→2297

ヴィーデマン・ベックウィズ症候群 Wiedemann-Beckwith syndrome⇨同ベックウィズ・ヴィーデマン症候群→2626

ウィーデンバック Ernestine Wiedenbach 規定理論(状況産生理論)を示したアメリカの初期の看護理論家(1900-96)．ウェルズリー大学卒業後，ジョンズ・ホプキンズ看護学院卒業．その後コロンビア大学教育学部で修士号．助産師の資格を取得．公衆衛生領域で看護活動を経て，エール大学やフロリダ大学などで長年看護教育に携わった．看護師と患者の相互作用に焦点を当て，看護を系統的に記述することを強く望み，1964年，『Clinical nursing：A helping art(邦題：臨床看護の本質―患者援助の技術)』を著した．これは，臨床経験の分析から帰納的に導かれ，「need-for-help(援助へのニード)」を鍵概念とする．看護師はまず，患者の行動，看護師が患者に望むこととが一致しているかを観察し，患者とともに患者の行動の意味を探求し，患者の不快感や無力感の原因を探求し，そして患者が自分で問題解決できるか，援助へのニードをもっているかを判断する．次に，患者のニードに合った援助計画を立て，患者がその計画に同意したらそれを遂行する．さらに援助へのニードが満たされたかどうかを確認する．ウィーデンバックはフィードバックの必要性を強調している．哲学者のディッコフ William Dickoff とジェームス Patricia James は，この中に規定理論の構成要素を見いだした．ウィーデンバックは，ディッコフとジェームスとともに，実践的な専門領域における理論開発の段階を明らかにした．理論の洗練度により，因子分離理論，因子関連理論，状況関連理論そして状況産生理論の4段階がある．ウィーデンバックは，先の著書で中核的目的(看護師のケアに対する哲学)，規定(活動に対する方向づけ)，および現実(行為の起こる基盤)の三概念が相互に関係していることを述べていることから，自分の理論を「規定理論」と呼んだ．ウィーデンバックは，看護を系統的に記述しようとした初期の看護理論家として，専門職としての看護を発展させるうえで多大な貢献をした．[6]

ウィーニング weaning ［離脱《人工呼吸器からの》］ 呼吸不全患者が機械的人工呼吸から徐々に離脱し自然呼吸に切り換えること．もともとは乳離れを意味し，ミルクから普通の食事に移行していく過程を指す言葉である．1953年，デンマークでポリオが大流行したときに，ポリオ患者がタンク式の人工呼吸器からしだいに外に出られるようになった過程をあてはめて以来使われるようになった．人工呼吸の適応になった因子が落ち着いて，呼吸と循環が安定していることがウィーニング開始の必須条件．方法には，オンオフ on-off 法，IMV(間欠的強制換気)法，PSV(圧補助換気)法によるものなどがあるが，これらを組み合わせて行われることもある．[948]

ヴイカム-1 vascular cell adhesion molecule-1；VCAM-1⇨同VCAM-1→118

ウィザーリング William Withering 18世紀の薬用植物学者で内科医(1741-99)．イギリスのウェリントンに薬剤師の子として生まれ，エジンバラ大学で医学を学んだ．バーミンガムで医療に携わるかたわら，ルナーソサイエティ(科学者や産業資本家など知識人の交流団体)の会合に参加．ダーウィン Erasmus Darwin，プリーストリ Joseph Priestly らと交友し，鉱物学，化学，医学にわたる多数の著作を残した．リンネ学会でも活動し，イギリスの植物相の分類の基本を示した．ジギタリス *Digitalis purpurea* が浮腫に対して効力をもつことを知り，その強心作用を心臓病に用いることを1785年に出版した『Account of the Foxglove, and some of its Medical Uses〔キツネノテブクロ(ジギタリスの別名)の重要性とその医学的用途〕』ではじめて紹介した．猩紅熱に関する研究論文も発表している．[983]

ヴィジョン vision ［ビジョン］ 現在とは異なるよりよい状況を想定でき，その状況をどのようにしたら手に入れることができるかについての方法を考えることができる能力．必ずしも新しいことを生み出すことではなく，単純で現実的な戦略そのものであることもある．例えば，アメリカでハンバーガーショップを起業したマクドナルドのヴィジョンは，「質，サービス，清潔さ，価値」である．管理職にある者は，常にヴィジョンをもって仕事をすることが求められる．[415]

ウィスク知能検査⇨同ウェクスラー児童用知能検査→317

ウィスコット・アルドリック症候群 ⇨同ウィスコット・オールドリッチ症候群→310

ウィスコット・オールドリッチ症候群 Wiskott-Aldrich syndrome ［オールドリッチ症候群，ウィスコット・アルドリック症候群］ 血小板減少，易感染性，湿疹を三主徴とする遺伝性の免疫不全疾患．伴性劣性の遺伝形式を示し，患者の多くは男性．病因遺伝子産物のWASP(Wiskott-Aldrich syndrome protein)は細胞骨格の制御を行う．その遺伝子はXp 11.22-11.23に存在する．WASPは細胞骨格を介して巨核球の血小板形成に関与する．新生児期から血小板減少による出血傾向(皮膚，消化管，頭蓋内)，血便，皮下出血(紫斑，点状出血)，吐血が多く認められる．血小板は小型を示す．重篤な出血は特発性血小板減少性紫斑病(ITP)に比較し多く認められ，血小板数2万/μL以下が持続する場合は脾摘，造血幹細胞移植を考慮する．生後6か月頃までには感染症が出現する．細菌感染は，肺炎球菌，ブドウ球菌を起因菌として，上気道感染(中耳炎，副鼻腔炎，肺炎)，皮膚感染症，腸炎が多く，髄膜炎，敗血症は主要な死因の1つである．ヘルペスウイルス，サイトメガロウイルスなどの感染症が重症化することもある．

原虫では少数にニューモシスチス肺炎がみられる．免疫グロブリンはIgG正常，IgM低下，IgA上昇，IgE上昇の場合が多いが，必ずしもこのパターンをとらないことも多い．自己免疫疾患の合併が約40%に認められる．湿疹は難治性のアトピー性皮膚炎と同程度のものから，ごく軽症のものまでさまざまである．治療は通常のアトピー性皮膚炎に準ずる．悪性腫瘍の合併も特徴で，ほとんどが悪性リンパ腫であるが，脳腫瘍の報告もある．男児の乳児期からの血小板減少症で，小型血小板をみた場合WASP異常症を考える．フローサイトメーターによる細胞内WASPの検出が診断に有用である．易感染に対してはγグロブリン補充療法を行う．根治治療は造血幹細胞移植である．死因は，感染症，出血，悪性腫瘍の合併などである．易感染性，湿疹の程度が軽度な小型血小板性血小板減少症を呈する疾患のX連鎖性血小板減少症もWASPの遺伝子異常によることが明らかになった．ウィスコット Alfred Wiskott はドイツの小児科医(1898-1978)，オールドリッチ Robert A. Aldrich はアメリカの小児科医(1917-98)．[422]

ヴィダール苔癬(たいせん)　lichen Vidal⇨同慢性湿疹→2752

ウィダール反応　Widal reaction　［**グルーベル・ウィダール反応**］　腸チフスおよびパラチフスの診断に用いられる血清学的診断法．感染が疑われる患者の血清を倍々に薄めた希釈系列をつくり，これに腸チフス菌やパラチフス菌の死菌を加えて反応させ，抗体があるかどうかをみる．血清中に抗体が存在すれば菌体の凝集が起こり(細菌凝集反応)，凝集のみられる血清の最高希釈倍数を抗体価として表す．腸チフスの場合，抗体は発症後第1週の終わり頃から出現し，第3週以降に最高に達する．そのため第3週のはじめにも再び血清を採取し反応をみる．早期診断には向かないこと，特異性がそれほど高くないことから，現在ではあまり行われなくなった．この名称は考案者であるフランスの医師ウィダール Georges F. I. Widal(1862-1929)に由来する．[1409]

ウィップルの三徴　Whipple triad　インスリノーマによる低血糖発作時の主要所見で，①空腹時血糖値50 mg/dL以下，②空腹時あるいは運動後の低血糖症状，③ブドウ糖投与による症状の速やかな回復，の3つの徴候をいう．低血糖症状には，不安，複視，異常行動，痙攣，昏睡，発汗，悪寒，頻脈，腹痛，情動不安，意識障害，健忘症などがある．ウィップル Allen O. Whipple はアメリカの外科医(1881-1963)．[279]

ウィップル病　Whipple disease　［**腸性脂肪異栄養症，非熱帯性スプルー，ホイップル病**］　まれな感染症で，グラム陽性桿菌であるトロフェリマ・ウィッペリ *Tropheryma whippelii*(放線菌属)の感染に起因する．通常は小腸に感染し，絨毛のダメージを起こし，吸収障害を引き起こすが，心，肺，脳，関節および眼などの臓器でも増殖することがある．そのため，症状は下痢，下血，体重減少，全身倦怠感および筋力低下を起こしうるが，関節炎や発熱は往々にして小腸の症状に先行し，数年間続くことがあり，神経症状を引き起こすこともある．中年白人男性が上記症状を呈する場合，当疾患を疑う．小腸生検で特徴的な小桿菌(0.25 × 1-2 μm)を細胞内に有するPAS陽性マクロファージが存在する場合は診断の手がかりとなる．治療は長期の抗生物質投与が有効とされる．ST合剤やクロラムフェニコール系抗生物質などが使われる．[1632]

ヴィディアン神経切断術　vidian neurectomy　［**翼突管神経切除術**］　薬物や減感作療法などが無効な鼻アレルギー(アレルギー性鼻炎)の治療のために行われる手術．ヴィディアン神経は翼突管内にある副交感神経で，鼻腺と涙腺の分泌を促す．術式は，上顎洞を開窓，もしくは鼻内から内視鏡下に翼突管に入る神経を同定，切断する．副作用として，鼻腺・涙腺の分泌障害による眼や鼻腔の乾燥が生じることがある．ヴィディアン神経 vidian nerve は，イタリアの解剖学者ヴィディウス Vidus Vidius(1508-69)に由来．[1569]

右胃動脈　right gastric artery⇨参左胃動脈→1166，胃の脈管→213

ウィニコット　Donald Woods Winnicott　イギリス生まれの児童精神科医(1896-1971)．フロイト Sigmund Freud とクライン Melanie Klein を基礎にしながらも独自の対象関係論を展開させた．乳幼児は生まれながらに個別な人格を形成する潜在能力をもっているという前提のもと，子どもが母親に絶対的に依存し母子が一体となっている状態から独立していく過程を，子どもの内的世界と外的世界である母親との関係性でとらえた．また，内的世界と外的世界の橋渡しとしての移行対象 transitional object，対象および環境としての母親の機能，子どもの発達が促される環境についても論じている．[239]

ヴィラレー症候群　Villaret syndrome　［**ビラレー症候群，耳下腺後部症候群**］　耳下腺後部症候群ともいう．舌咽神経，迷走神経，副神経，舌下神経の神経障害にホルネル Horner 症候群が加わったもの．この症候群は，耳下腺後部の奥でこれらの脳神経と交感神経が集合する部位の直接の外傷や，悪性腫瘍による圧迫によって生じる．ヴィラレー Maurice Villaret はフランスの神経科医(1877-1946)．[475]

ウィリアムズ型腰仙椎装具　Williams type lumbosacral orthosis　アメリカの整形外科医ウィリアムズ Paul C. Williams によって開発された腰椎の固定を目的とする装具．鳩尾(きゅうび)(みぞおち)あたりから腸骨の上前腸骨棘の下部までを覆うように体幹下部に装着する．特徴は腰椎の前彎を減少させる作用をもち，腰椎の屈曲はできるが伸展と側屈を制限する．腰椎の伸展で症状が悪化する整形外科疾患(腰部脊柱管狭窄症，脊椎分離すべり症など)が適応となる．[834]

ウィリアムズ・キャンベル症候群　Williams-Campbell syndrome　気管支軟骨形成不全による先天性気管支拡張症の一種．気管支軟骨の欠損が原因となり，両側肺に広範に気管支拡張を生ずる疾患．1960年にオーストラリアの医師ウィリアムズ Howard Williams とキャンベル Peter E. Campbell が報告した．先天性心疾患や脊椎側彎などの胸郭変形を伴いやすい．[953]

ウィリアムズ症候群　Williams syndrome　［**ウィリアムズ・ボイラー症候群**］　原因不明の奇形症候群．低出生体重，知的障害，特異な顔貌，大動脈弁上狭窄，肺動脈末梢狭窄，血中カルシウム高値，長管骨骨端線のカルシウム沈着，ビタミンD代謝異常などが特徴．特異な顔貌とは広い前額，太い眉，眼間狭小，内眼角贅皮，低い鼻梁，上向きの鼻孔，厚い唇，ふくらんだ頬，立ち耳などで特徴づけられる．ヨーロッパ伝説上の小妖精に似ているので小妖精顔(エルフィン顔貌 elfin face)と表現されるが，年長児になるにつれ小妖精の印象は薄れる．知能指数は30-70で平均56とされているが，行動異常が問題となることは少ない．性格は人なつこく従順である反面，落ち着きがない．[1631]

ウィリアムズ体操　Williams exercise　ウィリアムズ Paul Williams(アメリカの整形外科医)が提唱した腰痛体操の理論．腰痛は骨盤の前傾と腰椎前彎によって起こると考え，これらを減らすための体操と日常生活における注意点を指導している．具体的には，①腹筋強化運動(腰椎前彎を減らす目的)，②大殿筋強化運動(骨盤前傾を減らす目的)，③殿筋群ストレッチ，④ハムストリングのストレッチ，⑤腸腰筋のストレッチ，⑥腰背筋群のストレッチの6項目が柱となっている(図)．現在の慢性期の腰痛体操ではこの理論が主流となっているが，その後の研究において，①④⑥の運動では椎間板内圧が増加することが証明されているため，急性期の椎間板ヘルニアには禁忌である．またストレッチングにおいては，反動をつけて急激に筋肉や腱を引き伸ばすと筋腱に障害を起こしやすいため，呼吸を止めないようにして，ゆっくりと伸ばした最大伸展位で20秒ほど保持するやり方が推奨される．[1201]

●ウィリアムズ体操

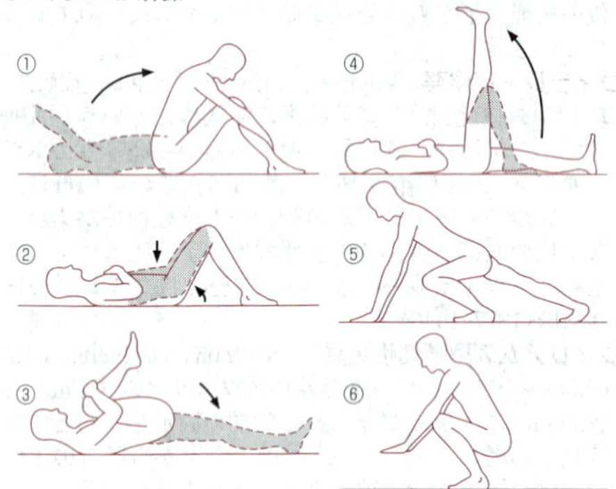

Williams PC: The Lumbosacral Spine. pp.80-98, McGraw Hill, New York, 1965

ウィリアムズ・フィッツジェラルド・フロージェック因子欠乏症　Williams-Fitzgerald-Flaujeac factor deficiency⇨同フィッツジェラルド因子欠乏症⇀2513

ウィリアムズ・ボイラー症候群　Williams-Beurer syndrome⇨同ウィリアムズ症候群⇀311

ウィリス　Thomas Willis　イギリスの医師(1621-75)．1640年代末オックスフォードに集まった「実験哲学者」たちの中心人物として活躍．粒子論をもとにした医化学理論と，ハーヴィ William Harvey(1578-1657)の血液循環論により喚起された体液の生理学理論の結合に努め，熱病，精神障害などの種々の病気の原因と施療についての合理的な説明を提出しようとした．主著『Cerebri anatome；cui accessit nervorum descriptio et usus(脳の解剖：付属する神経の記述と用途)』(1664)で行ったウィリス動脈輪 circle of Willis の記載，脳神経系の新しい分類は高く評価されている．[983]

ウィリス錯聴　Willis paracusis　騒音下でかえってよく聞こえるという現象．錯聴〔症〕の一分類．伝音難聴のある場合に起こることがある．耳硬化症の主徴の1つ．[347] ⇨参耳硬化症⇀1265

ウィリス大脳動脈輪　arterial circle of Willis⇨同大脳動脈輪⇀1896

ウィリス動脈輪　arterial circle of Willis⇨同大脳動脈輪⇀1896

ウィリス動脈輪閉塞症　occlusion of Willis ring, occlusion of circle of Willis　［もやもや病］　頭蓋内内頸動脈終末部，前・中大脳動脈近位部などウィリス動脈輪を構成する諸動脈に通常両側性の狭窄または閉塞が出現し，その付近に異常血管網を伴う原因不明の疾患．わが国に多く，脳血管撮影で異常血管網がもやもやと見えるため，もやもや病とも呼ばれる．小児例では片麻痺などの脳虚血症候や痙攣，成人例では頭蓋内出血をきたすことが多い．ウィリス Thomas Willis はイギリスの解剖学者(1621-75)．[274]

ウイルス　virus　［濾過性病原体］　最も簡単な構造をもつ細菌よりもさらに微小な微生物．光学顕微鏡では見ることができないほど微小で，細菌濾過器も通過し，また人工培養もできない．独自の代謝機構がないため，特定の生きた動植物の細胞の中でのみ増殖する．構造は遺伝情報をもつ核酸(DNA または RNA)のコア(芯)とそれを包む被膜(カプシド capsid)からなる．麻疹ウイルスやインフルエンザウイルスのようにカプシドの外側にエンベロープ(外被膜 envelope)をもつウイルスもある．遺伝子の種類による分類(DNA ウイルスと RNA ウイルス)，増殖する宿主による分類(動物ウイルス，植物ウイルス，細菌ウイルス)，感染部位による分類(呼吸器系，腸管系等)など，さまざまな分類方法がある．[1113]

ウイルスの分類　virus taxonomy　［ウイルス分類学］　ウイルスにはさまざまな分類方法があり，1960年代は電子顕微鏡による形態的分類が行われていたが，1980年代から，ウイルスゲノムの構成により RNA ウイルス，DNA ウイルスに分けられるようになった．さらにウイルスゲノムの性状により，遺伝子が分節しているのか一本鎖なのか，またタンパクを発現するプラス(+)鎖 RNA ウイルス，発現しないマイナス(-)鎖 RNA ウイルスに分類される．[1113] ⇨参ウイルスゲノム⇀313

ウイルス感染症　virus infection　ウイルスによる感染症をいう．ウイルスは細胞壁，細胞膜，細胞質などの構造体をもたない微生物で，DNA ウイルスと RNA ウイルスがあり，生きた細胞に寄生して増殖する．ウイルスの種類や量により感染力が異なる．ウイルスが体内に侵入する経路はさまざまで，飛沫感染，経口感染，接触感染，咬傷感染などの水平感染と，母体から胎盤を介して胎児に感染する垂直感染とがある．ウイルス感染後，宿主の防御機能より感染源となるウイルスの攻撃力が上まわると発症する．一方，感染はしているものの無症状のまま発症しない場合もある．また，ヘルペスウイルスなどのように，感染したウイルスが体内に長期間にわたり潜伏し，ある状況下で活性化され発症する場合もある．ウイルス感染症は，ヒト免疫不全ウイルス(HIV)感染症，サイトメガロウイルス(CMV)感染症，B 型肝炎，C 型肝炎，インフルエンザなど多彩であり，最近では，日和見感染としてのウイルス感染症が問題となっている．ウイルス感染の予防は，基本的には感染予防に準じる．ウイルスに対する免疫を与えるためにワクチンを接種することがあり，さらなる開発が期待されている．[242] ⇨参ウイルス→312

ウイルス関連血球貪食症候群 virus-associated hemophagocytic syndrome；VAHS ［VAHS］ ウイルス〔単純ヘルペスウイルス，水痘・帯状疱疹ウイルス，エプスタイン・バー（EB）ウイルス，サイトメガロウイルスなど〕が原因となって起こる血球貪食症候群．高熱の持続，肝脾腫などの症状を示し，検査所見として汎血球減少，肝機能障害，高フェリチン血症，凝固異常がみられる．肝や脾，骨髄に血球を貪食している組織球がみられる．ウイルス感染を契機に免疫応答が起こり，Tリンパ球，マクロファージが活性化され高サイトカイン血症を引き起こし多彩な症状をきたす．軽症型は抗ウイルス薬，副腎皮質ホルモン剤やシクロスポリンによる免疫調節治療でよい．中等症ではT細胞やマクロファージの活性の抑制を目的としてエトポシドなどの投与，重症型では多剤化学療法，同種幹細胞移植の治療が必要である．[1495] ⇨参血球貪食症候群→906

ウイルス血症 viremia 血液中にウイルスが存在することをいい，ウイルスが全身に波及して標的臓器がおかされる．ウイルスの種類によって神経系，肝臓，リンパ節，皮膚など障害臓器が異なる．[1495]

ウイルス血清反応 serologic reaction of virus ［抗ウイルス抗体測定］ 各種ウイルス性疾患において感染患者血清が試験管内で引き起こすさまざまな反応の総称で，古典的用語．主としてウイルス感染に対し，免疫反応によって産生された患者血清中の抗ウイルス抗体を検出するための各種反応．各種ウイルス感染を調べるためのウイルス血清反応としては赤血球凝集抑制試験，補体結合反応，ウイルス中和試験，蛍光抗体法などが用いられてきた．現在はリコンビナント抗原を用いた各種高感度免疫化学的測定法で，ウイルス（部位）特異的抗体を迅速かつ半定量的に検出することが多い．最近のウイルス感染症の診断には酵素免疫測定法によるウイルス抗原の検出や，ウイルスのDNAやRNAを遺伝子増幅法（PCR法，RT-PCR法など）を用いて検出するなど，抗原側の検査も利用されている．[1045]

ウイルスゲノム viral genome ウイルスはその遺伝情報を担う核酸にRNA型とDNA型のどちらかをもち，さらにゲノムが環状か直線か，一本鎖か二本鎖か，分節型か非分節型かで性質が異なり，ウイルス分類の基本となっている．構造は各ウイルス間で差があり，遺伝情報の配列，ウイルス増殖の仕方も異なる．ウイルス核酸はカプシドタンパク質に取り囲まれてウイルス粒子内に存在する．[1113]

ウイルス抗体価 virus antibody titer ウイルスが感染すると生体はその構成タンパク質に対する抗体を産生する．その抗体量の測定値を指す．各ウイルスに対して特異性が高く，血清診断，分離ウイルスの同定，抗原診断のために利用される．補体結合反応 complement fixation（CF），赤血球凝集阻止試験 hemagglutination inhibition（HI），蛍光抗体法 fluorescent antibody（FA），酵素免疫測定法 enzyme immunoassay（EIA），中和反応 neutralization test（NT）などの検査法がある．通常，初感染にはIgM（免疫グロブリンM）抗体が2-3か月間検出され，IgG抗体が長く検出される．[1113]

ウイルス《コンピュータの》⇨参ファイアウォール→2506

ウイルス性胃腸炎 viral gastroenteritis 消化管上皮に親和性のあるウイルス感染によって起こる胃腸炎．パルボウイルス，ロタウイルス，ノロウイルス，アデノウイルス，エンテロウイルス（ポリオ，コクサッキー，エンテロ，エコーウイルス），ノーウォーク Norwalk ウイルス感染によることが多い．胃炎症状としての嘔吐，腸炎症状としての下痢および腹痛が主症状．パルボウイルス感染では潜伏期は18-48時間で嘔吐，下痢が始まるが，発熱は伴わないことが多い．ロタウイルス感染は乳幼児に多く，24-72時間の潜伏期後，嘔吐，下痢で発症するが嘔吐が下痢に先行することが多く，嘔気が強いことと便が白色を呈する特徴があり，発熱がみられることもある．アデノウイルスやエンテロウイルス感染では咳嗽や鼻汁などいわゆる感冒様症状を伴い発熱もみられ，発疹，ヘルパンギナ，口内炎を認めることもある．[1631]

ウイルス性肝炎 viral hepatitis，virus hepatitis 肝炎ウイルス感染によって生じる肝の炎症性疾患．起炎ウイルスにより，A・B・C・D・E型肝炎に分類される．急性肝炎や慢性肝炎急性増悪期には食欲不振，倦怠感，頭痛，右上腹部圧痛，発熱，黄疸，粘土色の便，濃色尿，悪心，嘔吐，下痢などが出現する．血中AST（GOT），ALT（GPT）とビリルビンの上昇，血液凝固能の低下を認める．B型およびC型肝炎では，慢性肝炎から肝硬変，さらには肝癌へと移行する例も多い．ウイルスの種類によって感染経路，発症形式，経過などは異なる．急性ウイルス肝炎の治療は安静，補液，ビタミン剤の投与などの対症療法が中心となるが，慢性肝炎に移行するとB型ではラミブジン，アデホビル，エンテカビル水和物，C型にはインターフェロンなどの抗ウイルス薬が積極的に用いられる．その際，副作用の出現には十分注意を要する．過労を避け，十分な栄養摂取と最低でも数か月のアルコール禁止が必要となる．[1413]

ウイルス性気管支炎 viral bronchitis ウイルスが気管支に感染して起こる気管支炎．気管支炎の原因となるウイルスにはインフルエンザウイルス，パラインフルエンザウイルス，RSウイルスなど多くの種類がある．ウイルス性上気道炎に続発し，咳，痰，発熱を生じる．X線検査では異常を認めず気管支炎と考えられる．細菌感染が合併した場合は抗生物質による治療を行うが，ウイルス感染のみの場合は対症療法とする．[953]

ウイルス性結膜炎 viral conjunctivitis 代表的なものはアデノウイルス感染症．アデノウイルスは3,7,11型は咽頭結膜熱を，8,19,31型は流行性角結膜炎を引き起こす．咽頭結膜熱は潜伏期間が3-4日で，咽頭炎，発熱，結膜炎を主症状とする．流行性角結膜炎は潜伏期間が1週間で，濾胞性結膜炎とともに点状表層角膜炎を起こす．角膜炎のために視力障害をきたすことが多い．乳幼児が感染すると偽膜性結膜炎となり，眼瞼結膜と眼球結膜の癒着を後遺症として残すことがある．さらに発熱や全身倦怠感を起こすことがあるため，乳幼児では感染に特に注意が必要である．いずれも感染力が強く，学校や院内感染の原因となり注意が必要．院内感染の多くは，医療従事者の汚染された手指を介することによって広がるため，患者に接触したあとは必ず十分な手洗いと患者が触れたと思われる部位の消毒を徹底することが必要である．治療の特効薬はなく，細菌の二次感染予防と，角膜炎の消炎のためのステロイド剤を使用する．患者には家庭内や会社，学校での感染の拡大を防ぐための生活指導を十分に行う．ヘルペスウイルスによる結膜炎は眼瞼結膜や眼球結膜に発赤や浮腫を生じ，結膜円蓋に充血，浮腫，濾胞がみられる．重症化すると角膜潰瘍となることもある．さらに角膜穿孔をきたすと失明につながる．治療にはアシクロビルを用いる．[704]

ウイルス性下痢症⇨同伝染性下痢症→2084

ウイルス性出血熱　viral hemorrhagic fever　出血症状にショック症状を伴う重篤なウイルス感染症．世界各地でそのウイルスは単一ではなく数種類のウイルスが原因となっており，フラビウイルス科の黄熱，デング出血熱，ブニヤウイルス科のリフトバレー熱，クリミア・コンゴ出血熱，腎症候性出血熱，アレナウイルス科のラッサ熱，南米出血熱，フィロウイルス科のエボラ出血熱，マールブルグ病などがある．その伝播様式も，蚊，ダニを媒介するもの，ネズミなどのげっ歯類，患者血液からの感染と原因ウイルスにより異なっている．[1113]

ウイルス性腫瘍　viral tumor　［ウイルス誘発腫瘍］　ウイルス感染が原因で発生する腫瘍をいう．動物にはウイルス感染によって発生する腫瘍が多くあるが，ヒトの場合はウイルス感染と発癌との関係が明瞭になっているものは少ない．細胞を癌化させるウイルスを腫瘍ウイルスという．ヒト腫瘍ウイルスは，現在明確なものとして，①HTLV-Ⅰ(ヒトT細胞白血病ウイルスⅠ型 human T cell leukemia virus type-1；成人T細胞白血病の原因ウイルス)，②EBウイルス(エプスタイン・バーウイルス Epstein-Barr virus；バーキット Burkitt リンパ腫，上咽頭癌の原因ウイルス)，③B型肝炎ウイルス(肝癌の原因ウイルス)，④ヒトパピローマウイルス human papillomavirus(子宮頸癌の原因ウイルス)がある．C型肝炎ウイルスも肝癌の原因ウイルスとして考えられているが，ウイルス感染が直接的に発癌を誘発させるかについてはいまだ議論がある．[782] ⇨参腫瘍ウイルス→1407

ウイルス性心筋炎　viral myocarditis　ウイルス感染に起因する心筋炎で，心筋炎の多くはウイルス性の急性心筋炎である．乳児や妊婦が罹患しやすく，感冒症状，嘔気や下痢などの消化器症状に続き，心症状が出現する．左心不全，心原性ショック，房室ブロックの合併が多い．急性期と寛解期(2-4週目)の血清ウイルス抗体価(ペア血清)が4倍以上の変化を示すと病原ウイルスと同定される．実際には，ウイルスの同定は難しく，現在では分子生物学的に心生検標本によりウイルスを同定する方法なども試みられている．原因ウイルスとしてはコクサッキーB群ウイルス，エコーウイルス，ポリオウイルス，インフルエンザウイルス，麻疹ウイルス，ムンプスウイルス，ヘルペスウイルス，肝炎ウイルスなどが主である．[1365]

ウイルス性心膜炎　viral pericarditis　急性心膜炎の原因の1つであり，ウイルスが原因とされる場合を指す．原因ウイルスとしてはさまざまあるため，血液生化学的にペア血清などを用いて診断が得られることは少ない．急性心膜炎の一般的な症状以外に特徴的な所見はないが，呼吸器感染症状などかぜ症状が先行して生じる．心嚢液を穿刺した場合は漿液性のことが多いが，確定診断にはならない．治療は対症療法のみである．通常予後はよい．[1313]

ウイルス性髄膜炎⇨同無菌性髄膜炎→2781

ウイルス性腸炎　viral enteritis　ウイルスが原因の腸炎の総称．冬季の急性下痢症の70-90%を占める．ロタウイルス，ノロウイルス，アデノウイルスなどによる．ロタウイルス，ノロウイルスによるものは，激しい下痢，嘔吐，発熱を伴うことがあり，体力がない患者ではときに重篤化する．[1272]

ウイルス性肺炎　viral pneumonia　ウイルスが肺に感染して起こる肺炎，および肺以外の臓器のウイルス感染でみられる肺炎．起因となるウイルスにはインフルエンザウイルス，パラインフルエンザウイルス，RSウイルス，コクサッキーウイルスのほか，多くのウイルスがある．[953]

ウイルス性発疹症　viral eruption　［急性発疹症］　ウイルス感染に伴う急性の発疹症．発疹出現時に感染性がある場合とない場合とがあり，ウイルスの種類により異なる．問診や特徴的な臨床像，血清学的な抗体価の上昇などを考慮して診断する．薬剤などによる他の急性発疹症との鑑別が必要．[178]

ウイルス中和　viral neutralization　ウイルス感染症診断のための血清反応．特異抗体を用いて分離したウイルスを同定する中和同定試験や，感染性ウイルス粒子の感染性を中和する抗体を測定する中和抗体測定試験に用いられる．一定量の感染性ウイルスと感受性細胞を用いて，細胞変性効果 cytopathic effect(CPE)を目安とする．[1113] ⇨参中和反応→2000，ウイルス血清反応→313，細胞変性効果→1175

ウイルス分離法　virus isolation method　ウイルス感染症の直接的な診断法で，検体をウイルスに感受性のある細胞に接種し，ウイルスに特異的な細胞変性効果 cytopathic effect(CPE)の出現を観察する．CPEが出現すればウイルス分離陽性で，抗血清を用いてウイルスの中和同定試験を実施する．[1113] ⇨参細胞変性効果→1175

ウイルス分類学　virus taxonomy⇨同ウイルスの分類→312

ウイルス誘発腫瘍　virus-induced tumor⇨同ウイルス性腫瘍→314

ウイルス誘発糖尿病　virus-induced diabetes　ウイルス感染後に1型糖尿病を発症したとする報告があり，特定のウイルスと1型糖尿病の関連が注目されている．膵島炎を認め，インスリン分泌能が低下するために1型糖尿病を発症する．候補ウイルスとしてはコクサッキーB，ムンプス，風疹，エプスタイン・バー(EB)，サイトメガロなどがあげられている．[418]

ウイルス粒子　viral particle　ウイルスの最小構成単位で，その中には遺伝情報を担っている核酸とタンパク質の殻で覆われているヌクレオカプシドが存在する．アデノウイルスやポリオウイルスはこのヌクレオカプシドが感染性をもつ完全ウイルス粒子である．パラミクソウイルスなどはヌクレオカプシドの外側をエンベロープ(外殻)タンパク質が覆っている.[1113] ⇨参ビリオン→2497

ウィルズング管 Wirsung duct⇨同膵管→1613

ウィルソン徴候 Wilson sign⇨同回内筋徴候→449

ウィルソンの結合電極 Wilson electrode ［ウィルソンの中心電極］ 右手，左手，左足のそれぞれに 100 kΩ の抵抗を介して結合したもの．これにおける電位を近似的に電位 0 とみなして心電図の基準電極に用いる．ウィルソン Frank N. Wilson はアメリカの循環器学者(1890-1952).[226]

ウィルソンの中心電極 Wilson central terminal⇨同ウィルソンの結合電極→315

ウィルソン病 Wilson disease ［肝レンズ核変性症］ 肝および脳に銅が異常に蓄積する常染色体劣性遺伝の疾患で，1912 年にウィルソン Samuel A. K. Wilson (1878-1937)により報告された．血清セルロプラスミンが低下するが，セルロプラスミン遺伝子の異常ではなく，肝細胞内の銅輸送タンパク質の遺伝子(ウィルソン遺伝子)の異常による．このタンパク質の欠損ないし低下により，肝細胞内におけるセルロプラスミンへの銅の取り込み障害と胆汁への銅の排泄障害が生じる．少年期後期より肝障害，青壮年期に神経症状が出現するのが特徴．肝には種々の程度の肝細胞壊死，線維化が持続し，進行すると大結節性の肝硬変に至る．脳の基底核(レンズ核)には両側性の軟化，壊死を生じ，錐体外路症状が出現．角膜には特徴的なカイザー・フライシャー Kayser-Fleischer 角膜輪が生じる．血清セルロプラスミン値の低下，血清銅の低値，セルロプラスミン非結合血清銅の増加，尿中銅排泄量の増加が認められる．肝機能異常に特徴的なパターンはない．肝生検組織の銅染色像や銅の定量は部位によるばらつきがあるため，決定的な診断材料とはならない．治療にはキレート剤であるペニシラミンを投与．その副作用が強い場合にはトリエンチン塩酸塩やジメルカプロールを用いる.[279] ⇨参キレート療法→788，カイザー・フライシャー輪→434

ウィルソン・ミキティ症候群 Wilson-Mikity syndrome ［肺成熟障害症候群］ 出生後間もなく現れる呼吸障害の1つ．1960 年にアメリカの小児科医ウィルソン Miriam G. Wilson (1922 生)と放射線科医ミキティ Victor G. Mikity(1919 生)により報告された．出生時に肺が未成熟で生まれたために起こると考えられている．上肺野が無気肺状となり，下肺野は代償性の肺気腫の状態となっている．低出生体重児に起こることが多いが，成熟児にみられることもある．出生後間もなく特発性呼吸窮迫症候群の形で発症する．多呼吸と呼吸に伴う胸郭の陥凹がみられ，呼吸不全となりチアノーゼを呈する．肺性心の状態となり，予後不良の場合もある.[953]

ウィルヒョウ Rudolf Ludwig Karl Virchow ドイツ・ベルリンで活動した医学者，政治家，社会活動家(1821-1902)．物理・化学的な方法を含めた患者の臨床観察，動物実験，顕微鏡レベルでの病理解剖学的知見に基づく細胞病理学を確立．「すべての細胞は細胞から」という語は有名．生命を物理化学作用の総和とみて病気を細胞の物理化学的機能障害ととらえたが，一方で病気は社会的条件から生まれ，社会を変え衛生状態を改善することによって治癒可能として社会医学を主張．これを実践するために政治活動を行い，ドイツ進歩党の代表としてビスマルク Otto von Bismarck-Schönhausen に対立した．人類学会，病理学会を設立．GDNÄ(ドイツ自然科学者・医学者協会)の発展にも寄与した.[983] ⇨参細胞病理学→1174

ウィルヒョウ結節⇨同ウィルヒョウリンパ節転移→315

ウィルヒョウリンパ節転移 Virchow lymph node metastasis ［ウィルヒョウ結節］ 腹腔内諸臓器由来の悪性腫瘍(特に胃癌や膵癌など)の遠隔リンパ節転移のうち，左鎖骨上リンパ節への転移をいう．鎖骨上リンパ節は，胸鎖乳突筋の深側で内頸静脈に沿う深頸リンパ節のうち大鎖骨上窩にあるもので，臨床的にこの部位のリンパ節が腫大している場合は腹腔内の悪性腫瘍の存在を疑うことが多く，進行癌の指標として診断上重要視されている．ウィルヒョウ Rudolf L. K. Virchow はドイツの病理学者(1821-1902).[152]

ウィルヘルムス=ボタニクス Wilhelmus Botanicus⇨同桂川甫賢→534

ウィルムス腫瘍 Wilms tumor ［腎芽細胞腫，胎児性腺肉腫，腎芽腫］ 胎生期の後腎腎芽細胞から発生した腎悪性腫瘍．小児期にみられる腎内腫瘍の 90% を占める．症例の 75% は 5 歳未満の発症で，わが国では年間約 100 例前後の発生数と考えられる．初発時は無症状で偶然に腹部腫瘍に気づく場合が多く(80%)，腹痛(30%)や肉眼的血尿(25%)を認めることもある．停留精巣や尿道下裂などの泌尿生殖器系，半身肥大や四肢変形などの骨格系奇形の合併頻度が高い．腹部画像診断として超音波や CT，MRI 検査が行われる．原発巣のみならず，対側腎病変や腎静脈内腫瘍塞栓の存在に注意する．血行転移は肝や肺に多く，頻度は低いが骨もあり，遠隔転移の検索も必須．病理組織学的には退形成 anaplasia を認めるか否かが重要で，退形成を伴わない場合は良好組織像 favorable histology と分類され予後良好であるが，5% の症例は退形成を認め予後不良な不良組織像 unfavorable histology と分類される．治療としてまず腎摘出術が行われ，病理組織診断を行い，化学療法や放射線照射といった術後治療が行われる場合が多い．ビンクリスチン硫酸塩やアクチノマイシン D が主たる治療薬剤であり，進行例や unfavorable histology 例ではアルキル化剤やアントラサイクリン系薬剤が加えられ，照射も行われる.[314]

ウィルレブラント病 Willebrand disease⇨同フォン=ヴィルブランド病→2524

ウィンケルマン手術 Winkelmann operation ［陰嚢水瘤切除術］ 陰嚢水腫に対し，2-3 回穿刺を繰り返しても貯留する場合の根治的手術法．陰嚢前面を切開し，水腫を露出し，固有鞘膜を切開し，それを後方に反転し，余分な鞘膜を切除，精索を取り巻くようにして精索の後面で縫合する．ウィンケルマン Karl Winkelmann はドイツの外科医(1863-1925).[474]

ウィン試験 Winn test ［腫瘍中和試験］ 免疫細胞の腫瘍細胞に対する障害作用を *in vivo* で測定する試験．腫瘍細胞を免疫細胞(腫瘍に抵抗性となった動物のリンパ球など)と混ぜ，未処理の同系動物皮下に接種(免疫細胞は段階希釈して比較)する．腫瘍障害効果は，腫瘍増殖の抑制または存命期間により判定する．ウィンHenry J. Winnはアメリカの医師．[388]

ウィンスロー孔　**Winslow foramen**⇨同網囊孔→2819

ウィンドウズ　**Windows；Win**　アメリカMicrosoft社製の基本ソフトOperating System(OS)で，パソコン本体でアプリケーションソフトウェアが作動するように設定したり，周辺機器デバイスやシステムなどの管理をするソフトウェア．改良，開発が続けられており，現在までWindows 98, Windows NT, Windows 2000, Windows Me, Windows XP, Windows Vistaなどが市販された．Windows XPやVistaなどのWindows系のOSを使用したパソコンは市場の90%程度を占めており，残りをMacOS(マック)，UNIX(ユニックス)，Linux(リナックス)などが分け合っている．[1341] ⇨参DOS→43，MS-DOS(エムエスドス)→84

ウィンドケッセル理論　**Windkessel theory**　単純化された循環モデルを用いて動脈圧波形を導く理論．心臓をポンプに，弾性血管を空気槽(ウィンドケッセル)に見立てることによって，抵抗血管および弾性血管が末梢血圧の決定において果たす役割を示す．心臓からの拍出は断続的な矩形波であるが，弾性血管を介すると心室収縮期には血液が血管壁を圧迫するため末梢血圧の立ち上がりは左室内圧に比べて緩やかになり，逆に心室拡張期には弾性血管の収縮が血液を連続的に押し出すため左室内圧が0となっても末梢血圧は0とならず，結果として拍動性の変化を生ずる．[226]

ウィントローブ法　**Wintrobe method**　ヘマトクリット(Ht)値測定法の1つ．ウィントローブWintrobe管と呼ばれるガラス管に血液を入れて遠心したのちに，全血液の長さに対する赤血球層の長さの割合を百分率で表示，これをヘマトクリット値とするもの．アメリカの血液学者ウィントローブMaxwell Myer Wintrobe(1901-86)が開発した．[656]

ウーダン寒天拡散法⇨同ウーダン法→316

ウーダン法　**Oudin technique, Oudin method**　［**ウーダン寒天拡散法，一次元単純免疫拡散法**］　ゲル内で抗原と抗体を反応させて沈降反応を行わせ，沈降物(沈降線)の生成を観察する方法．血清内の抗体の存在を比較的簡便に定性的に判定することができる．ウーダンJacques Oudin(1908-86)はフランスの免疫学者．[388] ⇨参免疫拡散法→2808

ウール奇形　**Uhl anomaly**　心奇形の1つ．先天的な形成不全による右心室自由壁の欠損あるいは著しく低形成なもの．心筋が欠如しているために心内膜と結合織，脂肪組織よりなる心外膜によって自由壁が構成される．そのため，典型例では自由壁は球形をとる．冠状動脈の発育は正常であるので，成因として心室形成後の心室筋の脱落が想定される．透過できるほど薄い壁のため，右室の収縮力は低下する．不全型は不整脈原性右心室心筋症と類似する．ウールHenry S. M. Uhlはアメリカの内科医・病理学者(1921生)．[439] ⇨参不整脈原性右室異形成症→2557

ウェアリングオフ現象　**wearing-off phenomenon**　［**すり減り現象**］　パーキンソンParkinson病患者において，レボドパ(LDOPA)1回の服用による効果の持続が短縮してしまうために，レボドパ服用後1-2時間は症状が軽減し体動がよくなるものの，次の服薬までは効果が持続せず，症状の日内変動がみられるようになること．長期レボドパ治療を行っている際にみられ，血中レボドパ濃度の低下による．ジスキネジアがみられない場合は，モノアミン酸化酵素阻害薬や末梢COMT(カテコールメチル基転移酵素)阻害薬の追加・増量を行う．効果不十分やジスキネジアがみられる際は，ドパミン作動薬の追加・増量や，レボドパの1日の維持量は変えずに細かく分割投与(例：1日3回投与であったものを1日5-6回分割にするなど)を行う．さらにレモン水と一緒に服薬する(胃液のpHを下げることで消化管からのレボドパの吸収が増す)，タンパク質再分配療法(食事中のタンパク質が多いと中性アミノ酸がレボドパの脳への取り込みを阻害する可能性があり，朝と昼にはタンパク質を控え，夕食時に1日に必要なタンパク質をまとめて摂取する)なども試みる価値がある．これらの対策で効果が不十分ならば，定位脳手術(深部脳電気刺激療法)を検討する．[576]

ウェイス・アール⇨同WAIS-R→121

ウェーゲネル肉芽腫症　**Wegener granulomatosis；WG**⇨同ウェゲナー肉芽腫症→317

ウェーバー・クリスチャン病(症候群)　**Weber-Christian disease(syndrome)**　［**再発性非化膿性結節性脂肪組織炎，全身性結節性脂肪組織炎**］　発熱や関節痛などの全身症状をもって始まり，発赤を伴う有痛性の皮下硬結が繰り返し多発する皮下脂肪組織炎の一種．脂肪組織の壊死，肉芽腫形成が特徴的で，血清リパーゼやアミラーゼが増加しやすい．慢性に経過し，DICなどを合併して死亡することもある．女性に多い．対症療法を行うが，抗生物質には反応しない．感染など合併症に注意する．ウェーバーFrederick Parkes Weberはイギリスの医師(1863-1962)，クリスチャンHenry Asbury Christianはアメリカの内科医(1876-1951)．[178]

ウェーバー試験　**Weber test**　伝音難聴か感音難聴かを調べる聴力検査法の1つ．振動させた音叉の底を患者の前頭部の正中に当て，音が左右どちらで強く聞こえるかを尋ねる．音が患側に強く聞こえれば伝音難聴，健側に強く聞こえれば感音難聴である．ウェーバーErnst Heinrich Weberはドイツの解剖・生理学者(1795-1878)．[258] ⇨参音叉検査→419

ウェーバー・フェヒナーの法則　**Weber-Fechner law**　［**精神物理関係式，フェヒナーの法則**］　ドイツの物理学者フェヒナーGustav T. Fechner(1801-87)が，ウェーバーWeberの法則から導き出した，刺激の強さ(S)と感覚の大きさ(E)の間の関係式．フェヒナーによれば，$E=k\cdot\log(S/S0)$となる(k：定数，$S0$：閾刺激)．刺激の強さは，それぞれに強さが調節可能で知覚できる連続した刺激を与えたときに，一定の比率で違いが出る．ウェーバーErnst H. Weber(1795-1878)はドイツの解剖学者，生理学者．[1230]

ウェーバー法　**Weber〔tuning fork〕test**　聴力検査法の1つ．音叉を用いて一側耳の聴力低下が中耳疾患によって生じた伝音難聴か，内耳や内耳神経の疾患による感音難聴かを鑑別する．検査は128 Hz(ヘルツ)か256 Hzの音叉を振動させ底を患者の前額の正中もしくは頭頂部の正中に当て，音が左右どちらで強く聞こえるかを尋ねる．聴力が正常または左右差がない聴力であれば音の大きさは両耳で等しくなる．[98] ⇨参音叉検査

→419

ウェクスラー記憶評価尺度 Wechsler memory scale；WMS アメリカの心理学者ウェクスラー David Wechsler(1896-1981)が記憶を評価するために1945年に考案した時間性要因を取り入れた検査法で，1987年に改訂版 WMS-R(Wechsler Memory Scale-Revised)がアメリカで刊行され，わが国でもその日本語版が使用されている．成人(16-74歳)が対象で，知識と見当識，精神統制，図形の記憶，論理的記憶，視覚性対連合，言語性対連合，視覚性再生，数唱，視覚性記憶範囲など多くの下位項目からなる．英語圏では1997年に第3版(WMS-Ⅲ)が出版されている．[274]

ウェクスラー児童用知能検査 Wechsler intelligence scale for children；WISC，WISC-revised；WISC-R，WISC-third edition；WISC-Ⅲ(1998) ［ウィスク知能検査，ウェクスラー小児知能評価尺度，WISC］ 小児の代表的な包括的知能検査の1つ．Wechsler intelligence scale for children の頭文字をとり，WISC(ウィスク)と呼ばれている．アメリカの精神科医ウェクスラー David Wechsler がウェクスラー・ベルビュー知能検査 Wechsler-Bellevue intelligence scale をもとに1949年に発表し，1953年にその日本語版が出された．1974年に改訂されWISC-Rとなり，現在は1998年改訂のWISC-Ⅲ(第3版)が用いられている．WISCにおけるIQは，同じ年齢の集団内の相対的な位置を示す偏差IQといわれ，対象が集団内の平均からどれだけ隔たっているかを推定できる．言語性検査と動作性検査の2種から構成されており，言語性IQ，動作性IQ，全検査IQの3種類のIQを算出する．言語性検査は知識，類似，算数，単語，理解，数唱の6種類，動作性検査は絵画完成，絵画配列，積木模様，組み合わせ，符号，迷路の6種類，合計12種類の下位検査からなる．このため，単なる知能水準だけでなく対象の認知機能のアンバランスさや傾向，能力の高い領域と低い領域を推定することができる．対象年齢は5歳0か月から16歳11か月，約1時間で実施される．[804] ⇨参知能検査→1978

ウェクスラー小児知能評価尺度 ⇨同ウェクスラー児童用知能検査→317

ウェクスラー成人知能検査 Wechsler Adult Intelligence Scale；WAIS ［ウェクスラー成人知能評価尺度，WAIS知能検査］ ウェクスラー David Wechsler(1896-1981)が開発した成人用の知能検査法．1939年にウェクスラー・ベルヴュー知能検査法 Wechsler-Bellevue Intelligence Scale として開発したが，問題項目などを補修して16歳以上の成人を適用対象として1955年にWAISを開発．知能を「自分の環境に対して合目的的に行動し，合理的に思考し，効果的に処理する個々の能力の集合的または全体的なもの」として，知力(知的因子)以外に人格的因子を含む考え方を採用し，言語的な抽象的思考力の側面と動作的な具体的思考力をとらえる側面を設定して，それぞれに独立した知能指数を求め，さらに双方を総合した知能指数を得るとした．WAISは，言語性検査が一般的知識，一般的理解，算数問題，類似問題，数唱問題，単語問題の6尺度，そして動作性検査は符号問題，絵画完成，積み木問題，絵画配列，組み合わせ問題の5尺度からなっている．日本語版はWAISが1958年に，また1981年に公表された改訂版(WAIS-R)は1990年，1997年公表のWAIS-Ⅲは2006年に出版．言語性IQと動作性IQとの間の乖離などを中心にして，臨床的な考察が可能である点が評価されて活用されることが多い．WAIS-Rは，WAISでの時代にそぐわない問題項目の修正・削除および新たな項目の追加などを行っており，検査対象年齢が当初の16-60歳までであったものを74歳(さらにWAIS-Ⅲでは89歳)まで引き上げたこと，あるいはIQの幅が広がったことなどが利点としてあげられている．同じ系列の知能検査法として，児童用のWISC(7-16歳)，未就学児用のWPPSI(2-7歳)がある．[1085] ⇨参ウェクスラー児童用知能検査→317，知能検査→1978

ウェクスラー成人知能評価尺度 ⇨同ウェクスラー成人知能検査→317

ウェゲナー肉芽腫症 Wegener granulomatosis；WG ［ウェーゲネル肉芽腫症］ 1939年にウェゲナー Friedrich Wegener が報告した疾患．膠原病あるいはその類似疾患の1つと考えられている．特徴的な症状には，発熱とともに，鼻炎による鼻閉を主とした上気道症状，血性痰と呼吸困難を認める肺症状，急速進行性腎炎の3つがある．3症状のすべてがそろう場合と，そうでない場合があり，またそのほかにも紫斑，多発関節炎，消化管出血など多彩な症状もみられる．抗好中球細胞質抗体 anti neutrophil cytoplasmic antibody (ANCA)の1つであるプロテイナーゼ3 proteinase 3 ANCA(PR 3-ANCA)が疾患の発症に密接に関与しており，診断上重要である．病理学的に，①上気道と肺の壊死性肉芽腫，②中小動脈の壊死性肉芽腫性血管炎，③壊死性半月体形成性糸球体腎炎を認める．肉芽腫，血管炎，自己免疫の3要素をもつ．治療はステロイド剤が有効．ウェゲナーはドイツの病理学者(1907-90)．[146] ⇨参肉芽腫性動脈炎→2206

植込み型除細動器 implantable cardioverter defibrillator；ICD⇨同体内式除細動器→1893

植込み型人工膵島 implantable artificial endocrine pancreas 血糖制御を自動で行う生体内留置可能な人工の膵島(ランゲルハンス Langerhans 島)．糖尿病患者の血糖調節をきめ細かく，かつ生理的に制御するために，人工膵島，特に生体に植込み可能な小型のものの開発が進められている．これには計測用のセンサー，情報を処理してインスリン分泌量を自動制御するためのプロセッサー(マイクロコンピュータ)，インスリン分泌のためのエフェクター(注入ポンプ)の3つのパーツが必要．ハイブリッド型人工膵島の研究も行われ，これは遺伝子工学的にヒトインスリン遺伝子を組み込んだ細胞を作成し，上記3つの機能を生体素材であるこの細胞に担わせ，非生体素材はこれを内封する膜のみからなる．いずれもまだ臨床応用には至っていない．[279] ⇨参膵島移植→1624

植込み型ペースメーカー implantable pacemaker ［永久的ペースメーカー］ 体内に装着させるタイプの人工ペースメーカー．洞不全症候群や房室ブロックなどの徐脈性不整脈症例に対する治療法として確立している．心房または心室ペーシング用のペースメーカーと，心房心室順次ペーシング用のペースメーカーがある．これらのペーシングモードは3~5文字のアルファベットのコードで表され，コードの1番目はペーシング部位(O：なし none，A：心房 atrium，V：心室 ventricle，D：心房＋心室 dual，S：心房または心室 single)，2番目はセンシング部位(O：なし，A：心房，V：心室，D：心房＋心室，S：心房または心室)，3番目はセンシングに対する反応の様式(O：なし，T：トリガー trigger，I：抑制 inhibit，D：トリガー＋抑制 dual)，4番目はプログラムなどの機能(O：なし，P：簡易なプログラム可 simple programmable，M：多様のプログラム可 multiprogrammable，C：対話機能装備 communicating，R：レート応答機能装備 rate modulation)，5番目は頻拍治療方式(O：なし，P：ペーシング pacing，S：ショック shock，D：ペーシング＋ショック dual)の意である．例えば最近普及しているDDDモードは心房と心室の電極を介して順序よくペーシングとセンシングを行い，DDDRではこれに応答機能が装備されている．[424]

植込み型補聴器　implantable hearing aid ［人工中耳］ 補聴器を従来のように外耳道から鼓膜の振動により音を内耳に伝えるシステムではなく，補聴器を頭蓋骨表面につけ，骨伝導により音を内耳に伝える方法．また補聴器を埋め込み，圧電素子を耳小骨に直接連結する方式もある．音響のひずみがなくハウリングもないが，電池交換などの問題がある．[98] ⇨参人工内耳→1545

ヴェサリウス　Andreas Vesalius⇨参ファブリカ→2508

ウェスターグレン法　Westergren method　赤血球沈降速度(ESR，赤沈，血沈)の標準的測定法．3.2%クエン酸ナトリウムと血液を1：4の割合で混和して抗凝固した血液を，長さ30 cm，内径2.5 mmのウェスターグレン Westergren 管(赤沈管)の目盛り上端まで吸引してから垂直に立て，単位時間後に赤血球の沈降によってできた血漿の層の高さを測定する．通常は1時間後の測定値を用いて赤沈値(1時間値)とする．1時間値の基準値は男性10 mm以下，女性15 mm以下である．基準値を上回る赤沈値を赤沈の亢進(促進)とし，50 mm/時以上は高度亢進と判断される．赤沈は赤血球が徐々に連銭形成を起こして凝集し，重力に従って沈降する現象をとらえるものであり，フィブリノゲンやその他の急性相反応物質，免疫グロブリンなど血漿タンパク質の増減の影響を受けて変動する．感染症や膠原病などの炎症性疾患，心筋梗塞や悪性腫瘍などの組織破壊，多発性骨髄腫など異常タンパク質の増加する病態で赤沈は亢進し，DIC(播種性血管内凝固症候群)などフィブリノゲンの減少をきたす病態では遅延する．日常検査としてはCRPなどとともに炎症のマーカーとして利用されるが，疾患や病態に特異的な検査ではない．ウェスターグレン法による赤血球沈降速度の測定は手技が簡便であり，特別な分析器を用いなくても実施できるが，他の炎症マーカーの検査に比べて必要な採血量が多く，また開放系で検査が実施されることなどの問題点もあり，他の炎症マーカーに置き換えられる傾向にある．現在ではより短い時間で赤沈検査を実施可能な自動分析器も普及してきている．[1423,1472] ⇨参赤血球沈降速度→1732，赤血球連銭形成→1732

ウェスタンブロット法　western blotting method ［ウェスタン法，免疫ブロット法］ 電気泳動で分離されたタンパク質を特異抗体を用いて検出する分析法．タンパク質を平板状の支持体を用いた電気泳動〔主にSDS-ポリアクリルアミドゲル電気泳動 SDS-polyacrylamide gel electrophoresis(SDS-PAGE)や等電点電気泳動と組み合わせた二次元電気泳動〕により分離する．次に，分離されたゲル内のタンパク質をシート状のニトロセルロースやナイロンなどの膜に転写(電気的転写 electroblot)する．抗体の非特異的結合を防ぐためシートを目的タンパク質と無関係なタンパク質溶液(スキムミルクなど)に浸漬する(ブロッキング操作)．膜上で標識抗体を対応抗原タンパク質に結合させ，非結合の標識抗体を十分洗浄したのち，標識物で抗体結合位置を検出する．抗体に対応する抗原の有無や分子量を明らかにできる．幅広く抗体の対応抗原検索やエピトープ epitope 解析にも用いられる．抗原特異的抗体は非標識のままブロッティングシート上の抗原に結合させ，二次抗体に標識抗体が用いられる場合が多い．逆に既知抗原を用いて対応抗体の検出にも用いられ，HIV感染の確認検査などにも応用されている．標識体としては各種酵素，放射性同位元素，発光物質などが利用されている．[1045] ⇨参サザンブロット法→1185

ウェスタン法　western method⇨同ウェスタンブロット法→318

ウェステルマン肺吸虫　*Paragonimus westermani*　肺吸虫の一種で日本を含めアジア地域に分布．成虫はヒトや肉食獣の肺に寄生する．幼虫の第1中間宿主はカワニナ，第2中間宿主は淡水産のカニ．ヒトは幼虫が感染しているカニやそのカニを食べて感染したイノシシ(筋肉内に幼虫が存在)を，なまあるいは加熱不十分な状態で摂取して感染する．さらにそれらを調理する際に幼虫が付着した調理器具を介して感染することもある．発症すれば易疲労感，咳嗽，喀痰，血痰などを主症状とする肺吸虫症を起こす．治療にはプラジカンテルが用いられる．[288] ⇨参肺吸虫→2333

ウェスト周囲径　waist circumference⇨同腹囲→2527

ウェスト症候群　West syndrome⇨同点頭てんかん→2087

ウェッジフィルター　wedge filter ［楔(くさび)フィルター］ 等線量曲線に傾斜をつけるための楔形の金属板．角度が数種類のものがある．これを用いることにより患部の形状によって照射体積内の線量分布に偏りができる．数方向から放射線を患部に集めることにより，総合して標的内の線量分布の均一化を図ることが可能．[1007]

ヴェッチ　Agnes Vetch ［ベッチ］ イギリス人看護師(1842-1942)．近代日本看護教育草創期に桜井女学校および帝国大学医科大学第一医院(現東大病院)の看護教師となる．桜井女学校では1887(明治20)年に偶然に観光旅行で来日中のヴェッチのことを知り同氏に教育を依頼した．桜井女学校には実習病院がなかった関係で，生徒は修業年限2年のうち，残りの1年は医科大学第一医院で学んだことから，ヴェッチは同院からも1年間の「看護法講義および看病術実地訓練嘱託」の辞令を受けた．在日期間は1887-88の2年間．彼女は，エジンバラ王立救貧院病院看護学校(ナイチンゲール学校の卒業生で高名な6人の弟子の1人であるプリングルが開設)の卒業生．1942年に100歳で亡くなった．[1236]

ウェットドレッシング　wet dressing　創傷を，乾燥させずに湿った状態に保つ創傷被覆法．従来，傷は乾燥させる(ドライドレッシング)ことが創傷治癒の促進につながるといわれてきたが，1957年以後の研究により，感染のない状態であれば，湿潤した環境にあることが創傷治癒により適していることが証明された．この理論に基づいた，創傷部位を湿潤した状態に保つ創傷被覆法で，各種のドレッシング材による閉鎖性ドレッシング法，半閉鎖性ドレッシング法や油性軟膏を用いる方法がある．[485]

ウェット膜⇨同湿性膜→1315

ウェブ《インターネットの》⇨同ワールドワイドウェブ→3006

ヴェルガ腔 cavum vergae⇨同ヴェルガ脳室→319

ヴェルガ脳室 Verga ventricle ［ヴェルガ腔］ イタリアの解剖学者で医師のヴェルガ Andrea Verga(1811-95)によって記載された透明中隔腔内の空洞．巨大頭蓋，後方に位置する透明中隔腔および精神発達遅滞を特徴とする先天性障害で認められる．[935]

ヴェルドニッヒ・ホフマン病 Werdnig-Hoffmann disease ［幼児型脊髄性進行性筋萎縮症］ 常染色体劣性遺伝による幼児型脊髄性筋萎縮症．著しい全身の筋緊張低下，筋緊張低下児(フロッピーインファント)像を呈する．脊髄前角細胞の変性を示す．中枢神経は正常で，知能の低下は認めない．ウェルドニッヒ Guido Werdnig はオーストリアの神経科医(1844-1919)，ホフマン Johann Hoffmann はドイツの神経科医(1857-1919)．[1527] ⇨参フロッピーインファント→2597

ヴェルトハイム手術 Wertheim operation ［ベルトハイム手術］ 子宮頸癌に対する単純子宮全摘術は再発が多いことから，1911年オーストリアのヴェルトハイム Ernst Wertheim(1864-1920)が考案した子宮周囲組織を含めた子宮頸癌の腹式広汎子宮全摘出術．これにより治療成績は向上した．わが国ではヴェルトハイム術式を岡林秀一，小林隆らが改良を加えて現在の術式が完成した．[998] ⇨参岡林術式→402

ウェルナー症候群 Werner syndrome 1904年ドイツの医師ウェルナー C. W. Otto Werner(1879-1936)が提唱した遺伝性疾患で，若年性白内障，低身長，白髪，強皮症様皮膚変化，脱毛などといった早期老化を臨床的特徴とする．思春期より発症し，不妊症や糖尿病などの内分泌異常を合併することがある．足底などに，難治性の胼胝(べんち)腫や潰瘍を形成．原因遺伝子は，DNA ヘリカーゼ活性をもつ．常染色体劣性遺伝．[178]

ヴェルナー・モリソン症候群 Verner-Morrison syndrome ［水様下痢低カリウム血症無胃酸症候群，WDHA 症候群，VIP 産生腫瘍，膵性コレラ］ 血管作動性腸管ペプチド(VIP)を産生する膵の内分泌腫瘍．VIP の作用によると考えられる大量の水様性下痢と低カリウム血症を示す．また無胃酸症または低胃酸症を伴うことが多いことから水様下痢低カリウム血症無胃酸 watery diarrhea hypokalemia achlorhydria(WDHA)症候群と名づけられた．空腹時血中 VIP が異常高値を呈することで診断されるが，手術を目的とした局在診断のためには，血管造影や経皮経肝門脈カテーテルにより採血した試料の VIP 濃度測定が必要．治療は腫瘍の摘出を行うが，半数以上が悪性腫瘍で転移していることが多い．報告したヴェルナー John V. Verner(1927生)はアメリカの内科医，モリソン Ashton B. Morrison (1922生)はアメリカの病理学者．[279] ⇨参膵島腫瘍→1625

ウェルニッケ失語症 Wernicke aphasia ［皮質性感覚失語］ 言語の聴理解に加えて文字の読解もおかされた状態．自発言語は可能だが，自分の話し言葉が正しいかどうかの判断ができず，錯語，語健忘，保続，錯文法があり，何を言おうとしているかよくわからない．高度になるとジャーゴン jargon 失語のようにまったくでたらめな言葉となる．病巣は優位半球の上側頭回後方1/3(ウェルニッケ領域)を含む広範なものとされている．中大脳動脈皮質枝の閉塞が原因となることが多い．[475] ⇨参ジャーゴン失語→1344

ウェルニッケ中枢 Wernicke center 一次聴覚野から入った言葉の意味を理解する感覚性言語中枢．一次聴覚野の後側にある．一次視覚野から得た文字や手話の情報も理解する．1874年にドイツの精神科医・神経学者ウェルニッケ Carl(Karl) Wernicke(1848-1905)が報告．[1230] ⇨参言語中枢→948

ウェルニッケ脳症 Wernicke encephalopathy⇨同アルコール健忘症候群→188

ウェルニッケ・マン拘縮 Wernicke-Mann contracture ［ウェルニッケ・マン片麻痺］ 脳血管障害などによる錐体路障害で痙性片麻痺を起こした患者によくみられる拘縮．麻痺側上肢は内転屈曲し，手指も屈曲位となり，下肢は伸展位・尖足となる．痙性麻痺では上肢は屈筋群，下肢は伸筋群優位に筋緊張亢進が生じるためにこのような肢位となる．ウェルニッケ Carl Wernicke (1848-1905)はドイツの精神科医，マン Ludwig Mann (1866-1936)はドイツの精神科医．[274]

ウェルニッケ・マン肢位 Wernicke-Mann posture 脳血管障害や頭部外傷，脳腫瘍などによる，主に片側錐体路の障害で起こる痙性片麻痺に特有な姿勢．これらの疾患の発症直後は弛緩性片麻痺の状態であるが，一定期間経過すると痙性片麻痺の状態に移行し，この姿勢となることが多い．痙性は特定の骨格筋に出現することが多く，麻痺側の上肢では屈筋群に出現しやすく，肩関節は屈曲・内転，肘関節は屈曲，手関節と手指は屈曲位をとる．一方，麻痺側下肢では伸筋群に出現しやすく，股関節と膝関節は伸展，足関節は底屈の肢位をとる．このような姿勢の場合，分回し歩行などの異

●ウェルニッケ・マン肢位

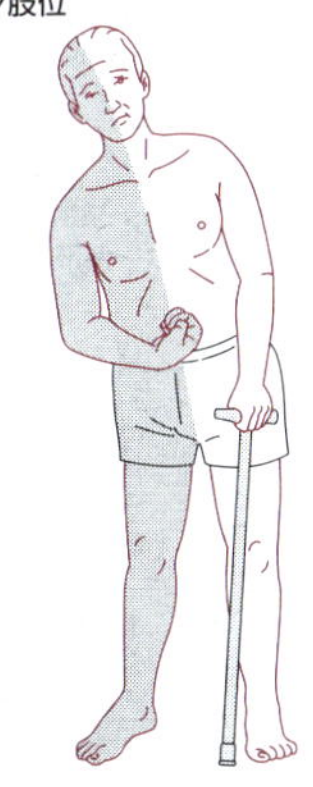

常歩行を認める.[614]

ウェルニッケ・マン片麻痺　Wernicke-Mann hemiplegia⇨同ウェルニッケ・マン拘縮→319

ウェルニッケ野(領域)　Wernicke area (region)⇨同感覚性言語野→571

ヴェルネ症候群　Vernet syndrome⇨同頸静脈孔症候群→860

ウェルビーイング　well-being　［**安寧**］　①その人にとって幸福や満足を感じているよりよい状態．ウェルビーイング(安寧)であるかどうか，つまり幸福の達成度や生活の満足度は，その人個人によって定義される．②看護ケアを評価する具体的尺度を提供する看護成果分類 nursing outcome classification (NOC)では，ウェルビーイングは「健康状態に対する自分自身の満足感の表現」と定義され，NOC の指標として日常生活動作，心理的機能，社会的相互作用などに対する満足感の尺度が掲げられている．

ウェルビーイング《胎児の》　fetal well-being　母体において胎児の状態が総合的に良好であること．胎児心拍数モニタリング，胎児バイオフィジカルプロファイルスコア(BPS)，超音波ドプラ法などの複数の検査を組み合わせてウェルビーイングを評価する．なお，BPS とは超音波断層法による胎児の呼吸様運動，胎動，筋緊張，羊水量，ノンストレステスト(NST)の観察所見を加味して胎児の健康状態を評価したもの．

ウェルフェアミックス　welfare mix　［**福祉トライアングル**］　福祉の全体量(TWS)は家族による福祉提供と民間市場で販売される福祉と国家により提供される福祉の総和であるとする概念．特徴は，福祉の全体量を縮小せずに家族福祉と民間企業福祉を増大させ国家福祉を縮小していこうという主張にある．この概念は 1980 年代から世界的に広まった．公私の役割分担，多様な供給主体の体制，隠れ資源の開発というインフォーマルな力への期待などの要素が混在している．いずれにしても中央集権型システム・措置制度から脱却するために必要とされるものであり，有限資源の効率性の追求から派生した課題である．市場原理としての福祉産業を生み出し，参加型のネットワーク社会を形成し，ボランティア団体や非営利団体の活動を活性化している.[457]

ウェルホーフ病　Werlhof disease⇨同特発性血小板減少性紫斑病→2147

ヴェルポー包帯　Velpeau bandage　［**ベルポー包帯**］　上肢を前胸部に固定する包帯法の1つ．患肢の肘を 90 度屈曲して前腕を胸部に保持し，手掌を反対側の前胸部に密着させた肢位で，肘と肩を包帯で固定する．ヴェルポー Alfred Armand Louis Marie Velpeau はフランスの外科医(1795-1867).[1109]

●ストッキネットを用いたヴェルポー包帯

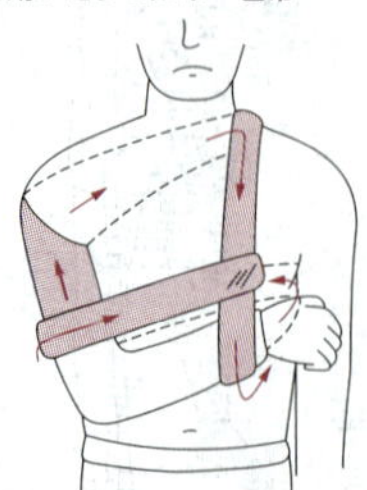

ウェルマー症候群　Wermer syndrome　［**多発性内分泌腺腫症Ⅰ型，ワーマー症候群**］　下垂体，膵島，副甲状腺に腺腫または過形成を生じる疾患．最初に報告した人の名前をとりウェルマー Wermer 症候群と呼ばれるが，一般には多発性内分泌腺腫症 multiple endocrine neoplasia (MEN) Ⅰ型という．常染色体優性遺伝を示す遺伝性(家族性)の場合と非遺伝性(散発性)の場合がある．原因遺伝子(*MEN1* 遺伝子)は第 11 染色体の長腕にある．わが国では約 110 例の報告があり，下垂体 60%，副甲状腺 88%，膵内分泌 63% で，副甲状腺の病変が最も多い．消化性潰瘍に基づく症状で始まるものが最も多いが，症状はおかされる臓器により異なり多様．副甲状腺では主に主細胞の過形成が起こり副甲状腺機能亢進症を呈するが，一般に程度は軽い．膵島腫ではガストリン産生腫瘍により難治性潰瘍が生じたりインスリノーマで低血糖をきたす場合が多い．ときに VIP 産生腫瘍で WDHA (水様便低カリウム無酸 watery diarrhea hypokalemia and acholrhydria) 症候群を呈することもある．下垂体では非機能性腫瘍とプロラクチン産生腫瘍が多い．後者では無月経や性欲低下を呈する．診断は必ずしも容易ではないが，本症を疑い各種ホルモンの測定を積極的に行うことが必要．存在診断がつけば局所診断を行い手術で腺腫を摘出する.[991]　⇨参多発性内分泌腺腫症→1925

迂遠(うえん)　circumstantiality　〔D〕Umständlichkeit　思考の進み方(思路)の障害で，なかなか結論まで到達せず，冗長で同じことを繰り返したり，回りくどく話したりする．てんかん(特に粘着気質の場合)や知的障害などでみられる.[579]

ウェンケバッハ型房室ブロック　Wenckebach AV block⇨同モービッツⅠ型房室ブロック→2824

右縁枝　right marginal branch⇨同鋭角(縁)枝《冠〔状〕動脈の》→342

迂遠(うえん)**思考**⇨同冗長思考→1443

ウォーシン・フィンケルディ巨細胞　Warthin-Finkeldey giant cell　麻疹ウイルス感染によってリンパ組織に出現する多核巨細胞．多数の核を有し，核内と細胞質内にウイルス封入体を入れる．ウォーシン Aldred S. Warthin はアメリカの病理学者(1866-1931)，フィンケルディ Wilhelm Finkeldey はドイツの病理学者.[1531]

ウォーターシール式吸引法　water seal absorption　［**アンダーウォーターシール**］　胸腔内に貯留する液体あるいはガスを排出(胸腔ドレナージ)するために，水が入ったボトルの水面下に胸腔内カテーテルの先端を設置し，サイフォンの原理で胸腔内容物を排出する方法．胸腔内に安定した陰圧をつくり，密閉状態を保つことができるため，感染の危険も少ない．単一ボトル，2連ボトル，3連ボトル式などの方法がある.[953]　⇨参ドレナージ→2170

ウォーターズ撮影法　Waters projection⇨同後頭オトガイ(頤)法→1040

ウォーターハウス・フリーデリクセン症候群

Waterhouse-Friderichsen syndrome　髄膜炎菌 *Neisseria meningitidis* による敗血症によって，副腎の出血，壊死，血栓による急性副腎不全をきたした状態．出血傾向，チアノーゼ，ショック，急性副腎不全を呈する致命的な疾患であり，即座の集中治療および集中看護が必要．治療は髄膜炎に対するベンジルペニシリンの大量投与，急性副腎不全による低コルチゾール血症，低血糖，脱水，塩喪失の補正，脳浮腫の軽減，かつ播種性血管内凝固症候群(DIC)の改善が必要となる．非常に急激に進行し，半数以上が死に至り予後不良．現在では髄膜炎菌に限らず重症感染症に併発する急性副腎不全も本症候群に含められる．ウォーターハウス Rupert Waterhouse(1873-1958)の1911年の記載とフリーデリクセン Carl Friderichsen(1886-1979)の1918年の記載による．[284,383] ⇨参副腎クリーゼ→2538，副腎出血→2538

ウォーターハンマー脈拍 water hammer pulse⇨同水槌(つい)脈→1623

ウォーターベッド water bed 褥瘡予防，治療などのために使用される水の浮力を利用したマット(ウォーターマット)で，からだを均等に包み込み，ベッドに接している部分へのからだの重みを分散させ，局所の圧迫を取り除き，血行障害を予防するとともに，リラックス効果が得られる．寝返りもしやすく，近年はヒーターつきのウォーターマットもあるので，体温低下を忌避している人や重症熱傷患者にも有効．ただし，電気代やメンテナンスなどの経費が必要．[1451]

ウォーニング出血 warning bleeding⇨同警告出血→856

ウォーム骨 wormian bone⇨同縫合骨→2663

ウォーラー変性 Waller(wallerian) degeneration ［**ワーラー変性，順行性変性**］ 神経細胞の軸索が切断された際に，切断部より末梢側の軸索と髄鞘が変性に陥る現象のことで，変性物はマクロファージに貪食される．中枢神経系でも末梢神経系でも同様な変化が生じる．中枢神経系では再生力が弱いが，末梢神経系ではシュワン Schwann 細胞の活発な増殖が起こり，軸索の切断面から発芽してくる新しい軸索の周囲を囲んで髄鞘を再生する．ただし神経再支配がうまく進行しなかった場合は，局所に切断部神経腫を形成することがある．これは真の腫瘍ではなく，目的の効果器に到達できなかった軸索がシュワン細胞とともにとぐろを巻いたように腫瘤を形成したものである．ウォーラー August Volney Waller はイギリスの生理学者(1816-70)．[1589] ⇨参神経再支配→1524

ウォールファルト・クーゲルベルク・ヴェランダー病 Wohlfart-Kugelberg-Welander disease ［**遺伝性近位性神経原性筋萎縮症**］ 脊髄性筋萎縮症の一型．通常，常染色体劣性遺伝で，第5染色体長腕(5 q 13)に原因遺伝子座が存在するが，優性遺伝・孤発例の報告もある．小児期から思春期に発症し，四肢近位筋・肢帯筋の筋力低下，筋萎縮，線維束性収縮を認める．進行は緩徐で成人になっても歩行可能例が多く生命予後はよい．神経原性疾患で，病理学的に脊髄前角細胞の変性脱落が認められるが骨格筋には筋原性変化も伴う．検査上，血清 CK が軽度に上昇することもあり，臨床的にミオパチーとの鑑別が重要である．ウォールファルト Gunnar Wohlfart(1910-61)，クーゲルベルグ Erik K. H. Kugelberg(1913-83)，ヴェランダー Lisa Welander (1909-2001)はともにスウェーデンの神経学者．[274] ⇨参神経原性筋萎縮症→1522，クーゲルベルク・ヴェランダー病→810

ヴォーン=ウィリアムズ分類 Vaughan Williams classification ［**ボーン=ウィリアムズ分類**］ 作用点(イオンチャネル，受容体)の違いに基づいた抗不整脈薬の分類で，Ⅰ～Ⅳ群に分けられる．Ⅰ群は局所麻酔作用をもつナトリウム(Na)チャネル抑制薬で，さらに活動電位持続時間を延長するⅠa 群，短縮するⅠb 群，不変のⅠc 群に細分類される．Ⅱ群は β 遮断薬，Ⅲ群はカリウム(K)チャネル遮断薬，Ⅳ群はカルシウム(Ca)拮抗薬である．Ⅰa 群にはキニジン硫酸塩水和物，プロカインアミド塩酸塩，ジソピラミドリン酸塩，Ⅰb 群にはリドカイン塩酸塩，メキシレチン塩酸塩，フェニトイン，アプリンジン塩酸塩，Ⅰc 群にはフレカイニド酢酸塩，プロパフェノン塩酸塩，ピルジカイニド塩酸塩が属する．Ⅱ群の薬にはプロプラノロール塩酸塩，Ⅲ群にはアミオダロン塩酸塩，Ⅳ群にはベラパミル塩酸塩やジルチアゼム塩酸塩などがある．[424]

ウォッシュクロス washcloth 一般的には約 30 cm 四方の小型タオルを指す．清拭の際には，ウォッシュクロスを 50℃ 程度の湯の中ですすいでかたく絞ったのち手に巻きつけ，石けんをつけて泡立て，全身をふき，身体各部の汚れを落とす．フェイスタオルよりも小さい．ウォッシュクロスは，手に巻きつけることができる大きさであり，①皮膚に接触する部分に十分な厚みをもたせ，手のひら全体で連続的に適度な圧と速度で，皮膚に付着している汚れをふきとれる，②腋窩や膝窩，足趾など，皮膚がやわらかく2面が接する面積の狭い部分の清拭が可能になるためである．巻き方のポイントは，①しわをつくらず，端が出ないようにする，②利き手にきつめに巻きつけるようにする，③湯の中ですすいでかたく絞ったあとは素早く手に巻くことで，ウォッシュクロスの温度が低下することを防ぐ．手に巻きつけず端が出ないようにし，たたんで使用することも可能．いずれの方法もタオルの端が出ているとタオルが冷めて，対象者の皮膚に触れると不快感を与えるのでしっかり折り込んで用いる．[70] ⇨参清拭→1670，部分清拭→2567

●ウォッシュクロスのつくり方

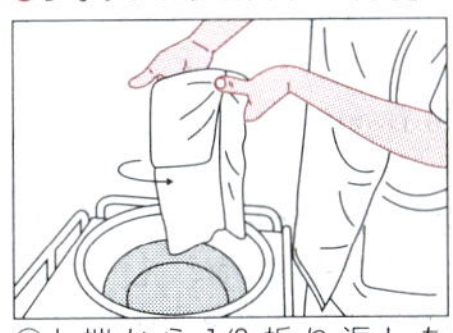
①上端から 1/3 折り返したウォッシュクロスを 1/3 利き手に巻きつける．

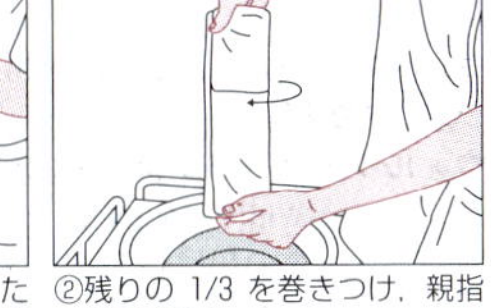
②残りの 1/3 を巻きつけ，親指で押さえる．

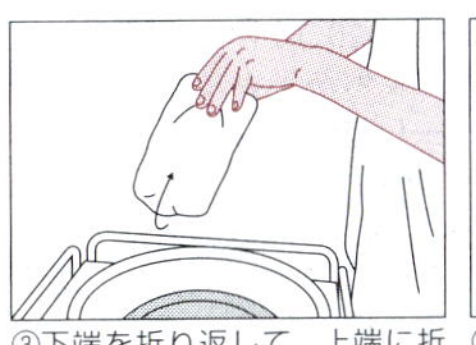
③下端を折り返して，上端に折り込む．

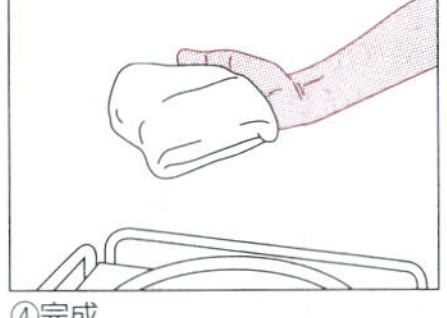
④完成

茂野香おる：系統看護学講座 専門分野Ⅰ 基礎看護学[3] 基礎看護技術Ⅱ 第15版，p.156，図5-6，医学書院，2009

ウオノメ corns⇨同鶏眼→853

ウォルフ管　wolffian duct ［中腎管，原腎管］ 尿管や男性の生殖輸管系に分化する管．腎臓の発生は前腎，中腎，後腎と変遷し，後腎が終生腎として機能する．中腎は胚齢4週末〜2か月末にかけて存在し，その輸尿管として形成されるのがウォルフ管(中腎管)で，尾方は総排出腔(のちの膀胱)に至る．この時期，胚の器官原基が次々と分化し，それらの形態形成が進行しているため，腹部で大きな領域を占める中腎の構造は周囲の器官発生に大きな影響を与える．特に，近接して発生する生殖器系は中腎の一部を利用して形成されることになる．男性では，ウォルフ管は生殖輸管(精巣上体管，精管，精管膨大部，射精管)と精囊腺に分化して機能する．この分化は男性胚子の精巣から分泌されるテストステロンによって誘導される．したがって，女性胚子ではウォルフ管は中腎とともに退化し，痕跡的にガルトナー Gartner 管などとなる．ただし後腎形成に際しては，男女胚子ともウォルフ管の後部から出芽した管(尿管芽)が後腎組織に到達することが必要となる．この尿管芽に由来する管は終生腎の輸尿管系(集合管，腎杯，腎盂，尿管)に分化，発生する．ウォルフ Kasper F. Wolff はドイツの解剖学者(1733-94)．[1044] ⇨参ガルトナー管→559

ウォルフ管遺残　wolffian rest ［コーベルト囊胞］ 性腺は一対の生殖堤 genital ridge の間葉組織から発生し，卵黄囊から生殖細胞が遊走し性腺が発達するが，精巣や卵巣への分化，進展は性染色体およびテストステロンの分泌の有無によって決定される．男子ではウォルフ管(中腎管)が精巣上体，輸精管，精囊，射精管などを形成し，ミュラー Müllerian 管(中腎傍管)は退行する．女子ではウォルフ管は退行しミュラー管から卵管，子宮などが形成される．このような発生途上で女子のウォルフ管が完全に退行しないで残っているものをウォルフ管遺残という．性分化異常の1つである精巣性女性化症候群では抗ミュラー管ホルモンは正常であるため，ミュラー管由来構造物である卵管，子宮，腟上部1/3が欠損し，腟は盲端に終わり，精巣は腹腔内や鼠径管内もしくは陰唇内にある．不完全型では陰唇融合，陰核肥大などの男性化とウォルフ管遺残がある．[1631]

ウォルフ体　wolffian body⇨同中腎→1990

ウォルフの法則　Wolff law⇨同応変則→396

ウォルフ・パーキンソン・ホワイト症候群　Wolff-Parkinson-White syndrome；WPW syndrome ［WPW 症候群］ 正常の房室伝導路以外に1〜複数本の副伝導路を有するため，その副伝導路が房室伝導に関与して早期に心房からの興奮が心室に伝わる早期興奮症候群で，PQ(あるいは PR)間隔短縮(PQ≦0.12 秒)と QRS 幅延長(QRS≧0.10 秒)，変形 δ(デルタ)波といった特異な心電図所見と房室リエントリー(心房-正常伝導路-心室-副伝導路-心房)による発作性の上室性頻脈性不整脈を伴う．報告者(Wolff, Parkinson, White, 1930)の頭文字をとって WPW 症候群と呼んでいる．正規の房室伝導系と副伝導路とを回旋する房室回帰性頻拍を引き起こす．心房細動発作時に早い心房インパルスが副伝導路を介して心室へ伝わり(偽性心室頻拍)，血圧の低下や心室細動を引き起こすことがある．また，副伝導路が房室伝導(順伝導)には用いられず，もっぱら逆伝導(室房伝導)のみに用いられ，δ 波を生じないものを潜在性 WPW 症候群と称し，通常の顕在性と区別することもある．頻拍を有する例では，副伝導路に対するカテーテルアブレーションが最近治療の第1選択になりつつある．ウォルフ Louis Wolff(1898-1972)とホワイト Paul Dudley White(1886-1973)はともにアメリカの心臓専門医．パーキンソン Sir John Parkinson (1885-1976)はイギリスの心臓専門医．[424]

ウォルフ・ハーシュホーン症候群　Wolf-Hirschhorn syndrome⇨同4 p − 症候群→5

ウォルフラム症候群　Wolfram syndrome ［DIDMOAD (diabetes insipidus, diabetes mellitus, optic atrophy, deafness) 症候群，ウルフラム症候群］ 若年で発症し，尿崩症 diabetes insipidus，糖尿病 diabetes mellitus，視神経萎縮 optic atrophy，感音難聴 deafness をきたす常染色体劣性遺伝性疾患．これら4つの主徴候の頭文字をとって，DIDMOAD 症候群ともいう．第4染色体短腕(4 p 16.1)に原因となる *WFS1* 遺伝子が存在する．視床下部視索上核，室傍核，および下垂体後葉の形成不全が認められ，他に種々の神経，内分泌，尿路系の異常を合併することもある．ウォルフラム Don J. Wolfram は20世紀のアメリカの医師．[274]

ウォルフリング腺　Wolfring gland 涙液を分泌する副涙腺の1つで，上下眼瞼の瞼板縁近くの結膜下に存在する．上方に3か所，下方に1か所以上開口している．涙液は95% が［主］涙腺から分泌されるが，残り5% が副涙腺から分泌される．副涙腺には他にクラウゼ Krause 腺がある．ウォルフリング Emilij Franzevic von Wolfring はポーランドの眼科医(1832-1906)．[566] ⇨参副涙腺→2551

ウォルマン病　Wolman disease ［コレステロールエステル蓄積症］ リソソーム酵素異常に基づく脂質代謝異常症の1つ．遺伝形式は常染色体劣性遺伝である．リソソームの酸性リパーゼの欠損により全身臓器のリソソーム内にコレステロールエステルおよびトリグリセリドが蓄積し，1歳までに死亡する重症疾患である．確定診断は白血球，培養皮膚線維芽細胞で酸性リパーゼ活性の測定による．症状は生後1週頃から肝脾腫，嘔吐，脂肪便性下痢，貧血をきたす．軽症型はコレステロールエステル蓄積症 cholesterol ester storage disease(CESD)である．[987]

迂回槽　ambient cistern 脳軟膜とくも膜が広く分離して形成されるくも膜下膨大部，すなわちくも膜下槽の1つで，中脳の後・上・外表面を囲んで存在．上槽 superior cistern とも呼ばれる．この槽は中にガレン Galen 大静脈および後大脳動脈と上小脳動脈が存在する．[475]

浮きばかり⇨同比重計→2441

右脚ブロック　right bundle branch block；RBBB ［RBBB］ 心臓の刺激伝導経路(ヒス His 束→右脚→プルキンエ Purkinje 線維網を介して一般心筋に刺激を伝導)である右脚の電気的伝導障害．心電図では V_1 誘導にて rsR′ パターンを呈する．QRS 幅0.12 秒以上を完全右脚ブロック，それ以下を不完全右脚ブロックという．種々の心疾患に合併してしばしばみられるが，明らかな心疾患を認めない症例にも右脚ブロックはしばしば認められるため，これのみでは病的意義はない．[424]

⇨参脚ブロック⇀709

右胸管 right thoracic duct⇨同右リンパ本幹⇀2764

右胸心 dextrocardia⇨同右心症⇀326

受身アナフィラキシー passive anaphylaxis⇨同受動性アナフィラキシー⇀1403

受身感作⇨同受動感作⇀1403

受身赤血球凝集反応 passive〔hem〕agglutination reaction；P〔H〕A ［間接〔赤〕血球凝集反応，受動血球凝集反応］ 凝集反応による古典的な抗体検出系の1つ．赤血球(主として動物由来)表面に抗原を吸着(感作)させたものを試剤とし，加えた検体溶液中に含まれる抗体によって赤血球が凝集する反応．凝集像を主として視覚的に観察することにより，抗体の存在や抗体価を知ることができる．反対に，抗体吸着赤血球を用いて抗原を検出する場合を逆受身凝集反応と呼ぶ．抗体の検出系として容易に作成でき，操作も簡便なためよく使われていたが，近年では赤血球のかわりにラテックスやゼラチン粒子などの人工担体を利用した凝集反応が主流となっており，自動機器による定量的測定法も汎用されている．[1045] ⇨参赤血球凝集反応⇀1731，逆受身赤血球凝集反応⇀707

受身(間接)赤血球凝集抑制反応 passive red cell inhibition test⇨同感作赤血球凝集抑制反応⇀602

受身(間接)赤血球溶血反応 passive hemolysis⇨同感作赤血球溶血反応(試験)⇀602

受身皮膚アナフィラキシー反応 passive cutaneous anaphylaxis；PCA ［受動皮膚アナフィラキシー反応，PCA］ 動物皮内で実際にⅠ型アレルギーを起こさせる検査法．抗 IgE 抗体や同種細胞親和性の抗 IgG 抗体，あるいはこれらの抗体を含む抗血清を同種の正常個体の皮内に注射し，一定時間後に抗原を青色のエバンスブルーとともに静脈内に投与する．皮内に注射された抗体が肥満細胞と結合した状態において，次に静脈内投与された抗原がその抗体に結合，架橋することにより細胞内の化学伝達物質が放出される．その結果，血管透過性が亢進し抗体を注射した部位を中心に色素斑が現れる．この大きさにより投与した抗体量を知ることができる．逆に，最初に抗原を皮膚に注射しておき，その後に抗体を投与して抗体量を調べる方法を逆受身皮膚アナフィラキシー反応という．[388]

受身免疫 passive immunization, passive immunity ［受動免疫］ 抗体や細胞などを移入されることにより受動的に成立する免疫．能動免疫に対する言葉．移入した抗体，細胞の寿命が終わると免疫は終わる．悪性腫瘍に対する免疫療法として樹状細胞やエフェクター細胞(キラー細胞のように直接効果をもたらす細胞)を移入することがあるが，この場合には養子免疫という言葉がしばしば使われる．これも受身免疫の一種である．[1439] ⇨参能動免疫⇀2309，養子免疫⇀2869

受身溶血反応 passive hemolysis 可溶性の抗原に対する抗体を赤血球の凝集反応を利用して検出する方法．抗原分子を人工的に付着させた赤血球を用いると，この抗原に対する抗体が存在していれば赤血球の凝集反応がみられる．結核の診断に用いられるミドルブルック・デュボス反応などがその例．[388]

受持制看護 1人の看護師が数人の患者を受け持ち，その勤務時間帯に予定されている患者の看護業務をすべて担当する方式の看護体制をいう．機能別看護と異なり，患者を総合的に把握しケアすることができるという利点がある．その日その勤務帯内での受け持ちであり，全勤務帯，しかも入院から退院まで全責任をもつプライマリナーシングの受け持ちとは様相を異にする．[1451]

烏口(うこう)突起 coracoid process 肩甲骨前方にある骨の突起．上腕二頭筋短頭，烏口腕筋，小胸筋が付着する．[1109]

烏口(うこう)腕筋 coracobrachial muscle 上腕二頭筋短頭とともに烏口突起から起こり，その内側に沿って下方に向かい，上腕骨の内側前面の中部につく．上腕を前に上げ，かつ多少内転する．[1109]

ウサギ熱⇨同野兎(やと)病⇀2844

兎の口症候群 rabbit syndrome ［兎の口振戦］ 口周辺にみられる兎の口の動きのような特異な振戦．本症の振戦は口唇を規則的に速く開閉させ，閉口時には口をすぼめながら突出させる．多くは向精神薬によって誘発される錐体外路症状である．[475]

兎の口振戦 rabbit tremor⇨同兎の口症候群⇀323

ウシ海綿状脳症 bovine spongiform encephalopathy；BSE ［狂牛病，BSE］ ウシのプリオン病で長い潜伏期ののちに発症する進行性の中枢神経疾患．剖検脳組織の所見から脳組織の海綿状の脱髄が特徴的なことに病名が由来する．また，発症牛の運動失調による異常行動のため，狂牛病の名でも知られる．1986 年にイギリスではじめて発見され，その後 1996 年にイギリス政府によって，ウシからヒトへの感染を公式に認める見解が発表され，世界中で混乱が生じた．もともとヒトにもプリオンを病原体とした BSE に似た症状のクロイツフェルト・ヤコブ病 Creutzfeld-Jakob disease(CJD)が存在しており，CJD と BSE との関連が取り沙汰されたが，ウシからヒトへの感染で起こるものは変異型 CJD variant CJD(vCJD)と呼び，CJD とは明確に区別される．この発表以来，詳しい研究および防疫対策，BSE 監視体制の強化が図られ，近年 BSE 感染の食用肉が出回る確率はきわめて低くなっている．変異型 CJD 感染者数は WHO の発表で 2003 年時点で 120 名をこしている．[1113] ⇨参プリオン病⇀2580

右軸偏位 right axis deviation アイントーフェン Einthoven の正三角形をもとにした心電図における 105 度以上の QRS 電気軸偏位．[424] ⇨参軸偏位⇀1260

ウシ結核症 bovine tuberculosis ウシに起こる結核性疾患．肺結核，皮膚・リンパ節結核，真珠腫などの病変を呈する．病原体はウシ結核菌 *Mycobacterium bovis* で，ヒトには小児のリンパ節・骨関節結核を起こすことがあるというが，きわめてまれである．成人には感染しないといわれている．[953]

ウシ血清アルブミン腎炎 bovine serum albumin nephritis；BSA nephritis ［BSA 腎炎］ 血清病腎炎であり，免疫複合体による糸球体腎炎の代表的モデルである．ラットやウサギに異種タンパクであるウシの血清アルブミン(BSA)を投与すると，BSA に対する抗体が産生されるために抗原抗体反応が生じ，免疫複合体が形成される．その免疫複合体が腎臓の糸球体に沈着すると糸球体腎炎が発症する．[858] ⇨参急性血清病腎炎⇀726

右室⇨同右心室⇀326

う

右室異形成　right ventricular dysplasia；RVD　右室心筋の高度の低形成または完全欠損を示す奇形．オスラー William Osler(1905)とウール Henry S. M. Uhl(1952)により記載された．先天性心疾患の0.1%を占め，男女差はない．右室心筋の一部が脂肪組織により置換される病態は脂肪腫心とも呼ばれ，急死の危険があることが法医学者により指摘されていた．その後フォンテーン Guy Fontaine(1978)により心室頻拍発作を合併する事実が確認され，催不整脈性右室異形成症(不整脈原性右室異形成症)arrhythmogenic right ventricular dysplasia(ARVD)の名称が与えられた．先天性脂肪生成異常と右室心筋炎などの後遺症(脂肪化と線維症が同居する)とみられるものが存在するが，その鑑別は難しい．1996年のWHOの心筋症新分類でRVDは右室心筋症 right ventricular cardiomyopathy〔RVC(M)〕に格づけされた．[319] ⇒参ウール奇形→316，不整脈原性右室異形成症→2557

右室拡張終期圧　right ventricular end-diastolic pressure⇒同右室拡張末期圧→324

右室拡張末期圧　right ventricular end-diastolic pressure［右室拡張終期圧］ 拡張末期(心電図上のR波に一致)における右心室の内圧．循環血液量増加や心不全時に上昇する．基準値は4±3 mmHg．[17]

右室駆出分画(率)　right ventricular ejection fraction；RVEF　核医学検査の右心動態シンチグラフィー(右心プールシンチ)などにより算出される指標の1つで，一回心拍出量/右室拡張終期容積で求められる．右室収縮機能を反映する指標．[676] ⇒参心臓核医学→1577，シンチグラフィー→1586

右室梗塞　right ventricular infarction　右冠動脈の閉塞により発症する心筋梗塞．右室単独の心筋梗塞はまれであり通常，貫壁性下壁梗塞に合併して出現．循環動態は低心拍出量が特徴的．右心不全を併発すると右室への血液流入障害から右房圧が上昇し，頸静脈の怒張とクスマウル Kussmaul 徴候が観察される．下壁梗塞単独の場合とは治療法が異なるので，下壁梗塞の患者を診察した場合には常に本症の合併を念頭におかなければならない．急性期において心電図の右側胸部誘導にST上昇を認めた場合は本症が強く疑われる．心エコーでは右室壁運動障害と右室腔の拡大を認める．治療は右心不全優位型で低血圧と乏尿を伴う場合はスワン・ガンツカテーテル監視下に多めの輸液を行う．徐脈例には心房ペーシングまたは心房心室順次ペーシングを施行する．合併する左室梗塞の範囲が広いために左室不全優位型となった場合は，さらに利尿薬，血管拡張薬を使った薬物療法のほか，大動脈バルーンパンピングなどを要する．[390]

右室枝《冠〔状〕動脈の》　right ventricular branch　右心室自由壁を灌流する右冠状動脈の分枝．アメリカ心臓協会の報告書では右縁枝〔鋭角(縁)枝〕とは区別される．[439] ⇒参鋭角(縁)枝《冠〔状〕動脈の》→342

右室性拍動　right ventricular heave(lift)；RV heave(lift)［隆起性拍動］ 右室域に触診される下からもち上がってくる強い拍動．右室は胸壁に最も近い場所に位置し，右室肥大や右室負荷が存在すると仰臥位で胸骨および前胸壁領域に拍動による隆起が触診される．[640]

右室二腔症　double-chambered right ventricle；DCRV，two-chambered right ventricle［右室二腔心］ 右室の内腔が三尖弁下の洞部(流入部)と流出路(肺動脈弁口側)の二腔に分割される奇形．右室の流入部と流出路の境界をつくる中隔縁柱 trabecula septomarginalis とそれに連なる調節束 moderator band の異常な肥大が病因である．膜性部心室中隔欠損(通常流入部へ開く)を高率に合併し，右室流入部(高圧)と流出路(低圧)間に相当の圧差を呈する．胸骨左縁の強い収縮期雑音が特徴的である．二腔間の圧差が50 mmHg以上あれば手術が勧められる．[319]

右室二腔心　double right ventricular heart⇒同右室二腔症→324

右室肥大　right ventricular hypertrophy；RVH［RVH］ 右室負荷により代償性に生じる右心室筋の肥大．原発性肺高血圧症，肺動脈弁疾患，僧帽弁疾患，ファロー Fallot 四徴症などでみられる．[676]

右室流出路　right ventricular outflow tract；RVOT　右室と肺動脈を連結する通路．右室の内腔は中隔縁柱 trabecula septomarginalis(TSM)によって三尖弁口側の流入部(洞部 sinus portion)と肺動脈弁口側の流出路に分けられる．流出路の末梢(肺動脈弁口)側は漏斗部 infundibulum と呼ばれ，室上稜が上縁をつくり，その中枢側(入口)はTSMより末梢側に設定されている．漏斗部の外観は〔動脈〕円錐部 conus〔arteriosus〕と呼ばれる．[319]

●右室流出路

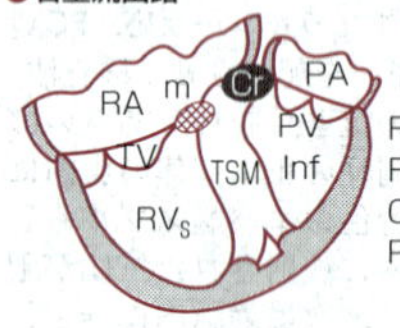

RA：右房　m：膜性中隔　TV：三尖弁
RV_S：右室洞部　TSM：中隔縁柱
Cr：室上稜　PV：肺動脈弁
PA：肺動脈　Inf：漏斗部(右室流出路)

右室流出路導管作成術⇒同ラステリー手術→2895

羽状筋　bipennate muscle［双羽状筋］ 筋の中央を貫通する長い腱をもち，この腱に短い筋線維が両側性に鳥の羽のように付着している筋で，双羽状筋ともいわれる．腱に付着する筋線維の状態によってつけられた名称である．筋線維が半側のみに羽毛状に付着するものは半羽状筋，また幾重にも羽毛状に重なったものを多羽状筋という．この付着によって比較的大きな生理的横断面が得られるため，強い筋力が生ずる形状である．[636] ⇒参筋の形状→802

齲蝕(うしょく)　dental caries，dental decay［虫歯］ 初期においては，歯の表面に付着したプラーク中の細菌が産生する酸による脱灰作用と唾液による再石灰化作用の間の揺れ動くプロセスであり，一方的な脱灰が続いた場合に，エナメル質表層下の脱灰がもたらされる．さらに進行すると歯質の破壊が生じる．ここまではエナメル質の脱灰であり，病因因子の改善により進行を停止させることが可能である．さらにこのプロセスが進行した場合に，ゾウゲ(象牙)質の脱灰が進み，ゾウゲ細管内に細菌が増殖するようになると，細菌の産生する酵素によりゾウゲ質タンパク成分の分解が起こる．このような感染歯質は通常，除去することが推奨される．放置すると歯髄にまで細菌感染が生じ，身体が衰弱した人では血流を通じて身体他部に炎症が広がる危険がある．エナメル齲蝕の原因は，スクロースから不溶性グルカンを産生しエナメル質に定着して強い酸を産生するミュータンス連鎖球菌と，飲食物として摂取された発酵性の糖であるが，発症に関与する因子は，唾液の分泌量とその緩衝能，飲食の頻度，ミュータンス連鎖球菌の感染，歯質の耐酸性など多因子である．齲蝕は，経済成長期の社会では普遍的な疾患で，重症の患者も多かったが，フッ化物の応用や食生活の改善によって近年わが国でも重症者の割合は激減している．このため，欧米では1980年代から，わが国では2000年代になって従来の診断，処置の考え方が見直されつつある．[1369] ⇨参齲蝕(うしょく)の三大要因→325，齲蝕(うしょく)の分類→325

齲蝕(うしょく)の分類 classification of dental caries 齲蝕にはさまざまな分類法がある．①発生部位による分類：小窩裂溝齲蝕(臼歯の咬合面，大臼歯の頰面・舌面，上顎中側切歯の舌面)，平滑面齲蝕(歯頸部，隣接面)，②進行速度による分類：急性齲蝕(若年者に多い)，慢性齲蝕(高齢者に多い)，③進行深度による分類：表在性齲蝕，中等度齲蝕，深在性齲蝕，④進行状態による分類：穿下性齲蝕，穿通性齲蝕，環状齲蝕，⑤解剖学的分類：歯冠部，歯根部，咬合面，隣接面，歯頸部，エナメル質，ゾウゲ(象牙)質，セメント質齲蝕など．臨床的，特に保険診療においてはC_1(エナメル質齲蝕)，C_2(ゾウゲ質齲蝕)，C_3(歯髄感染)，C_4(残根状態)の4段階に分ける．学校検診では，齲蝕と判定できないが初期病変の疑いがあるものをCO(シーオー，要観察歯)，直ちに処置すべき齲蝕をC(未処置歯)と分類している．母子保健においては，1歳6か月健診(歯科)では，齲蝕や処置歯の有無と齲蝕経験歯のある場合にはその箇所によって，対象者を乳歯齲蝕の罹患型(O_1，O_2，A，B，C型)に分類する．齲蝕がないが今後起こりやすいと判断される場合はO_2型，齲蝕がある場合で上顎前歯部のみ，または臼歯部のみに齲蝕がある場合はA型，上顎前歯部と臼歯部に齲蝕がある場合はB型，下顎前歯部を含めた上顎前歯部および臼歯部に齲蝕があるものをC型としている．それぞれに対応した歯科保健指導と事後措置が行われる．3歳健診(歯科)では，乳歯齲蝕の罹患型により対象者をO，A，B，C1，C2型に分類する．O型は齲蝕がない場合，齲蝕がある場合で上顎前歯部のみ，または臼歯部のみに齲蝕がある場合はA型，上顎前歯部と臼歯部に齲蝕がある場合はB型，下顎前歯部のみに齲蝕がある場合をC1型，下顎前歯部を含めた上顎前歯部と臼歯部に齲蝕があるものをC2型としている．それぞれに対応した歯科保健指導と事後措置が行われる．[1369]

齲蝕(うしょく)の三大要因 three main factors of dental caries 多因子性疾患である齲蝕は，①宿主および歯，②細菌叢，③食事の三大因子がその発生に関与するとされる(カイエス Keyes，1962)．今日では，①宿主すなわちエナメル質の齲蝕感受性と唾液(唾液エナメル複合体)，②齲蝕原性細菌，③食事が因子と考えられ．糖の摂取頻度や口腔内での停滞時間など時間の因子が重視され，これらが相互に関与して齲蝕を誘発すると考えられている．[1369]

齲蝕(うしょく)円錐 carious cone ゾウゲ(象牙)質の感染は，エナメル質部分の脱灰病巣に比較してはるかに大きく広がっている．ゾウゲ質の感染歯質は，エナメル質との境界部で最も大きく広がり，それを底面として歯髄側に向けた円錐状を示す．[1369]

齲蝕(うしょく)活動性試験 caries activity test⇨同カリエスリスクテスト→552

齲蝕(うしょく)経験 caries experience ［齲蝕(うしょく)スコア］ 齲蝕統計では，齲蝕が原因で処置や抜歯された過去の齲蝕を含めて齲蝕と呼び，集団の齲蝕罹患状況を1人当たりのD(未処置歯)，M(喪失歯)，F(修復歯)の合計で表現する．1人当たりDMF歯数の合計を指数とするDMFT index(Tはteeth)と，より詳細に合計歯面数を用いるDMFS index(Sは歯面surface)がある．また，D, M, F歯のいずれかをもつ者の割合としてDMF者率や被検歯数当たりのD＋M＋F歯数の割合を示すDMF歯率がある．[1369] ⇨参齲歯(うし)率→325

齲蝕(うしょく)原性細菌 cariogenic bacterium 齲蝕原性細菌とは，以下の4つの条件を備えた細菌である．①歯の表面に付着して増殖できる，②歯を脱灰する酸を産生する能力がある，③酸性環境で増殖できる，④細菌を歯面に付着させ，産生された酸を局所に停滞させる不溶性グルカン生成能がある．口腔内細菌の中で糖を代謝して酸を産生する細菌は，ストレプトコッカス *Streptococcus* 種，ラクトバシラス *Lactobacillus* 種などである．中でも，とくに不溶性グルカン生成能をもつストレプトコッカス・ミュータンス *Streptococcus mutans* とストレプトコッカス・ソブリヌス *Streptococcus sobrinus* の2種類が，エナメル齲蝕の初発にかかわる齲蝕原性細菌と考えられ，mutans streptococci(ミュータンス連鎖球菌群)で総称される．[1369] ⇨参プラーク微生物叢《歯周病の》→2571

齲蝕(うしょく)スコア caries score⇨同齲蝕(うしょく)経験→325

齲蝕(うしょく)ゾウゲ(象牙)質 carious dentin⇨同軟化ゾウゲ(象牙)質→2197

齲蝕(うしょく)予防 prevention of dental caries 齲蝕の予防は，齲蝕の病因が明らかになる前に，大規模な疫学研究によって確立された．病因論の確立をまたずに予防施策が進んだことが公衆衛生における齲蝕予防の特徴である．フッ化物による歯質の耐酸性の増強は，確実に齲蝕予防効果を示す．水道水のフッ素添加(水道水フロリデーション)，フッ化物溶液による洗口，フッ化物配合歯みがき剤の常用，フッ化物溶液の歯面塗布などフッ化物の応用が20世紀の後半に世界的に広がり，先進国において齲蝕は激減した．とくにフッ化物配合歯みがき剤の普及は，ヨーロッパにおいて効果をあげ，約20年遅れるかたちでわが国の小児の有病率も著明に低下し，重症の齲蝕も激減した．今日では，リスクの高い小児に対する集中的な介入や唾液分泌が低下した高齢者の根面齲蝕の予防など，齲蝕予防のターゲットは集団から個人へと移っている．齲蝕の予防が進んで，齲蝕罹患リスクの個人差が顕著になってきたためである．個人の齲蝕予防では，プラークコントロールや食生活のコントロールなど，セルフケアの側面が重要である．[1369]

齲歯(うし)率 rate of teeth decayed 齲蝕の有病状態や発病状態は齲蝕経験で示す．齲蝕には自然治癒がないために一度齲蝕に罹患すると歯は未処置か処置の状態，さらには抜歯されて喪失の状態になる．齲蝕の数え方は，それぞれの状態にある歯の本数で行い，それぞれをD(decayed，未処置歯)，M(missing，喪失歯)，F(filled，処置歯)と略し(乳歯は小文字で表す)，齲蝕経験歯(DMF歯)と呼んでいる．指数としては，① DMF者率(齲蝕有病者率)，② DMF歯率，③ DMFT(DMF per tooth)指数(1人平均DMF歯数，1人平均齲蝕経験歯数)がある．DMF者率は1歯以上の齲蝕経験歯をもつ者の割合(%)，DMF歯率は被検歯数のうちのDMF歯数の割合(%)，DMFT指数は被検者1人当たりのDMFの歯の数で求められる．世界的な齲蝕有病状態の比較には，乳歯では3歳児の齲蝕有病者率など，永久歯では12歳児のDMFT指数を用いる．[1369] ⇨参齲蝕(うしょく)経験→325

ウシ流産菌 *Brucella abortus* ブルセラ *Brucella*〔属〕の一菌種で，ウシやヒツジなど家畜に流産を起こす．またヒトにも感染する人獣共通感染を起こす細菌で，ヒトに感染すると波状熱を起こす．[324]

後ろ向き研究 retrospective study ［追想研究，レトロスペクティブ研究，後ろ向き調査］ すでに終了した事柄について，振り返ってその段階での状況や様子について調査を行う研究スタイル．分析的な疫学研究の中で一般的に行われている方法で，「振り返り研究」または「遡及的研究」の別名があり，特に食中毒のような急性疾患の場合の不可欠な研究法である．実際面でのさまざまな制約によって，こうした研究スタイルになることはやむをえないが，振り返ることによって，結果がよかったことについては過程も実際以上によく評価され，逆に結果がよくなかったことについては過程も実際より悪く評価されるなどの記憶のバイアスがかかりやすい．できる限りこうしたバイアスがかからないように配慮することが必要．[980] ⇨参事後要因研究→1274，患者対照研究→607，遡及的研究→1831

後ろ向きコホート研究 retrospective cohort study ［既往コホート］ あるコホート集団の過去に収集・記録された，正確かつ有用な量のリスクファクター(危険因子)に関する情報(例えば診療録など)を用いて，過去のある時点を出発点とする前向きのコホート研究を行うこと．つまり，過去にさかのぼって追跡を開始する方法．危険因子と症状・障害との因果関係を短時間のうちに明らかにできるという利点があり，費用や労力を削減できる．[1152] ⇨参患者対照研究→607，追跡研究→2033，前向き研究→2728

後ろ向き調査 retrospective study⇨同後ろ向き研究→326

右心カテーテル法 right heart(cardiac) catheterization；RHC 心カテーテル検査法の1つで，シャント性疾患の診断，心機能や循環血液量の評価，心不全治療薬の薬効判定などの目的で施行される．大腿静脈などの末梢静脈からカテーテルを挿入し，右房，右室，肺動脈などの右心系にその先端を留置して，各部位の心血管内圧測定や血液ガス分析，心拍出量の測定，右室や肺動脈の造影などを行う．スワン・ガンツ Swan-Ganz カテーテルが頻用されるが，目的に応じて他のカテーテルも使用される．[17] ⇨参心カテーテル検査→1510

右心耳 right auricle 右心房の右前方に位置する耳介に似た円錐形の嚢状腔．発生学的には原始右心房にあたる．[439]

右心室 right ventricle；RV 〔L〕ventriculus dexter ［右室，RV］ 胸郭の縦隔中央に位置する心臓四腔の1つで，大静脈と冠状静脈洞より還流した右心房血を三尖弁口を通じて低圧系である肺循環に駆出する．頂点を下に向けた逆三角形のポケット状の構造で，砲丸形の左心室にまとわりつく形をとる．壁厚は左心室の1/3-1/5と薄い．左心室と同じく，流入路と流出路よりなるが，流出路上部は(内腔側から見て)漏斗部，もしくは(外表から見て)円錐部と呼ばれる．[439]

右心室間動脈 right interventricular artery ［後室間枝，後心室間動脈枝］ 後心室間溝を下行する冠状動脈の分枝で，ジェームス James 以来，後心室間動脈枝 posterior descending artery と慣用されている．多くは右冠状動脈より派生．この枝の長さは心尖を回ってくる前下行枝との関係で左右される．[439]

右心〔室〕低形成症候群 hypoplastic right heart syndrome 右室が先天的に小型(低形成)である奇形で，先天性の三尖弁閉鎖・狭窄と肺動脈弁閉鎖・狭窄の組み合わせで痕跡的からやや小型の右室まで含まれる．クーリー G. H. Khoury ら(1939)の報告がはじめである．先天性心疾患の5% を占め，軽度の男性優位がみられる．小型右心室は心内膜線維弾性症を合併することが多く，右房は拡大して心房中隔欠損または開存卵円孔を通じて心房レベルでの右→左短絡を伴う．正常位大血管(大動脈と肺動脈)と完全大血管転位を合併する2群に分かれる．新生児期早期よりチアノーゼや心不全を呈する．機能的根治手術としてフォンタン Fontan 型手術の適応がある．[319]

●右心〔室〕低形成症候群

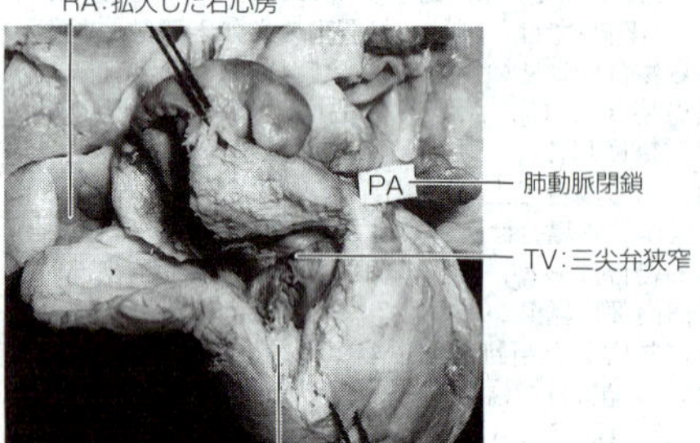

右心症 dextrocardia ［右胸心］ 心臓が主として右胸郭内に位置する奇形の総称．右胸心とも呼ばれる．先天性心疾患の2.4%，新生児全体の0.012-0.029% を占め，男女差はない．心臓の構造がすべて左右逆転していると鏡像右心症 mirror image dextrocardia または完全逆位右心症 totally inverted dextrocardia と呼び，内部構造正常心が右側に偏位している場合を右位心 dextroposition，単に心尖が右を向く場合を右向心 dextroversion と呼ぶ．[319] ⇨参心臓位置異常→1577

右心バイパス法 right heart bypass method 循環補助装置によって，通常は右心房より脱血して肺動脈へと送血する方法．右心不全の患者に対して行われる．膜型肺を用いて血液の酸素化を行う場合(人工心肺)と，循環補助のみを行う場合(補助心臓)とがある．いずれの場合も，循環補助中は回路内の血栓形成や感染予防に

対する注意深い配慮が必要.[105]

右心不全 right heart failure；RHF，right-sided〔heart〕failure 心不全の原因が左心室にあるか，右心室にあるかにより，左心不全，右心不全が区別される．いずれにしても心不全を起こすとその後方に血液うっ滞を起こすことになる．左心不全では，収縮期に送り出しきれなかった血液が拡張期に残る→左室拡張期圧上昇→左房圧上昇→肺静脈圧上昇→肺毛細管圧上昇→肺うっ血となり，臨床的には呼吸困難，起座呼吸などの左心不全症状が生じる．左心不全が進行すると，肺うっ血→肺高血圧→右室圧上昇となり右心不全が合併し，いわゆる両心不全となる．一方，右心不全単独の場合としては，三尖弁閉鎖不全，急性右室梗塞などにより右心機能低下が起こり，右室拡張期圧上昇→右房圧上昇→全身静脈系や肝臓のうっ血が生じて，頸静脈怒張，肝腫大，浮腫などの右心不全症状が出現する．また心原性以外でも，肺実質疾患〔慢性閉塞性肺疾患(COPD)など〕や肺血管床の障害(肺塞栓症，原発性肺高血圧など)により右室負荷増大が生じても右心不全(肺性心)が起こる.[573] ⇨参肺性心→2340，心不全→1599

●右心不全の病態生理

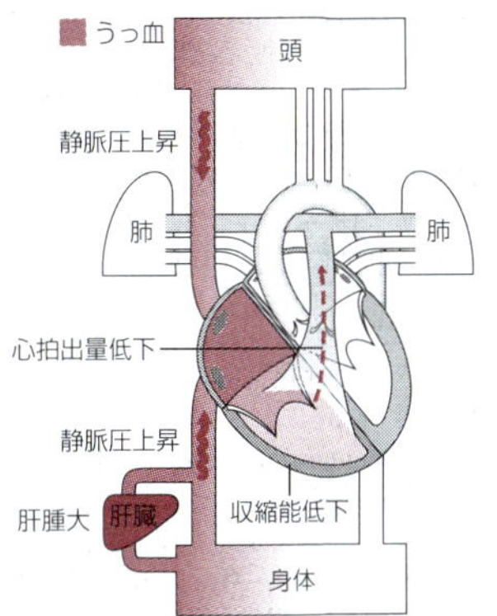

右室の駆出機能の低下により，右房・静脈系に血液がうっ滞し，浮腫や肝腫大を引き起こす．

上塚芳郎：系統看護学講座 専門7 成人看護学[3] 循環器 第12版，p.133，図5-16，医学書院，2007

右心房 right atrium ［右房］ 心臓四腔の1つ．右上後部に位置し，上下の大静脈，冠状静脈洞より流れ込んだ血液を三尖弁口を経て右心室に送る．下大静脈の入口に位置するエウスタキウス Eustachius 弁(下大静脈弁)，冠状静脈洞の血液の逆流を防ぐテベジウス Thebesius 弁(冠状静脈弁)をもち，静脈洞域，中隔，櫛状域，前庭部からなる．心房中隔には円形の卵円窩が，前方には右心耳の入口部があり，右心房底のコッホ Koch の三角には房室結節が位置する.[439]

右心房-肺動脈バイパス手術⇨同フォンタン手術→2524

臼状球関節⇨同臼状関節→721

右前斜位⇨同RAO→101

右側大動脈弓 right aortic arch；rAA 通常，左側第4鰓弓動脈により形成される大動脈弓が，右側第4鰓弓動脈が遺残して形成される奇形．気管，食道を右から後ろにまわり込み，右下行大動脈または左下行大動脈と結合する．右大動脈弓からの分枝が完全鏡像型を示すもの，左腕頭動脈との合併，右側・左側あるいは両側動脈管，左鎖骨下動脈起始異常または閉鎖などを合併して血管輪を形成することがある．右大動脈弓はファロー Fallot 四徴に合併することが多い.[319] ⇨参大動脈弓形成異常→1890

宇田川玄真 Udagawa Genshin 江戸時代の蘭学者〔1769-1834(明和6～天保5)〕．安岡四郎右衛門を父として伊勢(現三重県)に生まれる．榛斎と号す．宇田川玄随に漢学を学び，玄随の勧めにより大槻玄沢，桂川甫周に蘭学を学んだ．杉田玄白の養子となったが放蕩を理由に離縁された．玄随の没後，宇田川家を継いで津山藩医となる．1798(寛政10)年の「蘭学者相撲見立番附」では東方大関に擬されるなど，当代随一の実力をもつ蘭学者であった．『遠西医範』30巻(未刊)，『西説医範提綱釈義』3巻〔1805(文化2)〕，1808(同5)年刊の同書附図「内象銅版図」1折(亜欧堂田善によるわが国初の銅版画解剖図)，『和蘭薬鏡』3巻〔1819(文政2)〕，『遠西医方名物考』36巻と『同補遺』9巻〔1822-34(文政5～天保5)〕，『増補重訂内科撰要』18巻〔1825(文政8)〕などの著訳書がある．中でも，人体解剖学の要点を簡略に解説した『西説医範提綱釈義』は明治直前に至るまで西洋医学の入門書の役割を果たし続けた．門下には藤井方亭，坪井信道，吉田長淑などがいる.[1242]

宇田川榕庵 Udagawa Youan 江戸時代後期の蘭学者，美作国(現岡山県)津山藩医〔1798-1846(寛政10～弘化3)〕．大垣藩医の江沢家に生まれ，蘭学者として有名な宇田川家の養子になる．主著『舎密開宗』(1837-47)は，近代化学の確立者ラヴォワジエ Antoine Laurent de Lavoisier(1743-94)の理論に基づく日本で最初の体系的化学入門書として明治に至るまで長く読まれ，化学用語を含め日本における近代化学の受け容れに多大の影響を与えた.[391]

内返し inversion 足部の距骨下関節の運動の1つで，足の内側縁を挙上し足底を内方に向ける運動．解剖学的にいえば，距腿関節の底屈，前足部の内転，距骨下関節を回外させる複合運動のこと．これに対し，距腿関節の背屈，前足部の外転，距骨下関節を回内させる複合運動を外返しという．内返しと外返しは運動を表す用語であるが，内反と外反は変形に対して用いる用語．⇨参外返し→1847

うち消し undoing 精神分析の防衛機制，すなわち不安を防衛して精神的な安定を図る機制の1つ．すでになされた行為や意識された考えに伴う情動を，それと反対の情動的意味をもつ行為や考えによってうち消そうとする心的機制.[187]

内田・クレペリン精神作業検査法 Uchida-Kraepelin psychodiagnostic test ［**クレペリン精神作業検査，クレペリン試験，精神作業能力テスト**］ 心的作業能力検査の1つ．1桁の連続加算作業を15分作業-5分休息-15分作業という形式で行わせ，1分ごとの作業の量とその変化から，個人の作業素質や人格の基底的特徴を把握しようとする検査．ドイツの精神医学者クレペリン Emil Kraepelin(1856-1926)の実験心理学的研究を端緒とし，1920年代，わが国の心理学者内田勇三郎(1894-1966)によって今日の形に完成された．1分ごとの作業の消長はグラフに表し，その形から5種の質的類別と5段階の量的類別がなされる．内田によると，統合失調症

など精神障害の診断にも有用であるが，今日では産業方面や労働科学の分野で広く用いられる.[693]

打ち抜き照射法　hollow-out irradiation　放射線治療において，病巣付近の放射線感受性の高い正常臓器(リスク臓器)を保護する目的で，主に治療ビームを360度1回転で照射する回転照射時に，リスク臓器の形に合わせて遮蔽ブロックで治療ビームを遮蔽する照射法．例えば，脳下垂体の回転照射時に眼球を打ち抜き，水晶体を保護する方法が採用されている.[1144] ⇨参回転照射法→446

打ち抜き像　punched-out lesion　単純X線写真でみられる境界明瞭で辺縁の硬化像を示さない溶骨性骨破壊像．多発性骨髄腫，ランゲルハンス Langerhans 細胞組織球症，痛風などでみられる.[264]

内張り被膜《肺胞の》⇨参肺胞内面液膜→2354

内向き整流　inward rectification　心筋イオンチャネルにおいて，平衡電位のマイナス側では内向きに流れやすい一方，プラス側で外向きに流れにくい性質をいう.[424]

内向き整流カリウムチャネル　inwardly rectifying potassium channel；I_{K1}　静止膜電位を決定しているカリウム(K)電流．カリウムの平衡電位よりプラス側ではほとんど流れない(内向き整流特性)性質をもつ.[424]

内向き電流　inward current　細胞が脱分極する向きに流れる膜電流のこと．イオンチャネルを通過する陽イオン(ナトリウム，カルシウム，カリウム)の流入，または陰イオン(クロル，重炭酸)の流出によって起こるイオン電流.[1274] ⇨参膜電流→2730，イオン電流→217，脱分極→1919

宇宙医学　aerospace medicine　人工衛星，宇宙ステーションなど，宇宙空間で人間が活動する時代になり，それらの人びとの健康維持と障害・疾病の治療および予防のために，人体への影響と対策を研究する学問．中でも宇宙空間に長期滞在することによる無重力と宇宙放射線の人体への影響が問題とされている．その他の問題として，急激な低圧，低酸素，船外活動時の宇宙服の低圧，高酸素による影響などがある．無重力の影響として宇宙酔い，循環動態・血中の電解質・免疫反応・筋骨格系などの変化が観察されている．加えて閉鎖環境での心理的影響も大きな課題である.[1465]

宇宙線　cosmic rays　大気圏外からくる一次宇宙線と，それが大気と反応することによって生じる二次宇宙線がある．宇宙線は自然放射線の一種.[1144] ⇨参バックグラウンド放射線→2378

うっ(鬱)血　congestion　［**静脈性充血，静脈うっ(鬱)血，受動性充血**］　循環障害の1つで，毛細血管や小静脈内の静脈血量が増加した状態．同じ状態を静脈性充血ともいうが，通常，充血という場合は動脈血流の増加した状態(動脈性充血)を示す．うっ血の原因は局所的または全身的な静脈血の還流障害である．局所的には，血管内に形成された血栓や塞栓，あるいは血管の周囲からの腫瘍などによる圧迫により，血管内腔が狭小化あるいは閉塞した場合に発生する．全身的には，心不全が原因となって起こり，特に肺うっ血と肝うっ血が高度で，重力による沈降性うっ血も生じやすくなる．うっ血した組織や臓器は腫脹して硬度が増し温度は低下する．また，還元ヘモグロビンが増加することから紫藍色を呈し，皮膚や口唇ではチアノーゼと呼ばれる．血管内圧の上昇によって非炎症性の浮腫や漏出性出血が引き起こされる．慢性肺うっ血では感染を起こしやすく，慢性うっ血肝は心性(うっ血性)肝硬変へ進展する場合がある.[1340]

うっ(鬱)血型心筋症　congestive cardiomyopathy；CCM　拡張型心筋症のこと．特発性心筋症のうち，心室内腔の拡大と収縮不全を特徴とする疾患で，うっ血症状が高頻度に出現するために以前はこのように呼ばれていた．しかし心筋の収縮不全と代償性の心室の拡大が基本病態であり，必ずしもうっ血症状を伴うとはかぎらないため，WHO/ISFC 合同委員会が1980年に提唱した心筋疾患の分類によって拡張型心筋症と改定された．自覚症状として，労作時呼吸困難，動悸，浮腫などの心不全や不整脈による症状がしばしばみられる．診断には心エコー図が最も有用で，左室径の拡大とびまん性の壁収縮の低下を認める．このような所見を示す症例から，虚血性心筋症などの特定心筋症(原因または全身疾患との関連が明らかな心筋疾患の総称)を除外することによって診断される.[47] ⇨参特発性心筋症→2147，うっ(鬱)血性心不全→328，拡張型心筋症→484

うっ(鬱)血肝　congestive liver，〔passive〕congestion of liver　右心不全，緊迫性心嚢炎，バッド・キアリ Budd-Chiari 症候群などでみられるうっ血した肝のこと．肝静脈圧が上昇し，肝静脈の血流が停滞する．うっ血が長期化すると小葉中心性の壊死を生ずる．肝は腫大し，圧痛を伴う．タンパク濃度の高い腹水を伴うことがある．肝機能検査では間接ビリルビン，アミノトランスフェラーゼ，アルカリホスファターゼ(ALP)の上昇がみられ，うっ血までの期間が短いほど高値を示す．診断には超音波検査が有用.[279] ⇨参うっ(鬱)血性肝硬変→328

うっ(鬱)血腎　congestion kidney　［**腎うっ(鬱)血**］　腎臓のうっ血現象．主所見はうっ血尿で，尿量は少なく暗褐色を呈し，タンパク尿，血尿，高比重，強酸性，酢酸体，尿酸塩を認める．多くはウロビリン体陽性．腎門血行障害(遊走腎，異常血管)，全身血行障害(高血圧症，心臓弁膜症，心筋疾患など)，局所血行障害(腹水，下腹部腫瘍の圧迫)により起こる.[474]

うっ(鬱)血性肝硬変　congestive cirrhosis　［**心臓性肝硬変，にくずく肝**］　うっ血肝の状態が長期にわたると，小葉中心部の壊死帯が拡大し相互に結合する．これがさらに進行し，小葉の改築を生じて肝硬変に至る．肝の割面はうっ血と脂肪変性により黄赤色の模様ができ，肉眼的にナツメグ nutmeg(ニクズク)の断面に類似.[279]

うっ(鬱)血性心不全

congestive heart failure；CHF　［CHF］

【概念・定義】心不全はあらゆる心疾患の終末像であるが，近年，心不全の概念は大きく変わってきた．かつて僧帽弁狭窄症などの弁膜症が心不全の原因疾患の主体を占めていた時代には，「心不全とは主に右心不全であり全身浮腫を主徴とする病態」ととらえられていた．その後，血行力学的心機能評価法の進歩と心不全の原因疾患として虚血性心疾患や心筋症の増加に従い，「心不全とは心臓ポンプ機能障害による病態」であり，「末梢主要臓器へ十分な血液を拍出できない状態」と定義された．症状としては浮腫よりも，運動耐容能の低下が重要視されるようになった．その後，分子生物学的研究の臨床応用により，「心不全は神経体液性因子の障害(代償機転としてのレニン・アンギオテンシン・アルドステロン系や交感神経系の活性化が慢性的に持続すると結果的にはむしろ心機能を低下させてしまう)に基づく病態」と定義されるようになった．このような概念の変化とともに治療法も大きな変遷を遂げており，薬物療法だけみても，利尿薬，強心薬を中心にした時代から，レニン・アンギオテンシン・アルドステロン系拮抗薬，β遮断薬を主とする時代となっている．

【疫学】 日本において，心不全患者がどのくらい存在するかという正確な臨床統計は存在しない．アメリカの統計では約500万人の心不全患者がいて，毎年新たに50万人が心不全を発症し，30万人が死亡しているという数字がよく引用される．心不全はあらゆる心臓病の終末像であり，加齢疾患という側面もあるため，急激に高齢化の進んでいるわが国では今後，ますます増加することが予想されている．

【病態生理】 最近，心不全は収縮不全と拡張不全に分けられて説明されるようになった．従来，心不全とは，心臓のポンプ機能が低下し末梢主要臓器の酸素需要に見合うだけの血液量を拍出できない状態であり，結果として肺うっ血や体静脈系にうっ血(浮腫)をきたす病態，と定義されてきた．しかし，約1/3の症例では心不全症状がありながら左室駆出率(EF)が正常であること，すなわち心収縮力は正常である心不全がみられることが明らかになり，拡張不全により生じる心不全が注目されている．①収縮不全：心筋梗塞，拡張型心筋症，僧帽弁逆流や大動脈弁逆流による左室負荷増大，などにより心筋細胞が壊死，機能異常，線維化などを起こし心筋収縮能が低下し，心室が血液を駆出する力が減少する病態．②拡張不全：左室肥大や線維化のために左室壁がかたくなり伸展しにくくなると，拡張期に通常よりも高い圧でないと心室に十分血液が充満しなくなってしまう．左室拡張期圧が上昇すると，左房圧が上昇し，肺うっ血がもたらされ，次いで体静脈圧が上昇し浮腫が起こる．左室収縮性が正常でも肺うっ血が生じることになる．高齢者，女性，糖尿病に多く，高血圧，心房細動を基礎疾患にもつことが多い．

【診断】 問診では，労作時の息切れ，動悸や運動能力の低下が重要である．進行すると起座呼吸，夜間発作性呼吸困難が出現してくる．身体所見では，頸静脈怒張，過剰心音(Ⅲ音，Ⅳ音)，肺ラ音，肝腫大，四肢浮腫に注目する．検査では，胸部X線写真，心電図，心エコー，血液生化学的検査が重要であるが，なかでも心エコーでの基礎疾患診断と心機能評価がきわめて有用である．すなわち，**左室駆出率(EF)**や**心筋短縮率(FS)**により心収縮性が評価され，また拡張期左室流入血流パターンによるE/A比(心エコーのE波とA波の比)が拡張能の指標として用いられている．心臓カテーテル検査は，心不全の原因疾患の評価のために，特に虚血性か非虚血性(心筋症)かの鑑別に必須であり，冠動脈造影，左室造影，ときに心筋生検が行われる．慢性心不全の重症度評価には，**ニューヨーク心臓協会(NYHA)心機能分類**が使われることが多く，簡便だが予後を反映する重要な指標である．急性心不全では，肺うっ血や心拍出量などの血行動態を指標にした**フォレスター Forrester 分類**が用いられる．最近は，BNP(脳性ナトリウム利尿ペプチド)が心不全の重症度に従い上昇することが明らかになり，神経体液性因子を代表する重要な指標となっている．BNPの基準値上限は20 pg/mLであるが，中等度心不全では200-400 pg/mL，重症心不全では600 pg/mLをこえる．

【治療】 心不全治療の目標はQOL改善および生命予後の改善である．薬物療法が主体となるが，最近の大規模臨床試験から得られたエビデンスとして，**アンギオテンシン変換酵素(ACE)阻害薬**や**アンギオテンシンⅡ受容体拮抗薬**，**β遮断薬**が予後改善に有効であることが示されている．一方，古くから使われているジゴキシンは洞調律心不全患者において死亡率改善効果は証明されなかったが，症状改善効果と入院減少効果が認められている．また利尿薬も予後改善効果のエビデンスはないが，うっ血解除には必須の薬剤である．これらの薬物療法に加えて，心室再同期ペーシング療法(CRT)，植込み型除細動器(ICD)，補助循環装置(LVAD)，人工心臓などの非薬物療法の進歩も大きい．[573]

●うっ血性心不全

①収縮不全

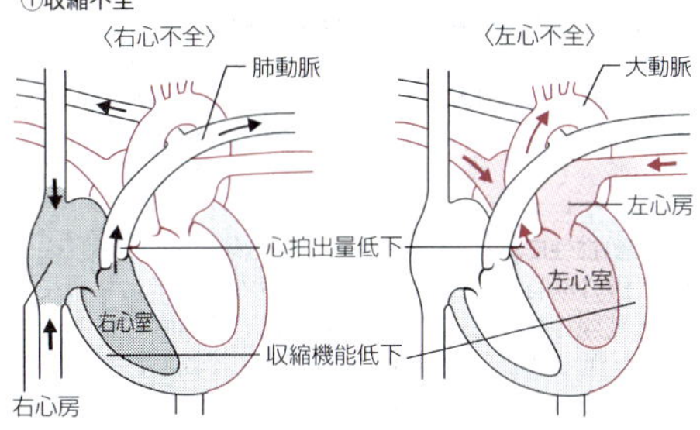

右心室の駆出力低下により右房と体静脈系に血液がうっ滞し，浮腫や肝腫大を引き起こす．

左心室の駆出力低下により左房と肺静脈に血液がうっ滞し，肺うっ血を引き起こす．

②拡張不全

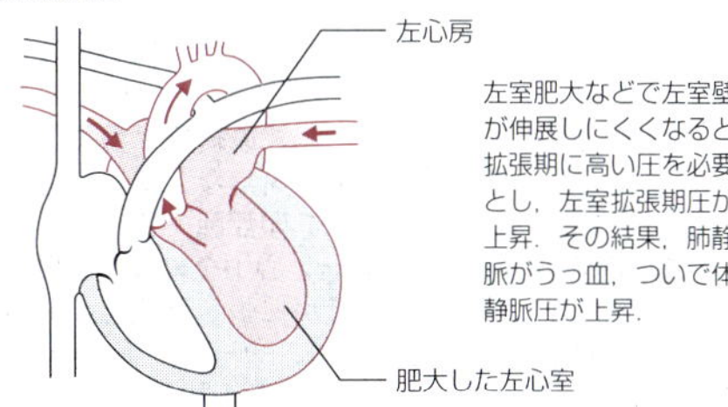

左室肥大などで左室壁が伸展しにくくなると，拡張期に高い圧を必要とし，左室拡張期圧が上昇．その結果，肺静脈がうっ血，ついで体静脈圧が上昇．

うっ(鬱)血性心不全の看護ケア

【観察のポイント】 肺うっ血の症状(労作による息切れ，安静時・夜間の呼吸困難，起座呼吸，肺雑音，咳嗽，重症の際には泡沫状のピンク色の痰の有無といった呼吸状態)と，静脈うっ血の症状〔頸静脈の怒張，顔面や四肢の浮腫，体重増加，消化器症状(食欲不振，悪心，嘔吐，便通異常)の有無〕があげられる．また，心拍出量の低下による血圧低下，頻脈，末梢の冷感，チアノーゼ，尿量低下，倦怠感や意識障害の観察を行う．心筋障害によっては致死性不整脈の出現もあるため，心拍数や脈の性状と合わせてモニタリングを行う．多くの場合，酸素投与，輸液療法が行われるため，確実に管理し，水分出納バランスに留意する．心不全は，治療の経過途中に悪化することも多いため，異常の早期発見，対処が重要であり，症状の観察には特に注意しなければならない．

【ケアの実際】 ポイントは苦痛の緩和と心身の安静である．安静の必要性，症状について個々の患者に合った方法で繰り返し説明し，協力を得ることが必要である．また，呼吸困難などの自覚症状から，患者は不安や恐怖をいだきやすいため，患者の訴えをよく聞き，苦痛，不安を取り除くように努める．呼吸困難や咳嗽の症状が強いときには，楽に呼吸ができるようにファウラー Fowler 位やセミファウラー semi-Fowler 位にするなど体位の工夫をする．免疫能の低下もあるため，身体の清潔保持と肺合併症の予防に努める．夜間の呼吸困難や不安から不眠をきたしやすいため，睡眠が十分得られるようにする．服薬，飲水制限，塩分制限の徹底も重要であるが，症状の改善に応じて，患者自身が自己管理できるよう指導していく．[1209] ⇨参うっ(鬱)血性心不全→328

うっ(鬱)血性低酸素症　stagnant hypoxia　［**虚血性低酸素血症**］　循環不全に伴う組織内の酸素供給不足．心拍出量の減少，血圧低下，末梢血管の攣縮，動脈塞栓症，静脈うっ滞などが原因となり，組織毛細血管内の血流量が減少して組織・細胞内への酸素供給量が低下するために生じる．[648]

うっ(鬱)血性皮膚炎⇨同うっ(鬱)滞性皮膚炎→330

うっ(鬱)血乳頭　choked disc　頭蓋内圧亢進によって視神経乳頭浮腫を起こした状態．通常は両眼性にみられるが，腫瘍の圧迫で一側の視神経が萎縮し，対側の視神経乳頭のみうっ血乳頭を呈することもあり，このような状態はフォスター=ケネディー Foster Kennedy 症候群と呼ばれる．眼底所見のわりには自覚症状に乏しく，初期には視野検査でマリオット Mariotte 盲点の拡大のみがみられることが多い．脳外科で脳腫瘍など原疾患の治療を行い，脳圧が正常となれば乳頭浮腫は次第にみられなくなる．速やかに原疾患の治療が行われれば視機能障害を残さないことが多いが，治療が遅れ，うっ血乳頭の状態が長く続くと，最終的に視神経乳頭が蒼白となり，視力低下や視野異常など不可逆性の障害となることもある．[1153] ⇨参乳頭浮腫→2236

うっ(鬱)血肺　congested lung　心不全により肺血管内に血液が異常に貯留し，血管が拡張した状態．肺静脈の拡張，肺門陰影の増強があり，カーリー Kerley B 線（下肺野の胸膜側にみられる水平な線状影）を認めることがある．胸膜腔，葉間に胸水が貯留することもある．発作性夜間呼吸困難，心臓喘息，起座呼吸などの症状がある．[953]

うつ(鬱)状態　depression, depressive state　ゆううつで元気がない状態であり，健常者の気分変動，一過性の悲哀反応，神経症性うつ病，内因性うつ病，その他の精神病におけるうつ状態，身体疾患におけるうつ状態，薬物によるうつ状態までを含む．悲哀反応は動機となる体験（主に喪失体験）に引き続いて反応性に生じる．神経症性うつ病は，未熟，依存的，自己中心的，他罰的傾向のある人格のうえに心的葛藤が加わって生ずる．統合失調症でも，初期あるいは急性症状消退後にうつ状態がみられる（精神病後抑うつ）が，統合失調症に特徴的な症状と経過によって鑑別される．うつ状態の原因となる身体疾患としては，パーキンソン Parkinson 病，甲状腺機能低下症，膠原病をはじめさまざまある．うつ状態の原因となりうる薬物は多種あり，インターフェロン，ステロイドが代表的．これらの器質性ないし薬物性の病態では，精神科的な状態像と原因とが対応しない．すなわち，精神症状の横断像によって原因を診断することはできないし，同じ原因でうつ状態以外の症状を呈することもある．[534,78] ⇨参うつ(鬱)病→331，抑うつ(鬱)状態→2881

ウッシングの式　Ussing equation　イオンの内向き流束 influx（細胞外側から内側に流れる）と外向き流束 outflux（細胞内側から外側へ流れる）の比，すなわち influx/outflux を表した式．Na^+，K^+，Cl^- などのイオン輸送がこのウッシングの式にあてはまれば，そのイオンは単純で物理的な過程（濃度的・電気的勾配）で輸送されていて，ATP（アデノシン三リン酸）エネルギーを消費して濃度勾配やイオンの電気的・化学的勾配に逆らう能動的なイオン輸送などの特別な機序はないと考えられる．ウッシング Hans H. Ussing はデンマークの生理学者（1911-2000）．[1335]

うっ(鬱)滞　retention, stasis　［**停留**］　血液，胆汁，乳汁，尿など液体成分が生体内で貯留量を増した状態．血液のうっ滞はうっ血とほぼ同義．うっ滞性黄疸やうっ滞性胆嚢，うっ滞性乳腺炎などがあり，排出などの異常がさまざまな原因で発生する．[1340] ⇨参うっ(鬱)滞性乳腺炎→330，胆汁うっ(鬱)滞→1938

うっ(鬱)滞性潰瘍　stasis ulcer⇨参うっ(鬱)滞性皮膚炎→330

うっ(鬱)滞性乳腺炎　stagnation mastitis　産褥初期によくみられる，乳管内に乳汁がうっ滞した状態．新生児の母乳吸引力が十分でない場合，乳管の狭窄，乳管開口部や乳管が乳栓などで閉鎖した場合に起こる．乳房の腫脹，局所の疼痛と熱感などがみられる．細菌感染すると急性化膿性乳腺炎となる．搾乳，乳房マッサージを行い乳汁の排出を促す．また，授乳時の児の抱き方を変えるなど，授乳方法を工夫することも効果的である．急性化膿性乳腺炎では消炎鎮痛薬や抗生物質を投与することもある．[998]

うっ(鬱)滞性皮膚炎　stasis dermatitis　［**静脈うっ(鬱)滞性皮膚炎，うっ(鬱)血性皮膚炎**］　立ち仕事の多い人の下腿，特に下部 1/3 に生じやすい．大伏在静脈や小伏在静脈の弁不全などの静脈血流不全がもとになって起こる慢性的な血流うっ滞による皮膚炎．浮腫，紅斑，びらん，紫斑，色素沈着などが混在する湿疹局面を形成し，しばしば静脈瘤を合併．進行すると，血栓性静脈炎やうっ滞性脂肪織炎を繰り返すようになる．容易に細菌感染を伴い蜂巣炎を起こしやすい．さらに，うっ滞性潰瘍を生じるときわめて難治性である．外用剤による接触皮膚炎や消毒薬による化学熱傷を伴うことも多い．皮疹の性状と分布，静脈瘤の存在から診断される．基礎に静脈血流不全がみられる場合は，血管外科的な治療を要する．軽症例では，立ち仕事の制限，弾性包帯や弾性ストッキングの着用にて改善を図り，湿疹病変にはステロイド剤外用と抗アレルギー薬内服を併用．難治例や，進行例では，入院のうえで下肢挙上と安静を保ち，蜂巣炎の治療や潰瘍の治療を行う．[945] ⇨参紫斑⇀1333

ウツタイン分類 **Utstein classification** 心肺蘇生の国際的に標準とされる用語，定義，記録様式の分類．アメリカ心臓協会 American Heart Association（AHA）とヨーロッパ蘇生協議会 European Resuscitation Council（ERC）のメンバーらが1990年にノルウェーの史跡ウツタイン修道院 Utstein abbey に集まって国際的な蘇生に関する会議を開催した．以降，国際的な蘇生に関する比較検討，情報交換を行うための国際会議が各地で開催されているが，その様式をこの第1回会議の開催地にちなんでウツタイン様式 Utstein style template と呼び，この様式に沿った分類がウツタイン分類．心肺蘇生における記録項目を統一し，テンプレート（統計系統図）の形式で分類，記載，分析するものである．[938]

ウッド灯試験 **Wood light examination** アメリカの物理学者ウッド Robert W. Wood（1868-1955）が命名した紫外線発光灯ウッド灯 Wood light を用いて行う検査．365 nm（ナノメートル）の波長の紫外線ウッド灯を照射すると，癜風（黄緑白）や紅色陰癬（サンゴ色）の皮疹部位，ポルフィリン症患者の尿（赤色）にそれぞれ特有の蛍光を発する．病変の大きさや皮膚感染症での病因菌の推定などに用いる．[178]

うつ（鬱）熱 **heat accumulation, heat retention** 体温の放散が不十分なために体内に熱が蓄積し高体温をきたす状態．体温調節機能が未熟な小児，特に低出生体重児，新生児にしばしばみられる．新陳代謝が盛んな小児は通常でも成人より体温が高いが，体温調節機能が十分に備わっていないために，運動したり高温の外気などに影響を受け高体温をきたしやすい．[1631]

うつ（鬱）熱症⇨同熱射病⇀2278

うつ（鬱）病 **depression** 〔D〕**Depression** ［**メランコリー，抑うつ（鬱）精神病**］ 伝統的に統合失調症とともに内因性精神病に分類されてきた．内因性とは，心理的な反応として了解できないが，身体的な原因も確定されていないという意味である．うつ（鬱）状態のみの単極性うつ病と，躁状態とうつ状態とを繰り返す双極性うつ病（躁うつ病）とがあり，最初にうつ状態となった時点ではどちらか確定できない．主な症状としては，抑うつ気分，制止，不安，焦燥などがある．抑うつ気分は，単に気分がふさぐだけではなく，身体的な違和感がある（生気的悲哀と呼ぶ）．日内変動がしばしばみられ，典型的には朝最も調子が悪く，夕方は比較的よい．物事を考えたり行動したりするのがおっくうになり（思考制止と行動制止），ごく簡単なことも決断できなくなる．睡眠，食欲，性欲も障害される．うつ病の三大妄想として心気，罪業，貧困妄想が知られているが，被害妄想を呈する場合もある．自責感や焦燥により自殺念慮ないし企図を生ずることもある．特有の病前性格や発病状況が知られているが，これらの知見はうつ病をストレス反応としてとらえるものではない．治療は，抗うつ薬による薬物療法が基本であるが，不安，焦燥が目立つ場合には，気分安定薬，抗精神病薬などを併用することがしばしばある．薬物療法が有効でない場合や，希死念慮の強い場合は修正電気痙攣療法が行われることもある．うつ病急性期への対応の注意事項としては小精神療法がよく知られている．すなわち，休息を十分にとること，励まさないこと，なまけではなく病気であり必ず回復すると本人にも周囲にも説明すること，自殺しないと約束させること，重要な問題の決定を延期することなどの原則である．慢性化したうつ病のケアには，いまだに決定打はない．なお，最近では「精神疾患の分類と診断の手引き」新訂版（DSM-Ⅳ-TR）その他の操作的診断基準による診断が主流となっており，うつ病に分類される状態の範囲が拡大する傾向にある．[534,78] ⇨参うつ（鬱）状態⇀330，小精神療法⇀1440

うつ（鬱）病のモノアミン仮説 **monoamine hypothesis of depression** ［**モノアミン仮説**］ うつ病は脳内モノアミン（セロトニン，ノルアドレナリン）の欠乏により生じるとする仮説．副作用としてうつ病をもたらすことのあるレセルピンが脳内モノアミンを減少させ，抗うつ作用をもつイソニアジドがこれを増加させることなどをもとに提唱された．多くの抗うつ薬が前シナプスへの再取り込みを阻害することによりシナプス内のモノアミン濃度を高め，その結果モノアミンの作用を強めることなどこれを支持する事実は多い．しかし，コカインのように取り込み阻害作用をもちながらも抗うつ作用を示さない薬物があること，再取り込み作用をもたない抗うつ薬があること，モノアミン前駆物質の抗うつ作用が確認されないことなどこの仮説に反する事実も多く見いだされている．現在では，本仮説ではうつ病の機序を十分には説明できないことから，その発展として受容体感受性や細胞内情報伝達系の研究などが進められているが，これらの一連の研究のきっかけをつくったものとして本仮説は重要な意義をもつ．[1115] ⇨参うつ（鬱）病⇀331

うつ（鬱）病性仮性認知症 **depressive pseudodementia** 老年期うつ病のうち，うつ病の特徴的な症状である抑うつ的な気分障害や不安焦燥感はそれほど目立たないにもかかわらず，精神運動が減退するため実際には認知症ではないのに，あたかも認知症であるかのような記憶力の低下など知的機能の低下が表面上強く現れる病態をいう．老年期には要因が特定できない場合も含め，しばしばうつ状態に陥ることがあるが，多くは発達上の心理特性としてさまざまな喪失体験にさらされることが要因となっている．うつ病に類するような病的な状態は，一般に強い抑うつ気分によって活動性が著しく低下するのが特徴で，このうつ病の症状の1つに認知症様の病態がある．うつ病性仮性認知症は初期には認知症との鑑別はむずかしく，臨床的には抗うつ薬を投与して認知症様の症状の改善があるかを確かめることもある．認知症と鑑別するために行う心理検査に対する回答では，うつ病性仮性認知症では「わからない」と答えることがあるのに対して，認知症では答えようとするが間違いが多いことなど，いくつかの特徴がある．発症の仕方も認知症に比べて比較的明確で，症状の進行は急激に進むが，よいときと悪いときで激しく症状の揺れがある，認知症様症状がみられる前にうつ状態がある，症状の自覚がある程度みられるなどの傾向がある．[7] ⇨参仮性認知症⇀506

うつ(鬱)病性昏迷 depressive stupor 〔D〕depressiver Stupor⇨参昏迷→1146，緊張病性昏迷→801，うつ(鬱)病→331

うつ(鬱)病性障害 depressive disorder 「精神障害の診断と統計の手引き」新訂版(DSM-Ⅳ-TR)では気分障害 mood disorder の下位分類にあげられている．躁病，軽躁病，混合性の各エピソードの既往がなく，大うつ(鬱)病エピソードのみを呈するものを大うつ病性障害 major depressive disorder と呼ぶ(ただし他疾患によるものを除く)．大うつ病エピソードは抑うつ気分または興味や喜びの喪失のいずれかがあり，それらを含めて基準を満たす症状が5つ以上ある状態が2週間以上続くものである．うつ病の生気的悲哀や制止を必須条件としておらず，したがっていわゆる内因性うつ病よりも広い範囲を含む．大うつ病エピソードの基準を満たさないが，うつ病性障害に分類されるものとして，気分変調性障害，特定不能のうつ病性障害がある．[534,78] ⇨参うつ(鬱)病→331

うつ(鬱)病と状況 状況〔D〕Situation とは，本来，自生的に発病する内因性精神障害の誘発といった，一見論理的に矛盾した現象を理解するために，主にドイツ語圏において深められた概念．ヤスパース Karl Jaspers (1883-1969)においては，状況とは生理学的な「刺激-反応」の対立図式においてとらえられ，あくまで個人対環境という二元的対立構造に還元されるものであった．しかし，第二次大戦後のドイツでは，戦争という極限状況下で誘発されたうつ病が，力動精神医学の影響のもとに研究され，精神疾患と病者の人格，生活史，発病状況との関連に言及する個人的方向という潮流が生まれた．この頃にみられた成果は，ビュルガー=プリンツ Hans Bürger-Prinz の根こそぎうつ病 Entwurzelungsdepression，シュルテ Walter Schulte の荷おろしうつ病 Entlastungsdepression，ヴァイトブレヒト Hans J. Weitbrecht の内因反応性気分失調 endo-reaktive Dysthymie，ヘフナー Heinz Häfner の実存うつ病 existentielle Depression，キールホルツ Paul Kielholz の消耗性うつ病 Erschöpfungsdepression，ロレンツァー Alfred Lorenzer の喪失うつ病 Verlustdepression などがあげられる．これらの研究を受けて，パウライコフ Bernhard Pauleikhoff は，「内因性」うつ病の誘発においては，人格の反応性の喪失が起こっていることを指摘し，前病者においては新たな状況への適応能力を欠くために，うつ病の発症がもたらされるとした．これは，ヤスパースの状況概念の臨床への応用である．さらにバイヤー Walter von Baeyer (1904-87)は，状況因 Situagenie への考察を深め，遺伝生物学的，臨床的，精神病理学的事実によって示唆される「内因的」なるものの有する自立性，自己法則性を認める一方，状況もまた同時に，遺伝生物学的，臨床的，精神病理学的観点からも支持される補完的機能 komplementäre Funktion を果たしうることを提示した．すなわち，バイヤーによって，ヤスパースの環境対個人という二元論的対立構造は止揚され，環境と個人とは区別して考えるべきものではなく，状況とは「その時どきの自己と世界との関連の横断像」を意味するものであることが明らかとなった．[298,78] ⇨参うつ(鬱)病→331

うつぶせ療法⇨同腹臥位療法→2527

腕 arm 上腕部と前腕部を合わせた総称．一般的に上腕部は二の腕，前腕部は腕と呼ばれる．[670] ⇨参上肢→1434

腕つり arm sling⇨同アームスリング→129

腕網膜循環時間 arm-to-retina circulation time 蛍光眼底撮影検査の際，肘静脈から注射した蛍光色素が，視神経乳頭上の網膜主幹動脈に流入するまでの時間．通常8-14秒．網膜中心動脈閉塞症，内頸動脈閉塞症などの循環障害があると延長する．[480]

項(うなじ) back of neck⇨同項部→1053

うなずき嚥下 chin down, chin tuck ［顎引き嚥下］ 咽頭に残留した食塊を除去する方法．リクライニング位(30度仰臥位)で頸部を一度軽く伸展(後屈)すると，喉頭蓋谷が広がり，重力で喉頭蓋谷の食塊が梨状陥凹に落ちる．その後うなずくようにして飲み込むことで残留した食塊を嚥下することができる．また，座位ではうなずくことで喉頭蓋谷が狭くなり，食塊が押し出され，咽頭に残った食塊を除去することができる．[1573]

ウニ様赤血球⇨同金平糖形(状)赤血球→1146

右肺水平裂⇨同水平裂→1628

産(うぶ)**毛**⇨同軟毛→2203

右房 right atrium⇨同右心房→327

右房室弁⇨同三尖弁→1208

右房肥大 right atrial hypertrophy 右心房への負荷が増大するために代償性に生じる肥大および拡張をいう．肥大と拡張の区別が困難なために右房負荷という表現が好んで用いられる．原因として肺高血圧症，慢性肺疾患，先天性心疾患，三尖弁閉鎖不全症などがある．心電図ではⅡ，Ⅲ，aV_F および V_1，V_2 における P 波高は増大して尖鋭化し，このような P 波を肺性 P 波もしくは先天性 P 波という．[648]

ウマ脳炎 equine encephalitis ［馬脳炎，セントルイス脳炎］ トガウイルス科アルファウイルスによって引き起こされる急性の人獣共通感染症．アメリカ東部でみられる東部ウマ脳炎と，アメリカ西部，カナダ，中南米にみられる西部ウマ脳炎とがある．中枢神経系に炎症を起こし，特に東部ウマ脳炎では昏睡状態に陥り死に至ることも少なくない．[1113]

旨味 umami, delicious taste 4つの基本味による味四面体の内部には含まれない特有の味で，グルタミン酸ナトリウムやイノシン酸ナトリウムに代表される．日本語の旨味がそのまま umami という英語になり国際的にも認められている．[842]

膿(うみ) pus⇨同膿→2291

ウミヘビ類 sea snake, Hydrophidae 海生の毒ヘビで熱帯や亜熱帯地域に多く，強毒をもつものがある．口が小さくヒトを攻撃することも少ないので，通常被害は少ない．網にかかったものをはずす際にかまれ，死亡した例が知られている．[288] ⇨参蛇毒→1359

埋め込み頭蓋内圧センサー法 implanted ICP sensor 頭蓋内圧測定法の1つで，センサーとは脳圧測定器のこと．この埋め込み型のほかに，脳室内カテーテル法，硬膜外脳圧測定センサー法，くも膜下ボルト法などの測定法がある．埋め込み型は器具の装着が簡単で，感染の危険性を最小限にするため頭皮で完全に覆われ，温度補正や基準線の補正も容易で，患者から離れた遠隔測定が可能．現在は，重症頭部外傷モニターの1つとして使われている．[791]

ヴュルピアン萎縮 Vulpian atrophy ［ビュルピアン萎縮］ 両側上肢近位部・肢帯部の萎縮で，肩を中心とする肩甲部から上腕部へかけてのびまん性の筋萎縮をいう．ヴュルピアン Edmé F. A. Vulpian はフランスの医師(1826-87)．[475]

うら検査 reversed typing, reverse grouping ABO 血液型検査の1つ．被検血清(漿)と血液型既知のA型，B型，O型血球とを反応させ，血清中の抗A抗体，抗B抗体の有無を調べる検査．試験管法とスライド法の2つの方法があるが，通常は試験管法が用いられる．血球中にA抗原およびB抗原が存在するかどうかを調べるおもて検査の結果と一致すれば，ABO型が決定される．[860] ⇨参おもて検査→412

裏声 falsetto ①日常会話に用いられる声域の声(地声，またはおもて声)に対して，それよりも高い音域の声を出そうとする発声法の一種．歌唱法の例としてヨーデルがある．②不相応裏声症候群 inappropriate falsetto syndrome．普通に話しているときに裏声のような声が出る症候群．話声位が高いことに加えて声に張りがなく通らない状態になる．発声中の声帯は前後径が長く，ストロボスコピーでは開大率が大きい．男女差なく発症する．心因性，あるいは女性では無意識で起こることもある．[887]

ウラシル uracil；Ura ［2,4(1*H*,3*H*)-ピリミジンジオン］ ピリミジン塩基の1つで，核酸の構成成分であり，主にRNAに含まれる．RNAの加水分解で単離される．融点は335℃で，pH 7では259.5 nmに吸収極大を示す．DNAの遺伝情報が，それを鋳型にしてRNAの相補的塩基の並びに転写される際に，DNA中のチミンにあたる塩基がRNAではウラシルに置き換わる．[13]

ウラニウム uranium；U⇨同ウラン→333

ウラン uranium；U 〔D〕Uran ［ウラニウム，U］ 元素記号U．原子番号92，原子量238.03．天然元素の中では最も重い白色の金属．放射性元素で放射線障害としてリンパ，造血組織の悪性疾患などを惹起する．濃縮ウランは核燃料として用いられる．[182,56]

ウラン中毒 uranium poisoning ウラン(U)は中毒と放射線障害をもたらす．特に問題となるのは後者で，ウラン鉱山作業者の肺癌発生などが報告されている．中毒としては腎臓障害がある．[489,1593]

瓜実(うりざね)条虫 double-pored dog tapeworm, common dog tapeworm, *Dipylidium caninum* 成虫はイヌやネコの小腸に寄生し，片節が瓜の実形をした条虫で，全長15-40 cm，幅1.5-3.0 mm．中間宿主はイヌやネコのノミ，シラミで，ヒトも終宿主となることがある．通常は無症状であるが，ときに下痢や腹痛を起こすことがある．[288]

ウリジル酸 uridylic acid ［ウリジン一リン酸］ ウリジンにリン酸がエステル結合したヌクレオチド．ウリジン一リン酸 uridine monophosphate ともいい，異性体には，2′-，3′-，5′-が存在．5′-ウリジル酸はUMPと略されて用いられることが多い．[13]

ウリジン uridine；Urd, U ［1-β-D-リボフラノシル-2,4(1*H*,3*H*)-ピリミジンジオン］ RNAの主たるヌクレオシドの1つで，塩基部分にピリミジン誘導体であるウラシルを含む．ウリジンはピロリン酸塩として，糖代謝において活性をもつ．また，リン酸塩，ウリジン二リン酸およびウリジン三リン酸としても存在．[13]

ウリジン一リン酸 uridine monophosphate；UMP⇨同ウリジル酸→333

ウリジン二リン酸グルコース uridine diphosphate glucose；UDPG 1分子のリン酸が5′リン酸のリン酸基に結合したウリジン5′二リン酸エステル．酵母や動物組織に含まれる．[987]

ウリジン三リン酸 uridine triphosphate；UTP ウリジンの5′位のヒドロキシル基に3分子のリン酸がホスホジエステル結合した誘導体．高エネルギーリン酸結合を2個含む．筋肉をはじめ各種動物組織に存在する．RNA合成の前駆体であり，RNAポリメラーゼの基質として，RNAを形成する．ヌクレオシド二リン酸キナーゼの作用によりウリジン5′-二リン酸(UDP)からATPによるリン酸化によって合成される．[590,1]

ウリノーマ⇨同尿貯留腫→2252

うり二つの錯覚 〔F〕illusion des sosies⇨同カプグラ症候群→544

瓜生岩 Uryuu Iwa 福島県に生まれ，江戸後期，明治期に活躍した社会事業家，1829-97(文政12～明治30)．火災のため9歳で家産を失い母方の実家に身を寄せる．叔母の夫の山内春瓏は会津藩の侍医で，14歳のときに叔母のもとに預けられ教育された．17歳で呉服商の佐瀬茂助に嫁いだが未亡人となった．戊辰戦争後は旧藩校の日新館の再建に尽力，敗戦後の会津藩子女の教育に尽くした．1872(明治5)年には東京の深川で救貧事業を研修し，福島に帰り堕胎の悪習の矯正と救貧救護事業に着手．1889(同22)年に福島教育所を設立．また喜多方に産婆研究所を設置し，さらに済生病院を建設．福島で免囚の救済にあたり，その生涯を社会事業に貢献した．1896(同29)年藍綬褒章を受け，1897(同30)年4月19日，福島で68歳で病没．従五位を授与された．[1236]

ウルシオール urushiol ［トキシコデンドロール］ ウルシ(漆)の主成分．沸点200-210℃，黄色，粘稠な液体．空気中の酸素と接したとき，ウルシ中に含まれるラッカーゼと呼ばれる酵素の作用で酸化縮重合することにより，乾燥，硬化する．ウルシかぶれは，このウルシオールが原因となって生じるアレルギー性接触皮膚炎．[1360] ⇨参ツタウルシ毒接触過敏症→2037

ウルソデオキシコール酸療法 ursodeoxycholic acid therapy；UDCA therapy ［UDCA療法］ ウルソデオキシコール酸(UDCA)を用いた肝疾患の治療法．原発性胆汁性肝硬変 primary billiary cirrhosis(PBC)とウイルス性慢性肝炎に広く行われているが，特にUDCA療法という場合は前者を意識することが多い．PBCでは免疫学的機序により，肝内の中等大胆管に不可逆的な非化膿性破壊性胆管炎が惹起される．このため，門脈域周辺領域の肝実質に二次的な胆汁うっ滞が生じ，細胞傷害性の強いケノデオキシコール酸 chenodeoxycholic acid(CDCA)などが濾出し，肝細胞壊死をきたすと考えられている．通常，健常者の胆汁にはCDCAが多く含まれ，肝毒性のほとんどないUDCAは少ない．本治療法はこの組成を変え，肝細胞傷害を軽減させることにある．UDCAには，胆汁分泌促進作用，肝細胞膜保護作用などがあるとされる．[279]

ウルバッハ・ヴィーテ病 Urbach-Wiethe disease⇨同リポイドタンパク症→2933

ウルフラム症候群⇨同ウォルフラム症候群→322

ウルリヒ・ヌーナン症候群 Ullrich-Noonan syndrome⇨同ヌーナン症候群→2274

ウレアーゼ urease ［**尿素分解酵素，尿素アミドヒドロラーゼ**］ 尿素を加水分解して二酸化炭素とアンモニアを生じさせる酵素．サムナー James B. Sumner が1926年にナタマメからはじめて結晶化に成功している．これは酵素の最初の結晶化で，その本体がタンパク質であることを示したことで歴史的に有名である．細菌，糸状菌，植物（マメ科），動物などに広く分布する．基質特異性が高い．[590.1]

ウレアプラズマ〔属〕⇨参マイコプラズマ〔属〕→2726

ウレミック・トキシン uremic toxin ［**尿毒症性毒素，尿毒症性トキシン**］ 腎不全が高度になると尿中に排泄されるべき種々の代謝産物が蓄積され，これに伴い全身の各種臓器の障害が発生し，尿毒症となる．これらの臓器障害を引き起こす原因物質をいう．ウレミック・トキシンと推定される物質は多種あり，その相互作用も推定されている．症例によってはさまざまな濃度を示し，濃度と臓器障害の程度が一致しないことが多い．また，腸内細菌などの常在菌の代謝産物が関与しているので，単一物質をウレミック・トキシンと同定することは非常に困難である．透析療法により，尿毒症症状の多くは改善するので，低分子量の物質が大きく関与していることは間違いない．しかし，改善されない症状もあり，透析では除去できない比較的分子量の大きなウレミック・トキシンも存在すると考えられる．[1244]

ウロキナーゼ urokinase；UK ［**ウロキナーゼプラスミノゲンアクチベータ**］ プラスミノゲンをプラスミンに活性化するタンパク質分解酵素で，腎臓で合成され，尿中に排泄される．プラスミンは血液凝固により生成したフィブリンを分解するため，ウロキナーゼは血栓溶解薬として臨床に応用されている．[590.1]

ウロキナーゼプラスミノゲンアクチベータ ⇨同ウロキナーゼ→334

ウロコ状パターン⇨同メッシュパターン→2801

ウロゴナドトロピン⇨同ヒト閉経期ゴナドトロピン→2463

ウロコルチン urocortin；Ucn ［**ストレスコピン**］ コルチコトロピン放出ホルモン（CRH）関連ペプチドとしてマウスで発見された．ウロコルチン（Ucn）ⅡとUcnⅢがある．UcnⅡおよびUcnⅢはCRH受容体（CRH-R）2選択的リガンドであり，脳内において摂食抑制作用を示す．ほぼ同時期にヒトにおいて発見されたストレスコピン（SCP）とはUcnⅢが，SCP関連ペプチド（SRP）とはUcnⅡがほぼ同じものであることが明らかとなった．Ucnの冠血管拡張作用および陽性変時作用が証明された．左室肥大の患者でUcnのメッセンジャーRNA（mRNA）の発現レベルが高いのは，Ucnのこのような作用に関係している可能性がある．[1047]

ウロビリノゲン urobilinogen ビリルビンが腸内細菌により還元されて生成される胆汁色素系の化合物．大部分は腸内細菌の作用により酸化されウロビリンとなり糞便として排泄されるが，一部は小腸で吸収され腸肝循環によって肝臓で再びビリルビンになり胆汁中に分泌される．血液中のウロビリノゲンの一部は腎臓から尿中へ排出される．尿中ウロビリノゲンは急性肝炎，慢性肝炎，肝硬変，溶血性黄疸などで陽性となり，胆石症や胆嚢（のう）癌などの閉塞性胆道疾患，抗生物質投与などで陰性となる．[590.1]

ウロビリノゲン試験（検査） urobilinogen test ウロビリノゲンは，胆汁として腸内に排泄されたビリルビンが腸内細菌の還元作用を受けて生成され，その一部が腸から吸収され腸肝循環を行うとともに，一部が尿中に排泄される．ウロビリノゲンとその代謝産物であるウロビリンを総称してウロビリン体と呼ぶ．尿中排泄量は，肝機能障害（肝疾患・循環機能不全など），胆汁色素生成の亢進するすべての疾患（赤血球破壊・内出血など）および腸内容物の停滞（腸閉塞）などで著明に増加．ウロビリノゲンの尿中排泄は，午後（2-4時）に増加し，アルカリ尿では尿細管再吸収が減ずるため，排泄が増加するが，酸性尿では逆に作用．通常の検査は尿試験紙法で半定量されるが，定量法はエールリッヒ Ehrlichのアルデヒド試薬と飽和酢酸ナトリウムを加えて発色させ，分光光度計で定量する．定量法としては回収率，再現性や正確性に問題がある．[263]

ウロビリン urobilin ウロビリノゲンの酸化により糞便中に生成する．黄褐色の胆汁色素である．尿中のウロビリンは肝障害，溶血性黄疸で陽性になり，閉塞性黄疸で陰性になる．[590.1]

ウロポルフィリン症 uroporphyria ポルフィリン誘導体の一種であるウロポルフィリンが尿中に増加する疾患．ウロポルフィリンⅠとⅢの過剰排泄は，さまざまなポルフィリン症や鉛中毒でみられる．[313]

ウロムコイド uromucoid ［**酸可溶性タンパク質**］ 尿中に存在する特殊なタンパク質．健常者でも尿タンパク質を少量（150 mg/日）排泄しているが，通常の検査法では検出されない．このうち約2/3は血漿成分のアルブミンであるが，残り約1/3は比較的分子量の小さいグロブリンや特殊尿中タンパク質と呼ばれるもので，その大部分がウロムコイドである．ウロムコイドは酸可溶性タンパク質と呼ばれ，スルホサリチル酸や過塩素酸などの強酸によって凝固沈殿しない．円柱の基礎成分であるタム・ホースフォール Tamm-Horsfall タンパク質もこれに含まれる．急性腎不全など一部の腎疾患で増加する．[146]

ヴロリク型骨形成不全症⇨同先天性骨形成不全症→1782

上皿天秤 天秤の一種で分銅をのせる皿（力点）と測定物質をのせる皿（重点）が天秤の上部にあることから名づけられた．薬剤の調合や試薬の調製に用いられる．力点の上皿に計量したい重量の分銅をのせ，重点の皿に測定したい物質を重量が釣り合うまで秤量して量りとる．秤量容器の重さを差し引いて，目的の物質の量が量れる．100 mgから200 gの範囲で測定できるが，現在ではほとんど利用されず，正確かつ操作も容易な上皿電子天秤に代わっている．[263]

上乗せ基準 additional prefectural standards 河川・湖沼・海域など公共用水の水質保全のため，1970（昭和45）年に制定された「水質汚濁防止法」により，特定事業所からの排水については，全国一律の排水基準が設定されている．しかし，水域によっては水質汚濁が生じやすく，その防止と改善が急務とされる地域があり，このような場合には都道府県が条例によってより厳しい基準を設定し，その地域の排水に適応することができる(同法第3条第3項)．この排水基準を一律基準に対して上乗せ基準と呼ぶ．1975(昭和50)年以来，すべての都道府県が採用している．また，「大気汚染防止法」に基づく同趣旨の上乗せ基準が条例により設定される場合がある(21都府県)．規制対象を広げる「裾下げ」や，基準項目を追加する「横出し」まで含めた自治体独自の規制基準という意味で使われる．[1093]

運気⇨同五運六気説⇀1072

暈鍼(針)(うんしん) fainting during acupuncture, fainting〔due to needle insertion〕 鍼(はり)治療時に現れる反応異常をいう．これは多くの場合に，はじめて鍼治療を受ける患者が極度に緊張していたり，強すぎる刺激を与えられたとき，あるいは極度の疲労時や空腹時，虚弱体質であったりしたときなどに起こる．鍼治療中または直後に頭暈・悪心・顔面の蒼白・手足の厥冷(けつれい)・冷汗などの症状を発現する．はなはだしい場合は，血圧の降下が起こりショック状態になることがある．回復させるには，鍼を全部抜いたのち，安静に臥床させ，足三里(あしさんり)や水溝(すいこう)，合谷(ごうこく)などを取穴し，やや強めの刺激で気つけの鍼を行う．[123] ⇨参三里⇀1215

ウンデルリッヒ曲線 Wunderlich curve 腸チフスに罹患した際に認められる典型的な熱型．1-2週の潜伏期を経て数日の間に階段状に熱が上昇したあと，極期には39-40℃台の稽留熱を呈する．1-2週後，熱は弛張ししだいに解熱する．ウンデルリッヒ Kahl Reinhold August Wunderlich はドイツの内科医(1815-77)．[127]

運転手骨折 Chauffeur fracture ［ショーファー骨折］ 橈骨の茎状突起の骨折．叩打外傷・捻転により起こる．Chauffeur はフランス語で「運転手」を意味し，セルモーターのない時代の古い自動車のエンジンは，フロント前面のハンドルを手で回して始動していた．この際，始動したエンジンによりハンドルが同時に回転し，運転手が手を巻き込まれて橈骨茎状突起骨折が起こることが多かったため命名された．[1109]

運動遊び motor play ［機能遊び］ 遊びを子どもの心的機能によって分類したものの1つ．他に感覚遊び，模倣遊び，受容遊び，構成遊びがある．運動遊びはからだを使った運動それ自体を楽しんでする遊びで，特に幼児期にはこの種の遊びが非常に多くなる．[1631] ⇨参遊び⇀156

運動核 motor nucleus 脳幹および脊髄において運動神経線維の起始部となる細胞の集合した部位をいう．[274]

運動覚 kinesthesia⇨同運動感覚⇀335

運動学習 motor learning 反復的経験に基づいて新しい運動能力を習得すること．[1230]

運動学《リハビリテーションにおける》⇨同動作学⇀2107

運動家心臓 athlete's heart⇨同スポーツ心〔臓〕⇀1654

運動感覚 kinesthesia, kinesthetic sense ［運動覚］ 皮膚や粘膜や運動器の体性感覚固有受容器から入る深部感覚に基づいて，体肢の位置，体肢の運動，体肢に加えられた抵抗や重量などを感じること．[1230]

運動感覚記憶 kinesthetic memory 運動感覚とは，体性感覚の中の皮膚や深部の感覚受容器が関与しているが，その受容器に保持されると仮定された記憶．深部感覚の受容器は筋肉の中の筋紡錘や腱の中の腱紡錘で，筋肉や腱の動き，関節の運動を感知する．皮膚感覚受容器のパチニ Pacini 小体やルフィニ Ruffini 小体も関与している．四肢や身体各部の姿勢の感覚で，位置，動き，力，重さの感覚である．視覚に頼らずに，身体の向きや姿勢，四肢の位置，運動の方向などを感知できる．[848]

運動感覚性反射性てんかん kinesthetic reflex epilepsy 反射性てんかんの一種で，急激に運動を開始することによって，半身性痙攣を起こす．意識は保たれる．家族性に出現することもある．脳波異常を伴うことが多く，抗痙攣薬が有効．1967年福山らにより提唱されたが，現在は発作性運動誘発性舞踏アテトーゼ paroxysmal kinesigenic choreoathetosis という概念に包括されている．[274]

運動機能の発達 motor development 小児の運動機能の発達はからだの上部から下部へ，からだの中心部から末梢部へと進んでいく．すなわち頭→首→肩→腰部→下肢，また上肢では肩→肘→手首→指と進む．新生児の運動では四肢の「でたらめ運動」と原始反射による反射運動であるが，乳幼児期には次のように運動機能が発達する．3-4か月：首がすわる．5か月：手を出して物をつかむ．6か月：寝返りができる．7か月：ひとり座り．8-9か月：はう．10-11か月：つかまり立ち，つたい歩き．10-12か月：ひとり立ち．1歳〜1歳3か月：ひとり歩き．2歳：ころばずに走る．3歳：足を交互に出して階段を昇る，三輪車に乗る．4歳：片足で数秒立つ，服のボタンをはめる．5歳：スキップができる，ひもが結べる．これらは標準的な発達であり，個人差が著しく，最も差が少ない首のすわりとひとり座りでも1か月前後のずれがある．[1631]

運動機能評価(テスト) motor function test, evaluation for motor function 形態計測，関節可動域テスト，筋力テスト，筋持久力テスト，協調性検査，感覚テスト，反射検査，運動発達テスト，中枢神経障害に対するテスト，ADL(日常生活動作)テスト，心肺機能検査などが含まれる．[811]

運動器リハビリテーション musculoskeletal rehabilitation 2006(平成18)年の診療報酬改定にて，従来の理学療法，作業療法，言語聴覚療法は廃止され，新たに疾患別に心大血管疾患リハビリテーション料，脳血管疾患等リハビリテーション料，運動器リハビリテーション料，呼吸器リハビリテーション料の4つが開設され，さらにそれぞれ算定起算日と算定期間が設けられた．運動器リハビリテーション(料)は地方社会保険事務局長に届け出を行った保健医療機関において算定されるものであり，基本動作能力の回復などを通して，実用的な日常生活動作における諸活動の自立を図るために，種々の運動療法，実用歩行訓練，日常生活活動訓練，物理療法，応用的動作能力，社会的適応能力の回復などを目的とした作業療法などを組み合わせて，個々の症例に応じて行った場合に算定されると定義されている．対象疾患は，医師が個別に運動器リハビリテーションが必要と認めるものであり，上下肢の複合損傷，脊椎損傷による四肢麻痺その他の急性発症した運動器疾患またはその術後の患者，関節の変性疾患，関節の炎症性疾患その他の慢性の運動疾患により，一定以上の運動機能の低下および日常生活能力の低下をきたしている患者である．[614]

運動減少症　bradykinesia⇨同寡動症→537

運動後低血圧　postexercise hypotension⇨同運動性低血圧→338

運動根⇨同運動神経根→337

運動試験⇨同ストレス試験→1648

運動失語　motor aphasia⇨同非流暢(りゅうちょう)性失語→2498

運動失調症　locomotor ataxia，ataxia ［失調］ 1つの運動または動作をする際に，個々の筋群には麻痺がないのに，制御機能の障害によって運動がうまくいかない状態をいう．制御機能障害部位により，脊髄性，迷路性，小脳性，大脳性に分けられる．①脊髄性運動失調症：深部感覚の障害で起こる．下肢を必要以上に高く上げ下げし，下ろすときには，踵を強く地面に押しつけるような特有な歩行を呈する．閉眼時には運動失調が増強する(ロンベルグ Romberg 徴候)．脊髄癆，多発神経炎，脊髄腫瘍などでみられる，②迷路性運動失調症：迷路の障害で起こる．歩行は小脳失調時の千鳥足歩行に類似し，病巣側への偏りがみられる．閉眼時には運動失調の増強がみられる．迷路の疾患，脳炎，血行障害などでみられる，③小脳性運動失調症：小脳の平衡感覚の障害で起こる．歩行は酩酊様で，両足を開いて歩行する．閉眼時でも運動失調の増強はない．小脳虫部の障害では制止時や体幹に強い運動失調がみられ，小脳半球部では運動時や四肢に強い運動失調がみられる．小脳腫瘍，脊髄小脳変性症，多発硬化症などでみられる，④大脳性運動失調症：小脳と大脳の連絡路の障害で起こる．小脳性運動失調に似た失調がみられる．前頭葉の病変の際にみられる．病巣と反対側に失調が現れる．視床や頭頂葉などの深部感覚の線維系の障害で脊髄性運動失調に似た失調がみられることがある．[475] ⇨参協調運動障害→763

運動失調不全片麻痺　ataxic hemiparesis，homolateral ataxia and crural paresis　深部穿通動脈の閉塞によるラクナ梗塞と呼ばれる小さい脳梗塞によって起こるラクナ症候群の1つで，一側の上下肢に生じる錐体路徴候を伴う軽い不全片麻痺と同側の運動失調が特徴．原因となる梗塞の発症部位は，障害と反対側の内包後脚もしくは脳橋底部であることが多い．高齢者が安静時に発症することが多く，予後は良好．[475]

運動失調-毛細血管拡張症候群　ataxia telangiectasia syndrome；A-T syndrome ［毛細血管拡張性失調症］ 小児期に発症し，進行性の小脳失調，眼球結膜や皮膚の毛細血管拡張 telangiectasia，易感染性を主要症状とする疾患で，常染色体劣性遺伝形式をとり，第11染色体長腕(11 q 22-23)に原因となる *ATM* 遺伝子が存在する．IgA，IgE の欠損が高率にみられ，胸腺は低形成を示す．悪性腫瘍の合併率も高い．舞踏アテトーゼ様の不随意運動が認められることもあり，小脳はびまん性に萎縮を示す．細胞における DNA の修復機構の障害が病因に関与していると考えられる．[274]

運動終板　motor endplate ［終板《運動神経の》］ 骨格筋線維上で運動神経線維がシナプスを形成する部位．神経筋接合部．他の膜に比べて厚く，ひだ状の陥凹があり，アセチルコリン受容体が密に存在する．[1230] ⇨参神経筋接合部→1521

運動終了遅延　bradyteleokinesis ［終末運動緩徐］ 目的に向かって手や足を動かす際に，目的に近づくに従って運動の速さが遅くなり，ゆっくりと目的に達する現象で通常は小脳性運動失調の一症状として出現する．[274]

運動準備電位　readiness potential，motor readiness potential　随意運動に伴って加算平均法により頭皮上から記録される運動関連電位の1つで，随意運動に1-2秒先行して最初に出現する陰性緩電位．頭頂部(Cz)で最大であり左右対称性，広汎に分布する．[274]

運動障害性構音障害　dysarthria ［運動性構音障害］ 中枢から末梢に至る神経・筋系のいずれかの病変により，発声発語器官(肺，声帯，軟口蓋，舌，口唇，下顎など)に，筋緊張の異常，筋力の低下，協調運動の障害，運動速度の低下などの運動障害が生じる．そのため，呼吸，発声，共鳴，構音，プロソディー(prosody，韻律)が障害され，音がひずんだり省略され，話し言葉が全体的に不明瞭になったり，異常になったりする障害である．運動障害性構音障害は，言葉は正しく想起されているのに話す言葉が不明瞭になるもので，話し言葉の運動面に限定された障害である．タイプは痙性構音障害(脳卒中，閉鎖性頭部外傷など)，弛緩性構音障害(重症筋無力症，筋ジストロフィー，ギラン・バレー Guillain-Barré 症候群など)，運動低下性構音障害(パーキンソン Parkinson 症候群など)，運動過多性構音障害(ハンチントン Huntington 舞踏病，ジストニア，アテトーシスなど)，失調性構音障害(小脳病変，脊髄小脳変性症など)，混合性構音障害(筋萎縮性側索硬化症など)がある．[1573]

運動障害のある人の看護ケア

【看護への実践応用】運動器は，骨，関節，筋肉を含むが，運動遂行にはコントロール機構としての脳神経系，筋収縮に必要な酸素を供給する呼吸・循環機能が関与する．治療は原疾患に応じて異なるが，リハビリテーションの視点は共通している．対象は，骨・関節疾患，脳血管障害，脊髄損傷，脳性麻痺などで，一時的または恒久的に，四肢あるいは体幹に運動機能障害を有する人である．

【ケアの特徴】運動器は，使用しないと関節拘縮や筋力低下などの廃用症候群を生じ，全身的な生活機能障害を起こす危険性が高い．また，運動は自力で遂行することが重要であり，そのためには認知，意欲，情緒といった精神活動が関与する．したがって，患者の意思決定過程を尊重し，障害に応じた生活の再構築に患者自ら主体的に向き合えるように支援する．

【ケアのポイント】観察のポイントは，運動障害による身体可動性や活動耐性，日常生活動作の能力および活動・参加への影響である．また，背景因子として環境要因と個人要因についてもアセスメントする．ケアの目標は，運動機能障害の改善を図るとともに，障害への適応を支援すること，残された機能を最大限に活用してセルフケアを促進し，活動制限や参加制約を最小にし，個人にとって最善の QOL を目指すことである．基本となる技術は，体位変換や移乗・移動動作を介助する技術である．看護ケアは，全面的代償から一部代償，そして支持，教育へとタイミングよく移行し，自立を目指す．さらに，運動障害から生じる生活機能障害を最小にし，QOL を高めるために，医師，セラピスト，ケースワーカーなど保健医療福祉の専門職をはじめ，生活問題にかかわるあらゆる人々とも連携する．[120] ⇨参肢体不自由者⇀1303

運動照射法 moving-field irradiation 放射線治療において，目的部位に体外から経皮的に患者のまわりから高エネルギーの X 線，γ 線などを移動させながら(運動)照射する外部照射法．回転，原体，打ち抜き，振子，集中照射法などがある．一般に多方向から多門照射あるいは運動照射するほど目的部位への線量の集中性が高まるが，被曝する正常組織・臓器の体積が増える．[1144] ⇨参回転照射法⇀446

運動処方 exercise prescription 身体運動のプログラムならびにスケジュールのこと．健常者の体力維持増進，疾患の一次・二次予防，また種々の疾患患者の QOL の向上のために処方される．①関節運動の回復などの運動機能自体に着目する場合，②運動により呼吸器系，循環器系など全身に負荷をかけることに注目する場合，に大別できる．運動耐容能，運動制限因子，治療効果の評価，さらにエネルギー消費量の計算予測に基づいて，①運動項目，②運動強度，③運動時間，④運動頻度，⑤整理運動，などの項目を個別的に処方する．糖尿病，高血圧症，脂質異常症(高脂血症)，肥満など生活習慣病のみならず，虚血性心疾患，喘息，慢性腎炎，腰痛などに対する処方が注目されている．また，プログラムの長期的な継続を可能とする社会的環境整備も重要視されている．[1594] ⇨参運動耐容能⇀338

運動神経根 motor root ［運動根］ 脊髄神経の前根などの遠心性線維からなる部分．脊髄神経は脊髄に出入りする神経であり，頸髄 8 対，胸髄 12 対，腰髄 5 対，仙髄 5 対，尾髄 1 対からなる．両側性に運動神経根が脊髄前角運動細胞から合計 31 対出て，脊髄の前根つまり運動神経根を経由して体幹と四肢の骨格筋を支配している．前根には側角(中間外側核)から出る自律神経性運動線維も含まれ血管や内臓の平滑筋や腺の動きを調節する．上位脳では，三叉神経の下顎神経内に含まれる 1 対の運動神経根は，三叉神経運動核の大型の多極性神経細胞から出て両側性に 4 種類の咀嚼筋を支配する．同様に，運動性脳神経起始核(動眼神経，滑車神経，外転神経，顔面神経，副神経，舌下神経など)からも運動神経根が出る．[636] ⇨参運動神経線維⇀337，運動ニューロン⇀339

運動神経切断 motor nerve injury 運動神経が切断されると，その神経に支配されている筋の萎縮を伴う弛緩性麻痺や反射の消失がみられる．切断された神経の両端の間にすき間があったり，あるいは重篤な瘢痕形成がある場合は，再生した軸索が神経の遠位端まで到達できず機能障害を残す．末梢運動神経が切断されたときは外科的に吻合すべきである．[367]

運動神経線維 motor nerve fiber ［運動線維］ 筋肉を支配し，中枢神経系から末梢に向かう遠心性線維のこと．大小さまざまな有髄線維と無髄線維の集団からなる．脊椎動物においては，脳脊髄神経系の運動神経系起始核(動眼神経，滑車神経，外転神経，三叉神経の第 3 枝である下顎神経の咀嚼筋支配の線維，顔面神経，舌咽神経や迷走神経の筋支配神経，副神経と舌下神経)から出る遠心性の線維と，脊髄前根から出る遠心性の線維がある．広義の意味では自律神経系線維もこれに属し，血管運動を支配する神経も含める場合がある．機能的には，脊髄前根から出る運動線維で，骨格筋を支配する大型の脊髄前角運動細胞(α 運動ニューロン)から出る太い α〔運動〕線維(直径 12-20 μm)と筋肉の筋紡錘内の錘内筋を支配する小型の脊髄前角運動細胞(γ 運動ニューロン)から出る細い γ〔運動〕線維(直径 3-6 μm)，またこれに中間外側核ニューロン由来の自律神経線維が加わったものを含めることもある．[636] ⇨参運動神経根⇀337，運動ニューロン⇀339

運動神経伝導速度 motor conduction velocity；MCV ［MCV］ 骨格筋を支配し，その収縮を支配する運動神経を伝導する活動電位インパルスが伝導する速度．断面積が大きい線維ほど伝導速度は速い．筋電図とともに神経筋疾患の診断などに臨床でも用いられる．[1274] ⇨参筋電図検査⇀801

運動心迫⇨同運動不穏⇀339

運動性血尿 hematuria in athletes，exercise-induced hematuria 激しい運動時に血尿を認めるもの．血尿が生

●運動神経根(脊髄神経の組成と分布)

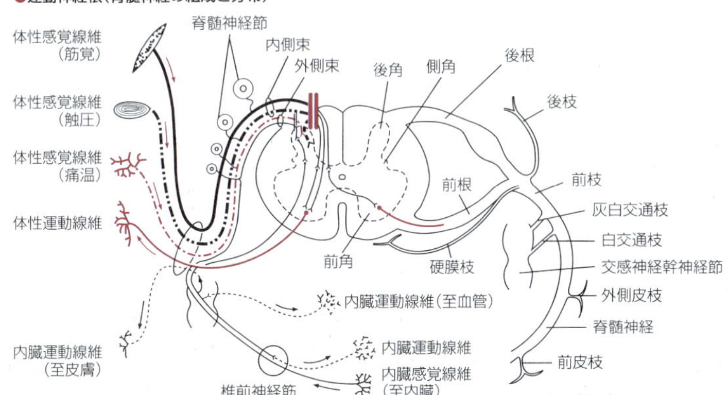

齋藤基一郎ほか：目で見る人体解剖，p.303，廣川書店，1990

じるメカニズムは不明である.[146]

運動性言語中枢 motor speech center 大脳皮質の運動野の最下端直前にあるブローカ Broca 野(ブロードマン Brodmann の脳地図の 44 野, 45 野)にある中枢. 聴覚や視覚の意味を理解するウェルニッケ Wernicke 野から神経情報を受け, 言語パターンを形成して運動皮質へ送り, 言葉が発生される.[1230] ⇨参運動性言語野→338, 言語中枢→948

運動性言語野 motor speech area ［**ブローカ野(中枢), 前言語野**］ 大脳皮質の運動野である中心前回の下部前方にある下前頭回の弁蓋部(ブロードマン Brodmann 分類の第 44 野)と三角部(第 45 野)をいう. ブローカ野(領域)Broca area とも呼ばれ, 言語として意味をもった音声を構築する運動性言語中枢がある. 聴覚や視覚の意味を理解するウェルニッケ野 Wernicke area からの神経情報を受け, 言語パターンを形成して運動皮質へ送ることによって言葉が発声される. 90% のヒトで左大脳半球に存在し, ここに障害を生ずると運動性失語症となり, 発声の運動機能は正常なのにうまく話すことができなくなる. 人の話や書いてある文字の理解は正常である.[154] ⇨参感覚性言語野→571, 皮質性失語症→2441, ブロードマン野→2594

運動性構音障害⇨同運動障害性構音障害→336

運動性《細菌の》 motility 細菌の中で大腸菌などは運動器官である鞭毛をもち運動性を有する. 運動性の有無は細菌の鑑別や分類上の重要な指標となる. 運動性を観察する常法として, 寒天濃度 0.3% 前後の半流動培地に被検菌を穿刺培養し, その発育態度から判定する試験法がある. 運動性があれば穿刺線周辺あるいは培地全体が混濁した発育像になるが, 非運動性の場合は穿刺線に沿ってのみ発育し, 境界が明瞭な発育像となる.[1375]

運動性失語症 motor aphasia⇨同ブローカ失語→2593

運動性低血圧 exertional hypotension ［**運動後低血圧**］ 運動中に亢進していた交感神経活動が運動後低下し, 副交感神経が優位になり一過性に低血圧と徐脈をきたす現象. 収縮期血圧が 100 mmHg 以下となり症状を生じると精査, 加療が必要である.[1627] ⇨参起立性低血圧→787

運動性伝導路 motor tract, motor pathways 運動には不随意(内臓)運動性と, 随意(体性)運動性があるが, 後者の調節にかかわる神経伝導路全体をいうことが多い. 運動性伝導路にかかわる脊髄および脳領域は非常に多く, ほとんどは, 錐体外路系に属する. 錐体外路系の区分は一様ではないが, 大きく大脳皮質系(一次運動野, 補足運動野, 運動前野などの運動領野, 視床の運動関連核), 大脳基底核系(線条体, 淡蒼球, 視床下核, 黒質), 小脳系(小脳皮質, 小脳核, 赤核, 橋核, 下オリーブ核など), その他, 上丘, 脳幹網様体, 前庭神経核, 運動性脳神経核, 脊髄前角などが加わる. これらの諸領域をつなげる伝導路およびさまざまな運動性反射回路(膝蓋腱反射, 視覚運動反射, 聴覚運動反射, 瞬目反射など)などが運動性伝導路を形成する. 錐体外路系に対し, 系統発生学的に新しい錐体路系は皮質脊髄路を指すが, 両者はそれぞれ独立した系ではなく, 相互に連絡がある. これらの領域や伝導路の障害はそれぞれ特徴的な運動障害を引き起こすが, 特に脊髄は運動の最終共通路をなすため, 損傷すると重篤な運動障害となる.[1043] ⇨参錐体路→1622, 錐体外路系→1622

運動性無月経 exercise amenorrhea スポーツ活動に起因する初経の発来遅延や月経周期異常のこと. 発現は, 精神的・身体的ストレス, 体重(体脂肪)の減少, ホルモン環境の変化の 3 つの要因があげられている. 強度の訓練, 低栄養, 競争によるストレス, これらに関連する食行動異常が視床下部の内因性オピオイド(哺乳類の神経組織に存在する神経活性物質)を増加させたり, プロラクチン(PRL)分泌を増加させてゴナドトロピン放出ホルモン(LH-RH)パルスを低下させ, 下垂体からのゴナドトロピン(黄体形成ホルモン, 卵胞刺激ホルモン)分泌を減少させることによって生じる.[1510] ⇨参体重減少性無月経→1875

運動線維 motor fiber⇨同運動神経線維→337

運動前野 premotor area ［**前運動野(領)**］ 大脳皮質において運動野(ブロードマン Brodmann 分類の第 4 野)の前に接する第 6 野をいう. 中心前回の吻側の一部を含む. 運動野と同様に顆粒層を欠いた無顆粒皮質である. 錐体路へ神経線維を送る以外に, 運動野, 補足運動野, 第 7 野, 第 9 野などに投射し, 運動野の活動を統合, 制御すると考えられている.[154] ⇨参運動皮質→339, ブロードマン野→2594

運動前野症候群⇨同前運動皮質症候群→1750

運動耐容能 exercise tolerance 運動処方を作成するための基礎とする対象者の身体能力と運動能力の許容能. ①関節などの運動制限を含む身体能力と, ②基礎疾患, 負荷による心拍数変動, 最大酸素摂取量, 体脂肪率より算出した運動能力の許容範囲により算出する. 運動能力は安静時代謝＋活動代謝により単位時間当たりのエネルギー消費量, 許容最大値をキロカロリー(kcal)で表す.[1594]

運動単位 motor unit ［**神経筋単位**］ 1 個の運動ニューロンとそれが支配する筋線維群のことで, S 型, FR 型, FF 型がある. 1 つの運動単位中の筋線維の数はさまざまで, 精密な運動に関与する筋ほど筋線維群の数は少ない.[842]

運動単位電位 motor unit potential；MUP 1 本の運動神経が支配する骨格筋線維群が同時に興奮したときに記録される電位変化を, 筋電図で細胞外記録したもの.[1274] ⇨参運動単位→338, 筋電図検査→801

運動中枢 motor center 運動の発現や調節を行う中枢. 一次中枢である一次運動野は中心前回にあり, からだの部位ごとに出力場所が局在している. 意志や予測に基づく運動の調節は, 主として運動前野と運動補足野が行っている.[1230] ⇨参運動ニューロン→339

運動痛 pain on motion；POM ①運動中・運動後に生じる痛み, ②局所病変が動く部位までに波及しているか, 可動部分まで病変が波及しているかを示唆する, 整形外科診察における「動かして診る」場合のファクターの 1 つ.[1109]

運動点ブロック motor point block 正常な筋において, 皮膚表面上で外部からの刺激に対して最も強く反応するポイントを運動点という. ここには運動神経が集中しているため, 痙性麻痺などで歩行障害をきたしている場合, 電気刺激によりこの部分を探し出してフェノール溶液などを注入して神経をブロックする．これを運動点ブロックといい，痙縮を抑制することができる．[1319]

運動ニューロン motor neuron, motoneuron 広くは横紋筋を支配するニューロン（体性神経運動ニューロン）と平滑筋や心筋，腺組織を支配するニューロン（自律神経性節前ニューロン），大脳皮質運動野のⅤ層にある投射ニューロン（ベッツ Betz の巨細胞など）が含まれるが，運動ニューロンは横紋筋を支配するニューロンを指すことが多い．横紋筋を支配する運動ニューロンは多数の樹状突起をもった大型の多角形ニューロンで，細胞体は脊髄の前角（レクセ Bror A. Rexed のⅨ層）や脳幹の運動性脳神経核にみられる．このような部位では大きな α 運動ニューロンと小型の γ 運動ニューロンの2種類が区別され，前者は横紋筋線維を，後者は筋紡錘の錘内筋線維を支配する．ただし，ここでいう横紋筋とは，体節に由来する筋（外眼筋，舌筋，体幹・体肢の筋）と鰓弓に由来する筋（頭頸部の表情筋，咀嚼筋，咽頭・喉頭の筋など）を指す．[1043] ⇨参運動神経根→337

運動ニューロン疾患 motor neuron disease；MND 感覚神経系や自律神経系は障害を免れるが，身体運動（随意運動）をつかさどる運動神経系の変性・脱落により運動障害が起こる疾患の総称．一部の原因が解明されつつあるものを除き多くのものは原因不明．大脳運動野から指令を送る神経細胞（一次ニューロン，上位ニューロン）と橋・延髄・脊髄の運動をつかさどる神経細胞（二次ニューロン，下位ニューロン）の両方あるいはいずれかが変性・脱落を示す．筋萎縮性側索硬化症（ALS）が代表的疾患だが，その他多くの疾患を含む．症状は，①球麻痺所見：舌の麻痺，萎縮，線維束性収縮，構音障害，嚥下障害，②上位ニューロン徴候（錐体路徴候）：痙縮，腱反射亢進，病的反射，③下位ニューロン徴候（前角細胞徴候）：筋萎縮，筋力低下，線維束性収縮の3つに大きく分類される．どのような徴候・所見が前景に立つかということや発症年齢，遺伝性の存在の有無などにより分類される．近年，認知症を伴う運動ニューロン疾患が注目されている．[609]

運動年齢テスト⇨同運動発達年齢テスト→339

運動能力障害 motor skills disorder 乳児期の運動能力は，手と膝とではう（10か月），伝い歩き（11か月），片手支持による歩行可能（12か月）などが目安になるが，大切なのは独歩が何か月頃か，走るのは何か月目に可能になったのかである．運動能力は身体発達（身長や体重など）とほぼ平衡しており，幼児期後半から活発に活動し，8歳頃から筋力の発育が顕著となり，本格的な運動が可能になるのは小学校3年頃からである．しかし，発達には個人差があり，特に知的障害や脳器質的疾患があれば，この個人差が大きくなるだけでなく，アンバランスが生じる．幼小児期の精神疾患の1つとしての運動能力障害にはDSM-Ⅳの発達性協調運動障害 developmental coordination disorder があり，「運動の協調が必要な日常の活動における行為が，その人の暦年齢が測定された知能に応じて期待されるものより十分に下手であるもの」と定義され，この障害が学業成績や日常の活動を著明に妨害することになる．[1200]

運動の発達 motor development 身体的な動作の発達．身体全体の動きを伴う粗大運動 gross motor と，手の動きを中心とした微細運動 fine motor に分けられる．スキャモン Richard E. Scammon（1883-1952）の臓器別発育曲線で最も早い発育を示す脳神経系，特に運動や感覚をつかさどる場所での神経線維の髄鞘化と神経線維の各部分への連絡の発達に関連している．運動の発達の原則は，頭から足の方向へ発達し，体幹の近位部である肩の運動から，上腕，手，指という末梢（遠位部）へと拡大する．また，粗大運動が最初に発達し，ついで微細運動へ拡大する．粗大運動では，3-4か月頃に首がすわり，7-8か月で座位，10-12か月頃起立，1歳前後で歩行へと発達する．7-8歳で成人と同等の機能を有する．微細運動では，生後5か月頃にわしづかみができ，8-9か月頃には指でつまむことができる．1歳半には2-4個の積み木を積めるようになり，3歳でハサミや箸を使い，5歳までに手指の操作能力の基礎を完了する．[273]

運動発達年齢テスト motor age test；MAT, motor development test ［運動年齢テスト］ 小児の運動機能，動作能力を知的指数と同様に比較しうるスコア，指数で表す検査．健常児は6歳で身体的独立，将来の社会経済的独立に必要な運動機能をもつと仮定して，検査は出生から6歳（72か月）までの健常児を基準にしてつくられている．上肢と体幹・下肢の2つの検査表がある．[1277]

運動発達評価 motor developmental evaluation 神経・筋障害などの運動発達障害児に対して行う評価．正常運動発達に対し，中枢神経系障害のために引き起こされる正常運動発達の障害を，神経生理学的要因や精神心理学的要因から運動発達障害の程度を抽出，判定する．早期における乳幼児の運動発達の変異を知るためには詳細なテストを必要とする．運動年齢テスト motor age test，姿勢反射テスト postural reflex test，知覚テスト sensory and perceptual test などは大切である．特に姿勢反射は発達神経学の中心をなし，小児の診断や評価にはきわめて重要である．早期になされる適切な運動発達評価は障害を有する小児の早期発見につながり，かつ好成績をあげうることが世界的に認められている．[811]

運動皮質 motor cortex ［運動野］ 骨格筋による運動を支配する中枢が存在する大脳皮質の一部分で，電極刺激により随意筋の収縮を起こす．狭義には大脳中心溝の前方にあるブロードマン Brodmann の脳地図の4野（一次運動野）と6野（運動前野および補足運動野）を指し，運動野とも呼ばれる．正常の随意運動には運動野と他の皮質部分の連携が必要である．組織学的には皮質の顆粒層を欠くという特徴があり，Ⅴ層に骨格筋を支配する出力細胞である巨大錐体細胞（ベッツ Betz 細胞）が存在する．ヒトの運動野においては，上方は下肢，下方は頭というように身体各部位と対応して再現している．指先などの細かい運動をする部分は再現領域が広い．[1230] ⇨参運動ニューロン→339，ベッツの巨大錐体細胞→2626，大脳皮質運動野→1897，ブロードマン野→2594

運動不安⇨同運動不穏→339

運動不穏 motor unrest 〔D〕Bewegungsunruhe ［運動不安，運動心迫］ 目的のない運動活動性で，例えば糸屑を集めているような，部分的にみれば意味のある動作の繰り返しも含められる．自分で駆り立てられていることを自覚しているなら運動心迫と呼ぶ．ひどくなればまったく意味を失った要素的な運動興奮状態にまで至る．急性器質性精神病では，特にせん妄状態でよくみられる．一方，知的障害や慢性器質性精神病では一般的な興奮がこのような形をとりやすい．また統合失調症の急性期の妄想幻覚状態や緊張病性興奮，錯乱性躁病や焦燥性のうつ(鬱)病でもみられる．焦燥性うつ病での運動不穏は特に高齢者で起こりやすい．[181]

運動負荷試験⇨同運動負荷心電図法→340

運動負荷心筋血流シンチグラフィー　exercise myocardial perfusion scintigraphy　心虚血に対する核医学検査の1つ．エルゴメーターやトレッドミルなどの装置を用いて運動負荷を行い，最大負荷の時点でタリウム201(^{201}Tl)や^{99m}Tc-MIBIなどの放射性同位元素(RI)を投与し，その状態での心筋血流分布を画像化する．負荷の中止点は胸痛出現，心電図のST低下，下肢倦怠感，血圧上昇，年齢別予測最大心拍数の95%以上など．RI投与後すぐに負荷を中止すると循環動態が変化するので，投与後最低1分間は同量を負荷し続けることが必要．虚血の検出感度は運動負荷心電図よりも高い．負荷時の撮影だけでは一過性虚血と壊死(梗塞)との鑑別ができないので，^{201}Tlを用いた場合には3-4時間後に再度撮影を行い，再分布(負荷時での欠損部位の消失)の有無により両者を鑑別する．再分布がみられなければ壊死である．^{99m}Tc心筋血流イメージング製剤では再分布がないので，3-4時間後に再度2-3倍量のRIを投与して安静時の状態の画像を撮影して比較する．また最初に安静時の撮影を行い，その後すぐに負荷をかけ，再度3-4倍のRIを投与して負荷時の撮影を行う方法もある．この方法では検査全体の所要時間を1.5時間程度に短縮できるのが利点．また安静時に^{99m}Tc製剤を投与して，その後ただちに負荷をかけて^{201}Tlを投与し，^{99m}Tcと^{201}Tlの2核種同時収集を行う方法もあり，この方法ではさらに検査時間を短縮することができる．運動負荷時には狭心症や重症不整脈が発生することがあるので，それらに対応できる薬剤や機器(除細動器，救急トレイ)を準備しておく必要がある．[737]　⇨参負荷心筋シンチグラフィー→2525，心筋血流シンチグラフィー→1515

●運動負荷心筋血流シンチグラフィー

労作性狭心症の^{201}Tl運動負荷心筋血流SPECT
(上段：短軸断像，下段：長軸矢状断像)

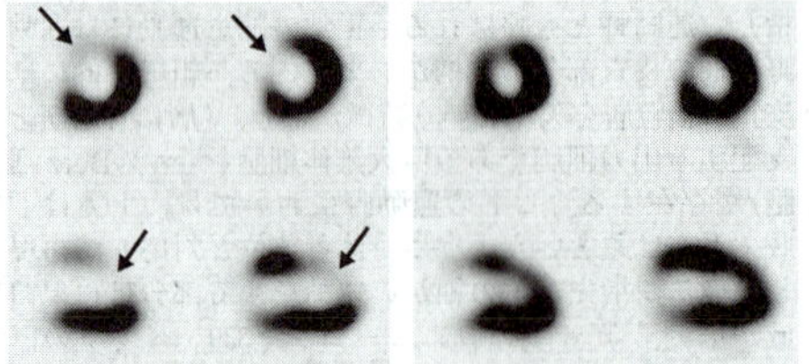

負荷直後(図左)では中隔から前壁に強い取り込み低下(矢印)がみられる．4時間後の後期像(図右)では中隔から前壁に再分布がみられ，取り込み低下は一部を除いてほぼ消失している．

運動負荷心電図法　exercise electrocardiography，exercise ECG　［**運動負荷試験**］　冠動脈疾患の検出，診断のために行われる非侵襲的な負荷心電図法の一手法．運動負荷により心筋虚血を惹起させ，安静時に比して有意なST低下あるいは上昇を示すものを心筋虚血陽性と判定する．運動負荷法として，ベルトコンベアを歩行，走行させるトレッドミル，自転車を利用するエルゴメータ(自転車エルゴメータ運動負荷試験)，階段を昇降させる2階段(マスター階段試験 Master two-step test)がある．[424]　⇨参負荷心電図→2525

運動変換不能症　dysdiadochokinesis　［**変換運動障害，反復拮抗運動不能症**］　バビンスキー Josef F. F. Babinski (1857-1932)によって提唱された概念で，相反する方向への単純な運動が遅くなり，空間的・時間的に規則性が失われた状態．手の回内，回外を繰り返すテスト(回内回外試験)，踵を床につけたまま繰り返し足底で床をたたく foot pat test などで著明に現れる．同側の小脳病変の重要な所見である．錐体路障害や錐体外路徴候，深部感覚障害のある患者，関節の異常のある患者でも類似の困難がみられるが，これらは小脳性のものとは異なる機序によるもので，通常は運動変換不能症とは呼ばない．[475]　⇨参小脳性運動失調症→1454

運動発作　motor seizure　一般には，単純部分発作のうち運動要素を伴うものをいう．大脳皮質の運動野近傍にてんかん焦点のある局在関連(部分)てんかんでみられる．部分運動発作が生じる身体部位が次々と変化していくものをジャクソン Jackson 型マーチ，あるいはジャクソン型運動発作という．また，部分運動発作が身体の一部位に限局して長期間にわたって持続するものを，持続性部分運動てんかん，あるいはコジェブニコフ Kojewnikow 症候群という．ときには，運動症状を伴うすべてのてんかん発作を運動発作と総称することがあり，この場合には全般発作の強直発作，間代(かんたい)発作，強直間代発作，ミオクローヌス発作，および部分発作の向反発作や姿勢発作も含まれる．[1362]

運動麻痺性膀胱　motor paralytic bladder　神経因性膀胱の1つで，膀胱運動に関与する遠心性線維に障害があって生ずる膀胱機能障害．脊髄性小児麻痺，二分脊椎症などでみられる．膀胱の知覚は障害されないので，尿意はあるが，排尿がうまく開始できない．尿線は細く，弱い．会陰部の知覚は保たれ，球海綿体反射は消失する場合もある．膀胱容量，残尿量は症状により異なる．治療としてはコリン薬を投与し，反応がなければ間欠的導尿がよい．[474]

運動野　motor area⇨同運動皮質→339

運動誘発性虚血　exercise-induced ischemia　運動により増加した心筋の酸素需要に比し，冠動脈狭窄や冠攣縮のために心筋に供給される血液が相対的に欠乏している状態．[424]

運動誘発性喘息　exercise-induced asthma；EIA　運動によって誘発される喘息発作．マラソン，サッカー，バスケットボールなどの連続的な運動によって起こりやすい．水泳，スキーでは起こりにくいといわれている．過換気による気道の乾燥や冷却などを誘因として，呼吸性アルカローシス，カテコールアミン活性の上昇などが原因になって気道の収縮が起こると考えられている．[953]

運動浴　exercise bath　［**水中訓練**］　温水プールやハバード Hubbard タンクを用いて，水泳，水中歩行，自動運動，他動運動による関節可動域訓練などを行うこと．適切な温度下では，温浴効果により，筋関節の疼痛緩和，痙性の軽減，呼吸循環への効果などが期待できる．浮力により荷重が軽減するため，下肢筋力低下や関節障害を有する患者に有利である．また，水中では運動速度に応じ水の粘性抵抗が増大するため，抵抗運動としての筋力増強訓練が可能である．関節リウマチ，変形性関節症，骨折などの骨関節障害，脳性麻痺，脊髄損傷，脳血管障害などの神経障害，その他の筋疾患などその応用範囲は広い．[1280]

運動力学　kinetics　物体の動きと力との関係を研究する学問分野．生体においては，筋の収縮による力は，腱を介し骨に伝わり関節の回転が起こり運動の動力源となる．運動の変位，速度，加速度により筋によって発揮される力を推定することができる．[848]

運動療法　exercise therapy　［**スポーツ療法**］　疾病や外傷などによって生じた身体機能の障害に対し，運動自体を治療手段として身体機能の回復や維持を図ること．理学療法の中核をなす治療法の１つであり，各種疾患や障害の予防も含まれる．対象となるのは中枢神経疾患，整形外科疾患，神経筋疾患，内部障害，スポーツ障害など多岐にわたる．具体的な方法として，関節可動域練習，筋力強化練習，協調運動練習，持久力練習，呼吸練習，基本動作練習，歩行練習など広範囲の内容が含まれる．[349]

運搬 RNA⇨同トランスファー RNA→2161

え

エアウェイ　airway ［**呼吸チューブ**］ 上気道狭窄の際に気道を確保するためのチューブ．口咽頭エアウェイ，鼻咽頭エアウェイ，食道閉鎖式エアウェイなどがある．[953] ⇨参心肺蘇生法→1596

エアゾール　aerosol ［**エアロゾル**］ 空気中に噴霧された液体の微粒子が霧状に浮遊している状態のこと．薬剤を含む圧縮ガスを微細噴霧して，吸入療法に用いる．[953]

エアゾール療法　aerosol therapy⇨同ネブライザー療法→2283

エアトラッピング指数　air trapping index；ATI 気道の閉塞の有無を調べる指数．気道閉塞のある患者では，呼出障害があるため急速呼出をすると，呼気が呼出されずに肺内に残存するエアトラッピング（空気とらえ込み）現象が起こる．その程度を示すのがATIである．（肺活量－努力肺活量）÷肺活量×100の式で算出される．5％以上を異常とする．[953]

エアドリル　air drill ［**気道式ドリル**］ 圧縮空気などを動力源として動くドリル．観血的骨折手術などに用いる．[1109]

エアフィルター　air filter 空気の濾過装置のこと．無菌手術室などで用いられ，通常2-3層になっている．特に最終で使用されるエアフィルターは，超高性能フィルターであるHEPAフィルター（high efficiency particulate air filter）で，平均粒子0.3 μmのDOP（ダイオキシールフタレート）の煙の粒子を99.7％捕集する性能があり，すべての細菌を捕集できる．[367]

エアブロンコグラム〔サイン〕　air bronchogram ［**気管支透亮徴候，気管支含気像**］ 胸部X線写真の，特に正面単純写真を読むとき，肺内の気管支は肺胞の空気によって周囲を囲まれており，境界は影として認められないが，肺胞内に異常な水分量が存在すると気管支の含気性との間に濃度差を生じて気管支の空気影が見えてくる．肺炎や肺水腫，肺胞上皮癌，肺胞タンパク症などにみられるため，その診断に有用．[1443]

エアマットレス　〔medical〕air mattress 自力で体位変換ができない場合など，褥瘡予防のために使用されるビニール製のマットのこと．モーターで，管状に仕切られた二相または三相の換気チューブを収めた管に空気を送る．その管内の圧力が数分ごとに交互に変化する仕組みになっており，同一部位への圧迫が除去できる圧切り替え式マット，マット表面の小孔から空気を噴出して，病床内を循環して病床温度を調節し湿度を下げる噴気式エアマットなどがある．エアマットの種類によっては除湿効果が低く，圧力の変化によりマット上のシーツにしわができやすいことから，病床内環境を整え，褥瘡予防を図ることも重要である．また，起き上がりや座位保持などマット上での体動は不安定になるため，少しでも自力で動けるようになり除圧マットで褥瘡予防効果が得られると判断できる場合には使用を中止する．[447]

エアレーション《滅菌工程の》　aeration エチレンオキシドガス（EOG）滅菌工程において医療器材に残留した有害なエチレンオキシドおよびその生成物（エチレンクロルヒドリン，エチレングリコール）を，強制換気を行い，短時間で離脱させる方法．通常の状態で放置すれば滅菌物残留EOGが許容濃度以下になるには1週間以上必要とするが，エアレーターを使用すれば8-12時間で許容量以下となる．[367] ⇨参エチレンオキサイドガス滅菌器→362，換気→574

エアロゾル　aerosol⇨同エアゾール→342

エアロビクス　aerobics ［**有酸素性運動**］ 1968年にアメリカのクーパー Kenneth H. Cooper（1931-）により理論化され，生活習慣病に対する健康法として1970年代後半から流行してきた．具体的には，歩行，ジョギング，水泳，ダンス，縄跳び，自転車こぎなど，強度が比較的低く，長時間にわたる運動を指すが，呼吸循環系の酸素運搬能力や筋肉の酸素取込み能力が向上し，結果として最大酸素摂取量が上昇する．全身持久力の上昇，心身のストレス解消に適している．

鋭角（縁）枝《冠〔状〕動脈の》　acute marginal branch（artery） ［**右縁枝**］ 心臓前面で横隔膜に接する右心室右側壁の心尖から心房にかけての急な曲線を鋭縁といい，そこを下行し，右心室前壁側壁を灌流する右冠状動脈の分枝．アメリカ心臓協会報告書では右室枝と鋭角（縁）枝を区別している．[439] ⇨参右室枝《冠〔状〕動脈の》→324

鋭器　sharp instrument 鋭利な刃部や尖鋭部により身体に損傷を生じせしめる器物（成傷器）の総称．鋭利な刃部（稜）をもつ器物には剃刀，包丁，小刀，ハサミ，刀剣，斧，メス，ガラス片などの刃器，尖鋭な部分を有する器物には注射針，錐（きり），千枚通し，アイスピック，ドライバー，傘の先端などの刺器がある．また，器物によっては鋭利な刃部と尖鋭な刺部を両方有するものが存在する．これらを人体に作用させた損傷では切創，刺創，割創を形成する．[1415] ⇨参鈍器→2172

永久硬度　permanent hardness⇨参硬度→1039

永久細胞　permanent cell 発生過程を終了し器官を形成したのちは細胞分裂能力をもたず，以後細胞死に至るまで分裂増殖しない細胞．神経細胞や心筋細胞などがこれにあたり，加齢に伴って徐々に減少する脳神経細胞のように，一度失われると再生されない．心筋細胞は刺激に適応して，数を増やすことなくその容積を増大（肥大）し心機能を代償する．[114] ⇨参安定細胞→207

永久歯　permanent tooth 乳歯に代わって萌出する代生歯（上・下顎それぞれに切歯4，犬歯2，小臼歯4）と，乳歯列の後方に萌出する加生歯（同じく大臼歯6）の計32歯．萌出時期は，およそ6歳頃：第1大臼歯，7-8歳頃：中切歯，側切歯，9歳頃：第1小臼歯，11-12歳頃：犬歯，第2小臼歯，12-13歳頃：第2大臼歯であるが，近年若年齢化しており，18歳以降の第3大臼歯（智歯）は，未萌出（顎骨内に埋伏）あるいは1-4歯の形成を欠く例も増えている．永久歯の石灰化は顎骨内で出生直後から始まる．このため乳幼児期の薬物摂取によって形成異常や着色が生じることがある．それぞれの歯の石灰化開始は，下顎第1大臼歯が出生直後，永久切歯と犬歯が生後6か月，小臼歯が2歳頃，第2大臼歯が2歳の後半，第3大臼歯が12歳頃からである．[1369] ⇨参乳歯→2228

永久刺入組織内照射 permanent interstitial irradiation 腫瘍組織内およびその周辺に密封放射線源を直接刺入して照射する方法のうち，刺入された放射線源を抜去しない照射法．口腔内癌に対する金198(^{198}Au)グレイン(粒子)や前立腺癌に対するヨウ素125(^{125}I)が代表的な永久刺入線源である．[577] ⇨参ヨウ素125組織内照射→2874，前立腺癌の組織内照射→1798

永久歯列⇨参歯列→1502

永久神経障害 permanent nerve injury 神経系の機能が何らかの原因により永久に異常を起こした状態の総称．その障害部位により中枢神経障害，末梢神経障害などに分類し，また障害される神経の機能により運動神経障害，感覚神経障害と呼ぶ．脳卒中や脊椎損傷による永久運動麻痺や筋固縮などは，それぞれ特有な神経障害の状態を示す．[367]

永久人工心臓 permanent artificial heart 心臓の機能を部分的，あるいは完全に代行する装置で，半永久的に使用できる装置をいう．補助人工心臓としては，永久使用型としてバッテリーやコントローラーが体内埋込み式の左室補助人工心臓(LVAS，NovacorN 120など)が開発された．全置換型人工心臓(Abiomed社，ペンシルバニア州立大学，Nimbus社など)は，永久使用型につくられており電気駆動方式で，多くは電気水圧式electrohydraulicをとっている．コントローラーや内部バッテリー，エネルギー変換コイルenergy transmission coilが体内に埋め込まれ，皮膚を通じてエネルギーおよびモニタリングの伝達が行われる．永久使用に関しては，血栓形成，装置の故障・耐久性，感染などの問題が残されている．[367]

永久的閾値上昇 permanent threshold shift；PTS⇨同永久的聴力損失→343

永久的聴力損失 permanent hearing defect ［永久的閾値上昇］ 回復不能な聴力損失のこと．加齢に伴う老人性難聴では高音域から次第に低下する左右同程度の聴力損失をきたす．[736]

永久的ペースメーカー permanent pacemaker⇨同植込み型ペースメーカー→317

永久不妊線量⇨同去勢線量→782

影響妄想 delusion of foreign influence, delusion of being influenced ［被影響妄想］ 外部の力に影響され，干渉を受け，操られ，支配されるという妄想．フランス精神医学では幻覚妄想症(病)に対立する概念として影響妄想症(病)があるが，わが国では影響妄想は精神病の症状の一部と考えるのが通例．具体的には，見知らぬ他人，犯罪組織，宇宙人などが，電波，光線，X線，超能力などを手段として影響を与えると体験される．自分が自動化しているとの訴えもみられる．自分の思考，感情，行動を直接にコントロールされると体験する場合には作為体験と呼ばれる．影響妄想は統合失調症に特徴的とされるが，覚醒剤精神病，てんかん性精神病でもみられる．治療は幻覚妄想一般に準じ，薬物療法が優先される．[199] ⇨参作為体験→1181，操られ妄想→182

エイクマン Christiaan Eijkman オランダの生理学者，細菌学者(1858-1930)．アムステルダム大学で医学を学んだのち，1886年，オランダ領東インド(現在のインドネシア)で多発していた風土病ベリベリ(脚気)の原因究明のために派遣された調査団に参加した．引き続き，現地に設立された病理解剖学兼細菌学研究所の所長として研究に従事．ニワトリに餌として白米を与えると，ベリベリによく似た症状を示す多発神経炎が起こり，米ぬかを混ぜて与えると軽快することを実証し，人間にも同じ効果があることを示した．オランダに帰国後はユトレヒト大学で衛生学，法医学の教授となった．1929年，ビタミンの先駆的研究に対してイギリスのホプキンスFrederick Hopkins(1861-1947)とともにノーベル生理学・医学賞が授与された．[983]

エイコサノイド eicosanoid 広義には，炭素数20の脂肪酸(エイコサン酸)に由来する物質の総称．一般には，アラキドン酸，エイコサトリエン酸，エイコサペンタエン酸などの炭素数20の脂肪酸の不飽和脂肪酸の代謝物の総称として用いられる．生体内では主に脂質メディエーターとして働き，代表的なものにプロスタグランジン，トロンボキサン，ロイコトリエンなどがある．エイコサノイド生合成に必要な不飽和脂肪酸は，体内で合成できないため食事として摂取する必要がある．食事中の含量としてはアラキドン酸が最も多い．[590.1]

エイコサペンタエン酸 eicosapentaenoic acid；EPA ［イコサペンタエン酸］ 炭素数20で二重結合5個をもつ不飽和脂肪酸の総称．天然物としては二重結合がすべてシス型の直鎖五価ω3系脂肪酸として，イワシ，サバなどの魚の脂肪に多く含まれる．エイコサペンタエン酸に由来するトロンボキサンA_3には血小板凝集作用がなく，プロスタグランジンI_3はプロスタグランジンI_2と同様の抗血小板凝集作用をもつことから，脳梗塞，心筋梗塞の予防物質として知られている．エイコサペンタエン酸のエチルエステルは動脈硬化症，高脂血症薬として使われている．[590.1]

栄西 Eisai ［栄西(ようさい)］ 鎌倉時代前期の臨済宗黄龍派の僧〔1141-1215(保延7～建保3)〕．法諱は栄西．道号は明庵．千光法師，葉上房ともいう．備中(現岡山県西部)賀陽氏の出身．11歳で仏門に入り，14歳のときに比叡山で受戒．1168(仁安3)年に中国宋におもむき，天台山万年寺で羅漢に茶を供養，同年に帰国した．1187(文治3)年に再度入宋し，臨済禅の法脈を得て1191(建久2)年に帰国．1199(正治元)年鎌倉で北条政子の帰依を受けて寿福寺を建立し，1201(建仁元)年には将軍源頼家の庇護を受けて京都に東山建仁寺を建てた．1214(建保2)年2月に将軍源実朝の病気平癒のために祈禱を行い，茶と桑の効用を述べた『喫茶養生記』の抜粋を献上した．ほかに『出家大綱』などの著書がある．[1399] ⇨参喫茶養生記(きっさようじょうき)→693

嬰(えい)児殺 infanticide 分娩中あるいは分娩後間もない新生児を殺害すること．加害者は母親である場合が多い．[613] ⇨参子殺し→1095

エイジズム ageism ［高齢者差別］ 高齢者であること

を理由に，判断力や理解力の低下，運動能力の衰えなど高齢者特有のハンディキャップを否定的に取り上げ，ステレオタイプな(型にはまった)偏見をもったり差別をすること．エイジズムは1969年，アメリカ国立老化研究所初代所長のバトラー Robert Neil Butler が『Why Survive? Being Old in America(老後はなぜ悲劇なのか)』で提唱したことをもって嚆矢(こうし)とする．

鋭徐波⇨同徐棘徐波→1469

鋭徐波複合 sharp and slow wave complex⇨参棘波・徐波複合→777

え

エイジング aging ［**加齢，老齢化，高齢化**］ 生命体が年齢を重ねることによって生じる身体的・心理的・社会的変化および衰退のプロセスをいう．老齢化ともいい，個人に生じるエイジングを加齢，社会や人口集団に生じるエイジングを高齢化という．個人に生じるエイジングとは，ヒトの生涯発達の観点から乳幼児期，少年期，青年期，壮年期を経て老年期を迎えるという，身体的・精神的成熟を経て衰退へと向かうプロセスをいう．老年期の始まりについてはWHOでは65歳以上とし，わが国の人口動態統計や「老人福祉法」でも65歳以上とするものが多いが，「高齢者の医療の確保に関する法律」では特定健康診査対象者を40歳からとしているように，法や規則によって一応の老年期の始まりを規定している．身体面の変化では皮膚，頭髪，眼，口腔，骨，心血管系，呼吸器系，運動器系，腎泌尿器系，生殖器系などの老化〔現象〕が全身性に生じる．運動器では動作の緩慢化，感覚器では視力・聴力の低下，呼吸器では閉塞性・拘束性変化，消化器では便秘傾向，泌尿器では夜間頻尿，生殖器では性欲の低下，女性では閉経などが生じ，健康面の変化が生じやすくなる．心理・社会面では職業や第一線活動からの引退，収入源の喪失，配偶者との死別，住み慣れた場所からの引っ越しや老人ホームへの入所などそれまでの生活や人を喪失することに伴うストレス状況に遭遇する頻度が増し，ストレスへの対処や老いの受容に困難を生じることがある．社会に生じるエイジングは人口動態が多産多死から少産少死へと変化した結果であるといわれる．これは社会が個人のエイジングを積み重ねた結果でもあるため，個人と社会のエイジングの両者は互いに関係しているといえる．[431]

エイズ⇨同後天性免疫不全症候群→1038

エイズウイルス⇨同ヒト免疫不全ウイルス→2463

エイズ関連悪性リンパ腫 AIDS-related lymphoma HIV感染に伴う免疫不全状態の患者に発症する悪性リンパ腫．HIV感染者の悪性リンパ腫合併頻度は健常者の150倍以上とされ，CD 4細胞数が極度に少ない症例に多い．エプスタイン・バー Epstein-Barr ウイルス(EBV)感染が高頻度に証明され，発症の原因とされる．原発性滲出リンパ腫やびまん性大細胞型B細胞性リンパ腫の形質芽球性 plasmablastic 亜型などの特異な組織型がみられる．節外リンパ腫，特に脳内リンパ腫の頻度が高い．治療は脳原発以外の症例には化学療法が行われるが，強い免疫不全状態をきたすため感染予防が重要．脳原発の症例には放射線療法が行われ，化学療法の併用は予後を改善しないと報告されている．[1464]

エイズ関連症候群 AIDS-related complex；ARC，AIDS-related syndrome；ARS HIV感染症の経過中，感冒様症状から無症候の期間を経て種々の軽い症状が出現する時期で，AIDS発症には至っていない時期の症状を総称し，厳密な定義はなく，現在ではあまり使用されない．CD 4陽性細胞数は400/μL以下に減少し，発熱，倦怠感，下痢，体重減少，リンパ節腫脹，口腔内カンジダ症などの症状を認める．[1113] ⇨参ヒト免疫不全ウイルス→2463，HIV感染症→59

エイズサーベイランス AIDS surveillance 有効なエイズ対策を確立するために，日本では1984(昭和59)年から厚生省(現厚生労働省)内で開始された調査機関(厚生労働省エイズ動向委員会)の調査・報告．HIV(ヒト免疫不全ウイルス＝エイズウイルス)感染の分布と蔓延ならびにそれに関与する諸要因を十分な正確さと完全さをもって継続的に精査・監視することを目的とし，性別，年齢別，感染地域別，感染原因別に患者・感染者数を調査し，短報の形で定期的に情報を公開している．HIV感染の動向をより正確に把握することが，エイズ予防と治療に効果があると考えられ，サーベイランス体制の精緻化が求められている．[1152]

エイズ腎症 AIDS nephropathy ［**HIV腎症，HIV関連糸球体腎炎**］ AIDSのキャリア状態から発症までのどの時点でも認められる腎症．アメリカでの報告が多い．黒人男性に多く，腎の腫大があり，ネフローゼ症候群を呈す．組織学的には巣状分節性糸球体硬化症と尿細管壊死が認められる．早期に腎不全に陥る病態．[858]

エイズ治療拠点病院 Model Hospital for AIDS Treatment HIV感染者，エイズ患者の治療拠点になる病院で，1994(平成5)年から整備が進められ，2008(同20)年には全国で374病院が各都道府県知事によって選定されている．エイズ診療の基本的なあり方は，どこの医療機関でもその機能に応じてエイズ患者を受け入れることであるが，当初はエイズ診療に関する経験や知識の乏しさなどから，診療を拒否する医療機関があることが問題視されたため，地域の身近な医療機関でもエイズ治療が受けられるようにするために整備されている．国レベルでは，エイズ治療・研究開発センターが国立国際医療センター病院に設置されており，このセンターと全国8ブロックにあるブロック拠点病院(14施設)とがネットワーク化されている．ブロック拠点病院とエイズ治療拠点病院とをつなぐ役割として，都道府県単位でエイズ治療中核拠点病院の整備も進められている．[1010]

エイズ脳症 AIDS encephalopathy⇨同HIV脳症→60

衛生学 hygiene，hygieiology 語源をギリシャ神話の健康の女神ヒュギエイア Hygeia に由来し，疾病の予防と健康の保持・増進のための科学と，技術を追究する学問．わが国では明治時代に，のちの医務局長の長与専斎が欧米に視察に行ったときに，従来の養生や健康で表される学問と異なり，衛生行政や環境問題など幅広い概念をもつ新しい学問として『荘子』より「衛生」という言葉を用いて名づけた．当初は公衆衛生学も包含する社会医学一般を指す言葉であったが，戦後新たに衛生教育や衛生行政の徹底を目指して各医学部に公衆衛生学教室が開設されると，社会とのかかわりからの実践的な研究は公衆衛生に移り，衛生学は次第に研究室内や実験室内で行われる疫学，感染症，栄養学，体力医学，環境科学などの基礎的学問に限局されるようになっていった．しかし，衛生学で行われていた研究の多くの分野の専門教育が大学教育で行われるようになるに従い，その独自性が薄れ，衛生学という言葉は見直されるようになった．アメリカではhygiene（衛生）という語は1960年代に使われなくなり，preventive medicine，epidemiology，public healthなどに言い換えられておりおり，わが国でも最近では衛生学研究室を予防医学，分子予防医学，環境保健学という名前に置き換えることも多くなった．[1356] ⇨参公衆衛生⇀1009

衛生看護学校⇨同看護高校⇀594

衛生管理 occupational health care，health supervision 衛生とはヒトの健康（生命）をまもる（防衛する）という普遍的な言葉であることから，衛生管理は食品，環境，地域などでの健康をまもるための実践活動を広く指すが，ここでは産業保健における衛生管理について説明する．労働者の健康を保持・増進する実践活動である産業保健活動のうち，特に業務に起因する疾病を予防するための一連の活動を指す．管理の内容により，作業環境管理，作業管理，健康管理に分け，三管理と呼び活動の基本となる．これに労働衛生教育とすべてを総括する総括管理を合わせて五管理ともいう．「労働基準法」をもとに「労働安全衛生法」第1条では，労働者の安全および衛生活動の目的について，労働災害防止のための危害防止基準の確立，責任体制の明確化，自主的活動の促進により災害防止対策を推進し職場における労働者の安全と健康を確保するとともに，快適な職場環境の形成を促進することと規定している．衛生管理業務を行う者として事業所の規模に合わせた人数の衛生管理者をおくことが義務づけられている．[1603] ⇨参総括安全衛生管理者⇀1805

衛生管理者 health officer，health supervisor ［労働衛生管理者］ 常時50人以上の労働者を使用する事業所において，衛生に関係する技術的事項の管理をする資格者．事業者は，業種の区分に応じて労働基準局長の免許を受けた者，その他厚生労働省令で定める資格を有する者のうちから衛生管理者を選任することが課せられている．第一種と第二種があり，後者は事務作業など有害業務に該当しない職種のみの事業所に従事できる．衛生管理者は週1回以上作業場を巡視し，設備，作業方法，衛生状態に有害の恐れのあるときには労働者の健康障害を防止するために必要な措置を講ずる．詳細な選任規定と事業所の規模ごとの必要人数は「労働安全衛生規則」第7条にある．[1603]

衛生教育⇨同健康教育⇀943

衛生行政 health administration 国民が心身の健康を維持するとともに，積極的に健康の増進を図るようにこれを助け，方向づけするために国・地方公共団体（都道府県，市町村）によって行われる公の活動．具体的には母子から高齢者までの保健対策，成人病，伝染病，難病などを含む疾病対策，精神保健対策などをその内容とする地域保健行政，学校保健行政，産業保健行政，環境保全があり，種々の保健関係法規の定めるところに従って，地域特性を配慮しながら展開されている．[1128]

衛星結節⇨同娘（じょう）腫瘍⇀1439

衛生検査技師 public health laboratory technologist 厚生大臣（当時）の免許を受けて，衛生検査技師の名称を用いて，医師の指導監督のもとに，微生物学的検査，血清学的検査，血液学的検査，病理学的検査，寄生虫学的検査および生化学的検査を行うことを業とする者をいう（昭和33年法律第76号）．2006（平成18）年，平成17年法律第39号の改正法で衛生検査技師は廃止．ただし，旧法の規定による衛生検査技師の免許を受けた者は，引き続き旧法で定めた検査を行うことができる．また，旧法の規定による衛生検査技師免許を受けることができる者が，衛生検査技師免許の交付申請を行った場合には，厚生労働大臣は，2010（同22）年度末までは衛生検査技師免許を与えることができる．[556] ⇨参衛生検査技師・臨床検査技師⇀345

衛生検査技師・臨床検査技師 health laboratory technician，medical technologist 厚生労働大臣の免許を受けて，衛生検査技師・臨床検査技師の名称を用いて，医師の指導監督のもとに，病院，診療所，検査所などで法で定められた検査を行う者をいう．ただし「臨床検査技師，衛生検査技師等に関する法律〔1958（昭和33）年制定〕」が2005（平成17）年に「臨床検査技師等に関する法律」と改題され，臨床検査技師は「医師又は歯科医師の指示の下に，微生物的検査，血清学的検査，血液学的検査，病理学的検査，寄生虫学的検査及び生化学的検査及び厚生労働省令で定める生理学的検査を行うことを業とする者」と改正された．これにより衛生検査技師の資格は廃止されたが，すでに衛生検査技師免許を有している者は，引き続き医師の指導監督のもとに，微生物学的検査，血清学的検査，血液学的検査，病理学的検査，寄生虫学的検査および生化学的検査を行うことができる．[556] ⇨参衛生検査技師⇀345，臨床検査技師⇀2950

衛星現象 satellite phenomenon，satellite colony，satellitism ヘモフィルス *Haemophilus* 属菌は発育因子として血液中に含まれる耐熱性のX因子（ヘミン）と易熱性のV因子（NAD）の両方か一方を必要とする．ヘモフィルス属とブドウ球菌が混在しているとき，ブドウ球菌によって産生されたV因子がブドウ球菌のコロニーの周辺に増加しているので，V因子を要求するヘモフィルスがブドウ球菌のコロニーを取り巻くような状態で発育する．このような現象のこと．[324]

衛生工学 sanitary engineering，public health engineering ヒトが生活する環境について保全するとともにヒトの健康をまもるに適した衛生状態を保つための工学およびその技術を指す．都市環境を保全するための土木工学から発展した経緯があり，上水道，下水道が主要な分野．産業保健の領域では，作業場の有害因子についての評価，施設，設備や作業法の点検や改善などに必要とされる工学的な知識と技術を指す．衛生管理者のうち特に工学的な業務を担当する者として衛生工学衛生管理者の資格が規定されており，有害因子が存在する一定規模以上の職場では衛生管理者のうち1名を衛生工学衛生管理者の資格を有する者から選任することとされている．[1603] ⇨参衛生工学衛生管理者⇀345

衛生工学衛生管理者 sanitary engineering administrator 常時500人をこえる労働者のいる事業場で「労働基準法施行規則」第18条にある一部の有害な特定の業務に常

時30人以上の労働者が従事する場合，衛生管理者のうち1人を衛生工学衛生管理者の免許をもつ者から選任しなくてはならない．それらの作業場においては衛生管理者が行う衛生に関する技術的事項の中に，衛生工学に関する知識が特に必要な場合があるためである．有害因子の存在する作業場の作業環境評価および施設や設備の管理，作業法の管理などを行う．[1603]

衛星細胞 satellite cell ［**外套(とう)細胞**］ 末梢神経系の神経節で神経細胞の細胞体を包む特殊な神経膠細胞のこと．神経膠細胞の被膜によって神経細胞の細胞体が包まれる現象は，末梢神経系の脊髄神経節，自律神経節，脳神経節で特徴的にみられる．衛星細胞の細胞体は，球形，卵円形または三日月形の細胞核を中心とする細胞質によって取り囲まれている．細胞質にはゴルジGolgi装置，ミトコンドリア，粗面小胞体，滑面小胞体，遊離(自由)リボソーム，グリコーゲン顆粒，リソソーム，多小胞体などが含まれている．衛星細胞による神経細胞の被膜は神経細胞が直接間葉組織と接触することを防ぎ，この細胞を介して血液との物質交換も行われている．内耳神経に属する神経節も衛星細胞の多層状の髄鞘様の被膜で包まれており，これは絶縁の役割をしていると考えられる．衛星細胞は周囲細胞，外套細胞，ニューロン周囲付随体と同義語として用いられている場合もある．[636]

衛生指導員 health educator 地域保健の向上を図るため，都道府県や政令市の衛生主管部局に置かれる衛生教育係，または，保健所ないし市町村保健センターに置かれる衛生教育指導員のこと．地域の衛生教育の企画，援助，指導を行う．実務経験のある保健師が担当することが多い．[1093]

衛生指標 hygiene index 国，地域，学校，職場など集団の健康水準や，それに影響を与える環境，保健衛生などを客観的に比較するための指標．健康水準を示す指標としては罹患率，有病率，受療率，死亡率(粗死亡率，年齢調整死亡率，周産期死亡率，乳児死亡率，幼児死亡率)，50歳以上死亡割合(PMI)，平均寿命，致命率があり，それを取り巻く指標としては栄養摂取状況，発育の程度や各種生理的機能，日常生活動作(ADL)や生活の質(QOL)，大気汚染，水質汚濁，上下水道普及率などの環境指標，保健医療にかかわる各指数(施設，従事者にかかわるもの)，教育や経済関連の指数など，人々の健康にかかわる多くの指標があげられる．[1356]

衛生統計 health statistics ［**保健統計，公衆衛生統計**］ 狭義では，公的機関が収集した出生，死亡，疾患，傷害など人口集団の健康状態についての数量統計をいい，公衆衛生上の活動方針を決めるための資料やその効果を判定する際に使用される．国，都道府県，市町村，保健所などの行政機関で日常的に資料として集計されているものは，人口静態調査(国勢調査)，人口動態調査，患者調査，国民生活基礎調査，伝染病統計などがある．「健康増進法」に基づく国民健康・栄養調査も含まれ，国民の身体状況，栄養素摂取状況および生活習慣の基礎資料となっている．また，1年間の衛生統計が集約されている年次刊行物に，財団法人厚生統計協会が発行する『国民衛生の動向』があり，広く利用されている．最近では，コンピュータの導入により大量の情報をより簡便に整理し分析することが可能になり，予防対策や公衆衛生学的研究に役立っている．[1152] ⇨参医療統計→284

造影倍音波超音波画像法 ⇨同コントラストハーモニック断層像→1143

叡尊 Eizon 鎌倉中期の律宗の僧〔1201-90(建仁元～正応3)〕．字は思円．大和国(現奈良県)の生まれ．父は興福寺の学侶慶玄．17歳で醍醐寺の叡賢を師として出家．1236(嘉禎2)年東大寺で自誓受戒し，海龍王寺を経て翌年西大寺に移り戒の注釈を講じて布薩(集まった人々が戒律の条文を読み上げ，互いに自己の罪過を懺悔する儀式)を行った．北条実時の招請で鎌倉にくだり，各地で布教のかたわら，ハンセン病患者と貧病者の救済に挺身し，幅広い階層の帰依を得た．著書に『関東往還記』『感身学正記』などがある．[1399]

英知 wisdom ［**知恵**］ 人間がライフサイクルにおける全人的な変化の過程を通して獲得しうる力の1つであり，人が生きるうえでの深遠な物事の真理や道理を悟りうる優れた知識，経験，知恵，創造力などのさまざまな能力の総和であると考えられる．その多面性が，認知，感情，態度，分別，賢さ，理解力，判断力，伝達力，推論力，学習能力，洞察力などの多彩なキーワードにより表現されているが，社会や文化の違いによって英知のとらえ方も異なる．[144] ⇨参知識→1970

鋭的外傷 stab wound, penetrating trauma (injury) 先端の尖った鋭器を皮膚に向け刺入した際に生じる損傷．穿通性損傷とほぼ同義である．ナイフや包丁など先端に刃を有する刃器のほか，スクリュードライバーや箸など先端に刃のないものでも生じうる．本症の診療の際には，血管損傷に留意する必要がある．[1077,1254]

永年変動 secular trend ［**趨(すう)勢変動，長期趨(すう)勢**］ 流行周期の一分類．通常は，一方向性を持続するような長期間にわたる傾向変動であり，地球環境の変動，社会生活環境の緩慢な変化などがこれにあたる．ただし流行周期の分類においては周期15年以上の長期変動もこのように呼ばれることがある．永年変動を正確に把握することができれば今後の変動をある程度予測することが可能となる．[1152]

鋭波 sharp wave 脳波にみられるてんかん性異常波の1つで，鋭い波形の突発波である．周期は棘波(20-70 msec)に比べると，長く(およそ70 msec以上)，振幅も大きい(100 μV前後)．鋭波が周期的に出現するものは周期性放電と呼ばれ，重篤な脳障害の急性期に生じる．また，代謝性脳障害時には陰性の鋭波-大きな陽性波-小さな陰性波という特徴的な波形の三相波が出現する．[1362]

鋭匙(えいひ) sharp spoon 組織を掻爬するために用いる辺縁が鋭利な匙の形状をした手術器具．軟部組織用と骨組織用があり，膿瘍腔，骨髄腔，瘻孔など，表在の病的組織部位を掻爬して除去する．目的に応じた形と大きさのものがある．鈍性のものは鈍匙 blunt spoonで，周囲組織を損傷する恐れがあるときに用いる．⇨参掻爬(そうは)→1823

鋭脈 quick pulse ⇨同速脈→1840

エイムス試験 Ames test ［**突然変異テスト，突然変異誘発テスト**］ アメリカの分子遺伝学者エイムスB. N. Ames (1928-)らにより開発された突然変異誘発試験法．被検物質をサルモネラ菌または大腸菌の特定株に曝露させ，発癌性の有無について検討する．ヒスチジンを与えないと生育しない菌株に被検物質を添加して培養し，ヒスチジンのない環境で育てると，被検物質に変異原性がある場合，菌はヒスチジンを産生する菌に変異して，株は成長して集落を形成する．この方法による被検物質の変異原性発現率と発癌性については相関関係が認められていることから，発癌スクリーニング試験として広く用いられている．[1618] ⇨参発癌性試験→2378，変異原性試験→2641

栄養 nutrition，alimentation 生体は生きていくには新陳代謝が必要であり，そのためには外界から物質を摂取しつづけることは不可欠であり，もしその供給が断たれると生命を失う．エネルギー源としての食物のほかに水，ミネラル，ビタミンなどがあり，成長中の個体は体成分を構成する材料としてこれらをさらに多く必要とする．このような物質を摂取して生命現象を営んでいくことを栄養という．摂取する物質を栄養素と呼ぶ．[987]

栄養アセスメント nutrition assessment 対象者の栄養状態を包括的に評価，判定すること．栄養障害の程度の診断，食事療法の適応やその効果判定，手術や褥瘡などの創傷治癒の予後判定などを目的として実施される．臨床診査や臨床検査，身体測定などによる直接的評価と，食事摂取量調査による間接的評価に分けられる．近年，この栄養アセスメントと栄養管理を多職種の連携のもとに行う栄養サポートチーム(NST)が，入院での治療の一環として重要視されている．[1189]

栄養価 nutritive value その食品に含有される栄養素(タンパク質，脂質，炭水化物，ビタミン，無機質)の量のみを指す場合と，消化吸収率を加味したものがある．前者の場合は化学分析によって測定されるが，後者では生物学的方法による測定が必要である．[987]

栄養改善法 Nutrition Improvement Law 栄養改善のための基本的法律であり，国民の栄養改善を推進するため1952(昭和27)年に制定．その後，何度か改定された．主な内容は次の6項目．①国民栄養調査の実施，②栄養相談・指導の実施，③栄養指導員制度，④集団給食施設の栄養管理，⑤特別用途表示制度(乳児用・幼児用などの特別の用途に適する旨の表示などに関する制度)，⑥栄養表示基準制度．2002(平成14)年8月「健康増進法」に包含された．[987]

栄養芽層 trophoblast⇨同栄養膜→349

栄養型 trophozoite ［栄養体］ 原虫の生活環の一形態でアメーバ状で運動性をもつ．この形態の細胞のとき，原虫は摂食，無性生殖を行う．アメーバ赤痢，マラリア，トリコモナス腟炎などで栄養型が分離される．[288] ⇨参原生生物〔界〕→954，原虫〔類〕→955

栄養型アメーバ amebic trophozoite アメーバは種類によってシスト(嚢子)と栄養型の両形態を示すものがあり，栄養型はアメーバの形態の1つ．栄養型は変形し運動性があり，栄養分を外界から取り入れ2分裂で増殖する．[288]

栄養型細胞 vegetative cell 栄養を摂取して発育している細胞．特に芽胞・胞子・嚢子などと対比して使われる．[324]

栄養管理システム nutrition management system⇨同nutrition care and management→89

栄養基準量 dietary standard 全国民の食事摂取基準の平均値で1975(昭和50)年まで使用されていた用語．その後「日本人平均一人1日あたり栄養所要量」となり，現在は「日本人の食事摂取基準」と称している．[987] ⇨参日本人の食事摂取基準→2222

栄養機能食品 food with nutrient function claims；FNFC ［FNFC］ 特定保健用食品とともに保健機能食品の1つ．身体の健全な成長，発達，健康の維持に必要な栄養成分(ミネラル，ビタミンなど)の補給や補完を目的とした食品．高齢化，食生活の乱れなどにより，通常の食生活を行うことが困難であり，1日に必要な栄養成分を摂取できない場合に，その補給や補完のために利用するものである．栄養機能食品と称して販売するには，「食品衛生法施行規則」および「栄養表示基準」(告示)の規定(「栄養改善法」)に適合していなければならない．1日当たりの摂取目安量に含まれる栄養成分量の上・下限値の規格基準に適合し，定められた栄養機能や注意喚起などを表示することになっている．ただし，これらの規格基準に適合していれば，国への許可申請や届け出は必要なく，自由に販売できる．栄養成分量の上・下限値の規格基準が設定された栄養成分は，ミネラル5種類(カルシウム，鉄，亜鉛，銅，マグネシウム)，ビタミン12種類(A，B_1，B_2，B_6，B_{12}，C，D，E，葉酸，ビオチン，パントテン酸，βカロテン)である．今後は他のミネラル，ビタミン，および脂肪酸，食物繊維などの栄養成分についても規格基準設定のための検討が行われる．栄養機能食品の表示事項は，栄養機能食品である旨，栄養成分の名称と機能，1日当たりの摂取目安量，摂取の方法および摂取するうえでの注意事項，1日の摂取目安量の栄養素などの表示基準値に占める割合，調理・保存方法での注意事項，厚生労働大臣の個別審査を受けたものでない旨，などである．[1170] ⇨参保健機能食品制度→2690，特定保健用食品→2145

栄養ケアマネジメント nutrition care and management⇨同nutrition care and management→89

栄養系⇨同クローン→843

栄養血管 nutrient vessel 酸素や栄養に富む動脈血を組織や器官に運ぶ血管のこと．血管自体の壁を養う血管(血管の血管)は外側(外膜側)から進入し中膜の大半を栄養する．壁の厚い太い動脈系や，太い静脈系によく発達している．冠状血管も心臓壁を養う栄養血管である．また，肺と肝臓では臓器特有の機能にかかわる血管(機能血管)はそれぞれ肺動脈と門脈であり，ともに静脈血を入れているため，肺と肝臓自体の組織を養う栄養血管は気管支動脈と肝固有動脈である．骨，特に，長〔管〕骨の栄養血管(動脈)は骨幹部の栄養孔から入る．分岐せずに髄腔に至り，そこで複数の枝に分かれて骨の各部位を養う．緻密質ではハバース管やフォルクマン管で構成される血管の網工が骨層板(ハバース層板など)を栄養する．この血管網は髄腔からの血流を受けているが，加齢に伴い髄腔が脂肪組織で閉塞してくると(黄色骨髄)，骨膜側からの血流が主流となる．骨端部では関節軟骨を除く領域に栄養血管が入る．[1044]

栄養欠乏症 nutritional deficiency disease⇨同栄養失調症→348

栄養細胞⇨同セルトリ細胞→1744

栄養サポートチーム⇨同NST→89

栄養士　dietitian, nutritionist　栄養士の名称を用いて栄養の指導に従事することを業とする者をいう(「栄養士法」第1条第1項)．管理栄養士は前項に規定する業務であって複雑または困難なものを行う適格性を有する者として登録された栄養士をいう(同法第1条第2項)とされていたが，2002(平成14)年の法改正により業務がより具体的に定められた．栄養士の資格は厚生労働大臣の指定した養成施設の修了者に与えられる．管理栄養士は管理栄養士国家試験の合格者のみを登録している．栄養士，管理栄養士の活動分野は大きく，栄養行政(公衆衛生)関係および給食施設関係(学校，病院，事業所など)に分けられる．2002年の法改正による管理栄養士の業務の定義は以下のとおり．①傷病者に対する療養のため必要な栄養の指導，②個人の身体の状況，栄養状態などに応じた高度の専門的知識および技術を要する健康の保持増進のための栄養の指導，③特定多数人に対して，継続的に食事を供給する施設における利用者の身体の状況，栄養状態，利用の状況などに応じた特別の配慮を必要とする給食管理およびこれらの施設に対する栄養改善上必要な指導．[987] ⇨参管理栄養士→658

栄養支援チーム⇨同NST→89

栄養失調症　malnutrition　［タンパク栄養不良症，栄養欠乏症］　栄養障害により身長相当の体重が標準の80%以下を示すもの．身体の形態的，機能的欠陥が現れ，正常な社会生活が行えなくなる状態．タンパク質とエネルギーが欠乏するマラスムス(消耗症)，タンパク質の欠乏を中心とするクワシオルコル，両方が混合するマラスムス-クワシオルコルがある．[987] ⇨参消耗症→1464

栄養指導　nutrition education　効果的な栄養指導を行うには対象の実態を十分に把握したうえで次の手順により指導を行うことが必要である．①対象の把握，②問題の発見，③問題の解析，④指導計画の立案，⑤実施，⑥評価．形式として個人指導，集団指導，地区組織活動がある．指導内容によって対象別栄養指導(妊婦，授乳婦，乳児期，幼児期，学童期，思春期，青年期，成人期，老人期，単身赴任者など)，臨床栄養指導(疾患に対する栄養指導)がある．一般の栄養指導は食生活の診断(献立内容，食物の入手や調理，食物の摂取が適切に行われているか否か，食習慣はどうか，栄養摂取量の過不足はあるか否かについて総合的に診断すること)や肥満・やせの診断，栄養状態判定を行う．健康の維持増進には栄養のほかに運動，休養も必要であることから，広義の栄養指導には運動指導，休養指導も含まれている．[987]

栄養障害　nutritional disturbance, nutrition disorder　栄養状態によって疾患罹患率が高くなる状態．肥満や生活習慣病をもたらす過栄養，貧血や骨折，易感染性をもたらす低栄養も栄養障害である．咀嚼・嚥下障害，味覚や嗅覚の低下，生活活動量の低下などの身体的要因，抑うつ(鬱)，孤独，食欲不振，認知症などの社会・心理的要因，経済的困窮，不十分な調理・貯蔵設備，インスタント食品などの社会経済的要因によって栄養障害が生じる．[987]

栄養障害型表皮水疱症　dystrophic epidermolysis bullosa；DEB　遺伝性表皮水疱症の一型．優性遺伝タイプと，劣性遺伝タイプに分類．皮膚や消化器粘膜病変部に癌の発生をみることがある．Ⅶ型コラーゲン遺伝子の変異が原因とされる．表皮基底板直下から真皮側に走る係留線維の形成障害によって水疱を形成し，瘢痕，稗粒腫を残す．[178] ⇨参遺伝性表皮水疱症→264，表皮水疱症→2493

栄養障害性萎縮　dystrophic atrophy⇨同飢餓萎縮→665

栄養障害性角膜潰瘍　trophic corneal ulcer　何らかの原因で，角膜上皮欠損が遷延化することで生じる角膜上皮の再生障害．角膜上皮の障害にとどまるものを遷延性角膜上皮欠損，角膜実質まで障害されるものを栄養障害性角膜潰瘍と呼ぶ．単純ヘルペスウイルス感染や三叉神経麻痺などが原因と考えられている．発症機序は明らかではないが，三叉神経によって供給されている何らかの栄養因子が供給されなくなることによって，角膜上皮の増殖と分化に影響を与え，そのために起こると考えられている．感染予防のために抗菌薬眼軟膏を使用し，眼帯による閉瞼を行う．消炎が必要なときには1% アトロピン硫酸塩水和物点眼か副腎皮質ホルモン剤の内服を行うこともある．効果が得られない場合には，自己血清点眼や瞼板縫合を行う．[888]

栄養処方　nutritional prescription　食事療法は疾病によりもたらされる栄養障害を正常に近づけることを目的としている．実施に際しては，各患者の病態を把握し，栄養の補給方法を十分に理解したうえで栄養処方(治療食)を決定する．主なものは，一般食，糖尿病食，肥満食，VLCD(超低エネルギー食 very low calorie diet)療法，肝臓食，腎臓食がある．[987]

栄養所要量　recommended dietary allowance；RDA　［所要栄養量］　国民が健康を保持し，毎日の生活活動を充実して営むためにどのような栄養素をどのくらいとったらよいのかという摂取量の標準値．エネルギー量，タンパク量，炭水化物量，カルシウムおよび鉄の量，各種ビタミンの量が，最低必要量にその標準偏差の2倍程度の安全率が加味されて決められていた．厚生労働省(旧厚生省)により1970(昭和45)年から5年ごとに「日本人の栄養所要量」として策定されていたが，1999(平成11)年の第6次改定を経て2005(平成17)年からは，「日本人の食事摂取基準(2005年版)」(2010年3月までの5年間使用)が厚生労働省から公表され，栄養所要量という用語が欠乏の回避を中心とする考えに基づくものとのことから所要量という用語ではなく，「食事摂取量」の考え方が導入された．摂取量の指標としてエネルギーについては推定エネルギー量，栄養素については推定平均必要量，推奨量，目安量，目標量，上限量などが設定され，過剰摂取による健康障害の予防に重点をおいたものとなっている．[987] ⇨参日本人の食事摂取基準→2222

栄養性肝硬変　nutritional cirrhosis⇨同脂肪性肝硬変→1340

栄養性貧血　nutritional anemia　［食事性貧血］　栄養素の欠乏が原因で起こる貧血群の総称．赤血球とヘモグロビンの産生に必要な鉄，銅，ビタミン，葉酸，タンパク質の欠乏により起こる．鉄が欠乏すると鉄欠乏性貧血，銅が欠乏すると銅欠乏性貧血，ビタミンB_{12}や葉酸が欠乏すると巨赤芽球性貧血を発症する．栄養障害によりみられる場合が多い．[1038]

栄養摂取査定⇨同栄養摂取量測定→349

栄養摂取量測定 measurement of nutritional intake ［**栄養摂取査定**］ 基本的に1日を単位としたエネルギーおよび各栄養素の摂取量を測定すること．測定項目として，エネルギー，タンパク質，脂質，炭水化物，食物繊維，水溶性ビタミン(ビタミンC，ビタミンB_1)，脂溶性ビタミン(ビタミンA，ビタミンDなど)，ミネラル(マグネシウム，カルシウムなど)，微量元素(鉄，銅，亜鉛など)，電解質(ナトリウム，カリウム)がある．具体的には，『日本食品標準成分表』〔最新は五訂増補日本食品標準成分表(2005年公表)，一般に食品成分表という〕を用いて摂取した食事中のエネルギーまたは各栄養素量を算出する．測定項目は，健康増進を目的として全般的に行う場合と，特定の疾病の治癒，予防を目的としてナトリウム(食塩)など特定項目のみ行う場合とがあり，特定項目の選択も対象の疾病や症状などにより異なる．算出した摂取量については，「日本人の食事摂取基準」をもとにアセスメントし，個別指導や集団における栄養指導計画に活用する．[731] ⇨参栄養アセスメント→347

栄養相談所 nutritional consulting office 栄養の専門家や専門的知識や技術をもつその分野の人が，食事，栄養，健康について問題をもっている人(被相談者)に言語的・非言語的コミュニケーションを通じて，問題解決できるようにカウンセリングを実施する所．保健所，保健センターおよび市町村に設置されている．[987]

栄養素のバランス balance of nutrients 健康を維持するため，特に小児ではそれに加え正常な成長を続けるために必要なものが栄養素である．栄養素の摂取量の基準を示すものを食事摂取基準といい，生理的に最低限必要な量を基準としてそれに安全率を考慮したものである．水分，脂質，タンパク質，糖質，ミネラル，ビタミンが必須栄養素といわれ，それらをバランスよく摂取することが求められている．小児では全発育期を通してエネルギー分布を，タンパク質12-13%，脂質30%前後とし，残りを糖質からとるようにする．母乳ではタンパク質8%，脂質50%，糖質42%であり，年長児のバランスのとれた食事ではタンパク質15%，脂質35%，糖質50%である．食事摂取基準は厚生省(現厚生労働省)により1970(昭和45)年から5年ごとに「日本人の栄養所要量」として策定されていたが，2004(平成16)年11月に「日本人の食事摂取基準2005年版」が発表された．また，児童家庭局からは「児童福祉施設における『食事摂取基準』を活用した食事計画について」(通知)が出されている．[1631] ⇨参幼児の栄養→2869，日本人の食事摂取基準→2222

栄養素比率 ratio of nutrients 栄養調査より各栄養素(タンパク質，脂肪，炭水化物，カルシウム，鉄，ビタミン)が穀類，魚類，肉類，野菜類などの食品群から何%ずつ摂取されているかを算出したもの．[987]

栄養素要求体(株)⇨同栄養要求変異体→350

栄養素要求突然変異株⇨同栄養要求変異体→350

栄養体 trophozoite⇨同栄養型→347

栄養調査 nutrition survey 個人あるいは地域集団の食物摂取調査をすることにより食生活や栄養上の問題の有無を知ることができる．栄養調査は広義には①食物摂取調査，②栄養状態の判定を含み，狭義には①のみと解釈されている．食物摂取状況の評価は栄養状態を評価するために必要なパラメーターの1つである．個々人の食物(栄養素など)摂取の実態についての詳細な情報を把握する個人調査と地域住民を対象とする栄養改善活動を推進するために行われる地域集団における栄養調査がある．[987]

栄養動脈 feeding artery, nutrient artery ［**流入動脈，導入動脈**］ 通常は，脳動静脈奇形のナイダス(血管塊)に流入する動脈を示す．同様に，脳腫瘍に流入する動脈を流入動脈あるいは栄養動脈とも呼ぶ．脳血管撮影あるいはMRI，CTなどで同定される．[791]

栄養不良関連糖尿病 malnutrition-related diabetes mellitus；MRDM 1985年にWHOの示した糖尿病分類にみられる糖尿病のタイプの1つ．主に熱帯地方や発展途上国に多くみられ，やせ型でインスリン抵抗性を示すが，ケトーシスとなることはまれ．わが国ではほとんど認められない．[418]

栄養法規 law for nutritional administration 栄養関係の法律として，「栄養士法」「健康増進法」「調理師法」「学校給食法」「医療法」「地域保健法」がある．[987]

栄養補助食品⇨同サプリメント→1193

栄養膜 trophoblast ［**トロホブラスト，外細胞塊，栄養芽層**］ 胚盤胞の外細胞層(1層の細胞層)を構成している細胞群で，胚子に分化する細胞群(内細胞塊)と区別される．栄養膜の細胞は胚発生の開始に先立ち栄養補給路を形成し，胎児の発生環境を整える働きをする．すなわち，胎盤の胎児側組織(絨毛膜)に分化して，母体の子宮内膜の脱落膜と協力して，胎盤の形成にかかわる．着床直前に透明帯が融解すると，栄養膜細胞は増殖を始め，栄養膜細胞層(単核細胞層)と栄養膜合胞体層(多核細胞層)に分化する．[1044] ⇨参胚盤胞→2350

栄養膜合胞体層 syncytiotrophoblast ［**細胞性栄養膜，シンチチウムトロホブラスト，合胞体栄養細胞，合胞体**］ 胚盤胞の栄養膜に由来する多核の大きな細胞(合胞体)で，胎盤の胎児側組織(絨毛膜)を形成する．発生が進むに伴い増大するが，分裂能をもたないため，栄養膜細胞層から細胞を補給している．妊娠期間を通して，栄養膜合胞体層は胎児組織(絨毛膜板，絨毛間腔，絨毛膜絨毛)の最外層に位置し，母体の組織や血液と直接接触している．合胞体構造が母体の免疫細胞(白血球，リンパ球，マクロファージなど)を容易に侵入させないためといわれる．ちなみに，胎盤の絨毛間腔(母体血のプール)は合胞体内部に発生した腔所へ母体の動脈血が流入して形成される．また，ヒト絨毛性ゴナドトロピン(hCG)，ヒト絨毛性ソマトマンモトロピン，エストロゲン，プロゲステロンなどのホルモンを分泌する．母体とゲノムの異なる胎児組織が長期間母体内にとどまれる免疫寛容機構の詳細は明らかではないが，大量に分泌されるプロゲステロンは免疫抑制機能を担っているといわれる．[1044] ⇨参絨毛《胎盤の》→1385，絨毛間腔→1384，栄養膜細胞層→349

栄養膜細胞層 cytotrophoblast ［**ラングハンス層**］ 胚盤胞の栄養膜に由来する細胞層で，胎盤の胎児側組織(絨毛膜)を構成する．絨毛膜板・絨毛膜絨毛で絨毛上皮の内層を構成し，分裂・増殖能をもつ．一方，栄養膜合胞体層は分裂能をもたないため，細胞層は逐次，合胞体層に細胞を補給している．このため，胎児の成長に見合って胎盤が増大するのに欠かせない細胞群である．しかし，胎盤重量の増加率は4か月頃から緩やかになり，絨毛膜絨毛の領域では合胞体の裏打ちをしている栄養膜細胞層は徐々に退化傾向を示す．妊娠期間中は内分泌細胞として視床下部様ペプチドホルモン〔ゴナドトロピン放出ホルモン(GnRH)，副腎皮質刺激ホルモン放出ホルモン(CRH)など〕を分泌．[1044] ⇨参栄養膜合胞体層→349，栄養膜→349

え

栄養要求変異体 auxotroph ［栄養素要求体(株)，栄養素要求突然変異株］ 細菌の野生株 wild type がもつアミノ酸，ビタミン，核酸塩基などの合成経路の一部が遺伝子の変異によって不活化し，これらの最終産物を合成できなくなり，増殖にこれらの物質を必要とするようになった変異株．この場合，野生株を原栄養株 prototroph と呼ぶ．[324]

栄養療法《腎疾患関連の》 nutritional therapy for renal disease 腎疾患の栄養療法は，主としてタンパク質制限と食塩制限の2つで構成される．低タンパク食によって，①尿タンパク量の減少，②腎機能障害進行の抑制，③尿毒症毒素の蓄積抑制，④電解質異常の抑制，改善，⑤酸塩基平衡異常の抑制，改善などの効果を，食塩制限によって，①高血圧のコントロール，②浮腫や心不全の予防，改善などの効果を発揮する．その結果，自覚症状の抑制や合併症の抑制も可能となる．効果的なタンパク質摂取量は0.6 g/kg/日以下と考えられており，タンパク質が無駄に異化されないように，35 kcal/kg/日程度の十分な熱量摂取とアミノ酸スコアの高いタンパク質摂取が必要．ネフローゼ症候群でもタンパク質負荷は行わず，0.8 g/kg/日程度の軽度の制限を行うことによって尿タンパク量の減少と低タンパク血症の改善を図る．タンパク質摂取量を正確に確認する手段として，24時間蓄尿から尿素窒素出現量を求めて推定する方法がある．簡便法として，BUN/Cr比(血中尿素窒素/クレアチニン比)を求める方法があり，この比は，タンパク質摂取量が通常量では10以上，0.7 g/kg/日では7，0.5 g/kg/日では5となる．食塩摂取量は高血圧に対しては6 g/日以下が効果的とされている．食塩摂取量も24時間蓄尿中のナトリウム(Na)排泄量から算出できる．[146]

営利 for-profit 組織が経済活動によって得た利益をその構成員(出資者など)に分配すること．[1361] ⇨参非営利→2426

エイリアシング⇨同折り返し現象→413

営利法人 for-profit organization 営利を目的に組織された法人を指し，株式会社や有限会社はその典型．事業展開の動機には，株主(出資者)を優先して剰余金の配当をすることが法的に認められている．これに対して，法的には剰余金の配当ができない法人に公益法人などがある．なお，営利法人による医療機関経営は原則認められていないが，規則緩和の観点から，その是非について議論がなされている．[1361,1031]

会陰 perineum 女性では陰唇後交連と肛門の間，男性では陰嚢と肛門の間をいう．女性では腟・腟口と直腸・肛門を隔てる分水嶺の役割をもつ．深部には骨盤底筋肉群が筋肉塊を形成している．皮膚は薄く伸展性に富むが，分娩時には皮膚や筋肉に裂傷を生じることもある．[998]

会陰位⇨同腹臥位→2527

会陰筋〔群〕 perineal muscles 腟や肛門周囲の筋からなり，主に会陰の中央に集まる．腟周囲の筋として，浅会陰横筋，深会陰横筋，球海綿体筋，坐骨海綿体筋がある．肛門周囲の筋として，肛門挙筋と内外の肛門括約筋．これらの筋は，分娩時の会陰裂傷などで損傷を受けると腟や子宮の下垂を生じることがある．[550]

会陰形成術 perineoplasty 分娩時あるいは外傷によって生じた腟壁会陰裂傷が不全治癒した際に行う修復手術．裂けた腟壁と会陰部皮膚を2層に縫合する．弛緩した会陰を修復する目的でも行なわれ，これは弛緩腟壁を取り除いたあとに腟壁を2層に縫合する．[1323] ⇨参子宮脱手術→1252

会陰式前立腺切除術⇨参前立腺全摘除術→1799

会陰神経 perineal nerve 陰部神経の枝で，会陰に分布し，会陰の知覚を伝達する．[550] ⇨参陰部神経叢→305

会陰切開術 episiotomy, perineotomy ［腟会陰切開］ 経腟分娩時に腟出口部を拡大するために会陰と腟壁の一部を切開する手技．会陰部の抵抗を除去して児頭への圧迫を軽減し児の娩出を容易にすると同時に，会陰裂傷および会陰筋層や結合組織の伸展を防ぎ，膀胱，直腸，子宮脱を予防するために行う．切開部位により，側斜切開，側横切開，正中側切開と正中切開がある．側横切開は有効性が低く，バルトリン Bartholin 腺を損傷することがあり，正中切開は肛門括約筋や直腸に延長しやすい．側斜切開法が最も有効で安全．習慣的に行うのではなく必要な妊婦に対してのみ行う．[1323] ⇨参会陰保護→350

会陰浅筋膜⇨同コリーズ筋膜→1131

会陰縫合 perineorrhaphy⇨同腟会陰縫合→1971

会陰保護 protection of perineum, perineal protection 分娩第2期の分娩介助方法であり，目的は，母体の会陰や軟産道の損傷を防止すること，胎児の安全な娩出を図ることなどがある．児頭の排臨から発露に移行する時期に，介助者が用手的に会陰保護を行い児の娩出を助ける．胎児娩出時には，児頭が最小周囲径で会陰を通過し，娩出方向は骨盤誘導線に沿い，ゆっくり娩出させることが原則．方法は，まず親指以外の4指をそろえて会陰保護綿(1 cm程度の厚さの綿をガーゼでくるんだもの)を手中にし，保護綿は会陰から1 cmくらい離して当て，会陰と肛門部を保護すると同時に会陰の伸展状態を監視する．もう一方の自由になっている手は児頭の屈位を保つように，後頭結節が産婦の恥骨結合を通過するまで後頭を会陰に向けて圧する．後頭結節が娩出し，項窩が恥骨弓下に現れたら，児頭が急激に娩出しないように支えながら第3回旋を助ける．この時期に会陰裂傷が最も起こりやすいので，陣痛発作時には腹圧を禁じ短速呼吸とする．引き続き第4回旋が自然に起こり，肩甲は片方ずつ最小周囲径で娩出させる．手技中に裂傷が避けられず会陰切開が必要であるとの判断も重要．近年では，分娩体位が側臥位，椅座位，立位など多様になってきており，会陰保護も分娩体位に合わせた手技を行うことが求められてきている．[1352]

会陰裂傷 perineal laceration 経腟分娩時に起こる会陰の裂傷で，腟壁の裂傷を伴う(腟会陰裂傷)．会陰伸展性不良，巨大児，胎位異常などに伴い，主に第3回旋における児頭の圧迫によって起こる．裂傷の程度により，1-4度に分類される．第1度：会陰皮膚および腟壁の表層にとどまる．第2度：裂傷が筋層に及ぶが，肛門括約筋は保たれている．第3度：肛門括約筋も断裂．第4度：肛門粘膜，直腸粘膜にも達する裂傷．裂傷の程度により会陰裂傷縫合術を行う．[996] ⇨参会陰保護→350，腟会陰縫合→1971

エウスタキオ管 eustachian tube⇨同耳管→1235

エウスタキオ扁桃 eustachian tonsil⇨同耳管扁桃→1237

エージェントオレンジ⇨同オレンジ剤→416

エース阻害薬⇨同アンギオテンシン変換酵素阻害薬→202

エーテル ether ［ジエチルエーテル］ 揮発性の吸入麻酔薬．現在では臨床で全身麻酔に使用されることはほとんどない．可燃性．血液に溶けやすく，導入および覚醒が遅い．体内での代謝率は高いが代謝産物の臓器毒性は少ない．鎮痛作用は強いが，低濃度では呼吸抑制は少ない．高血糖を誘発する．安全域が広く，精密な気化器を必要としなくても麻酔が可能であるため実験動物の麻酔には現在でもよく使用される．[409] ⇨参吸入麻酔薬→745

エーラース・ダンロス症候群 Ehlers-Danlos syndrome；EDS ［**マルファン様過可動症候群，先天性多発性関節弛緩症**］ 易出血性，皮膚の過伸展，関節可動を症状とする，先天性結合織代謝異常により起こる疾患．発症の遺伝的基盤の相違や臨床的特徴により10の亜型に分類される．[987]

エーリキア症⇨参エーリキア〔属〕→351

エーリキア〔属〕 *Ehrlichia* エーリキア症の病原体．以前はすべてエールリキア *Ehrlichia* 属に属していたが，分類学上の配置換えが行われ，アナプラズマ *Anaplasma*，エーリキア *Ehrlichia*，ネオリケッチア *Neorickettsia* の3属に分割された．細胞内寄生性のグラム陰性の細菌で，単球や多形核白血球の細胞質の空胞内で増殖．動物や家畜に病気を起こすものが多いが，ヒトに感染症を起こす種として，エーリキア・シャフェシス *E. chaffeensis*，ネオリケッチア・センネツ *N. sennetsu* などがある．ネオリケッチア・センネツは西日本，特に九州地方で日向熱・鏡熱として知られていた，発熱，リンパ節腫脹，単核球増加を主徴とする疾患の病原体．[324]

エールリキア〔属〕 *Ehrlichia* spp. ［**日向熱**］ リケッチア目エールリキア科エールリキア *Ehrlichia* 属に属する小型の細胞内寄生細菌で，単球や顆粒球の食胞内で増殖する．発熱，頭痛，筋肉痛，重症例では呼吸不全，腎障害，消化管出血などを呈するエールリキア症を引き起こす．代表的なものに *E. chaffeensis* や *E. sennetsu* がある．[288] ⇨参リケッチア症→2921

エールリッヒ Paul Ehrlich ドイツの偉大な細菌学・免疫学者(1854-1915)．シレジアのシュトレーレン(現ポーランド)生まれ．ブレスラウ，シュトラスブルク，ライプツィヒなどの大学で学んだ．そしてベルリン大学でフレーリヒス Theodor Frerichs の助手を務めていたとき，血球を固定するためにさまざまな染色剤とその組み合わせによる染色反応を開発した．これによって血球の形態学という分野を開拓し，さらに免疫学，化学療法への道を開いた．1896年ベルリン郊外シュテグリッツの血清研究管理研究所所長，1899年フランクフルトに創設された実験治療研究所所長，1906年同研究所に創設された化学療法部門所長も兼ね，研究の中心は化学療法にしぼられた．1908年免疫に関する研究によりノーベル生理学・医学賞が授与された．生体の細胞の働きをベンゼン環とその側鎖から解明する側鎖説を立てていたが，ベンゼン環の側鎖を組み換えることによって数多くのヒ素化合物を合成し，そこから1909年日本の秦佐八郎と共同で梅毒の特効薬であるサルバルサン606を発見した．[982]

エールリッヒ・アルデヒド試薬 Ehrlich aldehyde reagent⇨同アルデヒド試薬→193

エールリッヒ・アルデヒド反応⇨参アルデヒド試薬→193

エールリッヒ側鎖説 side chain theory (Ehrlich)⇨同側鎖説→1832

エールリッヒ反応 Ehrlich reaction⇨同ジアゾ反応→1217

エールリッヒ腹水癌 Ehrlich ascites tumor マウスなどを用いて実験的につくる悪性腫瘍の1つ．エールリッヒ Paul Ehrlich(1854-1915)により発見されたマウスの可移植性腫瘍(乳癌)を，のちにレーヴェンタール H. Loewenthal が腹水化した(腹水型の腫瘍に転換した)ものである．腹腔内移植後14日目くらいには，腫瘍細胞は腹水を伴い増殖することが特徴である．マウスの系特異性がなく，高率に移植可能であり，ヒトの癌に近い反応を示すことから癌研究に用いられている．[782]

エオジン好性下垂体腺腫 eosinophilic pituitary adenoma⇨同好酸性下垂体腺腫→1006

エオジン好性〔腺〕癌⇨同酸好性癌→1203

エオジンメチレンブルー寒天培地⇨同EMB寒天培地→47

腋窩 axilla，axillary fossa ［**わきの下**］ 体幹と上肢をつなぐ肩関節の下の凹みで，「腋(わき)の下」といわれる部位．前方(前腋窩ヒダ)の基礎をつくるのは大胸筋，後方(後腋窩ヒダ)をつくるのは広背筋である．脂肪組織で満たされ，その中に体幹と上肢をつなぐ重要な血管(腋窩動・静脈)，神経(腕神経叢)が走り，多数のリンパ節(腋窩リンパ節)が存在．腋窩動脈は皮膚近くに位置するため，体表からの脈の触知と，体温(腋窩温)の測定が可能．腋窩リンパ節は特に，乳癌のリンパ行性転移の経路として重要．腋窩の皮膚にはアポクリン汗腺(大汗腺)が発達し，腋毛の毛包に開口している．大汗腺の分泌物には有機物が多く，分泌後にそれらが分解されると特有の刺激臭を伴う．刺激臭の強い状態を腋臭(わきが)という．[1044] ⇨参腋窩リンパ節→352

腋窩温 axillary temperature わきの下(腋窩)の温度．環境温変動によっても変化せず，体温調節により一定である身体深部の温度を核心温度というが，その指標としてヒトでは直腸温，口腔温，腋窩温が測定される．通常，欧米では口腔温が，日本では腋窩温が測定されることが多い．しかし，厳密には腋窩は核心部に属していないために直腸温よりも約1℃低く，口腔温はその中間に位置する．[229]

腋窩開胸法 axillary thoracotomy 腋窩に切開を加えて開胸する方法．縦切開ではほぼ中腋窩線に沿って第4肋間と交差するように5-10 cmの皮膚切開をおく．斜切開では後腋窩線から前腋窩線にかけて前下方に向かう5-10 cmの第4肋間と緩やかに交差する皮膚切開をおく．広背筋を背側に圧排し，前鋸筋を切開して胸壁に達する．胸背動脈，胸背神経，外側胸動脈が近傍にあり，損傷に注意する．切断する筋肉が少なく，切開創が目立たないなどの利点はあるが，広い視野を得ることは難しい．自然気胸や肺部分切除に用いられる場合が多い．[130]

疫学 epidemiology 人間集団を対象とし，人間の健康関連事象および疾病の原因・発生分布を，宿主の人間の特徴・病因・地理的場所や環境などの各方面から包括的に分析・解明して，健康の増進と疾病予防対策に役立てる学問．定義は多数あるが，疾病の原因と対策を研究する医学分野であり，その研究方法は自然科学的，社会科学的，人文科学的方法論を必要とする．また，患者を臨床の場において根拠(エビデンス)を作成するのが臨床疫学である．[1152]

疫学研究 epidemiological research，epidemiologic study 疫学は，人間集団に発生する疾病や健康問題に関連する事象について研究する学問領域．一般の臨床医学分野における研究方法と異なり，集団を研究対象とするため，その中心は数量的研究である．疫学は歴史的には流行病の原因探求に始まり，現実に生じている健康問題についての因果関係の追究にその主眼がおかれてきた．通常，病因の追跡を目的とした記述疫学と，因果仮説の検証を目的とした分析疫学とに分類される．[980]

疫学指標 epidemiological index 人間の健康関連事象(疾病を含む)に関する頻度の指標．疫学研究対象となる集団内の健康状態を，数量的に表したものといえる．主な指標には疫学的な観察によって測定される罹患率(感染率，発生率，発症率)，有病率，死亡率，致命率，生存率などがある．[1152]

疫学調査 epidemiological survey 人間集団内の健康関連事象(疾病を含む)の発現頻度に関して法則性を見いだすことを目的とする調査で，人間集団を対象とする疫学的観察により疾病と原因との因果関係について検討．平均，分布，比率，相関を求め，統計学的検定などの解析技術を用いて行う．集団を対象とし大量観察を行うため，方法が基準化され，どこで調べても同じ結果が得られるという再現性と信頼性の高いものが要求される．解析手法の基本は，疾病と原因との相関関係および集団間の疫学指標の比較により検討すること．ある一時点の有病率を用いて調べる横断研究と，時間軸にそって，過去にさかのぼるかあるいは追跡する縦断研究がある．[1152] ⇒参横断研究→393，縦断研究→1376

腋窩検温法 axillary temperature measurement 最も一般的な体温測定法の一種．方法：①腋窩の最深部に水銀体温計または電子体温計のセンサーを当て，上腕は約30度斜め前方に出し，肘関節を軽く曲げて前腕を外旋し，肘の上方を反対側の手で押さえて腋窩を密着させる，②水銀体温計では10分間，電子体温計では1分間測定が終了した音が鳴って予測値がわかるまで測定し，③目盛りや数値を正しく読み，記録する．ポイント：①測定前に汗の揮発により表面温度が下がるのを防ぐために腋窩の汗をぬぐう．②やせている人の場合，腋窩に間隙ができるので腕で密着するよう支える．使用後はアルコール綿でふく．[109] ⇒参腋窩温→351

腋窩静脈 axillary vein 上肢の静脈を集める上腕静脈を受け継いで腋窩部を走る静脈．上腕静脈に加え，上肢の皮静脈系(橈側皮静脈，尺側皮静脈)および体壁の腋窩動脈の支配領域からの静脈血を受ける．おおむね大胸筋の下縁から始まり，第1肋骨の外側縁で鎖骨下静脈となる．腋窩動脈の腹内側に位置する．乳腺からの血流が腋窩静脈に注ぐことから，乳癌の血行性転移の経路にもなりうる．[1044] ⇒参腋窩動脈→352

腋窩神経 axillary nerve 腕神経叢の後神経束から分岐し，上肢に入る神経の1つ．肩甲下筋の下縁に沿って後方へ走り，後上腕回旋動脈とともに外側腋窩隙を通って肩の背面に出る．肩関節への枝を出したのち，上腕骨の外科頸をとり囲むように後ろ側に回って，筋枝は三角筋と小円筋に分布する．皮枝は三角筋の後縁から出て，上腕外側部の三角筋下半分の皮膚に分布する(上外側上腕皮枝)．腋窩神経が損傷されると，三角筋と小円筋の麻痺が起こる．特に，三角筋が麻痺すると上腕の外転(側方挙上)ができなくなり，肩関節の屈伸も障害される．外側腋窩隙は，上壁は小円筋，下壁は大円筋，内側壁は上腕三頭筋長頭，外側壁は上腕骨外科頸で囲まれた隙間．[1044] ⇒参腕神経叢→3009，橈骨神経→2106

液化石油ガス中毒⇒同LPG中毒→78

腋窩線 axillary line 体表解剖学の胸壁側面における垂直方向の基準線の一種．前腋窩線は前腋窩ひだ(大胸筋の下縁)を通る垂直線．中腋窩線は腋窩の中央を通る垂直線．後腋窩線は後腋窩ひだ(広背筋の下縁)を通る垂直線．中腋窩線(側面)ではすべての肺葉を検査できる．肺の下縁は中腋窩線上で第8肋骨の高さを走る．[1044]

腋窩動脈 axillary artery 〔L〕arteria axillaris 鎖骨下動脈に続く動脈で，第1肋骨の外側縁から始まり大胸筋，小胸筋の後ろを走り，肩関節の下方，大円筋の下縁で上腕動脈に移行する．長さ約12-15 cmで，走行中に腕神経叢の神経束と密接な位置関係をとっている．胸壁，背部の筋，肩，腋窩などに血液を送る6本の枝が出る(最上胸動脈，胸肩峰動脈，外側胸動脈，肩甲下動脈，前上腕回旋動脈，後上腕回旋動脈)．女性では外側胸動脈は乳腺に大きな枝(外側乳腺枝)を出す．肩関節の周囲には頸横動脈や肩甲回旋動脈などによる動脈吻合が発達している．このため可動域の大きい肩関節の動きで腋窩動脈がねじれて血流に支障がでても，上肢への血流を常に維持できるようになっている．ただし，肩甲下動脈系と前・後上腕回旋動脈系との間には吻合がないため，この間で腋窩動脈を結紮すると，それより下流は虚血状態となるので注意を要する．[1044] ⇒参腋窩静脈→352，腕神経叢→3009

液化変性⇒同水腫性変性→1616

腋窩リンパ節 axillary lymph node，axillary gland 腋窩の血管およびリンパ管に沿う20-40のリンパ節からなり，これらは外側，前方，後方，中心，内側群に分けられる．これらの群は互いに結合して腋窩リンパ叢を形成し，最終的に合流して強大な鎖骨下リンパ本幹となる．左側は胸管に，右側は右リンパ本幹に開口する．[778]

易(えき)感染性宿主 compromised host⇒同易(い)感染性宿主→221

エキシマレーザー excimer laser 1976年にアメリカで開発されたアルゴンとフッ素ガスを反応させたときに出る紫外光をもとにしてつくられるレーザー．このレーザーがもつ高い光エネルギーによって，角膜組織の分子の結合を切り離し，ガスに分解する．これを利用し眼科では屈折矯正手術に用いられる．[257]

腋臭症 osmidrosis axillae ［わきが］ 俗にわきがといわれる臭汗症の1つ．思春期に，アポクリン腺の発達とともに腋窩に生じる臭気で，分泌される汗自体は無臭．アポクリン汗中の脂肪酸が表皮や腋毛についた細菌によって分解され，臭気の源となる．局所の清潔や剃毛，20% 塩化アルミニウム液外用などが有効．根治療法として手術も行われる．[178] ⇨参臭汗症→1364

エキスプローラー explorer⇨同歯科用探針→1235

液性鏡面像⇨同ニボー〔像〕→2218

液性抗体 humoral antibody 体液中に存在する抗体の総称．B細胞，プラズマ細胞により分泌される抗体が体液中に現れたもの．抗体によって媒介される免疫を液性免疫という．[1439] ⇨参体液性免疫反応→1859，細胞性免疫反応→1172

液性伝達 humoral transmission⇨同化学〔的〕伝達→468

液性免疫反応⇨同体液性免疫反応→1859

液相界面電位 liquid junction potential⇨同拡散電位→479

エキソン⇨同エクソン→354

液体クロマトグラフィー liquid chromatography クロマトグラフィーの一種で移動相が液体のもの．複数の成分からなる混合物を移動相の流れに導入すると，分離度(クロマトグラフィー分離度)の違いによって目的物質を分離できる．汎用性が高く，多くの物質を分離，分析することが可能．高圧をかけるものを特に HPLC (高速液体クロマトグラフィー)という．[1183]

液体シンチレーションカウンター liquid scintillation counter トリチウム(^{3}H)や炭素 14(^{14}C)など低エネルギーβ線放射試料やα線放射試料を測定するのに適した検出器．試料はシンチレーターと呼ばれる液体状で，トルエン，キシレンなどの溶媒にターフェニル，PPO (2,5-ジフェニルオキサゾール diphenyloxazole)などの有機蛍光体を溶質として溶かしたもの．β線あるいはα線を受けると蛍光を発する．通常は，2本の光電子増倍管の間に液体シンチレーターを置く構造をしており，蛍光体から発せられる蛍光を受け電気信号に増幅して計数する機構となっている．[1127]

液体窒素 liquid nitrogen 液化した窒素で，有機物を混ぜても爆発せずに超低温(−190℃)であるため，ドライアイスとともに病巣の切除や治療に用いられる(凍結療法)．ウイルス性いぼ(疣)，各種良性腫瘍，円形脱毛症などに，綿球(綿球法)や銅製の端子(銅ディスク法)を用いて直接病巣に押し当てたり，スプレーとして噴霧(スプレー法)して用い，凍結・融解を繰り返して治療する．[178]

液体培地⇨参培地→2343

液体病理説 humorism, humoral pathology ［体液病理説］ 体液の状態が健康や病的状態を決めるという説．『ヒポクラテス集典 Corpus Hippocraticum』の中には，体内の3種類あるいは4種類の体液がうまく混ざってバランスがとれているときは健康であり，このバランスが崩れると病的状態になると説明した文章がある．ローマの大医学者ガレノス Galenus がこの説を継承し，血液，粘液，黄胆汁，黒胆汁の四体液からなる体液病理学説を大成した．病気の治療法として，体液バランスを戻すために静脈を切開して血液を抜く瀉血 venesection はこの説に理論的根拠をもつ．この説はユーラシア大陸の各地に広がり根強い影響力をもっただけでなく，中世ヨーロッパに伝えられて病理学と治療法の中心となった．しかし，19世紀，病理解剖学が個々の器官への関心を高めたことによって伝統的な体液病理学説は否定されていった．健康と病気に体液の平衡と不平衡をみる考え方はベルナール Claude Bernard (1813-78) の内部環境，キャノン Walter Bradford Cannon (1871-1945)のホメオスタシスの思想を生み，体液への関心は，生化学や免疫学に生かされている．[983] ⇨参ヒポクラテス→2478，ガレノス→562

エキノコックス症 echinococcosis ［包虫症］ エキノコックス属 *Echinococcus* 条虫の感染によって起こる疾患の総称．成虫感染と幼虫感染があり，成虫は大きさが 1-6 mm 程度で終宿主の小腸に寄生し，幼虫は中間宿主の肝臓その他の臓器に寄生する．ヒトは中間宿主の立場にあり，多包条虫の幼虫である多包虫，単包条虫の幼虫である単包虫の感染を受け，それぞれ，多包虫症，単包虫症と呼ばれる．多包虫症や単包虫症に罹患したヒトでは主として肝臓に病巣が形成され，肺，脳などにも病巣を形成することがある．ヒトのエキノコックス症では，感染を受けた臓器にもよるが，時間の経過とともに幼虫が増殖して病巣が増大し死亡することもある．治療は外科的に病変部位を切除するが，病巣の存在部位によっては切除できないこともあり，症例によっては抗寄生虫薬のアルベンダゾールなどを投与することもある．なお，多包条虫の成虫は終宿主であるキツネやイヌなど，単包条虫の成虫はオオカミ，コヨーテ，イヌなどに寄生するが，成虫が感染したこれらの終宿主ではほとんど無症状か軽度の下痢を呈する程度である．[288] ⇨参多包虫→1928，単包虫→1959

●肝の多包虫症

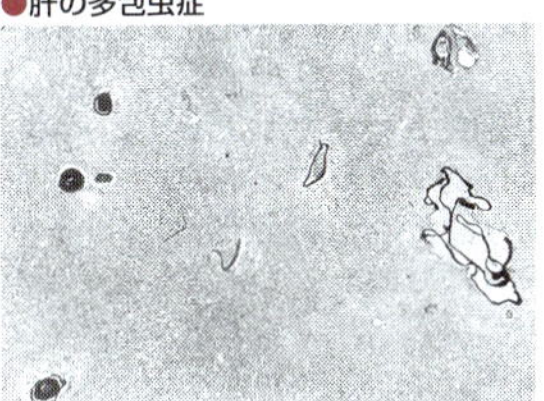

疫病 plague, epidemic disease ［流行病］ 一定の期間に一定地域で流行するはやり病の古典的用語．昔は死に至るような重篤な伝染病であった．かつて周期的に流行し，大量死をもたらし，劇的な人口変化の原因となったペスト，コレラ，痘瘡などが代表的．現代では保健衛生の改善，予防接種の普及，抗生物質の進歩により大規模な発生はなくなった．しかし，最近では，2002年11月から2003年6月頃までにかけて，重症急性呼吸器症候群(SARS)が，中国・香港などを基点に東南アジアやカナダにまで世界的流行を認めた．また，バイオテロリズムなど新たな危惧もある．[1152]

腋毛 axillary hair⇨参毛→851

疫痢 children's dysentery, ekiri 小児にみられる細菌性赤痢の重症型と考えられる疾患．循環障害，意識障害などを伴い，急激に悪化して多くは短期間に死亡する．しかしその病態・原因は不明のまま，この疾患自

体が消滅してしまった.[324]

液量オンス fluid ounce ヤード・ポンド法における液体量の単位.8液量ドラムが1液量オンス(fl oz)になる.イギリスでは1.734 inch^3(立方インチ)すなわち28.4 mL (cm^3),アメリカでは1.80 inch^{3}すなわち29.6 mLに相当.[835]

エクオリン aequorin 発光オワンクラゲから単離された生物発光タンパク質.1962年に下村脩らによって発見された.カルシウムイオン(Ca^{2+})と結合することで発光することから,細胞内のカルシウムイオン濃度を測定するために使われている.[97]

え

エクスタシー ecstasy [**法悦,恍惚**] 生命感情全般の興奮が最高潮に達した感情状態と定義され,日常的には宗教的法悦から性的恍惚まで幅広い状態を含む.語源をたどると「自分の外にある」という意味であり,自己の限界性を超出し,主客の対立,自我と非我の対立の彼岸で,無限性・永遠性を体験するという点に特徴がある.臨床的には,ヒステリー,てんかん発作の前兆,LSDなどの薬物乱用,非定型精神病などで認められることがある.[603]

エクスビボ *ex vivo* インビボ *in vivo*(生体内で)に対応する用語で生体外でという意味.生体内の細胞などを体外に取り出して操作を加えることを表す.[1183]

エクセル Excel アメリカのマイクロソフト Microsoft社が発売するパソコン用表計算ソフト.二次元の表(ワークシート)を使用し,データの入力や集計,整列,検索,グラフ作成などを行う.集計表やグラフ作成など手作業で行っていた事務処理をパソコン上で処理可能にしたもの.[1418]

エク(キ)ソサイトーシス⇨同開口分泌→431

エクソトキシン exotoxin⇨同外毒素→449

エクソン exon [エキソン] 真核生物の遺伝子では,遺伝情報をコードしているコード配列が非コード配列によって分断されている.コード配列部分をエクソン(構造配列),非コード配列部分をイントロン(介在配列)と呼ぶ.大きな遺伝子はエクソンとイントロンが交互に並んだ長い糸であり,そのうち大部分はイントロンである.エクソンの数は遺伝子により異なる.このような遺伝子から転写により合成されたRNAのイントロン部分はメッセンジャーRNA(mRNA)に変換される際,RNAスプライシングによって除去される.[1047]

えくぼ徴候⇨同ディンプリング症候→2056

エクボム症候群 Ekbom syndrome⇨同下肢静止不能症候群→495

エクモ⇨同膜型人工肺→2729

エクリン汗孔棘細胞腫 eccrine poroacanthoma⇨同エクリン汗孔腫→354

エクリン汗孔腫 eccrine poroma [**単純性汗腺棘細胞腫,エクリン汗孔棘細胞腫,エクリン汗孔上皮腫**] エクリン汗腺の表皮内汗管部由来の良性腫瘍.暗紅色の腫瘤で,足底に多い.腫瘍細胞は,コハク酸脱水素酵素陽性.[178]

エクリン汗孔上皮腫⇨同エクリン汗孔腫→354

エクリン汗腺 eccrine sweat gland 汗を分泌する汗腺の1つで,大量の水分を分泌して体温を調節し,皮膚に適度の湿度を与える.口唇,陰部を除くほぼ全身皮膚に分布し,手掌,足底に最も多い.アポクリン汗腺とは,断頭分泌(アポクリン分泌)がみられないことや,アミロホスホリラーゼ amylophosphorylaseなどの酵素が陽性であることなどにより鑑別できる.[178] ⇨参汗腺→629,アポクリン汗腺→174

エゴアイデンティティ ego-identity⇨同自己同一性→1270

エゴイズム egoism 自分本位でわがままなこと.ものごとを自分自身の関心から判断する状態.そのような人をエゴイスト egoistという.[693]

エコー echo 超音波検査で,対象物の音響的性質の異なる境界部分から反射され受信した信号のこと.または超音波検査 ultrasonographyの俗称.作成された画像をエコー像または超音波像ともいう.[955]

エコーの減衰 attenuation of ultrasound [**深部減衰**] 腹部超音波検査ではプローブ(探触子)から出された超音波の反射波を画像化するが,体表に比べ深部では超音波が散乱などにより減弱するため,エコー輝度が低下して観察される現象をいう.特に脂肪肝では肝の表層近くで超音波の大部分が反射されるため,肝の深部まで到達する超音波が減弱して深部が暗く観察され,エコーの減衰が特徴的な所見である.[1428,790] ⇨参肝腎コントラスト→616,減衰《超音波の》→953

エコーウイルス echovirus プラス(+)センス一本鎖RNAウイルスでピコルナウイルス Picornaviridae科,エンテロウイルス *Enterovirus*属に分類されるウイルスで,1-34型の血清型に分類されている.エンテロウイルス属の中にはポリオ,エコー,コクサッキー,エンテロウイルスがあり,腸管系に感染し多彩な臨床像を示す.エコーウイルスの分離には便,直腸ぬぐい液,咽頭ぬぐい液,髄液を対象にしてベロ Vero,サル腎細胞が用いられる.血清診断はウイルスの多種の血清型のために絞り込むのが困難であることから,流行ウイルスの血清型を参考にして中和抗体を調べる.最近では遺伝子検索が行われている.[1113] ⇨参エコーウイルス感染症→354

エコーウイルス感染症 echovirus infection, infections by ECHO (enteric cytopathogenic human orphan) virus 患者の便や,便に汚染された手指からの糞口感染,吐物や飛沫からの接触感染が感染経路となる.腸管に感染し無症候性感染から発疹を伴う発熱性疾患,無菌性髄膜炎,脳炎,小脳失調症,心筋炎を呈する.血清診断は急性期と回復期のペア血清で抗体上昇を確認するが,亜型間での交差反応を認めることから注意が必要である.最近ではPCR(polymerase chain reaction)法による遺伝子診断が利用されている.[1113] ⇨参エコーウイルス→354

エコー強度 echo intensity 物体より返ってきた超音波の強さのこと.直接強さを計測する方法と超音波画像の輝度から計測する手法がある.[955] ⇨参エコーレベル→355

エコーグラフィー⇨同超音波検査法→2001

エコーグラム echogram [**エコー図**] 超音波検査で得られる画像や波形のこと.[955]

エコー検査 超音波検査のこと.超音波をヒトの組織に当てると,組織境界の音響インピーダンスが異なる境界面より反射波(エコー)が返ってくる.このエコーから,体内の形態学的情報を得たり(断層法),ドプラ効果を利用して血流情報を得たり(ドプラ法)するものがエコー検査.装置は基本的に送信部,探触子,増幅部,検波部，表示部からなる．代表的な断層法では電子走査方式でほぼリアルタイムに作像され，診断・治療面で広く応用されている．[893]

エコー図⇨同エコーグラム⇀354

エコープラナーイメージング echo planar imaging；EPI ［エコープラナー撮像法］ 磁気共鳴画像 magnetic resonance imaging(MRI)の1つ．傾斜磁場の高速反転によりエコー信号を収集し，30-40 msec での撮像が可能．脳や心の灌流画像，拡散画像などに応用されている．[264]

エコープラナー撮像法⇨同エコープラナーイメージング⇀355

エコーフリースペース⇨同無エコー域⇀2778

エコー法⇨同超音波検査法⇀2001

エコーレベル echo level ①超音波画像で，臓器・腫瘤の明るさ(輝度)の程度(＝エコー輝度)．超音波をヒトの組織に当てると，組織の音響インピーダンスの異なる境界から反射波(エコー)が返ってくる．組織のもつ超音波特性に従い，エコーの強弱が異なる．例えば，血液や体液貯留では低エコーレベルを示し，骨や結石では反射と減衰が大きく，反射面のエコーレベルは強く，その背後に音響陰影 acoustic shadow を伴う．肝臓などの実質臓器の多くは比較的一様なエコーレベルをとる．
②エコー輝度を数値で評価したもの(＝エコー強度)．[893]

エゴグラム egogram アメリカの精神分析学者エリック=バーン Eric Berne によって提唱された交流分析をベースとした理論で，人の性格傾向を以下のような特性を調べて描き出す方法．デュセイ John M. Dusay によって開発された．3つの心の働き，すなわち，P的：親的，A的：大人的，C的：子ども的特性を組み合わせ，CP：批判的親，NP：養育的親，A：大人，FC：自由な子ども，AC：順応した子どもという5つの構成要素によってグラフを描き，個人の性格や行動の特徴を表現．典型的ないくつかの性格パターンが示されているが，いずれのパターンがよいか悪いかということよりも，これによって自らの性格の特性を自覚したり，行動の改善につなげたり，あるいは保健指導の方法を選ぶのに役立てたりする．[906] ⇨参交流分析⇀1066

エゴセントリズム egocentrism スイスの哲学者ピアジェ Jean Piaget が，子どものある段階の思考の特徴として用いた言葉．自己中心性と訳される．人が事物を眺める場合，その見え方は，見る人の場所や立場によって異なる．しかし，子どもにはそのことがわからず，自分の見方がすべてで，人も自分と同じように見ていると考える傾向のこと．このような子どもの思考においては，自分と異なる他者の観点を考慮することができない．しかし，子どものこのような傾向は，道徳的な善悪とは別の問題である．[185] ⇨参エゴイズム⇀354

エコノミークラス症候群 economy class syndrome ［ロングフライト血栓症，旅行者血栓症］ 旅行中に(特に飛行機の中で)起こる急性肺動脈血栓塞栓症のこと．飛行機の狭いエコノミークラスの座席に長時間座ったままでいたり，地震などの災害後自動車内で生活をしていたりすると，下肢の圧迫による静脈のうっ滞と水分不足により血液粘度の上昇が起こり，静脈壁に血栓ができる．席を立ち，急に動くと血栓が血管壁からはがれ，血流にのって肺動脈に達し，急性肺動脈血栓塞栓症を起こして急死する．危険因子として，肥満，経口避妊薬使用，手術・外傷・骨折，飲酒，コーヒーなどがあげられる．[1410] ⇨参肺塞栓症⇀2342，肺動脈血栓症⇀2343

エコノモ脳炎⇨同流行性脳炎⇀2937

エコマップ ecomap 家族と家族に関連しているシステム(親戚，学校，会社，病院，訪問看護ステーションなど)をアセスメントするときに用いるもの．家族を中心に大きな円を描き，その中に各家族員を書き込み，その周辺に，それぞれの家族員が接触している外のシステムを描く．家族員とシステムとの間をつなぐ線によって関係性を表す．実線は強い関係を(太いほど強い)，点線は弱い関係を，実線は肯定的な関係を，実線に横棒の入った線はストレスの強い関係を示す．また，線の方向性によって，関係のエネルギーの方向や情報，資源の流れの方向を示す．[1166]

●エコマップ

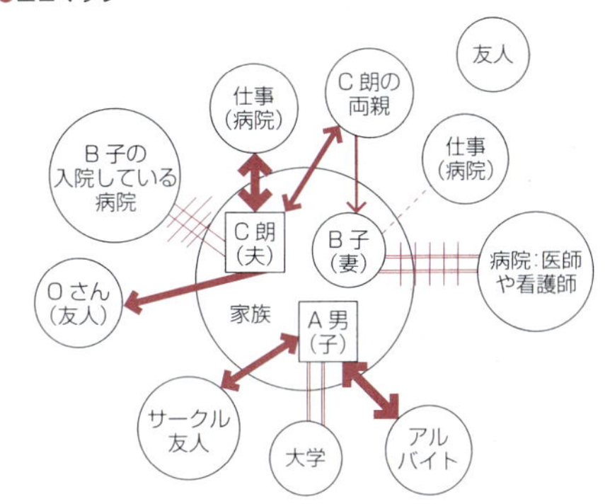

壊死 necrosis 生体の局所の組織，細胞の死をいう．種々の疾病や外傷，細菌毒素などによって生じる．壊死組織の種類，位置(体内か体表か)などにより，凝固壊死と融解(液状)壊死に大別される．凝固壊死は腎，心，脾などにみられる貧血性梗塞が代表で，局所の虚血により生ずる．壊死組織はかたく凝固する．腸チフスにみられる蝋様変性，結核などにみられる乾酪壊死も凝固壊死に含まれる．一方，融解壊死は壊死組織が速やかに軟化，融解するもので，組織に凝固すべきタンパク質が不足する場合に起こる．脳軟化症などがこれにあたる．[678]

エシェリキア〔属〕 *Escherichia* 腸内細菌科に属するグラム陰性の通性嫌気性無芽胞桿菌．鞭毛をもつ．この属は大腸菌 *Escherichia coli*，エシェリキア・ハーマンニイ *E. hermannii*，エシェリキア・ファグソニイ *E. fergusonii*，エシェリキア・ブルネリス *E. vulneris*，エシェリキア・ブラタエ *E. blattae* などの菌種に分類されているが，大腸菌が臨床的に最も重要．大腸菌はO抗原，H抗原，K抗原によって種々の血清型に分類されている．大腸菌はヒトや動物の腸管の常在菌であるが，下痢や胃腸炎などの腸管感染や，腸管以外の臓器に感染して，膀胱炎や腎盂腎炎などの尿路感染症，胆嚢炎などの胆道感染症，腹膜炎，敗血症，髄膜炎など多くの感染症の原因となる．腸管感染症を起こす大腸菌は，下痢原性大腸菌 diarrheagenic *E. coli* と呼ばれ，腸管病原性大腸菌 enteropathogenic *E. coli*(EPEC)，毒素原性大腸菌 enterotoxigenic *E. coli*(ETEC)，腸管侵入性大腸菌 enteroinvasive *E. coli*(EIEC)，志賀毒素産生大腸菌 Shigatoxin-producing *E. coli*(STEC)，腸管集合性大腸菌 enteroaggregative *E. coli*(EaggEC)などが知られている．[324]

壊死後性肝硬変 postnecrotic liver cirrhosis ［**門脈性肝硬変**］ 肝硬変の古典的な分類であるハバナ Havana 分類(1956)とガル Gall 分類(1960)における形態的診断名の1つ．大小不同の偽小葉と幅の広い間質をもった肝硬変で，広範な肝細胞壊死後に生ずることからこの名称がある．長与(1914)と三宅(1960)の分類の甲型にほぼ相当．ハバナ分類では postnecrotic(壊死後性)，potal(門脈性)，biliary(胆汁性)に，Gall 分類では postnecrotic(壊死後性)，posthepatitic(肝炎後性)，nutritional(栄養性)に分類されている．これらの分類は形態，形態発生，原因論が混在しており，観念的でもあることから現在はほとんど用いられていない．[279] ⇨参肝炎後性肝硬変→566

壊死性丘疹状結核疹 papulonecrotic tuberculid⇨同丘疹性壊疽(えそ)性結核疹→722

壊死性強膜炎 necrotizing scleritis 強膜炎の一種で，急性の炎症により強膜のフィブリノイド変性と壊死をきたす．主症状は眼痛と強膜充血．ステロイド剤の点眼，内服で治療するが，壊死の進行により強膜穿孔が引き起こされた場合は手術が必要となる．[651]

壊死性筋膜炎 necrotizing fasciitis 軽度の外傷，手術後などにまれに続発する重篤な細菌感染症で，浅在性筋膜に始まり，周囲軟部組織に波及して罹患部に急速な腫脹・熱感・壊死を生じる．早期に外科的処置，抗生物質投与を行っても死に至ることがある．起炎菌として A 群連鎖球菌およびその他の連鎖球菌と，黄色ブドウ球菌，腸内細菌，嫌気性球菌などの混合感染が報告されている．[274]

壊死性血管炎 necrotizing angi〔i〕tis, necrotizing vasculitis ［**壊死性脈管炎**］ 血管壁構成成分のフィブリノイド壊死(類線維素変性)を伴う血管壁の炎症．必ずしも中膜細胞の壊死を意味しない．フィブリノイド(フィブリン様物質)の血管壁の沈着や好中球など炎症性細胞の浸潤を認める．結節性多発動脈炎や皮膚アレルギー性血管炎のほか，ウェゲナー Wegener 肉芽腫などの肉芽腫性血管炎や，SLE(全身性エリテマトーデス)などの膠原病でもみられる．[439] ⇨参壊死性動脈炎→356

壊死性細動脈炎⇨同細動脈壊死→1166

壊死性糸球体炎 necrotizing glomerulitis⇨同壊死性糸球体腎炎→356

壊死性糸球体腎炎 necrotizing glomerulonephritis ［**壊死性糸球体炎**］ ヘンレ Henle 係蹄がその血栓形成，血行静止などに伴って壊死化する場合，ボウマン Bowman 嚢壁から形成される肉芽組織が侵入して器質化されるに至ることをいう．壊死性糸球体腎炎が汎発すると急性腎不全に陥るが，それが巣状の発生にとどまるとボウマン嚢周囲にも広がる肉芽腫像にまで発展．ウェゲナー Wegener 肉芽腫症の腎に見いだされることがまれでない．[858]

壊死性胆嚢炎 necrotic cholecystitis, gangrenous cholecystitis 急性化膿性胆嚢炎が進行し，胆嚢壁が壊死に陥った状態．多くは胆嚢周囲炎を伴っており，敗血症，さらに穿孔により胆嚢周囲膿瘍，汎発性腹膜炎へ進展する危険性をもつ．発熱，右上腹部の強い疼痛などの重症感のある全身症状，検査における高度の炎症所見，超音波検査上の胆嚢壁の著明な肥厚などから診断する．強力な化学療法と全身状態の管理，経皮経肝胆嚢ドレナージ(PTGBD)が必要．状況に応じて手術を決断する．[279] ⇨参胆嚢炎→1951

●壊死性胆嚢炎

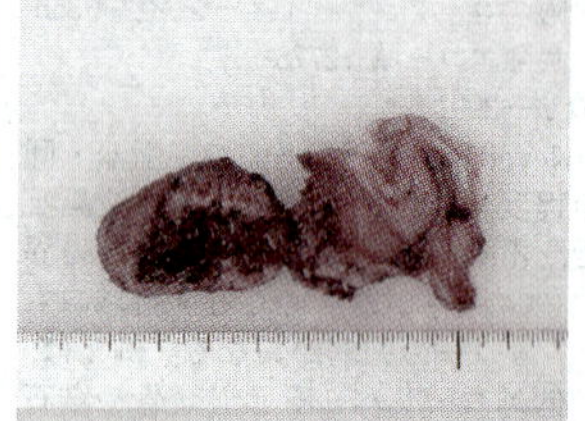

壊死性腸炎 necrotizing enterocolitis；NEC, necrotic enteritis ［**新生児壊死性腸炎，NEC**］ 新生児，特に低出生体重児，極低出生体重児に発症する後天性の腸管壊死をきたす疾患．腸管の未熟性，急激な虚血状態，ストレス，細菌感染，授乳や薬剤などが誘因とされている．発症は生後 4-6 日に多く，症状は経鼻経管チューブからの胆汁性胃内容物の吸引，腹部膨満，粘血便などである．単純 X 線写真では腸管壁内ガス像，門脈内ガス像，腸管拡張像，穿孔例では遊離ガス像を認める．治療は輸液療法，経口および経腸栄養の中止，抗生物質の投与，重症例では抗ショック療法など全身管理が必要で，無効な症例は外科的手術適応となる．死亡率は高く，25-30% と報告されている．[1632]

壊死性動脈炎 necrotizing arteritis 動脈の内・中・外膜 3 層をおかす炎症で，しばしばフィブリノイド壊死(類線維素変性)を伴うもの．血管壁構成成分の変性，壊死を伴う．結節性動脈周囲炎をはじめ，膠原病諸疾患および類縁疾患群にみられる．[439] ⇨参壊死性血管炎→356

壊死性熱傷 combustio escharotica⇨同第 3 度熱傷→1854

壊死性脳脊髄症 necrotizing encephalomyelopathy ［**亜急性壊死性脳症**］ 多くは乳幼児期に発症し，眼筋麻痺・眼振・視力障害などの眼症状，呼吸障害，知的障害，筋緊張低下，失調，痙攣，錐体路・錐体外路徴候など多彩な神経症状をきたす疾患．遺伝歴を有することもあり，ミトコンドリア DNA 異常，核遺伝子異常の報告がある．血中乳酸，ピルビン酸の上昇を示すことが多い．頭部 CT・MRI で大脳基底核，視床，中脳などに対称性に異常影が認められ，病理学的には脳幹，大脳基底核，視床，小脳，脊髄後索などに対称性に壊死性病変が認められる．病因は一元的ではなく，生化学的な検索からピルビン酸脱水素酵素複合体 pyruvate dehydrogenase complex(PDHC)，チトクロム *c* 酸化酵素 cytochrome *c* oxidase(CcO)，NADH-CoQ 還元酵素など種々の酵素欠損が判明しており，ミトコンドリア脳筋症と近縁の代謝異常症と考えられる．[274]

壊死(疽)性鼻炎 gangrenous rhinitis⇨同鼻壊疽(えそ)→2427

壊死性脈管炎 necrotizing vasculitis⇨同壊死性血管炎→356

壊死性リンパ節炎 necrotizing lymphadenitis リンパ節の強い炎症反応によって壊死性変化をきたすもので，10-30歳代前半の女性に多く発生する．頸部リンパ節腫大，圧痛，発熱がみられることが多い．リンパ節傍皮質野の組織で，広範囲あるいは巣状に凝固壊死と反応性の単核細胞の増殖がみられる．症状の強いときは副腎皮質ホルモン剤を投与する．エプスタイン・バー(EB)ウイルス，ヒトヘルペスウイルスなどが原因と考えられている．[1495]

壊死組織除去⇨同デブリドマン⇀2069

エス 〔D〕Es⇨同イド⇀266

エスケープ現象 escape phenomenon ［アルドステロン逸脱現象］ アルドステロンの作用が持続すると体内のナトリウム貯留，体液量の増加が果てしなく起こるはずであるが，ある限度をこすとホメオスタシスを保つために逆にナトリウム排泄を増加させる何らかの内分泌性，腎性の調節機序が作動することをいう．アルドステロン症にみられる電解質異常には，この現象が影響している．[284,383]

エス試験⇨同サルコウィッチ試験⇀1196

エステトロール estetrol；E_4 ［15αヒドロキシエストリオール］ 別名15αヒドロキシエストリオール 15α-hydroxyestriol，ステロイド骨格に水酸基(-OH)が4つ結合している．胎児肝臓の15α水酸化活性と深い関連があり，胎児の肝機能を反映すると考えられている．母体血中あるいは尿中エステトロールの臨床応用はエストリオールほど一般化されていない．[902] ⇨参エストリオール⇀358

エステトロール検査 estetrol examination エステトロール(E_4)は，エストロン(E_1)，エストラジオール-17β(E_2)，エストリオール(E_3)などと同様に，天然に存在するエストロゲンの1つで，エストリオールのC-15位が胎児肝臓で水酸化されてできた女性ホルモンの代謝産物．エステトロールの大部分はグルクロン酸抱合を受けて尿中に排泄される．測定法は放射免疫測定法(RIA)など免疫学的方法による．その生理的意義としては，エストリオールよりさらによく胎児機能を表す指標となる．すなわち妊娠時のエステトロール低下は，胎児の異常(胞状奇胎，Rh不適合妊娠)などを表す．[90]

エステラーゼ染色 esterase stain 白血病の診断および病型分類に利用される特殊染色の1つ．エステラーゼはエステルを加水分解する酵素の総称であり，ヒトでは9種類のアイソザイムの存在が知られる．ヒト血液細胞では顆粒球，単球，リンパ球，血小板などの細胞系列に含まれるが，血球の系列によってエステラーゼのアイソザイムが異なっている．特異的エステラーゼは主に好中球系細胞に含まれており，代表的なものにナフトルASDクロロアセテートエステラーゼがある．これはナフトルASDクロロアセテートを基質としたエステラーゼであり，この反応を利用した染色では好中球系細胞の細胞質が顆粒状に青色を呈する．非特異的エステラーゼは単球系細胞，血小板，リンパ球に含まれており，代表的なものにαナフチルブチレートエステラーゼ，αナフチルアセテートエステラーゼがある．これらは，それぞれαナフチルブチレート，αナフチルアセテートを基質としたエステラーゼであり，この反応を利用した染色では単球系細胞，血小板，リンパ球の細胞質が顆粒状に茶褐色を呈する．また，単球系の非特異的エステラーゼ活性はフッ化ナトリウム(NaF)によって阻害されるため，NaF存在下では血小板，リンパ球の染色性は残り，単球の染色性は消失する(NaF阻害試験)．[656]

エステラーゼ二重染色 combined esterase staining 急性骨髄単球性白血病の診断の際に行われる細胞化学染色．顆粒球系(骨髄球系)細胞の証明に有用なナフトール(AS-D)クロロアセテート染色と単球系細胞の証明に有用なナフチルブチレート染色を組み合わせた染色．[1225]

エステル ester アルコールと有機あるいは無機酸から，脱水縮合によって生成される化合物．脂肪は脂肪酸とアルコール(グリセロール)の結合によって形成されるエステルである．また生体内で機能をもつものにリン酸，硫酸およびカルボン酸のエステルがある．リン酸エステルはアデノシン三リン酸(ATP)からキナーゼの作用で生成され，糖代謝で重要な働きをし，ホスファターゼにより加水分解される．モノエステル，ジエステルには核酸，リン脂質がある．単にエステルと呼ぶときは，カルボン酸とアルコールからなるエステルを指すことが多い．エステル結合による重合体はポリエステルと呼ばれる．低分子量のカルボン酸エステルは果実臭をもつ．[639]

エステル化 esterification アルコールと有機あるいは無機酸から脱水縮合によってエステルを生成する反応のこと．カルボン酸チオエステル，リン酸エステルなどアルコールが反応する相手によってエステルの名前がつく．例：カルボン酸エステル生成の反応；R-CO-OH + R′-OH → R-CO-O-R′ + H_2O[639]

エステル型局所麻酔薬 ester-type local anesthetic 局所麻酔薬の分子構造は，芳香族残基とアミノ基とそれらを結びつける中間鎖からなっている．中間鎖にはエステル結合とアミド結合があり，この結合の違いからアミド型局所麻酔薬とエステル型局所麻酔薬に分類されている．エステル型局所麻酔薬は血漿コリンエステラーゼにより加水分解される．血中半減期は数分と短い．代謝産物のパラアミノ安息香酸によりアナフィラキシーショックなどのアレルギー反応を起こしやすい．コカイン，プロカイン，テトラカインなどがある．テトラカインは主に脊髄くも膜下麻酔に用いられる．[1578] ⇨参アミド型局所麻酔薬⇀176

エストラジオール estradiol；E_2 ［E_2］ 女性ホルモンであるエストロゲンの中で最も強い活性を有するステロイドホルモンであり，男女とも血中に存在する．女性では主に卵巣で産生され，卵胞期では顆粒膜細胞から，黄体期ではルテイン細胞から分泌される．妊娠時には胎盤においても合成される．コレステロールを原料にしてエストラジオール合成まで一貫した経路を有する臓器は，卵巣のみである．主に肝臓で抱合，酸化，還元，水酸化を受け代謝されるが，その経路は非常に複雑である．エストラジオールは，血中においてタンパク結合型，遊離型のいずれかで存在している．女性の場合，エストラジオールは結合タンパクのうち性ホルモン結合グロブリン sex hormone-binding globulin (SHBG)に約37%，アルブミンに約61%結合しており，約2% が遊離型の状態で存在している．その遊離型が生物活性を発揮する．女性の血中エストラジオール濃度は性周期によって変動し，卵胞期では 30-60 pg/mL，排卵期では 100-400 pg/mL，黄体期では 80-250 pg/mL である．男性では，ほぼ 10-60 pg/mL の濃度で存在している．[902] ⇨参エストロゲン→358

エストラジオール検査　estradiol test　エストラジオール(E_2)は，胎盤，卵巣，精巣，副腎から分泌される女性ホルモンで，エストロン(E_1)，エストリオール(E_3)などに比較して最も強力なエストロゲン作用を有する．主な作用は子宮筋肥大と水分貯留．血中の E_2 の測定法は RIA など免疫学的方法による．健常者の血中濃度は男性では 65 pg/mL 以下，女性では月経周期によって異なる．排卵期に第 1 のピーク(70-580 pg/mL)があり，黄体中期に第 2 のピークのある二相性パターンをとる．卵巣機能不全，胎盤機能不全では低値となり，顆粒膜細胞腫，莢膜細胞腫，早発性思春期症では高値となる．[90]

エストラジオール薬(製剤)　エストラジオール(E_2)を骨格とした薬品．エストラダーム TTS®(貼付)，オバホルモン®，オバホルモンデポー®，プロギノン・デポー®，ペラニン・デポー®(筋注)，プロセキソール®(錠)，ジュリナ®(錠)などがある．[1078]

エストリオール　estriol；E_3　[E_3]　天然に存在するエストロゲンの 1 つで，一般的にはエストロンから生成される．妊娠中は多量のエストリオールが産生されるが，通常とは別の生成経路から産生される．すなわち，胎盤で産生されたプロゲステロンは母体と胎児の血中に流入し，母体の肝臓で抱合化されたり，胎児副腎皮質で各種のステロイドホルモンへ変換されていく．胎児副腎皮質で大量に合成されたデヒドロエピアンドロステロン硫酸塩 dehydroepiandrosterone sulfate (DHEAS)は，胎児の肝臓において 16αヒドロキシ DHEAS となり，さらに胎盤でエストリオール(E_3)へと変換される．したがって，妊娠中の E_3 の変動は胎児－胎盤系機能を反映することになり，臨床的にそれらの評価に応用されている．妊娠中 E_3 が低値を示すものとしては，胎児機能不全，子宮内胎児発育遅延，胎児副腎皮質発育不全，無脳児，胎盤機能不全，妊娠高血圧症候群，胎盤酵素欠損症などがあり，多胎や巨大児の場合には高値となる．胎盤酵素欠損症としてよく知られているのは胎盤サルファターゼ欠損症であり，16αヒドロキシ DHEAS から E_3 への変換ができない．この疾患は伴性劣性遺伝であり，児は劣性遺伝性魚鱗癬を合併することが多い．E_3 が低値であると子宮頸部は熟化ができず，分娩の遷延を招きやすい．[902] ⇨参エストロン→360

エストリオール測定法　determination of estriol　[テーロール測定法，尿中 E_3 測定法，尿中エストリオール]　エストリオール(E_3)は，胎盤，卵巣，精巣，副腎から分泌される女性ホルモンの 1 つで，エストロン(E_1)やエストラジオール(E_2)から，肝臓や胎盤で代謝されてつくられる．主な作用は頸管分泌増加と子宮口開大．妊娠時には胎盤から多量の E_3 が分泌されるため，妊娠時の胎児胎盤系の機能検査として有用．主として尿中濃度測定は比色法，免疫学的方法により行われる．多胎妊娠，巨大児妊娠では高値となり，胎児死亡，胎児発育不全では低値となる．[90]

エストリオール薬(製剤)　エストリオール(E_3)を骨格とした薬品．ホーリン®，エストリール®(錠)，ホーリンデポー®，エストリール・デポー®(筋注)などがある．[1078]

エストロゲン　estrogen　[卵胞ホルモン]　女性の性活動，第二次性徴を促進する働きをもつホルモンで，卵胞ホルモンともいう．一般にエストロン(E_1)，エストラジオール(E_2)，エストリオール(E_3)の 3 種類が知られている．卵巣の顆粒膜細胞，外卵胞膜細胞，胎盤，副腎皮質，精巣間質細胞でつくられ，思春期以降分泌が増加し，プロゲステロンとともに月経周期に応じて濃度が変化する．更年期以降は分泌が減少する．エストロゲンはコレステロールから合成されるステロイドホルモンの一種で，プロゲステロン，コルチゾール，アルドステロン，テストステロンなどと同じカスケード反応系列中にある．エストロゲンの受容体は細胞内にあり，エストロゲン-受容体複合体は核内へ移動し，特定の遺伝子の転写を活性化する．エストロゲンの受容体は全身の細胞に存在し，その働きは多岐にわたっており，乳腺細胞の増殖促進，卵巣排卵制御，脂質代謝制御，インスリン作用，血液凝固作用，中枢神経(意識)女性化，皮膚菲薄化，LDL の減少と VLDL，HDL の増加による動脈硬化抑制などである．また，成長期においては身長の伸びを止める作用があり，女性の多くは思春期が始まると身長の伸びが落ち，やがて停止する．心臓の保護効果も発見されており，心筋梗塞などの心疾患を防ぐ効果があると考えられている．ただし，更年期障害や骨粗鬆症の治療目的でエストロゲンを投与するホルモン補充療法は，近年の大規模臨床試験において副作用が指摘され，動脈硬化や骨粗鬆症に対しては他の治療法が推奨されている．[1510] ⇨参卵胞刺激ホルモン→2912，カスケード反応→503

エストロゲン拮抗薬　estrogen antagonist⇨同抗エストロゲン薬→974

エストロゲン-ゲスターゲン試験　⇨同エストロゲン-プロゲストーゲン試験→359

エストロゲン産生腫瘍　estrogen-producing tumor　エストロゲンを産生する腫瘍の総称であり，卵巣(顆粒膜細胞腫，莢膜細胞腫など)，精巣(セルトリ Sertoli 細胞腫，ライディッヒ Leydig 細胞腫)，副腎などが主な発生母地となる．男性では勃起障害，リビドー(性欲)の減少，女性化乳房などを認めることがある．女性においては，幼年期では早熟化徴候(初経発来，乳房の発達，恥毛・腋毛の発生，性器出血，骨年齢促進)を認めることがある．成熟女性では子宮内膜増殖症，高齢者では乳房緊満感，腟湿潤などの再女性化徴候や不正出血，子宮内膜増殖症，子宮内膜癌の発生を認めることがある．エストロゲンだけを産生する腫瘍が多いのは卵巣腫瘍であり，一般的にエストロゲン産生腫瘍という用語は卵巣腫瘍について用いられる．中でも発生頻度が高いのは性索間質性腫瘍であり，顆粒膜細胞腫と莢膜細胞腫でその約 90% を占める．顆粒膜細胞腫は，全卵巣腫瘍の 1%，充実性卵巣腫瘍の 4-5%，性索間質性腫瘍に属するホルモン産生腫瘍の約 70% を占める．境界悪性腫瘍であり，組織像より成人型(95%)と若年型(5%)に分類される．成人型は閉経後に多い．高エストロゲン環境のため，1/3 以上の症例に子宮内膜増殖症，2-13% の症例に子宮体癌が合併するとされている．まれには上皮性卵巣腫瘍や転移性卵巣腫瘍においてもエストロゲンが産生されることがある．[845] ⇨参アンドロゲン産生腫瘍→208，機能性腫瘍→699

エストロゲン受容体 estrogen receptor；ER ［**エストロゲンレセプター**］ エストロゲンが作用する器官は全身に分布しており，その受容体を有する細胞はすべてエストロゲンの作用を受けることができる．エストロゲンは低分子で脂溶性のためリン脂質からなる細胞膜を容易に通過できる．さらに細胞質から核膜を通過し核内へも容易に移動する．エストロゲン受容体は核内に存在すると考えられており，核内でシャペロン(付き添い，お目つけ)タンパク質と結合し不活性型として存在している．エストロゲンが核内の受容体と結合するとシャペロンタンパク質がはずれ，活性化されたエストロゲン-エストロゲン受容体複合体が DNA 上のエストロゲン応答エレメント estrogen response element (ERE)に特異的に結合することで転写が開始される．エストロゲン受容体には 2 種類あり，従来の受容体は α 型(ERα)，1996 年に発見されたものは β 型(ERβ)と呼ばれ区別されている．また，この受容体は，生殖器系のみならず中枢，血管，骨，肺，乳腺，肝臓，腸，泌尿器系など全身に認められ，α 型，β 型の分布比率もそれぞれの臓器で異なっている．[902] ⇨参エストロゲン→358

エストロゲン受容体異常症 mutation of estrogen receptor(ER) gene 報告例は高身長(204 cm)の白人男性で，実年齢に比し骨年齢が著しく遅延し，思春期の成長躍進がなく，ゆっくりと成長し続けており，低骨塩量であった．血中ホルモンはテストステロンは正常，エストラジオール，LH(黄体形成ホルモン)と FSH(卵胞刺激ホルモン)は高値，精子数は正常だが，生存精子比率は低下していた．*ERα* 遺伝子を検索の結果，コドン 157 の点突然変異により 156 個のアミノ酸で DNA 結合領域をもたない短いタンパク質であった．このように ERα の完全欠損でも出生は可能であった．[1047]

エストロゲン製剤 estrogen preparation ［**卵胞ホルモン製剤**］ エストロゲン(卵胞ホルモン)は，女性生殖器の発育を促進して女性の二次性徴を発現する作用がある．エストロゲン製剤は，化学構造上ステロイド骨格を有するか否かでステロイドエストロゲンと非ステロイドエストロゲンに分けられる．無月経，更年期障害，骨粗鬆症，前立腺癌などの治療に用いられることがあるが，血栓症などの副作用がある．[1047]

エストロゲン・ネガティブフィードバック estrogen negative feedback 生物には恒常性維持作用(ホメオスタシス)があり，環境の変化に対して一定に保とうとする機構が存在する．その調節機構の一種がフィードバック機構であり，内分泌系では中枢の視床下部や下垂体から放出される刺激ホルモンを下位の内分泌腺から分泌されるホルモンの量の変化に応じて分泌促進あるいは抑制する機構が存在する．卵巣から分泌されるエストロゲンであるエストラジオールは，短時間の変動が起こる場合に限って視床下部や下垂体に作用してエストロゲン・ネガティブフィードバック機構を作動させる．すなわち，エストラジオールの血中濃度が低下すると視床下部から分泌されるゴナドトロピン放出ホルモンの分泌が亢進し，それが下垂体に作用することでゴナドトロピン〔黄体形成ホルモン(LH)，卵胞刺激ホルモン(FSH)〕の分泌が増加し，卵巣からのエストラジオール分泌を促進しようとする．逆に，血中エストラジオール濃度が高値になるとそれらの分泌が抑制され，卵巣のエストロゲン産生を抑えようとする．[902]

エストロゲン負荷試験 estrogen challenge test ［**プレマリン®試験**］ エストロゲンの急激な増加に対する視床下部-下垂体系の反応性，すなわちポジティブフィードバック機構が作動しているか否かをみる目的で行う検査．結合型エストロゲン 20 mg を 30 秒以上かけてゆっくり静注する．静注直後，24 時間後，48 時間後，72 時間後に採血し，血清 LH(黄体形成ホルモン)と FSH(卵胞刺激ホルモン)を測定する．正常月経女性では結合型エストロゲン注射後 24 時間までは血清 LH は抑制され，48-72 時間にかけて反跳値を示す．[1047]

エストロゲン-プロゲスチン試験 ⇨同エストロゲン-プロゲストーゲン試験→359

エストロゲン-プロゲステロン負荷試験 estrogen-progesterone challenge test；EP test 無月経患者にエストロゲンとプロゲステロンを投与して消退出血の有無をみる子宮内膜の機能検査．プロゲステロン負荷試験陰性(プロゲステロン単独では出血がない)の患者に実施する．プロゲステロン負荷試験陽性の場合はエストロゲンの基礎分泌があるが，陰性の患者では卵巣中にエストロゲンを分泌する卵胞が存在しない．エストロゲン-プロゲステロン負荷試験ではエストロゲンとプロゲステロンを加えるため，機能性の子宮内膜があれば出血があり陽性となる．この場合を第 2 度無月経ということもある．エストロゲン-プロゲステロン負荷試験が陰性の場合，子宮性無月経で，アッシャーマン Asherman 症候群(子宮腔内癒着症)，子宮欠損などを疑う．念のため，妊娠の可能性も否定する必要がある．[998] ⇨参プロゲステロン負荷試験→2595

エストロゲン-プロゲストーゲン試験 estrogen-progestogen〔challenge〕test；EP test ［**エストロゲン-ゲスターゲン試験，エストロゲン-プロゲスチン試験，EP 試験，カウフマン試験**］ 無月経の重症度を判定する試験の 1 つ．無月経の女性において，黄体ホルモン(プロゲストーゲン，ゲスターゲン，プロゲスチン)を投与して子宮からの消退出血が起こった場合，第 1 度無月経と診断される(プロゲストーゲンあるいはゲスターゲン試験)．消退出血が起こらなければ卵胞ホルモン(エストロゲン)と黄体ホルモンの両者を投与する(エストロゲン-プロゲストーゲン試験)．消退出血が起これば第 2 度無月経，起こらなければ子宮性無月経あるいは腟欠損症などの性管の閉鎖と診断される．薬剤としては経口剤あるいは注射剤，投与法としては両ホルモンの同時投与法，あるいは卵胞ホルモン剤投与を先行させる方法などがある．黄体ホルモン剤投与だけでホルモン消退出血が起こる場合(第 1 度無月経)はある程度の卵胞ホルモン産生があると考えられ，無月経の程度としては比較的軽症と判断される．[845] ⇨参プロゲストーゲン負荷試験→2595，プロゲステロン負荷試験→2595

エストロゲン・ポジティブフィードバック estrogen positive feedback 一般的にホルモンのフィードバック

機構では，下位の内分泌臓器から分泌されるホルモンが増加すればそれを抑制しようとして中枢の視床下部や下垂体から放出される刺激ホルモンは低下し，逆に下位の内分泌臓器から分泌されるホルモンが低下すればそれを増加しようとして中枢からの刺激ホルモンの分泌を促進する．この調節機構はネガティブフィードバックと呼ばれている．しかし，規則的な性周期を有し排卵のある健常女性では，エストロゲンによるポジティブフィードバック機構が存在する．卵巣において卵胞の発育に伴って顆粒膜細胞の増殖が盛んになり多量のエストラジオールが分泌され，その血中濃度が約200 pg/mL 以上でかつ48時間以上持続すると視床下部からゴナドトロピン放出ホルモンのパルス状分泌の振幅ならびに頻度が増加し，下垂体からのゴナドトロピン〔黄体形成ホルモン(LH)，卵胞刺激ホルモン(FSH)〕分泌が急激に増加する．これがLHサージsurge(急上昇)と呼ばれるもので，排卵するためには必須の現象である．すなわち，下位の内分泌臓器から分泌されるホルモンが増加することで，中枢の内分泌器官からのホルモン分泌を促進するという機構をポジティブフィードバックという．[902] ⇨参エストロゲン・ネガティブフィードバック→359

エストロゲン補充療法 estrogen replacement therapy；ERT⇨参ホルモン補充療法→2720

エストロゲン誘発ニューロフィジン estrogen-stimulated neurophysin；ESN ［ニューロフィジンⅠ］ 視床下部の視索上核あるいは室傍核において産生されるオキシトシン前駆体のC端側を形成．分子量は約1万．オキシトシン前駆体は軸索流によって下垂体後葉へ運ばれ，その過程でプロセッシングにより，オキシトシンとニューロフィジンⅠに分かれる．同様にバソプレシン前駆体に存在するものをニコチン誘発ニューロフィジン，あるいはニューロフィジンⅡという．[334]

エストロゲンレセプター estrogen receptor⇨同エストロゲン受容体→359

エストロン estrone；E_1 ［E_1］ 女性ホルモンであるエストロゲンの1つであり，ステロイド骨格に1つの水酸基(-OH)がついている．主に卵巣から分泌されるが，脂肪細胞においても男性ホルモンであるアンドロステンジオンが変換されて産生される．その活性は，エストロゲン活性が最も強いエストラジオールの1/10である．[902] ⇨参エストロゲン→358

エスノグラフィー ethnography ［記述民族学，民族誌学，民族誌的アプローチ］ 異文化における日常生活や社会，文化を，身近に観察，記録し，それに自ら参加し，その細部を詳細に分析し記述すること．厳密には，記述した成果報告書(民族誌)そのものを指す場合と，その調査・研究のプロセスやアプローチ(民族誌的アプローチ)を指す場合があるが，研究者自身がその特定集団の人びとが生活しているその場に入り込んでデータ収集と分析を繰り返し行うこと(フィールドワーク)が必要不可欠である．分析過程では，研究者自身が測定用具となり，自身の文化との比較により，特定集団の人びとのものの考え方や生活の仕方，また，それらに対する彼らの意味づけのパターンを彼ら自身の言語を用いてとらえようとすることが特徴的．成果報告書としてのエスノグラフィは，読者を意識した表現方法を使って記述した読み物としての側面が重要．看護研究においてエスノグラフィを用いる意義は，保健・医療の専門家と異なった文化的背景をもつ療養者や人びとの体験や生活をその人たちの認識に基づいて記述し，看護実践の基礎資料として活用することである．19世紀後半から20世紀初頭に社会・文化人類学から発生した学問であるが，近年，特に医療，教育，看護，心理，社会福祉など効果的な実践のために対象の深い理解を必要とする実践科学領域において盛んに用いられるようになった．看護学では，看護理論家のレイニンガーMadeline M. Leininger(1925生まれ)がエスノグラフィをもとに民族看護学ethnonursingという独自の看護理論を発展させたことが有名．[570]

エスノサイエンス ethnoscience 文化人類学における質的研究手法の1つで，現地の言語をカテゴリー分析することで，その文化を理解しようとするもの．意味論的エスノグラフィーともいわれ，人間の世界観が言語に反映するという前提に立って研究が進められる．研究報告では，一般化された記述を裏づけるような観察や面接，対象者との共通の経験などの証拠を提示する必要がある．さらに分析の手順(データのカテゴリー化・比較対照の方法など)，結論と経験的証拠とのつながりなどをしっかりと明示することが必要である．[446] ⇨参イーミック→214，エスノメソドロジー→360，エティック→363

エスノセントリズム ethnocentrism 自民族中心主義．自分の属する集団の価値観を中心に，異なった人々の集団を評価する見方や態度．または，自民族の優越を信じ，他民族を蔑視する排他的な思想．アメリカの社会学者サムナーW. G. Sumner(1840-1910)によって名づけられた．[271]

エスノメソドロジー ethnomethodology 人が日常の出来事に対してどのように行動しているかを，対象の相互作用を通して観察する，現代社会学における質的研究手法．ビデオやオーディオに記録し，人びとが行っている系統的な活動の性質や，社会状況のなかであたりまえとして不問に付されていたものをさぐり出す．しかし，そのときの社会的世界がどのようにして構成されていたかを見逃してしまう欠点がある．[446] ⇨参イーミック→214，エティック→363，エスノサイエンス→360

エスバッハ法 Esbach albuminometer，Esbach method ［尿タンパク検出法］ 尿タンパク質定量法としてかつて頻用された．現在は行われない．エスバッハGeorges H. Esbachはフランスの内科医(1843-90)．[146]

エスパン1⇨同SPan-1→108

エスマルヒ駆血帯(バンド) Esmarch〔rubber〕bandage⇨参エスマルヒ駆血法→360

エスマルヒ駆血法 Esmarch bandage ［エスマルヒ手法］ ドイツの外科医エスマルヒJohann F. A. von Esmarch(1823-1908)により広められた駆血法．四肢の手術の際，ゴム性の駆血帯(エスマルヒ駆血帯)で末梢から中枢へ巻き上げ血液を中枢へ追いやる方法である．ターニケット駆血帯がない場合は，末梢のエスマルヒ駆血帯を除去し近位部のみを残して駆血帯として使用する．[367]

エスマルヒ手法⇨同エスマルヒ駆血法→360

壊疽(えそ) gangrene 疾病や外傷などによって比較的大きな組織が壊死に陥り，外界の影響や細菌感染の影響を受けて二次的に強い変化(腐敗など)をきたした場合に起こる．四肢に好発し，腸管(虫垂)，胆嚢などにも起こる．乾性壊疽，湿性壊疽(ガス壊疽を含む)に大別され，乾性壊疽は壊死が体表面に起こり，このため壊死組織の水分が蒸発して乾いたもので，四肢，特に下肢の先端部が動脈閉塞によって壊死した際にみられる．局所は乾燥し，萎縮してしわがより血色素の変化によって黒色調を呈しミイラ化する．周囲の健常部との間には炎症反応による比較的明瞭な境界線である分界線形成が起こり，壊疽部は脱落するために脱疽といわれる．老人性壊疽，糖尿病性壊疽はその代表で，四肢の動脈硬化の結果，壊疽，下肢のミイラ化をきたし，ときに下肢切断の適応となる．湿性壊疽は，壊死組織が水分を失わずに，かつ外界との交通によって嫌気性腐敗菌感染が起こったときにみられ，腐敗分解によって悪臭を放ち，比較的急速に広がり，ときとして数日で死の転帰をたどるものもある．局所は血色素の変化に伴い汚い緑黒色となる．肺や産褥期子宮，虫垂炎，胆嚢炎，絞扼性イレウス，腸管血栓などに認められるが，過度の圧迫包帯や止血帯などによっても起こるので，看護上注意が必要である．また，ガス壊疽は嫌気性菌のクロストリジウム *Clostridium* 属ウェルシュ菌 *C. perfringens* の感染により皮下および筋肉内にガスがたまる感染症(特に筋肉組織では糖質が豊富なためガス産生は高度)で，湿性壊疽の1つである．進行性の経過をたどり，疼痛や血行障害を起こし，筋組織に壊死，壊疽をもたらす．進行は急速でショック症状を呈し，致死率は15-20% といわれている．できるだけ早期に受傷部の十分な洗浄と異物の除去，創部，壊死部の広範な切除，創部の開放(創は縫合しない)，高圧酸素療法，ペニシリンの大量投与などが必要である．[678] ⇨参壊死→355

壊疽(えそ)性炎 gangrenous inflammation 滲出性炎症に細菌感染が合併し，悪臭を伴う組織の腐敗・壊死が起こった状態．全身性免疫能の低下，栄養障害，血行障害などを基盤として発生する．糖尿病における下肢の壊疽は代表例．[1071] ⇨参糖尿病→2121

壊疽(えそ)性丘疹状結核疹 papulonecrotic tuberculid ⇨同丘疹性壊疽(えそ)性結核疹→722

壊疽(えそ)性紅斑 ⇨同自傷性皮膚炎→1287

壊疽(えそ)性胆嚢炎 gangrenous cholecystitis 急性胆嚢炎が進行し胆嚢壁が壊死に陥ったもの．起因菌は大腸菌，クレブシエラなどの腸内細菌が多い．胆嚢壁が穿孔すると胆嚢周囲膿瘍，横隔膜下膿瘍，広汎な腹膜炎へと進展する．重篤な急性胆嚢炎症状を示す場合には本症の可能性があり，胆嚢壁が穿孔する前に適切な抗生物質投与，ドレナージ，胆嚢摘出などの処置を急がねばならない．[279]

壊疽(えそ)性虫垂炎 gangrenous appendicitis 急性虫垂炎は虫垂の化膿性の炎症で，炎症の程度により，軽度のカタル性虫垂炎，中等度の化膿性虫垂炎，高度の壊疽性虫垂炎に分類される．壊疽性虫垂炎は，粘膜は出血や炎症のために肉眼的に暗赤色を呈し，腫脹している．虫垂の粘膜の一部に壊死が生じている状態で，容易に穿孔し腹膜炎につながる危険な状態である．壊死部の周辺に大網の癒着やフィブリンの析出が生じ，穿孔を防いでいる．治療は虫垂切除術による外科的療法が行われる．[1272]

壊疽(えそ)性肉芽腫 gangrenous granuloma ⇨同鼻壊疽(えそ)→2427

壊疽(えそ)性膿皮症 pyoderma gangrenosum 四肢などに，単発性ないし多発性に非感染性の膿疱，痤瘡様丘疹，小結節が出現して潰瘍となり進行性に拡大する疾患．中心治癒傾向を認め，新旧の皮疹が混在し，瘢痕形成もみられる．原因不明であるが，しばしば潰瘍性大腸炎，大動脈炎症候群，リウマチ性疾患，単クローン性グロブリン血症などを伴うことから，血管炎説，自己免疫説などが唱えられている．副腎皮質ホルモン剤内服が有効．[178]

エタノール ethanol ［エチルアルコール］ 化学式 C_2H_5OH．無色透明で揮発性の液体．特異臭および味がある．防腐薬(20-25 vol% 添加)として用いるほか，約80 vol% のエタノールは消毒用として手指，皮膚，医療器具の消毒に使用する．また，酒類に含まれ，大量飲用により中枢神経抑制作用を示す．血中アルコール濃度が一定以上になると急性アルコール中毒に陥り，大量慢性の飲用により肝炎，アルコール依存症などに至る．

エタノール中毒 ethanol poisoning エタノール(エチルアルコール)は酵母との発酵によって生成，またはエチレンおよびアセチレンから合成される無色透明，香味のある液体で，医薬品として消毒薬，麻酔薬，鎮痛薬，解熱薬などとして使用されるほか，アルコール飲料，賦形剤，有機溶剤，燃料，保存剤などとして使用される．アルコールを短時間に大量に摂取すると，中枢機能抑制および麻酔作用により中毒症状が起こる．アルコールの中毒症状の症状出現時間と飲酒量には個人差が大きい．治療は対症療法のみでよく，輸液や保温を行い，興奮状態が持続する場合はジアゼパムを静注．重症の場合は，気道の確保(呼吸管理)，ビタミン B_1・B_6・C の静注，アシドーシスの補正，血液透析(血中濃度 0.4% 以上でアシドーシスが強い場合)を行う．慢性

●エタノール(アルコール)の中毒症状

酩酊度	血中濃度	症状
爽快期	0.02-0.04% (0.5-1.0 mg/mL)	多幸症，感覚鈍麻
ほろ酔い初期	0.05-0.1% (1.0-1.5 mg/mL)	精神的無抑制による多弁，体温上昇，頻脈
ほろ酔い後期	0.1-0.15% (1.5-2.5 mg/mL)	運動失調による千鳥足，気が大きくなる 知覚鈍麻，言語不明瞭
酩酊期	0.16-0.4% (2.5-3.5 mg/mL)	意識混濁，完全な運動失調，瞳孔拡散
泥酔期	0.4%をこす (3.5-4.5 mg/mL)	昏睡，反射低下，呼吸抑制，重篤な低血糖，低体温を呈し，死の危険性が大きくなる
昏睡期	(4.5 mg/mL 以上)	死亡する確率が非常に高くなる

(血中濃度は 1 mg/mL＝0.1%が目安となる)

依存のある者では，急に飲酒を中断すると中枢神経系の過剰興奮状態により振戦，発汗，頻脈，てんかんなどがみられるアルコール離脱症候群を生じる．[1312] ⇨参アルコール中毒→190

エタノール注入療法　ethanol injection therapy⇨同経皮的エタノール注入療法→872

エチオコラノロン熱　etiocholanolone fever　エチオコラノロンはテストステロン，デヒドロエピアンドロステロン(DHEA)，アンドロステンジオンなどの男性ホルモンの代謝物であり17-ケトステロイド(17-KS)の一種で，アンドロゲンとしての生理活性はほとんどないがヒトに大量投与すると発熱する．エチオコラノロン熱とは周期的に発熱をきたす原因不明の発熱疾患においてエチオコラノロンが発熱物質としてかかわっていると考えられるものを指し，副腎性器症候群，家族性地中海熱，ホジキン Hodgkin 病，副腎癌などが含まれるが，最近ではこの概念は疑問視されている．[284,383] ⇨参不明熱→2569

エチゾラム　etizolam　高力価型で短期作用型のトリアゾロチエノジアゼピン系抗不安薬．視床下部および大脳辺縁系，特に扁桃核のベンゾジアゼピン受容体に作用し，強力な抗不安作用とともにすぐれた鎮静・催眠作用，抗うつ(鬱)作用などの情動異常改善を示し，筋緊張寛解作用も有する．血中濃度半減期は約6時間で，肝で代謝される．神経症，うつ病，心身症における不安，緊張，抑うつ，神経衰弱症状，睡眠障害や，統合失調症における睡眠障害，さらに頸椎症，腰痛症，筋収縮性頭痛における不安，緊張，抑うつおよび筋緊張にも効果が認められている．[204,1304] 商デパス

エチドロン酸二ナトリウム　etidronate disodium　骨粗鬆症の治療薬．1日1回1錠を空腹時(早朝あるいは眠前)にコップ1杯の水とともに服用し，2週間投与，10-12週間休薬という周期的間欠投与が行われる．これは長期連続投与により骨の石灰化障害をきたし，高リン血症を伴う骨軟化症の発症を予防するためである．[610] 商ダイドロネル　⇨参ビスホスホネート→2448，骨吸収抑制薬→1104

エチニルエストラジオール　ethinylestradiol　合成された卵胞ホルモン．経口避妊薬(ピル)の1成分として使用されており，近年では避妊効果以外にも，骨粗鬆症や女性特有の疾患などにおけるさまざまなホルモン療法の一助として，その効果が注目されている．エストラジオール(天然の卵胞ホルモン)の約5倍のエストロゲン活性を有する．エストロゲンには男性ホルモン(アンドロゲン)の働きを抑える作用があり，主にアンドロゲンによって増殖が促進される前立腺癌に用いられる．薬剤としてプロセキソール®がある．[1510]

エチルアルコール　ethyl alcohol⇨同エタノール→361

エチル水銀中毒　ethyl mercury poisoning　メチル水銀とともにアルキル水銀化合物として分類される．毒性はメチル水銀と同様に，血液-脳関門や胎盤を通過するため，中枢神経系の障害を引き起こす．その他の中毒症状ならびに対応は，アルキル水銀(メチル水銀)と同様である．[489,1593] ⇨参メチル水銀中毒→2800

エチレン　ethylene　分子式 C_2H_4．無色でほのかな甘い香りをもつ可燃性のガスで，比重は空気より軽い．吸入麻酔薬として使われ，麻酔作用は亜酸化窒素(笑気)よりやや強い．以前は全身麻酔薬として使用されたが，可燃性があり空気，酸素があれば引火する危険性があるため現在は使われなくなった．[258]

エチレンオキサイド　ethylene oxide　［エチレンオキシド，エポキシタン］無色可燃性，水溶性で，エタノール，エーテルに易溶の液体．各種有機合成物質の原料，ガス滅菌剤，界面活性剤，顔料などとして用いられる．食品への添加は禁止されている．気化物質は急性中毒として眼や上気道，皮膚への刺激や，体内でエチレングリコールとなり中枢神経系への麻酔・興奮作用などを引き起こす．慢性中毒では頭痛，悪心・嘔吐，呼吸困難，貧血，リンパ球増多などが認められるが重症例はまれ．治療は，対症療法とアシドーシスの補正．特定管理物質に指定されている．[1312]

エチレンオキサイドガス　ethylene oxide gas　化学的滅菌に用いられる化学物質の1つ．核酸，タンパク質の官能基に結合して不活化し，殺菌効果を示す．加熱できないプラスチック製品の滅菌などに広く用いられている．引火性があり，触れると皮膚や粘膜に炎症を起こしたり，吸引により肺水腫を起こすなど，ヒトに毒性があるので取り扱いには注意を要する．[324]

エチレンオキサイドガス滅菌器　ethylene oxide gas sterilizer；EOG sterilizer　［EOG 滅菌器］EOG を用いて外科用器具を滅菌する装置．蒸気滅菌に耐えられないチューブ，カテーテル，光学器械類などに使用される．滅菌の原理は EOG による微生物構成タンパク質のアルキル化で，すべての微生物に有効で，低温(50-60℃)で滅菌できることが利点．欠点として，滅菌時間が長いうえに滅菌条件を一定にしにくいことがある．また EOG は毒性が強く，滅菌物に残留ガスがあると危険であるため，エアレーションが必要である．[367]

エチレンオキシド⇨同エチレンオキサイド→362

エチレングリコールジニトレート　ethylene glycol dinitrate ⇨同ニトログリコール→2217

エチレングリコール腎症　ethylene glycol nephropathy　二価アルコールであるエチレングリコールの経口摂取にて出現する腎障害をいう．摂取後30分から12時間で代謝性アシドーシス，タンパク尿，尿中にシュウ酸カルシウムを認め，12-24時間後にはうっ血性心不全，肺浮腫，24-72時間後には乏尿，血尿，急性腎不全，肺水腫，末梢浮腫を認める．治療は毒物の除去の目的で水での胃洗浄，下剤投与，強制利尿などを行い，排泄促進目的で血液透析を行う．対症療法としては代謝性アシドーシスに対し重曹投与を行う．[858]

エチレングリコール中毒　ethylene glycol poisoning　［グリコール中毒］エチレングリコールは最も単純な二価アルコールで，ポリエステル原料，不凍液，作動油，脱水剤，柔軟剤，溶剤として用いられる．無色，無臭で甘味のある液体であるが，経口摂取すると体内でシュウ酸に変化し，低カルシウム血症，中枢神経抑制作用，腎障害を起こすため，食品添加物としての使用は禁じられている．中毒の初期症状としてはめまい，意識混濁がみられ，次いで嘔吐，乏尿，過呼吸，テタニー，痙攣，血圧上昇，頻脈などの臨床所見が現れ，代謝性アシドーシス，眼筋麻痺，骨髄抑制，急性尿細管壊死，脳浮腫，不可逆性の腎障害および腎不全，うっ血性心不全などをきたす．治療としては早期の胃

洗浄，排泄促進，呼吸管理，アシドーシスおよび電解質バランスの補正を行う．拮抗薬，解毒薬としてエタノールの投与または点滴静注，チアミン(ビタミンB_1)，ピリドキシン(ビタミンB_6)の投与または筋注が有効．血中未変化体および代謝物の除去に血液透析は有効だが，吸着剤や下剤は無効．[1312]

エチレングリコールモノエチルエーテル ethylene glycol monoethyl ether ［セロソルブ］「有機溶剤中毒予防規則」の分類の第二種に該当する化学物質．別名セロソルブ．用途としては溶剤，ラッカー，シンナー，繊維の染色，クリーニング液などがあげられる．経皮吸収され，皮膚，目および粘膜刺激作用がある．産業中毒では溶血性貧血がみられる．皮膚についた場合は大量の石けん水で洗い流す．目に入った場合は流水で十分に洗い流し，眼科医の診察を受ける．[479,1593] ⇨参有機溶剤中毒予防規則⇀2848

エチレングリコールモノエチルエーテルアセテート ethylene glycol monoethyl ether acetate 「有機溶剤中毒予防規則」の分類の第二種に該当する化学物質．別名セロソルブアセテート．油脂，樹脂，ニトロセルロースの高沸点溶剤，ラッカー，シンナーの原料が主な用途である．目と粘膜への刺激作用があるが皮膚への刺激は弱い．経皮吸収され，代謝によりエチレングリコールモノエチルエーテルとなり，同様の有害作用をきたす．対処方法もエチレングリコールモノエチルエーテルと同様である．[479,1593] ⇨参有機溶剤中毒予防規則⇀2848

エチレンジアミン四酢酸 ethylenediaminetetraacetic acid；EDTA ［EDTA］ エデトジナトリウムやカルシウムジナトリウムを含むエデト酸 edetic acid の一種．溶液の中から多価陽イオン(Ca^{2+}，Mg^{2+}，Fe^{2+} など)をキレートとして取り除くために用いる形成剤．臨床的に最も利用されるのは，全血採血時の抗凝固薬としてである．また副甲状腺機能検査のEDTA負荷試験では，腎臓から排出される安定性の高い非イオン性化合物をつくるのにも用いられる．骨からプルトニウム，ラジウム，鉛など重金属を取り除く作用もある．[1594]

エチレンビニルアルコール膜 ethylene vinyl alcohol membrane；EVAL membrane 血液浄化膜の一種で，エチレンビニルアセテートをけん(鹸)化してできた合成高分子膜．合成高分子膜は生体適合性がよいといわれている点，膜の孔径を変化させることができる点で再生セルロース膜よりも有利．また，血液流量を多くすれば，ヘパリンを使用しなくても透析が可能であるといわれている．[858]

エチン中毒 ethyne poisoning⇨同アセチレンガス中毒⇀155

エック手術 Eck operation ［門脈下大静脈端側吻合術］ 門脈圧亢進症に対する門脈圧減圧手術の1つで，門脈と下大静脈を端側に吻合し，人工的に短絡路をつくって門脈圧を下降させる方法．1887年ロシアの生理学者エック N. V. Eck がイヌを用いて行った．大循環に門脈の血流が直接流入するため顕著な減圧効果があり，静脈瘤破裂を防止する．反面，アンモニアなどの中間代謝物が大循環に直接流れ込み，肝機能低下と錯行，興奮，意識障害などの脳神経症状が起こり(エック症候群)，肝不全から死に至るケースもある．現在，臨床的に行われることはほとんどない．[1401]

越冬腺腫⇨同冬眠腺腫⇀2134

エッペンドルフ型ピペット Eppendorf pipette 一定体積の液体を採取するためのピペットで，本体に使い捨てチップを装着して使用．可変式で簡単に採取量を増減できる．ドイツのエッペンドルフ社によって発売された．[1181]

エティック etic 文化人類学において現象を分析する場合，住民を外側から観察・分析する観察者の立場．内側から住民自身がその現象をどう意識しているかを分析する立場はイーミックと呼ばれる．これらは，アメリカの言語学者パイク K.L.Pike によって提唱された概念．[446] ⇨参エスノサイエンス⇀360

え

エディプスコンプレックス Oedipus complex 〔D〕 Ödipuskomplex 異性の親に性的な愛情を抱いて，同性の親と競争し，嫉妬，憎しみ，恐怖などを抱くという精神機制．3-5歳頃に活発になる無意識の機制として，フロイト S. Freud(1856-1939)が提出した精神分析概念．父を殺害して母をめとったギリシャ神話のエディプス王にちなんで命名された．女児の場合には区別してエレクトラコンプレックス Electra complex という場合もある．この精神機制をどのように解決するか，その対処の仕方が，性格形成や神経症の発生に密接な関係をもつとされている．[187] ⇨参エレクトラコンプレックス⇀371

エディンガー・ウェストファール核 Edinger-Westphal nucleus；E-W nucleus ［動眼神経副核，E-W核］ 動眼神経核群のすぐ背側にあり動眼神経核の細胞に比べ，小さな細胞からなる副交感性の神経核．この核から出る副交感神経節前線維は動眼神経とともに走り，毛様体神経節に至り，節後線維は毛様体筋，縮瞳筋を支配する．下位脳幹や脊髄にも投射する．縮瞳を起こす中脳副交感神経核はエディンガー・ウェストファール(E-W)核あるいは動眼神経副核といわれるが，前者は人名を用いた慣用的用語で，後者はカハール Cajal 間質核，ダルクシェーヴィチ Darkschewitsch 核，交連核を指すことがある．[1043] ⇨参動眼神経核⇀2098

江戸ハルマ ［波留麻和解(はるまわげ)］『波留麻和解』ともいう，大槻玄沢門下の稲村三伯らの編纂によるわが国最初の蘭和辞典で，1796(寛政8)年に成稿された．フランソワ=ハルマ Fransois Halma (1653-1722)の『Woordenboek der Nederduitsche en Fransche Taalen(蘭仏辞典)』(1729年第2版)をもとに，同じく大槻玄沢門下の石井庄助，宇田川玄随，岡田甫説らの協力で約6万4000語を収録し，全13巻の『波留麻和解』30余部を1798-99(寛政10-11)年にかけて刊行．1833(天保4)年に出版された蘭和辞典『道訳法爾馬(ドゥーフ・ハルマ)』(オランダ商館長ドゥーフ Hendrik Doeff による)がその編纂地より『長崎ハルマ』と呼ばれたのに対し，これは『江戸ハルマ』と称された．

エドマン試薬 Edman reagent ［フェニルイソチオシアネート］ タンパク質やペプチドのN末端のアミノ酸の配列を順次に決定する方法の1つである．エドマン分解法に用いられる試薬．N末端のアミノ酸をフェニルイソチオシアネート(PITC)と反応させたあと，トリフルオロ酢酸で切断し，2-アニリノ-5-チアゾリノン誘導体とする．これを抽出してさらに塩酸と反応させると，フェニルチオカルバモイルアミノ酸(PTCアミノ酸)を経てフェニルチオヒダントインアミノ酸(PTH アミノ酸)となる．このPTH化したアミノ酸を薄層クロマトグラフィーなどによって展開し，標準PTH-アミノ酸と比較することによって同定することができる．エドマンPehr V. Edmanはスウェーデンの化学者(1916-77)．[639]

エドマン分解 Edman degradation method ［エドマン法］ エドマンPehr V. Edman(1916-77)によって始められたN末端分析法であり，タンパク質やペプチドのN末端からアミノ酸配列を順次決定する段階的分解法として化学構造の決定に重要な役割を果たす．その原理は第1段のフェニルチオカルバミル(PTC)化するカップリングcoupling反応，第2段の還化・切断する切断cleavage反応，第3段のフェニルチオヒダントイン(PTH)-アミノ酸を形成する変換conversion反応の3段階からなる．生成したN末端1残基のPTH-アミノ酸の誘導体をHPLCで分析することを繰り返し行い，自動的にアミノ酸配列を決定することができる装置がある．[639]

エドマン法 Edman method⇨同エドマン分解→364

エドラー Inge Edler スウェーデンの内科医(1911-2001)．1954年ヘルツC. Herzらとともに超音波Mモード心エコー〔法〕を開発し，僧帽弁前尖の描出を行った．[955]

エドロホニウム edrophonium 診断用薬．アセチルコリンエステラーゼの可逆的阻害薬で，別名テンシロンともいう．コリンエステラーゼ阻害作用により，シナプス中のアセチルコリン濃度が高まる．作用時間が短く，主に重症筋無力症の診断や筋弛緩薬による遷延性呼吸抑制の鑑別診断に使用される．語尾の-niumは四級アンモニウム構造を有していることを示し，腸管からは吸収されず，また中枢神経系への移行はほとんどなく，腎臓からの排泄は速い．[1058] 商アンチレクス ⇨参重症筋無力症→1371，テンシロン試験→2084

エドロホニウム試験 edrophonium test⇨同テンシロン試験→2084

エドワーズ症候群 Edwards syndrome⇨同18トリソミー→8

エナップ⇨同新付着手術→1600

エナメル芽細胞腫 ameloblastoma⇨同エナメル上皮腫→364

エナメル質 enamel 〔L〕enamelum ［ほうろう質］ 歯冠部の外側〔ゾウゲ(象牙)質表面〕を覆う外胚葉由来の硬組織．モースの硬度計では6-7度と人体で最もかたく無機成分に富む組織で，自己修復能をもたない．色は白色半透明だが，内層のゾウゲ質の色合いを反映して淡い黄色を帯びる．エナメル質の95-98%はヒドロキシアパタイト(水酸化リン酸カルシウム)の結晶で，微量の有機質を含む．[760]

エナメル質齲蝕(うしょく) enamel caries 今日ではエナメル質の初期齲蝕は，再石灰化療法の対象である．実質欠損が生じた場合でも，再石灰化療法を優先し，修復治療を要するか否かは，患者のQOLを優先して判断するように変化している．[1369]

エナメル質形成不全症 amelogenesis imperfecta, enamel hypoplasia 歯の形成過程で生じたエナメル質の肉眼的異常や，組織構造または石灰化の異常．エナメル質に現れる変化は，軽度では粗雑，白斑が現れ，障害の程度が進むと凹窩，溝，実質欠損が生じ，さらに重度になるとエナメル質がまったく形成されないことがある．これらの変化は障害を受けた歯胚の発育時期，障害の種類と強さで異なる．変化はゾウゲ(象牙)質にも現れることがあるが，エナメル質芽細胞がゾウゲ芽細胞よりも影響を強く受けるので多くはエナメル質に現れることが多い．①局所原因〔外傷や炎症(乳歯の高度齲蝕)〕と，②全身的原因(先天梅毒，栄養障害，フッ化物過剰摂取など)がある．[1369]

エナメル上皮腫 ameloblastoma, adamantinoma ［アダマンチノーマ，エナメル芽細胞腫，琺瑯(ほうろう)上皮腫］ 歯原性外胚葉性間葉を伴わない歯原性上皮からなる腫瘍で，多くは顎骨内に生じるが，まれに骨外の歯肉に発生する場合があり周辺性エナメル上皮腫と呼ばれる．発現率は歯原性腫瘍の中では58%と最も高い．好発年齢は20-30歳代，好発部位は下顎でその70%は大臼歯部から下顎枝部である．腫瘍は緩慢に発育し初期は無症状であるが徐々に顎骨を膨隆させる．画像診断では多胞性あるいは単胞性の境界明瞭な透過像として認められる．病理組織学的には濾胞型と叢状型に大別される．良性腫瘍ではあるが浸潤性増殖を示す場合があり，悪性腫瘍に準じた治療法が必要とされる．腫瘍の大きさと部位により異なるが安全域を含めた顎骨の切除が必要で，十分な切除が行われれば予後は良好．[42]

エナメル上皮線維腫 ameloblastic fibroma 歯原性上皮と歯原性外胚葉性間葉が増殖する歯原性混合腫瘍．まれな腫瘍で，主に20歳未満の若年者に発現し，下顎臼歯部が好発部位．臨床症状はエナメル上皮腫に類似し，画像診断では境界明瞭な単胞性の透過像として認められる．治療は摘出術が行われるが，まれに再発することがある．[42]

エナメル上皮肉腫 ameloblastic sarcoma ［歯原性肉腫］ 歯原性上皮・間葉性組織ともに腫瘍性増殖を示す歯原性混合腫瘍の間葉性組織が悪性化し，肉腫像を示すきわめてまれな腫瘍で，WHOの組織分類ではエナメル上皮線維肉腫に分類．青年期の下顎臼歯部に多く，有痛性で急速に発育し，顎骨を破壊．X線所見では境界不明瞭で不規則な骨破壊像を示す．治療は広範囲の全摘出術が第一選択．[830]

エヌセイズ NSAIDs⇨同非ステロイド系抗炎症薬→2447

エネルギー換算係数 conversion factor into calorie ［アトウォーター係数］ 生体内で各栄養素が酸化した場合に生ずるエネルギー量．炭水化物1gあたり4kcal，脂質1gあたり9kcal，タンパク質1gあたり4kcalとするアトウォーターAtwater係数がわかりやすいが，日本食品成分表では穀類，動物性食品，油脂類，大豆および大豆製品のうち主要な食品については，「日本人における利用エネルギー測定調査」を行い，わが国独自のエネルギー換算係数を適用している．[987]

エネルギー源栄養素 energy-yielding nutrient ［エネルギー産生栄養素］ 生命維持，成長，生殖，生活活動に必要なエネルギーを供給する栄養素をエネルギー源栄養素(古くは熱量素)という．炭水化物(糖質)，タンパク質，脂質が主なもので，これらを三大エネルギー源栄養素という．[987]

エネルギー産生栄養素 energy-yielding nutrient⇨同エネルギー源栄養素→364

エネルギー商 energy quotient ［ホイブネルのエネル

ギー商］ 体重1 kg当たりの1日のエネルギー必要量のこと．乳児期の場合は0-3か月100 kcal，4-6か月90 kcal，7-9か月80 kcal，10-12か月70 kcalが必要で，成人は40-50 kcalとされている．ホイブネルのエネルギー商ともいわれる．ホイブネルJohann Otto Leonhard Heubnerはドイツの小児科医(1843-1926)．[229]

エネルギー所要量 energy requirement 1970(昭和45)年から厚生労働省(旧厚生省)が策定していた栄養所要量の指標の1つ．1日のエネルギー所要量は生命の維持に必要な基礎代謝量と特異動的作用の総和と考えられている．特異動的作用とは食事摂取後安静にしていても代謝量の増加がみられ，この増加量は栄養素の種類によって異なり，タンパク質で20-40%，糖質で6-9%，脂質で4-14%ぐらいになる．この作用を特異動的作用という．1日のエネルギー所要量は次の式で算出される．A = B + Bx + 1/10 A．この式では，A：1日エネルギー所要量，B：1日基礎代謝量，x：生活活動指数，Bx：1日の生活活動に使われるエネルギー，1/10 A：1日の特異動的作用に使われるエネルギーである．なお，2005(平成17)年からは，「日本人の食事摂取基準(2005年版)」(2010年3月までの5年間使用)が厚生労働省から公表され，推定エネルギー必要量estimated energy requirement(EER)という概念が適用されている．[987] ⇨参日本人の食事摂取基準→2222，推定エネルギー必要量→1623

エネルギー出納の平衡 energy equilibrium 摂取食物のエネルギー量と消費エネルギー量がほぼ等しくバランスが保たれている状態のこと．食糧の不足または過剰な食糧の摂取をしない限り，健康な動物は極端に太ったりやせたりすることがない．[229]

エネルギー制限食⇨参特別食→2151

エネルギー代謝 energy metabolism 生体の代謝過程(異化と同化)におけるエネルギーの出入りや変換，転化の形態などを，エネルギー変動の側面からみた代謝．生体内では，獲得されたエネルギーはアデノシン三リン酸(ATP)の形で利用される．ATPの合成を行う反応や，ATP分解により種々の仕事を行うための諸反応の総称．エネルギー源としては，食物や貯蔵物質中の化学エネルギーのほか，緑色植物では光のエネルギー，ある種の細菌では無機物の化学エネルギーなどが用いられる．いずれのATP合成系も主として生体膜における水素イオン輸送反応を介する．エネルギー利用系には，ATPを加水分解する活性をもつミオシンなどの収縮性タンパク質やイオン輸送性のATPアーゼが多く，これらはATPの化学エネルギーを力学的あるいは浸透圧や膜電位の仕事に変換する．[229] ⇨参異化→218

エネルギー代謝率 relative metabolic rate；RMR［RMR］ エネルギー代謝率＝(労作時代謝量－安静時代謝量)/基礎代謝量(BMR)の式で表される．労作時代謝量は，性別，年齢，体格などによって影響を受けるが，その個人差をなくし，労作量を客観的にとらえるために提唱されたわが国独自の指標．[229]

エネルギー・タンパク質栄養失調症 energy-protein malnutrition⇨同タンパク質・エネルギー低栄養状態→1956

エネルギー蓄積型足部 energy-storing prosthetic foot 義足における高機能な足部の総称．タイプにより異なるが足部の前半分がバネ材やバンパーになっている．歩行における立脚中期から踏み切りにかけてバネがたわみ，エネルギーが蓄積され，踏み切りの最終点でバネなどのたわみが解放されることでエネルギーが放出され(クッション効果)，遊脚期での身体の前進を助ける．1980年以降に開発され，当初はスポーツのできる義足として供給されたが，バネなどの種類を変え，かたさを変えることで一般の切断者にも処方され普及してきた．[834]

エネルギー的力学的心不全 energetic-dynamic heart insufficiency⇨同ヘグリン症候群→2625

エバンス症候群 Evans syndrome 温式自己免疫性溶血性貧血(AIHA)と特発性血小板減少性紫斑病(ITP)とを合併した症候群．AIHA様症状(全身倦怠感，めまいなどの貧血症状)とITP様症状(血小板減少による出血症状)を呈するが，両者の発症時期や経過はさまざまである．治療の第一選択は副腎皮質ステロイドで，免疫抑制薬や脾臓の摘出も効果が期待できる．エバンスRobert Sherman Evans (1912-74)はアメリカの医師．[1038] ⇨参自己免疫性溶血性貧血→1273，血小板減少性紫斑病→914

エバンスの公式 Evans formula 重症熱傷における輸液投与の公式で，熱傷面積に比例して体液が喪失することを根拠としている．輸液速度は，毎時50 mLの尿量を維持するように調節．輸液要素はコロイド(5%血漿)，生理食塩液，ブドウ糖液で，以下のような算式で投与量を求める．コロイド：受傷面積(%)×体重(kg)×1.0 mL，生理食塩液：受傷面積(%)×体重(kg)×1.0 mL，これに5%ブドウ糖液を加えて投与する．現在はあまり用いられない．[178]

エピオネ Epione ギリシャ神話に出てくる医師アスクレピオスの妻，コス島においてはアスクレピオスの娘とされている．アスクレピオスの家族はすべて医術に関係する神々として知られており，彼の妻エピオネは鎮痛，息子のポダレイリオスは内科，マカオンは外科，娘のパナケイアはすべての病気を治す神，ヒュギエイアは健康の女神であった．[1236]

エピジェネティクス epigenetics ①遺伝子の塩基配列の変化を伴わないで遺伝子を活性化したり，不活性化したりする後天的な修飾を研究する学問領域．②遺伝子の塩基配列を変えることなく，DNAのメチル化やヒストン修飾により遺伝子発現を制御する現象の総称．[1206] ⇨参ヒストン→2448

エピソード《環境保健における》 環境汚染によって，短期間のうちに健康や生活環境に大被害が生じた場合のこと．大気汚染によるエピソードとして，逆転層の影響で浮遊煤塵や二酸化硫黄の濃度が増加したために4,000人の過剰死亡がみられたロンドン事件(イギリス，1952)や二酸化硫黄によるドノラ事件(アメリカ，1948)がある．水域の汚染としては，メチル水銀により海水が汚染されたことに起因する水俣病〔1956(昭和31)年～〕，カドミウムによる河川の汚染に起因するイタイイタイ病〔1955(同30)年～〕などがよく知られている．[1169]

エピツベルクローゼ epituberculosis ［弱結核性浸潤］ 乳幼児期にみられる結核の一症状．右上葉に生じることが多く，胸部X線像で一肺葉全体に均等な陰影を認める．しばしば肺門リンパ節結核に引き続いて発生．陰影の本態は肺門リンパ節腫脹による気管支の圧迫，あるいは乾酪様物質の気管支内腔閉塞による無気肺と考えられている．一般状態は良好であるが，結核として注意深く健康管理を行う必要がある．[1631]

エピテーゼ　epithesis ［顎顔面エピテーゼ］ 腫瘍摘出，外傷，先天奇形などの原因で生じた，顔表面を含む欠損部を補塡する物質．できる限り原形に近い形態を得るとともに，失われた咀嚼や構音などの機能の回復を図る．材料は主としてシリコンやポリウレタンなどの合成樹脂が用いられる．[1246] ⇨参顔面補綴(てつ)→657

エピテリオーマ　epithelioma⇨同上皮性腫瘍→1456

エピデルモイドシスト　epidermoid cyst⇨同表皮様囊腫→2494

エピデルモフィトン〔属〕　*Epidermophyton* ヒトに表在性真菌症を起こす皮膚糸状菌の1つ．股部白癬，足白癬，爪白癬の起因菌となる．[324]

エビデンスに基づく医療　evidence based medicine；EBM⇨同EBM→46

エピトープ　epitope 抗原性を決定する化学構造，すなわち抗原決定基のこと．アミノ酸配列の違いやタンパク質の立体構造の差異により生み出される．T細胞，B細胞が認識するエピトープは通常は互いに異なる．[1439] ⇨参抗原決定基→996

エピドラスコピー　epiduroscopy ［硬膜外内視鏡］ 硬膜外に挿入する内視鏡のこと．1930年代から脊髄腔の観察は行われていたが，細い軟性ファイバースコープを用いた硬膜外腔の観察が始まったのは1990年代以降である．1995年以降は，脊椎疾患の痛みの緩和を目的として，硬膜外の癒着を剝離する治療用医療機器としても国内外で使用されている．[133]

エピナスチン塩酸塩　epinastine hydrochloride 第二世代のヒスタミンH_1拮抗薬である塩基性抗アレルギー薬．四環系化合物のアレルギー性疾患治療薬で，選択的ヒスタミンH_1受容体拮抗作用，ロイコトリエンC_4および血小板活性化因子(PAF)拮抗作用，ヒスタミンおよびアナフィラキシー遅延反応性物質(SRS-A)の遊離抑制作用を有し，気管支収縮反応や鼻腔内血管透過性，皮膚膨疹を抑制する．水溶性にすぐれ，中枢移行性が少ないため，中枢神経抑制による副作用(眠気など)が少ないのが特徴．気管支喘息，アレルギー性鼻炎，蕁麻疹，湿疹・皮膚炎，皮膚瘙痒症などに適応．作用時間が長く，1日1回投与が可能．[204,1304] 商アレジオン

エピネフリン　epinephrine⇨同アドレナリン→166

エピネフリン試験　epinephrine test⇨同アドレナリン試験→166

エピフィーゼ　epiphysis⇨同骨端→1112

エピロイア　epiloia⇨同プリングル母斑症→2583

エプーリス　epulis ［歯肉腫］ 歯肉に限局した良性の腫瘤の総称で，通常は歯肉に炎症性，反応性に生じる肉芽腫性腫瘤を指し，真の腫瘍は少ない．したがって腫瘍類似疾患として分類されている．肉芽腫性，線維性，血管腫性，線維腫性，骨形成性，巨細胞性に分類され，特殊な型として先天性がある．歯間乳頭部に有茎性腫瘤を形成し，接触痛や出血をみることもある．発育は緩慢だが，増大すると歯槽骨の吸収や歯の傾斜，動揺をきたす．歯および歯槽骨の一部を含めて切除する．[42]

エフェクターＴリンパ球　effector T cell，effector T lymphocyte 免疫反応の過程で活性化され，種々の免疫効果を発揮するようになった細胞の総称．移植片や悪性腫瘍に対する細胞傷害性をもつキラーT細胞や，炎症性サイトカインを産生する炎症性ヘルパーT細胞がこれに相当する．[1439]

エフェクター細胞　effector cell 免疫反応の過程で免疫効果を発揮する細胞の総称．T細胞系列では，移植片や悪性腫瘍に対する細胞傷害性をもつキラーT細胞や，炎症性サイトカインを産生する炎症性ヘルパーT細胞がこれに相当する．細菌を貪食して排除する好中球やマクロファージは自然免疫におけるエフェクター細胞である．[1439] ⇨参ヘルパーT細胞→2638，キラーT細胞→785

エプシュタイン奇形　Ebstein anomaly ［エブステイン病］ 三尖弁が先天的に右室内へ下方偏位している奇形で，ドイツの医師エプシュタイン Wilhelm Ebstein (1866)により第1例が記載された．先天性心疾患の0.5-0.8% にみられ，男女比は1：1である．下方に位置する三尖弁により，本来の右室は心房化右室と呼ばれる中枢側の壁が薄い流入部(上腔)と，末梢側の厚壁をもつ流出路(下腔)に分けられる．通常，三弁尖閉鎖不全を合併し，前尖がはためく帆音 sailing sound が聞かれる．ウォルフ・パーキンソン・ホワイト(WPW)症候群を高率に合併する．予後は下方偏位の程度や三尖弁の完成度によって左右される．平均寿命は20歳で，少数例が成人期まで生存する．人工弁置換などの外科的治療が可能である．[319]

●エプシュタイン奇形

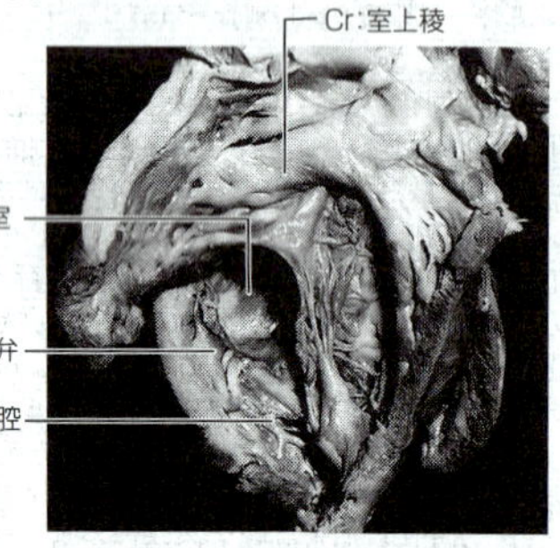

エプシュタイン徴候　Ebstein sign 心囊(膜)液が貯留することにより，心臓肝臓角 cardiohepatic angle(胸部打診において肝臓濁音上界と心臓濁音の右側縁がなす角)が正常に比較して鈍角になる変化(エプシュタイン角 Ebstein angle)．エプシュタイン Wilhelm Ebstein (1836-1912)はドイツの内科医．[143] ⇨参心囊液貯留→1594

エプスタイン・バーウイルス肝炎　Epstein-Barr virus hepatitis；EBV hepatitis ヘルペスウイルス群に属するエプスタイン・バーウイルス(EBV)の初感染によって起こる急性感染症で，血球異常に注目した病名を伝染性単核〔球〕症という．多くの抗EBV陽性者はEBVを唾液，腟に分泌しており，経口もしくは性行為で感染

する．小児の初感染は通常無症候性であるが，成人の初感染では，全身のリンパ節腫脹，肝脾腫，著明な扁桃腺腫大を伴う咽頭炎，高熱をきたし，約半数が肝炎を起こす．Bリンパ球への感染を特徴とし，肝細胞に感染するという証拠はなく，感染Bリンパ球に対するTリンパ球の反応により病態が成立．アミノトランスフェラーゼの上昇は基準値の20倍程度にとどまり，ビリルビンの上昇も半数例に認められるのみで軽度のことが多い．LDH(血球由来)の高値をしばしば認める．末梢血では白血球増加を示し，リンパ球，異型リンパ球，単球様細胞が50%以上を占める．肝生検では肝細胞の核分裂が目立ち，類洞内や門脈域周辺の単核細胞浸潤が著明．診断はIgM型EBV-VCA抗体陽性，EA抗体陽性でなされる．約70%は4週間以内に自然軽快するが，ときに数か月以上持続したり，まれに慢性活動性肝炎に移行することがある．エプスタイン Michael A. Epstein(1921生)，バー Yvonne M. Barr (1932生)はともにイギリスのウイルス学者．[279] ⇨参伝染性単核〔球〕症→2084

エプスタイン・バーウイルス関連マーカー ⇨同EBウイルス関連マーカー→46

エブスタイン病 Ebstein disease⇨同エプシュタイン奇形→366

エポ EPO⇨同エリスロポエチン→369

エポキシ樹脂 epoxy resin エポキシ環をもっている樹脂をいう．接着性，耐薬品性に優れており，主に塗料および接着剤として用いられている．多種存在するが，例えばエピクロロヒドリンとビスフェノールAを縮合させてつくることができる．またこの樹脂に脂肪族ポリアミンもしくは，無水フタル酸などの硬化剤を加えることによって硬化させることができる．[1559]

エポキシタン⇨同エチレンオキサイド→362

エホバの証人 Jehovah's Witnesses キリスト教の1宗派で，血液を含む食物をとらない教義のうえに輸血を拒否することで知られる．この宗派の信者には輸血を行えないので，医療者は対応に慎重でなければならない．[860]

エボラウイルス *Ebolavirus* 1976年にスーダン，ザイールで出血熱が流行し，原因として分離されたウイルスに流行地の河川名からエボラウイルスと命名された．電子顕微鏡で長い紐状の形態を特徴とするフィロウイルス *Filoviridae* 科に属し，一本鎖RNAウイルスで，エンベロープ(外殻)を有する．サルなどの動物が自然界の宿主と考えられており，媒介動物などについては不明な点が多い．[1113] ⇨参エボラ出血熱→367，フィロウイルス感染症→2516

エボラ出血熱 *Ebolavirus* hemorrhagic fever フィロウイルスの自然宿主は不明な点が残されているが，アフリカ以外からの発症はなく，サルとの接触により感染し，ヒト-ヒト感染は，感染者の血液，体液，分泌液，排泄物との接触による．2-20日の潜伏期を経て初期症状として発熱，筋肉痛を認め，呼吸不全，腎不全，出血，ショック症状と急速に進行し，50-60%と致命率が高く，特異的な治療法はない．診断は早期の咽頭ぬぐい液，血液からのウイルス分離，または遺伝子検出を行う．[1113] ⇨参エボラウイルス→367，フィロウイルス感染症→2516

エマージェンシーピル emergency pill⇨参性交後緊急避妊→1667

エマージングウイルス emerging virus ［新生ウイルス］突如出現したウイルスのこと．世界的な環境の変化によるものなのか，新たなウイルス感染症や，以前から問題となっているウイルス感染症が新興再興感染症 emerging and reemerging infectious diseasesとして注目されている．HIV(ヒト免疫不全ウイルス)感染症や出血熱(マールブルグ病，エボラ出血熱など)，インフルエンザなどの病原ウイルスがエマージングウイルスにあたる．[1113]

エマルジョン emulsion ［乳濁液］ 液体中で液体粒子がコロイド粒子あるいはそれより粗大な粒子として分散して乳状をなすもの(分散系)．油と水とを混ぜて振れば一時的にエマルジョンを生ずるが，すぐに2層に分離してしまう．安定なエマルジョンをつくるには乳化剤を用いる必要がある．エマルジョンはミルク，クリーム，バター，マヨネーズなどの食品のほか，薬剤・化粧品などの製品化においても重要．[639]

エミッションCT emission CT⇨同エミッションコンピュータ断層撮影法→367

エミッションコンピュータ断層撮影法 emission computed tomography；ECT ［エミッションCT，放射型CT，ECT］ 放射性同位元素(RI)を注入し，体内に集積したRI分布を断層像として描出する撮影法で，放射型CTとも呼ばれる．テクネチウム99m(^{99m}Tc)などから放射される光子(γ線)を1本ずつ検出するSPECT(単光子放射型CT)と，フッ素18(^{18}F)などの陽電子放射核種から放射された陽電子が電子と結合して消滅するときに発生する2本の陽電子消滅線を同時計測するPET(陽電子放射型CT)の2種類がある．[737] ⇨参シングルフォトンエミッションコンピュータ断層撮影法→1518，PET→94

エムデン・マイヤーホフ経路 Embden-Meyerhof pathway ［嫌気的解糖，解糖系，嫌気的解糖経路］ ほぼすべての生物における無酸素系糖代謝の主要経路で，ほとんどの生物に存在．グルコース代謝の最初の段階でグルコースを嫌気的に分解してピルビン酸に変換する代謝経路．6単糖であるグルコースがアデノシン三リン酸(ATP)のγ-リン酸基によってリン酸化され，グルコース 6-リン酸(G 6 P)を生成する反応に始まり，順次代謝されて2つの3単糖に解裂しATPを生成しながらピルビン酸に至る．その過程においてNAD^+ 2分子がNADHに還元され，高エネルギー化合物ATP 2分子がつくられる．酸素を必要としないので嫌気的解糖，または解糖系ともいう．エムデン Gustav Embdenはドイツの生理学者(1874-1933)，マイヤーホフ Otto Meyerhofはドイツの生理学者(1884-1951)．[639]

エムドゲイン®ゲル Emdogain® gel 歯周組織の再生誘導に用いる材料．歯周病で破壊された歯周組織の歯根面に，歯の発生段階で歯根形成に関与するエナメル基質タンパク質を主成分とするエムドゲイン®ゲルを塗布し，歯周組織の再生を誘導する．幼若ブタの歯胚より抽出，精製したエナメル基質 enamel matrix derivative (EMD)にプロピレングリコールアルジネート(PGA)溶液を混合し，フラップ手術で行うように歯肉弁を剥離し，露出したセメント質の根面にエムドゲインを塗布する．処置後，歯頸部周囲のセメント質にはコラーゲン線維を内包する無細胞セメント質が形成され，歯周組織の再生が行われる．エムドゲインの歯周組織再生の原理は，成長因子や接着因子が作用し，歯根膜細胞の増殖および石灰化形成を促進することで，歯肉組織に初期治癒でポケットの閉鎖効果を期待するものである．[434] ⇨参GTR 法→54，歯周組織の再生療法→1281

エメット手術 Emmet operation⇨同子宮頸管形成術→1244

エメリ・ドレフュス型筋ジストロフィー Emery-Dreifuss muscular dystrophy⇨同エメリ・ドレフュス症候群→368

エメリ・ドレフュス症候群 Emery-Dreifuss syndrome ［**エメリ・ドレフュス型筋ジストロフィー，肩甲腓(ひ)骨型筋ジストロフィー**］ セスタン Étienne J. M. R. Céstan (1872-1934)が1902年最初の臨床例を報告し，エメリ Alan E. H. Emery(1928年生まれ)とドレフュス Fritz E. Dreifuss (1926-97)が1966年に，デュシェンヌ Duchenne やベッカー Becker 型とは異なった新しい遺伝性の筋ジストロフィーとして報告した進行性の筋ジストロフィーの一型．多くはX染色体性劣性の遺伝形式を呈し，2-10歳の小児期に発症．①病初期からみられるアキレス腱・肘・後頸部の拘縮，②上腕二頭筋・上腕三頭筋・前脛骨筋・腓骨筋が初期に障害され，のちに肩甲-上腕-下肢帯-下腿に至る筋萎縮・脱力，③突然死の原因となる可能性のある重篤な心伝導障害を伴う心筋症を三主徴とする．遺伝子座 Xq 28 領域にある *STA* 遺伝子が原因遺伝子で，この遺伝子にコードされるタンパク質エメリンが欠損している．エメリンは分子量約34 kDa のタンパク質で，細胞の核膜に局在．診断は生検筋を用いた免疫組織化学的方法によるエメリン欠損の同定が確実であるが，白血球を材料とした *STA* 遺伝子変異の検索からでも可能．特異的な治療法はないが，心筋症に伴う伝導障害に対して早期に心臓ペースメーカーを挿入する必要がある．常染色体優性遺伝による本症も知られており，遺伝子座は第1染色体長腕(1 q 21)にあり，ラミン *A/C* 遺伝子に異常を認める．[475]

エモーショナルリテラシー⇨参感情知性→612

エラーメッセージ error message 主にコンピュータによる操作において，誤った操作が行われたことを知らせるコンピュータからのメッセージ．画像表示装置上やプリンターなどの端末に表示される短い内容のもの．[258]

エライザ⇨同ELISA→47

エラシストラトス Erasistratos 古代ギリシャ文化圏のアレキサンドリアで活動した解剖学・生理学者(B.C.310-B.C.250頃)．ヘロフィルス Herophilos (B.C.335-B.C.280頃)とともに人体解剖を行ったと伝えられる．特に生理学的な考察にすぐれ，静脈，動脈，神経という3種類の脈管が人体に分布し，それぞれ血液，生命生気，動物生気を伝えると考えた．また大脳と小脳を区別したこと，脳室と髄膜を詳しく観察したこと，運動神経と感覚神経を区別したことなども，その業績とされているが，著作は残されておらず，ガレノス Galenus の著作の中の紹介からその内容を知るしかない．[655] ⇨参アレキサンドリア医学→197，ヘロフィルス→2640

エラスタンス elastance 一般には，圧力から解放された物質がもとの形に戻ろうとする性質(弾性)．特に肺，膀胱，血管などの臓器や器官が，空気もしくは液体などで膨張しているとき，圧力から解放されて，どの程度もとに戻るかを表す性質をいう．[953] ⇨参コンプライアンス→1145

エラスチン elastin 動脈や肺，腱，皮膚などの伸展性に富んだ組織にみられる線維状のタンパク質で，ゴムのように伸び縮みする性質がある．また Gly-X-Gly-X-Gly ……というアミノ酸配列単位を豊富に含み，コラーゲンと同様にヒドロキシプロリンも含む．架橋部にはデスモシン，イソデスモシン(リシンを1分子に4個含む特殊なアミノ酸)などが含まれる．膵臓，好中球，マクロファージなどのエラスターゼにより分解可溶化されるほか，ペプシンやトリプシンによってもゆっくり分解される．耐久性に優れるが，老化により分解され生成されにくくなる．紫外線や活性酸素がこの老化を促進するといわれている．[639]

エリオット体位 Elliot position アメリカの外科医エリオット John Wheelock Elliot (1852-1925)によって考案された手術時の体位．胆嚢摘出術などの腹部手術を容易にするため，仰臥位の患者の背部に枕などを入れ，上腹部を高くする．[1401]

エリクソン学派 Erikson school 精神分析，特に自我心理学の代表的理論家であるエリクソン Erik H. Erikson (1902-94)は，ウィーン精神分析研究所で教育分析を受けたあと1933年に渡米し，児童精神分析家としてボストン精神分析研究所で診療や教育に従事したのち，1936年からはエール大学人間科学研究所，1939年から1950年までカリフォルニア大学教授となった．この間に児童や青年の心理を研究する一方，さまざまな人種，民族，文化の中での子育ての伝統に興味を抱き，これらから『Childhood and Society (邦題：幼児期と社会)』を著し，パーソナリティの漸成的発達理論を示した．カリフォルニア大学を辞したあと，マサチューセッツのオースチンリッグス・センターでラパポート David Rapaport らと青年期境界例や初期統合失調症の患者の治療に従事し，同一性拡散症候群についての研究を深めた．1960年にはハーバード大学教授に迎えられ，1970年に引退するまで多くの俊英を輩出した．引退後も活発な著作活動を続け，"Adulthood" (1973) "The Life Cycle Completed" (1987)などを発表した．[905]

エリクソンの8発達段階 Erikson's 8 stages of psychosocial development アメリカの精神分析学者エリクソン Erik H. Erikson (1902-94)が考案した，人間の生涯を通じてのパーソナリティの発達段階．年代別に次の8つに分けている．①基本的信頼：基本的不信(生後1年まで)，②自律性：恥と疑惑(2-3歳)，③積極性：罪悪感(4-5歳)，④生産性：劣等感(小学生)，⑤同一性：同一性拡散(思春期～青春期)，⑥親密さ：孤独，⑦生殖性：停滞，⑧自我の完全性：絶望．これらのうち，乳児期の基本的信頼の獲得と，思春期～青春期の自我同一性の獲得が最も注目される．自我同一性とは，自己の連続性，不変性の感覚のうえに，一定集団内での自己の役割の達成によって確立される肯定的自己像である．青年が自我同一性を確立するために種々の試みを行う期間をエリクソンは猶予期間(モラトリアム)と

呼んだ.[1631]

エリサ⇨同ELISA→47

エリザベス救貧法 Elizabethan Poor Law 1601年イギリス絶対王制期にエリザベス一世の統治下で行われた従来の救貧法が集大成された立法. 修道院の解散, 農業革命, 土地囲い込み運動や凶作により増大した貧民の救済, および秩序崩壊に対する身分階層保全のための治安維持などが目的であった. 実態は労働能力のある貧民への就労強制, 労働能力のない貧民に対する扶助, 扶養する者のいない児童の徒弟強制などで, 貧民に就労機会を与えたが, 安価な労働力の創出という側面もあり, 貧民を抑圧的に管理することにより, 社会秩序を維持させることを目指すものでもあった. 費用は教区単位で, 教区民に課せられた救貧税によってまかなわれ, 産業革命以後, 社会福祉行政の整備へとつながり, 第二次世界大戦後まで継続した.[457] ⇨参新救貧法→1512

エリザベス=ブラックウェル Elizabeth Blackwell 近代における世界最初の医師資格を得た女性(1821-1910). 日本女医会創立100周年に伝記が翻訳出版された. イギリス女性でアメリカの医学校卒. 1849年に医師資格を得た. ナイチンゲール Flolence Nightingale (1820-1910)とも親交があり看護師養成にも力を入れた.[654]

エリジペロスリックス〔属〕 ***Erysipelothrix*** グラム陽性無芽胞桿菌. 鞭毛はない. ブタ丹毒菌 *E. rhusiopathiae* が代表的な種であり, 家畜, 鳥類, 魚類など多くの動物に感染する. ヒトでは感染動物を扱う際に傷などから感染し, 類丹毒と呼ばれる痛みを伴う隆起した紅斑が皮膚に生じる.[324]

エリス・ファン=クレフェルト症候群 Ellis-van Creveld syndrome ［**軟骨外胚葉異形成症**］ 四肢短縮型低身長症の1つ. スコットランドのエリス Richard W. B. Ellis (1902-66)とオランダのファン=クレフェルト Simon van Creveld (1984-1971)の2人の小児科医により報告された(1940). 常染色体劣性遺伝疾患で, 四肢の長管骨の短縮, 手根骨の癒合, 多指症, 上唇中央部の切れ込み, 先天性心疾患, 特に心房中隔欠損を示すことが多い. 外胚葉性変化としては歯牙発育不全, 薄い頭髪, 爪の低形成などを示し, 知的障害を伴うことがある. X線所見では四肢遠位ほど骨, 軟骨の変化が強く, 短縮した長管骨, 有鉤骨・頭状骨癒合, 円錐状の骨端のほか, 外反膝なども認める.

エリスポット法 enzyme-linked immuno-spot assay ; ELISPOT assay 溶液中の物質を検出するELISA法(固相酵素免疫測定法)と異なり, 抗体産生細胞, あるいはサイトカイン産生細胞などにより形成されたスポットを定量化し, 検出する方法.[388]

エリスロキネティクス erythrokinetics⇨同赤血球回転→1731

エリスロポエチン erythropoietin ; EPO ［**赤血球新生促進因子, エポ**］ 赤芽球系前駆細胞の増殖と分化を促進して赤血球産生を調節するサイトカイン. ヒトのEPOは165個のアミノ酸からなる分子量30.4 kDa(キロダルトン)の酸性糖タンパク質であり, 胎児期には主に肝で, 出生後は主に腎で産生される. 腎における産生は動脈血酸素分圧で制御されており, 貧血や心肺疾患などによって酸素分圧が低下すると, EPOの産生が高まり, 骨髄中の赤血球産生が促される. 腎障害の際はEPOの産生が低下することによって貧血を生じる. EPOは赤血球前駆細胞のEPO受容体に結合して作用するが, 感受性が最も高いのは後期赤芽球系前駆細胞 colony-forming unit-erythroid (CFU-E)である.[656]

エリテマトーデス lupus erythematosus ; LE ［**紅斑性狼瘡**(ろうそう), **LE**］ 遺伝性素因を背景にウイルス感染などが誘因となって, 抗核抗体などの自己抗体を産生することによって起こる多臓器障害性の慢性炎症性疾患. 20-40歳代の女性に多く, 病理所見としてヘマトキシリン体, フィブリノイド壊死を伴う小動脈血管炎が典型的である. 全身性エリテマトーデス systemic lupus erythematosus (SLE)は, 原因不明の系統的血管炎で, 全身性の結合組織疾患である. 女性に好発し(男：女＝1：10), 10-30歳代で発症することが多い. 顔面の蝶形紅斑, 円板状皮疹, 口腔内潰瘍, 光線過敏症といった皮膚症状とともに, 発熱, 関節痛, 胸膜炎, 心膜炎, ループス腎炎, 中枢神経症状などの多彩な全身症状を呈する. 白血球減少, 溶血性貧血, 血小板減少, 補体低下や, 抗二本鎖DNA抗体, 抗Sm抗体などの抗核抗体などをみる. 治療は, 副腎皮質ホルモン剤や, 難治例では免疫抑制薬投与などが行われる. 寛解と再燃を繰り返す. 円板状エリテマトーデス(DLE)は病変が皮膚に限局するエリテマトーデスで, 頭部, 顔面などの日光露光部に境界明瞭な萎縮性紅斑が生じ, 鱗屑を伴う. 抗核抗体は通常陰性. 治療は副腎皮質ホルモン剤を外用し, 遮光に注意. 皮膚癌の発生母地になることがある. 亜急性皮膚エリテマトーデス(SCLE)は, 露光部に多発性の環状紅斑または乾癬様紅斑が繰り返し出現. 全身症状はあってもSLEより軽度であり, 抗SS-A抗体陽性といった特徴がある. 深在性エリテマトーデス(LEP)は皮下脂肪織に病変が生じるエリテマトーデスのことで, 顔面・上腕に好発. 生命予後は良好であるが, 顔面の皮膚陥凹が美容的に問題になることがある. 新生児エリテマトーデス(neonatal LE)は, 母親由来の自己抗体(抗SS-A抗体, 抗SS-B抗体)が胎盤を通過することで新生児に発症すると考えられ, 皮膚症状と先天性心ブロックを主症状とする. 生後間もなく環状紅斑または円板状紅斑を生じ, 6か月頃にほぼ自然消退. ペースメーカーが必要となる場合があるが, SLEへの移行はまれである.[198,1478] ⇨参全身性エリテマトーデス→1767

エリテマトーデス標本 lupus erythematosus preparation ; LE prep ［**LE標本**］ エリテマトーデス(紅斑性狼瘡)の臨床検査で全身性エリテマトーデス systemic lupus erythematosus (SLE)の鑑別に用いられる標本. 患者血清と混和, 保温した好中球内に大型で無構造な封入体が認められた場合, SLEと診断される. 封入体は抗核抗体などで障害された他の白血球の核であり, これを認める好中球をLE細胞と呼ぶ. LE細胞はギムザ Giemsa 染色で赤紫色に染まり, SLEに高頻度に検出されるため, その診断に役立つ.[146] ⇨参LE細胞→76, 全身性エリテマトーデス→1767

エリトラスマ erythrasma⇨同紅色陰癬(いんせん)→1019

エルカインド型回復 Elkind repair⇨同亜致死障害からの回復→157

エルゴグラフィー ergography ある筋肉運動を一定の

負荷，リズムで繰り返しまたは持続させることにより，筋肉の仕事量を計算したり疲労度を調べるための装置．筋肉の運動の回数，振幅，速さ，持続時間などが記録される．筋肉の収縮の繰り返し運動(等張性収縮)と筋肉の一定の収縮の持続運動(等尺性収縮)のそれぞれを測定する2種類のものがある．手指の運動をみるタッピング検査器および下肢の運動をみるエアロバイクなどがある．[1603]

エルゴチズム ergotism⇨同麦角中毒→2377

エルゴノビン ergonovine ライ麦などに寄生する麦角菌の菌核に含まれる麦角アルカロイドの1つで，冠動脈造影の際の誘発試験に用いられる薬剤．冠動脈の器質的狭窄は有意でなく，狭心症発作の原因として冠攣縮(スパズム)が疑われる症例に対して確定診断のために使用される．冠スパズムによる狭心症患者では約90% 以上で誘発可能であるが，健常者でも約10% で誘発されるという報告もあるので，誘発試験の結果の判断には注意が必要である．[1391]

エルゴノミクス ergonomics⇨同人間工学→2263

エルゴメーター ergometer ［自転車エルゴメーター］一定時間に筋または筋群が収縮した仕事の量を計算する機械のこと．最も一般的なものは自転車エルゴメーターである．これは，据え置かれた自転車に乗り，ペダルに抵抗をつけて主に下肢筋に運動負荷をかける方法である．自転車エルゴメーターによる運動負荷検査は心疾患，循環器のリハビリテーション領域では，冠疾患の早期診断，心機能の評価，治療効果や予後の判定に用いられ，自転車エルゴメーターによるトレーニングは心疾患のリハビリテーション，冠疾患の発症予防，健康増進を目的に用いられている．ほかに，体幹や下肢の機能が低下し，自転車タイプに乗ることが困難な者に対して，半臥位でペダルを踏むタイプ，両手でハンドルを持ち腕を回転させるタイプ(アームエルゴメーター)，車いすの車輪に抵抗をつけるタイプも開発されている．[811]

●自転車エルゴメーター

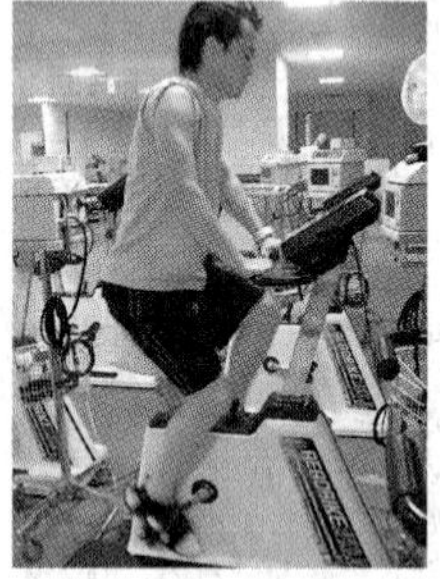

エルシニア菌食中毒 Yersinia food poisoning 腸内細菌科のグラム陰性桿菌で，*Yersinia* 属に分類される3菌種，*Y. pestis*(ペスト菌)，*Y. pseudotuberculosis*(偽結核菌)，*Y. enterocolitica*(腸炎エルシニア)をエルシニアと呼ぶ．このうち，ペスト菌を除く2種の菌による食中毒を指す．豚肉による感染が多く，偽結核菌では水系感染も多い．潜伏期は半日から2週間程度と幅広く，症状は，発熱，発疹，腹痛，下痢，嘔吐などで，眼球充血や結節性紅斑がみられることもある．治療には，セフェム系，アミノグリコシド系などの抗生物質が用いられる．抗生物質の反応性は比較的よい．[543]

エルシニア〔属〕 *Yersinia* 腸内細菌科 *Enterobacteriaceae* に属するグラム陰性桿菌．この属に属する種は10種以上知られているが，主な病原菌としてはペスト菌 *Yersinia pestis*，仮性結核菌 *Y. pseudotuberculosis*，腸炎エルシニア *Y. enterocolitica* がある．ペスト菌はペスト plague の病原体で，1894年香港で北里柴三郎(1852-1931)とエルサン Alexandre E. Yersin(1863-1943)により，それぞれ独立に発見された．ネズミや野生のげっ歯類に寄生しているが，ノミを介してヒトに感染し，腺ペスト，肺ペストを起こす．腸炎エルシニアは家畜，イヌなどの動物に分布し，ヒトは汚染された食物や飲料水を摂取して感染．主な病型は胃腸炎であるが，虫垂炎，腸間膜リンパ節炎，敗血症など多彩な症状を呈する．多くのO抗原型があるが，病原性のあるものはそのうちの少数に限られ，胃腸炎から分離されるものはほとんどがO3型である．仮性結核菌はペスト菌に似るが鞭毛をもつ点で異なる．この菌はげっ歯類・野生動物などが保有し，これらの動物の糞便で汚染された水・食物を摂取することによりヒトが感染し，エルシニア感染症を引き起こす．腸炎エルシニアと似た症状を起こす．[324]

エルスワース・ハワード試験 Ellsworth-Howard test⇨同副甲状腺ホルモン負荷試験→2534

エルトール・コレラ⇨参コレラ→1136

エルブ・デュシェンヌ麻痺⇨同エルブ麻痺→370

エルブ点 Erb point 胸鎖乳突筋の後縁で，第6頸椎横突起の高さにあたる鎖骨上2-3 cm の部位をいう．ドイツの神経学者エルブ Wilhelm H. Erb(1840-1921)にちなんだ名称．体性感覚誘発電位のエルブ点電位の記録のほか，筋電図検査上，腕神経叢の刺激点としても重要．[475]

エルブ麻痺 Erb palsy(paralysis) ［エルブ・デュシェンヌ麻痺，デュシェンヌ・エルブ麻痺］ 第5，6頸神経の損傷による上位型腕神経叢麻痺のことで，エルブ・デュシェンヌ Erb-Duchenne 麻痺ともいう．三角筋，上腕二頭筋，上腕筋，腕橈骨筋，棘下筋，棘上筋，大胸筋の鎖骨部の麻痺と萎縮がみられる．肩関節の外転・外旋，前腕の屈曲・回外が障害される．交通外傷，分娩時損傷が主な原因．[475]

エルブ領域 Erb area(spot) ［副大動脈弁口聴診領域］胸骨左縁第3肋間の聴診領域を指す．大動脈弁閉鎖不全症では拡張期雑音の最強点となる．エルブ Wilhelm Heinrich Erb はドイツの神経学者(1840-1921)．[618,438]

エルベン蹲踞(そんきょ)**試験**⇨同エルベン反射→370

エルベン反射 Erben reflex ［エルベン蹲踞(そんきょ)試験］ からだを前屈させたり座位をとる，あるいは頭部を後屈したときに徐脈が起こる現象．神経衰弱の一徴候で，自律神経機能の検査に用いられる．[543]

エルメレンス Christian Jacob Ermerins 明治初期に来日したオランダ人医学教師(1841-80)．フローニンゲン大学に学んだ後，1870(明治3)年5月来日．ボードウィン Antonius Franciscus Bauduin の推挙により後任として大阪医学校(現大阪大学)教師，大阪軍事病院で講義，大阪造幣寮で診療．1873(同6)年，府立大阪病院で教育と診療にあたり，ことに外科にすぐれる．

彼の講義は学生を魅了したばかりでなく，広範な領域の講義は『日講記聞』『原病学通論』などとして刊行され70余冊に及ぶ．ことに病原微生物学，寄生虫病学，癌と肉腫の組織学的相違点の言及はわが国で最も初期のもので，モルヒネの皮下注射も実施．途中一時帰国もあるが1877(同10)年まで在日7年間に及んだ．帰国後，ハーグ市立病院長となるが38歳の若さで心臓病で死亡．彼の遺徳を慕う門下生や市民はその記念碑を建て，これはのち，当時の大阪大学医学部前庭に移されて今日に至る．[1082]

エレクトラコンプレックス　Electra complex　男性のエディプスコンプレックスに相当する女性における観念複合体でユングC. G. Jung(1875-1961)が命名した．4-6歳の女児の態度のなかにある同性の親への敵意や異性の親への愛着を指す．エレクトラとは，ギリシア神話のミケーネの王アガメムノンの娘に由来する．男性の場合は依存対象であった母親がそのまま性的願望の対象となりエディプスコンプレックスが去勢不安を中心に展開していくのに対し，女性の場合は依存対象であった母から父へ愛情が移り母に対しては憎悪の念を抱くようになる．女性はペニスがないことに劣等感を抱き，同じようにペニスのない母に怒りと失望を感じるようになる．このペニス羨望への対処として，抑圧による女性性の確立，否認による男性化，退行による幼児的性格化などがある．[1444] ⇨参エディプスコンプレックス⇀363

エレクトロポレーション　electroporation　［電気穿孔法，高電圧パルス法］　物理的に細胞にDNAを導入する遺伝子導入法および細胞融合法．細胞の浮遊液にDNAを加え，数千V/cmの高電圧を数十マイクロ(μ)秒のパルスで与えると，高電圧パルスにより細胞膜に短時間小孔が生じ，修復前に外液とともにDNAが細胞に取り込まれるという原理．動物・植物・微生物など広汎に利用されている．また非電解質溶液中に異種の細胞を混ぜて浮遊し，高周波電圧をかけ，細胞を数珠状に並ばせてから高電圧パルスを与えると細胞融合を起こすことができる．[639]

エレクトロンボルト　electron volt⇨同電子ボルト⇀2083

エレベーター《歯科用》　〔dental〕elevator　［ヘーベル］　歯を歯槽から抜去する際に用いる器具．先端を歯槽骨と歯根の間の歯根膜腔部に挿入し，楔，軸回転，てこ作用によって歯を脱臼させる．抜歯てことも呼ばれ，通常，直型および彎曲型が使用される．[608]

エロゾル療法⇨参吸入⇀744

エロトマニア⇨同色情症⇀1238

エロトマニー　erotomania　〔F〕érotomanie　異性の相手から愛されているという妄想を主症状とする精神疾患を指す．フランス精神医学界で古くから取り上げられていたテーマで，当初は認知障害傾向を伴わず良性の経過をとることを特徴としていたが，慢性に経過する症例も報告されている．[1444]

エロモナス〔属〕　*Aeromonas*　グラム陰性の通性嫌気性の桿菌．河川などの環境中に生息している．エロモナス菌 *Aeromonas hydrophila* などの種があり，淡水動物や海水動物の病原体となってヒトに食中毒を起こすものがある．症状としては，産生された腸管毒による下痢や胃腸炎で，ときには全身感染を起こすこともある．[324]

エワルト徴候　Ewart sign　［ピンス徴候］　多量に貯留した心嚢(膜)液が左肺を圧迫し無気肺を引き起こすために，左肩甲骨三角部に，打診では濁音を，触診では振盪音の増強を，聴診では増強した気管支呼吸音と山羊声(ヤギの鳴き声に似た音声)を認めること．1896年にイギリスの医師エワルト William Ewart(1848-1929)が最初に記載した．[143] ⇨参無気肺⇀2780，心嚢液貯留⇀1594

遠位　distal　身体の部位の方向を表す解剖学的用語．基準とする位置から離れている，もしくは中心からより遠いこと．例えば，体幹に対して，足根(あしくび)は膝よりも遠位にある．[1044] ⇨参近位⇀789

遠位型脊髄性筋萎縮症　distal spinal muscular atrophy　脊髄性進行性筋萎縮症のうち，筋萎縮・筋力低下が四肢(特に上肢)遠位部に始まるもの．運動ニューロン疾患の一型で，腱反射は減弱し線維束性収縮をきたすなど下位運動ニューロンのみの症状を示す．通常は進行は緩徐．一部の症例では上位運動ニューロンの障害が加わり筋萎縮性側索硬化症に移行するため，単一疾患かどうかは疑問がある．[274]

遠位型ミオパチー　distal myopathy　［遠位ミオパチー］　四肢遠位筋優位の進行性の筋力低下，筋萎縮を呈する，遺伝性あるいは孤発性の原発性筋疾患の総称．遠位型筋ジストロフィー(三好型)，縁取り空胞 rimmed vacuole 型遠位型ミオパチーのほかに，遅発性遠位型ミオパチー(ヴェランダー Welander 型)や眼咽頭遠位型ミオパチーなどがある．遠位型筋ジストロフィーは常染色体劣性遺伝で，遺伝子座は染色体2p13に存在し，その遺伝子産物はジスフェルリンであり，細胞膜に局在．発症は12-30歳で，下肢の遠位部，特に腓腹筋，ヒラメ筋などの屈筋群の筋力低下，筋萎縮が左右対称的に出現．進行性経過をとり，のちに近位部，肢帯，体幹などにも筋萎縮と筋力低下が及ぶ．血清クレアチンキナーゼ(CK)値の著しい上昇が特徴．縁取り空胞型遠位型ミオパチーは常染色体劣性遺伝で遺伝子座は第9染色体上にあり，GNEという酵素の遺伝子に変異がある．多くは20歳代に発症．下肢遠位部から始まり，緩徐進行性で，大腿・腰肢帯筋群のほか，上肢遠位部，頸部，体幹筋が障害される．血清CK値は正常

●遠位型筋萎縮のパターン

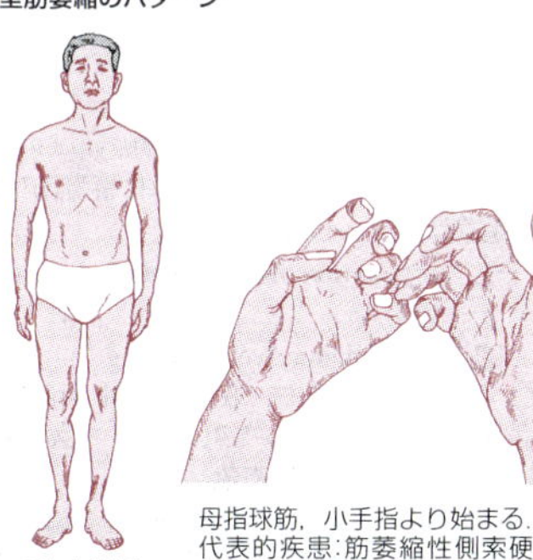

四肢末端部に
著明な萎縮
母指球筋，小手指より始まる．
代表的疾患：筋萎縮性側索硬化症
(上肢に著明)，各種末梢性ニューロパチー(上肢＜下肢)

古和久幸(田崎義昭ほか編)：神経病学 第3版，p.250，図18-4，医学書院，1988

から軽度上昇にとどまる．筋病理像は特徴的で，筋線維内に多数の縁取り空胞を認め，病名の由来となっている．遅発性遠位型ミオパチーは常染色体優性遺伝で，発症は40歳以降，初発症状は小手筋群や前腕伸筋群の筋力低下，筋萎縮で，緩徐に進行．主に四肢遠位部が障害される．眼咽頭遠位型ミオパチーは常染色体優性遺伝を示し，眼瞼下垂，外眼筋麻痺，構音障害に下腿の筋力低下，筋萎縮を認める．[475]

遠位曲部⇨参曲尿細管→777

遠位指節間関節 distal interphalangeal joint；DIP joint⇨同DIP関節→41

遠位中間肢異形成症⇨同四肢末端短縮症→1281

遠位尿細管 distal kidney tubule, distal tubule 尿細管のうち，ヘンレHenleループ上行脚の終わり（ループの太い部分，遠位直尿細管）から，腎皮質に戻り腎小体の近くを迂曲する（遠位曲尿細管）までの部分．この後，集合管に合流する．近位尿細管で水やナトリウムイオンの大半が再吸収されるため，ここでの再吸収量は小さいが，副腎皮質ホルモン（アルドステロン）などの調節を受けて，吸収量が増減される．また，腎臓の髄質から皮質に戻った遠位直尿細管は糸球体の血管極付近に接し，傍糸球体装置を構成する．ここの尿細管細胞は緻密斑macula densaと呼ばれていて，尿生成の調節や血圧を上昇させる働きにかかわる．[1519] ⇨参傍糸球体装置→2668

遠位尿細管性アシドーシス distal renal tubular acidosis；dRTA 遠位尿細管における水素イオン（H^+）の分泌障害により尿の酸性化障害を生じ，アニオンギャップ正常の高クロル（Cl）性代謝性アシドーシスをきたすこと．原発性と二次性があり，二次性の原因としてはカルシウム代謝異常（原発性副腎皮質機能亢進症，腎石灰化症），免疫異常〔ルポイド肝炎，原発性胆汁性肝硬変，シェーグレンSjögren症候群，全身性エリテマトーデス（SLE）〕，薬剤，鎌形赤血球症がある．検査所見は血清クロル上昇，カリウム低下，塩化アンモニウム負荷試験にて血中pHが低下するにもかかわらず尿中pHは5.5以上．特徴的症状として尿路結石がある．治療は血中重炭酸イオンを正常化するためにアルカリ製剤を投与する．[858]

遠位脾腎静脈吻合術 distal splenorenal venous anastomosis 代表的なシャント手術で，脾静脈の結紮切離後，その脾側を腎静脈に端側吻合する手術法．1967年にウォーレンW. D. Warrenにより開発された．門脈圧亢進症における食道静脈瘤症例に対して，肝臓への門脈血流を減少させることなく食道胃静脈領域のみを選択的に減圧する手段として，臨床的に評価が高い術式．[367] ⇨参食道静脈瘤→1481

遠位ミオパチー myopathia distalis tarda hereditaria⇨同遠位型ミオパチー→371

演繹（えんえき）的推論 deductive reasoning すでに明らかにされている一般的法則を，個別的な事柄に適用し，個別的な知識を導き出すという思考プロセス．帰納的推論に対する．[980] ⇨参帰納的推論→701

演繹（えんえき）的論議 deductive argument 論理学の用語．論理学において，論議は結論とそれを支持する証拠から成り立つ．演繹的論議では，次のような一般的前提と結論を伴う三段論法の形をとる．第1段階：もしもAが真ならば，Bは真であろう，第2段階：Aは真である，第3段階：したがってBは真である．[980]

演繹（えんえき）法 deduction すでに明らかにされている一般的法則から，個別的な事柄を類推する論理的思考の一形式．個別的な事柄は，一般規則や法則によって生じる結果とみなす思考法．ある看護の現象をとらえるときに，すでにある理論からこの現象を類推していく方法であり，理論から研究へのアプローチである．[980]

塩化亜鉛中毒 zinc chloride poisoning 塩化亜鉛は白色で粒状，塊状，粉末などの形態をした潮解性が強い物質．乾電池，農薬，医薬品などに使用されている．固体の塩化亜鉛は皮膚と粘膜に対して腐食性がある．10%以上の水溶液も腐食性があり，小さな外傷がある部分に皮膚炎，化学性熱傷を起こしやすい．経口摂取では，食道，胃に強い腐食作用をきたし，しばしば幽門狭窄を生じる．塩化亜鉛は水に溶けやすく，吸入すると咳，痰などの上気道中心の刺激症状を呈し，重篤な場合は肺炎となる．治療は経口摂取の場合にはただちに牛乳を飲ませる．キレート剤としてはエチレンジアミン四酢酸（EDTA）が有効．吸入時には，うがいを繰り返したあとに牛乳を飲ませるなどをする．目や皮膚に付着した場合はただちに大量の水で洗い流す．[479,1593]

円蓋 fornix アーチ状の構造物，あるいはそのような構造物によってできる空間に対する一般用語．このような構造をした器官には脳弓，腟円蓋や結膜円蓋，胃円蓋などがある．[475]

円蓋結膜⇨同結膜円蓋→930

円回内筋 pronator teres muscle 前腕の屈筋の1つで2頭をもつ．上腕骨頭（上腕骨の内側上顆）と尺骨頭（尺骨鉤状突起の内側縁）から始まり，両頭合して下外方へ走り，扁平な腱となり，橈骨外側面の中央部で停止する．作用は肘関節での前腕の回内と屈曲で，正中神経（第6，7頸神経C_6，C_7）の支配を受ける．[1044] ⇨参回内→449

円回内筋麻痺 pronator teres syndrome⇨同ドラマー麻痺→2161

エンカウンターグループ encounter group；EG ［集中的グループ体験］ 次の3つの意味に用いられる．①人間回復運動（エンカウンタームーブメント）：1960年代後半からアメリカを中心に盛んになった動向全体，②集中的グループ体験：Tグループ，サイコドラマ，感受性訓練，ゲシュタルトグループ，交流分析など数時間から数週間にわたるグループ体験を総称する，③ベーシック・エンカウンターグループ：集中的グループ体験の一形態であり，カール=ロジャースCarl Ransom Rogers（1902-87）の理論と実践に基づくグループを指す．わが国には1969年に畠瀬稔によって導入され，狭義に③の意味で用いる．ロジャースらはカウンセラー訓練としてワークショップで集中的グループ体験を用いていたが，ヤコブ=モレノJacob Levy Moreno（1889-1974）に端を発し，クルト=レヴィンKurt Lewin（1890-1947）らによって行われたTグループの流れを受けたアメリカの公益団体NTL（National Training Laboratory）と1960年頃からの交流によって，狭義のエンカウンターグループが発展した．日常から解放され真の自分になれる場，さまざまな人に触れる中での自分自身の再発見や生き方を模索する場，新しい人に出会う場など，参加者の対人関係の能力や人間としての成長を促進させるという心理的成長が目的である．基本的な方法は，1グループ10-12名の参加者と，1-2名のファシリテーターで構成され，さまざまな地位や年齢の参加者が対等な人間として語り合う．期間は1泊2日～数日間の合宿形式で集中的に行われる．ファシリテーターの役割は，参加者の「今，ここで」の体験，自由な感情表現やメンバーの相互作用を促進し，グループ内に心理的に安全で自由な雰囲気をつくることであり，権威的ではなく，メンバーと対等に交流する．グループは，構造の緩やかな非構成的なものから，ゲームやエクササイズなどを導入した構成的エンカウンターグループもある．現在，教育・産業・医療などの分野に取り入れられ，応用されている．[958,1252]

塩化エチレン　ethylene chloride⇨同1,2-ジクロロエタン→1

塩化カルボニル中毒⇨同ホスゲン中毒→2701

塩化グアニジニウム　guanidium chloride⇨同塩酸グアニジン→378

遠隔医療　telemedicine, remote medical care　元来「遠隔地からの医療行為」を指す言葉であるが，現在では保健・福祉を含め，広く健康に関して情報機器を用いて時間と距離を克服する技術を指す．つまり健康情報のデータベース，地域ネットワーク，医療関係者および患者の教育，在宅・緊急医療を含む．交換されるデータは静止画，動画，音声，生体情報，機械制御のための信号など多岐にわたり，伝送経路も通常の電話線から衛星通信までさまざまな手段が使われる．これらは情報を共有すべき医療行為の即時性や対話性に関連している．遠隔病理診断や遠隔放射線診断などで実用システムがみられる．日本の遠隔医療に関する情報は日本遠隔医療学会のホームページ(http://square.umin.ac.jp/jtta/)に掲載されている．[318]

遠隔画像診断⇨同遠隔放射線診断→373

遠隔記憶　remote memory　記憶過程は，情報の取り込み(登録)，その蓄え(保持，貯蔵)，蓄えた情報の呼び出し(再生)の3段階に区分され，その3段階を指して記憶という．このような記憶はその貯蔵時間の長さにより，登録と再生の間に時間をおかず直ちに再生する記憶は即時記憶，登録と再生の間に数分から数十分の時間をおき，その間に会話などの干渉を与えたあとに再生させる記憶は近時記憶，過去にすでにしっかりと記憶として貯蔵され，必要に応じて活用される記憶は遠隔記憶と呼ばれる．認知心理学でいう長期記憶は近時および遠隔記憶が対応．遠隔記憶の障害は逆行性健忘と呼ばれている．[475]

遠隔成績　late results, long-term(follow up) results　腫瘍性病変治療後の死亡率や生存率を表し，疾患の予後および治療効果の判定に用いる．5年生存率などが高いものを遠隔成績が良好と表現し，低いものは予後不良と判定．判定の基準として，腫瘍の種類，大きさ，浸潤度，転移状態のほか，組織型や分化度などを用いる．[541]　⇨参5年生存率→6

遠隔操作X線透視撮影法　remote controlled X-ray television fluoroscopy　室外からの遠隔操作によるX線テレビ透視．受像管を任意の場所に置いて観察できるので，室外からの遠隔操作が可能で，検査施行者のX線被曝は避けられる．検査室内操作用の近接操作卓との切り替えもできる．[264]

遠隔操作アフターローディング　⇨参アフターローディング→171

遠隔痛⇨同関連痛→661

遠隔皮弁　distant flap　［介達性皮弁］　皮弁作製部位を移植部位の遠くに求めて移植する皮弁の総称．これに対して作製部位を移植部位近傍に求めるものを局所皮弁という．[1246]

遠隔病理診断　tele-pathology　病理診断医が不足がちな地域の医療機関・検査機関が，迅速診断や専門病理医のコンサルテーションなどを必要とする場合に行われる遠隔医療の1手法．時間差なく病理組織の高精細顕微鏡画像をデジタル電送し，遠隔地の病理診断医がそれをディスプレイ上で診断，その結果を送信元の医療機関に返信することによって行われる病理診断方法．診断時に顕微鏡を遠隔操作しながら診断できるシステムもある．2000(平成12)年から一部保険診療として認められるようになった．[248]

遠隔放射線診断　tele-radiology　［遠隔放射線診療，遠隔画像診断］　各種X線画像あるいはCT，MRI，超音波，核医学画像などを遠隔地に伝送し，画像診断専門医の診断結果を得るというもの．遠隔医療の1つに位置づけられているが，その中でも最も早くから研究され，実用化されている領域である．最近の画像診断装置はデータ収集から伝送まですべてデジタル情報となっており，遠隔地でも撮影地とほぼ同じ画質の画像で読影することが可能となっている．[1145]

遠隔放射線診療⇨同遠隔放射線診断→373

塩化水素　hydrogen chloride⇨同塩酸→377

塩化水素中毒⇨同塩酸中毒→378

塩化セシウム　cesium chloride　分子式CsCl．分子量168.36．無色で潮解性(物質が空気中の水，気体を取り込んで水溶液となる性質)の立方形結晶．融点645℃，沸点1,300℃．結晶構造は塩化セシウム型構造と呼ばれる構造をとるが，450℃で塩化ナトリウム型構造に転移する．水に易溶，アセトンなどに不溶．DNAやウイルスなどの分離精製に用いられる平衡密度勾配遠心法に，40-60%の水溶液が使用される．また光電管，真空管のフィラメントの増感，カソードcathode(陰極)の感光性蒸着層などにも用いられる．[182,56]

塩化セシウム密度勾配遠心法　cesium chloride density-gradient centrifugation　塩化セシウム(CsCl)を用いる平衡密度勾配遠心分離法．高分子物質をおのおのの浮遊密度の差を利用して分離する方法の1つ．試料を濃CsCl溶液中で高速度で長時間遠心すると密度勾配が形成され，試料中の高分子物質は密度が等しい塩濃度の位置に安定し，帯をつくる．主に核酸やウイルスの分離精製，分析などに用いる．[462]

塩化第一水銀中毒　mercurous chloride poisoning　［甘汞(かんこう)中毒］　塩化第一水銀は一価の無機水銀であり，電極，医薬品に用いられているが，比較的不溶性であり，それ自体での毒性は低い．ただし量が多いと，体内で二価の無機水銀に変換されるため，塩化第二水銀と同様の中毒症状を示す．[489,1593]　⇨参塩化第二水銀中毒→373

塩化第二水銀中毒　mercuric chloride poisoning　［昇汞

(しょうこう)**中毒**］ 塩化第二水銀は二価の無機水銀であり，乾電池，触媒，染料，殺菌薬，医薬品，帽子製造，写真処理などに用いられる．職業性中毒が多いが，自殺目的や誤飲などの例も存在する．経口摂取では，まずその腐食作用により口腔，食道，胃，腸に障害を起こし，唾液分泌過多症，嘔吐，口腔・咽頭痛，胸痛，腹痛，下血などの症状が生じる．メチル水銀に比べ腸管からの吸収は低いが(10% 程度まで)，吸収された水銀が近位尿細管細胞内に蓄積し尿細管壊死が起こり，多量であれば2日程度で急性腎不全に至ることがある．また，慢性中毒では糸球体も障害される．これは水銀により誘導された自己免疫性糸球体腎炎の結果と考えられている．治療は曝露からの隔離と，消化管障害が急激であるので，牛乳や卵白を飲ませて吐かせるか，すぐに胃洗浄を行う．また，イオン交換樹脂や活性炭とともに下剤を投与し，腸管からの排泄を促すことも効果が認められている．さらに，早期にキレート剤としてジメルカプロールやペニシラミンを投与し，腎不全予防に努める．[489,1593]

塩化タリウム(^{201}Tl) thallium(^{201}Tl) chloride, ^{201}Tl chloride 心筋血流シンチグラフィー，腫瘍シンチグラフィー，副甲状腺シンチグラフィーに使用される放射性医薬品．1回循環で細胞膜のNa-K(ナトリウム-カリウム)ポンプを介して約80% が心筋細胞に摂取されるため，その分布は局所の血流を反映．その後細胞から血中への流出と再流入を繰り返しながら徐々に排泄されるが，虚血部位のほうが排泄が遅く，投与後3-4時間すると健常部位との濃度差がなくなることがあり，再分布と呼ばれる．また，タリウム201(^{201}Tl)は甲状腺癌や肺癌など多くの腫瘍に集積する性質があり，副甲状腺にもよく集積する．物理学的半減期は74時間．崩壊形式は電子捕獲で，γ線だけを放射．また壊変して生じた^{201}Hg(水銀201)からは特性X線が放射される．[737]

塩化ビニル vinyl chloride ［**クロロエチレン**］ 分子式C_2H_3Cl．厳密にはポリ塩化ビニルの合成原料である塩化ビニル(クロロエチレン)を指すが，一般にはポリ塩化ビニル樹脂を指すことが多い．性状は常温で無色の気体もしくは液体であり，甘いにおいをもつ．ポリ塩化ビニル樹脂の原料として使用される．慢性曝露により，肝血管肉腫，末梢循環障害，中枢神経系障害などを起こす．国際がん研究機関International Agency for Research on Cancer(IARC)はヒト発癌物質に指定している． ⇨参ポリ塩化ビニル→2716

塩化ベンザルコニウム benzalkonium chloride⇨参陽性石けん→2872

塩化メチル中毒 methyl chloride poisoning ［**クロロメタン中毒**］ 塩化メチルは液化しやすい無色の非腐食性気体で，無色液体に凝縮する．メチル化剤，冷媒，溶剤として用いられる．吸入および曝露すると中枢神経抑制作用により嗜眠，視力や判断力および記憶力の低下，運動失調，失見当識，言語不明瞭，平衡障害などが生じる．また慢性曝露では嚥下困難，下痢などの消化器症状を認めることもある．対処法は，新鮮な空気を吸う，酸素吸入，人工呼吸を行うなど．[1312]

塩化メチルメチオニンスルホニウム⇨同ビタミンU→2456

塩化メチレン中毒⇨同ジクロルメタン中毒→1262

鉛管像 lead-pipe appearance, lead-pipe figure 注腸造影検査で大腸の粘膜ひだ(ハウストラ haustra)が消失してあたかも内部が平坦な鉛管に似た像を呈すること．潰瘍性大腸炎が再発，再燃を繰り返し，腸管短縮が著明になって狭小化した腸管像である．[580,1608]

●鉛管像

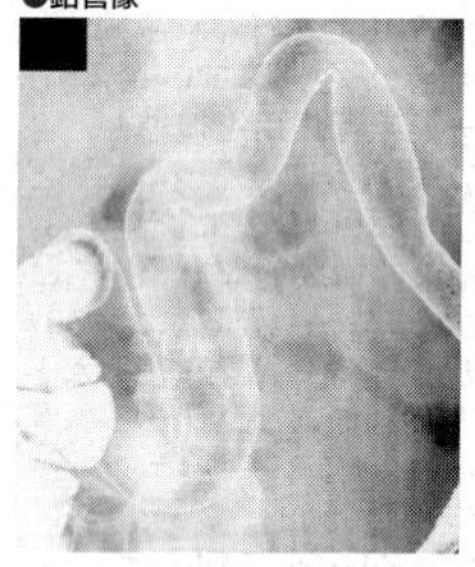

円環モデル Circumplex Model⇨同家族円環モデル→509

鉛管様筋強剛 lead pipe rigidity ［**鉛管様硬直，鉛管様固縮，可塑性強剛**］ 屈筋も伸筋もともに緊張した状態で，他動的に関節を屈曲，あるいは伸展すると，はじめから終わりまでほぼ一様な抵抗が感じられる現象をいう．ちょうど鉛管を曲げる感じに似ていることから，鉛管様強剛と呼ばれる．錐体外路疾患，特にパーキンソンParkinson症候群によくみられる症状の1つ．[475]

鉛管様硬直⇨同鉛管様筋強剛→374

鉛管様固縮⇨同鉛管様筋強剛→374

塩基 base 一般にはアルカリの物質，すなわち酸を中和して塩を生じる物質のこと．化学の分野では，塩基を水溶液中でOH^-を生成する物質(アレニウスArrhenius酸塩基説)，陽子受容体(ブレンステッド・ローリーBrønsted-Lowry酸塩基説)，電子供与体(ルイスLewis酸塩基説)とするという定義があり，現在は後二者が一般的に用いられている．核酸化学の分野では，核酸の化学構造の構成要素の含窒素複素環式化合物で，プリン塩基(アデニン，グアニン)とピリミジン塩基(チミン，シトシン，ウラシル)がある．その他，生体内に存在する塩基として，アルカロイドやポリアミンなどがある．[462]

塩基過剰 base excess；BE ［**BE，塩基余剰，過剰塩基**］ 塩基の濃度が血液の正常酸塩基平衡から余分に増えている状態．血液を37℃，Pa_{CO_2} 40 mmHgで，強酸を用いてpHを7.4にするときに必要とした強酸の量をmEq/Lで表す．臨床的にはノモグラム(計算図表)から求める．[1213] ⇨参緩衝塩基→610

塩基好性 basophilic⇨同好塩基性→975

塩基好性斑点⇨同塩基性斑点→375

塩基親和性細胞腺腫 basophil adenoma⇨同好塩基性腺腫《下垂体》→975

塩基性アミノ酸 basic amino acid ［**塩基性タンパク質**］ 塩基性側鎖をもつアミノ酸．タンパク質の構成アミノ酸ではリシン，アルギニン，ヒスチジン．[462]

塩基性色素 basic dye 助色団として陽イオンとして働き，酸と反応して塩を形成することのできるアミン基を有する色素．塩基性フクシン，トルイジンブルーなどがある．細胞の核を染色するときに用いられ，メタ

クロマジー(異染性)を起こす.[1225]

塩基性胎児タンパク⇨同塩基性フェトプロテイン⇀375

塩基性タンパク質 basic protein⇨同塩基性アミノ酸⇀374

演技性パーソナリティ障害 histrionic personality disorder 従来のヒステリー性人格障害がDSM-Ⅲ(1980年刊行)において置きかえられたもの．特徴は，自己顕示性，情緒不安定性，被暗示性，魅惑性の四特性である．すなわち，いつも自分に注意を引きつけようとし，興奮しがちでちょっとしたことにも怒りを爆発させ，他人や環境の影響を受けやすく，自分の身体的な魅力に過度の関心を抱き，性的に魅惑的な行動がみられ，芝居がかった態度や誇張した情緒表現を示す．鑑別に際しては，他のB群パーソナリティ障害(境界性パーソナリティ障害，反社会性パーソナリティ障害，自己愛性パーソナリティ障害)との鑑別が主な問題となる.[364]

塩基性斑点 basophilic stippling ［塩基好性斑点］ ギムザGiemsa染色において，赤血球内に認められる好塩基性の微細顆粒．異常構造物の1つ．リボソームが凝集したものであり，この分解に関与するピリミジン5'ヌクレオチダーゼpyrimidine 5'nucleotidaseなどの酵素の欠損症や，それらの酵素活性を阻害する鉛中毒などでみられる．このほか，骨髄異形成症候群やサラセミアなどヘム合成に異常をきたす造血障害においても出現することがある.[656] ⇨参好塩基性斑点⇀975

塩基性フェトプロテイン basic fetoprotein；BFP ［塩基性胎児タンパク］ 肝癌，消化管癌，腎臓癌，膀胱癌などの癌細胞が産生する分子量5万5,000の塩基性の癌関連胎児性タンパクで，腫瘍マーカーとして血清または尿で検査される．血清BFPの基準値は75 ng/mL以下，尿BFPの基準値は10 ng/mL以下．血清BFPは肝癌，胆道系癌，膵癌，腎癌，前立腺癌，精巣腫瘍，子宮体癌，卵巣癌などの癌で，尿BFPは膀胱癌など尿路上皮癌で高値になる．なお，血清BFPは肝炎，肝硬変，胆石症，前立腺肥大症，子宮筋腫などでも高値になることがあり，尿BFPも膀胱炎，前立腺肥大症などで高値になることがある．血清BFPは種々の癌のスクリーニングや経過観察に用いられるが，他の腫瘍マーカーとの相関性が低く，他の腫瘍マーカーと組み合わせて検査することが多い.[1125]

塩基組成 base composition 核酸を構成する塩基の量比．すなわちグアニン(G)，シトシン(C)，アデニン(A)，チミン(T)またはウラシル(U)の構成割合のこと.[462]

塩基対 base pairing，base pair；bp ［塩基対合］ 核酸の構成塩基が水素結合により対合したもの．核酸の分子内でも分子間でも形成される．アデニンとチミン(RNAではウラシル)，グアニンとシトシンとが対合する．二本鎖核酸の長さはしばしば塩基対(bp)の数で表される.[462]

塩基対合⇨同塩基対⇀375

塩基配列決定法 sequence determination for nucleic acid 核酸の塩基配列を決定する方法．塩基などの並び方のことをシークエンス(配列)という．DNAの塩基配列決定法は，化学的修飾分解法(マクサム・ギルバートMaxam-Gilbert法)とジデオキシチェインターミネーター法(サンガーSanger法)の二種に大別される．RNAではそのままもしくはDNAに変換して配列を決定する.[462]

塩基比 base ratio デオキシリボ核酸(DNA)とリボ核酸(RNA)に含まれる塩基の分子量の比率.[987]

塩基余剰 base excess；BE⇨同塩基過剰⇀374

嚥下 deglutition⇨参嚥下運動⇀375

嚥下圧 deglutition pressure，swallowing pressure 嚥下の際に食塊を胃に送り込むときの食道内圧．口腔内圧が20 cm H_2Oまで高まり，次いで咽頭内圧が100 cmH_2Oまで高まって，輪状咽頭筋が弛緩し食塊が食道へと押しやられると，食道口の内圧は嚥下直後，一過性に低下する.[842]

円形潰瘍 round ulcer 胃潰瘍の形は円形または楕円形であることが多く，これを円形潰瘍という．他に線状潰瘍linear ulcer(小彎をまたいで胃道に垂直，線状に伸びる)，接吻潰瘍kissing ulcer(小彎を軸として前壁，後壁の対称な位置に2個の潰瘍を形成する)などがある.[678] ⇨参胃潰瘍⇀218

円形細胞癌⇨同単純癌⇀1940

円形細胞大脳白質萎縮症 ⇨同ガラクトシルセラミド・リピドーシス⇀550

円形脱毛症 alopecia areata 主に頭部に円形の境界明瞭な脱毛斑を生じる疾患．単発型，多発型，全頭型，汎発型，蛇行型などに分類される．全頭型では眉毛，睫毛や髭も脱毛することがあり，汎発型では体毛も脱毛する．進行・拡大期の病変部では感嘆符毛を認める．若年発症の全頭型，汎発型は難治性である．病因としては毛包を標的とした自己免疫機序が考えられている.[140]

嚥下異物⇨同食道異物⇀1478

嚥下運動 deglutition movement，swallowing ［飲み込み］ 食物の嚥下は口腔，咽頭，食道の諸筋による一連の反射によって行われる．第1に，咀嚼後の食塊や流動物を口腔から咽頭腔まで移動するために，下顎が固定し口唇が閉じ，舌が後上方に上がり食塊を咽頭腔に押し込む．第2に，食塊が咽頭壁を刺激し，延髄の嚥下中枢を介する反射が起こる．これは軟口蓋を咽頭後壁に向けて押しつけ舌根を挙上し，そのため披裂咽頭蓋ひだおよび前庭ひだを近接させる．咽頭内圧は100 cmH_2O以上に高まり，同時に輪状咽頭筋が弛緩して食道に食塊が送られる．第3に，食物が食道に入ると食道の蠕動運動は高まり，食塊は食道下部に達し，下部食道括約部が反射的に開口して胃に移送される．この食道の蠕動は他の消化管と異なり，延髄に反射中枢があり迷走神経によりコントロールされる.[452]

嚥下運動第2期⇨同咽頭性嚥下反射⇀301

嚥下機能訓練 swallowing training 嚥下障害があるときや経管栄養から経口摂取に移行するときに行われる訓練．嚥下は，口腔期(第1相)，咽頭期(第2相)，食道期(第3相)の三相に大別される．嚥下機能訓練の方法には，①口唇・頬・舌の筋肉群を刺激し，嚥下咀嚼パターンの改善を図る他動的方法，②発声練習や呼吸訓練(吹く訓練，吸う訓練)，③咀嚼訓練などの自動的運動がある．咀嚼訓練などで食物や水分を実際に摂取させる場合，嚥下反射に障害がある患者は誤嚥に注意する．一度に多量の飲食物を口に入れないようにし，水分の摂取でむせる場合は，とろみをつけるとよい.[927]

嚥下機能訓練食 food for swallowing training 嚥下訓

練の際に摂取する食事．訓練を開始する際は，飲み込み機能の評価を行い，その評価結果に基づいて訓練方法を決定する．ゼリー状，とろみ状の食事から嚥下訓練を開始し，次第にミキサー食→刻み食→軟食と食物形態を移行させていく場合，ミキサー食から嚥下訓練を開始し，刻み食→軟食へと移行させていく場合など，訓練に際して摂取する食事は飲み込み機能の障害の状態によって異なる．[894] ⇨参嚥下障害→376，嚥下機能訓練→375

え

嚥下機能検査 test of swallowing 嚥下機能検査には造影剤を嚥下しVTRによる食道透視や嚥下関連筋の筋電図検査，嚥下圧測定などを適宜組み合わせて行われる．[98]

嚥下訓練 swallowing training(therapy)，treatment of swallowing 摂食・嚥下障害の患者に対する訓練．発達障害の場合は摂食・嚥下機能をできるだけ発達，獲得させることが目的となり，訓練の過程は正常発達の道筋をたどらせることである．中途障害の場合には嚥下機能の回復が目的となり，機能障害，能力障害に対してアプローチを行う．訓練の内容は，実際に食物を用いる直接訓練と，食物を用いない間接訓練に大別される．直接訓練は，食べる際の姿勢，食形態，一口量のコントロール，摂取ペース，代償手段の検討，確立である．また，環境の設定も行っていく．実際の食物を食べながらの練習になるため，可能な限り誤嚥を起こさないように細心の注意を払う．間接訓練は，基本的には摂食・嚥下に関与する顔面，口腔，咽頭，喉頭などの諸器官に対し，運動，発声，構音などの練習を通して働きかける．また，嚥下反射の促通訓練，呼吸と嚥下の協調訓練なども行う．訓練を行っても経口摂取が難しい場合は，栄養摂取手段の確保も検討課題となる．[1573]

嚥下困難 aphagia⇨同嚥下障害→376

嚥下障害 dysphagia，deglutition disorder ［嚥下困難］ さまざまな原因で食物が円滑に嚥下できない状態．原因は大別すると次の3群になる．①食道まで：口腔，咽頭，喉頭に炎症があり痛みのため嚥下できない，あるいは腫瘍があり通過障害がある．②食道：食道の異物，癌など，食道アカラシアのような食道の神経性疾患によるもの．③その他：迷走神経，舌咽神経など神経の障害によるもの，重症筋無力症などの筋肉疾患によるもの，ヒステリーなど精神障害によるもの．一般に神経・精神疾患では流動物の嚥下障害が顕著．治療は原因を確かめ，それぞれに応じた治療を行う．[347]

嚥下障害の手術療法 ①摂食・嚥下障害の原因となっている個々の形態的・機能的異常の改善を目的とした手術，②慢性化している誤嚥に対する処置，③経口摂取が不十分な患者に対する非経口的な栄養摂取法のための処置がある．疾病の原因除去に直接有効な処置には，骨棘の切除，声帯注入術，喉頭挙上術，輪状咽頭筋切断術などがある．慢性化した誤嚥に対する対症療法には，喉頭蓋披裂部縫合術，声帯または仮声帯縫着術，気管食道吻合術，気管切開術，喉頭全摘出術などがある．非経口的栄養摂取法としては，食道瘻，胃瘻，空腸瘻などがある．手術療法の対象となる疾患や病態は多岐にわたる．基礎疾患や患者の状態によっては劇的な回復を示すこともあるが，肉体的苦痛や精神的ストレス，さらに代償として機能の喪失(特に発声機能)が避けられない場合もあり，手術法の選択や時期に関しては症例ごとに注意深い検討が必要である．[1573]

嚥下障害スクリーニングテスト dysphagia screening test 嚥下機能の全般的な能力を調べることを目的として行う検査．既往歴をチェックしたのち，身体所見(栄養状態，発熱，消化器症状，口腔の状態など)，神経学的所見(意識レベル，脳神経症状など)をみる．また，摂食・嚥下障害を疑う症状(経口摂取をしている場合は，むせの有無，食事内容の変化，疲労度，摂取に要する時間など)を確認する．口腔・咽頭の機能評価，発声・構音，呼吸機能などを評価する．嚥下機能の主なスクリーニング検査としては，反復唾液飲み検査，水飲み検査，食物検査，嚥下誘発検査などがあげられる．精査としては，嚥下造影検査 videofluoroscopic examination of swallowing(VF)や嚥下内視鏡検査 videoendoscopic examination of swallowing(VE)などを施行する．[1573]

嚥下食 dysphagia diet 摂食・嚥下障害がある患者に対し，食べやすい，または飲み込みやすい形態に工夫した食事．これにあてはまる食物の条件は，①密度が均一であること，②適当な粘度があってバラバラになりにくいこと，③口腔や咽頭を通過するときに変形しやすいこと，④ベタつかず粘膜にくっつきにくいこと，である．まずこの条件をすべて満たすものは，ゼリー状のものである．ペースト食(ミキサーにかけたようなおかず)，ムース食，(やわらかいおかずを刻んだ)きざみ食など，患者の状態に合わせて段階付けられた工夫がなされている．嚥下食にむかない物は，サラサラした液体状のもの，パサパサしたもの，口の中でバラバラになってまとまりにくいもの，硬いもの，口腔内やのどに貼り付きやすいものなどである．一般的に最も誤嚥しやすいサラサラな液体状のものは増粘剤を使用し，とろみをつけて摂取すると誤嚥しにくくなる．[1573]

嚥下性肺炎 aspiration pneumonia⇨同誤嚥(ごえん)性肺炎→1072

嚥下性(時)無呼吸 deglutition apnea 嚥下の第2期である咽頭期に，呼吸が反射的，一次的に停止し無呼吸となること．病的なものではなく，生理的に正常な反応．これにより気道系への誤嚥が防止される．[1213]

嚥下体操 swallowing exercise 摂食・嚥下障害患者が，誤嚥を予防しながら安全に嚥下ができるように，摂食・嚥下に関連する筋を刺激する食事前の準備体操のこと．代表例として，誤嚥が最初の一口目に起こりやすい点に注目して，その予防を目的に作成した一連の運動群がある(藤島一郎，1993)．まず腹式深呼吸を数回実施し，次に頸部の運動(深呼吸を繰り返しながら頸部の回旋と側屈をそれぞれ左右1回)，肩の運動(両肩の挙上と回旋を2-3回，両上肢を挙上して上体を軽く前・後屈・左右側屈することを各1回)，頬の運動(頬をふくらます運動を2-3回)，舌の運動(舌の突出運動と左右運動，舌を丸める運動を2-3回)，発声練習(パパパ，タタタ，カカカとゆっくり発音)を行い，最後に腹式深呼吸をして終了する．発声練習の「パ行・バ行・マ行」は口唇音であり，「タ行・ダ行・ナ行・ラ行」は舌尖音，「カ行・ガ行」は舌背後部を硬口蓋に付着させて発音する音であり，これらの構音練習は摂食・嚥下に関連する筋の訓練となる．このように，体操は，深呼吸，頸部の運動，肩の運動，口の運動，頬の運動，舌の運動，発声練習を中心に構成されることが多い．食物を用いた直接(摂食)訓練実施前の準備体操として，また摂食・嚥下機能が低下した高齢者の食事前の準備体操として活用されている．[427] ⇨参摂食・嚥下障害→1735

嚥下中枢 deglutition center, swallowing center 延髄から橋の下部に存在し，嚥下に関与する中枢のこと．嚥下反射の求心性インパルスは三叉神経，舌咽神経，迷走神経により延髄へ伝えられ，嚥下中枢からの遠心性インパルスは三叉神経，顔面神経，舌下神経を経由して咽頭筋に至る．[842]

嚥下痛 odynophagia, swallowing pain 嚥下時の強い疼痛感をいう．腫瘍や炎症など，食道粘膜の刺激状態や食道筋の疾患により起こる．口腔，咽頭，食道は嚥下により収縮などの運動が起こり，食物の機械的な刺激や温度などの刺激で疼痛を生じやすい．[451]

塩欠乏性脱水 salt deficit dehydration 塩分摂取量の低下や，嘔吐・下痢などによる電解質欠乏が原因となって起こる脱水．血漿ナトリウム濃度は，基準値より低下するのでバソプレシンの分泌は停止する．利尿は正常で，口渇がないので飲水は刺激されず，全水分量が減少する．水分と食塩が失われたときに，水だけを補給することで起こる二次的脱水も塩欠乏性脱水である．[851] ⇨参脱水症→1918，低張性脱水症→2052

嚥下内視鏡検査 videoendoscopic examination of swallowing；VE ［VE］ 高齢者では食べ物を飲み込む嚥下機能が低下する．特に脳梗塞後に麻痺などの後遺症が残ると誤嚥性肺炎を引き起こしやすい．これらの摂食・嚥下障害を有する高齢者の嚥下の実相を観察するための検査として，嚥下内視鏡検査(VE)と嚥下透視検査 videofluoroscopic examination of swallowing(VF)が行われる．VE では直径 3-4 mm の細径内視鏡を鼻腔から挿入し，用意したさまざまな形状，硬さの食事を食べてもらい，医師や看護師，栄養士などが嚥下の様子を観察して，患者の器質的・機能的障害を把握し，患者の病態に適した食事内容を検討する．これに対しVF では造影剤入りの献立を食べてもらい，食物が口から食道まで移動する様子を造影像として X 線テレビ装置で観察する．VE での観察は喉頭部周囲に限定されるが，VF では口から食道まで食物の全体の流れを観察できる．⇨参嚥下障害スクリーニングテスト→376，高齢者の摂食・嚥下障害→1070

嚥下反射 swallowing reflex, deglutition reflex 口の奥や咽頭が食物などで刺激されると，いったん呼吸を止めて刺激物を反射的に飲み込み，食道にまで送る反射運動のこと．咽頭に達した食物塊が粘膜に触れることにより，その刺激が求心性に三叉神経，舌咽神経，迷走神経を介して延髄の嚥下中枢に伝えられ，舌咽神経，迷走神経，副神経(舌下神経)を介して咽頭壁の筋群に達し，口峡を閉じて鼻腔への食物逆流を防ぎ，喉頭蓋を閉じて気道内への食物流入を阻止し，咽頭壁の筋群を上から下に収縮させることにより，食物塊を下方へ送り込む一連の反射運動である．嚥下は食塊が口腔より口峡を通過するまでの口腔期(嚥下第 1 期)，口峡より食道入口部を通過するまでの咽頭期(嚥下第 2 期)，食道入口部より噴門部を通過するまでの食道期(嚥下第 3 期)に分類されており，咽頭期は反射運動で行われている．[475]

エンケファリン enkephalin アミノ酸 5 個からなる鎮痛作用を有するペプチド．2 種類の構造をもち，Tyr-Gly-Gly-Phe-Met(または Leu)は，それぞれメチオニンエンケファリンとロイシンエンケファリンと呼ばれる．脳内に広く分布するが消化管や副腎髄質にも存在．脳内ではオピオイド受容体と結合し，痛みと関連した神経情報伝達物質といわれる．[991]

エンゲル方式 Engel method 「生活保護法」の生活扶助基準の算定方式の 1 つ．栄養審議会(現公衆衛生審議会)で算定された日本人の標準的食事摂取基準を満たすために必要な飲食物費と同等の費用を支出している低所得世帯を家計調査の結果から導き出し，その世帯のエンゲル係数で飲食物費を割り戻し総生活費を計算し生活扶助の基準額とする方式．1961(昭和 36)-64(同 39)年，この方式がとられていた．エンゲル Ernst Engel はドイツの社会統計学者(1821-96)．[457]

エンゲルマン病 Engelmann disease⇨同骨幹異形成症→1103

遠見視力 distant vision, distant visual acuity ［遠方視力］ 一般的な視力検査で測られる視力．通常は 5 m 先の視標に対し，片眼ずつ行い，判断できる視角の大きさを測定する．[1601]

炎光光度測定法 flame photometry ［炎光分析法，フレーム分析法］ 金属原子を炎で加熱すると，金属原子中の励起された電子から光が放射される．この原理を利用して体液中の金属の濃度が測定される．放射される光の強さは体液中の金属元素の濃度に比例するので，この光の波長を分光器を用いて測定すれば，体液中の金属元素の濃度を知ることができる．臨床検査では，炎光光度測定法はナトリウム(Na)，カリウム(K)，リチウム(Li)などのアルカリ金属やアルカリ土類金属を定量分析し測定するのに用いられる．分光器を用いずに肉眼で判定する方法を炎色試験といい，炎光光度測定法と併せてフレーム分析法(炎光分析法)と呼ぶ．[258]

炎光分析法⇨同炎光光度測定法→377

円座 cutout(ring) cushion 仙骨部・肘部・踵部など骨突出部の圧迫を取り除き，局所の循環障害や神経圧迫障害，褥瘡を予防するために用いられていたドーナツ状の除圧用具．素材にはゴム，スポンジ，高分子樹脂，プラスチック，合成ゴムなどで低反発タイプのものもある．近年は，円座を使用した部位の中心の皮膚が過度の伸展を起こし，円座と接触する部位には圧がかかることによる血流障害が原因で褥瘡に悪影響を及ぼすとの研究報告から使われなくなっているが，産褥期においての痔核・会陰切開などによる疼痛緩和目的や麻酔中の頭部固定に用いられていることがある．使用効果および使用に伴うデメリットが発生する危険性を考慮し，使用者の身体に合わせて，適切な大きさや素材のものを選択する．[1554]

エンサークリング encircling⇨同輪状締結術→2952

エンザイム⇨同酵素→1026

塩酸 hydrochloric acid ［塩化水素］ 塩化水素の水溶液．分子式 HCl，分子量 36.47．無色，刺激臭があり，薬品など多くの用途がある．胃で分泌される胃酸の主

成分で，食物中のタンパク質を変性させる．[987] ⇨参胃酸→226

塩酸アルギニン⇨同アルギニン→187

塩酸グアニジン guanidine hydrochloride ［塩化グアニジニウム］ 高濃度の溶液はタンパク質の変性剤として生化学分野でよく用いられる化学薬品．水によく溶け，溶液は中性．タンパク質の変性作用は尿素よりも強い．タンパク質の可溶化や，細胞抽出液のような核酸とタンパク質が共存する試料からの核酸の精製に用いられる．[462]

塩酸ジフェンヒドラミン中毒 diphenhydramine chloride poisoning⇨同ジフェンヒドラミン中毒→1335

塩酸中毒 hydrochloride poisoning ［塩化水素中毒］ 電池，薬品，染料，肥料，ガラス仕上げ，金属洗浄，有機合成，腐食写真，製陶，食品処理などに用いられる気体，すなわち塩化水素の水溶液のフューム(蒸気)に曝露される，あるいは水溶液の直接付着による中毒．眼や呼吸器系粘膜を強く刺激し，のどの痛み，咳，窒息感を生じ，高濃度に1時間以上曝露されると喉頭痙攣や肺水腫を生じる．局所付着による症状としては，皮膚や粘膜に潰瘍を生じ，歯に斑点や歯冠消失を生じる．[1312] ⇨参塩素ガス中毒→381

遠視 hyperopia, hypermetropia 調節休止時の眼に無限遠から入る平行光線が，網膜の後方に像を結ぶ屈折状態をいう．眼軸の短いことによる軸性遠視と角膜や水晶体屈折力が弱いことで起こる屈折性遠視がある．通常は軸性遠視のことを指す．調節麻痺薬を点眼して検出される部分を潜伏遠視といい，通常の検査で検出される遠視の部分を顕性遠視という．凸レンズで矯正する．[975] ⇨参屈折性遠視→819

沿軸中胚葉 paraxial mesoderm 器官形成期に中胚葉の正中側が肥厚してできた組織．やがて体節へ分節する．[550]

円周方向短縮速度《心室筋の》⇨同心筋円周短縮速度→1514

円周方向壁応力 circumferential wall stress 円周方向に対して心筋単位面積あたりに働く力．心拡大により増大するが，心肥大が起こり壁厚が増大すると正常化しうる．[365]

炎症 inflammation 組織が刺激や損傷を受けた際の防御反応．典型的には発赤，発熱，腫脹，疼痛がみられる．発赤，発熱は局所の血管の拡張，腫脹は血管透過性の亢進，疼痛は炎症細胞からの疼痛物質の放出による．[1439]

炎症の五大徴候 five signs of inflammation 炎症時に一般的に認められる5つの臨床的徴候．1世紀のローマの学者ケルズス Aulus Cornelius Celsus が記載した発赤 rubor，腫脹 tumor，発熱 calor，疼痛 dolor の4つに，19世紀ドイツの病理学者ウィルヒョウ Rudolf Virchow が提唱した機能喪失 functio laesa を加え，五徴候とする．特にはじめの四徴候は，慢性炎症よりも急性炎症の場合に著明で，充血，血管拡張，血管透過性亢進，浮腫，痛みを誘発するメディエーター(ブラジキニン，プロスタグランジンなど)が深くかかわっている．機能喪失の1つの要因として，炎症後の修復による組織の瘢痕化があげられる．[1138]

炎症後色素沈着 post-inflammatory pigmentation 湿疹や接触性皮膚炎，皮膚感染症，日焼けなど，種々の炎症性疾患のあとに生じる色素沈着．主に，真皮へのメラニン色素滴落などの機序による．数週から数か月の経過で，治癒または軽快．[178]

焔(えん)状細胞⇨同火焔(かえん)状細胞→464

遠城寺式発達テスト 1958(昭和33)年，九州大学小児科の遠城寺宗徳により発表された小児の発達テストで，正式には遠城寺式乳幼児分析的発達検査法という．これは約700名の小児を対象とした検査であったが，その後1977(同52)年に1,700名以上について検査し改訂された．対象年齢は0か月～4歳8か月，検査項目は運動，社会性，言語の領野について．運動は手の運動と移動運動，社会性は基本的習慣と対人関係，言語は発語と言語理解の6領野とされ，それぞれについて26項目(言語理解は21項目)が示されている．これを下から上に縦軸に並べた年齢(0か月～4歳8か月)に沿って記載し，6領野を横軸に示した表が作成されている．例えば手の運動領野の1歳0か月は「コップの中の小粒を取り出そうとする」，1歳3か月は「積木を2つ重ねる」であって検査の結果はそれぞれ最も高い項目のものをプロットして折れ線で示されるので，検査児の発達段階が親にもわかりやすい．運動領野の遅滞は脳性麻痺とその類縁疾患，社会性と言語の遅滞は知的障害，発語のみの遅れは言語発達遅滞などが考えられ，診断に役立つ．検査法が簡単で長時間を要さないことも特徴．[1631] ⇨参乳幼児発達検査法→2241

炎症シンチグラフィー inflammation scintigraphy 炎症巣に集積する放射性医薬品を投与し，その局在診断を行う核医学検査．主に肺炎，関節炎，骨盤内膿瘍などの急性化膿性炎症の診断に用いられるほか，間質性肺炎の活動性評価にも利用される．放射性医薬品にはクエン酸ガリウム(^{67}Ga-citrate)とインジウム111(^{111}In)標識白血球がある．ガリウム67(^{67}Ga)は腫瘍にも集積するので特異性に欠ける．^{111}In標識白血球は特異性は高いが，患者血液から白血球を分離して体外標識する必要があり，操作が煩雑であるため，一部の施設を除いて一般的には行われていない．^{111}In標識白血球は静注後4時間と24時間で撮影する．[737] ⇨参白血球シンチグラフィー→2380，ガリウムシンチグラフィー→552

炎症性偽腫瘍 inflammatory pseudotumor 画像上および，肉眼上，腫瘍様の形態を示すが，組織学的には炎症性腫瘤であるもの．好発部位として肺が有名である．非特異的な炎症の結果生じ，特に組織学的にプラズマ細胞(形質細胞)，およびリンパ球の浸潤が強く，軽度の線維化を伴っている腫瘤を形質細胞肉芽腫という．一方，これらの浸潤細胞が消退し，泡沫状のマクロファージが優位を占める腫瘤を線維黄色腫 fibroxanthoma と呼ぶ．画像上，肺癌などの腫瘍性病変との鑑別が必要になることがある．[782]

炎症性細胞浸潤 inflammatory cell infiltration 白血球に代表される炎症性細胞が炎症部位へ遊走すること．サイトカインなどの生理活性物質が関与して生じる．急性期には好中球，慢性期にはリンパ球や形質細胞，アレルギー性炎症や寄生虫感染の場合は好酸球が主体となる．[1071] ⇨参炎症→378，サイトカイン→1167

炎症性疾患 inflammatory disease 炎症が病態の主体をなす一連の疾患群．急性炎症ではなく慢性炎症によるものがこう呼ばれることが多い．種々の臓器で疾患が知られている．消化管系では，クローン Crohn 病，潰瘍性大腸炎を併せて炎症性腸疾患と称する．呼吸器系では，慢性気管支炎や気管支喘息は慢性的な気道系の炎症の存在が示唆されている．血管系では川崎病，神経系では慢性炎症性脱髄性多発根神経炎，内分泌系では慢性甲状腺炎(橋本病)，筋骨格系では関節リウマチ，皮膚筋炎などがある．炎症の原因としては免疫学的機序が示唆されている．[758]

炎症性斜頸 inflammatory torticollis ［リンパ性斜頸］ 扁桃炎や中耳炎などの耳鼻科領域の感染性炎症が波及(グリゼル Grisel 症候群)して，側頸部の筋緊張が高まる結果，生じると考えられている．幼稚園児から小学校低学年に多く，感染より1日ないし数週間後に発症し，比較的急性に起こる．朝の起床時に気づかれることが多い．斜頸は固定性で，変形を矯正しようとすると強い疼痛を訴えるのが特徴的である．[944] ⇒参斜頸→1355，環軸回旋位固定→603

炎症性腸疾患 inflammatory bowel disease；IBD ［IBD］ 潰瘍性大腸炎 ulcerative colitis，クローン病 Crohn disease の総称．日本では潰瘍性大腸炎が罹患率，有病率においてクローン病よりも高い．[1272] ⇒参潰瘍性大腸炎→459，クローン病→843

炎症性肉芽腫 inflammatory granuloma 炎症によって形成される肉芽腫のこと．肉芽腫は，主に類上皮細胞(組織球が変化したもの)やリンパ球で構成される結節性の病変を指すが，その原因は炎症のみではなく，異物などもよく知られている．炎症性肉芽腫として有名なものは，結核である．結核によって形成される炎症性肉芽腫を結核結節ともいう．結核結節は類上皮細胞とラングハンス Langhans 型巨細胞からなる結節とこれを取り囲むリンパ球からなる．中心部に乾酪壊死を伴うことが特徴である．結核に限らず，真菌，梅毒による炎症性肉芽腫でも同様の組織像を呈することがある．その他の炎症性肉芽腫として，サルコイドーシス性肉芽腫(肉芽腫像は結核に似るが，乾酪壊死を欠く)，アショフ Aschoff 結節(リウマチ熱に特徴的にみられる炎症性肉芽腫)，リウマトイド結節(関節リウマチの皮下組織に好発する炎症性肉芽腫)などがある．[782]

炎症性ポリープ inflammatory polyp 炎症に伴って生じる隆起性病変．主に消化管粘膜でみられる．代表的なものは，潰瘍性大腸炎の潰瘍周辺部に認められる残存粘膜の過形成(偽ポリポーシス pseudopolyposis)．[1138]

炎症性癒着 inflammatory adhesion 炎症を起こした組織の表面とその周囲の組織(表面)が線維性に結合することをいう．急性炎症に引き続き，または慢性炎症に伴って起こる．腹膜炎による腸管同士もしくは腸管と腹壁の癒着や結核性胸膜炎などが代表的．腹腔内での癒着はイレウス(腸閉塞)の原因となる．[1138]

炎症反応 inflammatory reaction，inflammatory response 外部からの刺激や傷害に対する局所的な生体防御，組織修復反応．急性期には浮腫，うっ血，好中球浸潤が生じ，時間の経過とともに肉芽組織が形成される．慢性期にはリンパ球，形質細胞浸潤や線維化がみられる．炎症の五徴として発熱，発赤，疼痛，腫脹，機能障害があげられる．[1071]

援助関係 helping relationships 援助を援助者と被援助者との相互作用としてとらえた概念で，「援助を成り立たせている人間関係」と定義できる．社会福祉学の領域で使われ始め，看護学，臨床心理学との共通言語となりつつある．保健・医療・福祉の領域における援助は，伝統的に援助者から被援助者に対する一方向的な手だすけという意味合いが強かった．しかし1970年代以降，患者や障害者が，自己決定に基づく自己管理によって自立していく過程を支える援助の重要性が認識されるようになり，双方向的な相互作用としての援助という考え方が定着してきている．援助関係は，被援助者が期待した援助と，必要な援助や援助者が提供できる援助のずれを明確にしながら，よい方向に向かうための合意に基づく共同作業が成立したときに形成される．安定した援助関係が持続できている状態では，計画的ではないやりとりを含め，あらゆる相互作用が被援助者の満足を伴う有効な援助として機能し，援助者にとっても自己実現に通じる確かな手応えをもたらすと考えることができる．[1449]

援助法《社会福祉における》 社会事業の給付に関する法律分野．主に低所得者に対し自立助長の目的で，貸付の形で保障活動が行われることを内容とする法の総称．一方的給付の形で保障活動が行われる保護法と区別される．援助法に属するものとしては，母子福祉資金の貸付を主たる内容とする「母子及び寡婦福祉法」などがあり，特徴は私法上の契約関係を中心としつつ，援助目的達成上から必要な特例を設けるところにある．[457]

遠心器⇒参遠心分離→380

遠心性 efferent，centrifugal 中枢部分から外側に離れる，あるいは出ていく状態で，その状態を表す接頭語としても用いられる．中枢から刺激を末梢に伝える運動神経を遠心性神経という．リンパ節からリンパ液が外に出ていく管は輸出リンパ管といわれ，遠心性のリンパ管である．[758] ⇒参求心性→722

遠心性インパルス⇒参遠心性神経線維→380

遠心性環状紅斑 centrifugal annular erythema，erythema annulare centrifugum 環状紅斑の1つで，浸潤のある紅斑で始まり，時間的経過とともに徐々に拡大して中心は治癒傾向を示す．拡大，癒合すると連圏状になる．表皮の変化を伴う表在型と真皮の変化が主体の深在型がある．紅斑の性質は浮腫性ないし滲出性紅斑に近いが滲出の程度は軽い．1916年にダリエー Ferdinand Darier(1856-1938)がはじめて報告したが，いまだにその原因や分類には諸説あり，症候性のものと考えられている．免疫学的な機序により生じ，一部の症例では感染，アレルギー，内臓悪性腫瘍，胃腸障害などが原因となる．[235] ⇒参環状紅斑→611

遠心性筋収縮 eccentric muscle contraction⇒同遠心性収縮→380

遠心性後天性白斑 leukoderma acquisitum centrifugum ［白暈母斑，サットン母斑］ サットン母斑ともいう．先行する母斑細胞母斑を中心として，その周囲に遠心性に拡大する円形から楕円形の白斑を指す．白斑の拡大とともに中心の色素性病変は消失する．逆に，中心部母斑を切除すると周辺の白斑は漸次消退することもある．中心の母斑細胞に対する自己免疫的反応が周辺の正常な色素細胞に対しても起こるためと考えられている．[979] ⇒参サットン後天性遠心性白斑→1190

え

遠心性収縮　eccentric contraction；Ecc　［**遠心性筋収縮，延長性収縮**］　筋肉の起始部と付着部が遠ざかるように収縮する状態をいう．例えば階段昇降において降りる際に大腿四頭筋でみられる筋収縮で，筋は収縮しているにもかかわらず，筋全体の長さは引き伸ばされている状態をいう．逆に筋の長さが収縮に伴い短くなっていくものを求心性収縮という．遠心性筋収縮は求心性筋収縮に比べ発揮される筋力が大きい収縮様式である．[10] ⇨参求心性収縮→722

遠心性神経線維　efferent nerve fiber　神経線維は情報を伝達する方向によって2種類に分けられ，末梢から中枢へ伝えるものを求心性神経線維，中枢から末梢へ伝えるものを遠心性神経線維という．運動神経，自律神経などが遠心性神経線維にあたり，これを伝わるインパルスを遠心性インパルスという．[274]

遠心性心肥大　eccentric hypertrophy　心内腔の拡大を伴う心筋細胞の肥大で，心臓の前負荷が増大する容量負荷によって心重量の増加が生じたものである．大動脈弁閉鎖不全症や僧帽弁閉鎖不全症，心室中隔欠損症などでみられる．[676]

遠心性抑制　efferent inhibition　［**下行性抑制**］　感覚系の下位中継核に対し上位中枢（大脳皮質）からの抑制が認められること．特に痛みの下行抑制系が知られている．また，末梢の感覚受容器細胞に対する中枢神経からの抑制もみられる．例として，内耳の蝸牛基底膜の振動特性が基底膜の外有毛細胞に影響を受け抑制される現象がある．[1230]

遠心操作⇨同遠心分離→380

遠心沈殿法　centrifugation method⇨同沈殿集卵法→2028

円刃刀　scalpel　手術刀の1つで，刀腹が円形になっているもの．尖刃刀などとともに，よく使われる．刀腹の部分を使って，皮膚や軟部組織を切離する．[367]

●円刃刀

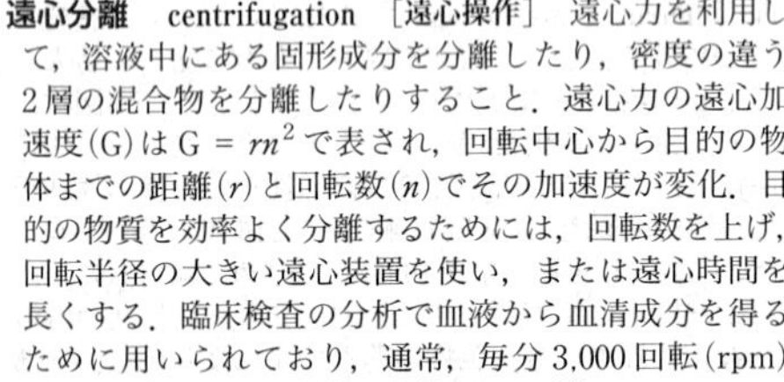

遠心分離　centrifugation　［**遠心操作**］　遠心力を利用して，溶液中にある固形成分を分離したり，密度の違う2層の混合物を分離したりすること．遠心力の遠心加速度（G）は $G = rn^2$ で表され，回転中心から目的の物体までの距離（r）と回転数（n）でその加速度が変化．目的の物質を効率よく分離するためには，回転数を上げ，回転半径の大きい遠心装置を使い，または遠心時間を長くする．臨床検査の分析で血液から血清成分を得るために用いられており，通常，毎分3,000回転（rpm）で10分遠心すると血清が分離される．[263]

遠心法ヘマトクリット　centrifugation hematocrit　ミクロヘマトクリット法やウィントローブ Wintrobe 法によって測定されたヘマトクリット（Ht）値のこと．ガラス管に血液を入れて遠心したのちに，全血液の長さに対する赤血球層の長さの割合を百分率で表示した値．ヘマトクリット測定法には，このほか，自動血球計数装置を用いた電気的ヘマトクリット測定法（電子ヘマトクリット法）がある．[656]

延髄　medulla oblongata　延髄の名称は，脊髄がさらに上方に延長したという意味に由来する．脳幹の最下端を占め，上端は橋に移行する．延髄の上部腹外側は，半球状に隆起していることから，臨床では球または球部と呼ぶ．この部分はオリーブと呼ばれ，下オリーブ核を入れている．延髄は脳の中で生命の維持に不可欠な中枢を有する部位で，心臓や呼吸の機能をはじめ，咳，くしゃみの反射や嘔吐反射などに関する自律神経系の中枢がある（延髄網様体）．4種類の脳神経の起始核を含み，それらの神経を腹側から出している〔舌咽神経（第9），迷走神経（第10），副神経（第11），舌下神経（第12）〕．延髄のさらなる重要性は，上位脳と脊髄を結ぶ通路としての役割にある．脳幹部の特徴として，腹側に皮質脊髄路をはじめとする下行性の伝導路が，背側には皮膚感覚（触・温・痛覚），深部感覚，内臓感覚など脊髄からの上行性伝導路が通っている．腹側では，前正中裂と前外側溝に挟まれて左右の錐体（皮質脊髄路を入れる）が盛り上がり，延髄の下端まで続いて錐体交叉で終わる．左右の椎骨動脈は延髄底部に沿って走り，上部で合して脳底動脈となる．背側面には第4脳室底部の菱形窩を形成する．[636] ⇨参脳幹→2293，脳→2291，脳神経核→2303

延髄外側眼振　lateral medullary nystagmus⇨同ブルンス眼振→2587

延髄外側症候群　lateral medullary syndrome⇨同ワレンベルグ症候群→3009

延髄化学受容器　medullary chemoreceptor　［**延髄化学受容体**］　延髄にある呼吸中枢近傍の延髄腹側外側面に対称性にみられる化学受容器．局所の CO_2 濃度が高まると，$CO_2 + H_2O \rightarrow H^+ + HCO_3^-$ の反応で増加する H^+ によって刺激される．[274]

延髄化学受容体⇨同延髄化学受容器→380

円錐角膜　keratoconus　角膜中央部が非炎症性に円錐状に突出し菲薄化する疾患．通常，思春期に発症し，両眼性のことが多い．通常はハードコンタクトレンズによって視力矯正を行うが，症状が進行すると角膜移植術の適応となる．[888]

延髄空洞症　syringobulbia　［**脳橋空洞症，橋空洞症**］　空洞 syrinx が延髄にみられる場合をいう．脊髄に多くみられるために，脊髄空洞症が知られている．外傷，腫瘍またはくも膜炎，先天的頭蓋骨・頸椎異常に関連してみられ，脊髄中心管と交通がある場合とない場合がある．感覚障害としての感覚解離が特徴的所見．キアリ Chiari 奇形などの異常がないか確認する必要がある．[791]

円錐歯　cone-shaped tooth，conical tooth　歯の形態異常である矮小歯の1つ．女性の永久歯の上顎側切歯に多くみられ，退化形と考えられる．歯根も短く歯髄腔も未発達である．[1369]

円錐枝　conus artery（branch）　右心室流出部にあたる円錐部（漏斗部）を灌流する冠状動脈の1つ．円錐枝は右冠状動脈最初の分枝．しかし右冠状動脈とは別に右冠状動脈洞から派生することが多く，この場合，円錐動脈とは区別される．ヴューサン Vieussens の脂肪動脈と呼ばれ，吻合枝として重要．[439]

円錐障害⇨同馬尾症候群→2392

円錐症候群　conus syndrome⇨同脊髄円錐症候群→1716

円錐水晶体　lenticonus　先天性に前極もしくは後極が円錐状に突出した水晶体のこと．後極が突出しているものが多く，円錐部で高度近視となっているため，その屈折度に応じた矯正や弱視訓練が必要になる．予後は，他の合併症の有無と弱視治療の成否による．[1250]

延髄錐体 pyramid of medulla oblongata 延髄腹側にある尖端を下方へ向けた錐体状の小さな隆起．錐体路線維が集まったもので延髄錐体下端で大部分が交差し外側皮質脊髄路となる．この交差は錐体交叉と呼ばれ，肉眼的にも前正中裂の下方において交わる数条の線維束として認められる．一部は交差せず前皮質脊髄路となる．[274] ⇨参錐体路→1622

円錐切除組織診⇨同子宮腟(頸)部円錐切除術→1252

延髄動物 oblongata animal 延髄の前端で上位脳と切断した実験動物．上位脳の影響を除外して，延髄の各部位の体温調節や循環調節などの自律性機能に対する支配の研究に用いる．[1230] ⇨参脊髄動物→1720，中脳動物→1999

円錐部中隔欠損症 conal ventricular septal defect⇨同高位心室中隔欠損症→972

延髄網様体 medullary reticular formation⇨同脳幹網様体→2294

炎性視神経萎縮 postneuritic optic atrophy，postinflammatory optic atrophy 視神経乳頭炎，前部虚血性視神経症，うっ血乳頭など，視神経乳頭部に高度の炎症，腫脹がみられたのちに，乳頭の蒼白化，すなわち視神経萎縮をきたした状態．それに対して，球後視神経炎など急性期に視神経乳頭部に変化がみられず，のちに視神経乳頭の蒼白化が起こるようなときには単性視神経萎縮と呼ぶ．[1153]

遠赤外線 far infrared rays 赤外線(波長 0.8-1,000 μm)の中の 4-1,000 μm の波長域にある電磁波．太陽から降り注ぐこの波長域の電磁波は，地球上のヒトにとってきわめて有効なものである．遠赤外線は電気極性をもつ水などの分子に振動エネルギーを与え，分子同士の衝突を活発にし，その結果，熱を産生する．太陽の光に当たると体が温まるのは遠赤外線のこの効果によるものである．⇨参赤外線→1713

塩析法 salting-out method 塩類イオンを利用し，主に各種タンパク質を分別したり，溶液中のタンパク質の沈殿回収を行う方法．タンパク質は純水中では溶解しないが，少量の塩類イオンが存在すると塩とイオン対を形成し溶解する．これを塩溶という．逆に多量の塩類を加えるとこれらのイオンが水和してタンパク質と水分子の相互作用が妨げられタンパク質が沈殿する．これを塩析という．グロブリンはアルブミンより低い塩濃度で沈殿することを利用して，タンパク質の粗精製法として用いられている．[263]

エンゼルケア 主に臨床現場などで死後の処置や死後のケアと同義に用いられる俗称．医療保険請求のもととなる医科診療報酬点数表には，死後の処置という項目がないので，基本的に被保険者には請求できない．大学病院や介護施設および訪問看護ステーションなどでは，独自で費用を設けたり，自費徴収しているなかで，その行為自体を葬送業従事者に委託する施設もある．主に業者間で使われていた俗称が，病院内にも広まり使われている．[1067] ⇨参死後の処置→1271

エンゼルメイク makeup application for the deceased ［死化粧］ 亡くなった人の尊厳を保つために遺体に施す化粧のこと．死出の旅路に就く最期の身だしなみで，女性は薄化粧，男性はひげ剃りをし，目や口を閉じ顔を整える．頬がこけている場合は，頬に綿を入れ(ふくみ綿)ふくよかさを保つ．[1067]

猿線 simian crease デ=ランゲ de Lange 症候群やダウン Down 症候群などでみられる掌紋で，正常では 3 本認められる手掌屈曲線のうち，近位と遠位の 2 本が癒合して 1 本となり手掌を横切っているもの．ある種のサルの手掌線に似ていることからこの名がついた．胎生 11 週までの手の機能や形の異常によると考えられている．手掌横線または単一手掌屈曲線とも呼ばれる．健常児にもみられることがあり，一側性 4%，両側にみられるものは 1% で，男児のほうが多い．[1631]

塩素 chlorine；Cl ［クロル，Cl］ ①塩素分子(塩素ガス)，Cl_2，「特定化学物質障害予防規則」(特化則)の特定第 2 類物質．常温で黄緑色の気体，比重 2.5，常圧下では −34℃ で，常温下では 5 気圧で液化．液体は琥珀色で不快な刺激臭があり，水に溶けやすい．用途として塩化ビニルの合成原料，各種漂白用(紙，パルプなど)，各種塩素化合物製造原料，殺菌・消毒用(上水道やプールの消毒)などに用いられる．皮膚に接触すると炎症を起こし，吸入すると咳が出て呼吸困難になり，死亡することがある．慢性症状として気管支炎，結膜炎，鼻炎がみられる．また，歯もおかされ歯牙酸蝕症に至る場合もある．作業環境管理濃度は 0.5 ppm．事故は塩素の入っているタンク，ボンベなどからの漏えいによるものが多い．②原子番号 17 の元素，Cl．原子量 35.453，周期表の典型元素Ⅶ族に属する非金属，ハロゲン元素の 1 つ．[1360] ⇨参特定化学物質障害予防規則→2143

塩素イオン移動 chloride shift ［**塩素シフト，ハンバーガーの移動**］ 静脈血において炭酸ガスは赤血球内に入り，炭酸脱水酵素の作用による水和反応により重炭酸イオンが産生される．この際，電気的中性を維持するために赤血球の膜内外を通じて行われる塩素イオンと炭酸水素イオンの等価交換をいう．[1213]

塩喪失型先天性副腎過形成 salt-losing form of congenital adrenal hyperplasia 通常は副腎性器症候群の一病型である 21-ヒドロキシラーゼ欠損症の塩喪失型をいう．21-ヒドロキシラーゼが欠損すると，コルチゾールの生成が減少し，その血中濃度が低下する．その結果ネガティブフィードバックを介して，下垂体前葉からの副腎皮質刺激ホルモン(ACTH)分泌亢進により副腎皮質が刺激され，副腎皮質の過形成がみられる．常染色体劣性遺伝で，症状としては男性化症状，電解質異常(血清ナトリウム低下，カリウム上昇)，プロゲステロン上昇，尿中 17-OHCS 増加，17-KS 増加を認める．新生児期に嘔吐，脱水，急性副腎不全を起こし死亡することが多い．[858] ⇨参21-ヒドロキシラーゼ欠損症→9

塩素ガス中毒 chlorine gas poisoning 塩素は有毒で強い刺激臭をもつ黄緑色の気体で，酸化剤，漂白剤，有機塩素製品，塩化物などの原料として，また金属工業，殺菌，ゴム製造，スズ再生などにも用いられる．水分に触れると次亜塩素酸と塩酸になる．接触および吸入によって眼および粘膜に強い刺激性を与え，炎症を起こす．症状は曝露数分以内に出現し，重篤な場合には 24 時間以内に死亡する．頭痛，眼や呼吸器の粘膜刺激症状のほか，水に溶けることで塩酸や活性酸素を生じ，潰瘍形成などの塩酸中毒症状も伴う．肺ではうっ血，肺水腫も生じることにより，胸痛，喀痰，喀血がみられる．また 100 ppm をこえる曝露では瞬間的な呼吸困難，徐脈，チアノーゼ，ショック，心室性不整脈をきたし，1,000 ppm をこえると即死．皮膚接触時には局所の水疱形成や刺激症状のほか，顔面などに塩素痤瘡を生じることもある．吸入時の治療は，毒物の除去(新鮮な空気下に患者を移送して酸素吸入，安静，保温)を行い，肺水腫対策として気管挿管，人工呼吸器により呼気終末陽圧(PEEP)をかけるなど急性呼吸窮迫症候群(ARDS)に準じた管理を行う．その後，対症療法(代謝性アシドーシスの補正，二次感染予防に抗生物質を投与，気管支拡張薬の投与など)．接触時の治療は，水で徹底的に洗浄する．[1312]

鉛則⇨同鉛中毒予防規則→2196

塩素血症　chloremia⇨同クロル血症→847

塩素痤瘡(ざそう)　chlor acne　［クロル痤瘡(ざそう)］　塩素ガスやクロロベンゼン，ポリ塩化ビフェニル(PCB)などの塩素化合物に曝露されることにより顔面中心に前胸部や四肢に生じる，にきびに似た毛孔一致性の丘疹．通常のにきびより疼痛が強い．[1312]　⇨参油症→2860

塩素シフト　chloride shift⇨同塩素イオン移動→381

塩素需要量　chlorine requirement⇨同塩素要求量→382

塩素要求量　chlorine demand　［塩素需要量］　水中の有機物や還元性物質によって消費される塩素の量であり，上下水や工場廃水の消毒，塩素酸化の際に用いられる塩素の量．例えば，上水の塩素消毒では，上水に塩素を注入すると，臨界点を過ぎるまで塩素は消費されるが，臨界点を過ぎると遊離塩素が生じ始める．この際の残留塩素が所定の濃度になるために必要な水１Ｌ当たりの塩素添加量(mg)のこと．通常，試水に塩素を加え，塩素要求量計によって測定する．[1169]

エンダー釘(てい)　Ender condylocephalic nail　［可撓性骨髄内ピン，エンダーピン］　1970 年エンダー Ender らは，大腿骨頸部外側骨折に対して，先端の彎曲した可撓性 flexible のある３本の細いピンを，大腿骨顆上部内側より大腿骨骨髄内に刺入して内固定する方法を開発した．1974 年に釘の形状を改良し，３本以上のピンによる内固定法を確立し，現在に至る．その後，大腿骨骨幹部骨折や脛骨骨幹部骨折など他の部位にも応用されるようになった．エンダー Josef Ender(1915-80)はオーストリアの外傷外科医．[944]　⇨参キュンチャー釘(てい)→747

エンダーピン　Ender pin⇨同エンダー釘(てい)→382

延滞破水　delayed rupture of membrane⇨同遅滞破水→1971

円柱　cast，cylinder　［尿円柱］　尿中の有形成分の１つ．約 10 mL の尿を 1,500 回転，10 分間の遠心沈殿を行い遠心管底部の沈殿物(尿沈渣)を顕微鏡で観察する．ムコタンパクを基質として尿細管の中で形成される．赤血球を取り込んで形成された赤血球円柱，白血球を取り込んで形成された白血球円柱，上皮細胞およびその残骸物を含んだ上皮円柱，上皮円柱が尿細管腔内で陳旧化して変性した顆粒円柱，糖タンパク質と血清アルブミンが結合し濃縮されてゲル状となった硝子円柱，光をよく屈折する無構造な蝋様円柱，ヘモグロビンが凝集して形成されたヘモグロビン円柱，尿細管上皮細胞が脂肪変性した脂肪円柱，〔腎〕皮髄円柱，慢性腎不全のネフロンの特徴である幅広の円柱が形成される腎不全円柱などがある．赤血球円柱は糸球体腎炎の診断に有意である．[118]

円柱細胞性癌　cylindrocellular carcinoma⇨同円柱上皮癌→382

円柱細胞層　columnar cell layer⇨同基底層→694

円柱腫　cylindroma　［スピーグラー腫瘍，スピーグラー内皮腫，ターバン腫瘍］　良性の皮膚付属器腫瘍でアポクリン汗腺系由来と考えられている．頭部に好発し，多発するときはターバン腫瘍 turban tumor と呼ばれる．臨床的には紅色調，表面平滑な半球状腫瘤で，病理組織学的に構成細胞は小型で表皮基底細胞に類似し，腫瘍胞巣のジグソーパズル様増殖と胞巣周囲の好酸性硝子様物質を特徴とする．[356]

円柱状気管支拡張〔症〕　cylindrical bronchiectasis　［紡錘状気管支拡張〔症〕］　気管支の一部に起こる非可逆性の拡張のうち円柱状に拡張した状態．円柱状気管支拡張のほかに嚢状気管支拡張がある．幼児期の肺炎や気管支炎が，気管支壁に変形，拡張を残したものと考えられる．気管支造影により確認されるが，コンピュータ断層撮影(CT スキャン)でも確認される．症状のないものもあるが，慢性に咳や痰，血痰，喀血の症状を呈するものも多い．ときおり肺炎を起こすことがある．[953]

円柱上皮　columnar epithelium　上皮組織の１つで，組織標本で長方形(円柱状)の細胞が並んで見えることから円柱上皮と呼ばれる．実際には，円柱状の細胞同士が隣接して圧迫されるため，水平断面では多角形を呈する．腸管粘膜の単層円柱上皮では管腔面に微絨毛が発達して表面積を広げている．このため，活発な吸収と分泌が行われている．[1044]　⇨参上皮組織の名称と機能→1456

円柱上皮癌　cylindrical epithelial carcinoma　［円柱細胞性癌］　癌細胞が円柱上皮からなるものを指す．立方細胞からなる癌を立方細胞癌といい，両者は移行する．腺癌の形態的な特徴(円柱細胞や立方細胞といった特徴)による表現である．胃癌，大腸癌，膵癌などでみられるが，この名称を使用する意義はないので，実際の病理診断で使用することはほとんどない．甲状腺の乳頭癌の亜型として，円柱細胞型 columnar cell variant があるが，このタイプは通常の乳頭癌と比較して予後が不良とされている(この亜型の存在を認めない研究者もいる)．[782]　⇨参腺癌→1752

円柱レンズ　cylindrical lens　前後を２つの円柱面または円柱面と平面で囲まれたレンズ．そのレンズ内を通る光束のうち，ある特定の方向の光束を収束(凸レンズ)または拡散(凹レンズ)させる働きをもつ．ある特定方向の屈折を矯正したい場合，具体的には乱視の矯正の場合に用いられる．[257]

延長拡張症　dolichoectasia　［紡錘状拡張症］　動脈の一部が異常に拡大・延長・蛇行した状態．頭蓋内の動脈では椎骨脳底動脈系に多く，脳血流が低下して脳血管障害を起こしやすい．また蛇行による脳神経の圧迫で，神経症状を呈することが知られている．[274]

延長性収縮　lengthening contraction⇨同遠心性収縮→380

炎帝⇨同神農(しんのう)→1594

エンテロウイルス〔属〕　*Enterovirus*　小型 RNA ウイル

スのピコルナウイルス科の中で，ヒトに病原性をもっているものはエンテロウイルス属とライノウイルス属の2種類である．エンテロウイルス属の中には，ポリオウイルス，コクサッキーウイルス，エコーウイルス，その他のエンテロウイルスが存在する．エンテロ entero とは「腸」の意味で，ヒトの腸管から分離されたことからその名前がついているが，腸管感染症以外に無菌性髄膜炎，心筋炎，発疹症と数多くの疾患の原因となっている．エンテロウイルスによる感染症は夏から秋にかけて多くみられ，夏かぜの手足口病やヘルパンギーナの原因ウイルスも，エンテロウイルスである．[1113]

エンテロガストロン enterogastrone 胃酸分泌抑制因子として知られているが実体は現在も不明である．セクレチンはエンテロガストロンの1つであり，腸相における胃酸分泌抑制に重要な役割を果たしている．[987] ⇨参セクレチン→1727

エンテロキナーゼ enterokinase ［**エンテロペプチダーゼ**］ 小腸上皮細胞の刷子縁膜で分泌され，トリプシノーゲンを膜結合酵素で活性化させ，トリプシンに変化させる酵素．構造は41％が多糖類からできており，タンパク分解力の強い膵液の消化酵素にも容易に分解されない．[842]

エンテロキナーゼ欠損症 enterokinase deficiency 十二指腸上皮細胞でつくられ，トリプシノゲン，キモトリプシノゲンなどチモーゲンを活性酵素にするエンテロキナーゼが欠損する先天性疾患．微絨毛も酵素の欠損のため吸収不全症候群を呈している．悪臭のある大量の脂肪便，腹部膨満感，やせ，発育遅延，筋緊張低下，貧血などの症状がある．[987]

エンテロクリニン enterocrinin 消化管ホルモンとは認定されないが，それに近い活性ペプチドの1つ．近年消化管ホルモン研究の急速な進歩により種々発見，報告されている．ほかにガストロン gastrone，コヘリン coherin，デュオクリニン duocrinin，インクレチン incretin，ビリキニン villikinin などがあり，現在研究が進められている．[987]

エンテログルカゴン enteroglucagon ［**腸管グルカゴン，グルカゴン様免疫反応物質**］ 膵以外の腸管に分布するグルカゴン免疫活性ペプチド．分泌細胞はL細胞．膵グルカゴンもエンテログルカゴンも同じ前駆物質からつくられるが，膵と腸でプロセッシングが異なり，別のものとして産生される．消化管ではプレプログルカゴンはグリセンチンとGLP-Ⅰ(グルカゴン様ペプチド-Ⅰ；glucagon-like peptide-Ⅰ)とGLP-Ⅱになる．グリセンチンはさらにオキシントモジュリンとGRPP(グリセンチン関連膵ペプチド glicentin related pancreatic peptide)に分かれる．GLP-Ⅰの活性型であるGLP-Ⅰアミドにはインスリン分泌促進作用があり，腸管-膵B細胞相関 entero-insular axis の因子と考えられている．[991]

エンテロコッカス〔属〕 *Enterococcus* ［**腸球菌**］ ストレプトコッカス *Streptococcaceae* 科に属する細菌で，グラム陽性の球菌．ヒトの腸内常在細菌の1つで，6.5％食塩濃度または45℃の環境下でも増殖でき，多くの抗生物質に耐性．ヒトの尿路感染症，亜急性心内膜炎や日和見感染症の原因．[324]

エンテロトキシン enterotoxin；ENT ［**腸管毒素**］ 細菌などの微生物が産生し，腸管に作用して，嘔気・嘔吐，下痢などの症状を起こす毒素．代表的なものとしては，ブドウ球菌食中毒の原因となる黄色ブドウ球菌の耐熱性のエンテロトキシンや，毒素原性大腸菌，コレラ菌が産生するエンテロトキシンなどがある．しかし，その物理化学性状，作用メカニズムはさまざま．[324]

エンテロバクター〔属〕 *Enterobacter* 腸内細菌科 *Enterobacteriaceae* に属するグラム陰性桿菌．ヒトや動物の腸管内に常在し，下水・河川水，土壌などに分布．ヒトに日和見感染症を起こす．エンテロバクター菌 *E. cloacae*，エンテロバクター・アエロゲネス *E. aerogenes* などの種がある．[324]

エンテロペプチダーゼ⇨同エンテロキナーゼ→383

遠点 far point，remote point 調節が完全に働かない状態で，網膜中心窩に結像する外界の点のこと．正視であれば遠点は無限遠方である．近視では眼前に，遠視では眼球後方にあるため，近視では遠点より遠くは焦点が合わず，遠視では調節力をこえた近方より近くには焦点が合わない．[1601] ⇨参近点→801

円筒状視野 tubular visual field ［**心因性視野狭窄**］ 眼や脳に器質的な異常がないにもかかわらず，筒でのぞいているような視野狭窄が出現する状態．距離が変化しても視野の大きさが変わらない特徴的な所見を示す．心因性の障害とされる．ヒステリーの転換性症状であり，アメリカ精神医学会 DSM-Ⅳ-TR では転換性障害にあたる．[1435] ⇨参転換性障害→2077，管状視野→611

遠藤培地 Endo medium サルモネラ，赤痢菌の分離培地として以前は広く用いられていたが，今日では水中の大腸菌数検査に用いるのみ．ピンク色の地を背景にして，乳糖非分解菌は無色透明のコロニーをつくり，分解菌はコロニー自身とその周囲が赤変する．選択性はない．使用法は次のとおり．①普通寒天100 mLを溶解する．②乳糖15 gを加えよく混合する．③これにフクシンのアルコール飽和液を1.5 mL加えれば鮮紅色となる．④50℃まで冷やしたのち，10％の亜硫酸ナトリウム液を少しずつ加え，フクシンが還元されて次第に色があせ，薄桃色になったところで止める．[304]

鉛毒性歯肉炎 lead gingivitis ［**鉛中毒性歯肉炎**］ 慢性の鉛中毒による歯肉の炎症で，鉛を取り扱う職業にみられた．体内吸収された金属は慢性炎症の存在する部位に蓄積し，歯肉縁に黒褐色の帯状沈着や歯肉辺縁に鉛縁と呼ばれる線状ラインがみられる．現在は環境改善，コンプライアンス(法令順守)によりほとんどみられない．[434]

エンドクリン endocrine⇨同内分泌→2190

エンドクリンコントロール《乳汁分泌の》 endocrine control of lactation 乳児が乳頭，乳輪を吸啜(きゅうてつ)する刺激が脊髄経由で視床に伝わり，視床下部でプロラクチン抑制因子 prolactin-inhibiting factor(PIF)とプロラクチン放出ホルモンが分泌されることによって，下垂体前葉からのプロラクチン分泌が促される．分泌されたプロラクチンにより腺房細胞で乳汁が産生される．同時に乳頭，乳輪の吸啜刺激により視床下部オキシトシン分泌細胞が刺激され，下垂体後葉からオキシトシンが分泌される．オキシトシンは，腺房を網目状に取り囲んでいる筋上皮細胞を収縮させ，射乳反射を起こす．これによって母乳が腺房腔から乳管に押し出され，乳管口から出るという内分泌的調整を行っている．プロラクチンは乳頭，乳輪への刺激により分泌される．オキシトシンは乳首への刺激のほかに，母親が乳児を見る，さわる，声を聞く，においをかぐ，乳児のことを考えることによっても分泌される．一方，母親が強い痛み，猜疑心，羞恥心，不安を感じるとオキシトシンの分泌は抑制される．このほか，乳汁分泌にはコルチゾールや甲状腺刺激ホルモンも関与している．[180] ⇨参オートクリンコントロール《乳汁分泌の》→398

エンドサイトーシス endocytosis ［**細胞内取り込み〔作用〕，飲食作用**］ 細胞が細胞膜の陥入による小胞の形成によって，細胞外の種々の分子を細胞内へ取り込む作用．小さな小胞で液体や溶質を取り込むピノサイトーシス(飲作用)と，比較的大きな小胞で細菌や細胞破片などを取り込むファゴサイトーシス(食作用)に大別される．前者はほとんどの細胞で，後者は白血球や網内系細胞でみられる．[462]

エンドセリン endothelin；ET 血管内皮細胞から分泌される血管収縮作用をもつ物質で，21 個のアミノ酸残基からなるペプチド．強力な血管平滑筋収縮を起こし，持続性の昇圧作用を示す．中枢神経系や消化器系に限らず広範に産生される．高血圧，動脈硬化，心筋梗塞，脳血管れん縮への関与が指摘されている．⇨参血管収縮因子→900

エンドセリン受容体 endothelin receptor エンドセリン(ET)は，主に血管内皮細胞で産生される ET-1 のほか，異なる遺伝子によってコードされる 2 つのアイソフォーム(ET-2，ET-3)が存在する．ET の受容体には ET-1，ET-2 に親和性を有する ET-A 受容体と，アイソフォーム非選択性の ET-B 受容体の 2 種類がある．いずれも 7 回膜貫通型，G タンパク質共役型受容体である．ET-A 受容体は血管平滑筋に，ET-B 受容体は血管内皮細胞に発現し，それぞれが直接の血管収縮作用と NO(一酸化窒素)やプロスタサイクリンを介した血管拡張作用という拮抗した働きをもつ．しかし，部位や病態によっては血管平滑筋にも ET-B 受容体が発現し，血管収縮や細胞増殖に働いている場合もある．その他，これら受容体は神経細胞や多くの間葉系細胞に発現し，多彩な生理機能をつかさどる．ET 受容体拮抗薬が開発され，降圧薬，経皮経管冠状動脈形成術(PTCA)後の再狭窄予防薬として期待されている．[1047]

煙突掃除人癌⇨同陰嚢癌→303

エンドトキシン endotoxin ［**内毒素，菌体内毒素，細菌内毒素**］ 特にグラム陰性菌の菌体内に存在し，細菌内毒素ともいわれ，細菌が死んで体内で崩壊したときにはじめて放出される毒素．この毒素の働きにより下痢を伴うショック状態，発熱，悪寒，出血や白血球減少などさまざまな症状が出現する．重症の状態をエンドトキシンショックという．[371,110]

エンドトキシン血症 endotoxemia グラム陰性桿菌が有するエンドトキシンが血液内に移行し，血中エンドトキシンが陽性の場合をいう．通常臨床においては，SIRS(全身性炎症反応症候群，systemic inflammatory response syndrome)で表現されるような病態のうち，敗血症症例でさらに血中エンドトキシンが陽性の患者に使用される病名である．ときとして敗血症性ショックを伴う．エンドトキシンは生体を重篤化させる炎症反応カスケードのカギとなる物質で，病態の引き金となる因子として重要な役割を担っている．[484] ⇨参敗血症→2335，PMX→96

エンドトキシンショック endotoxin shock⇨同敗血症性ショック→2336

エントナー・ドドロフ経路 Entner-Doudoroff〔glycolytic〕pathway エントナー N. Entner とドドロフ M. Doudoroff がシュードモナス *Pseudomonas* で見いだした糖の代謝経路．多くの細菌は糖をエムデン・マイヤーホフ Emden-Meyerhof 経路によってピルビン酸に分解するが，シュードモナスなどではこれ以外の経路で，ブドウ糖を 2-ケト-3-デオキシ-6-ホスホグルコン酸に分解し，これをアルドラーゼによりピルビン酸とグリセルアルデヒド 3-リン酸とする．[324]

エンドヌクレアーゼ欠損症 endonuclease deficiency エンドヌクレアーゼは DNA 鎖の内部でリン酸ジエステル結合を加水分解して切断する酵素．DNA 修復系の一部をなし，損傷した DNA 鎖から損傷部位のヌクレオチドを除去する．その後，DNA ポリメラーゼや DNA リガーゼの働きによって DNA 鎖は修復される．紫外線により二本鎖 DNA の一方にチミン二量体が形成されると発癌の危険性が高まる．ヌクレオチドの除去・修復 nucleotide excision repair(NER)過程に遺伝的な欠陥を有する色素性乾皮症では，日光により皮膚癌が誘発される．[437]

エンドメトリオーシス endometriosis；EM⇨同子宮内膜症→1255

エンドユロロジー endourology 泌尿器科領域内視鏡学の意味．従来，泌尿器科では経尿道的内視鏡検査および手術が発達していた．経尿道的手術としては前立腺切除術，膀胱腫瘍切断術，膀胱砕石術，尿管砕石術などがあげられる．近年，経皮的腎盂鏡による操作が普及し，さらに最近では腹腔鏡を用いた腹腔鏡下手術が導入された．今日これら内視鏡を用いたさまざまな検査や処置，手術を総称してエンドユロロジーと呼んでいる．エンドユロロジーの発達によって泌尿器科領域の多くの検査，治療が低侵襲に行えるようになった．[1431]

エントラップメント・ニューロパチー ⇨同絞扼(こうやく)性神経障害→1063

エンドリン中毒 endrin poisoning エンドリンは有機塩素剤の一種で殺虫薬として用いられていたが，現在では製造中止となっており環境ホルモン物質として知られている．作業による曝露のほか，自殺に用いられて中毒症状を起こすこともある．あらゆる経路から吸収され，急性中毒としては頭痛，嘔気・嘔吐，いらいら感，痙攣，意識消失，失禁を生じ，死亡することがある．心筋・肝・腎障害も認められる．慢性中毒では食欲不振，体重減少，神経過敏などが認められる．治療は全身管理(輸液，呼吸管理)，鎮痙薬による痙攣のコントロール，ステロイド剤投与など．[1312] ⇨参有機塩素系殺虫薬中毒→2847

エンドルフィン endorphin 活性ペプチドの一種で，α エンドルフィン，β エンドルフィン，γ エンドルフィンの 3 種がある．脳，下垂体，消化管，リンパ球などで生成され，モルヒネと同じくオピオイド受容体に結合して作用する．脳内では痛覚中枢に働いて痛みを和らげる，あるいは性機能中枢の機能に影響するとされているが，消化管や免疫細胞での作用には不明な点が多い．[1260]

エンドレスループ頻拍 endless loop tachycardia；ELT⇨同無限旋回環頻拍⇀2783

エントロピー entropy クラウジウス Rudolf J. E. Clausius（1822-88）が熱力学の分野で創設した用語で，エントロピーの増加量＝系に流入してきた熱量/系の温度と定義した．その後ボルツマン Ludwig E. Boltzmann（1844-1906）が統計力学的概念を導入し，エントロピー＝ボルツマン定数×log（温度分布の状態の数）と定義した．つまり，エントロピーとは不確定性（確率の逆数）の対数に比例し，物質やエネルギーの乱雑さ（無秩序さ）の度合いを表す量である．閉鎖された系ではエントロピーは必ず増大する（熱力学第2法則）．エントロピーの増大を抑えるにはエネルギーが必要となる．生物が生存するためには組織の秩序を維持しなくてはならないので，エネルギーを使って生体内のエントロピーの増大を抑えている．情報エントロピーという用語もあるが，エントロピーの概念を情報理論に導入したもので，情報の不確定性の度合いを表す量である．[737]

エンバーミング embalming ［**遺体衛生保全**］ 長期保存を目的に遺体に殺菌・消毒や防腐処置を施したり，身体の一部が外傷や癌などの病気により形状変化した場合に，生前の写真などをもとに修復したり特殊な化粧を施して復元する技法をいう．[1067] ⇨参死後の処置⇀1271

円背（えんぱい） hump back，round back 胸・腰椎が緩やかに後彎して円形を呈する姿勢をいう．その多くは骨粗鬆症の進行とともに，椎体の圧迫骨折や背筋力の低下に基づき生ずる．青少年期にみられる円背にショイエルマン Scheuermann 病（青年性亀背）がある．[944] ⇨参亀背（きはい）⇀702

燕麦（えんばく）**細胞癌** oat cell carcinoma これまで肺の小細胞癌の一亜型として用いられていたが，新 WHO 分類（1999）やそれに完全に沿った新学会分類（2003）では燕麦細胞癌の名称は使われなくなった．組織学的には腫瘍細胞は小型で，N/C（核/細胞質）比は高く，充実胞巣状あるいはロゼット様ないしリボン状配列を示す腫瘍に対して分類されていたが，小細胞癌として一括された．[925] ⇨参小細胞癌⇀1433

エンパワーメント empowerment エンパワーメントは「em（〜を与える）」という接頭語が示すようにパワーを与えるという意味であり，単なる権限委譲とは異なる．もとは法律用語として公的，法的に人に権利を与えるという意味で使われてきた．1960年代以降は女性の能力開発，経営，教育，社会福祉など多岐にわたる分野で使われており，統一された定義はない．しかし，あるコンテクストの中で，無力だと思われている個人やグループの潜在能力を認め，意思決定や参画の機会を提供することで，その個人やグループがパワーを自覚し，発揮していく過程であることが共通の認識としてとらえられる．エンパワーメントによって，そのコンテクストの中でのパワーの再配分が行われるのである．[401] ⇨参障害論⇀1423

エンハンサー enhancer 真核細胞およびそのウイルスのゲノムに存在し，近傍の遺伝子の転写を著しく促進するDNA塩基配列．シスに作用し，転写開始点との距離や相対位置，配列の方向性によって大きな影響を受けない．また，異なる遺伝子に接続しても転写を促進しうる．[462]

円板状エリテマトーデス⇨同皮膚紅斑性狼瘡（ろうそう）⇀2472

円板状黄斑変性症 disciform macular degeneration 黄斑部の網膜下や網膜色素上皮下に，白色または黄白色の円板状の隆起性病巣を形成したもの．加齢黄斑変性症や強度近視，網膜色素線条などに伴う脈絡膜新生血管が退縮したあとの終末像で，膠原線維を主体とする瘢痕性病変．[1309]

円板状角膜炎 disciform keratitis 単純ヘルペスウイルスによる実質型角膜ヘルペスの一型である．円板状の角膜実質の浮腫と混濁を伴う．実質病変に一致して角膜後面沈着物を伴うことが多い．ウイルスに対する免疫反応と考えられ，単純ヘルペスウイルスに対する抗ウイルス薬と副腎皮質ホルモン剤を用いて治療する．[888] ⇨参ヘルペス性角膜炎⇀2639

円板状紅斑性狼瘡（ろうそう）⇨同皮膚紅斑性狼瘡（ろうそう）⇀2472

円板状赤血球 discocyte ［**正常赤血球，正赤血球，ディスコサイト**］ 正常な赤血球のこと．正常な状態の赤血球は両面の中央がくぼんだ円板状の形態を示すため，このように呼ばれる．[656]

円板状半月板 discoid meniscus⇨同円板状メニスクス⇀385

円板状メニスクス discoid meniscus ［**円板状半月板**］ 脛骨関節面の辺縁部のみでなく，中央部まで覆う半月板をいう．欧米ではまれであるが，日本人にはよくみられる形態異常（本来は三日月状の半月板が円板状となる）で，5％の発生率といわれる．ほとんどが外側半月板に生じ，左右両側性が多く，形態も相似形である．脛骨関節面を完全に覆う完全型と，完全には覆わないものの大腿骨外側上顆最下点を越えている不完全型とがある．いずれも正常半月より厚く大きいため，ねじり動作で損傷されやすく，特に水平断裂を生じやすい．また成長期に損傷しやすい．[944]

円板電極 disk electrode 脳波測定など生体表面の電位測定のために用いる，皮膚に伝導性ペーストなどで装着する電極．通電性と酸，アルカリへの安定性を考え，銀，ステンレス，白金が使われる．[1594]

鉛筆芯状軟化 pencil-shaped softening 脊髄においてのみみられる特異な軟化で，脊髄を鉛筆にたとえれば，芯が抜け中心部に穴のあいたような形をしているためにこのように呼ばれている．脊髄中心管後方から後索深部の白質にみられる円形の境界明瞭な軟化空洞で，縦にいくつもの髄節にわたり細長く形成される．脊髄外傷や脊髄圧迫性障害によって発現することが多い．発生には脊髄の循環障害説と機械的要因説がある．[475]

エンピリック治療 empiric therapy ［**経験的治療**］ 起炎菌の特定を待たずに，流行中の細菌感染情報や市中肺炎ガイドラインに依拠して，抗菌薬治療を行うこと．経験的治療ともいう．細菌性肺炎と非定型肺炎などの市中肺炎では，喀痰グラム染色などにより病原微生物が特定できれば，感受性を有する適切な抗菌薬の選択が可能である．しかし，外来治療の現実では，依頼した培養の結果が判明するまでに数日間かかるうえ，培養を行っても起炎菌が特定できないことも多い．その一方で，受診した感染症患者は急速に容態を悪化させる場合があるので，確定診断を待つことなくただちに治療を開始する必要がある．エンピリック治療では患者背景，重症度から病原微生物を推定して抗菌薬の投与が開始される．エンピリック治療の弊害として，安易に広域スペクトラムの抗菌薬を乱用することによる耐性菌の出現が問題視されている．

エンプティセラ症候群 empty sella syndrome⇨同トルコ鞍空洞症候群→2169

え

塩分欠乏症候群 low salt syndrome ［塩類喪失症候群］ 種々の病因による腎尿細管障害の結果起こる，まれな病気である．副腎皮質不全症と類似し，腎臓からの塩化ナトリウムの異常な喪失が起こり，低ナトリウム血症，高窒素血症，アシドーシス，脱水症および脈管虚脱を伴う．塩類喪失性腎炎やソーン Thorn 症候群ともいわれる．[987]

塩分喪失性腎炎 salt-losing(wasting) nephritis ［塩類喪失性腎炎，ソーン症候群］ 尿細管の再吸収機能の障害により腎臓から多量にナトリウムが喪失したために生じた腎炎．慢性腎盂腎炎，間質性腎炎などの経過中にみられる．とりわけ間質性腎炎では，ナトリウム喪失傾向となると塩分喪失性尿毒症をきたし，腎不全へと進行することがある．通常，腎内のナトリウムが欠乏すると血漿浸透圧の低下を伴う低張性脱水症，血清中のナトリウム濃度が正常以下に低下するナトリウム欠乏性低ナトリウム血症，血漿浸透圧が正常以下に低下するナトリウム欠乏性低浸透圧血症などが生じる．ナトリウムの喪失による症状としては，筋・全身痙攣，悪心・嘔吐，脈拍微弱，血圧低下などがみられる．治療は，ナトリウム濃度の回復を目的としたナトリウムの補充．[858]

塩分喪失性尿毒症⇨参塩分喪失性腎炎→386

エンベロープ envelope ［外殻，外被膜］ ウイルス粒子の外殻糖タンパク質で，多量体を形成し電子顕微鏡ではスパイクとして観察される．ウイルスが細胞に感染する最初の段階で，細胞側の受容体と結合しウイルスが細胞に感染し侵入するための働きをする．[1113]

遠方視力 far vision⇨同遠見視力→377

塩味 salty taste, saltiness ［塩から味］ 4つの基本味のうちの1つ．塩の解離によって生じるイオン(ナトリウムイオンなど)や，いくつかの有機化合物(リジルタウリン，オルニチルタウリンなど)が，塩味を呈する．[842]

遠雷様雑音⇨同輪転様雑音→2953

塩類下剤 saline cathartics 腸粘膜からはほとんど吸収されず，腸内で難溶性の塩となって腸管内の浸透圧を高めることにより，腸管壁の水分保持および腸管腔への水分移行を促進して腸管内容物を増加させ，その刺激で蠕動運動を亢進して緩下作用を発現する．多量の水を摂取すると効果が高まる．酸化マグネシウム，硫酸マグネシウム，硫酸ナトリウム，炭酸マグネシウム，水酸化マグネシウム，クエン酸マグネシウムなどがあり，習慣性がなく，慢性便秘の長期投与に適する．[204,1304]

塩類喪失型先天性副腎皮質過形成 salt-losing form congenital adrenal hyperplasia 先天性副腎過形成症は，副腎コルチゾール合成酵素の先天性欠損によって生ずる疾患で，遺伝子異常に基づいて種々の病型をもって発病している．慢性のコルチゾール欠乏をきたしフィードバック機構により副腎皮質刺激ホルモン(ACTH)過剰と副腎過形成をもたらす．この酵素欠損症の1つに21-ヒドロキシラーゼ欠損症がある．これは塩類喪失型(75%)と単純男性化型(25%)とに分けられる．塩類喪失型の症状は，男性化のほかに塩喪失症状(血圧低下，血清ナトリウム低下，血清カリウム上昇，アシドーシス)である．[987] ⇨参先天性副腎過形成→1787，21-ヒドロキシラーゼ欠損症→9

塩類喪失症候群 salt losing syndrome⇨同塩分欠乏症候群→386

塩類喪失性腎炎⇨同塩分喪失性腎炎→386

塩類貯留 salt retention 体内の塩類，主にナトリウムが過剰な状態を指す．体内に蓄積されたナトリウムは体液の浸透圧を上昇させ，飲水量を増加させる．それと同時に抗利尿ホルモン(ADH)の分泌亢進により，水分の再吸収が促され，血清ナトリウム濃度と体液浸透圧は正常域内に保持される．ただし細胞外液量は増加をみる．これはすなわち，ナトリウムの貯留は血清ナトリウム濃度の上昇を表すのではなく，細胞外液の増加として表されることを意味する．ナトリウム貯留の原因としては，ネフローゼ症候群や慢性腎不全などによるナトリウム排泄の減少があげられる．[858]

塩類尿 chloriduria 採尿中に含まれる多くの塩類が時間がたつにつれて析出し，混濁してくるもの．健常成人でも，リン酸，尿酸，シュウ酸などの塩類は尿中に排泄されており臨床的意味はない．しかし，アルカリ尿でみられるリン酸塩尿症や，酸性尿でみられるシュウ酸塩尿症などでは病的結晶がみられ結晶尿と呼ばれる．[1468]

塩類排泄⇨同塩類利尿→386

塩類利尿 saluresis ［塩類排泄］ 塩類，主にナトリウムの尿中への排泄が増加した状態を指し，通常，等張性の多尿を伴う．糸球体で濾過されたナトリウムのほとんどすべては尿細管で再吸収され，約1%のみが最終的に尿中に排泄される．そのため，ナトリウムの尿中への排泄は，主に尿細管のナトリウム再吸収の調節によって行われている．[858]

お

老い aging, old age ［**老化**］ 人間が加齢に伴って経験する，ライフサイクルにおける全人的変化の不規則かつ不連続な一過程．ライフサイクルの最終段階として迎える死と隣り合わせに結びつけられることが多く，ゆえに生命体としての終焉に向かう，衰退，低下，悲哀などといったネガティブなイメージによって社会的に一般化されることが多い．さらに，「老い」を生きることの意味や，「老い」を生きる人の価値までが，そうした社会や文化によって規定されることがある．しかし「老い」を生きることの意味や価値は，まさにその「老い」を生きている人自身によってのみ創造されていく．鷲田清一は，だれもがいずれは迎えるべき「老い」に対して社会全体が希望を見出せず，「老い」そのものを社会の中で把持しきれない今日的状況を「老いの空白」と表現した．だれもが社会の中で主体的に生きていける「老い」を，社会と個々人とが模索していくことが必要となる．[144] ⇨参エイジング→344

オイグロブリン⇨同ユーグロブリン→2849

オイタナジー⇨同安楽死→212

オイルバス oil bath オリーブ油など皮膚への刺激が少ないオイルを脱脂綿やガーゼに含ませて清拭する方法．操作が簡単で時間がかからず，体温やエネルギーの喪失が少ないことから，かつては新生児の清拭として用いられることがあった．[927]

オイレンブルク症候群 Eulenburg syndrome⇨同先天性パラミオトニー→1786

横位 transverse presentation, transverse lie 子宮内において母体の縦軸に対して，胎児の縦軸がほぼ直角をなす胎位で異常の1つ．妊娠前半期にみられる場合，自然に頭を下にした縦位になることが多い．分娩時の横位は0.3%と頻度が低いが，この場合，帝王切開の適応となる．[1323] ⇨参遷延横位→1750

横臥位 recumbent position, side lying position⇨同側臥位→1831

横隔神経 phrenic nerve 頸神経叢の中で第3-5頸神経(C_3-C_5)から起こる．横隔膜の筋運動を支配するとともに，壁側胸膜(肺を包む膜)と心膜(心臓を包む膜)の感覚にもかかわる．ただし，横隔膜の辺縁部の感覚は肋間神経の感覚枝による．横隔神経は前斜角筋の前を下行し，鎖骨下動静脈の間から胸腔に入り，壁側胸膜と心膜との間を下行して横隔膜に至る．横隔膜が高位の頸神経支配を受けるのは，発生初期に横隔膜の原基が心臓原基の尾側で頸の筋として形成され，胸腔の発達に伴って心臓とともに下方へ移動したことによる．横隔膜は胸腔底の壁で，弛緩時はドーム状に胸腔内に突出して胸腔を狭め，収縮時は平坦になり胸腔を拡大する．このことから，肺の呼気，吸気を調節する最も重要な呼吸筋として働く．横隔神経麻痺，その他の損傷により，横隔膜の運動が阻害されると，胸腔は狭められたままになり呼吸機能に障害が起こる．[1044] ⇨参頸神経叢→861，横隔膜→387

横隔神経電気刺激呼吸 electrophrenic respiration；EPR ［**横隔膜神経ペーシング**］ 頸髄損傷のために自発的な呼吸ができず，呼吸困難に陥っている患者に対し，横隔膜を電気刺激し，人工的に呼吸運動を起こさせること．1948年サーノフ S. J. Sarnoff がはじめて成功し，現在までに300例以上の頸髄損傷患者に用いられている．最長10年以上にわたって経過を観察されている例もある．[791]

横隔神経ブロック phrenic nerve block 局所麻酔薬により横隔神経を遮断すること．末梢性の頑固な吃逆，あるいは横隔膜痛(関連痛としての肩痛)に対して行われる．横隔神経は，C_4(C_3-C_5)を主体とする，横隔膜の運動を支配する運動神経だが，知覚や交感神経も含まれる．第6頸椎横突起の高さよりやや尾側で，胸鎖乳突筋の後縁のすぐ外側後方に触れる前斜角筋の前縁を刺入点とする．合併症として，硬膜外ブロックあるいはくも膜下ブロック，ホルネル Horner 症候群，腕神経叢ブロック，気管や食道の損傷などがある．[367]

横隔神経麻痺 phrenic nerve paralysis(palsy) ［**横隔膜神経麻痺**］ 横隔神経の麻痺によって起こる病変．麻痺側の横隔膜が挙上して呼吸に伴う運動が消失し，換気機能の低下が起こる．両側性麻痺の場合は呼吸不全を起こす．原因は肺癌の浸潤，縦隔リンパ節への癌の転移によることが多い．単純ヘルペス，外傷によることもあるが，原因不明のこともある．男女比では男性，左右比では右側に多い．治療は原因に対して行うが，両側性で呼吸不全の場合には人工呼吸が必要になる．[953]

横隔膜 diaphragm 胸腔と腹腔を分離するドーム型をした線維状の筋肉性隔壁．大動脈，食道，大静脈など，種々の器官が通過する．頸神経叢由来の横隔神経の支配を受け，上下運動によって呼吸運動の主要な役割をする．吸気時には横隔膜の筋肉の緊張により下方に移動し胸腔の容積を増大させ，呼気時には筋肉の弛緩により上方に移動し容積を減少させる．[953]

横隔膜炎 diaphragmatitis, diaphragmitis 横隔膜に起こる限局性の炎症．実際には，横隔膜自体よりも隣接臓器である腹膜あるいは胸膜の炎症が波及して起こることが多い．細菌，アメーバ，旋毛虫などの感染がある．症状は発熱，全身倦怠感，吸気時の下部側胸部の痛みであるが，横隔膜の中心部に炎症がある場合は頸部，肩部に放散する．原因に対して治療する．[953]

横隔膜下降⇨同横隔膜低位→388

横隔膜滑脱ヘルニア sliding hernia of diaphragm⇨同滑脱型食道裂孔ヘルニア→531

横隔膜下膿瘍 subphrenic abscess, subdiaphragmatic abscess 横隔膜直下の腹腔内に起こる膿瘍．多くは虫垂炎，胃・十二指腸潰瘍，胆嚢炎，骨盤腔などの感染症に続発し，多くは右後肝上腔に起こるが，横隔膜下部の各所にも起こる．起炎菌は黄色ブドウ球菌，連鎖球菌，大腸菌，嫌気性菌などで，上腹部痛，胸痛，背部痛，発熱などの症状がある．立位腹部X線撮影により横隔膜下にガスの存在を確認し，CT による膿瘍の存在によって診断する．ドレナージ排膿，抗生物質療法により治療する．[953]

横隔膜挙上症 diaphragmatic eventration ［**横隔膜高位，横隔膜弛緩症**］ 横隔膜が通常の位置より高い位置にある状態．主な原因は横隔神経の障害によるもので，縦隔腫瘍あるいは肺癌の縦隔転移によって起こる．頸椎損傷により横隔神経を損傷することもある．その他，急性灰白髄炎(ポリオ)により両側横隔神経麻痺を起こすことがある．一側性の麻痺ではあまり大きな呼吸障害にはならないが，両側性の場合には重大な呼吸障害となり，人工呼吸などの補助呼吸療法が必要になる．横隔神経麻痺以外で横隔膜が挙上する原因には，胃内ガスの膨満による左側の挙上，肥満による腹腔内脂肪で両側挙上，妊娠末期の胎児によるもの，腹水・気腹などによるものがあり，それぞれ原因に対して対処する．[953] ⇨参横隔神経麻痺→387

横隔膜痙攣 phrenospasm 間代性 clonic 痙攣と強直性 tonic 痙攣がある．強直性痙攣はてんかんや破傷風などで出現する．横隔膜の間代性痙攣をしゃっくり(吃逆)と呼ぶ．横隔膜の痙攣時の強制的呼気時に声門の反射的閉塞が出現し，独特の音が発生する．横隔神経，迷走神経，呼吸中枢のどこかで刺激を受ければ出現する可能性がある．[1272] ⇨参しゃっくり→1358

横隔膜現象⇨同リッテン現象→2927

横隔膜高位 elevation of diaphragm⇨同横隔膜挙上症→388

横隔膜呼吸⇨同腹式呼吸→2535

横隔膜弛緩症⇨同横隔膜挙上症→388

横隔膜神経ペーシング diaphragm pacing⇨同横隔神経電気刺激呼吸→387

横隔膜神経麻痺⇨同横隔神経麻痺→387

横隔膜低位 descent of diaphragm, diaphragmatic descent ［**横隔膜下降**］ 横隔膜が通常の位置より下方に位置する状態．緊張性気胸，肺気腫などで胸腔の拡大や肺の過膨張となったときに起こる．呼吸運動は減少する．重度の場合には酸素吸入，補助呼吸をし，原因の治療を行う．[953]

横隔膜破裂 diaphragmatic rupture ［**外傷性横隔膜ヘルニア**］ 通常は鈍的外傷により下部胸壁や腹部に強い外力が加わり腹腔内圧が急激に上昇したり，また直接外力が横隔膜に加わることにより発生する．鋭的外傷で生ずることもある．破裂は左側に多く，左側では胃，大腸，大網，脾，小腸などが，右側では肝臓が主に胸腔内に嵌入する．診断は胸部 X 線写真で横隔膜の陰影がなく，嵌入臓器(胃泡や腸管ガスなど)が胸腔内に写ることとされるが，はっきりとした所見を有するのは 25-50% で，臨床的に聴診で破裂側の呼吸音が聞かれないことや，強い呼吸困難，胸痛などで診断されることも多い．重症の場合は，換気不全やショックを伴う．また，ヘルニアによる消化器症状を呈することもあり，消化管造影も診断の一助となる．治療は外科的治療による．[484]

横隔膜ペーシング diaphragmatic pacing⇨参横隔神経電気刺激呼吸→387

横隔膜ヘルニア diaphragmatic hernia 先天性の横隔膜欠損部や後天的に開大した裂孔部より，腹腔内臓器が胸腔内に脱出した状態．臓器が腹膜に包まれて脱出する真性ヘルニアと，包まれずに脱出する仮性ヘルニアに分けられる．また，外傷の有無により外傷性ヘルニアと非外傷性ヘルニアに分類される．外傷性には受傷早期の急性期 acute phase，不定な消化器症状を示す潜伏期 latent phase，ある期間を経てから突如脱出をきたし閉塞症状を示す閉塞期 obstructive phase があるが，大半は acute phase である．非外傷性には，ボホダレク Bochdalek 孔ヘルニアなどの先天的横隔膜形成不全による先天性横隔膜ヘルニアと，食道裂孔やモルガーニ Morgagni 孔，ラリー Larrey 孔など横隔膜抵抗減弱部からの脱出である後天性横隔膜ヘルニアに分別される．ただし小児期に生ずるモルガーニ孔，ラリー孔ヘルニアも認められ，これらは胸肋三角部の筋発育不全による先天性疾患である．後天性のうち頻度が高いのが食道裂孔ヘルニアで，横隔膜ヘルニアの 3/4 を占め，滑脱型，傍食道型，混合型に分けられるが，最も頻度が高いのが滑脱型で，壮年期以降に発症し噴門機能障害による逆流性食道炎を併発しやすい．診断は単純 X 線検査やバリウム造影検査などにより行う．食道裂孔ヘルニアは上部消化管内視鏡検査でも容易に観察できる．日常生活に支障がない場合は経過観察や薬物治療でよいが，薬物による治療でも自覚症状の改善を認めない場合や合併症が生じる場合は，外科的治療が必要となる．腹圧上昇をきたす肥満は避けるべきで，食事・運動療法は重要．さらにストッキングやベルトなど腹部を強く圧迫する着衣は避けるなどの自己管理が重要である．[342,1405] ⇨参食道裂孔ヘルニア→1482

横隔膜麻痺⇨参横隔神経麻痺→387

横隔膜裂孔 diaphragmatic aperture 横隔膜にある孔には，大動脈裂孔(下行大動脈とこれを取り巻く交感神経叢，胸管が通る)，大静脈孔(下大静脈が通る)と食道裂孔(食道，迷走神経が通る)がある．3 者の位置関係は，大動脈裂孔が脊柱の前(第 12 胸椎の高さ)に，食道裂孔がその前の筋束の間(第 10 胸椎の高さ)に，大静脈孔はその右前で横隔膜腱中心の肝右葉と肝冠状間膜前葉の境界(第 8 胸椎の高さ)にある．これらの孔，特に食道裂孔は横隔膜ヘルニアの原因となることがある．[399]

横隔膜肋骨角 diaphragm-rib angle⇨同肋骨横隔膜角→3003

黄蛾(おうが)皮膚炎 moth caterpillar dermatitis 黄蛾とはドクガのことで，実質的にはドクガ皮膚炎と同義語と考えられる．ドクガの幼虫には毒針毛と呼ばれる有毒毛が多数存在し，卵，繭，成虫にも毒針毛が付着している．この毒針毛に触れるとかゆみの強い膨疹や紅色丘疹が出現する．治療としてステロイド外用剤が有効．[1123] ⇨参ドクガ(毒蛾)皮膚炎→2140

嘔気 nausea⇨同悪心→405

応求義務⇨同応召義務→389

応急処置 first aid, emergency treatment 傷病者本人，あるいは居合わせた人(バイスタンダー)がほとんど医療機器のない中で行う評価と処置．内容としては，救助要請，体位変換，止血処置，熱傷処置，骨折固定，保温，咬傷処置などがあり，当然 BLS(basic life support，一次救命処置)も含まれる．また近年，アナフィラキシーショックに対するアドレナリン自己注射キットがわが国でも実用化されており，この使用も応急処置の範疇と考えられる．[734]

応急入院 emergency admission 1987(昭和 62)年制定

の「精神保健法」〔現「精神保健及び精神障害者福祉に関する法律(精神保健福祉法)」〕により新たに導入された入院形態．急を要する場合の入院方法で，72 時間に限り入院させることができる．その間に入院形態などをどうするかが決められる．厚生労働大臣の定める基準に適合するものとして，都道府県知事が指定する精神科病院の管理者は，医療・保護の依頼があった者について，急を要し保護者の同意を得ることができない場合に，指定医の診察の結果，その者が精神障害者であり，かつただちに入院させなければ，その者の医療・保護を図るうえで著しく支障があると認めたときは，本人の同意がなくても入院させることができる(第 33 条の 4)．なお，応急入院の措置をとった場合は，その理由および厚生労働省令で定める事項を保健所長を経由して都道府県知事に届け出なければならない．[1451] ⇨参任意入院→2262

横筋《喉頭の》 interarytenoid muscle, transverse arytenoid muscle ［〔横〕披裂筋］ 喉頭の内部にある喉頭筋の一部で，左右の披裂軟骨(喉頭を形成する 6 つの軟骨のうちの 1 つ)の筋突起の間にある．この筋の収縮により両側の披裂軟骨が接近し声帯を閉鎖する．迷走神経の枝の下喉頭神経(反回神経)の支配を受けている．横筋麻痺では発声時に声帯後部に閉鎖不全を認め間隙を生じる．しかし，実際には横筋が単独で麻痺をきたすことは考えにくく，ほとんどない．[887] ⇨参喉頭筋→1042

黄菌毛 lepothrix コリネバクテリウム *Corynebacterium* 属による毛の感染症．青年に好発し，多汗や不潔な環境が誘因となる．腋毛，まれに陰毛の表面で菌が増殖して，黄白色の粉をまぶしたような外観となる．1 mm 前後の菌塊が結節状，鞘状に付着する．ときに悪臭があり，下着が黄色に着色することがある．治療は局所の清潔，制汗剤，クリンダマイシンリン酸エステルやエリスロマシンの外用を行う．[1545]

応形機能 molding of head⇨同児頭応形機能→1322

横溝 transverse groove⇨同絞窄肝→1003

横行結腸 transverse colon 大腸の左右結腸曲間の部位．右結腸曲(肝臓の右葉下面に接する)で上行結腸に続き，下に凸のカーブを描きながら腹部中央を横切り，脾臓に接する左結腸曲(右結腸曲より位置が高く鋭角に曲がる)で下行結腸に続く．長さは約 50 cm あり，横行結腸間膜で後腹壁に付着している．前側には大網が付着している．横行結腸カーブの最下位は背(仰)臥位ではほぼ臍の高さにあるが，直立位で，特に充満していると，さらに下垂する．[399]

●横行結腸

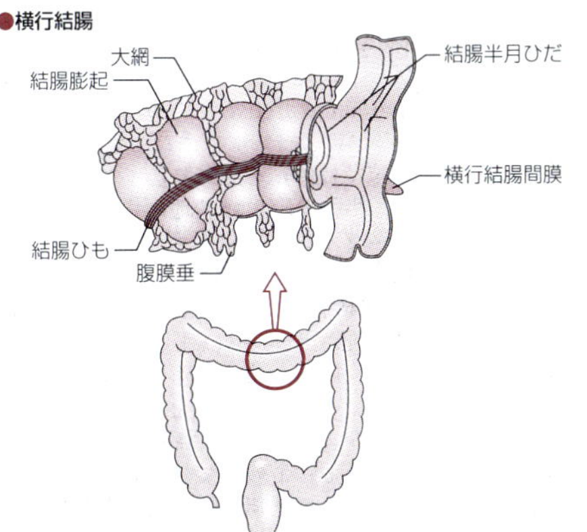

横行結腸癌 cancer of transverse colon 左右の結腸曲にはさまれた大腸に発生する癌をいう．[1548] ⇨参S 状結腸癌→110

横行結腸間膜 transverse mesocolon 横行結腸をつり下げている腹膜ひだ．横行結腸と背側腹壁をつなぎ，脾臓の全面に広がり大網と連結する．横行結腸間膜の存在により，横行結腸は可動性を有する．両面は腹膜に覆われ，その間に結合組織，血管，神経，リンパ管，脂肪が存在する．[1272]

横行小管⇨同T 細管→115

横行面⇨同水平面→1628

黄骨髄 yellow bone marrow⇨同黄色骨髄→390

横細管⇨同T 細管→115

横指 fingerbreadth；FB ［FB］ 患者の身体所見を記載する場合に用いられる簡易尺度の 1 つで，検者の指の幅を基準としている．一横指は約 2 cm に相当．[835] ⇨参一横指→248

桜実紅斑 cherry red spot ［チェリーレッドスポット］ 網膜は乳白色に混濁しているが，中心窩のみが赤色に見える所見．網膜中心動脈閉塞症でみられ，虚血に陥った網膜内層が乳白色に混濁し，網膜外層だけで構成されている中心窩は混濁せず，赤みがかって見える病態．その他，テイ・サックス Tay-Sachs 病やニーマン・ピック Niemann-Pick 病などの脂質蓄積病では神経節細胞へ脂質が蓄積して混濁するが，中心窩は神経節細胞を欠くため混濁せず赤色を呈する．[1309]

応召義務 duties of medical doctor, duty to respond ［応求義務］ 「医師法」第 19 条に規定される医師の義務．診療に従事する医師は診察治療の求めがあった場合，正当な事由がないかぎり，求めに応じなければならない．また，求めに応じて診断書，出産証明書などの証明文書を交付しなければならない．[157]

横静脈洞 transverse sinus 硬膜静脈洞の 1 つ．頭蓋内の血液は，最終的には左右にある横静脈洞から S 状洞を通り，頸静脈に流れる．[791] ⇨参脳の静脈→2291

黄色肝萎縮 yellow liver atrophy ［急性黄色肝萎縮］ 劇症肝炎の際にみられる肝萎縮の肉眼的な形態像．肝は急激かつ広範な肝細胞壊死のために著明に萎縮し，被膜にはちりめん状のひだができ，硬度は軟で黄色調が強い．組織学的には小葉中心性に生じた壊死の集合とみることができる．門脈周辺にわずかに残存する肝細胞も変性が強く，脂肪化および胆汁うっ滞がみられ，黄色調の原因をなしている．さらに萎縮が高度になると，肝細胞がまったく存在せず，部分的に偽胆管の増殖を認めるにすぎない．急性期を脱し，亜急性に経過した例では壊死部が充血するため全体的に赤色調が強くなり，赤色肝萎縮と呼ばれる．[279]

黄色肝変期 yellow hepatization 肺炎球菌肺炎の経過における充血期，肝変期，融解期のうちの肝変期の末期．肺胞内に滲出した多核白血球が脂肪変性になり黄色を呈する．このの5融解期を経て治癒へと向かう．[953] ⇨参肺炎→2327

黄色骨髄 yellow bone marrow ［黄骨髄，黄色髄，脂肪髄］ 骨髄は活発な造血機能をもつ場合，赤色を呈するが，脂肪組織が増加してくると，次第に黄色を呈するようになり，黄色骨髄と呼ばれる．発育期にある幼小児の骨髄は，すべて赤色骨髄で占められるが，成長とともに長管骨の骨髄には黄色骨髄が増加する．[944] ⇨参赤色骨髄→1715

黄色腫 xanthoma ［黄色腫症］ 基本的には脂質異常症（高脂血症）に伴い，マクロファージが血管外に漏出したリポタンパク質を取り込んで脂質を蓄積した泡沫細胞が主体となって浸潤し形成される．結節性黄色腫，眼瞼黄色腫，発疹性黄色腫，扁平黄色腫など多様な形態を示し，その形態は脂質異常症のタイプとの相関が強い．眼瞼黄色腫や扁平黄色腫は血清脂質値が正常でも出現することがある．[588] ⇨参脂質異常症→1279，リポタンパク質→2934

黄色腫症 xanthomatosis⇨同黄色腫→390

黄色靱帯 yellow ligament，ligamentum flavum 黄色靱帯は脊柱管内部背側に存在し，上位椎弓の下縁前面の中央1/3部から起こり，正中部は下位椎弓の上縁に，外側部は椎間関節の腹側面を通り上関節突起の基部に付着し，上下椎弓内面間を結ぶ．左右一対で，それぞれの高位で独立している．多量の弾性線維を含み黄色に見えるので，黄色靱帯と呼ばれる．加齢とともにしばしば肥厚して，脊柱管狭窄症の大きな要因となる．また，変性して骨化することもある．[944] ⇨参腰部脊柱管狭窄症→2877

黄色髄 yellow bone marrow⇨同黄色骨髄→390

黄色爪（そう）症候群 yellow nail syndrome ［イエローネイル症候群］ 成長の遅い黄色爪，リンパ浮腫と肺の病変（慢性気管支炎，気管支拡張症，肺炎，胸膜癒着など）を三徴候とする．完全型（三徴候とも存在する）と不完全型に分けられる．進行は緩慢で自然治癒する例もある．ビタミンE内服が有効な例もあるが，基本的には肺病変などに対症療法を行う．爪甲の変化に対してはエトレチナート投与が有効．[695,155]

黄色調⇨同キサントクロミー→680

黄色肉芽腫性腎盂腎炎 xanthogranulomatous pyelonephritis 腎の慢性化膿性疾患の特殊型．尿路結石などの尿流障害をきたし，腎の慢性炎症による組織の変性，壊死に伴って遊離，貯留した脂肪をマクロファージが貪食し黄色肉芽腫を形成する．女性に多く，尿路通過障害が成因．原因菌として大腸菌が多く，尿路結石の合併頻度が高い．症状は発熱，側腹部痛で，検査では膿尿，炎症反応高値，高γグロブリン血症，CTで患側腎内の脂肪成分による低吸収領域などを認める．治療は腎細胞癌との鑑別が困難なため腎摘除術が施行されることが多い．[858]

黄色斑眼底 fundus flavimaculatus 眼底後極部に散在する棍棒状，楔状の黄色調の斑状所見．黄斑ジストロフィーの一型で，常染色体劣性遺伝形式をとるシュタルガルト Stargardt 病・黄色斑眼底症候群の経過中にみられる病変．[1309] ⇨参斑状網膜症候群→2411

黄色板腫 xanthelasma 上眼瞼にみられる黄色腫のことを一般にいう．黄色腫は，コレステロールの蓄積によって泡沫細胞化した組織球の集簇巣を指す．黄色板腫は，糖尿病，脂質異常症，ネフローゼ症候群などに伴ってみられるが，一般に血中のコレステロール値の上昇のサインとされる．[782] ⇨参眼瞼黄色腫→587

黄色ブドウ球菌感染症 *Staphylococcus aureus* infection スタヒロコッカス *Staphylococcus*〔属〕細菌の中で，ヒトの感染症の原因菌として黄色ブドウ球菌は最も重要な菌種．黄色ブドウ球菌は他のブドウ球菌と異なりコアグラーゼを産生．その他菌株によって，溶血毒 hemolysin，エンテロトキシン enterotoxin，皮膚剝脱毒素 exfoliatin，ロイコシジン leukocidin，毒素性ショック症候群毒素 toxic shock syndrome toxin-1（TSST-1）など病原性に関連する種々の毒素を産生する．黄色ブドウ球菌による感染症には，皮膚化膿性疾患（毛嚢炎，フルンケル，カルブンケル，膿痂疹），表皮剝脱性皮膚炎（リッター Ritter 病），呼吸器感染症，骨髄炎，腸炎，敗血症，毒素性ショック症候群，毒素型食中毒などがある．耐性菌が多いので抗菌薬の感受性試験を行って正しい治療薬を選択することが重要．多剤耐性となったメチシリン耐性黄色ブドウ球菌（MRSA）にはバンコマイシン塩酸塩が有効．[324]

往診 house call 医師が病人の住居まで直接出向き，診察，治療などの専門サービスを提供すること．[543]

横切縦縫合 longitudinal suture of transverse incision 皮膚の瘢痕や消化管の瘢痕性狭窄に対して，短縮を延長させる方法．短縮している軸と垂直方向に切開したのち，切開線を長軸方向に引き伸ばして縦方向に縫い合わせる．[367]

●横切縦縫合

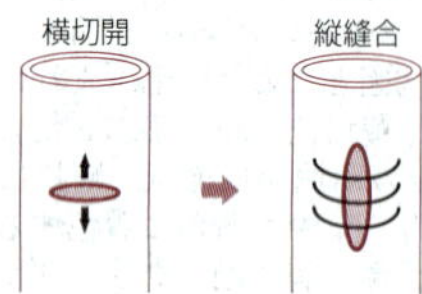

黄癬（おうせん） favus，tinea favosa 皮膚糸状菌の一種トリコフィトンシェンライシー *Trichophyton schoenleinii* による表在性皮膚感染症．頭部に好発．紅斑あるいはびらん上に，多量の菌糸と乾燥した膿により形成される厚く黄色い痂皮（菌甲）を付す．慢性に経過し，脱毛を残す．わが国では1975（昭和50）年頃からみられなくなった．[1484] ⇨参白癬（はくせん）→2361

横線⇨同介在板→435

横足弓 transverse arch of foot ［横アーチ］ 足弓はヒトの足に特有のアーチ構造で，横方向の横足弓と前後方向の縦足弓 longitudinal arch とがある．これらの足弓は骨，靱帯および筋によって形成され，維持される．足弓の機能は直立位では体重を足底に広く分散させることにある．また，歩行の際には着地の衝撃を和らげたり，踏み出しのスプリング効果をもつ．さらに，足弓により足底の脈管系を圧迫しないようになっている．横足弓は遠位列の足根骨（内側・中間・外側の3楔状骨，立方骨）と中足骨底で形成される．横足弓をつくる足根骨は背面が広く，底面が狭い楔形をしており，互いに隣接することによりアーチ構造をとる．体重の重みでアーチがずれないように骨の底部は靱帯で結合されている．立位では骨と靱帯のみで足弓を支えているが，運動時には足底の筋や下腿の筋が足弓の維持にかかわっている．[1044] ⇨参縦アーチ→1920，足弓→1832

横足根関節 midtarsal joint⇨同ショパール関節→1494

横側頭回 transverse temporal gyrus ［ヘシュルの横回］ 大脳皮質の側頭葉では，外側面の大脳回は前後に走り，上・中・下側頭回を形成しているが，上側頭回の後方で，外側溝の内側面に向けて横に走る小さな大脳回がある．この回を横側頭回といい，ヘシュル Heschl の横回とも呼ばれる．ブロードマン Brodmann の皮質野では，第 41 野と第 42 野に相当し，聴覚領および聴覚連合領とされている．内側膝状体由来の聴放線がこの領域に終止している．ヘシュル Richard Heschl はオーストリアの解剖学者(1824-81)，ブロードマン Korbinian Brodmann はドイツの神経学者(1868-1918)．[1044] ⇨参聴覚中枢→2005

黄体 corpus luteum ［ルテイン細胞］ 排卵により卵子が放出されたあとに発達する卵巣表面の黄色の組織．含まれるルテイン色素によって黄色に見えるために黄体と呼ばれる．黄体はエストロゲンとプロゲステロンを分泌し，子宮内膜の増殖，分泌に作用する．妊娠が成立するとヒト絨毛性ゴナドトロピン(hCG)の強力な刺激によって黄体機能は強化，延長され，子宮内膜は脱落膜へと変化し，着床から妊娠 7 週頃まで妊娠の維持に不可欠な役割を果たす．妊娠が成立しない場合は排卵後 2 週間で黄体は萎縮し，白体となる．それに伴いプロゲステロンの分泌も低下し，子宮内膜は剥離し，月経となる．[550] ⇨参黄体形成ホルモン→391

黄体化ホルモン 「黄体形成ホルモン」の項目を見よ

黄体化未破裂卵胞症候群 ⇨同無排卵性黄体化卵胞症候群→2789

黄体化無排卵卵胞症候群 ⇨同無排卵性黄体化卵胞症候群→2789

黄体期 luteal phase 卵巣周期において，排卵後，黄体からプロゲステロン分泌が著明に増加し，体温が上昇する時期．プロゲステロンの分泌は黄体形成ホルモン(LH)の一過性大量分泌(LH サージ)後約 7 日目で最高値に達する．黄体からはエストラジオール(E_2)，17-ヒドロキシプロゲステロンの分泌もみられる．卵巣からの性ステロイドホルモン分泌により LH と卵胞刺激ホルモン(FSH)は，黄体期の終わりから次周期の卵胞発育開始のために上昇していく．通常黄体期はほぼ 14 日間で，このあと黄体機能はなくなり，子宮内膜が剥離して出血し月経となる．[1510] ⇨参黄体機能不全→391

黄体機能 function of corpus luteum ステロイドホルモンのエストロゲンとプロゲステロンを分泌し，子宮内膜の肥厚と発達を促し，その状態を保持する機能．受精していなければ，黄体はプロゲステロンの分泌をやめ減衰する(ヒトでは約 12 日後)．そのとき黄体は線維の瘢痕組織である白体へと退縮する．黄体期のプロゲステロン値が 10 mg/mL 未満，高温期が短い(10 日未満)，高温期と低温期の差があまりない(0.3℃ 未満)場合に，黄体機能不全が疑われる．[1510]

黄体機能不全 corpus luteum insufficiency，luteal insufficiency 黄体の主な機能は一定期間十分なプロゲステロンを分泌することであるが，黄体機能不全ではその機能が不十分で不妊の原因にもなる．基礎体温で，黄体期にあたる高温相が 10 日未満の場合(黄体期短縮症 short luteal phase)や，黄体期の血中プロゲステロン濃度が 10 mg/mL 未満の場合に疑われる．不妊症の原因と考えられる場合は，クロミフェンクエン酸塩投与やヒト絨毛性性腺刺激ホルモン(hCG)を 1,000 ないし 3,000 単位の用量で 1-3 回投与し改善を図る．[998] ⇨参黄体期→391

黄体形成ホルモン luteinizing hormone；LH ［間質細胞刺激ホルモン，LH］ 下垂体前葉から分泌され，α 鎖と β 鎖のヘテロ二量体からなる糖タンパク質ホルモン．卵胞刺激ホルモン(FSH)とともに，主な標的臓器が性腺であることから性腺刺激ホルモン(ゴナドトロピン)と呼ばれる．視床下部から分泌される性腺刺激ホルモン放出ホルモン(GnRH あるいは LH-RH)により産生・分泌が支配され，卵巣では莢膜細胞のアンドロゲン産生，黄体(ルテイン)細胞のプロゲステロン産生を促進する．卵胞期後期には急峻で大量の放出現象(LH サージ)がみられ，排卵と卵の成熟を惹起する．精巣では間質細胞(ライディッヒ Leydig 細胞)のテストステロン分泌を促進し，精子形成や精子成熟に働く．ヒト絨毛性ゴナドトロピン(hCG)は LH と構造的に類似するだけでなく，受容体も共有し，LH 作用を有することから LH の代替薬として臨床に広く用いられている．[845] ⇨参ゴナドトロピン→1123，卵胞刺激ホルモン→2912，LH サージ→77

黄体形成ホルモンサージ luteinizing hormone surge⇨同LH サージ→77

黄体形成ホルモン(LH)受容体 luteinizing hormone receptor ［LH 受容体］ 細胞外に N 末端，細胞内に C 末端の細胞領域からなる細胞膜を 7 回貫通する構造を有する一本鎖ポリペプチドで，G タンパク質共役型受容体の一種である．本受容体には黄体形成ホルモン(LH)とヒト絨毛性ゴナドトロピン(hCG)が結合する．第 2 染色体短腕(2 p 21)に存在し，11 エクソンからなる．LH/hCG 受容体は卵巣では卵胞の莢膜細胞や黄体に，精巣ではライディッヒ Leydig 細胞に存在する．[1047]

黄体形成ホルモン(LH)受容体異常症 mutation of luteinizing hormone(LH) receptor gene ［LH 受容体異常症］ 黄体形成ホルモン(LH)受容体不活性型変異による性腺機能障害と，LH 受容体活性型変異による家族性思春期早発症がある．LH 受容体不活性型変異による男性偽半陰陽は，1976 年にベルテゼーヌ F.Berthezène らによりはじめて報告された．病態には多様性がみられ，2 つの亜型がある．重症例の外性器は軽度陰核肥大を伴った女性型で盲端に終わる小さな腟をもち，二次性徴の発達はなく，さらに精巣は腹腔内あるいは鼠径(そけい)部に存在し，完全型の男性偽半陰陽を呈する．軽症型は小陰茎から尿道下裂までの外性器異常を呈する．両型とも血中 LH 値は高く，血中テストステロンは hCG(ヒト絨毛性ゴナドトロピン)負荷に対し反応しない．子宮，卵管は認められないが女子として養育される場合が多い．遺伝形式は常染色体劣性遺伝である．LH 受容体不活性型変異をもつ XX 女性では二次性徴の発達は正常であるが無月経を呈する．LH 抵抗性がみられ，エストロゲン，プロゲステロンの分泌は低下している．卵巣は正常の組織像を示す．LH 受容体の機能喪失を呈する遺伝子変異として細胞外ドメイン，膜貫通領域の遺伝子欠失，ミスセンス変異，ナンセンス変異などの変異が同定されている．遺伝子変異と表現型にはある程度の相関がみられ，Arg 593 Pro のホモ，あるいはCys 343 SerとCys 543 Argとの複合型ヘテロ，ナンセンス変異のホモでは完全型男性偽半陰陽を呈する．男子のみ発現するLH受容体活性型変異による家族性男性思春期早発症は，2歳前後より急激な性早熟が発現する．陰茎肥大，両側の精巣腫大，恥毛の発現，声変わり，骨年齢の異常促進，筋肉の異常発育がある．下垂体性のLHとFSH(卵胞刺激ホルモン)の基礎値はともに低値で，黄体形成ホルモン放出ホルモン(LH-RH)負荷試験にもまったく反応を示さない．血清テストステロン値は著明に上昇しているが，副腎皮質刺激ホルモン(ACTH)負荷試験，およびデキサメタゾン抑制試験に影響を受けない．常染色体優性遺伝だが孤発例もある．本症の病因としてLH/hCG受容体異常と*Gsα*遺伝子異常が同定されている．前者はLH/hCG受容体遺伝子のエクソン11に存在する．本症は母親から男児への突然変異が遺伝されるが，キャリアである女性には性早熟症は発現しない．一方，*Gsα*遺伝子変異はコドン366がセリンからアラニンに変異していた．この変異Gsタンパク質は温度依存性に活性を変え，精巣では低い温度環境のためGsα活性が増強しテストトキシコーシスtestotoxicosisを，37℃の体内環境ではGsタンパク質はその活性を失うため，偽性副甲状腺機能低下症が引き起こされる．[1047]

黄体形成ホルモン放出ホルモン ⇨参ゴナドトロピン放出ホルモン→1124

黄体形成ホルモン放出ホルモンテスト⇨同LH-RH試験→77

黄体細胞⇨参黄体→391

黄体刺激ホルモン luteotropic hormone⇨同乳汁分泌ホルモン→2232

黄体腫 luteoma，luteinoma 黄体細胞の増殖による卵巣の機能性嚢胞性腫瘤．真の腫瘍ではないので，自然に消退する．まれではあるが妊娠中に発症すると，アンドロゲンを分泌して，女児の外陰部男性化を生じさせることがある．[998]

黄体退縮 luteolysis 妊娠が成立しなかったときに，周期的に排卵を起こさせる機構．ヒトを含む多くの哺乳動物において，次の排卵周期を迎える原点は黄体退縮にある．黄体退縮は，プロゲステロン分泌のみが低下する機能的黄体退縮と，それに引き続く黄体組織の形態的な消失が起こる構造的黄体退縮という2つの連続した過程からなる．一定の性周期に従ったルテイン細胞のアポトーシスにより維持されている．黄体が退縮してホルモンを分泌しなくなると基礎体温が低下，月経が起こる．退縮した黄体は白体となりやがて吸収される．[1510]

黄体嚢胞 copus luteum cyst 排卵後の卵巣表層下の皮質に存在し，直径3cmほどの血管様内容物を持つ黄体が嚢胞化したもので，腹腔内出血をみることがある．生殖可能年齢に発生し，超音波断層法により厚い凹凸のある嚢胞壁を認め，ときに手拳大程度まで増大することもある．数週間〜3か月ほどで自然に消退する．[998] ⇨参卵胞嚢胞→2913

黄体ホルモン corpus luteum hormone 主に女性の性周期，妊娠の成立や維持に関与するステロイドホルモン．非妊娠時の卵巣の黄体から主に分泌されるが，胎盤，精巣，副腎皮質でも生成，分泌される．通常，プロゲステロンという．視床下部にある温熱中枢を刺激して体温を上昇させる．女性では，月経周期全体を通して存在するが，排卵直後に高くなり，黄体退縮とともに低下する．妊娠が成立した場合，10週までの血中プロゲステロンは主に黄体から分泌され，妊娠7-12週は移行期で黄体と胎盤の両者から，それ以降の分泌は胎盤に移行する．コルチコイド，アンドロゲン，エストロゲンに転換される．[1510] ⇨参プロゲステロン→2594

黄体ホルモン受容体 progesterone receptor；PR ［プロゲステロン受容体］ 黄体ホルモン受容体(PR)はリガンド(黄体ホルモン)に結合して標的遺伝子の転写を調節するDNA結合型の受容体．甲状腺ホルモン，エストロゲン，アンドロゲン，グルコ(糖質)コルチコイド，ビタミンD，レチノイン酸などの受容体とともにリガンドと結合して，細胞質から核内に移行する核内ステロイドホルモン受容体スーパーファミリーに属する．PRには768個のアミノ酸からなるPR-Aと，933個のアミノ酸からなるPR-Bの2つのアイソフォームisoformが存在する．PR-Aの一次構造はPR-Bのアミノ末端(N末端)側の164個のアミノ酸を欠いたものである．PR-Aは卵巣や子宮の機能，PR-Bは乳腺の発達にそれぞれ重要な役割を果たしているといわれている．[845]

殴打酩酊(めいてい)**症候群** punch-drunk syndrome⇨同ボクサー症候群→2688

黄疸

jaundice，icterus

【概念・定義】 血清総ビリルビンの基準値は0.3-1.0 mg/dLであるが，2-3 mg/dL以上に増加して皮膚や粘膜，強膜などが黄染する状態(**顕性黄疸**)をいう．この値以下の増加では肉眼的に黄染を認めず，不顕性黄疸と称する．鑑別を要する病態にカロチン血症がある．ミカンなどの柑橘類の過剰摂取により手掌に黄染を認めるが，眼球結膜に黄染はみられず，血清総ビリルビン値も正常なことから鑑別できる．

【病態生理】 ビリルビンはヘムの最終産物で，大部分(80-85%)はヘモグロビン由来である．網内系で生成され，これを非抱合型ビリルビンと称し，ジアゾ反応が陽性になるためにはアルコールなどの添加が必要であることから間接ビリルビンとも呼ばれる．疎水性で，血液中ではアルブミンと結合しているが，肝臓に取り込まれグルクロン酸抱合を受け，抱合型ビリルビンになると水溶性となる．ジアゾ試薬と直接反応することから直接ビリルビンとも呼ばれる．抱合型ビリルビンは毛細胆管から胆汁中に排泄され，腸管に達すると腸内細菌によりウロビリノゲンに変化し，大部分は糞便中に排泄される．黄疸はこれらのビリルビン代謝過程のいずれかの障害，すなわち，①ビリルビンの過剰生成，②肝細胞における摂取，抱合，排泄の障害，③胆汁排泄障害，④これらの組み合わせで発生する．

【分類】 肝前性，肝性，肝後性に分類される．肝前性は肝細胞へのビリルビン負荷が増加する病態で，大部分は溶血が原因．ビリルビンは大部分が非抱合型で，血性アミノトランスフェラーゼやアルカリホスファターゼは正常値を示す．肝性は肝細胞傷害性，肝内胆汁うっ滞性，体質性黄疸に分類される．肝細胞傷害性はウイルス性肝炎など肝細胞の破壊によるもので，抱合型ビリルビンの増加とともに血性アミノトランスフェラーゼの上昇を伴う．肝内胆汁うっ滞性には薬剤や性ホルモンなどによる胆汁の毛細胆管排泄障害や原発性胆汁性肝硬変(非化膿性破壊性胆管炎)が含まれる．抱合型ビリルビンの上昇のほか胆道系酵素の上昇が特徴的である．体質性黄疸は肝におけるビリルビンの抱合あるいは輸送に関連する酵素の先天的異常によるもので，抱合障害にはジルベール Gilbert 症候群やクリグラー・ナジャール Crigler-Najjar 症候群，輸送障害にはドゥビン・ジョンソン Dubin-Johnson 症候群やローター Roter 症候群がある．前者では非抱合型ビリルビン，後者では抱合型ビリルビンが増加する．肝後性(肝外胆汁うっ滞性，閉塞性)は肝外胆管の閉塞機転に起因するもので，胆石，胆管癌，膵臓癌が代表的な疾患．

【症状】 皮膚や粘膜，強膜などが黄染する．抱合型ビリルビンが上昇する疾患では尿が黄染し，高度であればぶどう酒色を呈する．閉塞性黄疸ではビリルビンが腸管に排泄されないため便は灰白色を呈する．また，胆汁うっ滞性黄疸では皮膚の瘙痒感を伴う(血液に逆流する胆汁酸が原因とされている)．このほかに原疾患による症状を伴う．

【診断】 まず，非抱合型と抱合型のどちらのビリルビン上昇が優位であるかが鑑別の出発点．非抱合型であれば，溶血などの肝前性あるいはジルベール症候群やクリグラー・ナジャール症候群などの体質性黄疸を疑う．抱合型優位の場合，血性アミノトランスフェラーゼ優位の肝機能異常があれば肝細胞傷害性，胆道系酵素上昇が優位であれば胆汁うっ滞性を考える．閉塞機転が肝内か肝外かの鑑別には，抗ミトコンドリア抗体，超音波検査や CT などの画像診断が必要．抱合型優位で他の肝機能検査が正常であればドゥビン・ジョンソン症候群やローター症候群などの体質性黄疸と診断する．

【治療】 体質性黄疸は治療の必要性はない(無害性黄疸)．他は原疾患の治療を行う．[279] ⇨参高ビリルビン血症→1052

黄疸の看護ケア

【ケアの考え方】 黄疸は，肝前性黄疸(溶血性黄疸)，肝性黄疸(肝細胞性黄疸)，肝後性黄疸(閉塞性黄疸)，体質性黄疸に分類できる．原因に応じて症状が一時的な場合と，肝硬変などに伴う永続的な場合がある．黄疸そのものに対する看護ケアに大きな違いはないが，患者の全身状態や原因疾患を理解したうえでかかわる．

【ケアのポイント】 ①黄染は眼球結膜や尿(茶褐色)に現れ，血中ビリルビン値が 2 mg/dL 以上になると体表面にも観察される．患者は外観が黄色くなることに羞恥心を抱く場合があり，精神面での配慮が必要である．②閉塞性黄疸の場合は白色便となるため，患者自身が自分の状態の指標として便の観察ができるように指導する．③肝性黄疸は，全身倦怠感，食欲不振，悪心に続いて現れることが多い．④肝性黄疸や閉塞性黄疸は，皮膚の瘙痒感が顕著に現れる場合がある．瘙痒感は非常につらい自覚症状であり，夜間など無意識に掻いてしまう行動を止めることは難しい．結果として皮膚に創傷ができやすい．病状によっては出血傾向を伴う場合があるので，爪を短く切り，手指の清潔を保つよう指導する．また，瘙痒感を軽減させるための，重曹やハッカ油を用いた清拭などは，一時的に効果が期待できる．ただし寒さを伴う場合もあり，施行中の室温に配慮する．⑤便秘は腸肝循環によるビリルビンの再吸収を促進し減黄に支障をきたすため，便通のコントロールが図れるケアを行う．⑥黄疸が永続的である場合，原疾患に対する治療を行っても黄疸の改善が得られない場合もある．黄疸により小児の場合は学校環境への適応が困難，また成人の場合も生活範囲を自ら制御してしまうなどの問題が起こりうる．患者が自分らしく過ごせるよう支える必要がある．[856,1064] ⇨参黄疸→392

横断研究 cross sectional study ［**断面調査，断面研究，横断的研究**］ 調査する時点での情報を収集し分析する研究．国が行う患者実態調査，人口動態調査などが該

●黄疸のメカニズム

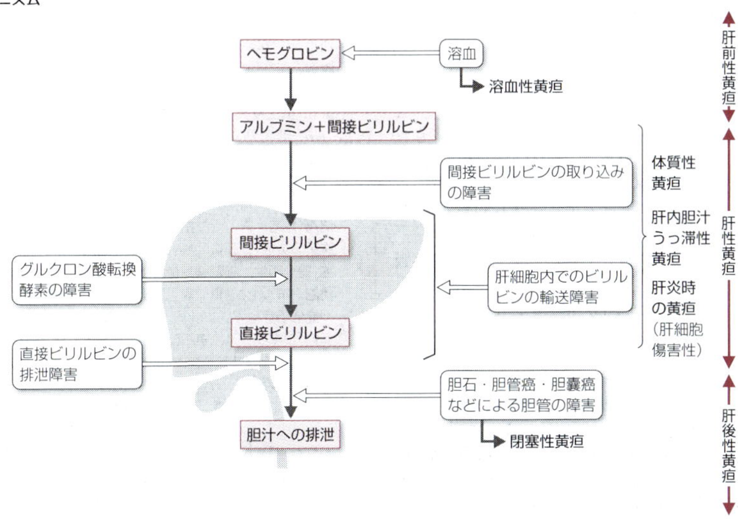

当する．原因と結果の因果関係を解明する調査研究としては不適切であるが，関連性の推察には役立つ．郵送アンケート調査，インタビュー調査，電話調査，集合調査，健康診断調査などが比較的よく実施される横断研究である．[1206,406] ⇨参縦断研究→1376，前向き研究→2728，後ろ向き研究→326

黄疸指数 icterus index ［モイレングラハト単位］ モイレングラハト Meulengracht 法と呼ばれる色調を基準とする比色法を用いて黄疸の程度を測定する方法の1つ．血清中のビリルビンを直接定量するのではなく，一定量の血清をある定まった方法で希釈しその黄色調が基準液と同じになる希釈倍率(黄疸指数)によりビリルビン量を推定．最近はあまり用いられない方法である．[835]

黄疸出血性レプトスピラ症 leptospirosis icterohaemorrhagica ［ワイル病］ レプトスピラ属(好気性菌属)に属する *Leptospira icterohaemorrhagiae* の感染症で，この菌を保有するネズミの尿に汚染された水を介して結膜，鼻咽頭粘膜，口腔粘膜などから経皮ないし経口感染する．経過は，悪寒を伴う高熱，腓腹筋の握痛，眼球結膜の充血と出血を特徴とする第1期(発熱期)，黄疸，出血傾向，腎障害が出現する第2期(黄疸期)および第3期(回復期)に分けられる．診断は，第1期の血液あるいは第2期の尿からレプトスピラの検出，あるいは抗体価の上昇を反復検査で確定．ストレプトマイシン，ペニシリンが有効で，死亡率は10-15%．[279] ⇨参レプトスピラ症→2981

横断性脊髄炎 transverse myelitis 脊髄実質が横断面で，白質・灰白質ともに感染性・非感染性で障害を起こす炎症過程．髄節性障害と伝導線維の途絶による障害部位以下の，運動・知覚・自律系の障害を起こす．各種ビタミン，副腎皮質ホルモン剤の投与が行われる．[295]

横断的研究⇨同横断研究→393

横断麻痺 transverse palsy⇨同対麻痺→2033

横断面 cross section⇨同水平面→1628

横中隔 transverse septum 胚発生の初期(第3-4週)に，胚盤頭部の折り畳み現象(頭屈)により，心臓と卵黄嚢との間に位置する中胚葉性組織のこと．当初は胸腔と腹腔を不完全に仕切っている中隔様の構造をとるので横中隔と呼ばれる．のちに横隔膜の腱中心を構成することになる．横隔膜は次の4つの構造で構成される．①横中隔，②1対の胸腹膜，③食道間膜，④体壁由来の骨格筋．まず腹側から横中隔が立ち上がり，背側から下大静脈，食道，下行大動脈を含む間膜構造(食道間膜)がせり出して，背腹で両者が癒合(第5週頃)．次に，壁側胸膜と壁側腹膜が合わさった膜構造の胸腹膜が左右からせり出し，横中隔，食道間膜に癒合．三者の癒合により，胸腔と腹腔が完全に分離される(第7週頃)．さらに周辺部に体壁由来の骨格筋が加わり，筋性の横隔膜が完成する(第4か月頃)．横隔膜の骨格筋は横隔神経(第3-5頸神経)に支配される．この一連の経過により，横隔膜の上面は腱中心領域が壁側心膜に，周辺領域が壁側胸膜に覆われ，下面は腹膜に覆われることになる．一方，第3週半ばに前腸後方の腹側に肝芽が発生し，横中隔組織の中に進入して増殖を開始する．肝臓組織と前腸後方(十二指腸中部)とのつながりはのちに胆管となる．増大した肝臓はその後，横隔膜から垂れ下がるように腹膜腔に突出する．[1044] ⇨参横隔膜→387

黄点⇨同黄斑→395

嘔吐

emesis，vomiting

【定義】 胃内容物を，食道，口腔を経由して速やかに排除する運動のこと．

【病態】 嘔吐は延髄にある**嘔吐中枢**が刺激されることで起こる．脳圧亢進などで直接嘔吐中枢が刺激される場合以外は，**悪心**を伴う．胃や小腸その他の内臓からの刺激は，第10脳神経(迷走神経)と交感神経によって伝達される．咽喉，内耳前庭器官，眼からの刺激はそれぞれ第9脳神経(舌咽神経)，第8脳神経(内耳神経の枝の前庭神経)，第5脳神経(三叉神経の枝の視神経)により伝達される．大脳皮質からの刺激も嘔吐中枢を刺激しうる．モルヒネ，種々の抗腫瘍薬，腎不全，妊娠高血圧症候群などによる嘔吐は，**化学受容体引き金帯** chemoreceptor trigger zone(CTZ)を介して，嘔吐中枢が刺激される．遠心性の刺激は，第5，7，9-12脳神経により顔面，顎部，頸部，喉頭，咽頭の筋肉に，さらに脊髄神経によって胸部，腹部の筋肉に伝達される．嘔吐時には，開口，唾液分泌亢進，運動の抑制，小腸から十二指腸，胃の順に逆行性の収縮，頻脈，呼吸の停止，姿勢の固定，腹筋の収縮，胃内容物の口からの排出が順次起こる．

【治療】 嘔吐を起こす原因は表のとおりである．嘔吐の治療は，原因の除去が重要である．ヒスタミン H_1 受容体拮抗薬は嘔吐中枢を抑制する．ドパミン D_2 受容体拮抗薬，抗コリン薬はCTZに働く．抗腫瘍薬の副作用としての嘔吐には，CTZと胃の求心性迷走神経末端のセロトニン受容体を遮断するセロトニン 5-HT_3 受容体拮抗薬やニューロキニン1(NK_1)拮抗薬が有効である．嘔吐の管理で最も注意すべきことは，**誤嚥**であ

●嘔吐の原因

1) 急性の悪心・嘔吐の原因
- 消化管の閉塞(消化性潰瘍，癒着，捻転，腫瘍，内ヘルニア)
- 腹部の炎症(胆嚢炎，虫垂炎，膵炎，腹膜炎)
- 胃腸炎(ウイルス性，細菌性，潰瘍性大腸炎，クローン病)
- 薬物(抗生物質，モルヒネ，抗不整脈薬，抗腫瘍薬，アルコール，非ステロイド系抗炎症薬)
- 中枢神経(髄膜炎，脳梗塞，脳出血，脳圧亢進，片頭痛)

2) 慢性の悪心・嘔吐の原因
- 機械的閉塞(胃，十二指腸，小腸，大腸，肝臓，胆道，膵臓)
- 潰瘍(食道，胃，十二指腸)
- 腹膜の炎症(腹膜炎，放射線，化学療法)
- 癌(胃，卵巣，副腎腫，傍腫瘍症候群)
- 代謝・ホルモン(糖尿病，尿毒症，甲状腺機能亢進症，甲状腺機能低下症，アジソン病，高カルシウム血症，妊娠)
- 薬物(ジギタリス，抗不整脈薬，非ステロイド系抗炎症薬，抗生物質，フェニトイン，抗腫瘍薬)
- 虚血性胃麻痺
- 術後(迷走神経切除，胃切除，胃底部造壁術)
- 消化管の偽閉塞(強皮症，アミロイドーシス，本態性)
- 中枢神経系(片頭痛，感染，腫瘍，前庭神経脳幹の疾患)
- 精神・心因性(神経性食思不振症，過食症，反芻症)
- 本態性

る．胃酸分泌抑制薬が使用されてない場合には，胃酸による化学的な肺炎を起こす可能性があり，治療困難なことも多い．また，胃酸分泌抑制薬を使用している場合には，細菌性の肺炎を起こす可能性があり，直ちに適切な抗生物質による治療を要する．[1272] ⇨参悪心⇀405

嘔吐の看護ケア
【観察のポイント】嘔吐を伴う疾患は数多くある．原因によっては，緊急の処置や治療が必要となるため，迅速に対応できるよう準備するとともに，全身状態やバイタルサインの変動に注意する．吐物の量や性状のほか，嘔吐の回数，排便の有無，食事内容・食事時間，嘔吐までの時間，現病歴および既往歴の聴取，薬剤の服用の有無，腹痛，発熱，頭痛，意識レベルなどの随伴症状，精神状態の観察がポイントである．
【ケアのポイント】①嘔吐の程度によって脱水や電解質の異常をきたす．必要な水分や栄養がとれるよう調整し，摂取内容に制限がある場合はその必要性を理解できるように説明する．また，経口摂取ができないときは，輸液療法を確実に行う．②嘔吐は体力を消耗させる．身体を締めつけている衣服やベルトは緩め，安楽な体位をとり休息をとる．③背中をさするタッチングなどにより身体的・精神的苦痛を和らげるようにケアする．④嘔吐時は，吐物を誤嚥しないように側臥位にするか顔を横に向ける．口腔内に残った吐物は吸引したり拭きとるなど，速やかに除去する．⑤吐物は観察後，速やかに片づけ，含嗽(がんそう)や清拭による口腔ケアを行うことで不快感やにおいを取り除き，清潔な環境を整える．[700] ⇨参嘔吐⇀394

嘔吐中枢 vomiting center 嘔吐反射を引き起こす中枢．延髄の下オリーブ核の高さで，比較的背側の網様体中に存在．嘔吐反射の求心路は，胃を含む上部消化管粘膜からは迷走神経，腹膜からは交感神経中の求心性線維を通り嘔吐中枢に至る．他に，迷路からの刺激，血中の化学物質によって刺激される延髄下端にある化学受容器引金帯 chemoreceptor trigger zone (CTZ) からの刺激も嘔吐中枢を興奮させる．嘔吐時には，声門が閉鎖し気管への吐物の侵入を防ぐ．胃前庭部の強い収縮と，胃底・胃体の拡張が起き，また横隔膜と腹筋が同時に収縮して腹圧を高め，胃を強く圧迫し胃内容物が吐出される．[842]

横突間靱帯 intertransverse ligament 上下に隣接する横突起間を結ぶ短い靱帯．[295]

横突起 transverse process, processus transversus 脊椎椎体(頸椎・胸椎・腰椎・仙椎・尾椎)の側方に突出する骨塊．[295]

横突起骨折 transverse process fracture 主に腰椎の横突起に生じる骨折．直達外力に起因することが多く，また腸骨筋・腰方形筋などの筋肉の収縮により起こることも多い．[295]

嘔吐反射 vomiting reflex 胃の内容物が食道から逆流して口腔に吐出される現象．嘔吐中枢は延髄にあり，これを興奮させる腐敗食物や消化器疾患などの求心性刺激およびその背側に存在する化学受容器引金帯 chemoreceptor trigger zone (CTZ) を介する刺激によって起こる．嘔吐運動は胃，食道のみならず，胸腹壁，横隔膜，咽喉頭，口腔などの多くの筋の複雑な一連の運動から成り立っている．すなわち嘔吐中枢への刺激により，胃上部の緊張消失，噴門の弛緩，幽門の閉鎖，横隔膜，肋間筋，腹筋の急激な収縮による腹圧の上昇，胃の逆蠕動，咽頭，喉頭口の閉鎖などが起こり，胃の内容物を排出させる．[226]

黄熱 yellow fever；YF ［黒吐病，黄熱病］ フラビウイルス科に属する黄熱ウイルスによる感染症．中央アフリカ，中南米に患者が認められる．ネッタイシマカ，アフリカシマカによって媒介される．感染後1週の潜伏期で発熱，倦怠感，筋肉痛，悪寒で発症し，重症例は発熱が持続し，黄疸，腎機能不全，出血傾向が出現する．10-20% と高い致命率であり，現在，17D 株という生ワクチンが使用され，特定地域では入国に際しワクチン接種が義務づけられている．[1113]

黄熱病⇨同黄熱⇀395

黄熱ワクチン yellow fever vaccine 黄熱ワクチンは，ニワトリ胎児胚培養細胞で継代することで弱毒株が樹立され，生ワクチンとして接種されている．ワクチンの効果は1週後から中和抗体が誘導され，その持続は10年程度と考えられている．接種1週後に発熱，倦怠感の副反応が認められる．中央アフリカ，中南米が黄熱流行地域であり，ウイルスを持ち込まないように入国に際して，ワクチン接種の証明書が必要な国，地域がある．[1113] ⇨参黄熱⇀395

黄斑 yellow spot, macula lutea ［黄点］ 網膜の中心にあって最も鋭敏な視覚をもつ卵円形の部分で，網膜の乳頭から約2DD(視神経乳頭径 disc diameter，1DD は約1.5mm)耳側にある大きさ約1DDの領域．キサントフィルという色素を含むため生体では黄色く見える．黄斑の中央には中心窩と呼ばれる小さな陥凹があり，杆状体を欠き錐状体と薄い組織層だけから構成されている．黄斑は対象物を注視するときに焦点を結ぶ部位で，特に中心窩では解像力の高い視力が得られる．[154] ⇨参眼球⇀576

黄斑円孔 macular hole 網膜中心窩に円孔を生じ，中心暗点による高度の視力低下をきたす疾患．特に原因なく発症する特発性黄斑円孔は中高年の女性に多く，打撲によって生じる外傷性黄斑円孔は若年男性に多い．強度近視眼に伴って生じる黄斑円孔には網膜剝離を合併することが多く，視力予後は不良となりやすい．黄斑円孔の形成には諸説あるが，中心窩への硝子体の牽引が関与していることは間違いない．治療は硝子体手術が第一選択であるが，術後視力は発症から手術までの期間や円孔の大きさなどが影響する．外傷性の場合は硝子体牽引の関与が少なく，自然閉鎖することが多いが，円孔周囲に打撲壊死を伴えば高度の視力障害を残す．[1309]

黄斑回避 macular sparing 視中枢のある後頭葉の一側性の脳梗塞で同名半盲(両眼で同側の視野欠損をきたすもの)が生じるが，その際に黄斑部に相当する中心の視野だけは半盲とならずに保たれる現象．理由として，黄斑に対応する後頭葉の領域が大脳動脈と中大脳動脈の二重支配を受けていることなどが考えられている．しかし，後頭葉の梗塞でも黄斑回避がみられず，完全な同名半盲となることもしばしばである．[1153]

黄斑ジストロフィー macular dystrophy 眼底の主に黄斑部に両眼性，進行性の変性をきたす遺伝性の疾患群．

原発病巣は視細胞や網膜色素上皮細胞，脈絡膜，感覚網膜などさまざまで，障害の範囲は黄斑部より広範囲に及んでいることが多い．錐体ジストロフィー，シュタルガルト Stargardt 病・黄色斑眼底症候群，卵黄様黄斑変性，中心性輪紋状脈絡膜萎縮症などがあり，遺伝形式は劣性，優性などさまざまである．[1309]

黄斑上膜 epimacular membrane⇨同黄斑部網膜上膜→396

黄斑部網膜上膜 epiretinal macula membrane，epiretinal membrane(ERM) of macula ［**黄斑上膜，セロファン黄斑症**］ 黄斑部網膜上に形成される線維性無血管性の膜状組織で，その収縮により網膜ひだ，黄斑浮腫，牽引性網膜剝離などを引き起こし，変視症や視力障害などをきたす．特発性と続発性に分類され，高齢者に多い特発性は，後部硝子体皮質に網膜グリア細胞などの増殖機転が働いて膜を形成すると考えられる．続発性は内眼炎，網膜剝離，網膜静脈閉塞症，糖尿病網膜症などが原因となる．治療は硝子体手術を行って膜を直接除去するが，歪視(ものがゆがんで見える)が残存したり，まれに膜が再発することもある．[1309] ⇨参網膜上膜→2821

黄斑偏位 macular heterotropia 黄斑が正常の位置から偏位した状態．未熟児網膜症や家族性滲出性硝子体網膜症の瘢痕期にみられることがあるほか，増殖性硝子体網膜症など，さまざまな線維性増殖膜を形成する網膜疾患で，増殖膜の収縮の結果起こる．[1153]

黄斑変性症 macular degeneration 黄斑部網膜の組織が障害される疾患の総称で，先天遺伝性，加齢性，続発性などがある．先天遺伝性のものは黄斑ジストロフィーと呼ばれ，加齢性は脈絡膜新生血管の有無で滲出性と萎縮性に分けられる．続発性は黄斑部網膜に病変が及ぶあらゆる疾患に続発して起こるが，黄斑浮腫や網膜下出血後に生じることが多い．[1309] ⇨参黄斑ジストロフィー→395，加齢黄斑変性→562

〔横〕披裂筋 interarytenoid muscle⇨同横筋《喉頭の》→389

応変則 transformation law ［**ウォルフの法則**］ 骨折の治癒過程の再造形期に，変形が生じた骨の突起側は骨の吸収機転が進み，凹側では骨添加により新生骨ができ，しだいに変形は矯正されていく．このように，骨の機能に適した本来の形態に戻っていくこと．若年者の長管骨でみられることが多い．[295]

黄変米 yellowed rice ペニシリン *Penicillium*(青カビ)類が繁殖して黄色くなった米．1953(昭和 28)年，政府が配給した輸入米などにみられ，特にカビの代謝産物により，肝臓，腎臓，神経に対する毒性を示すものがみられたため問題となった．毒を産生するカビとしては，台湾米から分離されたペニシリウムシトレオビライデ *P. citreo-virde*，エジプト米からのペニシリウムイスランディクム *P. islandicum*，タイ米からのペニシリンシトリヌム *P. citrinum* などがあり，それぞれ神経毒による呼吸障害，肝障害，肝硬変，肝癌，腎臓毒によるネフローゼなどを生じることが知られている．[543]

オウム返し言葉 parrot-like speaking⇨同反響言語→2406

オウム熱 parrot fever⇨同オウム病→396

オウム病 psittacosis，budgerigar fancier disease ［**オウム熱，トリ病，オルニトーシス**］ オウム病クラミジア *Chlamydophila*(*Chlamydia*) *psittaci* による感染症で，人獣共通感染症の 1 つ．トリ病 ornithosis ともいわれている．この細菌に感染した鳥(オウム・インコ類，ドバト)の排泄物による経気道感染で，ヒトからヒトへの感染はきわめてまれ．1-2 週間の潜伏期ののち，悪寒，発熱などに始まり肺炎となるが，重症例では死亡することもある．鳥類との接触歴などは臨床診断に有用．患者の喀痰などからの病原体の分離・検出や血清中の抗体検査により診断する．治療はテトラサイクリン系薬が第一選択薬．β ラクタム系薬は無効．[324]

オウム病クラミジア⇨参オウム病→396

青梅綿 ［**小袖綿**］ 着物や半てんなどの中に使われる繊維が細い綿のこと．脱脂していないため天然の防水効果があり，耳栓や体腔への充塡物(死後の処置)として使われる．[1067]

横紋筋 striated muscle 中胚葉に由来する筋で，迅速な運動に関与するすべての骨格筋と心筋とがこれに属する．この筋の特徴は顕微鏡的に筋線維に縞模様状の横紋があることで，この構造はアクチンフィラメントとミオシンフィラメントの配列によってつくられる．アクチンフィラメントのみの狭く明るい単屈折性の I 帯(I band)と，アクチンとミオシンフィラメントが重なる広く暗い複屈折性の A 帯(A band)とが周期的に交互に配列していることによって生じる．骨格筋細胞は多数の細胞が融合してできており，細胞膜下には多数の核がある．個々の筋線維の太さと長さは機能状態により異なるが，筋線維によってはその太さが 10-100 μm，長さは 15 cm にもなるものがある．骨格筋でも，赤筋(遅筋)と白筋(速筋)とでは横紋の構造にわずかな違いがある．骨格筋は随意的に働く随意筋であり，その神経支配は個々の筋線維について運動終板を介して行われる．心筋は意思とは関係なく働く不随意筋であり，筋節は比較的短く，核は心筋線維(心筋細胞)の中央部にあってミトコンドリアは骨格筋に比べて数多くみられる．心筋の運動は心臓特有の刺激伝導系によって行われる．[636]

横紋筋芽腫 rhabdomyoblastoma⇨同横紋筋肉腫→396

横紋筋腫 rhabdomyoma⇨同横紋筋肉腫→396

横紋筋肉腫 rhabdomyosarcoma ［**横紋筋芽腫，横紋筋腫**］ 横紋筋に由来する悪性腫瘍のこと．全悪性軟部腫瘍の約 10% を占める．組織学的に，胎児型，ブドウ状型，胞巣型，多形型の 4 型に分類することが一般的．それぞれの亜型で臨床病理学的に違いがある．胎児型は 10 歳以下の小児に発生し，頭頸部に多く，四肢には少ない．ブドウ状型はその名のとおり，肉眼形態がブドウの房状を呈するもので，膀胱，胆嚢，中耳に多い．胞巣型は小児に多いが，胎児型よりはやや年長の子どもに多い．頭頸部，四肢に多い．多形型は，40-50 歳代の年長者に多く，予後も不良とされるが，発生頻度は最も少ない．[782]

横紋筋融解症 rhabdomyolysis 外傷，過激な運動，アルコール多飲，向精神薬やプラバスタチンナトリウムなどの薬剤，感染症などにより横紋筋組織が破壊され，筋組織内のミオグロビンが大量に血液中に流出する病態．血中・尿中ミオグロビンは著増し，クレアチンホスホキナーゼ(CPK)やアスパラギン酸アミノトランスフェラーゼ〔AST(GOT)〕などの筋逸脱酵素も血中濃度が上昇する．尿は独特の暗赤色を呈し，高率に急性尿細管壊死を併発する．治療は原因の除去が第一である．

支持療法として十分な血管内容量を確保したり，利尿薬や重炭酸ナトリウムを投与して，尿をアルカリ化することで腎臓からミオグロビン排出を促す．急性腎不全が増悪すれば血液浄化療法の適応となる．[1077,1254]

応用解剖学　applied anatomy ［実地解剖学，臨床解剖学］ 身体各部の臓器の構造や形態を研究し，実際の疾患の診断・治療に役立てることを目的とした学問．病理解剖学，放射線解剖学，外科的解剖学なども含む．[485]

応用化学　applied chemistry　工業化学などのように，元素や化合物を生活に役立つように応用する研究を行う分野．これに対して基礎的な化学は純正化学として分類される．[258]

応用科学　applied science　自然科学が真理の探究を目的としているのに対し，応用科学ではある特定の技術の開発や改良を目的とし，それに沿って自然科学的成果，社会科学的成果，技術上の経験的成果を独自の方法のもとで体系化する．応用科学とは自然科学的成果が再構成，体系化されたもので基礎科学と対比される．看護学は医学と同じように社会生活への応用を目指した学問であり，応用科学の1つである．[980] ⇨参科学→465

応用研究　applied research　実際的な問題の解決法を見いだすことを目指す研究．看護における応用研究の目的は，①臨床において実際に生じている看護問題に対して解決策を見いだすこと，②看護業務・手順・方針，あるいは教育課程を評価すること，③患者，看護師，看護学生などのニードをアセスメントすることなどを目指して行われる．[597] ⇨参評価研究→2486，ニード分析→2204

応力　stress　物体に外部から力が作用するとその反作用として物体内に生じる力のこと．物体のひずみと応力の間には密接な関係がある．組織に荷重がかかると，組織内部には圧縮応力がかかり，周囲の組織にはせん断応力(ずれの力)や引っぱり応力が加わる．褥瘡の形成において，これらの応力が重要な要素となる．[485]

応力集中　長管骨の割れ目やドリル穴など，不連続性や断面の変化がある部分には，応力の増大を起こすため，この部位で骨折が起こりやすくなる力学欠損．[295]

黄リン　yellow phosphorus⇨同リン→2947

黄リン中毒⇨同リン中毒→2953

黄連解毒湯(おうれんげどくとう)　orengedokuto　医療用漢方製剤の1つ．主として炎症，充血，出血に伴う精神不安，皮膚瘙痒に用いる．漢方医学的には，実証かつ陽(熱)証で，心下痞鞕(しんかひこう)のあるものに用いるとされる．臨床的には，比較的体力があり，のぼせ気味で顔面紅潮し，いらいらする傾向があり，精神不安や不眠，皮膚瘙痒を訴えるものに使用する．高血圧，喀血，吐血，皮膚瘙痒症，胃炎などに応用する．4種の構成生薬はすべて身体を冷やす性質がある．最近，脳梗塞患者ののぼせ感，四肢のしびれなどの自覚症状や，精神神経症状に対する改善効果が報告されている．副作用として間質性肺炎や肝機能障害の発現に注意する．出典：『肘後備急方』．構成生薬：オウレン，オウバク，オウゴン，サンシシ．[508] ⇨参実証→1314，陽証→2869，心下痞鞕(しんかひこう)→1510

黄蝋(おうろう)⇨同蜜蝋(みつろう)→2768

覆い試験　cover test⇨同遮閉試験→1360

オオウチ　William G. Ouchi⇨参セオリーZ→1711

大型汎用コンピュータ⇨同ホストコンピュータ→2701

大国主神(おおくにぬしのかみ)　［大国主命(おおくにぬしのみこと)，八千矛神(やちほこのかみ)］ 日本の医療神とされる神格．記紀神話は大和朝廷による日本統一の過程を物語っているが，多くの異名をもった大国主神は征服された小国家の首長を代表する存在とみなされる．国譲りにあたって天皇はこの世の顕事(現世の政事)をつかさどり，大国主神は幽事(目に見えない神の行為)を治めるものとされた．医療は首長が担わなければならなかった職能の1つであった．[777]

大国主命(おおくにぬしのみこと) ⇨同大国主神(おおくにぬしのかみ)→397

大阪大学式メモリースケール　ウェクスラー David Wechsler(1896-1981)により1945年に発表された，記憶機能を総合的に評価する検査法であるウェクスラー記憶評価尺度 Wechsler memory scale(WMS)の日本語版である．金子らにより1967(昭和42)年に紹介された．軽度の記憶障害の検出に優れる点が特徴とされている．課題は，①見当識と一般的知識，②精神統制(計算など)，③論理的記憶Ⅰ(物語の記憶)，④数唱(数字の順唱，逆唱)，⑤視覚性再生(図形の記憶)，⑥言語性対連合(有関係・無関係の対になった言葉の記憶)，⑦論理的記憶Ⅱ(物語の記憶の遅延再生)で構成される．WMSをより詳細な記憶機能の評価ができるように改訂したものが1987年に発表されたWechsler memory scale-revised(WMS-R)であり，杉下らにより日本語版が2001(平成13)年に作成，標準化された．[1535] ⇨参認知症検査→2270，ウェクスラー記憶評価尺度→317

オージオグラム　audiogram⇨同聴力図→2020

オージオメーター　audiometer⇨同聴力計→2020

オージオメトリー　audiometry⇨同聴力検査→2020

オーシスト　oocyst ［接合子嚢，胞嚢体］ コクシジウム目の胞子虫類の雌性生殖細胞は，接合・受精により被嚢して膜に囲まれ，円形または楕円形をした嚢胞状のオーシストとなる．オーシストの中にスポロゾイト sporozoite(胞子小体)が形成される．スポロゾイトは小さな細長い形態を示し，宿主に感染する．[288] ⇨参スポロゾイト《マラリアの》→1655

オースチン=フリント雑音　Austin Flint murmur ［フリント雑音］ 1862年フリント Austin Flint が発表した心雑音．大動脈弁閉鎖不全症の聴診所見における拡張期ランブル雑音(低周波の雷鳴様雑音)を指す．拡張期において，血流が大動脈(高圧)から左心室(低圧)へと逆流するために僧帽弁前尖を心房側に押しやって振動するか，僧帽弁前尖の軽い狭窄(相対的僧帽弁狭窄)が生じ，低調な心雑音が出現する．拡張中期雑音から始まり，Ⅰ音の亢進や僧帽弁開放音(OS)はない．大動脈弁閉鎖不全症ではこのほかに，一回拍出量が増加するための収縮期雑音と，吹鳴様 blowing と形容される高調な拡張期雑音が第3-4肋間胸骨左縁に聴かれる．フリントは心臓研究の第一人者として有名なアメリカの生理学者(1812-86)．[640]

オーストラリアQ熱⇨同Q熱→99

オーストラリア抗原⇨同HBs抗原→57

大関和(おおぜきちか)　Oozeki Chika　1858-1932(安政5～昭和7)，桜井女学校付属看護婦養成所および帝国大学医科大学第一医院(現東大病院)看護婦養成所の第1期生. 28歳で入学, 卒業後, 医科大学第一医院外科の婦長(師長)となる. 熱心なキリスト教信者でその後, 新潟県の高田女学校の生徒取締伝道師として赴任し, 廃娼運動など矯風会の運動にも大きな足跡を残す. そして, 東京看護婦養成所の教師を経て, 東京看護婦会の会頭となる. のちに「大関派出看護婦会」を開く. 著書に『実地看護法』がある.[1451]

オーダーエントリーシステム computerized physician order entry system; CPOE ［**オーダーシステム, オーダリングシステム, 医師発生源入力**］ 処方, 検査などの指示を伝票を使わずに診察室で直接コンピュータに入力する形態の情報システムのこと. 入力された情報(オーダー)は医事会計システム(レセプトシステム)に伝えられる. 事務の効率化, 指示ミスの削減による精度の向上, 検査・処方・会計の待ち時間の短縮による患者サービスの向上などを目的として導入されてきた. 情報の発生源である診察室で医師が入力することが多いため, 医師発生源入力とも呼ばれる. 多くの場合, 診療支援機能として過去の検査結果や処方歴を参照できる機能や, 前回処方と同じ処方の作成, 検査オーダーのセット化などの機能を備えている. 最近では, 診療全般の情報を包括した電子カルテの方向への発展が進んできている.[1341] ⇨参電子カルテ→2081

オーダーシステム⇨同オーダーエントリーシステム→398

オーダーメイド医療 personalized(customized) medicine ［**テーラーメイド医療**］ 患者個々人の特性に応じた医療のこと. 個別化医療, 個の医療, テーラーメイド医療ともいう. 狭義には個々人の体質, 遺伝子情報に基づいた適切な治療法(薬剤)の選択, 個別的な疾病予防法のこと. 広義には年齢, 生活習慣, 心理, 環境を考慮した医療のこと. 乳癌でのHER 2/neu発現を検索することで, 抗癌剤トラスツズマブの効果を想定するなど, 薬剤に対する反応性の個人差をヒトゲノム情報から解析するファーマコゲノミクス(薬理ゲノム学)が, オーダーメイド医療に応用されている. ⇨参ファーマコゲノミクス→2506

オータコイド autacoid ［**局所ホルモン**］ さまざまな刺激に応答して局所で産生, 分泌され, 主に産生局所で作用する伝達物質. その働きは, 局所の恒常性の維持やさまざまな疾患の病態形成にとって重要である. オータコイドによる細胞間情報伝達は, その伝達時間や伝達距離において, 神経系伝達とホルモン系伝達の中間に位置する. プロスタグランジン, ロイコトリエン, ヒスタミン, セロトニン, ブラジキニンなどが含まれる.[210]

大田原(おおたはら)**症候群**⇨同乳児早期てんかん性脳症→2230

太田母斑 nevus Ota⇨同褐青色母斑→531

オーダリングシステム⇨同オーダーエントリーシステム→398

オートアナライザー™ AutoAnalyzer™⇨同自動分析装置→1326

大通り毛細血管 thoroughfare channel ［**優先路**］ 細動脈から細静脈へ移行する毛細血管のうち比較的太いもので, 優先路とも呼ばれる. 動脈寄りの部分が平滑筋細胞に覆われていて(メタ細動脈という)収縮調節されるのに対して, 静脈寄りの部分は内皮細胞のみからなり, 物質交換が行われる. 真毛細血管の対語. (図参照⇨微小循環→2443)[226]

オートクリン autocrine 細胞において合成されたホルモンに対する特異的な受容体をその細胞自体が発現することにより, 産生されたホルモンが自己の細胞の受容体に結合し, その細胞の機能調節を行う様式. また, 近傍の細胞の機能調節を行うことをパラクリン paracrine という.[334]

オートクリンコントロール《乳汁分泌の》 autocrine control of lactation 細胞が自分自身のつくり出したシグナル(伝達分子)に自らが応答する腺房細胞内の局所的な調整のこと. 乳児は1回の授乳で乳房にある母乳の約76%を飲むが, 授乳後に乳房内に残った量によって乳汁産生量が調整される. 乳房に母乳がたまると, 腺房細胞から分泌されている乳汁産生抑制因子 feedback inhibitor of lactation(FIL)というホエイ whey(乳清)タンパクの濃度が上昇し, 乳糖とカゼインの産生を抑制する. さらに腺房細胞の基底膜にあるプロラクチン受容体を抑制し, 乳汁産生が低下すると考えられている. つまり, 腺房内に母乳が残ってたまるほど母乳がつくられなくなり, 逆に乳児が1回の授乳でたくさんの母乳を飲んで腺房が空になるほどより多くの母乳がつくられるという, 乳腺局所で素早い乳児の食欲主導型の乳汁分泌調整を行っている.[180] ⇨参エンドクリンコントロール《乳汁分泌の》→383

オートクレーブ⇨同高圧蒸気滅菌器→970

オートクレーブ滅菌⇨同高圧蒸気滅菌→970

オートスメア法 auto smear method 尿や脳脊髄液など粘稠性の低い液状検体の細胞診で細胞を採取するために用いられる方法. 遠心沈殿(遠沈)した検体の沈渣を集め, 上清を再度適当な濃度に希釈したのち, 遠心塗抹器で遠沈させながらスライドグラス面に細胞を付着させる. 細胞数が少量である検体には有効であるが, 細胞数が多い場合に塗抹面が厚くなり細胞が重なってしまうことがある.[387]

オートネフレクトミー autonephrectomy⇨同自然的腎隔絶→1297

オートノミー autonomy 自律〔性〕と訳す. 自らを統治するという意味で, よく物事をわきまえ, ほかからの束縛や干渉を受けることなく自らの価値観に基づいて思考し行動することである. さらに, この思考や行動に対する責任も自ら負うことである. オートノミーは専門職の特性の1つでもある. 反対語としては, パターナリズム(父親的温情主義)がある.[415]

オートラジオグラフィー autoradiography ［**ラジオオートグラフィー**］ 標本内に含まれる放射性同位元素(RI)の分布を画像化してみる方法. RIを投与しておいた動物やその臓器の薄い切片標本を作製し, そこに写真乳剤を密着させて一定期間曝露させてから現像し, 標本内のRI分布をみる. 肉眼レベルで観察するのがマクロオートラジオグラフィー, 顕微鏡レベルで観察するのがミクロオートラジオグラフィー. α線やβ線を放射するRIが主に用いられる. 最近では写真乳剤の代わりにイメージングプレートも使用され, 現像処理なしに電子化した画像が得られる.[737]

オートレフラクトメーター autorefractometer ［**自動屈折計**］ 他覚的な眼の屈折値を, コンピュータを用いて短時間で自動的に測定する屈折検査装置. 近赤外光を利用し，網膜からの反射光の状態によって被検者の遠点を測定し，屈折値を換算する．結果はジオプトリー(D)単位で表示される．[480] ⇨参屈折計《眼の》→819

オーバーアチーバー overachiever 知能指数などで測定される，個々人が本来もっている才能を十分に発揮している者に対する教育心理学上の呼び方．現在出しきっている能力以上の能力をもつ，という概念自体に矛盾をはらみ，字義どおり解釈するならば，それは能力以上の力を発揮する者となる．オーバーアチーバーとアンダーアチーバーの概念は，その意味解釈の合理性によって理解するよりも，むしろ目標に向かって努力する教育的な価値を強調するところに意義がある．[32] ⇨参アンダーアチーバー→206

オーバージェット overjet ［**水平被蓋**］ 上下顎の歯を咬み合わせたときの上顎中切歯切縁と下顎中切歯唇面との水平的な距離を指す．正常な咬合では，上顎切歯は下顎切歯の前方に位置し下顎切歯を被蓋している．乳歯列では 1-3 mm，永久歯列では 2-3 mm が基準値とされる．[760] ⇨参オーバーバイト→399

オーバーシュート overshoot 活動電位が発生したときに，そのピーク付近で膜電位がゼロ電位をこえて一過性にプラスに逆転すること．[1274] ⇨参活動電位→532

オーバーステイ over stay ［**不法残留者**］ 在日外国人のうち，査証の期限が過ぎた超過滞在(者)のこと．2009(平成 21)年 1 月 1 日現在の法務省入国管理局の調査では約 11 万 3,000 人，国籍別では韓国，中国，フィリピンの順に多い．在留資格のないオーバーステイの場合，危険な労働条件下で就労していることがほとんどで，賃金の保障もなく国民健康保険にも加入できず，保健上ハイリスクである．[271]

オーバーデンチャー overdenture ［**オーバーレイデンチャー，ハイブリッドデンチャー，カバーデンチャー**］ 残存歯の歯冠高径を短くして，残存歯を義歯床でおおった形態の義歯．通常，歯根に根面アタッチメント，テレスコープクラウン，コーピングなどの維持装置を設置して義歯の維持安定を強化するために残存歯根を利用する．残存歯根が咬合圧を支持するため歯槽骨の吸収が抑制される利点がある．このような積極的な理由によるほか，何らかの理由で抜去できない残根，あるいは位置や形態の異常のため正しい咬合関係が得られない歯の歯冠部を切除して，その残存歯根をカバーする義歯を装着することがある．健康保険では，残根上の義歯という．[1310]

オーバードライブサプレッション overdrive suppression ［**過駆動抑制，高頻度抑制**］ 本来のレートより速いレートで自動能をもつ心筋細胞を興奮させたあとに，その速い刺激を停止すると，本来より遅いレートで調律が再開する現象．刺激停止後は徐々に本来のレートに回復する．心筋がより速いレートで駆動されると，ナトリウム・カリウム(Na-K)ポンプの活性化や細胞内外のイオンが変化するためとされる．自動能の病的な低下例では過度のオーバードライブサプレッションをきたし，心停止を起こすことがある．[2] ⇨参洞不全症候群→2128

オーバーバイト overbite ［**垂直被蓋**］ 上下顎の歯を咬み合わせたときの上顎中切歯切縁と下顎中切歯切縁との垂直的な距離を指す．正常な咬合では，上顎中切歯が下顎中切歯を垂直に被蓋している．永久歯列では 0-4 mm を基準値とみることが多い．被蓋の程度が大きいものを過蓋咬合といい，上下歯を咬み合わせても歯が接触せず空隙がみられるものを開咬という．[760] ⇨参オーバージェット→399

オーバーベッドテーブル overbed table ベッドの付属品の1つ．天板に両脚がついたテーブルのことで，天板に片脚のみついたものもある．両者とも，高低の調節ができる．患者の臥床生活で，治療に必要な物品や，生活用品を置いたり，食事をしたり，ベッド上で書きものや読書をするときに必要な物品．[109]

オーバーヘッドトラクション overhead traction ［**頭上方向牽引**］ 乳幼児期の先天性股関節脱臼の整復法の1つで，リーメンビューゲル法の不成功例に応用されることが多い．[295]

●オーバーヘッドトラクション

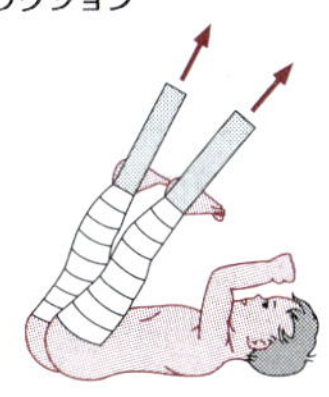

オーバーヘッドフレーム overhead frame オーバーヘッドトラクションの際に用いられるフレーム．牽引装置などの治療・訓練用の装置を設置して使用する．[971] ⇨参オーバーヘッドトラクション→399

オーバーラッピング法《虚血性心筋症の》 overlapping, overlapping cardiac volume reduction operation 2001(平成 13)年に心臓外科医の松居善郎らが報告した左室形成術．心筋症のうち心筋梗塞に伴う虚血性心筋症で拡張した左室の前壁を縦長に切開し，前壁の切開部を中隔側の健常部と病変部の境にパッチを用いず重ね合わせて直接縫いつけ，左室の容量を縮小させる方法で，左室が長軸方向に形成される．心筋梗塞の慢性期に，梗塞に陥った前壁中隔側が非薄，線維化した例に効果的．後下壁側の梗塞で前壁中隔側の心筋が保たれている場合には禁忌．[136] ⇨参左室形成術→1186

●オーバードライブサプレッション

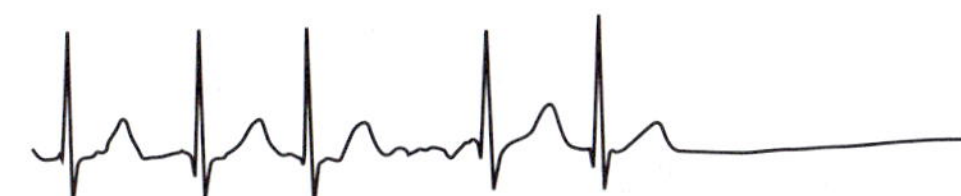

左に心房細動による間隔がまちまちな QRS を認める．
心房細動が停止すると洞性の P 波は約 3 秒間認められない．
心房細動により洞結節にオーバードライブサプレッションがかかったため

●オーバーラッピング法

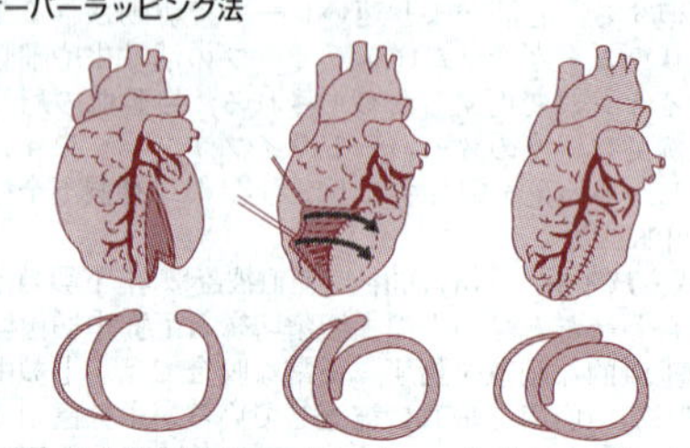

Matsui Y, et al: Overlapping cardiac volume reduction operation. J Thorac Cardiovasc Surg 124:395-397, 2002

オーバーレイデンチャー　overlay denture⇨同オーバーデンチャー→399

大原病　Ohara disease⇨同野兎(やと)病→2844

オーファンドラッグ　orphan drug　［希少疾病用医薬品］　医療上の必要性が高いにもかかわらず，患者数が少ないことにより，研究開発が進まないような疾患に対する治療薬を国が希少疾病用医薬品として指定したもの．その研究開発を経済的に支援する制度が「薬事法」で定められている．国から指定されるためには，①わが国において患者数5万人未満の重篤な疾病が対象であること(感染性の疾病の予防目的に用いる医薬品を除く)，②医療上，特にその必要性が高いこと(代替する適切な医薬品などまたは治療法がない，もしくは既存の医薬品と比較して著しく高い有効性または安全性が期待されること)，③開発の可能性が高いこと(その医薬品を使用する理論的根拠があり開発計画が妥当であると認められること)の基準を満たしていなければならない．指定されると，独立行政法人・医薬品医療機器総合機構による開発の助言，開発資金の援助，税制上の優遇措置，優先審査，再審査期間の延長(10年)などの支援が受けられる．[628]

大振り歩行　swing-through gait　松葉杖歩行の1つ．両側の松葉杖を同時に前方に出し，次いで両下肢を同時に前方に出す歩行法のうち，両下肢を松葉杖が接地している位置より前方に振り出す方法である．松葉杖歩行のうちで最も速い．交通量や人通りの少ない舗装道路，屋内の広い廊下などに適している．対象疾患として脊髄損傷による対麻痺があり，長下肢装具を装着し大振り歩行を行う．[818]　⇨参松葉杖歩行→2741

オープン型病院　unrestricted medical staff hospital　［開放型病院］　診療所では実施困難な医療を地域開業医の紹介を受けて提供する病院で，地域医療支援病院や地域の中核病院であることが多い．主治医については紹介医がそのまま継続して診療にあたる場合と，新たな主治医が紹介医と連携をとって診療にあたる場合がある．地域医療の充実，医療施設の機能分化，在宅医療の支援など重要な役割を果たす．[157]

オープンシステム　open system　［開放システム，開放系］　システム科学における主要概念の1つ．自らを取り巻く外部環境から物質，エネルギー，情報などを取り込み，逆にそれらを外部環境へと放出できるシステム．つまり外部環境との間に相互作用が可能であり，外部環境とのインプットとアウトプット交換が可能な状態にあるシステム．反対はクローズドシステム closed system(閉鎖系)．オープンシステムは物質，エネルギー，情報などを外部から取り込み，発展・変動・再組織化が可能なため，社会的組織にも適応できる．したがって組織の管理者にとって，システムの開放状態を保つことは，組織の安定の確保と発展を促すうえで重要な視点となる．[1508]　⇨参一般システム理論→257

オープンシステム《病院の》　open system　開業医が共同で，病院を利用するシステム．病院は地域医療支援病院もしくはそれに準ずる設備の整った医療施設であり，開業医がその病院の機能をフルに活用できることのメリットは大きい．患者を病院に単に紹介する場合もあるが，開業医が自らその病院におもむき，手術を行ったりする場合がある．また，無床診療所の受診者が入院を必要とする場合に病院に収容し，治療を行うこともある．[157]

オープンバイト　open bite⇨同開咬→430

オープンループ制御　open-loop control⇨同開ループ制御→462

オーベルスト伝達麻酔　Oberst conduction anesthesia　［指ブロック］　指の骨折や脱臼などの手術の際に行われる局所麻酔．指基部または近位に刺入し，通常は1％リドカインを注入して指の背面と掌側の神経をブロックする．指の壊死や感染に注意を要する．オーベルスト Maximilian Oberst はドイツの外科医(1849-1925)．[971]

オーベルマイヤー試験　Obermayer test　［オーベルマイヤー法，尿インジカン反応］　尿中のインジカンを検出し定量する方法の1つ．約5mL程度の尿に少量の塩化鉄液を含むオーベルマイヤー試薬をほぼ同量加え，さらにクロロホルムを1/3量ほど加える．しばらくしてクロロホルム層が青色に変化すれば陽性でインジカンが存在．インジカンは便秘や腸閉塞などによる腸内容の停滞や異常分解，さらには癌腫，壊疽などによって増加．オーベルマイヤー Friedrich Obermayer はオーストリアの生理学者(1861-1925)．[90]

オーベルマイヤー法　Obermayer technique⇨同オーベルマイヤー試験→400

オーム　ohm　伝導体の電気抵抗の大きさを示す単位．1オーム(Ω)とは電圧が1ボルト(V)のとき1アンペア(A)の電流が流れる伝導体の電気抵抗を示す．この関係は電流＝電圧/電気抵抗(A ＝ V/Ω)で表され，オームの法則と呼ばれる．オーム Georg Simon Ohm はドイツの物理学者(1789-1854)．[258]

オームの法則　Ohm law　①電流の強さ(I)は電圧(E)に比例し，抵抗(R)に逆比例するという法則．すなわち，導線の両端の電位差(E)＝I×R．②聴覚における法則．多くの単純音が鳴るとその合成音が知覚されるが，その音色は合成音の大きさ，調和関係にある振動の振幅のみに関係し，合成音の位相には関係しないという法則．合成音は内耳で単純音に分析され，中枢で再構成されて聞こえる．音の大きさが増すと必ずしもこの法則には従わないといわれる．実験的確証を行ったヘルムホルツ Helmholtz(1859)の名をとり，オーム・ヘルムホルツ Ohm-Helmholtz の法則ともいう．オーム Georg Simon Ohm はドイツの物理学者(1789-1854)．[893]

オーメン症候群　Omenn syndrome　重症複合型免疫不全症(SCID)の一種．紅皮症，リンパ節腫脹，肝脾腫，好酸球増加，高IgE血症を特徴とする予後不良の病態．*RAG*(recombination-activating gene，組換え活性化遺伝子)遺伝子変異によるとされる．[1438] ⇨参重症複合型免疫不全症→1373

オーラミン auramine 鮮黄色のジフェニルメタン系塩基性色素．以前は木綿，紙，皮革の染色のほか，たくあんなど食品の着色料として用いられていたが，肝臓癌，膀胱癌などの発癌作用があり，また急性毒性として，頭痛，意識消失，心悸亢進などを起こすため，現在は食品に対して使用禁止となっている．[543]

オーラルリハビリテーション oral rehabilitation 咬頭嵌合位が何らかの原因で不明確になったり，下顎の位置異常が認められる場合，新たに下顎の位置を決め，それに基づいて新たな咬頭嵌合位を与えるためにナソロジー学派が確立した一連の臨床術式．身体に障害のある人が，その人に可能で最大の能力を回復するという意味でのいわゆるリハビリテーションとは関連がない．[1310]

オーランド Ida Jean Orlando アメリカの看護学者(1926年生)．1950年代後半，アメリカのエール大学で「精神保健の原理を看護教育カリキュラムに統合する」共同研究に取り組み，“The Dynamic Nurse-Patient Relationship”邦題：『看護の探求』(メヂカルフレンド社，1964)として報告した．オーランドによれば，すべて患者の行動はそれがどんなものであれ，「そのときその場」における患者のニードの表現とみなすべきであり，ナースの「熟慮した行為」とは，この患者のニードと自分の行為との間にずれがないかどうか，たえず確認しながら行う行為である．オーランドはナースと患者との間で直接的な相互作用の生じる場，つまり互いに影響し合う場を「看護状況」と名づけ，この「看護状況」における患者の不安や苦痛の多くは，不適切な看護ケア(専門職としてのナースの機能が十分に発揮されていない)の結果であると断言している．そして，実際に数多くの不適切な看護ケアの事例を分析し，「看護状況」におけるナースの応答能力を高める方法として看護過程記録，いわゆるプロセスレコードによる訓練の有効性を実証しようとした〔“The Discipline and Teaching of Nursing Process”邦題：『看護過程の教育訓練』(現代社，1977)〕．オーランドのプロセスレコードによる訓練のねらいは，看護状況というナースと患者との相互作用の生じる場を，①患者の行動，②ナースの反応，③ナースの活動，の3要素に分け，その中でナースの反応の部分に着目し，これをさらに①患者の行動の知覚，②知覚によって生じる思考，③知覚や思考によって生じる感情，に分けて記録することによって患者との相互作用の過程を分析し，専門職としての応答能力を高めることにある．このプロセスレコードによる訓練は，わが国でも広く看護学生の実習などに導入されているが，オーランドの意図するところが必ずしも十分に理解されているとはいいがたい．オーランドの看護理論を理解する重要なカギとなるのは，患者との相互作用の場としての看護状況のとらえ方とそこで発揮される専門職としてのナースの応答能力の訓練の重要性である．[86] ⇨参プロセスレコード→2596，看護過程→591

オールソン Virginia Ohlson 日本の看護教育に尽力したアメリカGHQ(General Headquarters)の文官．日本看護協会名誉会員．公衆衛生に関心をもっていたオールソンは，1943年シカゴ大学で公衆衛生看護学の学士号を取得し，卒業後保健師として活躍．1947年，アトランタで開催された米国看護師協会の大会に出席し，GHQから出席していたオルト大尉(のちに少佐)に会い，公衆衛生福祉局看護課での勤務を勧められ，さらに日本で公衆衛生看護を実践してほしいと要請された．第2次世界大戦後のこの頃，アメリカ連合国軍のサムス准将が，日本の看護の質を向上させるため，改革を図っていた．オールソンは来日後，GHQ在任中で公衆衛生福祉局初代看護課長であったオルトが示した公衆衛生看護の改革の方針を推し進めた．その後オルトが修士号をとるために帰国したため，オールソンが第2代看護課長を務めた．オールソンは，主に看護教育審議会で計画立案したものをサムスの承認を得て実行していった．特に公衆衛生領域では，教育プログラムを立て，日本の看護師を教育した．日本の至るところにヘルスセンターのモデルを設置して，公衆衛生看護のためのヘルスサービスの準備に手腕をふるった．オールソンは，日本の看護師が必要としていることを実現できるように援助することをアメリカの看護師の役割と考え，GHQの権力をふるうことなく，日本の看護師の活動を広く支えた．そして日本の看護学校の創設許可システムの確立，看護学士プログラムの発展，看護師免許の改善，また雑誌『看護』の出版に貢献した．日本看護協会が1949(昭和24)年5月国際看護師協会に再加盟したことは，オールソンにとって大変誇りだった．オールソンのその人柄と多くの日本の看護師を衷心で支え続けたことは，オールソンを慕う人の多さに表れている．また，1991(平成3)年に勲三等寶冠章を受章した．[6]

オールトランスレチノイン酸 all-trans retinoic acid；ATRA ［全トランス型レチノイン酸，トレチノイン］ 活性型ビタミンA．急性前骨髄球性白血病の寛解導入療法として用いられる薬物で，妊婦や妊娠する可能性のある女性には禁忌である．副作用は，レチノイン酸症候群(発熱，呼吸困難，胸水貯留，間質性肺炎，肺うっ血，低酸素血症)，皮膚障害，脂質異常症，肝機能障害などがある．[1495] ⇨参分化誘導療法→2604

オールドリッチ症候群 ⇨同ウィスコット・オールドリッチ症候群→310

オーレン病 Owren disease⇨同第V因子欠乏症→1855

岡崎国立共同研究機構 Okazaki National Research Institutes 愛知県岡崎市にあり，分子科学研究所〔1975(昭和50)年創設，分子研：化学・物理学〕，基礎生物学研究所〔1977(同52)年，基生研：生物学〕，生理学研究所〔1977(同52)年，生理研：基礎医学〕の3つの研究所を主体として構成される研究組織．1981(同56)年に事務管理組織を1つにし，岡崎国立共同研究機構を構成することになった．全国の国・公・私立大学の研究者と緊密な協力のもとに，それぞれの分野の学術基礎研究を推進する大学共同利用機関である．共同研究は世界各国の研究者との間でも行われている．また各研究所は，神奈川県葉山町に本拠がある国立大学法人・総合研究大学院大学の基盤となり，博士課程の大学院学生を教育している．[1400]

岡崎断片⇨同岡崎フラグメント→402

岡崎ピース⇨同岡崎フラグメント→402

岡崎フラグメント　Okazaki fragment　［岡崎断片，岡崎ピース］　二本鎖DNAが半保存的に複製されるときに複製点の近くで新しく合成される短いDNA断片．岡崎令治らが1968年に見いだした．DNA二重らせんを構成する二本の相補鎖の一方は5′→3′に，他方は3′→5′に配向しているが，すべてのDNAポリメラーゼ（DNA合成酵素）は5′→3′の方向にしか合成を進めることはできない．岡崎らはこの矛盾を解決する不連続複製モデルを提唱し，3′→5′伸長鎖の合成が5′→3′方向に合成される岡崎フラグメントを順次連結する機構で行われると提唱し実証した．大腸菌の場合，約1,000-2,000ヌクレオチド，酵母やヒトなどの真核細胞では約100-200ヌクレオチドが生成される．[29]

緒方洪庵　Ogata Kouan　蘭学者〔1810-63（文化7～文久3）〕．備中（岡山県）足守に生まれる．藩士佐伯惟因の三男．名は章，字は公裁，号は適々斎，華陰．父とともに大坂へ出て，1826（文政9）年，医学を志し蘭方医・中天游（なかてんゆう）に学ぶ．その後江戸に出て蘭学を坪井信道，宇田川榛斎に学び，1836-38（天保7-9）年には長崎に遊学している．1838（同9）年，大坂に戻り瓦町に蘭学塾「適塾」（適々斎塾）を開いて教育にあたった．適塾は1845（弘化2）年に船場過書町（現在の大阪市中央区北浜3丁目）に移っている．洪庵は蘭学を通じて医学とともに広く洋学を教えた．その結果，医師のみならず日本の近代化に貢献した福沢諭吉，大村益次郎，橋本左内，佐野常民，長與專齋（ながよせんさい），大鳥圭介，花房義質（よしもと）らをはじめ，1,000人をこえる門人が育った．1849（嘉永2）年6月，わが国に痘瘡予防の牛痘種痘法が伝来されるや，11月に分苗を受けて大坂に除痘館を開き，種痘の普及に尽力した．1858（安政5）年，この除痘館は全国に先がけて官許を得ている．1862（文久2）年，幕府の奥医師兼西洋医学所頭取に任ぜられて江戸へ移った．翌年6月喀血で急死し，駒込高林寺に葬られる．『病学通論』『扶氏経験遺訓』『虎狼痢治準』などの著書がある．[408]

オカダ酸　okadaic acid　$C_{44}H_{68}O_{13}$，分子量805.02．クロイソカイメンから単離されたポリエーテル化合物．有毒渦鞭毛藻で生合成され，貝類の中腸腺などに二次的に蓄積されることで下痢性の食中毒を引き起こす原因となる．プロテインホスファターゼの阻害薬であり，強力な発癌プロモーターとしての作用も示す．[92]

岡林術式　Okabayashi operation　子宮頸癌の手術法で，1921（大正10）年，岡林秀一（1884-1953）によりまとめられた広汎性腹式子宮摘出術．直腸の剥離などの子宮後方操作を先行させることや，子宮摘出を行ってからリンパ節郭清を行う特徴がある．[998]　⇨参ヴェルトハイム手術→319

オカルト癌　occult carcinoma　諸臓器の転移巣による臨床症状が先行する癌で，原発巣の発見が転移巣の発見より遅れ，その経過中または死後にその存在が明らかになる癌をいう．前立腺癌の骨転移，甲状腺癌の肺転移などが有名であるが，これらの臓器に限ることではない．オカルト癌は不顕性癌の中の1つで，不顕性癌は，その他に偶発癌，ラテント癌がある．偶発癌は，癌以外の原因で発見された臓器の病理学的検索中に偶然その臓器の癌が発見されたものを指す．一方，ラテント癌は，病理解剖によってはじめてその存在が明らかになったもので，臨床的な症状や所見を示さずに経過した癌である．上記の二者も前立腺と甲状腺がよく知られている．[782]　⇨参不顕性癌→2552

小川笙船　Ogawa Shousen　江戸時代中期の医師〔1672-1760（寛文12～宝暦10）〕．名は広正，号は雲語といい，笙船は通称である．1722（享保7）年1月に江戸小石川（現文京区）の伝通院近くで開業．1721（享保6）年に8代将軍徳川吉宗が設置した目安箱に，貧困な病人のために施薬院の設立を願う意見書を提出した．笙船の請願は生活困窮者救済の恒久的対策を考慮していた吉宗によって採用され，小石川薬草園内に「養生所」の名称で同年12月に設立された．養生所開設に伴い笙船は息子の丹治とともに養生所肝煎（世話人）に命ぜられ，4年間勤めた．笙船の働きから幕府は医官となるように勧めたが，それを辞して1726（享保11）年に隠居した．鶴里の俳号をもつ俳人であった笙船は隠居後，金沢（現横浜市金沢区）に住んだが，病を得て江戸に戻り1760（宝暦10）年6月14日江戸で没した．[882]　⇨参小石川養生所→967

小川培地　Ogawa medium　抗酸性菌（特に結核菌）の分離培地で，わが国で広く使用されている．組成中にリン酸一カリウム，グルタミン酸ナトリウム，全卵液，グリセリン，マラカイトグリーンが含まれる．通常，抗酸性菌の検査では検査材料を水酸化ナトリウムなどのアルカリで処理したあと培養するので，アルカリを中和するためにリン酸一カリウムが加えられている（1%，3%に加えられたものをそれぞれ1%小川培地，3%小川培地という）．グリセリンは結核菌の増殖を促進する作用がある．マラカイトグリーンは抗酸性菌以外の細菌の増殖を抑制する．全卵液は培地に含まれる微量の増殖阻止物質（脂肪酸など）を中和し，培地の固化剤としての働きも兼ねる．[324]

小川正子　Ogawa Masako⇨参長島愛生園→2192

悪寒　chill　［さむけ］　感染初期や過激な発熱初期によくみられる不快なさむけ．特にふるえを伴うものを悪寒戦慄というが，これは全身の筋肉の細かい収縮による熱産生増加という体温調節機構による．悪寒は体温調節中枢の基準値より体温が低いときに認められ，熱放散を防ぐため末梢血管が収縮する．体表は蒼白で冷たく皮膚温は低下している．体温が基準値に到達すると消失する．[229]

悪寒戦慄（せんりつ）　shivering, shaking chill⇨同戦慄（せんりつ）→1797

置換え　displacement　〔D〕Verschiebung　防衛機制の1つ．ある対象に向けられている情動を，別の対象に置き換えることによって不安を軽減しようとする機制．精神分析の概念で，例えば本来父親に向けられていた恐怖を置き換えて，馬をこわがるようになった場合などが，「少年ハンスの症例」としてあげられている．[187]

オキサロ酢酸　oxaloacetic acid；OAA　リンゴ酸からリンゴ酸デヒドロゲナーゼの触媒で生じる．クエン酸回路（トリカルボン酸サイクル）の一員であり，アミノ酸，脂肪酸に共通の分解産物であるアセチルCoAと縮合してクエン酸回路に入り完全酸化される．オキサロ酢酸は再生しないため，クエン酸回路の回転のためには回路内中間体の供給が必要であり，ピルビン酸カルボキシラーゼ，リンゴ酸デヒドロゲナーゼなどがこの役割を果たしている．また，アミノ酸代謝においても重要な物質であり，アスパラギン酸アミノトランスフェラーゼの基質でもある．[29]

オキサロニトリル oxalonitrile⇨回シアン⇀1219

オキシ塩化炭素中毒⇨回ホスゲン中毒⇀2701

オキシコドン oxycodone 非ステロイド系抗炎症薬(NSAIDs)の効果が不十分な中等度から高度の疼痛を伴う各種癌における鎮痛に保険適応があり，μ(ミュー)受容体完全作動薬のオピオイド鎮痛薬．モルヒネと比較すると，オキシコドンの代謝産物は活性化されないため腎機能障害のある患者にも使用しやすく，1.5倍の力価を有している．[133] 商オキシコンチン ⇨参オピオイド⇀409，癌性疼痛⇀619

オキシセルロース⇨回酸化セルロース⇀1200

オキシダーゼ oxidase ［**酸化酵素**］ 酸化還元酵素(オキシドレダクターゼ)のうち，分子状酸素を電子受容体として基質を酸化する酵素の総称．この際，酸素は水か過酸化水素に還元される．酸素を直接基質に取り込むオキシゲナーゼとは区別されている．一般に金属元素やヘム，フラビンなどを含むことが多い．水を生ずるものとして，ミトコンドリア電子伝達系のシトクロムCオキシダーゼなど，過酸化水素を生じるものとして，グルコースオキシダーゼ，モノアミンオキシダーゼなどがある．[92] ⇨参オキシドレダクターゼ⇀403

オキシダーゼ試験 oxidase test⇨回チトクロ〔ー〕ムオキシダーゼ試験⇀1977

オキシダント oxidant⇨回光化学オキシダント⇀980

オキシダントスモッグ oxidant smog⇨回光化学スモッグ⇀980

オキシトシン oxytocin 視床下部の室傍核(PVN)と視索上核(SON)の神経分泌細胞で合成され，下垂体後葉から分泌されるホルモン．9個のアミノ酸からなるペプチドホルモンで，末梢組織で働くホルモンとしての作用，中枢神経での神経伝達物質としての作用がある．末梢組織では主に平滑筋の収縮に関与し，分娩時の子宮収縮や乳腺の筋線維を収縮させて乳汁分泌を促すなどの働きをもつ．このため臨床では子宮収縮薬や陣痛促進薬として用いられる．女性特有の機能に必須のホルモンとして発見されたが，その後，男性にも普遍的に存在することが判明．中枢神経では視床下部の室傍核や視索上核にあるニューロンから分泌され，下垂体後葉をはじめさまざまな脳の部位に作用し機能を調節している．[1510]

オキシトシン感受性試験 oxytocin sensitivity test⇨回オキシトシン負荷(チャレンジ)試験⇀403

オキシトシン受容体 oxytocin receptor；OTR⇨回オキシトシンレセプター⇀403

オキシトシン点滴静脈注入 oxytocin drip infusion オキシトシンは神経内分泌ホルモンであるが，子宮収縮作用をもち，陣痛誘発および陣痛促進の目的で使用される．過強陣痛や子宮破裂などを防ぐために，微量から開始し，点滴で静脈内注入する．インフュージョンポンプを使用して正確に注入することが望ましい．通常1 mU/分ないし3 mU/分で開始，胎児心拍と子宮収縮を連続モニターし，十分な陣痛となるまで20分ないし40分ごとに増量する．最大投与量は20 mU/分である．子宮収縮パターンの特徴は，内圧が高く規則的収縮が早期に出現することである．モニターで胎児心拍異常あるいは過強陣痛が発生したときには，直ちに中止する．児頭骨盤不適合(不均衡)があるときは禁忌である．[998]

オキシトシン負荷(チャレンジ)試験 oxytocin challenge test；OCP ［**子宮収縮負荷試験，オキシトシン感受性試験，CST**］ 胎盤機能不全が疑われる妊婦に，子宮収縮薬オキシトシンを微量点滴静注し，10分間に3回程度の子宮収縮を誘発しストレスを負荷する．胎児心拍をモニターし徐脈の有無で胎児のウェルビーイング well being を評価する．子宮収縮薬の投与は胎児に対するリスクが高く危険であることから，最近ではノンストレス試験(NST)が実施され，オキシトシン負荷試験はめったに行われない．[998] ⇨参ノンストレス試験⇀2317

オキシトシンレセプター oxytocin receptor；OTR ［**オキシトシン受容体**］ 下垂体後葉ホルモンの1つであるオキシトシンの受容体であり，主に卵巣，子宮内膜，子宮筋に分布する．388個のアミノ酸よりなる7回膜貫通型のタンパク質で，バソプレシン受容体と高い相同性を示すGタンパク質共役系受容体である．非妊時の子宮筋にはオキシトシンレセプターは少ないが，妊娠中に徐々に増加して非妊時の約80倍にもなり，分娩時にはさらにその約2倍に著増する．リガンドであるオキシトシンも分娩時に急増し，受容体と結合して子宮収縮(陣痛)を引き起こす．オキシトシンレセプターは乳腺の筋上皮細胞にも分布し，授乳時に増加するオキシトシンと結合して乳汁の射出を起こす．オキシトシンレセプターは羊膜，絨毛，精巣，前立腺，胸腺，膵臓，副腎など種々の臓器にも存在し，多彩な作用を発揮していると考えられている．[845] ⇨参オキシトシン⇀403

オキシドレダクターゼ oxidoreductase ［**酸化還元酵素**］ 生体物質の酸化還元反応を触媒する酵素の総称．EC(酵素)1群．一般に水素または電子が供与体の酸化と受容体の還元によって授受されるが，その逆反応も行われる．酸化還元反応の様式，電子(水素)供与体，電子受容体の種類によって，デヒドロゲナーゼまたはレダクターゼ，ペルオキシダーゼ，オキシダーゼに大別される．また一般に活性部位にヘム，フラビン，プテリジン化合物，金属元素(鉄 Fe，銅 Cu，セレン Se，モリブデン Mo など)などを含む．[92]

オキシヘモグロビン oxyhemoglobin⇨回酸素化ヘモグロビン⇀1210

オキシミオグロビン oxymyoglobin⇨回酸素化ミオグロビン⇀1210

オキソラン中毒⇨回テトラヒドロフラン中毒⇀2068

荻野学説 Ogino theory 月経周期の長さに関係なく黄体期の長さは一定で約14日間であるという説．したがって，月経周期の変化は卵胞期の長さによるとした．次の月経開始前約14日が排卵日であることを示すものであり，月経周期の長さが一定のときには避妊，あるいは妊娠のために利用できる．[1323] ⇨参荻野式避妊法⇀404，月経周期⇀908，荻野久作⇀403

荻野久作 Ogino Kyusaku 産婦人科医師，1882(明治15)年，愛知県生まれ．1909(同42)年に東京帝国大学医学部を卒業．母校で研修したのち，1912(大正元)年に新潟市の竹山病院産婦人科部長となる．同時期より新潟大学で病理学の研究を続け，当時まだ解明されていなかった月経周期の研究を行い，「排卵ノ時期，黄体ト子宮粘膜ノ周期的変化トノ関係，子宮粘膜ノ周期的変化ノ周期及ビ受胎胎日ニ就テ」の論文を完成させた．その後ドイツに渡り研究成果をドイツの学会誌に発表．学説は『日本婦人科学会雑誌』第19巻6号にも掲載された．その後クナウス Hermann Knaus によって荻野手法を避妊法として使うことが提唱され，のちには荻野式避妊法と呼ばれるようになった．1975(昭和50)年，新潟県にて病没，93歳.[24] ⇨参荻野学説→403，荻野式避妊法→404

荻野吟子　Ogino Ginko　明治政府の定めた医術開業試験に合格したはじめての女性医師〔1851-1913(嘉永4～大正2)〕．現在の埼玉県熊谷市に生まれる．吟子は通称で，本名はぎん．16歳の頃に結婚するが，数年で離婚．離婚後，結婚生活中に罹患した性病の治療を大学東校(現東京大学医学部)で受け順天堂医院に入院し，女性医師の必要性を痛感して医師を志す．皇漢医井上頼圀に師事．東京女子師範学校(現お茶の水女子大学)を経て，私立医学校の好寿院に入学．1882(明治15)年に同院を卒業するが，当時女子には医術開業試験の受験資格がなく，受験許可を求めて2年間を費やす．1885(同18)年に試験に合格し，医籍に登録されたはじめての女性医師となった．同年5月より東京本郷湯島で産婦人科荻野医院を開業し，名声を得る．翌年6月キリスト教に入信し，1890(同23)年牧師の志方之善と再婚．1894(同27)年夫の理想郷建設計画活動に従い北海道に移住し，瀬棚郡瀬棚村(現せたな町)で開業した．夫の死後，1908(同41)年に東京に戻り江東新小梅町で開業したが，1913(大正2)年6月23日脳溢血のため没した．基督教婦人矯風会風俗部長，大日本婦人衛生会幹事などを歴任.[882]

荻野式避妊法　Ogino contraceptive method　歴史的方法で避妊法とはいえない．通常の月経周期を有する女性の黄体期の期間はほぼ一定で約14日であるという荻野学説を利用しているため荻野式といわれる．次回月経開始前の約14日前後に排卵すると想定し，その前後を避妊期間とする方法であるが，不確実で避妊効果は低い.[998]

屋外吸血性　exophagy　屋外で吸血し，屋内にはそれほど侵入することがない吸血性昆虫の性質．ヤブカ，ブユなどでみられる.[288] ⇨参屋内吸血性→404

オクタクロル中毒⇨同クロルデン中毒→848

オクタロニー試験　Ouchterlony test　［オクタロニー二重免疫拡散法，二重拡散法］　ガラス板上に作成した寒天ゲル平板にゲルパンチャーにて孔をあけ，一定距離の離れた孔にそれぞれ抗原溶液と抗体溶液を入れ放置する．それぞれの溶液はゲル内を拡散しぶつかり合う．抗原と抗体が対応するものであれば至適濃度の位置に抗原抗体複合体ができ，白い沈降線として肉眼で観察できるようになる(ほぼ12-48時間後)．通常，下からの透過光を用いて観察する．ELISA(酵素免疫測定法)など免疫化学的測定法に比べ必ずしも感度は高くなく時間も要するが，特別な装置を必要とせず抗原や抗体の純度，おおよその濃度や抗体価を知ることができる．抗体や抗原の性状を調べる目的のほか，検査では抗核抗体の同定，確認試験などに応用されている．オクタロニー Örjan Ouchterlony はスウェーデンの免疫学者(1914-2004).[1045]

オクタロニー二重免疫拡散法⇨同オクタロニー試験→404

オクトレオチド酢酸塩　octreotide acetate　種々のホルモン分泌を抑制するホルモンであるソマトスタチンの誘導体で，体内での生物活性を長くした持続性製剤．成長ホルモン(GH)，甲状腺刺激ホルモン(TSH)，ガストリン，血管作動性腸管ペプチド(VIP)，セクレチン，グルカゴン，インスリンの分泌をいずれも効率よく抑制する．臨床的にはこれらのホルモンが腫瘍から多量に分泌される下垂体性巨人症，先端巨大症，消化管ホルモン産生腫瘍などのホルモン分泌抑制を目的に使用される.[1260] 商サンドスタチン ⇨参デスモプレシン酢酸塩水和物→2065

オクトレオチドシンチグラフィー　octreotide scintigraphy ⇨同ソマトスタチン受容体シンチグラフィー→1849

屋内気候　indoor climate　地球の大気圏の気象からある程度独立した住居空間における大気の状態をいう．住居は戸外の雨風や強い日射を防ぎ，気温や湿度を調節することによって快適な屋内気候をつくることができる．屋内気候は建物の立地条件，原材料などに加え，屋内の照明，換気，空気の性状，温熱環境，騒音，人間活動によっても影響を受ける.[1108]

屋内吸血性　endophagy　屋内に侵入し吸血する吸血性昆虫の性質．アカイエカ，ネッタイシマカなどでみられる.[288] ⇨参屋外吸血性→404

おくび　belching，eructation　［曖気，げっぷ］　胃や食道内のガスが音を立てながら，逆行性に食道，口腔を通って体外に排出される現象．最初に下部食道括約筋が弛緩して，上部食道括約筋が弛緩することでガスが排出される．食後のおくびは正常な現象であるが，胆嚢炎，胃・十二指腸潰瘍，胃食道逆流症などの患者でみられることがある.[1272]

瘀(お)血　static blood　漢方医学的病理概念の1つ．滞った非機能性血(けつ)のこと，あるいはその結果生じた病態のこと．現代医学的には微小循環障害，うっ血，血管外へ逸脱した血液，凝固線溶系異常などを含めた複合的な血液循環障害を伴う病態と推定される．月経困難症，月経に伴う障害，肩こりなどの筋肉痛，打撲，皮下粘膜下血腫，慢性便秘，痔核，静脈瘤，外科術後回復期，遷延した慢性炎症などでみられることが多い．臨床所見としては，皮膚，眼輪部，舌，粘膜などの暗赤色の色調変化，鮫肌，舌下静脈怒張，下腹部腹直筋や鼠径靭帯頭側の腹筋の圧痛，局所の固定した自発痛や圧痛などが認められることが多い．治療には駆瘀血剤(くおけつざい)が使用される．桃仁(とうにん)，牡丹皮(ぼたんぴ)，当帰(とうき)，川芎(せんきゅう)などの生薬を含む漢方薬が使用される．代表的な駆瘀血剤に桂枝茯苓丸(けいしぶくりょうがん)，当帰芍薬散(とうきしゃくやくさん)などがある.[322] ⇨参気血水→679，駆瘀血剤(くおけつざい)→814

汚言症　coprolalia　〔D〕Koprolalie　［醜語症］　言うことがはばかられるような汚い言葉を頻繁に口にする傾向を指す．糞便や排泄に関係する言葉であることが多い．典型的には，チック tic やその亜型とみられるトゥレット Tourette 症候群において出現するほか，統合失調症でみられることもある．必ずしも病的なものではなく，4-5 歳児が汚言傾向を示すことは正常な発達の過程とみなされる．[918]

汚溝 cloaca 慢性化膿性骨髄炎の際に皮膚に形成され，膿や腐骨など病的産物を外界へ排泄する瘻孔のこと．慢性化膿性骨髄炎では骨髄内膿瘍形成後，骨は壊死に陥り腐骨を形成する．やがて炎症は周囲組織に波及，皮膚に穿破し，これら膿や腐骨が体外に排出される．[678]

押し出し反射⇨同舌挺出反射→1738

押しつぶし標本 squashed preparation，spicule smear method ［圧挫標本］ 組織のかたまり（直径 1-2 mm くらいの小片）を 2 枚のスライドグラスではさみ，軽く押しつぶしながらこすり合わせることで組織を伸展させてつくる標本．主に中枢神経系腫瘍や甲状腺腫瘍の細胞診で細胞を採取するときに用いるが，喀痰や吸引物の塗抹でも用いられることがある．[387] ⇨参塗抹標本→2159

おしめ⇨同おむつ→411

悪心 nausea ［嘔気，レッチング，吐きけ］ 嘔吐の前に起こる不快な感覚をいうが，嘔吐を伴わないこともある．種々の疾患や乗り物酔いなどが原因で，嘔吐中枢が刺激されることによって起こる．唾液の過剰分泌，冷汗，徐脈など迷走神経刺激症状を伴うことがある．[1272] ⇨参嘔吐→394

汚水処理 sewage disposal 汚水は大きく分けて生活廃水と事業廃水からなる．前者は家庭廃水ともいわれ，し尿や風呂などに伴う排水である．後者には工場廃水，施設廃水，事業所廃水が含まれる．現在は，主として好気性微生物による生物学的処理を利用する活性汚泥法による下水処理がなされ，一定のレベルまで浄化してから河川や海域に放流されたり，再利用される．[1169] ⇨参活性汚泥法→530

オスキー⇨同OSCE→92

オスグッド・シュラッター病 Osgood-Schlatter disease ［脛骨粗面骨端症］ 発育期に起こる骨端症の 1 つで，過度な運動など大腿四頭筋の過使用により脛骨結節（脛骨粗面）に強い牽引力が加わって発生する．局所の膨隆，疼痛，変形をきたす．10-15 歳の男子に好発する．保存的に刺激を避けることが原則で，骨端軟骨板が閉じる頃には症状は治まり，脛骨粗面は隆起したまま治癒する．難治例では骨片遊離体摘出などの手術療法を行う場合もある．オスグッド Robert Bayley Osgood (1873-1956) はアメリカの整形外科医．シュラッター Carl B. Schlatter (1864-1934) はスイスの外科医．[971]

オステオカルシン osteocalcin；OC ［骨 γ カルボキシグルタミン酸含有タンパク質，骨グラタンパク質］ 骨芽細胞が産生する分子量 5,900 の骨基質タンパク質．49 個のアミノ酸により構成され，3 残基の γ-カルボキシグルタミン酸（Gla）を含むことから骨グラタンパク質 bone Gla protein（BGP）とも呼ばれる．骨の非コラーゲン性タンパク質の約 20% を占め，カルシウム結合能がある．その血中濃度は骨の代謝回転が亢進した状況で上昇するため，骨形成マーカーとして利用される．[1479]

オステオトーム osteotome ［骨切りのみ］ 主に整形外科手術で，骨を切る，削る，穴をあけるときに用いるノミ．片刃，両刃，曲刃の 3 種類がある．[971]

オステオパチー osteopathy ［脊柱矯正法］ スティル Andrew Taylor Still (1828-1917) によって 1874 年に発表された，アメリカ三大手技療法の 1 つ．脊柱や骨格のゆがみを調整し，正しい体型となった身体は疾患を自然治癒させうるという観点から，さまざまな疾患に応じて脊柱や骨格に必要な矯正法を行う．スティルは骨格のほか器官や神経・リンパなどの異常にも注目し，病因に対応した治療法を生み出した．[123] ⇨参指圧療法→1218，スポンディロセラピー→1655

オステオン osteon⇨同骨単位→1112

オストメイト ostomate ［人工肛門（膀胱）保持者，ストーマ造設者］ 直腸癌や膀胱癌などにより，人工肛門や人工膀胱〔ストーマ stoma（ギリシャ語で口の意）〕を腹部に造設した人のこと．ストーマに装具（パウチ）をつけて便や尿をためて処理している．日本には 10 万人以上いるとみられている．日常のストーマの管理のためには，専門的な支援と指導を必要とする．ストーマが造設されたという身体機能の変化を受容できなかったり，職場，家庭，社会生活での不便，悩み，不安などを抱えているオストメイトも多い．そのため，医学的なサポートのみでなく，精神的なサポートや社会的なサポートも重要である．[1272]

オスモル osmole，osmol ［浸透圧当量，Osm］ 溶液中の溶質の浸透圧濃度を示す単位．溶液中で物質が分子状態，あるいはイオンとして，または両方の状態で溶けている場合に，その浸透圧が理想的な非イオン性物質 1 モル（mol）（6×10^{23} 分子）が溶けている状態の浸透圧と等しい濃度を 1 オスモル（Osm）という．体液については，正常血漿浸透圧は 290 mOsm/L というように，通常 1/1,000 の単位であるミリオスモル（mOsm）で表す．[258]

オスラー・ウェーバー・ランデュ病 Osler-Weber-Rendu disease⇨同ランデュ・オスラー・ウェーバー病→2911

オスラー結節 Osler node（nodule） 感染性心内膜炎でみられる手足の指先に圧痛を伴う小結節．活動性がある場合，出現，消失を繰り返すことがある．[1313]

オスラー病 Osler disease⇨同ランデュ・オスラー・ウェーバー病→2911

オセロ症候群 Othello syndrome ［嫉妬パラノイア，病的嫉妬］ 配偶者ないし性的パートナーの不貞を妄想的に確信することを主徴とする症候群．パラノイアや統合失調症をはじめ，中毒性精神病や器質性精神病などの多くの精神疾患で現れる．1955 年，トッド John Todd とデューハースト Kenneth Dewhurst がシェークスピアの四大悲劇の 1 つ『オセロ』からその名をとって提唱した症候群であるが，嫉妬妄想とほぼ同義であるため，広く使用されているとはいいがたい．[918] ⇨参嫉妬妄想→1317

汚染 contamination，pollution 細菌やガスなどの有害物質が環境中に通常以上に存在するために，生物や器物に悪影響を及ぼしたり，ヒトに対して不利益をもたらしたりする状態．例えば，大気が二酸化窒素や二酸化硫黄に汚染された場合，ヒトに対しては主に慢性閉塞性呼吸器疾患（COPD）の原因となる．また，地球環境の面では酸性雨の原因となり，植物を枯らし，文化遺産などの建築物に悪影響をもたらすため，世界的問

題となっている.[1169,230]

汚染菌 contaminant 食品・医薬品や特定環境に存在しそれらに害を与える微生物，または目的とする微生物以外に存在する微生物の総称.[324] ⇨参腐生菌→2555

汚染区域 polluted area 汚染物質により汚染されている区域．災害時や放射線被曝時には，汚染区域と非汚染区域を明確に区別する．例えば放射線による汚染区域では，作業者は適切な防護措置のもと患者の脱衣，洗浄などの除染処置を行い，除染が完了した患者は非汚染区域に移動される．汚染区域から非汚染区域に人や物を移動する際には，細心の注意が必要である.[1169]

汚染者負担の原則 Polluter-Pays Principle；PPP ［PPP］ 公害防止と環境保全の観点から，汚染物質を排出した者が，汚染防止や汚染環境の修復，公害発生時の防除に必要な費用を負担するという原則．1972 年に OECD(経済協力開発機構)で採択され，日本ではこれを受けて，1973(昭和 48)年に「公害健康被害補償法」により負担者が明確化された．現在では，1993(平成 5)年に制定された「環境基本法」の第 37 条に定められている.[1169,230]

汚染創 infected wound，contaminated wound ［感染創］ 外傷による創に細菌感染が起きている状態をいう．この場合，細菌が増殖し治癒が遅れるばかりか，筋や骨に機能的障害を残したり，敗血症に陥って生命に危険を及ぼすことにもなりかねないため，なるべく早く適切な処置をとる必要がある．治療は，まず創内の汚物を除去し，デブリドマンと洗浄を十分に行ったのち，抗生物質を投与する．状況に応じて，破傷風血清やトキソイドが用いられることもある.[367]

汚染微生物数 bioburden，bioload，microbiological burden ［細菌汚染負荷］ 物品を汚染する微生物の総数をいう．汚染微生物数を少なくしてから滅菌を行えばより効率的な滅菌ができる.[367]

汚染物質 pollutant 環境中に通常以上に存在することで，生物や器物に好ましくない影響を及ぼす物質．多くの化学物質が汚染物質となりうる．社会問題化した汚染物質として，大気における二酸化窒素，二酸化硫黄，光化学オキシダント，海域における有機水銀，カドミウム，土壌におけるクロムなどが有名である．地球環境についても，地球温暖化の原因となる二酸化炭素，メタン，フロン，一酸化炭素，オゾン層破壊の原因となるフロン，メタン，酸性雨の原因となる二酸化窒素，二酸化硫黄が知られている．また，近年では，環境ホルモン(内分泌攪乱物質)の観点から，ダイオキシン類の人体への影響について注目されている．ダイオキシン類は，塩化ビニルなどの焼却によって発生する毒性の強い物質で，難分解性，脂溶性，高蓄積性，非遺伝毒性などの特徴がある．人体への影響として，発癌性，催奇形性，神経毒性などが知られている.[1169]

汚染輪 〔D〕Schmutzring ［汚物輪］ 銃弾が体内に射入する際にできる創口(射入口)の辺縁の皮膚にみられる所見．銃弾の表面に付着するさびや油などの汚物が射入時に皮膚表面でぬぐいとられ，射入口の縁を取り巻くように付着して生じる．黒褐色で幅は約 1 mm 程度．挫滅輪(射入口辺縁の擦過傷，挫滅傷)の内縁に位置する．先に衣服を貫通している場合は衣服に汚物が付着してしまうため，皮膚の汚染輪は不明瞭となる.[548] ⇨参射創→1358

悪阻(おそ) hyperemesis⇨同妊娠悪阻(おそ)→2265

遅い酸素負債⇨同乳酸酸素負債→2228

オゾン ozone；O_3 ［O_3］ 酸素の同素体．常温常圧では淡青色の気体で，独特の生くさい刺激臭を有する．液体では青色，固体では暗紫色になる．大気中には 0.02 ppm 程度存在する．酸化作用が強いため，漂白，洗浄，酸化剤として用いられ，近年では，通常の浄水法では対応できない臭気物質などを処理する高度浄水処理にも使用されている．その反面，生体の呼吸器粘膜や目に対する強い刺激性を示し，大気汚染物質の光化学オキシダントの 90% 以上を占める.[1169] ⇨参光化学スモッグ→980

オゾン層破壊 ozone layer depletion フロン，ハロン類などの塩素を含む化学物質が触媒となり，成層圏のオゾン層が破壊されること．オゾン層は，太陽光線のうち波長が 320 nm 以下の UVB，UVC といった有害な紫外線を吸収し，地球上の生物を保護している．フロン，ハロン類は対流圏中ではほとんど分解せず，長い時間をかけてオゾン層に達し，そこで紫外線によって分解され塩素原子が発生する．これらの塩素原子が触媒となってオゾン層を連鎖的に破壊する．成層圏のオゾン濃度が広範囲にわたって低下するとオゾンホールとして観察される．オゾン層の破壊により，地上に到達する太陽光線量(特に紫外線)が増加するため，地球温暖化の進行，白内障や皮膚癌の増加などの健康障害，光化学スモッグの多発といった多方面にわたる悪影響が起こってくる.[1169,230]

おたふくかぜ mumps⇨同ムンプス→2791

お玉ケ池種痘所⇨同種痘所→1403

オタマジャクシ細胞 tadpole cell 角化型扁平上皮癌の際に現れる大型オタマジャクシ形の奇怪な細胞をいう．細胞診標本では，パパニコロー Papanicolaou 染色で，細胞質がオレンジ G 好性に，核が墨汁状に染色される.[782]

乙型肝硬変 type B cirrhosis ［輪状肝硬変］ 長与又郎，三宅仁らは肝硬変を形態学的に二基本型(甲型，乙型)に大別したが，その一亜型．甲型肝硬変が線維化間質の幅が広く比較的大型の肝細胞再生結節を有するのに対し，乙型肝硬変は肝細胞再生結節間に形成されている線維化間質の幅が狭く，再生結節の大きさにも大小不同がみられる．前者が劇症肝炎などの肝細胞の壊死後に起こる肝硬変の形態であるのに対し，後者はウイルス性慢性肝炎の際に起こる肝硬変の形態で，しばしば肝細胞癌を併発する.[678] ⇨参甲型肝硬変→982

オックスフォード気管チューブ Oxford endotracheal tube，Oxford non-kinking tube 経口的に気管内挿管を行う際に用いるゴム製のチューブ．口腔や顔面の手術の際に用いられ，咽頭上部で直角に曲がった状態で挿管できるよう工夫されている.[367]

乙種看護婦 かつての看護婦(現看護師)の種別の 1 つ．1948(昭和 23)年，連合国軍最高司令官総司令部(GHQ)の指導のもと，保健婦(現保健師)，助産婦(現助産師)，看護婦(現看護師)の資質の向上を図り，それまで別個にあった各法を一本化し，有機的に機能運用していくことを目指した「保健婦助産婦看護婦法」(現「保健師助産師看護師法」)が成立，はじめてそれぞれの身分が明確になった．看護婦は甲種，乙種の2種類に分けられ，乙種看護婦は，中学校卒業後2年間教育を受け，地方官庁の資格試験に合格したのち，医師，歯科医師，甲種看護婦の指導のもとに看護を行う者をいい，3年以上の実務経験を積んだのち，甲種看護婦国家試験受験資格を得，それに合格すると甲種看護婦になることができた．1951(同26)年，「保健婦助産婦看護婦法」の改正により，甲種，乙種の区別が廃止され，看護婦として一本化された．それに伴って乙種看護婦に代わるものとして，准看護婦(現准看護師)制度が取り入れられ，今日に至っている．[1451] ⇨参甲種看護婦→1011

オッシレーション法 oscillation method ［振動法］ 血圧測定法の1つ．カフを巻いて動脈圧測定部に圧をかけた場合，最大血圧より高い圧で血管の振動を生じ，徐々に振幅が増大して最大となったのち最小血圧以下になるまで徐々に小さくなる振動が連続する．これを利用してカフ圧の振動の出現点を最大血圧，最大振幅時点を平均血圧，振動の急減点を最小血圧としてとる．コロトコフ Korotkoff 音が上腕動脈上の聴診で聞こえないショック時などや，関節部での血圧測定に有用である．[1045]

オッズ比 odds ratio；OR 患者対照研究の結果から算出される相対危険度 relative riskrate の近似値で，患者群と対照群の曝露の比．患者群のうち危険要因の曝露者を a 人，非曝露者を b 人，対照群の曝露者を c 人，対照群の非曝露者を d 人として，2×2分表を描くと，オッズ比は ad/bc で表される．頻度の低い疾患であること，患者群・対照群の曝露者・非曝露者の選び方に偏りがないことが相対危険度により近似する条件．オッズ比が1に近づけば疾患の危険要因でないことを意味し，2以上の値ならば注目に値する危険要因として考えることが多く，χ^2 検定で有意差がある場合，より信頼性をもつ．[1152]

オッセオインテグレーテッド・インプラント osseointegrated implant 骨結合によるインプラントという意味で，イエテボリ大学(スウェーデン)のブローネマルク Per-Ingvar Brånemark が定義した概念．純チタンを人工歯根の素材として埋入した場合，人工歯根の表層は酸化チタン膜で覆われ，酸化膜が骨組織中のグリコプロテイン(糖タンパク質)に囲まれ，創傷治癒とともに石灰化する．光学顕微鏡レベルでは，人工歯根は線維性結合組織を介在せず骨で覆われている．人工歯根の形態はネジ山のスクリュー型で骨と材質との適合を図り，骨と人工歯根が緻密に適合することで骨結合が促進される．2回法のスクリュー型の埋入術式は，まず人工歯根を歯槽骨に埋入し，下顎で3か月，上顎で6か月，初期固定を行う．その後，二次手術を行って上部構造の作製を行う．現在は抜歯窩に直接人工歯根を埋入し，上部構造を修復する1回法も行われている．[434] ⇨参インプラント義歯→305

オッディ括約筋 Oddi sphincter ［胆膵管膨大部括約筋］ 総胆管と膵管は合流して胆膵管膨大部をつくり大十二指腸乳頭に開く．この膨大部を取り巻く平滑筋性の括約筋を胆膵管膨大部括約筋またはオッディ括約筋という．1887年にイタリアの医師オッディ Ruggero Oddi (1864-1913)が発見した．オッディ括約筋が弛緩すると，胆汁と膵液が十二指腸に流入する．なお，胆膵管膨大部の直前の総胆管と膵管にはそれぞれ，総胆管括約筋と膵管括約筋がある．(図参照⇒胆管→1931)[399]

オッディ乳頭炎 Oddi papillitis, odditis ［ファーター乳頭炎］ 胆膵管が開口する十二指腸のオッディ Oddi 乳頭近傍の炎症性変化により，狭窄あるいは閉鎖不全を生じ，胆汁や膵液の排出障害をきたした病態．間欠的な上腹部痛を訴える．診断基準に一定の見解がない．胆嚢摘出後の患者に多くみられ，原因は胆石の嵌頓や通過時の機械的損傷などが推定されている．治療として，鎮痙薬投与や内視鏡的乳頭切開術(EST)などが行われる．オッディ Ruggero Oddi はイタリアの医師(1864-1913)．[279]

オットー骨盤 Otto pelvis ［寛骨臼突出，股臼底突出，寛骨臼骨盤内突出］ 寛骨臼底が骨盤腔内に突出した状態．臼底は菲薄化し，骨盤腔内に突出した臼底内に大腿骨頭が入り込む．突出の程度により3期に分類される(ソテロ=ガルザ Sotelo-Garza とチャンレー Charnley のグレード分類)．一次性と二次性があるが，一次性はまれで，関節リウマチに発症することが多い．発症原因は不詳であるが，骨の脆弱化(骨粗鬆)と歩行による股関節への荷重が関与している．一度発症すると急速に進行することが多く，治療は，痛みが強く歩行障害をきたす症例には臼底への骨移植を併用した人工関節置換術を行う．[792]

夫立会い分娩 husband-coached childbirth, parent participation in childbirth 夫婦が協力して行う分娩法で，単に妻の分娩に夫が分娩室で立ち会うのみならず，分娩経過中，妻を励まし，腰をさする，汗をふくなど陣痛の苦痛を和らげる援助を行う．[998] ⇨参ラマーズ法→2899

汚泥 sludge ［スラッジ］ 不純物を多く含む泥状物．下水処理においては，水分を分離除去して残った濃厚分離部分，あるいは河川や湖沼，海底に蓄積した沈殿物など．「廃棄物処理法」により，事業活動により生じた汚泥を産業廃棄物，その他を一般廃棄物として分類し，それぞれ処理される．従来，汚泥は埋め立て処理がほとんどであったが，環境への配慮などから，一部は水分除去，無毒化したのち建設資材，再生砂，肥料などへの再利用が行われている．[1169]

汚泥処理 sludge disposal 濃縮，脱水，乾燥などの操作により，汚泥の水分を除去し，減量化，無毒化する一連の過程．汚泥は下水・工場廃水処理過程で発生し，産業廃棄物の中で最も多いため，減量や衛生的に安定化させる必要がある．無毒化された汚泥は，大部分が埋め立て処理されるが，建設資材，肥料，土壌改良剤などとしても再利用される．重金属やダイオキシン類などの環境汚染の原因となりうる有害性のものは，特別管理産業廃棄物に区分され，隔離管理処分されている．[1169]

汚泥容量指標 sludge volume index；SVI ［モールマン指標］ 下水や工場廃水の活性汚泥処理の際の活性汚泥の凝集性や沈降性を示す指標．活性汚泥混合液を30分間静置したときに汚泥1gが占める沈殿汚泥の容量をmLで示したもので，この値が小さいほど汚泥が沈殿しやすい．モールマン指標 Mohlman index ともいわれる．[1169]

オテル=デュ 〔F〕Hôtel-Dieu フランス語で「神の宿」と

いう意味で，中世ヨーロッパの病院の1つ．リヨンに6世紀にシルドベールが，650年ごろ聖ランドリーがパリに創設したものに遡る．はじめは教会の隣の小さな建物であったが，9世紀より公式文書に明記されるようになった．12世紀後半にはノートルダム寺院の建設に伴いその南側に病院を増改築した．オテル=デュの名称をもつ病院は，リヨン，パリ，ボーヌなどフランス国内をはじめ，フランス語圏の国にも建設されている．[1236]

オトガイ(頤)下膿瘍 submental abscess 下顎骨正中直下のオトガイ下隙に発生する膿瘍．舌下隙，顎下三角隙とともに口腔底炎症の波及を受けやすい．原因の多くは歯性感染で，オトガイ下部の有痛性腫脹，舌下部の著しい腫脹と粘膜の発赤をきたす．疼痛と高熱をきたし言語が不明瞭となり，嚥下障害，流涎(りゅうぜん)を伴う．嫌気性菌との混合感染が多く，治療は口腔底切開あるいは外切開によってオトガイ下隙を開放し，抗生物質を投与し，原因となる歯の治療を行う．[887] ⇨参口腔底蜂巣炎→991

オトガイ(頤)神経ブロック mental nerve block，chin block 三叉神経下顎枝のうち，下口唇やオトガイの皮膚を支配するオトガイ神経をブロックする．オトガイ孔の出口に局所麻酔薬や，アルコール，フェノールなどを注入する．下顎骨面上で顔の正中線より2.5 cm外側(第2小臼歯の下方)，下顎骨の上下縁のほぼ中央が刺入点となる．刺入点から内側下方に穿刺針を刺してオトガイ孔内に約0.5 cm進入し，放散痛が認められたら局所麻酔薬を0.5-2 mL注入．[367]

オトガイ(頤)帽装置⇨同チンキャップ→2027

男結び⇨同こま結び→1127

オトスコープ otoscope，ear speculum ①耳鏡．外耳道や鼓膜の視診などに用いる．大きさに数種類あり，外耳道の大きさに合わせて使い分ける．②耳管通気を行う際に用いる診察器具．検者と被検者の耳をつなぎ，通気によって生じる音を聞いて通気度を判定する．[347] ⇨参耳鏡→1259

●オトスコープ①(耳鏡)

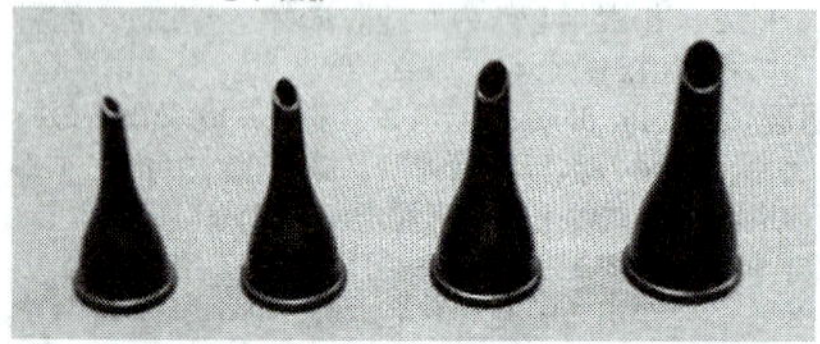

●オトスコープ②

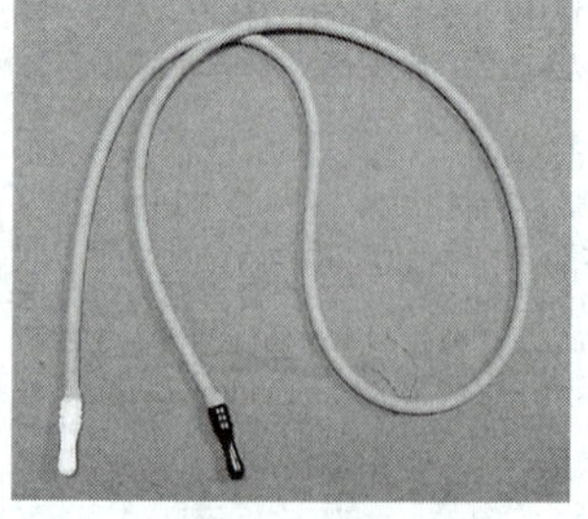

音の大きさ loudness［ラウドネス］感覚としての音の大きさを指す．同周波数なら，音波の振幅(音圧)が大きいほど大きい．周波数が異なれば聴覚閾値が異なるので，同じ音圧でも音の大きさは異なる．聴覚閾値が低い周波数のほうが閾値が高い周波数より大きく感じる．[1569]

音の高さ pitch⇨同ピッチ→2459

音の強さの弁別検査 intensity difference limen test リクルートメント(補充)現象の有無を調べる検査．振幅変調法(TTSテスト，自記オージオメトリーなど)，II音比較法(SISIテストなど)があり，おのおのの検査法で指定された閾値上のレベル，あるいは閾値上の異なる2つのレベルで認知できる最小の音圧の変化を測る．陽性ではリクルートメント陽性とする．[1569] ⇨参音の強さのレベル→408

音の強さのレベル level of sound-intensity 音感覚は物理エネルギーが聴覚器を介して知覚されたもので，それを起こす物理エネルギーは音波である．音波の伝播方向に垂直な単位面積当たりの単位時間に通過するエネルギー量は音の強さ(W/m^2)，そして空気の圧力変化は音圧(Pa，N/m^2)として表される．ある音の強さ(音圧)Pを基準音の音圧Poに対する比の対数を指標として表したものを音の強さのレベル〔単位デシベル(dB)〕という．Lp ＝ 20 log(P/Po)で表される．85 dB以上の騒音レベルの場合，騒音性難聴を起こしやすい．[1603] ⇨参音圧レベル→417

オドントーマ odontoma⇨同歯牙腫→1231

オナニー onanism⇨同自慰→1220

オニオンスキン病変 onion-skin lesion 動脈壁が肥厚し周囲に同心円状の線維化を伴って，タマネギを輪切りにした割面のような構造を呈した状態．全身性エリテマトーデス systemic lupus erythematosus(SLE)における脾臓の小動脈から中動脈に発生し，自己抗体が沈着している場合がある．悪性高血圧に伴う増殖性動脈炎でも中膜の平滑筋や膠原線維が増殖して同様の所見を示す．悪性腎硬化症の状態となった腎臓の小葉間動脈などで認められる．[1340]

オニオンバルブ onion bulb［神経生検像］末梢神経の脱髄疾患でみられる病理組織像で，脱髄と髄鞘形成を繰り返すことで増生したシュワン Schwann 細胞が軸索を何重にも取り囲みタマネギの断面状の構造を呈する．シャルコー・マリー・トゥース Charcot-Marie-Tooth 病や慢性炎症性脱髄性多発ニューロパチー(CIDP)などでみられる．[387] ⇨参神経生検→1527

オニオンバルブ形成 onion bulb formation⇨同タマネギ形成→1928

オバタメトロ Obata metreurynter 子宮頸管から子宮腔内に挿入して子宮頸管を拡大するゴム製の袋(メトロイリンテル)の一種．メトロイリンテル挿入の目的は，陣痛誘発および促進，子宮口の開大，骨盤位分娩時の臍帯脱出や早期破水予防などがある．オバタメトロは1953(昭和28)年，小畑によって考案されたバルーン法の1つであり，カテーテルの先端に良質のゴム風船(バルーン)が装着され，バルーン部の中心にカテーテルの先端が位置するようになっている．挿入の条件は，頸管の展退が50% 以上で軟化していることと，子宮口が2 cm以上開大していること．装着方法は，バルーン部が子宮腔内に入るまで挿入し，抜けないようにそのまま押さえ，注射筒で必要量の滅菌水や生理食塩水を注入し（頭位では200-300 mL，骨盤位では400-500 mLくらい），注入後はカテーテルに栓をする．カテーテルの先端は折りたたんで腟内に挿入し，牽引はしない．分娩が進行し子宮口の開大に伴って自然に脱出するのを待つ．[1352] ⇨参メトロイリーゼ⇀2803

オパルスキー細胞 Opalski cell ウィルソン Wilson 病（肝硬変，大脳基底核変性，角膜周囲の緑色色素沈着を呈する疾患で常染色体劣性遺伝形式をとる．銅代謝にかかわる *ATP* 遺伝子異常による疾患）の際に大脳（特に淡蒼球）にみられる特異的な異常グリア細胞．濃縮した小型円形核を有し，好酸性顆粒状の細胞質を伴う特徴的な細胞．ポーランドの神経科医オパルスキー Adam Opalski（1930）により報告された．[678] ⇨参ウィルソン病⇀315

オピエート受容体 opiate receptor⇨同オピオイド受容体⇀409

オピオイド opioid 内因性ペプチド，天然アルカロイド，合成物質などのモルヒネ様作用をもつもの，およびそれらの拮抗薬も含まれる．麻薬性鎮痛薬と麻薬拮抗性鎮痛薬に分けられ，前者にはモルヒネ，オキシコドン，ペチジン，フェンタニル，レミフェンタニルなどが，後者にはブプレノルフィン，ペンタゾシン，ブトルファノールなどがある．[133] ⇨参オピオイド受容体⇀409

オピオイドの副作用 ⇨同麻薬性鎮痛薬の副作用と看護ケア⇀2744

オピオイド受容体 opioid receptor ［**オピエート受容体，麻薬受容体**］ モルヒネを認識する細胞膜受容体．本来は体内のオピオイド（モルヒネ様）ペプチドの受容体であり，構造の類似した数種が存在する．このうちβエンドルフィンに対応するのはμタイプ，エンケファリンに対応するのはδタイプ，ダイノルフィンに対応するのはκタイプであり，モルヒネは主にμタイプに作用すると考えられる．[1260]

オピオイドスイッチング⇨同オピオイドローテーション⇀409

オピオイドペプチド opioid peptide ［**モルヒネ様ペプチド，内因性オピオイド，内因性モルフィン様物質**］ オピオイド受容体と結合し作用を発揮するペプチドの総称．鎮痛，ストレス防御の作用を有する．生体内に存在するものは構造からエンケファリン，エンドルフィン，ダイノルフィンの3グループに分かれ，それぞれがδ，μ，κタイプのオピオイド受容体に最も親和性が高い．最近これらにμタイプのオピオイド受容体に選択性の高い2種の新しいペプチドが発見され，エンドモルフィンと名づけられた．δ，μ受容体遺伝子を破壊したマウスでは，ストレスによる痛み反応に変化が生じるが，ストレスホルモンの反応には影響がないと報告されている．[1260]

オピオイドローテーション opioid rotation ［**オピオイドスイッチング**］ WHO ラダー第3段階で使用する強オピオイド鎮痛薬はすべてμ受容体に作動することで鎮痛効果を及ぼすが，鎮痛効果や副作用の現れ方がそれぞれ異なる場合があり，この違いを利用してある強オピオイド鎮痛薬を他の強オピオイド鎮痛薬に切り替えることによって鎮痛効果と副作用のバランスを改善し，全体的な疼痛マネジメントの質を高めること．現在わが国で使用可能な強オピオイド鎮痛薬は，モルヒネ，フェンタニル，オキシコドンの3種類．オピオイドローテーションの適応としては，①さまざまな副作用対策を十分に行っても改善されない難治性の副作用（便秘，嘔気，眠気，せん妄など）がある場合，②鎮痛効果を高めるため，③投与経路の変更が必要な場合（例えばオキシコドンの内服が困難となりモルヒネやフェンタニルの注射剤や貼付剤に変更する場合），などがある．[872,400,764]

●オピオイドローテーションにおける換算表

薬剤	経口モルヒネ	経口オキシコドン	経皮·経静脈フェンタニル
等価量	1	2/3	1/100

オフィスサージャリー office surgery 診療所レベルで施行可能で，原則として局所麻酔の範囲内で実施できる手術のこと．耳瘻孔摘出術，鼻骨骨折整復術などがオフィスサージャリーの適応となる．日帰り手術（外来手術）は病院で主に全身麻酔で施行され，24時間以内に帰宅可能な手術のこと（白内障手術，腹腔鏡下鼠径ヘルニア手術，早期胃癌内視鏡的粘膜切除術など），ショートステイサージャリーはオフィスサージャリーや日帰り手術に比べやや侵襲が大きく，1泊2日または2泊3日を要する手術のことである．⇨参外来手術センター⇀460

オフザジョブ・トレーニング off-the-job training；Off-JT 通常の勤務とはまったく離れて行われる職員教育のこと．中央で行う集合教育や施設内で特定の目的のもと一定時間，一定期間に集中して行われる教育．例えば就職時の新人オリエンテーションなど．施設内の場合は「教育委員会」が企画運営を担当しているところが多い．自治体などが企画し，その自治体系列の施設から対象者が集まって行われる場合もある．[415] ⇨参オンザジョブ・トレーニング《看護における》⇀419

オフサルモメーター ophthalmometer ［**角膜曲率計，ケラトメーター**］ 角膜前面の曲率半径，主経線方向を測定する装置．角膜乱視の検出やコンタクトレンズの処方に有用．ケラトメーターと同義語．[480] ⇨参角膜曲率半径⇀489

オプソニン opsonin 病原体などの粒子表面に付着して，食細胞による食作用を受けやすくする体液性物質の総称．病原体に対する特異的 IgG 抗体や血中に存在する補体はこの作用を強くもつ．いずれも，マクロファージ表面に存在する Fc 受容体，補体受容体を介して，病原体などの食細胞表面への結合を促進するとともに，食細胞を活性化して，食作用を亢進させる．[1439] ⇨参マクロファージ⇀2732，食作用⇀1474

オプソニン化 opsonization ［**オプソニン作用**］ 異物表面にオプソニンが結合して食細胞により貪食されやすくなる現象．オプソニンとはこのような現象を促進する物質の総称で，血清中の抗体や補体がその代表的なもの．異物表面に特異抗体や補体が結合すると，食細胞上の Fc 受容体や補体受容体を介して，異物が食細胞表面に捕捉されやすくなるとともに，これらの受容体から食細胞内に刺激が入り，食作用が促進される．[1439] ⇨参食作用⇀1474

オプソニン作用 opsonization⇨同オプソニン化⇀409

汚物輪⇨回汚染輪→406

オプトエレクトロニクス　optoelectronics　光学(オプティクス)と電子工学(エレクトロニクス)とが複合化された理論に基づく科学技術領域．光を電気信号に，あるいは電気信号を光信号に変換する技術の研究分野で，光ディスクや光通信，光ファイバーを用いた情報処理，最近では光計測などに応用されている．[1360]

オプトヒン試験　optochin test　肺炎連鎖球菌 *Streptococcus pneumoniae* はオプトヒン(エチルハイドロクプレイン酸塩)，胆汁，ラウリル硫酸塩などの界面活性剤によって自己融解が増強されるという性質があり，これを利用して肺炎連鎖球菌と他の連鎖球菌とを鑑別する．[324]

オフポンプ CABG　off-pump CABG，off-pump coronary artery bypass grafting　［**心拍動下冠〔状〕動脈バイパス術**］人工心肺を用いず，心臓が拍動している状態のままで行う冠動脈バイパス術．吻合部の冠動脈の拍動を制御すると吻合しやすくなる．このため心外膜を吸引して吊り上げることで吻合部冠動脈の拍動を制御する製品が用いられている．通常の方法に比べ術後の回復が早く，合併症も少ない．[1487]

●オフポンプ CABG(Octopus stabilizer)

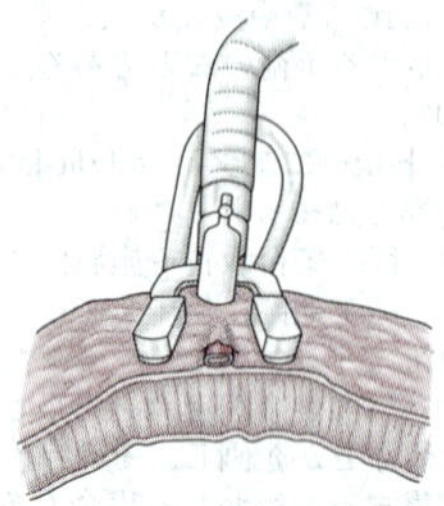

「新井達太：心疾患の診断と手術，改訂第5版，p.288，1999，南江堂」より許諾を得て改変し転載

オフポンプ・フォンタン手術　off-pump Fontan operation　三尖弁閉鎖症や単心室などに対して用いられるフォンタン Fontan 手術を人工心肺装置の非使用下に行うもの．体外循環を行うと炎症性サイトカインが増加し，肺血管抵抗などの肺循環に影響を及ぼす可能性が高い．心内操作を行わない心外導管型フォンタン手術では上大静脈と下大静脈の間に一時的バイパスを置くことにより，人工心肺装置を使用せずに施行することができる．右室圧を減圧すると冠動脈のスチール(盗血)現象により心筋虚血の危険が考えられる症例では特に有効とされる．[1342,1533]　⇨参フォンタン手術→2524

●オフポンプ・フォンタン手術

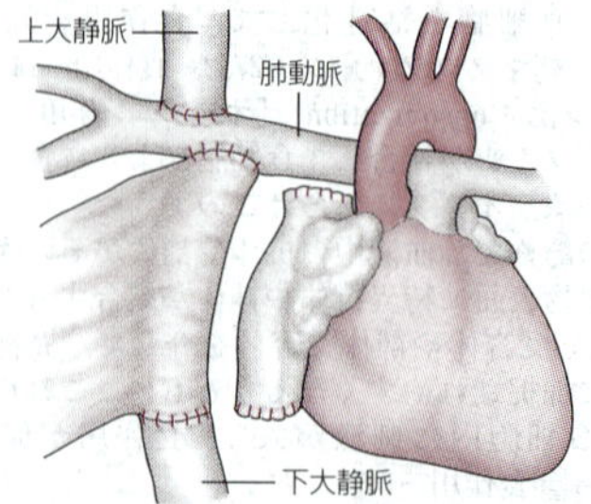

八木原俊克：人工心肺非使用Fontan手術，循環科学 19:18，1990より改変

オフライン　off-line　本来はコンピュータシステムと直接つながっていない装置とコンピュータとの情報のやりとりの方法をいう．具体的にはコンピュータに接続していない駆動部や，駆動部にセットされていないフロッピーディスクや MO，CD，印刷されたデータなどの情報を伝達する方法のこと．最近では，ネットワークや電話回線とコンピュータが接続していない状態を指すことが多い．[258]　⇨参オンライン→421

オペラント技法⇨回オペラント条件づけ→410

オペラント条件づけ　operant conditioning　［**道具的条件づけ，オペラント技法**］　行動の直後に，その行動に依存して報酬(あるいは嫌悪刺激)を提示することで，その行動の将来の生起頻度を増加(減少)させる手続き．学習心理学の基礎原理の1つとして発展させられた実験手続きで，パブロフ Ivan P. Pavlov のレスポンデント条件づけ(古典的条件づけ)と対をなす．スキナー Burrhus F. Skinner は，内部のバーが押されると餌皿に餌が放出される装置(スキナー箱 Skinner box)にネズミを入れ，たまたまネズミがバーを押し，餌皿に餌が放出され，それを食べるということが何回か繰り返されると，やがてネズミはバーを押して餌を食べることを習得することを見いだした．この条件づけにおいては，反応(行動)が，報酬(餌)や罰の実現に必要な手段(道具)になることから，道具的条件づけともいう．スキナーは，このような手続きで条件づけられる反応は，環境に対する能動的な働きかけであることから，オペラント(能動的)条件づけと名づけた．一方パブロフ型の条件づけについては，その反応が特定の刺激によって受動的に生じることからレスポンデント(受動的)条件づけと呼んだ．オペラント条件づけと同様のものは，それ以前から知られており，ベヒテレフ Vladimir M. Bekhterev の運動反応の条件づけやソーンダイク Edward L. Thorndike の問題箱による試行錯誤学習などがある．[364]

オペラント体温調節行動　operant behavior of thermoregulation　温熱的な快刺激の獲得または不快刺激の回避を遂行するような教育によって，生体が条件づけにより自らの体温を調節する行動．例として，室温調節スイッチのある部屋の中で，動物がスイッチを使って室温調節し，至適環境温度に調節する行動を自分で選択することである．[1230]

オベルスト伝達麻酔⇨回オベルスト麻酔法→410

オベルスト麻酔法　Oberst anesthesia　〔D〕Leitungsanasthesie nach Oberst　［**オベルスト伝達麻酔**］　指の手術に用いる麻酔法．処置する指の基節骨根部の側縁で，手背側から皮膚に60度くらいの角度で刺入する．手背側と手掌側の2か所，反対側も施行するため，1指で4か所に麻酔薬を注入する．注意点として，循環障害をきたさないように，局所麻酔薬の量は控えめにし，血管収縮薬(アドレナリン)の添加は禁忌である．オベルスト Maximilian Oberst は，ドイツの外科医(1849-1925)．[367]　⇨参中手骨ブロック→1990

オペレーター遺伝子　operator gene　［**作動遺伝子**］　オペロン構造遺伝子の転写を負に調節する配列．これにリプレッサー(抑制因子)が結合すると構造遺伝子の転

写が抑制される．正に調整するプロモーターの配列と重なっている．[437] ⇨参オペロン説→411

オペレーティングシステム　operating system；OS［OS］　コンピュータを起動させるための基本となるプログラムシステム．コンピュータの機械本体すなわちハードウエアや，作成されたファイルの管理などシステムの論理資源を管理する．パソコン用のOSにはWindows XP, Vista, 7やMac OSなどがある．[258]

オペロン　operon　1つのオペレーター遺伝子と，オペレーター遺伝子により制御される機能的に関連した複数の構造遺伝子が単位として転写される．この転写単位をオペロンと呼ぶ．遺伝子群は1つのRNAに転写される．[437]

オペロン説　operon theory　ジャコブ François Jacob とモノー Jacques L. Monod によって提唱された原核生物における遺伝子発現調節のモデル．遺伝子発現には，発現を抑える負の調節部位(オペレーター)と，発現を促進する正の調節部位(プロモーター)とがかかわっており，それぞれ転写開始点上流に隣接して存在する．通常の状態では，オペレーターに転写抑制タンパク質であるリプレッサーが結合しておりRNA転写が起こらない．しかし，プロモーターに転写誘導物質(インデューサー)が結合すると，リプレッサーのタンパク質高次構造が変化し不活化される．その結果，リプレッサーはオペレーターから離れRNA転写が開始される．この考え方は真核生物の転写調節にも共通するもので，現在の遺伝子発現制御研究の礎となっている．[981] ⇨参オペロン→411，リプレッサー→2932，プロモーター→2601

オボアルブミン　ovalbumin；OA［卵白アルブミン］　卵白の主要タンパク質で卵白タンパク質の約60-75%を占める．分子量は4万5,000で球状の形態をし，1分子当たり1本の糖鎖を含む．リン酸基を2モル含むA1と1モル含むA2，リン酸基を含まないA3の混合物であり，構成分の相対的な割合は約85：12：3．鳥類の胚の発生過程で用いられるアミノ酸を貯蔵する役割を果たしている．また，オボムコイド，オボトランスフェリンと並び，卵の主要アレルゲンの1つでもある．[92]

オマハシステム　Omaha system　アメリカのオマハの訪問看護協会が開発した，地域看護実践のための看護診断，看護介入，看護成果を系統的にまとめたツール．

お見送り　亡くなった人の治療や看護に携わった人びと(医師や看護師)らが出棺を見届けること．病院から自宅または斎場まで遺体を搬送する寝台車が病院から出るまで最敬礼し，最後の別れを行う．[1067]

おむつ　diaper［おしめ，紙おむつ］　殿部に当て，尿や便の汚れが衣服につかないようにするもの．以前は木綿やさらし地の布製だったが，さまざまな紙おむつが開発されてきている．適切なサイズや形態を選択し，こまめに交換してかぶれを防ぐ．[355] ⇨参おむつ皮膚炎→411

おむつ交換　diaper change　排泄の自立していない乳幼児や排泄コントロールが障害された際，排泄物を吸収保持し漏れを防ぐ目的でおむつが用いられる．ここでは排泄コントロールが障害された場合について述べる．おむつ交換は，日常の看護ケアとして頻度も高い．おむつの材質としては，便宜上，衛生上から紙おむつが多く用いられている．成人用では，尿とりパッド，パンツ型おむつ，テープ型紙おむつがあり，何をどう使うかは，失禁の状態(排尿のみ，排便のみ，両方)，量，パターン，運動能力，疼痛や褥瘡の有無，性別などに加え，本人の好みやADLの状況，また介護者の状況や経済状況などを考慮して選択することが必要である．失禁状態で排泄量が多い場合には，テープ型おむつと尿とりパッドの併用などを選択し漏れるのを防いだり，逆に尿漏れ程度であれば尿とりパッドだけを装着するなど，本人のコントロール状況をアセスメントし，安価でかつ目的に適したものを選択する．なるべくトイレ排泄できるように援助をすることが大前提で，それでもおむつ選択となるのが最善である場合にのみ使用する．おむつを使用していても，常に必要性についてアセスメントを行い，おむつを使用しない排泄を目指す．おむつを成人以後に使用する際には少なからず心理的抵抗がある．交換にあたっては，対象者のプライバシーを保護し，自尊心や羞恥心に配慮した介護者側の基本的姿勢が必要である．交換頻度は，排尿・排便後できるだけ早く新しい紙おむつや尿とりパッドに交換する．便や尿による汚れで皮脂が除去され，皮膚のバリア機能が低下し，特に便はアルカリ性なので，細菌や消化酵素などが化学的刺激となり皮膚炎を起こしやすくする．皮膚の湿潤は表皮の結合性を弱め，軽い摩擦でも容易に剝離し，損傷や感染を起こしやすく，また尿道口からの細菌侵入で尿路感染も起こしやすくなる．排泄パターンを把握し，飲水量，点滴や利尿薬の使用の有無などから交換回数を工夫し，できるだけ早く交換すると同時に，十分に皮膚を洗浄して汚れを除去する．また交換時には必ず皮膚を観察してアセスメントし，皮膚炎，褥瘡など異常の早期発見に努める．[1554]

おむつ皮膚炎　diaper dermatitis［おむつ負け(かぶれ)］　おむつが当たる部位に生じる刺激皮膚炎．赤く湿潤傾向のある皮膚症状が特徴．ぬれたおむつを長時間当てたままにしておくために起こることが多い．乳児や高齢者など，物理的・化学的刺激に対する保護作用が弱い角層に，便の中の細菌の刺激，尿の刺激などが作用して起こる．一度バリア機能が低下した皮膚は，さらに容易に刺激を受けるようになる．こまめなおむつ交換，排便時の洗浄や清拭とともに，皮膚バリア機能を補正するため白色ワセリンなどの保湿外用剤を塗布することがケアのポイント．副腎皮質ホルモン外用剤の使用を続けると，カンジダ症(乳児寄生菌性紅斑，カンジダ性間擦疹)になることがあり，注意が必要である．[1382] ⇨参乳児寄生菌性紅斑→2229，皮膚カンジダ症→2470

おむつ負け(かぶれ)　diaper rash⇨同おむつ皮膚炎→411

オメガ　「ω」の項目を見よ

オメプラゾール　omeprazole　消化性潰瘍治療薬で，プロトンポンプ阻害薬(PPI)の1つ．ベンズイミダゾール誘導体で，従来の抗潰瘍薬とは本質的に異なり，プロトンポンプの働きを阻害することによって，確実かつ持続的に胃酸分泌を抑制する．H_2受容体拮抗薬よりも強力な作用を示すため，H_2受容体拮抗薬による制御効果が得られない消化性潰瘍に有効．胃・十二指腸潰瘍，吻合部潰瘍，ゾリンジャー・エリソン Zollinger-Ellison 症候群，逆流性食道炎，ヘリコバクター・ピロリ除菌などに適応をもつ．なお保険適用上では胃潰瘍，吻合部潰瘍，十二指腸潰瘍，逆流性食道炎の維持療法に関して投与期間制限がある．[204,1304] 商オメプラゾン，オメプラール

お面包帯　mask dressing　［顔面仮面帯］　顔面に用いる包帯法の1つ．接触皮膚炎やアトピー性皮膚炎などで，顔面の広い範囲にびらん性湿潤性局面がみられる場合に用いる．ガーゼやリント布でお面の形を作製し，亜鉛華軟膏を貼付，包帯で固定する．場合によってはステロイド外用薬も併用する．患部の保護，安静と湿潤面の乾燥化を目的とする．[113]

おもちゃ　toy　［玩具］　遊びの対象であると同時に，子どもの遊びを誘発・促進する用具であり，心身の発達を促すもの．手に持って遊べるものは玩具(おもちゃ)，公園にあるような大きなものは遊具と呼ばれる．素材は，木，竹などの天然素材から，プラスチック，電子的なものなどさまざま．わが国では，①形状や強度，②可燃性，③材料の有害性に関する安全基準が設けられ，合格玩具にはST(safety toy)マークが与えられている．[694]

おもて検査　cell grouping, forward grouping　ABO血液型検査にはおもて検査とうら検査があり，この2つの検査結果が一致すれば血液型が決定される．おもて検査では血球中にA抗原およびB抗原が存在するかどうかを調べる．検査方法には試験管法とスライド法があり，動物免疫や単クローン抗体の抗A試薬，抗B試薬を用いて検査する．うら検査は血清中の抗A抗体，抗B抗体の有無を調べる検査．[860] ⇨参うら検査→333

重みつき平均　weighted mean, weighted average　［加重平均］　平均値算出法の1つで，重要度に応じて個々の変量の値に，重要度に比例した係数(w_1, w_2, ……, w_n)を乗じ，重みをつけて計算した平均値

$$\left(\frac{w_1x_1+w_2x_2+\cdots+w_nx_n}{w_1+w_2+\cdots+w_n}\right)$$

をいい，各変量の値の重要度をその変量の値の重み(ウエイト)という．[1152]

重湯⇨参かゆ(粥)食→548

親業　parenting　［親役割］　子どもの世話をする人が，その子どもの最良の成長や発達を促す建設的な環境を提供する活動．親としてふさわしい行動，親らしい愛着行動がこれにあたる．この活動が維持できない状況はペアレンティング parenting 障害として，また，この活動を維持できない状況に陥る危険性のある状態はペアレンティング障害リスク状態として看護診断で定義されている．[516]

親子鑑定　parentage testing　産科的検査，形態学的特徴，血液型検査，DNA型検査などによって血縁(親子)関係の存否を鑑定すること．指紋や写真撮影は本人確認のために行い，顔貌の類似性については主観的となるため言及しない．法的に，認知請求，嫡出否認，親子関係不存在などの確認において必要となる．1990年代前半にはDNA型検査が導入され，きわめて正確な鑑定結果が得られるようになった．DNA型検査には，①マルチプローブを用いたDNAフィンガープリント，②シングルプローブを用いたミニサテライト，③マイクロサテライト〔縦列型反復配列 short tandem repeat(STR)〕，④ミトコンドリアDNAのD-loop多型(母子鑑定用)，⑤Y-STR(Y染色体のSTR，父子鑑定用)が用いられている．DNA型検査の導入によって血液以外の試料，例えば頰粘膜，血痕，毛髪，爪なども利用されている．父権肯定確率を算出し0-1までの値のうち0.998以上を父と判定してよいとされている(フンメル Hummel の評価)．[1271]

親知らず　wisdom tooth⇨同智歯→1970

親-乳幼児精神療法　psychotherapy on parents and children　問題行動を起こしたり，あるいは期待するような発達を遂げていない子どもに対して，親が否定的な感情をもち親子関係の順調な形成が困難な場合に，親が子どもの現状を受容できるようにサポートするための精神療法．アメリカの心理学者エリクソン Erik H. Erikson(1902-94)のいうように，乳児期の発達課題の1つは基本的信頼関係の獲得である．順調な母子相互作用がその形成に果たす役割は大きく，幼児期までの親子関係は子どものその後の発達に大きな影響を与える．しかし，遺伝的な疾患や，内分泌・代謝異常，知的障害や自閉症，アスペルガー Asperger 症候群，ADHD(注意欠陥多動性障害)などが認められる場合，子どもの愛着行動の未発達が養育行動を喚起しにくいという影響を及ぼす．特に難治性の疾患・神経疾患などがみられる場合，育児にかかわる諸問題が出現しやすい．親は子どもの発達障害や難治性疾患を否認しようとし，災難を嘆き，抑うつ状態になり，その結果自分を責めたり，その原因となった子どもを過保護，疎外ないしは攻撃をすることもあり，親子関係の形成が困難になることが多い．一般に乳幼児の示す問題行動は，食・睡眠・排泄などの基本的な欲求やリズムが適切にみられるか，ないしは爪かみ，指しゃぶり，夜尿などのやや退行した行動がみられるか否かで判断されることが多い．したがってこの療法では，子どもの状況，予後の詳細な説明，どのような治療，看護がなされるかの説明，親の悲嘆への援助行為が主になる．悲嘆への援助は重要で，まず親との信頼関係を築き，それに基づいて否認などの防衛を傾聴し，親の自責を和らげ，ハンディキャップをもった一人の人間として自分の子どもをみる視点を成立させることができた時点で，とりあえず成功したことになる．しかし現実には子どもをめぐる夫婦・親子間での葛藤，潜在していた家族問題などが顕在化することも多く，家族調整にまで発展することもある．[730]

親役割　role of parent⇨同親業→412

親指圧痕像　thumb printing sign⇨同母指圧痕像→2696

オランザピン　olanzapine　非定型抗精神病薬で，多元受容体標的化抗精神病薬(MARTA)に分類される．複数の神経伝達物質受容体に高い親和性を示すため，統合失調症における陽性症状，陰性症状の改善に加え，抑うつ(鬱)や不安への効果も期待される．セロトニン・ドパミン拮抗薬(SDA)に比べ錐体外路症状や高プロラクチン血症は少ないが，食欲亢進，体重増加，脂質異常症や，致死的な高血糖が報告されている．半減期が約29時間と長く，1日1回投与が可能．[204,1304] 商ジプレキサ

和蘭医話(おらんだいわ)　蘭方医である伏屋素狄(ふせやそてき)が1805(文化2)年に刊行した書．主として解剖・生理学が論じられるが，その一部は彼自身が同志たちと解剖や実験をした成果である点が注目される．素狄が口授したものを門人が筆記したひらがな混じりの候文．1800(寛政12)年に行った人体解剖や動物実験をベースに，蘭文原書を参考にし，その主要部分を上下2巻にまとめた．特に腎臓の尿生成に関する濾過説実験，乳び(糜)管に関する実験は彼の独創によるところが大で高く評価される．ほかに心臓，男女生殖器，大腸，胆嚢などの構造，機能について述べている．本書はその後埋もれていたが，内山孝一がこれの重要性を指摘し1951(昭和26)年に羽倉敬尚とともに解説を付して復刻した．また三木栄，中野操が新たに記録図を発見し，腎臓生理については三木父子が再現実験を行うなどして高い評価を与えた．[1082] ⇨参伏屋素狄(ふせやそてき)→2558

和蘭全躯内外分合図(おらんだぜんくないがいぶんごうず)　オランダ通詞の本木良意[1628-97(寛永5～元禄10)]翻訳の解剖図譜で，周防(現山口県)の鈴木宗云が1772(明和9)年に刊行した．『解体新書』刊行の2年前にあたる．良意は長崎出島の商館付医師より医学知識を授けられ，ドイツのヨハネス=レムメリン Johannes Remmelin(1583-1632)の著した解剖書の蘭訳本を翻訳したが，刊行は没後75年目のことであった．[654]

和蘭流(おらんだりゅう)　［紅毛流］　オランダ人の頭髪が赤いことから紅毛流ともいわれる，江戸時代にオランダ人から伝えられた西洋医学．1609(慶長14)年日蘭通商が始まり寛永年間に入ってキリシタンが禁制とされたあと，オランダ人外科医から学んだ西洋医学を阿蘭〔陀〕流と称してキリシタン医学と区別した．1649(慶安2)年にドイツの外科医カスパル=シャムベルゲル Caspar Schamberger(1623-1706)が来日し，長崎と江戸で西洋外科を教えたころから和蘭流は紅毛外科としてとくに盛んになった．ただし，『解体新書』(1774)出版後に新たにおこった蘭学とは区別される．[654]

オリースキー試験　Oleesky test⇨同オリースキー法→413

オリースキー法　Oleesky method　［オリースキー試験］　下垂体副腎皮質系の機能を調べる検査の1つで，水を負荷すると副腎皮質の機能により利尿作用が起こることを応用したもの．対照試験として，前日に水1Lを飲ませ，2時間半で排泄される尿量を測定する．翌日，50-75 mgのコルチゾンを服用後に水1Lを飲ませ，同様に測定し尿量が6 mL/分以下で，コルチゾン服用後に6 mL/分以上であれば，副腎皮質機能不全と診断できる．現在では，ほとんど行われていない．[90]

オリーブ　olive　延髄の外観で，錐体の外側にみられる長卵円形の隆起．形がオリーブの実に似ていることからつけられた名称．脊髄の側索の延長上に位置する．内部に大きな特徴的な構造のオリーブ核(下オリーブ核)を含む．[1043] ⇨参下オリーブ核→464，脳幹→2293

オリーブ核　olivary nucleus⇨同下オリーブ核→464

オリーブ核肥大　olivary hypertrophy　延髄側腹部に位置する神経核であるオリーブ核が肥大する病態を指す．歯状核，赤核，オリーブ核三角，特に同側の中心被蓋路の障害による二次変性で生じる．神経細胞の萎縮とともに，しばしば細胞質に空胞形成を伴う神経細胞の腫大，および腫大したアストログリア(星状膠細胞)の増殖を伴う．[782]

オリーブ橋小脳萎縮症　olivopontocerebellar atrophy；OPCA　［デジュリン・トーマ病］　英語名のolivopontocerebellar atrophyからOPCAと呼ばれることが多い．脊髄小脳変性症 Spinocerebellar degeneration(SCD)の代表的疾患であり，わが国ではSCD全体の約1/3を占める．本疾患と線条体黒質変性症およびシャイ・ドレーガー Shy-Drager症候群は，橋核からの入力を中心とする小脳求心系，線条体黒質を中心とする錐体外路系，脊髄中間質外側核を中心とする自律神経系に，程度の差はあるものの共通して萎縮・変性病変を有する．また，三疾患とも脳のオリゴデンドログリア細胞内に銀染色でよく染まる封入体 glial cytoplasmic inclusion(GCI)が認められることから，これらをまとめて多系統萎縮症と呼ぶ．OPCAは40-60歳代に小脳症状，特に失調性歩行と定義される歩行時のふらつきで発症することが多い．進行とともに上肢の失調や構音障害(断綴性言語)を呈する．経過とともに筋固縮・動作緩慢などの錐体外路症状や起立性低血圧，便秘，排尿障害などの自律神経症状が加わる．睡眠時に声帯外転麻痺により特徴的な吸気性喘鳴を認める例があり，突然死の原因になりうる．頭部MRIでは小脳全体の萎縮に加えて橋底部の萎縮を認める．根本的な治療は現時点ではないが，対症療法としてはプロチレリン酒石酸塩 protirelin tartrate(TRH)の注射もしくはプロチレリン酒石酸塩誘導体(タルチレリン水和物)の内服が失調症状にある程度有効．[716] ⇨参多系統萎縮症→1913

オリエンテーション　orientation　語源である orientとは，物を特定の方向に向けることを意味する．新しい環境におかれた人に対して教育の一環として行われる説明会のこと．病院などでは「新人オリエンテーション」として新しく採用した人びとを対象に，病院職員の紹介，組織の説明，書類の書き方など全般について説明をすることにより，新人がスムーズに職場に慣れていくようにプログラムされている．病院によっては宿泊によるオリエンテーションを設けているところもある．[415]

オリエンテーション《遺伝子の》　genetic orientation　［配向］　組換えDNA実験で，ベクターに挿入された遺伝物質の向く方向．遺伝子地図と同方向はnオリエンテーション，反対方向はuオリエンテーションである．[368] ⇨参組換えDNA実験→821

折り返し現象　aliasing　［エイリアシング］　超音波ドプラ法の検査において，血流速度がパルス繰り返し周波数で制限される周波数の上限(最大検出ドプラ偏移周波数)をこえた周波数成分が，反対側に折り返して出現・表示される現象．[955]

オリゴクローナルバンド　oligoclonal bands　［乏クローン帯］　ウイルスや細菌などに対する特異抗体活性を有するとされる免疫グロブリンのこと．これは髄液をアガロースゲル電気泳動した際に，γ分画に2～数本のシャープなバンドとして観察される．多発性硬化症の補助診断に用いられることが多いが，その他の中枢神経感染症やギラン・バレー Guillain-Barré症候群，亜急性硬化性全脳炎などでもみられることがある．[1268]

オリゴクローン性異常免疫グロブリン血症　oligoclonal

gammopathy　2ないし数個の特定のクローンに由来する免疫グロブリンが血中に存在する病態．リンパ増殖性疾患や自己免疫疾患などでみられることがある．多発性硬化症(MS)では髄液中にこのような変化が認められる．[1438]

オリゴデンドログリア⇨同稀突起膠細胞→697

オリゴデンドログリオーマ　oligodendroglioma　［乏突起膠腫，稀突起膠腫］　乏突起膠細胞(オリゴデンドロサイト)あるいはその前駆細胞由来の脳腫瘍で，アストロサイトーマ(星細胞腫)などとともにグリオーマの1つに位置づけられている．成人の大脳半球の白質に好発し，病理組織学的には，ほぼ円形の核と腫瘍細胞の細胞質が明るく抜けた目玉焼き様の構造が特徴的で，腫瘍間質にしばしば石灰沈着を伴う．本腫瘍は乏突起膠細胞由来とされるが腫瘍の起源は未解明な点もある．核異型，核分裂像の増加，壊死などの退形成性変化の目立つものは悪性型として区別される．近年，有効な化学療法が開発され，予後は改善されつつある．[1589]

オリゴ糖〔類〕　oligosaccharide　［少糖類］　単糖類が2分子から10分子程度グリコシド結合によって重合したもの．少糖類ともいう．スクロース，マルトース，ラクトース，トレハロースなどの二糖類はもとよりすべての少糖類を指す名称であり，難消化性の少糖類の多くは，腸内細菌叢を改善するビフィズス活性を有する．植物では貯蔵糖質として広く存在するが，動物ではシアリルラクトースやトレハロースなどの数種のオリゴ糖以外は主に複合糖質として存在する．[29]

オリゴペプチド　oligopeptide　アミノ酸残基の数がおおよそ10個未満の短いペプチドをいう．これに対し，それ以上のものをポリペプチドという．生物界に広く存在しており，グルタチオン，バソプレシン，オキシトシンなど，生理活性をもつものも多い．[92] ⇨参ポリペプチド→2718

折りたたみナイフ現象　clasp-knife phenomenon　［折りたたみナイフ様痙縮，伸び反応］　除脳固縮で伸展状態にある筋を屈曲させようとすると，はじめは抵抗が強いが，ある程度以上曲げると急激に抵抗がなくなる現象．Ib抑制によると考えられている．[1274]

折りたたみナイフ様痙縮⇨同折りたたみナイフ現象→414

オリバー・カルダレリ徴候　Oliver-Cardarelli sign　［気管牽引感］　顎をあげ頭を後ろに傾けた状態で，喉頭下部の気管を母指と示指ではさみ，上方に押し上げるように力を加えると，心臓の拍動に合わせて気管が下方に牽引されることを触知する現象．大動脈瘤が気管や気管支に癒着しているとき現れる徴候である．高度の動脈瘤では視診でも観察することがある．縦隔にある腫瘍で同様の現象を観察することもある．オリバーWilliam S. Oliverはイギリスの外科医(1836-1908)，カルダレリAntonio Cardarelliはイタリアの内科医(1831-1926)．[953]

おりもの⇨同帯下→1865

織物作業《作業療法の》　weaving activity　作業療法の一種目．織機に掛け，縦糸と横糸とを直角に交差させることを繰り返して布地をつくること．この活動は，指先を使用した細かい動作から上下肢を使用した粗大動作までと幅広い．やわらかく温もりのある布に触れることで安心感が得られる特性を利用して，作業療法では身体障害，精神障害，老年期障害，発達障害とさまざまな領域で用いられる．[786]

オリ領域⇨同複製起点→2543

オルガズム障害　orgasmic disorder　性機能不全sexual dysfunctionの1つ．欲求，興奮，オルガズム，解消より構成される性反応曲線のうち，オルガズム(性的な絶頂感)に障害があるもの．男性オルガズム障害male orgasmic disorderと女性オルガズム障害female orgasmic disorderがある．正常な性的興奮に続くオルガズムが，年齢，性体験，性的刺激からみて低い状態が持続しており，このために苦痛，対人関係上の困難が生じている場合に診断される．うつ(鬱)病などの精神疾患，薬の副作用，身体疾患によるものは除外される．DSM-Ⅳ-TRによれば，男性の10%，女性の25%に認められるという．[168] ⇨参性機能不全→1665

オルソパントモグラフィー　orthopantomography　上顎，下顎部の全歯の正面像を1枚のフィルムに描出するパノラマ撮影法の1つ．特殊な装置を用い，X線管とフィルム保持部が頭部の周囲を対称的に240度回転し，回転中にX線を曝射して撮影する．オルソパントモグラフィーは正放線投影によるパノラマ撮影法を意味するオルソラジアル・パントモグラフィーorthoradial panoramic tomographyから合成された語．1軸回転方式のパノラマ撮影法であるパントモグラフィーを発展させたもの．[264]

●オルソパントモグラフィー

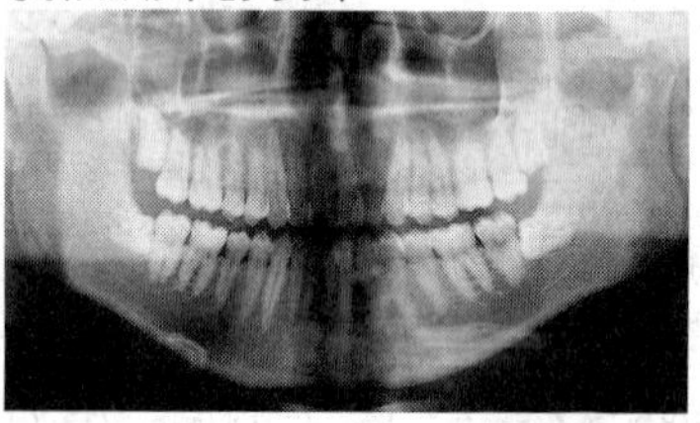

オルソプティクス　orthoptics⇨同斜視視能矯正→1357

オルソミキソウイルス〔科〕　*Orthomyxoviridae*　［ミクソウイルス］　ヒトにインフルエンザを引き起こす多くの病原体を含むウイルスの一科．具体的には，A，B，Cの3つの型からなるインフルエンザウイルス．A型，B型はヒトに病原性が高く，流行を繰り返している．A型はヒト以外の動物にも感染し，ブタの呼吸器上皮で組換えウイルスを生じ，新型ウイルスをつくる．[1113] ⇨参インフルエンザ→305

オルソン　David H. Olson　アメリカにおける指導的な家族心理学者．ミネソタ大学家族社会科学部において，1968年以降，家族心理学研究に従事し，家族と心理学の橋渡しに貢献．家族適応凝集性評価尺度family adaptability and cohesion evaluation scale(FACES)と臨床評定尺度clinical rating scale(CRS)から構成される夫婦家族円環モデルを開発し，これらの実証的研究をもとに「ストレス・健康の多面的システム査定multiple assessment of stress and health(MASH)モデル」を提言．このモデルは，ストレスがシステムに衝撃を与え，コーピング資源を活性化する，資源の効果は適応性レベルを決定する，という視点に立つ．[1166]

オルタナティブスプライシング　alternative splicing⇨同選

択的スプライシング⇀1774

オルト Grace Elizabeth Alt アメリカ合衆国メリーランド州ボルチモアに生まれる(1904-1978). 1933年ジョンズ・ホプキンズ大学看護学校卒業. 1937年ジョージピーボディカレッジで学士号取得. 同年メソジスト教会で宗教教育の特殊教育を受ける. 1937-1940年まで日本支配下にあった朝鮮半島のウォンサン病院に看護監督者として勤務後, 第二次世界大戦中の1941年にアメリカ軍の看護部隊に入隊. 戦争終結後は東洋での経験を買われ, 1945(昭和20)年9月, 連合国軍最高司令官総司令部(GHQ)の公衆衛生福祉局看護課の初代課長(大尉のちに少佐)として来日, 日本の看護界の調査を踏まえ看護教育, 看護制度など, 一連の看護改革を推進する一方, 日本の国際看護師協会(ICN)復帰にも貢献. 1947(同22)年には軍籍を離れ陸軍省の文官になり, 1951(同26)年に帰国.[1236]

オルトジクロロベンゼン中毒 *ortho*-dichlorobenzene poisoning オルトジクロロベンゼンは溶剤およびグリースの洗浄剤, 殺虫薬, 消毒薬, 伝導熱媒体として用いられる. 液体の揮発ガスを吸入, あるいは皮膚に付着すると中毒症状を引き起こす. 吸入による報告例は少ないが, 高濃度曝露では傾眠, 歩行障害などの中枢神経抑制, 一時的な粘膜刺激症状, 呼吸困難が認められ, さらに多量となると肝・腎重量増加を認める. 皮膚接触時は短時間でも強い疼痛を示し, 1時間以上放置すると水疱, 紅斑を生じ, 色素沈着を残す. 経口摂取時は悪心・嘔吐, 下痢, 肝炎, 腎炎を起こす. 治療は胃洗浄ののち, 塩類下剤を投与し, 呼吸管理など症状に応じた処置.[1312]

オルトジシアノベンゼン *o*-dicyanobenzene⇨同オルトフタロジニトリル⇀415

オルトトルイジン中毒 *ortho*-toluidine poisoning [**2-メチルアニリン中毒**] オルトトルイジンは無色の液体で, 染料, 溶剤, サッカリン原料などに用いられる. 揮発ガスの吸入および経皮吸収によって, ほぼアニリンと同様の中毒症状(頭痛, 疲労感, 呼吸困難, 精神障害, 血尿など)を起こす. 治療は, 毒物の除去, 排泄促進.[1312] ⇨参アニリン中毒⇀169

オルトトルイジンホウ酸法 acid reagent of orthotoluidine blue method ; OTB method 血糖測定法の1つ. オルトトルイジンと氷酢酸ホウ酸溶液に溶かした試薬を血清(検体)と混和し, 吸光度を求める. 同時に測定した標準液吸光度より糖濃度を求める. 検体の糖濃度=検体吸光度/標準液吸光度×標準液濃度. 血糖測定法の1つである還元法より約10-20% 低値を示す.[987]

オルトフタロジニトリル *o*-phthalodinitrile [**オルトジシアノベンゼン, フタロジニトリル**] 「特定化学物質障害予防規則」(特化則)の管理第2類物質, $C_6H_4(CN)_2$, フタロジニトリル, オルトジシアノベンゼンともいう. 昇華性のある白色結晶, 結晶は針状, アルコール, エーテルにはよく溶けるが, 水には難溶. 融点は140-141℃, 塩酸と加熱すると分解してフタル酸になる. フタロシアニン系顔料および染料の原料に用いられる. 粉塵を吸入した作業者に, 慢性症状として頭重, 頭痛, 物忘れ, てんかん様発作, 倦怠感, 手指のふるえ, 食欲不振, 嘔気, 顔面蒼白などが起こる. 特異的な症状はてんかん様発作で, 作業中や作業後にかかわりなく, 何の前触れもなく突然に起こる. 昭和30年代に10数例のてんかん様発作事例が報告された.[1360] ⇨参特定化学物質障害予防規則⇀2143

オルトラニ徴候 Ortolani sign⇨同クリックサイン⇀829

オルニチン ornithine ; Orn [**2,5-ジアミノ-*n*-吉草**(きっそう)**酸**] 塩基性の非必須アミノ酸. 通常のタンパク質には含まれないが, グラミシジン, バシトラシンなどの抗菌性ペプチドや細菌細胞壁のペプチドグリカンに存在. アルギニンまたはグルタミン酸から生合成される. 尿素サイクルにおけるアルギニンの代謝中間体として重要.[407]

オルニチン回路 ornithine cycle⇨同尿素回路⇀2250

オルニチントランスカルバミラーゼ欠損症 ornithine transcarbamylase deficiency, OTC deficiency [**高アンモニア血症Ⅱ型**] X染色体の性染色体遺伝によって遺伝する尿素サイクル異常症. 酵素欠損により尿素サイクルへのアンモニア導入が障害されるため, 高アンモニア血症を呈する. また, カルバモイルリン酸の蓄積により, その前駆物質であるピリミジン合成に傾き尿中にオロチン酸と他のピリミジン代謝物が検出される. 優性遺伝であるため, ヘテロ接合体の女性では徴候と症状が現れる. その現れ方は多様であり, 知的障害と他の徴候を呈する女性患者も認められるが, 一方では高タンパク食に不耐性(例えば, 肉の摂取後の頭痛, 吐きけなど)が単に認められる患者もいる. 半接合体である男児は, 常にその症状は重く生後1週間以内に死亡する.[987]

オルニトーシス⇨同オウム病⇀396

オルファクトメーター⇨同嗅覚計⇀715

オルファクトメトリー olfactometry⇨同嗅覚検査法⇀715

オルブライト遺伝性骨異栄養症 ⇨参偽性副甲状腺機能低下症⇀689

オルブライト症候群 Albright syndrome [**マキューン・オルブライト症候群, アルブライト症候群**] 皮膚の褐色色素斑, 性早熟, 多骨性線維性骨異形成(骨X線像ですりガラス様の透明巣を認める)を三主徴とする症候群. 1937年, アメリカの医師オルブライト Fuller Albright(1900-69)が5症例を報告し, すでに報告されていた同様症例をはじめてまとめ, 1つの疾患と考えた. 病因は視床下部からのホルモン分泌異常や受容体の異常, 遺伝的因子などが考えられているが不明. 顔面・頭蓋の変形, 四肢の彎曲変形, 幼児からの乳房発達, 性器出血が臨床的にみられる. また, 血清ALPの高値, 尿ヒドロキシプロリンの排泄がみられる. 三徴のうち, 皮膚の色素斑は生下時から認められ, 骨の症状は線維性骨形成異常症と呼ばれている. わが国では40年間に36例あり, 10歳までに受診しているものが多い. 女児に多いが男児の症例も増加している. 治療の主眼は, 病的骨折と変形の予防におかれる. カルシトニン製剤投与で尿ヒドロキシプロリンの排泄が抑制される. 可能な場合は病巣掻爬骨移植術を行う. オルブライトの名を冠した症候群が多くあり, 同様症例を報告したアメリカの小児科医マキューン Donovan J. McCune の名前をつけてマキューン・オルブライト症候群ともいう.[1631]

オルポート Gordon Willard Allport アメリカの心理学者(1897-1967). ハーバード大学で心理学の博士号を取

得し，1942年より母校の心理学教授に就任．アメリカにおけるパーソナリティ研究の第一人者として活躍した．パーソナリティ研究の重要課題として動機に注目し，健康なパーソナリティを有するおとなの動機は無意識的な力や幼児期の体験に支配されるものではなく，現在に根ざした自発的で前向きなものであるとし，動機の「機能的自律性」を強調した．また，自己について探求し，自己意識の発展過程として，①「身体的自己」の知覚，②「自己同一性」の感覚の出現，③「自尊感情」の出現，④「自己の拡大」，⑤「自己像」の発達，⑥「理性的な対処者としての自己」の出現，⑦人生目標の明確化という「固有的希求」の出現をあげ，これら7つの段階を経て発展した自己を「固有我」と呼んだ．人間学的心理学を追究し，もっぱら正常なおとなを研究した心理学者であり，成熟したパーソナリティの特徴についても言及した．また「偏見の性質」「デマ(流言)の心理学」など社会心理学の分野での功績も認められている．[251]

オレイン酸　oleic acid　［*cis*-9-オクタデセン酸，油酸］　無色無臭の油状液体で，ほとんどすべての自然の脂肪に含まれる二重結合を1つもった不飽和脂肪酸．還元すればステアリン酸になる．オリーブ油から単離されたのが，命名の由来．必須脂肪酸欠乏時には必須脂肪酸の代替作用を示し，不飽和化と伸長反応により5,8,11-エイコサトリエン酸になる．皮膚刺激性が少ないため，石けん，化粧品，軟膏などに用いられるほか，潤滑油，食品添加物としても用いられる．[407]

オレキシン　orexin　オーファンGタンパク質共役受容体に対するリガンドとして1998年に同定された．哺乳類のオレキシン-Aとオレキシン-Bは33個および28個のアミノ酸からなるペプチドであり，同一の前駆体から生成される．オレキシンは視床下部外側野に局在する特定のニューロンに特異的に発現しており，その神経線維の投射先は小脳を除く中枢神経系全域にわたっている．摂食行動と覚醒，睡眠の制御における役割が明らかにされている．オレキシン系の異常が，ナルコレプシーの病態に深くかかわっていることが明らかとなった．オーファン受容体 orphan receptor とはリガンド未同定，機能未知の受容体のこと．[1047]

オレキシン受容体　orexin receptor　7回膜貫通型のGタンパク質共役型受容体で，オレキシン1(OX 1)受容体とオレキシン2(OX 2)受容体の2種類存在する．OX 1受容体は，オレキシン-Aに対する親和性のほうがオレキシン-Bに対する親和性より50倍ほど高い．OX 2受容体はオレキシン-Aとオレキシン-Bに対する親和性がほぼ同じである．OX 1受容体メッセンジャーRNA(mRNA)は，海馬，扁桃体，大脳皮質，視床，視床下部，脳幹の青斑核や縫線核などに広く分布しており，OX 2受容体 mRNA は視床下部，視床などで発現している．[1047]

折れ耳　folded ear　耳介先天奇形の1つ．耳輪の軟骨が折れ曲がった変形．舟状窩および対耳輪の変形はあってもごく軽度．コスマン Cosman 分類の constricted ear Ⅰ型．[1246]

オレム　Dorothea E. Orem　「セルフケア不足看護理論」を構築したアメリカの看護理論家(1914-2007)．1914年メリーランド州ボルチモアで生まれ，1930年代より看護実践や教育に力を注ぎ，1945年アメリカカトリック大学より看護教育の修士号を取得．1976年から1998年にかけて，複数の大学より理学博士や人文学博士の名誉学位を授与されている．1971年に『Nursing：Concepts of Practice(邦題：オレム看護論—看護実践における基本概念)』を発表し，継続的に理論を発展させ，看護界に大きく貢献した．オレムは，人がセルフケアを行う能力をもつ点に着目し，看護は健康に関係したセルフケア不足を伴う人びとに向けられるとした．そして，セルフケアの目的をセルフケア要件とし，①普遍的セルフケア要件(最適な機能，健康，安寧を達成・維持するための基本的ニーズ)，②発達的セルフケア要件(人間の成長に関連する基本的ニーズ，目標)，③健康逸脱に対するセルフケア要件(疾病，障害，あるいはその治療に関係するニーズ)に分類した．また，これらのセルフケア要件を充足させる看護システムについて，①全代償的システム(患者が遂行できないセルフケアを患者に代わって全面的に実施する)，②一部代償的システム(患者が遂行できないセルフケアを患者に代わって部分的に実施する)，③支持・教育的システム(患者がセルフケアを実施できるように支持・教育する)，の3つのタイプを提示した．この理論は，①セルフケア理論，②セルフケア不足理論，③看護システム理論の3つから構成され，看護システム理論はセルフケア不足理論を，セルフケア不足理論はセルフケア理論を包含する形で相互に関連し合っている．オレムの理論は，看護活動を方向づける有意義な理論として活用されており，日本においても糖尿病や心疾患をもつ患者への看護に適応されている．なお精神看護の領域では，オレムの理論に基づいて修正されたオレム・アンダーウッドモデルが活用されている．[1373]

オレンジ剤　Agent Orange　［エージェントオレンジ，枯葉剤，枯草剤］　1960年代のベトナム戦争の際に，アメリカ軍が用いた枯葉剤(枯草剤)で，軍事コード名をオレンジ剤，ホワイト剤，ブルー剤という．2,4-ジクロロフェノキシ酢酸と2,4,5-トリクロロフェノキシ酢酸の合剤であるオレンジ剤は不純物として催奇性があるとされるダイオキシン類などを含んでいた．ダイオキシンは，ヒトでは塩素痤瘡の原因になるといわれており，実験動物で発癌性や催奇性が示されている．[370] ⇨参ダイオキシン→1860

悪露　lochia　分娩終了後に，主に子宮腔内の脱落膜組織片，赤血球や白血球などの血液成分，上皮細胞や細菌を含む排出物が腟から出てきたもの．分娩後数日間は血液が豊富な赤色悪露であるが，その後は徐々に色が薄くなり褐色悪露，産褥10日頃には黄色悪露，そして産褥2週目には白色悪露となり，産褥4週目頃に消失する．悪臭がする場合には細菌感染を疑う．[1323]

悪露交換　changing pad for lochia　分娩後および産褥早期に褥婦に対し行われる看護ケアの慣用表現．産後の回復過程において，異常を早期に発見し，外陰部を清潔に保ち，感染を予防し，子宮復古や創傷の治癒を促進する目的で行う．診察台あるいはベッド上で悪露を観察し，外陰部から会陰・肛門部を前方から後方へ洗浄あるいは清拭により悪露を除去し，消毒を行ったのち，清潔なパッドを当てる．悪露の性状は子宮内膜や腟の回復状態を知る指標となる．この際，同時に子宮底を触診し，悪露の状態と合わせて子宮復古状態をアセスメントする．また，外陰部，会陰部，肛門部を観察し，疼痛の有無と性状，異常やトラブルの有無，創傷の治癒過程を確認する．さらに，褥婦自身が会陰部の清潔を保つためにセルフケアができるように指導する機会となる．[1588] ⇨参悪露→416，子宮復古→1257

悪露子宮内停滞留 lochiometra ［子宮内留悪露症］ 悪露が子宮腔内から十分に排出されず停留している状態．子宮収縮が悪い場合や癒着胎盤の一部が残留しているときに発生する．産後出血や子宮内感染を起こしやすい．[998]

オロソムコイド orosomucoid⇨同α_1アシドグリコプロテイン→13

オロヤ熱⇨参バルトネラ症→2401

音圧《超音波の》 sound pressure 超音波の振幅の大きさのことで，超音波や音波が伝搬する際に媒質を押したり引いたりする力をいう．単位はパスカル(Pa)．ある超音波の音圧と基準の音圧との比を，10を底とする対数の20倍で与えられるものを音圧レベルと呼び，単位はデシベル(dB)で表す．[955] ⇨参超音波強度→2001

音圧レベル sound pressure level；SPL ［SPL］ 音波の振幅を音圧という．人間の可聴域の音圧は約1/10万パスカル(Pa)から10 Paと幅が広く，また感覚は刺激の比に対応するので，音圧を表すには対数を用いた表し方である音圧レベル(SPL)(単位はデシベルdB)が通常用いられる．健康な若年成人における1 kHzの音の聴覚閾値，20 μPaを基準音圧とし，音圧レベル＝20 $\log_{10}(P/P_0)$（P：被験音圧，P_0：基準音圧）と表す．[1569]

音圧レベル《超音波の》 sound pressure level；SPL⇨参音圧《超音波の》→417

温罨法 hot pack，hot fomentation 罨法の1つで，身体の一部に用具を使って直接または間接的に温熱刺激を与えること．温熱刺激は，循環器系，筋・神経系に作用し，鎮痛，消炎，鎮静，リラクセーション，腸蠕動運動の促進，腱や関節の硬直の軽減や筋緊張の緩和，創傷治癒促進などの効果がある．目的によって，精神的安定，身体的安楽，疼痛の緩和など看護独自の判断で行う場合と，病変の治癒促進や疼痛の緩和など治療の一部として医師の指示により行う場合がある．しかし，その区別はつきにくいものが多い．温罨法には湿性と乾性がある．湿性には温湿布，腰背部温罨法，温パップなど，乾性には湯たんぽ，カイロ，電気あんか，電気毛布，その他がある．湿性は乾性より熱伝導率がよいため，温まりやすく冷めやすい特徴がある．実施にあたっては，貼用目的や部位，対象の状態や好み，温熱刺激の程度などを考慮して方法を選択する．正しい貼用方法を守り，熱傷に注意する．[539] ⇨参冷罨法→2970，ホットパック→2709

音韻障害 phonological disorder 幼小児期のコミュニケーション障害の1つ．発達性構音障害とも呼ばれる．子どもの年齢と知的能力に応じて期待される音韻に誤りや遅れがみられるもので，置換(カ行→タ行)，子音の脱落(ミカン→イカン)などが特徴的である．原因は不明だが，周産期の問題や聴力障害，構造的な異常などさまざまなものがある．有病率は就学年齢の2-3%，男児にやや多く，家族歴がある子どもの発症率が高い．[1200]

オンオフ現象 on-off phenomenon，on-and-off 抗パーキンソン病薬であるレボドパ(L-dopa)の効いている時期(on)と効かなくなる時期(off)が，比較的急速に交代して起こる現象．1日に何回も繰り返し起こることがある．服薬時間に関係なく起こり，offは突然に重篤な無動，筋緊張の低下，不安感で始まり，30分から2-3時間持続して急に消失する．機序はよくわかっていない．[441] ⇨参パーキンソン病→2320

温覚 warm sensation，thermoesthesia ［温感覚］ 温度覚の1つで，皮膚や，まれに粘膜にもみられる温熱を感じる感覚．一定皮膚温あるいは皮膚温変化に反応する2つがある．一定皮膚温では生温かい，熱いなどの数段階の感覚があるが，極端な熱さは痛みや不快感を伴う．皮膚温変化は，温度の上昇と温感との関係で表される．冷覚の対語．一過性受容器電位(TRP)チャネルが関係することがわかってきた．[1274] ⇨参冷覚→2970

音楽原性てんかん⇨同音楽誘発性てんかん→417

音楽誘発性てんかん musicogenic epilepsy ［音楽原性てんかん］ 主として音楽を聴くことによって発作が誘発されるものをいう．音の内容によって2つに分けることが多い．①聴原反射発作型：音楽というより，音によって発作が誘発されるタイプで，例えば特定の教会の鐘の音によって発作が誘発される場合には特定の音色，ある周波数の音によってのみ，反射的に発作が生ずるものである．これは皮質下の聴覚領にある音の周波数を識別する領域を刺激して発作が誘発されると考えられている．②側頭葉性部分てんかん型：音楽を聴くことによって発作が誘発されるもので，音刺激というよりは音楽を聴くことによる情動-知的興奮によると考えられている．人によって特定の音楽であったり，特定の楽器であったりするが，音楽以外で発作を起こさない例は少なく，ほとんどの例が音楽以外でも発作を起こし，音楽を聴くことによって発作が起こりやすくなるタイプである．[1529] ⇨参反射てんかん→2411，聴覚発作→2005，聴原性てんかん→2010

音楽療法 music therapy，musicotherapy ［ミュージックセラピー］ 日本音楽療法学会の定義では，音楽療法とは，「音楽のもつ生理的，心理的，社会的はたらきを用いて，心身の障害の回復，機能の維持改善，生活の質の向上，行動の変容などに向けて，音楽を意図的，計画的に使用すること」とある．能動的音楽療法と受動的音楽療法とがあり，現在では関心の高い医師，看護師，臨床心理士，音楽療法士，芸術療法士，作業療法士，遊戯療法士，音楽家，教師などにより実践されている．対象は乳幼児期から高齢期に至る広い範囲で，発達障害あるいは情緒障害のある児童，身体的機能障害を示す者，生活習慣病や習癖をもつ者，境界性パーソナリティ障害，自己愛性パーソナリティ障害，特に精神障害，統合失調症，躁うつ(鬱)病患者など，さらに社会生活の不適応，不登校，対人恐怖や老化に伴う認知症や脳血管障害患者などの治療に応用されている．[1025] ⇨参芸術療法→859

温感覚⇨同温覚→417

温感受性ニューロン warm-sensitive neuron ［温ニューロン］ 中枢温度受容器の1つで，視索前野，視床下部の温度上昇により活動が増加する．これにより皮膚血管拡張，発汗，あえぎなどの対暑反応(熱放散や求冷行動といった体温上昇を防ぐ反応)が引き起こされる．[229]

⇒参冷感受性ニューロン→2970

温灸　warm moxibustion　無痕灸，間接灸，隔物灸などといわれる，間接的な熱感を与えることを目標とした灸法．皮膚とモグサ(艾)の間に，ニンニク，みそなど諸種の物質を介在させる方法や，一定の空間を設けて温熱刺激を与える棒状灸，あるいは灸療器といわれる金属製の灸具を用いるものもある．これらの灸療法は，高齢者，虚弱体質者，小児などに最適であり，症状により灸痕がつかない程度の温和な熱刺激を必要とする者を対象に行われることが多い．作用には，局所あるいは全身の血行促進，筋緊張の緩和，鎮痛効果などがある．[123]　⇒参無痕灸(むこんきゅう)→2784，隔物灸(かくぶつきゅう)→488

音響陰影　acoustic shadow　胆石，尿管結石，石灰化やある種の腫瘤など，超音波ビームが通過しにくい組織の後方に出現する無エコー域．超音波が，結石などにより全反射し，その後方に到達しないか，または強い減衰のために起こる．結石・石灰化などの診断に有用である．[955]

●音響陰影

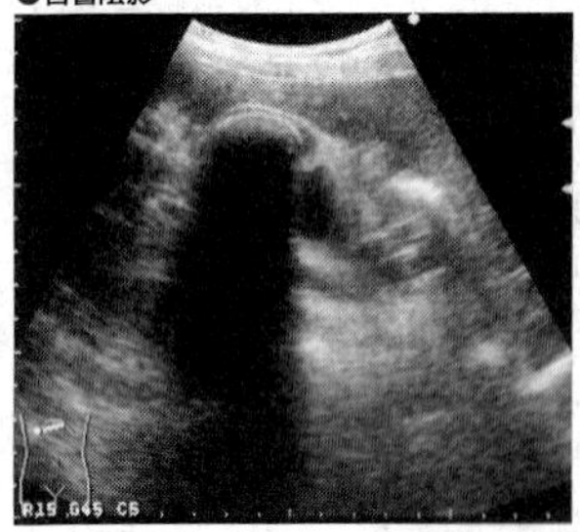

音響インピーダンス　acoustic impedance　超音波の音場内の1点における音圧と粒子速度との比．一般には周波数に関係なく一定で，物質の密度とその音速の積となる．この積を音響インピーダンスと呼び，超音波の透過しやすさ，反射しやすさに関係する．超音波が2つの異なる物質を通過するときの反射強度は，この両物質の音響インピーダンスの比に依存する．[955]

音響開口　acoustic aperture　超音波診断の際，振動子から音を送る面，または振動子が音を受ける面のこと．[955]

音響外傷　acoustic trauma　爆発，銃などの瞬間的な強大音や，一定レベル以上の強大音に持続的にさらされることによって感音難聴をきたしたもの．後者には工場，作業場，鉄道などの騒音職場で生じることが多い職業性騒音性難聴を含む．音の大きさなどの受傷条件により，難聴が一時的な場合と，後遺症を残す場合がある．特に4,000 Hzの聴力が低下するものをC^5ディップという．[451]　⇒参騒音性難聴→1804，職業性難聴→1472，C^5ディップ→32

音響化学効果(作用)　sonochemical effects　超音波エネルギーにより，増強ないし減殺される非熱作用的な現象．治療への試みとして，生体内で生成される小気泡が圧潰されるときに発生する高温により，腫瘍を壊死させる研究，治療が行われている．[955]

音響強度⇒同超音波強度→2001

音響恐怖症　phonophobia⇒同聴覚過敏→2003

音響出力⇒同超音波出力→2002

音響スペクトロ分析装置　⇒同サウンドスペクトログラフ→1178

音響窓　acoustic windows　超音波で体深部の臓器を観察する場合，それより浅部にある部分を通して観察することになるが，このときの浅部の臓器または経路のこと．良好な心エコー像を得るため，肋骨・肺を避け肋間から検査する場合の肋間がこう呼ばれる．[955]

音響増強　acoustic enhancement　［後方エコー増強］　超音波透過性のよい囊胞や胆囊などの後方エコーが強調され，輝度が増強することをいう．後方エコー増強と同義であり，後者のほうが多く使用される．[955]

音響組織特性　tissue characterization　生体組織の質的・構造的変化を音速・減衰・散乱強度などの音の物理的パラメーターを用いて診断すること．超音波画像とは異なり，定量的な評価が可能．[955]

音響パワー⇒同超音波出力→2002

音響レンズ　acoustic lens　超音波検査において超音波ビームを集束あるいは拡散させるため，探触子の表面に付属するレンズの役割をする物体．境界において媒質の音速差により音が屈折することを利用している．探触子の表面を保護する役目もある．[955]

オングストローム　angstrom；Å　［Å］　光学などで光の波長などを表すときに用いる非常に小さい長さの単位．記号はÅを用い，1Åは10^{-10} m (1/100億)．スウェーデンの物理学者オングストローム Anders J. Ångström(1814-74)の名に由来する．[1360]

音源　sound source　音を出しているもの．[955]

音源定位　sound localization　［方向定位］　音の発生位置を音情報だけで知る聴覚系の統合的機能．[1230]

オンコウイルス　oncovirus, oncogenic virus　動物に癌を起こすウイルスにはRNAウイルスとDNAウイルスがあり，なかでもRNAウイルスの中のレトロウイルスをオンコウイルス亜科と総称する．ヒトにT細胞白血病を起こすヒトT細胞白血病ウイルス，ヒト以外の動物の癌ウイルスとしてラウスRous肉腫ウイルス，マウス白血病ウイルスなどが知られている．ウイルスは逆転写酵素をもっており，ウイルスが感染するとウイルス遺伝子のRNAからDNAが合成され，次いで細胞DNA中に組み込まれる．その後，細胞のタンパク合成装置を利用し子孫ウイルスをつくる．感染による発癌機構はウイルス自体が発癌遺伝子をもっているほかに，正常細胞がもっている癌遺伝子を活性化することで癌化を誘導する．[1113]　⇒参腫瘍ウイルス→1407

オンコジーン　oncogene⇒同発癌遺伝子→2377

オンコスフェア　oncosphere⇒同六鉤幼虫→3003

オンコセルカ症　onchocerciasis　［回旋糸状虫症］　回旋糸状虫 *Onchocerca volvulus* の感染症で，熱帯アフリカ，中南米に分布．回旋糸状虫の幼虫(ミクロフィラリア)を保有しているブユの刺咬時に幼虫がヒトの体内へ侵入し，成虫に発育する．成虫は皮下組織中に腫瘤を形成してその中に存在し，幼虫(ミクロフィラリア)を産生する．成虫寄生の症状に腫瘤形成，皮膚の脱色斑形成，皮膚のたるみなどがあるが，最も重要な症状は網膜や視神経の障害で，失明することもあり，失明はミクロフィラリアの眼組織(特に網膜や視神経)への侵入や死滅で発生する．診断は皮膚生検ないし眼の細隙灯検査でミクロフィラリアを証明すること．治療はミクロフィラリアに対してジエチルカルバマジンクエン酸塩の投与，結節ないし移動成虫に対しては外科的切除．[288] ⇨参フィラリア症→2515

オンコロジー oncology 腫瘍について，基礎的な原因や病因から，臨床的な診断や治療までを含めたさまざまな特徴を取り扱う学問または科学．また，例えば癌の化学療法は日本の場合，内科や外科などの臨床科または消化器科・呼吸器科など臓器別に受け持つ場合が多いが，アメリカなどではオンコロジーを専門とする腫瘍科で受け持つ場合が多い．[541] ⇨参腫瘍学→1407

音叉検査 tuning fork test 難聴を訴える患者，または難聴の可能性のある患者に対して音叉を振動させて耳もとで聞かせ，聞こえるか否かを確かめることにより，難聴の有無のおよそを簡単に知ることができる検査．しかし，オージオメーター(聴力計)の発達により，現在では音叉を単独で使用するよりも，オージオメーターによる聴力検査の確認などに用いられることが多くなった．[98] ⇨参ウェーバー法→316，リンネ法→2954，聴力計→2020

オンザジョブ・トレーニング on-the-job training；OJT⇨同職場教育→1483

オンザジョブ・トレーニング《看護における》 on-the-job training for nursing；OJT for nursing 各職場および臨床場面で直接上司や先輩または同僚などによって行われる機会教育で，通常の勤務時間帯の中で行われる．看護の実践の技術やその部署に特有な業務は実践の中で習得していく必要があるので，看護の職員教育には不可欠な方法である．[415] ⇨参オフザジョブ・トレーニング→409，プリセプターシップ→2581

温式抗体 warm antibody 体温付近あるいはそれより温かい温度で働く抗体で，主にIgG．自己免疫性溶血性貧血患者において赤血球に対する自己抗体として存在し，溶血を起こす原因となる．20℃以下で反応する冷式抗体と区別して用いられる用語．[1439] ⇨参冷式抗体→2970

温室効果 greenhouse effect 大気層は太陽光を透過させるが，太陽光で暖められた地表面から放射された赤外線を吸収し，熱放射を妨げることで気温を保持する役割を果たしている．このような大気層の働きをいう．大気中にある赤外線を吸収し温室効果を促す温室効果ガスは，二酸化炭素，メタン，フロン，一酸化炭素など50種類以上ある．近年，人間活動による温室効果ガスの排出が著しく増加し，世界的に地球温暖化の進行を抑制する取り組みが展開され始めた．[1169]

温湿布 hot compress，heat compress⇨参温罨法→417，メンタ湿布→2813

恩赦妄想 delusion of amnesty ［赦免妄想］ 長期受刑者がいだく，釈放されたという内容の妄想．拘禁状況による願望充足的な反応とされるが，高齢者に多く老化の影響も指摘される．[1205]

温受容器⇨同温点→420

オンス ounce ［oz］ 重量を表す単位で，1ポンドの1/16に相当する．単位記号はoz．[258]

音声医学 phonetics，phoniatrics 人間の音声障害を含む音声現象を取り扱う臨床医学の一分野．耳鼻咽喉科の領域に含まれることが多いが，医学の枠を超えた音声に関する知識や考察が必要となることもある．欧米においては専門医がいる場合もある．

音声外科手術 phonosurgery 音声の改善を目的にした外科的療法．喉頭内から顕微鏡下に行う喉頭微細手術として，声帯ポリープや声帯結節，ポリープ様声帯などの良性病変の摘出あるいは手術，声帯内注入術による声帯の変形の修復・形成，さらに声帯に直接外科的侵襲を加えず経皮的に声帯の位置や運動性，形態，物性に変化を与える手術，喉頭神経や喉頭筋の機能回復手術，喉頭枠組み手術などがある．[887]

音声障害 dysphonia ［発声障害］ 音の三要素(高さ，強さ，質)のいずれかに異常をきたした状態．喉頭の炎症，腫瘍，外傷，神経支配の障害などのように器質的病変のある場合と，器質的異常のない機能的音声障害(心因性発声障害，発声器官の調節障害)，さらに全身疾患ないし全身的原因によるものなどがある．音声障害に対する対応はその原因によって異なり，例えば音質の障害である嗄声の主因は声帯の病変であるため，声帯の観察が最も重要となる．[98]

音声振盪(とう) vocal fremitus⇨同声音振盪(とう)→1659

音声チック障害 vocal tic disorder 不随意的，突発的，常同的，非律動的な発声であり，単純性と複雑性に分けられる．単純音声チックは咳払いをしたり，ブタのようにブーブー鳴く，イヌのようにほえる，鼻をくんくんさせるなどが多くみられる．複雑性音声チックでは状況に合わない節の反復，意味不明の汚言，反復言語，反響言語などがある．[1200]

温泉反応 bath reaction⇨同湯かぶれ→2859

温泉皮膚炎⇨同湯かぶれ→2859

温泉療法 balneotherapy，spa treatment 従来の湯治とは異なり，温泉を現代医学の観点から病気の治療に応用するもの．温泉療法医が温泉の泉質などを調べ，患者の疾病に最も適合した泉質を選択し，入浴に加えて運動療法や物理療法，食事療法をプログラムに組み込んで専門的に治療する．また，飲用療法や温泉ガスを吸う吸引療法，温泉水でうがいをする含嗽療法も行われる．慢性疾患や生活習慣病が治療対象で，治療期間は2-3週間，1日2回程度ぬるめの湯に入る．[233]

音速 sound velocity 音の伝わる速さ．超音波も一般的な音と同じ速度であり，空気中では340 m/秒前後，水中では1,520 m/秒程度を示す．生体内では水中の音速に近い速度と考えられ，超音波装置ではJIS規格により1,530 m/秒を基準に画像が作成される．[955]

音束 acoustic beam 音波は放射方向の中心部で強く，その周囲で弱いというように指向性をもつが，この指向性によってある方向に集中して出された音の束．[955]

温中枢⇨同温熱中枢→420

温痛覚 sensation of pain and temperature 温覚(温度差の識別能力)と痛覚は，神経系内で外側脊髄視床路と呼ばれるほぼ同一の伝導路を通る．温痛覚は皮膚から脊髄に向かう神経線維を伝わり脊髄内へ後根から入り，後角膠様質にて第二次ニューロンとシナプスを形成する．第二次ニューロンは前白交連を通って反対側へ行き，外側脊髄視床路として視床後外側腹側核まで上行する．この伝導路には体性局在が認められており，仙骨神経線維が最外側に，それに接して腰・胸・頸髄神経線維が順番に内側に配列する．その後第三次ニューロンとシナプスをつくり，内包後脚から中心後回に至る．[397] ⇨㊜脊髄視床路⇀1717

オンディーヌの呪い　Ondine curse⇨㊐原発性肺胞低換気症候群⇀961

温点　hot spot ［温受容器］ 冷点とともに温度点といわれ，皮膚の温刺激に特異的に反応する皮膚温度受容器の1つ．約40℃ の温度刺激で反応する．冷点よりも数は少なく，その分布は一様ではない．顔面，手指(指掌)に多く1-4個/cm^2 程度である．[229]

温度覚⇨㊜温覚⇀417，冷覚⇀2970

温度感受性変異株　temperature-sensitive mutant；ts mutant ［ts変異株］ 遺伝子の突然変異によって，一定の温度範囲(制限温度)で野生型と異なる表現型を発現する菌やウイルスの変異株．ある温度以上で発現する高温感受性変異株と，ある温度以下で発現する低温感受性変異株とがある．狭義では前者を指し，タンパク質あるいはRNAが高温で不安定化するか失活することによる．[407]

温度眼振検査　caloric test ［温度刺激試験，カロリックテスト］ めまいや難聴の内耳平衡器官の機能を評価する検査．温水と冷水を外耳道にそれぞれ注入し，内耳の外側半規管の刺激によって起こる眼振をもとに内耳機能の低下の有無を判定する．正常では注水によって眼振が起こるが，疾患があると眼振は減少するか起こらないことがある．ホールパイク Charles S. Hallpike (イギリスの耳科医，1900-79)により冷温交互試験は確立された．[98]

温度係数　temperature coefficient 温度以外の条件が一定のとき，微少な温度変化によって生ずる応答量の変化の割合．反応温度を10℃ 上げたとき，物質代謝や生物現象の反応速度が何倍になるかを表す指標で，そのときの温度係数は Q_{10} と表現される．多くの生物現象は温度依存性で，酵素のような生体触媒が介在しない化学反応での Q_{10} は2.2-5.0であるが，生化学反応や細胞活動の場合には，2-3の値を示す．[182,56]

温度刺激試験⇨㊐温度眼振検査⇀420

温度自動調節器⇨㊐サーモスタット⇀1148

温度受容器　thermoreceptor ［温度熱受容器］ 身体表面にある末梢(皮膚)温度受容器(冷点，温点)と，脊髄，中脳，視床下部に存在する中枢温度受容器とがある．腹腔内にも存在する．これらの部位からの温度情報が体温調節中枢で統合され，体温調節が行われる．[229]

温度熱受容器⇨㊐温度受容器⇀420

温度版(板)⇨㊐体温表⇀1861

女結び⇨㊐たて結び⇀1920

温ニューロン　warm neuron⇨㊐温感受性ニューロン⇀417

温熱凝固法　thermocoagulation 温度制御による高周波電気凝固のこと．定位脳手術で行われる針先の破壊巣作成はこの方法を用いて行われる．[791] ⇨㊜高周波破壊巣⇀1010

温熱刺激　皮膚に温熱刺激が加えられると，刺激は温度受容器によって受容される．熱いと感じる温受容器は温点，冷たいと感じる冷受容器は冷点で，どちらも全身に分布しているが，分布は部位により一様ではない．また，温度受容器の分布密度は温点より冷点のほうが高い．そのため，温覚は冷覚よりにぶい．皮膚に温熱刺激が加わると，皮膚温かそれよりやや高い程度の刺激では，血管は次第に拡張する．高温では血管は瞬間的には収縮するが，すぐに拡張する．温熱刺激による血管拡張に伴う血流量の増加は，休息時の体表面積1 m^2 当たり0.25Lに対し7.5倍に増量するといわれている．温熱刺激による血流量の増加により，プロスタグランジン，ヒスタミンなどの痛み原因物質が除去され，鎮痛・消炎効果が得られる．鎮痛効果は，温熱刺激による痛みの調節機構の刺激に伴う痛みの閾値の上昇や，感覚神経の興奮を鎮めることによっても得られる．温めることによる快感覚は，副交感神経を優位にし，鎮静，リラクセーション効果をもたらす．深部の血管は短時間の場合には皮膚に近い血管と同じ働きをするが，長時間になると血圧を一定に保つために内臓血管が収縮し，皮膚に近い血管を拡張して血液循環をよくする．したがって，深部血管を収縮させたい場合に温罨法が用いられることがある．腹部や腰背部の温罨法による排泄促進の援助は，温熱刺激による神経刺激が胃結腸反射を引き起こすことや血流量増加による腸の蠕動亢進による効果と考えられる．温熱は皮膚温の上昇には効果があるが，大きな動脈に用いない限り体温への影響はない．その他，短時間の高温刺激は作業能率を高める．[539] ⇨㊜温罨法⇀417

温熱刺激療法⇨㊐温熱療法⇀421

温熱蕁麻疹(じんましん)　heat urticaria, heat contact urticaria 皮膚が温熱に曝されることにより生じるまれな蕁麻疹の一型．皮膚の局所的な加温によりその部位に一致して膨疹が生じるもの(局所性温熱蕁麻疹)と，からだ全体が温まることで全身に出現するもの(汎発性温熱蕁麻疹)がある．後者は発汗刺激により出現するコリン性蕁麻疹との鑑別が必要である．[1232] ⇨㊜コリン性蕁麻疹(じんましん)⇀1132

温熱性紅斑　〔L〕erythema ab igne ［火だこ］ 俗称は火だこ．慢性的温熱刺激に基づく網目状の褐色斑．以前は火鉢やこたつにより生じたが，近年では赤外線ストーブや赤外線こたつが原因となることが多い．下肢に多く，ヘモジデリン沈着による網目状の褐色色素沈着が生じる．職業的に生じる場合と家庭で生じる場合がある．網状皮斑との鑑別が必要．[235]

温熱性発汗　thermal sweating 内外的な温熱刺激が閾値を超えると皮膚の汗腺より，能動的に塩化ナトリウム(NaCl)などを含む液体(汗)が皮膚表面に分泌されること．体温調節中枢と交感神経系のコリン作動性節後線維に支配されている．発汗に伴う水分蒸発は皮膚から周囲へ熱を伝達する最も有効な方法である．温度とは無関係に手掌，足底，腋窩などの汗腺で起こる精神性発汗とは区別する．[229] ⇨㊜味覚性発汗⇀2763

温熱中間帯　thermoneutral zone；TNZ 裸体の安静状態で皮膚の血管伸縮のみによって体温を保ちうる環境気温の領域(28-32℃)．この領域では熱産生，新陳代謝は最低レベルであって快感帯にあたる．[229] ⇨㊜快感帯⇀428

温熱中枢　heat center ［温中枢，熱中枢］ 熱放射の中枢で体温調節に関与する．古典的な破壊実験による知見に基礎をおいた概念で寒冷中枢とともに体温調節中枢といわれている．体温調節中枢は視床下部にあると考えられており，特に視束前野を含む前視床下部が重要である．前視床下部には，末梢および中枢温度受容器からのインパルスが送られ，これらを統合して，熱産生や熱放散の調節信号が発射される．[229]

温熱放射線療法 hyperthermoradiation therapy 悪性腫瘍に対する治療で，温熱療法と放射線療法を組み合わせる相補効果により，治療成績を向上させようとする併用療法．例えば放射線に対する感受性が弱まるS期（細胞周期のDNA合成期）などでは，温熱感受性が高い癌細胞に対し温熱療法を併用することにより細胞致死効果を高めようとする．温熱療法では，局所的な疼痛のほか熱傷などを伴うことも多く，加温方法に注意を払う必要がある．

温熱療法 hyperthermia ［**加温療法，ハイパーサーミア，温熱刺激療法**］ 地上の生物は42.5℃以上に温めると死滅し，さらに42.5℃よりわずか1℃の温度上昇で殺細胞効果は数百倍に増大する．この原理を利用した治療法．免疫能活性化や化学療法の増感効果が報告されている．正常組織は温熱処理によって神経支配があるため血管拡張が発生し，血流が増加し，細胞に対して有害な代謝産物も流出し，熱拡散のため温度は42.5℃以上になりにくい．しかし，腫瘍組織ではもともと少ない血流が正常部に流れ，血流はさらに低下し代謝産物が蓄積し，組織内pHも低下して温熱感受性となり，低血流により熱拡散もなく，腫瘍組織は温度が上昇しやすくなる．このように正常組織を42.5℃以下，腫瘍組織を42.5℃以上に保てば，選択的に腫瘍部を治療できる．一般的に深部治療には8 MHzあたりの周波数の高周波加温装置が用いられている．[1185] ⇨参温熱放射線療法→421，局所温熱療法《癌治療における》→774

温パック hot pack⇨同ホットパック→2709

おんぶ piggyback ride 日本古来の育児法．首がすわったあとの児をひもや布などで背中に固定し，子守りや運搬を行うこと．長所は，おんぶする者は両手が使えるので家事がしやすい，からだに密着して肌の温もりを感じることができるので児の情緒・心理発達に効果的であるなどがあげられる．短所としては，児の胸腹部が圧迫され呼吸運動や胃腸の運動が妨げられるなどがある．しかし最近ではおんぶ用具も改良されてきており，連続して長時間おんぶするのでなければ，長所の観点から，よい育児法として見直されてきている．冬季はママコートなどを着用して保温に留意し，夏季は発汗が多いのでおんぶする者の背中にタオルなどをはさむとよい．最近よくみられる前おんぶ（抱っこ）は，児の顔が見える点では安心だが，抱っこする者の足元が見えないので転倒する危険があり，注意する必要がある．[1352]

オンブズマン ombudsman 通常は公共機関に対する苦情調査官の意であるが，医療においては医療サービスに関する患者の苦情などを調査・仲裁する人を指すことが多い．いずれの党派にも加担せず，冷静な判定者の役割を果たす．[321]

オンマヤ貯留槽 Ommaya reservoir 種々の理由により，全摘出を行わない嚢胞性脳腫瘍に対する治療法．オンマヤ貯留槽を設置したら，そのチューブ先端を嚢胞内に置く．頭皮下あるいは頭蓋骨上に貯留槽を設置し，嚢胞が拡大したとき，この貯留槽を頭皮上より穿刺し，嚢胞液を排除する．また貯留槽内に抗癌剤を投与し，嚢胞の発育を抑える．オンマヤAyub K. Ommayaはパキスタンの脳神経外科医（1930-2008）．[791]

オンライン on-line コンピュータが通信回線で接続し，データのやりとりをしている状態をいう．通信回線による接続が切れている状態をオフラインという．例えばインターネットで，パソコンを使って商品を購入したりサービスの提供を受けることを，オンラインショッピングという．[258] ⇨参オフライン→410

温流 thermal current，convection current 角膜内面と虹彩の間には前房水があり，この前房水の流れ（対流）を温流と呼ぶ．虹彩面上で温められた房水は上方へ，角膜内面で冷却された房水は下方へと向かう．通常は観察できないが，炎症により前房水内に炎症細胞がみられると，その動きとして観察することができる．炎症が著しく，前房水中のタンパク質が著しく増加した場合には，温流が遅くなったり消失することもある．[1601] ⇨参房水→2679

穏和精神安定薬 minor tranquilizer⇨同抗不安薬→1053

か

カ(蚊) mosquito 双翅目カ科に属する昆虫で，オオカ亜科，ハマダラカ亜科，イエカ亜科の3亜科に分類される．後者2亜科のメス成虫が卵巣の発育のために吸血する．わが国では，アカイエカ，チカイエカ，コガタアカイエカ，ヒトスジシマカ，ヤマトヤブカなどが多くみられる．カ刺症は，刺部の軽度の瘙痒と発赤，腫脹で治まる場合がほとんどであるが，局所や全身の激しいアレルギー反応をもたらす場合もある．また，日本脳炎(コガタアカイエカ)，マラリア(シナハマダラカ)，デング熱・黄熱(ネッタイシマカ)などの媒介動物でもある．[543]

科 family 生物の分類上の区分．分類学上の階級区分は上位から超界(ドメイン domain)，門，綱，目，科，族，属，種となる．[324] ⇨参学名→491，国際細菌命名規約→1086

ガーゴイリズム gargoylism ［ガーゴイル様顔貌，ガルゴイリズム］ ムコ多糖体代謝異常症のうちハーラー Hurler 症候群やハンター Hunter 症候群は，その特異な顔貌がガーゴイルに似ていることから古くからこう呼ばれてきたが，現在この言葉はあまり使われなくなった．ガーゴイルはヨーロッパのゴシック建築寺院などの装飾に使われる怪物のこと．αイズロニダーゼの欠損によってデルマタン硫酸やヘパラン硫酸が蓄積するために起こる．ハーラー症候群は常染色体劣性遺伝，ハンター症候群は性染色体劣性遺伝形式をとる．特異な顔貌とは鼻梁が低く鞍鼻，厚い口唇，厚い舌，大きな舟状頭などで，その他，低身長，肝脾腫，角膜混濁，難聴，臍ヘルニアや鼠径ヘルニア，脊椎後彎，関節拘縮，知的障害などの症状を示す．診断はX線で骨の変形，オール状肋骨，椎体変形を認める．また，尿中デルマタン硫酸やヘパラン硫酸の増加，末梢血血球にトルイジンブルーで褐色に染まる異染性顆粒を認める．近年，培養皮膚線維芽細胞のα-L-イズロニダーゼの測定ができるようになり，その低下が確定診断となる．治療法は特になく，10歳頃までに死亡することが多い．[1631] ⇨参ムコ多糖体蓄積症→2783

ガーゴイル様顔貌 gargoyle-like facies⇨同ガーゴイリズム→422

ガーゼ gauze 元来は木綿の生糸を絡め織りにした織物のことを指し，医療においては乾燥・滅菌したガーゼが創傷被覆に用いられていた．近年，各種軟膏ガーゼや不織布を用いたガーゼも開発され汎用されている．ガーゼは目が粗く，軽くて薄い構造の特徴から吸水性がよく，体内から排出される血液，滲出液，膿などをよく吸いとる．医療用，特に手術に用いられている尺角ガーゼは1辺30 cmの正方形で1枚3 g．尺角ガーゼを縦横1回ずつ折り4枚重ねたもの(15 cm角)を四ツ折ガーゼ，さらに折って15 × 7.5 cmのものを八ツ折ガーゼ，折りをなくしたものをばらガーゼという．[731]

ガーゼタンポナーデ gauze tamponade ［タンポン挿入法］ 一時的止血法の1つで，創腔内にガーゼをかたく詰めて止血する方法．鼻や腟，外科領域の出血に対して行われる．[367] ⇨参タンポナーデ→1959

ガーゼ包帯 gauze bandage ガーゼを何枚か束ねて圧迫気味に固定することにより，包帯の役目をもたせること．[367]

カーター・ロビンス試験 Carter-Robbins test ［高張食塩水負荷試験］ 下垂体後葉からの抗利尿ホルモン(ADH，バソプレシン)の分泌機能を知る検査で，主として心因性多尿症と尿崩症の鑑別に使われる．20 mL/kgの水分摂取後，0.25 mL/kgの2.5% 高張食塩水を45分かけて点滴静注．点滴開始から終了後30分までに15分ごとに採尿し，尿量および尿の浸透圧を測定する．健常者や心因性多尿症では，高張食塩水点滴により尿量は減少．これに対して，尿崩症では尿量は減少しないので鑑別診断に役立つ．現在では，ほとんど行われていない．[90]

カーディアックメモリー cardiac memory⇨同頻拍後T波逆転→2505

カーデックス〔法〕 cardex method 看護計画を立てるために用いる書式システムの名称，患者別に用意されたカーデックス用紙に，患者に関する必要な情報や医師の指示，看護計画などを簡潔に見やすく記載するもの，このシステムを用いて看護チームが患者情報をもれなく把握し，共通認識とし，看護介入できる．患者の氏名，年齢などの基本情報のほか，看護問題，看護目標，看護計画，看護介入，評価，医学的支持などを具体的に記載する．

カーテン徴候 curtain sign 咽頭筋の一側性麻痺があると発声時の咽頭壁の収縮は健側のみにしかみられず，咽頭後壁(上咽頭収縮筋)がちょうどカーテンを引くときのように，全体が健側に引っ張られて動くこと．咽頭筋を支配する迷走神経の障害による．口蓋垂のみが健側に引っ張られることをいうのではないことに注意．[441]

カード curd ［凝乳］ 乳汁が凝固したもの．乳児の摂取した乳汁は胃内で分泌されるペプシンやタンパク質を変性させる作用をもつ塩酸によってカゼインの凝塊となる．これをカードと呼び，母乳はやわらかく(ソフトカード)，生牛乳ではかたい(ハードカード)．かたさの程度をカード張力という．カードがソフトのほうが消化がよいとされ，生牛乳を加熱したり薄めたりさまざまな処理を施してソフトカードをつくる．[1631]

カード張力 curd tension ［カードテンション］ カードは乳汁が凝固したものであるが，この凝塊のかたさの程度をいう．カード張力計によって測定され，母乳1-2 g，生牛乳50-60 g(ホルスタイン種)，低温殺菌牛乳30-40 g，粉乳10 g以下，無糖練乳1-2 gである．カード張力を母乳に近づけてカードをやわらかくしたものがソフトカード．[1631]

カードテンション curd tension⇨同カード張力→422

ガードナー症候群 Gardner syndrome 家族性大腸腺腫

症の一亜型で，骨腫と軟部腫瘍を合併するもの．家族性大腸腺腫症は，大腸全域に通常100個以上の腺腫が発生して，放置すると大腸癌が必ず発生する常染色体優性の遺伝疾患である．5番染色体の*APC*遺伝子の異常によるとされるが，最近他の遺伝子の異常による報告例がある．胃病変(胃底腺ポリポーシス，腺腫，癌)が約70%，十二指腸病変(腺腫，癌)が約90%，小腸病変(腺腫)が約60%の頻度で合併する．治療は予防的大腸切除が第一選択．直腸癌を認めない患者では直腸を温存する場合が多いが，定期的な検査が必要である．上部消化管については定期的な検査を行う．[1272] ⇨参家族性大腸ポリポーシス→515

ガードネレラ〔属〕 *Gardnerella* グラム陰性の桿菌だが，グラム陽性に染まることもある．ガードネレラ・バギナリス *G. vaginalis* がこの属に含まれる．多形性で，非運動性，炭酸ガス環境下で発育する．ヒトの腟に常在している菌で，ときに細菌性腟炎 bacterial vaginosis を起こす．[324]

カーバメイト中毒 carbamate poisoning カーバメイトは殺菌薬，殺虫薬などの農薬として用いられる．粉塵吸入により有機リンに類似した中毒症状を示すが，代謝が速いために回復は比較的早く，慢性中毒の危険性がないのが特徴．症状としては，軽度では頭痛，めまい，嘔吐，発汗，縮瞳などが，中等度では縮瞳の亢進，失禁，筋線維性痙攣，言語障害が，重度では意識混濁，全身痙攣，対光反射消失などがみられる．また，遅延性神経障害がみられることもある．治療は，新鮮な空気のある場所へ移動し，呼吸管理，誤嚥に十分注意しながら催吐，胃洗浄，毒性の強いものの場合は十二指腸チューブなどを用いて小腸洗浄を行う．また，吸着剤，下剤，強制利尿も有効．拮抗薬，解毒薬としてはアトロピン硫酸塩水和物が有効．プラリドキシムヨウ化メチルの有効性は確立していないが，アトロピン療法ののちも重篤な筋力低下，筋線維性攣縮，呼吸力の低下といった致死的になりうる症状がみられるときは考慮．[1312] ⇨参有機リン中毒→2849

カーハルトの陥凹 Carhart notch 純音聴力検査において，2,000 Hz付近の骨導閾値が上昇して聴力図にくぼみが生ずる所見．典型的な例は耳硬化症でみられる．耳小骨連鎖の運動障害による伝音障害の一種と考えられている．カーハルト Raymond T. Carhart はメキシコの聴覚学者(1912-75)．[1569]

カーペンター症候群 Carpenter syndrome 尖頭症 acrocephaly，手足の多指(趾)症 polydactyly，合指(趾)症 syndactyly がみられる疾患．1966年にテムタミー S. A. Temtamy によってまとめられたが，最初の報告者カーペンター George Carpenter の名を冠してこう呼ばれる．病因は不明だが，頭部や四肢の発生学から，胎生29-35日の間に何らかの異常が働くものと考えられ，伴性劣性遺伝形式をとるとされている．症状は頭蓋が高く前後方向に短縮し，人字縫合の早期癒合のため顔貌は内眼角間距離の増大，内眼角贅皮，眼裂斜下，広い頬，耳介低位，平坦な鼻梁を呈し，下顎の形成不全がみられる．上肢では軟部組織性の合指症がほぼ対称的にみられ中指と環指に多い．下肢に軸前性の多合趾症および外反膝，外反股，内反足が認められることがある．その他，体幹・四肢中枢側・顔・頸部の肥満，知的障害，臍ヘルニア，性腺機能低下がみられることがある．[1631]

カーボカウント carb counting 糖尿病患者の食事療法(血糖コントロール法)の1つ．食物の中で最も急激な血糖上昇をきたすのが炭水化物 carbohydrate であるため，食事中の炭水化物量を計算(カウント)することで糖尿病の食事管理に利用される．食後の血糖値を食前の血糖値に戻すという考えで，食事内容に合わせてインスリン投与量を調整し血糖コントロールを行うため，従来の食事療法(食品交換表をもとに計算して食事内容を決める)に比べ，食事制限に対するストレスが軽減される．超速効型インスリンやインスリンポンプ療法の普及により，炭水化物量と血糖値から食前のインスリン量を決定することで，ある程度自由な食生活が可能となる．カーボとは炭水化物量の単位で，通常，炭水化物10gが1カーボ(アメリカでは1カーボ＝炭水化物15g)として計算される．カーボカウント法では，基礎インスリン量をきちんと調整し，インスリン/カーボ比(1カーボの炭水化物に対して必要な超速効型インスリン量)や，インスリン効果値(1単位の超速効型インスリンで低下する血糖値)をもとに，摂取しようとする食品のカーボ値を計算して食事療法が行われる．⇨参食品交換表→1484

カーマ kerma 放射線計測に使用する用語．非荷電粒子(X線，γ線，中性子線)による放射線場の強度を表す量として使用される．また非荷電粒子による物質への吸収線量を求める場合に使用される量である．非荷電粒子と原子との相互作用により発生したすべての荷電電離粒子の単位質量当たりの初期運動エネルギーの総和をいう．カーマの記号はK，その単位はGy(グレイ)．[1144] ⇨参Gy→55

カーラ救命曲線⇨同救命曲線→746

カーリー線 Kerley line，septal line ［肺小葉間中隔］ 胸部単純X線写真で肺野にみられる線状影．A，B，Cラインに分けられ，肋骨横隔膜洞近くのBラインがよく知られている．肺小葉間中隔が可視化されたもので，肺病変が間質性であることを示す．[264]

●カーリー線

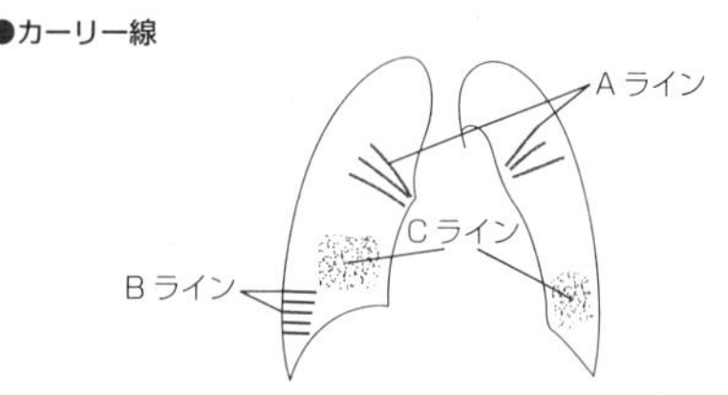

カーリング潰瘍 Curling ulcer 重度外傷や頭部外傷，脳腫瘍や脳炎，ショック，敗血症，重症の広範囲熱傷などに引き続いて，急性のびらん性胃粘膜病変や，出血を伴った明白な潰瘍を生じることは，古くから知られていたが，このうち重症の広範囲熱傷後に発生する潰瘍をさす．胃酸分泌の増加，胃粘膜の虚血などが関与した，一種のストレス潰瘍と考えられており，受傷後1週間前後で発症するとされるが，内視鏡検査では急性胃粘膜病変は受傷直後からみられることがわかっている．比較的浅い不整形の潰瘍であることが多いが，ときに大量の出血をきたし，死に至ることもあるため

か

注意が必要である．カーリング Thomas Blizard Curling はイギリスの外科医(1811-88)．[484]

カールス曲線　curve of Carus⇨同骨盤軸→1117

カーンズ・シャイ症候群　Kearns-Shy syndrome⇨同カーンズ・セイヤー症候群→424

カーンズ・セイヤー症候群　Kearns-Sayre syndrome；KSS ［カーンズ・シャイ症候群］ 慢性に進行する眼瞼下垂，眼球運動障害を呈する慢性進行性外眼筋麻痺のうち，特に20歳以前に発症し，色素沈着を伴う網膜変性がみられ，さらに，①心伝導ブロック，②小脳性失調，③髄液検査でタンパク上昇のいずれかがみられるものをいう．他の慢性進行性外眼筋麻痺と同じく原因はミトコンドリア異常と考えられ，ミトコンドリア脳筋症の1つである．慢性進行性外眼筋麻痺の確定診断は，筋生検でミトコンドリア異常の証明による．眼科的には眼瞼下垂や斜視に対して手術を行うこともあるが，進行性の疾患であることから，一時的な改善が得られても経過中に再増悪することが多い．カーンズ Thomas P. Kearns(1922生)はアメリカの眼神経科医，セイヤー George P. Sayre(1911生)はアメリカの眼科医．[1153] ⇨参眼筋ミオパチー→583，眼筋麻痺プラス→583，進行性外眼筋麻痺→1542

界　kingdom　生物の分類上の区分．分類学上の階級区分は上位から超界(ドメイン domain)，門，綱，目，科，族，属，種となる．「界」は以前は「動物界」と「植物界」の2つであったが，現在ではホイタッカー Robert H. Whittaker の提唱した分類により5つに分けて「モネラ(細菌・藍藻)」「原生生物」「真菌」「植物」「動物」の界に分類される体系が広く受け入れられている．なお近年，超界を界より上位に設定する分類が提案されている．超界は真核生物，細菌，古細菌に分けられる．[324] ⇨参学名→491，国際細菌命名規約→1086

臥位　decubitus, lying position　体位の一種で，頭部から下肢までが平面上に位置して横たわった姿勢をいう．仰臥位，側臥位，腹臥位，シムス Sims 位(半腹臥位)などがあり，基底面が広いため筋緊張が少なく，座位や立位に比べエネルギー消費量は少ない．安静仰臥位では心拍出量が多く，肝臓や腎臓など腹腔内臓器への血流量が多くなる．休息や睡眠をとるときや安静時，手術や診察時に用いられる．長時間同一体位を持続させると同一部位に圧力が加わり，血流が阻害され褥瘡を起こしやすく，また長時間の臥床は筋萎縮や関節拘縮を引き起こしやすいので，予防目的で体位変換や関節可動域訓練を行う．身体の重みで脊柱の生理的彎曲と逆の方向に力が働き，腰痛が発生することもあるので，小さな枕などを用いたポジショニングを工夫する．[1542]

●仰臥位

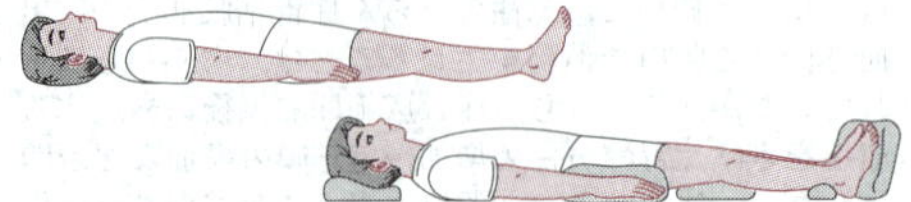

カイ2乗検定　chi-square test, χ^2-test　［χ2乗検定］ カイ2乗(χ^2)統計量に基づく有意性の検定をいう．理論(期待)度数と観測度数のずれの計算を原則とし，次のような手法に代表される．①適合度の検定：データが度数で得られ，観測値が理論値(期待値)や母集団統計値と一致するかどうかを検定する方法．帰無仮説は，「理論値＝観測値」で，対立仮説は，「理論値≠観測値」．②独立性の検定：k×lの分割表(クロス表)がある場合，2つの属性が無関係であるという仮説を検定する方法で，理論値は未知．帰無仮説は「2変数間に関連はない」である．χ^2 検定で差が出た場合，2×2表の場合はそのまま表に差がありと結論できるが，k×l表の場合はさらに表のどの部分に差があるか検討するため，残差分析を行う．③母分散の検定：正規母集団からの標本の分散の検定．χ^2 値が大きいほど母集団分布とのずれが大きい．式としては，観測度数と(仮定された)理論度数の差の2乗を理論度数で割り，観測回数全部について加算．母分散の検定以外は，χ^2 分布を用いた右側検定となる．[21] ⇨参クロス集計〔表〕→844，統計的仮説検定→2101

外陰　vulva, external genitalia　狭義には恥丘，大陰唇，小陰唇，陰核，腟前庭，会陰を含む女性外性器の総称．広義には陰嚢，陰茎の男性外性器も含まれる．[998] ⇨参外生殖器→441

外因　external cause, extrinsic cause　病気の原因がその個体のおかれる環境からくるもの．個体(生体)内にその原因がある内因の対語．外因は，物理的な障害や薬品などの化学物質，食物などの摂取物，寄生虫や細菌などの病原体，精神的なストレスなどがある．[114]

外陰悪性黒色腫　vulvar malignant melanoma　外陰悪性腫瘍の約5.5%とされる．50-60歳に多く，思春期前はまれ．好発部位は，大陰唇，小陰唇，尿道口の順．接合部母斑の悪性化もあるが，前駆病変を伴わないほうが多い．肉眼的には無色素性のこともある．原発が小さくてもリンパ行性，血行性転移をきたしやすく，予後不良である．広汎性外陰摘出術および両側鼠径リンパ節郭清を行う．インターフェロンをはじめとする免疫療法もよく行われる．[454] ⇨参外陰悪性腫瘍→424

外陰悪性腫瘍　malignant vulvar tumor　外陰の悪性腫瘍は，外陰に存在する皮膚，汗腺，バルトリン Bartholin 腺などから発生し，腫瘤形成，潰瘍形成，疣状，白斑，萎縮症などの多彩な臨床像を呈する．まれな疾患で見慣れていないため，肉眼所見でそれと気づかれないこともある．できるだけ早期に組織検査を行い病理学的に診断する必要がある．外陰悪性腫瘍の約85%は外陰癌(ほとんどが扁平上皮癌)である．残りは，悪性黒色腫が約5.5%，外陰パジェット Paget 病(腺癌)が約2%，基底細胞癌が約2%，肉腫が約1.5%である．[454] ⇨参外陰癌→425

外陰萎縮症　kraurosis vulvae⇨参外陰ジストロフィー→425

外陰炎　vulvitis　腟口，小陰唇，腟前庭，大陰唇にかけて，発赤や腫脹が広がる状態．瘙痒感，疼痛を伴うことが多い．原因の多くは感染で，カンジダ(真菌)，連鎖球菌，大腸菌などが多い．これらの感染は腟炎から波及することが多く，帯下増量を伴う．接触性皮膚炎，アレルギー性皮膚炎，かぶれとの鑑別が問題となる．感染の場合は，病原体に対する軟膏(腟炎を伴う場合は腟錠挿入)を塗布する．皮膚炎の場合はステロイド軟膏を用いるが，その前に感染を否定することが必要．[454] ⇨参外陰接触性皮膚炎→426

外陰外傷　vulvar trauma, external genital injury　両側

の大腿間に位置する女性の外陰部は保護された部位にあり本来は損傷を受けにくい．打撲，強姦，粗暴な性行為，分娩に伴う産道損傷の一部として発生することが多い．損傷の形態としては血腫，裂傷，挫傷がある．子宮や腟の静脈叢など血管の豊富な部位であり，裂傷，挫傷により大出血や広範な外陰血腫が発生することもまれではない．[1077,1254]

外陰潰瘍　ulceration of vulva　外陰痛や瘙痒感として自覚されることが多い．外陰癌がまず鑑別すべき疾患である．急性外陰潰瘍(リップシュッツ Lipschütz 潰瘍)，外陰ヘルペス，ベーチェット Behçet 病の場合は，小陰唇，大陰唇に発症し，膿疱が破れて浅い潰瘍を形成し，ときに発熱を伴い，再発を繰り返す．これらは臨床症状が類似することから診断は難しい．外陰ヘルペスはウイルス学的検査で診断できる．ベーチェット病では，口腔内や眼の虹彩の潰瘍を併発する．梅毒，軟性下疳，外陰結核などの感染症も鑑別にあげられる．[454]

外陰癌　vulvar carcinoma　全婦人科悪性腫瘍の約 2% を占める．広い潰瘍を形成し，疼痛，出血を伴って浸潤する．早期に鼠径リンパ節に転移し，その後骨盤リンパ節へと進展する．20 歳代以降はどの年代でも発症しうる．ヒトパピローマウイルス(HPV)が関与する外陰癌は比較的若年発症であるが，HPV と無関係に発症する外陰癌は高齢者発症で，年齢のピークは 60 歳以降である．ほとんどが扁平上皮癌．外科的切除(広汎外陰摘出術，両側鼠径リンパ節郭清)，放射線治療(化学療法を併用した放射線照射)が有効．[454] ⇨参外陰前癌病変→426

●外陰癌臨床進行期分類(FIGO 分類)

Ⅰ期	外陰または会陰に限局した，≦2 cm の腫瘍．リンパ節転移なし
ⅠA 期	間質浸潤の深さが≦1 mm のもの
ⅠB 期	間質浸潤の深さが>1 mm のもの
Ⅱ期	外陰および/または会陰のみに限局し，最大径が>2 cm の腫瘍．リンパ節転移なし
Ⅲ期	腫瘍の大きさを問わず
ⅢA 期	隣接する下部尿道および/または腟または肛門に進展するもの
ⅢB 期	一側の所属リンパ節転移があるもの
Ⅳ期	次の組織に腫瘍が浸潤するもの
ⅣA 期	上部尿道，膀胱粘膜，直腸粘膜，骨盤骨および/または両側の所属リンパ節
ⅣB 期	骨盤リンパ節を含むいずれかに遠隔転移

外陰カンジダ症　vulvar candidiasis⇨同カンジダ腟外陰炎→604

外陰血腫　vulvar hematoma　外陰の表層には傷がないが，皮下の血管が損傷することにより皮下出血して，血腫を形成したもの．皮膚は暗褐色に腫脹し，自発痛，圧痛が強い．原因としては，分娩時の会陰裂傷や腟壁裂傷に対する縫合時に皮下の止血が不完全であった場合，自転車のサドル，いす，遊具に外陰部を強く打って皮下血管を損傷した場合，運動時やレイプなどがある．大陰唇が腫脹して座位をとれなくなる．[454]

外因子　extrinsic factor　体内で合成できず，食物などを通して外部から摂取するヒトに必要な成分であり，胃液中にある内因子と結合して腸で吸収されるビタミン B_{12} のこと．1929 年にキャッスル William Bosworth Castle(1897-1990)が悪性貧血の研究を続ける中で，正常な状態では食物として摂取した成分(外因子)と胃液中の内因子が結合して，食物中の外因子が吸収されるという説を発表した．その後，外因子はビタミン B_{12} であることが明らかとなり，悪性貧血は治癒する疾患となった．[1038] ⇨参ビタミン B_{12}→2454

外因死　death by extrinsic factors, extrinsic death ［不自然死］ 何らかの外因子が人体に作用し，その結果，死亡した場合をいう．死因の概念は大きく内因死と外因死に区別されるが，病死と自然死(老衰)である内因死以外の死亡はすべて外因死となる．具体的には，交通事故，転倒・転落，溺水，火災などによる焼死，窒息，中毒などによる死亡であり，労災事故などによる災害死をも包括した死亡を指す．また，手段は問わないが，自殺や他殺もこの範疇に含まれる．[1415] ⇨参自然死→1296，変死→2645

外陰ジストロフィー　vulvar dystrophy ［**硬化性苔癬**(たいせん)，**扁平上皮過形成**］ 外陰の非腫瘍性上皮性病変の総称．現在では外陰ジストロフィーを硬化性苔癬と扁平上皮過形成という 2 つの概念に大別している．がんこな瘙痒感が特徴で，しばしば外陰カンジダ症と誤診される．硬化性苔癬(外陰萎縮症，外陰白斑症)は，閉経期，閉経後，思春期前に好発する．左右対称性に発生し，赤色，白斑，硬化，陰唇の癒合，腟狭窄など多彩な臨床像を呈する．上皮異形成や外陰癌を併発，続発することがあるので組織検査を必要とする．増殖ジストロフィー(扁平上皮過形成)は瘙痒感，擦過による疼痛，灼熱感を伴う．[454] ⇨参外陰前癌病変→426

外陰腫瘤　vulvar mass　外陰部に形成される腫瘤で，原因としては，バルトリン Bartholin 腺膿瘍(嚢胞)，スキーン Skene 腺嚢胞，毛包炎，血腫，ガルトナー Gartner 管嚢胞がある．年齢を問わず発生．バルトリン腺膿瘍か毛包炎のことが多い．座位で病変部が圧迫されるため腫瘤として自覚されやすい．炎症を伴う場合は自発痛，圧痛を伴い排膿などを考慮する．良性腫瘍としては，脂肪腫，線維腫，汗腺腫がよくみられる．外陰悪性腫瘍も腫瘤を形成することが多いので，組織診によってまず鑑別する．[454]

外陰上皮内癌　carcinoma *in situ* of vulva　外陰の扁平上皮のほぼ全層が異型細胞に置換されている状態．外陰生検によって診断される．約 50% でヒトパピローマウイルス(HPV)が関与し，その場合は 20-40 歳の若年が多く，HPV による子宮頸部異形成を伴っていることもある．HPV が関与しない外陰上皮内癌は高齢者に多い．ボーエン Bowen 病も外陰上皮内癌の一種で高齢者に多い．ヒ素との関連がある．単発，多発で白色〜紅色を呈し周辺にしだいに広がる．浸潤癌に移行する．HPV 感染が原因で若年女性に発症するボーエン様丘疹症とは区別する．[454] ⇨参外陰ボーエン病→427

外因性アレルギー性肺〔胞〕炎⇨同アレルギー性肺炎→198

外因性うつ(鬱)病⇨同反応性うつ(鬱)病→2418

外因性感染　exogenous infection　宿主が保有していない微生物による感染．多くの感染症はこれに該当する．[324] ⇨参内因性感染→2176

外因性凝固機序　extrinsic coagulation mechanism　組織因子という血液成分以外の因子により開始される凝固

機序．従来使用された組織トロンボプラスチンは組織因子とリン脂質の混合物を指す．組織因子は脳や肺の細胞に多く発現し，直接血液に接する血管内皮細胞には正常では発現していない．組織因子は，血中のⅦ因子あるいは活性化Ⅶ因子と結合し，Ⅸ因子およびⅩ因子を活性化する．活性化Ⅸ因子によるⅩ因子の活性化，および活性化Ⅹ因子によるプロトロンビン prothrombin の活性化は内因性凝固機序と共通経路で，それぞれⅧ因子とリン脂質とカルシウムイオン，およびⅤ因子とリン脂質とカルシウムイオンを必要とする．外因系凝固因子の欠乏ではプロトロンビン時間が延長する．[229] ⇨参内因性凝固機序→2176

外因性精神病　exogenous psychosis 〔D〕exogene Psychose　外因性精神病とは，精神障害が脳の異常に起因するという意味で，内因性，心因性に対比して用いられ，シュナイダー Kurt Schneider (1887-1967) の「身体に基礎をおく精神病」という概念が基礎になっている．脳の一次的な侵襲による器質性精神病，一般的身体疾患が脳に影響を及ぼした結果発症する症状精神病，薬物や物質の摂取による中毒性精神病に大別される．症状はボンヘッファー Karl Bonhoeffer (1868-1948) の外因反応型を呈し，基礎疾患の種類に関係なく，一定の共通した症状，いわゆる器質性脳(精神)症候群を呈する．急性期・亜急性期では意識混濁，せん妄，もうろう状態，錯乱，アメンチアなどの意識障害を中心に，器質性妄想症候群，器質性幻覚症，器質性気分症候群，器質性不安症候群，健忘症候群などが単独にあるいは混在して出現する．中毒性精神病では中毒と離脱の出現が特徴的．病状が慢性化するに従い，認知症や器質性人格症候群に移行する．治療は基礎疾患の治療が基本であるが，抗精神病薬，抗うつ(鬱)薬，抗不安薬などを対症療法として用いる．[768] ⇨参外因反応型→426，内因性精神病→2176，ヒステリー精神病→2447

外因性低血糖　exogenous hypoglycemia　外来物質の一次作用により起こる低血糖．インスリン投与，経口血糖降下薬(インスリン分泌促進薬，スルホニル尿素薬)投与により生じる．またアルコールは肝から糖新生を抑制することにより低血糖を起こす．機序不明であるが，サリチル酸も低血糖を起こすことがある．[987]

外因性肥満　exogenous obesity　肥満症は原因により，外因性(単純性，一次性)肥満と内因性(症候性，二次性)肥満に分類される．外因性肥満は必要以上のエネルギーを摂取するため，過剰なエネルギーが脂肪として異常に蓄積するものである．内因性肥満は食事とは無関係に，内分泌系，精神・神経系の原因が関与している．肥満症は発生に関与する因子が複雑なため，さまざまな分類がなされている．[987]

外因性ぶどう膜炎　exogenous uveitis　眼の外傷や手術などの機械的刺激や病原体の感染などの外的侵襲によって起こるぶどう膜炎．ヘルペスウイルス虹彩毛様体炎や結核性ぶどう膜炎が代表的である．細菌感染によるものは球結膜充血，前房蓄膿などの強い炎症所見を示し，全眼球炎に至ることもあり，その場合は早急に抗菌薬治療を行う．場合により硝子体手術を行うこともある．[1130] ⇨参内因性ぶどう膜炎→2177

外陰接触性皮膚炎　vulvar contact dermatitis　外陰部の皮膚が下着，生理用品，帯下などに接触し感作されてアレルギー性の炎症を呈する状態．瘙痒感，発赤，腫脹を主として，擦過による疼痛を伴うこともある．突出している大陰唇にできやすい．アレルゲンを除去し，ステロイド軟膏で皮膚を再生させる．感染を併発している可能性がある場合は抗生物質軟膏を先行もしくは併用させる．[454] ⇨参外陰炎→424

外陰切除術　vulvectomy ［外陰摘出術］　外陰の悪性腫瘍に対する摘出手術で，初期の病変には根治的外陰切除術が行われ，やや進行した場合は鼠径リンパ節郭清を加える．進行した外陰癌には広汎性外陰切除術を行う．この場合，大陰唇，小陰唇，陰核とその周囲組織を切除し，両側鼠径リンパ節の郭清を行う．[998] ⇨参外陰癌→425

外陰前癌病変　vulvar precancer diseases　外陰癌の前癌病変はさまざまな臨床像(疾患名)を呈する．また肉眼所見だけで診断をつけることは困難なことが多いため，外陰皮膚生検による組織学的検索が不可欠である．外陰上皮高度異形成〜外陰上皮内癌(VIN 3)はもちろんのこと，ボーエン Bowen 病，硬化性苔癬，外陰白板症も外陰癌の前癌病変と考えられる．パジェット Paget 病は表皮内に進展した特殊な腺癌である．悪性黒色腫にも前駆症がある．[454] ⇨参外陰癌→425

外陰象皮症(病)　vulvar elephantiasis　糸状虫などのフィラリア類がリンパ管やリンパ節に寄生したあとの後遺症として発症し，下肢と外陰に多い．皮下の結合織が著しく増殖してゾウの皮膚のような状態になる．日本ではヒトに寄生するフィラリアはほぼ根絶されているためまれな疾患である．[454]

外陰瘙痒(そうよう)症　vulvar pruritus　感染や明確な湿疹などの所見もない原因不明の外陰部の慢性的なかゆみ．神経質な女性によくみられ，また閉経後に多い．かゆみに対する対症療法のほか，男性ホルモンの投与などを行う．[1510] ⇨参陰部瘙痒(そうよう)症→305

外陰腟炎　vulvovaginitis ［腟外陰炎］　腟内の病原体が外陰部まで広がった状態で，腟，外陰に発赤，腫脹，灼熱感を呈する．起因菌に対する抗生物質を，腟内は腟錠，外陰は軟膏を用いる．[454]

外陰摘出術　vulvectomy⇨同外陰切除術→426

外陰白板症　vulvar leukoplakia　白板症は外陰や口腔内にできる白色病変(ロイコプラキー)．組織学的には，重層扁平上皮の角化が亢進し肥厚している状態．細胞異型や構造異型を伴うこともあり，異形成や上皮内癌と診断される場合もあるので生検による組織診断を行う．[454] ⇨参外陰ジストロフィー→425，外陰皮膚白斑症→427

外陰パジェット病　Paget disease of vulva ［外陰ページェット病］　パジェット Paget 病は乳腺に好発し，乳腺以外には外陰部が多い．大陰唇，小陰唇，腟の順で病変を生じ，限局性紅斑と湿疹様所見を呈する．その本態は扁平上皮内に特異的に進展した腺癌と考えられる．原発巣は周囲の表皮下のアポクリン汗腺の導管に存在する進行腺癌であるが，同定できないことも多い．上皮内にはパジェット細胞が散見される．外科的に完全摘出が必要．[454] ⇨参パジェット癌→2366

外因反応型　exogenous reaction type 〔D〕exogene Reaktionstypen, exogene Prädilektionstypen ［急性外因

反応型］ 1910年にボンヘッファー Karl Bonhoeffer (1868-1948)が唱えた，脳の一次性の疾患ではなく，感染症，内分泌疾患，代謝性疾患などの身体疾患に起因する精神症状は，基礎疾患の種類にかかわらず，いくつかの定まった共通の精神症状を起こすという説．その理由として，種々の異なった病因は病因的中間節という機構を仲介して起こる二次的自家中毒により，共通した精神症状を発現すると想定した．具体的には，急性期には，せん妄，もうろう状態，アメンチア，幻覚症など意識障害を中心とした病像であり，それが回復すると記憶障害(健忘症候群)と過敏情動性衰弱状態が現れる．この概念は症状精神病概念の基礎をなしている．[768] ⇨参症状精神病→1439

外陰皮膚白斑症 vulvar leukoderma (vitiligo) 皮膚の色調が正常色より白くなっている状態．表皮の色素細胞の異常．先天的にメラニン色素を産生できない先天性白皮症と，後天的に色素細胞がなくなる尋常性白斑，白癬感染や梅毒感染，放射線照射などのあとに生じる症候性白斑がある．かゆみは生じない．[454] ⇨参外陰白板症→426

外陰部⇨同外生殖器→441

外陰部皮膚瘙痒(そうよう)症 pruritus vulvae⇨同陰部瘙痒(そうよう)症→305

外陰ページェット病 Paget disease of vulva⇨同外陰パジェット病→426

外因変数⇨同外生変数→441

外陰ボーエン病 Bowen disease of vulva 皮膚，粘膜の扁平上皮に発生する上皮内癌の一種．高齢者に多い．表面が粗糙で，白色〜紅褐色を呈し，周辺にしだいに広がる．不規則なメラニン色素沈着がみられる．放置すると皮下，粘膜下に浸潤しリンパ節転移することもある．通常は単発．ヒ素が原因として深く関与している．[454]

外陰麻酔 pudendal anesthesia⇨同陰部神経麻酔→305

外陰癒合⇨同陰唇癒合→293

外陰癒着⇨同陰唇癒合→293

下位運動中枢 lower motor center 脊髄にある単純な反射運動をコントロールする中枢．下位運動ニューロンを中心に，介在ニューロン，上行路ニューロンが関与する．[1230]

下位運動ニューロン疾患 lower motor neuron disease ［**脊髄性進行性筋萎縮症**］ 脊髄性進行性筋萎縮症とも呼ばれる．成人型と小児型に分けられるが，成人型では，中年以降に発症して下位運動ニューロン症候のみを呈して緩徐に進行する疾患であり，筋萎縮性側索硬化症の中で上位運動ニューロン症候がとらえられなかった状態との考え方が一般的．小児型は現在のところタイプⅠ-Ⅲに分けられており，Ⅰ型(ウェルドニッヒ・ホフマン Werdnig-Hoffmann 病)，Ⅱ型(中間型)，Ⅲ型(クーゲルベルグ・ヴェランダー Kugelberg-Welander 病)に分けられる．Ⅰ型は生後6か月までに発症し，いわゆるぐにゃぐにゃ乳児 floppy infant として生まれる．体幹・四肢近位筋優位の筋力低下と筋萎縮を呈し，2歳くらいまでに死亡する．Ⅱ型は2歳程度までに発症し，摂食困難を生じるが，立位保持は何とか可能．Ⅲ型は思春期までに緩徐に発症する．早期発症ほど重症であるが，重症患児であっても10年くらいは歩行可能．関節拘縮や脊柱側彎が著明となるが生命予後はよい．[509] ⇨参筋萎縮性側索硬化症→789

外延的定義 denotative definitions 概念を規定するための定義．論理的には概念は内包と外延に分けられる．外延とは概念の適応される範囲を示し，内包とは外延に属するすべてのものが共通に有する性質や特徴を表し，他の事象とは区別する意味内容を示す．外延的定義では，概念をそれが何であるか，またはそれが何を表しているかを定義する．[980] ⇨参内包的定義→2191

外温動物 ectotherm 体温を一定温度域に維持するために熱源を体外からとる動物．代謝により体内で産生される熱により体温を維持する内温動物の対語である．以前は変温動物と呼ばれていた．ヒトは内温動物に属する．[229]

外果 lateral malleolus ［外くるぶし］ 下腿の腓骨下端外側への突出部．いわゆる外くるぶしと呼ばれる部．内側は滑らかな外果関節面を形成する．脛骨，距骨とともに足関節を形成する．外側には前・後距腓靱帯，踵腓靱帯などが付着する．[1266] ⇨参内果→2177

ガイガー計数管(カウンター) Geiger counter⇨同ガイガー・ミュラー計数管→427

ガイガー・ミュラーカウンター Geiger-Müller counter⇨同ガイガー・ミュラー計数管→427

ガイガー・ミュラー計数管 Geiger-Müller counter；GM counter，Geiger-Müller tube；GM tube ［**ガイガー・ミュラーカウンター，ガイガー計数管(カウンター)，GM計数管**］ 放射性同位元素から放出されるβ線やγ線などを検出し，物質の放射能量を測定するための装置．γ線の検出も可能だが感度は低い．陰極と陽極の2極をもつガラス管内にガスを封入したもので，この管へ荷電粒子が入射すると，管内の気体を電離して陰陽の電極間に電流が流れることにより放射能を検出する．ガイガー Hans W. Geiger (1882-1945)，ミュラー Walther Müller (1905-79)はともにドイツの物理学者．[737]

回外 supination 肘関節の運動の1つで，前腕に特徴的な運動．前腕を肘関節で90度曲げて前方に出した状態で，手掌を上に向ける運動を回外という．ねじ回しやドアのノブを回す動きなどに関係する．前腕の橈骨と尺骨は互いに骨間膜で結合していて，かつ，肘関節と手根でそれぞれ車軸関節(上橈尺関節，下橈尺関節)を形成している．このため，橈骨は尺骨を軸として180度回転できる．加えて，手は手根部で橈骨の遠位端に結合しているために，橈骨の回転に伴い，手も回転して，手掌が上向き(回外)になったり，下向き(回内)になったりする．回外時には橈骨と尺骨は平行位となる．回外運動は前腕後側の回外筋(橈骨神経支配)および上腕前側の上腕二頭筋の働きによる．ちなみに，下肢では膝関節，足関節の構造上の違いにより，上肢の回外，回内に相当する運動はできない．足の内側縁を挙上して，足底を内上方に向ける運動を内がえしという．[1044] ⇨参回内→449，関節可動域→621

海外経済協力基金⇨同OECF→91

外回転術 external version⇨同骨盤位外回転術→1116

海外渡航歴 record of overseas travel 過去に海外に行った経験を指す．問診で海外渡航歴の有無を聞くことにより，感染症(特に自国ではまれでも渡航した国では流行している疾患，例えばマラリア，デング熱，狂

犬病，ジフテリアなど)の診断に有力な情報となる.[324]

回外反射　supination reflex ［腕橈骨筋反射，橈骨反射］ 腕橈骨筋反射 brachioradialis reflex ともいう．腱反射の1つであり，肘関節をほぼ90度程度屈曲させ，前腕を軽度回内位とし，橈骨茎状突起の直上を直角にたたくと，前腕が肘部で軽度屈曲する．反射中枢は C_5，C_6 に存在する.[310]

外殻⇨同エンベロープ→386

外殻温度　shell temperature　生体の外層部の温度．体温調節機構により一定に調節されている深部の核心温度と異なり，環境温度などによって変化する．また，体表面に近いほど環境温度に近い.[229]

下位型腕神経叢麻痺　lower brachial plexus palsy⇨同クルンプケ麻痺→838

外括約筋　external sphincter⇨同外肛門括約筋→431

絵画統覚検査　thematic apperception test；TAT⇨同主題統覚検査→1394

絵画フラストレーション検査⇨同P-F スタディ→94

絵画欲求不満テスト　picture-frustration study；PF study⇨同P-F スタディ→94

絵画療法　art therapy　描画あるいは絵画などの表現イメージを通して，それらを治療的媒体として受け止め，その表現過程と内容を目と手との協調作用を利用しながら精神療法に役立てるもの．言語化以前の無意識の心の内や形にならない思いなどをイメージとして表現し，それを患者・治療者がおのおのに受け止め，自己治療や精神療法へとつなぐ重要な手がかりとする．また，患者・イメージ・治療者というきわめて安定した治療構造も生む．治療導入法，治療技法および解釈と適応などは種々工夫がなされ，しっかりとした治療構造のもとで施行されると，その診断・病態の把握から，社会復帰へと向かう一連の治療状況の展望を読むことができる．精神病，諸種の心因のからんだ適応障害や神経症などに有効．また，心身障害児や高齢者あるいは児童などへのレクリエーション療法としても応用される．治療は医師，看護師，臨床心理士，芸術療法士，絵画療法士，作業療法士などによって行われている．絵画療法の理論的・基礎的なとらえ方や分析を支える分野として表現精神病理学がある.[1025] ⇨参芸術療法→859，アートセラピー→129

外眼角　lateral canthus，outer canthus ［目尻(めじり)，外眥(し)部］ 上下の眼瞼が耳側で交わる部分.[566] ⇨参眼角→569

開眼器⇨同開瞼(かいけん)器→430

外環境⇨同外部環境→453

外眼筋　extraocular muscle，extrinsic ocular muscle；EOM ［EOM］ 眼球内にある内眼筋に対し眼球の外にある筋肉で，横紋筋からなる．上・下・内・外の4直筋と，上・下の2斜筋計6本からなり，それぞれが強膜に付着し協調して眼球運動を行っている．外直筋は外転神経，上斜筋は滑車神経支配で，その他の上直筋，下直筋，内直筋，下斜筋は動眼神経支配．下斜筋は眼窩縁内側が起始部だが，他の5つの外眼筋は眼窩先端部の総腱輪が起始部.[975]

外眼筋麻痺　extraocular muscle palsy，external ophthalmoplegia　眼球運動は外直筋，内直筋，上直筋，下直筋，下斜筋，上斜筋の6つの外眼筋により協調して行われる．これらの筋肉を支配する脳神経(外転神経，動眼神経，滑車神経)が障害されたり，筋無力症のように神経筋接合部が障害されたり，甲状腺眼症のように外眼筋そのものが障害されるたりすると，外眼筋麻痺により眼球運動は障害され，複視を生じ麻痺性斜視となる.[975]

外眼筋ミオパシー⇨同眼筋ミオパチー→583

快感原則　pleasure principle ［快不快原則，快楽原則］ フロイト Sigmund Freud (1856-1939) は人間の行動を支配する2つの根源的原則として，快感(快楽)原則と現実原則をあげた．フロイトの基礎理論であるエネルギー経済論的見地に従えば，快感原則とは，高まったリビドー(衝動の原動力となる本能エネルギーで，フロイトはこれを性本能とした)に対する抑圧を解放しようとする働きのこと．不快や緊張を回避し，充足を求める子どもの無条件的な欲動が快感原則の典型．心の内容を意識，前意識，無意識に分けたフロイトによれば，成人でも無意識レベルでは快感原則に支配されており，夢，空想，白日夢，遊戯，ウイットなどはこの快感原則の現れである．極端な場合，快感原則が高じれば死をも厭わなくなる．これに対し，自我の発達した成人では，短絡的な快感追求の動きを抑制しようと意識レベルでの理性的な現実原則が働く．例えば集団内での掟や法は社会契約説に基づいた現実原則の具体例である.[488] ⇨参現実原則→951

快感帯　comfort (comfortable) zone ［無関帯］ 正常な深部体温時に，生体が快適と感じる皮膚温の領域のこと(29-35℃)．この領域で最も快適と感じ，熱産生，新陳代謝は最低レベルであるが，環境や温度を変化させ，皮膚温を高温側あるいは低温側に偏位させるに従って不快感が増す.[229] ⇨参温熱中間帯→420

外眼〔裂〕角外耳孔線　canthomeatal line ［眼窩外耳孔線］ 眼窩中央と外耳孔中央を結ぶ線を眼窩外耳道線 orbitomeatal line (OM line) と呼び，この線にほぼ一致する横顔の線を外眼〔裂〕角外耳孔線という．OM line は通常の CT や MRI での撮影の基本的基準線として使われている.[791]

回帰　regression　①もとへ帰る，反復するの意で，回帰熱も約1週間後に前症状を再び反復することから名づけられた．イギリスの遺伝学者ゴールトン Francis Galton (1822-1911) は，子どもたちの平均をとると平均的な祖先に戻ることを「平均への回帰」と呼んだ．②統計学では，回帰分析と同意語．変数間の関連を数式で表現する際に，残差(実測値と推定値との差)の平方和(残差分散)が最少となるような数式を回帰式という．データから回帰式を求めて，2変数間の関係を解析する方法を回帰分析と呼ぶ.[1152] ⇨参回帰分析→429

回帰教育⇨同リカレント教育→2920

回帰係数　regression coefficient　2変量 x，y より求められた直線回帰式 $y = a + bx$ において，傾き b は x の一単位変化に対する y の変化量を表し，この傾き b を回帰係数とよぶ．x と y の相関の強さは

$$b\sqrt{\frac{Sx}{Sy}}\quad (Sx \text{ は } x \text{ の分散，} Sy \text{ は } y \text{ の分散})$$

で表されるが，$b=0$ のときは両者の相関も0である.[1152]

回帰誤差 regression error ある一定の値 x に対する $\hat{y}$ の予測値 $\hat{y}$ は，回帰直線上の点から y 軸へ垂線を下ろしたとき y 軸と交わる点の値となる．この予測値と実測値の差 e が回帰誤差であり，$e = y - \hat{y}$ の大きさが，その回帰直線のデータへの適合性のよさを表している．[1152]

回帰式 regression equation ［回帰方程式］ 2 変数 x，y との間に $y = f(x) + e$ の関係が成り立ち，e は平均的に 0 であると期待されるものとすると，$\hat{y} = f(x)$ は，変数 x の変化に対する変数 $\hat{y}$ の平均的な変化の仕方を与える方程式となる．このように一方の変数から他方の変数の値を予測するための方程式を回帰式と呼び，残差（実測値と推定値との差）の平方和（残差分散）が最小となるような最小二乗法を用いて求められる．数式 y を従属変数，x を独立変数と呼び，グラフを描くときには，独立変数を横軸に，従属変数を縦軸にとるのが一般的．独立変数が 1 つの場合は単回帰式，独立変数が多数ある場合には重回帰式となる．[1152]

回帰性リウマチ palindromic rheumatism 間欠的に関節炎を反復する疾患をいう．罹患関節はそれほど多くなく，数か所以下の場合が多い．症状として，関節周囲組織の炎症を伴う激しい痛みが生じる．症状は発作的で通常 7 日以内には治まるが，多くの場合に反復がみられる．関節液中に結晶は認められず，特有な検査所見はなく，また関節破壊は生じない．約 30% は関節リウマチや，全身性エリテマトーデス（SLE）に移行するといわれている．発作時には非ステロイド系抗炎症薬が使用される．[858]

回帰直線⇨同一般線形モデル→257

回帰熱 relapsing fever，recurrent fever 世界各地に風土病的に存在する感染症で，国際検疫伝染病として扱われたこともあるが，1971（昭和 46）年以降は国際監視伝染病に格下げされた．また，わが国には常在しないが，四類感染症の 1 つになっている．病原スピロヘータのボレリア［属］*Borrelia* 28 種のうち，13 種が本病の病原体で，感染患者または病原体を保有するネズミやリスなどの小動物から，シラミやダニに媒介されて感染する．症状は数日間の熱発作が一定の間隔をおいて反復して起こるが，寛解期間は 3-10 日で，再燃時は初回発熱と同じ症状で起こる．11 回反復した例もあるが，一般には 1-2 回で軽快する．シラミ媒介性，ダニ媒介性ともに症状は同じであるが，一般に前者のほうが重症で，これはボレリアの株による相違である．検査としては，ボレリアは発熱時に患者の血液中に出現するので，血液の懸滴標本を暗視野鏡検するか，固定標本をギムザ Giemsa 染色として鏡検する．血清反応はボレリアによって型特異性があり，また同じボレリアでも熱発作を繰り返す間に抗原性が変化するので一般には用いられない．治療はほとんどのペニシリン系，アミノグリコシド系，テトラサイクリン系（TC 系），クロラムフェニコール系などの抗生物質が有効であるが，TC 系が最も効果がある．[304]

回帰分析 regression analysis データから回帰式を求めて，2 変数間の関係を解析する方法を呼ぶ．ある変数上の測定値の変動が，他の変数の測定値の変動によってどの程度説明されるか，すなわち直線的相関関係にある 2 つの変数 x，y について，一方の変数 x から他方の変数 y を $\hat{y} = a + bx$ という残差（実測値と推定値との差）の平方和（残差分散）が最少となるような最小二乗法を用いて求められる回帰式を使って 2 変数間の関係を解析する手法．独立変数 x が 1 つの単回帰分析が基本となり，独立変数 x が x_1，x_2，……，x_p と多数ある場合には，重回帰分析となる．[1152] ⇨参回帰→428

壊機法⇨同珪藻法→863

回帰方程式⇨同回帰式→429

開脚歩行 wide-based gait ［酩酊（めいてい）歩行］ 重心をとるために両足を大きく開き，体幹を動揺させながら歩く歩行のこと．典型的なものは酔っ払いの歩行に見えるので，酩酊歩行ともいわれる．小脳失調でみられるが，脊髄癆や深部感覚の障害時，多発性脳梗塞でもみられることがある．[441]

開業医 practitioner 自ら経営する病院または診療所で医療を行う医師．勤務医（大学附属病院，公的病院，民間病院などに勤務する医師）と対比して使われる．[983]

開胸式心臓マッサージ法 open-chest cardiac massage 胸腔内より用手的に直接心臓を圧迫して心拍出を得る方法．胸部手術後早期，あるいは開胸開腹がすでになされている場合には考慮すべきであるとされ，冠動脈灌流圧と自己心拍再開率の改善が認められる．新たに開胸する場合は左前胸部第 4-5 肋間において行い，開胸器を用いて創を大きく開放して行う．一般的には右母指と第 2-5 指とで心臓をはさんで圧迫することによって行うが，母指による右心房と右心室の損傷に注意が必要である．AHA（アメリカ心臓協会）のガイドラインでは救急部における蘇生的開胸術 emergency room thoracotomy（ERT）は病院到着後の心停止となった外傷性心停止に適応があり，特に穿通性胸部外傷患者において救命の可能性があるとされている．ERT の目的としては，開胸式心マッサージのほかに心タンポナーデの解除，大動脈遮断，肺門遮断などがあるが，施行にあたっては手技に習熟した医師が行うことが望ましい．[734] ⇨参胸骨圧迫→754

開胸手術 thoracotomy 胸腔内に到達して行われる手術の総称．縦隔を含めて用いられる場合もある．肺，胸膜，心臓，大血管，食道，横隔膜などの手術に用いられる．肋間や肋骨床開胸法および胸骨を切開する方法があり，経路としては後側方，前側方，腋窩開胸，胸骨正中切開法など，それぞれ手術の目的に応じた経路が選択される．近年は内視鏡補助手術と対比して用いられる場合もある．[130]

開業助産師 midwife in private practice 医療法第 2 条による「助産所」を開業し助産業務を行っている助産師．昭和 30 年代までは，開業助産師による自宅出産や助産所での出産が主流であった．かつては産婆とも呼ばれ，社会的地位も高く，妊産婦や家族の側に立った主体的な継続ケアを提供していた．現在では，助産師の多くが病院などの施設勤務であるが，医療介入の少ない自然分娩を見直す社会的動向とともに，開業助産師が見直されるようになった．助産所管理には，従業者を監督し業務遂行に遺憾のないようにする責任（医療法第 15 条）と構造設備上の安全の責任（同法第 20 条）が伴う．[271]

外気浴 balneum pneumaticum，air bath ［空気浴］ 乳児を外の空気に触れさせること．生後 1 か月頃から，まずときどき窓を開けて外気に親しむようにする．強い風や寒気が直接乳児に当たらないように穏やかな日を選ぶ．外気に触れることに慣れたら戸外に出してみる．はじめは数分として，次第に延長する．外気は皮膚や粘膜を鍛える効果があるが，4か月を過ぎると外に出ることは乳児の社会性を育てる意味もあるので，他の子どもや犬などを見かけるように散歩に連れて出ることもよい．冬でも天気のよい風のない日に積極的に行う．[1631]

外脛骨 os tibiale externum 舟状骨内側の後脛骨筋内にある過剰骨．好発年齢は10-15歳頃で，スポーツ後に内果前下方部に疼痛を訴える．X線像では舟状骨の内側に過剰骨を認め，舟状骨との間で線維性，軟骨性に癒合しており，体重負荷や外傷により，この結合が破綻すると疼痛が発生する．治療は，保存的には外用剤の塗布や足底挿板を装着させる．手術的には外脛骨の摘出術，骨接合術，ドリリング(穿孔)を行う．[1155]

外頸静脈 external jugular vein 頸部の浅在性の静脈．頭蓋の外側や後頭部の血液を集める．下顎角の後方で後頭静脈と後耳介静脈が合流して始まる静脈で，胸鎖乳突筋の前を斜めに後下方に横切り，下端部で頸筋膜を貫いて鎖骨下静脈に注ぐ．筋膜を貫く部位では，静脈壁は筋膜に固定され内腔は広げられていて，どの体位でもつぶれることはない．臨床上，外頸静脈は静脈圧を知るための目安として利用される．右心不全などの場合に外頸静脈圧が上昇する．[452]

外頸動脈 external carotid artery；ECA 頭頸部の表層に血流を供給する1対の動脈．甲状軟骨上縁の高さで総頸動脈から分岐し，前頭部，顔面，頭蓋などに達する．外頸動脈からは主に8本の分枝が起きる．上甲状腺動脈，舌動脈，顔面動脈，後頭動脈，後耳介動脈，上行咽頭動脈，浅側頭動脈，顎動脈と順に分かれる．[452]

外頸動脈-海綿静脈洞瘻(ろう) external carotid-cavernous fistula；external CCF 特発性頸動脈海綿静脈洞瘻(CCF)の1つで，外頸動脈硬膜枝が関与する海綿静脈洞部硬膜の動静脈奇形(AVM)．直接型である外傷性CCFがもつ眼球突出・結膜の充血，雑音などの症状のほか，頭痛あるいは眼痛が初発症状で，経過も慢性．治療法として現在では，血管内外科によるカテーテル塞栓術が主流．[791]

外結合線 external conjugate 第5腰椎の棘状突起先端直下の陥凹部から恥骨結合前上縁の中央部までの長さ．わが国の成熟女性では平均約19 cmで，産科学的真結合線より約8 cm長い．18 cm未満を狭骨盤と呼ぶ．骨盤計を用いて測定するが，近年は低線量のX線骨盤計測が可能となっている．[550] ⇨参骨盤外計測→1117

概月周期⇨同概月リズム→430

回結腸動脈 ileocolic artery⇨参上腸間膜動脈→1443，小腸の脈管→1442，結腸の脈管→927

回結腸リンパ節 ileocolic node ［回腸結腸リンパ節］回結腸動脈周囲のリンパ節鎖で，約15個のリンパ節で形成される．十二指腸近くと回結腸動脈下部との2群に分かれ，さらに回結腸動脈の終末枝部で数群に分かれる．リンパは前大動脈リンパ節へ流れる．[1221]

壊血病 scurvy，scorbutus ビタミンCの欠乏により出血および関節や骨の変化を呈する疾患．脱力感，全身倦怠，食欲不振から歯肉部の発赤腫脹，出血などの口腔病変をきたし潰瘍を形成し，毛細血管出血により四肢の毛包に紫斑様出血を認める．人工栄養の小児でのビタミンC欠乏による著しい骨膜下出血を呈する場合をメラー・バーロウ Möller-Barlow 病という．治療はビタミンCに富む高タンパク食の摂取，ビタミンC剤の大量投与を行う．[987] ⇨参乳児壊血病→2229

壊血病性口内炎 scorbutic stomatitis ビタミンC欠乏症により血管透過性が亢進し，口腔粘膜の出血をきたす病変．成人では歯肉部の歯肉の海綿状の腫脹，発赤，紫斑，易出血性の症状がみられ，歯肉炎・歯周炎が増悪し，歯肉の潰瘍形成や歯の動揺・脱落をきたす．X線で骨粗鬆化をみる．血中，尿中のビタミンCの測定，毛細血管抵抗試験で診断される．治療はビタミンCの投与により回復する．また偏食を改善しビタミンC含有の野菜，果物を摂取させる．[535] ⇨参壊血病性歯肉炎→430

壊血病性歯肉炎 scorbutic gingivitis ビタミンCの欠乏による壊血病の局所病変として生じる歯肉炎．歯肉の腫脹および出血を特徴とし，皮膚の点状出血を伴うことが多い．口臭，歯の動揺，場合によっては歯の脱落もみられる．今日ではほとんどみられない．[434] ⇨参壊血病性口内炎→430

概月リズム circalunar rhythm ［概月周期，月周期］ヒトを含む生物は，環境が一定であれば体内時計は24-25時間の周期で保たれ，それをサーカディアンリズム(概日周期，日内周期)という．概月リズムもそれと同様の内因性の生物リズムで，同一の環境の下では，周期は約28日である．[1230]

外減圧術 external decompression 頭蓋内圧亢進状態に対する外科的治療法の1つ．頭蓋骨片を除去し骨窓をつくるが，側頭骨で頭蓋底近くにつくると効果的．ときに，骨窓範囲に一致した硬膜を開放のままにすることもある．これに対し内減圧とは，脳組織の一部を切除し頭蓋内圧亢進を減圧すること．[791]

開瞼(かいけん)**器** eyelid speculum ［開眼器］ 主に眼科手術時に眼瞼(まぶた)を開けたままの状態にする器具．乳幼児の眼科検査に用いられることもある．患者の年齢等に応じていくつかのサイズがある．[257]

外腱鞘(しょう)⇨同腱鞘(しょう)→952

介護 care，caring 高齢者や心身の障害や疾病のために，自立した日常生活(起居，移動，食事，排泄，更衣，整容，入浴，コミュニケーションなど)が営めない人に対して，身のまわりの世話や援助を行うこと．この用語は看護，福祉の分野において用いられるが，看護では主に健康面に着目し，健康の回復，健康の維持・促進という要素が強く，福祉の分野ではどちらかといえば生活の質，生活の維持・回復という側面から使われる．介護に対する社会的ニードの高まりや医療体制の見直しにより，医療ニードの高い人がやむなく在宅で療養するケースが多くなり，より高い専門的な介護サービスを提供する社会福祉士，介護福祉士といった介護の専門職がつくられた．[1451]

開咬 open bite ［オープンバイト，離開咬合］ 咬頭嵌合位で，上下の歯の間に隙間ができる状態．前歯部で目につきやすいが，側方歯でも認められる．原因は，下顎位の異常，顎骨の形態異常，歯の異常であるが，その誘因は遺伝，生活習慣，指しゃぶりや舌・口唇の癖

●開咬

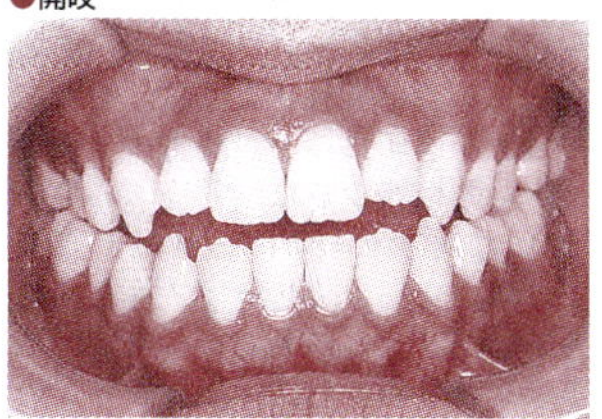

歯並びと咬み合わせのガイドブック, p.12, 日本臨床矯正歯科医会, 2008

などである.[1310]

開口器 mouth gag 破傷風などの痙攣発作時に舌の損傷を防いだり，口腔内手術の際に口を開けるのに用いる用具．硬質ゴム製でらせん紡錘型のエスマルヒ開口器や，口腔内手術の際に有用なホワイトヘッド開口器，エニングス開口器などがある.[367]

海港検疫 port quarantine 検疫港で行われる検疫をいう．「検疫法」〔1952(昭和27)年施行〕に基づき，全国の主要な空港や海港に設置された検疫所で，検疫感染症やコレラ菌などに汚染された食品の国内侵入の阻止(厚生労働省担当)のための審査や検査，動植物の検疫(農林水産省担当)を行う．わが国では1899(明治32)年に「海港検疫法」を定め，ペストやコレラの流行防止のためのネズミの駆除や患者の上陸阻止，戦後の引き揚げ援護などに大きな成果をあげた．航空機に対しては1921(大正10)年の「航空法」〔1927(昭和2)年施行〕により外国からの航空機にも検疫を行うことが定められた．日本国内に常在しない感染症の病原体が船舶や航空機を介して国内に侵入することを防止し，予防に必要な措置を講ずることを目的とした「検疫法」が1951(同26)年に制定された.[1356] ⇨参国際検疫感染症→1085，国際検疫→1085，国内検疫→1091

開口障害 trismus, lockjaw, disturbance of mouth opening ［**咬痙，牙関緊急**］ 顎関節自体あるいは関連組織の障害などにより下顎の運動が制限され開口できない状態をいう．その種類を原因により分類すると，顎関節自体の問題より生ずる関節性開口障害(機械的，炎症性，外傷性，腫瘍性，瘢痕性)と顎関節以外の疾患により生ずる非関節性開口障害(炎症性，外傷性，腫瘍性，瘢痕性，神経性，筋性)に分けられる.[608]

外向性 extraversion ユング Carl G. Jung はフロイト Sigmund Freud のリビドーの理論を発展させて，人間の基本的生命力(エネルギー)が，外的客観的事物と内的主観的事象という2つの方向へ向けられることの相違によって人格を類型化しようと試み，前者を外向性，後者を内向性と名づけた．またアイゼンク Hans J. Eysenck はパブロフ Ivan P. Pavlov の神経系の興奮-制止のバランス概念と，外向-内向を結びつけ，外向性のものは刺激に対する脳の制止が強く，精神的な影響を受けにくく，内向性のものはその逆であるとみなしている.[364]

外向性性格 extroverted personality アイゼンク Hans J. Eysenck は，性格を外向性-内向性，神経症的傾向，精神病的傾向の3つの独立した次元から形成されているとした．外向性性格とは，社交的・開放的な性格で，人づき合いがよく，陽気で活動的側面があると同時に，自己主張が強かったり，はずみで行動する衝動的な側面も有するとされる.[364] ⇨参外向性→431

会合定数 association constant；K_a ［**結合定数**］ 2種の分子A，Bとその複合体ABとが平衡にあるとき，それぞれのモル濃度を[A]，[B]，[AB]とすると，K_a＝[AB]/[A][B]で決まるK_aを会合定数という．K_aの値が大きいほど複合体は安定で，解離しにくい．主にタンパク質のような巨大分子の場合に使う．イオン間で塩を形成する場合には結合定数ということが多い．K_aの逆数を解離定数という.[407] ⇨参解離定数→462

外後頭隆起 external occipital protuberance 頭蓋骨後頭部外面正中にある突出部．この部位は頭蓋骨の中で最も厚い骨となっている．この裏側には静脈洞交会があり，上下矢状洞が左右横静脈洞に分かれる部位である．テント上とテント下の分かれ目の目印ともなっている.[791]

開口反射 jaw opening reflex 三叉神経の第2枝，第3枝に支配される口周辺の皮膚，口唇，口蓋，歯，歯肉，舌，口腔粘膜などの範囲に強い機械的，あるいは疼痛刺激が与えられると口が反射的に開くこと．開口筋の収縮と閉口筋の緊張抑制が反射的に生じ，開口するもので，反射中枢が脳幹部にある多因子シナプス性の反射である．これは防御反射で食物中に混入した固い異物を無意識にかんだときなど，瞬間的に口が開いて歯や口腔組織の損傷を防ぐためのものである.[535]

開口部プラズマ細胞症 plasmocytosis circumorificialis ［**プラズマ細胞性口唇炎**］ 人体開口部である口腔，外陰部，肛門粘膜に形質細胞が反応性に増殖する疾患．口唇では下口唇に生じる例が多く，暗赤色の境界明瞭な湿潤性紅斑を呈する．原因として慢性の外的刺激，糖尿病，高血圧などが考えられている．外陰部では小陰唇に生じる例が多く，境界不明瞭な鮮紅色斑を呈し，不快感，接触痛，排尿痛などを伴う．治療は口唇，陰部のいずれの場合も外用ステロイド剤である．治療により消退する例もあれば再燃を繰り返す症例もあり，長期にわたる経過観察が重要.[58]

開口分泌 exocytosis ［**エク(キ)ソサイトーシス，開口放出，外向き膜動輸送**］ 細胞内小胞が細胞膜と融合して，神経伝達物質やホルモンなどの伝達物質などを細胞外に放出する機構．この機構は細胞内カルシウムイオン(Ca^{2+})により引き起こされることが多い.[97]

開咬変形 open bite deformity 咬合異常の一型で，かんだときに上顎と下顎，あるいは双方の歯が数歯にわたって咬合線に達しないことをいう．通常は奥歯が当たって前歯がかめない状態(前方開咬)を指す．両側関節突起部骨折などでみられる．歯科矯正を行い，必要に応じ外科矯正を加える.[1246]

●開咬変形

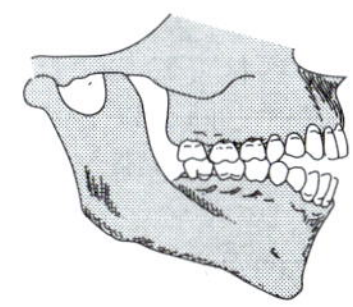

開口放出 ⇨同開口分泌→431

外肛門括約筋 external anal sphincter ［**外括約筋**］ 肛

門の出口に近い位置にある骨格筋の括約筋で，肛門の開閉を調節する働きをもつ．直腸下部の肛門管は，①腸の輪走筋の続きである平滑筋の内肛門括約筋(不随意筋)と，②その外側にある骨格筋の外肛門括約筋(随意筋)により能動的に閉鎖されている．外肛門括約筋は3部(深部，浅部，皮下部)からなり，陰部神経の支配を受ける．外肛門括約筋は内肛門括約筋よりも括約作用が強く，特に深部の働きが重要で，ここが損傷を受けると大便の失禁 incontinence を生じる．外肛門括約筋は常に，ある程度の緊張状態にあるが，腹圧のかかった場合には特に緊張する．しかし，排便時には陰部神経の興奮が解除され，弛緩する．[1044] ⇨参直腸→2022，肛門の構造→1061，肛門括約筋→1061

外肛門括約筋反射 external anal sphincter reflex 肛門や肛門周囲の皮膚刺激により陰部神経を介して，外肛門括約筋の弛緩と肛門挙筋の収縮を起こす反射のこと．[842]

外呼吸 external respiration ［肺呼吸］ 肺における呼吸ガスの交換のことで，肺毛細血管内血液と大気との間で酸素と炭酸ガスを交換する過程をいう．肺胞の上皮細胞膜は，基底壁を介して毛細管上皮細胞膜と接している．肺細胞の内面には界面活性のある内液層(厚さ総計 0.5-0.8 μm)が存在し，これを通してガス交換が行われる．人体には約3億個の肺胞があり，1個の直径が 100 μm 程度あるので，総表面積は 60 m^2 といわれる．これに対比するものが内呼吸．[1213] ⇨参内呼吸→2179

介護教室 介護の負担や要介護高齢者の在宅生活の継続と向上を図るために，介護者などに対して介護に関する知識・技術などの研修を行うもの．介護保険による地域支援事業の1つとして，家族介護教室を市町村が地域包括支援センターなどで任意に実施する事業である．介護方法や介護に関する有効な記録方法，介護サービスの上手な利用方法，介護者の健康づくりなどについての知識・技術を習得することを目的として実施されている．介護教室の形態や目的は多様であり，地域によっては介護の可能性のある家族や興味のある人ならばだれでも参加でき，介護職希望者などに実施することもある．[1419]

外国人医師卒後教育委員会⇨同ECFMG→46

外国人看護師 foreign nurse 国家間の看護・介護分野での経済連携に関する協定によって誕生した看護師．出身国で看護師の資格と一定期間の看護師としての経験が必要であり，日本語研修，日本の受け入れ施設における一定の就労，研修を経て，3年以内に看護師国家資格を取得しなければならない．2006年からフィリピンの看護師志願者の受け入れが始まり，インドネシア人の看護師たちがそれに続いている．外国人看護師が病院で働く場合，安全なケアを提供するために必要な日本語能力が求められており，一方，受け入れ施設側には日本人の看護師と同等以上の雇用条件であることといった就労環境などの整備が日本看護協会より求められている．

介護支援専門員 care manager，home nursing support professional ［ケアマネジャー］ 「介護保険制度」において介護サービス計画(ケアプラン)の原案をつくり，利用者が選んだサービス機関と本人や家族も参加するサービス担当者会議を開き，連絡調整や意見交換を行う専門員．直接サービスを提供するのではなく，必要なときに必要なサービスが受けられるように，対象者とそれぞれのサービスとを適切につなぎ調整する役割を担う．要介護者等からの相談や要介護者等の心身の状況などに応じて適切な居宅サービス，地域密着型サービス，施設サービス，介護予防サービス等を利用できるように市町村や居宅サービス事業を行う者，地域密着型サービス事業を行う者，介護保険施設等との連絡調整等を行い，要介護者等が自立した日常生活を営むのに必要な援助に関する専門知識及び技術を有する者と規定(「介護保険法」第7条)されている．介護支援専門員になれるのは，5年以上の経験がある医師，歯科医師，薬剤師，保健師，看護師，理学療法士，社会福祉士，介護福祉士および高齢者介護の現場で10年以上勤務した者などで，試験に合格し，かつ定められた研修課程を修了した者である．2005(平成17)年の「介護保険法」改正により，介護支援専門員の資質・専門性の向上を図るために，①資格の更新制(5年間)；二重指定制の導入(ケアマネジャーごとにケアプランをチェックする)，②更新時研修(都道府県知事が実施)の義務化，体系化，③主任ケアマネジャーの創設，の見直しが行われた．それを受けて2006(平成18)年より，①実務従事者基礎研修や②専門研修課程(Ⅰ，Ⅱ)，③主任介護支援専門員研修，などが創設された．[1451] ⇨参介護認定審査会→433，介護報酬→433，要介護認定→2865

介護者教育 care partner education ［介護者指導］ 在宅療養者を介護する者に対して専門職などが行う療養，看護，介護，生活などに関する教育的働きかけをいう．療養や看護に関する指導では，日々の健康状態の把握方法，治療や処置，薬物使用などに関する具体的方法，介護の手順，観察や世話のポイント，増悪予防の方法，適切なケア用品の準備，受診，異常時の医師および訪問看護師等への連絡方法，保健・医療・福祉に関する社会資源の活用についての情報提供などを含む必要がある．介護に関しては具体的介護技法および手順，介護の留意点，介護用具および介護者の健康維持について指導する．生活に関しては食事，排泄，運動，活動，日常生活動作(ADL)，生活リハビリテーションなど日常生活面の具体的介護方法，療養者と介護者の1日の過ごし方，ホームヘルプなど家事援助の必要性，生活支援のための社会資源の利用，趣味や楽しみの継続方法などについて指導する．指導後には効果の評価を行う．評価の視点は介護者の理解度，技術面，介護への思い，満足度，負担感，介護の継続性である．また，被介護者の心身の安定性，日常生活の持続性，満足度なども評価する．[431]

介護者指導 care partner instruction⇨同介護者教育→432

外骨腫 exostosis⇨同骨軟骨腫→1114

介護手当 要介護者のいる家庭の経済的負担を軽減する目的で国や都道府県から支給される現金給付のこと．一般に介護は，主に介護支援専門員やケアワーカー(寮母・寮父)，家族により行われるケアを指すことが多く，特に家族が介護にあたる場合は，やむなく休職・退職せざるをえず，経済的な負担が大きくなることが多い．また，介護のための器機のレンタル料や日常生活品の購入などにも出費がかさむ．介護手当はこのような負担を少しでも軽減しようとするもの．対象や金額は自治体により異なるが，高齢者，難病患者，心身障害者など本人(おおむね要介護4-5)またはその介護者．原爆被爆者や公害病認定患者に対しては古くから支給されている．[1451]

外固定　external fixation of the bone，external splintage　骨折や靭帯損傷の際，局所安静の目的で，体外から骨折部や関節を固定する方法．絆創膏，アルミ板，針金の入った副子など固定力は弱いが簡便なものや，石膏ギプス，プラスチックギプスなど固定力に優れたものを使用する．過剰な固定は避け，疼痛や血行障害などに注意しながら経過観察する．[1155] ⇨参創外固定法⇀1804

外固定器　external fixator　創外固定法において，近位骨片と遠位骨片に刺入した鋼線またはスクリューピンどうしを体外で連結し，安定性を得るための器械．輪状，半輪状，棒状のものがあり，良好なアライメントが保持できるよう工夫されている．創の管理を必要とする開放骨折・脚延長がよい適応である．また荷重することにより，骨折部に圧迫を加え，骨癒合を促進させるような機構を備えたものもある．[1155]

介護認定審査会　Certification Committee for Long-term Care Need　「介護保険法」第14条に規定される審査会で，要介護認定の一次判定の結果を修正する必要があるかどうかを話し合う二次判定の会．各市町村に置かれ，市町村長が任命した医療，保健，福祉など5人程度の学識経験者で構成．委員は認定調査による一次判定の結果と主治医の意見書，訪問調査時の特記事項や厚生労働省が作成した要介護度別の「状態像の例」を勘案して最終判定(二次判定)を行う．2006(平成18)年からは従来の認定調査項目に主治医の意見書も加えた生活機能評価項目を追加．また，介護の手間のかかり具合と状態の維持または改善の可能性の審査が行われ，新予防給付を受ける要支援者と，介護給付を受ける要介護者とに判定される．なお，新規の要介護認定の場合，市町村による認定調査を原則とするが，更新・変更認定時の調査については，介護支援専門員などに委託することができるようになった．[1451]

介護費用⇨同介護報酬⇀433

介護福祉士　certified care worker　1987(昭和62)年に施行された「社会福祉士及び介護福祉士法」により定められた社会福祉分野における専門職の名称(名称独占)．第2条第2項により「登録を受け，介護福祉士の名称を用いて専門的知識及び技術をもって，身体上若しくは精神上の障害があることにより日常生活を営むのに支障がある者につき心身の状況に応じた介護を行い，並びにその者及びその介護者に対して介護に関する指導を行うことを業とする者」と規定されている．高校卒業者で，厚生労働大臣の指定する養成施設の教育を受けた者および3年以上介護などの業務に従事した者で，国家試験合格者が登録し介護福祉士になれる．[1451]

介護報酬　［介護費用］　保険給付の対象となる介護サービスの対価は，厚生労働大臣が定める基準により算定することとされており，この算定基準に基づき支払われる介護費を医療保険制度における診療報酬にならって介護報酬と呼ぶ．事業者・施設は介護サービスを提供した場合，そのサービスの対価として利用者に1割，介護保険を運営する市町村に残りの9割を請求できる．介護報酬は要介護度，施設・サービスの種類，事業所の所在する地域などにより異なる．利用者は要介護度別に利用できるサービスの上限が設定されており，要支援1：4,970単位，要支援2：10,400単位，要介護1：16,580単位，要介護2：19,480単位，要介護3：26,750単位，要介護4：30,600単位，要介護5：35,830単位(いずれも1単位は10円が基本だが，事業所の所在する地域により一定割合が加算)となっている．近年の介護サービスをめぐっては，介護従事者の離職率が高く人材確保が困難といった状況にあり，2008(平成20)年10月30日に「介護従事者の処遇改善のための緊急特別対策」として平成21年度介護報酬改定率を3.0％とすることが決定された(うち在宅分1.7％，施設分1.3％)．改定の基本的視点は①介護従事者の人権確保・処遇改善，②医療との連携や認知症ケアの充実，③効率的なサービスの提供や新たなサービスの検証である．[1039] ⇨参介護手当⇀432

介護保険制度　long-term care insurance system　高齢者の介護を社会全体で支えることを目的に，2000(平成12)年に施行された制度．それまで高齢者介護は，老人福祉と老人保健という異なる2つの制度下にあり，利用手続きや利用者負担面で不均衡があり，また利用者がサービスを選べないことや，社会的入院の増加など，不適切な面があった．介護保険は，この両制度を再編成し，給付と負担の関係が明確な社会保険方式とし，社会全体で支えること，利用者が，保健，医療，福祉にわたる介護サービスを必要に応じて選択し，総合的に利用できるようにした．しかし，2025(同37)年頃には，高齢化がピークに達すること，認知症高齢者の増加，高齢世帯の増加などから生じるさまざまな問題に対応して制度を維持していくことが難しくなることが予測され，2005(同17)年に「介護保険法」の一部が改正された．改正された介護保険には，新しく予防重視のシステム(介護予防事業)，施設給付の見直し，新サービス体系の確立(地域密着型サービス，地域包括支援センターの創設)，サービスの質の確保・向上(情報公開の義務づけ，指定業者の更新制，ケアマネジャーの資格更新制と更新時の研修)などが組み込まれた．被保険者は40歳以上の者で，65歳以上の第1号被保険者と，40歳以上65歳未満の第2号被保険者とに区分される．[1451] ⇨参介護支援専門員⇀432，介護認定審査会⇀433，介護保険法⇀433

介護保険法　Long-Term Care Insurance Act　高齢化に伴う寝たきりや認知症高齢者の急速な増加，介護の長期化，重度化，介護する家族の高齢化など，介護問題に対応するため1997(平成9)年に公布され，2000(同12)年4月に施行された．この法律により，従来の老人福祉と老人医療の制度は再編成され，保険料を徴収して介護の必要な高齢者に介護サービスを提供する「介護保険制度」が創設された．介護保険では利用者の自己選択，自己決定が基本とされ，利用者の選択により保健医療，福祉にわたる介護サービスが総合的に利用できる．介護保険の保険者(運営主体)は市町村および特別区であり，被保険者は，①65歳以上の第1号被保険者と，②40-64歳までの医療保険加入者である第2号被保険者．財源は保険料収入が1/2，残りの1/2は公費で負担．高齢者は要介護状態・要支援状態となったとき，あるいは要介護状態・要支援状態となる恐れのある場合に保険給付の対象となり，市町村に認定を申請する．市町村認定審査会の認定結果に従って介護予防サービス，在宅サービス，施設介護サービスなどが提供される．介護サービスの費用の1割は利用者負担．2005(同17)年に，施行後5年目の見直しが行われ，予防重視型システムへの転換，施設給付の見直し，地域密着型サービスの創設などが行われた．[1101]

●介護サービスの利用手続き

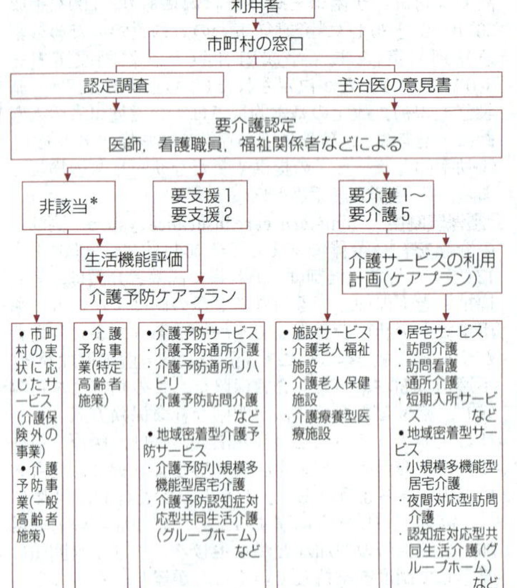

注　*要支援・要介護のおそれのある者

(財)厚生統計協会：国民の福祉の動向・厚生の指標　増刊56(12)：141，図1，2009

介護予防　要介護者のみに目を向けるのではなく，むしろ積極的に健康でいきいきした高齢者の醸成を目指し，高齢者の自立を支援していこうという考え方．在宅高齢者に対して，要介護状態にならないようにするため，寝たきり防止のための転倒予防教室，軽度の認知症の高齢者とその家族を対象とした認知症介護教室などの介護予防事業が開催されている．さらに介護予防をより積極的にとらえて，アクティブリハビリテーション，ボランティア活動，社会参加，生きがいづくりなどの活動への参加を勧め，寝たきりを防止する取り組みが行われている．[1451]　⇨参予防看護学→2886

介護予防ケアマネジメント　care management for frail elderly　要支援・要介護状態の予防および重症化の予防，軽減によって高齢者本人の自己実現の達成を目的としたケアマネジメント．活動的な高齢者を対象とした一次予防，要介護のハイリスクの特定高齢者に対する二次予防，すでに要支援・介護状態にある高齢者に対する三次予防がある．特定高齢者に対してはハイリスクアプローチといわれ，心身の状況，能力を評価し，自立支援の観点から新予防給付による運動器の機能向上，栄養改善，口腔機能の向上などの介護予防事業のサービスを提供するための介護予防ケアプランが作成され，居宅介護支援事業所で新予防給付の介護予防事業が提供され，介護予防のモニタリングが行われる．[812]

介護予防サービス⇨同新予防給付→1607

介護予防事業　long-term care prevention service　2006(平成18)年度創設の地域支援事業のうち，要介護状態への移行を防止するための早期介入プログラムの総称．対象者別に元気高齢者向けの「一般高齢者施策」と虚弱高齢者向けの「特定高齢者施策」のプログラムがあり，地域包括支援センターが主体となって推進．介護保険の予防給付と併せて要介護者数を10年間で1割程度抑制する効果が見込まれている．[122]　⇨参地域包括支援センター→1964，特定高齢者→2144

介護療養型医療施設⇨同療養病床→2944

介護老人福祉施設　welfare facilities for the elderly requiring long-term care　「老人福祉法」でいう特別養護老人ホームのことで，介護保険上の名称(「介護保険法」第8条24項)．入所対象者は身体上・精神上著しい障害があり，常時介護を必要とするが，居宅で介護が受けられない65歳以上の介護保険で認定された要介護者．そのため入所者100人あたり介護職員31名と多く配置され，看護職員3名，医師は非常勤でよい．日常生活上の援助(入浴，食事提供，排泄などの介護)，機能訓練，健康管理，療養上の世話を受ける．入所者は要介護状態区分に応じ自己負担がある．[1451]　⇨参特別養護老人ホーム→2151

介護老人保健施設　health care facilities for the elderly requiring long-term care　「介護保険法」第8条第25項で規定された要介護者のための施設．「老人保健法」では老人保健施設と呼ばれ，在宅と病院の中間施設と位置づけられ，病状が安定し，入院治療は必要ではないが，高齢で介護や機能訓練が必要な者が対象であった．しかし，「介護保険法」では，施設サービス計画に基づき看護・医学的管理下における介護，機能訓練を行うことが規定されており，より看護・医療的色彩が濃くなったため，医師1名は常勤でかつ，理学療法士，作業療法士の配置が義務づけられた．また，看護職員の数も入所者100人あたり特別養護老人ホーム(介護老人福祉施設)に比べ，3倍の9名の配置が必要になった．その他，必要な医療，日常生活上の援助(入浴，食事の提供，排泄の介助)などが行われている．[1451]　⇨参老人保健施設→2992

カイザー・フライシャー環　Kayser-Fleischer ring⇨同カイザー・フライシャー輪→434

カイザー・フライシャー輪　Kayser-Fleischer ring　［カイザー・フライシャー環］　ウィルソン Wilson 病でみられる特徴的な眼症状で，角膜の周辺に銅が沈着するために生ずる灰緑色から赤色ないしは金色調の色素による輪．肉眼では認められなくても，スリットランプによって高率に認められる．ウィルソン病は先天的に銅代謝に関する酵素であるセルロプラスミンが欠乏しているために，脳，肝，腎などに銅が沈着し，その結果，肝腫大，不随意運動，振戦，歩行障害，感染を機に起こる溶血発作などさまざまな症状が出現．[1631]

介在細胞　intercalated cell　主細胞の間に存在する，機能的に独立した細胞．腎臓の遠位尿細管に存在する介在細胞ではH^+，HCO_3^-，Cl^-の分泌に関与する．また，肝臓の実質細胞と類洞内皮細胞の間に存在する肝臓星(ほし)細胞を指すこともある．[1230]　⇨参介在ニュー

か

●カイザー・フライシャー輪

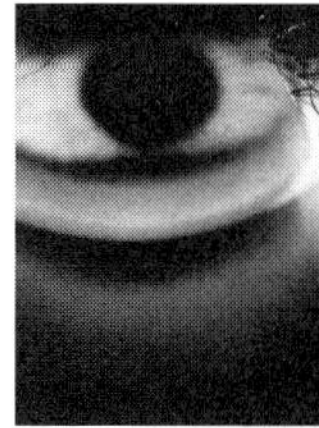

(写真提供　藤原隆明先生)

ロン⇀435

介在ニューロン　interneuron, intercalated neuron　神経回路の入力および出力ニューロン以外の局所的な短軸索ニューロンであり，ニューロン同士を結合させて局所的な神経回路を形成する.[1230]

介在板　intercalated disk　［光輝線，横線］　心筋に特有な筋細胞間接合の構造．心筋では多数の円筒状の心筋細胞が長軸方向に配列して，心筋線維を形成している．このため，縦に隣接する心筋細胞の細胞膜が心筋線維を仕切る板状の構造に見え，介在板と呼ばれる．光輝線，横線などともいう．特に，この部分の細胞膜にはギャップ結合(ジャンクション)がよく発達していて，心筋細胞間の刺激伝達を速めている.[1044] ⇨参心筋⇀1513

介在変数　intervening variable　［仲介変数，媒介変数］　変数 X と変数 Y を介在(媒介)するという意味の用語．従属変数は独立変数の影響を受けるが，独立変数の値が同じであっても，必ずしも従属変数の値が一定であるとは限らない．これは，従属変数の内的な条件によっても規定を受けているためであるが，この内的条件は直接観察できないために，仮説として構成していくことになる．このようにして構成された変数を，独立変数と従属変数との両者を仲介するという意味で，介在変数または媒介変数という．例えば事後研究を行う際には，もし「X なら Y である」という関係が発見されたとしても，何か未知の変数 Z が別にあって，偶然「X なら Z である」「Z なら Y である」という関係が成り立てば，X が直接 Y の原因でなくても，X が起これば Y が起こるという関係が成り立つ．このようなとき，Z は X と Y の介在(媒介)変数といわれる.[980]

外細胞塊　outer cell mass⇨同栄養膜⇀349

開散　divergence　輻湊(内寄せ運動)に対比する言葉で，近方視から遠方視へ視線を移すときにみられる両眼の「外寄せ」運動.[1601] ⇨参輻湊⇀2543

開散不全　insufficiency of divergence⇨同開散麻痺⇀435

開散麻痺　divergence palsy　［開散不全］　発症は突然で，遠見時に内斜視の状態となり同側性複視を訴える．頭蓋内病変が原因となることがあるが不明なことも多い．外転神経麻痺や輻湊麻痺を合併することがある．内斜視が固定した場合はプリズム療法や斜視手術が行われる.[975]

外耳　external ear　〔L〕auris externa　耳介と外耳道からなる．外界の音波を集めて中耳へ送る働きをする．耳介の骨格は弾力性のある弾性軟骨で構成され，下端部は軟骨がなく脂肪組織に富む耳垂となる．耳介の複雑な形状は第1鰓(さい)溝周囲の6つの結節を原基として形成されることによる．皮膚は薄くて脂肪組織がなく，血管も少ないことから，寒冷にさらされると凍傷になりやすい．耳介に続く外耳道は鼓膜に至るまでの約2.5 cm の管状構造で，外側の1/3は軟骨性外耳道，内側の2/3は骨性外耳道(側頭骨内)．皮膚には外耳道腺があり，その分泌物の一部が耳垢となる.[1044]

開始暗号　intiating codon⇨同開始コドン⇀435

開始液　starting electrolyte solution　［1号液］　電解質補給のための電解質製剤で，浸透圧が血清浸透圧よりも低い．カリウムを含まないため，腎機能が不明の場合にも使うことができ，脱水および病態不明時に経過をみながら水分・電解質を補給するのに適している．ソリタ®-T1号，ソルデム®1などの製品がある．

外耳炎　external otitis⇨同外耳道炎⇀436

外痔核　external hemorrhoid, external pile　歯状線の外側にできた皮膚に覆われた痔核．出血は起こしにくいが，腫脹が強ければ肛門部痛を自覚する．血栓性外痔核は，外痔核の内部に血栓を生じて急激な腫脹が起こり，強い肛門部持続痛を伴う．排便時の努責や腹圧の急激な上昇が誘因となることが多い．自壊により血栓が排出されて症状が軽快する場合もある．肛門部を清潔にし乾燥させて温めるが，症状が強ければ手術的に血栓を切開除去する.[396] ⇨参いぼ痔⇀276

外耳奇形　malformation of external ear　外耳は中耳と同様，第1・第2鰓弓(さいきゅう)より発生する．そのため外耳奇形には中耳発育不全を伴うことが多い．主な外耳奇形は，①耳介奇形，②先天性外耳道閉鎖(先天性外耳道閉塞症)，③先天性耳瘻孔．①耳介奇形：無耳症や小耳症のような大奇形と，副耳，袋耳，猫耳，耳垂二分症などのような小奇形がある．前者は先天性外耳道閉鎖を合併していることが多く，7歳を過ぎてから耳介形成術を行う．②先天性外耳道閉鎖：骨性に閉鎖していることが多い．手術は外耳道を形成するとともに鼓室形成術を行い聴力改善を図る．③先天性耳瘻孔：鰓弓の癒合不全によって形成された盲管で，耳前部や耳輪脚上に開口がある．生下時より炎症を繰り返すことが多い．炎症消失時に瘻管を完全に摘出する.[347]

外子宮口　external cervical os of uterus⇨参子宮口⇀1247，子宮⇀1241

開始コドン　initiation codon　［読み始め暗号，開始暗号］　タンパク合成の開始を指定するメッセンジャーRNA(mRNA)上の遺伝暗号(コドン)で，開始トランスファーRNA(tRNA)によって認識される．通常はアデニン-ウラシル-グアニン(AUG)が開始コドンとなる．まれにグアニン-ウラシル-グアニン(GUG)やシトシン-ウラシル-グアニン(CUG)がその役割を果たすこともある．真核細胞では最初に現れるAUGが，また原核細胞ではリボソーム結合部位の下流で最初に現れるAUGが開始コドンになる.[407]

下位システム　low-order system⇨同サブシステム⇀1192

概日リズム　circadian rhythm⇨同サーカディアンリズム⇀1147

概日リズム睡眠障害　circadian rhythm sleep disorder　［睡眠覚醒スケジュール障害，サーカディアンリズム睡眠障害］　睡眠障害自体が疾患である睡眠異常の3つの群のうちの1つで，生体リズムのうち，本来サーカディアンリズム(概日リズム)をもつ睡眠覚醒リズムに障害があって，患者の睡眠パターンと社会的に望まれる睡眠パターンにくい違いが生じるものの総称．1990年の睡眠障害国際分類(ICSD)からこの語が用いられた．1979年の北米の睡眠障害センター協会(ASDC)と睡眠学会(APSS)とがまとめた分類以後用いられていた睡眠覚醒スケジュール障害と同義語．一過性のものと持続性のものがあるが，前者には時間帯域変化(時差)症候群(いわゆる時差ぼけ)と交替勤務性睡眠障害(いわゆるシフトワークによるもの)があり，後者には不規則型睡眠覚醒パターン，睡眠相後退症候群，睡眠相前進症候群，非24時間睡眠覚醒症候群などがある．睡眠のタイミングに障害があるため，患者は時刻によって著しい不眠(入眠困難)や覚醒困難，あるいはその両方を訴えるほか，頭痛，全身倦怠感，食欲不振などの身体症状や，注意集中困難，意欲減退，抑うつ(鬱)などの精神症状を訴えることも多い．治療はビタミンB_{12}，メラトニン，短時間作用型睡眠薬などの薬物療法のほか，高照度光療法や生活スケジュールの調整(例えば入院)によって同調因子の強化を図る．[276] ⇨参睡眠異常→1630

概日リズム睡眠障害・睡眠相後退型 ⇨同睡眠相後退症候群→1631

外耳道異物 foreign body in external auditory canal 生理的に存在しないものが外耳道内に迷入している状態．小児では玩具，玉，豆などを誤って入れてしまうことが多い．成人では虫や耳かきとして用いた楊枝などが折れて異物となることがある．外耳道を閉塞させた異物は，外耳道の違和感，難聴，耳鳴などの症状を引き起こす．豆や種子などの植物性異物は時間がたつと吸湿，膨張して耳痛を誘発することがある．昆虫の外耳道への迷入は激痛と雑音を起こす．異物の摘出には耳洗浄，異物鉤，異物鉗子などを用いる．昆虫の場合はリドカイン塩酸塩を噴霧し，殺してから吸引，除去する．[347]

外耳道炎 external otitis ［外耳炎］ 外耳道や耳介の炎症または感染．アレルギー，細菌，真菌，ウイルス，外傷などが主な原因．骨部外耳道に起こるびまん性外耳道炎と軟骨部外耳道に起こる急性限局性外耳道炎(耳癤)がある．症状は耳痛で，耳介を牽引したり，圧迫すると耳痛が生じる．治療は，局所清拭後，抗生物質やステロイド剤の塗布，経口的鎮痛薬投与などを行う．[98]

外耳道加圧検査 ［ジェレー試験］ 音叉による聴力検査の一種で，アブミ(鐙)骨底の可動性を検査する方法．ポリッツェル球などを外耳道に挿入して外耳道圧を変化させ，同時に球または頭頂に置いた音叉の音の変化をみる．正常すなわちアブミ骨の可動性がある場合では，外耳道圧を高めると音が減弱する．これをジェレー Gellé 陽性という．これに対し耳硬化症などでアブミ骨底固着があれば，骨導音の大きさは不変．これをジェレー陰性という．ジェレー Marie Ernest Gellé はフランスの耳科医(1834-1923)．[1569]

外耳道狭窄症 ear canal stenosis 外耳道発生時の第1鰓溝(さいこう)の発達不全による先天性のものと，慢性外耳道炎，外傷，外耳道湿疹などに続いて生じる後天性のものがある．外耳道の内側2/3を占める骨部には，狭窄が多い構造上，鼓膜間に耳垢や扁平上皮が骨部外耳道下壁へ侵入して生じる真珠腫がみられることもある．[98]

外耳道形成術 ⇨参外耳道閉鎖症→437

外耳道骨腫 osteoma of external auditory canal 外耳道の骨性の良性腫瘍．組織学的に外骨腫 exostosis と骨腫 osteoma とに分類され，前者が多い．外骨腫はダイバー，サーファーなどに多く，冷水刺激が発症の誘因と推測される．腫瘍が小さいうちは無症状だが，増大して外耳道を閉塞すると難聴や耳閉塞感，耳垢栓塞が起こる．症状があれば経外耳道的に摘出．[1569]

外耳道湿疹 otitis externa eczema, ear canal eczema ［湿疹様外耳道炎］ 中耳炎による耳漏などの局所刺激が誘因となって生じる．顔面や頭部の湿疹と関連して生じることも多く，糖尿病や内分泌性疾患があると起こりやすい．症状としては，激しい瘙痒感，耳介・外耳道入口部の発赤・腫脹・湿潤，漿液性耳漏，痂皮形成などがみられ，二次感染を起こすと痛みを訴える．治療は原因の除去と重症度に応じたステロイド軟膏の塗布．[1569]

外耳道腫瘍 external auditory canal tumor 外耳道に原発する腫瘍．良性では上皮性原基の乳頭腫，皮脂性嚢腫，耳垢腺腺腫が多く，悪性腫瘍の発症頻度は低い．腫瘤が大きくなると難聴，耳閉感などが出現する．悪性では扁平上皮癌が多く，腺様嚢胞癌がそれに次ぐ．症状は耳漏，耳痛が認められることが多い．治療は腫瘍を含め広範囲な外科的摘出を行い，放射線療法，化学療法を選択，併用する．[736]

外耳道真菌症 otitis externa mycotica, otomycosis ［耳真菌症］ 糸状菌が外耳道や鼓膜に寄生して起こる感染症．糖尿病などに罹患した易感染性状態の患者に多い．自覚症状として耳のかゆみ，耳痛，耳閉感，耳漏などを訴える．鼓膜面や外耳道に膜様の表皮剥離脱片を認め，その奥に炎症所見をみる．診断は鏡検や培養で菌糸の確認．治療は耳内の清拭と抗真菌薬の耳浴・塗布．[1569]

外耳道真珠腫 external auditory canal cholesteatoma ; EACC ［EACC］ 広義には外耳道内に上皮の剝脱物が堆積する状態を指し，閉塞性角化症 keratosis obturans が含まれる．狭義の外耳道真珠腫は扁平上皮が骨部外耳道下壁に侵入したもので，閉塞性角化症に比し頻度は低く，より高齢者にみられる．いずれも鼓膜所見は正常で感音難聴は認められないが，ときに耳痛や耳漏，堆積物による伝音難聴がみられる．治療は定期的な堆積物の除去．保存的治療を続けても頻回に再発し，中耳腔に病変が進展する場合には手術の適応．手術は耳後切開で外耳道を開放し，真珠腫様上皮組織を除去するとともに，外耳道の形態修復を行う．[1569]

外耳道洗浄 irrigation of external auditory canal ［耳洗〔浄〕］ 外耳道異物，なかでも小さなビーズや消しゴム，金属などが外耳道に迷入したときや，耳垢塞栓が生じたときにそれを除去する目的で行う．スポイトまたは注射筒に細いカテーテルを接続したものを用い，その先端を外耳道口に差し入れ，微温湯を注入する．耳垢を軟化させる点耳液を用いる場合は，外耳道に液が残るとアレルギー反応の誘発原因となるため，必ず微温湯で洗浄する．また洗浄液の残存は耳鳴など不快症状の出現や細菌の温床になりかねないので完全に除去する．なお，耳漏や鼓膜穿孔などの既往歴があるときは，鼓膜の穿孔部を通過して中耳へ水が流れこむと慢性中耳炎を悪化させることがあるため行ってはならない．また，異物が豆や種など水を含み膨張するときは洗浄法ではなく異物鉤を用いるなど他の方法を講じる．外耳道に虫が入った場合には，鉱油かリドカイン塩酸塩などの薬剤を外耳道に注入して虫を殺したあとに耳洗浄を行うか鉗子で取り除く．[731] ⇨参外耳道異物⇀436，耳垢(じこう)栓塞⇀1267

外耳道閉鎖症 aural atresia ［外耳道閉塞］ 先天性の形成異常と，外傷や熱傷などにより後天的に外耳道の閉塞が生じたものがある．前者は小耳症などの耳介・中耳の奇形を合併することもある．治療は，外耳道の拡大・形成術を行うとともに，中耳奇形による伝音難聴がある場合は鼓膜から内耳に至る耳小骨連鎖を再建する鼓室形成術も施行する．[1569] ⇨参外耳奇形⇀435

外耳道閉塞⇨同外耳道閉鎖症⇀437

開始トランスファー RNA⇨参開始コドン⇀435

外眥(し)部 lateral angle of eye⇨同外眼角⇀428

外斜位 exophoria；XP 両眼で目標物を見ているときには両眼とも正位であるが，片眼を遮閉するなどで両眼の融像を妨げたときに，片眼が外方に偏位する状態．斜視とは異なり，両眼視機能は保たれており早期の手術は必要ない．自覚症状がなく，自分が外斜位であることに気づいていない人が大部分だと思われる．しかし，外斜位の程度が強く眼精疲労の原因になるような場合には，斜視手術を行う．[1153] ⇨参斜位⇀1344

解釈学 hermeneutics 社会的・歴史的文脈のなかで，人間の内的意識や精神的側面に関心を向け，パターン化された意味や文脈に織り込まれた意味の解釈をする質的研究手法．解釈は常に仮説であり循環の過程で修正される(ガダマー)という解釈学的循環の手法により，新たな深い意味を常に追究していくことで理解に到達できるという立場に立つ．[446]

解釈妄想 interpretative delusion 〔F〕délire d'interprétation フランスの精神科医セリュー Paul Sérieux (1864-1947) とカプグラ Jean Marie Joseph Capgras (1873-1950) が 1909 年に提唱した慢性系統妄想の1つ．幻覚を欠き多様な妄想解釈をもつが，精神活動が保たれて人格の崩れがない．ドイツの精神科医クレペリン Emil Kraepelin (1856-1926) のいうパラノイアにほぼ一致するが，今日ではあまり用いられない．[1205] ⇨参パラノイア⇀2396

外斜径《骨盤の》 external oblique diameter 妊婦を側臥位にして計測する，一側の上前腸骨棘と他側の上後腸骨棘との距離．日本人では平均 21 cm．[550] ⇨参骨盤外計測⇀1117

外斜視 exotropia；XT，divergent squint (strabismus) ［XT］ 斜視の一種で，片方の眼が外方へ偏位しているものをいう．通常は，見る方向によって眼位ずれの程度が変化しない共同〔性〕外斜視のことを指す．常に斜視の状態になっているものを恒常性外斜視といい，正位のこともあるがときどき斜視の状態になるものを間欠性外斜視という．外斜視になる頻度，斜視角度の大きさ，両眼視機能の状態により，手術が必要になることもある．一方，動眼神経麻痺による内直筋の麻痺では，見る方向により眼位ずれの程度が変わり，麻痺性外斜視という．[975]

外シャント external〔arteriovenous〕shunt ［クイントンシャント，スクリブナーシャント］ 血液透析を行うためのブラッドアクセス blood access (脱血，送血ルート)として 1960 年にクイントン W. Quinton とスクリブナー B. H. Scribner が考案した方法．2 本のプラスチック製のカテーテルを，1 本は静脈に，もう 1 本は隣接する動脈に入れて，両方のカテーテルを皮膚の下で接合する．血管に挿入しておくことで血液透析(体外循環)を行う際にコネクターで外シャントと透析回路を接続して透析を行う方法．約 6 か月で交換が必要となること，感染を起こしやすい，内シャントに比べ凝固しやすいなどの欠点があり，現在ではほとんど用いられない．[1628] ⇨参バスキュラーアクセス⇀2371

艾炷(がいしゅ) moxa cone thin as a thread，moxa thread ［**糸状灸，切りモグサ(艾)，モグサ(艾)，切艾**(がい)］ モグサ(艾)をひねって灸治(きゅうじ)に供する状態にしたものを称し，形状は円錐状とする．特に良質のモグサで小さく細くしたものを糸状灸といい，体力のない者，はなはだしく虚弱体質の者あるいは乳幼児などに用いられることが多い．また患者の症状や個人差などを考慮して，半米粒大，米粒大，アズキ大など適する大きさにひねり，直接皮膚上の経穴(けいけつ)への施灸に用いる．粗製のモグサは大きめにひねり，隔物(かくぶつ)灸などの間接灸に用いられる．[123] ⇨参隔物灸(かくぶつきゅう)⇀488

回収可能型下大静脈フィルター retrievable IVC filter⇨同 IVC フィルター⇀69

外出恐怖⇨同広場恐怖⇀2502

介助 assisting 一般に，ある動作を行うときにその動作をたすけることをいう．助産師は古くから産婦の分娩をたすけるという意味で「分娩介助」という言葉を使用していた．また診療の介助，腰椎穿刺の介助などと用いられており，医師が行う医療行為の補助の意味としても使われてきた．しかし本来の意味は，医師の診断・指示によって行われる治療・処置が患者に対して適切に行われるように補助することであり，最近では診療における患者への看護師の主体的な看護行為として「診療時の看護」などと表現されるようになってきた．さらに高齢者や障害者などが日常生活動作(ADL)の一部を 1 人でできないときに，その部分を手伝うこともさす．介助と介護は類似した言葉であるが，介助は食事介助，移動の介助などのように，ある動作を行うときにたすけることを表現するのに対して，介護は家庭や施設などで療養生活をするときに，家族や介護職によってなされる世話や支援活動の総称として用いられている．[1419] ⇨参介護⇀430

外傷⇨同傷⇀687

外傷後頸部症候群⇨同外傷性頸部症候群⇀438

外傷後健忘 posttraumatic amnesia；PTA 頭部外傷後，意識清明に至るまでの出来事の記憶が失われること．外傷後数時間であったり，数日のこともある．ほとんどの場合，この間の記憶は戻らない．[791]

外傷後骨粗鬆(そしょう)症 posttraumatic osteoporosis 主に四肢末梢部の外傷後に発生する骨萎縮で，著しい腫脹と循環障害のある場合に発生しやすい．反射性血管運動神経障害によると考えられている．局所の皮膚は萎縮性で，腫脹，チアノーゼ，関節拘縮を認め，疼痛を伴う．X 線像で高度の骨萎縮を認める．治療は，温熱療法や交感神経ブロックなどが有効．[1155]

外傷後神経症　posttraumatic neurosis　外傷性頸部症候群のうち，不定愁訴型に属する症状．機能性疾患のほかに人格変化も加わるため，精神科適応でもある．MRIなど検査法の発達で，脳挫傷などを細かくとらえることが可能になり，治療法も進歩し，MRI，EEG(脳波)，心理分析などにより臨床症状を分類し，対応するようになっている．[791]

外傷後ストレス障害　post-traumatic stress disorder；PTSD⇨同心的外傷後ストレス障害→1588

外傷後遅発性脳卒中　delayed posttraumatic apoplexy⇨同外傷性遅発性脳卒中→439

外傷後てんかん　posttraumatic epilepsy⇨同外傷〔性〕てんかん→439

外照射法　external irradiation⇨同外部照射法→454

外傷重症度スコア　injury severity score；ISS　救急医療において外傷の重症度を判断するための指標．さまざまなものが提唱されている．アメリカ医師会のCommittee on Medical Aspect of Automotive Safetyにより作成されたAIS 71 (automotive injury scale, 1971)やAIS 80(同1980年改訂版)が原点となり，現在はabbreviated injury scale(AIS)として2000年に最新版が発表されている．このAISは解剖学的な損傷部位と程度を1-6に分類したもので，全身の6部位のうち高得点の3部位のAISの値をそれぞれ2乗して合算したものをISSと定義する．ISSは生命予後と相関している．[367] ⇨参ISS→69，AISコード→24

外傷初期看護コース⇨同JNTEC™→72

外傷初期診療ガイドライン⇨同JATEC™→71

塊状腎　lump kidney⇨同完全融合腎→637

外傷神経症⇨同賠償神経症→2338

外傷性鞍鼻　traumatic saddle nose　外傷により外鼻の鼻背が陥没をきたしたもの．手術的整復を行う．[736] ⇨参鞍鼻→209

外傷性入れ墨　traumatic tattoo　［**外傷性刺青**］　擦過傷において，砂などの異物が除去されることなく傷口に残ったまま上皮化し，後日，これが入れ墨となった状態．最近はレーザーにより比較的良好な治療成績が得られるようになってきたが，最初に異物を十分に除去することが肝要である．[1246]

外傷性刺青⇨同外傷性入れ墨→438

外傷性えくぼ　traumatic dimple　［**皮下陥凹瘢痕**］　頬部の皮下出血ののち，同部位にえくぼ状の皮膚陥凹を生じた状態．数か月の経過で消失することが多い．消失しないものに対しては口腔内より形成術を行うこともある．[1246]

外傷性横隔膜ヘルニア　traumatic diaphragmatic hernia⇨同横隔膜破裂→388

外傷性潰瘍　traumatic ulcer　皮膚や粘膜の組織が持続的・機械的に刺激されることにより生じる潰瘍．組織が持続して機械的に圧迫されると，血行が遮断された状態が長く続き，やがて壊死を起こして潰瘍が形成される．寝たきり老人など長期臥床者の仙骨部や殿部に生じる褥瘡性潰瘍，義歯が常時接触する口腔粘膜に生じる潰瘍などがその典型例．原因除去が治療の第一歩であるが，口腔粘膜の潰瘍のように原因除去だけで数日で治癒する場合もある一方で，栄養状態の悪い寝たきり老人に生じた褥瘡性潰瘍のように，原因除去のほか創部の処置を毎日行ってもなかなか治癒しないものも多い．[543] ⇨参褥瘡性潰瘍→1477

外傷性仮死　traumatic asphyxia⇨同胸部圧迫症→768

外傷性滑膜炎⇨同外傷性関節炎→438

外傷性関節炎　traumatic arthritis　［**外傷性滑膜炎**］　関節炎の1つで，単一外傷で生じる急性期のものと，反復する外傷で生じる慢性滑膜炎がある．また，靱帯，関節軟骨，半月板など関節内組織の損傷に起因するものと，骨，腱，腱鞘，関節包など関節外組織に起因するものがある．関節血症を生じる例では，受傷後数時間で腫脹が顕著となる．関節血症を生じない例では，受傷後半日から1日たって関節水腫による腫脹がみられる．治療は疼痛が強い間は，局所を冷却し，圧迫包帯，ギプスシーネ，サポーターで安静をとらせる．早期より筋萎縮や拘縮を予防するために，筋力訓練や可動域訓練を行う．関節液の貯留が高度な場合，反復穿刺が必要になることもある．正確な診断を兼ねて，関節鏡視下の治療を行うことも多い．[1155]

外傷性気胸　traumatic pneumothorax　外傷や打撲により臓側胸膜に損傷が起こり，胸膜腔に空気が漏れて貯留すること．胸腔穿刺，中心静脈カテーテル挿入，気管支肺生検などの医原性気胸(医療行為の結果生じた気胸)も含まれる．胸腔穿刺により空気を抜き(脱気)治療する．[953] ⇨参気胸→677

外傷性胸膜炎　traumatic pleurisy　外傷による胸膜の損傷を原因とする胸膜炎で，胸膜腔内の細菌感染が原因となる．化膿性の細菌であるブドウ球菌，嫌気性菌に感染して化膿性胸膜炎となることが多い．抗生物質により治療する．外傷が大きい場合には手術によって閉鎖し，胸腔内を洗浄する．[953]

外傷性頸部症候群　traumatic cervical syndrome, cervical compression syndrome　［**むち(鞭)打ち損傷，外傷後頸部症候群**］　主に自動車の追突や衝突事故に際し，頸部が過伸展・過屈曲することにより起こる．骨損傷を伴わない軟部組織の損傷で，ときに頸椎の不安定性を認める．受傷直後は，項部痛，頸椎運動制限，悪心，頭重感が主症状で，数時間から数日して，上肢痛，上肢のしびれ，脱力感，項部から肩のこわばり感が出現．後頭部から眼窩部に鈍痛や放散痛をきたすこともある．陳旧例では耳鳴，眼精疲労，嘔気，頭痛が残存することがあり，バレ・リエウBarré-Liéou症候群と呼ばれる．治療は，受傷直後の安静が重要であり，不安定性の強い例では装具療法や手術を考慮する．長期化した例では，理学療法，神経ブロック，抗うつ薬投与を考える．[1155]

外傷性血胸　traumatic hemothorax　胸部の外傷や打撲により胸膜が損傷し，胸膜腔に出血し，貯留した状態．外傷後の胸水貯留は主として血胸であるが，気胸を伴えば血気胸である．これに感染を伴えば膿血気胸となる．胸腔穿刺により血液を確認する．血液量が多く呼吸不全を起こすときや，出血量が増加するときには，穿刺して血液を排除(胸腔ドレナージ)する．出血が続くときは開胸手術により止血する．感染があるときは抗生物質を投与する．[953]

外傷性咬合　traumatic occlusion　咬合性外傷を引き起こす因子により歯周組織に外傷性損傷を引き起こす咬合．外傷性咬合そのものは歯肉組織に影響を与えず，歯槽骨と歯根膜に変性，壊死，吸収などの病変を引き起こす．一次性外傷性咬合を引き起こす原因として，早期接触(中心咬合位，側方位，前方位)，ブラキシズム〔グラインディング(歯ぎしり)，クレンチング(くいしばり)，タッピング(上下の歯を常にカチカチかみ合わせる)〕，食片圧入，舌・口唇の悪習慣などがある．二次性外傷性咬合を引き起こす原因として，歯周組織の支持量の減少，歯冠長と歯根長の比率の不均衡，咬合面の平坦化，残存歯の減少と孤立歯などがあげられる．さらに全身的因子として精神的緊張(ストレス)，過度の肉体的負担(スポーツ)なども原因といわれている．[434] ⇨参咬合性外傷→999

外傷性虹彩炎 traumatic iritis 眼球打撲などの鈍的外傷により生じる一過性の虹彩炎症．散瞳薬やステロイド剤で軽快することが多いが，重症例では虹彩後癒着がみられる．[1250]

外傷性股関節脱臼 traumatic dislocation of hip joint 交通事故や転落事故のような，強大な力が股関節に加わることにより起こる，大腿骨頭の前方あるいは後方の脱臼．多くは後方脱臼で，臼蓋縁の骨折を伴うことが多い．後方を走る坐骨神経が損傷され，下肢の麻痺を合併することもまれにある．後方脱臼の場合，患肢は屈曲・内転・内旋位をとり，下肢は短縮して見える．整復は麻酔下に行い，通常徒手整復が可能であるが脱臼後長時間が経過している場合は，観血整復が必要となることもある．大腿骨頭壊死を予防するためにも，早期の整復が望ましい．自動車の正面衝突などで臼蓋を突き上げるような強い外力が働いた際に，大腿骨頭が臼底部を突き破って骨盤腔方向へ陥入するものを，中心性股関節脱臼(骨折)という．二次性股関節症や大腿骨頭壊死を生ずる可能性が高いので，早期に牽引や手術による，正確な整復・固定が大切．[985]

外傷性骨折⇨参骨折→1109

外傷性骨嚢胞 traumatic bone cyst⇨同単純性骨嚢胞→1940

外傷性鼓膜穿孔⇨参鼓膜穿孔→1127

外傷性散瞳 traumatic mydriasis 眼球打撲などの鈍的眼外傷ののち散瞳状態になったもの．瞳孔括約筋の直接障害による断裂や麻痺などによることが多い．症状として，調節障害による近方視力低下や羞明を生じる．瞳孔括約筋の障害による場合は不可逆性となる．[1250]

外傷性子宮腔癒着症⇨同アッシャーマン症候群→158

外傷性軸椎すべり症⇨同軸椎関節突起間骨折→1260

外傷性ショック traumatic shock，wound shock ショックとは，急性の全身性循環不全の状態であり，血圧が低下することにより組織で十分な血流が得られず，主要臓器が低酸素となり正常機能を維持できなくなった病態である．その中で，外傷に伴う出血，組織挫滅，感染などの結果として生じるショックを外傷性ショックと総称する．多くの場合，外傷に伴う大出血による出血性ショックが病態の主体となるが，体外への出血ばかりでなく，体腔内への内出血も原因となる．さらに損傷，挫滅した組織から放出される血管作動物質により血管透過性亢進がもたらされて，細胞外液の大量喪失が起こり，いわゆる体液喪失性ショックも合併する．また進行すると感染，出血傾向も起こりやすくなり，単なる出血性ショックと比べると，外傷性ショックにおいては，その病態は複雑化，重症化していく可能性がきわめて高い．[573]

外傷性精神病 traumatic psychosis 〔D〕traumatische Psychose 1880-90 年代に，外傷による身体的振盪，驚愕が原因となり，中枢神経系に微分子的変化が発生し，そのためにヒステリーや神経衰弱に近い症状を起こすと考えられた．その後 1920 年代に，外傷後に疾病利得がある場合に起こる精神症状のことを指すようになった．しばしばヒステリー，不安，難治な痛み，しびれ，不快感を伴う．交通事故後の客観的な原因の乏しい不定愁訴や，労災事故により発生した難治な腰痛などがある．しかし最近では新しい概念として PTSD(心的外傷後ストレス障害 posttraumatic stress disorder)のことを指す場合がある．日常的なレベルをこえた不測の事態や事件に遭遇し，これが精神的なストレスとして心に残り，それが日常生活に支障をきたす場合をいう．記憶のフラッシュバックがあることを特徴とする．[244] ⇨参賠償神経症→2338，心的外傷後ストレス障害→1588

外傷性大動脈破裂 traumatic rupture of aorta 外傷により生じる大動脈の破裂．破裂の部位により胸部と腹部に大別される．胸部大動脈破裂は高所からの転落や自動車の衝突に伴うハンドル損傷などで起こり，大動脈峡部や上行大動脈に多い．80-90% は出血のため即死．生存状態で病院に到着するのは 10-20% で，その救命率は 67-81% である．自然予後は不良で，80% 以上の症例が 3 週間以内に死亡．腹部大動脈破裂は挫創，ハンドル損傷などで起こる．上腹部動脈損傷の場合の死亡率は 50-60% と高い．[105]

外傷性脱臼⇨参脱臼→1917

外傷性脱毛症 traumatic alopecia 外力を受けて生じた脱毛をいう．機械などに毛がはさまれて抜ける場合，長時間の手術などのあと圧迫された頭部が血行障害を起こし部分的な脱毛を生じる場合，精神的ストレスから自分で頭髪を抜いてしまう場合(抜毛癖)，ブラシや整髪剤などの刺激によって起こる場合などがある．[1029]

外傷性遅発性脳卒中 traumatic late apoplexia；DTICH［外傷後遅発性脳卒中］ 外傷後数日たって発見された脳内血腫を示す用語．CT が登場した初期に本用語が使われた．血腫は，脳挫傷から発生したものである．[791]

外傷〔性〕てんかん traumatic epilepsy ［外傷後てんかん］ 頭部外傷により生じた一次的脳損傷(脳挫傷など)および二次的脳損傷(頭蓋内血腫，感染，異物など)によって生じるてんかんの総称．受傷と初発発作の時間的関係から次の 3 種類に分類される．①直後痙攣(受傷後 24 時間以内)：頭部外傷の約 1% に起こり将来のてんかんと関連なし，②早期痙攣(受傷後 4 週以内)：2-10% に起こる，③晩期てんかん：受傷後 1 か月以降に発症するもので真の外傷てんかん．問題となるのは外傷後 6 か月以上経過して起こる晩期のてんかんである．外傷てんかんの発生頻度は，閉鎖性頭部外傷で 1-5%，開放性頭部外傷で 20-50%．外傷の深さ，意識障害と健忘時間の長さ，損傷部位，頭蓋内血腫や感染，異物などの合併症，手術回数などが発症に関与する．発作型は局所関連性てんかんが多い．自然停止例は，はじめの 1 年で 20%，その後毎年 5-10% が停止し，10-15 年で約 50% が停止する．[441] ⇨参てんかん→2075

外傷性動静脈瘻(ろう) traumatic arteriovenous(AV)

fistula 外傷後に生じる異常な吻合で，毛細血管(網)を介さず動脈と静脈の間を交通する.[439] ⇒参動静脈瘻(ろう)→2111

外傷性動脈瘤 traumatic aneurysm 外傷による動脈壁の損傷が原因で生じる動脈瘤．大部分は動脈破綻により血腫がつくられ，周囲の結合組織や動脈壁の一部よりなる被膜が形成されて，動脈壁の正常な構造を有さない仮性動脈瘤となる．カテーテル後や穿刺による医原性のものも含まれる.[105]

外傷性脳損傷 traumatic brain injury；TBI ［頭部外傷，脳外傷］ 頭部に機械的外力が加わることにより生じた創傷のうち，脳組織に損傷が及んだものをいう．外傷の主な原因は交通事故，転倒，転落，落下物，スポーツ，暴行などで，10-30歳代および50-70歳代の男性に多い．脳組織の損傷は，外力そのものによる一次損傷と，それに引き続き生じる二次損傷に分けられる．一次損傷には，脳挫傷，急性硬膜下出血，急性硬膜外血腫，くも膜下出血，脳内出血などの出血性損傷，びまん性軸索損傷，銃弾やナイフなどの異物による貫通性損傷がある．脳挫傷のうち，外力が直接加わった部位の直下に生じる損傷を同側挫傷という．加速により，頭蓋骨の動きに対し脳がもとの位置を保とうとして，頭蓋骨と脳の間に陰圧が生じ，反対側の脳に損傷を負うことを対側挫傷という．また，回転加速により，回転の支点に近い部位と遠い部位で脳内にずれが生じ，広い範囲で神経線維の断裂が起こることをびまん性軸索損傷という．二次損傷は，血腫の増大，脳浮腫，生化学物質(興奮性神経伝達物質，フリーラジカル)の生成などにより脳圧が亢進し，脳の虚血の結果として生じる．重症度は，グラスゴー・コーマ・スケール Glasgow Coma Scale (GCS)のスコアで，13以上が軽度，9-12が中等度，8未満が重度に分けられる．外傷性脳損傷では，受傷機転から前頭葉や側頭葉の損傷が多く，これらの巣症状のほか，びまん性軸索損傷による全般症状が重なることが多い．すなわち，意識障害，記憶障害，注意障害，認知障害，情緒や行動の障害などの高次脳機能障害が問題となることが多く，これらが学校や職場への復帰，就労などの困難や家族の介護負担の増大に結びついている.[108] ⇒参GCS→52

外傷性白内障 traumatic cataract 外傷が原因で生じた白内障．水晶体嚢の損傷やチン Zinn(毛様)小帯の断裂により発生する．穿孔性外傷により嚢が破損すると，水晶体の膨化や混濁が急速に進行し，急激な視力障害を生じる．眼球打撲のような鈍的外傷でも数か月から数年で発症することがあるが，多くは軽度である.[1250]

外傷性皮下気腫 traumatic subcutaneous emphysema 胸部の外傷や打撲により胸膜あるいは食道が損傷し，皮下組織に空気が漏れて貯留した状態．気胸や縦隔気腫を伴うことが多い．胸部X線検査で皮下組織中に空気の像が見られる．皮膚を圧迫すると雪を握るような音(握雪音)と触覚(握雪感)を得る．原因の治療を行い空気の漏出が止まると，空気は自然に吸収される.[953] ⇒参皮下気腫→2428

外傷体験 trauma 心的外傷(トラウマ)となる体験を指す．何らかの外的事象が原因となって生じる，強い不安を伴った圧倒的な精神的衝撃で，個人の対処や防衛の能力範囲をこえるものである．このような体験は，ストレス反応として人間にさまざまな精神症候を引き起こす．心的外傷による精神的後遺症として代表的なのが，急性ストレス障害および心的外傷後ストレス障害(PTSD)である．原因となる出来事としては，自然災害，人為災害，重度の事故，犯罪被害，性暴力被害，残虐行為，テロ，戦闘体験などがある．あるいは，いじめ，児童虐待，配偶者間暴力(DV)なども含まれる．自分自身が直接の被害者とならなくても，凄惨な光景を目撃したり，家族や親しい知人の被害に接することも外傷体験となりうる.[39]

灰色肝変期⇒参肺炎→2327

介助犬 partner dog, service dog 身体の不自由な人の手助けをするために特別なトレーニングを積み，指定法人の認定を受けているイヌ．具体的には盲導犬が目の不自由な人の目の代わりになって障害物や曲がり角の存在を知らせるように，介助犬は肢体不自由者の手足となり，日常生活における動作の補助(物の拾い上げおよび運搬，着脱衣の補助，体位の変更，起立および歩行の際の支持，扉の開閉，スイッチの操作，緊急の場合における救助の要請など)をし，またこのような介助作業を行うという機能的な有効性のほかにも，使用者の精神的な支えにもなりうる.[683]

介助自動運動 assistive active exercise；AAE, active-assistive exercise ［自動介助運動］ 筋収縮努力を行っても筋力低下のために完全な関節運動を起こせないとき，徒手や器械，浮力などの介助を受けながら行う運動．目的は，筋力増強，筋再教育，関節可動域の維持改善などである．神経損傷による運動障害，骨折後の関節可動域練習，自動運動では疼痛が生じる場合などが適応となる.[349] ⇒参自動運動→1322

解除反応 abreaction ［解放反応］ 抑圧されていた心的外傷体験の記憶やそれに対する感情が意識化され，カタルシスによって心理的開放と安定化が得られること．オーストリアの医師ブロイアー J. Breuer (1842-1925)が催眠療法で発見した.[1444]

外歯瘻(ろう) external dental fistula 歯性感染症による瘻孔が皮膚に生じたもの．多くは頬部に発生し瘻孔の周囲には炎症性肉芽の増殖を伴うこともある．原因歯の治療によって消失しない場合には瘻孔，瘻管に対する処置が必要となる.[42] ⇒参内歯瘻(ろう)→2184

回診 round of visits, round 臨床医の責任者が，共通の治療責任のある患者たちの担当臨床医とともに一巡して診察すること．臨床科の責任者と治療に携わる医師が共同して行うことが多い.[543]

開心術⇒同直視下心臓手術→2021

開心術後せん妄 delirium due to open heart surgery 手術前の不眠，麻酔薬の影響，死への恐怖，治療による睡眠の中断，点滴ドレーンによる身体拘束などにより，開心術後に錯覚，幻覚，妄想，精神運動興奮，運動不穏などを生じる状態．興奮，不穏状態が続くと，心臓に負荷がかかる．また，生命維持に必要な点滴やドレーンを抜去するなどの行為のため，生命の危機に陥ることがある.[1487] ⇒参術後せん妄→1398

外水頭症 external hydrocephalus 脳表に液体(髄液)が過剰に貯留する状態．貯留部位により硬膜下とくも膜下とに分類．貯留は，単一でないさまざまな病態の組み合わせが原因で生ずる場合が多く，その治療や予後

も一様ではない.[791] ⇨参硬膜下水腫→1059

海水の淡水化 desalination ［淡水化，脱塩］ 海水の塩分を除去し，飲料水や工業用水として利用可能な水にすること．一般に溶解塩類濃度を1L当たり1,000 mg以下にすることが目標とされ，慢性的な水不足に悩む中近東諸国や離島などで盛んに行われている．淡水化方式としては，蒸発法，結晶法(冷凍法など)，膜法(逆浸透法，電気透析法)，溶媒抽出法，イオン交換樹脂法がある．最近では，陸上自衛隊がイラクに駐留中，淡水化事業を行った.[230]

ガイスベック症候群 Gaisböck syndrome ［**高血圧性赤血球増加症，疑似赤血球増加症**］ 脾腫を伴わず高血圧を伴う赤血球増加症．1905年にガイスベックが18例を報告したことに由来．真性赤血球増加症や二次性赤血球増加症と異なり，全赤血球容積は基準範囲で血漿量が減少し，静脈血ヘマトクリット値が上昇しているものを指す．原因は不明であるが内分泌学的原因による血漿量の減少などが推定されている．赤ら顔で肥満型の壮年男性で，喫煙，アルコール多飲者に多い．高血圧症，血栓塞栓症の合併頻度が高い．予後は合併症に左右されるので禁煙，血圧のコントロールなど健康管理が重要．ガイスベック Felix Gaisböck はドイツの医師(1868-1955).[1098] ⇨参ストレス赤血球増加症→1649

外性器⇨同外生殖器→441

外制止⇨同外抑制→460

外性子宮内膜症 endometriosis externa⇨同子宮内膜症→1255

外生殖器 external genitalia ［**外性器，外陰部**］ 男性では陰嚢と陰茎，女性では外陰部．陰嚢は腹腔とは別の嚢で，精巣の温度を低温(約32℃)に保つための装置の1つであり，放熱のため皮膚には皮下脂肪層がなくしわが多い．陰茎は男性の性交器官で筒状のもの．筋に覆われた根部と皮膚に覆われた体部とがある．女性の外陰部は恥丘，陰核，大陰唇，小陰唇，腟前庭，会陰からなっている.[1519]

外生変数 exogenous variable ［**外因変数**］ 共分散構造分析において因果モデルをつくる際，他の変数から一度も影響を受けない変数のこと．この変数は医学，公衆衛生，看護関係の論文によくみられ，パス図上では単方向の矢印を一度も受けない．言い換えると，その原因を問われないでモデルの外部から導入される変数ということになる．誤差変動は必ず外生変数になる．一方，内生変数は1つ以上の変数から影響を受けている変数であり，パス図では単方向の矢印を受けている.[980] ⇨参共分散分析→770，パス解析→2371，内生変数→2184

外生包虫 exogenous cyst エキノコックス *Echinococcus* 属条虫に属する単包条虫，多包条虫は，成虫(包条虫)はイヌやネコなどに寄生するが，幼虫(包虫)はそれ以外のヒトを含めた広範な動物に寄生するため，外生包虫という．ヒトに寄生した場合は，主として肝臓で成長し，肝腫大や右季肋部痛を生じる．放置するとアナフィラキシーショックや肝不全から死亡につながることもある.[543]

疥癬(かいせん)

scabies ［**ひぜん(皮癬)**］

【定義・概念】ヒゼンダニ(疥癬虫) *Sarcoptes scabiei* が皮膚の角質層に寄生して起こる感染症．ヒゼンダニの成虫は体長0.2-0.4 mmで，ヒトの皮膚を離れると短時間で死滅するため，通常は皮膚の直接接触によってヒトからヒトへと伝染するが，寝具や衣類を介しての感染もありうる．雌は角質層内で産卵し，卵は孵化して幼虫，若虫を経て約2週間で成虫となる．ヒゼンダニの虫体や虫卵，糞などに対するアレルギー反応によってかゆみの強い皮疹が出現する．なお，免疫力の低下した患者に発症する重症型疥癬はノルウェー疥癬と呼ばれていたが，近年は**角化型疥癬**と呼ぶ．

【疫学】わが国では第二次世界大戦直後には蔓延していたが，その後減少し，1975(昭和50)年頃からは性感染症として再び流行し始めた．近年は介護従事者を介しての感染が多く，高齢者福祉施設や病院内での蔓延が問題になっている．

【症状】ヒゼンダニに寄生されて約1か月の無症状期間を経てから皮膚症状が出現する．夜間に増強する激しい瘙痒が特徴であるが，認知症を伴う高齢者ではかゆみを訴えない例もある．臨床的には米粒大までの紅色丘疹が体幹，四肢に散在し，掻破痕を伴う．腋窩の周囲や手関節，指間部，外陰部では小水疱や小結節も認められる．手掌，手関節，指間部には長さ数mmの，細い灰白色で線状の疥癬トンネルがみられ，その先端の角質層内に疥癬虫が認められる．角化型疥癬は高齢者や免疫低下を伴う基礎疾患を有する症例，ステロイド外用剤が用いられた症例などに生じる疥癬の重症型で，手足や手指，足趾などに厚い鱗屑が付着し，全身の皮膚に鱗屑と潮紅を生じて爪の肥厚も伴う．この病型では鱗屑内にきわめて多数のヒゼンダニが認められ，感染力が非常に強い．

【診断】**疥癬トンネル**や新鮮な丘疹，結節などから角質をはぎとり，顕微鏡で観察して虫体，あるいは虫卵を検出できれば診断確定である．ダーモスコピーで皮膚病変部のヒゼンダニを直接観察する方法もある．鑑別すべき疾患は皮脂欠乏性皮膚炎，**老人性皮膚瘙痒症**，**アトピー性皮膚炎**，紅皮症，**爪白癬**などである．

【治療】まず感染源，感染経路を調べ，感染の拡大と蔓延を防がねばならない．治療として保険適用されるのは**イオウ外用剤**であるが，**クロタミトン軟膏**も有効．難治例や重症例では安息香酸ベンジルやγ-BHC(いずれも保険適用なし)を含有する外用剤が用いられるが，皮膚刺激や毒性が問題となるので専門医の責任と管理のもとで使用する必要がある．内服薬ではイベルメクチンが有効．しかし小児や高齢者，妊婦に対する安全性は確立されていない．通常の疥癬は外来治療により約1か月で軽快するが，角化型疥癬では個室管理のうえで**ガウンテクニック**による感染予防が必要であり，患者家族や医療スタッフの教育も重要である.[1123]

疥癬(かいせん)の看護ケア

【ケアのポイント】疥癬は通常型と角化型の2型に分けられる．同じヒゼンダニの感染症であるが，後者は免疫能の低下した高齢者などにみられ，多数のヒゼンダニが寄生しているため通常型と比べ看護ケアが大きく異なる．通常型疥癬では，長時間，直接皮膚に接触することは避け，衣類は毎日交換し洗濯は通常どおり行う．隔離は必要なく，室内清掃はていねいに行えばよい．角化型疥癬では，隔離が1-2週間必要となり，予防衣と手袋の使用が必要である．衣類についたダニは洗濯後，乾燥機を使用すれば死滅するが，50℃以上の温湯に10分以上浸けてからの洗濯も有効である．入浴時は，特に指間や陰部をていねいに洗う．室内清掃は，ピレスロイド系の殺虫薬を使用し鱗屑(角化した皮膚の角質細胞，またはそのはがれたもの)が残らないように掃除機で吸引する．家族内や施設で集団発生した場合，職員を含めた全員に病態や予防などの教育を行い，皮膚科の検診を受けてもらう．感染後直ちに症状が出現するわけではないので，1-2か月間の潜伏期を考慮し繰り返し検診が必要となる．蔓延を防ぐための予防的治療として，確定診断されるまでは外用療法などの対応が必要である．通常型疥癬では「ヒゼンダニの数が少ないため，ヒトの皮膚を離れると長期生存ができない」と説明し，必要以上に感染を恐れないよう指導することも必要である．外用療法は，通常型では頸部以下の皮疹のない部分を含めた全身にクロタミトン軟膏やγ-BHC軟膏などを塗布し，特に指間部，外陰部，殿部など塗り残さないようにする．角化型では，顔面，頸部も含めた全身塗布と肥厚した皮疹や爪病変に対しての治療も合わせて行う．ダニは爪甲に潜伏するので爪の手入れも必要である．内服薬は，医師の指示どおりに内服するよう指導し，ダニにのみ効果のある薬であることを説明する．感染した場合の日常生活は，直接他者との皮膚の接触がない仕事や学校などの場合は問題ないが，直接皮膚が接触する機会の多い医療従事者や介護従事者は媒介者にならないよう注意を要する．保育園児や修学旅行，合宿などで寝食をともにする機会は避ける．[11] ⇨参疥癬(かいせん)→441

回旋　rotation　［軸旋］　ある軸を中心とした関節の回転運動．身体の外方への回転運動を外旋といい，内方への運動を内旋という．球状関節におけるねじりの運動を指すことが多く，肩関節，股関節で用いられることが多い．脊椎の運動にも用いられる．[1121]

外旋　external rotation；ER　水平面における垂直軸(骨の長軸)での回旋運動で，前面が外方へ向く動きを外旋external〔outward〕rotationという．肩関節では上腕軸を中心として外方へ回旋する動きで，回旋筋腱板の背側の筋(棘下筋，小円筋)が働く．股関節に関しては，大腿軸を中心として外方へ回旋する動きで，外寛骨筋の回旋筋群が働く．可動域測定の場合には，肩関節では肘関節を90度屈曲し，肘頭を軸心として上腕骨を外方に回旋し，最大回旋したところで肘を通る前額面への垂直線を基本軸，尺骨を移動軸として計測する．股関節では腹臥位で膝関節を90度屈曲位とし，膝蓋骨を軸心とし下腿長軸を外旋し，最大外旋したところで膝蓋骨の垂直線を基本軸，下腿長軸を移動軸として計測する．[1280] ⇨参内旋→2184，関節可動域→621

回旋異常⇨同児頭回旋異常→1322

回旋筋腱板⇨同回旋腱板→442

回旋腱板　rotator cuff　［ロテーターカフ，回旋筋腱板］　肩甲骨から起こる肩甲下筋，棘上筋，棘下筋，小円筋の4筋よりなる合体腱である．肩甲下筋は上腕骨の小結節に，他の3筋は上腕骨の大結節を取り囲むように停止し，板状の腱となり，肩関節(肩甲上腕関節)を前・上・後の三方から囲み，肩関節の関節包と癒合してその脱臼を防いでいる．回旋腱板を損傷すると，肩関節は不安定になり，内・外転，内・外旋の運動障害と多くは上腕骨大結節の痛みを生じる．[1063] ⇨参上肢帯の筋→1436

回旋枝　circumflex branch；CX　左冠状動脈の主要2枝のうちの1つで，左主幹部から左後方に分岐して僧帽弁輪を回り，左心室側後壁を灌流する．[439] ⇨参冠〔状〕動脈→612

回旋糸状虫症　onchocerciasis⇨同オンコセルカ症→418

蓋然性　probability　あることが実際に起こるか否かの確実さの度合い．これを数量化すると確率となる．公害の民事裁判において原告側が本来なら立証すべき因果関係に代わる概念として取り上げ話題となった．[1152]

疥癬(かいせん)虫⇨参疥癬(かいせん)→441

開扇徴候(現象)　fanning sign　足底部を踵外側から前方にこすると，母趾が背屈すると同時に各足趾が離れて開いていく徴候．広範な錐体路障害を伴うときに出現．神経学の領域では最も重要な徴候．[791] ⇨参伸展性足底反射→1590

疥癬(かいせん)トンネル　scabietic burrow，mite burrow⇨参疥癬(かいせん)→441

外旋歩行⇨同そとわ歩行→1848

咳嗽⇨同咳→1713

開創器　〔wound〕retractor，self-retaining retractor　［開創鉤］　手術野を広げるために，腹壁や組織を圧排して自動的に保持される器具．ゴッセGosset開創器，フランツFranz開創器，ホーゼルHouzel開創器などがある．[367]

開創鉤⇨同開創器→442

咳嗽骨折　cough fracture　咳によって生じる肋骨の骨折．慢性気管支炎，肺気腫，気管支喘息，急性肺炎，気管支炎などの激しい咳で起こる．通常，単発例が多く，第7-10肋骨に多くみられる．治療は，絆創膏，バストバンド固定などの局所安静で軽快するが，鎮咳・鎮痛薬などが必要な場合もある．[985]

開創照射⇨同術中照射→1402

咳嗽性失神⇨同咳失神→1714

階層的回帰　hierarchical regression　基準変数と説明変数の対が多群にわたって観測されている場合に，回帰係数の群間の類似性を考慮しながら回帰係数を推定する方法．因子分析と同様に，教育学の分野で発展してきた．[446] ⇨参回帰分析→429

解像度　resolution⇨同解像力→443

咳嗽平板法　cough plate method⇨同咳平板法→1726

階層別抽出法⇨同層化抽出法→1805

開窓法　fenestration，marsupialization　嚢胞形成性疾患の治療法の1つで，嚢胞の増大・発育因子である内圧を減少させ，嚢胞の縮小を図る方法．術式は嚢胞壁の一部を切除して，嚢胞腔を開放創にして持続的に内容液の貯留を防いで内圧を減少させる．同時に嚢胞壁の裏装上皮を周囲上皮と置換する．顎骨の嚢胞治療に姑息的，あるいは根治的に用いられ，若年者の顎嚢胞には効果が大きく，高齢者，有病者では姑息的に用いることが多い．含歯性嚢胞など顎骨の嚢胞では消失をみることもあるが，ガマ腫など軟組織では再発率が高い．[535]

回想法　reminiscence，life review　回想法はレミニッセ

ンス，ライフレビューの訳語であり，1960年代にアメリカの精神科医バトラー Robert Butler により創始された，高齢者に対する心理療法の1つ．イギリスには回想法センター，アメリカには国際回想法学会の本部があり，現在欧米，オーストラリア，日本をはじめ，世界中で実践が広がっている．回想法ではセラピストである聴き手が，高齢者の昔語りをいかなる内容であろうとも尊重し，傾聴する．受容的な聴き手を得て過去の人生を語るプロセスの中で，高齢者は自分自身の来し方を振り返り，紡ぎ直し，自身の人生をかけがえのない唯一無二のものとして受け入れるプロセスを歩み，人生の意味の再発見につながることがある．回想法はエリクソン Erik Homburger Erikson (1902-1994) が高齢者の発達課題とする「人生の統合」を具現する方法とされることもある．高齢者の昔語りは手段であり，目的ではない．聴き手は過去の語りばかりではなく，現在，未来の一貫性を大切にする．方法としては，1対1で行う個人回想法，6-8人程度のグループで行うグループ回想法がある．回想法は，特定の問題の解決を目的とするセラピーのほか，老人ホームなどでのアクティビティや地域の世代間交流としての実践にも広がってきている．セラピーとしての回想法は認知症やうつ(鬱)病の患者など専門的配慮を要する人を対象に，一定の目的をもって行うものであり，セラピーの専門的訓練を受けた精神科医，臨床心理士，ソーシャルワーカーなどが実施する．アクティビティや世代間交流としての回想法には専門職ばかりでなく学生やボランティアが加わることもある．回想法において，聴き手は語り手のどのような話も馬鹿にせず，心から無条件に耳をすませること，聴く側の自分自身の心に生起する動きを深くみつめること，語り手の過去ばかりでなく，現在，未来にも肯定的な関心を寄せることが求められる．[545] ⇨参 一般的回想法→257

回想療法⇨同 一般的回想法→257

解像力 resolving power ［**解像度**］ 画質評価法の1つで，隣り合った像を分離して再現できる限界の大きさのこと．目視で単位長さあたり何本まで像を識別できるかを表す．[264] ⇨参 分解能→2603

外側 lateral 身体の部位の方向を表す解剖学的用語．正中面(または正中矢状面)から左右，横に離れる方向を指す．また，相対的な位置関係についても用いられ，耳は眼よりも外側にあるという．[1044] ⇨参 内側→2185

外側陰影 lateral shadow ［**側方陰影**］ 超音波診断において腫瘤などの側面の後方に伸びる無または低エコー部分．肝細胞癌や乳腺の線維腺腫などの充実性腫瘍のほかに，嚢胞性病変にも認められる．[955]

●腫瘍の位置による超音波像の呼称

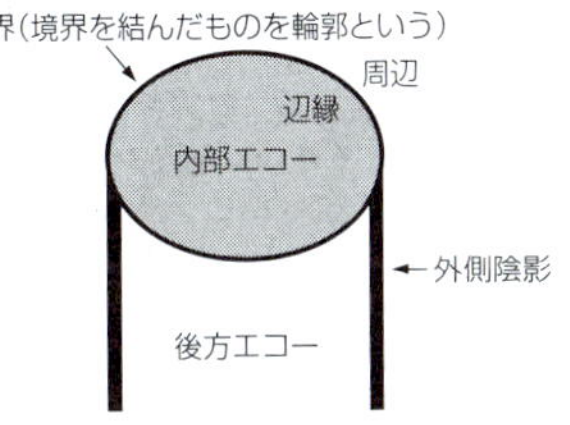

外側楔(けつ)状骨⇨参 楔(けつ)状骨→912

外側溝 lateral sulcus, lateral cerebral fissure ［**シルビウス裂，大脳外側溝**］ 脳葉を隔てる溝の1つで，前腹方では側頭葉と前頭葉を，背後方で側頭葉と頭頂葉を分ける．発生学的に最も早期に形成される．この溝の下壁に聴覚領が広がる．底部に島皮質が存在．(図参照⇒大脳皮質→1897)[1043] ⇨参 大脳溝→1896

外側広筋 vastus lateralia 〔L〕musculus vastus lateralis 大腿四頭筋の中の1つで，外側に存在．大転子から粗線の外側唇を起点とし，停止腱の中に膝蓋骨がある．膝の伸展に働く．[985]

外側膝状体 lateral geniculate body；LGB 間脳の視床の後部外側にある左右の高まりとなる領域．視覚の伝導路における中継核となる．視神経ニューロンの軸索(視神経線維)は視交叉を経て視索となり，外側膝状体に入り，外側膝状体ニューロンにシナプスを形成する．これらの外側膝状体ニューロンの軸索線維は内包の後脚を通り，視放線となって後頭葉へ向かい，大脳半球内側面の鳥距溝周囲の視覚野のニューロン(ブロードマン Brodmann の17野)に視覚情報を伝える．ヒトの外側膝状体ニューロンは背腹に6層の構造をとり，対側の網膜から交叉してきた線維は1，4，6層に入り，一方，同側の網膜からの線維は2，3，5層に入る．[1044] ⇨参 視床→1283

外側大腿皮神経痛 lateral femoral cutaneous neuralgia⇨同 異常感覚性大腿神経痛→235

外側大腿皮神経ブロック lateral femoral cutaneous nerve block 大腿外側表在部の手術や，知覚異常性大腿神経痛(大腿外側面の灼熱痛や知覚異常が外側大腿皮神経により起こる障害)の障害部位の診断に用いられる．刺入点は，前上腸骨棘を触れ，その先端より2.5 cm内方，かつ2.5 cm下方(鼠径靱帯の下方)となる．外側大腿皮神経は外側大腿部に至るまでかなり長い距離を走っているため，途中の骨盤内の病変や鼠径靱帯の圧迫などで障害を受けやすい．このブロックで症状が軽快するようなら，鼠径靱帯より遠位に原因があることがわかる．[367]

外測値⇨同 外れ値→2372

外側ハムストリングス outer hamstring⇨同 大腿二頭筋→1884

外側半規管 lateral semicircular canal⇨同 水平半規管→1628

外側毛帯 lateral lemniscus 聴覚伝導路の代表的な神経路．毛帯とは神経線維束の流れの様子を意味する表現で，外側毛帯とは脳幹の外側に位置する神経路の意味．聴覚刺激を受容した蝸牛神経背側核と腹側核の神経細胞から出る神経線維の束は，一部は広い線維板(台形体)をつくって交差して反対側へ行き，一部は同側性に，外側毛帯となって中脳の下丘へと上行する．外側毛帯線維の大部分は蝸牛神経核から直接下丘へ行く．下丘で中継された聴覚情報は視床の内側膝状体，内包を経由して聴放線となって側頭葉の聴覚野(ブロードマン Brodmann 21野，22野)に伝えられる．[1044] ⇨参 聴覚伝導路→2005

外側翼突筋 〔musculus〕pterygoideus lateralis⇨参 咀嚼(そしゃく)筋→1845

外鼠径(そけい)ヘルニア lateral inguinal hernia, indirect inguinal hernia ［**間接鼠径(そけい)ヘルニア**］ 腹腔内臓

器が外側鼠径から，鼠径管を経て浅鼠径輪に出る鼠径ヘルニア．先天性のものが大部分を占め，幼児の鼠径ヘルニアの大半はこれに属する．男女比は8：1で男児に多い．治療法として，小児の場合，依然としてポッツ Potts 法などの古典的手術が行われているが，成人では人工補強剤(ポリプロピレン製)を用いたプラグ法やダイレクトクーゲル法が一般的となっている．[367] ⇒参内鼠径(そけい)ヘルニア→2186

解体新書(かいたいしんしょ)　1774(安永3)年杉田玄白，前野良沢ら刊の日本最初の本格的な西洋医学書であり，蘭学および近代医学の基礎を築いた蘭書の訳書である．ドイツのクルムス Johann Adam Kulmus (1689-1745)の『Anatomische Tabellen(解剖表)』第2版(1734)のオランダ語訳本『Ontleedkundige Tafelen(俗称ターヘルアナトミア)』が原書．序図1巻，本文4巻．脳の働き，神経系，循環器系，筋肉などの医学用語が造語された．中国医学にない概念がはじめて示された．[654]

解体約図(かいたいやくず)　『解体新書』の内容見本．『解体新書』の訳出がほぼ完成した1773(安永2)年正月にその出版に先だって出版された．杉田玄白著，中川淳庵校閲，熊谷元章図．わが国初の蘭訳書出版が幕府の規制に触れるかどうか，また従来の医学になじんだ医師たちに受け入れられるかどうかをさぐる目的で出版されたと思われる．解体図説出版の趣旨，臓腑(内臓)図，脈絡(血管)の全身図，全身の骨節(骨格)図，人体の生理機能の大要からなる1枚刷り5枚1組が，包紙に包まれていた．[654] ⇒参解体新書(かいたいしんしょ)→444

開拓保健婦　1945(昭和20)年に戦災者の疎開と食糧増産を目的とする「緊急開拓事業実施要項」が閣議決定され，終戦直後の食糧難への緊急対策として開拓が急速に拡大．1947(同22)年から，「緊急開拓事業補助要綱」「入植者文化厚生施設補助要綱」をもとに，入植した開拓者の健康管理，生活改善の指導を目的に，農林省(当時)管轄の開拓保健婦(現保健師)制度が実施され，全国の開拓保健婦の90%が北海道に配置された．当時，開拓者は農業未経験者が多く生活も過酷な状態にあった．開拓地の立地条件や開拓農家の生活実態を把握し，家庭訪問や地区組織活動を通して，生活に密着した保健指導や生活改善指導を行った．開拓地には無医村が多く，開拓保健婦は生活上の相談相手として慕われ，農村の保健活動に尽力した．1970(同45)年，開拓保健婦の身分が農林省から厚生省(当時)に移管し，この名称はなくなった．[73]

介達外力　indirect force，indirect violence　ある部位に直接外力が加わる直達外力に対し，別の部位に加えられた外力が間接的に伝わったものをいう．例えば転倒して肩を打撲した際に起こる鎖骨骨折や，手をついて倒れたときに起こる上腕骨顆上骨折などはこれによる骨折．[485]

介達牽引法　indirect traction，skin traction　骨折や脱臼の治療に用いる牽引療法の1つで，遠位の皮膚に牽引用のバンドを巻きつけて，皮膚，皮下組織，筋肉を介して牽引する方法．牽引用のバンドには，スポンジ製のものや粘着テープなどがあり，皮膚との摩擦が大きくなるように工夫されている．牽引力は弱く，小児の上腕骨顆上骨折，大腿骨骨折，股関節炎の治療に適応となる．皮膚炎や水疱の形成，皮膚や神経を圧迫する場合がある．その他，頸椎疾患にはグリソン Glisson のつり革などを，腰椎疾患には骨盤帯が用いられる．牽引時に大きな力を要する場合は直達牽引を行う．[244] ⇒参直達牽引法→2022，グリソン牽引法→829，牽引療法時のケア→937

介達骨折　indirect fracture　外力が加わった位置から離れた部位に起こる骨折．例えば，頸部に加わった介達外力により生じる棘突起単独骨折があり，特に第7頸椎棘突起骨折はスコップ作業者骨折 clay shoveler fracture と呼ばれている．鎖骨骨折は転倒して肩を打撲した際，上腕骨顆上骨折は手をついて倒れたときの介達外力で起こる．[216]

介達性皮弁⇒同遠隔皮弁→373

階段現象　staircase phenomenon　［**ボウディッチ階段現象**］　筋肉への刺激頻度を増加させると，それに伴って筋収縮力が1拍ごとに階段状に増大する現象．1981年ボウディッチ Bowditch によりはじめて記載された．頻回刺激による細胞内カルシウムの増加が原因と考えられている．[1276]

外胆汁瘻(ろう)　external biliary fistula　瘻孔が皮膚に通じて開口し，胆汁がその瘻孔を通じて体外に排出されている状態．胆囊外瘻造設術後，総胆管Tチューブ抜去後，肝胆道系の外傷後，胆道再建術後の縫合不全などによって生じる．治療は外科的手術や経皮経肝または内視鏡的胆道ドレナージによるが，保存的治療で治癒する場合もある．これに対し，内胆汁瘻は胆石症や悪性腫瘍などにより胆道と消化管の間に瘻孔を形成している状態をいう．[1401]

回虫症　ascariasis，roundworm disease　回虫 *Ascaris lumbricoides* によって引き起こされる感染症．成虫の本来の寄生部位は小腸で，腹痛，下痢，嘔吐などを生じ，多数寄生すると腸閉塞となる．また成虫が胆囊，肝管に迷入すると胆囊炎や胆管炎，虫垂では虫垂炎を起こす．幼虫が気道を通過することによる回虫性肺炎では，発熱，咳，呼吸困難といった呼吸器症状を示す．検便により虫卵を証明して診断する．治療には，ピランテルパモ酸塩が有効．予防には手洗いが大切で，他に虫卵付着の可能性のある野菜はよく洗い，肥料に屎尿を使用しないなど．[288]

回虫性肺炎　ascaris pneumonia　回虫の幼虫が肺内にいる1-2週間に起こる肺炎．好酸球増加，発熱があり，かゆみのある発疹，喘息様症状を伴うことがある．食物とともに体内に入った回虫の卵は腸内で幼虫となり，腸壁を貫通して門脈やリンパ管に入り，さらに血管内から肺内に入る．肺に入った幼虫は肺胞から気管支を上り，咽頭から食道，胃，腸へと移動する．この移動の間に肺内で肺炎を起こすことがある．回虫の成虫が肺内に入り込むと異物性肺炎になることがある．[953] ⇒参異物性肺炎→274

貝中毒　shellfish poisoning　原因となる貝毒としては，イガイなどに含まれるサキシトキシン saxitoxin，アサリやカキでみられるベネルピン venerupin，巻貝にみられるテトラミン tetramine が知られている．いずれも有毒プランクトンを食べた貝類をヒトが摂取することにより，神経症状を呈する．サキシトキシンは末梢神経麻痺を生じ，呼吸麻痺や心筋伝導障害を起こすこともある．ベネルピンは強い肝障害と出血傾向をもたらし，致死率が高い．テトラミンは軽度の中枢神経症状を生じる．[543]

回腸 ileum 小腸の肛門側の部分で，空腸に続き盲腸に開く．空腸と回腸は合わせて腸間膜小腸とも呼ばれ，腸間膜で後腹壁に付着する．長さは合わせて 6-7 m(空腸が約 2/5，回腸が約 3/5．生体では腸の収縮により，1-2 m 短い)である．両者ともに移動性が大きいが，自然な状態では空腸が腹腔の左上部，回腸が右下部を占める．回腸粘膜には輪状ひだと絨毛があるが，その密度は空腸よりあらい．また回腸粘膜にはパイエル Peyer 板(集合リンパ小節)がある．回腸の肛門側端は右腸骨窩で盲腸の内側へ開口し，この部に回盲弁がある．[399]

回腸クローン病 Crohn ileitis クローン病は口腔から肛門までのすべての消化管で病変を形成しうるが，病変の存在部位による分類では，回腸型，回腸結腸型，結腸型が多く，それぞれ約 30-40%，40-55%，15-25% を占める．このうちの回腸型をいう．小腸病変をもつ患者の 90% が回腸末端部に病変を有する．狭窄，瘻孔や膿瘍形成を合併しやすく，症状はこれらの所見によることが多い．治療はステロイド剤や免疫抑制薬の投与だが，高度の狭窄病変などでは外科的手術の適応もある．[1632] ⇨[参]クローン病→843

回腸結腸リンパ節⇨[同]回結腸リンパ節→430

外腸骨静脈 external iliac vein；EIV 内腸骨静脈と合流して総腸骨静脈となる静脈．鼠径靭帯の下で大腿静脈の上端に始まり，仙腸関節部で内腸骨静脈に合流．ほとんどが 1 つないし 2 つの静脈弁をもつ．外腸骨静脈には下肢からの静脈血が集まり，下腹壁静脈，深腸骨回旋静脈，恥骨静脈も合流している．[485] ⇨[参]内腸骨静脈→2186

外腸骨動脈 external iliac artery；EIA ［EIA］ 総腸骨動脈の第 2 枝で，下行して鼠径靭帯の下に至り大腿動脈となる．下肢に血液を供給し，前脛骨動脈，腓骨動脈，後脛骨動脈に分岐する．[485] ⇨[参]内腸骨動脈→2186

外腸骨リンパ節 external iliac node 壁側リンパ節群(7 群)の 1 つで，外腸骨リンパ叢に囲まれて外腸骨動静脈に沿って存在する．輸入リンパ管は深鼠径リンパ節，骨盤壁および腹壁からの深リンパ管，さらに前立腺，腟や大腿の内転筋領域から流入する．輸出リンパ管は腰リンパ節につながる．壁側リンパ節群は骨盤と腹部を支配する．[1221] ⇨[参]総腸骨リンパ節→1822

階調スケール⇨[同]グレースケール表示→839

階調性表示⇨[同]グレースケール表示→839

回腸造瘻(ろう)⇨[同]回腸瘻(ろう)造設術→445

開張足 metatarsus latus，spread foot 足の横軸アーチが低下することによって生じる足の変形．扁平足，外反母趾で生じることが多い．また，関節リウマチの中足趾節関節の滑膜炎では，関節包や靭帯の弛緩，さらに関節の破壊へと病変が進展し，横足弓の支持機構や骨配列が崩れて生じる．初期治療には，アーチサポートを用いる．[216]

階調度⇨[同]勾配→1050

回腸導管造設術 ileal conduit ［ブリッカー手術］ 尿路変更術の 1 つで，小腸管の一部を用いて尿の流路を変える方法．合併症の少ない優れた術式であり，膀胱癌による全摘除術の際に行われることが多く，他に子宮癌・直腸癌に対する骨盤内臓器全摘除術や神経因性膀胱，萎縮膀胱などにも適応．回腸の一部を 10 cm ほど空置し，口側を盲端として導管をつくり，両側尿管を移植してから肛門側を臍部右側皮膚部に開口固定し，開口部に集尿袋を接着剤ではりつける．[474]

回腸嚢肛門吻合術 ileal pouch-anal anastomosis；IPAA 潰瘍性大腸炎や家族性大腸腺腫症に対する手術である結腸全摘・直腸粘膜切除後の再建術式を指し，疾患の根治性(大腸粘膜の完全切除)と自然肛門の温存(永久的回腸人工肛門の回避)を目的としている術式．回腸嚢の作製法に，J 型，S 型，H 型，W 型，K 型の 5 種類が報告されているが，このうち世界で最も多く行われている術式は J 型回腸嚢肛門吻合術である．結腸全摘・直腸粘膜切除後に回腸をストレートに吻合すると，1 日排便回数が頻回となり生活の質(QOL)に支障をきたすが，この回腸嚢を作製することにより 1 日排便回数を 4-6 回に減少させることができる．[1192]

回腸フィステル形成術⇨[同]回腸瘻(ろう)造設術→445

回腸膀胱⇨[同]コックパウチ→1104

回腸膀胱形成術 ileocystoplasty 膀胱結核，間質性膀胱炎などにより膀胱壁が弾力を失い膀胱容量が減少した際，回腸の一部を用いて膀胱容量を増加させる膀胱拡大手術．血行を障害しないように腸間膜をつけたまま有茎性に回腸の一部を遊離したのち，萎縮した膀胱の頂部から前壁を開き，そこに遊離した回腸を吻合する．遊離した回腸片をそのまま吻合したり，切り開いてからパッチを形成して吻合する方法などがある．[1244]

回腸瘻(ろう)**造設術** ileostomy ［**回腸造瘻**(ろう)，**回腸フィステル形成術**］ 回腸から直接腸内容を排泄するために，手術により回腸に開口部を造設すること．重症の潰瘍性大腸炎，大腸癌，ヒルシュスプルング Hirschsprung 病などの患者に対して行われる．一時的に回腸瘻をつくり，疾患が治癒したら腸管を吻合して結腸への交通を再開させる場合と，大腸を切除する永久的回腸瘻とがある．術後は便を収納するストーマバッグを装着することになるが，その取り扱いと開口部の管理について，患者によく指導を行うことが重要．[485] ⇨[参]人工肛門→1538，腸瘻(ろう)造設術→2021

外直筋 lateral rectus muscle 総腱輪に始まる外眼筋の 1 つで，内直筋とともに水平眼球運動を行っている．外転神経支配．眼球耳側に付着し，外向き作用をもつ．[975]

改訂長谷川式簡易知能スケール ⇨[同]長谷川式認知症スケール→2372

改訂版水のみテスト modified water swallow test；MWST 3 mL の冷水を口腔内に入れて嚥下してもらい，嚥下反射誘発の有無，むせ，呼吸の変化を評価する．評価基準は，判定不能(口から出す，無反応)，1 a(嚥下なし，むせなし，湿性嗄声または呼吸変化あり)，1 b(嚥下なし，むせあり)，2(嚥下あり，むせなし，呼吸変化あり)，3 a(嚥下あり，むせなし，湿性嗄声あり)，3 b(嚥下あり，むせあり)，4(嚥下あり，むせなし，湿性嗄声・呼吸変化なし)，5(4 に加えて追加嚥下運動が 30 秒以内に 2 回可能)である．評価の 4 以上であれば合計 3 回施行し，最も悪い嚥下を評価する．3 以下の場合は誤嚥が疑われる．[1573] ⇨[参]反復唾液のみテスト→2420

改訂ランキンスコア　modified Rankin score　［ランキンスケール］　脳血管障害の重症度の評価方法の1つ．以下のようにスコア化される．0：まったく症状なし．1：日常生活に支障がない程度の軽度な症状．2：軽度の障害で，日常生活である程度行動が制限されるが，身のまわりのことは援助なしでできる．3：中等度の障害で，日常生活が著明に制限され，生活するうえで援助を要するが，援助なしで歩行できる．4：中等度から高度の障害で，援助なしでは歩行できず，身のまわりのこともできない．しかし常時の介助は必要としない．5：高度障害で，寝たきりで失禁状態．常時の全面的な援助を必要とする．その他に，より詳細に日常生活動作 activities of daily living（ADL）を評価できるバーセル Barthel 指数や，麻痺の程度を上下肢，手指で評価するブルンストローム Brunnstrom ステージなどが脳血管障害の評価に用いられる．[576]

外的妥当性⇨同外部妥当性→454

外転　abduction；ABD　前額面における矢状水平軸の運動で，上肢，下肢，指が体の中心から離れる運動をいう．外転運動時には，四肢や指の先端は円弧を描くように動く．肩関節では上肢を側方に挙上する運動 lateral elevation，股関節では大腿が関節矢状面より外方に遠ざかる運動を指す．手関節では橈屈あるいは橈側偏位 radial deviation と呼ばれることもある．また，手の中手指節関節（MP 関節），足の中足指節関節（MTP 関節）では，手掌や足底と平行な運動面で，第3中手骨と第3中足骨の延長線（第3指）から他の指が遠ざかる運動を外転という．母指では手掌面で上方に上げる運動を橈側外転，手掌面と直角の方向で上方に上げる運動を掌側外転という．眼球では上下軸を回転軸として眼球前面を外側に回す運動を外転という．[1280] ⇨参内転→2187，関節可動域→621

回転異常腎　malrotated kidney　［腎回転異常］　胎児のときに，腎臓は腎盂面を脊柱のほうに向けるように回転しながら上昇し，妊娠第8-9週に正常な位置に達するが，このとき正常に回転しない状態でとどまった腎臓．一生みつからず，無症状に終わってしまうことが多い．正常では腎盂と腎門は内方に向いているが，この場合は前方・側方または後方に向いている．先天性以外では，他臓器や腫瘍の圧迫などによって同様な所見を呈することもある．この場合は尿路通過障害，尿路感染症，結石形成を合併することがあり，腰痛，腎仙痛，血尿などを認めることもある．腎盂撮影によって診断する．[474]

外転荷重装具⇨同外転免荷装具→447

回転感覚　rotation sense　頭が回転しているという感覚．内耳にある三半規管膨大部の有毛細胞が頭の回転角加速度に応じて刺激を受けて膜電位を変化させ，その膜電位に応じて二次知覚ニューロンが興奮しインパルスを発生する．インパルスは，延髄前庭神経核と反対側の視床中継核を経て，大脳皮質前庭野で回転を感じる．これは，一次体性感覚野の顔面・口部の後端に接している．[1230]

外転筋　abductor　正中線から遠ざかる方向へ動かす筋．外転する関節の周囲に存在する．肩関節では三角筋，棘上筋，手関節では橈側手根屈筋，橈側手根伸筋，母指では短母指外転筋，中手指節関節では背側骨間筋，股関節では中殿筋，小殿筋である．外転筋と反対に身体の各部を正中線，すなわち体軸に近づける働きは内転筋が担っている．[216]

外転靴⇨同外転免荷装具→447

回転検査　rotatory test　［回転試験］　平衡機能検査の1つ．回転室や回転いすを用いてからだを回転させ，半規管に回転加速度を加えて内リンパ流を起こし，その刺激で誘発される眼振，すなわち回転眼振を観察する．回転平面を変えることで異なる半規管を刺激できる．前庭機能の左右不均衡を調べる検査であり，平衡障害の経過観察や，中枢性の代償過程をみるために行う．回転方式には，一方向回転法，振子様回転法などがある．[1569]

回転歯　rotation tooth⇨同捻転歯→2288

回転式フレームベッド　stryker frame bed⇨参フレームベッド→2589

回転試験　rotatory test⇨同回転検査→446

回転照射法　rotation irradiation　放射線治療において，高エネルギーX線，γ線を用いて，病巣を治療装置の回転中心（アイソセンター）に合わせて，360度1回転で照射する方法．主に体軸中心近くに存在する病巣に適用．固定照射一門あるいは二門照射と比べると，病巣に線量が集中するが，まわりの正常組織の被曝する体積が増加する．[1144] ⇨参運動照射法→337，打ち抜き照射法→328

外転神経　abducens nerve　［第6脳神経］　12対ある脳神経の1つであり，外眼筋を支配する3つの脳神経の1つ．第6脳神経とも呼ばれる．外転神経核は第4脳室底部に存在し，外転神経線維は腹側に走り，橋と延髄の境界部で脳幹を出て頭側に走行し，上眼窩裂から眼窩に入り，内側から外側直筋を支配する．外側直筋が収縮すると眼球は外転する．動眼神経核と外転神経核の間には介在ニューロンを介して連絡が存在し，左右の眼球運動を調整している．外転神経の障害では外直筋の麻痺のため，損傷側の眼球は外転できなくなる．外転神経は頭蓋内での走行路が長いため障害を受けやすく，頭蓋内圧亢進などで容易に異常をきたす．[310] ⇨参脳神経→2303

外転神経麻痺　abducens palsy，abducens paralysis　［第6脳神経麻痺］　眼球運動神経麻痺の中で最も頻度が高い．脳腫瘍や外傷など原因が明らかなものもあるが，原因不明なことが多い．眼位は内斜視となり，複視を訴える．原疾患がある場合はその治療を行う．原因不明なときには数か月経過をみて，改善が得られない際には斜視手術を考慮する．[1153]

回転伸展法　rotation-advancement method⇨同ミラード法→2776

回転性めまい発作　rotatory vertigo　めまいは「実際には動いていないのに動いていると感じる」感覚である．狭義のめまいは回転感，周囲や自分の倒れ，動く感じを指すが，広義のめまいには浮動感，目の前が暗くなるような立ちくらみ様の感覚など性質の異なる感覚が含まれる．回転性めまいは，自分自身，もしくはまわりが回転するような感覚をもつもの．回転性めまい発作は内耳性めまいでよくみられるが，例外も多い．[1569] ⇨参めまい→2804

外転足　pes abductus　前足部が身体正中線に対して外

側へ向く足の変形．横足根関節（ショパール Chopart 関節）で変形が生じ，地面との接地部位は足底内側部のみである．小児外反扁平足は，起立時の荷重で関節弛緩により外転外反変形を起こす，足部形態異常である．病因は，足部の関節弛緩を起こす家族性関節弛緩症，麻痺足，知能発達遅延，低出生体重児，コラーゲン形成異常，骨系統疾患などである．[216]

回転ドラム型透析器 rotating-drum dialyzer ［**コイル型透析器，コルフ型透析器**］ 血液透析療法に用いる回転ドラム型の透析器．1943 年にコルフ W. J. Kolff らによって考案され，第二次世界大戦中のオランダでセロファン膜を利用して作製され，史上初の臨床使用に成功した．かつては透析器の主流であったが，一度破裂すると大量出血を引き起こすなどの欠点があり現在では使用されない．[1628]

回転皮弁 rotation flap 局所皮弁の 1 つ．挙上した皮弁を回転させて，隣接する皮膚欠損部に移植する方法．局所皮弁には，ほかに伸展皮弁，転位皮弁などがある．[1246]

●回転皮弁

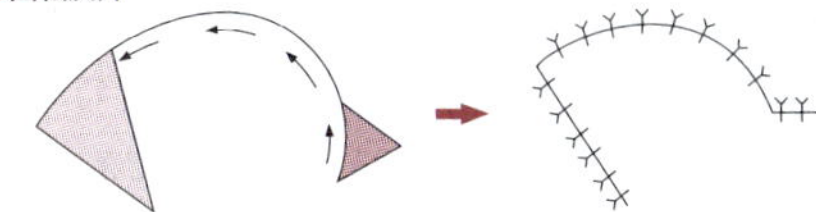

外転歩行 abduction gait 異常歩行の 1 つ．下肢が通常より外側にずれて接地する歩行状態のことで，脚長差がある場合，長いほうの下肢にみられたり，膝関節伸展拘縮，股関節外転拘縮があるときにみられる．大腿切断者では，ソケット内壁が高い，義足が長いなどの原因で，遊脚時に義足を外転させるために起こる．[848]

外転保持装具⇨同外転免荷装具→447

回転発作 versive seizure ［**偏向発作，旋回発作**］ てんかん発作の症状の 1 つ．眼球・頭・体幹などが一方向に偏倚し，回転性の動きを引き起こす発作で，てんかん焦点のある方向へ回転する向同側発作と，反対側に向かう向反発作がある．その際，巻き込まれる筋群によって，次のようなものに分けられる．①眼偏位発作：眼球のみの強直性共同偏位で，あたかも横目で見るようにゆっくりと一側へ極端に偏位する．②眼クローヌス発作：眼球がクローヌス性に一側に偏位し，律動性・衝動性の動きがみられる．③意識性偏向発作：眼球・頭部の共同偏位で，しばしば肩越しに後方を見るような姿勢をとり，ときには体幹の捻転を伴うことがある．回転運動に気づき，その運動から身を守ろうとする動作がみられることから，この名がある．④偏向発作：眼球ならびに頭部の共同運動に加えて，同側の手を回外挙上し，あたかもその手を見るような格好をする．⑤旋回発作：頭部・体幹の全体の旋回運動のため，ときには 1-2 回転し，身体全体が回転することもある．これらの発作は，てんかん原性変化（焦点）が前頭葉にあって起こることが多い．特に，強直性の眼球偏位は前頭葉の偏向領野あるいは後頭葉に，眼クローヌス偏位は後頭葉あるいは頭頂後頭領域にてんかん原性変化がある．[1529]

外転免荷装具 abduction boots ［**外転荷重装具，外転保持装具，外転靴**］ 先天性股関節脱臼やペルテス Perthes 病に用いられる下肢用装具．股関節を屈曲，外転位，外旋の良肢位に保持させる目的で装着し整復を図る．ほかに術後の体位保持，股関節内転筋切離後の固定，下肢矯正手術後にも用いられる．[1277] ⇨参リーメンビューゲル〔法〕→2916

回転モーメント rotating moment⇨同トルク→2168

回転陽極 X 線管 rotary anode X-ray tube X 線管は，高速に加速された電子をターゲットに衝突させ X 線を発生させるが，加速に要したエネルギーのわずか 2% 程度が X 線に変換されるだけで，およそ 98% は熱になるため，ターゲットは極度に加熱されて融解したりする．この欠点を取り除くため，陽極（ターゲットも含めて）を回転させ，陰極を固定しておくよう設計されたもの．高速電子は常にターゲットの異なる部分に衝突するので，熱は全体に分散され，ターゲットの疲弊を防ぐことができる．また焦点を小さくすることができるので，鮮鋭な X 線写真を得ることができる．現在では大部分がこれを使用している．[264]

解糖 glycolysis 生体内に存在する糖質を利用してエネルギーを産生する仕組み．ブドウ糖を用いて ATP などを産生し，生体のエネルギー源として利用する．経路にはブドウ糖よりピルビン酸に至る好気的解糖と，乳酸などを産生する嫌気的解糖がある．[418]

外套(とう) pallium 大脳皮質とその下層の大脳髄質（白質）の総称．しばしば大脳皮質と同義に使われている．古（旧）外套 paleopallium〔古（旧）皮質〕には嗅球，梨状葉皮質，扁桃体などが，原外套 archipallium（原皮質）には海馬体，歯状回などが含まれる．古い外套の外側には中間皮質（帯状回，海馬傍回，鉤），新皮質が広がる．発生過程で一度は 6 層構造を形成する皮質を等皮質 isocortex といい（新皮質が相当），そのうち，典型的な 6 層構造をそのまま保持している皮質部位を同型等皮質 homotypical cortex（主に皮質連合野），二次的に 6 層構造が変化した皮質部位を異型等皮質 heterotypical cortex（主に感覚野，運動野など）と呼ぶ．また，発生過程で一度も 6 層を形成せず，層の少ない皮質部位を不等皮質 allocortex という（古皮質，原皮質が相当）．[1043] ⇨参大脳皮質→1896

開頭器⇨同穿頭器→1788

解糖系⇨同エムデン・マイヤーホフ経路→367

外頭血腫 extracranial hematoma 頭蓋外面の帽状腱膜下あるいは骨膜下の毛細管断裂による出血で血塊を形成した状態．隣接の両骨間の縫合をこえることはない．皮膚の変色，波動はなく全身状態は良好．数週間で自然に吸収される．治療は，血腫の増大を阻止する目的で冷湿布による圧迫を行う．[485]

開頭減圧術⇨同減圧開頭術→936

外套(とう)**硬化** mantle sclerosis 脳溝の深部皮質が傷害を受けてグリオーシス（外傷や病変により神経膠細胞が増殖すること）を伴う菲薄化した脳回となり，結節状皮質萎縮をきたした状態．通常，周産期の虚血性変化，低酸素症が原因となる．そのため脳動脈の支配領域の境界部に起こりやすく，脳表の皮質は保たれる．限局性にみられることも広範にみられることもある．[59]

解糖酵素 glycolytic enzyme 解糖に関与する酵素の総称．ヘキソキナーゼ，グルコキナーゼ，ホスホフルクトキナーゼ，ピルビン酸キナーゼなど．[407]

外套(とう)細胞　satellite cell⇨同衛星細胞→346

開頭術

craniotomy　頭蓋骨を手術により開く術式．**頭蓋内圧降下，出血抑制，腫瘍除去**等を目的に行われる．頭部全体の剃髪，あるいは皮膚切開部のみの部分剃髪を行い清潔にする．頭髪の生えぎわに沿って半月状に皮膚を切開し，いくつかのバーホールをあけ(穿頭)，その間を切断し骨片を除去する．髄膜を切開し，脳を露出する．骨片は手術後にもとに返すか，脳浮腫による圧の上昇を防ぐために，しばらくの間はずしたままにしておく．術後，出血および浮腫の危険性を避けるため，ベッドの頭部を15度挙上しておく．[35]

●開頭術のための局所解剖

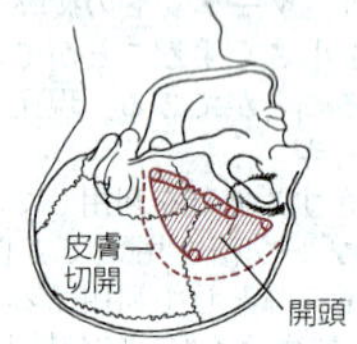

①前頭側頭開頭のための皮膚切開

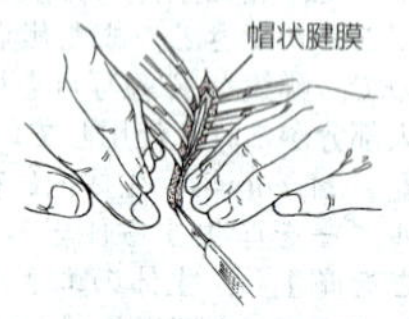

②皮膚切開　鉗子は帽状腱膜をとらえ，止血および縫合時の指標になる

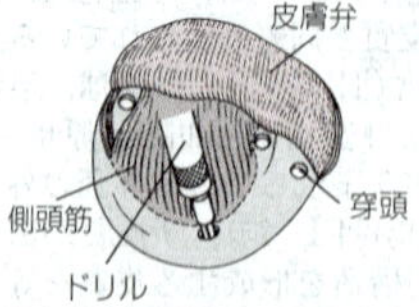

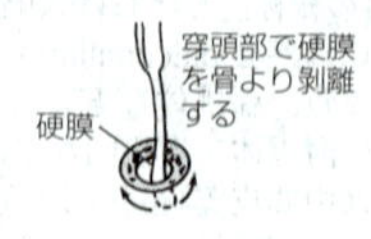

③皮膚弁を翻転し，穿頭を行う

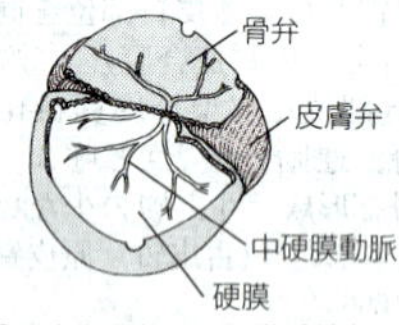

④骨弁を翻転し，硬膜が露出される

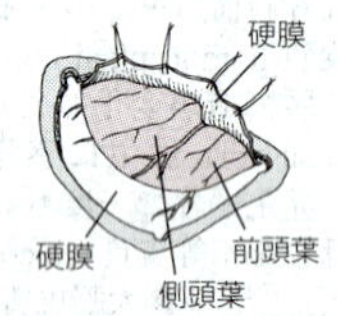

⑤硬膜を切開し，脳表が露出される

遠藤俊郎(山浦晶ほか編)：標準脳神経外科学 第11版，p.11，図5，医学書院，2008

開頭術の看護ケア

【術前ケアの考え方】 開頭術に際しては，患者は自分の存在の基盤である「記憶したり，ものを考える部分」が崩壊するのではないかという，漠然とした不安と苦悩をもつことが多い．そのため手術は必要であるという認識はもっているものの，自分の人生の根本原理が揺らぐかもしれない不安をいだき葛藤状態にある．看護者はこのような不安を十分に理解することが重要である．

【術前ケアのポイント】 ①患者が示すもろもろの不安を緩和することと，②患者自身が術後に向けての心身の準備をすることの2点が重要なポイントである．①についての具体的内容は，1)自分の命を預ける人(医師，看護師)と環境(手術室)についての未知への不安，2)術後の脱落症状(現在自覚するもの，あるいは術後出現するかもしれない障害や，意識障害)についての不安，3)術後の苦痛をどう乗りきれるかについての不安，に大別される．こうした不安に対処するには，第1に「開頭術を受ける」ということをどのように理解，認識しているかを把握しながら，心配ごとを吐き出せる環境を設ける．いつでも，何回でもじっくり話に耳を傾ける．また手術室では担当看護者との信頼関係をつくる．第2に手術終了までをイメージできるよう説明をしながら，患者がかかえている漠然とした不安を緩和する．医師から説明を受けた範囲内での脱落症状について一緒に考える．②についての内容は，術後の異常発見や苦痛に対する緩和のための準備である．これは可能なかぎり患者本人が理解し，ときには自分自身が術後，努力をしなければならないことでもある．術前訓練は，患者自身が手術に向かって行動を起こしているという実感につながり，不安感の軽減にもなる．肺合併症予防のための口腔の清潔法，腹式呼吸の勧め(リラクセーションによるストレス緩和効果も高い．器具を用いた努力呼吸法は脳圧を高めるため禁忌)，ドレーンを下にした好みの体位変換の工夫，床上排泄練習(留置カテーテルは好ましくない)などがある．処置として頭髪剃毛(ボディイメージの変化に悩むことへの配慮が必要)，術前栄養の意義と必要量，そして医師や看護師の行う特殊な観察への協力依頼などがある．

【術後ケアの考え方】 手術終了と同時に，いだきつづけてきた不安は一応解消する．しかし脱落症状によっては深刻な苦悩が始まり，患者，家族の社会的不安の始まりともなりうる．患者の努力の方向性を，回復へ向けて進めるよう常に意欲の動機づけを行いながら展開する．最も重要なのは，ケアに対し患者の意思を尊重し，患者(ときには家族)の意思決定にそった看護計画が必要となることである．

【術後ケアのポイント】 術後24時間の特徴は，生命反応のくずれ(麻酔による影響と後出血)に対する異常の早期発見および患者の孤独や不安への対応である．脳サインの観察は，血圧の上昇傾向，脈拍の徐脈傾向，瞳孔不同・反射の消失(一側テント上異常)，呼吸数の減少，体温上昇傾向，意識不穏(傾眠傾向)，四肢半側麻痺傾向などを1-2時間ごとに定期的に観察する．48-72時間は脳浮腫による頭蓋内圧亢進のサインを上記同様に4時間間隔程度に行う．全身観察として水分の摂取と排泄をやや脱水傾向に保ち，脳浮腫の予防をする．合併症を起こさず，苦痛を最小限に保つために，術前に説明したことを促しながら実施し，同時に身のまわりの援助が展開される．麻痺などのリハビリテーション看護はこの急性期から取り組む．術後ケア上の留意点としては，患者に接触していることが多く，時間がかかるので決して無言で行わない．結果を簡潔に患者(あるいは家族)に説明し，患者や家族が安心できるよう配慮する．入院期間を通じて，看護者のやさしさや励ましの言葉をいちばん欲しているのは，この孤独で不安な急性期の時期である．[1388] ⇨参開頭術→448

外套(とう)針　trocar　[套(とう)管針，**トロカール**]　套管とマンドリン針からなる穿刺針の一種で，トロカールとも呼ばれる．腹腔や胸腔内の排膿，胸腹水の排除，ドレーンの挿入などに用いる．最近では，套管そのものが留置カテーテルとして使用できるディスポーザブルの製品が多く出ている．また胸腔や腹腔鏡用には，

特別のトロカールが使われている.[367]

解凍赤血球 frozen-thawed red blood cell 血液の赤血球成分を凍結した冷凍保存血を解凍し，解凍の際の溶血を防止する目的で添加された凍害防止剤(グリセリン)を洗浄除去し，生理食塩液に浮遊させた深赤色の液剤．解凍赤血球濃厚液と解凍赤血球浮遊液があり，特殊な血液型の健康な保存血を必要時解凍して用いる．長期保存を要する自己赤血球の場合も凍結，解凍して用いる.[860]

解読 decoding，reading メッセンジャー RNA (mRNA)は遺伝子 DNA がもつ情報を細胞質にあるタンパク質合成装置に伝達する RNA である．mRNA がもつ遺伝暗号をトランスファー RNA(tRNA)上にあるアンチコドン(3つに連なる塩基)が読み取り，翻訳が行われるが，この過程のことをいう.[305]

外毒素 exotoxin ［エクソトキシン，菌体外毒素，細菌外毒素］ 主に細菌によって産生され，細胞外に分泌される毒性物質．主にタンパク毒素で多くは易熱性であり，特異的な作用を示す．ホルマリンで毒性は失われるが免疫原性を保つトキソイドとなる．トキソイドワクチンによって産生された抗毒素(抗体)により中和される．外毒素の種類は非常に多いが，代表的なものとして，ジフテリア毒素，破傷風毒素，コレラ毒素，ボツリヌス毒素などがある．細胞毒・神経毒・代謝障害・心臓毒など毒素によってさまざま．一方，細菌細胞を構成するリポ多糖は免疫系に作用して毒作用をもつが，これを内毒素 endotoxin と呼ぶ.[324]

ガイドワイヤー guide wire 血管造影やインターベンショナル・ラジオロジー interventional radiology (IVR)などで，カテーテルを目的の部位に導き，留置や固定をたすけるよう考案されたワイヤー．目的に応じて，太さ，形状，材質などの改良や開発が行われている．(図参照⇒セルディンガー法→1744)[264]

ガイトンの血圧調節理論 Guyton theory for blood pressure regulation 高血圧の発症に自動調節という考えを取り入れたもので，高血圧の発症にはまず心拍出量の増大があるという理論．血圧の上昇には心拍出量か末梢血管抵抗のいずれかが増加する必要があるが，通常は高血圧では末梢血管抵抗の増大を伴うのみで心拍出量は正常である．高血圧の発症初期には心拍出量の増大があり，心拍出量の増大は組織血流量を増加させるが，血流量を適切なレベルに保持するように作用する自動調節能によって血管は収縮して末梢血管抵抗を高めるように働く一方，心拍出量は正常化するので末梢血管抵抗の増加を伴った高血圧が発症するという理論である．ガイトン Arthur C. Guyton はアメリカの生理学者(1919-2003).[1366]

回内 pronation 特に前腕と足部においての回旋運動をいう．前腕では上肢を体幹に沿って垂直にしている状態では，手掌を後面に向けるように回転する運動，上腕を体側につけた位置で肘を 90 度屈曲している状態では，中間位 neutral position から手掌を下に向ける運動をいう．正常の可動域は中間位から最大回内位まで 90 度である．また，足部では，足底の内側縁を動かさずに外側縁のみを挙上する場合，つまり足底を外方に向けるような運動(外返し)を回内ということもある.[1280] ⇒参回外→427，関節可動域→621

回内筋症候群 pronator syndrome 正中神経が円回内筋間で圧迫ないし絞扼されて生じる神経障害で，長母指屈筋と示指深指屈筋の麻痺のために，母指指節間(IP)関節と示指の遠位指節間(DIP)関節の屈曲が不能で，これらの指先をつけて○(マル)をつくることができない．治療は，保存療法(前腕の安静)を行い，効果がみられない場合は神経剝離術を行う.[89]

回内筋徴候 pronator sign ［ウィルソン徴候］ 上肢を頭上まで挙上したときに，前腕を回内する動きがみられる現象．シデナム Sydenham 舞踏病でよくみられ，以前はウィルソンの回内筋徴候 pronator sign of Wilson として記載されていたが，近年ではあまり活用されないようである.[441] ⇒参舞踏病→2565

回内足 pronated foot 〔L〕pes pronatus 足関節が内側に過度に傾いた状態(回内位)．体重を支えたり歩行の際，わずかに回内するのは自然であるが，過度になりすぎると回内足としての障害が出始める．脚部後側の筋肉の緊張，足関節や膝の痛み，アキレス Achilles 腱の緊張，さらに足全体の慢性的な痛みや疲労などのために，足部に慢性的な疼痛を引き起こす.[89]

外軟骨腫 ecchondroma ［骨膜性軟骨腫］ 表在性で骨皮質外側の骨膜性結合織に由来する，比較的まれな良性軟骨性腫瘍．広い年齢層に発生するが，20 歳代以下が半数を占め，指・中手骨が好発部位．治療は，腫瘍内切除を行い，その後骨移植を行うと完治することが多い.[89]

介入研究 intervention study ［インターベンション研究］ 分析疫学の研究方法の1つ．目的とする疾病の発生と関連性のあることが確認された要因を人為的に負荷するかあるいは除外することにより，問題とする疾病発症の頻度が高まるかなくなるかを実験的に調べる方法．このような方法は動物においては容易に実施可能であるが，人間を対象とする介入研究は，臨床試験 clinical trial と呼ばれ，倫理的問題が生じる．そのため原因仮説を検証して，直接その集団の疾病予防に役立てる必要がある．キノホルム剤販売停止措置によりスモン SMON 患者の発症が激減し，スモンの原因がキノホルムであることが検証されたのがその例．また一般に治療薬の効果の判定や予防接種ワクチンの有効性の判定は無作為比較対照試験 randomized controlled trial (RCT)として行われる．この場合，二重盲検法の無作為割りつけにより介入群と対照群に分けられるので，インフォームド・コンセントを必ず得る必要があり，特に細心の注意を要する.[1152] ⇒参実験疫学→1310

介入疾患 intercurrent disease 患者がある疾患にかかっている期間中に他の疾患が発病し，その進行が原疾患の経過に影響し，増悪したり改善したりする場合，あとから発病した疾患をいう．例えばアトピー性皮膚炎患者が条虫症にかかり，アトピー性皮膚炎が改善した場合，条虫症が介入疾患となる.[1152]

外尿道括約筋⇒同尿道括約筋→2254

外尿道口 external urethral meatus，external urethral orifice 膀胱から尿道へ移行する部位を内尿道口，尿道が外部に開口する部位を外尿道口という．男性では陰茎亀頭に開口し，女性では会陰の腟前庭で，陰核の後ろ，腟口の前に位置する．尿道の長さは男性約 15-20 cm，女性約 3-4 cm．また，排尿を意識的に調節す

か

る尿道括約筋は男性では尿道隔膜部で括約筋として働くが，女性では線維が少なく働きが弱い．このため，咳・くしゃみなどで腹圧が加わると尿を漏らすことがある（腹圧性尿失禁）．[1044] ⇨参尿道括約筋→2254，尿道→2253

外尿道口狭窄 meatal stenosis（stricture） 外尿道口が尿道より狭い状態で，尿線が細く尿が力強く遠くまで飛ぶ．先天性のものと後天性のものがあるが，先天性外尿道口狭窄は非常にまれ．通常は外尿道口の腹側が薄い膜で閉ざされている．尿道下裂に合併する外尿道口狭窄では針穴のように尿線が細いケースが見受けられる．感染症を合併したり，上部尿路まで影響を及ぼすことがある．後天性外尿道口狭窄は，外尿道口近傍の亀頭包皮炎や外尿道口炎などの炎症や外傷後に生じる．また，尿道にカテーテルを留置した場合や，経尿道的内視鏡操作後に認められることもある．治療は外尿道口切開術を施行するが，場合により外尿道口形成術が必要となることもある．[1244]

外尿道口形成術 meatoplasty，external urethroplasty 尿道下裂の手術は索切除術と尿道形成術と外尿道口形成術からなる．外尿道口を亀頭先端に形成するために種々の方法が考案されている．Mathieu 法，MAGPI 法，Barcat 法，Onlay Island Flap 法のように亀頭形成術を伴う方法と，Asopa 法，Transverse Preputial Island Flap 法のように包皮で形成した新尿道を亀頭にトンネルを形成して亀頭先端に誘導固定する方法がある．[1244]

外尿道口切開術⇨同尿道口切開術→2254

外妊⇨同異所性妊娠→241

カイニン酸タイプ受容体 kinic acid（KA）receptor，kainate receptor グルタミン酸受容体の一種．グルタミン酸受容体の中には，イオンチャネル型とGタンパク質と共役する代謝型があり，イオンチャネル型受容体はさらにNMDA（*N*-メチル-D-アスパラギン酸）受容体と非NMDA受容体に分かれる．カイニン酸タイプ受容体はAMPA受容体とともに非NMDA受容体に分類される．非NMDA受容体はNa^+，K^+を透過させる．海人草（かいにんそう）の藻から抽出されるカイニン酸に強い親和性をもち，興奮性シナプス伝達を担っている．[1335] ⇨参グルタミン酸受容体チャネル→836，NMDA→87

概念 concept ある現象に対して，心の中で生じ保たれている具体的もしくは抽象的な考え．概念は理論を構成する基本的な素材となり，組み合わせて理論が構築される．[446] ⇨参概念モデル→450，看護概念モデル→590

概念中枢⇨参連合野→2984

概念モデル concept（conceptual）model ある現象に対して心の中で生じ保たれている抽象的もしくは具体的な考え，すなわち概念を特定し，それら概念を組み合わせて一定の枠組みを示し表したもの．概念モデルを構成する要素は，いくつかの概念 concept，すなわち抽象的もしくは一般的な考えと，それら概念の互いの関係を明確に示す命題（仮説）からなる．概念モデルは概念枠組み conceptual framework とほぼ同義的に用いられ，理論の基礎をなす構成要素となる．[446] ⇨参モデル→2826

概念枠組み conceptual framework 研究対象とする現象の全貌を，研究者がどのようにとらえるのかについて，そのなかに含まれる変数（構成概念）と，その変数間の関係性を明らかにしたもの．作成された概念枠組みは，対象をとらえる研究者の立場を明示するものであり，研究の視点を明確にするための作業としてきわめて重要．言語モデルの一種で，看護学を位置づけるために，多くの概念枠組みが提示されている．代表的なものにロジャーズ Martha Rogers のユニタリー・パーソン・モデル，ロイ Callista Roy の適応モデル，オレム Dorothea Orem のセルフケア・モデルなどがあげられる．[446] ⇨参モデル→2826，理論→2947

海馬 hippocampus；HIPP ［アンモン角］ 海馬体ともいい，歯状回，アンモン角，海馬台（海馬支脚）の3部を含む大脳皮質の領域．外側に海馬傍回が位置する．海馬体は大脳辺縁系の重要な要素で，原始皮質として発生し，新皮質の発達により脳底部（側頭葉の内側）に押しやられ，アンモン角は巻き込まれて，側脳室下角に膨隆して海馬足を形成する．アンモン角の前頭断面をタツノオトシゴ sea horse に見立てて海馬と呼ぶ．新皮質（6層）に対し，海馬皮質（アンモン角）は比較的単純な3層構造（不等皮質）で，大型ニューロン（錐体細胞）の構築状態から4領域に区別される（CA 1～CA 4）．海馬からの主要な出力線維は錐体細胞からの軸索で，脳弓となって背側方向に孤を描きながら視床下部の乳頭体に向かう．一方，海馬への入力線維は大脳皮質の視覚，聴覚，嗅覚，体性感覚など全ての感覚性連合野や扁桃体などに由来する．このため，諸種の統合された特定の感覚情報と多種感覚性の情報が大脳皮質から伝達される．海馬体の機能に関しては，いまだ断片的ではあるが，大脳皮質連合野との相互的な神経連絡関係から，学習・記憶の機構に深く結びついていると考えられる．エピソード記憶，意味記憶などの陳述記憶や空間認知の記憶にかかわること，また，海馬を含む側頭葉内側部が障害されると，これらの機能が損なわれることが報告されている．[1044] ⇨参脳弓→2295，乳頭体→2236，扁桃体→2651

●海馬とその周辺（左）

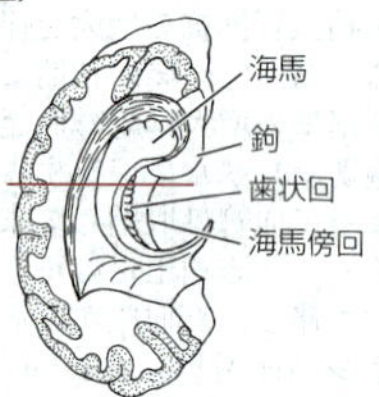

側脳室を開放し，上方から見る．図の上側が前方，右側が内側を示す．

安井幸彦（奈良勲ほか監，野村巖編）：標準理学療法学・作業療法学 専門基礎分野 解剖学 第2版，p.326，図42，医学書院，2004

海馬θ波⇨同海馬覚醒波→451

開排 abduction in flexion 〔D〕Spreizung 股関節90度屈曲位での外転．新生児や乳児での開排制限をみる．先天性股関節脱臼の際に，開排制限が認められることが多い．[89]

開排器 plaster spreader，plaster cast breaker ギプスを除去する際に，ギプスカッターでカットした切り口を広げるために用いる鉗子．三弁形片手操作式，二弁形両手開大式などがある．[265]

開排制限　limitation of abduction in flexion　仰臥位で股関節 90 度屈曲位から外転していく動きを開排といい，通常，大腿外側は床面にほぼ接地するが，開きが不十分な場合を開排制限という．乳児期の股関節脱臼例では程度の差はあっても例外なくこの開排が制限される．左右差を認める場合には診断上重要な所見となる．しかし，両側例では両側に開排制限を認めるが，左右差がない場合には異常を見落とされる可能性がある．また，まれに関節弛緩の高度な例や，外転により整復されるような例では開排制限がみられないことがあるので注意を要する．開排制限は股関節脱臼に特有な所見ではなく，股関節の亜脱臼，臼蓋形成不全，内転筋拘縮などでもみられる．[1393]　⇨参先天性股関節脱臼→1781

外胚葉　ectoderm，ectoblast　ヒトの初期胚は 3 週間で外胚葉・中胚葉・内胚葉と 3 層に分化する．次いで外胚葉の頭側から尾側に向けて正中が線状に隆起した後，一転して陥凹して溝になり，溝の両側のひだが互いに癒着すると溝は胚内に埋もれて神経管になる．このように外胚葉から皮膚と神経，すなわち表皮・付属器，口唇粘膜，唾液腺，歯エナメル質，肛門粘膜，外部感覚器，そして(外胚葉由来の神経管と神経堤を経て)神経系，頭蓋骨，顔面結合織，歯ゾウゲ(象牙)質が形成される．[179]　⇨参胚葉から発生する器官・組織→2355

外胚葉形成異常症　ectodermal dysplasia　外胚葉由来の皮膚，汗腺，感覚器，歯牙，爪などに発生する先天性形成異常．多くは男児のみが発症する伴性劣性遺伝だが，女児にみられる常染色体優性遺伝もある．発汗障害，頭髪や眉の無毛・疎毛，嗅覚・味覚障害，無歯・矮小歯などの歯牙形成不全，爪甲形成不全などを認める．発汗障害を伴う無(低)汗型では発汗による体温調節ができないため，高温環境下や運動後は発熱する．[158]　⇨参先天性無汗性外胚葉形成異常症→1787

海馬覚醒波　hippocampal arousal wave　［海馬シータ活動，海馬 θ 波］　グリーン John D. Green とアルドゥイーニ Arnald A. Arduini は 1954 年に家兎，ネコ，サルを使った動物実験において，覚醒時の(大脳)皮質脳波は低電位，速波であるのに比して，海馬脳波は律動的な 5-7 ヘルツ(Hz)のシータ θ 活動が連続してみられることを発見した．また，安静時や皮質脳波に紡錘波の現れる軽眠期においても，嗅覚・視覚・聴覚・触覚刺激を与えることによって，高振幅の速・徐波混合の海馬脳波が律動的なシータ活動に変ずる覚醒反応 arousal reaction を呈する．ジュベー Michel Jouvet らは 1959 年にはじめて，レム睡眠期 REM sleep においても規則的な海馬シータ活動がみられることをネコについて報告した．海馬は記憶機能と関係あることから，エディー William R. Adey らは 1960 年に，学習実験において，動物が学習過程をマスターすると海馬に非常に規則的なシータ活動が出現することを観察している．[1539]

灰白肝変期　gray hepatization　肺炎球菌性肺炎の経過において，充血期，肝変期，融解期がある．そのうちの肝変期の後期のこと．病変部の割面が蒼白，貧血状で，線維素の塊が肺胞腔から突出して顆粒状に見える．肺胞が線維素と白血球で充満している．このの ち肺胞内の菌が減少して融解期に移行し，治癒に向かう．[953]　⇨参肺炎→2327

灰白質　gray matter　脳や脊髄の断面で，肉眼的に灰白色に見える部分と白色に見える部分がある．灰白色に見える部分が灰白質と呼ばれ，神経細胞が密集している部分である．大脳や小脳では，表面から厚さ 1-3 cm の幅の層が灰白質の部分に相当し，それぞれ大脳皮質，小脳皮質と呼ばれている．また大脳半球深部にも灰白質が存在し，神経細胞が密集し，大脳基底核と呼ばれている．脊髄では脊髄中央に H 型の構造物としてみられる．[475]　⇨参白質→2360，脊髄神経→1718

灰白質異栄養症⇨同灰白質ジストロフィー→451

灰白質ジストロフィー　poliodystrophy，poliodystrophia　［灰白質異栄養症］　中枢神経系の灰白質が変性をきたす疾患．神経親和性のあるウイルス感染の一部でみられる．代表的疾患として脊髄前角が変性する小児麻痺がある．[1589]

灰白症候群⇨同グレイ症候群→839

灰白色硬化　gray induration⇨同石板色硬化→1725

灰白色便　whitish stool　［無胆汁便］　胆汁の腸管内排泄がないためにみられる灰白色で白陶器色を示す便のこと．正常の糞便は，胆汁中のビリルビンの還元体であるウロビリン体により黄褐色を呈するが，完全な閉塞性黄疸および肝細胞性黄疸の極期の便では，ほとんど灰白色を示す．脂肪の消化吸収が悪くなるので脂肪便を伴うことがある．[279]

灰白脳炎　polioencephalitis　［ポリオ脳炎］　ポリオウイルスによる脳炎で，大脳灰白質の炎症を認める．[1631]

灰白脳脊髄炎　polioencephalomyelitis　［ポリオ脳脊髄炎］　ポリオウイルスによる脳，脊髄灰白質の炎症．[1631]

外麦粒腫　external hordeolum，hordeolum externum，sty⇨同ものもらい→2828

海馬硬化　hippocampal sclerosis⇨同アンモン角硬化→211

海馬交連　hippocampal commissure　［脳弓交連］　海馬は大脳半球の内側面で，側頭葉の内部に位置し，側脳室下角の外側に面している．この海馬から起こって乳頭体(視床下部)に至る線維束は脳梁の下を弓状に走ることから脳弓という．この左右の脳弓脚をつなぐ線維(交連線維)によって構成される構造を海馬交連(脳弓交連)と呼ぶ．海馬は大脳辺縁系に含まれ，広い範囲にわたり複雑な線維連絡をもち，生存や生殖にかかわる自律神経機能や内分泌機能に関係し，また記憶にも関与しているといわれる．しかし，大脳辺縁系については明らかでない問題が多い．[1044]

海馬シータ活動⇨同海馬覚醒波→451

開発業務受託機関　contract research organization；CRO⇨同CRO→37

海馬ヘルニア　hippocampal herniation⇨同テント切痕ヘルニア→2088

海馬傍回　parahippocampal gyrus　［白皮質］　海馬裂と側副溝および嗅脳溝との間にある脳回．嗅内野，傍海馬台，前海馬台からなる．側頭葉の内側部に前後に長く広がり，前方は内側に曲がり鉤へと続く．前端内側部では海馬溝の上部が鉤状に屈曲した鉤が区別される．内側面は鉤状回と辺縁内回に分かれる．解剖学領域では「鉤」の字を用いる．前端部表面にはしばしば顆粒状の隆起がみられる．後方は舌状回，帯状回峡部へ続き，

後頭葉内側面に移行する.[1043]

貝原益軒　Kaibara Ekiken　江戸前期の儒学者，博物学者〔1630-1714(寛永7～正徳4)〕．名は篤信，字は子誠，益軒はその号．父の寛斎は筑前福岡藩の医官．福岡城内で生まれる．19歳より71歳で辞すまでのほとんどを福岡藩主黒田家に仕えた．はじめ儒を志し，次いで長崎で医を学び，さらに江戸，京都で儒を研鑽した．青年期には陽明学も学んだが，基本は朱子学においた．しかし晩年にはこれに疑問をいだき『大疑録』を著して古学に対する関心も示した．医学，本草学，農学，地理学にも造詣が深く，『養生訓』『大和本草』は今なお読まれている．医家の香月牛山は最も親密な友人の一人だった.[1399] ⇨参養生訓(ようじょうくん)⤻2870

外反　valgus　関節において，遠位部が近位部の中心軸に対して外方へ向いている状態．外反膝(X脚)，外反母趾などがよく知られている．逆に内方を向いている状態を内反 varus という.[112]

外反股(こ)　coxa valga　大腿骨頸部軸と骨幹軸のなす角度である大腿頸体角(成人の正常な頸体角は130度前後)が正常より増大した状態で，頸部および骨頭が垂直位に近づく．しばしば先天性股関節脱臼の経過中に現れ，亜脱臼位となる.[265]

外反膝　genu valgum，knock knee　膝部で大腿と下腿がなす角度〔膝外側角 femorotibial angle(FTA)〕が内側凸の屈曲変形をきたし角度が小さくなった状態をいう．両側性の場合はX脚となる．生理的には，小児の膝は外反位となり，5歳頃が最も顕著であるがしだいに減少し，14歳頃には成人レベルになる.[265]

外反肘(ちゅう)　cubitus valgus，cubitus valgus deformity　手掌を前方に向けた位置で，上腕骨長軸と尺骨長軸とのなす角度が，外方に偏した肢位をいう．多くは，小児期の上腕骨外顆骨折の偽関節や変形治癒に起因するが，先天性疾患によることもある．機能障害を認めないことが多いが，遅発性に尺骨神経麻痺を生じることがある.[265]

外反扁平足　pes planovalgus　踵部が下腿に対して外側に屈曲(外反)し，足の長軸アーチが低下する扁平変形．先天性と歩行開始後に変形を呈するものがある．前者の原因には子宮内での位置異常や子宮壁の圧迫が考えられ，後者は麻痺足・知能および運動発育遅延・各種系統疾患などによる靱帯の弛緩が原因であり，荷重時に外反扁平位をとる．治療は，どちらも装具療法を中心に行う．先天性の場合は，生下後2-3週で自然矯正されることが多く，生後1か月前後で変形残存がみられるときは，装具療法を選択する.[1102]

外反母趾　hallux valgus　〔母趾外反症〕　母趾が中足趾節関節で正常(約10度)以上，からだの正中線に対して第2足趾の方向へ変位している変形のことで，母趾が他足趾の上・下に重なる例もある．発生頻度は10：1で女性に多く，最も大きな外的要因は，ハイヒールなどの靴の問題があげられる．症状は，母趾中足趾節関節(MTP関節)部周囲の疼痛で，バニオン(炎症によって肥厚した滑液膜瘤)を同関節の内側に認める．保存的治療法には，先の細い靴をはかないこと，母趾内反体操の指導，装具などがある．これらの治療で効果のない場合，手術的治療が選択される.[1102]

外皮　integument⇨同皮膚⤻2467

外鼻⇨参鼻⤻2388

回避-回避型葛藤⇨同二重回避葛藤⤻2211

回避学習　avoidance leaning　不快あるいは有害な刺激，例えば電気ショックのような嫌悪刺激を，ある行動を行うことにより回避できるということを学習すること.[1230]

外鼻孔⇨同前鼻孔⤻1792

回避行動　avoidance behavior　〔嫌悪行動〕　生体が不快なまたは苦痛な嫌悪刺激を避けるために行動すること.[1386] ⇨参コーピング⤻1074

外皮腫⇨同血管外皮腫⤻898

回避条件づけ　avoidance conditioning　〔嫌悪条件づけ〕　生体が不快なまたは苦痛な嫌悪刺激を避けるために，適当な予知反応を学習し，再度このような刺激から身を守るための方法を習得すること．例えば，行き来できる2つの小部屋の1つにネズミを入れ，ランプをつける．ランプがついてから5秒以内に別の小部屋に移れば電気ショックは与えられないが，移らなければ電気ショックを与えることを繰り返す．ネズミは電気ショックという不快で苦痛な嫌悪刺激を避けるために，ランプがつくと別の小部屋に移動することを学習し，最後は確実に電気ショックを回避するようになる．このように，不快で苦痛な刺激を回避するためにとる条件づけを指す.[1386]

外鼻錐体　nasal pyramid　ほぼ三角錐状に顔面に突出する外鼻のことで，骨と軟骨とを枠とし形成されている.[736]

開鼻声　rhinolalia aperta，open nasal speech　〔開放性鼻音症〕　発声時に上咽頭と中咽頭を遮断する機能が失われると，鼻腔を流れる音声気流が異常に多く鼻に抜け，過度の鼻腔共鳴を生じ母音が鼻にかかる．母音の鼻音化と，有声子音の鼻音化が起こるが，母音はu，iが鼻音化されやすく，b，dはm，nに，gはnに聞こえる．開鼻声は器質的なものと機能的なものに大別される．器質的なものは鼻咽腔閉鎖不全によるものが主で，口蓋裂などの口蓋の先天異常，軟口蓋や粘膜下口蓋裂でもみられることがある．その他，硬口蓋の炎症，後天性の腫瘍などによる穿孔，外傷や腫瘍摘出後の中枢あるいは末梢性の軟口蓋麻痺などが原因となる．機能的なものは精神発達遅滞や高度難聴者にある習慣性鼻声，ヒステリー，アデノイド切除術後でも起こりうる.[887]

回避性パーソナリティ障害　avoidant personality disorder　対人関係をもちたいという気持ちは強いが，他者からの否定的な評価，批判，否認，拒絶されることに対して恐怖心をいだくために，対人関係を避けたり，社会生活を回避する．また，恥をかかされることやばかにされることに敏感で，親密な関係においても遠慮することが特徴．基盤にあるものは，低い自尊心と自己評価，否定的自己像がある．アメリカ精神医学会による『精神疾患の診断・統計マニュアル(DSM-Ⅳ-TR)』では以下の7つの診断基準のうち4つ以上を満たすことが条件となっている．①批判をおそれて重要な対人接触のある職業的活動を避ける．②好かれていると確信できなければ，人とかかわりをもちたいと思わない．③恥をかかされることをおそれて，親密な関係の中でも遠慮を示す．④社会的な状況では，批判や拒絶されることに心がとらわれている．⑤不全感のため，新しい対人関係状況で制止が起こる．⑥自信がなく劣等感をいだいている．⑦新しい活動にとりかかることに，異常なほど引っ込み思案である．[1386]

外被膜⇨[同]エンベロープ→386

外表奇形 external malformation ［**体表奇形**］ 先天的に発生した外見で認められる奇形．外見で認められないものは内部奇形または内臓奇形と呼んで区別する．発生頻度は報告により差があるが約4-10%といわれている．原因は遺伝性，染色体異常，胎内感染症，催奇物質によるものなどだが不明なものも少なくない．形態発生の異常から変形，破壊，シークエンス，連合などに分類される．特に胎芽期(受精後2-7週)は外因に対する感受性が高いため奇形が発生しやすく，臨界期または感受期と呼ばれている．多臓器の異常があり，それらが一定のパターンを示し，特異な顔貌を呈するものを奇形症候群という．[1631]

外表吸収⇨[同]外部吸収→453

外部委託 out-sourcing 企業や行政の組織部門業務の運営・管理の一部またはすべてを，その業務に専門的ノウハウをもつ外部の企業組織などに委託すること．例えば，清掃業務は患者療養環境の整備の視点から看護業務の一部とされ，看護専門職者が分担していたが，看護業務が高度に機能的に発展する中で，仕様を明確にして外部企業へ委託する病院も多くなっている．外部委託によって組織はメイン部門の業務に専念でき，それ以外の部門での職員雇用や人材育成にわずらわされることなく，効率的な業務遂行が可能となる．外部委託にあたって留意すべき点として，診療などに著しい影響を与える業務(検体検査，滅菌消毒，清掃など8項目が「医療法施行令」に明記されている)を委託する場合は，厚生労働省が定める一定基準を満たす者を選定する必要がある．[1361] ⇨[参]アウトソーシング→134

快不快原則 pleasure-unpleasure principle⇨[同]快感原則→428

外部環境 external environment 〔F〕milieu extérieur ［**外環境**］ 生命現象の単位である細胞を取り巻く環境のなかで，皮膚などで境される個体内部と外部(大気，海水)のうち，大気や海水など外部の環境の諸性質を外部環境という．一方，個体内部で細胞と直接接触する組織間液などの諸性質を内部環境と呼ぶ．[1335] ⇨[参]内部環境→2189

外部寄生体 ectoparasite, ectozoon⇨[同]外部寄生虫→453

外部寄生虫 ectoparasite, ectozoon ［**外部寄生体**］ 宿主の体表に寄生して繁殖，発育する動物．ノミ，シラミなどがある．[288]

外部吸収 external absorption ［**外表吸収，皮膚粘膜吸収，消化管外吸収**］ 外部から消化管を介さずに物質を吸収すること．吸収される物質には毒物，食物などがあり，皮膚ないし粘膜を通して吸収される．[543]

回復 recovery 疾病状態からもとの健康状態を取り戻すこと．[543]

回復期 convalescence, convalescent phase 疾病の経緯のなかで，疾病が鎮静して完全な健康状態に戻る時期．[543]

開腹器⇨[同]開腹鉤→453

回復記憶 recovered memory⇨[同]偽記憶→676

回復期保菌者⇨[参]キャリア→713

回復期リハビリテーション convalescent rehabilitation 生命の危機状態を脱して回復期にある患者を対象に，回復期病棟や専門施設で実施するリハビリテーションをいう．患者は，病状の不安定さは残るが，心身の活動耐性が増す時期にあり，多職種協働によるADL(日常生活動作)やQOLの改善に向けた積極的なリハビリテーション・プログラムが実施される．患者の主な課題は，生活を再構築し，安全に安心して退院できるようにさまざまな調整を行うことである．2000(平成12)年4月から診療報酬に「回復期リハビリテーション病棟入院料」が設けられ，ある一定基準を満たしていれば特定入院料が加算されることになった．基準では，回復期リハビリテーション病棟を，急性期治療と家庭復帰の中間に位置づけ，ADLの能力向上による寝たきりの防止と家庭復帰を目的としたリハビリテーションプログラムを医師，看護師，理学療法士，作業療法士などが共同で作成し，これに基づくリハビリテーションを計画的，総合的に行える病棟と規定している．[120] ⇨[参]急性期リハビリテーション→726，維持期リハビリテーション→229

回復期リハビリテーション病棟 脳血管障害や骨折，外科手術や肺炎などによって生じた廃用症候群では，病状が安定し始めた発症または手術から1-2か月後の状態を回復期といい，急性期を含めこの時期に集中的なリハビリテーションを行うことが家庭生活復帰や社会復帰の促進に効果的であり，必要であるといわれている．機能の回復や日常生活動作の向上を図り，社会や家庭への復帰を目的とした患者のリハビリテーションプログラムに沿って，医師，看護師，理学療法士，作業療法士，言語聴覚士，ソーシャルワーカー，薬剤師，管理栄養士が共同で集中的なリハビリテーションを行うための病棟．[683] ⇨[参]リハビリテーション専門病院→2930

開腹鉤 abdominal retractor ［**開腹器**］ 開腹時に術野をよりよく確保するために，術野の妨げになる創縁を引っぱる鉤．通常は肝臓鉤やL字鉤のように，術者や助手が手に持って操作する道具を示す．創縁に固定したり，手術台に固定して創を広げた状態に保つものは開創器と称する．[323]

回復室 recovery room；RR ［**麻酔回復室，リカバリー室，RR**］ 全身麻酔の終了後，一般病室に戻れる程度に意識が回復し，呼吸状態，血圧，脈拍が安定するまで患者を観察する部屋．通常は手術室に隣接して設置され，吸引装置，酸素ガスを備え，麻酔医と専門の看護師に管理される．回復過程に起こりうる合併症に直ちに対処できるとともに，手術室で無理に覚醒させる必要がないので余裕のある麻酔ができ，手術室の回転も効率よく行える．[323]

外腹斜筋 abdominal external oblique muscle⇨[参]腹斜筋→2536

開腹術 laparotomy, celiotomy 腹部の外科手術のために腹壁を切開して腹腔に達すること．病変の位置と大きさや術後の合併症を考慮しつつ，良好な操作性を得るように切開法を選択する．正中切開が一般的で，他に傍正中切開，傍腹直筋切開，肋骨弓下切開，腹直切開などがある．合併症としては，腸管癒着によるイレ

ウス，腹壁瘢痕ヘルニアなどがあげられる.[1272]

回復性虚血性神経脱落症候⇨同可逆性虚血性神経症候→472

回復体位　recovery position ［昏睡位］ 明らかな外傷がない患者で，意識はないが自発呼吸をしているとき使用される側臥位のこと．回復体位にすることで，舌，分泌物，吐物で気道が閉塞するのを予防する．患者の身体の下側になる腕を外転屈曲にし，身体の上側になる手を顔の下に置き，頸椎の過屈曲を避ける．身体の上側になる膝と股関節を，側臥位が安定するよう床上で調節する．回復体位にしたあとも呼吸状態を観察することが必須である.[1616] ⇨参半腹臥位→2419

回復熱　recovery heat　筋が収縮したあと数分間持続する熱産生．収縮に利用されたエネルギー源(ATP)をもとに戻すための化学反応(代謝熱)による.[97] ⇨参初期熱→1469

か

外部照射法　external irradiation ［外照射法，外部放射線治療］ 放射線治療において，種々の医療用加速装置からのX線，電子線あるいはコバルト遠隔治療装置からのγ線などを患者の体外から経皮的に病巣に照射する方法．治療装置および治療技術の開発，改良により，目的部位を比較的容易に正確に限局して照射できる定位放射線照射の実用化が図られている.[1144]

外部性　externality　主流派経済学である新古典派経済学の概念の1つで，特定の個人や組織の行動が，市場メカニズムによる私的財の売買を通じることなく，他の個人や組織の行動にプラスまたはマイナスの影響を与えることを意味している．外部性には，他に正の影響を与える外部経済と，負の影響を与える外部不経済があり，特に後者については，社会的費用が私的費用を上回ることから厚生損失が生じており，市場の失敗といわれる(例：公害や伝染病の発生など).[1177]

外部精度管理調査⇨同外部精度評価→454

外部精度評価　external quality assessment；EQA ［外部精度管理調査］ 施設間の検査データのばらつきを調べる調査のことで，血清などの生体試料を安定化し多数の医療機関の検査データ結果を調査することにより，施設間のばらつきを調べる．生体成分の測定には，各医療機関で異なる測定原理の試薬や測定機器が利用される．そのため患者が同一の病院で治療を受けている場合には診療上は大きな問題とはならないが，患者が複数の医療機関を受診した場合に問題となる．最近では，検査データの施設間の収束性を評価する場合，多くの施設で利用された方法の測定値が中心の値となるため，それ以外の正確な測定法を用いている施設のデータは悪い評価を受ける危険性がある．このため検査室では精度管理保証 external quality assuarance の概念を導入して，各測定法について国際及び国内の標準法を設定し，調査試料にその評定値をつけデータの正確さを保証しようとする考えである．各病院の検査データが一定の正確度で保証されるなら，検査データの病院間での利用や各種診断基準や治療判断基準が統一され，診療の信頼性が向上する.[263] ⇨参かたより(偏り)→523，施設間変動→1294

外部妥当性　external validity ［外的妥当性］ キャンベル Donald T. Campbell (1916-96) によって提唱された概念．内部妥当性と同様に，実験研究において問題とされる妥当性．ある実験で得られた結果が，別の被験者集団においても類似した結果が得られるか否かに関する概念で，結果の一般化の可能性が問題とされる．例えば，健常者を被験者として実験研究を行い，疾患をかかえる患者を対象に行われた場合と同様の結果が得られるかどうかによって外部妥当性を検証する.[980] ⇨参内部妥当性→2189

外部放射線治療　external irradiation therapy⇨同外部照射法→454

外部抑制⇨同外抑制→460

回文　palindrome⇨同パリンドローム→2399

回文構造　palindromic sequence⇨同パリンドローム→2399

回文配列　palindromic sequence⇨同パリンドローム→2399

外分泌　external secretion, exocrine secretion　細胞で産生される物質が皮膚などの体表面や消化管に分泌される場合を外分泌といい，汗，皮脂，胃酸，消化液がこれにあたる．一方，血管や細胞間隙などに分泌される場合を内分泌といい，ホルモンがこれにあたる.[1335] ⇨参内分泌→2190

外分泌腺　exocrine gland　その分泌物を腺腔に排出し，直接あるいは導管を経て順次，体内・外に開放する器官．汗腺，皮脂腺のように真皮と表皮の導管を通じて皮膚の表面に開口するもの，唾液腺，肝臓，膵臓のように消化管に開口するもの，腎臓のように尿管を経て尿道口から外に排出されるものがある．1つの導管をもつ単純腺と，2つ以上の導管をもつ複合腺とに分けられる.[778]

外ヘルニア　external hernia　ヘルニアとは臓器が裂隙などを通じて内から脱出した状態と定義され，脱出した内容が体表から認められるのを外ヘルニアと称する．鼠径ヘルニア，大腿ヘルニアが代表的．多くの場合，脱出して膨隆した内容をもとへ戻すこと(還納)ができるが，できない場合(非還納性)には内容が嵌頓や絞扼を起こしている可能性があるので緊急手術が必要.[323] ⇨参内ヘルニア→2190

●主な外ヘルニア

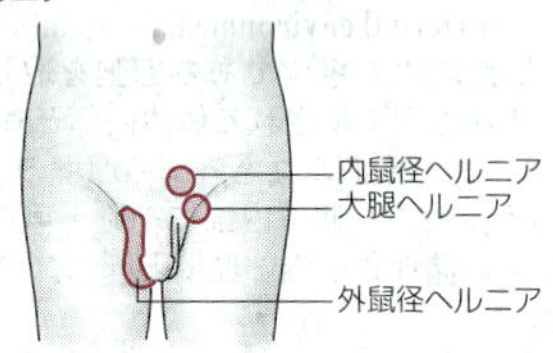

壊変産物⇨同崩壊産物→2659

壊変生成物⇨同崩壊産物→2659

外方回旋　extorsion　眼球の前後を軸として耳側へ回転するような眼球運動．下直筋と下斜筋が共動作用している．滑車神経麻痺では，眼位は患眼の上斜視と外方回旋偏位を示す.[1601]

解剖学　anatomy　解剖とは身体を切り開くという意味．解剖学は身体の外部構造のみでなく，切り開いた内部の器官の構造や配列，相互の位置関係および機能について研究する学問．解剖学の領域には研究手段や目的により，肉眼的解剖学，顕微解剖学，系統解剖学，局所解剖学，臨床解剖学(応用解剖学)，表面解剖学，比較解剖学，病理解剖学などがある．肉眼解剖学は肉眼で観察できる構造を，顕微解剖学は顕微鏡を用いてさらに細密な組織や細胞の構造を研究する．系統解剖学は全身の循環器系や神経系などの構造を系統的に調べ，局所解剖学は身体の特定の部位について筋肉，血管，神経などの相互の位置関係を詳細に調べる．臨床解剖学は外科手術などに適応して局所的な構造を調べることを目的とする局所解剖学に相当する．表面解剖学は体表面の凹凸などを指標として体内の構造との位置関係の対応を調べ，リハビリテーションなどの考察に重要となる．また，比較解剖学はヒトと他の動物の構造を比較解剖してその器官の発生，機能の進化などについて研究する．以上の解剖学は主に健康(正常)な身体についての研究であるが，病理解剖学は病気の原因を明らかにするための解剖で，主に病気で死亡した患者の臓器について研究し考察する学問である．[1044]

解剖学的位置 anatomical position ［**解剖学的正位**］ ヒトが足を前に向けてやや開いた状態でまっすぐに正面を向いて立ち，腕を両足に沿ってたらし，両手の手掌を前に向けている姿勢(体位)．この姿勢を基準として身体各部の位置や運動の方向を表す用語(上・下，前・後，内側・外側，近位・遠位，浅・深など)がつくられている．[1044]

解剖学的嗅薬函(きゅうやくばこ) anatomical snuffbox ［**嗅ぎタバコ窩，橈側小窩**］ 手の背面で母指を橈側に外転し，末節骨を屈曲すると手首の橈骨側部にできる三角形のへこみのことで，嗅ぎタバコ窩ともいう．三角形の外側壁(示指側)は長母指伸筋腱，内側壁は短母指伸筋腱と長母指外転筋腱からなる．このへこみの底部に手根骨の大菱形骨と舟状骨が位置し，その上を橈骨動脈が斜めに走る．臨床的に重要なことは，①このへこみの部位で橈骨動脈の拍動を触れること，②転倒して手をついたときなどに，この部位を押して痛みを感ずる場合は，舟状骨の骨折が考えられることである．[1044]

解剖学的肢位 anatomical position 立位姿勢の1つ．上肢を下垂して前面を向いた立位姿勢で，上肢の前腕を回外位とし手掌を前方へ向け，手背を後方へ向けた姿勢をいう．手掌を体側に向ける基本肢位とは異なる．関節可動域の測定の際に基本となる肢位である．身体を観察する方向により矢状面，前額面，水平面に分かれ，それぞれ前後，内外，上下を定義する．[10] ⇨参基本肢位→704

解剖学的死腔 anatomical dead space⇨参死腔→1259

解剖学的〔真〕結合線 anatomical conjugate ［**解剖結合線**］ 骨盤の計測線の1つで，骨盤入口の前後径を指す．解剖学的結合線は仙骨の岬角中央から恥骨結合上縁までの距離で，長さは平均 11.8 cm．外計測が可能．これに対して，産科結合線 obstetric conjugate(真結合線 true conjugate)は，岬角の中央から恥骨結合の後面までの最短距離で，骨産道における前後径として，産科学で特に重要である(平均値 11.5 cm)．[1044] ⇨参骨盤→1115，骨盤外計測→1117，産科的真結合線→1200

解剖学的正位⇨同解剖学的位置→455

解剖学的命名 terminologia anatomica；TA，nomina anatomica；NA ［**解剖学用語**］ 解剖に関する用語は，国際的に共通する公式命名法で命名されている．この命名は日本解剖学会，国際解剖学会議により指定されている．[1044]

解剖学的彎(わん)**曲** anatomical curve 脊柱の各部の彎曲．頸椎彎曲は前方凸(前彎)，胸椎彎曲は後方凸(後彎)，腰椎彎曲は前方凸(前彎)となっている．[1102]

解剖学用語 anatomical terminology⇨同解剖学的命名→455

開放角緑内障⇨同開放隅角緑内障→455

開放型病院⇨同オープン型病院→400

開放肝静脈圧 free hepatic venous pressure；FHVP 肝静脈カテーテル法で，カテーテル先端を肝静脈に入れた状態で測定した圧のことで，通常は中心静脈圧にほぼ等しい．さらに深く挿入し閉塞した状態で測定した圧を閉塞性肝静脈圧 wedged hepatic venous pressure (WHVP)といい，類洞圧を反映する．[279]

開放隅角緑内障 open angle glaucoma ［**広隅角緑内障，開放角緑内障**］ 広隅角でありながら緑内障性視神経障害をきたした病態．原因となる他の眼疾患や全身疾患が明らかでないものを原発開放隅角緑内障といい，他の眼疾患，全身疾患あるいは薬物使用などが原因となって緑内障をきたすものを続発開放隅角緑内障と呼ぶ．[975]

開放系⇨同オープンシステム→400

開放結核 open tuberculosis⇨同開放性結核症→456

解剖結合線⇨同解剖学的〔真〕結合線→455

解剖検査記録⇨同剖検記録→2660

解放現象 release phenomenon ［**遊離現象**］ 神経系では，上位の中枢により下位の神経系がコントロールされていたり，興奮系と抑制系とのバランスのうえに通常の機能が維持されている場合が多い．このようなシステムで上位の中枢からの支配が途絶えたり，抑制系の機能が消失したりするときに興奮系が優位となり，種々の症状が出現してくる．このような機序による症状発現を，解放現象あるいは遊離現象と呼ぶ．[1527]

開放骨折 compound fracture，open fracture ［**複雑骨折**］ 皮膚が外力や骨折端で損傷されて，骨折部と外界が直接交通する状態になっているもの．創を通じて細菌が骨折部に達して感染を起こす危険があり，さらに骨髄炎へと進展する可能性がある．このため，非開放骨折よりも初期の治療が大切である．血管や神経の損傷を伴うこともあり，骨折部より末梢の皮膚色・知覚，関節の動きなどに注意する．治療は，速やかに十分な開放創部の洗浄とデブリドマン(創切除・創縁切除)を行い，必要十分な量の抗生物質を投与する．骨折部の固定法は重症例では細菌感染を避けるため，創外固定を行うことが多い．[1102]

開放式硝子体手術 open sky vitrectomy 角膜を部分的あるいは全周切開して眼球を開放状態にして行う硝子体手術．現在では強膜を小さく切開して行う閉鎖式硝子体手術がほとんどである．[257] ⇨参硝子体手術→1436

開放システム⇨同オープンシステム→400

開放性 open 外傷において皮膚が損傷され，皮下の軟部組織やさまざまな臓器が露出している状態で，その状態を表す接頭語としても用いられる．開放性骨折，開放性胸部損傷などがある．[758]

開放性陰性空洞 open-negative cavity 結核の治癒後も残存する結核性空洞で，誘導気管支を通して外気に開放しているが，排菌がなく，喀痰の結核菌検査で陰性を示す状態．空洞は残存するが，肺結核は治癒していることを表す．[953]

開放性気管損傷　open tracheal injury　気管から空気漏出がみられる損傷で，多くは，頸部の鋭的損傷(切創，刺創)もしくは外力が直接前頸部に加わった場合にみられ，鋭的損傷の場合その損傷部位は約 3/4 が気管の喉頭寄りの部分にみられる．閉鎖性の気管損傷の場合は気管支鏡による確定診断を要するが，開放性の場合は直視下に損傷部位が観察できれば診断はさほど難しくはない．ただ，開放創が血液や周囲組織でふさがれていたり，外表の創が小さいために診断が遅れることもあり，この場合は強い呼吸困難，血痰，増大する皮下気腫などが診断の助けとなる．気道閉塞をきたす場合もあり，緊急の気道確保が必要となる．治療は外科的治療による．[484] ⇨参気道閉塞→696

開放性結核症　open tuberculosis　[開放結核]　痰として喀出される排出物の中に結核菌が混じって病巣が外界に開放された状態となる肺結核症．肺結核病巣の中の乾酪壊死した部分が酵素によって軟化融解し，結核菌を含んだ液状の肺組織となって，気管支を通って喀出するとき，多量の排菌がある．その後この病巣は空洞となり，空洞壁に繁殖した結核菌が喀出され，排菌が持続する．肺結核患者の喀痰に含まれる結核菌が飛沫となって健常者に吸引されて感染し，新たな患者を生み出すことになるので感染の危険が大きい状態である．排菌がある間は隔離し強力な治療をする必要がある．[953]

開放性損傷　open injury，open wound　皮膚や粘膜の損傷を伴い体外に開放している損傷．感染を起こしやすいため，創部の清潔保持が重要．切創，刺創，割創，挫創，裂創，擦過創，切断創，銃創などがある．[485] ⇨参非開放性損傷→2428

開放性治癒　open healing⇨同浄化空洞→1425

開放性頭部外傷　open head injury　頭部に外力が加わり，頭皮など頭蓋外部に創が生じた状態．圧迫止血により止血可能な場合が多く，頭皮では創部洗浄後の帽状腱膜縫合により出血が抑えられる．[791] ⇨参閉鎖性頭部外傷→2618

開放性鼻音症　rhinolalia aperta⇨同開鼻声→452

開放創　open wound　外傷や外科的処置により，内部組織が体外に露出し体表皮膚の表面に開放された創傷で，切創などがこれにあたる．刺創のように体外に露出していないものは閉鎖創と呼ぶ．開放創は異物の埋伏や細菌汚染のため感染を起こしやすいので，特に創傷部の清潔管理と初期治療がポイントとなる．受傷後あまり時間の経過していない場合は，生理食塩水で創傷部を丹念に洗浄し，創傷の一次治癒を目的に局所麻酔後に創縁切除(デブリドメント)して異物や壊死組織を取り除き縫合処置を行う．体内にたまった血液や膿を排除する目的で，外科的につくられる開放創もある．[627] ⇨参デブリドマン→2069

解剖存真図(かいぼうぞんしんず)　江戸時代の蘭学者である南小柿寧一(みながきやすかず)が 1819(文政 2)年に出版した 83 枚の彩色された解剖図からなる解剖図集．10 年以上をかけて観察した 40 例をこえる人体解剖をもとに著したといわれるが，必ずしも自家所見例の解剖図ばかりでなく，西洋の解剖書から写したものも一部含まれている．シーボルト Philippe F. B. von Siebold (1796-1866)は江戸参府の際にこれを見て感嘆し，オランダ語で賛辞を書き入れた．[655]

解剖により明らかにされた病気の座と原因　De sedibus et causis morborum per anatomen indagatis　1761 年に出版されたイタリアの解剖学者モルガーニ Giovanni Battista Morgagni (1682-1771)の主著．多数の具体的な症例があげられ，臨床的な観察と死後の病理解剖で得られた所見から病気の近接原因を明らかにしようとしている．病理解剖学的方法が明確に提起された最も初期の代表的著作．[983] ⇨参モルガーニ→2829

解放反応⇨同解除反応→440

解剖《法医学における》　autopsy　「死体解剖保存法」の規定に基づき，医学の教育・研究に資するためや，死因調査の適正を期し公衆衛生の向上を図るため，また犯罪捜査の検証などのために行われる．人体構造を明らかにするなど医学教育のための解剖(系統解剖)，医学の向上を図り，死因と病状を明らかにするための解剖(病理解剖)，「刑事訴訟法」の規定による検証または鑑定のための解剖(司法解剖もしくは法医解剖)，犯罪に起因しない死体の死因調査のための解剖(監察医制度施行地域では行政解剖，非施行地域では承諾解剖)，「食品衛生法」による食品などに起因する疾病での死亡原因究明のための解剖，「検疫法」による検疫伝染病の病原体の有無を検査するための解剖などがある．監察医による解剖，承諾解剖，「食品衛生法」や「検疫法」による解剖を 1 つのグループとして行政解剖と呼ぶことがある．厚生労働大臣による解剖資格認定者，医学部・医学科の解剖学，病理学，法医学の教授もしくは助(准)教授，監察医による場合や，「刑事訴訟法」「食品衛生法」や「検疫法」の規定による場合以外は保健所長の許可を得なければならず，違反すると死体損壊罪に問われる．司法解剖と監察医による解剖以外は遺族の承諾が必要で，司法解剖以外は解剖室での実施が必須条件．[1135] ⇨参死体解剖→1302，法医解剖→2658

開放面皰(めんぽう)　open comedo⇨同黒色面皰(めんぽう)→1091

開放療法《創傷の》　open method therapy of wound⇨参遅延一次縫合→1966

外翻縫合　everting suture　管状器官の吻合をする場合，断端が外方に向かう縫合法．粘膜や内膜が密接される．血管の縫合に用いる．消化管の縫合には，これと反対に断端が管腔内に向かい，漿膜が密接する内翻縫合が用いられる．[323]

外膜　adventitia，outer membrane　中空器官の最外層の構造を指す．ただし臓器により以下のように慣例的に使われている場合もある．①血管の外膜：筋層(中膜)の外側にある密線維性結合組織の構造で，周囲の結合組織に連なる．太い血管では，ここに血管を養う血管を含む．(図参照⇨血管の構造→897)②消化管の外膜：消化管の中で外表面が漿膜で覆われていない部位(食道など)の筋層の外側にある結合組織．③心外膜：外表面は漿膜(臓側心膜)に覆われているが，慣例的に心筋外側の結合組織と臓側心膜上皮を含める．④子宮外膜：子宮の前面と後面は漿膜(壁側腹膜-子宮広間膜を構成)に覆われているが，慣例的に子宮筋層外側の結合組織と腹膜上皮を含める．(図参照⇨卵管→2902)⑤眼球外膜：眼球最外層の線維膜のことで，強膜と角膜からなる．(図参照⇨眼球→576)[1044]

外膜細胞　adventitial cell　[周細胞，血管外膜細胞]　毛細血管の周囲に血管を取り巻くように密着して存在する間葉性細胞のことで，周細胞(pericyte)ともいう．外膜細胞は内皮から離れて血管周囲の基底膜の外に位置している．ルージェ Rouget によりカエルの眼の瞬膜でみつけられた外膜細胞はルージェ細胞 Rouget cell と呼ばれ，収縮性をもち毛細血管の直径を調節する作用があるといわれている．しかし，他の部位の外膜細胞は必ずしも収縮性をもっているわけではない．また，毛細血管の内皮細胞そのものにも収縮性があることが明らかになってきた．このため，外膜細胞についてはその機能の詳細は明らかではない．ルージェ Charles Marie Benjamin Rouget はフランスの生理学者(1824-1904)．[1044] ⇨参血管の構造⇀897

界面活性剤中毒 surface active agent poisoning 界面活性剤は分子内に親水基と疎水基をもち，固体および液体の表面張力を低下させる物質で，合成洗剤，化粧品，防腐薬，接着剤，農薬の乳化剤などの成分として用いられる．中毒症状は一般に洗剤の誤嚥によるものが多く，消化管刺激・腐食作用が起こる．軽症では嘔吐，下痢，腸管浮腫がみられ，重症では食道全体の侵食による疼痛が即座に現れ，麻痺性イレウス，熱傷部分の浮腫により嚥下困難，分泌液蓄積，気道閉塞などをきたす．心拍はしばしば速くて弱い．呼吸は浅く，ショック状態が一般的．一次的な侵襲に対し生存しえても二次的感染症，あるいは1週間かそれ以後に食道・胃の穿孔がみられうる．縦隔への穿通は，激しい胸痛を伴って急激に起こる．食道・気道の狭窄は数週間後に生じることもある．循環系ショック，咽頭浮腫による窒息，食道穿孔，または肺刺激性反応などのような合併症により致死的な経過をとる場合もある．処置としては水か牛乳の飲用による希釈を行う．催吐，胃洗浄は腐食を広げるため禁忌．発熱や縦隔洞炎を伴う場合は広域抗生物質投与．気管切開術が適応となりうる．[1312]

海綿骨 cancellous bone, spongy bone ［海綿質］ 骨は外郭をつくる緻密骨(緻密質)と，内部を占める海綿骨からなる．海綿骨は薄い骨質が交錯した海綿(スポンジ)のような構造をしており，その隙間は骨髄組織で満たされている．長骨では海綿骨は骨端と骨幹端に存在し，骨幹では少ない．交錯した骨質は一定の方向に柱状になっており，それを骨梁(骨小柱)という．骨梁は外力の加わる方向に並んでおり，骨の力学的構造を強化しているといわれる．緻密骨が膜内骨化でつくられるのに対して海綿骨は軟骨内骨化でつくられるが，緻密骨と海綿骨は連続しており骨質の組成そのものには大きな違いはない．[1612] ⇨参緻密骨⇀1980，骨小柱⇀1106

海綿骨骨片移植 cancellous strip grafting 自家骨移植として使用される方法であり，骨形成能をもつ各種の成長因子を豊富に含んだ海綿骨を薄くそいだ形，あるいは小さなかたまり(ブロック)として，骨欠損部に補塡する骨移植法．骨折後の偽関節の手術や，人工関節の手術時に用いられる．[1142]

海綿骨螺子(らし) cancellous screw ネジ山のついた内固定用の螺子(らし＝ネジ)．皮質骨用の皮質骨螺子に比べて，大きなネジ山がついており，海綿骨にしっかり固定されるようにできている．骨幹端部に使用されることが多く，挿入前の確実なタッピング(ネジ山切り)が重要であるが，最近はセルフタップの海綿骨螺子もある．[1142]

海綿質 spongy substance⇨同海綿骨⇀457

海綿状血管腫 cavernous hemangioma, angioma cavernosum ［海綿状リンパ管腫］ イチゴ状血管腫より深部(真皮から皮下)に生じる，著明に拡張した奇形血管腔(主に静脈)からなる血管腫．皮表から青く透見されるやわらかい皮下腫瘤であることが多いが，表面にイチゴ状血管腫を伴うこともある．自然消退傾向を示さず，次第に増大することもある．イチゴ状血管腫と同じく，女児にやや多く頭頸部が好発部位であるが，全身どこにでも生じる．頻度はややまれである．治療は外科的切除が一般的であるが，硬化療法が行われることもある．[945] ⇨参イチゴ(苺)状血管腫⇀248

海綿状硬化 spongy sclerosis 白質ジストロフィー leukodystrophy の一亜型でカナヴァン Canavan 病のことを指す．常染色体劣性遺伝でさまざまな人種に発生するが，特にアシュケナージ系ユダヤ人の小児に多い疾患．進行性の小脳症状や知能障害，失明をきたす．脳は重く，皮質や白質がスポンジ状(海綿状)に見えるためこの名称がつけられた．組織学的には大脳や小脳で高度の髄鞘脱落(脱髄)がみられるが，脳神経，末梢神経などには脱髄はみられない．[678] ⇨参カナヴァン病⇀538

海綿状態 spongiosis ［スポンギオーシス，細胞間浮腫］ 海綿とは海綿動物の総称で，内部に細かな孔が無数に開いた多孔質のやわらかい形態的特徴をもち天然スポンジとして利用される．その類似性から，小さな空胞が多数みられる形態を海綿状態と表現する．ウシ海綿状脳症(BSE)では，プリオンと呼ばれる異常タンパク質により脳細胞が死滅し脳組織が空胞状(海綿状態)になることが知られている．皮膚では，炎症や湿疹により表皮細胞間の著明な浮腫のため表皮内小水疱が多発する状態を海綿状態と呼ぶ．[114] ⇨参ウシ海綿状脳症⇀323

海綿状変性⇨同スポンジ変性⇀1655

海綿静脈洞 cavernous sinus 硬膜血管系のうち，静脈洞に関係するもの．トルコ鞍の両脇に1対存在し，洞壁が海綿状をなしている．内頸動脈，第3脳神経(動眼神経)，第4脳神経(滑車神経)，第6脳神経(外転神経)，第5脳神経(三叉神経)などが静脈洞内を通過している．[791] ⇨参硬膜静脈洞⇀1059，脳の静脈⇀2291

海綿静脈洞血栓症 cavernous sinus thrombosis ［海綿静脈洞症候群，フォア症候群］ 硬膜静脈洞血栓症の1つで，海綿静脈洞が血栓により閉塞すること．症状として，発熱がほとんどの例でみられる．頭痛は顕著にはみられない．眼部痛，眼窩周囲浮腫・結膜浮腫・眼球突出，ときにうっ血乳頭，第3・第4・第6脳神経麻痺をみることがある．およそ2日以内に対をなすもう一方の海綿静脈洞にも波及．[791]

海綿静脈洞症候群 cavernous sinus syndrome⇨同海綿静脈洞血栓症⇀457

海綿状リンパ管腫⇨同海綿状血管腫⇀457

海綿腎 sponge kidney 一般には発生上の異常による奇形で，一側性のものもあるが，大部分は両側性．腎乳頭の髄質部に集合管の多数の小さな嚢胞状拡張を認めるもので，割面で海綿状，多孔性の外観を呈することから海綿腎と呼ばれている．症例の約80％に結石を合併．海綿腎には特有な症状はなく，合併症によってはじめて症状を呈する．血尿，膿尿，タンパク尿，疼痛，発熱が主なものである．無症候性のものには治療の必要はないが，合併症を有するものには，それに対する適切な処置を行う．[474] ⇨参髄質性海綿腎→1616

海綿体 corpus cavernosum, cavernous body 海綿体は乾燥した海綿（スポンジ）が水を吸って大きく膨張するように，血液を注入されて膨張する勃起性組織を指す．洞様血管系（海綿体洞）とその間の平滑筋に富む組織（海綿体小柱）からなる．海綿体組織はその周囲を伸縮性の少ない膠原線維性白膜で囲まれていることが多い．このため，血液を受けて膨張しようとする海綿体は白膜で膨張をはばまれ，内圧が高くなり，かたく勃起した形状をとる．男性の陰茎内部の左右1対の陰茎海綿体は代表的なもので，性的刺激で血流が増し，勃起により女性の腟内に挿入することが可能となる．女性の陰核海綿体や男性の尿道海綿体（陰茎内で尿道の周囲を包む）も海綿体構造からなるが，規模が小さいため，勃起現象は陰茎海綿体ほど顕著ではない．[1044] ⇨参陰茎→290，陰茎の脈管→291

海綿体炎 cavernitis 陰茎海綿体あるいは尿道海綿体に生じた炎症であるが，通常は外傷，尿道炎，尿道周囲膿瘍などに続発する化膿性疾患．高熱とともに疼痛が強く陰茎は勃起する．抗菌化学療法を施行するとともに局所の安静を図る．[353]

外毛根鞘嚢（しょうのう）腫⇨同毛包嚢腫→2819

外網状層 outer plexiform layer 光学顕微鏡で観察すると網膜は10層からなる．このうちの硝子体側から6番目の層で，内顆粒層と外顆粒層の間にある層をいう．錐体細胞や杆体細胞など視細胞の終末突起と，双極細胞の神経突起および水平細胞がシナプス（神経接合）を形成している．[566] ⇨参感覚網膜→571

回盲部腫瘤 ileocecal tumor 回盲部周辺に認められる腫瘤の総称．癌腫，肉腫，虫垂炎に基づく盲腸周囲炎などの炎症性腫瘤，結核，クローンCrohn病，腸重積などがあり，鑑別には画像診断，内視鏡診断および生検などを要する．[1632]

回盲部切除術 ileocecal resection 回盲部の疾患に対して行われる定型的腸切除術．回盲弁，回腸の一部，盲腸，上行結腸の一部を含めて切除することがある．小腸クローン病などによる回盲部狭窄や瘻孔形成など，限局性の良性疾患が適応となることが多い．

回盲弁 ileocecal valve 〔L〕valva ileocecalis ［**バウヒン弁，ボーアン弁**］ 小腸（回腸）から大腸（盲腸）への移行部にある弁状の構造．盲腸と結腸の境界部の内腔に回腸の末端が突出して回腸管壁のヒダが弁状となる．また，回腸壁の内輪走筋が括約筋のように働き，小腸内容が一度に大量に大腸へ流出するのを防ぐと同時に，大腸から小腸への逆流を防ぐといわれる．回腸内容がたまってくると，少しずつ回盲弁を通過して盲腸へ送られる．また，胃に食物が入ると反射的に回腸内容が盲腸に輸送される（胃回腸反射）．小児ではこの部位で腸重積を起こすことがある．バウヒン（ボーアン）Gaspard Bauhinはスイスの解剖学者（1560-1624）．[1044] ⇨参胃-回腸反射→218

外有毛細胞 outer hair cell 基底板上に存在するらせん器の感覚細胞．コルチCortiトンネルの外側に約1万2,000個の細胞が3-4列をなし整然と並んでいる．形は細長い円柱状で上部はダイテルスDeiters細胞に接する．刺激受容部である先端部に数十本の聴毛（不動毛）がW字形に並んでいる．聴毛は外側の毛が最も長く，尖端は蓋膜にくぼみをつくって接する．[98]

潰瘍 ulcer 消化管などの粘膜や皮膚の一部に生じた組織欠損をいう．組織学的には，消化管などの粘膜では組織欠損が粘膜筋板をこえて深部に達した場合をいい，皮膚では真皮以深までに組織欠損が及んだ場合をいう．それより浅い組織欠損（消化管粘膜では粘膜のみの欠損，皮膚では表皮のみの欠損）はびらんerosionと呼び潰瘍とは区別して扱う．原因としては物理的あるいは化学的要因などによる外因性のもの（外傷，熱傷，放射線，薬物），感染あるいは非特異的な要因による炎症性のもの，ストレスなどのために生じる内因性化学物質によるもの，局所の循環障害によるもの（褥瘡），末梢神経あるいは脊髄疾患に起因する神経性のものなどに大別されている．例としては胃・十二指腸などの消化性潰瘍，ジフテリアの咽頭潰瘍，赤痢アメーバによる大腸潰瘍，性病による軟性下疳，ベーチェットBehçet病などによるアフタ性潰瘍などがある．[678]

潰瘍癌 ulcerated cancer, ulcer-carcinoma 胃液による粘膜の自己消化による消化性潰瘍が生じ，それをもとに発生した胃癌のこと．潰瘍起源癌の存在を初めて主張したのはクリュヴェイエJean Cruveilhier（1791-1874）であるといわれている．次いでハウゼルGustav Hauserが潰瘍癌の組織学的判定基準としてハウゼルの基準を発表した．その後，わが国では，辺縁再生上皮癌説や瘢痕癌説が提唱されたが，欧米では，潰瘍の癌化よりもむしろ癌の潰瘍化が一般の通念となり潰瘍癌の概念は疑問視されるようになった．現在に至っては，癌に合併する潰瘍の多くは，癌が次第に潰瘍化したものとの説が有力視されている．これは，癌が小さいほど潰瘍を伴う率が低くなり，直径5mm以下の微小癌ではごくまれにしか潰瘍を認めないことからきている．潰瘍癌の頻度，潰瘍との臨床的な鑑別診断，予後については不明である．[1548]

外用剤 medicine for external use 皮膚および眼，耳，直腸，腟などの体表面に近い粘膜に主に局所的に用いる薬剤（全身的に作用する薬剤もある）．剤形別に3つに分けられる．①液剤：含嗽剤，吸入剤，咽頭塗布剤，点眼剤，点耳剤，点鼻剤など，②半固形剤：軟膏剤，湿布剤，貼付剤など，③固形剤：肛門坐薬，腟剤など．主な外用剤の定義を示す．1）軟膏剤：適当な粘度の半固形状に製した皮膚に塗布する外用剤，2）クリーム剤：軟膏の中でも乳化した基剤を用いて製した皮膚に塗布する外用剤，3）貼付剤：布やプラスチック製フィルムなどに薬剤を延ばしもしくは封入し，皮膚に粘着させて用いる外用剤，4）坐薬：薬剤を基剤により一定の形状に成型したもので肛門または腟に適用する固形の外用剤で，体温や分泌液によって溶ける，5）点眼剤：薬剤の溶液，懸濁液，または用時溶解して用いるもので結膜嚢に適用する無菌に製した製剤，6）点耳剤：外耳道に滴下して用いる無菌に製した製剤．また，外用剤は，塗布，塗擦，挿入で用いられる．皮膚に塗布，塗擦した薬剤は主として患部局所で効果を発揮．

一部は，脂腺，汗腺，毛包から吸収され，静脈血により心臓に送られ全身を循環．その後肝臓で代謝され腎臓から尿として排泄．肛門から坐薬を挿入した場合などは，直腸粘膜で溶解，吸収され，静脈血により心臓に送られ全身循環し目的とする組織で薬効を発揮．肝臓で一部代謝され尿から排泄．[20]

潰瘍性歯肉炎⇨参歯肉炎→1329

潰瘍性舌炎 ulcerative glossitis 潰瘍形成を伴う舌の炎症．舌辺縁部や舌尖部に好発し，大小形状不定の潰瘍を生じる．齲蝕や義歯などによる機械的刺激のほか，ビタミン欠乏，血液疾患，皮膚疾患なども原因となり，悪性腫瘍に伴って発症することもある．治療は原因疾患に対して行うほか，機械的刺激を除去する．[887]

潰瘍性大腸炎

ulcerative colitis；UC ［UC］

【概念・定義】主として大腸粘膜（クローン Crohn 病と異なり全層性でない）をおかし，びらんや潰瘍を形成する原因不明のびまん性非特異性炎症．病因は不明であるが，遺伝的因子と環境因子による自己免疫的機序の関与が推測されている．わが国の有病率や罹患率は1970（昭和45）年以後急上昇しており，有病率は人口10万人当たり52.2人（2000年度），罹患率は4.4人（1999-2000）と報告されている．発症年齢は15-30歳代に多く，男女差は明らかでない．

【症状・徴候】慢性の粘血便，下痢，発熱，腹痛などの症状のほか，食欲不振，体重減少，易疲労感などもみられる．本症は病変の部位と広がりにより，**全大腸炎型**，**左側大腸炎型**，**直腸炎型**，右側あるいは**区域性大腸炎型**に分けられる．また，臨床重症度による分類（重症，中等症，軽症），病期による分類（活動期，寛解期）と臨床経過による分類（再燃寛解型，慢性持続型，急性劇症型，初回発作型）を用いる．活動期にはびらんやびまん性の浅い潰瘍が特徴である．ほかに腸管の狭小化やハウストラの消失なども認めるが，寛解期には回復し炎症性ポリープを認める．病理検査では，陰窩膿瘍，腺管のねじれ，萎縮，杯細胞の消失などを認める．

【合併症】腸管合併症としては，出血（3%），中毒性巨大結腸症（3%），狭窄（10%），大腸癌がある．大腸癌合併率は発症20年で5-10%，30年で12-20%と報告されており，定期的な大腸ファイバーによる検査が必要である．腸管外合併症としては，眼病変として，強膜炎（2-5%），ぶどう膜炎（0.5-3%），皮膚病変として，結節性紅斑（15%），壊死性膿皮症（5%），関節炎として，末梢関節炎（10-15%），強直性脊椎炎を合併する．肝臓の合併症として，原発性硬化性胆管炎 primary sclerosing cholangitis（PSC）が重要で日本人での頻度は1%である．

【診断】**大腸型クローン病**，感染性腸炎，虚血性腸炎，薬剤起因性腸炎などを除外し，X線所見，内視鏡所見，および生検組織所見などから総合的になされる．大部分の症例は再燃と寛解を繰り返し，少数の症例において慢性持続型の経過をたどる．

【治療】直腸炎型においては**5-アミノサリチル酸（5-ASA）製剤**（サラゾスルファピリジン，メサラジン）の局所および経口投与，ステロイド剤の局所投与を行う．左側大腸炎型や全大腸炎型の軽～中等症例では，経口5-ASA製剤の投与から始め，反応が悪いときは経口**プレドニゾロン**30-40 mg/日を追加し，寛解が得られたら直ちに減量，中止する．重症例ではプレドニゾロンの点滴や免疫抑制薬が用いられる．重症例やステロイド抵抗性例においては，**顆粒球除去療法**や**白血球除去療法**が試みられることもある．大量出血，薬剤に抵抗性の中毒性巨大結腸症，大腸癌の合併は外科手術の絶対的適応になる．結腸全摘，回腸囊～直腸（または肛門管）吻合が標準術式である．[1272] ⇨参クローン病→843，炎症性腸疾患→379

潰瘍性大腸炎の看護ケア

【ケアのポイント】頻回の下痢や粘血便の排泄，腹痛，発熱が観察のポイントであり，症状が長期化，重篤化すると貧血や体重減少，全身倦怠感などが起こることがある．活動期の腹痛，頻回の下痢や粘血便に対しては，絶食とし，中心静脈栄養法により腸管の安静を保ち，適切な鎮痛薬を投与して苦痛を軽減する．また，腹痛や頻回の下痢で睡眠不足になることがあるので，睡眠状況を観察し，体力の消耗を防ぐようにする．中心静脈栄養法により栄養の改善，電解質の補正を行い，症状が改善してきたら，食事を開始する．流動食から高エネルギー，低脂肪，低残渣食へ進めるが，摂取量の観察と摂取後に腹痛や下痢，粘血便など症状の悪化がないかを観察し，腸管負荷の状態を把握する．症状の長期化や長期間の絶食によりストレスや不安が強くなることもある．不安や葛藤を表出できるよう配慮し，精神的安定を図る．薬物療法として，5-ASA（5-アミノサリチル酸）製剤，副腎皮質ホルモン剤や免疫抑制薬などが投与され，易感染状態となるため，感染予防行動の指導を行う．薬物療法が無効なときは白血球除去療法を行い，それでも改善がみられない場合，手術適応となる．手術では人工肛門を造設する場合があり，手術と人工肛門に対する受け止めを十分確認し，人工肛門の自己管理が行えるよう指導する．肛門機能が温存されていても，術式によって手術後に頻回な下痢となることがある．排便コントロールを行い，時間とともに改善されることを説明する．再燃や増悪を防ぐために薬物療法と日常生活の自己管理は重要である．薬剤の効果と副作用出現の観察を行い，寛解期であっても自己判断により内服を中止しないよう薬剤の必要性と副作用について説明し，確実に継続できるよう服薬管理の指導を行う．寛解期には厳しい食事制限は必要ないが，暴飲暴食や刺激物，アルコールの摂取は避けるよう指導する．身体的・精神的ストレスは再燃の契機となるため，睡眠不足や過労，過度の運動を避け，感冒に罹患しないように，予防行動を指導する．さらに家族や学校，職場の協力を得られるよう，退院後の生活上の問題に対する解決策をともに考える．寛解を維持すれば妊娠，出産は可能である．[1414] ⇨参潰瘍性大腸炎→459

潰瘍底 base of ulcer，ulcer floor 潰瘍において最も深く粘膜の欠損している部位．活動期（A_1，A_2）では白苔に加えて，凝血塊や露出血管が確認されることもある．[1272]

潰瘍瘢痕 ulcer scar 消化管に発生した潰瘍が治癒したあとのこと．内視鏡下で観察すると表面は平滑であり，白色を呈する白色瘢痕（S_2 stage）から発赤調を呈する赤色瘢痕(S_1 stage)，ひきつれやひだの集中を伴うものまでさまざまな形態を示す．高度な場合には変形や狭窄をきたすこともある．ひきつれやひだの集中像が良悪性の判定の根拠となる．[1392]

海洋療法　thalassotherapy ［タラソテラピー］ 1867年フランスの医師ボナルディエールJaseph de la Bonnadièreによって命名された．ギリシャ語のthalasso(海)，フランス語のtherapie(治療)の複合語．フランスでは，医学療法，予防療法として広く認められており，1961年には「海洋性気候，海水，海泥，海砂などの海洋資源の効力を利用し，医学的観察のもと治療目的で行う処方」とフランス厚生省が定義づけている．本来は医師の指導のもとに人間のさまざまな自然治癒力を引き出す医学療法とされているが，近年ではリラクセーション，ダイエット，フィットネス，さらには美容やエステティック分野にも取り入れられるようになった．[1280]

か

外用療法　external treatment　薬物を局所に直接作用させる療法．皮膚における軟膏(膏薬)療法のほか，広義には局所注射なども含まれる．[1029]

外抑制　external inhibition ［外制止，外部抑制］ パブロフPavlovの条件反射に代表される古典的条件づけにおいて，動物が条件刺激を与えられたすぐあとに外部刺激で攪乱されると，条件づけができないこと．[1230] ⇨参条件反射(反応)→1431，条件刺激→1430

外来看護　outpatient nursing care　通院や救急治療など外来診療の中で患者に対して看護職により行われる看護業務全般を指す．外来看護師の主な業務は，これまでは患者の症状観察とその判断，診療の介助などが中心であった．しかし現在は，患者教育，継続看護，看護に関する相談窓口などの機能も担っている．外来は病院と地域社会のつなぎ目にあたり，病院の患者サービスのありようが直接に評価される場面である．あらゆるライフステージの人々を対象に，急性・慢性疾患患者に対する教育，在宅療養を継続するための相談業務，各種学級や教室などの主催を通して，個々の患者やその家族が対応できる看護を展開する必要がある．なお，「医療法」においては，外来の看護要員数は外来患者30人につき1人と定められている．[927]

外来血圧　office blood pressure⇨同随意血圧→1611

外来集団精神療法　outpatient group psychotherapy　主に統合失調症，神経症性障害，境界型パーソナリティ障害，思春期精神障害などの精神療法．集団精神療法に参加するモチベーションとなるのは，同じ悩みをもっているのは自分だけではないと知ることによって得られる深い安心感であろう．多くの精神病者(およびその家族)は，このようなことで悩んでいるのは自分だけだという恥辱感をもっている．この点に関して，集団療法は個人療法とは比べものにならない効力をもつ．この療法では，グループの中で学んだことを日常生活の中ですぐに試してみることができるという利点があるが，同時に，グループ外でのメンバー同士の関係が反治療的になる場合がある．統合失調症のグループでそうした問題が起こることは少ないが，パーソナリティ障害のグループなどでは，グループ外での付き合いを禁じる必要が生じる場合がある．ほかに広義の外来集団精神療法として，アルコールや薬物依存をはじめとするさまざまな個別の問題に対するセルフヘルプグループや，乳癌などの身体疾患に対するグループがある．[739] ⇨参入院集団精神療法→2225，精神療法→1687，集団療法→1377

外来手術センター　ambulatory surgery center ［日帰り手術センター］ 手術の当日に来院し，手術後24時間以内に退院，帰宅可能となる手術を行う医療施設．比較的軽症の外科的処置を必要とする患者を扱う．米国では，1993年に全手術の60%，2004年には80%を占めていたが，わが国では従来一般的ではなかった．しかし，1998(平成10)年の診療報酬改定で，加算が認められる日帰り手術対象範囲が拡大されたこと，在院期間の短縮の動きなどを背景に増加してきている．日帰り手術は専門の部署(日帰り手術センター)を置き，ケアコーディネーターあるいは手術コーディネーターと呼ばれる看護職が担当医や麻酔医と連携をとり，患者・家族との信頼関係をもちながら，手術の決定から退院後までの患者の安全性，快適性，利便性の保証，セルフケアの支援を行う．[321]

外来診療　ambulatory care, outpatient service　慢性疾患で通院するなど，病院の外来に来る患者を診察し治療すること．入院診療に対比して使われ，疾病予防やリハビリテーションなど入院とは違ったアプローチが求められる．[543]

外来部門　outpatient department　患者を入院させないで通院させて診療を行う部門．経営管理上は病院の医業収益において外来部門収益として計上する診療機能で外来患者を受けもつ部門を指す．外来部門に対して入院患者を受けもつ部門として入院部門がある．[1031]

快楽原則　pleasure principle⇨同快感原則→428

快楽殺人　lust murder ［淫楽殺人］ 加害者が，行為時に性的興奮を感じ，この興奮目的に行われる殺人行為．加害者が一時的，あるいは持続的に性的不能状態にあり，性交の代償としてなされる殺人が，狭義の典型的な快楽殺人である．ゼンフR. Senfは快楽殺人を次の3型に分けた．①被害者に対する性的破壊によって性欲満足を得，破壊行為が性交の代償であって性交自体は行われない典型的な型，②殺人や死体損壊が性的興奮を高める性的過多性快楽殺人者，③被害者の苦悶を見て性的に満足を得る苦痛嗜愛的快楽殺人者．[691]

快楽喪失⇨同無快感症→2778

解離指数　dissociation exponent ［pK_a，pK］ 解離指数$(pK_a) = -\log K_a$．K_aは弱酸acid(a)の解離定数．pK_aが小さいほど強酸であり，あるpH溶液中でより解離している(水素イオン濃度が高い)といえる．[1213] ⇨参解離定数→462

解離《心理学における》　dissociation ［解離反応］ 感覚，思考，記憶，行動などの要素は状況に応じて相互に関連し合いながら機能しているが，このような要素的機能が統合されていないことをいう．ジャネP. Janetによると，解離は心的エネルギーが元来低いレベルである場合，心的外傷により心的エネルギーが消耗する結果として生じるという．一方，フロイトS. Freudは解離は心的外傷体験を無意識に追いやってしまう抑圧という防衛機制によって生じると考えた．[1444]

解離性感覚障害　dissociated sensory disturbance ［解離性知覚障害］ 感覚のうち触覚や深部感覚は障害されず

に，温痛覚のみが障害される感覚障害．前脊髄動脈症候群や脊髄空洞症のような脊髄病変に特徴的であるが，家族性アミロイドポリニューロパチーやハンセン病でもみられる．[441] ⇨参前脊髄動脈症候群→1770，脊髄空洞症→1716

解離性健忘 dissociative amnesia アメリカ精神医学会の診断分類で以前は心因性健忘 psychogenic amnesia と呼ばれていたもの．同学会の DSM-Ⅳ(1994)では，本人にかかわる重要な事柄のなかの外傷的またはストレスの強い性質をもつものの想起が不可能になり，それがあまりにも広範囲にわたるため通常の物忘れでは説明できないような場合に相当する．そのため，臨床的に著しい苦痛，または社会的・職業的あるいは他の重要な領域の機能の障害が起こる．[1444]

解離性骨軟骨炎⇨同離断性骨軟骨炎→2925

解離性障害 dissociative disorder WHO(世界保健機関)の国際疾病分類(ICD-10，1992)によると，解離は「過去の記憶，同一性と直接的感覚の意識，そして身体運動のコントロールの間の正常な統合が一部ないしは完全に失われた状態」とされ，解離性(転換性)障害として以下が含まれている．①解離性健忘，②解離性遁走，③解離性昏迷，④トランスおよび憑依障害，⑤解離性運動障害，⑥解離性痙攣，⑦解離性知覚麻痺および知覚脱失，⑧混合性解離性および転換性障害，⑨ガンザー Ganser 症候群および多重性人格障害を含む他の解離性障害，⑩特定不能の解離性障害．アメリカ精神医学会の分類(DSM-Ⅳ，1994)によると解離は ICD-10 の場合より狭く，「意識，記憶，同一性，あるいは環境の知覚という普段は統合されている機能の混乱」と規定され，ここでの解離性障害には解離性健忘，解離性遁走，解離性同一性障害，離人症性障害，特定不能の解離性障害が含まれる．[1444]

解離性大動脈瘤

dissecting aneurysm of aorta ［大動脈解離］

【概念・定義】 大動脈壁の内・中・外膜の境界や中膜弾性板層間に沿って生じる限局性またはびまん性の**大動脈の解離による拡張**.

【病態生理】 粥(じゅく)状硬化や中膜壊死(マルファン Marfan 症候群)などによって**脆弱化した大動脈壁内膜に亀裂**が入り，その部分から血液が侵入するために**中膜が内と外の2層に解離**することが原因とされる．しかし，亀裂がない例も存在し，大動脈壁にある栄養動脈の破裂によって中膜に血流が流れ込んで生じるとする意見もある．

【診断】 瘤は限局性拡張を意味するが，大動脈の場合はびまん性拡張も ectasia(拡張)ではなく，aneurysm(動脈瘤)と呼称する．拡張がない場合は大動脈解離 aortic dissection という．ドベーキー DeBakey 分類で，Ⅰ型は解離が上行大動脈に始まり弓部・下行・腹部大動脈に至るもの，Ⅱ型は上行大動脈に限局するもの，Ⅲ型は下行大動脈から解離が始まり胸部大動脈に限局するⅢa 型と，腹部大動脈まで解離が及ぶⅢb 型に分けられる．スタンフォード Stanford 分類では上行・弓部大動脈に解離がある近位部解離 A 型，下行大動脈に解離がある遠位部解離 B 型に分けられ，重症度をよく表す．解離腔を偽腔と呼び，偽腔が真腔と交通する偽腔開存型と，

●解離性大動脈瘤の病型分類

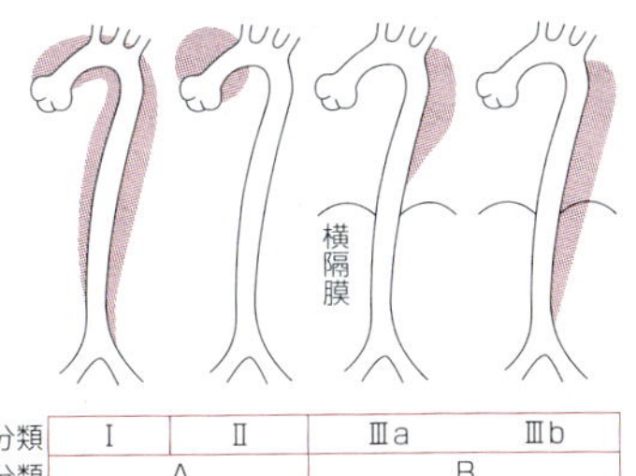

ドベーキー分類	Ⅰ	Ⅱ	Ⅲa	Ⅲb
スタンフォード分類	A		B	

偽腔が血栓で閉鎖されて交通のない偽腔閉鎖型にも分類される．**解離に伴う激痛**と解離の合併症としての**出血**，臓器虚血が重要．

【治療】 ドベーキー分類Ⅰ・Ⅱ型およびスタンフォード分類 A 型は**緊急手術**，Ⅲ型および B 型は**保存的治療**が原則．ただし，前者でも保存的治療が可能な場合があれば，また後者でも降圧療法が奏効せず血圧コントロールが困難な例では手術の対象となりうる．

【予後】 近位部解離で心包(膜)内への出血は**心タンポナーデ**を起こしたり，また薄い偽腔が破裂してもほぼ即死に至る．[439]

解離性大動脈瘤の看護ケア

【看護への実践応用】 解離性大動脈瘤による症状には，突然発症する激烈な胸痛や背部痛がある．それ以外には，解離や動脈瘤の発生部位により大動脈から分岐する血管の血流障害に伴うさまざまな症状が出現する．上行大動脈に解離が及ぶと，心タンポナーデ，弓部分岐の解離に伴う失神，ショックなどの症状が出現する．下行大動脈の解離では，片麻痺，上・下肢のしびれ，疼痛，利尿の低下，下血などがある．CT や MRI により解離や瘤の部位を把握し，症状の出現に注意して観察することが必要となる．

【ケアのポイント】 解離の進行を予防するには血圧管理が重要となる．血圧測定は四肢すべてで行い，血圧の差を確認する．解離の進行や瘤の拡大により四肢圧差が出ることがあるため，解離の進行の早期発見につなげることができる．発症後 48 時間は急性期であり絶対安静とし，血圧は収縮期で 100-120 mmHg に保つように厳重に管理する必要がある．労作による血圧上昇を予防するため，日常生活の援助を行う．慢性期や早期血栓型の解離の場合も血圧の管理が重要となるが，血圧管理を行いながら，リハビリテーションにより徐々に活動範囲を拡大していくことができる．リハビリテーションを行うときは，収縮期血圧を 120 mmHg 以下に保つようにし，安静時とリハビリテーションを行ったあとの血圧を確認しながら段階的に行う．活動範囲を拡大することで解離を進行させるおそれがあるため，解離の進行に伴う自覚症状の出現に十分注意して実施する．[37] ⇨参解離性大動脈瘤→461

解離性知覚障害⇨同解離性感覚障害→460

解離性同一性障害 dissociative identity disorder アメリカ精神医学会の診断分類で以前は多重人格性障害 multiple personality disorder と呼ばれていたものに相当し，DSM-Ⅳ(1994)では以下のように規定されてい

る．2つまたはそれ以上の，はっきりと他と区別される同一性または人格状態の存在(そのおのおのには，環境および自己について知覚し，かかわり，思考する比較的持続する独自の様式がある)．これらの同一性または人格状態の少なくとも2つが，繰り返し本人の行動を統制する．重要な個人的情報を思い出せず，通常の物忘れで説明できないほど強い．[1444] ⇨参多重人格→1915

解離性遁(とん)走 dissociative fugue アメリカ精神医学会の診断分類(DSM-Ⅳ，1994)では解離性障害の1つの類型であり，以下のように定義される．予期していないときに突然，家庭または普段の職場から離れて放浪し，過去を思い出すことができなくなる．個人の同一性について混乱していたり，新しい同一性を装う．側頭葉てんかんなどの一般身体疾患や濫用した薬物によって起こるものを除く．往年の映画『心の旅路』(原題：Bandom Harvest，1942，アメリカ．ヌービン・ルロイ監督作品)はこの好例である．しかし，何年も別の人物になりきって生きていくケースはきわめてまれである．[1444]

下位離断脳 isolated encephalon 延髄と脊髄の間で切断した脳標本．この状態では，脊髄からの上行性の入力はないが，脳幹部の自発インパルスは皮質へ入力する．脳波は覚醒型．[1230]

解離定数 dissociation constant；K_d 解離反応の平衡状態(解離平衡という)に対して，質量作用の法則が適用されるが，その平衡定数を特に解離定数という．例えば酵素Eと基質Sおよび酵素基質複合体ESの反応ES→E＋Sにおいて，解離定数K_d＝[E][S]/[ES]となる．解離定数は会合定数の逆数である．[407] ⇨参会合定数→431

解離反応⇨同解離《心理学における》→460

外リンパ perilymph 内耳において骨迷路を満たす液体で，膜迷路中の内リンパと隔たっている．蝸牛小管を介して脳脊髄液腔に連絡している．外リンパは細胞外液に相当しナトリウムが高濃度に存在する．[98] ⇨参内リンパ→2191

外リンパ瘻(ろう) perilymphatic fistula⇨同蝸牛窓膜破裂症→473

開ループ制御 open-loop control ［オープンループ制御］システム制御法の一形態．応答反応の結果が調節中枢に作用を及ぼすフィードバックによる制御に頼らず出力する制御方法．小脳による運動調節の一部はこの制御系によると考えられており，皮膚，固有受容器などの入力により生じる単純な手肢の反射運動などの脊髄反射がその例である．[1230]

外瘻(ろう) external fistula 体内の組織や臓器から皮膚に開口した管状の異常な経路．消化管や気管の炎症，外傷，腫瘍などにより生じることが多い．[485] ⇨参内瘻(ろう)→2192，瘻(ろう)孔→2988

街路産⇨同墜落産→2034

カイロマイクロン⇨同キロミクロン→789

カイロミクロン⇨同キロミクロン→789

会話音域 speech range 聴力検査における周波数で，ヒトの会話に用いられる周波数の範囲をいう．500-2,000 Hz(ヘルツ)で女性の声は4,000 Hzも関与する．[98] ⇨参話声域→3008

過インスリン血症⇨同高インスリン血症→973

下咽頭 hypopharynx 頭蓋底から第6頸椎の高さ，あるいは後鼻孔から輪状軟骨下縁までの細長い管腔の咽頭を上中下に3区分したうちの最下部．舌骨の高さから輪状軟骨下縁，あるいは喉頭蓋上縁から食道入口部に続く腔のこと．前壁に喉頭蓋，側壁の下部は甲状軟骨で，喉頭の両側の食道に移行する部分に梨状陥凹がある．知覚は迷走神経の枝の上喉頭神経支配である．[887] ⇨参咽頭→300，中咽頭→1983，上咽頭→1418

下咽頭癌 hypopharyngeal cancer 下咽頭原発の悪性腫瘍で，組織学的には扁平上皮癌が大部分を占める．原発部位により梨状陥凹癌，輪状後部癌，後壁癌の3型に分類される．50-60歳代に多く，圧倒的に男性に多いが，輪状後部癌だけは女性に多い．初期には無症状であることが多く，進行して疼痛，嗄声，嚥下障害を訴える．治療は病期に応じて咽頭喉頭食道摘出術などの手術や，放射線療法，化学療法，免疫療法を選択，併用して行う．頸部転移率が約50%で，予後不良の癌．[347]

●下咽頭癌

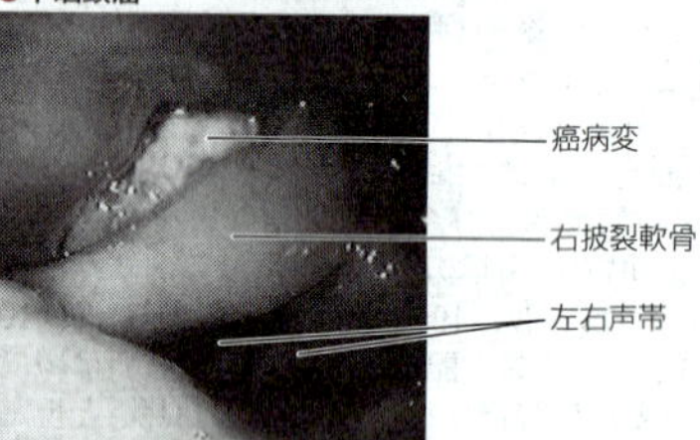

右梨状窩の白苔を伴う腫瘍
(写真提供　佐藤美知子先生)

下咽頭収縮筋(咽頭筋) inferior pharyngeal constrictor muscle ［甲状咽頭筋］ 咽頭筋は内外の2層からなり，内層筋は縦走し，その機能は咽頭挙筋である．外層筋は斜めに輪走し，その機能は収縮筋である．下咽頭収縮筋は外層筋に相当し，甲状咽頭部と輪状咽頭部からなり，それぞれ甲状軟骨および輪状軟骨から起始する．嚥下の第3相(食道期)に関与する．すなわち，輪状咽頭筋の反射性弛緩により食道が開口し，甲状咽頭筋の収縮蠕動により食塊が食道内へ送り込まれる．迷走神経咽頭枝に支配される．[887]

カウ cow⇨同ジェネレーター→1223

カウザルギー causalgia ［灼熱痛］ 末梢神経の外傷後に生じる激しい灼熱痛．損傷された末梢神経の支配領域に生じるが，しばしばこれより広範囲に広がることが多い．触覚や温痛覚刺激，患肢の運動で増悪する．睡眠時には疼痛はおさまる．発症には神経の損傷部位からたえず入力される刺激により，脊髄灰白質内のニューロンの回路の再編成が起こるため，脊髄側角の交感神経節前線維と交感神経節後線維の興奮性も高まり，さらに神経障害部位に興奮を増加させる，といった悪循環が想定されている．[441] ⇨参反射性交感神経性ジストロフィー→2411，複合性局所疼痛症候群→2534

ガウシャンパルス gaussian pulse 超音波検査において送受信波の周波数スペクトルが，ガウス分布すなわち正規分布をするもの．その分布波形が，生体での超音

波の減衰に影響されにくい特徴をもつ.[955] ⇨参正規分布→1665

ガウス gauss 磁束密度のCGS単位. 単位記号はG. 10^4 G(ガウス)=1 T〔テスラ(SI単位)〕. 地球の磁場は緯度により差はあるが, 温帯では約0.5 Gである.[264] ⇨参テスラ→2065

ガウス分布 Gaussian distribution⇨同正規分布→1665

カウパー腺 Cowper gland [球尿道腺, 尿道球腺] 男性生殖器系の3つの付属腺(精囊腺, 前立腺, カウパー腺)の1つで, それらの腺の分泌物は射精にあたって精子を入れる精漿を構成している. カウパー腺は輸精路においては3つの腺の中で最も下流に位置し, 大豆大の1対の腺体は尿生殖膈膜に埋没しており, その導管は尿生殖膈膜部もしくは尿道球部に開口している. 性的興奮の間, 透明で粘稠性の分泌液を出すが, この液は精液にまざったり, 亀頭を滑らかにする. 女性の大前庭腺(バルトリン Bartholin 腺)はカウパー腺の相同器官である. 相同器官とは外観は異なるが, その発生起源を同じくする器官をいう. カウパー William Cowper はイギリスの外科医・解剖学者(1666-1709). バルトリン Caspar Bartholin Jr. はデンマークの解剖学者(1655-1738).[1044] ⇨参バルトリン腺→2401

カウプ指数 Kaup index 主に乳幼児期の体格の指標として使われる. 指数は次の式で算出される. カウプ指数=体重 g/(身長 cm)^2×10. 本指数では, 19以上を肥満, 19-15を正常, 15以下をやせ, とする. 学童ではローレル Rohrer 指数が用いられる.[987] ⇨参ローレル指数→2999, BMI→29

カウフマン試験 Kaufmann test⇨同エストロゲン-プロゲストーゲン試験→359

カウフマン療法 Kaufmann therapy 卵巣性無月経の患者を対象に, エストロゲン製剤を投与後(10日間), 引き続きエストロゲン製剤とプロゲストーゲンを投与(11日間)して消退出血を起こす治療法. 通常, 周期投与を反復(4-5回)する. ホルモン剤の投与中はゴナドトロピン分泌が抑制され, 検査では低値を示すが, 投与中止でリバウンドによる排卵誘発を起こすことがある. この作用は, 不妊治療の排卵誘発法として用いられている. また, 子宮性無月経の1つであるアッシャーマン Asherman 症候群の治療後などで, 子宮内膜再生の目的で行われる.[998] ⇨参消退出血→1442

カウンシルマン小体 Councilman body⇨同好酸体→1007

カウンセリング counsel〔l〕ing 心理相談. 行動的問題や心理的問題を扱う. 大きく分けて非指示的カウンセリングと指示的カウンセリングの2種類がある. 現在は主に非指示的カウンセリング(または来談者中心カウンセリング)が広く受け入れられている. この技法は1942年, アメリカの臨床心理学者ロジャース Carl R. Rogers によって提唱された. 人はだれもが自分自身の中に人を動かし成長させる力を備えているという前提に立ち, カウンセリングはその場を提供するものと考える. カウンセラーはクライアントを無条件に受容することによって, 問題解決法をクライアント自身の中から導き出す援助をする.[980]

カウンターショック countershock [DCショック, DC通電] 2つの電極(パドル)を通して直流通電を行う手技で, 除細動や頻脈からの洞調律化を目的とする. 電極は心臓をはさむように胸部の皮膚に密着させ, 両者の間で除細動器を通して通電を行う. 心臓手術時の通電では直接心臓に接する電極を用いる. 心房細動や頻拍では QRS に同期して通電し, 心室細動では非同期的に通電する.[2]

カウンタートラクション counter traction [反対牽引法, 対抗牽引法] 牽引力を強めるために, 同時に身体の他の部位を反対方向に牽引する牽引療法の1つ. 下肢の骨折治療の際に, 足側のベッドを上げてトレンデレンブルグ Trendelenburg 体位をとると, 体重が下肢に対してカウンタートラクション(反対牽引)となる. 小児の上腕骨顆上骨折の治療で, 前腕部を垂直方向に牽引する際に, 上体をベッドに抑制帯で固定する場合も同様である. 外傷性肩関節脱臼の際に, 術者は上肢を遠位方向に牽引して整復するが, このとき助手は腋窩にタオルを入れ反対方向に牽引する.[244] ⇨参牽引療法時のケア→937

●カウンタートラクション

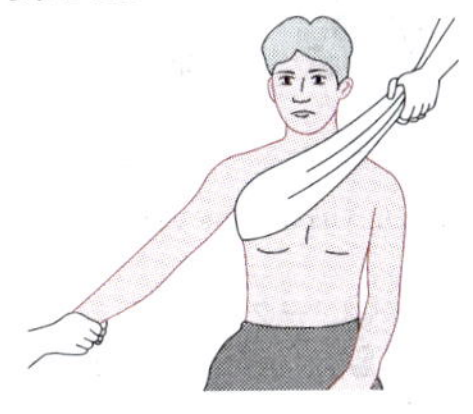

カウンターパルセーション法 counterpulsation 重症左室機能不全や高度心筋虚血の改善を目的とした機械的補助循環法で, バルーン付きカテーテルを左鎖骨下動脈分岐部の直下の下行大動脈に留置して心周期に同期させてバルーンを脱気・膨張させる大動脈内バルーンパンピング法 intra-aortic balloon pumping(IABP)がよく知られる. 左室収縮直前にバルーンの空気を抜いて後負荷軽減を介して心拍出量を増大させる一方, 拡張期には膨張させることにより冠血流量増大効果が得られる.[17] ⇨参大動脈内バルーンパンピング法→1892

ガウンテクニック gown technique 感染予防のため一般の区域から区切られた病室に入るとき, その部屋専用のガウンを着用すること. 専用の帽子をかぶり, 同時に手を石けんでよく洗うことが原則.[323]

カウント count 放射線測定装置による測定で, ある一定時間内に表示された放射線の数. 入射時に放射線は1個ずつの電気信号に変えられるので, この数を計量する. ガイガー・ミュラー Geiger-Müller 計数管などの放射線検出器の寿命, 主に内封されているガスの寿命を表す際にも用いられ, 10^8 の寿命などと表される.[737]

替え玉妄想 〔F〕illusion des sosies⇨同カプグラ症候群→544

カエデシロップ尿症 maple syrup urine disease；MSUD⇨同メープルシロップ尿症→2795

カエデ糖尿症 maple syrup urine disease；MSUD⇨同メープルシロップ尿症→2795

カエル腹 frog belly 腹水の貯留により, 立位の場合は下腹部が膨隆するが, 仰臥位になると側腹部が膨隆する状態. 主に肝硬変などによる漏出性の腹水が貯留した場合に起こる現象. 腹膜炎などの際の滲出性腹水の場合にみられる仰臥位で前方に突出する尖腹と区別することで，腹水の性状の鑑別ができる．[543]

火炎固定 flaming 細菌などの微生物を染色して観察する場合，染色前に，スライドグラスに塗抹した材料をバーナーなどの火炎の中を何回か通過させて行う固定操作のこと．[324]

火焔(かえん)状細胞 flame cell ［焔(えん)状細胞］ 形質細胞の辺縁部または細胞質が紅色に染色されたもの．細胞質辺縁が不整な場合は，炎を出しているように見えるためこのように呼ばれる．小胞体に好酸性の免疫グロブリンが充満しているためで，IgA型骨髄腫に多くみられるが，必ずしも骨髄腫に特異的ではない．[1464]

●火焔状細胞

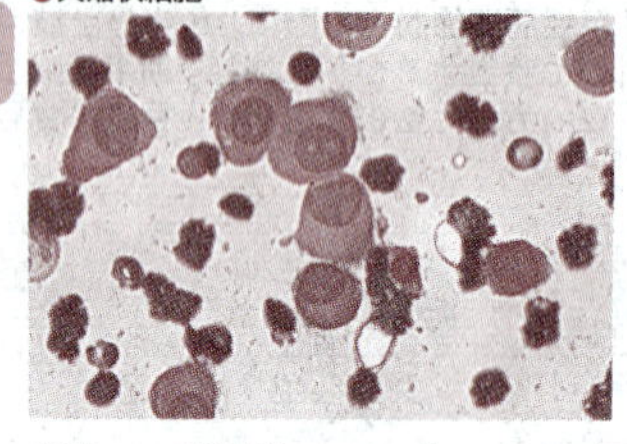

火焔(かえん)状母斑 nevus flammeus⇨同ポートワイン母斑→2686

過塩素酸塩放出試験⇨同パークロレイトテスト→2322

過塩素酸カリウム試験 potassium perchlorate test 甲状腺細胞のヨード有機化障害を調べる検査．ヨードイオンは甲状腺濾胞細胞に取り込まれたあと，酵素の作用によって直ちに有機化されるため，細胞内には遊離型ヨードはほとんど存在しない．有機化障害をもつ甲状腺では，ホルモンの合成障害が生じて甲状腺の腫大や機能低下症を生じる．過塩素酸カリウムやチオシアン酸カリウム(ロダンカリ)を投与すると甲状腺内の有機化されていないヨードイオンが血中に放出される．放射性ヨードを投与して2時間後の摂取率を測定したあと，過塩素酸カリウム1gを服用させ，30分，60分後の甲状腺残留放射能活性を測定する．このとき，服用前値の10%以上の放射能活性が甲状腺から放出されるものを陽性とし，有機化障害があると判定する．[783]

火炎熱傷 flame burn 熱源の性状による熱傷の分類の1つ．可燃性物が燃えるときの炎による熱傷で，熱湯熱傷や接触熱傷と区別して用いる．[190] ⇨参接触熱傷→1736

火炎滅菌法 flaming, burning sterilization, 〔direct〕 flame sterilization バーナーなどの火炎の中を通して微生物を殺滅する滅菌法．白金線や白金耳の滅菌，ガラスの試験管やびんの開口部表面の滅菌などに行われる．[324]

家屋・樹木・人物画検査 house-tree-person test；HTP 描画の課題として，家屋，樹木，人物を描かせる手法で，一般的には課題ごとに別の用紙に描かせ，最初に描かれた人物と別の性の人物を描かせる場合もある．家屋は家庭や家族に対する認識，樹木は無意識的な自己像として解釈．また，被検者と同じ性の人物は自己概念として，反対の性の人物は異性への認識や態度として解釈．家屋・樹木・人物を同一の用紙に描かせる手法(統合HTP)もあるが，各課題の構成が簡略化されやすいという欠点がある．[1316] ⇨参HTPテスト→62，描画テスト→2487

家屋評価⇨同ホームエバリュエーション→2686

下オリーブ核 inferior olivary nucleus ［オリーブ核］ 延髄腹側部に位置する神経核で，この神経核のために延髄腹外側部の表面は大きく突出し，オリーブと呼ばれる隆起を形成する．曲がりくねった袋状の大きな核で，袋の口は内側に開き，オリーブ核門を形成する．オリーブ核は主オリーブ核，内側・背側副オリーブ核の3部分からなる．しかし，台形体背側核を上オリーブ核と呼ぶことから，主オリーブ核を下オリーブ核と呼ぶようになる．錐体外路系に属し，随意運動が正確かつ円滑に行われるように調整する働きをもち，機能的に小脳と密接な関係にある(オリーブ-小脳系)．特に，直立歩行における平衡(バランス)にかかわるという．入力系は，大脳皮質，脳幹(赤核，視蓋前域，中心灰白質，前庭神経核，三叉神経脊髄路核，後索核)，小脳核，脊髄などからの投射線維を受ける．一方，出力線維は反対側の下小脳脚を通って小脳皮質に至り，そこで登上線維としてプルキンエPurkinje細胞の樹状突起にからまるように登りながら多数のシナプス結合をつくる．主オリーブ核が系統発生的に新しい小脳部分(小脳半球)と連絡するのに対して，副オリーブ核は古い小脳部分(小脳虫部)と結合する．[1043] ⇨参小脳皮質→1455

加温染色 staining by heating 細菌は通常，塩基性色素によって容易に染色されるが，結核菌や芽胞は媒染剤を含む強い色素液中で加温したときにはじめて染色される．これを加温染色といい，染色液には一般にチールの石炭酸フクシン液を用いる．[324]

加温ネブライザー heated nebulization 幼児のクループなどに使用される加温吸入療法．マスクまたはテントを通じて至適温度に加温した霧状の液を吸入させる．ヒトの気管への吸入の適温は32-36℃で，呼吸機能および薬液の吸収が良好になる．[887] ⇨参クループ→832

加温ブランケット warming blanket 手術中に体温が下降するのを防ぐために，患者の下に敷くマット．内部を温水が環流する仕組みになっている．反対に冷水を通せば冷却ブランケットcooling blanketとなる．[323]

加温療法⇨同温熱療法→421

過蓋咬合 closed bite, deep overbite 咬頭嵌合位で，垂直的被蓋が著しく深い状態．永久歯列の正常な垂直被蓋は，歯冠の1/4～1/3をおおう程度とされ，それを大幅に超える被蓋を示すものを過蓋咬合という．原因は，下顎位の異常，発育不全，歯の異常であるが，その誘因は遺伝，生活習慣，大臼歯の欠損や喪失，乳臼歯の早期喪失などである．[1310] ⇨参被蓋《咬合の》→2427

加害者治療 batterers intervention program ［バタラー治療プログラム］ 主として配偶者(内縁を含む)への暴力を繰り返す人(バタラーbatterer)を対象とする治療をいう．背景にあるのは男性配偶者から女性配偶者が受ける暴力，虐待であるDV(ドメスティック・バイオレンス)が注目されるようになったこと．わが国でも2001(平成13)年に「配偶者からの暴力の防止及び被害者の保護に関する法律」(「DV防止法」)が施行され，この種の暴力が「犯罪となることもある重大な人権侵害」と認識されるようになった．こうなると暴力を振るう

●過蓋咬合

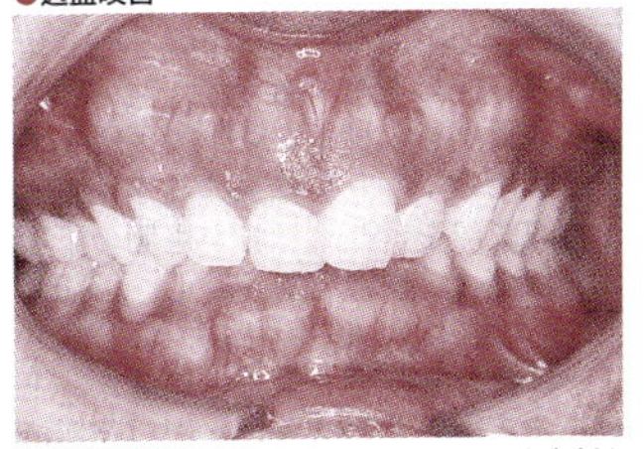

歯並びと咬み合わせのガイドブック,p.12,日本臨床矯正歯科医会,2008

人物への何らかの処遇が考えられなければならない．1つの方法は処罰であり，他の1つは治療である．処罰に関しては，裁判所の判断により，加害者は被害者と共に生活の本拠としている住居から強制退去(2か月間)させられ，被害者への接近を禁止(6か月間)されることが定められていて，この制限を無視すると刑事罰が科される．一方，治療についてはまだ確立されたプログラムがない．現在のところ異性(80% 以上が女性)への差別的偏見の是正を根幹とするフェミニズム的接近や，威嚇や暴力による他者支配の修正を目指す認知行動療法的方法が検討されている.[641] ⇨参ドメスティックバイオレンス→2159

過外転症候群 hyperabduction syndrome　胸郭出口症候群の1つで，上肢を過外転位にすると神経血管束が小胸筋部または肋鎖間隙部で圧迫されて，手指のしびれ，だるさ，痛みなどが生じるものをいう．胸郭出口症候群は頸肋症候群，斜角筋症候群，肋鎖関節症候群，過外転症候群などに細分されるが，その1つであり，胸郭出口症候群という疾患概念の中に含まれる.[1142] ⇨参胸郭出口症候群→750

科学 science　観察した現象や経験，獲得した知識に客観的な決まりや原理を見いだし，全体を体系的に組織し説明すること．自然科学と社会科学に大きく分けられる．また知識の集積を純粋科学，そこから導き出された決まりや原理を実用に役立てることを応用科学とする分類もある.[1465]

下顎位 mandibular position　下顎は口の開閉のほか，前後・左右などさまざまな動きをするが，その運動範囲内における上顎を基準とした下顎の位置をいう．上下の歯列の咬合状態で表される咬合位と，関節窩内の下顎頭の位置で表す顆頭位がある．上下顎の歯が最大の接触面積でかみ合っている咬合位を咬頭嵌合位といい，このとき下顎頭が顆頭安定位にあれば，咬頭嵌合位は機能的にも正常といえる．下顎安静位は，上下の唇が軽く接触し，下顎骨に付着する筋肉群の緊張がまったくない安静状態にあるときの上顎に対する下顎の位置をいい，下顎がこの位置にあるときは上下の歯は接触せず 2-3 mm の間隙がある.[830]

過角化 hyperkeratosis　角層が，正常ヒト同一身体部位と比較して厚くなった状態．炎症続発性あるいは角化機構の障害など，さまざまな原因により生じる.[27]

下顎角 angle of mandible, gonial angle　下顎体の下縁と下顎枝の後縁とが交わってつくる角をいい，その角度は人種や年齢によって異なる．年齢による変化は，幼児期には鈍角(約 140 度)であるが，成人になるにつれて直角に近づき(約 120 度)，老年になると再び鈍角(約 140 度)になる．下顎角部外側面にあるあらい面は咬筋粗面と呼ばれ，咬筋が付着する.[830]

下顎管 mandibular canal 〔L〕canalis mandibulae　下歯槽動静脈と下歯槽神経の通路となる管．下顎枝内側面のほぼ中央の下顎孔から下方に向かい，下顎体の歯槽の下を大小臼歯および犬歯の歯根に向かって血管・神経を通す細い管を送りながら前方に走り，小臼歯部の外側面に開くオトガイ(頤)孔に至る.[830]

下顎癌 mandibular cancer (carcinoma), carcinoma of mandible　下顎部に生じた癌の総称．下顎歯肉癌，下顎骨中心性癌，下顎部への転移癌で，広義には周囲組織からの浸潤癌も含まれる．大多数は歯肉原発であるため下顎歯肉癌と同義語として用いられる．50-60 歳代の男性に多く，喫煙，アルコールなどの嗜好，不適合義歯の長期使用が発症要因の1つといわれる．組織学的には転移癌を除いた大多数が扁平上皮癌で，腺癌，未分化癌などがわずかにある．初期症状は歯肉のびらん，潰瘍，肉芽腫様腫瘤をみるが，白斑を伴うことも少なくない．病変は急速に拡大し歯槽部骨，顎骨を破壊し，X 線写真上での変化をかなり早期に認める．所属リンパ節領域への転移が高頻度にみられる．治療は手術，化学療法，放射線療法が行われ，顎下・頸部リンパ節転移に対して頸部郭清術が行われる．癌の進展度に合わせた下顎骨切除が行われ，それに適した下顎骨再建を行う．また頸部リンパ節郭清手術を行う場合は，下顎骨切除とまとめて一期的に行う．5年生存率は 50-70%.[535]

下顎顔面異骨症 mandibulofacial dysostosis　常染色体優性遺伝の顔面疾患で，頬骨の低形成，小顎症，眼裂斜下，下眼瞼の欠損(コロボーマ)，小耳症などを特徴とする．胎生期の第1・第2鰓弓の発育不全が起因とされる．1949 年に，フランチェスケッティ Adolphe Franceschetti とクライン David Klein が，完全型，不全型などの5型に分類．完全型がフランチェスケッティ症候群，不完全型がトリーチャー=コリンズ Treacher Collins 症候群.[1631]

下顎顔面形成不全症 mandibulofacial dysostosis ⇨同トリーチャー=コリンズ症候群→2164

下顎挙上法 jaw-lift method ［下顎引き出し法］　反応のない傷病者に対して行う，器具を使わない用手気道確保法の1つ．通常は頭部後屈あご先挙上法が用いられるが，頭部顔面に外傷が認められる場合など脊椎損傷の危険が高い場合には，実施者がヘルスケアプロバイダー(医師，看護師，救急隊員など保健医療関連専門職)の場合，本法を選択してもよい．同様の手技として下顎引き出し法がある．頭頸部の固定とともに気道確保を行う場合は修正下顎挙上法が行われることもある.[734] ⇨参頭部後屈あご先挙上法→2128

下顎近心咬合 ⇨同反対咬合→2415

科学警察研究所 National Research Institute of Police Science；NRIPS ［科警研］　千葉県柏市に所在する警察庁の附属組織で，犯罪科学に関する総合的な研究を行う．通称は科警研．生物学，医学，化学，薬学，物理学，農学，工学，社会学，教育学，心理学などの各専門部門が設置されている．DNA 鑑定，ポリグラフ，筆跡識定，話者認識などの科学捜査に関する研究成果をもとに，各種犯罪の科学的な鑑定や検査業務を担っている．また，交通事故の原因分析や少年の非行防止に至るまで業務範囲は幅広く，都道府県警察からの鑑定嘱託や研修指導などの受け入れも行っている．[920]

化学外科 chemosurgery 病変部を化学的に破壊して取り除く方法．塩化亜鉛を塗布する方法などがある．[113]

化学元素⇨同元素→954

化学合成 chemical synthesis 一般に複数の物質から化学反応により別の物質をつくり出すこと．規定の化学反応による合成を指す場合と，特定の化学製品をつくる過程の合成を指す場合がある．実用化された化学合成製品の主なものに合成繊維，合成樹脂，合成洗剤などがある．また生体内における化学合成には生合成や光合成などがある．[1559]

か

化学合成菌 chemosynthetic bacteria 細菌が増殖するために化学エネルギーを利用できる菌のこと．一方，光エネルギーを利用する菌は光合成菌という．[242]

化学合成無機栄養菌 chemolithotroph, chemolithotrophic bacteria ［**無機化合物酸化菌**］ 無機化合物や元素を酸化することによりエネルギーを得る細菌．[324]

下顎呼吸 mandibular respiration⇨同あえぎ呼吸→134

下顎骨 mandible, lower jaw bone 顔面頭蓋の下部を構成する馬蹄形の骨で，左右の顎関節と可動的に結合する．下顎体と下顎枝に分けられる．下顎体上縁は16個の歯槽が並ぶ歯槽部である．下縁の両外側にオトガイ(頤)結節とオトガイ隆起をもつ．下顎枝には咀嚼筋が付着する筋突起，下顎切痕，関節突起をもつ．[1463]

下顎骨区域切除術 segmental resection of mandible ［**下顎骨連続離断術**］ 下顎骨切除術の1つで，下顎骨の病変部の近遠心側の両端2か所で歯槽頂から下顎下縁まで切って病変を含む中間部の下顎骨を除去する手術法．下顎骨内の腫瘍や嚢胞，あるいは骨に浸潤した悪性腫瘍の根治的治療などに病態に合わせて選択される．下顎骨の連続性が喪失するため顎口腔機能障害，顔貌の変形が生じる．このために腸骨などの自家骨や，再建用金属プレートなどを用いた下顎骨再建が必要となる．[535] ⇨参下顎骨切除術→466

下顎骨骨折 fracture of mandible 顔面骨骨折のなかで最も頻度が高い骨折で，外傷性骨折と病的骨折，直達骨折と介達骨折などの分類がある．外傷性骨折の原因は交通事故，作業事故，殴打，スポーツなどで，病的骨折では広範囲の骨髄炎や腫瘍・嚢胞などが原因となる．正中部，下顎角部，下顎体部，関節突起部が好発部位で，骨折部には圧痛や自発痛が伴う．外傷性骨折では，下顎骨に付着する開口筋群の働きによって偏位し，圧痛・運動痛や，咀嚼・嚥下・顎運動障害，咬合異常のほか下歯槽神経領域に知覚異常などの症状が現れる．完全骨折での骨片が，咀嚼筋により著しく転位した場合には，顔面の腫脹，変形，圧痛，運動痛，顎運動障害，咀嚼・嚥下運動の抑制，発育障害，咬合異常，オトガイ(頤)神経知覚異常，歯組織損傷，軟組織損傷などをきたす．治療は非観血的整復が行われ，新鮮例でも変位の大きいものや陳旧性骨折など非観血的整復が困難なもの，変形治癒・偽関節・感染合併例などには観血的整復・金属プレートによる組織内固定を行う．整復は咬合の回復を目安に行われる．[1463]

下顎骨切除術 resection of mandible, mandibular resection 腫瘍などの下顎骨病変部を下顎骨の一部，あるいは全部とともに，一塊にして切除する手術．切除範囲により，①下顎骨辺縁切除術：下顎骨下縁を残し病変部を中心に箱型に部分的に切除する手術，②下顎骨区域切除術：病変部の両端を歯槽頂から下顎下縁まで切って病変を含む中間部の下顎骨を除去する手術，③下顎骨半側切除術：病変部を含む下顎骨を患側の下顎突起を含めて下顎骨体部まですべてを切除し，下顎のほぼ半側が失われ，顎の変位が大きい手術，に分類される．手術には病態に合わせて適宜選択されるが，下顎骨の連続性が喪失する②，③の切除は，顎口腔機能障害，顔貌の変形が著しく，この障害を最小限にするために下顎骨再建が必要となる．[535] ⇨参下顎骨辺縁切除術→466，下顎骨区域切除術→466

下顎骨頭⇨同下顎頭→468

下顎骨部分切除術⇨同下顎骨辺縁切除術→466

下顎骨辺縁切除術 marginal resection of mandible ［**下顎骨部分切除術**］ 病変部を含む下顎骨の一部を歯槽頂より箱型に切除し，下顎骨下縁を保存する下顎骨の切除手術．下顎骨の連結性と概形が保たれるため顔貌の変形や顎口腔機能の低下も比較的少ない．歯槽部，あるいは下顎体部に限局した良性腫瘍や嚢胞性疾患，早期の悪性腫瘍などに適応する．切除部の義歯や歯科インプラントなど，歯科治療に際しては骨移植などを行う．[535] ⇨参下顎骨区域切除術→466，下顎骨切除術→466

下顎骨連続離断術⇨同下顎骨区域切除術→466

下顎三角⇨同ボンウィル三角→2721

下顎枝矢状分割法 sagittal splitting ramus osteotomy；SSRO, sagittal splitting osteotomy of 〔mandibular〕 ramus 顎変形症に対して行われる顎矯正手術の1つで，基本的には両側の下顎枝部を矢状面で分割して，歯列を含む分離された骨片を，予想した咬合位に合わせ新たな位置に移動固定する方法．骨片の分割面の骨接触が広く術後の安定性が良好であることから，下顎前突症，下顎後退症，開咬症，下顎非対称などさまざまな顎変形症に適応できる．[608]

化学シフト chemical shift NMR基礎用語の1つ．分子中の原子の共鳴周波数は，その原子固有の共鳴周波数から少しずれており，ずれの大きさは分子内での結合位置に依存することをいう．MRスペクトロスコピー(磁気共鳴分光法)では，この化学シフトを観測し，化学結合や化学構造の解析に用いる．[264] ⇨参NMR→88

化学シフト選択撮像法 chemical shift selective (CHESS) imaging sequence MRI撮像法の1つ．特定のスペクトルのみを選択的に励起，飽和させ，信号の出ない状態にする．診断の妨げになる高信号の脂肪抑制画像 fat suppression imaging などに利用される．すなわち脂肪の共鳴周波数に一致したラジオ波を加えたのち，ただちにスピンエコー法などで信号を得れば，脂肪抑制画像になる．[264]

化学試薬 chemical reagent⇨同試薬→1351

下顎周囲性化骨⇨同硬化性骨髄炎→981

化学受容器(体) chemoreceptor 広義には，細胞膜や細胞内に存在し，化学物質に反応して情報伝達を行う受容体をいうが，狭義には感覚器官の1種で，味覚や嗅覚など外界の化学物質に反応する受容体と，血中の酸素や炭酸ガスに反応する受容器がある．味蕾の味細胞，嗅上皮の嗅細胞，頸動脈体や大動脈体に化学受容器が存在する．[1335]

化学受容器引金帯 chemoreceptor trigger zone；CTZ 延髄の背面の最後野または周辺にあり，血液-脳関門を欠き，血中の化学物質によって刺激される部位のこと．D_2 受容体の存在が知られている．この部位からのインパルスが嘔吐中枢を興奮させることにより嘔吐が起こる．[842] ⇨参嘔吐反射→395

化学傷⇨同化学熱傷→469

下顎神経ブロック mandibular nerve block，mandibular anesthesia 三叉神経の第3枝である下顎神経は，側頭部，耳前部，下顎，舌および口腔の粘膜の知覚，咀嚼筋の運動を支配する．下顎神経ブロックの適応は下顎領域の三叉神経痛やがん性疼痛．方法は頰骨弓中点下縁からブロック針を刺入し，卵円孔より神経が出た部位で，知覚支配する領域に方散痛が得られた位置で，局所麻酔薬または神経破壊薬を注入する．[341]

●下顎神経の走行とブロック部位

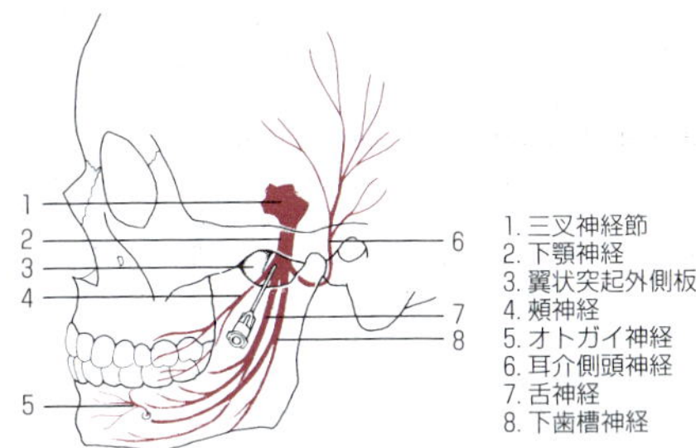

長沼芳和ほか(若杉文吉監)：ペインクリニック 神経ブロック法 第2版，p.150，図5，医学書院，2000

化学性食中毒 chemical food poisoning 化学物質による食中毒で，通常，急性中毒を指す．2008(平成20)年に届けられた化学性食中毒は27件(食中毒全体の1.97%)で患者は619人(2.55%)であった．化学性食中毒の主な原因としては，有毒な着色料や甘味料，増量剤の添加によるものがあり，故意・過失にかかわらずメタノールを酒に混ぜた場合もこれに含まれる．また，食品の生産，保存や製造・加工中に，農薬や有害物質が混入した場合，さらには，形状が似ているために食品や調味料などと誤って有害物質を使用した場合などがある．[543]

下顎正中囊胞 median mandibular cyst 下顎骨の正中に発生するまれな囊胞．胎生期に下顎突起が癒合するときに迷入した上皮に由来する顔裂性囊胞とされていたが，1992年のWHO分類では削除され，現在では歯原性囊胞と考えられている．[42] ⇨参歯原性囊胞→1263

化学線 actinic ray⇨同紫外線→1227

下顎前突 mandibular prognathism(protrusion)，progenia 下顎が上顎に対して前後的水平的位置で前方位にある状態で，上下顎前歯の被蓋関係が前後的な水平的被蓋距離(オーバージェット)が反対になる異常咬合状態の総称(オーバージェットはマイナスで表現)．1歯，2歯の逆被蓋はそれぞれの歯の位置異常として取り扱う．上顎骨または下顎骨の形態異常，位置異常を伴う骨格性下顎前突，顎骨に異常がなく前歯のみが反対咬合を示す歯性下顎前突，咬合時にみられる反対咬合の機能性下顎前突に分けられる．原因は真の原因が不明な下顎の過剰発育，あるいは上顎の劣成長によるものが多いが，奇形，特に裂奇形，外傷，口腔習癖，下垂体機能亢進などによって起こる．治療は歯性では歯科矯正治療，骨格性では外科的矯正治療を行うが，機能性下顎前突には歯科補綴治療が求められる．[535] ⇨参反対咬合→2415

化学線量計 chemical dosimeter 放射線照射による物質の化学反応を利用した線量計．数多い化学線量計の中で，実用性の高い吸収線量絶対測定の液体化学線量計としてフリッケ Fricke 線量計(鉄線量計)が使用される．化学線量計には通常，大線量の照射が必要．[1144] ⇨参フリッケ線量計→2582，線量測定→1800

化学走化性因子 chemotactic factor⇨同走化性因子→1805

化学走性 chemotaxis⇨同走化性→1805

下顎短小症 brachygnathia ［短顎症］ 下顎の発育不全を示す症状の総称．頭蓋と上顎に比して相対的に後退しているものも含む．両側性と片側性のものがあり，ピエール=ロバン Pierre Robin 症候群，顎顔面形成異常症，第1・第2鰓弓症候群，18トリソミーなどの先天的なものや，外傷後，中耳炎・顎関節炎後などの発育障害によるものがある．代表的な治療法は下顎枝矢状分割骨切り術であるが，必ずしも予後は良好でなく，口腔外科・矯正科などの各科チーム医療が必要である．[1463]

化学調節 chemical regulation 化学受容器を介する生体機能の恒常性維持機構を化学調節という．血中の酸素濃度や炭酸ガス濃度が変化すると，頸動脈体や大動脈体に存在する化学受容器が作動し，神経系を介して延髄の心・血管中枢や呼吸中枢に作用して，血圧や心拍数，呼吸数などを調節し，ガス交換の恒常性を維持する．[1335] ⇨参神経性調節→1528

下顎つり上げ mandibular sling 下顎の垂直方向の運動(閉口)を表す言葉．顎関節を支点として，下顎骨は解剖学的に，側頭骨や上顎からつり下げられる構造となっている．下顎角につく咬筋と内側翼突筋および下顎骨の筋突起に付着する側頭筋の前方線維によりつり下げられ，これらの筋の収縮により下顎がつり上げられ閉口が起こる．下顎骨の左右運動や前後運動は，外側翼突筋や側頭筋の後部線維により起こる．開口のときは頸部の舌骨筋群が主として活動し，この際，外側翼突筋も補助的に働いている．[244]

化学的インジケーター chemical indicator⇨参滅菌インジケーター→2800

化学的滑膜切除術 chemical synovectomy ［滑膜浄化術］ 滲出性関節炎に対し，化学的物質を関節内に注入して炎症を起こしている滑膜組織を壊死させる治療法で，滑膜浄化術ともいわれる．強力な酸化作用を有し，注入直後に滑膜表面を凝固壊死させるオスミウム酸を用いることが多い．注入後1-2週で滑膜表層は消失し，2-3か月で滑膜は線維化する．北欧を中心に行われており，初期の関節リウマチや血友病の関節症に有用とされているが，その効果の持続は外科的滑膜切除より短い．日本では薬剤使用が認可されてないため普及していない．その他に，放射性同位元素，ウロキナーゼ，抗癌剤などが用いられることがある．[1463]

化学的環境要因(因子) chemical environmental factor

物理的，生物学的，社会的など，種々の要素から構成される環境因子の中の水，空気(酸素，二酸化炭素など)，農薬，食品，化学薬品，汚染物質などのこと．化学的環境因子と人体の関係の例として，空気や水などを通じて，ヒトが有害化学物質と接触し吸収することによる各種の中毒の発生があげられる．[1169]

科学的管理法 scientific management 生産性の追求は個々の労働者の生産能率の最大化によるものであるという考え方．アメリカのエンジニア，テイラー Frederick Winslow Taylor(1856-1915)によって提唱され，1911年には研究成果を『The Principles of Scientific Management(科学的管理法の原理)』として出版した．テイラーはもともと製鋼所の技師であったが，そのときに労働者の作業管理の重要性を痛感し，テイラーシステムと呼ばれる管理手法を導き出した．それまでは権力者による独断的発想による労働者管理であったが，テイラーの功績によって，1880年代から1930年代までの経営理念は，歴史的変遷のなかで「科学的管理時代」として位置づけられた．[415]

か

化学的拮抗 chemical antagonism 2種の薬物を同時に投与したとき，薬物同士が化学反応を起こし不活性化され一方または両方の薬物の作用が弱められること．[1559]

化学的駆除法 chemical control ［化学的防除］ 化学物質を用いて有害生物を駆除する方法．有害生物による作物や人畜の被害を軽減・防止するために，殺虫・殺菌薬や除草剤で有害生物を殺したり，化学不妊剤や忌避剤などで成長，生殖，行動を障害することなどがこれにあたる．速効性はあるが一時的な対処法にすぎない．[543]

化学的酸素需給量⇨同化学的酸素要求量→468

化学的酸素要求量 chemical oxygene demand；COD ［化学的酸素需給量，COD］ 水の汚染度を表す指標の1つで，水中の有機物，鉄塩，硫化物などの還元性物質を過マンガン酸カリウム，または重クロム酸カリウムといった酸化剤で酸化する際に消費される酸素量をmg/Lで表したもの．値が大きいほど水の汚染度が高い．生物化学的酸素要求量(BOD)と比べ，簡便かつ迅速に測定でき，微生物の存在を必要としないため，試料中に酸やアルカリ，重金属などの微生物の活動を抑える物質が混入した場合にも測定できる．[1169] ⇨参生物化学的酸素要求量→1704

化学的消毒法 chemical disinfection 殺菌性をもつ化学薬品すなわち消毒薬による消毒法．消毒薬には石炭酸やクレゾールなどのフェノール系，塩素，ヨウ素，水銀製剤のほか，アルコールやアルカリ剤，酸化剤，ホルムアルデヒドガスなどが用いられる．消毒の効力は濃度および温度と時間によって左右される．消毒薬の効力を比較するのに，石炭酸の消毒効果を基準とするフェノール(石炭酸)係数が使われる．[324] ⇨参石炭酸係数→1721

化学的神経切除術 chemical neurectomy 神経を切除した場合と同様の永久神経ブロック効果を得るために，神経を破壊する薬物を直接作用させる方法．外科的な神経切断や神経節切除と同等の効果が低侵襲で得られる．エチルアルコールや，フェノール水溶液，フェノールグリセリンなどの薬物が用いられるほか，高熱で神経を遮断することもある．くも膜下ブロックでは，エチルアルコール(エタノール)は低比重溶液であり，フェノールグリセリン溶液は高比重であることを認識して体位をとる．[323]

化学的髄核融解術 chemonucleolysis ［化学的椎間板溶解術，髄核融解術］ 化学物質を経皮的に椎間板の髄核内に注入して髄核を融解する，椎間板疾患の治療法の1つ．腰椎椎間板ヘルニアに対するタンパク融解酵素キモパパインを注入する療法が代表的．保存的治療と手術の中間に位置し，重篤な合併症(アナフィラキシーショック，神経麻痺)の発生が報告されているため，欧米では普及したが日本では行われていない．[1463]

化学的損傷 chemical injury 化学薬品が皮膚，粘膜に直接接触して一次的，急性に組織障害を発生した状態．治療は基本的に皮膚熱傷と大差ないが，皮膚表面から化学薬品が除去されたあとでも組織内に浸透した薬品が不活化されるか，完全に除去されるまで組織破壊が持続する点が熱傷と異なる．このため創面積が小さくても深い潰瘍を形成し，治療に難渋することが多い．通常，感作性物質による皮膚炎や長期連用による皮膚病変は別に扱う．[1582]

化学的椎間板溶解術⇨同化学的髄核融解術→468

化学的デブリドマン chemical debridement ［酵素的デブリドマン］ デブリドマン(壊死組織除去)の方法の1つ．酵素製剤を壊死組織に塗布し，薬理作用(タンパク質，フィブリン，核酸の分解)によって壊死組織の分解を促進させる方法．[923] ⇨参デブリドマン→2069

化学〔的〕伝達 chemical transmission ［液性伝達］ シナプス間の情報伝達が化学伝達物質を介して行われること．例えば神経細胞(ニューロン)の興奮は，神経伝達物質を介して別のニューロンに次々と伝達される(シナプス伝達)．

化学的病因 chemical pathogen さまざまな化学物質が疾病の原因となりうること．各種の薬物，酸，アルカリ，その他多くの有機化合物などが原因となり疾病が引き起こされる可能性がある．[142] ⇨参化学熱傷→469，化学的損傷→468

化学的防除⇨同化学的駆除法→468

化学伝達因子⇨同化学伝達物質→468

化学伝達物質 chemical mediator，chemical transmitter ［化学伝達因子］ 細胞間の情報伝達に関与する活性物質で，ホルモン，神経伝達物質，サイトカインなどをさす．生体におけるほとんどすべての情報伝達はこの方法による．一方，神経細胞などにおいてギャップ・ジャンクション(gap junction)を介した活動電位の伝達を電気伝達という．[1335] ⇨参神経伝達物質→1530

化学電池 chemical battery 物理的電池である太陽電池以外の，日常的な電池すべてを含めたものをいう．マンガン電池，アルカリ電池，酸化銀電池などの充電不可能な一次電池，鉛蓄電池，ニッカド電池，ニッケル水素電池，リチウムイオン電池などの充電可能な二次電池，さらに燃料電池に大きく分類される．医療現場では小型で多くの電流を要しない機器には酸化銀電池(体温計など)，比較的大きな電流を要する機器にはニッカド電池，リチウムイオン電池が使われることが多い(携帯点滴流量計など)．[1594]

下顎頭 mandibular condyle ［下顎骨頭］ 下顎骨の関節

突起の上端にある，横軸方向に長く，前縁がふくらんだ長楕円形の部分．顎関節の関節頭として側頭骨の下顎窩・関節円板とともに顎関節を構成．関節円板に接する上面は滑らかで，線維性結合織で被覆され，その下層に軟骨層(関節軟骨)がある．関節軟骨は下顎頭を保護するだけでなく，発育期には下顎の重要な成長中枢として機能している．[830]

●顎関節の骨性構成

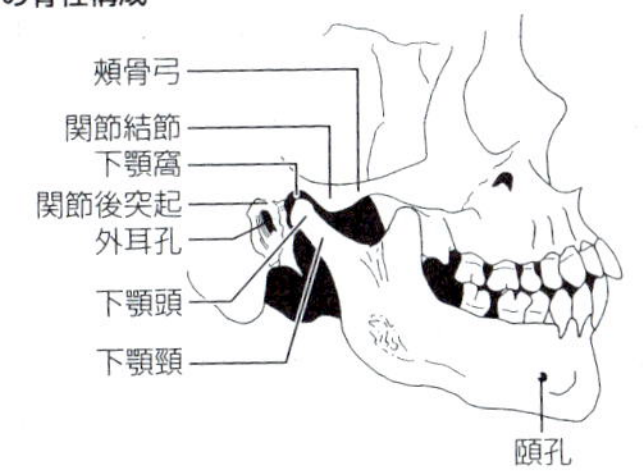

下顎頭過形成 hyperplasia of mandibular condyle 片側の下顎頭または関節突起が異常に増殖肥大し，顔面の左右非対称(下顎の健側偏位)と咬合異常(交差咬合)をきたす疾患．原因は，遺伝，内分泌異常，炎症性刺激，外傷，腫瘍(骨腫，軟骨腫などの良性腫瘍)などが考えられているが，いずれも確証は得られていない．過成長した骨は正常な組織像を示し，骨髄にも異常細胞はみられない．治療は下顎頭形成術あるいは下顎頭切除術を行い，顔面の変形と咬合の異常を回復させるが，手術は下顎頭の発育が終了してから行うことが望ましい．[830]

下顎突出症⇨同反対咬合→2415

化学突然変異誘発物質 chemical mutagen 突然変異を誘発する化学物質．DNA 塩基のアナログ，アクリジン誘導体，アルキル化剤など多くのものが知られているが，誘発機構は単純ではなく，対象となる種によっても感受性は異なる．主に，癌化との関連性から問題にされることが多い．[407]

化学熱傷 chemical burn ［化学傷，薬傷］ 化学薬品が皮膚粘膜に接触することにより起こる熱傷．化学薬品が作用している限り組織損傷が続き，接触時間が長くなるほど重症となる．治療としてはまず，大量の水を用いて局所を持続的に洗浄する．局所冷却が主目的となる熱傷と異なり，流水による原因物質の除去と希釈を行うとともに，化学反応の鈍化，消炎効果，皮膚表面の pH 正常化などを目的とする．しかし，金属ナトリウムの場合は水による洗浄は禁忌である．化学熱傷の原因となる薬品としては，酸，アルカリ，フェノールなど腐食性芳香族，ホルムアルデヒドなどの脂肪族化合物，ナトリウム，酸化カルシウムなど金属およびその化合物，リン，硫化水素，塩化硫黄など非金属およびその化合物があげられる．酸とアルカリによる組織損傷程度の違いをみると，重篤化しやすいのはアルカリである．[1582]

化学発癌物質 chemical carcinogen 化学物質の中で発癌性を有すると考えられるもの．以前より特定の職業に癌が多いこと(職業癌)が知られており，その環境を調べることにより経験的にいくつかの化学発癌物質が発見されてきた．発癌のメカニズムは非常に複雑で，遺伝や年齢などの内因と環境中の発癌物質などの外因が複雑に絡み合って発生すると考えられる．その全体像はまだ完全には明らかになっていないが，ごく単純化するとさまざまな原因により遺伝子の損傷が蓄積して癌を生じるという考え方が一般的である．したがってこれらの化学物質は生体内で直接的に遺伝子の損傷を引き起こすか，あるいは細胞傷害を通じて間接的に遺伝子を損傷させることにより癌の発生率を高めていると推測される．[142] ⇨参発癌物質→2378

化学発光分析 chemiluminescence analysis 化学発光を利用する分析法．化学発光は非常に高感度であるため，生体成分の超微量分析の検出方法として利用される．通常，ある物質が酸化などの反応により，新たな生成物が生じるときは，化学反応によって，分子が励起状態(高エネルギー状態)になる．この状態から安定した基底状態に戻るとき，光エネルギーとして発光する物理・化学反応現象を化学発光という．よく用いられる測定系は，抗原抗体反応を利用したエンザイムイムノアッセイで，これはホルモンなどの超微量成分に対する抗体に酵素を標識して抗原との複合体を形成させ，抗原量に比例して結合した標識酵素の触媒作用により化学発光を連続的に反応させ，増感して測定する．標識酵素は1秒当たり1万個の分子に作用するので，最終的に計測されるシグナル強度(光子数)は非常に強いため，ラジオイムノアッセイよりも高感度である．最近のエンザイムイムノアッセイの検出方法としてよく利用される．[263]

下顎反射 jaw reflex ［咬筋反射，あご反射］ 下顎の叩打により生じる深部反射．両側咬筋および側頭筋が収縮し下顎が上昇する．健常者では微弱もしくはほとんどみられないため，下顎の上昇が明らかな場合は亢進と判定する．三叉神経が運動核より上部で障害されると亢進する．[1289]

下顎引き出し法⇨同下顎挙上法→465

化学物質 chemical compound ［純物質］ 原子や分子およびその集合体や高分子重合体を独立した純粋な物質として，化学物質と呼ぶ．純物質と同義に用いられることが多い．1つひとつの化学物質は固有の化学的・物理的性質をもち，他の化学物質とは区別することができる．[1559]

化学物質過敏症 multiple chemical sensitivity ［多種化学物質過敏症］ 一般の人には問題とならないごく微量の化学物質が，一部の人に頭痛，倦怠感，動悸，皮膚炎などの症状を誘発するもの．わが国では近年注目され始めた．問題となる化学物質として，建材から室内の空気中に出るホルムアルデヒドなどの化学物質，食品添加物，残留農薬などがあげられるが，多くの場合，原因物質はまだ特定されていない．患者は2/3が中年女性とされる．シックハウス症候群はこの疾患の1つ．[543] ⇨参シックハウス症候群→1309

化学物質中毒 chemical poisoning 化学物質による中毒．吸入，経口，経皮吸収などによって起こる．代表的な化学物質としては，金属，農薬，有機溶剤，医薬品，食品添加物などがあげられる．職業曝露では吸入によるものが多いが，一般には経口によるものが多い．すべての化学物質はその曝露(吸収)量が増えれば毒性があるが(例えば塩化ナトリウムは体重1kg 当たり4g

か

摂取で半数が死亡する)，中毒が実際に問題となるのは実際に曝露(吸収)する可能性があるレベルでのことである．化学物質による中毒の程度は，環境(曝露する化学物質の性状，曝露量や時間など)，生理学的因子(性，年齢など)および遺伝(代謝酵素の多型など)に影響される．また，化学物質中毒の理解には，その吸収，分布，代謝，排泄や半減期，標的器官，臨界濃度，臨界臓器，量反応(影響)関係，量に関する諸指標(50% 致死量など)，毒性の多様性(アレルギー，特異反応，即時・遅延毒性，可逆性・不可逆性)，耐性，選択性(選択毒性，種差，性差，個体差)，相互作用，非顕性影響などの概念を理解する必要がある．[1593]

化学ポテンシャル chemical potential 物質のもつエネルギーのうち，物質の濃度で規定されるエネルギーをいう．イオンでは，電荷による電気エネルギーがあり，電気ポテンシャルと呼ばれる．[1335]

化学名 chemical name 化学物質を特定するために化学構造式に基づき命名された名称．IUPAC(International Union of Pure and Applied chemistry，国際純正応用化学連合)や CAS(Chemical Abstracts Service，アメリカ化学会の化学情報サービス)の命名法により名称が異なることがあるため，同一物質に複数の名称が存在することがある．また，長くて複雑なため日常的には一般名が利用されており，医薬品の添付文書には化学名と一般名が記載されている．一般名も INN (International Nonproprietary Name，国際一般名)と日本だけで使用されている JAN(Japanese Accepted Name，医薬品名称調査会承認名)とがある．添付文書に記載されている一般名は JAN によるものであるため，海外文献を検索してもヒットしないことがある．アセトアミノフェンを例に示すと，化学名は N-(4-ヒドロキシフェニル)アセタミド(IUPAC 命名法)，一般名はアセトアミノフェン(JAN)，パラセタモール(INN)となる．[644]

下顎隆起 mandibular torus 下顎舌側粘膜部にみられる半球状の骨隆起で，その多くは左右小臼歯部に対称性に1個から数個現れる非腫瘍性の骨質の過剰発育による外骨症である．義歯装着の妨げになる場合や機能的に生活上の障害となる場合は切除手術が行われる．[608]

化学療法 chemotherapy 一般的に感染症に対する化学療法を指す．すなわち化学物質(抗生物質)を用いた治療法で，細菌やウイルス，リケッチア，原虫，寄生虫などの病原性微生物によって起こるさまざまな感染症に対し，それらを死滅あるいは発育阻止するものである．その後，化学療法薬には悪性腫瘍に抑制的に働く化学物質も含まれるようになり，癌の化学療法などと表現されるようになった．[541] ⇨参癌化学療法→568

化学量論 stoichiometry 1792 年，ドイツのリヒター Jeremias B. Richter(1762-1807)は著書で化学反応に関与する物質を数量的関係でとらえる概念を提唱し，それをこの語で定義した．質量保存則，定比例，倍数比例，相互比例，気体反応などの諸法則を主な内容とする．現在は物質の化学組成と物理的性質との間の数量的関係の研究を行う物理化学の一部門の意味で使われている．[1559]

過活動膀胱 overactive bladder 脳血管障害，脳腫瘍，脳変性疾患などによる大脳皮質から脳幹部までの神経障害により橋部排尿中枢に入る排尿抑制路が障害されて膀胱の排尿筋が過反射状態となった病態と考えられる．しかし実際の臨床では，同時に排尿促進路の障害や下部尿路閉塞性疾患などを合併していることが多く，症状は一様でない．頻尿，尿意切迫感や尿失禁を生ずる．[1431]

踵(かかと) heel 足の最後部分で，後足部を距骨とともに構成する踵骨からなる．[23]

踵(かかと)**歩き試験** walking on heel test，heel walking test つま先を上げ，踵だけで歩行可能かを確認する，前脛骨筋をはじめとした下腿伸筋筋力低下を疑う患者に対して行う試験．つま先立ち歩行と対になる試験．[310]

踵脛(かかとすね)**試験** heel-shin test ⇨同踵(かかと)-膝(ひざ)試験→470

踵(かかと)**接地** heel contact(strike) [**接踵**(せっしょう)] 歩行の基本単位である歩行周期において，立脚相の初期に踵が床面に着いたときをいう．[884] ⇨参歩行周期→2694，踵(かかと)離地→470

踵(かかと)**-膝**(ひざ)**試験** heel-〔to-〕knee test [**踵脛**(かかとすね)**試験**] 協調運動を調べる神経学的診察法．患者は一方の踵を他側の膝から下へと脛の上を円滑に滑らせるように動かすよう指示される．小脳障害や深部感覚障害があると踵を正しく膝にもってこられず，また脛をスムーズに降下できない．フィッシャー Miller Fisher は滑らせる前に踵で脛をリズムよくたたかせる変法を考案した(shin tapping)．[935]

踵(かかと)**離地** heel off(rise) [**離踵**(しょう)] 歩行の基本単位である歩行周期において，立脚相の前半から接地していた踵が，立脚相の後半で床面から離れるときをいう．[884] ⇨参歩行周期→2694，踵(かかと)接地→470

鏡症状 mirror sign [**対鏡症状**] 鏡や窓ガラスあるいは扉など自分の顔や姿が映るものの前に長時間立ち，頻繁に眺めている症状．統合失調症患者に多いが，神経症患者やアルツハイマー Alzheimer 病など器質性脳疾患の進行している時期にもみられる．自己認知障害による症状とされ，統合失調症では，自閉症状のほか，自己同一性あるいは性的同一性の障害との関連が示唆されている．器質性脳疾患では鏡に映った自己像に話しかけたり，笑いかけたりする場合もある．[413]

鏡熱⇨参エーリキア〔属〕→351

各務文献(かがみぶんけん) Kagami Bunken 大坂の漢蘭折衷派正(整)骨医〔1754-1819(宝暦 4～文政 2)〕．通称相二，字を子徴または宜知，号は歸一堂．骨折や脱臼などの骨関節損傷の治療法開発のため，骨関節，筋腱の機能解剖を研究した．人体解剖と妻とともに収集した骨をもとに『各骨真形図』と『整骨新書』を 1810(文化 7)年に出版，また 1819(文政 2)年木製骨格模型「摸骨」を作製した．「摸骨」は幕府医学館に献納され，現在東京大学に「各務木骨」として保存されている．骨折や脱臼の治療法だけでなく，くる病性変形，内反足，尖足などの病態や治療などにも言及している．正(整)骨術の秘伝化という悪習慣の打破に貢献した．未刊の著作に『摸骨呈案』『整骨撥乱』『外科精蘊』『製煉并奇方録』がある．大坂・京都地方の蘭方医と交流があり実証合理的な骨関節損傷と疾病の治療法の普及に貢献するところが大であった．大坂で 64 歳で病没．墓は大阪市天王寺区夕陽丘町浄春寺にある．[464]

かかりつけ医 ［ホームドクター］ かかりつけ医という言葉は，人々が病気などでいつも診てもらっている特定の医師を意味するもので，従来よく用いられていたが，今日ではホームドクターということが多い．1970年頃から，わが国では市町村レベルの地域において包括医療，地域保健，プライマリヘルスケアという，その地域における住民の医療・保健に責任をもつシステムの整備が図られてきた．このシステムで重要な役割を果たすのがプライマリ(初期の，第一線の，重要な)医であり，彼らは住民個々人の心身の状態や家庭・社会との関係も熟知している医師である．1994(平成6)年の「地域保健法」の改正(旧保健所法)以来，保健所の業務の見直し，市町村保健センターの設置など，市町村レベルでの医療・保健・福祉の連携，地域ケアシステムの構築が，住民の高齢化に伴う介護問題に強く動機づけられて進められている．かかりつけ医はこの地域ケアシステムで重要な役割を期待されている．[1465] ⇨参プライマリドクター⇀2572，家庭医⇀534

かかりつけ歯科医 family dentist, regular dentist 日頃の口腔の健康相談や歯科疾患が起こったときの初期の医療を受け持ち，身近でいつもかかっている歯科医師．また，地域住民に口腔領域のプライマリケアを継続的に提供し，歯科疾患の治療，予防および福祉を含めて地域に密着した包括的機能をもつ歯科医師でもある．期待されている機能は，①患者のニーズに応じた健康教育，機能相談，②必要とされる歯科医療への第一線での対応機能，③障害者，要介護者に適切な歯科医療提供のための機能，④福祉施設および在宅患者に対する歯科医療，口腔ケア機能，④定期的なプロフェッショナルケアを基本とした予防管理機能，⑤チーム医療実践のための連携および紹介または指示機能，である．[1369]

賀川玄悦 Kagawa Gen-etsu 江戸中期の著名な産科医師〔1700-77(元禄13～安永6)〕．近江(現滋賀県)の彦根生まれ．字は子玄．武家の出身であったが，家を継がず母の実家で育ち，京都で医術を学ぶかたわら古物商やあんまをしてようやく生活をしていた．偶然近所の難産に招かれ，即座の機転で胎児を娩出し，母子ともに救った．これが動機となって助産術を工夫するようになり，新しい手技を考案して『産論』4巻を著した〔1765(明和2)〕．本書の独創的な考えは産科のみならず従来の治療法を一新し，その流派は賀川流といわれておおいに盛んになった．特に胎児の正常位置を正確に記載していることで高く評価されている．また，従来の習慣から妊娠5か月には岩田帯をかたくしめたり，あるいは不自然な食事の制限をしたり，産後はいすに座らせていることなどを無用の悪習と主張してやめさせた．この業績はのちに長崎のオランダ商館医師として来日したシーボルト Philipp F. J. B. von Siebold (1796-1866)によって高く評価され，研究内容がヨーロッパの学会に広く紹介された．[787]

賀川子玄 Kagawa Shigen⇨参賀川玄悦⇀471

賀川豊彦 Kagawa Toyohiko 明治末から大正，昭和にかけてのキリスト教伝道者，社会運動家〔1888-1960(明治21～昭和35)〕．神戸に生まれ，1909(明治42)年，神戸神学校在学中からスラム街で伝道と救済に活動した．国内はもとよりたびたび欧米に伝道している．プリンストン大学留学ののち，関東大震災では東京本所にセツルメント事業を起こして罹災者の救助にあたった．第二次世界大戦直後の混乱期には東久邇内閣参与として，アメリカ占領軍との折衝にあたり，また日本社会党結成の呼びかけ人にもなった．彼の活動は労働運動，農民運動，生活協同組合運動，セツルメント事業，神の国運動，世界連邦運動など多方面にわたり，著訳書は『死線を越えて』〔1915(大正4)〕をはじめ169冊に及ぶ．『女性賛美と母性崇拝』〔1937(昭和12)〕の一部である「看護婦崇拝論」には「看護婦は尊ぶべき女性，神聖なる労働者，弱者に奉仕する尊敬すべき人，最もいやな仕事を，最も美しく生かそうとする人，犠牲の権化であるイエス=キリストの直弟子である」という5つの理由をあげている．賀川の思想を神学者の熊野義孝は詩的と評した．[125]

賀川流産科 江戸時代中期以降のわが国の産科の主流をなした賀川玄悦を始祖とする一門の産科．安土桃山時代の糟尾(かすお)流，乗附(のつけ)流，中條流産科はいずれも内科的産科で，その処方は跡取りのほかには秘密とされるものが多かったが，賀川流は門人を多数養成した．賀川流には正系と嫡系があり，嫡系には大坂(大阪)賀川家などの分家がある．正系は阿波藩医となったが京都に住み，玄悦の娘婿の玄迪(げんてき)が玄悦の著書『産論』を補完する『産論翼』を著した．嫡系は玄悦の長男である玄吾の子の満定，その子満崇が女医博士に任ぜられ，明治まで典医を務めた．賀川流では玄悦の考案した鉄鉤による手術(回生術)があり，満定の探頷(がん)器，満崇の纏頭絹(てんとうけん)などの遂娩器の発明もあり，産科手術を特色とした．門人録によると，正系は資料不十分であるが141名以上，嫡系は750名で各地から集まっている．これに対し，蛭田玄仙一門のような批判派もあった．なお産婆という語は『産論』の中に，助産は大坂賀川家の『南竜先生助産論』に見られるのがわが国では最初である．[125] ⇨参賀川玄悦⇀471

過換気 hyperventilation ［換気過剰，換気亢進］ 一回換気量あるいは呼吸数が増加して，1分間当たりの換気量が増加している状態．肺胞での換気量が過剰なため，体内の炭酸ガス(CO_2)が排除されて動脈血炭酸ガス分圧($Paco_2$)の低下と呼吸性アルカローシスをきたす．[953]

過換気症候群⇨同過呼吸症候群⇀492

過換気テタニー hyperventilation tetany⇨同過呼吸症候群⇀492

牙関緊急⇨同開口障害⇀431

下眼静脈 inferior ophthalmic vein 眼窩には，上方に上眼静脈が，下方に下眼静脈が走る．下眼静脈は下方で翼突筋静脈叢に連絡し，眼窩の後方で上眼静脈に合流している．合流後の上眼静脈は上眼窩裂を通り頭蓋内に入り，海綿静脈洞に注ぐ．上・下眼静脈とも顔面の静脈(顔面静脈)と連絡し，かつ静脈弁をもたないので，顔面の静脈血が脳内に流入することもある．臨床上重要なことは 顔面の感染が眼静脈を介して脳に波及する危険性があること．[1044] ⇨参眼窩の血管・神経⇀567

鉤(かぎ)足⇨同踵足(しょうそく)⇀1442

過記憶 hypermnesia⇨同記憶増進⇀664

牡蛎(かき)殻状梅毒疹 rupial syphilid 第2期梅毒疹で，

か

膿疱性梅毒の1つ．境界明瞭な紅斑に牡蛎殻状の厚い鱗屑が重積して特徴的な臨床像を呈する．[1029]

カキ喘息　asthma due to oyster shell　職業性喘息の1つで，カキの殻からむき身を取り出す作業の従事者に発症する．カキ殻に付着するホヤの成分を吸入して抗原感作され，アレルギー反応を起こして発症すると考えられる．治療は抗原を避けるため，この作業を行わないようにするか，抗原による減感作療法を行う．[953] ⇨参ホヤ喘息→2714

鍵体験　〔D〕Schlüsselerlebnis　ある人格から，その人格にふさわしい特有の反応を引き出すのに特に適した体験をクレッチマー Ernst Kretschmer(1888-1964，ドイツの精神科医)は「鍵体験」と呼んだ．性格と体験とが，錠前と鍵のようにぴったり合い，特定の症状の発現に及ぶ．クレッチマー自身はその著書『敏感関係妄想』(1918)において，敏感性格の中年独身女性において，性道徳観を傷つけるささいな体験が，恋愛妄想の形成を引き出した症例を報告している．[298,78]

嗅ぎタバコ窩⇨同解剖学的嗅薬函(きゅうやくばこ)→455

カキ中毒　ostreotoxism　カキの摂取による中毒．ベネルピン venerupin により強い黄疸と出血傾向を示し死亡することや，サキシトキシン saxitoxin などの神経毒により，口唇などのしびれ感や呼吸困難に陥ることもある．これら毒素は，カキが有毒プランクトンを摂取することでもたらされるが，毒をもっているのは一時的で，有毒プランクトンがいなくなればカキの毒もなくなる．そのため，カキは通常何日か水槽で水吐きをさせてから出荷されている．[543] ⇨参貝中毒→444

かぎっ子　latchkey child　家のかぎを持って登校し，学校から帰ると1人でかぎを開けて部屋に入り，両親の帰りを待つ子どものこと．核家族化が進行してからみられ始めた現象．共働きなどの理由で保護者がいない状態で放課後を過ごす子どもは都市，農村を問わず増えており，かぎを持つ持たないにかかわらず，このような子どもを一般にかぎっ子と呼んでいる．都市化や女性の就労が一般化し，夫婦共働きの家庭の増加，ひとり親世帯の増加，1989(平成元)年の「1.57ショック」(合計特殊出生率がそれまでの最低の1.57を示したときの衝撃を指す)などにより，次世代育成支援対策がこうじられるようになってきた．さらに健全育成を目指して1976(昭和51)年に地域ボランティアによって始められた放課後育成クラブは，1997(平成9)年の「児童福祉法」改正により「放課後児童健全育成事業」として正式に位置づけられた放課後児童クラブや児童館活動を通して，児童の健全育成と居場所づくりが行われ，いわゆるかぎっ子現象は次第に解消されている．[1451]

鉤爪(かぎつめ)手　claw hand　［鷲爪手，鷲(わし)手］　尺骨神経低位麻痺単独あるいは正中・低位尺骨神経麻痺合併により，環・小指の内在筋が麻痺し，中手指節(MP)関節の過伸展と指節間(IP，DIP，PIP)関節が屈曲した変形．骨間筋，第3・第4虫様筋の麻痺により，手背で中手骨間は溝状に筋萎縮を示し，それらに拮抗する深指・浅指屈筋の収縮により，変形は起こる．[23]

●鉤爪手

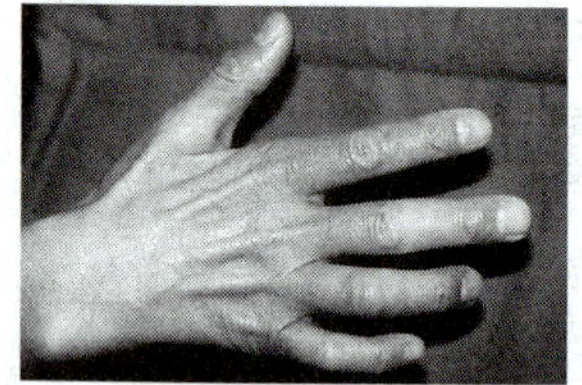

鉤爪(かぎつめ)指　claw finger　［鷲爪指］　尺骨神経低位麻痺によって，虫様・骨間筋が弛緩し，手指が鷲の足爪のような形となる変形．手関節より末梢に起始をもつ内在筋が麻痺した状態では，総指・浅指屈筋の収縮により，中手指節(MP)関節過伸展・指節間(IP，DIP，PIP)関節屈曲位をとった指の変形を生じる．[23]

下気道　lower respiratory tract，lower airway　呼吸器系は，肺に空気を送る気道系とガス交換をする呼吸部から構成される．鼻腔から終末細気管支までを気道系，呼吸細気管支，肺胞管，肺胞を呼吸部とすることが多い．気道系は上気道と下気道に分けられるが，厳密な定義があるわけではなく，その境界は喉頭のあたりで，喉頭の声門直下から気管・気管支を経て終末細気管支までを下気道とすることが多い．臨床的には，上気道と下気道の感染症は様相が大きく異なり，下気道の炎症はしばしば重症になりやすい．[1044] ⇨参上気道→1429

下気道感染⇨参気道〔内〕感染→696

過期妊娠　postterm pregnancy，overterm pregnancy　妊娠42週0日以後をいう．わが国では2%未満でアメリカ(約9%)より低い．これは妊娠初期に超音波断層法により胎児頭殿長から妊娠週数を確定して正確に予定日を定めているためと考えられる．42週以降では周産期の予後が不良になる例が多く，入院管理のうえ，分娩誘発が勧められる．[998]

夏季熱　summer fever　夏季に高温の環境にさらされた乳児にみられる発熱をいう．生後3か月から離乳期までの虚弱体質の乳児に多く，朝方から午前中は高熱で夕方には平熱となることが多い．感染症の所見は認められず，哺乳力減退に伴って不機嫌，不眠などがみられ，同時に排尿量の減少から尿は黄色を呈する．原因は不明だが，体温調節が適切に行われないためと考えられている．治療には適温を維持し，乳児用電解質液を与えるなど十分な水分補給を行う．[1631]

カキの打ち子喘息⇨同ホヤ喘息→2714

かぎ鼻　hump nose⇨同鉤鼻→1051

加虐嗜愛⇨同サディズム→1190

可逆性　reversible，reversibility　ある原因により病的な状態になっても，原因が除去されればもとどおりの状態に戻ることで，その状態を表す接頭語としても用いられる．組織破壊が軽度の場合や組織の再生能力の高い場合には，完全にもとの状態に戻ることもある．[758] ⇨参不可逆性→2525

加虐性愛⇨同サディズム→1190

可逆性虚血性神経症候　reversible ischemic neurological deficit；RIND　［回復性虚血性神経脱落症候］　神経症状が突然発症し，24時間以上持続するが，3週間以内に消失するものをいう．臨床的な概念であり，大部分はラクナ梗塞．治療は脳梗塞に準ずる．24時間以内に神経症状が消失するものは一過性脳虚血発作(TIA)といわれる．[441] ⇨参脳梗塞→2297，切迫脳卒中→1740，一過性脳虚血発作→254

可逆性甲状腺機能低下症　reversible hypothyroidism

［一過性甲状腺機能低下症］ 甲状腺ホルモン剤による治療なしに甲状腺機能が自然に正常化したり，あるいは経過中に甲状腺ホルモン投与が不要になるような一過性甲状腺機能低下症を指す．病因を以下に示す．①亜急性甲状腺炎や無痛性甲状腺炎などの甲状腺破壊後の低下症は一過性のことが多い．②阻害型甲状腺刺激ホルモン(TSH)受容体抗体に関連した自己免疫性甲状腺疾患においても，抗体の消失や刺激型抗体の出現などにより甲状腺機能は正常化する．母親から児へ抗体が移行して起こる新生児甲状腺機能低下症も一過性．③ヨード過剰摂取によるものではヨード制限により改善．④原因不明のものもある．海草類を多食するわが国では③が多い．[385]

可逆性ショック reversible shock ショック進行過程における分類の1つ．例えば，循環血液量減少性ショックをきたしている患者の場合で，血液を戻すと血圧が回復してくれば可逆性ショックである．回復することなく死亡するのが不可逆性ショックである．[1582]

可逆性心筋虚血 reversible myocardial ischemia 心筋への酸素の供給と需要とのバランスが崩れるために起こる心筋虚血が，一過性で，心筋細胞が壊死には至らずもとの生理的状態に戻れるもの．狭心症の病態を示す．例えば冠動脈硬化の場合には，労作に伴って酸素需要は増加するが，血管内腔が狭小化しているために酸素供給が追いつかずに心筋虚血に陥る．しかし，労作を中止すれば酸素需要は減少して心筋虚血も消失する．また，冠動脈狭窄など器質的病変が存在しなくても冠攣縮(スパズム)が起きれば機能的狭窄となり，酸素供給不足を生じて心筋虚血が起きる．スパズムが改善されれば酸素供給が回復して心筋虚血も改善される．[1391]

可逆的凝集 reversible aggregation⇨同一次凝集→249

下丘 inferior colliculus 中脳蓋の下半部で，上丘の下に位置する卵円形の高まりが丘のように後方に突出した細胞集団．下丘中心核，中心周囲核および外下丘核からなる．聴覚の中継核として働き，内耳にある蝸牛からの聴覚情報をいくつかの中継核を経て外側毛帯から受け取り，出力線維を下丘腕を通って視床の内側膝状体に出す．左右の下丘は下丘交連により相互に連絡しているほか，両側の皮質聴覚領からも下行性入力を受けている．下丘中心核には明瞭な周波数局在が認められる．大部分の下丘細胞は左右の耳への音刺激に反応し，音源の位置決定にかかわる．下丘から上丘への投射により，音に対する眼球および頭部の反射的運動が遂行される．[1043] ⇨参上丘→1430

蝸牛 cochlea 内耳の骨性管状構造物で，形態がカタツムリの殻に似ている．中に膜性の蝸牛管を入れる．側頭骨錐体部に位置し，その管状構造は約2巻き半のらせんを描き，頂点(蝸牛頂)は端部が閉じた盲端になっている．前庭や骨半規管などとともに複雑な骨迷路を形成する．骨迷路は外リンパという透明な液体を入れている．[154] ⇨参蝸牛管→473

●骨迷路の鋳型

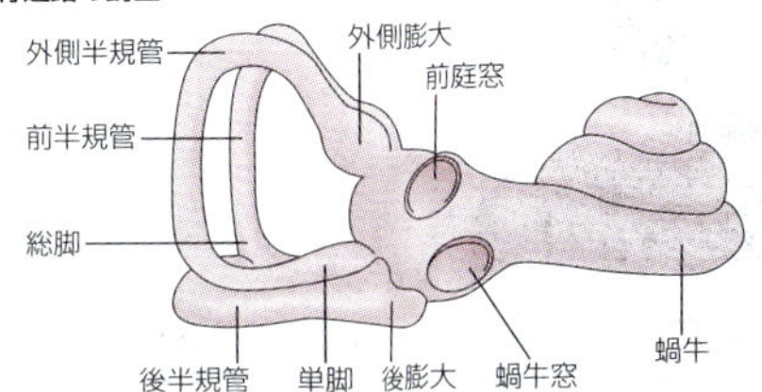

芽球 blast cell⇨同芽細胞→493

芽球化反応⇨参リンパ芽球→2954

蝸牛管 cochlear duct ［中央階］ 内耳の蝸牛内にあるらせん状をした膜性の管．起始部は細管によって前庭の陥凹内にある球形嚢と連絡する．全長約35 mmで，蝸牛頂に向かうに従って径がしだいに狭くなり，蝸牛頂で盲端となり終わる．断面はほぼ三角形を呈し，骨らせん板とともに蝸牛らせん管を前庭階と鼓室階に分けている．管内に音の変換器であるらせん器(コルチCorti器)を入れる．平衡覚をつかさどる膜半規管や卵形嚢，球形嚢とともに複雑な膜迷路を形成し，骨迷路内に収められている．膜迷路は内リンパという高い濃度のカリウムイオンを含んだ液体を入れている．[154]

蝸牛管直流電位 endocochlear potential；EP ［蝸牛内直流電位］ 蝸牛管の内リンパ腔に存在する静止直流電流．前庭階，鼓室階より約80 mV高い陽性電位を示す．音刺激のない場合にもみられる定常電位．[1230]

芽球クリーゼ⇨同急性転化《白血病の》→737

蝸牛神経 cochlear nerve ［聴神経］ 内耳のらせん神経節を形成する双極細胞の中枢側の突起(軸索)によって構成される神経．末梢側の突起はらせん器(コルチCorti器)の内有毛細胞と外有毛細胞の細胞基底部にシナプス(接合)して聴覚情報を受け取る．これを中枢側の突起の束である蝸牛神経を通じて，脳幹の蝸牛神経核へ伝える．前庭神経と伴走し，ともに内耳の感覚をつかさどるため，併せて内耳神経 vestibulocochlear nerve(第8脳神経)と呼ばれる．[154] ⇨参前庭神経→1777

蝸牛神経核 cochlear nucleus 蝸牛から聴覚中枢に至る聴覚中枢路は，ヒトでは音の情報のみならず語音の伝達という重要な役割がある．まず蝸牛の感覚細胞からの求心性神経は第一次ニューロンとなり，脳幹の中の蝸牛神経核に入る．第一次ニューロンは蝸牛神経核内で枝分かれし，背側核と腹側核の2つに入る．核内では特徴周波数による規則的な配列がある．ここから二次・三次ニューロンが一部は同側，一部は交差して外側毛帯を形成し中脳，間脳に向かう．[887]

蝸牛窓 cochlear window 〔L〕fenestra cochleae ［正円窓］ 正円窓ともいう．中鼓室の後下方に存在する約2-2.5 mmの正円形または三角形の孔で，内耳と連絡する．鼓膜の後下部に正円窓窩 niche(蝸牛窓小窩)として透見される．蝸牛窓膜(第2鼓膜)で閉じられている．[98]

蝸牛窓膜破裂症 rupture of cochlear window ［正円窓膜破裂症，外リンパ瘻(ろう)］ 蝸牛窓膜(正円窓膜)に裂隙が生じて瘻孔を生じる病態で，最近では外リンパ瘻として扱われることが多い．難聴，耳鳴，めまいが出現する．安静にて経過を観察し，症状が7-10日しても軽快しなければ発症のきっかけや鼓室内への内耳液の滲出などを参考にし，試験的鼓室開放術を行い閉鎖術も考慮する．[98]

蝸牛内直流電位⇨同蝸牛管直流電位→473

蝸牛マイクロホン作用 cochlear microphonics 音が耳

に入ったとき，与えられた音波に一致した周波数の電気的変動が蝸牛に生じること．有毛細胞から生じる蝸牛マイクロホン電位(CM)，加重電位(SP)，聴神経活動電位(AP)により構成される．[555] ⇨参マイクロホン電位→2726

蝸牛マイクロホン電位 cochlear microphonics；CM 電極を卵円窓付近に置いて記録した蝸牛全体の電位のうち，音の波形に忠実に変化する電位のこと．明確な閾値はなく，潜時は非常に短い．[1230] ⇨参潜時→1761

架橋壊死 bridging necrosis 慢性肝炎や肝硬変でみられる組織像で，門脈域同士，中心静脈同士，あるいはこの両者を連結する線状の肝細胞が壊死すること．肝細胞壊死は小葉に占める位置や壊死の大きさによりさまざまな名称がつけられているが，架橋壊死はその一種である．架橋壊死部はのちに線維化を伴うことがある．[59]

架橋義歯 bridge⇨同ブリッジ→2582

過強陣痛 excessively strong pains 分娩の際の子宮収縮(陣痛)が異常に強い場合をいう．日本産科婦人科学会では陣痛の強度を子宮内圧で定義しており，過強陣痛は子宮口 4-6 cm 開大のとき 70 mmHg 以上，7-8 cm 開大のとき 80 mmHg 以上，9 cm 開大時～分娩第 2 期のとき 55 mmHg 以上としている．切迫子宮破裂や胎児機能不全，死亡の恐れがあり，母体は苦悶様表情を呈し収縮輪の上昇を認めることもある．不適切な子宮収縮薬の使用が原因のことが多く，直ちに原因を除去する．[1323] ⇨参異常陣痛→236

下行大動脈肺動脈吻合術⇨同ポッツ手術→2709

寡巨大糸球体症 oligomeganephronia，oligomeganephronic renal hypoplasia 組織学的にネフロンの数の著しい減少を伴った腎形成不全症(寡巨大性腎形成不全)に糸球体の腫大を特徴とする病態．臨床症状は若年性ネフロン癆(ろう)とほとんど同じであり，発育障害や尿濃縮力低下を主症状とする．しかし腎不全への進行は緩徐で，年長児まで一般生活が可能．家族歴はほとんどみられない．治療は対症療法として，水分摂取を増やし，塩類喪失とアシドーシスを補正してタンパクを制限する．腎機能低下に伴い，血液浄化療法や腎移植を要する．本症では各ネフロンの糸球体，尿細管，傍糸球体装置などが通常の約 4 倍に肥大している．[858]

寡巨大性腎形成不全⇨参寡巨大糸球体症→474

核 cell nucleus，nucleus ［細胞核］ 細胞中の構造単位で，遺伝情報を含んでいる．DNA とヒストンなどの核タンパク質が結合したクロマチンの網目状の構造をなし，核膜により包まれる．[1225]

額位 brow presentation⇨参反屈位→2406

核医学 nuclear medicine 放射性物質を使用して疾患の診断や治療を行う医学分野．放射性同位元素を体内に注入し，放射される放射線を体外から検出して病巣を描出したり，病巣に照射して治療を行う．[737]

核医学的検査 radionuclide study，nuclear medicine study 放射性同位元素(RI)を用いて行う検査で，インビボ *in vivo* 検査とインビトロ *in vitro* 検査に分けられる．前者は体内に RI を投与し，その体内分布やその動態を画像化や時間放射能曲線により観察するもので，シンチグラフィーが代表的．後者は血液や尿などの試料に RI を注入し，競合反応などを利用して試料中のホルモンなど微量成分の濃度を測定する．[737] ⇨参イムノアッセイ→277，インビボ検査→303，インビトロ検査→303

核異性体 nuclear isomer 原子番号および中性子数が同一だが，エネルギーが高く不安定な(励起状態にある)核種とエネルギーが低く安定している(基底状態にある)核種を互いに核異性体であるという．励起状態は通常非常に短いが，これが測定可能なほどの長い時間を有する核種では，質量数のあとに m をつけて区別する．例えば，^{99m}Tc(テクネチウム 99 m)は ^{99}Tc(テクネチウム 99)の核異性体である．エネルギーの高い核異性体が余分なエネルギーを γ 線として放出し，安定した核異性体に変化する現象(^{99m}Tc → ^{99}Tc + γ)を核異性体転移という．核異性体転移をする放射性同位元素は γ 線しか放射しないので，体内に投与した場合に被曝が少ない．[737]

核液 nuclear sap，karyolymph 細胞の核内で核小体や染色質の間隙を埋める液性基質．核内の代謝および核分裂に関与．[1225] ⇨参核質→479

楽音様雑音 musical murmur 楽音のように聞こえる心雑音．心音図上は規則的な正弦波形として描かれる．この雑音は血流に伴う心臓内組織の共振によって生じ，心エコーやドプラ Doppler 法で雑音と同時相に音源となる構造物の細動やドプラストライプを確認できる．弁や腱索をその音源とすることが多い．[546]

角化 keratinization，cornification ［角質変性，角質化］ 皮膚の表皮表層には角質層があるが，この角質層はタンパク質ケラチンを多量に含み，他に脂質などさまざまな物質により構成されている．この角質層を形成するために，表皮内のケラチノサイトと呼ばれる細胞が表皮深部(基底側)で分裂し，ケラチンを産生しつつ分化，成熟し，およそ 2 週間から 1 か月ほどで表皮上層から表面に達する．この過程を角化という．[678] ⇨参角質細胞→479

顎外矯正装置 extraoral orthodontic appliance 歯列不正や咬合異常の治療として，歯列移動，顎骨の成長誘導・抑制などを目的として使用する矯正装置．歯や顎を移動させる固定源を口腔外に求める方法で，鼻上顎複合体・上顎歯列に作用するヘッドギア装置，下顎骨に作用するチンキャップ装置がある．[760] ⇨参顎外固定法→474，チンキャップ→2027

●顎外矯正装置

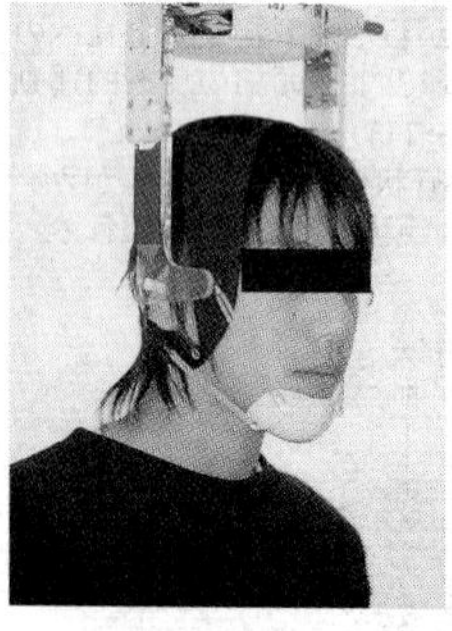

顎外固定法 extraoral fixation ①口腔外科において，顎骨骨折，外科的矯正治療，骨移植などで用いる顎骨

固定法の1つで，固定点を顎骨外におく方法．包帯，オトガイ(頤)帽，頭帽などを固定源とする非観血的方法と，顎骨に骨釘を刺入して固定点とする観血的方法がある．②顎外矯正装置．上下顎対向関係または顎骨を移動させるための矯正力に対する抵抗源を口腔外に求める方法．顎内や顎間固定の加強固定として大臼歯の遠心移動にも用いる．[760] ⇨参口腔内固定法→991，顎内固定法→487

角化異常 dyskeratosis ［異常角化，異角化］ 表皮細胞の分化過程に異常が生じ，正常表皮において角化が認められる部位とは異なる部位で角化が生じること．[27]

角回症候群 angular gyrus syndrome 優位半球の頭頂葉・後頭葉病変．特に角回領域の損傷により，ゲルストマン症候群 Gerstmann syndrome の四徴(左右識別障害，失計算，失書，手指失認)に加え，軽度失語症，失読，構成能力障害が一群の症候として出現する．ベンソン Benson により命名された．[397]

核壊変 nuclear disintegration⇨同核崩壊→488

角化棘細胞腫⇨同ケラトアカントーマ→934

角化血管腫⇨同被角血管腫→2428

角化細胞⇨同角質細胞→479

角化症 keratosis ［角皮症］ 表皮の角化過程の異常により角層の肥厚をきたす疾患群の総称．多くは角層のバリア機能の障害を有する．病因により遺伝性と炎症性に大別され，遺伝性のものには，魚鱗癬，掌蹠角化症が含まれる．[27]

顎下神経節 submandibular ganglion 顎下腺と舌下腺の唾液分泌にかかわる副交感神経線維の中継神経節(自律性神経節)．頸部の顎下腺の近傍で，舌神経(←下顎神経←三叉神経感覚根)に接して存在する小さな神経節．橋の上唾液核から起こり，顔面神経(第7脳神経)に入る副交感性節前線維はこの神経節でニューロン(神経細胞)を代える．節後線維は舌神経を経て顎下腺と舌下腺へ分布し，唾液の分泌を調節する．感覚線維(舌神経)，交感神経線維もこの神経節に入るが，通過するだけである．[1044] ⇨参自律神経系→1498，副交感神経→2530

角化真珠 keratin pearl⇨同癌真珠→616

核下性麻痺 infranuclear paralysis 運動麻痺のうち，脊髄前角細胞から末梢部で筋肉に至るまでの経路が障害されて起こるもの．腱反射は消失し，筋緊張は低下する．また，動眼神経，顔面神経，舌下神経といった脳神経においても，神経核より末梢の障害で核下性(末梢性)麻痺が起こる．[441] ⇨参下位運動ニューロン疾患→427

顎下腺 submandibular gland，submaxillary gland 唾液腺の1つ．唾液腺には大唾液腺(耳下腺，顎下腺，舌下腺)と口腔粘膜に散在する小唾液腺がある．顎下腺は大唾液腺の1つで，腺体は下顎骨下縁の内側にあり，顎二腹筋(前腹と中間腱)と下顎底で囲まれた顎下三角に位置する．腺体の前方は顎二腹筋の前腹に，後方は茎突下顎靱帯に達している．左右の腺体から出る1本のワルトン Wharton 管とも呼ばれる顎下腺管は，顎舌骨筋の上面と舌下腺管の内面を走行し，舌下小丘に開口する．導管系では線条部が発達している．顎下腺は漿液腺と粘液腺が4：1の割合で混ざった混合腺であり，混合性終末部には粘膜細胞の間に漿液細胞が介在する漿液半月がみられる．分泌される唾液は糖質を消化する作用をもつ．[1612] ⇨参唾液腺→1908

顎下腺炎 inflammation of the submandibular gland ［顎下唾液腺炎］ 顎下腺の化膿性炎症．顎下腺や顎下腺管内の唾石などが原因で，唾液の流出障害をきたし発症することが多い．急性のものでは唾液腺の腫脹や発赤，圧痛がみられるが，慢性のものでは痛みは伴わず，顎下腺の腫大として触知される．長期間炎症が続くと，結合組織の増殖により炎症性に肥大し，慢性硬化性唾液腺炎となる．[42]

核家族 nuclear family，two-generation family アメリカの人類学者マードック George P. Murdock (1897-1985)が，普遍的な家族単位として概念化したもので，夫婦と，未婚で独立前の子どもからなる家族を呼ぶ．人類の最も基本的かつ中核的形態．日本の国勢調査では，調査単位である一般世帯を世帯主との続柄に基づいて各種の家族類型に区分し，夫婦のみ，夫婦と子ども，父親または母親と子どもからなる家族を，核家族世帯と定義している．2000(平成12)年の国勢調査におけるわが国の核家族世帯は約2,700万世帯で，一般世帯数の58.4%である．2005(同17)年の国勢調査によると，2839万4000世帯である．このように核家族化が進んでいる理由は，直系家族・複合家族の減少，核家族の中の「夫婦のみの世帯」「ひとり親と子どもからなる世帯」の増大，二世代同居の困難，離婚の増大などである．[1170] ⇨参拡大家族→482

顎下唾液腺炎⇨同顎下腺炎→475

顎下リンパ節 submandibular lymph node 下顎骨，顎下腺，顎二腹筋により境された顎下三角に存在．頬部，耳下腺，鼻腔，歯肉，舌，口腔底より流入し，上内深頸リンパ節へ流出する．顎下リンパ節は，前顎下リンパ節，中顎下リンパ節，後顎下リンパ節に三分される．[555]

顎下リンパ節(腺)炎 submandibular lymphadenitis 顎下リンパ節の炎症．主に支配領域から細菌などが侵入することにより引き起こされる．流行性耳下腺炎で生じることもある．[835]

顎間骨⇨同中間顎〔骨〕→1985

顎間固定法 intermaxillary anchorage，intermaxillary fixation 口腔外科において，顎骨骨折，外科的矯正治療，顎部骨移植などで行われる固定法の1つ．上下の歯を金属線(ワイヤー)のみで結紮する単純結紮法・連続歯結紮法，屈曲させたワイヤー付きフックを歯に固定して結紮する線副子法，矯正用ブラケットを歯に接着させワイヤーを利用して固定する方法がある．歯科矯正では，矯正力に対する抵抗源を対顎や対顎の歯列に求める方法をいう．顎間牽引では輪ゴム(顎間ゴム)を用いて，アタッチメント，フックにかけて用いることが一般的．[760] ⇨参口腔内固定法→991，顎内固定法→487

核間性眼筋麻痺 internuclear ophthalmoplegia；INO ［内側縦束症候群，MLF症候群，核間麻痺］ ①両眼の共同性側方視で外転眼は外転するが，内転眼が内転しない，②輻湊反射は保たれている，③外転眼は眼振が生じ，単眼性眼振を呈する，の3つの徴候を満たすものを呼ぶ．この病変は第3脳神経核よりは上位にあり，第4脳神経核からみれば下位にある内側縦束が障害さ

か

れて起こり(病変は内転障害を示す側)，内側縦束症候群とも呼ばれる．両側性，一側性ともにある．両側性病変の代表的なものでは多発性硬化症が，一側性では脳幹出血，脳幹梗塞などの疾患があげられる．[509] ⇒参内側縦束→2185

顎関節　temporomandibular joint　側頭骨の下顎窩および関節隆起と下顎骨の下顎頭との間にある関節で，頭蓋唯一の可動関節．その間には関節円板と呼ばれる緻密な線維組織が介在し，関節包内を上関節腔と下関節腔に上下に二分している．顎関節の特徴は回転と滑走が可能なことで，咀嚼筋(咬筋，側頭筋，内側翼突筋，外側翼突筋)，舌骨上筋群，舌骨下筋群，後頭部頸部の筋群，外側靱帯，蝶下顎靱帯，茎突下顎靱帯の作用により下顎運動(開口，閉口，前方，側方，後方運動)が行える．[608]

顎関節炎　arthritis of temporomandibular joint　顎関節部に起こる炎症性疾患．化膿性顎関節炎は比較的まれで，主に顎骨，耳下腺，外・中耳など隣接組織からの炎症波及によるが，血行性感染もありうる．症状は関節部の腫脹，疼痛，顎運動障害．リウマチ性顎関節炎は膠原病の一症状であり肉芽組織の増生により関節の変形をきたす．症状は顎運動障害，運動時の関節痛である．[42]

顎関節強直症　ankylosis of the temporomandibular joint ［顎関節癒着症］　顎関節部の器質的変化により顎関節突起部の癒合が生じ，顎運動が著しく制限された状態．顎関節の癒着の状態により線維性癒着と骨性癒着，片側性と両側性，先天性と後天性に分けられる．癒着の程度，発症時期，片側性あるいは両側性により症状が異なる．線維性癒着は多少の開閉口運動が可能であり，骨性癒着は片側性ではわずかな開口運動をみるが両側性ではみられない．顎の発育期に発症すると下顎の発育起点である骨端に廃用萎縮が起こるため，下顎骨の発育不全を生じる．片側性では顔面非対称となり，両側性では小顎症となりオトガイ(頤)隆起形成不全を伴った鳥貌を呈する．口腔清掃不良による多発性齲蝕(うしょく)，歯肉炎がみられる．治療は観血的処置を早期に行う．手術は癒着の程度に合わせて癒着部の剝離，顎関節頭形成術，顎関節授動術を行う．術後は継続した開口訓練が不可欠．その後，顎変形がある場合は外科的矯正治療を行う．[535]

顎関節撮影法　temporomandibular joint radiography　顎関節疾患の診断や治療効果を判定するために行うX線検査法．顎関節部の骨形態異常や関節窩・関節結節と下顎頭との位置関係を診査する．①単純撮影法：1)側面像撮影法には経頭蓋撮影法(シュラー Schüller 変法，リンドブロム Lindblom 変法など)，2)正面像撮影法には後頭前頭位法(クレメンティシュ Clementish 法)，経眼窩法(ツィンマー Zimmer 変法)，経眼窩下法(モフェット Moffet 法)などがある．②特殊撮影法：パノラマX線撮影法，断層撮影法，立体撮影法，規格撮影法，拡大撮影法などがあり，その他，コンピュータ断層撮影法(CT)，磁気共鳴法(MRI)およびデジタルラジオグラフィー(DRG)などによる検査も利用されている．[434]

顎関節症　temporomandibular joint disorder　顎運動時の顎関節部あるいは頭頸部の疼痛，下顎の運動障害，下顎の運動時の関節雑音，開口障害を主症状とした症候．咬合不全に起因する．口の開閉時にカクンと音がする(クリック)，ギシギシ音がする(クレピタス crepitus)と訴える．この病態は関節内の構造異常，すなわち関節円板の転位や線維化によってこすれ合うために起こる．関節円板が前方に転位した場合は開口時と閉口時のいずれでも音がする．また最大に開口したときに下顎頭が関節結節を越えて前方に出てしまう場合は，円板の位置に関係なく雑音が生じることがある．画像診断は MRI が適している．局所の安静がまず必要である．雑音は顎関節症の重症度と関係がなく，開口障害や疼痛がない限り治療の対象とはならない．開口訓練で改善のない場合や長期の放置で関節の線維性癒着をきたしたときは手術が必要になる．[887]

顎関節造影法　temporomandibular joint arthrography　関節円板の位置異常による開口障害(顎関節内障)などの診断目的で行われる造影法．外耳口の 1 cm 程度前方で透視下に関節穿刺を行い，1 mL 程度の希釈ヨード造影剤を注入し，開口位，半開口位，最大開口位などでスポット撮影を行う．必要に応じて二重造影，断層造影などを併用する．[264]

顎関節脱臼　dislocation(luxation) of temporomandibular joint　下顎頭が関節窩から脱出し，自らの運動でもとに戻らなくなった状態．脱臼の方向により前方・後方・側方脱臼に分けられ，さらに片側と両側に分ける．大多数が前方脱臼で，後方，側方脱臼は骨折に合併することが多く，通常，前方脱臼を指すことが多い．また関節脱臼を繰り返し起こすものを習慣性脱臼，時間が経過したものを陳旧性脱臼という．関節包の弛緩，関節窩の平坦化は脱臼を起こしやすくする．症状は両側性前方脱臼では，耳珠の前方に陥凹がみられ，頰骨弓下縁に関節頭を触れ，下顎が前下方に突出し閉口不能で発語障害，嚥下障害による唾液分泌過多症がみられ，患部に疼痛や重圧感を訴える．片側性前方脱臼は患側の耳珠前方に陥凹して下顎が健側に変位し顔貌が非対称となり，交差咬合になる．治療は速やかに徒手整復を行い，整復後一定期間チンキャップや顎間ゴムなどで顎運動制限を行う．徒手整復ができない場合，全身麻酔下で筋を弛緩させ整復を試み，不可能なときに観血的整復を行う．[535]

顎関節突起骨折　fracture of mandibular condylar process　顎関節突起部(下顎頸部，下顎頭)の骨折で，介達骨折が多く，臼歯部およびオトガイ(頤)部への衝撃により片側もしくは両側の顎関節突起部に骨折を引き起こすもの．この骨折では小骨片(下顎頭部)は外側翼突筋に牽引されて前内側に偏位し，大骨片は全体的に患側に偏位する．また完全骨折で重症な場合では脱臼骨折となることがある．症状は骨折部の腫脹，圧痛，咬合異常，開口障害，下顎の偏位，両側性の場合では開咬，顎運動障害などがみられる．治療は，観血的に骨片を整復，固定する方法や，非観血的に顎間固定により安静を図り骨折部の自然治癒を期待する方法が考えられる．術後には，形態的に治癒は認められるものの顎関節運動障害，咬合異常などを発症することもある．[608]

顎関節癒着症⇒同顎関節強直症→476

核間麻痺⇒同核間性眼筋麻痺→475

顎顔面エピテーゼ⇨同エピテーゼ→366

顎顔面奇形 maxillofacial deformity 顎顔面領域に発生する奇形で，最も多いのが裂奇形である．これは胎生期において内側鼻突起，外側鼻突起，上顎突起，下顎突起，口蓋突起の癒合不全によって起こるもので，その部位によって口唇裂，口蓋裂，顎裂，唇顎口蓋裂，軟口蓋裂，口蓋垂裂，斜顔裂，横顔裂などに分類される．原因は明らかではないが，遺伝によるもの，胎生または母体環境の異常などの影響によって，発生すると考えられている．治療は年齢や状況に応じて形成手術が行われる．[608]

顎顔面外科 maxillofacial surgery 骨の変形に起因する顔面の変形を，顔面骨を矯正することで治そうとする外科．以前にはこれらの変形についても，比較的扱いやすい軟部組織の修正によって治療しようとした時期があったが，それだけではやはり限界があるとして硬組織の修正が行われるようになった．ルフォール Le Fort 型骨切り術などが代表的術式．[1246]

顎顔面補綴(てつ) maxillofacial prosthesis 顎骨および顔面領域の組織欠損を人工物で補うことをいう．日本顎顔面補綴学会では「腫瘍，外傷，先天奇形などが原因で，顔面または顎骨とその周囲組織に生じた欠損部を非観血的に，あるいは手術との併用により人工物で補塡修復し，失われた機能と形態の回復を図ることをいう」と定義している．補塡材としてシリコーン樹脂，ポリウレタン樹脂などの素材が開発され，補塡材の維持にインプラントを用いることで発展してきた．頭頸部癌についても治癒が期待できるようになり，治癒後のリハビリテーションとして重要性が増している．[1310] ⇨参顎補綴(てつ)→488，顔面補綴(てつ)→657

核凝縮 pyknosis⇨同核濃縮→488

学業遅進児⇨同学業遅滞児→477

学業遅滞児 slow learner ［学業遅進児］ 境界線級(IQ 70-85 程度)の知的発達の遅れがあるために，学業の遅滞が顕著で，学業成績が低い児のこと．全般的な教科にわたって遅れがみられるものと特定の教科にだけ遅れがみられるものとがあるが，教育上特別な配慮が必要とされる．広義には学業不振児も含めてとらえられてきたが，区別されるようになってきた．[1146] ⇨参学業不振児→477

学業不振児 under achiever 通常，知能検査結果から推測される学習可能性をもちながらも，学力の達成が低い状態にある児のこと．成就値が−7 から−10 以下の場合に該当する．学び方，教え方の不適切，学習環境の不備，学習量や動機づけの不足など多様な原因によって生じるとされ，著しく低い達成状態の場合は個のニーズに応じた指導が要請される．[1146] ⇨参学業遅滞児→477

角結膜炎 keratoconjunctivitis 角膜と結膜の炎症をいい，感染によるものとその他のものがある．感染によるものとしては，細菌，真菌，クラミジアによるもの，アデノウイルス(流行性角結膜炎，咽頭結膜熱)，エンテロウイルス(急性出血性結膜炎)，ヘルペスウイルスなどによるウイルス性，その他に，乾性角結膜炎やアレルギー性角結膜炎などがある．自覚症状は原因により異なるが，基本的には異物感，眼脂，充血，瘙痒感などである．治療は，それぞれの原因に対する治療および対症療法である．[651]

核原形質⇨同核質→479

核硬化 nuclear sclerosis 加齢によって水晶体核がかたくなってくる現象のこと．水晶体タンパク質の変性による．進行に伴い核の色は黄色→橙色→茶色→黒色と変化するとともに大きくなり，近視化することもある．Emery-Little 分類は核の硬度と色調を分類したもの．[1250]

顎咬合学⇨同咬合学→998

顎後退症 retrognathism 上顎骨または下顎骨，あるいは上下顎骨ともに頭蓋基底に対し正常位よりも後方に位置する顎顔面形態の異常．①上顎後退症(小上顎症)：上顎骨の劣成長により中顔面部が感応して相対的に下顎が突出して下顎前突様に見える．大多数は上顎の劣成長で，次いで唇顎口蓋裂手術後の上顎骨の発育異常，軟骨発育不全症，頭蓋顔面異骨症，鎖骨頭蓋異骨症などの先天性疾患がある．②下顎後退症(小下顎症)：下顎骨の発育不全のため下顎骨が短く下顎歯列が上顎歯列に対して後方で咬合することが多く，下顎骨の骨体部が短小なもの，下顎枝が短小なもの，あるいは両者の場合があり，またオトガイ(頤)隆起の発育不全があるとオトガイ部が小さい特有の顔貌を呈する．原因は先天性と後天性があり，先天性にはピエール=ロバン Pierre Robin 症候群，第1・第2鰓弓症候群，顎顔面形成異常症などがあり，新生児における高度の小下顎症は呼吸困難，嚥下困難を起こす．後天性には下顎の劣成長が最も多い．そして出産時の下顎損傷，乳幼児期の下顎骨骨髄炎，顎関節硬直症，乳様突起炎などがあり，片側性の場合，オトガイ部が患側に偏位し，顔面が非対称になる．外科的矯正治療により顔貌と咬合機能を改善する．軟組織の形態は脂肪移植などで修正する．[535]

顎口虫症⇨同皮膚顎口虫症→2469

顎骨基底部⇨同基底骨→694

顎骨骨髄炎 osteomyelitis of jaw 顎骨骨髄の化膿性炎症で，骨髄が豊富な下顎骨がほとんど．急性と慢性に分類される．根尖性歯周炎，歯槽骨炎，辺縁性歯周炎などの歯性感染症が拡大して起こることが多いが，外傷後の感染，抜歯後感染，まれに他所からの血行感染などが原因でも生じる．急性では患歯を中心に急性炎症が数日間みられ，その後，激しい自発痛を伴い，数歯から患歯側の顎にわたる動揺，強い打診痛・接触痛，神経症状(ワンサン Vincent 症候)，歯肉の発赤・腫脹，増悪して顔面の腫脹，所属リンパ節の腫脹・圧痛，38-40℃ 程度の著しい発熱と全身倦怠がみられる．炎症が進展，拡大し骨膜下に膿瘍を形成し，顎炎あるいは顎骨周囲炎を併発するが，臨床症状，特に疼痛は軽減する．顎骨は次第に壊死に陥りやがて腐骨を形成し分離する．また膿瘍は瘻を形成し，口腔あるいは皮膚に排膿する．治療は抗生物質の投与と消炎処置を行い，膿瘍が形成されたならば切開排膿し，腐骨が分離されたならば除去する．急性症状の消失後，原因歯の処置を行い慢性化させないようにする．慢性骨髄炎は急性骨髄炎からの移行，はじめから歯科疾患による慢性の経過をとるものがあり，骨膜性化骨，骨の硬化性病変と骨髄の線維化を起こす慢性硬化性骨髄炎の経過をとり，多くは原因菌も同定されず，きわめて難治性である．治療は抗生物質の投与，骨搔爬，骨切除，高圧酸素療法などが行われる．[535]

顎骨骨折 jaw fracture 何らかの原因により顎骨が離断された状態．原因により外傷性骨折，病的骨折，外力の作用により直達骨折，介達骨折，直介達骨折，骨折の程度により完全骨折，不完全骨折，骨折線の数により単一骨折，多発骨折，粉砕骨折，軟組織損傷の有無により単純骨折，複雑骨折，骨折の経過により新鮮骨折，陳旧骨折に分類される．また顎骨の部位により，上顎骨骨折と下顎骨骨折，および骨体骨折と歯槽突起骨折に分けられる．外傷性での原因は，交通事故が最も多く，殴打，転落，転倒，スポーツ，作業事故などがあり，10-20歳代の男性に多く，下顎に好発．病的原因には，広範囲の骨髄炎，腫瘍，囊胞などがある．合併症状として意識喪失，呼吸困難，発熱があり，局所的には骨片の転位による顔貌の変形，腫脹，疼痛，咬合異常，咀嚼・発音障害などがある．治療は，生命にかかわる合併損傷を優先して軟部組織損傷の処置，新鮮例の間に観血的または非観血的整復固定を行う．[515]

顎骨骨折整復固定法 reduction and fixation method of jaw fracture 顎骨骨折の治療法の基本は，受傷前の咬合位，顎関節位に回復することを目標に骨折骨片を整復し，固定することである．骨折片の整復法は，非観血的整復法(徒手整復：手指により行う．新鮮骨折例に有効，牽引整復：上顎下顎に装着した副子にゴム輪などを用い緩徐に持続的に整復していく)と観血的整復法(観血的に骨折部を露出して確実に整復する)に分類される．骨折片の固定法は，非観血的固定法(顎間固定法：歯牙結紮法，線副子法，床副子法，ブラケット法などを用いて顎間を固定し，顎運動の制限により安静を保つ，顎外固定法：オトガイ(頤)帽，弾性包帯を用いる)と観血的整復法(口腔内もしくは口腔外より切開を加え，骨折部を直接露出させて直視下に整復し，金属プレート・ネジ・ワイヤー，吸収性プレート・ネジなどを用いて確実に強固に固定する方法．必要に応じて顎間固定を併用する)に分類される．[608]

顎骨周囲炎 perimaxillary(perimandibular) inflammation 顎骨の炎症が骨膜より外方に拡大しているが，口底炎，扁桃周囲炎などの蜂巣炎には拡大していない病態をいう．歯性感染症は辺縁性歯周炎あるいは根尖性歯周炎を起因とし，炎症の主体が存在する部分によって歯槽骨炎，顎骨骨髄炎，顎骨骨膜炎，顎骨周囲炎とその名称を変える．治療はまず抗菌薬の投与を行い，膿瘍(顎骨周囲膿瘍)が形成されれば消炎手術(切開排膿)を行う．原因菌の処置は急性症状の消退後に行う．[42]

顎骨腫瘍 jaw tumor 上下顎骨内に発生する腫瘍の総称．歯原性腫瘍と非歯原性腫瘍に大別され，歯原性良性腫瘍にはエナメル上皮腫，歯牙腫，歯原性粘液腫などがある．歯原性悪性腫瘍はまれで，悪性エナメル上皮腫，原発性骨内癌などがある．非歯原性良性腫瘍には化骨性線維腫，骨腫，血管腫などがある．非歯原性悪性腫瘍には骨肉腫などがある．[42]

顎骨囊胞 jaw cyst 上下顎骨内に発生する囊胞．歯原性囊胞と非歯原性囊胞に大別され，歯原性囊胞には，歯根囊胞，歯周囊胞，含歯性囊胞，歯原性角化囊胞などがあり，非歯原性囊胞には鼻口蓋管囊胞，術後性上顎囊胞，球状上顎囊胞などがある．これらは初期には無症状であるが徐々に増大して顎骨を膨隆させる．治療は摘出術または開窓術を行う．[42]

核細胞質比 nuclear-cytoplasmic ratio；N/C ratio，nucleocytoplasmic ratio ［N/C比，カリオプラズミックレティオ］ 細胞質量に対する核量の比率．細胞質 cytoplasm に比べて核 nucleus が大型の場合を N/C 比が大きいという．通常は細胞の種類や発生段階により N/C 比はほぼ一定であるため，N/C 比が大きい場合に細胞診や組織診断では悪性細胞の診断の指標となりうる．[387]

格差社会 gap-widening society，income gap society 人間社会における階層間の格差が大きく，階層間の移動が少ないあるいは難しい状態にある社会．日本をはじめ各国で社会問題になっているものの1つに経済格差がある．特に所得格差は医療の機会均等を損ない，新たに健康格差をもたらしている．

格差縮小方式 「生活保護法」の生活扶助基準の算定方式の1つ．1965-83(昭和40-58)年，この方式で基準が設けられていた．一般世帯と被保護世帯の消費水準格差の縮小を目的として生活扶助基準の改定を決定する．予算編成時に公表される政府経済見通しにおける国民の消費水準の伸び率を基礎とし，格差縮小分を加味して生活扶助水準の改定率を決定する．[457] ⇨参生活扶助→1663

核酸 nucleic acid 糖部分がリボースからなるリボ核酸(RNA)と，デオキシリボースからなるデオキシリボ核酸(DNA)に大別される．DNA 分子はヌクレオチドが長い鎖状にホスホジエステル結合したポリヌクレオチドで，核内に高度に折りたたまれた状態で存在する．DNA の基本的な単位であるヌクレオチドは，塩基，五炭糖のデオキシリボース，リン酸より形成される．[437]

拡散 diffusion 濃度勾配に依存した，物質の受動的な移動．[1335]

拡散強調画像 diffusion weighed image；DWI ［拡散強調像］ 磁気共鳴画像 magnetic resonance imaging (MRI)検査の撮像法の1つ．ある一定の時間，水に含まれる水素原子を励起し，励起が解けたあとの画像と比較する．水はブラウン運動をしているので，ブラウン運動が活発な組織ほど時間が経過したあとのずれが大きくなる．このずれ，すなわち水分子のブラウン運動の差を検出し，画像化する方法が拡散強調画像である．中枢神経領域では，もっぱら急性期の脳梗塞巣の検出に用いられるが，脳の白質神経線維の走行を画像化する試みにも利用されている．最近では，内臓悪性腫瘍の悪性度の判定や腫瘍の進展範囲，転移の有無，リンパ節転移の有無，治療効果判定などにも応用されている．[1156] ⇨参MRI→83

拡散強調像 diffusion weighted image ⇨同拡散強調画像→478

拡散係数 diffusion coefficient；D ［拡散定数］ 一般に物質が拡散により生体膜を通過する場合，その移動量は濃度勾配と膜の面積に比例し，膜の厚さに反比例する．しかし，移動速度は物質の膜への溶解度によって異なり，単位時間あたりの物質の移動量は物質の溶解度に比例し，分子量の平方根に反比例する．これを係数化したものを拡散係数という．たとえば，肺胞における酸素と炭酸ガスの拡散を比較すると，炭酸ガスの溶解度は酸素の20倍もあるので，炭酸ガスは酸素に比べるとはるかに拡散しやすい．[1335]

拡散現象 diffusion phenomenon⇨同溶質移動→2869

核酸合成 nucleic acid synthesis 核酸(DNAとRNA)の合成をいう．RNAは4種類のリボヌクレオシド三リン酸，DNAは4種類のデオキシリボヌクレオシド三リン酸を基質として合成され，合成された塩基配列は鋳型となるDNAまたはRNAの塩基配列と相補的である．鋳型と合成される核酸の関係から，DNAからDNA(複製)，DNAからRNA(転写)，RNAからRNA(複製)，RNAからDNA(逆転写)の4種類の合成系に分類される．[407]

拡散障害 diffusion impairment 肺胞膜を通して行われる酸素(O_2)と二酸化炭素(CO_2)のガス交換の過程で障害が起こること．通常ガス交換は，それぞれのガスの分圧較差によって行われ，分圧の高いほうから低いほうへと拡散する．ガスの拡散能力を決定する因子には，拡散面積，拡散距離，膜組織の透過性などがある．これらの因子に障害があるとき拡散障害を起こす．拡散面積の減少は肺毛細血管床の減少をきたす疾患で起こり，拡散距離の拡大は肺胞壁が厚くなったときに起こり，間質性肺炎，肺線維症，肺うっ血などで生じる．またガス運搬の役割があるヘモグロビンの減少も障害の原因となる．通常，拡散障害の測定にはCO(一酸化炭素)一回呼吸法が行われる．[953]

拡散性低酸素症⇨参酸素欠乏症→1210

拡散速度 diffusion rate 物質が膜を通して拡散する際の速度をいう．拡散速度は物質の濃度勾配と拡散面積，そして拡散係数に依存する．[1335] ⇨参拡散→478，拡散係数→478

拡散定数 diffusion constant⇨同拡散係数→478

拡散電位 diffusion potential ［液相界面電位］ イオン組成が異なる溶液が相接すると，界面をイオンが拡散するが，イオンによって拡散速度が異なる場合に生じる電位をいう．たとえば，KClを満たした微小電極を細胞膜に挿入すると，K^+に比べCl^-の拡散速度が速いため，電極が正に帯電する．[1335]

核酸プローブ nucleic acid probe ハイブリダイゼーションにおいて核酸の特定の塩基配列を検出するために，何らかの修飾をした核酸をプローブという．核酸の種類からDNAプローブとRNAプローブとがあり，ラベルの方法には放射性同位元素によるものと化学修飾によるものとがある．[407] ⇨参ハイブリダイゼーション→2351

核酸分解酵素 nuclease⇨同ヌクレアーゼ→2274

核磁気共鳴画像法⇨同MRI→83

核磁気共鳴法 nuclear magnetic resonance；NMR 磁性をもつ水素原子核はある条件のもとで振動する磁場に共鳴して磁気的に振動する(磁気共鳴)．その結果，電磁誘導により起電力が生じる．この誘電起電力をMRI信号と呼び，これを測定して体内の水素原子の密度などを調べて組織の状態を検査する方法．[258] ⇨参NMR→88，MRI→83

核質 nucleoplasm ［核原形質，カリオプラズム］ 真核細胞の原形質は核膜で囲まれた領域を核質，それ以外の領域を細胞質と呼ぶ．核質は遺伝物質としてのDNAを含み，DNAの複製，遺伝情報の転写を行い，転写物のプロセッシングをしてメッセンジャーRNA(mRNA)の作製などにあたる．核質中に含まれるタンパク質の多くは，細胞質で合成されたのち，核膜孔を通って核内へ移行する．[1044] ⇨参核膜→488

角質 horny substance 表皮や毛，爪などの構成成分の1つ．ケラチンと呼ばれるタンパク質が主成分である．皮膚の最外層では角質細胞が重層化して十数層からなる角質細胞層(角層)を形成し，物理的・化学的刺激や病原性微生物から内部組織を守る強靭なバリアとして働く．電子顕微鏡で観察すると角質細胞層では核や細胞内小器官が酵素により消化され，ケラトヒアリン顆粒成分由来のフィラグリンの作用により，ケラチン線維の凝集が生じる．この際ケラチン線維と線維間の電子密度の違いから，ケラチンパターンといわれる模様が観察される．角化に伴い，細胞の内側を周辺帯と呼ばれる厚さ約15 nmの補強構造が裏打ちし，角質細胞を物理的，化学的にさらに頑丈なものにしている．このほか，皮膚付属器である毛や爪にも類似のハードケラチンが存在する．[778] ⇨参ケラチン→934，角化→474

角質化⇨同角化→474

角質細胞 corneocyte ［角化細胞］ 表皮の主要構成細胞である角化細胞が表皮の基底層で分化し，線維性タンパク質のケラチンを内包した状態をいう．表皮を防御し，最後は垢となってはがれ落ちる．[1029]

隔日斜視 alternate day strabismus 周期斜視の1つで，斜視が出現する日と斜視が出現しない日が1日おきに繰り返されるもの．斜視の出ない日は正位か斜位で，立体視機能はみられる．内斜視であることが多く，恒常性斜視に移行した場合は手術を行う．眼位予後は良好なことが多い．[975]

確実性⇨同有効性→2851

間質性角膜炎 interstitial keratitis⇨同角膜実質炎→489

角質層⇨同角層→482

確実致死量⇨参致死量→1970

角質変性⇨同角化→474

角質溶解薬 keratolytic agent 表皮の角質を軟化・剝離するために用いられる外用薬剤．サリチル酸やそのほかのフェノール誘導体などがある．[1029]

核種 nuclide 原子もしくは原子核の種類のことで，原子核の陽子数と中性子数によって分類．核種には放射性のものもあり(放射性核種)，これは放射線を放出して別の核種に変化する．放射性核種radionuclide(RN)は放射性同位元素radioisotope(RI)と同義語．[737] ⇨参娘核種→2787

学習 learning 教育場面における知識や技能の習得のみではなく，個体が外的環境と相互交渉を行う経験により変容または修正が生じること，あるいはその過程をいい，個体内の構造の変容によって生じる成熟とは区別される．学習にはシグナル学習(古典的条件づけ)，刺激反応学習(道具的条件づけ)，連鎖づけ，言語連合，弁別学習，概念学習，原理学習，問題解決などの型が認められるとされている．また，生理的な基礎，動機づけ，レディネス(準備性)などを基盤として，知覚・運動・記憶・思考・感覚・社会的行動など心理的機能の各領域にわたって生じる過程である．人間に意図的に学習を行わせようとする営みである学習指導や教授法は，教育現場に直結する問題として検討され，プログラムの作成において学習者の反応や発見的体験などが重視されるようになり，学習の適正化のように学習者の能力に合わせた指導方法の選択なども検討されている.[1146]

学習活動 learning activities 学校内外でのすべての学習行為の総称で，子どもを主体とした教育活動を考える場合に使う概念．あらゆる教育活動は学習者がいることを前提としており，教える側の知識の伝授ばかりでなく，学習者の自発的な活動も含まれている．読み書き，算術の技能に関するドリル的な活動や，地理や歴史の知識の暗記，数学のように原理を理解しさらにそれを応用するという思考力の訓練，あるいは言葉を駆使して文章を書くというような文章構成力，さらには楽器を演奏する，からだを動かしてゲームで点をとる，絵を描くなどさまざまなものがある．これらの活動の多くは学習者自身が創作するものではなく，教育者が古人より伝承した活動をそのまま学習者が反復するという活動からなる．しかし学習活動には，これらの伝承された知識や技能，思考や思想，芸術活動，身体運動において創造的なものもある．それは，これまでの社会とは異質な新しい問題場面が生じたときに，学習者自身が創造的に問題解決を試みるような，あるいは自分なりの作品を創作するというような創造性にかかわる活動で，芸術のみならず，自然や社会に対する考え方の創造的な活動も含まれる．このように学習活動は，学習者の主体的側面から考えるため，教育活動という概念よりも広がりのある内容をもつ.[32]

学習指導要領 course of study 文部科学大臣が告示する，小学校，中学校，高等学校，盲学校，聾学校および養護学校の教育課程の基準のこと．学校の各教科で実際に教えられる内容とその詳細について，「学校教育法施行規則」の規定を根拠に定めている．幼稚園の教育課程については「幼稚園教育要領」がある.[79]

学習障害 learning disorders；LD 従来は learning disablities を LD と称してきた．以前のアメリカ精神医学会の診断分類では，学習能力障害 academic skills disorders に相当する．DSM-Ⅳ(1994)では，読字能力，算数の能力，書字能力がその人の生活年齢，測定された知能，年齢相応の教育の程度に応じて期待される水準より低く，この障害が学業成績や日常の活動を著明に妨害している場合に相当する．それぞれ読字障害，算数障害，書字表出障害と呼ばれる.[1444]

学習障害児 learning disabled children ［LD 児］ 全般的な知的発達に遅れはないが，聞く，話す，読む，書く，計算する，推論する能力のうち特定のものの習得と使用に著しい困難を示す児のこと．知覚異常や不器用さ，注意力のなさなどの行動面の問題が認められることがある．出現率は2% 前後と報告され，これが下限推定値とみなされている．男女比は 4-5 対 1 で男児が多い．遺伝的諸要因，生化学的障害，周産期性脳障害や疾病，中枢神経系の発達や成熟の障害など多様な原因によって生じるとされている．学習障害児にみられる認知面の問題はさまざまな学習面での困難を生じるため，学習の困難度によって特別支援学級や通級指導教室などを利用したり，個のニーズに応じた教育支援が必要とされる.[1146]

学習心理学 psychology of learning 学習者の主体的立場からの心理学的な領域一般の総称．一般的には教育心理学とほぼ同義と考えられる．学習は人間だけでなく，動物にもみられる一般的な現象で，学習心理学は動物も含む学習行動の本質的な原理をさぐる学問である．その方法論は微生物をはじめとして，外側から観察可能な行動一般をみる動物行動学的なアプローチ，テストや測定のように明確な指標によって学習行動をとらえるアプローチ，個々人の達成動機のようにある程度観察可能な行動によるアプローチ，そして個々人の心の内面的な動きを内的な時間意識によって継続的にとらえるようとするアプローチなど，多様なグループに分かれる．他方，思考のプロセスの構造を工学的なパターン認識の分析によってとらえる方法や脳生理学のように解剖学的なとらえ方をする方法など多様な方向性がある.[32] ⇨参教育心理学→748

学習性味覚拒否行動 learned taste-aversion behavior ⇨同味覚嫌悪学習→2762

学習理論《教育学における》 learning theory 個々人の成長の過程を学習という側面から考える理論．学習は教え，はぐくむことを目指す教える側の論理としての教育とは異なり，学習者がものを覚えたり，考えたり，技能を習得したり，新しい能力を獲得するプロセスを意味している．つまり教育と学習は同じではない．ときに教師がいなくても学習は成立し，逆に教師が教える努力をしても，学習者がその内容を学ばなければ学習は成立しない．このように，教える側の意図をこえた，学習者に内在する学ぶ側の論理と心理に関する理論が学習理論である.[32]

学習理論《心理学における》 learning theory 学習に関する心理学的理論．さまざまな理論があるが，大きくは刺激-反応理論 stimulus-response (S-R 理論) と認知理論に分けることができる．S-R 理論では，学習はある刺激と特定の反応とが連合することによって生じるという考えを基本としている．このS-R 理論の流れはワトソン J. B. Watson の行動主義から始まり，パブロフ I. P. Pavlov の古典的条件づけ，ガスリー E. R. Guthrie の接近条件づけ，ハル C. L. Hull の体系的行動理論(強化説)，スキナー B. F. Skinner のオペラント条件づけなどがある．これに対し認知理論は，S-R 理論のようにどのような刺激に反応するかではなく，人がもっと積極的に刺激を取捨選択し，どのような決断をくだしていくかを問題として扱っている．トールマン E. C. Tolman の記憶学習，ゲシュタルト理論，情報処理理論などがある.[980]

核腫脹 swelling of nucleus 細胞の核が通常より大きさを増している状態．核の大きさは細胞の種類によってさまざまだが，同じ種類の細胞ならほぼ一定である．しかし核内の DNA 量を反映してクロマチンが増加したり，細胞に変性が起こったために核内に物質が沈着したりすると，核が腫脹する.[142]

核出術 enucleation 臓器に生じた腫瘤性病変のみを摘出し，臓器実質をできるだけ保存する術式．主に良性の腫瘍の場合に用いられる.[485]

核上性眼球運動障害 supranuclear ocular motility disorder ⇨同核上性共同運動麻痺→480

核上性共同運動麻痺 supranuclear conjugate palsy ［核上性眼球運動障害］ 脳幹の眼球運動神経核よりも上位

中枢の障害で起こる眼球運動障害．両眼性の眼球運動障害で，上方注視麻痺，下方注視麻痺などの垂直注視麻痺と，左方注視麻痺，右方注視麻痺の側方注視麻痺がある．垂直注視麻痺は中脳背側の障害で起こりやすく，側方注視麻痺は一側の前頭葉などの大脳皮質の病変や，傍正中橋網様体 paramedian pontine reticular formation（PPRF）の障害で起こる．眼球運動神経核自体は障害されていないので，頭部を受動的に動かしたときの前庭眼反射は麻痺がみられた方向にも誘発される．[1153] ⇨参注視麻痺→1988

核上性麻痺 supranuclear palsy 運動麻痺のうち，大脳皮質から内包，脳幹，脊髄を経て脊髄前角細胞に至る経路のどこかに障害があって起こるもの．腱反射が亢進する．また，動眼神経，顔面神経，舌下神経といった脳神経においても，神経核より上位での障害時に核上性（中枢性）の麻痺が起こる．[441] ⇨参核下性麻痺→475，上位運動ニューロン障害→1417

核小体 nucleolus ［仁，核仁］ 真核細胞の核内にみられるほぼ球形の小体．RNA とタンパク質で構成されている．核小体と核質を隔てる膜状の構造はない．核小体の重要な機能の1つはリボソームの生合成である．核小体にはリボソーム RNA の遺伝子（DNA）が含まれていて，転写されたリボソーム RNA は，細胞質から運ばれてくるリボソームタンパク質にパックされた状態でリボソームの生合成を行う．核小体内部で起こるこのようなタンパク質-RNA の相互関係はリボソームの生合成に特異的なことで，他にはみられない．合成された大・小のリボソームサブユニットは核膜孔から細胞質に移動して，最終的に機能的なリボソームを構成する．ヒトの培養細胞の観察では，核小体のサイズは細胞の活性と関係していて，細胞の状態に応じて変動している．RNA 合成が停止している細胞分裂期には見えなくなり，娘細胞の核が形成されると，再び出現してくる．代謝活性が活発な神経細胞や幼若細胞では核小体が発達している．ちなみに，癌細胞ではタンパク質合成が盛んなため核小体が大きいが，しばしば異型を示すという．[1044] ⇨参核膜→488，核質→479

核小体オーガナイザー⇨同核小体形成体→481

核小体形成体 nucleolar organizer，nucleolus organizer ［核小体オーガナイザー，核小体形成領域，仁形成体］ 中期染色体の2本のクロマチドがつながる部分であるセントロメアの二次くびれ（二次狭窄）．染色体上でリボソーム RNA 遺伝子が多く存在する部位で核小体の形成に関与．活発なリボソーム RNA 遺伝子の転写と転写産物のプロセッシング，リボソームサブユニットの形成が行われている．[1225]

核小体形成領域⇨同核小体形成体→481

核仁⇨同核小体→481

核心温⇨同核心温度→481

核心温度 core temperature ［核心温，深部温度，深部体温］ 環境温度の変動によっても温度が変化しない生体の核心部（頭腔，胸腹腔など身体深部）の温度で，外殻温度と異なり体温調節により一定に保たれている．ヒトでは核心温度の指標として，直腸温，口腔温，腋窩温，鼓膜温が測定される．欧米では口腔温が，日本では腋窩温が通常測定される．[229] ⇨参体温→1861

覚醒 wakefulness，alertness 意識が清明で周囲に気を配っており，外界からの刺激をただちに知覚し反応することが可能な状態のこと．また，意志に従って外界への働きかけもできる．脳幹にある上行性網様体賦活系や中脳網様体，視床中心核群，視床下部などにある覚醒系の活動によって覚醒が維持されている状態を覚醒状態という．ヒトをはじめとする動物は意識水準の変化によって覚醒と睡眠を繰り返す．[354]

学生アパシー⇨同スチューデントアパシー→1641

覚醒アミン嗜癖⇨同覚醒アミン中毒→481

覚醒アミン中毒 amphetamine intoxication，amphetamine addiction ［覚醒アミン嗜癖，覚醒剤中毒］ 覚醒アミン（覚醒剤）は強い中枢神経系興奮作用（覚醒水準高揚，疲労感減少，気分高揚など）をもち，自発運動，常同運動を発現させる．主な種類としてアンフェタミン，メタンフェタミンがある．パーキンソン症候群の治療に中枢神経・交感神経刺激薬として用いられることもある．急性症状として興奮，幻覚，多幸感，多弁，不安，焦燥，散瞳，不眠，食欲低下，頻脈，血圧上昇，振戦などが認められ，リバウンドとして無欲，脱力，抑うつが生じることもある．慢性依存症になると食欲低下，情動障害，詮索，強迫的常同行動など統合失調症に似た病態を示す．治療薬としてはハロペリドールが第一選択．[1312] ⇨参アンフェタミン中毒→210，アンフェタミン誘発性障害→210

覚醒期幻覚症 hypnopompic hallucination 睡眠から完全に覚醒するまでのわずかな間に見る，あたかも現実に体験しているようなはっきりとした幻覚．[397]

覚醒昏睡 coma vigil 傾眠状態で意識のある状態（覚醒状態）とない状態（昏睡状態）が交互に出現し，状態が動揺していること．これに対し，無動無言症や植物状態は意識状態の変動はなく，覚醒昏睡と同義ではない．[441] ⇨参無動性無言症→2789

覚醒剤 stimulant ［スピード，アイス］ フェニルアミノプロパン（アンフェタミン），フェニルメチルアミノプロパン（メタンフェタミン）およびそれらの塩類，および同種の覚醒作用（中枢作用）を有する薬物で，政令により指定されているもの．これらの薬物は大脳皮質に非常に強い刺激（興奮）作用を有し，交感神経を興奮させ，疲労感や眠気を除く作用がある．しかし，副作用として，心拍数・呼吸の増加，血圧の上昇，瞳孔散大，食欲減退などがある．さらに乱用者は発汗，頭痛，かすみ目，めまい，不眠，不安などを経験する．使用量が多くなると心拍数が急激に高まったり，拍動が不規則になったり，ふるえの発作や手足の筋肉の働きのアンバランスを生じたり，身体的虚脱状態に陥ることもある．また，早期の治療によって表面上は回復しているようにみえても，何らかの刺激によって再び幻覚・妄想などの精神異常が再燃することがある．これをフラッシュバック（自然再燃）現象といい，お酒を飲んだり心的なストレスなど，ほんの小さなきっかけで起こってしまうこともある．なお，メタンフェタミンとアンフェタミンは同程度の作用であるがわが国では，メタンフェタミン中毒が問題になっている．[929] ⇨参覚せい剤取締法→482

覚醒剤の検出法 detection method of stimulant drugs スクリーニング法としての呈色反応にはシモン Simon 反応（試料の一部に 20% 炭酸ナトリウム 1 滴，50% アセトアルデヒドエタノール溶液1滴，さらに1%ニトロプルシドナトリウム溶液1滴を加える)が汎用されている．この反応により青-青藍色になる．ただし，この反応は2級アミンの一般呈色反応であるので注意を要する．最近は抗原抗体反応を利用し，尿を試料とするTriageDOA®などの簡易キットも市販されている．確認・定量にはガスクロマトグラフィーとマススペクトロメトリー(質量分析計)を組み合わせた，ガスクロマトグラフィー・マススペクトロメトリー(GC/MS)が汎用される．[929] ⇨㊇覚醒剤→481

覚醒剤管理 覚醒剤は「覚せい剤取締法」で規制されている薬物で，医療機関では覚醒剤としてメタンフェタミン塩酸塩(内服，注射)，覚醒剤原料としてセレギリン塩酸塩(内服)，エフェドリン塩酸塩原末，メチルエフェドリン塩酸塩原末がある．覚醒剤を使用する場合は都道府県知事に申請書を出し，覚醒剤施用機関として認められなければならない．保管はかぎをかけた堅固な場所でなければならず，覚醒剤に関する帳簿と報告は必須となっている．[969]

覚醒剤急性中毒 acute amphetamine intoxication 覚醒剤はアンフェタミンとメタンフェタミン(俗称ヒロポン，シャブ，スピードなど)があり，中枢神経刺激作用や強壮作用，心・血管系のα・β刺激作用がある．急性中毒症状としては，循環器症状(頻脈，血圧上昇など)，自律神経症状(散瞳，発汗など)，消化器症状(食欲低下，悪心，下痢など)，精神神経症状(幻覚，多幸感，不安，焦燥，不眠，振戦など)，その他(興奮，多弁など)が認められる．治療は毒物の除去および排泄促進を行い，対症療法．鎮静薬としてはハロペリドールが第一選択．[1312]

覚醒剤精神病 amphetamine psychosis ［アンフェタミン精神病］ 覚醒剤(アンフェタミン，メタンフェタミン)などの中枢興奮薬を繰り返して乱用しているときに現れる精神病状態(幻覚，妄想，激しい興奮)をいう．乱用が長期になると，次第に猜疑心，妄想的な解釈や異常行動が目立ち，やがて明らかな精神病状態が現れる．覚醒剤を乱用するたびに精神病エピソードが増悪して波状経過をたどり，精神病状態が覚醒剤使用のために生じたとわかっている場合が多い．多くの精神病エピソードは覚醒剤をやめると2週間以内に回復に向かうが，回復しないで長く続くこともある．回復後も長年にわたって易再発性で，覚醒剤の再使用，飲酒やストレスでもとの精神病エピソードが急激に再現しやすい．発病するまでの覚醒剤の乱用期間には，大きな個人差がある．[702]

覚醒剤中毒⇨㊐覚醒アミン中毒→481

覚せい剤取締法 Stimulants Control Law 覚醒剤の乱用による保健衛生上の危害を防止するため，覚醒剤および覚醒剤原料の輸入・輸出・所持・製造・譲渡・譲受および使用に関して必要な取締りを行う目的で1951(昭和26)年法律第252号として制定された．この法律の取締り対象はフェニルアミノプロパン(アンフェタミン)，フェニルメチルアミノプロパン(メタンフェタミン)およびそれらの塩類，および同種の覚醒作用を有するもので政令で指定するもの，またその他にも，覚醒剤原料がある．その内容は，覚醒剤所持の禁止，覚醒剤使用の禁止，覚醒剤の管理，覚醒剤原料所持の禁止などを規定している．現在は第三次乱用期といわれ，乱用者の低年齢化などが問題となっている．[929] ⇨㊇覚醒剤→481，覚醒剤の検出法→481

覚醒時挿管 awake intubation⇨㊐意識下挿管→227

覚醒状態⇨㊇覚醒→481

覚醒遅延 prolonged emergence 麻酔から意識が戻るまでの時間が予想以上にかかること．麻酔薬の薬物作用の遷延による．筋弛緩薬の作用残存，低体温，低血糖，中枢神経系障害などを除外する必要がある．[163]

覚醒中枢 awaking center 睡眠状態から覚醒させ，それを持続するための中枢．大脳皮質の覚醒状態は，中脳，橋，延髄の網様体からの上行性入力によって賦活される．[1230]

核性白内障 axial cataract⇨㊐核白内障→488

覚醒反応 alerting response⇨㊐α波減衰→16

覚醒《麻酔からの》 emergence from anesthesia 吸入麻酔薬や静脈麻酔薬の投与を中止することにより，意識が徐々に回復してくる状態．血液ガス分配係数(亜酸化窒素0.46，セボフルラン0.68，エンフルラン1.9，ハロタン2.36)が小さいほど覚醒が早い．[1461]

核性麻痺 nuclear paralysis ［核麻痺］ 脊髄前角あるいは脳幹部にある運動性神経細胞核の障害によって生じる麻痺．動眼神経，顔面神経，舌下神経で生じることが多い．[441]

覚醒夢 waking dream⇨㊐白日夢→2360

学説 theory 学問上の主張．すなわち学問を展開するうえでの見解や意見．[543]

隔絶抗原 sequestered antigen⇨㊐隠蔽抗原→307

隔絶抗原説 sequestered antigen theory⇨㊐隠蔽抗原→307

画線培養 streak culture 固形培地上の表面に細菌や真菌を線状に接種して増殖させること．白金耳などに微生物材料を付着させ，培地表面を線状に長い距離を連続的に塗布すると，次第に微生物の数が減り，最終的に1個の細胞から増殖した単独集落が得られる．このように単独集落を分離するときによく用いられる方法．[324]

角層 horny layer ［角質層］ 皮膚の最外層に位置する層．角層細胞はケラチンというかたいタンパク質が細胞内に充満し，下方の表皮や真皮を保護している．角層の厚さは皮膚全体の厚さに比例する．例えば，手掌・足底では厚く，被覆部では薄い．[1029]

角層下膿疱症 subcorneal pustular dermatosis 角層下無菌性膿疱が腋窩，乳房下，鼠径部など間擦部に好発し，環状から蛇行状に配列して遠心性に拡大．中年女性に多くみられる疾患で，自覚症状はほとんどなく，全身状態も良好であるが，再発を繰り返す．治療は，サルファ剤，ミノサイクリン，エトレチナートや，ステロイド外用剤がもちいられる．[1029]

拡大家族 extended family ［複合家族］ 核家族を構成する両親と子どもに加えて祖父母などの血縁親族が同居する家族．核家族の複合体であり，拡大家族が基本的な家族構成である社会は多い．わが国では戦前に多くみられた．拡大家族の特徴は，経験豊かな年長者が経験の浅い若年者へ多くの情報を与えられること，年長者の世話を若い世代が行うこと，若い世代の子どもを年長者が世話をすること，などである．[1166] ⇨㊇核家族→475

額帯鏡 head mirror(reflector), frontal mirror 耳，鼻，咽頭，喉頭などの暗い場所を見るために用いる鏡．直径約 8 cm，焦点距離 25-30 cm の凹面鏡をバンドで前額に取りつけ，光を反射，集光させる．左眼で凹面鏡の中央の孔からのぞき両眼視する．最近では光源付き額帯鏡のほうが多く使われている．[347]

●額帯鏡

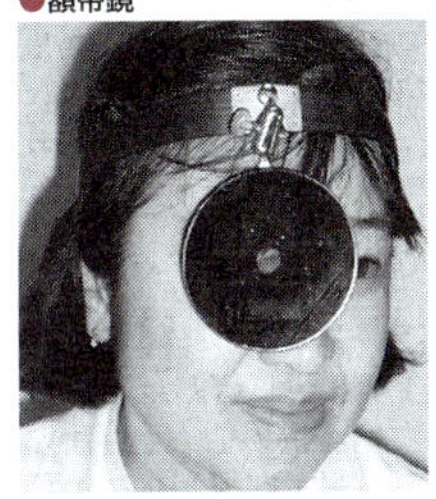

拡大胸腺摘出術 extended thymectomy⇨同胸腺摘出術→762

拡大血管造影法 magnification angiography X 線拡大撮影を血管造影に応用した検査法．連続撮影を行うため，大容量 X 線管とフィルムチェンジャーが必要である．脳血管造影などに利用される．[264]

拡大撮影法⇨同X 線拡大撮影法→125

拡大子宮全摘出術 extended hysterectomy ［準広汎(拡大単純)子宮全摘出術］ 子宮頸癌Ⅰa 期に対して行われる準広汎子宮全摘出術を拡大子宮全摘術ともいう．単純子宮全摘出術に比べ子宮周囲組織の切除が加わる．腟壁の切除もより多く可能である．骨盤リンパ節郭清を行う場合もある．[998] ⇨参子宮全摘出術の看護ケア→1253

拡大耳鏡⇨同ブリューニングス拡大耳鏡→2583

拡大手術 extended operation ある標準的な，または定型的な手術術式より広範な切除をしたり，遠位のリンパ節を切除する術式をその手術の拡大手術という．悪性腫瘍の手術に用いられる．例えば乳癌の手術では定型的根治的乳房切断術 standard radical mastectomy に対して，よりリンパ節の郭清範囲を広げた拡大根治的乳房切断術 extended radical mastectomy がある．[323]

顎態診断法 gnathostatic diagnosis〔of Simon〕 シモン P. W. Simon (1921)により考案された不正咬合の歯科矯正学的診断法．3 つの仮想平面(正中矢状面，眼耳平面，眼窩平面)を設定し，その平面を基準に不正咬合を把握した．X 線規格写真(セファログラム)，顔面写真，顎態模型，口腔内写真などを分析し，得られた情報から頭蓋，顎顔面，歯の異常を総合的に診断する．セファログラムの分析法にはダウンズ Downs 法，ノースウェスタン Northwestern 法，ツイード Tweed 法，ジャラバック Jarabak 法などがある．[760]

拡大性頭蓋骨骨折 enlarging skull fracture⇨同進行性頭蓋骨骨折→1543

拡大・代替コミュニケーション augmentative and alternative communication；AAC⇨同コミュニケーションエイド→1128

拡大内視鏡検査 magnifying endoscopy 通常の内視鏡検査では見えない粘膜模様や微細血管を拡大観察することにより，より精緻な質的診断ができる検査法．機器の改良により，通常の内視鏡検査時に高倍率レンズを装着して，その場で拡大観察が可能となった．すでに，大腸ではピットパターン pit pattern 診断の有用性(大腸癌診断)が認められていて，食道や胃への観察の応用が進行している．[373,790]

拡大日常生活動作 extended activities of daily living；EADL⇨同上級日常生活動作→1430

喀痰

sputum ［痰］ 肺や気管支から分泌されて，口から喀出される分泌物や異物のこと．細胞残屑，微生物，粘液を含み，血液や膿を含むこともある．痰の成分や量，色から，肺や気管支の状態がわかり，肺炎，肺結核など多くの疾患の診断に重要である．[953]

喀痰の看護ケア

【ケアのポイント】 喀痰が気道や気管に貯留することで，気管閉塞や無気肺を生じるため，患者に喀痰を喀出する必要性を説明し，協力を得ることが大切である．分泌物の粘稠度を低くし，喀出しやすいように適度に水分補給を行い，薬剤や吸入療法，加湿療法を用いる．小さな咳嗽を数回行い，痰が咽頭付近にきたときに大きな咳嗽を行い喀出する．咳嗽時は口や鼻をティッシュペーパーで覆い，喀痰の飛沫で周囲が汚染されないよう注意する．吸引法にて喀出を行うときは呼吸音を聴取し，喀痰がどこにあるか確認する．末梢部にある喀痰を中枢に移動させるため体位ドレナージや体位変換を行い，スクイージングを加えることでより効果的に喀出することができる．吸引法を行ったあとは再度呼吸音を聴取し，ラ音の消失または軽減を確認し，バイタルサインや呼吸パターンに変化がないか観察を行う．[956] ⇨参喀痰→483

喀痰検査 sputum examination 喀痰について行われる可能性のある検査は，細菌塗抹検査，培養検査，喀痰細胞診である．詳細については各項を参照．[1615]

喀痰顕微鏡的検査⇨同細菌塗抹(とまつ)検査→1153

喀痰採取の援助 喀痰中の細菌学的・細胞学的検査を目的に喀痰を特定の容器にとることに対する援助．方法：①うがいを数回行い，唾液を出して口腔内の細菌をできるだけ排除する，②自力で喀出できる場合は咳をして滅菌シャーレに痰を吐き出し，人工呼吸器管理もしくは気管挿管，気管切開をしている場合には吸引カテーテルつき喀痰採取容器で喀痰を吸引したり，綿棒つき容器などの採取容器にとり，容器のふたをすぐしめる．ポイント：①滅菌シャーレ内を不潔にしないように，喀痰をしっかり喀出することができるよう事前に患者に説明をする．②喀痰採取は原則として早朝に行う．[109]

喀痰細胞診 sputum cytology 患者の喀痰をスライドグラスに塗抹し，染色して鏡検する検査．喀痰中に含まれる細胞の形態，種類を観察し，悪性腫瘍の有無の質的診断を目的とする．検査は回数を増やすことにより診断率が著しく向上することから，3 日間以上連続して行うことが望ましい．検体が唾液ではなく肺から喀出されたものであることが重要で，検体中に塵埃細胞 dust cell が認められることで肺の喀痰と判定される．細胞診は組織診断と異なり周囲組織への癌細胞の浸潤の様子を知ることはできないが，検体採取が容易で標本作成も簡便，迅速であり，種々の検査材料に広く用いられている．判定はⅠからⅤのClass分類が常用されている．ClassⅠ：異型細胞を認めない，ClassⅡ：異型細胞は認めるが悪性の証拠はない，ClassⅢ：悪性を疑わせる細胞所見を示すが悪性と判定できない，ClassⅣ：悪性の疑いが濃厚，ClassⅤ：悪性と断定できる異型細胞を認める．[1615]

喀痰塗抹(とまつ)検査⇨同細菌塗抹(とまつ)検査→1153

喀痰培養 sputum culture ［痰培養］ 下気道や肺感染症起因微生物の検査のために行われる培養法．喀痰は炎症巣で形成された膿や分泌物が気道を上行して喀出されるため，上気道の常在微生物の汚染が避けられない．十分に炎症巣が含まれているか，喀痰を培養する前にその一部をとって染色し顕微鏡で観察し，培養に適当な喀痰であると判断した場合に培養を行う．また結核菌を疑う場合には，喀痰をアルカリなどで前処理を行ったのち，培養を行う．下気道感染症の起因微生物は多種にわたるので，選択培地，非選択培地を組み合わせて培養する．例えば，チョコレート寒天培地，サイヤー・マーチン Thayer-Martin 培地(炭酸ガス培養)，血液寒天培地，BTB乳糖寒天培地(好気培養)，B-CYE培地(レジオネラ *Legionella* を疑う場合)，小川培地(結核菌や他の抗酸菌の培養，好気培養)に接種して培養し，発育した集落の分離・同定を行う．通常，常在していない微生物(結核菌，*Legionella* など)を分離した場合は，起因微生物としての意義が高いが，上気道に常在している微生物や日和見感染菌の場合にはその起因病原体としての意義づけが困難な場合がある．[324]

核タンパク質 nucleoprotein；NP 核酸とタンパク質の複合タンパク質の総称．核酸がDNAの場合をデオキシリボ核タンパク質(DNP)，RNAの場合をリボ核タンパク質(RNP)という．真核生物の体細胞染色体，精子核染色体はそれぞれのヒストン，プロタミンを主成分とするDNPであり，また，リボソームはRNPである．核内に局在するタンパク質(核内タンパク質 nuclear protein)と混同しやすく，用語としてはRNPに限定することが多い．[407]

拡張 dilation, dilatation 心臓や脳室など，内腔を有する器官，臓器の開口部，血管や腸管などの管，組織レベルの腺管や導管などの直径や内腔が拡大すること．拡張に至る過程には生理的，能動的なものや，液体などの貯留による受動的なものがある．[59]

拡張型心筋症

dilated cardiomyopathy；DCM

【概念・定義】 1995年のWHO/ISFCの心筋症の4つの分類の1つで，**心筋収縮不全**と**左室内腔の拡張**という基本病態を呈する心筋症である．従来はうっ血型心筋症と呼ばれていたが，基本病態をより正確に表現する現在の名称となっている．

【疫学】 特発性心筋症班会議の全国調査(1998)では，人口10万人当たり14人，年間死亡率は5.6%と報告されている．

【病態生理】 班会議の診断の手引きでは，基本病態は「特発性心筋症の中で，心筋収縮不全と左室内腔の拡張を特徴とする疾患群であり，多くの場合進行性である．このため，慢性心不全症状を特徴とし，急性増悪を繰り返す予後不良の疾患である．また，致死性不整脈による突然死や動脈の血栓塞栓症を生ずることがある」と記載されている．原因は単一ではなく，ウイルス持続感染(C型肝炎ウイルス，コクサッキーBウイルスなど)，遺伝子異常(ジストロフィンなど)，自己免疫機序などが想定されている．

【症状・検査所見】 **うっ血性心不全**を引き起こす代表的な疾患で，労作時呼吸困難，動悸，浮腫などが高頻度にみられる．聴診では**奔馬調律**(Ⅲ音，Ⅵ音)をしばしば認める．胸部単純X線写真では心陰影の拡大がみられることが多く，心不全が進行すれば肺うっ血，胸水などがみられる．心電図には特異的な所見はないが，心房細動，心室頻拍，房室ブロックなどの種々の不整脈，心筋線維化によるR波の減高，左脚ブロックなどの心室内伝導障害(QRS幅の延長)などがしばしばみられる．心エコー図では左室径，左室容量の拡大とびまん性の壁収縮の低下(左室駆出率，左室内径短縮率の低下)がみられ，左室内血栓もしばしば認める．ドプラ法ではTei indexなどが重症度評価に広く用いられており，高頻度に僧帽弁逆流を認める．拡張型心筋症を直接診断できる血液検査はないが，心不全の指標BNP(脳性ナトリウム利尿ペプチド)や心筋傷害の指標トロポニンが重症度評価に有用である．

【診断】 診断には心エコー図で心筋収縮不全と左室内腔の拡張を確認することが最も有用である．この所見を示す症例から虚血性心筋症などの特定心筋症(原因または全身疾患との関連が明らかな心筋疾患の総称)を除外して診断する．虚血性心筋症を除外するために，原則として冠動脈造影が必須とされている．また，心内膜下心筋生検は特定心筋症の除外のために有用であるが，診断率の低さや安全性に問題を残している．

【治療】 二大死因は心不全と不整脈であり，血栓塞栓症も重要であるので，これらの対策が治療の中心となる．心機能低下の進展を防止するために，β遮断薬，アンギオテンシン変換酵素(ACE)阻害薬あるいはアンギオテンシンⅡ受容体拮抗薬(ARB)が用いられる．β遮断薬としてカルベジロールあるいはメトプロロール酒石酸塩が用いられるが，最初から通常量を投与すると心不全を増悪させる危険性があるため，少量漸増法が原則である．レニン・アンギオテンシン・アルドステロン系を抑制するために，ACE阻害薬としてはエナラプリルマレイン酸塩など，ARBとしてロサルタンカリウム，カンデサルタンシレキセチルなどが用いられる．心不全に対する非薬物療法として，両心室ペーシングによる**心室再同期療法**(**CRT**)が注目されている．不整脈に対する薬物治療としては，フレカイニド酢酸塩などのナトリウムチャネル遮断薬は予後を悪化させる可能性が高いためアミオダロン塩酸塩が用いられている．しかし，**植え込み型除細動器**(**ICD**)が予後をより改善することが確認されてきたため，ICDが今後の不整脈治療の中心になることが予想される．心房細動や左室内血栓を合併している場合には，血栓塞栓症の予防のためにワルファリンカリウムなどによる抗凝血療法が行われる．拡張型心筋症に対する最終的な治療は心臓移植であり，わが国でも良好な成績を示しているが，施行例が少ないのが難点である．また，移植までのつなぎとして補助人工心臓も用いられている．[47] ⇨参

か

●拡張型心筋症の心エコー図

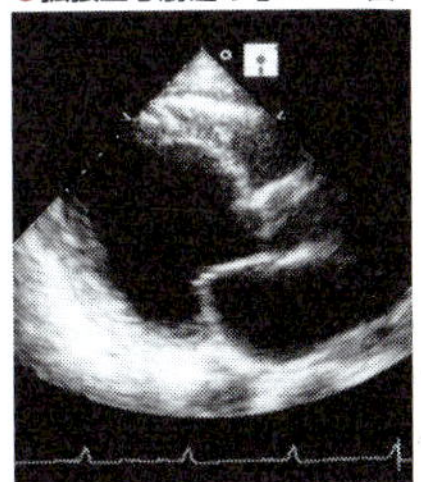
長軸断層像

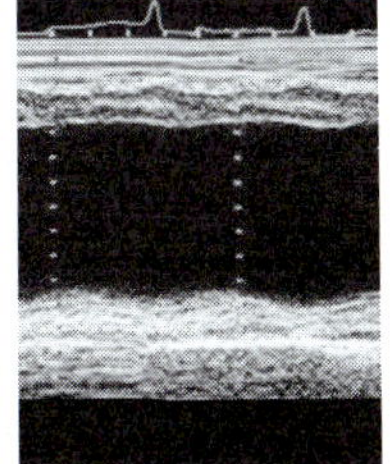
左室Mモード

うっ(鬱)血型心筋症→328，特発性心筋症→2147

拡張型心筋症の看護ケア

【看護への実践応用】拡張型心筋症の治療は，心不全に対する対症療法が主となる．心不全症状としては，呼吸困難，起座呼吸，発作性夜間呼吸困難，咳嗽，喀痰，浮腫，腹水・胸水，体重増加，全身倦怠感などがある．高度の心不全状態が続くと，栄養状態が悪化し，肝機能障害や黄疸，出血傾向がみられることもある．心不全の増悪時期には，安静，酸素吸入，利尿薬や強心薬，血管拡張薬の投与，塩分・水分制限などの治療が行われる．心機能の悪化により心室頻拍や心室細動など，重症不整脈の出現や心腔内血栓による血栓塞栓症が起こる場合もあるため，自覚症状や心電図モニターを観察し，除細動器などを準備し，急変時の対応が行えるようにしておく．

【ケアのポイント】循環動態，呼吸状態の観察，水分出納バランスなどに注意しながら，症状軽減への援助を行う．呼吸苦に対しては，安楽な体位の工夫(セミファウラー semi-Fowler 位など)や排痰ケアを行い苦痛を軽減する．浮腫がある場合は，皮膚が伸展し，血液循環が悪くなっているため皮膚損傷や褥瘡ができやすい．全身の皮膚状態を観察し，体位変換などの除圧を行い，褥瘡を予防する．また腸管粘膜の浮腫や水分制限などにより便秘が起こりやすく，排便コントロールの援助が必要である．利尿薬投与や飲水制限，また酸素吸入により強い口渇と苦痛があるため，含嗽を促したり，氷片で口腔内を潤すことが効果的である．生活指導としては，確実な薬の内服，継続的な外来受診，体重コントロール，食事内容の工夫，水分・塩分の制限，尿量の観察，排便コントロール，活動の調整やストレスの回避などを，自己管理できるよう指導する．また疾患の理解と受け止めを確認することも必要である．予後不良，突然死の可能性があり，患者や家族の精神的ダメージは大きいので，精神面での援助が必要である．[828] ⇨参拡張型心筋症→484

拡張期⇨同心室拡張期→1548

拡張期灌水様雑音⇨同灌水様拡張期雑音→617

拡張期逆流性雑音 diastolic regurgitant murmur 聴診あるいは心音図によって心室拡張期に聴取される心雑音の1つで，半月弁(大動脈弁・肺動脈弁)の閉鎖不全によって生じる．正常では心室拡張期に半月弁は完全に閉鎖するが，これらの弁の閉鎖が不十分であると血液が心室へと逆流して雑音を生じる．圧の高い大動脈，肺動脈から拡張期の心室に逆流するため高調であり，しばしば灌水様あるいは吹鳴様雑音ともいわれる．大動脈弁閉鎖不全で聴取される拡張期雑音は，Ⅱ音とともに始まり拡張中期あるいは後期に及ぶ漸減性の雑音である．最強点は第3，4肋間胸骨左縁のことが多く，心尖部方向へ放散することもある．大動脈と左室の圧差は拡張早期に最大で以後漸減するため，雑音も漸減性となる．肺動脈弁閉鎖不全は弁の障害による器質的なものはまれで，多くは肺高血圧のために生じる機能的閉鎖不全である．この肺高血圧に続発する肺動脈弁閉鎖不全時の拡張期雑音をグラハム=スチール雑音 Graham Steell murmur という．雑音の最強点は肺動脈弁領域から Erb エルプ領域(第3肋間胸骨左縁)にあり，大動脈弁閉鎖不全と鑑別するのは困難である．肺動脈弁閉鎖不全では肺高血圧症を生じる基礎疾患のあること，大動脈弁閉鎖不全では拡張期血圧低下，脈圧増大などの聴診以外の所見がその鑑別上重要となる．[1575] ⇨参逆流性雑音→710，灌水様拡張期雑音→617

拡張期血圧 diastolic blood pressure；DBP⇨同最低血圧→1166

拡張期高血圧 diastolic hypertension 2009(平成21)年の日本高血圧学会ガイドラインでは拡張期血圧が90 mmHg 以上であり，収縮期高血圧を伴うことが大部分であるため孤立性拡張期高血圧は削除された．収縮期血圧を加味してⅠ，Ⅱ，Ⅲ度高血圧に分類される．[1627]

拡張期後退速度⇨同拡張期弁後退速度→486

拡張期雑音 diastolic murmur 心臓の拡張期にみられる雑音で，発生時期により拡張期逆流性雑音，心室充満性雑音，心房収縮性雑音の3種類に大別できる．拡張期逆流性雑音は半月弁の閉鎖不全により拡張期に大血管から心室へ血液が逆流することにより生じる．心室充満性雑音は房室弁開放後の心室充満によって生じる．心房収縮性雑音は心房の能動的収縮による心室への血液駆出によって生じる．したがって心房細動や洞停止では出現しない．[546]

拡張期充満 diastolic filling 心室拡張期のうちで房室弁が開いてから収縮が始まるまでの期間を指し，心房にたまった血液が心室へと流入する．急速充満期，緩徐充満期，心房収縮期の3期からなる．[226]

拡張期充満圧 diastolic filling pressure 拡張期の流入血流による心血管腔充満時の圧．左室拡張期充満圧の指標として，平均左房圧や肺毛細血管楔入圧，心房収縮前の左室圧(preA 圧)，左室拡張末期圧などが用いられる．[365]

拡張期充満時間 diastolic filling period 左室への血液流入開始から終了までの時間である．心拡張期は4つの時相からなっているが，左室に血液流入のみられない等容性弛緩期を除いた，僧帽弁開放後から僧帽弁閉鎖までの時間となる．この3時相は，左房から左室への血液の流入動態に基づき，僧帽弁開放直後より開始する急速流入充満期，急速流入期終了後心房収縮期までの間で左房から左室への血液の流入が顕著ではない緩徐流入充満期，心房収縮に伴い左房から左室へ血液が流入する心房収縮期からなる．[1471]

拡張期増強 diastolic augmentation 重症心不全症例などに対する機械的補助循環法の1つである大動脈内バルーンパンピングによって得られる，拡張期冠動脈血流の増加のこと．大動脈内に挿入，留置したカテーテル先端のバルーンを急速に拡張期に膨張させ収縮期直前に空気を抜くことによって，拡張期血圧が上昇し，冠血流を増加させる．冠動脈血流量は，その約2/3が拡張期に流れるので，拡張期圧上昇は冠動脈血流量を増加させることになる．大動脈内バルーンパンピングは，同時に収縮期血圧を下げて後負荷を減少し，心筋酸素消費量を減少させる作用を有する．[1575] ⇨参カウンターパルセーション法→463

拡張期脱分極　diastolic depolarization　［第4相脱分極，緩徐拡張期脱分極］　心筋のうち洞結節細胞，房室結節細胞，プルキンエ Purkinje 細胞において拡張期に膜電位が徐々に浅くなっていくこと．脱分極が進行して閾値に達すると，その心筋は活動電位を発生(興奮)する．拡張期脱分極の性質を示す心筋は自動能を有し，ペースメーカー機能をもつことになる．[2]

拡張機能障害　diastolic dysfunction　収縮機能に異常がなく，主として拡張機能に障害をきたしたことによる心ポンプ機能障害をいう．心不全の約3割が拡張機能障害が主因．左室肥大をきたす慢性圧負荷疾患や肥大型心筋症，拘束性心筋症，収縮性心外膜炎，心タンポナーデなどが拡張障害をきたしやすい．左室の拡張期は等容弛緩期，急速流入期，緩徐流入期，心房収縮期に分けられる．健常心での左室流入血液量は急速流入期60%，緩徐流入期20%，心房収縮期20%とされるが，病的心ではこの比率が変化する．拡張機能の評価は等容弛緩期における能動的な心筋弛緩や血液流入による受動的な心筋壁のスティフネス(かたさ)やコンプライアンス(伸展性)による指標が提唱されている．最近は心エコー法による左室流入血流波形による簡便な評価法が主に行われている．[648]

拡張期弁後退速度　diastolic descent rate；DDR　［E-F勾配，弁後退速度，拡張期後退速度］　心臓超音波検査の際，僧帽弁のMモード図では心房収縮時のピークをA点とし，その時間順にB点(A波から弁閉鎖までの変曲点)，C点(心室収縮による弁の完全閉鎖)，D点(弁の開放点で等容拡張期の終了)，E点(急速流入期に弁が最大に開いた点)，F点(拡張中期に弁が半閉鎖する点)，G点(E波とA波の間で軽度前方がみられる場合の波)に分類される．このE点とF点を結ぶスロープ(E-F勾配)を拡張期弁後退速度(DDR)という．DDRは左室急速流入の心尖部からの反転血流の勢いと左室急速流入の停止の急激さによって規定される．DDRの増大は左室急速流入の速度の増大あるいは急激な停止を示し，高度の僧帽弁逆流，貧血，甲状腺機能亢進症，左室充満圧の上昇したうっ血性心不全，収縮性心膜炎などでみられる．DDRの低下は僧帽弁狭窄症，左室肥大(左室コンプライアンスの低下)などでみられる．健常人では70-150 mm/秒である．[1591]

拡張期ランブル　diastolic rumble　［拡張中期雑音，拡張期輪転様雑音］　心室充満性の拡張期雑音．低調性で輪転様あるいは遠雷様であるためランブル(ゴロゴロ鳴る音)と呼ばれる．器質的房室弁狭窄で聞こえ，僧帽弁狭窄，左房粘液腫，三尖弁狭窄による．また房室弁を通過する血流増大によっても生じる．左心系ではケリー=クームス Carey Coombs 雑音として知られている．これはⅢ音を伴う漸増漸減性雑音である．[546] ⇨参拡張期雑音→485

拡張期輪転様雑音　middiastolic rumble⇨同拡張期ランブル→486

拡張終期容積　end-diastolic volume；EDV⇨同心室拡張終期容積→1548

拡張早期　protodiastole　［前弛緩期］　心周期(心臓が収縮，弛緩して次の収縮が始まるまでの期間)の中の拡張期が始まってすぐのときをいう．Ⅰ音からⅡ音までが収縮期，Ⅱ音からⅠ音までが拡張期であるので，Ⅱ音の直後が拡張早期にあたる．僧帽弁と三尖弁が開放したのち，心房から心室への急速な血液流入が起こっている時期で，Ⅲ音が聴取される時期でもある．[1471] ⇨参急速充満期→743

拡張早期過剰心音　protodiastolic extrasound，early diastolic extrasound　［心膜ノック音］　収縮性心膜炎で生じる心膜ノック音とも呼ばれる過剰心音で，心尖部から胸骨左縁にかけて広範囲に聞こえる．心音図上Ⅲ音よりも早期に認められる．硬化した心膜により心室急速流入に伴う心室筋の伸展が急激に停止させられるためと考えられている．左房粘液腫によって生じる腫瘍衝撃音 tumor plop も拡張早期過剰心音の1つ．[546]

拡張早期奔馬調律　protodiastolic gallop　病的Ⅲ音ともいう．正常Ⅲ音と比較して一般に音量が大で，恒常性に富み，頻脈で明らかであり，触知しうることが多い．房室弁逆流や左右短絡疾患による房室弁通過血流増大と高心拍出状態が原因となるほか，僧帽弁逆流，心室中隔欠損，動脈管開存，三尖弁逆流，心房中隔欠損や甲状腺機能亢進，貧血で生じる．また心室筋が障害されて房室血流増大なしに生じる場合がある．心筋梗塞や拡張型心筋症がその代表的疾患．[546] ⇨参奔馬調律→2723，Ⅲ音→11

拡張中期雑音⇨同拡張期ランブル→486

拡張末期　end-diastole　［弛緩末期］　心周期(心臓が収縮，弛緩して次の収縮が始まるまでの期間)の中の弛緩(拡張)期の末期で，収縮を開始する直前にあたる．このとき血液は心室に流入するため心室容積は最大となる．[1471]

拡張末期圧　end-diastolic pressure；EDP⇨同心室拡張終期圧→1548

拡張末期径　end-diastolic dimension　心エコー検査で用いられることが多く，左室容積が最大となるときの心基部における左室の最大径(心室中隔から左室後壁までの距離)である．左室収縮能を評価する際の左室内径短縮率＝(拡張末期径－収縮末期径)/拡張末期径を求めるのに必要である．[1575] ⇨参左室拡張末期径→1186

過屈曲　hyperflexion　強制外力により骨・軟部損傷を生じ，関節が正常限度以上に屈曲すること．頸椎では，後頭部を下から突き上げられるときに生じる過屈曲伸張損傷と，頭頂部への外力が加わることによる過屈曲圧縮損傷がある．過屈曲伸張損傷では，椎間関節面は離解して局所後彎をきたす．過屈曲圧縮損傷では，椎体圧迫骨折や脱臼骨折をきたす．椎体は後方へ転位し，椎間関節包と隣接下位椎間板は断裂する．椎体前下縁は骨折し前方へ転位する(ティアドロップ teardrop 型脱臼骨折)．[515]

過屈曲過伸展損傷　hyperextension-hyperflexion injury，acceleration-extension injury　関節に外力が加わることにより過度の屈曲・伸展を強制されて，骨折や神経・靱帯損傷をきたすこと．中下位頸椎部の脊椎損傷のペニングPenningの分類では，過屈曲脱臼，過屈曲捻挫(亜脱臼)，過屈曲圧迫損傷，外傷性椎間板脱出，過伸展捻挫(脱臼)，過伸展圧迫損傷，その他の7つに区分されている．外力の方向により障害パターンに特徴がある．[515]

顎堤形成術 alveoplasty ［歯槽堤形成術，口腔前庭形成術］ 補綴前外科手術の1つで，歯を喪失した歯槽部の骨が種々の原因により著しく吸収して萎縮し義歯の維持安定が困難，あるいは歯科インプラント植立が困難な顎堤(歯槽堤)を外科的に改善する方法．手術は歯槽頂に近接して付着した口腔前庭や口腔底の可動性軟組織を切り下げて顎堤を相対的に高くする相対的顎堤形成術と，骨切りや骨移植をして顎堤自体の高さと幅を増量する絶対的顎堤形成術がある．相対的顎堤形成術は口腔前庭手術創面に口腔粘膜，あるいは皮膚の中間層移植が必要とされる．また絶対的顎堤形成術施行後には，相対的方法が必要となる．近年，歯科インプラント植立や歯周病治療に際して行われることが多い．[535] ⇒参口腔前庭拡張術→991

確定診断 definite diagnosis 診断をつけるということは，適切な処置を行うために，患者の病態を正確に把握することである．病因論的・形態学的・機能的・症候群的見地や重症度や病期あるいは病変の部位などの観点から，患者の病態を最も適切に表現すると判断した診断を確定診断と呼ぶ．[835] ⇒参仮診断→553，鑑別診断→652

確定的影響 deterministic effect ［組織反応］ 放射線の生物に対する影響を示す用語で，確率的影響と対をなす．線量がある閾値をこえない場合には障害は発生せず，こえた時点で障害の発生が始まり，線量が多い場合には障害の強度と発生率の増加が生じる．白内障，皮膚炎，無精子症など組織の放射線障害に適応．確率的影響と異なり，多くの研究で実証されている．国際放射線防護委員会(ICRP)による改訂により非確率的影響から確定的影響へと変更され，さらに2007年のICRP勧告により，組織反応と確定的影響を名称として併用することが出された．[52] ⇒参確率的影響→491

●確定的影響

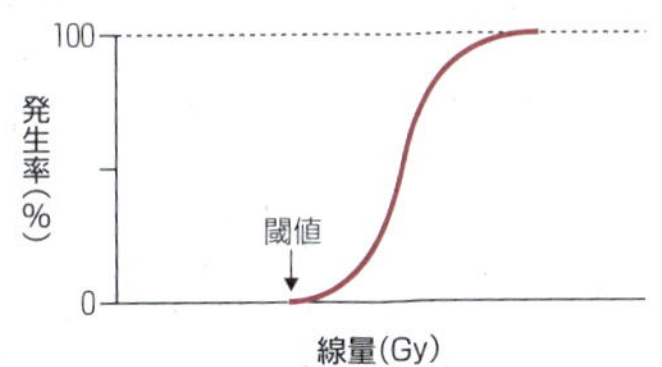

カクテル療法 combined therapy ［多剤併用療法］ 副腎皮質ホルモン剤(プレドニゾロン)，免疫抑制薬(シクロホスファミド，アザチオプリン)，抗血小板薬(ジピリダモール)，抗凝固薬(ヘパリン，ワルファリン)を併用する治療法で，有効性が証明されている．難治性もしくは急速進行性糸球体腎炎や，ネフローゼ症候群の各病型，ループス腎炎，腎血管炎などに適応．また慢性腎炎症候群においても腎生検組織上，半月体形成やボウマンBowman囊との癒着が顕著な症例に対しても用いられる．[858]

学童期 school period ［児童期］ 小学校に在学するおよそ6-12歳の期間をいう．このうち小学校低学年の時期を前学童期と呼び，高学年を思春期前期と呼ぶこともある．学童期は幼児期と青年前期の間に位置し，心身の発育が比較的安定しているとされてきたが，低学年から高学年に移行する時期には抽象的思考や記憶力が著しく発達し，やがて言語的思考など知的発達をみる重要な期間である．体力や運動の機敏性，正確性の顕著な発達とともに，大人よりも仲間との関係を重視し，その集団を通して協調性などの社会性を身につけ，高学年となる思春期前期では性的身体成熟をみる．[1631] ⇒参ギャングエイジ→713

学童保育 after-school care program，after-school care for children 保護者の就労，疾病などで保育が困難となった小学校低学年の児童を対象とした保育事業．家庭に代わる放課後の生活の拠点として子どもに安らぎを与え，同時に集団生活を通して子どもの発達を促すことを目的としている．実施形態はさまざまで，公営のものから地方自治体が団体や施設に委託するもの，自主運営によるものなどがある．少子化が進んでいるにもかかわらず働く母親が増加し，学童保育の必要性はますます高くなってきている．近年は就業形態も多様化し，ひとり親家庭も増加しているため，保育時間の延長や対象年齢の拡大が求められている．1991(平成3)年から，トワイライトステイという夜間養護事業も新設された．[1631]

顎動脈 maxillary artery 外頸動脈の2本の終末枝の1つ．耳下腺内より出て下顎頸部の後部を上行し，下顎部，翼突部，蝶形上顎部，翼口蓋窩中の終枝の4区域に区別される．顎動脈の枝は上顎神経の諸枝に伴走し，顔面の一部，上顎，鼻腔，口蓋，口蓋扁桃に分布する．顎動脈は動注療法に利用される．また，難治性鼻出血の止血療法として，蝶口蓋動脈とともに結紮止血される．[887]

過駆動抑制⇒同オーバードライブサプレッション→399

獲得性凝固阻止物質 acquired inhibitors of blood coagulation⇒同後天性抗凝固物質→1037

獲得性抗凝血素⇒同後天性抗凝固物質→1037

獲得免疫 acquired immunity ［後天免疫，適応免疫］ 後天的に獲得される免疫．適応免疫ともいう．先天的に備わっている自然免疫に対する言葉．樹状細胞とリンパ球が主な役割を果たすことにより，抗体産生や細胞性免疫などの獲得免疫反応が起こる．リンパ球の増殖を必要とする反応なので，働き出すまでに数日間が必要である．2度目に同じ抗原に出会うと，さらに強い免疫反応が起こることが獲得免疫の特徴の1つである．[1439] ⇒参受身免疫→323

角度計 goniometer 関節の屈曲，伸展，内転，外転などの可動域や，上下肢の内反，外反変形などのアライメントを測定する際に用いる器具．[944]

角度補正 angle correction 超音波ドプラ法による速度計測は，血流の超音波ビーム方向成分を表示している．この計測値から血流速度の真の値を求めるために，血流と超音波ビームのなす角度を補正する手法．[955]

核内因子 κB⇒同NF-κB→87

顎内固定法 intramaxillary fixation 骨固定の固定源を上顎骨，あるいは下顎骨の同一顎骨内に求めた固定法．顎骨骨折の整復後や顎矯正手術，顎骨再建において，手術で得られた顎骨の適正な位置を維持する顎骨固定法の1つ．下顎運動は抑制されない．連続歯牙結紮，線副子，床副子を用いる非観血的固定法と金属線による骨囲繞結紮，骨縫合，金属骨固定板(プレート)，キルシュナーKirschner鋼線，骨ネジ，骨釘を用いる観血的固定法がある．観血的固定法は口腔内固定法と口腔外固定法がある．近年では吸収性の骨ネジや骨固定板も使用される．[535] ⇨参顎間固定法→475，顎外固定法→474

核内受容体　intranuclear receptor　細胞内の受容体．二量体を形成して，遺伝子の転写調節領域に結合し遺伝子の発現調節を行う．ステロイドホルモン，ビタミンD_3や甲状腺ホルモンなどは脂溶性で，細胞膜を通過して核内受容体と結合し作用を発現する．[334]

核内封入体　intranuclear inclusion　ウイルスに感染した細胞の核内に認められる異常な構造物．単純ヘルペスウイルスやサイトメガロウイルス感染時には多核巨細胞を認め核内封入体をもつことが特徴的．核内封入体の本体は感染の初期にはDNAが多くウイルス抗原も存在するが，感染後期には消失する．[1113] ⇨参封入体→2516

確認強迫　checking compulsion　強迫行為の1つで，安全，秩序，正確さが要求される日常行動に対して，その行為が実際遂行されたか，その結果望ましい状態に保たれているかについて，不安にかられ何度も確認しないと気がすまない状態．よく知られた例として，戸締まり，ガス栓や火の始末などの確認がある．典型的には強迫性障害に生じる．[512]

核濃縮　pyknosis　［核凝縮，染色質凝集，カリオピクノーシス］　細胞壊死に伴う核の退行性変化で，核膜が破れて染色質は凝集し，細胞核が縮小する現象．核は好塩基性色素に濃染する．腟上皮細胞は卵巣由来のホルモンに対する反応により変化がみられ，卵巣機能の状態を評価するうえで核濃縮が有用な所見となるので，腟細胞診において核濃縮係数が利用される．[371,110]

核白内障　nuclear cataract　［核性白内障，中心(軸)白内障］　加齢により核硬化が進行し，水晶体核が混濁した白内障．進行すると黄色化が徐々に進むが，褐色調を呈すると視力の低下が著しくなる．強度近視眼や網膜硝子体術後，線維柱帯切除術後では核白内障は進行しやすい．[1250]

角針　cutting needle　硬い組織を貫き通せるように針の断面が鋭利になっている針．断面は通常三角形で，断面の丸い丸針よりも組織に対する障害が大きい．皮膚縫合，腱縫合などに用いられる．[323]

角板　lid plate　眼瞼手術の際，眼球の損傷を防ぐために眼球との間に入れる靴べら状の器具．[566]

角皮症　keratodermia⇨同角化症→475

隔物灸(かくぶつきゅう)　indirect moxibustion　無痕灸の1つ．肌に直接モグサ(艾)をのせて燃焼させる直接灸に対し，皮膚とモグサの間にニンニク，みそなどを入れて行う間接的な灸療法である．これらの介在物を透過した熱によって，比較的温和な温熱効果を得ることができる．[123] ⇨参温灸→418，無痕灸(むこんきゅう)→2784

核分裂　nuclear division(fission)　［原子核分裂］　ウラン，プルトニウム，トリウムなどの原子番号の大きい原子核が，質量数の類似した2つもしくはそれ以上の原子核に分裂すること．原子核に中性子，陽子，γ線などが衝突して分裂が起き，膨大なエネルギーと同時に中性子が放出される．放出された中性子は核分裂を連鎖的に起こし持続させる働きがあり，原子炉はこの連鎖反応を利用して中性子の量を制御しながらエネルギーを得るよう考案された装置．中性子量を制御することなく連鎖反応を瞬時に引き起こすものが原子爆弾である．[737]

隔壁性胆囊　septation of gallbladder　胆囊のまれな形状異常で，胆囊の長軸に対して垂直方向に輪状に内腔へ向かって発達した隔壁を有する．隔壁で分けられた腔には交通はあるが，交通が狭いときには結石や炎症を伴いやすい．これに類似した異常として長軸に沿って縦走する隔壁を有する二葉胆囊や，多数の腔に分割されている多房性胆囊も報告されている．いずれも発生過程で生じた何らかの異常に起因していると考えられている．無症状である限り，治療の対象とはならない．[279]

顎変形症　jaw deformity，deformity of jawbone　顎骨の形態異常とその異常により口腔顎機能障害をあわせもつ疾病の総称．下顔面を中心に審美性の低下と，咬合異常などの口腔機能の不調をきたし，この異常の中核には上下顎骨の不調和の存在がある．原因は先天性・後天性の顎発育異常，発育過程における顎顔面の外傷や手術，顎関節部の障害などによる．上顎前突症，上顎後退症，下顎前突症，下顎後退症，上下顎前突症，開咬症，顔面非対称症，唇顎口蓋裂，半顔面萎縮症などがあげられる．治療は外科的矯正治療，軟組織の修正には脂肪移植などを行う．[535]

核崩壊　disintegration，decay　［核壊変，崩壊］　放射性核種が放射線を自発的に放出して他の核種に変換する現象．崩壊にはα，β，γ崩壊，内部転換，核異性体転移がある．核壊変と同意．[18]

顎放線菌症　actinomycosis of jaw　耳下腺咬筋部に好発．原因菌は大多数が*Actinomyces israelii*で，ごく少数に他の放線菌がみられる．感染経路は智歯周囲炎が最も多く，化膿性根尖性歯周炎，抜歯創などがあげられる．各年代にみられるが男性に多い．症状は耳下腺咬筋部に板状硬結と呼ばれる著しい硬結を認め，高度の開口障害をきたし，急性化，あるいは混合感染をすると多発性膿瘍を形成して自壊，排膿する．膿汁中に菌塊を認める．自壊しても硬結は軽快せず，開口障害は長期にわたり持続し，また骨に進展すると点状の骨吸収像を認め，腐骨を形成することがある．近年では典型的な症状を示すものは少なく，菌塊を証明できないことが多い．経過は長く難治性．治療は抗生物質の長期投与，急性症状のあるときは膿瘍切開，不良肉芽の掻爬，原因病巣の除去を行う．[535]

顎補綴(てつ)　maxillary prosthetics　顎および周囲組織の欠損について，機能と形態を回復するための補綴．上顎用の装置は床義歯に栓塞部が付加されたもので，残存歯や残存顎堤で維持する．下顎用装置も義歯様の装置だったが，現在は欠損部を自家骨移植や軟組織の移植で補い，補綴装置をインプラントによって維持する方法が主流になっている．[1310]

核膜　nuclear envelope，nuclear membrane　細胞質と核質を分ける内・外二重の膜．内・外の膜はところどころで合わさって核膜孔を形成する．この核膜孔を通して核質と細胞質との間で物質の相互移動が行われる．タンパク質の合成にあたっては，まず，核内でつくられたメッセンジャーRNA(mRNA)が核質から細胞質中へ移動し，細胞質中のリボソーム上でmRNAの情報に基づく順にアミノ酸がつながれ(ペプチド結合)，タンパク質となる．核内に含まれるタンパク質の多くは細胞質で合成されたのち，核膜孔を通して核内へ移行する．種々の実験データから核膜孔は直径約9 nm，長さ約15 nmの筒状のチャンネル像とされている．しかし現実には，直径9 nm以上のタンパク質も通過していることから，核膜孔には種々の特殊なトランスポーター(輸送担体)が存在し，物質の選別と能動的な輸送にあたっていると考えられている．[1044] ⇨参細胞⇀1170

角膜 cornea 眼球外膜(眼球線維膜)の最前部にあり，前方1/6を占める凸彎する時計皿状の透明体．眼の屈折構造を形成する．血管を欠くが，三叉神経第1枝(眼神経)の枝である長毛様体神経が豊富に分布するため感覚は鋭敏で，角膜反射，涙液分泌反射を起こして眼を保護する．組織的断面から角膜上皮，ボウマンBowman膜，角膜実質，デスメDescemet膜，角膜内皮の5層に分けられる．黒目の部分に相当する．[154] ⇨参眼球⇀576

角膜移植術 keratoplasty, corneal transplantation 点眼などの保存的治療では改善困難な角膜混濁や角膜潰瘍を除去するための手術．直径7-8 mmの角膜病巣部を切除し，ほぼ同じ大きさの提供眼からの角膜を縫いつける．連続あるいは端端で16-24糸縫うことが多い．角膜全層を移植する全層角膜移植のほか，病巣部の状態により，表層角膜移植，深層表層角膜移植，角膜内皮移植などのパーツ移植が行われる．拒絶反応は数週間後に角膜内皮が原因で起こることが多いが，無血管である角膜は他臓器に比べ頻度が低い．[257]

角膜異物 corneal foreign body 種々の異物が外から飛入して角膜に刺さったもの．鉄片異物が最も多い．眼痛，充血，異物感などを自覚する．異物針などを用いて除去する．眼内へ感染の危険があるため，除去後，抗菌薬の局所投与や内服を行い，感染予防に努める．[888]

角膜炎 keratitis 角膜が種々の原因により炎症を起こした状態．細菌，真菌，ウイルスなどによる感染性の角膜炎，アレルギー性や機械的損傷による角膜炎などがある．[888]

角膜及び腎臓の移植に関する法律 Corneal and Renal Transplantation Act 角膜移植術や腎臓移植術のために死体から眼球や腎臓を摘出することが死体損壊罪(刑法第190条)にふれる可能性があることから，1979(昭和54)年に制定された法律．医師が適切かつ適正に治療を行えることを目的として，死体から眼球や腎臓を摘出することなどについて規定したもの．1997(平成9)年の「臓器の移植に関する法律」施行にともない，本法律は廃止された．廃止に伴い，脳死体およびそれ以外の死体から眼球・腎臓を移植するために摘出できることになった(臓器の移植に関する法律・附則第4条)．[1410] ⇨参臓器の移植に関する法律⇀1809

角膜潰瘍 corneal ulcer 種々の原因によって角膜上皮が欠損し，病変が角膜実質まで及んだ状態．細菌や真菌，ウイルスによる感染性や栄養障害性の角膜潰瘍などがある．[888]

角膜乾燥症 corneal xerosis⇨同ドライアイ⇀2159

角膜曲率計 keratometer⇨同オフサルモメーター⇀409

角膜曲率半径 corneal radius of curvature 角膜の彎曲の程度を示す値で，角膜を球面の一部と仮定した場合，その球面半径に相当する．ケラトメーター(オフサルモメーター)で測定され，コンタクトレンズ処方時や眼内レンズの度数を決定するときに使用する．[566]

角膜形状解析装置 corneal topograph 角膜前面に置かれた何重もの同心円のリングを角膜表面上に投影し，その反射像(マイヤー像 mire image)から角膜の詳細な形状を解析する装置．角膜表面のゆがみや屈折力の分布，角膜の彎曲，乱視などを検査する円錐角膜の診断にも有用である．[480] ⇨参フォトケラトスコープ⇀2523

角膜血管新生 corneal neovascularization 本来は無血管である角膜に，結膜から血管が侵入してきた状態をいう．コンタクトレンズ装用による角膜上皮の酸素不足によって生じる場合や，角膜の炎症，浮腫が持続した場合に生じることがある．[888]

角膜後面沈着物 keratic precipitate；KP 前房水中に遊走した炎症細胞が角膜後面に付着したもの．虹彩毛様体炎や角膜移植後の拒絶反応，角膜内皮炎などの疾患でみられる．[888]

角膜混濁 corneal opacity, corneal clouding 本来透明な角膜が，炎症反応や潰瘍，変性，代謝障害などによって混濁した状態．[888]

角膜ジストロフィー corneal dystrophy ［遺伝性角膜ジストロフィー］ 遺伝性あるいは家族性の角膜変性症のこと．角膜実質が障害される顆粒状角膜変性症，斑状角膜変性症，格子状角膜変性症，膠様滴状角膜変性症と，角膜内皮が障害されるフックスFuchs角膜内皮変性症が代表的．[975]

角膜実質 corneal stroma, parenchyma of cornea 角膜は5層からなっているが，実質はボウマンBowman膜とデスメDescemet膜にはさまれた角膜の中央の最も厚い部分．角膜厚の90%を占める．角膜実質細胞とコラーゲンやグリコサミノグリカン(ムコ多糖類)などから構成される．コラーゲンは主としてI型である．[566]

角膜実質炎 parenchymatous keratitis ［間質性角膜炎］ 角膜実質に生じる炎症．単純ヘルペスウイルスや梅毒，結核によるものが知られている．角膜実質に血管侵入を伴ったびまん性の浸潤病変を認めることが多い．[888]

角膜症 keratopathy 角膜の炎症を伴わない変性病変．[888]

角膜上皮 corneal epithelium 角膜の最外層を形成する細胞層で，5-6層の角膜上皮細胞からなる．基底部の細胞は円柱状で細胞分裂し，分裂した細胞は表層に移動するにつれて扁平となり，約7日で脱落するサイクルをとる．[975]

角膜真菌症 keratomycosis ［真菌性角膜炎］ 真菌によって生じる角膜の化膿性炎症．視力低下，眼痛，流涙，充血などがみられ，症状が進行すると前房蓄膿を生じる．ときに角膜穿孔を起こす．感染を引き起こす真菌にはカンジダ，フザリウム，アスペルギルスなどがある．[888]

角膜切除術 keratectomy 屈折矯正手術や角膜表層部

に限局した病巣部を切除する手術．最近ではエキシマレーザーを用いることが多い．[257]

角膜穿孔 corneal perforation 角膜が穿孔し，角膜の一部に穴があいている状態．穿孔部から房水が流出したり，穿孔部に虹彩がはまり込むことがある．外傷によるものや角膜潰瘍が進行して生じるものがある．穿孔が小さければ，ソフトコンタクトレンズ装用による自然閉鎖が期待できるが，穿孔が大きい場合には表層角膜移植や結膜被覆術が必要になる．[888]

角膜前涙液層 precorneal tear film ［涙膜層］ 角膜の前面を覆う液状の膜．角膜側から粘液層，水層，油層の3層からなっている．粘液層は結膜杯細胞から分泌されるムチンが，疎水性の角膜表面に水液層を保持させる役目をしている．油層はマイボーム腺(瞼板腺)から分泌され，涙液が蒸発するのを防いでいる．[566] ⇨参涙膜→2966

角膜前涙液層破壊時間 precorneal tear film break-up time；BUT ドライアイの検査法の1つ．開瞼状態で角膜前涙液層に消失部分(ドライスポット)が確認されるまでの時間を測定する．フルオレセインナトリウム点眼後，測定中は患者に瞬目(まばたき)をしないように注意する．涙液層破壊時間は健常者で10秒以上だが，ドライアイでは短縮する．[480] ⇨参ドライアイ→2159，涙液層破壊時間→2962

角膜知覚 corneal sensitivity 角膜に分布する三叉神経第1枝が伝える痛覚．加齢や糖尿病などの全身疾患，角膜疾患などで角膜知覚は低下する．[1230]

角膜知覚計 esthesiometer 先端にナイロン糸のついたペン型の器具．先端のナイロン糸を角膜表面に接触させ，そこに圧力を加えて知覚を測定する．患者が触れたと感知したときの糸の長さを見ることで定量する．健常眼では，角膜中央部では60 mmで触れたことを感知するが，角膜ヘルペスでは角膜知覚が低下する．[480]

角膜知覚消失 corneal anesthesia 角膜の知覚をつかさどる三叉神経第1枝やその枝である鼻毛様体神経の障害により，角膜の痛覚や触覚などの知覚が消失した状態．単純ヘルペスウイルスによる角膜病変，三叉神経麻痺，糖尿病などでは，角膜知覚が低下あるいは消失する．[888]

角膜内皮 corneal endothelium 角膜の最内層を形成する細胞層で，1層の角膜内皮細胞からなる．内皮細胞はほぼ正六角形で，若年者では3,000個/mm^2以上ある．しかし角膜内皮は細胞分裂をしないため，加齢とともに減少していく．角膜疾患や眼内の炎症，内眼手術，コンタクトレンズ装用などにより細胞数の減少は加速．角膜内皮細胞の機能は，前房水中の高分子物質が角膜実質へ侵入するのを防ぐバリア機能と，水を吸おうとする角膜実質から水を前房へ汲み出し，角膜実質が浮腫を起こさないようにするポンプ機能がある．内皮の密度が500個/mm^2以下になると角膜実質は浮腫をきたし，水疱性角膜症となって不可逆性混濁をきたす．[975]

角膜軟化症 keratomalacia ビタミンA欠乏症によって起こる角膜病変．ビタミンAは角結膜上皮の正常な分化と維持に必要なビタミンであり，ビタミンAが欠乏すると角膜の角化が強くなり，次第に結膜および角膜表面は光沢を失い混濁する．その後，角膜実質壊死と角膜潰瘍が起こり，角膜実質の壊死が広範に生じた状態が角膜軟化症である．ビタミンAの全身投与で改善がみられる．[888]

角膜膿瘍 corneal abscess 角膜の細菌感染によって角膜に炎症が生じ，膿瘍を形成した状態．膿瘍は輪状を呈することが多い．[888]

角膜白斑 leukoma，corneal leukoma 角膜混濁が高度で，虹彩や瞳孔が透見できない白色の不透明な状態．混濁が角膜中央に及ぶと視力障害の原因となり，角膜移植術の適応となることがある．[888] ⇨参角膜片雲→490

角膜斑 macula of cornea 細隙灯顕微鏡にて虹彩紋理がかろうじて透見される中等度の角膜混濁をいう．混濁の程度が軽度のものを角膜片雲，高度のものを角膜白斑という．[566] ⇨参角膜混濁→489

角膜瘢痕 corneal scar 角膜の感染症や外傷に続き，角膜実質が変性し混濁した状態．[888]

角膜反射 corneal reflex 角膜に綿花の先などで触れると両側眼瞼が閉鎖(瞬目)する反射．求心路は三叉神経第1枝，遠心路は顔面神経．瞬目の左右差を認めると，異常所見とされる．[1527]

●角膜反射

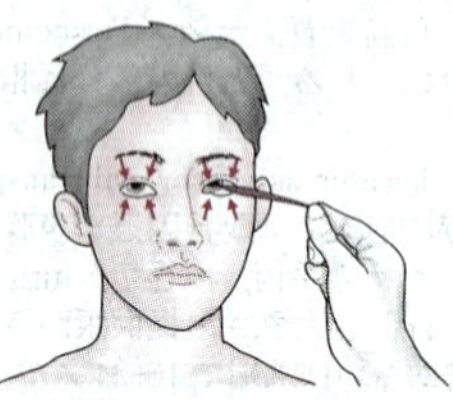

角膜反射法 corneal reflex test ［ヒルシュベルグ試験］正面からペンライトなどの光を見させ，角膜表面の光の反射から斜視の検出とおおまかな定量を行う検査方法．瞳孔の中心に光源の反射像があれば正位であり，外斜視なら鼻側寄りに，また内斜視なら耳側寄りに反射像が見える．[480]

角膜浮腫 corneal edema 角膜組織内の水分量が増加し，角膜が膨化した状態．角膜上皮浮腫と実質浮腫の2つがある．眼圧が高度に上昇すると上皮浮腫が起こり，角膜上皮障害や内皮障害が起こると実質の浮腫が生じる．角膜が浮腫状態になると，角膜の透明性は低下し表面は不整化する．[888]

角膜フリクテン corneal phlyctenule ［フリクテン性角膜炎］ 角膜輪部に生じる円形の結節性浸潤病巣であり，若年者に好発する．角膜輪部に侵入した抗原物質に対するリンパ球，マクロファージなどの遅延型過敏反応(Ⅳ型アレルギー)と考えられている．以前は結核菌が原因として多かったが，最近ではブドウ球菌によるものが多い．[888]

角膜ヘルペス herpes corneae，corneal herpes⇨同ヘルペス性角膜炎→2639

角膜片雲 nubecula corneae，cornea nebula 角膜混濁が軽度のもので，肉眼ではわからないが細隙灯顕微鏡検査でわかる程度の混濁のものをいう．[888] ⇨参角膜白斑→490

角膜乱視 corneal astigmatism 角膜の水平垂直経線間の曲率半径(縦方向と横方向の彎曲)の違いで起こる乱視．ケラトメーターまたは角膜トポグラフィー法で検

査する.[975]

核麻痺⇨同核性麻痺→482

学名 scientific name 国際命名規約に基づいて，生物につけられる世界共通の学術上の名称．ある分類に属する生物の名．学名はラテン語または他の言語をラテン語化して用いる．属名＋種形容名からなる二命名法により表す.[324] ⇨参国際細菌命名規約→1086

核融解 karyolysis⇨同核溶解→491

核溶解 karyolysis ［核融解］ 細胞核が溶ける現象で，細胞壊死に伴う核の形態変化の1つ．塩基性色素に染まらなくなり，核膜が不明瞭になり核と細胞質との区別がつかなくなる状態．DNAを分解する酵素の活性化により起こる．正常でも類壊死の一型として，また有糸分裂および減数分裂による新しい細胞の形成過程でもみられる.[371,110] ⇨参壊死→355

隔離 isolation 感染予防策としての隔離とは，病気の原因となる病原性微生物やその汚染物を人から隔て離すことである．患者の隔離方法は2種類あり，1つは感染症がすでに判明している(または疑いのある)患者から他への伝播を予防するために，それらの患者を隔て離す方法．入院隔離は社会に感染症が蔓延するのを防ぐため「感染症の予防及び感染症の患者に対する医療に関する法律」に基づき隔離病室等が完備された指定医療機関に入院させることである．一般病院においては通常の個室を隔離病室(個室隔離)として使用することもある．もう1つの感染に対する抵抗力の低下した患者(易感染患者)を感染から守るために行う方法は逆隔離，予防隔離とも呼ばれ，化学療法や放射線療法等治療により白血球が減少した患者，臓器移植後で免疫力が低下している患者などを隔離する．一定レベルの清浄度を保った無菌室への入室は，治療目的や患者の白血球数および顆粒球数などを基準にして決定される．いずれの場合も対象患者を入院および個室隔離するだけでなく，感染を予防するための手袋，ガウン，エプロン，マスクなどの感染防護具の使用も含まれる.[1629] ⇨参感染予防策→637，逆隔離→708

隔離抗原説 sequestered antigen theory⇨同隠蔽抗原→307

隔離室⇨同保護室《精神医療の》→2695

隔離《精神科医療における》 seclusion 精神障害のために精神運動興奮，せん妄，もうろう状態などに陥り，他人への危害や自殺や自傷の恐れがあったり，不安状態や幻覚妄想状態などで他人との同室を恐れるような患者を施錠できる個室に一定時間収容し，行動を制限すること．精神保健指定医が診察してその必要を認めた場合に限られる(精神保健福祉法第36条)．感染症の分野では，isolationを隔離と訳し，異なった意味で用いる.[389]

確率的影響 stochastic effect 放射線の生物に対する影響を示す用語で，確定的影響と対をなす．線量が増加するのに比例して発症率が増加する．発癌と子孫に対する遺伝的影響に適応．低線量域での発癌は実証されていないこと，発癌と遺伝的影響は線量が0でも発症すること，ヒトでは遺伝的影響がみられないという3点に注意する必要がある.[52] ⇨参確定的影響→487，放射線誘発癌→2677

隔離病院 isolation hospital 感染症について抗生物質などの原因療法が確立されていない時代に，二次感染を防ぐこと，また患者自身の安静を目的として患者を隔離する隔離病院が創設され，政策的医療が行われた.[1594]

学力検査 achievement test 学習によって獲得された能力を測定する検査であり，個人の学力を集団内で相対的に評価する集団基準準拠検査 norm referenced test (NRT)，個人の学力を目標に対する到達度によって評価する目標基準準拠検査 criterion referenced test (CRT)がある．前者の場合，成就指数や修正成就指数の評価により学業不振児の発見と診断が可能になる.[1146] ⇨参知能検査→1978，適性検査→2061

科警研⇨同科学警察研究所→465

家系図 family tree, pedigree ［系図，系統表］ 着目した個体を出発点として，その両親，同胞，配偶者，子どもなど，血縁関係にある先祖や子孫についてできるだけ詳しく聴取し，一定の記載法に従い図示したもの．遺伝性疾患や特定の形質についてその遺伝様式を判定したり，保因者の推定などに利用する．日常の臨床病歴の記載においても家族歴として同じ方法を用いると便利．記載は，男性(□)，女性(○)のほか，健常者(空白)，異常出現者(陰影)，ヘテロ接合体(半陰影)など決まった方法がある．世代数は左端に上から順にローマ数字をつけ，各世代の構成員は左から年長順に並列しアラビア数字で番号をつける.[368]

過形成 hyperplasia ［増生，過生］ 外来の刺激に対する正常細胞の応答として細胞増殖が起こることによって，組織の体積が増加すること(細胞の数の増加)．肥大(細胞の容積の増加)と対比的に使用される．増殖を機序としていることでは腫瘍と同様であるが，腫瘍と異なり，可逆性で，細胞の形態に異型性はなく，配列も一定の規則性を維持している．しかし，組織学的に過形成と腫瘍性病変との鑑別がかなり困難な例も存在する．例えば，甲状腺の腺腫様結節は一般に過形成とされているが，腫瘍性病変とされる濾胞性腺腫との鑑別はかなり困難で，診断者間で不一致がみられることが指摘されている．子宮における子宮内膜増殖症も過形成性病変とされるが，異型性が増してくると，子宮内膜癌との鑑別が問題になる．これらはホルモン感受性病変とされているが，この感受性を有していることが，腫瘍との識別点になるともいえない(乳癌，前立腺癌はホルモン感受性があることがわかっている).[782] ⇨参肥大→2451，増殖→1817

過形成性炎 hyperplastic inflammation⇨同増殖性炎→1818

過形成性ポリープ hyperplastic polyp 肉眼上，ポリープの形態を示し，組織学的に過形成の像を示すものをいう．管腔臓器に発生するが，胃や腸などの消化管に多く発生する．胃の過形成性ポリープは，肉眼的には発赤やびらんを認め，有茎性のポリープであることが多い．複雑な肉眼形態を示し(八頭状など)，癌との鑑別が問題になることもあるが，組織学的鑑別は容易である．組織学的には，過形成性の腺窩上皮が不規則に配列し，間質が肉芽組織のような像を呈することが特徴である．癌化率は低く，その報告は諸家によって異なるが1%以下と考えられている．最近では，ヘリコバクター・ピロリ *Helicobacter pylori* 感染との関係も指摘されている．大腸の過形成性ポリープは，胃のそれとはまったく異なった像を示す．胃のような肉眼形成を示すことはまれで，小さい無茎性のポリープであることが多い．組織学的には，鋸歯状の腺腔を示すことが特徴的で，直腸，S状結腸に好発する．癌化率は，一般にきわめて低いと考えられているが，最近では鋸歯状ポリープ(大腸の過形成性ポリープはこのカテゴリーに分類される)の一部が，右側大腸癌の前癌病変として注目されている．[782]

家計調査 survey on family income and expenditure 国民生活の家計収支の実態を明らかにするために，総務省統計局によって，全国の約9,000世帯を対象に収入と支出の内訳や貯蓄，負債などについて家計簿により毎月調査するもの．1946(昭和21)年に始められた消費者価格調査から発展した．1995(平成7)年より単身者世帯(学生を除く)も対象に加えられている．1世帯の1か月当たりの支出金額と購入数量について，食料費，住居費，光熱・水道費など10費目に分類して調査し，これらを世帯構成員数で除して1人1か月当たりの値を算出．[1465]

家系調査 family study, pedigree method 受診患者の家系の疾患情報を聞き取り，実際に家系図を作成し，発端患者，該当疾患の患者，健常者などを明確にすること．これによって，本人の検査では明らかとならなかった疾患情報が得られ，病名確定の補助や，今後の診療上の注意点や治療・検査計画に役立てることができ，家族内で患者の立場や看護上の核となる人の存在などといった医療上の重要な情報を得ることもできる．家系内に同様の疾患が多発している場合には，遺伝性疾患の可能性が推測される．遺伝性疾患のうち，原因遺伝子が性染色体にのっていて男児のみに発症するものを伴性劣性遺伝，女児のみ発症(男子は早期に死亡)するものを伴性優性遺伝といい，常染色体にのっていて両方の親由来の遺伝子がともに異常時のみ発症するものを常染色体劣性遺伝，片方の親由来の遺伝子だけが異常で発症するものを常染色体優性遺伝という．[21]

下結膜円蓋 inferior conjunctival fornix 下眼瞼結膜から眼球結膜に移行する部分で，嚢状になっており，結膜嚢を形成している．結膜輪部とともにリンパ組織が発達しており，ウイルス感染などでリンパ球が著明に増殖すると濾胞として観察される．上方は上結膜円蓋と呼ばれる．[566]

寡言(かげん) semi-mutism ［**部分無言**］ 構音や発声の機構に障害がないのに口数の少ないこと．うつ状態や統合失調症の一時期にみられる．[1205]

下甲介切除術 conchotomy ［**鼻甲介切除術**］ 肥大した下〔鼻〕甲介粘膜を下鼻甲介剪刀を用い切除し，鼻腔の通気を改善する手術．保存的治療に抵抗する肥厚性鼻炎，鼻アレルギー症などに対して行われる．[736]

下行結腸 descending colon 大腸の結腸の一部位．腹部の左側を下行する部分で，左結腸曲で横行結腸に続き，左腸骨窩のS状結腸の起始部に至る．長さは約25 cm．前壁，側壁は腹膜に覆われているが，後壁は直接に後腹壁に付着している．[399]

下口唇翻転皮弁 lower lip switch flap ［**アッベ〔・エストランデル〕皮弁**］ 口唇形成術の1つで，上口唇の組織欠損を下口唇に作製した皮弁を翻転することにより再建する術式．下口唇動脈を茎として移植し，10日から2週間後にこれを切り離す．アメリカの外科医アッベ Robert Abbe(1851-1928)が最初に報告した．[1246]

下行性テタヌス descending tetanus⇨㊐下行性破傷風→492

下行性破傷風 descending tetanus ［**下行性テタヌス**］ 破傷風のヒトにおける自然発症機序による病像であり，実験動物に破傷風毒素を皮下注射した場合の病像である上行性破傷風と対になる用語．その違いは破傷風外毒素の吸収，移行経路の違いによって生じるとされる．通常，下行性破傷風の症状は三叉神経支配部の強直から始まり，嚥下や開口の困難をきたし，次いで顔面，頭部より漸次下行して頸部，背部，四肢へと強直範囲が広がる．[169]

下行性抑制 descending inhibition⇨㊐遠心性抑制→380

鵞口瘡(がこうそう) thrush⇨㊐口腔カンジダ症→989

過高熱⇨㊐異常高熱→236

下行路 descending tract 脊髄などにおいて，延髄より上位の中枢から脊髄へ軸索を送る運動性，その他の神経経路のこと．皮質脊髄路(錐体路)，前庭脊髄路，網様体脊髄路などがある．[1230]

過誤芽腫 hamartoblastoma⇨㊐迷芽腫→2792

過誤記憶 false memory⇨㊐偽記憶→676

過呼吸 hyperpnea 一回換気量あるいは呼吸回数が増大し，分時換気量が増大する状態のこと．酸素供給が不十分な状態あるいは精神的な原因で起こり，炭酸ガス(CO_2)の過剰排出により，動脈血炭酸ガス分圧(Pa_{CO_2})が低下し，呼吸性アルカローシスを生じる．[953]

過呼吸症候群

hyperventilation syndrome ［**過換気症候群，過換気テタニー**］

【定義】 精神的ストレスや，運動後の過呼吸などを誘因として，呼吸困難感を伴う過呼吸が発作性に起こる疾患．発作に伴い手足のしびれ，痙攣，意識混濁などの症状が起こる．

【病態生理】 過労，**精神的ストレス**，睡眠不足，運動などを誘因として，呼吸中枢が刺激され，発作性に呼吸数と一回換気量が増大して過呼吸状態になる．過呼吸状態では肺胞内ガスが洗い出されて炭酸ガス濃度が低下し，その結果，血液中の炭酸ガスが減少してPa_{CO_2}(**動脈血炭酸ガス分圧**)が低下し，pHが上昇して**呼吸性アルカローシス**となる．そのため血中のイオン化カルシウムが減少し，手足のテタニー様の痙攣，しびれ，口渇，嘔気，失神発作などが起こる．血中カルシウム濃度自体は低下しない．通常，数分間の発作ののち自然に過呼吸発作は消失して改善する．発作中，呼吸困難感はあるが，血液ガス検査で著明な低炭酸ガス血症 hypocapnea，pHの上昇(呼吸性アルカローシス)があり，Pa_{O_2}(動脈血酸素分圧)は正常ないし高値となる．副甲状腺機能の低下によるテタニー発作に類似するが，血中カルシウムの低下はない．

【治療】 発作時には過呼吸による呼吸性アルカローシスを止めるため，意識的に呼吸を抑制し，呼吸数を減少させ，浅い呼吸とさせる．これでも止まらないときには紙袋(ペーパーバッグ)で口，鼻を覆い，袋内の空気を再呼吸させる．発作を繰り返す人にはペーパーバッグを常備させ，危険を感じたら自分でペーパーバッグの再呼吸を行い，発作に至らないようにする．精神不安が誘因になるので，カウンセリングを行い，必要に

応じて鎮静薬を使用する.[953]

過呼吸症候群の看護ケア

【看護への実践応用】 発作時は，心因性と決めつけず，基礎疾患を見落とさないように慎重に対処する．呼吸困難やさまざまな症状に対しては，心配はないことを説明して不安や緊張を取り除く．息をこらえたり，落ち着いてゆっくりとした呼吸をするように指示する．紙袋(ビニール袋は完全密閉させてしまうので好ましくない)で患者の鼻と口を覆い，呼気を再吸入させる方法もある(呼気再呼吸法)．この際には過呼吸後の無呼吸を含む低換気による低酸素血症に注意し，パルスオキシメーターにより酸素飽和度(Sp_{O_2})をモニターすることが望ましい．患者本人へ病態をよく説明して，発作時の対処方法(呼気再呼吸法)を指導する．非発作時(寛解期)は患者の生活環境などから発作の要因を把握し，回避あるいは調節できるように一緒に検討する．また，過呼吸症候群は予後は良好であることを説明し安心させる．精神的疾患〔うつ(鬱)病など〕を合併したり，身体的疾患が誘因になっていないか注意する.[779] ⇨参過呼吸症候群→492

過呼吸賦活 hyperventilation effect on ECG 脳波検査で，毎分20回の割合で3分間深呼吸を行わせると，血中CO_2分圧が低下してアルカローシスとなり，異常脳波が出現しやすくなる．過換気により健常者でも高振幅徐波が生じうるが，30秒以内に消失する．長引いたり左右差があると異常.[893]

過呼吸賦活法 hyperventilation；HV 脳波異常を賦活する方法の1つ．被験者を軽く閉眼させたまま，1分間20-30回の割合で3-4分間過呼吸を行わせる．過呼吸による脳波の徐波化と振幅の増大はビルドアップ build up といわれ，てんかんや脳に器質疾患がある場合によくみられる．小児の大多数と成人の一部にも認められる．過呼吸賦活後1分以上 build up が続けば異常所見と考える．ほとんどの欠神発作患者は3Hz 棘・徐波結合を示す.[354] ⇨参異常脳波賦活法→237

籠(かご)細胞 basket cell⇨参小脳皮質→1455

下鼓室 hypotympanum 鼓室を上・中・下の3つに分けた下の部分で，骨部外耳道下壁より下方をいう．下鼓室の下壁は鼓室と頸静脈球を隔てる．下方には蜂巣が発育するため表面は凹凸不整.[555]

過誤腫 hamartoma 組織構成成分の混合の異常により起こる新生物類似の良性腫瘤性病変のこと．正常組織を構成する成分のうちのいくつかが異常な割合で不規則にまじり合って腫瘤となるものや，単一成分が異常に構成されて腫瘤を形成するものである．乳児性線維性過誤腫，肺過誤腫，脾過誤腫，肝臓のフォン=マイエンバーグ複合体 von Meyenburg complex などがある.[1485]

過去症例比較試験⇨同既治療対照試験→692

仮骨 callus, bony callus 骨折や骨欠損の治癒過程で局所に形成される骨の前段階となる組織．機能から架橋仮骨，係留仮骨，髄腔仮骨に分類，線維性仮骨と軟骨性仮骨からなり，しだいに骨性仮骨へと変化する．

仮骨形成 callus formation 骨折の治癒過程に形成される組織を仮骨という．組織学的には，線維性仮骨，軟骨性仮骨，骨性仮骨に分けられる．骨折を生じると損傷部の血腫中に，線維芽細胞や毛細血管が浸潤してきて，肉芽組織(線維性仮骨)を形成する．その後，軟骨性仮骨，骨性仮骨を経て治癒する．仮骨形成は，全身的因子，局所的因子(力学的因子，成長因子)により左右される.[944]

仮骨形成過剰 hyperporosis 骨折など骨傷の治癒過程で，仮骨形成が過剰に生じ，その吸収が進まずに残っている状態．原因として，骨折部の不十分な固定による動揺性などがあげられ，外傷のほかに炎症性刺激や中枢神経の刺激によっても起こりうる.[944]

仮骨形成遅延 delayed porosis ［**骨折遷延治癒，仮骨非硬化骨折**］ 骨折の癒合に必要な日数(通常は受傷して4か月)を経過しても，治癒過程が遅れている状態．骨の再生能力低下のために仮骨形成が進まず，緩慢になることにより発生する．骨折部の不十分な固定による動揺性や感染などの，仮骨形成を阻害している因子を除去することで癒合が完成する．組織の反応がまったく停止している偽関節とは異なる.[944]

過骨症 hyperostosis 骨形成過多や骨肥大の状態で，強直性脊椎骨増殖症(フォレスティエ Forestier 病，老人性脊椎骨増殖症)を包括したびまん性特発性骨増殖症 diffuse idiopathic skeletal hyperostosis，骨内性骨増殖症，小児性皮質性骨増殖症などがある.[944]

化骨性筋炎 ossifying myositis ［**骨化性筋炎**］ 何らかの原因で筋肉内に炎症が生じ，骨が形成されて罹患筋の熱感，腫脹，疼痛，可動域制限をきたすもの．多くは外傷後の筋肉内に異所性骨化が生じる外傷性化骨性筋炎に属する．主に関節周囲に生じ，好発部位は肘関節，膝関節，肩関節，股関節など．誘因は外力による軟部組織の損傷，暴力的な整復操作，激しい可動域訓練などである．他に全身の筋肉内に病的な骨化を生じて硬直が進行する進行性多発性化骨性筋炎と，頭部外傷や脊髄損傷などの中枢神経損傷時に，麻痺域の大関節周辺，麻痺肢の腱や靭帯，麻痺筋内に骨化が生じる神経性化骨性筋炎がある．治療は初期には局所安定を図り，仮骨反応の沈静を保つ．骨化を抑制するエチドロン酸二ナトリウムの内服が有効な場合がある．成熟して完全に骨化したものに対して摘出手術を行うと，関節可動域が改善される.[944]

仮骨非硬化骨折⇨同仮骨形成遅延→493

仮根 rhizoid クモノスカビ属 *Rhizopus* やユケミカビ属 *Absidia* などの接合菌類に分類される真菌にみられるもので，生長した菌糸の先端に生じる根のように見える部分.[324]

カザールの首飾り Casal necklace ペラグラの患者に特徴的な，頸部に生じた首飾り状の紅斑．日光曝露後に，灼熱感やかゆみを伴って生じる．カザール Gasper Casal はスペインの医師(1679-1759).[1029]

葛西法 Kasai procedure⇨同肝門部空腸吻合術→657

芽細胞 blast cell ［**幼若細胞，芽球**］ 発生学的には成熟細胞となる前の未分化な細胞．赤芽球，リンパ芽球，神経芽細胞などの幼若細胞をいい，やがて分化が進んで成熟細胞となる．しかし，どの段階が幼若で，どこから成熟とするかの境界は細胞ごとにかなりの差異があり，一律な定義は難しい．実際には，活発な代謝活動を行っている細胞に芽細胞の呼称がある場合もある．骨髄腔などで骨小梁の周囲に配置して骨基質(コラーゲンの前駆物質や酸性ムコ多糖類など)を分泌している細胞を骨芽細胞といい，骨基質に埋まってしまうと骨細胞と呼ぶ．また，結合組織中で線維成分(膠原線維や弾性線維)や細胞基質(酸性ムコ多糖類など)を活発に産生している細胞を一般的に線維芽細胞という．[1044]

芽細胞極⇨同動物極→2129

カサバッハ・メリット症候群　Kasabach-Merritt syndrome ［血小板減少性血管腫］ 乳児に生じる巨大血管腫と血小板減少症の合併した母斑症．血管腫は皮膚の硬結として始まり，増大すると暗紫色調の緊満した腫瘤となり，全身に紫斑を生じる．これは腫瘤内に出血が起こり，血小板の多量消費と凝固因子の異常をきたした結果，播種性血管内凝固症候群(DIC)を生じたためで，ときに生命にかかわる．治療は放射線療法と副腎皮質ホルモンの内服，DICの対症療法を行う．カサバッハ Haig H. Kasabach はアメリカの医師(1898-1943)，メリット Katharine K. Merritt はアメリカの小児科医(1886-1986)．[690]

かさぶた⇨同痂皮→541

過酸化水素　hydrogen peroxide　化学式はH_2O_2．金属などに反応して水と酸素に分解する．30% 水溶液で市販され，局所消毒薬(オキシドール)は3% 溶液である．開放性の傷の消毒，うがい薬，外耳の耳垢除去に用いられる．瘻孔や挫創，体腔にしみ込む恐れのある部位，あるいは過敏症への使用は禁忌．副作用はほとんどない．[987]

過酸化物　peroxide　通常より多くの酸素化合物を含む元素の酸化物で，-O-O-の結合をもつ化合物をいう．例えば，H-O-O-H は過酸化水素である．[987]

過酸症　chlorhydria⇨同胃酸過多症→226

加算平均⇨同算術平均→1206

下肢　lower extremity　殿部から足部までを含み，骨格は体幹と連結する下肢帯とその遠位にある自由下肢骨に分けられる．下肢は下肢帯(骨盤)，大腿，下腿，足に分けられる．[1266] ⇨参上肢→1434

仮死　asphyxia⇨同新生児仮死→1565

餓死⇨同飢餓死→666

下肢遠位筋萎縮　distal amyotrophy of lower extremity　下肢末梢優位にみられる筋萎縮で，末梢神経障害に由来することが多い．特にシャルコー・マリー・トゥース Charcot-Marie-Tooth 病における大腿下1/3から下腿にかけてみられる逆シャンペンボトル様と形容される筋萎縮に対して用いられることが多い．[1268]

菓子型腎　cake kidney⇨同完全融合腎→637

下肢血管性間欠性跛行(はこう)　intermittent claudication caused by peripheral artery disease　下肢の血行障害のため，歩行により主に腓腹筋の痛みと疲労感をきたし，歩行を休まざるをえない状態になること．休息で症状は改善し，再び歩行するとまた症状が出現するため，休息と歩行を繰り返す状態になる．下肢動脈の閉塞性動脈硬化症やバージャー Buerger 病などでみられる．下肢の動脈触知は減弱あるいは消失していることが多く，通常神経学的異常所見は伴わない．下肢の冷感や皮膚温の低下を伴うことが多い．治療としてはプロスタグランジン製剤などの薬物療法や運動療法，症状によっては血行再建術が行われることもある．[1599]

下肢腱反射　tendon reflex of lower extremity　膝蓋腱反射やアキレス腱反射など，腱の直上を打腱器で軽く打ち反射性筋収縮反応をみる方法．深部反射の1つで，筋が叩かれることで筋伸張が起こり，筋紡錘が刺激されて脊髄反射弓を経て筋が収縮する．一般的には中枢神経障害のときは，上位運動ニューロンからの抑制性インパルスの減弱により反射は亢進し，末梢神経障害や筋萎縮が存在するときには低下もしくは消失する．主に脳・脊椎疾患の診断時に用いる検査法．[1599]

下肢交差皮弁　cross leg flap ［下肢交差有茎植皮］ 一側下肢の皮膚欠損部を，他側の下肢に作製した皮弁で被覆する方法．通常，2-3週間後に切り離しを行う．同側の下肢に適当な皮弁が作製できないときに使用する．[1246]

下肢交差有茎植皮⇨同下肢交差皮弁→494

可視光線　visible light　人間の眼に光として感じる波長範囲の電磁波．その範囲には個人差があるが下限は380-400 nm，上限は760-800 nm 程度．[1144] ⇨参不可視光線→2525

下肢骨　leg bone, bone of lower extremity　下肢帯と自由下肢骨(大腿，下腿，足の骨)から構成される．下肢帯は自由下肢を体幹に結びつける装置で，骨盤を構成する左右の寛骨がそれにあたる．一側の寛骨は腸骨(1)，坐骨(1)，恥骨(1)が骨性に結合したものである．一側の自由下肢骨は大腿骨(1)，膝蓋骨(1)，脛骨(1)，腓骨(1)，足根骨(7)，中足骨(5)，足の指節骨(14)から構成される．7つの足根骨の配列は，近位列の距骨，踵骨，舟状骨，遠位列の内側から内側・中間・外側の3楔状骨と立方骨である．二足歩行をするヒトの場合，体重を支える下肢骨は，自由な運動が可能になった上肢骨に比べると，一段と強靱になっている．膝関節は人体で最大の関節であり，全体重を受ける足底にはその重力を緩衝するための足弓(縦足弓，横足弓)が発達している．[1044] ⇨参自由下肢骨→1363

●下肢骨

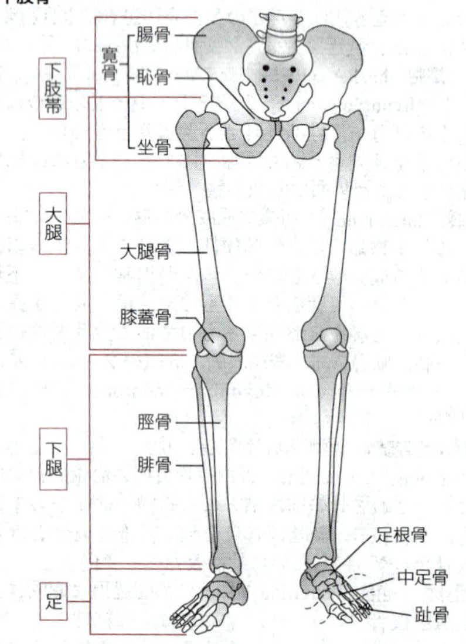

カ(蚊)刺症　mosquito bite　蚊が吸血時に注入する唾液

腺物質に対するアレルギー反応によって生じる皮膚炎．かゆみのある膨疹や紅斑が出現．[1123] ⇨参昆虫刺咬症⇀1142

下矢状静脈洞⇨参硬膜静脈洞⇀1059

下肢静脈血栓症⇨同静脈血栓症⇀1461

下肢静脈瘤 varicose vein of lower extremity ［一次性静脈瘤］ 下肢の大小伏在静脈が拡張し蛇行した病態．静脈弁や深部静脈との交通枝の機能不全(一次性静脈瘤)と深部静脈の閉塞によるもの(二次性静脈瘤)があり，一般に静脈瘤といえば一次性のものを指す．加齢・肥満・妊娠・長時間の起立などが誘因となり，中年の女性に多く，いすを使う生活をする人に好発．進行すると静脈に血栓ができ，炎症が起こり，疼痛・発赤・圧痛・熱感を伴うようになり，さらに皮膚の変色を生ずる．軽症のときは足の挙上，弾性包帯，消炎薬で症状の改善を図る．積極的な治療には硬化療法とストリッピングがある．硬化療法は静脈内に高張食塩水やポリカノールなどの硬化薬を注入する．ストリッピングは大伏在静脈が大腿静脈へ流入するところで結紮し，これを引き抜いて切除する．[323]

下肢伸展挙上テスト⇨同膝(ひざ)伸展下肢挙上試験⇀2439

下肢静止不能症候群 restless legs syndrome；RLS ［エクボム症候群，むずむず脚症候群，レストレスレッグ症候群］ 真の不随意運動ではない，随意的な運動．安静時に両下肢深部にむずむずと虫のはうような不快な異常感覚が生じ，足を動かすと消失することから，たえず足を動かしたり，歩き回ったりする状態．特に夜間就寝時に起こることが多く不眠の原因となる．薬剤や鉄欠乏性貧血，尿毒症などで生じる．ドパミンが関与していると考えられている．[441]

下肢切断 lower limb amputation 外傷や悪性腫瘍などにより，骨盤を含めた下肢で行われる切断．切断部位は，解剖学的な位置によって，片側骨盤切，股関節離断，大腿切断，膝関節離断，下腿切断，サイム切断，足部切断，中足骨切断，足指切断に分けられる．切断する部位により注意点があり，切断部位の選択はその利点や欠点を検討し，さらには義足の装着や装着者の環境などを含めて考慮したうえで決定される．[840] ⇨参股関節筋腱解離術⇀1077，大腿切断⇀1883，下腿切断⇀520

●下肢切断の部位別名称と義足名

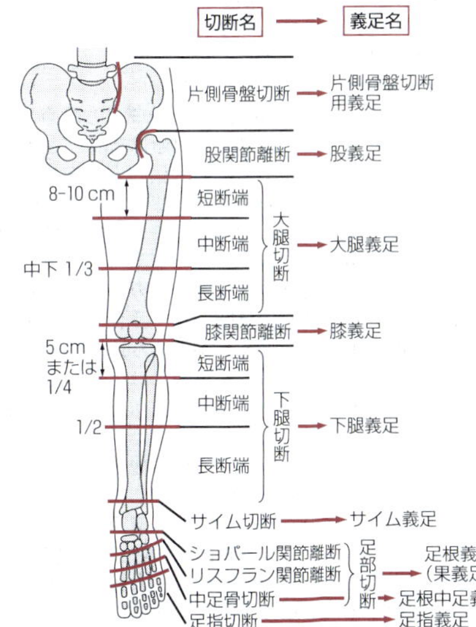

内田淳正(国分正一ほか監)：標準整形外科学 第10版，p.171，図13-26，医学書院，2008

下肢切断術 amputation of lower extremity 手術で下肢を切断すること．いろいろな高さでの術式があり，上位から骨盤切断，股関節離断，大腿切断，膝関節切断，下腿切断，足関節切断，足根部切断，中指部切断，趾切断がある．血行障害，悪性腫瘍，外傷などが原因で行われる．関節で切断するときは離断ということもある．切断する部位は装具，術後のリハビリテーション，血行によりほぼ決まっている．[323]

下肢装具 lower extremity(limb) orthosis 下肢の機能障害に対して股関節，膝関節，足関節のいずれかをコントロールする目的で使用される装具の総称．①骨折や関節疾患の治療，病的部位の保護(安静と固定，免荷)などの疾患の治療を目的に用いる場合と，②麻痺性疾患や末梢神経障害などによる不安定な関節の制御，異常可動性の抑制，筋力低下による運動障害の補助や代償など機能改善を目的として用いる場合がある．装着する部位に応じて，股装具，長下肢装具，膝装具，短下肢装具，足底装具などがある．種類やタイプはさまざまな組み合わせがあり，患者の使用目的に合ったデザインが決定される．基本構造は，支柱，継手，半月，カフベルトなどで，支柱は金属やプラスチック製で外力や変形の矯正，予防を負担し，継手などの他の部品や付属品を取り付ける土台となる．継手は支柱どうしの連結だけでなく，三点支持矯正の要となる．また，可動域の制限，補助力の追加などの付加価値も付随する．多くの継手は固定式，誘導式，プラスチックに大別され，個々の患者の症状に適したものが選択される．半月は下肢の後面を半周する半円筒状の金属部品で，支柱に取り付け装具を下肢に固定するとともに，支柱の位置を定める機能をもち，装具自体の強度も高める．カフベルトは半月と下肢との接触部に用いられる皮革，フェルトなどの素材を用いたベルト状の部品である．そのほかにパッド，膝当て，骨盤帯，ツイスター，ターンバックルと呼ばれる付属品が存在し，各関節部の変形を矯正する目的で利用される．下肢装具は疾患や機能障害で特定されるものではなく，多くの装具の中から長所と短所を検討し患者に最も適したものが選択される．[840] ⇨参長下肢装具⇀2006，膝装具⇀1316，短下肢装具⇀1931

下歯槽神経ブロック inferior alveolar nerve block 三叉神経の主分枝の1つであり，下顎の歯牙を支配する下歯槽神経に対するブロック．歯科治療や口腔外科手術で使用される．ブロックは通常は口腔内から行い，下顎骨の下顎孔周辺(臼後三角部)で，特に放散痛が得られる部位で局所麻酔薬を注入する．舌咽神経も同時にブロックされることがある．[341]

下肢帯 pelvic girdle ［骨盤帯］ 通常，骨盤の両翼を構成する左右の寛骨を指す．寛骨は腸骨，恥骨，坐骨が合わさって形成される．骨盤帯とも呼ぶ．(図参照⇒骨

盤→1115)[1266] ⇨参下肢→494，下肢帯の筋→496，寛骨→598

下肢帯の筋 muscle of pelvic girdle ［骨盤筋］ 骨盤筋とも呼ばれ，骨盤に起始をもち大腿骨に停止部をもつ．内寛骨筋と外寛骨筋に分類できる．内寛骨筋は腸腰筋すなわち大腰筋，腸骨筋，小腰筋からなる．外寛骨筋は大殿筋，中殿筋，小殿筋，大腿筋膜張筋などの殿筋群および深層の6つの回旋筋群(梨状筋，上・下双子筋，内閉鎖筋，大腿方形筋，外閉鎖筋)からなる．[1266]

下肢対麻痺 paraplegia 両側性下肢麻痺のことで，完全麻痺と不完全麻痺がある．運動麻痺と知覚障害があるが，その程度や範囲は限定されない．脊髄障害によるものが多く，まれに脳性対麻痺や末梢神経性の麻痺もある．多くは上位運動ニューロンの障害により痙性麻痺となるが，馬尾神経損傷や多発性神経炎などの下位運動ニューロンの障害では弛緩性麻痺となる．脊髄損傷の急性期脊髄ショックでは弛緩性麻痺となる．[1599] ⇨参対麻痺→2033

加湿器 humidifier 人工呼吸器や麻酔器に接続して使用する，患者の吸入気に湿度を与えるための装置．水を加温して水蒸気の形で加湿するタイプと，ネブライザーにより水を霧状にして吸入させるタイプとがある．[485]

過失責任主義 negligence liability ［自己責任の原則］ 近代民法においては「他人に損害を加えた者も，故意または過失がない限り，加害行為について損害賠償の責任を負わない」ということを基本原則とし，個人の自由な経済活動を保証しようとしたもの．資本主義の発達に伴い大企業が台頭してくると，特に工場や鉱山における災害の発生，廃液や有毒ガスの排出など他に損害を与えるような場合であっても，防止に最善の注意を払っていれば無過失なるがゆえに賠償責任を免れうるという，矛盾とも思われる問題が多く発生するようになった．加害者が責任を免れしかも利益を得ていながら賠償責任が認められないことは不当であるとの世論の増大から，特に企業の責任をめぐって，過失責任主義ではなく無過失責任論が提唱され，「労働基準法」などが公害や労働災害について無過失責任を認め，「大気汚染防止法」においても大気汚染に対する企業の無過失責任を認めるに至った．この過失責任の取り扱いは公害・医療事故・製造物責任などに関連して，新たな法学上の問題として活発に論議されている．[457]

夏日斑 ephelis ［そばかす，雀卵斑］ 顔面，手背，上肢，肩，背部などの日光にさらされやすい部分に生じる先天性の小褐色斑．直径数mmまでの淡褐色から褐色の小色素斑で，夏季の日光曝露によって増悪する．遺伝性があり，白人に多い．悪化予防は日光曝露を避けること．治療はビタミンCの内服と遮光．[690]

家事動作 homemaking activity 生活関連動作の1つであり，調理，洗濯，掃除，買い物などを指す．例えば，作業療法では主婦など家事動作の必要な人に，調理などの動作を実際に訓練することで，家庭復帰後の家事動作が問題なく実施できるようにする．また，必要に応じて，自助具の提案や道具の工夫，家事に関係する家屋改造の指導の援助も行う．[786]

下肢閉塞性動脈硬化症 arteriosclerosis obliterans of leg 動脈硬化による狭窄により，下肢の冷感，安静時疼痛，間欠性跛行，壊死，潰瘍などの症状を呈する疾患．糖尿病性神経障害を併発していると，壊疽を生じやすい．下肢動脈拍動を触知，足首血圧/上腕血圧比(正常1.0)の測定，下肢挙上試験などを最初に行う．[987] ⇨参閉塞性動脈硬化症→2620

下斜位 hypophoria 両眼視をしているときには両眼とも正面を向いて正位であるが，片眼を遮閉するなどで融像を妨げたときに，片眼が下方に偏位する状態．一眼が下斜位のとき，他眼は上斜位となる．[1153] ⇨参斜位→1344

下斜筋 inferior oblique muscle；IO ［IO］ 外眼筋の1つ．眼球の耳側下方にあり，赤道部より後方に付着している．眼球を外回旋する働きと内上転させる働きがある．動眼神経の下枝支配．[566] ⇨参外眼筋→428

下斜筋過動症 overaction of inferior oblique muscle 側方視時に内転した眼が上方に偏位する現象．拮抗筋である上斜筋麻痺や斜視に合併することもある．外眼筋のうち下斜筋の過動と考えられるため，治療は症状に応じて下斜筋切腱術を行う．[1153] ⇨参滑車神経麻痺→529

下斜視 hypotropia 斜視の種類の1つで，片眼が下方へ偏位しているもの．下方に偏位している眼が固視眼になると反対眼は上斜視となる．例えば右眼の上斜視と左眼の下斜視は同じことを意味するが，通常は上斜視で表す．[975]

加重 summation ①いくつかの刺激が加わったとき，その刺激効果が合わさって，単独の刺激よりも大きな効果が現れること．例えば刺激による筋肉の単収縮は加重によって，より強い収縮になる(強縮)．②シナプス後細胞における神経伝達物質受容量の増加(促通)．同一神経に反復刺激を与えた場合の増加が時間的加重であり，刺激を受ける線維の増加(異なる神経の刺激)は空間的加重．加重によって，シナプス後神経細胞の膜電位変化が大きくなり，活動電位の閾値をこえやすくなったり，逆に過分極が大きくなり抑制されたりする．[1274] ⇨参促通→1834，強縮→757

荷重 weight-bearing⇨同体重負荷→1875

荷重関節 weight-bearing joint 荷重を受ける関節のことで，股・膝・足関節を指す．股関節は寛骨臼と大腿骨頭からなる球関節で，関節面の形状により安定性を保ち，大腿骨頭中心からの荷重線は膝関節のほぼ中央を通過して，荷重は大腿脛骨関節の内外側に均等に分散．膝関節は，靱帯を中心とした軟部支持機構に安定性を頼り，屈曲・伸展を伴う回旋中心の移動による運動で安定した肢位に導く．足関節は，脛骨および腓骨からなる果間関節窩に距骨滑車がはまり込んで安定性を保っている．走行時や階段昇降時には体重の数倍の荷重がかかるため，いずれの関節も強靱な靱帯に補強されている．[749]

荷重線 line of gravity 立位で撮影したX線フィルムにおいて，ある点から荷重のかかる方向に引いた直線のことで，骨格全体のバランスや他の関節に及ぼす影響をみるのに用いる．立位矢状面における荷重線は仙骨のすぐ前面，大腿骨頭中心の後方，大腿骨顆部中心および足関節の前方を通る．立位冠状面における大腿骨骨頭中心からの荷重線は，ミクリッツ線 Mikulicz line と呼ばれ，大腿骨と脛骨それぞれの顆部中央を通る．[749]

加重平均⇨同重みつき平均→412

荷重歩行 weight-bearing walking 下肢に体重をかけて歩くこと．松葉杖などを用いて下肢に体重をかけずに歩く免荷歩行に対立するもの．骨折や術後などの下肢の整形外科的疾患において，治療経過上，荷重量を調整し体重負荷を部分的に制限した部分荷重による歩行も含まれる．[349] ⇨参免荷歩行→2812

過重労働の面接指導 advisory interview of overwork worker 近年，過重労働による疲労の蓄積から，脳・心血管疾患が労働者の最も多い死亡原因となっていることから，厚生労働省は 2006(平成 18)年 4 月 1 日から「労働安全衛生法」を改正して，月の時間外労働時間が 100 時間をこえ，疲労の蓄積がみられ，申し出をした労働者に，医師による面接指導を義務づけ，またそれに準ずる労働者に対して面接指導を努力義務とした．医師による疲労の蓄積度および心身の状況の把握と，事業者に対する作業などに関する意見の申告，および本人に対する保健指導を行うこととされている．メンタルヘルスについてもチェックすることとされており，実施のため「チェックリスト」がつくられている．[1618]

歌手結節⇨同声帯結節→1695

過剰塩基 base excess；BE⇨同塩基過剰→374

顆状関節 condyloid(condylar) joint 二軸性の可動関節の 1 つ．楕円関節と区別せずに用いられることも少なくない．このため用語の解釈に混乱がみられる．1 つの型は関節頭が 2 つの凸面をなす顆部からなり，膝関節や顎関節などにみられるもので蝶番(ちょうつがい)関節様の運動をする．もう 1 つの型は楕円形の凸面をなした関節頭が，浅い楕円形の凹面をなす関節窩に収まっているもの(楕円関節)で，橈骨手根関節にみられるものであり，屈曲，伸展，内転，外転，わずかな回旋が可能である．[1421] ⇨参関節の種類と機能→620

過少月経 hypomenorrhea 月経時の出血量が通常 20 mL 以下と，異常に少ないもの．原因は，子宮内癒着や子宮内膜炎，子宮発育不全症などの器質的疾患によるもの，性ステロイドホルモンの分泌不全といった内分泌異常によるものに大別できる．出血量が少ないので，基礎体温の高温期終了直後にみられる不正出血と区別する必要がある．治療は，器質的疾患の治療，また子宮発育不全による不妊症や内分泌異常の場合には，エストロゲンとプロゲステロンを反復投与するカウフマン Kaufmann 療法を行う．[1510]

過常興奮 supernormal excitability ［ディップ閾値］ 心筋は電流を流すと興奮(活動電位の出現)し，それには一定以上の電流の大きさが必要である．この興奮に必要な電流の大きさは先行の興奮(活動電位)からの時間によって影響され，活動電位持続時間の終了時点の近傍で最も小さい電流で興奮する．このような時相での少ない電流により心筋が興奮することをいい，閾値は低くなっておりディップ dip(谷状曲線)と呼ばれる．[2]

寡少呼吸⇨同呼吸量減少→1084

顆上骨折⇨同上腕骨顆上骨折→1466

火傷死⇨参火傷《法医学における》→497

過剰歯 supernumerary tooth 正常なヒトの歯数は乳歯では 20 本，永久歯では 32 本であるが，この歯数以上に発生した歯．口腔内に萌出しているものと埋伏しているものがある．乳歯ではまれで，永久歯での発現のほうが多い．好発部位は上顎前歯部が最も多く，次いで上顎大臼歯部で，上下顎とも犬歯部はまれである．形態的には正常に近いものから小さいもの(矮小歯)，円錐形のものなど種々認められる．過剰歯により歯列不正，咬合異常，隣在歯への悪影響，正中離開，審美障害などの問題が生じる場合には抜歯が適応となる．[608]

過剰耳 auricular appendage 耳介軟骨と同様の弾性軟骨と皮膚で形成される突出のこと．耳珠と口角を結ぶ線上に多発あるいは単発するが，耳前部が最も多い．発生頻度は 1.5% といわれている．隆起性病変が多いが，陥凹を呈することもある．過剰耳には胎生期に耳介が過剰に形成されて生じる副耳などがある．[555]

火傷ショック⇨同熱傷ショック→2279

菓子様腎 cake kidney 腎奇形の 1 つ．2 つの腎原基が完全に癒合し，骨盤内に位置して不規則に分葉した円板状の腎臓．非常にまれ．[186]

過剰腎 supernumerary kidney 通常の 2 個の腎臓のほかに独立した腎臓が存在するもの．種々の発生の段階から分裂，分離したことから，完全分離であったり，部分的な分離であることがある．一般的に無症状であるが，ときに高血圧，腹部腫瘤がみられることがある．[186]

過剰心音 extra sound 正常状態の心臓で聴取されるⅠ音，Ⅱ音以外のすべての心音のこと．拡張期に認められる過剰心音は，房室弁開放音，Ⅲ音，Ⅳ音，拡張早期過剰心音などで，収縮期に認められる過剰心音は駆出音，収縮中期クリックである．[1575]

過剰体重 overweight ［過体重］ 標準体重より多い体重．性別，身長，体格，年齢のバランスにより示される．[987]

過剰代償⇨同過補償→546

過剰適応 overadaptation ［過剰適応型］ 心身症患者に多くみられる適応様式．周囲に気をつかいすぎて，周囲の求めに応じようとして，またときには実際に求められている以上のことを求められていると感じとって，自分のことはあとまわしにしても必要以上に応えようとする生き方をいう．表面上は不適応に見えないがストレス状況に陥ることが多い．[1205]

過剰適応型⇨同過剰適応→497

過剰乳房 supernumerary mamma⇨同副乳房→2545

下小脳脚 inferior cerebellar peduncle 小脳脚は，上・中・下の 3 つがあり，それぞれ中脳，橋，延髄と結ばれている．延髄上部と接している下小脳脚は，脳幹，脊髄から小脳虫部へと入る求心性線維束が通る．後脊髄小脳路，副楔状束核小脳路，オリーブ小脳路，網様体小脳路，前庭小脳路を含む．[397] ⇨参小脳脚→1454

火傷瘢痕癌⇨同熱傷瘢痕癌→2280

火傷《法医学における》 burn in forensic medicine 火炎，高温固体，輻(ふく)射熱などの高温体による傷害のこと．一方，高温液体や蒸気による場合は湯傷といい，熱傷は高熱一般による局所障害の総称である．皮膚の火傷症状から熱の作用温度と時間が推測され，程度によって第 1 度から第 4 度に分類される．第 1 度は 40-50℃ 前後の熱の作用によって局所に発赤や紅斑を形成するもの．第 2 度は血管透過性亢進のため水疱が形成される．水疱はタンパク質や組織成分に富み，周囲に紅斑を伴うが瘢痕を残さず治癒する．第3度は約65℃以上の温度で皮膚全層が壊死となり，その周囲には第1度，第2度の火傷を伴うことが多い．第4度で組織が炭化するが，湯傷では炭化状態とはならない．一般に成人では第2度が体表の約1/2，第4度が約1/3以上で生命に危険である．火傷による全身障害のため死に至るものを火傷死と称する．死因として，①受傷直後から数日以内に発生する熱傷性ショック，②受傷後1-3週間に多い合併症がある．熱傷性ショックの主要原因は血漿成分の血管外喪失による循環血漿量の減少，非機能的細胞外液(浮腫)の形成に起因する．合併症には感染による敗血症，腎不全，消化管潰瘍，呼吸機能障害などがある．死体に第2度火傷が認められた場合には，生前に火熱が加えられたことを示す(生活反応)．[1271]

渦状紋　whorl　指紋の形態的分類の1つ．典型的な渦状紋は指紋の中央部が渦巻状や環状になったもので，通常は紋理の左右に1個ずつの三角州を伴う．十指指紋法では左右の三角州の位置関係から，上流渦状紋，中流渦状紋，下流渦状紋の3種類に分類される．[548] ⇨参十指指紋法→1313

臥床療法　rest cure　治療方法が特にない時代には，安静にすることが疾病への最も一般的な治療法であった．心身を安静にし，疾患によって消耗した身体の負担を軽くし，病状進行の遅延，自然回復力に期待するこの方法は，現在でもなおきわめて一般的な療法である．多くの疾患の急性期，また術後などには薬剤投与などの積極的な治療に加え，ベッド上安静状態により回復の促進を期待する場合が多い．[1594] ⇨参安静療法→204

芽殖孤虫　*Sparganum proliferum*　ワサビの根のような形をしており，人体内で出芽増殖する．数mm～1cm程度の大きさで，成虫は不明．裂頭条虫のプレロセルコイド(擬充尾虫)がその本態であろうと考えられているが，明らかではない．症状は，瘙痒感，疼痛で，発芽するように増殖，移動を繰り返す．摘出以外に治療法はないが，増殖性が高く，臓器深部への侵入もあるため完全摘出は困難で，生活史，感染経路が不明のため予防方法もない．[288] ⇨参裂頭条虫〔属〕→2978

過食〔症〕　hyperphagia，overeating　［**多食〔症〕，摂食亢進**］　摂取エネルギーが消費エネルギーを上まわる食べ方が過食で，肥満の原因となっている．病的過食として神経性過食症(神経性大食症)がある．この神経性過食症と神経性食思不振症の両者をまとめて摂食障害(食行動異常)と呼ぶ．これらは1つの連続した疾患であり互いに移行することもある．多くは食思不振症で始まり，やがて神経性過食症に移行するパターンが多い．神経性過食症では食後に嘔吐や下剤などによる代償行為がしばしばなされるため，必ずしも体重の増加は伴わず，やせをきたすことも多い．原因は食行動異常であり，治療は精神心理療法が中心となる．[987] ⇨参食行動異常→1473

柏倉松蔵　Kashiwagura Matsuzou　日本初の肢体不自由児施設である柏学園の創設者［1882-1964(明治15～昭和39)］．肢体不自由児教育に先駆的役割を果たした．山形県南村山郡上山町鶴脛町にて，後藤藤吉の次男として生まれる．1903(明治36)年，日本体育会体操学校卒業後，体操教師として東京，神奈川の小学校，中学校で教鞭をとる．1906(明治39)年，旧上山藩士族柏倉重方の養子となり，柏倉松蔵と改姓．1908(明治41)年，岡山県師範学校教諭となる．その後，自身が幼少時より蒲柳の質(体質が弱い)だったこと，また体操の時間に満足に参加できない肢体不自由児の姿を見てきた教師としての経験から，当時の学校体操に疑問を持ち，肢体不自由児のための体操としての医療体操に関心を抱く．1914(大正3)年から1918(大正7)年にかけてマッサージを学び，1918(大正7)年11月，按摩術甲種試験合格後，同年12月には岡山県師範学校を休職し上京．東京帝国大学医学部整形外科学教室初代教授である田代義徳に師事し，医療体操研究の指導を受けた．田代義徳を顧問兼監督とし，1921(大正10)年，東京市小石川区大塚仲町に肢体不自由児のための施設，柏学園を創設．その後，柏學園は，杉並村高円寺，杉並村堀ノ内に移設され運営は続けられていたが，1959(昭和34)年に閉園された．柏倉らの行っていた術手(マッサージを業とする者)は，わが国における後の理学療法士の誕生へとつながっていった．[457]

梶原性全(しょうぜん)　Kajiwara Shouzen　鎌倉時代の僧医〔1266-1337(文永3～建武4)〕．号は浄観．相模国(現神奈川県)鎌倉郡梶原郷の出身で，生涯は不明な点が多い．著書中の断片的な記述などから生没年，鎌倉に居住したこと，一時長井掃部頭に仕えたこと，源三冬景という子がいたことがわかる．著述に当時最新の渡来中国医書などを利用していることから，比較的高い位にあり，有力者の後ろだてもあったと思われる．著書の『頓医抄』50巻と『万安方』62巻はともに鎌倉時代を代表する大医学全書である．[1399] ⇨参頓医抄(とんいしょう)→2172，万安方(まんあんほう)→2747

下唇小帯　inferior labial frenulum，frenulum of lower lip　下顎正中の歯槽部から下唇の内側正中に付着している縦に走る粘膜のひだ．義歯装着に際し，付着異常により義歯の安定に悪影響を与え，また疼痛の原因となることがある．(図参照⇨口腔→988)[608] ⇨参上唇小帯→1440

過伸展　hyperextension　関節が正常可動域を越えて伸展すること．膝，肘，指関節に使用されることが多い．外傷，関節リウマチ，先天性の結合組織疾患(エーラース・ダンロス Ehlers-Danlos 症候群，マルファン Marfan 症候群など)による関節弛緩があると起こりやすい．また小児や若い女性では過伸展が生理的に可能な場合があるので必ずしも病的とはいえない．特に膝の過伸展を反張膝 back knee という．[112]

カシン・ベック病　Kaschin-Beck disease　［**風土病的変形性関節症**］　風土病的変形性関節症とも呼ばれる特殊な変形性関節症．早期に多発性の変形性関節症を発症する疾患．成長期に中国黒龍江流域に居住していた人に発症するが，遺伝性はない．病因は確定されていないが，微量元素の1つであるセレンの飲食物中の濃度が低いこと，当該地域に居住する児童の血液および尿中のセレン濃度が低いことが指摘されている．軟骨代謝の面ではコンドロイチン硫酸の硫酸化の低下が指摘されており，飲食物による軟骨の代謝障害と考えられる．[1105]

下垂手　dropped wrist　［**垂手，垂れ手**］　前腕回内位，手関節掌屈位となる手の変形で，橈骨神経麻痺による伸筋群の麻痺により，前腕の回外および手関節の自動背屈運動ができないために起こる．中手指節(MP)関節を他動的に伸展位に保つと，遠位指節間(DIP)・近位指節間(PIP)関節は伸展できる．治療は，橈骨神経麻痺の治療に準じる．[749]

下垂〔症〕 ptosis 器官やその一部が垂れ下がっている状態．胃下垂は胃が垂れ下がった状態で，しばしば他の内臓下垂を伴う．眼瞼下垂は上眼瞼の挙上不全の結果，開眼しようとしても上眼瞼が垂れ下がったままで視野が狭くなるもの．[543]

下垂性線維腫 fibroma pendulum ［懸垂性線維腫］ 軟性線維腫の巨大化したもので，有茎性の腫瘍が振り子のように皮膚から垂れ下がる．[485] ⇨参軟性線維腫⇀2200

下垂足⇨同垂れ足⇀1930

下垂体 pituitary gland，hypophysis ［脳下垂体］ 間脳底に下垂して，蝶形骨のトルコ鞍内に位置する無対の内分泌腺(重さ約0.6g)．腺下垂体(前葉，中葉)と神経下垂体(後葉)とからなる．腺下垂体は上皮性の内分泌細胞で構成され，神経下垂体は視床下部ニューロンの神経突起とグリア細胞(後葉細胞)で構成される．このため，両者のホルモン分泌調節機構は異なっている．①前葉は成長ホルモン，プロラクチン，副腎皮質刺激ホルモン，性腺刺激ホルモン(ゴナドトロピン)，甲状腺刺激ホルモンなどのホルモンを分泌する．これらの前葉ホルモンの分泌は下垂体門脈系を通して，視床下部ニューロンの放出する因子(ホルモン放出因子)により調節されている(視床下部-下垂体系)．前葉ホルモンのうち3つの刺激ホルモンは末梢内分泌器官(副腎，性腺，甲状腺など)を刺激して，それらのホルモン分泌を調節している(視床下部-下垂体-末梢内分泌器官の階層支配)．一方，末梢内分泌器官から分泌されたホルモンの血中濃度は視床下部ニューロンや前葉細胞に感知され，これに基づき前葉ホルモンや末梢内分泌器官のホルモン分泌量が逐次調節され，体内の適正なホルモン濃度が維持されている．この視床下部-下垂体-末梢内分泌器官の間にある一連のホルモン分泌調節機構を負のフィードバック negative feedback 機構という．②中葉からは色素細胞刺激ホルモン(MSH)が分泌されるが，成人の中葉は退化傾向にある．③神経下垂体では視床下部ニューロンの神経終末から後葉ホルモン(バソプレシン，オキシトシン)が直接血管内に分泌される(神経内分泌)．下垂体の血管系は腺下垂体系と神経下垂体系の2系統からなる．内頸動脈枝の上下垂体動脈から隆起部，漏斗部の血管系に入り，下垂体門脈系を経て腺下垂体の洞様毛細血管に入る血管系と，下下垂体動脈から神経下垂体へ入る血管系である．双方の静脈血は海綿静脈洞(硬膜静脈洞)へ流れ出る．なお，下垂体前葉には血管-脳関門はない．(図参照⇒間脳⇀648)[1044] ⇨参下垂体前葉⇀501，腺下垂体⇀1751

下垂体アデニル酸シクラーゼ活性化ポリペプチド pituitary adenylate cyclase-activating polypeptide；PACAP 細胞に作用させたとき細胞内にアデニル酸シクラーゼ活性の亢進をもたらすという作用を指標に1989(平成元)年，宮田篤郎，有村章らによって発見されたペプチド．その活性どおりの名前がつけられた．下垂体や大脳，副腎髄質，精巣などに多く分布し，薬理学実験で下垂体ホルモン分泌作用などが知られていたが，このペプチドを遺伝子レベルで破壊したネズミの実験から，生体では日内リズム，血小板機能，ストレス時の副腎髄質機能の維持に必要であることが明らかにされた．[1260]

下垂体壊死 pituitary necrosis⇨同シーハン症候群⇀1220

下垂体炎 hypophysitis 下垂体炎には下垂体前葉炎，下垂体後葉炎，およびその両者の並存がある．下垂体の炎症性病変としては，下垂体部の肉芽腫性炎症や周辺組織の炎症病変の波及が含まれる．しかし通常は視床下部-下垂体系の自己免疫性炎症病変を指す．組織所見としてはリンパ球の浸潤や濾胞形成と線維化を伴う慢性炎症が特徴である．下垂体前葉炎の症候として，下垂体の腫大による頭痛，視野障害と，下垂体機能の症状として疲労感，低血糖，低ナトリウム血症などがある．CT検査では下垂体の腫大，ときに下垂体茎の肥厚を認める．下垂体後葉の症状として多飲，多尿などの尿崩症の症状がある．下垂体前葉機能低下と下垂体後葉炎が並存する場合には，尿崩症は潜在化して多尿を認めず，ときに低ナトリウム血症が発症する．[1047] ⇨参自己免疫性下垂体炎⇀1272

下垂体窩 hypophyseal fossa 下垂体を包む蝶形骨のトルコ鞍のくぼみ．[1047]

下垂体機能検査法 pituitary function test ［下垂体負荷試験］ 下垂体前葉・後葉の機能検査．ホルモン分泌の異常の有無を評価するほか，その程度，さらに異常部位が視床下部か下垂体自体かを明らかにするために行われる．下垂体機能は視床下部ホルモンによって支配され，また甲状腺や性腺，副腎など末梢内分泌臓器機能を支配しているため，本検査法が脳(視床下部)や末梢内分泌臓器の機能診断の目的で行われることもある．検査には下垂体ホルモンの基礎値の測定と，軽微な異常をも検出する目的の負荷試験がある．後者は下垂体機能の亢進状態の診断に用いられる下垂体抑制試験と，機能低下を診断する下垂体刺激試験に大別される．いずれも，通常はホルモン濃度が測定されるが，下垂体ホルモンの効果を指標とする検査法もある．[1260]

下垂体機能亢進症 hyperpituitarism 一般に下垂体ホルモンの分泌が病的に亢進した状態を意味する．しかし下垂体では，通常1種類のホルモンのみが分泌過多を示し，そのホルモンに対応する病名，すなわち成長ホルモン過剰では先端巨大症が病名として用いられる．このため複数のホルモンに障害のみられる下垂体機能低下症に対し，下垂体機能亢進症が病名として使用される頻度は少ない．[1260] ⇨参先端巨大症⇀1775，クッシング病⇀818，高プロラクチン血症⇀1055

下垂体機能低下症

hypopituitarism

【定義・病態】 下垂体ホルモンの分泌が病的に低下した状態．通常は6種類の**前葉ホルモン**〔成長ホルモン(GH)，甲状腺刺激ホルモン(TSH)，副腎皮質刺激ホルモン(ACTH)，卵胞刺激ホルモン(FSH)，黄体形成ホルモン(LH)，プロラクチン(PRL)〕を中心に，複数のホルモンに分泌低下がみられるものを指す．前葉ホルモンのうちの1種類のみの分泌が低下したものは，低下したホルモン名をつけて「～単独欠損症」という．

下垂体前葉ホルモンの分泌は，それぞれ対応する視床下部ホルモンの調節下にあるため，本症はその原因の存在部位によって，下垂体自体に異常がある場合(狭義の下垂体性)と視床下部に異常をきたした場合(視床下部性)とに分けられる．
【診断・治療】 後葉障害も含まれるが，**バソプレシン**(抗利尿ホルモン)の分泌低下は通常，尿崩症と呼ばれ，オキシトシンの分泌低下は臨床的に問題にならない．原因には先天性，遺伝性のもののほか，トルコ鞍周辺の原発性腫瘍，**シーハン Sheehan 症候群**などがある．血中ホルモン濃度測定や磁気共鳴断層撮影(MRI)で診断し，不足しているホルモンの補充とともに，できる限りの原因疾患の治療が行われる．[1260]

下垂体機能低下症の看護ケア 下垂体ホルモンの分泌が病的に低下した状態で，原因には先天性，遺伝性のもののほか，腫瘍によるものなどがある．欠乏しているホルモンを補充する薬物療法とともに，原因が腫瘍によるものであれば，手術療法や放射線療法といった原因疾患に対する治療が行われる．不足しているホルモンにより，次のような特徴的なホルモン欠乏症状が出現する．①成長ホルモン(GH)欠乏では，低身長，体脂肪増加，低血糖症状，活動力低下，②卵胞刺激ホルモン(FSH)，黄体形成ホルモン(LH)欠乏では無月経，性欲低下，二次性徴欠如，性器萎縮，③副腎皮質刺激ホルモン(ACTH)欠乏では嘔気・嘔吐，倦怠感，易疲労感，起立性低血圧，④甲状腺刺激ホルモン(TSH)欠乏では耐寒力低下，皮膚乾燥，脱毛，体温低下，精神症状や意識障害などが出現することがある．看護は，これらの症状の有無と程度を観察し，日常生活面における困難をアセスメントする．低体温，低血圧，耐寒性の低下に対しては保温に留意し，不快感の軽減を図る．症状や活動性低下に伴う転倒などの事故防止にも注意が必要である．また，性腺ホルモン分泌低下に関連して，身体の外観変化に対するストレス，不安などに対しては共感的態度でかかわり，不安が表出しやすい環境づくりを行う．
ホルモン補充療法は患者によっては生涯にわたり必要となることも多く，継続する必要性についての説明をていねいに行い，受け入れや理解度の確認，副作用への対処法を指導する．抵抗力が弱く，感染，ストレス，疲労などにより病状が悪化しやすい傾向にあるため，十分な睡眠，休息，栄養をとり，できるだけストレスを回避できるような日常生活の指導を行う．[1572] ⇨参下垂体機能低下症→499

下垂体茎 pituitary stalk ⇨同漏斗→2993

下垂体嫌色素性腺腫 pituitary chromophobe adenoma ⇨参下垂体腺腫→501

下垂体好塩基細胞腺腫 Cushing basophilism ⇨同クッシング病→818

下垂体後葉 posterior lobe ⇨同神経下垂体→1521

下垂体後葉ホルモン posterior pituitary hormone；PPH ［PPH］ 下垂体後葉から分泌されるホルモンで，哺乳類ではバソプレシンとオキシトシン(OX)がある．バソプレシンにはアルギニンバソプレシン(AVP)とリジンバソプレシンがあり，ブタを除く哺乳類のバソプレシンはAVPである．下等脊椎動物のホルモンとしてはバソトシンなどがある．バソプレシンは大分子前駆体として生合成される．この前駆体はN端側にバソプレシン，次いでニューロフィジンⅡ，C端側に糖タンパク質を有している．オキシトシンも大分子前駆体からつくられ，ニューロフィジンⅠも同時に産生される．バソプレシンとオキシトシンは視床下部の視索上核と室傍核で産生され，それぞれの細胞の軸索突起の中を運ばれて，下垂体後葉に達し，ここで貯留され必要に応じて分泌される．バソプレシンは腎の尿細管の細胞膜に作用して抗利尿作用を有する．浸透圧と体液量がバソプレシンの分泌を調節する主要な因子であるが，その他，ストレス，喫煙，モルヒネ，バルビタールなども調節因子である．バソプレシンの分泌が障害されると多尿が起こり尿崩症という．オキシトシンは子宮収縮作用や射乳作用がある．乳頭の吸引や分娩はオキシトシン分泌を促進する．[1047] ⇨参下垂体ホルモン→502，抗利尿ホルモン→1064

下垂体細胞質抗体 pituitary cytoplasmic antibody 血中に存在する下垂体の細胞質成分に対する抗体の総称．リンパ球性下垂体炎患者の血中に高率で検出するとされるが，1型糖尿病のみならず2型糖尿病などでも検出例があるとされ，また検出方法が患者検体のラット下垂体細胞などへの特異的結合度合いを測るものであり，この抗体が下垂体炎の病因か否かについては結論が出ていない．[1260]

下垂体細胞膜抗体 pituitary cell surface antibody 血中に存在する下垂体の細胞膜成分に対する抗体の総称．下垂体細胞質抗体と同様，リンパ球性下垂体炎患者の血中に高率で検出するとされるが，下垂体炎の病因か否かについては結論が出ていない．[1260]

下垂体性悪液質 pituitary cachexia ⇨同シモンズ病→1344

下垂体性巨人症 pituitary gigantism 成長期に成長ホルモン産生下垂体腫瘍から大量の成長ホルモン(GH)が分泌されることによって生じた高身長症．先端巨大症でみられる顔貌の特徴，視野・視力障害，頭痛などを伴うことがある．ホルモン検査でGHの高値，画像診断で下垂体腫瘍を検出する．治療の第一選択は外科的手術であり，効果が不十分な例には薬物療法，放射線療法が併用される．[1260]

下垂体性甲状腺機能低下症 pituitary hypothyroidism ⇨同二次性甲状腺機能低下症→2209

下垂体性ゴナドトロピン pituitary gonadotropin ［**下垂体性性腺刺激ホルモン**］ 下垂体前葉から分泌される性腺刺激ホルモンで，ヒトにおいては卵胞刺激ホルモン(FSH)と黄体形成ホルモン(LH)がある．いずれも糖タンパク質ホルモンで，共通のαサブユニットと異なるβサブユニットから構成される二量体を形成している．性腺すなわち，男性では精巣，女性では卵巣を刺激して，FSHは精子の形成および卵胞の発育を促し，LHは性ホルモンの産生や排卵を促す．下垂体性ゴナドトロピンは視床下部のゴナドトロピン放出ホルモン(GnRH)と，性腺からの性ホルモンによっても制御されている．[1047]

下垂体性昏睡 pituitary coma ホルモンの欠落に基づく症状．下垂体機能低下症で副腎皮質刺激ホルモン(ACTH)や甲状腺刺激ホルモン(TSH)の分泌低下により，二次性の副腎不全や甲状腺不全となり，そのため低血糖，低血圧，低ナトリウム血症などが原因で意識消失，昏睡をきたした状態．下垂体卒中などで急激にACTH，TSH分泌低下をきたすと起こりやすい．補液や副腎皮質ホルモンの補充を行う．その後に必要なら甲状腺ホルモンなどの補充を少量から行う．[1047]

下垂体性性腺刺激ホルモン⇨同下垂体性ゴナドトロピン→500

下垂体成長ホルモン pituitary growth hormone⇨同成長ホルモン→1698

下垂体性低身長症 pituitary dwarfism，hypophyseal dwarfism ［**成長ホルモン分泌不全性低身長症**］ 成長期に成長ホルモン(GH)分泌が障害されることによって生じる低身長症．GH分泌のみの障害と，GH以外の前葉ホルモンも同時に障害されたタイプがある．原因として最も頻度の高いものは，周産期に産道内で発生した頭部の変形により視床下部と下垂体の連結部(下垂体茎)に断裂が生じたものであり，このため患児には骨盤位分娩，新生児仮死などの異常をもつものが多い．他に腫瘍，奇形によるもの，遺伝性のもの，原因の明らかでないものもある．通常，幼児期以降に目立ってくる低身長であり，体幹と四肢の均整は保たれ，外表奇形，知的障害は伴わない．診断には成長曲線，手のX線写真による骨年齢測定などの発育遅延の確認，アルギニン負荷などに反応しないGH分泌障害の証明などが必要である．早期に診断されるとヒト成長ホルモン(hGH)製剤の投与で身長の伸びが期待できる．[1260]

下垂体性尿崩症 pituitary diabetes insipidus⇨同中枢性尿崩症→1994

下垂体性肥満 pituitary adiposity，hypophyseal adiposity 歴史的に，下垂体前葉を部分摘除すると性機能低下を伴った脂肪組織増加をきたすと報告されたことに由来する．この変化は成長ホルモン不足に起因するものと考えられるが，この用語自体，現在はほとんど用いられない．[1260]

下垂体性無月経 pituitary amenorrhea 下垂体の機能不全による無月経で，通常，下垂体前葉から分泌されるゴナドトロピン異常による．原因不明の場合もあるが，シーハン Sheehan 症候群，下垂体腫瘍，放射線照射，手術によることが多い．下垂体前葉のFSH/LH(卵胞刺激ホルモン/黄体形成ホルモン)産生細胞の欠損または機能障害によって卵胞発育障害が重度で，通常第2度無月経となる．血中FSH/LH濃度を測定するときわめて低値で，GnRH(ゴナドトロピン放出ホルモン)投与を行ってもFSH/LHの反応は不良である．原因疾患がある場合はその治療を行う．対症的にホルモン補充療法を行うことが多い．不妊原因となりうるが，挙児希望がある場合，ゴナドトロピン療法にはよく反応し，排卵誘発は可能であることが多い．[998] ⇨参視床下部性無月経→1286，プロラクチン産生下垂体腫瘍→2602

下垂体性幼児肥満症候群 hypothalamic infantilism-obesity syndrome⇨同フレーリッヒ症候群→2589

下垂体腺腫 pituitary adenoma 下垂体前葉に発生する腺腫．良性腫瘍で成人に多い．従来，その組織学的特徴により，嫌色素性，好酸性および好塩基性腺腫に分類されていたが，腺腫の内分泌機能を特異的に反映せず実用的意義に乏しい．その代わりにプロラクチン産生腺腫などと，産生されるホルモンによって分類されるようになり，分泌性腺腫と非分泌性腺腫に大別されている．[791]

下垂体前葉 anterior pituitary，anterior lobe of hypophysis 下垂体前葉は上皮性腺組織であり，腺細胞は不規則な索状ないし小集塊状の集団をなして分布していて，細胞質内に分泌顆粒をたくわえている．それらの分泌顆粒の染色性によって，前葉細胞は好酸性細胞 acidophilic cell，好塩基性細胞 basophilic cell および嫌色性細胞 chromophobe cell の3種に大別され，それぞれα細胞，β細胞，γ細胞と呼ばれる．好酸性細胞および好塩基性細胞はホルモン産生能を備え，嫌色性細胞ことに小型嫌色性細胞はホルモン的には不活性の細胞と考えられている．[1047] ⇨参腺下垂体→1751

下垂体〔前葉〕機能低下症⇨参汎下垂体機能低下症→2405

下垂体前葉ホルモン anterior pituitary hormone；APH ［**前葉ホルモン**］ 下垂体前葉からは以下のホルモンが分泌されている．①副腎皮質刺激ホルモン(ACTH)，②成長ホルモン(GH)，③プロラクチン(PRL)，④甲状腺刺激ホルモン(TSH)，⑤卵胞刺激ホルモン(FSH)，⑥黄体形成ホルモン(LH)．この中で①②③はその分子構造よりペプチドホルモンと呼ばれ，④⑤⑥は糖タンパクホルモンと呼ばれている．糖タンパクホルモンであるTSH，FSH，LHは，αサブユニットとβサブユニットより構成され，αサブユニットは，TSH，FSH，LH間で同じ構造で，構造および機能における特異性はβサブユニットに存在する．またACTHに関しては，遺伝子工学的解析から，下垂体前葉細胞内で前駆体大分子がまず形成され，細胞内で翻訳後のプロセッシングによりACTH分子が形成されることが判明した．この前駆体からは，βリポトロピンとβエンドルフィンも形成される．動物ではβメラニン色素細胞刺激ホルモン(β-MSH)が存在するが，ヒトにはない．βエンドルフィンは内因性モルヒネ様作用が知られており，エンケファリン enkephalin あるいはダイノルフィン dynorphin などとともにオピオイドペプチド opioid peptide と総称されている．[1047] ⇨参下垂体ホルモン→502

下垂体前葉ホルモン単独欠損症 isolated anterior pituitary hormone deficiency ［**単一下垂体前葉ホルモン欠損症**］ 6種類の主要な下垂体前葉ホルモン〔副腎皮質刺激ホルモン(ACTH)，甲状腺刺激ホルモン(TSH)，成長ホルモン(GH)，プロラクチン(PRL)，黄体形成ホルモン(LH)，卵胞刺激ホルモン(FSH)〕の中の1種類のみの分泌が病的に低下した状態．通常，低下したホルモン名をつけて「～単独欠損症」という．ホルモン分泌に残存があるものは不全型欠損症という病名が用いられる．GH単独の分泌障害(成長ホルモン分泌不全性低身長症)に次いで，ACTH単独の分泌障害(ACTH単独欠損症)の頻度が高い．ゴナドトロピン単独欠損症(LH，FSHの欠損症)のうち最も多いのは，これに嗅覚異常をあわせ持つカルマン Kallmann 症候群であり，PRL，TSH，LH，FSHのそれぞれの単独欠損症はまれである．[1260]

下垂体卒中 pituitary apoplexy 下垂体内の出血や梗塞により生じる症候群．急激で高度の頭痛や嘔吐，視野欠損，外眼筋麻痺，意識障害などを呈する．下垂体腺腫(特に嫌色素性腺腫)が原因の場合が多い．これは良性腫瘍であるが血管に富んでいるために，ときに自然

か

に腫瘍内出血や梗塞を生じることによる．脳脊髄液は血性となることが多いので，脳動脈瘤破裂によるくも膜下出血との鑑別を要する．治療としてステロイドホルモン剤の補充などを行うが，致死率も高く，救命しえても下垂体不全(乳汁分泌過少や無月経，尿崩症など)を残すことがある．[576]

下垂体中葉ホルモン middle-lobe hormone 下垂体中葉からはαメラニン細胞刺激ホルモン(MSH)とβエンドルフィンが主に分泌される．α-MSHとβエンドルフィンは共通の前駆体プロオピオメラノコルチン(POMC)から生成される．なお，下垂体中葉は動物およびヒト胎児には存在するが，ヒト成人では退化するため通常存在しない．[1047]

下垂体微小腺腫 pituitary microadenoma ［微小腺腫，マイクロアデノーマ］ 下垂体腺腫のうち，最大直径が10 mm以内のもの．トルコ鞍の大きさ，形状とも正常であることが多い．動的MRIにより，微小腺腫を確実に診断できるようになった．手術的に摘出が行われる．[791] ⇨参下垂体腺腫→501

下垂体負荷試験⇨同下垂体機能検査法→499

下垂体・副腎皮質機能検査 pituitary-adrenal function test 副腎皮質ホルモン分泌機能の検査法．副腎皮質ホルモン分泌機能の異常の有無，異常がある場合の程度とともに，病因が副腎皮質，下垂体，さらにその上位の視床下部のいずれにあるかを明らかにするために行われる．下垂体・副腎皮質系の診断には必須である．検査法には通常のホルモン負荷試験のほか，カテーテル法によるホルモン産生組織からの静脈血の選択的サンプリング，あるいは同位元素で標識したステロイド前駆体を用いて左右の副腎皮質機能を分離して評価するシンチグラフィー法などがある．[1260]

下垂体ホルモン pituitary hormone 下垂体ホルモンは，前葉と後葉から産生されるものに大別される．前葉から産生・分泌される主なホルモンは，成長ホルモン(GH)，プロラクチン(PRL)，甲状腺刺激ホルモン(TSH)，性腺刺激ホルモン〔卵胞刺激ホルモン(FSH)と黄体形成ホルモン(LH)〕，副腎皮質刺激ホルモン(ACTH)，βリポトロピン(β-LPH)，βエンドルフィン，βメラニン細胞刺激ホルモン(β-MSH)およびそれらの変化したホルモンである．なおβ-MSHはヒトには存在しない．視床下部で産生され後葉から分泌されるホルモンは神経内分泌に属し，抗利尿ホルモン(ADH，哺乳類ではバソプレシンと同義)，オキシトシンがあげられる．動物およびヒト胎児には中葉があり，αメラニン細胞刺激ホルモン(α-MSH)とβエンドルフィンが産生・分泌される．ヒト成人では中葉は退化し，ホルモンの産生・分泌はない．下垂体前葉から分泌されるFSHとLHは，胎盤絨毛から分泌されるヒト絨毛性ゴナドトロピン(hCG)とともにゴナドトロピンとも呼ばれる．[1047] ⇨参下垂体前葉ホルモン→501，下垂体中葉ホルモン→502，下垂体後葉ホルモン→500

下垂体ホルモン分泌刺激試験 pituitary hormone stimulation test 下垂体からはさまざまなホルモンが分泌されている．前葉からは成長ホルモン(GH)，プロラクチン(PRL)，副腎皮質刺激ホルモン(ACTH)，甲状腺刺激ホルモン(TSH)，卵胞刺激ホルモン(FSH)，黄体形成ホルモン(LH)が，後葉からはバソプレシン，オキシトシンが分泌される．下垂体ホルモン分泌刺激試験は，これらの下垂体ホルモンが刺激に反応して正常に分泌されるか否かを調べるために行う検査．例えばGHは，アルギニン，インスリン，グルカゴン＋プロプラノロール，成長ホルモン放出ホルモン(GHRH)などの投与によって，その血中濃度が増加する．これらの負荷を行ってもGHの分泌が低下している状態では，GHの欠乏が確実に診断される．[90]

下垂体ホルモン分泌抑制試験 pituitary hormone suppression test 下垂体ホルモン濃度が種々の薬剤投与などで低下する現象を利用して，疾患の診断に役立てる検査の総称．代表的な例として，成長ホルモン(GH)の分泌を糖負荷によって抑制する試験があり，先端巨大症では下垂体腺腫からのGH分泌はブドウ糖負荷によって抑制されないことから診断に役立つ．また，プロラクチン(PRL)を産生する下垂体腺腫のプロラクチノーマでは，血中PRLは高値を呈するが，L-ドパやドパミン受容体の刺激(ブロモクリプチン)による抑制が不十分であるためプロラクチノーマの診断に役立つ．[90]

下垂体ホルモン放出因子 ⇨同下垂体ホルモン放出ホルモン→502

下垂体ホルモン放出ホルモン pituitary hormone-releasing hormone ［下垂体ホルモン放出因子］ 視床下部神経終末から下垂体門脈血中に分泌され，下垂体前葉の細胞に作用し，下垂体ホルモンの分泌を促進させるホルモンの総称．副腎皮質刺激ホルモン放出ホルモン(CRH)，甲状腺刺激ホルモン放出ホルモン(TRH)，成長ホルモン放出ホルモン(GRHまたはGHRH)，ゴナドトロピン放出ホルモン(GnRH)，プロラクチン放出ペプチドなどがある．これらのペプチドは，下垂体前葉ホルモンの分泌を促進するのみならず，神経系や腸管にも分布することが明らかになり，神経伝達物質としての役割も果たしていると考えられる．[1047] ⇨参視床下部ホルモン→1286

下垂体ホルモン放出抑制因子 ⇨同下垂体ホルモン放出抑制ホルモン→502

下垂体ホルモン放出抑制ホルモン pituitary hormone-inhibiting hormone ［下垂体ホルモン放出抑制因子］ 視床下部神経終末から下垂体門脈血中に分泌され，下垂体前葉の細胞に作用し，下垂体ホルモンの分泌を抑制するホルモンの総称．ソマトスタチン(成長ホルモン放出抑制ホルモン)などがある．視床下部のみならず，神経系や腸管にも分布することが明らかになり，神経伝達物質としての役割も果たしていると考えられる．[1047] ⇨参視床下部ホルモン→1286

下垂体門脈系 hypophyseal portal system 一般に静脈は漸次合流して心臓に戻るが，途中で一度分岐して毛細血管網を形成するものを門脈という．下垂体前葉へ行く上下垂体動脈は視床下部正中隆起部に入って第一次毛細血管網を形成後，数本の静脈に集まって下垂体前葉に入り，ここで第二次毛細血管網に分岐する血管を形成する．この系全体を下垂体門脈系という．この血管系により視床下部ホルモンは下垂体前葉に運ばれる．[1047]

下垂体漏斗⇨同漏斗→2993

加水分解 hydrolysis ［水解］ 1分子の化合物に水1分子が反応して，C-C，C-O，C-N，P-Nなどの結合を分解し，分解によって生じた両端に水分子に由来する-H と-OH 基が添加される反応．生体内では加水分解酵素(ヒドロラーゼ)が触媒する．代表例として，エステルからカルボン酸とアルコールが生成する反応，酸アミドからカルボン酸とアミンが生成する反応などがある．[407] ⇨参加水分解酵素→503

加水分解酵素　hydrolase，hydrolytic enzyme　反応形式が AB + H_2O → AOH + BH で表される加水分解反応を触媒する酵素の総称．補酵素は通常含まない．分解される結合は C-C，C-O，C-N，P-N など 12 種類あり，エステル結合ならエステラーゼ，グリコシド結合ならグリコシダーゼ，ペプチド結合ならペプチダーゼなど，12 のサブクラスに分類される．高分子物質の加水分解は栄養物の吸収に重要で，細胞外酵素として放出されることも多い．[407] ⇨参加水分解→502

ガス・液体クロマトグラフィー　gas-liquid chromatography；GS　試料から各成分のもつ物理・化学的な特性を利用して成分分離を行う方法．ある媒体に固定された固定相の周囲に流体である移動相を流し，各成分の吸着性などの特性により溶質の移動速度が異なることを利用して成分分離し，定量を行う．移動相に気体を用いるものをガスクロマトグラフィー，液体を利用するものを液体クロマトグラフィーと呼び，この手法を用いて測定する装置をガス・液体クロマトグラフという．ガスクロマトグラフィーでは試料を高温状態で分離するため，熱により変性する有機物や高分子生体成分には不向きである．一般的に液体クロマトグラフィーは幅広い生体成分の分離・定量に利用できる．[263]

ガス壊疽(えそ)　gas gangrene　嫌気性菌による感染症により生じる重篤な進行性炎症で，皮下局所のガス産生と筋肉組織の壊死を特徴とする．ガス壊疽菌(*Clostridium perfringens*, *C. novyi*, *C. septicum* など)が原因であることが多い．ガス壊疽菌は土壌中，ヒトや動物の腸管内に常在するが，組織が激しく壊れた外傷や手術創に混入した場合，嫌気性条件，免疫不全(糖尿病などによる)状態が重なるとガス壊疽を生じる．局所には悪臭のあるガス産生と組織壊死がみられ，血性漿液性の水疱を形成し，皮膚は暗紫色，黒色となり，激痛が生じる．ガスは握雪感，捻髪音を伴って触知され，X 線像では筋膜下，筋肉内にちりめん状のガス像が認められる．進行は急激であり，不穏，微熱，発汗に続き，頻脈，高熱などの全身症状が出現し，腎不全，肝不全，播種性血管内凝固症候群(DIC)，ショックを生じ，死亡することも多い．治療は創の開放，洗浄，ドレナージ，化学療法，血清療法などを併用するが，全身管理，高圧酸素療法，患肢の切断が必要なこともある．[169]

ガス壊疽(えそ)菌〔群〕　bacilli of the gas gangrene⇨参ガス壊疽(えそ)→503

ガス拡散　gas diffusion　気相または液相のガスが濃度(分圧)の違いにより濃度の濃いほうから薄いほうに移動して，濃度が平均化される過程．具体的には肺胞-毛細血管内血液間や毛細血管内血液-組織液間でのガス分圧較差によるガスの移動をいう．フィック Fick の拡散の第 1 法則に従う．[1213] ⇨参肺胞ガス交換→2352，フィックの拡散法則→2512

ガスクロ⇨同ガスクロマトグラフィー→503

ガスクロマトグラフィー　gas chromatography；GC［ガスクロ，気相クロマトグラフィー，GC］　吸着剤への親和性の差異を利用して，物質の分離や分析を行う方法．分析する物質はガス状混合体(移動相)として，吸着剤を充塡したガラス円筒(固定相)を通過させる．吸着剤はガス状成分に対して非揮発性の溶媒に浸してある．ガス状混合体となった物質が吸着剤を通過する間に吸着される程度は物質によって異なり，それぞれ特有な色が見られる．全部のガス混合物が吸着剤を通過したあとに，それぞれ異なる色のバンド，つまりクロマトグラムが生じ，これにより分析が行われる．固定相に固体を用いる気固クロマトグラフィー(GSC)，液体をしみ込ませた固体を用いる気液クロマトグラフィー(GLC)とに分けられる．後者は最も重要な化学分析法の 1 つとして広く利用されている．[258] ⇨参カラムクロマトグラフィー→551，イオン交換クロマトグラフィー→217

カスケード　cascade　一連に生じる段階的な過程をいう．各段階はそれに先立つ段階に依存し，活性化する．多くに累積効果がある．[543]

カスケード反応　cascade reaction　微量の生理活性物質が大きい増幅率で多面的効果を細胞に起こす機序を，制御理論のカスケード制御から説明する反応．その増幅過程をカスケード(段々になった滝)にたとえてカスケード増幅といい，最初の反応がいくつかの調節酵素により段階的に増幅される．生体膜上の受容体に作用したアドレナリン，グルカゴンなどが大きく効果を現す場合などが該当．[407]

ガス交換　gas exchange　生体内で，酸素および二酸化炭素が，気相と液相の間を移動する働きのこと．肺胞は，この気相と液相の接点にあたり，大気から続く気相の終点である肺胞気から液相である肺網細血管中の血液に酸素が取り込まれ，逆に血液から肺胞気に二酸化炭素が排出される．酸素と二酸化炭素の交換比は呼吸商と呼ばれ，通常 0.83 前後とされる．肺内には約 3 億個の肺胞がありガス交換にかかわる肺胞表面積は約 80 m^2 ときわめて広い．一方，肺胞気から網細血管内皮までの距離は 0.5 μm 以下ときわめて短く，この面積の広さと距離の短さにより，気相液相間のガスの移動効率を高めている．ガス交換の効率は，肺胞における拡散能のほかに，換気および肺血流が十分であること，さらに換気血流バランスに依存している．[1605]

ガス交換比　gas exchange ratio；R　肺における酸素摂取量に対する炭酸ガス排出量の比率．ガス交換比(R) $= \dot{V}CO_2/\dot{V}O_2$ で表し，定常状態では呼吸商と同じ値．[1213] ⇨参呼吸商→1082

ガス殺菌⇨同燻蒸→849

ガス産生性感染症　gas-forming infection　ガス産生を伴った感染症．原因菌は大腸菌，ガス壊疽菌などのガス産生菌であるが，他の菌も含めた混合感染であることが多い．一般にガス産生，水腫を伴った炎症を生じるが，ガス壊疽菌では，進行性壊死，重篤な中毒症状を示すガス壊疽を引き起こすことがある．抗菌薬のみの治療はあまり有効でなく，外科的治療，血清療法などの併用が必要になることが多い．[169] ⇨参ガス膿瘍→504，ガス水腫症→504

ガス産生性胆囊炎　gaseous cholecystitis⇨同気腫性胆囊炎→

683

ガス水腫症 gas(gaseous) edema ガス産生を伴った水腫(浮腫)症を意味し，広義には皮下気腫も含むが，一般的には大腸菌，ガス壊疽菌群などのガス産生菌により生じるガス産生を伴った水腫症を意味する．ガス壊疽菌などが創傷部位などに感染を起こすと，ガス産生とともに炎症反応を生じ，その結果，滲出性の漿液による水腫症が生じる．組織壊死が広がると蜂巣炎，壊疽となることがあるので早期の適切な治療が必要である．[169] ⇨参ガス産生性感染症→503

ガス塞栓症 gas embolism 高圧状態から通常の大気圧状態に戻る際，急激な減圧によってみられる現象で，血中に溶解していた窒素ガスが気泡化して筋肉や腱，関節などの体内小血管に閉塞を生じさせることをいう．これによって組織や血管は破裂し，潜函病を発症させ，重篤な場合は死亡することもある．気泡化は生体と環境のガス圧比だけでなく，体液の粘度などの性状も関係するとされる．この現象は潜水夫やトンネルの掘削業に従事する人によくみられ，疼痛が激しく，失神，麻痺，失語症のような神経症状を合併する．予防および治療としては血中に溶解しているガスを徐々に減圧していくことである．[640] ⇨参潜水夫病→1770，高気圧障害→985

カスト dressing drum 中にガーゼや医療器具などの小物を入れて，そのままオートクレーブまたは乾熱滅菌できるステンレス製容器の総称．[1629]

ガス導入 gas induction⇨同緩徐導入→616

ガストリノーマ gastrinoma，gastrin producing tumor ［ガストリン産生腫瘍，G細胞腫］ 1955年にゾリンジャー Robert M. Zollinger (1903-92) とエリソン Edwin H. Ellison(1918-70)により最初に報告された症候群で，①胃酸過剰分泌，②難治性・再発性潰瘍，③膵非B細胞性膵島腫瘍，を三主徴とする．十二指腸にも発生することがあるが，大部分は膵島より発生し，悪性のことも多い．約1割は多発性内分泌腺腫1型といわれる．血中ガストリンが高値(空腹時200 pg/dL以上で疑う)で，セレクチン負荷で抑制されず奇異上昇することが診断に役立つ．しばしば多発性であるため完全切除も困難なことが多い．[991] ⇨参多発性内分泌腺腫症→1925

ガストリン gastrin 胃酸分泌促進作用をもつ消化管ホルモンで，胃幽門前庭部のG細胞から分泌される．前駆体であるプレプロガストリンがプロセッシングを受け，アミノ酸34個のG-34(ビッグガストリン big gastrin)，同17個のG-17(リトルガストリン little gastrin)，同14個のG-14(ミニガストリン mini gastrin)などが生成される．血中に放出されるのは主としてG-34とG-17．ガストリン分泌は化学的(アミノ酸，カルシウム)，機械的(胃壁拡張)，体液性(脳・腸管ペプチド)，神経性(迷走神経，β受容体)機序で調節されている．ガストリンは胃内pHとの間にネガティブフィードバック機構がある．血中ガストリンが高値を示す病態としてガストリン産生腫瘍，無酸症を呈する萎縮性胃炎や悪性貧血が知られている．[991] ⇨参ガストリノーマ→504

ガストリン産生腫瘍 gastrinoma⇨同ガストリノーマ→504

ガストリン分泌細胞 gastrin secreting cell；G cell ［G細胞］ 胃幽門前庭部粘膜の腺の側壁に最も多く，次いで十二指腸，空腸粘膜にも分布．フラスコ型で底部が広がり，多数のガストリン顆粒を含む．細くなった先端は粘膜表面にのぞいており，微絨毛が内腔内に突出している．微絨毛上の受容器を介して化学的・物理的刺激で分泌刺激され，血中に分泌されたガストリンは胃体部粘膜の壁細胞からの胃酸分泌を促進する．[842]

ガストリン放出ペプチド gastrin releasing peptide；GRP ［哺乳類ボンベシン］ カエルの皮膚から発見されたボンベシンと一部共通の構造をもつ27個のアミノ酸残基からなるペプチドで，脳・消化管ホルモンの1つ．全消化管の神経細胞や内分泌細胞に含まれる．ガストリン，膵ポリペプチドなどを放出し，胃酸や膵酵素の分泌も促進する．脳内での生理作用は不明．[991]

ガストリン放出ペプチド前駆体 gastrin-releasing peptide (GRP) precursor，pro-gastrin-releasing peptide；ProGRP ガストリン放出ペプチドは胃に分布する迷走神経に含まれ，幽門部のG細胞に分布して，胃酸分泌を促すガストリンの分泌を促進する．一方，ガストリン放出ペプチドの前駆体であるプロガストリン放出ペプチドは肺小細胞癌で高率に産生されていることから，肺小細胞癌のマーカーとして使用されている．[1335]

ガス膿瘍 gas abscess 大腸菌，ガス壊疽菌などのガス産生菌により生じるガスを含む膿瘍．感染創傷部では，ガス産生に続いて化膿し，膿瘍を形成する．進行例，重症例では壊疽に陥ることがある．[169]

ガスフレグモーネ gas phlegmon⇨同ガス蜂巣炎→504

ガス分圧 partial pressure of gases⇨同分圧→2603

ガス分布 gas distribution⇨同肺内ガス分布→2346

ガス蜂窩織炎 gas phlegmon⇨同ガス蜂巣炎→504

ガス蜂巣炎 gaseous cellulitis，crepitant cellulitis ［ガス蜂窩織炎，ガスフレグモーネ，嫌気性蜂巣炎］ 組織内にガスを認める蜂巣炎であるが，筋膜より外側のみで広がっていくことが特徴で，ガス壊疽のように重篤な全身症状が急激に進行することはない．*Clostridium*属，*Bacteroides*属，*Peptostreptococcus*属などの嫌気性ガス産生菌による．症状としては，感染創の皮下組織に発赤，疼痛，腫脹がみられ，圧迫すると捻髪音がある．X線像では皮下組織中に気泡像をみることができる．治療に皮膚切開やドレナージ，化学療法などがある．[169] ⇨参ガス壊疽(えそ)→503

ガス麻酔薬 gaseous anesthetic 吸気中に混ぜて肺から吸収させ全身麻酔を起こす薬剤を吸入麻酔薬と称するが，そのなかで常温・常圧で気体状であるものを指す．小さな気化器に満たされた揮発性麻酔薬とは異なり大きなボンベに充填され，ガス専用の流量計を通して投与される．亜酸化窒素，シクロプロパン，エチレンがあるが，後二者は引火性があり，現在は亜酸化窒素のみ使用されている．[323]

ガス滅菌法 gaseous sterilization 滅菌には，オートクレーブを用いた加圧蒸気滅菌法などの加熱滅菌法，ガンマ線照射などの照射滅菌法，化学物質を用いた化学的滅菌法があり，そのうち化学的滅菌法の1つ．加熱によって変性するゴム製品や水分を残せない精密機械の滅菌に有用．使用するガスではエチレンオキサイドガス(C_2H_4O)が最も多い．エチレンオキサイドガスは，40℃ でウイルスや芽胞をもつものを含めてほとんどの微生物を死滅させるためきわめて有用である一方，毒性が強く爆発性もあるため，特定化学物質に指定されるほど管理や滅菌作業の扱いが煩雑であり，また滅菌物に残留したガスが健康障害を起こさないように滅菌後十分に時間をかけてこのガスを抜かなければならないといった難点もある．[543] ⇨参滅菌法→2801

ガスリー法(検査) Guthrie method(test) ［GBIA］ フェニルケトン尿症などアミノ酸代謝異常のスクリーニング検査法で，細菌の発育度の差を利用して血中のアミノ酸を測定する細菌抑制検査(inhibition assay)法．生後1週間くらいの新生児から2-3滴の血液を採取し厚さ0.4 mmの濾紙にしみ込ませ，乾燥した血液をパンチャで直径3 mmの円板にくり抜いて試料とする．フェニルアラニン拮抗物質であるβ2-チエニルアラニンを含んだ寒天培地にフェニルアラニン依存性(発育にフェニルアラニンが必須)の枯草菌芽胞を混和して平板に固める．そこに血液濾紙小円板を置き，約16時間培養後に小円板周囲に発育する枯草菌の発育円の直径を計測して，間接的に血液中のフェニルアラニン量を半定量する方法．同様な手法を用いて，ホモシスチン尿症，トリプトファン尿症，メープルシロップ尿症，チロシン血症などの検査に利用．わが国では生後5日の新生児の踵をランセットで穿刺し，血液を特定の濾紙に吸着させて，それを検査センターに送る．新生児のほとんど100% に実施されている．ガスリー Robert Guthrie(1916-95)はアメリカの小児科医．[263]

かすり様胆嚢⇨同胆嚢コレステローシス→1953

化生 metaplasia ［異所性分化］ ある機能を獲得し成熟した上皮または間葉系の細胞が，他の機能をもつ成熟細胞に置き換わっていく可逆的な現象．通常，上皮系の細胞は他の上皮へ，間葉系の細胞は他の間葉系の細胞への化生が起こる．上皮の場合，慢性的な刺激により細胞が傷害を受け脱落し，再生が行われる際に別のより刺激に抵抗性のある細胞に置き換わっていくことが多く，円柱上皮が扁平上皮に変化する扁平上皮化生が代表で，気道，子宮頸部，胆道，膵管などに起こる．また，移行上皮(尿路上皮)の腺上皮，扁平上皮化生もよく遭遇する所見である．間葉系細胞では，線維性結合組織や骨格筋に起こる軟骨，骨への化生などがよく知られている．化生の機序は完全には解明されていないが，成熟した細胞が他の細胞に変化することはなく，組織中にある未熟な幹細胞が周囲の細胞から産生される種々のサイトカインや細胞栄養因子により本来分化すべき細胞とは別の細胞分化へ誘導されるという説が有力．[808] ⇨参再生→1158，幹細胞《胚の》→601

仮性 false, pseudo 症状や状態は似ているが，その病因や真の状態が異なることで，その状態を表す接頭語としても用いられる．仮性球麻痺，仮性クループ，仮性包茎などがある．[758] ⇨参真性→1562，偽性→687

過生⇨同過形成→491

仮性アルドステロン症 pseudoaldosteronism⇨同偽〔性〕アルドステロン症→687

仮性アレルゲン pseudoallergen ヒスタミン，アセチルコリンなどを大量に含む物質，もしくは体内でヒスタミンなどを遊離させる媒介化学物質を含む物質のこと．ホウレンソウ，ナス，ソバ，タケノコ，サトイモ，ヤマイモ，魚，貝，イカなどがある．[690]

仮性牛痘⇨同搾乳者結節→1183

仮性球麻痺 pseudobulbar palsy ［偽性球麻痺］ 皮質延髄路が両側性に障害されたときに出現する舌や軟口蓋の運動障害．構音障害，嚥下障害が主たる症状であるが，病的感情障害(強制笑い，強制泣き)，歩行障害などを伴う．下顎反射がしばしば亢進する．[1156] ⇨参球麻痺→746

仮性菌糸 pseudohypha, pseudomycelium ［偽菌糸］ 一部の酵母(カンジダ・アルビカンス *Candida albicans* など)において，出芽でできた娘細胞が母細胞から離脱せず付着したまま細胞が伸長し，ウインナソーセージ様になったもので，糸状菌の菌糸と似たような外観となったものをいう．特定の栄養的または環境的な条件下にみられる．[324]

仮性近視⇨同偽近視→678

仮性クッシング症候群 pseudo-Cushing syndrome クッシング症候群ではない患者において，日内変動の欠如やデキサメタゾンでのコルチゾール抑制の不良，血中・尿中コルチゾールの増加などのクッシング症候群にみられる内分泌学的特徴を認める病態．慢性アルコール中毒，うつ(鬱)病，神経性食思不振症，神経性過食症などの原疾患による視床下部-下垂体系の異常が原因と考えられている．[284,383]

仮性クループ pseudocroup⇨同声門下喉頭炎→1709

仮性結核菌⇨同偽結核菌→679

仮性幻覚 pseudohallucination ［偽幻覚，偽性幻覚］ 幻覚に似るが，感覚性，客観性，実体性，外部空間への定位など幻覚本来の特徴をいくつか欠く病的現象．ドイツでは実体性のない表象の異常で実在判断を欠くものをいう．フランスでは記憶や想像の不随意な活動を指し，自我の統制が緩み，そのもとにある精神活動がひとり歩きする自動症のこと．[1205] ⇨参自動症→1324

仮性硬化症⇨同偽性硬化症→687

仮性コリンエステラーゼ pseudocholinesterase⇨同血清コリンエステラーゼ→918

加生歯 accessional tooth⇨同大臼歯→1864

仮性思春期早発症 precocious pseudopuberty ［仮性早発思春期，偽性性早熟，不完全早発思春期］ 第二次性徴が異常に早く始まる性的早熟を思春期早発症というが，このうち原因が性腺，副腎皮質からの性ホルモンの過剰分泌によるもの．副腎腫瘍および過形成，精巣の間質細胞腫，卵巣の顆粒細胞腫，莢膜細胞腫などに伴って発症．性腺刺激ホルモンであるゴナドトロピン分泌は抑制され，精巣管での精子形成および卵巣での排卵は起こらない．下垂体からのゴナドトロピンが早期に異常に分泌するために起こるものを真性思春期早発症(真性性早熟症)という．[1631] ⇨参思春期早発症→1283

仮性縮窄症 pseudocoarctation 大動脈の遠位部あるいは下行大動脈の近位部に彎曲，ねじれ，延長，屈曲が形成され，先天性の大動脈縮窄症に類似した形態をとる病態．動脈硬化でみられることが多いが，先天性に第4大動脈弓が異常延長して動脈管挿入部で屈曲した場合にもみられる．[439] ⇨参大動脈縮(絞)窄症→1891

仮性小児コレラ infantile pseudocholera ［白色便性下痢症，白痢］ 下痢症の1つで，冬季に乳幼児に発症することが多く，しばしば集団的に発生する．強い嘔吐，淡い黄色～白色の水様の下痢便のほか，発熱を伴うこともある．ロタウイルス感染が原因と考えられている．治療は嘔吐，下痢による脱水に対して適切な水分補給が重要．[1631]

仮性心室瘤 pseudo ventricular aneurysm ［**偽性心室瘤**］ 心室瘤のうち，心内膜，心筋層，心外膜よりなる本来の心室壁構造の全部あるいは一部が欠損し，心膜または心外膜および周囲結合織により瘤壁が形成されたもの．原因としては心筋梗塞が多く，その他にも心カテーテル法の穿刺や外傷，サルコイドーシスなどがある．[439] ⇒参心室瘤→1553

仮性真珠腫⇒参真珠腫性中耳炎→1555

仮性膵嚢胞 pancreatic pseudocyst 膵炎や外傷で膵液が膵管外に漏出し，組織が自己消化され生じた嚢胞．炎症性肉芽組織で被包され，内面に固有の上皮がない．背部への放散を伴う腹痛を主症状とし，腫瘤触知や発熱などもみられる．通常単房性で，画像診断で上皮を有する真性嚢胞との鑑別は難しく，穿刺液の膵酵素の測定や細胞診が役立つ．5 cm 以下であれば自然に吸収されて消失することがある．増大するものや感染が疑われるものは，ドレナージあるいは消化管との吻合術が必要となる．[279] ⇒参膵嚢胞→1626

化生性ポリープ metaplastic polyp⇒同大腸過形成性ポリープ→1885

仮性早発思春期 precocious pseudopuberty⇒同仮性思春期早発症→505

仮声帯 false〔vocal〕cord，ventricular fold 喉頭腔内にあり喉頭前庭から喉頭室を隔てている粘膜の厚いひだ．左右に各1つ合計2つ存在．各ひだは線維性組織の細長いひだ(喉頭室靱帯)を包んでいる．(図参照⇒喉頭→1039)[98] ⇒参声帯→1694

仮性大動脈瘤 false aortic aneurysm⇒同偽性大動脈瘤→688

仮声帯〔発〕声 ventricular phonation，phonation with ventricular bands 慢性喉頭炎により仮声帯に限局性粘膜肥厚が生じた際，粘膜が声帯より突出するために生じる声で，一般に濁声．その他，声門閉鎖不全の代償発声としてや，機能性発声障害(心因性)により仮声帯の強い内転が生じて認められることもある．[555]

仮性脱落膜反応⇒同偽脱落膜反応→692

仮性痛風 pseudogout ［**軟骨石灰化症，CPPD 結晶沈着症，偽痛風**］ 急性の結晶性滑膜炎で，ピロリン酸カルシウム calcium pyrophosphate dihydrate(CPPD)の結晶の関節軟骨・滑膜などへの沈着により生じる．痛風発作のように突然関節の疼痛，熱感，腫脹が発現する．高齢者の膝関節に好発し，典型例では X 線像で半月板の石灰化を認める．治療は非ステロイド系抗炎症薬の投与，水溶性ステロイドの関節内注入，関節洗浄などを行う．[419] ⇒参関節軟骨石灰化症→626

仮性同性愛⇒参同性愛→2111

仮性糖尿病《熱傷時の》 burn stress pseudodiabetes ［**偽性糖尿病**］ 熱傷ストレスや感染により耐糖能が低下し高血糖から脱水をきたす病態．早期に発見するには熱傷のショック離脱後に腸雑音が聴取できたら経腸栄養を早期に行い，1～数日をかけて徐々に投与カロリー量を上げる．カロリー源の主体はグルコースであるため，尿糖，血糖をモニターする必要がある．[1582]

仮性動脈瘤 false aneurysm ［**偽性動脈瘤**］ 動脈壁の3層構造の一部ないし全部が消失したために生じる限局性の動脈拡張で，内膜，中膜，外膜よりなる本来の動脈壁構造を有さず，動脈瘤壁は外膜，外膜周囲の結合織で形成されている例が多い．(図参照⇒動脈瘤→2133)[439]

仮性認知症 pseudodementia ［**偽認知症**］ 認知症に似た状態だが器質的な要因がなく，回復可能であるものをいう．特に近年ではうつ(鬱)病の思考制止に伴って生じている場合を指すことが多い．ヒステリー性のもうろう状態での的はずれ応答(ガンザー Ganser 症候群)や，うつ病以外の精神疾患に伴うものも含めることがある．うつ病と認知症の区別は臨床的に重要だが，高齢者の場合両者が併存することも多い．[1555]

仮性脳腫瘍⇒同良性頭蓋内圧亢進症→2943

仮性嚢胞⇒同偽嚢胞→701

仮性波動 pseudofluctuation ［**偽性波動**］ 筋線維を叩打したときに，液体がなくても波打つような波動を感じること．軟部組織の腫瘤に対する触診時にみられることがある．[690]

仮性半陰陽 pseudohermaphroditism ［**偽半陰陽**］ 半陰陽とは内性器ないし外性器系が何らかの程度の男女中間型を示す病態．このうち，同一個体が卵巣組織と精巣組織の両方を有するものを真性半陰陽という．これと対比して真性にあてはまらない半陰陽を仮性半陰陽と称して区別している．すなわち，性腺が精巣であるにもかかわらず，表現型が女性化したものを男性仮性半陰陽という．精巣女性化症候群などが代表的な疾患．一方，性腺が卵巣であるにもかかわらず明らかな男性化症状がみられるものを女性仮性半陰陽という．先天性副腎過形成などが代表的な疾患．[1431]

仮性肥大 false hypertrophy ［**偽性肥大，偽肥大**］ 見かけ上の肥大．正常の構造と固有の形状をそこなうことなく組織，臓器の容積が増大しているものを肥大というのに対し，本来の組織は容積を減じ(萎縮し)，正常構成組織成分以外の結合織や脂肪織などといった別の組織の増生により，見かけ上肥大している状態をいう．デュシェンヌ Duchenne 型筋ジストロフィーでは，萎縮消失した筋線維組織間に多量の脂肪組織が増加して，筋肉の容積が増しているように見えることがあり，仮性肥大の代表例である．[59]

仮性びらん pseudoerosion⇒同偽性びらん→689

仮性包茎 pseudophimosis，false phimosis ［**不完全包茎**］ 外見上は包皮が亀頭部を覆っていて包茎のように見えるが，包皮の反転によって亀頭部を露出できる不完全包茎をいう．包皮炎や亀頭炎を起こすこともある．[474] ⇒参真性包茎→1575

仮性ポリープ pseudopolyp ［**偽ポリープ**］ 消化管に多発した潰瘍と潰瘍の間に残存した粘膜が再生過程でポリープ様に隆起した状態．炎症の活動期よりも，寛解期にポリープの形態は明瞭になる．通常，その形態は細長いポリープや円形ポリープで，多発性と単発性がある．組織学的には腫瘍性病変ではなく，炎症性細胞浸潤を伴った過形成性上皮からなるポリープである．また肛門乳頭が裂肛，痔核，腺窩炎 cryptitis などに伴う慢性の炎症性刺激のため線維性に肥厚しポリープ状を呈したものに肛門ポリープがあり，粘膜のものではないが，これも仮性ポリープまたは偽性ポリープなどと呼ばれている．消化管のあらゆる炎症性疾患で発生し，特に小腸や大腸に好発する．潰瘍性大腸炎の寛解期やクローン Crohn 病でみられる．単発性で大きいものは腺腫や若年性ポリープと鑑別を要することもあり，ポリペクトミー(ポリープ切除術)の適応となる．[1548]

仮性無尿⇨同閉塞性無尿→2620

仮性メレナ⇨参真性メレナ→1575

カゼイン casein 乳タンパク質の主成分であるリンタンパク質．主成分のうち，αカゼインとβカゼインはカルシウムイオン(Ca^{2+})によって沈殿するが，κカゼインはカルシウムイオンによって沈殿しない．乳中では，κカゼインと他のカゼイン成分とでミセルを形成し，コロイド状に分散している．牛乳アレルギーの多くは，αカゼインが原因といわれており，αカゼインを減らした乳児用ミルクがある．[407]

下赤核症候群⇨同クロード症候群→842

かぜ症候群

common cold

【概念】鼻・咽喉頭などの上気道の感染によるカタル(粘膜表面から水分が多量に流出してくる状態)性炎症を呈する症候群．秋から冬にかけて流行することが多く，主にウイルス感染による．症状は短期間で治癒するが，特にインフルエンザによる感染は全身症状が強い．以下，インフルエンザとかぜ(普通感冒)とを区分せず対比させて説明する．

【原因】80-90% はウイルス感染によるとされ，**ライノウイルス**が最も多い．そのほか異型肺炎を起こすマイコプラズマ，クラミジアなどでもかぜ症候群を起こす．ウイルスは季節により流行種が異なり，夏季は**エンテロウイルス**，コクサッキーウイルス，エコーウイルスなどが，春・秋はライノウイルスが多い．

【病態，症状】感染形態は飛沫および空気感染が主であるが，ライノウイルスでは鼻汁に含まれるウイルスが皮膚や器具，ドアノブなどを介して接触感染すると考えられる．かぜ症候群は普通感冒からインフルエンザまでいくつかの病型に分けられる．普通感冒の場合，潜伏期は数日で徐々に発症する．鼻咽頭の乾燥感，くしゃみが初発症状で，鼻汁・鼻閉が主症状となる．そのほか咽頭痛がみられることもあるが軽微である．発熱はないか，あっても37.5℃ 以下である．全身倦怠感も軽微で，約1週間で軽快する．ライノウイルスやコロナウイルスによるものが多く，呼吸器のうち上気道，特に鼻粘膜が最も強く侵される．インフルエンザの潜伏期は1-3日で急激に発症し，症状は普通感冒よりも重症で，悪寒・戦慄とともに発熱，頭痛，筋肉痛，関節痛，全身倦怠感などの全身症状が早くから出現し，その後鼻汁・鼻閉，咽頭痛，咳が出現する．39-40℃の高熱が数日続き，解熱後も咳は残存することが多い．そのほか腹痛，悪心・嘔吐，下痢などの消化器症状が出現することもある．

【診断】かぜ症候群の診断には上気道の急性カタル性炎症症状(鼻汁増加，鼻道充血，咽喉頭部や扁桃の充血)が重要である．インフルエンザでは急激な悪寒を伴う発熱や全身症状が重症であることが特徴である．近年はインフルエンザ迅速診断キットが普及し，容易に確定診断を得ることができるようになった．キットはA型，B型インフルエンザの核タンパク質に対するモノクローナル抗体を利用している．迅速診断キットで判定するにはRT-PCRの1,000倍以上のウイルス量を必要とするため，検体採取の際にはしっかりと粘膜ぬぐい液を採取することが重要である．

【合併症】かぜ症候群の場合は，ウイルス感染により気道上皮線毛細胞の脱落変性が起き，気道上皮への細菌付着性が高まり，細菌除去能力の低下に常在細菌叢の変化も重なり，**二次性細菌感染症**が起こる．特にインフルエンザ桿菌，黄色ブドウ球菌，モラクセラ・カタラーリス，肺炎球菌が多い．インフルエンザの場合もこれらの二次性細菌性肺炎の合併に注意し，1週間以上も呼吸器症状が持続する場合は肺炎を疑い胸部X線撮影を施行する．

【治療】普通感冒に効果のあるものはなく，治療は症状をとることに向けられる．安静臥床と水分摂取を指示し，発熱には非ステロイド性抗炎症薬(NSAIDs)，鼻閉には抗ヒスタミン薬，咳には鎮咳薬で対処する．一般に抗菌薬投与の必要はないが，慢性閉塞性肺疾患(COPD)，心疾患，免疫不全患者，高齢者はかぜ症候群後の二次感染の高危険群であり，抗菌薬の予防投与が必要である．マイコプラズマの感染であればマクロライド系，テトラサイクリン系を用いる．インフルエンザでは**オセルタミビルリン酸塩**，ザナミビル水和物が効果があるとされている．これらは細胞膜表面にあるノイラミニダーゼを阻害する抗ウイルス薬である．インフルエンザの増殖過程において，感染細胞からのインフルエンザウイルスの脱殻に必要なノイラミニダーゼを抑制することでインフルエンザウイルスの増殖を抑制する．そのため，ノイラミニダーゼをもたないC型インフルエンザには無効である．ザナミビル水和物は吸入薬のため，わが国では使いやすい内服薬の**オセルタミビルリン酸塩**が流通している．オセルタミビルリン酸塩は精神神経症状との関連も指摘されており，使用に関しては常に最新の医薬品情報を得たうえで慎重に使用するべきである．インフルエンザに対しては**ワクチン接種**が有効であるので，高齢者，COPD患者，心疾患患者などでは積極的な接種が望まれる．[234]
⇨参インフルエンザ→305

かぜ症候群の看護ケア

【観察のポイント】多くは1週間前後で治癒するが，体力を消耗すると，合併症を起こし長引くこともあり，高齢者にとっては致命的になることもあるため，早期に治癒させることが大切である．咳嗽，喀痰，喘鳴，鼻汁，咽頭痛，咽頭の発赤，発熱，頭重感，白血球数の増加，CRP値の上昇，ウイルスの血清抗体価の増加の有無などを観察する．

【ケアのポイント】気道の浄化と十分な休息，栄養補給が大切である．気道浄化のために加湿を十分に行い，必要に応じてネブライザーによる吸入療法を行う．また，喫煙，冷気の吸入など，気道の刺激となる行為を禁止する．十分な水分摂取と頻繁な含嗽を行い，痰の喀出を促す．上気道の炎症により，発熱が続く間は十分な休息と睡眠をとり，体力の消耗を最小限にするよう心がける．栄養面では栄養価が高く，ビタミンが豊富で消化がよく口当たりのよい食品を選ぶ．また，罹患後は，自らが感染源とならないように注意することも大切である．予防としては外出先から帰宅した際は含嗽，手洗いを十分に行うことが有効である．日頃から過労を避け，規則正しい生活，バランスのとれた食事，十分な睡眠をとるように気を配ることや体力づくりも効果的な予防である．[526] ⇨参かぜ症候群⇀507

仮説　hypothesis　2つないしそれ以上の変数間の関係性を暫定的に予測もしくは説明するもの．帰納的・観察的仮説 inductive hypothesis とは，研究者自身の観察・経験・直観力・判断力に基づくもので，例えば「術前に痛みに対する恐怖がストレスになっている患者は，そうでない患者よりも術後の深呼吸や咳嗽がうまくできないのではないか」などに代表される．また演繹的仮説 deductive hypothesis とは，一般的な理論的原則に基づき，①すべての人間は赤血球と白血球をもつ，②一太郎は人間である，③ゆえに一太郎は赤血球と白血球をもつ，などの例に代表される．その他，1つの従属変数と1つの独立変数よりなる単純仮説 simple hypothesis，2つないしそれ以上の従属変数と独立変数よりなる複雑仮説 complex hypothesis や，方向仮説 directional hypothesis と非方向仮説 nondirectional hypothesis，研究仮説 research hypothesis と帰無仮説 null hypothesis などがある．[446]

仮説検証⇨同仮説検定⇀508

仮説検定　hypothesis testing　［仮説検証］　実験や調査が行われるときに，演繹（えんえき）的に導かれた仮説が正しいことを主張していくための統計的手法．はじめにその仮説が正しくないという帰無仮説（H_0）を立て，その下で計算される標本誤差が偶然によるものより大きいといえるならば，帰無仮説を棄却し，実験仮説（対立仮説）が正しいということを検証することができる．[980] ⇨参統計的仮説検定⇀2101

仮説構成体⇨同構成概念⇀1022

カセット　cassette　［フィルム取り枠］　X線撮影用具．X線フィルムを可視光線による感光からまもり，増感紙とフィルム全面が均等に密着するようにつくられている．通常は平板だが，関節撮影などに用いる彎曲したカセットやフレキシブルカセットもある．[264]

画素⇨同ピクセル⇀2434

画素《CTの》　picture element，pixel　デジタルカメラの画素数と同様で，CT，MRIなどのデジタル画像の最小構成単位．CTでは，1枚の縦×横が512×512（26万）画素となる．[8] ⇨参デジタル画像⇀2063，ピクセル⇀2434

画像検査　imaging　X線，超音波，断層法，サーモグラフィー，放射性同位元素を用いたシンチグラフィーなどさまざまな仕組みで得られた情報を画像化して診断する検査の総称．X線検査，CT検査，MRI（磁気共鳴画像法）検査，超音波検査，RI（核医学 radioimmunoassay）検査，眼底検査，内視鏡検査などを含む．X線検査は身体各部位のスクリーニング検査として多用され，X線を人体に照射して各部の写真を撮影する．一般撮影，単純撮影，断層撮影とも呼ばれ，X線写真から臓器の炎症や腫瘤などの病変，骨折の有無などを診断できる．近年，コンピュータ処理を加えたデジタル式X線画像診断システムが開発されている．乳癌のスクリーニングに使われる乳房撮影 mammography（MMG）のほか，透視下で硫酸バリウムやヨード系の造影剤を用いて得られる画像としては，胃X線透視撮影 magen durch leuchtung（MDL），十二指腸X線透視撮影 duodenal durch leuchtung（DDL）がある．食道・胃・十二指腸のX線透視を総称して上部消化管撮影 upper gastrointestinal series（UGIS）と呼ばれている．また，点滴静注腎盂造影撮影 drip infusion pyelography（DIP）などの造影撮影，腹部アンギオグラフィーなどの血管造影がある．CT画像検査 X-rays computed tomography は，同じくX線を照射しながらX線管球と放射線検出器が回転することで，二次元の横断画像（人体を輪切りにした断面）が得られる装置で，複数の断層画像により脳疾患障害などのスクリーニング検査として汎用されている．MRI検査 magnetic resonance imaging は電磁波を使って目的とする人体内に核磁気共鳴現象を起こさせ，体内の水分子を画像化する撮影法である．CT検査に比べて撮影時間が長くかかるが，X線被曝がなく，任意に断層画像や三次元画像が得られるため，脳の微細な病変をとらえることができる．超音波検査は，超音波を利用した検査であり侵襲性がないため，胆石，膵炎などの腹部症状の診断スクリーニングとして，また妊娠時の胎児の状況などを確認できる．RI検査は放射性同位元素を用いた検査である．内視鏡検査はファイバースコープを目的の消化器や腸管に挿入して組織の病変を直視下に観察でき，場合によっては治療もできる．[1248] ⇨参画像診断⇀508

仮想現実感⇨同バーチャルリアリティ⇀2324

画像再構成法⇨同再構成法⇀1156

下双子筋　inferior gemellus muscle　股関節短外旋筋群の1つで，坐骨結節の近位部より起始し内閉鎖筋腱とともに大腿骨大転子の内側面に停止する．支配神経は仙骨神経叢（L5・L4，S1・S2）である．股関節への後方侵入に際しては，他の短外旋筋群とともに切離される．[419]

画像情報処理　image information processing⇨同画像処理⇀508

画像処理　image processing　［画像情報処理］　撮影により得られた画像の画質解析や修整，強調などを行うこと．主にコンピュータによるデジタル画像処理が行われ，医用画像診断に利用されている．[264]

画像診断　diagnostic imaging　体内の情報を画像として描出し，診断に利用すること．この臨床分野を総称して画像医学ともいう．従来のX線診断に加え，CT，MRI，核医学，超音波，赤外線画像などが含まれる．各診断法の適応と限界を理解し，むだのない検査が行えるよう総合的，体系的に考える必要がある．[264] ⇨参画像検査⇀508

画像保管伝送システム⇨同PACS⇀93

画像誘導放射線治療　image-guided radiation therapy；IGRT　［IGRT］　治療計画，位置決め，照射中の精度を向上する目的で，画像情報を利用することに特に配慮した放射線治療と定義される．一般的には狭義の解釈として，照射直前と照射中の位置精度を向上する目的で画像情報を利用する方法を指す．すなわち，治療計画装置で作成した線量分布を実際の照射時にいかに実現するかという点に配慮し，その手段として画像情報を利用した治療手法のことである．具体的には，治療ビームによるポータルイメージを取得するための電子的照射野照合装置 electronic portal imaging device

(EPID)にアモルファスシリコン平面検出器 amorphous silicon flat panel detector を用いる方法や，治療室内や加速器本体により高画質の照合画像を得るための機器を導入する方法がある．後者には診断用X線を用いた2方向からのX線画像を得るシステムや，CTと直線加速器を同一のカウチで連結させる治療室同室CTライナックシステムなどがある．いずれも治療体位のまま撮影できることが特徴．[577] ⇨参CT-ライナック→38

家族 family 遺伝的なつながりのある者(親，兄弟，子どもなど)の集団．広義には，同じ家に住む者や結婚によって結ばれた者も含む．家族には性，生殖，情緒，経済，保護，教育，保健などの多様な機能があり，ライフサイクルを有し，発達に伴い家族関係は変化する．[1166]

鵞(が)足 goose foot, pes anserinus 脛骨結節の約1横指内側で約2横指遠位部にある，薄筋，縫工筋，半腱様筋の共通の停止部をいう．薄筋，縫工筋，半腱様筋は膝関節の強力な屈曲・内転筋群であり，膝関節内側コンパートメントの動的安定性に関与している．鵞足と内側側副靱帯の間には鵞足滑液包が存在．内側側副靱帯の慢性弛緩に対し鵞足形成術が行われることがある．[419]

家族アセスメント family assessment 家族と看護者との信頼関係を礎としながら，家族を1つの集団としてとらえ，系統的に情報を収集し，家族への援助が必要な点を明らかにする過程を指す．家族の健康問題や生活に焦点を当てて，家族の構造や家族の役割，勢力関係，家族の人間関係や情緒的関係，家族の対処能力，家族システムなどについて情報を整理してアセスメントを行う．[1166]

家族円環モデル Circumplex Model of Marital and Family Systems ［円環モデル］ アメリカのミネソタ大学のオルソン David H. Olson を中心とする研究グループによって提唱されたモデル．凝集性，適応性，コミュニケーションの3つの次元から家族システムをとらえ，そのうえで，凝集性と適応性は独立した2軸の直交座標として図式化している．この2つの次元での機能の程度から分類し，中庸群にあたる家族ほど適切に機能する健康な家族であると位置づけるとともに，2つの極端群では問題のある家族であるという仮説をもつ．このモデルに基づく家族アセスメントの方法としては，自己報告による家族適応凝集性評価尺度 family adaptability and cohesion evaluation scale(FACES)があり，わが国でも活用されている．[1166]

家族エンパワーメント family empowerment 家族が有する力，あるいは潜在的な力を活性化することを意味する．家族は主体的な存在であり，家族自身の力でさまざまな状況を乗りこえていくことができる集団である．しかし，家族員の病気など，家族の力で解決できない状況にあるときは，家族をエンパワーメントする(力づける)看護援助を必要としている．家族エンパワーメントが生じる条件は，家族との相互尊敬，ともに参加する関係(協働関係)，信頼である．[1166]

家族会《精神障害者の》 family organization〔of mental disorder〕［精神障害者家族会］ 精神障害をもつ当事者の家族によって構成される自助組織．学習会などを通じて疾患・障害についての理解を深めたり，抱える困難や苦労について話し合い，同じ悩みをもつ家族が互いに支え合う場としての機能をもつ．わが国では1960年頃より結成され，家族同士の交流に加えて，行政への働きかけや市民への啓発活動，社会復帰施設の運営などを行い，当事者のよりよい地域生活を支えるための活動を担ってきた．保健センターなどを中心に地域単位で組織される地域家族会と，病院単位で組織される病院家族会がある．1965年には，全国組織として全国精神障害者家族会連合会(全家連)が設立され，電話相談，調査・研究，啓発活動などを行い，精神保健福祉行政への積極的な働きかけを行ってきたが，2007年に福祉施設の運営困難から解散となり，新たな全国的組織設立への動きが始まっている．[826] ⇨参全国精神障害者家族会連合会→1758

家族カウンセリング⇨同ファミリーカウンセリング→2508

加速型高血圧⇨同急速進行性高血圧症→743

家族葛藤 family conflict 家族内に対立する2つ以上の要求，衝動などが存在して，その力がほぼ等しく，しかも相反している状態であり，そのためにどちらも充足されない状態を意味する．このように葛藤は家族内に緊張をもたらし，未解決な葛藤が長期に継続すると家族の健康はおびやかされる．しかし家族内に葛藤が存在していないことが健康的であるわけではない．すなわち葛藤を回避するのではなく，葛藤を顕在化させ解決していくほうが健康的である．葛藤は相反する意見を解決するために必要であり，ある意味では調和を達成する方法である．[1166]

家族画テスト family drawing test；FDT, draw a family；DAF ［家族画法］ 描画法のなかでも，特に家族というテーマを患者に与え，その作品について心理診断をするもの．単一の人物画よりも家族布置や家族内葛藤が表現されやすいという点に特徴がある．近年では家族システム理論を背景に，動的家族描画法 kinetic family drawing(KFD)，合同家族画 conjoint family drawing(CFD)，合同動的家族画 conjoint kinetic family drawing(CKFD)といった，さまざまな発展を遂げており，これらでは家族の機能評価だけではなく，治療技法を志向しているものもある．[217] ⇨参家族療法→517，家族力動→517，絵画療法→428

家族画法⇨同家族画テスト→509

家族観 view of family ある時代のある社会，文化，宗教の中での，家族とは何か，家族はどうあるべきかを示したものであり，その社会や家族員によって共有される家族に関する感情，意識，観念，記憶，信念，価値などを意味する．家族観は家族という表象のもとで機能している観念であるために，看護者が意識しないところでも家族ケアに影響を及ぼすこともあるので，看護者は自己の家族観を吟味することが求められる．[1166]

家族看護 family nursing 家族の一人または複数の構成員をケアを必要としている対象としてとらえ，家族の健康，家族のQOL(人生の質)，家族のセルフケア能力を高めるために専門家がケアすることである．この概念は従来，家族を資源としての家族ととらえることが多かった中，家族全体をケアの対象としてとらえることを基盤としている．家族看護の目的は，①家族の身体的，心理的，社会的な健康の維持・増進を図ること，②家族の健康的なライフスタイルをつくること，③家族が直面している健康問題に対する問題解決能力，対処能力，適応能力を高めること，などにある．家族の一員が病むことで家族のもつ構造や機能が変化し，支障をきたす可能性が出てくる．それを回復させたり高めるために，家族という集団を1つの単位として援助していくことが有用であり重要視されている．ケアの方法としては家族の発達課題，家族の役割構造，家族システム，家族のセルフケアなどの理論を活用して家族をアセスメントし介入していく．1994(平成6)年には家族看護学の確立を目的に，日本家族看護学会が発足した．[1634]

家族看護介入 family nursing intervention 家族の健康，健康生活の向上を目指して，看護者が働きかけること．①家族の日常生活の強化，②情緒的支援の提供，③家族教育，④対処行動と対処能力の強化，⑤家族関係の調整，強化やコミュニケーションの活性化，⑥役割調整への働きかけ，⑦親族や社会資源の活用，⑧発達課題の達成への働きかけ，⑨危機への働きかけ，⑩代弁，アドボカシー，⑪家族の力の強化，などの働きかけが展開されている．[1166]

家族看護学 family nursing 家族をケアの対象としてとらえ，家族自らが健康問題を解決し，より高次の健康的な家族生活を実現することができるように，予防的，支持的，治療的な看護介入を行う看護学の1つの領域．家族看護の特徴は，家族を個人-家族-地域社会の中に位置づけるとともに，複雑で多次元的な存在である家族を1つのケアの対象としてとらえて援助することである．家族看護学の目標は，家族の健康や健康的な家族生活の維持あるいは向上である．このことは，当然家族員一人ひとりの健康によって可能となるとともに，家族を取り巻く地域社会の健康にも深く影響を受けている．[1166]

家族看護研究 family nursing research 家族の健康や健康障害に関連した家族生活，あるいは家族看護介入を記述，説明，予測することを目的とした研究．その特徴は，主たる関心が家族という1つのユニットに向けられ，研究課題の中に家族が位置づけられていること，家族の現象が研究の中心的な関心を占めていること，研究の枠組みの中に適切に家族が位置づけられていること，家族看護学の発展および家族看護実践に寄与する研究であること，などである．[1166]

加速器 accelerator 一般に真空中で荷電粒子(イオン)を加速して高速，高エネルギーにするもので，荷電粒子を数MeV(メガエレクトロンボルト＝100万電子ボルト)以上の高エネルギーに加速でき，原子核，素粒子と関係するものをいう．高電圧の電位差を利用して荷電粒子を加速する高電圧加速器であるコッククロフト・ウォルトンCockcroft-Walton型，Van de Graaffヴァン＝デ＝グラーフ型，荷電粒子を直線状に走らせながら高周波電場で加速する線形加速器(リニアック)，磁場により荷電粒子を偏向させ円軌道上で加速する円形加速器であるベータトロン，マイクロトロン，サイクロトロン，シンクロトロンなどがある．放射線治療では，一般に電子を約4-20 MeV程度に加速して，その電子線あるいは電子線をターゲットに衝突させて発生するX線を使用するリニアック治療装置，マイクロトロン治療装置が使用されている．陽子線治療あるいは重粒子線治療ではサイクロトロン，シンクロトロンが利用されている．[1144] ⇨参電子加速装置→2081，サイクロトロン→1154

家族機能 family function 家族をとらえる理論的枠組みの中の1つに「構造-機能アプローチ」がある．そこでは社会全体は複合的な構造的分化を前提とし，家族とは1つの機能的要件を備えた下位システムであると考える．上位の社会システムに対し，下位の社会システムである家族が社会的に期待されている役割のことをいう．主な機能として，①生殖機能：成人の性的ニーズを満たし，新しい社会人を送り出し人間社会を継続させる，②社会化機能：子どもにその社会で生きるために必要な規範や価値を習得させる，③情緒機能：家族員の心理的ニーズを満たす，④ヘルスケア機能：家族員が健康を保つために必要最低限のものを供給する，⑤経済機能：経済資源を提供し有効に配分する，があげられる．しかし，このようなアプローチは，実態としての家族の日常生活をその社会的・歴史的コンテクストにおいて理解する方向よりも，むしろ抽象的な一般化を志向するため，家族の個別性，多様性がうもれてしまう傾向にある．[718]

家族計画 family planning 夫婦が年齢，健康，経済状態，生活環境，子どもの数や分娩の間隔などを考慮しながら，子どもを産むことに計画性をもち，幸福な家庭を築いていくという理念をいう．具体的には出産時期の計画に基づき受胎調節を行う．適切な避妊により無駄な妊娠中絶は避ける．20歳代に比べ20歳未満では周産期死亡率，低出生体重児出産率，母体死亡率が高いことや，35歳以上では不妊，母体合併症，母体死亡率，胎児の先天異常率が高いことも考慮されてよい．一般的に不妊治療は家族計画には含まれない．[998]

家族健康歴 family health history 家族の健康に関する情報のこと．家族個々人の性別，年齢，健康状態，現在罹患している疾患の有無(疾患名，発症時期，治療内容，疾病経過など)，家族で亡くなっている人がいる場合には死亡年齢，死因など．情報を得る際には本人の親兄弟ばかりでなく，親の親まで範囲を広げることによって，遺伝性疾患や生活習慣病など，家族の生活状況に起因する疾患の推測が可能になるばかりでなく，実際に罹患している場合には，その疾患の原因特定が容易になる．[894] ⇨参家族歴→518

家族コミュニケーション family communication 家族成員間のコミュニケーションのことで，そこには，その家族の関係性，情緒的なつながり，勢力などが凝集されている．したがって，言語表現のしかた，発言の順位，発言の間，タイミング，発言量，敬語の使用などから，勢力関係，結合関係や葛藤関係，家族内の愛情や感情的なつながりをアセスメントすることができる．また健康的ではない家族内コミュニケーションとして，二重拘束や偽相互性などの概念で説明されている．[1166]

家族サポート family support 家族から家族成員に対するサポート，支援を指す．危機的状況下で家族成員にケアを提供し，家族サポートを提供することは，家族の役割である．家族サポートを「家族内で，家族から注目，保証，好意，養護，助力を提供してもらっている関係が存在するという個人の認知」であるとの考えに基づいて，「家族からのサポート質問紙」なども活用されている．[1166]

家族支援専門看護師 certified nurse specialist in family health nursing⇨㊜専門看護師→1796

家族システム理論 family system theory 家族を1つのまとまりをもった単位とする考え方．家族システムでは，1つの原因から1つの結果が規定されるような直線的因果律の見方ではなく，因果的連鎖が円環状につながっている円環的因果律の見方をする．家族療法ではこの円環的因果律で問題をとらえ，家族の円環的パターンや相互作用といった関係性そのものを取り上げるため，家族システムが機能不全に陥っていると，その影響を最も受けた家族構成員が家族全体の病理を反映して症状や問題行動を起こすものと考える．[217]

家族指導 family education 患者の家族に対して，患者の現在の病状や検査結果の説明をはじめ，観察事項，栄養や休養，服薬，医療処置，社会資源の活用などを含む日常生活全般にわたって説明し，今後の生活に見通しをもって取り組めるように援助すること．退院計画の一部として入院時から行われる．在宅では，訪問開始時から行われる．現在は，単に家族は患者ケアの担い手という観点のみでなく，家族力動(ダイナミクス)をも視野に入れた家族ケアという視点からとらえることが多い．[1451]

家族周期 family life cycle 時間とともに変化する家族形態の規則的推移．家族を1つの集団ととらえ，その周期的変化を段階ごとに分け，その発達課題がそれぞれの段階を特徴づけている．具体的なものとして，①婚前期：結婚を決意し新しい家庭を築くため理解を深める，②新婚期：新しい生活を始め夫婦関係をつくっていく，③養育期：子どもを産み育てていく，④教育期：成長した子どもを就学させる，⑤排出期：社会的自立を促す，⑥老年期：安定した老後を築く，があげられる．近年は家族形態の多様化によって，家族の周期的な変化は家族の歴史的変化を統合しにくい概念となり，また家族を1つの集団とすることが難しくなった．そのため1970年代にライフコースの概念が登場．ライフコースとは「個人が年齢別に分化した役割と出来事を経ながらたどる人生行路」と定義され，家族を個人と社会との出会いを媒介するものとして位置づけ，個人のライフコースにおける家族との関係をとらえようとする．[718]

家族集積性 familial occurrence, familial aggregation ある病態や事象が特定の家族，家系に集中してみられる現象を指す．遺伝性疾患，家族内に伝播する感染性疾患，環境因子や生活習慣を共有することによる状態などで観察されやすい．家族集積性の有意性の判定にはデータの推計学的な処理が必要．[368]

家族主義 familism 家制度のもとで栄えた考え方で，家族構成員である個人の独自性や自律性よりも，家族全体を重視する考え方．さらにこうした考えを，他の社会集団や国家などについても，基本的な考え方として擬制している行動様式，社会関係，価値体系も総称している．第二次世界大戦後，個人が家族から独立していくことによって，家族主義は消滅していった．家族主義のもとでは，①家族員は家族に属していて，その一部であるという感情や家族員以外は部外者であるという感情を有している，②個人の活動は家族の目標達成に向かって統合されている，③土地や財産，物質は家族の所有物であり，家族員が必要としているときは援助し，支援する義務もある，④外部者から攻撃されたときには，成員同士が支援し助け合う，⑤家族の永続性を願い，成人した子どもに対しても，経済的な援助をはじめとして新所帯をかまえる際にも援助する，などの特徴がある．このような家族主義は個人主義の台頭とともに衰退はしているが，現在でも看護者の家族主義的な考え方がケアに影響していることがあるので，吟味することが求められる．[1166]

家族心理教育 psychosocial education for family 家族に対して健康や病気に関する知識や情報を提供するという教育的な援助だけではなく，心理療法的な配慮を加えた教育的介入のこと．病者と家族の気持ちを共感的に理解し，サポートを提供し，病気に付随するストレスへの対処能力を向上させることを目的としている．家族心理教育は，1980年代のアメリカで，統合失調症の家族のための心理教育として始まったが，最近では，うつ(鬱)病，摂食障害，てんかん，アルコール依存症，ひきこもり，老人性認知症の家族にも広く適用され発展してきている．[1166]

家族神話 family myth 家族の中で意識されることなく信じられている信念．家族内にだけ通用する偏った見方があり，客観的にみるとそれが現実と乖離していたり，非合理であったりもする．したがって，家族神話は，独自のテーマを有し，暗黙のルールが家族内で共有されているような幻想であるともいわれている．家族システムや家族関係，家族機能に障害をもたらすこともある．家族療法では，かくされた家族の神話をさがし，現実的な考え方に修正していく．[1166]

家族ストレス順応適応の回復モデル Resiliency Model of Family Stress, Adjustment and Adaptation 家族看護研究者であるマッカバン Marilyn A. McCubbin が，家族の健康問題への家族対処を促すために，家族順応段階と家族適応段階をモデル化したもの．このモデルでは，家族のストレス回復力の経過とそれに影響する要因を経時的に描いている．そして，①家族の危機状態では，ストレス源，緊張，家族のニードの大きさが，家族適応と関連し，これらは負の関係にある，②家族の危機状態では，家族の凝集性，適応性，家族のハーディネス(耐久力)，家族システムの力が家族適応と関連し，これらは正の関係にある，③家族の危機状態では，家族の肯定的認知は家族適応と関連し，これらは正の関係にある，④家族の危機状態を乗りきるために家族が用いる対処や問題解決の方策は家族対処と関連し，これらは正の関係にある，と主張している．[1166]

家族性Ⅱ型高リポタンパク血症 familial hyperlipoproteinemia type Ⅱ⇨㊐家族性高コレステロール血症→513

家族性Ⅲ型高リポタンパク血症 familial hyperlipoproteinemia type Ⅲ ［家族性異常βリポタンパク血症，Ⅲ型脂質異常症，ブロードβ病］ 電気泳動上，ブロードベータ broad-β という泳動パターンを示すリポタンパク質粒子が増加した家族性脂質異常症の一亜型で，WHO分類上では通称Ⅲ型脂質異常症やブロードβ病とも呼

か

ばれる．レムナントと総称されるリポタンパク質が増加する遺伝性疾患．本来トリグリセリドやアポCに富むリポタンパク質のコレステロールとアポEの相対含量が増加し，血清脂質分析では総コレステロール値とトリグリセリド値がともに増加する場合が多い．わが国ではまれな疾患．アポE2のホモ接合体に，肥満，糖尿病が合併したときに発症する劣性遺伝形式のものが大部分であるが，一部に優性遺伝する亜型がありアポE変異に起因する．前者は通常成人発症で，手掌黄色腫が特徴的に認められる．冠動脈以外に末梢動脈や脳血管の粥状動脈硬化が多い．食事療法やフィブラート系薬剤が有効．[121]

家族性Ⅳ型高リポタンパク血症 familial hyperlipoproteinemia type Ⅳ⇨同家族性高トリグリセリド血症→514

家族性Ⅴ型高リポタンパク血症 familial hyperlipoproteinemia type Ⅴ 本症はVLDL(超低密度リポタンパク質)と空腹時のカイロミクロンが同時に増加する脂質異常症(高脂血症)で，中性脂肪は1,000 mg/dLに至るものまで存在する．発病時期は20-50歳，臨床症状や所見は多彩で膵炎，黄色腫，糖尿病，高尿酸血症などがある．また，本症の臨床症状の始まりは高中性脂肪血症の原因となる因子と関係があり，妊娠，エストロゲン投与，アルコール過剰摂取，体重の急激な増加，コントロール不良の糖尿病などの発見を契機とすることが多い．[987]

家族性HDL欠損症 familial high density lipoprotein deficiency⇨同タンジール病→1937

家族性LCAT(エルキャット)欠損症 familial LCAT deficiency ［**LCAT欠損症，レシチン-コレステロールアシルトランスフェラーゼ欠損症**］ 血液中において遊離コレステロールのエステル化反応に関与する酵素であるLCAT(レシチン-コレステロールアシルトランスフェラーゼ)を先天的に欠損するまれな常染色体優性遺伝疾患．HDL(高密度リポタンパク質)によって末梢の細胞から引き抜かれた遊離コレステロールはLCATの作用によりエステル化される．LCAT欠損では酸化LDL(低密度リポタンパク質)が上昇し，これが腎障害の原因の1つと考えられている．家族性LCAT欠損症の代表的な臨床症状は，低HDLコレステロール血症，角膜混濁，溶血性貧血，腎障害である．[987]

家族性アミロイド性神経炎 familial amyloid neuritis⇨同家族性アミロイド多発ニューロパチー→512

家族性アミロイド多発ニューロパチー familial amyloid polyneuropathy；FAP，familial amyloidotic polyneuropathy；FAP ［**家族性アミロイド性神経炎**］ 遺伝的に変異したトランスサイレチン transthyretin(TTR)，ゲルゾリン，アポＡⅠなどが前駆タンパクとなって，線維状の構造をもつアミロイドと呼ばれる特異なタンパク質が，末梢神経をはじめとする諸臓器に沈着することにより臓器障害を引き起こす全身性アミロイドーシス．難治性進行性疾患であり，厚生労働省の特定疾患に指定されている．TTRの遺伝的な変異によって起こるFAPは，中枢神経を除く全身諸臓器，特に末梢神経，心臓，腎臓，消化管，眼などにアミロイド沈着をきたす常染色体優性の疾患で，わが国に多数の患者が存在する．中でも30番目のバリンがメチオニンに変異したVal 130 Metの患者数が最も多い．Val 130 MetのFAPは，20-30歳代で下痢，便秘，勃起障害などの自律神経症状や下肢末梢の疼痛，しびれ感などの感覚障害で発症することが多い．感覚障害は左右対称で，下肢末梢から始まり次第に上行する．特に発症初期は温痛覚障害が強く，位置覚，振動覚は保たれ，いわゆる解離性感覚障害のパターンをとる．次第に眼，心臓(心伝導障害など)，腎臓，消化管などの障害が出現・進行し，発症から数年から十数年を経て心不全や尿毒症などで死亡する．以上のような臨床像は長野県や熊本県の家系のもので，近年他の地域から報告されている孤発家系の臨床像は上記とは異なることに注意する必要がある．すなわち，孤発家系は発症年齢が40-80歳代と高齢であり，臨床的には緩徐進行性の多発ニューロパチーが主体であるが，自律神経障害は軽度または伴わないこともある．集積地の心症状は心伝導障害が主体で，心不全は末期になって出現するのに対し，孤発家系では心筋症が早期より出現する例もある．このような背景から原因不明の多発ニューロパチーを呈する例では高齢発症であってもTTR変異をもつFAPも考慮に入れる必要がある．現時点ではFAPに関する根治的な治療法は開発されていないが，血中の変異TTRのほとんどが肝臓で産生されることから，正常の肝臓と置換する肝移植療法がわが国でも広く行われている．肝移植により神経症状の進行は停止するとされ，早期には自律神経症状を中心に一部の神経症状の改善を認める例もある．[716] ⇨参アミロイド・ニューロパチー→179，肝移植→565

家族性アルドステロン症 familial aldosteronism ［**グルココルチコイド抑制型高アルドステロン症**］ 原発性アルドステロン症のうち常染色体優性遺伝性の亜型であり，アルドステロン合成酵素遺伝子のキメラ変異によってアルドステロン合成調節の異常をきたした病態．グルココルチコイド投与によりアルドステロン分泌の低下，血圧と電解質の正常化が認められることから，グルココルチコイド抑制型高アルドステロン症とも呼ばれる．[284,383] ⇨参原発性アルドステロン症→958，特発性アルドステロン症→2146

家族性異常βリポタンパク血症 ⇨同家族性Ⅲ型高リポタンパク血症→511

家族性異常アルブミン血症 familial dysalbuminemic hyperthyroxinemia；FDH ［**家族性異常アルブミン高サイロキシン血症**］ 甲状腺ホルモン結合タンパク質異常症の1つ．サイロキシン(T_4)などの甲状腺ホルモンは血中でサイロキシン結合グロブリン(TBG)，サイロキシン結合プレアルブミン(TBPA)，アルブミンなどと結合している．このうち最も結合親和性の高いのはTBGであり，親和性の最も弱いアルブミンが総T_4の測定値に影響を及ぼすことは通常ありえない．しかし本症においてはT_4と親和性の強い異常アルブミンが血中で増加し，そのため患者の総T_4濃度が上昇する．[385]

家族性異常アルブミン高サイロキシン血症 familial dysalbuminemic hyperthyroxinemia；FDH⇨同家族性異常アルブミン血症→512

家族性遺伝性アミロイドーシス heredofamilial amyloidosis ［**遺伝性家族性アミロイドーシス**］ 常染色体優性の遺伝疾患であり，末梢神経障害を主徴とすることから家族性アミロイド多発ニューロパチーとも呼ばれる．

アミロイドーシスとは特異な線維タンパク質であるアミロイドが全身に沈着することによって機能障害をきたす疾患群の総称．アミロイドの主成分は疾患により異なる線維タンパク質であり，これにすべてのアミロイドに共通の微量成分(血清アミロイドＰ成分，アポリポタンパク質Ｅ，グリコサミノグリカン)が結合している．本疾患は臨床像から4型に大別され，わが国の大部分はⅠ型である．Ⅰ型のアミロイドは血清タンパク質トランスサイレチンの30番目のバリンがメチオニンに置換された異型トランスサイレチンである．主症状は知覚障害優位の多発性神経炎，自律神経障害，全身のやせ，心伝導障害などであり，数年～10数年を経て心不全，腎不全，肺炎などで死亡する予後不良の疾患である．原因遺伝子として変異トランスサイレチン *TTR* 遺伝子が考えられている．診断は臨床症状と末梢神経の生検でトランスサイレチンアミロイドの沈着を検出すること，*TTR* 遺伝子の変異を決定することで可能である．治療は異型トランスサイレチンを産生する主要臓器を置換する目的で，肝移植が行われる．[987] ⇨参家族性アミロイド多発ニューロパチー→512

家族性遺伝性腎症(炎) ⇨参家族性腎炎→514

家族性イミノグリシン尿症　familial iminoglycinuria　先天性のアミノ酸代謝異常の1つ．腎尿細管と消化管におけるグリシン，イミノ酸の転送障害があるものとないものとがあり，ヘテロ接合体においてグリシン尿を認める家系と認めない家系があり3型に分類されている．これまで10数例が報告されいるが，臨床症状をまったく欠く症例から脳皮質の萎縮を伴う重篤な知的障害を呈する症例まであり，臨床症状とグリシン，イミノ酸の転送障害との間の関係は明らかではない．しかし，イミノ酸とグリシンはいずれも必須アミノ酸ではないので，その転送障害によって重篤な症状をまねくとは考えがたい．本症の血清アミノ酸には異常がない．生後6か月以後にイミノ酸尿が認められれば，その量の多少にかかわらず異常と判定する．これに反して，尿中のグリシン量は正常でもかなり多いが，24時間量として150 mg あるいは g 総窒素あたり160 μmol を超えれば，異常と判定される．病型を決めるには，プロリンの経口負荷試験を行って血清プロリンの上昇の有無をみるとともに，両親の尿アミノ酸を分析しグリシン尿の有無を検討する．生後3か月までは健常児においてもイミノグリシン尿が認められるので，本症と診断を誤らないよう注意する．高グリシン血症や高プロリン血症でも尿中のイミノ酸およびグリシンが増加するが，血清アミノ酸を分析すれば，その鑑別は容易である．治療の必要はない．[987] ⇨参イミノグリシン尿症→277

家族性褐色細胞腫　familial pheochromocytoma；FPC　家族性に発症する褐色細胞腫．褐色細胞腫の約4-7%を占める．両側副腎に発生する頻度が高く，さらに甲状腺髄様癌や副甲状腺過形成を合併した多発性内分泌腺腫症ⅡＡ型(MENⅡＡ；シップル Sipple 症候群)の病像を呈することや，神経線維腫症(フォン=レックリングハウゼン von Recklinghausen 病)あるいはフォン=ヒッペル・リンダウ von Hippel-Lindau 病に合併する場合がある．[284,383]

家族性癌　familial cancer　［遺伝性癌］　ある癌関連遺伝子の片方のアレル allele(対立遺伝子)に変異をもつ家系では，ある種の腫瘍の発生する確率が健常者人口でその癌が発生する確率よりも有意に高くなる．多くは癌抑制遺伝子の一方のアレルに点突然変異が認められる．例として，レチノブラストーマ(*RB*)癌抑制遺伝子に異常のある場合には網膜芽細胞腫の発生する危険率が1万倍になるといわれている．また，*p53* 癌抑制遺伝子に変異をもつ家系ではさまざまな臓器に悪性腫瘍が発生する(リ・フラウメニ Li-Fraumeni 症候群)．これらの形質は常染色体優性の形式で遺伝する．また，デオキシリボ核酸(DNA)損傷修復機構に関連する遺伝子異常に関連する病態(色素性乾皮症など)は常染色体劣性の形式をとる．このほかに特定の遺伝形式はとらないが，乳癌，卵巣癌，膵臓癌が多く発生する家系があり，これは多遺伝子の関与によるものと考えられている．[808] ⇨参癌抑制遺伝子→658

家族性グルココルチコイド欠乏症　familial glucocorticoid deficiency⇨同ACTH 受容体異常症→22

家族性クレチン症　familial cretinism　先天性の甲状腺機能低下症で，ジヨードチロシン脱ヨード酵素の欠損により起こる．遺伝形式は常染色体劣性遺伝である．知的障害，成長障害などを呈する．早期の甲状腺薬投与を行う．[987]

家族性痙性対麻痺　familial spastic paraplegia；FSP⇨同遺伝性痙性対麻痺→262

家族性血小板減少症⇨同遺伝性血小板減少症→262

家族性血尿症候群　familial hematuria　［**家族性再発性血尿，家族性反復性血尿症，良性反復性血尿**］　家族性・遺伝性腎症の1つで，家族性に無症候性血尿を示す症候群．常染色体優性遺伝である．このうち腎生検で確認がとれたものは菲薄基底膜症候群 thin basement membrane syndrome と診断する．糸球体基底膜のびまん性菲薄化が特徴であり，予後は良好．[186]

家族性高グリセロール血症　familial hyperglycerolemia　先天的なグリセロール活性の低下により，血中，尿中に遊離したグリセロールが排出される疾患．伴性劣性遺伝で著しく重い症状はなく，予後はよい．[987]

家族性高コレステロール血症　familial hypercholesterolemia　［**家族性Ⅱ型高リポタンパク血症**］　原発性脂質異常症の1つ．高コレステロール血症(高 LDL 血症)，黄色腫症，狭心症または心筋梗塞を三主徴とする常染色体優性遺伝疾患．LDL(低密度リポタンパク質)受容体の遺伝的異常により血中 LDL の細胞への取りこみが低下し，その結果高 LDL 血症をきたすものである．ホモ接合体は100万人に1人の頻度で，血清コレステロール値は1,000 mg/dL を示し10歳代から虚血性心疾患を発症する．ヘテロ結合体は500人に1人と高頻度で，血清コレステロール値は300-400 mg/dL を示す場合が多いが，300 mg/dL 未満の場合もある．本素因をもつ男性では40歳前後の約半数，50歳の80% が自覚症の発現，もしくは虚血性心疾患を呈する．第1度近親者(親子，同胞)に家族性高コレステロール血症がみられる場合は診断は容易である．また大きな自覚症がなく，30-40歳で心筋梗塞による突然死を起こす例は多数にのぼる．女性の虚血性心疾患の頻度は20-30% である．眼瞼黄色腫，角膜輪，アキレス腱黄色腫性肥厚が症状である．[987]

家族性甲状腺腫性クレチン症 familial goitrous cretinism 胎児期に甲状腺機能低下症に陥り，成人と異なる症状を示す病態．無治療では知能低下に至るが，早期治療により正常発育が期待できる．症状として新生児期に手足の動きが悪く皮膚は乾燥し，浮腫状，鼓腸，便秘傾向，哺乳力低下，巨舌のためよく舌を出す，貧血，小泉門開大，新生児黄疸遷延などがある．乳児期には乳歯萌出遅延，低身長，骨端核出現遅延，便秘，知能低下などを呈し発育が悪い．検査として，マススクリーニングで T_4(サイロキシン)の低下，TSH(甲状腺刺激ホルモン)の高値がみられる．治療は T_4 を投与する．[987]

家族性高トリグリセリド血症 familial hypertriglyceridemia ［**家族性Ⅳ型高リポタンパク血症，内因性高トリグリセリド血症**］ 内因性高トリグリセリド血症であって家族歴の証明できたものをいう．本症の血清中のVLDL(超低密度リポタンパク質)は健常者と比較して粒子サイズが大型化し，VLDL粒子中のトリグリセリド(TG)/アポB(アポリポタンパク質B)の比率が高い．肝における合成亢進とVLDL-TGの異化の遅延が考えられる．多くは成人発症で肥満，高インスリン血症を伴う．[987]

家族性高ビリルビン血症⇨同体質性黄疸→1872

家族性高プロインスリン血症 familial hyperproinsulinemia インスリン遺伝子のタンパク翻訳領域における点突然変異により，アミノ酸変異を伴ったプロインスリンが分泌される疾患．インスリンへ転換しにくいため低インスリン血症となり糖尿病を発症することが多い．本症では家族性に高インスリン血症が認められ，異常な高インスリン血症が発見の発端となる．インスリン注射に対する血糖降下反応は良好である．これまでの報告例ではいずれも変異遺伝子と正常遺伝子とのヘテロ接合体である．生物活性のある正常インスリンは半分で，代謝を正常に営むには健常者の約2倍のインスリン分泌が要求される．インスリン遺伝子の異常による，プロインスリン分子の切断部位のアミノ酸の異常によって，インスリンへの添加の中断もしくはプロインスリンからインスリンへの転化酵素の異常などによって起こると考えられる．血中での免疫活性インスリン(IRI)/Cペプチドモル濃度比は低下している．血中プロインスリンは高値を示すが，耐糖能は正常である．[987] ⇨参異常プロインスリン血症→237

家族性高密度リポタンパク欠損症 familial high density lipoprotein deficiency⇨同タンジール病→1937

家族性混合型高脂血症 familial combined hyperlipidemia ［**家族性多種リポタンパク型高脂血症，多型リポタンパク型高脂血症，家族性複合型高脂血症**］ ゴールドスタイン Joseph L. Goldstein らにより1973年に提唱された遺伝性疾患である．一家系内に高コレステロール血症(Ⅱa型)，高トリグリセリド血症(Ⅳ型)と混合型脂質異常症(高コレステロール血症と高トリグリセリド血症の両方を有するⅡb型)がそれぞれ1/3の割合で混在する．また超低密度リポタンパク質(VLDL)および低密度リポタンパク質(LDL)に含有しているアポB100(アポリポタンパク質B100)の合成亢進による高アポB血症が特徴であるが，その成因は不明である．当初，単一遺伝子による常染色体優性遺伝疾患と報告されたが，現在多因子疾患と考えられ，原因遺伝子は同定されていない．本症の表現型は高アポB血症，インスリン抵抗性症候群などで高頻度に認められる．[987]

家族性再発性血尿 familial recurrent hematuria⇨同家族性血尿症候群→513

家族性糸球体腎炎 familial glomerulonephritis⇨同家族性腎炎→514

家族性シスチン尿症 familial cystinuria⇨同シスチン尿症→1292

家族性周期性四肢麻痺 familial periodic paralysis 四肢や体幹の筋肉に突然に弛緩性麻痺を生じる疾患で，家族性に発現．四肢の腱反射は消失するが，意識障害，言語障害などはみられない．常染色体優性遺伝で，学童期の男児に多く発症し，周期的な発作を伴うが，中年以後には自然寛解することが多い．原因は不明であるが，血清カリウムの低下をみることが多い．治療は塩化カリウムの投与，食塩，糖質の制限．[1631]

家族性上皮小体機能低下症 ⇨同家族性副甲状腺機能低下症→516

家族性自律神経異常症 familial dysautonomia ［**ライリー・デイ症候群**］ 流涙欠如，痛覚欠如，発作性高血圧などの自律神経症状を呈するユダヤ人5例の報告が最初．近年では，遺伝性感覚性・自律神経性ニューロパチーのⅢ型に分類されている．ユダヤ人には4,000人に1人の頻度で発症するが，他の民族ではまれ．責任遺伝子は9q31-q33に位置する．脊髄側索，交感神経節，後根神経節の発達障害が起こる．生下時体重は軽く，運動発達も不良で，知覚障害のため外傷に対して無関心であり，指，舌，口唇の自咬症や角膜潰瘍が起こりやすい．失神発作や起立性低血圧など循環も不安定である．治療は特になく対症療法のみとなる．予後は不良で，約2/3は20-30歳代で死亡する．[509] ⇨参遺伝性感覚性ニューロパチー→262

家族性腎炎 familial nephritis ［**家族性糸球体腎炎**］ 家族性遺伝性に発症する腎炎で家族性腎症の一部．アルポートAlport症候群，家族性血尿症候群，爪膝蓋症候群，先天性ネフローゼ症候群，幼児ネフローゼ症候群などがある．家族性腎疾患ではほかにファブリーFabry病，家族性レシチン・コレステロール・アシルトランスフェラーゼ lecithin cholesterol acyltransferase(LCAT)欠損症，Ⅰ細胞病など，腎炎ではなく代謝性の腎疾患がある．[146]

家族性滲出性硝子体網膜症 familial exudative vitreoretinopathy；FEVR ［**FEVR**］ 網膜血管形成異常により，未熟児網膜症に似た眼底所見を呈する遺伝性の進行性網膜硝子体疾患．常染色体優性遺伝が典型的だが，常染色体劣性，X染色体劣性，孤発例の報告もある．眼底は耳側周辺部網膜血管の多分岐，直線化，吻合，途絶がみられ，その周辺網膜に無血管野が形成される．無血管野やその境界部に網膜裂孔が生じやすく，10歳代に網膜剝離のピークがある．網膜剝離には輪状締結術を併用した強膜内陥術(強膜バックリング)が第一選択となる．乳幼児の活動性の滲出性病巣に対しては，未熟児網膜症に準じたレーザー光凝固を行う．[1309]

家族精神療法⇨同ファミリーカウンセリング→2508

家族性線維性異形成症 cherubism ［**ケルビム症**］ 小児(3-4歳頃)に発症し下顎の腫脹を特徴とする，まれな常染色体優性遺伝疾患．思春期まで続く．語源はケルブ cherub（聖書に描かれた天使の１人）．[1631]

家族性大腸腺腫症 familial adenomatous polyposis；FAP ⇨回家族性大腸ポリポーシス→515

家族性大腸ポリポーシス familial polyposis coli；FPC ［**家族性ポリポーシス，家族性大腸腺腫症，FAP**］ 大腸全域に通常 100 個以上の腺腫が発生して，放置すると大腸癌が必ず発生する常染色体優性の遺伝疾患．5 番染色体の *APC* 遺伝子の異常によるとされるが，最近他の遺伝子の異常による報告例がある．胃病変（胃底腺ポリポーシス，腺腫，癌）が約 70%，十二指腸病変（腺腫，癌）が約 90%，小腸病変（腺腫）が約 60% の頻度で合併する．消化管外では，骨病変（骨腫，骨腫様病変）が約 80%，軟部腫瘍（表皮嚢胞，線維腫，デスモイド腫瘍，脂肪腫など）が約 40%，眼病変（網膜色素上皮肥大）が約 60% の頻度で合併する．治療は予防的大腸切除が第一選択．直腸癌を認めない患者では直腸を温存する場合が多いが，定期的な検査が必要である．上部消化管については定期的な検査を行う．骨腫と軟部腫瘍を合併するものがガードナー Gardner 症候群と呼ばれてきたが，基本的には同一疾患だと考えられている．[1272] ⇨参ガードナー症候群→422

家族性多種リポタンパク型高脂血症 familial multiple lipoprotein type hyperlipidemia⇨回家族性混合型高脂血症→514

家族性タフトシン欠損症 familial tuftsin deficiency タフトシンは免疫グロブリン重鎖（Fcγ）の CH_2 ドメインに由来するテトラペプチド tetrapeptide で，白血球の貪食能刺激作用を有する．タフトシン欠損症には先天性の家族性タフトシン欠損症のほかに，脾摘や種々の血液疾患などに続発する欠損症がある．診断は細胞性・液性免疫異常がなく，γ グロブリン濃度や補体活性は異常にもかかわらず，皮膚感染，リンパ節腫大，肺炎，敗血症を繰り返す小児に対して，タフトシン活性の低下を確認することである．[987]

家族性タンパク不耐症 familial protein intolerance ［**セリアックスプルー症候群**］ 吸収不良症候群の１つ．セリアックスプルー症候群とも呼ばれ，タンパク質であるグルテンによって起こり，アレルギー反応に類似した組織変化が起こるが，腸粘膜障害の機序は明らかではない．熱帯性スプルーは東アジア，インド，カリブなどの熱帯・亜熱帯地域の住民，移住民に発生する疾患である．原因としては感染が考えられるが，明らかではない．[987] ⇨参熱帯性スプルー→2281

家族性低カルシウム尿性高カルシウム血症 familial hypocalciuric hypercalcemia；FHH ［**家族性良性高カルシウム血症**］ 軽度の高カルシウム血症と低カルシウム尿症をきたす常染色体劣性遺伝疾患．副甲状腺と腎尿細管に発現しているカルシウムセンシング受容体の感受性が低下することで起こる．この受容体の感受性低下によって，副甲状腺では副甲状腺ホルモン（PTH）の分泌を抑制するために必要な血漿カルシウム濃度の閾値が上昇し，また尿細管ではカルシウムの再吸収が促進され高カルシウム血症をきたす．この疾患は遺伝子の変異がヘテロであるため重症化せず，通常は無症候で，偶然行った血液検査で発見されることが多い．再発性の膵炎を合併することもあるが，一般的には良好な経過をたどる．副甲状腺亜全摘術は無効である．[1111]

家族性低リン〔酸〕血症 familial hypophosphatemia ［**X 連鎖低リン血症**］ 低リン血症とくる病，または骨軟化症を示す症候群．本症は大部分の家族で，X 連鎖優性遺伝である男性がヘテロ接合の女性より，一般により重く罹患している．生下時，本疾患をもつ小児は正常にみえ，はじめ 6 か月は発育も正常にみえるが，そのあとに成長障害が始まる．特徴的には体重負荷とともに内・外反膝が起こり，次いで内反股を伴う．鴨様歩行がよく起こる．ビタミン D 欠乏性くる病とは対照的に，胸や頭の骨の変化はきわめてわずかである．肋骨軟骨接合部の肥大もなく，ハリソン Harrison 溝も認められない．脊柱の変形もまれで，機能的な骨盤変形も顕著ではない．大部分の患者では低身長を認め，またビタミン D 欠乏くる病とは異なり筋力はおかされない．歯の異常はよくみられ，大きな髄腔を有し，エナメル質形成不全がときに発見される．萌出も遅れ，歯根尖周辺の感染症も多い．生下時，血清リン濃度は正常である．約 6 か月後に血清リン濃度は 4 mg/dL 以下に下がり，乳児期をすぎると血清 ALP（アルカリホスファターゼ）活性は上がる．最初の治療は，ビタミン D の大量投与（5 万-15 万 IU/日）である．くる病治癒は得られるが，高カルシウム血症，腎カルシウム沈着，腎障害の危険がある．大部分の患者で，くる病は治癒するが低身長は防げない．[987] ⇨参ビタミン D 抵抗性くる病→2455

家族制度 family institution, family system ［**家制度**］ 全国民を現実の共同生活単位である「戸」に基づいて，政府が直接把握することを目ざした 1871（明治 4）年の「戸籍法」によりつくられた制度．家制度ともいう．第 2 次世界大戦後，家族制度は個人の尊厳と両性の本質的平等を掲げている日本国憲法の精神と明らかに矛盾するものであったため廃止された．[1634]

家族性乳癌卵巣癌症候群 familial breast-ovarian cancer syndrome⇨回卵巣癌-乳癌家族症候群→2907

家族性肺動脈性肺高血圧症 familial pulmonary arterial hypertension；FPAH⇨参原発性肺高血圧症→961

家族性反復性血尿症 familial recurrent hematuria⇨回家族性血尿症候群→513

家族性非抱合型高ビリルビン血症 familial unconjugated hyperbilirubinemia グルクロニルトランスフェラーゼの欠損や活性低下のため，血中の非抱合型（間接型）ビリルビンが増加する先天性代謝疾患で，次の 2 型がある．I 型：クリグラー・ナジャール Crigler-Najjar 症候群とも呼ばれ，生後 3 日頃までに著明な黄疸が出現するもの．常染色体劣性遺伝による．血中非抱合型ビリルビンは 20 mg/dL 以上にも上昇し，しだいに肝細胞にも沈着して振戦，痙攣をきたすようになる．II 型：ギルバート Gilbert 症候群とも呼ばれ，I 型より軽症なもの．学童期に黄疸で気づくことが多く，腹痛，倦怠感，食欲不振を訴えることもあり，これらの症状は変動する．神経症状は認められない．常染色体優性遺伝による．[1631] ⇨参クリグラー・ナジャール症候群→827

家族性ピリドキシン反応性貧血 familial pyridoxine-responsive anemia ［**先天性鉄芽球性貧血，X 連鎖性鉄芽球性貧血**］ ビタミン B_6 作用をもつピリドキシンに反応する先天性血液疾患．X染色体上にヘム合成系に必要な酵素であるδアミノレブリン酸合成酵素(ALAS)の責任遺伝子が存在する．この遺伝子の変異によって発症する貧血が家族性ピリドキシン反応性貧血の大半を占める．本疾患はALAS活性が低下し骨髄に環状鉄芽球を認める．ビタミンB_6にはALASを活性化させる生理作用があり，本疾患にビタミンB_6を投与するとALAS活性が認められるようになり，貧血は軽度であるが回復する．[1038] ⇨参環状鉄芽球→612，ピリドキシン反応性貧血→2498

家族性複合型高脂血症　familial combined hyperlipidemia ⇨同家族性混合型高脂血症→514

家族性副甲状腺機能低下症　familial hypoparathyroidism　［家族性上皮小体機能低下症］　副甲状腺機能低下が単独で家族性に現れるまれな症候群．広義の家族性副甲状腺機能低下症の原因分類は次のように考えられている．①副甲状腺の臓器発生異常，②カルシウムに対する調節異常，カルシウム感知受容体遺伝子異常(活性型変異)による感受性の亢進，副甲状腺ホルモン遺伝子カルシウム制御領域の異常，③副甲状腺ホルモンの構造遺伝子の異常，④副甲状腺組織に対する自己免疫学的な異常などで，偽副甲状腺機能低下症は通常含めない．[1047]

家族性ポリポーシス ⇨同家族性大腸ポリポーシス→515

家族性無βリポタンパク血症　familial abetalipoproteinemia　［無βリポタンパク血症］　血清コレステロール値の著しい低下を伴うまれな常染色体劣性疾患で，原因遺伝子はミクロソームトリグリセリド転送タンパク microsomal triglyceride transfer protein (MTP)である．小腸および肝臓におけるトリグリセリドリッチ(高含有)リポタンパク質の生成不全のために，脂肪や脂溶性ビタミンの吸収不全に随伴した多彩な症状を呈する．下痢や脂肪便，有棘赤血球症とこれに伴う貧血，ビタミンA欠乏に起因する夜盲症や網膜色素変性症，ビタミンE欠乏に起因する脊髄小脳変性症，ビタミンK欠乏に起因する出血傾向などが代表的な症状である．ビタミンAとビタミンEの補充療法が行われる．[121] ⇨参バッセン・コーンツヴァイク症候群→2383

家族性リポクローム組織球増加症　familial lipochrome histiocytosis　家族性リポクローム組織球のリポクローム色素沈着，高γグロブリン血症，脾腫，肺浸潤を示す疾患で，顆粒球機能異常を呈する．[987]

家族性リポタンパク欠損症　familial lipoprotein deficiency　先天的にリポタンパク質欠損を示す常染色体劣性遺伝疾患．発生はきわめてまれで，αリポタンパク欠損症(タンジール Tangier 病)と無βリポタンパク血症の2つの疾患がある．αリポタンパク欠損症(タンジール病)は遺伝的HDL(高密度リポタンパク質)欠損症である．血清アポAI(アポリポタンパク質AI)もきわめて低い．症状としてオレンジ色の扁桃腫大，リンパ節・脾腫大をきたす．無βリポタンパク血症は著しい低コレステロール血症および低トリグリセリド血症をきたす．まれな常染色体劣性遺伝疾患．リポタンパク電気泳動上βおよびpre-βリポタンパク質が欠如し，アポB(アポリポタンパク質B)含有リポタンパク質であるカイロミクロン，VLDL(超低密度リポタンパク質)，LDL(低密度リポタンパク質)が欠損しており血中のアポBは認められない．症状は脂肪吸収障害による脂肪便，徐々に進行する神経症状，歩行困難が主体．[987]

家族性良性高カルシウム血症　familial benign hypercalcemia ⇨同家族性低カルシウム尿性高カルシウム血症→515

家族性良性慢性天疱瘡(てんぽうそう)　benign familial chronic pemphigus, familial benign chronic pemphigus ［ヘイリー・ヘイリー病］　腋窩，陰股部などの間擦部位に生じる難治性の疾患で，紅斑，水疱，膿疱，びらんを繰り返す．家族性に発症することが多く，不規則優性遺伝疾患とされる．組織像として，表皮細胞の接合が失われて分離する棘融解による水疱形成と裂隙を認める．発汗や外的刺激，細菌・真菌による二次感染によって悪化．悪化因子を避け，病巣を清潔に保つように指導する．[850]

家族セルフケア　family self-care　家族は家族のセルフケア能力に基づいて，家族セルフケア領域を健康に保つように努力をしている．領域としては，「空気，水分」「食物」「排泄」「清潔」「活動と休息」「孤立と社会的相互作用」「生命，安寧」などを想定している．家族のセルフケア能力とは，家族が健康問題を解決し，健康的な家族生活を維持していくときに必要な家族の能力のことであり，認識力や判断力，情報探索活用力，実行・継続力，知識・技術力，調整力などがある．[1166]

家族像　家族全体を理解しようとする試みであり，家族に関する情報を統合して，家族の現状と今までの生き方をいきいきと描写したものである．これは家族に関する客観的なデータのみならず，臨床判断からもたらされた一定の想定をも含んでいる．したがって，この家族像は常に修正する必要があり，らせん的に発展していくものである．[1166]

家族対処　family coping　家族が危機状態に直面したときに，家族機能や家族生活を維持しようとしてとる取り組みである．すなわち，ストレス源を除去し，状況の困難性を処理し，家族内部の紛争や緊張の解決，あるいは家族適応を促進すべく必要とされる資源を活用したり開発するような，家族員の，また家族単位の行動である．家族は，家族として統合をはかり，問題を積極的に解決する試みを行い，家族の情緒を調整しつつ，家族の通常の生活をもまもる行動をとっている．[1166]

加速超多分割照射法　accelerated hyperfractionation ［短期超多分割照射］　放射線治療の線量分割法のうち，1日多分割照射法の加速分割法に分類される．1回1.5-1.8グレイ(Gy)，1日2-3回の照射を行う分割法．代表的なものとしてType A〔連続超多分割放射線治療(CHART)法〕，Type B(有休止期間加速分割 split-course accelerated fractionation schedules 法)，Type C(同時追加 concomitant boost 法)，Type D(線量増加 dose escalation schedule 法)が知られている．頭頸部腫瘍，非小細胞肺癌，小細胞肺癌，食道癌などにその有用性が示されている．[471] ⇨参加速分割照射法→517，多分割照射療法→1927，分割照射法→2604

家族適応　family adaptation　家族は内外から常に変化を求められており，そのときそのときの課題を解決し，危機に対して適応していくことが求められる．したがって，健康な家族の1つの要因として家族適応をあげる理論家も多い．例えば，マッカバン Marilyn A. McCubbin によると，家族は，家族員対家族，家族対地域社会の間に立って，バランスを保つために諸努力を行っているとし，この諸努力の結果によって，家族はさまざまなレベルの家族適応に到達すると主張している．オルソン David H. Olson は家族適応性 family adaptability を，家族がさまざまなストレス状況に際してその権力構造，役割関係，また役割関係のルールを変化させることのできる能力としてとらえている．[1166]

加速的成長　catch-up growth　低出生体重児などで，栄養障害や重篤な疾患で成長障害をきたしたあと，これを取り戻そうと成長が急激に速まること．脳の発達障害を伴うことがある．体重，身長が急速に増加し，頭囲も目に見えて大きくなるが，やがて正常な成長曲線を描くようになる．また，思春期には急激な身長，体重の増加がみられ，成長スパートと呼ばれる．[1631]

家族との援助関係　家族との援助関係を形成するには，家族の主体的な取り組みを支援し，その決定を尊重する姿勢が重要である．家族が感情を表現しやすいように配慮すること，評価する態度をとらないこと，家族の関心事に焦点を当てること，などの一般的な留意事項をまもるだけでなく，中立であること，家族の意思決定を尊重することが求められる．さらに看護者は自分の価値観や先入観を吟味しつつかかわる姿勢が必要である．[1166]

加速度病　acceleration sickness⇨同動揺病→2136

家族内感染　household infection，familial infection　同居している家族間の感染をいう．既感染者は同居家族との直接または間接接触の頻度が高く，また 1 m 以内の至近距離(または同じ室内)にいる頻度も高いため，接触・飛沫および飛沫核感染するリスクが高い．ヘルペスウイルス，白癬菌，ヒゼンダニ(疥癬)などの接触感染病原体，インフルエンザ，麻疹，百日咳，水痘，結核，マイコプラズマなどの飛沫および飛沫核感染病原体，性感染症，腸管感染症，普通感冒の病原体など，感受性があれば家族内感染するリスクの高い病原体は数多くある．これらの感染症については感染制御のために家族内感染の状況を把握することが必要となることがある．一方，家族内感染のリスクが低いのは緑膿菌，セラチアなどの日和見病原菌，性交渉がない家族間の HIV や HBV，HCV などの血液感染病原体，マラリア，日本脳炎などの医動物(ヒトの健康にかかわりのある動物)などの媒介を必要とする病原体である．[169]

家族内二次発病率　familial secondary attack rate　ある感染症の患者家族人口から，同時感染者を含む初発患者を除いた残りを曝露人口とし，その人口で二次患者数を割ったもの．伝染力の指標として用いられる．[169]

家族内発症　familial onset of disease　家族の中で何らかの疾患が発生することをいう．通常は患者の家族内での二次発症を意味することが多い．感染症の場合は病原体の感染様式，感染力によって生じ，非感染症の場合は疾病の遺伝・非遺伝要因によって生じる．[169]

家族の意思決定　family decision-making　家族は問題に直面すると，その問題の本質や自分のおかれている状況を見きわめ，自分たちのもてる資源と照らし合わせて目標を設定し，そこに到達するための手だてを，メリット，デメリットなどを吟味して意思決定を行う．意思決定には，最終決定をくだすのはだれかなど，その家族の歴史の中でつちかわれてきたスタイルやパターン，価値観が大きく影響する．家族の意思決定を支援するとき，家族がどのような価値規範のもとに決定しようとしているのか，また家族員の健康問題がどのような経験や感情を家族にもたらしているのかに留意することが重要である．[1166]

家族の価値観　家族が信じているもの，価値をおいているものであり，家族や家族成員の行動にきわめて深く影響を及ぼしている．家族の価値は家族成員の行為や行為の基盤となっており，行動や思考の選択基準として機能する．看護者は家族の価値観を理解し，家族の価値観を考慮して働きかけることが重要である．例えば，社会的な成功，経済的に豊かな生活，精神的安らぎ，子どもの教育，健康など，その家族が今いちばん大切にしているもの，最も価値をおいているものを把握することが必要である．[1166]

家族の勢力構造　power structure of family　家族内にある家族員たちの生活を調整するための指導統率システム．家族内のだれがキーパーソンで，その階層や序列がどのようになっているのかを分析することで，家族の勢力構造を把握する．家族の勢力構造は，無秩序型，平等主義共同型，平等主義自律型，柔軟な支配型，中程度の支配型，著しい支配型という連続線で表している．[1166]

加速分割照射法　accelerated fractionation　放射線治療の線量分割法において，1 日多分割照射法の 1 種．1 回 1-2 グレイ (Gy)，1 日 2-3 回，25-38 回にて 2.5-7 週の間に総計 25-76 Gy の線量を与える分割法．元来は 1 回 2 Gy，1 日 2-3 回の照射法であるが，急性期反応が激しいため，1.5-1.8 Gy，1 日 2-3 回の加速超多分割照射として行われる．照射期間の短縮をはかり，加速再増殖が起こる前に終了することを目的とする．[471] ⇨参分割照射法→2604，多分割照射療法→1927

加速歩行　festinating gait，festination　［**前方突進歩行**］歩き始めはゆっくりであるが歩幅が徐々に狭くなり，足の運びが加速する歩行．止まれと命じてもすぐに停止することができず前方に突進して転倒してしまうこともある．パーキンソン Parkinson 病やパーキンソニズム(パーキンソン症候群)でみられる．[441] ⇨参パーキンソン病→2320

家族力動　family dynamics　パーソナリティや精神障害，問題行動の成因を個人の病理としてだけではなく，家族システムの病理ととらえ，家族構成員どうしの心理的な相互作用を表す用語．すでに，さまざまな病理を有する家族力動が理論化されており，代表的なものにはベイトソン G. Bateson らの「二重拘束説」がある．[217] ⇨参家族システム理論→511，家族療法→517

家族療法　family therapy　家族をケアする 1 つの方法で，家族の対人関係に焦点を当てて，家族に対して行われる治療的な働きかけを指す．家族との合同面接などにより，症状や問題行動の出現した構成員に影響を及ぼす状況のパターンを明らかにし，助言や指導を行う．[1166] ⇨参ファミリーカウンセリング→2508

家族療養費　dependents' medical care expenses　「健康保険法」110 条の規定に基づき，各種医療保険制度の被保険者(組合員)の被扶養者の疾病または負傷について療養上の給付を行うこと．給付の範囲・受給方法・受給期間などは，被保険者(組合員)に対する給付範囲と同様．給付率は各制度とも外来7割・入院7割．[457]

家族理論 family theory 家族に関する理論．社会学では家族制度や家族形態，家族の構造や機能を明らかにしようとする立場から家族に焦点をあてた研究が行われ，1950年以降理論構成が進められた．ミードG. H. Meadらによる相互作用アプローチ，パーソンズT. Parsonsらによる構造-機能アプローチ，デュバルE. M. Duvallらの発達的アプローチなどがある．一方，心理学や精神医学では家族の病理に注目し，フロム-ライヒマンF. Fromm-Reichimannは精神病をつくり出す「統合失調症源的母親」の概念を見いだしたが，1950年代以降は家族を1つのまとまりのある単位あるいは集団と見なして心理療法的な援助を試みるようになった．ベイトソンG. Batesonのダブルバインド(二重拘束性)コミュニケーション，ベルJ. Bellの家族集団療法などが知られている．1970年代に入り，一般システム理論やサイバネティックス理論を取り入れたシステムズアプローチが盛んになり，ボウエンM. Bowenのボウエン理論，ワツラウィックP. Watzlawickの変化の理論やヘイリーJ. Haleyの戦略的家族療法などが次々と発表された．家族を社会文化的，歴史的な環境との相互作用によって成り立っている「1つの開放システム」と見なす家族システム理論は，現在でも家族を理解し，援助する際の基礎的な理論として用いられている．[79]

家族歴 family history 患者の家族の健康に関する情報．患者が器質的，または生活習慣的に罹患しやすい病気があるかどうかを知るために，患者に具体的な質問を行う(例：あなたの家族に，結核，糖尿病，乳癌にかかった人がいますか)．家族構成員の年齢，性別，続柄に加え，患者の家庭内での位置，キーパーソンの存在や婚姻歴なども，他の問診時に得られなければ家族歴の中に含めて尋ね，入院中にサポートしてくれる人の健康状態や介護能力を明確にする．[109] ⇨参家族健康歴→510

可塑性 plasticity 塑性とは，粘度などの物質が外からの荷重により変形を生じ，その後荷重を取り去ってももとに戻らずに変形が残る性質のこと．可塑性とは塑性をもつことであり，外部からの刺激で新たな神経回路が脳内に形成されることなどを脳の可塑性という．[310]

可塑性強剛 plastic rigidity⇨同鉛管様筋強剛→374

可塑性《リハビリにおける》 plasticity 疾病や外傷によって損傷した組織やその機能，あるいは形態を修復したり，補ったりする性質のこと．神経機能の障害であれば，損傷された神経回路網が修復されること．壊死に陥った神経細胞が再生することはないが，一度生じた麻痺や高次脳機能障害が回復される過程において，適切な反復練習によって残存した神経細胞やそのネットワークが再構築され，運動神経系のみならず多くの神経機能が回復することが証明されている．脳における可塑性は樹状突起やシナプスの形態学的変化により裏づけられており，シナプス伝達効率は運動学習によって変化する．そのため，中枢神経損傷後のリハビリテーションにおいて廃用症候群の予防や非麻痺側を用いた日常生活動作などの能力低下に対する代償機能の獲得とともに，神経機能回復を目指したニューロリハビリテーションが重要とされている．[1189]

ガソリン中毒 gasoline poisoning ［石油蒸留物中毒］ ガソリンは炭化水素の混合物で揮発性の液体．燃料のほか，分留したものは溶剤，家庭用石油製品(しみ抜き，洗浄剤，抽出剤など)として使用される．経口摂取時と比較して吸入時のほうが強い中毒症状を示す．吸入時の症状としては，低濃度では無症状であるが，高濃度曝露では多幸感，頭痛，めまい，眼刺激，咳，口内および咽頭痛，四肢知覚鈍麻，運動失調，精神障害，痙攣など多彩な症状を示し，不整脈，まれに心室細動により突然死することがある．経口時の症状では口腔や咽喉および胃部の灼熱感，嘔気・嘔吐，腹痛，下痢，血便，中枢神経抑制症状，心室細動などの不整脈がみられ，少量でも誤嚥すれば化学性肺炎を起こす．慢性中毒では中枢・末梢神経障害および消化器症状が目立つ．治療は無症状では6時間観察後，胸部X線にも異常のない場合は処置不要．それ以外は入院加療にて，吸着剤と下剤を投与し，呼吸管理，循環管理，化学性肺炎対策を行う．原則として胃洗浄は禁忌だが，大量摂取時にやむをえず行うときは気管挿管など誤嚥を防ぐ処置をしてから施行．[1312]

華佗(かだ) Hua Tuo 中国後漢から三国時代(2世紀なかば～3世紀初)の名医．一名は旉(ふ)，字は元化．沛国譙(今の安徽省亳県)の人．若くして徐土に遊学して多くの経典に通じ，のち医学に長じた．「五禽之戯」という5種の動物の動作を模した導引法にもすぐれた．薬でも針でも治らない病には大麻を配合したともされる麻沸散(まふっさん)を用いた麻酔手術を行い，治療したという．魏の曹操の頭痛を治したが，のちにその命にそむき獄死した．著書とされる『中蔵経』は後人の仮託だが，唐以前の内容も含まれる．弟子には本草学にひいでた呉普，李当之などがいる．[1399]

片足立ち検査 one-leg standing test 身体のバランス機能を測定する簡便な検査．開眼と閉眼で行う方法がある．開眼では前方2m先の目標物を見て，姿勢を正しくして片足(利き足)で立ち，他の足はバランスを保つ位置に軽く挙上し時間を計測する．閉眼も同様な姿勢で行う．目安となる時間は開眼で30秒，閉眼で10秒．[812]

カタール katal ［カット］ 酵素の触媒活性の単位で記号はkat．1katは1秒間に1モル(mol)の基質または生成物を転換することのできる活性の量を示す．臨床検査でも用いられている．1IU(国際単位)は1μmolの基質を1分間に変換しうる活性の量なので1katは6$\times 10^7$IUとなる．[258]

下腿 leg, crus 膝から足関節までをいうことが多い．股から膝までが大腿といわれることに対応している．骨格は内側でより大きな脛骨と細い腓骨がその構造をなす．下腿下部には内果(脛骨下端)と外果(腓骨下端)と呼ぶ，いわゆるくるぶしがある．[1266]

下腿の血管 vessel of leg 〔下腿の動脈〕膝窩動脈の分枝，前脛骨動脈と後脛骨動脈の2幹が下腿を養う．前脛骨動脈はひらめ筋腱弓の深層で分かれ，下腿骨間膜の上部を貫通して前側に入り，前脛骨筋の外側を下行しながら，前側と外側の領域に筋枝と皮枝を出し，足関節を過ぎて足背動脈となる．後脛骨動脈は前脛骨動脈より太く，腓骨動脈を出した後，ひらめ筋の深層を脛骨神経に沿って下行しながら，下腿後側の領域に筋枝と皮枝を出し，脛骨を栄養する．内果下方から足底に入る．腓骨動脈は腓骨後方を下行し，近隣の筋と腓骨をそれぞれ栄養する．前・後脛骨動脈は膝関節や足関節にも吻合枝を出す．〔**下腿の静脈**〕深層の静脈血は動脈に伴行する前・後脛骨静脈に入り，合流して膝窩静脈に注ぐ．皮膚や浅い領域を灌流した静脈血は皮静脈(小伏在静脈，大伏在静脈)に入り，それぞれ膝窩静脈と大腿静脈に注ぐ．皮静脈と深静脈との間には弁があり，深静脈から皮静脈への逆流を防いでいる．弁は下腿下部の内側や足首に多い．皮静脈系，特に膝窩周辺の皮静脈には静脈瘤を生ずることがある．[1044]

下腿の神経　nerve of leg　坐骨神経は膝窩で2つの終枝，総腓骨神経と脛骨神経に分かれる．総腓骨神経は腓骨頭の外側を回り，浅腓骨神経と深腓骨神経に分かれ，皮枝としては外側腓腹神経を出す．浅腓骨神経は筋枝として下腿外側の筋(長腓骨筋，短腓骨筋)を支配し，深腓骨神経は下腿前側の伸筋(前脛骨筋，長母指伸筋，長指伸筋など)と足背の筋に分布する．脛骨神経は下腿後側を下り内果後方で内側足底神経と外側足底神経に分かれ，足底に入る．筋枝は下腿後側の筋(腓腹筋，ひらめ筋，足底筋，膝窩筋，後脛骨筋，長母指屈筋，長指屈筋)と足底の筋群とに分布する．一方，下腿の皮膚知覚(皮枝)に関しては，下腿の外側と足背には総腓骨神経系(外側腓腹神経，浅・深腓骨神経)，下部と足底には脛骨神経系(腓腹神経，内・外側足底神経)，さらに下腿の内側部には伏在神経(大腿神経)が分布している．[1266]

下腿の靱帯　ligament of leg　下腿上方では，前腓骨頭靱帯と後腓骨頭靱帯が脛骨と腓骨をつなぐ関節の安定化に寄与する．下端では腓骨と脛骨が骨間靱帯でかたく結合されているが，これはその前後の前脛腓靱帯，後脛腓靱帯が骨間膜とともに形成するもので，脛腓靱帯結合と呼ばれる．[1266] ⇨参下腿の骨→519

下腿の骨　bone of leg　膝関節と足関節の間，下腿部にある骨で，脛骨，腓骨からなる．脛骨は下腿内側に位置し，上方で内側顆および外側顆が大腿骨内顆および外顆との関節面を形成する(膝関節)．横断面は三角形をもってやや細まりながら下降し，下方では再びふくらみをもって内果を形成する．腓骨は細い棒状をしているが，上方で先端が腓骨頭を，下方では外果を形成している．腓骨は膝関節には関与せず，下方で足関節を形成する．脛骨と腓骨は上方で脛腓関節により結合し，ほぼ全長にわたって骨間膜で結合している．また下方では脛腓靱帯結合を形成している．[1266] ⇨参下腿の靱帯→519

下腿外側の筋　muscle of lateral compartment of leg　下腿外側の筋は長腓骨筋，短腓骨筋からなる．両者とも浅腓骨神経の支配を受け足の外返しと底屈運動を担当している．長腓骨筋は腓骨頭，腓骨上外側から起こり，第5中足骨底の後方で足底に入り第1・第2中足骨底，内側楔状骨へ走行する．短腓骨筋は腓骨外側から起こり，第5中足骨底に走行している．[1266] ⇨参下腿前側の筋→520，下腿後側の筋→519

下腿潰瘍　leg ulcer 〔L〕ulcus cruris　下腿に生じる難治性潰瘍．さまざまな原因により起こるが，静脈瘤や血栓性静脈炎に続発する場合が多い．頻度の高い静脈性の循環障害によるものでは皮膚温は低くなく，痛みは下肢挙上により軽減．治療は下腿を高く上げ，マッサージもしくは圧迫包帯をしてうっ血の減少を図り，軟膏を塗布．静脈瘤抜去手術や植皮術が行われることもある．反対に動脈性潰瘍では冷えや下肢挙上により痛みが増し，皮膚温は低い．閉塞性動脈硬化症，糖尿病，膠原病，褥瘡，アレルギー性血管炎，鎌状赤血球貧血，血栓症などによる潰瘍はこれに属する．[485]

下腿義足　below-knee prosthesis　下腿切断を行った患者が装着する義足．下腿義足を構成するソケット(切断面を収納する部分)は，種類により患者の体重を支持する方法や義足の懸垂装置が変化する．装着，適合性，安定性，アライメント，外観が重要なチェックポイントになる．義足が作製された段階で作業台上で義足のソケットと足部の相対的位置を確認(ベンチアライメント)し，実際に患者が義足を装着し静止立位で姿勢とソケットの適合性などをチェックする(スタティックアライメント)．最後に義足を装着して歩行し，そのうえで異常な歩行にならないようにソケットと足部の相対的位置を調整(ダイナミックアライメント)し完成となる．これら調整，確認を行うことで義足の不安定感，不快感，疼痛，異常歩行を解消し，患者に適した義足が作製される．[840] ⇨参アライメント→183

下腿筋膜　crural fascia　大腿筋膜に連続した下腿の筋膜で，下腿筋を包含している．その下方は足指伸筋腱を包む足背筋膜へと連なる．下端は伸筋支帯，屈筋支帯，上腓骨筋支帯となる．[1266]

下腿後側の筋　muscle of posterior compartment of leg　下腿後側には，浅層に位置する下腿三頭筋，深層に位置する後脛骨筋，長指屈筋，長母指屈筋がある．すべて脛骨神経支配であり足関節底屈に関与している．後脛骨筋は，脛骨，腓骨，骨間膜から起こり，舟状骨，中間および外側楔状骨，立方骨，第2・第3中足骨底に走行して，底屈以外にも内転や内返し時に活動する．長母指屈筋は第1指(母指)の屈曲に，長指屈筋は第2-5指の屈曲に関係している．[1266] ⇨参下腿外側の筋→519，下腿前側の筋→520

下腿骨間膜　interosseous membrane of leg　脛骨と腓骨間を連結する強靱な線維性の膜状の靱帯で脛腓結合の一部をなす．脛骨から斜め下方に走る．足関節背屈時に腓骨がやや上方に動く際にも安定性を保っている．[1266] ⇨参脛腓(けいひ)関節→871

下腿骨骨折　fracture of the leg 〔L〕fractura cruris　下腿の脛骨や腓骨に生じる骨折で，交通事故における打撲などの直達外力により起こることが多い．介達外力としては，スキーなどによる転倒時の捻転力が作用して，骨折することもある．特に，脛骨骨幹部は皮下の浅層に位置し，周囲軟部組織の被覆が少ないので開放骨折になりやすい．疼痛・腫脹・変形と，圧痛・異常可動が認められ，起立不能となる．治療は，骨折部の転位の程度を考慮し，ギプスや装具を用いた保存的治療や，髄内釘，プレート，スクリューを用いた観血的治療を行う．開放骨折の場合は，創外固定が行われる．骨折が生じやすい中下1/3の部位は血流不全をきたしやすく，偽関節や骨髄炎を併発する可能性が高い．二次性変形性膝または足関節症を予防するために，正確な修復を行う．[289]

下腿三頭筋 triceps muscle of calf 腓腹筋の内側頭，外側頭およびひらめ筋の集合名．末梢部では合してアキレス Achilles 腱をつくり踵骨に付着する．非常に強力な筋で足関節の底屈をつかさどる．腓腹筋は膝関節を越える2関節筋で膝屈曲も担う．ただし，膝屈曲時の足の底屈は主にひらめ筋による．ひらめ筋は脛骨，腓骨から起こる．両者とも脛骨神経支配を受ける．[1266] ⇨参下腿の神経→519，下腿後側の筋→519，アキレス腱→138

下腿三頭筋反射 triceps surae reflex⇨同アキレス腱反射→138

過体重⇨同過剰体重→497

下腿周径 below-knee circumference 最大下腿周径と最小下腿周径とがある．最大下腿周径は下腿の最大膨隆部(腓腹筋最大部)で測り，最小下腿周径は足首の内果と外果の直上で細い部位を測る．臥床による廃用性筋萎縮や神経筋疾患に伴う筋の萎縮，外傷や術後の腫脹および浮腫の程度を他覚的評価として示す際に有効である．また骨格の発育状態を見ることができる．[10]

下大静脈 inferior vena cava；IVC ［IVC］ 体循環系の1つで，左・右総腸骨静脈の合一(第4から第5腰椎の高さ)に始まり，大動脈の右に位置し脊柱前面を上行して横隔膜の大静脈孔を経て胸腔内に入り，右心房に開く．左・右精巣静脈，左・右卵巣静脈，左・右副腎静脈，腎静脈，肝静脈，腰静脈，横隔静脈が下大静脈に入る．[452]

下大静脈圧迫症候群 aortocaval compression syndrome⇨同仰臥位低血圧症候群→749

下大静脈奇静脈結合 inferior vena cava-azygos connection 下大静脈の発育不全によって生じる奇形で，腎静脈を受けたあとに下大静脈が側副路として奇静脈または半奇静脈の下部と接続する．奇静脈は下大静脈血を受けて著しく拡張し，上大静脈～右心房へと流れ込むが，機能的には障害を示さない．多脾症あるいはその他の奇形と合併することが多い．CT 検査が臨床的に有用．他に心疾患の合併がなければ治療は不要．[439]

下大静脈欠損症 absent inferior vena cava ［下大静脈遮断(途絶)症］ 下大静脈が肝静脈の下方で途絶し，下半身の静脈血は拡張した奇静脈経由で右房へ還流する奇形であるが，まれに半奇静脈経由で左上大静脈へ連結することもある．先天性心奇形の0.6-2.9% を占める．内臓錯位を伴う多脾症との合併が高率である．[319]

下大静脈後尿管 retrocaval ureter⇨同大静脈後尿管→1878

下大静脈遮断(途絶)症 interruption of inferior vena cava ⇨同下大静脈欠損症→520

下大静脈症候群 vena cava inferior syndrome⇨同下大静脈閉塞症→520

下大静脈フィルター⇨同IVC フィルター→69

下大静脈閉塞症 obstruction of vena cava inferior，vena cava inferior obstruction ［下大静脈症候群］ 主に下位(腎静脈以下)，まれに上腹部や腸骨部に生じる下大静脈内腔の閉塞で，両側下肢の浮腫，鼠径・腹部の表在静脈の怒張や屈曲，下肢静脈圧の上昇がみられる．血栓，腹部の炎症，外傷，手術，腫瘍による下大静脈の圧迫が原因となる．肝静脈もしくは肝部下大静脈の閉塞によるものはバッド・キアリ Budd-Chiari 症候群という．[439]

下大静脈弁 valve of inferior vena cava 胎生期に由来する静脈弁．成人では痕跡的．下大静脈の開口部が右心房内腔に突出し，稜を形成するようにできた弁である．これにより下大静脈血が卵円孔に通じ，左心房へ流入することになる．[452]

下腿切断 below-knee amputation 下腿部で連続した骨と軟部組織を切離すること．適応疾患には，末梢循環障害，外傷，感染症，悪性骨軟部腫瘍がある．最近，糖尿病，動脈硬化症，バージャー Buerger 病などの末梢循環障害例が増加している．血流改善薬を投与する保存的療法，血管バイパス手術による血行再建術を用いても患肢温存が不可能な場合に切断術の適応となる．足部から下腿にかけて壊死が進行し感染が合併すると，敗血症を経て死亡することもある．全身状態を把握しながら緊急手術のタイミングを逃さないようにすることが重要．末梢循環障害は全身に広がっているので，術前・術後の全身管理は特に注意を要する．切断高位は，膝関節から15 cm 前後遠位部が最適である．下腿の下1/3の切断では軟部組織と血流が乏しく，皮膚の循環障害を合併しやすい．術後は断端にギプスを巻く．これにより断端の浮腫を防ぎ，断端痛や幻肢痛を軽減できる．術直後から仮義足で歩行可能．[289]

下腿前側の筋 muscle of anterior compartment of leg 下腿前側にある筋には，前脛骨筋，長指伸筋，長母指伸筋，第3腓骨筋がある．すべて深腓骨神経支配筋であり足の背屈に関与している．前脛骨筋は脛骨骨体および骨間膜，下腿筋膜から内側楔状骨，第1中足骨へ走行している．第3腓骨筋は腓骨前下面から第5中足骨底背側へ走行している．また長母指伸筋は第1指(母指)伸展に，長指伸筋は第2-5指伸展に関与している．[1266] ⇨参下腿外側の筋→519，下腿後側の筋→519

下腿内反 crus varus ［内反下腿］ 下腿が生理的範囲をこえて内反する変形で，外観的にはアルファベットのO字状を呈する．下腿は生理的に1歳頃までは内反で，その後，徐々に減少していく．特発性のもの以外では，くる病によるものが多い．くる病では種々の下腿彎曲が起こるが，通常，左右対称．その他，外傷，骨髄炎後，ブラント Blount 病，先天奇形などによるものがある．[1129] ⇨参O 脚→92

下腿落下試験⇨同ミンガチーニ試験→2777

下腿彎(わん)曲症 crus curvatum 下腿が生理的範囲をこえて彎曲する変形．先天性下腿彎曲(偽関節)症，くる病，骨折などが原因となる．[1129]

肩インピンジメント症候群 impingement syndrome 肩関節の運動時に疼痛・可動域制限などの障害をきたす病態で，肩峰と上腕骨頭との間に介在物がはさまれることにより起こる．介在物としては，腱板の石灰沈着，浮腫，変性などがある．病的な介在物がなくても，腱板機能不全などによる非生理的な関節運動が正常な腱板を傷つけ，インピンジメント(衝突)を起こすことがある．[1129]

カタ温度計 katathermometer 体温付近からの冷却速度によって寒暑の感じを示そうとする，ヒル Leonard Hill の考案した温度計．球部を湯に浸して内部のアルコールを上部のたまり部まで上昇させ，水分をぬぐって空気中に懸垂させておくと，球部に触れる空気の温度と気流の大きさによって球部の冷却される程度が異なるので，アルコールの下降する速さを測定して温感の指標とする．また，カタ温度計は気流に影響されることから，微風速計として用いられる．[1360]

肩回旋筋腱板損傷 rotator cuff injury ［肩腱板損傷］ 肩の回旋筋(肩甲下筋，棘上筋，棘下筋，小円筋)の遠位部(腱板部)の損傷．肩の外傷・加齢による変性によって，腱板が損傷するもの．損傷の程度により，運動障害，疼痛，脱力，不安定性などを発現する．治療は，60 歳以下で活動性の高い症例または ADL 障害が強い症例には手術療法を行うが，その他の場合は保存的治療を優先する．[1129]

肩外転装具 shoulder abduction orthosis 肩関節を外転位に保持するための装具で，三角筋麻痺や肩関節部の骨折後，肩関節手術後などに用いられる．肩関節 70-90 度外転，75 度屈曲，肘関節 90 度屈曲位で設定され，上肢と装具の重量を支えるために，同側腸骨稜，反対側胸郭に支持点を求める．[228]

肩過外転検査 shoulder hyperabduction maneuver test ［ライト検査］ 胸郭出口症候群に対する徒手誘発検査の1つ．被検者の肩関節を 90 度外転，90 度外旋位にして，橈骨動脈の拍動が停止する場合を陽性とする．これは，胸郭出口において，鎖骨下動脈が圧迫されている症候の1つである．健常者でも 30-50% で陽性に出るので，自覚症状が再現されたもののみを重要視する．検査が陰性で，自覚症状が再現された場合は，腕神経叢の圧迫症状と判断．[653] ⇨参過外転症候群→465

●肩過外転検査

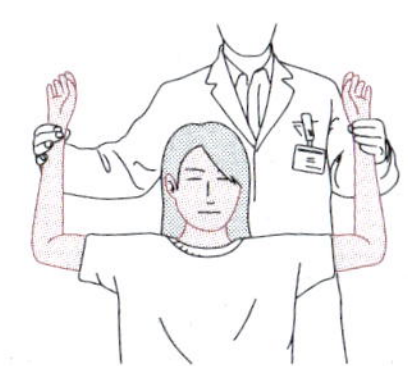

片側検定 one-sided test 仮説検定を行う際の一手法で，ある値より大きい，もしくは小さいかどうかを検定するもの．ある値と異なっているかを検定するときは両側検定を用いる．どちらを用いるかは検定の基本的考え方，内容に依存し，データ解析を始める前に決めておく必要がある．多くの場合，片側検定の棄却域は両側検定の 2 倍になる．[21] ⇨参両側検定→2940

片側肺呼吸麻酔⇨同気管支分離麻酔→674

肩関節 shoulder joint 肩甲上腕関節，肩鎖関節，胸鎖関節の 3 つの解剖学的関節と肩甲胸郭関節(肩甲骨の運動にかかわる機能的関節)からなる．狭義の肩関節である肩甲上腕関節は，上腕骨の半球状の骨頭と肩甲骨の浅い関節窩からなる球関節であり，関節の中で最も自由度の高い関節である．ただし，肩甲骨関節窩に比べ 2-3 倍ほど上腕骨頭が大きく，不安定であるため，線維軟骨の関節唇は臼蓋表面に盛り上がり，上腕骨頭の球状に適合して関節を安定化させている．関節包は上腕骨頭と臼蓋を閉鎖腔として包み込み，その内壁は滑膜で覆われている．関節包下部は，屈曲・外転・回旋時以外は弛緩してたるんでいる．5つの靭帯があり，烏口肩峰靭帯は関節面のたりない部分を補う．烏口上腕靭帯，上・中・下の 3 本の関節上腕靭帯により運動を制御する．上腕骨頸部に付着し関節包と癒合している回旋筋腱板 rotator cuff により安定性と回旋性を高めている．手を使用する際の舵取りの役割を担い，屈曲・伸展，外転・内転，水平屈曲・水平伸展および分回し運動と，あらゆる方向へ動かすことができる．[1308]

肩関節亜脱臼 shoulder subluxation, subluxation of shoulder joint 肩の疼痛と運動制限とともに脱臼感を覚える状態で，自己整復が可能．原因は外傷性脱臼後の反復性脱臼や原因不明の関節包弛緩などの亜脱臼．[818]

肩関節炎 omarthritis, arthritis of shoulder 肩関節組織の炎症．関節外軟部組織の退行変性を基盤として，組織の易損傷性，易拘縮性，治癒遷延，関節運動の減少に至る．烏口突起炎や上腕二頭筋長頭腱腱鞘炎，肩峰下滑液包炎，腱板炎，石灰性腱炎，関節上腕靭帯障害，肩結合織炎などがある．[818]

肩関節拘縮 shoulder contracture 肩関節が固定，または可動域が制限された状態．肩関節内には臼蓋(肩甲)上腕リズムと呼ばれる臼蓋に対する上腕骨骨頭の運動がある．① ship roll：上腕下垂時に骨頭が上下に移動する運動，② ball roll：臼蓋上を骨頭がボールのようにころがる運動，③ gliding：臼蓋上を骨頭が滑る運動，④ rotation：臼蓋上での回旋運動，の 4 種類がある．肩関節包や軟部組織の柔軟性が失われると，まず ball roll と gliding に異常をきたし，さらに進行すると ship roll や回旋運動が障害される．[818]

肩関節周囲炎 scapulohumeral periarthritis, periarthritis of shoulder 加齢による肩関節構成体の退行変性を基盤に発症する肩関節周辺組織の炎症疾患．肩関節周囲炎の中には，肩痛を主症状とした肩峰下滑液包炎または腱板炎，腱板断裂，石灰性腱炎，上腕二頭筋長頭腱炎，凍結肩などの病態が含まれる．50-60 歳代に多い凍結肩では強い疼痛，拘縮が起こる．通常 1 年前後で自然治癒するが，筋の萎縮，関節拘縮を残す場合もある．治療は原則として保存療法．まずは温熱療法．関節可動域訓練，筋力強化を中心に行う．痛みの強い場合は，消炎鎮痛薬の投与，局所注射(副腎皮質ステロイドホルモン，ヒアルロン酸ナトリウム，局所麻酔薬など)を施行する．[1240] ⇨参五十肩→1097，有痛性肩関節拘縮→2853

肩関節全置換術 total shoulder replacement⇨同人工肩関節全置換術→1536

肩関節脱臼 shoulder dislocation 一般に肩甲上腕関節の脱臼のことで，頻度が高い．ほとんどは外傷性のもので，そのため骨折を合併することもある．脱臼方向の多くは上腕骨頭が烏(う)口突起下に移動する前方脱臼であり，肩甲骨臼後方に移動する後方脱臼はまれである．若年者では反復性肩関節脱臼に移行することが多いので，早期に整復し外固定することが望ましい．

肩関節痛 omalgia, shoulder pain 肩関節の疼痛で急性疼痛と慢性疼痛がある．急性疼痛をきたす疾患として，外傷に伴う肩関節脱臼，肩鎖関節脱臼，上腕骨や鎖骨，肩甲骨の骨折，腱板断裂，上腕二頭筋長頭腱断裂があり，使いすぎによる腱板炎，肩峰下滑液包炎などもある．外傷歴がなく激しい痛みを訴える場合は石灰沈着性腱炎が疑われる．慢性疼痛をきたす疾患として代表

的なのは五十肩の呼称で知られる肩関節周囲炎で，ほかに関節リウマチなどがある.[1393] ⇨参関節痛→626

肩関節離断術 complete arm amputation, shoulder disarticulation 肩関節の上腕骨頭から末梢の上腕骨近位30%までの上肢を切離する手術．高度の外傷や上腕部の悪性腫瘍の際に行われることが多い．離断は近位から，①肩甲胸郭間切断(フォークォーター切断)，②部分的な肩甲切断，③解剖学的肩関節離断術，④上腕切断で上腕骨頭・頸部が残存，⑤上腕切断短断端などに分類される．切断術後には美容的観点から肩義手が装着されるが，上腕部の運動は失われる.[1277]

肩義手 shoulder disarticulation prosthesis 肩甲胸郭間切断や肩関節離断に対して用いられる義手．まれに健側上腕骨の長さの30%以下の切断(短断端上腕切断)でも用いることがある．基本的には，ソケット(肩または上腕)，肩継手，肘継手，前腕部，手継手，手先部品，ハーネス，ワイヤーなどで構成される．各種部品をパイプで接続した骨格構成義手が主流であるが，装飾用，作業用あるいは能動・電動義手があり，用途や機能により特にソケットの構造および肩継手の形式は著しい相違がある.[228] ⇨参義肢→681，義肢装具士→681

花托骨折⇨同若木骨折→3007

過多月経 hypermenorrhea 他の原因なしに貧血があり，日常生活に支障が生じるほどの量をみる月経．長い月経周期，子宮筋腫(特に粘膜下)，子宮腺筋症などが原因となる．出血性疾患を除外する必要がある.[1078] ⇨参過少月経→497

肩腱板損傷⇨同肩回旋筋腱板損傷→521

肩こり muscle stiffness of the shoulder, shoulder discomfort 項部，僧帽筋・棘上筋部に筋や筋膜の緊張や硬結があり，こわばりが強く局所痛のある症候群．原因は問わない．筋原性，神経原性，結合織炎，頸椎の骨軟骨変化に起因するという報告があるが，一致した見解はない．対症療法として，マッサージ，軽い運動，ホットパックなどがある.[653]

片対数方眼紙 semi-logarithmic graph paper 縦軸が対数目盛りで，横軸は普通の算術目盛りの方眼紙．指数分布は，連続変数として反応時間などを表す分布であるが，また離散変数における幾何分布にも対応．片対数方眼紙にデータをプロットすると一定の変化率が一定の勾配で表現されるため，グラフが直線上になれば，データは指数関数的に変化していることがわかる．数値の大きく異なるデータの比較，増加率の変化の比較などに用いられる.[1152]

肩吊り帯 shoulder suspension system 自己懸垂機能がない義足ソケットでは，歩行中の足が床から離れているとき(遊脚期)に義足が断端から抜け落ちてしまう．これを防止するバンドのこと．一部の股義足や大腿コルセット付きの在来式大腿義足でソケットの懸垂のために使用され，健側の肩より患側の義足に連結して用いられる．自己懸垂機能をもつ吸着式全面接触ソケットの普及によって，一部の高齢者以外には使われていない.[228]

片手駆動式車いす⇨同片手操作型車いす→522

肩手症候群 shoulder-hand syndrome 肩関節の疼痛と可動域制限に，同側の手指の神経・血管障害を合併した反射性交感神経性ジストロフィーの一型．頸部や肩の外傷，脳血管障害，心筋梗塞後に続発する．症状は肩，手指の疼痛，熱感，腫脹，発汗過多などに始まり，X線検査にて骨萎縮が認められる．徐々に疼痛は軽快するが，皮膚の冷感，チアノーゼ，蒼白，関節の拘縮と筋萎縮を生じる．治療は，初期は消炎鎮痛薬，副腎皮質ステロイドホルモン，ワクシニアウイルス接種家兎炎症皮膚抽出液の投与，星状神経節ブロックが有効である．また関節拘縮，筋萎縮に対して温熱療法と運動療法を行う.[1240]

肩手症候群のリハビリテーション rehabilitation for shoulder-hand syndrome 反射性交感神経性ジストロフィーの一種とされる肩手症候群の第1期には肩の疼痛，運動制限に伴って同側の手関節や手指の疼痛，腫脹，血管運動性変化(血流の増加，皮膚温上昇，赤味の増加)が起こる．第2期は肩，手の自発痛と手の腫脹などは徐々に消失し，皮膚の萎縮，小手筋の萎縮が目立ってくる．ときにデュピュイトラン Dupuytren 拘縮様の手掌筋膜の肥厚が起こる．第3期は手の皮膚，筋の萎縮が著明となり，手指は完全な拘縮となる．広範な骨の萎縮があり，腫脹・疼痛は低下し，皮膚温や発汗も低下する．リハビリテーションは可能な限り早期より開始し，各種温熱療法(渦流浴，交代浴，超音波，マッサージ)，浮腫の除去(患肢の高挙，圧迫包帯，空気マッサージ器)，可動域訓練〔自動運動，ハンドセラピー，屈曲バンドやエラスコット，副子(ハンドスプリント)などによる持続的伸張，筋力強化〕，その他〔経皮的神経電気刺激法(TENS)，レーザーや近赤外線〕があり，特に交代浴(温水42℃を3-4分，冷水10℃を30秒〜1分，4-5回繰り返して温熱で終了)は，温熱効果，除痛効果にすぐれているといわれている.[249]

片手操作型車いす one arm drive wheel chair ［**片手駆動式車いす**］ 片麻痺患者用の車いす．ハンドリムが非麻痺側に2本あり片側で左右の車輪が個別に操作できるタイプと，駆動レバーを進行方向に倒すことによって操作できるタイプがある．非麻痺側上肢に相当程度の握力があり，効果的に操作可能な者に適応となる.[1202]

片手動作 one-handed activity 片麻痺や切断などで上肢，手指の機能障害が重いために，健側のみを使用して行う動作のこと．自助具の活用や環境整備などによって片手で行えるように工夫した動作の総称．主に日常生活動作や家事動作においては，方法の手順や要領を獲得するために医療スタッフが中心となって指導や確認を行う.[786]

カタトニー⇨同緊張病→800

片肺移植⇨参肺移植→2326

片肺換気⇨同一側肺換気→256

片肺換気麻酔⇨同気管支分離麻酔→674

帷子(かたびら) もともとは夏用の単衣の着物のことを指すが，浄土宗の教えから死出の山路を旅する姿として，サラシでつくった衣服のこと．死装束の一部．経文を書きつけたことから経帷子ともいう．死装束とは，帷子のほかに，額に当てる頭巾(三角巾)，三途の川の渡し賃ともいわれる六文銭を入れる頭陀袋，手甲，脚絆，足袋，わらじ，杖などの身支度の総称.[1067]

カタプレキシー cataplexy 〔D〕Kataplexie ［**カタプレクシー，情動性脱力発作，脱力発作**］ 睡眠発作と並ぶナルコレプシーの基本症状で，笑い，怒り，驚きなどの情動によって誘発される脱力の発作．全身，または身体の一部の骨格筋緊張が失われるか，あるいは著明に低下する発作で，数秒から十数分以内に脱力は自然に回復．顎が落ちる，膝がくんと崩れるなどの部分的な脱力程度のことから，その場に倒れて負傷するような全身の強い脱力が生じることまである．呼吸運動と眼球運動はおかされない．発作中も意識は完全に清明であり，発作中の出来事をよく覚えている．レム睡眠に伴う筋トーヌスの抑制が意識の状態とは解離して覚醒時に生じたものであると考えられており，レム睡眠を抑制する作用をもつ三環系抗うつ薬が発作の抑制に有効．睡眠発作とカタプレクシーがあれば，臨床的にナルコレプシーと診断して差し支えない．[751] ⇨参ナルコレプシー→2197，レム睡眠→2983

カタプレクシー⇨同カタプレキシー→522

片麻痺　「へんまひ(片麻痺)」の項目を見よ

傾き⇨同勾配→1050

片山貝　katayama nosophora⇨同ミヤイリガイ→2772

肩ゆすり試験　shoulder shaking test　筋緊張を調べる検査．座位または立位にした患者の肩を交互に揺さぶり，上肢の振れをみる．小脳障害などで筋緊張が低下している場合では，上肢は健常者に比べ大きく長く振れ，逆にパーキンソン Parkinson 病などでは筋固縮のため振れが小さくなる．[1000]

かたより(偏り)　bias；B　［バイアス］　調査対象の一部を無作為に抽出して行う標本調査の場合，常に誤差，すなわち真の値との差を考慮する必要がある．誤差は標本誤差と非標本誤差に大別される．標本誤差とは抽出した標本が必ずしも正確に母集団全体の真の値と一致しないために，ランダムに生じるものである．これに対し非標本誤差は，調査対象者の申告や記入の誤り，集計ミスなど，調査のあらゆる段階で発生する誤差で，ランダムに生じるものと一定条件のもとで生じる規則的な誤差(系統誤差)がある．かたより(バイアス)とはこの系統誤差を言い，選択バイアス selection bias，情報バイアス information bias，交絡バイアス confounding bias などがある．選択バイアスは標本を系統的に選択する際に生じるもので，例えば同一疾患に罹患した入院患者と外来患者の両方を母集団に含めたり，年齢や性別などを考慮しない場合などに生じる．情報バイアスは不正な情報収集に起因するもので，測定バイアス measurement bias や想起バイアス recall bias が含まれる．測定バイアスは，データ収集法に研究者の先入観が混じったり，被験者が事実と異なる自分に好都合な回答をする場合などで生じる．被験者の間違った認識から回答を誤れば想起バイアスが生じる．また交絡バイアスは分析疫学の研究過程で生じ，例えば，肺がんと喫煙との関連を探る研究で，実は飲酒という別の危険因子が転帰に関与していた場合などがある．これらバイアスを制御する方法はいくつかあるが，交絡バイアスの制御には，被験者を交絡因子ごとに分けて分析する層化 stratification や，交絡因子も変数として分析していく多変量解析が有効である．交絡因子が不明な場合は，対象となる母集団を無作為に複数の群に分け，条件を均質化する無作為化(ランダム化) randomization を行う．またマッチング matching は，交絡因子の条件が類似するように対象群を選ぶ方法であり，標準化 standardization は，複数の集団間で特定の値を比較する際に，変数の尺度を変えて交絡因子の影響を調整する方法である．[21] ⇨参系統誤差→867

カタラーゼ　catalase　過酸化水素の分解反応 $2\,H_2O_2 \rightarrow O_2 + 2\,H_2O$ を触媒する酵素．動物，植物，微生物の好気的細胞に広く分布する．微生物ではマンガンを含むものもあるが，それ以外は鉄イオン(Fe^{3+})を含むヘムタンパク質．動物では，肝，赤血球，腎に集中して含まれる．各臓器で分子種が異なり，また，肝カタラーゼだけについても多様性がある．肝や腎の細胞内では，ペルオキシソームの中に過酸化水素を生成する一群のオキシダーゼとともに存在し，生成された過酸化水素を分解している．結晶化されたウシ肝カタラーゼは分子量マーカーとして使われている．[407]

カタル　catarrh　粘膜の破壊を伴わない滲出性の炎症．鼻粘膜の場合は鼻カタル，胃粘膜の場合には胃カタルと呼ばれる．カタルに際しては粘膜上皮細胞の剝離をみる．[1360] ⇨参カタル性炎〔症〕→523

カタルシス　catharsis　浄化あるいは除反応 abreaction ともいわれる．①ブロイアー Josef Breuer (1842-1925) の精神療法では，カタルシスとは，それまで抑圧されていた過去の心的外傷体験に結びついた情動を想起させ，この情動を放出，発散させることでヒステリーや神経症を解消させる．②アリストテレス Aristoteles (BC 384-322) は「詩学」の中で，人々が悲劇を好むのは，高貴で悲劇的な主人公に自分を重ね合わせ，主人公の心情を自らのこととして一喜一憂することを通して，自らのうっ屈や情念の浄化が経験できるからだと説明した．③現在では，これらカタルシスの効果は，大衆の不満や怒りを操作する手段としてマスメディアや政治によって利用されることもある．[488] ⇨参精神的浄化→1683

カタル性炎〔症〕　catarrhal inflammation　急性滲出性炎の1つで粘膜表層に生じる．炎症刺激によって分泌液が増加し上皮細胞が剝離するが，上皮下の組織は破壊されないことが特徴．分泌液が漿液ならば漿液性カタル，粘液ならば粘液性カタル，好中球を多く含むと〔化〕膿性カタル，上皮の剝離が著しいと剝離性カタルと呼ぶ．アレルギー性鼻炎などで生じる鼻カタル，コレラによる激しい下痢で生じるカタル性胃腸炎が代表的．カタルはギリシャ語で，下に流れるを意味する．[1340] ⇨参春季カタル→1414，急性滲出性炎症→731

カタル性角膜潰瘍　catarrhal corneal ulcer　［辺縁角膜潰瘍］　角膜周辺部の角膜潰瘍で，結膜嚢や眼瞼縁に存在するブドウ球菌に対するアレルギー反応で発症すると考えられている．角膜周辺部に円形や楕円形の浸潤病巣をつくり，球結膜充血がみられる．抗菌薬やステロイド剤の点眼を行う．[888]

カタル性結膜炎　catarrhal conjunctivitis　結膜炎の一種で，軽度の滲出性変化のみの病状を示し，眼角眼瞼炎に伴って発症することもある．細菌感染により生じることが多く，自覚症状は充血と眼脂であり，細菌感染によるものでは抗菌薬の点眼を行う．[651]

カタル性口内炎　catarrhal stomatitis　［単純性口内炎］　口腔粘膜下浅層の血管から漿液が，表層の粘膜を破壊しないで粘膜表面へ滲出する型の炎症．臨床所見としては口腔粘膜の発赤を認め，患者は口腔の灼熱感，唾液の粘稠感を訴える．種々の原因で発症するが多くは数日で治癒する．[42]

カタル性素質⇨同滲出〔性〕素因→1555

カタル性肺炎 catarrhal pneumonia 肺炎球菌などの感染による気管支肺炎が，肺胞構造の破壊を伴わず，肺胞内に多数の大単核細胞や，好中球の滲出を伴った肺炎．抗生物質療法により瘢痕を残さず治癒する．[953]

カタレプシー catalepsy ［強硬症］ 緊張病症候群の一症状．昏迷による精神運動性の低下により，他動的に与えられた一定の姿勢を変えられず，同じ姿勢を長く保ち続けることをいう．例えば患者の手を持ち上げ離しても，いつまでも手を持ち上げたままにしてしまう．統合失調症の緊張型でみられるが脳器質性精神障害などでも出現することがある．[1000] ⇨参緊張病→800，緊張型統合失調症→800

か

過短月経 short〔ened〕menstruation 月経期間が2日以内の場合をいう．不正出血と区別が必要である．[1078]

過短臍帯 excessively short umbilical cord ［臍帯過短］ 臍帯が正常の長さ(50-60 cm)の1/2以下の場合を指す．高度な場合は臍帯欠損もある．分娩時に児の下降を妨げ，第2期遷延や臍帯断裂，胎児死亡をきたすことがある．[998]

過炭酸ガス血性昏睡 hypercapnic coma ［高炭酸ガス血性昏睡］ 肺胞低換気による動脈血炭酸ガス分圧の上昇により起こる，呼吸性アシドーシスを伴う昏睡状態．肺性脳症，あるいはCO_2ナルコーシスとも呼ばれる．慢性閉塞性肺疾患では低酸素刺激により呼吸中枢に刺激が与えられているので，酸素投与は呼吸抑制につながり本症をきたす．気道感染，うっ血性心不全，モルヒネやバルビタールなどによる呼吸抑制，喘息発作なども原因の1つとなる．[1582] ⇨参CO_2ナルコーシス→36，肺性脳症→2340

カチオン cation⇨同陽イオン→2864

可聴閾〔値〕 audible threshold ［聴覚閾値］ ヒトが音として聞くことのできる音圧値のこと．最小の音圧は1,000 Hz（ヘルツ）で0.002 dyne/cm^{2}であり，最大の音圧は1,000 Hzで2万dyne/cm^{2}とされている．この値は周波数によって異なり1,000-4,000 Hzをこえると次第により大きな音圧が必要となる．しかし20 Hz以下あるいは2万Hz以上となると，どれほど音圧を大きくしても音として感じない．このようにヒトが音として聞こえる最小音圧を示す値を最小可聴閾値といい，音として聞こえる最大音圧を示す値を最大可聴閾値という．[347]

下腸間膜静脈 inferior mesenteric vein；IMV 門脈系の静脈で，下行結腸，S状結腸および直腸からの血液の還流路．上直腸静脈に始まり，上行しながらS状結腸，次いで下行結腸の静脈を受け，膵臓の背側を通って脾静脈に合流し，門脈に注ぐ．直腸壁にある直腸静脈叢は，下腸間膜静脈→門脈系と内腸骨静脈→下大静脈系との吻合部位である．[399] ⇨参上腸間膜静脈→1443

下腸間膜動脈 inferior mesenteric artery；IMA ［IMA］ 腹大動脈の無対性の臓側枝で，左右の総腸骨動脈への分岐の直上から起始する．左結腸動脈，S状結腸動脈，上直腸動脈が分岐し，横行結腸の左半，下行結腸，S状結腸および直腸の大部分の血行を支配する．上腸間膜動脈および内腸骨動脈と連絡する枝をもつ．[399]

下腸間膜動脈閉塞 inferior mesenteric artery occlusion 下腸間膜動脈が，血栓や塞栓によって閉塞し，支配領域の左半結腸と上部直腸に虚血や，梗塞性の変化をきたす状態．背景に心疾患，動脈硬化症，心房細動を認めることが多い．上腸間膜動脈閉塞と比較すると頻度は低い．塞栓症のときは急激な腹痛で発症し，血栓症の場合は腰痛や倦怠感などで発症することが多い．時間が経過すると腸閉塞，消化管穿孔，腹膜炎を起こす．腹膜炎や腸閉塞との鑑別が困難で早期診断が難しく予後不良である．[1272]

下腸間膜リンパ節 inferior mesenteric lymph node 下腸間膜動脈の根部にあるリンパ節で，左結腸リンパ節，S状結腸リンパ節および上直腸リンパ節からのリンパ管を受ける．輸出管は腸リンパ本幹を助成する．腸リンパ本幹は腹腔リンパ節，上下腸間膜リンパ節の輸出管が合してでき，乳び槽に注ぐ．[1272] ⇨参上腸間膜リンパ節→1443

過長茎状突起症 elongated styloid process 側頭骨の下面から細長く延びる茎状突起が異常に長いもの．思春期以降の茎状舌骨靭帯の骨化が進行するため起こるとされ，20歳代以降あらゆる年代に起こりうる．わが国では茎状突起が3 cm以上の場合に診断されるが，5 cm以上でも無症状のことがある．咽頭異物感，頸部圧迫感，咽頭痛，頸部痛，肩こりのほか，舌咽神経痛と似た症状をきたし，舌咽神経，迷走神経，三叉神経などへの物理的刺激により生じる．耳痛，耳鳴などの耳症状は耳内の鼓室神経叢が原因である．茎状突起の外科的切除を行う．[887]

過長月経 prolonged menstruation 月経の期間が1週間を超えるもので，過多月経を伴うことが多い．月経開始後のエストロゲン分泌遅延によって子宮内膜の再生が遅れる場合，紫斑病など血液疾患を伴う場合がある．また，粘膜下筋腫，子宮内膜ポリープ，子宮内膜の炎症など器質性疾患が原因となることもある．治療はホルモン補充療法など．[998] ⇨参過多月経→522

過長臍帯 excessively long umbilical cord ［臍帯過長］ 臍帯は正常の長さが50-60 cmであるが，70 cmないし100 cm以上を過長とする．臍帯巻絡や臍帯真結節の原因になることがある．分娩時，臍帯下垂，脱出を起こすこともある．[998]

過長神経症候群 redundant nerve syndrome 腰椎のすべり症や椎間板ヘルニアなど腰部脊柱管狭窄症による馬尾神経への機械的な刺激により，馬尾神経があたかもヘビのとぐろのように伸展，延長した状態をいう．50-60歳の男性に多く，間欠性跛行，坐骨神経痛，知覚障害などの症状をきたす．脊髄造影でブロック像と蛇行状の陰影欠損を認める．治療は外科的に硬膜嚢の減圧を行う．[1000] ⇨参腰部脊柱管狭窄症→2877

下直筋 inferior rectus muscle；IR 外眼筋の1つ．上直筋と同様に，正面視の状態で視軸(視線)に対して約23度外向きに付着している．動眼神経支配を受け，下向き，外旋，内転運動に関与[975]

カチリ⇨同石炭酸亜鉛華糊膏→1721

滑液 synovia，synovial fluid ［関節液，関節滑液］ 関節腔に貯留する粘稠(ちゅう)な液体で，関節軟骨の栄養供給を行うとともに，関節の運動を滑らかにする役割を果たしている．主成分は粘稠度の高いヒアルロン酸とコンドロイチン硫酸である．関節に炎症が生じると，滑液中に遊離したリゾチームによりヒアルロン酸が分解され，また増加した滑液により成分が希釈されることにより粘稠度が低下する．ヒアルロン酸は，滑膜細胞から合成分泌される．正常滑液は，無色かあるいは淡黄色を帯びた透明な粘性のある液体．外観は，細胞数，タンパク量，出血などによって変化する．関節リウマチの炎症活動性の高い関節からは，強く混濁した滑液が得られる．これは滑液中に多数の細胞成分が含まれているためである．化膿性関節炎，結核性関節炎は膿性を示す．関節内骨折，靱帯や半月板損傷などでは血性を呈する．軽微な外傷で，あるいは外傷の既往歴がなく，血性を呈する場合には，色素性絨毛結節性滑膜炎を考える．関節内骨折がある場合には，オイルが混在する．[653]

滑液検査　examination of synovial fluid⇨同関節液検査→621

滑液鞘(しょう)⇨同滑膜腱鞘(しょう)→533

滑液鞘(しょう)**炎**　tenosynovitis　腱・腱鞘および，その周囲組織に炎症が生じた状態で，多くは関節運動障害を伴う．非特異的原因による腱鞘炎(主として繰り返す機械的ストレスによるもの)，化膿性・結核性・リウマチ性腱鞘炎に分類される．症状は関節運動による局所の疼痛，局所の圧痛や腫脹である．治療は原因により異なるが，重篤な機能障害を残さないように，迅速かつ適切な治療を行う．非特異的原因による腱鞘炎に対しては，局所の安静，消炎鎮痛薬の内服・外用，ステロイド剤の局所注射，腱鞘切開(切除)を行う．化膿性や結核性腱鞘炎には，抗生・抗結核剤の投与，病巣掻爬・洗浄療法を行う．リウマチ性腱鞘炎に対しては，リウマチの全身的コントロール，ステロイド剤の局所注射を行い，手術では増生した腱鞘滑膜を十分に切除することが大切．腱の変性断裂に至る症例もある．[653]

滑液鞘(しょう)**切除術**　tenosynovectomy　［**腱鞘**(しょう)**切除術**］　腱の滑走障害の原因となっている病的腱鞘を切除する手術．腱鞘炎を生じた腱鞘は，肥厚のためにかたい腫瘤として触知する．弾発指(ばね指)であれば手指屈筋腱の靱帯性腱鞘 A 1 pulley が，ドゥケルバン de Quervain 腱鞘炎であれば伸筋腱の第 1 区画(短母指伸筋腱と長母指外転筋腱)の腱鞘が，切除の対象になる．これらの腱鞘を切除することによって，腱を確実に絞扼から開放することが腱鞘炎の観血的治療を成功させるポイントとなる．[653]　⇨参滑液鞘(しょう)炎→525

滑液嚢　synovial bursa⇨同滑液包→525

滑液嚢炎　bursal synovitis⇨同滑液包炎→525

滑液嚢腫　synovial cyst　滑液嚢(包)が貯留した滲出液のために嚢腫状に膨隆したもの．膝窩部(腓腹筋半膜様筋滑液包)にみられるものは，ベーカー Baker 嚢腫と呼ばれる．[1003]

滑液包　synovial bursa　［**滑液嚢，粘液包**］　腱と骨，靱帯および他の腱との間で，こすり合いによる摩擦を生じうる部位に存在する粘稠な滑液を入れた袋状の包(嚢)．筋(腱)の滑走を容易にする働きをする．また，関節の近くで皮膚が骨組織に近づく部位にもしばしばみられる．ときに滑液包の内腔が滑膜関節の関節腔と交通することがある．打撲や使いすぎ症候群に伴い炎症をきたす．[1421]　⇨参滑膜→533，腱鞘(しょう)→952

滑液包炎　bursitis　［**滑液嚢炎，粘液包炎，粘液嚢炎**］　腱と骨との間，皮下の骨性隆起上などの摩擦部位にみられる滑液包(滑液嚢)の炎症．生理的潤滑装置である滑液包に過剰な摩擦が加わると炎症を起こし，滑液包壁が肥厚する．肩峰下，肘頭下，膝蓋前，足関節外果，アキレス腱周囲に多くみられる．外反母趾に合併するものはバニオン bunion と呼ばれる．肩・股関節では滑液包内に石灰化がみられ，石灰化滑液包炎を起こすことがある．これは，結晶性滑膜炎の一種で激痛を訴える．通常は，安静，穿刺圧迫，外用剤などの保存的治療が行われ，疼痛や関節可動域制限がある場合には，観血的に滑液包切除術が行われることもある．[1003]

滑液膜⇨同滑膜→533

滑液膜炎　synovitis　［**滑膜炎**］　関節滑膜に炎症が生じた状態で，関節リウマチ，膠原病，感染などにより起こる．滑液が関節内に蓄積すると関節は腫脹し疼痛を伴い，運動は制限される．滑膜が肥厚して浮腫状変化を起こし，無数の絨毛突起が関節腔に突出する．関節リウマチでは肥厚した滑膜組織に細胞集簇(マクロファージ，多核白血球，単核細胞)と微小血管新生がみられる．滑膜はサイトカイン，メディエーター，接着分子の関与により増殖する．増殖した滑膜は関節周囲の骨や滑膜と骨の結合部の軟骨を侵襲破壊する．その炎症性肉芽組織はパンヌス pannus と呼ばれる．治療は安静，固定や運動療法のほか，増殖を抑える薬物療法が行われる．薬物療法の効果がみられず骨破壊が少ない場合には滑膜切除術が行われる．その後，理学療法が行われる．[1003]

学科目制　academic course system　学科目とは教科を中心とした科目のこと．明治期に「教科」という名称が使われ始める以前は，学問を基礎とした学科の編成が学校カリキュラムの主体であった．このことは現代においても大学では学科目という呼び方が一般的であることからもわかる．教科は児童の発達段階や心理的な側面を考えるのに対して，学科は学問の内容の系統性を損なわないことを重視．したがって学科目制は専門とする学問の系統によって組織化されたカリキュラムの枠組みを主体としたカリキュラム編成を意味する．[32]

渇感覚⇨同口渇→982

割球⇨同卵割球→2902

学級閉鎖⇨参学校閉鎖→528

カックアップスプリント　cock-up splint　［**手関節背屈副子**］　手掌，手関節尺骨頭，肘部の 3 点支持により，手関節を軽度背屈位(機能肢位)に保持し，運動を制限するために用いる副子．疼痛や炎症の軽減を目的に装着したり，橈骨神経麻痺のときなど，手関節自動背屈が困難な際に用いる．[1003]

脚気(かっけ)　beriberi, Kakke disease　ビタミン B_1 欠乏を起因とする疾患．白米多食，粗末な副食による摂取不良，運動，労働，妊娠あるいは糖質やエタノールの摂取過多などの際の需要増加を原因とする．下肢脱力感，全身倦怠感，しびれ感，動悸，息切れ，めまい，頭痛，肩こり，食欲不振などを呈する．加えて，神経・筋症状，心・血管系症状，浮腫がみられる．症状から〔筋〕萎縮型，衝心型，浮腫型に，浮腫の有無から湿性，乾性に分けられる．[987]

脚気(かっけ)**心**　beriberi heart　糖質代謝の補酵素として

作用するビタミン B_1(チアミン thiamine)欠乏により，高拍出性心不全を呈する心疾患．浮腫や全身倦怠感などを初発症状とし，種々の両心不全症状を示す．血行動態上，一回拍出量の増加，末梢血管抵抗の低下，循環血液量の著しい増加がみられるが，進行すると心拍出量は逆に低下する．治療は，チアミン補充投与を行う．劇症型のものを衝心脚気と呼び，血圧低下や頻脈など急性心不全の像を呈し，予後不良.[1005] ⇨参脚気(かっけ)⟶525

喀血(かっけつ)　hemoptysis, blood spitting　咳とともに気道または肺から吐き出される鮮紅血の大量出血をいう．微少量の場合は血痰と呼ぶ．消化管出血による吐血は嘔吐動作とともに生じ暗赤色である点で区別できる．喀血をきたす疾患としては肺結核，肺癌，気管支拡張症などがあげられる．肺塞栓症，肺梗塞による肺循環異常でも喀血をきたす．僧帽弁狭窄症や急性左心不全によって肺循環系にうっ血を起こし，血液が肺胞，気道に漏出し，ピンク色の泡沫痰がみられることもある．気道狭窄や閉塞の原因となり窒息をきたすので危険な病態である.[1582]

活血剤⇨同駆瘀血剤(くおけつざい)⟶814

学校安全　school safety　学校保健活動のなかで，特に事故防止のために行われる諸活動．学校安全活動は大きく「安全教育」と「安全管理」に分けられる．安全教育は，保健体育をはじめ各教科のなかで行われる安全学習と日常生活や課外活動などを通して行われる実践的な安全指導からなる．安全管理は，対人管理として事故災害の発生要因となる心身の状態の把握，日常の行動観察といった心身の安全管理と休憩時間や課外活動あるいは通学中の安全といった生活の安全管理，対物管理として学校環境の安全管理からなっている.[405]

学校医　school physician　法律に基づいて学校におかれる医師．1958(昭和33)年制定の「学校保健法」(現「学校保健安全法」第23条)には「学校には，学校医を置くものとする」とあり，役割として「学校における保健管理に関する専門的事項に関し，技術及び指導に従事する」と定められている．通常，地方自治体の教育委員会が学校医を委嘱し，委嘱を受けた学校医は，校長の管掌下で職務を執行する．学校医の具体的な職務内容は，「学校保健安全法施行規則」23条に準則として定められている．その主なものは，①学校保健安全計画の立案に参与すること，②学校環境衛生の維持および改善に関して指導と助言を行うこと，③幼児，児童，生徒，学生の健康診断に従事すること，④疾患の予防処置と保健指導を行うこと，⑤幼児，児童，生徒，学生の健康相談に従事すること，⑥伝染病の予防と食中毒の予防処置に従事すること，⑦救急処置に従事すること，などがあげられている．最近は児童の保健管理に関して，特に「こころの健康(いじめ，虐待，不登校，自殺，非行)」や「生活習慣病の若年化」「喫煙，薬物乱用，性の逸脱行動」などについて学校医の積極的な参画が求められている．また学校での健康教育は世界的に重視され，1986年カナダのオタワでWHOが「ヘルスプロモーティングスクール Health Promoting School」という構想を公表し，「学校に通っている児童，生徒に健康に必要な知識と態度，行動を習得させ，21世紀の市民の健康的な生き方を身につけさせる」プロジェクトを提唱している．学校医も今まで以上に学校保健教育への積極的な役割が求められている.[1328]

学校栄養士　school nutritionist(dietician)　主に義務教育諸学校や共同調理場において，学校給食の栄養に関する専門的事項を担当する職員．栄養士の資格をもち，所要栄養量を供給するために，食品構成表や献立の作成，食材の選定と管理，調理・配食，給食の衛生管理，生徒や親への食生活や栄養に関する指導などを職務とする，1954(昭和29)年に制定された「学校給食法」に規定された学校栄養職員．1992(平成4)年「学校給食指導の手引き」の改定，2000(同12)年「食生活指針」が示され，学校給食の教育的意義が広く認識されるようになり，食育における学校栄養士の役割が重要になっている．2005(同17)年からは，さらに食に関する指導と学校給食管理を一体とした職務を行う「栄養教諭制度」が設けられた.[1465]

学校カウンセラー　school counselor　［スクールカウンセラー］　主として中学校，高等学校において学校生活の中で起こる，いじめや不登校などの適応上の問題について生徒やその保護者に対して相談にのり，解決への支援を目的として置かれている職種．文部科学省の指導では，臨床心理士，精神科医など，臨床心理の高度に専門的な知識と経験を有する者が務めるとされている.[79]

学校環境衛生　school environmental health　児童生徒の健康をまもり学習能率を向上させ，豊かな心をはぐくむために学校において行われる環境衛生活動をいう．環境衛生管理としては上水道，プール，給食施設の衛生状態や教室の採光や照明，空気の清浄度や温熱環境，騒音などについての定期的な環境衛生検査，および清潔の保持などの日常的な環境管理が行われる．検査法・環境基準および事後措置については「学校環境衛生の基準」に示されている．なお学校薬剤師は定期環境衛生検査に従事するとともに，学校環境衛生の維持・改善についての指導・助言を行う.[405]

学校環境衛生基準　standard for school environmental health　「文部科学省設置法」第4条の12に，「学校保健は学校における保健教育および保健管理をいう」と定められている．しかし児童・生徒の健康管理は疾患の発見や治療のみで果たされるのではなく，疾患予防の面のほうが重要で，そのためには児童・生徒の健康が阻害されないような学校環境を整えなければならない．「学校保健法」〔1958(昭和33)年施行〕第3条には「学校においては，換気，採光，照明および保温を適切に行い，清潔を保つなど環境衛生の維持に努め，必要に応じてその改善を図らなければならない」と述べられており，児童・生徒の学習能率の向上を図るためや，情操や身体の発育を促進するような環境づくりを行ってきた．この観点から，1964(同39)年に文部省体育局長(当時)から各都道府県教育長に通知された「学校環境衛生の基準」〔1992(平成4)年に全面改訂され，その後もほぼ2年ごとに一部改訂〕に準拠した管理業務が各学校において実施されている．学校医は学校環境衛生の指導を，学校薬剤師は学校環境衛生の検査を任務として，養護教諭，保健主事および学級担任らの協力により日常点検活動が実施され，その結果に基づいて事後措置を進める活動が行われている．項目は照明および照明環境，机，いす，空気，飲料水，水泳プールなど．教室および黒板の照度は500ルクス以上，教室内の騒音レベルも学校周辺の騒音の影響を受けることなく，円滑に授業を進めるためのレベルが要求される．またプールの水質は一般細菌数や大腸菌数，塩素濃度などが学校薬剤師により定期的にチェックされる．[1331]

学校環境管理 management of school environment 「学校保健法」(現在の学校保健安全法)により1964(昭和39)年に文部省(現文部科学省より)「学校環境衛生の基準」が出され，飲料水の水質検査をはじめとする環境衛生検査，その事後措置，日常における環境衛生活動が行われ始めた．1992(平成4)年の改訂で，「排水の管理」の項目が加わり，その他，教室およびそれに準ずる場所の照度の下限値は300ルクス，教室および黒板の照度は500ルクス以上〔2004(同16)年の改訂〕，コンピュータルームは500-1,000ルクス，水泳プールの検査項目に総トリハロメタン，さらにシックハウス症候群対策としてホルムアルデヒド，トルエン，キシレン，パラジクロロベンゼン，スチレンの室内空気濃度も測るようになっている．「学校保健安全法」の改正〔2008(同20)年〕により，「学校環境衛生基準」が法によって定められることになった(第6条)．[1465]

学校感染症 school infectious disease 学校で予防すべき感染症として「学校保健安全法」に定められているもので，「学校保健安全法施行規則」により次の3種に区分される．①第一種：エボラ出血熱，クリミア・コンゴ出血熱，痘そう，南米出血熱，ペスト，マールブルグ病，ラッサ熱，急性灰白髄炎，ジフテリア，重症急性呼吸器症候群，鳥インフルエンザ(H５N１)．②第二種：インフルエンザ(H５N１を除く)，百日咳，麻疹，流行性耳下腺炎，風疹，水痘，咽頭結膜熱，結核．③第三種：コレラ，細菌性赤痢，腸管出血性大腸菌感染症，腸チフス，パラチフス，流行性角結膜炎，急性出血性結膜炎，その他の感染症．第一種は「感染症法」の一類および二類感染症の一部と同一．第二種は飛沫感染するもので，児童・生徒の罹患が多く，学校における流行を広げる可能性の高いもの．第三種は学校教育活動を通じ，学校において流行を広げる可能性があるもの．「学校保健安全法」により，必要に応じて罹患した者の出席停止や臨時休業(学級閉鎖，学校閉鎖)および消毒などの措置がとられる．[1465]

学校給食 school feeding 第二次世界大戦後わが国の食糧不足の頃，連合国軍最高司令官総司令部の指示で，後に「学校給食法」〔1954(昭和29)年〕に基づき義務教育諸学校および夜間学校，盲・聾・養護学校において行われ，児童・生徒の体位の向上，健康増進に役立ってきた．しかし現在は，児童・生徒のもつ，①偏った食事による微量栄養素の不足，エネルギーの過剰摂取，②偏食の増加，高血圧や肥満など生活習慣病の徴候，③家庭のあり方の変容による食事に関連する生活習慣やしつけに対する影響，朝食の欠食や孤食の増加，④人間関係の希薄化などの食生活上の課題に対し，学校給食の教育的意義が強調されるようになっている．1992(平成4)年「学校給食指導の手引き」が改定され，留意点は①特別活動としての位置づけ，②ゆとりのある給食時間，③学校栄養職員，養護教諭，学校医との連携のある生徒個別の給食指導，④学校栄養職員の主体的役割，⑤管理職を中心とした給食指導体制の推進にある．一方，食事内容について2003(同15)年「児童又は生徒1人1回当たりの平均栄養所要量の基準」が示された．また食中毒発生にそなえて1997(同9)年に「学校給食衛生管理の基準」が示された〔2003(同15)年，2005(同17)年に改訂〕．2005(同17)年に成立した「食育基本法」に基づいて「学校給食法」が2008(同20)年に改定され，学校給食の目的が「食生活の改善」から「食育の推進」に変更された．[1465]

学校教育制度 public education system 幼児教育から高等教育までの段階を含む，近代の公教育制度一般を意味する．学校自体は近代以前にも多様な形で存在していた．それが学校教育として近代の公教育制度の中心として位置づけられるようになったのは，学校が大衆のための教育機関として一般化したからで，それは近代の教育制度が，建前として平等な教育機会を保障するものとして成り立ち，国家社会において有用な人材をすべての階級から募ることを目指していたためである．このように学校教育制度は，経済や政治的なシステムとの関連において成り立つ制度といえる．[32]

学校教育体系 school education system 近代の学校制度一般を意味する．学校教育制度と異なるのは，制度が組織のあり方や経営などの側面を含むのに対して，体系はどちらかというと，学校系統の組織図を意味する場合が多い点である．したがって学校教育制度が組織や運営にかかわる法的な側面をも含んでいるのに対して，学校教育体系は法的な側面ではなく学年のあり方や学校の種類，その相互の関係など，全体の学校の機能的な関係やつながりなどが中心的な意味となっている．また学校の種類を決める修了時の学歴や取得資格などのカリキュラムにかかわる内容的な側面をも含めて，それぞれの学校の相互の関係性が重要な点となる．学校教育体系の正確な理解は，高校における進路指導などで，看護教育の制度的な側面を正確に理解するというような課題において重要である．[32] ⇨参学校教育制度→527

学校教育法 School Education Act いわゆる「教育基本法」を基礎とし，幼稚園，小学校，中学校，高等学校，大学，高等専門学校，特別支援学校など，学校として規定される公立，私立の団体や組織にかかわる法律．文部科学省が管轄する施設，組織にかかわる法律であり，第1条で規定された上記のような学校組織を対象としている．この1条校に入らない学校組織の自動車学校，簿記学校，職業訓練所，塾，看護学校，国際学校，フリースクール，各省所管の大学校などは各種学校，専修学校として扱われ，文部科学省が管轄する施設や組織としては扱われない．「学校教育法」では教員組織，施設，設備，教育内容など教育の質にかかわる物的，人的な資源について国として大きな枠組みを規定している．[32]

学校恐怖症⇨同不登校→2564

学校嫌い⇨同不登校→2564

学校近視 school myopia 学童や生徒に発生して進行する近視．近視の程度は－6D以下で，眼鏡によって正常視力まで矯正することができる．多くは25歳頃までに進行が停止．偽近視と混同されるが，偽近視は読書などの近業によって調節緊張が起こり，固視をするときに調節筋の緊張が亢進したものと考えられており，学校近視にはこの偽近視が関与することがあるといわれている．[1631]

学校健康診断 health examination at school⇨同学校検診→528

学校検診 health examination at school ［学校健康診断］学校で定期的に実施される検診．腎臓病・心臓病・肥満・結核検診，内科・歯科・耳鼻咽喉科・眼科検診，生活習慣病予防検診がある．心臓病検診は，無症候性心疾患の早期発見と，医師の管理観察下の先天性・後天性心疾患の児童，生徒に適切な処置，指導を行うことを目的とする．打・聴診，心電図，胸部X線写真，心臓超音波検査などを行う．肥満検診は身長，体重の測定から肥満度を決定し，必要により血中コレステロール，トリグリセリド，高密度リポタンパク質(HDL)を測定．遺伝素因のほか，環境，生活習慣，食習慣について検討し指導を行う．結核検診はツベルクリン反応自然陽性者，BCG接種既往のあるツベルクリン反応硬結陽性者に注意し，胸部X線写真を実施する．腎臓病検診は「学校検尿」の項参照．[1631] ⇨参学校検尿→528

学校検尿 school screening of urine 1958(昭和33)年に「学校保健法」(現「学校保健安全法」)が制定され，その後1973(同48)年の施行規則改定で第4条の検査項目に心臓と尿の検査が加えられた．同年6月の通達によって，新たに試験紙による尿検査が必須項目とされ，腎炎，ネフローゼなどの早期発見に尿中タンパクを検査することとし，また腎臓疾患の発見のために潜血検査を併せて行うことが望ましいとされた．1978(同53)年からは，全国的に集団検尿が小・中学生全員に毎年実施されるようになった．学校検尿には一次検尿，二次検尿，精密検査の段階がある．一次検尿は対象者全員に行い，検査前夜の就寝前に排尿し翌朝の第1尿についてその中間尿を試験紙法によってタンパク，潜血を検査する．タンパク尿が痕跡陽性の尿についてはスルホサリチル酸法を併用し，これが痕跡陽性以上の場合を陽性と判定する．二次検尿は一次検尿陽性者全員を対象とし，一次検尿の10-15日後に試験紙法によってタンパク，潜血を検査する．同時に尿沈渣について検鏡する．タンパクが痕跡陽性以上の者については一次検尿と同様にスルホサリチル酸法を併用し，これが痕跡陽性以上を陽性とする．尿沈渣は尿約10 mLを5分間1,500回転で遠心し，0.1 mLをスライドグラスにとりカバーグラスをのせて400倍で検鏡し，毎視野5個以上の赤血球を認める場合に異常とする．精密検査は一次・二次連続的陽性者が対象となる．2005(平成17)年度の東京都学校検尿で異常が認められたのは1%未満で，タンパク尿0.3%，血尿0.5%，タンパク尿・血尿0.05%であった．学校検尿によって腎疾患が早期に発見されるようになったが，反面，正常または起立性タンパク尿など治療を要しないものも多く含まれることも事実である．[1631] ⇨参学校検診→528

学校歯科医 school dentist 乳歯から永久歯に生え替わる時期にあたる6-13歳は歯科保健上，重要な時期であるので，歯科保健の適切な習慣を身につけさせ，治療や観察など適切な保健管理を徹底する必要がある．「学校保健安全法」により地域の歯科医が学校歯科医に任命され，学校保健計画の立案，歯科検診，歯疾の予防，歯科相談，就学時歯科健診などに従事する．[1465]

学校歯科保健 school dental health 1958(昭和33)年に制定された「学校保健法」および「同施行規則」に基づいて行われる児童や生徒の歯・口腔に関する保健管理．定期的な歯科検診，歯科保健指導と治療勧告のみならず児童・生徒の個性やプライバシーを尊重しながら学校全体での生活習慣，協調性などを踏まえ歯科保健の実践，自立に向け指導も行う．1995(平成7)年の改訂では小学校から中学校卒業までの9年間が1枚の健康診断票となり記録できるようになった．診査項目は「ア．歯列，咬合，顎関節の状態，イ．歯垢の状態，ウ．歯肉の状態，エ．歯の状態(現在歯，齲蝕，喪失歯，要注意乳歯および要観察歯の状態)，オ．その他の疾患および異常」．なお，2008(平成20)年に「学校保健法」が改正され，名称も「学校保健安全法」となった．[760]

学校精神保健 school mental health 精神保健のうち，学校における児童・生徒・職員を対象とするもの．現行では「精神保健福祉法」〔1995(平成7)年〕に基づいて精神障害者の発生予防や治療，社会復帰や福祉対策などの社会支援が行われているが，これは特に児童・生徒らを対象にした制度ではない．近年，特に中学・高校生の不登校，長期欠席，引きこもり，抑うつ，いじめ，暴力，少年犯罪，非行などが社会問題化し，これらは家庭環境のみならず学校環境の問題が原因である場合も多く，健全な教育環境を整えるためにも学校における恒常的な精神保健活動の実施が求められている．また同年から臨床心理士を中心としたスクールカウンセラーが公立中学校に配置されつつあり，学校長のもとに児童・生徒へのカウンセリング，教職員および保護者への助言，児童・生徒へのカウンセリングに関する情報収集・提供を行っている．[1465] ⇨参学校カウンセラー→526

学校での暴力⇨同いじめ→232

学校閉鎖 school closure 学校感染症を含む感染症予防の必要から，学校の全部を臨時に休業すること．また学校の一部を休業とする学年閉鎖や学級閉鎖などの措置がとられることもある．「学校保健安全法」による措置で，児童・生徒らのインフルエンザなどの罹患率や欠席率が急に上昇した際に速やかに実施される．ウイルスの潜伏期や排泄に要する日数を考え，4日間以上の休業が望ましいとされる．[1465]

学校保健 school health 学校における保健教育と保健管理からなり，保健教育は児童・生徒らが健康，安全にして幸福な生活を送るために必要な習慣を養い，そのための実践的能力を修得するための学習と指導から構成される．保健学習は小学校では体育科の「保健領域」，中学・高校では保健体育科のそれぞれ「保健分野」「保健」で学習指導要領に基づいて教育される．なお，2002(平成14)年に学習指導要領が改定され，感染症，こころの健康，生活習慣病の予防，薬物乱用防止，性に関する問題行動への対応などの指導を充実することを目指している．保健指導はホームルーム，健康安全や体育にかかわる行事が指導の場として活用され，また生徒への個別指導もなされる．一方，保健管理は「学校保健安全法」により学校環境衛生，健康診断，健康相談，感染症予防などを扱う．関係する主な職員は保健

主事，養護教諭，学校医，学校歯科医と学校薬剤師.[1465]

学校保健安全法 School Health and Safety Act 学校保健とは，学校における保健教育および保健管理を意味し，「学校保健安全法」は，学校における児童生徒等および職員の保健管理ならびに安全管理の基本法令である．1958(昭和33)年に交付された「学校保健法」が，2009(平成21)年から「学校保健安全法」に改題され，学校における安全管理に関する条項が追加された.学校保健の傘下には，小学校，中学校，高等学校，大学，高等専門学校，盲・聾・養護学校，専修・各種学校，幼稚園の児童，生徒，学生，幼児ならびに職員(全国民の約2割)が入り，その健康の保持増進を図り，学校教育の安全で円滑な実施とその成果の確保に資することを目的としている.学校保健の章には，学校の管理運営(学校保健計画，学校環境衛生を含む)，健康相談，健康診断,感染症予防に関する事項などが定められている．保健管理に関係する主な職員は，保健主事，養護教諭(「学校教育法」)と，学校医，学校歯科医，学校薬剤師(「学校保健安全法」)である．学校安全の章では，学校における安全の確保について,学校安全計画の策定などが定められている．なお，保健教育は「学校教育法」に基づく教育活動である.[1522]

学校保健統計調査 statistic research of school health 「統計法」〔昭和22(1947)年法律18号〕に基づく「指定統計第15号」(昭和23年6月2日指定)として，文部科学省が毎年実施している調査で，児童・生徒および幼児の発育および健康状態を明らかにし，学校保健行政上の基礎資料を得ることを目的としている．結果は毎年12月頃に出される速報と翌年の3月頃に出される報告書によって公表される.[79]

葛根湯(かっこんとう) kakkonto 医療用漢方製剤の1つ．主として比較的体力のある人で，熱性疾患の初期あるいは炎症性疾患に用いる．漢方医学的には，脈が浮(指を軽くあてですぐ触れる)で，力があり，自然発汗がなく，悪寒，発熱，頭痛があり，項背部がこわばるような例によい．臨床的には，胃腸が丈夫な人に対し，感冒初期のほか，鼻炎，結膜炎，角膜炎，中耳炎，扁桃炎，乳腺炎，リンパ節炎，肩こり，上半身の神経痛，蕁麻疹などに用いられる．この処方は，桂枝湯(けいしとう)に麻黄と葛根を加えたもので，筋肉の緊張をとり，発汗や利尿の効果がある．胃腸の弱い人や食欲不振，悪心などのある場合には用いないほうがよい．服用後に，不眠，発汗過多，頻脈，動悸，全身脱力感，精神興奮などが現れることがあるため注意が必要である．出典：『傷寒論』，『金匱要略』．構成生薬：カッコン，マオウ，ケイヒ，ショウキョウ，カンゾウ，シャクヤク，タイソウ.[752]

滑車訓練 pulley exercise 滑車(軸とその周囲を回転する円板で構成され，力の方向の変換と力学的有利性が得られる)を用いた運動療法の一種．①紐を通した滑車を天井につるし，上肢で紐を引っ張る関節可動域練習，②滑車にとりつけた重りを牽引することによる筋力増強練習などがある.[349]

滑車上神経ブロック supratrochlear nerve block 末梢の三叉神経枝ブロックの1つで，第1枝の眼神経の分枝である滑車上神経の主枝に局所麻酔薬を作用させて無痛を得る麻酔法．額の内側の知覚が遮断される．眼窩上切痕から約1cm内側のところからブロック針を刺入して前頭骨に当たったら局所麻酔薬を注入する.[323]

滑車神経 trochlear nerve ［第4脳神経］ 脳幹の背側から出る唯一の神経で，脳神経のうち最も細い．核は中脳下丘の基底で左右が交差したあと，上小脳脚と上髄帆小帯の間から脳幹を出て腹側へ向い大脳脚を回る．その後，上眼窩裂から眼窩内に入り上斜筋を支配する．滑車神経麻痺では上斜筋麻痺のため眼位が上斜視となり，眼球運動は内下転が障害される.[1000] ⇨参脳幹→2293，脳神経→2303

滑車神経麻痺 trochlear nerve palsy ［上斜筋麻痺］ 上斜筋麻痺をきたすため，垂直性の上下複視を自覚する．複視を軽減するため，患者は顎を引いて頭を傾ける姿勢をとる．頭位傾斜試験やヘス Hess 複像試験などで診断できる．中高年では血管障害，小児では先天性のことが多い．そのほかに外傷や腫瘍，髄膜炎なども原因となる.[975]

渇酒症 dipsomania⇨同渇酒癖→529

渇酒癖 dipsomania ［渇酒症］ 挿間性過量飲酒ともいわれ，発作的に大量の飲酒を数日間続けたあとに長期間の禁酒期間が保たれるもの．飲酒の契機となる出来事(身体的・精神的ストレス，月経など)や周期性の不機嫌や抑うつ(鬱)が存在する場合などがあるため慢性的なアルコール依存と区別されることがあるが，基本的には依存症候群(ICD-10)の中に位置づけられる．ICD-10の中でも渇酒症は挿間的使用(渇酒症)として記載されている.[1226] ⇨参飲酒癖→293

褐色萎縮 brown atrophy 心筋や肝細胞などが萎縮した場合，肉眼的に褐色調を呈すること．高齢者や癌などの慢性消耗性疾患患者，栄養失調症患者などの肝臓，腎臓，心筋，副腎など実質臓器でみられることがある．組織学的には，細胞内にリポフスチン(消耗色素)と呼ばれる褐色脂肪色素の沈着が認められる．リポフスチンはリソソーム(水解小体)による細胞内小器官の自己消化産物と考えられている.[678] ⇨参消耗色素→1464

褐色硬化⇨同褐色硬結→529

褐色硬結 brown induration ［褐色硬化］ 左心不全でみられる肺所見．心疾患により長期持続する慢性うっ血のため，肺胞壁血管が破綻して出血を生じ，ヘモジデリン(血色素：褐色に見える)を貪食した肺胞マクロファージ(心不全細胞)が液状成分とともに肺胞内に多く認められ，肺胞隔壁の線維化を伴い硬結をきたす.[1459] ⇨参心不全→1599

褐色細胞⇨同クロム親和性細胞→847

褐色細胞腫 pheochromocytoma ［クロム親和性細胞腫］ 副腎髄質や傍神経節などのクロマフィン細胞からから発生する腫瘍で，カテコールアミンを過剰に分泌するために高血圧を中心とした症状をきたす．クロマフィン細胞はクロム酸塩で褐色に染まる顆粒をもつため褐色細胞腫と呼ばれる．高血圧症の0.1-0.2%を占め，すべての年齢層に発症し，性差も認めない．本疾患の約10%に両側例，副腎外発生例，家族内発生例，小児例がみられるため10%病とも呼ばれる．家族性・両側性では多発性内分泌腺腫症(MENⅡA：甲状腺髄様癌，原発性副甲状腺機能亢進症を併発，MENⅡB：甲状腺髄様癌，多発性粘膜神経腫を併発)やフォン=ヒッペル・リンダウ von Hippel-Lindau 病との合併がある．交感神経刺激による高血圧，動悸，頭痛，発汗過多がみられ，めまい，胸痛，腹痛，視力障害，やせ，口渇，便秘なども生じる．高血圧は90％以上の症例でみられるが，その状態から発作型と持続型に大別される．臨床検査では，尿糖，尿タンパクなどの尿所見異常や白血球増加，耐糖能異常がみられ，眼底や心電図異常も認められる．内分泌的検査にて，血中・尿中のカテコールアミンまたはその代謝産物の増加を証明する．画像診断では腹部CT，MRI，超音波などが用いられ，^{131}I-メタヨードベンジルグアニジン(MIBG)シンチグラフィーは，クロマフィン細胞に特異的に取り込まれるため，多発性・副腎外腫瘍にも有用．フッ素18フルオロデオキシグルコース(FDG)によるPET検査でも取り込みがみられ，特異度は低いが感度は高く，^{131}I-MIBGシンチ陰性例での腫瘍局在診断に有効な場合がある．治療は腫瘍摘出が必須であるが，高血圧のコントロールとしてα遮断薬あるいはα，β遮断薬が有効．[284,797]

褐色脂肪組織 brown adipose tissue；BAT ［**多房性脂肪組織**］ 褐色脂肪細胞で構成される脂肪組織で，細胞が多量のミトコンドリアをもち，ミトコンドリアの呼吸色素(チトクローム)により褐色に見えることからこの名称がある．褐色脂肪細胞の特徴は，①多数のミトコンドリアをもち，②多数の小型脂肪滴をたくわえ，③脂肪酸が酸化される際の生成エネルギーが効率よく熱エネルギーに変わることにある．このため，発熱器官としての役割をもち，毛細血管に富み，豊富な神経支配(自律神経系)を受けている．冬眠する脊椎動物ではよく発達していて，冬眠中の体温を維持するために重要である．後腹膜腔や肩甲骨間脂肪組織にたくわえられている．ヒトでは，新生児に比較的多く，頸部，腋窩，鎖骨下動脈周辺，腎周辺などの脂肪組織にみられる．しかし，成人にはほとんどみられない．成人の脂肪組織はもっぱら白色脂肪組織である．構成細胞の白色脂肪細胞は細胞内に単一の大きな脂肪滴をもち，グルコースなどを中性脂肪としてたくわえ，エネルギー代謝過程の一時的貯蔵庫としての働きをしている．[1044] ⇨参脂肪組織→1341

割髄症 diast〔emat〕omyelia ［**脊髄正中離開症**］ 脊髄または馬尾が椎体から脊柱管内に突出した骨棘などにより二分され，しかもそれぞれが硬膜により完全に覆われている状態．先天奇形であり，出生時にすでに脊柱正中線上に脂肪腫，異常に長い毛髪の束，皮膚のへこみ，血管腫などがある．[791]

活性域⇨同活性中心→531

活性汚泥法 activated sludge method 下水の二次処理法の1つで，好気性微生物を用いて処理する方法．最初に沈殿池で一次処理が行われ，大きな浮遊物や土砂が取り除かれた下水を，曝気層内で好気性微生物を大量に含む活性汚泥と混合し，空気を大量に供給することで(エアレーション)，下水中の汚物を活性汚泥に吸着させて，好気性菌による生物学的浄化を行う．曝気層で処理された下水は最終沈殿池に送られ，沈殿物と分離されたのち，塩素消毒され，河川などに放流される．最終沈殿池で発生した沈殿物は活性汚泥として再利用されるほか，脱水・乾燥され，肥料や埋め立て材料としても利用されている．リンや窒素は活性汚泥法では除去できないため，河川などへの放流前に活性炭吸着やイオン交換樹脂で除去する三次処理が行われることもある．活性汚泥法は，短時間に大量の下水処理が可能であること，水中の有機物除去率が85-95％，細菌除去率が90-98％と高いことなどから，わが国では最も多く利用されている．[1169,230]

活性化Ⅱ因子 factor Ⅱa；FⅡa⇨同トロンビン→2172

活性化エネルギー activation energy 化学反応が進行するために必要なエネルギー．反応原系から生成物が生じる中間段階として遷移状態があるが，原系から遷移状態の間のエネルギー差が活性化エネルギーであり，熱エネルギーがこの活性化エネルギーより大きくならないと反応が進行しない．[407]

活性型ビタミンD active vitamin D カルシウム吸収を促進するように作用するビタミンDの活性型．ビタミンD欠乏は，小児のくる病，成人には骨軟化症を引き起こす．ビタミンDは脂溶性だが，基本構造は同じで側鎖が異なるD_2-D_7の6種がある．このうち，高い生物活性をもつのはD_2(エルゴカルシフェロール)とD_3(コレカルシフェロール)である．しかし，いずれのビタミンDもそのものには生理活性がほとんど認められず，その25位および1α位の炭素がヒドロキシル化されて1,25-ジヒドロキシビタミンDとなることで生理活性を発現する．[407] ⇨参活性型ビタミンD_3→530

活性型ビタミンD_3 active vitamin D_3 ［**1,25-ジヒドロキシビタミンD_3**］ 7-デヒドロコレステロール(プロビタミンD_3)の紫外線照射で生じたビタミンD_3が肝臓で25-ヒドロキシビタミンD_3に代謝されたのちに，ビタミンD結合タンパク質と結合して血液中を循環して腎臓に運ばれて活性型ビタミンD_3に代謝される．核内受容体と結合して，遺伝子発現を調節する．小腸でのカルシウムとリン酸の吸収促進，腎尿細管でのカルシウムとリン酸の再吸収促進，骨からのカルシウム動員，類骨組織の石灰化作用などがある．ヒト骨髄性白血病細胞の正常なマクロファージへの分化誘導作用も認められている．ビタミンD_3(コレカルシフェロール)は，魚の肝油や魚肉，バター，卵黄などに多く含まれる．植物由来のものは，ビタミンD_2(エルゴカルシフェロール)と呼ばれる．[1320]

活性化部分トロンボプラスチン時間 activated partial thromboplastin time；APTT ［**APTT**］ 血液中の内因系凝固因子活性を測定するためのスクリーニング検査．原法の部分トロンボプラスチン時間(PTT)ではリン脂質を試薬として用いるが，測定値にばらつきがみられる．そこで，セライト，カオリン，エラジン酸などを加えて，第Ⅻ・Ⅺ因子などの接触因子を十分に活性化させ測定値を安定化させた方法．第Ⅷおよび Ⅸ因子欠乏症のスクリーニングに優れており，現在ではPTTより多く用いられている．静脈血での基準値は30-40秒．第Ⅰ・Ⅱ・Ⅴ・Ⅹ・Ⅷ・Ⅸ・Ⅺ・Ⅻ因子，プレカリクレイン，高分子キニノゲン(HMWK)の低下，ループスアンチコアグラント lupus anticoagulant(LAC)の出現で延長する．[1131] ⇨参部分トロンボプラスチン時間→2568

活性酸素 active oxygen 分子状酸素(三重項酸素；$^3O_2$)よりも反応性に富んだ，酸素原子を含む分子種であり，過酸化水素(H_2O_2)，スーパーオキシドアニオン($\cdot O_2^-$)，ヒドロキシラジカル($\cdot OH$)，一重項酸素($^1O_2$)を含む．好気生物において，大部分の酸素分子は呼吸酵素系において水分子にまで還元されるが，一部はヒドロキシル基の供与体として他の酵素に用いられる．活性酸素は不十分な還元反応の副産物として生成されるほか，特定の酵素の通常の産物としても生成される．すべての組織や細胞で産生されるが，量的にはマクロファージや好中球などの生体防御系細胞で産生されるものが多い．白血球の解毒作用，ホルモン生合成，遺伝子発現調節などに関与してさまざまな生体代謝をつかさどるバイオシグナルとして働く反面，核酸，タンパク質，脂質など生体高分子と反応して細胞の恒常性を乱し，老化や動脈硬化，癌，その他多くの疾患の原因となる．[832,449]

褐青色母斑 naevus fuscocaeruleus ［**太田母斑，伊藤母斑**］ 胎生期の真皮メラノサイトの増殖による褐色と青色が混在した色素斑．生後間もなくみられる場合と，思春期以降に発症してくる場合とがある．このうち女性に多く，顔面片側の眼瞼，頬骨部，側額，ときに眼球結膜にかけてみられる褐青色母斑を太田母斑という．また，肩峰から三角筋部にかけて生じたものを伊藤母斑という．治療はレーザー焼灼または皮膚剝削術を行う．[690]

活性炭 activated charcoal 黒色粉末状および粒状物質で，木炭やヤシ殻などを活性化してつくられる．溶質やガスに対して強い吸着力をもつ．粉末状のものは砂糖，水あめなどの色素除去，酒精飲料および油脂・医薬品の調味，脱色，脱臭，また中毒物質の除去のための吸着剤として用いられる．粒状のものは有機溶剤蒸気の回収や捕集，塩化ビニルなど合成の際の触媒，担体として，また空気中の不純物除去，糖液，アルコール，食品などの精製に用いられる．[1312]

活性炭吸着 absorption of activated charcoal ［**薬用炭吸着**］ 種々の有機物を高温加熱し乾留して吸着力を増加させたものが活性炭で，内部に多数の空洞が生じ大きな表面積が形成されることにより，多くの薬毒物を吸着し，またそれ自体は消化管から吸収されず毒性がないため，薬毒物の吸収を阻止する目的で急性中毒の初期治療に用いられる．イレウス(腸閉塞)や強酸・強アルカリなどの禁忌例およびリチウム，ヒ素，シアン化合物などの活性炭に吸着しない物質以外の急性中毒には積極的に投与することが推奨されている．[1167] ⇨参活性炭⇀531，血液灌流⇀887

活性中心 active center ［**活性域**］ 酵素反応において基質が特異的に結合し，触媒作用を受ける酵素タンパク質の部位．2つ以上の立体構造上のドメインの割れ目(くぼみ)構造に存在することが多い．解析には，基質類似物質を用いたアフィニティラベリング，部位特異的変異解析などの遺伝子工学的手法，X線結晶構造解析などが用いられる．活性中心のアミノ酸の変異は酵素活性に特に重要な影響を与えるので，変異がさまざまな遺伝病や癌などの疾患の原因となっている．[449] ⇨参活性部位⇀531

活性部位 active site 触媒作用が行われる酵素分子の部分．[987] ⇨参活性中心⇀531

活性輸送⇨同能動輸送⇀2309

活性葉酸補酵素⇨同ロイコボリンカルシウム⇀2987

ガッセル症候群 Gasser syndrome⇨同溶血性尿毒症症候群⇀2866

ガッセル神経節 Gasser ganglion⇨同半月神経節⇀2407

ガッセル神経節ブロック gasserian ganglion block ［**三叉神経節ブロック，半月神経節ブロック**］ 三叉神経が脳硬膜の間でつくる三叉神経節(ガッセル神経節)に局所麻酔薬を注入することにより，片側半分の顔面・鼻腔・口腔・上下の歯牙の知覚を遮断して無痛を得るブロック麻酔法．主に三叉神経痛の治療に用いられる．口角から3 cm横を刺入点とし，透視下に針を卵円孔を通過させて三叉神経節に進める．最近は，高周波熱凝固法に置き換わってきている．ガッセル Johann L. Gasser はオーストリアの解剖学者(1723-65)．[323] ⇨参三叉神経ブロック⇀1204

割線 stress lines ［**ランゲル割(裂)線，皮膚割線**］ 皮膚にかかっている張力(ストレス)の方向を線として描いたもの．死体皮膚に丸い穴をあけると楕円形に変形するが，その長軸方向をつないで得られた線．真皮網状層の膠原線維束の張力のベクトル和を反映する．[179]

割創 cut wound，chop wound 比較的重量があり，柄のあるような刃物(例えば斧，鉈，鍬，日本刀，出刃包丁など)を振りおろすようにして作用させたときに生じる創のこと．皮膚表面では直線状の創を形成し，その長さや幅は刃物の特徴を示す．切創に似た症状をもつものが，創縁に表皮剝脱を伴うことがある．骨に達すると打ち込まれた形に応じた骨創や陥凹骨折，亀裂骨折を生じる．[1331]

滑走関節 gliding joint⇨同平面関節⇀2620

滑走性脳挫傷(ざしょう) gliding contusion 上矢状静脈洞に接し，衝撃の際に，脳表と頭蓋骨との間にずれ(剪断)が生じる．この現象に伴って，くも膜絨毛や橋静脈が牽引されるために発生する挫創．脳挫傷の病理上の問題である．[791]

滑走説 sliding〔filament〕theory ［**滑り説《筋肉の》，筋収縮機構**］ 筋収縮が細いフィラメントと太いフィラメント間の相対的な滑走によるという説．細いフィラメントと太いフィラメントとも収縮の際に長さが変化しない，両フィラメント間の重なりに比例して張力が変化するなどの事実により支持されている．両フィラメント間の滑走を引き起こす力は，アクチンとミオシンが結合橋をつくり，ATPが加水分解されるエネルギーを使ってミオシンが形態変化を起こすことによるとされている．[97]

滑沢脳⇨同滑脳症⇀533

滑脱型食道裂孔ヘルニア sliding esophageal hiatal hernia ［**横隔膜滑脱ヘルニア**］ 食道裂孔ヘルニアのうち最も頻度の高いヘルニアである．食道下端が横隔膜より上に押し上げられて胃の噴門部は縦隔内に出ているもの．胃は立位では正常の腹腔内にあるが，臥位で胸腔内に脱出する．逆流性食道炎を起こして食道潰瘍を発症しやすい．[953]

滑脱ヘルニア sliding hernia 後腹膜に付着している臓器が，引っ張られてヘルニア嚢の一部となるもの．鼠径ヘルニアにおいて，盲腸，虫垂，膀胱，S状結腸，卵巣，卵管などが滑脱する．乳児女児では卵巣・卵管脱出の頻度が高い．[208] ⇨参鼠径(そけい)ヘルニア⇀1841

ガッタパーチャポイント gutta-percha point 棒状に加工した根管充塡材のこと．主成分はC_5H_8の重合体であるイソプレンで，成分比率はメーカーにより異なるが，ガッタパーチャ(18-25%)，酸化亜鉛(61-75%)，ワックスとレジン(1-4%)，重金属塩(1-17%)である．組織親和性にすぐれ可塑性があり，根管内では刺激性がないため，歯髄除去後の根管充塡材として根充用セメントと併用して用いられる．使用目的からマスターポイントとアクセサリーポイントとがあり，リーマーやファイル(根管壁の清掃，拡大の器具)の番号(ISO規格)に合わせてマスターポイントを使用し，アクセサリーポイントは，その空隙を埋めるために補助的に使用する．また，ガッタパーチャポイントを用いて，歯周ポケット内や瘻孔に挿入し，X線写真によりその状態や深さの診査にも用いる．[434]

渇中枢 thirst center⇨同飲水中枢→294

カッチュ・カルク法 Katsch-Kalk method 胃液分泌と胃運動機能を調べるための検査法．カッチュ・カルク液(カフェイン0.2g＋水300mL＋2%メチレンブルー2滴)を体温程度に温め，胃管で胃内に注入したのち，10分または15分ごとに青色が消失するまで胃液を採取する．各分画の酸度を測定し，酸度曲線を作成して胃液分泌機能を評価する．青色消失までの時間(排出時間)から胃運動機能を知ることができる．現在は，胃液分泌刺激薬としてカッチュ・カルク液に代わり，塩酸ベタゾールやガストリンが用いられている．[90]

合致率⇨同一致率→256

カッツ指数 Katz index，Katz ADL index ①ADL(日常生活動作)評価法の1つ．この評価は，老化や慢性疾患における治療，予後の研究，リハビリテーション教育のために開発され，1959年にアメリカの予防医学者カッツ Sidney Katz により報告された．評価項目は入浴，更衣，トイレ，移動，排尿・排便自制，食事の6項目である．自立の項目がいくつあるかによって，A：すべて「自立」〜G：すべて「介助」までの程度が決定される．②心臓が酸素を要求する指数．心筋酸素需要度ないし心収縮仕事量を示す．[811]

カット kat⇨同カタール→518

葛藤 conflict ［抗争，相剋，心的葛藤，コンフリクト］相反する2つ以上の要求や衝動が対立したまま精神内界に存在する状態．抗争，相剋ともいう．フロイト Sigmund Freud(1856-1939)は衝動とそれを抑圧する力との無意識的な葛藤が人間行動を規定し，神経症の症状を形成すると考えた．シュナイダー Kurt Schneider (1887-1967)は不均衡や緊張などの内的体験に対する反応を内的葛藤反応と呼び，外的体験に対する反応と区別した．内的葛藤反応は敏感性や自信欠乏性などの性格と結びつくが，外的体験反応は超性格的であるとしている．[1362]

活動化熱 activation heat 筋収縮に伴って発生する初期熱．筋の短縮にかかわらず発生する．[1274]

滑動性眼球運動⇨同滑動性追従運動→532

滑動性追従運動 pursuit eye movement ［滑動性眼球運動］随意水平性共同眼球運動には，速く不連続な運動である衝動性眼球運動と，遅く滑らかな運動である追従(滑動性)眼球運動がある．前者はキョロキョロ素早く視線を動かすときの眼球運動であり，後者は動く対象を眼で追うときの眼球運動である．[1160] ⇨参衝動性眼球運動→1445，衝動性追従眼球運動→1445

活動性肺結核 active pulmonary tuberculosis 治癒していない結核性病変が残存し，結核菌が活動している状態．活動性肺結核には，喀痰中に菌が検出される活動性感染性の病変と，喀痰中の排菌が消失後1年以上経過しているが，病状がまだ不安定と考えられる活動性非感染性の病変とが含まれる．[953]

活動性肥大 activity hypertrophy⇨同作業性肥大→1180

活動性慢性肝炎 chronic active hepatitis；CAH⇨同慢性活動性肝炎→2749

活動電位 action potential；AP ［動作電位，スパイク電位］ 細胞膜の興奮を起こすナトリウムイオンの流入により一過性に細胞内電位が細胞外の電位と比べ急激に負から正になる膜電位変化をいう．「全か無〔か〕の法則」に従い自己伝播する電気的インパルスで，神経インパルス伝導の際は神経線維の細胞膜を，筋収縮の際は筋細胞の細胞膜を伝導する．[1274] ⇨参膜電位→2730

活動電位最大立ち上がり速度 maximal velocity；V_{max} ［Vマックス］ 活動電位の0相における膜電位の時間当たりの変化の最大値．心筋膜電位が閾値に達すると細胞内に陽イオンが流入して急激な細胞膜の脱分極が始まる(活動電位の0相)．多くの心筋の立ち上がり速度はナトリウム(Na)イオンの細胞内への流入によって規定される．すなわちどれだけ多くのNaチャネルがNaイオンを通すことができるか(チャネルの有効性 availability と呼ぶ)によって最大立ち上がり速度は規定される．この最大立ち上がり速度は心筋細胞の細胞間の伝導速度と相関するので伝導の指標に用いられる．洞結節や房室結節などの細胞では静止膜電位は浅く立ち上がり速度も小さい．この場合カルシウムイオンが流入する．[2] ⇨参イオンチャネル→217

活動電流 action current ［動作電流，局所電流］ 神経や筋細胞の興奮時に活動電位が生じる結果，細胞膜に発生する電流のこと．細胞の内側では興奮部から静止部へ，細胞の外側では静止部から興奮部に流れるため静止部の脱分極を起こして活動電位を発生させる．その反復性により活動電位が伝導される．[1274] ⇨参活動電位→532

活動度係数⇨同活度係数→533

活動免疫 active immunity⇨同能動免疫→2309

活動療法 activity therapy 精神科領域で薬物療法や精神療法などと相補的に展開される治療・援助技法の1つ．身体的，感覚的，情操的，認知的，社会的，霊的といわれるような，リハビリテーションで用いるさまざまな活動を媒介とする．病理に介入する狭義の治療的技法に対し，ノーマライゼーションの思想に基づき対象者の健康な側面に働きかけ，療養生活にゆとりや楽しみの時間，他者との交流の機会を提供することで，基本的な心身機能の調整・維持・回復を図りながら，生活の質の向上を目指し，対象者のエンパワメントを図る．そのほか活動の種目や用い方や目的によって，作業療法，芸術療法，レクリエーション療法，生活療法，音楽療法，園芸療法，ダンス療法などがある．[1568] ⇨参作業療法→1180

カットオフサイン《大腸の》 colon cut-off sign 急性膵炎の患者で腹部単純X線写真において，拡張した横行結腸のガス像が中断しているような所見のこと．膵臓の炎症が大腸に波及して腸管が攣縮することによって生ずる．攣縮部の遠位側でガスを認めず，近位側で拡張した大腸内にガスが充満している状態を反映している．[580,1608]

カットオフ値　cut-off value　検査値が正常か異常かを判別する基準となる値．判別値ともいう．[258]

カットグート　catgut　ヒツジの腸の粘膜下組織から得た膠原組織でつくった縫合糸．張力を増すため酸化クロミウムをしみ込ませたものもある．生体に吸収されるので異物反応が少なく，創の治療機転の障害になりにくいため消化管の吻合に好んで使用されたが，最近は合成吸収糸が使用されるようになった．[323] ⇨参吸収性縫合糸⇀720

活度係数　activity coefficient　［活動度係数］　気体や液体の化学反応のポテンシャル(反応力)は絶対温度と濃度の関数，すなわち絶対温度に比例し〔濃度×活度係数〕の対数尺に比例し，〔活度係数＝活動度/モル分率〕と表される．活動度は蒸気圧，浸透圧，沸点，凝固点，溶解度などの測定から実験的に求めることができる．電解性溶液については電池の起電力から求められる．[1152] ⇨参活量係数⇀534

ガットマン尺度　Guttman scale　アメリカの心理学者のガットマン Louis Gattman(1916-87)が生み出した概念で，調査の総得点からすべての項目に対する応答が予測できるような調査項目の集合をいう．しかし対象の属性を正確に満たす調査項目の集まりは現実には存在しにくいので，通常はその集合が完全なガットマン尺度にどの程度近接しているのかについて，再生性係数という値をもって示す．[446]

渇熱⇨同新生児一過性熱⇀1564

滑脳症　lissencephaly　［滑沢脳，無脳回症，厚脳回症］　大脳表面の脳溝(二次脳溝)の形成がないため，脳表面の形態が平滑である脳奇形をいう．シルビウス Sylvius 裂などの一次脳溝は保たれる．病因は，胎生期の脳形成過程における神経細胞の移動障害といわれている．まったく脳溝のみられないものを無脳回症というが，部分的に幅広く厚い脳回が混在した厚脳回症が多い．組織学的には正常の脳皮質が6層なのに対して4層構造を示す．臨床像は重度の精神運動発達遅滞，難治性痙攣，小頭症などがみられる．頭部CT，MRIでは平滑で脳回の形成がない脳表とシルビウス裂や側脳室の拡大を認める．生命予後は不良．なお，滑脳症に特徴的な顔貌や心奇形を合併したものを，ミラー・ディーカー症候群 Miller-Dieker syndrome という．[1000]

カッパ　「κ」の項目を見よ

カッパーケトル　copper kettle　［気泡型回路外気化器］　吸入麻酔の際，エーテルやハロタンなどの揮発性液体麻酔薬を気化させ，酸素と混合して濃度を調節するために用いられる銅製の気化器．麻酔器の回路に組み込まれた一部品であるが，現在は液温と流量を自動的に補正する回路外気化器が主流となり，日本では使われていない．[485]

渇病⇨同熱中症⇀2282

カッピング　cupping⇨同パーカッション⇀2320

カップ関節形成術　cup arthroplasty　［モールド関節形成］　変形性股関節症の手術において，大腿骨骨頭の表面を人工のカップやモールド(鋳型)で置換する手術手技のこと．1939年にアメリカのスミス=ピーターセン Smith-Petersen がはじめて行った．[1229]

合併症　complication　ある疾患があるときに，その後に並行して生じた他の疾患．もとの疾患が原因になっていることが多いが，そうでない場合も含まれる．[543]

滑膜　synovial membrane　［滑液膜］　関節包の内面を覆う膜で，関節運動を滑らかにする滑液をつくり出す．関節の炎症時には炎症に反応して滑液を排出する．[1229] ⇨参滑膜腱鞘(しょう)⇀533

滑膜炎⇨同滑液膜炎⇀525

滑膜腱鞘(しょう)　synovial tendon sheath　［滑液鞘(しょう)，滑膜嚢鞘］　腱の周囲を囲む袋状の膜で，腱に接する腱側滑膜性腱鞘，外壁の壁性滑膜性腱鞘で構成される．壁性滑膜性腱鞘の一部は靱帯性腱鞘に覆われている．腱鞘の中には滑液が存在する．[1229]

滑膜骨軟骨腫症　synovial osteochondromatosis　［滑膜軟骨腫症］　滑膜に軟骨が異所性に発生するもので，原因は不明．軟骨は滑膜と連続を保って増殖し，中心部から骨化が起こってくる．膝関節に最も多く，肩・肘・股・足関節にもみられる．治療は，滑膜内に腫瘤が多くある場合は腫瘤と滑膜摘出を，有茎の腫瘤，遊離体になったものは腫瘤の摘出を行う．[1229]

滑膜腫瘍　synovioma　滑膜から発生した腫瘍で，良性と悪性に分けられる．良性の腫瘍は絨毛結節性滑膜炎 villonodullar synovitis，巨細胞性滑膜炎 giant cell synovitis があり，悪性では滑膜肉腫がある．滑膜肉腫は比較的まれな腫瘍で膝関節周囲に好発し，約半数の症例では腫瘍陰影内に点状石灰化像を認める．[1229] ⇨参巨細胞腫⇀780

滑膜浄化術⇨同化学的滑膜切除術⇀467

滑膜性関節　synovial joint　滑膜性の連結可動関節で，四肢の関節のほとんどが属する．骨・関節軟骨・関節包・滑膜・靱帯などから構成される．関節軟骨に覆われた相反する骨端は，外層は靱帯構造である関節包に包まれ，関節包内には関節腔があり，関節腔には滑液が存在する．平面・蝶番・球・楕円・顆状・車軸・鞍関節がある．[1229]

滑膜性連結　synovial junction　骨と骨との結合様式のうち，骨間の連結部に関節包に包まれた関節腔が介在し，その内面に滑膜と呼ばれる組織があるものをいう．関節腔内の骨の関節面は関節軟骨(硝子軟骨)に覆われており，関節頭とそれに対応する関節窩とからなるのが一般的である．骨と骨との結合様式の中で最も運動性が大きい．関節を狭義に用いるときは滑膜性関節のことを指す．[1421] ⇨参関節軟骨⇀626

滑膜切除術　synovectomy　関節リウマチや化膿性関節炎などの滑膜の炎症性疾患に対して，炎症の消退を目的として，増殖した滑膜を切除する手術．鏡視下の腱鞘滑膜切除術も行われる．[1437]

滑膜軟骨腫症⇨同滑膜骨軟骨腫症⇀533

滑膜肉腫　synovial sarcoma　関節周辺や腱鞘付近に形成される悪性腫瘍で，原発母組織は明らかではない．発生年齢は30歳代に多く，やや男性に多い．下肢，特に膝関節に好発し，単純X線像では関節周辺の嚢状石灰化が認められる．偽被膜を有する限局性の腫瘍で，周囲組織を圧排増殖する．組織学的に2相型と単相型に分けられ，2相型には上皮様細胞成分と紡錘細胞成分が混在する．単相型には単相線維型と単相上皮型がある．治療は，小さな腫瘍は治癒的切除と抗癌剤投与の併用，発育し浸潤があるときには切・離断術が行われる．[1437]

滑膜嚢鞘⇨同滑膜腱鞘(しょう)→533

滑面小胞体 smooth endoplasmic reticulum⇨同無顆粒性細網→2779

括約筋 sphincter 体内のさまざまな管の特定部位で，管の周囲を取り巻く形で存在している輪状筋のこと．その収縮と弛緩とによって，体内の物質通過や自然開口部の開閉を行う．肛門を閉鎖する働きをもつ内肛門括約筋，十二指腸乳頭を締めるオッディ Oddi 括約筋，排尿にかかわる内尿道括約筋と外尿道括約筋などがある．[1272]

括約筋障害 sphincter disturbance 管腔臓器の開口部や孔を輪状に取り巻き，絞扼する作用をもつ括約筋の障害．膀胱・尿道括約筋の障害では尿閉や尿失禁を，肛門括約筋の障害では排便困難や便失禁をきたす．ともに原因として括約筋を支配する神経障害により生じることが多い．[1000]

桂川甫賢 Katsuragawa Hoken ［ウィルヘルムス=ボタニクス］ 蘭学者，蘭方医，博物学者で，幕府奥医師桂川家6代〔1797-1844(寛政9～弘化元)〕．名は国寧，字を清遠，号は翠藍，桂嶼．通称は甫安(のちに甫賢，法名翠藍日香)，桂川甫筑(名は国宝)の長男として江戸に生まれる．早熟の秀才で，蘭学を大槻玄沢，宇田川玄真，坪井信道に学ぶ．漢学の教養も深く，詩文，書画にも秀でていた．14歳でオランダ商館長ドゥーフ Hendrik Doef に面会し，その才を認められ，ウィルヘルムス=ボタニクス Wilhelmus Botanicus のオランダ名(ボタニクスは植物学の意)を与えられた．1826(文政9)年，江戸に来たシーボルト Philipp F. B. von Siebold(1796-1866)と会談．日本の植物研究資料として開花したエゾマツをはじめとした乾腊植物と蝦夷，樺太の植物写生図および『蝦夷本草之図』，また小野蘭山の『花彙』をオランダ語に訳し，自らの序文をつけて贈った．これらの業績がシーボルトの著書『日本 Nippon』によって紹介された．オランダのバタビア芸術協会の会員に推挙され，その博学ぶりがヨーロッパ中に伝わった．1827(同10)年，父の死により家督を継ぐ．渡辺崋山，高野長英，小関三英らと交流し，広い文化活動を行った．1842(天保13)年，外科医師取立の命を受け幕府医学館で講義を担当したが，1844(弘化元)年，48歳で江戸で病死した．江戸の芝，二本榎の上行寺(現在は伊勢原市粕屋に移る)に葬られた．著作としては，他に『Medicjne Stoffe Naame』(1810)，『酷烈竦弁』(1822)，『山猫図説』(1826)とドイツ人外科医ハイステル Lorenz Heister(1683-1758)の解剖書のオランダ語版を訳した『剖散撮要』がある．[464] ⇨参紅毛(こうもう)外科→1060

桂川甫周 Katsuragawa Hoshuu⇨参宇田川玄真→327

桂川甫筑 Katsuragawa Hochiku⇨参紅毛(こうもう)外科→1060

活量係数 activity coefficient 溶液や気体の運動法則は，含まれる物質の濃度によって，理想溶液，理想気体を想定した熱力学的法則からずれる．その主たる原因は，濃度によって分子間相互作用が異なるためである．実際の溶液や気体の活動度を α とし，そのときの濃度を β とすると，活量(動)係数は α/β で表される．理想溶液や理想気体の活動係数は1であるが，実際の溶液や気体では1より小さい．[1335] ⇨参イオン活動度→217，活度係数→533

家庭医 family physician；FP，family doctor；FD 近年の専門分化，臓器偏重の医療に疑問を呈し，人間と家庭と地域とを統一体としてとらえる医療を家庭医療として実践する医師．専門医に対する一般医やかかりつけ医と同義で使用されることもある．[165] ⇨参かかりつけ医→471

家庭介護員⇨同ホームヘルパー→2687

家庭環境 family environment 家族が生活する場や家族構成員が相互に交流する場を家庭というが，その家庭において家族構成員相互に影響を及ぼしたり影響を受ける場としての家庭の状況をいう．広義には家庭を取り巻く地域社会を含めてとらえることもある．家庭環境には，①物的環境，②情緒的環境，③社会的環境，④文化的環境などがあるが，これらは相互に関連しながら家族構成員の生活と社会化に影響を及ぼしている．中でも家族関係には，①勢力＝依存関係，②情緒的関係，③役割期待の相補性という3つの次元があり，これらは家族間における続柄との関係の中で相互に影響し合っている．家庭環境がクローズアップされるのは生育歴や生活習慣，生活環境などが深くかかわっていると考えられるような場合，例えば家庭内暴力や家庭内離婚などで，家族の精神的雰囲気や家族ダイナミックスも含めて考えられる．家庭環境は人間生活の基本的な場であり，青少年の健全な育成面からも最も重要な基盤である．出生数の減少，核家族化，子どもと家庭を取り巻く社会環境も大きく変化しており，育児や介護などの問題をかかえる家庭環境はますます深刻になることが予測される．[1634]

家庭看護 home-care 一般に家族によって行われる看護を指し，看護師や保健師によって行われるケアとは区別されている．高齢社会の到来や疾病構造の変化により，医療に対する人々の意識に変化がみられ，在宅ケアを希望する人が増えてきている．最近では専門家からケアの方法や社会資源の活用方法，自己管理の方法，介護用具の紹介などの援助を受け，在宅でのケアを行う家庭も増加している．[1451] ⇨参介護→430

過程精神病 process psychosis⇨同過程統合失調症→534

過程統合失調症 process schizophrenia ［過程精神病］ 進行性に経過して荒廃ないし欠陥に至る統合失調症の中核群．原因は明らかでないが環境要因よりも，脳の器質変化が疑われている．[1205] ⇨参反応性統合失調症→2418

家庭透析 home dialysis ［在宅透析］ 医療施設の管理のもとに患者もしくは介助者が行う透析療法のこと．末期腎不全の腎代替療法として血液透析，腹膜透析がある．従来これらは医療機関で行われることが原則であったが，わが国では1970年代前半より，家庭に透析装置を設置して(介助者とともに)自己治療を行う家庭透析が試みられるようになった．最近では，家庭透析は在宅血液透析と腹膜透析〔連続的携行式腹膜透析(CAPD)〕に区別して用いられている．[186]

家庭内暴力 violence in family 家庭内暴力には，①夫婦間，特に夫が妻に暴力をふるうもの(ドメスティックバイオレンス)，②両親が子どもに対して暴力をふるうもの(児童虐待)，③子どもが両親に対し暴力をふるうものの3種類がある．わが国では一般に，子どもが親に対してふるう暴力行為を指すことが多い．思春期の子どもが，両親，特に母親をなぐる，ける，物を投げる，死に至らしめるなどという行為に走る．弱い者に暴力が集中することが多く，母親の次に多いのは，祖父母，妹弟などである．登校拒否や非行を伴うことが多く，中学2年生から高校3年生ぐらいまでにみられる．思春期まで自己感情のコントロール方法を学ばないまま，学業や交友関係における挫折体験をきっかけにして，持続的，反復的に暴力をふるう．両親が子どもの家庭内暴力に苦慮したあげく，殺人に至る事例も報道されている．近年ではまた，親の幼児虐待が増加しつつあり，社会的な問題となり，支援の必要性が認識されてきている．[1166] ⇨参ドメスティックバイオレンス→2159，児童虐待→1322

家庭廃水 sewage effluent, domestic waste water 炊事，洗濯，風呂，し尿などの日常生活に伴って家庭から出される廃水で，生活雑排水のこと．わが国では欧米諸国に比べ下水道の整備が遅れたことも一因となり，家庭廃水が公共用水域における水質汚濁の大きな原因となっている．このため，早急な生活排水対策が必要となり，1990(平成2)年に「水質汚濁防止法」が一部改正され，行政および国民の責務の明確化，生活排水対策の計画的推進などが規定されている．[1169]

家庭排水⇨同生活排水→1662

家庭復帰 return to home ［在宅復帰］ 何らかの疾患や障害を有した人や，社会的背景のために家庭へ戻れない人が，病院もしくは施設に入院・入所し，その後退院・退所して家庭へ戻り生活を営むこと．[1189]

過程分析 process analysis ものごとが経過する道筋・軌跡を分析し明らかにすること．時間の経過の中での変化や出来事の流れを明らかにすること．あるいはある状態・位相の推移を促しているもの，とどめているものなど，ものごとの力動的な関係や社会的相互作用について明らかにすること．[917] ⇨参グラウンデッドセオリー→823

家庭奉仕員制度 home help service⇨参ホームヘルパー制度→2687

家庭奉仕員訪問介護⇨同ホームヘルパー→2687

家庭訪問指導 home visit guidance 保健師，看護師，助産師などが家庭を訪問し，本人および家族に対して介護・療養・療育などの指導を行うこと．具体的には健康相談をはじめ，病気の予防，妊娠中の注意，新生児の育て方，生活習慣病や難病の療育指導，寝たきり高齢者の介護などの指導を行う．「老人保健法」の保健事業による訪問指導は，市町村が当該市町村の40歳以上の者で家庭において寝たきり，またはこれに準ずる状態にある者を対象に看護方法・療養方法・機能訓練方法などの指導を行う．[457]

家庭用品中毒 household products poisoning 家庭用品は，使用頻度の高さから中毒例は多いが，自殺企図によるものや特定の薬剤を除き毒性は低く，中毒症状は弱いことが多い．具体的には，タバコによる中毒が圧倒的に多く，次いで防虫薬，殺虫薬(蚊とり用薬剤，ピレスロイド系殺虫薬，ホウ酸，殺鼠剤など)，洗剤，漂白剤，化粧品，パーマ液および染毛剤などによる中毒などがあげられる．また，家庭用品中毒には塩素系漂白洗浄剤と酸性漂白洗浄剤の併用により発生する塩素ガス中毒も含まれる．[543]

家庭用噴霧器 家庭用の小型吸入器．吸入液としては精製水，重曹水が主に用いられ，加湿効果がある．[555]

カテーテル catheter ［チューブ］ 中空になっている細長い管のこと．先端部分に側孔のあるものが多い．体内や血管内に挿入，留置して薬液の注入や静脈栄養法などに使われる．また，膀胱留置カテーテルや吸引カテーテル，トロッカーカテーテルなどのように体液や分泌物，滲出液などを体外へ排出する際にも使用される．さらに，検査，治療，手術など幅広く使用されており，心臓カテーテル，中心静脈カテーテル，膀胱留置カテーテル，気管吸引カテーテルなど，用途に応じて色，材質，形状(太さ，長さ，形，側孔の位置や数，風船つきなど)は多種多様である．体内に挿入，留置する際には穿孔や感染に十分注意してケアする．[1239] ⇨参ドレーン→2169

カテーテルアブレーション catheter ablation；CA ［カテーテル焼灼法］ カテーテルを介して不整脈の起源である頻拍回路や伝導路を焼灼，破壊して治癒させる手段．心腔内のカテーテルの先端電極と体表面の電極の間で，高周波を通電する方法が最も定着している．この方法で高周波により電極周囲の組織自体が発熱して熱凝固が得られ，その部分に不整脈起源や回路があれば不整脈は治癒する．直流通電によるアブレーションも行われたが今は行われていない．このほかにカテーテルを選択的に冠動脈に挿入し，無水アルコールを注入する化学的カテーテルアブレーションもある．[2] ⇨参高周波アブレーション→1010

カテーテル鉗子 catheter forceps 経鼻挿管時に，鼻孔から挿入した挿管チューブを口腔から気管内へ誘導する挿管用鉗子．鉗子に彎曲があって誘導が容易なマギール Magill 鉗子がよく用いられる．[1461]

カテーテル感染 infection via catheter 膀胱留置カテーテル，血管内留置カテーテルなどの留置カテーテルの使用を通じて起こる感染(カテーテル感染症 catheter-associated infection)．カテーテル留置自体が感染の危険因子であるが，カテーテルの滅菌が不十分であったり，操作が無菌的に行われなかった場合には，感染の危険性がさらに高まる．感染防止のために，カテーテルの使用および留置期間を最小限にすること，適正な操作をすることが重要である．なお，正常な免疫力があれば，間欠導尿，血管や筋肉，皮下組織への注射は感染症のリスクがほとんどない．[169]

カテーテル関連血流感染防止 ⇨同血管内留置カテーテル関連感染予防→904

カテーテル焼灼法⇨同カテーテルアブレーション→535

カテーテル塞栓法 catheter embolization ［人工塞栓術］ 動脈にカテーテルを挿入し，塞栓物質を注入して人工的に塞栓を作製し，選択的にその血管または末梢の血流の遮断を起こすこと．悪性腫瘍の治療法の1つに，本法を利用し栄養動脈を閉塞させて壊死に陥らせる方法がある．塞栓物質として抗癌剤造影剤含有ゼルフォーム，抗癌剤含有ゼラチンがあり，肝癌の治療に

よく利用されている.[323]

カテーテル通気法 tubal catheterization, eustachian catheterization ［耳管通気法］ 耳管通気検査の1つ. 金属カテーテルの先端を耳管咽頭口より挿入し送気する. 検者はオトスコープを介して通気音を確認する. 耳管狭窄, 耳管開放症, 正常の判断は検者の主観による. 耳管狭窄症の治療としても用いられる.[555] ⇨参耳管通気検査→1237

カテーテル熱 catheter fever 中心静脈カテーテル留置によるカテーテル敗血症が原因の発熱. 原因はカテーテルへの細菌汚染であるが, 患者皮膚の常在菌, カテーテル基部への手による汚染, 汚染された輸液剤, 感染巣からの血行性によるカテーテルへの細菌付着がある.[323]

過テクネチウム酸ナトリウム(^{99m}Tc) sodium pertechnetate(^{99m}Tc) 脳シンチグラフィー, 甲状腺シンチグラフィー, 唾液腺シンチグラフィー, メッケル Meckel 憩室シンチグラフィーに使用される放射性医薬品. ジェネレーター(カウ)から溶出させるミルキングの方法で得られ, 陰イオン($^{99m}TcO_4^-$)の形で存在. テクネチウム標識キットに加え, テクネチウム標識化合物をつくるのにも利用される.[737] ⇨参テクネチウム99m→2062, ジェネレーター→1223

カテコール catechol ［1,2-ジヒドロキシベンゼン, ピロカテキン］ 化学式 $C_6H_6O_2$, 分子量 110.11. 無色針状結晶で, 水, エーテル, アルコールに溶ける. 酸化されやすい. フェノールがカテコールオキシダーゼの働きで酸化されるとカテコールになり, さらに酸化されるとキノンになる. カテコール核をもつ生体アミノ酸の代表はカテコールアミンの前駆物質のL-ドパ(L-ジヒドロキシフェニルアラニン)である.[449]

カテコール-*O*-メチル基転移酵素 catechol-*O*-methyltransferase；COMT カテコールアミンのフェノール性水酸基をメチル化する不活化酵素で, 血管系や肝臓などに多く存在. この酵素の作用によりドパミン, ノルアドレナリン, アドレナリンは, それぞれ3-メトキシチラミン, ノルメタネフリン, メタネフリンへ変換される.[284,383]

カテコールアミン catecholamine；CA ［カテコラミン, CA］ 交感神経興奮作用のある化合物群で, ドパミン, ノルアドレナリン(ノルエピネフリン), アドレナリン(エピネフリン)の3種がある. 心拍出量増加や血圧上昇といった循環調節などに重要な働きをしている. アミノ酸のチロシンから一連の化学反応によって, チロシン→ドパ→ドパミン→ノルアドレナリン→アドレナリンの経路で生合成される. 交感神経終末ではドパミン, ノルアドレナリンが合成され, 副腎髄質では最終産物であるアドレナリンまで合成される. 交感神経終末や副腎髄質から分泌され, それぞれの受容体に結合して重要な生理作用を発揮する.[1471]

カテコールアミン系薬剤 catecholamines カテコール基とアミン基を有し, 交感神経系を興奮させるように働く薬物の総称. アドレナリン(エピネフリン), ノルアドレナリン(ノルエピネフリン), イソプレナリン塩酸塩(イソプロテレノール塩酸塩), ドパミン塩酸塩, ドブタミン塩酸塩などがあり, 主に心収縮力増強により心不全治療薬, 昇圧薬として用いられる.[204,1304]

カテコールアミン受容体 catecholamine receptor カテコールアミン(ドパミン, ノルアドレナリン, アドレナリン)と結合することにより活性化される代謝型受容体. 交感神経節後線維支配下の効果器官に存在する. アドレナリン受容体とドパミン受容体に大別. アドレナリン受容体にはαとβの2つのサブタイプがあり, それぞれα_1, α_2, β_1, β_2, β_3に細分される. ドパミン受容体はD_1, D_2, D_3, D_4, D_5に細分される. 受容体の活性化は細胞内情報伝達系を経て標的細胞の生理反応を起こす. α_1はイノシトールリン脂質代謝系, α_2, D_2, D_3, D_4はアデニル酸シクラーゼ抑制系, またβ_1, β_2, β_3, D_1, D_5はアデニル酸シクラーゼ活性化系を介して作用を発現. α_1受容体は血管収縮や胃腸管括約筋・膀胱括約筋の収縮にかかわり, α_2受容体は主に神経のシナプス終末に存在し, 伝達物質の放出抑制に関与する. β_1受容体は心拍数増加, 心収縮力増大にかかわり, β_2受容体は血管拡張, 気管支拡張, 胃腸管平滑筋弛緩に関与する. β_3受容体は脂肪分解にかかわる.[528]

カテコラミン⇨同カテコールアミン→536

カテゴリー categories 観察される現象を分類するために用いられる抽象的な名称. カテゴリー化の手順は, 質的研究を実施する際の重要な作業. まず対象となる現象の類似点や相違点を比較・検討したのち, データをコード化し, そのコードを比較・分類してカテゴリーが作成される.[446] ⇨参質的研究→1317, グラウンデッドセオリー→823

カテゴリー化《視覚パターンの》 categorization of visual pattern 一次視覚野(17野)から視覚前野(18野, 19野, 37野)を経て視覚情報を得た下側頭皮質は視覚パターンの学習と保持を行う. ここで各ニューロンが, あるカテゴリーに入る類似した形にのみ反応すること.[1230]

可撤式矯正装置 removable orthodontic appliance 歯列不正や咬合異常の治療を目的に口腔内に装着する装置のこと. 患者自身が取りはずして管理する. 床に組み込まれたスクリュー(拡大ネジ)を微調整して用いるアクティブプレート(床矯正装置), 主に上顎前突や下顎前突などに用いるアクティバトール(アクティベータ)などの機能的装置, 上顎骨や上顎歯の後方移動を目的にフェイスボウとヘッドキャップで構成する顎外固定装置(ヘッドギア装置)などがある. 固定式矯正装置に比べ, 患者の事情に応じて装置を取りはずせるというメリットがあるが, 患者の十分な協力がないと満足のいく治療結果が得られない.[760] ⇨参固定式矯正装置→1121

●可撤式矯正装置

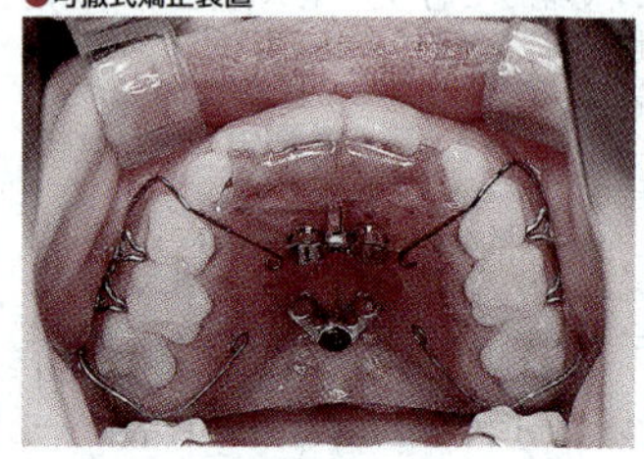

カデュケウス Caduceus 古代ギリシャの医神，アスクレピオス Asclepios の持つ杖のことで，通常1匹のヘビが巻きついた形で描かれる．ヘビは脱皮することから再生のシンボルであるとされる．2匹のヘビが巻きつき頭部に翼のついた形のヘルメス Hermes（神の伝令）の杖も同じくカデュケウスと呼ばれ，この2つの杖は歴史の中で混在しあいながら医療や商業の象徴としてさまざまに図案化されてきた．[983]

下殿神経 inferior gluteal nerve 骨盤後壁に位置する仙骨神経叢後部で，腰仙骨神経幹と第1・第2仙骨神経からなる．下殿動静脈を伴いつつ大坐骨孔を通り，梨状筋の下に出て股関節伸展筋である大殿筋を支配する．[1266]

蝸電(かでん)図 electrocochleogram ［**蝸電(かでん)図法**］ 外界からの音刺激により蝸牛感覚細胞，蝸牛神経から生じる電位を測定，記録した図．蝸牛マイクロホン電位（CM），加重電位（SP），聴神経活動電位（AP）の3種を測定する．記録に際しては，鼓室岬角，鼓膜輪部，外耳道皮膚などから電極を誘導して行う．反応波形は，難聴の鑑別診断，メニエール Ménière 病の診断などに用いられる．[555]

蝸電(かでん)図法 electrocochleography⇨同蝸電(かでん)図→537

荷電選択性障壁（関門） charge-selective barrier 腎臓の糸球体係蹄壁の透過性を調節する主要な因子の1つ．透過性を調節する因子には，陰性に荷電した物質は同分子量でも通過しにくいという荷電選択性障壁 charge-selective barrier と，高分子を物理的に通過させないサイズ選択性障壁 size-selective barrier がある．陰性荷電物質，例えばアルブミンなどのタンパク質でもサイズ選択性障壁のみであれば尿中に現れるが，上皮細胞の細胞膜は陰性に荷電しており，荷電選択性障壁が存在するため通過が阻止される．[186] ⇨参サイズ選択性障壁（関門）→1158

荷電粒子線治療⇨同高エネルギー粒子線照射療法→974

果糖 fructose⇨同レブロース→2982

窩洞 cavity, prepared cavity 齲(う)蝕，破折，咬耗，磨耗などにより欠損した歯の硬組織を修復するために，欠損周囲歯質を除去し，修復材料に適合する形態を付与した部分をいう．窩洞の形態はブラック Black によりⅠ-Ⅴ級までに分類され，外形線，保持形態，抵抗形態などを満たす窩洞形態を形成する．従来は，箱型に窩洞を形成するのが基本であったが，歯質の削除を極力軽減するミニマムインターベンション（MI，最小侵襲療法）の概念が導入され，窩洞の形態も変わってきている．[434]

果糖 6-リン酸 fructose 6-phosphate；F6P ［**フルクトース 6-リン酸，フルクトース 1-リン酸**］ 化学式 $C_6H_{13}O_9P$，分子量 260.14．解糖系の代謝中間体．解糖系ではグルコース 6-リン酸イソメラーゼの働きでグルコース 6-リン酸から生成．生成した果糖 6-リン酸から 6-ホスホフルクトキナーゼによってフルクトース 1,6-ビスリン酸が生成するが，この段階は解糖系の律速段階の1つである．糖新生系においてはフルクトース 1,6-ビスリン酸からフルクトース 1,6-ビスホスファターゼにより生成する．[449]

可動域 range of motion；ROM 関節の動く範囲のこと．関節可動域と同義として用いることが多い．ただし頸部，胸腰部は関節複合体として1つひとつの関節運動を分離できないため関節可動域ではなく，あえて可動域と表現することがある．[112] ⇨参関節可動域→621

果糖検出法 detection of fructose ［**フルクトース検出法**］ 尿中に出現する糖（グルコース）を検出する方法にはグルコースの有する還元性を利用した銅塩還元法と，グルコースがグルコースオキシダーゼの触媒作用により生ずる酸化呈色物質で検出するグルコース酸化酵素 glucose oxidase（GOD）法がある．定性的には，銅塩還元法が陽性で酵素法が陰性ならばグルコース以外の糖尿を疑う．どのような糖（果糖など）が増加しているかを知るには，薄層クロマトグラフィーによって同定する．[987]

下橈尺関節⇨参橈尺関節→2109

寡動症 hypokinesia ［**運動減少症**］ 麻痺がないのに運動性が低下して動作が鈍いこと．錐体外路疾患に多いが，前頭葉損傷，意識障害，無為によるものまで含める．[1205]

過動心症候群 hyperkinetic heart syndrome 運動やストレスにより心拍数増加，頻脈などにより動悸や胸部圧迫感などの症状を訴える症候群．健常者より末梢抵抗が低いにもかかわらず心拍出量が増加している．心拍出量を減らし末梢血管抵抗を高くする作用があるので，β遮断薬が有効である．原因はいまだ明らかになっていない．[1627]

可動性 mobility 関節を構成する互いの骨の関節面での滑り，転がりの程度のこと．正常な関節では可動性は滑らかである．可動性が低下した状態として痙直，固縮，拘縮，強直などがある．[112]

可動性 DNA 因子 mobile DNA element⇨同転位性遺伝要素→2073

可動性遺伝因子 movable genetic element⇨同トランスポゾン→2162

可撓性骨髄内ピン flexible intramedullary pin⇨同エンダー釘(てい)→382

加藤セロファン厚層塗抹(とまつ) Kato cellophane thick smear⇨同セロファン厚層塗抹(とまつ)→1746

果糖尿⇨同フルクトース尿→2585

果糖尿症 fructosuria 果糖代謝の主要経路における最初の反応であるフルクトキナーゼの欠損により起こる異常で，無症状でまれな常染色体劣性疾患である．診断は果糖負荷試験を行い，血中の果糖値の上昇を認めること，また尿中に排泄される果糖を同定（クロマトグラフィーで）することで推定される．[987] ⇨参フルクトキナーゼ欠乏症→2585

果糖負荷試験 fructose tolerance test 肝臓における糖新生能，果糖代謝能を知る検査．0.25 g/kg の果糖を静脈内に投与し，その後 30 分ごとに採血・採尿し，120 分まで血中の果糖，ブドウ糖，無機リンおよび尿中の果糖を定量．良性果糖尿症と遺伝性果糖不耐症では著明に血清果糖値が上昇，高値遷延し，尿中にも果糖を認める．前者の場合は果糖負荷によるブドウ糖代謝への影響はないが，後者では著明な低血糖，低リン血症をきたし，昏睡に陥ることもある．また，フルクトース-1,6-ジホスファターゼ（FDPase）欠損症でも果糖負荷により低血糖症状が引き起こされる．[60]

果糖不耐症　fructose intolerance⇨同遺伝性フルクトース不耐症→264

加糖練乳　sweetened condensed milk［コンデンスミルク］牛乳にショ糖を加え濃縮した加糖全脂練乳．ショ糖の含有率はおよそ45％で，乳糖を加えた糖分の合計は約55％と高い．乳児のミルクとして用いられたことがあったが，タンパク質と脂肪分が少なく，現在では使われない．[1631]

過度運動性　hypermobility［過度柔軟性］関節の可動域はその構成体である骨性の要素，関節包および靱帯で決定される．これらの異常により正常の関節可動域より関節可動域が大きくなること．[1437]

過度柔軟性⇨同過度運動性→538

カドヘリン　cadherin　動物細胞間の接着にかかわる細胞膜を1回貫通する膜タンパク質．Eカドヘリン(LCAM，ウボモルリン)，Nカドヘリン(ACAM)，Pカドヘリンなどがある．カルシウムに依存して細胞外ドメインどうしが相互作用して細胞を接着させる．細胞外ドメインにはカドヘリンリピート(カドヘリンモチーフ，ECドメイン)と呼ばれる特徴的なアミノ酸繰り返し配列がある．細胞内ドメインにはカテニンが結合し，カドヘリンが接着分子として機能するのに必須の役割を担っている．カドヘリンリピートをもつけれども分子全体の構造が異なる分子群が存在し，カドヘリンスーパーファミリーと総称される．[832,449]

カドミウム　cadmium；Cd［Cd］元素記号Cd．原子番号48．原子量112.411．銀白色の軟金属．表面は微青色，空気中で褐色化．メッキ，溶接，電池などに広く利用．カドミウムの生物学的半減期は数十年で，体内に摂取されると蓄積性の毒物となる．主要な徴候は咳，頭痛，胸痛，呼吸困難，発熱，めまい，肺水腫．日本においてイタイイタイ病の報告がある．酸化カドミウム粉塵の吸入は特に危険で致死もある．「特定化学物質障害予防規則」第二類物質．許容濃度0.05 mg/m^3，ヒトに対して発癌性があると判断できる物質(日本産業衛生学会，2008)，許容濃度0.05 mg/m^3，ヒトに対する発癌性が疑わしい物質，生物学的曝露指標あり〔アメリカ産業衛生専門家会議(ACGIH)，2008〕．[182,57]

カドミウム健診　「特定化学物質障害予防規則」に基づいて，雇入れ時，配置時，その後定期的に6か月以内ごとに行われる特殊健康診断．第一次健診：①業務の経歴の有無，②カドミウムまたはその化合物による呼吸器症状，胃腸症状の既往歴の有無，③咳，痰，のどの刺激症状，鼻粘膜の異常，息切れ，食欲不振，悪心・嘔吐，反復性の腹痛または下痢，体重減少などの他覚症状の有無，④門歯または犬歯のカドミウム黄色環の有無，⑤尿中のタンパク質の有無と，第二次健診：①作業条件の調査，②尿中のカドミウム量の測定，③呼吸器にかかわる他覚症状または自覚症状がある場合は，胸部理学的検査および肺機能検査，④尿中にタンパク質が認められる場合は，検尿，尿中タンパク量の測定および腎機能検査がある．尿中低分子タンパク(β_2-ミクログロブリン)は初期のカドミウムによる腎の近位尿細管の障害を検出する指標となる．第一次健診で異常が認められる場合は第二次健診を行う．[1603]

カドミウム腎症　cadmium nephropathy　メッキ，溶接，光電管，顔料などに用いられる金属また合金であるカドミウムによる腎症．カドミウムによる中毒は職業的な曝露による場合がほとんどで，経口的または経気道的に生体内に取り込まれて中毒症状を発症する．生物学的半減期は10数年以上と長いため，急性中毒症のほかに慢性中毒症を発症する．急性中毒症としては消化器症状と呼吸器症状が主であるが，最近はほとんどみられない．慢性中毒症では肺気腫と，腎機能障害が特徴的．腎障害は尿細管障害によるもので，その再吸収障害により，糖，タンパク質，アミノ酸，カルシウムなどの排泄がみられるが，尿タンパク質の中でも尿細管性タンパク質と呼ばれる，分子量が1万-3万と小さな，β_2ミクログロブリンやレチノール結合タンパク質を選択的に認める．腎尿細管障害に由来するカルシウム代謝異常，リン代謝異常による骨粗鬆症の発症が，カドミウム中毒との関連で注目を集めている．[146]

カドミウム中毒　cadmium poisoning　合金，電池，顔料の製造，溶接，精錬などの職場で生じるフュームや粉塵の吸入による職業中毒が多い．一般環境汚染によるカドミウム過剰摂取も知られている．急性中毒では，吸入により数時間から10時間で咳嗽，口渇，発熱，倦怠感，関節痛などのかぜ様の症状(金属熱)を呈し，その後，化学性肺炎，肺浮腫などがみられる．また，嚥下により急性胃腸炎が起こる．慢性中毒では腎障害(近位尿細管障害)，肺水腫および嗅覚脱出が起こる．治療としては，カドミウムからの隔離が重要であり，肺障害には対症療法を行う．腎障害には積極的な治療法はない．[489,1593]

カナー症候群　Kanner syndrome［カンナー症候群］カナー Leo Kanner(1894-1981)によって早期幼児自閉症 early infantile autism として報告された．男児にやや多い程度で，環境要因，遺伝要因，器質的・生物学的異常などとの関連についての報告はあるが，最近は脳機能障害によると考えられつつある．症状としては，①相互的な社会関係における質的異常として，視線，表情，姿勢，身振りなどを適切に使用できない，②コミュニケーションにおける質的異常として，話し言葉の発達遅延または全体的欠如などが認められ，③行動や興味および活動性のパターンが制限され，反復的，常同的である．治療は行動療法が中心で，今のところ有効な治療薬はない．広汎性発達障害，自閉性障害(DSM-Ⅳ)などと呼ばれているものに相当する．[1200]

カナヴァン・ヴァン=ボゲール・ベルトラン病　Canavan-van Bogaert-Bertrand disease⇨同カナヴァン病→538

カナヴァン白質ジストロフィー　Canavan leukodystrophy⇨同カナヴァン病→538

カナヴァン病　Canavan disease［**小児海綿状変性症，カナヴァン白質ジストロフィー，カナヴァン・ヴァン=ボゲール・ベルトラン病，カナバン病**］*N*-アセチルアスパラギン酸(NAA)を分解するアスパルトアシラーゼ欠損により，脳白質の海綿状変化をきたす変性症．常染色体劣性遺伝で，生後数か月から巨頭症，筋トーヌス低下，知的障害，痙攣がみられ，5歳頃に死亡する．頭部CT，MRIでは大脳半球白質のびまん性変化がみられる．病理所見は白質の海綿状空胞化変性，広汎性の脱髄，アストロサイトの腫大を認める．診断は尿中NAAの増加および皮膚線維芽細胞中のアスパルトアシラーゼの欠損による．有効な治療法はない．カナヴァン Myrtelle May Canavan はアメリカの神経病理医(1879-1953)．[1000]

神奈川現象 Kanagawa phenomenon 食中毒原因菌である腸炎ビブリオ *Vibrio parahaemolyticus* は，溶血毒素を産生する菌のみがヒトに病原性をもっている．腸炎ビブリオによる食中毒患者由来の株のほとんどが，ヒト赤血球とある種の糖を加えた我妻培地で培養すると溶血性を示す．この溶血毒素産生の有無を調べる方法は，神奈川県衛生研究所によって開発されたため，神奈川現象と呼ぶ．[324] ⇨参耐熱性溶血毒→1895

カナダ式股義足 Canadian-type hip disarticulation prosthesis 股義足の一種で，カナダの退役軍人局で考案され，アメリカのカリフォルニア大学バークレー校で改良されたものである．特徴はソケットが健側の骨盤も包み，懸垂を可能にしていることである．股継手，膝継手が遊動になっており，立脚期の安定性を保つため股継手は一定以上伸展できないようになっている．動力源は骨盤の回旋運動で，体重の支持は坐骨結節である．[834]

カナディアンクラッチ Canadian crutch 松葉杖に相似した杖で，上腕，肘，手部の3点支持にて固定．上腕三頭筋が弱くても使えることが利点だが，現在ではほとんど使われていない．[834]

カナバン病⇨同カナヴァン病→538

カニ鋏手 lobster-claw hand⇨同二指症→2209

カニスタ canister ［二酸化炭素吸収装置］ 呼気中の二酸化炭素を取り除くために麻酔回路中に組み込まれた二酸化炭素の吸収装置．中にソーダライムなどの二酸化炭素吸着剤が詰められている．ソーダライムでは，指示薬として用いられているエチルバイオレットが二酸化炭素吸着による pH の変化により，白色から紫色に着色する．[163]

かにばば⇨同胎便→1901

カニバリズム cannibalism ［人肉嗜食］ 人肉嗜(し)食，人食い風習ともいわれる．西インド諸島のカリブ族 Carib の名に由来し，コロンブス Christopher Columbus (1451-1506) やコルテス Hernán Cortés (1485-1547)らの報告から文化的習慣としての食人が知られるようになったが，実際には伝聞によるなど信頼性は低い．一方，日常の風習としてではなく，極限の飢餓，性倒錯，宗教儀礼，呪術などを理由とする食人の事例が知られている．パプアニューギニアの高地民族にみられたクールー kuru(海綿状変性脳症)は死者を悼み死者と一体化する食人儀礼により発症したとされる．[1093]

カニューレ⇨参カニュレーション→539

カニューレ挿入⇨同カニュレーション→539

カニュレーション cannulation ［カニューレ挿入］ カニューレ can〔n〕ula(管，チューブ)を挿入すること．内視鏡的逆行性膵管胆管造影(ERCP)において，内視鏡からファーター Vater 乳頭に造影剤を注入するためのカニューレ挿入のことを指す場合もある．そのほかに硬膜外カニューレ挿入 epidural cannulation，関節内カニューレ挿入 intraarticular cannulation などを指す場合がある．[373.790]

金子光 Kaneko Mitsu 第二次世界大戦後の看護行政，看護教育，職能団体活動，政治活動など広い領域にわたり，今日の看護界を形づくった先駆者の1人．1914-2005(大正3～平成17)．聖路加女子専門学校卒業後，1940(昭和15)年トロント大学看護学部公衆衛生看護学科修了．帰国後，東京都特別衛生地区保健館で保健師として勤務し，1948-49(同23-24)年，エール大学医学部公衆衛生学部修士課程修了．1961(同36)年日本看護協会保健婦会会長に就任．晩年の1991(平成3)年から家庭生活研究会理事長として NPO 法人重症心身障害児・デイケアセンターを運営し，生涯にわたり公衆衛生活動に貢献した．看護行政官としては，厚生省公衆衛生局保健課職員として1945(同20)年，連合国最高司令官総司令部(GHQ)の看護課長オルトと出会い，当時の日本の看護の実情を説明，実態調査に同行した．2代目厚生省(当時)看護課長となり，GHQ の権限は命令ではなく勧告と認識し，新しい日本の看護を創設する気概をもって臨み，保健師助産師看護師法の制定に貢献した．看護教育の大学化を推進し，東京大学医学部衛生看護学科に就任し，看護学教育の構築に貢献した．1946(同21)年，保健婦，助産婦，看護婦個別の職能団体を統一し，後の日本看護協会となる日本産婆看護婦保健婦会初代書記長を担ったほか，理事，副会長を経て1966(同41)年に日本看護協会第6代会長に就任．協会の法人化，事業の体系化，看護学会の開催などに寄与した．また，看護を魅力ある職業とし，快適に働ける環境をつくるためには国会における発言が必要と考え，1969(同44)年社会党(当時)から立候補し，1972(同47)年の衆議院に当選後6期連続当選．看護職の給与改善，従軍看護婦の慰労金支給問題，看護法規，看護組織の制度化，看護教育改革に尽力した．著書に『看護の灯高くかかげて』，その他論文など多数．[321]

カネミ油症⇨参カネミ油症事件→539

カネミ油症事件 Kanemi yusho affair 1968(昭和43)年に福岡県，長崎県を中心に西日本で発生した化学性食中毒事件．米ヌカ油の製造過程で，加熱処理の熱媒体として用いられていたポリ塩化ビフェニル polychlorinated biphenyl(PCB)などの化学物質がパイプから漏洩，油に混入したため，この油を使用した人の中に中毒患者が発生した．症状は，皮膚障害，肝障害，消化器障害が中心で，特に肝障害により黄疸，浮腫，腹痛，昏睡を起こした．認定患者数は1,800名以上，死者も100名をこえるとされている．[543] ⇨参油症→2860

過粘稠(ねんちゅう)度症候群 hyperviscosity syndrome ［高粘度症候群］ 血液粘度の上昇が原因となって生じる症候群．出血症状(鼻出血や皮下出血)，ソーセージ様静脈怒張などの眼底変化による眼症状(複視や視力低下)，神経症状(頭痛，めまい，意識障害)，循環器症状(レイノー Raynaud 現象，壊疽，心不全)など，組織や臓器の血流障害を原因とする多彩な症状を呈する．原発性マクログロブリン血症や多発性骨髄腫などの単クローン性高γグロブリン血症をきたす疾患，自己免疫疾患などの多クローン性高γグロブリン血症をきたす疾患でみられる．血液粘度の上昇の度合いは免疫グロブリンのクラスによっても異なり，IgM>IgA>IgE>IgG の順で高い．このため，原発性マクログロブリン血症で生じやすく，多発性骨髄腫では比較的生じにくい．[656]

化膿 suppuration 急性炎症の滲出液の中の好中球が特に多いものをいう．膿は膿性滲出物のことで，細胞成分として好中球とその壊死・崩壊産物が含まれている(膿球 pus corpuscle)．ブドウ球菌，連鎖球菌，肺炎球菌，髄膜炎菌，大腸菌などの細菌感染が原因であることが多いが，放線菌，真菌感染や化学物質への曝露などでも起こりうる．[1138] ⇨参膿→2291

化膿菌 pyogenic bacteria 化膿性疾患を特に引き起こしやすい菌のこと．代表的なものに黄色ブドウ球菌 *Staphylococcus aureus*，化膿連鎖球菌 *Streptococcus pyogenes* などがある．[324]

化膿性炎 purulent inflammation 黄色ブドウ球菌，化膿連鎖球菌，緑膿菌など化膿菌の感染により生じる滲出性炎症で，好中球やそれが崩壊したもの，さらには組織が崩壊したものが黄色の不透明な滲出液となって産生される．単に化膿と呼ばれることもある．この滲出液を膿という．[543] ⇨参化膿→540

化膿性関節炎 suppurative arthritis ［敗血性関節炎］細菌感染による関節の炎症．感染経路は血行性，伝播性，外来性に分けられる．起炎菌は黄色ブドウ球菌が最も多く，連鎖球菌とで大多数を占める．股・膝関節に好発し，局所には発赤，発熱，疼痛，腫脹などが発現する．X線像では，初期は関節内に滲出液または膿の増加に伴う関節裂隙の拡大と骨萎縮像，進展後は虫食い様の骨破壊，関節裂隙の狭小化を示す．治療は，早期の炎症沈静化に努める．適切な抗生物質の投与でほぼ沈静化するが，滑膜切除術などの関節内搔爬を適時に行う．抗生物質は細菌培養で感受性の高いものを1種類使用する．[1437]

化膿性汗腺炎 hidradenitis supprativa アポクリン汗孔の閉塞と汗腺の黄色ブドウ球菌感染によって生じる慢性化膿性疾患．成人女性の腋窩に多く，皮下結節で始まり，しだいに増大して数を増し，排膿する．症状を反復して慢性に経過すると瘢痕を残す．まれに外陰部，肛囲，乳房に生じることもある．治療は抗生物質の内服．[690]

化膿性肝膿瘍 pyogenic liver abscess 細菌感染により肝組織が融解壊死に陥り，形成された膿瘍．起因菌はグラム陰性菌が大部分で，特にエシェリキア・コリ *Escherichia coli*，クレブシエラ *Klebsiella* が多い．感染経路として，腹腔内臓器の感染巣からの門脈経由，遠隔巣から大循環経由，胆道系感染症が上行性に波及したもの，外傷などがある．発熱と圧痛を伴う肝腫大，特徴的な超音波およびCT像などから診断し，膿瘍内容物の穿刺吸引と細菌培養で確定する．まれに膿瘍内にガスが発生することもある．治療は超音波映像下の経皮的ドレナージと抗生物質の投与を行う．[279] ⇨参アメーバ性肝膿瘍→180，肝膿瘍→649

化膿性胸膜炎 purulent pleurisy, suppurative pleurisy ［腐敗性胸膜炎］胸膜炎により貯留した胸水中に多数の好中球が存在し，膿汁様になった状態．胸水中に病原性細菌を検出する．グラム陽性球菌，陰性菌，化膿菌などによる急性化膿性胸膜炎になることが多いが，嫌気性菌により慢性化することもある．抗生物質の内服，注射とともに胸腔ドレナージにより洗浄し，抗生物質の注入療法が行われる．[953] ⇨参膿胸→2295，ドレナージ→2170

化膿性筋炎 purulent myositis 細菌感染による筋の炎症．感染経路は血行性と外傷性があり，起炎菌は黄色ブドウ球菌と連鎖球菌が多数を占める．全身に発熱，悪寒，局所には発熱，腫脹，疼痛が発現する．治療は起炎菌を同定し，適切な抗生物質の投与でほぼ沈静化するが，病態により適時に病巣の搔爬(そうは)，洗浄を行う．抗生物質は細菌培養で感受性の高いものを1種類使用する．[1437]

化膿性血栓静脈炎 suppurative, thrombophlebitis 周囲組織の炎症巣から，あるいは内腔から化膿菌が静脈壁に侵入して，静脈壁に滲出性・化膿性炎症が起こり血栓を形成したもの．[1466] ⇨参血栓性静脈炎→925

化膿性腱滑膜炎 purulent tenosynovitis⇨同化膿性腱鞘(しょう)炎→540

化膿性腱鞘(しょう)炎 purulent tendovaginitis ［化膿性腱滑膜炎，腱鞘(しょう)ひょう疽(そ)］細菌による腱鞘の炎症．感染経路は血行性および外傷性，まれに医原性がある．好発部位は手の屈筋腱で，腫瘍・圧痛，屈曲時の疼痛を発現する．治療は，起炎菌を同定して適切な抗生物質の投与でほぼ沈静化するが，病態により適時に病巣の搔爬(そうは)，洗浄を行う．抗生物質は細菌培養で感受性の高いものを1種類使用する．[1437]

化膿性股関節炎⇨参単純性股関節炎→1940

化膿性骨髄炎 〔L〕osteomyelitis purulenta 細菌による骨髄の炎症で，急性と慢性がある．急性は小児・若年層に多く発生する．好発部位は長管骨の骨幹端部で，全身に発熱，倦怠感，局所には熱感，発赤，腫脹，疼痛が発現する．急性の感染経路は，血行性と外傷性があり，起炎菌は黄色ブドウ球菌が主である．慢性の感染経路は外傷性と血行性それに急性からの発症がある．起炎菌や好発部位は急性と同じで，X線像では混在した滑膜反応，骨萎縮像，硬化像，腐骨・骨柩が認められる．合併症として，瘻孔，皮膚癌，脚長差と変形，関節拘縮と強直，病的骨折，アミロイドーシスがある．治療は，急性は適切な抗生物質の投与，病巣搔爬(そうは)・洗浄で治癒する．慢性は，腐骨・骨柩により抗生物質が病巣に届かないことが多いが，抗生物質の投与，病巣搔爬・持続洗浄を行う．抗生物質は細菌培養で感受性の高いものを1種類使用する．[1437]

化膿性腎炎 pyonephritis⇨同膿腎症→2303

化膿性膵炎 purulent pancreatitis, suppurative pancreatitis 壊死性急性膵炎に二次的に細菌感染をきたした病態．壊死部の膵組織から腹腔内や後腹膜腔に膵酵素を含む大量の血性滲出液が漏れ，壊死に陥った膵周囲や大網脂肪織にも感染が波及，腹部全体にわたる疼痛，発熱，腸管麻痺による腹満を認め，ショック，播種性血管内凝固症候群(DIC)の準備状態に陥る．治療は大量の輸液を主体とする全身管理のもと，早急な腹腔内ドレナージを必要とする．[279] ⇨参急性膵炎→733

化膿性髄膜炎 purulent meningitis 細菌感染による，くも膜とくも膜下腔の急性炎症．髄膜刺激症状，頭痛，意識障害などをきたす．腰椎穿刺で採取した髄液は多数の好中球を含むため混濁し，タンパク質の増加およびグルコース低下を伴う．起炎菌としては肺炎球菌，インフルエンザ菌，髄膜炎菌，黄色ブドウ球菌，連鎖球菌などが代表的であるが，免疫不全患者の場合，クレブシエラ *Klebsiella* などの嫌気性菌が原因となることがある．多くは血行性であるが，頭蓋骨周辺の外傷や手術，副鼻腔や中耳などの隣接組織の炎症の波及によっても起こる．くも膜下腔の好中球，マクロファージ浸潤，血管壁の壊死，出血，血栓形成が生じ，悪化すると脳梗塞や脳実質の炎症をきたす．炎症が治まったのち，くも膜下腔の線維化による水頭症や神経麻痺が生じることもある．早期の抗生物質治療が重要．[1138] ⇨参無菌性髄膜炎→2781，細菌性髄膜炎→1152

化膿性脊椎炎 pyogenic spondylitis 細菌による椎体の炎症．感染経路は血行性と外傷性で，起炎菌は黄色ブドウ球菌，大腸菌，クレブシエラ *Klebsiella*，嫌気性菌，弱毒菌がある．からだのいずれかに一次感染がある場合に発生し，高齢期の男性に多く発生する．最近は，糖尿病や重症肝障害に合併した日和見(ひよりみ)感染が多発している．全身に発熱，局所には疼痛・脊柱の不撓(とう)性が発現する．また，CRP 値の上昇，赤沈値の亢進，白血球の増加を示す．X 線像は，初期には骨破壊を伴う椎間板腔の狭小化，その後，起炎菌の種類により異なる骨破壊吸収，骨形成像の混在が認められる．MRI 像では，X 線像より早期に，T 1 強調像で低信号，T 2 強調像で高信号を示す．治療は，適切な抗生物質の投与でほぼ沈静化し，病態により適時に病巣の掻爬(そうは)・洗浄を行う．また，ペースメーカーや人工関節などの人工物がからだに入っている場合は菌血症になりやすく，これが化膿性脊椎炎の原因となることがあるので注意を要する．抗生物質は細菌培養で感受性の高いものを 1 種類使用する．[1437]

化膿性胆管炎 suppurative cholangitis，purulent cholangitis 胆石，胆嚢炎や腫瘍などの機械的胆管閉塞により，うっ滞した胆汁に細菌感染が続発した状態．発熱，右上腹部疼痛，黄疸を主徴とし，超音波・CT 検査により拡張した胆管と閉塞機転を認める．治療の遅れは，敗血症やエンドトキシンショックをもたらす．膵炎，肝内胆管炎，門脈周囲炎，肝膿瘍などの合併にも注意を要する．抗生物質の投与，胆道ドレナージによる胆道内圧の下降と減黄，閉塞機転の解除に加え，ショックの予防対策も必要．[279] ⇨参胆管炎→1931

化膿性肉芽腫 pyogenic granuloma⇨同血管拡張性肉芽腫→899

化膿性分泌物⇨同膿性分泌物→2304

化膿性リンパ節炎 pyogenic lymphadenitis 皮膚創，齲(う)歯，扁桃腺炎などからリンパ節に侵入した化膿菌に対するリンパ節の化膿性病変．リンパ節の腫脹，疼痛，発赤，発熱が特徴である．リンパ節に膿瘍を形成する場合と蜂巣炎になる場合がある．[169] ⇨参リンパ節膿瘍→2959

化膿創 infected wound 膿や膿苔を認め感染を起こした創．その取り扱い方が重要である．膿，不良肉芽，異物を取り除き，生理的食塩水でよく洗浄すること，死腔があればコメガーゼやヨードホルムガーゼでタンポンすること，分泌液が多量ならドレーンを施すことなどを行う．創は原則としてガーゼで覆い，汚れたら交換する．[323]

化膿巣 suppurative focus 局所の細菌感染により好中球やマクロファージなどの炎症細胞浸潤やフィブリンなどが滲出する病巣．[1138] ⇨参化膿→540

化膿連鎖球菌 *Streptococcus pyogenes*⇨参A 群溶血性連鎖球菌感染症→27，ストレプトコッカス〔属〕→1650

カバーデンチャー coverdenture⇨同オーバーデンチャー→399

カハール Santiago Ramón y Cajal ［ラモン=イ=カハール］ スペインの解剖組織学者で，ニューロン説の提唱者(1852-1934)．神経細胞内の興奮伝達の一方向性を主張する動的極性説を提唱．神経系の構造に関する業績を認められて，イタリアのゴルジ Camillo Golgi(1843-1926)とともに 1906 年度ノーベル生理学・医学賞を受賞した．主著は『Textura del sistema nervioso del hombre y de los vertebrados(人および脊椎動物の神経系組織)』(1904)．[983] ⇨参人および脊椎動物の神経系組織→2462

カバット法⇨同固有受容性神経筋促通法→1130

下半身陰圧 lower body negative pressure；LBNP 下半身を密閉した箱に入れて陰圧をかけ，血液を下半身に貯留させたとき，心機能の変化を観察する方法．[226]

痂皮 crust ［かさぶた，結痂］ 続発疹の一種で，びらんまたは潰瘍面上に，乾いて固まった滲出液，膿，血液，壊死組織，角質からなる組織がみられるもの．[193,1008] ⇨参痂皮形成→541

カビ(黴)⇨同糸状菌→1286

鵞皮(がひ) horripilation，goose flesh⇨同鳥肌→2165

痂皮化 crust formation⇨同痂皮形成→541

痂皮形成 scabbing ［痂皮化］ びらんまたは潰瘍面上に，乾いて固まった滲出液，膿，血液，壊死組織，角質からなる組織(痂皮)が形成されること．表皮が再形成されるまでの間，創傷保護の役割を果たす．[193,1008] ⇨参痂皮→541

痂皮形成治癒 healing with crust formation 創傷治癒過程の 1 つ．痂皮形成とは，創傷面に付着した凝血物や滲出物が，乾燥，凝固してかたい固形物すなわち痂皮を形成すること．痂皮により創傷面が保護されて二次感染が防御され，創傷治癒が促進される．[371,110]

下鼻甲介 inferior turbinate，inferior nasal concha 鼻腔の外側壁の一部．前後に長い平行な内腔に突出する 3 個の鼻甲介のうちのいちばん下のもの．[736] ⇨参鼻腔→2433，中鼻甲介→1999，上鼻甲介→1456

下鼻甲介電気凝固術 electrocoagulation of inferior turbinate 下鼻甲介粘膜の肥厚に対し，高周波通電を行い，粘膜下組織を凝固することにより，下鼻甲介粘膜を縮小させ，通気を改善させる．[736]

下鼻道 inferior nasal meatus 下鼻甲介の下の空所にある溝．前上部に鼻涙管が開口する．[736] ⇨参鼻腔→2433

下鼻道開窓術⇨同鼻内上顎洞開窓術→2464

カビ毒⇨同マイコトキシン→2726

カビ毒中毒症⇨同マイコトキシコーシス→2726

鵞皮(がひ)**反応** goose flesh reflex 交感神経刺激により立毛筋が収縮し，毛が立ち，周囲の毛包口が隆起すること．立毛筋にはアドレナリン作用性の交感神経線維が分布しており，寒冷刺激，恐怖や驚きなどの精神的ストレスにより交感神経が刺激されて立毛反射(立毛筋が反射的に収縮すること)が起こる．[193,1008] ⇨参鳥肌→2165

過敏症⇨参過敏反応→542

過敏情動性衰弱状態 〔D〕hyperästhetisch-emotioneller Schwächezustand ボーンヘッファー K. Bonhoeffer

(1868-1948)が症状精神病に出現する外因反応型の1つとして記載した病態．光や騒音に対する感覚過敏，急に不機嫌になったり怒りだしたりといった感情の被刺激性の亢進，易疲労感や不眠や頭痛といった自律神経症状などがある．これらの症状が変動しやすいことが特徴的で，1日の中でも症状の動揺がみられることもある．[507]

過敏性腸症候群

irritable bowel syndrome；IBS ［IBS］

【概念・定義】 腹痛と便通異常を主体とする消化器症状が慢性，再発性に持続し，その原因として器質的疾患を同定しえない機能的疾患．先進国においては消化器専門医がみる最も頻度の高い疾患の1つ．便秘型，下痢型，混合型，分類不能型に分類される．

【疫学】 成人における有病率は5-20% と報告されている．有病率は欧米では女性のほうが男性の2-3倍であるが，アジアでは男女差は明らかでない．発症率は10万人当たり年間200人と報告されている．

【診断】 発生機序および病態生理はいまだ十分解明されていない．また，器質的疾患と異なり，診断が症状のみによるため困難なことが多く，国際的診断基準も変遷してきた．ローマ RomeⅡ基準は1999年に出されたIBSを含む**消化性機能障害**全体の診断基準である．2006年にローマⅢ基準として改訂された(表)．

【治療】 治療の第1は，患者の訴えをよく聞き信頼関係を構築したうえで，IBSの病態を十分に説明し理解させることである．次に生活指導として規則正しい食生活，排便習慣，十分な睡眠，適度な運動を勧める．また食事療法として乳製品，カフェイン，食物繊維などについて患者ごとに検討し適切な指導を行う．薬物療法としては，抗コリン薬，消化管機能調節薬，高分子重合体であるポリカルボフィルカルシウム，下剤，整腸薬，抗うつ(鬱)薬，抗不安薬などが症状に応じて試みられる．また成人男性のみの適応だがラモセトロン塩酸塩も使用される．あくまでも対症療法なので，可能であれば漫然とした使用は避けるべきである．患者によっては，精神療法，行動療法などの心身医学的治療が行われることがある．[1272]

●IBS のローマ Ⅲ 診断基準

最近3か月の中の1か月の少なくとも1か月につき3日以上にわたり，腹痛あるいは腹部不快感があり，次の2項目以上を満たすもの

1. 排便により改善する
2. 排便回数の変化で始まる
3. 便性状(外観)の変化で始まる

＊診断の6か月以上前から症状があり，最近の3か月は上記の症状を満たす必要がある．

＊＊腹部不快感は痛みとは異なる落ち着かない感じ．病理生理研究や臨床研究では，腹痛あるいは腹部不快感が週2日以上占めるものが対象として望ましい．

Longstreth GF, et al: Gastroenterology 130:1480-1491, 2006

過敏性腸症候群の看護ケア

【観察のポイント】 排便回数，便の性状，残便感の有無，腹部不快や腹痛の有無と程度，腹部膨満感，全身的な不定愁訴(自律神経機能異常と思われる多彩な身体症状や抑うつ(鬱)，不安，不眠などの精神症状)．

【ケアのポイント】 病態に対する説明と生活指導が重要であり，腸管の運動機能と便性状の調整や心理面の調整といった心身両面へのアプローチがケアのポイントとなる．①生活習慣において，規則的な排便習慣や食習慣をつけるように指導する．また，症状に合わせながら食物繊維の摂取を勧める．アルコールや香辛料，冷たいものなどにより症状が誘発される場合は，それらの食品は避けるようにする．②心理社会的ストレスや，不安，抑うつ，ライフイベントがきっかけになり症状が増悪することがある．過労にならないように仕事，運動，食事，休養，睡眠などのバランスをとり，精神的に安定した規則正しい生活を心がけるように指導する．器質的な異常はなくても，患者が症状に苦しんでいることを念頭におき，患者の症状に理解を示しながら，患者と良好な信頼関係を築くことが大切である．[854,1337] ⇨参過敏性腸症候群→542

過敏性肺〔臓〕炎⇨同アレルギー性肺炎→198

過敏体質⇨参過敏反応→542

過敏反応 hypersensitivity reaction, hyperergy 生体にとって予期せぬ不都合で過剰な反応を示すこと．クームス Coombs とジェル Gell らが，その現象と機序により即時型(IgE による反応，Ⅰ型)，細胞毒性型(Ⅱ型)，免疫複合体型(Ⅲ型)，遅延型(T リンパ球によるⅣ型)の4型に分類した．現在もこの概念が基本であるが，過敏反応により引き起こされる疾患は多岐にわたり，アレルギー疾患のみならず多様な免疫応答が含まれ，また，どの疾患も複雑な機序が関与している．[1370]

カフ cuff 気管カニューレ(気管切開チューブ)や気管内チューブ(気管内挿管チューブ)の先端付近の風船状の部分．ここに外部から空気を送り込んで膨らませ，チューブと気管の隙間を埋めることを目的とする．人工呼吸器や麻酔器装着時には肺へ送り込む空気が口側へ漏れるのを防ぎ，意識の低下した患者では口腔内の分泌液が気管内へ垂れ込むのを防ぐ．カフ圧は15-25 cmH_2O が適正とされる．カフ圧が高すぎると気管粘膜が圧迫により壊死して肉芽組織が形成され気道狭窄の原因となる．適正なカフ圧を得るにはカフ圧計を用いる．[460]

株 strain ［**菌株，細胞株**］ 1個の細胞から増殖した細胞または微生物の集団．[324]

カフ圧計⇨参カフ→542

カフィー病 Caffey disease ［**乳児性骨皮質過形成，カフェイ病**］ 生後5-6か月頃までに発症し，発熱を伴って全身の骨の骨幹部に過剰骨が新生され肥大する疾患．乳児性骨皮質過形成 infantile cortical hyperostosis ともいう．鎖骨，尺骨，下顎骨に好発．発熱のほか赤沈亢進などを伴うため感染が原因と考えられるが明らかではない．膠原線維の増殖とフィブリノイド変性がみられる．発熱に加えて四肢痛があり，軟部組織とその深層にある骨の肥厚がみられる．腫脹は急激に出現し，硬結となり，ときには次々と他の部位にも認められる．数週間から数か月の経過で軽快し，骨X線像も正常に戻る．検査所見は赤沈亢進，CRP 増加，アルカリホスファターゼ上昇と，骨X線像は骨幹部の骨膜肥厚，骨幹部肥大，層状の骨膜骨新生がみられる．細菌やウイルスは同定されない．治療は対症療法のみである．[1631]

カフェイ病 Caffey disease⇨同カフィー病→542

カフェイン中毒 caffeine intoxication, caffeinism カフェインは感冒薬，鼻炎薬などとして用いられるほか，コーヒー，茶などの嗜好飲料やドリンク剤などに含まれる．中枢神経刺激作用，強心作用，利尿作用の強い成分であるため，ヒトに1g以上与えると，消化器症状(悪心・嘔吐など)，循環器症状(不整脈，心悸亢進，血圧下降，循環不全など)，精神神経症状(頭痛，めまい，せん妄，幻覚，痙攣，虚脱など)，泌尿器系症状(尿量増加，尿意頻数など)，その他(強直，呼吸促進，耳鳴，不安，瞳孔散大，胸部熱感，発汗)などが現れる．重症となると知覚異常，縮瞳，対光反射消失，視野狭窄，呼吸麻痺などが認められる．致死量は約10g(183-250 mg/kg)と推定されている．治療法は胃洗浄，吸着剤，下剤などによる毒物の除去，輸液による排泄の促進，呼吸器系の維持管理を行う．また，興奮状態や痙攣への対症療法としてジアゼパム注，フェノバルビタール注，ブロムワレリル尿素などを投与．[1312]

カフェイン誘発性障害 caffeine-induced disorder ［カフェニズム］ カフェインは緑茶，紅茶，コーヒー，ココア，チョコレートあるいはコーラなどのソフトドリンクに含まれるキサンチン誘導体である．カフェイン誘発性障害とは，カフェインの単回大量あるいは連用によって引き起こされる臨床症状であり，カフェニズム caffeinism とも称される．通常はカフェインを単回で大量摂取することはまれなので，この障害は，比較的大量を数か月～数年摂取した場合に起こるとされている．多くは35歳以上で起こる．症状としては比較的大量摂取したとき，不安・不穏症状，神経質症状，興奮，不眠，あるいは顔面紅潮，腹部不快感，多尿，筋攣縮などが認められる．話す口調が早口になり，声も大きくなり語気が強くなるため，一見活力に満ちているようだが，一方で，接する相手に対しては焦燥感をもって対応する．また，睡眠障害も起こるが，これはカフェインに非耐性の人で起こりやすく，耐性者では高齢者になると就寝前に摂取した場合に起こりやすい．[870]

カフェイン乱用 caffeine abuse 緑茶，紅茶，コーヒー，ココア，チョコレートあるいはコーラなどのソフトドリンクに含まれるキサンチン誘導体であるカフェインを薬物と認識することは少ないが，コーヒーなどを多量に飲用した場合には睡眠障害や心拍への影響などが認められ，1日500-600 mg以上(約6杯のコーヒー)を摂取した場合には依存と耐性を引き起こすこともあり，摂取を中断した場合には離脱症状が現れることもある．一度にカフェインを大量に摂取したり，あるいは大量を連用した場合に起こる症状をカフェイン誘発性障害あるいはカフェニズム caffeinism といい，主として不安，睡眠障害，気分変容などがみられる．このような障害が現れることを理解しているにもかかわらず，多幸感を得るために大量のカフェインを使用することをカフェイン乱用という．カフェインの作用は主としてアデノシン受容体を遮断することによって発現する．きわめて大量を摂取した場合には，ホスホジエステラーゼを阻害することにより細胞内のサイクリックAMP(cAMP)が増量し交感神経興奮をきたす．[870]

カフェイン離脱 caffeine withdrawal コーヒーなどを多量に飲用した場合には睡眠障害や心拍への影響などが認められ，1日500-600 mg以上(約6杯のコーヒー)を継続して摂取した場合には依存と耐性を引き起こす場合があり，摂取を中断した際に，頭痛，疲労感，眠気，不安，焦燥感，抑うつ(鬱)気分，嘔気・嘔吐，集中困難などの症状が現れることがある．長期にわたるカフェイン使用に続くカフェインの急激な使用中断もしくは減量により前述の症状がみられる場合カフェイン離脱と診断される．離脱症状は，最終摂取後12-24時間に起こり，症状の最盛期には24-48時間で1週間以内に改善する．また，その重症度はカフェインの摂取量に相関する．[870]

カフェオレ斑 café-au-lait spot 生後間もなく気づかれる色素斑．大きさは手拳大以下．ミルクコーヒー色から濃い褐色に至るまでさまざまで濃淡はない．長楕円形が多く，丸みを帯びた滑らかな輪郭をもつ．レックリングハウゼン Recklinghausen 病などに多発する．[272]

カフェニズム caffeinism⇨同カフェイン誘発性障害→543

過負荷 overload 能力の限界をこえた負荷．[835]

ガフキー号数 Gaffky scale 結核患者の喀痰中に含まれる結核菌数の多少を表す基準．コッホ Heinrich Hermann Robert Koch(1843-1910)の後継者であるガフキー Georg Theodor August Gaffky(1850-1918)によって「ガフキー表」として示された．塗布標本を染色して鏡検し，全視野に1-4個の1号から1視野に無数の10号までの10段階に分ける．鏡検により菌数を確認するという簡便な方法であり，この結果がそのまま結核患者の重症度や予後を左右するものではない．新しい「結核菌検査指針」ではガフキー号数での表示から，1+から3+の簡便な記載法に改めた．[324] ⇨参結核菌検査指針→894

歌舞伎メーキャップ症候群 Kabuki make-up syndrome 1981(昭和56)年，新川詔夫，黒木良和らが報告した先天奇形症候群．歌舞伎役者の隈取りした目を思わせる特異な顔貌を特徴とする．低身長，知的障害，骨格異常，皮膚紋理異常を呈し，切れ長で大きい眼裂，下眼瞼の外側1/3が外反し瞼結膜の一部が見える．骨格異常は短指，第5指の中節骨短縮と内彎，脊椎側彎，椎体変形などを約50%に認める．皮膚紋理異常は全例にみられ，指尖の尺側蹄状紋が全指紋理の72%と増加し，小指球部の蹄状紋，第4指間尺側蹄状紋などを認める．[1631]

下腹神経叢 superior and inferior hypogastric plexus 骨盤部の自律神経系の神経叢．上下腹神経叢(仙骨前神経)と下下腹神経叢(骨盤神経叢)とが正中部で結合して形成される．交感性線維と副交感性線維はこの神経叢を経由して骨盤の諸臓器に入る．交感性線維は骨盤部交感神経幹に由来し，副交感性線維は第2-4仙髄に起こる骨盤(内臓)神経に由来する．この神経叢には自律神経系に加えて内臓感覚性線維も含まれている．[1044]

下副肺葉⇨同副下葉→2528

下腹壁静脈 inferior epigastric vein 深腸骨回旋静脈とともに外腸骨静脈へとつながり，腹壁の皮下静脈からの流れも受ける．上腹壁静脈，閉鎖静脈，肋間静脈と吻合する．[1266]

下腹壁動脈 inferior epigastric artery；IEA 外腸骨動脈から分かれた枝で鼠径靱帯の上方で起こる．前腹壁の内側を上方に走り，腹直筋鞘後葉の弓状線のところで筋鞘内に入り，腹直筋の後面を上行する．腹直筋に分かれたのち，上腹壁動脈の末端と連なる．恥骨枝，精巣挙筋動脈(男性)あるいは子宮円索動脈(女性)の枝をもつ．[1266] ⇨参腹壁の脈管⇀2547

下腹壁の神経 **inferior epigastric nerve** 腹壁前側の筋(外腹斜筋，内腹斜筋，腹横筋，腹直筋)および腹壁の皮膚には，下位の胸神経(第7-12肋間神経)と，第1腰神経の腸骨下腹神経，腸骨鼠径神経の一部が分布する．これらの神経はともに脊髄神経の前枝である．第7-12肋間神経，第1腰神経とも，椎間孔を出ると肋骨内側の下縁を走り，前側に向かい，腹壁では腹横筋と内腹斜筋の間を走る．その経過中に周囲に腹筋への筋枝と外側皮枝と前皮枝とを出す．胸神経の分布皮膚域(デルマトーム)はほぼ帯状に連なっており，およその目安は，剣状突起の下の高さは第7胸神経，臍の高さが第10胸神経，鼠径靱帯の領域が第1腰神経である．[1266]

カプグラ症候群 **Capgras syndrome** ［うり二つの錯覚，ソジーの錯覚，替え玉妄想］ 既知の人が，うり二つの替え玉に置き換わっているという妄想を呈する症状をいう．替え玉に置き換わったと主張されるのは，ほとんどの場合，家族，恋人，親友など患者に近しい人びとであるが，まれに，患者自身や動物，物体である場合もある．1923年にカプグラ Jean Marie Joseph Capgras とルブール=ラショー Jean Reboul-Lachaux が「うり二つの錯覚」についての症例報告をしたところからこの名が生まれた．従来は統合失調症に伴って現れるとされていたが，統合失調症以外の精神障害や脳器質性疾患にも出現することが知られるようになった．カプグラはフランスの精神科医(1873-1950)．[918]

火夫痙攣⇨同坑夫痙攣⇀1054

顆部骨折 **condylar fracture** ［果部骨折］ 膝関節での大腿骨の顆部，足関節の果部の骨折．大腿骨の内顆または外顆骨折は，膝に過度の外・内転が加わり，脛骨骨折か側副靱帯断裂がない場合に生じる．両顆・冠状・非転位性・転位性骨折に分けられ，症状は内・外反の変形が顕著になるものがある．足関節の果部骨折は，足関節に過度の内・外転が加わることにより関節靱帯が断裂する．それにより剝離骨折，主として外転骨折が生じる．[1437]

果部骨折⇨同顆部骨折⇀544

カプシド **capsid** ウイルス核酸を取り囲むタンパク殻のこと．その最小構造単位をカプソメア(カプソマー capsomer)といい，ポリペプチド鎖からなる．これがいくつか集まってカプシドとなり，ウイルス核酸を取り巻いて安定したヌクレオカプシド nucleocapsid を形成する．[1113] ⇨参ヌクレオカプシド⇀2274

下部消化管出血 **lower gastrointestinal bleeding** トライツ Treitz 靱帯(十二指腸と空腸との境界)より肛門側に出血が生じた状態．上部消化管出血より頻度が低く，ほとんどが大腸からの出血である．原因疾患としては，憩室症，血管形成異常 angiodysplasia，大腸ポリープ，大腸癌，大腸炎などがある．治療は部位や病変により内視鏡的止血術，血管造影法による塞栓術，出血部の外科的切除を行う．[1272]

下部食道括約筋 **lower esophageal sphincter；LES** 食道下部1-4 cm の部位で，胃の噴門との結合部にあるとされるが，ヒトでは解剖学的に他の部位の輪走筋と区別できず，バリウム造影によるX線学的な狭窄部位と食道内圧測定による高圧部位が厳密に一致するかもよくわかっていない．動物実験では自律神経と消化管ホルモン(ガストリン，セクレチン，コレシストキニン)の二重支配を受けることが知られている．嚥下のとき以外は閉じており，胃内容が食道に逆流するのを防ぐ働きがある．しかし胃内容物の逆流防止機構としては，食道下端が狭いこと，横隔膜が食道裂孔で括約筋様に締めつけていること，食道下端は腹圧を受けていること，食道が胃へ続く部位が鋭角であること，噴門の粘膜が弁の働きをすることも考えられており，これらと下部食道括約筋が逆流防止に果たす役割の程度はよくわかっていない．[399]

カフス徴候⇨同peribronchial cuffing sign⇀94

カプセル剤 **capsule** 医薬品を液状，懸濁状，のり状，粉末または顆粒状などの形でカプセルに充塡するか，カプセル基剤で被包成型して製したもので，硬カプセル剤と軟カプセル剤がある．硬カプセル剤はゼラチンなど「日本薬局方」に収載されている適当なカプセル基剤を用いてつくられ，一対の円筒形のボディーとキャップからなり，中に粉末状や顆粒状の医薬品を充塡したもの．大きさは号数で表され，000号(1.37 mL)から5号(0.13 mL)までの8種類がある．軟カプセル剤はゼラチンに可塑剤としてグリセリンなどを加えてシートにしたものに医薬品をはさみ込み，圧着成型したもの．球形，楕円形，長楕円形などの形状のものがあり，油性の液体やペースト状のものを入れることができ，内服薬以外に坐薬としても使用されている．カプセルにすることで，においや味をマスキングすることができ，錠剤に比べカプセルの崩壊により成分の放出が速い．[530]

カプセル内視鏡 **capsule endoscopy** 内服したカプセル型のカメラが腸管運動によって移動し，従来「暗黒の大陸」と呼ばれてきた小腸内を撮像する検査．発光ダイオード照明を用い，毎秒2枚の写真を8時間にわたって撮影でき，画像信号はカプセルから体表のアンテナに送信される．患者から回収されたカプセル内の8時間6万枚の膨大なデータは，出血性病変検出のための赤色検出機能などを用いて画像解析される．2009(平成21)年6月現在の保険適用は「上部・下部消化管検査を行っても原因が特定できない消化管出血患者」に限定されているが，小腸炎症性疾患の粘膜病変に高感度のカプセル内視鏡は，食道用，大腸用も欧米では実用化されている．⇨参小腸内視鏡検査⇀1443

カプタホル **captafol**⇨同ダイホルタン⇀1902

カフ付き気管内チューブ **cuffed endotracheal tube** 先端にカフと呼ばれる風船をつけ，気管内腔に密着するよう工夫された気道確保用チューブ．チューブ周囲のすき間をなくすことで，胃内容の肺への流入や麻酔ガスの逆流の防止に役立つ．硬性と軟性のカフがあり，場合に応じて使い分けられるが，カフ内圧が高すぎると気管粘膜を圧迫し，麻酔後に咽頭痛を起こすことがある．また，気管支炎，動脈硬化，全身衰弱患者などでは出血や潰瘍を生じたり，ときに穿孔を招くので注意が必要である．[485]

カブトガニ試験⇨同リムルス試験⇀2935

カプトプリル負荷レニン分泌刺激検査 captopril challenge test 腎血管性高血圧の診断のための検査．アンギオテンシン変換酵素(ACE)阻害薬であるカプトプリルなどを投与すると，アンギオテンシンIIの生成が減少する．そのため，ネガティブフィードバック機構を介したレニンの産生分泌が刺激される．腎血管性高血圧症では本態性高血圧症に比して過大に反応することが多く，鑑別診断に有用である．[1047]

下部尿路感染症 lower urinary tract infection 下部尿路には，膀胱および尿道が含まれ，種々の起炎菌により炎症が生じる(膀胱炎，尿道炎)．通常，尿道炎と膀胱炎は併発するので，下部尿路感染症として総括される．下部尿路感染症だけでは発熱は認めない．治療は，飲水を多くし利尿による自浄効果を高め，抗菌化学療法を行う．[353] ⇨参尿路感染症→2259

下部尿路閉塞 lower urinary tract obstruction 腎杯・腎盂から尿道口に至る尿路のいずれかの部分の機能的または器質的原因で，尿の通過が損なわれる状態を尿路閉塞といい，そのうちの膀胱から尿道に至る過程の閉塞をいう．下部尿路の器質的な原因(膀胱結石，膀胱異物，膀胱腫瘍，尿道結石，尿道異物など)や，神経障害による尿路通過障害により排尿障害をきたし，ときには二次的な水腎症を発生させることがある．[858] ⇨参尿路閉塞性疾患→2261

カプノグラフ capnograph ［カプノメータ］ カプノグラムを表す二酸化炭素濃度測定器．呼気終末二酸化炭素濃度は動脈血二酸化炭素濃度を反映する．換気状態をモニターするうえで，信頼性が高い．食道挿管の診断にも役立つ．[831]

カプノグラム capnogram ［二酸化炭素曲線］ 呼吸管理で換気の状態を反映する指標で，吸気中と呼気中の二酸化炭素濃度の経時的変化を表す曲線．終末呼気中の値は，動脈血中の二酸化炭素濃度を最もよく反映している．ただし，生理学的死腔により血液ガスのデータより5-10 mmHg低い値を示すことが多い．無呼吸，食道挿管，気管チューブ完全閉塞，心停止ではカプノグラムは平坦となる．[831]

カプノメータ⇨同カプノグラフ→545

カプラン Gerald Caplan ［キャプラン］ イギリス生まれの地域精神医療にかかわる広範囲の活躍をした精神科医(1917-2008)．1954年，「精神科医は一対一の患者関係をこえて，地域内の精神障害者すべてに責任をもつ」診療圏をコンパクトに設定すると考えた．1964年，予防と地域精神医療のモデルを明らかにし，第一次予防(新しいケースが発症することを取り除くためにすべての人びとを対象にした介入)，第二次予防(その原因あるいは人の人生の問題を治療する)，そして第三次予防(リハビリテーション)との間を区別した．同年に危機理論を規定し危機介入の概要を明らかにした．精神保健コンサルテーションについても発表し，4つのタイプのコンサルテーションを定義した．1965年には病気休暇のように喪の休暇 mourning leave が上手な悲嘆の方法だと提案．1974年に社会的単位として健康増進機能を考慮する重要性を強調し，サポートシステムという用語を使用することを提案した．カプランの業績は，古典的であると同時に現在もなお基本となるものとして地域精神保健に息づいている．[458]

カプラン症候群 Caplan syndrome ［キャプラン症候群］ リウマチ性関節炎を伴った炭坑夫塵肺において，胸部X線写真で両側の肺に多発性の小さな円形の陰影(結節性陰影)の分布を認める状態．1953年にカプラン Anthony Caplan (1907-76)が報告した．珪肺症や石綿肺症でも同様の症例をみることがある．コリネット Colinet は珪肺症で同様の症例を報告しており，コリネット・カプラン症候群ともいう．結節は膠原線維結節で，組織中に取り込まれた粉塵により肺の感受性が高まりリウマチ様結節が発生したものと考えられる．本症候群の発生と，塵肺症，リウマチ様関節炎の程度とは明確な関係は認められない．[953]

かぶれ⇨同接触皮膚炎→1736

花粉アレルギー pollen allergy⇨同花粉症→545

過分割照射法⇨同多分割照射療法→1927

過分極 hyperpolarization 細胞の膜電位が分極して，その静止電位よりさらに負の電位に移行すること．陽イオンの流出または陰イオンの流入による．[1274] ⇨参膜電位→2730

下吻合静脈 inferior anastomotic vein ［ラベの静脈］ 大脳を灌流する静脈系の浅中大脳静脈系と横静脈洞を結ぶ吻合静脈を下吻合静脈(ラベ Labbé の静脈)という．浅中大脳静脈が受ける外側溝周囲の血液を横静脈洞につないでいる．上吻合静脈(トロラール Trolard 静脈)とともに大脳表在血流の重要な経路となる．ラベ Léon Labbé はフランスの外科医(1832-1916)．[1044] ⇨参脳の静脈→2291，トロラールの静脈→2171

花粉症 pollinosis ［花粉アレルギー］ 花粉が抗原となり引き起こされるI型アレルギーで，その原因となる花粉の種類はさまざまである．日本ではスギ，ヒノキ，イネ，ヨモギ，ブタクサなどが多いが，地域や季節により異なる．鼻(鼻汁，鼻閉，かゆみ，くしゃみ)や眼(充血，流涙，かゆみ)の症状が中心だが，気管，気管支，喉頭，耳，胃腸，皮膚および全身症状を伴う場合もあり，注意が必要である．原因となる花粉(アレルゲン)を同定し，抗アレルギー薬，ロイコトリエン受容体拮抗薬，局所用ステロイド剤(点鼻薬，点眼薬)などにより治療することが重要である．減感作療法も有効である．[1370] ⇨参アレルギー性鼻炎→198

過分泌性水頭症 hypersecretory hydrocephalus 髄液の産生が高まったため発生した水頭症．発生原因の多くは，脳室内脈絡叢から発生した腫瘍，乳頭腫 papilloma などとされている．[791]

貨幣状湿疹 nummular eczema 主に下腿伸側に生じる円形の湿疹性変化．冬季の皮脂欠乏症を背景に出現することが多い．アトピー性皮膚炎や金属アレルギーを基礎疾患として認めることもある．初期には瘙痒の強い漿液性丘疹を生じ，融合し，境界明瞭な貨幣大の湿疹性局面を呈する．単発のこともあるが，しばしば左右対称性に多発する．治療はステロイド外用を行い，皮脂欠乏症を認める場合には保湿薬を併用する．掻破により二次感染を認める場合には抗菌薬の内服を行う．[193,1008]

下壁心筋梗塞 inferior wall infarction 心筋梗塞の部位による分類の1つで，左心室下壁領域の梗塞を意味する．主に右冠動脈が責任病変となり発症するが，冠動脈の分布によっては左冠動脈回旋枝が責任病変となる．

心電図上ではⅡ, Ⅲ, aVFで異常Q波がみられる．右冠動脈が房室結節を支配することが多いので房室ブロックや洞性徐脈が高率にみられるが，一過性のことが多い．右室梗塞を合併することがあり，複雑な病態を呈して集中治療が必要な場合がある．[1391]

可変部遺伝子　variable region gene⇨同V遺伝子→119

可変部〔領域〕　variable region ［V領域］ 免疫グロブリンやT細胞受容体のN末端に存在し，多様なアミノ酸配列をもつ領域．一定のアミノ酸配列をもつ定常部領域 constant region に対する用語．この領域の中で特にアミノ酸配列が多様な領域を超可変領域あるいは相補性決定領域といい，この部位を介して抗原が結合する．[1439] ⇨参定常部領域→2049，抗原結合部位→996

可変摩擦膝継手　variable friction knee joint 膝継手には，義足の振り出しを補助する，振り出された義足の減速をする，歩行速度に合わせた膝継手の屈曲角度を調整するといった機能(遊脚期制御機能)が必要である．これらの機能を制御する装置のうち，機械的摩擦装置として働くものの1つで，遊脚期の特定の時期に大きな摩擦が加わるように工夫されている膝継手．[228]

芽胞　endospore, bacterial spore ［内生胞子(細菌)］ ある種の細菌(バシラス *Bacillus*〔属〕，クロストリジウム *Clostridium*〔属〕)が不利な環境条件下で生き延びるためにつくる構造体．母細胞の中でつくられる独立した細胞で，細胞質の外側を厚い細胞壁・皮層・芽胞殻などが取り囲んだ構造をしており，母細胞が死滅・消失したのちも生存し続ける．芽胞は一種の休眠細胞で代謝はまったく行わず，高温や乾燥，消毒薬などに対して抵抗性が強い．芽胞は有利な環境に置かれると再び殻を破って発芽 germination し，もとの細菌の形に戻って分裂・増殖を行う．芽胞をもつ細菌を有芽胞菌という．[324]

過包括　overinclusiveness ［過包含］ 統合失調症圏患者で幻覚や妄想以外の思考や言語レベルでの特徴を精神病理学的にとらえた概念．重要ではない刺激を統制することができず，不適切な抽象化が生じているためと理解される．[1444]

過包含　overinclusion⇨同過包括→546

芽胞染色法　spore stain〔ing〕 細菌の芽胞を染色する特殊染色法の1つ．芽胞は中性脂質を多く含み，グラム染色などの一般の染色法や色素では染まりにくい．メラー Möller 法，ウィルツ Wirtz 法がある．[324]

下方注視麻痺　downward gaze palsy 随意的に眼球を下転できない状態．多くは垂直注視麻痺に伴ってみられるため単独で起こることはまれ．進行性核上性麻痺では主症状の1つで，上方注視麻痺よりも下方注視麻痺が強くみられる．内側縦束吻側間質核の障害によると考えられている．[1000] ⇨参進行性核上性麻痺→1542

下方ヘルニア　downward herniation 脳ヘルニアの1つ．テント上の圧上昇に伴い，テント部位で起こるテント切痕ヘルニアや，テント下腔の圧上昇に伴って起こる小脳扁桃ヘルニアがある．後者の場合，呼吸停止や死亡という経過をたどるケースが多い．[791]

カポジ水痘様発疹症　Kaposi varicelliform disease⇨同ヘルペス性湿疹症→2639

カポジ肉腫　Kaposi's sarcoma ［特発性多発性出血性色素性肉腫，多発出血性肉腫］ ヒト型ヘルペスウイルス8型(HHV-8)の関与で発症する脈管系悪性腫瘍で，①古典型(ヨーロッパ型・慢性型)，②アフリカ型(風土病型)，③医原性免疫不全型，④AIDS(エイズ)型に分類される．最多はAIDS型で，患者の約30％に発症．血管拡張の斑状型病変で始まり，出血を伴う紡錘形細胞と脈管の増殖により結節型へと移行．発症部位は頭部，四肢の皮膚に好発するが，口腔内やリンパ節，内臓にも発症する．カポジ Moritz K. Kaposi はハンガリーの皮膚科医(1837-1902)．[1350] ⇨参後天性免疫不全症候群→1038，肉腫→2206

過補償　overcompensation ［過剰代償］ 人間には幼児期の劣等感を補償し優越感を得ようとする傾向がある．この傾向が適切だと成功的補償になるが，すぎると神経症症状を現したり不適応になったりする場合があり，これをオーストリアの心理学者アドラー A. Adler (1879-1937)は過補償と呼んだ．[1444]

カボット環　Cabot ring ギムザ Giemsa 染色(血液塗抹標本の染色法の1つ)を施した末梢血標本において，赤芽球や網赤血球にみられる赤紫色の微細なフィラメントで，リング状または8の字状を呈する．細胞分裂時の紡錘糸の名残といわれている．悪性貧血などでみられるが，非常にまれ．カボット Richard Clarke Cabot (1868-1939)はアメリカの医師．[1038]

鎌状靱帯　falx ligamentosa ［肝鎌状間膜］ 肝を固定する靱帯の1つ．腹側の壁側腹膜と肝被膜(臓側腹膜)との間に存在し，腹側から肝を矢状方向につり上げている．下縁には肝円索 ligamentum teres hepatis が走行し，臍輪につながる．肝左葉を内側区と外側区に分ける目安となる．[279] ⇨参臍帯裂→1163，肝臓→638

鎌状赤血球　sickle cell；SC, drepanocyte ヘモグロビンS(Hb S)を含有する異常赤血球．正常酸素分圧では正常の血球形態であるが，低酸素条件下(酸素分圧45 mmHg以下)で赤血球内のHb Sが重合，連鎖して正常の形から鎌状に変形するのが特徴．鎌状赤血球貧血でみられる．アフリカの熱帯地方の人々に高い頻度で認められる．[1038]

鎌状赤血球クリーゼ　sickle cell crisis 鎌状赤血球貧血の小児に多くみられる急性増悪発作．赤血球の鎌状変形により血流障害をきたし手足に激痛を好発しやすくなる．また，鎌状赤血球が脾臓に貯留すると急激に脾腫となり循環不全を起こして死亡する．そのほか脳梗塞による中枢神経症状，感染症，持続性勃起がみられる．治療は鎮痛薬，酸素投与，水分補給である．[1038]

鎌状赤血球サラセミア症　sickle cell thalassemia 対立遺伝子座に鎌状赤血球貧血の遺伝子とサラセミアの遺伝子をもつ血液異常疾患．ヘモグロビン(Hb)を構成するポリペプチドのβ鎖合成抑制の程度により軽症型と重症型に分かれる．軽症型ではβ鎖の合成抑制は軽く，赤血球中のヘモグロビンA(Hb A)は正常，ヘモグロビンS(Hb S)は正常よりやや多い．重症型ではβ鎖合成は完全に抑制され，赤血球中のHbはHb Sのみとなる．臨床経過は，軽症型は穏やかで，重症型はホモ接合での鎌状赤血球貧血と同様の症状を呈する．[1038]

鎌状赤血球性腎症　sickle cell nephropathy ヘモグロビンS症 hemoglobin S disease とも呼ばれる鎌状赤血球貧血 sickle cell anemia にみられる腎障害．鎌状赤血球貧血は病的ヘモグロビン(Hb S)の産生による赤血球の鎌状化と溶血を示す遺伝性疾患で，黒人に多発する．慢性溶血性貧血と血流障害に基づいて生じる各臓器の慢性機能障害，微小血管閉塞による症状を呈する．腎もその標的臓器の1つとして障害され，血尿，尿濃縮障害，尿路感染症，腎乳頭壊死などをみる．[146] ⇨参鎌状赤血球貧血⇀547

鎌状赤血球素因 sickle cell trait ヘモグロビン(Hb)の構造遺伝子の異常(ヘテロ接合)のため鎌状赤血球の中にヘモグロビンS(Hb S)とヘモグロビンA(Hb A)が混在する患者のこと．Hb Sのみであると酸素分圧が45 mmHg以下で赤血球は鎌状になるが，本症ではHb Aが存在するため15 mmHg以下にならないと鎌状化しないので無症状のことが多い．[1038]

鎌状赤血球貧血 sickle cell anemia, drepanocythemia ［三日月形細胞貧血，ヘモグロビンS症］ ヘモグロビンS(Hb S)の産生による常染色体劣性遺伝の疾患で，ヘモグロビン(Hb)の構造遺伝子の異常(ホモ接合体)では全身の血流障害と慢性溶血性貧血を呈する．Hb Sのため酸素飽和度が低下すると赤血球が鎌状に変形し，柔軟性を失い血管が閉塞され，臨床症状として貧血と血管閉塞の所見を示す．ヘテロ接合体は一般に無症状．治療は赤血球の鎌状変形の予防が重要であり，低酸素状態や寒冷，ストレスを避ける．鎌状赤血球クリーゼになると酸素吸入，補液，鎮痛を目的とした治療を行う．発生の地理的頻度では北アフリカの熱帯地方が最も高く，ギリシャ，イタリア，イスラエル，アラビア半島，北アメリカ，南アメリカ西部と広く分布する．ほぼ黒人のみにみられる．[1038]

鎌状赤血球ヘモグロビン⇨同ヘモグロビンS⇀2633

鎌状網膜剥離 falciform retinal detachment ［鎌状網膜ヒダ］ 鎌状網膜ヒダは視神経乳頭から網膜周辺部へ伸びる網膜ヒダの1つで，この鎌状網膜ヒダが線維性増殖の収縮により牽引されて起こる網膜剥離．原因疾患として，第一次硝子体過形成遺残や家族性滲出性硝子体網膜症，未熟児網膜症などがある．[1309]

鎌状網膜ヒダ falciform〔retinal〕fold⇨同鎌状網膜剥離⇀547

過マンガン酸カリウム消費量 potassium permanganate consumption 水中の有機物，鉄，亜硝酸塩，硫化物を酸化する際に消費される過マンガン酸カリウムの量．上水や井戸水の有機物による汚染度の指標となり，消費量が大きいほど汚染度は高く，にごり，臭気，異常味を伴う．以前は「水道法」〔1957(昭和32)年〕に基づく水質基準の有機物指標として10 mg/L以下と定められていたが，2009年より全有機炭素量(TOC)3 mg/L以下に変更された．[1169]

かみ合わせ bite⇨同咬合⇀997

紙おむつ⇨同おむつ⇀411

加味逍遙散(かみしょうようさん) kamishoyosan 医療用漢方製剤の1つ．主として更年期障害，月経不順，月経困難症などに用いられる．漢方医学では，季肋部の軽度の抵抗・圧痛(胸脇(きょうきょう)苦満)，下腹部の抵抗・圧痛(瘀(お)血の腹証)を目標に用いるとされる．臨床的には，比較的虚弱な人で疲労しやすく，精神不安，不眠，いらいらなどの精神神経症状を訴える例に用いる．冷え性や肩こり，頭痛，めまい，上半身の灼熱感，発作性の発汗などを伴う場合にもよい．胃下垂症，胃拡張症や便秘症，湿疹などにも応用される．偽アルドステロン症，ミオパシー，肝機能障害，過敏症などの副作用に注意が必要．出典：『女科撮要』．構成生薬：サイコ，シャクヤク，ジュツ，トウキ，ブクリョウ，サンシシ，ボタンピ，カンゾウ，ショウキョウ，ハッカ．[1051] ⇨参胸脇(きょうきょう)苦満⇀752，瘀(お)血⇀404

紙便器 disposable paper bedpan 災害時，または在宅における介護で用いられる簡易式・使い捨て便器で，新聞紙で作製できる．便器の洗浄が不要で廃棄ができるため，災害時など水の使用制限がある場合に用いられるほか，著しく体位変換が困難な患者や，やせて骨が突出し，差し込み便器を利用するのに苦痛がある患者の排便時に，新聞紙で対象者の体型に合わせて大きさや高さを調節して使用することもある．新聞紙の便器に紙おむつなどの吸収シートを組み合わせることによって，排尿，そして陰部洗浄などにも対応することがある．[1554]

●紙便器

①芯をつくる
②U字にする
③巻きつける
④残り半分を巻きつける
⑤内側に巻きつけつつ形づくる
⑥さらに1枚で全体を包む
⑦体型，状況に合わせて，大きさ，高さを調整する
この部分に尿取りシートを併用
さらに新聞紙を広げて内側だけ交換するという使い方もできる

過眠〔症〕 hypersomnia ［睡眠過剰症］ 自覚的あるいは行動上耐えがたい眠気や，過剰な睡眠の傾向を示し，覚醒を維持すべきときと場所で完全な覚醒が保てないもの．眠りが過度に深いか持続が長いものも含め，睡眠覚醒の質と量にわたる過度な異常を示す病態をいう．病因としては，心因，内因，外因によるものがあるが，原因不明のものも多い．居眠り病といわれるナルコレプシーやその近縁の特発性中枢性過眠症，意識障害を伴う周期性傾眠症(1990年の睡眠障害国際分類では反復性過眠症，クライネ・レヴィン Kleine-Levin 症候群を含む)などは古くから知られているが，今日では睡眠時呼吸障害によるものや，うつ(鬱)病の過眠型(双極型に多い)，薬物使用や飲酒によるもの，夜間の睡眠時ミオクローヌス〔周期性四肢運動障害(PLMD)〕や，むずむず脚症候群(RLS)によるものなどでもみられる．中

か

等度までの意識障害(意識のくもり)で，軽い刺激で覚醒するが，注意が散漫で応答や行動が緩慢となり，場所と時間の失見当識がみられ，その後，健忘を残す傾眠とほぼ同義に用いられるが，過眠のほうが広い定義となる．治療や対処法はそれぞれ原疾患の治療が優先するが，結果として起こる社会生活上のハンディキャップへの支援が重要な病態といえよう．[276] ⇨参睡眠障害→1631

ガム試験 gum test 唾液分泌量を簡便に測定するための試験．一定時間ガムをかませ，その間に分泌される唾液量を測定する．シェーグレン Sjögren 症候群など口腔乾燥症を呈する場合の鑑別診断に使用される．[1438] ⇨参シェーグレン症候群→1222

か

ガムストープ症候群 Gamstorp syndrome⇨同高カリウム血症性周期性麻痺→982

カムラチ・エンゲルマン病 Camurati-Engelmann disease⇨同骨幹異形成症→1103

ガメート⇨同配偶子→2334

仮面うつ(鬱)病 masked depression ［仮面抑うつ(鬱)］ 不安，緊張，および自律神経症状を中心とする身体症状が前景に出て，それらが軽快するとともに抑うつ状態が顕在化するうつ病をいう．初期の病像のみからはうつ病とわかりにくいが，経過をみるとうつ病と診断できる．すなわち仮面うつ病という診断は経過をみてはじめて可能になるといえるため，治療開始時点で診断名としての意義をもつとはいいがたい．近年，身体症状が強いうつ病や軽症うつ病，心理テストで一定の傾向を示した症例などに対して，この言葉を用いる傾向があるが，定義を軽視した使用は誤った治療につながりやすい．[1434]

仮面甲状腺機能亢進症 masked hyperthyroidism ［無表情性甲状腺機能亢進症］ 高齢者のバセドウ Basedow 病患者にみられる病態．甲状腺腫は比較的小さく，若年者の患者に認められる多汗などの著明な甲状腺中毒症状が隠され，心房細動や心不全などの循環器症状や筋肉症状が出現．高齢者の診断は難しいことが多く，体重減少，易疲労性，手指振戦などの症状は，ときどき老化現象として見逃されることがある．[385]

仮面てんかん⇨同視床・視床下部性てんかん→1287

仮面様顔貌 mask-like face, masked face 顔面筋が固縮し，動きが鈍くなるために無表情な仮面様の顔つきとなること．パーキンソン Parkinson 病でみられる特徴的症状の1つで，表情が乏しくまばたきも少なく一点を凝視するような顔つき(パーキンソン顔貌)．その他にも，パーキンソン症候群，両側の顔面神経麻痺などでもみられる．[114] ⇨参パーキンソン病→2320

仮面抑うつ(鬱)⇨同仮面うつ(鬱)病→548

科目等履修制度 専修学校の卒業生が働きながら学位を取得できるようにとの配慮から開始された学位取得制度．大学などにおいて教科目を履修して単位を重ね，一定の単位になったら該当する専門領域の学位として適切かどうかの審査を大学評価・学位授与機構から受け，合格すれば学位を(大学からではなく)同学位授与機構から授与される．この制度を利用して得た学位は大学の卒業生の学位と同等とみなされ，この制度を利用して学士の学位を取得したのち，大学院修士課程に進学した人も少なくない．[622]

カモメ雑音 seagull murmur 心雑音の一種で，カモメが鳴いているような高調で周波数が規則的な雑音のこと．[1575] ⇨参楽音様雑音→474

かゆ(粥)状潰瘍 atheromatous ulcer⇨同粥状潰瘍→1388

かゆ(粥)食 kayu-diet, meal of rice gruel かゆとは，一般の食事である常食と流動状になっている食事である流動食の中間に位置づけられる軟食または半流動食．全がゆ，七分がゆ，五分がゆ，三分がゆ，一分がゆがあり，全がゆ，七分がゆは軟食，それ以外は半流動食．全がゆから一分がゆまでの区分は重湯と全がゆの混合割合によって決定され，重湯とは米と水の割合を1：10で炊いた上澄みのことであり，全がゆとは米と水の割合を1：5で炊いたもの．この重湯と全がゆの混合割合が重湯3：全がゆ7となっているものが七分がゆ，重湯5：全がゆ5となっているものが五分がゆ，重湯7：全がゆ3となっているものが三分がゆ，重湯9：全がゆ1となっているものが一分がゆ．一般的に消化器系の術後患者の食事は重湯から始め，三分がゆ→五分がゆ→七分がゆ→全がゆ→常食へと進めていく．[894] ⇨参軟食→2199

かゆみ itching⇨同瘙痒(そうよう)→1828

過用 overuse 過大な運動負荷または生理学な運動負荷を過剰に繰り返すこと．ポリオ罹患後にみられる筋の使いすぎによるものと考えられる筋力低下(ポリオ後症候群)，また筋萎縮性側索硬化症，筋ジストロフィー，ギラン・バレー Guillain-Barré 症候群などで神経筋疾患患者の過剰な身体活動の結果として過用性筋力低下がよく知られている．これらは筋の持続的な絶対筋力と筋持久力の低下とされ，単なる筋疲労と区別するため短期間の一過性の筋力低下は除外される．神経筋疾患におけるリハビリテーションでは，原疾患の活動性と症候の十分な把握を行い，事前に適切なリハビリテーションプログラムの立案が必要である．[1189]

可溶性インターロイキン2レセプター soluble interleukin 2 receptor；sIL-2R サイトカインの1つであるインターロイキン2 interleukin 2(IL-2)に対する受容体が血中に可溶化したもの．基準値は220-530 U/mL．本受容体は活性化T，B細胞や腫瘍細胞表面に発現し，その活性化に伴い血中濃度が上昇することが知られるようになった．血清中sIL-2Rはモノクローナル抗体を用いた固相酵素免疫測定法 enzyme-linked immunosorbent assay(ELISA)で測定され，その測定値は成人T細胞白血病 adult T-cell leukemia(ATL)や非ホジキンリンパ腫 non-Hodgkin lymphoma(NHL)の治療効果の判定，寛解や悪化の推定，再発の予知などに利用される．また，肝炎病勢との相関も指摘されている．[1045] ⇨参インターロイキン→299

可溶性抗原抗体複合体 soluble antigen-antibody complex ［可溶性免疫複合体］ 抗原と抗体が結合すると免疫複合体と呼ばれる複合物を形成する．これらの複合体は細網内皮系などに存在する食細胞によって捕食されることにより，生体内から除去される．一般に，抗体過剰の状態で産生される免疫複合体のサイズは大きく，細網内皮系で除去されやすいのに対して，抗原過剰状態で産生される免疫複合体はサイズが小さく，可溶性が高いために細網内皮系で除去されにくい．全身性エリテマトーデス(SLE)では持続的に抗DNA抗体が産生されるために，免疫複合体が細網内皮系の処理能力をこえて産生されてしまい，組織に沈着する．その結果，補体の活性化などの機序を介して組織障害が起こる．このため免疫複合体沈着病とも呼ばれる．[1438] ⇨参全身性エリテマトーデス→1767，Ⅲ型アレルギー〔反応〕→11

可溶性フィブリンモノマー soluble fibrin monomer フィブリノゲンがトロンビンにより限定分解される(フィブリノペプチドＡとＢの切断)ことによって生じる．可溶性．これが重合して不溶性のフィブリンポリマーとなりフィブリン網を形成する．血液中での増加はトロンビン生成の亢進を反映しており，播種性血管内凝固症候群(DIC)の補助診断に用いられる．[1131]

可溶性免疫複合体 soluble immune complex⇨同可溶性抗原抗体複合体→548

過ヨウ素酸シッフ反応 periodic acid Schiff reaction；PAS reaction⇨同パス反応→2372

カラアザール kala-azar ［内臓リーシュマニア症，ダムダム熱］ 原虫であるドノバンリーシュマニア *Leishmania donovani* による感染症で，砂バエが媒介昆虫．アジア，アフリカ，地中海沿岸，中南米など多くの地域に存在し，特に子どもへの感染が多い．寄生部位は主に肝臓，脾臓，骨髄で，発熱，貧血，肝脾腫，浮腫，全身のリンパ節腫脹などの症状がみられる．進行すると顔や四肢，腹部の皮膚に黒褐色の色素沈着を生じる．末期には各種の細菌感染を合併し死に至ることも少なくない．治療は5価アンチモン剤の投与や貧血対策としての輸血を行う．衰弱を防ぐため，安静の保持や適切な栄養も大切である．[288] ⇨参ドノバンリーシュマニア→2157，リーシュマニア症→2915

カラードプライメージ⇨同カラードプラ法→549

カラードプラ法 color Doppler method ［カラードプライメージ］ ドプラ法により得られた速度などの血流情報を，断層像などのリアルタイム表示の上に重ねてカラー表示する方式．滑川孝六らにより開発されたもので，循環器領域などで血流の評価に広く使用されている．運動中の物体のエコー信号のみを選択的に抽出するMTIフィルターは，血流信号をとらえる手法の1つ．カラーの表示法は通常，血流速度により近づく血流を暖色系で，遠ざかる血流を寒色系で表示し，速い速度ほど明るく表示される．一方，新たに提唱されたパワー表示は，ドプラ信号の反射強度により色づけを行う手法で，カラー表示に比べ感度が良好であるとされているが，呼び名はまだ統一されておらず，パワードプラ法とも呼ばれている．[955]

ガラヴァルダン現象 Gallavardin phenomenon フランスの医師ガラヴァルダン Louis Gallavardin (1875-1957)によって1925年に報告された．大動脈弁狭窄症の聴診において収縮期雑音が聴診部位によって異なって聴取される現象．大動脈弁領域では粗雑な収縮中期雑音，心尖部では美しい曲のような収縮期雑音が聴取される．[1575]

ガラガラヘビ rattlesnake 尾の先端に警告音を発する角状の分節をもつマムシ科の毒ヘビでアメリカ大陸に分布．*Crotalus* 属と *Sistrurus* 属がある．毒液には血液毒が含まれており，かまれた場合は抗血清による治療が必要．[288]

ガラクトース galactose；Gal ［セレブロース，脳糖］ 化学式 $C_6H_{12}O_6$，分子量180.16．アルドヘキソースの一種．Ｄ体は神経細胞膜，さとうきび，ゴム，海草などに，Ｌ体は亜麻種子の粘液に，というように両者とも天然に存在するが，一般にはＤ体．D-ガラクトースはD-グルコースのエピマーである．遊離型で存在するのはまれで，ラクトースやメリビオース，その他のオリゴ糖の成分として，また，糖タンパク質，糖脂質，配糖体の構成成分として存在．[832,449]

ガラクトース-1-リン酸ウリジルトランスフェラーゼ欠損症 galactose-1-phosphate uridyl transferase deficiency ガラクトース血症の一型で常染色体劣性遺伝．新生児期に発症し，嘔吐，黄疸，低血糖，肝腫大，痙攣，白内障，肝硬変，知的障害，二次性ファンコニ Fanconi 症候群などの症状を呈する．尿の還糖反応陽性，ガラクトース-1-リン酸ウリジルトランスフェラーゼ活性測定によって診断する．治療としては，乳汁および乳製品を除くことが根本である．乳児では大豆乳，乳糖除去ミルクが用いられる．[987] ⇨参ガラクトース血症→549

ガラクトース血症 galactosemia ガラクトースは母乳やミルクの糖質主成分である乳糖が分解されて生じる．ガラクトキナーゼによってガラクトース-1-リン酸となり，さらにガラクトース-1-リン酸ウリジルトランスフェラーゼによってグルコース-1-リン酸に代謝される．このほかUDPガラクトース-4-エピメラーゼによる代謝系もある．この代謝に必要な酵素の欠損が原因で，血中のガラクトースが上昇する先天性代謝異常疾患で，常染色体劣性遺伝による．欠損酵素の種類により，以下の症状が生じる．①ガラクトース-1-リン酸ウリジルトランスフェラーゼ欠損によるものは新生児期に嘔吐，哺乳力低下，黄疸，肝腫がみられ，ときに溶血が起こる．無治療症例では知的障害や白内障をきたす．②ガラクトキナーゼ欠損症では白内障がみられるが知能低下はない．③UDPガラクトース-4-エピメラーゼ欠損症では赤血球で酵素欠損が認められるが無症状．治療はいずれも食事療法で，母乳や通常の人工乳の代わりにガラクトース除去ミルクやガラクトース制限食を与える．新生児期のマススクリーニングによって早期発見，早期治療が行われている．[1631]

ガラクトース負荷試験 galactose tolerance test ガラクトースは肝以外では代謝されず，肝においてほとんど摂取されるが，肝障害や門脈-大静脈短絡がある場合は肝の除去率が低下する．ガラクトースを一定量経口あるいは静注により投与して，決まった時間に採血し，血中のガラクトース濃度の減少速度から肝障害を評価する．[677]

ガラクトキナーゼ欠損症 galactokinase deficiency ［GALK欠損症］ ガラクトースをガラクトース-1-リン酸へ転換するガラクトキナーゼの欠損により，血中ガラクトースの高値をきたす疾患．常染色体劣性遺伝を示す．白内障が唯一の症状で，肝機能障害，知能障害を合併することもある．検査では血中・尿中ガラクトースの高値，尿中ガラクチトールの大量排泄を認める．治療は無乳糖食によりガラクトース摂取を控える．予後は良好．[1000] ⇨参ガラクトース血症→549

ガラクトサミン galactosamine ［コンドロサミン］ 化学式 $C_6H_{13}NO_5$，分子量179.17．アミノ糖の一種で，通常はＤ体．糖タンパク質，ムコイドの構成成分として，多くの場合 N-アセチル誘導体として見いだされる．特に高等動物においては，ウロン酸とともにコンドロイチン硫酸の構成成分として種々の組織に分布．[832,449]

ガラクトシアリドーシス galactosialidosis ［βガラクトシダーゼ・ノイラミニダーゼ欠損症］ リソソーム内でβガラクトシダーゼやノイラミニダーゼと複合体を形成し，両者の活性を発現維持する保護タンパク質が欠損するため，生体内基質が過剰に蓄積し各臓器異常をきたす疾患．常染色体劣性遺伝で日本人に多く，臨床症状，発症時期などにより3つのタイプに分類される．症状は小脳失調，ミオクローヌス，痙攣，特異顔貌，チェリーレッドスポット，角膜混濁，皮膚の血管腫，肝脾腫など多彩．確定診断は白血球または組織中のβガラクトシダーゼおよびノイラミニダーゼの活性低下を証明することによる．治療は対症療法．[1000]

ガラクトシダーゼ galactosidase 広く生物界に見いだされる代表的酵素の1つで，作用する結合様式によりα，β2種の酵素に分類．αガラクトシダーゼは，オリゴ糖，糖脂質や糖タンパク質に含まれる非還元末端のαガラクトシド結合を切断し，ガラクトースを遊離するエキソグリコシダーゼである．一方，βガラクトシダーゼは，βガラクトシド結合を認識し切断する酵素である．ヒトにおいては，遺伝的欠損により，それぞれ糖脂質蓄積症(ファブリー Fabry 病)，GM_1 ガングリオシド蓄積症が生じることが知られている．大腸菌由来のβガラクトシダーゼは，ラクトースオペロンの発現機構の研究に古くから用いられているが，その他，大腸菌に限らず，動物細胞においても遺伝子発現の指標として現在でも多く用いられている．[832]

ガラクトシルセラミド・リピドーシス galactosylceramide lipidosis ［円形細胞大脳白質萎縮症］ 脂質代謝異常症の一疾患で，ガラクトシルセラミドβガラクトシダーゼの欠損により起こる．脳に特徴的な大型のグロボイド細胞 globoid cell を認め，ガラクトシルセラミドの分解障害により大脳白質，末梢神経に障害をきたす．早期に発症する乳児型，2-6歳で発症する若年型，成人型に分かれる．乳児型は生後2-6か月で発症し，視神経萎縮，不明熱，外来刺激に対する過敏，痙攣を認め，進行は速やかで1-2歳で死亡する．[987] ⇨参テイ・サックス病→2048，クラッベ白質ジストロフィー→824

ガラクトセレブロシダーゼ欠損症 galactocerebrosidase deficiency 常染色体劣性遺伝疾患で，βガラクトセレブロシダーゼの欠損により発病する．乳児期に発症し，易刺激性，発熱，痙攣，次いで精神運動発達遅延を示し，比較的急速に進行して2年以内に死の転帰をとる．髄液タンパク質の上昇，神経伝達速度の遅延がみられる．まれに幼児型，成人型の報告もある．診断は白血球，培養線維芽細胞中のβガラクトセレブロシダーゼの測定による．[987] ⇨参ゴーシェ病→1073

ガラクトプロテインα⇨同フィブロネクチン→2515

柄澤(からさわ)式老人知能の臨床的判定基準 ［老人知能の臨床的判定基準］ 高齢者の行動面から知能を評価する方法の1つ．高齢者の知能レベルを日常生活における言動や態度，作業遂行能力の程度によって判断する．主に認知症の有無とその段階づけ評価を目的としている．本人に直接問診したり，テストを実施できない場合でも家族などが把握している情報に基づいて判定できるという利点がある．正しく判定するためには，対象者の日常生活の状況について正確な情報を把握し，適切な判断を行う必要がある．情報源は家族など身近にいる他者であることが多いので，面接や問診の技術に習熟することが重要．判定方法は，正常：異常な知能衰退なし，異常衰退：異常な知能衰退ありで，正常はさらに(−)と(±)に区分される．(−)は高い知的活動の持続があり，(±)は知的障害のないごく普通のレベル．異常衰退は軽度(+1)から最高度(+4)までの4段階に分けられる．[431] ⇨参知能検査→1978

カラシア chalasia⇨同噴門弛緩症→2611

ガラス圧試験⇨同ガラス圧診→550

ガラス圧診 diascopy ［ガラス圧法，ガラス圧試験］ 理学的補助診断法の1つ．透明なガラス板を用いて皮疹を圧抵して，紅斑か紫斑かを鑑別する方法．前者では圧抵により色調が消退するが，後者では色調は消退せずに残存する．また，尋常性狼瘡の結節部では特徴的な淡褐色斑を残すため，診断に有用(狼瘡結節)．[531]

ガラス圧法⇨同ガラス圧診→550

ガラス工白内障 glassblower cataract⇨同赤外線白内障→1713

ガラス線量計 glass dosimeter ある種のガラス(銀活性化リン酸塩ガラス)に放射線を照射したのち紫外線を当てると，蛍光を発する．この現象は，ラジオフォトルミネセンス radiophoto luminescence(RPL)と呼ばれ，その蛍光量が照射された放射線量に比例する．この現象を利用した環境あるいは個人モニタリング用線量計が，蛍光ガラス線量計(通称ガラス線量計)である．大線量(10-10^4 Gy)の測定に適する．線量率依存は小さい．[18]

ガラス電極 glass electrode ［pH 電極］ イオン選択性を有する感応ガラスでつくられた電極で，水素イオン(H^+)やナトリウムイオン(Na^+)濃度を測定する陽イオン選択電極．中でも H^+ を選択的に測る pH 電極はガラス電極の代表として古くから知られる．典型的なガラス電極は筒状の支持管の先端に選択性を有する球状の薄い感応ガラスからできている．内筒内に内部電極が組み込まれ，内部液が封入されている．その測定は電極に発生する起電力を計測する．医療現場で使用されている pH 電極は小型で血液ガス測定装置の測定流路の中に Po_2 や Pco_2 電極と一緒に組み込まれているものが多い．健常者の動脈血の pH は 7.35-7.45 と狭い範囲に保たれているため，0.01 の分解能で正確な安定測定が要求される．動脈血 pH はアシドーシスやアルカローシスの判断に不可欠である．[822]

ガラス軟骨⇨同硝子軟骨→1437

カラスの足跡 craw feet 老化によって生じる外眼角外側のしわで，加齢の象徴とされる．眼瞼形成術(下眼瞼除皺術)を行う場合もある．[1246]

ガラス板法 slide precipitation test 梅毒の血清検査のうち，カルジオリピン抗原を用いる STS 法(serologic test for syphilis，梅毒血清反応)の一種．アメリカの VDRL(Venereal Disease Research Labolatory)法に準拠し，ガラス板上で抗原液と血清を反応させ判定する沈降反応．他の STS 法と同様，全身性エリテマトーデス(SLE)など梅毒以外の疾患で陽性となる生物学的偽

陽性反応がある．[1615] ⇨参血清梅毒反応→920

ガラス微小電極 glass capillary microelectrode 細胞の電気活動を細胞外あるいは細胞内で記録するための電極で，ガラス管を熱でとかして細く引き，先端を数μm前後にしたもの．パッチクランプ法に用いるものはパッチ電極と呼ぶ場合が多い．[1274]

空咳⇨同乾性咳→619

ガラニン galanin 脳-腸管ペプチドの1つ．29個のアミノ酸残基からなり，そのN端がグリシン，C端がアラニンからなるため，この名がある．視床下部ではバソプレシン，成長ホルモン放出ホルモン(GRH)，ゴナドトロピン放出ホルモン(GnRH)，ノルアドレナリン，セロトニン含有神経細胞などでホルモンと共存し，これらの因子の作用を修飾する．摂食促進作用やインスリン分泌抑制作用も有する．[1260]

ガラニン受容体 galanin receptor 7回膜貫通ドメインをもつGタンパク質共役型受容体．ガラニンと同様，中枢神経，末梢組織に広く分布する．ガラニンの作用は，中枢神経系では神経伝達調節に，腸管では運動や筋のトーヌス調節，膵ではインスリン分泌調節に関与している．[1047]

空の巣症候群 empty nest syndrome 生きがいだった子どもたちが成長し巣だっていったり，親の保護を必要としなくなり，また夫が仕事本位で家庭に不在がちになった結果，妻や母としての役割や関心は薄らぎ，家には妻だけがひとり残され，言いようのないさびしさや孤独感を抱き，生じるうつ(鬱)状態．子どもへの傾倒が強いほど子離れが困難となり，また夫との精神的つながりも少なくなると，虚脱感，うつ状態，アルコール依存などに陥る．中年の主婦がおそわれるこれらの症状をいう．この時期の女性は更年期にさしかかる時期でもあり，更年期障害の抑うつ状態などについてもリスクの高い集団である．近年では，ライフサイクルや女性の就労状況が変化し，以前のように典型的にこの心理状態が出現しないとする報告もある．[321]

カラベリ結節 Carabelli cusp(tubercle) 主に上顎第1大臼歯の舌側近心咬頭の舌側面にみられる副結節．第2・第3大臼歯にみられることもある．下顎歯にはみられない．白色人種より黄色人種に多い．オーストリアの歯科医カラベリ Georg Carabelli(1787-1842)によってはじめて記載された．[1369]

辛味 pungent(hot) taste 香辛料などによる口腔内における刺激性のある一般化学感覚．唐辛子に含まれるカプサイシンが代表的辛味物質である．[842]

カラムクロマトグラフィー column chromatography 溶液中の物質を分離したり分析したりするクロマトグラフィーの1つ．吸着剤(固定相)を充塡したガラス円筒(カラム)などの固定相に試料(移動相)を注入し通過させることにより，吸着剤に対する各物質の親和性の差異を利用してバンド状に分離し(展開)，各成分を採取して分析を行う．移動相の種類により，ガスクロマトグラフィー，液体クロマトグラフィーに分けられる．ガスクロマトグラフィーは，移動相にヘリウム(He)，窒素(N)などの不活性ガスを用い，揮発性物質の分析・分取に用いられる．液体クロマトグラフィーでは，緩衝液のほか，有機溶媒も移動相に用いられる．液体クロマトグラフィーはさらに固定相の種類により以下のように分類され，試料物質の化学的性状，物理的性状に応じて分析・分取に利用される．①イオン交換クロマトグラフィー：静電的引力によって，電荷をもつ試料の分離に用いる．固定相にカルボキシメチル(CM)基を用いる場合を陽イオン交換クロマトグラフィー，ジエチルアミノエチル(DEAE)基を用いる場合を陰イオン交換クロマトグラフィーと呼ぶ．②疎水性クロマトグラフィー，逆相クロマトグラフィー：炭化水素を有する担体を固定相として用い，試料物質との間の疎水性相互作用により分離する．③ゲル濾過クロマトグラフィー：ゲル状の固定相粒子内部への拡散のしやすさにより分離され，多くの場合，試料物質の分子量に応じて分離される．④アフィニティークロマトグラフィー：主として酵素分子の分離に用いられる．酵素に特異的に結合する基質や基質類似物質をリガンドとして担体に結合させたものを固定相に用いる．[258]

ガラント徴候 Galant sign⇨同ガラント反射→551

ガラント反射 Galant reflex ［ガラント徴候，体幹側屈反射，側彎(わん)反射，背反射］ 原始反射の1つ．新生児の神経学的検査の1つとして行われる．児を腹臥位で水平抱きにし，脊椎の左右を脊椎に沿って摩擦すると体幹を刺激されたほうに屈曲する．生後3か月頃までには消失するが，それ以前に認められない場合には脳脊髄障害が疑われる．[1631]

●ガラント反射

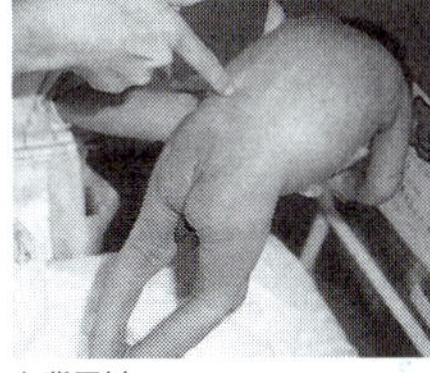
左背反射

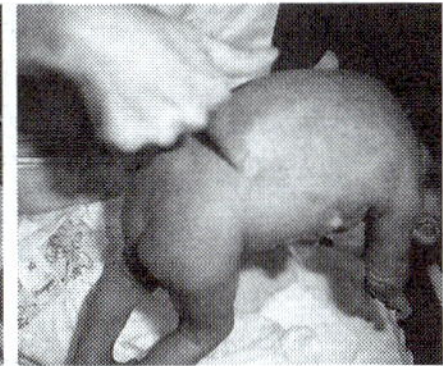
右背反射

(写真提供　河野寿夫先生)

仮合わせ fitting 義肢とそれに付随する装具が完成する前に実際に患者に装着してもらい，適合性，位置の調整(アライメント)，装着時の痛みや圧迫の有無，歩容などのチェックを行うこと．[228]

カリウム potassium 〔L〕Kalium；K ［K］ 元素記号K，原子番号19のアルカリ金属元素で，原子量は39.100．自然界に豊富に存在し，通常，化合物として存在する．細胞内の主な陽イオンであり，細胞内に約150 mEq/L，細胞外液中に3.5-5.0 mEq/L存在する．このような細胞内外のカリウムイオン(K^+)の大きな濃度差は，細胞膜の機能，特にナトリウム-カリウムATPアーゼ(Na-K ATPase)の作用によるところが大きい．カリウムイオンは，心筋，神経，骨格筋など，全身諸臓器の細胞内代謝，酵素反応，さらに酸塩基平衡などに重要な役割を果たしている．[1610]

ガリウム67 gallium-67；^{67}Ga⇨参クエン酸ガリウム(^{67}Ga)→813

カリウム過剰血性尿毒症 hyperkalemic uremia⇨同高カリウム血性尿毒症→982

カリウム過剰症 hyperkalemia，hyperpotassemia⇨同高カリウム血症→982

カリウム感受性電極 potassium sensitive electrode カ

か

リウム(K)に感受性を示す物質(バリノマイシン valinomycin やイオノフォア ionophore)をポリ塩化ビニルなどの支持体に保持して，測定すべき液体に接触させたときに膜の両面で形成される電位からカリウムイオン(K^+)の濃度(正確には K^+ の活動度)を測定するもの．細胞内外の K^+ や血清 K^+ などの測定に応用されている．[2]

カリウム欠乏性腎障害⇨同低カリウム血症性腎症→2044

ガリウムシンチグラフィー　gallium scintigraphy，^{67}Ga-citrate scintigraphy　ガリウム 67 (^{67}Ga)〔通常はクエン酸ガリウム (^{67}Ga-citrate)〕を投与して行うシンチグラフィー検査．悪性腫瘍，炎症巣，サルコイドーシスなどの肉芽腫症の検出に用いられる．悪性腫瘍は組織型により集積程度が異なり，悪性リンパ腫や未分化癌などには特に強く集積する．撮影は ^{67}Ga-citrate 静注後 48-72 時間で行う．^{67}Ga は肝，骨，唾液腺，乳腺などの正常組織にも多く集積し，大腸に多く排泄されるので，下剤投与や浣腸などの前処置が必要．[737] ⇨参腫瘍シンチグラフィー→1409，炎症シンチグラフィー→378，クエン酸ガリウム(^{67}Ga)→813

●ガリウムシンチグラフィー

非ホジキン悪性リンパ腫のガリウムシンチグラフィーの全身像(左側：前面像，右側：後面像)

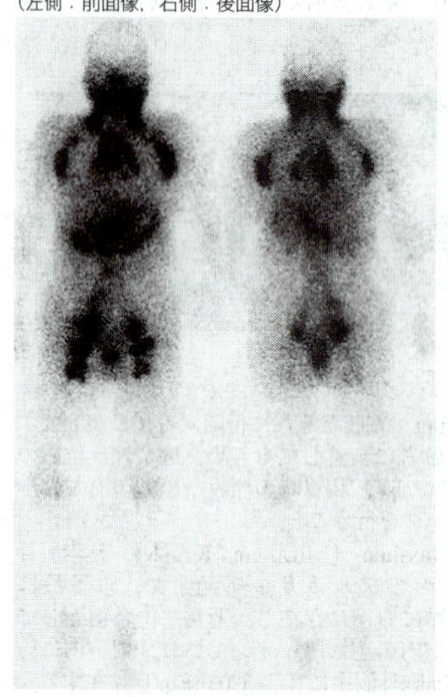

頸部，鎖骨上部，腋窩，肺門部，縦隔，上腹部，骨盤部，鼠径部に多発性の異常集積がみられる．上腹部の弓状の集積は横行結腸への生理的な集積．

カリウム喪失性腎炎　potassium-losing nephritis　通常，糸球体で濾過されたカリウムのほとんどは主に近位尿細管において再吸収されるが，近位尿細管の再吸収機能が障害されると尿中に濾過された以上の多量のカリウムが排泄されてしまう病態をいう．代表的な原因疾患としては，慢性腎盂腎炎，尿細管性アシドーシス，急性腎不全の利尿期，シスチン尿症，ファンコニ Fanconi 症候群などがある．[1610]

カリウムチャネル　potassium channel　カリウムイオンを特異的に透過させることのできる細胞膜内在性タンパク質で，原核生物からヒトに至るまで普遍的に存在する．電位依存性(Kv)，内向き整流性(Kir)，カルシウム依存性に分類され，Kv はその不活性化速度の違いから，さらに遅延整流型と A 型に分類される．遅延整流型は活動電位発生後の再分極に関係し，活動電位の維持にも関与する．Kir は細胞内へのカリウムイオンの透過を担い，活動電位維持に関与する．このグループには G タンパク質共役型カリウムチャネル(GIRK)や ATP 感受性カリウムチャネル(K_{ATP})のように，他のタンパク質の機能の影響を受けるチャネルが含まれる．GIRK は，G タンパク質共役受容体(GPCR)へのリガント結合に伴い放出される活性型 G タンパク質により活性化される．K_{ATP} は ABC(ATP 結合カセット ATP-binding cassette)輸送体ファミリーに属するスルホニル尿素受容体(SUR)と相互作用し，SUR へのスルホニル尿素の結合がチャネル活性化の引き金になる．Kv に属する KCNQ 2 や KCNQ 3 の異常はてんかんを，Kir に属する ATP 感受性カリウムチャネル(K_{ATP})の異常は心疾患を引き起こすことなど病態とのかかわりが深い．また K_{ATP}-SUR 複合体は膵島の β 細胞にも分布し，インスリン分泌調節に関与し，経口糖尿病治療薬の標的となっている．[832,449]

カリウムチャネル・オープナー　⇨同カリウムチャネル開口薬→552

カリウムチャネル開口薬　potassium channel opener［カリウムチャネル・オープナー］　血管平滑筋細胞膜に存在する ATP 感受性のカリウム(K)チャネルを開口させる薬剤．ニコランジルは冠血管拡張薬として臨床使用されており，クロマカリムも降圧薬として臨床応用が検討されている．K チャネルの開口により細胞は過分極となり細胞内カルシウムの上昇が抑制され，血管平滑筋は弛緩する．[127]

カリウム電流　potassium current⇨同K 電流→73

カリウム保持性利尿薬　potassium-sparing diuretics　カリウムを再吸収する利尿薬．利尿薬は通常カリウム利尿を示すため低カリウム血症を呈するが，カリウム保持性利尿薬は遠位尿細管に作用し，尿中カリウム排泄量を減少させることによってカリウムを体内に蓄積させる作用がある．代表的なものとしては，尿中カリウム排泄量を増加させる電解質ホルモンであるアルドステロンの分泌亢進状態で効果を示すスピロノラクトンおよびその代謝産物や，アルドステロンとは無関係に遠位尿細管と皮質集合管に作用するトリアムテレンなどがある．[1610]

カリエス　caries　〔D〕Karies　骨の慢性炎症のこと．脊椎カリエス(結核性脊椎炎)のような，結核によって骨が破壊され，融解していく疾患をいうことが多い．歯科では齲歯(うし)のことをいう．[543] ⇨参結核性脊椎炎→895

カリエスリスクテスト　caries risk test　［齲蝕(うしょく)活動性試験］　齲蝕を発生させる微生物因子や食事因子の齲蝕誘発性と，個体(純唾液と歯)の齲蝕に対する感受性などをもとに，個人における齲蝕発病のリスクを判定する試験．微生物因子の測定には，混合唾液や歯垢を検体として齲蝕原因菌数(ミュータンス連鎖球菌群)を判定するキットが市販されており，本菌のレベルが混合唾液 1 mL 中に 10^5 以上のとき発病リスクが高いと判定する．唾液因子(宿主因子)としては，唾液の流出速度や緩衝能を測定するキットが市販されている．齲蝕発病のリスクはこの試験以外に過去の齲蝕経験，年齢，歯の形態，甘味食品や清涼飲料水などの摂取頻度，歯みがきの状態，ならびにフッ化物の応用の有無などで総合的に評価されている．[1369]

カリオピクノーシス karyopyknosis⇨同核濃縮⇀488

カリオプラズミックレティオ karyoplasmic ratio⇨同核細胞質比⇀478

カリオプラズム karyoplasm⇨同核質⇀479

カリオン karyon 細胞の核のこと．細胞同士は融合して多核細胞をつくることがあるが，同種細胞の融合するものをホモカリオン(同核共存体)，異種細胞の融合によるものをヘテロカリオン(異核共存体)という．[1225]

カリオン病⇨同バルトネラ症⇀2401

仮義肢 temporary prosthesis 四肢切断直後の訓練や調整用に用いる義肢．この時期は浮腫の影響による断端部の周径の変化や筋力などの変化が大きいため，配列位置(アライメント)の修正が可能な構造の部品や材料と，周径の変化に応じて修正可能な仮ソケットを組み合わせて作る．仮義肢を早期に作製することにより，断端の成熟(切断した部分の皮膚の循環状態が良好で，浮腫や疼痛が軽減され，義肢を装着した際にかかる負荷にも耐えられる状態になること)の促進や拘縮予防，実用的な訓練を早期に行うことが可能になる．断端やその周径や動作が安定したのちに本義肢が作製される．[228]

仮義足 pylon prosthesis 下肢切断後，断端の成熟(切断した部分の皮膚の循環状態が良好で，浮腫や疼痛が軽減され，義肢を装着した際にかかる負荷にも耐えられる状態になること)や義足訓練の目的で，本義足ができるまでの前段階として一時的に利用される義足．四肢切断術後に速やかに装着することで良好な断端を得られる．また術後早期の義足装着により幻視痛の出現や創部の腫脹を軽減することができる．ソケットにはサーモプラスチックやギプスが用いられ，断端周径の変化など，断端の状態に合わせて修正や調整などの対応を速やかに行うことができる．仮義足を使用して歩行練習や調整を行うことで，本義足が作製されるまでの間に断端の成熟や下肢筋力，歩行能力，日常生活動作を獲得することが可能となる．[228]

カリキュラム curriculum ［**教育課程**］ 語源はラテン語の cursum (競争馬が走るコース)であり，学習のコースを意味する．教育の目的，目標を達成するために学習者の成長に合わせて，知識，技術，態度を習得できるように意図的に準備された教育計画のこと．単に計画を立てるだけでなく，目標に到達するために最良の教育方法を用いて教育を実施し，評価するプロセス全体をいう．教育課程と同義語である．[622]

カリクレイン kallikrein ［**キニノゲニン，キニノゲナーゼ**］ 血漿および組織に広く存在するキニン生成にかかわるセリンプロテアーゼ．血漿カリクレインと組織(腺性)カリクレインとに分類される．血漿カリクレインは，血液凝固第Ⅻa因子(ハーゲマン Hageman 因子)により活性化され，血液中の高分子キニノーゲンに作用してブラジキニンを遊離させる．アナフィラキシーショックの血圧降下に関係しているといわれる．また，すべての組織に広く分布する組織カリクレインは高・低分子キニノーゲンに作用してカリジンを遊離させる．[832,449] ⇨参キニノ〔ー〕ゲン⇀697

カリクレイン・キニン系 kallikrein-kinin system 全身および局所の循環調節と血液凝固に関与する生理活性系である．血液凝固因子Ⅻa(ハーゲマン Hageman 因子)の作用でプレカリクレインから生じた血漿カリクレインは，高分子キニノーゲンに作用しブラジキニンを遊離させる．さらに，Ⅻa因子は，脱ブラジキニン高分子キニノーゲンとⅪ因子とともに複合体を形成し，血液凝固反応が進行する．また，組織性カリクレインは高分子および低分子キニノーゲンに作用し，カリジン(リシルブラジキニン)を遊離させる．キニンは，ブラジキニン，カリジンなどブラジキニン作用をもった活性ペプチドの総称で，血管拡張に伴う抗圧作用，ホスホリパーゼ A_2 の活性化によるプロスタグランジンの産生促進作用，血管透過性亢進作用，疼痛作用などがある．[449]

カリクレイン・キニン系《腎における》 kallikrein-kinin system 腎は体液と電解質の代謝調節を行っているが，生体の代表的な降圧物質であるプロスタグランジンやカリクレインが腎で産生されることが明らかにされている．腎カリクレインは腎内では不活性型のプレカリクレインとして存在し，活性化されると基質であるキニノーゲンに作用してキニンを生成する．このメカニズムをいう．[1610]

カリシウイルス〔科〕 *Caliciviridae* プラス(+)センス一本鎖 RNA ウイルスで，ヒトカリシウイルスは下痢や胃腸炎の原因と考えられている．カリシウイルス科のノーウォークウイルス(ノーウォーク因子 Norwalk agent)は乳幼児の胃腸炎，アストロウイルス科のアストロウイルスは幼児や学童の胃腸炎と関連が深い．1-3日の潜伏期ののち，下痢，嘔吐，腹痛，嘔気の消化器症状で発症する．ノーウォークウイルスは近年ノロウイルスと命名された．[1113] ⇨参ノロウイルス〔属〕⇀2316

仮診断 provisional diagnosis ［**暫定診断**］ 患者の状態によっては確定診断に至る以前に，処置を行い，その反応によりさらに診断を検討する場合がある．このように確定診断に至っておらず，将来的に変更される可能性を内在した診断をいう．[835]

仮退院 temporary release from mental hospital 「精神保健及び精神障害者福祉に関する法律(精神保健福祉法)」第 40 条に基づき，措置入院患者を一時的に退院させて，経過観察する制度のこと．第 29 条 1 項に規定されている，国，都道府県その他の地方公共団体の設置した精神科病院，または指定病院の管理者が，指定医による診察の結果，措置入院患者の症状に照らし，その者を一時退院させて経過をみることが適当であると判断したときは，都道府県知事の許可を得て，6 か月をこえない期間であれば，仮に退院させることができる制度．[1451] ⇨参仮入院⇀554

カリナ carina 気管支鏡で気管分岐部を観察するとき認められる，山の尾根状の柱状部をさす．第 4・第 5 胸椎の位置にある．カリナは本来，動物の背筋や山の尾根を示す言葉．[323] ⇨参竜骨⇀2937

カリニ肺炎⇨同ニューモシスチス肺炎⇀2241

カリニ肺胞嚢虫 *Pneumocystis carinii*⇨同ニューモシスチス

カリニ→2241

仮入院 temporary admission 「精神保健福祉法」で定められていた診断のための観察入院のこと．精神保健指定医による診察の結果，精神障害の疑いがあり，診断のために入院が必要であると認めた者を，精神病院の管理者は，後見人，配偶者または親権を行う者，その他扶養義務者の同意を得て，本人の同意がなくても，1週間をこえない期間，仮に精神病院へ入院させることができた．この仮入院は，1999(平成11)年の法改正によって廃止された．[1118]

借り腹 host mother, *in vitro* fertilization(IVF) surrogate 代理懐胎 surrogate conception には，いわゆる借り腹 host mother と代理母 surrogate mother との2種類がある．借り腹〔体外受精(IVF)サロゲート〕とは，子宮摘出などにより妻が妊娠できない場合に，夫の精子と妻の卵子を体外受精して生成した胚を妻以外の第三者の子宮に入れて，妻の代わりに妊娠，出産してもらうことをいう．生殖への第三者の介入および社会・文化的問題があり，多くの国では何らかの規制を設けている．日本産科婦人科学会は第三者への精子と卵子の提供を禁止している．代理母問題は，不妊患者の妊娠・出産のみならず，治療方法，手術方法(子宮癌で子宮摘出した女性も借り腹により妊娠，出産が可能)を含めた選択肢，さらにはインフォームド・コンセントの問題を含めてとらえることが必要となってきている．[1170] ⇨参代理母→1905

カリフォルニア脳炎 California encephalitis ブニヤウイルス科ブニヤウイルス属 *Bunyavirus* のカリフォルニア脳炎ウイルスの感染による地域性の脳炎で，発熱，頭痛，痙攣を起こす．[1113] ⇨参脳炎→2292

カリフラワー癌 cauliflower cancer⇨同花キャベツ癌→2388

カリフラワー耳 cauliflower ear 柔道，レスリング，ボクシングなどの選手が受ける耳介の反復性の外傷による血腫が原因で，厚く変形・硬化した耳．[451] ⇨参柔道耳→1378

カリマトバクテリウム〔属〕 *Calymmatobacterium* 性感染症である鼠径肉芽腫の原因細菌．カリマトバクテリウム・グラニュロマティス *Calymmatobacterium granulomatis* の種がある．最近16 S rRNA の塩基配列のデータにより腸内細菌科のクレブシエラ・グラニュロマティス *Klebsiella granulomatis* として再分類された．熱帯地域の開発途上国に患者がみられる．人工培地で培養できない．臨床材料をギムザ Giemsa またはライト Wright 染色で染色して鏡検すると，食細胞中に青黒色に染まった球桿菌(ドノバン Donovan 小体と呼ばれる)が観察される．[324]

下流 downstream ある遺伝子が転写開始，翻訳開始などの遺伝情報指令下にあるとき，これらの指令の「下流」にあるという．または一連の連続した反応，例えばシグナル伝達においてあとで起こる反応を指す．[832,449]

顆粒円柱⇨参円柱→382

顆粒球減少症⇨同好中球減少症→1033

顆粒球減少性アンギナ agranulocytic angina 顆粒球の減少または消失に伴い出現する壊疽性扁桃炎．原因不明のこともあるが薬剤，放射線照射に起因することもある．発熱，咽頭痛，呼吸困難，リンパ節腫脹などの症状を呈し，急激に進行する．治療は原因物質の除去，抗生物質やステロイド剤の投与，顆粒球コロニー刺激因子(G-CSF)の投与である．[1038]

顆粒球交代速度⇨同顆粒球交代率→554

顆粒球交代率 granulocyte turnover rate；GTR ［顆粒球交代速度］ 末梢血液中で顆粒球(好中球)が1日に入れ替わる数のこと．顆粒球産生の指標であり，1日に体重当たり何個の顆粒球が入れ替わるかで表す．顆粒球を放射性同位元素で標識して血液中の放射活性を経時的に測定することにより，血中総顆粒球プール total blood granulocyte pool(TBGP)と標識された顆粒球が血中から消失する速度が得られる．顆粒球は血中からランダムに指数対数的に消失するため，標識顆粒球の血中からの半減期を $t_{1/2}$ とすると GTR は次の式で求められる．$GTR = 0.693/t_{1/2} \times TBGP (0.693 \fallingdotseq \log_e 2)$．GTR の基準値は $60\text{-}160 \times 10^7$/kg/日，$t_{1/2}$ は 4-10 時間．骨髄中で産生された顆粒球のほとんどが末梢血液中に出現する場合には GTR は顆粒球産生の総量を表すが，骨髄中で顆粒球の多くが死滅して末梢血液中に出現しない場合には有効な顆粒球産生を表すことになる．[1225]

顆粒球コロニー形成細胞(形成単位) colony forming unit-granulocyte；CFU-G, granulocyte colony-forming cell ［CFU-G］ 好中球系前駆細胞のこと．血液細胞は骨髄において，それぞれの前駆細胞からつくられる．その前駆細胞の測定法として，造血因子とともにメチルセルロースなどの半固形培地で骨髄・末梢血中の細胞を培養し評価する．通常は50個以上の細胞集塊をコロニーとして算定する．顆粒球コロニー形成細胞(CFU-G)は造血因子として顆粒球コロニー刺激因子(G-CSF)を添加し，培養7日目に出現する．[1377] ⇨参顆粒球-マクロファージコロニー形成細胞(形成単位)→554

顆粒球コロニー刺激因子 granulocyte colony-stimulating factor；G-CSF ［G-CSF］ 成熟好中球の生成亢進，生存期間の延長，血管内皮細胞への付着亢進，組織への流出亢進，感染巣への移動，殺菌・貪食能の亢進などの作用をもつサイトカイン．遺伝子は17番染色体上の長腕(q 21-22)に存在する．常に細菌や真菌などの感染症の危険にさらされる生体は，一定の寿命をもつ好中球の機能を亢進させたり，その数を一定に保ちながら必要に応じて増加させることで生命維持を行っている．再生不良性貧血などの疾患や抗癌剤投与などで好中球減少が起こると顆粒球コロニー刺激因子(G-CSF)血中濃度は上昇し，好中球数が正常化したり，感染症が治癒すると G-CSF 血中濃度は正常化する．現在広く臨床で用いられており，抗癌剤投与後の好中球減少期間を短縮することで致死的感染症を回避したり，抗癌剤の投与量を増量することが可能となっている．また末梢血幹細胞移植を行ううえで，末梢血から幹細胞を採取する際にも G-CSF 投与が行われている．[1377] ⇨参顆粒球-マクロファージコロニー刺激因子→555

顆粒球肉腫 granulocytic sarcoma 顆粒球系幼若細胞からなる限局性の骨髄外腫瘤．[1495] ⇨参骨髄芽球腫症→1107，緑色腫→2945

顆粒球-マクロファージコロニー形成細胞(形成単位) colony forming unit-granulocyte-macrophage；CFU-GM ［CFU-GM, コロニー形成細胞］ 顆粒球，単球，マクロファージの前駆細胞．マカロック Ernest A. McCulloch は，脾コロニーを形成する細胞を CFU(colony forming unit)と名づけたが，のちに *in vitro* 軟寒天法による造血細胞コロニー形成法が成功し，これと区別する必要から前者を CFU-S(colony forming unit-spleen)，後者を CFU-C(colony forming unit in culture)と呼び，その後 CFU-C を CFU-GM(顆粒球-マクロファージコロニー形成細胞)と呼ぶようになった．顆粒球-マクロファージ系幹細胞である CFU-GM の数を算定する方法としてコロニー形成法があり，これは1個の幹細胞から分化，増殖，成熟の過程を通って成熟した多数の顆粒球もしくはマクロファージの集団をつくらせる方法である．したがってコロニー形成法で算定されるコロニー数は，顆粒球-マクロファージ系幹細胞数を表現することになる．[1377]

顆粒球-マクロファージコロニー刺激因子 granulocyte-macrophage colony stimulating factor；GM-CSF ［GM-CSF］ 造血と免疫調節因子として重要なサイトカインの一種．健常者の血清中にも少量の顆粒球-マクロファージ刺激因子(GM-CSF)は存在し，他のサイトカインと協調し多岐にわたる血球の成熟およびその機能に影響を及ぼす．単独では主に骨髄中の顆粒球と単球，マクロファージの増殖を促す．また循環している好中球，好酸球，好塩基球寿命の延長や機能亢進，単球，マクロファージからのサイトカイン発現や殺腫瘍効果，殺菌能の亢進，樹状細胞の成熟や機能亢進，リンパ球の活性化などが知られている．GM-CSF には赤芽球や巨核球のコロニー形成活性もみられ，生体の造血機構に幅広く関与している可能性も指摘されているが，生体に GM-CSF を投与した場合に赤血球，血小板の増加はみられていない．活性化した T 細胞，マクロファージ，内皮細胞，線維芽細胞，その他さまざまな細胞から産生され，一部の腫瘍細胞からも産生されることが知られている．[1377] ⇒参顆粒球コロニー刺激因子→554

顆粒球輸血 granulocyte transfusion ［白血球〔層〕輸血］ 顆粒球減少状態にある重症感染症患者の治療に，供血者より大量の顆粒球を採取して輸注すること．顆粒球は顆粒球コロニー刺激因子(G-CSF)を使い成分採血装置によって血液中の顆粒球のみを分離し採取する．顆粒球の血管内寿命が短いため，確実な効果を得るには大量頻回の輸注が必要となる．感染症に対する抗生物質の開発により最近ではあまり行われないが，新生児などに対する治療で併用されることがある．[860] ⇒参バッフィコート《遠心血液の》→2387

顆粒空胞変性 granulovacuolar degeneration；GVD 顕微鏡で見た脳の老人性変化の一種で，神経細胞の細胞体の中に，通常は1個の顆粒を入れた空胞がいくつかみられるもので，海馬の神経細胞に起こりやすい．[579]

顆粒形質網 granular endoplasmic reticulum⇒同粗面小胞体→1850

顆粒剤 granules 「日本薬局方」の製剤総則には，「顆粒剤は，医薬品を粒状に製したものである．本剤を製するには，通例，医薬品をそのまま，または医薬品に賦形剤，結合剤，崩壊剤またはそのほかの適当な添加剤を加えて均等に混和した後，適当な方法で粒状とし，なるべく粒子のそろったものとする．本剤には，必要に応じて着色剤，芳香剤，矯味剤などを加えることができる．本剤は，適当なコーティング剤などで剤皮を施すことができる」と定義されている．製造法は，大別すると湿式法と乾式法に分けられる．剤形の特性として粒度がそろっているので，散剤と比較して流動性がよいため服用しやすく，飛散性，付着性，発塵性が小さい．また，適当な製剤加工で服用しやすい味に変えることができ，剤皮などの製剤設計で崩壊性の調節(胃溶性，腸溶性)が可能となる．一方，粒子径，硬度，かさ(嵩)が異なるため顆粒剤相互，散剤との混合は困難であるとされている．[530]

顆粒細胞腫 granular cell tumor ［顆粒性筋芽細胞腫，筋芽細胞腫］ 顕微鏡的に類円形から多角形の比較的均一な細胞が充実性の増殖を示す腫瘍．核は小型で類円形のことが多く，細胞質には多数の好酸性顆粒が高密度にみられ，このため顆粒細胞腫と呼ばれる．この顆粒はパス(PAS)染色で陽性になることも腫瘍の特徴の1つで，診断に有用な染色である．電子顕微鏡では細胞質内に多数のリソソームがみられる．以前は筋原性腫瘍と考えられていたが，近年は神経鞘腫と類縁の腫瘍と考えられている．免疫染色では神経鞘腫と同様に S 100 タンパク質が陽性になる．最も多い発生部位は舌であるが，その他に食道などの消化管，乳腺，皮膚，外陰部に発生する．ほとんどの例が良性腫瘍であるが，約1% 程度は悪性．外科的に全摘出することが第一選択の治療法．[808]

●顆粒細胞腫

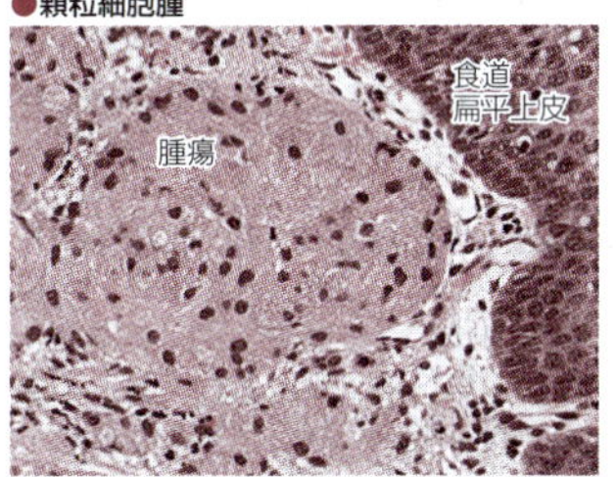

顆粒細胞層 granular cell layer 核周囲の細胞質がきわめて少ない神経細胞が密集している層．光学顕微鏡では顆粒の集合層として見えるためこう呼ばれる．特徴的な層構造をとる大脳皮質，小脳皮質などにみられる〔大脳皮質(6層構造)の外顆粒細胞層(第2層)，内顆粒細胞層(第4層)，小脳皮質(3層構造)の顆粒細胞層(最内側)〕．(図参照⇒大脳皮質→1897)[1044]

顆粒性筋芽細胞腫 granular cell myoblastoma⇒同顆粒細胞腫→555

顆粒体⇒同ミクロソーム→2765

花柳病 花柳界(芸娼妓の社会)で感染する病の意であり，性病をさす．「性病予防法」(1948)では梅毒，淋疾，軟性下疳，鼠径リンパ肉芽腫を性病に規定していたが，治療薬の進歩や妊婦検診などの蔓延予防対策によりこれらの疾患は激減した．しかし，性の解放や性行動の多様化などに伴い，非淋菌性尿道炎，性器クラミジア感染症，性器ヘルペス，尖圭コンジローマ，ケジラミ症，陰部軟属腫，疥癬などが注目を集めた．さらに，性行為に関連した後天性免疫不全症候群(AIDS)，あるいはアメーバ赤痢，ウイルス性肝炎などが問題になるに及び，性行為に関連した感染症であれば性器や陰部病変ばかりか皮膚症状をまったく認めなくても，性感染症 sexually transmitted infection（STI）として包括されるようになった．「伝染病予防法」「性病予防法」「エイズ予防法」などは廃止され，「感染症の予防及び感染症の患者に対する医療に関する法律」（感染症新法）が1998（平成 10）年新たに制定，2003（同 15）年，2006（同 18）年，2008（同 20）年に改正された．[924] ⇨参性感染症→1664，感染症新法→633

顆粒便 granulation stool，granular stool 灰白色の顆粒を含む便．顆粒は消化されない脂肪が石けん状になったもので，やや大きい弾力性の凝塊となることもある．牛乳の成分であるカゼインが凝塊となり，これを中性脂肪が覆って白い凝塊となることがある．乳児の便には顆粒を含むことが多いが，異臭がなければ正常便と考えてよい．[1631]

顆粒膜細胞 granulosa cell 卵胞において卵子を取り囲む顆粒状の細胞．原始卵胞においては単層であるが，卵胞発育に伴い増殖し，重層化する．発育が進むと細胞間隙が生じ，卵胞腔が認められるようになる（グラーフ卵胞）．卵胞刺激ホルモン（FSH）の刺激により黄体形成ホルモン（LH）受容体とアロマターゼ酵素が発現する．LH 刺激により莢膜細胞（LH 受容体がある）において産生されたアンドロステンジオンは顆粒膜細胞に移行してエストロゲンとなる．[998]

顆粒膜細胞腫 granulosa cell tumor 性索間質性細胞腫瘍の 1 つで顆粒膜・間質細胞腫．莢膜細胞よりも顆粒膜胞を優位に含む．組織像から成人型，若年型に分ける．通常エストロゲン産生性である．少数は悪性の経過を示すが，通常は低悪性で境界悪性腫瘍に分類される．[1078]

渦流浴 whirlpool bath 水治療法の一種で，全身またはからだの一部を流動，環流する微温水を用いて治療するもの．微温水の温熱作用，機械的作用，マッサージ効果により，外傷後の局部の栄養・血行不良，関節拘縮，疼痛，腫脹の治療に用いられる．また関節炎や関節痛，断端痛にも効果がある．微温水の温度は 40-42℃ 内外とし，時間は 10-15 分間が適切である．[818]

顆粒リンパ球 granular lymphocyte⇨同大顆粒リンパ球→1863

顆粒リンパ球増加症 granular lymphocyte proliferative disorders；GLPD 細胞質にアズール顆粒を有するリンパ球を顆粒リンパ球（LGL）という．大型（15 μm）の細胞が多く，健常者の場合ほとんどが NK 細胞で，一部が T 細胞である．この LGL が増加する病態（700/μL 以上）を顆粒リンパ球増加症といい，腫瘍性および非腫瘍性増殖を示すものがある．腫瘍性増加症は T 細胞性と NK 細胞性に分かれる．T 細胞性では，好中球減少症や脾腫を呈し，各種自己抗体（特にリウマトイド因子）が陽性となり，予後は比較的良好．新 WHO 分類の T 細胞大顆粒リンパ性白血病に相当．NK 細胞性では，好中球減少・貧血・血小板減少を伴い全身症状も強く，経過は進行性で予後不良な症例が多い．新 WHO 分類のアグレッシブ NK 細胞白血病に相当する．非腫瘍性増殖には，反応性・過性大顆粒リンパ球増殖と慢性大顆粒リンパ球増加症が含まれる．[1464] ⇨参アグレッシブ NK 細胞白血病→145

ガル Franz Joseph Gall 脳解剖学を研究し，骨相学を始めたオーストリアの解剖学者（1758-1828）．ドイツに生まれ，オーストリアのウィーンで医学を学び，同地で開業．大脳の部位ごとに精神的なはたらきが局在すると考え，それぞれの能力の発達程度が頭蓋骨に反映し，それを外から触診あるいは視診することにより，人間の性格や精神能力を推察できると唱えた．この説によりウィーンを追放され，フランスに帰化し，パリで死去．ガルの骨相学に対しては強い批判もあったが，ヨーロッパとアメリカでおおいに人気を博した．しかし現在では科学的な裏づけのない説とみなされている．[655]

カルガリー家族看護 Calgary Family System Model カナダのカルガリー大学のライト Lorrain M. Wright によって開発された家族看護モデルで，看護者による家族アセスメント方法，家族への介入方法が提示されている．アセスメントでは，家族構造，発達，機能をアセスメントする．このようなデータを家族から収集する中で，家族のもつコミュニケーション上の問題（悪循環のパターン）と，問題の発生および悪化にかかわる非建設的な信念あるいは思いこみを同定し，それらを変化させるべく介入する．看護介入としては，認知領域，情緒領域，行動領域に対して，介入方法をいくつか提唱している．[1166]

カルクロホス calcrofos メチルジクロルビニルリン酸カルシウムとジクロルボスとの錯化合物．有機リン系農薬であり，劇物に指定されている．2003 年に国連勧告として出された「化学品の分類および表示に関する世界調和システム The Globally Harmonized System of Classification and Labelling of Chemicals（GHS）」による危険有害性評価（危険有害性が最も高い区分 1 から区分 5 に分類）では，急性毒性は，経口でラットを用いた経口投与試験の LD_{50} 値に基づき区分 3 に，経皮で，ラットを用いた経皮投与試験の LD_{50} 値に基づき区分 5 に分類された．[646]

ガルゴイリズム gargoylism⇨同ガーゴイリズム→422

カルコフロール染色 calcofluor stain カルコフロールはキチンとセルロースに親和性をもつ非特異的蛍光色素で，真菌細胞壁多糖を選択的に染色することができる．[324]

ガルサン症候群 Garcin syndrome ［ギャルサン症候群］ 1927 年フランスの神経科医ガルサン Raymond Garcin（1897-1971）により報告された一側の多発性脳神経障害のこと．診断として，①一側の広汎な脳神経障害，②うっ血乳頭などの頭蓋内圧亢進症状のないこと，③四肢の神経症状などの脳実質障害のないこと，④ X 線画像で頭蓋底部の骨破壊があること，が診断の条件となる．原因としては鼻咽頭腫瘍がよく知られているが，骨折や髄膜炎などで頭蓋底が障害された場合にもみられる．[1000]

カルジアゾール痙攣療法 cardiazol shock treatment, cardiazol convulsion treatment ハンガリーのメドゥナ Ladislas-Joseph von Meduna により 1935 年に始められた痙攣療法で，統合失調症とてんかんには何らかの生物学的拮抗因子や臨床上の相違点があると考えた．10% メトラゾール metrazol（カルジアゾールなど）を急速に静注，全身痙攣を起こさせる．4-5 mL/回，週 2 回，10 回をもって 1 クールとするが，カルジアゾールに慣れるため少しずつ増量しなければならない．適応は電気痙攣療法と同じだが，現在はほとんど使われず歴史的なもの．[1062]

カルシウム calcium；Ca ［Ca］ 元素記号 Ca，原子番号 20，原子量 40.078 のアルカリ土類金属の 1 つ．生体の主要な構成成分の 1 つであり，特に動物の骨や歯の成分として重要．[543]

カルシウムイオン calcium ion⇨同第Ⅳ因子⇀1855

カルシウムイオンチャネル calcium ion channel⇨同カルシウムチャネル⇀557

カルシウム依存性中性タンパク分解酵素⇨同カルパイン⇀560

カルシウム依存性中性プロテアーゼ calcium-dependent neutral protease；CDNP⇨同カルパイン⇀560

カルシウム塩尿 calcariuria⇨同石灰塩尿⇀1728

カルシウム感知受容体 calcium-sensing receptor；CaSR 7 回膜貫通ドメインをもつ G タンパク質共役型受容体で，ヒトでは 1,078 個のアミノ酸からなる．細胞外カルシウムの結合部位を含む多くの細胞外ドメインをもつ．副甲状腺主細胞，甲状腺 C 細胞，腎遠位尿細管から集合管に発現している．副甲状腺細胞において細胞外液カルシウム濃度の上昇または低下をそれぞれ感知して，副甲状腺ホルモンの分泌，合成をそれぞれ抑制または促進させる．腎遠位尿細管の血管側において血中カルシウム濃度の上昇または低下をそれぞれ感知して，管腔からのカルシウムの再吸収をそれぞれ上昇または低下させる．腎髄質集合管の管腔側において尿中カルシウム濃度の上昇を感知して同部におけるバソプレシン作用を減弱させ，尿濃縮力を低下させる．不活性化変異により家族性低カルシウム尿性高カルシウム血症を，活性化変異により常染色体優性低カルシウム血症を呈する．[1047]

カルシウム拮抗薬 calcium antagonist ［CCB］ 細胞膜の膜電位依存性カルシウムチャネルに特異的に結合することにより，細胞内へのカルシウムの流入をブロックする薬物の総称．血管平滑筋を弛緩し，末梢血管抵抗を減少させて降圧作用を示す．また冠動脈を拡張し，心筋への血流を増加させるとともに腎静脈，脳血管などの血管抵抗も減少させ臓器血流を増加させる作用もある．高血圧や虚血性心疾患など循環器領域に広く適応．ジヒドロピリジン系のカルシウム拮抗薬は開発時期から 3 世代に分類され，第 1 世代のニフェジピン，ニカルジピン塩酸塩は血中半減期が短いが即効性を有する．第 2 世代のニソルジピン，ニトレンジピン，ベニジピン塩酸塩などは第 1 世代に比較して血管選択性が高く，陰性変力作用も少ない．また血中半減期が長く 1 日 1-2 回投与が可能．第 3 世代のアムロジピンベシル酸塩やアゼルニジピンはさらに血中半減期が長いため 1 日 1 回投与が可能で，作用が緩徐で副作用も少ないとされる．降圧薬としては単独投与，もしくはレニン・アンギオテンシン系抑制薬など他系統の降圧薬と併用される．心抑制に働く非ジヒドロピリジン系カルシウム拮抗薬には，ベンゾチアゼピン系のジルチアゼム塩酸塩，および主に抗不整脈薬として使用されるベラパミル塩酸塩がある．[204,1304]

カルシウム結合タンパク質 calcium-binding protein カルシウム（Ca）に対して高い特異性と親和性を示すタンパク質の総称．骨格筋の収縮制御にかかわるトロポニン C，種々の酵素活性制御にかかわるカルモジュリン，骨組織に見いだされるオステオカルシン，膜を介した Ca^{2+} の輸送を仲介する Ca^{2+}-ATP アーゼ，小胞体内に見いだされるカルセケストリン，Ca^{2+} 依存的にリン脂質に結合するアネキシン類などが含まれる．これらの多くは，酸性アミノ酸残基に富む Ca^{2+} 結合にかかわるとされる EF ハンド構造を分子中に含んでいる．[832]

カルシウム結石 calcium calculus，calcium stone カルシウム（石灰）含有量が高い結石．尿路結石で頻度が高く，特にシュウ酸カルシウム結石やリン酸カルシウム結石が多い．胆道結石ではコレステロール結石にカルシウムが含まれることが多い．高カルシウム血症に随伴するものもあり，副甲状腺機能亢進症やビタミン D 過剰症などによっても起こる．[1468]

カルシウム受容体 calcium receptor カルシウム（Ca）イオンと特異的に結合し，生理活性を示す物質のこと．パラソルモンを分泌する副甲状腺主細胞やカルチトニンを分泌する甲状腺濾胞細胞（C 細胞）の細胞膜上には 7 回膜貫通型の G タンパク共役受容体が存在し，細胞外 Ca イオンと結合して細胞内に情報伝達する．[1335]

カルシウムスパイク calcium spike 細胞内の一過性のカルシウム（Ca）濃度上昇のこと．IP_3（イノシトール三リン酸）による筋小胞体からの Ca 流出や Ca^{2+} チャンネルからの Ca 流入がかかわっている．[226]

カルシウム代謝 calcium metabolism カルシウム（Ca）は生体成分として重要な元素の 1 つ．骨格の主たる構成成分であるほか，血液，組織液，細胞内成分としても重要な役割を果たしている．種々のホルモン（活性化ビタミン D，上皮小体ホルモン，カルシトニンなど）によって血液中のカルシウムイオン（Ca^{2+}）濃度が 1.3 mM 前後に保たれている．細胞内の濃度は静止状態で 100 nM，活性化状態では 10 μM ほどにもなる．このような細胞内濃度の変化には，Ca^{2+}-ATP アーゼ，Ca^{2+}/Na^{+} 交換輸送系による Ca^{2+} の輸送，細胞内カルシウム貯蔵部位からの Ca^{2+} 放出といった Ca^{2+} 動員系やカルシウム結合タンパク質の作用が深くかかわっている．また，細胞外液のカルシウム濃度は細胞内と比べて約 1 万倍高く保たれている．このために細胞外液のカルシウム濃度の変化に対応してカルシウムの骨からの吸収，腎臓での再吸収と腸での吸収が制御されている．この制御には副甲状腺ホルモン，カルシトリオール，およびカルシトニンがかかわる．[832,449]

カルシウムチャネル calcium channel ［**カルシウムイオンチャネル**］ 神経節，横紋筋，心筋，平滑筋など多くの細胞膜上に存在するイオンチャネルで，電位依存性のものと受容体依存性の 2 種類が知られている．開口することによって細胞内へカルシウムイオン（Ca^{2+}）の流入を起こし，分泌，収縮，線毛運動などの重要な現象を引き起こす．ナトリウムイオン（Na^{+}）チャネルと比べ，①生ずる電流が小さい，②電流の持続が長い，③活性化・不活性化とも遅い，などの特徴がある．Ca^{2+} チャネル阻害薬は降圧薬，抗狭心症薬，抗不整脈薬として広く用いられている．[226]

カルシウム中毒症⇨同高カルシウム血性クリーゼ⇀983

カルシウム定量法 determination of calcium 生体試料中のカルシウム測定法で，標準的なものは原子吸光分析法．一般臨床での血清カルシウムの定量には比色法

か

がよく用いられ，代表的なものがオルトクレゾールフタレインコンプレクソン orthocresolphthalein complexone(*o* CPC)法で，*o* CPC がカルシウムとキレート結合すると赤色を呈する反応を応用している．カルシウムイオンの測定にはイオン選択電極法が用いられる．[1181] ⇨参原子吸光分析→951，血清カルシウム測定→918

カルシウム電極　calcium electrode　細胞外のカルシウムイオン(Ca^{2+})濃度を測るのに用いられる関電極で，溶液中の濃度に応じた起電力を示す．[1274]

カルシウム負荷試験　calcium infusion test，calcium tolerance test　①経静脈的にカルシウムを投与し，副甲状腺ホルモン(PTH)の分泌抑制性を調べる検査．健常者では，血中カルシウム濃度が上昇するとPTHの分泌抑制が生じ，血中のリン値の上昇と尿中リン排泄の減少が生じる．原発性副甲状腺機能亢進症ではPTH分泌抑制を生じない．②甲状腺髄様癌は甲状腺C細胞由来の悪性腫瘍で，カルシトニンをはじめとする種々のホルモンや癌胎児性抗原(CEA)を分泌する．カルシウムを投与すると血液中のカルシトニンが異常上昇することを利用して，甲状腺髄様癌の診断に用いる．同様の反応はガストリン投与によっても観察される．[783]

カルシウム平衡　calcium balance　主に骨へのカルシウムの貯蔵と骨からの動員によって血清カルシウム濃度が大きく変動しないように，カルシウムの摂取量と排泄量のバランスが保たれていること．[1274]

カルシウムポンプ　calcium pump　細胞膜上あるいは小包体膜に存在する機構で，細胞内からカルシウムイオン(Ca^{2+})をくみ出してその細胞内濃度を下げ，次のカルシウム流入時に反応を起こすための準備を行う．チャネルからのカルシウム流入がイオン濃度勾配に従って受動的に起こるのに対し，カルシウムポンプは濃度勾配に逆らった能動輸送を行うが，このためのエネルギーはATP(アデノシン三リン酸)の分解によって得られる．[226]

カルシウム流入　calcium influx　カルシウムチャネルの開口によって細胞外より高濃度のカルシウムイオン(Ca^{2+})が細胞内へと流入する現象で，分泌，収縮，線毛運動などさまざまな生理反応を引き起こす．[226]

カルジオリピン　cardiolipin　［**ジホスファチジルグリセロール**］　動物の細胞，主に細胞膜に存在するリン脂質の一種で，哺乳動物の心筋から得られるジホスファチジルグリセロール．梅毒の診断検査の1つであるワッセルマン Wassermann 反応の抗原として用いられる．本抗原に対する抗体は梅毒のほか，抗リン脂質抗体症候群などの自己免疫疾患でも認められる．[1131]

カルシトニン　calcitonin；CT　［**カルチトニン，チロカルシトニン，サイロカルシトニン**］　甲状腺の傍濾胞細胞(C細胞)で産生される32個のアミノ酸からなる分子量3,600のペプチドホルモン．その分泌は血中カルシウムにより調節されている．骨に作用して破骨細胞の生成や機能を抑制することにより骨吸収を阻止し，血中カルシウムの濃度を低下させる．したがって治療薬として，悪性腫瘍に伴う高カルシウム血症や骨粗鬆症に使用されている．一方，イムノアッセイ(免疫測定法)により血中濃度を測定することが可能であり，甲状腺髄様癌では血中濃度の上昇がみられることから，診断および術後の経過観察に用いられている．[385]

カルシトニン遺伝子関連ペプチド　calcitonin gene-related peptide；CGRP　カルシトニン遺伝子の塩基配列からその存在が予測され，同定されたペプチド．カルシトニン遺伝子の発現は5′部分は共通で，組織により3′部分のまったく異なる2種のメッセンジャーRNA(mRNA)を転写する．その結果，甲状腺C細胞では1万7,500の分子量をもつカルシトニン前駆タンパク質ができ，これから32個のアミノ酸をもつカルシトニンが生成される．他方，神経組織では1万6,000の分子量をもつカルシトニン遺伝子関連ペプチド(CGRP)前駆タンパク質ができ，37個のアミノ酸をもつCGRPが生成される．CGRPは脳内に広くかつ局在して存在する．感覚神経のほか運動ニューロンにもあり，さらに視床下部の諸核にも分布し，摂食，味覚にも関与している．[1047]

カルシフェロール　calciferol⇨同ビタミンD→2455

カルタゲナー症候群　Kartagener syndrome　慢性副鼻腔炎，気管支拡張症，内臓逆位症を主徴とする症候群．1933年にスイスの医師カルタゲナー Manes Kartagener (1897-1975)により報告された．慢性副鼻腔炎は両側性で，頭部X線検査で副鼻腔の欠損や形成不全を認める．内臓逆位症は心臓のみのもの，胃や消化管の逆位を伴うものもある．気管支拡張症は限局性である．同一家系での発生が認められる．[953]

カルチトニン⇨同カルシトニン→558

カルチノイド　carcinoid　［**類癌腫，嗜銀〔細胞〕腫，好銀性細胞腫**］　銀還元性，高いセロトニン代謝活性，分泌顆粒含有など，内分泌系細胞の特徴をもつ細胞からなる比較的良性の腫瘍．消化管，気管支，胸腺などに好発．セロトニンやブラジキニンなどの生理活性物質を産生し，皮膚の潮紅発作や下痢などのカルチノイド症候群をきたすことがある．[978] ⇨参カルチノイド腫瘍→558，カルチノイド症候群→558

カルチノイド腫瘍　carcinoid tumor　原腸系臓器のペプチドホルモン産生細胞から発生する内分泌細胞腫瘍群．臨床的に緩徐な発育であり，充実胞巣状，索状またはリボン状の特有な組織像を示し，電顕的に内分泌顆粒が証明される．種々の活性物質を産出し，カルチノイド症候群を引き起こすが，これらは主に肝臓で不活性化されるので，頻度は5%以下．また尿中にその代謝産物である5-HIAA(5-ヒドロキシインドール酢酸)などが認められる．発生部位は，欧米の報告では虫垂，小腸，直腸の順に多いが，わが国では直腸，胃，十二指腸の順と報告され，小腸は少ない．[323] ⇨参カルチノイド→558，カルチノイド症候群→558

カルチノイド症候群　carcinoid syndrome　カルチノイドが産生する生理活性物質による皮膚潮紅発作，ペラグラ様皮膚病変，下痢，喘息様発作，右心弁膜症などを特徴とする症候群．腫瘍から放出されるセロトニンなどのアミンや，ブラジキニン，カリクレインなどの活性ペプチドが発症に関与すると考えられる．[978] ⇨参カルチノイド→558

カルチャーショック　culture shock　個人が物質的，価値的に異質な文化環境(異文化)にさらされたときに経験する生理的・心理的・社会的反応であり，一連の変化の過程．[1532]

カルチャーボトル culture bottle 液体培地で細菌や細胞を培養するためのボトル.[1615]

カルテ medical record, chart 医療における記録文書の1つ.診療をしたすべての医師は遅滞なく診療に関する事項をカルテに記載し,勤務医の場合は医療施設が,その他の場合には医師自身が5年間保存する義務がある(「医師法」第24条,「歯科医師法」第23条).カルテは診療の事後記録だけではなく,患者の健康状態と医療の経過を評価し,次の計画を立案する目的もある.さらに患者との意思疎通,医療従事者間の情報交換,学術や教育の資料などの役割がある.医療における記録文書には,①医療記録として診療録(カルテ),手術記録,看護記録,②医療伝達手段として診断書,処方箋,紹介状などがあり,患者本人には閲覧,利用の権利がある.[1271] ⇨参診療録⇀1609

カルディオバージョン⇨同電気的除細動⇀2079

カルテ開示 disclosure of medical record [**診療録開示**] 診療情報提供の一方法で,患者,遺族,法定代理人などの申請に基づき,診療記録の閲覧や診療記録の複写に応じることをいう.診療の記録をカルテというのが一般的だが,本来は診療録(医師法第24条に規定),診療記録とするのが適切である.診療記録は,診療録のほか,看護記録,要約,検査所見や写真など,患者の記録すべてを包含する.なお,個人情報保護法にも開示は個人の権利であることが明確に定められている.[45] ⇨参診療情報提供⇀1608,インフォームド・コンセント⇀304

カルデスモン caldesmon 骨格筋以外の細胞に広く見いだされるカルモジュリン結合タンパク質で,平滑筋細胞の収縮や非筋細胞の運動能に関与.アクチン,トロポミオシンと結合し,アクチン-ミオシン相互作用を抑制し,収縮を阻害している.この抑制はCa^{2+}-カルモジュリンにより解除され,収縮が起こる.平滑筋細胞には分子量8万9,000の*h*-カルデスモンが,非筋細胞には分子量7万の*l*-カルデスモンが優先的に発現しているが,機能的には同一.[832,449]

カルドスコピー culdoscopy [**クルドスコピー**] カルドサック cul-de-sac(ダグラス Douglas 窩)の骨盤内臓器をカルドスコープと呼ばれる内視鏡で観察する方法.スコープは後方腟円蓋を穿刺して挿入する.最近は視野の広い腹腔鏡やハイドロラパロスコピーにとって代わられて,実施されることは少ない.[998] ⇨参ハイドロラパロスコピー⇀2346

ガルトナー管 Gartner duct [**ガルトネル管**] 胎生期のウォルフ管(中腎管)は女性では痕跡化し,子宮,腟と平行して走る一対の遺残閉鎖管として残る.成人においてはガルトナー管と呼ばれ,膀胱の外側前方を走る.まれにガルトナー管嚢胞を形成し,摘出手術が行われる.ガルトナー Hermann T. Gartner はデンマークの解剖学者(1785-1827).[998] ⇨参卵巣傍体⇀2910,子宮広間膜⇀1247

ガルトナー管嚢胞 Gartner duct cyst ウォルフ管 Wolffian duct の遺残物のガルトナー管により発生する貯留性嚢腫で腟壁に認める.大きくなった場合は摘出術を行う.ガルトナー Hermann T. Gartner(1785-1827)はデンマークの解剖学者.[996]

ガルトネル管 Gartner duct⇨同ガルトナー管⇀559

ガルドネレラ腟炎 gardnerella vaginitis⇨参細菌性腟症⇀1153

カルニチン carnitine [**L-3-ヒドロキシ-4-トリメチルアミノ酪酸, 4-トリメチルアミノ-3-ヒドロキシ酪酸, 4-トリメチル-3-ヒドロキシブチロベタイン**] 化学式$C_7H_{16}NO_3$.分子量162.21.ほとんどすべての生物,各組織に存在するが,骨格筋に特に多い(乾燥重量の約0.1%).ミトコンドリアのマトリックス内における脂肪酸酸化(β酸化)に深くかかわっている.β酸化を受けるアシルコエンザイムA(CoA)はミトコンドリア内膜を透過できない.代わりに,カルニチンがミトコンドリア内膜外側からマトリックス側へアシル基を運ぶキャリアとなっている.すなわち,内膜外側においてカルニチンアシルトランスフェラーゼⅠにより,アシルCoAからカルニチンにアシル基が転移されてアシルカルニチンを生成.アシルカルニチンは内膜に存在する輸送体によりマトリックス内に輸送され,そこでカルニチンアシルトランスフェラーゼⅡの作用を受けて,アシル基を再びCoAに転移しアシルCoAが再生される.[832]

カルニチン塩化物 carnitine chloride 副交感神経興奮薬で,適応は消化管機能低下のみられる慢性胃炎,副作用は下痢や腹痛,急性膵炎である.カルニチンは各組織に広く分布しており,特に筋肉に豊富である.肝臓および腎臓でリジンとメチオニンから合成される.短鎖脂肪酸の活性化とこれらの酸化はミトコンドリア内でカルニチンに関係なく起こるが,長鎖アシルコエンザイムA(あるいは遊離脂肪酸)はアシルカルニチンにならなければミトコンドリア内に進入できず酸化されない.このとき,カルニチンパルミトイルトランスフェラーゼ1と呼ばれるミトコンドリアの外膜に結合している酵素によって,長鎖アシルコエンザイムAはアシルカルニチンとなり,ミトコンドリアの中に入り込み,そのβ酸化系酵素に接近する.[987] 商エントミン ⇨参カルニチン⇀559

カルニチン欠損症 carnitine deficiency⇨同カルニチン欠乏症⇀559

カルニチン欠乏症 carnitine deficiency [**カルニチン欠損症**] 本症には,次の①②がある.①筋カルニチン欠乏症:血中から筋へのカルニチンの取り込み障害により筋のカルニチンが欠乏し,筋に脂肪が蓄積して筋力低下をきたす.血清クレアチンキナーゼ(CK)は半数の症例で増加し,血清カルニチン濃度は1/3の症例で減少する.ミオグロビン尿や運動時の筋症状,心筋症を呈することがある.②全身性カルニチン欠乏症:腎からのカルニチンの排泄過多あるいは組織内カルニチン合成障害に基づいて,筋,肝,心筋など全身組織のカルニチンが欠乏し,脂肪が蓄積する.嘔吐,低血糖,高アンモニア血症,昏睡などライ Reye 症候群様発作を呈する.全例が肝腫大と肝機能障害を呈し,ほとんどが筋力低下と血清カルニチンの減少を示す.ときに運動時の筋症状と心筋症を示す.[987]

カルニチンパルミトイル転移酵素欠損症 carnitine palmitoyl-transferase deficiency [**CPT欠損症**] 脂肪酸の酸化に必要なカルニチンパルミトイル転移酵素(CPT)の欠損症.長時間にわたる筋運動後,あるいは単なる絶食後に発作性にミオグロビン尿を呈する.筋力低下

や筋脂肪の増加を認めることがある.[987]

カルネット徴候　Carnett sign　腹部の圧痛が，前腹壁にあるか腹腔内にあるのかを区別するために用いられる徴候．患者に仰臥位のまま頭部を少し挙上させるなどして前腹壁の筋を緊張させたとき，圧痛が減弱すれば圧痛の原因は腹腔内にあると考えられる．反対に，不変であったり増強する場合は，原因は前腹壁にあると考えられる.[543]

カルパイン　calpain［**カルシウム依存性中性プロテアーゼ，カルシウム依存性中性タンパク分解酵素**］動物細胞に存在するカルシウム依存性プロテアーゼの一種で，システインプロテアーゼである．分子量8万と3万のポリペプチドからなるヘテロ二量体で，活性中心は8万のサブユニットに存在する．両サブユニットのC末端にはカルモジュリン類似のCa^{2+}結合部位をもつ．μカルパイン，mカルパインをはじめとするアイソザイムからなるファミリーを構成．基質特異性は厳密で，細胞内タンパク質にはあまり作用せず，特定の基質，細胞骨格タンパク質や膜タンパク質に限定的に作用するとされている．SH阻害剤やEDTAなどのキレート剤のほか，ロイペプチン，アンチパイン，E-64などの微生物由来の阻害薬で活性が阻害される．生体内には特異的阻害薬であるカルパスタチンが存在する．筋ジストロフィーや癌などの病態に関与しているといわれている.[832,449]

カルパスタチン　calpastatin［**CANP(カルシウム依存性中性プロテアーゼ)インヒビター**］生体内に存在するカルパインを特異的に阻害するタンパク質．カルシウム存在下でのみカルパインと複合体を形成することができ，その結果，活性阻害を発現する．分子内には，TIPPXYRと表される阻害活性部位を含む，約150残基からなるドメインが4つ繰り返されて存在する．断片化しても阻害活性部位が維持されている限りは，カルパイン阻害活性は失われない.[832] ⇨参カルパイン→560

ガルバノメータ　galvanometer　検流計．電流計と同じ原理だが，精度がより高いもので，脳波の記録などに用いられる.[893]

カルバペネム系抗生物質　carbapenem derivative(antibiotics)　ペニシリン系抗生物質と同じく基本骨格にβラクタム環と5員環をもつが，5員環内に二重結合をもち4位に炭素原子を有する．腸球菌，メチシリン耐性黄色ブドウ球菌以外のグラム陽性菌，一部を除くグラム陰性桿菌，嫌気性菌に対し有効で，きわめて広い抗菌スペクトルと強力な作用が特徴．またβラクタマーゼのうちペニシリナーゼおよびセファロスポリナーゼに対し阻害作用を示すが，メタロβラクタマーゼには無効．わが国では，メロペネム水和物，イミペネム，パニペネムなどが用いられる.[204,1304]

カルバマゼピン　carbamazepine；CBZ　三環系抗うつ(鬱)薬に近似のイミノスチルベン核をもつ抗てんかん薬で，小発作以外，特に精神運動発作の第一選択薬である．GABA神経機能を高めると考えられており，辺縁系の痙攣発作に対して最も強い抑制作用を示し，精神運動発作および強直クローヌス発作(全般痙攣発作，大発作)を抑制する．また鎮静，抗コリン，骨格筋弛緩，抗不整脈，抗利尿などの作用があり，てんかんに伴う精神障害やてんかん性格にすぐれた効果を示す．三叉神経痛などの神経痛にも使用され，躁病や統合失調症の興奮状態にも適応をもつ．主にCYP3A4で代謝され，またCYP3A4などの代謝酵素を誘導するため，薬剤併用に注意．てんかん治療における有効血中濃度は4-12 μg/mLであり，開始時は副作用に注意しつつ維持量まで徐々に増量，その後も血中濃度を測定しながら用量と投与間隔を調節する.[204,1304] 商テグレトール

カルバマゼピン中毒　carbamazepine poisoning　カルバマゼピンは抗てんかん薬の一種で，抗痙攣薬として部分発作型のてんかん，躁病，躁うつ病の躁状態，統合失調症の興奮状態，三叉神経痛に用いられる．過剰投与により中枢神経症状(興奮，意識障害，昏睡など)，消化器症状(悪心・嘔吐など)，循環器障害(血圧下降および上昇，不整脈など)，その他の症状(発熱，口渇，脱毛，聴覚異常など)が現れる．治療は催吐や胃洗浄による毒物の除去，呼吸管理を行い，痙攣に対して適量のジアゼパム静注をして数日間観察する.[1312]

カルバミジン⇨同グアニジン→808

カルバミド⇨同尿素→2250

カルバミノ結合二酸化炭素　carbamino-bound carbon dioxide⇨同カルバミノ炭酸→560

カルバミノ炭酸　carbamino carbon dioxide；carbamino CO_2［**カルバミノ結合二酸化炭素**］血中のタンパク質(大部分はヘモグロビン)のアミノ基(a-NH_2)と可逆的に結合して，-NH-COOHとなった炭酸ガス．カルバミノ炭酸の濃度は炭酸ガス分圧とは無関係でほぼ一定であり，動脈血炭酸ガス分圧(Pa_{CO_2}) = 40 mmHgでは炭酸ガス含量の約11%を占める.[1213] ⇨参炭酸ガス解離曲線→1936

カルバミノヘモグロビン　carbaminohemoglobin［**カルボヘモグロビン**］ヘモグロビンα鎖，β鎖のアミノ末端のアミノ基に二酸化炭素が結合したもの．二酸化炭素結合により酸素結合能は低下する．二酸化炭素運搬形態の1つ.[229]

カルパンティエ手術《エプシュタイン奇形の》　Carpentier operation　エプシュタインEbstein奇形に対して用いられる三尖弁形成術の1つ．前尖2/3～3/4と後尖全体を弁輪部から一時的に切離し，右房化右室を縦方向に縫縮したのち，切り離した前尖と後尖を正常弁輪部に三尖弁口全体を覆うように時計方向に回旋させて再縫着する．最後に人工弁輪または自己心膜を用いて三尖弁輪の補強と再縫縮を行う．三尖弁を二尖化(前尖-中隔後尖)する術式．カルパンティエAlain Carpentierはフランスの心臓外科医.[1342,1533] ⇨参エプシュタイン奇形→366

カルビノール⇨同メタノール→2797

カルブンケル⇨同癰(よう)→2864

カルベ線　Calvé line　正常な小児股関節において，腸骨下外縁のなす曲線と大腿骨頸部外縁のなす曲線とを，連続して結ぶ緩やかな曲線．先天性股関節脱臼ではこの曲線が乱れる．カルベJacques Calvéはフランスの整形外科医(1875-1954).[1437]

カルベ病　Calvé disease　4-10歳前後までの子どもに好発する椎体の扁平化を呈する疾患．1924年にフランスの整形外科医カルベJacques Calvé(1875-1954)により

●カルベ線

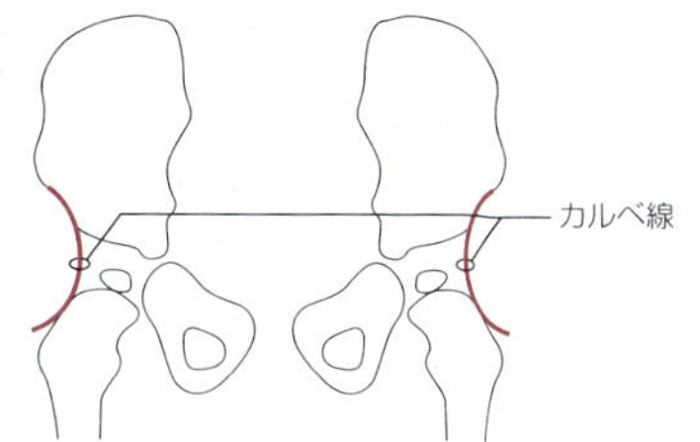

記載された．好酸球性肉芽腫によって起こり，腰背部の疼痛が主な症状．脊椎カリエスに似た症状を呈するが椎間の狭小化や膿瘍の形成はなく，椎体が圧潰，扁平化する．治療は長期のベッド上安静が必須で，2-3年の経過である程度回復．変形を残すが，予後は良好．[990]

カルベ扁平椎　vertebra plana Calvé　カルベ病における扁平化した椎体．X線像では，椎間板の狭小化は示さず，椎体の高さを減じて硬化像を呈し，つぶれたように見える．罹患椎体は多くは単発．脊柱は椎体の扁平化に伴い後彎がみられる．[990] ⇨参扁平椎→2654

カルボキシペプチダーゼ　carboxypeptidase　タンパク質，ペプチドのC末端から1残基ずつアミノ酸を遊離させる酵素．動物由来のカルボキシペプチダーゼは，タンパク質1分子中に亜鉛を1分子含むメタロプロテアーゼである．そのうち，カルボキシペプチダーゼAは芳香族および疎水性アミノ酸を優先的に切断し，カルボキシペプチダーゼBは塩基性アミノ酸に対し優先的に作用．また，酵母由来のカルボキシペプチダーゼYは，芳香族および疎水性アミノ酸を好んで切断し遊離するが，メタロプロテアーゼではなくセリンプロテアーゼの一種．[832]

カルボキシヘモグロビン　carboxyhemoglobin ⇨同一酸化炭素ヘモグロビン→255

カルボキシメチルセルロース　carboxymethylcellulose；CMC　［CMセルロース］　セルロースのヒドロキシル基にカルボキシメチル基を導入したもので，アルカリセルロースにクロロ酢酸を反応させて合成．乾燥重量1g当たり約1mmolのカルボキシメチル基を導入したものは，イオン交換クロマトグラフィの充填剤(固定相)として用いられる．塩基性タンパク質の分離に適した陽イオン交換体．[832,449]

カルボキシリアーゼ ⇨同脱炭酸酵素→1919

カルボキシル基　carboxyl group　有機化合物の官能基の1つで，-COOHと表される．水溶液中では水素イオンを放出し，酸としての性質を示す．ギ酸，酢酸，ピルビン酸など広く存在している．カルボキシル基を有する化合物は，一般にカルボン酸と呼ばれる．また，カルボキシル基の水素は金属で置換されると塩を生成する．[832,449]

カルボキシル末端 ⇨同C末端→38

カルボニックアンヒドラターゼ ⇨同炭酸脱水酵素→1937

カルボニル基　carbonyl group　有機化合物の官能基の1つ．>C=Oと表される．C=O二重結合の影響で比較的反応性に富む．カルボニル炭素にアルキル鎖が2つ結合したものは，一般にケトンと呼ばれる．また，炭素原子に水素原子が1つ結合してできる官能基，-CHOはアルデヒド基，ヒドロキシル基が導入された官能基，-COOHはカルボキシル基，アミノ基が導入された官能基，$-CONH_2$はカルバモイル(カルバミル)基と呼ばれる．カルボニル基を有する化合物は総じてオキソ化合物と呼ばれる．アミノ基($R-NH_2$)あるいはアミド基($R-CONH_2$)と反応するアミノ-カルボニル反応は生化学反応の基本形式の1つ．[832,449]

カルボニルヘモグロビン　carbonylhemoglobin ⇨同一酸化炭素ヘモグロビン→255

カルボヘモグロビン　carbohemoglobin ⇨同カルバミノヘモグロビン→560

カルマン症候群　Kallmann syndrome　嗅覚障害と性腺機能不全を二大主徴とする先天性疾患．1944年，遺伝学者であり精神医学者のカルマンFranz Josef Kallmann(1897-1965)が疾患概念を確立した．嗅覚の欠如，消失は嗅球の形成不全，性腺機能不全は視床下部における黄体形成ホルモン放出因子(LH-RH)産生障害による．男性の発生率は1万人に1人，女性はその1/5～1/6である．最頻の伴性劣性遺伝のものについては最近，病因遺伝子*KAL*が単離された．本症にはこのほかに常染色体優性，あるいは劣性遺伝形式をとるものがあり，また孤発例ではその原因が遺伝子レベルにはなく，発生の過程における偶発的な障害によるものが存在する可能性も否定できない．通常，二次性徴発来の遅れで気づかれ，血中テストステロン(男性)，エストラジオール(女性)の低値と，LH-RH連続負荷試験によって診断される．頭部MRIによる嗅球部分の検索は本症の補助診断として有用である．性腺機能障害の治療法としては，LH-RHをその生理的分泌動態に合わせて自動ポンプで間欠的に皮下注射する方法が勧められる．[1260]

カルメット　Léon Charles Albert Calmette　フランスの細菌学者で，ベトナムのサイゴン(現ホーチミンシティ)のパスツールPasteur研究所の創設者(1863-1933)．BCG予防接種の業績で知られる．同研究所で1897年に抗蛇毒血清を開発し，本国に帰ってからゲランJean-Marie Camille Guérinと共同でカルメット・ゲラン菌を発見し，これをもとに結核に免疫のあるBCG(bacillus Calmette-Guérin)を開発して，1924年にはじめて人体に用い無害性が証明された．フランスのリール大学教授を務め，同じくリールとパリのパスツール研究所長となった．[1610]

カルメット・ゲラン菌　〔F〕bacille de Calmette-Guérin；BCG　フランスのカルメットAlbert Calmette(1863-1933)とゲランCamille Guérin(1872-1961)によって得られたウシ型結核菌の弱毒株．結核菌と共通抗原をもっているため結核予防のワクチン(BCGワクチン)として世界的に広く実用化されている．[324] ⇨参BCG接種→29

カルモジュリン　calmodulin　真核細胞内のカルシウムイオン(Ca^{2+})濃度は積極的に低く保たれており，その一過性の上昇が細胞内シグナルとして働いて，さまざまな細胞機能が制御されている．そのシグナルの伝達過程で重要な働きをするのがカルシウム結合タンパク質であり，代表例のカルモジュリンは，筋の収縮や神経伝達物質の生合成・放出など種々の生化学的・生理

か

学的な過程に関与している．カルシウムと結合することによって構造変化を生じ，不活性型の標的酵素に結合してその酵素の活性化を引き起こす．また，カルシウムが遊離すると標的酵素から解離し，その酵素の不活性化を引き起こす．このようにしてカルモジュリンは，さまざまな酵素の活性を調節してCa^{2+}の第2メッセンジャーとして機能する．カルモジュリンによって調節される酵素には，アデニル酸シクラーゼ，ホスホリラーゼbキナーゼ，グリコーゲンシンターゼ，トリプトファン水酸化酵素，チロシン水酸化酵素などが知られている．[637]

ガレアッチ型骨折 Galeazzi fracture ［**逆モンテジア骨折**］ 遠位橈尺関節の脱臼を伴う橈骨骨幹部骨折．1934年にイタリアの外科医ガレアッチ Riccardo Galeazzi (1866-1952)が18例をまとめて報告した成人に多発する不安定型骨折．治療は，プレート，ネジによる固定を行う．[990]

ガレアッチ徴候 Galeazzi sign ［**アリス徴候**］ 先天性股関節脱臼の診察法の1つ．患児を仰臥位とし，両股，両膝を屈曲させ両足をそろえると，脱臼側の膝が低くなることをいう．アリス徴候 Allis sign ともいう．[990]

加齢⇨同エイジング→344

加齢黄斑変性 age-related macular degeneration；AMD ［**老人性黄斑変性，老人性円板状黄斑変性**］ 50-60歳以降に好発する黄斑疾患．早期と後期の2つの病期がある．早期には黄斑部にドルーゼンと呼ばれる黄色の点状斑や網膜色素上皮の萎縮や色素脱失などがみられる．後期になると，網膜色素上皮の萎縮が広がって地図状になったり，漿液性の網膜色素上皮剝離，脈絡膜からの網膜下あるいは網膜色素上皮下への新生血管による出血や滲出斑，線維性瘢痕などがみられる．また萎縮型と滲出型のタイプがあり，萎縮型はドルーゼンと網膜色素上皮の地図状萎縮が主体の病態で，滲出型は脈絡膜血管新生による出血や滲出，網膜下線維性瘢痕病巣などがみられる．[975]

加齢色素 age pigment⇨同消耗色素→1464

加齢白内障 age-related cataract ［**老人性白内障**］ 加齢により，水晶体構成タンパク質が変性し混濁を生じて起こる白内障．通常は50歳以上にみられ，加齢のほかに原因がみあたらないものをいう．赤道部皮質に始まる楔状の混濁が中央部に向けて拡大するような皮質白内障が多いが，後囊下白内障や核白内障も起こる．程度によって，初発白内障，未熟白内障，成熟白内障，過熟白内障に分けられる．症状としては，霧視や羞明を自覚し，徐々に視力障害が進行する．進行予防のための点眼剤治療や根治的な手術療法がある．手術療法としては，超音波水晶体乳化吸引術，水晶体囊外摘出術，水晶体囊内摘出術がある．現在では，超音波水晶体乳化吸引術に加え，眼内レンズ挿入術を行うことが多い．[1250]

ガレー骨髄炎 Garré osteomyelitis⇨同硬化性骨髄炎→981

ガレー病 Garré disease⇨同硬化性骨髄炎→981

ガレヌス 〔L〕Claudius Galenus⇨同ガレノス→562

ガレノス Claudius Galen 〔L〕Claudius Galenus ［**ガレヌス**］ ラテン名 Claudius Galenus．小アジアの(現トルコ)ペルガモン出身．諸国を遍歴して哲学や医学をおさめ，郷里で医師を務めたのち，ローマに出て名声を博すが，いったん帰国．169年ローマ皇帝マルクス=アウレリウス Marcus Aurelius に招聘されてその侍医となり，以後ローマにとどまった．動物の生体解剖を行い，経験に基づいた解剖と生理の知識によって当時のローマで支配的だった医学理論を批判した．例えば，心臓の弁や7対の脳神経を正確に記載し，動脈は空気ではなく血液を運搬することを証明した．しかし，四体液説をヒポクラテス Hippocrates 自身の理論と考え，それに依拠したガレノスの病理学は，経験的というより思弁的な傾向が強く出ている．また，プネウマ説を生理学，特に血液循環の問題に適用するという誤りをおかした．哲学では特にプラトン Platon，アリストテレス Aristoteles の影響を受けながら，豊かな学識に基づいた折衷主義の立場をとり，独自の目的論や一神論を発展させた．現行の『ガレノス全集 Corpus Galenicum』の約半数は偽作が占めるといわれる．ガレン Galen 大静脈(大大脳静脈)はガレノスにちなんで命名されている．[982]

枯葉剤 defoliant⇨同オレンジ剤→416

カレン William Cullen 18世紀スコットランドの医師，化学者(1710-90)．神経力 nerve energy を基礎とした体系的な神経病理学の理論を提唱し，神経症 neurosis という概念を，発熱や諸器官の障害を伴わない感覚と運動の異常として設定．神経病学と精神医学との関連を示唆した．また，1747年にはイギリスで初の医学から独立した化学講座をグラスゴー大学で開講．演示実験を伴う講義において，農業，鉱業，染色，酢の製造，漂白，アルカリ工業などへの化学の有効性を主張した．[983]

カレン裁判 Karen Ann Quinlan case 1975年4月，アメリカのニュージャージー州で，世界ではじめて安楽死の是非を巡って開かれた裁判．カレン=クインラン Karen Ann Quinlan(当時21歳)という女性が友人の誕生日で飲酒とともに薬物を摂取したため意識不明に陥り，病院に搬送後も意識が回復せず，人工呼吸器を装着した植物状態となった．彼女の父親は身上後見人として娘の安楽死(生命維持装置を取りはずすことを決定する権利)を請願したが，医師側の同意を得られず，提訴した．翌年，ニュージャージー州最高裁判所は人工呼吸器の取りはずしを認めた．これは植物状態の人間の処遇をめぐる最初の裁判事例であり，患者自身の自己決定権は末期医療においても尊重されなければならないことが重要視された．これをきっかけに世界で安楽死のあり方について議論が進められ，尊厳死などの言葉が生まれた．現在，日本では安楽死は認められていないが，1976(昭和51)年に日本安楽死協会(現日本尊厳死協会)が発足し，安楽死の法制化への運動が行われている．[1415] ⇨参死ぬ権利→1331，安楽死→212，尊厳死→1851

ガレン大静脈奇形 vein of Galen malformation⇨同ガレン大静脈瘤→562

ガレン大静脈瘤 aneurysm of great vein of Galen ［**ガレン大静脈奇形**］ ガレン大静脈が瘤状に著明に拡大して生じる静脈瘤．新生児期および幼小児期に多く発症するが，どの年齢でも発症する可能性はある．水頭症とともに，心不全を合併することが多い．[791]

ガレン大大脳静脈 great cerebral vein of Galen⇨同大大脳

静脈→1884

カレン徴候 Cullen sign ①異所性妊娠(子宮外妊娠)が破裂ないし流産して経過した場合，腹腔内に貯留した血液由来のヘモグロビンがリンパ管に入り，臍周囲に集まり，青白く見える徴候．必発ではなく，破裂の頻度も低いためめったにみることはない．1918年にアメリカの婦人科医カレン Thomas S. Cullen(1868-1953)が報告した．②重症の急性膵炎(出血性，壊死性)にみられる所見で予後不良を示す．臍周囲の皮下が斑状出血斑で青紅色になるもの．[1272]

過労死 karoshi, death from overwork 生体の恒常性の維持作用を逸脱し容易に回復しない極度の疲労状態を過労といい，過労状態にある者が突然死したものを一般に過労死というが，医学的な定義ではなく，社会医療用語である．労働における過労の原因には，長時間労働，精神的負担の大きい労働環境，労働時間や環境に伴う生活習慣の乱れ，深夜勤務などが考えられる．過労に陥ると自律神経系の乱れをきたし，交感神経系優位となる．こうした生体反応のうち循環器系の負荷状態(血圧の上昇，心拍数の増加，心筋の興奮性増大など)は，脳血管障害(脳出血，くも膜下出血，脳梗塞)，虚血性心疾患(心筋梗塞，狭心症)，不整脈，心停止，解離性大動脈瘤などの脳や心臓の疾患等を誘発しやすく，突然死をきたす病態である．従来，労働災害として過労死と認定された例の大部分はこれらの突然死をきたす疾患であった．厚生労働省が2001(平成13)年に発表した「過労による労働災害の認定ガイドライン」の脳・心臓疾患などの認定要件は，「発症直前から前日までの間においての，強度の精神的・身体的負担となる突発的で予測困難な異常な事態や労働環境の激変」「発症前おおむね1週間の短期間においての特に過重な業務」「発症前おおむね6か月間の長期間にわたる過重業務」の3つである．また，うつ(鬱)病などの精神障害が過労の結果発症したと認められ，自殺した場合に過労死として認定される例もある．[1603] ⇨参過労自殺→563

過労自殺 overwork-related suicide 過重労働による精神的な疲労の蓄積によりメンタルイルネス(メンタル不調)，特にうつ(鬱)病などを発症し，自殺に至るとされるもの．日本人の自殺数は年間3万-4万人で，そのうち労働者が8,000-9,000人を占め，また労働者で仕事に強い不安，悩み，ストレスがある率は60-62%にのぼっている．労災認定は厚生労働省の「心理的負荷による精神障害等に係わる業務上外の判断指針」で行われ，年間40-45件の自殺が認定されている．[1618] ⇨参過労死→563

過労性脛部痛 shin splints 脛骨内側中央1/3から遠位1/3にかけて疼痛，圧痛，腫脹を起こす過労性障害．長距離歩行，ランニングなどで下腿筋群の起始部における繰り返しの骨膜の牽引により生じやすい．単純X線では特異な所見を認めず，疲労骨折と鑑別できる．治療はスポーツ活動の制限，アイシング，ストレッチング．[990] ⇨参脛骨過労性骨障害→857

過労性骨折⇨同疲労骨折→2501

カローの三角 Calot triangle ［キャロットの三角］ 胆嚢管と総肝管および肝下面によって囲まれる領域のこと．フランスの外科医カロー Jean François Calot (1861-1944)の名よりカローの三角と呼ぶ．右肝動脈から分岐した胆嚢動脈が，この部分を走行することが多く，胆嚢摘除をする場合の胆嚢動脈の処理に際して要注意部位となる．[60]

仮肋 false rib ［偽肋］ 肋骨の一部の名称．胸郭を構成する肋骨は12対あり，上部7対の肋骨を真肋，下部5対の肋骨を仮肋と呼ぶ．真肋は肋軟骨を介して直接胸骨に結合する．一方，仮肋は第7肋軟骨を介して間接的に胸骨に接続する(第8，第9，第10肋骨)か，まったく胸骨につながっていない(第11と第12肋骨)．この第11と第12肋骨を特に浮遊肋 floating rib と呼ぶ．[1044]

カロチノイド carotenoid ［色素類脂質，リポクローム，カロテノイド］ 緑色植物とある種のカビ，酵母，キノコ，細菌などが合成する黄色ないし赤色，または紫色の水に不溶の色素群．発色の原因となる共役二重結合が重複した長鎖ポリエン構造をもつ．炭素数が40のテトラテルペノイド(カロチン)が多いが，炭素数が30，45，50のカロチノイドも知られている．カロチノイドの多くは不安定で酸化されやすく，酸化されたものはキサントフィルと呼ばれる．カロチノイドの一種βカロチン，αカロチンなどは動物体内でレチノール(ビタミンA)およびレチナール(ビタミンAアルデヒド)に変わり，光受容に関与する．また，光合成においてはカロチノイドの吸収した光エネルギーが光化学的過程を進めるのに使われる．動物に見いだされるカロチノイドの多くは摂取された植物由来の二次的なものである．[637] ⇨参カロチン→563

カロチン carotin, carotene ［カロテン］ カロチノイドの一種で，炭素数が40のテトラテルペノイド．αカロチン，βカロチン，γカロチンなど多くの異性体がある．βカロチンはニンジンの根，緑葉などに含まれる代表的カロチン．トマトに多いリコピンもカロチンの異性体．カロチンは動物体内でレチノール(ビタミンA)およびレチナール(ビタミンAアルデヒド)に転換され，光受容において重要な働きをする．カロチンの摂取不足や代謝障害により，ビタミンA欠乏症になる．[637]

カロテノイド carotenoid⇨同カロチノイド→563

カロテン⇨同カロチン→563

カロリー calorie⇨同カロリー価→563

カロリー価 calorific value ［熱当量，カロリー］ エネルギーの単位．1気圧下で1gの水を1℃上昇させるのに必要なエネルギーを1カロリー(cal)という．人体の生理活動に関するエネルギー量は，キロカロリー(kcal)で表す．三大熱量素(炭水化物，脂質，タンパク質)のもつエネルギーは，ルブナー Rubner の指数とアトウォーター Atwater の指数により示される．[987] ⇨参エネルギー換算係数→364

カロリー計算式《熱傷患者の》 formula for determining energy requirement for burned patient 熱傷患者に対して補給しなければならないエネルギー量の計算式．成人ではキュレリ Curreri の公式(25 kcal × 体重 kg + 40 kcal × 熱傷面積%)，小児ではゴードン Gordon の公式(60 kcal × 体重 kg + 35 kcal × 熱傷面積%)が用いられることが多い．この計算値は受傷面積が50%をこえると過量栄養投与となり，高血糖から脱水状態を招くので注意する．両公式のほかにハリス・ベネディクト Harris-Benedict の公式から基礎エネルギー消費量 basal energy expenditure(BEE)を求め，その1.5-2倍を目標として投与量を計算する方法もある．BEEは，男性の場合66.5 + 13.7 × 体重 kg + 5.0 × 身長 cm − 6.8 × 年齢，女性の場合655 + 9.6 × 体重 kg + 1.8 × 身長 cm − 4.7 × 年齢で求められる．[1582]

カロリックテスト　caloric test⇨同温度眼振検査→420

カロリ病　Caroli disease　［先天性肝内胆管拡張症］　末梢肝内胆管が多発性，限局性に円柱状あるいは小嚢胞状に拡張した先天的疾患．先天性肝線維症を伴わないⅠ型と伴うⅡ型がある．腎の奇形など腎病変の合併が多い．診断は腹部超音波，CT，直接胆道造影などで行う．繰り返し胆管炎を起こす場合は部分肝切除も考慮．カロリ Jacques Caroli はフランスの医師(1902-79)．[279]

か

ガワーズ症候群　Gowers syndrome　［遺伝性遠位筋ジストロフィー，血管迷走神経性発作］　2通りの意味があり，ともにイギリスの神経科医ガワーズ Sir William Richard Gowers(1845-1915)が報告した．①遺伝性の遠位筋優位のミオパチーのことをいうが，現在では単一疾患ではなく，ヴェランダー Welander 型，縁どり空胞 rimmed vacuole 型，三好型などの遠位型ミオパチーに分類される．②血管迷走神経性発作のことで，若年者に多く，過度の緊張，不安，痛みにより，めまい，蒼白，発汗，頻脈などの自律神経症状がみられ，さらに進行すれば徐脈や一過性の意識消失をきたす．迷走神経の急激な刺激と考えられている．[1000]

ガワーズ徴候　Gowers sign　［登はん(攀)性起立］　腰や大腿部に筋力低下がある場合，うつ伏せから立ち上がるときにまず四つばいになり，次いで片方ずつの手を下腿について，少しずつ膝，大腿へと移動させる．このように手で体重を支えながら，あたかも自分の身体を登るかのようにして立ち上がる動作をいう．イギリスの神経科医ガワーズ Sir William Richard Gowers (1845-1915)がデュシェンヌ Duchenne 型筋ジストロフィーで報告したが，腰帯筋や下腿近位筋の筋力低下をきたす疾患で認められる．[1000]　⇨参デュシェンヌ型筋ジストロフィー→2070

皮かむり⇨同真性包茎→1575

渇き感⇨同口渇→982

渇きの閾値　threshold for thirst　血漿浸透圧がおよそ285 mOsm/kgH_2Oをこえると，抗利尿ホルモンの分泌が刺激され渇きを感じる．これを渇きの閾値という．[851]

革細工《作業療法の》　leather work　皮革素材を利用してインテリアや実用品をつくる手工芸で，作業療法の一種目．皮革は丈夫で耐久性があり可塑性に富む．作業は比較的単純な工程から複雑な工程まで段階づけが容易であるため，対象者の適応範囲が広い．また，作品完成により満足感，自信を得られる作業である．期待される効果の例としては，刻印打ちの工程では刻印の固定と木槌で打つ両手動作の協調性の改善があげられる．[786]

川崎病⇨同MCLS→80

革袋状胃⇨同レザーボトル状胃→2975

瓦(かわら)培養法　tile culture method　便から線虫の幼虫を培養する方法の1つで，素焼きの瓦に便を塗布し，シャーレに入れて水を瓦の高さの半分くらいまで加え，25-30℃ に保ち10日くらいおく方法．水中に線虫の幼虫が遊出する．[288]　⇨参線虫→1776

冠　crown⇨同クラウン《歯科における》→823

癌　cancer；Ca，carcinoma　［癌腫，Ca］　狭義では上皮性悪性腫瘍を指し，広義では悪性腫瘍と同義．漢字で表記した場合は狭義，ひらがなもしくはカタカナ表記は広義とする．日本人の死亡原因第1位の疾患であり，男性では肺，胃，肝，大腸，膵，前立腺などによるがん死亡が多い．女性では胃，肝，大腸，肺，乳腺，胆道系，子宮，卵巣などによる．女性特有のがんを除きほとんどの臓器では男性のほうが発生頻度が高い．例外は甲状腺で女性は男性の2-3倍の発生率を示している．一般に高齢になるほど発生率は上昇するが，発生臓器や組織型によって異なる．例えば骨肉腫は10歳代が最も高頻度であり，急性リンパ性白血病も小児に多く発生する．治療は外科的切除，放射線療法，化学療法が行われる．これらを組み合わせて総合的に治療することを集学的療法と呼ぶ．治療が遅れると死の転帰をたどるが，肺や肝などの重要臓器の占拠による臓器不全や悪液質と呼ばれる栄養不良状態によることが多い．[470]　⇨参悪性腫瘍→141

肝悪性腫瘍　malignant liver tumor　［悪性肝腫瘍］　肝臓の悪性新生物の総称で，原発性と転移性に大別され，狭義には原発性を意味する．原発性腫瘍は上皮性(癌)と非上皮性(肉腫)に分けられ，後者はまれ．前者は肝細胞癌 hepatocellular carcinoma(HCC)，胆管細胞癌 cholangiocellular carcinoma(CCC)および両者の混合型に分類され，その他に乳幼児にみられる肝芽腫 hepatoblastoma がある．元来は，良・悪性を問わず，肝細胞由来の腫瘍を肝細胞癌 hepatoma，胆管細胞由来の腫瘍を cholangioma と称したが，現在は悪性のものを対象に用いられることが多い．わが国の原発性肝癌の90% 以上は肝細胞癌で，その大部分は進行した慢性肝障害，特に肝硬変を母地として発生．転移性の肝腫瘍は胃癌が最も多く，次いで大腸癌，肺癌，乳癌の順である．[279]　⇨参肝癌→573

眼圧　intraocular pressure；IOP，ocular tension　眼球の内圧．主に毛様体における房水産生と隅角からの房水流出によってバランスが保たれているが，日内変動や季節性の変動がある．海外における眼圧の正常値は21 mmHg 未満(平均眼圧は15.5 mmHg)であり，この値がわが国でも用いられている．しかし最近わが国で行われた研究では，日本人の眼圧の平均値は14.5 mmHg であったため，日本人の眼圧は欧米人より低いと推定されている．眼圧上昇は緑内障の危険因子の1つである．[480]

眼圧計　tonometer　眼圧を測定する器械．角膜に一定の変形(圧平)を与えるのに要する圧力や時間を測定する圧平眼圧計と，眼球に一定の重さを加えて変形の程度から眼圧を測定する圧入眼圧計がある．圧平眼圧計にはアプラネーション眼圧計と空気眼圧計があり，圧入眼圧計ではシェッツ Schiøtz 眼圧計が代表的．[480]　⇨参ゴールドマン眼圧計→1075，シェッツ眼圧計→1223

眼圧検査　tonometry⇨同眼圧測定→564

眼圧測定　ophthalmotonometry，tonometry　［眼圧検査］　眼圧を測定する検査．圧平眼圧計を用いて測定するのが一般的で，中でもゴールドマン Goldmann 型アプラネーション眼圧計と，空気眼圧計が頻用される．[480]　⇨

参ゴールドマン眼圧計→1075

眼圧日内変動 diurnal variation of intraocular pressure (IOP) 眼圧が24時間周期で変動を示すこと．健常者では，午前に最高値を示し，夜間低い場合が多い．ただし，変動幅が5 mmHg以上となることはまれである．緑内障患者では，眼圧が正常サイクルと異なることが多く，午前に最高値を示さず夜間や早朝に高くなることがある．したがって，外来診察時に良好な眼圧を示す患者でも，視野障害が進行する場合には，夜間や早朝の眼圧上昇を確認する目的で，24時間眼圧測定を行う．[1601]

肝アメーバ症 hepatic amebiasis⇨同アメーバ性肝膿瘍→180

眼位 eye position 正面から見たときの眼球の相対的な位置や向きを指す言葉．単眼性眼位と両眼性眼位がある．両眼で視標の固視が行われている状態の眼位を機能的両眼視眼位，眠っている状態の眼位を生理的安静眼位という．また視方向によって，両眼で正面を見ているときの眼位を第1眼位，眼軸が水平および垂直の方向に向いている状態の眼位を第2眼位，眼軸が斜めに向いている状態の眼位を第3眼位という．[1601]

顔位 face presentation⇨参反屈位→2406

肝胃間膜 hepatogastric ligament⇨同胃肝間膜→220

簡易基礎代謝率 simple basal metabolic rate 測定した基礎代謝と基準値との比較に用いられる．測定値＝X，基準値＝Yとして，次の式で算出される．基礎代謝率＝(X－Y)/Y×100．±10％が生理的変動とされる．[987]

簡易血糖測定法 simple blood glucose measurement method グルコース酸化酵素法による簡易血糖検査試験紙が開発され，次いで色調の変化(比色法)を数量化できる小型軽量測定機器が登場し，患者自身による血糖測定が可能になった．血糖自己測定，または在宅血糖測定などと呼ばれている．インスリン自己注射患者は，これを用いて自己血糖測定を行っている．[987] ⇨参血糖自己測定→928

簡易固定法⇨同コーティング法→1073

肝移植 liver transplantation 手術や保存的治療では延命が難しい重篤な肝疾患患者(レシピエント)の肝臓を摘出し，健常者(ドナー)の肝臓を移植する方法．生体部分肝移植と死体肝移植がある．成人では壊死後肝硬変，原発性胆汁性肝硬変，硬化性胆管炎，原発性肝癌など，小児では先天性胆道閉鎖症，代謝性肝疾患などが適応対象となる．世界的に行われている移植方法は脳死患者からの同所性肝移植であるが，わが国では現在のところ生体部分肝移植が主流．術後の生存率もシクロスポリンなど種々の免疫抑制薬により著しく向上している．[1401] ⇨参生体部分肝移植→1696

肝胃靱帯 hepatogastric ligament 肝と胃の間にある腹膜のひだで，肝下面と胃小彎，十二指腸上縁の間をつなぐ小網の一部．[279]

簡易水道 small water-supply system 導管およびその他の工作物により水を人の飲用に適する水として供給する施設の総体である水道の中で，一般の需要に応じて水道により水を供給する事業を水道事業と呼び，給水人口が5,001人以上の上水道に対し，101人以上5,000人以下の人口に水を供給する水道事業をいう．上水道とは規模の違いがあるだけで水質基準や施設技術基準は同じである．上水道，簡易水道，専用水道を含めたわが国の給水人口は2005(平成17)年度末で約1億2,412万人，普及率は97.2％で，そのうち579万人，4.5％が簡易水道の利用者である．[646]

眼位ずれ ocular deviation⇨同眼球偏位→578

簡易精神療法⇨同支持的精神療法→1280

簡易生命表 abridged life table 生命表では，死亡率，生存数，平均余命などの生命関数により構成され，各年齢における平均生存数が算出される．簡易生命表は，人口動態統計(概数)と推計人口を用いて作成された生命表(性別・年齢別の平均余命表)．完全生命表と比べ計算方法も簡略化されているが，毎年作成され，かつ公表時期も比較的早く，その数値も完全生命表とのずれが少ない．5年に1回作成される完全生命表の公表がない間の資料として，また最新の平均余命などの動向を知るのに役立つ．[1152] ⇨参完全生命表→636

簡易〔生命〕保険 post office life insurance, life insurance of postal office 1916(大正5)年に逓信省(現在のかんぽ生命)によって始められ郵便局が行っていた国営の，手続きが簡便な生命保険．養老保険のほか，終身保険，定期保険，家族保険，財形貯蓄保険などと各種特約があった．その後，日本郵政公社に運営が引き継がれ，民営化に伴って独立行政法人郵便貯金・簡易生命保険管理機構に受け継がれ，保険契約が消滅するまで管理される．契約時の条件のまま，保険金等の支払いについての政府保証も継続される．現行のかんぽ生命の生命保険契約は政府保証はなく，他の生命保険会社と同様，保険契約者保護制度により保護される．[1356]

簡易知能試験 mini-mental state test；MMST ［MMST］ 1975年フォルスタイン Marshal & Susan Folstein らにより開発された11項目の質問からなる簡易知的機能テスト．記憶，見当識，計算，言語など口頭による課題に加え，動作・図形模写と行動性の課題が含まれるのが特徴．これにより幅広い知的機能の検査が可能．30点が満点で23点以下は認知症，せん妄，感情障害などの可能性が疑われる．なお，わが国では長谷川式認知症スケール(HDS-R)で評価されることが多い．[1000] ⇨参長谷川式認知症スケール→2372，ミニメンタルステート検査→2770

簡易聴力検査 simple audiometry 室内騒音が30 dB(デシベル)以下の防音室で行う聴力検査で，音叉を用いるかオージオメーター(聴力計)で気導聴力を測定する．[98] ⇨参音叉検査→419

癌遺伝子 oncogene⇨同発癌遺伝子→2377

姦淫(かんいん) fornication ［淫行］ 一般的には，男女間の同意に基づかない公序良俗に反する性交渉をいう．ただし，一定年齢以上の者が合意の上で行う性交渉は，それが婚姻外のものであっても刑法犯とはならず，民事上の請求ができるのみである．法的に姦淫が問題となる代表例は強姦罪で，「暴行又は脅迫を用いて(中略)女子を姦淫した者(後略)」(刑法第177条)と規定されている．強姦罪における姦淫(性的交渉では射精に至らなくともよく，未遂犯も罰せられる)は，女性の反抗を著しく困難にするほどの暴行・脅迫を加えるという違法な手段によってなされるものであるから，公序良俗に言及する必要はないと解される．母体保護法で規定されている人工妊娠中絶の適応要件の1つである第14条

1項2号の場合も,「暴行若しくは脅迫によって,又は抵抗もしくは拒絶することができない間に姦淫されて妊娠したもの」であるから,中絶の反倫理的な面に言及する必要はないとされる.18歳未満の児童との売買春は違法であり,13歳未満の児童との性交渉は,本人の同意があっても同様(法定強姦).法医学的には,生殖器官の損傷や精液の存在などによって,姦淫の事実を証明する.[920] ⇨参強姦(ごうかん)→983

眼咽頭遠位型ミオパチー oculo-pharyngo-distal myopathy;OPDM 1963(昭和38)年,里吉營二郎らが報告した筋疾患.常染色体優性遺伝で性差はなく,40歳以後に眼瞼下垂と四肢遠位筋の筋力低下で発症.そのあとに外眼筋麻痺,嚥下・発声障害,舌や四肢の筋萎縮がみられる.特に前脛骨筋に強い萎縮があり垂れ足となる.進行しても車いすの生活とはならず,比較的良性の経過をとる.筋生検では筋線維の大小不同,空胞変性,結合織の増生が外眼筋,舌筋,前脛骨筋に認められる.治療は対症療法.眼咽頭筋ジストロフィーとは類似疾患と考えられているが,まだ原因遺伝子は明らかではない.[1000] ⇨参眼咽頭筋ジストロフィー→566

眼咽頭筋ジストロフィー oculopharyngeal muscular dystrophy;OPMD [眼球咽頭型筋ジストロフィー] 40歳以降に眼瞼下垂と嚥下障害で発症し,緩徐に進行する常染色体優性の遺伝性筋疾患.進行すると顔面筋,頸筋,上肢近位筋の筋力低下もみられる.病理所見では筋原性変化を示し,筋線維の大小不同や縁どり空胞rimmed vacuoleがみられる.また電子顕微鏡像では特異な骨格筋筋鞘核内封入体を認める.原因遺伝子は第14染色体長腕に存在する*PABP2*(ポリA結合タンパク2)遺伝子の変異による.治療は対症療法.重症筋無力症や慢性進行性外眼筋麻痺との鑑別が必要である.なお類似疾患である眼咽頭遠位型ミオパチーでは,*PABP2*遺伝子の異常は認められない.[1000] ⇨参眼咽頭遠位型ミオパチー→566

癌ウイルス oncogenic virus⇨同腫瘍ウイルス→1407

癌ウイルス説 oncogenic virus theory 癌(悪性腫瘍)がウイルスによって発生するという説.発癌性物質が細胞を刺激するために発生するとする説とはまったく異なる仮説.現在でも培養細胞から癌細胞を誘導する癌ウイルスや,実験動物に腫瘍を発生させるウイルスが見つかっている.ヒトにおいては子宮頸癌でのヒトパピローマウイルス(HPV),鼻咽頭癌やバーキットリンパ腫でのEB(Epstein-Barr)ウイルスや成人T細胞白血病におけるHTLV-1(human T-cell leukemia virus type 1)などが知られている.[114] ⇨参腫瘍ウイルス→1407

肝エコーグラフィー liver ultrasonography [肝超音波検査] 肝外から入射した超音波の反射波を二次元処理して描出する断層画像で,CT,MRIと合わせて現在の肝画像診断の根幹をなす.無侵襲的かつ簡便に検査できるため広く普及し,生検や薬液注入などの穿刺操作にも不可欠であり,肝腫瘍切除区域決定のため術中開腹下にも用いられている.また,ドプラDoppler法による血流量測定や腫瘍内の血流動態の観察にも応用されている.[279]

肝壊死 hepatic necrosis [肝細胞壊死] 肝臓の主要構成細胞である肝細胞の壊死を意味し,諸種の感染,薬剤やアルコール,循環障害など種々の原因により生ずる.臨床上最も重要なのはウイルス感染で,ウイルスの直接的作用ではなく免疫学的機序によるが,十分には解明されていない.病理形態学的に壊死巣の大きさや範囲から巣状,帯状,広範壊死に区別される.臨床検査上は,血清アミノトランスフェラーゼ値に反映される.[279]

肝炎 hepatitis 肝に生じた炎症の総称.肝炎の程度によって症状はさまざまで,無症状のものから黄疸,肝腫大,食欲不振,腹部不快感,肝機能異常,白色便,濃色尿などの症状を呈するものまである.病態も軽くて短期間のものから,重症さらには致死例まで多様である.一部の肝炎では慢性肝炎や肝硬変,さらには肝癌に進展するものがある.原因としてウイルス,アルコール,薬物,毒物,自己免疫などがある.わが国では,感染症としてのウイルス性肝炎,特にC型肝炎が大部分を占める.[1413]

肝炎ウイルス関連腎症 hepatitis virus associated nephropathy ウイルス性肝炎に合併する腎症.現在広義には,7種類の肝炎ウイルスが知られているが,このうちA型肝炎では糸球体病変は起こらないが,急性腎不全を起こした例が報告されている.よく知られているのはB型・C型肝炎ウイルス腎症.B型肝炎ウイルス腎症ではHBs,HBe,HBcのいずれかの抗原が糸球体に沈着しており,主として膜性腎症を発症し,膜性増殖性糸球体腎炎も知られている.B型肝炎ウイルスが抗原として免疫複合体を形成して腎炎を発症すると考えられる.C型肝炎ウイルス腎症は膜性増殖性糸球体腎炎の報告が多く,一部に膜性腎症もみられる.クリオグロブリン血症,低補体血症,リウマトイド因子陽性などを認めることが多い.C型肝炎ウイルスが抗原として免疫複合体を形成して腎炎を発症するものと考えられている.[146]

肝炎ウイルス検査 hepatitis virus test 肝炎ウイルスとしてA型,B型,C型,D型,E型ウイルスの5種類が明らかにされており,肝炎患者に対して,どのウイルスの感染によって肝炎を発症したかを調べる検査のこと.A型肝炎ウイルス(HAV)の感染を調べる検査には,免疫グロブリンM(IgM)クラスの抗HAV抗体と,免疫グロブリンG(IgG)クラスの抗HAV抗体の検査法が用いられている.B型肝炎ウイルス(HBV)感染には,HBs抗原検査,HBs抗体検査,HBc抗体検査,HBe抗原検査,HBe抗体検査,HBV-DNA検査,HBVコア関連抗原検査が行われる.C型肝炎ウイルス(HCV)感染には,抗HCV抗体検査,HCVコア抗体検査,HCV-RNA検査,HCVコア抗原検査,HCVセロタイプ検査が利用されている.D型肝炎ウイルス(HDV)は常にHBVと一緒に感染し,検査には抗HDV抗体検査がある.D型肝炎は日本ではまれである.E型肝炎ウイルス(HEV)感染については,抗HEV抗体検査が行われる.日本ではまれに猪,豚,鹿などの生肉から経口感染する.[258]

含鉛ガラス lead glass X線防護の目的で使用される鉛を含有したガラス.X線防護用具の眼鏡,防護衝立や操作室ののぞき窓などに使用される.[264]

肝炎後性肝硬変 posthepatitic liver cirrhosis 肝硬変の古典的なガルGall分類(1960)における形態像の1つ.

多小葉性の偽小葉と幅の狭い間質をもった肝硬変で，慢性の炎症後に生ずるとしてこの名称がつけられた．ハバナ Havana 分類(1956)の門脈性 potal，長与(1914)と三宅(1960)の分類の乙型にほぼ相当．肝炎による肝硬変がすべてこの形態をとるとは限らないことから，現在，原因論も包含したこの名称はほとんど用いられていない．[279] ⇨参壊死後性肝硬変⇀356

含鉛ゴム lead rubber 含鉛塩化ビニルと同様に，X線防護の目的で使用される鉛を含有したゴム．X線防護用具のエプロン，手袋，被検者および検者の性腺防護，散乱線防護などに利用される．X線阻止力は，鉛板の厚さ何 mm に相当するかという鉛当量で表される．[264]

肝円索 round ligament of liver, ligamentum teres hepatis ［臍静脈索］ 胎生期循環の遺残物の1つ．胎生期の臍静脈が出生後の血行停止のため萎縮し，かたい結合織となった索状物を肝円索(臍静脈索)という．臍輪から肝鎌状間膜の下縁を走り，肝臓下面の静脈管索(静脈管の遺残物)に至る．[829] ⇨参肝臓⇀638

陥凹 impression, indentation 器官や組織の表面にみられるくぼみ，陥入部．[543]

肝横隔膜間結腸嵌入(かんにゅう)**症** hepatodiaphragmatic interposition of the colon⇨同キライジチ症候群⇀786

陥凹型早期胃癌 depressed-type early gastric cancer⇨同悪性潰瘍⇀139

陥凹胸 depressed chest⇨同漏斗胸⇀2995

陥凹形成⇨同ピッティング⇀2459

陥凹骨折 depressed fracture ［陥没骨折］ 頭蓋骨折の1つ．陥没した骨が直下脳組織を圧迫したり，とがった骨片が硬膜を破って直下脳組織に突き刺さり，脳挫傷・急性硬膜下血腫などを起こすことがある．通常，1 cm 以上の陥没がある場合には，緊急手術の適応となる．[791]

陥凹浮腫 pitting edema ［圧痕浮腫］ 皮膚を指で数秒押したあとに，くぼんで圧痕が残る浮腫．脛骨前面を圧迫するとわかりやすい．間質に水分が貯留したために起こる．陥凹浮腫を認める代表的疾患として心不全，肝硬変，急性腎不全，ネフローゼ症候群がある．[193.1008]

感音機構 auditory sensory mechanism 内耳，蝸牛神経，中枢聴覚伝導路を伝わって音を知覚する機構．障害によって気導聴力レベル，骨導聴力レベルともに同程度の上昇がみられる．[1230] ⇨参伝音機構⇀2074

感音難聴 sensorineural hearing loss 内耳から皮質聴覚野までの部位の障害による難聴．病変部位によって，内耳らせん器の障害により生ずる内耳性(迷路性)難聴と，それより中枢部の障害による後迷路性難聴に分けられる．後迷路性難聴は，聴神経の障害による末梢神経性難聴と，脳幹・皮質の障害による中枢神経性難聴とに分類され，中枢神経性難聴はさらに脳幹性難聴と皮質性難聴に分類される．感音難聴が起こる疾病・原因には，内耳炎，メニエール Ménière 病，突発性難聴，老人性難聴，聴神経腫瘍，先天性疾患，薬物中毒などがある．聴力図上では，骨導と気導がともに同程度障害される．[451] ⇨参伝音難聴⇀2074，難聴⇀2201

癌化 canceration ［癌発生］ 正常細胞もしくは良性腫瘍細胞が癌細胞に変わること．例えば「大腸において腺腫(良性腫瘍)が癌化して腺癌(悪性腫瘍)になった」という形で使用する．癌細胞は正常細胞から多段階の遺伝子異常によりできるが，どの遺伝子異常が癌化に関与するかは不明．そのため癌化は組織学的に細胞異型，周囲への浸潤，壊死の出現，出血などで総合的に判断される．最も確実な癌化の指標は転移である．[470]

●感音難聴の聴力図

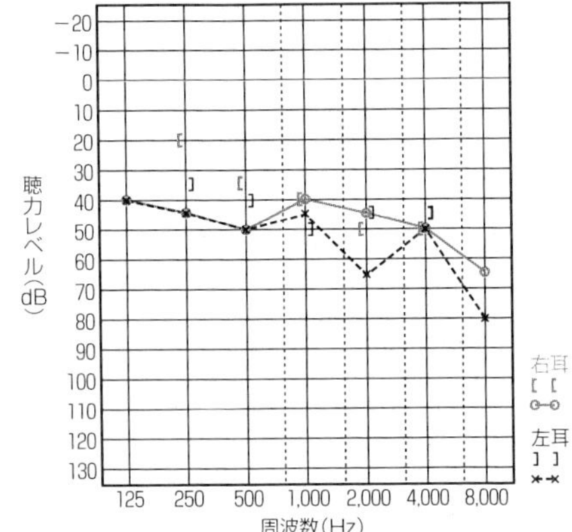

眼窩 orbit, eye socket 頭蓋骨に存在する左右一対の円錐形の骨性空洞で，頭蓋を形成する7つの骨の部分からなる．眼球とそれに付随する外眼筋，神経，血管，脂肪組織などを収容する．前面は大きな眼窩口として外界に開く．後端は視神経管として頭蓋腔に通じ，視神経や眼動脈が通る．眼窩内壁は正中線に平行するが，外壁は広く外側へ向かう．上壁は前頭骨眼窩板と蝶形骨小翼で形成される．眼窩板の前内側(鼻側)にある滑車窩の上面には軟骨性の滑車が形成され，上斜筋の腱が通る．前外側の涙腺窩には涙腺が位置する．上壁と外壁との間の上眼窩裂は，動眼神経，滑車神経，三叉神経の第1枝(眼神経)，外転神経などが通過する．外側壁と下壁の間には下眼窩裂があり，側頭下窩と翼口蓋窩に通じる．ここを眼窩下動・静脈，三叉神経第2枝(上顎神経)の枝の頬骨神経，眼窩下神経などが通る．[154] ⇨参眼窩の血管・神経⇀567

眼窩の血管・神経 blood vessels and nerves in orbit 眼窩内には，眼球やその付属器に分布する動脈，静脈および神経が存在する．主な動脈には眼動脈，網膜中心動脈，前・後毛様体動脈，長毛様体動脈，眼窩上・下動脈，滑車上動脈，涙腺動脈，前・後篩骨動脈などがある．主な静脈には上・下眼静脈，網膜中心静脈，眼窩上・下静脈，滑車上静脈，涙腺静脈，篩骨静脈などがある．眼窩内の主な神経には視神経，動眼神経，滑車神経，外転神経，三叉神経の第1枝である眼神経とその枝(涙腺神経，前頭神経，眼窩上神経，滑車上神経，鼻毛様体神経，長毛様体神経，前篩骨神経，後篩骨神経，滑車下神経など)，動眼神経からの副交感性節前線維を受ける毛様体神経節，毛様体神経節から起こる副交感性節後線維である短毛様体神経などがある．[154]

寛解 remission ［緩解］ 病気の経過のなかで，症状や徴候が軽快または消失すること．例えば急性白血病の治療後に白血病細胞が十分に減少して，造血細胞が正常血球数を維持するまでに回復するようなこと．このとき幼若細胞(芽球を指す)が骨髄有核細胞の5% 以下であれば完全寛解(complete remission；CR)とみなす．寛解はこの完全寛解と部分寛解に分類される．[148] ⇨参寛解導入療法→568，完全寛解→630，部分寛解→2567

緩解⇨同寛解→567

肝外肝静脈閉塞 hepatic vein obstruction ［キアリ病］ 肝静脈本幹(肝外肝静脈)の閉塞をいう．右肝静脈は直接，中肝静脈と左肝静脈は合流したのちに下大静脈に連なる．解剖学的に，これらの肝静脈本幹が肝外を走行する距離はきわめて低い．肝部下大静脈〔膜様〕閉塞症と合わせてバッド・キアリ Budd-Chiari 症候群ともいう．[279] ⇨参門脈圧亢進症→2833

肝外傷 injury of liver ［肝損傷］ 交通事故などにより上腹部，右季肋部，右腹部，右腰部に強い外力が加えられた場合や，墜落などにより介達外力が作用した場合に生じる，鈍的損傷が大部分だが，まれに鋭的損傷もみられる．腹部外傷の中でも重症度，頻度ともに高い損傷．肝臓は容積も大きく，血流量も心拍出量の約30% を占め，下大静脈を包むように位置しているため出血しやすく，手術によっても止血しにくい．肝静脈や下大静脈の損傷を伴う肝外傷は最新医療を行う医療施設でも治療は困難で，しばしば致死的である．最新の治療戦略はダメージコントロールサージャリーで，一時止血して救命蘇生を試み，根治的治療にもちこんでいる．さらに肝臓には胆汁排出器官である胆嚢胆管の存在があり，受傷時に同部が損傷されれば胆汁漏出による胆汁性腹膜炎を起こす．日本外傷学会による肝損傷分類が診療の基準となっている．[1582] ⇨参肝破裂→650

管外増殖性糸球体腎炎 extracapillary proliferative glomerulonephritis ［半月体形成性腎炎］ 糸球体毛細血管係蹄内に細胞増殖はなく，係蹄外に増殖性病変(半月体)を呈する糸球体腎炎．係蹄内にも細胞増殖を伴うものは，管内管外型 endo-and extracapillary と表現する．臨床的には急速進行性の経過をとり予後不良の代表的な腎炎である．したがって迅速な診断ののちに副腎皮質ホルモン剤，免疫抑制薬，抗凝固薬などの投与や血漿交換療法などの治療を開始する必要がある．[1610]

肝外胆管閉塞 extrahepatic bile duct obstruction⇨同閉塞性黄疸→2619

肝外胆汁うっ(鬱)滞 extrahepatic cholestasis 左右肝管から総胆管末端までの肝外胆道に通過障害を生じ，胆汁のうっ滞をきたした状態で，閉塞性と拡張性に区別される．日常遭遇する肝外胆汁うっ滞の大部分は前者に属し，原因は総胆管結石，膵頭部癌，胆管癌などの機械的閉塞．後者は先天性胆道拡張症に代表され，機能的閉塞機転によるまれな病態．[279] ⇨参胆汁うっ(鬱)滞→1938，閉塞性黄疸→2619

寛解《統合失調症の》 remission in schizophrenia 統合失調症の病的体験が一時治まること．症状がすべて消失すると完全寛解，多少は残ったり出没したりすると不完全寛解という．完全寛解は20% 程度とみなされる．復職したり家庭生活が可能になると社会寛解と呼ぶ．統合失調症では再発しやすいので治癒という言葉はあまり使わない．[1205]

寛解導入療法 remission induction therapy 悪性腫瘍の治療段階の1つ．治療段階は，寛解導入療法，地固め療法および強化・維持療法からなる．寛解とは，治療により悪性腫瘍が臨床上消失した状態で，治癒ではない．この寛解に持ち込むための治療が寛解導入療法で，主に抗癌剤による化学療法が用いられる．急性白血病の場合，診断時には約10^{12}個，約1-2 kg の白血病細胞が体内に存在するが，この白血病細胞数を約10^{8}個以下に減少させると，臨床上健常者と区別がつかなくなり，完全寛解とされる．完全寛解後，さらなる腫瘍量の減少を目指して地固め療法が，次いで腫瘍の再増殖を防ぐために維持療法が行われる．[1464] ⇨参地固め療法→1232，維持療法→242

肝外門脈閉塞 extrahepatic portal vein obstruction；EHO ［肝前性門脈圧亢進症］ 門脈圧亢進症は原因となる閉塞ないし狭窄の部位により肝前性，肝内性，肝後性に分類され，肝前性を肝外門脈閉塞とも称し，原因には，腫瘍などによる圧迫，肝細胞癌の門脈内浸潤による閉塞，先天性門脈奇形などがある．門脈造影で門脈本管を認めず，求肝性副血行路が生じていれば肝門部に海綿状血管腫様変化がみられる．肝内性の門脈圧亢進症は類洞前，類洞後に分けられ，前者を肝内門脈閉塞という．[279] ⇨参肝外肝静脈閉塞→568

眼窩炎性偽腫瘍 orbital inflammatory pseudotumor ［眼窩偽腫瘍］ 眼窩内の非特異的炎症によって腫瘍性病変を生じる疾患で，再発しやすく原因は不明．眼球突出，眼瞼腫脹，眼球運動障害に伴う複視など，眼窩腫瘍と類似の症状をきたす．痛みを伴うこともあるが，ないことも多い．炎症反応はないか，あっても軽度．ウェゲナー Wegener 肉芽腫や悪性リンパ腫などの眼窩腫瘍や眼窩蜂巣炎との鑑別が重要．鑑別には血液検査のほか，CT や MRI など画像診断，病理組織診断などを行う．CT，MRI では，眼窩内腫瘤，眼瞼や涙腺，外眼筋の腫大，強膜肥厚などがみられる．治療には副腎皮質ステロイド剤の全身投与が必要．[651]

眼窩外耳孔線 orbitomeatal〔basal〕line⇨同外眼〔裂〕角外耳孔線→428

眼科学 ophthalmology 眼球および視神経，眼球付属器の疾患と視機能の異常を取り扱う．その生理と病理および合併症を研究・診療する学問領域である．眼科の診療は眼科医，看護師，視能訓練士など多くの職種がかかわる．[1465]

眼窩隔離症 orbital hypertelorism 何らかの原因により眼窩が離れて生じる先天異常．内眼角間距離が延長する．両眼窩間の骨性部分が広がっているものをいい，内眼角贅皮症などは含まれない．原因としては顔面裂，脳髄膜瘤などがある．クルーゾン Crouzon 症候群やアペール Apert 症候群などでも軽度の隔離がみられる．治療は眼窩骨切り術を行う．[1246] ⇨参アペール・クルーゾン症候群→172

癌化学療法

cancer chemotherapy，antitumor chemotherapy ［抗癌剤療法，制癌剤療法］ 癌の治療は手術療法，放射線療法，化学療法の3つを中心に行われる．前2者が局所的な治療法であるのに対し，化学療法は全身的な治療法で，癌が全身へ転移するという特徴をもつため重要な役割を担っている．化学療法とは，癌腫に対し抗癌剤を使い治癒を目指す治療法だが，癌細胞のみに選択的に作用し，その分裂や増殖を阻害するような理想的

●眼窩隔離症

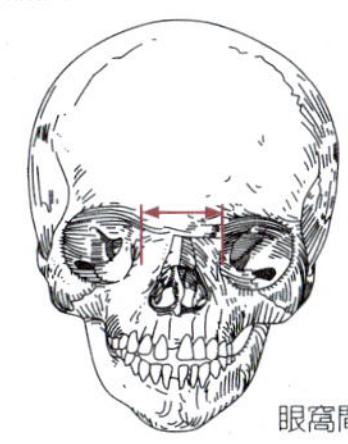

眼窩間(矢印)の延長を認める

なものは存在せず，正常な細胞にまで作用し毒性を示す場合がほとんどである．したがって，作用機序が異なり，副作用の重複が少ない抗癌剤を2種類以上組み合わせて行う多剤併用化学療法が主流となっている．悪性腫瘍における化学療法では以下のような分類も試みられている．まず治癒が期待できるものとしては急性白血病，悪性リンパ腫，絨毛上皮癌，精巣腫瘍があり，抗癌剤の絶対適応とされている．延命が期待できるものとしては乳癌，卵巣癌，多発性骨髄腫，小細胞肺癌，慢性骨髄性白血病がある．症状の緩和が期待できるものとしては非小細胞肺癌，前立腺癌，膀胱癌，食道癌，胃癌，大腸癌，子宮頸癌があげられ，これらは抗癌剤による化学療法では治癒を見込めないため，外科手術や放射線治療などを併用する集学的治療が行われている．また現段階で治療効果が限られているものとしては脳腫瘍，悪性黒色腫，腎臓癌，膵〔臓〕癌，肝癌，甲状腺癌があげられ，これらに対しては化学療法はまだ臨床試験の段階である．[541]

癌化学療法を受ける人への看護ケア

【看護実践への応用】化学療法は癌の種類や進行度によって，治癒，延命，症状緩和やQOLの改善などを目的に行う薬物療法である．治療前には，これまでの治療経過や化学療法に対する理解を促すため患者，家族と話し合い，一緒に取り組む看護師の存在を示す．治療の目的，適応，治療計画の全体像，レジメン，薬剤の投与方法を十分に理解し，医師や薬剤師と情報を共有する．使用薬剤の毒性，器材選択に影響する特徴，安定性などから副作用を予測して対応を準備し，投与上の留意点を確認する．治療の適応を確認し安全な投与量での治療を支えるために，各種検査データや患者の全身状態について情報収集しアセスメントする．過去の治療時の情報は，化学療法を繰り返す中で有効な副作用対策や患者のセルフケアを強化するのに役立つ．投与時には血管を十分にアセスメントして確実な血管確保と固定を行い，血管外漏出予防と投与経路の感染予防策に留意する．抗癌剤は発癌性，催奇形性，変異原性を有するため取り扱う医療者や患者，家族の曝露対策を行う．予測される副作用(過敏症，血管外漏出，悪心・嘔吐，骨髄抑制，口内炎，脱毛，神経障害など)の機序を理解し，予防策と発生時の対応策を検討する．患者に注意が必要な症状や徴候，医療者への報告事項を伝え，セルフケアのための知識，実施可能な対処方法，継続的なサポートを患者に提供する．長期経過後は晩期障害や二次癌の問題も生じるため患者・家族個々に応じたセルフケア支援を継続する．

【ケアのポイント】患者一人ひとりに応じた，治療を乗りこえるための個別の支援が必要である．治療選択や追加，延長，中止の際には患者・家族がその意思決定過程に参加し納得できるように支える．適切な支持療法の実施や治療環境の調整は治療に伴う苦痛や不安を和らげ，闘病意欲の維持につながる．患者・家族の副作用症状に対するセルフケア支援では，癌とともに生きることを支える姿勢でかかわる．[1491] ⇨参化学療法→470，癌化学療法→568

がん化学療法看護認定看護師 certified nurse in cancer chemotherapy nursing⇨参認定看護師→2273

眼窩下神経ブロック infraorbital nerve block 三叉神経枝第2枝の眼神経の末梢枝である眼窩下神経は，頬部，鼻翼，上口唇の知覚を支配する．その領域に限局した三叉神経痛や疼痛に適応がある．局所麻酔薬でブロックする場合は眼窩下孔周辺で薬液を浸潤させる．神経破壊薬を使用する場合は眼窩下孔にブロック針を刺入する．深く進め過ぎると眼窩内に針先や薬液が入るので注意．眼窩下孔は個人差が大きく，容易に確認できない場合もある．超音波ガイド下では目視可能である．[341]

眼窩偽腫瘍 orbital pseudotumor⇨同眼窩炎性偽腫瘍→568

感覚 esthesia，sensation，sense 生物が生体内外の情報を受け取る働きのこと．内外からの化学的・物理的刺激は感覚受容器によってとらえられ，生体電気信号に変換され，神経インパルスとして感覚神経により中枢神経に伝えられる．特殊感覚，体性感覚のように意識にのぼる感覚と，内臓感覚のように意識にのぼらないものとがある．[299]

感覚の種類 sensory modality ［感覚種］ 感覚器を刺激する環境エネルギーにはいろいろなタイプがあり，それらに対応する感覚の種類のこと．次の3つに大別できる．①特殊感覚：嗅覚，視覚，聴覚，平衡感覚，味覚，②体性感覚：触覚，圧覚，冷温覚，痛覚，運動感覚，位置感覚，深部痛覚，③内臓感覚：内臓痛覚，臓器感覚．[1230]

感覚の発達 sensory development ヒトの感覚機能は，新生児期から乳児期にかけて次のような発達を示す．視覚：対光反射は出生時から認められるので視覚はあり，視力は0.04くらいと考えられる．生後間もなく黄斑部の発達が完了し，3か月頃から急速に発達して3-6か月には色彩に対する選好が生じ，7か月には両眼視機能が確立．聴覚：生後すぐに大きな音に反応するが，胎児期に子宮内で感じたと思われる母体の心音を聞かせると泣きやむことは広く知られている．1-2か月で，声をかけると運動が停止し，泣きやみ，2-3か月で，話しかけるとそれに反応して喃語を発する．4か月頃には音のほうへ頭を転ずる．さらに6か月には音に興味を示し，9か月頃から言葉に対応し，次第に言語を習得するようになる．味覚：新生児期にも備わっている．3-5か月頃に味覚の域値が下がり，幅広くいろいろな味を受け入れるようになる．その後発達を重ねる．嗅覚：新生児の嗅覚については不明であるが，乳児期から次第に備わっていくものと考えられる．乳汁に対する嗅覚は早くから発達していることが証明されている．皮膚感覚：温冷触痛覚は新生児期から認められており，7-9か月以降に閾値が上昇する．[1631]

眼角 canthus 上下の眼瞼が端で交わる部分をいい，鼻側を内眼角，耳側を外眼角と呼ぶ．[566] ⇨参外眼角→

428

感覚遊び sensory play 子どもの遊びを心的機能によって分類すると，感覚遊び，運動遊び，模倣遊び，受容遊び，構成遊びの5つに分けられる(ビューラー Charlotte Bühler，山下俊郎ら)．このうち感覚遊びは感覚器を使う遊びのことで，ガラガラの音を聞いて喜ぶなどがこれにあたる．乳児期に最も多くみられるが，その後は他の遊び方が多くなってくる．[1631]

感覚異常⇨同パレステジア→2403

感覚異常性大腿痛 meralgia paresthetica 大腿外側部の知覚をつかさどる大腿外側皮神経が骨盤出口で，上前腸骨棘，鼠径靱帯などで構成されるトンネルにより絞扼される神経障害．疼痛，知覚障害を訴える．股関節伸展位で症状は悪化し，屈曲位で軽減．治療は，安静や神経ブロックを試みるが，保存療法に抗する場合は神経の除圧術を行う．[990]

感覚温度 effective temperature；ET⇨同実効温度→1312

眼角開離症 telecanthus⇨同両眼隔離症→2940

眼〔角〕隔離症 ocular hypertelorism⇨同両眼隔離症→2940

感覚器 sense(sensory) organ ［知覚器］ 外界の物理的および化学的変化(刺激)を受容し，神経の活動電位であるインパルスの信号に変換する器官．またこれらに関与する付属組織を含んでいう．ヒトでは外皮(皮膚)，視覚器(眼)，平衡聴覚器(耳)，味覚器(舌)，嗅覚器(鼻)の5種類があり，いわゆる五感を受けもつ．各感覚器において生じた感覚情報は，求心性の末梢神経を通じて中枢神経系に運ばれる．[154] ⇨参感覚器系→570

感覚器系 sensory organ system 身体を各器官系(骨格系，筋系，消化器系，呼吸器系，泌尿器系，生殖器系，内分泌系，脈管系，神経系，感覚器系)に分けた場合の1つ．外皮(皮膚)，視覚器(眼)，平衡聴覚器(耳)，味覚器(舌)，嗅覚器(鼻)の総称である．[154] ⇨参感覚器→570

桿(かん)核球⇨同桿(かん)状核球→610

感覚計⇨同知覚計→1967

感覚錯誤 sensory illusion⇨同妄覚→2815

感覚失語〔群〕 sensory aphasia ［受容失語，後方型失語］ 失語の分類は運動失語と感覚失語，非流暢性失語と流暢性失語，病巣部位より前方型失語と後方型失語と2分法を基盤にする分類がみられる．感覚失語群は後方の病巣で流暢な自発話がある失語型で，ウェルニッケ Wernicke 失語，伝導失語，超皮質性感覚失語，健忘失語がある．ウェルニッケ失語は自発語は流暢であるが，錯語が多く文意が不明瞭で，急性期はジャーゴン失語を呈することがある．復唱も強く障害され，口頭言語の理解障害が主要症状である．伝導失語は原則的に流暢型に属していて，音節性の錯語が目立ち，最大の特徴は復唱障害で，自発語や理解障害に比し極端に悪い．超皮質性感覚失語は基本的特徴はウェルニッケ失語と類似するが，復唱が保たれていることで区別できる．健忘失語は喚語が著明に障害されている．[624] ⇨参ブローカ失語→2593，流暢(りゅうちょう)性失語→2938

間隔尺度 interval scale ［距離尺度，区間尺度］ 心理学で用いられる測定尺度の1つ．任意の原点と単位をもち，一定間隔に目盛られた尺度のことで，距離尺度ともいわれる．摂氏や華氏の温度，標準学力テストの得点などがこれにあたる．間隔尺度は順位尺度のもつ性質をすべて備えており，数学的操作性は順位尺度で可能なものはすべて可能．さらに加算性を備えていることから，変異係数を除く，ほとんどすべての数学的操作を行うことが可能．[980] ⇨参尺度→1353

感覚遮断⇨同知覚遮断→1967

感覚種⇨同感覚の種類→569

感覚受容器 sensory receptor 皮膚にある求心性感覚神経の末梢端のことで，自由神経終末と被包性終末がある．前者は神経線維が枝分かれして終末ボタンを形成し，温痛覚，触覚に関与する．後者は神経終末が結合組織により被包化されたもので，主に触覚に関与する．形態によりメルケル Merkel 円板，マイスナー Meissner 小体，クラウゼ Krause 小体，ルフィニ Ruffini 小体，ファーター・パチニ Vater-Pacini 小体などの終末神経小体がある．[1000]

感覚障害のある人の看護ケア

【看護への実践応用】 国際生活機能分類(ICF)による感覚障害では，感覚の機能，すなわち視覚，聴覚，味覚，そして痛みの感覚を扱う．看護ケアでは多くの場合，視覚障害，聴覚障害のある人を対象とする．出生時の損傷に代表される先天性障害と，疾患，事故，加齢が原因となり人生の途上で起こる中途失明や中途失聴がある．先天性障害に対しては，治療による感覚機能の改善とともに児の能力や可能性を最大限に伸ばし，自立し，社会参加するために，生活訓練，職業訓練を含む特別な教育支援が行われる．また，糖尿病による視覚障害などの中途障害者では，内部障害や他の障害を合併していることも多い．このような場合，障害だけでなく，障害の原因となった疾患や，身体障害，内部障害にも注目して生活の再構築と調整を行う．

【ケアのポイント】 感覚器である視覚と聴覚が障害されると，情報入手が困難になり，自己と環境との関係性理解に支障をきたす．感覚機能障害の程度について把握するとともに，危険を察知できないことによる事故の危険，オリエンテーション不良による不安，それらによる日常生活場面での不便，社会活動・参加に制約が生じていないかを把握する．また，対人関係の歪みやコミュニケーション障害の有無，人間関係がうまく築けないことによる自尊心の低下などにも注目して，患者が抱えている不安や困難を理解する．中途障害では，移動をはじめとする生活の仕方や健康管理の方法を再学習する必要がある．そのため，学習への動機づけ，学習支援および安全管理と同時に，将来的に起こりうる問題に対処できるようにセルフケア能力を高めるための支援を行う．また，補装具などの福祉サービスの利用や職業訓練，更生医療給付，年金などにかかわる情報入手について説明する．[120] ⇨参視覚障害→1229，聴覚障害→2004

感覚消去 sensory extinction 身体の両側に同時に類似の刺激を加えた場合，病巣と対側の感覚が感知できないことをいう．一側ずつの刺激では認知可能で，同時に刺激したときにのみ認められる．表在覚や深部覚以外に視覚，聴覚などでも同様の現象がみられる．[1000]

感覚上皮⇨参上皮組織の名称と機能→1456

感覚神経 sensory nerve ［知覚神経，求心性神経］ 感覚は単一または異なった適当刺激によって生まれるが，その刺激を伝える神経のこと．感覚器によって刺激が

受容され，発生した神経インパルスを求心性に中枢神経へ伝える求心性神経である．[1230] ⇨参適当刺激⇀2061

感覚神経伝導速度 sensory nerve conduction velocity；SNCV，sensory conduction velocity；SCV 末梢神経を求心性に活動電位が伝導する速度．神経の伝導速度は，無髄神経線維では直径の平方根に比例するが，有髄線維では跳躍伝導によるためランビエ Ranvier 絞輪間の距離も影響する．脊椎動物の神経線維は髄鞘の厚い線維(A)，薄い線維(B)，無髄の線維(C)に大別され，A線維はさらに，①伝導速度 70-120 m/秒(運動神経)，②伝導速度 30-70 m/秒(感覚神経)，③伝導速度 15-30 m/秒，④ 12-30 m/秒(感覚神経)に分類される．[1230] ⇨参神経伝導速度⇀1531

感覚神経誘発電位⇨同知覚神経誘発電位⇀1967

感覚性言語中枢⇨参言語中枢⇀948

感覚性言語野 sensory speech area ［**聴覚性言語野，ウェルニッケ野(領域)**］ ブローカ Pierre P. Broca が運動性言語野を指摘したのち，中心溝より後方部の病変により，問いかけたことが理解できず，無意味な返事をする失語症が起こることが数多く見いだされた．ウェルニッケ Karl Wernicke はこのような障害を起こす部位を感覚性言語野と提唱した(1874)．しかし，その部位は報告者によりかなり異なる．左上側頭回後部の限局的病変では一過性に失語症が起こるのみで，持続的な失語症にはさらに広い領域の下頭頂小葉を含めた縁上回，角回，あるいは中側頭回も含めた領域を感覚性言語野とする見方がある．また，左上側頭回後部(ブロードマン Brodmann の 22 野の後方部)は単語の意味判断課題，動詞想起課題に対し強く賦活化を示すことがPET 画像の研究から明らかになり，感覚性言語野とする見方がある．この領域は弓状束によりブロードマンの運動性言語野と連絡している．[1043] ⇨参運動性言語野⇀338，皮質性失語症⇀2441

感覚性失語症 sensory aphasia 脳出血や脳梗塞などによる脳(左脳の後部言語野)の器質的な障害の病変で起こる．ウェルニッケ Wernicke 失語症ともいい，流暢性失語であり，言葉を理解することの障害が著しい．運動性失語(ブローカ Broca 失語)と同様に，症状の軽重は人それぞれであるが，重度の場合，相手の言っていることをまったく理解することができず，内容的に意味のあることを話すことも不可能である．発語面でも自己の発話のコントロールが不良のため，字性錯語，語性錯語が多く，ときにまったく訳のわからない言葉(ジャーゴン jargon)となる．病識は悪い．[683] ⇨参ウェルニッケ失語症⇀319

感覚性中継核 sensory relay nucleus 嗅覚以外の感覚性求心線維を中継し，感覚領皮質に投射する視床各群のこと．後外側腹側核，後内側腹側核，下後腹側核，外側膝状体，内側膝状体がこれにあたる．[1230]

感覚性てんかん発作 sensory epileptic seizure⇨同感覚性発作⇀571

感覚性発作 sensory seizure ［**感覚性てんかん発作**］ 諸種の感覚症状を主体とするてんかん発作をいう．感覚症状が一般体性感覚の場合は身体感覚発作といい，視覚・聴覚・嗅覚などの特殊感覚の症状の際はそれぞれ，視覚発作，聴覚発作，嗅覚発作などと呼ぶ．これらの発作症状はてんかん原性変化(焦点)の局在がどこにあるかによって決まり，大脳の後中心回にあれば身体感覚発作が，後頭葉にあれば視覚発作の症状が出るといったように，焦点の存在する局所の脳機能が賦活化されてその部位に特有な症状が起こる．ときに，その部の機能の脱落が起こり，後頭領の発作で目が見えなくなる，暗くなる，といった症状を自覚することもある．発作を引き起こす同期性の電気活動がその局所にとどまらずに，脳の隣接部位に伝播すると，ジャクソン Jackson 型感覚発作となったり，二次性全般化が起こり，全身性の痙攣にまで進展する．[1529] ⇨参体性感覚発作⇀1880

感覚性融像 sensory fusion 左右の網膜に映った少し異なる像を1つのものとして知覚する機能．感覚性融像に対し，単一の像と認知するために，両眼の視線を対象物に向ける輻湊や開散運動をすることを運動性融像または融像運動という．[1601] ⇨参融像⇀2853

感覚性誘発電位(反応)⇨同知覚神経誘発電位⇀1967

眼角切開術 canthotomy 主に手術時に瞼裂幅が狭く術野をうまく出せない場合に外眼角に切開を加えること．これにより大きく開瞼し手術操作がしやすくなる．[257]

感覚騒音レベル⇨同知覚騒音レベル⇀1968

感覚奪取⇨同知覚遮断⇀1967

感覚中枢⇨同感覚野⇀572

感覚統合アプローチ sensory integrative approach アメリカの作業療法士エアーズ Anna J. Ayres が 1972 年に学習障害児のための訓練プログラムとして体系化したアプローチであり，現在は障害児教育の分野でも盛んに行われている．感覚には味覚，嗅覚，視覚，聴覚，触覚，前庭覚(動きの感覚)，固有受容覚(身体の位置の感覚)がある．一般的に，これらの感覚統合は普通の活動の中で発達するものであるが，感覚統合がうまくいかないと学習，成長，発達などにいろいろと問題が出る．そこで，治療ではさまざまな身体の動きを通して，感覚刺激に対して適切に対応する力を養う活動を行う．このプログラムは本人の主体的な動きや遊び心を重視し，遊びを通して，快適な感覚を刺激しながら脳の働きを活性化するようにもっていくものであり，多くの感覚が働くように工夫されている．[1573]

感覚投射 projection of sensation 感覚器で受容された感覚(知覚)刺激が，神経伝導路を経て，対応する脳内特定領域の第一次中枢へ投射され，刺激の発生部位に感覚を生じること．例えば，体性感覚は頭頂葉中心後回の体性感覚野(ブロードマン Brodmann の脳地図の 3 野，1 野，2 野)へ投射している．[1230]

眼角動脈 angular artery 鼻背，鼻翼の皮膚，筋肉に枝を出し，眼動脈(内頸動脈由来)の枝である鼻背動脈と交通し，内頸動脈と外頸動脈の吻合枝となる顔面動脈の終枝．[439]

感覚網膜 sensory retina 網膜のうち，最外層である網膜色素上皮層を除いた内側の部分．その構成は，硝子体側から，内境界膜，神経線維層，神経節細胞層，内網状層，内顆粒層，外網状層，外顆粒層，外境界膜，視細胞層の 9 層からなる．感覚網膜は眼杯内板から分化し，外板から分化する網膜色素上皮とは発生学的に異なる．角膜や水晶体で屈折された光は，感覚網膜を通過して最外層の視細胞に到達する．視細胞で感知された光は電気信号に変換され，視細胞から双極細胞そして神経節細胞へと外層から内層に伝わる．網膜剥離は，感覚網膜と網膜色素上皮の間がはがれた状態である．[566]

感覚野 sensory area，sensory sphere ［**感覚中枢，感覚領**］ 感覚器からの刺激が脊髄後索路あるいは脊髄視床路を通って視床に行ったあと，大脳皮質に投射される領野．一次性および二次性感覚野に分けられ感覚中枢ともいう．[1230] ⇨参大脳皮質感覚野→1897

感覚遊走性ニューロパチー migrant sensory neuropathy 感覚神経のみに単神経障害が移動性，反復性に出現するまれな疾患．遺伝性はなく40-50歳に多く，感覚神経支配領域に一致した痛みで発症し，その後，同部位に感覚低下をきたす．運動障害は伴わない．病理所見では大径有髄線維の脱落を認める．病因については血管炎や伸展による外傷などの説があるが明らかではない．[1000]

感覚領⇨同感覚野→572

眼窩骨膜 periorbit 硬膜や視神経鞘とつながる結合織で，眼窩の骨膜．眼窩縁から眼窩隔膜に移行する．[566]

肝芽細胞腫 hepatoblastoma⇨同肝芽腫→572

肝芽腫 hepatoblastoma ［**肝芽細胞腫，胎児性肝癌，先天性肝癌**］ 新生児期から3歳頃までの小児にみられる肝悪性腫瘍．B型・C型肝炎ウイルスは陰性で，かつ肝硬変のない肝臓に発生．腫瘍細胞は胎生期の肝細胞に類似し，多くは類骨組織などの間葉性成分と混在する特徴をもつ．未熟な肝芽細胞が胎児早期の肝細胞に分化できずに発生すると考えられている．血清AFP（α胎児性タンパク）高値以外は特徴的な血液学的所見がない．腹部腫瘤など進行した状態で発見されることが多く，診断時すでに切除不能な場合が多い．進行例では，化学療法で腫瘍の縮小を図り完全切除を行う方法がとられる．切除例の5年生存率は50-55%，非切除例では1-1.5%である．転移は肺と骨に多い．[60]

眼窩上神経ブロック supraorbital nerve block 三叉神経第1枝の眼神経は眼窩内で前頭神経となり，その末梢枝である眼窩上神経は内側枝と外側枝に分枝し，一部は眼窩上切痕を出て，前額部から頭頂部の知覚を支配する．その支配領域の疼痛および三叉神経痛に適応がある．前頭骨の眼窩上切痕近傍にブロック針を刺入し（基本的に眼窩上切痕には針は刺入しない），前頭骨に当たったところで薬液を注入する．[323]

眼窩先端〔部〕症候群 orbital apex syndrome ［**眼窩漏斗先端部症候群**］ 漏斗の形をした眼窩の先端部付近の病変により，脳神経のうち動眼神経（Ⅲ），滑車神経（Ⅳ），三叉神経（Ⅴ）第1枝，外転神経（Ⅵ）の障害（上眼窩裂症候群）に加え，視神経（Ⅱ）障害をきたしたもの．原因は，眼窩先端部の炎症や腫瘍，動脈瘤などによる．治療として副腎皮質ホルモン剤で効果のみられることがある．[1000] ⇨参上眼窩裂症候群→1428

癌家族症候群 cancer family syndrome ポリポーシスを介さずに大腸癌をきたす遺伝的大腸癌 hereditary nonpolyposis colorectal cancer（HNPCC）を起こす症候群のこと．家族内に大腸癌のみを認めるリンチ Lynch 症候群Ⅰと，大腸以外の他臓器にも腺癌を認めるリンチ症候群Ⅱに分類される．常染色体優性遺伝，50歳以下の若年発症，右側大腸癌の多発発生，組織的には粘液癌や低分化癌などの特徴を示す．全大腸癌の2%を占める．DNA修復時のミスマッチを修復する遺伝子 *MLH1*，*MSH2*，*MSH6*，*PMS2*，*PMS1* のうちのどれかの異常が原因であると考えられている．[1272] ⇨参遺伝性非ポリポーシス性大腸癌→264

眼窩底骨折 orbital floor fracture⇨同眼窩吹き抜け骨折→572

眼窩吹き抜け骨折 blowout fracture of orbit ［**眼窩底骨折，吹き抜け骨折**］ 殴打や眼部にボールが当たるなどの外傷が原因となり，眼窩内圧が急激に上昇することによって起こる眼窩壁の骨折．眼窩壁の薄い下方と内方の頻度が多い．眼窩脂肪組織や外眼筋などの眼窩周囲組織が骨折部に落ち込むことにより，眼球陥凹や眼球運動障害を起こして複視を訴える．眼球運動障害が高度な場合は，骨折部の整復術が必要になる．[1250]

眼窩蜂巣〔織〕炎 orbital cellulitis 感染によって眼窩内脂肪組織に化膿性浸潤を生じた急性化膿性炎症．眼痛，発赤，球結膜浮腫，眼球突出，眼瞼腫脹，眼球運動障害を生じる．重症例では，視力障害や頭痛，嘔気・嘔吐，進行すれば頭蓋内合併症や敗血症などをきたす．原因は，外傷に伴う感染や副鼻腔，歯牙疾患からの感染の波及によるもの，また遠隔部の化膿巣からの転移性，そして特発性のものがある．原因菌はブドウ球菌が多い．治療は，早期の広域性抗菌薬大量投与と原因疾患の治療を行う．[651]

肝鎌状間膜 falciform ligament⇨同鎌状靱帯→546

眼窩面 orbital surface 前頭葉の下面前方の領域で，前頭蓋窩の眼窩の上壁にのる部分．眼窩面の前頭葉皮質には内側縁に平行して嗅溝が走り，その溝に沿って嗅球と嗅索がうまっている．嗅溝の内側にはまっすぐに伸びた直回 gyrus rectus があり，外側には複数の眼窩回が位置する．[1044]

カンガルーケア kangaroo-care，kangaroo-Mother-care，skin to skin contact 乳児を母親の乳房の間に抱いて，裸の皮膚と皮膚を接触させながら保育する方法であり，もともとは乳児の保温，母乳保育を目的に考案された．エドガー=レイ Edgar Rey とヘクター=マルチネス Hecter Martinez の2人の小児科医がコロンビアのボゴタで極低出生体重児を対象に始めたのが最初．方法は，児を母親の乳房の間に立位で抱き，その上から衣服で覆い，母乳保育や母児間の連続的かつ長期間の皮膚接触を図る．近代設備のない発展途上国では，低出生体重児に対する医療は専門機関が少なく医療器具なども不十分であるため，児の保温，感染予防，呼吸循環系の安定，母乳保育の確立，そして早期の母子分離による養育遺棄を防ぐための方法として，効果をあげている．一方先進国では，出産の医療化によって失われたものを取り戻すため，取り入れられるようになってきている．低出生体重児では在胎32週以上であること，呼吸と体温が安定していることなどが一般的な実施基準となっている．実施前後には児の呼吸や体温の状態，実施中は母児に急変がないか注意を払い，安楽でリラックスできているかどうかなども観察する．最近は正期産児にも出生直後からカンガルーケアを実施する施設が増えている．[1352]

眼窩漏斗先端部症候群⇨同眼窩先端〔部〕症候群→572

汗管 sweat duct，sudoriferous duct ［**汗腺導管**］ 汗腺分泌部で産生された汗を体外に流出させる導管．エク

●カンガルーケア

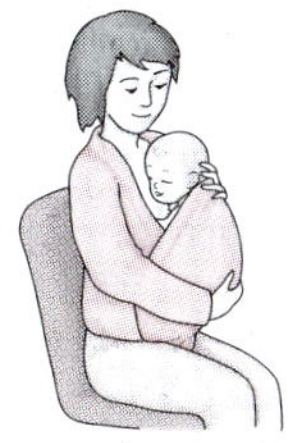

リン汗腺の汗管は表皮に開口し，アポクリン汗腺の汗管は毛包に開口している．エクリン汗腺の汗管は分泌部でつくられた汗から塩化ナトリウム（NaCl）を再吸収する．[652] ⇨参汗腺→629，汗孔→588

肝管　**hepatic duct**　肝臓からの胆汁の排出経路．肝臓の実質細胞で産生された胆汁は毛細胆管を伝わり小葉間胆管に流れ込み，次第に合流して最後に右肝管と左肝管に集められる．左右の肝管は肝門を出ると1本の総肝管となる．総肝管は小網の右側縁を下行し，途中で胆嚢からの胆嚢管を受けて総胆管となり，十二指腸に開口する（大十二指腸乳頭）．胆汁は1日当たり約500 mL産生される．このため，胆汁の多くは胆嚢に流入し濃縮されて，一時的にたくわえられ，迷走神経や消化管ホルモン（コレシストキニン）の刺激に応じて放出される．胆汁は排出路の位置により濃度が異なり，それぞれ肝臓胆汁（分泌直後の胆汁），胆嚢胆汁（胆嚢中の濃い胆汁），胆管胆汁（総胆管内の胆汁）という．（図参照⇒胆管→1931）[1044] ⇨参胆道（路）→1949

肝癌

liver cancer　［肝臓癌］

【概念・定義】肝に原発する上皮性の悪性腫瘍（癌）の総称であるが，他の臓器の悪性腫瘍の転移も含めて用いることもある（**転移性肝癌**）．肝原発の癌で最も多いのは**肝細胞癌** hepatocellular carcinoma（HCC：94.2%．日本肝癌研究会，2006）のため狭義にはこれを指すことが多い．次いで肝内胆管癌 intrahepatic-cholangiocellular-carcinoma（intrahepatic-CCC：4.1%），両者の混合型 mixed type（0.7%），嚢胞腺癌 cystoadenocarcinoma（0.1%），肝芽腫瘍 hepatoblastoma（0.07%），その他に線維性層板状肝細胞癌 fibrolamellar hepatocellular carcinoma（FL-HCC）がある．

【病理】肝細胞癌は肝細胞から発生する癌で，大部分は慢性肝障害，特に肝硬変を発生母地とする．慢性肝障害の原因として最も多いのはウイルス性肝炎で（HBs抗原陽性13%，HCV抗体陽性72%，両者陽性3.5%），アルコール多飲歴を有する例は20% と報告されている．肉眼的には膨張型，播種型，多発型に大別される．門脈や肝静脈への浸潤傾向が強く腫瘍塞栓を生じやすい．肝内胆管癌は肝内胆管から発生する癌で，線維成分が多いため白色調で硬い．肝硬変を伴わないが，混合型では伴う例も存在．嚢胞腺癌は嚢胞壁に乳頭状に発育する．肝芽腫瘍は4歳以下の小児に発生し，胎児の組織に類似する．FL-HCCは好酸性の腫瘍細胞塊の周囲に層状の線維化を認める．肝硬変はない．

【症状】肝細胞癌は肝硬変の経過中に，無症状である早期に発見されることが多い．進行癌でも癌固有の症状はほとんどない．肝内胆管癌は黄疸で発見されることが多い．

【診断】肝細胞癌は肝硬変が発生母地であるため，肝硬変患者にはAFP（α胎児性タンパク）やPIVKA-Ⅱなどの腫瘍マーカーと画像診断を用いたスクリーニングが重要．典型例では，超音波像は低エコー，CTは低密度，MRIはT_1強調像では低信号，T_2強調像では高信号として描出される．肝細胞癌は肝動脈から血液供給を受けているため選択的肝動脈造影で濃染像として描出できる．また，油性ヨード化ケシ油脂肪酸エチルエステル（リピオドール®）は腫瘍に永続的にとどまるため，注入後のCTは非常に有用．肝内胆管癌は黄疸の発現まで無症状のため，進行した状態で発見されることが多い．AFPは上昇せず，血管に乏しいため血管造影では濃染像として描出されず，逆に血管に囲まれるような像を示すこともある．肝生検が決め手となる．肝芽腫は年齢，AFP高値，原発性肝癌類似の血管造営像から診断は容易．FL-HCCはAFPは正常であるが，放射状，星芒状瘢痕像を示すCT像と特徴的な病理組織像で診断する．

【治療】外科的切除が最も根治的であるが，適応は腫瘍の数，大きさ，占拠部位に左右される．経皮的ラジオ波焼灼療術（RFA）は外科的切除と同程度の根治率を有する．このほかに体外からの穿刺による治療法には，経皮的エタノール注入療法（PEIT），経皮的酢酸注入療法（PAIT），マイクロウェーブ凝固療法（MCT）がある．経動脈的治療としては経カテーテル的肝動脈塞栓術（TAE）が外科的切除やRFAの不能例を対象に広く行われる．適応は腫瘍の血流が豊富であること，門脈本幹が開存していること，肝機能が一定程度保持されていることが条件．塞栓物質としてはリピオドール®やゼラチンスポンジが頻用され，これに抗癌剤〔ドキソルビシン塩酸塩（アドリアマイシン），エピルビシン塩酸塩〕を併用．進行例にはカテーテルを留置した持続的な抗癌剤投与，インターフェロンと抗癌剤の併用投与，放射線照射もなされる．

【予後】肝細胞癌の予後は腫瘍の進行度に左右されるが，根治例でも新たな発癌が年率約25% にみられるため，再発予防策も重要な課題となっている．その一法としてインターフェロン製剤やレチノイド（ビタミンA）投与が試みられている．[279] ⇨参肝悪性腫瘍→564，肝細胞癌→601

肝癌の看護ケア

【看護への実践応用】肝臓癌の主な治療方法は，肝切除術，経皮的局所療法（RFA，PEITなど），肝動脈塞栓療法である．①肝切除術の看護は，手術後の合併症（術後出血，胆汁漏，肝不全）を早期発見するため定期的なバイタルサイン測定と適切なドレーン管理が重要である．特に術後24-48時間は腹腔ドレーンからの出血に注意する．また胆汁漏に伴い腹腔内膿瘍や胆汁性腹膜炎を起こすことがあるため，発熱や急激な腹痛に注意する．肝不全の徴候として，肝機能低下，アンモニア血症，黄疸，腹水，肝性脳症があり，症状の観察と事故防止のための環境整備が必要である．②経皮的局所療法は開腹手術に比較し低侵襲であるのが特徴である．術中は安全で安楽な体位の保持と，患者の不安を軽減することが重要である．術後は床上安静に伴う苦痛の

か

除去，環境整備や食事と排泄の援助，穿刺部痛，発熱などの症状緩和が必要である．③肝動脈塞栓療法は侵襲が少なく適応範囲が広いのが特徴であるが，穿刺部位からの出血予防のため終日安静保持が必要となる．そのため同一体位による苦痛除去，日常生活援助が必要となる．また，嘔気，嘔吐，発熱などの症状に速やかに対応し緩和を図る．以上の治療が適応外となった進行した癌に対して行われる肝臓領域における全身化学療法で，進行を遅らせ症状の緩和を図ることが目的となる．そのため，医師からの説明内容と，患者と家族がどのように受け止めているかを把握することが重要となる．また，肝臓癌の進行に伴い，浮腫や門脈圧亢進症による腹壁静脈怒張，腹水やイレウスに伴う腹部全体の膨隆が生じるため，苦痛緩和のための援助が必要である．

【ケアのポイント】化学療法中の患者は治療や副作用に関する不安やストレスだけでなく，死に対する恐怖感や喪失感も抱えている．嘔気，食欲不振，便秘といった副作用や身体的苦痛緩和のための援助と同時に，患者と家族の精神的ケアが大切である．[345] ⇨参肝癌→573

がん看護専門看護師　certified nurse specialist in cancer nursing　1994(平成6)年に日本看護協会総会で承認され，翌年に専門看護婦(士)の名称で発足した資格認定制度で，精神看護とともに最初に分野が特定され，1996(同8)年より大学院修士課程での教育が開始された．2009(同21)年現在22大学院が看護系大学協議会の審査を受け，がん専門看護師教育課程の認定教育機関として教育を行っている．専門看護師の認定を受けるには，上記大学院修士課程修了後，通算5年(そのうち修士課程修了後6か月以上)がん看護の分野での実務経験を経たものが日本看護協会認定部が行う試験に合格することが必要である．資格取得後5年ごとに，臨床看護実践時間，研修実績，研究業績を示す書類を日本看護協会認定部に提出し，更新審査に合格することで資格が継続される．がん専門看護師教育課程は，すべての専門分野に共通する7単位の科目のほか，専攻分野共通科目(①がん看護に関する病態生理，②がん看護に関する理論，③がん看護に関する看護援助論)，専攻分野専門科目(①化学療法看護，②放射線療法看護，③幹細胞移植看護，④がんリハビリテーション看護，⑤疼痛看護，⑥緩和ケア，⑦ターミナルケア，⑧予防・早期発見)，および実習で構成されている．がん専門看護師は，1つの病棟での看護実践にとどまらず，施設全体のがん看護についてコンサルティング，患者をとりまく職種間のコーディネーション，教育，研究活動を任務とし，各専門家が一堂に集まり，1つの症例に対する治療法を包括的に議論する腫瘍会議(腫瘍ボード tumor board または cancer board)のメンバーを務めるなど，卓越した看護実践者として幅広い活動を行っている．[1513] ⇨参専門看護師→1796

汗管腫　syringoma　エクリン汗管の増殖による良性腫瘍で，思春期以降の女子の下眼瞼に好発．その他，頬部，腋窩，腹部，外陰部にもみられる．体幹多発型は若年者に多い．糖尿病との関連が指摘されることもある．径2mmまでの黄色小結節が多発し，生命予後は良好だが難治で，電気凝固術，皮膚剝削術，腫瘍切除術などが試みられる．体幹多発型ではトラニラスト内服が有効との報告もある．[510]

肝管十二指腸吻合術　hepaticoduodenostomy　下部胆管に限局した良性および悪性の狭窄例に対して，胆汁流路の再建を目的として行う胆汁内瘻術の一術式．胆嚢を摘出し，肝管(胆嚢管よりも肝側の胆管)と十二指腸上縁とを端側または側側吻合する．空腸を温存し，胆汁を十二指腸に流すため生理的に近い術式である．手術の侵襲は小さいが，吻合部狭窄，逆流性胆管炎などの合併症をきたすことがある．[1401]

宦官(かんがん)症　eunuchism　幼児期の精巣(睾丸)摘出，思春期または思春期経過中に精巣の間質結合組織間のアンドロゲン分泌機能障害により精巣機能が消失した男性．陰茎および全性器の発育不全を伴い，陰毛も不十分で外観は小児の陰部のようである．宦官は東洋諸国(中国，オスマン帝国，ムガール帝国など)で宮廷に仕えた去勢された男子をいう．[987] ⇨参類宦官(かんがん)症→2962

冠灌流圧　coronary perfusion pressure⇨同冠〔状〕動脈灌流圧→613

換気　ventilation　［空気置換，肺換気］　①室内空気の清浄を保持するために汚染空気を排出し，新鮮空気を供給すること．室内空気は在室者による炭酸ガス，温湿度，臭気，塵埃(じんあい)，微生物などの増加や，火気使用による酸素の減少と一酸化炭素や窒素酸化物などの増加がみられる．換気は自然的な供給・排出による自然換気(温度差による対流や風力など)と，機械的な給排による人工換気(動力を用いる)によって行われる．②肺換気と同義．呼吸運動により肺内に酸素を多く含んだ新鮮な空気を取り入れ，炭酸ガスが多く酸素の少ない空気を排出すること．[1360]

換気過剰⇨同過換気→471

換気/血流比　ventilation-perfusion ratio　［$\dot{V}_A/\dot{Q}$］　肺における肺胞換気量と肺毛細管の血流量の比のこと．$\dot{V}_A/\dot{Q}$で表され，肺全体では0.8程度が正常．基準値であっても肺の部位による差があり，姿勢の変化，重力の作用なども影響する．また心肺に疾患があると不均等になる．血流($\dot{Q}$)に障害があるとこの値は無限大(∞)となり(肺胞死腔，死腔様効果)，肺胞換気($\dot{V}_A$)が低下すると0に近づく(シャント様効果)．いずれもガス交換の効率を低下させ，血液ガスの酸素分圧と炭酸ガス分圧の変化をきたす原因になる．特に換気血流比の部位による不均等分布は低酸素血症をきたしやすい．臨床的には簡便な計測方法はない．[1213] ⇨参換気/血流〔比〕不均等→574

換気/血流〔比〕不均等　ventilation-perfusion〔ratio〕inequality，$\dot{V}_A/\dot{Q}$ inequality　［換気/血流不均等分布］　肺局所の換気/血流比($\dot{V}_A/\dot{Q}$)が変化した状態で，$\dot{V}_A/\dot{Q}$が高くなる場合と低くなる場合がある．前者は換気は保たれているが血流が欠損した場合，または換気に比べて血流障害が強い場合であり，肺塞栓症や大動脈症候群などで起こる．後者は血流はあるが換気のない場合であり，気管支喘息の発作時などでみられる．診断には肺血流シンチグラフィー(血流分布)と肺換気シンチグラフィー(肺換気分布)の比較が有用．[737]

換気/血流不均等分布　ventilation/perfusion mismatch⇨同換気/血流〔比〕不均等→574

冠危険因子　coronary risk factor　［冠疾患危険因子］

●換気/血流〔比〕不均等

肺塞栓症の肺血流シンチグラフィー後面像(左側)とキセノン133(^{133}Xe)肺換気シンチグラフィー後面像(右側)

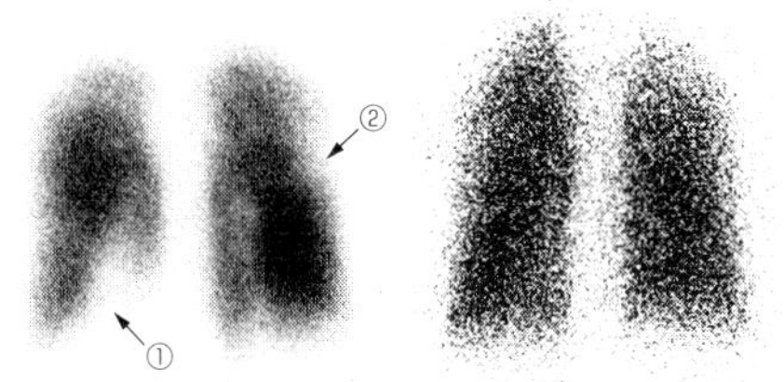

肺血流シンチグラフィーでは左下肺野内側部(矢印①)と右中肺野外側部(矢印②)に血流欠損がみられるが，肺換気シンチグラフィーでは異常はなく，換気/血流〔比〕不均等になっている．

冠状動脈硬化症に起因する心筋梗塞や狭心症を発症させる危険因子のこと．既往の冠動脈疾患が最大のリスク．加齢，男性，若年性冠動脈疾患の家族歴，喫煙，高コレステロール血症，低 HDL コレステロール血症，高血圧，糖尿病，耐糖能異常などが独立した冠危険因子として重視されている．肥満，高トリグリセリド血症，高リポタンパク血症，高尿酸血症なども冠危険因子とされているが，その独立性については議論されている．[121]

換気亢進⇨同過換気→471

含気骨 pneumatic bone 骨を形態で分類したときの一種．骨はその形態により長骨，短骨，扁平骨，含気骨などに分けられ，含気骨は骨中に空気を含む洞(空洞)がある骨のこと．副鼻腔という洞をもつ4つの骨が含気骨の例であり，上顎洞を含む上顎骨，篩骨洞(篩骨蜂巣)を含む篩骨，前頭洞を含む前頭骨，蝶形骨洞を含む蝶形骨がそれにあたる．これらの洞は外界(鼻腔)と交通しており，鼻腔と同じ粘膜で内面が覆われている．このほか，乳突洞，乳突蜂巣の含気腔をもつ側頭骨も含気骨である．[1612] ⇨参短骨→1935，長骨→2011，副鼻腔→2545

間期《細胞周期の》 interphase ［**中間期《細胞周期の》，静止期《細胞周期の》**］ 細胞周期において分裂期以外の時期．一般に細胞周期は，G_1(DNA 合成準備期)，S(DNA 合成期)，G_2(分裂準備期)，M(分裂期)の4期に分けられる．M 期から次の M 期に至る，M 期開始のための準備期間と考えられる．通常 M 期は非常に短く，周期は長い．[1225]

換気シンチ ventilation scintigraphy⇨同肺換気シンチグラフィー→2330

換気数 ventilatory frequency 1分間当たりの呼吸回数のこと．換気数と一回換気量により1分間当たりの換気量が決まる．換気数を増加させても，一回換気量が減少すれば換気量は増加しない．適正な換気量を維持するためには，適正な換気数と一回換気量を維持しなければならない．適正な換気数は 10-20 回/分である．換気数は呼吸中枢の調節により決定される．換気量が減少し低酸素血症になると換気数が増加する．しかし同時に一回換気量が増加しないと死腔換気率が増加して換気効率が低下し，肺胞換気量は増加しない．[953] ⇨参呼吸数→1082

肝寄生虫症 parasitic disease of liver 寄生虫が原因で生じる肝病変の総称で，主なものに門脈系に寄生する日本住血吸虫症 schistosomiasis japonica，胆管系に寄生する肝吸虫症 clonorchiasis，肝蛭症 fascioliasis，肝実質内に嚢胞を形成するエキノコッカス症 echinococcosis がある．日本住血吸虫症は，川や水田に住む中間宿主のミヤイリガイから水中に出た有尾幼虫(セルカリア)の経皮感染による．大循環を経由して門脈に侵入し，肝内門脈で成虫となり産卵する．免疫学的機序により肝線維化を生じて肝硬変へ進展する．流行地は甲府地方と利根川沿岸．肝吸虫の第1中間宿主は湖や河川に生息するマメタニシ，第2中間宿主は淡水魚で，後者の生食により感染し，十二指腸乳頭部から胆道に侵入．腹痛を主症状とするが無症状のことも多い．肝蛭(かんてつ)の第1中間宿主は貝で，セルカリアが草や他の植物に付着してメタセルカリアとなり，終宿主であるウシやヒツジの肝を生食することにより感染し，最終的には胆管で成熟するとされている．肝臓に多房性の嚢胞を形成する．上腹部の仙痛など胆石様の症状がみられる．エキノコッカス症の病原寄生虫は，終宿主のイヌ，キツネなどの小腸に住む条虫で，単包条虫と多包条虫に分類される．虫卵を含む糞便に汚染された食物の経口摂取により感染し，肝，肺，脳など全身臓器に嚢胞をつくる．無症状で経過し，多くは嚢胞による圧迫症状により発見され，わが国では北海道の礼文島や根室・釧路地方からの報告が多い．[279]

換気チューブ ventilation tube⇨同鼓膜チューブ→1127

換気調節 ventilation control，regulation of ventilation ［**呼吸調節**］ 換気運動(換気量)は複雑な調節機構によって支配されており，多数の因子が関与する．この調節には，脳の上位中枢由来の行動性調節(随意調節)と，末梢受容器で感受した情報を延髄レベルで処理する自動性調節がある．さらに，自動性調節には神経性調節と化学性調節がある．神経性調節は，肺や呼吸筋に存在する受容器に由来する反射性調節であり，化学性調節は，中枢または末梢化学受容器を介した，血液または脳脊髄液の pH，炭酸ガス分圧，酸素分圧の変化による．[1213]

換気抵抗 respiratory resistance；Rrs 呼吸系の全抵抗であり，体表面圧(P_{bs})と口腔内圧(P_m)の差圧から胸郭と肺の弾性に基づく圧を引いた値と，それに対応する気流量($\dot{V}$)の比で示される．基準値は約 2.7 cmH_2O/L/秒．現在，測定法としては振動 oscillation 法が最も汎用されている．スピーカーまたはポンプによりマウスピースを介して空気を振動させて気道を加圧し，この間の気流量と口腔内圧を同時測定し，オシロスコープにリサージュ図を描かせる．共振点〔健常者では 4-6 Hz(ヘルツ)〕では P-$\dot{V}$ 関係のループが消失して直線となり，この傾斜が換気抵抗となる．[1213]

換気当量 ventilatory equivalent ［**酸素当量**］ 肺換気量のことで，ある一定量の酸素を取り入れる際や，炭酸ガスの排出の際に必要とする量をいう．通常1分当たり酸素 100 mL を取り入れるのに必要とした毎分肺換気量(単位；L)で示される．[1443]

肝機能異常 liver dysfunction⇨同肝機能障害→576

肝機能検査 liver function test；LFT ［LFT］ 肝は複雑な機能をもっており，肝障害時には血清中の成分に異常が生じる．したがって肝の病態を診断する目的で多数の血清成分が検査されるが，これらの検査をまとめて肝機能検査と呼ぶ．肝炎ウイルス関連検査項目は肝機能検査に含めないで別に扱われることがある．日常的に利用される肝機能検査項目は，①血清酵素：アラニンアミノトランスフェラーゼ(ALT)，アスパラギン酸アミノトランスフェラーゼ(AST)，γグルタミルトランスペプチダーゼ(γ-GTP)，アルカリホスファターゼ(ALP)など，②胆汁排泄機能：血清ビリルビン，総胆汁酸など，③タンパク代謝：総タンパク，アルブミン，コリンエステラーゼ，αフェトプロテインなど，④脂質代謝：総コレステロール，⑤プロトロンビン時間，⑥Ⅲ型プロコラーゲンペプチド(PⅢP)，Ⅳ型コラーゲン，ヒアルロン酸(HA)，⑦色素排泄能を調べるインドシアニングリーン(ICG)試験，などがある．[258] ⇒参肝機能スクリーニング検査→576

肝機能障害　liver dysfunction　［肝機能異常，肝障害］本来は，肝臓の機能である合成，排泄，代謝が障害された状態を意味する用語であるが，日常臨床では肝臓に関する血液生化学的検査(これも一般に肝機能検査と称されている)に異常を示すすべての状態を指している．したがって，肝の合成能(血清アルブミン値，血液凝固因子など)や排泄能(血清ビリルビン値，ICG 試験)などに異常を示さず，血清アミノトランスフェラーゼや胆道系酵素のみ高値の場合にも用いられる．[279]

肝機能スクリーニング検査　liver function screening test　肝疾患の発見を目的に，あるいは肝疾患が疑われたときに最初に行う血液生化学検査．肝細胞障害(壊死)の程度を知るために逸脱酵素のALT(GPT)とAST(GOT)，胆管障害(胆汁うっ滞)の程度を知るために胆道系酵素のγ-GTPとALP(アルカリ性ホスファターゼ)，黄疸の程度を知るために直接・間接血清ビリルビン，肝臓でのタンパク質合成能を知るために総タンパク質，アルブミン，コリンエステラーゼ，総コレステロール，プロトロンビン時間などが測定される．[60] ⇒参肝機能検査→575

●肝機能検査法の選択基準(2006年)

	肝疾患発見のための*		肝細胞障害の診断	胆汁うっ滞の診断	重症度の判定	経過観察	
	集検	ドック				急性	慢性
AST(GOT)	◎	◎	◎	◎		◎	◎
ALT(GPT)	◎	◎	◎	◎		◎	◎
ALP	○	◎	◎	◎		○	
γ-GTP	◎	◎	◎	◎		○	◎
総ビリルビン		◎	◎	◎	◎	◎	○
直接ビリルビン		○	○	◎	◎	◎	○
総蛋白		○	○		○		○
アルブミン		◎	○		◎	◎	◎
ChE			○		◎	◎	○
ZTT		○	○				
総コレステロール		◎	○	◎	◎	◎	◎
プロトロンビン時間			○	○	◎	◎	◎
ICG 試験					○		○
血小板数		○			◎	○	◎

◎必須，○できるだけ行う

*HBs 抗原，HCV 抗体の測定を同時に行うことが望ましい

日本消化器病学会肝機能研究班：肝機能検査法の選択基準(7版)，日本消化器病学会雑誌103(12)：1414，2006

肝機能《妊娠中》　liver function during pregnancy　正常な妊娠では肝機能を反映する血中コレステロール，遊離脂肪酸，中性脂肪などの検査値が上昇，血清アルブミンは低下する．またアスパラギン酸アミノトランスフェラーゼ(AST)，アラニンアミノトランスフェラーゼ(ALT)の値には変化を認めない．妊娠中の肝機能検査において顕著なビリルビン値，AST，ALTの上昇を示した場合は，ヘルプ(HELLP)症候群が強く疑われる．病態は末梢での溶血とそれに伴う血小板減少，肝機能異常であり妊娠高血圧症候群に合併しやすい．上腹部痛，悪心，嘔吐などの消化器症状が最初にみられる．予後が悪いので妊娠継続が不可能な場合が多い．[1323]

肝機能不全　hepatic failure⇒同肝不全→651

含気蜂巣　air cellula，pneumatic cell　骨の中が多数の小空洞に分かれ，蜂の巣状またはスポンジ状になっている部分．臨床的に主要なものは側頭骨乳様突起内の乳突蜂巣と篩骨洞内の篩骨蜂巣．[347]

眼球　eyeball　眼窩の中にある球形の器官で，視覚器の主要部分をなす．前端を前極，後端を後極といい，両極を結ぶ線を眼軸と呼ぶ．この軸は，角膜，瞳孔，水晶体，硝子体を貫き網膜の中心窩に至る生理学的な光軸，すなわち視軸とは一致していない．3層からなる眼球壁をもつ．外層(眼球線維膜)は強膜で前方は角膜に続き，中層(眼球血管膜)は脈絡膜で前方は毛様体と虹彩に続く．内層(眼球内膜)は網膜で眼球前方の鋸状縁から始まり，眼球後部から出る視神経に続く．[154] ⇒参眼球運動系→577，眼球の血管・神経→576，眼房→652

●眼球の構造(右眼を上から見た断面)

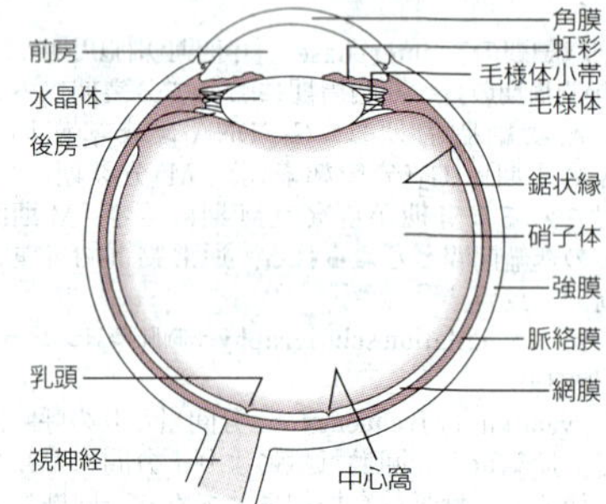

眼球の血管・神経　blood vessels and nerves of eyeball　網膜中心動脈と網膜中心静脈は視神経の中を走行し，視神経乳頭で枝分かれし，網膜の内面(視神経線維層)を走る．これらの動脈は互いに吻合しない終動脈であり，検眼鏡によって眼底で観察される．短後毛様体動脈と渦静脈は主として脈絡膜を支配し，長後毛様体動脈と毛様体静脈は主として毛様体と虹彩を，前毛様体動脈と強膜上静脈は主として強膜と結膜を支配している．後毛様体動脈と渦静脈は眼球の後壁から進入し，前毛様体動脈と強膜上静脈は前壁から入る．網膜や視

神経以外の眼球の神経には，動眼神経の副交感性線維と三叉神経第1枝(眼神経)の枝である感覚性の長毛様体神経がある．動眼神経の副交感性節前線維は鼻毛様体神経節に終わり，そこからの節後線維は短毛様体神経として眼球後壁から入り，脈絡膜内を通過して毛様体および虹彩の平滑筋を支配する．また，それらの平滑筋を支配する交感性節後線維は内頸動脈神経叢に由来し，長毛様体神経に合流する．長毛様体神経は直接眼球後壁から入り，脈絡膜と強膜の間を前方に走り，毛様体と虹彩の平滑筋に交感性節後線維を与えたのち，角膜に至りその感覚をつかさどる．[154]

眼球圧迫試験 eyeball pressure test ［アシュナー試験］ 自律神経機能検査の一法で，眼球を圧迫することにより三叉神経第1枝が刺激され，迷走神経を興奮させて徐脈を起こす．一側眼球を眼瞼上から圧迫し1分間に心拍数が10以上減少したものを陽性とし，副交感神経亢進状態と判定する．上室性頻拍症の治療として行われることがある．両側眼球を強く圧迫すると心停止をきたしたり，緑内障患者では緑内障が悪化することがあるので注意を要する．[1591]

眼球咽頭型筋ジストロフィー ⇨同眼咽頭筋ジストロフィー→566

眼球浮き運動 ocular bobbing 眼球が正中位から急速に下転し，その後ゆっくりともとの位置へ戻る自発的な運動が，間欠的に両側性に起こること．橋の広汎な血管障害や腫瘍のほか，代謝性脳症や低酸素脳症による昏睡患者でもみられる．[1000]

眼球運動 eye movement, ocular motility 外眼筋の働きによって眼球を動かすこと，視線を変えること．共同性と非共同性の眼球運動がある．共同性には，視線を素早く視対象に向ける衝動性眼球運動，ゆっくりと移動する視対象を追従する滑動性追従運動，頭や身体が動いても視対象がブレないようにする前庭眼〔球〕反射，視野全体の風景が動くことに追従する視運動性眼球運動などがある．非共同性眼球運動には，視標が近づいたり遠ざかったりすることに対して内寄せする輻湊と外寄せする開散がある．[1601]

眼球運動系 oculomotor system ［眼球運動神経路］ 眼球の運動にかかわる筋とその支配神経をいう．一般に眼球を動かす筋を外眼筋と総称し，瞳孔の大きさを変える瞳孔散大筋や瞳孔括約筋，水晶体の曲率を変える毛様体筋などの眼球内部の内眼筋と区別している．外眼筋には動眼神経によって支配される上直筋，下直筋，内側直筋および下斜筋，また滑車神経によって支配される上斜筋，外転神経によって支配される外側直筋の6種類がある．これらの筋が単独で働いた場合の主な作用は以下の通り．上直筋は眼球を上転，下直筋は下転，内側直筋は内転，外側直筋は外転，上斜筋は滑車によって運動の作用方向を変え，やや下方に内旋，下斜筋はやや上方に外旋させる．物を見るためには左右の眼球が同じ方向に動く必要があり，これを共役(同)性眼球運動 conjugate eye movement あるいは共同運動という．[154] ⇨参眼球の血管・神経→576，眼窩→567

眼球運動失行 oculomotor apraxia, ocular motor apraxia 両側の注視中枢の障害で，眼球の随意運動が障害された状態．視線を移動するため，頭を視標と逆方向に動かし，前庭眼球反射を利用して眼球を動かしてから頭を戻し注視するという異常運動が観察される．[1601]

眼球運動神経路 neural pathway of oculomotor system⇨同眼球運動系→577

眼球運動測定異常 ocular dysmetria 小脳性運動失調の1つで，四肢のジスメトリー dysmetria(測定異常)に相当する．眼球が目標となる注視点で止まらず，いきすぎたり届かなかったりする．注視点へ固定するときに規則的な減衰性の振子様運動がみられる．小脳虫部の障害と考えられている．[1000] ⇨参小脳性運動失調症→1454

乾球温度 dry-bulb temperature；DB 球部が直接空気中に露出している温度計(乾球温度計)で測定した温度．熱輻射をさえぎった状態で測定される．温度は華氏(°F)または摂氏(℃)で示され，これによって測定された大気の温度は気温である．測定には，温度計に熱輻射の影響を及ぼさないアスマン Assmann 通風乾湿計などを用いる．[1360] ⇨参湿球黒球温度指標→1308

眼球回転運動 eye rotating movement 眼球に付着した6つの外眼筋が関与して行われる眼球の運動．水平方向は内側直筋と外側直筋，上方へは上直筋と下斜筋，下方へは下直筋と上斜筋の協調によって行われる．[1230]

眼球回転発作 oculogyric crisis 発作的かつ不随意に眼球が共同性に偏位し続ける現象．通常，上方や側方に偏位するが，下方など他のさまざまな方向になることもある．症状は数秒間で治まることが多いが，1-2時間続くこともある．眼瞼の痙縮や，頸部，口唇などの痙攣が付随することもある．精神症状を伴うことが多く，精神的な緊張が主な原因と考えられる．嗜眠性脳炎後パーキンソン Parkinson 症候群などで認められるが，現在ではフェノチアジン系などの抗精神病薬の中毒症状として起こることが多い．[1000] ⇨参脳炎後パーキンソン症候群→2293

眼球陥凹 enophthalmos ［眼球陥入］ 眼球の位置が眼窩内で後方に偏位し，眼窩外側骨から角膜頂点までの距離が減少した状態．吹き抜け骨折などの外傷や発達異常に伴って起こる．[1250]

眼球乾燥症 xerophthalmia 角膜や結膜が乾燥し，角結膜上皮が角化，混濁を生じた状態．トラコーマや熱傷，化学熱傷，ビタミンA欠乏症などで生じ，高度の場合には角膜穿孔をきたす．[888] ⇨参乾性角結膜炎→618，ドライアイ→2159

眼球陥入⇨同眼球陥凹→577

眼球共同偏視 conjugate deviation⇨同共同偏視→766

眼球銀行⇨同アイバンク→133

眼球クローヌス opsoclonus 不規則で迅速な眼球運動が，常に共同性にあらゆる方向に出現する状態．自発的にもみられるが，輻湊などの随意的眼球運動で特に強くなり，睡眠時や意識障害時にも出現する．体幹の失調，全身のミオクローヌスを伴う場合は眼球クローヌス多発ミオクローヌス症候群 opsoclonus polymyoclonus syndrome といわれる．脳炎，脳血管障害，癌性ニューロパチーや神経芽腫などでみられる．[1000] ⇨参眼球クローヌス多発ミオクローヌス症候群→577

眼球クローヌス多発ミオクローヌス症候群 opsoclonus-polymyoclonus syndrome 眼球クローヌスとミオクローヌス，体幹運動失調を呈する症候群．眼球クローヌスは，急速で不規則な多方向性の不随意の異常眼球運動で，多くは共同性・水平性．急に眼球が上転，次いで下転し運動が休止．注視点を変えたとき，上方視時，開眼時に出現しやすい．原因疾患には，神経芽〔細胞〕腫，傍腫瘍性症候群，ウイルス性脳炎などがある．原疾患の治療を行うが，対症的にはクロナゼパム，プロプラノロールなどが有効で，成人の悪性腫瘍に合併したものには副腎皮質ホルモン剤が用いられる．[1486]

眼球血管膜 vascular tunic of eyeball⇨同ぶどう膜→2565

眼球結膜 bulbar conjunctiva ［球結膜］ 結膜は角膜を除く眼球前面と眼瞼の裏面を覆う組織である．瞼縁のマイボーム腺(瞼板腺)開口部から円蓋部までの部分(眼瞼の裏面)と円蓋部から輪部までの部分(角膜を除く眼球前面)に分かれており，前者を眼瞼結膜，後者を眼球結膜という．[651]

か

眼球後退症候群 retraction syndrome ［デュアン症候群］ 内転時に瞼裂狭小および眼球後退を伴う先天性の眼球運動障害．デュアン Duane 症候群の名で呼ばれることがほとんど．内転・外転時の眼球運動制限のタイプによってⅠ型からⅢ型に分類される．1879年にホイクG. Heuckが最初に報告し，1905年にアメリカの眼科医デュアン Alexander Duane(1858-1926)が多数例をまとめて報告した．動眼神経による外直筋の異常神経支配が原因と考えられる．斜視のため頭位異常を伴う症例に対しては斜視手術を検討する．[1153]

眼球黒色症⇨同眼メラノーシス→654

眼球沈み運動 ocular dipping, inverse ocular bobbing 両眼がゆっくりと下方へ偏位し，不規則な時間間隔ののち，急速にもとの正中位に戻るもの．低酸素脳症，痙攣重積状態，代謝性脳症，脳幹損傷などで生じる．発現には，広範性の大脳機能低下と両側基底核機能低下の関与，または中脳・橋機能低下の関与が指摘されている．[1486]

眼球振盪(とう) nystagmus⇨同眼振→616

眼球粗動 ocular flutter 脳幹と小脳，または小脳の障害により，眼球が自然に短期間，間欠(歇)性に水平性に往復運動する．基礎疾患として，脊髄小脳変性症，脳炎，扁平頭蓋底，小脳から脳幹の血管障害，水頭症，ポリオ，転移性脳腫瘍が報告されている．また，慢性脳幹脳炎，小脳炎，HTLV-I関連ミエロパチー，クロイツフェルト・ヤコブ Creutzfeldt-Jakob 病，傍腫瘍性症候群，薬物中毒などでも報告がある．[1486]

肝吸虫症 clonorchiasis ［肝ジストマ症］ 条虫の一種である肝吸虫が，胆嚢や胆道に寄生することによって生じた肝障害．アジア，特に中国に多い．中間宿主である淡水魚を生食することにより感染．十二指腸から胆道に侵入し，胆道系の炎症や胆汁うっ滞さらに肝障害を引き起こす．肝腫大，下痢，浮腫などを生じ，死亡に至ることもある．肝吸虫は魚の体内では休眠期にあり，セルカリア(幼虫)は魚の体表，筋肉で被嚢化してメタセルカリアとなる．温血動物の体内に入るとメタセルカリアは脱嚢し，発育して産卵．卵は糞便中に排泄され，水中のタニシなど蝸牛類に摂取され，続いて魚に感染する．[279] ⇨参肝寄生虫症→575

眼球中膜 tunica media oculi⇨同ぶどう膜→2565

眼球摘出術 enucleation 外眼筋や視神経を切断し，眼窩内から眼球を摘出すること．眼内悪性腫瘍や保存的治療で眼痛が改善されない場合などに行われる．生前に眼球提供の意思があった場合にも角膜移植目的で行われる．[257]

眼球鉄〔錆〕症 siderosis bulbi 眼内に鉄片異物が長期にわたって残留した際に生じる眼疾患．残留した鉄片異物から鉄イオンが遊離し，角膜，虹彩，水晶体，硝子体，網膜に沈着し細胞障害を起こす．放置すると失明の危険があるため，早期に硝子体手術を行い鉄片異物を除去する．[1153]

眼球-頭部協調運動 eye-head coordination 眼球の運動と頭部の運動が協調してなされる現象，またはその原理．姿勢を変えるときに頭位と眼位を調節し，注視のずれを防ぐ．[1230]

眼球突出 exophthalmos, proptosis 眼球が異常に前方へ突出した状態．両眼性の場合には甲状腺関連眼症のことが多く，眼球運動制限を伴っていることが多い．甲状腺機能亢進症・低下症のどちらでも起こり，正常のことも多い．採血で抗甲状腺刺激ホルモン受容体抗体など甲状腺関係の自己抗体が上昇していないかを検査する．甲状腺関連眼症に対しては，ステロイドパルス療法などを行う．適切な時期に治療を行えば眼球運動制限は改善がみられることが多いが，眼球突出は残存することが多い．片眼性の眼球突出では，甲状腺関連眼症のほか，眼窩内の炎症，腫瘍，血管腫，静脈瘤などの可能性があり，CT，MRIなどで原因を精査する．著しい眼球突出で閉瞼障害がみられる場合には，角膜障害に注意する．[1153]

眼球突出-巨顎-巨人症症候群 ⇨同ベックウィズ・ヴィーデマン症候群→2626

眼球突出計 exophthalmometer 眼球突出の程度と左右差を測定する器具．角膜の頂点から眼窩外側部までの距離を測定する．ヘルテル Hertel 眼球突出計が代表的．甲状腺眼症は眼球突出をきたすことが多いが，その診断基準は17 mm以上である．[257]

眼球突出性眼筋麻痺 exophthalmic ophthalmoplegia 眼球突出と外眼筋の筋力低下を合併する症候群．甲状腺機能亢進症でみられることもあるし，甲状腺機能の正常な例にも生じうる．外眼筋の浮腫・肥大・線維化を伴って，眼窩内の内容物の増加がみられる．[1486]

眼球突出性甲状腺腫 exophthalmic goiter 甲状腺機能亢進症の病態の1つ．眼球突出を症状とする甲状腺腫．[987]

眼球内容除去術 eye evisceration, bulbar exenteration 視神経，強膜，外眼筋を残し，眼球の内容物を除去する手術．眼内炎，緑内障などで視機能が消失した例において，炎症の周囲への波及や痛みを防ぐ目的で行う．眼球摘出術より術後の自然な眼球運動や美容的効果が期待できる．[257]

眼球破裂 rupture of eyeball 殴打やボールによる打撲などの鈍的外傷が原因となり，眼球内圧の上昇と衝撃により，角膜や強膜が裂けた状態．眼内組織の脱出や出血を伴うことが多い．受傷の程度により，視力予後も異なる．脱出組織の除去や創閉鎖など，手術を早急に行う必要がある．[1250] ⇨参強膜破裂→772

眼球付属器 ocular adnexa 眼球に付属する組織の総称．眼瞼，眉毛，涙器，眼窩壁，眼窩内脂肪組織，外眼筋などが含まれる．[566]

眼球偏位 ocular deviation ［眼位ずれ］ 眼球が正常の

位置から偏位した状態．斜視や外眼筋麻痺のほか，眼窩内腫瘍などによる圧迫や外傷による高度の眼窩壁骨折などによっても生じる．[1153]

眼球ミオクローヌス ocular myoclonus 主として垂直性の，持続性で律動性の振り子様眼球運動．小脳歯状核と反対側の赤核ならびに下オリーブ核を結ぶギラン・モラレ三角 Guillain-Mollaret triangle の病変で生じ，基礎疾患には，脳血管障害，変性疾患，脳炎，多発性硬化症，腫瘍などがある．[1486]

眼球優位性 ocular dominance ［**眼性優位**］ 大脳皮質視覚野のニューロン（単純型，複雑型細胞）の神経活動が，一側の眼球からの入力でより強く刺激効果が与えられる現象，あるいはその性質．[1230]

眼球癆(ろう) phthisis bulbi 何らかの原因で失明したのち，眼球の機能低下によって房水産生能が低下し，眼球が小さくなった終末像．[1153]

環境 environment 生物を取り巻き，生物の生存と発育にかかわりをもつすべての外的条件のこと．人間に対して用いる場合は，人間の生活と生存に影響を与える外的条件を指し，物理的環境，化学的環境，生物的環境，社会的環境などがあげられる．これらを外部環境という．一方，生体内の恒常性を維持する内的条件が存在し，これを内部環境と呼ぶ．内部環境は常に外部環境の影響を受けるが，外部変化に対しても一定の快適性を保とうとする働きをもっている．また，生物の生存により外部環境も変動をするという相互作用が存在する．[646]

眼鏡 spectacles, glasses ［めがね］ 近視，遠視，乱視などの屈折異常や眼位の矯正に用いられる器具．眼球保護に用いられる場合もある．[257]

環境アセスメント environmental assessment；EA ⇨同 環境影響評価→579

環境医学 environmental medicine 人間を取り巻く自然的・社会的環境要因と健康との関連を考究し，環境要因による健康影響の現象面の把握と本質的な要因の抽出，ならびに健康影響のメカニズムの解明に向けた研究を行い，疾病の予防と健康の維持，増進，人間の生産活動がもたらす自然環境や労働環境の悪化に対する解決策の確立を目指す学問分野．[646]

環境因子 environmental factor 環境を構成する種々の条件の中で特に生物とのかかわりあいの深いもの．①光，音などの物理的環境因子，②天然や人工の化学物質などの化学的環境因子，③細菌，ウイルスなどの生物的環境因子，④職場，家庭などの社会的環境因子，⑤文化的環境因子などがあげられる．[646]

環境影響評価 environmental impact assessment；EIA ［**環境アセスメント，EIA**］ 開発行為などの人間の活動が大気，土，生物などの環境に悪影響を及ぼす恐れがあるとき，環境に与えうる影響の程度と範囲，その防止策について代替案の比較検討を含めて事前に調査，予測および評価を行い，その過程と結果を自治体や住民に公表し，その活動の内容の決定に反映させるための行動．道路，鉄道，空港などの交通施設や下水，ごみ処理などの環境施設，また工場の建設など，環境を変える恐れのある事業や活動に対し行われる．環境問題の発生を未然に防ぐために有効な方法である．わが国では，1997（平成 9）年に「環境影響評価法」が制定され，環境影響評価について国などの責務を明らかにするとともに，環境影響の程度が著しいものとなる恐れがある事業について，環境影響評価が適切かつ円滑に行われるための手続きや事業にかかわる環境の保全のための措置，事業の内容に関する決定に反映させるための措置などが定められた．環境アセスメントと呼ぶことがある．環境影響評価の反映度は，その社会の環境保全への関心度，政治や経済状況に規定される．[646]

環境衛生 environmental health ［**環境保健**］ 環境が人間の健康に及ぼす影響全般について研究する学問分野．大気，水，温熱条件，廃棄物，悪臭，振動，地球規模の環境問題など，人間を取り巻く環境因子の定量化とその健康障害予防に関する研究を中心に進められてきた．近年は健康障害の予防にとどまらず，人間の健康保持，増進や快適さに主眼をおいた環境改善に関する研究が重要視されてきている．[646] ⇨参 環境衛生行政→579

環境衛生監視員 environmental sanitation inspector 「理容師法」〔1947（昭和 22）年〕，「墓地，埋葬等に関する法律」〔1948（同 23）年〕，「興行場法」（同年），「旅館業法」（同年），「公衆浴場法」（同年），「化製場等に関する法律」（同年），「クリーニング業法」〔1950（同 25）年〕，「美容師法」〔1957（同 32）年〕，および「建築物における衛生的環境の確保に関する法律」〔1970（同 45）年〕に基づき，都道府県知事が必要と認める場合，建築物などに立ち入り，衛生上の措置の実施状況などの検査をする権限をもつ職員のこと．[646]

環境衛生関連法規 laws and regulations regarding healthy environment 環境衛生にかかわる法律は，①環境省関係法規：環境基本法関係，地球環境関係，大気保全関係，農薬・土壌関係，廃棄物・リサイクル関係，化学物質関係，環境影響評価関係，②厚生労働省関係法規：水道関係，感染症関係，健康増進関係，食品関係，化学物質関係，家庭用品関係，麻薬関係，労働安全衛生関係，③文部科学省関係法規：学校保健・母子保健関係などがあり，水質，大気汚染，土壌汚染などの基準が定められている．近年のトピックスとしては「健康増進法」〔2002（平成 14）年〕第 25 条で努力規程として受動喫煙の防止がかかげられ，肺癌の原因となるタバコの煙を室内環境から取り除くことによって，非喫煙者が肺癌にかかる危険率を低減させる処置がとられている．[1540] ⇨参 公害対策基本法→978，大気汚染→1864

環境衛生行政 environmental sanitation administration 衛生行政の一分野で，公害問題など環境の保全に関する行政を総合的に推進し，国民の健康の保護と自然環境の保全を目的としている．環境省を中心として都道府県，市町村までの組織が体系化されているが，環境衛生や環境保全は，保健，予防行政と別の組織で行われているものもあり，明確に分けることはできない．わが国の衛生行政分野である環境衛生行政，一般衛生行政，学校保健行政，労働衛生行政は，互いに関連しており，担当する省庁は異なっているが，その有効な活動のためには有機的な連携が不可欠である．[646]

環境衛生指導員 environmental sanitation advisor 「廃棄物の処理及び清掃に関する法律」〔1970（昭和 45）年制定〕および「浄化槽法」〔1983（同 58）年制定〕に基づき，

事業者や廃棄物処理業者などに対して都道府県知事または保健所を設置する市長が必要と認めたとき，立入り検査や廃棄物処理に関する指導を行う者．環境衛生指導員は，都道府県または保健所を設置する市に置かれ，職員の中の環境省令で定める有資格者の中から知事または市長が任命する．[646]

環境汚染 environmental pollution　生物にとって有害な物質が自然環境中に放出されることによって自然環境や生態系が破壊されたり，ヒトの健康に害を及ぼしたりすること．このうち人為的な活動の直接あるいは間接の結果として広範囲に生じたものを公害と呼ぶ．大気汚染，土壌汚染，水質汚濁などは公害として注目を浴び，対策が講じられて改善されたものもある．しかし大気中の二酸化炭素濃度などの上昇による地球温暖化など未解決の問題も多く，地球規模での取り組みが重要．[331]

環境汚染物質 environmental pollutant　ヒトを含む生物に有害な作用をもつ環境汚染の原因物質．多くは化学物質であるが，粒子や細菌なども含まれる．大気汚染では二酸化窒素，一酸化炭素，二酸化硫黄，光化学オキシダントなど，水質汚濁ではシアン，ハロゲン化物などが代表的なものである．近年社会問題となっている内分泌撹乱化学物質は，生体内でのホルモンの作用を乱して生物の正常な発生・発達・維持に悪影響を与える一群の環境汚染物質であり，環境ホルモンとも呼ばれている．[331]

環境汚染物質排出・移動登録⇨同PRTR→97

環境温度 environmental temperature　人間または生物を取り巻く外界の温度．[229]

環境科学 environmental science　環境の定義などの基礎的な議論から，環境問題の分析や解決，防止といった実用面までを扱う総合科学．物理学，化学，生物学，地質学などの基礎科学から，医学，工学などの応用科学，さらには社会科学などの多くの分野が含まれる．従来は公害の解決と防止に重点がおかれていたが，最近は世界的な工業化に伴って地球規模での環境汚染・環境破壊が進んでおり，広域での学際的研究が不可欠になっている．[331]

環境管理 environmental administration　人間の生存と健康維持に必要な快適な環境条件を維持すること．産業衛生の分野では，作業者の健康に有害な作用を及ぼす環境因子を取り除き，作業に適した環境条件を整え，維持することが求められる．そのために，騒音や振動などの物理的因子，有害化学物質，粉塵などの化学的因子など，各職場に特徴的な有害環境因子の環境測定を実施し，環境改善を行い，快適な環境の維持・増進に努めなければならない．[646]

環境基準 environmental standards　人間の健康および生活環境を保持するうえで，環境の質をどの程度に維持することが望ましいかを定めた基準．わが国では大気汚染，土壌汚染，水質汚濁，騒音にかかわる環境基準が設定されている〔「環境基本法」1993(平成5)年第16条〕．さらに，ダイオキシン類については，「ダイオキシン類対策特別措置法」〔1999(同11)年〕に基づいて，大気汚染，水質汚濁および土壌汚染にかかわる環境基準が設定されている．環境基準は，行政上，達成することが望ましい基準とされ，目標基準的なものであり，刑罰のない勧告の形をとっている．また，環境基準は科学的根拠に基づいて見直されるべきであるとされている．[646]

環境基本法 Environmental Basic Law, Basic Environmental Law　環境汚染が地球規模に拡大し，環境保全の対象が国内にとどまらず国際的に広がり，規制的な環境対策から，環境汚染の未然の防止や良好な自然環境の積極的な保全を図ることが必要になり，1993(平成5)年に，「公害対策基本法」と「自然環境保全法」を統合して，環境保全に関する政策・施策の基本事項を定める「環境基本法」が制定された．「環境の保全について，基本理念を定め，並びに国，地方公共団体，事業者及び国民の責務を明らかにするとともに，環境の保全に関する施策の基本となる事項を定めることにより，環境の保全に関する施策を総合的かつ計画的に推進し，もって現在及び将来の国民の健康で文化的な生活の確保に寄与するとともに人類の福祉に貢献することを目的」としている(第1条)．基本理念としては，①恵み豊かな環境の恵沢の享受と，その将来にわたる継承，②環境への負荷の少ない持続的発展が可能な社会の構築，③国際的協調による地球環境保全の積極的推進，があげられる．環境保全に関する施策(環境基本計画，環境基準，公害防止計画，地球環境保全に関する国際協力，費用負担など)が規定されている．国際的協調による地球環境保全の積極的推進，経済的措置の活用，リサイクルの促進などに重点をおく．地球環境保全とは，地球温暖化，オゾン層の破壊，海洋汚染，野生生物の種の減少，その他の地球環境に影響を及ぼす事態にかかる環境の保全をいう．環境保全分野の基幹法として他の法律に優越する性格を有し，各施策の骨格を決定づける点で環境法制の中心的位置を占める．[1035] ⇨参環境汚染→580，環境保全→582

環境権 environmental right　よき環境を享受する市民の基本的人権として主張されている権利．アメリカでは1969年頃から登場した概念で，わが国では1970(昭和45)年に東京で開催された「公害に関する国際シンポジウム」で採択された「東京決議」によって有名になった．以来，現実的な法的権利として認められるか否かについて論議されている．[457] ⇨参権利主体→965，環境衛生→579

環境質のクライテリア criteria for environmental quality　クライテリアとは基準のこと．科学技術や経済の発展に伴って，空気，水，土壌などの自然環境にも変化が及び，人間も含めた動植物は化学物質による中毒や疾病のリスクにさらされる．そこで疫学調査や動物実験の結果から，中毒や疾患に至ることのない最大無作用量を探り，安全域が設定される．例えば高齢者や子どもでの中毒への耐容力は，成人での最大無作用量の1/10程度と見込まれるため，環境基準の数値は高齢者や子どもでの最大無作用量が採用される．[1540]

環境制御装置 environmental control systems；ECS　四肢麻痺などの重度の障害者のために，日常生活で必要な意思伝達装置，照明，電動ベッド，障害者用電話，テレビ，ビデオ，ラジカセ，エアコンなどの周辺機器の操作を，介助者の援助なしで行うことができるように開発された自立支援のシステム．環境制御装置により，周辺機器を1個のスイッチやセンサーで操作することができる．入力部は，障害者の残存するわずかな機能にあわせて圧センサーや吸・呼気スイッチ，音声認識などを選択できる．末端機器の具体例としては，電動ベッド，テレビ，ラジオ，エアコン，インターホン，電灯の調光，電動カーテン，電動ドア，電動ロック，家電製品のスイッチ操作，電話機などがある．[228]

環境整備《病床の》 患者が快適な生活ができるよう，病室の温度，湿度，気流などの気候，外的要因によって影響される環境および採光，ベッド周辺の明るさなどを調節し，ほこりや臭気の原因になるものを除去して清潔にし，静かで，安全な環境をつくること．例えば病室に湿度計つき寒暖計を置く．療養に適した温度，湿度を維持するよう工夫する．ベッドまわりの付属物品を清潔にし，整とんする．臭気の原因になるものをかたづける．騒音をたてないよう気を配る．床が滑らないようにする．ベッド柵，ナースコールなどが正常に機能しているかどうかを確認する．ベッド整とんは毎日行う．患者の環境整備は看護師の責任である．[109]

環境性無月経 environmental amenorrhea 転居，転職，就職，入学，戦争，肉親の死，離婚など環境の変化や精神的ストレスが原因の視床下部性無月経．第1度無月経のことが多い．原因を除去するとともに，ホルモン剤投与や待機療法を行う．神経性食思不振症などにより体重減少が重なると第2度無月経となる．[998]

環境生理学 environmental physiology ヒトや生物に対して外的条件である環境因子が，生体とその各部の生理機能に与える影響について研究し応用する学問．環境因子には，物理的，化学的，生物的，社会的因子などがある．特に温熱条件，気圧，日射などの物理的環境因子が，どのように自律神経系や内分泌系を介して生体のホメオスタシス(恒常性)に影響を与えていくかについて研究している．[1108]

環境対策 countermeasure to undesirable environment ［公害対策］ 環境汚染に対する施策のこと．かつては地域や国家レベルでの対策で済んでいたが，現在では地球的規模の環境対策が求められている．例えば「京都議定書」〔1997(平成9)年〕では，温室効果ガスによる地球温暖化を防止するために，二酸化炭素の増加を削減することが提唱されている．地域に限られた例として，近年，1都6県で実施された対策には，ディーゼル排ガスに由来する浮遊粒子状物質を削減するため，排気ガスを濾過するフィルターを取り付けていないバスやトラックの走行が禁止された．[1540] ⇨参大気汚染⇀1864，浮遊物質⇀2570，水質汚濁⇀1615

環境調査報告書⇨同環境白書⇀581

環境と開発のための国際連合会議 ⇨同国連環境開発会議⇀1095

環境白書 environmental white paper ［環境調査報告書］ 白書とは政府省庁が行政分野の現状，施策の推進状況，今後の課題などを調査，研究，統計分析に基づいてまとめたもの．環境白書の前身は公害白書(1969-71)で，1971(昭和46)年の環境庁の新設に伴い環境白書となり，2007(平成19)年からは『循環型社会白書』と合体し『環境・循環型社会白書』として環境省から発刊されている．この間，2001(平成13)年の中央省庁再編により環境庁が改組され，環境省が設置された．白書では，環境問題，自然環境の保全，環境教育，環境影響評価，国際的な取り組みなど，環境・循環型社会の視点から多種多様な項目がまとめられている．わかりやすくまとめた『図で見る環境・循環型社会白書』，子ども向けの『こども環境白書』などもある．都道府県や市町村単位でも同様の白書が作成されている．[1540]

環境発癌物質 environmental carcinogen 環境中に存在する天然および人工の物質で，癌を発生させるものの総称．これらの因子は，化学的因子，物理的因子，生物的因子などに分けられ，具体的には，ヒ素，石綿，ウラン，農薬，医薬品，電離放射線，紫外線，カビ，ウイルスなどである．大部分の発癌物質は不活性型，すなわち前駆型発癌物質で，体内で代謝されて発癌作用を有する物質に変化する．発癌物質に対する感受性は個人によって違い，環境因子，遺伝因子，ライフスタイルなど多くの因子によって影響を受けている．[646]

環境評価 environmental evaluation 生物の生存に有害な影響を与える環境因子を把握し，その環境中のレベルを測定して対策の必要度を判断すること．環境中の有害因子による健康障害の発生には，曝露レベルと曝露時間が重要な要因となる．狭義には，労働現場の作業環境の管理に用いられ，有害環境の改善および快適環境の形成のために必須である．[646]

環境不適応 unadaptability to environment，maladjustment to surroundings 環境に適応できないことによる障害．ヒトは未知の環境にも徐々に適応してゆくものであるが，個人差や圧倒的な環境の激変により適応できない場合もある．環境不適応の結果，身体的，精神的にさまざまな症状が現れる．例えば，引っ越しに伴いうつ病にかかったり，スキューバダイビングで水底から急上昇すると潜水病にかかったり，登山での気圧の急変にさらされると高山病に陥ったりする．また，微小重力の環境にさらされる宇宙飛行士は環境不適応のために2-3日間は宇宙酔い(乗り物酔い)症状となるなど．[1540]

環境変異⇨同連続変異⇀2985

環境変異原 environmental mutagen 生物の遺伝形質情報を担うDNAや染色体に作用し，形質の変化や染色体異常を誘発させる能力を有する環境中に存在する物質または物理的作用のこと．変異原としての性質あるいは作用の強さを変異原性と呼び，近年は遺伝毒性と総称するようになりつつある．遺伝毒性試験にはいくつもの種類があるが，大きく遺伝子突然変異試験と染色体突然変異試験に分けられる．変異原物質は発癌性物質とは限らないが，発癌物質の中でイニシエーターと呼ばれる遺伝情報に異常を起こして癌の原因をつくる物質のほとんどは変異原でもあることから，遺伝毒性試験は発癌物質のスクリーニングとして利用されている．[646]

環境放射能 environmental radioactivity 自然界に存在する放射線を出す能力を有する物質のこと．生物は自然界から常に放射線を受けており，その量は，世界の平均値で年間1.2 mSv(ミリシーベルト)(ラドンを除く)である．わが国では年間約1.1 mSv(ラドンを除く)で，その内訳は，宇宙からの放射線0.3 mSv，食物摂取0.4 mSv，大地から0.4 mSvである．ラドンは自然界に存在するウランの娘核種のラジウムから発生する気体の放射性物質で，呼吸により人体に取り込まれる．高濃度ラドンの吸入は，肺癌を誘発するなど人体に影響を及ぼすことが懸念される．わが国ではラドンの実効線量は年間約0.4 mSvで，世界平均の1/3程度である．これは，地質の違いや比較的換気率の高い木造建築の家屋を調査の対象としていることが考えられる．しかし，最近では，わが国においても密閉性の高いコンクリートの住宅などが増加しており，ラドン濃度が高くなる可能性が指摘されている．[646]

環境保健⇨同環境衛生→579

環境保全　protection of environment, environmental conservation　事業活動その他の人の活動に伴って環境に加えられる影響で，環境の良好な状態を維持するうえで支障の原因となる恐れのある環境負荷の発生防止，発生の抑制，影響の除去，発生した被害の回復またはこれらに資する取り組みをいう．具体的には，企業などの事業活動に伴って生じる大気の汚染，水質の汚濁，土壌の汚染，騒音，振動，地盤の沈下および悪臭によって人の健康または生活環境にあずかる被害が生ずる事態にかかわる環境保全(公害防止)，企業などの事業活動による地球全体の温暖化またはオゾン層破壊の進行，海洋の汚染，野生生物種の減少その他の地球の全体またはその広範な部分の環境に影響を及ぼす事態にかかわる環境保全(地球環境保全)，企業などの事業活動における資源や環境汚染の恐れのある化学物質の使用削減，廃棄物の発生抑制，使用済み製品などの再利用，さまざまなレベルでのリサイクルの推進，廃棄物の適正処理にかかわる環境保全(資源循環)，企業などが取り組むその他の環境保全(その他の環境保全)などが含まれる．[646]　⇨参地球環境問題→1968

環境ホルモン　environmental hormone　［**内分泌攪乱**(かくらん)**化学物質**］　科学的名称は内分泌攪乱化学物質であり，環境ホルモンはその通称．環境ホルモンの定義は，日本政府の見解では，「内分泌系に影響を及ぼすことにより，生体に障害や有害な影響を引き起こす外因性の化学物質」としており，また，世界保健機関・国際化学物質安全性計画(WHO/IPCS)の見解では，「無処置の生物やその子孫や(部分)個体群の内分泌系の機能を変化させ，その結果として健康に有害な影響を生ずる単一の外因性物質または混合物である」としている．環境ホルモンの作用機序はいまだに不明な点が多いが，ホルモン受容体を介した機序だけでなく，ホルモンの合成系，輸送系および分解系に対する作用も同じように重要である．環境ホルモンが野生生物およびヒトの健康に及ぼす影響について，1962年にレイチェル=カーソン Rachel Louise Carson(1907-64)が最初に警鐘を鳴らし，1996年に出版された『奪われし未来』でコルボーン Theo Colborn(1927-)らが指摘してから急激に関心が高まり，世界的規模で調査研究が進められてきた．2002年8月，世界保健機関(WHO)，国際労働機関(ILO)，国際連合環境計画(UNEP)がその国際的成果と評価を「Global Assessment of the State-of-the-Science of Endocrine Disruptors(内分泌攪乱化学物質の科学的現状に関する全地球規模での評価)」としてまとめた．この間，経済協力開発機構(OECD)では内分泌攪乱物質の試験法開発について具体的な提案と試行を進めている．わが国では1998(平成10)年に環境庁(当時)が発表した「環境ホルモン戦略計画SPEED'98」において優先して調査研究を進めていく必要性の高い物質群として，化学物質67物質(のちに65物質に修正)をリストアップし，そのうち28物質について，生態系および哺乳類への影響評価などに取り組んだ結果，4-ノニルフェノール(分岐型)と4-t-オクチルフェノールおよびビスフェノールAが，魚類に対して内分泌攪乱作用を有することをメダカを用いた試験で示した．一方，ラットを用いた試験ではいずれの物質でもヒト推定曝露量を考慮した用量では明らかな内分泌攪乱作用は認められないことを報告した．これらの科学的知見の蓄積と国際的な取り組みの進展があったことから，環境省は，新たに，①野生生物の観察，②環境中濃度の実態把握および曝露の測定，③基盤的研究の推進，④影響評価，⑤リスク評価，⑥リスク管理，⑦情報提供とリスクコミュニケーションなどの推進を基本的な柱とした「化学物質の内分泌攪乱作用に関する環境省の今後の対応方針について― ExTEND 2005」を2005(平成17)年に公表し，調査研究などを進めている．[646]　⇨参内分泌攪乱(かくらん)物質→2190

環境モニタリング　environmental monitoring　環境の監視や追跡のために行う定期的または連続的観測や調査．気候変動，環境汚染などの影響評価のために，植生の経年的調査や大気，河川，地下水，海産生物，海水や海底土，農畜産物や土壌などの継続観測を行い，評価する．これは，環境の変化および環境の変化による影響を予測し，環境の現状や予測される将来に応じた環境施策を講ずるうえで欠くことのできない基礎的な施策である．[646]

眼鏡様血腫　raccoon eye　［**めがね血腫，パンダの目**］　前頭蓋底骨折時にみられる眼窩周囲皮下出血による両側眼瞼部の暗赤紫色の腫脹のこと．頭蓋底には，神経や血管を通す裂孔や管があり，頭蓋底骨折の場合は，脳神経や血管の損傷を合併しやすい．片側の眼瞼部の場合は頭蓋底骨折がないことが多いが，両側の眼瞼部の場合は頭蓋底骨折があることが多いので注意が必要．[1486]

環境療法　milieu therapy　環境療法という場合の環境 milieu は，物理的な意味合いでの環境 environment とは異なり，周囲と主体との間で起こる相互作用まで含めたものを指す．環境療法とは，そのような意味での環境 milieu を利用あるいは操作して行う治療のこと．広義の集団療法の1つであり，社会的構造やいろいろな集団的・社会的活動を利用した治療法が含まれる．例えば治療共同体はその例で，デイケア，生活療法なども，アプローチの仕方によってはこれに含まれるとみることができる．[277]

換気予備率　breathing reserve　最大換気量(MVV)と最大運動時の換気量($\dot{V}$Emax)との差の絶対値(換気予備量)，またはMVVに対する$\dot{V}$Emaxの割合(換気予備率)で示す．運動負荷試験で運動制限がみられるとき，それが肺疾患に由来する場合に低下．基準値は健常男性で前者は15 L/分以上，後者は20-40%である．[1443]　⇨参換気予備量→582

換気予備量　breathing reserve；BR　換気予備量＝最大換気量 maximum voluntary ventilation(MVV)－安静時分時換気量($\dot{V}$E)．[1213]

換気量計　respirometer　［**レスピロメーター**］　1回の呼

吸で行われる吸入または呼出の空気量(一回換気量)を測定するための器具で，ライト Wright のレスピロメーターやドレーガー Drager の容積計 volumeter などの種類がある．気管内麻酔が必要なときなどに測定し，また気管チューブ抜管の際は，分時換気量(一回換気量×1分間の呼吸数)の数値が目安とされる．一回換気量は安静時の成人で約500 mL，1分間の呼吸数はおよそ16回なので，約8,000 mL が基準となる．⇨参一回換気量⇀253，ライトレスピロメーター⇀2891

桿(かん)菌 bacillus, rod 桿状(棒状)または円筒状の形をした細菌．種により細長いもの，短いもの，コンマ状などいろいろな形状がある．バシラス *Bacillus* という真正細菌が存在していて名称が紛らわしいので，ロッド rod(杖のような形状から)と言い表すこともある．[324]

眼筋 ocular muscle 眼球と眼瞼に付属する筋肉．眼球に付属している筋肉には，眼球外で強膜に付着して眼球運動をつかさどる6つの外眼筋と，眼球内で虹彩や毛様体にあって屈折や光の調節を行う内眼筋がある．外眼筋は横紋筋で，内眼筋は平滑筋である．[566]

桿(かん)菌尿⇨同細菌尿⇀1154

眼筋麻痺 ophthalmoplegia, ocular muscle palsy 眼球内外の筋の障害．外眼筋が麻痺する外眼筋麻痺と，瞳孔運動や調節にかかわる平滑筋が麻痺した内眼筋麻痺の2つがある．厳密には，筋原性の麻痺を指すが，臨床的には，例えば，上斜筋麻痺と滑車神経麻痺は同じ意味で用いられている．さまざまな原因で起こる．[1153]

眼筋麻痺性片頭痛 ophthalmoplegic migraine 片頭痛は特に若い女性に発作性，反復性に生じる血管性頭痛だが，その中で片頭痛発作の発症後，数日以内に同側の眼筋麻痺を生じるもの．頻度はまれだが，動眼神経麻痺の頻度が高く，瞳孔障害もみられる．眼筋麻痺は数週で回復するが，再発を繰り返すと障害が永続する場合もある．[1153]

眼筋麻痺プラス ophthalmoplegia plus 慢性進行性外眼筋麻痺に四肢ミオパチー様症状，咽頭麻痺，末梢神経障害，小脳性運動失調，痙縮，難聴，視神経萎縮，認知症を含むほかの神経症状や，心臓・内分泌系・皮膚・骨格・眼を含む他臓器症状を合併した例を称する．この症候群は，多様なものが含まれており，この中から，カーンズ・セイヤー Kearns-Sayre 症候群が分類された．[1486]

眼筋ミオパチー ocular myopathy ［外眼筋ミオパシー］ミオパチーとは筋肉病という意味で，神経障害がなく外眼筋が萎縮および筋力低下をきたす状態．慢性に進行する眼球運動障害や眼瞼下垂，閉瞼障害などの症状がみられる．カーンズ・セイヤー Kearns-Sayre 症候群やその不全型である慢性進行性外眼筋麻痺などのミトコンドリア脳筋症，眼咽頭型筋ジストロフィー oculopharyngeal muscular dystrophy のような遺伝性変性疾患，レフスム Refsum 症候群やバッセン・コーンツヴァイク Bassen-Kornzweig 症候群などのような代謝異常などが含まれる．[975]

眼筋無力症 myasthenia ocularis 重症筋無力症のうち約30% は眼筋型にとどまり，これを眼筋無力症という．一側性または両側性に眼瞼下垂や眼筋麻痺が出現し，夕方にかけて症状が悪化することが多い．アイステストの陽性率が高く，診断に有効である．[1601] ⇨参重症筋無力症⇀1371

玩具⇨同おもちゃ⇀412

肝区域切除術 segmentectomy of liver 肝の外科的区域解剖学の研究により発達した術式．肝の前・後・外側・内側の区域切除が基本．肝は胆嚢床と下大静脈を結ぶ線で右葉と左葉に分けられ，さらに右葉は右肝静脈の前後で前区域と後区域に，左葉は肝鎌状間膜の左右で外側区域と内側区域に分けられる．さらに細分化された8つの区域に沿った切除は，肝亜区域切除術と呼ばれる．8つの区域(クイノー Couinaud が命名)とは，尾状葉(S1)，左葉外側区(S2，S3)，左葉内側区(S4)，右葉前下区(S5)，右葉後下区(S6)，右葉後上区(S7)，右葉前上区(S8)である．良性・悪性腫瘍や外傷，肝内結石などの疾患に適応．[1401] ⇨参肝切除術⇀625

管腔臓器損傷 intestinal and urinary tract injury 管腔臓器における損傷の総称．管腔臓器損傷と実質臓器損傷の分類は腹部外傷で用いられる重要なものである．前者では腹膜炎，後者では腹腔内出血が治療対象の病態となる．管腔臓器の中には消化過程にある食物，消化液，排泄物，細菌などがあるため，閉鎖された体内にあっても炎症や感染の原因となる．管腔臓器には消化管(胃，十二指腸，小腸，結腸，直腸)，胆嚢，胆管，尿管，膀胱，尿道，卵管，腟が含まれる．[1582]

管腔内消化 intraluminal digestion ［管内消化］ 消化の1つの形で，外分泌腺より分泌された消化酵素の働きによって消化管と口腔内で食品成分が吸収しうる1つ前の段階まで消化されること．最終的には小腸粘膜にある酵素により膜消化が行われ体内に吸収される．[842] ⇨参膜消化⇀2730

管腔内超音波検査法 intraluminal ultrasonography 血管や消化管などの管腔に，超音波を直接発射する専用の探触子を挿入して検査を行う手法．体外式に比べ良好な画像が得られる．[955] ⇨参血管内超音波検査法⇀903，超音波内視鏡⇀2003

管腔内密封小線源治療 intraluminal brachytherapy, intracavitary brachytherapy 放射線治療において，密封された放射性同位元素を管腔内に挿入，留置し病巣を照射する方法．限局した領域に大量の吸収線量を投与でき，隣接した正常組織の線量は急激に低下させることができる．子宮頸癌の腔内照射が代表的な例．近年，細い，やわらかい特長をいかしたイリジウム197線源の普及により，これまで挿入困難であった，肺，食道，胆管などに適応が拡大され，密封小線源治療のネオルネッサンスと称された．[471] ⇨参腔内小線源治療⇀812，腔内照射法⇀812

眼屈折計 refractometer⇨同屈折計《眼の》⇀819

ガングリオシド ganglioside ［シアロ糖脂質］ シアル酸を含むスフィンゴ糖脂質の総称．糖鎖構造の違いにより，ガングリオ系列，グロボ系列，ラクト系列，ネオラクト系列，混成糖鎖系列，糖鎖の短い系列に分類される．オリゴ糖当たり1個以上のシアル酸残基を有するので，負電荷をもち，水に溶解してミセル(疎水部を内側に，親水部を外側したかたまり)を形成しやすい．神経細胞の細胞膜にはガングリオシドが大量に存在し，全脂質重量の10-15% を占めるが，他の細胞にもごく少量ながら存在している．これまでに 40 種以上のガングリオシドが同定されている．ガングリオシドに対する抗体が多発性神経炎患者血中に検出される．[1047]

ガングリオシドーシス　gangliosidosis ［**ガングリオシド蓄積症**］ ガングリオシドの異常蓄積による先天性神経変性疾患．薄層クロマトグラフィー上で GM_1 に位置するものを GM_1 ガングリオシド，GM_2 に位置するものを GM_2 ガングリオシドという．リソソーム酵素である酸性 β ガラクトシダーゼの遺伝子異常による活性低下のため，中枢神経系に主に GM_1 ガングリオシドが分解されずに蓄積する GM_1 ガングリオシドーシスと，β ヘキソサミニダーゼ A の α サブユニットの欠損，活性低下(テイ・サックス Tay-Sachs 病)，β ヘキソサミニダーゼ A の β サブユニットの欠損，活性低下(サンドホフ Sandhoff 病)により中枢神経系のリソソームに GM_2 ガングリオシドが蓄積する GM_2 ガングリオシドーシスがある．[987]

ガングリオシドーシスⅠ型　gangliosidosis type Ⅰ ［**GM_1 ガングリオシドーシス**］ 糖脂質のみならず糖タンパク質，ムコ多糖を含む代謝異常症である．GM_1 ガングリオシドーシス(Ⅰ型)は 1959 年にノーマン Norman らが特異なテイ・サックス Tay-Sacks 病として報告した．酸性 β ガラクトシダーゼ酵素タンパク質そのものの変異のため，活性が低下し，糖タンパク質の糖鎖で末端が β 結合のガラクトースの糖鎖は代謝されないため，中枢神経系では主として GM_1 ガングリオシド，骨では主としてケラタン硫酸が蓄積し患者尿にはオリゴ糖が排泄される．主に乳児期に発症し比較的早期に死亡する例が多い．初期は筋緊張低下，音に対する過敏性，腱反射の亢進，そのあとは全身痙攣が出現し，除脳状態となり死亡する．眼底のチェリーレッドスポット，肝脾腫，全身の骨変形がみられ，ガーゴイル様顔貌も特徴的である．成人の場合の初発症状は歩行障害，構音障害が多く，ジストニア姿勢が徐々に進行し，パーキンソン様症状など大脳基底核の選択的障害による錐体外路症状を呈する．末梢血リンパ球の空胞化，骨髄中の泡沫細胞，骨 X 線で特徴的な骨変形を認める．[987]

ガングリオシドーシスⅡ型　gangliosidosis type Ⅱ ⇨同サンドホフ病→1213

ガングリオシド脂質症　ganglioside lipidosis 遺伝的に規定された分解酵素の欠損のために，特定のガングリオシドが細胞内の一部分に異常に蓄積している疾患群．例えば，ヘキソサミニダーゼ A 酵素の欠損で GM_2 ガングリオシドが細胞(特に神経細胞)内に蓄積し，GM_2 ガングリオシドーシス(テイ・サックス Tay-Sachs 病)が起こる．現在，根本的な遺伝子変異の解析や酵素補充療法が行われている疾患もあるが，治療法はない．[1486]

ガングリオシド蓄積症　gangliosidosis ⇨同ガングリオシドーシス→584

ガングリオン　ganglion, ganglion cyst ［**結節腫，ガングリオン嚢胞**］ 関節包や腱鞘の粘液変性によってできた嚢腫．10-40 歳の成人に多く，手根骨背側と手関節掌側に好発．成因に定説はない．内容は透明のゼリー状物質で，無症状のことが多いが，不快感，自発痛，圧痛，運動時痛を呈し，また神経を圧迫してしびれを呈することがある．小さなものでも手関節痛の原因となることがある．治療は穿刺または嚢の摘出を行う．手術を行っても再発する場合がある．[990]

ガングリオン嚢胞 ⇨同ガングリオン→584

カンクロイド　cancroid ［**類癌**］ 扁平上皮癌の中で特に角化が著しいものを表す語．高分化型扁平上皮癌または角化型扁平上皮癌に包括される組織型であり，現在ではあえてこの語を使用することはない．[808] ⇨参棘細胞癌→774，角化→474

眼茎　optic stalk 胎生 3-4 週頃に発生する眼胞と前脳をつなぐ管状の組織．脈絡膜裂が閉鎖する胎生 7 週頃に完成し，やがて神経線維で満たされて視神経となる．大部分の線維は末梢から中枢への求心性に感覚網膜から後方へ発達するが，少数は脳から茎へ向かって伸展する．[566] ⇨参眼杯→649，杆体(かんたい)→640

肝頸静脈逆流　hepatojugular reflux ［**肝頸静脈反射**］ 右心不全の徴候の 1 つで，肝はうっ血し腫大する．その肝を圧迫すると頸静脈に圧が伝わり，怒張する．[279] ⇨参うっ(鬱)血性心不全→328

肝頸静脈反射　hepatojugular reflux ⇨同肝頸静脈逆流→584

関係念慮　idea of reference 何でもない周囲の人の言葉，態度，行動や出来事などを自分に関係し，意図されたものであるととる考えで，そのことの不合理さを自覚している場合をいう．しばしば「……ような気がする」という表現をとる特徴がある．不合理さの自覚のない場合や，あっても乏しい場合は関係妄想という．関係念慮は統合失調症の初期や，うつ(鬱)病などでときに観察されるほか，神経症や心因反応でもみられることがある．[277]

関係妄想　delusion of reference 何でもない周囲の人の言葉，態度，行動や出来事などが，自分に関係したものであり，意図されたものであると信じてしまう妄想．例えば，テレビのニュースで自分のことをやっている，電車の中の客が咳払いや「あの人」などの言葉で暗に自分にあてつけをしているなどと考えることで，統合失調症，敏感関係妄想，中毒性精神病などにみられる．そのことの不合理さを自覚している場合は関係念慮という．[277]

緩下剤　laxative 緩やかに作用して，服用 8-12 時間後に効果のある下剤の総称．作用機序から，腸管を直接刺激する刺激性下剤と間接的に刺激する塩類下剤，膨張性下剤に分類される．緩下剤に対して，作用の強い下剤は峻下剤と呼ばれる．[1272]

肝血管腫　hepatic hemangioma, hemangioma of liver 肝良性腫瘍の中で最も高頻度にみられる腫瘍．大きさは数 mm から 10 cm 以上に及ぶものまであり，海綿状血管腫 cavernous hemangioma，毛細血管腫，血管内皮腫に分類されるが，大多数は海綿状血管腫．無症状で腹部超音波検査で偶然見つかることが多い．小さいものは高エコー腫瘤，やや大きいものは辺縁高エコーのリング状パターンを伴う低エコー腫瘤，さらに大きなものは不規則な内部エコーを呈する低エコー腫瘤として認められる．単純 CT では低吸収域として描出され，ダイナミック CT では最初は周辺部が部分的に造影され，時間とともに内部に向かい，造影後期には血管腫全体が造影される．MRI の T_2 強調画像では明瞭な高信号腫瘤として描出される．通常は治療の必要はないが，破裂の危険性がある場合，血小板減少症や低フィブリノゲン血症のみられる例(カサバッハ・メリット Kasabach-Meritt 症候群)では外科的切除の対象．[279]

肝血管造影法 hepatic angiography 選択的腹腔動脈造影，選択的上腸間膜動脈造影，選択的肝動脈造影などを基本として，肝疾患の診断，治療の目的で行う造影法．カテーテルの先端をさらに固有肝動脈，右または左肝動脈へ進めて行う超選択的肝動脈造影も行われる．肝疾患，特に肝腫瘍と門脈圧亢進症の診断，治療に重要である．DSA(デジタル・サブトラクション・アンギオグラフィー)で行われることが多い．[264]

冠血管抵抗 coronary vascular resistance；CVR 冠循環の規定因子で，冠血流量と冠動脈灌流圧との比で求められる．冠血管抵抗は以下の3つの独立した成分の総和と考えられている．①心外膜の太い冠動脈による抵抗：狭窄やスパズム(攣縮)がなければ全血管抵抗に占める割合は小さい．②主として細動脈平滑筋トーヌス(緊張)に由来する自己調節抵抗：冠血管抵抗の主要部分をなす．③収縮期の心筋内圧により冠血管が圧迫されることによって生じる圧迫抵抗．[1391]

冠血管予備能 coronary vascular flow reserve⇨同冠血流予備能→586

冠血行再建術 coronary artery revascularization 薬物治療のみでは効果が不十分，あるいは予後不良と考えられる虚血性心疾患患者に対して行われる観血的治療法．冠動脈狭窄あるいは閉塞部より末梢灌流域への血流供給路の確立を目的とする．経皮経管的冠動脈形成術(PTCA)と冠動脈バイパス術(大伏在静脈や内胸動脈などをグラフトとして用いてバイパスを作製する)が現在行われており，その選択は冠動脈造影上の病変の部位や形態，病変枝数，その他の合併症の有無などに基づいて決定される．一般的に，左冠動脈主幹部病変や重症3枝病変では冠動脈バイパス術のほうが成績が優れている．いずれの治療を選択しても，薬物治療の継続および冠危険因子(高血圧，脂質異常症，糖尿病，喫煙など)の管理が重要である．[1391] ⇨参経皮冠〔状〕動脈インターベンション→871，A-C バイパス術→23

間欠性 intermittent 病的な状態が持続せずに出現したり消失したりすることで，その状態を表す接頭語としても用いられる．間欠熱，間欠性跛行などがある．[758]

間欠性外斜視 intermittent exotropia 眼位が真っ直ぐのとき(外斜位)と一眼が外側にずれている(外斜視)ことがある斜視．外斜視のなかで最も頻度が高い．比較的，両眼視機能は保たれている．乳幼児では屋外に出ると，片目をつぶる，まぶしがるなどの症状がみられる．外斜視の頻度や眼位ずれの量が多くなる場合には手術を行う．[975]

間欠性血色素尿症⇨同間欠性ヘモグロビン尿症→585

間欠性水腎症 intermittent hydronephrosis 尿路通過障害により腎盂・腎杯の拡張，腎実質の萎縮，腎機能障害をきたす水腎症のうち，利尿時においてのみその状態を呈するものをいう．普段は特に症状はないが，尿路に閉塞が生じた場合は腎部の仙痛発作が生じる．仙痛発作がしばしば起こるような症例や細菌感染を合併するような場合には通過障害を除去する目的で腎盂形成術が行われることがある．[1610]

間欠性タンパク尿⇨同機能性タンパク尿→700

間欠性爆発性障害 intermittent explosive disorder 攻撃的な衝動を抑えきれないで，ひどい暴力行為または所有物の破壊に至る数回のはっきりと区別されるエピソードを認める．爆発性行為は，誘因となったどの心理社会的ストレス因子と比較しても，はなはだしく不つり合いで，行為の前に緊張感と興奮の高まりをおぼえ，直後には解放感を伴う．あとになって，攻撃について，挫折，自責，後悔，または困惑を感じることがあり，攻撃的なエピソードを「短時間の出来事」または「発作」と自己表現することがある．診断は，攻撃的行為のエピソードを示す他の精神障害(例：反社会性パーソナリティ障害，境界性パーソナリティ障害，行為障害，注意欠陥/多動性障害など)や，物質(例：乱用薬物，投薬)，一般身体疾患(例：頭部外傷，アルツハイマー Alzheimer 病)による生理学的作用を除外したあとでのみくだされる．[1386]

間欠性跛行(はこう) intermittent claudication，dysbasia intermittens 歩き出しに異常はないが，ある一定の長い距離を歩くと歩行が困難となって歩けなくなり，そこでしばらく休むとまたもと通りに歩けるようになるというエピソードを繰り返すもの．下肢血管性間欠性跛行は下肢動脈の慢性閉塞性病変，バージャー Buerger 病で起こる．安静時には下肢の動脈拍動は減弱または消失しているが，神経学的な異常はない．しかし，歩行により下肢筋肉の活動が高まると下肢筋肉は虚血に陥って筋力低下と筋肉痛を生じる．シャルコー症候群ともいう．脊髄性間欠性跛行は脊髄の動脈循環不全によって起こる．原因として大動脈の動脈硬化性病変，脊髄動静脈奇形，椎間板ヘルニア，脊柱管狭窄，腫瘍などがある．歩行が困難になった状態で診察すると，痙性対麻痺の病態に一致し，下肢の痙性，深部腱反射亢進，バビンスキー Babinski 徴候などがみられる．馬尾性間欠性跛行では腰椎部での脊椎管狭窄によって馬尾が圧迫されて生じる．下肢の疼痛を伴う感覚障害が特徴で，それに続いて歩けなくなる．長時間立位を保ったときにも生じることがある．他覚的に筋力低下は目立たないことが多いが，歩行困難時にはアキレス腱反射は両側性に消失する．腰椎の減圧手術が有効．[369] ⇨参下肢血管性間欠性跛行(はこう)→494，脊髄性間欠性跛行(はこう)→1719

間欠性ヘモグロビン尿症 intermittent hemoglobinuria ［間欠性血色素尿症］ 間欠的に赤色から暗赤色の色調を呈するヘモグロビン由来の成分をもった尿をみる疾患をいう．発作性夜間ヘモグロビン尿症，発作性寒冷ヘモグロビン尿症，行軍ヘモグロビン尿症(労作性血色素尿症)などが含まれる．[1610]

肝結石⇨同肝内結石→646

間欠的強制換気 intermittent mandatory ventilation⇨同IMV→67

間欠的経口食道経管栄養法⇨同IOE 法→68

観血的血圧測定 invasive blood pressure measurement⇨同動脈圧測定→2130

間欠的牽引法 intermittent traction 頸椎症性脊髄症や頸椎椎間板ヘルニアの治療のためのグリソン Glisson 牽引や，腰椎椎間板ヘルニアに対する骨盤牽引を外来通院で行う際に，専用の牽引用器械を用いて，比較的強い力で間欠的に牽引する方法(例えば10秒牽引して5秒休むことを15分ほど繰り返したりする)のこと．これに対し，ベッドに設置した牽引装置で，入院下に，睡眠時以外の日中のほとんどの時間を牽引するものを持続牽引法と呼ぶ．牽引の際の安静臥床や腰椎，頸椎の前彎の減少や椎間の拡大が，脊髄や馬尾神経の圧迫の軽減に影響しているものと考えられる．[244] ⇨参牽引療法時のケア→937

間欠的口腔食道経腸栄養法⇨同IOE法→68

観血的骨接合術 operative osteosynthesis 手術的に骨折を治療することで，骨折部を展開整復しこれを保持する．保持の仕方には外固定と内固定があり，感染を認めない場合には主に金属材料で内固定する．内固定を行っても強度が不十分な場合，ギプスなどの外固定を追加する．[990] ⇨参観血的整復→586

間欠的自己導尿法 intermittent self catheterization ［無菌的自己導尿法］ 何らかの原因で排尿が起こらず，膀胱に尿が貯留して過伸展を起こさないように，一定の間隔で自分でカテーテルを挿入し尿を排出する方法．脊髄損傷などが原因で排尿反射中枢が障害を受けると，神経因性膀胱などの排尿障害を起こし，膀胱内に多量に尿が残り(残尿)，膀胱の過伸展へとつながる．そのため膀胱粘膜や筋層の虚血，神経障害，膀胱壁の断裂，肥厚，肉柱形成をきたし，出血や尿路感染が起こりやすくなり，腎機能障害を引き起こす．このような状態に対し，決められた時間間隔で導尿をすると，膀胱の規則正しい拡張と収縮の繰り返しによって膀胱の過伸展を防ぎ，残尿をなくし，尿路感染の予防につながる．仮に導尿時の操作(カテーテル挿入時)で膀胱に細菌がもち込まれても，逆行性細菌感染の頻度も低いとされている．看護にあたっては，繰り返しカテーテルが挿入されることによる尿路感染や尿道損傷の危険性を十分認識し，それらの予防策や問題が生じたときの対処法について指導する必要がある．指導の際は，患者・家族のセルフケア能力をアセスメントしながらその人のペースに合わせた方法をみつけ，本人の苦痛を受け止めながら自立に向けて指導を進めることが重要．排尿障害の自己管理が可能となるため，社会復帰の足がかりとなる．[1554]

観血的整復 open reduction 骨折や脱臼の治療の際に閉鎖的な徒手整復が困難なときや，盲目的な整復操作が血管や神経などの重要な器官を損傷する可能性のあるときに，骨折部を手術的に開き，直視下に骨折部を整復すること．同時に内固定器具を用いて固定操作を加えることが多い．[244] ⇨参徒手整復術→2154，内固定法→2179

観血的治療 surgical treatment 骨折や脱臼の治療を手術的に行うこと．骨折や脱臼では，まず徒手牽引や直接圧迫による非観血的治療(手術せずに行う治療)を試みて，整復位が得られないときや，整復位が得られても保持できないときに観血的治療が適応となる．初期から観血的治療が適応となるのは，デブリドマンを要する開放骨折である．[990] ⇨参非観血的治療→2431

間欠的導尿法 intermittent urethral catheterization 排尿障害により残尿が増加し，ときに尿閉となる場合にはカテーテルによる排尿が必要である．その際一定時間ごとに消毒したカテーテルを外尿道口より膀胱に挿入し導尿する方法であり，看護者が行うものと，患者自ら行うものに分けられる．導尿回数は約6時間ごとに1日4回が標準であり，感染の頻度は低く，排尿障害の対症療法としては最善の方法．[474]

間欠的陽圧換気 intermittent positive pressure ventilation；IPPV ［間欠陽圧呼吸法，IPPV，IPPB］ 人工呼吸器を用いる補助呼吸の一種．吸気ガスに設定圧まで圧力をかけて気道から肺胞に送り込んで換気させる．その際，付属するネブライザーから薬剤吸入や加湿を行う．呼吸サイクルは，吸気とともに開始され，呼気は自力で行われる．治療回数と時間，圧，ネブライザー，その他の特殊装置の使用については，医師が1つ1つを指示し，空気漏れはないか，マウスピースをしっかりくわえているかを点検する．患者は器具を装着しているため発声できないので，不安を与えないよう十分な説明を行い，吸気終了時，自動的に吸気ガスの送り込みは止まることなどを説明し緊張をとる．[953]

間欠熱 intermittent fever 高熱と無熱が数時間から2日間おきほどで交代してみられる熱型で，マラリアなどで観察される．[288]

間欠滅菌法 fractional sterilization, intermittent sterilization 1日1回100℃で15-30分ずつ，3日間連続して滅菌する方法．高温に耐えられない物品の滅菌に用いられる．1回目の滅菌で生き残った芽胞を，24時間室温に放置して発芽させ，栄養型細菌となったところで2回目の滅菌を行う．念のため，さらに24時間後もう一度滅菌する．3回の滅菌を行っても完全な滅菌は期待できない．[485]

間欠陽圧呼吸法 intermittent positive pressure breathing；IPPB⇨同間欠的陽圧換気→586

冠血流予備能 coronary flow reserve；CFR ［冠血管予備能，冠予備能］ 一過性の冠動脈閉塞後の再疎通時や薬物(アデノシン，ジピリダモールなど)刺激後に冠血流量を増加させる微小冠血管床の能力．すなわち冠血管抵抗を最大限に減少させる微小冠循環の能力を意味する．最大冠血流量と安静時冠血流量の比として表され，実験動物およびヒトにおいて4-7倍が正常とされている．微小冠血管に器質的あるいは機能的異常がある場合や，微小冠血管は正常でも太い冠動脈に血管内腔面積80%以上の狭窄がある場合には冠血流予備能は低下する．[1391]

肝血流量 hepatic blood flow；HBF 肝を灌流する血流量のこと．肝には肝動脈および門脈から血液が流入し，小葉内の微小循環である類洞を経由したのち，肝静脈より流出する．健常者の肝血流量は1,000-1,500 mL/分(1 mL/g 肝重量/分)で，心拍出量の1/4から1/3に相当する．摂食によって増加，運動によって減少する．また臥位で増加する．流入血流量の約4/5は門脈血流に，約1/5は動脈血流に由来し，一方の血流量が低下すると他方が補うようになっている．[60] ⇨参肝循環→610

冠血流量 coronary blood flow；CBF 冠動脈を流れる血流量のこと．冠血流量の測定法は，電磁血流計や超音波血流計のように，瞬時・瞬時の血流動態を測定する方法と，放射性標識微粒子法，熱希釈法，亜酸化窒素(N_2O)法，標識子(^{133}Xe，^{85}Kr)洗い出し法，^{201}Tl(タリウム)シンチグラフィー法などのような平均血流量を測定する方法に大別．心拍出量の4-5% であり，安静時健常成人で約 250 mL/分．最大の特徴は全身の血圧や心拍出量が生理的範囲内で大きく変化しても冠血流量はほぼ一定に保たれること．これは冠動脈灌流圧と直径約 400 μm 以下の微小冠血管のトーヌス(血管抵抗)の変化によって調節されていることによる．この調節には脳血流においても同様に観察される自己調節能(オートレギュレーション)が働いており，生命維持のために必要な機能と考えられる．心筋代謝亢進時には微小血管径が拡張して血流量が増加する．太い冠動脈に器質的な狭窄があると，微小冠血管が代償性に拡張して安静時の冠血流量の減少を防ぐ．[226] ⇒参自己調節能→1270

還元 reduction ある対象物質が他の物質から電子を受け取る反応．この電子の受容は水素原子の受容を通して行われることもあり，相手となる別の物質の酸化反応(電子の供与反応，あるいは酸素の受容反応)を伴う．生体内では，数多くの有機物や無機物の酸化還元反応が，酵素により触媒される．[637] ⇒参酸化→1198

眼瞼 eyelid ［まぶた］ 上眼瞼と下眼瞼からなり，眼球を保護する器官．眼窩隔膜によって前葉(浅葉)と後葉(深葉)に分けられる．前葉は皮膚と眼輪筋，筋肉下組織からなり，後葉は瞼板，上眼瞼挙筋，瞼板筋，副涙腺，瞼結膜からなる．眼瞼機能には，開瞼や閉瞼のほか，瞬目反射や種々の分泌腺による分泌がある．三叉神経第1枝が上眼瞼，第2枝が下眼瞼に分布して知覚をつかさどっている．また，顔面神経は眼輪筋，交感神経は瞼板筋，動眼神経は上眼瞼挙筋の運動を支配している．[566] ⇒参瞬目反射→1416

眼瞼の運動 movement of eyelids(palpebrae) 眼瞼は上下2枚の可動性のある覆いで，眼窩に連なる固定部と自由縁をもち，瞼裂(上下の眼瞼の間)を囲んでいる．上眼瞼は動眼神経によって支配される上眼瞼挙筋があるため，下眼瞼より動きが大きい．上眼瞼挙筋がはたらくと上眼瞼が挙上し瞼裂が開く．瞼裂を輪状に取り囲む眼輪筋(表情筋の1つで顔面神経の支配)が収縮すると瞼裂が閉じ，眼球前面を覆う．[154]

癌原遺伝子⇒同プロトオンコジーン→2599

癌原因子 carcinogenic factor⇒同発癌因子→2377

眼瞼炎 blepharitis 眼瞼における炎症の総称．眼瞼の腫脹，発赤，痂皮形成などが共通した特徴で，細菌感染によるもの，脂漏やアレルギーによるものがある．細菌性の場合は，睫毛根部に充血，小膿疱，びらん，ときには小潰瘍をみる．症状は一進一退で難治性のものが多く，治療は抗菌薬の点眼または軟膏を用いる．脂漏やアレルギーによるものは，眼瞼の保清に努め，ときにステロイド剤の点眼，軟膏が有効である．[651]

眼瞼黄色腫 xanthelasma palpebrarum 発症頻度が最も高い黄色腫で，上眼瞼内眼角部に好発する扁平黄色結節．高コレステロール血症に合併する場合には冠動脈疾患罹患のリスクが高いと考えられるが，半数は血清コレステロール値は正常である．プロブコール内服の有効率が高い．[588] ⇒参黄色腫→390

●眼瞼黄色腫

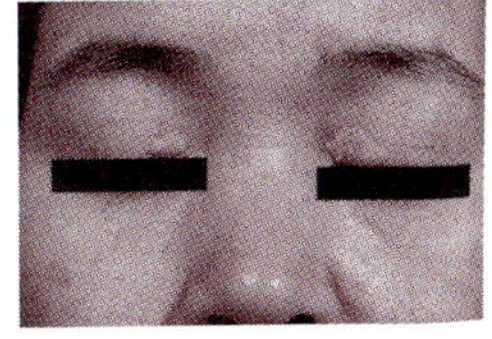

眼瞼外反 ectropium palpebrae，ectropion of eyelid 眼瞼が外側に反り返り，眼瞼結膜が露出して眼球と一部接していない状態をいう．先天性と後天性があるが，大部分は後天性で，加齢や顔面神経麻痺による弛緩性外反，外傷，熱傷，手術などによる眼瞼皮膚の瘢痕萎縮に伴う瘢痕性外反，結膜腫脹や蜂巣炎などの急性炎症で眼輪筋が強く痙攣することによる急性痙攣性外反などがある．治療は角膜への保護に留意しつつ，急性痙攣性外反は原疾患の治療を行う．弛緩性外反や瘢痕性外反などは外科治療の対象となる．[651]

眼瞼下垂 blepharoptosis，ptosis 上眼瞼の瞼縁が正常位置(角膜上縁から 1-2 mm 下)より下がっている状態であり，瞼裂も縮小している．先天性と後天性がある．先天性眼瞼下垂は眼瞼下垂の約 80% を占めており，上眼瞼挙筋の発育不全や上眼瞼挙筋および上瞼板筋の萎縮・麻痺などが主な原因．後天性眼瞼下垂は加齢，動眼神経麻痺，ホルネル Horner 症候群などの交感神経麻痺，重症筋無力症，内眼手術後，コンタクトレンズ，外眼筋ミオパチーなどに伴い発症する．治療は，特に原因疾患がなければ上眼瞼挙筋短縮術などの手術を行うが，原因疾患がはっきりしていればその治療を優先し，治療後も残存する下垂に対して手術を検討する．[651]

眼瞼挙筋 levator muscle⇒同上眼瞼挙筋→1428

眼瞼形成術 blepharoplasty 眼瞼下垂，眼瞼内反あるいは外反，眼瞼の外傷などに対して，機能的な改善を目的として行われる手術の総称．また，眼瞼の形状を変えたり，瘢痕化した眼瞼に対して美容的な目的で行われる場合もある．[257]

眼瞼痙攣 blepharospasm，eyelid twitching ［眼瞼攣縮(れんしゅく)］ 顔面筋，特に眼輪筋の不随意かつ周期的な収縮により起こる眼瞼の持続性あるいはクローヌス性の痙攣．開瞼できない，あるいは眉毛を上げられないなどの症状がみられる．器質的疾患または精神的疾患で起こる．治療は，例えば脳腫瘍や脳動脈瘤のような原因疾患があれば，それに対する治療を行う．原因疾患が特定できない本態性眼瞼痙攣のような場合は，ボツリヌストキシン注射療法を行う．[651]

眼瞼欠損 blepharocoloboma 上眼瞼あるいは下眼瞼が先天性または後天性に欠損した状態．先天性ではトリーチャー=コリンズ Treacher Collins 症候群，斜顔面裂などにみられ，後天性では血管腫，基底細胞上皮腫，マイボーム腺癌，扁平上皮癌などの腫瘍切除後や外傷後に生じる．欠損が眼瞼水平長の 1/4 くらいまでであれば縫合が可能であるが，それ以上の欠損では各種皮弁や複合組織移植などを用いる．上眼瞼では開瞼，閉瞼の機能性が重要となり，下眼瞼ではその支持性が重要となる．[1028]

眼瞼結膜 palpebral conjunctiva ［瞼(けん)結膜］ 結膜のうち眼瞼の裏側を覆う部分．眼窩部，瞼板部，瞼縁部の3つに分けられる．眼瞼結膜にはヘンレの陰窩 crypt of Henle と呼ばれる組織がみられる．[566]

眼瞼結膜炎 blepharoconjunctivitis 眼瞼炎および眼瞼縁炎と結膜炎が合併した状態．眼瞼炎や眼瞼縁炎は解剖学的に容易に結膜に波及するために起こる．原因は眼瞼炎と同様に，感染によるものと脂漏やアレルギーによるものなどがある．症状は眼瞼炎でみられる落屑や瞼縁に沿って形成される膿疱や小潰瘍以外に，結膜炎でみられる充血，瘙痒感などもみられる．治療は抗菌薬の点眼または軟膏を用いる．脂漏やアレルギーによるものは，眼瞼の保清に努め，ときにステロイド剤の点眼や軟膏が有効である．[651]

還元酵素　reductase⇨同レダクターゼ→2976

眼瞼後退　lid retraction　上眼瞼が正常な位置(角膜上縁より1-2 mm下)より挙上された状態．そのため角膜上方の強膜が露出し，眼球突出と誤認されやすい．神経原性，筋原性，機械性病変に分類される．神経原性は橋や中脳の障害の際にみられ，筋原性は先天性に発症することが多い．甲状腺眼症でみられる眼瞼後退は機械性病変の代表例であり，他に強度近視や強皮症などでもみられる．[651]

還元剤　reducing agent　対象物質が電子を受け取る，あるいは水素を受け取る還元反応において，その物質を還元する試薬のこと．きわめて酸化されやすく，対象物質を還元する際に還元剤自体は酸化される．[637]

還元主義　reductionism　自然現象を，より基本的なレベルに還元して説明する方法．例えば，生物体を細胞，タンパク質，DNA，さらには分子・原子・素粒子まで還元し，素粒子のふるまいからすべての生命現象を説明することができるとする立場．[446]

眼瞼腫瘍　lid tumor，palpebral tumor　眼瞼に生じる腫瘍で，良性では血管腫，黄色腫，母斑，脂漏性角化症，乳頭腫，尋常性疣贅，皮様囊腫などがある．悪性では基底細胞癌が多い．その他，脂腺癌，扁平上皮癌，非常にまれに悪性黒色腫も生じうる．手術で全摘出し，大きく切除した場合は，眼瞼の再建術が必要となる．[651]

ガン現象　Gunn phenomenon⇨同マーカス=ガン現象→2724

癌原性⇨同腫瘍原性→1408

癌原性物質⇨同発癌物質→2378

眼瞼内反　entropion of eyelid　眼瞼外反とは反対に，眼瞼が内側に反り返り，睫毛(まつげ)が角膜や結膜に接触した状態．多くは瞼縁や瞼板の異常を伴っている．原因の多くは加齢による老人性眼瞼内反であるが，ほかに先天性，痙攣性，瘢痕性のものもある．睫毛内反と誤診されやすいが，睫毛内反は瞼板の異常や瞼縁の異常を認めないことから鑑別される．自然回復が見込めないため，手術が必要となる．[651]

眼瞼反射　eyelid closure reflex，lid reflex　眼瞼付近の皮膚，結膜，角膜への機械的刺激によって眼瞼が閉じる反射のこと．瞬目反射に含まれることもある．[1230]　⇨参瞬目反射→1416

眼瞼板腺⇨同瞼(けん)板腺→963

眼瞼反転法　eversion of eyelid　眼瞼結膜や結膜円蓋部を観察するために，上眼瞼を反転させる手技．患者に下を見させ，親指の先端で上眼瞼を下方に引き，人さし指も用いながら反転する．[480]

眼瞼皮膚弛緩　blepharochalasis　上眼瞼の皮膚が下方に垂れ下がった状態をいう．加齢に伴うものが最も多く，さまざまな程度があるが，進行して上眼瞼皮膚が瞳孔領に及び，日常生活に支障をきたすようになると，余剰皮膚を切除する必要がある．[651]

眼瞼浮腫　palpebral edema　眼瞼は皮下に疎な結合組織が豊富で浮腫が起こりやすい．この眼瞼皮下組織に組織液が貯留した状態をいう．原因により，炎症性，非炎症性，血管神経性に分類される．炎症性は発赤や疼痛を伴い，片側性が多い．非炎症性は腎疾患や心疾患，甲状腺機能低下症あるいは亢進症，皮膚筋炎，低タンパク血症など全身疾患でみられ，通常は無痛性で両側性．血管神経性はクインケ Quincke 浮腫とも呼ばれ，血管神経の異常により突然起こる．多くは両側性である．[651]

還元分裂　reduction division⇨同減数分裂→953

還元ヘモグロビン　reduced hemoglobin⇨同デオキシヘモグロビン→2058

眼瞼裂⇨同瞼(けん)裂→966

眼瞼攣縮(れんしゅく)⇨同眼瞼痙攣→587

看護　nursing　個人，家族，社会のそれぞれに対し，健康状態の回復，維持，増進を目的に，専門的知識と技術を用いて身体的，社会的，精神的，霊的にかかわり，対象がもつさまざまな能力を引き出しながら，質の高い療養生活，日常生活がおくれるように援助すること．近代看護を切り開いたナイチンゲール Florence Nightingale (1820-1910) は『看護覚え書』の中で看護を「患者の生命力の消耗を最小にするように整えること」と述べ，その対象を病者と健康な者の両者としている．そして21世紀の現在，国際看護師協会(ICN)では看護の対象をあらゆる場のあらゆる年代の個人，家族，集団，コミュニティとし，健康増進と疾病予防，病気や障害をもつ人，死に臨む人のケアを行うとしている．また，看護の役割として研究，教育，健康政策策定や患者・保健医療システムのマネジメントへの参加などをあげている．⇨参ナイチンゲール→2186

喚語⇨同語想起→1099

看護アセスメント　nursing assessment⇨同アセスメント《看護における》→154

汗孔　sudoriferous pore，sweat pore　皮膚表面の皮丘にみられるエクリン腺の導管開口部で汗の出口となる．これに対し，アポクリン腺の導管は毛孔内に開口するので皮膚表面からは見えない．エクリン腺の汗管が閉塞して汗孔に汗が出てこられなくなると炎症を起こして汗疹(あせも)を生じる．[1571]　⇨参汗腺→629，汗管→572，エクリン汗腺→354

汗孔角化症　porokeratosis　辺縁が堤防状に隆起するさまざまな大きさの角化性局面を呈する比較的まれな皮膚疾患．常染色体優性遺伝性疾患であるが，孤発例も多い．大きさや分布から，古典型(ミベリ Mibelli 型)，線状型，限局型，表在播種型，日光表在播種型，掌蹠(しょうせき)播種型などに臨床分類されている．組織学的に，皮疹辺縁の隆起部に一致して，錯角化円柱(cornoid lamella，錯角化を示す細い柱状の角質がくさび状に下方に陥入しているもの)がみられる．病名に汗孔とついているが，病変は必ずしも汗孔に一致して生じるものではない．紫外線曝露，外傷，免疫抑制状態が誘発，悪化の原因となりうる．大型のものは悪性化しやすい．治療は液体窒素による凍結療法，炭酸ガスレーザー照射，皮膚削り術，外科的切除など．[1571]　⇨参播種(はしゅ)性汗孔角化症→2368

汗孔腫　poroma　足底に生じることが多く，手掌まれに四肢体幹にも発する単発性の広基性ないし有茎性の小結節．表皮内エクリン汗管部が腫瘍性に増殖したもので，小円形の単一な細胞増殖巣を形成し，その中に管腔がある．腫瘍細胞には多量のグリコーゲンが含まれている．治療は，患部を切除する．[1349]

肝甲状腺炎症候群 hepato-thyroidal syndrome⇨同肝甲状腺症候群→589

肝甲状腺症候群 hepato-thyroidal syndrome ［**肝甲状腺炎症候群**］ 自己免疫機序により発症する肝障害(自己免疫性肝炎)と橋本病などの自己免疫性甲状腺炎とが合併する病態を指すが，現在この名前はあまり使用されていない．他の自己免疫疾患を合併したり，高γグロブリン血症，赤沈亢進，抗核抗体やLE細胞現象陽性などの自己免疫異常を支持する検査結果を呈することが多い．[385]

肝梗塞 hepatic infarction，liver infarction，hepatic infarct 血流障害により肝組織が壊死に陥ること．肝は他の臓器と異なり，動脈と門脈の二重血行支配を受けているため，血流が完全に遮断されて生じる本病態は発生しにくいと考えられている．肝癌に対する治療として行われる肝動脈塞栓術の合併症として医原性に生じることが多い．また，結節性多発動脈炎では肝動脈のみでなく門脈にも病変が及ぶことがあり，本症の原因となりうる．症状は上腹部痛，発熱，肝不全症状などであり，検査所見では肝逸脱酵素や炎症反応の上昇を認める．画像所見では腹部CTが有用であり，楔状の低吸収域を認める．[60] ⇨参肝循環→610

環行帯 circular bandage 巻軸帯の基本的巻き方で，同一部位に重ねて包帯を巻くことで，包帯の巻き始めと巻き終わりに用いる巻き方．包帯の巻き始めに，巻軸帯で1回巻いたら，包帯の先端の一部を内側に折り返して，その上にもう一度巻軸帯を巻いてしっかり固定する．巻き終わるときも同一部位を二度巻きする．巻軸帯の幅と長さは，包帯を巻く部位に適したものを選択する．[109] ⇨参巻軸包帯→604

●環行帯

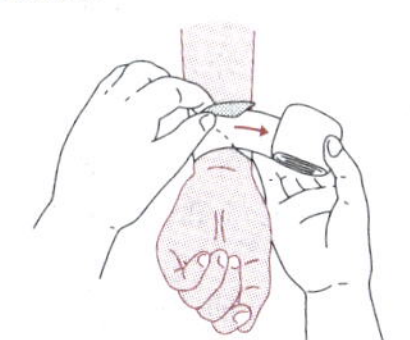

(1)帯尾を中枢側ななめ上に出す

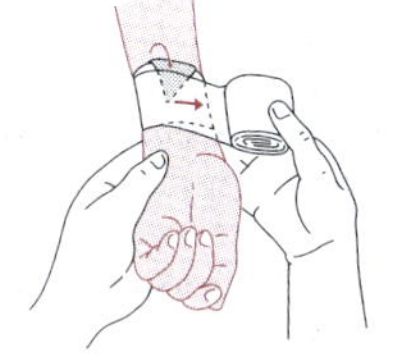

(2)出した帯尾を折り返して，環行帯を重ねて巻いていく

甘汞(かんこう)中毒⇨同塩化第一水銀中毒→373

肝硬変

liver cirrhosis；LC，hepatic cirrhosis

【概念・定義】 原因のいかんにかかわらず肝細胞壊死が長期にわたり持続した結果，治癒機転としての線維化と実質細胞の再生が著明に生じ，肝臓全体に結節が形成された状態をいい，種々の慢性肝障害の終末像である．組織学的には小葉構造は改築され，線維性隔壁(組成はコラーゲンなどの細胞外マトリックス)に囲まれた**再生結節**(偽小葉)をびまん性に認める．形態学的な分類として，ハバナHavana分類(1956)，ガルGall分類(1960)，長与(1914)と三宅(1960)の分類，国際肝臓研究会の分類(1976)がある．

【疫学】 わが国には約30-40万人の肝硬変患者がいるといわれる．日本肝臓学会による成因別実態調査(1998)では，C型肝炎ウイルス(HCV)によるものが最も多く62.3%，次いでB型肝炎ウイルス(HBV)性14.8%，アルコール性11.7%，その他の原因(原発性胆汁性肝硬変，自己免疫性肝炎，寄生虫など)5.8%，非B非C型肝炎ウイルスが原因と推定されるもの3.6%と報告されている．

【病態生理】 機能する肝細胞数が減少し，さらにディッセDisse腔にもマトリックスが蓄積して類洞が毛細血管化するため肝細胞の代謝が障害される．その結果，必須物質の肝全体の合成能や不要物質の解毒能が低下する．肝臓は予備力が大きいため形態的に肝硬変になっても初期には肝総体としてのこれらの機能は代償されるが(代償性肝硬変)，進行した状態では機能不全に陥る(**非代償性肝硬変**)．再生結節による肝内静脈の圧迫により門脈圧は亢進し，肝内流入門脈血は減少する一方で食道静脈瘤などの側副血行路が発達，脾腫(脾機能亢進)が生ずる．成因により率は異なるが，経過中に肝細胞癌を高率に発生する．

【症状】 **肝細胞機能不全**によるものと**門脈圧亢進**によるものとに大別．自覚的には無症状から易疲労感，性欲減退までさまざまで，こむらがえりの頻発をみることがある．非代償期になると浮腫，腹水，出血傾向，黄疸，羽ばたき振戦，意識障害(肝性脳症)などの肝不全症状を呈する．クモ状血管腫，手掌紅斑，女性化乳房，精巣萎縮などの症状はエストロゲン不活化作用の低下による．門脈圧が亢進するため食道静脈瘤，脾腫，腹壁静脈の怒張を生ずる．

【診断】 肝合成能の低下による血清アルブミン値の低下，プロトロンビン時間の延長，網内系機能の低下を反映するγグロブリン値の上昇，脾機能亢進所見としての血小板数の減少を認めれば診断は容易．代償期ではこれらの所見を認めないことがあり，その際には超音波検査などの画像診断や腹腔鏡，肝生検などの形態学的検査が重要となる．肝の線維化の程度を反映して血清Ⅲ型プロコラーゲンやヒアルロン酸の増加を認める．血清アミノトランスフェラーゼは高度に進行した状態では正常値を示すことがある．原因を検索するために輸血歴や飲酒歴の聴取，肝炎ウイルスマーカー，抗ミトコンドリア抗体や抗核抗体などの自己抗体検査を行う．肝細胞癌の早期診断のために，α胎児性タンパク(AFP)などの血中腫瘍マーカー検査や超音波検査

●肝硬変の腹腔鏡像

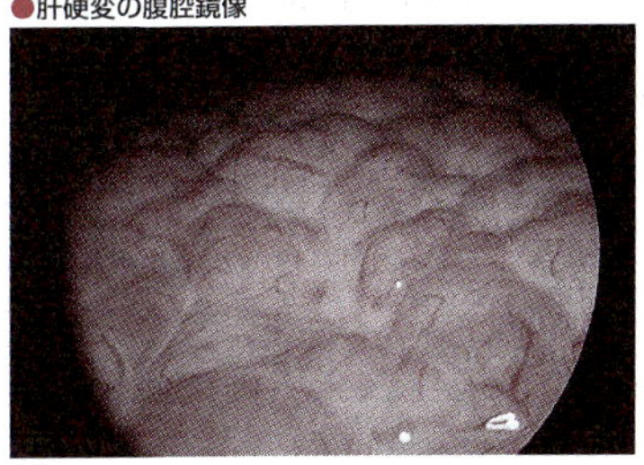

を定期的に行うことが重要．

【治療】 一般的なこととしてバランスのとれた食事と禁酒を指導．非代償期にはそれぞれの症状に応じた対症的治療を行う．

【予後】 三大死因は肝不全，消化管出血（食道静脈瘤の破裂），肝細胞癌であるが，肝細胞癌の死亡が増加している．[279]

肝硬変の看護ケア

肝硬変は種々の慢性肝疾患の終末像で，原因は急性・慢性のウイルス性肝炎に由来するものが多い．アルコール多飲によるものは日本では少なく，そのほかに，自己免疫性肝炎，薬物などによるものがあげられる．代償期では，自覚症状はほとんどなく，非代償期に入ると，肝機能低下，門脈圧亢進により，黄疸，腹水，浮腫，肝性脳症，食道・胃静脈瘤の形成や出血などの症状を呈する．肝細胞癌の合併は高率であり，主たる死因は肝細胞癌の進行によるもの，消化管出血，肝不全などである．

【看護実践への応用】 肝硬変の看護は，代償期と非代償期に分けて考える．代償期は，肝予備能があり自覚症状は少なく，通常の生活を送ることが可能である．この時期に，規則正しい生活，バランスのとれた食事，禁酒などの生活指導を行い，非代償期への移行をできるだけ遅らせるように援助する．また，定期受診，検査を継続し，合併症の早期発見に努めるよう説明する．非代償期になると，腹水，黄疸，肝性脳症などが出現するため，症状や血液データの観察をし，悪化の徴候を早期に発見する必要がある．この時期は，残存肝機能を維持するために，食後1時間程度の臥床安静を促す．浮腫，腹水，肝性脳症に対しては，食事の塩分とタンパク質制限を行う．食道・胃静脈瘤がある場合には，食事の形状にも配慮して，食道や胃内で静脈瘤の損傷の誘因とならないようにする．便秘によって，腸管から大循環内にアンモニアが直接流入し肝性脳症の誘因となるため，排便コントロールは大切である．浮腫や瘙痒感がある場合には，皮膚が損傷を受けやすく，そこから感染を起こす可能性があるため注意する．

【ケアのポイント】 肝硬変の患者は，入退院を繰り返しながら長い経過をたどるケースが多い．療養生活を支える家族のサポートは重要であり，疾患について患者・家族が共通理解できるよう援助する必要がある．また，癌の合併が多く，予後に対する不安も大きい．患者の精神的サポートを継続的に行うと同時に，家族の不安や負担についても介入し，社会資源の活用などを含めたアドバイスをする必要がある．[1265] ⇒参肝硬変→589

看護覚え書 Notes on Nursing ナイチンゲール Florence Nightingale（1820-1910）の著書．初版（Notes on Nursing：What it is, and what it is not, 1859）は，人生においてだれかの健康に責任を負うイギリスの女性たちが自ら学べることを意図して，本当の看護とそうでない看護について述べ，いかに看護すればよいかのヒントを与えている．内容は，「換気と加温」「家屋の健康」「小管理」「物音」「変化」「食事」「どんな食べ物を」「ベッドと寝具」「光」「部屋と壁の清潔」「身体の清潔」「おせっかいな励ましと忠告」「病人の観察」の章からなる．その増補改訂版（1860）には「看護師とは？」「赤ん坊の世話」の章が加わり，看護職者向けに加筆された．それは急速に欧米に普及したが，邦訳『看護覚え書』は発行から1世紀もあととなる（1968）．初版の完全邦訳は2004年に出版．現在，いずれも「看護の本質」を学ぶ教材として価値づけられている．[1473]

看護回診 nursing round, nurse's round 入院している患者の様態をアセスメントする目的で，その時間帯の責任ある看護師が病室を回り患者一人ひとりの健康状態を観察していくこと．アセスメントの結果により看護計画を修正したり，医師からの指示を確認したりする．[415]

看護介入 nursing intervention 一般的に，看護活動を通して患者によい成果をもたらすために看護師が介入すること．患者の身体の状態や行動が期待される結果を目指して進んでいくよう援助することをいう．ある特定の介入をするために多種多様な技術，明確なプロトタイプの開発が求められる．例えばタッチやマッサージなどは，看護師が実践の中で一般的に用いている介入方法の1つである．看護介入を表す言葉には看護行動，看護活動，看護治療，看護手順，看護技術，治療的活動などが使われており，定義もさまざまである．国際看護業務分類 International Classification for Nursing Practice（ICNP®）においては「介入は看護の領域の中でもたらされる，患者にとってよい成果につながる看護師の活動である」と定義している．アメリカのアイオワ大学研究チームのブレチェク Gloria M. Bulechek とマクロスキー Joanne C. McCloskey は「看護師が患者のために行うあらゆる直接的なケア治療のことで，これらの治療には看護診断に由来する看護師主導型治療と医学診断に由来する医師主導型治療，および自分では行えない患者の日常生活に必須の機能に対する活動が含まれる」と定義した．看護介入にアセスメントやモニターを行う活動も含めているアイオワ大学の定義に対して，国際看護業務分類ではこれらを除外している．[597]

看護介入分類 Nursing Interventions Classification；NIC ［NIC］ 看護職が対象者にかかわることで望ましい結果に変化するケアや教育活動といった介入行為や介入方法を，概念化し分類したもの．アメリカのアイオワ大学看護学部の研究プロジェクトが開発し，看護成果分類（NOC）とともに現在もその研究は継続されている．

看護概念 nursing concept 看護という抽象的な事象，現象の本質をとらえる思考の形式．看護像，看護理念，看護の定義などの内容を分析し，看護の本質的な特徴，共通する要素を抽出してそれらに関連する構成概念により表現される一般的かつ普遍的な考え方をいう．この中には，他の事象と区別して看護とは何であるかといった意味内容や，それが適用される範囲が含まれる．看護を説明する構成概念として，看護の対象である人間，健康，環境あるいは社会，そして看護活動という考えが主流である．時代の流れや社会背景に応じて看護に対する考え方は変化してきたが，看護の概念化は1950年頃のアメリカを中心に始まり，現在も発展・変化し続けている．[321] ⇒参看護概念モデル→590

看護概念モデル conceptual model of nursing ［看護概念枠組み］ 看護に関する抽象的な概念と命題によって構

成される枠組み．看護の専門領域に方向性を与え，十分かつ明白な理論的準拠枠を与える．この枠組みの中では，看護概念のもつ意味や看護の適応範囲なども明らかにされる．看護を説明する構成概念として，人間，健康，環境，看護などをどのように認識すべきかを考え，その概念を特定し，全体像が組み立てられるようにそれらの概念と看護との相互関連づけを命題（仮説）の形で整理した枠組みが主流である．1970年以降，アメリカにおいて看護概念モデルづくりが進められ，ペプロウ Hildegard E. Peplau（1909-99）の対人関係モデル，ロイ Sister C. Roy（1939-）の適応モデル，オレム Dorothea E. Orem（1914-2007）のセルフケアモデルなどが次々と生み出されてきた．看護概念モデルは看護概念枠組みともいわれ，看護理論の基礎をなす構成要素である．[321]

看護概念枠組み　conceptual framework of nursing⇨同看護概念モデル→590

看護学教育　nursing education　看護を学問としてとらえ，教授・学習すること．[622]

看護学士　bachelor of science in nursing；BSN　［BSN］大学での4年間の看護教育を完全に修了した者に与えられる学位．

看護学実習　clinical training in nursing　［臨床実習］一般に実習とは教授形態の1つであり，学習者が実際に何らかの活動を行うことによって学習が成立する教育方法である．看護教育の教授法は，教室で集団に対して授業者が行う講義が中心となる学習，学習テーマを中心としたグループワークや実習室での看護技術の習得，模擬的な臨床看護場面での活動などの演習による学習，そして臨床看護の場において見学や自ら一部の看護を実践することを通して看護を学ぶ実習による学習がある．看護学実習の用語は1967（昭和42）年の保健婦助産婦看護婦学校養成所指定規則改正ではじめて用いられた．「臨床実習」〔1951（同26）年公布〕→「実習」〔1967（同42）年公布〕→「臨床実習」〔1989（平成元）年公布〕→「臨地実習」〔1997（同9）年公布〕となっている．この用語の変遷には学内における実習と看護実践の場の中での実習との相違を明確にしていくために，教育内容の整理を打ち出してきた考え方（1989年の変更）や，看護実践の場をベッドサイドの枠から脱しようとする看護活動の場の広がりを意図したもの（1997年の変更）などが反映されている．1949（昭和24）年に保健婦助産婦看護婦学校養成所指定規則が制定された当時は，総教育時間の7割が実習であったが，次第に3割未満に減少した．2008（平成20）年の同学校養成所指定規則の改正で，はじめて総合領域として2単位の実習が増えた．1989（同元）年から，大学・短期大学において施行されていた単位制が養成所においても科目履修認定として単位制がとられるようになった．講義は15時間で1単位，演習は30時間で1単位であるが，実習は45時間で1単位の学習が成立したと認められる．看護学実習は看護学の理論，知識，技術，態度について，学生が体験的学習を通して実践へと統合するために必要な教育方法である．特に看護実践能力の育成に向けては不可欠な教育といえる．しかしながら，昨今，看護の対象となるクライアント，家族などに，学生の実習対象となってもらうことについて同意を得ることの困難さなども発生してきている．学生が看護学を修得するうえで効果的な教育法としての臨床実習を具現化するために，検討しなければならない課題が多く存在している現状がある．[268] ⇨参臨地実習→2953

看護過誤　nursing malpractice　看護者が看護行為のプロセスにおいて，予期できなかった事態が発生し，患者に何らかの侵襲を与えてしまうことを看護事故といい，過失が存在するものと，不可抗力（偶然）のものの両方が含まれる．看護事故の原因と結果において，看護者が注意すれば結果の予測ができ，原因を回避することが可能であったにもかかわらず，何らかの落ち度（過失）によって生じた場合が看護過誤．看護者に過失があれば，その看護者には法的責任（刑事上・民事上・行政上の責任）が発生する．医療従事者が被害者となることもある．「人間はエラーを起こす」ということを前提に，組織として事故（過誤）防止に取り組むことや，教育システムを整えていくことが必要．また情報の共有化を図り，事例をフィードバックし，そこから積極的に学ぶことが安全な看護に結びつく．[326]

看護活動　nursing-care activity　看護師が対象者の健康状態をアセスメントし，健康の増進や健康障害からの回復または安らかな状態で死を迎えられることを目指して行う援助的な行為全般を指す．活動は病院，診療所，養護施設，老人ホームなどの医療関係施設内だけにとどまらず，保健所や保健センター，訪問看護ステーションなどを拠点とした在宅の人びとを対象とする地域活動，また保育所・学校・企業での活動などもある．看護師は，それぞれの場で看護の必要性を適確にとらえ，意図的に働きかけていかなければならない．社会の変化に伴い看護活動にかかわる職種も多様になってきている．そこで他職種との連携を図り，さらに患者・家族と各職種間の調整を図ることも看護活動の重要な役割となっている．[311]

看護過程　nursing process　患者の健康上の問題を見きわめ，その解決についての考えを計画，実行し，結果を評価しながらよりよい問題解決を図るという，一連の意図的な活動を示すものであり，看護師の思考過程の軸となる．それによって患者の問題やニードを明確にし，優先順位に沿って科学的な方法で看護ケアを計画，実施し評価することができる．看護過程は，①アセスメント，②看護診断（問題の判別），③計画，④実施，⑤評価の5つの過程に分けている場合が多い（日本看護科学学会の定義では，情報収集，解釈，問題の予測・確認・明確化，計画立案，実施，評価を構造とするとされている）．各過程は看護実践全体を構成するうえできわめて重要な働きをしており，どの過程も部分的に欠くことのできない局面となっている．看護過程という用語は，1961年にオーランド Ida Jean Orlando が人間関係の過程である看護師の行為を視点として使用したのが始まりである．一方，ジョンソン Dorothy E. Johnson，ユラ Helen Yura とウォルシュ Mary B. Walsh らは看護師が行う看護実践のステップの視点で看護過程という用語を使用した．わが国においては1960-70年代において看護過程という用語の定義に対して「人間関係の過程」と「問題解決法の構造を取り入れた過程」において混乱がみられた．1995（平成7）年に日本看護科学学会は看護過程に対する用語委員会の見解を示し，人間関係の過程は実践の内容に包含されることとし，「問題解決法の構造を取り入れた過程」を中心に定義づけている．[597]

看護監査 nursing audit 監査とは，監督し検査すること．ある一定の基準や手順を遵守しているか，看護ケアの質はどうかなどについて調べることである．方法としては，記録物を点検したり，実践場面を観察したり，実践者や管理者，場合によっては看護ケアの受け手(患者)にインタビューすることにより総合的に判断する．[415]

看護観察 nursing observation 看護において観察は測定器具のみならず，看護師自らの感覚から得られたデータをこれまでの経験から得た知識と連動させ，今ある状況を予測判断し看護援助に導くために行われるものである．看護活動における情報収集の技法は，観察とインタビューに分けられる．観察とは解釈に先だって生の感覚的データを集めることを指し，われわれに備わったすべての感覚を用いてなされる行為である．例えば顔色，発赤，チアノーゼの有無，患者の行動，排泄物の量や性状は視覚によって知覚される．患者の訴え，咳，呼吸音は聴覚によって明らかにされる．皮膚の四肢冷感，浮腫などは触覚によって確認できる．排泄物のにおい，肝性昏睡時の特有の口臭は嗅覚によって確認できる．観察する場合に大切なことは，単に測定器具から得た数値のみの観察にとどまらず，関連する他の徴候や患者の反応などを包括的に観察することが求められる．[597]

看護管理 nursing administration，nursing management 看護が提供される施設や機関において，対象者に質の高い看護サービスを効果的かつ効率的に提供し，サービス提供側の看護師も意欲的にサービスが提供できるようなシステムをつくり，整え，また組織を動かすこと．そのためには人的・物的・経済的資源を有効に活用することが必要．1961年，WHO看護管理セミナーで，看護管理は次のように定義づけられた．「看護師の潜在能力や関連分野の職員および補助職員，あるいは設備や環境，社会の活動などを人間の健康の向上のために系統的に適用する過程である」．[415]

看護管理ミニマムデータセット ⇨同ナーシングマネジメントミニマムデータセット→2175

看護技術 nursing art，nursing skill，nursing technique 看護実践においては，看護とは何かという考え(看護観)に基づき，それを具現化するための援助を行う．この活動が看護技術であり，看護技術とは看護の目的を達成するための手段といえる．また看護における「技術」には，科学的根拠に裏づけられた知識“technique”に，熟練によって獲得され，知識という形では伝達不可能な“skill”という要素が加わっている．“technique”は伝達可能であるが，“skill”は伝達が困難である．この“skill”を言語化し，知識として伝達可能なものにしていくことで，看護の技術水準はあがっていく．また，個々の看護技術は，個性をもった人間同士という関係性の中で用いられるため同じかかわりは2つとない．このように後にも先にも1回限りのかかわりにおいて，その時その場の状況を考慮して創造的にかかわるという意味では看護技術は“art”ともいわれる．また看護技術は，手技的なもの(technical)と知識を用いるもの(conceptual)，そして人間関係を用いるもの(human)に大別される．[894]

看護基準 nursing standing order，nursing standards 看護師のみでなく，他の医療従事者，新人看護師が見てもわかるように成文化されたもので，看護業務の基準を示したもの．この基準は患者の疾病や症状の程度に応じて決められており，これをもとに看護が展開される．また，看護内容が明確になっているので，ケアの評価に役立つとともにコンピュータによる管理にも使われている．作成にあたっては，安静度や治療方針などについて医師との話し合いが必要で，相互の了解のもとに作成された基準であれば看護や治療はルーチン化され，記録や指示も簡素化される．その一方，マニュアル化されたケアに陥る危険性もある．したがって看護基準は，患者の個別性を考慮したケアを提供するための最低の基準と考えるべきである．[1451]

看護基礎教育 basic nursing education 通常，看護師国家試験受験資格を満たす教育であり，教育機関における教育を指す．わが国では，専修学校(2年課程，3年課程)，各種学校(2年課程，3年課程)，短期大学(2年課程，3年課程)，そして大学での教育がある．保健師，助産師にとっての基礎教育とは，前述の教育課程に1年以上の保健師学校，助産師学校，あるいはそれぞれの専門課程までを含めた教育である．[622]

看護機能分担方式 ⇨同機能別看護→701

看護教育 nursing education 個人，家族および集団の最適な健康状態を目指し，その対象にとって最良の看護を提供できる専門職業人を育成するための教育を指す包括的な概念．看護師，保健師，助産師などの看護職になるための教育を指す場合もある一方，看護職になるための基礎教育と卒業後の継続教育を合わせた看護職の生涯教育を指す場合もある．20世紀後半には，看護を学問として教育するという意味で，特に看護基礎教育や大学院における教育は「看護学教育」と表現されることが多くなった．[622] ⇨参看護学教育→591，生涯教育→1420

看護教育学 study of nursing education 看護教育に関連する教育制度，カリキュラム，教育方法，評価法その他について，研究的な取り組みを行う学問あるいは学問領域．[622]

看護教員養成講習会実施要領 厚生労働省が認定する看護教員養成講習会の具体的な内容として，1998(平成10)年に厚生省(当時)が都道府県知事あてに通知した実施要領．「看護職員の養成に携わる者に対して必要な知識，技術を修得させ，もって看護教育の内容の充実を図る」という目的のほか，講習会の運営主体(都道府県またはこれに準ずるもの)，期間(原則8か月，900時間)，受講対象者(実務経験5年以上，修了後看護教育に従事する者)，受講者数(原則30名以上)，教育内容，施設設備，教育担当者の資格などが示されている．この基準を満たすものであると認められると国は予算の範囲で補助を行う．看護教員の養成は，戦後間もなく開始され1か月から半年などさまざまな期間の教育をさまざまな機関が実施してきた．1970(昭和45)年に厚生省が各都道府県に委託して6か月程度の教員養成講習会を開始し，1972(同47)年には日本看護協会が看護研修学校として1年の教員養成課程を開き，神奈川県

か

立看護教育大学校や社会保険看護研修センターなどで1年の看護教員養成が行われたが，これらは厚生労働省が実施する教員養成講習会と同等のものとして認められている．2008(平成20)年現在，1年課程の看護教員養成は厚生労働省看護研修センターと神奈川県立保健福祉大学実践教育センターの2か所で行われ，厚生労働省が都道府県に委託した8か月間の看護教員養成講習会は全国11か所，総定員450名である．[1513]

看護業務基準 standard of nursing practice 看護師が行うべき業務のよりどころとして定められたもので，看護師を評価する際の基準になる．看護師が行う業務としては，わが国の「保健師助産師看護師法」によると，①傷病者もしくは褥婦に対する療養上の世話と②診療の補助の2つがあるが，何を行うか具体的には定められていない．WHOは看護業務を活動の内容による分類と機能レベルによる分類の2つに大別している．活動の内容は①患者中心の活動(直接および間接看護，患者教育など)，②職員中心の活動(職員のキャリア開発に関する内容)，③看護単位中心の活動(器材，器具や環境)，④その他中心の活動の4つに，機能レベルは①管理，②看護，③事務，④家事，⑤メッセンジャー，⑥食事，⑦分類以外のものの7つに分類されている．職能団体として定めたもの(日本看護協会は1995年に発表)や，各施設が独自に作成したものもある．[415] ⇨参看護基準→592

看護業務支援システム⇨同看護支援システム→594

看護記録 nursing record 看護師によって記載される患者および看護活動に関する記録類の総称．公的診療記録の一部として5年間の保存が義務づけられており，看護内容を法的に証明する資料となる．看護研究や看護監査の資料としても活用される．看護記録の種類には入院時記録(看護歴)・看護計画表・看護経過記録・体温表・看護(退院時)要約，その他各種フローチャートやチェックリスト，予約・処置一覧表などがある．チーム内で看護に必要な情報が正しく伝えられ，情報を共有することにより看護の評価と質の向上に役立てることが重要である．記載の原則は①記入には黒インク，黒ボールペンを使用(夜勤帯の看護記録は一般的には赤が使用される)，②略語・記号は定められたものを正確に使用，③記載事項を修正する場合には，横線2本を引いて書き直す．修正液は使用しない，④日時と責任(署名)を明記する，などである．看護実践と患者の変化を記録する看護経過記録の様式としては，古くから使われてきた経時記録，POS(problem-oriented system：問題志向システム)，フォーカスチャーティングなどがある．経時記録は，自由に記載できる利点があったが，記録する看護者によって焦点が異なり，あとから変化を振り返るときに困難さがあった．POSは，問題リストにあげられた項目に沿ってS(主観的情報)，O(客観的情報)，A(アセスメント)，P(プラン)を記入していく．この方式では，問題点とその解決に焦点が当てられるため，患者の発揮している健康な面や家族の力などプラスの側面に注目しにくい傾向がみられた．フォーカスチャーティングでは，看護の視点で焦点化された患者の状態について，看護者の判断と実施，そして患者の反応が記述されるため，簡便であり看護の評価もしやすいといわれている．最近，医療のIT化に伴い電子カルテ，看護支援システムの開発に力が注がれ，臨床の特性に合わせた工夫がなされている．看護記録の方法についても，看護の質の向上と効率化を両立させるべく模索中の段階である．[311] ⇨参看護歴→600，フォーカスチャーティング→2521

韓国型出血熱 Korean hemorrhagic fever ハンタウイルス(ブンヤウイルス科ハンタウイルス属)による熱性・腎性疾患．1982年のWHO会議において腎症候性出血熱hemorrhagic fever with renal syndrome (HFRS)という病名に統一された．腎症候性出血熱は，ドブネズミ，高麗センジネズミが媒介する重症アジア型と，ヤチネズミにより媒介される軽症スカンジナビア型に分類される．重症アジア型では，3-7日間続く高熱と，常時高度のタンパク尿，血尿を伴う．急性腎不全を合併することもあり，重症例では死亡率が高い．[1610] ⇨参腎症候性出血熱→1557

看護経過記録 progress note⇨同経過記録→852

看護計画 nursing care plan アセスメントに基づいて明らかになった看護を必要とする患者現象(看護診断)を改善するために，患者目標に到達するのに最適な介入を選択し，行動計画の形に表したもの．看護行為の倫理的実践として，患者から看護ケアに対するインフォームド・コンセントを得るために，看護計画を記載した用紙を患者に提供し，十分な説明を行ったのち，その理解に基づいて同意を得ることが近年行われつつある(看護計画の開示)．計画と実施の結びつきが強化され，計画どおりに実施されることになる．アメリカでは1940年代に，非看護専門職者に指示を与えるために，ケアの計画が記述された用紙を用いるようになった．その後，問題解決過程を基礎とする看護過程the nursing processが「看護実践基準」(米国看護師協会，1973)に組み入れられるようになり，看護過程の第2フェイズの結果として作成されるようになった．日本では1940年代の終わりから50年代にかけてアメリカに留学した看護師によって問題解決過程の一環としての看護計画が紹介され，1967年の吉武らの『看護計画』の出版により臨床現場に普及していった．また，看護計画という用語は，問題解決過程に基づく看護の提供や，疾患別や看護診断別に看護介入行為をまとめたマニュアルを指すこともある．アメリカ看護師協会(ANA)の「看護実践基準」で用いられた同義語の変遷はPlan of nursing care(1973)，plan of care(1991，1998)，plan(2004)，である．[1057]

看護継続教育 continuing education ［継続教育《看護の》］ 看護職の生涯教育の1つ．国際看護師協会(ICN)は，「自己学習，現任教育，正式な卒後教育，大学院の卒後教育，大学院の学術研究を含む広範囲な教育活動」と規定している．現職者を対象とするのみでなく，潜在看護師(離職期間の長い看護師)の就業を支援するための教育・研修プログラムも計画されている．日本看護協会は認定看護管理者制度における研修をはじめ，看護管理，教育，看護実践，今日的な看護トピックスに関する研修などを実施．看護教育研究センター，神戸研修センター，中央ナースセンター，その他，各地区のナースセンターが看護協会の拠点となっている．また看護系大学や学術団体が開催する教育・研修プログラムあるいは大学の編入制度，修士・博士課程への進学，看護教員養成課程などがある．[1473]

看護研究 nursing research, nursing study 直接的，間接的に看護実践に影響を与える既存の知識を実証，精練し，新しい知識を生み出し，看護を学問として体系化する科学的，系統的な探求．課題や学問的な問いかけを解決するために，課題の概念枠組みの明確化，方法の選定，データの収集と分析，結果の解釈および発表という一連の系統的プロセスをとる．看護研究の対象，範囲は，人間の健康，看護ケア，看護ケアを提供する医療システムなど直接的，間接的に看護実践に関わることであり，また看護博士課程の増加に伴い，看護管理，看護教育，看護理論，看護歴史など広範囲になり，その研究成果も蓄積されてきている．研究の種類としては，基礎研究と応用研究，また論理的推論形式の違いにより，量的研究と質的研究に分類される．看護研究の多くは応用研究である．量的研究には，実験研究，調査研究，相関関係検証型研究，方法論的研究，評価研究などがある．質的研究には，事例研究，現象学的研究，解釈学的研究，グラウンデッド・セオリー，エスノグラフィなどがある．看護専門職として，質の高い看護サービスを提供，また関連科学の知識全体の継続的発展，保健医療システムや保健医療機関の改善，看護基準を確定，改善などの科学的知識基盤を確立するため看護研究は不可欠である．[321]

看護研修研究センター ⇨同厚生労働省看護研修研究センター→1025

看護行為用語分類 Classification of Nursing Practice 日本看護科学学会によって作成された看護行為に関する用語を6領域32分野213用語に分類したもの．看護行為を標準用語でラベリングし，①定義，②対象選択，③方法選択時の考慮すべき点，④実施に伴い行うべきこと，⑤期待される成果の提示を明らかにすることによって，行為の安全性と人間の尊厳尊重の確保を図る目的をもつ．

看護高校 ［高等学校衛生看護学科，衛生看護学校］ 高等学校卒業資格と准看護師試験受験資格を同時に得ることのできる，職業教育を行う高校をいい，高等学校衛生看護学科もしくは衛生看護学校とも呼ばれている．1964（昭和39）年に神奈川県立二俣川高等学校が設立されたのを皮切りに，全国に設置された．設置が相次いだ背景には，1960年代，看護師不足が深刻な社会問題となっており，看護師の養成を急ぐ必要があったことに起因する．神奈川県の医師会は看護師不足を打開するため，看護師になれる最短コースであり，かつ高校卒業の資格が得られるコースの設置を県当局に強く要請し，ここに看護高校が発足した．従来，看護師になるためには高校卒業後，看護師学校養成所で3年間学ぶ必要があった．しかし，看護高校を卒業した場合，准看護師試験の受験資格が得られ，また，看護師になるためには，高校の課程を終えたのち，2年課程の短大もしくは高等学校の専攻科，または2年課程の看護師学校養成所（いわゆる進学コース）に学べばよい．このコースでは高校3年間で一般教育と専門教育を学ぶので，高校卒業後に3年間も学ぶ必要なく2年間でよいという考えである．教育に一貫性を求める流れは看護高校でも例外でなく，看護高校と看護高校専攻科の5年一貫教育を行う学校が増加傾向にある．[1451]

喚語困難 word finding difficulty ［呼称困難，語健忘］ 物品，物の部分，身体部位，色，幾何学的形状，動作，数学記号などの名称をいえない場合をいう．もし命名できなければ，手がかりとなるような刺激を与えて障害の程度を評価．失語症において最もよくみられる症状であり，失語から回復したあとでもみられる唯一の症状である．しかし，失語以外にも脳炎や代謝性脳障害などの非限局性の脳疾患，まれにはヒステリー性言語障害にもみられる．[1486] ⇨参失名辞失語→1320

看護査定 nursing assessment⇨同アセスメント《看護における》→154

看護師 nurse（male nurse） 1948（昭和23）年に制定され2001（平成13）年に改正された「保健師助産師看護師法」には，「厚生労働大臣の免許を受けて，傷病者若しくは，じょく婦に対する療養上の世話又は診療の補助を行うことを業とする者をいう」とある．看護師になろうとする者は，高校卒業後3年以上，文部科学大臣・厚生労働大臣の指定を受けた学校または養成所で修業し，国家試験に合格することが必要．学校には，4年制大学のほか，短期大学や看護師養成所などがある．その他，准看護師から看護師になる方法もある．「療養上の世話」は看護独自の業務であり，「診療の補助」も看護業務の中に含まれる．医療行為は禁止されている．[321]

看護支援システム ［看護業務支援システム］ 病院におけるコンピュータシステム導入の最初はレセプトコンピュータであった．その後，病院業務を支援するためのシステムが開発され始め，病院情報システム（hospital information system；HIS）が少しずつ機能強化されてきた．その中で，24時間の病棟業務を3交替，2交替で実施している看護業務を支援するシステムが設計され始めた．最初は勤務表作成から始まったが，病棟看護師の勤務表作成はかなり複雑なロジックであることがわかり，簡易支援機能のみのシステムにとどめ，決定された勤務表の参照や，出勤記録管理などのシステムに変化していった．24時間の病棟業務，病院業務を支えるために，看護は多様な業務を24時間，多数の看護職員で遂行している．それら看護業務の合理化は経営管理上も重要な課題といえ，看護業務支援のためのシステム開発が急速に進んだ．1990年代後半からは，高度診療支援，高度看護支援のシステムとして，電子カルテシステムの開発と運用が先駆的な病院で取り組まれるようになり，看護業務の合理化だけでなく，臨床看護の質そのものを向上させるための仕組みとしてのIT化が意識され始めた（看護上の問題の特定，計画や実施記録機能強化など）．看護支援システムの機能としては，医師の指示受け，各種ワークシート印刷，患者ごとの食事や検査，内服，注射などの一覧，看護計画立案・参照，看護職員管理，入院患者管理などがその例としてあげられる．しかし，病院情報システムという基幹システムに接続するサブシステムとして設計されていたことから，統合化されたHIS導入が終わり，その後のシステム更新時には，財務上の問題から基幹システムとその他診療に直結するサブシステムのみがシステム更新の対象となり，看護支援システムは更新されず，新しく導入された基幹システム機能を生かせないという問題があちこちで起こり始めた．看護が24時間多様な病院業務にかかわっていることを考えると，看護支援システムとして独立させるのではなく，基幹である病院情報システム内に組み込まれた業務システムとして位置づけられ，開発されることが重要である．看護師・看護管理者の業務の質を担保する電子カルテシステム，あるいは病院情報システムの設計・導入に看護業務の価値を理解している専門家が関わることは，質を中心とする病院経営管理上，重要である．[1002] ⇨参電子カルテ⇀2081，病院情報システム⇀2485

看護師教育課程 看護師になるためには，文部科学省令・厚生労働省令である「看護師等養成所指定規則」に定められた教育課程を修了し，看護師国家試験に合格することが必要である．1915(大正4)年の内務省令「看護婦規則」で看護教育課程の標準化が図られ，1947(昭和22)年の「保健婦助産婦看護婦令」に基づいた甲種看護婦養成所が1951(同26)年に看護婦学校養成所となって現在に至る．看護師教育制度は，看護系大学教育(3年課程看護師教育＋保健師・助産師)，看護系短期大学(3年課程)，看護師学校養成所(3年課程)，統合カリキュラム看護師学校養成所(3年課程＋保健師)，准看護師資格取得後の看護学校養成所(2年課程)・看護系短期大学(2年課程)・通信制(2年課程)，そして看護系高等学校(3年)と専攻科(2年)を合わせた一貫教育の6種類の教育課程がある．看護師教育の教育課程(カリキュラム)は，1951(昭和26)年から67(同42)年，89(平成元)年，96(同8)年，2009(同21)年と変更されてきた．2009年に改正された看護師カリキュラム(3年課程)の基本的な考え方は，①人間を身体的，精神的，社会的に統合された存在として，幅広く理解する能力を養う，②人々の健康と生活を，自然・社会・文化的環境とのダイナミックな相互作用などの観点から理解する能力を養う，③人々の多様な価値観を認識し専門職業人としての共感的態度および倫理に基づいた看護を実践できるとともに，最新知識，技術を自ら学び続ける基礎的能力を養う，④人びとの健康上の課題に対応するため，科学的根拠に基づいた看護を実践できる基礎的能力を養う，⑤健康の保持増進，疾病予防と治療，リハビリテーション，終末期など，健康や障害の状態に応じた看護を実践するための基礎的能力を養う，⑥保健・医療・福祉制度と他職種の役割を理解し，チーム医療を実践するとともに，人々が社会的資源を活用できるよう，それらを調整するための基礎的能力を養う，となっている．基礎分野13単位，専門基礎分野21単位，専門分野Ⅰ13単位，専門分野Ⅱ38単位，統合分野12単位の合計97単位で構成され，そのうち実習は23単位である．少子高齢化社会，医療の高度化，療養の場や国民ニーズの多様化，医療費抑制，新人看護師の早期離職など慢性的看護人材不足を背景に，よりいっそう看護職員の資質と能力の向上を意図して，継続的な教育課程および教育制度の検討が進められている．看護師教育制度は，厚生労働省と文部科学省の2省によって統括されており，文部科学省では医学教育課のもとで看護系大学協議会が，厚生労働省では医政局看護課のもとで各種検討会が中心となり，今後のあり方についての検討が行われている．[1513]

看護師国家試験 national examination for nurse's license 看護師の業務を行うには，一定水準の知識，技術，態度が必要とされるが，それを認定するために厚生労働大臣の定める規準に従い行われる試験をいう．1948(昭和23)年制定，2001(平成13)年改正された「保健師助産師看護師法」第7条により「看護師になろうとする者は，看護師国家試験に合格し，厚生労働大臣の免許を受けなければならない」と定められている．受験資格は，文部科学大臣または厚生労働大臣の指定した学校で，看護師になるために必要な学科を修め卒業した者，あるいは卒業見込みの者，または外国でこれらと同等の資格を得た者で，厚生労働大臣が適当と認めた者，となっている．1950(昭和25)年から開始され年2回実施されていたが，1990(平成2)年より保健師・助産師・看護師の教育課程が改正され年1回となった．合格者には合格証書が交付され，免許の申請を行い，国家登録がされる．[321]

看護指示⇨同ナーシングオーダー⇀2175

看護師室⇨同ナースステーション⇀2175

看護師就業届 「保健師助産師看護師法」第33条の規定により，厚生労働省令に従い2年ごとに，12月31日現在において就労している保健師，助産師，看護師，准看護師は，就業地の都道府県知事に翌月15日までに届け出なければならない．就業届の用紙には，氏名，年齢，本籍，住所，登録番号，登録年月日，取得免許の種類，業務場所などを記入するようになっており，それらは統計的に処理され，業種別・業務別就労者数を把握するとともに，医療行政の基礎資料となる．[1451]

看護師長 head nurse 看護組織において看護や運営を円滑に行うために設けられた役職名の1つ．主に担当する院内(病棟，外来，手術部など)の看護管理の任を負い，働く者を指揮・監督しながらその部署における看護を統制する役割をもつ一種の中間管理職．どのような組織体系をとるかは各医療機関の規程や理念により異なる．また，看護師長資格を規定しているところもあるが，多くは各医療機関独自の規程により選ばれる．「保健師助産師看護師法」の改正に伴い，従来の看護婦長という名称が改められた．[1451]

看護実践⇨同看護治療⇀598

看護実践国際分類《ICNの》 International Classification for Nursing Practice；ICNP® ［ICNP］ 国際看護師協会(ICN)によって作成された，看護実践を行ううえで用いる看護用語を国際的に標準化したもの．ICNP®は，既存の看護用語を独自の方法で分類したもので，新たに用語を開発するものではない．その点で，NANDA-Iの看護診断ラベルや看護介入分類(NIC)，看護成果分類(NOC)と異なっている．1996年に最初のアルファバージョンが公開され，その後改訂が行われ，2001年ベータ2バージョンとなった(日本語版発行は2003年)．

看護師(婦)詰め所⇨同スタッフステーション⇀1639

看護師詰所⇨同ナースステーション⇀2175

看護師等人材確保法 高齢化社会，高度医療に伴う看護人材不足に対処するために関係諸団体の強い働きかけにより，第123国会〔1992(平成4)年〕において公布された「看護婦等の人材確保の促進に関する法律」のこと〔2002(同14)年より「看護師等の人材確保の促進に関する法律」〕．同法の骨子は，①基本指針，②国など関係者の責務，③確保のための具体的措置，看護師などの確保のための体制の整備，④ナースセンターの指定，などの4項目からなる．基本指針に定めるのは，①就業動向，②養成，③病院などに勤務する看護師の処遇改善，④資質の向上，⑤就業の促進，⑥その他看護師などの確保の促進に関する事項，である．この指針には，厚生労働大臣および文部科学大臣が協力し，専門性を配慮した適切な看護業務のあり方を考慮しつつ，国民の保健サービスの需要に対応した均衡のある看護師などの確保対策を適切にこうずるという，国などの関係者の責務として，看護師などの確保促進に関する規程の整備がうたわれている．確保のための具体的措置は，①国・都道府県の病院などへの指導・助言，②看護師などの確保推進者の設置，③公共職業安定所の職業紹介，などである．有能な看護職員を確保するために，大学・短大化が進められているが，看護教員も人材不足の状況にあり，早急な解決は難しい．当分は離職防止と潜在看護職員の活用の二本立てで看護師不足に対応していこうとしている．[1451]

看護師の倫理規定　code of ethics for nurses　看護専門職業人として，自らの倫理的判断に対して責任を負う倫理的主体としての役割を支援するための，看護実践の行動指針となる正式な規定文書．国際的には，1923年，国際看護師協会(ICN)で世界のすべての看護師のための倫理規定の作成が始まり，1953年には「看護婦の倫理国際規律」が承認され，また1973年の「国際看護婦倫理綱領」と改正され，世界各国で倫理規定の検討が続いている．日本では1988(昭和63)年に日本看護協会により「看護婦の倫理規定」が定められた．その後改訂作業が行われ，2003(平成15)年に「看護者の倫理綱領」が公表された．その第1項には「看護者は，人間の生命，人間としての尊厳及び権利を尊重する」とうたっている．看護倫理規定における最も一般的な合意領域は，看護実践能力に対する看護師の責任，共働者とのよい関係をもつ必要性，患者の生命の尊厳の尊重，患者の機密保持，患者に関連する事項の差別禁止という倫理的立場である．[321] ⇒参看護倫理の国際規律→600

看護師の倫理規律　Code for Nurses-Ethical Concepts Applied to Nursing　［国際看護師倫理綱領］　看護に適用される倫理的概念であり，看護実践の基準の中心となるもの．国際看護師協会(ICN)において「看護婦の倫理国際規律」が1953年に最初の倫理規定として採択され，1973年には大幅な改訂が行われ「国際看護婦倫理綱領」となった．2000年に現行の「ICN看護師の倫理綱領」となり，2005年に改訂版が出された．この中で，看護師には健康の増進，疾病の予防，健康の回復，苦痛の緩和という4つの基本的責任があり，看護への要求はあらゆる人々に普遍であると前置きしている．そして「看護には，文化的権利，自ら選択し生きる権利，尊厳を保つ権利，そして敬意のこもった対応を受ける権利などの人権を尊重することが，その本質として備わっている．看護ケアは，年齢，皮膚の色，信条，文化，障害や疾病，ジェンダー，性的指向，国籍，政治，人種，社会的地位を尊重するものであり，これらを理由に制約されるものではない」と規定している．またこれに伴い「看護師と人々」「看護師と実践」「看護師と看護専門職」「看護師と協同者」の各分野の倫理的概念も併せて規定している．[321]

看護師免許〔証〕　nurse's license　看護師免許は，看護教育施設において一定の就学を終え，看護師国家試験に合格した者が，申請により看護師籍に登録することによって取得される．厚生労働大臣は看護師免許取得者の申請に基づき，看護師免許証を交付する．

看護師免許の欠格事由　「保健師助産師看護師法」第9条に「看護師免許を与えないことがある」と記されている欠格事由は，①罰金以上の刑に処せられた者，②保健師・助産師・看護師・准看護師業務に関し，犯罪または不正行為があった者，③心身の障害により業務を適切に行うことができない者として厚生労働省令で定めるもの，④麻薬，大麻もしくはアヘンの中毒者，であった．しかし③の条項は障害者に対する差別だとして，2004(平成16)年3月に，「視覚，聴覚，音声機能若しくは言語機能又は精神の機能の障害により保健師，助産師，看護師又は准看護師の業務を適正に行うに当たって必要な認知，判断及び意思疎通を適切に行うことができない者」(「保健師助産師看護師法施行規則」第1条)と改正された．また「厚生労働大臣は，保健師免許，助産師免許又は看護師免許の申請を行った者が前条に規定する者に該当すると認める場合において，当該者に免許を与えるかどうかを決定するときは，当該者が現に利用している障害を補う手段又は当該者が現に受けている治療等により障害が補われ，又は障害の程度が軽減している状況を考慮しなければならない」(「同施行規則」第1条の2)と障害を補う手段等の考慮をすることになった．[1451]

看護主任　chief nurse　看護組織における職名の1つで，看護師長を補佐する看護師をいう．師長不在時には師長業務を代行し，患者ケアやスタッフ教育，学生指導の中核的存在でもある．主任制をとっていないところもある．[1451]

看護情報学　nursing informatics　看護実践や看護管理・教育・研究・行政など看護のあらゆる分野で扱われるデータ，情報および知識を効果的に利用する方法を研究する，コンピュータ科学・情報科学・看護学を統合した学際的な学問．対象を明確にしてデータを収集する過程や，データに判断を加えて情報を生み出す過程，情報を統合・組織化して知識を生み出す過程，データや情報・知識を管理・利用する過程などを研究する分野であり，看護師や他の人びとが合理的，効率的に看護の情報を活用できるよう，理論やデザインを構築し，システムを導入し，スタッフの教育やシステムの管理，評価，改善を行う．1992年にアメリカ看護師協会(ANA)が看護情報学を看護の専門領域の1つとして認め，1995年から全米看護資格認定センター(ANCC)によって〔看護〕情報ナースInformatics Nurseの認定試験が実施されている．[917]

看護職員資質向上推進事業　1999(平成11)年に厚生省(当時)から都道府県知事に向けられた通知．看護職員の需給見通しは供給計画を上まわって順調に推移しているとの見地から，少子高齢化の進展，疾病構造の変化による医療の高度化，専門分化に対応できる資質の高い看護職員の確保を目指し，看護人材確保の政策的視点を「量から質」への転換をはかった．この年「准看護婦の移行教育に関する検討会報告」が出され，移行教育実施機関を新設するうえでも，従来に増して専任教員の再教育や新たに看護教員や臨床実習指導者の養成が望まれることとなった．1995(同7)年に制度が発足した認定看護師教育事業および中堅看護師を対象とした再教育・研修〔5日間程度の短期研修(医療事故防止など)，中期研修(癌，心筋梗塞，脳卒中，認知症，骨折)〕を国の補助金の対象事業として位置づけている．この通知のもとで看護教員養成講習会と実習指導者講習会が開催され，各都道府県に割り当てられた国の補助金が講習会を運営する機関に運営の補助として分配される．[1513]

看護職員条約　Convention Concerning Employment and Conditions of Work and Life of Nursing Personnel　ILO(国際労働機関)総会において1977年に採択された国際文書で，正式には「看護職員の雇用・労働条件及び生活状態に関する条約第149号」という．看護職員という特定の一職種を取りあげているという点が特徴で，長期にわたるWHO(世界保健機関)とICN(国際看護師協会)のILOに対する働きかけによって作成されたもの．16条よりなる条約と70条に及ぶ勧告，勧告を補足する付属書，ILO加盟国への要請書からなり，条約・勧告の前文には改善を必要とする根拠として，国民の健康と福祉の向上に看護職員の果たす役割の重要性，有資格看護職員の不足，現在の職員が必ずしも有効に活用されていないという現状が存在すること，そのことが効果的な保健医療活動を行っていくうえでの障害になっていること，が書かれている．条約・勧告の中には適用範囲，看護事業および看護職員に関する政策，教育および訓練，看護職としての就業，参加，キャリア(職業)の発展，報酬，労働時間，休息期間，職業上の健康保護や社会保障，特別の雇用に対する措置，看護学生，国際協力，適用の方法があげられている．総会で本条約採択の際，労働者側代表は賛成，政府・使用者側代表は棄権，勧告には賛成の態度をとったわが国(未批准)において，どこまでこれらの趣旨が生かされるかは課題である．[1567]

看護職員配置　nurse staffing　施設において看護職員を各部署にどのように人員配属するかについて定めたもの．病床数，重症度などにより，看護師数だけでなく，有資格者と無資格者の比率なども異なる．病院では，診療報酬による規定から病床数に対する看護師数の割合で配置を定めている．例えば，実質配置7対1をとっている病院では病床数が50床の病棟には36名の看護職員配置となる．その36名の中で3交替(あるいは2交替)，休暇などの勤務シフトを組む．部署単位での看護職員配置のほかに，勤務帯ごとにどのように看護師を配置するかについても看護職員配置という表現を使う場合がある．アメリカなどでは患者の重症度の状況により各勤務帯での配置人数が変動することもある．[415]

看護助手　nurse aide, nursing assistant　［看護補助者，ヘルパー］　基準看護の中では看護要員に組み込まれ，非専門的な看護業務に携わる医療従事者．看護補助者，ヘルパーともいわれる．特に資格は定められておらず，各医療機関において必要な一定の教育を受けたあと，看護師，助産師の補助業務を行う．[1451]

看護診断　nursing diagnosis　看護過程の第1段階で，専門職看護師の実践によって扱うことが可能で，かつ扱うことが認可されている顕在的ないし潜在的な健康上の問題の表明である．クライアントのあらゆる側面からの情報を看護師自身の面接や観察から集め，さらに，諸々の記録類，他のメンバーからの情報を収集し，次いで分析・分類し，看護ケアを必要とする現象の性質や原因を推論する過程である．看護診断の表明には，正確な問題として健康状態の変調を表現すること，そして考えられる原因が表現されることが望ましい．近年，科学的な問題解決法が看護実践にも取り入れられ，根拠を考えながら実施する看護へと変化するなか，専門職である看護師としての判断を重要視する状況となり，診断という言葉が使われるようになった．医師の診断に対して，看護師は看護診断に基づいて看護計画を立て，実践・評価を行う．看護診断のいくつかは北米看護診断協会によって定義され，臨床時に試験し承認されつつあるが，なお開発の途上にある．[321] ⇨参看護過程→591

看護ステーション⇨同スタッフステーション→1639

看護成果分類　nursing outcome classification；NOC　［NOC］　看護行為の結果として望まれる患者の状態あるいは最終的な結果を，標準化した用語を用いて分類したもの．標準化された成果のラベル名と定義によって，看護者が患者の状態を評価し，数値化することを目的に，アメリカのアイオワ大学看護学部の研究プロジェクトが開発し，現在もその研究は継続されている．

看護卒後教育⇨参卒後教育→1847

看護体制　nursing care delivery method, nursing system　病院組織において，質の高い看護サービスを効率よく，かつ効果的に提供していくためのマネジメントシステム．看護職員体制，勤務体制，看護方式を含んだ看護全般にわたる管理運営のシステムおよび方法を指す．例えば，伝統的な3交替制勤務は看護体制の1つの形で，看護体制と看護職員体制，勤務体制，看護方式はすべて関連し合って機能している．[415]

看護単位　nursing unit　特定の患者集団と，その患者集団に対して継続して看護を提供する看護職員の集団および施設のひとまとまり．看護組織を構成する要素として看護管理の1単位でもあり，責任者が存在する．また，通常は医療機関の建築構造上の物理的な1区画を示す用語である病棟とほぼ同義で用いられている．1病棟1看護単位と数えられることが多いが，1病棟を2つの看護職員集団に分けている場合など，1病棟2看護単位とされることもある．病棟における看護単位の患者数は，40名をこえないことが望ましいとされているが，実際の規模は個々の医療機関や看護単位のもつ特性によって異なる．看護単位の区分方法には，診療科による区分，発達段階による区分，段階別患者看護progressive patient care(PPC)方式による区分，病棟や外来など患者の受療形態による区分などがある．[290]

看護チーム　nursing team　患者にケアを提供するときの構成メンバーをいう．一般に看護師，准看護師，看護補助者などで構成され，おのおのの役割に応じてケアを提供する．さらに，患者数，病棟の人員配置や構成メンバーなどによりいくつかのグループに分かれ，各グループ(チーム)リーダーの指揮のもと看護を行う．これをチームナーシングという．[1451] ⇨参チームナーシング→1965

看護治療　nursing therapy ［看護実践，ナーシングトリートメント］ 看護診断で用いられる看護実践 nursing treatment を意味する言葉．医学において，診断に治療が対応することから，看護においても診断に対して治療という言葉があてられたもの．看護実践とほぼ同義と考えてよい．「看護セラピー」と訳すと（＝治療的看護 therapeutic nursing），マッサージなど手技的な意味合いが強くなる．[415]

寛骨　hip bone，os coxae　腸骨，恥骨，坐骨が1つに合した扁平な骨で，仙骨とともに骨盤を形成する．腸骨は上半分，恥骨は下半分の腹側，坐骨は下半分の背側に位置する．中央には股関節を形成する寛骨臼をもち，下肢における種々の筋の起始部となっている．[1266] ⇨参骨盤→1115，下肢帯→495

か

寛骨臼　acetabulum ［股臼］ 大腿骨と股関節を形成する部位．寛骨外面で恥骨，坐骨，腸骨の合する部分で，その結合線は寛骨臼内でY字を呈する．大腿骨頭との関節面は臼内全面ではなく下に開いた馬蹄形をした面で月状面という．前下部分は臼蓋縁に欠けており寛骨臼切痕と呼ばれる．この部位を通って大腿骨頭靱帯への血管や軟組織が入る．寛骨臼のくぼみは生下時には浅いが，徐々に深くなり大腿骨頭を保持する．先天性股関節脱臼では，寛骨臼に大腿骨頭が保持されない状態となる．．（図参照⇒骨盤→1115）[1266] ⇨参股関節→1077

寛骨臼蓋⇨同臼蓋→714

寛骨臼形成術　acetabuloplasty ［臼蓋形成術］ 先天性股関節脱臼による臼蓋形成不全に対し，骨性の臼蓋の支持を改善する手術法の1つ．狭義には，臼蓋上縁に骨移植を行って臼蓋を形成するスピッチ Spitzy 法をいう．小児では股関節の適合性が良好で，単に骨性臼蓋がたりない場合に適応となり，侵襲が少ない．広義では寛骨臼回転骨切り術，寛骨骨切り術なども含まれる．[990] ⇨参寛骨骨切り術→598

寛骨臼後唇の骨折　posterior lip fracture　交通事故などの強い外力により，大腿骨頭の後方への脱臼と合併する寛骨臼後唇の骨折．CTは骨片の転位と大きさを明瞭に描出し，特に関節内骨片の把握には有用．股関節が安定して支持性があり適合性がよければ保存的に治療．骨片が大きく整復位が保てない場合や骨片の関節内嵌入では観血的治療を行う．[990]

寛骨臼骨盤内突出⇨同オットー骨盤→407

寛骨臼突出　acetabular protrusion⇨同オットー骨盤→407

寛骨骨切り術　innominate osteotomy　先天性股関節脱臼の保存治療に遺残する臼蓋形成不全に対する手術法．臼蓋上縁に沿って腸骨を骨切りして下方に翻転後，間隙に骨移植を行うランス Lance 法や，臼蓋縁直上で腸骨を横断して股関節を内上方へ移動させることにより，上方関節包外に骨性支持を作製するキアリ Chiari 法は，股関節のリモデリングが期待できる若年者に適応．寛骨臼回転骨切り術は，寛骨臼を関節に沿ってくり抜くように骨切りを行い，骨頭を被覆．手術前に，股関節外転位で良好な適合が得られることを確認する必要がある．[990] ⇨参寛骨臼形成術→598

看護ディプロマ課程　diploma program in nursing　看護職になるための看護基礎教育の中で，大学や短期大学における教育以外の教育課程で，いわゆる学位 degree を取得しない教育課程のこと．多くの場合，高校卒業後に入学する2年課程または3年課程の養成所での教育をいう．アメリカの場合，学生は卒業すると州立試験の受験資格を得るとともに，ディプロマの称号を与えられる．[622]

看護手順　nursing procedure　看護，検査，処置などを行う場合，その順序や必要物品などを示したものをいう．多くの病院では，これらを項目別（科，臓器，検査，処置など）に整理し，看護手順として1つにまとめ，患者のケアを一定の水準に保つようにしている．これにより看護，検査，処置などが安全かつ正確，円滑に実施できるとともに，看護師の経験や能力に左右されることが少なくなり，看護師一人ひとりの手順が異なることからくる患者の不安を軽減するのにも役立っている．[1451]

看護度⇨同看護必要度→598

看護日誌　daily nursing report　看護記録の1つの形式で，病棟など各部署において1日の業務内容や状況の概略を記した毎日の記録．各勤務帯の看護職員数，入退院患者数，手術件数，重症患者数とその状態などが含まれる．この日誌に基づき，各病棟の状況を看護部長が把握する．また個々の入院患者の経過・観察事項，実施した看護や治療・検査・処置，それらに対する患者の反応の経時的な看護経過記録のことを指す場合もある．[311]

看護白書　nursing white paper，white paper on nursing　政府が特定の問題の実情・見通しについて見解を明らかにする公式報告書を「白書」といい，通常毎年1回発表される．『看護白書』は，日本看護協会出版会によって刊行される調査報告書である．わが国の医療の中での看護の動向を述べるとともに，本来的な看護サービスのあり方について，制度の改善ならびに対策の推進，社会一般の理解と合意を得ることを目指したもの．第1回は，1971（昭和46）年「看護の現状と問題点」という副題で刊行され，第2回は「国民の健康と看護」，第3回は「変革へのチャレンジ」，第4回は「健康への希い―ニーズに応える看護の新しい取り組み」という副題がつけられている．[321]

看護必要度　nursing care needs ［看護度］ 与党医療保険制度改革協議会が1997（平成9）年8月に提示した「21世紀の国民医療――良質な医療と皆保険制度への指針」の抜本改革案においてはじめて使われた言葉．技術の適正な評価として「看護については看護必要度を加味した評価とする」と述べられている．その後，診療報酬体系のあり方について医療保険福祉審議会制度企画部において審議され，1998（同10）年4月に意見書としてまとめられた．今までの基準看護とは患者数と看護師の比率だけで算定されてきた．病院にとっては患者に比べ看護師の比率が高ければそれだけ高い報酬が得られていた．看護サービスの量と質を看護料に反映させるための新たな基準として客観的な指標が必要となった．看護必要度の評価軸は時間である．業務の難易度，提供する側の熟練度については含まれていない．方法としては患者ごとに把握された看護サービスの必要量は指標化して，病棟と包括した単位で看護必要度の高低を相対的に評価し，これを看護料に加味するしくみである．2000（同12）年4月より導入予定であったが，

2008(同 20)年 4 月の診療報酬改定において，特定集中治療室(ICU)，ハイケアユニットに続いて，一般病棟における「7：1 入院基本料」の評価基準として，「看護必要度」を用いた算定がようやく義務化されることになった.[415]

看護評価 nursing evaluation，measuring quality of nursing ①患者に対して行われた看護の結果について，目的や目標に照らしてどれだけ達成できたかを判断すること．看護過程の最終段階．評価結果のフィードバックは次の看護過程のアセスメントに生かされる．②施設での看護サービス全般の量と質についての評価を指していうこともある．すなわち看護管理の評価.[415] ⇨参看護監査→592

看護評価基準 evaluation criterion of nursing 看護について評価する際の導きとなるもの．評価の目的に応じて表現のしかたはさまざまであるが，一般に，評価項目と判定基準が示される．客観的な基準として公認されるためには，信頼性，妥当性を保証する研究の裏づけが必要である.[415] ⇨参新・病院看護機能評価マニュアル→1598

看護部 nursing department，department of nursing 病院組織において，看護職員を統括し，看護業務を担当する部門．組織図上では診療部，事務部，検査部など他部門と同列に位置づけられる．部長は看護サービス全体の責任を負う．看護部としての職務には看護職員の採用，教育研修，他職種との関係調整などがある．施設によっては，看護課，看護科と称する.[415]

看護婦規則 nursing rule 1915(大正 4)年に看護婦(現看護師)の資格・免許などについて日本で初めて看護婦基礎教育についての全国水準として定めた規則．明治時代には各府県ごとに規定が異なっていたため，全国的に統一された法規が必要となり制定された．定められた教育を 1 年間以上受け，満 18 歳以上の者が地方長官の行う看護婦試験を受けることができると明示した．1947(昭和 22)年の「保健婦助産婦看護婦法」(現「保健師助産師看護師法」)成立を機に，その翌年廃止.[321]

看護分担方式⇨同看護方式→599

看護方式 nursing modality，nursing delivery system ［看護分担方式］ 看護師による 1 看護単位で行われる業務分担方式のこと．現在では大きく分けて次の 4 つの方式がある．①機能別看護：業務内容別に看護師の役割を決める．例えば注射，与薬，検温などを勤務している看護師に割り当てる．この場合，仕事自体の効率はよいが患者との関係づくりは薄れる可能性がある．②チームナーシング：看護師何人かでチームを組み，そこに割り当てられた患者のケアをチームリーダーを中心に実践していく．通常，そのチームはその日かぎりの場合が多く，チームメンバーも随時交替する．これに対して同じメンバーが常に同じ患者グループを担当する方式をとっている場合を「固定チームナーシング」と呼び，通常のチームナーシングに比べてメンバーがお互いの状況をよく知り，患者の状態も継続して把握することができるといわれている．③プライマリ・ナーシング：完全受持式でプライマリ・ナースが患者のケアに関する責任をもつ．医師における主治医同様，入院から退院まで継続して 1 対 1 の関係で受け持つ．④モジュール型継続受持方式：プライマリ・ナーシングを実践的に応用した形で，その部署に入院している患者をいくつかのモジュール(単位の意)に分け，担当看護師は何人かの患者を受け持ち，それらの患者の看護計画の立案から評価まで責任をもつ．モジュール内での業務はコーディネーターが調整する.[415] ⇨参看護体制→597

看護補助者⇨同看護助手→597

看護面接 nursing interview ［看護歴聴取］ 看護の対象である患者や利用者，家族などの健康の保持，増進を目的として看護職が行う看護活動の 1 つ．①情報の収集，②情報の提供または共有，③教育，指導，④相談，カウンセリングなどを目的として行うことが多い.[927]

看護目標 nursing goal 看護過程において，アセスメントを経て，看護診断と看護計画の段階でまず設定される看護師による意図的なケアの目標のこと．一般に，ある期間の具体的な看護介入によって達成可能と考えられる，その時点での目標のことをいう．最終的な目標のことではない．短期目標，中期目標に分ける場合もある.[415]

看護要員 nursing staff 看護を行うのに必要な人員のことをいい，一般に，看護師，准看護師，看護補助者を指す.[1451]

看護要約 nursing summary 看護記録の一種で，実践された看護の経過と評価，引き継がれる看護方針などが簡潔にまとめられている．退院時や転棟・転科時など，患者が居室から外部へ移動する際に用いられ，看護に継続性をもたせる重要な役割を果たす．看護要約を見ると看護ケアの経過がわかるとともに，行われた看護の評価を行うことができる.[1451] ⇨参退院時サマリー→1859

看護量 nurses' workload 患者の身体的重症度や精神的状態などの看護ケアニードの状況，程度を量的に表示するもの．単位を定めて測定することで数量化されるが，全国共通の測定ツールはまだない．看護量の表記法や測定法の開発は看護研究の重要な課題である.[415]

看護料 payment for nursing 看護に対して支払われる報酬，料金の意味であるが，日本の保険制度下の医療費の中で，その定義は明確ではなかった．1994(平成 6)年に創設された新看護体系では，ベッド数と看護職員の比率が 7 通り(2：1，2.5：1，3：1，3.5：1，4：1，5：1，6：1)に分けられた新看護料に，看護師と准看護師の比率によって決められた看護加算(A，B，なしの 3 種)を加え，さらに看護補助料を加えたものが診療報酬点数の看護料として算定されていた．2000(同 12)年度の診療報酬改定により「看護料」という名称はなくなり「入院基本料」が新設された.[415] ⇨参入院基本料→2225

看護理論 nursing theory 日常的な表現として，また学際的な記述にまでさまざまな文脈で使用される言葉．看護教育の場では，学外が主の看護実習と区別する語として，学内での講義(座学)全般を指す語として使われることもある．看護学では，アメリカで 1960 年代から看護実践を根拠づける基礎理論を開発する一分野として発展した．トメイ Ann M. Tomey とアリグッド Martha R. Alligood は，看護理論を「一定の看護実践を導く看護概念モデル」と定義し，さらに，看護現象を記述・説明・予測することによって，看護実践を向上させる知識に意味を与えるものと述べている(2004). 看護を理論化しようとする動きは, アメリカの看護が専門化指向を高める経緯に伴って起こり, 特に1970年代からは, 看護知識の開発を目的に, 修士課程や博士課程の設立など大学院教育を含む高等教育化の波が起こり, 看護研究と看護の理論化が活発に行われるようになった. 以来, 質的・量的研究(リサーチ)過程の方法としての概念化や文献情報検索の概念化により, 看護の理論化はさらに進んでいる. 看護理論の中で, 看護の諸概念モデルを理論化したオレム Dorothea E. Orem とロジャーズ Martha E. Rogers そしてロイ Callista Roy の概念モデルは, 大理論 grand theories に分類される. また, 看護の対象の年齢や性, 健康状態, 実践の場・局面に限定した看護実践の概念化あるいは理論化を経て発表された業績は, 中範囲理論 middle-range theories に分類される. 今日, 医療サービスが根拠に基づく実践 evidence-based practice を指向する中で, 看護学においても看護実践を理論づける研究活動が盛んになり, 研究の中での記述・検証を通して, 看護実践の根拠を積み上げる方法で理論化が進められている. さらに看護(現象)を概念化・理論化するアプローチが開発され, 理論看護学 theoretical nursing として, 大学院博士課程でのコア科目として一分野を形成するコースをもつ大学もある.[921]

看護倫理　**nursing ethics**　看護実践場面で直面するさまざまな倫理的問題に対して, 普遍的な倫理原則やその時代の社会思想などから, 看護職によってなされる判断およびそのための論拠を追究すること.「倫理」のとらえ方には各学問領域, 多くの学者によりそれぞれ定義や考え方があるが, 生活している社会や周囲の人びとの影響を受け続けるため, 形成された態度や習慣は容易に流される危険がある. 法とは切り離して考えていかねばならない. 専門職として質の高い看護を実践するためには, 看護実践で生じる倫理的問題を認知していく能力(倫理的感受性)や, 道徳的に推論していく能力を高め, 価値の対立に気づくことが大切. 看護の倫理規定は, 国際看護師協会により「ICN 看護師の倫理綱領」(2005), 日本看護協会により「看護者の倫理綱領」(2003)が作成され, 看護職の責任や責務, 対象者の権利の尊重や秘密の保持などの倫理的行為の基準が示されている.[326]

看護倫理実践システム　医療施設において看護師が倫理的に問題があると判断したとき, それを取り上げて組織的に問題解決へ導くようなシステム. 看護部として全体的取り組みができるよう看護倫理検討会が設置され現任教育プログラムの検討, ガイドラインづくりや広報活動などを行う. 施設全体の医療倫理検討委員会の活動と連携する.[415]

看護倫理の国際規律　**ICN Code of Ethics for Nurse**　[**国際看護道徳律**]　1953年, 国際看護師協会(ICN)により採択された看護師のための基本的な倫理規定. 看護師の職務について, 病人の世話, 回復苦痛の緩和のための責任, 疾病の予防と健康の増進を述べ,「看護の対象は, 個人・家族, 社会と人類への奉仕」とうたっている. この基本観念は,「看護師は人類本来の自由と人命の保全に挺身するものなり」という看護道徳固有の精神からきている. また, その他14の項目について看護の任務を述べている. 1965年に一部改正され, 1973年, 国際看護師協会会員協会代表者会議において採択された「看護師の規律―看護に適用される倫理的概念(Code for Nurses：Ethical Concepts Applied to Nursing)」に代わった. さらに2005年に改訂され ICN 看護師の倫理綱領の4基本領域として「看護師と人々」「看護師と実践」「看護師と看護専門職」「看護師と協働者」が行動基準を定める際の枠組みとなる.[321]

看護歴　**nursing history**　クライアントに関する個別の情報をまとめたもの. 看護の視点からクライアントの健康に関係する情報を整理し, 一連の看護過程に活用する.[415] ⇨参看護記録→593

看護歴聴取⇨同看護面接→599

看護労働　**nursing labor, nursing work**　組織において看護師によって行われている業務すべてを指す. 看護労働の特徴は, ① 24時間, エンドレスである, ②人の生命に直結している, ③業務内容が繁雑であるうえに予測しがたい, ④看護師にとってもストレスフルである, ⑤他職種との連携が必須である, ⑥看護師自身に危険が伴うこともある. 看護管理者には, これらの特徴をふまえ看護師を人的資源としていかにその資源を効率的, 効果的に活用するかの手腕が求められる.[415]

感作　**sensitization**　一次免疫反応を起こし, その結果, 特定の抗原に対して免疫記憶が保持されている状態. 即時型アレルギーの場合には, アレルゲンが侵入して IgE 抗体がすでにできている状態のことを指す. 遅延型アレルギーの場合には, アレルゲンの侵入により特異的 T 細胞が活性化されている状態のことを指す.[1439]

ガンザー仮性認知症　**Ganser pseudodementia**　[**ガンザーのもうろう状態**]　ドイツの精神科医ガンザー Sigbert J. M. Ganser(1853-1931)が, 拘禁された未決囚について, 独特なヒステリー性もうろう状態として報告した症候群をガンザー症候群という. 意識障害, 無痛症を呈し, また簡単な質問にもわざとのように間違った答えを出す, 的はずれ応答が特徴的とされた. ガンザーは意識混濁を重視していたが, ウェルニッケ Karl Wernicke(1848-1905)は, 的はずれ応答を主として, 意識障害を欠くものを仮性認知症と呼んだ. 今日では, 的はずれ応答と幼稚で退行した言動が主症状であれば, 意識障害やヒステリー性の身体症状がなくとも, ガンザー症候群とみなされるようになり, ガンザー症候群と仮性認知症とは同一視されるに至っている. 一方では, 仮性認知症という概念は, その後精神疾患による一過性の認知症様の状態を広く含めるまでに拡大した. ガンザーの名を冠すれば, 心因性のものに限定される.[181] ⇨参ガンザー症候群→600, 仮性認知症→506

ガンザー症候群　**Ganser syndrome**　[**ガンゼル症候群**]　特有の症状を呈するヒステリー性もうろう状態であり, 最初は拘禁された未決囚について報告された. 簡単な質問にもわざと間違えて答える(例：成人患者が「年齢は」と聞かれ「5つ」と答える)かのような応答(的はずれ応答, 当意即答)が特徴で, 患者は短時間の意識障害様症状, 夢幻状態などを呈するとされる. 偽認知症(仮性認知症)と同義に用いられたこともあったが, 最近は偽認知症がさまざまな意味に用いられるようになったため, 本症候群との関係を論じにくい. 心因性疾患であるかのようにいわれるが，脳器質疾患でも同様の症状を呈することがあり，詐病との鑑別が問題になることもある.[1434] ⇨参仮性認知症→506

ガンザーのもうろう状態⇨同ガンザー仮性認知症→600

寒剤⇨同冷凍剤→2971

癌臍 cancer navel, cancer umbilicus 転移性癌の結節の割面をつくり観察すると中央部にみられる陥凹化した臍状のくぼみのこと．腫瘍の中心部の細胞が循環障害により壊死または変性を起こしたためにその部分の体積が減少して生じた変化と考えられる．転移性肝癌などで定型例をみることが多い.[808] ⇨参肝転移→643，転移性腫瘍→2074

肝再生 hepatic regeneration 肝細胞の広範な壊死，脱落が生じたり，肝切除などが施行された場合に，肝細胞が盛んに分裂，増殖を行うこと．ラット肝の70%を切除すると，残余肝細胞は活発な増殖を開始し，1-2日後には多数の肝細胞分裂像が観察される．胆管細胞，血管内皮細胞などの非実質細胞も肝細胞よりやや遅れて増殖し，約10-14日後にはほぼもとの容量を回復し，細胞増殖も停止する．肝毒などの投与によって，ラットに広範な肝細胞壊死を惹起した場合にも，同様に盛んな細胞増殖が出現する．ヒトにおいても，生体肝移植のドナーでは肝切除数か月後にはもとの肝容量を回復する．肝再生のメカニズムは，単離したラット初代培養肝細胞や70%ラット部分肝切除モデルを用いて研究されており，肝細胞増殖因子 hepatocyte growth factor(HGF)，上皮細胞増殖因子 epidermal growth factor(EGF)をはじめとする細胞増殖因子や肝細胞増殖にかかわるさまざまな遺伝子の発現様式，サイトカインの関与などによる調整が明らかにされてきている.[60]

癌細胞 cancer cell ［悪性腫瘍細胞］ 癌を構成する細胞．遺伝子の異常により発生するが形態的には核細胞質比の増加，核クロマチンの増量，核小体の肥大と数の増加，核異型，核の大小不同，細胞異型などが観察される．単一容積中の細胞密度の増加を伴うが発生母地の細胞の性格も残っており，例えば腺癌では腺管形成や乳頭状発育がみられる．また細胞内小器官の配置にも特徴が残り，腺癌細胞では核が一方に局在し，他方には分泌顆粒などを認める.[470]

肝細胞壊死 hepatocyte necrosis⇨同肝壊死→566

肝細胞癌 hepatocellular carcinoma；HCC，liver cell carcinoma ［ヘパトーマ，HCC］ 肝細胞から発生する肝臓の原発性悪性腫瘍．症例の85-90%は基礎疾患として肝硬変が存在．残りの症例にも肝硬変まで至らない何らかの慢性の炎症性変化を認めることが多く，正常の肝臓から発生することはまれである．わが国における症例数は，基礎疾患である肝硬変を反映してC型肝炎ウイルス(HCV)性が最も多く，次いでB型肝炎ウイルス(HBV)性，アルコール性の順であるが，肝硬変診断後の累積発癌率もこの順に高い．初期は無症状であるが，進行すると肝腫大，疼痛，腹水，低血糖などの症状を呈する．診断には超音波検査などの画像診断やα胎児性タンパク(AFP)などの血中腫瘍マーカーが有用．治療には，外科的切除，エタノール注入療法 percutaneous ethanol injection therapy(PEIT)，マイクロ波凝固療法 microwave coagulation therapy(MCT)，ラジオ波焼灼療法 radiofrequency ablation(RFA)，肝

●肝細胞癌(S_8)の造影CT像

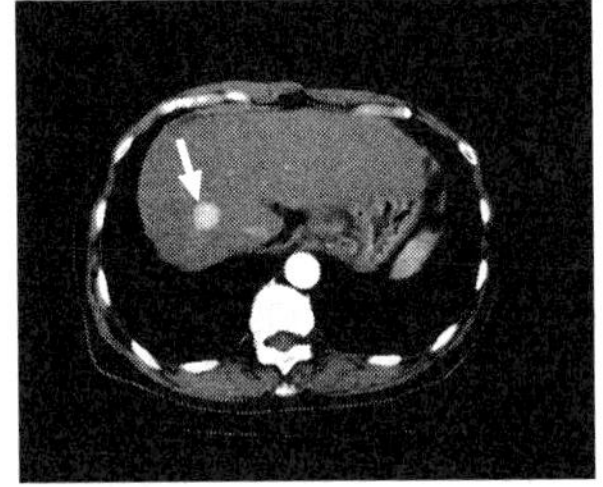

動脈塞栓術 transarterial embolization(TAE)などがある.[279] ⇨参肝腫瘍→609，肝悪性腫瘍→564，肝癌→573

幹細胞《血球の》 stem cell 自己複製能と多分化能をあわせもつ細胞．すべての血球には寿命があるため，骨髄において老化による血球の喪失を補うためには血球の分裂が必要である．造血器官中の幹細胞が成熟を伴わない分裂，すなわち自己複製し，種々の血球に分化することで血液中の血球数を一定に保つことができる．骨髄系およびリンパ球系に共通な全能性幹細胞から，各系統の細胞が分化するものと考えられている.[778] ⇨参造血幹細胞→1812

幹細胞《胚の》 stem cell 胚発生の初期(胚盤胞期)に，将来，胎児になる細胞群(内細胞塊)を胚性幹細胞 embryonic stem cell(ES細胞)と呼ぶ．ES細胞はどのような組織にも分化できる万能細胞である．幹細胞の特徴としては，①未分化で，②増殖機能(自己複製能)をもち，③さまざまな機能をもつ細胞に分化できる，また，④組織が損傷されても修復できる，などがあげられる．これらの特徴は再生医療の注目するところとなり，未分化の状態から各組織に分化していく過程での遺伝子発現調節機構の解析が進められている．一方，胚・胎児の組織に限らず，成人の組織にも少数ながら幹細胞の特徴をもつ細胞群が存在し，胚性幹細胞と区別して体性幹細胞と呼ばれる．分化の方向性がある程度限定された細胞ではあるが，増殖能や分化能をもつことから再生医療の標的として注目されている．現在，骨髄，皮膚，骨，軟骨，心筋，骨格筋，腎臓，肝臓，膵臓，神経など複数の組織から体性幹細胞が単離されている．とりわけ，骨髄の幹細胞には造血幹細胞と間葉系幹細胞があり，後者は骨，軟骨，筋，腱や靭帯，脂肪細胞へ分化することに加え，心筋，神経，皮膚，肝臓などにも分化することが報告されている.[1044] ⇨参ES細胞→48

肝細胞索 hepatic cord ［肝細胞板］ 肝の組織形態学上の用語．肝は立体的には複雑な構造をとるが，任意の割面を光学顕微鏡的に観察すると，肝細胞は中心静脈から放射状に配列されている．この配列を索構造といい，肝硬変になると配列が乱れ，肝細胞癌では癌細胞は集団化し島状に観察される.[279]

肝細胞性黄疸 hepatocellular jaundice, hepatocellular icterus 肝細胞が障害されることによりビリルビン代謝が滞って生じる黄疸．黄疸は，臨床的に溶血性，体質性，肝細胞性，肝内胆汁うっ滞性，閉塞性に分類される．肝細胞性黄疸は急性ウイルス性肝炎，肝細胞障害型の薬物性肝障害，アルコール性肝炎，慢性肝炎急性

増悪，劇症肝炎，非代償性肝硬変などで出現する．血液検査所見では，直接型優位のビリルビン高値，肝細胞障害を反映してトランスアミナーゼ高値およびプロトロンビン時間(PT)延長などを示す．胆汁うっ滞性，閉塞性黄疸と異なり，胆道系酵素の上昇は軽度である．また，超音波検査などで胆管拡張像を認めないことから閉塞性黄疸と鑑別される．[60]

幹細胞性白血病 stem cell leukemia ［**未分化細胞性白血病**］ 白血病細胞が非常に未熟で幹細胞レベルから発生した白血病．細胞化学特性や表面マーカー，遺伝子解析により診断される．治療抵抗性である．未分化細胞性白血病と同義．[1495]

肝細胞腺腫 liver cell adenoma ［**肝腺腫**］ 肝の良性腫瘍の1つで，従来まれとされていたが，経口避妊薬の長期服用者に多発することが警告され，「ピル腫瘍」の俗称もある．女性に多い．一般に単発性で，肝硬変のない肝に発生．境界明瞭で，大きいものでは線維性の被膜を有する．巨大なものは破裂することがあり，大出血による死亡例も報告されている．臨床的には高分化型の肝細胞癌や腺腫様過形成 adenomatous hyperplasia などの他の肝癌類似病変，特に肝硬変のない肝に発生する結節性再生性過形成 nodular regenerative hyperplasia，限局性結節性過形成 focal nodular hyperplasia，炎症性偽腫瘍 inflammatory pseudotumor などとの鑑別が重要．[279]

肝細胞増殖因子 hepatocyte growth factor；HGF ［HGF］ 当初，肝細胞の増殖に特異的な因子と考えられたが，肝細胞だけでなく胆管上皮細胞，腎尿細管細胞，胃粘膜細胞，メラノサイトなど多くの上皮細胞の増殖を促進する．HGF は肝以外にも多種類の細胞で産生され，劇症肝炎では血中の HGF 濃度が上昇する．基準値 0.40 ng/mL 以下．[258]

癌細胞塞栓⇨同腫瘍細胞塞栓→1408

肝細胞板 hepatic cord⇨同肝細胞索→601

肝細胞膜特異抗原 liver membrane specific antigen ［**肝特異抗原**］ 肝細胞膜上に存在する肝細胞特異的な抗原のこと．ウイルス性肝炎の慢性化機序や自己免疫性肝炎の発症機序には，肝細胞膜成分に対する自己免疫反応が作用しているとの仮説のもと，肝細胞膜抗原の研究が行われてきた．これまでに肝特異リポタンパク質 liver-specific lipoprotein (LSP)，liver membrane antigen (LMAg) などが知られている．これらの構成成分のうち，アシアロ糖タンパク受容体，スルファチドなどが肝細胞膜特異抗原として近年注目されている．[60]

感作血球⇨同感作赤血球→602

感作赤血球 sensitized erythrocyte ［**感作血球**］ 抗体を結合させた赤血球のこと．補体活性を測定する際に使用される．[656]

感作赤血球凝集阻止試験⇨同感作赤血球凝集抑制反応→602

感作赤血球凝集反応 sensitized hemagglutination ある抗原を結合した赤血球(これを感作赤血球と称する)を用いて，その抗原に対応した抗体を検出する方法で，感染症における血中抗体価の測定などに用いられる．抗原と結合している赤血球は，この抗原に対する抗体と反応すると赤血球同士の結合，すなわち大小の凝集塊を形成するので，赤血球凝集として観察しうる．[677] ⇨参赤血球凝集反応→1731，受身赤血球凝集反応→323

感作赤血球凝集抑制反応 sensitized red cell inhibition test；SHI test，sensitized hemagglutination inhibition test；SHAI test ［**受身(間接)赤血球凝集抑制反応，感作赤血球凝集阻止試験**］ 感作赤血球の凝集反応を競合的に阻害(抑制)する現象で目的物質を検出する検査反応．例えば妊婦尿中のヒト絨毛性ゴナドトロピン(hCG)を検出する妊娠反応では，赤血球表面に hCG を吸着させた感作赤血球を試剤とし，標準試薬として用意した抗 hCG 抗体を加えると凝集する(感作赤血球凝集反応)．この系に妊娠していない人の尿を加えた場合，hCG はほとんどないため抗 hCG 抗体はそのまま感作赤血球に反応し凝集反応は阻害されない(陰性)．しかし妊婦尿中には hCG が存在するため，本反応系に加えると抗 hCG 抗体を結合，消費してしまうため，凝集反応が抑制，阻害される(陽性)．すなわち尿中 hCG の有無を知ることができる．現在ではあまり利用されない古典的検査法．[1045]

感作赤血球溶血反応(試験) sensitized red cell hemolysis test ［**受身(間接)赤血球溶血反応**］ 赤血球，白血球，血小板などの血球や細菌に対応する抗体が結合し，さらに補体系が作用すると細胞の溶解が起こる．このうち赤血球の溶解反応を特に溶血反応と呼ぶ．赤血球は，①多量に得ることができる，②均質である，③簡便に調製できる，④赤色のヘモグロビンの溶出により細胞溶解が肉眼的にとらえやすい，などの理由から，溶血反応は検査法として古くから応用されてきた．すなわち，ある抗体を検出する場合，対応する抗原をあらかじめ赤血球に吸着させておき(感作)，被検血清および定量の補体をまぜた場合，検体中の抗体量に応じて溶血が起こることから抗体価を算定できる．ツベルクリン多糖体を吸着させたヒツジ赤血球を用いた本反応による結核の診断法(ミドルブルック・デュボス Middlebrook-Dubos 試験)がかつて用いられた．また，抗赤血球抗体で感作した感作赤血球を用いる溶血補体活性(補体価)の測定もある意味で本法の範疇に入るが，正確にはこれは逆受身(逆間接)赤血球溶血反応である．最近では，感作赤血球の品質管理のむずかしさ，保存安定性の悪さ，溶血反応の直線性の低さなどから本法の応用例は少ない．抗体測定法としてはラテックス凝集法や酵素免疫測定法(EIA)が主流である．補体価測定においてはいまだ主要な方法であるが，抗体感作酵素封入リポソームを赤血球のかわりに利用した測定系も用いられている．[1045] ⇨参血清補体価→921

監査組織 audit system 組織の活動を監視し，その妥当性や効果を評価するための組織で，またそれが系統的に行われるようなシステムのこと．監査は人的，物的，経済的などさまざまな側面で行われる．また医療サービスの質をその標準に照らし合わせて評価したり，サービスの受け手から得た情報やデータに基づいて評価することもある．[415]

観察 observation⇨参看護観察→592

監察医制度 medical examiner system 「死体解剖保存法」に基づいて特定の地域に監察医をおき，異状死体の検案・解剖を行うことによりその死因を明らかにする制度．異状死体とは伝染病・中毒・災害・自殺・他殺などで死亡した死体および死因の明らかでない死体のことであるが，このうち他殺など犯罪に関連する死体もしくはその疑いのある死体について行われる解剖は「刑事訴訟法」に基づく司法解剖であり，監察医の行う行政解剖とは区別されている．わが国の監察医制度は欧米諸国と比べてはるかに小規模かつ局地的なもので，現在は東京都区内，大阪市，神戸市，横浜市，名古屋市で行われているにすぎない．その他，一部の地域で監察医制度に準ずる承諾解剖制度が実施されているところもあるが，大部分の地域では監察医制度がないため異状死体の解剖を行うことはできない．したがってそのような地域では，外表検査のみで死因がわからない場合にも，無理に不正確な死因をつけざるをえないというのが現状である．[548] ⇨参解剖《法医学における》→456

間擦疹 intertrigo⇨同間擦性湿疹→603

間擦性湿疹 intertriginous eczema ［**間擦疹**］ 間擦部，すなわち腋窩，陰股部，乳房下，顎下部などのように皮膚が互いに触れ合い，密着する部位に発生する湿疹性の変化．カンジダ菌によるカンジダ性間擦疹との鑑別に注意を要する．[1349]

観察妄想⇨同注察妄想→1987

癌サバイバーシップ⇨同サバイバーシップ《癌の》→1192

眼サルコイドーシス ocular sarcoidosis サルコイドーシスによって眼に生じる炎症性疾患．サルコイドーシス患者の約 1/3 にみられる．90% の患者は両眼性であるが，片眼性の場合もある．症状として肉芽腫性網膜ぶどう膜炎が多くみられ，涙腺炎，視神経乳頭肉芽腫などがみられることもある．自覚症状として，眼のかすみや視力低下がみられる．合併症として，続発緑内障，併発白内障，嚢胞様黄斑浮腫などを生じることが多い．診断には組織診断と臨床診断がある．[1130] ⇨参サルコイドーシス→1196

渙散(かんさん) lysis 急性疾患の治癒過程の一型として，症状が徐々に減退する型をいう．熱の下降の一型として，数日～数週間かけて徐々に高熱が下がる様式を意味することも多い．腸チフス，麻疹をはじめとして多くの熱性疾患ではこの型で解熱する．[169]

鉗子 clamp，forceps ギザギザの先端とストッパーをもつ刃のないはさみ様の器具．組織や臓器，その他の物品を把持，固定，圧迫，牽引するために使用．止血用にはコッヘル Kocher 鉗子，ペアン Péan 鉗子，組織などの把持・固定用には腹膜鉗子，胃鉗子，腸鉗子といった部位ごとの鉗子があり，他にも衛生材料を把持する布鉗子，麦粒鉗子などさまざまな種類のものがある．[485]

監視 surveillance 看護において，患者あるいは患者の健康状態について判断を下したり予測をするために系統的に情報を収集する際に行う観察，医療技術の管理などの行動や認知のプロセスの総称．[321] ⇨参サーベイランス→1147

眼脂 ocular discharge ［めやに］ 結膜炎などでみられる白色ないし黄白色の粘性物．炎症細胞，剥離した角結膜上皮細胞，粘液，微生物などが含まれる．細菌感染では好中球が，アレルギーでは好酸球と好塩基球が多く含まれる．結膜炎などの原因精査には塗抹標本検査，PCR 検査などが必要だが，眼脂の性状からも原因疾患をある程度推測することができる．[1153]

鉗子滑脱 forceps slippage 鉗子分娩の際，児頭が小さすぎるか大きすぎる場合や，鉗子の不適切な装着や牽引により，鉗子が児頭からはずれてしまうこと．児頭，児顔面や軟産道の裂傷を生じやすい．[1323]

環式化合物 cyclic compound ［**環状化合物**］ 炭素原子などが環を形成するように配列している化合物．これに対し炭素原子などが互いに結び合って鎖を形成する化合物を鎖状化合物という．[637]

眼軸 geometrical axis ocular axis 角膜の中心(前極)と後部強膜中央(後極)を結ぶ解剖学的な軸．[566]

環軸回旋位固定 atlantoaxial rotatory fixation 環軸関節が接触面を保ちつつ回旋変形した位置で固定され，外見上斜頸を呈する状態．10 歳前後の小児に好発し，上気道感染症や軽微な外傷により発生．頸部痛を伴い，わずかの動きで痛みが増悪するため，手で頸を支えるようになる．矯正は強い痛みのため，自動的，他動的にも不可能．まず介達・直達牽引で保存的に治療を行い，治療の遅れによる拘縮や，不安定性の強い症例には観血的治療を行う．[990] ⇨参環軸脱臼→603

環軸関節 atlantoaxial joint 環椎(第 1 頸椎)と軸椎(第 2 頸椎)との連結の総称で，3 つの滑膜関節からできている．すなわち軸椎の歯突起と環椎との間の正中環軸関節，環椎の下関節面と軸椎の上関節面との間の左右 1 対の外側環軸関節である．環椎と関節をなす頭蓋骨は，正中環軸関節により歯突起を軸とした回旋運動を行い，頭を横に回す運動を可能にしている．[1421] ⇨参滑膜性連結→533

環軸関節の靱帯 ligament of atlantoaxial joint 環軸関節の 3 つの関節を補強する靱帯．正中部には歯尖靱帯 apical ligament of dens があり，歯突起を大後頭孔前縁に結びつける．この両側には翼状靱帯 alar ligament があり，歯突起 dens of axis を後頭顆内側面に結びつけている．十字靱帯 cruciform ligament of atlas は横束と縦束からなり，横束は環椎の外側塊内面の間を結び，歯突起を環椎前弓に対して押さえつける．縦束は軸椎体の後面と大後頭孔前縁を縦につないでいる．[1421]

環軸関節亜脱臼⇨同環軸椎亜脱臼→603

環軸関節脱臼⇨同環軸脱臼→603

巻軸帯⇨同巻軸包帯→604

環軸脱臼 atlantoaxial dislocation ［**環軸関節脱臼**］ 主に後頭部からの衝撃的過屈曲力により発生する前方脱臼，牽引外力によりまれに発生する後方脱臼，環椎が軸椎の上関節面を 45 度以上回旋する回旋脱臼に大別される．前方脱臼は発生が最も多く，環軸横靱帯の損傷による．この場合，環椎前弓後面-歯突起前面間距離 atlantodental distance (ADD) が 3 mm (小児では 5 mm)以上離れていると疑われる．脱臼が高度な場合，頸髄が圧迫され四肢麻痺，呼吸麻痺を生じる．[990]

眼軸長 axial length 角膜の中心(前極)と後部強膜中央(後極)を結ぶ長さ．超音波検査法の A モードで計測できる．成人では約 24 mm となるが，遠視眼では短く，近視眼では長くなる．白内障手術の際に挿入する眼内レンズの度数を算定する計算式に必要である．[566]

環軸椎亜脱臼 atlantoaxial subluxation；AAS ［**環軸関節亜脱臼**］ 環椎と軸椎の亜脱臼．外傷による場合，関節リウマチなどの炎症性疾患に伴って生じる場合，上位頸椎の奇形に伴い生じる場合がある．炎症による環椎横靱帯の延長や奇形による靱帯の低形成により，前

方変位を生じることが多い.[990]

巻軸包帯 roller bandage ［巻軸帯］ 狭義の包帯を代表するもので，長さ6-9 m程度の長さの布を正しく巻いて軸にしたもの．包帯の幅はいくつもの種類があり，商品により号数やcmで表示してある．従来は幅を表すのに「3列：約10 cm」「4列：約7.5 cm」など列を用いたが，これは1尺(約30 cm)幅を基準に示したものである．1960-70年代までは非伸縮帯のみだったが，現在では伸縮性を備えたゴム材料を用いた伸縮包帯，弾力包帯が主流．巻き方には，①環行帯：どのような巻き方の場合にも巻き始め，巻き終わりは環行帯で巻く．また，太さが一定でかつ包帯の幅のみの限定された部位を巻くのに適している，②らせん帯：長さのある部位を巻く場合，③蛇行帯：シーネなどを軽く固定する場合，④麦穂(ばくすい)帯(八字包帯)：足首から下腿などのように太さに差がある部位，⑤折転帯：麦穂体と同じく，太さに差がある部位，⑥亀甲帯：関節中央部から巻き始める離開亀甲帯と，末梢または中枢から巻き始めて関節中央部に寄せてくる集合亀甲帯があり，関節部位を覆う場合に用いる，などがある.[731] ⇨参弾性包帯→1945

監視システム⇨同生体情報監視装置→1695

鉗子手術 forceps operation⇨同鉗子分娩(遂娩)→606

鉗子遂娩術 forceps delivery⇨同鉗子分娩(遂娩)→606

肝ジストマ症 liver fluke disease⇨同肝吸虫症→578

鉗子正位 proper position for forceps application ［鉗子適位］ 鉗子分娩のために適切な児頭の位置．一般的には骨盤の峡部から出口部位までに児頭が下行した状態.[1323] ⇨参骨盤腔区分→1117

カンジダ・アルビカンス *Candida albicans* カンジダ属の中の代表的な酵母で，カンジダ症の主な原因酵母．ヒトの口腔内や消化管内に常在する．厚膜胞子・発芽管の形成や，生化学的性状，血清学的性状などで他のカンジダ〔属〕真菌と鑑別できる.[324]

カンジダ検査法 examination of *Candida* 検査材料からのカンジダ *Candida* 検出のほか，血清学的検査が用いられる．易熱性糖タンパク抗原を検出するカンジテック®，マンナン抗原を検出するラテックス凝集反応，カンジダの代謝産物であるD-アラビニトールの検出が行われる．β-D-グルカンは真菌壁構成成分でありカンジダ感染症に特異的ではないが，真菌感染症のスクリーニングに有用.[1615]

カンジダ症 candidiasis ［モニリア症］ 真菌であるカンジダ *Candida* の感染症である．カンジダ症を起こすものとして代表的なカンジダ・アルビカンス *C.albicans* は皮膚，口腔，腸管，生殖器などに常在し，さまざまな条件下(高齢，新生児，妊娠，糖尿病，抗菌薬使用，免疫抑制薬使用など)で間擦疹，指間びらん症，爪囲爪郭炎，腟炎などを引き起こす．HIV感染による免疫不全者で口腔カンジダ症や食道カンジダ症を発症しやすい．抗真菌薬の経口，点滴静注，局所投与などで治療する.[288]

カンジダ性爪囲炎 candidial paronychia⇨同爪カンジダ症→1806

カンジダ腟外陰炎 candida vulvovaginitis ［外陰カンジダ症，腟外陰モニリア症，腟外陰カンジダ症，腟カンジダ症］ 真菌の一種であるカンジダ *Candida* 感染によって起こる腟炎や外陰炎．腟炎では帯下が増加し，豆腐粕様の白色帯下が特徴的で，灼熱感や瘙痒感を伴う．帯下が付着する腟口から外陰に感染が波及することが多い．外陰炎では強い瘙痒感が出現し，腟口から外陰にかけて発赤，腫脹が目立ち，ときに疼痛を伴う．カンジダは女性の腟内に常在していることが多い．妊娠，糖尿病，免疫抑制状態，抗生物質投与後の菌交代などで発症する．性交渉でパートナーに感染するが，それ以外にもタオルや湯船でも感染しうることから性感染症とはいえない．顕微鏡検査で菌糸を確認するか，腟分泌物培養で容易に診断できる．抗真菌薬の腟内投与と外用剤の外陰部塗布で軽快する．頻繁に再発する場合には，パートナーも外用剤を陰部に使用する.[454]

カンジダ尿路感染症 candidal urinary tract infection 真菌の一種であるカンジダ(主に *Candida albicans*)による尿路の感染症．カンジダは尿路上皮への感染性は低く，多くは，免疫能を低下させる疾患や薬物投与(抗菌薬や抗癌剤など)によって易感染性患者 compromised host や尿道カテーテルの長期留置などに合併する．カンジダは集簇して菌塊 fungus ball(真菌球)を形成しやすく，これが腎盂内で生じ尿流障害の原因になることもある．こうした際には難治性になることが多い．治療は重曹などによる尿のアルカリ化と抗真菌薬を投与する.[353]

間質 interstitium ［支質，基質］ 支質ともいい，実質細胞の周囲の結合組織を指す．構造は臓器により変化に富み，線維芽細胞，遊走性細胞，膠原線維，弾性線維などの有形成分と酸性ムコ多糖類などの無形成分を含む．しばしば，血管，リンパ管，神経の通路となっている．また，物質代謝や情報伝達の役割も担っている．特徴的な例としては，精巣，子宮，骨，軟骨などの間質がある．精巣の間質は精細管を取り巻く疎性結合組織で，男性ホルモン産生細胞(間質細胞)を含む．子宮内膜の間質(支質)は内膜上皮下の密性結合組織で，線維成分は少なく線維芽細胞の多い組織である．子宮腺やラセン動脈などが発達し，子宮内膜の周期的な変化に対応する重要な組織である．骨の間質は膠原線維の整然とした層構造とその間を埋める酸性ムコ多糖類などの基質で構成されている．一方，血管をもたない軟骨では，軟骨細胞を養う物質や酸素は細胞周囲の間質を通して，拡散により運ばれている.[1044]

間質液 interstitial fluid；ISF ［組織間隙液，細胞間液］ 細胞外液の一区分で，組織間隙に分布する体液．組織間隙液ともいう．体重の約20%を占め，内部環境を形成する．組織細胞と直接に接し，スターリングの微循環により，間質液を介して細胞に必要な酸素，栄養物などが血液から供給され，細胞から出る炭酸ガス，老廃物などが血液に戻される．また，各種情報伝達物質がこれを介して伝達される．大量の発汗などによる一次性脱水では間質液が減少する．間質液が異常に増加することを浮腫という.[1335] ⇨参細胞外液→1170

冠疾患危険因子⇨同冠危険因子→574

肝疾患に伴う腎症 nephropathy accompanied by liver disease 肝疾患においてはさまざまな腎病変を伴うことがある．A型肝炎ではまれに急性腎不全を，またB型肝炎やC型肝炎では糸球体腎炎を引き起こす．肝硬変に伴う特異的腎病変としてIgA腎症と同様にメサンギウム領域にIgAの沈着をみる糸球体病変がみられ，肝性糸球体硬化症と呼ばれる．また重症の肝疾患に合併する腎前性急性腎不全は肝腎症候群として知られる．[1610]

乾湿球湿度計 psychrometer, wet and dry bulb hygrometer ［アウグスト湿度計］ 乾球と湿球（湿った布で球部を包んだ）の2本の温度計からなり，空気または気体の水蒸気含有量を測るために使う装置．湿球温度と乾球温度から相対湿度を求める．空気中の水蒸気が飽和点にあれば相対湿度は100％で，乾球と湿球の温度は等しい．[1360] ⇒参アスマン通風乾湿計→153

間質細胞刺激ホルモン interstitial cell-stimulating hormone；ICSH⇒同黄体形成ホルモン→391

間質細胞腫 interstitial cell tumor〔of testis〕［ライディッヒ細胞腫］ 精巣間質細胞（ライディッヒ Leydig 細胞）から発生する非胚細胞性腫瘍であり，精巣腫瘍の1-3％を占める．年齢的には1/4が思春期発来前に起こり，0-10歳と21-40歳に発生のピークがある．アンドロゲン産生を伴うため，早発思春期の約1割に間質細胞腫の合併を認め，若年症例では精巣腫瘤，性早熟，尿中17-ケトステロイド（17-KS）の上昇が三主徴となる．成人では過剰なアンドロゲンがエストロゲンに転換され，勃起障害，リビドー（性欲）の減少，女性化乳房などを呈する場合がある．10-16％は悪性である．[845]

間質細胞《精巣の》⇒同ライディッヒ細胞→2891

間質性炎〔症〕 interstitial inflammation 組織を支持する血管結合織性の間質を主座とする炎症．慢性化すると次第に線維性結合織が増生し，臓器の機能不全をもたらす．感染症，物理的・化学的傷害，薬剤，毒物，アレルギーなどさまざまな原因で起こりうる．[1138] ⇒参間質性腎炎→605，間質性肺疾患→605

間質性形質細胞性肺炎⇒同ニューモシスチス肺炎→2241

間質性腎炎 interstitial nephritis 病理形態学的概念であり，腎における炎症性病変の場が主に間質にあるものをいうが，病変は間質のみでなく尿細管にも認められることから尿細管間質性腎炎と呼ばれることも多い．病理形態像と臨床経過より急性と慢性に大別される．急性間質性腎炎は間質の浮腫と炎症性細胞浸潤が特徴で，原因としては感染症に伴うもの，病因が明らかでない特発性のもの，薬剤過敏性反応によるものなどがある．しばしば急性腎不全を呈するため早期の確定診断と治療が重要．慢性間質性腎炎においては，間質の線維化，慢性炎症性細胞浸潤，尿細管の萎縮や喪失などがみられる．臨床的には潜在性に発症し，徐々に進行する腎障害であり確定診断は容易ではない．原因は多岐にわたるが，薬剤，特に鎮痛薬によるものの頻度が高い．[1610] ⇒参尿細管間質性腎炎→2247

間質性心筋炎⇒同フィードラー心筋炎→2511

間質性肺炎⇒同びまん性間質性肺炎→2480

間質性肺疾患 interstitial lung disease ［肺臓炎］ 肺の間質，すなわち肺胞と肺胞の間の組織に生ずる疾患の総称．通常，間質性肺炎が一般的で，急性型と慢性型があり，慢性化して線維化したものを肺線維症という．原因不明のものを特発性間質性肺炎（特発性肺線維症）と呼び，ハンマン・リッチ症候群 Hamman-Rich syndrome のように急性のものから10年以上の経過をとる慢性のものまである．原因の明らかなものにはウイルス，マイコプラズマ，クラミジアなどの微生物の感染，塵肺，薬剤，放射線，過敏性肺炎，膠原病によるなど種類が多い．臨床的には，乾性咳嗽，労作時呼吸困難，発熱，ばち指などがみられ，胸部聴診にて特有なベルクロ・ラ音が聞かれる．胸部X線像では初期にスリガラス状影，進行して輪状影，蜂巣状陰影がみられる．肺機能検査では拘束性換気障害，拡散障害，低酸素血症がみられる．治療は原因に応じて，感染症は抗菌薬，特発性の場合では副腎皮質ホルモン剤や免疫抑制薬が用いられる．[1443] ⇒参肺線維症→2341，急性間質性肺炎→725

間質性肺水腫 interstitial pulmonary edema 血管外肺組織に異常な体液の貯留をきたした状態をいう．血管外体液貯留の場所は間質組織と肺胞（呼吸細気管支まで至ることもある）であり，したがって肺水腫は間質性肺水腫 interstitial pulmonary edema と肺胞性肺水腫 alveolar pulmonary edema に分類でき，前者は主として肺の間質組織に，後者は肺胞まで体液貯留をきたすもの．肺水腫は原因により心原性と非心原性に分けられ，さらにそれぞれ急性および慢性の型がある．肺水腫の病因は多様であるが，非心原性のものでは，低酸素性肺水腫，高地性肺水腫，神経性肺水腫などのほか，アレルギー，感染，薬剤，外傷によるものなどがある．[1443] ⇒参肺水腫→2339

間質性肥厚性ニューロパチー interstitial hypertrophic neuropathy 遺伝性運動感覚ニューロパチー hereditary motor and sensory neuropathy のⅢ型，あるいはデジュリン・ソッタス Dejerine-Sottas 病を指す．臨床的特徴および診断基準として，①高度の運動，感覚ニューロパチーを呈する，②幼児期発症である，③運動発達に異常がみられる，④予後はシャルコー・マリー・トゥース Charcot-Marie-Tooth 病Ⅰ型（肥厚性シャルコー・マリー・トゥース病）より悪い，⑤散発性ないし常染色体劣性遺伝である，⑥運動神経伝導速度は高度に低下を示す，⑦髄鞘の低形成と繰り返し生じる節性脱髄が存在する，⑧髄液タンパクは中等度の増加がしばしば認められる．以上の特徴に加えて，小児期に下肢近位筋にも萎縮・脱力が明らかとなり，さらに上肢遠位筋に筋萎縮・脱力が出現し，書字などの動作が困難となる．末梢神経は肥厚し容易に触知．全身所見として低身長，粗野な顔つき，厚い口唇などが認められる．病理学的には末梢神経の広範な脱髄がみられる．髄鞘低形成が特徴的である．よく発達したオニオンバルブ形成が認められる．P0タンパク遺伝子，PMP（peripheral myelin protein）22遺伝子，EGR（early growth response）2遺伝子などの異常が病因と考えられている．[475]

間質性膀胱炎 interstitial cystitis 膀胱充満時の膀胱痛と激しい頻尿という特徴的な症状と膀胱に潰瘍を認める疾患で，自己免疫あるいはアレルギー反応が関与するといわれているが，原因不明．中年女性に多く，膀胱上皮内癌と症状が類似しているため，膀胱鏡検査と生検は診断上，必須である．膀胱壁に炎症や軽度の潰瘍（ハンナー潰瘍）を生じ，潰瘍は瘢痕化し頻尿，排尿痛，血尿などを伴う．尿水力学的検査では，膀胱知覚過敏の所見を示す．治療は麻酔下で潰瘍を焼灼するほか，膀胱水圧拡張術が症状緩和に有効．[474]

間質部妊娠　interstitial tubal pregnancy⇨同卵管妊娠→2903

鉗子適位⇨同鉗子正位→604

鉗子分娩(遂娩)　forceps delivery　［鉗子手術，鉗子遂娩術，ツァンゲ］　分娩時に胎児や母体が何らかの原因により生命の危険にさらされており，急いで胎児を娩出させる必要があるときに行われる方法(急速胎児分娩)の1つ．産科鉗子で胎児の頭部を把持して牽引する．適応は胎児機能不全，分娩2期の遷延，分娩停止などである．児頭骨盤不均衡がない，子宮口が全開大している，破水している，児頭の最大周囲径が骨盤闊部より下降している，児が生存し成熟していることが必要条件である．鉗子が適切に装着された場合，胎児の上顎を中心として圧力が分散され，児頭への圧力は増大せず，確実な牽引力により迅速に児を娩出することができる．[1323]　⇨参急速遂娩→743

眼耳平面　eye-ear plane，Frankfurt horizontal plane　頭部単純撮影を行う際の基準面．眼窩下縁と外耳孔上縁を結ぶフランクフルト Frankfurt 線(リード Reid 基準線)を含む面のこと．[1486]

ガンジャ⇨同大麻→1902

患者移送　patient transportation　傷病者の移送に際しては，傷病者の置かれている環境や状態，症状によって移送方法，移送資器材を選定する必要がある．救急現場から医療機関，医療機関から医療機関，移送する場所は違っても傷病者に苦痛を与えず，安全に移送しなければならない．移送は広義には救急隊員などが行う搬送も含まれる．搬送には徒手，搬送用資器材によるもの，そして救急自動車，ドクターカーによるものがある．また，精神病患者に対する移送については「精神保健福祉法」の改正により医療保護入院および応急入院のための移送制度が新設され，加えて措置入院のための移送についても法文上規定されている．[1582]

患者会　patient advocacy group，patient association　［患者友の会］　難病，慢性疾患，精神疾患など，さまざまな病気で悩み苦しむ患者が，施設・病院内あるいは地域において，互いの悩みを話し合ったり，情報交換をしたり病気に対する正しい知識をもつことなどを目的とした，相互に支え合う組織．会は患者が自主的に運営し，医師，看護師，ソーシャルワーカー，心理療法士などが助言者として参加する．話し合いやレクリエーションなどを通じて互いの連帯感を強め，地域の中で生活をしながら医療を受け，対人関係を良好に保つ場としての役割が大きい．また，全国レベルでさまざまな患者会が結成され，専門医療機関の設立，医療費公費負担の実現などに向けて活発に活動している．[1451]

患者確認⇨同患者同一性の確認→607

患者-看護師関係　patient-nurse relationship　患者-看護師関係は援助的な人間関係であり，この関係は患者と看護師の相互作用によって発展していくという性格をもっている．この発展的な関係をペプロウ Hildegard E. Peplau(1909-99)は，①方向づけの局面，②同一化の局面，③開拓利用の局面，④問題解決の局面という4つの段階で説明しており，トラベルビー Joyce Travelbee(1926-73)は，①初期の出逢いの位相，②同一性の出現の位相，③共感の位相，④同感の位相，⑤ラポートの位相という5つの段階で説明している．いずれの発展プロセスにおいても，関係を発展させるためには看護師の患者をわかろうとする気持ち，患者を理解しようとする気持ち，すなわち看護師が患者に関心を寄せることが重要になる．[894]

患者教育《看護における》　patient education　患者が自分自身で健康管理ができるように教育，指導すること．宮坂忠夫，川田智恵子は健康教育を「早期治療から社会生活の回復に至る過程を主に扱い，患者が自発的に病気の治療と社会生活の回復のために自己の役割を全うする援助」としている．慢性疾患の増加に伴い，治療の主体が医療者から患者自身へと移行しつつあり，今後さらに患者教育の必要性が増加してくることが予測される．日常生活の援助にかかわる看護師は，患者が日常生活の中で実行し，継続可能な教育内容について，十分に検討する必要がある．また教育にあたってはそれぞれの患者に合った教育方法を選択することが大切である．[980]　⇨参患者指導→606

患者自己管理鎮痛法　patient-controlled analgesia；PCA　［PCA，患者自己調節鎮痛］　患者が術後に痛みを感じたり，感じそうになったりした場合に，バルーン型インフューザや，PCA ポンプに付属したボタンを患者自身が押すことにより，あらかじめ医師により設定されたモルヒネやフェンタニルなどの麻薬や鎮痛薬，局所麻酔薬を注入する自己疼痛管理法．1回ごとの注入量，患者がボタンを押し続けても一定時間内は薬物が注入されないロックアウト時間，持続静注量，時間最大投与量などを設定できる．良好な鎮痛効果を安定して得られるだけでなく，呼吸抑制や過度の鎮静といった麻薬による副作用も起きにくいとされる．薬物の注入法には静注，皮下注，硬膜外腔注入がある．代表的なものに，静注による経静脈的自己調節鎮痛(intravenous patient-controlled analgesia；IVPCA)，硬膜外カテーテルを介した自己調節硬膜外鎮痛(patient-controlled epidural analgesia；PCEA)がある．[163]

患者自己調節鎮痛⇨同患者自己管理鎮痛法→606

患者指導　patient education　看護活動の重要な機能の1つで，新しい生活習慣やセルフケア能力を獲得し，生活に適応していくために行われる指導をいい，主なものに食事・栄養指導，授乳指導，沐浴指導，術前・術後指導，日常生活指導，退院指導などがある．対象に合わせ，実地指導，パンフレット，映画，ビデオテープ，模型などの媒体が用いられる．患者本人はもちろんのこと，家族を含めて行われることが多い．また，個別に行われることが大半だが，糖尿病患者指導のように集団で行われることもある．[1451]　⇨参患者教育《看護における》→606

患者紹介率　patient referral rate　患者を他の医療機関に紹介した割合であるが，わが国では病院の初診患者に占める紹介状持参患者の割合を指す．1992(平成4)年の「医療法」改正で，大学付属病院などは高度医療を行う特定機能病院となったが，高度医療の定義を個々の医療技術ではなく，医療の専門家たる医師により高度な医療が必要と判断され，紹介されてきた患者に提供される医療とした．そのため，高度医療を行う特定機能病院には，患者紹介率 30% 以上という施設基準が設けられた．同様に，1997(平成9)年の「医療法」改正で地域医療支援病院が制度化されたが，こちらの患者紹介率は原則80％以上である．大病院への患者のアクセス制限の側面もあり，診療報酬では紹介率に応じた加算を認めて病院が紹介患者を多く集めるよう誘導してきたが，わかりにくい仕組みで効果もあまりなかったため，2006（平成18）年の診療報酬改定で紹介率を要件とする加算はすべて廃止された．[1010]

患者心理 psychological status of patient 疾病にり患した人に生じる特有の心理状態．患者が急性疾患の治療に取り組む，あるいは慢性疾患や障害とともに暮らしていく過程には，多様な局面が存在する．例えば，①心身の不調に気づく，②疾病について情報を収集する，周囲に相談する，③医療機関を受診する，④疾病や障害の説明を受ける，⑤治療を選択する，⑥治療を継続する，⑦医療および社会資源を活用するなど．こうした数々の局面において生じるストレス刺激の受けとめ方は患者一人ひとり異なり，罹患した疾患の種類・重症度，治療経過，取り巻く社会的環境，パーソナリティ特性や状況認知の仕方，発達段階やライフステージ，経験に基づく対処能力などの背景要因に影響を受ける．患者が身につけてきた防衛機制や解決策を活用して苦痛を回避できる場合もあるが，うまく対処できず，さらに追い打ちをかけるような出来事が重なったりすれば危機状態に陥る．危機状態にある患者は，心理的な平衡が揺さぶられ，不安，混乱，睡眠障害，食欲減退など抑うつ（鬱）的症状，状況や物事に対する認知方法の偏向，コンプレックスに伴う非合理的意味づけなどの精神症状を呈することもある．しかし危機crisisとは元来「分かれ目」「峠」という意味をもち，自己を見つめ新しい対処様式を取り入れ発展する可能性を秘めた自己変革の機会でもある．患者は，危機状態に至った場合，何らかの解決策を使って不安定な状態からの脱出を試み平衡を取り戻そうとする．その際に，患者にとってより健康的または適応した解決策を用いると患者自身が安寧を得たり成長したりする機会にもなり得る．しかし適応していない解決策を用いると一時的には平衡を取り戻したとしても後日またその未解決の問題が表面化し，再び適応していない解決策を用いるという悪循環に陥る可能性がある．また，一時的に平衡を回復している時点で介入しても，患者本人にとって受容しがたい介入となってしまったり，介入効果が低下してしまったりする．このため，医療，保健，福祉に携わる専門職者は，疾病や障害をもつ患者の心理状態に関心を寄せ，危機状態を見逃すことなく把握し，連携して適切に対応することが求められる．特に生活習慣病やアディクション問題をもつ患者への支援では，患者本人が疾病や障害と向き合う動機づけが重要となり，危機状態にタイミングよく介入することが有用である．[1208] ⇨参防衛機制→2658，危機介入→676

患者組織 patient organization 同じ疾病をもつ人々が病気を克服するために互いに激励し合ったり，その病気について理解を深め，治療や予防に関する啓発活動を行ったり，さらには治療費の軽減や診療内容の充実を関係諸団体に働きかけるなどの活動をしている各疾病単位の団体をいう．1961（昭和36）年創立の日本糖尿病協会をはじめ，結核患者を中心とした日本患者同盟，スモンの会全国連絡協議会，血友病友の会など多くの組織がある．[1356]

患者対照研究 case-control study ［症例対照研究］ ある特定の疾患に罹患した患者群と罹患していない対照群を現在から過去に向かって後ろ向きに比較検討する分析疫学analytic epidemiologyの1つ．罹患していない集団は罹患した集団の基準となるので，これを対照controlという．因果関係を探るために罹患した患者群で過去の状況について調査し，疾患の原因となるべき曝露要因があるかどうかを調べる．次にマッチング法により対照群を選出し，曝露要因に関して両群の曝露率を比較する．例えば，高血圧症患者と健常者との食事習慣の差を調査し，高血圧症発症に関係している要因を調査分析する．マッチングは性，年齢，人種などの疾患の発症に関与することがわかっている要因について行う．患者1人に対し対照を1人または2人など整数倍に選定するのが一般的．前向きコホート研究と比べると，時間や費用の点で着手しやすく，ある一定の傾向をとらえることは可能だが，精度に劣る欠点がある．[1549] ⇨参後ろ向き研究→326，オッズ比→407，ケースコントロール研究→878

患者調査《厚生労働省統計情報部》 patient survey 全国の医療施設（病院，一般診療所，歯科診療所）を利用する患者の傷病名，治療期間，治療費支払い方法，退院の事由などの状況を把握するため行われている厚生労働省の調査で，全国レベルの傷病別受療率を得ることが目的．1948（昭和23）年以来「施設面からみた医療調査」と呼ばれてきたが，1953（昭和28）年から指定統計第66号「患者調査」として今日に至っている．調査は毎年1回行われてきたが，1984（昭和59）年からは3年ごとの実施となった．対象は，病院の入院は二次医療圏，病院の外来と診療所は都道府県単位で層化無作為に抽出された全国の医療施設を利用したすべての患者．調査日は10月中旬の連続した3日間のうち医療施設ごとに指定した1日で，退院患者については9月の1か月間．調査方法は医療施設の管理者が記入する方式により行われている．調査結果は，厚生労働大臣官房統計情報部により編集され，財団法人厚生統計協会が発行し，広く衛生統計の1つとして利用されている．[1152] ⇨参国民健康調査→1092

患者データベース・システム patient database system 病院において患者に関する情報を系統的に整理するシステム．例えば，年齢，性別，職業，保険の種類，疾患名，手術名，入退院年月日，安静度，食事の指示などの情報が蓄積されたもの．この蓄積があると，医療や看護に関する分析をしたり，実態を把握するときに便利である．[415]

患者同一性の確認 patient identification ［患者確認］ 患者誤認を防ぐために，カルテや指示票，処方箋などに表記されている患者氏名とこれから行う医療，看護行為の対象者が同一人物であるか否かの確認を行うことをいう．患者確認には少なくとも2つ以上の異なる独立した方法をとる必要があるとされている（厚生労働省「医療安全対策検討会議ヒューマンエラー部会」議事録，2005）．例えば，耳が聞こえにくくてもそれを隠していたり，手術などで緊張したりしている場合，違う名前で呼ばれても返事をしてしまうケースがある．その予防として，医療者が患者に名前を呼びかけるのではなく，患者自身に名乗ってもらう方法がとられている．また，入院患者には識別用のネームバンドをつけてもらい，それで確認する病院も増えている．病院のIT(information technology)化に伴い，バーコードを利用した投薬管理システムを導入した施設も出てきた．これは患者のネームバンド，看護師の名札，点滴用薬剤ボトルのそれぞれにバーコードがついており，それをハンディーターミナルで読ませて確認するシステムである．患者確認のみでなく，指示の確認も行うことができ，さらに指示の実施時間と実施者がコンピュータに記録されるシステムである．[1239]

患者登録 registration of patient ある特定の疾患の患者の現状を把握し，疾病予防・患者支援・患者管理などを行うために，指定機関から一定地域あるいは集団ごとに患者に関する情報が一定の手続きに従って提供され登録されるシステムのこと．わが国では主として感染症患者に関して全国レベルで実施されている．また地域によっては癌・脳卒中などの登録を実施しているところもある．[1152] ⇨参癌登録→645，疾病登録→1319

患者友の会⇨同患者会→606

患者の権利章典 declaration on rights of patient⇨同患者の権利宣言→608

患者の権利宣言 declaration of patient right ［患者の権利章典］ 1984(昭和59)年に医療問題弁護団により提案された宣言．従来のおまかせ医療から脱し，「患者のまもられるべき人権」について述べたもの．「与えられた医療から参加する医療へ」というキャッチフレーズは，一方的な医療に慣れきっていた国民に黒船到来のようなとまどいを与えた．「患者の権利宣言」という考え方は，1972年，アメリカのボストンにあるベスイスラエル病院が，「ベスイスラエル病院におけるあなたの患者としての権利」というパンフレットを患者に配布したことに始まる．その後1973年，アメリカ病院協会が，「患者の権利章典」を公表し，世界各国でも次第に「患者の権利宣言」が採択されるようになり，1981年，世界医師会総会において「患者の権利に関するリスボン宣言」が採択された．わが国では1983(同58)年，社団法人日本病院会が，「勤務医マニュアル」の中で患者の受療に対する倫理的権利を取りあげたのが最初．翌年に医療問題弁護団が，①個人の尊厳，②平等な医療を受ける権利，③最善の医療を受ける権利，④知る権利，⑤自己決定権，⑥プライバシーの権利，からなる「患者の権利宣言」を提案．現在は，それらをさらに一歩推し進め，インフォームド・コンセント(説明と同意，知らされたうえでの同意)の確立，病院での患者の権利擁護，などが提案されている．[1451] ⇨参リスボン宣言→2924

患者の権利に関するWMAリスボン宣言 ⇨同リスボン宣言→2924

患者の自己決定権 patient self-determination(autonomy) 患者の権利の1つで，医療側から説明を受けたさまざまな情報をもとに，治療を受けるか否か，続けるか，代替治療を受けるか，転医するかなどにつき自分自身で決定する権利．関連の言葉にインフォームド・コンセント informed consent(説明と同意)，あるいはインフォームド・ディシジョン informed decision(情報開示による意思決定)，またインフォームド・ディセント informed dissent(医師の説明と患者の不同意)がある．自己の人生観に基づく終末期医療拒否などの尊厳死あるいはリビングウィル living will(死ぬ権利ともいう)も自己決定権．宗教的理由による輸血拒否も自己決定権の1つとされている．医師には説明義務があるとともに裁量権，治療義務があり，他方，患者には事実を知る権利と自己決定権があり，2つの均衡を図らなければならない．また，自己決定権は公共の福祉や公の秩序に違反しない限度でのみ行使が許されるものである．一方，法律では，献体や臓器移植の際の身体提供時には家族の同意が必要とされ，患者の自己決定権が損なわれる場合もありうる．[1135] ⇨参インフォームド・コンセント→304

患者分類システム patient classification system 必要とされる看護ケアの量，複雑さ，困難さによって患者を分類する方法で，適切な看護職員配置を求める目的で使われる．因子評価システム factor evaluation system と原型評価システム prototype evaluation system がある．因子評価システムでは，必要な看護業務量を決定づける重要なケア項目について，その項目でのニーズの大きさを表すカテゴリーに数値が与えられており，その患者のニーズに対応するカテゴリーの数値を合計して必要な看護業務量が求められる．原型評価システムでは，患者の特徴を表すいくつかの項目がカテゴリー分けされていて，各項目のカテゴリーを組み合わせて典型的な患者の状態の型を数種類作成し，最も類似している型に患者を分類する．型ごとの必要看護業務量は別に測定され設定される．[463] ⇨参Medicus®→81，GRASP®→54

患者満足度 patient satisfaction 医療の技術的要素，人間関係の要素，アメニティの要素について，患者側の視点で質的評価をした結果のこと．医療に対する患者満足度を知ることは，医療提供側にとっては医療の質の保証と改善のための有効な指標となる．したがって，指標化に際しては信頼性(内部整合性，再現性)，妥当性(構成概念，内容)，有用性に十分留意して検討，決定する必要がある．[220]

患者役割⇨同病者役割→2488

患者要因(属性)⇨同個体要因(属性)→1100

患者ロボット patient robot 医学・看護教育において，主に処置や管理の技術修得を目的に開発された患者のシミュレーター．[1360]

癌腫⇨同癌→564

癌汁 cancer juice⇨同癌乳→647

肝周囲炎 perihepatitis 何らかの原因により肝被膜に細菌感染が生じて起こる限局性の腹膜炎．肝生検などの合併症としても生じうるが，特に泌尿生殖器感染症に伴う上腹部の腹膜炎をフィッツ=ヒュー・カーチス Fitz-Hugh and Cartis 症候群という．これは，クラミジア *Chlamydia trachomatis* または淋菌 *Neisseria gonorrhoeae* の感染が骨盤内に生じ，血行性もしくは後腹膜のリンパ行性に肝周囲に波及する病態．主症状は右上腹部痛，発熱，炎症反応，一過性の肝酵素上昇など．症状から胆道感染が疑われるが，画像検査上，原因が特定できない症例では本症を疑う．腹腔鏡では，肝表面にフィブリン析出や点状出血を認め，肝表面と腹壁との間の線維性癒着を認めるなど，診断確定に有用である．[60]

か

肝住血吸虫症 hepatic schistosomiasis 住血吸虫が腸管門脈系の血管内で産卵し，その卵が血流にのり肝臓の微小血管を閉塞しその周囲に線維化をきたした状態．進行すると低栄養，脾腫，腹水貯留が出現する．[288] ⇨参住血吸虫症→1367

間充織 mesenchyme⇨同間葉→657

肝十二指腸間膜⇨参小網→1464

完熟期 matured age エリクソン Erik H. Erikson (1902-94)が唱えた人生のライフサイクル(発達段階)のうちの最終段階．ほぼ「老年期」と同義に用いられる．エリクソンは生涯発達の観点から，人間は老年期まで成長し続ける存在であることを強調．この時期の発達課題は「人生の統合」であり，その人がそれまでの人生で体験してきたさまざまな出来事を，自分の人生として「体験ずみ」にして自己の時間的な流れのなかに取り入れ，それにより経験とそれに基づく知恵が豊富である自我をつくり上げることができると考えた．ここで「体験ずみ」というのはデリダ Jacques Derrida (1930-2004)のいう「差延」が機能し，ある体験がその個人のなかで「過去化」され，それと並行してその個人が「過去」という時間的基礎に裏打ちされたより強固な「現在」をもつに至る過程を指す．ドイツの精神病理学者ブランケンブルグ Wolfgang Blankenburg (1928-2002)は，この差延が生じるに至るまでの主体的な時間を「時熟性」と呼んだ．そのような意味で，健康的な老年像とは，その人生に起こった種々の体験自体を過去のものとして自己の時間に内在化させるほどの時熟を経験した人，ということになる．しかし現実の問題として，老年期になると配偶者や親しい人びとの死といった対象の喪失にも直面せざるをえない．また，わが国では高齢化，老年核家族化の進展に伴い孤立した老年層が増えているのも事実である．喪失感や孤立はその反動として，他者からの援助をこばむ，ないしは地域との関係性をたち切り，一見自立した老年期を過ごすことに結びつくことにもなる．このような状態は「完熟」とは異なり，「人生の統合」の対極である「絶望」に対する防衛であることを，われわれは心にとめておく必要がある．何らかの出来事をきっかけにして，現実の人々とのかかわり合いが取り戻せ，人生がいきいきとした可能性のあるものに変化したとき，彼は「完熟」への道を再び歩み出したと考えることができよう．[730] ⇨参エリクソン学派→368

癌腫症 carcinosis, carcinomatosis 癌が身体諸器官や組織内など広範囲に広がった状態．胸膜癌腫症，粟粒癌腫症，腹膜癌腫症などがある．[1164]

感受性 sensitivity ある反応を引き起こす因子に対しての反応のしやすさ，敏感性をいう．アレルギー疾患では，原因抗原に対する反応性を示し，抗原の皮内反応や吸入試験などが診断や治療の指標として用いられる．[1370]

感受性訓練グループ sensitivity-training group 特に自己実現・自己成長を目的として行われる小規模のグループ．参加者は人間関係やグループ内力動を体験・学習することによって自己理解や他者への共感能力を培っていく．[217]

感受性検査 susceptibility test⇨同薬剤感受性試験→2838

感受性細胞⇨同許容細胞→785

感受性指数 susceptibility index ［感染発症指数］ 特定の感染症に対して，獲得免疫をもたない個体が感染にさらされた総数に対する発病者数の比率．百分率で表し，痘瘡や麻疹はそれぞれ100%，95%と感受性指数が高く，百日咳70%，猩紅熱40%，ジフテリア10-20%とされている．[1631]

感受性対策 infection prevention and control 感染予防策の1つ．病原体に対する宿主の抵抗力(免疫)を強化することにより，感染症を防ぐこと．栄養状態や生活環境を改善する，心身のストレスを軽減するといった健康の保持増進による抵抗力増強策，予防接種，免疫血清，γグロブリンの使用などによる特異的抵抗力の増強策が含まれる．[169]

感受性ディスク sensitivity disk⇨参ディスク法→2051

か

肝腫大 hepatomegaly ［肝腫脹］ 肝が腫脹していること．肝胆道疾患の症候の1つであるが，白血病などでもみられる．右季肋部から正中にかけて肝の下縁を触知する．正常の肝でもかなりの頻度で触れるので，触知したといっても必ずしも腫大を意味するものではない．多くの場合，腫大した肝は硬度を増し，正常では鋭角に触れる下縁を鈍に触れるようになる．表面は疾病に応じて平滑，結節状，凹凸不整と異なる．急性肝炎や肝膿瘍では圧痛を伴うことがある．[279]

肝腫脹 hepatomegaly⇨同肝腫大→609

癌腫内腺腫 adenoma in carcinoma 腺癌病変の中に一部腺腫(良性腫瘍性病変)がみられる状態．腺腫の中にはさらに癌関連遺伝子の変異が起こり，腺腫の一部分に癌の病変が発生することがある．大腸ポリープでときとしてみられ，腺腫内癌と呼ばれる．さらに腺癌の増殖が進行し，癌の領域が腺腫よりも広くなり，腺癌内に腺腫が一部みられるような状態を癌腫内腺腫と呼ぶ．[808] ⇨参腺腫内癌→1763

肝腫瘍 hepatic tumor 肝臓に発生する腫瘍性病変の総称．腫瘍とは，自律的で過剰な増殖を示す細胞集団をいい，転移や浸潤傾向を有するか否かによって悪性と良性に，腫瘍性変化を示す細胞の由来によって上皮性と非上皮性に，肝そのものに発生したのか否かによって原発性と転移性に分類される．[60]

●肝腫瘍

分類		上皮性	非上皮性
原発性	良性	肝細胞腺腫 胆管細胞腺腫 胆管囊胞腺腫	肝海綿状血管腫 肝脂肪腫 肝線維腫 リンパ管腫
	悪性	肝細胞癌 胆管細胞癌 混合型肝癌 肝芽腫 肝囊胞腺癌	類上皮性血管内皮腫 肉腫 血管肉腫
転移性		転移性肝癌	転移性肉腫

冠循環 coronary circulation 冠動脈から毛細血管を介して冠静脈へと至る心臓を灌流する血管系のこと．冠循環の特徴は心筋収縮がたえず繰り返されるために酸素需要が高いにもかかわらず，心筋収縮に伴う機械的な影響を受けて収縮期の血管抵抗が高いことである．そのため他臓器の循環とは異なり，心内膜側では順行

性血流はほとんど拡張期に限られる．心筋への酸素供給を確保するために，冠循環では個々の心筋細胞近傍の毛細血管まで血流を保つことができるように血流路が発達しており，心筋酸素需要の変化に応じて血流を増減させる代謝性血流調節機能を有している．[1391]

肝循環　hepatic circulation　流入血管である動脈および門脈，肝特有な毛細血管系である類洞，流出血管である肝静脈より構成される．門脈は小腸，胃，大腸，膵臓，脾臓などから流出した静脈血を集める上腸間膜静脈，下腸間膜静脈および脾静脈が合わさって形成される．肝門より肝内に入った肝動脈および門脈は左右に分岐，さらに細かく分岐を繰り返し，肝細胞索を取り囲むように存在する非管状の毛細血管である類洞に注ぐ．類洞壁を構成する内皮細胞には基底膜が存在せず，無数の小孔が開口しており，類洞壁と肝細胞索の間に存在するディッセ Disse 腔と類洞との間の物質交換を容易にしている．類洞の血流は，肝小葉の中心静脈に注ぎ，その後集合して左，中，右肝静脈となり，下大静脈へと流出する．[60] ⇨参門脈→2832

干渉　refraction　複数の超音波などの波動が互いに影響し，位相が同じ部分(同位相)では強め合い，逆位相では弱め合う現象．いくつかの波が同位相で出合うと，もとの波に比べ非常に強くなる．[955]

感情　affection, emotion, feeling　ヒトの心理過程のうち，無意識のうちに外界ないし内界の事象に対し何らかの生物学的な価値判断を行う機能．喜び，怒り，悲しみなど，外界の事象に反応して生理的変化を伴って秒～分単位で出現する「情動」，落ち込み，高揚などの日～週単位で長期間持続し，あらゆる感情の基底となる「気分」，「意欲」ないし動機づけなどさまざまなものがあるが，感情はこれらのすべてを含む広い概念．感情の分類には，一般的な喜怒哀楽の四分法のほか，恐怖，怒り，悲しみ，嫌悪，恥，驚き，興味，幸福の八分法(バック Buck, 1988)などさまざまなものがあるが，これらの分類法がすべての感情をいい尽くしているわけではなく，感情のなかには言語では表現しがたい未分化で不定型なものも多い．[411]

環状 AMP　cyclic adenosine 3′,5′-monophosphate；cyclic AMP, cAMP　［**サイクリック AMP, サイクリックアデノシン 3′,5′-一リン酸, cAMP, アデノシン環状リン酸**］$C_{10}H_{12}N_5O_6P$ の化学式で表され，動植物組織，細菌に広く分布する環式化合物．アドレナリンやグルカゴンなど多くのホルモンや神経伝達物質など(第１メッセンジャー)の細胞外からの刺激を，細胞内の標的分子に伝える第２メッセンジャーとして機能．細胞膜に存在するアデニル酸シクラーゼによりアデノシン三リン酸(ATP)から生成されたのち，環状 AMP 依存性プロテインキナーゼ(A キナーゼ)を活性化する．この酵素が細胞内の多くの標的タンパク質をリン酸化し，さまざまな細胞応答が起こる．また，環状 AMP はホスホジエステラーゼにより 5′-AMP に分解される．細胞内の環状 AMP 量は生成酵素と分解酵素の両方で微妙に調節されている．[637]

環状 DNA⇨同閉環状 DNA→2614

環状 GMP　cyclic GMP(guanosine 3′,5′-monophosphate)；cGMP　［**サイクリック GMP**］　$C_{10}H_{12}N_5O_7P$ の化学式で表され，動植物組織，細菌に広く分布する環式化合物．細胞の外界からの刺激を細胞内の標的分子に伝達する第２メッセンジャーとして働く．細胞膜に存在するグアニル酸シクラーゼによりグアノシン三リン酸(GTP)から生成され，ホスホジエステラーゼにより 5′-GMP に分解される．これらの生成酵素と分解酵素により，細胞内濃度が厳密に制御されている．環状 GMP のシグナル伝達系は，さまざまな生理反応で重要な働きをしている．例えば血管平滑筋では，一酸化窒素がグアニル酸シクラーゼを活性化して環状 GMP 濃度を上昇させ，血管を弛緩させる．また網膜では，光受容体の刺激によりホスホジエステラーゼが活性化されて環状 GMP 濃度が低下し，視細胞の電位変化が起こって光情報が伝達される．[637]

感情移入　empathy　対象の中に自分の感情を移し入れ，その対象にそのような心があると感じること．ただし，一方的・主観的に自分の感情を投射するのでなく，言葉・態度・状況など，いろいろな情報を総合して対象の心をわかろうとする場合をいう．体験的に理解することであり，ヤスパース Karl Jaspers (1883-1969)の了解と説明とでは，了解に属するものと考えられ，また，統合失調症や分裂病質人格者は感情移入しにくいといわれる．サリヴァン Harry S. Sullivan (1892-1948)は幼少時の人格発達過程でこれを重要視している．感情移入は治療場面において最も基本的かつ重要なセラピストの機能であり，これと知的理解とがあってはじめて患者を人間的に理解することができる．[277] ⇨参共感→751

感情移入的理解⇨同共感的理解→751

環状エーテル　cyclic ether　エーテル結合(C-O-C)をもつ環状の化合物をいう．クロロヒドリンの脱塩酸，もしくは二価アルコールの脱水により得ることができる．[1559]

緩衝液　buffer solution　［バッファー］　一般に，弱酸とその塩の混合溶液や弱塩基とその塩の混合溶液を指し，酸あるいはアルカリの添加による pH の変化を純水の場合よりも和らげる作用をもつ溶液のこと．pH を一定に保つために利用される．[637]

緩衝塩基　buffer base；BB　血液中の水素イオンを緩衝する塩基(緩衝陰イオン：重炭酸，ヘモグロビン，タンパクなど)の総和．主な決定因子は血中のヘモグロビン濃度．緩衝塩基の基準値は約 48 mM/L．計測した緩衝塩基から正常緩衝塩基 normal buffer base (NBB)を引いた値が塩基過剰である．[1213] ⇨参塩基過剰→374

肝障害　liver damage⇨同肝機能障害→576

干渉解離　interference dissociation　心臓に２つの調律発生部位が存在するとそれぞれの興奮は伝導の途中で衝突して消滅するが，２つの興奮自体は互いに関係なく認められる場合をいう．２つの興奮波の衝突を干渉 interference と呼ぶ．例えば洞調律時にそれに近いレートの心室調律があると，両者の興奮は房室結節で衝突するが，互いの調律は影響を受けずに心房の脱分極を表す P 波と心室の脱分極を示す QRS の関係もまちまちとなる(解離する)．[2] ⇨参房室解離→2669

桿(かん)状核球　band cell, stab cell　［**桿(かん)核球, 桿(かん)状核好中球**］　顆粒球が分化・成熟する過程の一段階で，後骨髄球と分葉核球(分節核球)の間の成熟段階にあるもの．後骨髄球から分化・成熟して，核のクロマチンはより濃縮して粗大な集塊を形成し，核はソーセージあるいは棍棒様の形態をとる．一般にこの段階から末梢血中に出現．通常は好中球について用いるが(桿状好中球)，この成熟段階の好酸球も認められる．[1225] ⇨参好中球→1033

桿(かん)状核好中球⇨同桿(かん)状核球→610

環状化合物⇨同環式化合物→603

感情活用能力 emotional literacy⇨同感情知性→612

緩衝系 buffer system 弱酸(HA)とその共役塩基(A^-)との混合溶液のことで，緩衝作用(pH があまり変化しないようにすること)を有する系．緩衝作用の強さを緩衝価 buffer value(β) = ΔB/ΔpH という．溶液の pH が解離指数 pK_a±2 の範囲内で緩衝価は変化し，pK_a で最大値(分子緩衝価)となり，pK_a±2 の範囲外ではほとんど緩衝能はない．緩衝価は弱酸の濃度に比例するが，弱酸の種類が変わっても緩衝曲線は pK_a に従って水平移動するだけである．[1213] ⇨参解離指数→460

干渉現象 interference phenomenon 培養細胞や動物個体に2種類のウイルスが感染したとき，ウイルスに特異的な免疫機構を介することなく他方のウイルス増殖を抑制する現象．異種ウイルス間干渉現象では，最初のウイルス感染によりインターフェロンが産生され，これがもう1つのウイルス増殖を抑制する．また，宿主代謝経路が最初の感染で変化し，次のウイルス増殖を抑制する機序が考えられる．同種関連ウイルス間で起こる同種干渉現象は欠損干渉粒子(ウイルス) defective interfering(DI) particle の形成によるものと考えられる．[1113]

干渉顕微鏡⇨同微分干渉顕微鏡→2477

冠状溝 coronary sulcus, coronary groove ［房室溝］心臓の表層にある心房と心室とを分けるように走行する輪状のくぼみ．冠状動・静脈と冠状静脈洞も走行しているために冠状溝と呼ばれる．[439]

環状紅斑 erythema annulare 環状を呈する紅斑の総称．症候性のもので多くは免疫学的機序により生じる．①遠心性環状紅斑．②膠原病に伴う環状紅斑：大型で辺縁が堤防状に隆起するシェーグレン Sjögren 症候群に伴うものと，小型で表皮の変化を伴い連圏状を呈する亜急性皮膚エリテマトーデスまたは新生児エリテマトーデスに伴うものとがある．自己免疫性環状紅斑 autoimmune annulare erythema と呼ばれていたものはこの範疇に入る．③リウマチ性環状紅斑 erythema annulare rheumaticum：リウマチ熱にみられるもので，環の幅の狭い紅斑が不規則に拡大して連圏状を呈する．A 群β溶血性連鎖球菌感染症による．リウマチ熱の減少に伴い，近年ではほとんどみられなくなった．スチル Still 病でみられることもある．④血管神経性環状紅斑 erythema annulare angioneuroticum (土肥 Dohi)：若い女性の四肢にみられ，紅斑の幅は細く，数日で消退．蕁麻疹または多形滲出性紅斑の一亜型と考えられる．⑤慢性遊走性紅斑 erythema chronicum migrans：マダニに刺された部位に数週間して生じる浮腫性の環状紅斑．関節炎，神経炎，心病変を伴うものはライム Lyme 病という．マダニの媒介するボレリア *Borrelia burgdorferi* による．⑥壊死性遊走性紅斑 necrolytic migratory erythema：表皮のびらんや壊死を伴う移動性の環状紅斑で汚らしい外観を呈する．グルカゴノーマ症候群(膵臓のグルカゴン産生腫瘍)でみられる．吸収不良症候群などによるアミノ酸欠乏症でもみられる．⑦匍行性迂回状紅斑 erythema gyratum repens：体幹，四肢に生じ，急速に変化する木目状，波紋状の特異な紅斑．約80% に内臓悪性腫瘍を合併する．[235] ⇨参遠心性環状紅斑→379

緩衝作用 buffer action ある物質が溶液となったときに，酸あるいはアルカリの添加による pH の変化を純水の場合よりも和らげる作用．一般に弱酸とその塩の混合溶液や，弱塩基とその塩の混合溶液は強い緩衝作用をもつ．生体内では多くの物質が緩衝作用を有しており，pH を維持するのに重要な役割を果たしている．[637]

感情失禁(麻痺) emotional incontinence⇨同情動失禁→1445

管状視野 tubular field, tunnel vision ヒステリーのような器質性の疾患がない，心因性の原因でみられる求心性の視野異常．動的視野検査時に，視標の大きさや輝度を上げても周辺の視標は見えず，限られた中心付近でのみ応答がみられる．その他，心因性の視野異常として，検査を続けるうちに徐々に視野が狭くなっていく，らせん状視野もみられる．[1153] ⇨参円筒状視野→383

感情障害 affective disorder, emotional disturbance 感情は知情意の情に相当するもので，知的な精神活動と異なり，快・不快，喜怒哀楽などと呼ばれる自己の状態であり，主観的体験である．関連する用語に気分，情動があるが，気分は憂うつ，爽快など特別な対象をもたない比較的長く持続する感情をいう．情動は怒り，歓喜などの急激に状況に反応して生じる感情の動きをいう．感情の異常は気分の異常と感情の興奮性の異常に大別することができる．気分の異常には動機のない気分の異常〔躁病にみられる爽快気分，うつ(鬱)病でみられる抑うつ気分など〕，気分の変動性(気分が不安定，変わりやすい)，上機嫌症(多幸症)が含まれる．感情の興奮性の異常には驚愕反応の場合に情動反応がまったく起こらなくなる情動麻痺や，感情を起こす刺激があっても感情が生じない感情鈍麻，人間的感情がまったくない情性欠如が含まれる．一方，感情の興奮性が亢進するものとして易刺激性があげられる．[1226] ⇨参気分障害→703

冠〔状〕静脈洞 coronary sinus 心房と心室の境は心臓を取り巻く溝(冠状溝)となり，心臓自身を栄養する血管系(冠状血管系)を入れる．冠動脈から流入し心臓壁の心筋を栄養した血液(静脈血)のうち，約60% は冠静脈系(大・中・小心臓静脈など)に集められて背側の太い洞様血管の冠状静脈洞に注ぐ．冠状静脈洞は右心房に開口しているため，冠状静脈洞口から直接右心房に還流する．開口部は下大静脈口と右房室口との中間位にある．約40% の静脈血は直接に右心房の内腔に注ぐ．[1044] ⇨参冠循環→609

冠〔状〕静脈洞調律 coronary sinus rhythm ［心房下部調律］ 異所性調律の一種で，心電図のⅡ，Ⅲ，aVF 誘導で陰性，aVR で陽性のＰ波を示し，PR 間隔は正常．このようなＰ波の波形は下大静脈の近傍や左房の後壁の刺激で再現され，今では心房下部調律と呼ばれる．[2] ⇨参左房調律→1193

環状膵　annular pancreas　［輪状膵］　膵の先天的形態異常の1つ．膵頭部が十二指腸下行脚を環状に取り囲むものであり，輪状膵とも呼ばれる．生涯無症状で，腹部手術や剖検時に偶然発見されることもあるが，新生児期の十二指腸閉塞症状，成人後の慢性十二指腸狭窄症状，胃十二指腸潰瘍，膵炎などをきっかけに診断されることもある．[60]

干渉性欠損粒子⇨同欠損干渉粒子→926

勧奨接種⇨同勧奨予防接種→615

環状切除術　circumcision　［包皮環状切除術］　新生児に対して陰茎の包皮を切除する手術的手技．わが国では特殊な例外を除き新生児には行わず，包茎に対する治療として青年期に行っている．[474]

管状腺癌　tubular adenocarcinoma　腺癌の中で主体となる腫瘍組織の構築が管状構造をとるもの．管状構造の規則性，形状のゆがみの程度，管状構造の占める割合，腺管癒合の程度により，高分化型，中分化型，低分化型に分類される．代表的なものは胃癌，膵臓癌，胆管癌など．わが国の癌取扱い規約や生検報告書では tub という略号が使われる．[808]　⇨参腺癌→1752

管状腺腫　tubular adenoma　［腺管腺腫］　腺腫の組織学的分類に含まれ，円柱状の腫瘍細胞が，腺上皮を模倣した管状構造配列を示し，密在性に増生している．腸管では管状腺腫・腺管絨毛腺腫および絨毛腺腫に分類．これら腺腫の上皮はいろいろな程度の異型性（軽度，中等度，高度）を示し，異型性の強い腺腫では癌との鑑別が困難なこともある．発生頻度は低いが，乳腺の腺腫にもみられ，乳管上皮の細胞所見から乳腺の腺腫は管状腺腫と授乳期腺腫とに分けられている．[1531]

環状染色体　ring chromosome　染色体の両腕末端部分に切断が起こり，動原体（セントロメア centromere）を含む基部染色体の両端が結合して環状となったもの．先天性染色体異常症例で認められるほか，腫瘍細胞にも観察されることがある．[1293]

感情疎（疏）通性　accessibility　〔D〕Zugänglichkeit　医療スタッフと患者の間で気持ちが通じ合えること．[1205]　⇨参疎（疏）通性→1847

杆(かん)状体⇨同杆体(かんたい)→640

環状体　ring form⇨同輪状体《マラリアの》→2952

杆(かん)状体細胞⇨同杆体(かんたい)→640

杆(かん)状体ミオパチー　rod myopathy　［ネマリンミオパチー］　筋線維内に杆状体 rod 構造物をもつ先天性ミオパチー．この構造物が糸状であるのでネマリンミオパチーと名づけられた．ネマリン小体はZ帯とほぼ同じ構造をもち，なかにはZ帯と連続していることもあることから，Z帯タンパクの変性か過剰合成によるものと考えられている．先天性で急速に死に至るⅠ型，先天性で非進行性または緩徐な進行を示すⅡ型，成人期に発症するⅢ型があり，さらに無症状で筋生検で診断されるものもある．[1486]

冠状断　coronal section　［前頭断］　人体の正中面（矢状面）に直角な断面，またはそれに平行する面の MRI や CT 像．[264]　⇨参前額面→1751，矢状断→1287

感情知性　emotional intelligence　［感情活用能力］　対人関係場面で体験された快・不快の感情に含まれる情報に注目し，特定の個人や集団との相互作用について理解を深め，感情を適切に管理しながら望ましい対人関係をつくっていく能力である．感情活用能力 emotional literacy は，感情知性とほぼ同義の概念だが，感情の察知，識別，理解，表現という段階をたどって発揮される対人関係能力を意味する．1990年に心理学者のサロベイ Peter Salovey とメイヤー John Mayer が提唱し，ビジネス・リーダーの再教育や受刑者の再犯防止に有効であることが確認され，近年は学童教育に取り入れる試みが行われている．ただし，感情体験の内省が抑うつ（鬱）を引き起こし，むしろ対人関係への動機づけを低める可能性もあることを提唱者自身が指摘している．なお，ロジャーズ Carl R. Rogers が面接技法の第一原則に掲げた自己一致の概念は，援助者による感情活用能力の発揮として位置づけることができる．[1449]　⇨参対人関係調整能力→1879

環状鉄芽球　ringed sideroblast　［輪状鉄芽球］　骨髄塗抹標本に鉄染色を施すと，核周囲の2/3以上を取り囲んだ鉄顆粒が証明される赤芽球をいう．ヘム合成の障害により赤芽球のミトコンドリア中に鉄が大量に異常沈着した結果このような現象がみられる．骨髄で環状鉄芽球が赤芽球の15％以上証明されると骨髄異形成症候群の環状鉄芽球を伴う鉄芽球性貧血 refractory anemia with ringed sideroblast（RARS）と診断される．その他，各種の原因による鉄芽球性貧血，鉛中毒などでも認められる．[1233]

感情転移　emotional transference⇨同転移《感情の》→2073

冠〔状〕動静脈フィステル　coronary arteriovenous fistula⇨同冠〔状〕動脈瘻(ろう)→614

冠〔状〕動脈　coronary artery；CA　心臓壁に分布する栄養動脈で左冠状動脈と右冠状動脈とがある．ともに大動脈弁の直上で上行大動脈の基部の左右の大動脈洞から始まる．左冠状動脈は大動脈の左側より起始し，その分枝は大部分の心臓前壁（前室間枝）と左心室壁（回旋枝）に血液を供給する．右冠状動脈は右心室壁に血液を供給する．[452]　⇨参左冠〔状〕動脈→2457，右冠〔状〕動脈→2763

●冠〔状〕動脈

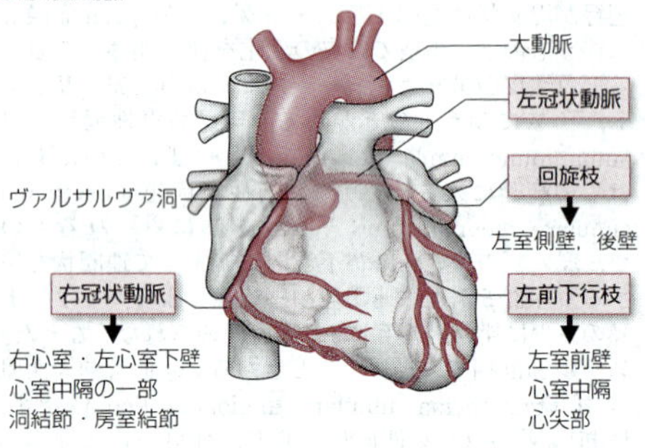

冠〔状〕動脈アテローム性硬化症　coronary〔artery〕atherosclerosis⇨同冠〔状〕動脈硬化症→613

冠〔状〕動脈異常起始　anomalous origin of coronary artery　［冠〔状〕動脈起始異常］　正常では右冠動脈は右大動脈（ヴァルサルヴァ Valsalva）洞，左冠動脈は左大動脈（ヴァルサルヴァ）洞から起こるが，それ以外の場所から起始する先天異常の総称である．単一冠〔状〕動脈 single coronary artery，左冠動脈肺動脈幹起始（ブラン

ド・ホワイト・ガーランド Bland-White-Garland 症候群)，右冠動脈肺動脈幹起始，過剰小枝肺動脈起始，両冠動脈左大動脈洞起始，両冠動脈右大動脈洞起始，前下行枝右大動脈洞起始，回旋枝右大動脈洞起始，右冠状動脈後〔無冠〕大動脈洞起始，前下行枝・回旋枝独立左大動脈洞起始，円錐動脈単独右大動脈洞起始，両・左・右冠動脈高位(大動脈洞上)起始，左・右冠動脈大動脈弁尖縫合線近傍起始などがある．[319]

冠〔状〕動脈灌流圧 coronary〔artery〕perfusion pressure ［冠灌流圧］ 冠血流を生み出す動力源となる圧力．冠血流量と冠血管抵抗との積で求められる．心室充満圧が正常の場合は，近似する平均冠動脈灌流圧は平均大動脈圧によって代用できる．心室充満圧が上昇している場合は，右房圧あるいは肺動脈楔入圧による補正が必要となる．[1391]

冠〔状〕動脈起始異常 anomalous origin of coronary artery ⇨同冠〔状〕動脈異常起始→612

冠〔状〕動脈狭窄 coronary〔artery〕stenosis 冠動脈に形成された動脈硬化性プラーク(粥腫)による内膜肥厚，あるいは炎症，腫瘍，奇形などの原因で起こる狭窄のために血管内腔面積が減少した状態．冠動脈造影，血管内視鏡，血管内超音波法により診断される．血管内腔面積 80% 以上の狭窄がある場合には労作性狭心症が生じる．また，狭窄度は軽くてもプラークが不安定化すれば急性冠症候群の原因となる．[1391]

冠〔状〕動脈形成術 coronary angioplasty⇨同経皮冠〔状〕動脈インターベンション→871

冠〔状〕動脈血行再建 coronary revascularization⇨同再灌流《心臓の》→1149

冠〔状〕動脈血栓症 coronary〔artery〕thrombosis 冠動脈内に血栓を生じる病態．不安定狭心症や急性心筋梗塞といった急性冠症候群(ACS)の成因となる．動脈硬化性プラーク(粥腫)がいったん破裂すると，プラーク内容物と血液が接触することにより血小板が活性化され，また血液凝固系が亢進して血栓を生じることが多い．血栓量が多く内腔を閉塞すれば急性心筋梗塞を発症する．急性心筋梗塞剖検例での検討では，約 80% の症例で冠動脈血栓が確認されている．また，冠動脈の血管炎や弁膜症，腫瘍に伴い冠動脈血栓症が生じることもある．[1391] ⇨参アテローム血栓症→163

冠〔状〕動脈硬化症 coronary arteriosclerosis ［アテローム性冠〔状〕動脈硬化性心疾患，冠〔状〕動脈アテローム性硬化症］ 冠動脈内膜におけるマクロファージの集積，コレステロールエステルを主とする脂質の沈着，平滑筋細胞の増生，コラーゲンなどの細胞外基質の増加に由来する動脈壁の変化とそれに伴う病態．通常，内膜の肥厚を生じて冠動脈内腔は狭窄する．高血圧，脂質異常，糖尿病，喫煙などの危険因子があると，病変の進展が促進される．虚血性心疾患の原因となる．[1391] ⇨参動脈硬化症→2132

冠〔状〕動脈撮影法 coronary angiography(arteriography)；CAG ［冠〔状〕動脈造影検査］ ソーンズ Mason Sones によって開発された X 線撮影法で，冠動脈疾患の診断確定や治療方針決定において最も確実な検査法．カテーテルを用いて造影剤を冠動脈に注入して X 線撮影を行うもので，大腿動脈，上腕動脈および橈骨動脈の穿刺法があり，病態に応じて選択される．使用されるカテーテルにはソーンズカテーテル，アンプラッツ Amplatz カテーテル，ジャドキンス Judkins カテーテルなどがある．冠動脈の解剖や側副血行路の有無，器質的および機能的病変(動脈硬化，先天性異常，冠攣縮など)やその程度を評価できる．最近では経皮経管的冠動脈形成術(PTCA)にも汎用されている．検査の前処置として，食事・飲水の制限，抗不安薬の前投薬を行う．合併症として血圧変動，不整脈の出現，胸痛発作，アレルギー反応のほか，術後の刺入部からの出血などがあり，撮影後の注意深い観察が必要である．[1391] ⇨参ジャドキンス法→1359

冠〔状〕動脈疾患監視病室⇨同CCU→34

冠〔状〕動脈疾患集中治療病棟⇨同CCU→34

冠〔状〕動脈シネアンギオグラフィー coronary cineangiography ［冠〔状〕動脈動画撮影］ 35 mm シネフィルムに記録する冠動脈造影．主に冠動脈の閉塞や狭窄による虚血性心疾患の診断目的で行われる．上腕動脈または大腿動脈からカテーテルを挿入して造影する方法が一般的に行われる．冠動脈の狭窄部位や範囲を，心臓の動きに影響されるぼけがなく，鮮明な像を記録できる．実際には左室造影も行われ，心機能解析が行われることが多い．さらに選択的にカテーテルを進め，血栓溶解術や血管拡張術も行われる．[264] ⇨参選択的冠〔状〕動脈造影法→1773

冠〔状〕動脈心疾患誘発行動パターン⇨同タイプ A 行動→1900

冠〔状〕動脈ステント coronary〔artery〕stent 冠動脈内腔に留置する金属製のコイル型またはチューブ型器具，あるいはそれを用いる血管形成術．経皮経管的冠動脈形成術(PTCA)の初期成功率や再狭窄率の改善を目的として，1986 年にヒト冠動脈にはじめて使用され，1990 年以降その有用性が確立した．カテーテルを介して病変部まで運搬し，拡張部位を内側から支えて血管内腔を維持する．病変の位置や形態などにより使用するステントを選択する．2004(平成 16)年からわが国でも，さらなる再狭窄減少を目的とした薬剤溶出性ステント drug-eluting stent(DES)が導入され，広く使用されるようになっている．[1391]

●冠〔状〕動脈ステント

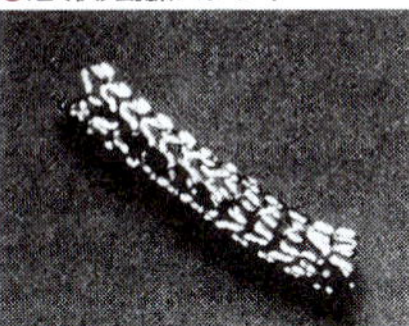
コイル型ステント

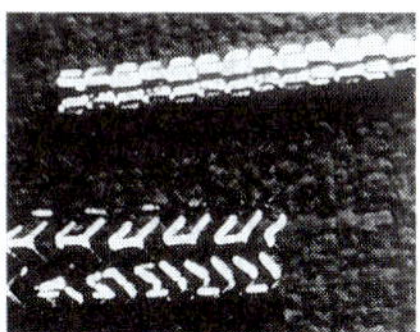
チューブ型ステント

冠〔状〕動脈スパズム coronary〔artery〕spasm⇨同冠〔状〕動脈攣縮(れんしゅく)→614

冠〔状〕動脈性心疾患 coronary〔artery〕heart disease⇨同虚血性心疾患→778

冠〔状〕動脈石灰化 coronary〔artery〕calcification 高度に進展した動脈硬化性の複雑病変部位によくみられる所見で，冠動脈壁組織の石灰沈着のこと．障害を受けた冠動脈中膜平滑筋細胞からのオステオポンチン osteopontin をはじめとするさまざまな非コラーゲンタンパクの産生が，動脈硬化巣の鉱質化や石灰沈着に関係していると考えられている．血管内超音波法が診断に有用である．高度な石灰化は経皮経管的冠動脈形成術(PTCA)を困難にする要素の1つであり，施行前に石灰化の程度を十分に把握してから手技を選択することが重要である．[1391]

冠〔状〕動脈尖 coronary cusp　大動脈弁のことで，英語圏諸国における冠状動脈入口を基準とした命名法によるもの．右冠〔状動脈〕尖，左冠〔状動脈〕尖，無冠〔状動脈〕尖がある．この命名法は右胸心や冠状動脈起始異常などといった場合に用いる際に混乱をもたらす．[439]

冠〔状〕動脈造影検査 coronary angiography；CAG⇨同冠〔状〕動脈撮影法→613

冠〔状〕動脈塞栓症 coronary〔artery〕embolism　血栓やアテローム片などが血流により運ばれ，もともと狭窄のない冠動脈を閉塞した状態．感染性心内膜炎，心臓弁膜症，心房細動などに由来する．急性心筋梗塞発症の原因となる．また，経皮経管的冠動脈形成術(PTCA)の際に，手技に伴い冠動脈病変から遊離した血栓やアテローム片により冠動脈遠位部に塞栓が生じることもある．[1391] ⇨参動脈塞栓症→2133

冠〔状〕動脈動画撮影 ⇨同冠〔状〕動脈シネアンギオグラフィー→613

冠〔状〕動脈内血栓溶解療法 percutaneous transluminal coronary recanalization；PTCR⇨同経皮的冠〔状〕動脈血栓溶解療法→872

冠〔状〕動脈バイパス術 coronary〔artery〕bypass grafting；CABG⇨同A-Cバイパス術→23

冠〔状〕動脈ブリッジ⇨同心筋ブリッジ→1518

冠〔状〕動脈リモデリング coronary〔artery〕remodeling［冠リモデリング］　冠動脈硬化病変の進展や冠動脈形成術後の再狭窄の際にみられる冠血管壁全体の構造の変化(再構築 remodeling)．血管内腔の狭窄は動脈壁のプラーク(粥腫)形成による内膜肥厚と，血管リモデリングによる血管全体の拡張・収縮の総和として規定される．血管リモデリングは血行動態や液性因子の変化，血管傷害に対する適応反応である．発生機序として組織レニン・アンギオテンシン系，組織増殖因子，サイトカインの活性化，細胞外基質の変化などが考えられている．[1391]

冠〔状〕動脈瘤 coronary〔artery〕aneurysm　冠状動脈に起きる限局性の拡張．びまん性の拡張である冠状動脈拡張症 coronary ectasia とは区別される．成人～高齢者では動脈硬化や外傷，小児～青年では先天性や炎症のほか，特に川崎病後遺症が成因として重要．[439] ⇨参動脈瘤→2133

冠〔状〕動脈攣縮(れんしゅく) coronary〔artery〕spasm［冠〔状〕動脈スパズム，冠攣縮(れんしゅく)］　一過性に冠内腔狭窄・閉塞をきたす異常な冠動脈収縮現象．安静時狭心症の主な原因の1つと考えられている．冠動脈造影上において狭窄部位に一致して生じる(その狭窄の程度は軽微なものから有意狭窄までさまざま)ことから，攣縮(スパズム)と冠動脈硬化には密接な関連がある．成因として冠動脈の動脈硬化性および炎症性変化に基づく冠動脈平滑筋の過収縮，内皮障害による冠動脈拡張能の低下および収縮刺激の増加などが考えられている．喫煙が危険因子として最も重要である．[1391]

冠〔状〕動脈瘻(ろう) coronary〔artery〕fistula［冠〔状〕動静脈フィステル］　冠状動脈が毛細血管(網)を介さずに直接，心内腔(心房，心室)や肺動脈，肺静脈と交通するフィステル〔瘻(孔)〕を形成したもの．心奇形の0.4％にみられる．盗血〔流〕現象のために心筋虚血を生じる．わずかに右冠状動脈に多い．その割合は動静脈瘻 arteriovenous fistula(右心室45％以下，肺動脈幹15％以下)が90％，arterio-systemic fistula(左心房，左心室，遺残左上大静脈と連結)が10％を占める．[439] ⇨参冠動静脈瘻(ろう)→644

感情鈍麻 flattening of affect［感情の平板化，情動鈍麻］　感情表出が全般に貧困であり，通常であれば感情を刺激されるはずの場面や出来事に対して適切な感情反応ができない状態．話しぶりは単調で，表情の変化や身体表現に乏しいことが特徴である．統合失調症や器質性精神障害の患者などに認められる．慢性の統合失調症の患者では一見したところ周囲にまったく無関心にみえることがあるが，感情が消失したわけではなく，情動負荷による破綻を避ける試みととらえるべき場合がある．[686]

環状肉芽腫 granuloma annulare　原因不明の非感染性肉芽腫で，限局型，汎発型，穿孔型，皮下型に分類され，前2者が多い．限局型は虫刺されや外傷が誘因で，30歳以下の女性に好発．汎発型は約半数で糖尿病が合併し，中高年の男性に多い．好発部位は体幹，四肢(成人例)，手足(小児例)である．治療は，限局型ではステロイド軟膏外用，汎発型ではトラニラスト内服，ナローバンド narrow band UVB 療法などが試される．予後は改善例，慢性難治例などさまざま．[58]

●環状肉芽腫

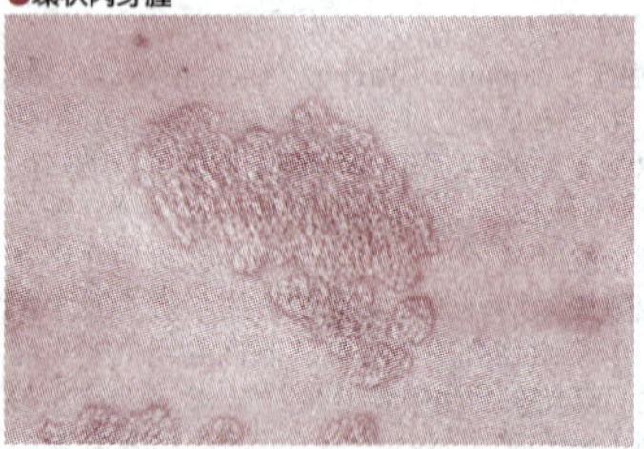

緩衝能力 buffer ability　溶液中に弱酸が存在すると，溶液中に加えられた酸(水素イオン)は塩基と結合して中性分子となり，水素イオン濃度の大幅な上昇は抑えられる．これを弱酸の緩衝作用といい，その能力を緩衝能力という．通常は，緩衝液1LのpHを1上げるのに必要な強塩基あるいは強酸の当量(緩衝価)で表す．[1335] ⇨参緩衝系→611

感情の平板化⇨同感情鈍麻→614

干渉物質 interferent　血清などの生体成分は，タンパクをはじめ多種類の成分を含んでいるので，ある目的の成分を分析しようとするとき，共存する成分が測定に干渉することがあり，この物質を干渉物質という．生体成分中のある目的成分を分析する場合，通常はその成分を分離し対応した検出法で定量する．しかし生体成分の中から目的成分を単離するには多量の試料を必要とし，患者に負担がかかる．臨床検査では微量の試料から目的成分を分離せずに短時間で特異的な反応系を用いて測定するため，共存する他成分の干渉を受ける．例えば，溶血によるヘモグロビンや，投与され

た薬剤による干渉などがある.[263]

緩衝変数 buffering variable 独立変数 x が従属変数 y に与える効果について論じる際に，その効果に良好な結果をもたらす方向で影響を与える要素をいう．例えばストレスと抑うつ(鬱)の関係についての理論では，保有するソーシャルサポートが大きい場合，ストレス(x)が抑うつ(y)に与える影響は低下することが指摘されている．このときソーシャルサポートは緩衝変数としてとらえることができる.[917] ⇨参先行変数→1757，介在変数→435

環状歩行⇨同はさみ歩行→2366

肝静脈 hepatic vein 肝臓から集めた血液を下大静脈に注ぐ静脈．肝臓に流入する血管(門脈および固有肝動脈)の血液は，すべて中心静脈に集まり小葉下静脈となって小葉間結合織内で集合し，太い2-3本の肝静脈となる．この肝静脈は肝臓上面後端から出て下大静脈に入る.[829] ⇨参肝臓の血管系→638

眼静脈 ophthalmic vein 上眼静脈と下眼静脈がある．虹彩，毛様体，脈絡膜からの静脈血が集まる渦静脈と網膜中心静脈からの静脈血を受ける．上眼静脈と下眼静脈は海綿静脈洞に入る.[566]

肝静脈カテーテル法 hepatic vein catheterization カテーテルを肝静脈内に挿入し，肝内静脈圧や肝血流量などの測定や肝内の静脈や門脈系の造影を行う方法．肘あるいは大伏在静脈に細くて長いカテーテルを挿入し，右心房あるいは下大静脈を経て肝内静脈に達する.[279] ⇨参肝臓カテーテル法→639

眼静脈造影 orbital venography 静脈瘤やトロサ・ハント Tolosa-Hunt 症候群(上眼窩裂症候群)など眼窩静脈領域の静脈性病変に行う造影検査．前頭静脈または眼前静脈の直接穿刺法と，カテーテルによる下錐体静脈洞開口部からの逆行性造影法がある.[264]

肝静脈造影法 hepatic venography，hepatic phlebography セルディンガー Seldinger 法でカテーテルを下大静脈経由で肝静脈に挿入し，造影剤を注入して行うX線造影検査．キアリ Chiari 症候群，肝硬変，肝腫瘍などの診断に用いる.[264]

肝静脈拍動⇨同肝拍動→650

肝静脈閉塞症 hepatic veno-occlusive disease(VOD)，veno-occlusive disease of liver ［ブッシュティー病］ 中心静脈や小葉下肝静脈などの肝静脈末梢枝に非血栓性の閉塞が生じる疾患．肝静脈血の還流障害をきたして，小葉中心性のうっ血，出血および肝細胞壊死を起こす．典型例では，広範な肝細胞壊死の結果，数週間のうちに肝不全に陥り死亡する予後不良な疾患である．慢性的に経過し肝線維症から肝硬変へと移行することもある．本症はジャマイカの特殊な肝硬変として，1954年にはじめて報告された．アルカロイドを含む草を嗜好品“bush tea”として摂取することが原因と考えられていたが，その病態は不明であった．近年，骨髄移植や肝移植後の急性期に本症が合併することが知られ，病態解明が進展した．現在，本症は血管内皮細胞が障害された結果，内皮下層の浮腫性肥厚が生じて肝静脈末梢枝の内腔が狭窄あるいは閉塞することで発症すると想定されている．骨髄移植前に使用される強力な化学療法薬，トロトラスト(造影剤)，アルコール，ヒ素，bush tea に含まれる各種アルカロイドなどが本症の原因として報告されている．症状は肝静脈の狭窄，閉塞の程度によるが，腹痛，肝腫大，急速な腹水貯留，体重増加，黄疸，肝酵素の上昇などであり，慢性期では門脈圧亢進症状が主体となる．診断には肝生検が重要であり，治療は抗凝固療法，門脈圧亢進症に対する治療などを行う.[60]

冠状面⇨同前額面→1751

肝小葉 hepatic lobule 組織学的な肝臓の基本単位．大きさは直径約1mm，高さ約2mmの不規則な多角柱状の細胞群で肉眼で認識できる．肝小葉は，中心静脈を中心として放射状配列をした1-2層の肝細胞索からなり細胞索の間の類洞(洞様毛細血管)に，肝動脈と門脈に由来する血液が流入する．肝細胞は，内皮細胞からなる類洞との間にディッセ Disse 腔を形成し，肝細胞と接する面では毛細胆管を形成する．機能的単位(胆汁分泌や血流動態)としては肝小葉間動・静脈(グリソン Glisson 鞘)を中心とし，中心静脈を末端部と考える門脈小葉という概念もある.[829] ⇨参肝臓の構造→639

肝小葉中間帯壊死⇨同中間帯(域)壊死→1986

勧奨予防接種 recommended prophylactic inoculation (vaccination) ［勧奨接種］ 義務として行う予防接種に対して，勧奨(努力義務)により行う予防接種をいう．日本では1994(平成6)年に「予防接種法」が改定され，それまで義務とされた予防接種がすべて勧奨接種に改められた．勧奨接種を行う予防接種は「予防接種法」により定期または臨時の予防接種として定められている．行政および接種対象者は公衆衛生の維持のために接種率が低下しないよう努めなければならない.[169] ⇨参義務予防接種→706，任意予防接種→2262

感情労働 emotion work，emotional labor 感情社会学という新分野を開いたアメリカの社会学者ホックシルド Arlie Russell Hochschild(1940 生)が提唱した概念．対人サービス労働に携わる労働者は，あらかじめ職業的に要請される適切な感情状態や感情の表出方法が決められ，そのために感情を管理することが要求される．感情管理には感情をとりつくろう深層演技が必要で，その演技により精神的疎外状態がもたらされる．こうした自己の感情さえ職務の一部とする労働を感情労働といい，商品化され賃金と引き換えが可能で，女性が担うことが多い．看護は感情労働の代表的なもので，看護師自身の感情は抑制され，共感，傾聴，受容などが仕事(労働)として求められる．

緩徐拡張期脱分極⇨同拡張期脱分極→486

緩徐筋⇨同赤筋→1714

間食 between-meal，snack 一般的には食事と食事の間に物を食べることであるが，小児では主に午後の時間帯に摂取する少量の栄養補給で，いわゆる「おやつ」ではなく一度の軽食と考えられる．小児は一度の摂食量が少量であるため，1日分の必要摂取エネルギー量を三度の食事のみで供給することは困難である．これを補う必要から幼児期から学童期において，1日の必要摂取カロリーの約10-20%前後を補充する食事を与える．栄養素としては，生体活動に必要なエネルギーに変換しやすい糖質，脂質が中心となるが，甘いものを摂取しすぎないようにバランスのよい内容とする．不必要な過剰摂取は過体重の危険因子となるため，①時間を決めて，②噛みごたえのあるもの，③手づくりの

ものを与え，④買い食いをさせないなどに注意する.[1084,270] ⇨参小児の栄養⇀1450

緩徐進行性インスリン依存糖尿病⇨同SPIDDM⇀109

緩徐性棘波⇨同徐棘徐波⇀1469

緩徐相 slow phase 眼球が律動的に振動する眼振では，往復の速さが異なる律動型眼振と往復の速さが等しい振子様眼振がある．多くみられるのは律動型眼振で，動きの速い相を急速相，遅い相を緩徐相という．眼振の方向は，急速相で表す.[1486]

緩徐脱分極 slow depolarization 経過の遅い長く続く脱分極．化学伝達物質を神経細胞に作用させたりすると得られる細胞膜の興奮反応.[842] ⇨参緩電位⇀643，脱分極⇀1919

緩徐電位⇨同緩電位⇀643

緩徐導入 slow induction ［ガス導入，マスク導入］ 全身麻酔導入の際，静脈麻酔薬を投与せずに吸入麻酔のみで行う方法．患者の顔にマスクをフィットさせ，酸素とともに高濃度の吸入麻酔薬を投与することで患者を就眠させる．従来は主に輸液ルートの確保されていない小児の麻酔導入法として行われていたが，高濃度のセボフルランを用いることで比較的早い就眠が可能なため，最近では成人症例でも行われることがある.[468]

眼白子症 ocular albinism；OA メラニン色素生成に関与するチロシナーゼの先天性欠損により生じる．白子症(白皮症)のうち，皮膚の色は正常で，眼球のみに限局したものを眼白子症という．伴性劣性遺伝で，男子が多く罹患する．虹彩は青色を呈し，眼底は脈絡膜血管が透見できる．ぶどう膜や網膜色素上皮に異常があれば，羞明(しゅうめい)，視力障害，視野異常，眼振がみられる.[1601]

汗疹⇨同汗貯留症候群⇀154

眼振 nystagmus ［眼球振盪(とう)，ニスタグムス］ 不随意な律動性の往復眼球運動をいう．健常者でもみられる極側方視時の終末位眼振 end-point nystagmus のような生理的眼振と病的眼振に分けることができる．さらに，その性状から，急速相をもたず振り子のような往復運動をする振子様眼振 pendular type と，急速相と緩徐相をもつ衝動性眼振 jerky type に分けられる．また，病的眼振は発症時期により先天眼振と後天眼振に分けられる．先天眼振では出生直後もしくは幼少時から眼振がみられ，視力不良のことが多く，眼振は生涯持続するが，後天性でみられるような動揺視の自覚はない．衝動性の場合，静止位 null point と呼ばれる眼振が減弱する眼位があり，その眼位で物を見ようとするために頭位異常も伴う．先天眼振の中には片眼を遮閉したときにのみみられる潜伏眼振も含まれ，この場合は視力良好なことが多い．先天性眼振の原因ははっきりしていない．治療は観血的，非観血的に眼振を減弱させ，静止位を正面にもってくることで，プリズム眼鏡を用いたり，斜視の手術が行われたりする．一方，後天眼振は前庭半規管，前庭神経，前庭神経核などの脳幹の後天性の障害で，物が揺れて見える動揺視を訴える．さまざまな原疾患で起こり，それぞれの原疾患の治療が優先される.[1153]

肝腎エコーコントラスト⇨同肝腎コントラスト⇀616

眼神経 ophthalmic nerve 眼球を含めた眼窩内，前頭部，鼻腔前部の感覚神経で，三叉神経第1枝のこと．上眼窩裂を経て眼窩に入り，前頭神経，鼻毛様体神経，涙腺神経の3つに分かれる.[566]

眼振計 nystagmograph，electronystagmography；ENG 眼球運動をさせ，眼球の電位差の変化を測定することにより眼振を記録する装置．電極を眼周囲の皮膚に貼り，眼球運動させると視線の方向に電位が振れる．ほかに強膜と虹彩の反射率から眼球の動きを記録する光電眼振計もある.[257]

癌進行度分類 cancer staging 癌に代表される悪性腫瘍の患者体内での進行度 stage は腫瘍の発生臓器内での大きさや広がり(tumor；T)，所属リンパ節転移の有無とその広がり(regional lymph node；N)，転移の有無(distant metastasis；M)の3つの因子を組み合わせて評価され，予後判定や治療方針の決定に重要なエビデンスとなる．この3つの因子の組み合わせによる分類を TNM 分類と呼び，国際対癌連合(UICC)が標準となる全臓器に関する分類が記載されている手引き書を発行している．各言語版があり，日本語訳も発行されている．ただし，ホジキン Hodgkin 病を含む悪性リンパ腫に関しては TNM 分類が実用的ではないことから，アナーバー Ann Arbor 分類(横隔膜を境界としたリンパ節の広がり，リンパ節以外の臓器浸潤の有無によりⅠ期からⅣ期に分類)が採用されている．また，女性生殖器に関しては国際産科婦人科連合(FIGO)の分類で記載されることが多いが，TNM との相関がとられているので運用上の問題はない．TNM 分類の記載は次のように行う．T(原発腫瘍)では，Tx：評価不能，T_0：原発腫瘍を認めない，Tis：上皮内癌，T_{1-4}：大きさ，局所進展度(消化管であれば壁内浸潤の深さ，実質臓器では被膜外への進展があるか，など)により評価される．リンパ節(N)も同様に記載するが，N_0 は転移なし，進展度により N_{1-3} と区分．M_0 は転移なし，M_1 は転移ありとなる．病期は0期(上皮内癌)からⅣ期(遠隔転移あり)の5段階に分かれ，AからCなどの亜区分のあるものもある．日本でも取扱い規約に TNM 分類に準じた病期の記載法があるが，若干，定義に相違があるため病期にずれが生じている臓器がある．特にわが国では消化器系では所属リンパ節の区分が非常に詳細になされており，この点でも解釈の際には注意が必要である.[808] ⇨参TNM 分類法《頭頸部腫瘍の》⇀113

肝腎コントラスト hepato-renal echo contrast ［肝腎エコーコントラスト］ 超音波断層像で，肝と右腎のエコーレベル(輝度)差を比べたもの．脂肪肝では肝の輝度が上昇するため，輝度に変化のない右腎との差が明瞭にとらえられ，診断の根拠となる.[955]

癌真珠 cancer pearl ［角化真珠，ケラチン真珠］ 扁平上皮癌において癌細胞がタマネギのような層状，球状の集合体をつくっている状態を表す語．組織標本では同心円状に癌細胞が配列しているように見え，中心部には角化がみられることが多い．扁平上皮癌の組織分類でこのような構造が存在する腫瘍を高分化型と分類している.[808]

肝腎症候群 hepatorenal syndrome 重症肝疾患において発生する急性腎不全のうち，腎不全を引き起こす明らかな原因が指摘できない機能的腎症をいう．本症の特徴的な循環動態は，肝疾患に伴い全身の末梢血管の拡張が存在するにもかかわらず，腎血管は著明に収縮していることである．腎前性腎不全の場合と類似した所見を呈するが，補液を行っても腎機能の改善を認めない．病因として複数の因子の関与があり，腎の機能的障害と考えられている．尿浸透圧は血漿浸透圧より高く，尿中ナトリウム濃度は低い．また，タンパク尿は認めないか，軽度である．治療法は確立しておらず，通常予後不良である．[60]

眼振図検査 nystagmography⇨同電気眼振検査→2078

肝シンチグラフィー liver scintigraphy ［肝シンチグラム］ 放射性同位元素の性質を利用して，肝臓，胆道などの形や機能を調べる検査法．肝クッパー Kupffer 細胞の貪食機能を利用した肝コロイドシンチグラフィーと，肝細胞表面の受容体を介して肝細胞内に摂取される肝受容体シンチグラフィーがある．前者には ^{99m}Tc-スズコロイドや ^{99m}Tc-フチン酸を用い，正常であれば肝に 80-85%，脾に 5-10%，残りが骨髄に分布し，肝障害の程度や肝内の病変の診断に利用される．後者は肝細胞内への ^{99m}Tc-GSA 摂取の低下と肝機能障害がよく相関するため，肝機能の指標に利用される．[876,1488]

肝シンチグラム liver scintigram⇨同肝シンチグラフィー→617

肝腎不全 hepatorenal failure 多臓器不全での臓器相関の1つ．黄疸や腹水など肝疾患の症状とともに，低タンパク血症，消化管出血，出血傾向，羽ばたき振戦さらには痙攣，意識障害といった肝不全徴候に伴う尿量減少が本症の特徴である．肝硬変や劇症肝炎など重症肝疾患に伴う，進行性，機能性の腎不全をいう．肝腎症候群と表現されることもある．消化管出血や重症肝疾患に対する利尿薬投与，大量腹水除去に続発することもある．尿中ナトリウム濃度の低下(10 mEq/L 以下)，尿浸透圧高値(400 mEq/L 前後)が乏尿時の尿所見としてみられれば確定的となるが，腎前性乏尿との鑑別が重要である．[1582] ⇨参肝腎症候群→616

管鍼(かんしん)法 needle insertion technique，insertion with needle tube method ［くだばり］ わが国独特の鍼(はり)刺入法で，江戸時代前期に盲目の鍼医杉山和一によって創始されたといわれる．鍼管は丸型あるいは八角型の筒状のもので，鍼より 4 mm 程度短くつくられている．方法は，毫鍼(ごうしん)を鍼管に片手あるいは両手にて挿管し，片方の手で刺鍼部の皮膚を押さえて母指と示指で鍼管をはさむ．鍼管頭より少し出ている鍼柄頭に，もう一方の手の示指指頭を垂直に当たる位置に置き，軽くリズミカルにはじいて鍼を刺入(弾入)する．日本では現在最も多く臨床に用いられる刺入法の1つで，比較的簡易にほぼ無痛で刺入することができる．[123] ⇨参毫鍼(ごうしん)→1020

●管鍼法

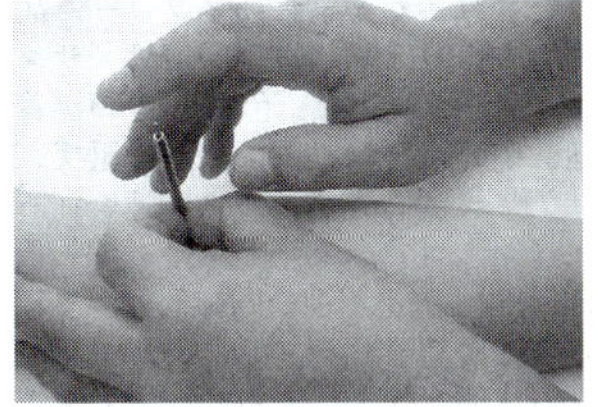

肝水解物 liver hydrolysate⇨同肝臓製剤→639

含水ゲルコンタクトレンズ hydrogel contact lens 通常ソフトコンタクトレンズといわれるレンズ．含水率とイオン性で4つに分類される．含水率 50% 未満を低含水，50% 以上を高含水という．[257] ⇨参ソフトコンタクトレンズ→1848，親水コンタクトレンズ→1562

含水炭素⇨同炭水化物→1944

灌水様拡張期雑音 diastolic blowing murmur ［拡張期灌水様雑音，灌水様雑音］ 半月弁閉鎖不全により拡張期に大血管から心室へ血液が逆流するため生じる拡張期逆流性雑音の中で，圧較差が大であるものは音色が高調性となるため，灌水様雑音といわれる．肺高血圧に伴う二次的肺動脈弁逆流はグラハム=スチール Graham Steell 雑音と呼ばれる．[546] ⇨参拡張期逆流性雑音→485

灌水様雑音⇨同灌水様拡張期雑音→617

冠スチール coronary steal ［冠盗血現象］ 強力な血管拡張作用をもつジピリダモールを静注した際にみられる現象で，正常部の血流は増大するが，冠動脈狭窄部の心筋ではわずかに増加するか，ときにむしろ減少するもの．ジピリダモール負荷心筋シンチグラフィーでは狭心症の診断にこの原理が応用されている．虚血心筋は負荷初期像では正常部と比較して放射性同位元素の低集積域として，後期像では再分布により正常部と差のない像として描出される．同様の薬剤として ATP (アデノシン三リン酸二ナトリウム水和物)やアデノシンなどが用いられる．[1391]

慣性 inertia 外から力を受けない限り同じ運動をし続けようとする性質．静止しているものは静止し続け，等速度で動いているものは等速度で動き続けようとする性質．[1360]

冠性 T 波 coronary T 心筋虚血時にみられる心電図所見の1つ．左右対称の陰性の T 波で，心筋梗塞の亜急性期から慢性期にかけて特徴的にみられる．梗塞後は経過とともに消失することもある．急性心筋梗塞以外に狭心症でも認められる．[2]

乾性壊疽(えそ) dry gangrene 四肢(特に下肢)の先端部に存在する表在性の壊死組織から水分が蒸発し，乾燥した状態．ミイラ化 mummification もこれに属する．[692] ⇨参壊疽(えそ)→361，糖尿病性壊疽(えそ)→2123

癌性潰瘍 cancerous ulcer，carcinomatous ulcer 臓器粘膜表面あるいは体表に露出する癌組織に壊死が生じ，腫瘍中心部に形成される潰瘍で，潰瘍周囲には周堤が形成される．消化管(胃や大腸)に発生する2型(潰瘍限局型)あるいは3型(潰瘍浸潤型)の癌でよくみられる．[692]

●胃癌にみられた癌性潰瘍

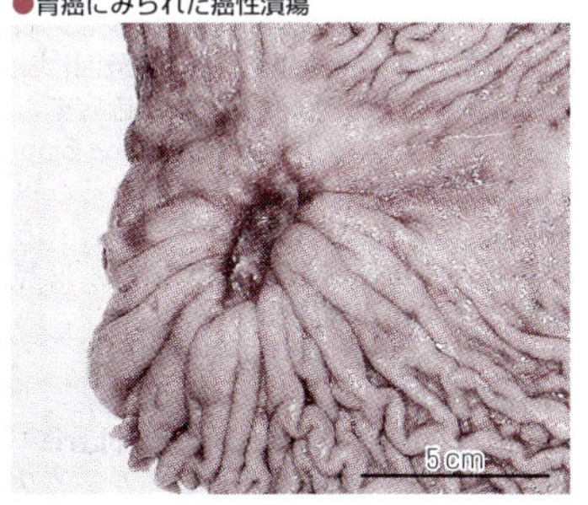

乾性角結膜炎 keratoconjunctivitis sicca；KCS 涙液の量あるいは質の異常により引き起こされる角膜，結膜の炎症．自覚症状は異物感，羞明，乾燥感，霧視など．涙液分泌そのものが減少するものと，量は保たれてはいるものの涙液の蒸発が亢進するものがある．前者の代表はシェーグレン Sjögren 症候群で，さらに移植後の GVHD(移植片対宿主病)，サルコイドーシス，リンパ腫などがある．後者はマイボーム腺機能不全，コンタクトレンズ装用，VDT 作業などがあげられる．診断はシルマー Schirmer 試験による涙液量測定やフルオレセイン染色，ローズベンガル染色による．治療は，コンドロイチン硫酸エステルナトリウム点眼やヒアルロン酸ナトリウム点眼，人工涙液点眼などを行い，重症例に対しては自己血清点眼や涙点プラグ挿入を行うこともある．[651] ⇒参眼球乾燥症→577，ドライアイ→2159

乾性胸膜炎 dry pleurisy ［乾性肋膜炎］ 一般的に，細菌性肺炎，結核症，肺炎，腫瘍，肺梗塞などの肺疾患に付随して引き起こされる胸膜の炎症．胸水の貯留を認めないことが特徴．呼吸性に，もしくは触診に際して胸痛を伴い，聴診で摩擦音が聴取される．胸痛は胸膜摩擦によるもので，胸水が貯留すると消失する．通常，胸水が貯留しないうちは胸部 X 線像の所見はみられない．[1443]

癌性胸膜炎 carcinomatous pleurisy，pleuritis carcinomatosa 血性胸水を特徴とした，胸膜の癌性変化．悪性の腫瘍細胞をみることが半数以上を占める．原発性肺癌では気管支末梢に発生する腺癌が最も癌性胸膜炎を合併しやすい．また胸膜中皮腫などの胸膜の悪性腫瘍により癌性胸水が貯留することもある．放置すると増加して肺や心，縦隔を圧迫したり，癌性胸水自体がタンパクの喪失により病態を悪化させる．[1443]

肝性くる病 hepatic rickets くる病は骨石灰化の障害により非石灰化の骨基質，すなわち類骨の増加する状態で，骨端線閉鎖以前に発症する．肝性くる病は実質性あるいは閉塞性肝疾患のある症例にみられ，血清 25-OHD(25 ヒドロキシビタミン D)濃度が低下する．臨床症状は骨格変形，低身長，また顕性・潜在性テタニーも出現する．X 線所見では骨端線が不規則になり，盃状陥凹などの所見が特徴的である．治療は従来よりビタミン D およびその誘導体，すなわち D_2 やジヒドロタキステロールが使用されてきたが，最近は活性型ビタミン D の 1αOH-D_3(アルファカルシドール)，1,25-$(OH)_2D_3$(1,25 ジヒドロキシビタミン D_3)が使用されている．[987]

肝生検 liver biopsy 特殊な生検針を肝臓に刺入し，病理診断用の標本となる組織を採取する方法．慢性肝炎，肝硬変および悪性腫瘍を含め，肝疾患の診断確定のために重要な検査法．方法は，吸引生検 aspiration biopsy と細切生検 punch biopsy に大別され，それぞれ専用の生検針を用いる．また，超音波ガイド下に行う方法と，腹腔鏡下に行う方法とがあり，通常は局所麻酔下で行う．合併症としての腹腔内出血，ショック，気胸などに注意する．[279] ⇒参腹腔鏡検査→2528

肝性口臭 fetor hepaticus⇒同メルカプタン臭→2807

肝性コプロポルフィリン症 hepatic coproporphyria；HCP ［遺伝性コプロポルフィリン症］ 肝性ポルフィリン症の一種で，急性症状を主とし，まれに皮膚症状を呈する．成熟女性に多い．発症期に尿ポルホビリノゲン porphobilinogen(PBG)は著増するが，寛解期には正常となる．本病型の特徴は寛解期でも糞便中コプロポルフィリノゲンⅢ型が著増を示す点であり，その検出が診断に有用である．症状，治療は急性ポルフィリン症などの肝性ポルフィリン症と同様である．[987] ⇒参ポルフィリン症→2719，肝性ポルフィリン症→620

肝性昏睡

hepatic coma ［肝性脳症］

【定義】 狭義には肝不全症候の 1 つである肝性脳症の最重症型を指すが，肝性脳症全体を意味することもある．肝性脳症の重症度は，Ⅰ度：睡眠・覚醒のリズムの逆転，多幸気分，Ⅱ度：指南力の低下，Ⅲ度：興奮状態，Ⅳ度：痛み刺激に反応する昏睡，Ⅴ度：痛み刺激にも反応しない深昏睡，の 5 段階に分類されている．

【原因・病態生理】 原因は，脳の活動に必要な物質の合成低下と脳の活動に有害な物質の蓄積が関与しているとされているが，後者が主と考えられている．起因物質としてはアンモニアや偽性神経伝達物質などがあげられているが確定されていない．アミノ酸のバランス異常も有力視されている．通常は，1 つの原因ではなく多因子の複合によると考えられている．特殊なものとして，先天性尿素サイクル酵素異常によるものがあるがきわめて少ない．急性型と慢性型に大別され，急性型は劇症肝炎に代表され，広範な肝実質細胞の壊死に基づく．治療には血漿交換などの血液浄化が有効．慢性型は猪瀬型あるいは慢性再発型とも称し，典型例は肝硬変にみられ，門脈-大循環短絡路によると理解されている．

【治療】 予防には便秘や消化管出血に対する対策，タンパク摂取制限などが重要で，治療としては特殊組成アミノ酸輸液やラクツロース製剤の経口投与が行われる．[279] ⇒参肝不全→651，尿素回路→2250

肝性糸球体硬化症⇒参肝疾患に伴う腎症→604

肝性(肝炎関連)糸球体腎炎 hepatitis-associated glomerulonephritis B 型肝炎や C 型肝炎，肝硬変などの慢性肝疾患に伴う続発性糸球体腎炎を指す．B 型肝炎ではウイルスとその抗体による免疫複合体によって，膜性腎症(小児に多い)，膜性増殖性糸球体腎炎Ⅰ型やⅢ型(成人に多い)が知られている．C 型肝炎に合併する腎炎は膜性増殖性糸球体腎炎を呈することが多く，約 70% の症例にクリオグロブリン血症，低補体血症，リウマトイド因子陽性が指摘されている．肝硬変などの慢性肝疾患ではメサンギウム基質の増生と IgA の沈着が特徴．いずれもタンパク尿や顕微鏡的血尿を呈し進行性腎障害は少ないとされるが，まれにネフローゼ症候群や腎機能低下例もみられる．組織学的にはメサンギウム領域の増殖性病変と免疫組織染色で IgA の沈着がみられるが，詳細は現時点では不明．治療は原疾患(肝炎)の治療が主体．[481] ⇒参肝炎ウイルス関連腎症→566

眼性斜頸 ocular torticollis 上下斜視や回旋偏位が生じることによって自覚する複視を軽減するため，頭部を左右いずれかに傾ける状態．先天性上斜筋麻痺でよくみられ，幼児期から存在する斜頸を放置することによ

か

り，顔面非対称や脊柱側彎症を引き起こすこともある．頭位の矯正には斜視手術が必要となる．[975]

癌性小脳変性症 carcinomatous cerebellar degeneration ［亜急性小脳変性症，傍腫瘍性小脳変性症］ 悪性腫瘍の遠隔作用により急性に進行する小脳失調症．血清および髄液中にプルキンエ Purkinje 細胞やその他の神経細胞や腫瘍細胞と反応する数種類の自己抗体が報告されている．頻度は癌患者の1% 以下と少ないが，神経症候が腫瘍の発見に先立つことが多いので，腫瘍の早期診断につながる点で重要．小脳性運動失調が主体であるが，知的機能障害，感覚性ニューロパチー，錐体路徴候を伴う例もある．合併腫瘍は，女性では卵巣癌などの婦人科癌，乳癌が多く，女性の一部や男性では肺小細胞癌が多い．また，ホジキン Hodgkin 病の合併例が20-40 歳代の男性に多くみられる．本症を疑った場合は，悪性腫瘍の検索と治療が必要．神経症状に対しては，血漿交換，副腎皮質ホルモン剤，免疫抑制薬などが用いられることもある．[1486] ⇨参傍腫瘍性症候群→2678

乾性脂漏⇨同頭部粃糠(ひこう)疹→2129

癌性心膜炎 carcinomatous pericarditis 急性心膜炎の原因の1つ．心膜を原発とする癌が原因となることはまれで，乳癌，肺癌，白血病，悪性リンパ腫などから心膜へ浸潤，転移し，心嚢液貯留を引き起こす．進行癌の患者が呼吸困難をきたす原因の1つとして重要である．心嚢穿刺により得られる心嚢液は通常血性のことが多く，細胞診にて確定診断が得られる．治療は，心タンポナーデの症状が出れば，心嚢穿刺や心膜開窓術を行って心嚢液の排液を行うほかに，心嚢内に抗癌剤を注入することもある．[1313]

乾性咳 nonproductive cough ［空咳］ 痰を伴わない咳．気道の炎症や刺激により発生する．咳の抑制には，鎮咳薬(コデインリン酸塩あるいはデキストロメトルファン臭化水素酸塩水和物など)を処方する．気道感染があり分泌物が痰となって咳に伴う場合は湿性咳という．[953] ⇨参湿性咳嗽→1315

肝性脊髄症 hepatic myelopathy 肝疾患(主として肝硬変)に伴い，潜行性・進行性の痙性対麻痺を呈する病態．門脈-体循環シャントやシトルリン血症などの生化学的異常の関与が考えられている．完成した痙性対麻痺症状は治療に抵抗性で，通常，緩徐進行性の経過をとる．痙性対麻痺の軽い時期に肝不全を治療することにより，対麻痺が改善した例もある．[1486]

肝性造血 hepatic hematopoiesis ［肝造血］ 髄外造血(骨髄以外での造血)の1つで，主に胎生期に肝で造血すること．固体発生の時期により造血器官が変化するが，肝臓での造血は妊娠4-6 週に始まり，胎生3-4 か月をピークに肝，脾による造血が多くなる．胎生4 か月頃から骨髄での造血が始まり，出生後には肝臓，脾臓は造血機能を失い骨髄のみで造血される．赤血球の産生を主体とするが，白血球，巨核球も産生する．この時期の赤血球中のヘモグロビンはα鎖とγ鎖をもったヘモグロビンF(HbF)が主体で，この優位は出生後1か月まで続く．骨髄線維症などの病的状態では成人でも脾臓とともに髄外造血部位として重要で，臨床的には肝腫大を認める．[229]

癌性疼痛 cancer pain 癌によって引き起こされる疼痛．原発部位周囲の末梢神経や骨に直接癌が浸潤して起こることもあるが，骨などへの遠隔転移で生じることも多く，特に癌の末期で大きな問題となる．中等度までの痛みは非麻薬性の鎮痛薬でコントロールするが，高度の疼痛にはモルヒネの使用が必要．薬剤の全身投与が無効な場合は，局所の神経ブロック，放射線照射，神経伝導路の離断術なども行われる．[808]

がん性疼痛看護認定看護師 certified nurse in cancer pain management nursing⇨参認定看護師→2273

癌性ニューロパチー carcinomatous neuropathy, paraneoplastic neuropathy 悪性腫瘍の遠隔作用により末梢神経障害が生ずるもので，悪性腫瘍の発見より先行することもある．抗神経細胞抗体の存在も報告されている．亜急性感覚性ニューロパチーは，四肢の異常感覚や痛みで発症することが多く，肺小細胞癌の合併が最も多い．感覚運動性ニューロパチーでは，運動神経障害もみられる．自律神経症状を主体とするニューロパチーは，麻痺性イレウスや起立性低血圧，排尿障害，瞳孔異常などを呈する．[1486] ⇨参傍腫瘍性症候群→2678

癌性ニューロミオパチー carcinomatous neuromyopathy 悪性腫瘍に伴い，下肢近位筋の筋力低下と腱反射の減弱ないし消失を呈するもの．ミオパチーとニューロパチーの区別は不明瞭で，ミオパチーと考えられる症例で，電気生理学的または筋病理学的に神経原性変化が認められるのでこのように称された．その後，異なる疾患単位が含まれていることが明らかになり，皮膚筋炎・多発筋炎などが除外されている．[1486] ⇨参傍腫瘍性症候群→2678

肝性脳症 hepatic encephalopathy⇨同肝性昏睡→618

完成脳卒中 completed stroke 脳の血流障害により脳梗塞を生じる場合，その範囲は，閉塞が完成する速度，側副血行路の状態，血圧，血液の酸素分圧など種々の条件の影響を受ける．虚血性脳血管障害のうち，局所神経症状が永続的(3 週間以上)に固定するもの，およびこれ以上症状が悪化することがない究極的な症状を呈するものをいう．[1486] ⇨参一過性脳虚血発作→254

寒性膿瘍 cold abscess⇨同結核性膿瘍→896

肝性羽ばたき⇨同羽ばたき振戦→2391

眼精疲労 asthenopia, eyestrain 眼の器質的あるいは機能的異常，全身の異常などさまざまな原因で，眼の疲れだけでなく，ときに眼痛，頭痛，肩こりなどを訴える症候群．眼科的主訴でも，眼痛，眼灼熱感，乾き目，異物感，充血，疲労感，羞明などさまざまである．まず器質的疾患が隠れていないか一とおりの眼科検査を行い，異常があればそれを改善する．それでも改善がない場合には，患者の生活環境などにも注意を払う必要がある．[1153]

癌性腹膜炎 cancerous peritonitis, peritonitis carcinomatosa 癌が播種性転移により腹膜に広がった病態．癌の末期的状態であり，腹水貯留や腸管閉塞，尿管閉塞をきたして生活の質の低下を招く．予後はきわめて不良で，70-80% の症例が6か月以内に死亡する．原発巣は，胃癌や大腸癌，膵癌，胆道癌，肝癌，卵巣癌が多い．ダグラス Douglas 窩への播種性転移はシュニッツラー Schnitzler 転移，卵巣への転移はクルーケンベルグ Krukenberg 腫瘍と呼ばれる．症状は，悪液質に伴う全身倦怠感や食欲不振，腹水による腹部膨満感，腸管癒着による腹痛や便秘，胸郭圧排による呼吸困難など．一般には，腹水中に癌細胞を証明することで診断が確定する．治療は困難で，利尿薬や腹水穿刺，鎮痛薬投与による症状の緩和の他，栄養管理，抗癌剤の全身投与，腹腔内投与が行われる．腹膜亜全摘術や温熱療法，活性化自己リンパ球移入療法などの実験的治療もあるが，予後の改善は難しい．[396]

肝性ポルフィリア⇨回肝性ポルフィリン症→620

肝性ポルフィリン症 **hepatic porphyria** ［**肝性ポルフィリア**］ ポルフィリン症は，ヘム合成過程のいずれかの酵素の遺伝的欠損が存在し，その結果，ヘム合成過程の中間体や中間体由来の産物である種々のポルフィリン体の過剰産生や組織への蓄積が起こり，精神神経症状，皮膚症状などの多彩な臨床症状を呈する疾患の総称である．ポルフィリン体の合成は主に骨髄と肝臓で行われており，ポルフィリン体合成の異常の場によって骨髄性ポルフィリン症と肝性ポルフィリン症に分類される．肝性ポルフィリン症には，優性遺伝形式をとる急性間欠性ポルフィリン症，多様型ポルフィリン症，遺伝性コプロポルフィリン症，遅発性皮膚ポルフィリン症，劣性遺伝形式をとるALA脱水酵素欠損性ポルフィリン症がある．急性間欠性ポルフィリン症は，バルビツール系薬剤，ストレスなどが誘因となって20-30歳代に急性発症する疾患で，腹痛，嘔吐などの腹部症状，四肢麻痺などの神経症状，精神症状などを呈する．多様型ポルフィリン症および遺伝性コプロポルフィリン症では，急性間欠性ポルフィリン症様の症状に加え，光線過敏性皮膚症状を呈する．遅発性皮膚ポルフィリン症は40-50歳代の男性に好発し，アルコールの過剰摂取が関与すると考えられている．臨床症状は光線過敏性皮膚炎であり，急性症状は認めない．肝障害を認め，肝硬変へ進展する．[60]

乾性膜 **dry type membrane** 透析器(ダイアライザ)の内部が，製品出荷時に乾燥した状態になっているタイプのもの．これに対して湿性膜(ウェットタイプ wet type)は透析器の内部が製品出荷時に精製水で満たされている．乾性膜の特徴として，湿性膜と比較して軽く，運搬や寒冷地での保管上(湿性膜は凍結による破損のリスクがある)のメリットがあるとされている反面，プライミング作業時にエア抜きが煩雑な傾向がある，溶出物が多いというデータもあるとされる．[481]

癌性ミオパチー **carcinomatous myopathy** 悪性腫瘍に伴ったミオパチーを総称する場合と，悪性腫瘍に伴った筋疾患のうち，皮膚筋炎，多発筋炎，ランバート・イートン Lambert-Eaton 症候群など疾患単位として確立しているものは除外し，亜急性に発症し，近位筋優位の筋力低下と筋萎縮，筋病理上タイプⅡ線維の萎縮を呈するものを指す場合とがある．[1486] ⇨参傍腫瘍性症候群→2678

眼性優位⇨回眼球優位性→579

乾性ラ音 **dry rale**⇨回連続性ラ音→2985

癌性リンパ管症 **lymphangiosis carcinomatosa** 肺癌，胃癌，乳癌など各種の癌が肺内へ転移して起こるリンパ管症．気管支周囲や血管周囲のリンパ管に腫瘍細胞が浸潤し，リンパの流れが妨げられ，うっ滞や線維化などを起こした状態．胸部X線検査で，肺門部から周辺に向かって扇形に広がる索状あるいは小結節が連なる陰影を認める．肺門リンパ節内の腫瘍転移を伴うことも多い．[953]

乾性肋膜炎⇨回乾性胸膜炎→618

関節 **joint, articulation** 2個ないしそれ以上の数の骨が連結する部位を広義の関節という．関節は骨と骨の間に介在する組織の種類によって線維関節 fibrous joint，軟骨関節 cartilagious joint，滑膜関節 synovial joint に分類される．関節は常に動きを伴うとは限らず，線維関節，軟骨関節は可動性がまったくないか，ごくわずかの可動性しかもたない．滑膜関節は狭義の関節で，十分な可動性を示す．骨と骨の間は関節包 joint capsule で包まれ関節腔 joint cavity を形成する．関節腔内の関節面は関節軟骨 articular cartilage に覆われ，一方を関節頭 articular head，それに対応する面を関節窩 glenoid cavity という．必要に応じて補強靱帯，半月板，関節円板，関節唇および滑液包などが構成要素となっている．[1421] ⇨参軟骨性関節→2199，滑膜性連結→533，関節の種類と機能→620

関節の種類と機能 相対する2つまたはそれ以上の骨の連結を関節という．関節は可動性の有無によって，可動関節と不動関節とに分けられる．可動関節(滑膜性の連結)の種類は関節をつくる骨の数による分類(単関節，複関節)，関節の運動形式による分類(無軸関節，一軸性関節，二軸性関節，多軸性関節)，関節面の形状による分類(球関節，楕円関節，顆状関節，車軸関節，鞍関節，蝶番関節，平面関節)がある(蝶番関節のうち，らせん状の動きをするものを，特にらせん関節という)．関節の可動性により身体の運動が可能となるが，その運動方向は関節の形状により規定される．不動関節は，関節をつくる骨を結合する組織の種類によって，線維性の結合(靱帯結合，縫合)，軟骨性の結合(軟骨結合，線維軟骨結合)，骨性の結合に分けられる．[1421]

間接X線検査⇨回間接撮影法→625

間接圧迫止血法 **indirect hemostat** 出血部位を直接圧迫で止血できない場合に行われることが多い．指による圧迫と，止血帯やショックパンツによるものがある．動脈性出血や圧迫できない場合に出血部より中枢側の動脈を指で圧迫し，それで止血できなければ止血帯を用いる．止血帯は出血部より中枢に巻く．指の代わりに輪ゴムが利用できることもある．骨盤骨折や下肢骨折が疑われる場合はショックパンツが用いられる．[1582]

関節位置覚 **sense of joint position** 関節の位置や動きの知覚．関節センサー，筋紡錘，腱受容器，皮膚のセンサー(表在受容器)などのいろいろな機械センサー(機械受容器)の組み合わせによってもたらされる．[1230] ⇨参関節感覚→621

間接医療費 **indirect medical expenditure** 家計のなかで家族の病気のために間接的に必要となった費用のこと．家計レベルで保健医療に要する費用を考えるとさまざまな支出が生じるが，便宜的に直接医療費と間接医療費とに分けてみていくことがある．医療保険の対象である投薬料，注射料，検査料，処置料など直接治療に要する費用および入院料を直接医療費というのに対し，付き添い費用，付き添い食費，差額ベッド料，通院のための交通費など間接的に治療に要する費用のことを間接医療費という．家族内に治療を要する病人がいる場合，直接医療費より間接医療費の負担が大きくなっており，より問題視されることもある．確定申告の際には，間接医療費も医療控除の対象となりうる．[1152]

関節液 synovial fluid⇨同滑液→524

関節液検査 examination of joint fluid ［滑液検査］ 関節炎の原因を調べるため，採取した関節液の白血球の増加の有無，培養検査，含有成分の検査などを行う．感染性，非炎症性(変形性関節症など)，炎症性(関節リウマチ，痛風など)の鑑別ができる．[1615]

関節炎 arthritis ［骨関節炎］ 関節と関節周囲組織に生じる炎症．関節リウマチをはじめ，さまざまな原因によって生じ，外傷性，自己免疫性，感染性，代謝性，変性性，腫瘍性，特発性などがある．発症時期や期間によって急性関節炎，亜急性関節炎，慢性関節炎に分類され，炎症を起こした関節数によって単関節炎と多発関節炎に分類される．進行すると関節軟骨や関節周囲組織が破壊される．

関節円板 articular disk ［関節間線維軟骨］ 結合組織線維からなる軟骨性の円板で，関節部に介在する．関節包の一部に付着しながら，関節腔を完全に二分するもの，不完全に二分するもの(関節半月)などがある．骨の動きによって形を変え，移動することで関節面の適合性を良好にし，運動を円滑にさせ，さらに衝撃の緩衝作用も生み出している．顎関節や胸鎖関節，手関節，膝関節などにみられる．[1421]

関節窩 glenoid cavity 関節を構成する2つの骨端のうち，凹状のほうを関節窩という．狭義には，肩甲骨外側角にある浅い椀状の凹部を指し，上腕骨頭と肩関節を形成している．

関節解離術 arthrolysis 強固に癒着した関節や強直関節に対し，関節拘縮や変形の除去を目的に関節の軟部組織を剥離する関節形成術．⇨参関節形成術→624

関節覚 joint sense⇨同関節感覚→621

関節角度計 goniometer 関節可動域などの測定に用いる角度計．測定する部位により大きさは異なる．基本構造は2本の長い腕木と分度計からなっている．測定の際に分度計の中心を測定する関節の基本軸と移動軸の交点に当て，固定腕木を関節の基本軸に当て，可動腕木を移動軸に当てる．その後，測定する関節可動域の角度を測定する．[827] ⇨参関節可動域→621

間接型高ビリルビン血症 indirect hyperbilirubinemia 血液中に非抱合型の間接ビリルビンが増加する病態をいう．網内系細胞に貪食された赤血球の崩壊によって生じたヘモグロビンはヘムとグロビンに分解され，さらに前者からビリルビンが生成される．血液中に放出されたビリルビンは肝細胞に取り込まれ，グルクロン酸と抱合されたのち(グルクロン酸抱合)，胆汁中に排泄される．グルクロン酸と抱合されたビリルビン(抱合型ビリルビン)は，検査試薬との反応性から直接型ビリルビンとも呼ばれ，グルクロン酸抱合を受けていないビリルビン(非抱合型ビリルビン)は間接型ビリルビンとも呼ばれる．したがって，間接型高ビリルビン血症は，ビリルビンの供給量が増加した病態か，処理量が低下した病態で出現する．前者は溶血，後者は高度の肝機能低下，遺伝的なビリルビン代謝異常(ジルベール Gilbert 症候群，クリグラー・ナジャール Crigler-Najjar 症候群)などが原因となる．[60]

関節滑液⇨同滑液→524

関節可動域 range of motion；ROM ［ROM(ロム)《関節の》］ 関節が動く範囲のこと．自動運動による動く範囲を自動的関節可動域(自分の力で動かすことのできる範囲)，他動運動による動く範囲を他動的関節可動域(力を抜いた状態で他動的に動かすことのできる範囲)という．測定は他動的関節可動域を原則とする．関節そのものと，関節以外の状態により可動域が変化する．例えば外傷後の拘縮があると可動域は減少し，関節リウマチや先天性の結合組織疾患などによる関節弛緩があると可動域は増大する．日本整形外科学会，日本リハビリテーション学会が制定した「関節可動域表示ならびに測定法」を参考に，基本肢位を0度として，5度きざみで行う．測定値の精度や再現性があまり高くなく，熟練者でも4度程度の誤差を認めることがある．そのため測定の際には肢位や角度計の当て方など定められたとおりに行う必要がある．肢位や年齢，性別，個体による変動が大きいので基準値は定めず，参考可動域として記載してある．[112]

関節可動域テスト range of motion test；ROM-T 四肢，体幹の関節運動の測定と表示方法のこと．1974(昭和49)年，日本整形外科学会，日本リハビリテーション医学会によって「関節可動域表示ならびに測定法」が決定された．1995(平成7)年には一部改訂した「関節可動域表示ならびに測定法」が作成されている．測定には角度計を用いて四肢，体幹の運動可能な範囲を測る．各関節には基本軸，移動軸，軸心が決められ，それに合わせて対象となる肢や体幹に角度計を当てて測定する．この表示方法ではすべての関節について解剖学的肢位を0度としている．関節可動域テストの目的は，①測定することによって関節の動きを阻害している因子を発見する，②障害の程度を判定する，③治療法への示唆を与える，④治療，訓練の評価手段となる，などがあげられる．関節可動域を得る方法の1つは自動運動による測定法で，対象者が自分の力で運動できる範囲を測定するもので，筋力の有無，筋の量，筋緊張，測定する姿勢によってその値は変化する(自動的関節可動域 active ROM)．もう1つは他動運動による測定方法で外的な力で動かす範囲のことである(他動的関節可動域 passive ROM)．自動運動に比べて筋力の強弱で測定値に大きな差が出ることは少ないが，測定者が関節の解剖学的な構造を理解して動かすことと，複合的な運動により運動範囲を得ている関節では，その動きのメカニズムを熟知したうえで動かすことが関節を安全に動かすためには重要である．[811] ⇨参角度計→487

関節可動域練習(訓練) range of motion exercise；ROM-E, ROM-ex 筋，腱，関節包内結合組織などの軟部組織の伸張性がなくなり，関節可動域が制限された状態に対して，自動運動，他動運動，他動的伸張運動などにより，その改善を図る練習．温熱療法や電気療法などの物理療法をあわせることも有効である．関節可動域制限は機能障害のみでなく，二次的に日常生活動作(ADL)や看護や介護にも支障をきたすため，維持と改善は重要である．[249]

関節感覚 joint sense, articular sensation ［関節覚］ 関節の動きによって生じる感覚．関節位置覚，関節運動覚，関節痛覚がある．関節構造組織の状態を知覚することで，関節損傷の防御機構として働いている．⇨参

●関節可動域(1)

〈上肢〉

関節名（部位名）	運動の方向	参考可動域の範囲	備考
肩甲帯	屈曲	0-20 度	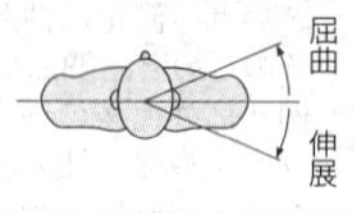 屈曲
	伸展	0-20	伸展
	挙上	0-20	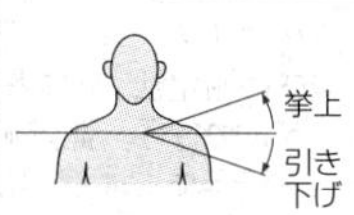 挙上
	引き下げ	0-10	引き下げ
肩（肩甲骨の動きも含む）	屈曲（前方挙上）	0-180	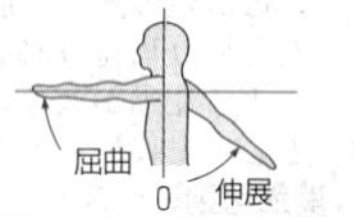 屈曲 0 伸展
	伸展（後方挙上）	0-50	
	外転（側方挙上）	0-180	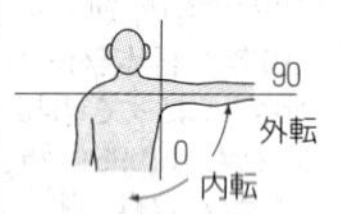 90 外転 0 内転
	内転	0	
	外旋	0-90	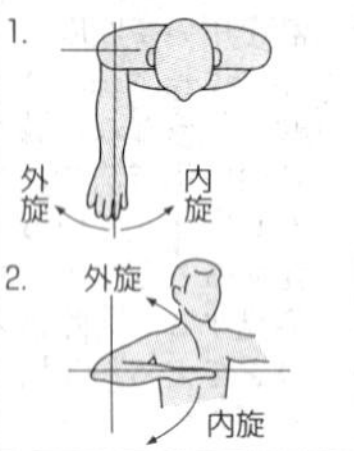 1. 外旋 内旋
	内旋	0-90	2. 外旋 内旋
	水平屈曲	0-135	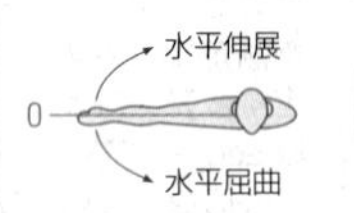 水平伸展 0 水平屈曲
	水平伸展	0-30	
肘	屈曲	0-145	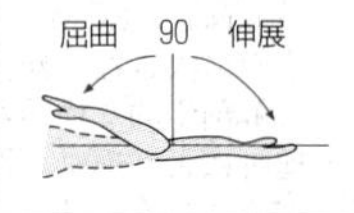 屈曲 90 伸展
	伸展	0-5	
前腕	回内	0-90	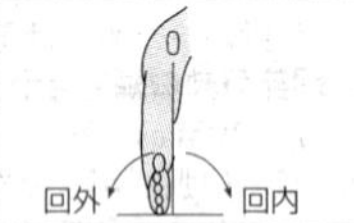 0 回外 回内
	回外	0-90	
手	背屈	0-70	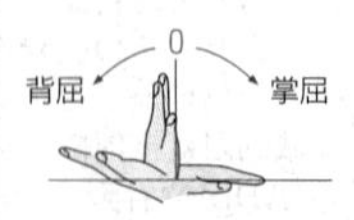 0 背屈 掌屈
	掌屈	0-90	
手	橈屈	0-25	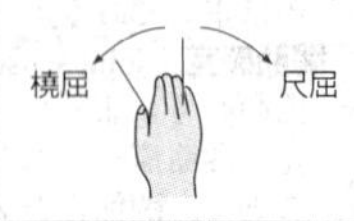 橈屈 尺屈
	尺屈	0-55	

〈手指〉

関節名（部位名）	運動の方向	参考可動域の範囲	備考
母指	橈側外転	0-60 度	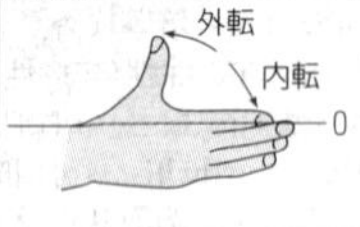 外転 内転 0
	尺側内転	0	
	掌側外転	0-90	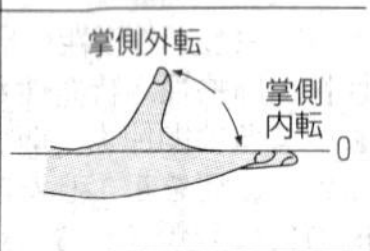 掌側外転 掌側内転 0
	掌側内転	0	
	屈曲（MP）	0-60	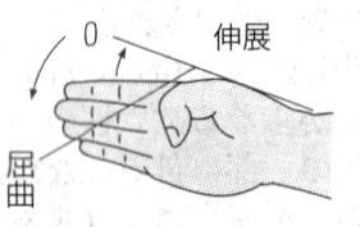 0 伸展 屈曲
	伸展（MP）	0-10	
	屈曲（IP）	0-80	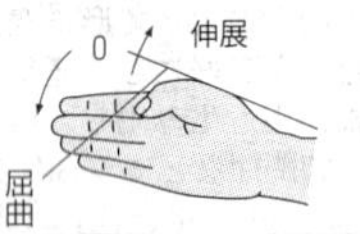 0 伸展 屈曲
	伸展（IP）	0-10	
	対立		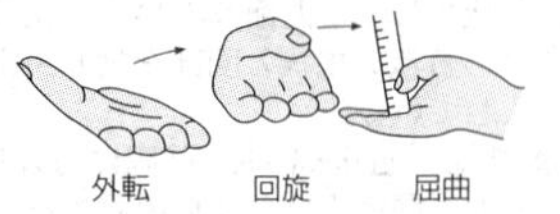 外転　回旋　屈曲 上図のように母指先端と小指 MP 間の距離で表示．この運動は外転・回旋・屈曲の 3 要素の合成で軸心も 1 点でないので角度を計測することは困難
指	屈曲（MP）	0-90	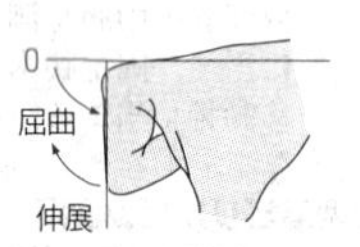 0 屈曲 伸展
	伸展（MP）	0-45	
	屈曲（PIP）	0-100	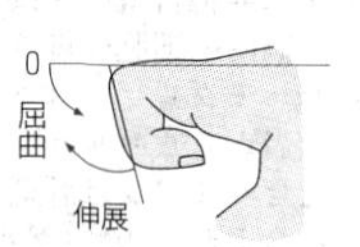 0 屈曲 伸展
	伸展（PIP）	0	
	屈曲（DIP）	0-80	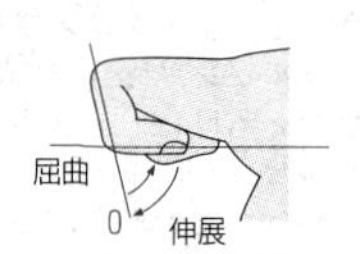 屈曲 0 伸展
	伸展（DIP）	0	
指	外転		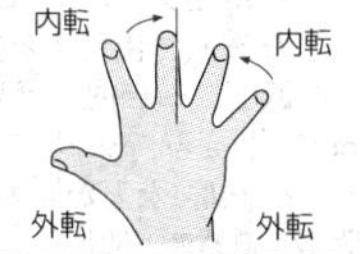 内転 内転 外転 外転
	内転		

●関節可動域(2)

〈下肢〉

関節名(部位名)	運動の方向	参考可動域の範囲	備考
股	屈曲	0-90 度 0-125 (膝屈曲のとき)	骨盤を固定する 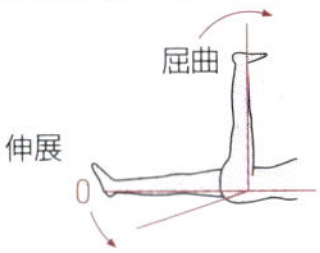 屈曲 伸展 0
	伸展	0-15	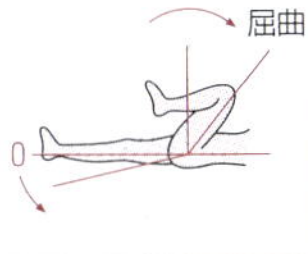 屈曲 0
	外転	0-45	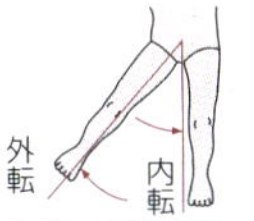 外転 内転
	内転	0-20	
	外旋	0-45	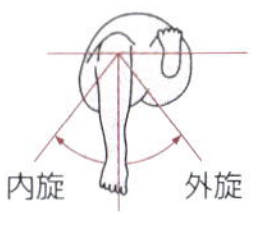 内旋 外旋
	内旋	0-45	
膝	屈曲	0-130	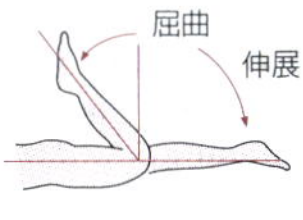 屈曲 伸展
	伸展	0	
下腿	外旋	0-20	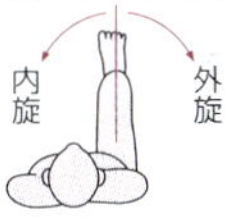 内旋 外旋
	内旋	0-10	
足(関節)	背屈	0-20 度	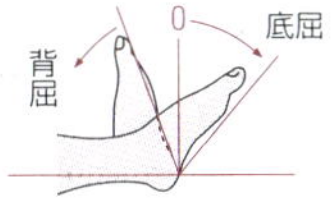 0 背屈 底屈
	底屈	0-45	
足部	外返し	0-20	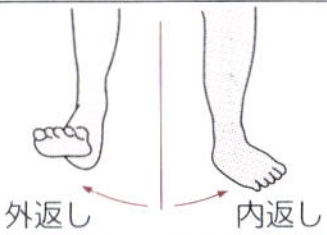 外返し 内返し
	内返し	0-30	
	外転	0-10	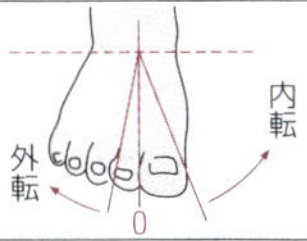 外転 内転 0
	内転	0-20	
母指(趾)	屈曲(MP)	0-35	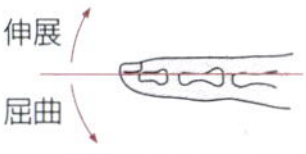 伸展 屈曲
	伸展(MP)	0-60	
	屈曲(IP)	0-60	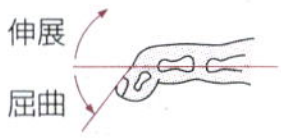 伸展 屈曲
	伸展(IP)	0	
足指(趾)	屈曲(MP)	0-35	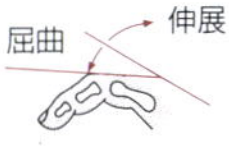 屈曲 伸展
	伸展(MP)	0-40	
	屈曲(PIP)	0-35	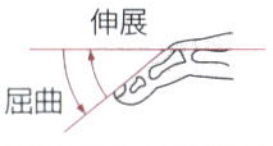 伸展 屈曲
	伸展(PIP)	0	
	屈曲(DIP)	0-50	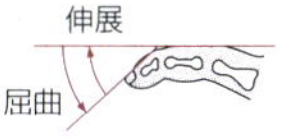 伸展 屈曲
	伸展(DIP)	0	

〈体幹〉

部位名	運動の方向		参考可動域の範囲	備考
頸部	前屈(屈曲)		0-60 度	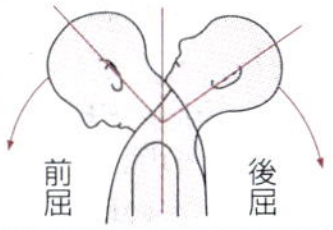 前屈 後屈
	後屈(伸展)		0-50	
	回旋(捻転)	左旋	0-70	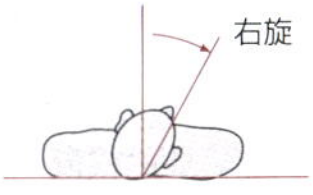 右旋
		右旋	0-70	
	側屈	左屈	0-50	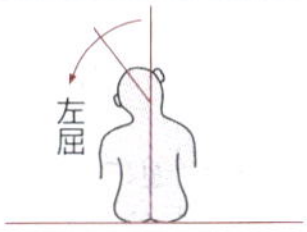 左屈
		右屈	0-50	
胸腰部	前屈(屈曲)		0-45 度	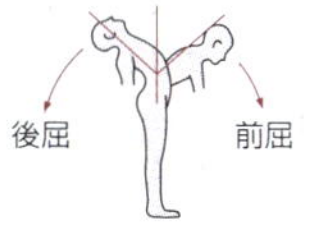 後屈 前屈
	後屈(伸展)		0-30	
	回旋(捻転)	左旋	0-40	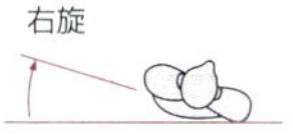 右旋
		右旋	0-40	
	側屈	左屈	0-50	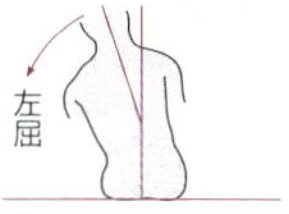 左屈
		右屈	0-50	

関節位置覚→620，深部感覚伝導路→1598

間接感染 indirect infection ［間接伝染］ 血液，衣類，水や食物，空気感染，昆虫などの媒介動物などから間接的に病原体が伝染して感染症を引き起こすことをいう．人との接触，創傷感染，母子感染などにより病原体が直接組織から侵入してくる直接感染との対比語として用いられる．[1356] ⇨参水平感染→1627

関節間線維軟骨⇨同関節円板→621

間接喫煙 indirect smoking⇨同受動喫煙→1403

間接灸⇨参温灸→418

関節鏡 arthroscope 関節内部を観察するための内視鏡．関節を広く展開せずに，細い外套管を介して内部構造を観察できるため，患者にとっても負担が少ない．膝関節を中心に多くの関節に適用されている．関節鏡を利用して低侵襲に関節手術を行う関節鏡視下手術も広く普及してきている．

●関節鏡

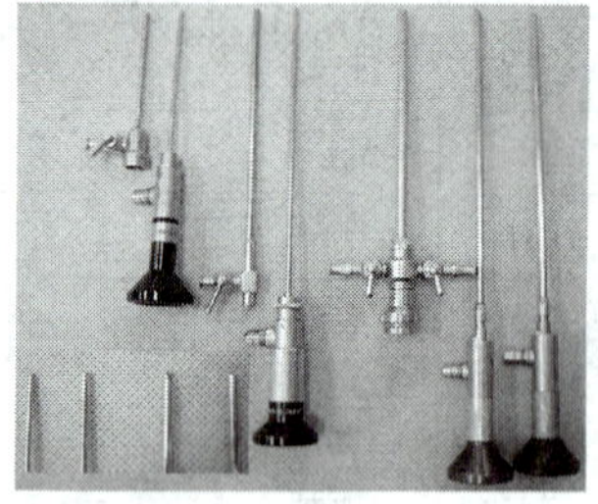

関節鏡視下手術 arthroscopic surgery ［鏡視下膝関節手術］ 関節の小切開部から手術器械を刺入し内視鏡下で行う手術法．侵襲が少ないためリハビリテーションも容易で，可動制限も生じないため早期に日常生活に復帰できる．ビデオシステム導入や手術機器・用具の開発に伴い急速に普及し，日帰りでの手術も可能となった．膝関節に対して関節遊離体摘出術として行われたのが最初で，続いて肩関節にも適用され，さらに足関節，肘関節，手関節などにも臨床応用されるようになった．鏡視下手術ではほかに，膝関節の半月板部分切除・縫合術，靱帯形成術，肩関節では反復性脱臼に対する制動術などが同時に専門医により行われる．手術器械刺入のための穿刺部位は外側膝蓋下が多いが，病変や目的組織に応じて別の部位も選択する．今後の展望としては近い将来，ナビゲーションシステムによるロボット手術も可能になるであろう．[827]

関節強直 ankylosis 関節構成組織の病変が主因となって関節が不動となった状態．関節が骨組織で癒合しているものを骨性強直，結合組織で癒合しているものを線維性強直（結合織性強直）と呼ぶ．関節の腫脹や痛みを伴う．⇨参線維性強直→1747，強直→763

関節腔 articular cavity 関節包内において，関節構成組織以外の関節液で満たされた狭い間隙．

間接空気感染⇨同塵埃（じんあい）感染→1503

関節腔内注射 intra-articular injection ［関節内注射］ 主に関節の疼痛や炎症に対し，関節腔内に薬剤などを注入する方法．最も重い合併症は感染症であり，必ず無菌操作で行う．

間接クームス試験⇨参クームス試験→812

間接蛍光抗体法 indirect fluorescent antibody technique；IFA ［蛍光抗体間接法，IFA，アビジン・ビオチン複合体法］ 主として組織や細胞に存在する抗原や対応する抗体を蛍光標識二次抗体を用いて検出する方法．被検組織切片や固定細胞に目的抗原に対する特異抗体（マウスモノクローナル抗体など）を反応させ（抗原の検出），あるいは既知抗原を含む組織切片や細胞に被検血清中の抗体を反応させ（抗体の検出），次に，他動物を免疫して得た抗体（抗マウス免疫グロブリン，抗ヒト免疫グロブリン抗体など）をあらかじめ蛍光物質で標識した蛍光標識二次抗体を反応させる．蛍光顕微鏡で蛍光像を観察することにより抗原や抗体の局在や存在を知ることができる．蛍光物質としてはフルオレセインイソチオシアネート fluorescein isothiocyanate（FITC），ローダミン rhodamine などが用いられる．組織に発現した腫瘍マーカー抗原や組織に沈着した免疫複合体の検出，自己免疫性疾患患者の血清中自己抗体の検出〔間接蛍光抗体法による抗核抗体 fluorescent antinuclear antibod（FANA）〕などに応用されている．同じ蛍光抗体法で，抗原特異的抗体を蛍光標識し1段階で抗原を検出する場合を直接蛍光抗体法と呼ぶ．また，アビジン-ビオチン複合体法（ABC 法）などのバリエーションがある．[1045]

関節形成術 arthroplasty 機能障害が著しい関節に対し，人工関節置換や中間膜挿入を行って機能を再建させる手術．現在の主流は人工関節置換術である．寛骨臼回転骨切り術など，関節内操作によって関節機能の改善をはかる手術も広義の関節形成術として含まれる．⇨参人工関節置換術→1537

関節結核 joint tuberculosis⇨同結核性関節炎→894

関節血腫 hemarthrosis ［関節血症］ 関節腔内の構成物が出血し，関節腔内に血液が貯留した状態．骨折などの外傷，血管腫，血友病などの出血性素因によって生じる．関節の腫脹と痛みを伴う．

関節血症 hemarthrosis⇨同関節血腫→624

関節拘縮 articular contracture 関節の可動域が正常範囲より制限されている状態で，その原因が関節構成体の軟部組織（関節包，滑膜，靱帯など）に由来する場合をいう．骨・軟骨に由来する場合は強直という．先天性関節拘縮と後天性関節拘縮がある．先天性拘縮は先天性多発性拘縮症によるものが多い．後天性拘縮には，①皮膚性拘縮：火傷・挫滅などにより皮膚の瘢痕が生じ関節の拘縮をきたしたもの，②結合組織性拘縮：皮下組織・腱膜・靱帯・腱などの瘢痕化によるもの，③筋性拘縮：筋肉の挫滅，阻血性瘢痕化や長期間固定による筋肉の退行性変性によるもの，④神経性拘縮：神経組織の障害によって筋緊張のアンバランスが生じ関節が特定の肢位に拘縮するもの，などがある．原因となる病態の予防が重要．可動域訓練で改善するものもあるが，重症例は皮膚の形成術，瘢痕組織の切除，筋解離，腱延長などが施行される．[5]

間接喉頭鏡検査 indirect laryngoscopy 間接喉頭鏡を用いて下咽頭，喉頭，舌根などを観察する検査法．患者には深く腰かけ上体をかがめさせ，検者が舌を引っ張り咽頭後壁に触れないよう鏡をそっと挿入し，患者にアー，イーと発声させながら観察する．写った像は前後が逆になる．咽頭反射の強い場合や，喉頭蓋が後方へ倒れている場合などは，咽頭に表面麻酔を施して

●間接喉頭鏡

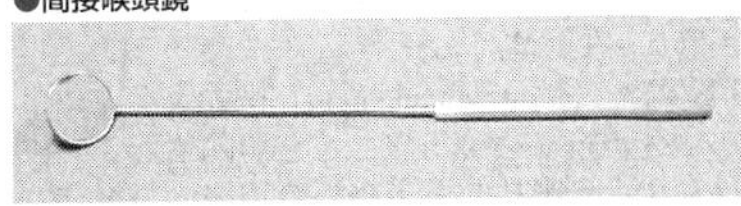

から行う.[347]

関節固定術 artificial ankylosis, arthrodesis 関節の動きを消失させる手術. 関節病変の除去, 関節痛の治療, 支持性の確立, 変形の矯正などを目的として行われる. 関節外固定術と関節内固定術がある. 前者は関節間に架橋上の骨移植を行う. 後者は関節軟骨を切除し良肢位で骨性に癒合させる. 骨癒合を確実に得るために, 骨移植, 金属の固定を併用することが多い.[5]

間接撮影法 photofluorography, radiophotography 〔X 線間接撮影法, 間接 X 線検査〕 身体を透過した X 線によって得られた蛍光像を, レンズカメラまたはミラーカメラなどの光学系を通して, 小型フィルムに縮小撮影する方法. フィルムサイズは 60, 70, 100 mm などがある. 集団健診に威力を発揮しているが, 連続撮影にも応用されている.[264] ⇨参X 線直接撮影法→126

関節弛緩症 arthrochalasis, joint laxity 関節支持組織が弛緩して, 正常よりも大きな可動性を示す病態. マルファン症候群やエーラース・ダンロス症候群では, 先天的に結合組織が弛緩している. 後天的には弛緩性麻痺などが原因.[5]

間接自殺 indirect suicide 〔D〕indirekter Selbstmord 当初, 自らの手で命を絶つ代わりに, 死刑の執行を受ける意図のもとに殺人などの重大犯罪をおかすことを指していた. 今日では, 他人を挑発して法的な手続きを経ずに, 他人の手によって殺されることを意図する行為に及ぶ場合も間接自殺とする, やや広い定義も用いられるようになってきた.[878]

関節周囲炎 periarthritis 関節周囲の靱帯・腱・滑液包などの炎症. 関節周囲炎という言葉は, 肩関節周囲炎として用いられることがほとんどで, 肩関節周囲炎は, 肩関節の運動痛と関節の可動域制限を主体とする病態の総称である. 肩関節周囲組織, つまり肩峰下滑液包, 棘上筋腱, 上腕二頭筋長頭腱, 烏口肩峰靱帯などの変性および炎症が病態である. 40-50 歳代に発症し, 肩関節の疼痛と, 疼痛性運動制限(特に外転・外旋制限)が認められ, 肩周囲筋の萎縮も出現してくる. 治療は, 疼痛の強い急性期では副腎皮質ホルモンと局所麻酔薬の注射, 消炎鎮痛薬の投与を行う. 肩関節の拘縮を予防するために, 温熱療法や運動療法などの理学療法を行う.[5]

関節授動術 mobilization of joint 〔モビライゼーション〕 不動や固定などにより拘縮を起こした関節に対して, 関節可動域の拡大を目的に行う処置, 手術のこと. 麻酔を行い無痛下に非観血的に徒手で愛護的に行う場合や, 観血的に軟部組織の剝離, 切離, 癒着剝離を行う場合もある. 近年では関節鏡手術の進歩により小さな侵襲で行うことも可能になった.[827]

関節症 arthropathy 関節の病気のすべてを含む. 炎症性(化膿性関節炎, 関節リウマチ), 変形性(変形性膝関節症, 変形性股関節症), 神経性(脊髄癆, 糖尿病, 脊髄空洞症)など種々の病態が原因となる.[5]

肝切除術 hepatectomy, liver resection 肝の一部あるいはすべてを切除する手術のことで, 肝臓の区域以上の切除を行う広範囲肝切除と, 区域以下の肝部分切除がある. 広範囲肝切除では切除すべき部位の流入血管を切断したのちに, 肝実質を切離する方法 controlled method がとられる. 特に肝硬変合併肝癌では, 術後の肝不全が致命的になることがあるため, 術前に残存肝機能を十分評価したうえで切除範囲を決定する必要がある. 適応は, 悪性疾患では原発性肝癌, 転移性肝癌, 肝門部癌など, 良性疾患では肝内結石, 肝囊胞, 肝血管腫, 肝外傷などである. 術前のケアとして, 患者の安静保持, 肝の脂肪付着を防ぐ目的で静脈に投与するカロリーを極少量に抑える栄養管理, 腹水の消失を目的とした利尿薬の投与などを行う. 術後合併症には肝不全, 出血, 胆汁漏出, 腹水, 胸水の貯留などがあり, それぞれ適切な対処が必要である.[1401]

癌切除術 carcinectomy, carcinomectomy 癌組織を切除する手術. 癌に対する治療の目的の 1 つは, できる限り主体から癌細胞を排除すること. したがって外科的処置として癌切除を行う. 固形癌が局所にとどまるとき, 癌切除は根治的治療となりうる. 通常は安全域を含め周囲の正常組織や所属リンパ節を含めて切除する. 癌に直接触れる前に周囲から遊離する(血管, リンパ管の切離など, no-touch isolation)こと, 一塊にして切除する(〔F〕en bloc)ことが基本.[485]

関節滲出液 joint effusion 液体・細胞成分が血管壁から関節液内に通過して貯留してきた状態. 炎症の結果生じることが多い. これに対して, 漏出液は組織液が膜を通過してきた液体である. 滲出液は漏出液に比べて, 細胞成分, タンパク質を多く含んでいる. 関節は腫脹し, 波動が観察される. 滲出液の分析は, 関節炎の鑑別診断に役立つ.[5]

関節水腫 hydrarthrosis, hydrops of joint 〔関節水症〕 関節内に関節液が貯留した状態. 感染(化膿性, 結核性), 炎症(関節リウマチなどの膠原病, 変形性関節症など)によって生じる. 関節は腫脹し, 波動がみられる. 原因病態の治療とともに局所を安静にする. また炎症所見が強い場合はクーリングが効果的. 非感染性で炎症が慢性化している場合には, 温熱療法や可動域訓練を行う.[5]

関節水症⇨同関節水腫→625

関節性開口障害 arthrogenous trismus 顎関節の器質や構造自体に病変があって起こる開口障害. 顎関節突起, 関節円板, 関節窩, 関節包の炎症, 変形, 外傷, 腫瘍などの異常による. 代表的な顎関節強直症のほか, 急性・慢性の化膿性関節炎, リウマチ性関節炎, 変形性関節炎, 偽痛風などにみられる.[535]

間接〔赤〕血球凝集反応 indirect 〔hem〕 agglutination reaction⇨同受身赤血球凝集反応→323

間接接触感染 indirect contact infection 感染源宿主と感受性宿主との間接的な接触によって媒介される感染をいう. 衣類, リネン類, 食器, 便所や水道の蛇口, ドアノブ, 侵襲的な医学的処置器具などがその媒体となる. 医療施設においては黄色ブドウ球菌, ヒゼンダニ(疥癬), 白癬菌, ライノウイルス(普通感冒の原因ウイルス)などの接触感染する病原体と, 赤痢菌, コレラ菌, ノロウイルス, ロタウイルスなどの経口-腸管感染

する病原体によって生じる.[169]

関節穿刺　puncture of joint, arthrocentesis, joint aspiration　関節内に穿刺針を通すこと. 関節液の採取, 関節造影, 治療としての薬剤の注入などに用いられる. 関節内に入ったかどうかは, 関節液を吸引したり, 抵抗なく生理食塩水を注入できるかなどによって確認する. 穿刺する部位は, 足関節では前方, 膝関節では外上方, 肘関節では前または外側方, 肩関節では前または後方と, 関節によって異なっている.[5]

関節造影法　arthrography　膝関節(半月板損傷), 肩関節, 股関節などの診断に使われるX線造影検査. 陰性造影剤(空気)を用いる空気関節造影, または陽性造影剤(水溶性有機ヨード剤)を用いる方法と, この両方を用いて行う二重造影法がある. MRIによって関節腔を非侵襲的に描出できるようになったことと, 関節鏡の発達によって, 適応範囲は限られてきている.[264]

間接鼠径(そけい)ヘルニア⇨同外鼠径(そけい)ヘルニア→443

間接対光反射　indirect light reflex　直接対光反射が観察眼への入力(光刺激)に対する出力(縮瞳)の反射なのに対し, 観察眼の反対眼へ入力した際に生じる観察眼の対光反射. たとえ片方の眼からの光刺激でも網膜→視神経→視交叉→視索→中脳背側領域のニューロンを経て両側の動眼神経核を刺激するため, 結果的に左右の瞳孔は等しく縮まる. 観察眼の直接対光反射が減弱し, 観察眼の入力障害(網膜視神経障害)が疑われるとき, 他眼の入力を利用した間接対光反射が正常であった場合には, 観察眼の出力障害(動眼神経麻痺や瞳孔括約筋麻痺)はなく, 入力障害であることが確認できる. ちなみに観察眼の直接・間接対光反射ともに減弱している場合には出力障害が疑われる.[975] ⇨参直接対光反射→2021, 対光反射→1866

関節痛　arthralgia　関節に由来する痛み. 痛みを伝達する痛覚神経線維は関節包へ, 一部は靭帯へと分布している. この痛覚神経線維終末への刺激が関節痛の原因となる. 変形性関節症の初期には, 運動開始時の疼痛が特徴的. 関節炎の痛みは炎症が関節包に及んで生じ, 炎症急性期には安静時の疼痛が認められる.[5]

関節痛風発作　gouty attack　関節に激痛発作を起こす, 痛風の典型的症状. 痛風は多くは中年以降の男性に発症し, 尿酸ナトリウムの結晶が関節内に析出し, この結晶を白血球が貪食して炎症が起こる. 母趾の中足趾節関節に発赤・腫脹・疼痛などの急性炎症の所見が突然出現. 発熱, 白血球増加, 赤沈亢進, CRP陽性などの所見を伴う. 母趾のほかに, 足関節, 指・手関節に生じることがある. 急性発作時は, 安静, 消炎鎮痛薬の投与を行う. 発作の予防には高尿酸血症の治療として, 食事療法, 薬物療法(尿酸利尿薬, 尿酸生成抑制薬)を行う.[5]

間接的観察　indirect observation　研究対象を間接的に観察する方法. 間接的に観察するためには, さまざまな道具が用いられる. 写真やビデオ, オーディオ機器による観察, 質問紙を用いた観察, モニター報告や面接報告を介した観察などがある. この種の観察手法を用いる場合には, 研究倫理上の配慮が特に重要.[446]

関節適合性　joint congruity　関節の表面の形状はスムーズで, 互いの形態がうまく適合してバランスよく接し, 可動性を維持している. 例えば関節内骨折の治療で整復が不十分な場合は, 関節の適合性は失われ軟骨の変性・磨耗が生じてくる.[5]

関節デブリドマン　joint debridement　関節炎などによる関節内の壊死組織や感染組織などを切除すること. 変形性関節症では, 磨耗した半月板の辺縁の新鮮化, 増生した滑膜・骨棘の切除を施行することがある.[5] ⇨参デブリドマン→2069

間接伝染⇨同間接感染→624

間接瞳孔反応　indirect pupillary reaction　［**同感性瞳孔反応, 共感性光反射, 共感性瞳孔反応**］　ペンライトなどによる片側の網膜への光刺激で, 同側の瞳孔の収縮, すなわち直接瞳孔反応とともに反対側の瞳孔も収縮すること. 対光反射の求心路は視神経で, 遠心路は動眼神経である. 求心線維の半分は同側の瞳孔括約筋の中枢であるエディンガー・ウェストファール Edinger-Westphal 核に入り, 残りの半分は後交連を通って反対側のエディンガー・ウェストファール核に入るため, 片側の網膜への光刺激で同側の瞳孔が縮瞳する. 正常では対光反射による直接瞳孔反応と間接瞳孔反応の強さは等しい.[1160] ⇨参対光反射→1866

関節動揺性　joint loosening　関節のゆるみの度合. 関節の動きが健常者に比べて大きい場合は(関節動揺性あり), 原因として, 筋・靭帯・関節包・関節の形態などの不全状態が考えられる.[5]

関節突起脱臼⇨同椎間関節嵌(かん)合→2030

関節内骨折　articular fracture, intra-articular fracture　骨折線が関節包内にある骨折. 関節血腫を伴う. 関節軟骨の損傷を伴う場合は, 硝子軟骨による修復はされず, 予後に影響が出てくる. 関節面の転位は解剖学的に整復し, 強固に内固定を行い, 術後早期から可動域運動を行う. 術後の固定期間が長いと関節の可動域制限を残しやすいので, 注意が必要. また, 整復が不十分であると関節面の適合性が得られず, 軟骨の変形・磨耗を生じる.[5]

関節内靭帯　intra-articular ligament　関節包内にある靭帯. 膝関節では, 前十字靭帯, 後十字靭帯が相当. ともに膝関節の安定性に寄与しており, 前十字靭帯は大腿骨に対して脛骨の前方への制動, 後十字靭帯は後方への制動の役割を担っている. ほかに, 大腿骨頭靭帯, 骨間手根間靭帯, 骨間足根靭帯などがある.[5]

関節内注射　intra-articular injection⇨同関節腔内注射→624

関節軟骨　articular cartilage　関節面を薄く滑らかに覆う軟骨. 関節軟骨は硝子軟骨で, 軟骨細胞と軟骨基質とからなり, 成熟軟骨では神経, 血管, リンパ管は存在しない. 軟骨細胞はコラーゲンやプロテオグリカンを合成し, 細胞外成分である軟骨基質は, 水分やこれらの成分などから構成される. この基質成分の特性により関節面を平滑にし, よく適合させて摩擦を減じる. またその弾性によって外力に対する緩衝帯となり, 骨を保護するなどの機能をもつ.[1421]

関節軟骨石灰化症　articular chondrocalcinosis　ピロリン酸カルシウム結晶による結晶性滑膜炎. 高齢者の関節に痛風と似た疼痛発作を生じるが痛風とは異なる. ピロリン酸カルシウムは, 高齢者の膝半月板, 硝子軟骨, 滑膜, 腱, 靭帯に付着し, ピロリン酸カルシウム沈着症と呼ばれる. 偽痛風発作を起こすのはその一部で, 無症状のもの, 慢性関節炎症状を呈するもの, 神

●関節軟骨石灰化症(偽痛風)

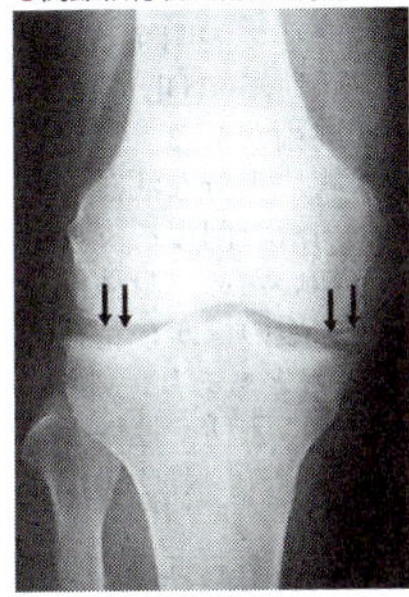

63歳，男性．右膝X線正面像
半月板の石灰化(矢印)

●半月板(右膝)

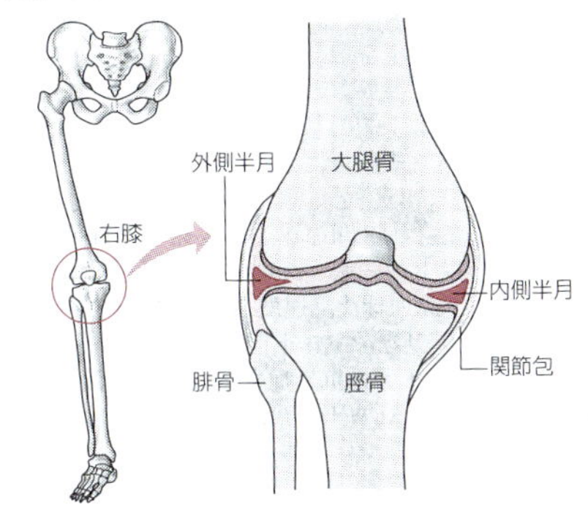

経病性関節症に似た関節破壊をきたすものなど多数の病型がある．[88] ⇨参仮性痛風→506

関節軟部外傷⇨同捻挫(ねんざ)→2287

関節ねずみ joint mouse 関節内に遊離した遊離骨片や軟骨片．罹患関節は鈍痛や運動制限を生じ，しばしば嵌頓症状lockingを起こす．原因には，骨軟骨骨折，離断性骨軟骨炎，変形性膝関節症，滑膜骨軟骨腫症，米粒体などがある．骨化しているものはX線像で容易に診断できる．治療は観血的に摘出をする．放置すると関節軟骨が損傷され変形性関節症に移行する．[88]

間接熱量測定法 indirect calorimetry 酸化反応による熱発生量を計算する方法．1g当たりのエネルギー基質(糖質，脂質，タンパク質)を燃焼するのに必要な酸素量と，そのとき発生する熱量を用いて，単位時間に消費(摂取)した酸素量の測定値から熱産生量を計算する．[229] ⇨参直接熱量測定法→2022，代謝率の間接的測定→1874

関節捻挫(ねんざ) joint sprain 関節固有の可動域をこえて運動が強制され，関節包，関節靱帯の損傷が軽度で関節面相互の適合性が正常に保たれているもの．足関節の発症が多い．腫脹と疼痛が現発し，靱帯損傷の程度により1度・2度・3度捻挫に分類される．軟部組織損傷が軽度の場合は異常動揺性はないが，靱帯損傷が高度の場合には異常可動性を認めることがある．ストレスによって疼痛を再現することができる．急性期の治療はRICE療法(Rest，Icing，Compression，Elevation)が基本となる．[88]

関節半月〔板〕 meniscus 結合組織線維からなる軟骨性の半月状構造物．関節円板の一種で，関節腔内にあり関節腔を不完全に2つに分ける小板．辺縁部には血管と神経があるが，中央部にはこれを欠いている．半月は関節面の適合性をよくし，関節の滑動や安定化，関節への力の緩衝作用もある．内側半月板と外側半月板の2つの軟骨輪を有する膝関節の半月が代表的である．[1421] ⇨参関節円板→621

間接ビリルビン indirect bilirubin；IB ［**非抱合型ビリルビン**］ ビリルビンは老廃赤血球のヘモグロビンや肝内のヘムタンパク質が分解されて生じたヘムから生成される化合物で，血清ビリルビンの変動は皮膚や粘膜にビリルビンが蓄積する黄疸の指標となる．血中のビリルビンのうち，ジアゾ試薬で直ちに呈色する直接ビリルビンに対し，呈色に反応促進薬を必要とするものを間接ビリルビンと呼び，黄疸の種類を知るためにこれらの分画定量がなされる．通常，ビリルビンは水にほとんど不溶であるので，アルブミンに結合して肝臓に取り込まれ，グルクロン酸抱合を受けて毛細胆管内に排泄される．この抱合型ビリルビンは直接ビリルビンに相当する．一方，グルクロン酸抱合機構に異常があったり，ヒト新生児にみられるように水溶性の高いビリルビンの立体異性体が生成される場合では，非抱合のまま胆汁中や尿中に排泄される．この非抱合型ビリルビンは，間接ビリルビンに相当．間接ビリルビンの増加は，病的黄疸であるクリグラー・ナジャーCrigler-Najjar症候群(先天性非溶血性黄疸)や生理的な新生児黄疸で認められる．[637] ⇨参ビリルビン→2498

関節不安定 joint instability 関節の異常な運動が生じる状態．関節包や関節包性靱帯の弛緩や損傷，あるいは関節破壊により起こる．持続する関節炎や外傷後の不全治癒が原因となる．また，明らかな外傷歴，関節炎罹患歴がなくても，関節動揺性が高い場合もある．[88]

間接分裂⇨同有糸分裂→2851

関節面骨折 joint surface fracture，articular surface fracture 骨折線が関節面に及ぶ骨折．解剖学的に適正な整復を要するので転位のある骨折の場合には手術的治療を行う．解剖学的整復が不十分な場合，変形性関節症に移行する．[88]

関節モーメント joint moment⇨同筋トルク→802

関節リウマチ

rheumatoid arthritis；RA ［リウマチ様関節炎，RA］

【概念】最も頻度の高い**自己免疫疾患**．多発性の関節炎を特徴とする．関節滑膜に炎症細胞浸潤が起こり，これが進行することにより関節の破壊，変形が起こる．若年層では女性がかかりやすく(男女比は1：3)，高齢者では男性に多くなる．手指の朝のこわばりが初発症状であることが多く，寛解と増悪を繰り返しながら，次第に関節の変化や骨破壊が起こる．

【症状】初期には「朝のこわばり」が見られる．すなわち朝起きてから手がこわばり，握ることが困難になる．その後，関節痛が起こるようになり，全身倦怠感や易疲労感がみられる．

【診断】アメリカリウマチ学会の分類基準が最もよく用いられる．①朝のこわばり(1時間以上持続する)，②多関節炎(少なくとも3領域以上の関節の腫れ)，③手の関節の腫れ，④対称性の関節の腫れ，⑤リウマトイド結節，⑥リウマトイド因子陽性，⑦X線検査で典型的な関節所見．以上7項目のうち4項目以上を満たせば関節リウマチと診断される．しかし，発症1年以内の早期のものでは上記の基準を満たさないものもあるので，日本リウマチ学会により早期関節リウマチの診断基準が示され，以下の6項目中3項目以上を満たすものとしている．①3関節以上の圧痛または他動運動痛，②2関節以上の腫脹，③朝のこわばり，④リウマトイド結節，⑤赤血球沈降速度20 mm以上の高値またはCRP陽性，⑥リウマトイド因子陽性．

【治療】 非ステロイド系抗炎症薬(NSAIDs)や疾患修飾性抗リウマチ薬(DMARD)と総称される薬剤が使われることが多い．最近ではさらに，ヒト型モノクローナル抗体(抗TNFα抗体，抗IL-6受容体抗体)や可溶性TNFα受容体製剤などが有効な薬剤として用いられるようになってきている．[1439] ⇒参自己免疫疾患→1271

●関節リウマチによる関節の変化

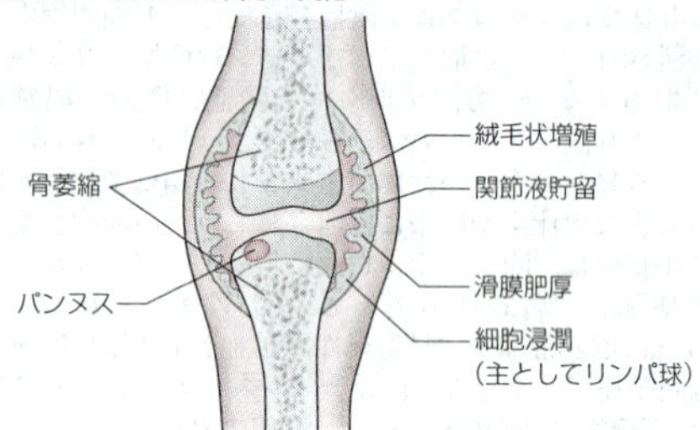

関節リウマチの看護ケア

【看護の実践】 関節リウマチは関節だけでなく全身の炎症性疾患であるため，十分な全身管理が必要となる．また，一人ひとり症状が異なるため個々に合った援助が大切．治療には基礎療法，薬物療法，理学療法，手術療法がある．患者・家族に対して，治療の必要性や日常生活指導を含めた病気の理解への支援が重要となる．

【観察のポイント】 急性増悪期には発熱，倦怠感，食欲不振，体重減少，貧血，全身の痛みなどを認める．全身症状と関節症状の部位・程度の観察を行う．過度の安静による関節拘縮，変形などの二次障害に注意しつつ合併症など異常の早期発見に努める．寛解期には現在の病態を把握し，悪化につながる徴候(身体的・精神的ストレス，感染症など)を早期に発見する．

【ケアのポイント】 疼痛の緩和と身体機能障害の進行を抑制し，生活の質(QOL)の維持，向上が目的となる．基礎療法として，正しい知識のもとで，安静と運動のバランス，不安やストレスによる悪化の回避，バランスのよい食事，適切な保温と冷却などを患者自身が理解して実践できるように支援することが大切．薬物療法では，非ステロイド系抗炎症薬，ステロイド剤，抗リウマチ薬(免疫調整薬，免疫抑制薬，生物学的製剤)を使用する．それぞれの薬物の効果，副作用とその対処方法を理解できるように援助する．重篤な副作用(骨髄抑制，薬剤性肝障害，腎障害，胃粘膜障害など)の早期発見に努める．理学療法では，関節や筋肉の機能を維持するため早期よりリハビリテーションが必要．進行した変形には自助具の作製，家屋の改造などのアドバイスを行い社会的資源の活用について説明する．手術療法には，疼痛の軽減と日常生活動作(ADL)の改善を目的にした関節形成術，滑膜切除術がある．術前には頸椎病変を含めた局所，全身状態に十分な注意を払う．術後には理学療法士と連携し円滑な回復を支援する．長期療養を必要とすることが多いため，身体的機能障害，加齢変化などを考慮した支援のほかに精神的ケアも必要．20-40歳代に発症することもあり，妊娠，出産における援助も重要となる．他の職種や地域との連携を図り，包括的なケアを提供していく必要がある．[1398] ⇒参関節リウマチ→627

関節リウマチの診断基準 criteria for RA (rheumatoid arthritis) ［RAの診断基準］ ARA(アメリカリウマチ協会 American Rheumatism Association)による関節リウマチ(RA)の診断基準．以下の7項目中4項目以上を満たすものをRAと診断する．①朝のこわばり(1時間以上)，②3領域以上の関節炎(軟部組織の腫脹または関節液貯留)，③手の関節炎，④対称性関節炎，⑤リウマトイド(皮下)結節，⑥血性リウマトイド因子陽性，⑦X線所見の変化(骨びらんまたは関節近傍の骨萎縮)．また，項目①-④は6週以上持続することとされている．⇒参関節リウマチ→627，関節リウマチの看護ケア→628

関節離断術 disarticulation 四肢切断術の1つ．関節の高さでの切断を関節離断という．上肢では肩甲骨離断，肩関節離断，肘関節離断，手関節離断，下肢では片側骨盤離断，股関節離断，膝関節離断，ショパール Chopart 関節離断，リスフラン Lisfranc 関節離断がある．四肢の血行障害や悪性腫瘍，難治性炎症，先天奇形などで適応がある．切断術は基本的には，断端をできるだけ長く残す．しかし，ショパール関節離断では術後筋の不均衡から，尖足内反足変形をきたしやすいので勧められない．離断後は，義肢の処方と義肢の使用訓練を行う．通常，関節離断は義肢製作上多少の問題があるが，現在はその多くが解決されている．[88]

関節裂隙 joint space 滑膜性の連結をもつ滑膜関節(可動関節)において，関節軟骨に覆われた骨端と骨端の間隙をいう．滑膜組織や半月板が介在する．変形性関節症では，X線上関節裂隙の狭小化がみられるが，これは関節軟骨の磨耗が主原因である．[88]

ガンゼル症候群 Ganser syndrome⇒同ガンザー症候群→600

乾癬(かんせん) psoriasis 炎症性角化症の代表的な疾患の1つで，尋常性乾癬，乾癬性紅皮症，関節症性乾癬，膿疱性乾癬，滴状乾癬に臨床分類される．最も頻度の高いのが尋常性乾癬で，銀白色葉状の鱗屑を伴う境界鮮明な紅色局面ないし紅色丘疹が多発．好発部位は頭部・肘頭・膝蓋・腰部．爪の肥厚や点状陥凹をきたす．アウスピッツ Auspitz 現象(典型的な皮疹をかたい物で引っかいて鱗屑をはがすと点状の血管や出血点がみられる)とケブネル Köbner 現象(物理的な刺激が加わった健常皮膚に1-2週後に皮疹が生じる)を認めることがある．病理像は，錯角化を伴う角質肥厚，顆粒層の消失と表皮突起の下方への延長で，角層下に無菌性小膿瘍を形成．真皮乳頭の上方への突出と毛細拡張を認める．病因は不明であるが，遺伝的要因と環境要因が重なり発症するとされ，日本人ではHLA-Cw6との連鎖不平衡が指摘されている．免疫抑制効果のある薬剤やTリンパ球の機能を抑制する薬剤が有効であることから，自己免疫疾患の1つとの考えが主流となっている．男女比は，欧米では1：1であるのに対してわが国では約2：1で，男性に多いのが特徴．その他の病型はそれぞれ，紅皮症化した型，関節症状を伴う型，皮膚の潮紅とともに肉眼的膿疱を多数形成する型，また上気道感染後に円形から楕円形の皮疹が多発する型を指す．[1016]

感染 infection ［伝染］ 微生物が生体内に侵入，定着，増殖し，生体に何らかの病的変化を及ぼすこと．広義には寄生体と宿主の間に成立する寄生という生態学的状態ととらえることができる．寄生現象自体は宿主と寄生体が相互に生態学的バランスを保っている状態であり，自然な現象である．寄生成立後は，このバランスにより他覚的あるいは自覚的症状を示して発病する顕性感染，何ら症状を示さない不顕性感染に分かれる．不顕性感染が慢性の経過を保つ場合を潜伏感染，感染後典型的な症状を示すことなく寄生体が排除されるものを不発感染という．また，免疫状態が低下した宿主では，宿主に常在する寄生体による感染症を引き起こすことがあり，これを特に内因性感染（日和見感染）という．[169] ⇨参感染症→632

感染の三要素 three element of infection 感染の成立には病原体（感染源），感染経路，宿主（ヒト）の存在が必要であり，これらを感染の三要素という．病原体には細菌，スピロヘータ *Spirochaeta*，真菌，ウイルス，原虫などがあり，感染源はそれらに感染し病原体を拡散させるヒトや動物，さらにその病原体に汚染された物品などである．感染経路には経気道，経口，経皮，経胎盤などの侵入経路があるほか，伝播方法として直接感染と間接感染，垂直感染（主に母子感染）と水平感染（ヒトからヒトへの感染）がある．近年，アメリカ疾病予防管理センター Center for Disease Control and Prevention（CDC）より提案されている隔離予防策での感染経路には，空気感染，飛沫感染，接触感染がある．感染予防の基本はこれらの三要素を断ち切ることであり，そのためには病原体（感染源）の除去，感染経路の遮断，宿主の抵抗力の増強が重要である．[1629] ⇨参感染予防策→637

汗腺 sweat gland, sudoriferous gland エクリン汗腺（小汗腺）とアポクリン汗腺（大汗腺）がある．いずれも盲管状の管状腺で，分泌部と導管からなる．分泌部は，いずれも真皮深層から皮下組織内に脂肪細胞に囲まれて存在する．エクリン汗管は表皮内汗管を経て直接体表面に開口するのに対し，アポクリン汗管は毛孔内に開口する．エクリン汗腺は亀頭，包皮内板，陰核，小陰唇，爪床，口唇を除く全身皮膚に分布し，分布密度は130-340個/cm^2である．掌蹠（手掌と足底）に600個/cm^2と最も多い．エクリン発汗は体温調節，水・電解質バランスの調節，老廃物排泄，皮表のpHと湿度の保持など，生体の恒常性維持に重要な機能を果たしている．1日約500 mLの水分が塩類などとともに，主に不感知性発汗として皮膚から放散される．体温上昇に伴い，視床下部の体温中枢の働きで，1時間に最大3Lの温熱発汗が体幹，頭部を中心に生ずる．このほか緊張や驚愕による情緒的発汗（手掌，腋窩，前額に多い）や味覚的発汗（口唇，前額，鼻尖）がある．アポクリン発汗は体臭と関係があり，性的刺激となる．汗腺はコリン作動性交感神経の支配を受ける．（図参照⇒皮膚→2468）[778] ⇨参アポクリン汗腺→174，エクリン汗腺→354

頑癬（がんせん） eczema marginatum ［**輪郭性湿疹様白癬**（はくせん），**股部白癬**（はくせん），**いんきんたむし**］ 皮膚糸状菌症（白癬）のうち，丘疹が輪状，あるいは堤防状に配列し，遠心性に拡大するに従い，環状の配列が一部で途絶え，環が開いているもの．中心部は苔癬化（皮丘が盛り上がり，丘疹が集まったように見える変化）し，強いかゆみを伴う．股部白癬で典型例がみられ（いんきんたむし），同義語として使われることもあるが，体部白癬でもみられる．[1484] ⇨参白癬（はくせん）→2361

肝線維症 hepatic fibrosis, liver fibrosis 肝に限局性あるいはびまん性に結合組織が増加（線維化）した病態の総称．病理形態学的な概念で，1つの疾患単位ではない．原因を問わず慢性の疾患ではほぼ例外なく線維化を伴うが，一般に肝線維症という場合には，純粋に結合組織（線維）のみ増加した状態，すなわち，先天性，炎症や壊死後の瘢痕（アルコール性など），脈管系の線維化（特発性門脈圧亢進症など）などに限定し，炎症性細胞浸潤を伴う慢性肝炎や偽小葉形成に至った肝硬変は除外することが多い．先天性肝線維症は常染色体劣性遺伝性疾患で，肝，腎，膵に嚢胞が多発し，小葉が幅広い線維隔壁により分割されるのが特徴．門脈域同士は結合するものの，小葉機能は保たれ，肝機能も正常のことが多い．アルコール性線維症は，門脈域とともに中心静脈周囲と肝細胞周囲に線維化がみられるのが特徴．特発性門脈圧亢進症では，門脈域が線維化により類円形に拡大し，門脈枝の内腔が狭小化する．[279]

完全右脚ブロック complete right bundle branch block；CRBBB ［CRBBB］ 心室の刺激伝導のうち右脚が障害され，右脚によって支配される心室中隔を含む右室の興奮が遅れる現象．心電図上QRS幅は0.12秒以上となる．V_1，V_2誘導でQRSの後半部分に遅れた興奮を反映するR′（rsR′，rsr′，rSR′）を認め，V_5，V_6では浅く幅広いS波を認める．[2] ⇨参右脚ブロック→322，脚ブロック→709

●完全右脚ブロック

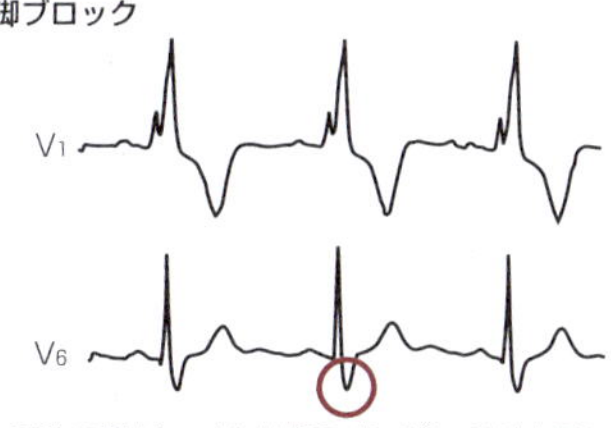

V_1はRR′で幅広い．V_6は幅の広い浅いS波を示している

汗腺炎 hidradenitis, hidrosadenitis 汗腺の炎症をいう．エクリン汗腺炎は主に小児に発症し，汗疹に細菌感染が加わったもの．一方，アポクリン汗腺炎は成人に発症し，腋窩，肛門周囲に細菌感染を繰り返し，結節や瘻孔を形成する．[652] ⇨参汗腺膿瘍→637

完全型共同（共通）房室管遺残 persistent common atrioventricular canal ⇨同完全型共同（共通）房室口→629

完全型共同（共通）房室口 common atrioventricular

orifice（CAVO） complete type；CAVO comp ［完全型心内膜床欠損症，完全型共同（共通）房室管遺残］ 心内膜床の発育不全のため，一次孔型心房中隔欠損と後方〔共同（共通）房室管〕型心室中隔欠損の合併する心奇形．第1例の報告は1700年代までさかのぼるが，ピーコック Thomas B. Peacock（1846）の記載が詳しい．先天性心疾患剖検例中4.7-6.5％を占める．胎生期に房室弁が左右に分割されなかったために三尖弁口と僧帽弁口は合体して1つの房室口（CAVO）を形成し，両心房，両心室に交通路が生じてしまう奇形である．房室口は大型の前尖，小型の後尖，両側の側尖で覆われ，心室中隔欠損孔の上縁に腱索付着をもたない型と短い腱索で付着する型がある．後者では前尖は中央にくびれをもち，左右2成分が区別できる．心電図上QRS波左軸偏位，PQ延長，不完全右脚ブロックが特徴的で，両心室・心房の拡大，房室弁逆流，肺高血圧，大動脈弁下狭窄などを合併する．ダウンDown症候群や内臓錯位に伴うことが多い．自然歴では10歳前の死亡が多い．治療として心内修復手術の適応がある．心内膜床欠損や房室管遺残の名称がCAVOの同義語として用いられているが，心内膜床や房室管は発生学的名称であるため，完成した奇形の名称とするのは適当でないとするヴァン=ミーロップ Lodewyk H. S. Van Mierop らの主張がある．[319] ⇨参心内膜床欠損症→1593

●完全型共同（共通）房室口

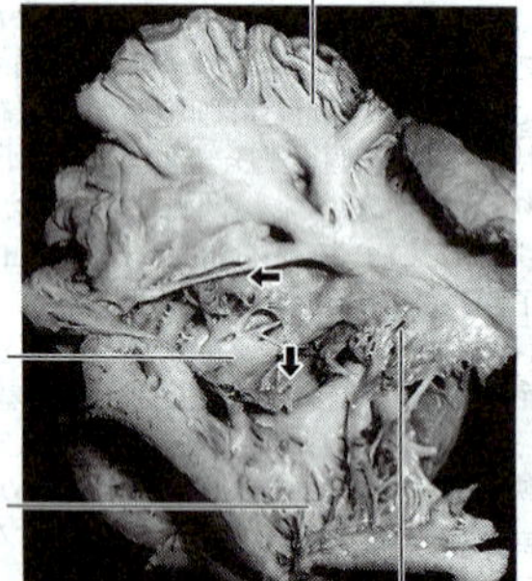

感染型食中毒 infection type of food poisoning 食品中で増殖した微生物を摂取することにより発症する食中毒．生菌が腸管に到達してそこで毒素を産生し病気を起こすものも含む．サルモネラ，大腸菌，カンピロバクター，エルシニア，腸炎ビブリオ，ウェルシュ菌，セレウス菌（下痢型），非O1ビブリオなどが原因微生物．毒素型食中毒に比べ潜伏期が長い．[324]

完全型心内膜床欠損症 complete endocardial cushion defect⇨同完全型共同（共通）房室口→629

感染型喘息 infectious asthma 感染がきっかけとなって発症する気管支喘息．1962年，アメリカ胸部疾患学会によると，喘息は気管および気管支が種々の刺激に対してその反応性が亢進した状態で，気道系の広範な狭窄によって特徴づけられ，症状が自然に，または治療により変化するものと定義されているが，今なおその病因については十分に解明されていない．しかし現在，病因に基づく分類として感染型，混合型，アトピー型がよく用いられている．すなわち感染型喘息は急性上気道炎などに伴う気道感染による気道刺激が誘発因子になると考えられ，中年以降に発症，多くは即時型皮膚反応や放射性アレルギー吸着試験 radioallergosorbent test（ラスト試験：RAST）は陰性，血清IgEは正常範囲である．[1443] ⇨参気管支喘息→672

汗腺癌 syringocarcinoma, sweat gland carcinoma 皮膚の汗腺に発生する癌で，多くはエクリン汗腺体部から起こるエクリン汗腺癌．表皮内または表皮下に発してしだいに大きくなり，やがて皮膚表面に隆起してくる．異型性，核分裂像に富み（悪性で盛んに増殖し），原則として表皮内にあるがしばしば真皮内に浸潤．このほかに表皮内汗管や真皮内汗管由来，さらにはまれではあるがアポクリン汗腺由来のものがある．[1349]

完全寛解 complete remission；CR 寛解は完全寛解と部分寛解に分類され，治療後に病変がまったく検出されない状態のこと．例えば急性白血病の治療目標は最終的には治癒であるが，まず完全寛解を目標に化学療法を行う．骨髄において赤芽球系，顆粒球系，巨核球系細胞が正常に存在し，幼若細胞が有核細胞の5％以下の状態を指し，髄外性病変を認めない．これを血液学的CRとするのに対し，分子生物学的手法により白血病細胞に特異的に存在するDNAやmRNAを検索し検出感度以下の状態を分子生物学的CRとする．[148]

感染看護 infection control and nursing ［感染症看護］ 感染症を有する患者を対象に提供する看護ケアを一般的には指す．要点として，必要となる治療処置の最新情報に精通し，確実な服薬指導，病態や治療の過程で生じる症状緩和に努め，特に精神面では倫理的問題への対応が重要となる．2006（平成18）年に専門看護分野に特定された感染看護（2007年に感染症看護に名称が変更）は，個人，集団の感染を予防し，発生した場合にも適切に対応するために，高度な知識と的確な臨床判断および熟練した技術を用い，倫理的態度に基づいて高度な看護実践を提供する役割を期待されている．専門看護分野を指す場合には，感染症の看護だけでなく，感染管理を包括して総称する．[564] ⇨参感染症→632，感染管理→631

完全看護 かつての看護体制の名称．1950（昭和25）年，厚生省保険局（当時）は，患者が付き添いを自分で雇う状況を改善し，「病院または診療所において，その施設の看護婦（現看護師）が自分で，またはその施設の看護補助者の協力を得て看護を行い，患者自ら看護にあたる者を雇い入れ，もしくは家族などをして付き添わせる必要がない程度のことを行う」ことを骨子として，完全看護体制を打ち出した．具体的には，①3交替制勤務，②直接的看護は看護婦が行う，③患者の個人付き添いがいない，④看護記録がつけられている，⑤看護に必要な器械・器具が備えられていること，の5つの承認基準が示された．そして入院患者4人に対し看護従事者（含む准看護婦）1人という標準数が示され，入院料として加算し，診療報酬の一部となった．換言すれば，金額が低いとはいえ，看護が社会的に認められる第一歩となったことを意味する．一方，完全看護という言葉は「すべての世話を病院でする」という意味で受け取られた．少ない人員ですべての世話を行うことは無理なので，完全看護という言葉は，1958(同 33)年に「基準看護」と改められた．[1451] ⇨参基準看護→684

感染管理 infection control 院内感染の現状把握(院内感染サーベイランス)，感染防止の方針作成，職員の感染防止活動，感染防止対策の評価などの一連のプログラムを実施すること．感染管理活動は感染対策委員会，感染管理看護師を中心に行われる．感染管理の目標は「感染防止プログラムを作成し，それが行われて，院内感染が減少することにある」といわれる．[740]

感染管理看護師 infection control nurse；ICN，infection control practitioner；ICP，infection preventist 施設内または在宅ケアでの感染に関して専門的知識をもち，疫学的原則を用いて院内感染についての現状を把握，感染防止の方針を作成し，職員の教育・感染防止活動のための部門間の調整を行い，感染防止対策の評価を行う専門看護師．アメリカでは nurse epidemiologist (疫学看護師)と呼ばれている施設もある．イギリスでは 1960 年，アメリカでは 1963 年にはじめての感染管理看護師が誕生し，わが国では 2001(平成 13)年に感染管理認定看護師が誕生した．[740]

感染管理認定看護師 certified nurse in infection control 1987(昭和 62)年に日本看護協会が「専門看護婦(士)制度検討委員会」を発足させ，専門看護師制度の骨格が検討された過程で，大学院修了を要件とする専門看護師だけでは国民のニーズに対応できないという判断から，1994(平成 6)年同協会総会で承認され，翌年に発足した制度で，1998(同 10)年に分野が特定され，2001(同 13)年より大学などの教育機関，都道府県看護協会などで教育が開始された．2009(同 21)年現在 9 か所，総定員 245 名で 6 か月以上 600 時間の教育が行われている．認定を受けるには，感染管理認定看護師教育課程修了後，実務研修 5 年(そのうち 3 年以上は感染管理分野の実務研修)以上を経たものが日本看護協会認定部が行う試験に合格することが必要である．資格取得後 5 年ごとに，臨床看護実践，自己研鑽の状況を示す書類を日本看護協会認定部に提出し，更新審査に合格することで資格が継続される．2009(同 21)年現在，認定者数は 765 名と，分野別認定看護師数は皮膚・排泄ケア認定看護師に次いで二番目に多い．感染管理認定看護師教育課程は，最新の知識を基盤に，保健医療施設におけるすべての人を感染から守るために，各施設の状況に合った効果的な感染管理プログラムを構築することが求められている．教育内容は，すべての認定分野に共通する共通科目 90 時間以上のほか，専門基礎科目(①感染管理学，②疫学と統計学，③感染症学，④微生物学，⑤医療管理学)，専門科目(①院内感染サーベイランス，②感染防止技術，③職業感染管理，④洗浄・消毒・滅菌とファシリティ・マネジメント，⑤感染管理教育)，演習・実習 200 時間以上で構成されている．感染管理認定看護師は，所属施設内において独立したポジションを獲得し，専門的な活動を行っている率が高い．これは，2007(同 19)年の「医療法」改正で，施設内医療安全管理組織の確立が義務となり，その一環として院内感染予防を専門的に管理するものを置くことが必要となったことが影響しているとみられる．[1513] ⇨参認定看護師→2273

感染危険期間 period of communicability ［伝染可能期間］ 感受性宿主への感染が可能なのは，感染者に寄生する病原体が増殖し，感染成立に必要な数の病原体の排出が行われる期間のみである．この期間を感染危険期間または伝染可能期間という．感染危険期間と潜伏期は重なることがあるので，発症，未発症に限らず，感染している可能性がある宿主を感染源として対処することが感染予防上必要なことがある．[169]

癌前駆症 precancerosis，precancerous condition 高頻度に悪性腫瘍が合併するような主として非腫瘍性の病変を指す．皮膚の日光角化症，口腔や外陰部の白斑症，消化器系では潰瘍性大腸炎，ウイルス性肝炎(B 型，C 型)後の肝硬変症などがあげられる．また，熱傷や放射線皮膚障害瘢痕にも扁平上皮癌の合併が高いとされている．また，デオキシリボ核酸(DNA)の修復異常をもつ色素性乾皮症(扁平上皮癌)，毛細血管拡張性運動失調症(乳癌)などは遺伝性の癌前駆症．前述の肝硬変症のように感染症が悪性腫瘍前駆症になることも注目されており，胃のヘリコバクター・ピロリ *Helicobacter pylori* 感染(胃腺癌，胃 MALT リンパ腫)，ヒト乳頭腫ウイルス感染と子宮頸部異形成上皮(子宮頸部癌)，後天性免疫不全症候群(エイズ)(種々の腫瘍，特に悪性リンパ腫)なども広義の癌前駆症には包括されうる病態である．良性腫瘍の中にも大腸腺腫のように癌発生母地になるものがある．近年，皮膚のボーエン Bowen 病やパジェット Paget 病は表皮内癌病変として扱われるようになっており，癌前駆症からは区別して扱われる傾向にある．[808] ⇨参エイズ関連悪性リンパ腫→344，前癌性病変→1752

感染経路 route of infection ［伝染経路］ 病原体が病原巣を出て宿主に伝播されるまでの経路をいう．感染源，感受性のある個体とともに感染症発症の三大要因の 1 つ．宿主の侵入場所により経気道感染(呼吸器感染，空気感染)，経口感染(消化器系感染，食物による感染，水や牛乳による感染)，経皮感染(各種性感染症などの直接接触感染，媒介動物や輸血・注射針などによる間接接触感染)，経胎盤感染などの経路がある．[1356]

感染経路別予防策 transmission-based precaution 強い感染性をもつ微生物や疫学的に重要な微生物が感染あるいは定着(保菌)している患者やその疑いのある場合には，それらの微生物が他のヒトの体内に侵入し感染する経路を遮断する方法として，感染経路別予防策をとる．経路としては，接触，飛沫吸入，空気によるものなどがある．[564] ⇨参空気感染→810，飛沫感染→2479，接触感染→1735

感染源 source of infection ［伝染源］ 感染症の原因となる病原性微生物(ウイルス，クラミジア *Chlamidia*，リケッチア *Rickettsia*，マイコプラズマ *Mycoplasma*，細菌，真菌，原虫など)や寄生虫などが自然界で生活している場所を病原巣といい，ヒト，動物，土壌，空気，水などがこれにあたる．感染源は実際の感染がどこに由来したものであるかを示すもので，通常，病原巣と一致する場合が多いが，間接的に媒介となった飲食物，各種器物，動物などのこともある．[1356]

完全行動制限 complete quarantine 空気・接触両方によって拡散され伝染するようなきわめて伝染力の強い，

あるいは危険度の高い病原体による伝染を予防するために行われる，厳密な行動制限．行動制限の具体的方法としては，病院における個室隔離や出入国における検疫などがある.[169]

感染後糸球体腎炎　postinfectious glomerulonephritis　先行感染後に1-6週の潜伏期をおいて急性に発症する糸球体障害をいう．原因としての先行感染はA群β溶血性連鎖球菌による上気道感染や皮膚感染が80-90%と最も多いが，その他の細菌(ブドウ球菌，肺炎球菌，髄膜炎菌など)やウイルス(水痘・帯状疱疹，麻疹，ムンプス，サイトメガロ，EBなど)，真菌，原虫などによる感染も知られている．発症機序は，先行感染による菌体に対して免疫複合体が形成され，腎糸球体基底膜にびまん性に沈着することにより局所に補体活性化や多核白血球浸潤，ケミカルメディエーターの放出が起こり，基底膜障害を引き起こすことで血尿やタンパク尿が出現．病理学的には管内増殖性糸球体腎炎の像を呈する．臨床的にはさまざまな程度の血尿，タンパク尿，糸球体濾過値(GFR)の低下，乏尿，浮腫，高血圧を呈する．治療の基本は安静と食事療法で，低タンパク・高カロリー・低塩食に加え，浮腫の程度により水分制限も必要となることがある．薬物療法は病初期には先行感染の治療も有用であるが，腎炎発症後は対症療法が中心．基本的に治る腎炎であり，経過は良好であることが多く，小児で90%，成人で50-80%が治癒するが，急速進行性糸球体腎炎などの急性増悪を示す例や慢性化して腎機能が低下する例もあり注意を要する.[481] ⇨参糸球体腎炎→1249

完全骨折　complete fracture　骨の連続性が完全に断たれた状態．部分的に骨の連続がある場合は不全骨折という.[88]

完全骨盤切断術　complete pelvic amputation　骨盤を切断する手術手技．骨盤の広い範囲に侵襲した骨・軟部悪性腫瘍，重篤な感染症，広範な圧挫滅創で適応となる．手術に際しては十分な輸血の用意が必要である．完全な骨盤半切除よりも，坐骨・恥骨結節の一部を残すことで，ソケット製作には有利となる．反対に腸骨稜の小骨片は術後疼痛の原因となる.[88]

感染根管　infected root canal　歯髄組織が感染により壊死や壊疽を起こし，根管壁のゾウゲ(象牙)質にまで波及している状態．根管では歯髄の腐敗物が分解産生し，細菌毒素とともに悪臭を呈し，排膿がみられる．根管内の感染内容物は，根尖孔から漏出して根尖性歯周炎を併発している場合が多い．通常，感染根管の処置は，リーマー，ファイルなどを用い，感染歯質(ゾウゲ質)を器械的に拡大，除去する．器械的切削の到達できない部位は，化学的溶解剤を用いて殺菌，除去する．最終的には根管充塡により根管を閉封する.[434]

完全左脚ブロック　complete left bundle branch block；CLBBB　[CLBBB]　心室内の刺激伝導系の1つである左脚の伝導が障害されたもので，心電図上QRS幅は0.12秒以上となる．心電図でV_5，V_6あるいはⅠ，aV_L誘導でq波が消失し，Rの頂点が平坦となった幅広いQRSを示す．V_1，V_2ではrSもしくはQSとなる.[2] ⇨参左脚ブロック→1179，脚ブロック→709

肝腺腫　hepatocellular adenoma⇨同肝細胞腺腫→602

汗腺腫瘍　sweat gland neoplasm　エクリン汗腺またはアポクリン汗腺を構成する細胞の腫瘍性増殖．表皮内汗管，真皮内汗管，分泌腺部から発生するものに分類され，腫瘍細胞の分化度・悪性度により種々の形態をとる.[1349]

●完全左脚ブロック

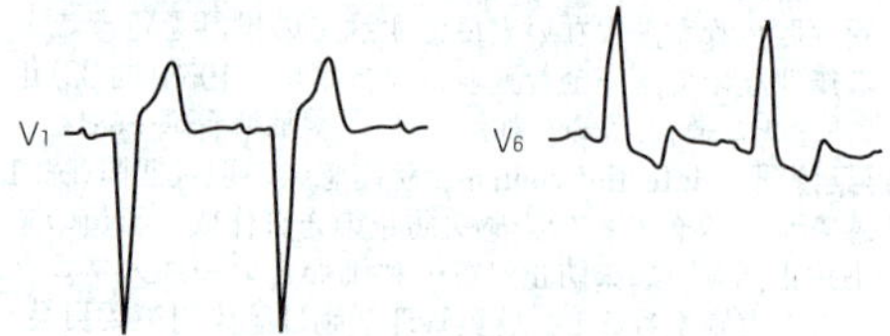

V_1はQS型で幅広い．V_6も幅広いが，Rの頂点付近での遅れによる．ST-T変化はブロックによる二次的なもの

感染症

infectious disease　感染によって起こる疾患のこと．狭義には，正常な抵抗力をもったヒトが病原性微生物による感染を受け発病するものをいう．抵抗力の低下した宿主では，正常細菌叢の細菌，常在ウイルスや環境微生物によっても容易に感染症が惹起される．このように健常なヒトには起きない感染症を日和見感染症という．一般に病原体によって症状は定まるが，病原体の量，毒性および宿主の感受性，抵抗力などによって症状は変化する.[169]

感染症の看護ケア

【看護ケアの考え方】病因論的治療や症状のマネジメントだけでなく，他の患者や医療従事者に対して感染症を拡散させないための対策が必要となる．そのために，手指消毒，清潔(無菌)操作法，隔離法などの各種感染防護技術を効果的に使用する必要がある．感染症患者に対しては抗菌薬の使用を含めた病因論的な医療処置への適切な援助はもちろん，症状の観察およびマネジメント，患者の抵抗力に影響する諸要因(栄養状態，ストレスなど)に働きかける援助も重要となるので，全人的な援助能力が必要となる.[169] ⇨参感染症→632

感染症看護　infection control nursing⇨同感染看護→630

感染症看護専門看護師　certified nurse specialist in infection control nursing⇨参専門看護師→1796

感染症サーベイランス　infectious disease surveillance　有効な対策を樹立するために，感染の分布と蔓延ならびにそれに関係する要因を十分な正確さと完全さをもって継続的に精査し，かつ監視することをいう(1968年第21回世界保健総会 World Health Assembly の専門家会議による定義)．わが国では，流行の迅速・的確な把握，情報の速やかな還元および伝染病の蔓延の防止を目的として実施されている「感染症発生動向調査事業」がある．1981(昭和56)年より，麻疹様疾患，風疹，水痘，流行性耳下腺炎など18疾病を対象に当事業を発足したが，1987(同62)年から全国的な規模のコンピュータオンラインシステムが導入された．さらに，1999(平成11)年4月からの「感染症の予防及び感染症の患者の医療に関する法律(感染症新法)」の施行に伴い，抜本的に改められ，その後，2003(同15)年11月，2007(同19)年4月，2008(同20)年5月の改正を経て，感染症新法の1-5類，新型インフルエンザ等感染症の

計101疾患および1-5類感染症の疑似症について，一元的に発生情報の収集，分析，提供・公開をしていくこととしている.[1406] ⇨参感染症発生動向調査事業→633

感染症指定医療機関 「感染症の予防及び感染症の患者に対する医療に関する法律」(感染症法)に定められている，特定感染症指定医療機関，第一種感染症指定医療機関，第二種感染症指定医療機関および結核指定医療機関をいう．特定感染症指定医療機関は，厚生労働大臣によって指定され，新感染症の所見がある者と一類および二類感染症もしくは新型インフルエンザ等感染症の患者の入院を担当する．第一種感染症指定医療機関は，都道府県知事により指定され，一類および二類感染症または新型インフルエンザ等感染症の患者の入院を担当．第二種感染症指定医療機関は，都道府県知事により指定され，二類感染症または新型インフルエンザ等感染症の患者の入院を担当．一類感染症とはエボラ出血熱，クリミア・コンゴ出血熱，痘そう，南米出血熱，ペスト，マールブルグ病，ラッサ熱であり，二類感染症とは，急性灰白髄炎，結核，ジフテリア，重症急性呼吸器症候群(病原体がSARSコロナウイルスであるもの)，鳥インフルエンザである．新感染症は伝染性があり既知の感染症とは異なる症状で，感染力，症状ともに危険度が高いと判断されたもの.[682]

感染症情報センター⇨同感染症センター→633

感染症迅速診断 rapid diagnosis for infection 感染症の診断のために，細菌感染症については細菌の培養および同定，ウイルス感染症についてはウイルス抗体価の測定やウイルスの分離が行われてきた．しかし微生物の培養や同定にはある程度の時間がかかることは避けられず，感染症を迅速に診断するために微生物の抗原や遺伝子を検査する方法が用いられるようになった．抗原検査は特異抗体を用いて抗原抗体反応を調べる方法．遺伝子検査はプローブを用いたハイブリダイゼーション法や遺伝子を増幅して検出するPCR(ポリメラーゼ連鎖反応)法やRT-PCR(逆転写ポリメラーゼ連鎖反応)法を用いて微生物遺伝子や薬剤耐性遺伝子を検出する.[1615]

感染症新法 Infectious Diseases Control Act ［**感染症の予防及び感染症の患者に対する医療に関する法律，感染症予防法，感染症法**］ 1897(明治30)年に制定された「伝染病予防法」に代わって1999(平成11)年4月1日より施行された感染症の取り扱いに関する法律．明治時代よりこれまでの医学・医療の進歩，衛生水準の向上，新興感染症(新しい感染症)の出現，再興感染症(かつてあった感染症が再び問題となってきたもの)の問題化，エボラ出血熱など国際的なきわめて危険な感染症への新薬などを踏まえたものである．感染症の予防および感染症の患者に対する医療に関する複合的な施策が盛り込まれている．感染症をその危険性，緊急対処の必要性などから一類感染症(きわめて危険で入院，消毒が必要なもの)，二類感染症(危険性が高く，状況に応じて入院，また消毒が必要なもの)，三類感染症(危険性は高くないが集団発生の危険性のあるもの)，四類感染症(動物，食物などを介して人に感染するもので人から人への感染はないもの．直ちに届け出が必要)，五類感染症(国が発生状況調査を行い情報を公開し，発生・拡大を防止すべきもの)，新型インフルエンザ等感染者，指定感染症(既知の感染症で，一～三類に準じた対応が必要なもの)，新感染症(人から人に伝染するもので，既知の感染症と症状などが明らかに異なり，危険性がきわめて高いもの)に分類され対処法および届出方法が示されている．結核は「結核予防法」で取り扱われていたが2007年3月31日に廃止され本法で二類に入れられている．なお，同時期に「検疫法」「狂犬病予防法」も一部改正されている.[1618]

感染症センター Center for Infectious Diseases ［**感染症情報センター**］ 一元的に感染症とその蔓延状況およびその予防対策に関する情報を収集，管理，提供する組織を指し，感染症情報センターともいう．世界的には世界保健機関(WHO)，日本国内では国立感染症研究所の感染症情報センター Infectious Disease Surveillance Center(IDSC)がその中心を担う．都道府県や市町村などの特定の地域を担当するものや，結核や輸入感染症といった特殊な感染症に特化した組織もある．なお，一類感染症までの危険度が高い感染症の診療ができる機関や，感染症に関する専門的な研究を行う機関，医療機関に併設されていて感染症に関する重点的な診療を行うとともに病院内の感染管理を行うなど，医療機関の感染症関連の業務を一手に引き受けている組織なども感染症センターということがある.[169]

感染症対策 infection control measures ［**感染対策(予防)，伝染源対策**］ 一般には感染症の発生を予防するための対策をいう．感染成立の三要件(感染源，感染経路，感受性宿主)を制御すること，すなわち病因論的治療による感染源からの病原体排出の防止，病原体の拡散・伝播の防止，そして未感染宿主の病原体に対する感受性を制御すること，により感染症が広がることを防止すること．より広義には，感染症患者の予後，QOLを改善するための病因論的治療，発病の阻止，症状マネジメントなども含まれる.[169] ⇨参感受性対策→609

感染症に伴う腎疾患 nephropathy(glomerular disease) associated with infectious disease 腎盂腎炎，急性腎炎，IgA腎症，腎結核，感染性心内膜炎，HIV腎症，HCV腎症など数多く，多岐にわたる．病因論的にみても同一には扱えないため，個々の疾患としてとらえるべきである．最近ではメチシリン耐性黄色ブドウ球菌(MRSA)に伴う感染性腎炎，いわゆるMRSA腎症が注目されている.[186]

感染症の予防及び感染症の患者に対する医療に関する法律 Prevention of Infectious Diseases and Medical Care for Infectious Patients Act⇨同感染症新法→633

乾癬(かんせん)状梅毒⇨同梅毒性乾癬(かんせん)→2345

感染症発生動向調査事業 national epidemiological surveillance of infectious diseases ［**結核・感染症発生動向調査事業**］ 風疹や水痘などのように，通常は軽症であるがまれに重篤な合併症，後遺症を残し，しかも毎年のように流行し，ときに爆発的流行を呈するような小児の急性感染症を対象に，全国的規模で発生状況を週単位，もしくは病原体の検索などの検査情報を月単位で収集・集計・解析し，適切な流行防止を図る対策事業をいう．1981(昭和56)年，旧厚生省が都道府県，指定都市，地域医師会の協力のもと開始した．1985(同60)

年には，麻疹様疾患，風疹，水痘，流行性耳下腺炎，百日咳様疾患，溶血性連鎖球菌感染症，異型肺炎，乳児嘔吐下痢症，その他，感染性下痢症，手足口病，伝染性紅斑，突発性発疹，ヘルパンギーナ，咽頭結膜熱，流行性角結膜炎，急性出血性結膜炎，髄膜炎(細菌性および無菌性)，脳炎，脊髄炎を対象とした．1987(同62)年には，対象疾患を成人のウイルス性肝炎，性感染症(STD)にも拡大するとともに，コンピュータによるオンライン化が図られ，情報分析・還元が敏速かつ的確に行えるようになった．1999(平成11)年には，「感染症の予防及び感染症の患者に対する医療に関する法律(感染症法)」が成立し，感染症発生動向調査体制を抜本的に見直し，全国各地に定点医療機関(約3,000)が設定された．2003(同15)年には一部改正がなされ，感染症に対して国と地方自治体の連携の強化，感染症の類型の見直し，動物由来の感染症が強化された．全数把握対象疾患は，一類感染症(エボラ出血熱，痘瘡，ペストなど)，二類感染症(結核，急性灰白髄炎など)，三類感染症(腸管出血性大腸菌感染症など)，四類感染症(E型肝炎，A型肝炎，黄熱など)，五類感染症(インフルエンザ，ウイルス性肝炎，性器クラミジアなど)に類型化．また定点把握対象疾患として，定点把握対象の五類感染症(月単位報告25疾患，週単位報告27疾患)が規定された．この定点把握対象の25疾患(または27疾患)については，インフルエンザ定点，小児科定点，眼科定点，性感染症定点，基幹定点などの定点医療機関の協力のもと情報が集められ，情報の分析や公開が行われている．[1451] ⇨参感染症サーベイランス→632

感染症病室 infection isolation room ［感染症病床］「感染症の予防及び感染症の患者に対する医療に関する法律」が定める一類・二類感染症および新感染症の患者を収容するための病室．以下の3種類が感染症指定医療機関の基準(旧厚生省告示第43号)で定められている．①第一種病室：一類・二類感染症の患者を収容する第一種感染症指定医療機関に設置される病室．前室つきで面積15 m^2 以上，天井高2.4 m以上の個室で，室内にトイレ，シャワーがあり，清掃しやすい仕上げや適切な給排水，陰圧制御可能な空調設備などの要件を満たす必要がある．②第二種病室：二類感染症の患者を収容する第二種感染症指定医療機関に設置される病室．前室不要，個室である必要はない，など第一種病室に比較して若干緩やかな施設要件となっている．③特定感染症病室：新感染症の患者の入院を担当する特定感染症指定医療機関に設置される病室．2009(平成21)年現在，全国で3か所のみ設置されている．なお，一類・二類感染症および新感染症以外の三～五類感染症の場合は，原則として一般の医療機関で医療が提供され，一般病棟において病室単位で感染症患者に対応する．[600] ⇨参感染症新法→633，感染症指定医療機関→633，病室→2488

感染症病床⇨同感染症病室→634

感染症法⇨同感染症新法→633

完全静脈栄養法 total parenteral nutrition；TPN⇨同高カロリー輸液→983

感染症予防法 Infectious Diseases Control Act⇨同感染症新法→633

完全人工心臓⇨同置換型人工心臓→1968

完全浸透⇨参浸透度→1592

肝前性黄疸⇨同溶血性黄疸→2866

感染性関節炎 infectious arthritis 細菌やウイルスによる感染で発症する関節炎．感染経路は血行性感染，直接的な起因菌の侵入(開放骨折，手術，関節内注射など)，関節周囲の組織(骨・軟部組織)からの感染の波及に分かれる．まず滑膜に炎症が始まり増殖がみられる．滑液は増量して粘度を減じ，白血球などの増加により混濁する．関節軟骨は比較的炎症に抵抗する．関節軟骨のダメージを最小限にとどめ，可動性を保ったままの治癒を目的とする．本症の疑いのあるときは即座に関節穿刺を行い，穿刺液の性状を確認し培養検査を行う．適切な抗生物質の投与とともに，中等症以上では関節内掻爬後にチューブを留置して持続洗浄療法を行う．骨破壊の進んだものは病巣の切除郭清後，関節固定術を行うこともある．[88]

感染性クループ infectious croup 喉頭，喉頭蓋の浮腫をきたす炎症性の疾患で，吸気性喘鳴と呼吸困難を伴う．クループの原因は感染性とアレルギー性に大別され，大部分は感染性．嗄声と犬吠性咳嗽，吸気性喘鳴が主症状で，重症例では吸気性呼吸困難，冷汗，チアノーゼがみられ，急速に進行する．以前はジフテリア患者に多くみられたがジフテリアがまれになり，現在ではウイルスとインフルエンザ菌が重要な病因となっている．ウイルス感染では，パラインフルエンザウイルス，インフルエンザウイルス，アデノウイルス，ライノウイルス，RSウイルスが多い．冬季に多く，寒い季節に重症化しやすい．[206] ⇨参クループ→832

感染〔性〕結石 infected stone (calculus) 尿路感染の存在が原因で形成されたと考えられる尿路結石．ウレアーゼ産生菌(プロテウス *Proteus* やクレブシエラ *Klebsiella* など)による感染が主で，結石成分としてはリン酸マグネシウムアンモニウムやリン酸・炭酸カルシウムが代表的．サンゴ状結石の多くはこれである．感染〔性〕結石は全体の15-20％を占め，再発する可能性が高い．[118] ⇨参尿路結石症→2259

感染性下痢 infectious diarrhea 急性下痢のうち，病原性微生物(細菌，ウイルス，原虫など)が経口的に摂取され，それらが腸管で増殖するため発症するもの．症状としては下痢，腹痛，腹部不快感があり，悪心・嘔吐などを伴うことが多い．発熱，嘔吐を伴う激しい下痢は感染症の疑いが強い．コレラや毒素原性大腸菌による下痢症では大量の水様下痢を生ずるが発熱はみられない．[206]

乾癬(かんせん)**性紅皮症**⇨参紅皮症→1051，乾癬(かんせん)→628

感染性細網内皮症⇨同レッテラー・シーベ病→2978

感染性食道炎 infectious esophagitis 病原体による食道の炎症性変化．真菌(カンジダが多い)，ウイルス(単純ヘルペス，サイトメガロなど)，細菌(結核，アクチノミセスなど)などの感染により，食道粘膜に発赤，びらん，白苔の付着，潰瘍などの病変を形成し，胸やけ，胸部不快感，胸痛，嚥下困難などの症状を訴える．カンジダ感染などではまったく症状がなく，健診で発見されることもある．診断には内視鏡検査と組織検査が重要で，病理検査だけでなく組織培養が必要なこともある．カンジダやサイトメガロウイルス感染では，基礎に重篤な，特に免疫不全状態をきたす疾患をもつことがある．治療としては，一般に，逆流性食道炎に準じて制酸薬や胃酸分泌抑制薬を用いる．症状が強いときは絶食とし，微生物の種類に応じて抗菌薬の投与を行う．日常診療では食道カンジダ症が最も多く，フルコナゾール，アムホテリシンBシロップ，ナイスタチンなどが有効である．軽症で症状がないときは，無治療で経過観察することもある．[1223.1332]

感染性心内膜炎

infective(infectious) endocarditis；IE ［IE］

【概念・定義】 細菌や真菌，ウイルスなどに感染することにより生じる心内膜炎．細菌性心内膜炎の診断，治療の迅速化により古典的所見を呈する亜急性細菌性心内膜炎患者は減り，急性細菌性心内膜炎との区別が困難になっていることから，これらを一括して感染性心内膜炎と称している．

【病態生理】 弁膜症や先天性心疾患を基礎として，異常血流による心内膜の損傷部位に感染を起こして発症する．これは菌血症や敗血症などによる細菌，真菌などが損傷部位に付着，増殖することが原因である．圧較差が大きい部位の低圧側に付着しやすく，僧帽弁閉鎖不全症の左房側，大動脈弁閉鎖不全症の左室側に多い．原因としては**連鎖球菌**が多く(約70%)，次いでブドウ球菌(約20%)，グラム陰性球菌(10% 程度)の順．

【症状】 発熱，心症状(心雑音，心不全，不整脈)，血栓塞栓症状，皮膚症状(点状出血，線状出血，オスラー Osler の結節，ジェーンウェイ Janeway の斑点)，中枢神経症状(脳虚血発作，髄膜炎症状，意識障害，錯乱)などがみられる．

【診断】 器質的心疾患の存在，**血液培養**陽性，**心エコー**上疣贅(ゆうぜい)，発熱，心雑音の存在により診断する．

【治療】 原因菌に有効な抗生物質の投与．[640]

感染性心内膜炎の看護ケア

【ケアのポイント】 感染性心内膜炎の症状(発熱，悪寒，全身倦怠感，関節痛，食欲不振，動悸，体動時の息苦しさ，咳，血痰，上腹部痛，側腹部痛など)に伴う苦痛を軽減するケアを行う．①発熱，発汗に対して皮膚や粘膜の清潔を保つため，特に全身清拭，口腔ケア，陰部洗浄を行い新たな感染を防止する．②高熱により体力が低下し，食欲も不振になっているので，良質なタンパク質をはじめ十分な栄養を摂取できるように食事の工夫をし，水分の補給を行う．③治療として抗生物質の長期持続点滴を行うため患者の拘束感に配慮する．治療開始後には安静度の制限による苦痛を軽減するための，臥床安静と安楽の工夫を行う．④全身の臓器に塞栓症状が起こる可能性があり，また細菌の集結のため弁破壊が起こり心不全に陥る可能性があるので合併症の予防および早期発見に努める．[206] ⇒参感染性心内膜炎→635

感染性髄膜炎 infectious meningitis 髄膜炎のうち，細菌，ウイルス，真菌，スピロヘータなどの微生物に起因するもの．非感染性髄膜炎は物理化学的原因，癌の浸潤，サルコイドーシス，ベーチェット Behçet 病，その他に起因する．感染性髄膜炎は髄膜炎の中心となる疾患で，臨床的には発熱のほかに頭痛，嘔吐などの髄膜刺激症状を主要症状とし，好中球やリンパ球などの髄液内細胞増加を特徴とする．その経過から急性ないし慢性に分けられるほか起炎菌によって分類され，相互の鑑別には髄液検査が行われる．治療として，細菌性髄膜炎は抗生物質を大量投与するが，無菌性髄膜炎(ウイルス性)は対症療法を行う．[206] ⇒参髄膜炎→1629

乾癬(かんせん)性脊椎炎 psoriatic spondylitis 乾癬症と多発関節炎を合併した乾癬性関節炎の中での一疾患．乾癬性関節炎は乾癬の 5-7% に発症し，本症はその 20-30% に発症する．靱帯骨棘形成 syndesmophyte の形が強直性脊椎炎とは異なり，椎体の辺縁よりも椎体の側面，前面から生じるといわれる．[88]

感染性塞栓症 infective embolism ⇒同細菌性塞栓症→1153

感染性腸炎

infectious enterocolitis

【定義】 ウイルス，細菌，真菌，原虫，寄生虫などの病原体が小腸や大腸に感染して引き起こされる疾患群の総称．

【症状】 病原体が存在することによる炎症反応や，病原体が出す毒素による反応で症状が出現する．下痢と腹痛が主症状で，発熱がみられることもある．集団感染を起こすものとしては，**腸管出血性大腸菌(O 157)**感染症や**ノロウイルス**による感染性腸炎が問題になっている．

【治療】 基本的には対症療法であるが，病原体によっては抗生物質などを投与する．安易に止痢薬を使うことは重症化を招くことがあるので慎むべきである．「感染症の予防及び感染症の患者に対する医療に関する法律」〔1999(平成 11)年施行，2008(同 20)年改正〕により指定される感染症は，感染力やかかった場合の重篤度などにより一類感染症，二類感染症，三類感染症，四類感染症，五類感染症，指定感染症，新感染症に分類された．感染性腸炎を起こすものとしては，三類感染症の細菌性赤痢，腸チフス，パラチフス，コレラ，腸管出血性大腸菌感染症が指定されている．他には五類感染症として，アメーバ赤痢，クリプトスポリジウム感染症が指定されている．それぞれ所定の対応が規定されている．[1272]

感染性腸炎の看護ケア

【看護への実践応用】 観察のポイントは排便回数，便の性状，血便の有無などの排便状況，腹痛，発熱，嘔気・嘔吐の有無などの症状の把握である．また，飲食歴や海外渡航歴，薬剤使用歴，家族や飲食をともにした人に同様の症状がないかなどの情報収集も必要である．下痢や嘔吐により重度の脱水や電解質異常がある場合には，絶飲食による腸管の安静や輸液管理，十分な休息が必要となる．また頻回の下痢は，肛門周囲のびらんや擦過傷を生じやすいため，清潔の保持に努める．絶食によるストレスを訴える場合があるが，必要性を十分に説明し理解を得られるようにする．食事は消化・吸収のよいものから開始となる．長期の絶食により腸管の機能が低下していると，下痢や腹痛などの症状が再び出現する可能性があるので，少量の食事からゆっくり開始するよう指導する．二次感染の予防として，十分な手洗いを実施し，患者の排泄物に触れる場合は手袋を使用する．原因によっては，汚染拡散防止のためにガウンを使用するなど，原因に応じた感染管理が必要である．患者には他者への感染の危険性について説明し，十分な手洗いと排泄物の取り扱いについて指導する．感染に対する患者の不安を増強させないよう，治療方針や今後の経過について十分に説明を行う．[54,1337] ⇨参感染性腸炎→635

感染性動脈瘤 infected aneurysm⇨同真菌性動脈瘤→1517

感染性尿細管間質性腎炎 infective tubulointerstitial nephritis 急性・慢性腎盂腎炎や全身感染症などの感染に伴う尿細管間質障害をいう．原因としては急性・慢性腎盂腎炎が多い．起因菌はグラム陰性菌で大腸菌が最も多いが，慢性化するに従って緑膿菌や肺炎桿菌，エンテロバクターなども認める．尿流障害すなわち前立腺肥大(BPH)，膀胱尿管逆流現象(VUR)，尿路結石，腫瘍などによる上行性感染が多く，他に血行性やリンパ行性感染が認められる．全身の感染症に合併する急性尿細管間質性腎炎はA群β溶血性連鎖球菌，各種ウイルス感染症，ジフテリア，トキソプラズマ，レジオネラなどが，特殊なものとして結核や梅毒，腎症候性出血熱などがある．発症機序は，腎盂腎炎などの病原菌の尿細管や間質への直接障害のほか，細菌やウイルスに対する免疫反応による間質への炎症細胞浸潤が尿細管や間質に障害を起こすことが示唆されている．病理学的には，腎盂腎炎の場合，腎は腫大して尿細管は破壊され間質に好中球浸潤がみられる．全身感染症に伴うものは間質への炎症細胞浸潤と浮腫性変化を認め，慢性化すると間質の線維化や尿細管の萎縮がみられる．しかし糸球体や血管の変化は一般に少ない．臨床症状は，感染に伴う悪寒戦慄を伴う発熱，発疹，腰痛(特に腎盂腎炎)を認め，血尿，タンパク尿，膿尿および白血球円柱などがみられるほか，白血球増加や炎症反応の上昇を認める．治療は感染症や尿流障害などの基礎疾患の治療として適切な抗生物質の投与と尿量の確保が重要で，尿流障害などに対しては外科的治療の適応もある．早期に発見され治療を受けると一過性で経過することもあるが，しばしば慢性に経過して腎不全に陥る例も多く注意を要する．[481]

感染性廃棄物 infectious waste 医療関連機関から生じた，感染の危険性を有する廃棄物．「廃棄物処理法」〔1970(昭和45)年〕により爆発性，毒性，感染性など，ヒトの健康や生活環境に害を被る危険のある廃棄物と定義される「特別管理産業廃棄物」に含まれる．使用ずみの注射針，メス，血液などは感染性産業廃棄物に，血液などが付着したガーゼ，脱脂綿，紙くずなどは感染性一般廃棄物に区分される．これらは，適切な収集と運搬の確保，無毒化処理の義務付け，埋め立ての禁止が定められている．[1169]

感染性貧血 anemia by infection, infectious anemia 感染によって起こる貧血．赤血球に対して感染は，骨髄の赤血球生成抑制，鉄の利用障害，細網内皮系の機能亢進によって起こる赤血球破壊，溶血などさまざまな影響を及ぼす．成人では1か月以上も感染が続いてはじめて貧血が起こることが多いが，小児，特に乳幼児では軽度の感染が反復しただけでも貧血が起こりうる．ほとんどの場合，原疾患が治癒すれば貧血も回復するので，貧血に対する治療は必要ない．[1631] ⇨参貧血→2502

完全生命表 complete life table 生命表は，死亡率，生存数，平均余命などの生命関数により構成され，作成基礎期間における死亡状況が一定で，不変であると仮定し，各年齢の平均生存年数が算出される．完全生命表は，5年ごとに実施される国勢調査年次の人口動態統計(確定数)と国勢調査人口をもとに作成される生命表．完全生命表の作成は5年に1度であり，その公表時期も遅れることになるが，わが国の国民の全数調査であることから，より確実な生命表と位置づけられている．死亡状況の厳密な分析には不可欠．特に，0歳平均余命である平均寿命は，国際的な比較に利用される．[1152] ⇨参簡易生命表→565

肝前性門脈圧亢進症 prehepatic portal hypertension⇨同肝外門脈閉塞→568

感染巣 infectious focus, focus of infection 感染症において宿主に侵入した病原性微生物が増殖する病巣のこと．特に初感染巣を指す場合もあるが，感染症が進展して形成される二次感染巣，三次感染巣に対しても使用される．[1340] ⇨参初感染巣→1468

感染創⇨同汚染創→406

完全大血管転位 complete transposition of great arteries (vessels)；CTGA ［完全大血管変換症］ 先天的に大動脈(Ao)が右室，肺動脈(PA)が左室から起始する奇形で，ベイリー Matthew Baillie(1797)が最初の記載者である．先天性心疾患の16-20%を占め，男性優位．前右方に位置する大動脈弁輪下に室上稜(円錐部心筋)があり，三尖弁輪との線維性連結は存在しない．肺動脈弁輪は大動脈弁口の後・左で下方に位置する．正常位心室(d-ループ dextro-loop)に合併するCTGAをD型完全大血管転位症d-CTGA，逆位心室(l-ループ levo-loop)に合併するCTGAをL型完全大血管転位症l-CTGAと呼ぶ．心室中隔欠損など左右短絡路をもたないと生下時チアノーゼが強く(ブルーベビー)，新生児期の死亡率が高いが，短絡奇形を合併する場合でも2/3は小児期に死亡する．バルーンカテーテルによる心房中隔切開術や大血管(ジャテヌ Jatene手術)または心房(マスタード Mustard またはセニング Senning手術)のつけかえ手術の適応がある．心房正常位・心室逆位・l-CTAGまたは心房逆位・心室正常位・d-CTAGの組み合わせでは血流が生理的に正常化するため，修正大血管転位 corrected transposition of great arteries と呼ばれ，成人期まで生存可能である．[319] ⇨参修正大血管転位→1374，バルーン心房裂開術→2399

●完全大血管転位

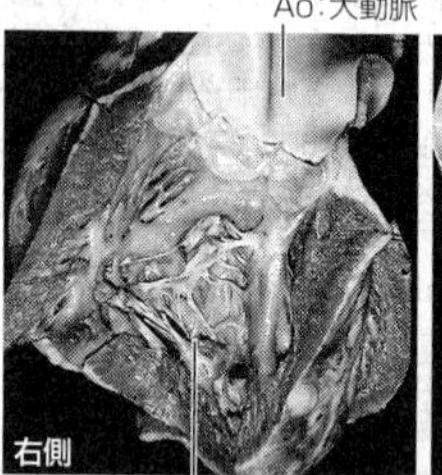

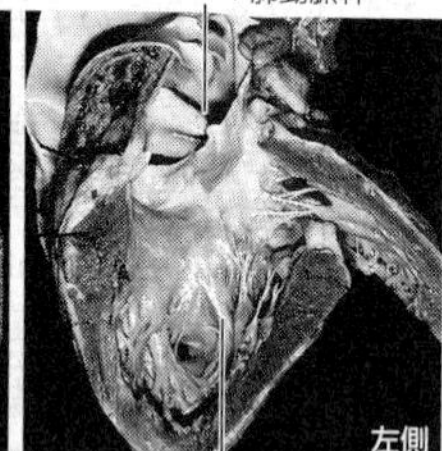

完全大血管変換症 complete transposition of great arteries (vessels)；CTGA⇨同完全大血管転位→636

感染対策(予防) infection control(prevention)⇨同感染症対策→633

感染多重度 multiplicity of infection；MOI 細胞にウイルスを感染させるときに，培養細胞1個当たりに感染させるウイルス量を示す単位．感染力価で示す．多くのウイルスが感受性細胞を用いて組織培養できるようになった．[1113]

完全脱臼 complete dislocation 相互の関節面がまったく接触を失った状態をいう．外傷性脱臼において，関節を構成する骨の一側端が関節包の裂孔から関節包外へ脱出するものを包外脱臼という．[88]

汗腺導管⇨同汗管→572

完全内臓逆位 complete visceral inversion すべての臓器が鏡にうつした像を見るように左右が逆になっているもの．したがって心臓は右の胸郭内にあり，心尖が右を向いている右胸心．肝臓は左に，胃泡は右にみられ，小腸や大腸の回転もまったく逆で，回盲部は左下腹部にあり，S字結腸は右上から左下に向かっている．症状は特にないが，内臓奇形を伴うと，それによる症状をみることがある．完全内臓逆位，気管支拡張症，副鼻腔炎を併せもつものをカルタゲナー Kartagener 症候群という．[1631] ⇨参内臓逆位→2184

完全二分脊柱(椎) complete rachischisis, spina bifida ［全脊椎裂］ 胎生期の脊椎発生過程において左右椎弓の骨核が正しく癒合しなかった場合に生じる形成異常．多くは潜在性で臨床的に問題となることはないが，まれに髄膜やそれに加えて脊髄や馬尾の脱出を伴うことがある．脱出部位には異常発毛や皮膚陥没を伴うことがあり，新生児の皮膚の観察が重要である．皮膚の欠損がある場合，感染により生命の危険を伴うため早期閉鎖手術が必要となる．[1020]

汗腺膿瘍 sweat gland abscess 汗腺性膿皮症の1つ．主に女性の腋窩，肛囲，外陰，乳房などアポクリン汗腺の発達部位に生じる，エンドウ豆大の皮下膿瘍．軟化してのち自然につぶれて排膿し，瘢痕を残して治癒する．このほかに，エクリン汗腺に起こるものとして乳幼児多発性汗腺膿瘍(いわゆる「あせものより」)がある．多くは黄色ブドウ球菌の感染による．[1349]

感染発症指数⇨同感受性指数→609

感染脾 infected spleen, spleen in infections ［急性伝染性脾腫］ 腸チフス，敗血症，伝染性単核球症などの急性感染症にみられる腫大した脾の状態．脾は正常の2-3倍に腫大し，急性脾炎の像を呈する．[206]

感染防止 prevention of infection 病原体が生物の体内に侵入し増殖する感染を防ぐこと．次のような方法がとられる．①感染源対策：感染症患者が発生すると医師は保健所に届け出，保健所は必要な処置を行う．②感染経路の遮断：食物や水系感染に対する井戸水のチェック，水道水には消毒のため残留塩素の必要がある．感染媒体となる可能性のある調理人の手，ハエ，ゴキブリへの対策として，一般に手洗いの励行が重要．③平時の対策は予防接種，衛生教育，食品衛生管理．④院内感染対策として医療者の手洗いの励行，ガウンテクニック，針刺し事故防止，病棟・病室隔離などがある．[206] ⇨参感染予防→637

完全房室ブロック complete atrioventricular block；complete AV block ［第3度房室ブロック］ 心房からの伝導がまったく心室に伝導されない状態で，第3度房室ブロックとも呼ばれる．心房と心室が無関係に収縮しているために，心電図でP波とQRSはまったく無関係となるが，PレートはQRSレートより速い．補充収縮としてのQRSは心室起源のものが多く，QRS波も幅広くなる．まれに房室結節起源例では正常のQRSを示す例もある．[2] ⇨参房室解離→2669，房室ブロック→2670

完全融合腎 pancake kidney ［パンケーキ腎，菓子型腎，塊状腎］ 胎生早期の発生異常によって，左右の腎臓の実質が完全に融合した形をもつ腎臓のこと．融合腎には最も頻度の高い馬蹄腎や，交差性融合腎がある．いずれも腎盂，尿管の発生異常の頻度が高く，水腎症，膀胱尿管逆流現象(VUR)，尿路結石，腎盂腎炎などの合併が多くみられる．また，男女ともに内・外性器異常の合併頻度も高い．発生の原因は，胎生早期に腎原基は骨盤部からの移動過程で臍動脈と交差するが，臍動脈の位置異常があると分化過程の腎原基が融合し，それが正中線上で融合すると完全融合腎(および馬蹄腎)が，左右の腎に移動の差があると各種の交差性融合腎が発生することによる．[481] ⇨参融合腎→2850

完全優性 complete dominance ある優性形質の表現型が，ホモ接合とヘテロ接合とでまったく差を認めない場合をいう．不完全優性 incomplete dominance であればヘテロ接合では中間の表現型となり，共優性 codominance であれば両者の形質がともに発現する．[368] ⇨参不完全優性→2526

感染予防 infection control 病原体が体内に侵入し，発育または増殖することを感染といい，それを予防すること．1996年アメリカ疾病予防管理センター(CDC)は，標準予防策(スタンダードプリコーション)と感染経路別予防策を提唱した．標準予防策は，感染症の有無にかかわらず，すべての患者に対して実施する感染予防策．また感染経路別予防策には，飛沫予防策，空気予防策，接触予防策がある．[206] ⇨参感染防止→637，スタンダードプリコーション→1640

感染予防策 isolation precautions 感染源から他の患者や医療従事者などへの感染の伝播を防止する方法．アメリカの疾病予防管理センター(CDC)のガイドラインが日本でも認知され利用されている．このガイドラインは標準予防策 standard precautions と感染経路別予防策 transmission-based precautions(空気感染予防策，飛沫感染予防策，接触感染予防策)の2つの方法からなっている．前者は感染症の病態にかかわらずすべての患者に適応される方法で，患者の血液，体液，排泄物，創のある皮膚や粘膜を扱うときのもの．後者は，感染力の強い重篤な病態を引き起こす疾患に対し，前者に適宜，追加し適応されるもの．[324] ⇨参隔離→491

感染率 infection rate ①感染症の罹患率の意味をもつもの．一定期間中にある集団内で新しく発生した感染症患者数をその集団の感受性者数(明確でない場合はその集団の全人口)で割ったもの．②感染症の有病率の意味をもつもの．ある集団のある時点での感染者数すべてを，そのときの集団の全人口で割ったもの．感染症の問題の大きさを示す指標となる．[1152]

完全流産 complete abortion ［全流産］ 流産が進行して，妊娠産物が子宮内から排出された状態．完全流産

後の出血は少なく，子宮内容除去術を必要としない場合が多い.[998]

感染粒子　infectious particle　欠損干渉粒子(ウイルス)に対して，感染性をもつ完全ウイルス粒子をいう.[1113] ⇒参欠損干渉粒子→926

完全瘻(ろう)孔　complete fistula　体内のある部位から別の部位もしくは体表へ完全に通じている異常な交通路をいう．これに対して孔の一端が盲端に終わるものを不完全瘻孔という.[485] ⇒参瘻(ろう)孔→2988

肝臓　liver　消化腺の1つで，人体内で最大の実質臓器(腺組織)であり，重量は成人男性で約1.5 kg，成人女性で約1.3 kg．暗赤褐色を呈し，大半は右上腹部，横隔膜直下にあり，右季肋部の多くを占め，一部は心窩部を通り左季肋部に達している．肝臓は上面の肝鎌状靱帯と下面の静脈管索裂と肝円索裂を境とし解剖学的に右葉と左葉に分かれ，右葉は厚く大きく，左葉の約6倍の大きさがある．右葉上面(横隔面)は横隔膜下面に沿う凸面を形成し，下面(臓側面)には隣接臓器との接触による浅い凹面(腎圧痕，結腸圧痕，十二指腸圧痕，右副腎圧痕)と胆嚢窩を認める．また左右の縦溝(肝円索裂，静脈管索裂と胆嚢窩，大静脈溝)間で，肝門により前後に分けられた部を方形葉と尾状葉という．肝の上縁は第4,5肋骨の高さで，右乳頭の1 cm下にあるが，横隔膜の呼吸運動により数cm上下に移動する．肝上面後部の横隔膜にじかに接する部(無漿膜野)と胆嚢にじかに接する部および肝門を除き，肝臓の表面は腹膜に覆われる．その腹膜(漿膜)の下には肝全面を覆う結合組織からなる線維膜があり，実質内のグリソンGlisson鞘と連続している．肝臓の被膜(腹膜)には痛覚性神経が分布しており，肝腫大により痛みを感じるが，肝臓内には痛覚性神経はほとんど分布していない．肝は複雑な機能を営むため，肝細胞，脈管系，胆管系，リンパ系，神経系などからなる複雑な構造をとる．肝細胞には，1,000種以上の酵素が含まれており，活発な代謝活動を行っている．主なはたらきとしてグリコーゲンの貯蔵，アミノ酸やタンパク質，脂肪などの合成，分解，貯蔵，ビタミンの貯蔵，老廃物(アンモニアなど)やホルモンの破壊，排泄，胆汁の産生，分泌やアルコール，ニコチンなど摂取された有害物質の無毒化などがある．肝細胞からの胆汁の分泌は，1日量はおよそ500-1,000 mL．十分な予備能力があるのも肝の特徴であるといわれている.[829]

●肝臓

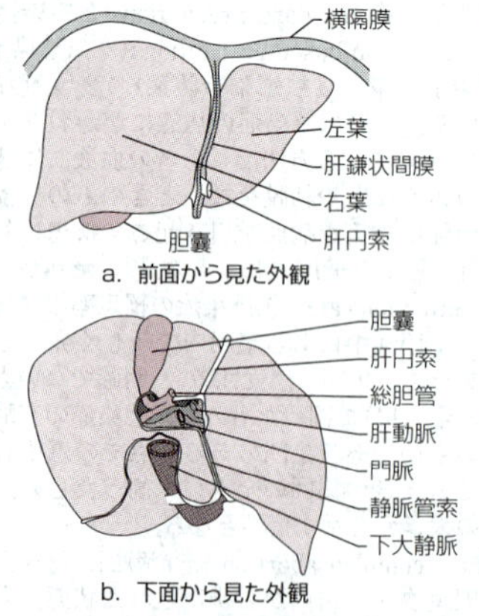

肝臓の間膜　ligament of liver　肝臓は4つの間膜と1つの索で横隔膜下面と腹壁に連続し固定されている．肝横隔面(上面)には腹膜のひだからなる肝鎌状間膜があり，肝後方で左右に分かれ肝冠状間膜となり，さらに側方で左・右三角間膜に移行し，特に左三角間膜は線維付属となっている．臓側面(下面)には肝円索がある．また肝臓の横隔膜面を覆う腹膜は小網となり肝門と胃小彎，十二指腸上部の間に張られた膜様物で，肝門と胃小彎を結ぶものを肝胃間膜といい，肝門と十二指腸上部を結合するものが肝十二指腸間膜で，その中を門脈，固有肝動脈，胆管，リンパ管そして神経が走行する．その他，肝臓と周辺臓器を結ぶ間膜として肝腎間膜，肝結腸間膜，肝下大静脈間膜がある.[829]

肝臓の区域　lobe and segment of liver　表面から見た解剖学的肝臓の区分は，右葉，左葉，方形葉，尾状葉であるが，これに対し，肝臓の内部，すなわち血管系と胆管の走行による機能的な区分が行われている．胆嚢窩と肝上部の下大静脈を結ぶ線(カントリーCantlie線)により左葉と右葉に分け，左葉を外側区域(肝鎌状間膜の左側の区域)と内側区域(肝鎌状間膜とカントリー線の間の区域で方形葉を含む)に分け，右葉を前区域(カントリー線と右肝静脈主幹の間の区域)と後区域(右肝静脈主幹より後側の区域)に分け，尾状葉を別の区域とし5区域に分ける．超音波による画像診断では，5区域をさらに細分し，門脈の支配によるS_1-S_8までの8区域(セグメントsegment)に分けるクイノーCouinaudの分類が広く使われている.[829] ⇒参肝臓の血管系→638

肝臓の血管系　blood vessel of liver　肝臓への血液供給は，門脈(70%)と固有肝動脈(30%)の二重支配を受けている．門脈は肝機能にかかわる機能血管で消化管系(胃，小腸，大腸，膵臓，脾臓)を灌流した静脈血が流れる．固有肝動脈(←総肝動脈←腹腔動脈)は酸素を運ぶ栄養血管(動脈血)である．両血管は肝臓下面の肝門から入り，肝臓内では常に伴行して分枝を繰り返しながら，肝小葉周囲の結合組織グリソンGlisson鞘に至る．小葉間静脈(←門脈)と小葉間動脈(←固有肝動脈)となり，グリソン鞘から類洞(洞様毛細血管)に入るところで合流し，動脈血と静脈血は混じり合って類洞を流れ，小葉の中心静脈に注ぐ．血液が類洞を流れる間に，肝細胞との間に酸素や肝機能にかかわる種々の物質の出入が行われる．小葉を出て小葉下静脈となり，徐々に合流して数本の肝静脈となり，肝臓の横隔面から出て下大静脈に注ぐ．門脈の流路に注目すると，分枝が8本になった時点で，肝臓を8つの区域に分けるように，それぞれが固有の血流支配領域を受けもつ(クイノーCouinaudの分類)．領域間の血管吻合はない．伴行する固有肝動脈も同様に8本の終動脈となる．この分類は肝臓の機能単位となり，外科領域で用いられている．一方，肝臓内の胆管系(小葉間胆管～肝管)は両血管に伴行しているが，肝細胞で作られる胆汁を集めて肝管となり，肝門から肝臓を出て十二指腸に向かう.[829] ⇒参肝臓の構造→639，肝リンパ節→660，類洞→2965，肝臓の区域→638

肝臓の構造 structure of liver 肝臓は複合管状腺に属し，肝小葉，グリソン鞘 Glisson sheath，血管系，胆管と神経系から構成されており，肝静脈以外の肝臓への出入りは肝門を通る．漿膜下の線維膜の結合組織が肝実質内に入り，小葉間結合組織(グリソン鞘)となり，肝実質を多数の肝小葉に分ける．肝細胞間にある毛細胆管は小葉内で網目状構造で連絡し，小葉外に出てグリソン鞘内の小葉間胆管となる．これが次第に集合し左右の肝管となり，肝門部で1本の総肝管となる．肝臓は栄養血管(固有肝動脈)と機能血管(門脈)の二重支配を受けており，最終的には肝静脈を通り下大静脈へ流れる．肝臓のリンパ管は，浅リンパ管(肝臓表面のリンパ管網)と実質内の深リンパ管に分けられる．深リンパ管の大半は門脈枝とともに走行し肝リンパ節に流れるが，肝静脈とともに走行したものは下大静脈に沿って横隔膜上面のリンパ節に流れ込む．[829] ⇨参肝臓の血管系→638，胆道(路)→1949

肝臓の発生 development of liver 肝臓の原基は，胎生3週頃(胎長2.5-3.0 mm)に，のちに十二指腸にあたる内胚葉性前腸の腹側壁に前方に向かう肝窩(もしくは肝芽)として出現する．その上方部は肝臓部で，下方部は胆嚢と胆管を形成する胆嚢部である．肝窩は深くなり総胆管を形成し，上方部の肝臓の原基は横中隔(横隔膜の原基)の内臓中胚葉の腹側内に入り増殖する．そのため発生が進み重量を増した肝臓は横隔膜から下垂して腹腔に突出することになる．細胞が1列に並んだ肝細胞板となり，網目状構造をとる．相接した肝細胞の間には，毛細胆管である細い間隙ができる．肝臓原基には，はじめ1対の卵黄静脈が入り肝内で静脈叢を形成し，かつ肝内と十二指腸部で吻合が形成される．その後，遠位の吻合と遠位の右卵黄静脈が閉鎖することにより，右・左卵黄静脈の一部と中間の吻合部が門脈となり，上腸間膜静脈と脾静脈とに合流する．1対の卵黄静脈近位部は肝静脈となるが，左側は萎縮する．臍静脈は類洞と連絡し，その後右臍静脈と左臍静脈近位部が萎縮，消失し，類洞から分かれ静脈管(アランチウス Arantius 管)となり，臍静脈の中を流れる酸素を多量に含んだ血液を直接下大静脈に流す．胆汁の分泌は，胎生約4か月になると開始される．[829]

甘草 Glycyrrhizae Radix，Glycyrrhiza root 生薬の1つ．基原はマメ科ウラルカンゾウ(東北甘草)，ナンキンカンゾウ(西北甘草)の根，ストロン(匍匐(ほふく)枝)．グリチルリチン glycyrrhizin を主成分とするトリテルペノイド配糖体，他にフラバノン配糖体，多糖類などが含まれている．伝統的作用は鎮咳，去痰，鎮痛作用．漢方処方の約70% は甘草を含み，漢方生薬の中では最も多く使われている生薬であり，諸薬を調和させる作用があるとされる．代表的処方は甘麦大棗湯(かんばくたいそうとう)，芍薬甘草湯(しゃくやくかんぞうとう)．甘草単独では，切迫した症状の緩和を目的として用いる．抗潰瘍作用，抗炎症・抗アレルギー作用，肝保護作用，鎮咳作用，抗ウイルス作用をもつ．副作用としては偽アルドステロン症，ミオパシーが多い．低カリウム血症，高血圧，浮腫などの発現に注意する．こうした例には，1日通常量で3g以上含有する漢方製剤は投与禁忌である．副作用発現は甘草の服用量によるものではないが，漢方製剤を複数服用する場合には，甘草の重複に注意すべきである．特に高齢者では低カリウム血症を起こしやすい．また食品中にも含まれている点に留意．[492] ⇨参偽〔性〕アルドステロン症→687

癌巣 cancer nest ［癌胞巣］ 癌細胞が増殖または浸潤性発育をするときに形成する細胞集団．組織学的には癌細胞が間質に取り囲まれて島状に存在する個々の集まりをいう．細胞の集まりは数個のものから相当多数のものまでさまざま．一方，低分化型癌の中には明瞭な癌胞巣をつくらず癌細胞が孤立散在性に浸潤するものもある．[808]

乾燥型小児湿疹 dry eczema of the childhood⇨同小児乾燥型湿疹→1447

肝臓カテーテル法 catheterization of hepatic vessels, hepatic catheterization 血管カテーテルを用いた血管造影により，肝疾患の診断，治療を行うことをいう．経動脈的方法と経静脈的方法がある．経動脈的方法は，大腿動脈を穿刺し大動脈から腹腔動脈にカテーテルを進め，必要に応じて総肝動脈，固有肝動脈，さらにその末梢に挿入して選択的に造影を行う．肝の腫瘤性病変の診断に重要で，肝動脈塞栓術 transarterial embolization(TAE)，抗癌剤動注 transarterial infusion(TAI)にも不可欠．また，上腸間膜動脈を介する門脈造影 portography(経動脈的門脈造影)もこの手技を用いる．経静脈的方法は，肘静脈または大伏在静脈を穿刺し，カテーテルを肝静脈に選択的に挿入して肝静脈系を造影．カテーテルを楔入したのち，多量の造影剤を強制注入して肝内門脈系を造影することもときに行われる(経静脈的門脈造影)．撮像のみならず本法を用いた圧測定も有力な診断情報を提供し，バッド・キアリ Budd-Chiari 症候群や特発性門脈圧亢進症の診断に用いられる．[279] ⇨参肝静脈カテーテル法→615，肝動脈注入療法→645

肝臓癌 liver cancer⇨同肝癌→573

肝造血⇨同肝性造血→619

乾燥甲状腺 dried thyroid 甲状腺機能低下症の治療に用いられる甲状腺ホルモン剤．合成品ではなく，ブタやウシの甲状腺からの直接の由来物であるためトリヨードサイロニン(T_3)，サイロキシン(T_4)両方を含む．その含量は一定しておらず，力価が安定していないという欠点がある．[385] 商チラーヂン ⇨参甲状腺ホルモン製剤→1018

乾燥弱毒生麻疹ワクチン freeze-dried live attenuated measles vaccine⇨同麻疹ワクチン→2734

乾燥症候群 sicca syndrome⇨同シェーグレン症候群→1222

乾燥食 dehydrated food フィッシュバーグ Fishberg 濃縮能試験の前処置として被検者に提供される食事．400-600 kcal，タンパク質18-25 g，水分160-200 mL，食塩2-2.5 g と設定されている．[987]

肝臓製剤 liver preparation ［肝水解物］ 肝臓抽出物をもとにした薬剤．最初の臨床応用は，アメリカの医師マイノット George R. Minot とマーフィー William P. Murphy による悪性貧血の治療で(1926)，今日の葉酸大量療法に相当．患者にウシやブタの肝臓を1日当たり120-140 g を軽く蒸して与えたことから始まり，のちに乾燥粉末や抽出物製剤などを経口的あるいは注射剤として投与した．その後，肝疾患に対しても肝庇護剤として用いられているが，その効果は不定で，なかには厚生省(当時)の薬効再評価規準に達せず認可を取り消されたものもある．[279,192]

乾燥性前鼻炎 rhinitis sicca anterior 鼻中隔前端の粘膜の乾燥，萎縮により痂皮を形成する疾患．瘙痒感を伴い指でかくため出血しやすい．特発性鼻中隔穿孔のように，潰瘍から軟骨がおかされ鼻中隔穿孔をきたすこともある．原因は不明なことが多いが，特殊な化学物質を扱う作業者に多くみられるため，化学物質との関連も推測される．治療は痂皮除去後，表面にステロイド含有軟膏を塗布する．手指で鼻内をさわらないように指導することも重要．[347]

乾燥体重 dry weight；DW⇨㊞ドライウェイト→2159

肝臓胆汁⇨㊞肝胆汁→641

緩増虫体 bradyzoite⇨㊞ブラディゾイト→2577

乾燥肌⇨㊞乾燥皮膚→640

乾燥皮膚 dry skin ［乾燥肌］ 表皮の最外層を占める角質層の水分量が低下した状態を指す．昨今は高齢者だけでなく若年者にも生じ，下腿伸側が好発部位．過度の洗いすぎは乾燥皮膚を助長する．入浴後直ちに保湿剤を外用することで予防できる．[727] ⇨㊜ドライスキン→2160

肝臓病食 therapeutic diet for liver disease ［肝庇護(ひご)食］ 肝疾患患者のための治療食．肝疾患の原因や病態の解明がまだ不十分であった頃には，食事療法は安静とともにかなりの比重を占めていたが，現在は主に特別な病態のときに考慮される．従来，急性肝炎の回復期や慢性肝炎，代償性肝硬変には，高タンパク・高カロリー食が推奨されていたが，現在は特にこれらが強調されることはなく，バランスのとれた食事であればよいとされている．慢性肝不全や非代償性肝硬変で，血中アンモニア値の上昇や肝性脳症がみられるときはタンパク制限(0.6-1.0 g/kg)を行い，分岐鎖アミノ酸の多い肝不全用栄養食を併用．浮腫や腹水があるときは食塩の制限(6-9 g/日)を，脂肪肝にはカロリーの摂取制限を行う．[279,192]

乾燥療法 dry treatment of wound 感染創や熱傷に対する治療法の1つ．消毒した創面をガーゼなどで覆わず，空気にさらすことで乾燥させ，痂皮の形成，細菌増殖の抑制，上皮形成の促進を図る．[485] ⇨㊜湿潤環境理論→1314，閉鎖ドレッシング法→2618

患側 affected side 四肢，体幹，眼，肺などで症状あるいは障害のある側．これに対して症状，障害のない側を健側という．⇨㊜健側→954

冠側副血行路 coronary collateral flow⇨㊞冠側副循環→640

冠側副循環 coronary collateral circulation ［冠側副血行路］ 冠循環の吻合枝にて連結している血管の一方が動脈硬化性狭窄などにより障害されて血流が途絶または減少した場合に，他方の血管から血液が灌流して組織の循環が維持される状態をいう．吻合をもたない終動脈では側副循環がなく，血流途絶で灌流域は梗塞に陥る．[439]

緩速濾過法 slow filtration 水源の水を安全な水道水として供給するための浄水法の1つで，沈殿，濾過，塩素消毒の過程を経る．原水を長時間沈殿させ，粗大な粒子状物質を取り除いたのち，人工の砂濾過槽に3-6 m/日のゆっくりとした速度で流す方法．砂濾過槽の上には，細菌や藻類などの無数の微生物を含むコロイド状の生物学的濾過膜が形成され，浮遊物や細菌のほとんどが捕捉されるとともに有機物も分解される．急速濾過法に比べ，細菌除去率99%であるなど多くの水質汚染物質の除去に有効である反面，広大な敷地面積を必要とするなどの欠点があり，現在わが国ではあまり用いられていない．1829年にイギリスで開発された浄水法で，以前はわが国でも広く用いられていた．[1169] ⇨㊜急速濾過法→744

癌組織親和性 carcinophilia，carcinophilic 癌組織に親和性がある，または癌組織に特異的に集積する性質．この性質を示すものにガリウム，^{18}F-フルオロデオキシグルコース(^{18}F-FDG；PET検査造影剤)，抗体，抗癌剤などがある．[1164]

肝損傷 liver injury，liver damage⇨㊞肝外傷→568

肝損傷分類《日本外傷学会》 ⇨㊞日本外傷学会肝損傷分類→2219

杆体(かんたい) rod ［杆(かん)状体，杆(かん)状体細胞］ 網膜にある視細胞の1つで，光感受色素であるロドプシンを含んでいる．ヒトの網膜には約1億3,000万個あり，錐体と異なり色覚はない．最高感度は505 nmで，暗所での感度が良好であるため，薄暗いところでの視覚を担っている．中心窩には少なく，その周辺網膜に多い．[566]

間代⇨㊞クローヌス→842

眼帯 eye patch，eye bandage 外眼部や前眼部疾患の処置や手術後の眼球保護の目的で用いられる．子どもへの眼帯は弱視の危険があるため，注意が必要である．ガーゼが主であるが，白内障など内眼手術後にはアルミ眼帯を併用することもある．[257]

がん対策基本法 Basic Act on Anti-Cancer Measures 2006(平成18)年に議員立法により成立した法律．日本統計年鑑によれば，2006年の総人口1億2,770万人，総死亡数は108万4,450人，そのうち悪性新生物(癌)による死亡数は32万9,314人であり，第2位の心疾患による死亡数の15万9,625人を大きく引き離していた．このような状況を受けて，がん対策の充実を図るために制定された．本法では，国，地方公共団体，医療保険者，国民，医師の責務を明らかにし，厚生労働省にがん対策推進協議会を設置することが定められている．具体的には，①がんの予防および早期発見を推進すること，②がん患者が居住地域にかかわらず科学的知見に基づいた適切ながん医療が受けられること(医療の均てん化)，③がん患者の意向を尊重した治療方法が選択されること，④がん患者の療養生活の質の維持向上などが謳われ，そのための基盤整備としてがん対策推進基本計画を政府が策定することとなっている．また，治療早期からの緩和ケアの導入と在宅医療までの切れ目のない癌医療の提供が謳われており，医療側の課題としては，在宅化学療法の治療中止の時期の見極めと，かかりつけ医との連携があげられる．

杆体(かんたい)**ジストロフィー** rod dystrophy 杆体の機能異常により，主症状として夜盲を生じる疾患群．網膜色素変性症，先天停止性夜盲，小口(おぐち)病などがある．[651]

癌胎児性抗原 carcinoembryonic antigen；CEA ［癌胎

児性タンパク質，胎児性癌抗原，CEA〕 大腸癌組織から抽出された分子量約18万の糖タンパク質で，胎児腸管にも存在するためαフェトプロテインとともに癌胎児性抗原と呼ばれる．大腸癌のほか，胃癌，食道癌，膵〔臓〕癌，胆囊癌，転移性肝癌，肺癌，子宮癌，卵巣癌，乳癌などで陽性となり最も汎用される腫瘍マーカー．早期診断よりも治療効果や手術後の再発の判定に有用性が認められている．健常者でも加齢や喫煙で，また良性の肝または肺疾患などでも軽度陽性となることがある．[541] ⇨参腫瘍マーカー→1410

癌胎児性タンパク質⇨同癌胎児性抗原→640

癌胎児性フィブロネクチン oncofetal fibronectin 早産の病態判定，予後診断の指標の1つ．卵膜中および羊水中に多量に存在しているフィブロネクチンで，母体中にはほとんど存在しない．早産は卵膜中に存在する癌胎児性フィブロネクチンが絨毛羊膜炎の結果，分解され，腟内に放出されることにより診断できるため，頸管粘液や腟内貯留物質中のこの量を測定することにより，絨毛羊膜炎の程度の予測，および早産の予知につながる．また，羊水中にも多量に存在することから，破水の診断法にも用いられている．[1352]

間代発作 clonic seizure 国際抗てんかん連盟によるてんかん発作の国際分類における，全般発作の1つ．意識消失とともに突然の筋脱力あるいは短い全般性強直性攣縮をもって始まり，次いで両側性，全般性の反復する筋の攣縮を呈する．数秒～1分間続く．発作時脳波は同期性，対称性の10 Hz（ヘルツ）以上の速波律動波と徐波からなり，しばしば棘徐波結合を混じる．発作間欠期の脳波は棘徐波結合ないしは多棘徐波結合が出現．[1056]

肝濁音界 hepatic dullness, liver dullness 右鎖骨中線上を胸部から腹部にかけ上方から打診を行うと，肺から肝に移行する部位で鼓音から濁音に，さらに下方に打診を続行すると腸間内ガスのため再び鼓音に変化する．この濁音を呈する部分を肝濁音界と称し，濁音の範囲から肝臓のおおよその大きさを知ることができる．肺気腫や鼓腸がある場合にはこの領域が狭くなり，正確な肝臓の大きさを反映しない．[279]

肝胆汁 liver bile 〔C胆汁，肝臓胆汁〕 肝内胆管，総肝管，胆囊管を経て胆囊に貯留される胆汁で，水・電解質などが再吸収されて5-10倍に濃縮される．十二指腸ゾンデ法において硫酸マグネシウム注入により最初に流出するA胆汁（胆管胆汁）に続いて流出してくるB胆汁（濃縮された胆囊胆汁）排出後，流出してくるレモン色の胆汁を肝胆汁といい，C胆汁とも呼ばれる．肝胆汁中にビリルビン，コレステロール結晶など胆砂を証明すると，肝内胆石の可能性がある．[677] ⇨参胆汁→1938

肝胆道シンチグラフィー hepatobiliary scintigraphy 〔胆道胆囊シンチグラフィー〕 胆道系を描出する核医学検査で，放射性医薬品には ^{99m}Tc-*N*-pyridoxyl-5-methyltryptophan（PMT）を用いる．^{99m}Tc-PMTは静注後速やかに肝細胞に摂取され，胆汁中に排泄される．静注直後から1時間後まで経時的に撮影することで胆道系の通過性や形態を評価できる．胆道系や腸管への排泄が不良の場合には追跡撮影を行う．胆囊を描出しやすくするために検査前は絶食とする．最近では超音波検査やMRIによる胆管膵管造影（MRCP）が普及したため，肝胆道シンチグラフィーの適応例は減少しているが，胆道系の拡張がみられない先天性胆道閉鎖症の診断には有用．[737]

感知性発汗 sensible perspiration 〔有感蒸散〕 皮膚が汗でぬれる発汗．発汗が多いときに自覚する．不感知性発汗では汗はすぐに蒸発し，発汗を感知しない．[652] ⇨参多汗症→1911

眼注⇨同結膜下注射→930

灌注気管支 drainage bronchus 〔誘導気管支〕 肺が空洞を形成し，この空洞に開口した気管支のことで，もとの病巣である空洞内のチーズ様の乾酪物質や結核菌などは，灌注気管支を通じて運ばれ，他へ播種し，病態の悪化を招くこととなる．したがって，抗結核薬が十分普及する以前の治療として，肺虚脱療法によりこの気管支を閉塞して病状の進行を防ぐ方法が多くとられた．[1443]

灌注排便法 〔洗腸療法〕 ストーマを造設した人に対して，一定量の温湯をストーマから強制的に注入する逆行性の排便調整法の1つである．意図的に排便を起こさせるので，排便のない時間とある時間との調整ができる．強制排便法にはほかに，施行数は少ないが術後排便障害をもつ小児の強制排便法である順行性浣腸がある．これは盲腸瘻，虫垂瘻を作製し，そこから流れにそって液体を注入し排便を起こさせる方法である．灌注排便法を適応できる対象者は解剖生理学的には，①単口式結腸ストーマで十分な結腸の長さがある，②ストーマの合併症（狭窄，陥没，突出，ヘルニアなど）がない，③ストーマ周囲の皮膚のトラブルにより，装具装着ができない人で，身体的には①全身状態や予後がよい（洗腸を行うにたる体力をもち合わせている），②視力や四肢の機能障害がない，③習得する能力がある，社会的には職業がら自然排便法より快適に生活できる人である．禁忌は，①回腸，右結腸ストーマ，②ストーマの高度狭窄，陥没，突出，ヘルニアなどの合併症がある，③残存結腸に放射線障害などの病変がある，④認知症，精神病などで理解力が低下している，⑤不安感が強く，過度に緊張する人などである．洗腸の方法は全身状態が落ち着き，経口摂取が安定して便が固形になっていたほうがよい．全行程1時間くらい要するので，会陰部の痛みが軽減し座れるようになってから始める．患者に方法と意義を説明し，2-3回は指導する．図のような物品を用い，36-37℃の微温湯で，最初は600 mLくらいから始めて，800 mL，1,000 mLと増やしていく．ただし1,500 mL以上は注入液が小腸にまで達するので行わない．注入は100 mL/分の速さで入れ，4-5分は押さえたままでいると，20分くらいで多量の便が排泄される．その後もじわじわと排泄があるので，黄色の粘液が排泄されたら終了とする．

●オストメイトの灌注排便法

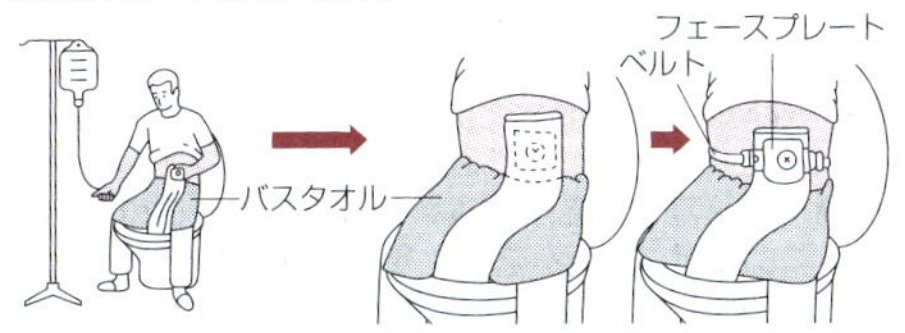

うまく液が入らないことがあるが，腸の走行が変化していることもあるので，数回に1回は洗腸施行前にストーマ口から指を入れて注入角度を確認する．初回は，腹痛，気分不快，冷汗を体験する人もいるが，このような症状が毎回続くようであれば中止したほうがよい．灌注排便法は，排便コントロールの第一選択にはならず，自然排便法を修得したうえで適応になる人の排便コントロール方法の1つとして選択される．[942]

浣腸

enema ［洗腸，イリゲーション］ **腸内容物の排除**や**薬物投与**を目的として経肛門的に大腸に液体を注入すること．便秘治療，検査，手術前処置として腸内容物の排除にはグリセリン液などが用いられる．肛門からカテーテルを6-10 cm挿入し，ゆっくり浣腸液を注入する．潰瘍性大腸炎直腸炎型に対する治療にステロイド剤の浣腸がある．[738] ⇨参催下(さいげ)浣腸→1154，高圧浣腸→970

浣腸の看護ケア

【ケアのポイント】排便を促す目的での排便浣腸(催下浣腸)，腸内のガスを抜く目的での駆風浣腸，X線造影のためにバリウム注入目的でのバリウム浣腸，腸壁から栄養物を吸収させる目的での滋養浣腸などがある．肛門からカテーテルを挿入して液体を注入する際には，体位(左側臥位)，液体の温度(40℃前後)，カテーテル先端への潤滑剤の塗布，カテーテル挿入の長さ(成人6-10 cm)，注入速度，注入中・注入後の観察などが重要になる．また，患者に対しては楽な左側臥位をとるよう促す，注入時は口呼吸を促す，終始不必要な露出を避けてプライバシーを守るなどが重要になる．[894] ⇨参催下(さいげ)浣腸→1154，浣腸→642

浣腸愛　klismaphilia　性嗜好異常の一種．浣腸をしたりされたりすることによって大きな性的な興奮と満足が得られるために，異性愛的な行動よりも浣腸を愛好する．精神分析学的には肛門期固着によると解釈される．[1269]

肝超音波検査　liver ultrasonography⇨同肝エコーグラフィー→566

肝腸吻合術　hepaticoenterostomy，intrahepatocholangioenterostomy　肝管および総胆管を切除し，腸間と左右肝内胆管を肝門部で直接吻合する術式．腸管として空腸を用いることが多いことから，肝空腸吻合hepaticojejunostomyともいう．先天性胆道閉鎖症などの胆管奇形や，胆管癌が肝門部に限局しており門脈や肝動脈に浸潤していない場合などが適応．[279]

環椎　atlas ［第1頸椎］ 第1頸椎のこと．環椎は前弓，後弓，および左右の外側塊の3つの部分からなる環状構造の骨．椎体のほとんどと棘突起を欠く輪状の形状から環椎と呼ばれる．外側塊の上面と下面には関節面があり，上面の関節面は環椎後頭関節として頭蓋と結合する．下面の関節面は環軸関節の形成にあずかる．[1421] ⇨参軸椎→1260

環椎後頭関節　atlanto-occipital joint　環椎外側塊の上関節窩と後頭骨の後頭顆との間で形成される左右一対の関節で，頭蓋骨と脊柱を連結する二軸性の楕円関節．左右の関節面の長軸を延長すると前方で交わり，また，環椎上関節窩は外縁が高く窩面は上後内方を向き，後頭顆面は下前外方を向く．よって左右の関節面は1つの楕円球面の一部とみなされる．両側の後頭顆を結ぶ横軸を中心に約13度の前後屈，および矢状軸を中心に約8度の側屈を行う．回旋運動はない．[287]

環椎後頭骨癒合　atlas assimilation，occipitalization of atlas ［環椎頭蓋癒合］ 環椎と後頭骨が骨性癒合した状態で，約半数に頭蓋底陥入症の合併がみられる．その他の合併症，第2-3頸椎との骨性癒合，環軸椎脱臼，キアリChiari奇形などの合併もみられる．[791]

環椎骨折　fracture of atlas　頭部からの軸圧が加わって発生する骨折．前弓と後弓の両側で外側塊に近い抵抗力の弱い4か所で骨折し，それぞれの骨片が前後左右に広がる．脊柱管は拡大するため脊髄損傷は多くの場合起こさない．基本的には保存的治療の適応で，疼痛が落ち着くまで牽引や安静臥床をとらせる．[1020] ⇨参ジェファーソン骨折→1224

環椎十字靱帯　cruciform ligament of atlas　軸椎の歯突起を固定するための靱帯で，環椎の外側塊の間にある環椎横靱帯transverse ligament of atlasと軸椎の椎体から大後頭孔の前縁に至る縦束longitudinal bandとからなる．両靱帯の背側に，蓋膜(脊柱の後縦靱帯の延長)が大後頭孔の前縁に至る．特に，環椎横靱帯は強靱な靱帯で，歯突起を固定するために最も重要である．これが破綻すると歯突起が後方に偏位し，延髄を圧迫して死に至ることがある．[1266] ⇨参環軸関節→603，環椎後頭関節→642

環椎頭蓋癒合⇨同環椎後頭骨癒合→642

環椎破裂骨折⇨同ジェファーソン骨折→1224

貫通創　penetrating wound，perforating wound　開放性頭部外傷のうち，硬膜の断裂があって脳の損傷が直接見え，弾丸などが貫通しているもの．[791] ⇨参穿通性頭部外傷→1776

鑑定　judgement appraisal 〔D〕Gutachten　特別の学識経験によって知りえた事実を報告して裁判官の判断能力を補充すること(民事訴訟法第212条)．したがって，その内容は経験法則の存否，その内容またはそれに基づく自己の判断である．書面または口頭による(同第215条)．鑑定人は裁判所が指定．民事においては当事者は忌避する権限をもつ(同第214条)．刑事においては鑑定のために被告人を特別な場所に留置すること，住居に立ち入ること，身体検査，死体解剖などが認められている(刑事訴訟法第167-168条)．[473]

眼底　ocular fundus，eyeground　眼球の内側後方のことで，視神経乳頭，網膜，網膜を通して見える脈絡膜などがある．検眼鏡を用いて観察する．[566]

眼底カメラ　fundus camera ［眼底写真撮影装置］ 眼底の写真を撮影するカメラ．暗所での自然散瞳で撮影可能な無散瞳カメラと，薬物による散瞳を必要とするカメラがある．[480]

眼底鏡　funduscope⇨同検眼鏡→940

眼底血圧　ophthalmic artery pressure ［網膜中心動脈圧］ 検眼鏡と眼底血圧計を用いて測定する網膜中心動脈圧のこと．内頸動脈閉鎖症や脈なし病など循環障害で低下する．[480] ⇨参眼底血圧測定法→642

眼底血圧測定法　ophthalmodynamometry；ODN　直像検眼鏡で視神経乳頭を観察しながら，眼底血圧計で眼球を圧迫し，網膜中心動脈拍動の出現時(拡張期血圧)

と消失時(収縮期血圧)の加圧値を測定，血圧に換算する.[480] ⇨参眼底血圧→642

眼底検査 ophthalmoscopy，funduscopy 検眼鏡や細隙灯顕微鏡を用いて眼底を観察する検査. 検眼鏡による検査が一般的. 倒像検眼鏡を用いて，眼底を視神経乳頭部から赤道にかけて，また，強膜圧迫子を使えば硝子体から網膜にかけて広範囲に観察することができる. 直像眼底検査は，観察範囲は狭いが拡大率が大きく，眼底後極部の微細な病態を観察するのに適している.[480]

眼底撮影法 fundus photography 眼底カメラを用いて行う眼底の写真撮影. 立体的に眼底を撮影する方法や倒像鏡を併用した倒像眼底写真撮影法，網膜や脈絡膜異常を記録するのに適した蛍光眼底造影法などがある.[480]

眼底写真撮影装置 fundus camera⇨同眼底カメラ→642

眼底出血 fundus hemorrhage 主に網膜出血を指す俗語で，医学用語ではない. 網膜出血以外にも，硝子体出血や脈絡膜出血などの広い意味で使われることがある.[1309] ⇨参網膜出血→2821

カンデサルタンシレキセチル candesartan cilexetil アンジオテンシンII受容体拮抗薬の1つ. プロドラッグであり，活性代謝物であるカンデサルタンが，主に血管平滑筋のアンジオテンシンII(AII)タイプ1(AT_1)受容体に選択的に作用し，血管収縮作用を抑制し末梢血管抵抗を低下させて降圧作用を発現する. AT_1受容体を介した副腎でのアルドステロン遊離に対する抑制作用も，降圧作用に一部関与すると推測される. また，慢性腎不全患者への投与により，駆出分画の有意な増加，左室収縮末期径および心胸郭比の有意な減少が認められる. このため，腎実質性高血圧を含む高血圧，および一部規格はACE阻害薬が投与できない慢性心不全(軽症〜中等症)に対して適応. サイアザイド系利尿薬であるヒドロクロロチアジドとの配合錠も使用可能になった.[204,1304] 商ブロプレス，エカード(配合錠)

肝蛭(てつ)症 fascioliasis，liver fluke 肝蛭 *Fasciola hepatica* の寄生による感染症. メタセルカリア(被囊幼虫)の付着したミズタガラシ，セリ，ミョウガなどを生食して感染する. 上腹部痛，嘔吐，下痢，肝腫大，発熱，黄疸，好酸球増多症，蕁麻疹などがみられ，糞便もしくは胆汁中の虫卵検出により診断される. 治療はトリクラベンダゾール(保険適応外)の経口投与.[288]

カンデラ candela；cd 国際単位系(SI)における光度の基本単位. 記号はcd. 光源の強さを示す量であり，単位時間に単位立方角内へ放射されるエネルギーで示される. 周波数540×10^{12} Hz(ヘルツ)の単色光光源から放射されるエネルギーが単位立方角当たり1/683 W/sr(ワット毎ステラジアン)であるとき，その光度を1 cdという.[1360] ⇨参SI単位→107

感電 electric shock 生体への通電とその損傷状態をいい，電気作業中の感電，家庭内での電気器具による感電，送電線の接触事故などでみられる. 救急医学では電流によって生体が損傷されるものを電撃症と総称する. 落雷による電撃症は雷撃症と呼ぶ. 感電している傷病者に接触する場合には，まず電源を切る，あるいは接触している電線を皮ベルトなどで払いのけるなどして，救助者が感電するのを未然に防ぐことが重要である. 中枢神経系の障害による呼吸停止と心筋通電による心停止が致命的である. 即死を免れた場合でも，電流が生体内を通過する際に引き起こされる直接の組織障害などが重篤な病態をもたらす. 筋，神経，血管が広汎に傷害され，筋肉の虚血，壊死が発生し，ショックや腎不全をきたす.[1582] ⇨参電撃症→2080

肝転移 liver metastasis 肝外臓器で発生した悪性腫瘍の肝臓への転移. 肝は悪性腫瘍の好発部位であり，転移をきたすことの多い悪性腫瘍としては，大腸癌，胃癌，膵臓癌，胆嚢癌，胆管癌，肺癌，乳癌，卵巣癌，子宮癌，腎細胞癌があげられる. 転移経路には血行性，リンパ行性，直接浸潤がある. 血行性転移とは肝への流入血管(門脈，肝動脈)を介する転移をいう. 消化管や膵臓などの腹腔臓器から流出する血液は門脈を経由して肝に流入する. したがって胃癌，大腸癌，膵臓癌などの消化器癌はこの転移形式をとる. リンパ行性転移とは各臓器の所属リンパ節を経た転移をいうが，リンパの流れが本来は遠肝性であっても，癌の病態下では圧迫などにより求肝性になることもありうる. 大腸癌，乳癌，子宮癌，肺癌など全身の臓器の癌はこの転移形式をとる可能性がある. 直接浸潤とは肝に隣接した臓器から肝被膜を経て直接浸潤することをいう. 胆嚢癌，胃癌などが多い. このほかに特異な転移形式として，肝外胆管癌が胆管内腔を上行性に伝って肝に浸潤することがある.[279]

緩電位 slow potential ［緩徐電位］ 時間的経過が緩やかな，経過の比較的長い電位. 受容器電位やシナプス電位を指すことが多い.[842]

癌転移 cancer(carcinoma) metastasis，cancerous metastasis 癌の原発部位から腫瘍細胞が分離して他の臓器に運ばれ，そこで自律性の増殖が行われること. 転移は癌が悪性であることを示す最も重要なサイン. 転移の経路としては血行性転移，リンパ行性転移，そして胸腔，腹腔などに腫瘍細胞が播種される漿膜腔内転移などが代表的.[541] ⇨参転移性腫瘍→2074

寒天拡散法 agar diffusion method(test)；ADT，agar immunodiffusion test ［**寒天免疫拡散法，寒天ゲル内拡散法，免疫拡散試験**］ ゲル内沈降試験の1つ. 寒天ゲルを反応の場として抗体・抗原の量および質を分析する方法の総称. 抗原と対応する抗体は溶液中で相対的濃度が適当なとき最も多量に結合・凝集し，沈降性の凝集塊をつくる. したがって，透明な寒天ゲル内で抗体と抗原を互いに拡散させると相対的に至適濃度に達した場所で抗原抗体複合物は白色の凝集塊を形成し，沈降線や沈降輪などを肉眼的に観察することができる. 抗原を試剤とすれば抗体が，抗体を試剤とすれば抗原が検出できる. 安価で簡便であり，古くから抗体や抗原の量や質を分析する目的で利用されてきているが，所要時間が長いこと，感度が低いことなどが欠点. さまざまなバリエーションがあるが，単純放射免疫拡散法 single radial immunodiffusion(SRID法)や免疫二重拡散法(オクタロニー Ouchterlony法)はその代表例であり，電気泳動法と本法を組み合わせた各種血清免疫電気泳動法も応用例.[1045] ⇨参寒天内沈降反応→644，オクタロニー試験→404

関電極 different electrode⇨同探査電極→1936

寒天ゲル内拡散法⇨同寒天拡散法→643

感電死 death by electricity 人体に電流が流れることが

原因の死亡で電撃傷によるショック死とされる．主に電気工事作業中，家庭内端末との接触，漏電，送電線との接触など人工電流が原因のものを指すが，落雷も原因となる．電流の強さと通過部位，持続時間によって致死的ともなり，心臓や中枢神経を通過すると心室細動や呼吸麻痺をきたし死に至る．局所的障害としては皮膚の熱傷を伴い，電流通過で生じるジュール熱による熱傷は電流斑と呼ばれる．近年，不慮の事故による感電死以外に自殺者も多くなり，他殺例もまれにみられる．特に左肩から左足へ電流が流れると心臓を通過することになり，低圧でも危険である．[1465]

寒天電気泳動法 agar electrophoresis ［アガロースゲル電気泳動法］ 寒天の主成分であるアガロースはD-ガラクトースと3,6-アンヒドロ-L-ガラクトースが交互に結合した鎖状の構造をもち，熱水に溶かしたあとに室温に冷やすとゼリー状のゲルになる．このゲルは大きな網目構造をもち，大きな分子に対して分子ふるい効果を示す．アガロースの分子ふるい効果を利用してタンパク質や核酸といった生体高分子を電場をかけることによって寒天中を移動させ，分子の電荷と形，大きさによって分離する方法．[637]

寒天内沈降反応 agar-gel diffusion 寒天内で抗原と対応する抗体が結合し，沈降物をつくる反応．寒天内免疫拡散反応とほぼ同義だが，必ずしも拡散原理を利用しない場合も含めた用語と考えられる．すなわち，免疫電気泳動向流法やローレル Laurell 法(ロケット免疫電気泳動法)など，自由拡散ではなく電気的泳動力により抗原抗体沈降物をゲル内で形成させる場合なども含めて寒天内の抗原抗体沈降物を検出する反応を呼ぶ，より広義の用語．[1045] ⇨参寒天拡散法→643，ゲル内拡散沈降反応→936

寒天培地 agar medium⇨同平板培地→2620

眼天疱瘡(てんぽうそう) ocular pemphigus 表皮細胞間に対する自己抗体により引き起こされる自己免疫性水疱症の代表的疾患である天疱瘡によって生じる眼表面の異常をいう．55歳以上の白人に多く，わが国では報告が少ない．初期は結膜上皮が主たる病変部位で，両眼に軽度の慢性結膜炎と点状表層角膜炎がみられ，結膜に水疱ができるのが特徴．その後，寛解と増悪を繰り返し，瞼球癒着など結膜の瘢痕化や，角膜表層への血管侵入や混濁，凹凸など角膜の瘢痕化が徐々に進行する．さらに進行すると眼球運動制限，開瞼制限をきたすこともある．また，粘液を分泌する杯細胞の消失や涙液分泌も減少し，乾性角結膜炎も併発する．治療は内科医や皮膚科医と連携して行う．乾性角結膜炎に対する治療のほか，ときに感染予防に対する抗菌薬点眼や眼軟膏，急性増悪時にステロイド剤点眼が用いられる．重篤な場合は，ステロイド剤や免疫抑制薬の全身投与が行われる．角結膜瘢痕，瞼球癒着，眼球運動制限をきたした場合は，外科的治療の対象となる．[651] ⇨参天疱瘡(てんぽうそう)→2089

寒天免疫拡散法 agar immunodiffusion⇨同寒天拡散法→643

感度 sensitivity ［敏感度，有病正診率］ ある疾患の有病者群(疾患群)において検査結果が陽性となる割合をいい，非疾患群(健常者とは限らない)において検査結果が陰性となる割合を特異度という．感度のよい検査は，ある疾患の可能性が比較的少ないときに有益で，この場合，検査目的は疾患を見つけることにある．定期健康診断のような愁訴のない人びとをスクリーニングする場合に適している．つまり，その結果が陰性時に最も参考になる．一方，特異度の高い検査は，他のデータから示唆される診断を確定するのに役立ち，その結果が陽性であるときに重要になる．検査の感度と特異度の間には一般にトレードオフ trade-off(両立しないこと)の関係がある．感度と特異度がどちらも高い検査が望ましいことは明らかであるが，これは通常は不可能である．感度と特異度のトレードオフ関係は，臨床データの値の範囲をとるときに必要で，この場合，正常と異常の境界点は便宜的に決める．その結果，すべての検査結果を間隔尺度で表すと，1つの特性(例：感度)は，他方の特性(特異度)を犠牲にして増加する．ある検査で，その疾患に対する感度，特異度がともに高い(100%に近い)場合には，検査の陽性，陰性は疾患の有無とよく対応し，偽陽性，偽陰性が少なくなり，その検査を行うだけで疾患の有無を確定できることになる．しかし一般に，疾患群と非疾患群の検査値分布はオーバーラップするため，感度と特異度は互いにトレードオフの関係にあり，カットオフ値の設定により，感度あるいは特異度のいずれかが高いという検査の特性が生ずることになる．感度が高い検査では，疾患群において偽陰性率が低くなる．よって，その疾患に罹患していれば検査結果は陽性になるといえる．ゆえに感度が高い検査は，候補となる疾患群をふるい分け，絞り込んでいくときのスクリーニング検査として，また，疾患を否定するための除外診断に有用で，その場合，検査陰性が重要である．一方，特異度が高い検査では，その疾患に罹患していないときに検査陽性となる偽陽性が少ない．ゆえに，その検査が陽性ならばその疾患に罹患しているという確率が高い．したがって検査陽性の場合に，確定診断を行ううえで有用である．[21] ⇨参特異度→2140

感動 impression ある事象に遭遇した際に，一群の肯定的な情動がわきあがり，それにしばらく身を包まれたような感覚になること．喜び，幸福感，共感，爽快感といった本来的に肯定的な感情だけでなく，哀しみ，怒りなどの否定的な感情が生じた場合でも，こうした否定的感情がわきあがったこと自体に肯定的な意味を感じとる場合は感動と呼ぶこともある．[411]

冠盗血現象 coronary steal phenomenon⇨同冠スチール→617

冠動静脈瘻(ろう) coronary arteriovenous fistula 冠状動脈が毛細血管(網)を経ないで，直接静脈系に連結する異常な短絡を形成している状態．右冠状動脈に多くみられ，心静脈，右心房，肺動脈幹に連結する．先天性のほか，外傷や手術後など後天性にも認める．先天性では右心系，肺動脈に連結するものがある．振戦を伴う連続性雑音が聴取される．左右短絡による心不全は中年以降に出現しやすい．[439] ⇨参冠〔状〕動脈瘻(ろう)→614

癌疼痛治療ラダー WHO three-step analgesic ladder〔for management of cancer pain〕 ［WHO 3段階除痛ラダー］ 癌性疼痛治療においてWHOが推奨する基本概念．痛みの強さに応じて非ステロイド系抗炎症薬(NSAIDs)やアセトアミノフェンから開始し，弱オピオイド鎮痛薬(コデインリン酸塩など)，強オピオイド鎮痛薬(モルヒネ塩酸塩，フェンタニルクエン酸塩など)と3段階的に鎮痛薬を変更していく方法である．必ずしも鎮痛薬を段階的に用いなくてもよい．鎮痛薬による副作用の出現が軽減できる利点がある．原則的に注射剤や坐薬は避け，NSAIDsやアセトアミノフェンは痛みが増強してもそのまま使用し，弱または強オピオイド鎮痛薬を加えていくこと，痛みに必要な弱または強オピオイド鎮痛薬は，副作用が出現しても減らさず副作用対策の薬剤を加えていくこと，鎮痛薬は時間を決めて規則正しく使用し，痛みの増強時は頓用薬を用い，その量によって次回からの定期使用薬を増量していくこと，さらに各患者への細かな配慮や症状，病期に合わせた薬剤の至適量を検討することが大切である．[951] ⇨参WHO癌疼痛治療法→121

●癌疼痛治療ラダー(WHO 3段階除痛ラダー)

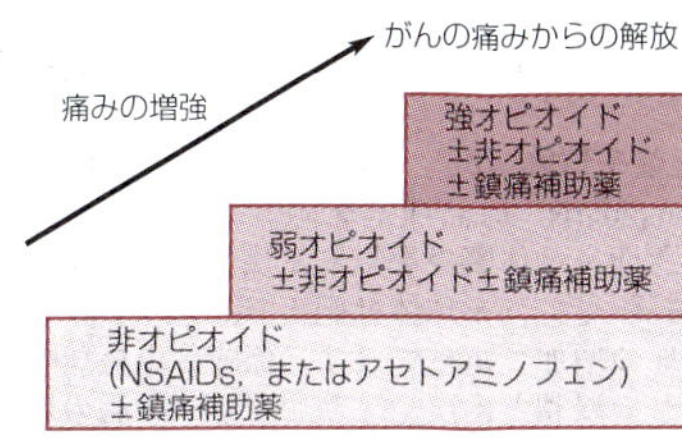

肝動脈 hepatic artery 肝臓に血液を供給する栄養血管．大動脈より分岐した腹腔動脈は総肝動脈，左胃動脈，脾動脈に分かれ，総肝動脈は固有肝動脈と胃十二指腸動脈に分かれる．固有肝動脈は肝門に達して左右の2枝に分かれ，さらに肝内で細かく分岐する．肝は肝動脈と門脈の二重血流支配であるが，肝血液量の約3割が肝動脈に由来する．[1401] ⇨参肝循環→610，肝臓の血管系→638

眼動脈 ophthalmic artery；OA 内頸動脈の分枝で，視神経とともに視神経管を通り眼窩に入る．眼動脈から網膜中心動脈，涙腺動脈，長後毛様体動脈，短後毛様体動脈，前毛様体動脈，眼窩上動脈，後篩骨動脈，前篩骨動脈がそれぞれ分岐する．[566]

肝動脈造影法 hepatic arteriography セルディンガーSeldinger法によりカテーテルを大腿動脈から挿入し，先端を腹腔動脈内に置いて造影剤を注入して行うX線撮影．肝腫瘍など肝内占拠性疾患の診断に有用．[264]

肝動脈塞栓術 transcatheter arterial embolization；TAE 大腿動脈などを穿刺し，X線透視下に肝動脈内にカテーテルを挿入して，ゼラチンスポンジなどの塞栓物質を注入して血管を塞ぐ治療手技．肝の悪性腫瘍，特に肝細胞癌の治療として頻用される．正常の肝組織は，2-3割の血流を肝動脈，残りを胃，腸，膵臓，脾臓などの静脈血を集めた門脈より供給されているが，典型的な肝細胞癌は，ほとんどの血流を肝動脈から受けている．したがって，肝動脈の塞栓は，非癌部への血流は若干低下させるものの癌部への血流を途絶させ，癌を選択的に壊死させることとなる．本治療は，対象病変が肝動脈に栄養されていること，および門脈血流が保持されていることが施行可能の条件となる．また，塞栓前には癌部に抗癌剤の注入が行われることが多い．病変部の血流状態によっては効果の高い治療であるが，辺縁部に癌が残存し再発することも少なくない．処置後，腫瘍壊死に伴い，腹痛，発熱が高頻度に発生する．合併症として，胆嚢炎，膵炎，胃・十二指腸潰瘍，肝膿瘍，肝機能低下などが生じうる．また，肝細胞癌の破裂が生じた場合，止血を目的として本治療手技が行われる．[60]

肝動脈注入療法 transcatheter arterial infusion；TAI 肝動脈塞栓術が困難な肝悪性腫瘍，多くは転移性肝癌切除不能例に対して行われる治療法で，肝動脈内に挿入したカテーテルより抗癌剤を局所的に投与する．抗癌剤の全身投与に比べ治療効果が高く，副作用が軽い利点がある．開腹下または経皮的にカテーテルを留置し，皮下に埋め込んだリザーバーより間欠的に薬剤を注入する方法が広く普及している．[1401] ⇨参肝臓カテーテル法→639

癌登録 cancer registration 患者登録の1つで，ある対象集団の癌患者について発病から死亡までの全経過の記録を収集し，整理・解析するとともに，患者のケアに役立て，治療法の確立や評価を行うもの．わが国では全国レベルのものではなく，地域的に行われている．癌患者の情報を収集する仕組みとして，地域癌登録は以前から行われており，約30の府県において実施されている．世界各国でも実施されており，国際比較を行う際に不可欠．[1152] ⇨参患者登録→608

眼トキソプラズマ症 ocular toxoplasmosis ［トキソプラズマ性網脈絡膜炎］ トキソプラズマ原虫感染により引き起こされる眼疾患．母親からの先天性感染と生後に感染して生じる後天性感染がある．網膜上にトキソプラズマ原虫の嚢子が寄生する結果，網脈絡膜の萎縮や色素沈着，網膜ぶどう膜炎をきたす．血清中や前房水中の抗体価の上昇がみられる．治療は，抗寄生虫薬に加えて，網膜病変の拡大防止目的にステロイド剤が用いられる．[1130] ⇨参トキソプラズマ症→2139

肝特異抗原 liver specific antigen；LSA⇨同肝細胞膜特異抗原→602

肝特異性造影剤⇨同MRI用肝臓造影剤→84

肝毒性 hepatotoxicity 肝に障害をもたらす機序として，肝実質細胞に直接作用して壊死，変性を起こす場合とアレルギー機序を介する間接的な場合がある．肝毒性とは前者を指し，四塩化炭素，アルコール，真菌(かび)により産生されるマイコトキシンなどにある．[279]

感度分析 sensitivity analysis 関連する1つの変数が変化したとき，結果がどれだけ変化するかを分析する手法．費用便益分析や費用効果分析などの経済評価において，モデルの妥当性や信頼性を検証する際に用いられる．分析中の仮定などの条件を変化させてみても結果が変化しなければ，そのモデルによる結果の信頼性などは増すことになる．[1177]

嵌頓(かんとん)⇨同嵌入(かんにゅう)→647

広東(かんとん)**住血線虫** angiostrongyliasis cantonensis 広東住血線虫 *Angiostrongylus cantonensis* はアジア，南太平洋の島々，アフリカの一部に分布し，日本にも分布．成虫はネズミの肺動脈内に寄生し，感染幼虫は陸生の巻貝やナメクジに寄生．ヒトは感染幼虫をもつ中間宿主や中間宿主から遊出した感染幼虫で汚染された野菜，感染幼虫を保有したカエルなどを経口摂取することで感染する．感染した幼虫は消化管壁から侵入し血流にのって脳に至り発育するが，ヒトでは成虫にまでは成育せず，脳内を移動し脳や髄膜に障害を与えて好酸球性髄膜脳炎を起こす．[288]

嵌頓(かんとん)胎盤 incarcerated placenta⇨同胎盤嵌頓(かんとん)→1898

嵌頓(かんとん)ヘルニア incarcerated hernia, strangulated hernia ［ヘルニア嵌頓(かんとん)］ ヘルニア内容がヘルニア門で絞扼されて非還納性となり，脱出臓器に血行障害を起こした状態をいう．腸管のヘルニアでは，ヘルニア門から脱出した腸管がうっ滞により膨張して起こる弾力性嵌頓と，ヘルニア腸内に糞便やガスがたまって容積が増大する糞便性嵌頓とがあり，局所の疼痛，悪心・嘔吐，排ガス・排便の停止，腹部膨満などの症状がみられる．治療は，まず脱出したヘルニア内容を手でもとに戻す徒手還納法(タキシス)が試みられる．これで還納できなければ，患部を切開してヘルニア内容を還納し，根治手術を行う．腸管に壊死が生じている場合は切除．[485]

嵌頓(かんとん)包茎 paraphimosis 包茎の状態で包皮をむりに反転し亀頭を露出したため，狭い包皮輪により亀頭と包皮先端が締めつけられ，循環障害を生じ亀頭および包皮先端の浮腫を生じ，もとに戻らなくなった状態．時間とともに浮腫が進行し，嵌頓部の壊死を生じる．用手的に整復を試みる．不能ならば締めつけられた部に減張切開を行う．[474]

カンナー症候群⇨同カナー症候群→538

眼内炎 endophthalmitis 眼内の感染症で，膿瘍など他の感染巣からの血行性感染や手術，外傷などにより眼内に入った菌によって生じる．疼痛，充血，視力障害などの自覚症状をきたす．その原因の多くは細菌や真菌であるが，原生動物の場合もある．診断は，前房水や硝子体液から採取した検体の培養検査などにより原因菌を特定する．治療は，抗菌薬の局所・全身投与が行われる．治療の遅れが重篤な視力障害につながる場合もあるため，治療は早急に開始する必要があり，硝子体手術が行われることもある．[1130]

管内癌 intraductal carcinoma, ductal carcinoma *in situ* ［管内上皮癌，非浸潤性導管癌，腺管内癌］ 導管内部表面を覆っている腺管上皮より発生し，導管内でのみ増殖している癌．基底膜を保持し周囲組織への浸潤を認めない．臨床上，多いのは乳腺，膵臓の管内癌である．原則的に転移することはなく生命予後は良好である．[602,992]

眼内灌流液 intraocular irrigating solution 白内障手術や硝子体手術などの内眼手術の際に，眼圧を一定に保ち，眼内の環境を整え，内眼手術を安全に行えるようにするための人工液．前房水に近い化学組成に調整されている．[566]

肝内休眠体 hypnozoite⇨同ヒプノゾイト→2474

肝内結石 intrahepatic gall stone ［肝結石］ 肝内胆管に形成される結石のことで，ほとんどがビリルビン石であるが，最近はコレステロール石も増加傾向にある．生成機序として胆汁成分(胆汁酸，ビリルビン，カルシウム，ムチンなど)の異常や，胆道感染の合併などが考えられている．右季肋部の不快感や疼痛，発熱などが現れ，閉塞性黄疸や胆管炎症を伴うこともある．診断は超音波検査，CT，経皮経肝胆道造影，内視鏡的逆行性胆管造影などにより行われる．治療の原則は結石除去と胆管狭窄解除である．総胆管切開ドレナージ，胆管空腸吻合術，肝切除術などの外科手術，経皮経肝胆道内視鏡による切石術が行われる．[1401] ⇨参胆石症→1945

管内〔細胞〕増殖 endocapillary proliferation⇨同係蹄(けいてい)内細胞増殖→867

眼内ジアテルミー endodiathermy 高周波電流によって眼内から網膜血管を熱凝固する方法．主に硝子体手術の際に止血目的で行われる．[257]

管内消化⇨同管腔内消化→583

管内上皮癌⇨同管内癌→646

管内性転移 intracanalicular metastasis, intraluminal metastasis 腫瘍の転移経路のうち，消化管，気管，尿管などの管腔臓器や器官を介して起こるものをいう．血管やリンパ管を介する転移はそれぞれ血行性転移，リンパ行性転移といい，管内性転移とは区別される．[1577,992]

管内増殖性糸球体腎炎 endocapillary proliferative glomerulonephritis 原発性糸球体腎炎に分類され，臨床的には急性糸球体腎炎を呈する疾患．腎生検組織の光学顕微鏡所見では糸球体は肥大し，メサンギウム細胞や単核球の増加で富核を示す．係蹄は単核球やマクロファージの浸潤と内皮やメサンギウム細胞の増殖により，管内性増殖を示して毛細血管腔が閉塞しているため，管内増殖性糸球体腎炎と呼ばれる．免疫組織染色では，IgG と補体成分 C 3 が係蹄壁に沿って顆粒状に沈着．電子顕微鏡では，基底膜の上皮細胞側に半球状の電子高密度物質の沈着したハンプ hump が認められ，診断的価値が高い．臨床的に慢性糸球体腎炎に移行する症例もある．[481] ⇨参感染後糸球体腎炎→632

肝内胆管癌 intrahepatic bile duct cancer⇨同胆管細胞癌→1933

肝内胆汁うっ(鬱)滞 intrahepatic cholestasis 肝細胞ないし肝内胆管系における胆汁の排泄が障害されて肝内に胆汁成分のビリルビン，胆汁酸，コレステロール，リン脂質がうっ滞し，その結果，血液中へ胆汁成分が逆流増加した病態．これに対し，肝外胆道に閉塞が生じて胆汁の流れが障害された病態を肝外胆汁うっ滞もしくは閉塞性黄疸と称する．肝内胆汁うっ滞は，その発症様式と年齢から，急性，反復性，慢性，乳児期肝内胆汁うっ滞に分類される．急性肝内胆汁うっ滞は薬物性，ウイルス性および原因不明なものに分類され，起因薬剤としては，クロルプロマジン，タンパク同化ステロイド剤，経口避妊薬などがある．薬物性胆汁うっ滞は，原因薬剤を投与された患者すべてに発症するものではなく，症状として皮疹，好酸球増多を伴うことが多いことなどから免疫的機序を介するものと推定される．反復性肝内胆汁うっ滞は家族性に出現し，まれな疾患である良性反復性肝内胆汁うっ滞と，妊娠後期に発症し分娩後速やかに回復，再度の妊娠のときも同様の症状を繰り返す，妊娠性反復性肝内胆汁うっ滞に分類される．慢性肝内胆汁うっ滞には，起因薬剤の投与中止後も長期にわたって肝内胆汁うっ滞が持続する慢性薬剤起因性肝内胆汁うっ滞，小葉間胆管以降の比較的太い胆管障害によると考えられる原発性胆汁

性肝硬変や原発性硬化性胆管炎に分類される.[60]

肝内胆道低形成⇨同アラジル症候群→184

眼内タンポナーデ　intraocular tamponade　［硝子体腔タンポナーデ］　網膜剝離の手術などの際に，剝離した網膜を復位させるため，症例に応じて空気，ガス，シリコンオイルなどを硝子体内へ注入すること．ガスや空気などを注入した場合，注入後，患者は一定期間うつ伏せの体位をとる必要がある．シリコンオイルは後に抜去する必要がある.[257]

管内乳癌⇨同微小乳癌→2443

管内乳頭腫　intraductal papilloma　［導管性乳頭腫］　一般的には，乳管内で乳頭状に発育する単発性または多発性の良性腫瘍のことを指す．臨床的に血性乳頭分泌物を示すことが多く，乳癌との鑑別が問題となる．また，病理組織学的にも乳癌との鑑別が困難なことがある．限局性に乳管が拡張して嚢胞状となった場合，嚢胞内乳頭腫と呼ぶ．小唾液腺にも同名の良性腫瘍がまれに発生する.[1577,992]　⇨参乳頭腫→2235，乳腺腫瘍→2234，乳管内乳頭腫〔症〕→2227

眼内光凝固　endophotocoagulation⇨同眼内レーザー凝固術→647

肝内門脈枝　branch of the intrahepatic portal vein　肝内を走行する門脈の分枝のこと．門脈は，胃，腸管，膵臓，脾臓および胆嚢などの腹腔内臓器の静脈血が集まって形成され，門脈本幹となって肝臓に入り，左右に分岐し，さらに細かく枝分かれをして肝類洞を形成したのち，肝静脈へと流出する.[60]　⇨参門脈→2832

眼内レーザー凝固術　endolaser photocoagulation　［眼内光凝固］　硝子体手術の際にファイバープローブを眼内に挿入し，網膜をレーザーで凝固すること．網膜裂孔部周囲や糖尿病網膜症などに対して行う．多種類のレーザーがあるが，現在では主に半導体レーザーが用いられる.[257]

眼内レンズ　intraocular lens；IOL　［人工水晶体，IOL］　白内障で取り除かれた水晶体の代わりに挿入する人工レンズ．素材はアクリル，シリコン，PMMA（ポリメチルメタクリレート）などが多い．屈折力を補い視力を矯正するが，調節力はなくなるため，レンズ挿入後も眼鏡が必要になることが多い．挿入部位により前房レンズ，後房レンズ，虹彩支持レンズがあるが，後房レンズが主流である.[257]

眼内レンズ挿入術　intraocular lens implantation　［人工水晶体挿入術］　白内障手術時の水晶体除去後あるいは術後の無水晶体眼に眼内レンズを挿入する手技のこと．超音波で混濁した水晶体を除去し，残した水晶体嚢内に眼内レンズを挿入する．場合により嚢外に挿入することもある．水晶体嚢がない場合は毛様溝に縫いつけることもある.[257]

カンナビス⇨同大麻→1902

カンナビス嗜癖⇨同大麻中毒→1902

眼軟膏〔剤〕　eye ointment　眼表面や眼周囲皮膚に用いる軟膏剤．点眼剤に比べ薬剤濃度の持続性に優れる．ビタミン剤，抗菌薬，抗ウイルス薬，ステロイド剤などがある.[257]

癌肉腫　carcinosarcoma　1つの腫瘍内に癌腫（上皮性悪性腫瘍）成分と肉腫（間葉系悪性腫瘍）成分が混在してみられるものであり，病理組織学的に診断される．癌腫成分は通常，腺癌や扁平上皮癌成分が多く，肉腫成分は紡錘形間葉細胞のほか，骨，軟骨，横紋筋などへの分化を示すこともある．子宮内膜や食道などでときにみられ，子宮では癌腫，肉腫成分が共存するが，食道では肉腫に見える成分は肉腫様形態を示す癌腫であったり，反応性の間質細胞であることが多い.[1577,992]

嵌入(かんにゅう)　impaction　［嵌頓(かんとん)］　狭い空間に入り込んだものがかたくつまった状態．整復できない腸ヘルニアの宿便，埋伏歯牙，埋没遊離骨折片などを指すほか，産科では胎児の嵌入がある.[1164]

癌乳　cancer milk　［癌汁］　癌はより酸素を必要とする性格を有するため，血流低下をきたすと癌の実質は容易に変性壊死（特に脂肪変性）に陥りやすくなり，圧迫して間質が遊離される際にみられる灰白色の乳汁様の液体.[541]

嵌入(かんにゅう)**歯**⇨同歯内歯→1327

間入性期外収縮　interpolated extrasystole　本来の洞調律が期外収縮にまったく影響されないもので，期外収縮の分だけよけいな興奮が洞調律の間に入っている．これは期外収縮が本来のペースメーカー部位と，心室までの伝導に影響しないタイミングで生じる場合にみられる.[2]

陥入爪⇨同巻き爪→2729

乾熱　dry heat　乾燥した空気その他を熱したもの．滅菌を目的とするほか，温罨法の1つとしても用いられる．乾熱滅菌法は，乾熱滅菌器を用いてガラス器や磁器の滅菌を行う．温罨法は温熱をからだに適応して医療効果を求める治療法で，その1つの乾熱療法として熱気浴，ホットパックなどに利用される.[1278]

乾熱滅菌法　dry heat sterilization　乾燥空気中で加熱して微生物を滅菌する方法．ガラス器具，金属製品，繊維製品など乾燥高温に耐えるものの滅菌に用いられる．通常160℃で1時間または180℃で30分の条件が多く用いられる.[324]

観念　idea　［表象］　今日では，記憶や印象など，事物について抱いている意識内容や，さらに広く概念や見解の意味でも用いられている．ギリシャ語のイデアは，本来，視覚像，感知的形態を意味していた．プラトンPlaton（427-347 BC）は，事物の形而上的本質とした．アリストテレス Aristoteles（384-322 BC）はこの本質に力と形態を形成する能力を認めた．さらに新プラトン主義では最高位の世界原理の発露とみなし，中世キリスト教では神の考えとされている．しかしその後，時代が下るに従って，主観的なものとみなされるようになった．デカルト Rene Descartes（1596-1650）やロック John Locke（1632-1704）以降は，精神が事物に関してつくる形象，すなわち観念，表象を意味した．一方，仏教用語としての観念は，諸法の心理を観察し思念することを意味した.[181]

観念運動失行　ideomotor apraxia　失行 apraxia の一型．要素的な運動障害がないにもかかわらず，敬礼，十字を切る，バイバイと手を振るなど，比較的単純な動作が障害される．これらの動作のパントマイムが最も不能で，模倣も障害されることが多い．無意味な所作の模倣も障害されることが多い．生活上，実際の道具を使った自動的な動作はできるのに，パントマイムなどの意図した動作ができないというバイヤルジェ・

ジャクソン Baillarger-Jackson の法則で説明する研究者もいるが，観念運動失行例は日常生活でも問題があるとする研究者もいる.[413]

観念失行　ideational apraxia　失行 apraxia の一型．観念失行では，単純な動作は可能であるが，複数の単純動作を含む複雑な一連の系列行為の遂行が困難になる．例えば，マッチをすってタバコに火をつけて吸うという行為ができなくなる．これは認知症でよく認められる．なお，観念失行という語で，実際の単一物品の使用障害を指す場合もある.[413]

観念複合体⇨同コンプレックス⇀1146

観念奔逸　flight of ideas　〔D〕Ideenflucht　［**観念湧出，思考奔逸，意想奔逸**］　思考の筋道が本筋から逸脱，飛躍してまとまらず，当初の目的に達しなくなる状態．連合活動が活発になり，表面的に結びついた観念が次々と湧出する一方で，余剰な観念を抑制，排除できないことによる．うつ(鬱)病の思考制止と対照的である．患者は多弁となり思考の流れは速まっているように見えることが多いが，次々と浮かんでくる副次的な着想などによって目的表象からそれていく．そのような副次的な表象は，転導性の亢進によってたまたま浮かんだり，外部の刺激や音連合によって偶然生じたものであったりする．躁病に特徴的であるほか，軽い酩酊時にもみられる．思考の筋道は，部分部分をみればまだ失われていないので，脈絡を喪失した統合失調症における支離滅裂とは区別できる．重篤になると脈絡は失われ，観念奔逸性錯乱と呼ばれる.[181]　⇨参錯乱〔状態〕⇀1183，支離滅裂⇀1499

観念湧出　flight of ideas⇨同観念奔逸⇀648

観念連合　association of ideas　［**連想**］　観念や表象同士の結びつきを意味し，1つの観念が次の観念を呼び起こすことも意味する．連想ともいう．内容的に連関している内的連合と，同時性や類似性に基づく外的連合とに区別され，音連合は後者に当たる．連想は基本的にはさまざまに可能だが，どの連合が浮かび上がるかは外部の環境と内面的心理的な姿勢，特に気分状態に左右される．ブロイラー Eugen Bleuler (1857-1939)は，統合失調症の基本症状の1つとして観念連合障害を考えた．その他，連合活動の障害はさまざまな思考障害に関係してくる．躁病の観念奔逸，連合の乏しさと関係している器質性の思考貧困や保続症などである.[181]　⇨参錯乱〔状態〕⇀1183，観念奔逸⇀648

間脳　interbrain, diencephalon　終脳と中脳の間に位置する脳区分で，終脳胞の後方部から分化した二次脳胞である間脳胞から形成される．ヒトでは終脳が大きく発達するため，終脳に取り囲まれ，外からは脳底部でわずかにその一部が見られるのみである．左右の間脳の間には薄い空間の第3脳室が存在する．第3脳室の上部で，左右の視床の融合部位である視床間橋がおよそ80%の例でみられる．間脳は視床，腹側視床部，視床下部，視床上部からなる．①視床は大脳皮質と相互に強い線維連絡があり，その結合により3種類に区別される．1)特殊視床中継核：下位脳からさまざまな感覚，運動に関する入力を受け，これに関連する限定された皮質領域と線維連絡をもつ神経核群で，大まかには運動に関連する皮質領域と線維連絡をもつ腹前核群(VA)と外側腹側核群(VL)，体性感覚野と連絡をもつ後腹側核群(VP)，視覚および聴覚野と連絡する視床後部(外側膝状体 LGN，内側膝状体 MGN)．2)視床連合核：下位脳から視床への特定の上行線維を受けないが，皮質連合領域と線維連絡をもつ神経核で，背内側核群(DM)，外側核群(LD，LP，Pul)がそれに当たる．3)汎投射神経核：脳幹網様体からの入力を受け，大脳皮質の広い範囲に投射し，意識の保持に重要と考えられている神経核で，髄板内核群がこれに相当．②腹側視床部は視床の腹方，内包の内側で，視床下部の外側後方に位置する領域．この領域には視床下核，不確帯，フォーレル Forel 野など錐体外路系に属する構造物が存在する．③視床下部は視床下溝によって視床から区画された狭い領域であるが，多数の神経核からなる．腹側の下垂体柄を介して下垂体へ連なる．機能は生体の恒常性維持，下垂体を介するホルモン分泌制御，脳幹，脊髄への下行性投射をもって自律神経系の制御，大脳辺縁系との連絡など広く生体の植物性機能の統御にあたる．④視床上部は第3脳室の上後端部に位置し，松果体，手綱三角，視床髄条がみられる．松果体は概日リズムと関連してメラトニン合成を行う．手綱三角の中には手綱核が存在し，中隔核，中脳縫線核，外側視索前野，淡蒼球などからの複数の神経線維からなる視床髄条の線維を受け，主に反屈束を通って中脳脚間核へ線維を送る.[1043]

●間脳部の正中矢状断

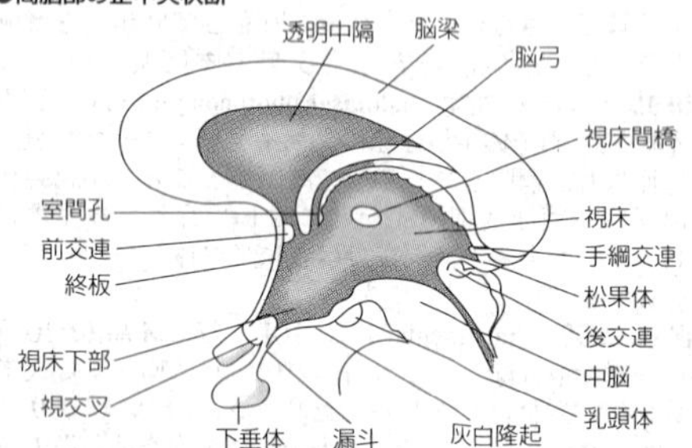

間脳-下垂体系　diencephalo-hypophyseal system⇨同視床下部-下垂体系⇀1284

肝脳疾患　hepatocerebral disease　肝臓と脳に病変の主座があり，かつその間に病理成因上，密接な関連性があるもので，それを最もよく表すものは猪瀬型肝脳疾患である．分類すれば，先天性ではウィルソン病 Wilson disease，後天性としては急性肝不全(劇症・亜急性肝炎)，慢性肝不全(猪瀬型，肝硬変症)などである．特徴としては，反復する意識障害発作と手指振戦などの神経症状を呈し，発作間欠期にも軽い認知症状態を示すものがある，肝機能障害は比較的軽い，側副血行の形成がうかがえる，しばしば高アンモニア血症がみられる，などが臨床的に重要である.[1160]　⇨参猪瀬型肝脳疾患⇀272

間脳症候群　diencephalic syndrome　視床下部には多数の神経核と神経路が存在し，精神神経機能，自律神経機能，内分泌機能に重要な役割を果たしている．視床下部の器質性病変はこれらの機能異常を伴うことが多く，総称して視床下部症候群といい，間脳症候群もほぼ同義で用いられる．原因はさまざまであるが，脳腫瘍が最も頻度が高く，特に下垂体腺腫，頭蓋咽頭腫が多い．その他，先天性障害，髄膜炎や脳炎などの感染症，外傷，放射線障害，手術，血管病変，変性疾患などがある．多くは両側にまたがる病変により症候が出現する．臨床所見は下垂体前葉機能異常，後葉機能異常，下垂体機能以外の視床下部機能異常の３つに分けられ，種々の組み合わせで認められる．[1160] ⇨参視床下部症候群→1285

眼脳腎症候群 oculo-cerebro-renal syndrome⇨同ロウ症候群→2989

間脳性健忘 diencephalic amnesia 側頭葉性健忘に対比して用いられる用語で，コルサコフ Korsakoff 症候群のように健忘の解剖学的基盤が間脳に存する病態を指す．ザングウィル O. L. Zangwill，レルミット F. Lhermitte とシノレ J. L. Signoret によって唱えられた．彼らによれば間脳性健忘では，前向性健忘に加えて，作話，病識欠如，系列化学習の障害が認められるという．こうした症状は前頭葉の関与の現れとする見解もある．[1475]

感応精神病 induced insanity，communicated insanity 1人の精神障害者から，親密な結びつきのある人物へ，その妄想観念や異常行動が転移される精神障害．影響を与えたものを発端者，受けたものを継発者と呼ぶ．感応される内容は，通常は被害関係妄想が多いが，わが国では祈禱性精神病による憑依状態も少なくない．また連帯感の強い集団が感染する精神病感染もある．しかし，大部分は家族内で発生している．特に長期的に親密で，周囲から孤立して閉鎖的に生活してきた歴史があり，2人の間には支配と依存の相互関係がみられることが指摘されている．フランス語圏に由来する二人〔組〕精神病 folie à deux と実際には同義であることが多いが，二人〔組〕精神病が精神病の同時発生の様態を強調しているのに対して，感応性精神病は感応という機制を強調している．したがって感応精神病の診断は，継発者にのみ用いられることがある．[181] ⇨参共有精神病性障害→773，二人〔組〕精神病→2558

間脳性無月経 diencephalic amenorrhea 間脳は視床下部と視床からなるが，視床下部は GnRH(ゴナドトロピン放出ホルモン)によって下垂体のゴナドトロピン分泌を調節する．視床は直接には下垂体機能に影響を与えない．視床下部の異常によって生じる無月経を間脳性無月経と呼ぶことがある．[998] ⇨参視床下部性無月経→1286

感応電流 induction current 電磁誘導によって生じる電流．回路を通過する磁力線密度の変化により回路に起電力を生じることによる．[1274]

肝脳変性疾患 hepatocerebral degeneration 肝硬変と脳の変性が同時に起こるもので，代表的なものはウィルソン Wilson 病(肝レンズ核変性症)．ウィルソン病は，1912 年にウィルソン Samuel A. K. Wilson (1878-1937)により報告された先天性銅代謝異常による常染色体劣性遺伝疾患．1993 年に原因遺伝子が q 14.3 上に存在する P-type ATPase (*ATP7B*) であることが明らかにされた．発病年齢は 2-3 歳から 25 歳で，学童期が多い．主症状は学業成績の低下，性格変化(感情不安定，抑制欠如，幼稚性など)，さらに認知症化がみられ，神経学的には筋固縮，動作緩慢，振戦，構音障害などがみられる．血清銅値の低下，血清セルロプラスミンの低値がみられ，また角膜への銅沈着のためのカイザー・フライシャー Kayser-Fleischer 角膜輪が特徴的．治療には，銅の排泄を促進させるペニシラミンやジメルカプロールなどの金属キレート剤が使用される．病理学的には，レンズ核に軟化・壊死がみられ，アルツハイマー Alzheimer Ⅱ型グリア，アルツハイマーⅠ型グリア，オパルスキー Opalski 細胞といった特異的なアストログリアが出現する．さらに大脳皮質に海綿状態もみられる．また，成人にみられる肝脳疾患特殊型も肝脳変性疾患に位置づけられる．[579] ⇨参ウィルソン病→315，猪瀬型肝脳疾患→272

肝嚢胞 hepatic cyst，cyst of liver 肝に生じる透明な液体が充満した嚢胞で，寄生虫性と非寄生虫性に大別．寄生虫性はエキノコックス症(包虫症)に代表される．イヌやキツネの小腸に寄生する多包条虫が排出した虫卵を偶然経口摂取することで感染する．幼虫が肝に寄生し嚢胞を形成する．非寄生虫性には先天性・多発性嚢胞症の分症，外傷性，炎症性，腫瘍性などがある．大部分は先天性で，胎生期の肝内胆管の発生異常によって正常の胆管系と交通のない遺残胆管が残り，これが嚢状に拡張したと考えられている．腹部超音波で偶然発見されることが多い．ほとんどは小さく無症状であるので治療の対象とはならないが，巨大嚢胞で症状を伴う例，悪性が疑われる例には外科的切除または嚢胞穿刺排液療法，嚢胞内エタノール注入療法が行われる．[1401] ⇨参嚢胞肝→2312，肝寄生虫症→575

肝膿瘍 liver abscess，hepatic abscess 肝臓に膿の貯留した状態をいう．細菌性とアメーバ性に大別される．前者は，感染経路などから，①胆嚢炎や胆管炎などから生じる経胆道性，②虫垂炎や憩室炎などの腹腔内感染症から生じる経門脈性，③敗血症，菌血症などから生じる経動脈性，④隣接臓器の炎症が直接肝に波及する直達性，⑤外傷性，⑥特発性に分類される．後者は，腸管に感染したアメーバ原虫が腸壁より血行性に肝臓に移行することで形成される．アメーバ症は，性感染症の側面をもち，特に男性同性愛者においてリスクが高い．症状は，発熱，腹痛，肝腫大，肝部圧痛など．検査所見上は，炎症反応，胆道系酵素上昇などを認める．超音波検査，CT などが診断に有用である．治療は抗生物質，抗アメーバ薬の使用．経皮的ドレナージを要する場合もある．[60] ⇨参アメーバ性肝膿瘍→180，細菌性肝膿瘍→1152

間脳るい痩(そう)症候群 diencephalic wasting syndrome ［視床下部性やせ，ラッセル症候群］ 実験的に視床下部外側を破壊すると摂食減少とやせが認められる．視床下部性やせは視床下部性肥満に比して発生頻度は低い．その中で乳児に認められる間脳症候群がよく知られている．この間脳症候群は，①乳幼児期に発症，②視床下部前部に発生するグリオーマに伴う，③摂食低下を伴わない著明なやせ，④多幸，多動，⑤高成長ホルモン(GH)血症が特徴である．長期生存例ではやせは消失し，むしろ肥満を呈するようになることが多い．[1160]

眼杯 optic cup ［第二次眼胞］ 胎生 4 週後半頃，眼胞の遠位端が水晶体板に接して内方に陥凹し，二重壁の杯状構造となった状態をいう．[566] ⇨参眼茎→584

肝肺症候群 hepatopulmonary syndrome 慢性肝疾患，

特に肝硬変症に合併する低酸素血症で，肺内血管の拡張を特徴とする病態のこと．血管系が大きくなることで酸素の拡散が不十分となる場合と，解剖学的な動静脈短絡を有することでガス交換が不能になる場合がある．本症の肺内血管拡張は機能的なものと考えられており，肝障害のため代謝不十分となったホルモン，一酸化窒素(NO)などの血管拡張因子が原因として想定されている．確立した治療法は存在しないが，肝移植を行うと本症も改善する場合がある．[60]

肝梅毒　syphilis of the liver, hepatic syphilis　梅毒トレポネーマ *Treponema pallidum* の感染による肝障害．先天性と後天性に分類される．先天性梅毒では胎児が死亡することが多いが，生存例では，肝炎に引き続いてびまん性の肝線維化を認める．後天性梅毒では第2期梅毒において肝に粟粒状の肉芽腫が出現，血液中のアルカリ性ホスファターゼ(ALP)値が上昇する．第3期梅毒ではゴム状の乾酪性腫瘤であるゴム腫が出現する．ゴム腫は治癒すると深い瘢痕を形成し，肝は分葉化(分葉肝)し，門脈圧亢進症の原因となりうる．[60]

顔白癬(はくせん)　tinea faciei⇨参白癬(はくせん)→2361

肝拍動　hepatic pulse　[**肝静脈拍動**]　右心不全の際に腫大した肝臓が，右心室拍動に伴って拍動する現象．右心不全が重症化し，三尖弁閉鎖不全症を伴うと本症状が出現する．[60]

癌発生⇨同癌化→567

肝破裂　rupture of the liver, hepatic rupture　外傷や肝腫瘍の増大に伴い，肝が破裂をきたすこと．外傷性破裂は交通事故のような鈍的損傷によって発生し，骨折や腎などの他臓器損傷との複合損傷であることが多い．重症度判定には，真喜屋の分類(Ⅰ型：単純裂傷，Ⅱ型：中間型，Ⅲ型：重症肝破裂)が頻用される．鈍的外傷後に，腹部膨満，腹膜刺激症状，血圧低下，貧血の進行を認めた場合は，本症などの腹腔内臓器損傷を疑う．腹部CTが診断に有用である．また，肝細胞癌は増大に伴い肝破裂を生じることが多い．突然の腹痛，血圧低下で発症し，血性腹水が認められる．保存的治療，肝動脈塞栓術などが行われる．[60]

肝斑　chloasma, melasma　[しみ]　30-40歳代女性に好発する，前額，眼周囲，頬部，口周囲の境界明瞭な淡褐色から紫褐色の左右対称性色素斑．女性ホルモン，ACTH(副腎皮質刺激ホルモン)などの多彩な内分泌異常が基盤にあり，さらに慢性の紫外線照射，外的刺激，妊娠，ストレスなどにより悪化する．表皮の色素細胞のサイズが大きくなり，発達した樹枝状突起の中にメラニンがみられ，真皮には光線性弾性線維変性がみられる．予防には紫外線を防御するサンスクリーン剤を用いる．妊娠後に発生し分娩後に消失する妊娠性肝斑もある．[1382]

ガンビアトリパノソーマ症　Gambian trypanosomiasis　[**アフリカ睡眠病，アフリカ嗜眠**(しみん)**病，アフリカトリパノソーマ症**]　トリパノソーマブルセイ・ガンビエンセ *Trypanosoma brucei gambiense* の感染によって引き起こされるアフリカ睡眠病(アフリカトリパノソーマ症)．*Glossina palpalis* グループに含まれるツェツェバエが媒介し，ヒトに感染する．7-20日の潜伏期ののち，頭痛，発熱，リンパ節腫脹，肝脾腫を生じ，末期には嗜眠，昏睡などの神経症状を示す．ローデシアトリパノソーマ症に比べて進行が遅く，発症から数年後に，貧血や衰弱から種々の合併症を併発するなどして死に至ることもある．[288] ⇨参トリパノソーマブルセイ・ガンビエンセ→2166

肝庇護(ひご)**食**　diet for liver disease⇨同肝臓病食→640

肝庇護(ひご)**療法**　liver supporting therapy　[**肝保護療法**]　肝臓の庇護，肝障害の進行予防を目的に行われる，安静，栄養補給，各種薬剤投与を主体とした治療をいう．肝疾患の原因や病態が解明されはじめた1980(昭和55)年頃までは，これが肝疾患の治療の基本とされたが，現在ではその意義は失われつつある．肝障害患者に対する安静の必要性については長い間議論の的であったが，その効果を積極的に支持する根拠は乏しい．現在では，むしろQOLを重視して，急性肝障害の極期や非代償性肝硬変を除いて厳しい安静を指導しない．栄養に関しては，パテック A. J. Patek らが強調して以来(1941)，高タンパク・高カロリー食が肝疾患の食事の基本とされた．しかし，食糧事情が格段に改善している現在においてはその意義は失われ，バランスのとれた通常の食事でよいとされている．また，原因療法がなかった当時は，各種ビタミン剤，肝水解物製剤，肝抽出物製剤などが肝庇護剤や肝臓製剤として投与された．しかし，その効果を実証するデータはほとんどなく，現在では原因と病態に応じた薬剤投与が治療の根幹となっている．[279,192] ⇨参肝臓病食→640

柑(かん)**皮症**　carotenosis, aurantiasis　カロチンを大量に含む食物を過剰摂取することによって，皮膚，特に角質層にカロチンの沈着を生じ，手掌や足底が黄色化をきたした状態．沈着が高度の場合は鼻唇溝や爪甲も黄色化するが，全身に及ぶことはまれである．通常，粘膜はおかされない．自覚症状はなく放置してよい．[1349]

乾皮症⇨同ドライスキン→2160

眼ヒステリー　ocular hysteria⇨同ヒステリー弱視→2446

眼皮膚型白皮症　oculocutaneous albinism⇨同白皮症→2364

看病御用心⇨同看病用心鈔→650

看病僧(看病禅師)　推古天皇(第33代，554-628)は「三法(仏・法・僧)興隆の詔」を発布して，仏教興隆を国の政策とした．仏典には病気にまつわる記述も多く，そのため僧は，祈祷，看病や薬の知識を身につけやすく，病人の看病にあたることが多かった．病人の看病にあたった密教僧を看病僧または看病禅師という．中でも一介の看病僧から孝謙天皇(第46代，718-770)の看病を行い，その信任を得て国政に参画するようになった道鏡は有名．[1451]

看病の心得　平野藤(鐙)〔1869-1969(明治2～昭和44)〕の著書．1896(明治29)年に刊行の，わが国で看護婦(現看護師)によりはじめて書かれた看護書．有志共立東京病院看護婦教育所で学んだことをベースに，看病の心得や外用剤の使い方，各病気の手当てなど派出看護婦として働いた自己の看護体験をわかりやすくまとめた家庭看護の書．B6判，150ページで構成されており，表紙の題字は夫の友輔の筆による．[1451]

看病用心鈔　[**看病御用心**]　僧である良忠〔1199-1287(正治1～弘安10)〕の手になるわが国最古の看護書(単行本)．1240年頃に書かれたといわれている．看病する者とされる者の両方の立場から，病人や臨終の人々に対する心がまえや接し方について，具体的かつ実用的に記されている．例えば，病室には病人を刺激するものを置かない，面会人の制限など，現代でも通用する内容が盛り込まれている．[1451]

カンピロバクター症 campylobacteriosis カンピロバクター *Campylobacter*〔属〕の細菌による感染症の総称．主な菌として，ジェジュニ菌 *C. jejuni*，カンピロバクター・コリ *C. coli* は腸炎を，またカンピロバクター・フェタス *C. fetus* は全身感染を起こす．特に腸管感染症の原因細菌として，サルモネラ *Salmonella*，腸炎ビブリオとともに医学的に重要．[324]

カンファレンス conference 話し合い，相談，会議の意味で，臨床においてはさまざまな場面で行われている．目的は，種類によりそれぞれ異なる．①ケースカンファレンス：対象者のケアに関する内容を同じ職種の人びと，あるいはその患者にかかわるさまざまな職種の人びと（医師，看護師，理学療法士，ソーシャルワーカーなど）が集まり，情報を共有したり，問題解決したり，方針を決定したりする．ときに患者や患者の家族がメンバーに入ることもある．②チームカンファレンス：看護の場合などではチーム別に患者のケアにかかわっている看護師たちが集まって，より質の高い看護を提供するために患者の情報交換や看護ケアについて討議する．医師の場合では，医療を提供している医師チームが患者の治療方針を決定したり，情報を共有したりする．③学生カンファレンス：臨床実習中に学生の実習をより効果的にする目的で，臨床指導者や教員と患者のケアについてディスカッションしたり，学生間の看護に関する意見や情報交換を行う．[415]

肝部下大静脈〔膜様〕閉塞症 infrahepatic inferior vena cava obstruction 下大静脈の肝部に閉塞ないし狭窄機転が生じ，肝静脈の流出が障害され，うっ血肝や門脈圧亢進症を呈する病態．バッド・キアリ Budd-Chiari 症候群は肝静脈の閉塞をも含むが，臨床的には本症と同義に扱われることが多い．閉塞の大部分は膜様閉塞で，その原因として先天的要因および血栓の器質化などの後天的要因が考えられている．また，種々の原因による肝静脈血栓症や腫瘍による圧迫も同様の症状をもたらす．腹水，肝腫大，腹壁静脈怒張，下肢の静脈瘤，浮腫，食道静脈瘤などをきたす．診断には下大静脈造影が必要．内科的には抗血栓療法を行うが，根治的にはカテーテルを用いた膜様部の穿破や拡張術を行う．[279.192]

肝不全 hepatic insufficiency, liver failure, hepatic failure ［肝機能不全］ 高度の肝細胞障害により，肝の代謝機能が極度に低下する症候群で，生命予後を脅かす危険性がきわめて高い．黄疸，腹水，意識障害，出血傾向，腎不全，呼吸不全，循環不全など多彩な症状を示すが，なかでも意識障害（肝性脳症）が中核をなす．急性肝不全と慢性肝不全に大別される．急性肝不全とは，これらの不全症状が急激に出現し，日ないし週単位で進行する病態をいう．通常は，1968 年にトレイ C. Trey らの提唱した劇症肝不全 fulminant hepatic failure に準じて，先行する肝障害がなく発症から 8 週以内に肝性脳症をきたすものを指す．原因は，肝炎ウイルス，薬剤，低酸素血症，循環不全，代謝異常，重症のアルコール性肝障害，悪性腫瘍の浸潤などがあげられる．わが国では，このうち，肝炎ウイルスと薬剤によるものを特に劇症肝炎 fulminant hepatitis（第 12 回犬山シンポジウムの診断基準，1981）と呼んでいる．また亜急性肝炎（第 10 回日本消化器病学会の定義，1968）の一部が含まれるが，劇症肝炎の亜急性型と亜急性肝炎には定義上重複がある．これを整理するために亜急性肝炎という呼称をやめ，8 週以降 24 週未満の間に肝性脳症を示す病型を遅発性肝不全 late onset hepatic failure（LOHF）とする案もある．慢性肝不全とは，進行した肝病変（多くは非代償性肝硬変）において，著しく肝機能が低下したために前述の不全症状が出現し，これを月ないし年単位で繰り返す病態をいう．代償された肝障害の経過中に新たな原因が加わり肝不全となった病態は，acute on chronic 型の肝不全として区別する．[279.192] ⇨参肝性昏睡→618

●肝不全（昏睡度分類）

昏睡度	精神症状	参考事項
I	睡眠-覚醒リズムの逆転 多幸気分，ときに抗うつ状態 だらしなく，気にもとめない態度	retrospectiveにしか判定できない場合が多い
II	指南力（時，場所）障害，物をとり違える（confusion） 異常行動（例：お金をまく，化粧品をゴミ箱に捨てるなど） ときに傾眠状態（普通の呼びかけで開眼し会話ができる） 無礼な行動があったりするが，医師の指示に従う態度を見せる	興奮状態がない 尿便失禁がない 羽ばたき振戦あり
III	しばしば興奮状態またはせん妄状態を伴い，反抗的態度をみせる 嗜眠状態（ほとんど眠っている） 外的刺激で開眼しうるが，医師の指示に従わない，または従えない（簡単な命令には応じられる）	羽ばたき振戦あり（患者の協力が得られる場合） 指南力は高度に障害
IV	昏睡（完全な意識の消失） 痛み刺激に反応する	刺激に対して，払いのける動作，顔をしかめるなどがみられる
V	深昏睡 痛み刺激にもまったく反応しない	

厚生省特定疾患難治性の肝炎調査研究班劇症肝炎分科会（1981年9月，岐阜）

●わが国における劇症肝炎，亜急性肝炎および LOHF との関係

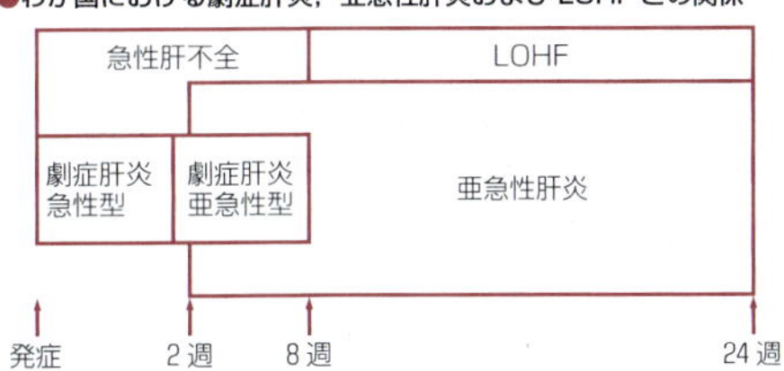

眼部帯状ヘルペス herpes zoster ophthalmicus ［眼部帯状疱疹］ 水痘・帯状疱疹ウイルスが三叉神経をおかし，眼瞼や眼球に多彩な病変を起こす．片側の前頭部や顔面に神経痛や水疱が出現し，瘢痕を残して治癒する．眼症状は皮疹と同側に起こり，結膜炎，角膜炎，虹彩毛様体炎を伴うこともある．ときには緑内障を合併する．治療にはアシクロビルなどの抗ウイルス薬の局所・全身投与が行われる．[1130] ⇨参帯状疱疹→1877

眼部帯状疱疹 herpes zoster ophthalmicus⇨同眼部帯状ヘルペス→651

肝部分切除術 partial resection of liver 肝切除のうち，肝臓の区域以下の切除をいう．良性肝腫瘍や悪性腫瘍であっても肝表面近くに限局している場合が適応．また，高度肝障害を有する肝硬変合併肝細胞癌では，肝予備能の面からも本術式を用いることが多い．[1401]

肝分葉異常 abnormal lobulation of the liver, hepatic abnormal lobulation 正常肝は右葉，左葉および尾状葉に分かれ，さらに門脈の走行に応じて区域および亜区域に分かれるが，これとは異なった形態を示すものを分葉異常という．梅毒や肝の広範壊死によって肝の変形が生じることもあるが，通常は，胎生期において生じた肝の形成異常のことを指す．分葉異常の形態にはぶどうの房状に分葉したものなどの報告があるが，肝のごく一部のみが異常形態を示すものが多い．通常は治療の必要はないが，肝腫瘍との鑑別が困難であり，手術が行われることもある．[60]

か

観兵式状配列 palisading ［柵状配列，パレード〔様〕配列］ 核や細胞がリズミカルに列をなして並んでいる状態をいい，軍隊の観兵式における兵士の行進の列のように見えることに由来．通常は規則正しく配列することのない非上皮系の腫瘍細胞が，このような整った配列を形成した場合にほぼ限って用いられる表現である．シュワン細胞腫や平滑筋腫で特徴的に見られる．[1589] ⇨参シュワン細胞→1412

貫壁性心筋梗塞 transmural myocardial infarction 心内膜から心外膜下までの心筋全層に及ぶ心筋梗塞．梗塞の存在範囲による分類で，非貫壁性心筋梗塞に対して用いられる．心電図上，心筋壊死による特徴的な異常Q波がみられるが，消失する場合もある．[1391] ⇨参Q波梗塞→100

鑑別診断 differential diagnosis；DD 患者に適切な処置を行うためには，患者の病態を正確に把握する必要がある．患者の病態を最も適切に表現すると判断した診断を確定診断と呼ぶ．できる限り正確な確定診断に到達するためには，最初から診断を絞ってしまうのではなく，さまざまな可能性を考え鑑別していく必要がある．患者の病歴，症状，身体所見，検査所見などから鑑別する必要があると考えられる診断をいう．[835] ⇨参仮診断→553

鑑別染色⇨同複染色→2543

鑑別培地 differential medium 培地の中に基質と検出試薬を加え，発育する菌種の酵素反応などによる培地性状の変化を観察することによって，分離した特定の菌種・菌群を鑑別(同定)できるようにつくられたもの．[324]

鑑別不能型統合失調症 undifferentiated schizophrenia 統合失調症としての一般的特徴(特異な思考障害，妄想性症状，幻覚体験，および著明な意欲低下や会話の貧困，不適切な情動反応などの陰性症状)を認めるが，他の亜型，例えば破瓜型統合失調症や妄想型統合失調症と識別できるほどの特異的症状を確認できないもの．ただ，この亜型は，日本では破瓜型に分類されてきたことが多く，臨床的にはほとんど使われなかったが，現在はしばしば活用される傾向にある．[1085] ⇨参統合失調症→2104

感冒 coryza⇨同急性上気道炎→731

漢方 Kampo medicine 約2,000年前に中国で発祥した医学は，6-7世紀頃に日本に伝わり，江戸時代に独自の発展を遂げた．一方，江戸後期にはオランダ医学が日本に流入したため，オランダ医学と区別するために中国(漢)由来の医学という意味で，漢方と呼ぶようになった．中国で行われている中国医学は中医学といい，漢方ではない．この2つの医学はルーツは同じであるが，その考え方や用いる生薬は現代では異なっている．漢方治療は西洋医学的な病名〔抑うつ(鬱)状態，心身症など〕に対してではなく，現れた症状に基づいて処方が決まる．漢方は精神状態と身体症状を同時に治療する．[1170]

顔貌 facial expression, facies 顔形，顔つき．顔には目，鼻，口，耳などの器官があり，口唇の粘膜，結膜，皮膚があり，それらが組み合わされて総合的に1つの表現となって多くの情報を提供しているので，日常診療で顔貌を観察することは非常に重要．健康な顔貌は，顔色は赤みを帯びて光沢があり，生気が感じられるが，疲労時や有病時は反応が遅く生気が感じられない．病的顔貌としては蒼白(貧血，ショック)，紅潮(多血症，発熱)，チアノーゼ(心疾患，呼吸器疾患)，眼瞼浮腫(腎疾患)，眼瞼下垂(先天性下垂，重症筋無力症)，眼陥凹(脱水)，眼球突出(甲状腺機能亢進症，クルーゾン Crouzon 症候群)，眼球結膜充血(結膜炎，川崎病)，眼球結膜黄染(黄疸)，口唇乾燥(脱水)，満月様顔貌(副腎皮質ホルモン副作用)，閉眼不全(顔面神経麻痺)，口歪曲(顔面神経麻痺)などがあげられる．特異顔貌とは正常とは異なる顔形や顔つきで，上記の病的顔貌は後天的特異顔貌ともいえるが，一般的には先天的な特異顔貌を指している．すなわち，出生前に頭蓋顔面の形態発生に何らかの異常機転が働き，そのために起こった顔貌の異常である．特異顔貌は，鼻が低く小さい，鞍鼻，目がつり上がっている，耳介変形がある，耳介低位，小下顎など異常の組み合わせから得られる全体的な印象に基づくことが多いが，先入観や主観が入りやすいので，各器官について具体的な判定基準に従うべきである．原因は遺伝要因，環境要因によるもののほか，不明なものも少なくない．[1631]

眼房 chamber of eye 眼球の中で眼房水で満たされる部分．角膜，虹彩および水晶体で囲まれた前眼房と，虹彩の後面，水晶体の辺縁および毛様体で囲まれた後眼房と，硝子体を入れている硝子体眼房の3つの腔に分けられる．眼房水は角膜や水晶体の代謝に関与したり，眼圧を保つなどの働きをする．[154] ⇨参眼房水の流れ→653

漢方医学 Kampo medicine 漢方医学は古代中国に起源をもつ中国系の伝統医学であるが，わが国独自の発展を遂げた医学体系をこう呼んでいる．特に『傷寒論』を重視する立場が強く，腹診法がわが国の先人たちにより体系化されたことは特筆すべきである．漢方医学の基本的考え方では，陰陽・虚実・表裏・寒熱(八綱)，気血水，臓腑経絡，六病位(『傷寒論』の熱性疾患のステージ分類)を用いる．それに対して中医学は，こうした病態把握を行う過程で陰陽五行論をその基礎におくことが特徴とされている．漢方医学では，患者の病態を最終的にある特定の薬物の適応病態(証)として把握する．ちょうど適応病態と投与処方とを鍵と鍵穴との関係としてとらえ，方証相対と呼ばれる．これに対し中医学では，弁証論治とされ，日本漢方であげた分類のほか，病因，熱性疾患の中でも温病と呼ばれる病態の把握として用いられる衛気(えき)営血弁証，三焦弁証をも駆使するとされる．また病因から病態発生の過程を細かく論ずる．こうした弁証に基づいて各病態に応じ，基本処方の選択ないしはそれに生薬の加味がなされる．漢方薬は天然の植物，動物あるいは鉱物に簡単な処理を加え，通常複数の生薬を一定の組み合わせで一定の分量(比)で組み合わせたもので，多くは出典がありそれぞれ名前をもっている．こうした処方を基本に生薬を加減したり，他の処方と併用(合方という)したりする．また各生薬には，気味といって，陰陽論の考え方による四気，温涼寒熱平(温めたり冷やしたりどちらでもない)の作用があるとし，また五行の考え方による五味，酸苦甘辛鹹(それぞれ肝心脾肺腎に対応)をもつとして治療に応用する．『傷寒論』における病態把握の特徴として，三陰三陽の考え方がある．すなわち急性熱性疾患を例にとり，病気の初発から最終段階までの経過を6つのステージに分類する．三陽は太陽病，少陽病，陽明病，三陰は太陰病，少陰病，厥陰(けついん)病である．三陽は陽証の特徴を有するステージで，順に体表，中間，裏(身体深部)に病邪が存在するとし，特徴的な症候によって区別する．治療としては発表(発汗)，中和(和解)，瀉下あるいは清熱などの治療法をとる．三陰は病邪が裏にまで入り込み，陰証の特徴を有するステージであるが，明確な区別がしにくいことも多い．治療として温補剤を用いる．[699] ⇨参中医学→1983，生薬→1465

顔貌異常 abnormal facial configuration, abnormal facies 疾病に由来する特有の顔の表情．例として，満月状顔貌(クッシング Cushing 症候群などで副腎皮質コルチコイド過剰によりみられる特有の丸顔)，ヒポクラテス顔貌(ヒポクラテス死相)，仮面様顔貌，筋無力症顔貌，アデノイド顔貌，僧帽弁顔貌などがある．[1164]

がん放射線療法看護認定看護師 certified nurse in radiation therapy nursing⇨参認定看護師→2273

願望充足 wish fulfillment 願望が成就した状況を空想することで，心的渇望状態を解消しようとする働きのこと．例えば特定の異性から慕われているとする恋愛妄想や，自分の人生を劇的に変化させることなど．しかし願望が達成されない場合は，願望充足は願望妄想へと転じ，妄想が固着すればヒステリー，神経症，幻覚となって発現することもある．また，フロイト Sigmund Freud(1856-1939)は夢の根底にある潜在的内容は願望充足であると述べている．[488]

汗疱状湿疹 eczema pompholyciforme⇨同異汗性湿疹→221

眼房水⇨同房水→2679

眼房水の流れ aqueous humor flow 眼房水 aqueous humor とは眼球の眼房を満たす液体である．毛様体突起から後眼房に分泌される弱アルカリ性水様液で，瞳孔を通って前眼房に流れる．虹彩角膜角(前眼房角または隅角ともいう)の外側壁を形成している疎な結合組織の網目(虹彩角膜角隙またはフォンタナ Fontana 腔)を通じて濾過され，強膜静脈洞(シュレム Schlemm 管)に流れ込む．眼房水には血管のない角膜や水晶体に栄養を与え老廃物を除き，また眼圧を保つなどの働きがある．眼房水の出口が閉鎖されて，眼圧が異常に高まった状態が緑内障である．[154]

癌胞巣 cancer cell nest⇨同癌巣→639

漢方薬 Kampo formula 天然産品を簡単に加工した生薬からなる治療薬である．一定の構成生薬が，一定の分量比で組み合わされている．それぞれ適応病態(証)を有するとされ，各処方を使用する際に重要とされる症候を主目標に選択される．漢方薬の剤形としては，煎薬(熱水抽出)，散薬(生薬を粉末にして用いるもの)，丸(散にしたものを米糊あるいは煉蜜で固めたもの)で徐放剤としての効果をねらうものが代表的である．本来の剤形が散や丸であるものを煎薬として使用する場合，○○散料あるいは○○丸料と称する．剤形により活性成分の動態に変化が生じる可能性がある．煎薬は熱に安定で水溶性の成分を主体とし，散あるいは丸は熱に不安定な，水溶性でない成分を利用していると考えられる．その他，軟膏など外用剤も存在する．以上の剤形以外に，最近では保存性，軽便性にすぐれ工場でエキス化した製剤も多く用いられるようになっている．その中で，薬価収載され健康保険で使用可能な製剤を医療用漢方製剤と呼び，現在148処方ある．生薬も160種ほどが薬価収載され，この範囲で保険診療を受けることが可能である．安全と考えられていた漢方薬であるが，最近その副作用が注目されるようになっている．胃腸障害，発疹など比較的頻度の高い副作用のほかに，間質性肺炎，肝機能障害など死亡例を含む重大な副作用報告も増えている．また生薬の甘草による偽アルドステロン症(浮腫，血圧上昇，低カリウム血症)，横紋筋融解症，不整脈，心不全などの報告がなされてきている．甘草は日常臨床で頻用される多くの漢方薬に含まれており，特に漢方製剤の多剤併用例，利尿薬との併用例では注意を要する．その他，膀胱炎や，麻黄含有の製剤ではエフェドリンを含み循環器疾患，排尿障害を有するものに注意が必要な処方がある．いずれにせよ「漢方薬も薬である」との認識にたち，他の薬剤との相互作用を考慮し，服用後の注意深い経過観察が重要である．[699] ⇨参生薬→1465

肝保護療法⇨同肝庇護(ひご)療法→650

陥没呼吸 inspiratory retraction 呼吸障害により呼吸困難に陥った際に，吸気時に胸壁が陥没する呼吸．新生児や低出生体重児に起こる呼吸障害である特発性呼吸窮迫症候群の主要な症状で，この陥没呼吸の程度を採点する方法としてシルバーマンスコア Silverman score が考えられた．新生児や低出生体重児は胸壁が未完成で，呼吸障害があると吸気時に胸腔内が強い陰圧となり，肋間腔，剣状突起部，胸骨部，肋間部が陥凹する．[1631]

陥没骨折⇨同陥凹骨折→567

陥没乳頭 inverted nipple, retracted nipple ［乳頭陥没］ 通常，乳頭は乳房上に突起するが，乳頭が陥凹して乳房皮膚表面より突出していない状態．平常時は問題とならないが，分娩後は児が吸乳することができない．吸乳刺激に乏しく乳汁分泌不足やうつ乳，乳腺炎などを生じる．乳頭をつまみ出す処置は分娩前に行うと子宮収縮を起こすことがあるので注意を要する．重度の場合は非妊娠時に処置をする．乳頭と皮下組織間の結

か

合線維性組織を切断する方法(ホフマン Hoffman 法)もある.[998]

ガンマ　「γ」の項目を見よ

癌マーカー⇨同腫瘍マーカー→1410

肝マイクロゾーム　**microsome of hepatocyte**　組織をすりつぶして細胞を破壊したのち，遠心分離を行って，核，ミトコンドリア，リソソームを取り除いた上清を，さらに10万G，1時間の超遠心を行ったときに沈殿として得られた分画をマイクロゾームという．全細胞成分の16-20% を占め，主体は粗面小胞体，滑面小胞体，遊離リボソームであるが，ゴルジ Golgi 体膜，ミトコンドリアの外膜なども含まれる．肝細胞のマイクロゾーム分画には，薬物代謝に重要な働きをするシトクロム cytochrome P-450 や抗シトクロム cytochrome P-450 reductase による電子伝達系が存在する.[60]

ガンマカメラ　**gamma〔-ray〕camera, γ camera**　［**シンチ〔レーション〕カメラ**］　体内に投与した放射性同位元素(RI)の分布を画面上に輝点として表示する装置．シンチカメラともいう．その輝点を一定時間撮影して得られた蓄積画像がシンチグラフィー．構造的には1枚の大きなシンチレーターを用いるアンガー Anger 型と，多数の小さなシンチレーターを組み合わせたベンダー Bender 型があるが，前者が広く用いられている．シンチレーターにはヨウ化ナトリウム(NaI)の結晶を用い，NaI 結晶に入射したγ線や X 線は光に変換される．発生した光はシンチレーターの後面にある光電子増倍管に入り電気信号に変換され，位置計算回路により位置座標が決定されて対応する画面の部分が発光する．シンチレーターの前面には特定方向から入射したγ線だけを通過させるコリメータが装着される.[737]

ガンマナイフ　**gamma knife**　放射線治療において，スウェーデンの脳神経外科医レクセル Lars Leksell により開発された脳・定位放射線照射装置．大きなヘルメットの内部に201個のコバルト60(^{60}Co)線源が内蔵され，4-16 mm の極小照射野を用いて，脳の小病変(4 cm 以下)に集中して照射する．転移性脳腫瘍，聴神経腫瘍，動静脈奇形が代表的な適応疾患．一般には SRS (定位手術的照射 stereotactic radiosurgery)として1回に20-25 グレイ(Gy)の線量を投与する.[471]　⇨参直線加速器→2022，定位放射線治療→2042，定位手術的照射→2041

干満型腹膜透析⇨同夜間干満型腹膜透析→2836

緩慢言語⇨同言語緩慢→947

甘味(かんみ)⇨同甘味(あまみ)→176

肝ミトコンドリア　**mitochondria of the hepatocyte**　ミトコンドリアは，細胞小器官の1つで，細胞の生活機能を営むために必要なエネルギーを好気的に産生する ATP 産生工場である．赤血球以外のすべての細胞に存在し，内外二層の膜で構成され，直径0.2 μm，長さ2-6 μm の糸状，杆状の形態を呈する．肝細胞には細胞1個当たり1,000-2,000個のミトコンドリアが存在する．肝ミトコンドリアにおける酸化ストレスの発生は，アルコール性肝障害，ライ Reye 症候群，非アルコール性脂肪性肝炎 nonalchoholic steatohepatitis(NASH)，さらには慢性C型肝炎などの肝細胞障害機序として注目されている.[60]

眼メラノーシス　**melanosis oculi**　［**眼球黒色症**］　眼瞼，瞼結膜，強膜，虹彩，脈絡膜，視神経乳頭などの眼組織に現れる黒褐色の色素沈着をきたす眼科関連のメラノーシス(黒皮症)の総称．通常，悪性化することはまれで，視機能に障害を起こさない.[1601]

癌免疫　**cancer immunity**　［**腫瘍免疫**］　癌(悪性腫瘍)に対する免疫応答の総称．免疫系は病原性微生物に対する感染防衛機構として進化的に発達したと考えられるが，免疫抑制あるいは免疫不全状態では癌が好発することなどから，癌に対する免疫監視機構が存在することが示されている．癌に対する免疫応答は宿主免疫系による癌特異抗原の認識により惹起され，これは細胞傷害活性をもつキラーT細胞や NK 細胞を中心とした細胞性免疫応答と，B細胞が産生する抗腫瘍抗体による体液性免疫応答に大別される．このような癌に対する免疫応答を癌治療に応用するために，腫瘍抗原を用いた抗腫瘍ワクチン療法やキラー細胞を移入する細胞療法および抗腫瘍抗体を用いた抗体療法などが開発されている．B細胞腫瘍に対する分子標的薬剤の抗 CD 20 抗体(リツキシマブ)や乳癌に対する抗 HER 2 抗体(トラスツズマブ)はすでに臨床に供されている．しかし，癌細胞は MHC(主要組織適合遺伝子複合体)の消失や免疫抑制物質の分泌などによる免疫回避機構を有しており，効果的な癌免疫を誘導するために克服するべき課題も多い.[939]　⇨参免疫監視〔機構〕→2808

癌免疫療法　**antitumor immunotherapy, tumor immunotherapy**　癌に対する宿主免疫応答を賦活化して，癌を排除する治療戦略のこと．外科手術，化学療法，放射線治療に続く癌の治療法として期待されている．癌細胞を特異的に傷害するキラーT細胞やこれを誘導する樹状細胞およびヘルパーT細胞を用いる細胞療法，癌細胞を特異的に認識する抗腫瘍抗体を用いる抗体療法が試みられており，B細胞腫瘍に対する分子標的薬剤の抗 CD 20 抗体(リツキシマブ)や乳癌に対する抗 HER 2 抗体(トラスツズマブ)はすでに臨床に供されている．腫瘍抗原を標的とする癌ワクチン療法も検討されているが，必ずしも十分な効果は得られていない．このため抗腫瘍免疫応答を増強するサイトカインや補助刺激分子あるいは自然免疫系を賦活化するアジュバント(免疫機構を非特異的に増強させることで抗原に対する免疫応答を増強させる物質)の活用が試みられている．一方，癌細胞にみられる MHC(major histocompatibility complex，主要組織適合遺伝子複合体)の消失や免疫抑制物質の産生による免疫回避など，効果的な癌免疫療法を確立するうえで克服すべき課題も多い.[939]　⇨参キラーT細胞→785

顔面仮面帯⇨同お面包帯→412

顔面筋　**facial muscle**⇨同表情筋→2490

顔面痙攣　**mimic spasm, facial tic, facial spasm**　多くは一側に生じる片側顔面攣縮で，持続性または間欠性の不随意運動．片側顔面筋全体の攣縮の場合もあるが，片側眼周囲のみの攣縮の場合もある．顔面神経が脳幹からの起始部で圧迫されることにより生じることが多い．圧迫の原因として，蛇行した血管であることが多いが，小脳橋角部脳腫瘍や動脈瘤などのこともある.[369]　⇨参半側顔面痙攣→2414

顔面肩甲帯型筋ジストロフィー　**facioscapulohumeral muscular dystrophy**　［**ランドゥジー症候群**］　進行性筋

ジストロフィーの1つ．常染色体優性遺伝で，20歳以下で発症し緩やかに進行する．発症比率の男女比は同じである．主に顔面，上腕，上肢帯の筋萎縮，筋力低下をきたす．顔面はミオパチー顔貌を呈し，発語障害が出現する．また歩行困難となることもある．筋電図では筋原生変化 myopathic change，血清CK（クレアチンキナーゼ）の軽度の上昇がみられる．合併症として，骨の変形，関節の拘縮，感音難聴，網膜毛細血管異常などがある．顔面肩甲上腕型筋ジストロフィーともいう．⇨参進行性筋ジストロフィー→1542，デュシェンヌ型筋ジストロフィー→2070

顔面交叉神経移植術 cross-face nerve grafting 顔面神経麻痺に対して，患側筋支配神経の修復を図る手術術式．健側顔面神経の一枝（通常は頬骨枝あるいは頬枝が用いられる）と患側顔面神経の間に，神経（腓腹神経など）を移植することにより，患側筋支配神経の修復を図る．[1246]

●顔面交叉神経移植術

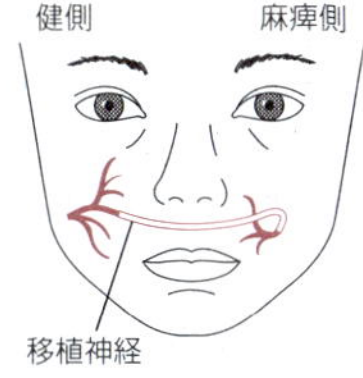

顔面紅潮 hot flash⇨同ホットフラッシュ→2710

顔面指数 facial index 顔面高と左右頬骨弓幅との比率．解剖学および人類学では，頭蓋について一連の計測点や線を設定して，これらの計測値を用いて頭蓋間の比較をしている．このうち顔面指数は，顔面高/左右頬骨弓幅×100（顔面高＝鼻根点から顎点に至る直線距離）で求められる．[1044]

顔面除皺（じょしゅう）術 facial rhytidectomy ［顔面しわとり術］ 老化によって生じるしわを除去する，主として美容を目的とした手術．前額・眉間・眼瞼部に加え，側頭部や頬部，頸部の除皺術が行われる．余剰皮膚を切除する術式が一般的だが，最近はコラーゲンやヒアルロン酸などを注入する方法も行われている．[1246] ⇨参眼瞼形成術→587

顔面しわとり術⇨同顔面除皺（じょしゅう）術→655

顔面神経 facial nerve，nervus facialis ［第7脳神経］ 第7脳神経．顔面神経は顔の表情筋へいく運動線維（本来の顔面神経）と，中間神経という味覚線維とともに内臓性遠心性（分泌）線維を含んでいる．運動線維は橋被蓋にある運動神経核から出て，外転神経核のまわりを回り，橋下端の腹外側部から出る．節前性分泌線維を出す細胞は上唾液核を形成する．味覚線維は膝神経節にある偽単極性細胞の突起であり，孤束核に終わる．内臓遠心性および味覚線維は外転神経核を回らずに顔面神経の下行脚に加わり，中間神経として顔面神経と内耳神経の間から脳を出る．中間神経には，鼓膜と外耳道の体性知覚にも関与している求心線維も含まれる．この神経の両部分は第8脳神経〔聴神経（内耳神経）〕とともに内耳道を通り顔面神経管へ入る．途中，膝神経節で大錐体神経を分枝し，翼口蓋神経節へ至る．茎乳突孔で顔面神経管を出て，顔面神経は頭蓋から離れる．顔面神経は，①運動：表情に関係する顔面諸筋や後頭筋，顎二腹筋，茎突舌骨筋，耳小骨の動きにかかわるアブミ（鐙）骨筋の支配，②分泌：涙腺，鼻腺，舌下腺，顎下腺や口蓋腺の支配，③味覚：舌前2/3の味覚，④知覚：耳介後方部の一部と鼓膜，外耳道の知覚に関係している．[475]

顔面神経核 motor nucleus of facial nerve 顔面神経（第7脳神経）の主体である運動神経線維の起始核（特殊内臓性運動核）．脳幹（橋下部の被蓋）に位置する多極性の神経細胞群で構成される．この核から起こる運動線維は背内方に進み，外転神経核の内側に沿うように回り込み（顔面神経膝），腹外方に転じて橋の下端から出る．この運動神経の支配する筋は，発生学的に第2鰓弓（舌骨弓）に由来する横紋筋で，鰓弓筋と呼ばれる．鰓弓筋は随意運動に加え不随意の反射運動をすることから，特殊内臓性の筋といわれる．顔面の表情筋群，広頸筋，アブミ骨筋，茎突舌骨筋，顎二腹筋後腹などである．ちなみに，橋下縁から出る顔面神経には運動神経線維のほかに，副交感線維と味覚にかかわる感覚神経線維とが束ねられている．これらの線維群は後に運動線維群と分離して中間神経となる．[1044]

顔面神経管 facial canal，canalis facialis ［ファロッピオ管］ 顔面神経は橋-延髄境界部で脳幹を出て，聴神経とともに内耳道に入り，側頭骨の顔面神経管（ファロッピオ管 aqueduct of Falloppio）という骨の管を通り，茎乳突孔で顔面神経管を出て骨外に出る．側頭骨内の顔面は内耳前庭の前縁に沿って鋭く後下方に曲がる．この角部に膝神経節があり，その直下で大錐体神経が分岐する．[584] ⇨参ベル麻痺→2639

顔面神経管開放術⇨同顔面神経減圧術→655

顔面神経減圧術 decompression of facial nerve ［顔面神経管開放術］ 顔面痙攣の治療法．顔面神経を圧迫している動脈の圧迫を除くために，後頭下開頭術により，責任動脈と顔面神経の間にスポンジなどを入れる．[791]

顔面神経膝 genu of facial nerve⇨参膝神経節→1315

顔面神経舌下神経吻合術 facial-hypoglossal-nerve anastomosis⇨同舌下神経顔面神経吻合術→1730

顔面神経ブロック facial nerve block 顔面痙攣に対する治療と眼科手術での局所麻酔の補助に施行される．顔面神経が，頭蓋から出る茎乳突孔内に針を進める顔面神経幹ブロックと末梢枝に効果を得るオブライエン O'Brien 法がある．顔面神経幹ブロックには顔面神経穿刺圧迫法がある．乳様突起先端部のやや前方から刺入し茎乳突孔内にブロック針を進め，顔面神経を穿刺し顔面神経麻痺をつくり出すことで痙攣を緩和させる．有用であるが，技術的に非常に難しい．末梢枝ブロックのオブライエン法は，眼瞼痙攣，眼瞼周囲のみの顔面痙攣や顔面チック症の一部，また眼科手術の局所麻酔で眼輪筋の痙攣を防ぐために用いられている．耳珠前縁より外眼角と口角へと引いた線のなす角の2等分線上で約2cm鼻側を刺入点とし，深さ1cm程度で局所麻酔薬数mLを浸潤させる．合併症に出血，血腫など，顔面神経穿刺圧迫法では耳管穿刺もあるが頻度は低い．[951] ⇨参顔面痙攣→654，半側顔面痙攣→2414，眼瞼痙攣→587

顔面神経吻合術 facial nerve anastomosis 顔面神経麻

痺に対する手術的治療法で，顔面運動の改善，回復が目的．小脳橋角部，側頭骨内，耳下腺部のいずれかの部位の腫瘍摘出術や外傷などにより顔面神経が損傷，断裂された場合に行われる．顔面神経端端吻合，舌下神経-顔面神経吻合術，副神経-顔面神経吻合術が考案され，現在では胸鎖乳突筋枝で行われている．[887]

顔面神経麻痺　facial palsy, facial paralysis　顔面の筋肉を支配している神経に障害が起こり，主に顔の片側に麻痺が現れる．中枢性と末梢性とがあり，前者は主として脳腫瘍，脳梗塞などの随伴症状としてみられる．後者の代表的疾患として突発性顔面神経麻痺(ベル Bell 麻痺)があり，幼児から高齢者まで男女の区別なく，突然麻痺が生じる．原因は不明である．同様の症状は，帯状疱疹ウイルスの感染，多発性硬化症，サルコイドーシスなどでみられる．[683] ⇨参ベル麻痺→2639

●顔面神経麻痺(右末梢性)

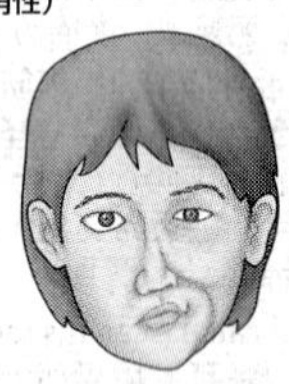

顔面損傷　facial injury　顔面の外傷は表層の損傷がそのほとんどを占めるが，しばしば顔面骨骨折を合併する．顎骨骨折や歯の損傷を合併すれば，咬合異常や開口運動障害の機能異常をきたす．通常は咽頭の浮腫や著しい出血により気道閉塞をきたさない限り，緊急処置を必要とすることはない．口腔内に損傷がないのに著しい出血が持続する場合は，鼻腔内出血や前頭蓋底骨折を疑い，また鼻や耳からの漿液性の出血では髄液漏の合併を考える．眼球運動の異常は眼窩底骨折(ブローアウト骨折)に注意する．頬部の深い外傷は，顔面神経損傷により末梢性顔面神経麻痺をきたす．口腔内は清潔に保ち，歯や咬合状態，顎関節の観察を十分に行うことが大切．[658] ⇨参顔面神経麻痺→656，眼窩吹き抜け骨折→572

顔面単純性粃糠(ひこう)疹　pityriasis faciei simplex　[**はたけ，単純性粃糠(ひこう)疹，白色粃糠(ひこう)疹**]　円形から類円形の粃糠(米ぬか)様の鱗屑が付着し，周囲よりやや白色調を呈する局面．俗にいう「はたけ」のこと．顔面の頬を中心に好発し，その他，四肢や体幹にも認められる．アトピー性皮膚炎の軽症の皮膚症状と考えられる．自然治癒することが多く，治療は清潔と保湿が基本．[235]

顔面中央裂症候群⇨同第1鰓弓(さいきゅう)症候群→1853

顔面痛　facial pain, prosopalgia　顔面に生じる痛みの総称．三叉神経第2，第3枝領域に生じる特発性三叉神経痛，非定形顔面痛(内頸動脈痛)，緑内障，副鼻腔炎などの炎症，帯状ヘルペス後神経痛などの感染，腫瘍，群発頭痛の波及のほか，心因性などの予想もしない原因によっても生じるが，特発性三叉神経痛によるものが最も多い．刺すような痛み，焼けるような痛み，電撃痛のような鋭い痛み，強い鈍痛，持続性の漠然とした鈍痛など症状はさまざまである．顔面痛の多くは医療面接と身体診察，症状から診断が可能であるが，炎症や腫瘍などを除外するために，CRP，赤沈などの血液生化学検査，画像検査が行われることもある．

顔面頭蓋　facial skeleton, viscerocranium　[**内臓頭蓋**]　脳を囲む脳頭蓋(神経頭蓋)と区別して，顔面を構成する凹凸を示す部分をいう．主として，呼吸器・消化器の起始部(口腔，鼻腔)を形成し，視覚，嗅覚，聴覚，味覚などの感覚器官を含んでいる．上顎骨*，頬骨*，口蓋骨*，下顎骨，舌骨，篩骨，下鼻甲介骨*，涙骨*，鼻骨*，鋤骨からなる(*は左右1対)．新生児の顔面頭蓋は脳頭蓋に比べてかなり小さい(約1：8)．顔面頭蓋と脳頭蓋では成長の時期や速度に違いがあるためで，上顎・下顎の歯槽，副鼻腔，顔面の筋(咀嚼筋や表情筋)などの発達にともない大きく変わってくる(新生児：成人で約1：2.5)．(図参照⇒頭蓋→2094)[1044]

顔面熱傷　facial burn　熱による顔面の組織障害．他部位の熱傷と異なり以下の点が重要である．熱傷による損傷部位の治療を行うだけでなく美容上の配慮を念頭に対処することが求められる．また，口唇部，鼻腔などに炎症，狭窄がある場合などは気道確保の方法として気管切開が行われることもある．顔面の熱傷では熱傷そのものがそれほど重篤でなくても，睫毛やひげが焼けている場合，気道損傷(気道熱傷)に注意する．[1582]

顔面の感覚　facial sense　顔面の皮膚や粘膜(口腔，鼻腔，副鼻腔，眼瞼，角膜)の感覚は三叉神経(第5脳神経)が支配している．しかし，一部の皮膚(下顎角を覆う部分)は頸神経由来の大耳介神経(C_2，C_3)の感覚支配を受けることに注意．眼神経V_1の障害によって角膜反射の低下，消失が起こる．また，上顎神経V_2，下顎神経V_3に末梢性障害が生じると，それぞれの分布領域にきわめて激しい痛みを生じる(三叉神経痛)．三叉神経痛は俗に顔面神経痛と呼ばれるがこれは誤りで，顔面神経は顔面筋(表情筋)の運動を支配する神経である．[1044] ⇨参三叉神経→1204，上顎神経→1426

顔面の形成　formation of face　胚齢4週末から7週中頃にかけて起こり，左右の上顎隆起，左右の下顎隆起，前頭鼻隆起の5要素がかかわる．4週末には第1鰓弓から上顎隆起と下顎隆起が形成され，相前後して前脳胞(大脳の原基)腹側の間葉組織が増殖して前頭鼻隆起を形成する．これらの隆起は左右および上方から将来の口となる部分(口陥)を囲むように伸びてくる．①下顎隆起は左右から伸びてきて正中で癒合し，下唇と下顎を形成．②前頭鼻隆起の先端近傍では左右2か所に局所的な上皮の肥厚が起こり，鼻板となる．鼻板を取り囲むように内側・外側部位が隆起して，内側鼻隆起と外側鼻隆起を形成．③左右の上顎隆起は増大して正中方向に伸び，最終的に左右の内側鼻隆起を挟んで癒合し，上唇を形成．このため，上唇の人中(にんちゅう)部分は前頭鼻隆起に由来する．外側鼻隆起は上唇の形成にはかかわらない．④左右の上顎隆起と外側鼻隆起との間にある溝はやがて管状に内部に埋没し，両隆起の表面は癒合して頬を形成．埋没した管は鼻涙管となり，涙液(なみだ)を目頭(内眼角)から下鼻道へ導く管となる．⑤前頭鼻隆起の中央部分は鼻柱となり，鼻板部分は陥入して嗅覚を感ずる嗅上皮となり，周囲の凹みは鼻腔の原基となる．ちなみに，両側面に発生した眼の原基はしだいに正面に移動してきて，上顎隆起の上方，前頭鼻隆起の外側に位置をとる．また外耳道は第1鰓溝に由来するため，口唇裂の下方(下顎の下方)に発生するが，その後，上顎と下顎の形成により外耳孔は顎関節の後方に位置し，外耳孔の周囲に耳介が形成される．さらに生後，咀嚼により顎が発達し，成人では外耳孔は口唇裂よりはるかに高い位置をとることになる．[1044] ⇨参鰓弓(さいきゅう)→1151

顔面播種(はしゅ)**状粟粒**(ぞくりゅう)**性狼瘡**(ろうそう) lupus miliaris disseminatus faciei；LMDF，miliary lupus of face 1-3 mm 程度の常色～やや黄色～紅色調の丘疹または小結節が，下眼瞼から鼻，額にかけて好発する疾患．膿疱が混在することもある．組織学的に毛包脂腺系の慢性肉芽腫性炎症で，真皮内の壊死を中心に取り囲む類上皮細胞性肉芽腫の形成が特徴．過去には皮膚結核疹とされてきたが，結核との関係はなく，毛包脂腺の炎症に続発する反応と考えられている．青年期～中年期にかけて多くみられる．慢性に経過し，数年程度までには自然治癒するが，瘢痕を残す場合もある．[235]

顔面補綴(てつ) facial prosthesis 腫瘍切除などによって生じた顔面の欠損を欠損部の形態に合わせて作製した人工物(エピテーゼ)で補うこと．ヘアバンドや眼鏡，義歯などの補助器具によって機械的に維持させるものと，マグネットや接着剤を使用して保持させるものがある．エピテーゼに使用する材料は，生体に為害性がなく，顔面部と類似の柔軟性があり，彩色しやすいなどの性状が要求され，シリコーン樹脂，ポリウレタン樹脂，アクリル樹脂などが使われている．[1310] ⇨参顎顔面補綴(てつ)→477，エピテーゼ→366

顔面マッサージ facial massage 末梢性顔面神経麻痺に対する理学療法の1つ．麻痺の期間が長期，重症であればあるほど顔面筋の萎縮や拘縮が起こってくる．これらの予防や筋の循環・代謝回復，顔面対称性の回復を促すことを目的として，筋肉の収縮方向に沿った顔面マッサージや顔面筋のストレッチを行う．[903]

緘黙(かんもく)**症** mutism ［無言症］ 発声や構音の機構に障害がなく，失語症でもないのに話さない状態．まったく話さない全緘黙症(全無言症)，少しは話す部分緘黙症(部分無言症)，特定の状況下あるいは特定の人に対してのみ話さない選択性緘黙症(選択的無言症)などがある．統合失調症の自閉，拒絶，緊張病性昏迷状態やうつ(鬱)病の昏迷状態などの病的体験の表現としてみられる場合と，詐病や解離性障害など心因性に出現する場合がある．選択性緘黙症は児童に多い．[768]

肝門 hepatic hilum，porta hepatis ［門脈裂溝］ 肝臓側面(下面)中央で，深く左右に陥凹している部(横溝)を肝門といい，門脈，固有肝動脈，肝管，神経およびリンパ管が出入りする部である．肝門は肝十二指腸間膜で十二指腸上部と結合している．[829]

肝門循環⇨同門脈循環→2834

関門制御説 gate-control theory⇨同ゲートコントロール説→878

肝門部空腸吻合術 hepatoportoenterostomy ［葛西法］ 先天性胆道閉鎖症の吻合不能型(肝門部に腸管と吻合しうる胆管がまったく存在しない症例)に対して行われる手術．1959(昭和34)年に葛西森夫らが初の手術成功例を報告し，葛西法と呼ばれている．閉鎖肝外胆管を切離し，肝門部に挙上した空腸を吻合する．なるべく早期(生後60日以内)に手術を行うことが重要で，それによって約80%の黄疸消失率を得ることができるとされる．[1401]

肝門部胆管癌 hilar carcinoma，hilar adenocarcinoma 左右肝管合流部付近を占拠する癌．中部および下部胆管癌に比べ，その解剖学的な位置関係より根治的外科切除が困難なことが多く，予後不良な疾患である．多くは黄疸，疼痛，発熱，食欲不振などをきっかけに診断される．閉塞性黄疸を生じても，中・下部胆管癌と異なり，胆嚢は触知しない．検査所見では血清ビリルビン，胆道系酵素の上昇を認め，超音波検査，CT などの画像検査によって腫瘍の存在が明らかとなる．根治的治療は手術であるが，肝門部という解剖学的特殊性より，病変は脈管内へ容易に浸潤するため切除不能例も少なくない．放射線療法，化学療法なども行われるが，有効性は低い．[60]

丸薬 pill 球形に近い形状をした経口薬剤の総称．錠剤とは異なり表面はやわらかいもの．[1594]

癌薬物療法⇨同癌化学療法を受ける人への看護ケア→569

丸薬丸め運動 pill-rolling movement，pill-rolling tremor ［銭勘定様運動］ 手の母指とその他の指をすり合わせ丸薬を丸めるような運動．パーキンソン Parkinson 病に特徴的な静止時振戦を表した言葉．[369] ⇨参静止時振戦→1671

●丸薬丸め運動

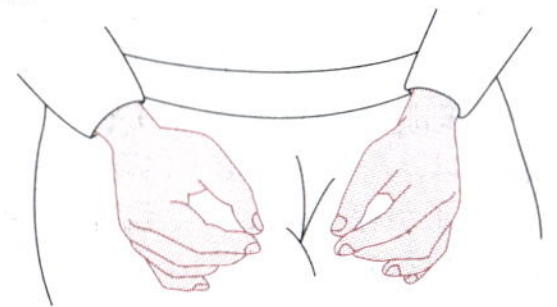

間葉 mesenchyme ［間充織］ 胚発生初期の胎生結合組織，未分化の組織のこと．間充織ともいう．間葉細胞と細胞間を満たす豊富な細胞間質(基質)とからなり，胎生期に活発に増殖，分化する．間葉細胞は主に中胚葉に由来し，線維芽細胞，軟骨芽細胞，骨芽細胞，脂肪細胞や骨格筋などの細胞に分化して，骨格や筋肉，循環器，泌尿生殖器，体腔壁を形成する．ただし，頭部の間葉組織は，主に頭部神経堤由来の細胞(外胚葉由来細胞)からなり，頭蓋底や顔面の骨や軟骨などの形成にかかわっている．このように多様な細胞に分化できる能力をもつ間葉細胞(多分化能細胞)が注目され，近年，中胚葉由来の間葉細胞の中で，とりわけ多分化能をもつ細胞群を「間葉由来幹細胞」として分離し，特別に培養して，再生医療に応用することが考えられている．また，出生後，成人においても骨髄中には少数ながら間葉由来の多分化能をもつ幹細胞「骨髄間質細胞」が存在していることが明らかになった．それらの幹細胞を分離し，試験管中で培養することにより，骨細胞，脂肪細胞，骨格筋細胞への分化のほかに，心筋細胞，肝臓細胞(内胚葉)や神経細胞(外胚葉)にまで分化することが報告されており，その分化機構が注目されている．[1044]

寛容原 tolerogen ［免疫寛容原］ 抗原特異的な免疫寛容を成立させる抗原のこと．一般に胎生期あるいは新生児期のリンパ球の分化・選択過程でリンパ球が遭遇する抗原は免疫寛容を誘導する寛容原となる．免疫寛容の誘導には，抗原それ自身の性状ばかりでなく，その投与経路や投与量も大きな影響を及ぼす．[939] ⇨参免疫寛容→2808

間葉細胞腫　mesenchymoma　［**混合間葉腫，間葉腫**］　間葉系腫瘍のうち，2種以上の組織からなる腫瘍と1948年にスタウト Arthur P. Stout が定義．良性と悪性がある．良性の血管脂肪腫，血管平滑筋腫などや，悪性の平滑筋肉腫と軟骨肉腫からなる混合腫瘍など，種々の組み合わせが可能な腫瘍の総称．現在では，上記のような具体的な内容がわかる個々の疾患単位の呼称が使われる．また悪性間葉腫と呼ばれたものの中には，脱分化型脂肪肉腫，悪性末梢神経鞘腫なども含まれると考えられる．間葉系腫瘍は単に間葉系の細胞からなる腫瘍の意味で，特別の定義づけはない．[901] ⇨参悪性間葉腫→139

間葉腫　mesenchymoma⇨同間葉細胞腫→658

癌抑制遺伝子　tumor suppressor gene，anti-oncogene　［**劣性癌遺伝子，サプレッサーオンコジーン**］　細胞が癌細胞へと変化するのを防ぐ働きをするタンパク質をコードする遺伝子．化学発癌物質や染色体異常によって，この遺伝子の欠失や，遺伝子産物の機能不全を起こす変異が染色体上に入ると，細胞が癌化しやすくなる．ただし，遺伝子は父系と母系が対になって存在しているので，一方の癌抑制遺伝子に変異が生じて機能不全になっても，正常な対立遺伝子が残っていれば癌化につながりにくい．もう一方の正常な遺伝子にも変異が生じると，細胞の癌化が起こりやすくなる．これに対し癌遺伝子は，一方の遺伝子に変異が入った場合，正常な対立遺伝子が存在していても細胞の癌化が起こりやすくなる．複数の癌抑制遺伝子と癌遺伝子に異常が起こった結果，細胞の癌化が起こると考えられている．さまざまな癌細胞で，癌抑制遺伝子の機能が失われていることが知られており，これまでに網膜芽細胞腫，ウィルムス Wilms 腫瘍，大腸癌などの癌抑制遺伝子が分離されている．[637]

冠予備能　coronary reserve⇨同冠血流予備能→586

乾酪壊死　caseation necrosis，caseous necrosis　［**乾酪変性**］　凝固壊死の一種で，壊死巣が黄白色のチーズ様(乾酪様)に見えることからこのように呼ばれる．滲出性肺結核症(乾酪性肺炎)や陳旧性肺結核症(被包乾酪巣)に特徴的に出現する．類似した像は悪性腫瘍の地図状壊死や3期梅毒の類上皮細胞性肉芽腫などにもみられることがある．[925]

乾酪化　caseation⇨同チーズ化→1965

乾酪性　caseous　［**チーズ様**］　組織の壊死の性状を表現する用語で，黄白色，チーズ様の乾酪物質がみられる状態を指す．結核菌が肺内を経気道的にある領域をもって拡大すると，乾酪性肺炎(滲出性肺結核症)を生じる．[925] ⇨参乾酪性肺炎→658，滲出性結核→1555

乾酪性結核　caseous tuberculosis　結核結節の中央部は，結節の大小を問わずほとんど黄色無構造の壊死組織で，肉眼的にチーズ(乾酪)様の外観を呈することから乾酪壊死と呼ばれる．肺の結核性病変のうち，滲出性変化が特に強く乾酪性壊死の特に強いものは急速に広範に病巣が進展して予後不良で，このような型を乾酪性肺炎という．[1443] ⇨参乾酪性肺炎→658，乾酪壊死→658

乾酪性(真菌性)上顎洞炎⇨同乾酪性副鼻腔炎→658

乾酪性肺炎　caseous pneumonia，cheesy pneumonia　結核菌による肺炎．肺に結核菌による特有の組織反応である乾酪変性がみられるのでこの名がある．乾酪変性とは結核菌による凝固壊死のことで，黄白色のもろいチーズ(乾酪)様になることをいう．[1443] ⇨参乾酪性結核→658，乾酪壊死→658

乾酪性副鼻腔炎　caseous sinusitis　［**乾酪性(真菌性)上顎洞炎，副鼻腔真菌症**］　副鼻腔に悪臭ある灰褐色，黒褐色塊状の乾酪様物質の貯留をみる．主に上顎洞でみられる．真菌の感染，特にアスペルギルス *Aspergillus* が原因であることが多い．粘膜病変は高度で，肉芽，潰瘍，壊死形成，場合により骨破壊が認められる．病変は片側性のことが多く，治療は上顎洞の穿刺洗浄および外科的治療として，症例により鼻内内視鏡手術や上顎洞根本術が行われる．[736]

乾酪巣　caseous focus，caseous lesion　比較的陳旧化した乾酪壊死性結節で，被包乾酪巣の意味で用いる．結核腫ともいい，周囲に線維性被膜を有することが特徴．組織学的には中心部に乾酪壊死巣があり，その周囲に類上皮細胞やラングハンス Langhans 型巨細胞が取り囲む，類上皮細胞性肉芽腫を形成する．さらにその外層には非特異的なリンパ球浸潤層がある．換気の悪い肺尖部(S^1)や下葉上-下葉区(S^6)に生じやすい．[925] ⇨参結核結節→894

乾酪物質　caseous material　主に結核菌の感染時に形成される壊死物質．黄色がかった灰白色の，チーズ様(乾酪様)あるいはモルタル様を呈する．肺内の乾酪物質が軟化融解し，気管支から排出されると空洞となる．[925] ⇨参乾酪壊死→658

乾酪変性　tyromatosis⇨同乾酪壊死→658

管理栄養士　registered dietitian　栄養士が行う業務のうち複雑かつ困難な業務を行う適格性があり，厚生労働大臣が行う管理栄養士国家試験に合格し，国家登録をした者．国家試験に合格し，登録をした者でなければ，その名称を用いることはできない(名称の独占)．管理栄養士の主な業務は，栄養部(給食部)の主任となり，①衛生管理，②業務管理，③労務管理，④教育指導などにあたり，他部門との連絡調整を図ること．受験資格は，①栄養士養成所を卒業して栄養士の免許を得たのち，厚生労働省令で定める一定の施設で栄養の指導に関する業務に従事した者(修業年限と実務経験を合わせて5年以上あること)，②修業年限4年の管理栄養士養成所を卒業した者．いずれも厚生労働大臣の行う管理栄養士国家試験に合格し，はじめて国家登録ができる．[1451]

管理基準⇨同管理濃度→659

管理区域　controlled area　放射線施設では，放射線診療を行う場所に，放射線源を適切に保管することと人の被曝を制限することを目的とした範囲(管理区域)を設定している．管理区域の外では法律に定められた値以下でなければならない．通常，撮影室では壁を鉛やコンクリートで補強したり，核医学検査室では，排水管理のための特別の排水貯留槽や希釈槽を設けたり，専用のフィルターを取り付けた排気口を備えるなどの対策を講じている．なお，法律を遵守しているかを確認するために，定期的に放射線測定(環境測定)を実施

する.[292]

管理血清 control serum ［コントロール血清］ 検査室の日常検査の測定精度を管理するために用いる血清．長期間安定であることが必要なため，凍結乾燥状にして製品化されているが，最近では凍結状態で安定化された製品も市販されている．工業製品の製造管理は製造された製品を抜き取り検査して製造規格内にあるかを調べる品質管理法が行われている．臨床検査では測定する患者血清の成分は個々に組成が異なるため，患者血清の品質管理はできない．しかし，検査データは常に一定の精密さと正確さをもって測定されなければ，その信頼性は低下し，診療に与える影響ははかりしれない．管理血清は主に測定時の精度が良好に行われているかを管理するため，精度管理法の試料として用いられている．通常は正常域と異常域の2種類の管理血清を用いて管理することが多い．検査室ではこの管理試料を患者血清測定時に適当な間隔で測定し，目的成分の測定値が管理限界内にあるかを調査する．そのためには日内の変動，そして日間の変動で管理し，常に一定の精度を維持して測定結果の信頼性を保証する．正確性に関しては標準法で値づけされた管理試料が提供され，管理できるようになった.[263]

管理サイクル management cycle⇨同デミングサイクル→2070

管理された競争 managed competition エンソーベン Alain Enthoven が最初の提唱者．アメリカの大統領選挙で論争となった医療制度改革が，クリントン Clinton 政権下で最大の内政問題として現れ，その改革のキーワードとなったのが「管理された競争」という言葉で，競争原理を適切に管理することで，医療ではあってはいけない弊害を取り除こうとするもの．1980 年代からアメリカは医療費を削減し，同時に人口の約 15% を占める無保険者を減少させることをねらいながら，医療の質を下げない仕組みを模索してきた．これまでもアメリカの医療保険は市場メカニズムにより機能してきたが，1980 年代からは優先医療給付機構 Preferred Provider Organization（PPO）や保健維持機構 Health Maintenance Organization（HMO）などの「管理された医療（マネージドケア managed care）」といわれる領域での保険が費用対効果の点で優れているという視点から評価されて急激に成長し，かつ消費者のニーズの多様性への対応として保険商品も多様化してきた．しかし，これが同時に医療費の相対的増加や保険の未加入者を増大させているとも一部ではみられ，さらに，1983 年からの診断群別定額支払方式 diagnosis-related group/prospective payment system（DRG/PPS）の施行によってビジネスとしての管理型あるいは競争型病院経営が推し進められるようになり，さらには医療保険および医療システムの改革にも影響を与えた．このようにいわゆる市場の失敗が生まれたので，これを是正しながら市場競争原理を導入し，念願である国民皆保険と医療費の抑え込みを医療の質を下げないで行おうとした仕組みが「管理された競争」ということになる．ただ，この言葉は，現在ではあまり使用されなくなってきており，現在では「管理された医療 managed care」が中心となってさまざまな医療制度の見直しが行われている.[868]

管理職症候群⇨同マネジャー病→2742

管理図法 control chart method 生体試料を分析するときに用いる管理手法の1つ．工業生産では同一製品を一定の規格と品質で生産管理するときに，その規格からばらつきがどの程度生じているかを統計処理し，図形化して容易に管理状態を判断することを目的とする作図をいう．生体成分の分析では，患者ごとにその目的成分の濃度は異なるため，適当な間隔で濃度既知の管理用試料を測定し，その数値をグラフ化して測定中の品質管理の代わりに精度管理を実施する．管理図法には，管理試料を用いて行う x-R 管理図法，x-Rs-R 管理図法，双値法などがあり，患者試料の測定結果から管理する方法にはヒストグラム管理法，正常者平均値法などが利用されている．代表的な x-R 管理図法は，1日に測定開始時と終了時の2回，同一管理試料を測定し，その2回測定の平均値と差をそれぞれプロットする．平均値の管理限界としては 100 回測定して，95 回が入る範囲（±2 標準偏差）を用いる.[263]

管理濃度 standard control concentration, administrative concentration ［管理基準］「労働安全衛生法」第 65 条に規定された作業環境測定において，作業場の環境管理状態の良否を把握するために用いられる指標．法に定められた測定方法によって測定された環境中有害物質濃度の測定結果から計算される評価値（第1および第2）と，管理濃度との比較に基づいて3段階に分け，当該作業場の管理区分が決定される．測定は，「労働安全衛生法施行令」第 21 条に示される作業場で行われ，特定化学物質や有機溶剤の一部，鉛・鉱物性粉塵などを対象としている．管理濃度は学会などの示す曝露限界や各国の曝露規制基準を参考に環境管理技術の実現性や国際動向などをもとに，作業環境管理の目的に沿うように行政的に設定された値である．物理エネルギーの環境中の量に対しては管理基準という.[1603]

冠リモデリング coronary remodeling⇨同冠〔状〕動脈リモデリング→614

灌流 perfusion 組織や臓器に血管系や細胞間隙を介して溶液を流し込むこと．目的によって，流す溶液の種類が異なる．組織，臓器の洗浄，酸素や栄養分の補給，標本作製のための固定などの際に用いられる.[1335]

灌流 MRI perfusion MRI MRI を用いて得られた脳の灌流情報を示す画像．ガドリニウム（Gd）キレート造影剤を急速静注し，脳を連続撮像して得られた脳の各画素における信号時間曲線から，脳血液量，平均通過時間，脳血流量を算出する.[8] ⇨参CT 灌流画像→37，脳血流量→2297

灌流圧 perfusion pressure 組織や臓器に血液が流れるときの血管内の圧力を指す．特に組織，臓器を体外へ露出または分離して治療あるいは実験する際には，生理的状態に近い圧力で灌流する必要がある.[226]

含硫アミノ酸 sulfur-containing amino acid 分子中に硫黄原子を含むアミノ酸の総称．タンパク質を構成するアミノ酸としては，メチオニン，システイン，シスチンがある．メチオニンはホモシステイン，シスタチオニンといった中間体を経てシステインに変化するが，この代謝経路を担う酵素に欠損があると含硫アミノ酸代謝異常症を引き起こす．当疾患は遺伝性で食事療法を要する場合があり，早期診断が重要.[637]

肝良性腫瘍 benign tumors of liver 肝臓に発生する良性腫瘍で，上皮性と非上皮性に分けられる．前者には，肝細胞腺腫 hepatocellular adenoma(HCA)，腺腫様過形成 adenomatous hyperplasia(AH)，限局性結節性過形成 focal nodular hyperplasia(FNH)，胆管細胞腺腫 cholangiocellular adenoma(CCA)など，後者には血管腫 haemangioma，過誤腫 hamartoma などがある．このうち最も多いのは血管腫で，超音波検査の普及に伴い健康診断などでしばしば発見されるようになった．肝細胞癌との鑑別に臨床上注意を要するものは，HCA，AH，FNH で，これらを一括して肝細胞癌類似病変と呼ぶこともある．このうち AH は前癌病変として注目されている．[279,1050]

眼輪筋 orbicularis oculi muscle 閉瞼を行う筋肉で，眼瞼内を輪状に走行する筋肉．内側眼瞼靱帯から始まり，外側眼瞼靱帯へと走行する．顔面神経支配．細い線維の眼瞼部と太い線維の眼窩部に分けられる．上眼瞼挙筋とは相反性支配にあり，開瞼のときは上眼瞼挙筋が収縮，眼輪筋が弛緩し，閉瞼のときは眼輪筋が収縮し，上眼瞼挙筋が弛緩する．[566] ⇨参上眼瞼挙筋→1428

眼輪筋反射⇨同マイアーソン徴候→2725

肝リンパ節 hepatic〔lymph〕node 腹腔リンパ節を左胃リンパ節，肝リンパ節，膵脾リンパ節の3群に分ける．肝リンパ節は，肝門の左右肝動脈から固有肝動脈根部まで動脈に沿って肝十二指腸間膜内に存在する．肝および胆嚢からのリンパ管が入るのみならず，胃，十二指腸，膵のリンパ管が入る上膵十二指腸リンパ節および右噴門リンパ節，右胃リンパ節，幽門上・下リンパ節からの輸出リンパ管が入る．肝リンパ節からの輸出リンパ管は，他の腹腔リンパ節と合わさり腸リンパ本幹となり乳び(糜)槽を経て胸管に注ぐ．[829]

寒冷凝集素 cold agglutinin⇨同IgM 寒冷凝集素→67

寒冷凝集素症 cold agglutinin disease；CAD 自己免疫性溶血性貧血の一病型で寒冷凝集素と呼ばれる冷式抗赤血球自己抗体により起こる．寒冷凝集素の多くは赤血球上の Ii 血液型抗原に対する IgM 型自己抗体で，低温で補体とともに赤血球に結合し，保温されると抗体は赤血球から遊離するが，補体は赤血球膜上に結合したまま残り補体溶血をきたす(血管内溶血)．高齢者に多い特発性のものと，マイコプラズマ肺炎，伝染性単核球症に続発するものがある．寒冷曝露後の溶血性貧血のほかに，血管内赤血球凝集によりチアノーゼを呈することもある．治療は，寒冷曝露を避けて保温に努めることが基本であるが，副腎皮質ホルモンやシクロホスファミドなどの免疫抑制薬が使用されることもある．[1225]

寒冷グロブリン cryoglobulin⇨同クリオグロブリン→826

寒冷グロブリン血症 cryoglobulinemia⇨同クリオグロブリン血症→826

寒冷血管反応 vascular reaction to cold，cold vascular hunting reaction 一定条件以下の寒冷に曝露された際の皮膚血管の反応．通常，寒冷下にある皮膚血管は収縮するが，痛み(寒冷痛)を感じるほどの寒冷にさらされたときは，血管収縮に伴う急激な皮膚温降下ののち，血管拡張と皮膚温の上昇が起こり，以降ある温度幅で下降と上昇を繰り返す．寒冷痛とともに発生する遊離ヒスタミンの消長による．[229]

寒冷抗体 cold antibody⇨同冷式抗体→2970

寒冷順応 cold adaptation 低温に対する持続的な曝露による温度覚の順応のこと，順応とは，同じ強さの刺激を感覚器に持続的に与え続けると，温度感覚がしだいに減少し，ある一定値に近づくこと．[229]

寒冷昇圧試験 cold pressor test 寒冷刺激によって血圧が上昇することを利用した心血管系自律神経機能検査の1つ．身体に加えられた寒冷刺激が，延髄網様体の血管運動ニューロンを経由し，交感神経遠心路を経て末梢血管収縮による血圧上昇が生じるまでの一連の経路を調べる検査法である．多系統萎縮症などの中枢性疾患，自律神経ニューロパチーなどのスクリーニング検査として用いられる．10分間の安静臥床ののち，心拍数と血圧を連続的に監視しながら仰臥位のまま片手の手首までを4℃の冷水に1分間つける．平均血圧で10 mmHg 以上の上昇を認めた場合正常とする．急激な血圧変化をきたす恐れがあるため，心疾患の既往のある者や妊娠時などは行わないよう注意する．[618,438]

寒冷蕁麻疹(じんましん) cold urticaria 冷水，冷たい風などの寒冷刺激により誘発される非アレルギー性の物理的蕁麻疹．寒冷刺激が加わった部分だけに膨疹が出現する接触型と，全身に膨疹が出現する反射型とがある．問診に続いて誘発試験を行い，診断を確定する．[235]

寒冷赤血球凝集素 cold hemagglutinin⇨同IgM 寒冷凝集素→67

寒冷中枢 cold center 〔冷中枢，熱産生中枢〕 寒冷刺激により，ふるえ，立毛，血管収縮，代謝亢進などを引き起こす．古典的な破壊実験による知見に基礎をおいた概念で，温熱中枢とともに体温調節中枢を構成する．[229]

寒冷フィブリノゲン血症 cryofibrinogenemia 〔クリオフィブリノゲン血症〕 血中にクリオフィブリノゲンが出現した状態．クリオフィブリノゲンは4℃冷却により沈殿し，37℃加温で再溶解する異常タンパク質．多くは悪性腫瘍に合併．高度の場合，寒冷時に出血傾向がみられることがある．[1131]

寒冷ヘモグロビン尿症 ⇨参発作性寒冷ヘモグロビン尿症→2707

寒冷麻酔 cold anesthesia⇨同冷凍麻酔→2971

寒冷療法 cold therapy 低温度を人体表面(局所または全身)に応用して治療する手技．氷，冷水，エチルクロライド，ドライアイス，電気寒冷装置，極低温空気発生装置などが用いられる．炎症や浮腫の抑制，疼痛閾値の低下，筋痙直の抑制などの効果がある．主に外傷の急性期や，熱傷，急性腰痛，関節炎の急性症状，片麻痺患者の筋痙直の際に用いられる．[244] ⇨参冷凍療法→2971

関連感覚 transferred sensation 感覚種間の転移(刺激が加わっていない部位に感覚の投射が起こる)が生じたときの，転移の関係にある感覚のこと．内臓の痛みが特定部位の皮膚や筋肉の痛みと感じられる関連痛とは異なる．[1230] ⇨参関連痛→661

冠攣縮(れんしゅく) coronary vasospasm⇨同冠〔状〕動脈攣縮(れんしゅく)→614

冠攣縮(れんしゅく)**狭心症** coronary spastic angina 狭心症の一型で，発作の原因として冠攣縮が考えられる狭心症．[1391] ⇨参冠〔状〕動脈攣縮(れんしゅく)→614，異型狭

心症→224

肝レンズ核変性症 hepatolenticular degeneration⇨同ウィルソン病→315

関連性 relationship, association 疾患とある要因との間に直接的または間接的原因となる相関関係があること．疾患と要因との間に統計的な有意性があるだけでは因果関係があるとはいえない．アメリカ公衆衛生局の「喫煙と健康に関する委員会」は，1964年に因果関係を判定するための5条件として，関連の時間先行性，関連の普遍性，関連の密接性，関連の特異性，関連の合理性をあげ，喫煙と疾病（肺癌など）との関連性を判定した．[1152] ⇨参相関→1805

関連痛 referred pain ［異所痛，遠隔痛］ 内臓疾患由来の痛みが特定の体表部に感じる痛みのことで，内臓と皮膚の求心性神経が同じ脊髄節に入ることが理由．痛みの部位は病変臓器にとって特異的であり，臨床診断において重要な意味をもつ．心筋虚血では胸部が締めつけられるように痛み，虫垂炎の初期には臍部の正中線上に関連痛が現れ，進行すると虫垂の位置に激しい痛みを感ずる．[299] ⇨参関連感覚→660

関連病院 affiliated hospital わが国では医学生あるいは看護学生の教育を受け入れている大学附属病院以外の病院を指すことが多い．アメリカでは公立病院も含め，学生の教育のみならず大学のスタッフも積極的に受け入れて相互に補完し合う関連病院が多くなっている．わが国でも最近，卒業生などが在籍する病院を関連病院として位置づけ，患者の受け入れやスタッフの派遣など，相互に助け合う体制をとる大学も増えてきている．[1356]

癌ワクチン療法 cancer vaccinotherapy 癌の免疫療法として癌ワクチン療法（能動的免疫療法）と養子免疫療法（受動的免疫療法）が注目されており，このなかで癌に特異的な抗原を投与することにより癌特異的免疫機構を能動的に活性化しようとする免疫療法のこと．近年メラノーマにおいて癌抗原ペプチドを用いたワクチンの開発が進んでいる．[541]

緩和ケア palliative care ［パリアティブケア］ 命を脅かす病気によって起こる痛みやその他の身体的問題，心理・社会的問題，スピリチュアルな問題に直面している患者とその家族に対して，初期の段階から，それらの問題に対処したり，苦痛を軽減するためのアプローチである．患者と家族の生活の質 quality of life（QOL）を改善することを目的に医療者だけでなく，各専門家による多職種チームによって行われる．[1402]

緩和ケアチーム palliative care team 緩和ケアの専門性の高い医療スタッフ（医師，看護師，薬剤師など）が，一般的なケアや診療にあたる医療スタッフの実践に対してコンサルテーションを行う合同チーム（interdisciplinary team）のこと．療養の場や病期を問わず，より質の高い緩和ケアが，広く多くの患者，家族に提供できるようにするために医療スタッフと協働する．主な機能は，症状緩和，病状の進行や予後の悪い疾患であることの理解のサポート，療養の場の相談・調整，緩和ケア教育，啓発がある．日本では，2002（平成14）年より診療報酬のなかで，一般病床に入院する悪性腫瘍または後天性免疫不全症候群（AIDS）の患者に対して緩和ケア診療加算が算定できるようになっている．そのなかでチームメンバーや設置のための規定が設けられているが，本来，緩和ケアチームは，それぞれの施設や地域の緩和ケアリソースが集まり，質の高い緩和ケアの提供できる体制づくりが進められること，チームメンバー個々が常に専門性の向上を目指していることが求められる．[224] ⇨参緩和ケア→661

緩和ケア認定看護師 certified nurse in palliative care⇨参認定看護師→2273

緩和ケア病棟 palliative care unit ホスピス緩和ケアを専門的に提供する病棟．厚生労働省が定めた「緩和ケア病棟施設基準」を満たし，届出を受理された施設で，診療報酬による定額の緩和ケア病棟入院料が算定できる．現状では，入院の対象は，主として悪性腫瘍と後天性免疫不全症候群（AIDS）に罹患した患者である．患者の苦痛を緩和し，死が訪れるまでその人らしく生きていけるように多職種チームによりアプローチを行う．また，家族もケアの対象である．[1402] ⇨参ホスピス→2701，緩和ケア→661

緩和〔現象〕 relaxation phenomenon MRIの物理的用語の1つ．陽子を回転する小さな棒磁石とみなし，これを強い外部磁場内におくと合成ベクトルの巨視的磁化が出現する．これにラジオ波を加えると励起され，切ると安定状態に戻る．この過程を緩和といい，スピンスピン緩和とスピン格子緩和がある．陽子がどのような環境にあるかを反映し，例えば癌組織では一般に緩和時間が延長する．[264] ⇨参MRI→83，緩和時間→661

緩和時間 relaxation time 陽子にラジオ波を加え励起された高エネルギー（NMR）状態から，ラジオ波を切り安定状態に復帰するまで（緩和）に要する時間．スピン格子緩和時間（T_1）とスピンスピン緩和時間（T_2）の2つがある．T_1は周囲と熱的平衡状態に戻るまでの緩和時間を示し，T_2はスピン系内部で交換されるエネルギーの緩和時間を示す．位置の関数としてのT_1やT_2の値から画像をつくることができる．[264] ⇨参緩和〔現象〕→661，T_1強調画像→112，T_2強調画像→112

き

偽アーガイル=ロバートソン瞳孔　pseudo Argyll Robertson pupil ［ホームズ・アディー症候群］ 神経梅毒以外でみられるアーガイル=ロバートソン Argyll Robertson 瞳孔は，縮瞳はきわめてまれであり，多くの場合は散瞳を呈する．徴候は一側性であることがきわめて多く，通常，瞳孔の不正円などの他の瞳孔徴候を伴わない．原因としては眼球または眼窩の外傷，中脳被蓋の腫瘍などがある．[1160] ⇨参瞳孔緊張症→2104

気圧　atmospheric pressure ［大気圧］ 大気の圧力，重さ．単位は dyn(ダイン)/cm^2．1,000 dyn/cm^2 は 1 hPa (ヘクトパスカル)で，1 hPa は 1 mb(ミリバール)に等しい．地上の平均気圧は，ほぼ 1,013 hPa であり，これを 1 気圧という．気圧は上空にいくほど低くなり，5 km 上がるごとにほぼ半減する．気圧の測定には水銀気圧計，アネロイド気圧計，微気圧計などが用いられる．高度 3,000 m 以上の高山などの低気圧環境下では血液中の酸素分圧が低くなり，高山病と呼ばれる動脈血酸素欠乏症が発生する．また，酸素分圧が高くなると，加圧につれてスクイーズや窒素酔いが生じ，逆に急速に減圧すると肺胞破裂や減圧症が起こる．[119]

気圧計　barometer 気圧を測定する装置．端を閉じた管に水銀を満たして水銀だめに垂直に立てると，管の上端に真空ができ，水銀柱の高さで気圧を測定する．この水銀気圧計にはフォルタン Fortin 気圧計，微気圧計などがある．水銀気圧計に比べて精度は低いが，携帯に便利なアネロイド気圧計もある．[1360] ⇨参アネロイド気圧計→169

気圧障害　barotrauma 圧力が人体へ均一に加わらないときに生じる障害で，加圧時の締めつけ(スクイーズ)と減圧時の肺の破裂がある．締めつけは耳に起こりやすく，耳管の開通が不良であると鼓膜の陥凹，疼痛，出血，難聴などがみられる．その他，炎症による副鼻腔と鼻腔との連絡不良による疼痛，鼻出血，充塡歯では締めつけによる疼痛などがある．肺の破裂は減圧時に呼吸を止めたままにしていると，肺内の空気が膨張して起こる．その際，激しい苦悶感や呼吸困難が起こり，ショック状態となる．[1360] ⇨参圧外傷→158

気圧性副鼻腔炎　barosinusitis⇨同航空性副鼻腔炎→990

キアリ奇形　Chiari malformation⇨同アーノルド・キアリ奇形(症候群)→129

キアリ手術　Chiari operation 先天性股関節脱臼初期治療後の遺残性亜脱臼や，臼蓋形成不全を伴う二次性変形性股関節症などに対して行われる臼蓋補正手術の1つ．腸骨を股関節関節包の上縁で水平に骨切りを行い，末梢骨片を内方へずらし，骨頭の骨性被覆が十分確保できたところで内固定する．骨切りの際には，坐骨切痕近傍の腸骨に接して走行する坐骨神経や上殿動静脈の損傷に注意を要する．術後は股関節外転位でギプス固定などを行ったのち，徐々に股関節運動や荷重を開始する．本術式は，新臼蓋部分が硝子軟骨により覆われるのではなく，介在する関節包をはさんで骨切りした腸骨側の海綿骨により覆われており，骨頭の形態に合うような軟骨への異形成性とリモデリングが期待される．高度な臼蓋形成不全や進行した二次性変形性股関節症に対しても，大腿骨骨切り術と併用して施行されることも多い．術後，骨盤腔の狭小化を生じることから，出産を予定する女性に対する両側手術は避けたほうがよい．キアリ骨盤骨切り術ともいう．キアリ Karl Chiari はオーストリアの整形外科医(1912-82)．[287] ⇨参臼蓋形成不全→714，先天性股関節脱臼→1781，変形性股関節症→2643

キアリ点　Chiari point 口蓋垂基部と上顎第三大臼歯を結ぶ線上の中点．急性扁桃炎に引き続き，扁桃膜と咽頭収縮筋の間に存在する疎性結合織に炎症が波及し，膿瘍を形成して扁桃周囲膿瘍となったときの切開，穿刺の目印となる部位である．扁桃周囲腫瘍は一側性で成人に多い．小児の場合は全身麻酔，成人の場合は座位で局所麻酔下で切開を行う．キアリ Hans Chiari はオーストリアの病理学者(1851-1916)．[887] ⇨参扁桃周囲膿瘍切開術→2650

キアリ病　Chiari disease⇨同肝外肝静脈閉塞→568

キーインフォーマント　key informant エスノグラフィーを用いた調査の場合において，研究対象の文化を理解するのに重要な情報源となる人物のこと．特にキーインフォーマント(主要情報提供者)は，研究対象領域に対して十分な知識をもっており，かつ集団の中で経験年数に裏づけられた地位・役割をもっていることが求められる．情報源としてのキーインフォーマントのほかに，ジェネラルインフォーマント(一般情報提供者)がある．[446] ⇨参エスノメソドロジー→360，エスノグラフィー→360

ギーギー音　sibilant rale⇨同軋轢(あつれき)音→160

奇異呼吸　paradoxical breathing(respiration) 呼気時に肺の一部が膨張し，吸気時に収縮する現象．この状態は通常，胸部外傷により胸腔と外気が交通する開放性胸部外傷や肋骨胸郭損傷などでみられる．[953]

キース・フラック結節　Keith-Flack node⇨同洞房結節→2129

奇異〔性〕再分布〔現象〕　paradoxical redistribution phenomenon ［逆再分布］ 核医学検査の1つである運動または薬物負荷タリウム心筋シンチグラフィーの再分布像撮影法において，初期分布像では正常なのに後期分布像で欠損像が生じたり，初期分布像に見られた欠損像が後期分布像では拡大している現象．逆再分布ともいう．その意義や発生機序はいまだ不明であり，冠動脈病変のない症例でも約5% に認められるという報告もある．[1391] ⇨参心筋血流像→1515

奇異性酸性尿　paradoxical aciduria 低カリウム血症にみられる尿 pH の低下した尿のこと．慢性の低カリウム血症の血液はアルカローシスを示すにもかかわらず，尿 pH は酸性を示す病態で，低カリウム血症による遠位尿細管障害のため，カリウムよりも水素イオンがよ

り優位に排泄されるために出現する.[481]

奇異性塞栓症 paradoxical embolism ［交差性塞栓症］ 通常，肺循環で捕捉されるべき静脈や右房の血栓が，右左シャントにより動脈側に流れ，体循環系への塞栓症を発症する．この機序によると思われる脳梗塞を奇異性脳塞栓症という．若年性脳梗塞の原因として，このような右左シャントを介する奇異性塞栓症の頻度は高く，その25-40% に卵円孔開存や心房中隔欠損が発見される.[1160]

奇異性転移 paradoxical metastasis⇨同逆行性転移→711

奇異性尿失禁 paradoxical incontinence ［矛盾性尿失禁，逆説性尿閉，奇異性尿閉］ 高度の排尿障害のため尿が膀胱に過度に充満し，少量ずつ漏出(失禁)する状態．一般には溢流性尿失禁と同義的に使用されている．しかし厳密には両者は異なり，溢流性尿失禁はまったく排尿筋の収縮を伴わずに生じ，奇異性尿失禁は弱い排尿筋の収縮を伴う.[118] ⇨参尿失禁→2249，溢流性尿失禁→258

奇異性尿閉⇨同奇異性尿失禁→663

奇異性分裂《Ⅱ音の》 paradoxical splitting〔of second sound〕 Ⅱ音は収縮期と拡張期を分かつ心音で，大動脈成分と肺動脈成分がある．健常者では大動脈成分が先行する．肺動脈成分が先行する場合を奇異性分裂という．完全左脚ブロック，大動脈弁狭窄が代表的疾患.[546] ⇨参Ⅱ音→11

キーセルバッハ部位 Kiesselbach area ［リトル部位，軟骨性鼻中隔前下部］ 鼻中隔前下部の鼻出血の好発部位．外頸動脈分枝の後鼻動脈，上口唇動脈，内頸動脈分枝の篩骨動脈が血管叢を形成している．この部位からの出血は，出血部位を確かめアドレナリン(ボスミン®)に浸したガーゼを当て圧迫止血する．キーセルバッハ Wilhelm Kiesselbach はドイツの耳鼻咽喉科医(1839-1902)，リトル James Little はアメリカの外科医(1836-85).[347]

偽遺伝子 pseudogene RNA に転写されない機能を喪失した遺伝子．多くは正常遺伝子のコピー．主に遺伝子重複などにより生じた配列で，不適切な終止コドンなどにより遺伝子としての機能を失っている.[437]

キードラッグ key drug 各疾患での治療の成否を左右する薬剤のこと．例えば骨肉腫の化学療法では ADM (アドリアマイシン)，MTX(メトトレキサート)，CDDP(シスプラチン)，IFM(イホスファミド)の4剤が，また播種性血管内凝固症候群(DIC)治療では抗凝固作用のほかに抗炎症作用を有するアンチトロンビン製剤(AT)などがキードラッグの例である．キードラッグは神経・精神疾患，循環器疾患，呼吸器疾患，消化器疾患，内分泌疾患，血液疾患，感染症などのさまざまな分野でも確立されている．

キーパーソン key person⇨参家族の勢力構造→517

キーパッド keypad ［テンキー］ 数字のキーボードのことで，一般の計算機と同じように，1-9 の数字が縦横3列に9個のキーとして，0のキーは別に配列されているもの.[258]

キーパンチャー病 keypuncher disease 一般には頸肩腕症候群，職業性頸肩腕障害とも呼ばれる．かつて，パンチカードを使ってコンピュータにデータを読み取らせていた時代に，穿孔機を使ってパンチカードに穴を開ける作業をしていたキーパンチャー(データ入力作業者)に多くみられた，上肢の使いすぎ症候群である．穿孔機には英数字のキーがあり，これらを1秒間に数回，1日で数万回も指で押して入力作業を繰り返すため，手指の腱鞘炎をはじめ，頸，肩，腕，手，指にかけての痛みやしびれ感，肩こり，頸の可動域制限など多岐にわたる症状を呈する．OA 機器のめざましい発展とともに，さまざまな職場で同症状がみられるようになり，近年では広く VDT (visual or video display terminal)症候群(頸肩腕症候群，眼精疲労)として広がりをみせている．予防には，長時間の単一作業を避け，定期的な休息をとること，また作業姿勢や作業環境(モニター，キーボードの高さなど)に配慮することが大切である.[287] ⇨参職業性頸肩腕障害→1471，滑液鞘(しょう)炎→525，頸肩腕症候群→854，VDT 症候群→118

キーボードサイン keyboard sign, stepladder sign 超音波検査で，拡張した小腸に貯留した液体内に小腸のケルクリング Kerckring ひだが鍵盤(キーボード)状に観察される所見．腸閉塞でみられる.[955]

キーラン鉗子 Kielland forceps ［キーランド鉗子］ 回旋異常(主に前方前頭位)があり，分娩の進行停止の児頭を前方後頭位に回旋させるために用いる鉗子．ノルウェーの産科医キーラン Christian Kielland (1871-1941)が考案した．ネーゲレ Naegele 鉗子で代用できるため，現在ではあまり使われない.[1323]

キーランド鉗子 Kielland forceps⇨同キーラン鉗子→663

キール型透析器 Kiil dialyzer⇨同積層型透析器→1721

キール分類 Kiel classification 1974 年に提唱された非ホジキン non-Hodgkin リンパ腫の分類法．低・高悪性度に分類され，低悪性度群はリンパ球性 lymphocytic，リンパ形質細胞性 lymphoplasmacytic，プラスマ細胞性 plasmacytic，中心細胞性 centrocytic，胚中心芽球性・胚中心細胞性 centroblastic-centrocytic に，高悪性度群は胚中心芽球性 centroblastic，リンパ芽球性 lymphoblastic，免疫芽球性 immunoblastic に亜分類されている．キール Kiel はドイツの地名．現在は用いられていない.[1464]

偽陰性 false negative スクリーニング検査において，ほんとうは疾患がある〔疾患(+)〕にもかかわらず，検査結果が陰性(-)となること．またはその確率(割合)．偽陰性 = 1 - 感度で表される.[871] ⇨参感度→644，特異度→2140，偽陽性→759

キーンベック病 Kienböck disease⇨同月状骨軟化症→912

気うつ(鬱) qi stagnation 東洋医学的病態概念の1つ．東洋医学では，気(き)は体内をめぐって生ある状態に保つ無形の仮想的生理因子であり，気うつはその循環が障害されてうっ滞した病態とされる．臨床的には，咽喉異物感，気道閉塞感，無気力，身体が重い，抑うつ気分，不眠などが特徴とされ，軽症不安や抑うつ状態に相当すると思われる．半夏厚朴湯(はんげこうぼくとう)，柴朴湯(さいぼくとう)，香蘇散(こうそさん)などの漢方薬が使用される.[161] ⇨参気血水→679

既往コホート⇨同後ろ向きコホート研究→326

既往症⇨同既往歴→664

偽嘔吐⇨同反芻(はんすう)性障害→2412

既往反応 anamnestic reaction(response), memory response ［免疫感作］ 既往の免疫反応に由来する免疫学

的な記憶力を有していて，既往のある抗原に対して急激な免疫応答を示すことをいう．免疫学用語.[1164]

既往歴　anamnesis, past history；PH　［既往症］　患者の過去から現在に至るまでの病歴．医師や看護師など医療従事者が患者から聴取するもので，既往の疾患と治療の経緯のほかに，乳幼児期の健康状態，アレルギーの有無，外傷，さらに飲酒・喫煙習慣などについても聴取する.[543] ⇒参病歴→2496

記憶　memory〔L〕memoria〔D〕Gedächtnis　脳内に貯蔵された過去の経験の痕跡．その過程を認知心理学的には登録 registration，貯蔵 storage，検索 retrieval に分類．また，神経学的基盤により陳述記憶 declarative memory と非陳述記憶 non-declarative memory に大別し，前者には意味記憶 semantic memory とエピソード記憶 episodic memory，後者には技能や習慣，プライミング，古典的条件づけなどが含まれる．日常用語でいう記憶は通常エピソード記憶を指す．神経基盤としてはペーペズ Papez 回路（海馬-脳弓-乳頭体-視床前核-帯状回-海馬）が重要であるとされている.[1475]

記憶細胞　memory cell　［免疫記憶細胞，メモリー細胞］　免疫記憶を担うリンパ球のこと．免疫応答に参加したリンパ球の大部分は死滅するが，一部のリンパ球は生体内で長期間生存し，同一抗原の二度目の侵入に対して効率よく応答できる記憶細胞に分化する.[939] ⇒参免疫記憶→2808

記憶錯誤　paramnesia, allomnesia　［異記憶，錯記憶，追想錯誤］　一般には誤記憶（記憶変容）と偽記憶とを合わせたものをいう．誤記憶は実際にあったことの記憶が歪曲された形で追想されるもので，多くは記憶の減退を伴う．偽記憶は実際にはなかったことがあったこととして追想されるものをいう．もともとはクレペリン E. Kraepelin による想起変造（誤記憶にあたる）と想起新造（偽記憶にあたる）の分類が基盤となっている．前者の例としてミュンヒハウゼン Münchhausen 症候群や病的虚言症，後者の例としてコルサコフ Korsakoff 症候群，ヒステリー性もうろう状態などがある.[1475] ⇒参偽記憶→676，記憶変容→664

記憶障害

disturbance of memory〔D〕Gedächtnisstörung　記憶の病的変化．記憶は種々の観点から分類されるので，理論的にはそれぞれの分類に対応した記憶障害が存在しうる．一方で古来より臨床的にはさまざまな記憶障害が報告されており，症例の詳細な神経心理学的記載が理論に大きな影響を与えている．また逆に理論が症例の観察を洗練しているという側面もある．例えば意味記憶とエピソード記憶の分類は側頭葉性健忘の記載から導かれたものであり，エピソード記憶の概念が生まれたことが種々の記憶障害の症例の見方の変化につながっている．さらに最近では機能的脳画像による研究が加わり，記憶とその障害の本質の理解，ひいては治療やリハビリテーションへの応用が期待されている.[1475]

記憶障害の看護ケア

【看護への実践応用】記憶障害がある患者は，新しいことを覚えることが困難で，生活の中で覚えておくべきことを忘れてしまい支障が生じる．援助として，規則正しい生活が送れるようにし，日付や時間などの記憶を補う工夫として，例えば，大きなカレンダーを用意して予定などはすぐに書き込んだり，見やすい時計を用意し時間を一緒に確認したり，生活の中に季節感を取り入れたり，本人の不安を受け止めながら現実を強化していく．また，覚えておくべきことを患者にノートにメモしてもらうなどして，記憶を強化する．記憶障害は本人の思考力や判断力にも影響を及ぼし，セルフケア活動の不足も生じる．本人のセルフケア能力を観察，評価し，自ら行うように行動を促しながら必要な援助を行う．患者に対して行動を促すときは患者のペースに合わせ，1つずつのステップに分けて声かけを行う．覚えておくことを一緒に確認しながら，安心感を与えるかかわりをもつ．また，日常生活の記憶も消えてしまうのでは，といった不安をいだく場合もある．ありのままの本人を受け止め共感的態度で接するようにする．あいづちをうったり，うなずきながら傾聴したり，温かい態度で接する．本人が「なじみ」があると感じる関係性を構築することも重要と指摘されている.[928] ⇒参記憶障害→664

記憶増進　hypermnesia　［過記憶］　記憶を形成する4要素〔記銘，保持（貯蔵），追想（想起），再認〕のいずれかに生じた記憶障害の1つ．記銘力低下や記憶減退とは異なり，記憶増進では，追想の量的な障害として過去の記憶が活発によみがえる．また，個々のデータを過剰かつ病的に把持している記憶能力のことも指す．知的障害や発達障害を有しながらも，特定の領域の事柄のみよく覚えていることをイディオサヴァン idiot savant（サヴァン症候群 savant syndrome）と呼ぶ．記憶増進は，脳の器質的病変，高熱時，フラッシュバック時，あるいはアヘンなどの薬物摂取によってもみられる.[488] ⇒参イディオサヴァン→258

記憶変容　allomnesia　［誤記憶］　記憶の異常は，記銘と再生（想起）の2つの側面から考えられる．再生の異常は，量的な異常と質的な異常からなる．量的な異常には記憶増進と記憶減退とがあり，質的な異常には誤記憶と偽記憶とがある．誤記憶は記憶変容ともいい，実際の経験が異なって想起されるもので，その歪曲が著しい．想起時の気分とか妄想が反映するほか，性格や年齢に左右されることもある．偽記憶とは実際にはなかったことをあったこととして想起することで，誤記憶が錯覚的であるのに対して，これは幻覚的である．しかし，両者の区別は困難である場合が多い.[1160] ⇒参偽記憶→676

気温　air temperature　大気の温度．人体からの放熱に影響を及ぼす温熱因子の1つ．気象学的には地表1-2.0 m の高さのよろい戸つきの箱（百葉箱）内で測定．温度を表す目盛には摂氏（℃）と華氏（℉）があるが，わが国では通常，摂氏目盛を使用している．屋内では通常，床上0.5-1.5 m の高さで測定．アウグスト August 乾湿計や，熱輻射を防いだアスマン Assmann 通風乾湿計などの球部が直接空気に露出している温度計（乾球温度計）で測定される．以上の水銀温度計のほかに，温度による電気抵抗の変化または熱電効果などに基づいた測定器がある.[1360]

飢餓　starvation, hunger　長期間の栄養不足，消化吸収障害，体内代謝の変化，排泄量の異常増加により栄養素が絶対的ないし相対的に不足し，体内に貯蔵している栄養素を消費してしまうだけでなく組織構成成分もエネルギー源として消費し，体力の著しい消耗から生命をも維持するのが困難になる状態をいう．[987]

機械換気⇨同機械的人工換気→665

機械語 machine language 二進数字を使うコンピュータ言語．0と1からなる言語で，コンピュータ処理においては，人間が理解できる高水準言語を機械語へ翻訳する必要が生じる．[258]

期外収縮後増強 postextrasystolic potentiation 期外収縮後の1拍目の心筋収縮が著明に増大する現象．期外収縮により筋小胞体に取り込まれるカルシウムが増加し，次の収縮時に通常より多いカルシウムが放出されることが原因と考えられている．[1276]

飢餓萎縮 starvation atrophy ［栄養障害性萎縮］ 全身性の萎縮で，飢餓により細胞あるいは臓器，特に骨格筋が萎縮すること．実質細胞の体積および細胞数の減少を伴う．[371,110]

機械受容器 mechanoreceptor 知覚受容器の1つで，機械的刺激の変化に対応する感覚受容器の総称．触覚，圧覚，振動覚，聴覚などを感知する．[1274] ⇨参圧覚→158

機械的イレウス⇨参イレウス→287

機械的交互脈 mechanical alternans 心電図上は規則正しい洞調律であるにもかかわらず，心拍ごとに大脈と小脈が交互に出現する異常な脈拍．しばしば聴診で奔馬調律 gallop rhythm を伴う．重症のうっ血性心不全，心筋梗塞など心筋障害が強い場合にみられる徴候である．脈拍の大きさが交互に変化するが，リズムが不整の二段脈とは異なることに注意が必要である．機序として，心筋細胞内の小胞体膜にあるリアノジン受容体の異常との連関が推測されている．[143] ⇨参交互脈→1001，電気的交互脈→2079

機械的侵害受容線維 mechanical nociceptive afferent 痛覚を伝える侵害受容線維の中で主にAδ線維に属し，強い圧迫などの機械的な侵害刺激にのみ応じる細い有髄の線維．直径1-5 μm で，伝導速度4-30 m/秒．侵害受容線維には自由神経終末の侵害受容器があり，これが痛覚受容器となっている．また，主に無髄のC線維に属し，機械的・熱的・化学的侵害刺激など，すべての侵害刺激に応じるものを多様式侵害受容線維と呼ぶ．[229] ⇨参侵害刺激→1508

機械的人工換気 mechanical ventilation ［機械換気，人工換気］ 自動的に気道内陽圧を発生させ，自発呼吸を補助する装置，すなわち人工呼吸器(レスピレーター)を使用して，人工的に肺換気を行うこと．[1443]

機械的走査法 mechanical scanning モーターなどを用いた機械的手段により超音波を発射する振動子を操作し，超音波ビームの方向を変化させる方法．電子走査法の普及により最近では使われる機会が減少しているが，振動子をモーターで振る機械式セクタ走査が，甲状腺や乳腺などの体表領域の検査で用いられている．[955]

機械的損傷 mechanical injury 機械的な外力が加わって生じる損傷．皮膚や粘膜の断裂を伴う開放性損傷(創)と，皮膚や粘膜の断裂を伴わない非開放性(閉鎖性)損傷(傷)とがある．また脳や内臓などの振盪症も機械的損傷の一種．[485] ⇨参傷→687，開放性損傷→456，非開放性損傷→2428

機械的知能(能力)⇨同流動性能力→2938

機会的同性愛⇨参同性愛→2111

機械的溶血 mechanical hemolysis ［物理的溶血］ 機械的圧力などの物理的要因によって赤血球が破壊されて血管内溶血を生じること．行軍，剣道やマラソンなどで足底部を地面にぶつけ続けると赤血球が壊れる．これを機械的溶血と呼ぶ．その他，心臓の人工弁置換術後に人工弁などと血流が摩擦を起こして機械的溶血を生じる．機械的溶血は血管内溶血でありヘモグロビン尿となりやすい．[1038]

機会費用 opportunity cost 最も重要な経済学の概念の1つであり，ある個人や組織が，複数の代替的な経済活動のうち，特定の経済活動を選択した際に(この場合，複数の経済活動の選択は不可)，選択されなかった残りの経済活動のうちで，最大の利益をもたらすものをいう．例えば，1時間当たり1,000円得られるアルバイトを選択した場合，その他のアルバイトのうちで最も高いアルバイト料が800円ならば，この800円が機会費用となる．なお，経済学上の費用は，一般的な会計学上の費用に加え，この機会費用を加算することによって形成される．[1177]

器械吻合 instrumental anastomosis, stapling anastomosis 消化管や血管など管腔臓器や組織の吻合を，専用に開発された器械を使用して行うこと．近年，特に消化管吻合においては各種の自動縫合器 autosuture stapler を用いて行う器械吻合が主流となっている．自動縫合器には大別して環状(サーキュラーステープラー circular stapler)または直線状(リニアカッター linear cutter)にステープル針を打ち込んで縫合すると同時に組織の切離を行うものと，直線状にステープルを打ち込むだけで切離を行わないもの(リニアステープラー linear stapler)とがある．吻合手技に応じて適当なものを選択する．手縫い吻合と比較して術者の技量による差が少ない，簡便で吻合時間が短縮できる，縫合不全など重大な合併症の頻度が低いなどのほか，食道癌手術，胃全摘術，直腸癌に対する低位前方切除術など術野が深部であったり狭い場合でも吻合操作を比較的安全，確実に行うことができるといった利点がある．反面，縫合器が高価で経費がかかる，器械の操作に習熟する必要があるなどが難点である．[802] ⇨参吻合〔術〕→2605

機械様雑音 machinery murmur 動脈管開存の連続性雑音をいう．大動脈からの短絡血流が肺動脈に流入する際の機械様 machinery あるいは石臼様 grinding と形容される荒々しい雑音である．[546]

機械浴 座位がとれず寝たきりの状態にある高齢者や難病患者などに対して行われる入浴方法の1つで，寝たまま浴槽に入ることができる．機械を使って入浴の援助を行うので，一般に機械浴，または特別浴と呼ばれている．ボタン1つで浴槽への出入りができるので，介助者の負担が軽減され，入浴者にも負担がかからないが，そのことが逆に流れ作業になりやすい傾向もある．一度に多数の高齢者などを入浴させなければならない特別養護老人ホームや老人保健施設などで用いられることが多い．機械浴槽には，順送式入浴装置(オンラインバス)とそうでないものがある．[1451]

●双方向アームつき支持台の特殊浴槽

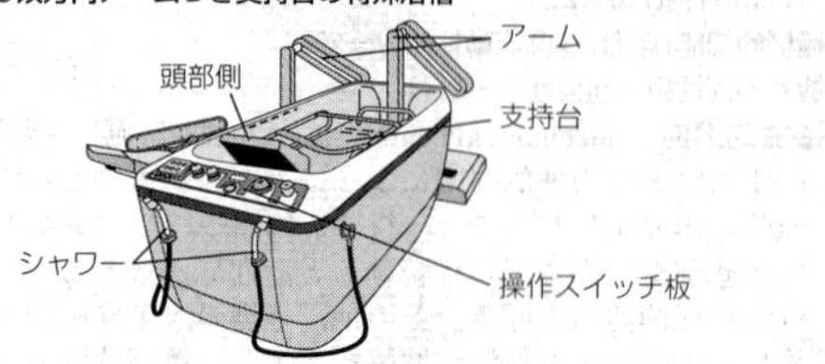

支持台が浴槽の中へ

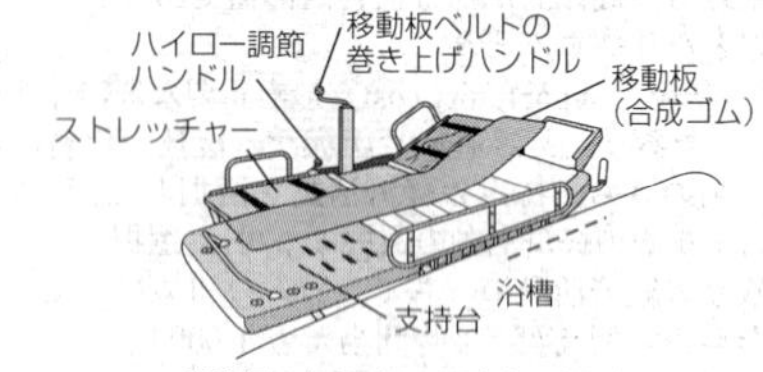

移動板つきハイローストレッチャー

気化器　vaporizer　揮発性麻酔薬を気化させて，目的の濃度で供給するための装置．通常，全身麻酔器内に組み込まれており，供給されたガス(酸素など)が気化器を通り，ここで揮発性麻酔薬と混合され，設定した一定濃度で患者吸入口へと流れるようになっている．[468]

疑核　nucleus ambiguus；NA　延髄網様体の腹外側部にあり，オリーブ核の背外側に位置する多極性のコリン作動性の細胞からなる．疑核から出た特殊内臓性遠心性神経は延髄外側面から脳外に副神経の延髄根として出たのち，迷走神経，舌咽神経，副神経とともに走るが，最後は嚥下に関与する咽頭収縮筋に終わる．[1043]

規格死亡診断書⇨同標準死亡診断書→2489

規格単位　同一の投与経路で同一の有効成分を含有する医薬品のうち，1製品中に含まれる当該成分の含有量が異なる場合などにおいて，製剤に標記された数値，単位などのこと．[530]

飢餓死　death from starvation　［餓死］　長期間栄養摂取を妨げられたことによる死．[1164]

飢餓収縮　hunger contraction　［空腹期収縮］　空腹期に20-40秒の周期で発生する律動性の胃収縮．主に，伝播性運動群 migrating motor complex(MMC)を伴って起こる．ときに数分にわたって強い収縮が起こり，ときどき軽い痛みを伴うこともある．十二指腸粘膜から分泌される消化管ホルモンのモチリンを空腹期のイヌに静注すると約100分間隔で飢餓収縮が起こる．[842]

希ガス　rare gas⇨同不活性ガス→2526

飢餓性低血糖　starvation hypoglycemia　インスリン治療が導入される以前は，糖尿病患者の治療のためにゆるやかに起こさせた栄養失調と飢餓が，低血糖症の原因として知られていた．飢餓状態の場合，糖新生や解糖によって血糖を上昇させるのは非常に困難なことである．しかし，中枢神経系はエネルギー源としてグルコースに対する依存度が高く，飢餓状態でも最小限のグルコースを体内でつくり出さなければならない．そのため飢餓状態となった場合，糖新生などを活発にするための酵素の活性が上昇し，糖新生を活発にする．さらに中枢神経系はケトン体の利用能を有するため，中性脂肪を分解し，生じた脂肪酸を肝のミトコンドリアでケトン体に代謝する．これによって中枢神経系のエネルギー源は確保される．全体では，グリコーゲンなどが不足しているため，血糖を上昇させるためのホルモン(グルカゴン，アドレナリン，ステロイド，成長ホルモン)は上昇し，インスリンの分泌は低下する．すなわちホルモンの分泌は正常であるが，血糖を上昇させることのできない状態となる．[987]

飢餓痛　hunger pain⇨同空腹時痛→812

飢餓熱⇨同新生児一過性熱→1564

ギガバイト　gigabyte；GB　［GB］　コンピュータにおける情報量および記憶容量の最小単位をビット bit(b)といい，8ビットが1バイト byte(B)であるが，さらに大きい単位に置き換えられて表現されることが多い．ギガバイト(GB)は10^9バイトすなわち10億バイト．[258]

飢餓便　hunger stool　主に乳児が飢餓状態に陥り栄養失調となったときに排泄される糞便．黄緑色～黒褐色をした粘液状の水様便で，食物残渣物が認められない．消化機能の低下をきたし，腸粘膜に萎縮を生じて頻回に排泄される場合を飢餓下痢と呼ぶ．[1631]

飢餓療法　fasting cure　肥満の治療において摂取エネルギーをゼロにするのが全飢餓療法であり，理論的には最も効果があると考えられるが，この方法ではからだの活性組織の主成分であるタンパク質の補充がないため活性組織の崩壊を招き健康を害するうえに心不全などによる急死の危険がある．そこでこのタンパク質代謝によって失われる活性組織内のタンパク質量の最低限の補充を考えて生みだされた半飢餓療法がある．これは VLCD(超低エネルギー食 very low calorie diet)療法ともいわれ，生体機能を正常に近い状態に維持し，体タンパク質の崩壊を抑えうる必要十分量の栄養素を含みながら，過剰な脂肪を効率よく燃焼させるための必要最低限のエネルギー量に調整した食事療法である．一般には600 kcal/日以下の治療食を指し，600-1,200 kcal程度の治療食はLCD(低エネルギー食)とされ，区別されている．わが国ではフォーミュラ食を用いた完全法(420 kcal/日)が代表的なVLCD療法として知られている．減量によって合併症の改善が望める肥満症例が対象となる．[987]　⇨参VLCD療法→119，フォーミュラ食→2522

気管　trachea, windpipe　第6頸椎の高さの喉頭下部輪状軟骨に連なる管状部(長さ約11 cm，直径約2 cm)で，肺へ空気を運ぶ路(気道)．食道の前面を走行し，第4,5胸椎の高さの胸腔内で左右の気管支に分岐する．気管は頸部と胸部に区分される．気管頸部の上端の前・外側面には甲状腺，食道との接合部に反回神経と頸部の血管，そして外側には迷走神経が走行する．気管胸部前面には胸腺が存在する．気管は15-20個のC字状で硝子軟骨からなる気管軟骨とその間の輪状靱帯からなっている．ただし気管後壁には軟骨はなく，平滑筋束からなる膜性壁で食道に接し，膜性壁の粘膜には縦ひだがみられる．気管粘膜は多列線毛上皮で覆われ，杯細胞が混在しており，粘膜下組織には気管腺(混合腺)を認める．気管から呼吸細気管支までの気道では，気道粘膜についた異物を線毛運動により咽頭へ運ぶ．[829]

器官　organ　［臓器］　生体内で数種類の組織で構成される構造で，特定の機能単位となっている．具体的に

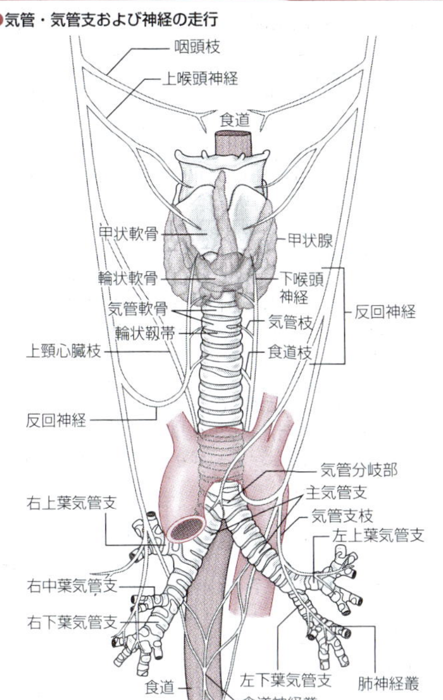

は，肝臓，腎臓，腸管，脳などを器官と呼ぶ．また，呼吸や消化，排泄など一連の生理的機能を行うための複数の器官による構成を系統(器官系)と呼ぶ．例えば，泌尿器系は腎臓，尿管，膀胱，尿道などの器官により構成されている．[1044] ⇨参組織→1842

帰還⇨同フィードバック→2511

義眼　artificial eye, ocular prosthesis　眼球摘出後の美容目的や眼窩内容除去術後の眼窩容積保持のために用いられる人工の眼．主に合成樹脂やプラスチックでできており，角膜，結膜，虹彩，瞳孔が描かれている．[257]

器官愛　organ erotism　［部分性愛］　性嗜好異常の一種．異性など性対象のからだの一部を見たり愛玩することによって大きな性的な興奮と満足が得られるため，性器の結合よりも異性の身体の一部を愛好する行動をとる．[1269]

気管ウェッブ　tracheal web　気管壁の軟骨などの発達に異常がなく，気管内に膜様の狭窄を示すものをいう．ウェッブとは膜様構造のこと．原因はまれな先天性奇形，あるいは気管内挿管に起因する瘢痕性のものなどである．症状は呼吸困難，吸気時喘鳴，反復する気道感染などで，ときに気管支喘息と誤診されることもあるので注意を要する．治療としては，薄いウェッブは気管支鏡下に切除するか，範囲の大きなものでは気管切開後，気管前壁を切開し，病変の切除後ブジーによる拡張を行う．[887]

気管炎⇨参気管気管支炎→667

気管音　tracheal sound　［気管呼吸音］　呼吸に際し，気管に発生する正常呼吸音で，気管上部の前胸壁で聴診される粗い感じの音．吸気と呼気の音はほぼ同程度かやや呼気が大きく聞こえる．呼気音は呼気のほとんどの間で聞かれる．吸気音は吸気の頂点で突然止まり，休止期があってから次の呼気音が聞こえる．[953]

気管外傷　tracheal injury　主に気管カニューレによる内損傷と，交通外傷，労働災害，刃物や銃器などによる自傷，他傷などの外損傷がある．喉頭外傷に伴う第1気管輪に多いが，縦隔内気管では気管分岐部近くに多く，線状の裂傷となりやすい．[555] ⇨参気管気管支損傷→668

気管カテーテル　tracheal catheter　［気管内吸引チューブ］　カテーテルとは本来柔軟性のある内腔を有し，体腔より体液や血液の排出または治療薬などを注入するもので，医療一般で目的に応じて広く使用されている．気管カテーテルは経気管的に肺内分泌物や出血時の吸引，薬物の直接注入，ときには気管支造影のため造影剤の注入にも用いられる．[1443]

気管カニューレ　tracheal cannula　［気管切開チューブ］　気管切開術 tracheostomy を行った際に気管切開口に留置するチューブ．人工呼吸器に接続できる，気道内の吸引が容易にできる，高濃度の酸素が投与できる，喉頭や気管に狭窄がある場合，気道が確保されるなどの利点がある反面，発声はできなくなる．[460]

気管カニューレ抜去困難症　difficult tracheal decannulation, difficulty of decannulation　［套(とう)管抜去困難症］　気管カニューレを抜去すると呼吸困難が生じるため，カニューレが抜去できない状態．一般には気管切開孔周囲または気管カニューレ彎曲部や先端部に形成された肉芽や気管軟骨の欠損が原因のことが多い．抜去に伴う心理的な抵抗感などが原因の場合は，呼吸練習などをさせながら段階的抜去を試みる．肉芽の形成などの器質的な原因の場合には，肉芽除去術やTチューブ挿入，喉頭気管形成術が必要となる．適正な気管切開術の施行とカニューレ管理で大部分が予防できる．[555]

気管癌　tracheal cancer, carcinoma of trachea　原発性気管癌は比較的まれな疾患で，気管支上皮から発生する扁平上皮癌が最も多く，次いで腺様嚢胞癌が多い．ほかに腺癌，粘表皮癌，カルチノイドなどもある．症状は咳嗽，血痰，喘鳴，呼吸窮迫など気道狭窄によるものが多い．発生部位は気管上1/3と下1/3に多く，中1/3は少ない．治療は外科的切除を原則とするが，放射線療法や化学療法も行われる．続発性気管癌としては，甲状腺癌，食道癌，喉頭下咽頭癌，気管支癌よりの直接浸潤が多い．[555] ⇨参肺癌→2330

気管気管支炎　tracheobronchitis　気管および気管支の粘膜にみられるさまざまな原因によって起こる炎症の総称．急性と慢性があり，細菌やウイルスによる感染あるいは種々のアレルギー，物理的刺激などが原因となる．炎症が気管のみに限定していることは確定しがたく，気管支の炎症を合併することが多いので，気管気管支炎の名称が多く用いられる．咳，痰，前胸部違和感があり，発熱を伴うこともある．通常，対症療法が行われる．[953]

気管気管支形成術　tracheobronchoplasty⇨同気管支形成術→670

気管気管支結核　tracheobronchial tuberculosis　気管および気管支に結核菌が感染して起こる結核性病変．肺結核に合併してみられる．気管や気管支壁に結節状の隆起や潰瘍の形成を認める．刺激性の咳が頻発することが多く，これにより気管，気管支内に出た結核菌が肺内に散布され病巣が拡大する．気管支結核の場合は，気管支内の結節の隆起や狭窄により末梢の肺が無気肺状となり，結核性炎症を発症することがある．治癒後も気管支の変形や狭窄，気管支拡張症を起こしやすい．気管結核の場合は，気管内結核性結節や治癒後の萎縮により気道を狭窄し，喘鳴を伴い呼吸困難を起こすことがある．肺結核と同様の治療により，改善して無気肺にも通気し治癒するが，線維性無気肺や気道狭窄を残すこともある．[953]

気管気管支骨形成症 tracheobronchopathia osteoplastica⇨同気管骨新生症→669

気管気管支損傷 tracheobronchial injury 圧迫，強打などの強い衝撃によって，突然に激しく胸腔内圧があがったり，肺の閉鎖性損傷をきたす状態．主に，交通事故におけるハンドル外傷での発生が目立つ．好発部位は気管分岐部周辺の膜様部で，重症の場合には主気管支が著しく損傷される．呼吸困難，血痰，咳がみられ，空気の漏洩が認められる場合は重傷で，気縦隔や気胸をきたし，このようなときは，直ちに外科的修復術を行う以外，効果的な治療法がないとされる．[1443]

気管気管支内異物 tracheobronchial foreign body ［**気管支異物**］ 気管内に吸引された異物が喉頭から声門を通過すると，気管内にとどまることは少なく，左右の気管支あるいはその末梢の中間幹野や葉気管支で固定して，気管支内異物となる．3歳以下の乳幼児に好発し，異物はピーナッツなどのマメ類が多い．成人では義歯，リーマーなどの歯科用具，魚骨などの頻度が高い．エピソードとともに，喘鳴，咳嗽，呼吸困難，発熱などの症状があれば比較的診断は容易であるが，乳幼児や無症状の場合は診断が難しい．通常，異物は透過性のことが多いため，胸部X線写真では片側肺の透過性の亢進，過膨張，無気肺像などに注目する．治療は気管支鏡下で鉗子による異物除去であるが，長期放置された場合，周囲組織の変化が強くなり，手術が必要になることもある．[1443] ⇨参気道内異物→696

気管狭窄 tracheal stenosis 気管内腔が何らかの原因により狭くなった状態をいう．ただし，気管痙攣によるものは除く．気管内腫瘍や甲状腺腫，食道腫瘍，縦隔腫瘍による外圧性の気管狭窄のほかに，気管軟骨軟化症や先天性気管狭窄などがある．気管は輪状軟骨から始まり，第4または第5胸椎の高さで左右の気管支に分かれる長さ10-12 cmの管状の器官で，14-16個の輪状軟骨によってその前壁と両側が支えられた線維筋性の管．径は11-26 mmあり，その50%が狭窄すると呼吸困難を起こす．頸部気管では吸気性，胸部気管では呼気性の呼吸困難を起こす．[1443]

気管狭窄症 tracheal stenosis, tracheostenosis 気管の内径が狭いこと．狭窄の部位，程度，長さはさまざまである．狭窄が軽度の場合は無症状であるが，高度になると喘鳴，呼吸困難を呈し，難治である．先天性気管狭窄は気管軟骨の形成異常によるものが多く，後天性の気管狭窄では気管内腫瘍，胸部外傷，気管内チューブによる損傷などで生じる．胸部X線，CT，MRI，気管支鏡検査で診断され，感染予防のための抗菌薬投与，外科的な狭窄解除が行われる．[897]

気管虚脱 tracheal collapse 気管の左右径または前後径が狭小化することで，咳の激しいときに起こりやすい．咳の場合はまず吸気が行われ，肺胞の内圧が十分に高まる．次いで呼出期に入ると，肺胞から気道への駆出圧が100 cmH_2O 以上にも達することがある．もし気道にかたさがなければ，呼気時における気道狭窄の程度は，その壁の外と内にかかる圧差，経気道壁圧によって決定される．咳の激しいときは，気道を圧迫する肺胞ないし胸腔内圧が安静時の数 cmH_2O に比して100 cmH_2O 前後と著増しやすいので，経気道壁圧は気道の内圧が大気圧(0)に近くなる喉頭に近い気道ほど大きくなる．気道では健常例でも膜様部が陥凹し，横断面積は1/2以下に縮小するが，輪状軟骨が萎縮しているときや，末梢気道の狭窄でその内圧が低下しているときは，いちだんと起こりやすく，安静時でさえみられる症例もある．この呼気閉塞現象のため，特に咳の激しいときには，突然に呼吸困難，胸痛，肋骨骨折などの二次性障害が起こりやすい．予防には口すぼめ呼吸法が有効である．[1443]

気管憩室 tracheal diverticulum ［**呼吸器憩室**］ 気管壁の一部がさまざまな原因により周囲の臓器側に嚢状に突出した状態．原因には，先天的なものとして胎児期の発育段階の異常で気管壁の一部が膨隆している場合，あるいは気管の一部に脆弱な部位があり，気道内圧により粘膜が嚢状に突出する場合がある．後天的には気管周囲のリンパ節や縦隔内の炎症の治癒過程で，気管粘膜を癒着・牽引して陥凹を形成するものがある．気管下部後壁の膜様部に発生することが多い．憩室内に分泌物が貯留し感染を起こすと憩室炎になる．分泌物の排除，抗生物質療法で治療するが，憩室が大きく炎症を繰り返す場合には外科的に切除する．[953]

器官形成期 period of organogenesis ［**器官発生期**］ 胎齢4-8週の間をいい，外胚葉，中胚葉，内胚葉の3つの胚葉がそれぞれの器官原基の形成に向けて分化する．この間に主要器官系が完成され，外表的特徴もおおむね認められるようになる．また，未分化な細胞群や組織が初期発生により出現したところから，それぞれの器官のあるべき位置に移動する．器官形成期は催奇形性期でもある．[550]

気管形成術 tracheoplasty 切除病変の一部または大部分が気管に存在する場合，気管を一部合併切除し形成する方法．切除範囲が狭い場合には楔状に切除し縫合閉鎖が可能である．切除範囲が広範囲の場合には気管を管状に切除し断端同士を吻合する．これがいわゆる狭義の気管形成術である．[130]

気管結核 tracheal tuberculosis ［**結核性気管**］ 肺の結核病変より結核菌が排出され，気管・気管支から気管支粘膜に至り，結核性の病巣をつくる状態のこと．さらに症状が進展すると，リンパ組織から主気管支，気管分岐部，声門部や喉頭までもがおかされる．多くは気道の狭窄や偏位を生ずる．通常の胸部X線では診断が困難なことが多い．その際は，激しい咳や血痰，痰などの症状や気管支鏡検査，痰検査で結核菌をみることにより，気管結核が明らかにされる．[1443] ⇨参気管支炎→669

気管牽引感 tracheal tugging⇨同オリバー・カルダレリ徴候→414

器官幻覚 organ hallucination ［**臓器幻覚**］ 身体内部の器官，臓器の感覚における幻覚．体感幻覚のうち身体内部に現れるものを指す．例えば「脳が溶け出して脊髄に流れ込んでいる」など．[488]

気管呼吸音 tracheal breath sound⇨同気管音→667

気管骨新生症 tracheopathia osteoplastica ［**気管気管支骨形成症**］ 気管・気管支の先天異常の1つ．気管軟骨輪の間に骨または軟骨性のかたまりができ，膜様部が少なくなる．主な症状は呼吸困難，嗄声，咳，痰，血痰など．気管・気管支巨大症よりも多くみられる．[1443]

気管支 bronchus 肺内にある太い気道で，この中を吸入気と呼出気が通る．気管から最初に分岐した主気管支(一次気管支)，主気管支から肺葉に入る肺葉気管支(二次気管支)，肺区域に入る区域気管支などに区分される．気管支壁は外層(密な線維組織)，中層(網状の平滑筋組織)，内層(線毛で覆われた粘膜)の3層構造となっている．[953] ⇨参気管→666，気管支樹→671

気管支異物 bronchial foreign body⇨同気管気管支内異物→668

気管支炎 bronchitis 気管支粘膜の炎症性疾患．急性と慢性がある．急性気管支炎は刺激性のガス吸引，感冒，インフルエンザなど細菌やウイルスの感染で起こる．激しい咳と痰がある．気管支肺炎を合併すると発熱する．治療としては安静とし，感染があるときは抗生物質を投与する．慢性気管支炎は1年のうち3か月以上咳，痰を認める状態が連続して2年以上続く場合で，他の特定の疾患がない場合に診断される．長期に及ぶと気管支拡張症，肺気腫症などが起こる．禁煙と，抗生物質，去痰薬，気管支拡張薬の投与で治療する．[953]

気管支音 bronchial sound ［**気管支呼吸音**］ 呼吸に際し，気管支内を通過する空気の乱流によって発する音をいう．健常者では，比較的太い気管支が胸壁の近くに接近している部位で聴取される．肺胞呼吸音が聴取される部位で気管支呼吸音が聞かれる場合は，病的状態(肺胞呼吸音の気管支呼吸音化という)．気管支呼吸音は吹くような音質(管性の性質)をもった，かなり高調の音で，通常呼気相が吸気相より長く，両相の間には短い休止期がある．音の性状は健常者に聴取される気管呼吸音にきわめて類似しているが，気管支呼吸音のほうがややあらく，高調性が少ない．[1443] ⇨参肺胞呼吸音→2353

気管支外傷⇨参気管気管支損傷→668

気管支拡張症

bronchiectasis

【概念・定義】 気管支は本来末梢にいくに従って次第に細くなっていくものであるが，気管支拡張症とは，気管支が部分的に中枢部より太くなっている病態のこと．発病の原因は先天性因子，気管支や肺胞の発育期の気管支肺疾患，**慢性副鼻腔炎**を含む気道系の病変，気管支の局所性病変などが考えられる．先天性因子が推測される根拠となるのは，先天性疾患であるカルタゲナー Kartagener 症候群では，内臓逆位症に気管支拡張症と慢性副鼻腔炎が合併することや，小児にまれにみられる膵囊胞性線維症という疾患で，気管支拡張症が合併することなどから推測される．また，発育期に起こる気管支や肺胞の疾患が原因と考えられることがあることや，慢性副鼻腔炎に気管支拡張症を合併することが多いことも，何らかの因果関係を推測させる．さらに気管支拡張の局所に気道閉塞がある場合があることも原因と考えられる．気管支拡張症の種類には，拡張の形によって円柱状，紡錘状，囊状，囊胞状の種類がある．簡略には円柱状，囊状，混合型と3種に分類することも多い．また拡張の形から数珠状，棍棒状，ブドウ状と分類することもある．囊状拡張症は特発性気管支拡張症に多く，円柱状拡張症は慢性気管支炎に関係することが多い．

【症状・徴候】 症状は，咳，膿性痰，**血痰**があり，時折喀血を起こす．冬季には肺炎を起こすことがある．慢性に咳，痰が持続し細菌感染が持続するうちに次第に慢性気管支炎と同様の閉塞性換気障害を合併するようになると，労作時や運動時の息切れ，呼吸困難を起こすようになる．肺循環系に慢性に負荷がかかると肺性心となり，右心不全を起こすようになり，強い呼吸困難，四肢の浮腫，チアノーゼ，ばち指を呈して予後不良となる．

【診断】 胸部X線検査では，拡張部位の肺紋理の乱れ，不規則な斑状陰影などがみられるが，気管支造影で明瞭な気管支拡張の像を確認することができるが，CTスキャンでも明らかな気管支の拡張とその形を確認することができ，診断が確定する．患者の負担を考えると気管支造影はしなくてもよい．喀痰は著明な膿性で大量で，拡張部の対側を低くした体位で膿性痰が流出してくる．喀痰の細菌学的検査では常在菌を検出することが多いが，次第に緑膿菌などによる日和見感染症に変化することが多い．呼吸機能検査では呼出速度の低下を示す**閉塞性換気障害**を主として，経過中徐々に肺気量の減少が加わり，次第に換気不全から呼吸不全となり，血液ガスで低酸素血症となり，末期には高炭酸ガス血症，呼吸性アシドーシスとなり，予後不良となることがある．

【治療】 治療としては，膿性痰の気管支内貯留を防ぐために，**体位排痰法**を1日2-3回行う．発熱を伴う急性感染増悪に対しては，起炎菌を推定して有効と思われる抗生物質療法を行う．低酸素状態に対しては在宅酸素療法を行う．病変が限局し病変部の感染があり，その他の部位の病変が少ないときには外科切除を検討する．[953]

気管支拡張症の看護ケア

【観察のポイント】 咳嗽と膿性喀痰，血痰，喀血を認めることが多いため，喀痰の性状を観察する．

【ケアのポイント】 ①気道感染の悪化や肺炎を合併すると発熱し喀痰量が増強するため，早期より感染予防に留意する．口腔内ケアや全身の清潔を保つことによって二次感染を予防することができ，良好な肺機能を維持することができる．感染を伴う場合には水分補給と栄養管理，尿量の減少，体重の増加に留意する．②吸入療法や体位ドレナージなどの理学療法を行う排痰援助は重要である．排痰した喀痰は不快感をまねくことがないように，早期に片づけるように配慮する．③日常の呼吸訓練の重要性を認識し，患者の日常生活に合わせた援助方法を計画，実施する．④喀痰の粘稠度を改善できるように，気管支拡張薬の内服が確実に行われるように十分に説明をする．⑤在宅酸素療法を導入する場合は，酸素の必要性や取り扱い方法，自宅での日常生活動作が遂行できるように説明を行う．地域医療機関とも連携する．⑥気管支拡張症は，気道に非可逆的な拡張が存在するため，長期の療養生活をしいられることも多く，患者・家族への心理的ケアも必要である．[880] ⇒参気管支拡張症→669

気管支拡張薬　bronchodilator　肺の換気を改善する目的で，気管支，細気管支平滑筋を弛緩させて気管支を拡張する薬剤．喘息，気管支炎，肺気腫，気管支拡張症など気道閉塞症状のある患者に用いられる．通常よく使用される薬剤には β_2 刺激薬のほか，テオフィリン系薬剤や抗コリン薬などがある．作用機序，副作用は薬剤のグループごとに異なる．[953]

気管支カルチノイド　carcinoid of bronchus, bronchial carcinoid　気管支腺腫の一種で大半を占める．従来，良性腫瘍に含まれていたが，転移再発を起こすことから，最近では低悪性腫瘍として扱われている．ほとんどが，気管，主気管支，葉気管支に発生するため，早期には胸部 X 線上異常はみられない．気管支狭窄による咳や喘鳴のため，慢性気管支炎あるいは喘息として治療されている間に，精査のために行われた気管支鏡によるか，あるいは閉塞性肺炎を併発して発見されることが多い．治療は肺癌に準じて肺切除術とリンパ節郭清が行われるが，発生部位によっては気管・気管支形成術が行われる．予後は比較的良好．[1443]

気管支含気像⇒同エアブロンコグラム〔サイン〕→342

気管支カンジダ症　bronchial candidiasis　酵母様真菌の一属カンジダ *Candida* により起こる気管支の感染症．カンジダは通常でもヒトに存在しているが，抵抗力減弱などの際に症状を現す．病巣内では早期には膿瘍形成，次いで肉芽組織による被包化が起こり，乾酪化するといわれる．軽症では臨床診断は難しく，発病素因を念頭におくべきである．咳が主症状で，喀痰はゼラチン様粘液性無色，黄灰色の小塊として酵母様出芽胞子の集塊を認める．進行すると慢性気管支炎や気管支喘息に似た症状を呈し，重症のものは肺炎や肺結核に似る．発熱，胸痛，血痰や貧血，呼吸困難を伴うこともある．[1443]

気管支鏡　bronchoscope　口あるいは鼻孔から喉頭，気管を通して気管支内を観察するための管状の機器．軟性と硬性の気管支鏡があり，通常，軟性が用いられる．軟性の気管支鏡はファイバーグラスによる気管支ファイバースコープで，外部から光を送るファイバーと，観察のための拡大した画像を送るファイバーでできている．気管支腔内の観察のほか，検体採取，気道内の異物摘出の目的でも用いられる．[953] ⇒参気管支ファイバースコープ→673

気管支胸腔瘻(ろう)　bronchopleural fistula⇒同気管支瘻(ろう)→674

気管支鏡検査　bronchoscopy　口または鼻から気管支鏡を挿入して気管や気管支内腔を肉眼的に観察する検査．診断目的のほか，検体採取や治療の目的でも行う．以前は金属製のかたい管状のもの(硬性気管支鏡)が用いられていたが，最近は細くて自在に屈曲する光ファイバースコープ(軟性気管支鏡)を用いる．軟性気管支鏡による検査では，検査前に空腹状態とし，鎮静薬を投与し，気道の局所麻酔を行う．硬性気管支鏡の場合は全身麻酔が施される．肉眼的に観察するほか，生検材料採取や喀痰検査のための吸引など，診断目的や異物の除去，局所無気肺，気道閉塞，肺化膿症などの治療にも用いられる．[953]

気管支鏡的除去　bronchoscopic removal　［気管支鏡的摘出法］　気管支内に誤って入り込んだ異物や，気管につまった喀痰などを，気管支鏡を使用して取り除く治療法のこと．喉頭をリドカイン塩酸塩液で局所麻酔して気管挿管のうえで行うか，場合により全身麻酔下にて行うこともある．気管支ファイバースコープを挿入して，鉗子孔から咳止めのためにリドカイン塩酸塩液を注入したあと，喀痰や気道内分泌物を吸引したり，さまざまな目的に応じた異物鉗子を用いて気道内の異物を除去したりする．[1443]

気管支鏡的摘出法⇒同気管支鏡的除去→670

気管支形成術　bronchoplasty　［気管気管支形成術］　気管支またはこれに付随する肺の疾患に対して，切除などの外科的術式により気道の再建，形成を行うこと．代表的なものに管状肺葉切除術があり，病巣の肺葉とともに主気管支を切除する．主に肺癌を対象として行われる．なお，気管支に対しては環状切除術端端吻合術などが，気管に対しては楔状切除縫合術や気管気管支吻合術などが，疾患に応じて適応される．[1443] ⇒参肺葉切除術→2356

気管支痙攣　bronchial spasm, bronchospasm　喘息や気管支炎により気管支平滑筋が痙攣性の異常収縮を起こした状態．結果として，激しい気道の狭窄や閉塞を起こし，咳や肺野の広範な喘鳴が聴取される．喘息や気管支炎の治療として，気管支拡張薬(メチルキサンチン，抗コリン薬，カテコールアミン)の吸入や予防薬(クロモグリク酸ナトリウムなど)，または副腎皮質ホルモン剤を用いる．[953]

気管支結核　tuberculosis of bronchus⇒参気管結核→668，気管気管支結核→667

気管支結石症　broncholithiasis　［気管支微石症］　石灰化物が気管支または気管支と交通する空洞内に存在する状態．原因は肺門や気管支周囲の石灰化リンパ節が長年，呼吸性に移動し，気管支を穿破して発症するとされる．症状は非特異的で咳嗽，血痰，発熱など．治療は気管支鏡下で摘出する．[1443]

気管支原性癌　bronchogenic carcinoma　広義では，肺癌とほぼ同義に用いられる言葉．石川七郎によると，「肺癌とは，肺・気管支の全組織のどこかの細胞が悪性化して腫瘍になったものをいう」と定義されている．近年増加し続けており，死亡率は悪性腫瘍のうち男女とも第1位にせまる勢いである．臨床的には，組織型は扁平上皮癌，腺癌，小細胞未分化癌，大細胞癌に大別される．病因は扁平上皮癌と小細胞未分化癌は喫煙に有意に関連があり，その他の原因に大気汚染などが考えられる．組織型により特徴があり，発生部位，進展様式，予後が異なるので，診断に際しては病理組織型まで把握して治療計画を立てる必要がある．扁平上皮癌は比較的中枢側の太い気管支に発生しやすく，比較的初期から咳，血痰などの症状と，胸部 X 線写真で無気肺などの所見を呈し，遠隔転移を起こしにくいため，早期発見，早期切除術により，他に比べ予後は良好．腺癌は末梢に発生しやすく，早期には症状を呈しにくく，癌性胸膜炎を起こしやすい．また化学療法薬や放射線療法に反応しない例が多い．小細胞未分化癌は中枢側に発生しやすく肺門部リンパ節や遠隔部臓器に転移しやすい．化学療法に対する反応はよいが発育が速く，再発しやすく予後不良．肺癌は異所ホルモン産生のものも多く，それによる随伴症状を呈することにも注意を要する．[1443] ⇨参原発性肺癌→961，肺癌→2330

気管支呼吸音 bronchial breath sound⇨同気管支音→669

気管支擦過法 bronchial brushing 気管支鏡下で，気管支擦過ブラシを生検鉗子口より挿入し，病巣部を擦過させて付着した標本を採取して，細胞診や細菌検査を行う方法のこと．肺病巣の診断に際して行われる気管支鏡検査法の1つ．[1443] ⇨参気管支鏡検査→670

気管支樹 bronchial tree 気管支が枝分かれして樹枝状に分岐している構造のこと．気管から分かれた気管支は，左右主気管支に分岐し，徐々に細い気管支に分岐する．右主気管支は左側より太く短く，分岐角は左側ほど急角度ではない．右主気管支はさらに細い3本の肺葉気管支に分岐し，それぞれ右肺を構成する3つの肺葉に入る．左主気管支は右より細く2倍(約5 cm)の長さがあり，肺動脈の下部を通って上葉と下葉の気管支に分岐する．気管支はさらに肺区域気管支に分かれ，その後，2ないし3分岐しつつ分岐を繰り返して，およそ23回分岐し，最終的に肺胞に通じる．[953]

●気管支樹

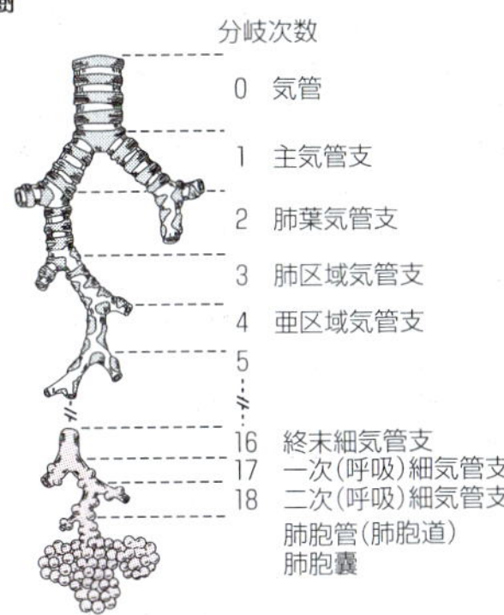

気管支周囲袖口縁形成サイン ⇨同peribronchial cuffing sign→94

気管支縦隔リンパ本幹 bronchomediastinal trunk 肺やその周辺からのリンパ液を最終的に静脈に注ぐリンパ本幹．肺からのリンパ液は肺内のリンパ管網から次第に集められて気管支沿いに走り，肺門の肺リンパ節に至り，さらに肺根を経由して気管気管支リンパ節，気管支縦隔リンパ本幹に入り，静脈角で静脈に注ぐ．左のこの領域では本幹を形成せず，個々のリンパ管が直接胸管に注いでいることがある．[1044] ⇨参リンパ本幹→2960

気管支循環 bronchial circulation 体循環系の栄養循環．気管支循環血流量は心拍出量の約2%．気管支動脈は大動脈から流れて気管支壁(終末細気管支とそれより中枢側の気管支)や肺間質(肺胸膜，肺門リンパ節，肺動・静脈など)へ流れ，各組織に栄養を与えたのち気管支静脈に至る．気管支動脈は胸部大動脈(または肋間動脈)から分岐して，左右の気管支壁に沿って走り，奇静脈・半奇静脈に戻るが，一部は肺静脈へ流入しシャントを構成する．終末気管支より末梢側の肺組織(呼吸細気管支，肺胞管，肺胞嚢，肺胞)には直接肺循環系より酸素が供給される．気管支循環系は吸気ガスの空気調整 air conditioning(加温，加湿)に重要な役割を果たしている．[1213]

気管支上皮内癌 carcinoma *in situ* of bronchus⇨同肺上皮内癌→2338

気管支静脈 bronchial vein 気管支，肺の栄養をつかさどる血管系で大循環系に属する．気管支動脈の分布している領域の静脈血を受け，肺内部では肺静脈に合流し左心房に還流する．肺外部，すなわち肺門よりも中枢部で大静脈に合流し右心房に還流する．[1443]

気管支振盪(とう)音 bronchial fremitus 分泌物が貯留した気管支の胸壁で，聴取あるいは触知されるゴロゴロという音や振動．呼吸時に空気が分泌物を移動させながら通過するために聞こえる．[953]

気管支ステント⇨同気管ステント→674

気管支性嚢胞 bronchogenic cyst ［気管支嚢胞］ 嚢胞性肺疾患の分類で，胎生期の気管・気管支の発生または分岐異常に基づき，先天性に発症するまれな疾患．形態学的には嚢胞を形成し，その内壁が気管支上皮で覆われている点が気腫性嚢胞と異なる．狭義の気管支性嚢胞，嚢胞性気管支拡張症，および嚢胞性腺腫様奇形に分類され，狭義の気管支性嚢胞はさらに肺気管支性嚢胞と縦隔性気管支嚢胞に分類される．後者はさらに傍気管，気管分岐部，肺門部，傍食道，その他の5型に分類されている．気管支性嚢胞は胎生初期26日から40日までの気管・気管支の発生分化が最も盛んな時期に形成される．胸部X線上では肺気管支性嚢胞は境界鮮明な孤立円形ないし楕円形均等陰影として認められ，感染を併発しない限り，気管支との交通はなく，無症状．縦隔性気管支嚢胞は胸部X線上では境界鮮明な均等な腫瘤状陰影として認められ，傍気管が大部分で小さくても圧迫症状を起こしやすい．[1443]

気管支腺 bronchial gland 気管支壁を構成する器官の1つで，粘液を分泌．気管支軟骨の分布範囲とほぼ一致して，気管支壁に分布．気管支腺は軟骨の内外の種々の深さに分布しており，導管により気管支内腔に開口している．混合腺で，粘液細胞と漿液細胞の2種類の分泌細胞と，これらを外方から取り囲む筋上皮細胞から構成され，漿液細胞はリゾチーム，その他のリソソーム酵素や免疫グロブリンA(IgA)などを分泌し，気道の防御機構に関与．[1443]

気管支腺腫 bronchial adenoma 気管支粘液腺から発生する腫瘍．主気管支あるいは肺葉気管支など肺の中心部に発生する．以前は良性腫瘍とされていたが，手術後経過はよいものの転移することがあり，現在は肺癌の一種になっている．カルチノイド型と円柱腫型がある．カルチノイド型腫瘍はセロトニン，ヒスタミンなどのカテコールアミンを分泌し，激しい運動や興奮に伴い顔面紅潮，頻脈，血圧低下などの潮紅(フラッシュ)といわれる症状を起こすことがある．[953] ⇨参気管支カルチノイド→670

気管支喘息

bronchial asthma；BA

【概念・定義】 1980 年代までは「可逆性の気流閉塞」と「気道過敏性」の存在で特徴づけられる疾患であると定義されていた．その後，マスト細胞や好酸球などを主体とした気道炎症の存在が明らかになり，気道炎症が気道過敏性と気道狭窄を惹起していると考えられ，1990 年代からは**気道の慢性炎症性疾患**であると定義されている．この概念の変革によって，1990 年代から気管支喘息の診断法や治療戦略が大きく変化した．

【疫学】 近年，わが国の累積有症率は成人 3.2%，小児 6.4% で特に小児に著しく，急速に増加傾向にある．また，高齢社会を迎えて高齢者の有症数も増加している．しかし，ガイドラインや吸入ステロイド剤の普及によって入院患者数および救急外来受診者数は減少している．また，喘息死に関しても減少が続いている．

【病態生理】 気管支喘息の基本病態はマスト細胞，好酸球，T リンパ球などの炎症細胞による慢性の気道炎症であり，その結果，気道過敏性が生ずる．また，この気道炎症の持続によって，上皮の杯細胞化生，基底膜の肥厚，平滑筋の肥大，血管新生，粘膜浮腫などの気道構造の変化(**気道リモデリング**)をしばしば起こす．このような変化が気道狭窄を進行させ可逆性の低下へと導く(図)．

【症状】 一般的な自覚症状は発作性の喘鳴，呼吸困難，咳などであり，特に深夜から早朝にかけて出現しやすいことが特徴．

【診断】 問診と身体所見は重要な手がかりになり，特に喘鳴と呼吸困難をきたす上気道疾患，COPD(慢性閉塞性肺疾患)，心不全疾患との鑑別が大切である．問診では症状の出方，日内変動，季節変動，明らかな引き金(環境，冷気吸入，運動，アルコールなど)の有無，アトピー素因の有無などを確認する．身体所見では高調連続性ラ音(笛音 wheeze)の聴取が大きな診断材料になる．また，検査においては「可逆性の気道閉塞，気道過敏性，気道炎症」を客観的に判断する必要がある．代表的な検査としてはスパイロメーターを用いた**呼吸機能検査**である．1 秒量($FEV_{1.0}$)の努力性肺活量(FVC)に対する割合を%値で表した 1 秒率($FEV_{1.0}$%)から気道狭窄の有無を判断でき，さらに気道狭窄を認めた際には，短時間作用性 β_2 刺激薬の吸入によって $FEV_{1.0}$ が 200 mL 以上かつ 12% 以上改善すれば気管支喘息と診断することができる．また，専門施設では気道過敏性試験，呼気中一酸化窒素濃度検査，呼気凝集液検査，誘発喀痰などが行われる．

【治療】 急性期治療(発作時の治療)と長期管理(日常の治療)がある．**発作治療薬**には短時間作用性吸入 β_2 刺激薬があり，気管支拡張作用を有し，発作時に最初に用いられる．それに対して喘息発作の予防を目標とする**長期管理薬**には吸入ステロイド剤，テオフィリン徐放製剤，長時間作用性 β_2 刺激薬，ロイコトリエン受容体拮抗薬がある．薬剤治療の目標は最小限の薬剤で最大限の効果を得ることであり，重症度に応じて日常の治療を 4 段階に分ける．段階的治療には薬剤の増量(ステップアップ)と減量(ステップダウン)を行う必要があり，症状などをみながら判断していく．吸入ステロイド剤をはじめとした治療方法の確立によって，喘息の長期コントロールの安定や患者の QOL の著明な改善が得られた．[494] ⇒参小児喘息→1449

●喘息発症・増悪のメカニズム

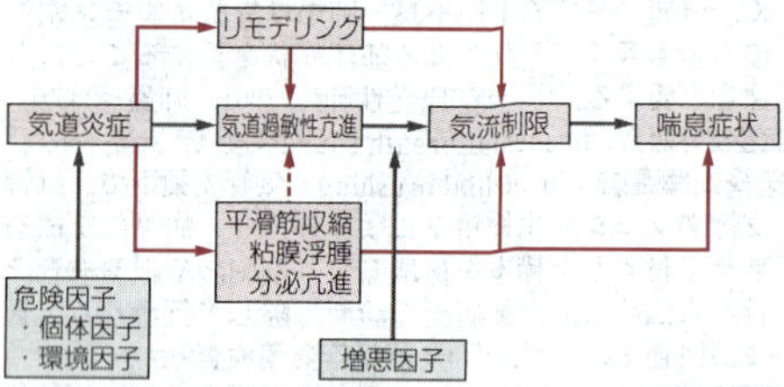

気管支喘息の看護ケア

【ケアのポイント】 喘息患者のケアには，発作時のケアと，発作を予防するための患者教育の 2 つがある．〔**発作時**〕重積発作を起こすと気管攣縮をきたし，窒息に至ることもあるため，気管挿管，人工呼吸器管理の準備をする．また患者は強い呼吸困難により，死への恐怖や不安によりパニックを起こすこともあるため，患者の安静を保ちながら，そばに付き添い不安の除去に努める．呼吸困難に伴う起座呼吸，喘鳴や狭窄音，咳嗽，喀痰，チアノーゼの様子などを観察し，酸素療法，気管支拡張薬，去痰薬，ステロイド剤，抗生物質などにより，症状の緩和，改善を確認する．〔**発作予防**〕発作を予防するには，アレルゲンとなる物質との接触を避け，ほこりやペットの毛などの除去に努める．乾燥や気温の変化に注意し(特に早朝に発作が起きやすい)，十分な栄養と睡眠をとり，感染予防をし，医師の指示どおりの内服や吸入を行うよう指導する．軽度発作が起きたときの対応を指導し，少しでも改善がなければ早期に受診するよう勧める．数年から十数年にわたる疾患であり，自己管理が重要となるため，指導を徹底していく．[956] ⇒参気管支喘息→672

気管支造影法　bronchography　ヨード系の造影剤を気管支内に注入して胸部 X 線撮影を行い，気管支を描画する検査法．鼻孔または口からカテーテルを挿入し，造影剤を注入して撮影する．気管支拡張症や肺癌などによる気管支狭窄，気管支病変の診断に用いられる．[953]

気管支損傷⇒参気管気管支損傷→668

気管支断端閉鎖術　bronchorrhaphy　[**気管支縫合術**]　気管支縫合術と同義で，気管支断端を縫合して閉鎖する方法．肺切除術を用いた際に行われる．縫合が完全でないと，膿胸などの二次疾患の原因となるので，断端は適確に切断し，創をぴったりとつけるように注意深く縫合する．[1443]

気管支動脈　bronchial artery　大循環系に属する肺の栄養血管．多くの場合，右側は肋間動脈と 1 本の共通幹をなして大動脈から，また左側は 1-2 本の固有の気管支動脈として大動脈から直接分岐．この動脈は肺に達する前に縦隔内で気管，食道，リンパ節などに枝を出し，肺内では気管支壁，気管支腺，リンパ節，肺胸膜などに分布してこれらの栄養をつかさどっている．[1443]

気管支動脈造影法　bronchial arteriography　逆行性大動脈造影法を応用し，気管支動脈の造影を目的とする X 線撮影．気管支動脈の血流量は少なく，胸部大動脈からの分枝に変異が多いので選択的血管造影法が必要になる．肺の腫瘍と炎症の鑑別などに利用される．[264]

気管支動脈塞栓術 bronchial artery embolization；BAE 気管支拡張症などにおける喀血時，あるいは切除不能の進行癌の喀血時の治療として行われる．気管支動脈造影後に，カテーテルを通じてゼラチンスポンジの細片を送り込み，塞栓術を施行する．ゼラチンスポンジ粉末やエチルアルコールは塞栓効果は高いが，脊髄障害や気管支瘻などの合併症が報告されている．[1443]

気管支動脈瘤 bronchial arterial aneurysm 気管支拡張症のように気管支に慢性の炎症が続くと，その部分の酸素需要量が増し，その結果気管支動脈の血流量が増加すると，肺動脈の末梢と多くの吻合をつくり，ときには動脈瘤様になる．このような気管支動脈の変化のために，気管支拡張症ではしばしば喀血がみられ，また肺高血圧が起こることがある．[1443]

気管支透亮徴候 air bronchogram⇨同エアブロンコグラム〔サイン〕→342

気管支ドレナージ bronchial drainage⇨同体位ドレナージ→1858

気管支内麻酔法 endobronchial anesthesia ［気管支麻酔法］ 二腔気管支チューブや気管支ブロッカーなどを用いて片側換気が可能な状態にして，酸素や麻酔ガスを投与する麻酔法．[485]

気管支軟化症 bronchomalacia ［気管軟化症］ 気管・気管支軟骨が脆弱なため，呼吸運動に伴って気管・気管支内腔を十分に保つことができず，呼吸困難をきたす．先天性のものと，他の疾患による二次的変化によるものとがあるといわれているが，成因はまだ不明な点が多い．従来，喘息として取り扱われていたものの中に本症が含まれていた可能性もある．[1443]

気管支嚢胞 bronchial cyst⇨同気管支性嚢胞→671

気管支膿漏 bronchoblennorrhea 気管支漏 bronchorrhea は，気管支粘膜からの気道液の過剰分泌のことで，細気管支肺胞型腺癌，慢性気管支炎でみられることがある．このうち粘膿性成分の多いもののこと．[1443] ⇨参気管支漏→674

気管支肺アスペルギルス症 bronchopulmonary aspergillosis 気管支・肺原発の真菌のアスペルギルス症で，アスペルギルス・フミガーツス *Aspergillus fumigatus* によるものが最も多い．種々の病型，病像があり，大別すると，既存の肺結核治療後の空洞や嚢胞などの中にアスペルギルスが侵入し，発育して菌球をつくるアスペルギローマ，肺炎，肺膿瘍や肺梗塞などをきたす感染型と，気管支喘息を伴うアレルギー型がある．感染型のほとんどすべてが免疫力の低下した患者の日和見感染で，予後が悪い．[1443]

気管支肺異形成 bronchopulmonary dysplasia；BPD 現在，まだ厳密な定義は定まっていない．臨床的には，肺サーファクタントの欠乏による肺硝子膜症を代表とする新生児呼吸窮迫症候群の治療で，人工換気療法，高酸素療法などの呼吸管理が行われたことを契機に，乳児期に達してからX線上肺野濃度増強遷延と呼吸不全を呈する病態を指す．10日以内の急性期，1か月以上の慢性期，その中間の亜急性期などに分けられる．[1443]

気管支肺炎 bronchopneumonia⇨同巣状肺炎→1817

気管支肺区域 bronchopulmonary segment ［肺区域］ 区域気管支によって区分けされた肺の範囲で，両肺とも10の区域に分けられる（左区域気管支の7，8は分離しない場合があり，肺区域も9となることがある）．肺区域は胸膜下の結合組織が実質内に入り込むことで区分される．肺表面を底面として肺根に先端を向けたほぼ円錐形をなす．肺動脈や気管支動脈は同名の区域気管支に沿って走行，分岐するため肺区域ごとに分かれている．ただし，肺区域を流れた血液は肺区域間を通る静脈（肺静脈の根）に入り集合して肺静脈となる．[829] ⇨参区域気管支→808

気管支肺胞呼吸音 bronchovesicular sound 胸部聴診の際の正常呼吸音の1つで，肺胞呼吸音 vesicular sound と気管呼吸音 tracheal sound の中間型で，肺胞呼吸音に近いものから気管呼吸音に近いものまで種々ある．特徴は肺胞呼吸音と比べ呼気相が延長し，音も大きく，かつ周波数が高く高調なこと．気管呼吸音に比べれば持続も短く，音量も小さく，より低調である．正常胸部では胸骨上端および胸骨に接する第1・2肋間部，肩甲間部（第3-5胸椎の高さ）にこの音が聞かれる．前後肺尖部も多少この傾向を有する音が聞かれる．また，正常でもしばしば左右肺尖で呼吸音に差があることがある．[1443] ⇨参肺胞呼吸音→2353，気管音→667

気管支肺胞洗浄 bronchoalveolar lavage；BAL ［BAL，バル］ 気管支鏡を用いて，呼吸器疾患の診断・治療目的に行われる検査．診断目的には，各種のびまん性肺疾患で，気管支ファイバースコープを用いて，滅菌生理食塩水を気管支に注入してこれを吸引回収する．その中に含まれる細胞の数や分画など，さらに液性成分の解析を行う．治療目的には，気道内の粘液栓子を除去したり，肺胞タンパク症では全身麻酔下に貯留物質の洗浄・除去のために行う．[893]

●気管支肺胞洗浄

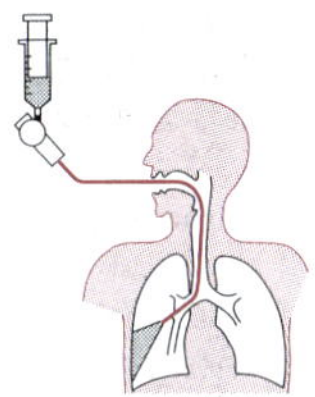

気管支肺リンパ節 bronchopulmonary node⇨同肺門リンパ節→2355

気管支微石症⇨同気管支結石症→670

気管支ファイバースコープ bronchofiberscope 以前は，金属製の硬性気管支鏡が用いられていたが，1960年代から軟性の気管支ファイバースコープが使用され始め，現在ではもっぱらこちらが用いられている．機器の開発により，安全で使いやすくなり，呼吸器診断学では必要不可欠のものとなった．気管支内病変の観察，生検，細胞診，菌検査に加え，びまん性の肺疾患についても経気管支肺生検や気管支肺胞洗浄法などが行われ，また治療においても喀出困難な気道分泌物に対する気管支内洗浄吸引，異物除去，レーザー光線による腫瘍の焼灼などが行われている．スコープの太さも直径2mm以下のものまで開発されているが，通常

は 6 mm を頻用する.[1443]

気管支ファイバースコープ検査⇒参気管支鏡検査→670

気管支ブロッカー　bronchial blocker　一側肺換気を行う場合に，片側の気管支を閉塞するためのバルーン付きのチューブ．バルーンをふくらませて，チューブの蓋をあけると片側の肺は脱気される．サイズなどの問題でダブルルーメンチューブが使用できないときに選択されることがある.[831]

気管支分離麻酔　one-lung anesthesia　［片肺換気麻酔，片側肺呼吸麻酔］　二腔気管支チューブや気管支ブロッカー付きシングルルーメンチューブなどの特殊な気管チューブを用いて，左右の主気管支を別個に換気できる状態にし，吸入麻酔を行う方法．肺切除や開胸による食道手術，下行大動脈手術などが適応となる．膿胸や気管支拡張症患者の手術を側臥位で行うときにも，上部肺からの膿の下肺への流入を防ぐために用いられる.[1443]

気管支縫合術⇒同気管支断端閉鎖術→672

気管支麻酔法⇒同気管支内麻酔法→673

気管腫瘍　tracheal tumor，tracheal neoplasm　気管に原発する腫瘍はきわめてまれであるが，その種類は多様．カルチノイド carcinoid，腺様嚢胞癌 adenoid cystic carcinoma，粘表皮癌 mucoepidermoid carcinoma が代表的．従来良性腫瘍に入れられていたが，転移，再発もみられることから，最近は低悪性腫瘍として扱われている.[1443]　⇒参気管支腺腫→671

気管食道短絡　tracheoesophageal shunt；T-E shunt　［T-E シャント］　①気管と食道が短絡(交通)した状態．先天性と後天性があり，先天性異常では先天性食道閉鎖に伴うことが多く，生下時から小児期に発見される．気管分岐部周囲に開口することが多い．出生時より嚥下困難，呼吸障害がみられるほか，吸入した空気が胃に達し，腹部膨満をきたす．治療は手術的処置のみである．一方，後天性の気管食道瘻は異物，外傷後の合併症，癌の浸潤を原因としている．②喉頭摘出後の代用音声として作成される交通路のことをいう.[887]　⇒参気管食道瘻(ろう)→674

気管食道フィステル　tracheoesophageal fistula；TEF⇒同気管食道瘻(ろう)→674

気管食道瘻(ろう)　tracheoesophageal fistula；TEF　［気管食道フィステル］　気管と食道に通じる異常な瘻管がある状態．多くは先天性で，先天性食道閉鎖症のグロス Gross 分類では B〜E 型にあたる．食道閉鎖を伴う重症の C 型が最も多く，新生児の緊急外科の適応となることが多い．母体の羊水過多症では本症を疑い検査を行う．出生直後から泡沫状唾液の流出がみられ，呼吸困難や肺合併症(肺尖や無気肺)を認めることもある．他の合併奇形も約 30% 程度みられ，患児の予後を決定する．後天性のものは食道癌など悪性腫瘍が原因の過半数を占め，ほかに外傷性，感染性などがある．喉頭全摘後に代用発声のため作成されることもある.[555]　⇒参気管食道短絡→674

気管支攣縮(れんしゅく)　bronchospasm　気管支平滑筋が反射的に攣縮すること．気管支喘息の発作状態などを指す．さまざまな種類の気管支に対する刺激によって起こる．アレルギーをはじめ，気道感染，機械的・化学的・精神的刺激，誤嚥，薬物などがその原因．治療は気管支拡張薬，副腎皮質ホルモン剤の投与などで，気管支喘息発作時と同じである.[1443]　⇒参気管支痙攣→670

気管支漏　bronchorrhea　気管支粘膜からの気道液の過剰分泌．慢性気管支炎や肺腺癌の特殊な組織型などでみられる.[1443]　⇒参気管支膿漏→673

気管支瘻(ろう)　bronchial fistula　［気管支胸腔瘻(ろう)］　何らかの原因で気管支に瘻孔が生じた状態で，通常は気管支胸腔瘻を指す．肺結核などの肺感染症や肺切除時の気管支断端縫合不全が原因となる．膿胸に移行する危険が高く外科的治療が必要になることが多い.[1633]

器官神経症　organ neurosis　〔D〕Organneurose　［内臓神経症］　心因性の神経症で，感情の状態が身体器官の機能障害として現れるもの．フェニヘル Otto Fenichel (1897-1946)がヒステリーなどの精神神経症に対置して定義したもので，心臓神経症，胃腸神経症などのほか，心因性下痢・便秘，筋緊張，呼吸困難などさまざまな機能障害がみられる．

気管ステント　tracheal stent　［気道ステント，気管支ステント］　気管の狭窄，瘻孔形成，高度の変形により換気障害を呈する場合，狭窄部を拡張して内腔を保持するために使用される器具．シリコンチューブ製，合金製(ステンレススチール，ナイチノール)などのものがある．悪性疾患の進行に伴う気管の狭窄に用い，QOL の改善を目的とした姑息的治療の一環として挿入留置する．留置の際は，気管支ビデオスコープ，硬性気管支鏡の観察下に行うことが多い.[1327]　⇒参硬性気管支鏡→1022

帰還制御⇒同フィードバック制御→2511

偽関節　nonunion　何らかの治癒阻害因子により骨癒合の進行が停滞し，骨折治癒に予測される期間を過ぎても骨癒合が得られない状態を遷延癒合といい，治癒阻害因子が除かれず，骨折部の治癒機転が停止した状態で，異常可動性を示す場合を偽関節と呼ぶ．X 線上，骨折端は硬化または萎縮像を示す．不十分な固定や感染，骨欠損，軟部組織の嵌入，血行不良などが治癒阻害因子となる．脛骨遠位骨幹部骨折，大腿骨頸部骨折，手舟状骨骨折などで生じやすい.[287]

気管切開カニューレ　tracheostomy cannula　人工呼吸器装着のため，気管切開時に気道の役割をすると同時に，気管腔内の分泌物を容易に排出させるため，切開した気管内に挿入するジョイント器具．治療目的に応じて種々の変形管があり，またカフ付きのものと，ないものとがあるが，L 字型に曲がっており，切開したのど穴から体表面に出た状態で，固定されている．カフ付きのものでは気管壁損傷を防ぐため，適切なカフ圧の設定が必要である．通常，清潔と保守のため，2 週間に一度は交換し，切開部分も消毒する.[683]

気管切開口ボタン⇒同気管ボタン→675

気管切開術　tracheotomy，tracheostomy　通常は，長期人工呼吸管理が必要な患者に対する気道確保法として行われる．長期的に気管挿管を行うと挿管チューブによる声門の機能障害や肺感染症を引き起こしやすいためである．挿管が 1-2 週間以上に及ぶことが予想される場合，あるいは患者の排痰力低下などで抜管の予定が立たない場合が適応となる．外科的気道確保法として広義には輪状甲状靱帯切開，上・中・下気管切開な

●気管切開カニューレ(カフ付き)

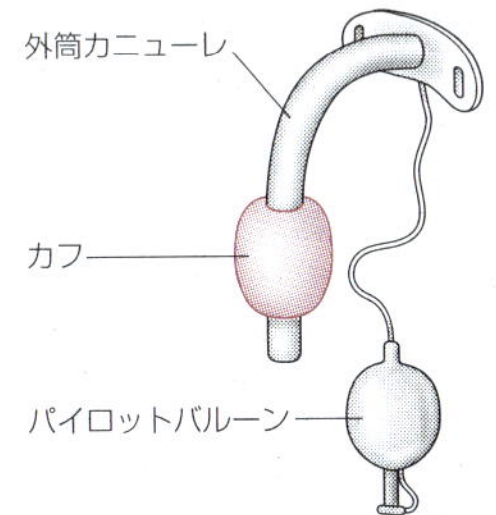

どの方法が含まれる．幼小児の場合は気道狭窄による抜管困難をきたす恐れがあるので，できる限り本法を行うことは回避すべきである．手術による合併症として，出血，換気不全，縦隔気腫，食道・反回神経損傷などがある．また，術後合併症として，創感染，気管内出血，分泌物によるカニューレ閉塞，肉芽形成による狭窄などが考えられる．[1582]

気管切開チューブ tracheostomy tube⇨同気管カニューレ→667

気管切開用チューブ⇨参気管チューブ→675

気管挿管 tracheal intubation ［**気管内挿管**］ 気道確保を主な目的として気管チューブを気管内に挿入すること．麻酔や呼吸管理，心肺蘇生を目的に行うこともある．経口的挿管が一般的だが，経鼻的あるいは気管切開による場合もある．短時間で確実かつ容易に気道確保ができる方法である．麻酔により無意識下に挿管する方法が多く用いられるが，気道管理に問題がある場合などは自発呼吸を維持するために意識下に挿管する．また開口困難などの場合は盲目的挿管が選択される．⇨参経口気管挿管→854，経鼻気管挿管→871

気管挿管の確認 confirmation of tracheal intubation 気管挿管を実施した者は挿入後すぐに気管チューブの位置を以下の事項について十分に確認する必要がある．①身体診察として両側の胸郭が挙上すること，心窩部，両側の胸部(前胸壁，中腋窩線上)の5点での聴診を行い心窩部で空気流入音が聞こえないこと，両側の胸部で呼吸音が均等に聞こえること．②呼気二酸化炭素検知器にて呼気中に二酸化炭素が排出されること，食道挿管検知器のバルブが再膨張すること．③チューブが正しく挿入されていることが疑わしい場合は，喉頭鏡を用いてチューブが声帯を通過していることを確認．それでも疑問が残る場合は一度チューブを抜去し，再挿管ができるまでバッグバルブマスクによる換気を行う．[938]

気管損傷 injury of trachea⇨参気管気管支損傷→668

気管チューブ tracheal(endotracheal) tube(catheter) 主に気道確保を目的に気管内に挿管する内径の大きいチューブで，経鼻的または経口的に気管分岐部の上部まで挿入して使用する．酸素吸入や全身麻酔の際の気道確保に用いるものと，気管切開後に切開口から挿入する短いものがある．気道粘膜への刺激を抑えるため，ポリ塩化ビニルなどやわらかい材質のものが考案されている．気管切開用チューブには，金属製のほかテフロン，シリコンなどさまざまな材質のものがある．テフロン，シリコン製のものは組織刺激性が少なく適合

●気管チューブ

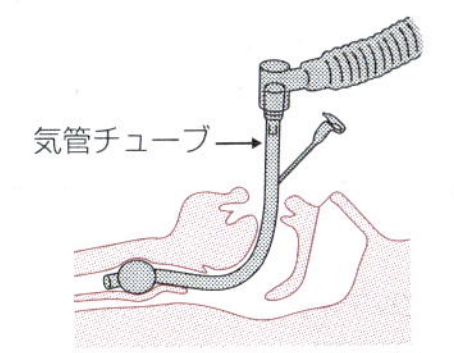

性もよく，カフなどを併用して誤嚥防止を図るのが容易などの利点がある．サイズ，材質を目的に応じて選択する．[98] ⇨参気管カニューレ→667

気管聴診音 tracheophony 気管，喉頭部を聴診するときに聞かれる音をいう．吸気と呼気の両期に聞こえ，気管支音より鋭く聞こえる．[1443] ⇨参気管音→667

気管内吸引 tracheal suction ［**気道内吸引**］ 気管および主気管支の分泌物や異物を吸引すること．咳嗽によって自ら気道分泌物を取り除くことのできない対象者に，気管にカテーテルを挿入して陰圧を加え，分泌物や吐物，異物，または血液などを除去する．口腔吸引，鼻腔吸引との相違点は，それよりも弱い陰圧〔10-15 kPa(キロパスカル)：約 80-120 mmHg〕で，無菌手技を必要とすること．気管切開または口腔，鼻腔から気管チューブが留置されている患者では頻繁に実施される．合併症として，低酸素血症(低酸素脳症)，気道内損傷(出血)のほか，不整脈などがあり，細心の注意が必要である．特に人工呼吸器装着中では，低酸素血症を予防するために吸引時間を 10 秒以内にとどめること，吸引前に 100% 酸素を吸入させ吸引するごとにバッグを用いた人工換気をすることなどの防止策を講じる必要がある．[731] ⇨参気管チューブ→675

気管内吸引チューブ⇨同気管カテーテル→667

気管内挿管 endotracheal intubation⇨同気管挿管→675

気管内麻酔 endotracheal(intratracheal) anesthesia ［**経気管麻酔**］ 気管挿管によって吸入麻酔薬を投与し，調節呼吸または補助呼吸管理を行う全身麻酔の方法．吸入麻酔薬を用いることが多いが，静脈麻酔薬の持続投与による方法の割合が増えつつある．気管挿管経路は経口法と経鼻法があるが，口腔の手術など特殊例以外は通常経口法で行う．気管挿管の際には通常，静脈麻酔薬と筋弛緩薬の投与が必要で，またこの際，循環動態の変動や歯牙の損傷，咽喉頭の機械的損傷などに注意する．[468]

気管軟化症⇨同気管支軟化症→673

気管軟骨 tracheal cartilage 気管の前壁と側壁をU字形に囲んで気管骨格を形成する硝子様軟骨．16-20 個存在し，互いに気管輪状靱帯で結合している．[555] ⇨参気管→666

器官培養⇨同臓器培養→1809

器官発生期 period of organogenesis⇨同器官形成期→668

気管フィステル tracheal fistula⇨同気管瘻(ろう)→676

気管分岐部⇨同竜骨→2937

気管ボタン tracheal button, tracheostomy button ［**保持用気管切開チューブ，気管切開口ボタン**］ ボタン状の気管切開口の保持用につくられた気管カニューレ(気管切開チューブ)．気管ボタンは俗称で，正式には〔開口部〕保持用気管切開チューブという．シリコン製でやわ

らかく，気管切開チューブに比べ小型で軽量のため違和感が少ない．専用の栓をすることで発声が可能．人工呼吸器は必要としないが，分泌物が多いなど気管切開口を閉じるには不安のある場合に用いる．外径と長さ(深さ)を選択して用いる．[460] ⇨参気管カニューレ→667

●気管ボタン(開口部レティナ)

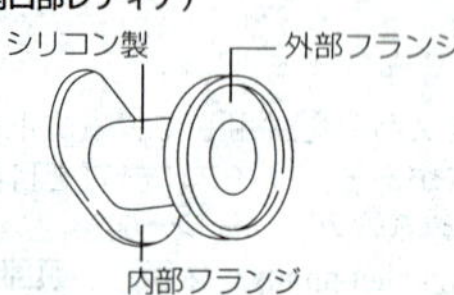

器官母斑 organoid nevus⇨同脂腺母斑→1297

期間有病数 period prevalence　ある集団において一定期間内にある疾病をもっていた患者全部を示す．時点有病数(その期間内の開始時点での有病数)と罹患数(その期間中に新しく発症した患者数)の和．罹患数の割合が有病数に比べて小さい，罹患時点が特定できない，患者数が少ない疾患，調査期間が長い場合などに機能する指標．[1152]

期間有病率⇨参点有病率→2089

気管瘻(ろう)　tracheal fistula　［気管フィステル］　気管と食道などに交通のある状態．先天性のものでは甲状腺管遺残などの奇形，先天性気管食道瘻などがあり，後天性のものは気管の外傷や肺癌，食道癌などの悪性腫瘍の浸潤，感染症などによる気管食道瘻がある．胸部気管に生じると縦隔炎を起こし，縦隔に気腫を伴い，呼吸困難や発熱などの症状を呈する．[555] ⇨参気管食道瘻(ろう)→674

危機 crisis　人が困難な状況に直面し，通常の問題解決方法で克服できないときに発生し，強い不安・緊張および情緒的混乱を伴うものをいう．成長発達段階で生じる予期可能な発達的危機と突発的・偶発的に生じる状況的危機がある．また一般に愛情・役割および自己像などの喪失を伴う．危機に直面した人は4-6週間のうちによかれあしかれ結末を迎え，多くは一定の段階を経て回復に向かうが，病的な反応を示して回復が遅延する人もある．危機によって生じる病的反応としては，心的外傷後ストレス障害(PTSD)，病的悲嘆反応などがある．危機理論は歴史的にはフロイト Sigmund Freud(1856-1939)の精神分析理論，エリクソン Erik H. Erikson(1902-94)の発達心理学などを背景に，主にリンデマン Erich Lindemann(1900-74)やキャプラン Gerald Caplan(1917-2008)の「死別による急性悲嘆反応の研究」から導き出されてきた．一般に危機は衝撃から防衛的退行，否認，抑うつ，承認から統合，適応といった4ないし5段階の過程を経て克服される．[486]

●危機

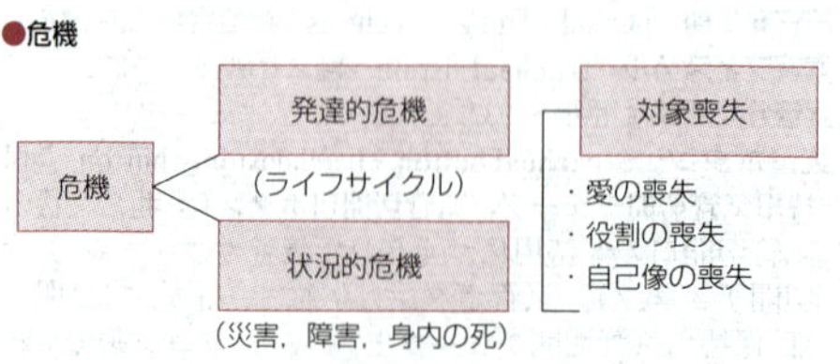

偽記憶 false memory　［捏造記憶，過誤記憶，回復記憶］　児童虐待，特に児童性的虐待の記憶をめぐっては偽記憶ないし過誤記憶 false memory や捏造された記憶 fabricated memory が疑われることが多い．この種の記憶のよみがえりは，何らかの精神的不安定をきたした人が，精神医学的・臨床心理学的治療を受けている経過中に生じることが多い．数年ないし10数年という長期にわたって忘却されていた虐待体験が突然によみがえったという場合，遅延記憶 delayed memory ないし回復記憶 recovered memory と呼ばれるが，その内容の信憑性には慎重でなければならない．記憶のよみがえりそのものを後に自ら取り消す，いわゆる撤回者 retractor が存在するからである．この問題は1980年代のアメリカで記憶戦争と呼ばれるまでの熾烈な論争を巻き起こした．近親姦虐待 incestuous abuse の被害者であったと称する人々(主として女性)が，その親たちを加害者として告発し，これに対抗して加害者とされた親たちが偽記憶症候群財団 False Memory Syndrome Foundation を結成して治療者を逆告訴するという法廷闘争が続いたからである．論争の結果，偽記憶や捏造記憶とされた事例の存在が確認された．しかし一方で，幼児期や児童期に受けた重度な近親姦虐待が一定の脳神経系損傷を招き，被害者の衝動統制能力を低下させるという事実も明らかになった．[641]

危機介入 crisis intervention　［危機管理］　通常の問題解決方法で克服できない困難な状況に直面し，強い不安・緊張および情緒的混乱を伴う人に対して，自我の適応力，対処能力を活用し，早期に新たな生活状況に適応できるよう支援する方策で，危機状況の段階に応じて適切な援助を行うことが重要とされる．一般に危機は衝撃から防衛的退行，否認，抑うつ，承認から統合，適応といった4ないし5段階の過程を経て，その段階に応じた援助・支援が求められる．危機介入を行う援助者は，対象者の陥っている危機状況に直接的に，あるいは危機に陥らないように予防的な働きかけが求められる．対象者が身近に利用できる「いのちの電話」「こころの相談」などにみられる支援ネットワークが重要とされる．危機介入理論には，マズロー Abraham Maslow(1908-70)のニード論に基づくフィンク S. L. Fink の4段階モデル，夫と死別した妻の悲嘆過程を示したボウルビー J. M. Bowlby のモデル，臨死患者の死の受容過程を示したキューブラー=ロス Elisabeth Kübler-Ross のモデルなどがある．[486]

危機管理⇨同危機介入→676

利き手交換 changing hand dominance　けがや病気による切断や麻痺などで，利き手が実用手まで回復する見込みがない場合に，利き手と反対側の手で日常生活や仕事ができるように行うこと．適応判断のために必要な評価として，①上肢機能評価，②感覚テスト，③協調性テスト，④ADL(日常生活動作)テスト，⑤片麻痺機能テスト，⑥書字能力評価，⑦職業・FQテスト(手指機能検査 finger function quotient test)などがあり，その結果の分析，訓練歴，障害予後，職業，患者の要望などを含めたうえで実行する．[249]

聞き取り調査 interview　疫学調査などで情報を集める方法の1つ．質問者 interviewer が対象者から面接もしくは電話によって情報を収集する．質問紙による方

法よりも詳しい情報の収集が可能だが，質問者の技能や先入観の影響を受けやすい．[467] ⇨参質問紙法→1320

利き眼⇨同優位眼→2846

気逆 qi regurgitation, qi counterflow, qi reflux 漢方医学的病態概念の1つ．東洋医学では，気(き)は体内をめぐって生ある状態に保つ無形の仮想的生理因子．気逆は気の循環障害で，身体下部から上部に気が逆流する病態と規定される．臨床的には，のぼせ，頭痛，顔面紅潮，冷えのぼせ，咳きこみなどが特徴とされ，いわゆる自律神経失調症のほか，咳反射の亢進状態なども含まれると思われる．桂枝湯(けいしとう)類，麦門冬湯(ばくもんどうとう)などの漢方薬が使用される．[161] ⇨参気血水→679

棄却域 critical region 統計学の検定において，帰無仮説を棄却すべき区間をいう．帰無仮説が正しい確率がこの区間にある場合，帰無仮説を正しいとしたことが誤りであったとして棄却する．通常は棄却域の確率が5% 未満となるように設定する．[467]

棄却限界法⇨同棄却検定法→677

棄却検定法 test of outlier, rejection rule for outlying observations ［**棄却限界法**］ 複数の群間に差があるかを検定する方法．比較する複数の平均値，頻度などに差がないとする帰無仮説と，差があるとする対立仮説を立てる．帰無仮説が正しい，すなわち2つの平均値，頻度などに差がないと仮定した場合に，帰無仮説が正しい確率を示す検定統計量を計算する．検定統計量が棄却域にある場合は，帰無仮説が正しいと仮定したことが誤りであったとして，帰無仮説を棄却して差があるとする対立仮説が正しいとする．[467] ⇨参棄却域→677

気虚 qi deficiency 漢方医学的病態概念の1つ．東洋医学では，気(き)は体内をめぐって生ある状態に保つ無形の仮想的生理因子であり，気虚は気が全身的に不足した状態と規定される．臨床的には，気力・体力がなく，易疲労倦怠，感染に弱い，胃腸虚弱で消化吸収機能の低下した状態などが特徴とされる．漢方でいう虚証とほぼ同じ状態を指す．補中益気湯(ほちゅうえっきとう)，四君子湯(しくんしとう)，六君子湯(りっくんしとう)などの漢方薬が使用される．[161] ⇨参気血水→679，虚証→781

気胸

pneumothorax

【概念・定義】 胸膜腔に何らかの原因により空気あるいはガスが貯留した状態のことである．原因により，表のように分類される．**自然気胸**のうち一次性気胸は原因不明のことが多く，原発性自然気胸ともいわれ，最も頻度が高い．20-30 歳代の長身，やせ型の男性に多く，男女比は6.5：1といわれている．肺尖部のブラ，ブレブの破裂によるものが多い．二次性気胸は各種肺疾患が原因で胸膜から空気がリークして起こる．**外傷性気胸**は，胸壁の刺創，切創，打撲などにより胸膜が破綻することによって起こる．**医原性気胸**は胸腔穿刺，経静脈カテーテル挿入，陽圧人工呼吸法，鍼治療などが原因で起こる．

【症状・徴候】 突発する一側性の胸痛で発症し，乾性咳，呼吸困難を伴う．ときにショックになることもある．重いものを持ち上げたことを誘因にして起こることも多い．身体所見では，患側の打診で明瞭な鼓音を認め，聴診で呼吸音の減弱がある．気胸腔が大きいときには，鼓音部分が反対側に拡大する．左側の気胸では胸壁は鼓音となり，心臓の濁音が消失することが多い．緊張性気胸では胸郭が拡大し，呼吸運動が消失する．気胸の空気が縦隔に漏れると気縦隔となり，前胸部，頸部の皮下に空気が貯留し，皮下組織が腫脹し，手で圧迫すると雪を握ったときのような握雪音を感じる．聴診器で聴取するとバリバリという音が聞かれる(ハンマン徴候 Hamman sign)．

【診断】 検査所見では，胸部 X 線検査で胸膜腔に空気が存在することで診断が確定する．気胸の程度は図に示すような計測により表される．肺尖部にブラやブレブを認めることもある．その他，胸水，気縦隔の合併や気胸の原因疾患を検出することもある．CT スキャン検査によりさらに詳細な所見が得られることが多い．血液ガス検査では，気胸による呼吸不全の程度に応じて動脈血酸素分圧(Pa_{O_2})の低下，あるいは動脈血炭酸ガス分圧(Pa_{CO_2})の増加を認めることがある．またパルスオキシメーターで血液の酸素飽和度(Sp_{O_2})を体外計測し，呼吸不全の程度を把握することができる．

【治療】 治療は，少量の気胸であれば自然に吸収することが多いので，観察しながら待つ．気胸量が多く，呼吸困難あるいは呼吸不全があるときには胸壁から穿刺して胸腔チューブ(トロッカーカテーテル)を留置したり，留置したチューブに陰圧の水圧をかけて，持続的に吸引し脱気する．肺尖部にブラがあり再発を繰り返す気胸，持続的に肺から空気が漏れて緊張性気胸が止まらない場合などでは，手術により漏れ出している部分の結紮を行う．ブラやブレブがあれば切除する．近年は胸腔鏡下の手術が増えている．[953]

●**気胸の原因による分類**

- 自然気胸
  - 一次性気胸(原因不明)
  - 二次性気胸(原疾患に合併)
    - 慢性閉塞性肺疾患
    - 膠原病
    - マルファン症候群
    - 月経随伴性気胸
    - 肺癌
    - その他の疾患
- 外傷性気胸
  - 医原性気胸(内視鏡検査，胸腔穿刺など)
  - 狭義の外傷性気胸

気胸の看護ケア

【ケアの実際】 気胸の治療には，肺の虚脱の程度により，安静療法，胸腔ドレナージ，手術療法が行われる．肺の虚脱が軽度であれば，過度の運動や労働を避け，安静にし，経過を観察する．自宅療養の場合は，胸痛や呼吸困難が強くなったときはただちに受診するよう説明する．肺の虚脱が著明な状態では，穿刺脱気や胸腔ドレナージが必要となる．胸腔ドレナージ後は，エアリークの有無や呼吸性変動の変化に注意する．またカテーテル挿入による疼痛のコントロール，挿入部位の皮膚の観察やドレーンの位置確認も行う．胸膜癒着術施行時には，激しい痛みや発熱を伴うことが多いため，鎮痛薬などを使用し，症状緩和に努める．繰り返

●気胸の程度の表し方

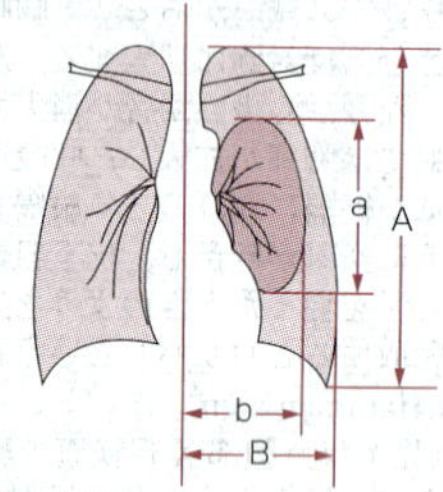

立位単純正面写真において
(A×B－a×b/A×B)×100(%)
の式で求める.

す気胸や胸腔ドレナージによって改善しない場合は，手術が必要となる．胸腔鏡下肺嚢胞切除術は侵襲は少ないものの，全身麻酔下手術と同様の術後管理が必要である．また，肺気腫や間質性肺炎などの呼吸器疾患患者は気胸を併発することが多く，その場合は難治性である．日ごろから禁煙はもちろんのこと，胸痛や急激に起こる呼吸困難に注意するなどの日常生活指導が必要である.[675] ⇨参気胸→677

危機理論　crisis theory　ライフサイクルにおいて大切な目標が達成されるのを妨げられる事態に直面したときに起こる現象の定義づけや，解釈のための概念的枠組み．ライフサイクルにおいては年齢に応じた発達課題や対応の困難な状況が生じるが，人はこのような難問発生状況 hazardous environment に直面したときには，まず慣れ親しんだ問題解決法を用いて対処しようとする．この対処で問題を克服できないと危機状態に陥る．危機状態になると，混乱と動揺の時期がしばらく続き，その間に状況を打開するためのさまざまな試みがなされる．結果的に新しい対処様式を取り入れて人格の成長を促す可能性と，病的症状とみなせる反応が出現することがある．この時期あるいは状態に，専門家による援助を行って，より健康な方向に向けることが危機介入である.[905] ⇨参危機介入→676

偽近視　pseudomyopia, false myopia　［仮性近視］　毛様体筋の生理的緊張が過度になり，一過性に近視状態になること．過度の近業作業によっても起こる．その他，中毒や外傷で起こる近視の状態を指す場合もある.[975]

偽菌糸⇨同仮性菌糸→505

木靴心　sabot heart　胸部正面X線撮影における心臓陰影がオランダ女性が履く木靴型をしているもの．ファロー Fallot 四徴症に特徴的なX線所見であり，左側第2弓に当たる肺動脈円錐部・幹部の突出がみられず，右室拡大による心尖部挙上により左第4弓が腰高になるための心陰影の変形が本態である．近頃ではゴルフクラブのウッドのヘッド型と表現したほうがとおりがよい.[319]

●木靴心(X線像)

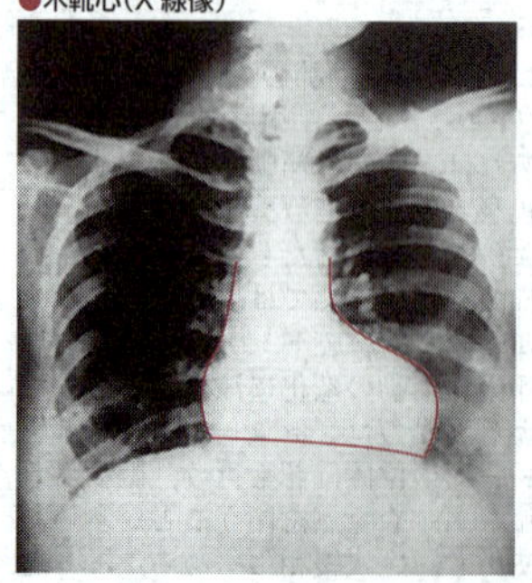

奇形　malformation, anomaly　遺伝因子(染色体や遺伝子の異常)や環境因子(感染，薬剤，放射線など)，または両者の相互作用によってつくり出された先天性，後天性の異常．日常生活への影響の程度などから，大奇形と小奇形に分類されることがあり，大奇形は新生児の約3-5%にみられる．先天性奇形は外表奇形と内臓奇形などに分類される.[1631] ⇨参先天奇形→1778

奇形学　teratology　先天奇形など発生学上の異常や発達異常の原因および影響について研究し，かつ分類を行う学問.[1631]

奇形癌　teratocarcinoma　［悪性奇形腫，胎児性奇形腫］　奇形腫はセミノーマや胎児性癌などとともに主に精巣や卵巣に発生する杯細胞腫瘍の一型であるが，6種以上の組織型が知られる杯細胞腫瘍は2種以上の組織型からなる混合型の頻度が高い．いかなる組み合わせもあるが，このうち奇形腫と胎児性癌の組み合わせからなる腫瘍の頻度が最も高く，これを奇形癌と呼ぶことがある．奇形腫の一部が通常型の悪性腫瘍である悪性部分を伴う奇形腫や，未熟成分を含む未熟奇形腫とは異なる.[901]

奇形腫　dysembryoma, teratoma　［三胚葉腫］　縦隔腫瘍のうちで最も頻度の高いものの1つ．発生については，胸腺の発生過程における組織迷入説，胚種細胞起源説などがある．内・中・外3つの胚葉が必ず含まれることから三胚葉腫 tridermoma とも呼ばれる．良性と悪性ないし嚢胞性と充実性とに分けられる．嚢胞内には黄褐色の粥状物質や毛髪，ときには歯牙を認めることがあり，肺・気管支に穿孔して毛髪喀出症となることがある．嚢胞性のものはそのほとんどが良性であるのに反し，悪性例は充実性で，壊死，出血を伴うことが多い．また，組織学的に癌または肉腫組織が介在し，絨毛癌組織がみられるものには女性化乳房，精巣萎縮を伴う場合がある.[1443] ⇨参胎児性癌→1871

奇形症候群　malformation syndrome　同一の原因で起こった多発奇形．発生学的な初期に組織の発育停止，発育遅延などが起こって連続的に多臓器の異常が認められ，それが1つの原因で説明できる奇形といえる．単一遺伝子の異常，染色体異常，催奇物質によるものなどがある．ヴィーデマン・ベックウィズ Wiedemann-Beckwith 症候群(臍帯ヘルニア，巨舌，巨人症)，ソトス Sotos 症候群(特異な顔貌，大きな手足，知的障害)，トリーチャー＝コリンズ Treacher Collins 症候群(眼裂斜下，下顎低形成，下眼瞼・下睫毛欠損，耳介奇形，難聴など)，ヌーナン Noonan 症候群(低身長，翼状頸，内眼角贅皮，外反肘)，アペール Apert 症候群(尖頭，合指趾症，眼球突出，大きい母指趾)など多くの症候群がある.[1631]

奇形発生　teratogenesis, teratogeny　奇形児が形成されること．奇形発生の要因として，遺伝要因やウイルス，細菌感染などの生物学的要因のほかに，栄養障害，ホルモン異常，薬剤などある種の化学物質の摂取，放射線照射や低酸素など，さまざまな要因が知られている．[1485]

奇形分類《スワンソンの》 classification for congenital limb malformation ［スワンソンの奇形分類］ 四肢の先天奇形の分類として，1976年に発表されたスワンソン Swanson の分類が国際的に広く用いられている．先天異常の形態および発生機序を考慮した分類で，①発育停止，②分離障害，③重複，④過成長，⑤発育不全，⑥先天性絞扼輪症候群，⑦骨系統疾患の7つのカテゴリーからなる．さらに各カテゴリー下に細目が設けられている．しかし，種々の異常が重複している場合の分類が困難であったり，三指節母指などの該当項目がなかったり，また，裂手症(カテゴリー①)と合指症(カテゴリー②)および中軸性多指症(カテゴリー③)との間に存在する移行型の分類ができないなど多くの不都合な点も存在する．スワンソン Alfred B. Swanson はアメリカの整形外科医(1923生)．[287]

帰結 consequences ある現象がさまざまな経過ののちに落ち着くところ，結末．または何らかの事態や行為を原因として，その結果ないし成果として生じる事象・状態．グラウンデッドセオリーにおけるデータ分析においては，カテゴリー同士が互いにどのような関係にあるかを明らかにする際に用いられる観点の1つである．ストラウス Anselm L. Strauss とコービン Juliet Corbin は諸カテゴリーを相互に関連づけながらデータをまとめ直す一連の手順を軸足コード化 axial coding と呼び，その際に利用できる観点として，原因となる条件 causal conditions，現象 phenomenon，文脈 context，介在する条件 intervening conditions，行為・相互行為 action/interaction，帰結 consequences の6つをパラダイムモデルとしてあげている．一方，グレイザー Barney G. Glaser は，原因 cause，文脈 context，関連する条件 contingencies，帰結 consequences，共変化(共分散) covariances，条件 conditions を「6つのC」としてあげている．[917]

偽結核菌 *Yersinia pseudotuberculosis* ［仮性結核菌］ 腸内細菌科エルシニア *Yersinia* 属に属するグラム陰性桿菌の一菌種．ペスト菌に似た形をしているが鞭毛をもつことが特徴．30℃以下での培養でのみ運動性を示す．主にげっ歯類に感染して結核様の症状を起こすが，ヒトにも感染．ヒトへの感染経路は飲料水が主で，学童を中心に集団発生することがある．下痢や敗血症，虫垂炎などさまざまな症状を呈する．[324]

偽結核症 pseudotuberculosis 鳥類，げっ歯類など広範囲な動物に認められる感染症で，ヒトにはほとんど認められない．仮性結核菌 *Yersinia pseudotuberculosis* によるものが代表的．[1443]

気血胸 pneumohemothorax⇨同血気胸→905

気血水 qi, blood and water 漢方医学的病理概念の1つ．体内を循環する仮想的な因子．「気」は無形のもので生命活動を営むエネルギー，精神のほかガスを含む概念と考えられる．血・水は有形のもので，実体としては「血」(けつ)は血液，「水」(すい)はリンパ液などの体液を意味すると考えられ，さらにそれらに関連した機能も含めた概念である．この三要素が過不足なく体の隅々まで偏りなく順調に巡っている状態を健康と考える．これらの因子は互いに影響しあっており，そのバランスが崩れたり，滞りが生じたりすると身体にさまざまな変調が現れる．例えば，気の量が減る(気虚)と疲れやすい，食欲がない，気力がないなど，気の巡りが滞る(気うつ)と気分が落ち込む，喉の詰まり感，不安感が強いなど，気に偏りができ気が上にのぼる(気逆)と冷えのぼせ，動悸，焦燥感などの症状が現れる．血の量が少なくなる(血虚)と乾燥や貧血様症状，血の巡りが悪い瘀(お)血では月経痛，肩こり，目の下のくま，手足の冷えなどを訴える．水の異常ではめまい，浮腫，しびれ，関節痛などがみられる．仮想的概念ではあるが，臨床的には，いわゆる不定愁訴と呼ばれる病態を理解し治療に結びつけられることが多い．[508] ⇨参気虚→677，気うつ(鬱)→663，気逆→677，瘀(お)血→404，血虚→906，水毒→1625

偽結節⇨同異物結節→274

機嫌 mood⇨同気分→703

危険因子⇨同リスクファクター→2923

偽幻覚 pseudohallucination⇨同仮性幻覚→505

危険人口 population at risk ［曝露人口］ ある疾病にかかる可能性がある人の集団のことで，曝露人口ともいう．疫学研究では一定の人の集団を観察して，その中からの疾病などの健康事象の発生をみる．この場合の健康事象の発生を観察される人の集団のことを危険人口と呼ぶ．ある市の住民を観察して肺癌と子宮癌の発生をみる場合，住民のうち，肺癌では成人男女が，子宮癌では成人女性が危険人口となる．[467]

危険曝露人口⇨同高危険率群→986

気候順化 acclimatization, acclimation 外部環境の変化は生物に適応現象を誘起するが，季節または地域などの変化に伴う気候の変化による生体のひずみを減少させるように働く生理的変化のこと．例えば，ある土地から別の新しい土地に移り住んだ場合，変動が比較的長期に及ぶとき，その土地における気候風土の環境条件に応じて適応現象は恒常的となり，環境に順応していく．非ふるえ熱産生，末梢血流，発汗量，呼吸容量の変化のみならず，身体の大きさ，毛，汗腺や脂肪組織の量の変化などの形態学的な変化も伴う．熱帯地方に生まれながらに居住する者では，熱帯に住んでいない者よりも汗腺数が多いことなども気候順化といえる．[229]

気候要素 elements of climate ある場所における気温，気湿，気圧，風向，風速，降水，雲量など気象要素の長期間にわたる平均値などの統計量．緯度，高度，地形，海陸，海流などの地理的分布によって違いが生じる．気候区分(大気候，中気候，小気候，微気候)の大きさによって気候要素を決定づける気候因子は異なり，大気候では緯度が大きな要因であるが，小気候や微気候では他の要因が重要となることが多い．[922]

記号論 semiotics 記号の理論 theory of signs である．人間の文化の所産である言語現象をあらゆる側面から1つひとつ掘り起こして，隠された前提や意思を明るみに出し，表面上のメッセージや主題の裏側にあるものをさぐり出そうとする学問．当初，行動主義心理学を基礎として研究が進められた．その後，ラッセル Bertrand Russell により数学との関係が明らかにされ，カルナップ Rudolf Carnap (構文論)とタルスキー

き

Alfred Tarski(意味論)によって文法との関係が明らかにされた．さらに科学哲学者らによって，記号論理学的な分析哲学が誕生した．しかし分析哲学は，メタ論理学という数学的理論に定式化される言語の論理的分析に限っていた．そこでモリス Charles W. Morris は，経験的分析 empirical analysis をも含め，記号と記号の解釈者 interpreter との関係を扱う理論を提唱した．その後，記号論は，心理学や社会学のなかに取り入れられ，行動科学 behavioral science が誕生し，言語とコミュニケーションの諸理論が検討された．最近では，そのような流れから，情報理論，コミュニケーション理論，数理言語学，意味情報理論など，多くの新理論を生み出すに至っている．[446]

気骨導差　air bone gap；AB gap⇨回気導骨導差→695

擬コリンエステラーゼ　pseudocholinesterase⇨回血清コリンエステラーゼ→918

記載解剖学　descriptive anatomy⇨回系統解剖学→867

起座呼吸　orthopnea　座位の状態では心臓の高さより低い下肢に静脈血がたまっているが，仰臥位になると下肢と心臓は水平になるため下肢から心臓への静脈還流が増大する．そのときに心機能低下があれば処理能力をこえるために，心不全，肺うっ血が起こり，呼吸困難が生じる．このとき上半身を起こせば重力のたすけにより再び静脈還流が減少するので，起座位になると患者は呼吸困難の程度が改善することになる．起座呼吸は心不全診断の際の重要な徴候である．[573]

●起座呼吸

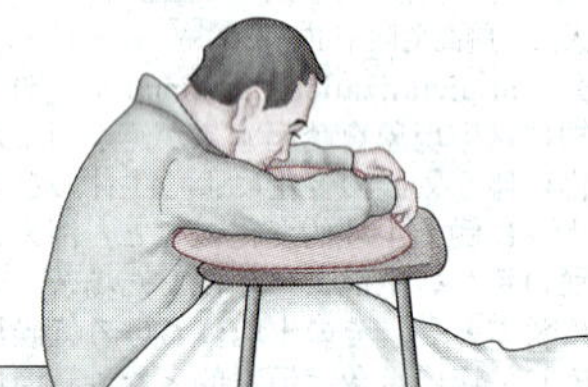

起座呼吸体位　orthopneic position　呼吸困難が著しい場合に，上体を起こし上体をやや前屈させて呼吸することを起座呼吸という．高度の心不全，心臓性喘息，気管支喘息発作重積患者が自然にとる体位である．自分で上体を起こすことが困難な場合の方法：①ギャッチベッドの頭側を80度まで起こす，②上体を安楽にする，③オーバーベッドテーブルに枕を置いて，前屈させる，④寒くないように掛けもので保温をする，⑤呼吸状態および随伴症状の観察を十分に行う．[109]　⇨参起座呼吸→680

きざみ食　［プレカット食］　咀嚼力の低下もしくは嚥下困難のある人に供する食事で，普通食や軟食を小さくきざみ，咀嚼が少なくても摂取しやすい形にしたもの．乳幼児の離乳時，あるいは加齢による咀嚼力の低下や嚥下障害，歯の欠損，口腔内炎症があるときなどが対象となる，ただ小さくきざむだけでは，どのような料理を食べているかがわからず食欲を減退させる場合もある．そのため，食物の形態をできるだけ通常と同じとする，食べる直前に切りきざむ，盛りつけのときに料理の原型がわかるようにするなど工夫する．またパサパサした食物は，口中の水分を吸い取り嚥下しにくくなるので，だし汁を補う．みじん切りキャベツなど細かい粒が口全体に広がる食物は，嚥下時に飲み込む塊にまとめられずむせやすく，また誤嚥性肺炎の原因になるので注意する．[731]　⇨参特別食→2151

偽サリドマイド症候群⇨回ロバーツ症候群→3003

キサンチン　xanthine；Xan　［2,6-ジオキソプリン］　$C_5H_4N_4O_2$ の化学式で表されるプリン化合物の代謝産物．動物組織，血液，尿に含まれるが，酵母，コーヒー豆，茶葉などにも見いだされる．生体内ではヒポキサンチン，グアニン，キサントシンからそれぞれ酵素反応によって生成され，キサンチンオキシダーゼの働きによって尿酸へと代謝される．[637]

●キサンチン

キサンチン系薬剤　xanthine derivative⇨回キサンチン誘導体→680

キサンチン結石　xanthine calculus，xanthine stone　褐色ないしは黄褐色で，大部分は平滑な球形または卵形でときに不整形を呈する尿路結石．またこわれやすく，切断すると内部は白色で層状を呈し，X線透過性である．[987]　⇨参キサンチン尿症→680

キサンチン尿症　xanthinuria　プリンヌクレオチド合成系疾患の1つで，尿中にオキシプリンを大量に排出する疾患．キサンチンオキシダーゼの欠損によりオキシプリンを尿酸に変換できないことにより起こる．オキシプリンはきわめて水に溶けにくく尿管結石を発症する．また筋肉中に貯留，沈着して運動時筋肉痛を呈する．[987]

キサンチン誘導体　xanthine derivative　［メチルキサンチン誘導体，キサンチン系薬剤］　キサンチンの窒素原子にメチル基が付加された誘導体．代表例として，コーヒー豆に含まれるカフェイン，ココア豆に含まれるテオブロミン，茶葉に含まれるテオフィリンがある．平滑筋弛緩作用は，テオフィリンが最も強く，カフェインが最も弱い．この作用は，キサンチン誘導体が cAMP の分解酵素であるホスホジエステラーゼを阻害することによって，組織中の cAMP 濃度を上昇させることに起因すると考えられている．テオフィリンとそのエチレンジアミン塩であるアミノフィリン水和物は，喘息などの治療のための気管支拡張薬として臨床使用されている．また，キサンチン誘導体は心筋に作用して心拍数と収縮力を増強するため，強心作用を示す．さらに，腎血流量の増加に伴う糸球体濾過亢進と，腎尿細管におけるナトリウムイオンの再吸収の抑制により利尿作用も示す．このほかに血管拡張作用，中枢神経刺激作用，胃液分泌促進作用などがある．カフェインは中枢神経刺激作用が強く，疲労回復，覚醒効果があるので，一般的な頭痛薬や感冒薬に配合されることがある．[637]

キサントクロマチック　xanthochromatic　［キサントクロミック］　黄色調の，黄変性の．主に脳脊髄液に対して用いられる語．[987]

キサントクロミー　xanthochromia　［黄色調］　正常な

脳脊髄液の外観は無色透明である．くも膜下出血などにより髄腔内に出血があれば，新鮮な場合は血性となり，時間の経過とともに赤褐色→黄褐色→黄色となった状態をいう．その他，高度のタンパク質増加，長期高度の黄疸が続いたときなどにもみられる．[1160]

キサントクロミック　xanthochromic⇨同キサントクロマチック→680

キサントプテリン　xanthopterin　2-アミノ-4,6-ジオキソプテリジン．$C_6H_5N_5O_2$ の化学式で表される昆虫，動物に広く分布する黄色の結晶性両性色素．チョウの羽やスズメバチの外皮など昆虫組織に多く含まれるが，カニの甲羅，哺乳動物の尿にも検出される．葉酸の構造の一部をなし，種々の微生物によって，葉酸の前駆体として利用される．[637]

キサントプロテイン反応　xanthoprotein reaction　タンパク質の呈色反応の1つ．被験液に濃硝酸約1 mLを加え，煮沸すると黄色に変化する．これを冷却したあと，アルカリを加えると橙黄色に変化する．タンパク質中にベンゼン核をもったアミノ酸(チロシン，フェニルアラニン，トリプトファン)が存在すると起こる反応で，体液中のタンパク質証明法として利用されたが，現在ではほとんど行われることはない．[90]

義歯　denture, dental prosthesis　人工歯をもった補綴(てつ)物をいう．通常は患者が自分で着脱できる有床義歯(全部床義歯，部分床義歯)をいう．[1310]

義歯のケア　care of denture　義歯に付着した分泌物や食物残渣を除去し，口腔ケアを行い，義歯の保管，装着などをすること．義歯を装着している場合，義歯の清掃が不足するとカンジダ *Candida* 属の出現頻度が高くなり，床下粘膜の義歯性口内炎を起こしやすい．このため義歯のケアは毎食後に行う．特に，義歯と歯肉の間には食物残渣や分泌物が付着しやすいため，義歯のみを清掃しても口腔ケアを行わないと，口腔内疾患や肺炎などを引き起こす可能性が高い．したがって，義歯のケアを行う場合は口腔ケアも同時に行う．義歯の取りはずしは，可能であれば苦痛が少ないため対象者に行ってもらう．できない場合は介助者が行う．義歯は傷つきやすいので，歯みがき剤は用いないで，義歯用ブラシでていねいに汚れを除去しながら流水ですすぐ．義歯用ブラシは短毛と長毛の植え込みがあり，義歯の形状に合わせて使用する．義歯の清掃が終了したら，再び自分で義歯を装着してもらうか，義歯の乾燥を防ぐためにふたつき容器に水を入れ全体が浸るようにして保管する．義歯を常時着用していると，粘膜の腫脹や口内炎を引き起こす可能性があるため，夜間は義歯をはずしておくことが原則．[70] ⇨参口腔ケア→989，整容動作→1710

義歯の清掃　denture cleaning　義歯の一般的な清掃法はブラシによる機械的清掃で，流水下で義歯表面，粘膜面，人工歯，クラスプなどの維持装置部分を清掃する．維持装置など義歯用ブラシが届きにくいところには，歯間ブラシなどを用いるが，洗浄液に義歯を浸して清掃する化学的清掃法をあわせて行えば，義歯床内に入り込んだ微生物も除去できるので効果的である．過度なブラシの使用により義歯を傷つけると汚れの付着の原因となり，義歯が磨耗することもあるので注意を要する．義歯には，多様な微生物とその代謝物からなるバイオフィルムが付着しており，義歯床下粘膜の炎症や残存歯の歯周疾患の発症因子となる．また高齢者の口腔内の汚れは，唾液を誤嚥することの多い人の場合には，誤嚥性肺炎の原因にもなる．義歯を清潔に保つために，義歯の清掃と口腔ブラッシングが欠かせない．[1310] ⇨参義歯用ブラシ→686

義肢　prosthesis, artificial limb　切断などによって手足を失った場合に，失われた形態や機能を補うために装着する人工の手足．義肢には義手と義足があり，ソケット，支持部，継手，手先具または足部からなる．使用する時期によって仮義肢と本義肢に，また義肢の部品が異なる殻構造と骨格構造とに分けられる．原則として，「身体障害者福祉法」による義肢の給付が受けられる．[228]

起始円錐⇨同軸索小丘→1259

既視感　〔F〕déjà vu　［デジャヴュ，既視体験］　はじめて遭遇した場面を，すでに見たことがある，体験したことがある(既経験感〔F〕déjà vécu)と感じること．記憶ないし時間体験の障害．不安を伴うことが多く，統合失調症，側頭葉てんかん，離人症などで生じる．健常者でも短時間生じることがある．[574]

疑似市場　quasi markets⇨同準市場→1415

義歯性口内炎　denture stomatitis　義歯のあたっている粘膜に生じる炎症で，義歯床の機械的刺激，化学的刺激，デンチャープラークなどによる．義歯が不潔でカンジダ・アルビカンスなど真菌が繁殖している場合が多く，義歯を清潔に保つことで治癒する．[1310]

義歯性線維腫　denture fibroma⇨同義歯性線維症→681

義歯性線維症　denture fibrosis　［義歯性線維腫］　不適合な義歯使用による義歯床の慢性機械的刺激によって義歯床縁粘膜に形成される炎症性腫瘤．義歯床下の歯槽と義歯床辺縁部の歯槽部，口唇，頬粘膜移行部粘膜に弁状，船底状，分葉状，凹凸不整なさまざまな形状の腫瘤を形成する．好発部位は上顎歯槽部，上下顎の前歯部から小臼歯部の歯肉口唇移行部，下顎の歯肉口底移行部．治療は義歯の機械的刺激を除去し炎症性反応を減少させて，腫瘤を縮小させる．その後，適正な義歯製作，また安定に障害となる腫瘤を周囲組織から切除する．[535]

疑似赤血球増加症　spurious polycythemia⇨同ガイスベック症候群→441

疑似相関⇨同にせの相関関係→2213

義肢装具士　prosthetist and orthotist；PO　［PO］　1987(昭和62)年に制定された「義肢装具士法」による国家資格．厚生労働大臣の免許を受けて，義肢装具士の名称を用いて，医師の指示のもとに，義肢・装具の装着部位の採型ならびに義肢・装具の製作および身体への適合を行うことを業とする者をいう．義肢とは身体の上肢または下肢の全部，あるいは一部に欠損のある人に装着して，その欠損を補塡するか，機能を代替するための器具器械のこと．多くの義肢装具士は義肢装具製作会社に所属し，病院，リハビリテーション施設，障害者施設などに出向いて，医師の処方のもとに義肢装具を設計，製作し，また適合判定，調整，修理なども行う．義肢装具士になるには，厚生労働大臣が指定した義肢装具士養成所において3年以上義肢装具士として必要な知識，技能を修得し，義肢装具士国家試験に

合格して厚生労働大臣の免許を受ける.[540]

義肢装着訓練　prosthetic training　義肢を装着し使いこなすための訓練. 以前は創の治癒後, 弾力包帯と訓練により断端の浮腫の消退と萎縮を起こした後に義肢を装着する在来式義肢装着法が行われていた. 現在は早期に成熟した断端を得ることや実用的な歩行の獲得や, 早期退院が可能になるといった理由により, 早期義肢装着法, 術直後義肢装着法など, 創部の状態に合わせできるだけ早期に義肢を装着する方法が好まれている.[228]

既視体験⇨同既視感→681

気質　temperament　性格 character あるいは人格 personality との異同があいまいなまま使用されることも少なくないが, ヤスパース Karl Jaspers(1883-1969, ドイツの精神科医, のちに哲学者)は, 人格の構造を, ①感情の起こり方のテンポ：感情の波の持続時間, 反応性, ②主たる生の気分：メランコリーと上機嫌, 不機嫌と好機嫌などの間を動揺する, ③意志の性質の形式, 意志の強さと弱さの間の諸段階, の3つに区分し, ①の要素, すなわち粘液質と多血質とを両極とする感情の性質を「気質」と定義した. 通常, 気質とは遺伝体質的概念をいい, それに基づいて, 個体と環境の間の相互作用を経て成人期までに発展, 形成される個人の存在様式を「性格」という. すなわち, 対人関係, 社会でのあり方などを包括した概念である性格は, 遺伝的に刻印された気質が同一であっても, 生育環境の違いによってそれぞれ異なったものになりうる. 性格と人格との区別はさらにあいまいであり, 同義として使われることがほとんどだが, 性格のうえにさらに, 個人の価値観, 道義心などの社会的価値基準, あるいは知能などを加味したものを人格と呼ぶこともある.[298,78] ⇨参性格→1659, 人格→1509

基質　matrix⇨同間質→604

気湿⇨同湿度→1317

器質化　organization　[瘢痕化]　生体内で生じる病的な組織の欠損, 創傷の治癒, 異物や病原菌の処理などの過程で, 初期では肉芽組織を形成し, しだいに肉芽組織を吸収して治癒, 無害化する生体反応のこと. 例えば, 胃潰瘍が生体内に形成されると潰瘍部に炎症が起こり毛細血管の豊富な肉芽組織で傷が覆われる. 次に肉芽組織の中にある線維芽細胞が膠原線維をつくり時間が経過するにつれて, 肉芽組織が瘢痕組織に置換(器質化)し治癒に至る.[114]

器質化性炎　organizing inflammation　急性炎症による組織傷害の修復過程で, 滲出液や壊死組織が肉芽組織により置換され, 次第に瘢痕組織が形成されていく状態をいう. 炎症反応は減弱していくが, 瘢痕は残存し, 種々の程度の機能障害をきたす.[1138] ⇨参器質化肺炎→682

器質化肺炎　organizing pneumonia　[特発性器質化肺炎]　肺の同じ部位に肺炎を繰り返し罹患したり, 肺炎罹患後病巣吸収が遷延化した場合, その組織が器質化した肺炎をいう. 病理学的表現であるが, 元来明確な概念はなかった. 近年は特発性器質化肺炎 cryptogenic organizing pneumonia(COP)または閉塞性細気管支炎性器質化肺炎 bronchiolitis obliterans organizing pneumonia(BOOP)と称され, 原因不明の間質性肺炎の一種に分類されている.[1443] ⇨参COP→36

器質性　organic　器官や組織の形態学的・病理組織学的変化そのものが疾患の原因となっている状態で, その状態を表す接頭語としても用いられる. 対語が機能性. 主として精神科領域で脳の形態学的障害が明らかな場合の疾患の際に用いられる. 器質性精神病, 器質性てんかんなどがある.[758]

器質性感情症候群　organic affective syndrome　[器質性気分症候群]　外因(身体因)により, 持続的な抑うつ(鬱)状態や躁状態, あるいは両者の混合状態を呈する場合をいう. 外因として幻覚剤, レセルピン, ステロイド剤などの薬剤, 神経変性疾患(例：パーキンソン Parkinson 病), 脳血管性障害(例：脳卒中), 代謝疾患, 内分泌疾患(例：甲状腺や副甲状腺, 副腎皮質などの機能亢進症または低下症), 自己免疫疾患(例：全身性エリテマトーデス), ウイルス性疾患などがある. DSM-Ⅳ-TR では器質性と症候群という用語を廃止して, 一般身体疾患による気分障害および物質誘発性気分障害と呼ぶことになった.[768] ⇨参気分障害→703

器質性気分症候群　organic mood syndrome⇨同器質性感情症候群→682

器質性狭窄　organic stricture　腸管や血管などの内腔が存在する生体内の構造に何らかの障害が生じ, 内腔が形態的に変化して狭くなること. 攣縮(スパスム)などにより一時的に内腔が収縮する機能性狭窄の対語. 胃や腸では, 癌やポリープなどの病変による内腔の狭窄, 潰瘍や炎症後に臓器が変形し狭窄する. 心臓の冠動脈では粥状動脈硬化(アテローム硬化)によって内腔が狭窄化する現象が知られている.[114] ⇨参機能的狭窄→700

器質性月経困難症　organic dysmenorrhea⇨同続発性月経困難症→1838

器質性幻覚症　organic hallucinosis　[精神病性障害]　外因(身体因)により, 完全に覚醒した状態で持続性, 反復性の幻覚がみられる状態をいう. 人物, 動物, 景色などの幻視や幻聴が多いが, その他の幻覚もある. 最も一般的な原因はアルコールや幻覚物質の使用によるものであるが, 意識清明時の幻聴が主体であるアルコール幻覚症はよく知られている. その他, てんかん発作の焦点が側頭葉や後頭葉にある場合や, 盲や聾(ろう)などの感覚遮断時にみられる.[768] ⇨参アルコール幻覚症→188

器質性構音障害　dysglossia, organic articulation disorders　失語症のような中枢性の障害による症状のものとは異なり, 思考の過程や言語の構成過程, 個々の語彙言語の構築・構造には問題がないにもかかわらず, 発語器官に構造的な問題(奇形や病変, あるいは運動障害など)があり, それによって聞き手に奇異な感じを与えたり, 言語情報の伝達が不正確な言葉を発する障害. 原因は主として, 口唇口蓋裂などの先天異常(主に小児), 口腔癌, 舌癌手術の後遺症(主に成人)などがある.[683]

器質性人格症候群　organic personality syndrome, organic personality disorder　外因による持続的な人格の変化で, 生来性あるいは以前からの特徴的性格傾向が変化したり先鋭化した場合をいう. 普通の気分から急に抑うつ(鬱), 焦燥, 不安などに変化する情緒不安定になる場合，通常のストレスに対して不つり合いなほど激しい攻撃や怒りの反復を示す変化，社会的判断の著しい障害をきたす変化，著明な無気力，無関心，疑い深さや妄想様観念などへの変化が単独にあるいは組み合わさって出現する．脳腫瘍，脳外傷，脳血管性障害，側頭葉てんかん，ハンチントン Huntington 病などによる脳の器質的変化に起因．[768] ⇨参人格変化→1510

器質性精神症候群 organic mental syndrome；OMS⇨同器質性脳症候群→683

器質性精神病 organic psychosis 〔D〕organische Psychose 脳実質の直接的，一次的変化，すなわち器質的，解剖学的変化による慢性の精神病である．したがって，基礎疾患としては，各種の脳奇形，頭部外傷による脳浮腫や脳振盪，脳挫傷，各種の脳腫瘍，血管性障害としての脳出血，脳梗塞，炎症としての脳炎，髄膜炎，膿瘍，および脳の変性疾患などがある．主な症状は，記憶と判断ならびに知能の障害を中心とした認知障害と人格の変化であるが，これに幻覚，妄想，感情の障害などが加わる．障害部位が限局すると巣症状が出現する．病初期あるいは経過中に意識障害がみられる場合がある．症状精神病，中毒性精神病とともに外因性精神障害に含まれる．[768] ⇨参外因性精神病→426，器質性脳症候群→683

器質性てんかん organic epilepsy⇨同症候性てんかん→1431

器質性脳症候群 organic brain syndrome；OBS ［**器質性精神症候群**］ 器質性精神病，症状精神病，中毒性精神病などのいわゆる外因性精神病でみられる精神症状群を包括した用語で，アメリカ精神医学会の DSM-Ⅲにより用いられた．せん妄，痴呆，健忘性症候群，器質性幻覚症，器質性妄想症候群，器質性感情症候群，器質性人格症候群，中毒と離脱症状などがある．DSM-Ⅲ-R では器質性精神症候群と改称され，DSM-Ⅳ-TR では器質性脳(精神)症候群という精神症状を包括する用語は廃止された．同時に器質性も廃止され，症候群は「障害」という用語に変更されている．例えば，健忘性症候群は，一般身体疾患による健忘性障害と物質誘発性持続性健忘性障害に分類されている．[768] ⇨参外因性精神病→426

器質的インポテンス⇨参インポテンス→307

希釈試験 dilution test⇨同希釈濃縮試験→683

希釈症候群 dilution syndrome⇨同水中毒→2767

希釈性アシドーシス dilution acidosis アルカリを含まない液を大量に静脈内投与すると血中 HCO_3^-(重炭酸イオン)が希釈されることにより生じる一過性の代謝性アシドーシス．小児や成人で心機能や腎機能が低下しているときに，生理的食塩水や 5% ブドウ糖を大量に輸液すると血中 HCO_3^- が低下するが Pa_{CO_2}(動脈血炭酸ガス分圧)は変化しないため，ごく一過性に pH の低下が生じる．[987]

希釈尿 dilute urine⇨同低張尿症→2052

希釈濃縮試験 dilution and concentration test ［**希釈試験，水〔負荷〕試験，フォルハルト試験**］ 24 時間で腎臓の尿希釈力と濃縮力を調べる検査で，フォルハルト Volhard の 1 日試験，あるいは水試験ともいう．朝 7 時排尿，8 時採尿後，約 10 分間に番茶 1,000 mL を飲ませる．12 時までの 4 時間は 30 分ごとに採尿．12 時および 18 時に水分の極端に少ない乾燥腎食(食パンまたは米飯，卵黄，野菜煮つけなど，かゆ，飲料は不可)を与える．正午以後 22 時までは 2 時間ごとに採尿，その後翌朝 8 時までは一括蓄尿させて夜尿とする．各尿についてその量と比重を測定し腎機能を推定するが，この検査法では尿の希釈力に関して一義的な判断ができない．また患者に与える身体的負担が大きいため最近はあまり用いられず，フィッシュバーグ Fishberg 濃縮試験などに代わられている．[1181]

気縦隔造影 pneumomediastinography 縦隔腫瘍の鑑別診断などの目的で，気管支穿刺通法あるいは前頸部の後胸骨穿刺法などにより縦隔に空気あるいは炭酸ガスなどの気体を注入し，X 線テレビ透視下で気体量をモニターして確認後，X 線撮影(断層撮影)する．気体の存在により腫瘍の輪郭がより明確にうつる．近年，CT などの画像診断が発達したため，あまり行われなくなった．[1443]

擬充尾虫 plerocercoid⇨同プレロセルコイド→2591

気腫〔症〕 emphysema，pneumatosis 肺の気腔内あるいは皮下や縦隔などの結合織内に空気などの気体が異常に貯留した状態．ガス産生菌の増殖により腸管壁にもまれに発生する．肺気腫，腸嚢胞状気腫症，皮下気腫，縦隔気腫などがある．[925] ⇨参肺気腫→2331，肺嚢胞症→2349

気腫性腎盂腎炎 emphysematous pyelonephritis 腎盂，腎杯ならびに腎実質内，腎周囲にガスの産生を伴う腎の化膿性疾患で，急性腎盂腎炎の特殊型．1898 年にケリー Kelly らによってはじめて報告された疾患で，原因としては糖尿病の合併症が 90% と最も多く，次いで尿路結石，尿流障害があり，嚢胞腎としての合併症はきわめて重症．50-60 代の女性に多く，男女の比率は 1：4 で，病原菌は大腸菌 *Escherichia coli* が約 60% と多い．症状は発熱，側腹部痛，嘔吐がみられる．検査所見としては超音波断層法で腎実質内にガスがあれば腎内散布性の高エコーを認めるが，腎周囲まで及ぶと腎描出が困難となる．腹部単純 X 線検査では腎部に一致したガス像が認められる．膿尿や細菌尿は必ずしも認められない．治療は原因疾患への適切な対応と抗生物質投与および病変部の外科的ドレナージ(超音波ガイド下穿刺，排膿)を行う．以上の治療にて改善がみられない場合は腎摘除術を行う．無治療の場合は 100% の致死率であるため，時期を逸することなく治療することが重要．[481] ⇨参腎盂腎炎→1506，腎膿瘍→1595，腎周囲膿瘍→1554

気腫性胆嚢炎 emphysematous cholecystitis ［**ガス産生性胆嚢炎**］ まれな急性壊死性胆嚢炎で，ガス産生能を有する嫌気性菌の感染で惹起される．起因菌としてはクロストリジウム属や大腸菌，クレブシエラが多い．本来ガスが発生することのない胆嚢内腔にガスを生じ，腹部単純 X 線や CT でガス像を認めることにより診断される．[279]

気腫性嚢胞症 emphysematous bulla⇨同肺嚢胞症→2349

記述疫学 descriptive epidemiology 対象とする疾病などの健康事象がどのような起こり方をしているかを調べる疫学．ヒト，時間，空間(場所)の三要素に注目する．ヒトでは性，年齢，人種，職業，宗教，家系，生活習慣などが，時間では特定の時期への集中，季節，経済状況，特定の要因の曝露との時間的関係などが，空間では都道府県または市区町村などの行政区，気候，空気，水，土壌などが，疾病の発生や死亡といった健康事象の発生と関連するかを観察する．疫学研究の第1ステップともいえ，主として健康事象と関連する要因を推定して仮説を設定するために用いられる．仮説の検証は分析疫学による．ヒトと空間の影響を区別して観察する移民研究も記述疫学の一種．[467] ⇨参疫学研究→352

技術誤差⇨同測定誤差→1835

記述〔的〕研究　descriptive research　看護研究の研究スタイルの1つで，さまざまな状況下における看護対象の現象や反応などを詳しく記述する方法．データの主な収集方法には調査，観察，面接などがある．例えば手術や検査を控えた患者が示す不安や不適応の反応や，症状や患者の背景によりみられる反応の違い，あるいは患者の表現などを記述することで看護師が患者を理解し，どのような看護が必要かを判断することに役立つ．記述研究の利点は，①データを広範囲に詳細に集めることができる，②観察し比較するにつれて潜在化されたパターンが明らかになる，③観察と記述，分類と概念化から経験的な一般化へと導くことが可能となる，などがあげられる．欠点は，①1つの地域または1つのケースの研究からもっと幅広い母集団へと結果を一般化できないことがある，②観察法で行われるため研究者の見方によっては大きなバイアスがかかることがある，などがある．そのため適切な記述研究には観察能力と記述能力とが求められる．[597]

記述〔的〕精神医学　descriptive psychiatry　精神症状を記述，命名し，疾患や臨床単位を分類する精神医学の一方法．患者に生じた異常体験を心理学所見として取り出し，その特徴を適切な表現を用いて記述し，その成り立ちや意味するところを検討する症候学 symptomatology と，疾患概念を立て基本障害を論じ，これらを関連させて分類を組み立てる疾患分類学 nosology が含まれる．ドイツのヤスパース Karl Jaspers（1883-1969）は自然科学の因果関連に対し，精神症状を追体験や感情移入による了解関連から把握しようとした．シュナイダー Kurt Schneider（1887-1967）は精神異常を心的資質の異常変異と精神病に分け，後者を特徴づける所見として生命発展のまとまり，意味規則性，意味連続性の断裂をあげた．個人の生活史や症状の内容を重視する力動精神医学に対し，患者の体験様式を重視して診断と疾患概念の純化へ向かう傾向がある．[1205]

記述統計学　descriptive statistics　母集団全体，あるいは標本から抽出されたデータを要約することを目的とした統計学．記述統計学の範囲は，度数分布，平均値，中央値，モード，分散，標準偏差，相関関係などの関係性の尺度化のほか，時系列の一般的傾向性や周期性を分析する時系列解析法や統計図表などがあげられる．[446] ⇨参推測統計学→1621

記述の理論　theory of description　近代論理学において重要な理論で，特に意味論の哲学的基礎づけに関連して重要な役割を果たしている．フレーゲ Gottlob Frege によって研究され，ラッセル Bertrand Russell によっていちおう完成された．例としてあげると，次のような記号で表される．(∃x){G(x)∧(y)(x＝y≡F(y))}これは，Fを満足するためのただ1つの個体で，かつGを満足するような個体が少なくとも1つは存在する，あるいはFを満足する個体はGなる性質をもっている，という意味となる．記述をこのように定義する利点は，Fを満足するただ1つの個体を対象として考える必要のない点である．[446]

記述民族学⇨同エスノグラフィー→360

偽腫瘍　pseudotumor　新生物ではない腫瘍状のもの．炎症性偽腫瘍は疾患名で，肺，肝，膀胱，軟部などに生じ，形質細胞を主とする炎症細胞と紡錘形細胞および線維化からなるものを形質細胞性肉芽腫，線維化に紡錘形細胞と泡沫細胞を主とするものを線維黄色腫と呼び，非腫瘍と考えられてきた．しかし近年，筋線維芽細胞を新生物とする説が有力となり，炎症性筋線維芽細胞性腫瘍と呼ばれるようになった．非腫瘍性の炎症性偽腫瘍も実際には存在するのでまぎらわしいが，例えば，乳腺領域においては脂肪壊死や異物肉芽腫などの腫瘍様病変を炎症性偽腫瘍と呼ぶ．その他，眼科領域における眼窩炎性偽腫瘍，血液領域における血友病性偽腫瘍（本態は血腫）などがある．[901] ⇨参炎症性偽腫瘍→378

基準　standard　技術，能力，物質量，現象，環境などのものごとの基礎となるもの．[543]

規（基）準　norm　①病棟などで業務を遂行する最低限の約束事といった意味で使われる．②ノルム norm は統計学や疫学などの領域において事象を分析するための規（基）準の意味でも使われる．わが国では criteria を規準，standard を基準として訳しているが，明確な定義分けはない．[258]

基準株　type strain　［**標準菌株，代表菌株**］　菌種の中で代表的な菌株のこと．種の命名基準となる．種は基準株と同様の性状をもつ菌株の集合．[324]

基準看護　かつての看護体制の名称．医療機関で働く看護職員の最低人員は「健康保険法」で決められている．その施設が採用している看護類別により人員は異なるが，看護職員により行われる看護をかつては「基準看護」と呼び，3交替勤務と看護記録をつけることが義務づけられていた．それ以前は「完全看護」という名称が用いられていたが，1958（昭和33）年に「基準看護」と改められ，入院患者数と看護要員との比率に合わせて，診療報酬点数に加算されることになった．1988（同63）年には，入院早期に看護を重点評価し，長期入院を是正する目的で「健康保険法」の一部が改正され，基準看護制度も改められた．従来の特2類，特1類，1類，2類，3類に加え，特3類看護が新設され，入院患者2人につき看護要員1人以上と，わずかながら人員増が図られることになった．しかし，その適用を受けるには，当該病棟の入院患者の平均在院日数が20日以内でなければならない．この改正により，看護点数は，新しく設けられた基本看護料と別の方法で計算された加算点数により算定されるようになった．加算点数は，採用している看護の種類により，規定の入院日数が定められており，その規定日数よりも多いか少ないかにより増減する．看護要員（当時の看護婦，准看護婦，看護助手）の比率は，原則として5割が看護婦であること，看護要員の8割が看護婦，准看護婦であることが定められていた．その後1994（平成6）年には，新しい

看護ケアに対する人員配置の基準として新看護体系が適用されている.[1451] ⇨参完全看護→630

基準関連妥当性 criterion-related validity 予測的妥当性と併存的妥当性を併せて基準関連妥当性という. いずれも外部基準によって測定尺度の妥当性を確認する方法. すでに妥当性の確認されている尺度での測定値を外部基準として, 新しく作成された測定尺度の妥当性を確認する. 例えば, 家族による患者の退院後の行動観察評定値を基準として, 退院時の患者のコンプライアンス能力を測定する尺度との相関をとってみる. 両者の間の相関が高ければ, 退院時に行ったコンプライアンス能力の測定尺度は, 基準にとった評定値をよく予測するという意味で予測的妥当性が高い. また, すでに標準化されている尺度を同時にとり, それとの相関が高ければ併存的妥当性が高い尺度であると考えられる.[980] ⇨参予測的妥当性→2884, 併存的妥当性→2620

基準臭 standard test odors ［嗅覚検査用基準臭］ 1975(昭和50)年に文部省(現文部科学省)科学研究費総合研究班で嗅覚検査用に定めた以下の10臭を指す. ①βフェニルエチルアルコール β-phenyl ethyl alcohol(花のにおい), ②メチルシクロペンテノロン methyl cyclopentenolone(焦げのにおい), ③イソ吉草酸 isovaleric acid(腐敗臭), ④γウンデカラクトン γ-undecalactone(果実臭), ⑤スカトール skatole(糞臭), ⑥エキサルトリド exaltolide(ジャ香臭), ⑦フェノール phenol(石炭酸臭), ⑧ *dl* カンフル *dl*-camphor(樟脳臭), ⑨硫化ジアリル diallyl sulfide(ニンニク臭), ⑩酢酸 acetic acid(酸臭). 現在の嗅覚検査では, 通常①から⑤までが用いられる.[736] ⇨参嗅覚検査法→715

基準寝具 患者の寝具類を病院で準備するように規定したもので, 1958(昭和33)年に,「看護, 給食及び寝具設備の基準に関する告示」が出されるまで, 患者は自分でふとんやシーツなどを持参して入院していた. この告示により, 患者の寝具, 設備に関する一定の基準が示された. すなわち患者が療養上必要な寝具類は原則として当該施設・医療機関が準備し, その他, 洗濯, 消毒および修理も行うこととされた. 現在多くの病院では基準寝具はリース制を取り入れており, 1週間に1回(必要に応じ適宜), シーツ類の交換, 洗濯, 消毒などが行われている. なお基準寝具も, 1994(平成6)年の診療報酬の改定により, 室料を包括した「入院環境料」として再編成された.[1451]

基準人口⇨同標準人口→2489

基準線量計 reference dosimeter ［リファレンス線量計］ 放射線治療における基準線量計(リファレンス線量計)はそれぞれの治療施設の基準となる線量計であり, 日本ではファーマ Farmer 型電離箱線量計を指す. 放射線治療施設は, 治療装置の出力(線量)測定を行う基準線量計を必ず備えなければならない. 基準線量計は, 線量の国家標準と校正された定数をもたなければならない. 基準線量計は国家標準へのトレーサビリティ(精度確認システム)が要求される.[1144] ⇨参線量《放射線の》→1800

基準値 reference value ［基準範囲, 正常値］ 臨床検査で検査値を判定する目的で設定される値の1つ. 通常多数の健常者を性別, 年齢別に分けて検査し, 測定値の中央95% の範囲をいう. したがって基準範囲ともいう. 以前は正常値といわれていた. この値からはずれても健常の場合があり, 誤解を招く恐れがあるので, 基準値と呼ぶようになった.[258]

基準電極 reference electrode ［不関電極］ 不関電極とも呼ばれ, 脳波測定において, 耳や顎など比較的脳波が波及せず脳波活動が通常導出されない電位0の点に接着した電極. 誘導したい部位の電極活性電極という. これとは別の関電極を脳波活動が活発に導出される部分に置いて電位の誘導を行い, 関電極の電位の変化により電位を測定する. このように一方の電極を刺激または電位誘導を行う方法を単極誘導(単極刺激)と呼び, 陽極, 陰極の両極に刺激を与えまたは2極間の電位誘導を行う方法を双極誘導(双極刺激)という. 脳波測定の基準電極には通常耳朶などが使われる. またこの基準電極と関電極による電位測定の方法は心電図でも用いられる. 心電図の場合にはウィルソン Wilson の結合電極が相当する.[226]

基準範囲⇨同基準値→685

基準病床数 standard number of beds 医療計画の中で, 二次医療圏(入院医療および特殊な外来医療を提供する地域的なまとまり)内での入院医療が完結するために必要な病床数を人口, 性・年齢階級別の入院需要(流入・流出患者数)から算定した病床数のこと. 病院機能の分化に伴い, 一般・療養病床を区別して病床数を算定するべきであるとして, 必要病床数から基準病床数に呼称変更された. 病床整備目標と病床規制根拠の両面をもつ.[1624]

基準法 definitive method 測定による誤差が最低になる測定法であることが, 理論的にも実験的にも証明されている方法. 臨床検査の一次標準物質の値づけに用いられる.[258]

気象過敏症 meteorotropism⇨同気象病→686

希少疾病用医薬品⇨同オーファンドラッグ→400

騎乗栓子 riding embolus ［鞍状栓子, 騎乗塞栓］ 大血管の分岐部にまたがるように付着する栓子という意味からこの名がついた. 栓子とは流体, ここでは血流を止めるものの意味. 騎乗栓子には, はがれた血栓, 心臓粘液腫などの腫瘍が該当し, 下肢・胸部・腹部・背部の急激な疼痛や冷感, 知覚鈍麻, 筋力低下などを引き起こす. 閉塞部位以下の再灌流のため早期に除去する. 左右肺動脈分岐部に起きた場合は急死することが多い.[1459] ⇨参動脈塞栓症→2133

騎乗塞栓⇨同騎乗栓子→685

騎乗大動脈 overriding aorta ［大動脈騎乗］ 本来, 正常では大動脈の起始部が左心室から出てくるところを, 大動脈の右方偏位が原因のために右心室と左心室にまたがる形になった奇形で, 大きな心室中隔欠損を伴っている. 全身を灌流し右心室に戻ってきた静脈血が, そのまま右心室にも騎乗した大動脈に一部混入するため動脈血酸素分圧(Pa_{O_2})は低下を示す. こういった場合, 出生後早期よりチアノーゼの所見をきたすが, こうしたチアノーゼ性疾患としては, ファロー Fallot 四徴症(肺動脈狭窄, 心室中隔欠損, 騎乗大動脈, 右心室肥大)などが代表である.[301] ⇨参大動脈右位→1889, ファロー四徴症→2509

偽上皮小体機能低下症⇨同偽性副甲状腺機能低下症→689

き

気象病 meteorotropic disease, meteoropathy ［気象過敏症］ 前線，特に寒冷前線の接近や通過，フェーン現象および気温の逆転など，比較的短時間内の気象の変動と関連して，発病が促されたり症状が増悪したりする疾患のこと．なお，赤痢の発症は6-9月に多く，呼吸器系感染症，特にインフルエンザは冬季に多発するなど，特定の季節に多発するものを季節病として区別している．気象病の誘因は，気温や気圧など気象要素の変動ではなく，その土地を覆う気団の交代による大気の総合的性状の急変によるものと考えられている．よって，1つや2つの気象要素の変動で容易に再現できるものではなく，人工的に再現が困難なために統計的に認められているにすぎない．疾患としては，天気痛(疼痛：リウマチ，外傷，神経疾患で認められる)，心臓循環器障害(肺塞栓，脳出血，心筋梗塞，狭心症など)，結石(胆石，尿路結石)による疼痛，感冒，気管支炎，急性肺炎，気管支喘息発作，ベーチェット症候群，精神障害などの疾患が知られている．[1278]

き

義歯用ブラシ denture brush 義歯の清掃用に開発されたブラシ．義歯のさまざまな部位が清掃しやすいように毛束の配列，長さ，かたさが異なったいくつかの種類がある．義歯用ブラシは過度に使用すると義歯を磨耗させることがあるため，使用法の注意，指導が必要である．[1310]

奇静脈 azygos vein 胸郭中の7つの静脈の1つであり，右縦胸静脈を指す．第1ないしは第2腰椎の腹側から始まり，横隔膜の大動脈裂孔を通過し，脊柱の右側を第4胸椎まで上がる．右肺基底部で腹側に曲がり，右主気管支をまたいで上大静脈に終わる．この静脈は，半奇静脈，食道静脈，右気管支静脈とつながる．また腰静脈を介して上大静脈と下大静脈を結ぶ(上・下大静脈の側副路)．[452]

偽小葉 pseudoacinus 肝硬変を特徴づける組織像．肝細胞の壊死，脱落のあとに起こる肝細胞の再生により形成された細胞集団で，線維性結合織により取り囲まれている(再生結節)．この結節内では正常の門脈域と中心静脈との位置的相互関係は失われ，小葉構造は改築されている．肝硬変の成因によりその形態や大きさが異なる．通常のウイルス性肝硬変でみられるものに比べ，原発性胆汁性肝硬変やウィルソン Wilson 病では大きく，アルコール性肝硬変では小さい．[279,192]

キシリトール xylitol 糖アルコールの1つでキシロースの水素添加によって得られる．甘味はショ糖(砂糖)と同じであり，齲蝕を起こさない非齲蝕誘発性甘味料の代表である．わが国では，食品添加物として1997(平成9)年に厚生省(当時)によって許可され，それ以降，齲蝕になりにくい食品に用いられるようになり広く普及した．この甘味料は齲蝕をほとんど起こさないが，キシリトールを主な甘味料とするガムを毎食後，継続的に摂取することによる齲蝕予防効果はおよそ59%，キシリトールとソルビトール双方を使用したガムでは52.8% であることが示された．しかしながら，これはキシリトールの抗齲蝕性を示しているというより，ガム摂取による唾液分泌の促進の効果であると考えられている．[1369]

キシレンシアノール xylene cyanol $C_{25}H_{27}N_2NaO_6S_2$，分子量538.62．金属光沢をもつ暗緑色から暗紫色の結晶性粉末．メチルオレンジと組み合わせて，中和滴定の指示薬として利用される．[1559]

キシレン中毒 xylene poisoning キシレンは芳香族炭化水素の一種で，無色透明の液体．溶媒，合成原料，可塑剤などとして広く用いられている．吸入および経皮吸収，経口摂取によって中毒症状を起こす．吸入すると頭痛，めまい，下肢倦怠感が多く認められる．また高濃度曝露により眠気，頭痛，脱力感，四肢および皮膚知覚異常，心悸亢進がみられる．経皮接触を起こすと皮膚の紅斑，発疹が認められ，経口時は口腔内灼熱感，悪心・嘔吐，腹痛を起こす．治療は，気道確保，酸素吸入，強制過換気，輸液など．催吐は禁忌．[1312]

キシロース xylose；Xyl ［木糖］ $C_5H_{10}O_5$ の化学式で表されるペントースの一種．D-キシロースは遊離型がタケノコに見いだされるほか，多糖成分として植物界に広く分布しており，トウモロコシやワラに多いことが知られている．また，動物結合組織のプロテオグリカンでは，この糖がタンパク質と多糖鎖の架橋構造を形成．D-キシロースは，経口投与された量の60-70%が吸収され，その約40% が代謝を受けずに尿中に排泄される．この特性を利用し，小腸の吸収能を評価するための消化吸収試験としてD-キシロース吸収試験が行われている．甘味があり，低カロリー甘味料として利用される．[637]

擬人化 personification ［人間化，人格化］ 人間ではない事物や動物，観念を人間のように扱う精神作用のこと．幼児の想像的世界や神話において顕著にみられる．このような対象が主体性を帯びて自己を脅かすこともあれば，逆に自己を庇護することもある．精神分析家クライン Melanie Klein は，幼児の遊びにおける擬人化された登場人物を，超自我やイドのような無意識的側面を表すものとして分析している．[1001]

偽神経症性統合失調症 pseudoneurotic schizophrenia 精神病と神経症の境界例の代表的なもので，表面的には不安，強迫症状，恐怖症，抑うつ，心気症などさまざまな神経症症状を呈するが，その背後には本質として精神病が隠されている精神障害．不安の訴え方も神経症患者のように詳しくかつ執拗でなく漠然と訴えてくる．一過性に精神病状態を呈することがある．[1110]

偽浸潤 pseudoinvasion 通常，悪性腫瘍でみられる浸潤性の発育様式が良性の組織においてもみられること．消化管，皮膚，乳腺などで腫瘍と正常組織の境界が不明瞭で，あたかも腫瘍が浸潤しているように見える．結腸のポリープを生検した際に，採取時の挫滅などで腺管の一部が崩れて粘膜筋板に浸潤様を呈することがある．[387]

基靱帯 cardinal ligament ［子宮基靱帯］ 子宮を支持する靱帯のうち最も強く重要なもの．骨盤側壁と子宮頸部を結ぶ．下方の神経部分と，上方のリンパ管・節，動静脈部分に分かれる．子宮頸癌の進展経路でもあり，子宮頸癌の手術時には根部，すなわち骨盤壁近くで切除される．その際，神経部分を温存することが術後の排尿機能保持につながると考えられる．[998] ⇨参子宮支帯→1247

偽陣痛 false pains ［前〔駆〕陣痛］ 妊娠36週以降に認められる周期や持続時間の不規則な弱い子宮収縮で，陣痛とは異なる．この収縮により子宮下部が伸展し，徐々に頸部が軟化し，子宮頸管の長さが短縮する展退が始まりやがて開大する．経産婦では頸管が開く．[1323] ⇨参ブラクストン=ヒックス収縮⇀2574，陣痛⇀1587

傷 wound ［**損傷，外傷**］ 外力によって生じた人体組織の破綻を広義の傷という．したがって成傷器(凶器)や成傷機転によって，擦過傷，打撲傷(挫傷)，裂傷，熱傷，火傷，凍傷，化学薬品による傷などさまざまな傷がある．ただし，狭義には皮膚や臓器において組織的な破綻のない閉鎖性損傷を傷といい，切創や刺創などの表面の破綻を伴う開放性損傷を創といって区別する．一般に創傷といった場合には両者を含む．法医学的には創傷検査には特別の注意が払われており，その性状や方向，程度，部位，数などにより成傷器や自他為の別，死因との関係などを明らかにする必要がある．また傷の生活反応の有無を調べることにより，その傷が生存中のものか死後に生じたものであるかを明らかにすることも重要である．[1331]

偽髄膜瘤⇨同偽性髄膜瘤⇀688

キス病⇨同伝染性単核〔球〕症⇀2084

偽性 pseudo, false 症状や状態は似ているが，その病因や真の状態が異なることで，その状態を表す接頭語としても用いられる．偽性リンパ腫，炎症性偽腫瘍などがある．[758] ⇨参真性⇀1562，仮性⇀505

偽〔性〕アルドステロン症 pseudoaldosteronism ［**仮性アルドステロン症**］ 原発性アルドステロン症と似る病的状態を呈する症候群．甘草やグリチルリチン製剤の長期摂取により後天性に，まれにミネラルコルチコイドに対する受容体の先天異常(リドル Liddle 症候群)により発症．通常のミネラルコルチコイド過剰の症状と同様に低カリウム血症と高血圧が二大症候．前者では甘草の主成分であるグリチルリチンが腎尿細管に存在する 11 β-ヒドロキシステロイドデヒドロゲナーゼ 2 型(11 β-HSD 2)活性を抑制することにより，コルチゾールがコルチゾンに不活化されずにミネラルコルチコイド受容体に結合して作用を発揮し，ミネラルコルチコイド過剰症を発症する．ミネラルコルチコイド過剰 apparent mineralocorticoid excess(AME)症候群は 11 β-HSD 2 の先天的欠損による疾患であるが，本症は後天的 AME 症候群といえる．[284,383] ⇨参アルドステロン症⇀194，甘草⇀639

偽性蟹足(かいそく)**腫**⇨同肥厚性瘢痕⇀2436

偽性偽性副甲状腺機能低下症 pseudopseudohypoparathyroidism 偽性副甲状腺機能低下症タイプ 1 a に認められるオルブライト遺伝性骨異栄養症 Albright hereditary osteodystrophy(AHO)と呼ばれる身体的異常を呈するが，副甲状腺ホルモン(PTH)に対する反応性は正常であり，血清カルシウムが正常範囲にあるもの．偽性副甲状腺機能低下症タイプ 1 a と同じく，Gsα タンパクをコードする *GNAS*(guanine nucleotide binding protein, alpha stimulating)遺伝子異常症のバリアントによる表現型の差と考えられている．[610] ⇨参偽性副甲状腺機能低下症⇀689，副甲状腺機能低下症⇀2532

偽性球麻痺 pseudobulbar palsy⇨同仮性球麻痺⇀505

寄生菌性毛瘡 parasitic sycosis ［**真菌性毛瘡**］ 男性の髭に毛包一致性に好発する毛包の真菌感染症で，膿疱や紅斑性丘疹を生ずる．起因菌としてはカンジダ *Candida* や白癬菌が多い．易脱毛性を伴う．[235]

偽性血小板減少症 pseudothrombocytopenia 偽りの血小板減少を起こす原因としては，生体外 *in vitro* では採血容器内でトロンビンが産生されることによる血小板凝集，エチレンジアミン四酢酸(EDTA)による偽性血小板減少症，血小板衛星現象がある．生体内 *in vivo* では，ベルナール・スーリエ Bernard-Soulier 症候群など巨大血小板の出現や寒冷凝集素による血小板凝集がある．一般に偽性血小板減少という場合には EDTA によるものを指す．EDTA は，他の抗凝固薬と比較してカルシウムのキレート作用が強く，血球算定用抗凝固薬として広く用いられている．発症機序は，EDTA 存在下で発現する血小板膜糖タンパクに対する自己抗体の産生によるものと考えられている．本症を疑った場合には，異なる抗凝固薬を用いて再検することが重要．[1481]

偽性幻覚 pseudohallucination⇨同仮性幻覚⇀505

偽性硬化症 pseudosclerosis ［**仮性硬化症，シュトリュンペル・ウェストファル病**］ 現在ではウィルソン病 Wilson disease と同一疾患であることが確かめられている．遺伝性疾患で，大脳基底核を中心とする特異な神経症状に肝硬変を伴うことを特徴とする．常染色体劣性遺伝で，わが国での頻度は出生 10 万人につき 1.9-6.8 人といわれている．発病年齢は 11-15 歳が最も多い．神経症状を初発とするものが最も多く，次に精神症状を伴うものが多い．神経症状は構音障害，羽ばたき振戦，筋緊張亢進などであり，精神症状は感情や性格の変化などがみられる．腹部症状をもって初発する例もあり，下痢，腹痛，黄疸，肝・脾の腫大などで気づかれる．カイザー・フライシャー Kayser-Fleischer 角膜輪は診断上最も重要な所見で，角膜周辺のデスメ Descemet 膜への銅の沈着によって起こり，角膜縁に緑色，灰色または褐色の色素沈着帯としてみられる．生化学的異常として，血清中セルロプラスミンの減少，尿中への銅排泄増加，肝，脳，角膜，腎などへの銅の沈着，肝硬変を反映して各種肝機能検査異常を認める．治療としては，銅含量の多い食品を避けること，ペニシラミンを投与し銅の尿中排泄を図ること，などである．[1160] ⇨参ウィルソン病⇀315

偽性高カリウム血症 pseudohyperkalemia, pseudohyperpotassemia 生体内の血漿カリウム値は正常であるが，血清カリウムの測定時に検査上見かけの高カリウム血症を示す状態．原因は，血小板増加や白血球増加，溶血および赤血球膜透過性異常によるほか，血清分離をせずに冷蔵庫に血液をそのまま放置したあとに検査した場合など．ヘパリン採血直後の血漿カリウム値の測定で診断できる．心電図には高カリウム血症に特有の所見は認められない．[481]

偽性好中球減少症 pseudoneutropenia 好中球には末梢血に存在し全身を循環している循環プールと血管壁にとどまっている辺縁プールがある．両者はほぼ同数で平衡を保っているが，血液検査で得られるのは循環プールの好中球数であり，血液透析，ウイルス血症，血流動態の異常などで辺縁プールが増加したために循環プールが少なく算定される．これを偽性好中球減少症という．[1038]

偽〔性〕コレステリン腫⇨参真珠腫性中耳炎⇀1555

偽性心室頻拍 pseudo-ventricular tachycardia WPW 症

候群に心房細動を合併したときの特徴的な所見．心電図上幅広い(0.12 秒以上)QRS からなる頻脈を呈して心室頻拍に類似しているが，QRS 間隔はまったく不規則な頻脈をいう．QRS 幅も心拍ごとに変動する．これは心房から副伝導路を介して興奮がランダムに伝導し，心室の興奮をきたすためである．このときの最短 RR 間隔が 0.2 秒以内の例では心室細動に移行する危険が高く，早急に治療を要する．[2] ⇨参早期興奮症候群→1808

偽性心室瘤 ventricular pseudoaneurysm⇨同仮性心室瘤→506

偽精神病質性統合失調症 pseudopsychopathic schizophrenia ［統合失調型障害］ 症状が顕在化せず外見上は精神病質ないしパーソナリティ障害を疑わせる統合失調症．こだわりが強く協調性を欠き，困難を回避しようと衝動行為に走りやすく，風変わりな人とみなされ職が長続きしない．ICD-10 では境界型統合失調症，潜伏統合失調症，前駆期統合失調症，偽神経症性統合失調症とともに一括して統合失調型障害 schizotypal disorder とされた．[1205] ⇨参単純型統合失調症→1940

偽性髄膜ヘルニア spurious meningocele⇨同偽性髄膜瘤→688

偽性髄膜瘤 pseudomeningocele ［偽髄膜瘤，偽性髄膜ヘルニア］ 小児の頭部外傷後，頭部に帽状腱膜下血腫と紛らわしい波動性のある腫瘤を認めたら，これを疑う．小児では，硬膜と頭蓋骨の強い癒着のため，骨折に伴って硬膜，くも膜にも断裂が生じ，したがって髄液が帽状腱膜下に流出・貯留する．この場合，泣いたり，下を向いたりすると増大することが特徴．[791]

偽性性早熟 precocious pseudopuberty⇨同仮性思春期早発症→505

偽性脊髄癆(ろう) diabetic pseudotabes 糖尿病性神経障害で，特に下肢の深部知覚が障害され感覚性失調症を示し，電撃痛や自律神経症状を呈するもの．責任病巣は脊髄後索にある．[418]

寄生体 parasitic fetus, parasite 接着双生児で，一方の比較的正常に近い胎児に寄生しているほうの胎児をいう．ほとんどの寄生体には奇形がみられる．[1631] ⇨参自生体→1293

偽性大動脈瘤 false aortic aneurysm ［仮性大動脈瘤］ 内膜，中膜，外膜の 3 層よりなる大動脈壁の一部ないし全部が消失し，多くは，外膜あるいは周囲の結合織，凝血によって形成された瘤壁を有する大動脈瘤をいう．[439]

寄生虫 parasite 他の生物に寄居し，その生物の組織と生理的な関係を樹立した原生動物，線虫，吸虫，条虫などの生物．寄生体，寄生物よりその意味する範囲は狭い．[288]

寄生虫アレルギー parasite(parasitic) allergy 寄生虫感染が原因で起こる病態のうち，過敏症の機序が関係しているもの．急性アニサキス症などがある．[288]

寄生虫性イレウス parasitic ileus 寄生虫が原因で腸閉塞をきたした状態．多数の回虫による腸閉塞，腸アニサキスの浮腫性変化や肉芽性変化による腸閉塞がその代表．[288] ⇨参回虫症→444，腸アニサキス症→2000，旋尾線虫→1792

寄生虫性糸球体症 parasitic glomerulopathy 寄生虫(マンソン住血吸虫症 schistosomiasis mansoni，マラリア malaria，フィラリア症 filariasis，リーシュマニア症 leishmaniasis，エキノコックス症 echinococcosis，トリコモナス症 trichomoniasis など)の感染により，寄生虫を抗原とする免疫複合体が産生されて引き起こされる糸球体障害をいう．臨床的には急性腎炎症候群として発症することが多く，病理学的には，メサンギウム領域の細胞浸潤やマトリックスの拡大が巣状やびまん性にみられ，IgA の沈着が多いと報告されている．腎障害の程度はさまざまで，ネフローゼ症候群を呈する症例もある．治療は腎障害に対して対症療法を行うが，寄生虫に対する治療を行っても腎障害の臨床経過に影響しないとの報告もある．[481] ⇨参急性糸球体腎炎→729，感染後糸球体腎炎→632

寄生虫性肺疾患 parasitic lung disease 寄生虫による肺疾患の総称．通常広義に扱われ，原虫によるものも含まれる．前者には吸虫類(肺吸虫)，条虫類(包虫)，フィラリア(イヌ糸状虫)，線虫類(糞線虫)などがあり，後者にはニューモシスチス・イロベチー *Pneumocystis jirovecii*，赤痢アメーバ，トキソプラズマなどがある．これらのうち，現在重要な肺感染症はサワガニなどを中間宿主とする肺吸虫症と，免疫不全患者の日和見感染でエイズの合併症としてのニューモシスチス肺炎である．[1443]

寄生虫病予防法 Parasites Prevention Act 寄生虫病のうち，わが国に多い回虫病，鉤虫病(十二指腸虫病)，住血吸虫病，肝吸虫病(肝ジストマ病)(病名はいずれも当時のもの)の予防を目的として 1932(昭和 7)年に施行されたが，対象疾病数の減少に伴い 1994(平成 6)年に廃止．医師に，住血吸虫病患者の居住地の保健所長への届出義務が規定されていた．[543]

寄生虫卵検査 examination for parasitic egg 検体から寄生虫卵やシスト(囊子)を検出する検査．検査材料として便，尿，喀痰，組織などがある．[288] ⇨参便虫卵検査→2650

偽性低アルドステロン症 pseudohypoaldosteronism⇨同チーク・ペリー症候群→1965

偽性低ナトリウム血症 pseudohyponatremia 低ナトリウム血症では一般に低浸透圧血症を示すが，低浸透圧血症を伴わない正常の浸透圧を示す低ナトリウム血症のこと．著しい高タンパク血症(多発性骨髄腫，マクログロブリン血症)や脂質異常症にみられることが多い．成因は血漿中にタンパク質，脂肪などの固相成分の占める割合が増加し，相対的に水分含有量が減少することで見かけの低ナトリウム血症を示すためである．[481]

偽性糖尿病 pseudodiabetes⇨同仮性糖尿病《熱傷時の》→506

偽性動脈瘤 pseudoaneurysm⇨同仮性動脈瘤→506

偽性乳び(糜)胸 pseudochylothorax⇨同コレステロール胸膜炎→1136

偽〔性〕脳腫瘍 pseudotumor cerebri⇨同良性頭蓋内圧亢進症→2943

偽性バーター症候群 pseudo-Bartter syndrome 腎臓に異常はなく，慢性の下痢，嘔吐に加え，下剤(痩身目的で)や利尿薬の乱用などが原因で，低カリウム血症，代謝性アルカローシスによる筋力低下，脱力発作，多飲，多尿などといったバーター症候群様の症状を呈するもの．治療は原因の特定と除去である．偽性バーター症候群を強く疑われる患者で利尿薬の服用が原因と考えられるときには尿中の薬物濃度を測定する．[143] ⇨参バーター症候群⇀2324

偽性波動⇨同仮性波動⇀506

偽性肥大⇨同仮性肥大⇀506

偽性びらん pseudoerosion ［仮性びらん］ 粘膜が赤く顆粒状を呈し，肉眼的にはびらんないし潰瘍のように見えるが，真のびらんとは異なり，組織学的には上皮で被覆されている状態で子宮腟部びらんでみられる．子宮腟部は通常，重層扁平上皮で被覆されている．炎症によって扁平上皮が破壊されると，頸管内膜から円柱上皮が増殖しこれを覆うようになるが，深部の組織が粘膜表面から透見され，外見上びらん様に観察される．[692] ⇨参子宮腟部びらん⇀1252，真性びらん⇀1574

偽性副甲状腺機能低下症 pseudohypoparathyroidism；PHP ［PHP，偽上皮小体機能低下症］ 低カルシウム血症，高リン血症など副甲状腺機能低下症と同一の症状を示すが，血中副甲状腺ホルモン(PTH)は高値で，PTH 負荷試験にて標的臓器の PTH 不応性に特徴づけられる一群の疾患．病型は 1a，1b，1c，2 の 4 つに分けられ，タイプ 1a では PTH を含む多内分泌腺不応症，短指趾症，肥満，円形顔貌，低身長，異所性皮下骨化，知能障害などのオルブライト遺伝性骨異栄養症 Albright hereditary osteodystrophy(AHO)と呼ばれる身体的特徴を呈する．PTH 受容体とその下流で cAMP(サイクリックアデノシン3′,5′-一リン酸)を生成するアデニル酸シクラーゼとの情報伝達を担う，Gsα タンパクの活性低下が存在し，この遺伝子異常がその原因である．タイプ 1b ではタイプ 1a と対照的に腎の PTH 不応性が主であり，AHO は認められない．Gsα タンパク遺伝子のインプリンティング異常が原因である．タイプ 1c はタイプ 1a と同様に AHO を呈するが，Gsα 活性は低下していない．アデニル酸シクラーゼの異常が想定されていたが，最近，Gsα タンパク遺伝子の異常が報告され，タイプ 1a の亜系ではないかと考えられている．タイプ 2 は PTH 負荷試験で尿の cAMP 反応が正常で，AHO を認めないため，cAMP 依存性のタンパクリン酸化酵素の異常により，PTH のリン利尿が低下するため発症すると考えられる．[610]

帰省分娩⇨同里帰り分娩⇀1191

偽性分利 pseudocrisis 熱性疾患において，熱分利 febrile crisis と同様に急激な体温の下降をみるが，回復に伴って起こる状態ではなく，再度体温が上昇するものをいう．[206] ⇨参熱分利⇀2282

気積 air volume 労働者 1 人が必要とする部屋の容積で，通常は床面積と高さの積で求められる．「事務所衛生基準規則」および「労働安全衛生規則」では，設備の占める容積，床面から 4 m をこえる高さにある空間の容積を除き，10 m^3/人以上としている．この基準は，体熱放散による温度・湿度の上昇や，呼吸による酸素の欠乏および炭酸ガスの増加が人体に悪影響を与えないために最低限必要な容積である．作業により多量の熱放散および多量の二酸化炭素，粉塵，ガス，蒸気が発生する場合には，より多い気積が要求される．気積を多くできないときには換気を十分に行う．[1360] ⇨参換気数⇀575

基節骨骨折 proximal phalangeal fracture 手の骨折の中で最も多い骨折．部位によって治療法が異なるが，整復位を安定して保持できるものは保存的治療の適応となる．不安定な骨折，転位のみられる関節内骨折，腱損傷を伴ったものや開放性骨折は外科的治療の適応となる．比較的安定した関節外の骨折では経皮的鋼線刺入固定が，その他の骨折に対しては観血的に加療され，鋼線による固定やスクリュー，プレートにより内固定を行う．[1020]

気絶心筋 myocardial stunning，stunned myocardium 一過性の心筋虚血後にみられる現象で，血流が十分に回復したにもかかわらず，一定の時間が経過するまで心筋機能が回復せずに機能障害が遷延している状態．数時間あるいは数日以内にその心筋障害は正常化する(可逆性である)ことが前提であり，心筋壊死(梗塞)とは異なる．このような現象は以前から知られていたが，1982 年にブラウンワルド Eugene Braunwald とクロナー Robert A. Kloner により記載された．細胞内カルシウム過負荷，筋小胞体の機能低下によるカルシウムハンドリングの障害，酸素フリーラジカル，筋フィラメントのカルシウム感受性の低下などの関与が示唆されている．冠動脈攣縮，不安定狭心症，急性冠動脈閉塞に対する再灌流療法施行後，あるいは心筋保護液による心停止後などにみられることがある．[1590] ⇨参可逆性心筋虚血⇀473

季節病 seasonal disease ある季節に多発したり，増悪したりする疾患を特定の季節病という．病気に季節差が現れる原因としては，病原体自体が暑寒，湿乾などの季節特有な状況に影響される場合(食中毒をはじめとする消化器感染症は夏，インフルエンザをはじめとする呼吸器感染症は冬など)，動植物の消長など季節により変化する要因によるもの(花粉症，日本脳炎)，人体側の罹患のしやすさ(精神疾患は春先に多い)などがある．疾病ごとに月別の罹患率や死亡率を求めたものを特に季節病カレンダーといっているが，冷暖房の普及のない時代にはどの国，どの時代でもほぼ同じようなパターン(消化器系が夏，呼吸器系が冬，癌は秋に死亡が多い)を示したが，近年冷暖房の普及した国では各疾病の季節差がなくなってきている．[1356] ⇨参気象病⇀686

季節変動 seasonal variation 流行周期の 1 つで，疾病などの健康事象の発生が季節によって変動すること．気温や湿度などの気象条件，疾病の媒介動植物や菌の発生時期，入学など社会的環境変化による生体への影響など，季節的な流行条件が疾病の誘因となる．インフルエンザが冬に多く，アレルギー性鼻炎が春に多いことなどがその例．最近は空調設備の進歩により，従来と季節変動が異なることもある．[467]

キセノン xenon；Xe ［Xe］ 周期表 18 族の希ガス元素の 1 つ．元素記号 Xe．原子番号 54．原子量 131.3．沸点 −108.1℃，融点 −111.9℃．太陽光に近い紫外線から赤外線のスペクトルを有することより，一般には放電灯，集魚灯，スライド投影機，撮影用光源，分光器照明用光源として用いられている．医療用としては放射性キセノンがシンチグラムなどの画像診断に，さらにはキセノン光の発する近赤外線を用いたキセノン治療器(加温による患部血流改善，新陳代謝の促進)に応用されている．

き

キセノン血流測定　xenon blood flow study　キセノン(Xe)は希有ガス元素で，体内に投与されると容易に各組織に拡散する．局所に到達したキセノンはそこを流れる血流により洗い出されるため，キセノン濃度の消失曲線を得ることで局所の血流量が測定できる．主に脳血流の測定に利用され，核医学検査では放射性キセノン 133(^{133}Xe)ガス吸入法が用いられる．非放射性キセノンガスを吸入させて経時的に X 線 CT を撮影し，CT 値の変化から脳血流量を測定するキセノン CT 法もある．[737] ⇨参局所脳血流量測定→776

基線⇨同等電位線→2121

基線細変動⇨同胎児心拍数基線細変動→1870

基礎安静眼位　basic position of rest　全身麻酔下でみられるような，外眼筋の緊張がなくなったときの眼位で，眼位は外寄せ(外斜)の状態となる．[1601] ⇨参眼位→565

基礎医学　basic medical science　医学の分類の 1 つ．ほかには社会医学と臨床医学がある．具体的には，人体の形態に関する解剖学，組織学，機能に関する生理学，病態に関する病理学，さらには生化学，薬理学，細菌学，免疫学，寄生虫学，分子生物学，遺伝学のほか医用工学などが含まれる．衛生学，公衆衛生学，法医学などの社会医学や，内科学，外科学，小児科学，産婦人科学などの臨床医学の知識や理論の基盤となる．わが国の大学医学部の教育では，6 年間の課程のうち 3 年・4 年次に基礎医学の教育が行われていたが，近年は前倒しで行うところが増えており，2 年・3 年次に行われることが多い．[543]

蟻(ぎ)走感　formication　自覚的異常感覚の表現の 1 つ．文字どおり皮膚深部にアリ(虫)がはうような不快な感覚．[1160]

気相クロマトグラフィー⇨同ガスクロマトグラフィー→503

基礎科学　basic science　科学の分類は学者によってさまざまであるが，最も通常の分類は，基礎科学 basic science と応用科学 applied science に分類する方法である．基礎科学とは，研究成果の実際的な応用に直接とらわれることなく，純粋に認識論の視点から現象を究明する立場で研究が行われたもの．一方，応用科学とは，実際的な問題の解決を第一に研究が行われたものである．[446]

義足　prosthetic foot　切断された下肢に装着する義肢のこと．歩行訓練用の仮義足と，社会復帰後に使用する本義足(常用義足，作業用義足)に分類され，切断部位によって股義足，大腿義足，膝義足，下腿義足，サイム義足，足根中足義足が使われる．[228]

基礎血圧　basal blood pressure　朝，起床直後の，安静，無拘束，無刺激下で測定された血圧を指す．[618,438]

基礎研究　basic research　知識の生産や理論の構築のためにその専門分野の学問の知識の基盤を広げることを目指して行われる研究．基礎研究から得られた結果の多くは究極的には実践上の問題に応用される．[597] ⇨参応用研究→397

基礎体温　basal body temperature；BBT　［BBT］　毎朝目覚めて起き上がる前に，婦人体温計(普通の体温計より精度が高いもの)で測る体温．正常な周期では，月経から排卵までは低温期を示し，排卵すると，黄体ホルモン(プロゲステロン)の作用により高温期となる．低温期，高温期の持続期間はともに約 14 日間である．排卵がない場合は体温が上がらないため低温期のみの状態になり，低温一相性とされる．排卵があれば，基礎体温は低温と高温を繰り返す二相性となる．妊娠した場合は高温期が続くため，妊娠の診断にも用いられる．月経があるが排卵の認められない場合は，無排卵周期と呼ばれ，基礎体温は低温一相性である．排卵はあるが高温期が短い場合，黄体機能不全とされる．不妊相談を受けるときには，あらかじめ基礎体温を記録して持参することが望ましい．[998] ⇨参月経周期→908，婦人体温計→2555

基礎胎児心拍数　basal fetal cardiac rate；BFCR，fetal heart rate baseline⇨同胎児心拍数基線→1870

基礎代謝　basal metabolism　8 時間睡眠後，14-18 時間絶食後の空腹時で，安静覚醒時の完全な休息状態，温熱中性状態といった基礎状態での新陳代謝のこと．呼吸，循環，体温，蠕動運動，筋緊張など，生体に必要な基礎機能の維持に要する代謝で，そのエネルギー量を基礎代謝量という．甲状腺機能亢進症では基礎代謝が亢進する．[229] ⇨参基礎代謝率→690，エネルギー代謝→365，安静時代謝量→204

基礎代謝検査　basal metabolism test　基礎代謝を測定する方法の総称．空腹・安静時の新陳代謝を基礎代謝といい，生命維持に必要な最小限のエネルギー代謝である．直接熱量を測定する直接法もあるが，安静・空腹時の酸素消費量と呼吸比(炭酸ガス発生量と酸素消費量の比)を測定し，そこから熱産生量を算出する方法が一般的．年齢・性・体格別に得られている標準基礎代謝値と比較して基礎代謝率として表示する．間接法としては，ベネディクト・ロス呼吸計を用いる方法，サンボーン式無水代謝計を用いる方法などがある．甲状腺機能亢進症などで増加する．[893]

基礎代謝率　basal metabolic rate；BMR　［BMR］　身体的，精神的に安定した状態で消費する，生きていくために必要最小のエネルギー代謝量．採取した睡眠状態での呼気のガス分析により求められる．[987] ⇨参代謝率→1874

基礎代謝量⇨参基礎代謝→690

基礎年金　basic pension　わが国の公的年金制度は，老齢(退職)給付と，病気やけがをした場合に支給される障害給付，働き手が死亡した場合に支給される遺族給付からなる．これらの公的年金制度に共通して給付される基礎年金は，20 歳以上 60 歳未満の全国民が加入することになっている国民年金制度に基づいて運営される．そのため，国民年金と同義に扱われることが多い．[1451] ⇨参国民年金→1092

基礎分泌　basal secretion　ホルモンや神経伝達物質は，分泌細胞への特異的刺激によって分泌が促進されるが，刺激がない時でもたえず分泌されており，これを基礎分泌という．内分泌系では偶発性分泌(episodic release)，神経系では量子分泌(quantum release)，膵島 β 細胞ではインスリンの基礎分泌がみられる．[1335]

北アジアダニ媒介性リケッチア症　North Asian tick-borne rickettsiosis　［シベリアダニ熱］　ダニが媒介する *Rickettsia siberica* によって起こる感染症で，紅斑熱群リケッチア症の 1 つ．症状はロッキー山紅斑熱に似るが，アジア大陸北部でみられ，手掌や足の裏に紅斑が現れ，発熱，リンパ節腫脹を生じる．致死率は低く，テトラサイクリン系抗菌薬が著効を示す．ワクチンは存在しない．流行地でダニに刺されないことが一番の予防である．[288] ⇨参紅斑熱⇀1051

偽ターナー症候群 pseudo-Turner syndrome⇨同ヌーナン症候群⇀2274

北アメリカ看護診断協会 North American Nursing Diagnosis Association；NANDA⇨同NANDA⇀86

北アメリカブラストミセス症⇨同北アメリカ分芽菌症⇀691

北アメリカ分芽菌症 North American blastomycosis ［**アメリカ分芽菌症，北アメリカブラストミセス症，ギルクリスト病**］ 真菌の *Blastomyces dermatitidis* によって起こる．胞子の吸入で感染し，イヌに感染症を起こすことがあるが，感染したイヌからヒトへ，あるいはヒトからヒトへの伝播様式は不明な，まれな疾患．北アメリカ全域(アメリカ東南部，カナダ，メキシコ)とアフリカ(北アフリカ，ザイール，南アフリカ)の農村部でみられる風土病である．*B. dermatitidis* は二相性の分芽菌類で，肺・皮膚・骨に肉芽性病変をつくる．肺型は急性の肺障害を生じるが，無症状のこともある．皮膚骨型は，皮膚にできた発疹が血性の膿疱となってしだいに全身へ広がる．ときに，心内膜炎や肺実質・皮膚・骨・泌尿生殖器に病変を認め，より重症な経過をたどることがある．治療には，ケトコナゾールが用いられる．[33]

奇胎後 hCG 存続症 post-molar persistent hCG 胞状奇胎の娩出後，病巣が確認されないのに，尿中ヒト絨毛性ゴナドトロピン(hCG)値が正常に戻らないもの．尿中 hCG の値が胞状奇胎娩出後 5 週で 1,000 IU/mL，8 週 100 IU/mL，血中 hCG が 20 週 1 IU/mL (カットオフ値)以上が該当する．この場合，侵入奇胎を含む絨毛性疾患が疑われる．[998] ⇨参侵入奇胎⇀1594

期待誤差 expected error；EE 時系列的データにおける予測値の誤差．時系列的なデータにおいては，過去の値から将来の値を予測することが行われるが，予測値には誤差がある．この予測値の誤差のこと．[467]

期待死亡数 expected number of deaths, expected mortality rate；EMR ［**標準化死亡比**］ 基準とする集団の性・年齢別死亡率を，観察する集団の性・年齢構成にあてはめて計算した死亡数．各性，年齢階級ごとに，基準集団死亡率×観察集団人口を計算して合計．標準化死亡比(SMR)は，実際に観察された死亡数(O)をその集団の期待死亡数(E)で除したもの(×100)．$(O-E)^2/E$ を計算し，この値が 3.84 以上のときは，O と E の間に有意な差があると検定できる．[467]

期待値 expected value, expectation ［**平均，理論値**］ ①ある集団において，事象の発生率や数値の分布が全国調査などの標準集団もしくは比較する他の集団と同じであったと仮定した場合に予測される発生数．通常は性・年齢別に計算したものを合計．実際に観察された発生数と比較して，その集団での発生が特異なものであるかをみるために用いる(＝平均)．②ある指標がその値をとる確率 $p(x)$ と値 x との積の総和 $\Sigma x \cdot p(x)$．[467]

期待発生率⇨同期待罹患率⇀691

気体膀胱造影法 pneumocystography, air cystography 完全に排尿させ，膀胱を空にした状態で空気を約 150 mL 注入し，前後像や斜位像で X 線撮影する．膀胱内に注入された空気によるコントラスト作用で X 線陰性結石や膀胱腫瘍，前立腺の膀胱内突出などが明瞭に描出される．[481]

気体網膜復位術 pneumatic retinopexy 網膜剝離手術の 1 つで，硝子体内に空気や膨張性ガスを注入し，剝離した網膜の復位を図る手技のこと．術後患者は一定期間うつ伏せの体位をとる必要がある．[257] ⇨参網膜復位術⇀2822

期待罹患率 expected incidence rate, expected morbidity rate ［**期待発生率，期待罹病率**］ ①統計的仮説検定において，帰無仮説のもので計算された期待罹患数から計算される率．②ある疾患の罹患率を推定するとき，標本ではなく(無限)母集団において考えられる罹患率．[871] ⇨参罹患率⇀2920

期待罹病率⇨同期待罹患率⇀691

期待理論 expectancy theory モチベーション理論の 1 つ．モチベーション理論は，個人が何によって動機づけられているのかを解明しようとする内容説と，どのように動機づけられているのかという心理的メカニズムを解明しようとする過程説とに大別される．期待理論は過程説に位置づけられる．期待理論を前提とする人間観は「功利主義的な合理人」である．すなわち，人は自己の利益のために合理的な計算を行いながら組織で働いているという考え方である．この前提により期待理論は，努力をすれば報酬がもらえるという「期待」とその報酬に対する魅力である「誘意性」との積で示される(ヴルーム Victor Vroom，1964)．この考え方は，ポーター Lyman Porter とローラー Edward Lawler (1968)やローラー Lawler ら(1971)によって精緻化されている．報酬確率がヴルームでいうところの誘意性に当たり，報酬の価値が期待に当たる．ポーターとローラーのモデルの特徴は次の 2 点である．すなわち成果(業績)が努力のみならず，本人の能力や資質，それに役割知覚に影響されること．そして 2 つのフィードバック(成果と報酬の関係が次の知覚される報酬確率に影響するというフィードバックと，満足が次の報酬の価値に影響するというフィードバック)を組み入れたことである．[401]

北里研究所 Kitasato Institute 1914(大正 3)年に「各種疾病の原因及び予防治療方法の研究並びに治療施設及び教育施設の運営を行うことにより国民保健の向上に寄与する」ために，北里柴三郎(1852-1931)によって東京の港区白金に創立された研究所．北里は内務省国立伝染病研究所所長であったが，研究所が内務省から文部省(東京帝国大学)に移管されることに反対し，理念を全うするために所員とともに独立して北里研究所をつくった．創立当初は赤痢菌発見者の志賀潔(1870-1957)やサルバルサン発見者の秦佐八郎らが活躍．1918 年(同 7)に社団法人になり，1962(昭和 37)年には研究所の資産を投じ，学校法人北里学園を創立し，北里大学を設置した．現在は人体用および動物用ワクチンの研究開発のための生物製剤研究所，微生物をはじめとする種々の生物の機能に関する基礎と応用を展開する生物機能研究所，東洋医学総合研究所，肝臓病研究センターなどを併設している．[1356]

北里柴三郎 Kitasato Shibasaburou 明治から大正にかけての細菌学者〔1852-1931(嘉永 5～昭和 6)〕．肥後国(現熊本県)生まれ．熊本医学所病院でマンスフェルト

Mansvelt(オランダ医官)に学び，1875(明治8)年，東京医学校に入学し，1883(同16)年に東京大学医学部(東京医学校の後身)を卒業．1885(同18)年ドイツに留学してローベルト=コッホ Robert Koch に師事し，1889(同22)年，破傷風菌の純粋培養に成功．翌年には血清療法を発見し，1891(同24)年，医学博士となる．翌年に帰国し，大日本私立衛生会伝染病研究所の設立にあたり所長となった．1894(同27)年，香港におもむき，ペスト菌を発見．1914(大正3)年，伝染病研究所が内務省から文部省(当時)に移管されるのに抗して辞任し，独自に北里研究所を創設．1916(同5)年，慶應義塾大学医学部開設に尽力し，のち医学部長，付属病院長となった．1917(同6)年，勅撰貴族院議員，1923(同12)年，日本医師会初代会長．男爵，勲一等を叙せられる．[586]

偽脱落膜反応 pseudodecidual reaction ［**仮性脱落膜反応，偽脱落膜様変化**］ 妊娠時にみられる脱落膜細胞が，非妊娠時に子宮内膜に増殖する現象．通常の月経周期の分泌期後期や経口避妊薬服用の際などにみられる．[901]

偽脱落膜様変化⇨同偽脱落膜反応→692

北山十八間戸(きたやまじゅうはちけんこ)⇨参忍性(にんしょう)→2264

既知集団測定法 known-groups technique ある測定尺度の妥当性をみるために，測定される特質があらかじめあるとわかっている被検者グループと，その特質がほとんどないとわかっている被検者グループとの得点差がどの程度あるかについて検討を行う測定法．基準関連妥当性を検証するための1つの手法．[446] ⇨参妥当性→1921

既治療対照試験 historical control study ［**過去症例比較試験**］ 治療方法によって，効果に差があるか否かを判定するための試験の1つ．新たな治療法を患者に対して行い，過去に行った他の治療の成績と比較する．比較は，性，年齢，疾患の進行度や病型などの影響を除くように行う必要がある．診断法の変更，病型の時間的変化，世代による差などのために，比較する両群の患者が質的に違うというバイアス，過去と新規のデータの取り方の違いによるバイアスなどが生じる可能性がある．このため無作為割付法などに比べ精度は低いが，対象者の同意が得やすいなど，実施は容易．[467]

キチン chitin ［**幾丁(キチン)質**］ 節足動物，軟体動物，外肛動物，菌類の主要な構造多糖で，*N*-アセチル-D-グルコサミンが鎖状に長くつながった構造をしている．甲殻類などの外骨格を原料として精製される．生体内で分解され，生体適合性にすぐれるので，手術用縫合糸，創傷被覆材などに利用される．[637]

幾丁(キチン)質 chitinous substance⇨同キチン→692

吃(きつ)⇨同吃音(きつおん)症→692

偽痛風⇨同仮性痛風→506

喫煙 smoking 紙巻きタバコ，葉巻，パイプ，キセルなどによるタバコの煙を体内に摂取する行為をいう．特に，紙巻きタバコは高温の煙のため約4,000種もの化学物質が含まれており，各種健康障害を引き起こしている．中でもよく知られているのは，癌，虚血性疾患(狭心症，心筋梗塞，脳梗塞)，呼吸器系疾患(慢性気管支炎，肺気腫，気管支喘息)に対する影響，妊娠に与える影響(低出生体重児出産，早産，妊娠合併症)であるが，消化性潰瘍，骨粗鬆症の進展にも影響を与える．近年，喫煙者の煙を吸うことにより罹患率や死亡率が増加する受動喫煙が問題になっている．タバコの害は禁煙すると障害が急速になくなり，また早期の喫煙はより害を大きくするといわれているため，未成年者への禁煙活動が重要である．[1356] ⇨参受動喫煙→1403

喫煙指数 smoking index ［**ブリンクマン指数**］ 喫煙歴の表示法．ブリンクマン指数(BI)ともいう．紙巻きタバコの場合，1日の喫煙本数と喫煙年数との積．BIが400以上は肺癌発生の高危険因子 high risk とされる．肺癌の組織型分類のうち扁平上皮癌と小細胞未分化癌が喫煙と密接な関係があるとされている．[1443]

喫煙者癌 smoker's carcinoma(cancer) タバコの煙の中にはタールやベンツピレンなど多くの発癌物質があり，喫煙は発癌を起こすイニシエーターとしても，発癌を促進させるプロモーターとしても大きな役割を果たしている．発癌の原因の30%は喫煙，特に紙巻きタバコによるとされる．ほとんどの癌に影響を与えるが，最も多いのは肺癌(10-20倍)で，次いで咽頭癌，喉頭癌，膀胱癌も高率である．喫煙量と肺癌死亡率は相関し，小量の喫煙でも死亡率の増加がみられる．[1356]

吃音(きつおん)**症** stuttering ［**どもり，吃**(きつ)**，吶**(とつ)］ 構音器官には障害がないにもかかわらず構音が円滑に行われない機能的構音障害の1つ．語音および音節の繰り返し，語音の引き伸ばし，音の挿入，語の間の中断のような語の途切れ，話の間に音や沈黙が入る，問題の言葉を避けるために語を置き換えるゆえの回りくどい言い回し，身体的緊張とともに語を発する，単音節だけでできている単語を繰り返すなどといった現象が頻回に起こることが特徴．コミュニケーションにプレッシャーがかかっているときには増悪．男女比は3-4：1で圧倒的に男性に多い．1歳半から9歳までに発病することが多く，出現率は1-3%ほどであるが，思春期以降になって自然治癒するケースが多い．しかし，成人の場合は難治であるとされる．生物学的な原因，心理的なストレス要因のいずれも考えられている．原則的には，吃音そのものに直接的な働きかけは行わず，子どもの流暢な会話を自然な形で引き出せるように場面を設定するのがよい．例えば，言語聴覚士との遊びを中心としたコミュニケーションの場でスムーズに話すことを体験させるなどである．また両親の吃音に対する不安を除去し，家庭生活での情緒生活の安定を図るなども重要．[209]

気づき self-awareness 看護行為の底に流れている看護師自身の感情や思考を自覚し，その自覚を患者へのかかわりの新たな手がかりとしていくこと．「気づき」は，看護状況における看護師の自覚，および自己発見のプロセスであり，看護師-患者関係を展開していくうえでの主要な概念の1つ．外口(とぐち)玉子はこの気づきの概念を，ケアの要素を含んだ看護固有のアプローチとして提唱した．外口は，看護は人が人にかかわる要素が大きい仕事であり，看護師の目指すことが行為にどのようにいかされ，その行為が相手である患者にどのように受け止められるかを自覚していく訓練が必須であり，訓練の契機として看護する中で看護師が立ち止まらされるようなときこそ，自分や相手に生じている問題を自覚的に吟味することができると考え，「気づき」という概念を用いた．また，看護する中での立ち止まり方，あるいはそこでの立て直し方には，看護体験からの発見と学びがあるとし，この気づきを看護実践を通して看護師の自己成長を動機づけるものとして重要視した．[1118]

吃逆(きつぎゃく) singultation⇨同しゃっくり→1358

ギックリ腰⇨同急性腰痛症→742

拮抗筋 antagonist, antagonistic muscle ［**抗動筋**］ 基本的関節運動の一方向に注目した場合，その方向に動かす筋が動筋(agonist)で，その反対方向へ動かす筋が拮抗筋である．関節運動には一方向に動かす筋があれば必ず反対方向に動かす筋が存在する．例えば，伸筋を動筋とすれば拮抗筋は屈筋となり，内転筋を動筋とすれば外転筋が拮抗筋である．関節運動の方向とそのときに働く筋(群)関係を示すため，動筋，拮抗筋とも特定の筋を表してはおらず，また筋は1つとは限らない．[873] ⇨参動筋→2100

拮抗筋調節 伸筋と屈筋の相反神経支配によりその働きが対抗する拮抗筋において，一方が興奮すると他方を抑制するような調節のこと．[1274] ⇨参相反神経支配→1825

拮抗阻害体 competitive inhibitor ［**拮抗物質，競争阻害体**］ 酵素の基質結合部位に基質の代わりに結合し，その酵素の活性を可逆的に低下させる物質をいう．したがって，阻害効果は基質濃度が十分高いと消失する．この種の阻害物質の共通点は，その分子構造が基質の分子構造と類似していることである．例えば，炭素数4のジカルボン酸であるコハク酸を酸化する酵素であるコハク酸デヒドロゲナーゼの場合，基質に似た炭素数3のジカルボン酸であるマロン酸が拮抗阻害体として働く．生体中には活性調節機能を有する多くの拮抗阻害体が存在する．[637]

亀甲帯⇨参巻軸包帯→604

拮抗物質 competitive substrate⇨同拮抗阻害体→693

喫茶養生記(きっさようじょうき) 鎌倉時代の僧の栄西〔1141-1215(保延7～建保3)〕が著した日本最初の茶書．全2巻．1211(建暦元)年の初稿本と，1214(建保2)年の再訂本がある．源実朝の飲酒による病のときに栄西が献上した茶書は，再訂本からの抜粋とされる．上巻では五臓を養う五味のうち，心に必要な苦味が日常食に欠けるので，これを茶で摂取すべきこと，また茶の名称，効能，調整法などを説く．下巻では諸病の原因となる冷気を排除するという桑の解説が主で，末尾に喫茶法を説く．本書は22の中国書を引くが，大多数は『太平御覧』引用文からの転載である．[1399] ⇨参栄西→343

吃書(きっしょ)⇨同書痙→1487

吉草(きっそう)**酸** valeric acid ［**バレリン酸，バレリアン酸，ペンタン酸**］ オミナエシ科吉草〔和名：鹿子草(かのこそう)〕の根茎や根に存在する有機酸で，鼻を突き刺すような鋭い臭気がある．香水，潤滑剤，薬剤の原料として使用される．[1257]

キッチンドリンカー kitchen drinker 台所にあるアルコール類をひそかに口にするうちに常習化してアルコール依存になった主婦のことをいう．現在，わが国では女性の社会進出に伴い自立意識，男女平等意識が浸透すると同時に，核家族化などの社会システムの変化を受けて，さまざまな葛藤から女性が性的アイデンティティを形成維持するのが困難になっている．このような困難な状況を免れる安易な手段として飲酒に走る女性，とりわけ主婦が増えている．主婦の飲酒は家庭内で単独で行われるため，孤立化しやすくまたアルコール依存症になりやすい．[321]

ギッテルマン症候群 Gitelman syndrome 低カリウム血症，低マグネシウム血症を特徴とする尿細管由来の先天性代謝性アルカローシスを呈する疾患で，バーター Bartter 症候群の亜型であるが，血清カルシウム(Ca)値は正常で尿中 Ca 排泄が低下する点でバーター症候群と異なる．アメリカの医師ギッテルマン Hillel J. Gitelman が1966年に発表した．腎尿細管のうち，遠位尿細管から集合管の管腔側の Na^+-Cl^- 共輸送体遺伝子の異常により出現．成人後に発症することが多く，一般に症状も軽いが，ときに低マグネシウム血症によるテタニーや心電図で QT 延長を認めることもある．検査所見では上記のほか，尿中カリウム，マグネシウム排泄が亢進．治療はマグネシウムの補給が中心．[563]

キッド血液型 Kidd blood group system 1951年，キッド Kidd という女性の血清中に抗 Jk^a 抗体が発見されたことから名づけられた血液型．1953年には Jk^b が発見された．表現型は Jk(a＋b－)，Jk(a＋b＋)，Jk(a－b＋)，Jk(a－b－)の4つがあり，Jk(a＋b＋)が最も頻度が高く，Jk(a－b－)はまれ．キッド抗体は，溶血性輸血副作用を引き起こし，母児間の血液型不適合により新生児溶血性疾患の原因となる．抗体検出は抗ヒトグロブリン試験による．[860]

キツネつき fox-possession, alopecanthropia キツネの霊が人にとりついたとされる一種の精神の異常状態．山陰地方に多くみられたという．地域により呼び名が異なり，イヌガミ，ヒトギツネ，イズナなどとも呼ばれる．統合失調症から反応性精神病などでみられる憑依妄想の1つとされる．日本の古い迷信では，キツネは人をだまし，人にとりついて病気にさせる能力をもっているとされた．また，精神病の原因もキツネがついたためと考えた．キツネのほか犬神もある．西欧ではオオカミ，イヌその他獣化妄想がある．民話や呪術が語り伝えられる環境で起こりやすいといわれ，現在では減少の一途をたどっている．[905] ⇨参憑依(ひょうい)妄想→2484

基底核 basal ganglia⇨同大脳基底核→1895

基底顆粒細胞 basal granulated cell⇨同胃腸内分泌細胞→253

基底気分 〔D〕Grundstimmung シュナイダー Kurt Schneider(1887-1967，ドイツの精神科医)が，正常心理の範囲の気分変調と，精神病的な気分変調とを分かつために提案した指標の1つ．動機の認められない，純因果的に「働かれたる働きにより(opere operato)」作用する，意識にのぼらない体験反応の基底のことをいう．われわれは日によって，特に思い当たるような理由もなく，今日は良い日だ，あるいは悪い日だと感じたり，1日のうちでも，ふさぎ込んだり朗らかになったりするような気分の動揺が存在する．このような，気分の動揺を起こしうる了解不能な内的原因を「基底」という．天候や健康状態，嗜好品，音楽などもこの基底に影響しうるが，基本的には基底気分は，特に認めうるような原因なしに変化することが多い．[298]

基底骨　basal bone　[**顎骨基底部**]　上顎骨および下顎骨の歯槽突起や分岐部を除いた骨組織のことで，顎骨基底部ともいう．補綴歯科では義歯の支持に用いられ，歯列矯正の際は基底骨が歯の動きの範囲を規制し咬合を安定させる．[485]

基底細胞　basal cell　表皮最下層の単層の細胞群で，真皮(乳頭層)との境界である基底膜上に整然と配列する六角柱細胞．活発に分裂し，娘細胞は上行して有棘細胞となり，最終的に体表で順次脱落している角層細胞を供給し続ける．[179]

基底細胞過形成　basal cell hyperplasia；BCH　扁平上皮や移行上皮(尿路上皮)などの重層型上皮の最下層に位置する基底細胞の過形成．基底層は通常1層だが，過形成では増殖し多層化するため，腫瘍性ではないが腫瘍性病変との鑑別が問題となる場合がある．[901]

基底細胞癌　basal cell carcinoma；BCC　[**基底細胞上皮腫**]　最も高頻度にみられる皮膚癌の一種．80% 以上が顔面に発生し，ことに正中部に好発．初期には結節状を示し，ときに中心部が潰瘍化する．臨床形態により結節潰瘍型，表在型，斑状強皮症型，破壊型，ピンカス Pinkus 型に分けられる．日本人では黒色調を呈するものが多い．組織学的に基底細胞様細胞の増殖よりなる．男女差はなく，高齢者に好発．本腫瘍は転移をきたすことはほとんどなく，生命予後は良好であるが，放置すると下床の筋や骨を破壊して浸潤性に増殖．外科的切除が治療の第一選択．[850]　⇨参色素性基底細胞癌⇀1240

基底細胞棘細胞腫　basal cell acanthoma⇨同脂漏性角化症⇀1502

基底細胞上皮腫　basal cell epithelioma；BCE⇨同基底細胞癌⇀694

基底細胞母斑症候群　basal cell nevus syndrome；BCNS　[**母斑様基底細胞癌症候群，ゴーリン症候群**]　全身に多発する基底細胞母斑，顔面の稗粒腫や手掌足底小陥凹，多発性顎骨嚢腫，骨格系や中枢神経系の異常を主とし，眼，性器などにも異常を生じる症候群．中胚葉や外胚葉系に種々の異常をきたし，顔貌も前頭頭頂突出，頭囲拡大，眼間隔開離などの特徴をもつ．常染色体優性遺伝とされるが，約半数は孤発例となっている．癌抑制遺伝子としての *PTCH* 遺伝子(patched gene)の変異と，それに伴うヘッジホッグ hedgehog シグナル(胎生期の臓器形成に関与するシグナル)の伝達経路の異常が原因と考えられている．基底細胞母斑の病理組織所見は悪性腫瘍である基底細胞癌と同じで病理組織学的に区別はできない．基底細胞母斑の多くは良性の経過をたどるが，まれに浸潤転移もきたすため，疑わしい場合には早期に切除する．[567]

基底層　basal layer　[**胚芽層，円柱細胞層**]　重層の上皮組織を構成する細胞のなかで，特に，最深部で基底膜に接している細胞層のこと．重層上皮では基底層で分裂した細胞が次第に表層へ移動して，最終的に表層からはがれ落ちる．このため，細胞分裂の起こる層という意味で胚芽層とも呼ぶ．一方，結合組織層を上下に分けて，下層を基底層と呼ぶこともある．子宮内膜では，粘膜固有層を形状と機能の面から，機能層と基底層とに分けている．女性の生殖周期(月経周期)に伴い，上層の機能層では子宮腺や血管(らせん動脈)が周期的な変化を示し，妊娠していない場合には，月経により剝離して子宮外に排出される．しかし，基底層では，子宮腺の深部や血管も恒常的な構造に保たれ，月経剝離後の粘膜上皮や機能層の再生にかかわっている．[1044]　⇨参上皮組織の名称と機能⇀1456

基底脱落膜　basal decidua　[**床脱落膜**]　子宮内膜は妊娠に伴い脱落膜化する．受精卵が着床する部分の脱落膜は絨毛膜とともに胎盤をつくるが，その部位を基底脱落膜と呼ぶ．[998]

基底板《内耳・蝸牛管の》　basilar membrane　内耳の蝸牛において，蝸牛管の基底部を構成して，聴覚器官であるらせん器(コルチ Corti 器)をのせている線維性の膜構造．基底膜に含まれる線維(聴弦)の長さは蝸牛頂で最も長く，下にいくに従い短くなる．このため，蝸牛管に入ってくる音の振動(波長)により，異なった長さの聴弦が共鳴することになる．すなわち，蝸牛底では高い音に共鳴し，蝸牛頂に向けて次第に低い音に共鳴する．この共鳴により，聴弦に該当する部位のらせん器の有毛細胞が刺激され脱分極を起こし，蝸牛神経節の聴覚神経細胞が刺激され，最終的に側頭葉の聴覚野で音を識別することになる．[1044]

基底膜　basement membrane　上皮組織の基底側を裏打ちしている細胞外の構造で，細胞外マトリックスのラミニン，Ⅳ型コラーゲン，多糖類を含む．上皮組織と結合組織の間にあり，両者の住み分けの境界になると同時に両者をつなぐ役割をもち，細胞の分化・増殖にも影響を与える．基底膜が損傷すると上皮組織の形状維持が難しくなる．特に，血管基底膜の障害では血管の破壊を招き，腎臓，網膜をはじめ，種々の器官に重大な影響を及ぼす．また，癌細胞が転移する場合には複数の基底膜を破壊しなければならない．癌化部位の，①上皮の基底膜と②血管の基底膜を破壊し，血管内に侵入して移動したのち，再度③血管基底膜を通過して，④上皮基底膜に付着して増殖する．[1044]　⇨参基底板《内耳・蝸牛管の》⇀694

基底膜の透過性⇨同尿タンパクの選択性⇀2251

基底有棘細胞癌　basosquamous cell carcinoma，basosquamous carcinoma，basisquamous carcinoma　上皮性皮膚悪性腫瘍の1つで，基底細胞様細胞と有棘細胞様細胞の増殖よりなる．扁平上皮癌の一型．[850]　⇨参棘細胞癌⇀774

基底抑うつ(鬱)　〔D〕Untergrunddepression　シュナイダー Kurt Schneider (1887-1967，ドイツの精神科医)は，抑うつ性の気分変調を，①何かについての，反応性の(動機のある)気分変調，②心的緊張や身体違和(片頭痛，月経，中毒の後作用など)を背景とするいらいらした不機嫌な反応性気分変調，③自由に浮かんでくる心的抑うつ感情の発現としての基底抑うつ，④循環病(躁うつ病)者の生気的気分変調，の4つに分類した．③の基底抑うつとは，自由に浮かんでくる心的抑うつ感情の発現で，狭義にはだれにでも起こりうる非精神病的な気分の動揺のことをいい，①の反応性気分と密接に結びついている．すなわち，多くの場合，喜ばしい知らせ，仕事，鼓舞や気晴らしによって，基底抑うつは除かれうる．[298,78]

規定《臨床検査の》　normal　[**ノルマル**]　溶液の濃度を表す方法の1つで，記号としてNを用いる．水素イオンまたはこれに相当する物質を1L中に1g当量含む溶液のことをいい，例えばモル濃度が1の塩化水素(HCl)溶液は1Nである.[258]

輝度 brightness 生体に超音波を発射すると，超音波の透過性が異なる境界で反射波が発生する．反射波は，透過性の違いが大きいほど強くなる．生体内の音速を一定とすると，反射波が戻ってくるまでの時間から反射源の深度を測定することができる．超音波画像は，発射する方向と表示する方向を少しずつ変えて繰り返し超音波を発射し，反射波の強さを明るさの強弱(輝度)に変換して距離に応じた位置に輝点を表示することで作成されている.[1338]

亀頭 glans 〔L〕glans penis 陰茎または陰核の先端の勃起性器官で，それぞれ陰茎亀頭，陰核亀頭と称される．単に亀頭といった場合は陰茎亀頭を指す.[474]

気導 air conduction ［空気伝導《聴力の》］ 外耳道，鼓膜，耳小骨を経て内耳に伝わる音波の伝わり方．通常，ヒトが聞いている音はおおむね気導音である．これに対し，音が頭蓋骨を経て直接内耳に伝わる経路を骨導と呼ぶ.[98] ⇨参骨導→1113

亀頭炎⇨参包皮炎→2682

気道可逆性検査 airway reversibiliy test 気管支喘息発作が疑われる患者に，気管支拡張薬(β_2刺激薬)を吸入させ，1秒率と1秒量の変化をみる．1秒率が12%以上あるいは1秒量が200mL以上の改善がみられた場合，陽性と判断される.[1443]

気道確保 airway maintenance, airway management 心肺脳蘇生法における一次救命処置の1つ．まず気道狭窄または閉塞の程度を確認する．不完全上気道閉塞では呼吸に伴ってさまざまな雑音が聞かれ，完全上気道閉塞ではのどをわしづかみにして苦しがるが，発声できずにもがき苦しんでいるのが特徴である．用手的気道確保と，器具を用いた気道確保の2種類がある．このような侵襲度の低い方法とは別に気管切開などの外科的気道確保法もある．用手的方法としては，あご先挙上法と下顎挙上法がある．あご先挙上法は，一方の手掌を傷病者の前額に置き，他方の手の示指と中指の指先でオトガイ(頤)部を挙上するとともに，前額部の手掌でやさしく頭部を後方にそらせる．頸椎・頸髄損傷が疑われる場合には頭部を後屈するのは好ましくないので，下顎挙上法を用いることが望ましい．下顎挙上法は傷病者の頭側または頭部の横に位置し，両手の母指を除く手指を下顎上行枝(下顎角より耳側の下顎部)に当てる．両母指はそれぞれの側の口角のやや下に当て，前腕全体で頭部を後屈する．そして母指を除く指で下部歯列が上部よりわずかに突出するまで下顎を挙上すると同時に両母指で下顎を押し下げ，口をわずかに開ける．器具を用いる気道確保では，口咽頭エアウェイ，鼻咽頭エアウェイのほか，特殊な器材(食道閉鎖式エアウェイやラリンゲアルマスク)などが使用される．口咽頭エアウェイは口腔内に挿入することにより舌根の沈下を予防し，気道を確保する．経口式エアウェイともいう．挿入に際しては，カーブの膨らみの部分を下顎側に向けて先端を口蓋に押しつけるように挿入し，口腔内で半回転させる．目的の位置に挿入して気道確保が確認されたら，エアウェイを絆創膏などで固定しておく．鼻咽頭エアウェイは鼻孔から後咽頭

●気道確保

〈用手的気道確保〉

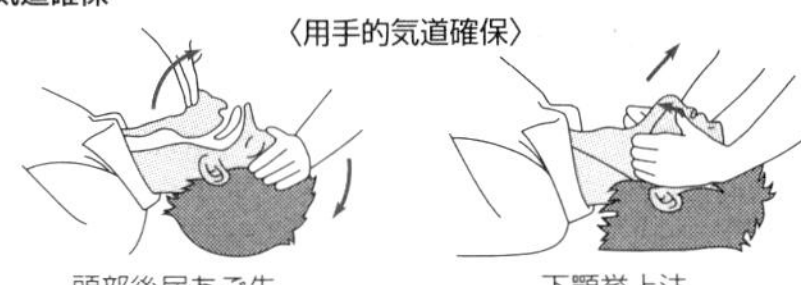

頭部後屈あご先(オトガイ部)挙上法　　下顎挙上法

〈器具を用いた気道確保〉

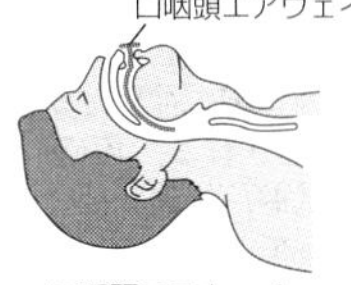

口咽頭エアウェイ

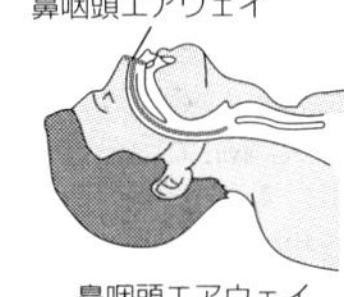

鼻咽頭エアウェイ

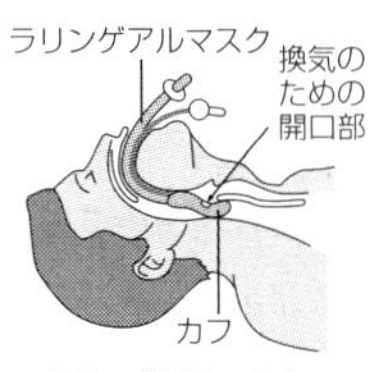
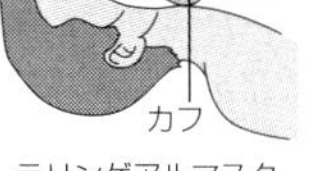

ラリンゲアルマスク

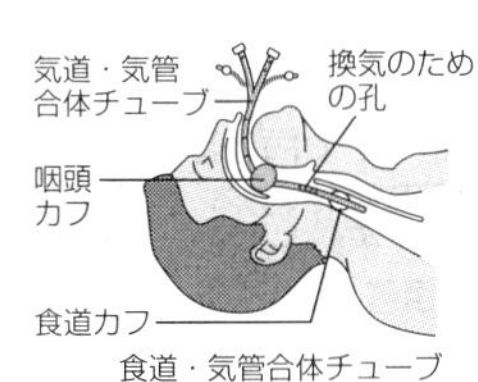

食道・気管合体チューブ

部まで挿入して気道を確保するチューブで，経鼻エアウェイとも呼ばれる．舌根沈下部よりも深く挿入されるので，気道確保の効果は口咽頭エアウェイより優れている.[1582]

気道火傷⇨同気道熱傷→696

気道過敏性 bronchial hypersensitivity, airway hyper-responsiveness 非特異的刺激により気管支平滑筋が容易に収縮する状態をいうが，気管支喘息患者の気道はこの気道過敏性が亢進しており，アレルゲン以外に冷気などの温度の変化や非特異的刺激に対しても敏感に反応して気道収縮を起こしやすい.[1443]

気道過敏性検査 bronchial hypersensitivity test アセチルコリン，メサコリン，ヒスタミンなどの非特異的刺激に対する気道過敏性を測定する検査．日本アレルギー学会の標準法やアストグラフ法により，定量的に検出する．前者は一定量の薬剤を吸入後，1秒率の変化が20%以上の低下を陽性と判断．後者は10段階の濃度のメサコリン液を1分間ごとに吸入させ，その間連続的に呼吸抵抗を測定記録し，その上昇時の濃度とメサコリンの累積濃度で判定する.[1443]

気導骨導差 air bone gap；AB gap ［気骨導差］ 純音聴力検査における気導聴力レベルと骨導聴力レベルの開きのこと．伝音難聴では，気導聴力に閾値の上昇がみられるのに対し，骨導聴力が正常に保たれているため，気導骨導差が大きくなる．その差は低音域に著しい.[555]

気道コンダクタンス airway conductance；G_{aw} 気管や気管支などの気道における空気の通りやすさの指標．気道抵抗の逆数として表される．肺気量が増大すると気道は開大し，気道抵抗は減少する．したがって，臨床場面では気道コンダクタンスを肺気量で除した比気道コンダクタンスが通りやすさの指標として用いられている.[1335] ⇨参比気道コンダクタンス→2432

気道式ドリル⇨同エアドリル→342

気頭症⇨同気脳症→699

気道ステント⇨同気管ステント→674

祈祷性精神病 invocation psychosis, psychosis induced by invocation 加持祈祷などの際に与えられる暗示などをきっかけに宗教的幻聴や妄想またはキツネやイヌ，霊などの憑依観念，自分が神や動物，他の人物などに変わったようにふるまう人格変換状態や興奮性の不随意運動などの症状が，数日から数か月にわたって持続する症候群．完全に治癒することが多いが，若干の健忘を残すこともある．心因性要素が強いとされる．基礎疾患としてはヒステリー，心因反応，神経症から，統合失調症に至るまで幅広く想定される．1915(大正4)年に森田正馬が命名し，錯乱状態，昏迷状態，人格変換状態の三型に分類できるとして，いわゆるキツネつきなどの憑依現象も含むことを提唱した．霊媒性精神病，憑依，神がかり，つきものなども同じ概念ととらえられ，1つの文化結合症候群として定義される．DSM-Ⅳ-TR(精神疾患の診断と統計マニュアル第4版修正テキスト)では「特定不能の解離性障害」のうちの研究用基準案である「解離性トランス障害」に相当する．[905] ⇨参文化結合症候群→2603

気道損傷 tracheobronchial injury 火災，爆発により発生した熱，煙に含まれる燃焼の産物や有毒・刺激性のガスを吸入することにより起こる急性の呼吸障害．咽喉頭部，気管・気管支，肺胞に損傷を受けている．気道熱傷とも呼ばれる．ビル火災などの場合，体表の熱傷より気道損傷の有無が問題となる．空気や水蒸気が加熱され，それによって上気道に損傷を受けたものと，ガスなど化学物質によって細気管支，肺胞などが障害された肺傷害の2種類がある．後者のほうが重篤である．[1582] ⇨参気道熱傷→696

気導聴力検査 air conduction audiometry, air conduction test 音は空気の振動であるが，これが外耳道を経由し鼓膜を経て内耳へ入る経路の聞こえを測定する方法．通常ヘッドホンを装着してオージオメーター(聴力計)を用いて行う．検査は1,000 Hzから開始し，徐々に高音に上げて，再び1,000 Hzを測定する．その際の測定値が初回と比べ5 dB以内でなければならない．その後，低音聴力を測定する．最小可聴閾値は閾値以下，すなわち聞こえない強さの音から徐々に上昇させてはじめて聞こえた値を求める．測定した最小可聴値は縦軸が聴力レベル(dB)，横軸が周波数を示した聴力図(オージオグラム)に記される．両耳の聴力差が40 dB以上の場合は患耳の測定時に良聴耳で聞いてしまわないよう良聴耳の遮蔽(雑音マスキング)を要する．[98] ⇨参聴力図→2020，骨導聴力検査→1114

起動電位 generator potential 感覚受容器において一次刺激により生じる電位．閾値をこえると活動電位を発生し，インパルスを中枢に伝えるのでこう呼ばれる．[1274] ⇨参受容器電位→1407

軌道電子捕獲⇨同電子捕獲→2083

気道内異物 foreign body in airway 生理的に存在しないものが鼻腔から気管支までの呼吸器の通路内にあり除去できない状態．鼻腔異物はほとんどが小児の遊びによる．異物としては球形のおもちゃ，ビーズなど．喉頭異物は食事中の誤った吸引，睡眠時，酩酊時などの意識喪失時に生じやすい．姿勢や体位も関係する．気管・気管支異物は乳幼児と高齢者に多い．異物は乳幼児では豆類，コインなど，高齢者では義歯，PTP(薬のシート)が多い．喉頭，気管を完全に塞ぐような異物は窒息死の危険がある．気管・気管支内へ異物が侵入した直後には激しい咳嗽発作が起こり，その後平静期に移行する．気管異物の場合は呼吸とともに気管内を動いていることがあり(舞踏性異物)，体位変換のたびに移動し咳嗽発作を起こす．気管支異物では右側気管支に入ることが多い．気管支内の異物がまったく動かなくなると無症状となるが，二次的に気管支炎，肺炎などを起こしたり，長期にわたると血痰，微熱，体重減少などの症状が出現する．金属などの非透過性異物はX線検査で確認でき，透過性異物もその閉塞状態により末梢肺組織の特徴的所見が得られる．摘出はX線で部位を確かめ気管支鏡下に行う．[347] ⇨参気管気管支内異物→668

気道内異物除去 removal of foreign body in airway 気道内(喉頭，気管，気管支)に入った異物の摘出除去．気道内異物は幼小児に起こることが多く，口の中にある異物が，泣く，急に驚く，しりもちをついて転倒する，咳き込むなどが原因となって気道内に入る．気道に入った異物は，刺激により激しい咳の発作を引き起こす．気道を完全に閉塞した場合は無気肺となり，窒息死の危険がある．不完全閉塞の異物では肺気腫となる．問診，聴診，画像診断により異物の存在部位を確定し，幼小児では全身麻酔下に異物を摘出する．[887] ⇨参気道内異物→696，気管気管支内異物→668

気道〔内〕感染 respiratory tract infection, airway infection ［呼吸器感染］ 気道内が細菌，ウイルス，マイコプラズマ，クラミジア，原虫，真菌などの微生物に感染すること．感染部位別には，上気道感染と下気道感染に分けられ，発生状況および経過から急性と慢性に分けられる．起炎菌や病態にそれぞれ特徴がある．[1443]

気道内吸引 intra-airway aspiration⇨同気管内吸引→675

気道熱傷 inhalation burn, airway burn ［気道火傷］ 火災や爆発事故などの際に発生する煙や熱風，有毒ガス，高温の水蒸気などを吸引することによって引き起こされる種々の呼吸障害の総称．熱風や高温の水蒸気による咽頭，喉頭，声門部の浮腫による狭窄ないし閉塞のために生じる換気障害と，刺激性のガスによって引き起こされる気管，気管支および肺胞の炎症がある．前者を上気道型，後者を肺実質型と大別できる．熱による気道の損傷は高温の水蒸気吸入による場合を除けば咽頭，喉頭部分までである．肺実質型の炎症は熱によるものではなく，煙中の有毒化学物質によるものが主原因である．気道熱傷の患者は体表部分にも熱傷を負っていることが多い．気道熱傷を合併しているとそれだけで重症熱傷として取り扱い，集中治療を行う必要がある．[1582] ⇨参気道損傷→696

気道粘膜刺激症状 irritative symptom of respiratory mucosa 気道の粘膜が刺激されたときの咳，気道の痙攣などの反応をいう．原因は気道感染，アトピーのほか，化学的，物理的，心因的などさまざま．[1443]

気道閉塞 airway closure 気道は通常，鼻口部から喉頭部，さらに気管から気管支を経て肺胞に至る吸気および呼気の通路を指すが，この通路が何らかの原因で狭められて呼吸に障害をきたすことをいう．内因性の疾患による場合と，外力による圧迫，気道内に異物が誤嚥された場合とに分けられる．内因性疾患には気管支炎や肺炎などでカタル症状が亢進し気道内に分泌物が増えた場合や，腫瘍などによる閉塞や圧迫による場合などがある．外力によるものとしては，鼻口部，頸部や下顎部にひもや手指などで圧迫された場合や，家屋や器械の下敷きになって鼻口部，頸部が圧迫された場合などがある．異物の誤嚥では，成人で最も多いのが食物の誤嚥であるが，これには事故によるものだけでなく脳神経系の疾患などで嚥下反射に障害があったり，また泥酔状態で嘔吐後に誤嚥するというように，疾患や外因が関与している場合も少なくない．また乳児の場合には，ミルクの誤嚥がしばしば発生し，幼児ではコインやおもちゃなどをあやまって飲み込んだりする場合もある．完全な閉塞状態であれば数分以内に窒息死する可能性がある．不完全な閉塞状態でも原因を取り除かない限り血液ガスの組成に異常をきたし，脳や諸臓器に不可逆性変化が生じて生命が危険な状態になることがある．[1331] ⇨参窒息→1974

亀頭包皮炎⇨同包皮炎→2682

危篤 critical condition ［**瀕死，重篤**］ 人が今にも死に向かうという状態のこと．意識障害の改善が見込めず，死亡する危険性の高いと判断される重篤な身体的状況．[1067]

企図時ミオクローヌス intention myoclonus ［**動作時ミオクローヌス**］ ミオクローヌスとは1つまたは多くの筋の短時間の不随意な収縮で，睡眠中は減少または消失する．ミオクローヌスは種々の要因で誘発され，このうち随意運動あるいは随意運動の企図によって生じるものを企図時ミオクローヌスという．企図時ミオクローヌスの典型は，無酸素脳症によるランス・アダムス症候群 Lance-Adams syndrome である．クロナゼパムが有効である．[1160]

企図振戦 intention tremor ［**意図振戦，随意〔性〕振戦**］ 安静時には出現せず，動作・姿勢時に出現する振戦(ふるえ)．目的物に到達しようとしたときに，目的物に近づくにつれ振幅が大きくなり，しかも目的物に達したあともその姿勢を保つ限り3-6 Hzの振戦が続く．歯状核-赤核-視床系の病変で生じる．[475]

稀突起膠細胞 oligodendroglia, oligodendrocyte ［**オリゴデンドログリア，乏突起膠細胞**］ 中枢神経系には3つのグリア細胞，アストログリア，ミクログリア，そしてこの稀突起膠細胞(オリゴデンドログリア)が存在する．オリゴデンドログリアは脳の白質部に多くみられ，神経細胞の太い軸索の周囲をその細胞膜が何層にも取り巻いて，髄鞘 myelin を形成している．髄鞘は一定間隔で消失して軸索が露出しているランヴィエ Ranvier 絞輪があり，軸索を伝導する神経インパルスは絞輪部をとびとびに移動(跳躍伝導)して伝導速度を高める働きがある．その他に神経細胞への栄養の供給に関与している可能性もある．[716] ⇨参神経膠細胞→1523

稀突起膠腫⇨同オリゴデンドログリオーマ→414

キナーゼ kinase ［**リン酸化酵素**］ リン酸基転移酵素(ホスホトランスフェラーゼ)に分類される酵素の一群で，特にリン酸基供与体としてATP(アデノシン5′-三リン酸)などのヌクレオチド三リン酸を用いるもの．生体代謝系のリン酸化のほとんどはキナーゼにより行われる．例えば，ヘキソキナーゼ，アデニル酸キナーゼなど．また，プロテインキナーゼなど生体情報伝達系，機能調節系に重要なものもある．[1257]

キナーゼテスト kinase test⇨同ASK 価測定→26

ギナンドロブラストーマ gynandroblastoma ［**男女性胚細胞腫**］ 卵巣腫瘍の中で性索間質性腫瘍に分類される腫瘍．卵巣成分である顆粒膜-間質細胞腫と，精巣成分であるセルトリ Sertori 間質細胞腫が相当量ずつ共存する腫瘍で，具体的には高分化の卵巣莢膜-顆粒膜細胞腫と高分化のセルトリ・ライディッヒ Sertori-Leydig 細胞腫が共存するまれな腫瘍．アンドロゲンかエストロゲン活性を示すことがあるが，ほとんどは良性．アンドロブラストーマはセルトリ間質細胞腫と同義．[901] ⇨参顆粒膜細胞腫→556，セルトリ間質細胞腫→1743

ギニア虫病 Guinea worm disease⇨同メジナ糸状虫症→2796

偽肉腫⇨同紡錘細胞癌→2679

キニナーゼⅡ⇨同アンギオテンシン変換酵素→202

キニノ〔ー〕ゲン kininogen キニンの不活性前駆体タンパク質．血漿中のα_2グロブリン分画に含まれる．このキニノーゲンにタンパク質分解酵素のカリクレインが作用すると，強い降圧作用をもつ活性型ペプチドのキニンが遊離される．[1257]

キニノゲナーゼ⇨同カリクレイン→553

キニノゲニン⇨同カリクレイン→553

奇乳 witch's milk ［**魔乳**］ 経胎盤的に移行した母体エストロゲンにより男女を問わず新生児で乳腺腫大と乳汁分泌がみられること．放置可．[254] ⇨参新生児乳腺腫脹→1570，新生児月経→1566

偽乳頭浮腫 pseudopapilledema 遠視眼や視神経低形成では，通常よりも小さな視神経乳頭部を視神経線維が密集して通過する．そのため検眼鏡的に乳頭浮腫様に見える状態．うっ血乳頭や視神経乳頭炎などと違い，蛍光眼底検査では色素漏出を認めず，経過中の視神経乳頭部の所見は不変．[1153]

偽乳び(糜)腹水 pseudochylous ascites 乳びのように脂肪のためではなく，細胞成分が多いために白濁して見える腹水のこと．感染症や腹部腫瘍を疑う．[1272] ⇨参乳び(糜)腹水→2238

稀尿⇨同尿意減少→2244

気尿症 pneumaturia 炎症または腫瘍により，膀胱と腸管の間に瘻孔が形成され，排尿中にガスや糞便が混じるもの．S状結腸憩室炎や腫瘍が原因になることが多い．膀胱造影，腸管造影で瘻孔を証明し，その瘻孔を切除する．[474]

キニン kinin ［**プラスマキニン**］ タンパク質分解酵素のカリクレインが不活性前駆体であるキニノーゲンに働くことで生じる活性型塩基性ペプチド．非常に強い降圧作用，毛細血管透過性亢進作用，平滑筋収縮作用を有する．[1257] ⇨参キニノ〔ー〕ゲン→697

偽妊娠療法 pseudopregnancy therapy 子宮内膜症などの治療法の1つで，エストロゲン薬とプロゲステロン薬を併用持続投与し，妊娠中のホルモン類似の偽妊娠状態として子宮内膜症組織を脱落膜化，壊死させる．効果が低く副作用が大きいので現在はあまり行われない．[998] ⇨参偽閉経療法→704

偽認知症⇨同仮性認知症→506

キヌタ(砧)・アブミ(鐙)関節離断　arthrostapedioclasy, incudostapedial disarticulation　中耳鼓室内には鼓膜と内耳を連絡する3つの耳小骨，ツチ(槌)骨，キヌタ(砧)骨，アブミ(鐙)骨が存在する．3つの耳小骨は，互いに関節接合し，耳小骨連鎖を形成している．このうちキヌタ骨長脚の豆状突起とアブミ骨頭の間の連結が先天的または後天的に離断しているものを指す．[98]

キヌタ(砧)骨　incus　中耳内の3つの耳小骨の1つ．ツチ骨とアブミ骨の間に関節接合している骨で，鉄床(かなとこ)に似た形をしている．ツチ骨からアブミ骨へ音の振動を伝達する．[451]　⇨参ツチ(槌)骨→2037，アブミ(鐙)骨→172

ギネ　gynecology；GYN⇨同婦人科学→2555

ギネコマスチア⇨同女性化乳房→1490

キネジオロジー⇨同動作学→2107

キネステティック　kinesthetic　〔D〕Kinästhetik　語源はギリシャ語のkinesis(動き)とaisthesis(感覚)．動きの感覚の学問という概念であり，狭義にはヒトの自然な動きに合わせた体位変換技術を指す．心理学者でモダンダンサーのフランク=ハッチ Frank Hatch と，心理療法士のレニー=マイエッタ Lenny Maietta が1970年代アメリカで創案し，その後行動サイバネティクスのスミス K. U. Smith らとともに発展させた．ヨーロッパで重度障害児教育として評価され，スイスで看護に応用されるようになり，ドイツを中心に普及している．ヒトの身体の自然な動きを理解し手伝うものであり，インタラクション(動きに依存した，知覚を通した相互作用)，動きの3要素(時間，空間，力)，7つのマス(塊；身体を頭部，上半身，骨盤部，上肢×2，下肢×2で7つの塊と考える)，6つのつなぎ(関節；頸部，肩関節×2，腰，股関節×2で「7つのマス」をつなぐ部分)，マスの前面と後面，パラレル(直線的)な動きとスパイラル(らせん的)な動きがある．[1542]　⇨参ボディメカニクス→2710

キネトコア　kinetochore⇨参セントロメア→1790

機能遊び⇨同運動遊び→335

機能印象　functional impression　有床義歯は主に顎堤粘膜上に装着されるので，機能時の咬合力により沈下する．沈下量は床下粘膜の厚さによって異なるため静的な解剖形態で製作した義歯では，全体的に均等な負担が期待できない．それを防ぐために加圧下で，さらに顎堤周辺可動粘膜(頬，口唇や舌)の動的状態をも記録する方法のことである．[1310]

機能円柱　functional column　マウントキャッスル Vernon B. Mountcastle(1918生)によるネコ体性感覚野に微小電極を垂直に刺入した実験から，大脳皮質は，機能的には皮質表面にほぼ垂直な径0.4-0.5 mmほどの円柱が単位となったモザイク状の構成をしていると考えられ，この円柱内にあるすべてのニューロンの性質はほぼ同様であると推測された．これらの個々の円柱(コラム)のこと．[1230]　⇨参コラム→1131

機能温存手術　function-preserving surgery　悪性骨・軟部腫瘍に対して第一に考慮される手術手技．原則は根治手術であり，そのために以前から患肢の切断術，離断術を含めた広範囲切除術が行われてきた．この切除範囲を広げれば広げるほど根治性は高くなるが，一方で残存する術後機能は低下する．近年の医療技術の進歩に伴い，悪性腫瘍に対する優れた術前-術後療法(化学療法，放射線療法)の開発，MRIなどを含めた詳細な画像診断法の発達，組織欠損に対する再建方法(人工関節，人工材料，組織再生技術など)の進歩などにより，集学的治療法としての機能温存(患肢温存)手術が，これまでの切断・離断術に代わり第一選択として考えられるようになってきた．しかし，機能温存を追求するあまりに局所再発をきたしたり，術後感染などの合併症により化学療法が遅れたりすることは本末転倒であり，局所の根治性を得ること，生命予後に影響を与えないことが適応の大前提であることを絶対に忘れてはならない．[287]

機能回復訓練事業　在宅で身体の機能維持，回復のための支援を必要とする高齢者を対象に1971(昭和46)年に開始された在宅福祉サービスの1つ．その後1982(同57)年に施行された「老人保健法」に基づいて保健医療対策が総合的・体系的に整備され，機能訓練事業は保健事業の1つに位置づけられた．本事業にはA型(基本型)とB型(地域参加型)があった．前者は40歳以上の者で医療終了後も継続的に訓練を行う必要がある者，必要な訓練を受けていない者，あるいは高齢化などで心身機能が低下している者を対象に日常生活動作の訓練やレクリエーションを行う．後者は高齢化などにより心身機能が低下している者のうち，日常生活自立度判定基準「J」に相当する者を対象に，レクリエーションや工芸および交流会や地域の諸行事への参加などを主体とした活動を行う．さらに，2000(平成12)年に施行された介護保険における機能訓練は，要介護者などへのサービスの1つとして提供されている．また，2006(同18)年の「介護保険法」の改正により，40-64歳については2007(同19)年度までは「老人保健法」，2008(同20)年度からは「老人保健法」の改正(「高齢者の医療の確保に関する法律」)により「健康増進法」による健康増進事業(第17条)，65歳以上はいずれも「介護保険法」に位置づけられている．

機能画像　functional image⇨同ファンクショナルイメージ→2509

機能型組織　functional organization　1つの機能単位に複数の管理職者がかかわる組織形態のこと．例えば，看護部組織で副看護部長が3人いて，それぞれ教育担当，業務担当，総務担当などと役割機能を分担している場合，各病棟看護師長は1つの指示命令系統下に属するわけではなく，内容によりそれぞれの副部長から指示を受けたり報告したりする．組織構造形態には，ほかにライン型組織，ライン・アンド・スタッフ型組織，委員会型組織，マトリックス型組織がある．[415]　⇨参ライン型組織→2893，マトリックス型組織→2742

機能局在　localization of function　生体の各部位が異なった機能をもち，それが特定の部位に局在し，関連して働いていること．例えば，脳の左半球での言語の処理過程や右半球でのイメージの処理過程，また体性感覚野や体性運動野とからだの各部位との関連も明らかになっている．大脳だけでなく，脊髄，脳幹など中枢神経系に広く存在する．[1230]

機能幻覚　functional hallucination　〔D〕funktionelle

Halluzination 外界の知覚に誘発され，これと並行して同一の知覚領域に生じる幻覚．例えば，換気扇の音に混じって声が聞こえ，音がやむと声も消えるもの．音が声のように聞こえるのは錯覚であり，音と声の両方が幻覚であれば複合幻覚である．[574]

気脳撮影 pneumoencephalography⇨同気脳写→699

気脳室撮影 pneumoventriculography；PVG 側脳室を穿刺し，空気を注入して脳室系を描出するX線検査．腰椎穿刺による気脳撮影法で，脳室系に気体が入らないときや脳圧亢進の強い場合が適応であった．CT，MRIの登場以来，行われなくなった．[264] ⇨参気脳写→699

気脳写 pneumoencephalography ［気脳撮影］ 脳室を穿刺し，脳室の中に気体を入れてX線を撮影し，脳室の拡大，変化，変位を評価し間接的に脳の状態を評価する気脳室造影法 pneumoventriculography(PVG)，腰椎穿刺を行い，脳脊髄液を排出しながら気体をくも膜下腔から脳室に空気を送り込む気脳造影法 pneumoencephalography(PEG)がある．気体は空気を使用することが多いが，クリプトン，ヘリウム，酸素などが用いられることもある．CT，MRIの普及とともに現在行われることはきわめて少ない．[310]

気脳症 pneumocephalus ［頭蓋内気腫，気頭症］ 頭蓋底骨折などにより頭蓋腔内に空気の貯留が起こり，それにより症状が発生した状態．頭痛，嘔吐など頭蓋内圧亢進症状が多くみられる．くしゃみ，咳，排便時いきみなどで，含気洞から硬膜下腔，くも膜下腔，脳室内に空気が侵入する．これはX線撮影によって，球形または楕円形の透明像となってみられる．[1160] ⇨参気脳写→699

機能障害 dysfunction，impairment 形態的な変化を伴わず，細胞，組織，器官などが正常な働きをしない状態．心理的，生理的，解剖的な構造または機能の何らかの喪失または異常，解剖学的・生物学的なレベルでとらえた障害といえる．運動障害，感覚障害，言語障害，高次脳機能障害などを指す．[683]

機能性胃腸症 functional dyspepsia；FD 心窩部痛，腹部膨満，食欲不振，吐き気，嘔吐などの不定愁訴が続く一連の上部消化管症状の総称．頭重感，肩こり，動悸，倦怠感などの全身的な不定愁訴も併発する．胃粘膜の炎症などの器質的疾患がないことから，抑うつ状態，心理的トラウマ，精神的・社会的要因も関与するとされる．機能性ディスペプシア，神経性胃炎，胃弱などとも呼ばれる．消化性潰瘍，胃食道逆流症，胃癌，膵癌などとは症状が類似するため鑑別を要する．食生活やライフスタイルの改善，ヒスタミンH_2受容体拮抗薬，セロトニン5-HT_4受容体作動薬，ドパミン受容体拮抗薬により軽快する患者もいる一方，精神科との連携を要する患者も少なくない．⇨参不定愁訴→2563

機能性構音障害 functional articulation disorder，asapholalia 器質性の原因(発声発語器官の形態異常，神経疾患に由来する運動障害，聴覚障害)が認められない構音障害のこと．言語発達が4歳レベル以上，かつ構音の誤りが固定しており，完成していない構音の種類や数，その誤り方が同地域の同年齢集団から著しく逸脱している場合をいう．原因は特定できないが，これらは言語習得期に構音の習得を妨げる何らかの要因があって生じた構音の誤りが固定化したものであり，構音を弁別，認知する能力の未熟さ，構音器官の運動機能の未熟さ，言語環境の問題(身近な者が話し言葉に問題をもっている場合)などが考えられている．「サカナ」が「タカナ」のように他の音に置き換わったり，「サナ」と音が省略されたり，音がひずみ聞き取りにくい場合がみられる．誤った構音操作として(鼻腔のみの共鳴による)鼻咽腔構音や(流出しないはずの舌の側面から呼気が流出してしまう)側音化構音を示すものもある．構音障害によって派生する幼稚園や学校での適応障害などの二次的な障害に対しても配慮が必要である．[1573]

機能性子宮出血 functional uterine bleeding；FUB 月経や消退出血以外で，子宮内膜癌や粘膜下子宮筋腫などの器質的原因によらない子宮出血 metrorrhagia を指す．卵胞発育の異常が背景にあることが多く，エストラジオールの分泌が不足して子宮内膜機能が維持できないためと考えられる．思春期や更年期に多い傾向がある．黄体期後期にみられるものはプロゲステロンの分泌不全の可能性がある．ホルモン療法の適応になるが，器質的疾患を除外する必要がある．[998]

機能性疾患 functional disease 神経および生化学的な異常に起因する臓器や組織の病態．症状を説明する器質的原因がないか，見つからない疾患についていう．[1164]

機能性腫瘍 functioning tumor ［ホルモン産生腫瘍］ ホルモンやサイトカインなどの生理活性物質を産生・分泌する腫瘍．下垂体のACTH(副腎皮質刺激ホルモン)産生腺腫のように，腫瘍自体による圧迫や浸潤よりもホルモンの作用が臨床的に重要な問題となることがあると同時に，このホルモンの血中濃度測定が腫瘍診断に役立つ場合がある．[978]

機能性〔心〕雑音 functional〔heart〕murmur ［無害性〔心〕雑音，生理的〔心〕雑音，非器質性〔心〕雑音］ 健常者にみられる駆出性収縮期雑音．音量が小で肺動脈領域の雑音を除けば，持続が短く，収縮早期性ピークを示し，収縮期の前半2/3までに終了する．病的駆出音や病的Ⅱ音分裂などの心音異常を伴わない．臨床上最も多い雑音で，特に小児から思春期によく聞かれる．楽音様を呈することもある．[546]

機能性(的)腎不全 functional renal failure 肝腎症候群と呼ばれる肝硬変や劇症肝炎に伴う乏尿性の腎前性急性腎不全を指す．肝移植などで肝機能の改善とともに腎機能も回復することや，腎に組織変化のないことから，重症の肝疾患に伴う腎の機能的障害と考えられる．腎皮質血管攣縮による腎血管抵抗の増加と有効循環血流量の低下などが原因と考えられている．また，腎前性急性腎不全や薬物性急性腎不全および腎後性急性腎不全などで，原因の除去により腎機能が回復する腎不全を可逆性腎不全と呼ぶ．[481] ⇨参腎不全→1600

機能性頭痛 functional headache⇨同一次性頭痛→250

機能性精神病 functional psychosis 〔D〕funktionelle Psychose 機能精神病ともいう．精神機能の変化による精神病で器質的要因のないもの．内因性精神病〔統合失調症，躁うつ(鬱)病〕および心因性精神病がこれにあたる．[360]

機能性腺腫 functioning adenoma ホルモン産生がみられる腺腫．プロラクチン，成長ホルモン，ACTH(副

腎皮質刺激ホルモン)，TSH(甲状腺刺激ホルモン)の各産生腺腫がその代表.[791]

機能性タンパク尿 functional proteinuria ［間欠性タンパク尿，無症候性間欠性タンパク尿，一過性生理的タンパク尿］ 明らかな腎疾患はないが，何らかの誘因によって一過性に出現するタンパク尿をいう．激しい運動，発熱，寒冷曝露，大量タンパク摂取，高度な精神的ストレス，心不全などが誘因となる．健常者でも微量(20-150 mg/日程度)のタンパク尿を認めるが，機能性タンパク尿では上記の原因により成人で150 mg/日，小児で100 mg/日をこえる場合を指すことが多い．これに対し，起立や前彎によって生じるタンパク尿のことは起立性(体位性)タンパク尿という．これらのタンパク尿はすべて良性であり，腎機能の長期予後は良好.[174] ⇨参起立性タンパク尿→787

機能性尿失禁 functional incontinence 排尿機能は正常にもかかわらず，上下肢が不自由でトイレに行くのに時間がかかる，尿意をうまく伝えられない，トイレの場所や便器の使い方がわからないなど，身体運動機能や認知機能の低下が原因で起こる尿失禁をいう.[1174] ⇨参尿失禁→2249

機能性肥大 functional hypertrophy ［労働性肥大，仕事肥大］ 組織が機能の負担を増したとき，それに対応するために組織，臓器の容積が増加することをいう．原因が生理的なものには，妊娠・授乳期の乳腺，妊娠時の子宮，スポーツマンや労働者の心臓や骨格筋の肥大があり，病的なものでは慢性肺疾患に基づく右室肥大や高血圧症の左室肥大がある．代償性肥大は左右一対ある臓器の正常側でみられ，組織，臓器の仕事増加によって肥大するため機能性肥大の一種と考えられる.[967] ⇨参作業性肥大→1180

機能性便失禁⇨同遺糞症→275

機能装具 functional brace ［動的装具］ 残された機能や部位を活用して，他動的に障害部位を動かす，機能肢位を保持し拘縮を予防する，治癒を促進する，低下あるいは失われた動作の機能向上を促すために使用される補助器具.[228]

機能的 MRI⇨同機能的磁気共鳴撮影→700

帰納的アプローチ inductive approach 個々の具体的事例から，経験的状況のデータや調査結果を分析する際，あらかじめ定められた理論的基礎よりも，具体的な個々の事例を分析することによって，一般に通用するような法則や原理を導き出す研究方法で，質的研究の1つである.[321]

機能的イレウス functional ileus 腫瘍や異物の圧迫，腸重積，炎症などによる癒着，ヘルニア嵌頓，捻転などの腸管の物理的狭窄や閉塞による通過障害(機械的イレウス)がなく，腸管の管腔スペースは保たれているにもかかわらず，蠕動運動の異常により腸管の通過障害をきたす状態．麻痺性イレウスと痙攣性イレウスに大別される．前者の原因は，神経因性，薬物性，炎症性，電解質の異常，手術後などによる腸蠕動低下であり，後者の原因は鉛中毒などによる腸蠕動運動の亢進である．症状は，腹痛，腹部膨満，嘔吐，排便や排ガスの途絶などがある．単純X線写真上，立位では多発する鏡面像(ニボー)形成，小腸ケルクリング Kerckring(輪状ヒダ)を認める．原疾患の究明と，血行障害を伴う複雑性イレウスの除外診断が重要．治療はまず，絶飲絶食，輸液療法を行い，必要に応じて腸蠕動促進薬などを投与し，経過をみることが多い.[1632] ⇨参イレウス→287

機能的インポテンス⇨参インポテンス→307

機能的顎矯正法 functional jaw orthopedics 主に混合歯列期の下顎骨の成長・促進を目的に使用される．アクリル製樹脂とステンレス製誘導線で構成される装置〔アクティバトール(アクティベータ)〕で，口腔内に装着すると歯や軟組織に接するため，口腔諸組織に作用し，歯や顎を移動させる．この装置は原則として就寝時に使用し，装置を装着したままで食事をしてはならない.[760]

機能的狭窄 functional stricture 腫瘍，炎症，血栓・塞栓といった器質性変化を伴わない管腔臓器(消化管，血管など)の狭窄．主として壁の攣縮によって生じるが，手術標本や病理解剖によって得られた臓器の形態学的検索法によって，証明することは困難である．これに対し，器質性変化を伴う狭窄を器質性狭窄という.[1071] ⇨参器質性狭窄→682

機能的健康パターン《ゴードンの》 functional health patterns⇨参ゴードン→1074

機能的作業療法 functional occupational therapy 対象者の必要性に応じた作業や活動を選択することで，実際の生活に役立つ筋力，関節可動域，協調性，耐久性などを拡大，強化し，障害からの機能の回復を図ること．利き手交換訓練や片手動作訓練などの代償能力の向上目的の訓練，失行，失認などの回復を図る高次脳機能訓練も含まれる.[786]

機能的残気量 functional residual capacity；FRC ［FRC］ 安静呼気位(安静呼吸の呼気の位置)で肺内に残存する空気の量で，安静呼吸をしているとき肺内に残気として存在するもの．これが増大すると換気効率が低下するので，呼吸にとって重要な空気の量である．残気量(RV)と予備呼気量(ERV)の和で表す.[953] ⇨参肺気量〔分画〕→2333

機能的肢位 functional position⇨同良肢位《関節の》→2941

機能的肢位の保持⇨同良肢位の保持→2941

機能的磁気共鳴撮影 functional MRI；fMRI ［機能的MRI］ 主に脳を対象として，外部からの刺激やタスクによる脳局所の賦活に伴う脳血流量，脳血液量，脳酸素代謝率のMR信号に与える影響を画像化する方法．高磁場強度のMR装置が利用される.[264]

機能的自立度評価法 functional independence measure；FIM ［FIM］ アメリカで開発されたADLの評価法の1つで，リハビリテーションのための統一データシステム uniform data system(UDS)の中核をなす尺度．UDSは1987年にアメリカでスタートした医学的リハビリテーションのデータシステムで，国際的にその信頼性，妥当性が証明され，日本を含め世界15か国以上を網羅する世界最大規模のデータベースである．FIMはわが国でも「脳卒中治療ガイドライン」(2004)のリハビリテーション評価の項目で推奨グレードB(行うよう勧められる)にあげられている．FIMは患者の日常生活の観察などから，実際に「しているADL」を採点し，患者の自立度を評価する．評価項目は，13の運動に関する項目〔6項目のセルフケア(食事，整容，清拭，上半身更衣，下半身更衣，トイレ動作)，2項目の排泄コントロール(排尿，排便)，3項目の移乗(ベッド・いす・車いす，トイレ，浴槽)，2項目の移動(歩行・車いす，階段)〕，2項目のコミュニケーション(理解，表出)，3項目の認知機能(社会的交流，問題解決，記憶)に関する項目の合計18項目からなる．評価尺度は1-7の7段階であり，自立は「7．完全自立」「6．修正自立(補助具使用)」，部分介助は「5．監視」「4．最小介助(患者自身で75%以上)」「3．中等度介助(患者自身で50%以上)」，完全介助は「2．最大介助(患者自身で25%以上)」「1．全介助(患者自身で25%未満)」に分類されている．完全自立で126点であり全介助では18点となる．なお，7歳以下の小児に対しては「子どものための機能的自立度評価法(Wee FIM)」が用いられる．[614] ⇨参ADL評価→24，バーセル指数→2323

機能的神経電気刺激 functional electrical stimulation；FES ［FES］ 失われた生体機能の再建を目的とし，主として運動ニューロン障害による麻痺筋に対して用いられる電気刺激療法．電気刺激により目的とする動作を起こす筋収縮を誘発する．その筋肉本来の機能を達成させようとするもの．表面電極や埋め込み電極により神経や機能筋を刺激して，携帯小型コンピュータで刺激パターンの強さや，タイミングを制御する．主として，脳血管障害，脳性麻痺，脊髄損傷などの中枢性運動麻痺疾患の患者に対し，起立や歩行訓練を行う際の補助として用いられる．[233]

帰納的推論 inductive reasoning 観察された個々の事例を総括して，それらの事例から導出されうる一般的主張を判断し，確立する推論のこと．経験的な観察を通して新たな理論をつくり上げる営みの過程において，この推論形式は重要であり，質的研究と深いかかわりがある．演繹的推論に対する．[446] ⇨参演繹(えんえき)的推論→372

機能的正常咬合 normal functioning occlusion 解剖学的には必ずしも正常とは言えないが，機能面ではまったく異常がない咬合状態．咀嚼能力や構音機能などが障害がないだけでなく，顎関節や口腔機能に関与する諸組織に障害や悪影響を与えない咬合．[1310]

機能的尿道長 functional profile length of urethra；FPL 尿道の各部位の内圧を連続的に測定した場合，膀胱内圧をこえた尿道内圧を示す部分の尿道の長さをいう．男性で4-6 cm，女性で3-4.5 cmほど．前立腺肥大症では延長するが，尿道内圧はむしろ低下する．[474]

機能的脳神経外科 functional neurosurgery ［機能脳神経外科］ 神経機能障害の改善を目的とする脳神経外科．主な対象疾患に不随意運動症，痛み，てんかん，情動障害などがある．神経組織自体に手術的操作を加え，その機能を変化させることで，目的とする臨床効果を引き出す方法をとる．[791]

機能的不応期 functional refractory period；FRP ［FRP］ 神経や筋を連続して伝わる2つの興奮の間隔が最短となる期間．房室結節では，順次短い時間差で心房に刺激を加えていったときに興奮が最短で伝導される間隔を指し，房室伝導曲線で明瞭にわかる．[97] ⇨参不応期→2521

機能脳神経外科⇨同機能的脳神経外科→701

機能評価 functional assessment 身体機能，精神機能を質的，量的に評価すること．国際生活機能分類International Classification of Functioning, Disability and Health(ICF)を中心に考えると，機能評価は狭義には心身機能，身体構造を評価することであり，広義にはICF全体〔生活機能・障害(心身機能，身体構造，活動，参加)と背景因子(環境因子，個人因子)〕を評価する．[811]

機能描画法 functional imaging ［ファンクショナルイメージング］ 放射性同位元素で標識した化合物を用い，甲状腺や脳，腎などの臓器や組織の生理学的代謝の過程を調べる検査法．シンチカメラを使い，放射性同位元素から放出されたγ線の分布状態を投与後の時間経過に伴う連続的な画像(シンチグラム)として記録する．[876,1488]

機能別看護 functional modality, functional nursing ［業務別看護，看護機能分担方式］ 看護方式の1つで，看護業務を機能的に看護師に割り当てる方式をいう．検温係，処置係，注射係，与薬係などと業務ごとに係を決め，1人の患者に対しておのおのの看護師が業務に応じてかかわる．時間と労力が効率的に行えるという利点があるが，個別の患者に対する看護師の責任や関心が低下しやすいといわれている．また特定の業務に熟練できる一方で，看護の達成感は低くなりやすい．継続的に看護目標に沿った看護を行うために，受持制との混合型をとる場合もある．[311]

帰納法 induction⇨参帰納的推論→701

偽嚢胞 pseudocyst ［仮性嚢胞］ 液体を貯留する嚢胞状病変のうち，内面を裏打ちする上皮のみられないもの．膵に発生することが多いが，肝，副腎，脾，腹腔，耳介軟骨などでも認められる．急性膵炎後に形成される膵偽嚢胞(仮性嚢胞)は，消化酵素による膵実質破壊によるもので，内腔に壊死物，凝血などが含まれている．時間が経過すると嚢胞壁が線維性に肥厚する．膵内に形成される嚢胞としては最も頻度が高く，嚢胞を形成する良性または悪性の膵腫瘍との鑑別が重要．[1138] ⇨参仮性膵嚢胞→506，単純性真性嚢胞→1941

キノコ状癌 fungoid cancer⇨同ポリープ状癌→2715

キノコ中毒⇨同毒キノコ中毒→2140

キノコによる腎障害 mushroom-induced kidney injury わが国におけるキノコ中毒事故発生件数は30年来大きな変化がなく，毎年2人程度の死者を出している．ある種のキノコを摂取すると激しい嘔吐および下痢のあとに重篤な腎不全を起こすことがある．2000(平成12)年にはカエンタケ摂取後に，また，2001(同13)年にはニガクリタケ摂取後に急性腎不全を発症し，死亡した症例が報告されている．2004(同16)年9月以降には東北・北陸地方において複数の腎不全患者がスギヒラタケを摂取後に急性脳症を発症し死亡したとする報告は注目に価する．脳症発症の機序はよく解明されていないのが現状であるが，正常ラットおよび腎不全ラットを通常の餌を与える群とスギヒラタケを与える群に分け，比較観察した研究がある．スギヒラタケを与えた群では正常ラット，腎不全ラットとも横紋筋融解を示す酵素が血液から検出され，腎不全ラットでは正常ラットの5.7倍多かった．なお，ヒトの横紋筋融解症においても腎不全患者で脳症を起こすことがある．横紋筋融解説の妥当性は今後の検討に委ねられているが，予防策として，腎不全患者のみならず健常者であってもスギヒラタケを食さないよう勧告されている．[1503]

キノホルム中毒 quinoform poisoning ［ヨードクロルヒドロキシキン中毒］ キノホルムはスモン(SMON)病の原因物質．下痢，腹痛，下肢先端からしびれが上行し，視力障害，知覚異常，運動障害，下肢腱反射亢進，膀胱障害，発汗障害，性機能障害，バビンスキー Babinski 現象，アキレス腱反射減弱，緑便，緑色舌苔などの中毒症状がみられる．有効な治療法はない．防腐・殺菌薬，抗アメーバ剤として用いられていたが，1970(昭和45)年に使用が禁止され，その後新しい中毒報告例はないが，後遺症をもつ患者が現在も多数いる．[1579]

キノロン系抗菌薬 quinolone 本来はキノリン，ナフチリジン骨格などを基本骨格とする抗菌薬の総称．ピリドンカルボン酸系抗菌薬ともいう．細菌のDNAジャイレースを阻害することにより，殺菌的な抗菌力を示す．抗マラリア薬の合成過程で副産物として発見されたナリジクス酸，ピロミド酸，ピペミド酸三水和物，シノキサシンなどが旧キノロン系と呼ばれ，主にグラム陰性桿菌に対して抗菌力を有し，腎炎，膀胱炎，尿道炎など尿感染に用いる．効果は濃度依存的．キノリン骨格に6位フッ素や7位窒素置換基を導入したものはニューキノロン系抗菌薬と呼ばれており，旧キノロン系薬のみに限定してキノロン系抗菌薬と称されることもある．[204,1304]

ギバ⇨同耆婆(ぎば)→702

耆婆(ぎば) Jivaka ［ジーヴァカ，ギバ］ 古代インドの優れた外科医，さらに釈迦の侍医として活躍した名医．素性については不明のところが多いが，『四分律』には次のように述べられている．釈迦の在世当時，王舎城にパラバッダイと名のる美しい遊女がいた．瓶沙王の王子無畏は彼女を好きになり，たびたび会いに来た．その結果できた子が耆婆である．彼は成長するに及んで医術を学び(タキシラで7年間学んだといわれている)，第一級の外科医になった．彼の行った6種類の代表的な治療例は，第1例：今日の灌鼻法(鼻腔を薬液で洗う方法)で，11年間頭痛で困っていた患者の鼻腔を酥(そ)(現在のバター)の煮たもので洗って治した例，第2例：瓶沙王の痔を切開して治した例，第3例：頭痛に悩む人の脳を開頭手術で治した例，第4例：子どもの腸捻転を開腹手術で治した例，第5例：ハラシュダイという王が12年間頭痛で悩んでいたのを酥で治した例，第6例：釈迦の下痢の治療例である．これらをみると耆婆は外科については驚嘆すべき霊腕をもっていたと思われる．[787]

亀背(きはい) kyphosis, gibbus ［突背］ 正常でみられる胸椎の後彎が異常に増大した状態．閉経後の女性では骨粗鬆症の進行によって生じる圧迫骨折や背筋力の低下が原因となることが多い．この場合，代償的に頸椎，腰椎の前彎が増強することで全体のバランスをとるようになり，肩凝りや腰痛などの原因となることもある．このほかに青年性亀背(ショイエルマン Scheuermann病)や結核性椎体炎などにより椎体の破壊に伴って起こる亀背変形，レックリングハウゼン Recklinghausen病，先天性脊柱後彎がある．原疾患にもよるが，一般的にまず装具療法を中心とした保存的治療が行われる．腰背部痛の強度な症例，進行性の後彎には手術を行うことがある．特に脊髄麻痺を伴う場合には緊急手術の適応となる．手術は神経除圧，変形矯正に加えインストゥルメンテーションを用いた固定術が行われるが，原疾患によっては病巣郭清や腫瘍摘出，骨切り術が併用される．[1020]

偽梅毒性白斑 pseudosyphilitic leukoderma 梅毒性白斑に類似の臨床像を呈する白斑で，不完全な色素脱失を示す．腰部から背部，殿部にかけて，爪甲大前後の大きさで，多発性に発現し，融合することもある．原因は不明．多くは20–30歳代の男性にみられる．炎症後の色素脱失と考えられる．[235] ⇨参梅毒性白斑→2346

希発月経 oligomenorrhea まれにしか発来しない月経．月経周期が延長し39日以上3か月以内で発来した月経．[1078]

揮発性溶剤 volatile solvent 物質を溶解する性質をもち，室温で容易に蒸発する溶剤．有機揮発性溶剤のトルエンなどは中毒性があり取り扱いに注意を要する．[1594]

気晴らし食い症候群 binge-eating syndrome 肥満者によくみられる摂食パターンで，ストレス状況下で自制困難な摂食行動を生じ，短時間のうちに大量の食物を摂取し，腹痛や嘔吐または睡眠で終わることを気晴らし食い症候群としてスタンカード Albert J. Stunkard が注目した．その後この摂食パターンが，神経性食思不振症の患者にもみられ，さらに標準体重の女性にもみられることが知られるようになり神経性過食症の発見につながった．さらに最近では，短時間のうちに大量の食物を摂取するが，嘔吐などの排出行動を伴わず肥満する binge-eating disorder が注目されている．[512]

気晴らし的作業療法 diversional occupational therapy 歴史的には結核により長期療養を必要とする患者に対し，作業を通して時間を有効に活用し無為な時間を減らすことで，感情の鈍麻を防ぎ，長期療養中の生きがいの開発，社会復帰への意欲の向上などを目的に行われていた．現在では，結核以外の内部障害(内臓の機能障害)，プライマリケアに対する作業療法の重要性が叫ばれ，その取り組みが期待されている．[786]

木原・ロバートソン症候群 Kihara-Robertson syndrome⇨同ロバートソン・木原症候群→3004

基板⇨参翼板→2883

偽半陰陽 pseudohermaphroditism⇨同仮性半陰陽→506

偽肥大⇨同仮性肥大→506

ギビングウェイ giving way ［膝くずれ］ 膝関節障害で起こる不安定性を表現する自覚症状の1つ．膝関節前十字靱帯は，脛骨力の前方移動と内旋(前外方不安定性)を抑制するが，不全状態の際これらの不安定性が膝くずれとして自覚される．その他，半月板損傷の慢性期にも出現する．[1020]

ギプス gypsum, plaster, cast 骨折部や関節の安静・固定，変形の矯正を目的として装着する固定具．包帯に石膏をまぶしたものをギプス包帯といい，水浸後，乾燥するとかたくなる性質を利用．現在では，合成樹脂加工(プラスチック)のギプスが多く使われる．[1030]

ギプス固定 immobilization with a plaster cast ギプス包帯を使って四肢の関節を固定すること．骨折治療や腱手術後などに行われる．局所の腫脹による虚血に注意を要する．固定が長期にわたる場合は，二次障害(筋萎縮，関節拘縮，筋力低下)の併発を考慮する．[1030]

ギプスコルセット gypsum corset ギプスによって巻かれたコルセット．椎体骨折の固定の際などに使われる．[1030]

ギプスシーネ 〔D〕Gipsschiene ［**ギプス副子，ギプス副木**］ ギプス包帯を重ね合わせてつくった副子で，ギプス固定するほどの必要性がないときに，四肢を簡易的に固定する目的で作成される．平板上でギプス巻軸をいく重にも折り返して一定の厚さと長さにし，患部には綿包帯を巻いて適合させ，上からさらに綿包帯を巻いて固定する．患部の腫脹が強いときにも用いる簡便な方法で，ガラス繊維性の簡易型も市販されている．

ギブス・ドナン膜平衡 Gibbs-Donnan equilibrium⇨同ドナン〔膜〕平衡→2157

ギプス副子⇨同ギプスシーネ→703

ギプス副木⇨同ギプスシーネ→703

ギプス包帯 plaster cast, cast 四肢骨折や腱損傷に対する整復術後の患部の安静および安定，あるいは内反足などの変形に対する矯正を目的に行われるギプス固定に用いる包帯材料．木綿包帯(巻軸帯)に焼石膏(半水石膏)の粉末をまぶし，水と化学反応(石膏水和反応)を起こして凝固する性質を利用したものを石膏ギプスという．現在は，より確実な強度と速乾性，さらに軽量化を追求して開発された水硬性プラスチック(プラスチックギプス)が主に用いられるが，石膏ギプスに比し粘着性が強いため形状が整えにくい．いずれの使用方法も同じで，固定する肢位を保ち，包帯を水に浸し，すぐに転がすように巻き，乾燥させて形状を安定させる．看護ケアのポイントは装着後に局所の腫脹が生じた場合，ギプスの一部または全体が組織に圧迫を加えて虚血状態に陥ることがあるので，指先など一部を観察のために開窓しておき，皮膚の色や温度を判断材料として循環状態を継続的に確認することが重要である．また，筋萎縮や関節拘縮などの二次障害の併発を考慮し，ギプス固定終了後のリハビリテーションまでをも視野においたケアが必要である．[731] ⇨参ギプス→702

ギフト法 GIFT method⇨同前核期胚卵管内移植→1751

気分 mood 〔D〕Stimmung ［**機嫌**］ ヤスパース Karl Jaspers(1883-1969)は気分を「比較的長く持続して，その間，心的生活全体に特有の色合いを与える感情状態の際の気持ちあるいは内的状態」と定義した．気分には「今日は気分がよい」で使われる「気分＝調子」と「陰気，陽気」といった「基本情調」の二通りの内容がある．気分の異常として代表的なものに，動機のない内的原因によると考えられる躁病やうつ(鬱)病における気分の高揚，気分の抑うつがある．気分変動性 labile mood は気分の持続性の障害で気分が変わりやすいことをいう．パーソナリティ障害(気分変動者)や器質脳疾患，小児などにみられることがある．その他，気分の異常には妄想気分 delusional mood (state)がある．周囲の雰囲気が不気味で，何か大変なことが起こりそうで不安な感じをいう．統合失調症の一次妄想の1つ．[1226]

気分エピソード mood episode DSM-Ⅲ以来，気分障害〔躁うつ(鬱)病〕には病相期，すなわち気分エピソードと寛解期がある．気分エピソードという用語はDSM-Ⅳになってはじめて登場し，大うつ病エピソード，躁病エピソード，混合性エピソード，軽躁病エピソードの4種がある．気分エピソード自体は疾患名ではなく，各疾患を構成する一期間である．一方，ICD-10でもエピソードという用語が用いられるが，これは1回きりの躁病相あるいはうつ病相を意味しており，診断コードの指定された疾患名となっており，気分エピソードが2回以上ある場合，反復性うつ病性障害，双極性感情障害などと呼ばれる．[1226]

気分循環性障害 cyclothymic disorder DSM-Ⅳ診断基準によると，軽症の躁症状をもつ期間と軽症のうつ(鬱)症状をもつ期間を頻回に，少なくとも2年以上にわたって2か月以上の中断をはさむことなく反復する精神障害．これをパーソナリティ障害としてとらえる立場もあるが，約30％の患者が双極Ⅰ型障害(躁病相を伴う躁うつ病)の家族歴をもち，約1/3の患者がのちに大うつ病性障害(うつ病)を示すこと，約60％の患者がリチウムに反応することなどから上記診断基準では気分障害(躁うつ病)の亜型として分類されている．治療には，気分安定薬，精神療法，場合によっては抗うつ薬が用いられる．[1115] ⇨参循環気質→1412

気分障害

mood disorders

【概念・定義】 DSM-Ⅲ(1980)では感情障害 affective disorders と呼ばれたが，DSM-Ⅲ-R(1987)から**気分障害**と呼ばれる．ICD-10でも**気分(感情)障害**として記載されている．従来，躁うつ(鬱)病，うつ病，抑うつ神経症，抑うつ，症状精神病の抑うつ，薬物依存やアルコール依存などに伴う抑うつなどと呼ばれた気分の抑うつや高揚を伴う疾患(障害)を包括する用語として採用された．DSM-Ⅳではうつ病相のみを表す**うつ病性障害**，躁・うつ両病相をもつ**双極性障害**，他の気分障害(身体疾患に伴うものなど)に下位分類される．気分変調性障害はうつ病性障害に，気分循環性障害は双極性障害に含まれる．一方，ICD-10では躁病相，うつ病相それぞれ1回のみのものは**躁病エピソード**，**うつ病エピソード**として分類され，反復性のものは**双極性感情障害**と**反復性うつ病性障害**に分類される．DSM-Ⅳと異なり，気分循環症，気分変調症は持続性気分障害の中のサブカテゴリーに分類される．

【診断】 DSM-Ⅳ-TRあるいはICD-10の診断基準によるが，治療方針を決定するに際しては臨床症状だけでなく生活史や病前性格，環境要因などを把握する必要がある．

【治療】 うつ病性障害では**選択的セロトニン再取り込み阻害薬**(SSRI)のフルボキサミンマレイン酸塩やパロキセチン塩酸塩水和物，あるいは**セロトニン・ノルアドレナリン再取り込み阻害薬**(SNRI)のミルナシプラン塩酸塩が主体で，これに精神療法を併用する．双極性障害の躁状態に対しては炭酸リチウムを中心とする**気分安定薬**が第一選択となり，うつ状態では気分安定薬にSSRIあるいはSNRIを併用する．[1226]

気分障害の看護ケア

【ケアの考え方】 急性期のうつ病治療のポイントは，薬物療法と休養である．抗うつ薬は飲み始めてから効果が現れるまでに時間がかかるため，その点を含めて薬物療法の説明を行い，薬物の効果，副作用について観察することが重要である．また十分な休養がとれるよう，患者の抑うつ気分の日内変動などに合わせながら，無理のない範囲で日常生活面への働きかけをするよう心がける．維持期の治療のポイントは薬物療法の継続と精神療法で，精神療法では昨今，認知療法が注目されている．患者は，「すべて自分がやらなければならない」という二極分化的な考え(全か無か思考)や，また「自分が悪いからこんなことになってしまった」と極端に自分を責める(個人化)など，悲観的で非適応的な思考パターンをもち，それが症状，日常生活行動などに影響する．そこで，思考パターンに注目し，それに代わる適応的な思考がみつけられるように患者に働きかけることが必要である．躁状態の治療のポイントもまず薬物療法で，それと同時に刺激となる環境をできるだけ取り除き，他者との交流や睡眠状態など日常生活行動の綿密な観察を行う．さらに不必要な接触は避け，短時間でのかかわりを心がけるようにする．

【ケアのポイント】 患者によってうつと躁の気分の波はさまざまで，どういうきっかけで波が生じやすいかを，患者自身がモニタリングし対処できるように働きかけることが重要である．また，抑うつ気分が改善し億劫感がとれてくると，患者の中にはつい活動しすぎてしまい，それが再燃などにつながる場合もあるため，観察と同時に行動を調整できるように援助する．さらに，この時期，特に自殺の危険性のある患者については，言動の観察をより密にすることが重要である．[317] ⇨参気分障害→703

気分倒錯⇨同錯感情→1181

気分変調性障害 dysthymic disorder DSM-Ⅳでは軽度のうつ(鬱)状態が最低2年間続き，この間2か月以上の寛解を伴わないものと定義される．大うつ病エピソードの基準を満たさない点で大うつ病と鑑別される．ICD-10では気分変調症がこれに対応する．きわめて長期にわたる抑うつ気分が本質的特徴とされ，通常は成人期早期に始まり，少なくとも数年間，ときには終生続く．従来診断の抑うつ神経症，抑うつパーソナリティ障害，神経症性うつ病，持続性不安うつ病などが相当．[1226]

偽閉経療法 pseudomenopausal therapy 卵巣からのエストロゲン分泌を停止させ，閉経と同様なホルモン状態にする治療．主として，症状の強い子宮内膜症や子宮筋腫に適用する．通常ゴナドトロピン放出ホルモン(GnRH)アナログを使用する．副作用として更年期様の症状や骨量減少を呈する．[998]

気泡型回路外気化器⇨同カッパーケトル→533

気泡浴 bubble bath 水治療法の1つ．浴槽内に局所または全身を浸し，気泡発生装置から出る小気泡によってマッサージ効果を得る．治療部位の血管拡張や痛みの緩和，血圧降下，全身的な鎮静などの効果がある．骨折や挫傷，神経過敏，不眠症，更年期障害などが適応．目的に応じて36-40℃ の温度で20-30分間，気泡の強さ，方向などを調節しながら行う．[233]

規模の経済 economy of scale ［規模の利益］「規模の利益」ともいわれる．企業が複数の事業を同時に営むことによって，それぞれの事業を独立して行っているときよりもコストが下がるという「範囲の経済」とは異なり，産業界，特に製造業では企業の規模が拡大するに従がって製品の単位当たりの費用を低下させることができる．すなわち大量生産のメリットであり，同じ製品を大量に生産するとコストを低くすることができるということ．その理由は①大量生産では1生産当たりの固定費が小さくなり，生産コストが逓減するので利益率が向上すること．②作業を分業化，専門化することで，従業員が短時間で業務に習熟し，作業改善が進み従業員1人当たりの生産性が向上すること．③大規模になり社会的信用が増大し，資本調達，製品販売などで競合相手よりも優位な地位を占めることができること．これらにより，利益を確保することができるからである．市場の中に「規模の経済」により，コスト面で優位に立つ企業が複数あると，新規参入ができなくなり，それが参入障壁となることもある．ただし，「規模の経済」もすべてに無制限に効果があるのではなく，一定限度をこえると，組織が大規模化，複雑化して経営管理のうえから非効率が生じ，費用逓増が生じかねない．さらに「規模の経済」はすべての組織に当てはまるものではなく，医療機関，特に病院の場合は「医療法」で人的，物的な各種規制が行われているので，「規模の経済」の限界が早くから起こりやすい．したがって工業経営のような「規模の経済」原則は，病院単体ではあまり有効に機能しないことが多い．ただし「範囲の経済」をうまく機能させていくことを，経営力のある病院では追求している．[868]

規模の利益 advantage of scale⇨同規模の経済→704

偽ポリープ pseudopolyp⇨同仮性ポリープ→506

基本肢位 fundamental position, neutral position 身体運動を記載する際の基本となる肢位．基本的立位姿勢と解剖学的立位姿勢がある．基本的立位姿勢は立位姿勢で顔面は正面を向き，両上肢を体幹に沿って下垂し，手掌は体側に向けた状態で，下肢は平行して足趾が前方を向いた直立位をいう．解剖学的立位姿勢は立位姿勢で前腕を回外位にして手掌を前方へ向けた直立位をいう．関節可動域測定ではNeutral Zero Methodを採用しており，原則としてNeutral Zero Starting Positionを基本肢位とし，各関節の基本肢位を0度と規定している．[10] ⇨参解剖学的肢位→455

基本障害《統合失調症の》 〔D〕Grundstörung ［一次症状］ 疾患の根底にある一次性の本質的障害で，すべての精神症状をここから説明しようとする．統合失調症の基本障害はスイスのブロイラーEugen Bleuler(1857-1939)の連合障害，フランスのミンコフスキーEugène Minkowski(1885-1973)の現実との生きた接触の喪失，ドイツのコンラートKlaus Conrad(1905-61)のエネルギーポテンシャルの減衰，ドイツのブランケンブルクWolfgang Blankenburg(1928-2002)の自然な自明性の喪失，フランスのラカンJacques-Marie-Émile Lacan(1901-81)の父の名の排除など諸説がある．[1205]

基本的看護の構成要素(因子) いわゆる「基本的ニード」と一般にいわれているもの．ヘンダーソンVirginia Henderson(1897-1996)がその著書『Basic Principles of Nursing Care(邦題：看護の基本となるもの)』の中で，14項目のニードをあげている．これは基本的ニードという観点から看護の対象を把握・理解しようとするもので，彼女の看護の定義と表裏をなすものである．この14項目に沿って系統的・分析的に査定していけば，対象が必要としているニードが明らかになるとともに，看護が何をなすべきかといった看護実践もみえてくる．アブデラ Faye G. Abdellah が21の看護問題点をあげたのに対し，ヘンダーソンは，あくまで健常者の日常生活にレベルを合わせ，①正常に呼吸する，②適切に飲食する，③あらゆる排泄経路から排泄する，④身体の位置を動かし，またよい姿勢を保持する(歩く，座る，寝る，これらのうちのあるものを他のものへ換える)，⑤睡眠し，休息をとる，⑥適切な衣類を選び着脱する，⑦衣服の調節と環境の調整により，体温を生理的範囲内に維持する，⑧身体を清潔に保ち，身だしなみを整え，皮膚を保護する，⑨環境のさまざまな危険因子を避け，また他者を傷害しないようにする，⑩自分の感情・欲求・恐怖あるいは気分を表現して他者とコミュニケーションをもつ，⑪自分の信仰に従って礼拝をする，⑫達成感をもたらすような仕事をする，⑬遊び，あるいはさまざまな種類のレクリエーションに参加する，⑭正常な発達および健康を導くような学習をし，発見をし，あるいは好奇心を満足させる，の14項目を取りあげている．そして，これらの援助を行うにあたっては，患者の年齢，文化的背景，情緒のバランスや身体的・知的能力および病理的状態，種々の症候群などにより大きく左右されるので，それらを十分考慮に入れなければならないとしている．ヘンダーソンのニード論は生理学的指向が強く，構成要素間の相互作用や構造・優先順位が明らかにされていないため，看護ケアが社会・心理的要素よりも身体的要素に力を入れるといった誤解が生じかねない．しかしいずれにしろ，ヘンダーソンのニード論がわが国の看護界に及ぼした影響は大きい．[1451]

基本的人権 fundamental human rights 人間が生まれながらに有している権利．日本国憲法で保障されている諸権利には平等権，自由権，参政権，社会権，生存権，請求権などがあげられる．これらは法律に特別な規定がある場合を除いて，一般に制限されない．[920] ⇨参世界人権宣言→1712

基本的信頼感 basic trust 出生直後の乳児は生理的に無力な存在であり，生命の維持，成長のために，必ず母親に依存する．その結果，得られる食事，睡眠，接触などによる快感，安心感，満足感は母親に対する絶対的信頼感に変化し，その後の人格形成上重要な意味をもつ．エリクソン Erik H. Erikson(1902-94)はこれを基本的信頼感と名づけた．これが欠如すると子どもは基本的不信感を覚え，さまざまな精神症状を発症させる原因になる可能性がある．[1200]

基本的生活習慣 basic life habit 心身ともに健康で自立した社会生活を送るための基礎となる日常生活行動であり，食事，睡眠，排泄，清潔，衣服着脱の5つがある．基本的生活習慣を形成することは，心身の健全な発達をうながし，その形成過程で自信や達成感を得て自身の成長を感じることができる．文化や社会に適応し，周囲に迷惑をかけず，助け合って生きていくことができるといったことに意義があり，幼児期の重要な発達課題である．基本的生活習慣には子どもの成長や発達の過程で自然に形成されるものや，適切な指導・訓練(しつけ)が行われることにより形成されるものがある．5項目中，食事，睡眠，排泄に関する行動形成は生理的欲求に裏づけられているために比較的確立しやすいが，清潔や衣服着脱に関する行動形成は子ども自らの欲求が低いために，確立されにくいといわれている．基本的生活習慣はその時期や方法が子どもに適したものでなければ，生活習慣が身につかないばかりか，人格形成にも影響を与えると考えられている．しつけのための適切な方法として，①その行動ができるようになるための子どものレディネスや興味，意欲を理解し，それに合わせた方法を考える，②習慣形成をしようとする行動を繰り返し行わせる，③親を中心とした周囲の大人が行動の模範となるように心がける，④一貫した方法で行う，⑤その行動を子どもの意欲や喜び，達成感などの快の感情と結びつけることがあげられる．[188] ⇨参しつけ《衣服着脱の》→1309，しつけ《清潔の》→1309，食習慣《子どもの》→1475

基本的ニード⇨同基本的欲求→705

基本的欲求 basic human needs ［基本的ニード，一次的欲求］ すべての人間が生得的にもっている，生存や種の保存のために生理的に不可欠なものを得ようとする性質．一次的欲求ともいう．人間の欲求(ニード)には，大きく分けて基本的欲求と社会的欲求(二次的欲求)がある．基本的欲求には呼吸，渇き，食欲，睡眠，排泄，運動，苦痛回避，性などがある．人間は生きていくうえでこれらの基本的な欲求が満たされなければならないが，個人によって欲求が満たされる程度は異なる．[282] ⇨参社会的欲求→1347

基本的倫理原則 basic ethical principles⇨同倫理原則→2961

基本ベッド⇨同クローズドベッド→842

基本味 basic taste ［基本味覚］ 味は，甘味 sweet taste，酸味 sour taste，苦味 bitter taste，塩味 salty taste の4つを頂点とする味四面体の内部の点として表され，この4種を4基本味という．これに旨味 umami が加わると5味になる．[842] ⇨参味覚→2762

基本味覚 fundamental taste⇨同基本味→705

偽膜 pseudomembrane 凝固壊死に陥った粘膜にフィブリンが析出，壊死細胞，滲出白血球が加わり，膜様になって形成されたもの．代表的なものとして，カンジダ *Candida* による舌・食道の偽膜，ジフテリア感染による咽頭・気管の偽膜，細菌性赤痢における大腸粘膜の偽膜，グラム陰性桿菌のクロストリジウム・ディフィシレ *Clostridium difficile* による偽膜性大腸炎の偽膜などがある．偽膜性大腸炎は，抗生物質長期投与後などに腸管内で菌交代現象が生じ，クロストリジウム・ディフィシレの毒素により下痢，腹痛，発熱を呈することが多い．治療はバンコマイシン塩酸塩の内服を行う．[1392] ⇨参偽膜性腸炎→706

偽膜性炎 pseudomembranous inflammation 粘膜炎症巣の表面に黄白色の厚い膜状物が付着する状態で，膜状物を偽膜という．偽膜は，フィブリン，好中球，マクロファージなどの滲出物，壊死細胞，粘液などからなり，容易に剝離できることが多い．菌交代現象で増加したクロストリジウム・ディフィシレ *Clostridium difficile* の毒素で起こる偽膜性大腸炎が代表的であるが，同様の炎症はブドウ球菌，大腸菌，赤痢菌，カンジダ *Candida* などによる壊死性腸炎や虚血性腸炎などでもみられる．[1138] ⇨参偽膜性腸炎→706

偽膜性喉頭炎　croup, pseudomembranous croup　肺炎菌など細菌による急性感染症で，喉頭粘膜に偽膜を形成する喉頭炎．嗄声，発熱，犬吠様(けんばいよう)咳，吸気時の喘鳴，喉頭閉塞による呼吸困難などをきたす．治療は気道狭窄を軽快させる薬剤の吸入，抗生物質を用いる．[953]

偽膜性口内炎　pseudomembranous stomatitis　偽膜性(膜性)口内炎は，膜に似た滲出液を産出する炎症反応であり，化学的刺激(例：金，ヨウ化物)または細菌(例：連鎖球菌，ブドウ球菌，淋菌，ジフテリア菌)，真菌(カンジダ *Candida*，アスペルギルス *Aspergillus*)などによって引き起こされる．舌の痛みのほか，発熱，リンパ節腫脹，倦怠感を伴うことがある．[184] ⇨参アフタ性口内炎→171

偽膜性小腸結腸炎　pseudomembranous enterocolitis⇨同偽膜性腸炎→706

偽膜性腸炎　pseudomembranous enterocolitis　［**抗生物質起因性腸炎，偽膜性小腸結腸炎**］　抗生物質投与による菌交代現象により異常増殖したクロストリジウム・ディフィシレ *Clostridium difficile* が産生する毒素により大腸粘膜が傷害され発症する．内視鏡では卵円形の偽膜(壊死組織，白血球，フィブリンなどからなる)が無数に見られる．クリンダマイシン塩酸塩で起こることが有名であるが，基本的にはアンピシリン，セフェム系のほかすべての抗生物質で起こりうる．肝代謝型の抗生物質で起こりやすい傾向がある．検査法は便からのクロストリジウム・ディフィシレの毒素同定が迅速性に優れる．治療はメトロニダゾールやサラゾスルファピリジンの経口投与が行われる．[1272] ⇨参薬剤起因性大腸炎→2838

奇脈　paradoxical pulse　［**クスマウル脈**］　呼気時に比較して吸気時の収縮期血圧が10-20 mmHg以上低下し(正常では10 mmHg未満)，小脈となる現象で，呼気時には回復する．脈拍は吸気時に小さくなり，ときに触れなくなる．心容積が制限される病態時にみられ，吸気時に静脈還流量が増加することにより右室容量が増加し，左室拡張が抑制され心拍出量が減少するために血圧の低下を招く．急性心膜炎などによる心タンポナーデの徴候で，まれに収縮性心膜炎，拘束型心筋症，間質性肺疾患，肺梗塞，気道閉塞でも起こることがある．[143]

帰無仮説　null hypothesis；H_0　仮説検定を行う際に対立仮説とともに設定する基本要件．仮説検定とは母集団から標本を抽出し，その標本の統計量を対象に操作を行い，ある仮説を設定し，その仮説下で統計量の得られる確率を求め，その確率がある基準との大小で，仮説の正当性を評価する方法である．帰無仮説は「無に帰する仮説」ということで2つの母集団には差がないとし，H_0で表される．種々の場合が考えられるがここでは使用頻度の高い平均値の検定を例とする．2つの母集団の統計量をそれぞれμ_1，μ_2とすると帰無仮説は，$H_0：\mu_1 = \mu_2$である．差があるかどうかを確認するための仮説検定であるが，統計学では「差がある」から出発するのではなく，「差がない」という帰無仮説から出発する．仮に「差がある」という仮説から出発すると，得られている標本間の差は，無限に起こりうる差の1つとなり計算不可能になる．一方，差がないという仮説から出発すると，標本平均の差は同じ母集団から抽出した平均同士の差となり，差の確率は推定可能で(t，F確率分布)，差の有無を確率的に判断できる．[21] ⇨参対立仮説→1905，仮説検定→508

ギムザ染色法　Giemsa stain　［**ライト・ギムザ染色**］　血液細胞や非上皮性腫瘍細胞を染色する染色法の1つ．血液塗抹標本の染色では核や顆粒の染まり方を改善するために，他の染色を併用し，ライト・ギムザ Wright-Giemsa 染色，メイ・グリュンワルド・ギムザ May-Grünwald-Giemsa 染色として用いられることが多い．細胞診では，液状検体，穿刺材料，リンパ節や組織のスタンプにパパニコロー Papanicolaou 染色と併用して行われる．ギムザ Gustav Giemsa はドイツの化学者で細菌学者(1867-1948)．[1615] ⇨参メイ・グリュンワルド・ギムザ染色法→2792

偽ムチン性嚢胞腺腫　pseudomucinous cystadenoma⇨同粘液性嚢胞腺腫→2286

義務予防接種　compulsory protective inoculation, vaccination in duty　［**強制予防接種，努力義務予防接種**］　かつての「予防接種法」により接種を受けなければならないと規定されていたもの．現行の法律では義務とはされない．1948(昭和23)年に施行された「予防接種法」では，「第3条第1項に規定する予防接種または第6条第1項に規定する予防接種を受けなければならない」とうたわれ，これがすなわち義務接種である．ジフテリア，百日咳，急性灰白髄炎(ポリオ)，麻疹，風疹，日本脳炎，破傷風，その他政令で定める疾病が対象とされた．その後いくたびか改正が重ねられ，1994(平成6)年に施行された法律では，被接種者の責務の項で「(前略)予防接種の対象者は当該予防接種を受けなければならないこととされていたものを受けるよう努めなければならないこととしたこと．また，16歳未満の予防接種の対象者などの保護者についても同様としたこと」とあり，かつての「義務」から「受けるよう努めること」(努力義務)と改められた．現在の対象疾患(定期接種)は，ジフテリア，百日咳，破傷風，ポリオ，風疹，麻疹，結核(BCG)で，インフルエンザ，おたふくかぜ，水痘，B型肝炎は任意接種とされた．なお，日本脳炎は定期予防接種の対象ではあるが，厚生労働省は同ワクチンの積極的勧奨を差し控えるよう2005(同17)年に勧告している．[1631]

木村病　Kimura disease　［**軟部好酸球肉芽腫，好酸球性リンパ濾胞様増殖性肉芽腫**］　通常，耳下部から頬部にかけての腫脹で始まる反応性肉芽腫性疾患で，10-20歳代の男性に好発．その他，肘部，鼠径部，リンパ節などにも生ずる．病理組織学的には，好酸球の稠密な浸潤を伴った真皮から皮下脂肪組織にわたる多数のリンパ濾胞様増殖で，毛細血管の増殖を認めることもある．再発が多く，慢性の経過をたどるが，悪性化はないので予後は良好．[235]

記銘力⇨同近時記憶→796

記銘力障害　disturbance of memorization　記銘とは，記憶の貯蔵と想起に先だち，情報を記憶に登録するプロセスのことであり，記銘力障害とは，記憶を形成する4要素(記銘，貯蔵，想起，再認)のいずれかに生じた記憶障害の1つ．会話での受け答えが的はずれであったり，時間や場所についての記憶が欠落しているが，人物に対する記憶は保たれていたりと症状はさまざまである．通常，記銘力障害は脳器質性であるが，心因性やヒステリー性にも起こる．コルサコフKorsakov症候群（健忘作話症候群 amnesia-confabulatory syndrome）の記銘力障害では，比較的近い出来事を記憶にとどめる能力（記銘）が障害され，記憶の欠損を作話で埋めることが特徴的である．[488]

キメラ chimera 異なる受精卵に由来する遺伝的に異なる細胞系列を2つ以上もつ状態．2つの受精卵が融合したときや，非一卵性双生児の間で細胞の交換が起こった場合に生じる．キメラは組織試料より親からの対立遺伝子が過剰に存在することで証明できる．単一受精卵に由来する細胞が突然変異などのために遺伝的に異なる細胞が混在した状態であるモザイクと区別されるが，異なる受精卵に由来する頻度はきわめてまれ．同種骨髄移植後の状態もその一種．キメラはギリシャ神話に由来し，ライオンの頭とヤギの胴体，尾がヘビの動物．[437]

キメラDNA chimera DNA 2種以上のDNAを結合したDNA．組換えDNA技術で人工的に作製できる．[1257] ⇨参キメラ遺伝子→707

キメラ遺伝子 chimeric gene, chimera gene キメラとはギリシャ神話に登場するライオンの頭，ヤギの胴体，ヘビの尾をもつ仮想上の動物．そこで，2種以上の遺伝子（一部または全部）が相互に結合してできた遺伝子をキメラ遺伝子と呼ぶ．染色体転座などで生じ，造血器腫瘍などの病因となることがある．現在では，組換えDNA技術で人工的に構築することもできる．[1257] ⇨参キメラDNA→707

●キメラ遺伝子

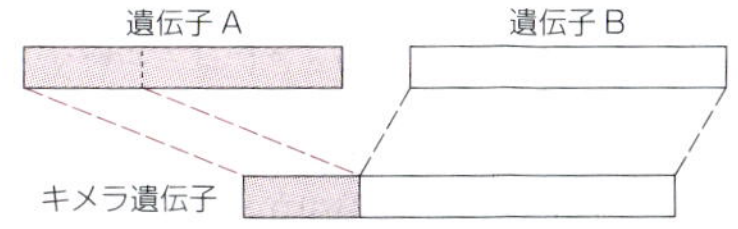

キメラ抗体 chimeric antibody ［ハイブリッド抗体］ 複数の抗体から人工的に作製した抗体（ハイブリッド抗体）で，通常は遺伝子組換えによって作製する．最近，治療的に用いられるヒト化モノクローナル抗体がその例で，これはヒトの分化抗原に対するマウスモノクローナル抗体の一部をヒト由来遺伝子断片と組み換え，ヒト由来の抗体と似せたものである．免疫原性が低いことから血中の半減期が長く，治療効果が高い．[1439]

キメラタンパク質 chimeric protein 2種以上のタンパク質から由来するアミノ酸配列をもつタンパク質．キメラ遺伝子から作られる．本来の機能とは異なる作用を持つことで疾患の病因となることがある．[1257]

起毛筋⇨同立毛筋→2927

キモトリプシノゲン chymotrypsinogen 消化酵素（タンパク質分解酵素）であるキモトリプシンの不活性型前駆体．一般に，消化酵素などの細胞外で働くタンパク質分解酵素は活性のない不活性型前駆体タンパク質として合成される．[1257]

キモトリプシン chymotrypsin タンパク質分解活性をもつ消化酵素で，セリンプロテアーゼの一種．膵では不活性型前駆体キモトリプシノゲンとして存在し，膵液の成分として小腸に分泌されたあと，トリプシンおよびキモトリプシン自体により限定分解されて活性型であるキモトリプシンとなる．基本的に芳香族アミノ酸残基（トリプトファン，フェニルアラニン，チロシン）のC末端側のペプチド結合を加水分解するエンドペプチダーゼである．[1257] ⇨参キモトリプシノゲン→707

キモノジラミ body lice⇨同コロモジラミ→1138

偽薬⇨同プラセボ→2575

逆S字徴候⇨同inverted S sign→68

逆アナフィラキシー reverse anaphylaxis, inverse anaphylaxis 肥満（マスト）細胞にIgEが結合した状態（感作）に，抗原ではなく，抗IgE抗体が反応することにより，細胞が刺激されケミカルメディエーターが遊離されることを示す．この反応を用いて，患者の感作の状態を検査することができる．[1370]

逆位 inversion ［遺伝的逆位］ 遺伝的逆位ともいう．染色体から複数の断片が切り離され，逆転して再結合するものと，遺伝子DNAの塩基配列の一部が逆転し突然変異を起こすものがある．[1272]

逆遺伝学 reverse genetics ［逆向き遺伝学，逆行性遺伝学］ 従来の遺伝学では，ある表現型に着目し→それを担う遺伝子を同定→コードするタンパク質のアミノ酸配列を導き→そのタンパク質の性質を解析する，という手法をとった．それに対して逆遺伝学は，まず目的とする特定のタンパク質に注目し→分離・精製後，アミノ酸配列を決定し→その情報をもとに遺伝子を同定→当該遺伝子の過剰発現や発現抑制（遺伝子ターゲッティングやRNA干渉）などを行いその表現型を解析し，目的タンパク質（遺伝子）の機能を明らかにするもの（現在ではヒトを含めて多くの生物で全遺伝子配列情報が明らかなので，特定の遺伝子に注目することからその解析が始められることも多い）．[1257] ⇨参遺伝子ターゲッティング→260

逆受身アナフィラキシー reverse passive anaphylaxis, reversed passive anaphylaxis 個体に抗原を投与後，抗体を投与して引き起こすアナフィラキシーのこと．即時型アレルギーに重要なIgEは同種（場合によっては異種も）の細胞に親和性があり，正常動物に投与することにより感作できる．さらに原因となる抗原を投与し反応をみることにより，患者や実験動物のIgEを検出できる（受身アナフィラキシー passive anaphylaxis）が，抗原の代わりに抗IgE抗体を投与しても同様の反応を得ることができる．[1370]

逆受身赤血球凝集反応 reversed passive hemagglutination；RPHA ［逆間接赤血球凝集反応，RPHA］ 抗原検出法の1つ．化学処理した赤血球（多くの場合動物由来）を担体として，検出したい抗原に対する抗体をあらかじめこれに吸着（感作）させたもの（抗体感作赤血球）を試剤とし，被検液をまぜたときその凝集により検体中の抗原の存在を知る検査反応．被検液を段階希釈し，凝集終末点をみることにより半定量的に抗原濃度を検出することもできる．抗原吸着赤血球を用い抗体を検出する場合を受身（間接）赤血球凝集反応と呼ぶ．現在では赤血球にかわって，ラテックス粒子などの人工担体にモノクローナル抗体を結合させた試剤を用い，目視あるいは自動検査装置によるさまざまな抗原の検

出・測定検査が広く普及している.[1045] ⇨参赤血球凝集反応→1731, ラテックス凝集反応→2897

逆受身皮膚アナフィラキシー反応 reverse passive cutaneous anaphylaxis；RPCA 受身皮膚アナフィラキシー反応とは逆に, 最初に抗原を皮膚に注射しておき, その後に抗体を投与して起こるアナフィラキシー反応のこと.[388] ⇨参受身皮膚アナフィラキシー反応→323

脚延長術 limb lengthening 骨, 皮膚, 神経, 血管, 筋肉などを含む軟部組織とを延長する複合組織延長術. 適応疾患は脚不等症や病的低身長であることから, これら疾患の状態を組織の欠損とみなすと, 複合組織形成術でもある. 現在, 最も広く行われている方法はイリザロフ Gavriil A. Ilizarov(1921-92)が示した「組織外部から組織に張力をかけることにより組織を形成し欠損を補う」というものである. 実際には, 骨形成の状態を見ながら延長速度を変更するのがよく, 平均延長測度は1日1mm以下となることが多い. 1回延長量は少ないほうが組織の形成がよく, 最大でも0.5mm/回の延長とすべきである.[1376]

逆隔離 reverse isolation ［保護隔離］ 易感染患者を感染から守るため, 清浄度の高い場所に隔離すること. 化学療法や放射線療法後, 移植前後などで好中球の減少した状態の患者が対象.[1526]

逆間接赤血球凝集反応 reversed indirect hemagglutination ⇨同逆受身赤血球凝集反応→707

偽薬効果 placebo effect ［プラセボ効果, プラシーボ効果］ 偽薬(プラセボ)とは, 乳糖などのようにまったく薬理作用のない物質をいう. 偽薬効果とは, 治療の目的で与えた薬物により起こるそれ自体の薬理作用とは関係のない心理的, 生理的, 精神生理学的効果をいい, 治療の効果から薬物の効果を差し引いたものである. また偽薬でも患者の症状が改善する現象も指す. 治療者側と患者側の間で生ずる心理的効果, 治療者の態度や患者の疾病に対する心構え, 態度, 性格, 環境の影響などで変化する.[428]

逆コーレス骨折 inverted Colles fracture⇨同スミス骨折→1655

逆再分布 reversed redistribution⇨同奇異〔性〕再分布〔現象〕→662

脚枝間リエントリー性頻拍⇨同脚リエントリー性頻拍→709

逆支配⇨同相反神経支配→1825

逆シャント reversed shunt⇨同右-左短絡(シャント)→2764

逆生歯 inverted tooth 正常な萌出方向とはまったく逆の方向に向かっている歯. 歯胚の位置異常によるもので, 好発部位頻度としては上顎正中過剰歯に最も多く, 上顎では中切歯や側切歯, 犬歯にみられ, 下顎では智歯や小臼歯でみられることがある. まれに上顎洞や鼻腔底に突出するように萌出することもある. 歯列不正や隣接歯への悪影響などの障害がある場合には抜歯を行う.[608]

逆制止 reciprocal inhibition 行動療法の中の1つの治療理論. 神経症の治療には, 直接的には不安の解消が重要な課題となる. 不安や恐怖は行動療法においては学習されたものであり, 獲得されたものとみなされる. したがって不安や恐怖をもたらす刺激に拮抗する生理的状態をつくることによって, 通常経験する不安よりも, 低いレベルに不安を抑制する. その生理的状態をつくり出すことを逆制止という. 代表的なものに弛緩反応がある. 例えば, 深呼吸や腹式呼吸などで筋肉系のリラックスを行うと, 出産時の不安や痛みが軽減する.[512]

逆性石けん invert soap, cationic soap 陽イオンの表面活性作用により消毒作用を表す石けん. 通常の石けんが陰イオンの表面活性作用を有することから, 逆性石けんあるいは陽性石けんという. グラム陰性菌・陽性菌に対して強い殺菌力をもつ.[235] ⇨参陽性石けん→2872

逆説志向⇨同逆説的志向→708

逆説睡眠 paradoxical sleep⇨同レム睡眠→2983

逆説性尿閉⇨同奇異性尿失禁→663

逆説的志向 paradoxical intention ［逆説志向］ フランクル Viktor E. Frankl のロゴセラピーにおいては, 患者がもつ症状の予期不安を解消するために, 逆に症状そのものに過度に注意を集中させて, 症状への強い関心から精神を解放させる. 医師の指示のもとに患者が積極的にとるこのような注意のあり方を逆説的志向という. 目的は, 自己の否定的なものへ向かった関心を自己の存在の意味へと向け変えることにある. 精神の力動的な性質を利用し, 自己超越的な力を引き出すフランクル独自の実存哲学に裏打ちされた技法である. 例えば, 強迫神経症や恐怖症では症状を楽しんでそれを嘲るように, 患者に促したりする.[1001] ⇨参予期神経症→2880

逆説療法 paradoxical therapy フランクル Viktor E. Frankl のロゴセラピーにおける, 逆説的志向を中心に扱う精神療法.[1001]

逆蠕動 antiperistalsis, anastalsis 消化管などの管腔臓器で, 収縮輪が肛門側から口側に向かって移動する運動のこと. 胃が正常な状態のときにはみられず, 幽門狭窄など通過障害があるときに認められ, 幽門より発生し胃体部まで及ぶ. 十二指腸球部では正常でも認められ, 胃内容物と消化液が混和される. 十二指腸水平部から回腸では認められない. イヌ, ネコ, モルモット, ラットなどでは近側結腸で観察され, 結腸内容の急速な下方への輸送を妨げ, 水分の吸収による固形化を促進する.[842] ⇨参蠕動→1788

逆相 reversed phase ガスクロマトグラフィーは, 吸着剤への親和性の差異を利用して, 物質の分離や分析を行う方法である. 分析する物質はガス状混合体(移動相)として, 吸着剤を充塡したガラス円筒(固定相)を通過させる. この移動相が固定相よりも極性が大きいクロマトグラフィーを逆相クロマトグラフィーと呼ぶ.[258]

逆相関 inverse correlation ［負の相関］ 乳幼児死亡率と衛生状態の関係や成人男性の年齢と血色素濃度のように, 2つの指標の間に一方が増加すると他方が減少するという関係がある場合をいう. 相関係数は負となる. すなわち, 相関係数が −1〜0 にある相関関係のこと.[467] ⇨参相関係数→1805

逆相クロマトグラフィー⇨同吸着クロマトグラフィー→744

逆タイオーバー法 reversed tie over dressing 植皮における皮膚固定法の1つ. 四肢の半周以上の植皮など, 通常のタイオーバー法ではしわがよってうまく固定できない場合などに用いられる. タイオーバー法では植皮片の側にガーゼや綿塊を置いて圧迫固定するのに対

●逆タイオーバー法

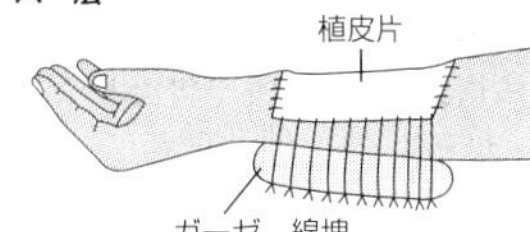

し，本方法では植皮片の反対側に置いて縛る．[1246]

逆耐性現象 reverse tolerance phenomenon 覚醒剤を長期に乱用していると，猜疑的傾向が増して次第に精神病エピソードが起こりやすくなり，乱用中止後も，少量の再使用で急激にもとの精神病エピソードが再発する．精神病エピソードが乱用を重ねているうちに次第に現れやすくなるという臨床経過は，耐性とは正反対の現象である．佐藤光源は，これを精神病エピソードの逆耐性現象と呼んだ．動物実験でも異常行動に逆耐性現象が確認されており，脳ドパミン神経系の障害によるとされている．覚醒剤精神病の前歴をもつ乱用者が，覚醒剤の再使用や飲酒，ストレスで急激に再発し，もとのような精神病エピソードが再現するのは，逆耐性現象によると考えられている．[702]

逆ダウン症候群⇨同アンチモンゴリズム→207

逆短絡 reversed shunt⇨同右-左短絡(シャント)→2764

脚長差 leg length difference ［脚長不等］ 左右の下肢長の差のことをいい，通常，棘果間距離 spina malleolar distance(SMD)(上前腸骨棘から足関節内果までの長さ)の差によって表す．脚長差が生じる原因として，大腿骨や下腿骨の形成不全，片側萎縮・肥大，骨系統疾患などの先天性要因，腫瘍性病変，外傷，感染(骨髄炎)などの後天性要因がある．[1596] ⇨参棘果間距離→774

脚長不等 leg length discrepancy⇨同脚長差→709

逆転移 counter-transference ［対抗転移］ 精神分析療法で，患者の示す治療者に対する態度，感情，考え，転移に対して，治療者が示す無意識的な態度，感情，考えなどの反応．フロイト S. Freud(1856-1939)は治療者自身の内部にあるこのような逆転移が治療においてさまざまな影響を与えることから，治療者はこれに注意を払い克服しながら治療にあたるべきことを説いた．[1444]

逆転電位 reversal potential チャネルの開口による膜電位の反応が正負逆転する電位．透過するイオンの平衡電位に等しい．[1274] ⇨参平衡電位→2617

逆転反射 inverted reflex ［背理性反射］ ある反射が消失し，その拮抗筋，あるいは隣接する筋の反射が保たれているか，あるいは亢進するときにみられる特殊な反射現象．例えば上腕三頭筋反射の際に，通常は伸展するはずの肘関節が屈曲することがある．このとき上腕三頭筋は収縮せず，上腕二頭筋と腕橈骨筋が収縮する．この現象を三頭筋反射の逆転または逆説性三頭筋反射と呼び，C_7 レベルの体節性局所病変の存在を表す．[1160]

逆突然変異 back mutation⇨同復帰突然変異→2560

逆トレンデレンブルグ体位 reverse Trendelenburg position 仰臥位で頭側上半身を高く，骨盤と下肢を低くする体位．脳圧の低下，心への静脈還流量減少による右心系負荷の軽減，肺機能の改善とそれに伴う血液酸素化の促進，誤嚥防止などの効果がある．下肢からの静脈還流は障害される．脳出血や頭部外傷などによる脳圧亢進，肺水腫，腹部や脳外科領域をはじめとする種々の手術，意識障害などの際に用いられる．患者の状態や必要に応じておおむね15-45度の間で調節する．[802]

脚ブロック bundle branch block；BBB 房室刺激伝導系における左脚と右脚の興奮伝導障害．伝導ブロックの程度によって完全ブロックと不完全ブロックに分けられるが，単に脚ブロックといえば完全脚ブロックを指すことが多い．伝導ブロックの部位によって右脚ブロックと左脚ブロックに分けられる．心電図所見の特徴として右脚ブロックでは，V_1 誘導の QRS 波が rsR′型や rR′型，rSr′(r<r′)型を示し，幅が 0.12 秒以上，V_5, V_6 誘導の幅広い S 波などがある．左脚ブロックでは V_5, V_6 誘導の QRS 波に頂点のプラトー型や分裂または結節を認め，幅が 0.12 秒以上で，q 波が消失して心室興奮時間が 0.07 秒以上に延長することなどがある．左脚はさらに前枝と後枝に分かれてそれぞれのブロックを認めることがあり，しばしば右脚ブロックと合併して出現する．左脚前枝ブロックは左軸偏位(−45〜−60度)，I，aV_L 誘導の qR 型の QRS 波，Ⅱ，Ⅲ，aV_F 誘導の rS 型の QRS 波などを認め，左脚後枝ブロックは右軸偏位(+100〜+120度前後)，I 誘導の rS 型 QRS 波，Ⅱ，Ⅲ，aV_F 誘導で qR 型 QRS 波などの心電図所見を示す．[1524]

逆平行⇨同アンチパラレル→207

逆方向性スパイク電位 antidromic spike potential⇨同逆行性活動電位→711

逆方向反復塩基配列 inverted repeat sequence；IRS 1本の塩基鎖内で逆方向に相補的に並んだ塩基配列のこと．相補的な配列間での結合〔A-U(T)，G-C 間〕により植物の幹のようなステム構造をとることが可能．遺伝情報の転移に関与するトランスポゾンの両端にも存在し，転移するときの DNA 組換えに重要と考えられている．[1257]

逆方向〔放射線〕治療計画 inverse〔radiation〕treatment planning 通常の放射線治療が，腫瘍の大きさ，位置から決定される均一な強度のビームを演繹的に計算することによって計画されるのに対し，強度変調放射線治療のように，腫瘍の制御線量と周囲のリスク臓器の線量制約を満たすように，帰納的にビーム強度を計算して放射線治療計画を決定する治療計画のこと．同様の逆計算法が透過線量から画像を求める CT に応用されている．[577] ⇨参強度変調放射線治療→766，線量制約→1800

逆向き遺伝学⇨同逆遺伝学→707

逆毛像⇨同hair-on-end appearance→56

逆モンテジア骨折 reverse Monteggia fracture⇨同ガレアッチ型骨折→562

逆輸送⇨同対向輸送→1867

脚リエントリー性頻拍 bundle branch reentrant〔ventricular〕tachycardia；BBRT ［脚枝間リエントリー性頻拍］ 心室の刺激伝導系である左脚あるいは右脚，またはその両方を興奮の旋回路とする頻拍．興奮の伝導経路としては右脚から心室中隔を経て左室に至り左脚を介して再び右脚に入るものと，その逆の旋回を示すものがある．心筋症などにみられ，脚も障害されており

伝導遅延を示す.[2] ⇨参リエントリー性頻拍⇀2919

逆流 reversal flow 通常とは異なる方向に流れること，または通常認められない部分に流れを認めること．例として，超音波カラードプラ法により僧帽弁逆流では左心室から左心房への血流が，門脈血逆流は通常肝臓へ向かう血流が肝臓から遠ざかる方向に流れるのが観察される.[955] ⇨参順流⇀1417

逆流性雑音 regurgitant murmur 高圧系から低圧系へ血液が逆流することによって生じる雑音をいう．房室弁あるいは中隔欠損孔を介する収縮期逆流性雑音と，半月弁閉鎖不全によって生じる拡張期逆流性雑音とがある.[546]

逆流性収縮期雑音 regurgitant systolic murmur ⇨同収縮期逆流性雑音⇀1369

逆流性食道炎

reflux esophagitis

【概念・定義】 胃の内容物(主に胃酸)が食道に逆流するために起こる食道の炎症．以前は上部消化管内視鏡検査で下部食道に食道粘膜障害を認めた場合に**逆流性食道炎**と呼んでいたが，逆流症状を伴っていても上部消化管内視鏡検査で粘膜障害が認められない**非びらん性逆流性食道炎 non-erosive reflux disease(NERD)**の存在が明らかになってきたことなどから，包括的な疾患概念としてこれらを**胃食道逆流症 gastroesophageal reflux disease(GERD)**と呼ぶようになった．最近では，食道外症状もGERDとして定義する分類が提唱されている(図)．

●GERD 国際分類(モントリオール体系)

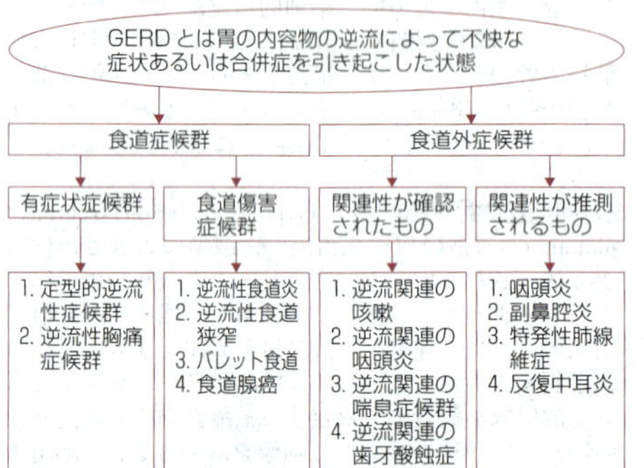

【疫学】 女性では50歳以上に，男性では40歳代からの中高年に好発．先進国に多く，発展途上国には少ない．日本では近年増加傾向にあり，上部内視鏡検査症例の10-20%が逆流性食道炎であるという報告もある．これは，ヘリコバクター・ピロリ *Helicobacter pylori*(*H. pylori*)非感染者の高齢化によって酸分泌能が高い高齢者が増加してきたこと，食事の摂取エネルギーや脂肪摂取量の増加，診断学の進歩などが要因と考えられている．

【病態生理】 胃食道逆流は**下部食道括約筋 lower esophageal sphincter(LES)**が逆流防止機能を果たさなくなったときに起こる．主な要因は，**食道裂孔ヘルニア**の存在と**一過性LES圧弛緩**．腹圧上昇(肥満，便秘，前かがみ姿勢，コルセットなど)，胃排泄遅延(脂肪やアルコールの過剰摂取など)，食品(コーヒー，チョコレート，柑橘類ジュース，香辛料など)，薬剤(カルシウム拮抗薬，抗コリン薬，亜硝酸薬など)，胃酸分泌量の増加(*H. pylori* 非感染)なども胃食道逆流の増悪因子となる．

【症状】 胸やけ，呑酸，嚥下痛，嚥下障害などの**食道症状**と，喘息様症状，慢性咳嗽，反復性呼吸器感染，咽喉頭部不快感，胸痛，耳痛などの**食道外症状**が出現．合併症として，高度の食道炎による吐血や食道潰瘍の瘢痕狭窄による通過障害が出現することもある．また，治癒過程において本来は扁平上皮で覆われる食道粘膜が円柱上皮に置き換わって**バレット Barrett 食道**になり，さらに**バレット癌**が発展しうることが知られている(年間約0.5%程度の発癌率)．

【診断】 食道症状を主訴とする場合には，欧米では警告徴候 warning sign(体重減少，高齢，貧血など)がなければまず胃酸分泌抑制薬の投与が行われ，症状が消失しない場合にのみ上部消化管内視鏡検査が行われることが多いが，*H. pylori* 感染率がまだ高く，胃癌も多いわが国では，治療前(または治療後早期)に上部消化管内視鏡検査を行うことが一般的となっている．上部消化管内視鏡検査で食道に潰瘍やびらんを認めれば逆流性食道炎と診断し，認めなければNERDと診断．このような症例の診断に，24時間pHモニタリングや問診表(FスケールやQUESTなど)が用いられることがある．

【治療】 **プロトンポンプ阻害薬**による胃酸分泌抑制療法が薬物療法の中で最も効果的であるが，服薬中断によって高率に再発するため，長期間にわたる治療が必要になる．薬物治療抵抗例には外科的に**噴門形成術**(ニッセン Nissen 法，トゥーペ Toupet 法など)が行われる．最近では，LES部を内視鏡的に縫縮あるいは焼灼することによって胃食道逆流を防止しようとする治療が欧米で試みられているが，わが国ではまだ一般的ではない．生活指導の要点として，大量摂食，高脂肪食，胸やけを誘発するような食行動，摂食直後の臥床，就寝直前の飲食，腹部緊縛の服装，肥満などの回避が重要．これらの徹底によって予防効果も期待できる.[152] ⇨参胃食道逆流⇀239

逆流性食道炎の看護ケア

【看護への実践応用】 観察のポイントは，疼痛，胸やけ，呑酸，咽頭の違和感，咳嗽などである．亜硝酸薬やカルシウム拮抗薬，アルコールやタバコ，カフェイン，香辛料なども逆流に影響する．薬剤使用歴や喫煙歴，飲酒歴の聴取も必要である．逆流性食道炎は，生活習慣や肥満が症状を引き起こす原因になるため，生活習慣の見直しがケアのポイントとなる．これまでの生活について確認し，逆流や腹圧の上昇を抑えるような生活について指導する必要がある．アルコールやタバコ，カフェイン，香辛料などの刺激物は控え，消化のよい食事にする．食べすぎや就寝前の飲食は控えるよう指導する．また，食事直後の臥位や前屈位は避け，食後は座位で1-2時間程度の安静を勧める．腸蠕動を促すように，飲水や適度な運動を勧め，必要な場合には下剤を内服するなど便秘の予防について指導する．また，腹部を圧迫するコルセットやベルト，前傾姿勢での作業なども腹圧を上昇させる原因となることを説明する．症状は内服により改善することが多い．自己判断で中止せず，継続的な治療が行えるよう働きかける．[993,1337] ⇨参逆流性食道炎⇀710

キャスター caster 車いすの自在輪のこと．通常は車いすの前輪(後輪は駆動輪という)．125，150，180，200 mm 径のものが一般的．屋内など平地で使用する場合は小径，屋外など凸凹な道で使用する場合は大径がよい．車いす操作に熟練した者は，走行中にキャスターを地面から持ち上げること(キャスター上げ)で，溝および小さな段差を乗り越えることができる．また，車輪軸と取り付け軸をずらしているため，取り付け軸が自在に回転でき，車いすを自由な方向に進行させることができる．[834]

キャストコア cast core⇨同メタルコア⇀2798

キャストシンドローム cast syndrome ［**上腸間膜動脈症候群，体幹ギプス症候群**］ 側彎症の矯正術(ハリントン Harrington 手術)後などに体幹ギプス(キャスト)を巻いた場合や股関節のギプス固定を行った場合，上腸間膜動脈が過度の圧迫を受けた際に起こりうる症候群のこと．また，骨粗鬆症による圧迫骨折の際に体幹ギプスを巻く場合，腰椎の過度の前彎があると生じやすくなるので注意が必要である．冷汗，悪心，嘔吐，低血圧などのショック様症状を呈する．十二指腸下部が大動脈と上腸間膜動脈とにはさまれてイレウスを生じることもある．早急にギプスを緩めるか除去する必要がある．ギプス固定後の注意事項として，神経麻痺，褥瘡，循環障害などがある．[1141]

客観的データ objective data 看護研究においては，問題志向型診療記録の叙述的経過記録(SOAP)におけるO(objective data)に相当する．医療者が客観的に観察したり測定器具などによって得たものである．例えば顔の紅潮，蒼白，腹部の膨満などを指す．問題を正確に把握するためには，主観的データと客観的データとの統合が必要である．[597] ⇨参主観的データ⇀1387

客観的臨床能力試験⇨同OSCE⇀92

逆行 retrograde 後ろ向き，または通常の向きとは逆の方向に進むこと．病理学では退行ともいい，また，逆行性尿路造影，逆行性大動脈造影のようにも使う．[1164]

逆行性遺伝学⇨同逆遺伝学⇀707

逆行性活動電位 antidromic action potential ［**逆方向性スパイク電位**］ 通常の自発活動電位の伝導方向とは逆に電気刺激により軸索終末から細胞体方向へ進む活動電位．あるいは，イニシャルセグメントから細胞体→樹状突起へと逆行性に伝播する自発性あるいは誘発性スパイク．[1274]

逆行性感染 retrograde infection 通常の生理的経路とは反対方向に感染が広がること．例えば，尿の流れとは逆に膀胱から感染が広がって起こる逆行性腎盂腎炎など．[324]

逆行性健忘 retrograde amnesia 過去の一定期間について追想できないことを健忘といい，意識障害のあとにみられることが多い．しかし，意識障害時より以前の，記憶が保たれていた健全な時期にまでさかのぼって追想の欠如が認められる現象を逆行(向)性健忘という．症状精神病，頭部外傷，脳出血，てんかん，種々の中毒などにおいて多くみられる．心因性の外傷的出来事のあとにも同様の現象がみられる場合がある．記憶の欠如は数分から数時間，ときには数日から数週間にまで及ぶこともある．[768] ⇨参前向性健忘⇀1756

逆行性左心カテーテル法 retrograde left heart catheterization 経皮的に末梢動脈へカテーテルを挿入し，大動脈から大動脈弁口を経て左心室へ至る方法．大動脈内や左心室内の各点における圧測定や血液ガス測定を行ったり，大動脈造影や左室造影を行う．血管内へのアプローチには大腿動脈や上腕動脈などが使用される．[676]

逆行性軸索輸送 retrograde axonal transport 軸索終末から細胞体方向へ物質を輸送する軸索輸送のこと．微小管に結合した輸送タンパクがモーターとして働く．[1274] ⇨参軸索輸送⇀1260

逆行性射精 retrograde ejaculation ［**精液逆流症**］ 膀胱頸部の内尿道口の閉鎖不全により，精液が前立腺部尿道に排出されたときに，精液の一部または全部が膀胱内に射出されてしまい，射精時に尿道からの精液が射出されなかったり，精液の量が少なくなってしまう射精障害の1つ．オーガズムを感じることが多く，射精後の尿を検鏡すると精子が認められる．内尿道口の閉鎖を支配している下腹神経が交感神経切除術，骨盤内手術，脊髄損傷などで損傷されたとき，あるいは糖尿病による神経障害などでおかされたときに生じることがある．また，経尿道的前立腺切除術などの合併症の1つで内尿道口の組織が損傷を受けたときや，フェノチアジン系精神安定薬，前立腺肥大症の治療薬の1つ α_1 ブロッカーの投与時にも生じることがある．[1244]

逆行性腎盂造影法 retrograde pyelography；RP ［RP］ 膀胱鏡下に尿管カテーテルを挿入し，造影剤を注入してX線撮影を行う方法．経静脈法と異なり腎機能障害が高度の場合でも造影は可能であるが，感染に注意が必要．[264]

逆行性髄内釘(てい)法 retrograde intramedullary nailing 近位から入れる髄内釘を遠位から逆行性に入れる方法．上腕骨近位1/3から1/2の骨幹部骨折などに用いられる．この場合，肩腱板を障害せずにすむ．[1030] ⇨参キュンチャー釘(てい)⇀747

逆行性胆管炎 retrograde cholangitis 胆道閉鎖症や総胆管拡張症などの手術で肝門部や肝管に，直接，消化管を吻合した場合に腸管内容が胆管内に逆行し発生する術後の感染症．胆道閉鎖症では肝門部の結合織内にある微小胆管は肉眼では確認できないほど細く，流出する胆汁量も少ないことから発症しやすい．[1154]

逆行性胆道膵管造影⇨同ERCP⇀47

逆行性転移 retrograde metastasis ［**奇異性転移**］ 悪性腫瘍の遠隔転移は脈管経由で起こり，通常は血行性・リンパ行性ともに流れに沿って上流から下流に転移するが，まれに下流から上流の臓器に転移する場合があり，これを逆行性転移という．例えば胃癌が肝に血行性転移するのは血流の方向から自然だが，肝癌が胃に転移した場合や，乳癌がリンパ行性に腸骨リンパ節に転移した場合をいう．[901]

逆行性伝導 antidromic conduction 活動電位が軸索を神経終末→細胞体へと伝導すること．通常の活動電位の伝導方向とは逆向き．[1274] ⇨参逆行性活動電位⇀711

き

逆行性テントヘルニア　reversed tentorial herniation⇨同上行性テントヘルニア→1432

逆行性ニューロン越え変性　retrograde transneuronal degeneration　切断端から中枢側の神経細胞がシナプスをこえて変性に陥ること.[1274]

逆行性尿道造影法　retrograde urethrography　尿道，前立腺疾患の診断に行われるX線検査法で，外尿道口から造影剤を注入器具を用いて，男性の場合は陰茎を手前に引くように伸ばして，逆行的に注入し撮影．撮影方向は45度斜位が最もよい．前立腺肥大症では前立腺尿道部の延長，拡張，前傾がみられ，尿道部の狭小像は尿道狭窄を示す.[474]

逆行性膀胱造影法　retrograde cystography　カテーテルを膀胱に挿入し，希釈した水溶性ヨード造影剤を注入してX線透視や撮影を行う方法．続いて排尿性膀胱尿道造影も行える．膀胱尿管逆流，膀胱腫瘍などの診断が主な目的.[264]

キャッスル因子　Castle intrinsic factor⇨同内因子→2176

キャッスルマン病　Castleman disease　［**縦隔巨大リンパ節過形成，キャッスルマンリンパ腫**］　アメリカの病理学者キャッスルマン Benjamin Castleman (1906-82)が縦隔リンパ節過形成 mediastinal lymph node hyperplasia と命名したもの．縦隔リンパ節に好発し，組織学的には胚中心形成を伴うリンパ濾胞増殖と毛細血管の増生，毛細血管内皮細胞の硝子化形成を呈し，硝子化した内皮細胞がハッサル Hassall 小体類似の構造をとる．硝子様血管型と形質細胞型の2種類がある．最近では，全身性にリンパ節腫大を呈する多中心性(多発型)のもの multicentric Castleman disease も含めキャッスルマン病という．発症原因は不明であるが，リンパ節からインターロイキン6(IL-6)が継続的に過剰産生される結果，発熱，食欲不振，体重減少などの症状や，貧血，CRP高値，高γグロブリン血症などの臨床検査値異常を呈する．疾患自体は良性であるが，長期にわたると肺障害や腎障害を呈する．一般に限局性のものは無症状なことが多く，外科的に摘出することで治癒する．多発性のものはIL-6過剰産生に伴う症状を呈し，副腎皮質ホルモン剤，抗IL-6受容体抗体による治療を行う.[1019]

キャッスルマンリンパ腫　Castleman lymphoma⇨同キャッスルマン病→712

ギャッチアップ　⇨参ギャッチベッド→712，褥瘡予防のギャッチアップ→1478

ギャッチベッド　Gatch bed　アメリカの外科医ギャッチ Willis Dew Gatch (1878-1954)によって考案された上半身を挙上する機能(ギャッチアップ機能)を有するベッド．病院のほか，在宅介護でも多く用いられている．ベッドについている電動スイッチまたはハンドルを操作することで頭部側または下肢側が持ち上がる．自分で座位をとることが困難な患者は，他動的に頭部側を挙上することで無理なく半座位(ファウラー位)をとることができる．上半身のみの挙上で身体がずり落ちる場合は下肢側も挙上する．現在は，ベッドの高さも調節できるものが主流となり，看護師または介護者の動きやすい高さに調節できるので，ベッド上で食事や整容などを介助することが容易となっている．また電動であれば患者(被介護者)自身の指先の動きだけで操作が可能である.[834]

キャッピング現象　capping phenomenon　細胞表面に均一に分布していた分子が分布を変えて細胞表面の特定の部分に局在するようになる現象．細胞表面にはさまざまな受容体や膜タンパク質が存在し，これらはリン脂質二重層が形成する細胞膜にモザイク状に埋め込まれ，ランダムに分布している．これらの受容体や膜タンパク質に抗体やレクチンなどの多価のリガンドが結合すると，リガンドが架橋剤となって隣接する受容体や細胞膜タンパク質が集合した分子複合体のクラスターを形成する(パッチ形成)．この分子複合体クラスターがさらに隣接するクラスターと重合することにより巨大な分子集合を形成し，最終的に細胞の特定の部分に集中して存在するようになる．このとき，受容体や細胞膜タンパク質に結合するリガンドを蛍光標識しておくと巨大な分子集合があたかも帽子をかぶせたように見えることから，キャッピング現象と呼ばれている．このようなリガンド結合による細胞表面分子の凝集は細胞内へのシグナル伝達と深く関連する．またキャップ形成に相当する反応は細胞間接着部位にも観察され，細胞間相互作用にも重要な役割を果たすと考えられる.[939]　⇨参脂質二重層→1280

ギャップ結合⇨同ギャップ・ジャンクション→712

ギャップ現象　gap phenomenon　房室伝導でみられる電気生理学的現象の1つで，通常は房室接合部でブロックされてしまう興奮が通過することがある．これをギャップ現象という.[1471]

ギャップ・ジャンクション　gap junction　［**ギャップ結合，細隙結合，ネクサス**］　細胞接着装置の1つ．隣接する細胞の細胞膜(間隙2-4 nm)を貫通する小管(コネクソン)が束になっている構造．この小管内をカルシウムイオンなどの小さいサイズの物質が移動して，速やかな情報伝達を行う．情報伝達に時間的遅滞がなく，シナプスを介する化学伝達よりも伝達速度が速いことから中枢神経のニューロン間に発達し，反射弓や複数のニューロンの同時興奮にかかわる．また，複数の細胞がほぼ同時に興奮できることから，心筋，平滑筋，肝細胞，唾液腺，グリア細胞などにも存在．心房・心室の心筋が一丸となったリズミカル運動もギャップ・ジャンクションの伝達による．化学伝達よりも温度の影響を受けにくいことから，無脊椎動物など外温性動物の神経系の主要な伝達機構となっている.[1044]

ギャップ《染色体の》　gap　電離放射線や化学物質などで誘発される獲得性染色体異常の1つで，非染色性のすきまとして観察される部分をいう．染色分体断片は基部の染色体長軸からずれていない状態で，ずれている場合のブレイクと区別している．染色体 chromosome，染色分体 chromatid のいずれにも起こりうる.[1293]

キャップポリポーシス⇨同CAPポリポーシス→33

キャノン波　cannon wave　［**大砲波**］　頸静脈波におけるa波の異常の1つ．右房収縮の際，頸静脈内にうっ血が起こり，a波が生じる．完全房室ブロック，心室頻拍，房室解離などでは，心房収縮と心室収縮が同時に生じると，亢進した右室圧と右房圧が相乗的に作用し，巨大なa波が形成される．これをキャノン波または反動性巨大a波と呼び，不整脈の診断に重要な所見

である.[1575] ⇨参頸静脈波→861

キャプラン Gerald Caplan⇨同カプラン→545

キャプラン症候群 Caplan syndrome⇨同カプラン症候群→545

キャメロン Ewen Cameron スコットランド生まれのアメリカの精神医学者(1901-67), グラスゴー大学, ジョンズ=ホプキンス大学で学び, アドルフ=マイヤー Adolf Meyer の影響を受けた. 1943年にカナダのマギール大学精神医学教授, 同時にロイヤルビクトリア病院の主任教授, そしてモントリオールにあるアラン Allan 記念病院の精神科部長を併任した. デイプログラムあるいは一部分入院の歴史は, 1933年のソ連(現ロシア)に始まる. 欧米で最初の精神科デイホスピタルは1946年にキャメロンが総合病院であるアラン記念病院の精神科で開始したもので, のちに世界中に広がった. キャメロンは病院を基盤にしたケアを強調し, 病院にベッドがないデイホスピタルを始めた. そこでは, 当時入院治療で取り入れられていた治療方法をすべて取り入れたといっても過言ではない. 特に, キャメロンは急性期の疾患にある患者に, インスリンショック療法, 電気ショック療法, 薬物療法などの身体療法に個人精神療法, 集団精神療法, 家族療法などを統合して用いた. これらは入院治療と類似しており病室や病棟がないだけである. したがって, デイホスピタルや一部分入院という言葉を用いる. 医療に方向づけられているので, 保険支払いの適用を受ける. 地域での治療は, キャメロンに少し遅れてロンドンでビエラ Joshua Bierer が地域に根ざしたアプローチを開始した. キャメロンの1962年の論文"The Depatterning Treatment of Schizophrenia"〔統合失調症のデパターニング(非パターン化)治療〕では, 臨床研究から総合病院の精神科病棟で統合失調症患者の入院期間を短縮するためには, 集中的な電気ショック療法, 持続睡眠療法, そして退院後2年間のフォローアップが重要だと述べている. 特に, 認識などの処理能力のパターンが3つの段階で変化することを明らかにした. キャメロンは初期にはインスリン療法の研究をし, 晩年は高齢者の記憶について研究した. また, 研究結果に基づく治療を行い, EBM(エビデンスに基づく医療)を実践. そして生涯に6冊の著書と157の論文を発表. 生命体的反応 organismal response と表現するように精神生物的接近法, 多様な治療方法を統合し, 人間の器質や精神薬理を重要視し, 人間の精神へのシステムアプローチ, そして生命バランス vital balance の概念は, のちにメニンジャー Karl Menninger らが引用することになる. 1967年9月8日, 心臓発作で突然死したキャメロンが, マギール大学で精神科医の訓練ネットワークを形成したことは特筆に価する. そして1961年に初代国際精神医学会会長に就任したことは, その業績を端的に表すものである.[458]

キャリア carrier ［**保菌者, 保因者, 病原体保有者**］ 感染症の病原体を体内にもっていながら, まったく症状を示さないヒトをいう. 感染を受けても不顕性感染の状態で終始無症状な保菌者を健康保菌者といい, 発病して治癒したあとも病原体を排出するものを病後保菌者または回復期保菌者という. 保菌者は感染源として重要な役割を果たすことが多い.[324]

キャリア開発 career development キャリアは履歴, すなわち個人が職業上の地位や役割を獲得しながら職業人としての能力やアイデンティティを形成していくことで, それを発達過程ととらえ職業能力を計画的に向上させることでキャリアの上昇を目指すことがキャリア開発. 人事・労務管理の側からいえば, そのように職員を動機づけその機会を与えること.[466]

キャリアタンパク質 carrier protein, transport protein ［**輸送タンパク質**］ 溶解度の低い非極性物質などと結合して複合体となることで難溶性物質の輸送を担うタンパク質. 血液中には多くの可溶性キャリアタンパク質が存在. さまざまな物質を輸送するアルブミンのほか, 鉄と結合するトランスフェリン, 脂質と結合するリポタンパク質などがある.[1257] ⇨参担体→1948, 担体タンパク質→1948

キャリアフリー carrier-free⇨同無担体→2788

キャリーオーバー carry-over 前の試料の一部が測定装置内に残っているために測定誤差が生じること.[258]

キャリー・ブレア輸送培地 Cary-Blair transport medium 糞便の保存輸送に適するように考案された培地. 検査材料中の主として腸内細菌科やビブリオ *Vibrio* 科細菌の保存および輸送の目的に使用.[324]

キャリパー caliper⇨同皮脂厚計→2440

キャリパー《下肢装具》 caliper 支柱つき下肢装具の足継手と足部の連結部品の1つ.[834]

キャリブレーションカーブ⇨同検量線→965

ギャルサン症候群⇨同ガルサン症候群→556

キャレル・パッチ法 Carrel-patch technique フランスの外科医キャレル Alexis Carrel(1873-1944)が考案した血管移植法. 腎移植において腎動脈を周囲大動脈壁とともにボタン状にくり抜きレシピエントの大動脈に移植したのが最初. 大動脈基部置換術における冠動脈再建などにもよく用いられる.[932] ⇨参大動脈基部置換術→1889, ベントール手術→2651, フルルート法《生体弁グラフトを用いた》→2587

キャロットの三角⇨同カローの三角→563

ギャロップリズム⇨同奔馬調律→2723

ギャングエイジ gang age ［**徒党時代**］ 小学校高学年から中学1年生の頃の思春期前期と呼ばれる時期をいう. この時期には, 気が合う, 勉強ができるなどという個人の特徴で友人を選ぶようになり, 同性・同年齢の友人で徒党集団をつくり, 外部に対して閉鎖的な秘密性で集団は結束している. 権威に対する反抗, 他の集団に対する対抗意識, 異性集団に対する拒否性が特徴. リーダーを中心にまとまり, メンバーは決まった役割をもち, メンバーにとって大切なことは集団から離れないことである. このような集団の中で社会性, 協調性, 責任感がはぐくまれ, 社会的視野も広がっていく.[1631] ⇨参学童期→487

キャンドルジャー法⇨同ろうそく〔びん〕培養法→2993

吸引 suction, aspiration 体腔内, 管腔内, 臓器または結合組織内になんらかの原因で異常に貯留した分泌物, 滲出液, 血液, 空気などを, 体外に排出する方法で, 一時的吸引法と持続吸引法がある. 通常, 看護行為としては, 口腔から気管まで気道内に貯留した分泌物や異物をカテーテルを挿入して除去すること(気道吸引)を指す. 気道吸引の目的は気道内貯留物を除去する

き

ことにより，気道閉塞を予防し，肺換気を改善，さらに肺，気管支の感染を予防することである．このほか，胸腔内の大量の貯留物(血液，膿，滲・漏出液，空気など)を胸腔内チューブ挿入により体外排除する(胸腔ドレナージ)処置の際に胸腔内を陰圧に保つため低圧持続吸引器に接続する方法なども，広義の意味で吸引の範疇である．[731] ⇨参胸管ドレナージ法→751，口腔吸引→989

吸引カテーテル⇨参気管内吸引→675

吸引器 aspirator ［**吸引装置，アスピレーター**］ 吸引によって体腔や器官内に貯留した分泌液，漏出液，滲出液，空気などの物質を取り除く装置．吸引器には圧を調節するバルブが装着されており，病態や吸引物の性状などによって，圧を設定し持続的に吸引できるものもある．[258]

吸引牽引器 vacuum extractor⇨同吸引分娩器→714

き

吸引遂娩 vacuum delivery，vacuum extraction 分娩中に胎児機能不全，分娩遷延，母体疲労などが生じた場合に，児頭に吸引カップを装着し陰圧で児頭を牽引する分娩法．吸引分娩ともいう．吸引遂娩は鉗子分娩に比較して経腟分娩成功率は有意に低いものの，母体の重篤な産道損傷が少ないという利点がある．吸引遂娩の施行条件は，①妊娠34週以降であること(34週までの吸引分娩は脳内出血の危険が高まるので禁忌)，②児頭骨盤不均衡がないこと，③子宮口全開大かつ既破水であること，④児頭が嵌入し十分に下降していることなどであり，制限として，①吸引分娩総牽引時間は15分以内とし，吸引術(鉗子滑脱回数も含める)は5回までにとどめること，②総牽引時間が15分を超える場合は，鉗子分娩あるいは帝王切開に切り替えることが推奨されている．⇨参鉗子分娩(遂娩)→606

吸引生検細胞診 aspiration biopsy cytology；ABC 経皮的に深部臓器(肝，膵，腎，肺，後腹膜，卵巣，子宮体部など)の疑わしい病変(腫瘍)に細い穿刺針(外径0.6-0.8 mm)を挿入し，吸引により細胞を採取し，染色ののち，顕微鏡にて個々の細胞形態を判断，病変を診断すること．臓器によっては超音波検査下に穿刺針を患部に誘導することもある．合併症として出血，感染，気胸，悪性細胞の撒布があるが，いずれも細い穿刺針の使用により危険性は回避できる．染色法にはパパニコロー Papanicolaou 法，メイ・グリュンワルト・ギムザ May-Grünwald-Giemsa 法のほか，目的に応じて免疫染色も行われる．[279]

吸引生検法 aspiration biopsy 細い注射針(生検針)をつけたシリンジまたは注射器を用いて組織片を吸引，採取し検査する方法．顕微鏡による病理組織学的検査を目的に，病巣などから組織片を採取する．[258] ⇨参細胞診→1172，針生検→2398，吸引生検細胞診→714

吸引性肺炎 aspiration pneumonia⇨同誤嚥(ごえん)性肺炎→1072

吸引装置⇨同吸引器→714

吸引脱脂術⇨同脂肪吸引法→1339

吸引針 aspirating needle 細長い中空針で，窩，洞，体腔，脈管，体組織から液を抜き取るのに用いる．[258]

吸引反射 sucking reflex ［**吸い込み反射，吸啜反射**］ 乳児は口唇・口角・頰に指や乳首が触れると，刺激された方角に首を回し口を開く探索反射が起こる．次いで唇および舌で吸いつく運動が起こる．これを吸引反射といい，脳幹の反射である．在胎24週頃から現れ生後12か月前後でなくなる．正常な乳児に必ずみられる反射ではあるが，成人にも現れることがあり，その場合は前頭葉の障害などを示している．[842]

吸引分娩 vacuum extraction 分娩時に胎児や母体の生命が危険にさらされており，急いで胎児を娩出させる必要があるときに，吸引分娩器を用いて児頭を牽引，娩出させること．適応は，胎児機能不全，分娩遷延，母体の疲労などである．児頭骨盤不均衡がない，子宮口が全開大している，破水している，児頭が骨盤内に固定している，児が生存し成熟していることが必要条件である．ただし，著明な産瘤がある場合には実施しない．吸引カップを児頭に装着し，ゆっくりと骨盤軸に沿って牽引する．児頭の下降が困難なときには，産瘤の発生や，産瘤が大きくなって吸引カップがはずれることがある．児頭がカップからはずれると，児頭への衝撃が大きいので，2回はずれた場合には，鉗子分娩に変更する．牽引時間は15分を限界とすることが推奨されている．[1323]

吸引分娩器 vacuum extractor ［**吸引牽引器**］ 分娩が遷延した際などに行う吸引分娩に用いる器具．吸引カップを児頭に装着し，児頭牽出直前にカップ内を400-600 mmHgの陰圧にして児頭を引いて経腟分娩させる．[1323]

臼蓋 acetabular roof ［**寛骨臼蓋**］ 股関節は大腿骨頭と寛骨臼からなる球状関節であるが，寛骨臼のうち，大腿骨頭の軟骨部分を支える屋根の部分を臼蓋と呼ぶ．[1596]

臼蓋形成術⇨同寛骨臼形成術→598

臼蓋形成不全 acetabular dysplasia 股関節の臼蓋を構成する骨組織の発育が先天性に不十分で，大腿骨頭を十分に覆うことができない状態．臼蓋の傾斜が大きくなり，骨頭が外上方に転位しやすく，亜脱臼や変形性変化をきたしやすくなる．先天性股関節脱臼に伴うものと単独に認められるものがあり，遺伝的要因もある．また原因の1つとして，胎児が逆子であることがあげられる．X線所見で，臼蓋骨頭指数(CE角，シャープSharp角，荷重部臼蓋傾斜角)を計測して診断する．すなわち，CE角(骨頭中心と臼蓋嘴を結ぶ線がパーキンスPerkins線となす角度で，正常は25-35度)18度以下，Sharp角〔臼蓋外上縁(臼蓋嘴)と涙痕を結ぶ線が左右の涙痕を結ぶ線となす角度，正常は33-38度〕46度以上，臼蓋角(α角寛骨臼蓋切線とウォーレンバーグWollenberg線のなす角度で，正常は20-25度)30度以上の状態をいう．CE角10度以下は変形性変化が進行する危険性が高い．寛骨臼による大腿骨骨頭の被覆が不十分なために，放置されれば股関節は二次性変化を起こしやすい．亜脱臼をきたさない臼蓋形成不全のみの症例では，60歳以上になると変形性股関節症へと進展することがあり，注意深い定期的経過観察が必要である．わが国における変形性股関節症の90%以上は病因となる原疾患(先天性股関節脱臼，臼蓋形成不全，ペルテスPerthes病，外傷など)に続発した二次性股関節症であるため，既往歴の聴取がきわめて重要である．ただし，臼蓋形成不全は治療歴がないことも多く，X線検査によりはじめて明らかになることも多い．初診時に下肢の取り扱い方，おむつの当て方，抱き方，ミルクの飲ませ方などを指導する．生後3か月未満では指導のみ，生後3か月以上では装具(リーメンビューゲル Riemenbügel など)を2-3か月装着する．治療の基本は筋力トレーニング(特に中殿筋)と負荷の軽減(体重増加の防止)である．変形性股関節症になる以前であれば，寛骨臼と大腿骨頭との適合性を改善するために，さまざまな手術(大腿骨骨切り術，寛骨臼回転骨切り術，大腿骨骨切り回転術，キアリ Chiari 法など)が考えられている．変形性股関節症に進行してしまった症例は，人工股関節置換術を行う．[1141]

●臼蓋形成不全の診断に必要な指数

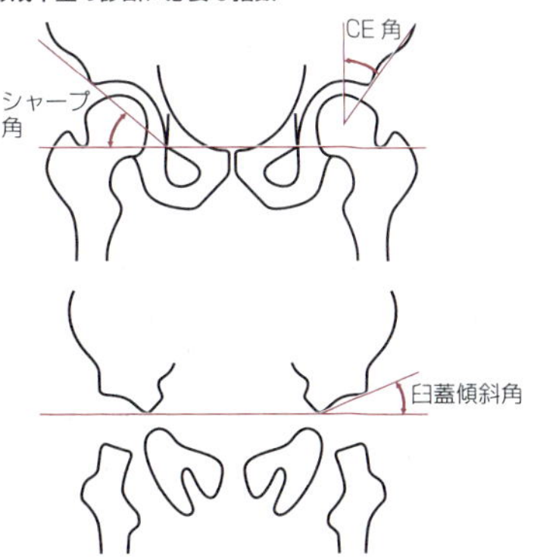

球海綿体筋 bulbocavernosus muscle 陰部神経支配下で，肛門の前方である尿生殖三角にある外陰部の筋肉．男性では射精時に尿道を圧迫することによって射精を容易にする働きをする．女性では括約筋として膣口を狭める働きがあり，前庭括約筋とも呼ばれる．[30]

球海綿体反射 bulbocavernosus reflex；BCR 男性では陰茎亀頭部を，女性では陰核を指でつまむか圧迫すると，反射性に球海綿体筋ならびに外肛門括約筋が収縮する神経反射をいう．球心路・遠心路ともに陰部神経で，仙髄(S_2〜S_4)を介する反射である．この反射は反射弓をおかす末梢神経障害で消失するが，中枢性神経疾患では亢進．またこの反射は，表在反射というよりは深部反射的で，その反射の亢進があれば排尿障害は核上性の脳神経領域の障害に起因するものであり，神経因性膀胱の診断上重要な反射でもある．[30]

球窩関節 enarthrosis⇨同球関節→716

牛角胃 steer horn stomach，horn shape stomach 上部消化管造影検査において胃の形がウシの角のように描出されること．胃角が十二指腸より高い位置に描出され，緊張度の高い状態にある．肥満体形，筋肉質の人に多く，欧米人に多い．[580,1608]

●牛角胃

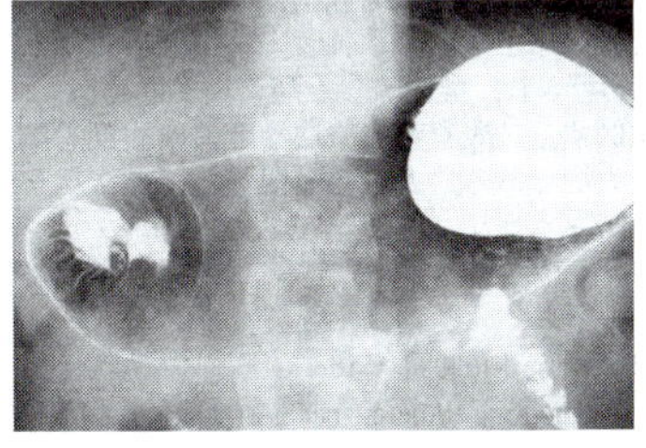

嗅覚閾値 olfactory threshold T＆Tオルファクトメーターによる基準嗅覚検査において基準臭を嗅がせたときの最低濃度．このうちにおいを感じたときの濃度を検知閾値といい，においを判断できる濃度を認知閾値という．[736]

嗅覚異常 dysosmia ［異常嗅覚］ 嗅覚障害の1つ．他人は感じないのに本人は悪臭を強く感じる自覚的悪臭症と，萎縮性鼻炎などが原因で他人は悪臭を感じているが本人は感じない場合がある．これに対して周囲の人と異なったにおいを感ずる場合を異嗅症といい，嗅素がないのに，においを感じる場合を幻嗅と呼ぶ．[736]

嗅覚過敏症 hyperosmia，olfactory hyperesthesia 普通に感じていたにおいが強く感じられ，過敏を訴えるもの．[736]

嗅覚計 olfactometer ［オルファクトメーター］ 嗅覚を測定する器械または器具のこと．わが国ではT＆Tオルファクトメーターが基準嗅覚検査法に用いられている．[736]

嗅覚検査法 olfactometry，osphresiometry ［オルファクトメトリー］ 嗅覚障害の程度をみるために行う検査．基準嗅覚検査(T＆Tオルファクトメーターによる)と静脈性嗅覚検査(プロスルチアミン静注による)が臨床的に用いられている．基準嗅覚検査は5種類の基準臭を10倍単位で希釈した水溶液を短冊状のにおい紙先端に浸し，患者の鼻先でかがせて行う．検知閾値(においの種類はわからないが，においをはじめて感じたとき)と認知閾値(においの種類が正しくわかる)を測定．静脈性嗅覚検査は，プロスルチアミン(アリナミン®)を肘正中静脈から20秒間かけ注射し，潜伏時間(におい始めまでの時間)と持続時間(におい始めからにおい終わりまでの時間)を測定する．[555] ⇨参静脈性嗅覚検査→1461，基準臭→685

嗅覚検査用基準臭⇨同基準臭→685

嗅覚受容器 olfactory receptor においを感知する化学受容器で，上鼻甲介から鼻中隔にわたる部位の嗅上皮の嗅細胞にある．におい物質の立体的分子構造(かぎ)がそれと相補的な構造をもつ受容部位(かぎ穴)に結合したとき，物質に固有のにおいが生じ，においとして認識されると考えられている．[1230]

嗅覚障害 olfactory disturbance，olfaction disorder ［嗅覚不全］ 嗅覚がまったくなくなった嗅覚脱失，嗅覚が低下している嗅覚減退，他の嗅素と異なったにおいを感じる錯嗅，嗅覚倒錯，妊娠や月経などで起こる嗅覚過敏がある．嗅覚障害は原因により末梢性と中枢性に分けられる．末梢性のものは，①呼吸性嗅覚障害：嗅裂が膿汁，鼻たけ(茸)，粘膜腫脹などでふさがり嗅素が嗅上皮に到達できないために起こる，②嗅粘膜性嗅覚障害：嗅細胞そのものが炎症や刺激性ガスの吸入により障害を起こしたもの，③混合性嗅覚障害：①と②が合併したもの，がある．これに対して，嗅球より中枢側に腫瘍や外傷が原因で障害のあるものが中枢性嗅覚障害で，ヒステリーや心身症のような機能的障害によって起こることもある．検査は静脈性嗅覚検査が一般的．プロスルチアミン(アリナミン®)を静脈注射し潜伏時間と持続時間を測定する．呼吸性嗅覚障害では一般にこの検査で異常を認めない．治療は呼吸性のものは原因を除去し嗅裂を開放する．嗅粘膜性のものはステロイド点鼻が有効なことがある．中枢性のものにはビタミン剤，血管拡張薬，代謝賦活薬などを投与するが回復はむずかしい．[347]

嗅覚中枢 olfactory center ［嗅覚野(領)，嗅野］ 側頭葉の内側面の大脳皮質にある神経線維群で，においを感じる中枢．嗅上皮の嗅細胞線毛で受容された嗅刺激は第一次中枢の嗅球へ送られ，外側嗅索を経て視床，嗅覚中枢へと伝わる．[1230]

嗅覚伝導路 olfactory pathway ［嗅覚路］ 嗅覚伝導路の一次ニューロンは，鼻腔の嗅上皮中に存在する感覚細胞(においを感受する嗅細胞)で，その軸索が嗅神経である．嗅神経は篩骨の篩板を通過して頭蓋腔内の嗅球に入る．嗅球内で嗅神経は僧帽細胞や房飾細胞の複雑に枝分かれした樹状突起にシナプスし，嗅球糸球体を形成する．二次ニューロンである僧帽細胞や房飾細胞の軸索は嗅索として前嗅核，嗅結節に，さらに外側嗅条として梨状葉前皮質(ブロードマン Brodmann 分類の第 51 野)，扁桃体，内嗅領皮質(第 28 野)などに終わる．内嗅領皮質からの情報はペーペズ Papez の情動回路に入る．前嗅核からの線維は内側嗅条を通って同側のブローカ Broca の対角帯や脳梁下回に終わるほか，前交連を通り反対側の前嗅核や嗅球に達する．[154]

嗅覚不全⇨同嗅覚障害→715

嗅覚発作 olfactory seizure 感覚発作の 1 つである．においを主体とする感覚を発作性に感ずるもので，におい発作の起こり方から，以下のように分けることができる．①妙なにおい，不愉快なにおい，表現しがたいにおいなどを発作性に感ずるもので，要素性嗅覚発作 olfactory elementary seizure と呼ばれる．これはにおいのもとになる外界の刺激はないのに，突然，言いがたいにおい(異常臭 parosmia)を自覚するもので，多くの場合，何のにおいか言い当てることができず，「不快なにおい」などと表現する．発作の焦点が鉤 uncus にあることが多く，鉤発作と呼ぶこともある．②幻嗅てんかん発作 olfactory hallucinatory epileptic seizure と呼ばれるもので，においのもとが外界にないのに，複雑な不快なにおいを発作性に感ずるもので，腐った排泄物，物の焼けるにおい，腐敗臭，硫黄のにおいなどを感じる．側頭葉，特に鉤領域内に発作焦点があることが多い．③錯嗅てんかん発作 olfactory illusional epileptic seizure と呼ばれるものは実際に感じたにおいをほかのにおいと感じる嗅覚の変容，認知の障害である．例えば，外界にあるにおいを急に異常に強く感ずる(hyperosmia)といった症状を自覚する．発作が側頭～鉤皮質から起こる場合が多い．[1529] ⇨参感覚性発作→571，体性感覚発作→1880

嗅覚野(領)⇨同嗅覚中枢→716

吸角療法 cupping therapy ［吸玉(すいだま)］ 火罐療法・抜罐療法・吸玉(すいだま)療法とも呼ばれる．古くから洋の東西を問わず用いられた治療法で，頭痛や筋肉痛時などに行われることが多い．通常，内部を陰圧にしたガラス球の容器を用い，経穴など皮膚の部位に吸着させ充血・うっ血させる作用機転により疾病を治療する．あらかじめ容器中でアルコールや薄紙を燃やして内部を真空状態にさせるが，現在は簡便に手動式あるいは電動吸引器などを用いることも多い．治療方法には，皮膚にそのまま吸着させる乾角法と，瀉血をする目的で行う湿角法がある．[123]

嗅覚路 olfactory pathway⇨同嗅覚伝導路→716

牛眼⇨同発達緑内障→2385

球関節 ball-and-socket joint，spheroid joint ［球窩関節］ 可動関節の型の 1 つ．関節頭は球状で，関節窩は関節頭に対応するような凹面となって向き合っている．関節窩が比較的浅いので，可動性からみるとすべての方向に運動しうる多軸関節であり，屈曲，伸展，内転，外転，内旋，外旋のすべてが可能である．肩関節にみられる．関節窩が特に深いものは臼状関節といわれ，股関節にみられる．[1421] ⇨参関節の種類と機能→620

急患用ストレッチャー ambulance stretcher 救急患者を救急現場から救急自動車に，救急自動車から医療機関に収容するときに使用される担架車．スカッドメイトタイプとエクスチェンジタイプがある．後者には頭部側のキャスターに自在性がない，セーフティロックがないなどの特徴がある．その他，屋内，階段上，狭い場所で使用されるサブストレッチャーがある．[1582]

吸気 inspired air，inspired gas 呼吸器(肺)に吸入される気体．平地(760 mmHg)で空気(酸素 20.95%：炭酸ガス 0.04%)を吸入すると気道系で水蒸気が飽和され，吸気の酸素分圧は 149 mmHg［(760 − 47) × 0.2095］となる．47 は 37℃の飽和水蒸気圧．吸気中の炭酸ガスは 0 とみなす．[1213] ⇨参吸息→743

吸気胸郭陥凹 inspiratory thoracic recess 肋軟骨および肋骨の間の軟部組織が吸気時に陥凹すること．気管狭窄などで吸気時に胸腔内に強い陰圧が生じるときに起こる．鎖骨上および鎖骨下陥凹がみられることもある．幼児では，胸郭に柔軟性があるため軽度の呼吸努力でも胸骨陥凹が起こる．[953] ⇨参陥没呼吸→653

吸気・呼気相比⇨同吸・呼気相比→719

吸気後休止時間 inspiratory pause time，end-inspiratory pause；EIP ［吸気終末休止］ 人工呼吸器による換気の実施中，機械による送気が終了して吸気弁が閉鎖しても，直ちに呼気弁を開放しないで，ある期間両弁を閉じたまま保持することを吸気終末休止といい，その時間を吸気後休止時間という．通常 1 つの呼吸サイクルの 10% をあて，この期間は吸気相である．こうすることで肺内の換気の不均等分布が改善される効果がある．[893]

吸気酸素濃度 fractional concentration of inspired oxygen；F_{IO_2} ［吸入気酸素濃度，F_{IO_2}］ 吸気時の気体中(inspiratory air)に含まれる酸素(O_2)の割合 fraction (濃度)を表すもので，空気呼吸時には 20.9% となる．酸素吸入中の吸気酸素濃度は一回換気量，呼吸数，吸気時間，酸素流量などに影響される．特に酸素流量と換気量に強く影響され，酸素流量と酸素濃度に比例し，換気量に反比例する．酸素吸入療法など酸素濃度を調節するときに大切である．人工呼吸器では圧縮空気と酸素の両方をガス源として，酸素濃度調節器(ブレンダー)によって任意の濃度を選択できるようになっている．[177]

吸気終末休止⇨同吸気後休止時間→716

吸気性陥没 inspiratory thoracic recess ［吸気性胸部陥

凹］ 十分な空気が流入してこないために肺がふくらまず，代償性に肋間，胸骨上窩，剣状突起部が陥没する現象のこと．呼吸に際して，胸郭が拡大して胸腔内の陰圧が増せば気道から外気が流入して肺はふくらむが，この現象では空気の流入が著しく減少するために生じる．[1443] ⇨参陥没呼吸→653

吸気性胸部陥凹⇨同吸気性陥没→716

吸気性呼吸困難 inspiratory dyspnea 外気を肺胞内に取り入れるとき，すなわち吸気時に，非常に苦労すると感じることをいう．一般的に，換気仕事量が吸気時に増加している状態．臨床的には，肺気腫などの慢性閉塞性肺疾患は呼気性の呼吸困難を自覚するが，吸気性呼吸困難は上気道や気管など太い気道が狭窄しているとき，肺線維症などのように肺胞隔壁が線維化し，肺胞が萎縮しているときなどに発生する．[1443]

吸気性喘鳴(ぜんめい) inspiratory stridor 吸気で聞かれる「ぜろぜろ」という音で，周囲の人にも聞こえるほどの音である．喉頭から主気管支までの気道に閉塞ないし狭窄のあることを示す所見で，この部の攣縮，圧迫炎症(分泌物貯留)，異物，腫瘍などが原因となる．肺水腫の際にも認められるが，このときは吸気のみならず，呼気でも聞かれることが多い．[1443] ⇨参喘鳴(ぜんめい)→1794

吸気性ニューロン inspiratory neuron⇨同吸息性ニューロン→743

吸気相時間 inspiratory phase time 人工呼吸器による呼吸管理中，ガスを吸入する時間(吸気時間 inspiratory time)と吸気後休止時間 inspiratory pause time を合わせて吸気相時間と呼ぶ．[893]

吸気トリガー negative pressure trigger 患者の自発呼吸を感知した際，人工呼吸器によって補助呼吸が開始される．感知する方法には，回路内圧の変化，すなわち吸気による陰圧を感知(吸気トリガー)する圧トリガー方式，流量の変化を感知するフロートリガー方式がある．

嗅球 olfactory bulb 嗅覚の一次中枢で，大脳の前頭葉下面にあり，内頭蓋底の前頭蓋窩の篩板(篩骨)の上に位置している．鼻腔上部の嗅上皮中に存在する嗅細胞の軸索が篩板を通過して嗅球に入る．嗅球の後方には嗅索が続いている．[154] ⇨参嗅覚中枢→716，嗅覚伝導路→716

救急医 emergency physician 広義には救急医療を担当する医師．狭義には日本救急医学会の救急科専門医の資格をもつ医師を指す．救急医療の円滑運営，現場での救急診療さらには大学における救急医学教育において，その存在意義は大きい．しかし救急医といっても，軽症の患者から重症頭部外傷や多発外傷など外傷を中心にするもの，心筋梗塞などの循環器疾患を専門に診療するものまでさまざまである．専門分化の著しい医学の領域にあって，救急医としてその診療領域をどのようにとらえるか，救急専門医とは何かなど課題も多い．[1582]

救急医学 emergency medicine 救急患者として来院する患者が有している疾患の診断，治療，教育，研究を行う医学の一分野．救急医学は医学の教育，研究の中からではなく，救急医療を実践することから生まれてきた．救急医学という学問があるのか否かは古くて新しい問題で，これまで多くの議論がなされてきた．「多くの専門分野に分かれて散在していた医学知識を集め，新しい分野として再構築したもの」で，医学界では救急医学は存在しないという意見が主流であった．これは救急医学が，これまであった医学の専門分野と重複する部分を有していたためである．こうした議論を経て今日では以下が定説となっている．救急医学とは重症および初期の救急疾患の診断・治療，教育・研究を行う医学であり，その領域として外傷学，侵襲学，重症治療学，中毒学，症候学などが含まれる．[1582]

救急医学教育 emergency medical education 救急医学は医療の原点である．救急医学はこれまであった医学の専門分野を再構築して成り立っている学問であり，それを教育することにはいくつかの大きなメリットがある．専門分化の著しい今日では，まず総合的な医学教育，さらには各種救急疾患に対応できる診療技術を教育することができる．次に医師としてあるべき姿を教育できる．また，各診療科の講義や治療が縦の教育というなら，救急医学教育は各科の知識，技術を横につなぐ教育といえる．[1582]

救急医療 emergency medical service 各種疾患，傷病の初期対応をする医療．重症救急疾患の診断，治療を行うばかりでなく，かぜや発熱といった軽症の疾患にも対応する．こうした意味で救急医療は医の原点ともいわれる．救急外来を訪れたあらゆる患者に対し，専門的な治療までは行わないが，鑑別診断や治療に関して対応できることは医師に求められる当然の技量だからである．外傷，熱傷，中毒，重症疾患の治療などがその中心となる．[1582]

救急医療機関告示制度 1964(昭和39)年，当時の厚生省令により，救急隊によって搬送される傷病者を受け入れる医療機関が定められた．一定の条件を満たす医療機関からの受け入れ協力の申し出に応じて，知事が「救急病院」「救急診療所」と告示したので，救急告示病院(診療所)と呼称された．救急隊員によって搬送される外傷を中心とする傷病者の受け皿をつくることが主要な目的であったため，外科系設備が整備されていることが重視された．しかし，救急搬送の対象に想定していなかった疾病の増加も著しく，救急告示病院制度だけでは対応できないことが明らかとなった．そこで救急告示病院制度に加えて，1977(同52)年から初期，第二次，第三次救急医療機関の三層構造と，救急医療情報センターからなる救急医療体制の計画的整備が始まった．1987(同62)年，本制度の一部改正が行われ，外傷のみならず疾病を含めて，広く救急患者に対応するための要件が定められた．こうして消防機関による救急業務と救急告示病院制度があいまって，救急搬送と救急診療のシステムが備わった．[1582]

救急医療システム emergency medical services system；EMSS 救急医療機関体制，救急搬送体制，救急医療情報システムなどによって成り立つ．わが国では1976(昭和51)年の救急医療懇談会報告以来，救急医療機関を初期，二次，三次の三層に分類(機能分担)して整備されてきている．日常生活圏である二次医療圏において救急医療体制を完結するようになっている．初期救急医療体制としては，地域ごとに休日や夜間の一定の時間帯に限った診療を行う急患診療所が整備されているが，既設の診療所の一部が輪番で時間外救急診療に対応(在宅当番医制)しているところも多い．救命救急センターは都道府県の医療計画などに基づいて厚生労働省によって認められた三次救急医療機関であり，初期および二次救急医療機関の後方病院として位置づけられる．2009(平成21)年8月現在，全国で219か所(うち高度救命救急センター21)が整備されている．[1582]

●救急医療体制の整備〔1977(昭和52)年厚生省〕

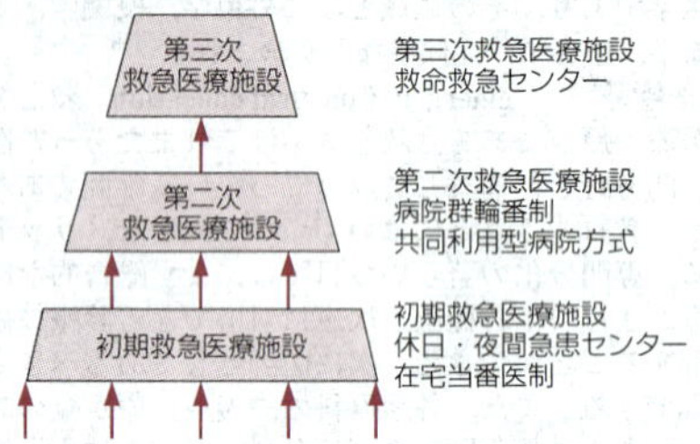

救急医療情報システム　ambulatory medical record system, information system for emergency medicine　救急医療に必要な医療施設の情報を提供するための情報システム．日本では1974(昭和49)年に神奈川県で開発されたものが最初で，現在では全都道府県に導入されている．「患者のたらい回し」や「夜間・休日の医療空白」をなくすことが当初の目的である．提供される情報は診療科目，時間帯，手術内容，医療設備，あきベッドなどの応需情報が中心となっている．救急車から一次救急，一次医療機関から二次，三次医療機関の問い合わせが多い．一般市民への情報提供は医療機関経由の間接的提供が原則とされている．[256]

救急科専門医　日本救急医学会が認定する専門医．救急医学および救急医療を進歩発展させて国民の福祉に貢献することを目的とする．申請資格は，①日本国の医師免許を有し，②継続して3年以上，日本救急医学会会員であり，③5年以上の臨床経験を有し，④専門医指定施設で救急部門の専従医として3年以上の臨床修練を行った医師であり，そのうえで，救急専従歴審査，診療実績審査，筆記試験の結果を参考に認定される．[1622]

救急看護　emergency nursing, emergency care　突発的な外傷，急性疾患，慢性疾患の急性増悪などのさまざまな状況によって，救急処置が必要な対象に実施される看護活動．救急処置を中心とした初療段階での看護実践で，場所，疾患，臓器，対象の発達段階，診療科，重症度を問うことはない．主に，救急外来や救命救急センターなどの救急医療施設での看護を指すが，院内急変，病院前救護，災害救急医療，学校保健，産業看護などの場にも救急看護実践がある．[1556] ⇨参救急医療→717，クリティカルケア看護→830，救急処置→718

救急看護認定看護師　certified nurse in emergency nursing ⇨参認定看護師→2273

救急救命士法　Emergency Life-Saving Technicians Act　高度な応急処置を行う救急隊員のための国家資格．1963(昭和38)年の救急業務の法制化以来，救急業務内容は質，量ともに大きな変貌を遂げ，わが国の傷病者の搬送システムは世界的水準に達したといわれている．しかしプレホスピタル・ケアの質については，なお十分ではなかった．交通事故の増加傾向，高齢化の進展，疾病構造の変化などには著しいものがあり，救急現場および搬送途上における呼吸・循環不全に陥る傷病者が増加しているにもかかわらず，救急隊員の行う応急処置の内容が比較的簡単に行えるものに限られていたため，救急隊員により心肺蘇生処置が施された傷病者が社会復帰する割合は，欧米諸国と比べて低い水準にとどまっていることが指摘された．このため，救命率の向上を図る具体的方策についての検討が，行政機関，医療関係者，救急関係者，学識経験者などで構成される消防庁の救急業務研究会(当時)においてなされた．1990(平成2)年11月の同研究会基本報告で，救急隊員の行う応急処置の範囲拡大とともに高度な応急処置を行うための国家資格の創設が提言された．提言に基づき当時の厚生省をはじめとする関係機関の間で検討，調整が行われ，1991(同3)年4月「救急救命士法」(平成3年法律第36号)が制定(同年8月施行)され，新しいプレホスピタル・ケアの担い手として，厚生大臣の免許に基づく「救急救命士」の資格が創設された．これにより救急救命士の資格を取得した救急隊員が，一定条件下で心肺機能停止状態に陥った傷病者に対して高度な応急処置を行うこともできることとなった．2003(同15)年4月からは包括的指示による除細動の実施，2004(同16)年7月からは気管挿管，2006(同18)年4月からは薬剤投与が一定の講習を受けた救急救命士に認められるようになった．[1582]

救急検査　emergency test　救急医療で行われる迅速さを要求される検査の総称で，迅速に行えるようにさまざまな検査法が考案されている．短時間に微量の有機物質を測定できるバイオセンサーや，一度に多くの検体の定量分析が可能な自動分析装置などが開発されている．[258] ⇨参緊急検査→791

救急室　emergency room；ER⇨同ER→47

救急自動車⇨同救急車→718

救急車　ambulance〔car〕［救急自動車］　救急患者に応急的な処置を行いながら搬送する自動車．一定の設備と大きさを有し，二次救命処置，あるいは緊急的治療を行いながら患者搬送をする救急車を特に高規格救急車という．救急車および高規格救急車の基準は，国や地域により異なる．わが国では厚生労働省および総務省により高規格救急車の基準案が出されたが，現在一般的に使用されているものは総務省の専門委員会が定めた基準に沿ったものである．近年は救急車より迅速な患者搬送を目的とした救急ヘリコプターの採用もある．[801]

救急手術　urgent operation⇨同緊急手術→792

救急情報システム　emergency information system　救急車や医療機関，消防署，警察などに救急情報を伝えたり，救急に関係する機関の情報を市民に伝えるシステム．市民の救急依頼を受け，疾患や傷病の種類，重症度に応じた病院選択や搬送手配も行う．都道府県や市町村単位で救急情報センターが決められてその業務を行う．センターは消防署に設置されている場合が大部分である．最近では単に情報伝達をするだけでなく，救急現場からの心電図伝送も行われるようになった．[801]

救急処置　first aid care, emergency care　処置とは医

師，看護師などの医療従事者，救急隊員などが行う対応をいう．急性疾患や外傷など急性発症で救護を要する傷病者に対し，救急現場，救急搬送中，医療施設内で行う応急的な処置を救急処置という．[801] ⇨参救急治療→719

救急治療 emergency treatment，emergency therapy 治療とは医師が行う医療行為をいう．救急現場，患者搬送中，医療施設内などで救急患者に対し医師が行う医療行為を救急治療という．[801] ⇨参救急処置→718

救急治療室 emergency room；ER⇨同ER→47

救急搬送業務 emergency transportation service 救急患者を救急現場から医療施設まで搬送する業務，あるいは救急患者の病院間搬送を業務として行うこと．必要に応じ，医療資器材や医療従事者を搬送することもある．世界的には，民間か半官半民で運営されている場合が多い．わが国では「消防法」により全国の市町村が公的業務として24時間体制で行うよう義務づけられており，各地区の消防隊が担当している．1991(平成3)年の「救急救命士法」の公布により，心肺停止をはじめとする重篤な傷病者に対しては救急救命士が気管挿管，薬剤投与という特定行為を行いつつ搬送することができることになった．[801] ⇨参救急車→718，救急情報システム→718

救急病院等を定める省令 Ordinance of the emergency hospital 「消防法」〔1948(昭和23)年法律第186号〕第2条に規定された，救急隊により搬送された傷病者に関する医療を担当する医療機関を定めたもの〔1964(昭和39)年厚生省令第8号〕．救急病院または救急診療所は，都道府県知事が，地域の医療供給状況や傷病者の発生状況を勘案，本省令に基づき認定する．認定期間は3年間．[801]

救急包帯法 emergency dressing，emergency bandaging 創傷を保護したり，骨折部を固定するために使用する巻軸帯，布はく包帯，絆創膏包帯，副子包帯，ギプス包帯などを包帯材料といい，これらを使用する処置を包帯法という．創傷部を感染から保護したり，固定の目的で比較的長期に使用する場合と異なり，負傷直後に行う場合を救急包帯法という．救急包帯法では圧迫止血や疼痛軽減のために骨折・捻挫部をしっかり固定するように強めに巻く．したがって一定時間ごとに巻き直し，循環障害や浮腫を予防する．頭部，顔面，四肢関節部，胸部など身体部位に応じた特定の包帯技術がある．また救急包帯法では治療目的により包帯材料を適切に選択する必要がある．[801]

吸気予備量⇨同予備吸気量→2885

球菌 coccus 球状または卵円形の細菌の総称．主なものに，淋菌，肺炎連鎖球菌，髄膜炎菌，ブドウ球菌，連鎖球菌などがある．[324]

球形嚢 saccule 内耳前庭の膜迷路の2つの小嚢のうち，小さい球形のほうをいう．頭の傾きなど直線加速度感覚を受容する耳石器の1つ．ヘンゼン Hensen 結合管によって蝸牛管に連なり，連嚢管でもう1つの小嚢である卵形嚢に続く．[154] ⇨参蝸牛→473，前庭→1776，骨迷路→1121

球形嚢神経 saccular nerve 上・下に分けられる前庭神経のうち，下前庭神経からの枝で，中篩状斑(球形嚢陥凹底面の孔)を通り，球形嚢へ至り，球形嚢斑に分布する．[555]

球結膜⇨同眼球結膜→578

急降下爆撃音 dive bomber sound ［モーターバイク音］ 筋緊張性ジストロフィーや先天性ミオトニーでは，筋内へ電極を刺入すると，長く続く刺入電位が発生する．筋内で電極を動かすと，1個の運動電位が自発性に毎秒100回以上の発射を続け，しだいに振幅を減じて，ついには消える．この発射をスピーカーで聞くと，急降下爆撃音のような音，またはバイクのエンジンをふかしたような音として聞こえる．[1160]

吸光光度分析法⇨同吸光分析→719

吸光分析 absorption spectrophotometry ［吸光光度分析法］ 試料中の目的成分を化学反応で発色させ，その生成した発色物の吸光度をランベルト・ベール Lambert-Beer の法則を利用して，目的成分の定量分析を行う分析法．臨床検査分野では生化学自動分析装置にこの測定装置が組み込まれ，生体試料に各種の酵素や試薬を作用させて目的成分を発色させ，吸光分析を利用．この測定方法は，生化学検査をはじめ多くの成分に化学反応，酵素反応そして免疫反応を利用して発色させることができる．多くの生体成分は吸光分析が適応できるため，わずか10分程度の時間で40項目以上の成分を同時に測定可能である．これらの自動分析装置を利用することで外来患者の診察前検査が可能となった．[263]

吸・呼気相比 inspiratory-expiratory phase time ratio ［吸気・呼気相比，IE比］ 吸気相時間と呼気相時間の比．人工呼吸器による呼吸管理中は，通常は1：2に設定するが，コンプライアンスが低下している場合は1：1に，閉塞性疾患では1：3にすることもある．[893]

臼後歯 distomolar 上下顎の第3大臼歯の後方に萌出する過剰歯．第3大臼歯の遠心面が大きくなったものは，癒着した臼後歯と考えられることから，臼後結節と呼ばれる．[1369]

球後視神経炎 retrobulbar〔optic〕neuritis 視神経炎のうち，視神経乳頭部に検眼鏡的に異常を認めず，より後方の視神経に病巣をもつもの．典型的には眼球運動時痛，対光反射の異常，視力低下，中心暗点，視覚誘発電位で潜時延長などの所見から診断可能だが，MRIのSTIR法(脂肪抑制法の1つ)で，患側の視神経に高信号を検出できれば診断がより確実となる．[1153]

球後麻酔 retrobulbar anesthesia 眼球後方の眼窩漏斗部に局所麻酔薬を注入して三叉神経，動眼神経，滑車神経および外転神経を麻痺させることで，内眼手術(白内障手術，硝子体手術)，角結膜手術，網膜剥離手術，外眼筋手術が可能となる局所麻酔法．下眼瞼の外1/3の眼窩下縁より針を刺入し，局所麻酔薬を2mL注入したのち5分程度眼球を軽く圧迫する．比較的よくみられる合併症として球後出血がある．[468]

嗅索 olfactory tract 嗅球と嗅三角をつなぐ神経線維をいう．嗅糸が終わる嗅球，すなわち第一次嗅中枢から同側へいく外側嗅索と，対側へいく内側嗅索がある．外側嗅索と内側嗅索はともに嗅三角で終わる．[555]

急産 precipitate delivery ［急速分娩］ 分娩の進行が急激で，出産準備が十分間に合わないほど短時間な出産．まれではあるが出産場所に向かう車内や便器内などで分娩することもある．早産や多産婦にみられる．妊娠中期以降，内診により子宮口開大を確認，妊産婦教育

も必要.[998] ⇨参墜落産⇀2034

臼歯 molar 食物をかみ砕き，すりつぶす働きをする上下顎各々8-10本の奥歯．上顎の臼歯が「臼」，下顎の臼歯頬側咬頭が「杵」の役割をする．近遠心幅が比較的小さい小臼歯は，主に2咬頭で1-2本の歯根をもち，大臼歯は4咬頭で2-3本の歯根をもつ．咬筋，側頭筋など閉口にかかわる大きな咀嚼筋が大臼歯より遠心の下顎骨に付着するため，大臼歯部で大きな咬合力が発生する．[1369]

急死 sudden death ［急性死］ 何らかの外因ないし自覚または他覚症状が発現して死に至るまでの経過が短時間であるものをいう．どの程度の時間経過をもって急死というかは，必ずしも明確に定義されているわけではないが，24時間以内の死とされることが多い．ただし自覚症状の発現時期については，それが必ずしも他人に覚知されるとは限らないため，急死の形態であっても剖検の結果明らかな疾患が認められることもあり，実際の発症から死亡までには長い時間経過があったと推定されるものも少なくない．急死と突然死はほぼ同義に用いられているが，両者を区別するとすれば，急死といった場合には，死までの経過が短い交通事故死や転落死，窒息死などの外因死を含むことが多く，急性心臓死や脳出血などの内因性の疾患による急病死の場合には突然死という言葉がむしろ好んで用いられる．また中毒死にも急死を呈するものがあるが，毒物検査が不十分な場合には内因性疾患による死亡と誤診されることがあるので注意が必要．急死の場合には病理的変化を伴わないことが多いため解剖時に流動性死体血，溢血点の発現，諸臓器のうっ血の三徴候が認められることが多く，診断の参考にされることがある．急病死で最も多いのは急性心臓死で，次が頭蓋内出血であり，この2つで過半数を占める．またこのなかには，解剖しても致死的な疾患が見つからないため，急性心機能不全と推定されている青壮年突然死症候群(ポックリ病)や，1歳未満の乳幼児に頻発する原因不明の乳幼児突然死症候群(SIDS)と呼ばれているものもある．[1331] ⇨参突然死⇀2155

嗅糸 fila olfactoria⇨同嗅神経⇀721

休止期細胞 resting cell 活発に分裂を繰り返す分裂期に入らず，休止している細胞．細胞周期のG_1期で進行が止まった状態にある(G_0期)．[1225]

休止期脱毛 telogen effluvium ［テロゲン脱毛］ テロゲン時期(休止期)の毛髪が増加するために生じる可逆性の脱毛で，全体的に毛髪が脱落して，疎の状態となる．健常者の場合，成長期毛が全体の8-9割を占めるが，分娩，手術，ショック，熱性疾患，重篤な精神的ストレスなどが原因となって休止期毛が増加し，その結果抜け毛の量が異常に増加する．脱毛は一過性で，半年～1年ほどで再発毛する．これに対して癌の化学療法による脱毛は成長期脱毛(アナゲン anagen 脱毛)である．[235]

休日症候群 holiday heart syndrome 急性の飲酒に伴い不整脈(主に上室性，特に心房細動)を生じる症候群．休暇や仕事から離れた週末のアルコール過剰摂取に起因することが多いことからこの名がある．飲酒の生体への作用は交感神経活動の亢進すなわち高い血中カテコールアミン濃度による．特に睡眠不足が長時間続いたときには飲酒により容易に不整脈を生じる．アルコール乱用の場合には心室性不整脈が出現し突然死することもある．禁酒あるいは節酒の指導が重要である．[1391]

休日夜間急患センター holiday and nighttime emergency medical center 地方自治体や医師会が，休日や夜間の救急患者の診療を行う目的で設置した診療所．初期救急医療体制にあたるもの．外来患者のみ担当し，入院を要す場合はしかるべき施設(二次または三次施設)に転送するのが原則．[801]

休日夜間診療所 holiday and night clinic 昭和30年代のはじめまでは，診療所・病院でも救急患者の診療は往診も含め普通の医療行為であった．しかし30年代後半になると，交通事故の急増，国民皆保険制度による受診者の急増，医療従事者も他の業種同様に休日や夜間の休養を確保したいという要求から，特別な救急医療体制が必要になった．そこで「救急告知病院制度」のほか，各地の医師会では休日に輪番性の休日診療を行うようになった．さらに昭和40年代後半になると夜間診療所も設けられるようになった．[1356] ⇨参休日夜間急患センター⇀720

吸収 absorption 音波が物質中を伝わるにつれて，物質の振動とともに熱エネルギーに変換され弱まること．超音波の減衰の最も大きい要因．[955]

吸収糸⇨同吸収性縫合糸⇀720

吸収試験 absorption test ［吸収措置］ 吸収措置．抗原物質と抗血清を混合すると両者の反応の結果，抗血清中の抗体(の活性)が消失する．この現象を利用して抗血清中の抗体の除去や抗原の有無を調べるために行われる．[388]

吸収上皮⇨参上皮組織の名称と機能⇀1456

吸収スペクトル absorption spectrum 連続スペクトル(波長分布)をもつ光(電磁波)が物体を通過するとき，物質に特有な波長領域が吸収され変化する．その波長分布をいう．[1144]

吸収性縫合糸 absorbable suture ［吸収糸］ 一定期間を経過すると体内で分解され，身体組織に吸収される外科用縫合材料．天然素材の腸線(カットグット catgut)と合成糸がある．腸線は羊の小腸漿膜からつくられ，糸の表面をクロム加工したクロミックカットグット chromic catgut と加工していないプレインカットグット plain catgut とがある．かつてはよく用いられたが，近年では品質の均一性に劣る，組織反応が強い，抗張力の持続期間が短いなどの理由で使用頻度は低くなっている．代わって多用されるようになったのが合成糸で，これにはポリグラクチン系糸，ポリグリコール酸系糸，ポリビニルアルコール系糸，ポリディオキサノン系糸など種々のものがある．品質的に均一である，組織反応が少ない，抗張力が大きくかなりの長期間(数週間～数か月)維持されるなどの利点がある．ほとんどすべての生体臓器や組織の縫合，結紮に用いられるが，使用に際してはそれぞれの縫合糸のもつ特質を考慮して適切なものが選択される．[802] ⇨参縫合糸⇀2663

吸収線量 absorbed dose ［吸収量］ 電離放射線により物質の単位質量当たりに付与された平均エネルギー．すべての電離放射線および物質に関して使用できる放射線の量．単位はGy(グレイ)を使用．放射線治療では，断りのない限り水の吸収線量でその治療の線量を評価する．[1144] ⇨参Gy→55，電離放射線→2090

吸収措置⇨同吸収試験→720

吸収不全症候群 malabsorption syndrome；MAS⇨同吸収不良症候群→721

吸収不良症候群 malabsorption syndrome；MAS ［**吸収不全症候群，MAS**］ 腸管内での食物の消化，または腸管粘膜を通じての栄養素の吸収が障害される疾患．原発性のものと，肝胆膵の疾患や胃・腸管切除などに続発して起こるものがある．症状は，吸収不全を起こす栄養素の種類と障害の程度によって異なるが，下痢，脂肪便，腹部膨満，身体発育不良などがみられる．先天性の脂漏症，ショ糖吸収不全症，膵嚢胞性線維症などが含まれる．[1631]

吸収補正 absorption correction PET(positron emission tomography 陽電子放射断層撮影)やSPECT(single photon emission computed tomography シングルフォトンエミッションコンピュータ断層撮影)において，正確な画像を得るために，吸収，散乱した放射線を推測し，補正すること．体内に分布した放射性薬剤〔放射性同位元素(RI)またはRIで標識された薬剤〕から発生した放射線の一部は，検出器で検出されるまでに，身体を構成する原子との相互作用(主に光電効果，コンプトン散乱)により，消滅もしくは散乱する．消滅や散乱により本来検出されなければならない放射線が検出されず，計測値が減少してしまうことを吸収という．どのくらい吸収されたかを推測し，それに基づいて実際に計測された値を画像上で補正することをいう．[876,1488]

吸収量⇨同吸収線量→720

急峻(きゅうしゅん)高血糖⇨同食後急峻(きゅうしゅん)高血糖→1474

弓状暗点 arcuate scotoma 弓状を呈する暗点をいう．傍中心暗点の拡大あるいは複数の暗点の連結によって形成され，主に緑内障の患者でみられる視野異常．マリオット Mariotte 盲点と連なる弓状暗点を完全な弓状暗点，連結しない弓状暗点を不完全な弓状暗点と呼ぶ．上下の弓状暗点がつながると輪状暗点を呈する．[1153] ⇨参ザイデル暗点→1166，ブエルム暗点→2520

臼状関節 ball-and-socket joint，cotyloid joint ［**臼状球関節**］ 球関節の一種で，関節窩が特に深く，関節頭の半分以上が関節窩の中に収まっている．関節の運動は球関節と同じく多軸性で，すべての方向に向かって可能だが，球関節と比べて運動の範囲は狭い．股関節などにみられる．[1421] ⇨参関節の種類と機能→620

球状血栓 ball thrombus 僧帽弁狭窄症などでみられる左心房内または右心房内などに発育した球形の血栓．多くは心房壁に付着するが，まれに浮遊する場合がある．房室弁輪を閉塞するものは，ボールバルブ血栓と呼ばれる．[439]

球状糸球体硬化症 global sclerosis⇨同全節性糸球体硬化症→1770

球症状 bulbar symptoms 延髄の病変で，第9，第10，第12脳神経が両側性に障害された場合，発語や嚥下ができなくなる．多くは第5，第7脳神経の障害も加わる．軟口蓋，咽頭部の運動麻痺により口蓋音(ガ行)が障害され鼻声となる．舌筋が障害されれば，舌の運動は緩徐となり，舌音(タ行，ラ行)が不明瞭となる．嚥下では，口唇，舌の運動による第1相，次いで咽頭反射による第2相が障害されて，軟口蓋麻痺による鼻腔への逆流をきたし，第3相の喉頭の麻痺が生じれば気管への誤嚥の原因となる．両側性の皮質延髄路の障害で，構音と嚥下が障害される場合を偽(仮)性球麻痺という．[1160] ⇨参球麻痺→746

球状上顎嚢胞 globulomaxillary cyst 上顎骨内に発生する嚢胞で側切歯と犬歯間にみられる．画像診断では同部の逆洋梨状，境界明瞭な透過像として認められ，ときに隣在歯の離開をきたす．以前は球状突起と上顎突起癒合部に生じる顔裂性嚢胞と考えられていたが1992年のWHO分類では削除され，現在は歯原性嚢胞と考えられている．[42] ⇨参歯原性嚢胞→1263

弓状線 linea arcuata 身体のある部位から他の部位へと続く弓状に彎曲した部分のこと．骨盤分界線の腸骨部分を腸骨弓状線，仙骨部分を仙骨弓状線といい，腹直筋鞘弓状線は腹直筋鞘後葉の下限を定める．なお，岬角，仙骨弓状線，腸骨弓状線，恥骨櫛，恥骨結合上縁からなる骨盤分界線全体を指すこともある．[485]

球状層 zona glomerulosa⇨同球状帯→721

球状帯 zona glomerulosa ［**球状層**］ 構造上3層からなる副腎皮質の最外層で，円柱状細胞が腺構造をなす配列形態をとることからこう呼ばれる．球状帯から分泌されるステロイドホルモンはミネラルコルチコイド(アルドステロン)．[284,383]

球状タンパク質 globular protein 基本的には，球状にポリペプチド鎖が複雑に折れ込んだ構造をしたタンパク質をいう．しかし一般には，線維状タンパク質以外のタンパク質は，球状とは形が異なるものでも球状タンパク質としてみなされる．球状タンパク質には酵素タンパク質，アルブミン，グロビンなどがあり，通常，膜タンパク質などの一部例外を除き，構造的に分子内部は疎水性であり，分子表面は親水性を示す．[1559]

嗅上皮 olfactory epithelium 鼻腔のうち，嗅覚をつかさどる嗅部の粘膜を覆っている．多列円柱上皮で，嗅細胞，支持細胞，基底細胞の3種類の細胞からなる．[451] ⇨参嗅粘膜→745，嗅部→746

給食サービス《高齢者の》 food service 65歳以上の病弱なひとり暮らしの高齢者に対して家庭的な食事を提供し，健康の保持に努めるとともに地域社会との交流を図る目的で実施されている．自宅へ直接届ける場合と，高齢者が集まり交流しながら食事をする場となる地域の集会場などに届ける場合とがある．実施主体はデイサービスセンターやボランティアグループなどで，自治体により異なる．デイサービスセンターでは500円程度の自己負担でサービスを受けることができるが，民間の場合は年齢制限はないが1,000円程度の経費が必要．[1451]

丘疹 papule 皮膚面から隆起する皮膚病変のうち，結節や腫瘤に比較して小さな(通常直径1 cm以下の)もの．さらにその形態により漿液性丘疹，充実性丘疹，毛孔一致性丘疹などと表現する．[95]

嗅神経 olfactory nerve ［**第1脳神経，嗅糸**］ 第1脳神経として嗅覚をつかさどる神経．化学受容器である嗅覚の感覚細胞は鼻腔上部の嗅上皮に存在する嗅細胞である．嗅細胞は神経細胞(ニューロン)の一種で，鼻腔粘膜側に嗅小毛を出し鼻腔内の化学物質を受容し，基底側には突起(軸索)を出して，嗅覚情報を脳に伝えている．この軸索の束(神経線維束)を嗅糸と呼ぶ．左右約20対の嗅糸は鼻腔の上壁(篩骨の篩板)の小孔を貫いて前頭蓋窩の嗅球に入り，ニューロンを交代する．一般的に感覚情報は視床を経由して大脳に伝えられているが，嗅覚情報は例外で，視床には入らず，大脳辺縁系に送られることに注意．嗅神経の障害によって嗅覚消失が起こる．[1044]

嗅神経損傷　olfactory nerve injury　嗅神経または嗅上皮細胞が損傷され起こる嗅覚障害のこと．嗅細胞の障害による末梢神経性のものと，嗅球より中枢に至る中枢神経性の嗅覚障害がある．[736]

求心性　afferent, centripetal　末梢部分から中枢部分へ集まっていく状態で，その状態を表す接頭語としても用いられる．遠心性とは対語である．末梢から刺激を中枢に伝える感覚神経を求心性神経という．リンパ節へリンパ液を流入させる管は輸入リンパ管といわれ求心性である．[758]　⇒参遠心性→379

求心性インパルス　centripetal impulse, afferent impulse　各階層の神経線維を末梢側から中枢側へと伝わるインパルス(刺激)のこと．[1274]

丘疹性壊疽(えそ)性結核疹　papulonecrotic tuberculid　[**壊疽(えそ)性丘疹状結核疹，壊死性丘疹状結核疹**]　結核菌による免疫反応で，皮膚に生じる結核疹のうち代表的なものの1つ．全身に散在する中心壊死性の暗紅色充実性丘疹で，膿疱化，小潰瘍化して痂皮を形成する．組織学的には中心の表皮から真皮の壊死巣と，その周囲の類上皮細胞性肉芽腫を伴う細胞浸潤を認め，血管壁への細胞浸潤をさまざまな程度に伴う．真皮深層では血管の血栓形成と壁の肥厚が顕著に認められる．抗結核療法が奏効する．血行性に散布された結核菌，もしくはその菌体成分に対するアレルギー反応の結果，出現すると考えられている．[235]

求心性筋収縮　concentric muscle contraction⇒同求心性収縮→722

求心性収縮　concentric contraction　[**求心性筋収縮**]　筋収縮の中の等張性収縮の1つ．筋肉の起始部と付着部が近づくように筋が短縮しながら収縮する状態をいう．テーブルの上の水の入ったコップを口元に持っていくときの上腕二頭筋の収縮や，階段昇降での昇りの際に膝が伸びるように働く大腿四頭筋の収縮が求心性収縮である．[10]　⇒参遠心性収縮→380，等張性収縮→2119

求心性神経⇒同感覚神経→570

求心性神経線維　afferent fiber, afferent nerve fiber　[**求心性ニューロン**]　末梢神経の神経線維には機能上，求心性と遠心性とがある．求心性神経線維はその末端において眼や皮膚，内臓など末梢の受容器からの情報を中枢神経に伝える．求心性神経の神経細胞は神経節，すなわち感覚性脳神経節と脊髄神経節に存在し，脳幹と脊髄内でそれぞれ，感覚性脳神経核と脊髄後角に終わる．[1160]　⇒参遠心性神経線維→380

求心性心肥大　concentric hypertrophy　心肥大のうち，心内膜面と心外膜面があたかも共通の中心をもつかのごとく(求心性)，内腔方向への壁肥厚を認める状態．そのため心の内腔は狭小化する．[439]　⇒参遠心性心肥大→380

求心性伝導路　centripetal conduction, afferent tract　感覚神経系など，末梢側から中枢側へとインパルスを伝える神経経路．いくつかのシナプスを介する．[1274]

求心性ニューロン　afferent neuron⇒同求心性神経線維→722

丘疹性ムチン沈着症　papular mucinosis⇒同粘液水腫性苔癬(たいせん)→2286

求心路遮断　deafferentation　末梢側から中枢側へとインパルスを伝える感覚神経経路の途中で興奮伝導が遮断されること．[1274]

吸水軟膏⇒同油中水型乳剤→2861

急性　acute　激しい症状が短時間のうちに出現し，また比較的短期間で回復する疾患(症状)．[943]

急性アルコール中毒　acute alcoholism　アルコール摂取により生体が急性の精神的・身体的異常をきたすこと．アルコールによる反応は個人差が大きく，また国や地域の文化の相違による評価も大きく異なるため，明確な定義はされてない．通常は非社会的な言動や身体機能異常を生じることをいう．普通酩酊と異常酩酊に分けられ，後者はさらに病的酩酊と複雑酩酊に分けられる．普通酩酊は通常の酔っぱらい状態であり，病的酩酊は普段と異なる突然の激しい興奮や攻撃的行動を，複雑酩酊は普段の人格と無関係とはいえない激しい興奮と攻撃的行動を示す場合をいう．[801]　⇒参アルコール中毒→190

急性胃アトニー　acute gastric atony⇒同急性胃拡張→722

急性胃炎　acute gastritis⇒同急性胃腸炎→722

急性胃拡張　acute gastric dilatation　[**急性胃麻痺，急性胃アトニー**]　正常な胃は食物が入ってくると拡張し，食物が胃内に滞留し，消化が行われる．食物は順次，蠕動運動によって小腸へ排出されて，内容物が減れば胃は縮小する．一般に，急性胃拡張という用語は，不快な腹部膨満感を比較的急速に自覚した場合に用いられ，正式な病名ではない．さまざまな原因で起こりうるが，器質的疾患による場合と機能的疾患による場合に分けられる．器質的疾患の代表例は，胃癌などのために食物やガスの停留が起こるような場合である．機能的疾患の代表例は，腹部外傷や手術後，胆嚢炎や急性膵炎などのように腹腔内に強い炎症がある場合，肝硬変，糖尿病性神経症などの基礎疾患がある場合などに起こる胃運動の低下が原因と考えられる．症状としては強い腹部膨満感が主であるが，嘔吐が現れることもある．腹部単純X線検査で簡単に診断できるが，腹部超音波検査でも拡張した胃が描出される．治療を行うには原因を検査することが重要で，そのためには胃X線造影検査や胃内視鏡検査のほか，一般の血液検査や尿検査が必要．治療は原因疾患に応じた対症療法を行う．急性胃拡張が著しい場合は，胃管の挿入などによって胃の内圧の減少を図る．予後は原因疾患によって異なる．[1072]

急性胃腸炎

acute gastroenteritis　[**急性胃炎**]

【概念】細菌やウイルスなどの感染あるいは飲食物などにより，急性の消化管症状を呈する状態をいう．原因は感染性腸炎として，**細菌**ではサルモネラ *Salmonella*，病原性大腸菌，腸炎ビブリオ *Vibrio parahaemolyticus*，カンピロバクター *Campylobacter*，赤痢菌，黄色ブドウ球菌，ボツリヌス菌 *Clostridium botulinum* などが多い．**ウイルス**としてはロタウイルス，アデノウイルス，サイトメガロウイルスなどがあげられ，特に近年ではノロウイルスによる集団発症が多く注目されている．原虫性では**赤痢アメーバ**があげられる．非感染性腸炎では牛乳やアルコール，過食などの飲食物によるものや，薬物性腸炎，食物アレルギーなどが原因としてあげられる．

【症状】 急性の**腹痛**，**下痢**，悪心・嘔吐を示し，発熱を伴うことがある．カンピロバクター，赤痢アメーバ，赤痢菌などによる急性胃腸炎では**血便**を伴うことがある．高度の**脱水**を伴った場合は意識障害を認める．また，神経症状，乏尿を伴う場合は，病原性大腸菌のベロ Vero 毒素などによる溶血性尿毒症症候群の合併の可能性がある．

【診断】 確定診断は便培養や血清特異抗体の測定などによる．下部消化管内視鏡検査や生検組織培養が有効なこともある．

【治療】 多くは原因物質が体内から除去されれば**自然に治癒**する．このため対症療法が中心であり，特に**脱水**に注意．軽症であれば食事をかゆ程度に制限し，スポーツドリンクの摂取を勧める．水分摂取が困難な場合は十分な輸液による水分補給，電解質補正が必要．腸内細菌叢を正常化するため**乳酸菌製剤**を投与する．必要に応じて制吐薬，鎮痙薬の投与を行う．止痢薬は病原体の排泄を遅らせ，回復を遷延させるので，投与は慎重であるべきである．抗菌薬投与は一般的には必要ないが，細菌性腸炎が疑われ症状が強い場合は抗菌薬投与を考慮する．サルモネラに対してはニューキノロン薬，ホスホマイシン系，アンピシリン水和物，病原性大腸菌に対してはホスホマイシン系，ニューキノロン薬，カンピロバクターに対してはマクロライド系が有効．意識障害を伴う場合は**吐物による気道閉塞**に注意し，必要であれば気管挿管を含めた全身管理を行う．[1072] ⇨参胃炎→216，ウイルス性胃腸炎→313，感染性腸炎→635

急性胃腸炎の看護ケア

【看護への実践応用】 急性胃腸炎の原因はさまざまであるため，飲食歴や生活習慣などの情報の収集が必要である．観察のポイントは，腹痛，悪心・嘔吐，下痢，発熱，脱水症状の有無である．激しい嘔吐や下痢により，重度の脱水や電解質異常を起こしているときには，意識状態やバイタルサインの変動に注意して観察し，適切な対応ができるようにしておく．また，消化管の安静や心身の安静を保つために，絶食や適切な輸液管理を行い，十分な休息がとれるよう環境調整が必要である．症状改善後の食事は，食物繊維，脂肪，刺激物が少ない消化・吸収のよいものを，状態に合わせてゆっくり摂取するよう指導する．薬剤や食物，嗜好品が原因と考えられる場合には，これらを可能な限り避けるよう説明する．ストレスや生活習慣が原因の場合には，十分な休息が図れ，生活の改善点が見いだせるよう働きかける．明らかな原因が不明なまま，対症療法で症状が改善することも多いが，症状が再度出現した際には，早めに受診するように説明する．[1337] ⇨参急性胃腸炎→722

急性一過性精神病性障害 acute and transient psychotic disorder ⇨同急性精神病→734

急性胃粘膜病変 acute gastric mucosal lesion；AGML ［AGML］ 突発する上腹部痛，悪心・嘔吐とともに発症．急性胃炎，急性潰瘍，出血性胃炎などの混在したものの総称．原因としてジクロフェナクナトリウムなどの非ステロイド性抗炎症薬(NSAIDs)，アルコール，アニサキスの寄生，ストレス，放射線障害などがあげられる．突発する上腹部痛，悪心・嘔吐，重症のものでは吐・下血を呈する．上腹部に圧痛を認めることが多い．診断については，問診で誘因を特定できることが多い(発症時期，食事や内服，ストレスなど)．上部消化管内視鏡検査で，広範囲あるいは多発する発赤，びらん，出血，浅い潰瘍を認める．血液検査では特異的なものはない．基本的治療としては H_2 ブロッカー(ファモチジンなど)，プロトンポンプ阻害薬(オメプラゾールなど)を使用することが多い．腹痛の強い場合には鎮痙薬(ブチルスコポラミン臭化物など)を併用する．一般に予後は良好．[1072]

き

急性胃麻痺 acute paresis of stomach ⇨同急性胃拡張→722

急性陰嚢症 acute scrotum 急激に発症する陰嚢内容の有痛性腫大をいう．臨床的に多い原因としては急性精巣上体炎，精索捻転症，耳下腺炎性精巣炎，精巣損傷などがあげられる．陰嚢内容は腫大して精巣と精巣上体は一塊となり，かつ高度の疼痛のため触診による腫大部位の鑑別は困難なことが多い．いずれの疾患も専門医による早期の診断と適切な治療が必要である．[30]

急性うっ(鬱)血性緑内障 acute congestive glaucoma ⇨同原発閉塞隅角緑内障→962

急性壊死性膵炎 acute necrotic pancreatitis 急性膵炎のうち膵実質の壊死を認めるもので，急性膵炎の重症型．これに対して間質の浮腫を認めるのみで実質の壊死を伴わないものは浮腫性膵炎と呼ばれる．膵炎の初期は膵の浮腫から始まるが，浮腫から壊死への進展には，活性化された膵酵素による直接的な障害のほか，血管の破綻，血栓などによる血流障害などの関与が想定されている．急性膵炎の 10% 程度に生じ，敗血症や多臓器不全に進展し高死亡率を呈する．造影 CT にて膵実質に明らかな造影不良領域を認めることで診断する．治療は保存的集中治療．感染が合併すれば手術適応であり，壊死組織を摘除する．[60]

急性炎症 acute inflammation 傷害を受けた部位へ白血球や血漿タンパクを動員するために起こる生体の速やかな防御反応．①血管径の変化と血液流量の増加，②血管透過性の増加，③微小循環から炎症巣への白血球の遊走および活性化，の 3 つの要素が基本．本来，生体の保護，修復のための反応であるが，過度になると炎症自体が高度の組織破壊を引き起こし，生体にとってむしろ有害となる．また，慢性炎症に移行することがある．[1138] ⇨参慢性炎症→2749

急性炎症性脱髄性多発神経根ニューロパチー ⇨同ギラン・バレー症候群→786

急性炎症性多発神経根ニューロパチー acute inflammatory polyradiculoneuropathy；AIP 最近では，急性炎症性脱髄性多発ニューロパチーと呼ばれている．末梢神経の髄鞘が一次的に障害される．ギラン・バレー症候群 Guillain-Barré syndrome (GBS) が代表的である(ただし近年，軸索が一次的に障害される軸索型 GBS

も報告されている）．GBS は，急速に発症する四肢筋力低下と腱反射消失を主徴とする自己免疫性末梢神経疾患である．4 週間以内にピークに達し，徐々に回復する．人口 10 万人当たり年間 1-2 人に発症し，発症年齢は二峰性を示し若年成人と高齢者にピークをもつ．若干男性に多い．各種ウイルスや細菌による感染が引き金となり，自己免疫的機序を介して発症すると考えられている．GBS との関連が確認されている病原体としては，カンピロバクター・ジェジュニ *Campylobacter jejuni* が最も多い．治療としては，以前よりステロイド療法が行われてきたが，その有効性は現在否定されている．大規模対照試験により有効性が確認されている治療法は，単純血漿交換療法（プラスマフェレーシス）と免疫グロブリン大量静注療法だけである．一般に未治療でも自然治癒する予後良好な疾患と理解されているが，4 割近くの患者で後遺症を認めたという報告もある．[1160] ⇨参慢性炎症性脱髄性多発根ニューロパチー→2749，ギラン・バレー症候群→786

き

急性黄色肝萎縮 acute yellow liver atrophy⇨同黄色肝萎縮→389

急性外陰潰瘍 simple acute ulcer of vulva⇨同リプシュッツ病（潰瘍）→2932

急性外因反応型 acute exogenous reaction type⇨同外因反応型→426

急性灰白髄炎 acute poliomyelitis⇨同急性脊髄前角炎→735

急性顎下腺炎 acute inflammation of submaxillary gland 顎下腺に急性炎症をきたしたもの．唾石や口内炎，歯科疾患による炎症などに続発することが多く，原因は潰瘍性口内炎，口腔底蜂巣炎，歯性顎骨炎などの疾患による．顎下腺部の発赤，腫脹，圧痛，発熱，開口・言語障害，嚥下障害，咀嚼障害などをきたす．治療は抗生物質の投与，脱水に対する輸液を行い，化膿する徴候が認められた場合は切開，排膿する．切開の際，顔面神経下顎縁枝の損傷に注意が必要である．[887]

急性化膿性関節炎 acute pyogenic arthritis⇨同急性細菌性関節炎→729

急性化膿性骨髄炎⇨同急性骨髄炎→728

急性化膿性膵炎 acute purulent pancreatitis 急性膵炎に感染が合併したもの．急性膵炎の重症型である壊死性膵炎に合併し，敗血症や多臓器不全に進展し高死亡率を呈する．非感染性膵壊死と鑑別困難であり，診断には画像ガイド下の穿刺吸引による細菌培養が必要となる．治療は手術による壊死組織の摘除である．[60]

急性化膿性髄膜炎 acute purulent meningitis ［**急性細菌性髄膜炎**］ 年齢によって起炎菌が異なり，新生児では大腸菌，B 群連鎖球菌，乳幼児ではインフルエンザ菌，成人では肺炎球菌，髄膜炎菌が多い．感染経路は，①菌血症による血行性，②中耳炎，副鼻腔炎などの隣接する感染巣からの直接侵入，③心，肺，その他内臓臓器からの感染転移，④脳外科手術後，腰椎穿刺後，などがあげられる．急性発症で，発熱，頭痛，項部硬直などの髄膜刺激症状などを認める．意識障害や痙攣をきたすこともある．髄液検査では，外観は混濁しており，多核白血球優位の細胞数増加，タンパク質増加，糖低下を認める．重症例ほど糖低下が著しい．治療としては，速やかに第 3 世代セフェム系などの広域スペクトラムの抗生物質を投与する．起炎菌がわかりしだい適切な抗生物質に変更する．[1160]

急性化膿性中耳炎 acute suppurative otitis media⇨同急性中耳炎→736

急性化膿性乳腺炎 acute purulent mastitis 授乳期ことに産褥期にみられる急性乳腺炎の中で，うっ滞性乳腺炎に細菌感染を併発して発症するもの．主な起炎菌はブドウ球菌で，多くは分娩後 1-3 週間ごろに発症し，悪寒や発熱ときに高熱を伴う．びまん性に乳房の発赤，疼痛，腫脹を生じ，しだいに膿瘍を形成する．治療は搾乳および抗生物質の投与と，膿瘍に対しては切開排膿する．授乳は乳児への感染防止の目的で禁止とする．

急性肝萎縮 acute liver atrophy 急激かつ広範囲に肝細胞が脱落するために起こる肝臓の萎縮．病理学領域では，短時間に急速に壊死に陥った場合には肉眼的に黄色を呈することから急性黄色肝萎縮，これより緩徐に進行した場合は赤色調を示すことから亜急性赤色肝萎縮と称することがある．臨床的には劇症肝炎に相当．理学的には肝濁音界の縮小がみられ，黄疸や意識障害（肝性脳症）を伴うことが多い．血液生化学検査ではビリルビン（特に間接ビリルビン），AST，ALT の上昇，プロトロンビン時間の著しい延長，ヘパプラスチンテスト，アルブミン，コリンエステラーゼ，コレステロールの著しい低下，アンモニアの上昇などがみられる．腹部超音波検査や CT などの画像診断で著しい肝萎縮が確認され，しばしば腹水や収縮した胆嚢を認める．[279] ⇨参黄色肝萎縮→389，劇症肝炎→880

急性肝炎

acute hepatitis；AH ［AH］

【概念・定義】 肝炎ウイルスをはじめとする種々のウイルス感染，薬剤，アルコール多飲などによって，急性に広範な**肝細胞障害**が生じた状態．一般には，急性肝炎といえば肝炎ウイルスの初感染に伴って生じるものを指す．原因ウイルスの種類によって A 型，B 型，C 型，D 型，E 型の肝炎に分類される．A 型肝炎ウイルス，E 型肝炎ウイルスは肝細胞で増殖し，胆汁，糞便に排泄されるため，食べものを介した経口感染の様式を示す．A 型は二枚貝をはじめとする魚介類の生食，E 型はブタ，イノシシ，シカの肉などの生食が感染経路として重要である．しかし，発症早期では，肝臓で増殖したウイルスの一部が血中に放出されるため，まれに輸血による感染がありうる．B 型肝炎ウイルス，C 型肝炎ウイルスは血液，体液を介した経皮感染の様式を示すため，輸血，性交渉，入れ墨，覚醒剤の回し打ち，鍼治療などが感染原因となりうる．なお，D 型肝炎ウイルスは，その増殖に B 型肝炎ウイルスを必要とする不完全なウイルスであり，B 型肝炎ウイルスと同時感染するか，B 型肝炎ウイルスキャリアに重複感染するかのいずれかの感染様式を呈する．

【症状】 感染から発症までの潜伏期は，A 型 15-45 日，B 型および D 型 30-180 日，C 型 15-160 日，E 型 14-60 日．発症直前 1-2 週に食欲不振，悪心・嘔吐，発熱，倦怠感などの全身症状が出現する．その後，肝細胞が破壊され，肝酵素の上昇，**黄疸**，凝固能の低下，血清アルブミンの低下など肝機能低下に伴う異常が出現する．

【診断】 **肝酵素**の上昇，原因となる肝炎ウイルス関連検

●急性ウイルス性肝炎の鑑別

分類	A 型	B 型	C 型	D 型	E 型
ウイルスタイプ	1 本鎖 RNA	2 本鎖 DNA	1 本鎖 RNA	1 本鎖 RNA	1 本鎖 RNA
感染経路	経口	経皮	経皮	経皮	経口
潜伏期	15-45 日	30-180 日	15-160 日	30-180 日	14-60 日
劇症化	<0.1%	1-2%	<0.1%	2-20%	2-5%
慢性化	なし	1%	70-80%	70-80%	なし

査の異常による．

【治療・予後】 A 型肝炎は一般に予後良好，慢性化はない．安静臥床，必要に応じた補液など**対症療法**が中心となる．まれに劇症化する．また，急性腎不全，肝内胆汁うっ滞，再生不良性貧血などを合併することが知られている．B 型肝炎の治療も対症療法が中心となるが，1-2% に劇症化が生じ，また，遺伝型（genotype）A の症例を中心に慢性化も認められる．これらの症例では核酸アナログによる抗ウイルス療法が有効と考えられている．C 型肝炎は重症化，劇症化はまれであり，対症療法が中心となるが，70-80% が慢性化する．これらでは，インターフェロンによる抗ウイルス療法を行う．E 型肝炎は 2-5% に劇症化が認められ，特に妊婦が感染した場合は重症化しやすい．免疫抑制状態など特殊な状況を除いて慢性化はない．A 型肝炎同様，対症療法が中心となる．[60]

急性肝炎の看護ケア

急性に起こる肝障害を総じて急性肝炎と呼び，ウイルス，アルコール，薬剤などが原因となって発症するが，95% は肝炎ウイルスが原因である．臨床症状としては，全身倦怠感，食欲不振，悪心・嘔吐，関節・筋肉痛，発熱，黄疸，瘙痒感などがある．重症化，劇症化した場合，意識障害，羽ばたき振戦，腹水や浮腫，出血傾向などが出現し，予後不良の危険性がある．

【看護実践への応用】 急性肝炎の看護は，初期には障害された肝細胞の修復を促すために安静臥床とし，症状の緩和に努める．食欲不振，悪心・嘔吐などがある場合には，補液による水分と栄養補給を行う．黄疸があり皮膚の瘙痒感が強い場合には，清拭，保湿用のローションや抗ヒスタミン薬入りの軟膏の塗布などを行う．食事は高カロリー，高タンパク質，ビタミン豊富なものとし，食後は 1 時間程度の安静臥床を促す．また，全身倦怠感や悪心・嘔吐などの自覚症状の回復遅延や意識障害，羽ばたき振戦，腹水や浮腫，出血傾向などの持続は重症化，劇症化の徴候である．そのため，急速な症状の変化の観察と早期発見が重要である．回復期においては，症状の改善とともに，安静臥床が守りにくくなるため，必要性を説明し，理解を得る．日常生活は徐々に活動量を増やすように計画する．

【ケアのポイント】 社会生活における活動は，食事療法と食後安静の継続をし，徐々にもとの生活に近づけるようすすめる．ウイルス性急性肝炎の場合は特に定期受診を継続し，肝機能のチェックを続け，慢性肝炎や肝硬変への移行に注意するよう促す．アルコールが原因の場合は，禁酒を中心とした生活習慣の改善が必要で，アルコール依存に関しては専門的な指導が必要な場合もある．[1265] ⇨参急性肝炎→724

急性間欠性ポルフィリン症 acute intermittent porphyria；AIP 肝性ポルフィリン症の 1 つで，急性症状のみを呈する病型．病態は δ アミノレブリン酸（δ-ALA）とポルホビリノゲン（PBG）の体内蓄積および尿中排泄亢進である．症状としては，腹部症状，末梢神経障害，精神症状が三徴．ほかに頻脈，SIADH（抗利尿ホルモン分泌異常症候群）などがある．日光過敏は（−）〔ほかのポルフィリン症では（+）〕で，検査所見としては ALA（合成酵素）上昇，尿中 ALA 上昇，尿中 PBG 上昇（PBG はアルデヒド試験により赤色化する．ワトソン・シュワルツ Watson-Schwartz 反応），高コレステロール血症，耐糖能異常である．治療は対症療法が主．[987] ⇨参肝性ポルフィリン症→620

急性間質性肺炎 acute interstitial pneumonia ［**ハンマン・リッチ症候群**］ 原因不明のびまん性間質性肺炎の急性に進行するもの．わが国では原因不明の肺線維症を特発性間質性肺炎 idiopatic interstitial pneumonias（IIPs）という．IIPs はハンマン Louis V. Hamman とリッチ Arnold R. Rich により報告された 4 例に始まるが，いずれも 6 か月内に死亡した急性例．その他，数年を経る亜急性型，さらに 10 数年を経る慢性型に分類される．症状は乾性咳，労作時息切れに始まり，聴診で特有のベルクロ・ラ音，ばち指，胸部 X 線で線維化陰影をみる．[1443] ⇨参間質性肺疾患→605，肺線維症→2341

急性冠症候群 acute coronary syndrome；ACS ［**急性冠〔状〕動脈症候群**］ 1992 年フスター Valentin Fuster らによって提唱された冠動脈疾患の病態の新しい概念．冠動脈硬化性プラーク（粥腫）の破綻とそれに伴う血管内血栓形成による内腔狭窄や閉塞によって生じる連続した一連の病態を意味し，不安定狭心症や急性心筋梗塞，冠動脈疾患による急死などの緊急性の高い冠動脈疾患を包括する．CCU（冠動脈疾患集中治療室）など高度専門施設での入院治療が原則であり，脈拍，血圧，呼吸，心電図などのモニターが必要となる．通常，安静および酸素吸入や硝酸薬，抗血小板薬や抗凝固薬の点滴静注，カルシウム拮抗薬などの抗狭心症薬の投与を行う．治療抵抗性の場合には緊急冠動脈造影を行い，血栓溶解療法，緊急冠動脈形成術や冠動脈バイパス術などの冠血行再建術が必要となる．[1391]

●急性冠症候群の分類

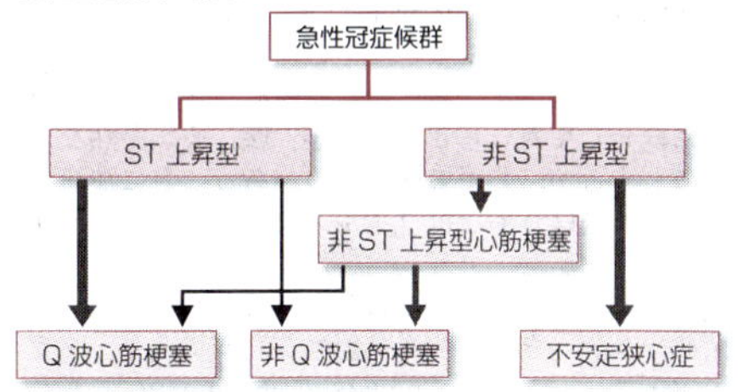

急性冠〔状〕動脈症候群 acute coronary syndrome；ACS ⇨同急性冠症候群→725

急性関節炎 acute arthritis 急性に関節の炎症をきたす病態の総称．急性症状は関節の腫脹，疼痛，熱感，関節水腫，可動域制限，ときに全身の発熱がある．原因により感染性と非感染性に分類される．感染性は細菌性関節炎，真菌性関節炎，スピロヘータ関節炎，マイコプラズマ関節炎，ウイルス性関節炎など，非感染性

き

は結晶性関節炎，外傷，膠原病などの関節症の急性増悪などである．細菌性関節炎では直接，細菌が感染する場合と，扁桃腺炎などの他の組織の細菌感染病巣から血行性に波及する場合とがある．細菌性は黄色ブドウ球菌が多く，また，感染に対する防御機構が減弱している人には弱毒菌感染も起こりうる．真菌性ではカンジダ *Candida* の血行性感染が多い．結晶性関節炎は痛風性(尿酸カルシウム結晶)，偽痛風性関節炎(ピロリン酸カルシウム結晶)などがあり，その本態は結晶性滑膜炎という概念でとらえられている．つまり，結晶の形，大きさ，溶解性および量に依存し，その結晶が炎症を引き起こすというものである．急性の関節炎(外傷を除き)では，いずれも関節穿刺をして，性状，培養検査などを行い，関節内洗浄を行うが，感染性関節炎は抗菌薬の投与および約2週間の持続洗浄を行うことを必要とする．結核性関節炎は十分な化学療法下での病巣郭清が必要で，嫌気性菌関節炎は早急に切開し抗菌薬を投与する．外傷の場合は関節穿刺をして，その性状(脂肪滴など)を診断の一助として，関節の構成組織の損傷に応じた治療を行う．[910] ⇨参関節炎→621

急性感染後糸球体腎炎⇨参感染後糸球体腎炎→632

急性感染後性多発神経根ニューロパチー ⇨同ギラン・バレー症候群→786

急性感染症 acute infectious disease；AID, acute infection 病原体に感染してから発症するまでの期間が短く，一般に急性な経過をとる感染症．経過は各病原体によりほぼ一定しており，病後比較的高度の免疫を有する疾患が多く，小児期に罹患率のピークをみるものが多い．インフルエンザ，麻疹，水痘，突発性発疹，耳下腺炎，肺炎などがその例．[206]

急性感染性心内膜炎 acute infective endocarditis⇨同急性細菌性心内膜炎→729

急性肝不全⇨参肝不全→651

急性貫壁性心筋梗塞 acute transmural myocardial infarction 梗塞の範囲が心内膜から心外膜下までの心筋全層に及ぶ急性心筋梗塞．心電図上，心筋壊死による特徴的な異常Q波がみられることが多い．[1391] ⇨参貫壁性心筋梗塞→652

急性期看護⇨参クリティカルケア看護→830

急性気管支炎 acute bronchitis 気管支が感染，化学的，物理的，アレルギーなどの種々の刺激により，急性の炎症を起こすこと．かぜ症候群などウイルス感染症に続発して起こることが多い．咳，痰，発熱などを主徴とするが，非感染性のものがあることに注意を要する．治療は有効な抗ウイルス薬はなく，対症療法が主体となるが，マイコプラズマ・ニューモニエ *Mycoplasma pneumoniae* に対してはマクロライド系抗菌薬やニューキノロン系抗菌薬が有効であり，クラミジア・ニューモニエ *Chlamydia pneumoniae* に対してはテトラサイクリン系やマクロライド系，あるいはニューキノロン系抗菌薬が有効．ウイルス感染に引き続いて二次的に生じた細菌感染では，肺炎球菌にはペニシリン系抗菌薬が，インフルエンザ菌にはニューキノロン系抗菌薬が有効である．[1443]

急性期タンパク acute phase protein⇨同急性相反応物質→735

急性期反応タンパク質⇨同急性相反応物質→735

急性巨核芽球性白血病 acute megakaryocytic(megakaryoblastic) leukemia 急性白血病FAB分類のM7．骨髄中で巨核芽球が30%以上を占め，形態は小型で急性リンパ性白血病に類似した細胞形態をもち細胞突起blebがみられる．巨核球の細胞同定には，αナフチルアセテートエステラーゼ染色陽性，血小板特異抗原であるグリコプロテイン(糖タンパク質)Ⅱb/Ⅲa(CD41)が陽性，電顕血小板ペルオキシダーゼ染色で核膜周囲腔や粗面小胞体が陽性を示す．巨核球から骨髄線維化を促す物質が産生され骨髄線維症を合併しやすい．ダウンDown症候群患者の白血病に比較的多い．骨髄異形成症候群にみられる染色体異常(5番，7番)を示すことが多い．治療成績は化学療法による寛解率が低く，予後の悪い白血病の1つである．[1495]

急性拒絶反応 acute rejection 拒絶反応とは，臓器移植に際し，組織適合性抗原が一致しない移植片などが宿主(患者)により非自己と認識され，排除される免疫学的反応のことで，移植された臓器は壊死に陥る．このうち移植直後の数週〜数か月後，あるいはそれ以後に比較的急性に生じるものを急性拒絶反応と呼ぶ．拒絶反応には数年後に徐々に生じるものもある．[1372]

急性期リハビリテーション acute rehabilitation 急性期医療の場で行われるリハビリテーションをいう．廃用症候群の予防と自立促進が課題である．急性期の患者は，健康状態が急激に変化し，心身ともに不安定である．医学的な活動制限下で，病状管理，リスク管理を行いつつ，リハビリテーションを実施する必要があり，看護師の役割が大きい．早期リハビリテーションは，発症後早期の患者に対し行うもので，診療報酬上の用語である．[120] ⇨参回復期リハビリテーション→453，維持期リハビリテーション→229，早期リハビリテーション→1810

急性頸部蜂巣炎 acute cervical cellulitis 浅頸筋膜内側の潜在性間隙に炎症をきたした結果，疎性結合織を通して炎症が拡大し，蜂巣炎，膿瘍をきたすこと．咽頭，扁桃，口腔，歯牙などの急性炎症や外傷，異物刺入などが原因となり周囲の軟部組織に炎症が広がったもの．つまり頸部の浅頸筋膜と浅・中・深層からなる深頸筋膜との間に炎症が波及し膿瘍を形成する．咽後膿瘍，食道周囲膿瘍，副咽頭間隙膿瘍，扁桃周囲膿瘍，口腔底膿瘍，智歯周囲炎などがある．頸部腫脹，高熱，疼痛が三主徴．CT，MRIにより部位，膿瘍形成の有無などがわかる．入院し感受性のある適切な抗生物質を投与するとともに切開，排膿を行う．血管系合併症が出現すると死亡率が高い．[887]

急性頸部リンパ節炎 acute cervical lymphadenitis 末梢部の急性化膿性炎症から化膿菌が侵入して起こり，悪寒とともに発熱し，リンパ節の腫脹，疼痛，皮膚発赤がみられる．好発部位は頸部リンパ節のほかに腋窩，鼠径部があり，病変が進行すると化膿性炎症に移行．治療は安静を保ち，細菌侵入部の処置，リンパ節炎症部の冷罨法，化学療法，膿瘍切開などを行う．[206]

急性血清病腎炎 acute serum sickness nephritis 異種抗原(BSA)を大量に1回，あるいは少量を連続してウサギに投与するモデルが知られている．1回モデルでは投与後7-10日で血中から抗原が消失し，続いて抗BSA抗体が証明される．ほぼこの臨界時期に先立って循環免疫複合体が形成され腎糸球体に沈着し，急性増殖性糸球体腎炎が惹起される．連続投与モデルでは血中の抗体価に応じて抗原を2-3か月以上繰り返し投与すると，大量の免疫複合体が糸球体に沈着し，膜性腎症から増殖性糸球体腎炎までさまざまな腎病変を呈する．[858] ⇨参ウシ血清アルブミン腎炎→323

急性結腸偽性閉塞症　acute colonic pseudo-obstruction　器質的閉塞を伴わない，腸管の閉塞症状を呈する疾患のこと．他臓器の悪性腫瘍や心疾患，急性膵炎などに合併することが多く，外科手術後，外傷，感染症に合併することもある．高度の腹部膨満感，便秘などの症状を呈する．病態として，原疾患による全身状態の悪化や虚血による副交感神経などの自律神経系の一過性障害が考えられているが，詳細は不明．原因疾患の治療を優先し，麻痺性イレウスに準じた治療を行う．1948年にイギリスの外科医オギルビー William H. Ogilvie(1887-1971)により第1例が報告された．[1234,936]

急性結膜炎　acute conjunctivitis　急性に発症する結膜炎で，感染やアレルギーによるものが多い．感染はウイルス性と細菌性に分けられる．眼脂，流涙，羞明，異物感，瘙痒感などの自覚症状を訴え，他覚的には結膜の充血，浮腫，濾胞，乳頭増殖を生じる．治療は原因に応じた点眼剤を使用する．[651]

急性限局性外耳炎　acute localized external otitis⇨同耳癤(せつ)→1294

急性高山病　acute mountain sickness, acute altitude sickness　高地での急激な気圧低下と酸素不足が原因となり起こる障害．一般に標高2,500 m以上で発生し，7,000 m以上では生命に危険があるとされる．急性の場合，末梢の浮腫，呼吸および脈拍の増加，全身の倦怠感，頭痛，めまい，耳鳴，吐き気，チアノーゼ，失神などの症状が現れる．肺水腫や脳浮腫を起こすと特に危険であり，ときには死亡することもある．このような場合には直ちに低地への移動が必要である．⇨参高山病→1007

急性甲状腺炎　acute thyroiditis　化膿性細菌の感染による甲状腺の急性炎症．発生頻度は低い．感染経路としては下咽頭梨状窩から甲状腺へつながる先天性瘻孔が多いと考えられるが，血行性，リンパ行性もあるといわれる．片葉(多くは左葉)に腫大，疼痛が生じるとともに，その部分に合致したテクネチウム，ヨードなどシンチグラフィーでの摂取低下や，該当する頸部皮膚の発赤，発熱，赤血球沈降速度亢進，白血球増加を認める．穿刺吸引細胞診で膿汁が得られれば確診となる．抗生物質を用いる感染症治療を行い，明らかな瘻孔の存在が同定できたときは手術的に結紮切断される．[783]

急性甲状腺中毒性脳症　acute thyrotoxic encephalopathy　未治療または不十分な治療下における甲状腺機能亢進状態に，感染や外傷など何らかの誘因が加わったときに起こることが多い．不穏，錯乱，もうろう状態などを呈し，ときに昏睡に至る．このような中枢神経症状の病態は，甲状腺機能亢進症に伴う脳エネルギー代謝異常，心房細動，血液凝固能亢進などによる脳循環障害や，血液脳関門の破綻などの関与が考えられている．[1160] ⇨参甲状腺中毒症→1017，甲状腺クリーゼ→1014

急性喉頭蓋炎　acute epiglottitis　喉頭蓋に炎症性の高度の浮腫性腫脹をきたしたもので，主としてB型インフルエンザ菌による．咽頭痛を伴った軽度の上気道炎症が急激に増悪し，高度の嚥下痛，高熱，喘鳴，含み声を認めるが嗄声は軽度である．気道閉塞を起こして急激に呼吸困難へと進行し，死亡することもあるため慎重かつ迅速に対処すべき疾患である．治療は抗生物質，ステロイド剤を使用するが，緊急気管切開が必要なこともある．[887]

急性喉頭気管気管支炎　acute laryngotracheobronchitis　感冒や急性の上気道炎(鼻腔，咽頭，喉頭の炎症)に続発して起こる感染性の気管支炎で，冬季に発症しやすい．主にアデノウイルス，インフルエンザウイルスなどのウイルス感染が原因となるが，その他，ブドウ球菌，連鎖球菌，肺炎球菌，インフルエンザ菌などの細菌感染，刺激性・有毒性ガス吸入，過度の発声，麻疹や百日咳などの急性伝染病での併発などが考えられている．感冒の際の小児や高齢者が罹患しやすい．胸骨内面の圧痛，発熱，全身倦怠感，犬吠(けんばい)様咳嗽，呼吸困難を訴える．喀痰検査に基づいて抗生物質を使用し，局所に抗生物質，ステロイド剤の噴霧，エアゾール吸入療法を行う．緊急時には気管切開を要することもある．[887]

急性喉頭狭窄　acute laryngostenosis, acute laryngeal stenosis　カニューレの不適合，カニューレ交換時の損傷や，異物の迷入，急性炎症(急性声門下喉頭炎，急性喉頭蓋炎など)，痙攣などの急性喉頭運動障害などにより喉頭の狭窄をきたした状態．症状として，著明な吸気性呼吸困難をきたす．カニューレの不適合などが原因の場合は，適切な使用を心がけ，原因疾患治療を行う．[555] ⇨参喉頭狭窄→1042

急性硬膜外血腫　acute epidural hematoma；AEH　頭部外傷後，頭蓋骨と硬膜の間にたまる血腫．原因は頭蓋骨骨折による硬膜動静脈の出血．中硬膜動脈の出血では，典型的な意識清明期を示し，治療が遅いと死亡することがある．中硬膜動脈性急性硬膜外血腫が疑われたときは，ただちに開頭血腫除去を行う．この場合に限って予後は良好．[791] ⇨参意識清明期→229

急性硬膜下血腫　acute subdural hematoma　外傷の結果，脳皮質に出血性挫傷をきたし，硬膜下血腫となったもの．この結果，受傷時に意識障害や神経症状を示すことが多い．CTで三日月形の高吸収域が頭蓋骨直下にみられ，脳挫傷像がみられる．脳浮腫も起こりやすく，神経症状によっては，血腫除去術，減圧開頭が必要．[791]

急性呼吸窮(促)迫症候群　acute respiratory distress syndrome；ARDS⇨参呼吸窮迫症候群→1080

急性呼吸不全　acute respiratory failure；ARF　呼吸不全とは呼吸機能障害のため動脈血の酸素分圧(Pa_{O_2})あるいは炭酸ガス分圧(Pa_{CO_2})が異常値を示し，身体が恒常性を維持できなくなった状態．急性呼吸不全とは急激に呼吸不全をきたす場合で，脳・心臓などの重要臓器の組織中酸素濃度が低下し致死的となる．上気道の異物や浮腫，喉頭筋麻痺などによる気道閉塞，自然気胸，肺塞栓，広範囲の肺炎，大手術後，外傷後，ショック時などに続発する呼吸窮迫症候群，薬物(特に麻薬)などによる呼吸中枢抑制，フグ中毒などによる呼吸筋麻痺などにより起こる．血液ガスでは室内気吸入

時に Pa_{O_2} が 60 Torr(mmHg)以下となる呼吸障害を呼吸不全といい，Pa_{CO_2} が 45 Torr 以下のⅠ型呼吸不全と，Pa_{CO_2} が 45 Torr を超えるⅡ型呼吸不全に分類される．Ⅰ型急性呼吸不全は主にガス交換障害によって発症し，代表的な疾患は急性呼吸窮迫症候群(ARDS)，Ⅱ型急性呼吸不全は換気障害によって発症し，代表的な疾患は気管支喘息重積発作である．[897] ⇨参呼吸不全→1083

急性骨髄炎 acute pyogenic osteomyelitis ［**急性化膿性骨髄炎**］〔**概念**〕急性に骨髄およびその隣接骨に生じる細菌感染による炎症．従来は血行性感染が多かったが，最近では術後感染や開放骨折などの外傷に伴う感染が増加している．血行性の場合，炎症は骨幹端部に発して骨体部に拡大する．大腿骨，脛骨，上腕骨に好発する．罹患部の骨組織は壊死に陥り腐骨を形成する．周囲の骨は硬化して骨柩(こっきゅう)をつくる．骨髄中の膿瘍は骨外にあふれて骨膜下膿瘍を形成し，さらに皮膚に至って外界に破れ出て瘻孔を形成したり，関節包を破って関節炎を発症させることもある．〔**症状**〕定型的な経過では高熱，激痛に始まり，重篤な全身症状を呈する．局所の発赤，熱感，圧痛，腫脹は患肢の全周に拡大する．小児の場合は患肢を荷重することが不能になったり，まったく動かさなくなる．〔**診断**〕検査ではCRP値，赤血球沈降速度の亢進，白血球増多，シアル酸の亢進，血液培養が重要である．初期はX線像で病的所見は認めず，骨膜反応や骨萎縮が出現するまでに1-2週間を要する．骨シンチグラフィーやMRIは早期診断に有用である．穿刺や局所の切開で膿汁が確認されれば確実である．穿刺後はグラム染色と細菌培養を行うが，菌が検出されないことも多い．起炎菌としては黄色ブドウ球菌が最も多い．最近ではMRSAやグラム陰性桿菌も報告されている．鑑別診断として急性白血病，骨肉腫，疲労骨折などが重要である．〔**治療**〕局所の安静と固定，抗生物質の投与，膿瘍の穿刺，排膿を早期に行い，骨髄内圧を下げて炎症の拡大を防止する．炎症症状が長引くようであれば，高気圧酸素治療や持続洗浄も考慮する．早期に治療が行われれば予後は良好である．治療開始が遅れれば慢性骨髄炎へと移行し，機能障害を残すこともある．患者には早期治療開始が重要であること，治療開始が遅れれば機能的予後に障害を残し慢性骨髄炎に移行することをよく説明する．また，急性期の症状が治まっても3か月間の抗生物質の投与が必要であることを説明する．[592]

急性骨髄芽球性白血病 acute myeloblastic leukemia⇨同急性骨髄性白血病→728

急性骨髄性白血病 acute myeloid(myelogenous) leukemia；AML ［AML，**急性骨髄芽球性白血病**］ 急性白血病のFAB分類において，急性リンパ性白血病に対比して用いられる．診断は細胞形態，モノクローナル抗体による表面マーカー，特殊染色による細胞生化学所見から診断される．FAB分類では，M 0(最未分化型AML)，M 1(未分化型 AML)，M 2(分化型 AML)，M 3(急性前骨髄球性白血病)，M 4(急性骨髄単球性白血病)，M 5(急性単球性白血病)，M 6(赤白血病)，M 7(急性巨核芽球性白血病)の8型がある．骨髄で白血病細胞(リンパ芽球以外の幼若細胞)の著明な増加がみられ，白血球は一般に増加することが多いが，M 3では低下することが多い．貧血症状，血小板減少による出血傾向，発熱などがみられる．脾腫は慢性骨髄性白血病に比べ軽度で，リンパ節腫大は急性リンパ性白血病に比べ軽度である．各種病型により特異的染色体異常がみられる．治療は化学療法と骨髄移植があり，予後は病型により異なり，予後不良と考えられる例には骨髄移植が勧められる．[1495] ⇨参FAB分類《急性白血病の》→49

急性骨髄線維症 acute myelofibrosis ［**悪性骨髄線維症**］ 骨髄線維症は，骨髄の線維化，骨硬化，血管新生などの骨髄間質細胞の反応が顕著に生じる疾患の総称で，原発性(特発性)と種々の基礎疾患に合併して生じる二次性に分類される．一般に慢性に経過する疾患であるが，急性骨髄性白血病，特に急性巨核芽球性白血病(FAB分類のM 7)に合併する骨髄線維症の中には急速に骨髄の線維化が進行する症例もあり，これらを急性骨髄線維症と呼ぶこともある．[716] ⇨参急性巨核芽球性白血病→726

急性骨髄単球性白血病 acute myelomonocytic leukemia；AMMoL ［**ネーゲリ型白血病，AMMoL**］ 急性白血病FAB分類のM 4で，顆粒球系細胞と単球系の2系統の細胞がみられる．診断基準では骨髄の赤芽球系を除いた骨髄細胞の中で芽球が30% 以上を占め，単球系細胞は20% 以上である．末梢血では単球が5,000/μL 以上だが，骨髄所見が満たされていれば必須条件ではない．細胞の同定として，単球系細胞はαナフチルブチレートエステラーゼ染色，顆粒球系細胞はナフトールASDクロロアセテートエステラーゼ染色が用いられる．この二重染色を行うと，単球系細胞と顆粒球系細胞の混在の程度がわかる．血清リゾチームは高値を示す．また，M 4の中に好酸球が5% 以上に増加するM 4Eが存在し，del(16)(16番染色体欠失)やinv(16)(16番染色体逆位)の染色体異常がみられる．治療成績はM 4Eは寛解率が高く，長期予後がよいが他は必ずしもよくはない．[1495]

急性孤立性心筋炎 acute isolated myocarditis⇨同フィードラー心筋炎→2511

急性細気管支炎 acute bronchiolitis 終末細気管支から呼吸細気管支を主体として生じる急性炎症．感染によるものと刺激性ガスなどによる非感染性のものがある．乳幼児期に好発するウイルス感染症では特にRSウイルスによるものが多い．かぜ症候群からの併発が多く，細気管支の閉塞による呼気性喘鳴，呼吸困難を主症状とする．組織学的にはカタル性から潰瘍形成性まで炎症の程度はさまざまである．原因が明らかなものはそれに対する治療と対症療法を行う．[494] ⇨参急性気管支炎→726

急性細菌感染症 acute bacterial infection ［**細菌感染症**］ 細菌が体内に侵入し短期間のうちに発症する疾患の一群をいう．①グラム陽性球菌としてのブドウ球菌，肺炎球菌，連鎖球菌などによる，皮膚化膿症，肺炎，中耳炎，髄膜炎，扁桃・咽頭炎，副鼻腔炎など，②グラム陰性球菌としての淋菌，髄膜炎菌，モラクセラなどによる淋疾，髄膜炎，気管支炎など，③グラム陽性桿菌としてのウェルシュ菌，ディフィシル菌などによるガス壊疽や偽膜性腸炎など，④グラム陰性桿菌としての大腸菌，サルモネラ，赤痢菌，ビブリオ，緑膿菌，インフルエンザ桿菌などによる腸炎(赤痢，コレラを含む)，肺炎，チフスなど，⑤特殊な細菌としてのマイコプラズマ，リケッチア，クラミジア，トレポネーマ，ボレリア，レプトスピラなどによる肺炎，リケッチア症(発熱と発疹を主徴とする全身疾患)，結膜炎，梅毒，ライム病，ワイル病などがある．細菌感染症は適切な抗菌薬療法で治療する．[206]

急性細菌性関節炎　acute bacterial arthritis　［**急性化膿性関節炎**］　細菌により惹起される関節の急性炎症．関節周囲に発赤，熱感，疼痛，腫脹などが認められる．診断は，臨床症状と白血球の増加，CRP(C 反応性タンパク C-reactive protein)高値，赤血球沈降速度の亢進などの検査所見，関節穿刺による膿性関節液の吸引，関節液培養からの細菌の検出などでなされる．感染初期には X 線像は正常であることが多いが，MRI では関節液の貯留や骨髄内の変化を早期からとらえることができ診断に有用である．起炎菌は，黄色ブドウ球菌が最も多いが，近年グラム陰性菌，MRSA(メチシリン耐性黄色ブドウ球菌 methicillin-resistant *Staphylococcus aureus*)などが増加している．発症経路には，①上気道炎などの一次感染創からの血行性感染，②開放骨折や関節内注射などによる細菌の直接侵入，③関節周囲の感染創からの波及などがある．治療は局所の安静と冷罨法 cold compress，抗菌薬の投与を行い炎症を沈静化させる．改善のみられない例では，切開排膿，持続洗浄などが行われる．乳幼児の化膿性股関節炎では，大腿骨頭の破壊が生じやすく早期に手術的加療を行う．[642]　⇨参化膿性関節炎⇀540

急性細菌性心内膜炎　acute bacterial endocarditis；ABE［**急性感染性心内膜炎，急性敗血症性心内膜炎**］　感染性心内膜炎の分類の 1 つで，細菌が原因によるもの．症状の進行が速い．急速な弁破壊に伴う心不全，敗血症性ショックなど重症化することも多い．通常は，黄色ブドウ球菌，A 群溶血性連鎖球菌，肺炎球菌，および淋菌が原因であるが，ほとんど病原性がない細菌でも生じることがある．[1313]　⇨参感染性心内膜炎⇀635

急性細菌性髄膜炎⇨同急性化膿性髄膜炎⇀724

急性細菌性前立腺炎　acute bacterial prostatitis　［**急性前立腺炎**］　前立腺における一般細菌(主としてグラム陰性桿菌)による炎症．病因としては尿道，膀胱，精巣上体の感染からの波及，遠隔感染巣よりの血行感染が主なものである．症状は悪寒戦慄をもって発する高熱，倦怠感，頻尿，残尿感，排尿終末時痛などの膀胱刺激症状，排尿困難，会陰部・肛門周囲の疼痛や不快感などがある．診断は発熱を伴う尿路性器症状の存在，前立腺触診による．触診上，有痛性に腫大し，緊張性で熱感がある．尿所見で膿尿，細菌尿がみられる．治療は安静，抗菌薬による化学療法を強力に行う．[474]

急性錯乱　acute confusion⇨同精神錯乱⇀1680

急性錯乱状態　acute confusional state　〔D〕akute Verwirrtheit　〔F〕bouffée délirante　急激な意識の解体を背景にして滅裂思考，夢幻様思考，外界知覚の混乱，せん妄，幻覚(主として幻視)，見当識障害，興奮または昏迷，不安焦燥などが現れる状態をいう．本症は①相性 phasic，挿間性 episodic ないし周期性 periodic で病相期のあとは完全に治癒する，②同一家系内に頻度が高い，③脳波からてんかん性要因の存在が考えられる，④情動性と意識障害のニュアンスが推測される．ドイツ語圏では錯乱精神病〔D〕Verwirrtheit-Psychose(フェルヴィルトハイト-プシコーゼ)(比較的予後がよい)，フランス語圏では錯乱を主とする病像にブフェ・デリラント〔F〕bouffée délirante がある．区別される状態に夢幻様体験〔D〕oneiroide Erlebnisform があり，こちらは意識混濁で軽く幻視により形づくられるさまざまな情景をなす幻覚体験が，強い情動を伴って未完成のまま次々と交代する，健常者の夢体験に似ている．また錯乱と近い概念にアメンチア〔D〕Amentia があり，かつては錯乱と同義語に使われたが，こちらは症状精神病(脳以外の身体疾患に伴う精神障害)のときの軽度の意識混濁に伴う困惑状態をいう．アメンチアは意識混濁が軽いため認知障害と誤診され困惑し，情動的にも不安定である．錯乱は症状精神病，非定型精神病に多くみられる．精神興奮の治まるまでは全身のケアを要する．[1062]

急性散在性脳脊髄炎　acute disseminated encephalomyelitis；ADEM　［ADEM］　急性に発症する脳および脊髄の散在性炎症性病変であり，病理学的には静脈周囲性の脱髄と単核球の細胞浸潤を伴う．原因により，①特発性(原因不明)，②感染後(ウイルス感染に続発)，③ワクチン接種後の 3 型に分類される．発症年齢は，特発性は成人に多く，感染後性は 10 歳以下の小児に多い．特発性の経過は単相性であり，経過中に再発性となる場合は多発性硬化症と診断される．症状は急性の高熱で発症し，頭痛，悪心・嘔吐，髄膜刺激症状，意識障害，片麻痺，失語，脳幹・小脳症状など多彩である．感染後およびワクチン接種後では 1-2 週間の潜伏期の後に発症することが多い．治療としては，ステロイド剤を早期に投与する．[1160]　⇨参多発性硬化症⇀1924

急性死⇨同急死⇀720

急性耳下腺炎　acute parotitis　ウイルス感染による流行性耳下腺炎と細菌感染による急性化膿性耳下腺炎がある．前者は 2-3 週間の潜伏期ののち，一側あるいは両側の耳下腺部の腫脹，軽度の疼痛，発赤，発熱があり 2-3 週で治癒する．難聴などの合併症には注意を要する．後者は逆行性細菌感染による．一側耳下腺の腫脹とステノン Stenon 管開口部よりの排膿をみる．小児の反復性耳下腺腫脹を反復性耳下腺炎と呼ぶが，10 歳頃までには治る．治療は抗生物質投与などがある．[887]

急性子宮頸管炎⇨参子宮頸管炎⇀1244

急性糸球体腎炎　acute glomerulonephritis；AGN［AGN］　感冒，咽頭炎，扁桃炎などの上気道炎，皮膚感染などの感染症のあと約 1-4 週間の潜伏期をおいて急にタンパク尿，血尿，乏尿，浮腫，高血圧，腎機能低下，低補体血症などを発症する症候群．最も多く，典型的な発症は A 群 β 溶血性連鎖球菌による感染後糸球体腎炎(溶血性連鎖球菌感染後急性糸球体腎炎)である．病理学的には糸球体の腫大，メサンギウム細胞の増殖，多形核白血球の糸球体毛細血管内への浸潤，乏血を認め，電子顕微鏡では糸球体上皮側にハンプ hump の形成をみる．慢性糸球体腎炎である IgA 腎症，膜性増殖性糸球体腎炎にも急性腎炎様発症をみることがあり，急性腎炎症候群とも呼ばれる．[146]　⇨参感染後糸球体腎炎⇀632，急性腎炎症候群⇀731

急性疾患　acute disease　臨床的に速やかに症状が出現

する疾患．外傷や感染症など外因性のものと，体質に関連した内因性のものがある．多くは2週間〜2か月ほどで全身状態が回復するが，劇症化により死亡する症例や長期化して慢性疾患に移行する症例もある．[1299] ⇨参慢性疾患→2752

急性湿疹 acute eczema，acute dermatitis 最も高頻度に遭遇する皮膚疾患で，化粧品，石けん，洗剤，スキンケア用品，薬剤，金属，植物，虫，細菌などの外的刺激や，皮脂や汗の分泌異常など生体の体質的素因などが原因となり生じる急性の皮疹．これらの原因となる因子に対する皮膚の反応は，紅斑に始まり，丘疹，小水疱，膿疱，びらん，痂皮，落屑を形成し，一連の反応が終焉すると治癒する．組織学的には多彩な反応を呈するが，湿疹の最も特徴的な所見として表皮細胞内の浮腫があり，その進んだ状態を海綿状態と表現する．急性と慢性の違いは臨床像であり，病気(病状)の経過の長短からではない．[235]

急性縦隔炎 acute mediastinitis 縦隔に起こる急性炎症で，急速に進展して重症化する．感染症，食道内視鏡や気管支鏡による穿孔，食道癌による穿孔，異物誤嚥や外傷による穿孔，食道手術後の炎症に続発して起こることが多い．激しい胸骨後部痛，悪寒，発熱，咳，嚥下困難を伴い，胸部X線写真では縦隔の拡大がみられる．治療として食道破裂部の修復，抗菌化学療法，縦隔のドレナージを行う．[234] ⇨参縦隔洞炎→1363

急性・重症患者看護専門看護師 certified nurse specialist in critical care nursing わが国の専門看護師制度では，日本看護協会の認定審査に合格した者をいうが，急性・重症患者看護専門看護師とは，クリティカルケア看護の分野で，複雑で解決困難な看護問題をもつ個人や集団に対して，水準の高い看護ケア提供のための専門分野の知識および技術を深めた者をいう．専門看護師は，実践，相談，調整，倫理調整，教育，研究の6つの役割を果たすことにより，保健医療福祉や看護学の発展に貢献することを目的としている．[171] ⇨参専門看護師→1796

急性十二指腸炎 acute duodenitis 十二指腸の急性炎症であり，粘膜面に多発するびらんを認める．急性胃粘膜病変の際に十二指腸の病変として認められることが多い．胃粘膜萎縮がなく，胃酸分泌の保たれている場合に生じやすい．症状としては心窩部痛や悪心・嘔吐などが多い．症状からは消化性潰瘍との鑑別が不可能であり，内視鏡検査の適応となる．誘因としては，ストレス，薬剤，アルコール，アレルギーなどが考えられる．腎不全や急性膵炎などの全身性の重篤な基礎疾患がある場合にも発症することがある．治療としては，胃酸分泌抑制薬が中心．症状，重症度に応じて一時的に絶食などの措置が必要となる場合もある．[1307]

●急性十二指腸炎の内視鏡像

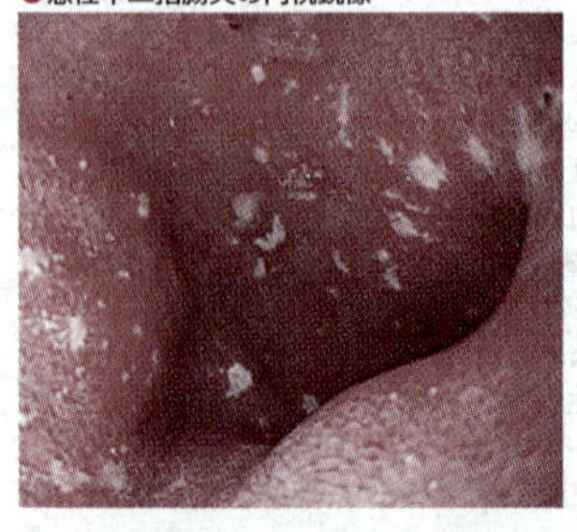

急性出血性炎〔症〕 acute hemorrhagic inflammation 滲出物に多数の赤血球が含まれる炎症をいう．血管障害による血管壁の破綻，局所的・全身的な循環障害，出血傾向などが炎症に合併した場合に生じる．炭疽，ペスト，発疹チフス，ジフテリアなどの感染症，シェーンライン・ヘノッホ紫斑病 Schönlein-Henoch purpura，ウォーターハウス・フリードリクセン症候群 Waterhouse-Friedrichsen syndrome，急性出血性膵炎などが代表的．[1138]

急性出血性結膜炎 acute hemorrhagic conjunctivitis；AHC ［アポロ病，アポロ結膜炎，AHC］ エンテロウイルス70やコクサッキーウイルスA24変異株(CA24v)によって起こる流行性結膜炎で，球結膜(白目)に真っ赤な出血斑をきたすことからこのように呼ばれる．急性の経過をたどり，数日で軽快するのが特徴．感染力が強く潜伏期が短いため，集団発生の形で流行する．[975]

急性出血性白質脳炎 acute hemorrhagic leukoencephalitis ［ハースト脳炎］ 1941年，ハースト Hurst によって神経病理学的な一単位として確立された比較的まれな疾患で，感染後急性散在性脳脊髄炎(ADEM)の劇症型である．先行感染は上気道感染が多い．神経症状は通常のADEMと同じだが，症状の進展が速く重症化する．病変の分布は大脳半球半卵円中心を主に，小脳，間脳，脳幹の白質を広範におかし，多数の散在性の出血斑がみられる．病変の分布にしばしば左右差を示す．発熱，頭痛，悪心・嘔吐を呈し，その後意識障害，痙攣，運動麻痺，感覚障害，失語などの症状が出現する．10日〜2週間で死亡するが，ステロイド剤や減圧療法などの治療による生存例もある．ADEMとは急性に発症し単相性の経過をとる脳脊髄の炎症性散在性白質病変により神経症候を呈する疾患で，病理学的には中枢神経内血管周囲の単核細胞浸潤，浮腫と静脈周囲性脱髄を特徴とする．原因別に，感染後ADEM postinfectious ADEM，ワクチン接種後ADEM postvaccinal ADEM，特発性ADEM idiopathic ADEMに分類される．ADEMはすべての年代に起こりうるが，小児と若年成人に多い．感染症もしくはワクチン接種後数日から8週後に急性に発症し，基本的には単相性の経過をとる．発熱や髄膜刺激徴候などの全身性の炎症所見をとることが多い．[716] ⇨参急性散在性脳脊髄炎→729

急性出血性貧血⇨参失血性貧血→1309

急性循環不全 acute circulatory failure 急激に発症した身体組織への血液の灌流障害．塞栓症や血管の狭窄により生じた特定の臓器での灌流障害や，心拍出量の低下または血管の虚脱や循環血液量減少に伴って生じる全身の臓器灌流障害があげられる．前者としては急性動脈閉塞，深部静脈血栓などがある．後者の状態はショックであり，心原性ショック，アナフィラキシーショック，出血性ショック，敗血症性ショックなどがあげられる．病態に応じた適切な処置が遅れると，組織や細胞は低酸素状態に陥り，嫌気的代謝の結果，乳酸が産生されて代謝性アシドーシスとなる．[1590]

急性循環不全状態⇨同ショック→1491

急性上咽頭炎 acute epipharyngitis⇨回急性鼻咽頭炎→739

急性漿液性炎〔症〕 acute serous inflammation 滲出性炎症のうち，毛細血管の透過性を亢進させるような刺激が加わり，血管外の組織に血清，すなわち，血液からフィブリン(線維素)を除いたタンパク質成分が滲出する炎症．熱傷や靴ずれによる水疱，虫さされ，声門水腫，肺浮腫などがある．瘢痕を残さずに治癒することが多いが，経時的により重症な炎症に移行しうる．粘膜の漿液性炎は粘液分泌亢進を伴ってズルズルになり，カタル性炎ともいう．[1299] ⇨参漿液性炎→1418

急性消化不良症 acute dyspepsia 急性に発症した乳幼児の下痢症．下痢以外の症状としては食欲不振，不機嫌，発熱，嘔吐，経過とともに体重の減少などがみられる．重篤化すると痙攣などの神経症状や循環障害を起こし消化不良性中毒症に陥ることもある．ロタウイルスや大腸菌などによる腸管感染，かぜ症候群や中耳炎などによる腸管外感染，食事過誤，食物アレルギーなどが原因となる．治療は電解質液の補液から始め，食事療法に移る．止痢薬を使用する場合や，細菌感染によるものは抗菌薬が必要な場合もある．消化不良症，下痢症の病名はドイツ医学からのもので，現在では腸炎，嘔吐を伴うものに対しては胃腸炎と呼ぶことが多い．[1631]

急性上気道炎 acute upper respiratory infection ［感冒］ 鼻腔から咽頭，喉頭(声帯のある部分)までの部分を上気道といい，この部分に起こる急性炎症．約80% はウイルス感染によるもので，10-20% がマイコプラズマ，クラミジア，細菌感染による．感染経路は大きく空気・飛沫感染と接触感染に分けられる．症状は鼻汁，鼻閉，咳嗽，咽頭痛，嗄声などの上気道症状のほか，発熱，頭痛，関節痛などの全身症状を伴う場合もある．基本的にはウイルス感染が主な原因なので細菌感染が合併していなければ，対症療法と安静で1-2 週間以内で治癒することが多い．[494] ⇨参上気道炎→1429，かぜ症候群→507

急性上行性脊髄麻痺 acute ascending spinal paralysis ［ランドリー麻痺］ ランドリー Jean Baptiste Octave Landry の急性上行性麻痺は，弛緩性の対麻痺をもって始まり，急速に麻痺が上行して体幹筋をおかす．次いで上肢の麻痺が出現し数日または1-2 週間で四肢麻痺となる．原則として脳神経がおかされる前に呼吸麻痺で死亡する．末梢神経および脊髄前角をおかす各種疾患にみられる．[1160]

急性小児片麻痺症候群 acute infantile hemiplegia syndrome 健康な小児が急激に片麻痺をきたす疾患．症候群の1つであるが，身体の片側の痙攣に続いて同側の麻痺が現れるものや，特に前駆症状を認めないで突然麻痺をきたすものがある．片側の痙攣に引き続いて起こるものを片側痙攣・片麻痺・てんかん症候群 hemiconvulsion-hemiplegia-epilepsia (HHE) syndrome といって，生後3か月から14歳の間にみられる．約2/3が1時間にも及ぶ半身痙攣のあとに同側の麻痺が出現．20% が数週間以内に消失し，早いものでは数時間のこともあるが，50-80% に痙直性片麻痺を残す．原因はさまざまな血管障害が考えられ，中大脳動脈や内頸動脈の閉塞，硬膜下血腫，モヤモヤ病などがあげられる．治療は第一に痙攣を止めることであるが，後遺麻痺に対しては運動練習を行う．[1631]

急性腎盂腎炎 acute pyelonephritis 学童期から壮年期の女性に多く，主に大腸菌による腎実質，腎盂・腎杯系の感染症．病変の主体は，腎盂，尿細管を含めた間質であり，糸球体にまで病変が及ぶことはない．感染経路は上行性で，膀胱炎に続いて起こるものが多い．症状は高熱，悪寒，膀胱炎症状で，肋骨脊柱角に叩打痛を認める．検査所見では血液中の白血球増加，CRP陽性，尿中細菌数 10^5/mL 以上，白血球円柱，白血球塊の存在などを認める．治療は抗生物質は感受性があり，腎移行のよい薬剤(ペニシリン系，セフェム系)を使用．予後は良好で，急性腎不全はきたさない．[858]

急性腎炎 acute nephritis⇨回急性腎炎症候群→731

急性腎炎症候群 acute nephritic syndrome ［急性腎炎］ 急性糸球体腎炎のほかに慢性糸球体腎炎でも，IgA 腎症や膜性増殖性糸球体腎炎などで急に発症し，血尿，タンパク尿，高血圧，腎機能低下などを伴う急性腎炎様の発症をみることがある．これらを総称していう．[146]

き

急性心外膜炎⇨回急性心膜炎→732

急性心筋炎⇨参心筋炎→1513

急性心筋梗塞 acute myocardial infarction；AMI ［AMI］ 冠動脈の急性閉塞によってその灌流領域に虚血性心筋壊死が生じた病態．閉塞の主因は冠動脈硬化性プラーク(粥腫)の破綻とそれに伴う血管内血栓形成で近年，食習慣や生活様式の西欧化に伴い急速に増加している．男性では40歳以上，女性では更年期以後に多くみられる．通常，激しくかつ長く続く胸痛発作を示し，しばしば不整脈，心不全，ショックなどを合併する．死亡率は30-40% と高い．心筋壊死による特徴的な心電図所見と心筋逸脱酵素の上昇などの血液所見によって診断される．CCU(冠疾患集中治療室)など高度専門施設での入院治療が原則である．不整脈などの合併症が起こりやすく，急変しやすいので脈拍，血圧，呼吸，心電図などのモニターが必要となる．急性期には血栓溶解療法や緊急冠動脈形成術などの再灌流療法が行われる．酸素吸入や硝酸薬，抗血小板薬や抗凝固薬，昇圧薬，抗不整脈薬などが多く用いられ，鎮静薬や鎮痛薬も必要に応じて用いられる．いきむことのないように緩下剤も使用される．患者の苦痛や不安の軽減が重要である．[1391] ⇨参心筋梗塞→1516

急性滲出性炎症 acute exudative inflammation ［滲出性炎］ 急性炎症のうち，局所の循環障害により，血管内から組織へ血液成分の滲出をみるもの．滲出物の性状と組織変化の特徴から，漿液性炎，線維素性炎，出血性炎，化膿性炎，壊疽性炎などに分類されている．炎症の原因や臓器により起こりやすい炎症型があるが，比較的短時間により重症な炎症へと移行しうる．[1299]

急性心内膜炎 acute endocarditis 心内膜炎の経過の分類で，急性か亜急性かの分類によるもの．経過による分類であり，心内膜炎の原因として細菌性，リウマチ性，SLE(全身性エリテマトーデス)などでもよいため，あまりこのような分類は用いられない．[1313]

急性心嚢炎⇨回急性心膜炎→732

急性心不全 acute heart failure；AHF 急激な要因により，臓器や末梢組織の需要に見合うだけの血液を心臓が送り出すことができなくなった状態．急性心筋梗塞や急性心筋炎など心筋自体の障害により，心拍出量が低下している場合のほか，急激に過剰な心臓負荷が加わった場合(感染性心内膜炎に伴う弁の破壊，肺梗塞，高血圧緊急症など)，心臓への血液充満が障害される場合(左房内血栓や粘液腫の僧帽弁への嵌頓，心タンポナーデなど)などがある．乏尿，四肢冷感，血圧低下，肺うっ血徴候(呼吸困難，起座呼吸など)を伴うことが多く，重症例では心原性ショックに至るため，迅速な治療が必要である．[1590]

急性腎不全

acute renal failure；ARF ［ARF］

【概念・定義】何らかの原因で時間あるいは日の単位で急速に腎機能低下をきたす症候群．

【原因と分類】尿量から，無尿あるいは乏尿となる乏尿性急性腎不全と，乏尿を伴わない非乏尿性急性腎不全(急性多尿性腎不全)に分類され，病因論的には3つのカテゴリーに分類される．①**腎前性急性腎不全**：高度の脱水，出血，心不全など，全身的な循環不全による腎血漿流量の減少から糸球体濾過値 glomerular filtration rate (GFR) が低下して起こる．②**腎性急性腎不全**：虚血や腎毒性物質による急性尿細管壊死(腎毒性急性腎不全)や，急性間質性腎炎，急性糸球体腎炎など，腎の実質の急性病変が原因で起こる．③**腎後性急性腎不全**：尿路の腫瘍や結石など腎から下部尿路の間の閉塞などによって糸球体の濾過が不能になって起こる．以上の3つのカテゴリーの迅速な診断が適切な治療につながる．

【診断】腎前性と腎性の鑑別が重要であるが，この鑑別のために尿中ナトリウム排泄分画 fractional excretion of sodium (FE_{Na}) の測定が重要である．通常，FE_{Na} が1% 以下であれば腎前性急性腎不全である可能性が高い．

【治療】急性腎不全は数日から数週間の乏尿期を経て利尿期に入り，数週間で回復期に入る．適切な水と電解質の補正と栄養状態の維持によってコントロールできるが，著しい腎障害や合併症がある場合，**透析療法**の適応となる．通常，血清クレアチニン値が 6 mg/dL 以上，血液尿素窒素 (BUN) が 80 mg/dL 以上，血清カリウム値が 6 mEq/L 以上では透析療法の適応となる．[146]

急性腎不全の看護ケア

【ケアのポイント】急性腎不全の多くは可逆性であり，乏尿，無尿の時期に適切な対処が行われれば，腎機能の回復が期待できる．しかし，急性腎不全を発症する場合の多くは，腎不全をおこした原疾患以外に種々の合併症を伴うことが多く，感染に対しての抵抗力も低下している．全身状態を適切に把握するための観察と感染予防に留意する必要がある．透析療法を行わずに経過をみる場合は，タンパク質や塩分，カリウム，カロリーを制限した食事療法と水分制限が厳重に行われるため，適切に食事療法が行われるように援助するとともに，患者のストレスや不安に対処していく．[430] ⇒ 参 急性腎不全→732

急性心包炎 ⇒ 同 急性心膜炎→732

急性心膜炎

acute pericarditis ［**急性心嚢炎，急性心外膜炎，急性心包炎**］

【概念・定義】心膜の急性炎症性疾患であり，多核白血球の出現，心膜透過性の亢進，フィブリンの沈着などを伴う．

【疫学・病態生理】女性より男性に多いとされ，小児より成人に多い．病理学的には線維素性，漿液性，出血性，化膿性に分類され，また心嚢液の滲出液の有無により乾性と湿性に分けられる．臨床的には，特発性，感染性(ウイルス性，細菌性，結核性，真菌性)，周辺臓器疾患性(急性心筋梗塞後など)，血管炎/自己免疫疾患性，代謝性〔尿毒症，粘液水腫(甲状腺機能低下症)，痛風〕，腫瘍性，外傷性，薬剤性，その他放射線照射後，中毒などに分類される(表)．

【症状】〔**胸痛**〕最も頻度が高い．**前胸部痛**であり，虚血性心疾患の症状との鑑別が重要である．深呼吸時，咳，仰臥位で痛みが増強し，座位にて前屈させると痛みが軽減するのが特徴である．〔**発熱**〕病因に左右されるが，高熱を呈することもある．〔**心タンポナーデ**〕心嚢液の貯留が急速に進むと心膜腔内圧が著明に上昇し，心腔内が圧排され，静脈還流障害，心室拡張障害が生じる．**ベック(Beck)の三徴**(血圧低下，静脈圧上昇，心音微弱)，奇脈(脈が吸気の場合に弱く，呼気の場合に強くなる)，頻脈，頸静脈怒張(クスマウル徴候 Kussmaul sign：通常の心不全では吸気時に胸腔内圧が低下して静脈還流が増加しても心臓の拡張が促進されるために頸静脈の怒張は減弱するが，本症では逆に静脈還流が増大する吸気時のほうが頸静脈の怒張が増悪する)．

【診断】〔**聴診所見**〕心膜摩擦音を聴取する．〔**心電図変化**〕aV_R および V_1 を除く全誘導で **ST 上昇**が認められる．PR 部分の低下を認める．〔**心臓超音波検査**〕心嚢液の貯留を認める．〔**血液検査**〕白血球増加，赤血球沈

●急性心膜炎の原因

1. 特発性
2. 感染性
   細菌性(化膿性)，結核性，ウイルス性(コクサッキー，インフルエンザ，肝炎，HIV)，真菌性など
3. 血管炎/自己免疫疾患性
   関節リウマチ，リウマチ熱，全身性エリテマトーデス(SLE)，強皮症，混合性結合組織病，ウェゲナー肉芽腫症，結節性多発性動脈炎，ベーチェット病
4. 周辺臓器疾患性
   心筋梗塞(急性期，ドレスラー症候群)，心膜切開後症候群，心室瘤，解離性大動脈瘤，肺炎，肺塞栓，胸膜炎
5. 代謝性
   腎不全(尿毒症，透析後)，粘液水腫(甲状腺機能低下症)，痛風
6. 腫瘍性
   二次性(転移性，直接浸潤)：肺癌，乳癌，悪性黒色腫，白血病，悪性リンパ腫
   原発性：中皮腫，肉腫
7. 外傷性
   直接的：心膜破裂(胸部外傷，食道破裂)，心破裂(胸部外科手術，カテーテル操作)
8. その他の炎症性疾患
   サルコイドーシス，炎症性腸疾患，ウィップル病，急性膵炎など
9. 薬剤性
   ヒドララジン塩酸塩，プロカインアミド塩酸塩，フェニトイン，イソニアジド，ダントロレンナトリウム水和物，ドキソルビシン塩酸塩，ペニシリンなど

降速度亢進，CRP 上昇を認める．

【治療】 原則として入院し，症状がとれ解熱するまで安静とする．まれに重篤な不整脈が出現することもあるため，モニターは必要である．心囊液が大量で心タンポナーデをきたしているときは心囊穿刺などの心囊液の排液が必要となる．原因疾患がはっきりしている場合には，疾患ごとに特異的治療を行うが，本疾患は特発性の場合が多いので対症療法のみのことが多く，胸痛が強ければ抗炎症薬(アスピリン，非ステロイド系抗炎症薬，ステロイド剤)などを使用する．[1313]

急性心膜炎の看護ケア

【看護への実践応用】 さまざまな原因によって起こりうるため，それらの原因精査を行い，原因別の適切な治療が行われる．発熱，胸痛，呼吸困難，動悸などの症状があり，症状が治まるまでは安静を保てるようにする．発熱に対しては，原因精査のため採取血液を培養し，熱型の観察を行う．原因菌の同定(感染性心膜炎の診断)ができれば，抗菌薬の投与を行う．その間，発熱や悪寒に対して，冷罨法や温罨法を施行し，水分出納バランスに注意しながら，点滴管理や経口による水分の補給に努める．苦痛が強い場合は解熱薬の投与も考慮する．胸痛は呼吸や咳で増強し，体位によって変化することが特徴的で，座位や前傾姿勢を保つと滲出液が前下方に移動するため安楽になる．また胸痛のため浅呼吸となり，呼吸困難を訴えることもあり，呼吸状態の観察を行う．胸痛に対しては，安楽な体位の工夫とともに非ステロイド系抗炎症薬を使用して，苦痛の軽減を図り，また不安の緩和が図れるよう声かけし介入する．しかし心膜の炎症により，急速に心囊内に心囊液が貯留し心タンポナーデをきたすことがあるため，心電図モニターの監視とともに，頻脈や脈圧の低下，呼吸困難，静脈圧の上昇による頸静脈の怒張など，心タンポナーデの徴候の観察，バイタルサインの測定を行い，異常の早期発見と対処に努める．心タンポナーデを併発した場合は心臓の拡張不全を起こし，心拍出量の低下をきたしショックに陥ることがあるため，心膜穿刺，心嚢ドレナージを施行する．また膠原病や悪性腫瘍転移，尿毒症などの基礎疾患がある場合は，並行してそれらの治療を行う．[359] ⇒参急性心膜炎→732

急性蕁麻疹(じんましん) acute urticaria 1か月以内に消退する真皮上層部の一過性の発赤を伴う限局性浮腫で，強いかゆみを伴う．1か月をこえる場合を慢性蕁麻疹と呼ぶ．食事，薬剤，環境因子，化学物質などがアレルゲンとなり生じるアレルギー性と，機械的刺激，寒冷，温熱，日光，水，ストレスなどが原因となる非アレルギー性に分けられる．前者は急性の経過をとることが多い．病変の形成にはヒスタミンの関与が最も大きく，発疹が丘疹性であるコリン性の蕁麻疹もある．[235]

急性膵壊死 acute pancreatic necrosis 急性膵炎に際して，膵実質が壊死を生じた重症膵炎の病態．膵実質および周囲に壊死や出血を認め，後腹膜や腸間膜にも波及する．造影 CT にて膵実質に明らかな造影不良領域を認めることで診断する．本病態の出現は膵炎の重症化を意味し，敗血症や多臓器不全などの合併から高い死亡率を呈する．[60]

急性膵炎

acute pancreatitis

【概念・定義】 アルコール，胆石，胆道感染，薬物，内視鏡手技などが原因となって，膵酵素が活性化され，膵臓の内部および周囲に急性病変を生じた病態．急性膵炎は重症度によって軽症，中等症，重症に分けられる．急性膵炎は致死的経過となる重症例を除き，一般的に可逆性であり，臨床的回復後約6か月で膵臓は機能的・形態的にほぼ復旧する．

【疫学】 年間の総発生数は約3万5,000人，重症膵炎は約5,000人と推定されている．男女比は約2：1．男性は50歳代，女性は70歳代に多い．原因は，アルコー

●**急性膵炎の重症度判定基準と重症度スコア**

予後因子(1)

ショック，呼吸困難，神経症状，重症感染症，出血傾向，$Ht \leq 30\%$，$BE \leq -3$ mEq/L，$BUN \geq 40$ mg/dL(または $Cr \geq 2.0$ mg/dL) 各2点

予後因子(2)

$Ca \leq 7.5$ mg/dL，$FBS \geq 200$ mg/dL，$Pa_{O_2} \leq 60$ mmHg，$LDH \geq 700$ IU/L，$TP \leq 6.0$ g/dL，$PT \geq 15$ 秒，$Plt \leq 10$ 万/mm^3，CT grade Ⅳ or Ⅴ 各1点

予後因子(3)

SIRS 診断基準の陽性項目数≧3 2点

年齢≧70歳 1点

1)原則として入院48時間以内に行い，以後，経時的に検索する．

2)臨床徴候，および CT grade の診断は以下の規準とする．

- ショック：収縮期血圧が80 mmHg 以下，および80 mmHg 以上でもショック症状を認めるもの．
- 呼吸困難：人工呼吸器を必要とするもの．
- 神経症状：中枢神経症状で意識障害(痛みにのみ反応)を伴うもの．
- 重症感染症：白血球増加を伴う38℃以上の発熱に，血液細菌培養陽性やエンドトキシンの証明，あるいは腹腔内膿瘍を認めるもの．
- 出血傾向：消化管出血，腹腔内出血(Cullen 徴候，Grey-Turner 徴候を含む)，あるいは DIC(播種性血管内凝固症候群)を認めるもの．
- SIRS(systemic inflamatory response syndrome)診断基準項目：
  1. 体温＞38℃あるいは＜36℃
  2. 脈拍＞90回/分
  3. 呼吸数＞20回/分あるいは $Pa_{CO_2} < 32$ Torr
  4. 白血球数＞12,000/mm^3 か＜4,000/mm^3 または＞10% 幼若球出現

CT grade Ⅳ/Ⅴ：

grade Ⅳ は膵内部不均一像が膵全体にみられるか，あるいは炎症の波及が膵周囲をこえるもの．

grade Ⅴ は膵内部不均一像が膵全体にみられ，かつ炎症の波及が膵周囲をこえるもの．

重症度判定

1)全身状態が良好で，予後因子(1)および予後因子(2)をいずれも認めず，血液検査成績も正常に近いものを軽症と判定する．

2)予後因子(1)を認めず，予後因子(2)が1項目のみ陽性のものを中等症と判定する．

3)予後因子(1)が1項目以上，あるいは予後因子(2)が2項目以上陽性のものを重症と判定する．

4)重症急性膵炎症例では，予後因子(3)を含めた各予後因子の陽性項目の点数を計算し，それを重症度スコアとする．

厚生省難治性膵疾患調査研究班：急性膵炎重症度判定基準，1990より改変

●急性膵炎の Stage 分類

Stage 0	軽症急性膵炎
Stage 1	中等症急性膵炎
Stage 2	重症急性膵炎(重症Ⅰ)：重症度スコア 2-8 点
Stage 3	重症急性膵炎(重症Ⅱ)：重症度スコア 9-14 点
Stage 4	重症急性膵炎(最重症)：重症度スコア 15 点以上

ルによるものが最も多く 37%，胆石に起因するものないし原因不明がそれぞれ 23-24% と続く．

【症状】 典型的な症状は，心窩部から左上腹部の疼痛であり，しばしば背部にも広がる．食後，特に脂肪分の多い食事を摂取したあとやアルコール多飲後に発症し，痛みは，軽い鈍痛からじっとしていられないほど強いこともあり，膝を曲げて腹ばいになると和らぐことがある．その他，悪心・嘔吐，腹部膨満感，発熱などが生じる．また，**重症急性膵炎**では意識障害，血圧低下，頻脈，乏尿などを伴う．

【診断】 ①上腹部に急性腹痛発作と圧痛がある，②血中，尿中あるいは腹水中に膵酵素の上昇がある，③画像で膵に急性膵炎に伴う異常がある，の 3 項目中 2 項目以上を満たし，他の膵疾患および急性腹症を除外することによって診断する．膵酵素は，膵アミラーゼ p-amylase などの膵特異性の高いマーカーを測定することが重要である．急性膵炎の診断が確定したら，身体所見，血液検査所見，動脈血液ガス分析，CT 所見などから重症度判定を行う．重症度によって治療方針，予後が異なる．

【治療】 治療の基本は，**絶飲食**による膵臓の安静と十分な輸液の投与である．また，極度の腹痛から呼吸循環動態に障害をきたすことがあるため，十分な鎮痛を行う．さらに，タンパク分解酵素阻害薬を投与し，重症度に応じて抗菌薬の投与を検討する．重症例では，集中治療室での全身管理が必要となり，持続的血液濾過透析，タンパク分解酵素阻害薬や抗菌薬の持続的動脈内注入療法などの特殊治療が行われる．感染によって壊死性膵炎を生じた場合は，外科的切除が行われる．[60]

急性膵炎の看護ケア

急性膵炎は，アルコール，胆石症，手術，外傷，内視鏡的逆行性膵管造影などが原因で，消化酵素が膵内で活性化されて自己消化が起こることで発症する．一般には腹痛が必ずみられ，心窩部痛，悪心・嘔吐，背部痛，発熱などを伴う．大部分が保存的治療で治癒するが，重症急性膵炎は多臓器不全を起こして死に至ることもある．

【看護実践への応用】 急性期には，膵臓の安静を保つために，床上安静，禁飲食とし，補液，膵酵素阻害薬，抗生物質，鎮痛薬投与などによる薬物治療が行われる．激痛を伴う場合が多いので，鎮痛薬を効果的に使用するなど苦痛の緩和を行い，安静加療のための環境を整える．胆石が原因の場合には，内視鏡的経鼻胆管ドレナージ(ENBD)や経皮経肝胆道ドレナージ(PTCD)などのドレナージ術を行うことがある．ドレーンの管理を安全に行い，排液の量や性状の観察，処置に伴う疼痛や拘束感に対する苦痛緩和を行う．また，重症化した場合には，多臓器不全回避のために，各臓器の機能を保持するためのさまざまな治療が開始される．バイタルサインをはじめ全身状態の経時的な観察，確実な投薬，ドレーン類の管理などが重要となる．患者は，さまざまな処置が集中的に行われることに対して，不安やストレスが増強するため，そのつど治療や処置の説明を行い精神的なサポートをする．回復期には，症状がなくなりアミラーゼ値が改善した時点で，低脂肪流動食から食事が開始となる．食事開始後の症状の再発や発熱の有無などの観察が必要である．

【ケアのポイント】 日常生活の注意点は，急性膵炎を起こした原因によって異なる．胆石などで残石のある場合には，脂肪を制限した食事や食材の選択について指導する．アルコールあるいは原因がはっきりしない場合には，基本的に禁酒を推奨し，脂肪制限，過労を避け，自覚症状がある場合には，速やかに受診するなどの生活指導をする．[1265] ⇨参急性膵炎→733

急性ストレス障害 acute stress disorder　きわめて強い身体的・精神的ストレスに曝露されて数分以内に発現する一過性の障害．ストレス因には患者や家族の安全や身体的健康への重大な脅威(例：自然災害，事故，暴行，強姦)，あるいは肉親との死別，自宅の火災など社会的立場や人間関係の脅威的な変化などがある．症状は変動するが，意識野の狭窄，注意の狭小化，刺激の理解不能，失見当識を伴う眩惑 daze という初期状態に続いて，不安，絶望，引きこもり，激越と過活動，自律神経系の覚醒状態が認められる．ストレス因から撤退すれば速やかに消失するが，ストレス因が持続しても 1-2 日で軽減し始め，通常約 3 日後に最小になる．エピソードに対して健忘を残すことも多い．重大なストレス的な出来事後に生じる障害として，DSM-Ⅲでは遅延・遷延反応の心的外傷後ストレス障害のみが採用されていたが，その後の DSM-Ⅳで急性ストレス障害として分離された．ICD-10 では急性ストレス反応に相当する．[581]

急性精神病 acute psychosis ［**急性一過性精神病性障害**］伝統的な疾病分類への位置づけがまだ定まらない，急性に出現した精神病を表し，暫定的な臨床的用語として用いられる場合が多い．フランス精神医学では，急性錯乱，急性幻覚性精神病などの急性妄想体験を中心とする病型が命名されている．エイ Henri Ey (1900-77)は，症状と経過から精神疾患を整理統合して，意識野の解体を軸とした急性精神病と人格の病理としての慢性精神病を大別している．また ICD-10(1991)には急性一過性精神病性障害という項目が新たに採用された．①2 週間以内の急性発症，②典型的な症候群の存在，③関連する急性ストレスの存在を特徴とする．ここに分類されるものの多くは，数日，数週ないし 2-3 か月で短期間に完全寛解する．より長い経過をとる場合は診断変更されるが，急性一過性精神病性障害の診断のまま寛解する群も存在する．伝統的診断では非定型精神病，反応性精神病などに当たる．[181] ⇨参アメンチア→182，非定型精神病→2460

急性精巣上体炎 acute epididymitis ［**急性副睾丸炎，精索精巣上体炎**］ 精巣上体は非特異性細菌感染症の好発部位であり，陰嚢内容の炎症の中で最も多く，男性の尿路感染症の約 20% を占める．起炎菌としてはグラム陰性桿菌が多い．若年者ではクラミジアトラコマチス *Chlamydia trachomatis* によるものもある．感染経路としては尿路から精管を通じての逆行性感染が多い．

発熱，陰嚢内容の腫脹，疼痛が主要症状．治療としては安静，陰嚢の挙上，冷湿布を行い，消炎鎮痛薬，抗菌薬を投与する．[474]

急性声門下喉頭炎 acute subglottic laryngitis 声門下に急性に発生する喉頭炎．インフルエンザ桿菌，溶血性連鎖球菌など細菌性のものとウイルス性のものがある．細菌性の場合は呼吸困難が激しく，窒息に進行することがある．閉塞症状として吸気性の呼吸困難のほか，犬吠様咳嗽，嗄声，咽頭痛を伴う．全身症状として不穏，興奮，発熱，顔面蒼白を認める．治療は，細菌性の場合は抗菌薬を用いるが，まず呼吸困難に対しての治療が第一で，2.25% アドレナリン 0.3 mL を生理食塩水で 3 mL に希釈したものを吸入させる．呼吸困難進行時はデキサメタゾン 0.1 mg/kg が一時的に有効であるが，必要により気管切開も行われる．[1631]

急性脊髄前角炎 acute anterior poliomyelitis ［**ポリオ，急性灰白髄炎，ハイネ・メディン病**］ エンテロウイルスに属するポリオウイルスによって発症する．1960(昭和35)年，北海道を中心に全国で 5,606 人，1961 年，九州を中心に全国で 2,436 人の患者発生があり，その夏から弱毒生ポリオワクチンが緊急輸入されて以来激減している．現在わが国ではポリオ患者や野生株ポリオウイルスが分離されることはなくなったが，海外からの持ち込みが問題となっている．病型は，①不顕性型(無症状，90-95%)，②非麻痺型(不全型，髄膜炎型)(4-7%)，③麻痺型(0.5%)に分類される．夏から初秋にみられ，1 歳児に多い．感染は主に経口感染で，侵入したウイルスは咽頭や小腸で増殖し，ウイルス血症を起こして脊髄前角細胞や脳幹をおかす．潜伏期は 1-3 週間．不全型は発熱のみのことが多く夏かぜの症状を呈する．麻痺型の 80-90% は脊髄型で，約 3 日の発熱ののちに，左右非対称性で下肢か上肢に麻痺がみられる．また，呼吸筋麻痺による呼吸障害が現れることがある．麻痺型の 5-10% は延髄型で，延髄・脳神経核障害による意識障害，呼吸障害が出現し致命的なこともある．治療は対症療法のみ．治癒するもの，麻痺を残すもの，死亡するものと予後はいろいろ．予防接種は生後 3 か月から 90 か月までの間に 6 週間以上の間隔で 2 回生ワクチンを飲む．[1631]

急性線維素性炎〔症〕 acute fibrinous inflammation 急性滲出性炎症のうち，多量の線維素(フィブリン)が滲出し，局所で析出した炎症．漿液性炎から移行して，心嚢や胸腔などの漿膜腔に発生しやすい．粘膜では壊死物質と線維素が粘膜表面を膜状に覆うため，偽膜性炎ともいう．線維素が吸収されずに残ると肉芽をつくり，漿膜では癒着を起こす．咽頭ジフテリアの偽膜，尿毒症に併発しやすい線維素性心膜炎(絨毛心)などがある．[1299] ⇨参偽膜性炎→705，急性滲出性炎症→731

急性線維素性胸膜炎 acute fibrinous pleuritis 胸膜炎(胸膜腔に炎症が波及した病態)の病理組織学的分類の1つ．胸膜炎は胸水の性状より線維素性(乾性)胸膜炎，滲出性(湿性)胸膜炎，化膿性胸膜炎に分類されるが，胸膜を部分的に覆っている線維素(フィブリン)が胸膜腔内に多量に滲出した状態を急性胸膜炎という．滲出した線維素は器質化され胸膜癒着が起こる．肺炎，肺梗塞，結核が進行した結果生じ，さらに進行すると胸水が貯留し，胸膜摩擦音が聴取される．症状は壁側胸膜の炎症による胸痛で，深呼吸や咳によって増強され，胸水貯留から滲出性胸膜炎に進行すると胸痛は軽くなり胸膜摩擦音は消失する．CT，胸水穿刺，胸膜生検にて診断し，抗菌薬投与，胸腔ドレナージなどが施行される．[234] ⇨参線維素性胸膜炎→1749，胸膜炎→771

急性前骨髄球性白血病 acute promyelocytic leukemia；APL ［**前骨髄球性白血病，APL**］ 急性白血病 FAB 分類の M 3．骨髄内で胞体内に多数の粗大な顆粒があり，腎臓形や分葉形の核をもつ異常な前骨髄球の著明な増加がある．多数のアウエル Auer 小体もあり，束状になったものをファゴット細胞 faggot cell という．ペルオキシダーゼ染色が強陽性である．顆粒に由来する組織トロンボプラスチンにより播種性血管内凝固症候群(DIC)を合併し，初発症状として出血が多い．t(15；17)の染色体異常(15 番と 17 番の転座)がみられ，遺伝子解析で *PML/RARα* メッセンジャー RNA が検出される．初回寛解導入療法として，活性型ビタミン A のオールトランスレチノイン酸が使用される．これは分化誘導療法であり，初期の DIC(播種性血管内凝固症候群)の悪化や感染症の併発を起こしにくい．また白血球数の多い例には抗腫瘍薬も併用する．この白血病はアントラサイクリン系薬剤の感受性もよく，化学療法のみで治癒が期待できる．[1495]

急性前立腺炎 acute prostatitis⇨同急性細菌性前立腺炎→729

急性増悪 acute exacerbation 慢性疾患で恒常状態にあるものが，およそ数日から 1 か月の経過で状態が悪化すること．多くは入院治療が必要となり予後は不良の経過をたどることが多い．通常は「特発性肺線維症の急性増悪」のように表現される．[541]

急性臓器不全 acute organ failure 何らかの原因で突然，肺，心臓，肝臓，腎臓など重要臓器が急性の機能不全に陥ること．局所臓器不全と遠隔臓器不全に大別される．局所臓器不全は臓器自体が手術などによって直接侵襲された結果として起こるもので，肺切除後の呼吸不全，肝切除後の肝不全などがある．遠隔臓器不全は直接侵襲を受けない臓器の機能不全で，急性膵炎時の呼吸不全，縫合不全時の肝不全などがこれにあたる．ICU でのインテンシブ・ケアが必要となる．

急性相タンパク⇨同急性相反応物質→735

急性相反応物質 acute phase reactant；APR ［**急性期反応タンパク質，急性期タンパク，急性相タンパク**］ 炎症や感染症の急性期に血中の濃度が増加する物質の総称．炎症や感染，組織崩壊が起こっているか否かを推測できるため，初期検査でしばしば測定される．急性期に起こる免疫反応により放出したサイトカインにより，肝における生合成が亢進し反応性に増加すると考えられている．C 反応性タンパク C-reactive protein(CRP)はその代表で，肺炎双球菌の C 多糖体と反応するタンパク質として見いだされ，今日では炎症マーカーとして最も広く測定されている．他の急性相反応物質としてはシアル酸，血清アミロイドタンパク A(SAA)，α_1 アンチトリプシン，ハプトグロビン，セルロプラスミン，フィブリノゲンなどがある．疾患特異性は低いものの炎症や感染の早期マーカーとしての意義は高く，疾患の活動性や重症度をよく反映する．心筋梗塞，血栓症，急性ストレス，ショック，外傷，アレルギー性疾患，悪性腫瘍などでも増加することが知られている．[1045]

急性大動脈解離　acute aortic dissection　大動脈壁の三層構造のうち内膜に亀裂が入って中膜の部位に血液が流入し，その結果として内膜が外膜からはがれた(解離した)病態．内膜亀裂の部位(エントリー)と解離の進展部位によって分類され，スタンフォード Stanford 分類(A 型：上行大動脈に解離があるもの，B 型：上行大動脈に解離がないもの)，ドベーキー DeBakey 分類(Ⅰ型：上行大動脈にエントリーがあり上行大動脈から下行大動脈，腹部大動脈に及ぶ解離のあるもの，Ⅱ型：上行大動脈に限局した解離があるもの，Ⅲa 型：下行大動脈にエントリーがあり胸部大動脈に解離が限局するもの，Ⅲb 型：下行大動脈にエントリーがあり腹部大動脈まで解離が進展するもの)が用いられる(表)．解離により大動脈内の血流が真腔(本来の内腔)と偽腔(解離によって新たにできた内腔)に分かれるため，解離の状態によっては大動脈分枝が閉塞し，種々の臓器虚血症状をきたす．病因としては先天的に大動脈の三層構造が脆弱である疾患(マルファン Marfan 症候群など)を基礎疾患に有する場合や動脈硬化性病変に高血圧が関与する場合が多い．通常は急激に発症し，発症時には激しい胸背部痛を伴うことが多く，急性心筋梗塞との鑑別が重要．大動脈分枝閉塞による合併症として脳梗塞，心筋梗塞，脊髄梗塞，腎不全，肝不全，腸管壊死，下肢虚血などがある．また，解離により大動脈壁が脆弱となり，大動脈の拡張，破裂の危険性もある．診断として，解離の範囲，真腔，偽腔，臓器血流評価には胸腹部大動脈造影CTが有用である．治療はスタンフォードA型の場合，急性心筋梗塞，心タンポナーデ，大動脈弁閉鎖不全などいずれも致死的な合併症を発症する可能性があり急性期の手術適応となる．合併症のないスタンフォードB型では保存的治療(降圧，安静)を行う．発症時に破裂，脳梗塞，多臓器虚血を合併した症例の予後は不良である．[255] ⇨参解離性大動脈瘤→461

●急性大動脈解離

スタンフォード分類		ドベーキー分類		
	上行大動脈の解離		エントリー	解離部位
A	あり	Ⅰ	上行大動脈	上行～下行大動脈，腹部大動脈
		Ⅱ		上行大動脈のみ
B	なし	Ⅲa	下行大動脈	下行大動脈
		Ⅲb		下行～腹部大動脈

急性多尿性腎不全　acute polyuric renal failure　通常，乏尿あるいは無尿となる急性腎不全のうち，一部に尿量が正常あるいは多尿を呈する場合をいう．腎前性急性腎不全に多い．早期に正しい処置が行われれば予後はよい．[146]

急性胆管炎　acute cholangitis　胆道の結石，腫瘍や胆道手術などが原因となり，胆管に通過障害が生じて胆道内圧が上昇し，それに細菌感染が加わって起こる胆管の急性炎症．このとき膿性胆汁を認めるものを急性閉塞性化膿性胆管炎という．総胆管結石に合併して発症するものが最も多く，原因菌は大腸菌，クレブシエラ，腸球菌など腸内細菌によるものが多い．臨床症状は発熱，黄疸，右季肋部痛(シャルコー Charcot 三徴候)がみられる．重度になると，シャルコー三徴候にショックや意識障害を伴う．検査所見では白血球数，CRP，ビリルビン，胆道系酵素(ALP，γ-GTP など)の上昇がみられる．診断は画像診断(腹部エコー，CT など)で胆管の拡張や結石，腫瘍などの原因疾患を確認し，胆管ドレナージによる胆汁採取や細菌検査により確定する．治療は抗生物質の投与とともに胆道ドレナージが行われる．[279]

急性単球性白血病　acute monocytic leukemia；AMoL［シリング型白血病，AMoL］　急性白血病FAB分類のM5．診断基準は，骨髄中の単芽球，前単球，単球が赤芽球系以外の骨髄細胞の 80% 以上を占めることによる．本症には，① M 5 a(未分化型)：全単球系の 80% 以上が単芽球の状態，② M 5 b(分化型)：全単球系の 80% 未満が単芽球で残りが前単球と単球の状態，の 2 型がある．細胞は，α ナフチルブチレートエステラーゼ染色陽性でフッ化ソーダで阻害され，骨髄性のマーカーである CD 13，CD 33 以外に CD 14 や CD 11 b も陽性である．血清リゾチームも上昇する．染色体では 11 q(11 番染色体長腕)に関連した異常をみることもある．症状として，他の白血病より皮膚浸潤や歯肉腫脹がみられやすい．必ずしも予後がよい白血病ではない．[1495]

急性胆嚢炎⇨参胆嚢炎→1951

急性致死性緊張病　acute lethal catatonia　〔D〕akute tödliche Katatonie　［悪性緊張病，生命切迫性緊張病］　緊張病性興奮や昏迷に伴い，高熱，肢端チアノーゼなどをきたして急速に死に至る精神病をいう．かつては器質因によってこのような経過をとるものも含まれていたのかもしれない．しかし器質因の除外が以前より容易になった今日でもこのような症例が残り，これまでにさまざまな名称で呼ばれてきた．致死性緊張病の命名は，1934 年シュタウダー K. H. Stauder で，これらの症例を，特有な病態生理学的，解剖学的変化を伴った特異なグループとしてみていた．一方フーバー G. Huber は，生命切迫性緊張病を，他の緊張病と臨床的にも遺伝的にも区別できぬものとみている一方，この病像では器質性精神病，特に脳炎を鑑別する必要を指摘する．また抗精神病薬投与中に生じる悪性症候群とは症状がほぼ一致し，両者の鑑別は難しい．[181] ⇨参悪性症候群→141

急性中耳炎　acute otitis media，acute middle otitis　［急性化膿性中耳炎］　中耳の急性炎症．感冒による鼻や咽頭の急性炎症に引き続いて耳管経由で感染することが多い．主な起炎菌はブドウ球菌，インフルエンザ菌，肺炎球菌など．最近は MRSA，耐性肺炎球菌，耐性インフルエンザ菌などの耐性菌が起炎菌になることもあり難治性となる．耳鏡で鼓膜を見ると，炎症初期の所見には程度の軽重はあるが鼓膜の発赤がみられる．炎症が進行すると中耳腔に貯留した膿性分泌液のため鼓膜は膨隆し白っぽく見えるようになる．さらに炎症が進むと鼓膜が穿孔し耳漏を認める．主な症状は耳痛，発熱，耳閉感，耳鳴，難聴であるが，鼓膜穿孔が起これば耳漏が出現し，他の症状は軽減する．治療は抗生物質，抗炎症薬の投与．分泌液の貯留により鼓膜が膨隆しているときは鼓膜切開を行い排膿する．排膿が円滑に行われず炎症が乳突蜂巣に波及すると乳様突起炎，内耳に波及すると急性迷路炎などを併発するため注意を要する．内耳がおかされるとめまいが出現し，聴力検査で骨導の低下が認められる．[347]

急性中心性頸髄損傷症候群 acute cervical spinal cord injury syndrome 脊髄や頸髄の損傷で脳障害がなく，四肢の感覚・運動障害を示す場合は，脊髄障害を考え，同時に脊椎の骨折，脱臼などもみられない場合は，中心性脊髄損傷が考えられる．また，過伸展により，脊髄中心部の出血性壊死が起こることもある．この場合は，頸部ネックカラーなどにより，頸椎の不動化を保つ．[791]

急性虫垂炎 acute appendicitis 虫垂の急性炎症で，糞石あるいは食物残渣などによる虫垂内腔の閉塞が原因で生じる．炎症の程度により，カタル性，蜂巣炎性，壊疽性に分類される．症状は，典型的には，心窩部痛または上腹部痛に始まり，数時間から半日ほどで右下腹部に限局．発熱は37℃ 台のことが多いが，腹膜炎も併発した場合には，高熱も伴う．診断には腹部所見が最も重要で，マックバーニー McBurney やランツ Lanz などの圧痛点がある．炎症が壁側腹膜に及ぶと腹膜刺激症状として，ブルンベルグ Blumberg 徴候や筋性防御を呈する．腹部超音波検査やCT 検査により腫大した虫垂や膿瘍を認めれば，診断は確実となるが，術前診断が困難な症例もある．治療は，早期の虫垂切除術を原則とする．[1234,936] ⇨参虫垂炎→1993，盲腸炎→2818

急性中毒 acute intoxication, acute poisoning 化学物質(広い意味では生物由来のものも含む)，その他で生ずる健康障害を中毒という．急性中毒とは比較的短時間の曝露または摂取で起こる中毒を指し，曝露・摂取直後から数日以内に発症する．多くは，薬物，食品，職場や一般環境に由来する化学物質が原因である．生物毒(ヘビなど)による障害や化学損傷はこれに含まれるが，薬物依存，医薬品への異常反応，細菌性食中毒などは通常含めない．原因物質により，全身の臓器にそれぞれ多彩な障害が起こりうる．すべての救急症例で中毒を疑うべきである．治療には，①救命・救急処置，②未吸収の毒物の吸収防止と除去(水洗，催吐，胃洗浄など)，③排泄促進(利尿，血液透析など)，④特殊解毒薬，拮抗薬，および⑤対症療法がある．毒物や治療法の情報は日本中毒情報センターの一般市民専用電話(072-727-2499，029-852-9999)や，医療機関向け(有料)として大阪中毒110番(072-726-9923)，つくば中毒110番(029-851-9999)などから得ることができる．[1593]

急性腸炎 acute enteritis, acute enterocolitis 腸の急性炎症で，細菌やウイルス感染で生じることが多いが，真菌や寄生虫の感染，薬剤や水銀，ヒ素などの物質で生じることもある．循環障害や尿毒症などでも生じる場合がある．腸炎を起こす細菌としては，サルモネラ *Salmonella* やカンピロバクター *Campylobacter*，病原性大腸菌，エルシニア *Yersinia*，腸炎ビブリオ(*Vibrio parahaemolyticus*)などがある．病原性大腸菌の中のO157による腸炎は急性出血性で，しかも，急激に溶血性尿毒症症候群(HUS)を引き起こして死亡に至る危険性があるため，注意が必要．症状は，下痢，腹痛，悪心・嘔吐，下血，発熱などがあり，治療は，細菌性の場合は感受性のある抗生物質の投与とともに，下痢による脱水に対する補液などの対症療法が行われる．薬物性のものとしては，治療目的に投与された抗生物質起因性の腸炎が多く，MRSA による腸炎や菌交代現象に伴うクロストリジウム・ディフィシレ *Clostridium difficile* の異常増殖から生じる偽膜性腸炎が問題となっている．[1234,936]

急性腸間膜動脈閉塞 acute occlusion of mesenteric artery 腸間膜動脈の中でも，主として上腸間膜動脈が血栓や塞栓によって急性閉塞をきたし，支配領域の腸管に虚血性変化をもたらす重篤な疾患．急性腹症の原因疾患の1つで，60-70 歳代の高齢者に多い．診断が遅れると広範な腸管の壊死をきたし死亡する．症状は突発する腹痛が特徴的で，臍周囲から始まり腹部全体に広がることが多い．腹痛は持続的で，鎮痛薬は通常，効果が乏しい．身体所見としては，発症初期は腹痛に比し腹膜刺激症状などの腹部所見に乏しいが，腸管壊死の進行に伴って腹膜刺激症状を認めるようになる．患者の背景因子として，心疾患，不整脈，動脈硬化症，高血圧症などの循環器疾患をもつ場合が多い．血液検査や超音波検査，CT 検査などにより診断を行い，速やかな開腹手術が必要．外科的に，血行再建術や壊死腸管の切除を行うことが救命に必須．[1234,936]

急性転化《白血病の》 blastic crisis ［芽球クリーゼ］ 慢性骨髄性白血病(CML)の経過中に血液学的に芽球が増加し，急性白血病に似た症状を示す病態をいう．診断基準は，末梢血または骨髄中の芽球と前骨髄球が30% 以上である．症状と検査所見は，原因不明の発熱，四肢の神経痛様疼痛，出血傾向，貧血，血小板著減，あるいは血小板著増，治療に抵抗する白血球増加，好塩基球の増加，CRP(C 反応性タンパク)陽性化，骨髄穿刺不能(ドライタップ dry tap)，好中球アルカリホスファターゼ活性高値，脾腫の増大，付加的染色体異常，腫瘤形成などがみられる．従来はCML 診断の2-3 年後に急性転化を起こしたが，イマチニブ治療によりフィラデルフィア染色体が消失するものは急性転化を起こしにくい．転化時の細胞形態は骨髄性が多いが，リンパ性も約30% にみられ，他に赤芽球性転化，巨核球性転化もみられる．急性転化を起こした場合，予後不良である．[1495] ⇨参慢性骨髄性白血病→2751

急性伝染性脾腫⇨同感染脾→637

急性統合失調症 acute schizophrenia 急性に発症し，混乱や情緒的動揺，恐怖，抑うつ(鬱)，幻覚，妄想，錯乱，夢幻様解離，奇異行動などの症状を呈する精神病．症状の持続期間は短く，通常，予後はよい．発症様式と病像および短期経過によって定義されているため，反応性精神病や統合失調症，脳器質性精神病などさまざまな疾患の初期に出現する．このような精神病エピソードが再燃することもあり，場合によっては慢性的な統合失調症に発展する．[181]

急性痘瘡状苔癬(たいせん)状粃糠(ひこう)疹 〔L〕pityriasis lichenoides et varioliformis acuta；PLEVA⇨同ムカ・ハベルマン病→2779

急性動脈塞栓症 acute arterial embolism 急性動脈閉塞症のうち，閉塞の原因となる塞栓子が，血流にのって末梢動脈を閉塞させ阻血障害をきたす疾患．塞栓子と

き

して不整脈や心筋梗塞，弁膜症などによって生じた心臓内の血栓や，動脈硬化や動脈瘤で動脈内にできた血栓や粥(じゅく)腫がはがれ落ちたもの，外傷や手術操作により血管内に入り込んだ空気や脂肪などがある．[255] ⇨㊜動脈塞栓症→2133，急性動脈閉塞症→738

急性動脈閉塞症 acute arterial occlusion 四肢の動脈が血栓や粥(じゅく)腫によって閉塞し四肢の急性の虚血症状をきたすもの．不整脈や心筋梗塞，弁膜症などによって生じた心臓内の血栓や，動脈瘤などの病変で動脈内にできた血栓や粥腫がはがれ落ち，血流にのって四肢末梢動脈を閉塞させる場合(塞栓症)と，動脈硬化や血管の炎症，多血症や脱水など血液凝固亢進などが原因で血管内にできた血栓により閉塞する場合(血栓症)がある．症状は閉塞した四肢動脈拍動の消失 pulselessness，疼痛 pain，蒼白 pallor，知覚麻痺 paresthesia，運動麻痺 paralysis の5Pである．治療は早期に血栓摘除術，血行再建術，血栓溶解，抗凝固療法を行う．早期治療が奏効した場合，下肢虚血の改善を認め救肢救命が可能であるが，治療時期を逸すれば虚血肢は壊死が始まり不可逆的状態となる．虚血範囲が広範囲で不可逆的状況に陥った場合は，血流再開に伴う再灌流障害で代謝性アシドーシス，ミオグロビン尿，高カリウム血症などの病態である代謝性筋腎症候群 myonephropathic metabolic syndrome(MNMS)から急性腎不全，多臓器不全で致命的となる．救命目的に肢切断を行うこともあるが予後はきわめて悪い．[255]

急性特発性心膜炎 acute idiopathic pericarditis⇨㊐特発性心膜炎→2148

急性特発性多発神経炎⇨㊐ギラン・バレー症候群→786

急性乳児片麻痺 acute infantile hemiplegia 乳幼児に突然に発熱，意識障害，痙攣発作をきたし，持続的な片麻痺が残ったもの．原因は脳血管障害，中枢神経系感染症，てんかん，原因不明など多彩．[1011]

急性乳腺炎⇨㊜乳腺炎→2234

急性乳様突起炎 acute mastoiditis 側頭骨乳様突起の感染により生じた乳様突起炎のうち，急性および慢性中耳炎の症状が急激に増悪したときに続発する急性疾患．鼓室の炎症が乳突洞・含気蜂巣に波及した状態．症状は，耳痛，発熱，濃い粘液膿性の悪臭のある耳漏，耳周囲の腫脹を認め，耳介は前下方に押し出されて聳立(しょうりつ)する．また難聴の増悪，めまい，顔面神経麻痺をきたすことがある．耳鏡所見では鼓膜の発赤・腫脹と，外耳道後上壁の発赤・腫脹・下垂を認める．骨膜下に膿瘍を形成すると局所の圧痛はさらに激しく波動を触れ，下方に膿瘍が破れ，胸鎖乳突筋内面に流下し，耳下部・頸部が腫脹する．これをベツォルド Bezold 膿瘍という．治療は安静，抗生物質の投与を行い，症状が持続または増悪する場合は，乳様突起単削開術，中耳根治手術，保存的根治手術などを行う．[451]

急性尿細管壊死 acute tubular necrosis；ATN ［ATN］ 急性腎不全における病理組織学的な病変で，広範囲に尿細管の壊死と高度の変性をみる．円柱の形成も高頻度に認める．原因としては，①腎の虚血によるもの，②腎毒性物質によるものに大別される．前者は，腎前性腎不全の病態が続いた場合や，病態がより高度な場合に生じる．出血，ショック，外傷，心大血管系・胆道系の手術，重症感染症，異型輸血などが直接の原因となることが多い．後者は，アミノグリコシド系抗生物質，化学療法薬などの腎毒性物質が原因で尿細管に直接血流障害や直接作用が生じて起こる．これに対して急性皮質壊死と呼ばれる病理学的な病変もある．これは，多発する血栓などによって腎の皮質の血流が途絶えて，尿細管のみでなく，糸球体や血管も含めて皮質全域の壊死を引き起こしたもので，予後不良．腎前性急性腎不全では急性尿細管壊死を認めない．[146] ⇨㊜急性腎不全→732

急性尿道炎 acute urethritis⇨㊜尿道炎→2253

急性妊娠性脂肪肝 acute fatty liver of pregnancy；AFLP ［妊娠性急性脂肪肝］ 妊娠後期(36-40週)に悪心・嘔吐，上腹部痛で突然発症し，数日で黄疸が出現し急激に肝不全に陥る重篤な疾患．播種性血管内凝固(DIC)，腎不全の合併も多く，母子ともに死亡率が高い．病因はまだ定説がなく，肝細胞中のミトコンドリアでのβ酸化過程の第3相の障害と，リポタンパクの合成・転送障害が生じる代謝異常と考えられている．肝生検では通常の脂肪肝と異なり，脂肪滴は微細で肝細胞核の偏在はない．滑面小胞体の蜂巣状変化，ミトコンドリアの膨化を認める．治療は妊娠の早期中断と母体の管理が中心．[1394] ⇨㊜妊娠黄色肝萎縮症→2264

急性熱性皮膚粘膜リンパ節症候群⇨㊐MCLS→80

急性脳腫脹 acute brain swelling 小児の頭部外傷後，急激に発症する脳腫脹に使われる用語．CTでも頭蓋内血腫はみられない．外傷性嘔吐症もこの病態の軽症例とみられている．病理学的には，腫脹と浮腫は同一．[791]

急性脳症 acute encephalopathy 中枢神経に炎症所見や血管障害などの病変がないのに意識障害をきたし，急激に脳機能不全が出現する病態．原因不明のものを一次性脳症，原因の明らかなものを二次性脳症という．一次性脳症は細菌やウイルスの侵襲または潜在しているウイルスの賦活などが考えられるが不明．病理所見も脳浮腫が主体．二次性脳症は予防接種，尿毒症，肝不全が原因となり，乳幼児期に発症．上気道炎などの先行感染がみられることが多い．症状は嘔吐，全身倦怠に引き続き，意識障害が急激に出現する．痙攣を伴うことが多い．意識障害は持続し，次第に痙直性四肢麻痺，知的障害が著明となる．約30%が死亡し，生存者の90%以上に何らかの障害が残る．髄液検査所見は圧の亢進はあるが炎症所見は認められない．[1631]

急性肺炎 acute pneumonia 病原微生物によって起こる肺の急性炎症．一般に市中肺炎と院内肺炎に分けられ，市中肺炎には肺炎球菌などの細菌によるもの(細菌性肺炎)と，マイコプラズマやクラミジアによるもの(非定型肺炎)があり，院内肺炎では緑膿菌やMRSAなどの耐性菌による細菌性肺炎が多い．重症急性呼吸器症候群(SARS)はSARSコロナウイルス，重篤な肺炎をきたす高病原性鳥インフルエンザは鳥インフルエンザウイルスによる．急性肺炎の主要症状は発熱，胸痛，咳・痰，呼吸困難，食欲不振，倦怠感などで，気管支呼吸音や断続性ラ音が聴取される．通常，原因菌の特定を待たずに臨床症状，身体所見，胸部X線写真から抗菌薬を選択投与し(エンピリック治療)，重症例では呼吸管理も行う．[897]

急性敗血症性心内膜炎 acute septic endocarditis⇨同急性細菌性心内膜炎→729

急性肺高血圧 acute pulmonary hypertension 健常者の平均肺動脈圧は 20 mmHg 以下であるが，何らかの原因で急速に 25 mmHg 以上となった場合をいう．肺塞栓症，急性左心不全，腫瘍などによる肺静脈の圧迫，薬物性などが原因となる．突然に呼吸困難，チアノーゼ，失神などが起こりうる．平均肺動脈圧 50 mmHg 以上は予後不良である．[1627] ⇨参肺高血圧症→2336

急性肺水腫 acute pulmonary edema 肺の血管外領域に急速かつ過剰に水分が貯留した病態．健常者では肺毛細血管から周囲間質に漏出する漿液性液体は，リンパ管から体静脈系に吸収されて過剰には残留しない．しかし，肺毛細血管の浸透圧，透過性に異常をきたし，肺からの漏出水分とリンパ管による回収のバランスが崩れると肺胞性肺水腫に陥る．血管外の肺間質に水分が移行した間質性肺水腫と，肺胞腔内にまで水分が移行した実質性肺水腫があるが，ガス交換が高度に障害されているため緊急処置を要する急性実質性肺水腫が多い．原因疾患別では心血管系疾患による心原性肺水腫が多く，急性呼吸窮迫症候群(ARDS)では透過性亢進肺水腫をきたす．呼吸不全，喘鳴，起座呼吸，血圧・脈拍の上昇，泡沫状血性痰がみられ，重症化すると断続性ラ音，連続性ラ音が聴取される．急性肺水腫では低酸素血症が著明なためまず酸素投与を行い，次いで利尿薬，強心薬の投与，原因疾患の治療を行う．[897]

急性肺性心 acute cor pulmonale, acute pulmonary heart disease 肺疾患のため急速に右心負荷，右心不全が起こること．病因は肺動脈の閉塞や狭窄による肺血管抵抗，肺動脈圧の増加であり，やがて肺血流の減少，低酸素血症，ショックに陥る．原因疾患としては肺塞栓が大部分を占める．その基礎疾患の多くは深部静脈血栓症(DVT)であり，肺動脈の閉塞や狭窄は，下肢や骨盤内の深部静脈に生じた血栓が遊離して血流に乗って移動し，心臓を経由して肺動脈に詰まることで生じる．症状としては，突然の呼吸困難，胸痛が多く，安静解除後の失神，ショックなどもしばしばみられる．術後数時間の安静でも起こりうるので注意が必要である．診断は心電図上の SⅠQⅢ，前胸部誘導の陰性 T 波，右脚ブロックでも可能性が高いが，確診は心エコーまたは CT での右心系の拡張所見で得られる．死亡率の高い病態であり，補液，抗凝固療法，血栓溶解療法，血栓除去術など，患者の状態に応じた迅速な治療が必要となる．[1627] ⇨参肺性心→2340，肺塞栓症→2342，深部静脈血栓症→1599

急性白血病 acute leukemia；AL ［AL］ 骨髄におけるリンパ系や骨髄系およびその前駆細胞から発生する血液の悪性腫瘍．多くは原因不明であるが，遺伝的素因，放射線被曝，固形腫瘍で使用されるアルキル化剤やトポイソメラーゼⅡ阻害薬による二次性白血病もある．診断は骨髄検査が必要であり，形態分類として FAB 分類を用いる．全年代に発生するが，小児ではリンパ性，成人では骨髄性が多い．白血病細胞が骨髄全体を占めるため，貧血，好中球減少，血小板減少がみられ，感染症や出血を起こしやすい状態となっている．症状は発熱，全身倦怠感，出血傾向，リンパ節腫大などである．治療は完全寛解を得るため最初に化学療法が行われる．治癒させるには骨髄移植や化学療法を繰り返し行うことが必要である．寛解が得られない場合，または再発して治療抵抗性となると，感染症や出血で死亡する．[1495] ⇨参FAB 分類《急性白血病の》→49

急性発症 storm ある進行中の疾病において症状が急激に悪化したり，急激に患者を強襲するように発症したりすること．例えば神経急発 nerve storm，腎性急発 renal storm，甲状腺中毒〔性〕急発 thyrotoxic storm などと用いられる．[943] ⇨参分利→2612

急性鼻咽頭炎 acute nasopharyngitis ［急性上咽頭炎］ かぜ症候群の鼻咽頭部分に発症した急性炎症．小児では RS ウイルス，成人ではライノウイルスが主要な原因．その他，アデノウイルス，インフルエンザウイルス，パラインフルエンザウイルスなどが原因となる．引き続いて細菌の二次感染を起こす．鼻閉や鼻漏などの急性鼻炎症状と，局所の乾燥感とくしゃみ，咽頭痛，腫脹感をきたす．扁桃炎を併発していることが多い．治療は安静，保温，消炎鎮痛薬の投与，吸入療法などを行う．[887]

急性鼻炎⇨同鼻かぜ→2388

急性非乏尿性腎不全 acute non-oliguric renal failure 通常，無尿あるいは乏尿に陥る急性腎不全のうち，尿量が減少しないものをいう．腎前性急性腎不全に多く，比較的予後はよい．[146]

急性副睾丸炎⇨同急性精巣上体炎→734

急性副甲状腺機能亢進症⇨同高カルシウム血性クリーゼ→983

急性腹症 acute abdomen 狭義には，突然の腹痛を主症状とし，緊急手術を要する場合，および緊急手術を念頭に経過観察を要する場合をいう．上部および下部消化管穿孔，急性虫垂炎などの炎症性疾患と上腸間膜動脈血栓症や卵巣茎捻転などの主要血管の血行障害，および肝癌破裂，異所性妊娠破裂などの腹腔内出血などがある．内科系医師や一般医はもっと広義に考え，緊急手術の必要がなくても，腹痛を主症状として急性に発症した場合のすべてを急性腹症と考えている場合も少なくない．したがって広義には，急性胃炎，急性腸炎，尿管結石なども含まれる．急性腹症で開腹手術の緊急性を判断するために，バイタルサインの悪化，腹膜刺激症状や急速な貧血の進行は重要な所見．[801]

急性副腎皮質機能不全 acute adrenocortical insufficiency⇨同副腎クリーゼ→2538

急性副鼻腔炎 acute sinusitis 上顎洞，篩骨洞，前頭洞，蝶形骨洞の副鼻腔に起こる急性炎症．上顎洞炎が最も多いが，いくつかの洞に同時に起こることもある．歯科疾患が原因で上顎洞に炎症が波及する場合は歯性上顎洞炎という．症状は頬部(上顎洞)，鼻根部(篩骨洞)，前頭部(前頭洞)，後頭部・眼球後部(蝶形骨洞)の疼痛，鼻閉，膿性鼻汁，嗅覚障害など．眼窩に近い篩骨洞，前頭洞，蝶形骨洞の炎症では鼻症状より眼症状(視力低下，視野狭窄，複視，眼球突出)のほうが強いことがある．X 線検査で罹患洞に陰影増強を認める．立位で X 線撮影を行うと上顎洞に貯留液がある場合は液面境界線(ニボー)がうつる．治療には抗生物質，抗炎症薬を使用する．上顎洞の膿貯留に対してはシュミット Schmidt 探膿針を用いた上顎洞穿刺洗浄，前頭洞，篩骨洞の膿貯留に対してはプレッツ Proetz 置換法を行う．[347]

●急性腹症の分類

①緊急手術をすべき疾患	②保存的治療のうえ，経過観察すべき疾患	③原則として手術は禁忌である疾患
［汎発性腹膜炎］ 胃十二指腸潰瘍穿孔，胃癌穿孔，小腸穿孔，虫垂穿孔，大腸憩室穿孔，大腸癌穿孔，潰瘍性大腸炎穿孔，胆嚢破裂，子宮外妊娠破裂，卵巣嚢腫破裂，Meckel 憩室穿孔など ［臓器の循環障害］ 絞扼性イレウス，腸間膜血管閉塞症，ヘルニア嵌頓，腸重積症，S 状結腸軸捻転，脾捻転，卵巣嚢腫捻転など ［臓器の重症急性炎症］ 急性虫垂炎，急性胆嚢炎，急性閉塞性化膿性胆管炎，大腸憩室炎，骨盤腹膜炎など	［臓器の破裂］ 脾臓および肝臓の不完全破裂 ［臓器の軽度または中等度の炎症］ 急性胆嚢炎，急性虫垂炎，急性膵炎，大腸憩室炎，付属器炎など ［軽度の単純性イレウス］	［腹部疾患］ 急性胃腸炎，腸間膜リンパ節炎，腹部アレルギー発作，腸チフス，赤痢，リウマチ性腹膜炎，小児の原発性腹膜炎，限局性腸炎，有痛性排卵など ［胸部疾患］ 胸膜炎，肺炎，気胸，狭心症，心筋梗塞，心膜炎，肺梗塞，縦隔炎など ［その他］ 急性ポルフィリン症，糖尿病性クリーゼ，尿毒症，急性鉛中毒，Schönlein-Henoch 紫斑病，白血病，帯状疱疹，寄生虫，ヒステリーなど

〈腹痛部位と疾患〉

右上腹部痛　十二指腸潰瘍穿孔，胆石症，胆嚢炎，横隔膜下膿瘍，肝膿瘍，右胸膜炎，右肺炎，肋間神経痛，帯状疱疹，右腎感染症

心窩部痛　急性胃炎，胃十二指腸潰瘍とその穿孔，急性膵炎，急性膵炎初期，胆石症，胃捻転，狭心症，心筋梗塞，解離性大動脈瘤，精神神経症，脊髄癆発症

左上腹部痛　胃潰瘍穿孔，胃癌穿孔，急性膵炎，脾破裂，左胸膜炎，左肺炎

右下腹部痛　急性虫垂炎，右子宮外妊娠破裂，右卵巣嚢腫捻転，右付属器炎，右卵巣出血，右尿管結石，腸重積，ヘルニア嵌頓，Crohn 病，急性回腸末端炎，憩室炎

臍部痛　腸閉塞，急性虫垂炎初期，急性腸炎

左下腹部痛　左子宮外妊娠破裂，左卵巣嚢腫捻転，左付属器疾患，左卵巣出血，左尿管結石，憩室炎，S 状結腸癌，過敏性大腸症候群

下腹中央部痛　急性膀胱炎，骨盤腹膜炎，子宮および付属器疾患

恩田昌彦(小柳仁ほか編)：標準外科学 第9版，p.685，図20-2，医学書院，2001

急性腹膜炎　acute peritonitis　急性に経過する腹膜の炎症で，原因として細菌因子と化学因子があげられる．細菌因子とは，急性虫垂炎や急性胆嚢炎などの腹腔内臓器の炎症が腹膜に波及したもの．化学因子とは，潰瘍や癌，炎症などに伴う消化管穿孔により消化液が腹腔内に漏出するもの．急性膵炎では細菌因子と化学因子が重なり，重篤な病態となることが多い．症状として腹痛は必発で，主に突発性の発症となる．その他，悪心・嘔吐，発熱，頻脈，ショックなどをきたす．炎症部位の圧痛のほか，筋性防御やブルンベルグ Blumberg 徴候などの腹膜刺激徴候がみられる．検査所見では白血球増加や C 反応性タンパク(CRP)上昇などの炎症所見が多い．画像診断で，原疾患の炎症所見や空気遊離像，腹水などを描出する．近年では腹腔鏡検査が積極的に行われ，診断確定とともに直ちに腹腔鏡治療に移行できる例もある．治療は，ショック症状の改善が急務で，緊急手術が必要になる場合が多い．[396] ⇨参汎腹膜炎→2420，慢性腹膜炎→2758

急性分裂病性挿話　acute schizophrenic episode　急性発症した統合失調症症状を呈する障害で，破瓜型，緊張型，妄想型，単純型などの病型に含まれないもの．錯乱，困惑，関係念慮，感情の混乱，夢幻様の解離などを呈する．多くは数週間で回復する．回復しても，再発を起こすことがよくある．この概念はICD-9やDSM-Ⅱには取り入れられていたが，DSM-Ⅲ，ICD-10にはみられなくなっている．DSM-Ⅳでは統合失調症様障害，短期反応性精神病，非定型精神病などのカテゴリーに，ICD-10では急性一過性精神病の亜型に組み入れられる．[181] ⇨参短期反応精神病→1934

急性閉塞隅角緑内障　acute angle-closure glaucoma ⇨同原発閉塞隅角緑内障→962

急性扁桃炎

acute tonsillitis ［口峡炎］

【概念・定義】 中咽頭にある口蓋扁桃に急性に起こった炎症をいう．扁桃全体に発赤・腫脹があり，咽頭粘膜にも発赤がみられる場合と，扁桃の腺窩に一致して膿栓が付着する場合がある．

【病態生理・症状】 炎症が起こる原因は，感冒や過労，気温の急激な低下などによる細菌感染が多い．起炎菌には溶血性連鎖球菌，ブドウ球菌，肺炎球菌，インフルエンザ菌などがあり，ときにウイルス性に起こる場合もある．症状は発熱，嚥下痛，頭痛，全身倦怠感，悪寒戦慄，放散性耳痛，関節痛，頸部リンパ節腫脹などがある．所見は，咽頭粘膜や扁桃が全体的に発赤・腫脹したり，扁桃の腺窩に一致する膿栓や白苔・偽膜が付着することもある．炎症が進展して扁桃周囲の疎性結合組織間隙に波及すると**扁桃周囲炎**を起こし，さらに膿瘍を形成すると**扁桃周囲膿瘍**になり，扁桃が周囲から圧排されて正中に突出し口蓋垂が反対側に変位する．この場合は開口障害や嚥下困難，摂食障害などの症状が出る．溶血性連鎖球菌のうち，A 群 β 溶血性連鎖球菌の場合は病巣感染になりやすく，腎炎やリウマチ熱の原因になりやすいので注意が必要.

【診断】自覚症状，咽頭・扁桃の局所所見，頸部リンパ節腫脹，全身状態などにより診断する．血液検査では白血球増加，赤血球沈降速度亢進，CRP 陽性，ASO 高値などがみられる．細菌学的検査では起炎菌の同定や抗生物質の感受性検査を行う.

【治療】安静を保ち，水分摂取，刺激のない食事摂取，含嗽を行う．また，非ステロイド系抗炎症薬と起炎菌に感受性がある抗生物質を数日間内服する．抗生物質は主にペニシリン系やセファロスポリン系，マクロライド系などを用いる．炎症が高度の場合は抗生物質の点滴治療や補液が必要になることもある．扁桃周囲膿瘍の場合は，膿瘍部を穿刺して排膿がみられれば切開排膿を行い，切開創内を抗生物質溶液で洗浄する．[451]

急性膀胱炎 acute cystitis 急性に発症した膀胱の炎症．一般細菌(大腸菌が大部分を占める)によるものであり，通常，女性に多くみられる．冷え，長時間の排尿のがまんなどが誘因となることが多い．感染経路は尿道よりの上行性と考えられる．症状としては頻尿，排尿終末時痛，残尿感，下腹部不快感などで，尿は混濁し，ときに血尿(出血性膀胱炎)がみられる．発熱は伴わない．診断は排尿痛を主体とした膀胱刺激症状と尿所見(膿尿，細菌尿)である．治療は水分の多量摂取，抗菌薬による化学療法であり，通常数日以内に症状は消失し，尿所見は正常化する．[474]

急性放射線障害 acute radiation injury X 線や γ 線，β 線，電子線を身体の一部もしくは全身に 1 Gy(グレイ)以上(中性子線などその他の電離放射線ではこれと同じ生物学的影響が起こる線量)被曝したのち，数時間から 2-3 か月以内に発生する身体的影響をいう．急性放射線死が最も問題となる．50 Gy 以上の大量被曝では直後に中枢神経症状を起こし昏睡状態となり，2 日以内に全員が脳浮腫により死亡する．10-15 Gy では下痢などの胃腸障害による電解質失調，ショックにより，約 2 週間で 9 割が死亡する．5-10 Gy では骨髄障害による各種血球減少となり，数週間で 9 割が感染，出血死する．2-6 Gy では半数が骨髄障害により死亡する．1-2 Gy での死亡率は 10% 以下．放射線治療による誤照射，放射線源の取り扱い事故，放射性物質輸送時の事故，原子力発電所事故，原爆被爆などが原因となる．[292] ⇨参急性放射線症候群⇀741

急性放射線症候群 acute radiation syndrome；ARS 放射線による全身あるいは体幹部の大量被曝により骨髄，腸管，中枢神経などに障害を生じる致死的な病態．マウスでは 4-9 Gy(グレイ)で骨髄細胞の不可逆的な変化が起き，白血球・リンパ球減少，血小板減少などによる感染・出血で 30 日以内に死亡する．10-60 Gy の範囲では腸管細胞の死滅により小腸の機能が破綻し，下痢による体液の喪失を伴い脱水などにより 5 日以内に死亡する．さらに大量の線量ではショック様に短時間で死亡する．ヒトではマウスなどに比較し感受性が高い．事故事例からヒトでは 3-6 Gy で骨髄死が，7-10 Gy で腸死が，12 Gy 以上で中枢神経死が起こるとされる．3-6 Gy では造血幹細胞移植により治療することが可能であるが，それ以上では対症療法のみである．被曝早期でのリンパ球の減少，染色体異常などを調べることにより被曝線量を推測することが可能．比較的大量の被曝時には一過性の中枢神経症状がみられることがある．標的が頭部体幹に限局しているので，体幹部の大量被曝で起こりうる．四肢末梢に限局した被曝では起きない．[52] ⇨参急性放射線障害⇀741

急性放射線被曝 acute radiation exposure 比較的短期間に，比較的大量の電離放射線を浴びること．さまざまな種類の放射線障害を発症する場合が多い．[292] ⇨参急性放射線障害⇀741

急性放射線皮膚炎 acute radiodermatitis，acute radiation dermatitis 短期間に大量の放射線被曝により生ずる皮膚の急性炎症．深達性で，熱傷様の症状を呈し，ゆっくりと進行する．重症例では，広範な細胞の壊死と血管壁の障害による血流障害のために潰瘍や阻血性の壊死に至る．管球電圧 30-80 kV の X 線の 1 回照射による皮膚症状の分類では，Ⅰ度〔4 Gy(グレイ)〕：一過性紅斑と脱色，Ⅱ度(6 Gy)：紅斑，浮腫，落屑，色素沈着，Ⅲ度(10 Gy)：びらん，水疱，Ⅳ度(20 Gy)：潰瘍，壊死，色素沈着，色素脱失となる．潰瘍形成は 25 Gy 以下では一過性であるが，50 Gy 以上では回復困難．Ⅲ度以上では慢性放射線皮膚炎をきたす可能性が大きい．照射量の多少にかかわらず，照射のあとに瘢痕や潰瘍が残る場合には，悪性化することもある．[235]

急性乏尿性腎不全 acute oliguric renal failure 急性腎不全は通常，著しい糸球体濾過値 glomerular filtration rate(GFR)の低下により無尿あるいは乏尿に陥る．乏尿は 1 日 400 mL 以下，無尿は 100 mL 以下を指す．[146]

急性発疹症 acute rash⇨同ウイルス性発疹症⇀314

急性ポルフィリン症 acute porphyria ヘム合成系の異常により，ポルフィリン体の蓄積，糞便・尿中への大量排泄を認める肝性ポルフィリン症の一種で，肝にポルフィリン過剰産生がある．症状としては典型的な発症の前に数日間，腹部不快感，鈍痛，頭痛や腰痛，不安，不眠，脱力感，倦怠感などが先駆することが多い．極期症状は，腹部症状，神経症状，精神症状が三徴をなし，それぞれ 70% 以上に認めるが三徴を完全に備えるものは約半数にすぎない．検査所見として頻脈，高血圧，高血糖，低ナトリウム血症，尿量などが経過をみるのによい指標となる．そして，発症期の尿ポルフィリンは著増し，ブドウ酒色を呈する．本症には根本的治療法がないため，予防と早期診断，早期治療が何よりも大切である．治療は対症療法が主体．[987] ⇨参ポルフィリン症⇀2719

急性妄想性障害 acute paranoid disorder 急性に出現し，6 か月以内に完全に治癒する急性精神病性障害．英米圏では移民に多くみられることが知られている．慣れない異国で周囲の奇異な目にさらされ，孤立した環境にいるストレスが問題になる．また刑務所内でもみられるが，こちらの場合は，前精神病的な人格に刑務所内の同性愛の強要や暴力がストレスになっている．妄想は被害・関係妄想が主で，幻覚は幻聴が多い．長く続けば診断変更が必要になる．[181]

急性網膜壊死 acute retinal necrosis；ARN ［桐沢型ぶどう膜炎，ARN］ 水痘帯状疱疹ウイルスや単純ヘルペスウイルスによって生じる広範な網膜壊死をきたす重篤な網脈絡膜炎．70% 以上が片眼性で，眼底周辺部から急速に拡大する黄白色の濃厚な滲出斑，網膜出血，網膜血管閉塞，硝子体混濁，肉芽腫性前部ぶどう膜炎などがみられ，急速に進行する．黄白色滲出斑が吸収されるに従って網脈絡膜萎縮をきたし，裂孔原性や牽引性の網膜剝離を生じる．治療は抗ウイルス薬のアシクロビルの点滴，副腎皮質ホルモン剤の点滴や内服，低用量のアスピリン内服を行い，網膜剝離に対しては硝子体手術が選択される．特に水痘帯状疱疹ウイルスが原因の場合は予後不良．[1309]

急性網膜色素上皮炎 acute retinal pigment epitheliitis 網膜色素上皮の急性炎症で，主に後極部網膜の深層に，中央に黒い芯のある灰白色の小さな滲出斑が散在性にみられる．急激な視力低下で発症し，数週間から数か月で自然治癒する．治療として副腎皮質ホルモン剤が用いられるが，不要との報告もある．[1309]

急性薬物中毒 acute drug poisoning 薬物の過量投与，自殺などの医療目的外の大量使用により，薬物量が薬効域をこえた場合の有害反応．薬効域で有害な効果がみられる場合には，副作用として区別する．診断の第一歩は疑うことであり，原因不明の意識障害患者をみたときには鑑別の1つとする．また，発生状況，病歴，臨床症状から推定して血中濃度などを測定する．代表的な原因薬物としては，睡眠薬，向精神薬，麻薬，覚醒剤，解熱鎮痛薬，インスリンなどがある．治療の基本は，禁忌事項に留意しながら推定物質に対して胃洗浄などの毒物排除の処置，解毒剤または拮抗薬の投与，呼吸・循環の維持安定と臓器不全に留意しながら集中治療を行う．[479,1593]

急性溶血性連鎖球菌感染後糸球体腎炎 acute poststreptococcal glomerulonephritis⇨同溶血性連鎖球菌感染後急性糸球体腎炎→2866

急性痒疹⇨同ストロフルス→1650

急性腰痛症 acute low back pain attack ［ギックリ腰，腰椎捻挫(ねんざ)］ 不意の動作，特にひねり動作で激しい腰痛とともに急性に発症する．下肢症状を伴わない激しい腰痛で，いわゆる“ギックリ腰”である．原因はさまざまであり，運動や重量物挙上などにより誘発されるが，洗顔などの日常生活動作でも発症する場合がある．痛みが強いと体動困難となり，立位歩行ができなくなる．しかし，予後は一般的に良好で，腰痛の90-95%は安静により発症から3か月以内に自然に治癒し，職場や日常生活に復帰できる．神経学的所見は，疼痛による脱力以外は正常である．安静時痛，夜間痛，神経学的異常所見を有している症例では，鑑別診断のためX線検査，MRI，血液検査を実施する必要がある．治療は基本的には保存療法が選択され，楽な姿勢での安静臥床を行う．薬物療法として内服(非ステロイド系抗炎症薬，筋弛緩薬)と外用(湿布)の併用が有効である．疼痛の程度に応じて，トリガーポイント注射，神経ブロック，硬膜外注射なども選択される．[949]

急性リウマチ性関節炎 acute rheumatic arthritis 手指ともに罹患率がきわめて高い関節炎．特に足趾は早期より症状が現れ，扁平状三角変形すなわち外反母趾，ツチ(槌)趾，開張足の変形が進行とともに著しくなる．中足部ではショパール Chopart 関節がおかされて扁平足となり，距腿関節や距骨下関節もおかされて歩行障害をきたす．保存的治療として扁平足や開張足には足底挿板が，外反母趾およびツチ趾変形には矯正装具や各種の胼胝(べんち)予防のパッドが処方される．足趾の変形に対しては切除関節形成術が，足関節の変形には関節固定術や人工関節置換術が行われる．[858]

急性流行性胃腸炎⇨同伝染性下痢症→2084

急性流行性白質脳炎 acute epidemic leukoencephalitis ［シュトリュンペル病］ 大脳白質に散在性に壊死，出血，脱髄をきたし，急速に意識障害や局所神経症候，痙攣を呈する脳炎．ウイルスの直接侵襲による感染性脳炎と，ウイルス感染に伴う免疫学的機序により生ずる感染後脳炎とがある．麻疹や風疹に合併する急性脳炎では，後者の病態が考えられている．[1011]

急性リンパ芽球性白血病 acute lymphoblastic leukemia⇨同急性リンパ性白血病→742

急性リンパ性白血病 acute lymphocytic leukemia；ALL ［急性リンパ芽球性白血病，ALL，リンパ芽球性白血病］ 急性白血病のFAB分類において急性骨髄性白血病に対比して用いられる．FAB分類ではL1(小細胞型)，L2(大細胞型)，L3(バーキット Burkitt 型)の3つに分けられる．小児ではL1が，成人ではL2が多発し，L3は少ない．所見は貧血，発熱，出血のほかに，肝脾腫，リンパ節腫大がみられやすい．診断は細胞形態，ペルオキシダーゼ染色陰性，パス(PAS)染色陽性，および表面マーカーはB細胞のCD 10，CD 19，CD 20，T細胞のCD 2，CD 5，CD 7が陽性となる．成人ではフィラデルフィア染色体が20-30%と高頻度にみられる．治療はビンクリスチン硫酸塩，ドキソルビシン塩酸塩，プレドニゾロンの3剤が基本となる．骨髄性白血病より中枢神経系白血病を併発しやすいため，予防的に髄腔内にメトトレキサート，プレドニゾロンの投与や頭部照射が行われる．治療成績は小児の予後はよく，完全寛解率85-95%，5年以上の生存率64-85%，成人は完全寛解率70-80%，5年以上の生存率18-40%と低い．予後因子として，白血球数，年齢，フィラデルフィア染色体の有無があげられる．成人の場合，同胞ドナーがおり予後不良因子をもつ場合には骨髄移植を行うほうがよい．[1495] ⇨参FAB分類《急性白血病の》→49

●急性リンパ性白血病の骨髄像(FAB分類L2)

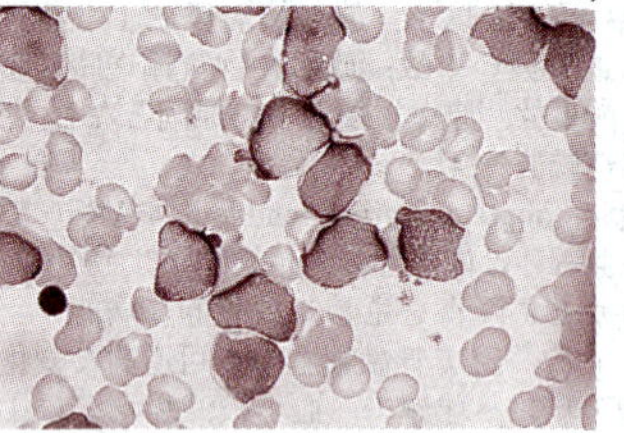

急性リンパ節炎 acute lymphadenitis 病原菌などの感染によって起こる急性のリンパ節の炎症．末梢部の化膿性炎症から病原菌がリンパ節に至り，腫脹，疼痛，皮膚発赤などを起こす．治療は抗生物質の投与を行い，炎症部に膿瘍を形成した場合は切開して排膿する．[485] ⇨参リンパ節炎→2958

球脊髄性筋萎縮症 bulbospinal muscular atrophy；BSMA ［ケネディ・オルター・ソン症候群，球脊髄ニューロン症］ 運動ニューロン疾患の1つ．病因は，

X染色体上のC(シトシン), A(アデニン), G(グアニン)の繰り返し配列の異常伸長を持つ異常アンドロゲン受容体が，テストステロンにより核内へ移行することによる．成人男性に発症し，緩徐進行性に四肢近位筋優位の筋力低下と筋萎縮，球麻痺，咬筋や顔面筋の筋萎縮を認める．知能・精神に異常はない．神経系以外にも，性腺機能障害，糖尿病，女性化乳房などを高頻度に合併．血清クレアチンキナーゼ(CK)は軽度上昇している．[1011] ⇨参運動ニューロン疾患→339

球脊髄ニューロン症 bulbospinal neuronopathy⇨同球脊髄性筋萎縮症→742

旧線条体 paleostriatum ［古線条体］ 大脳核のうち淡蒼球 globus pallidus に発生する部位を指す語．発生初期の終脳にみられる神経細胞集団の1つで，将来，大脳核の淡蒼球になるといわれる．しかし，大脳核のなかで，淡蒼球，扁桃体，前障などの発生については不明な点がある．[1044] ⇨参淡蒼球→1947

吸息 inspiration 組織の最終産物である炭酸ガスを酸素と交換するため，呼吸器内(肺)に空気(ガス)を取り込む行為．主な吸息筋は横隔膜であり，この筋肉が収縮することによって胸腔内圧が低下し，肺が膨張して空気が流入する．安静呼吸の場合，一回換気量は約500 mL．補助吸息筋として，外肋間筋，前斜角筋，肩甲挙筋，胸鎖乳突筋がある．[1213] ⇨参吸気→716

吸息オフスイッチ inspiratory off-switch⇨同吸息-呼息切り替え→743

急速眼球運動 rapid eye movement；REM ［サッケード運動，REM，レム］ 注視点が1点から他の点へ急激に移動する場合にみられる速い眼球運動．サッケード運動ともいう．レム睡眠時の夢を見ているときに関連して出現し，レム睡眠はこの運動の略語REMからきている．[1230] ⇨参レム睡眠→2983

急速駆出期 rapid ejection phase ［急速拍出期］ 心室収縮期のうちの1つ．心拍出開始直後の0.1-0.15秒の間は拍出速度が大きくなり，心室容量が急激に減少する．心電図上ではST部分に相当．[226] ⇨参駆出期→815

吸息-呼息切り替え inspiration expiration switching ［吸息オフスイッチ］ 吸息から呼息へ切り替える機構．この機構は延髄内に存在するが，その詳細な部位は未決定．この機構には肺伸展受容器や橋の呼吸調節中枢 pneumotaxic center などからの入力が投射しており，吸息-呼息切り替えを促進する．[1213]

急速充満期 rapid filling phase；RF ［急速流入期］ 拡張期は等容性弛緩期と充満期からなり，充満期は急速充満(流入)期，緩徐充満(流入)期，前収縮期(心房収縮期)からなる．急速充満期とは心室に血液が急速に入り始める拡張早期で，このとき短時間に大量の血液が急速に流入するためⅢ音が聴取される．[1471] ⇨参拡張早期→486

急速進行性高血圧症 accelerated hypertension ［加速型高血圧］ 拡張期血圧120-130 mmHg以上で，腎機能障害が急速に進行して，放置すると急激に悪化し心不全，高血圧性脳症などが発生する病態をいう．従来，眼底の乳頭浮腫があるとキース・ワグナー Keith-Wagener 分類Ⅳ度(悪性高血圧)とされ，滲出性病変であるとキース・ワグナー分類Ⅲ度〔急速進行性高血圧症(加速型高血圧)〕とされてきた．しかし，両者の臓器障害の進行や生命予後に差はなく，どちらも迅速な治療が必要である．最近は加速型高血圧/悪性高血圧とまとめて呼ぶことが多い．[1627] ⇨参悪性高血圧症→140

急速進行性糸球体腎炎 rapidly progressive glomerulonephritis；RPGN ［急速進行性腎炎，急速進行性糸球体腎炎症候群，RPGN］ 急激あるいは徐々に発症して，高血圧，タンパク尿，急速に進行する腎機能障害を呈し，数週から数か月のうちに腎不全に至る症候群．病因から，①特発性のもの〔抗糸球体基底膜抗体型腎炎，免疫複合体型糸球体腎炎，免疫グロブリンや補体の沈着を伴わない糸球体腎炎(pauci-immune 型)〕，②原発性糸球体腎炎に引き続くもの，③全身性疾患に続発するものに分類．急性腎炎症状(血尿，高血圧，浮腫)が激しく，尿タンパクが増加し，しばしばネフローゼ症候群を呈する．検査では腎生検上，糸球体に半月体形成が散見される所見が重要で，治療はステロイド剤，免疫抑制薬，抗凝固療法，抗血小板療法の併用(カクテル療法)と血液透析，血漿交換を行う．予後は通常，進行性で発症後，数週から数か月で腎不全に至る．[858]

急速進行性糸球体腎炎症候群⇨同急速進行性糸球体腎炎→743

急速進行性腎炎⇨同急速進行性糸球体腎炎→743

急速進行性ループス腎炎 rapidly progressive lupus nephritis；RPLN ループス腎炎の中で抗DNA抗体高値と低補体血症，血小板減少，ネフローゼ症候群を伴い急速に腎不全を呈し短期間に死に至ることが多い病態をいう．診断基準は，①全身性エリテマトーデス(SLE)の診断基準を満たす，②急速に腎機能が悪化し，腎不全を呈する，③抗DNA抗体高値と低補体血症が著明，④血小板減少が存在，⑤腎組織所見で細胞性半月体形成性腎炎を満たすこと．①～④は必須項目であるが⑤は必須項目ではない．早期に診断して透析に導入し，パルス療法を含む強力な免疫抑制療法を行わないと死に至ることが多い．治療に成功すると透析から離脱できるので早期診断・治療が重要．腎組織所見は半月体〔形成〕性糸球体腎炎と管内増殖性糸球体腎炎を認める．[858]

急速遂娩 forced delivery 母体または胎児に危険が迫ったときに，両者の救命のため分娩時間を短縮する処置．分娩前および分娩中も子宮口全開前は帝王切開が行われる．子宮口全開であれば，吸引あるいは鉗子分娩によることもある．[998]

吸息性ニューロン inspiratory neuron ［吸気性ニューロン］ 呼吸運動の吸息相(横隔神経活動)に一致して発火する呼吸性ニューロンで，吸息時に活動する．発火パターンにより漸増性，漸減性，平坦型に分類．軸索の投射部位により，脊髄(頸髄)に投射するもの，延髄内または脳神経に投射するものに分類される．[1213]

急速耐性 tachyphylaxis⇨同タキフィラキシー→1911

急速導入 rapid induction 全身麻酔導入法の最も標準的な方法．まず100%酸素を十分投与しておき，静脈麻酔薬と筋弛緩薬を投与する．就眠後にマスクによる加圧補助呼吸を開始し，薬の効果が十分なのを確認して気管挿管する(ラリンジアルマスク挿入の場合は通常，筋弛緩薬は投与しない)．気管挿管は患者にとって大きなストレスであり，高血圧や頻脈，場合によっては不整脈を発現する．また静脈麻酔薬の安易な投与が症例によっては極度の低血圧や徐脈を引き起こす．高

齢者や高血圧，心疾患を合併する症例には投与薬の慎重な選択や工夫が必要である.[468] ⇨参緩徐導入→616

急速拍出期⇨同急速駆出期→743

急速分娩 precipitate delivery⇨同急産→719

急速流入期⇨同急速充満期→743

急速濾過法 rapid sand filtration process 取水した水の浄化における濾過法の1つ．緩速濾過よりも濾過層は薄く，小さな面積で行うことができる．硫酸アルミニウム(バンド)などの薬剤で前処理した水を導入するため浮遊粒子が大きく，濾過膜の形成が早く，短時間に大量の水を処理することができる．急速濾過法の濾過膜は細菌などを機械的に除去する能力は優れているが，流速が速いため，生物学的浄化作用は期待できない．濾過速度は120 m/日，ほとんどの都市で採用されている．凍結，水藻の発生がなく，色度，濁度の高い原水に適している.[640]の前 ⇨参緩速濾過法→640

吸着クロマトグラフィー adsorption chromatography ［**逆相クロマトグラフィー，疎水クロマトグラフィー**］ 液体クロマトグラフィーの分離法の1つで，水に溶けにくい性質(疎水性)を利用して分離するクロマトグラフィー．このクロマトグラフィーに用いる固定相(カラム)には炭素数18個の直鎖状の疎水性化合物が固定されている．このカラムに試料と移動相を流すと，疎水性の強い物質は固定相の疎水性化合物と吸着する．しかし，疎水性が弱くイオン化した化合物は移動相に流されてカラムから早く溶出する．一般に，移動相より固定相のほうが強い極性の場合を順相と呼び，その逆を逆相クロマトグラフィーという．生体成分の分離法としてはこのクロマトグラフィーが幅広く用いられており，各種生体成分や薬物の測定に利用される.[263]

吸着再生型透析 sorbent system dialysis 一度使われた透析液，すなわち透析器を通過したあとの透析液を排液とせずに吸着薬の入った吸着筒(カートリッジ)を通して再生させる透析療法．標準的な透析と異なり，1回の透析療法に必要な透析液は6Lですみ，透析液の調製が容易．また限外濾過の調節も単純化されており，持ち運びできる利点がある．欠点は透析のたびに新しい吸着薬の入ったカートリッジが必要なことである.[858]

吸着式ソケット suction socket ［**吸着式大腿義足**］ 大腿義足に使われる全面接触式ソケットの1つ．断端周径よりやや小さい周径のソケットを用い，ソケット壁に断端を密着させ，断端の軟部組織を適度に圧縮することによる付着作用と，義足が地面から離れているとき(遊脚期)にソケット内の空間に生じる陰圧により懸垂性を持たせ，義肢の脱落を防止している.[228]

吸着式大腿義足⇨同吸着式ソケット→744

吸虫症 trematode infection，distomiasis 吸虫類感染症の総称．日本の主な吸虫症には，日本住血吸虫症，肝吸虫症，横川吸虫症，肺吸虫症などがある.[288]

吸啜反射⇨同吸引反射→714

牛痘⇨同ワクシニア→3007

牛痘ウイルス cowpox virus ［**ワクシニアウイルス**］ 痘瘡予防のためジェンナー Edward Jenner (1749-1823)が用いたウイルス．これの継代株をワクシニアウイルス vaccinia virus という.[1113] ⇨参痘瘡ワクチン→2117

吸入 inhalation ［**吸入療法**］ 気道に吸気とともに薬剤を噴霧し，上・下気道の局所症状の改善を図る方法．酸素療法とエアゾール療法が主なものである．エアゾール療法は，吸気中に噴霧され微粒子となって霧状に浮遊するエアゾールを吸入させる方法で，喘息患者の気管支拡張，慢性閉塞性肺疾患患者の喀痰溶解などを目的に行われる.[953]

牛乳 cow's milk 牛の乳汁．栄養素としてタンパク質，脂質，糖質，ビタミン，ミネラルが総合的に含まれるため，食品としての利用のほか，人工栄養の主な材料としても広く使われている．主成分はタンパク質のカゼイン．人乳と比較すると，エネルギー量はほぼ等しいが，カルシウム，リン，カリウムの含有量が多く，逆にビタミンA，ビタミンCの含有量が少ないという特徴がある．脂質では飽和脂肪酸が比較的多く，多価不飽和脂肪酸が少ない．人工栄養として普及している調製粉乳は，牛乳を主原料として必要な栄養素を加え，粉末にしたものである.[987]

牛乳アレルギー milk allergy ［**ミルクアレルギー**］ 牛乳により生ずるⅠ型アレルギーで，腹痛，下痢，嘔吐などの消化器症状のほか，蕁麻疹，皮膚炎などの皮膚症状，気管支収縮，喉頭浮腫などの呼吸器症状，およびアナフィラキシーがみられることもある．治療としては，カゼインや乳清タンパクを加水分解し，抗原性を抑えた治療用ミルクや，牛乳を除去し，カルシウムの豊富な食品で代替えする.[1370] ⇨参食物アレルギー→1485

吸入気酸素濃度 fractional concentration of oxygen in inspired gas；F_{IO_2}⇨同吸気酸素濃度→716

吸入剤依存⇨同有機溶剤依存→2848

吸入剤中毒 inhalant intoxication 有機溶剤の吸引の乱用を続けるうちに慢性中毒症状として，唾液や鼻汁の分泌亢進，振戦，構音障害，運動失調，痙攣などの身体症状や無気力，無関心などの性格変化を思わせる状態が出現することをいう．急性中毒症状としての精神症状は吸入剤誘発性障害と同様の症状を呈する．過度の麻酔による延髄麻痺からの死亡も起こる.[1251] ⇨参シンナー中毒→1593，吸入剤誘発性障害→744

吸入剤誘発性障害 inhalant-induced disorder DSM-Ⅳ-TR(アメリカ精神医学会の診断基準)によると，吸入剤関連障害は，吸入剤使用障害(依存，乱用)と吸入剤誘発性障害に大別される．吸入剤誘発性障害には，吸入剤中毒，吸入剤中毒せん妄，吸入剤誘発性持続性認知症，吸入剤誘発性精神病性障害，吸入剤誘発性気分障害，吸入剤誘発性不安障害が含まれる．臨床症状としては，有機溶剤の吸引によって知覚異常が生じやすく，小視，巨視，変形視や情景的幻視，時間と空間のゆがみなどがみられる．せん妄も起こりやすく，そこでも幻視が現れ，興奮をいっそう強め，精神科救急の対象となることがある．それまでに達しないもうろう状態も多くみられ，発揚，多幸，落ち着きのなさ，易刺激性，妄想気分，幻聴なども認められる．吸引をやめれば一般的には消退するが，些細な刺激で再発するフラッシュバック現象や精神症状が遷延する場合もある.[870]

吸入剤乱用 inhalant abuse 吸入物質は容易に入手でき，合法的かつ安価である．この三要素が貧困層と若年層における吸入剤の高い使用率につながっていると考えられている．シンナーなどの吸入剤の乱用は1967

年頃から10代の若者を中心に広まり，今日に至るまで続いている．最近では芳香族炭化水素を含むシンナー，接着剤，ガソリン，スプレー式絵の具だけでなくハロゲン化炭化水素や揮発性のエステル，ケトン，グリコールを含むものにまで及ぶ．中枢神経系活性物質としてはトルエン，ベンゼン，アセトン，四塩化エチレンメタノールなどがある．吸入剤の反復的な使用の結果，社会的機能障害をきたし，身体的危険のある状況で反復使用がみられる場合，吸入剤乱用と診断される．[870]

吸入剤離脱 inhalant withdrawal 吸入剤依存では身体依存は弱いために，連用後急に中止しても身体的離脱症状には目立ったものはないが，二日酔いのような全身の不快を訴える例はみられる．狭義の離脱症状はこの程度であるが，連用後使用をやめても，離脱症状が長く続き，それによって再使用に走りやすい傾向を遷延性離脱症候群と呼ぶことがある．その症状に該当するものに多幸，失見当識，誇大妄想などがある．このように吸入剤からの離脱は困難といえる．[1251] ⇨参離脱症候群→2925

吸入シンチグラフィー inhalation scintigraphy⇨同肺吸入シンチグラフィー→2333

吸入肺胞換気量 inspiratory alveolar ventilation〔volume〕; $\dot{V}_{AI}$ 体内に取り込まれた大気が肺胞内に吸入される肺胞換気量．厳密に定義すれば，酸素消費量と炭酸ガス排出量の違いにより，吸入肺胞換気量と呼出肺胞換気量は異なる．[1213] ⇨参肺胞換気量→2352

吸乳反射 sucking reflex 吸乳刺激によって起こる神経内分泌系の乳汁分泌に関与する反射．乳児の吸乳による刺激は，下垂体後葉からオキシトシンを前葉からプロラクチンを分泌させる．オキシトシンによって乳腺からの射乳作用が引き起こされ，プロラクチンによって乳腺細胞におけるカゼイン，乳糖，脂肪などの合成が促進される．

牛乳貧血 milk anemia 牛乳を多くとりすぎるために起こる貧血．牛乳の成分は100 g当たりエネルギー約60 kcal，タンパク質2.9 g，脂質3.3 g，乳糖4.5 g，灰分0.18 g，カルシウム100 mg，カリウム150 mg，ナトリウム50 mg，リン90 mg，鉄100 μgである．これに対して母乳に含まれる鉄は成熟乳100 g当たり約37 μgとされ，牛乳の鉄分は母乳より多い．ところが牛乳を大量に摂取すると鉄が不足するという計算になる．幼児の1日推定エネルギー必要量と鉄摂取基準は，1-2歳で900-1,000 kcal，鉄3.0 mg，3-5歳で1,250-1,300 kcal，4.0 mg，6-7歳で1,450-1,550 kcal，4.5 mgとされている(日本人の食事摂取基準2010)．一方，牛乳1 L当たりのカロリーは600 kcal，鉄分1 mgであるから，牛乳を大量に飲むと，カロリーに比べ鉄の摂取は少ないことになる．したがって牛乳を多飲し食事摂取が少なくなると鉄欠乏性貧血をきたす．牛乳貧血ではその他にタンパク漏出性腸炎や腸管出血も加わり複雑な病態を生ずる．血液所見は小球性低色素性貧血で，ヘモグロビン，ヘマトクリット値，平均赤血球容積などが低下し，血清鉄は低下，総鉄結合能(TIBC)は上昇する．[1631]

牛乳不耐症 milk intolerance⇨同乳糖不耐症→2236

吸入麻酔法 inhalation anesthesia 気体の麻酔薬を空気や酸素とともに吸引させ，肺から血中を介して中枢神経系に作用させる全身麻酔法の一種．吸入麻酔薬には，常温で気体のガス麻酔薬(亜酸化窒素：笑気など)や，気化器を必要とする液体の揮発性麻酔薬(セボフルラン，イソフルランなど)がある．半閉鎖回路を用いた吸入麻酔法は，麻酔深度や麻酔時間の調節が比較的容易なことから，現在最も広く普及している全身麻酔法である．[1416] ⇨参全身麻酔→1769

吸入麻酔薬 inhalation anesthetics 揮発性麻酔薬とガス麻酔薬とに分けられる．揮発性麻酔薬は，室温では液体である麻酔薬を気化器を用いて気化させて吸入する．ハロゲン化エーテル型のイソフルラン，セボフルラン，エンフルランとハロゲン化炭化水素型のハロタンが臨床では使用されている．ガス麻酔薬は室温では気体．これらの吸入麻酔薬は酸素や空気と混合して吸入される．通常，全身麻酔の維持に使用されるが，導入に用いることもある．麻酔薬は肺で血液に吸収され，血流で標的臓器である脳や脊髄に運ばれ中枢神経の細胞膜に作用して全身麻酔作用を発揮するが，詳細な作用機序は不明．麻酔からの覚醒は，吸入麻酔薬を含まない気体で肺を換気し，血液から麻酔薬を洗い出すことにより標的臓器の麻酔薬濃度を低下させることによる．[409] ⇨参亜酸化窒素→147，セボフルラン→1741，イソフルラン→246

吸入誘発検査 inhalation challenge test 気管支喘息や過敏性肺炎などのアレルギー性肺疾患における病因を確認するために行われる症状を誘発するための試験．気道過敏性を検査するためのメサコリン吸入試験と病因アレルゲンを確定するためのアレルゲン吸入試験がある．ネブライザーで病因となる物質を含む溶液を低濃度から次第に濃度を上げて吸入をさせることで気管支収縮が起こっているかどうかを評価する．評価にはスパイロメトリーを用いて1秒量($FEV_{1.0}$)の経時的変化などを測定し，$FEV_{1.0}$が基準値から20%以上低下すれば病因アレルゲンと確定できる．過敏性肺炎などのⅢないしⅣ型アレルギーでは肺機能のほかに，発熱や咳などの症状や胸部単純X線写真と血液検査も判定に重要である．いずれも誘発による危険を伴うので注意が必要．[494] ⇨参気道過敏性検査→695

吸入療法 inhalation therapy⇨同吸入→744

牛乳療法 galactotherapy かつて上部消化管潰瘍性病変治療のために，牛乳やアルカリ剤の飲用が行われたが，現在は行われていない．[1594]

球尿道腺 bulbourethral gland⇨同カウパー腺→463

嗅粘膜 olfactory mucosa 嗅細胞，支持細胞，嗅腺が分布している上鼻甲介内側面と，それに対応する鼻中隔面の粘膜をいう．嗅上皮と粘膜固有層に分けられる．この部位が障害されて生じる嗅覚障害を嗅上皮性嗅覚障害という．[451] ⇨参嗅上皮→721

嗅粘膜性嗅覚障害 olfactory epithelial dysosmia 末梢性嗅覚障害の1つで，嗅裂の嗅細胞の機能が減退または消失した状態．嗅粘膜の炎症で，高齢者にもみられる．治療はステロイド剤の点鼻を行う．[736]

嗅粘膜電位 olfactory mucosa potential におい刺激による嗅細胞膜のイオン透過性の変化によって生じる陰性の受容器電位．嗅細胞にある嗅上皮の表と裏に電極を当て，観測した電位変化を嗅電図という．[1230] ⇨参受

容器電位→1407

急迫性失禁⇨同切迫性尿失禁→1739

急迫性尿失禁⇨同切迫性尿失禁→1739

鳩尾(きゅうび) epigastrium, epigastric fossa ［みぞおち，心窩部］ 一般的にみぞおちという．胸骨下方で正中線上のくぼんだところ．むなもとともいい，医学的には心窩部にあたる．[873]

キューピッド弓 cupid bow 上口唇正中の赤白唇移行部で上口唇正中部にある人中(にんちゅう)の尾側部．キューピッドが持っている弓の形に類似していることから，この名前がある．[1246]

●キューピッド弓

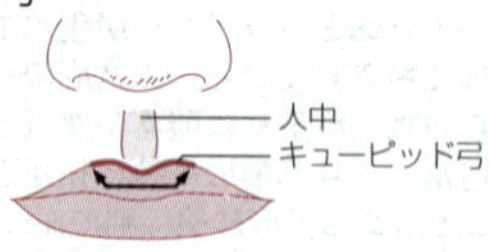

救貧院 work house, workhouse ［労役場］ 1696年，イギリスにおいて「エリザベス救貧法」によって，労働可能な貧民を対象とする授産施設(労役場)がブリストルに設立された．この施設が成功をおさめ，1722年には授産施設と収容施設とを統合させる試みであるワークハウステスト work house test が全国に普及．この施設には病人や子ども，高齢者が押し寄せるようになり救貧院となる．ワークハウスはヨーロッパ中世以来の教会・修道院などの教区単位で設立され，全ヨーロッパへと普及したが，経費は教区民の税金でまかなわれていたため教区民への重い税負担となり，労働意欲の低下につながっていった．その問題を是正するために1834年，「新救貧法」が制定されたが貧困を罪悪視する当時の風潮を反映し，市民権の制限，居住・職業選択の自由の剥脱，劣等処遇を原則としており，救貧院に収容された人の扱いは懲罰的な処遇であったため，貧困者にとっては恐怖の家であった．[457] ⇨参エリザベス救貧法→369

嗅部 olfactory region 鼻腔内の嗅覚をつかさどる部分．上鼻甲介とそれに相対した鼻中隔の部分で，粘膜は紡錘形の感覚細胞である嗅細胞と，支持細胞，基底細胞からなる嗅上皮に覆われている．粘膜下層にはボウマン Bowman 腺(嗅腺)があり漿液を分泌している．[347]

弓部大動脈瘤⇨同大動脈弓部動脈瘤→1890

球部変形 bulbar deformation 十二指腸潰瘍の治癒過程において，瘢痕収縮に伴い，十二指腸球部に変形が生じた場合の総称．球部変形は，大きく，一側変形，両側変形(グローバー状変形)，高度変形に分けられる．両側変形や高度変形の場合は再発性の多発潰瘍や，全周性の線状潰瘍の存在を疑う．一側変形では単発，多発，線状のいずれの場合も考えられる．変形の程度は潰瘍の再発の程度，大きさにも影響される．両側変形で内腔が著しく狭い場合には充盈(じゅうえい)不良となることもある．内視鏡所見としては，瘢痕によるひきつれ，それに伴うポケット形成(タッシェ)，拡張不良，内腔の狭小化などを示す．内視鏡検査ではより詳細な観察が可能なので，内視鏡所見に球部変形の用語はあまり用いず，胃検診などの上部消化管X線検査で使われることが多い．その場合は十二指腸潰瘍の存在，既往を疑い，内視鏡的な精密検査を要することとなる．[1307] ⇨参十二指腸潰瘍→1380

キューブラー=ロス Elisabeth Kübler-Ross スイス生まれのアメリカの精神科医(1926-2004)．末期癌患者など，死に直面している数多くの重症患者に直接面接し，死に臨む気持ちを聞きとり，死の受容に至る5段階をまとめた．患者は，①否認，②怒り，③取り引き，④抑うつ，という悲嘆のプロセスを経て，最終的にあきらめ，死を⑤受容するに至るというものである．死に対する心理的過程を精神医学的に研究した1人として，また終末医療の先駆者として，業績は大きい．主著に『死ぬ瞬間』『死ぬ瞬間の対話』『死ぬ瞬間の子供たち』などがある．晩年には，自己の病気などの体験をもとに，人生の第2部として『死，それは成長の最終段階：続・死ぬ瞬間』『人生は廻る輪のように』をまとめ，生涯を通して，生と死を追求し続けた．[321]

球麻痺 bulbar palsy, bulbar paralysis ［真性球麻痺］ 延髄にある舌咽・迷走・副・舌下神経核が萎縮して変性するために起こる病変で，構音障害，嚥下・咀嚼障害を伴う．延髄は脊髄の上部に球状に膨らんで見え，そのため脊髄球の別名をもつことから球麻痺と呼ばれる．延髄の運動神経核の障害により，舌筋の萎縮のほか線維束性攣縮がみられるものを真性球麻痺という．延髄にある神経を支配する両側性の皮質延髄路が障害されると構音・嚥下・咀嚼障害はあっても舌筋萎縮，線維束攣縮は伴わず，仮性球麻痺と呼ぶ．[1631]

休眠体 hypnozoite⇨同ヒプノゾイト→2474

救命救急センター critical care medical center 厚生労働省指定で，地域の救急医療の中核となる施設．2008年現在，人口80万人当たり1か所，全国に207施設，すべての都道府県で1か所以上が指定されている．専属のICU・病床・外来・検査室を設け，専属医療チームが24時間運営にあたり，傷病や病態の種類を問わず三次の重症患者を収容．運用について毎年，評価項目基準に従った評価が行われ，厚生労働省の補助金の見直しも行われた．また地域の救急医療の発展に伴い，都道府県が承認すれば，人口100万人当たり1か所にこだわらず指定できるようになった(新型救命救急センター)．救命救急センターのうち，広範囲熱傷治療と切断肢指接着を24時間体制で行える施設を高度救命救急センターと指定している．[801] ⇨参三次救急医療施設→1205

救命曲線 survival curve ［カーラ救命曲線，ドリンカー救命曲線］ 時間経過と蘇生率との関係をS字曲線として示したもの．応急手当講習会などの理論的根拠と

●カーラ救命曲線

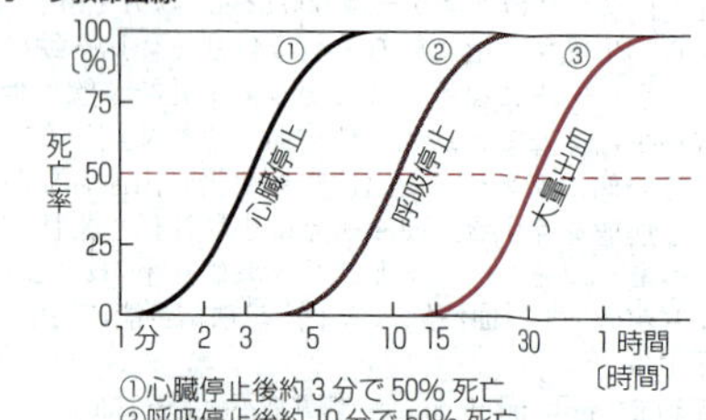

なっている．1966年アメリカのドリンカー P. Drinker がWHOに報告した救命曲線は呼吸停止から蘇生開始までの時間と蘇生率との相関を示している．一方，1981年にフランスの救急専門医カーラ Maurice Cara が報告した救命曲線は，心停止，呼吸停止，大量出血と死亡率との相関を示している．わが国では救急車の現場到着までの平均時間が約6分であり，呼吸・心停止には現場で迅速に一次救命処置がなされなければ救命できないことを強調している．[657]

救命手当⇨同一次救命処置⇀249

救命率 lifesaving ratio 特定の病態の患者につき，治療により生命を救い得た比率．傷病発生後どのくらいの期間ののちに判定するか，あるいはどのような身体状況で救命と認定するかなどに関して一定の規準はなく，すべての報告が同じ結果を示すとは限らない．例えば，事故後脳死状態でも心拍が認められれば救命者に含める場合もあるし，最終的に家庭生活が可能になったとき，あるいは社会復帰をもって救命とする場合もある．救命率を比較する場合や，救命率を示して何かを評価する場合は，その統計の背景を考慮することが必要である．[801] ⇨参生存率⇀1694

球面収差 spherical aberration 光軸上の一点から出る光線が，眼球(レンズ)の球面の中心に近い部分を通る光線(近軸光線)と周辺部を通る光線(周辺光線)で，光軸の異なるところに焦点を結ぶこと．[1601] ⇨参色収差⇀288

嗅野 olfactory field(area)⇨同嗅覚中枢⇀716

休養 rest 心身の消耗を避け疾患の回復を目的とし，安静や安静臥床などのみならず，精神・身体の安逸を求め，十分な栄養補給，合目的的な運動などを含んだ治療行為をいう．患者がそれまで属していた社会的および家庭的な束縛から解放して行う包括的な概念で，自宅もしくは保養地など環境を配慮して行う．[1594]

弓隆⇨同脳弓⇀2295

穹窿(きゅうりゅう)⇨同脳弓⇀2295

嗅裂 olfactory cleft 上鼻甲介と鼻中隔との間の間隙．この部位が閉ざされると嗅素が嗅部に達せず嗅覚障害が生じる．[347]

キュストナー徴候 Küstner sign 児娩出後の胎盤剝離徴候の1つ．恥骨結合上縁部を圧迫すると，剝離前は陰門(腟口)部に下垂した臍帯が引き上げられるが，剝離後は反対に下垂する．キュストナー Otto E. Küstner(1849-1931)はドイツの婦人科医．[998]

キュリー兄弟 Pierre and Jack Curie フランスの物理学者，兄ピエール=キュリー Pierre Curie(1859-1906)と弟ジャック=キュリー Jack Curie の兄弟．1880年に超音波発生に関連の深いピエゾ電気現象を発見した．[955]

キュリー《単位》 curie；Ci ［Ci］ ラジウム(Ra)発見(1899)のキュリー夫妻 Marie and Pierre Curie にちなみ，命名された放射性同位元素または放射能の量の補助計量単位．^{226}Ra(ラジウム226)の1gは1Ci(キュリー)に相当する．1Ciは，放射性核種が毎秒3.7×10^{10}個崩壊する放射能の量である．現在の放射能の量の正式な計量単位はBq(ベクレル)．[18] ⇨参ベクレル⇀2625

キュリー夫妻 Pierre et Marie Curie ピエール=キュリー(1859-1906)，マリー=キュリー(旧姓スクウォドフスカ，1867-1934)．ともにフランスの物理学者．パリ生まれのピエールはピエゾ電気(圧電気)や物質の磁気的性質の研究でも知られる．1895年にポーランドからソルボンヌに留学中のマリーと結婚．1897年からマリーはウラン鉱から出る放射線を研究，同種の放射線を出す性質を放射能と命名した．1898年からは夫妻共同での研究を開始し，同年ウランの鉱石ピッチブレンドのなかから強い放射能をもつポロニウムとラジウムを発見．さらにそれらの元素を含む化合物の分離精製にも成功して，1903年ノーベル物理学賞を夫妻で受賞．1906年にピエールは交通事故で急逝，マリーはラジウムの化学的研究を続け，1910年に金属ラジウムの単離に成功し，その功で1911年に単独でノーベル化学賞を受賞．以後マリーは1914年に設立されたパリのラジウム研究所の所長としてフランスの放射能研究を指導した．また第一次世界大戦中には診断用のX線装置を用いた医療活動にも尽力した．そのときのX線被曝ならびに長年にわたる放射性物質の取り扱いに起因すると考えられる骨髄性白血病で死去．[391]

キュリーメーター curie-meter 溶液試料中の放射能の強さを測る装置．バイアルや注射器内の放射性同位元素(RI)の放射能測定に使用される．電離箱やシンチレーション型の放射線測定器で，測定したいRIの種類(核種)を選択して装置内にバイアルや注射器シリンジを挿入するだけで，放射能の強さが直読できる．放射能の強さの単位はベクレル(Bq)．[737]

キュレット curette 稽留流産や人工妊娠中絶の子宮内容除去術や子宮内膜組織診の際に，胎児，絨毛，脱落膜や子宮内膜を取り出す(キュレッタージ curettage)器具．長さ約30cmの金属製器具で，先端に杓子形の鋭匙(えいひ)ないし鈍匙部分(3-10mm)を有する．子宮口の開大度に合わせて大きさを選択する．先端部分は屈曲可能で，子宮の傾き，屈度に対応して調節する．[998]

ギュンター病 Günther disease⇨同先天性骨髄性ポルフィリン症⇀1782

キュンチャー髄内釘(てい) Küntscher intramedullary nail⇨同キュンチャー釘(てい)⇀747

キュンチャー釘(てい) Küntscher nail, Kuentscher nail ［キュンチャー髄内釘(てい)］ 骨折の手術療法に用いられる，髄内に挿入し内固定する釘．成人の大腿骨骨幹部骨折の治療に用いられ，大腿骨頸部から遠位に向けて髄内に挿入する．術前に，十分な整復位を得ていることが必要である．骨折部を展開せずにすむので，不必要な骨膜の損傷や周囲の軟部組織の損傷がない．整復位を得られないような場合には骨折部を展開し釘を近位へと挿入し，いったん近位で引き抜いてから遠位部へとあらためて押し進める．早期に荷重が可能であるが，回旋に対する固定力は弱い．回旋を防止するために，釘に垂直方向の釘を挿入できるようになったものもある．1939年にドイツの外科医キュンチャー G. Küntscher(1900-1972)により導入された．[1030]

キュンメル脊椎炎 Kümmell spondylitis⇨同キュンメル病⇀747

キュンメル病 Kümmell disease ［キュンメル脊椎炎］ 脊椎外傷が改善したあとに再び最初の症状が現れ，椎体の圧潰による重度の後彎変形を生じ，腰痛や神経学的障害，歩行障害をきたす疾患．キュンメル Hermann

Kümmell (1852-1937) はドイツの外科医.[592] ⇨参圧迫骨折→159

橋 pons ［**橋脳, 脳橋**］ 脳幹の一部で, 上端は中脳に, 下端は延髄に連なっており, 背面には第4脳室を挟んで小脳が位置する. 橋という名称はこの部分からたくさんの太い線維束(中小脳脚)が小脳へ橋を架けたように左右の小脳半球と連絡していることに由来する. 橋の形態は大脳の発達に強い影響を受けており, 橋核と錐体路が発達しているヒトなどの哺乳動物では大きい. 橋の横断面では橋腹部(橋底)と橋背部(被蓋)に区別できる. 橋腹部には随意運動に関係する橋縦束と横走する横橋線維および橋核などがある. 橋背部は橋の高さの推移によってかなり複雑に変化するが, 脳神経に関係する種々の核がみられる. 外転神経核(第6脳神経), 顔面神経核(第7), 内耳神経核(第8), 三叉神経核(第5)の運動核と主感覚核と中脳路核および脊髄路核の一部などがある. 橋外側から三叉神経が, 橋下縁の内側から順に外転, 顔面, 内耳神経が出る.[636] ⇨参脳幹→2293, 脳→2291, 小脳半球→1454

強アルカリ⇨同強塩基→749

教案⇨同授業計画案→1388

胸囲 chest measurement 胸部周囲の長さ. 乳幼児では乳頭の直上, 男性は乳頭の直下, 女性は乳房隆起の上端をテープ型メジャーで測定する. 床面と平行にメジャーを胸部に巻きつける. 胸郭の発達異常では平均値よりも低い数値を示すことがある. 児童生徒等の健康診断項目の見直しにより, 1995(平成7)年度から胸囲測定は削除されている.[976]

教育科学⇨同教育学→748

教育学 pedagogy ［**教育科学**］ 教育にかかわる学問のことで, 教育科学とは区別して呼ばれることがある. 伝統的に個々人の生き方や人間の理想を描くことを主要な課題としていたことから, 哲学の一領域として発達してきた. これに対して教育科学は, 現に今いる人間がどうあるか, という教育にかかわる経験的な事実の究明を課題としてきた. 教育学は教育科学をその領域に収め, 教育哲学, 教育史, 教育方法, カリキュラム, 教育心理学, 教育社会学, 教育行政, 生涯教育などの諸分野に細分化され, 多様な学会の発展とともに1990年代以降さらに細分化が進んでいる.[32]

教育課程⇨同カリキュラム→553

教育心理学 educational psychology 教育活動に関する諸問題を心理学的に研究し, 科学的, 効率的な教育を行うための理論と技法を探究する学問. ドイツのヘルバルト Johann Friedrich Herbart (1776-1841), アメリカのソーンダイク Edward Lee Thorndike (1874-1949) らが体系を確立し, その後に広汎な分野が発展した.[1269]

教育的リハビリテーション educational rehabilitation 医学的リハビリテーション, 社会的リハビリテーション, 職業的リハビリテーションと同じくリハビリテーションの一専門領域. 目的は, 心身障害に対する運動機能, 行動, 認知, 情緒, 言語など各発達的側面への教育的援助および職業指導を行い, それらを通して障害児などが日常生活動作(ADL)や生活リズム, 生活習慣などを獲得し, 障害と共生しながら残存能力の維持開発に取り組むことである. 教育的リハビリテーションの専門機関としては, 視覚・聴覚障害者, 知的障害, 肢体不自由児への特別支援学級や特別支援学校教育などがある.[683]

教育評価 educational evaluation 主に生徒や学生にかかわる評価のこと. しかし最近では学校評価, カリキュラム評価などシステムや組織, 制度自体の評価も含め教育評価として考えるようになった. 評価とは対象の価値についての値ぶみ, すなわち, よしあしについて判断することであり, テストや測定は評価以前の数値を出すにすぎない. その数値についての価値判断は体重や身長と同じように, 評価する主体がどのような価値基準をもっているかによる. 教育評価に関しても絶対的な基準はなく, すべて全体の母集団との関係, 文化的な要因によって規定されている.[32]

教育目的 educational goal⇨同教育目標→748

教育目標 educational objective ［**教育目的**］ 教育目的と区別して使われることが多い. 教育目的が公民としての資質を養うというような教育理念にかかわる大きなスローガンとして掲げられることが多いのに対して, 教育目標は, 例えば水溶液の性質について理解することというように, 具体的な授業の現場において教師が目指す教科の単元や教科外の教育のねらいを指す場合が多い. したがってこの具体的な目標をより測定可能な形に翻訳し, 学習の結果を操作可能なものとして扱うような授業の目標として利用される性格をもっている. アメリカにおける行動目標的な方法はこの典型と考えられる.[32]

教育理念 educational ideal, education philosophy 教育が目指すべき理想や究極の目的にかかわる哲学のこと. 教育の目的だけではなく, 社会全体との関連性の中で教育のあり方, 人間のあり方を思考することを含む. 教育理念はその時代の精神によって導き出される場合もあるが, 教育は未来社会で生きる人間を育てることにあるので, 過去の文化や現代社会が求めるものを視野に入れながらも, 未来の人間像を描く必要がある. したがって教育に携わる者は真善美や知育, 徳育, 体育など人間発達にかかわる全体的な視野をもって教育理念の構想をもつことが求められる.[32]

教員養成教育 teacher education 大学の教育学部ばかりでなく, 専門学部において教職課程を履修することによって, 教員としての資質と資格を習得させ, 小学校, 中学校, 高等学校における教員を養成することを指す. 教員養成に関しては, 専門的な学問的知識や技能に関する能力の資格要件を満たすことが重要であるのか, あるいは学問や芸術の領域での専門家よりも人間を育てる専門家であるべきなのか, 常に議論の分かれるところである. 第二次世界大戦後の教育改革においては, 教員の養成は大学において行われることになり(開放免許制), 旧制の師範学校だけでなく一般の大学においても教員養成の門戸は開かれることとなった. それは狭い意味での職業人としての教師ではなく, 幅広い知識の習得を目指す教養をもった教師の養成を目的とするものであった. しかし教育における諸問題が顕著になると, 単なる幅広い教養教育ではなく, 専門的職業人としての高度の専門性が必要であると認識されるようになり, 教育改革上の焦点となっている.[32]

鏡映描写テスト mirror drawing test ; MDT 知覚と運

動の協応関係を調べる動作性検査．鏡に映した図形(例えば星型)を見ながら鉛筆でたどって一周する課題を数回実施．各回の遂行時間や逸脱度の変化に基づいて運動技能の学習効果や転移効果を査定する．[197] ⇒参学習→479

強塩基 strong base ［**強アルカリ**］ 強電解質の塩基，つまり電離度の大きい塩基をいう．例えば水酸化カリウム(KOH)，水酸化ナトリウム(NaOH)，水酸化バリウム〔$Ba(OH)_2$〕などがこれに分類される．[1559] ⇒参強酸→756

協応⇒参鏡映描写テスト→748

仰臥位 supination，dorsal position，supine position⇒参臥位→424

境界悪性 borderline malignancy⇒同境界病変→749

境界域高血圧 borderline hypertension ［**正常高値血圧**］ 正常血圧と高血圧の境界にあたる血圧．すべてのガイドラインでは収縮期血圧 140 mmHg 以上，拡張期血圧 90 mmHg 以上を高血圧と定義するのは共通している．2009(平成 21)年の日本高血圧学会ガイドラインでは境界域高血圧ではなく正常高値血圧と表現されているが両者は同義語であり，収縮期 130-139 mmHg または拡張期 85-89 mmHg である．正常血圧は収縮期 130 mmHg 未満かつ拡張期 85 mmHg 未満とされる．境界域高血圧で合併症がない場合は生活習慣の改善が勧められるが，臓器障害や心血管病をすでにもっている場合はこの段階でも薬物療法を開始しなければならない．[1627]

境界型糖尿病 borderline diabetes 糖尿病診断のために 75 g 糖負荷試験を行った結果，糖尿病型にも正常型にも属さないタイプ．日本糖尿病学会が決めた独自の判定基準で，WHO の定めた耐糖能障害(IGT)に比べてより幅広く，言い換えれば正常型の範囲を厳しく決めている．境界型の例は，将来糖尿病に移行するものや，逆に正常域に移行するもの，境界型で変化のないものが混在している．境界型から糖尿病へ移行する頻度は年平均 1-5% とされる．[418]

協会けんぽ⇒同全国健康保険協会管掌健康保険→1757

境界性パーソナリティ障害 borderline personality disorder 「精神疾患の診断・統計マニュアル DSM-Ⅳ-TR」では多軸方式の診断システムが用いられており，その第 2 軸パーソナリティ(人格)障害の中の 10 タイプに含まれる．認知，感情，行動のあり方が大きく偏り固定化したため，非適応的になっている状態で，対人関係，自己像，感情の不安定および著しい衝動性の広範の様式であり，成人期早期に始まる．主な症状としては，人から見捨てられることを避けようとする異常な努力，自傷行為や自殺企図のような衝動行為，自己像または自我感情の不安定さ，不安定で激しい対人関係，怒りの制御の困難，解離症状などがあげられる．[363]

境界値 border limit ［**臨床判断値，病態識別値，治療閾値，予防医学的閾値**］ 連続的な数値のある点から種々の診療上の判断を決定する境を示した数値．広義には臨床判断値と呼ばれ，その中には病態識別値，治療閾値，予防医学的閾値がある．病態識別値は特定の疾患群と非疾患群を判別するためのもので，検査の最適なカットオフ値がある．治療閾値は医学的な介入を必要とする検査の臨界値で専門学会で設定される．予防医学的閾値は疫学的調査から将来の発症が予測され，予防医学の見地から一定の対応が要求される臨界値である．治療閾値の例としては動脈硬化学会では，コレステロール濃度 220 mg/dL 以上を治療開始基準濃度と勧告．この場合，コレステロール濃度 220 mg/dL を境界値という．その他，病態識別値では腫瘍マーカーでのカットオフ値は，健常者と癌患者を判別するために用いられる値も境界値である．[263]

境界《超音波像の》 margin 腫瘤と非腫瘤部または臓器と他臓器などの接面のことをいい，この部分のエコーを境界エコーと呼ぶ．(図参照⇒外側陰影→443)[955]

仰臥位低血圧症候群 supine hypotensive syndrome；SHS ［**下大静脈圧迫症候群，SHS**］ 仰臥位になると血圧が低下してめまいなどが出現する病態．妊娠末期の妊婦の子宮や巨大腹部腫瘍などの腫瘤が，仰臥位になると下方にある下大静脈を圧迫して静脈還流を阻害して生じる．側副血行である奇静脈系の発達の程度によって血圧低下の度合いが影響される．妊婦の約 2% に 50% 以上もの血圧低下がみられる．体位を左側臥位や座位に変えればたちどころに解消されるが，腰椎麻酔で帝王切開する場合，著しい血圧低下が起こり，胎児頻脈・徐脈，胎児機能不全(ジストレス)が起こることがある．この場合，子宮の左側偏位が有効である．[1627]

境界病変 borderline lesion ［**境界領域，境界悪性**］ 通常，腫瘍性病変に関して用いられる．従来，腫瘍は良性腫瘍と悪性腫瘍に分類されてきたが，いくつかの良性腫瘍は悪性腫瘍に連続的に進展することが確認され，良悪性の境界が不明瞭になってきた．また腫瘍か非腫瘍かがわかっていない病変もある．境界病変には，①良性と悪性の中間的な病変，②良性か悪性か判定困難な病変，③腫瘍か非腫瘍か鑑別困難な病変，④癌の初期病変，⑤きわめて高分化な低悪性度の悪性腫瘍などが含まれる．このうち①の多くは卵巣腫瘍にみられ，組織学的にも生物学的態度も良悪性の中間的な腫瘍で，境界悪性という分類項目をもつ．その他，臓器によっては前癌性病変，異形成，上皮内新生物，異型過形成，低悪性度腫瘍などさまざまな表現がなされる．それはそれぞれ用いられてきた歴史的経緯があるからであり，また同じ用語であっても，臓器によって，診療科によって，あるいは個人によって解釈やニュアンスが少しずつ異なる場合がある．[901] ⇒参前癌性病変→1752，異形成→224

境界部母斑⇒参色素細胞母斑→1239

境界母斑⇒同色素細胞母斑→1239

境界領域 borderline zone⇒同境界病変→749

境界例 borderline case もともとは神経症と精神病の境界線にあるケースの意味で用いられたが，現在はその意味がきわめて多義的なものになっている．ストーン Michael H. Stone(1980)は，現代におけるこの言葉の使い方を，①精神病とのスペクトラムケース spectrum case として，②特有な発達障害の固着をもつ精神力動的なパーソナリティとして，③パーソナリティの機能基準として，④パーソナリティのタイプとして，⑤1 つの症候群として，の 5 つに大別したが，今日の精神医学で最も普及している定義は，DSM-Ⅳ-TR における境界性パーソナリティ障害 borderline personality disorder と同義であり，ストーンの定義の④のタイプ

にあたる.[363] ⇒参パーソナリティ障害→2323，境界性パーソナリティ障害→749

強化インスリン療法 intensive insulin therapy 糖尿病患者の厳格な血糖のコントロールを目的としたインスリン治療法．インスリンの基礎量を持効型や持続型インスリンで投与し追加分泌量を毎食前3回の超速効型や速効型インスリンで補充するインスリン頻回注射療法と，持続皮下インスリン注入療法(CSII)がある．厳格な血糖のコントロールにより糖尿病合併症の進展防止を図るが，低血糖の発症も考慮に入れて，頻回の血糖自己測定(SMBG)と，それに基づくインスリン投与量の修正が必要となる.[418]

●強化インスリン療法例

朝食前	超速効型インスリン	8U皮下
昼食前	超速効型インスリン	8U皮下
夕食前	超速効型インスリン	10U皮下
就寝前	持効型インスリン	12U皮下

胸郭 thorax 12個の胸椎，12対の肋骨，胸骨の三者で形成される籠状の骨格(胸郭)で，胸郭に囲まれた空間を胸腔という．呼吸運動は胸郭と横隔膜を動かすことで行われ，吸気時には横隔膜が下がって胸郭が広がることで肺が拡張し，呼気時には横隔膜が上がって胸郭が縮まることで肺が縮小する．胸郭内には呼吸器や循環器系の臓器が収容される.[1311]

●胸郭

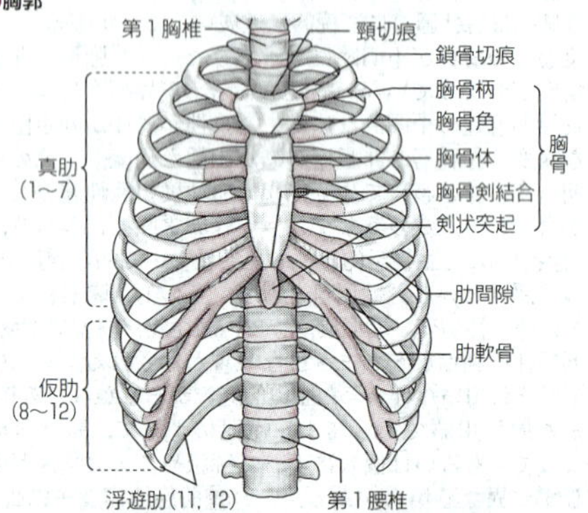

橋核 pontine nuclei 発生学的には髄脳吻側部の翼板をつくる一部の菱脳唇が肥厚し，これが吻内側部に移動して橋底部に位置したもの．大脳皮質の発達に伴って肥大化し，ヒトできわめてよく発達している．橋腹側部に広く分布するニューロン群で，内側部，背側部，腹側部，外側部，背外側部などに区分される．大脳皮質から下行線維によって貫かれる(橋縦束)と同時に大脳皮質の広い領域から入力線維を受ける(皮質橋核路)．橋核からの出力線維(橋横線維)は正中線を越えて対側の中小脳脚に入ったのち，主に小脳半球の顆粒細胞層に苔状線維として分布する．一部は延髄錐体の腹側部にも伸びて弓状核といわれる.[1043] ⇒参小脳皮質→1455

胸郭拡張法 thoracic expansion exercise ［胸郭可動域練習］ 主に慢性閉塞性肺疾患患者を中心に，呼吸筋をストレッチすることで胸郭の柔軟性の改善，呼吸困難感の軽減，呼吸機能の改善，運動耐容能の改善などを目的とする肺の理学療法．具体的な方法としては肋骨の捻転，胸郭の捻転，胸郭の側屈，背部過伸展，シルベスター Silvester 法などがある．慢性閉塞性肺疾患の患者は，長期にわたる呼吸困難により呼吸筋や呼吸補助筋の筋緊張が亢進しているため，胸郭周囲筋の伸張性低下や胸郭の可動性低下がみられる．これに対して胸郭運動の増大を目的に胸郭拡張法が用いられる.[903]

胸郭下口 outlet of thorax 胸郭下部にあり，腹腔へ開口する部分．第12胸椎，第12肋骨，肋軟骨，胸骨下部で構成される，ほぼ円形の開口部.[953]

胸郭可動域練習⇒同胸郭拡張法→750

胸郭コンプライアンス chest wall compliance, thoracic cage compliance ［Ccw］ 胸郭の伸展性(伸びやすさ)の指標で，内圧に対する容積で表す．呼吸筋を弛緩させた状態で，胸腔内圧(P_{pl})と外界圧(P_{bs})の差の変化量(ΔP)と胸腔容積の変化量(ΔV)を測定し，その比($\Delta V/\Delta P$)から求める．ヒトの基準値は約0.2 L/cmH_2O．この数値が高いほど伸展性も高い.[1213] ⇒参コンプライアンス→1145，肺胸郭コンプライアンス→2333

胸郭子宮内膜症 thoracic endometriosis⇒同肺子宮内膜症→2337

胸郭成形術 thoracoplasty ［胸成術］ もともとは抗結核薬が発見される以前の肺結核に対する治療法．肋骨を3ないし5本切除し骨性胸郭としての支持構造を取り除いて肺がふくらむことができなくなるようにする術式．空洞性病変を有する肺結核では肺が虚脱することで治癒が期待されたが，抗結核薬が普及している現在では肺結核に対して適用されることはほとんどない．現在は主に慢性膿胸に対して，感染の場となっている胸腔内の死腔を，肋骨を切除することでつぶして感染をコントロールすることを目的に行われている．手術そのものは肋骨を切除するだけなので比較的安全であるが，長期的には一側の胸郭の縮小に伴う脊椎の変形(側彎)は避けられない．また純粋な肺容量の減少に加えて，肺と胸郭のコンプライアンスが低下することから拘束性肺障害をきたし慢性呼吸不全の原因になることがあるので，長期間の経過観察が必要である.[460]

胸郭損傷 injury of thorax 胸部軟部組織損傷と骨性胸郭損傷に分類され，胸部損傷の半数を占める．刃物や銃弾などによる組織を穿通することで生じる穿通性外傷(鋭的外傷)と，交通事故などにより加速，減速，圧挫，圧迫などの組み合わせにより生じる非穿通性外傷(鈍的外傷)に分けられる．穿通性外傷では肺損傷に伴う気胸を合併し，非穿通性外傷では肋骨骨折を合併することが多い．穿通性外傷では胸腔ドレナージを留置し，持続陰圧(10-15 cmH_2O)をかけながら，気胸の治療と血液排除を行い，穿通胸壁皮膚の縫合を行う．非穿通性外傷では適切な鎮静処置と内固定法(気管挿管あるいは気管切開を行い，陽圧人工呼吸管理をすることで可動する骨片を内側から固定すること)あるいは外科的固定法を行う.[494] ⇒参気胸→677，血気胸→905

胸郭出口症候群 thoracic outlet syndrome 第1肋骨，鎖骨，前斜角筋などに囲まれた胸郭出口部分の神経や血管が圧迫されることにより生じる障害で，障害される組織により血管性と神経性に分類．臨床症状は，手指のパレステジア(錯感覚)，上肢の痛み，脱力，萎縮，冷感，皮膚の蒼白化などで，上肢の過外転により誘発

あるいは増強される.[1527]

驚愕てんかん startle epilepsy 不意に起こる知覚刺激によって，反射性にてんかん性発作が起こるものをいう．驚愕発作の原因になる知覚性の刺激として多いのは，①聴覚性の刺激：自動車の警笛や電話のベル，ものを落とした音，ドアをばたんと閉める音など，予期しないときに突然生ずる音，②身体知覚性の刺激：身体，特に頭や肩をたたかれることで発作が誘発される，③自己誘発性：急に歩き出そうとしたり，つまずいたり，衝突や急激な動きに伴って発作が起こることがある．発作の症状は強直性の発作症状が多く，片麻痺や不全麻痺の患者では麻痺側に限局して出現することも少なくない.[1529]

驚愕反射聴力検査 startle response audiometry⇨同聴性行動反応検査→2014

強化刺激 reinforcing stimulus ［補強刺激］ 動物がある行動をとった結果に基づいて生じる学習(結果学習)において，その行動を強めるために有効な報酬や罰のこと.[1230]

強化食品 fortified food 1952(昭和27)年の「栄養改善法」で，国民の栄養状態を改善することを目的に，食品にビタミン，ミネラルを強化することが勧告され，特殊栄養食品が設けられた．特殊栄養食品は強化食品と特別用途食品に分けられ，このうち強化食品(対象食品は米，押し麦，小麦粉，食パン，めん類，みそ，マーガリン，魚肉ハム・ソーセージなど10種)は，特定の栄養成分の補給ができる旨の表示をするものとして定められ，日常の食生活の中で不足しがちな栄養成分(ビタミン，ミネラル，アミノ酸など)を加工食品に添加し，その成分を補給することを意図していた．一方，特別用途食品は，特殊栄養食品の中で特別の用途〔乳幼児，妊産婦，高齢者，咀嚼(そしゃく)困難者，病者など〕に適する旨を表示するものとして定められていた．その後，1996(平成8)年の法改正により，加工食品の栄養成分・エネルギーの栄養表示基準制度が導入されたことにより，特殊栄養食品という用語が廃止されるに伴い強化食品も削除され，強化食品は栄養表示基準制度のもとで取り扱われることとなった．特別用途食品は，「栄養改善法」を改編して2002(同14)年に制定された「健康増進法」に基づき，厚生労働大臣の許可を受けて，乳児用，幼児用，妊産婦用，病者用などの特別の用途に適する旨の表示のもとに販売されている.[1170] ⇨参特別用途食品→2151，特殊栄養食品→2141

強化培養⇨同増菌培養→1811

共感 empathy, sympathy ［同情］ 発達心理学などでは，母子の間で必ずしも言語を媒介としない，根源的な気分や雰囲気の共有がなされ，これが発達においてきわめて重要であるとされる．精神分析では，伝統的に共感という概念よりも同一化や投影などの概念が用いられてきたが，1953年にサリヴァン Harry S. Sullivan は母子間の原初的共感過程の重要性を説き，また，1971年にコフート Heinz Kohut は共感を，他者の心理的なデータを収集する自我の機能とし，これを分析的観察の主要手段としている.[1001] ⇨参感情移入→610

胸管 thoracic duct ［左リンパ本幹］ 体内のリンパ液を集める最も大きなリンパ本幹．ただし胸郭や頸部，頭部の右半，心臓の右側，右肺，右上肢，横隔膜に面した肝臓の領域からのリンパ液は右リンパ本幹に集められる．胸管は成人では長さ約40 cm，径2-5 mmである．左右の腰リンパ本幹および腸リンパ本幹が合流して乳び(糜)槽を形成し，大動脈裂孔を経て横隔膜を貫通し，胸腔内で脊柱の前を上行して頸部に至る．頸部では鎖骨上部で弧状に曲がり，左静脈角に開口する．胸管にある数個ないし10数個の弁の中の2つは開口部にあり，静脈血のリンパ系への流入を防ぐ.[778]

共感性瞳孔反応 consensual pupillary reaction⇨同間接瞳孔反応→626

共感性光反射 consensual light reflex⇨同間接瞳孔反応→626

共感的理解 empathic understanding ［感情移入的理解］ 相手が体験している内的世界を自分自身のもののように感じとり，相手の立場・相手の気持ちになって，相手のおかれている状況や感情をくみとって相手の世界をともにわかろうとすること，他者の心理状態や考えを察知し理解すること．ひとことでいうと，通じ合ったという感覚．共感的理解は，ロジャース Carl Rogers(1902-87)が心理療法が成功するための条件として提示したもので，問題解決や目標達成に向かって援助者とクライアントが相互に作用するプロセスにおいて，互いの信頼をはぐくみ，率直な気持ちで交流し合うことを可能にする基盤となるもので，援助者にとって必要不可欠な能力とされている．また，そこでは相手の内的体験を感受するだけでなく，自分が理解したことを相手にわかりやすく伝えるという能力も必要とされる．「共感」については，カウンセリングや保健医療など対人関係が基盤となる分野を中心にさまざまな考え方があるが，看護に共感という概念を導入した代表的な理論家は『“Interpersonal aspects of nursing”邦題「人間対人間の看護」』の著者でもあるトラベルビー Joyce Travelbee(1926-73)である．トラベルビーは，共感を「ほとんど瞬間的で意識的なプロセス」ととらえ，人がラポール(疎通性)を確立していくまでの関係の発展段階における重要な位相として説明している.[281]

胸管ドレナージ法 thoracic duct drainage 免疫抑制のためにリンパ球を除去しておく方法．胸管にカテーテルを挿入して行い，およそ1か月にわたってリンパ球を取り除く.[860]

行基 Gyouki 民衆への仏教布教と社会事業活動に尽くした奈良時代の僧〔668-749(天智7～天平21)〕．和泉国大鳥郡(現大阪府)生まれ．父の高志才智は百済から来た王仁博士の子孫にあたる．15歳で出家し，24歳で高宮寺の徳光から具足戒を受けた．その後，徳光のもとで僧侶としての威儀行儀の習得に励む一方，山林修行に関する知識技能を学んだ．さらに玄奘のもとで禅学を学んだ道昭の弟子となり，その思想を受け継ぎ山林の仏教から民衆の仏教へと路線を転換し，民衆のための布施屋や院の建設に乗り出した．布施屋は交通の要地に設置された簡易宿泊施設で，調・庸という税物を背負い都に届けに行く農民たちのために設けられた．院は民衆のための寺といい，修行の場であった．そしてこれらの施設を建設する資材を調達するため，出家の弟子には乞食修行を勧め，在家の弟子には罪と我を消す布施行を勧めた．この民間布教は政府の警戒するところとなり一時は禁止の措置がとられたが，行基とその弟子らの行動は結果的には国家が行うべきものであるということが理解され，政府の抑圧が解除された．そこで行基は各地の農民の協力を得て，さらに灌漑用のため池，用水路，堀川，橋，道路を建設した．この活動こそまさに東アジア仏教圏における最大の社会事業活動である．743(天平15)年，聖武天皇の大仏造営の際には勧進役を務めた．749(天平21)年2月菅原寺にて82歳で没した．[787]

橋義歯 bridge⇨同ブリッジ→2582

狂牛病 mad cow disease⇨同ウシ海綿状脳症→323

胸脇(きょうきょう)**苦満** fullness in chest and hypochondrium 漢方医学の用語で，胸脇(季肋部，肋骨弓下部)に患者自身が充満感を覚えること．他覚的に診察するには，季肋下に母指を胸腔内へ向かって少し押し込むようにすると，診察者は指頭に抵抗を感じる．このとき，患者は苦満感を覚える場合と，そうでない場合とがある．胸脇苦満は横隔膜の上下に位置する臓器の疾患によくみられるとされるが，明らかな疾患がない場合にもみられる．いずれの場合も腹壁上に現れる現象であり，肝腫大，脾腫大のような臓器腫大は胸脇苦満とは呼ばない．漢方医学的には柴胡剤(柴胡を含む処方)を使用する目標となる．虚実や胸脇苦満の程度に従い，大柴胡湯(だいさいことう)，柴胡加竜骨牡蛎湯(さいこかりゅうこつぼれいとう)，四逆散(しぎゃくさん)，小柴胡湯(しょうさいことう)，柴胡桂枝湯(さいこけいしとう)，柴胡桂枝乾姜湯(さいこけいしかんきょうとう)などを使い分ける．[950] ⇨参柴胡→1155，腹診→2537

胸腔 thoracic cavity 胸椎，肋骨，胸骨からなる胸郭に囲まれた空間．胸腔の内部には心臓，肺，食道，気管，気管支，大動脈，大静脈，肺動脈，肺静脈を入れ，下部の腹腔とは横隔膜によって隔てられている．吸気時には横隔膜が下がって胸腔内の容積が大きくなり，呼気時には横隔膜が上がって胸腔内の容積が小さくなる．[1311]

狭隅角 narrow angle 虹彩前面と角膜後面のなす角度が，隅角分類のシェーファー Shaffer 分類でグレード0-2(20度以下)に相当するもの．臨床的には前房角膜比(AC/C比)が1/4以下のとき，シェーファー分類のグレード2以下(20度以下)であることを示唆しており，狭隅角を疑う．狭隅角の眼は，急性緑内障発作を起こすことがある．その程度によって，予防的にレーザー虹彩切開術や周辺虹彩切除術を行うことがある．[566]

狭隅角緑内障 narrow-angle glaucoma⇨同原発閉塞隅角緑内障→962

胸腔吸引 thoracic suction ［胸腔ドレナージ］ 胸腔内に貯留した空気や血液，滲出液などを持続的に体外へ排出するために胸腔内へトロッカーカテーテル(または胸腔チューブ，胸腔ドレーン)を挿入，留置して行われる吸引法．カテーテルが挿入，留置されていることに伴う痛み，体動制限など対象者の苦痛を緩和するケアが重要となる．特に穿刺時は，穿刺側の上肢を挙上した体位で行うので，穿刺終了まで安楽な体位を工夫する．持続的な胸腔吸引には，ディスポーザブルのチェストドレナージユニット(またはガラス瓶製の低圧持続吸引器)を使用する．胸腔穿刺前にユニットの水封部に滅菌蒸留水を注水し，吸引圧を設定する．成人では吸引圧は通常，-10～-15 cmH_2Oで行う．ユニットは，①胸腔内を陰圧に保持する，②液体の排出と逆流防止，③気体の排出と逆流防止の3つの働きをする三連ボトル方式となっていて，倒したり，対象者の胸部より高い位置に掲げると，不潔な排液や空気の逆流を招き，感染や気胸などを引き起こす可能性があるのでしっかり固定し，事故防止に努める．また，ドレーンに排液がたまらないように，排液がボトルに流入する位置に固定する．トロッカーカテーテル挿入の際には，チェストドレナージユニット側を胸腔内を陰圧に維持するためにペアンでクランプしておく．カテーテルとユニットの接続部はタイバンドをタイガン tie gun(結束器)で固定し，接続を確認してからペアンをはずす．カテーテルの挿入部位と挿入の長さを確認しておく．留置中は水封部で呼吸性の移動の有無を観察し，ドレーンが折れ曲がったり凝血などで閉塞していないかを確認する．水封部で気泡が見られる場合は，エアリーク(肺からの空気の漏れ)を疑い持続的な変化を観察する．胸腔ドレーン挿入部の感染徴候(発赤，腫脹)や出血，皮下気腫など皮膚の状態，ドレーンの固定の状態などは定期的に観察する．また，胸腔ドレーンとユニットの接続部がはずれたり，破損や転倒などの緊急事態に備え，必ずドレーンクランプ用のペアンを2本常備しておく．長期に持続的胸腔吸引を行っている場合は，注水した水が蒸発し，設定した水位より下がらないよう吸引圧の水位を確認する．[1239] ⇨参胸腔穿刺→753，胸腔内持続吸引→753

胸腔鏡 thoracoscope 壁側胸膜と臓側胸膜で囲まれた胸腔内を観察するための内視鏡．以前は直視型の硬性鏡が用いられていたが，現在ではビデオカメラやファイバースコープを搭載した胸腔鏡が使用されるようになった．これにより，直視下での操作が可能となり肺実質疾患や胸膜疾患の診断や治療が容易になった．[494]

胸腔鏡下手術 thoracoscopic surgery ［ビデオ下胸腔手術］ 胸腔内を観察する胸腔鏡は古くからあったが，1990年代になって十分な照度をもった光源と小型テレビカメラが搭載されたものが登場した．術者はモニターに映し出される胸腔内の映像を見ながら手術をすることができる．このため欧米ではビデオ下胸腔手術 video-assisted thoracic surgery(VATS)の呼び名のほうが一般的．特徴は胸腔内の情報が胸腔鏡を通してモニターで見られるため，術者と助手が同じ視野で手術ができること，深部の手術でも明るくまた拡大して見ることができること，従来の手術より小さい傷で手術が行えることなどである．傷の大きさは胸腔鏡が通過する1cm程度の穴だけで必ずしも行われるわけではなく，手術の内容により適当な大きさの創を用いることが必要である．また手術内容も，従来開胸下に行われていたのと同じ手術を胸腔鏡によるモニターを見ながら行うのであって，新しい手術法を行うわけではない．適応となる疾患は気胸，良性・悪性肺腫瘍，縦隔腫瘍，胸膜腫瘍，胸壁腫瘍と幅広いが，すべての症例が適応となるわけではない．[460]

胸腔鏡下肺生検 video assisted thoracoscopic(VATS) lung biopsy 肺病変の組織学的検討のために胸壁に3か所程度の小さな孔を設け，胸腔内に内視鏡(胸腔鏡)

を挿入し，専用鉗子，自動縫合器(肺の切断と縫合をレバーの操作で同時に行う機材)などで，肺の一部を切除する手術．[232] ⇨参胸腔鏡下手術→752

胸腔鏡検査法 thoracoscopy 胸腔鏡を用いて行う検査で，通常，全身麻酔下，片側肺換気下で行う．胸腔鏡検査は肺組織生検や胸膜生検をするための方法で，胸水や気胸の治療にも応用される．方法としては，適切な胸壁部位に3か所皮膚切開を行い，胸膜腔内へ胸腔鏡を挿入することで空気が胸膜腔内へ入り気胸を起こし，肺は虚脱状態になる．それにより肺表面や胸膜の観察が容易となり，組織採取も可能となる．また，胸腔鏡を通して薬物を投与することもできる．胸腔鏡は開胸術による末梢肺組織・胸膜生検よりも低侵襲で行うことが可能になり，患者への負担も少ない．[494]

胸腔穿刺 thoracentesis, thoracic paracentesis ［**胸膜腔穿刺法，胸水穿刺，胸膜腔穿刺**］ 診断・治療の目的で針を胸壁から胸腔に穿刺すること．通常，患者を座位にして局所麻酔下で行われる．炎症性胸膜炎あるいは癌性胸膜炎において，胸水の検査，排液治療の際に施行される．採取した試料中のタンパク質，糖，アミラーゼ濃度，また胸水(穿刺液)中の赤血球，白血球，白血球分画を測定し，混入する細胞や細菌などの検査が行われる．[953]

胸腔穿刺時のケア⇨参胸腔吸引→752

橋空洞症 syringopontia⇨同延髄空洞症→380

胸腔ドレーン chest drainage tube ［**胸腔ドレナージチューブ，水封式ドレナージ**］ 胸部手術後や，胸水貯留，膿胸・血胸・気胸などの状態に対して，胸水や血液・膿・空気などを胸腔外に排出し，虚脱している肺の再膨張，圧排解除による循環状態の改善あるいは胸腔内感染の浄化を促す目的で，胸腔内に胸壁を通して挿入するチューブ．手術の際に留置することもあるが，通常ベッドサイドなどで局所麻酔下に挿入する．閉鎖管理が必要なので水封されたバッグに接続する．管内に陰圧をかけて排気・排液を促す場合もある．胸腔内の洗浄や胸水の採取，薬液注入のために便利なダブルルーメン(2重管)のタイプもある．[232] ⇨参気胸→677，胸水貯留→759

●挿入された胸腔ドレーンのX線写真

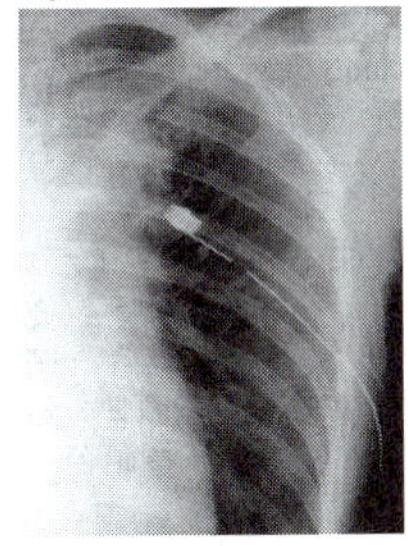

胸腔ドレナージ thoracic drainage⇨同胸腔吸引→752

胸腔ドレナージチューブ⇨同胸腔ドレーン→753

胸腔内圧 intrathoracic pressure ［**胸膜腔内圧**］ 胸膜腔(肺と胸壁との間の隙間)の圧．厳密には肺の実質を覆う臓側胸膜と胸郭の内側を覆う壁側胸膜の間の液圧力のこと．胸腔内圧は肺胞内圧より低いため常に陰圧状態にあり，安静呼吸時には $-2\sim-4\ cmH_2O$，安静呼気時には胸腔が拡張して陰圧が強まり $-6\sim-7\ cmH_2O$ となる．胸腔内圧の測定は困難でその内圧は食道にも及ぶため，しばしば食道内圧の測定で代用される．[177]

胸腔内甲状腺腫 intrathoracic goiter⇨同縦隔甲状腺腫→1363

胸腔内持続吸引 胸部手術後の排気や排液，気胸や急性膿胸の治療などを目的に行われる吸引法．低圧持続吸引装置に連結したチューブを胸腔内に挿入し，陰圧をかけて貯留した気体や液体を水封した容器に排出させる．看護にあたっては，装置が気密状態にあるか，チューブのねじれや凝血により排液が妨げられていないかなどを確認する．チューブ内に貯留した液体の呼吸性移動はチューブの開存を示す証拠であるので，これの有無に注意する．[485]

胸腔内腎 intrathoracic kidney⇨同胸部腎→769

供血⇨同献血→942

凝血塊⇨同血餅(けっぺい)→930

供血者 donor, blood donor 輸血などで必要な血液を提供する人．日本赤十字社血液センターでは献血の際に年齢，体重，血圧，血液比重などに，一定の採血基準を設けている．栄養状態の悪い人や10代前半の若年者，高齢者は供血者には適さない．また肝炎，梅毒，マラリアなどの既往歴，輸血歴や，HIV感染の可能性のある人は採血の対象としない．さらに採血された血液はいくつかの検査を経て安全性を確認したうえで患者に輸血される．[860]

橋血腫 pontine hematoma⇨同橋出血→757

狂犬病 rabies ［**恐水病**］ 狂犬病ウイルスによって引き起こされる致死性の人畜共通感染症であり，臨床像から恐水病とも呼ばれる．狂犬病ウイルスに感染したイヌやネコ，コウモリなどに咬まれたり，引っかかれたりして感染する．潜伏期は1-2か月とされているが，咬傷部位などによりばらつきが大きい．臨床経過は3期に分けられ，まず発熱，頭痛，咬傷部位の疼痛やその周辺の知覚異常で発症(前駆期)．その後，精神症状や咽喉頭部などに疼痛を伴う痙攣が出現して嚥下不能となる．患者は発作の誘因となる飲水を避けるようになる(急性神経症状期)．最終的には昏睡状態となり呼吸不全などにより死亡する(昏睡期)．発病してしまった狂犬病に対する有効な治療法はないため，狂犬病ウイルスに曝露後の発病予防が重要．傷口を流水と石けんでよく洗浄し，狂犬病ワクチンと抗狂犬病免疫グロブリンを投与する．日本では1957(昭和32)年以降，狂犬病の発生はなかったが，2006年，フィリピンで野犬にかまれた男性2人が，帰国後発症し，相次いで死亡した．[1011]

狂犬病ウイルス封入体⇨同ネグリ小体→2275

狂犬病予防接種後脳炎 post-rabies vaccination encephalitis ⇨同狂犬病ワクチン後脳炎→754

狂犬病予防接種後脳脊髄炎 post-rabies vaccination encephalomyelitis⇨同狂犬病ワクチン後脳炎→754

狂犬病予防法 Rabies Prevention Act 狂犬病の予防と蔓延を防止する目的で1950(昭和25)年に制定された法律(法律第247号)．飼いイヌの登録と鑑札制度，イヌに対する年1回の狂犬病の予防接種，登録していないイヌの捕獲と処分，狂犬病診断時の獣医師の届け出と隔離義務などが定められている．1999(平成11)年の「感染症新法」発足とともに一部改正され，対象にネコその他政令で定める動物が加わった．わが国ではイヌに対するこの法律が効果を発し，1957(昭和32)年以降，ヒト，動物ともに狂犬病の発生がなくなったが，世界中のほとんどの国で今なお患者は発生しており，海外では注意を要する．2006(平成18)年にはフィリピンより帰国して発病した2人の患者が相次いで亡くなり，社会問題になった．[1356]

狂犬病ワクチン後脳炎 post-rabies vaccination encephalitis, demyelinating allergic encephalitis ［**狂犬病予防接種後脳炎，狂犬病予防接種後脳脊髄炎**］ 狂犬病ワクチン接種後に発症する脳炎．以前は狂犬病ウイルスを接種した動物の脳成分より精製したものを用いていたために，混入する異種神経組織に対する免疫反応が惹起され，脳脊髄炎症状を呈することがあった．病理組織学的には実験的アレルギー性脳脊髄炎(EAE)と同様の変化を示す．しかし最近では，培養細胞を用いたワクチンに変更されたために，発生はみられなくなった．[1438] ⇒参実験的アレルギー性脳脊髄炎→1310

凝固⇒参血液凝固の四相→888

凝固因子 coagulation factor ［**血液凝固因子**］ 血液凝固に直接関与する因子．国際凝固因子選定委員会により命名はローマ数字を用いることが定められた．ただしⅥは欠番．第Ⅰ因子(フィブリノゲン)，第Ⅱ因子(プロトロンビン)，第Ⅲ因子(組織トロンボプラスチンあるいは組織因子)，第Ⅳ因子(カルシウムイオン)，第Ⅴ因子(不安定因子)，第Ⅶ因子(安定因子)，第Ⅷ因子〔抗血友病因子(AHF)〕，第Ⅸ因子(クリスマスChristmas因子)，第Ⅹ因子(スチュアートStuart因子)，第Ⅺ因子〔血漿トロンボプラスチン前駆因子(PTA)〕，第Ⅻ因子(ハーゲマンHageman因子)，第ⅩⅢ因子(フィブリン安定化因子)．その他にプレカリクレイン(フレッチャーFletcher因子，PK)，高分子キニノゲン〔フィッツジェラルドFitzgerald因子(HMWK)〕が見いだされているが，まだ番号は与えられていない．[1131] ⇒参血友病→931

●**凝固因子と性状**

因子	慣用語	血漿中の含量(mg/dL)	血中半減期(時間)	遺伝子の染色体局在
Ⅰ	フィブリノゲン	200-400	100-150	4q26
Ⅱ	プロトロンビン	10	50-80	11p11-q12
Ⅲ	組織因子	0		1pter-p21
Ⅳ	Ca^{2+}	9-10		
Ⅴ	プロアクセレリン，不安定因子	1	24	1q21-q25
Ⅶ	安定因子，SPCA	0.05	6	13q34
Ⅷ	抗血友病因子(AHF)	0.01	12	Xq28
Ⅸ	クリスマス因子	0.3	24	Xq26.3-q27.2
Ⅹ	スチュアート因子	1	25-60	13q34
Ⅺ	PTA	0.5	40-80	4q35
Ⅻ	ハーゲマン因子	3	50-70	5q33-qter
ⅩⅢ	フィブリン安定化因子(FSF)	1-2	150	6p24-p21.3(Aサブユニット)
プレカリクレイン	フレッチャー因子	5	35	4q35
高分子キニノゲン	フィッツジェラルド因子	6	150	3q26-qter
vWF		1	24	12pter-p12

長澤俊郎(池田康夫ほか編)：標準血液病学，p.217，表5-1，医学書院，2000より改変

競合吸着 competitive adsorption ［**競合結合**］ 薬物とその標的タンパク質や抗体と抗原の吸着特異性を示す用語．複数種類の物質が共存して同一の標的タンパク質に結合しようとする反応条件下では，はじめはすべての物質が結合するが，その後，吸着力の弱い物質は次第に離脱し，最後には吸着力の強い物質だけが残る．すなわちこの吸着は競合的であり，この方法を用いてより吸着力の強い物質を選択することが可能となる．[931]

競合結合⇒同競合吸着→754

競合死因⇒同死因の競合→1221

強硬症 anochlesia⇒同カタレプシー→524

恐慌性障害 panic disorder⇒同パニック障害→2389

競合同一化 competitive identification 防衛機制の1つで，ある人よりも勝ろうとしてその人のもつ諸属性を無意識的に取り入れること．[1444]

強剛母趾 hallux rigidus ［**強直母趾**］ 母趾中足趾節(MTP)関節の変形性関節症．一般には，MTP関節の過背屈が繰り返されることにより基節骨基部と中足骨頭背側部が衝突した結果生じた骨棘により，同関節の疼痛と可動域障害(特に伸展障害)をきたす．[837] ⇒参変形性関節症→2642，骨棘→1104

強剛母指⇒同強直母指→764

恐慌発作 panic attack⇒同パニック発作→2390

凝固血栓 coagulation thrombus ［**赤色血栓**］ 停滞した血流中でフィブリンが生成され，多数の赤血球を混ずる形で形成された血栓．通常の凝固では，外因系と内因系の2つの凝固ルートが合流することでフィブリンが形成され，最終的に凝固血栓がつくられるが，その過程と似て，血液凝固機序が血栓形成をもたらすことからこう呼ばれる．下肢静脈血栓症に多くみられる．形成直後は死後に起こる凝血と区別が困難だが，時間がたつと血管壁に固着した状態が観察され容易に区別できる．[1459] ⇒参血液凝固の四相→888

凝固亢進状態 hypercoagulability, hypercoagulable state 凝固能が正常より高まり，血液が凝固しやすい状態．血栓症が発生しやすい．[1131]

凝固時間 clotting time⇒同血液凝固時間→888

凝固線溶系 coagulation and fibrinolytic system 血液の凝固およびその溶解(線維素溶解：線溶)にかかわる機構．また，それに含まれる機能分子の集合．[229] ⇒参線溶系→1796

頰(きょう)骨 zygomatic bone 顔面の頰部を形成する1対の骨．上顎骨(内側)，前頭骨(上方)，蝶形骨大翼(後方)，および側頭骨頰骨突起と接する．眼窩の側壁と側頭窩の前方とを形成し，頰骨の側頭突起が側頭骨の頰骨突起と合して頰骨弓を形成する．[1044] ⇒参頭蓋→2094，頰(きょう)骨弓→755

胸骨 sternum 胸郭の前面正中にある扁平な骨で，胸骨柄，胸骨体，剣状突起の3つからなる．胸骨柄と胸骨体の外側には鎖骨切痕と肋骨切痕があり，それぞれ鎖骨と肋軟骨を連結している．[1311]

胸骨圧迫 chest compression ［**体外式心マッサージ，閉胸式胸骨圧迫心臓マッサージ法，胸骨圧迫心マッサージ**］ 心停止の傷病者に対し，胸部を体外から圧迫すること

により心臓，脳，その他の臓器への血流を維持しようとする手技．成人では乳頭間線中央に両手を重ねて置き，まっすぐに胸郭を押し下げる．1分間に100回のペースで行い，4-5 cmの深さに押し下げる．1回の圧迫ごとに十分に押し下げること，完全に胸郭が戻ることが重要とされる．小児および乳児では押し下げる深さが胸郭の厚さの1/2～1/3となる．胸部圧迫は心拍が再開するまで中断を可能な限り短くするべきであり，最大10秒以内ですぐに圧迫を再開すべきである．例外は気管挿管，除細動，危険な場所からの退避とされている．一方，胸郭を開き，心臓を直接圧迫する手技として開胸式心臓マッサージがある．[938] ⇨参心肺蘇生法→1596

胸骨圧迫心マッサージ chest compression cardiac massage ⇨同胸骨圧迫→754

胸骨下痛⇨同胸骨後部痛→755

頬(きょう)骨弓 zygomatic arch 頬骨の側頭突起と側頭骨の頬骨突起で形成される弓形の橋状構造．咀嚼筋の1つである咬筋の起始部となる．頬骨は顔面の頬部を形成する1対の骨．上顎骨(内側)，前頭骨(上方)，蝶形骨大翼(後方)と接し，眼窩の側壁と側頭窩の前方を形成．(図参照⇒頭蓋→2094)[1044]

胸骨挙上法 sternal elevation 胸骨が内臓側に向かって陥凹する漏斗胸では，その程度が著しいと心臓を圧迫して不整脈などの原因となるばかりでなく，体形自体が精神的負担となるため，しばしば手術の適応となる．この胸骨の変形の主因である肋軟骨の変形部分を切除して，胸骨を外に向かって張り出すように形を修正する術式のこと．最近では前縦隔腫瘍に対する胸腔鏡下手術において術野を確保するため，一時的に胸骨をつり上げることも胸骨挙上法と呼ぶ．[460]

胸骨後部痛 retrosternal pain ［胸骨下痛，胸骨後面痛］ 胸骨裏に感じる締めつけられるような疼痛．心筋虚血による狭心痛の典型的な症状である．患者は痛みとともに不安感に襲われる．胸骨後部痛を主訴とする緊急で致死的な疾患には不安定狭心症，急性心筋梗塞のほかに，解離性大動脈瘤，肺塞栓症があり，緊急性の低い疾患には自然気胸，胃食道逆流，食道炎，膵炎，胆石，心因性疾患などがある．[897]

胸骨後ヘルニア retrosternal hernia ［傍胸骨裂孔ヘルニア］ 胸肋三角に出現するヘルニアで横隔膜と胸骨が接する部分が弱い場合に起こる．本来，縦隔は腹腔内より低圧であるが，横隔膜組織の発育不全，肥満や腹圧上昇などの後天的因子が関与し，腹腔内臓器が胸骨後部に脱出する．胸骨左右に発症し，右側をモルガーニMorgagni孔ヘルニア，左側をラレーLarrey孔ヘルニアと呼ぶ．症状を呈することは少なく，胸部X線検査などで偶然発見されることが多い．確定診断は胸部X線検査，CT検査，バリウム注腸などの消化管造影検査で行う．自然治癒はせず，嵌頓や絞扼の可能性があるため原則的には外科的に修復する．最近では腹腔鏡手術も行われている．予後は良好．[494] ⇨参モルガーニ孔ヘルニア→2829，横隔膜ヘルニア→388

胸骨後面痛⇨同胸骨後部痛→755

胸骨正中切開 median sternotomy，sternum splitting incision 心臓や胸腺などの縦隔の中でも前方に位置する臓器に対して手術を行うときに，これらの臓器へ到達する経路として一般的に用いられる術式．皮膚は縦一文字に胸骨の上端(胸骨切痕)から剣状突起まで切開する．胸骨はストライカー(電動ノコギリ)やエアトームを用いて，縦方向に正中で二等分するように切断する．手術の終了時には二分された胸骨にステンレスワイヤーを通して骨同士を寄せ合わせたり，専用の金属プレートを用いてつなぎ合わせる．切断された胸骨は通常3-4か月で癒合する．[460]

頬(きょう)骨突起 zygomatic process 側頭骨鱗部から外側前方に突出する突起．この突起と頬骨側からの突起(側頭突起)がつながって頬骨弓をつくる．この頬骨弓から咀嚼筋の1つである咬筋が起こり下顎角に付着する．頬骨突起のつけ根の後方に，顎関節の関節窩(下顎窩)があり，さらに後下方に外耳道が位置する．側頭骨の頬骨突起以外にも，頬骨に接する上顎骨，前頭骨にもそれぞれ頬骨突起と名づけられた突起がある．[1044] ⇨参側頭骨→1836，頬(きょう)骨弓→755

狭骨盤 contracted pelvis，narrow pelvis 小骨盤の内腔の一部あるいは全体が狭いもの．日本産科婦人科学会の定義によれば，産科的真結合線(岬角の中央から恥骨結合後面までの前後径)が9.5 cm未満，骨盤入口横径10.5 cm未満，外結合線18 cm未満(参考値)の骨盤をいう．[1323]

胸骨披裂 cleft sternum ［二分胸骨，胸骨裂］ 胸骨は胎生6週頃に左右1対の中胚葉性索状物(胸骨稜)としてその原基が現れ，3-6か月で癒合した胸骨ができる．胸骨披裂とは発生過程において胸骨稜癒合不全により発生する胸骨の奇形で，癒合不全の部位により，頭側胸骨披裂，尾側胸骨披裂，完全披裂に分類される．いずれの場合も奇異呼吸と心脱出の防止のために，生後早期に披裂部の閉鎖が必要である．[494]

胸骨傍リンパ節 parasternal node⇨同胸骨リンパ節→755

胸骨リンパ節 sternal node ［胸骨傍リンパ節］ 内胸動脈に沿って胸骨の外側方に位置するリンパ節．各肋間隙に1つずつ存在する．輸入リンパ管は，腹筋，横隔膜，各肋間隙前方部，乳腺内側部から出，輸出リンパ管は胸管，右リンパ本幹，または右気管支縦隔リンパ本幹に注ぐ．[1221]

胸骨裂 sternum bifidum⇨同胸骨披裂→755

凝固能検査⇨同血液凝固時間→888

共済組合法 mutual aid association law 社会保障制度の一環として，相互救済によって組合員およびその家族の生活の安定と福祉の向上に寄与するとともに，職務の能率的運営を図ることを目的とする法律．共済組合は短期給付事業・長期給付事業・福祉事業を柱とする事業を行っている．1905(明治38)年，当時官営製鉄所であった八幡製鉄所に設けられて以来の歴史を有し，当初は官吏や軍人の恩給に相当する役割を果たしていた．1948(昭和23)年に，明治憲法下の勅令として定められていた各種の共済組合を統合した旧「国家公務員共済組合法」が施行．1956(同31)年の「公共企業体職員等共済組合法」の制定，1958(同33)年の「国家公務員共済組合法」の全面改正，1962(同37)年の「地方公務員等共済組合法」の制定により恩給制度が廃止され，新しい共済組合に統合．また，厚生年金の適用対象であった私立学校教職員と農林漁業団体職員についても，1953(同28)年と1958(同33)年に「共済組合法」が制定された．[457]

胸鎖関節　sternoclavicular joint　胸骨柄と鎖骨の胸骨端からなり，関節面は互いに凹凸があるものの適合性が悪く，線維軟骨である関節円板が介在し，適合性と回旋運動を可能にしている．関節包は厚く丈夫で，前・後胸鎖靱帯，肋鎖靱帯，鎖骨間靱帯により補強され，胸鎖関節の脱臼防止と運動の制限に関与する．鎖骨外側端は上下・前後に 15 cm 動き，30 度の回旋運動が行える．[1308]

狭窄〔症〕　stricture, stenosis　消化管や気管，血管などの管腔臓器で内腔が狭くなり，内容物の通過障害をきたした状態．原因として腫瘍などの圧迫や動脈硬化症における粥腫などの器質的なものと，血管攣縮などによる機能的なものがある．狭窄部位の近位側で内容物は停滞する．先天性と後天性があり，先天性では新生児の幽門狭窄症，後天性では心臓弁膜の狭窄症(僧帽弁狭窄症，大動脈弁狭窄症など)や，結石や腫瘍による胆管狭窄などがある．[1468] ⇨参僧帽弁狭窄症→1827，大動脈弁狭窄症→1892，幽門狭窄症→2856

狭窄性腱鞘(しょう)炎　stenosing tenosynovitis　炎症により発生した腱鞘内の狭窄症状．腱鞘は手指腱の通り道でトンネル様構造を形成しており，炎症により腱の通過障害が発生する．中手指節関節部分で屈筋腱の通過障害が生じた状態がばね指で，同部位の腫脹や疼痛，症状悪化により指の可動時痛や弾発症状を呈する．中年以降の女性，日常生活で手指を酷使する人に生じやすい．また，橈骨茎状突起部分で生じる疾患をドゥ=ケルヴァン de Quervain 病という．[1442] ⇨参ばね指→2391

胸鎖乳突筋　sternocleidomastoid muscle　頸部の両側の表層にある太い長筋で，大部分は広頸筋に覆われている．起始は 2 部からなり，1 つは胸骨部の胸骨柄前面の強い腱で，もう 1 つは鎖骨部の胸骨端(鎖骨頭)から出る．両頭は合流して強い筋腹をつくって乳様突起および後頭骨の上項線の外側部に終わる．神経支配は副神経(第 11 脳神経)の脊髄根(運動線維)と頸神経叢(感覚線維)である．両側の筋が同時に働くと，オトガイ(頤)を上げて後頭部を前下に引く．一方のみが働く場合は頭を対側に回すが，このときオトガイが対側に向かって上がり，頭は逆に同側に傾く．また強い呼吸のとき，胸郭を上げて吸息を助ける働きもある．一方の胸鎖乳突筋が障害を受けると，頭が傾いた状態で固定される．これを斜頸という．[636]

胸鎖乳突筋血腫　hematoma of sternocleidomastoid muscle　胎児期の不自然な頸部屈曲姿勢，または分娩中に受けた外力により胸鎖乳突筋が過度に伸展されて生じた血腫．骨盤位分娩に多い．生後 1 週以内では血腫がやわらかいため目立たないが，2-3 週頃になるとかたい腫瘤として気づかれる．腫瘤は 4 週頃まで増大を続け，小指頭大ないし母指頭大に達する．その後は軟化，縮小が始まり，多くは半年から 1 年ほどで自然に消失．ときに線維化・瘢痕化し，筋性斜頸を残すことがある．その場合は外科的治療が必要かどうか経過を観察し，整形外科，小児科にて管理する．[1631]

強酸　strong acid　強電解質の酸，つまり電離度の大きい酸をいう．例えば硝酸(HNO_3)，塩酸(HCl)，硫酸(H_2SO_4)などがこれに分類される．[1559] ⇨参強塩基→749

胸三角筋部皮弁　deltopectoral flap　［前胸壁有茎皮弁，D-P 皮弁］　内胸動静脈の枝を栄養動静脈として大胸筋

●胸三角筋部皮弁

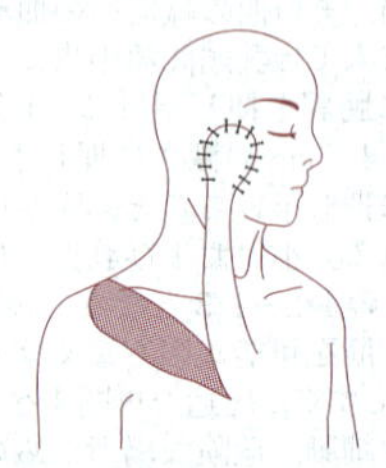

および三角筋前面に作製される有軸皮弁(動脈支配弁)．主として頭頸部領域の再建に用いられる．[1246]

強酸性水　hard oxidizing water；HOW　水に少量の塩化ナトリウム(NaCl)を加え電気分解することにより，陽極から得られる電解酸性水．pH が 2.7 以下と低く，有効塩素 2-50 ppm を有する．含有される有効塩素による非選択的な酸化作用のために広い抗菌スペクトルをもち，細菌やウイルスだけでなく芽胞や原虫などにも効果がある．瞬間的な殺菌力を有し，体内での残留がなく生体に対して無害であるが，持続的な殺菌効果はない．pH が低いため有効塩素の一部が塩素ガスとして存在するという欠点があり，最近ではこの欠点を補った弱酸性水 soft oxidizing water(SOW)が登場した．[453]

挟子⇨同クリップ→829

鏡視下膝関節手術⇨同関節鏡視下手術→624

胸式呼吸⇨同肋骨呼吸→3003

強指症　sclerodactyly, sclerodactylia　［手指硬化症，指硬化症］　手指の皮膚硬化をいう．全身性強皮症患者のほとんどでみられる症状であり，診断基準に含まれる皮膚症状の 1 つ．初期にはかたいというより手指がむくんだようになる(swollen fingers)．そのため患者は「指が腫れた」あるいは「指輪がきつくなった」と自覚することが多い．硬化の進行とともに手指がかたくなり，光沢をおびる．皮膚硬化の範囲が強指症のみの強皮症は，軽症で予後良好とされている．[634,1478] ⇨参全身性強皮症→1768

行事食　food for special event　年中行事や記念行事，家庭内の祝事などの際に調理される料理．医療・福祉施設における主な行事食には，正月，桃の節句，端午の節句，クリスマス，大みそかなどの料理がある．このほか，七草，鏡開き，彼岸，盆，十五夜，七五三などさまざまな行事食がある．食事のもつ社会文化的な意味を生活リズムに取り入れ，季節感を味わい食事の楽しみとなるように献立，盛りつけを工夫する．[894]

胸膝位　knee-chest position　①脊椎穿刺を行う際の体位．側臥位で頸部を曲げ，膝を抱きかかえて強く前屈させる．この体位をとることによって棘突起間隔をできるだけ広げることができ，穿刺が容易となる．②肛門や直腸の診察，骨盤位(胎児)の矯正などの際にとる体位．台上にひざまずき，前胸部を台につけてうつぶせになり，殿部を挙上する．[453] ⇨参膝胸位→1309

凝集血栓　agglutinative thrombus⇨同血小板血栓→914

凝集試験⇨同凝集反応試験→757

凝集素　agglutinin　［アグルチニン，細胞凝集素］　粒子状の抗原や細菌および細胞の表面分子を認識して結合し，架橋反応によってこれらを集合塊とする活性をも

つ物質の総称．植物・動物由来のレクチン，ウイルスおよび抗体などがこのような活性をもつ．これらの凝集素はいずれも表面分子に対する多価の結合価をもつ．[939]

凝集阻止試験 agglutination inhibition test 不明の可溶性抗原あるいは抗体を固定するための血清学的検査法．凝集反応液中の抗原または抗体を中和することにより，凝集反応を阻止することができ，これを用いて抗原や抗体を鋭敏に検出する．例えば溶液中の感作赤血球凝集反応は，抗原を加えることにより特異抗体を中和すれば阻止される．またウイルスによる赤血球凝集反応は抗ウイルス抗体により阻止される．[388]

凝集反応 agglutination reaction 細菌や赤血球などの抗原とそれに対する抗体を反応させると，目に見える大きな凝集塊をつくること．この反応で，抗原が赤血球の場合を赤血球凝集反応，抗原が細菌の場合を細菌凝集反応と呼ぶ．赤血球凝集反応は血液型の判定などに，また細菌凝集反応は細菌の同定や細菌によって起こる感染症の血清学的診断法として用いる．[206]

凝集反応試験 flocculation test，agglutination test ［凝集試験］ 抗体の検査に用いられる血清検査の1つ．赤血球や細菌などの抗原に対して凝集反応を起こす抗体を反応させると，抗原抗体反応により凝集沈殿物を生じる．その凝集の程度によって反応が陽性か陰性かを判定する．検査法としては，のせガラス上で抗原に対する沈降反応を起こさせ顕微鏡で観察するガラス板法(VDRL法)などがある．[258] ⇨参赤血球凝集反応⇀1731

凝集反応試薬 flocculant 凝集反応に用いられる試薬．サルモネラ菌，腸チフスの診断に用いられるウィダール Widal 反応や，伝染性単核〔球〕症の診断に用いられるポール・バンネル Paul-Bunnell 反応は，凝集反応を利用した検査法である．[258]

教授・学習過程 teaching-learning process 教師の働きかけとそれに対する生徒の学習との相互作用に関するプロセスを意味している．教授と学習を併記するのは，教師の教える活動が生徒側からみると必ずしもそのまま生徒の学習につながるものではないということを意味しているため．学ぶ側の主観が教授に並行して重要視されねばならない理由は，学ぶ側の主観の論理と構造が独自性をもっているからである．学ぶ側の主観は，何かに興味をもち，その内容についてもっとよく知りたいという動機づけばかりでなく，上級学校への進学という動機づけであったりと多元的であり，その解釈は学問としても多様な展開がある．したがって学習という用語の意味を再確認することによって，教授活動の一方性に対して学習活動の多元性，多様性から学習者の創造的な可能性を考えることができる．[32]

教授活動 teaching activities 教える側の論理から導かれる活動一般を指す．特に現代では一斉指導を指すことが多いが，必ずしも大勢の生徒を相手にするとは限らず，一対一の教授活動もありうる．教授活動は，定型化された画一的なヘルバルト Herbart 主義的段階教授法(予備，提示，観念連合，応用，総合)もある一方，自由課題学習のように生徒が自分自身で問題を見つけ，問題解決に至る方法を考え，実験・調査し，まとめる学習活動もある．いずれにせよ生徒の学習の実際を，教授活動の前提として考えなければならない．[32]

強縮 tetanus 筋に連続した刺激を加えることによって，大きな筋収縮が刺激期間持続すること．単収縮の加重による．[1274] ⇨参単収縮⇀1939，加重⇀496

強縮症⇨同テタニー⇀2065

強縮性刺激 tetanic stimulation 強縮とは神経や筋への反復刺激によって生ずる持続的筋収縮をいうが，このような持続的筋収縮を起こさせる反復刺激を指す．誘発筋電図(ハーヴェー・マスランド Harvey-Masland 試験)では，30 Hz 以上の反復刺激で強縮を認める．[1011] ⇨参テタヌス刺激⇀2065

強縮性収縮 tetanic contraction⇨同テタニー⇀2065

凝縮染色質 condensed chromatin⇨同ヘテロクロマチン⇀2627

橋出血 pontine hemorrhage ［橋血腫］ 脳幹部の橋に出血が生じた病態をいう．脳幹部に起きる出血の大部分を占める．多くは高血圧性であり，脳出血全体の約7-10％を占める．高度の意識障害，著しい縮瞳(針先瞳孔 pinpoint pupil)，水平性眼球運動障害，運動麻痺を認めることが多い．治療は血圧のコントロールや抗浮腫療法など，一般に保存的治療となる．予後は不良なことが多い．[1011]

狭小大動脈弁輪拡大術 〔surgical procedure for〕aortic annular enlargement 大動脈弁膜症で，大動脈弁上部，弁輪部，弁下部の狭窄がある症例に対して行われる術式．無冠尖部の弁輪を切開し，パッチで拡大するニックス Nicks 法やマノーギャン Manouguian 法，今野法などが主に行われる．弁輪拡大後には人工弁置換術を行う．弁輪拡大前よりも大きな人工弁が移植可能となるため，人工弁での圧較差残存が軽減できる．[867,1499]

狂信型精神病質者 fanatic psychopath ［熱狂人，狂信者］ シュナイダー Kurt Schneider (1887-1967) のあげた精神病質人格の類型の1つ．思想と行動の全体が支配観念と呼ばれる優越した観念に支配されていることが特徴である．彼らは，この支配観念を社会に認めさせるために，情熱的かつ徹底的に努力し，そのためには世俗的な利益や幸福を犠牲にすることもいとわない．好訴者や教祖，予言者，民間療法家などになることも多い．臨床的には，患者，クライアントが治療者に不満や被害妄想をもち，抗議行動や告訴，訴訟などを起こすことも多いので，医師，看護師，介護者などはトラブルに巻き込まれないように注意が必要である．[1269] ⇨参精神病質人格⇀1684

頰(きょう)神経ブロック buccal nerve block 頰神経は下顎神経が卵円孔から頭蓋腔外に出た直下で枝分かれし，頰の皮膚・粘膜，下顎臼歯部に分布．その部位の伝達麻酔として行われる．歯科麻酔で用いられる．側頭筋腱が下顎枝前縁と内側縁に付着するために分かれているので，開口させ，臼歯三角の上端付近でこの2つの腱を触診して確認し，2つの腱の間を刺入して局所麻酔薬を注入する．[453]

強靱結合組織⇨同密性結合組織⇀2768

狂信者 fanatic⇨同狂信型精神病質者⇀757

狭心症

angina pectoris；AP ［AP］

【定義・徴候】 必要とされる血液を十分に心筋に供給できなくなり，そのために胸痛などの特有の症状を呈する状態．**冠動脈硬化**による内腔の狭小化あるいは**冠攣縮（スパズム）**によって生じる．前者は労作（運動や精神的興奮など）性狭心症の原因となり，後者は安静時狭心症の原因となる．安静時だけでなく軽労作時にも生じるときには冠動脈内血栓形成に起因する重篤な場合（不安定狭心症）もある．痛みの部位は胸骨後部が最も多く，肩や腕，顎に放散することもまれではない．痛みの持続時間は1-5分のことが多い．

【診断・治療】 発作時あるいは負荷（運動，薬物）時の心電図変化により，ほぼ診断が可能である．診断確定および治療方法の選択のために冠動脈造影が行われる．狭心症発作時には**ニトログリセリン**を舌下する．発作予防には冠動脈造影所見に基づき，薬物治療あるいは経皮経管的冠動脈形成術（PTCA），冠動脈バイパス術が行われる．薬物治療には硝酸薬，β遮断薬，カルシウム拮抗薬，抗血小板薬が使用される．喫煙を禁止し，急激な運動，食後の活動，寒冷刺激，精神的ストレスを避けるように指導する．[1391] ⇒参安静時狭心症→204

狭心症の看護ケア

【発作時の観察のポイント】 胸痛（前胸部痛，心窩部痛），放散痛（歯痛，顎，左肩，左上肢，頸部，右前胸部，右上肢），背部痛，動悸などが出現したら，すぐに安静を促し，標準12誘導心電図を測定し，バイタルサインの変動に注意してニトログリセリン錠の舌下，あるいはスプレーの口腔内噴霧を行う．血圧が低下するため，薬剤は座位か仰臥位で使用する．また発作の誘因，時間帯，痛みの部位や程度，持続時間を確認する．ニトログリセリン錠舌下後3分以内に効果が出現するが，効果のない場合は4-5分間隔でニトログリセリン錠の舌下投与を行う．10分以上経過しても効果がない場合は心筋梗塞も疑われるため，効果の有無を必ず確認する．心筋梗塞が疑われる場合は血液学的検査，心臓カテーテル検査などの適応が検討されるため，その準備をする．糖尿病を合併している場合，痛みを感じないこと（無痛性狭心発作）があるため，心電図におけるSTの変化に注意する．

【ケアのポイント】 狭心症の再発を予防するために，心臓への過度な負担を減らす生活指導を行う．患者の生活習慣と狭心症発作との関連を把握し，喫煙習慣や寒暖の差，急激な運動，食事直後の運動や入浴，排便時の努責を避けることを指導する．また適度な運動と，脂質やアルコール，塩分の過剰摂取を避け，バランスのよい食習慣の習得，メタボリックシンドロームの予防を指導していくことも大切である．[679] ⇒参狭心症→757

強心配糖体 cardiac glycoside 心臓に直接作用するステロイド配糖体の総称で，ジギタリスが代表的．1785年にイギリスの植物学者ウィザリング William Withering（1741-99）が，浮腫の治療に強心配糖体が抽出される植物のジギタリス *Digitalis purpurea*（キツネの手袋 foxglove）が有効なことを記載し，その後ジギタリスはうっ血性心不全および上室性頻拍の治療薬として用いられている．心筋への直接作用として細胞膜のナトリウム-カリウムATPアーゼ（Na-K ATPase）阻害によるナトリウム蓄積からナトリウム-カルシウム交換機構（Na-Ca exchanger）の低下をきたし，細胞内カルシウム濃度を上昇させ収縮力が増大する．また，自律神経を介する間接的な心拍数減少作用も有する．重大な副作用（中毒）は不整脈誘発作用で，細胞内カルシウム過剰負荷 Ca overload による激発活動の増加，房室伝導の過度の抑制による．[1326]

●ジギタリスの心筋収縮力増強作用機序

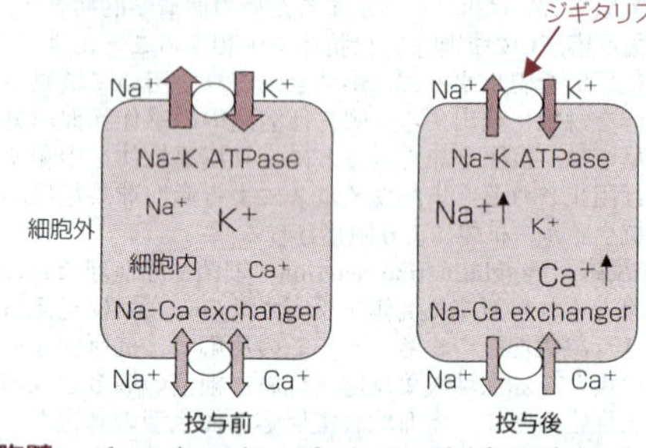

胸髄 thoracic regions of spinal cord, thoracic cord 頸髄に続く脊髄の領域で12髄節からなり，12対の胸神経を出す．胸神経は対応する胸椎の下の椎間孔から出て，肋骨の下縁に沿って体節性に分布するため神経叢はつくらない．胸髄の横断面は脊髄の中で最も細く，灰白質は狭く，前角の運動ニューロンの数も少ない．しかし胸髄全長を通して側角が発達している．胸髄側角の中間外側核を構成するのは交感神経節前ニューロンで，その軸索は前根を通って脊髄神経に入り，交感神経幹に至る．また，中心管に近い内側部には，第1胸髄から第3腰髄の高さにかけて，胸髄核（背核，クラーク Clarke 核）が存在する．胸髄核は下半身からの姿勢の制御に関する情報を小脳に伝える中継核となる．[1044] ⇒参脊髄灰白質→1716，自律神経系→1498

偽羊水 false amniotic fluid 羊膜と絨毛膜との間，あるいは子宮内腔に貯留した羊水様の液体．通常，妊娠中期までに消失するが，妊娠中や分娩初期に流出すると破水と誤診される．[998]

胸髄核 thoracic nucleus ［背核，クラーク核，クラーク柱］ 第1胸髄節から第2腰髄節にかけて後角基部の内側部（Ⅶ層内側部）に認められる大型細胞からなる円形または卵円形の神経核で，特に第10-12胸髄でよく発達している．この神経核への入力線維は主に，下肢領域からの筋腱および関節からの固有（深部）感覚を伝える有髄線維で，第8頸神経以下の脊髄神経の後根線維に認められる．これらの線維は脊髄に入ったのち，直接または後索内を上行ないし下行して胸髄核に達する．この神経核からは太い有髄線維からなる後脊髄小脳路が起こり，同側の側索後部の最も外側を上行し，下小脳脚を通って主に同側の小脳前葉，虫部錐体の一部，虫部垂に達する．頸髄を経由する上肢領域からの固有感覚は延髄の副楔状束核で中継されたのち，副楔状束核小脳路を経て下小脳脚を通り小脳前葉に至る．[1043] ⇒参深部感覚伝導路→1598

胸水検査 examination for pleural fluid 胸水貯留を調べる検査．胸水の原因は，悪性腫瘍，結核，肺炎，心不全などであるが，原因診断のために，胸腔穿刺によって胸水を採取し分析が行われる．検査項目は，色調，混濁，白血球の種類と数，赤血球の有無，タンパク量，アミラーゼなどの生化学検査，腫瘍マーカー，細菌培養(結核菌，一般細菌)，細胞診など．タンパク濃度などにより，心不全や低タンパク血症などで出現した濾出液と，腫瘍，炎症による滲出液に分けて，鑑別診断に役立てられることがある．[893]

胸水採取⇨参胸腔穿刺→753

胸水穿刺 thoracentesis，puncture of pleural fluid⇨同胸腔穿刺→753

胸水貯留

retained pleural effusion

【概念】 胸膜腔には正常でも少量の液体(胸水)が存在し潤滑液の役割を果たしているが，何らかの原因でこの液体が異常に増加した状態を胸水貯留という．胸水が貯留すると聴診にて呼吸音減弱，打診で濁音，音声振盪(とう)の減弱が認められる．胸水が 200 mL 以上であれば胸部 X 線写真立位正面像で，100 mL 以上であれば側臥位正面像(デクビタス位)で認めることができる．胸水貯留が少量の場合でもエコー，CT で確認することができる．胸水貯留の原因は胸膜・肺疾患のみならず，心不全，腎疾患，膠原病〔関節リウマチ，全身性エリテマトーデス(SLE)など〕が代表的である．

【胸水の原因検索】 胸水による機能障害は胸水量よりも胸水の貯留速度に比例する．貯留量が多くとも緩徐に進行する場合は自覚症状や機能障害は軽度であるが，急速に貯留する場合は**呼吸困難**が強く出現する．咳嗽や深呼吸で増強する胸痛があれば感染性の胸膜炎を疑う．突然の胸痛とともに呼吸困難が出現すれば肺血栓塞栓症を考慮するが，気胸，急性心筋梗塞，心膜炎などとの鑑別を要する．これらの原因を鑑別するために**胸水穿刺**が行われ，胸水の性状を調べることで原因を類推することができる．

【漏出性胸水と滲出性胸水】 胸水は一般に漏出性胸水と滲出性胸水に大別される．漏出液は透明であり，タンパク質 3 g/dL 以下，比重 1.015 以下，LDH 200 U/L 以下，胸水と血漿中タンパク質比率が 0.5 以下，LDH 比率が 0.6 以下である．漏出性胸水は**うっ血性心不全**，肝硬変や腎疾患での低タンパク血症による毛細血管内の浸透圧低下により出現する．心不全は通常は両側性であるが，左心不全が軽度のときは右側の一側性胸水となる．右肺の葉間胸水をみることも多い．また胸部 X 線写真で心拡大，肺血管陰影の増強が認められる．これに対し滲出性胸水は炎症，感染，悪性腫瘍が原因のことが多い．隣接する肺組織の障害により高タンパク性浮腫が起こり，胸腔内に滲出し貯留することによる．

【結核性胸膜炎による胸水】 結核性胸膜炎では胸水は黄褐色の滲出液であるが，血性のこともある．リンパ球優位で一側性が原則．培養で結核菌が証明されるのは 25-50% で，胸膜生検を加えると診断率は 70-80% となる．糖は低値(60 mg/dL 以下)，アデノシンデアミナーゼ(ADA)値は高値であることが多く，診断の補助となる．

【細菌性胸膜炎による胸水】 肺炎や肺化膿症に合併し，胸水量は通常少量で，抗菌薬治療に伴い減少していく．胸水は好中球優位であるが，細菌数が著明に多い場合は膿胸と呼ばれる．起因菌は嫌気性菌が多く，黄色ブドウ球菌，肺炎桿菌，大腸菌，緑膿菌が多い．

【癌性胸水】 悪性腫瘍に伴う癌性胸水は肺癌，乳癌で多く，そのほか胃癌，大腸癌，卵巣癌，膵臓癌などでもみられ，癌細胞の胸腔内血行性転移により貯留する．**癌性胸水**は産生が多量であり，単回の排液では短期間で胸水が再貯留する．したがって肋間よりチェストチューブを挿入して胸水を完全に排液し，肺を再膨張させたのち抗癌剤を注入し，胸膜と肺を癒着させる胸膜癒着術を行うことで胸水のコントロールを図る．最近は悪性胸膜中皮腫が増加しており，アスベストの曝露歴を聴取することが重要である．[234]

胸水貯留の看護ケア

【看護への実践応用】 胸水貯留の看護ケアとしては呼吸困難感や咳嗽，疼痛に対する症状緩和および精神的ケア，栄養状態の改善，感染予防を含むドレーン管理などがあげられる．胸水がたまることによって肺の膨張が妨げられ，効果的なガス交換が行えず低酸素血症をきたす場合がある．呼吸困難感が出現している場合には起座位や少しでも上体を起こした姿勢をとらせ，肺の膨張を助ける．また，低酸素血症をきたしている場合には医師の指示のもと，酸素投与を行う．呼吸困難感は患者にとって疾患の種類にかかわらず死のイメージと直結する可能性が高いため，そばに付き添うことや不安を表出できるようにするなどの精神的ケアも必要である．胸水にはタンパク質など栄養分が流出している場合が多い．また，呼吸困難感が強い場合や低酸素状態である場合には呼吸促迫によるエネルギー消費率も高くなるため，水分および高カロリーの食品を摂取するよう指導する．さらに，胸水穿刺を行う場合は穿刺部位の痛みの軽減，ドレナージチューブを留置する場合は挿入部の感染予防に努め，あわせて挿入部周囲の皮膚トラブルの有無も観察する．また，胸膜癒着術により胸水コントロールを図る場合には癒着剤の量や種類によっては発熱や痛みが増強する場合があるため，医師の指示のもと，適切な解熱鎮痛薬の投与や，ドレーン管理の指導および観察を行う必要がある．[529] ⇨参胸水貯留→759

恐水病 hydrophobia⇨同狂犬病→753

共生 symbiosis ［共棲］ ①異なる 2 種あるいはそれ以上の生物が密接に共存し，生理的・生物学的に，相互が何らかの利益を受け，他のものには害を与えない状態を指す生物学用語．②精神医学では，子どもと母親が心身ともに離れられない状態や，その発達段階を記述するのに用いられている．[414]

共棲 association⇨同共生→759

偽陽性 false positive 陰性であるのに検査結果は誤って陽性と出ること．偽陽性率＝1－特異度で表され，特異度が低ければ，検査陽性者の中に多くの偽陽性者が含まれる可能性がある．偽陽性率，感度により描かれる ROC 曲線は検査の精度評価やカットオフ値設定の際に利用される．[21] ⇨参感度→644，特異度→2140，偽陰性→663

強制栄養 forced feeding 経口的に栄養摂取ができない，あるいはしようとしない人に，経管栄養法，経静脈栄養法など非経口的栄養摂取法を用いて栄養成分の注入を行うこと．食べるという人間としての楽しみを奪うことになるため，嚥下障害の場合，嚥下機能を最大限に引き出すための経口摂取訓練を行い，嚥下補助剤などを用いて少しでも経口的栄養摂取が可能になるよう働きかけることが重要である．また拒食症で極端な低栄養状態に陥っている場合，思考力を減退させ，精神状態の回復の妨げとなるため，餓死の回避，体力回復を目的に一時的に強制栄養が必要となる．対象者にとっては不快な処置であるが，開始時期を逸しないこと，また経口摂取への移行の判断が重要である．[731] ⇨参鼻腔栄養法→2434，経腸栄養法→865，高カロリー輸液→983

行政解剖 administrative autopsy ①「死体解剖保存法」第８条「政令で定める地を管轄する都道府県知事は，その地域内における伝染病，中毒又は災害により死亡した疑のある死体その他死因の明らかでない死体について，その死因を明らかにするため監察医を置き，これに検案をさせ，又は検案によっても死因の判明しない場合には解剖させることができる．(後略)」に基づく監察医制度により実施される解剖のこと．②「医師法」21条により，医師から届けられた異状死体が犯罪に関係しないと監察医が判断した場合に，その異状死体の死因を明らかにするための解剖をいう．犯罪に関係すると思われる異状死体についての解剖は司法解剖(「刑事訴訟法」による解剖)という．監察医制度は現在，東京都23区内，横浜市，名古屋市，大阪市，神戸市で施行されている．監察医制度による行政解剖を行う際には遺族の承諾を必要としていない．③「食品衛生法」第59条による解剖も，食品衛生上必要と認めた場合の行政解剖である．都道府県知事，保健所を設置する市の市長または特別区の区長は，原因調査上必要があると認めるときは，遺族の同意を得て解剖することができるとしている．ただし，公衆衛生に重大な危害を及ぼすおそれがあると認めた場合は，遺族の同意を必要としていない．④「検疫法」第13条２項による解剖も，船舶や航空機を介した感染症の侵入を防止するための行政解剖であり，検疫所長が解剖の必要性を判断する．①〜④のような，「刑事訴訟法」以外の法律に基づいて処理される事件(行政事件)の処理のために行う解剖のこと．[1410] ⇨参監察医制度→602，異状死体→236，司法解剖→1338

強制間欠陽圧呼吸法 intermittent mandatory positive pressure ventilation 自然呼吸(自発呼吸)を数呼吸ごとに機械的に補助する人工換気法．患者が自発呼吸しているときに，間欠的に人工呼吸器を通して，吸気時に気道内に陽圧をかけて強制換気を行う．強制換気の回数，換気圧，換気量は人工呼吸器で設定する．[177]

矯正ギプス corrective cast 骨折，脊椎側彎症，先天性内反足などによる変形，拘縮を矯正するために用いるギプス．最も治療の難しい新生児の先天性内反足に対しては，出生後できるだけ早い時期に十分な徒手的矯正を行って毎週ギプス包帯を巻くが，変形が強ければ矯正手術を行う．[228]

矯正靴 corrective shoes ［補正靴，靴型装具］ 脚長差あるいは内反足，外反足，扁平足などの変形を矯正するために，あるいは足にかかる圧力を分散したり，圧迫を軽減するために使用する靴．整形靴ともいう．[228] ⇨参整形靴→1666

強制呼気法⇨同ハフィング→2392

強制呼吸 forced respiration 随意的に，または他動的に強い肺の換気を行うことを表す他覚的所見．呼吸困難感を伴った過換気状態(Pa_{CO_2}が低下)．肺機能検査のために意図的に過換気状態にすることも含まれる．[1213] ⇨参努力呼吸→2168

強制呼出曲線⇨同ティフノー曲線→2053

強制呼出法⇨同ハフィング→2392

矯正歯科 orthodontics 歯科医療における診療科名(標榜科名)の１つ．歯科矯正学の知識とそれに基づく技術を用いて，歯，歯周組織，顎骨およびこれらに付随する筋組織などを含めた顔面頭蓋の発育異常，あるいは各器官の間の不調和によって生じた顎の形態異常，咬合不正，歯列不正などを改善して，口腔機能を正しく機能させ，さらにこれらの不正状態を誘発する因子を取り除いて，発生を予防する医療を行う．[830] ⇨参歯科矯正科→1228

胸成術⇨同胸郭成形術→750

矯正視力 corrected visual acuity，visual acuity with correction 遠視，近視，乱視などの屈折異常眼を眼鏡やコンタクトレンズなどの器具により完全に矯正したときの視力．矯正しないときの視力を裸眼視力という．眼科診療上，視力といえば通常は矯正視力を指す．[651]

矯正精神医学 orthopsychiatry 犯罪や少年非行の事例について精神障害との関係を研究し，それらの治療，対策を立てる精神医学の分野．1924年にアメリカにおいて矯正精神医学会が発足し，ギリシャ語のortho(矯正させる)という意味の名称をつけたことに始まる．[691]

行政組織法 government organization law 行政主体である国や地方公共団体相互の関係に関する法体系．国については「国家行政組織法」があり，地方公共団体については「地方自治法」がある．機関相互の権限を定めたもの．[271]

強制泣き forced crying，forced weeping 悲しみのような情動の変化を伴わず，泣き顔に近い表情が不随意に生じてしまう状態をいう．笑い顔から泣き顔へと変化していったり，泣き顔とも笑い顔とも見分けがつかないような表情を呈する場合があり，強制泣き笑いと呼ぶこともある．情動を抑制できずに過度に表出された状態である情動失禁とは区別されるが，境界は必ずしも明瞭でない．仮性球麻痺の症状として，多発性脳梗塞や筋萎縮性側索硬化症で認められる．[1011] ⇨参強迫泣き→768

強制握り⇨同強制把握〔反射〕→761

強制入院 involuntary admission 精神障害者の入院の決定は，本人の自発的な同意による入院が原則であるが，本人の同意の有無にかかわらず行われる入院のこと．「精神保健福祉法」に基づいた，①行政による措置入院と②家族の同意による医療保護入院がある．医療目的とはいえ自由を無期限に束縛できる制度である以上，適正な運用が要求されている．しかし，実際の運用は，救急システムの有無が大きく影響しており，地域によって大きな差がみられる．また措置基準のあいまいさも指摘されている．措置入院の要件は，「自分を傷つけるか，他人に危害を加える恐れ」と規定されているが，どの程度を指すかが不明確．医療保護入院の要件は，「入院治療が必要だが，本人に判断能力がない」としか定められていないため，担当医の主観や，戦前からの各地の文化的歴史的背景や考え方の違いに左右されやすい．今後は，措置入院も含まれる救急医療に対応できる精神科救急システムの整備と，医療と司法双方からの触法精神障害者への措置入院のあり方の検討が必要．[53]

強制把握〔反射〕 forced grasping〔reflex〕［**強制握り**］ 前頭葉に障害のある患者が，手掌に触れたものを自動的にきつく握り，放そうとしない現象をいう．この把握現象を刺激するには，母指と示指の基節部付近が最も有効で，ハンマーの柄や指などでこすって刺激を与えると，指が屈曲してこれを握ろうとする．一般に前頭葉病変の反対側に現れる病的な現象(反射)であるが，健常乳幼児では把握反射として認められる．[1011] ⇨参把握反射→2322

共生幼児精神病 symbiotic infantile psychosis ［**幼児共生精神病**］ 精神分析家マーラー M. Mahler が，1944年にこの概念について述べている．マーラーは，通常の発達においては，18か月から3歳の間に，最初は自我境界が明確ではない状態が徐々に自他の情緒的融合世界の中での充足から離脱していく過程，つまり分離-個体化に向かう過程によって，個の人格が形成されることに注目した．この分離-個体化は，心理的誕生の苦しみを伴う発達的課題であり，個人差の幅も大きい．共生幼児精神病とは，母親との共生関係から個体化に進むことができず，激しい分離不安を示したり，母親と一緒にいるときにはある程度機能できても，母親のいないところでは何もできなくなり奇妙な行動や自閉的になったりする精神障害の幼児を指す．マーラーらは，正常幼児の分離-個体化の経過の詳細な観察研究をすることで，分離-個体化を正常な人格の発達に必要なステップとしてとらえ，今日もなお自我心理学において貴重視される業績を残した．[209] ⇨参共生→759，母子分離→2698

矯正用装具 corrective orthosis 関節の変形を矯正するために使用する装具．脊椎側彎症ではミルウォーキー Milwaukee 装具，先天性内反足ではデニス=ブラウン Denis Browne 副子，内・外反膝では3点固定式長下肢装具が使われる．[228]

強制予防接種 compulsory immunization⇨同義務予防接種→706

偽陽性率 false positive rate 疾患がない人が検査で陽性と判定される割合．臨床検査では，測定値が正常か異常かをカットオフ値によって判定するが，検査対象となった疾患がないのに異常(陽性)と判定される場合が起こる．こうした場合を偽陽性という．カットオフ値とは，測定値が正常か異常かを判別する基準となる値で，判別値とも呼ばれる．[258]

強制利尿 forced diuresis 治療目的で，各種利尿薬を投与し，自然排泄量以上に尿量を増やすことをいう．目的として，①体内にたまった余分な水分を排除(脳浮腫，肺水腫，四肢浮腫など)，②循環血液量を減少(うっ血性心不全，水中毒など)，③体内に過剰に摂取された毒薬物排除(睡眠薬中毒，ある種の抗癌剤治療)などがある．①，②に際しては脱水症状および血圧低下に注意する．③は輸液を負荷しながら利尿薬を使用する方法であり，腎機能低下状態で利尿薬の効果が不十分のときは脳浮腫，肺水腫，電解質異常，酸塩基平衡の乱れに注意．腎機能が非常に悪く，利尿薬にまったく反応しないときは急性血液浄化法の適応を考える．[801]

強制笑い obsessive laughter⇨同強迫笑い→768

胸腺 thymus 細胞性免疫に関与するT細胞(Tリンパ球)を産生し，リンパ系免疫機構の中枢機能を担う器官．縦隔内で，心臓の上部に位置し，前面は胸骨，後面は上行大動脈と心膜の一部に接する(長さ約5 cm，幅約4 cm)．左右2葉の腺は線維性被膜で覆われ，被膜から続く結合組織が実質を不完全な小葉に分けている．小葉の辺縁部を皮質，中央部を髄質という．腺の基本構築は細網組織のネットワーク構造で，その網目に上皮細胞とリンパ球を入れている．胸腺は胎生5週頃に，第3，第4咽頭嚢の内胚葉性細胞群から派生した細胞塊に，二次的に中胚葉性の骨髄由来の幹細胞(胸腺前駆細胞)が進入することにより形成される．進入した幹細胞は皮質で分裂，増殖して未分化のリンパ球を産生し，未分化のリンパ球は皮質と髄質で，胸腺上皮細胞による一連の分化，成熟の作用を受けて，胸腺固有のリンパ球(ヘルパーT細胞，キラーT細胞など)になる．しかし，この過程で自己抗原の抗体をもつT細胞など95% 以上のリンパ球が淘汰され，アポトーシスにより死滅．生き残ったリンパ球のみが，最終的に成熟したT細胞として末梢血中に出される．T細胞は末梢血リンパ球の70-80% を占め，血流にのり全身の末梢リンパ組織(リンパ節，扁桃，脾臓の白脾髄，粘膜下リンパ組織など)へ移動する．胸腺で分泌されるサイモシン，サイモポエチンなどの胸腺ホルモンはT細胞の分化，成熟にかかわる．胸腺は，出生前には10 g 前後であるが，思春期には30-40 g になり最も発達し，免疫活性も高まる．しかし，その後は，加齢とともに次第に退縮を始め，皮質のリンパ球は消失して脂肪組織に置き換わり，T細胞による免疫機能も低下してくる．飢餓や急性疾患により急速に退縮が起こることもある．胸腺は内胸動脈の分枝によって栄養され，迷走神経，交感神経の支配を受ける．髄質には，ハッサル Hassall 小体と呼ばれる同心円状の構造がみられる．[1044] ⇨参胸腺前駆細胞→762，リンパ系→2956

胸腺依存性抗原 thymus-dependent antigen ［**TD抗原，T細胞依存性抗原**］ ヌードマウスなど胸腺を欠損する実験動物や，胸腺の欠損や重篤な発育不全をもつ患者で抗体産生応答を誘導できない抗原の総称．具体的にはB細胞による抗体産生の誘導にヘルパーT細胞の補助を必要とする抗原のことで，胸腺の欠損などによりT細胞に機能不全をもつ個体ではこのような抗原に対する抗体産生が起きないことから，胸腺依存性抗原またはT細胞依存性抗原と呼ばれる．タンパク質抗原の多くは胸腺依存性抗原であり，異種赤血球，血清タンパク質，ハプテン・担体タンパク質複合体などがこれに該当する．ハプテン・担体タンパク質複合体のハプテンに対する抗体産生は，担体タンパク質に反応するヘルパーT細胞によって補助される．一方，分子内に繰り返し構造をもつ微生物由来の多糖体や多価抗原およびナイーブB細胞を直接活性化できるリポポリサッカライドなどの抗原は，ヘルパーT細胞の補助なしに抗体産生を誘導できるため，胸腺非依存性抗原またはT細胞非依存性抗原と呼ばれる．[939] ⇨参胸腺→761，ヘルパーT細胞→2638

胸腺依存領域　thymus-dependent area；TDA ［T 細胞領域］ 二次リンパ組織で主としてT細胞が分布する領域のこと．脾臓の動脈周囲リンパ鞘，リンパ節の傍皮質部およびパイエルPeyer板の傍濾胞域などがこれに相当する．胸腺摘出動物や先天的に胸腺形成不全をもつヌードマウスなどでは，末梢リンパ組織におけるこれらの領域の発達が極端に悪く，リンパ球の集積がほとんどみられないことから胸腺依存領域と呼ばれる．[939] ⇨参胸腺→761，T細胞→115

胸腺因子　thymic factor⇨同胸腺ホルモン→762

胸腺カルチノイド　thymic carcinoid 神経内分泌細胞から発生する胸腺の悪性腫瘍．比較的まれであるが，局所再発・遠隔転移し予後不良である．血中副腎皮質刺激ホルモン（ACTH）高値，クッシングCushing症候群やカルチノイド症候群様の内分泌症状を呈することがある．CT下針生検やFDG-PET検査で診断され，化学療法の効果は不明なため，外科的切除（リンパ節郭清も含む）や放射線療法が行われる．[234]

胸腺癌　thymic cancer 胸腺由来の上皮性腫瘍の中で組織学的に悪性像を示す腫瘍．約90%が前縦隔に発生し，胸腺腫瘍の中では胸腺腫thymomaに次いで多い．胸腺腫は生態学的には悪性腫瘍として進展するが，病理組織学的には悪性所見は呈さず，上皮細胞とリンパ球の混在する組織像をとる．これに対し胸腺癌では腫瘍細胞はリンパ球誘導能を失うため腫瘍細胞のみが増殖する．CT，MRIによる画像診断が有用であり，胸腺腫と比較して内部構造が不均等で，周囲臓器への浸潤，遠隔転移が認められることがある．胸腺癌の多くは扁平上皮癌で，そのほか腺扁平上皮癌，リンパ上皮腫様癌，粘表皮癌などがある．治療は摘出手術が第一選択であるが，病期が進展している場合は化学療法，放射線療法となる．扁平上皮癌を除く胸腺癌の予後はきわめて不良である．[234] ⇨参胸腺腫→762

胸腺形成不全症　thymic hypoplasia 胎生期の第3・4鰓嚢（さいのう）の発生異常による胸腺の低形成で，副甲状腺機能低下と心大血管奇形を合併する．22 q 11.2（第22番染色体長腕q 11.2領域）欠失症候群（ディジョージDiGeorge症候群，円錐動脈幹異常顔貌症候群，軟口蓋心臓顔貌症候群，オピッツOpitz症候群など）でみられ，テタニー，低カルシウム血症，T細胞減少による免疫不全症状（易感染性）を伴う．[234]

胸腺脂肪腫　thymolipoma 胸腺由来の脂肪組織から発生する良性腫瘍．まれな腫瘍であり，腫瘍が巨大化するまで無症状で経過することが多い．組織学的には脂肪組織に混ざって胸腺組織を認めることで診断される．[234]

胸腺腫　thymoma 胸腺に原発する上皮性細網細胞由来の腫瘍．全縦隔腫瘍の20-30%を占め，中高年齢層に多い．病理組織学的に悪性像は呈さないが，臨床的には悪性腫瘍として扱われる．腫瘍性の性格を有するのは上皮細胞のみである．胸腺腫の上皮細胞はリンパ球誘導能を保持しているため，腫瘍は組織学的には上皮細胞と非腫瘍性リンパ腫が混在するパターンをとる．WHO分類では胸腺腫を腫瘍細胞の形態によりA型，AB型，B1型，B2型，B3型に分類しており，A型からB3型にいくほど予後は悪くなる．腫瘍細胞の浸潤や圧迫による症状と重症筋無力症，赤芽球癆，天疱瘡などの合併症がみられる．CT，MRIのほかに確定診断は針生検，縦隔鏡，試験開胸により病理組織学的になされる．治療は腫瘍摘出術が第一選択であるが，放射線に対する感受性も高く，放射線療法や化学療法も行われる．[234]

胸腺腫を伴う無γグロブリン血症⇨同グッド症候群→819

胸腺小体⇨同ハッサル小体→2382

胸腺上皮〔細胞〕角化小体⇨同ハッサル小体→2382

胸腺上皮性腫瘍　thymic epithelial tumor 胸腺にはさまざまな腫瘍が発生するが，これらのうち胸腺固有の上皮由来の腫瘍のこと．胸腺腫が最も多く，胸腺癌，胸腺カルチノイド，胸腺脂肪腫，胸腺嚢腫などがある．[234]

胸腺前駆細胞　prothymocyte ［前胸腺細胞］ 骨髄の幹細胞に由来し，胸腺内で成熟T細胞になることが運命づけられている細胞．この細胞は成熟T細胞のもつ表面抗原をまだもたない．胸腺内で胸腺細胞となり盛んに増殖，分化する．この過程で胸腺細胞は主要組織適合抗原（MHC）分子に結合したペプチド断片のみを認識する自己MHC拘束性と自己MHC分子に結合した自己ペプチドを認識しない自己寛容を獲得して，成熟T細胞となる．[601]

胸腺摘出術　thymectomy ［拡大胸腺摘出術］ 悪性の胸腺腫瘍（胸腺腫，胸腺癌，胚細胞性腫瘍，悪性リンパ腫）や重症筋無力症に対して選択される術式．胸腺は胎生期にはTリンパ球産生の場として重要な臓器であり，頭側は甲状腺の下極まで，側方は縦隔胸膜に沿ってほぼ横隔神経の深さまで，尾側は横隔膜までと前縦隔の広範な部分を占めているが，成人では機能を失い退縮して脂肪組織と区別がつかない．胸腺腫や重症筋無力症の治療では原則として胎生期にあった胸腺組織をできる限り摘出するので，その切除範囲は上記のように広範である．これを拡大胸腺摘出術といって，前縦隔のより限定された範囲の胸腺のみを摘出する術式と区別することがある．胸腺摘出術は一般には胸骨正中切開で行われるが，近年は胸腔鏡下に行われることもある．[460]

胸腺嚢腫⇨同胸腺嚢胞→762

胸腺嚢胞　thymic cyst ［胸腺嚢腫］ 頸部・前縦隔に発生する先天性の良性腫瘍で，胸腺が腫大する．先天性嚢腫の中では気管支嚢腫に次ぐ発生頻度を示す．まれにハッサルHassall小体（胸腺小体）の拡張によって後天的に生じるものもある．嚢胞内腔壁は扁平上皮や円柱上皮に覆われ，内腔に液体を含む．無症状に経過し，胸部X線写真で偶然発見されることが多い．嚢腫壁からの発癌傾向もあり，摘出術の適応となる．[234]

胸腺非依存抗原⇨参胸腺依存性抗原→761

胸腺肥大　thymic hyperplasia，hypertrophy of thymus 乳児は生理的に胸腺が大きく，胸部X線写真で偶然発見され，上肺野を占めるほど大きいものもある．しかし，特に症状もなく，多くは1歳までに縮小し，X線写真でも縦隔に隠れて見えなくなる．1歳を過ぎてもなお肥大が認められるのが真の胸腺肥大で，その場合，胸腺リンパ体質ともいわれるように感染やストレスに対する抵抗力の弱い傾向がある．[1631]

胸腺ホルモン　thymic hormone ［胸腺因子］ 胸腺上皮から産生されるホルモンで，胸腺リンパ球（T細胞など）の分化に関与する細胞分化因子．サイモシンα_1，サイモシンβ_4，サイモポエチンⅠ，サイモポエチンⅡ，サイムリンなどがある．[1047]

胸腺無形成⇨参ディジョージ症候群→2050

胸腺リンパ体質 thymicolymphatic diathesis 小児期に認められる体質で，胸腺を含めた全身のリンパ器官に肥大がみられ，副腎・循環系の発育不全，自律神経系の失調傾向を伴う．病気や環境変化に対する抵抗力が弱く，普通の人では問題にならないようなわずかな外傷や薬物などの機械的・化学的刺激に過敏な反応を示す．ただしリンパ器官の肥大と抵抗力減退との因果関係は明らかにされておらず，特定の体質としない考え方もある．[1631]

鏡像異性体⇨同光学的異性体→980

鏡像右胸心 mirror-image dextrocardia 内臓逆位を伴う右胸心，すなわち心臓が正常の鏡像をなしているもの．内臓が逆位でなく(正位)，心臓だけが右胸心であるものは孤立性右胸心という．鏡像右胸心では心臓の奇形は伴わないことが普通である．鏡像右胸心と気管支拡張症，副鼻腔炎を伴うものをカルタゲナー Kartagener 症候群という．[1631] ⇨参右心症→326

鏡像運動 mirror movement，synkinetic movement 一側の随意運動に伴って，対側の部位に対称的な同じ運動がみられる現象．前頭葉内側面の補足運動野の病変で起こるとされているが，健常幼児の発達過程でもみられる．[1011]

鏡像手 mirror hand⇨同重複肢症→1382

競争阻害体⇨同拮抗阻害体→693

狭帯域光観察 narrow band imaging⇨同NBI→86

兄弟姉妹関係 sibling relationship 共通の両親をもつ複数の子どもたちの間柄．一般に兄弟関係は，子どもに分担，競争心，誠実さなどの倫理的価値を教育するうえで重要な役割があると注目されている．兄弟の数，性別，誕生順位，年齢差は，幼年時代の環境や家族との関係に大きな影響を及ぼす．兄弟間の競争や嫉妬は，特に年齢が2-4歳違いの，最初に生まれた子どもに多くみられる．[1166]

胸大動脈⇨同胸部大動脈→769

橋中央髄鞘(しょう)崩壊症⇨同橋中央ミエリン溶解→763

橋中央ミエリン溶解 central pontine myelinolysis ［**橋中央髄鞘(しょう)崩壊症**］ 脳幹を構成する橋底部の中心部付近に脱髄が生じる病変．病変内を貫く横走線維や縦束の軸索はしばしば腫大するが，髄鞘崩壊に対する組織反応は一般に乏しく，橋核神経細胞や橋の基本的な組織構築は保たれるなど，多発性硬化症や脳梗塞の病巣とは区別される．臨床的には四肢麻痺，仮性球麻痺，意識障害などを呈する．低ナトリウム血症の急激な輸液補正によって発症するとの説が支持されている．[1589] ⇨参脱髄→1918

蟯(ぎょう)虫症 enterobiasis，oxyuriasis 蟯虫 *Enterobius vermicularis* による感染症．寄生部位は盲腸を主とするが，夜間に雌は肛門から出て肛門周囲，会陰部に産卵する．これが瘙痒感や睡眠障害，注意力散漫の原因になる．虫卵のついた寝具や下着にさわった手を口に入れたり，塵埃感染による家族内感染が多い．虫数が少なければ無症状であるが，多数になると下痢や腸の炎症を起こす場合がある．ときに虫垂炎や腟炎の原因ともなる．診断にはセロファンテープを用いた蟯虫卵検査法を行う．駆虫薬としては，ピランテルパモ酸塩が有効．[288]

橋中心髄鞘(しょう)崩壊症 central pontine myelinolysis；CPM アルコール依存症，栄養不良，高度の電解質異常(特に低ナトリウム血症とその急速な補正)に続発することが多い橋中心部の脱髄(髄鞘崩壊)．病理学的には橋底部に対称性の脱髄病変がみられる．臨床的には意識障害，眼球運動障害，球麻痺，四肢麻痺が急速に進行する．診断は頭部 MRI で橋中心部の異常信号域を確認する．[1011]

蟯(ぎょう)虫卵検査法 pinworm egg test 肛門周囲に付着した蟯虫卵をセロファンテープを使用して検出する方法．透明のテープで肛門周囲をふきとりスライドグラスに粘着させ，付着した虫卵を顕微鏡で観察する．専用品もある．[288] ⇨参肛囲検査法→972

協調運動 coordination ある運動が行われるときに，協同筋や拮抗筋といったいくつかの筋群が調和を保ちながら働くこと．小脳が関与するので，小脳障害で協調運動不能がみられる．[1230]

協調運動障害 incoordination〔of movement〕，coordination disturbance ［**協調障害，協調運動不全**］ 四肢や体幹の円滑で迅速かつ正確な運動の遂行障害が起こり，単純な動作も複雑な動作も，また反射的に行われている動作も障害されること．運動麻痺(筋出力低下)や筋緊張亢進による協調運動障害，不随意運動による協調運動障害，運動失調の3つに分類され，運動失調はさらに原因によって脊髄後索性，前庭迷路性，末梢神経性，大脳性および小脳性に細分される．協調障害の典型例である小脳性運動失調の症状としては，筋緊張異常，体幹失調，立位平衡障害，歩行障害，四肢の運動失調があげられる．[1319]

協調運動不全 dyscoordination⇨同協調運動障害→763

狭長胸 pterygoid chest ［**結核胸，衰弱胸，翼状胸**］ 扁平で厚みのない胸郭．多くの場合やせ型の人にみられるが，陳旧性結核の治癒後にみられることもある．[897] ⇨参扁平胸→2653

協調障害 coordination disorder，dyssynergia⇨同協調運動障害→763

協調性テスト coordination test；Cord-T 小脳疾患で生じる運動失調を評価するテスト．鼻指鼻試験，膝打ち試験，足趾手指試験，踵膝試験，手回内・回外試験などがある．[811]

強直 ankylosis 関節包内の変形や癒着によって関節可動域が制限された状態．関節外(皮膚，筋，腱，靱帯)の変化によって関節可動域制限をきたした拘縮とは区別される．強直には関節面が総合組織で癒着した線維性強直と，骨組織で癒着した骨性強直がある．骨性強直では可動域が消失した完全強直となるため，薬物療法(消炎鎮痛薬，抗リウマチ薬)や運動療法が行われるが治療困難である．強直を引き起こす原因には長期の不動，外傷，感染症，先天性関節強直，強直性脊椎炎などがある．[1393] ⇨参関節強直→624，拘縮→1011，強直性脊椎炎→764

強直間代(かんたい)てんかん⇨同強直間代(かんたい)発作→763

強直間代(かんたい)発作 tonic-clonic seizures ［**大発作，強直間代(かんたい)てんかん**］ 国際抗てんかん連盟 International League Against Epilepsy (ILAE)の分類・

用語委員会による「てんかん発作の臨床・脳波分類」(1981)では，てんかん発作を部分(焦点，局所)発作と全般発作(痙攣性，あるいは非痙攣性)に大別し，強直間代発作は痙攣性の全般発作に属する．全般発作とは，発作の始まりの臨床症状として両側半球がはじめから巻き込まれていることを示す発作．意識減損があり，これが初発徴候であることが多く，運動症状は両側性．発作時脳波パターンは最初から両側性であり，両側半球に広がったニューロン発射を反映しているものと考えられる．全般発作の中で最もしばしば遭遇する発作はこの全般性強直間代発作で，大発作として知られている．若干の患者は名状しがたい予感を感ずることもあるが，多くは前駆症状なしに意識を失う．急激な筋肉の強直性の収縮があり，これは呼吸筋を含むために，喘鳴，叫声(初期叫声)，またはうめきが聞かれ，患者は強直状態で床に倒れる．倒れるときにけがをすることがあり，舌をかんだり尿失禁がみられることもある．通常体幹を反張，上肢は軽く内転し，肘関節は屈曲，下肢は伸展し，足関節は屈曲，足趾は足蹠側に屈曲する．呼吸は停止し，顔面はチアノーゼを呈する．この強直期(数秒〜10数秒)は，やがて間代性痙攣運動にとって代わられる．間代期は30-40秒持続し，チアノーゼが続き，唾液分泌過多症を呈する．この間代期が終わると，深い呼吸が生じ，全身の筋肉は弛緩し，患者は意識消失の状態でとどまり，しばしば全身のこわばった，痛い感じを抱いて覚醒する．それからしばしば深い睡眠(終末睡眠 terminal sleep)に移行し，覚醒するときにしばしば頭痛を感ずる．全般性の強直間代痙攣は小児期と成人期に，欠神発作ほど頻繁ではないが，1日に1回から3か月に1回，ときには数年に1回の頻度で起こる．また，発作後のうとうと状態がない，非常に短い発作を生ずることがしばしばある．発作時脳波像は10サイクル/秒あるいはこれより速い律動が低振幅で始まり，急速に振幅を増大し，それとともに周波数を減じていくのが強直期にみられ，間代期にはこの律動が徐波によって分断される．発作間欠時脳波では多棘・徐波または棘・徐波，あるいはときどき鋭・徐波放電がみられる．[1539]

強直性頸反射⇨同緊張性頸反射→800

強直性痙攣　tonic convulsion　［緊張性痙攣］　てんかんには痙攣発作を呈するものと，そうではなく短時間の意識消失や異常行動などを示すものとがある．痙攣を伴うものの代表は大発作 grand mal であり，この場合痙攣は最初から一挙に全身に起こり，意識も失う．通常はこの最初の痙攣が強直性痙攣であり，上肢を屈曲し下肢を伸展させて筋の緊張を伴う．[943]　⇨参間代発作→641

強直性脊椎炎　ankylosing spondylitis　［強直性脊椎関節炎］　血清反応陰性脊椎関節炎 seronegative spondyloarthropathy(SNSA)の1つで，慢性炎症性疾患である．わが国での罹患率は全人口の0.1%以下である．男女比は9：1から3：1と報告されている．好発年齢は10代後半から20代である．主症状として腰殿部痛を訴えることが多く，発症は緩やかである．夜間痛，安静時痛を訴え，運動により軽快する．運動制限も早期より認められる．胸郭の動きが悪くなると胸部痛を訴えることがある．このほかに股関節・肩関節痛，アキレス腱部痛などが生じる．眼症状では虹彩炎や毛様体炎がよくみられる．検査所見では HLA-B 27が約90%に陽性である．X線像で仙腸関節に両側対称性の不整な侵食像あるいは硬化像が認められる．関節裂隙は狭小または拡大するが，進行例では強直に至る．脊椎の椎体前縁は直線化し椎体は方形化する．椎体をつなぐ靱帯の骨棘形成がみられ，進行すると脊柱は竹節状となり強直する(竹様脊柱 bamboo spine)．治療は対症療法となり，疼痛の軽減，腰部のこわばりの改善，脊椎の動きを維持し変形を予防することであり，早期の運動訓練，リハビリテーションが重要である．疼痛に対しては非ステロイド系抗炎症薬の投与を行い，経過を観察する．症状が進行する症例に対してはステロイド，メトトレキサート(MTX)も使用される．脊椎変形や関節拘縮が強くADL(日常生活動作)に著しい困難があれば，脊椎矯正骨切り術や人工股関節全置換術が行われる．[949]　⇨参強直→763

強直性脊椎関節炎⇨同強直性脊椎炎→764

強直性脊椎骨増殖症　ankylosing spinal hyperostosis⇨同フォレスティエ病→2523

強直性瞳孔　pupillotonia⇨同瞳孔緊張症→2104

強直母指　snapping finger, pollex rigidus　［強剛母指，小児ばね指］　乳幼児，小児において，母指のIP(指節間)関節が先天的に屈曲拘縮をきたした状態．母指の伸展制限や弾撥現象 snapping が主な症状である．母指MP(中手指節)関節の掌側に結節を触れる．自然治癒が多く，4-5歳頃まで待って手術を考慮する．[1596]

強直母趾　stiff big toe⇨同強剛母趾→754

胸椎　thoracic vertebra　脊柱を構成する椎骨のうち胸郭をつくる骨．胸椎体はハート形を呈し，一般に椎体は12個あり，脊柱下位のものほど大きい．胸椎体の両側面(肋骨窩)と胸椎横突起(横突肋骨窩)とに肋骨と連結するための関節面を有するのが特色である．棘突起は長くしかも下方への傾きを示す．胸椎孔は比較的小さい円形を示す．[1421]

胸椎圧迫骨折⇨参胸椎骨折→764

胸椎骨折　thoracic spine fracture　脊椎骨のうち胸郭をつくる胸椎の骨折．交通事故などによる強力な外力で発生する以外に，骨粗鬆症に伴い椎体内海綿骨が粗となると，軽微な外力でも骨折を生じる．転倒や疲労骨折などによる圧迫骨折が最も多く，高齢の女性に頻発する．第11-12胸椎(T_{11-12})に好発する．骨折が軽微でも脊髄損傷の可能性も多いので，神経症状に注意する．

胸椎損傷　thoracic spine injury　椎体の圧迫骨折，椎弓や横突起および棘突起の骨折や，椎体間軟骨の脱出によるヘルニアなどがある．椎体および椎体間軟骨損傷では脊髄損傷を合併し，下半身麻痺を生じることが多い．圧迫骨折の好発部位は胸腰椎移行部で，胸椎では第11・12胸椎が相当する．重篤な神経症状を生じた場合は固定術を行い神経への圧迫を取り除くが，負傷後6時間を過ぎると治療成績は悪化する．脊椎の損傷は緊急に適確な治療を行わなければ重篤な身体後遺症を生じるので，緊急処置とリハビリテーションなどの長期的管理を含めた治療計画の実施が不可欠である．[801]

胸椎椎間板ヘルニア　thoracic disk herniation；TDH　［胸部椎間板ヘルニア］　胸椎椎間板の変性により，椎間板内部の髄核や線維輪が後方へ脱出した状態．胸椎は胸郭の存在により可動性が少なく，椎間板ヘルニアも頸椎，腰椎に比べて少ない．また，比較的可動性の大きな下位胸椎のほうが，上中位胸椎よりヘルニアの頻度が高い．症状は罹患高位，脱出方向やヘルニアの大きさによりさまざまで，胸腰部痛，神経根症状，脊髄症状を呈する．無症候性のヘルニアも頻繁にみられる．画像診断は単純X線のみでは不可能で，確定診断にMRIが必須である．治療方針は，症状が背部痛や胸・腰神経根症のみであれば経過観察と対症療法でよい．脊髄症は不可逆性になることもあり，その程度と進行状況により手術の適応を考慮する．[1126]

胸痛

chest pain

【定義】 胸部に感じる痛み．胸部症状としてはきわめて重要．病変局所の疼痛と病変に関連する皮膚表面痛がある．肺由来のほかに心臓，大血管，壁側胸膜，縦隔，胸壁のみならず消化管の疾患でも胸痛が生じる．病変局所と胸痛部位は異なることも多い．特に肺は感覚神経の終末をもたないため，肺疾患では壁側胸膜に病変が波及してはじめて胸痛を感じる．

【原因疾患】 **急性心筋梗塞**や**狭心症**などの虚血による心筋障害では，胸骨下絞扼感と左上肢・左肩部の関連痛を生じる．血管の中膜内に血腫のできる解離性大動脈瘤では外膜の神経終末の刺激により痛みを生じ，急激な胸骨下痛と頸部・背部・腰部の放散痛が生じる．**肺血栓塞栓症**では二次性高血圧による肺動脈の拡張，右室の虚血，肺梗塞部位の胸膜への刺激が原因となり，呼吸困難やショック症状を伴うことがある．肺炎や気管支炎では随伴する胸膜炎によって胸痛が生じる．自然気胸，胸水貯留などの痛みも胸膜痛である．急性気管支炎でも胸痛が起こることがある．縦隔疾患では食道穿孔に続発する急性縦隔炎で激烈な胸痛が出現する．逆流性食道炎では胸部に焼け付くような痛みがあり，胃・十二指腸潰瘍，胆嚢炎，急性膵炎でも胸痛を生じることがある．胸壁での痛みの原因として神経，筋肉，肋骨，肋軟骨，乳腺があり，帯状疱疹では胸痛が皮疹出現に先行する場合もある．肺癌など悪性腫瘍の胸壁浸潤でも強い痛みを生じる．臓器に原因のない胸部症状の訴えが前面に出る不安神経症，過換気症候群などもあるが，これらは不定愁訴を伴うことが多い．

【問診と注意すべき事項】 胸痛の診断には時間経過や痛みの変化の把握が大事であり，急性発症か，亜急性か，慢性のものかを確認する．また痛みの強さ，頻度も十分に問診する必要がある．急性発症では心筋梗塞，**急性大動脈解離**，**肺塞栓**など重症な場合が多い．胸痛は生命の危険を伴った重篤な状態である場合も多く，まず迅速に血圧，心拍数を測定し，問診にて部位，範囲，性状，持続時間，随伴症状を聴取し，**バイタルサイン**のチェック，視診，聴診，触診を十分行う必要がある．[897]

胸痛の看護ケア

【観察のポイント】 胸痛は主観的であり，訴えが不明瞭なことが多いが，生命の危機をもたらす緊急性の高い場合もある．当初は意識が清明であっても，バイタルサインが急激に変動し，ショック状態に陥る危険性も高い．胸痛の訴えがあれば，意識状態，バイタルサインの変動，胸痛の発症時間，持続時間，性質や程度，誘因，部位，随伴症状の有無(動悸，呼吸困難，冷汗，血痰など)，精神面を観察する．

【ケアのポイント】 バイタルサインの変動を最小限に抑えるため安楽な体位をとることが第一である．心電図所見，胸部X線検査，血液学的検査，心臓超音波検査，心臓カテーテル検査などにより胸痛の原因とその緊急性が迅速に診断されるので，その結果をもとにケアを行う．解離性大動脈瘤や心筋梗塞による胸痛では，安静を促し安楽な体位をとるよう工夫し，医師の指示のもと降圧療法や酸素投与などを行っていく．患者は痛みにより不穏状態に陥ることもあるため，訴えをよく聞き，わかりやすい適切な言葉で，現在や今後の状況を説明する．温かみのある言葉や態度で接することが必要である．[679] ⇨参胸痛→765

共通抗原　common antigen　1つの抗体あるいはT細胞抗原受容体により共通に認識される複数の抗原．言い換えると，共通のエピトープ(抗原決定基)をもつ抗原．多数の抗原決定基をもつ物質では，まったく無関係の物質と同じ抗原決定基を共有することがある．[1439]

共同運動　synergic movement, synkinesis　［**協働運動**］ある部位の意識的な運動に伴って，他の部位が半ば無意識的に一定の連結した動きをすること．つまり，多くの複雑なレベルによって構成されるシステムにおいて，相互の干渉を最も少なくするための原則に基づいた一連の動きをいう．歩行の際，上下肢を規則的に交互に振り出す動きや，頭部の動きに合わせ左右の眼球が同時に同じ方向へと動く眼球運動，ボールを蹴る際の股関節，膝関節，足関節の一連の動きなどが共同運動である．協働運動ともいう．共同運動の障害は運動失調の本質的要因となる．脳卒中の回復段階では，上下肢の屈筋共同パターンないし伸筋共同パターンといった決まった組み合わせで動いてしまう病的共同運動がみられる．上肢の屈筋共同運動では肩甲骨の挙上・後退，肩関節の屈曲・外転・外旋，肘関節の屈曲，前腕の回外が連動して動くパターンをとる．また下肢では股関節の屈曲・外転・外旋，膝関節の屈曲，足関節の背屈・内反のパターンをとる．[10]

協働運動　synergic movement⇨同共同運動→765

協働運動不能　asynergy, asynergia　［**共同運動不能，協働収縮不能**］　1つの動作を行うためには，いくつかの運動が組み合わさって，一定の順序で時間的・空間的に調節されて行われる必要がある．この調節が障害された状態をいう．主に小脳の障害時に認められ，姿勢や動作の異常を呈する．協働運動不能の結果生じる現象の1つが運動分解である．[1011] ⇨参協調運動障害→763

共同運動不能⇨同協働運動不能→765

共同筋　synergist　［**協同筋，協力筋，協働筋**］　屈筋共同運動や伸筋共同運動などの共同運動(synergy)を構成する筋群の総称．[873] ⇨参共同運動→765

協同筋　synergist⇨同共同筋→765

協働筋⇨同共同筋→765

共同作業所⇨同精神障害者小規模作業所→1681

共同死因　〔D〕Mitwirkung der Todesursachen　［**死因の共同，共同的死因形成**］　複数の傷病があり，それらが単独では死因になりえないが，互いに共同して死因を形成した場合をいう．主因 primary cause と副因 contributory cause とに細分することもある．[473]

共同斜視　comitant strabismus，concomitant strabismus　固視する方向により，またいずれの眼で固視しても斜視の向きや量が同じであるもの．これに対し，向く方向，固視眼によって斜視の向きや量が変わるものを非共同性斜視といい，眼筋麻痺で起こる．[975]

共同住居《精神障害者グループホーム》　group home for the mentally disabled　［精神障害者グループホーム］　独立した生活をする必要があるにもかかわらず，単身生活に不安をかかえていたり，家庭や住宅事情などの理由で単身生活が困難となっている精神障害者が，数人で1つの家屋またはアパートに住み，共同生活をおくるための施設．家族会や精神科医療施設のスタッフ，市民グループなどの援助により成り立っているところが多い．1960 年代に収容型精神病院が増えるなか，退院先のない長期入院患者を対象に社会復帰の一環として病院内の寮を共同住居とした試みから始まる．1965(昭和 40)年の「精神衛生法」改正で地域精神衛生活動が整備されたのち，家族会を母体とした共同住居も設置されたほか，善意による民間活動や一部の自治体の取り組みによっても支えられていたが，1987(同 62)年の「精神保健法」改正で精神障害者生活訓練施設(援護寮)と精神障害者福祉ホームが規定された．また 1993(平成 5)年の「精神保健法」改正では精神障害者地域生活援助事業としてグループホームが法定化され，現在に至っている．形態は，食事提供から生活維持支援を行う共同住居，病院敷地内共同住居，病院を中心とした衛星型共同住居と借り上げアパートなどさまざまである．また都道府県などが単独で共同住居の事業を行っているところもある．援護寮などの期限つき住居の期限終了後にグループホームや民間の共同住居を利用するという流れもみられる．2006(同 18)年「障害者自立支援法」施行により，訓練等給付による共同生活援助と，介護給付による施設入所支援，共同生活介護，市町村の地域生活支援事業である福祉ホームに分化しつつある．[709]　⇨参グループホーム→832

協働収縮不能⇨同協働運動不能→765

狭頭症⇨同頭蓋縫合早期癒合症→2097

共同心房　common atrium⇨同単心房→1943

共同注視　conjugate gaze　両眼性の共同運動のうち，左右の視線が平行を保ちながら行われる運動をいう．[1601]

共同的死因形成⇨同共同死因→765

協同発癌⇨同協力発癌→773

共同偏視　conjugate deviation　［眼球共同偏視］　大脳皮質から脳幹の間の障害により，一側へ眼球が強く偏位した状態．被殻出血などの脳幹病変では障害側と同側へ，前頭葉などの大脳病変では反対側への偏位がみられる．[1130]

共同(共通)房室管開存症　persistent common atrioventricular canal；PCAC⇨同心内膜床欠損症→1593

共同(共通)房室口　common atrioventricular orifice；CAVO⇨同心内膜床欠損症→1593

京都看病婦学校　1886(明治 19)年，同志社の創設者新島襄と宣教師ベリー John C. Berry により京都に創設された，キリスト教精神に基づいた，わが国で 2 番目の看護婦養成所．同一敷地内にある病院とは別に，学校として独自の建物をもっていたことと，学費を 2 円 50 銭徴収したことは当時としては特筆すべきことであった．看護法の教育は，そのために訓練された看護婦があたるべきであるというベリー院長の信念のもとに，ボストン市立病院看護婦長で，かつ看護学校長でもあったリンダ=リチャーズ Linda Richards が招へいされた．修業年限は 2 年で，5 年後，リチャーズが病気で帰国後，スミス I. V. Smith，フレーザー Helen E. Fraser に看護教育は受け継がれた．1897(同 30)年，主に経済的理由により病院・学校の運営は同志社から佐伯理一郎にゆだねられたが，1906(同 39)年に病院閉鎖のやむなきに至るまで 156 名の卒業生を送り出した．その後学校は佐伯校長の病院内に移り，戦後，新看護教育制度実施にあたり廃校となるまで多数の人材を輩出した．[1451]

強度変調放射線治療　intensity-modulated radiotherapy；IMRT　［IMRT］　照射野内のビームの強度を制御し，各方向から不均一な強度分布で照射し，全体として理想の線量分布を達成する治療法．通常の照射では照射ビーム内の放射線強度は均一であるが，強度変調放射線治療では不均一である．コンピュータによる逆計算法を用いた逆方向放射線治療計画によって，腫瘍の制御線量と周囲のリスク臓器の線量制約を満たすように求められた，著しく不均一なビームを多方向から照射することにより，リスク臓器への線量を低減し，腫瘍に対してはその形状に合わせて高線量を選択的に投与できる．また，通常の高エネルギー直線加速器で実施することが可能であるため，臨床に与える影響はきわめて大きく，有害事象を増加させることなく腫瘍を根治できる制御率の向上が現実のものとなりつつある．[577]
⇨参逆方向〔放射線〕治療計画→709，線量制約→1800

凝乳　curd⇨同カード→422

橋脳⇨同橋→748

強迫

obsession，compulsion　〔D〕Zwang

【概念・定義】自分の意志に反して，自分が望んでいない不合理と考えられる思考，欲動あるいは行動を繰り返し生じ，自分で抑えられず，無理に抑えようとすればするほど強い不安を生じること．**強迫思考**に対しては obsession，**強迫衝動**や**強迫行為**に対して compulsion の用語が用いられる．強迫的な意識内容について，その非合理性に対する洞察が完璧であることが強迫現象の重要な特徴とされている．例えば，自分が考えているという能動性意識のあることで「させられ体験」と相違し，また強迫内容の不合理性を自覚していることで妄想と異なる．しかし，重症例では強迫内容の不合理性に対する洞察が十分でなく，半信半疑である場合も少なくない．典型的には**強迫性障害**でみられる．

【診断】DSM-Ⅳ-TR あるいは ICD-10 の診断基準による．鑑別すべきものとして，強迫思考では支配観念，妄想，統合失調症などでみられる被害妄想や思考吹入があり，強迫行為では統合失調症などでみられる常同行動がある．

【治療】主に薬物療法と**認知行動療法**が行われる．薬物療法では**選択的セロトニン再取り込み阻害薬**(SSRI)のフルボキサミンマレイン酸塩やパロキセチン塩酸塩水和物が第一選択で，これで効果がなければ三環系抗うつ薬のクロミプラミン塩酸塩を併用する．認知行動療法では**曝露反応妨害法**が用いられるが，強迫症状をそのまま受け入れる森田療法も行われる．[512]

強迫症状の看護ケア

【看護の実践】 強迫行為の頻度や時間，程度，その背景にある強迫観念，日常生活への影響，薬物療法の効果や副作用などについて十分にアセスメントすることが重要である．患者は強迫観念が浮かんできても止められず，それをコントロールするために同じ行為を繰り返しており，不安を抱えている．まず共感的理解を示し，患者の思考や行為をやめさせるのではなく見守る姿勢が大切である．強迫行為により妨げられているセルフケアが，少しずつ行えるように働きかける．また強迫行為へのかかわりとしては，例えば1回の手洗い時間を30分から25分にするなど，患者との間で達成可能な具体的な目標を設定し，達成状況を話し合いながら徐々に減らすようにする．目標が達成できた場合，それを強化するような患者にとっての何らかの褒美(例：散歩，外泊)を，患者が得られるようにすると効果的である．また逆に達成できなかった場合は，患者とその要因などを話し合い，それに向けての対処，目標の再設定などを行う．同時に，患者の健康的な面にも注目し，そこに働きかけることも大切である．患者の中には強迫行為が激しく周囲を巻き込むケースがあり，その場合は周囲との関係調整も必要となる．

【ケアのポイント】 看護師は患者の強迫行為にとまどい，困惑することが多々あり，その思考や行為をやめさせようと看護師自身が強迫的になってしまうことがある．このように巻き込まれた場合，まず看護師自身がその状態を振り返ることが大切である．また同時に，治療チーム全体の中で情報を共有し，治療方針，患者への対応などについて十分に話し合ったうえで，統一したかかわりをすることが重要である．[317] ⇒参強迫→766

強迫観念 obsessive idea 〔D〕Zwangsvorstellung (Zwangsidee) 自分の意志に反して，その内容がまったくばからしくて不合理だとわかっていても，その考えがたえず頭に浮かび，自分で取り除けないような観念をいう．強迫観念を生じても，精神活動を妨げたり長く持続しない場合には，日常生活に支障をきたさず，健常者にもみられる．しかし，病的な場合は，精神活動が束縛され，日常生活に支障をきたし，多大の苦痛を受ける．妄想とは，その内容に対して不合理性を十分に自覚していることから区別されるが，実際には区別困難な場合も多い．典型的には強迫性障害でみられる．[512]

強迫儀式 compulsive ritual その行為が不合理で無意味なものであることを自覚しており，それを行わないよう努力するが，自分では抑えられず，無理に抑えようとすれば強い不安や緊張を生じる一連の行為．最もよくみかけるものの1つに，不潔恐怖の結果，たえず手を洗うという洗浄強迫がある．[512]

強迫行為 compulsive act, compulsion 自分の意志に反して，その内容がまったくばからしくて不合理だとわかっていてもある行為に駆りたてられ，それを実行しないと不安でしかたがなく繰り返して行うことをいう．健常者にもみられるが，病的な場合は，強迫行為が日常生活を束縛し，多大の苦痛を与える．例えば，ガス栓や戸締まりなどが気になり何度も見に行ったりする確認強迫や，不潔恐怖のため石けんが数日でなくなるほど何度も手を洗ったりする洗浄強迫がある．典型的には強迫性障害でみられるが，うつ(鬱)病や統合失調症にも生じる．[512]

強迫思考 obsessive thinking 〔D〕Zwangsdenken 無意味あるいは不合理な考えが，ひとりでにまたは自分の意志に反してたえず頭に浮かび，それを払いのけようとしても払いのけることができず，無理に抑えようとすると強い不快感や不安を生じることをいう．強迫思考によって生じた考えを強迫観念という．典型的には強迫性障害でみられる．[512]

強迫衝動 obsessional impulse 〔D〕Zwangstrieb ［強迫欲動］ 自分が望んでいないのに，自分の意志に反して繰り返して生じる，ある行為に駆りたてられる衝動をいう．例えば，人前で卑わいな言葉を発したり，そのような行為をしてしまわないか，人に暴力をふるうのではないかなどと不安になる．反道徳的・攻撃的テーマが多く，実際に行為に移されることはほとんどない．典型的には強迫性障害でみられる．[512]

強迫神経症 obsessive-compulsive neurosis 〔D〕Zwangsneurose ⇒参強迫性障害→767

強迫性格 obsessive character 〔D〕anankastische Fehlhaltung 性格構造の1つの型．かた苦しく几帳面で，行動が杓子定規であり，仕事上は非常に能力があるが，柔軟に物事を考えたり，くつろいだりする能力が欠けている(フロイトのいう肛門性格)．内面では，自分の価値基準を忠実に守っていないと不安になるため，万事に自信がもてず，過去のささいなことにいつまでもとらわれてしまったりする．強迫性が強いと，行動面でも長期にわたってある行動に過度に固執し，例えば信号が青でなければ道を渡れなかったり，建物を出るときには右足からと決めていたり，他人がいったん箸をつけた皿からは決して料理を食べようとしなかったりする．こうして清潔や規則，制度などに支配されたりして，しばしば情緒的に疲弊してしまう生活を送る．[512] ⇒参強迫性パーソナリティ障害→768

強迫性障害 obsessive-compulsive disorder 1980年にアメリカの精神疾患の診断基準DSM-Ⅲが出版され，これまでの神経症という概念がなくなり，強迫神経症が強迫性障害と呼ばれるようになった．そして，1994年のDSM-Ⅳの診断基準では，不安障害のなかの1つとして分類され，反復する強迫思考と強迫行為が中心病像をなしている．強迫思考とは，その内容が不合理であるとわかっていて望んでいないのに，ひとりでに自分の意志に反して繰り返して生じる観念や表象あるいは衝動をいい，強迫行為とは無意味で効果がなく繰り返し行われる行為で，それを自分の意志で抑えようとしても抑えられず，抑えようとすれば強い不安を生じる．これらの症状により，多大な苦痛を受け日常生活に支障をきたす．一方，WHOのICD-10の診断基準では，神経症性障害，ストレス関連障害および身体表現性障害のなかで，不安障害と並んで強迫性障害が分類されている．治療として，精神療法や認知行動療法があるが，最近では抗うつ薬などによる薬物療法の有効性が認められている．[512]

強迫性パーソナリティ障害 obsessive-compulsive personality disorder；OCPD 秩序，完全主義，精神面および対人関係の統制などにとらわれ，柔軟性，開放性，効率性が犠牲にされるような性格をもつ人々のこと．アメリカ精神医学会の診断基準(DSM-Ⅳ-TR)によると，診断分類の第2軸のパーソナリティ障害の中ではC群に属する．強迫性障害(強迫神経症)の基礎性格としてみられることも多く，次のような特徴を示す．細目，規則，順序，スケジュールなどにとらわれ，活動の主要点が見失われる．娯楽や友人関係を犠牲にしてまで仕事と生産性にのめり込む．道徳・倫理・価値観などに過度に誠実で良心的で融通がきかない．自分のやるとおりにやらない他人には仕事を任せることができない．けち，頑固，堅苦しい．治療は，抗不安薬，精神分析的心理療法，認知行動療法などが有効．[1269]

強迫多飲症 compulsive water drinking⇨同心因性多飲症→1505

強迫泣き forced crying 非特異的な刺激によって誘発され，随意的には抑制できない自動的な泣きで，感情の変化は伴わず，情動と運動とが解離して出現する一種の痙攣性の顔面筋肉の収縮．病的泣き pathological crying，強制泣き obsessive crying とも表現される．従来，仮性球麻痺症状の1つとされることが多く，脳血管障害，多発性硬化症，筋萎縮性側索硬化症などの両側錐体路を侵す疾患で出現し，大脳皮質と皮質下，間脳，脳幹部など種々の部位の障害で起こる．これは，しばしば強迫笑いと交代あるいは混合して現れる．なお，情動失禁とは異なる．[413]

強迫欲動⇨同強迫衝動→767

強迫笑い forced laughing，laughing sickness ［強制笑い］ 誘因なく，もしくは不適切な誘因に反応して不随意的に笑ってしまう状態．従来，両側皮質延髄路の広範な損傷に伴い生じた偽性球麻痺の症状として記載され，病的笑い pathological laughing とも呼ばれ，多くは強迫泣き forced crying を併発するとされた．強迫笑いでは，「おもしろい」や「楽しい」の情動なしに笑いの表情運動が出たり，その刺激が笑いの源泉となるようなものでないことが意識され，患者自身異様に感じたりするが，患者はそれを抑制することができない．悲しみの感情に反して笑いの表情となったりする．脳局在の観点からは，橋腹側部，内包，線条体，小脳の損傷でみられる．[413]

狭範囲理論 narrow-range theory ［微視的理論］ 理論が取り扱う現象の範囲の1つ．範囲別に，狭範囲理論 narrow-range theory，中範囲理論 middle-range theory，広範囲理論 broad-range theory に分類．特に狭範囲理論は，特異的に規定された限られた範囲の理論で，例えば癌性疼痛に対する看護ケアに関する理論などがそれにあたる．狭範囲理論は具体性が強く，広範囲理論に向かうほど抽象度が高くなる．[446]

強皮骨膜症⇨同厚皮骨膜症→1051

強皮症⇨参全身性強皮症→1768

強皮症腎クリーゼ scleroderma renal crisis；SRC 全身性強皮症(進行性全身性硬化症)に特異的な腎障害．しばしば腎動脈に狭窄を認め，臨床的に悪性高血圧(拡張期血圧 120 mmHg 以上)を示し，急激な腎機能の低下をみる．多くの場合，血漿レニン活性が上昇し，溶血性貧血や血小板の減少をきたすことがある．治療は悪性高血圧に対して，多剤併用による強力な降圧療法を行う．降圧療法の遅れは，腎不全の進行をきたすため注意を要する．[146] ⇨参全身性強皮症→1768

胸部 breast，thoracic region 胸郭の前面をいい，胸骨部，乳房部，乳房下部，腋窩部からなる．また乳房とその周囲を指す場合もある．[485]

胸部X線検査 chest X-ray examination 一般には単純X線検査を指すが，広義には透視，肺尖撮影，CT，各種造影検査などを含む．単純X線検査は，立位，吸気相，撮影距離 1.5-2 m の背腹(後前方向)像が基本で，必要に応じて側面や斜位撮影を追加する．[264]

胸部圧迫症 thoracic compression ［外傷性仮死］ 突発的な胸部への強い鈍的外力により瞬間的に胸壁が圧迫されて生じる病態．一時的な窒息や心停止をきたすこともある．瞬間的に胸腔内圧が急上昇して上大静脈系の内圧が上昇するため，顔面や頸部を中心とする上半身のうっ血をきたし，特に結膜，眼窩内，鼻腔，口腔などの粘膜に多数の出血斑，溢血斑を生じる．受傷直後に症状が出現すること，胸壁に弾力性があり多発肋骨骨折を生じていないことなどが特徴．乗用車やトラックと電柱，塀などに上半身をはさまれて発生する場合が多い．同義語の外傷性仮死は英語の traumatic asphyxia を直訳したものだが，広く使用されるものとはいえない．体表面には損傷が認められない場合もあるので，本症の診断には受傷機序を正確に知る必要がある．[801]

胸部インピーダンスプレチスモグラフィー thoracic impedance plethysmography⇨同インピーダンスカルジオグラフィー→303

胸部外傷⇨参胸郭損傷→750

胸部(壁)開放性損傷 thoracic open injury⇨同胸部穿通性損傷→769

胸腹式呼吸 thoracicoabdominal respiration 胸郭の運動(拡張と収縮)を主とする胸式呼吸と，横隔膜の運動(収縮と弛緩)を主とする腹式呼吸が並存している呼吸様式．健常成人では，60-80% が胸腹式呼吸の様式をとるが，性別，年齢によって多少異なる．男性は腹式呼吸優位，小児や女性では胸式呼吸優位であることが多い．また，慢性閉塞性肺疾患(COPD)は，胸式呼吸の要素が大きくなる代表的な疾患である．[177]

胸腹式腎摘除術 thoracoabdominal nephrectomy 著しく大きな腎腫瘍や下大静脈血栓を伴う腎癌などの手術にしばしば用いられる術式．第8-11肋骨のいずれかを切除して上腹部まで斜切開を加える．胸膜，横隔膜も切開して腎腫瘍，下大静脈に対してきわめて良好な術野を確保できる．大きな副腎腫瘍の際にもしばしば用いられる．[1431] ⇨参腎〔臓〕摘除術→1579

胸腹裂孔ヘルニア pleuroperitoneal hernia⇨同ボホダレクヘルニア→2714

胸部結合体 hemipagus 胸部で結合した一卵性双生児．対称性結合双生児の一種．[1631]

胸部交感神経節切除術 thoracic sympathetic ganglionectomy 胸部の交感神経節を切除してその支配を解除す

ることにより，末梢血管の収縮を除去し，血流を増加させるために行われる手術．適応はレイノー Raynaud 病などの機能的血管障害や，バージャー Buerger 病などの器質的血管障害．また幻肢痛などの交感神経性疼痛の軽減や，神経性多汗症における異常発汗を抑えるためにも行われる．手技は開胸後，支配領域の交感神経節を切除するものであるが，最近では胸腔鏡下に行われることがほとんどである．[453]

頰部口腔内投与　buccal administration of medication　薬剤を溶けるまで口腔内〔頰部と歯(歯肉)〕に置くことで，口腔内に直接または粘膜面よりの吸収を図る．近年，服用の利便性より口腔内崩壊錠 oral disintegrate tablet(OD 錠)が注目されているが，こちらは溶解後に腸管などで吸収される．[1594]

胸部叩打　precordial thump　突然の心停止となったとき，握りこぶしで胸骨中央部を叩打し，心臓に刺激を与えて心拍動を再開させる方法．自動体外式除細動器(AED)や薬剤が利用できないときに限って試行するが，有効という科学的証拠はない．心マッサージ(胸骨圧迫)と異なり心臓には 10 J(ジュール)程度のエネルギーを加えることになり，心拍が再開しないときは直ちに心マッサージを行う．[801]

胸部挫傷(ざしょう)　crushed chest　鈍的外力により胸部組織が圧縮されて生じる損傷で，鈍的外傷の中でも発生頻度が高い．交通事故，転落，圧迫などで受傷しやすく，肺組織に直接外力が作用し，付着筋の急激な収縮により容易に肋骨骨折を生じる．一般的には呼吸困難，血痰，チアノーゼなどの症状を呈する．また，肋骨骨折を伴うと局所の自発痛と圧痛がみられる．治療は酸素吸入や肺理学的療法であり，肋骨骨折がある際は内固定法，外科的固定法を行う．[494] ⇨参鈍性胸部外傷→2173，胸郭損傷→750

恐怖症　phobia　［**フォビア，恐怖神経症**］　特定の対象や状況に対して，客観的にみると不つり合いな強迫的な恐怖を示し，予期的に回避しようとする病態．特定の対象や状況と結びついた幼少期の不快な経験から派生している場合が多く，自分の恐怖心を不合理と認めていても克服できずに，日常生活にも支障をきたす．対象や状況により，暗所恐怖，高所恐怖，夜間恐怖，閉所恐怖，広場恐怖などや，社交恐怖，対人恐怖，女性恐怖，動物恐怖，乗物恐怖，さらに不潔恐怖などさまざまなものがある．治療は，精神療法により抑制されている葛藤を認知させ，恐怖から生じる不適応行動を減らすよう行動反応を変化させる行動療法を併用する．アメリカ精神医学会作成の『精神障害の診断と統計の手引き第 4 版』(DSM-Ⅳ)の特定の恐怖症 specific phobia にほぼ相当するが，社交恐怖 social phobia や心的外傷後ストレス障害(PTSD)などの他の不安障害とは区別される．[861] ⇨参強迫観念→767

胸部腎　thoracic kidney　［**胸腔内腎**］　腎〔臓〕転位の 1 つで胸腔内に腎が存在するもので，きわめてまれ．正常腎は胎生 2 か月の終わりに，ほぼ第 2 腰椎の本来の位置に上昇．この上昇機転が不完全で胸腔まで上昇したものをいう．[118] ⇨参腎〔臓〕転位→1579

恐怖神経症　phobic neurosis⇨同恐怖症→769

胸部穿通性損傷　thoracic penetrating injury, penetrating chest injury(trauma)　［**胸部(壁)開放性損傷**］　胸郭あるいは横隔膜を貫き，胸腔が外部や腹腔に通じた損傷．受傷機序として，銃弾，刃物や鋭い棒，すなわち鋭的器物が勢いをもって当たった場合(鋭的損傷)と，強い外力により肋骨の開放性骨折を生じた場合(鈍的損傷)がある．穿通創の大きさからは重症度は判断できず，創が小さくても心・大血管損傷を合併して致死的になることもある．また胸腔内臓器損傷がなくても，穿通創から空気が流入して気胸になる(外気胸)．穿通創が一方弁状となると，吸気時に外気が流入するのに呼気時に胸腔内から空気が流出できず緊張性気胸となり，重篤状態になる．銃創では緊急的開胸手術による胸腔内処置を原則とすべきである．[801] ⇨参胸部鈍的外傷→769

胸部臓側リンパ節　visceral lymph node of thorax　胸部内臓組織を灌流するリンパ系と連絡するリンパ節で，気管支肺リンパ節，前縦隔リンパ節と後縦隔リンパ節がある．肺から出るリンパ管は気管支肺リンパ節に集まる．これは気管支縦隔リンパ本幹を経て，左は胸管に，右は右リンパ本幹に入る．心臓，心膜から出るものは前縦隔リンパ節と後縦隔リンパ節に，食道から出るものは後縦隔リンパ節および気管支リンパ節に，胸腺から出るものは前縦隔リンパ節に流入し，前縦隔リンパ節からは左は胸管に，右は右リンパ本幹に入る．後縦隔リンパ節へ流入したものは気管支リンパ節または胸管に流出する．[1221]

胸部造瘻(ろう)**術**　thoracostomy　［**胸部フィステル形成術**］　胸腔からの排液，排膿を目的として，胸壁に開口部を作製する手術．[485]

胸部損傷⇨参胸郭損傷→750

胸部大動脈　thoracic aorta　［**胸大動脈**］　下行大動脈のうち，胸部にあるものを指していう．第 4 胸椎の高さで大動脈弓から続き，椎体左前方に接して下行し，徐々に椎体前面に移行する．第 12 胸椎の高さで横隔膜の大動脈裂孔を経て腹腔内に入り腹部大動脈となる．第 3 肋間から第 11 肋間の肋間動脈と，第 12 肋骨下縁にある肋下動脈を分岐する．臓側枝としては，気管支動脈，食道動脈，心膜・横隔膜・胸膜への縦隔枝が分岐する．ちなみに，第 1・2 肋間動脈は最上肋間動脈(←肋頸動脈←鎖骨下動脈)から分かれる．[452]

胸部大動脈瘤　thoracic aortic aneurysm；TAA　胸部大動脈が限局性に拡張した状態．大動脈壁の動脈硬化，大動脈解離，マルファン Marfan 症候群，大動脈炎症候群，感染，外傷などが原因となる．発生部位により上行・弓部・下行・胸腹部大動脈瘤(腹部大動脈に病変が及ぶ場合)に分類される．しばしば無症状で経過するが，拡大すると反回神経圧迫による嗄声，気管圧迫による咳や呼吸困難，食道圧迫による嚥下障害など周囲臓器の圧迫症状が出現する．胸痛，背部痛は破裂，切迫破裂の可能性があり，破裂時は出血性ショックとなり予後不良である．診断は CT 検査で動脈瘤の部位，大きさを評価することが可能である．治療は人工心肺などの補助手段を使用して人工血管に置換する手術や，カテーテルを用いて動脈瘤の部位にステントグラフトを内挿する方法が行われる．[255] ⇨参動脈瘤→2133

胸部椎間板ヘルニア⇨同胸椎椎間板ヘルニア→764

胸部鈍的外傷　thoracic dull injury, blunt chest trauma　外傷は加わった原因外力の質的な種類により，鋭的外傷と鈍的外傷に分ける．鈍的外傷は棒や平面的なものによる打撲であり，墜落や転落，スポーツなどで生じる場合が多い．胸部に負った場合は胸部鈍的外傷と称す．創や出血を伴わないこともあるが，外力のエネルギーに応じ，挫滅創や裂創，血腫などを生じたり，ときに胸壁開放創となることもある．見かけはたいしたことがなくても，実際には広範囲の軟部組織損傷，骨折，胸腔内臓器損傷を生じていることもあるので慎重な観察が必要である．[801] ⇨参胸部穿通性損傷→769

胸部フィステル形成術⇨同胸部造瘻(ろう)術→769

胸部壁側リンパ節　parietal lymph nodes of thorax　胸郭リンパ節の1つで，胸骨リンパ節，横隔膜リンパ節，肋間リンパ節に分けられる．主に大胸筋，小胸筋，乳腺深部，肋間筋などからのリンパ流を集める．[1221]

胸部誘導　chest lead　心電図標準12誘導のうち，左手，右手，左足を抵抗を介して結合した基準電極として，探査電極を心臓に近い前胸部から左側胸部に置いて各誘導点の電位差を記録する誘導法．単極誘導で前胸部から順にV_1〜V_6(まれにV_{3R})の6誘導がある．これに対して，標準肢誘導は，四肢双極誘導(Ⅰ,Ⅱ,Ⅲ誘導)，四肢単極誘導(aV_R, aV_L, aV_F)の6誘導がある．⇨参標準肢誘導→2489

共分散分析　analysis of covariance；ANCOVA　分散分析の一部門と考えることができる．測定に影響を与えるものとして量的な既知の変数を取りあげる場合には，統計的扱いは測定値の既知変数への回帰も考慮したものとなる．特に仮説検定においては，測定値の既知変数の共分散が計算に含まれてくるので，共分散分析という．共分散分析と分散分析とは，線形モデルの立場からはまったく同じ原理で取り扱うことが可能であり，その識別は計画行列の中に既知の量的変数が含まれているか否かによる．共分散分析を用いることによって，検定の精度が上がるのみでなく，別の要因が偏りとして働き，それを実験的にコントロールできないような相関的研究のデータの調整に役立つことが多い．[980] ⇨参分散分析法→2605

胸壁腫瘍　chest wall tumor　胸壁に発生する腫瘍で，悪性腫瘍と良性腫瘍がある．腫瘍には神経線維，脂肪組織，線維芽組織，血管，リンパ管などに由来する腫瘍と，骨・軟骨に由来する腫瘍がある．骨組織由来の良性腫瘍には線維性骨異形成，骨軟骨腫，軟骨腫，好酸球性肉芽腫などがあり，悪性腫瘍には軟骨肉腫，骨肉腫，骨髄腫，ユーイングEwing肉腫などがある．軟部組織に由来する良性腫瘍には線維腫，脂肪腫，血管腫，神経鞘腫などがあり，悪性腫瘍には悪性線維性組織球腫，横紋筋肉腫，脂肪肉腫，神経線維肉腫などがある．以上の腫瘍は原発性腫瘍であり頻度としては低い．それに対して，肺癌，乳癌，腎癌の転移による病変や隣接臓器からの浸潤による転移性腫瘍の頻度は高い．胸壁腫瘍は疼痛を伴う腫瘤の触知が特徴的である．確定診断は組織診断でしか得られず，通常根治術を準備したうえで試験切除を行う．治療は胸壁の広範囲切除と化学療法と放射線療法を組み合わせて行う．[494]

胸壁静脈血栓性静脈炎⇨同モンドール病→2832

胸壁動揺　flail chest⇨同動揺胸壁→2135

胸壁冷膿瘍　cold abscess of chest wall　結核菌が肺病巣から血液を通じて血行性に運ばれて，胸壁に病巣をつくったもの．椎体などの骨が最初におかされ病巣が波及し肉芽と乾酪様組織が形成され，周囲に膿瘍を伴う．この膿瘍は発赤や熱感，疼痛などの炎症の徴候を伴わないことから冷膿瘍と呼ばれる．確定診断は膿瘍の生検による穿刺液からの結核菌の検出による．基本的な治療は抗結核薬での保存療法であるが，治癒不良例や治療期間短縮のために膿瘍切開術などの手術療法を行い内容物の除去を行うこともある．[494] ⇨参結核性膿瘍→896

胸壁瘻(ろう)　thoracic fistula　臓器が体外や他の臓器とつながるときにできる穴(孔)を瘻孔といい，胸壁瘻は体表と胸腔を交通する瘻孔．その原因としては外傷，結核，アクチノミセス症，ノカルジア症などの感染症の膿瘍形成後，先天性のものなどがある．いずれの場合も内科的治療は困難で，原疾患の治療と瘻孔の外科的治療が必要となる．[494]

胸膜　pleura　胸郭の内側にあって，肺および胸郭表面を覆う漿膜．肺を覆う臓側胸膜(肺胸膜)，胸壁の内側を覆う壁側胸膜(肋骨胸膜，横隔胸膜，縦隔胸膜)がある．[953]

莢膜(きょうまく)　capsule　微生物，特に細菌細胞の最外側にある粘稠性の層で，菌体内から分泌された多糖体やポリペプチドなどがその構成成分．莢膜をもつ細菌は，食細胞の貪食作用や補体の溶菌作用に抵抗性がある．また莢膜は抗原性があり，莢膜抗原(K抗原)の特異性により菌の血清型別が行われる．真菌ではクリプトコッカス *Cryptococcus*，細菌では肺炎連鎖球菌，インフルエンザ菌，炭疽菌，百日咳菌などが代表的な莢膜産生微生物．[324]

強膜　sclera　眼球外膜の後方の約5/6を占める滑らかな強靱な線維性膜で，眼内圧を受け止めて眼球の形を保つ．強膜角膜移行部で内面に近い部分にある強膜静脈洞(シュレムSchlemm管)は眼房水の流出にあずかり，毛様体静脈に連絡している．血管が少なく白目の部分に相当する．[154] ⇨参眼球→576

強膜圧迫子　scleral depressor　眼底検査時に，鋸状縁や毛様体扁平部など周辺部を観察するために強膜を圧迫する際に用いる専用の器具のこと．双眼倒像検眼鏡を検者の頭に装用し，片手に集光レンズを持ち，もう片方の手に持った強膜圧迫子で眼底周辺部を圧迫しながら観察する．[480]

強膜炎　scleritis　強膜の炎症で，びまん性前部強膜炎，結節性前部強膜炎，壊死性前部強膜炎(炎症性と非炎症性)，後部強膜炎の4つに分類される．びまん性，結節性，壊死性の順に重症となる．結節性は充血の中に隆起した結節がみられ，壊死性は壊死した強膜を通して奥側のぶどう膜組織が透見されることにより，青色を呈する．強膜炎の約50%に全身疾患を合併するため，血液検査を中心とした全身検索が重要．全身疾患には，関節リウマチや全身性エリテマトーデス(SLE)などのほか，眼部帯状疱疹や梅毒，結核，痛風などが知られている．また，眼手術後に起こることもある．自覚症状は，結膜や強膜の充血と強い眼痛で，角膜炎や虹彩毛様体炎を合併することもある．治療は強膜炎の型に応じて行う．びまん性あるいは結節性の前部強膜炎は，ステロイド剤の点眼や非ステロイド系抗炎症薬の内服を行う．無効例ではステロイド剤の全身投与を行う．

ステロイド剤の全身投与が無効な症例には，免疫抑制薬の投与を考慮する必要がある．炎症性の壊死性前部強膜炎では，まず副腎皮質ホルモン剤の全身投与を行い，抵抗性の症例に免疫抑制薬の投与が行われる．非炎症性の壊死性前部強膜炎は有効な治療法が確立されていない．後部強膜炎は炎症性の壊死性強膜炎に準じた治療を行う．壊死性強膜炎では強膜や角膜穿孔を起こし，視力予後は不良のことがある．[651]

胸膜炎

pleurisy，pleuritis ［肋膜炎］

【概念・定義】胸膜腔に限局する炎症性疾患．原因として最も多いのは**結核菌**による結核性胸膜炎であり，その他，肺炎球菌，黄色ブドウ球菌，連鎖球菌など多くの細菌により発症する．急性に経過し治療により治癒する急性胸膜炎と，治癒が遷延し長期間持続する慢性胸膜炎とがある．通常一側の胸膜に発症する．膠原病の肺病変に伴い胸膜炎を発症することもある．胸膜の癌や他臓器の癌の胸膜転移による癌性胸水貯留を癌性胸膜炎ということもあるが，厳密には炎症ではないので胸膜炎というべきではない．通常，胸膜の炎症に滲出液による胸水の貯留を伴う滲出性胸膜炎が多い．胸水を伴わない胸膜炎を乾性胸膜炎という．

【症状・徴候】胸膜炎では細菌による胸膜腔内感染があるため，炎症性の発熱，咳，病側の胸痛があるが，痰はない．**胸水貯留**による肺圧迫により**呼吸困難感**を伴うことがある．胸部X線検査で病側の下部に胸水貯留を認める．胸水は側臥位で下方に移動するので流動性の胸水であることが確認される．CTスキャン検査でも仰臥位で背部に水平面をもっていて，胸水であることが確認される．胸腔穿刺により胸水を採取し，肉眼的検査，化学的検査，顕微鏡的検査，細菌学的検査などを行う．結核性胸膜炎では胸水は黄色，透明で粘稠性は低い．比重は高く，タンパク濃度も高い．細胞学的検査ではリンパ球が少数認められる．細菌学的には結核菌はあまり検出されない．化膿性胸膜炎では胸水は白色膿性で，粘稠性で，悪臭があることがある．このような状態を**膿胸**という．比重が高く，タンパク濃度も高い．細胞学的には好中球が多数あり，赤血球がまじっていることもある．細菌学的には黄色ブドウ球菌を検出したり，その他の原因菌を検出することもある．

【治療】胸水量が多く，肺を圧迫しているときには胸水を穿刺排液し，呼吸不全を解除する．胸水検査で胸膜炎の原因を確定し，できるだけ排液したのち起炎菌に対する抗生物質を注入する．胸水が膿性で粘性が高いときには生理的食塩水で胸腔内をよく洗い，起炎菌に対する抗生物質を注入する．この治療を炎症が治まるまで繰り返す．治療が成功すれば胸水貯留が止まり，発熱がなくなり，炎症症状が消失して治癒する．しかし炎症が治癒せず，慢性化して胸水が残留し，胸膜が癒着し肥厚して肺の活動を障害し，呼吸障害を後遺症として残すことがある．[953]

胸膜炎の看護ケア

【看護への実践応用】胸痛や咳嗽を伴い，呼吸困難を呈し，胸部X線上，胸水貯留を認めることがある．その他，全身倦怠感，発熱などの症状を呈する．胸痛は不定期に持続すると考えられているが，肺炎に伴う胸膜炎の場合，激痛を生じることもあり，心筋梗塞などの心疾患との鑑別が必要となる．その他の胸部所見として，打診では鼓音や濁音，聴診においては胸膜摩擦音が認められる．一般状態やバイタルサインの観察を行い，胸痛や呼吸困難による苦痛の軽減を図ること，また呼吸困難は死の恐怖をいだくことが多いため，不安や恐怖を軽減するよう接することが大切である．諸検査の必要性の説明や検査結果，治療や看護方針の説明を行うことにより正確な情報を提供し，不安の軽減に努めることも必要である．癌や結核が原因であることが多いため，疾患についての十分な説明を行い，家族の協力を得て日常生活援助や精神的ケアに留意する．胸水量によっては胸水穿刺を行い，ドレナージを行う場合もあるため，穿刺部位の痛みの軽減，挿入部位の感染予防に努める．[793] ⇨参胸膜炎→771

胸膜外気胸 extrapleural pneumothorax ①外傷や縦隔気腫に伴い，胸膜外に空気が貯留した状態．②肺虚脱療法として以前は肺結核の治療目的に人工気胸として用いられたが，化学療法が出現してからは行われていない．[234] ⇨参虚脱療法→784

胸膜外徴候⇨同extrapleural sign→48

胸膜陥入像 pleural indentation 胸部画像検査の所見用語．瘢痕性収縮などにより肺腫瘤近傍の胸膜が腫瘤内方に引き込まれ，線状あるいはテント状の形態を示す所見．肺腺癌の特徴であるが，炎症性腫瘤でもみられることがある．肺腺癌では病変の進展に伴って中心部に瘢痕様組織が形成され，中間部に肺胞壁間質の増生が生ずることにより胸膜陥入像が形成される．[177]

胸膜腔 pleural cavity 胸膜を構成する臓側胸膜と壁側胸膜間にある間隙．少量の胸膜液を含有し，膜の摩擦を防ぎ，呼吸運動を円滑にしている．[953]

胸膜腔穿刺 pleural puncture⇨同胸腔穿刺→753

胸膜腔穿刺法⇨同胸腔穿刺→753

胸膜腔内圧 intrapleural pressure⇨同胸腔内圧→753

莢膜(きょうまく)抗原 capsular antigen ［K抗原］ 細菌の菌体抗原であるO抗原の表層を覆っている莢膜や粘液などの多糖体からなる抗原で，K抗原ともいう．ほとんどのK抗原は易熱性で，O抗原の凝集反応を阻害．腸内細菌科の大腸菌やクレブシエラ *Klebsiella* などでは，同一種でも型の異なるK抗原があるため，血清型分類に利用される．[324]

莢膜(きょうまく)細胞腫 thecoma，theca cell tumor 卵巣の性索間質性腫瘍の1つ．通常は良性の線維様腫瘍で，主に莢膜細胞類似の細胞からなり，これらの細胞集団が性索成分により囲まれる．ホルモン産生腫瘍と呼ばれ，エストロゲンなど性ステロイドホルモンを産生することがある．[998] ⇨参顆粒膜細胞腫→556

強膜篩状板⇨同篩(し)状板→1288

胸膜腫瘍 pleural tumor 胸膜に発生する腫瘍で原発性と転移性に分類される．大部分は転移性であり，肺癌，胸腺腫，腎癌などを原発とするものが多い．原発性には良性と悪性があるがその鑑別は難しい．悪性の代表的疾患は悪性胸膜中皮腫で，石綿(アスベスト)の曝露と密接に関係し，曝露後40年前後で発症する．アスベスト消費大国であった日本では今後患者数の増加が予想されている．胸痛，胸水貯留による呼吸困難で発見されることが多く，診断には胸水細胞診，胸膜生検などが行われるが，肺癌との鑑別は困難．外科的切除ができない例がほとんどであり，化学療法が試みられているが，予後はきわめて不良でシスプラチン，ペメトレキセドナトリウム水和物の併用で平均生存期間は13か月程度である．[234]

胸膜滲出液　pleural exudate⇨同滲出性胸水→1555

胸膜生検　pleural biopsy　胸膜疾患の診断のために行われる検査手技．方法としては経皮的針生検，胸腔鏡下生検，開胸生検などがあり，容易な点から経皮的針生検が普及している．針生検の適応は胸膜への悪性腫瘍の浸潤や転移，炎症性・肉芽腫性病変が疑われる場合で有用である．また，胸水貯留疾患の際，胸水のみでは診断がなされていない場合にも有用．[494]

胸膜石灰化　pleural calcification　陳旧性の胸膜疾患を示唆する胸部X線写真での所見用語．陳旧化した病変は組織の壊死や変性を伴い石灰化する．石灰化した組織はカルシウム密度が高く，X線をよく減弱(吸収)するため周囲の軟部組織や空気とのコントラストが明瞭になる．胸膜石灰化の鑑別診断には病歴と職歴が重要になる．石綿(アスベスト)曝露者の検診では胸膜石灰化が多くみられる．胸膜石灰化を認める患者には石灰化以外のX線所見にも十分留意する必要がある．[234]

強膜切開術　sclerotomy　強膜を切開すること．白内障や硝子体手術など眼内操作が必要な手術や緑内障手術など多くの手術で行われる．[257]

莢膜(きょうまく)**染色法**　capsule staining　微生物の莢膜を観察するときに用いられる染色法．ヒスHiss法，タイラーTayler法などがある．ヒス法で染色すると菌体は濃紫色，莢膜は薄い青色に染まる．またクリプトコッカス *Cryptcoccus* の莢膜は墨汁法などの陰影染色で観察できる．[324]

強膜短縮術　scleral shortening　網膜剝離に対する手術方法の1つ．強膜を角膜輪部と平行に2列に切開し，その間を縫い込むことによってシリコーンスポンジなどの道具を使わずにバックリング効果を得る手技．しかし，最近ではほとんど行われていない．[257]

胸膜中皮腫　pleural mesothelioma　胸膜中皮細胞より発生する腫瘍．中皮腫の80%は胸膜に原発する．良性と悪性があり，悪性胸膜中皮腫は石綿(アスベスト)の吸入曝露と強い関連を有し，石綿曝露40年前後で発症する．男性に多い．胸痛，胸水貯留による呼吸困難，咳，全身倦怠を初発症状とする．胸水中のヒアルロン酸が上昇しているときは胸膜中皮腫を疑うが，確定診断は胸膜生検による病理診断にて行う．胸膜に限局している時期には外科的切除が行えるものの，大半の症例では進行しているため化学療法が行われるが，予後はきわめて不良である．[234]

胸膜痛　pleurodynia　炎症が壁側胸膜に及んだ際に生じる胸の痛み．胸膜には胸壁の内張りである壁側胸膜と肺表面を覆う臓側胸膜があり，壁側胸膜は肋間神経が支配するため炎症が波及すると強い痛み(胸膜痛)を感じるが，臓側胸膜には知覚神経が分布しないため感受性が低い．また，肺疾患があっても肺自体は痛みを感じず，炎症が肺から壁側胸膜に及んで初めて痛みを自覚する．胸膜痛は感染による胸膜炎，結核による膿胸，癌の浸潤などでみられ，咳，くしゃみ，深呼吸などの呼吸運動で増悪する．[897]

強膜内陥術⇨同強膜バックリング→772

胸膜肺炎菌様微生物⇨同マイコプラズマ〔属〕→2726

胸膜肺摘除術　pleuropneumonectomy　壁側胸膜に沿って剝離を進め，肺に胸腔(胸膜腔)をつけた形で肺と胸膜を一塊として摘出する術式．横隔膜は筋性部分の一部を除いて切除されてしまうことが多い．適応は胸腺腫の胸膜播種，胸腔内に限局している胸膜中皮腫，荒蕪(こうぶ)肺を伴う慢性膿胸に限られる．肺癌の胸膜播種は本術式を行っても予後は不良であるため適応とされない．慢性膿胸でも肺の状態がよければ肺剝皮術が選択され肺を温存する．[460]

強膜バックリング　scleral buckling　［強膜内陥術］　網膜剝離に対する手術の1つ．シリコン素材を強膜表面に縫いつけ，強膜を眼内へ内陥させる手技．網膜裂孔の閉鎖と硝子体牽引の解除が目的．症例に応じて部分的バックリングや輪状締結術が行われる．[257]

強膜破裂　rupture of sclera　［強膜裂傷］　殴打やボールによる打撲などの鈍的外傷で，眼球に瞬間的に強い圧力が加わったために強膜が破裂した状態．外眼筋付着部で破裂することが多い．感染および硝子体などの眼球内容脱出を回避するために，手術を早急に行う必要がある．[1250]　⇨参眼球破裂→578

胸膜反射　pleural reflex　胸腔穿刺や胸膜生検時の刺激によって生じる迷走神経性のショック，胸膜ショックともいう．冷汗，顔面蒼白が胸膜ショックの初発症状である．[897]

強膜ぶどう腫　scleral staphyloma　強膜の炎症などにより強膜が菲薄化し，その部分から，ぶどう膜が膨隆し，外側からぶどう膜が青黒色に透見される状態．線維芽細胞増殖阻害薬併用の翼状片手術後や強膜炎発症のあとにみられることが多い．ぶどう腫が角膜部分に生じたものを角膜ぶどう腫という．[651]

莢膜(きょうまく)**膨化反応**　capsular swelling reaction　［クエルング反応］　ある種の細菌とその細菌の莢膜に対する抗体を含む抗血清を混合したとき，細菌莢膜が膨化する現象．肺炎球菌，インフルエンザ菌，髄膜炎菌，連鎖球菌など，病原性細菌の同定に用いられる．[324]

胸膜摩擦音　pleural rub　肺の聴診において，雪を踏んだときに聞こえる「ギューギュー」といった異常な摩擦音．壁側胸膜と臓側胸膜が摩擦によって生じ，吸気終末から呼気初期に，あらいこすれるような音として聞こえる．胸膜炎，腫瘍や外傷でも聴取される．[953]　⇨参呼吸音→1079，ラ音→2893，水泡音→1628

強膜裂傷　scleral rupture⇨同強膜破裂→772

業務上疾病　prescribed industrial disease, illness in course of employment　［職業起因性疾病］　業務が直接原因となって労働者に起こった疾病．法制上では労働行政によって，職業病と災害性中毒などのうち一定の要件を満たすとして認定されたものをいう．認定された労働者には，「労働者災害補償保険制度」により事業者と国が療養費，補償などを負担する．業務上疾病の範囲は「労働基準法施行規則」第35条の規定により，業務上の負傷に起因する疾病，物理的因子による疾病，身体に過度の負担がかかる作業態様に起因する疾病，化学物質などによる疾病，粉塵に起因する疾病(塵肺および塵肺合併症)，細菌，ウイルスなどの病原体による疾病，癌原性物質，癌原性因子または癌原性工程における業務による疾病，その他に分類される．疾病者数の内訳は，減少傾向にあるものの負傷に起因するものが依然圧倒的に多い．[1603] ⇨参塵肺(じんぱい)症⇀1596

業務独占 exclusive license 医師，歯科医師，薬剤師，保健師，助産師，看護師については，正規の資格を得た者以外はおのおのの業務をしてはならないと法で規定されている．これを業務〔の〕独占という．「医師法」では「医師でなければ，医業をなしてはならない」(第17条)とし，「保健師助産師看護師法」では非保健師の業務禁止(第29条)，非助産師，非看護師，非准看護師の業務禁止(第30-32条)が明記されている．[1410] ⇨参名称独占⇀2792

業務別看護⇨同機能別看護⇀701

共鳴説《ヘルムホルツの》⇨同ヘルムホルツの共鳴説⇀2640

共役⇨同呼吸酵素系⇀1081

共役塩基 conjugate base 生体緩衝系において，弱酸と組み合わさり緩衝を担当する塩基．例えば，弱酸HAが酸H^+と塩基A^-に解離した場合には，塩基A^-を共役塩基という．すべての酸に対応する共役塩基が存在する．[1230]

共役輸送 coupled transport 生体膜を通過する物質輸送の中で，1種類の担体が2つ以上の異なる物質を同時に輸送することをいう．異なる物質の移動方向が同じ場合を共輸送，異なる場合を対向輸送という．[1335] ⇨参能動輸送⇀2309

共有結合 covalent bond ［電子対結合］ 原子同士が1対または複数の電子対を互いに共有してつくるような化学結合をいう．そのため電子対結合とも呼ばれる．これは一般に水素原子(H)や酸素原子(O)などの電気陰性度が同じかもしくは似ている原子間につくられる．例えば価電子をコロン(：)で表すと，H-H，O=O分子の電子配置は，H：H，O∷Oとなり，このような電子対の共有により安定な電子配置となっている．[1559]

共優性遺伝 codominant inheritance ある遺伝子対についてヘテロ接合である個体において対立遺伝子の両者がともに等しくその形質を発現する遺伝様式．ABO式血液型やMN式血液型はその代表例．[368]

共有精神病性障害 shared psychotic disorder 〔F〕folie à deux ［共有妄想性障害］ 精神疾患をもつ患者と親密な関係にある周囲の人が，患者に影響され，その患者の妄想と同一あるいは類似した妄想を生じること．DSM-Ⅳで採用された診断カテゴリーで，従来の診断基準では二人組精神病，感応精神病などが含まれる．発端者と感応者が1人ずつの二人組精神病が多いが，3人から多数になることもある．閉鎖的で被暗示性の強い同居家族に多く生じる．発端者が精神病者，感応者が健常者で，2人の分離により，感応者の精神病症状が消退する場合が多い．[973]

共有妄想性障害 shared paranoid disorder⇨同共有精神病性障害⇀773

共輸送 cotransport ［等方輸送，シンポート］ 生体膜を通過する共役輸送の中で，異なる物質が同じ方向に輸送される場合をいう．[1335] ⇨参共役輸送⇀773

胸腰椎圧迫骨折 thoracolumbar compression fracture, compression fracture of the thoracic and lumbar spine ［脊椎椎体圧迫骨折］ 胸椎と腰椎の圧迫骨折．動的・静的負荷の大きい胸腰椎(T_{11}～L_1)に多発する．骨粗鬆症に伴い椎体内海綿骨が粗となった高齢女性に多く，軽微な外力でも骨折を生じる．若年者では高所からの転落や交通事故によるものが多い．骨折による破片が脊柱管内の神経を圧迫すると，下肢のしびれ，痛みあるいは麻痺が生じる．変形が軽度で神経症状を伴わない場合は外固定や消炎鎮痛薬を投与し，椎体楔状変形などを伴う場合は，受傷早期に整復させるベーラー法などの保存的治療を行う．神経麻痺合併例や増悪傾向では除圧術や内固定が必要となる．

供与体 donor 自身の構成部分の一部を他の物質に受け渡すことのできる物質．例えばATP(アデノシン5′-三リン酸)は，キナーゼによるタンパク質リン酸化の際に，リン酸基をタンパク質に受け渡すのでリン酸基供与体として働いている．[1257]

協力筋⇨同共同筋⇀765

強力精神安定薬⇨同抗精神病薬⇀1023

協力発癌 syncarcinogenesis ［協同発癌］ 発癌物質には癌形成をするための閾値がありそれ以下では癌化に至らないが，閾値以下の2種類の発癌物質を同時性もしくは異時性に与えた場合に癌発生をみるという実験事実に基づき，中原和郎が1960年代に提唱．ヒトにおいても非常に弱い発癌作用しかもたない外来性の化学物質，内在性のホルモン，物理的障害およびウイルスにより発癌に至るという説．[470]

巨核芽球 megakaryoblast, megacaryoblast ［骨髄巨核芽細胞］ 形態学的に認識される最も未熟な巨核球系細胞をいう．巨核球系細胞は造血幹細胞がサイトカインの1つであるトロンボポイエチンにより分化して生じる．大きさは直径15-50 μmで，細胞質は乏しく好塩基性で顆粒はない．核は大型で円形ないし腎形で，核網は繊細で1-2個の核小体を認める．正常の骨髄塗抹標本では一般にはみられないことが多い．[1481]

巨核球 megakaryocyte, megacaryocyte ［骨髄巨核球，巨核細胞，トロンボブラスト］ 骨髄にみられる巨核芽球が分化した直径35-160 μmの大型細胞．内分裂の繰り返しにより倍数体が進み，核酸量，直径は大きくなる．細胞質は豊かで好塩基性を失い，多数の微細なアズール顆粒が均等に分布．血小板を産生する母細胞であり，その胞体が突起を形成し，骨髄類洞内に胞体突起を伸ばすようになり，先端がちぎれることにより血小板となり，洞様毛細血管 sinusoidal capillary に出ていくと考えられている．[1481]

巨核細胞⇨同巨核球⇀773

巨顎症 macrognathia ［大顎症］ 上顎，下顎において成長発育での著しい過成長により生じた形態的異常．下顎においては前下方の突出，オトガイ(頤)部の過長がみられ著明な下顎前突を呈す．全身的にみると四肢末端肥大を併発していることが多く，原因として内分泌系の異常との関連が考えられる．治療は顔面の形態学的分析のもと外科的矯正治療(顎矯正手術など)が行われる．[608]

寄与危険度 attributable risk；AR ある要因の曝露群と非曝露群の健康事象(疾病)発生率の差．曝露群において健康事象が起こる割合のうち，その要因の曝露の寄与により発生したと考えられるものともいえる．集団の大きさにより適宜，人口100，1,000，10万人当たりの率で示す．要因に曝露したことで，寄与危険度だけ発生が増加したことを示す．予防の効果を推定して，優先順位を決めるときによく用いる．喫煙の肺癌と心筋梗塞への影響を考える場合，影響の強さを示す相対危険度は肺癌のほうが大きいが，心筋梗塞のほうが発生率が高いため，寄与危険度は心筋梗塞のほうが大きくなり，禁煙による発生率の減少は心筋梗塞のほうがより大きい．[467]

寄与危険度割合 attributable risk percent；ARP 寄与危険度を曝露群の発生率で除した値．その要因がなければ，曝露群における健康事象(疾病)発生率がどれだけの割合減少するかを示す指標．定義からわかるように，要因曝露群に注目したもの．予防の効果を推定して，優先順位を決めるときによく用いる．(相対危険度−1)/相対危険度と，相対危険度だけで計算できる．[467] ⇨参寄与危険度→773

虚偽診断書作成 医師が公務所に提出すべき診断書，検案書または死亡診断書に虚偽の記載をした場合には，虚偽診断書等作成の罪(刑法第160条)で3年以下の禁錮または30万円以下の罰金となる．国公立の施設の医師(公務員)が作成した虚偽文書については虚偽公文書作成等の罪(刑法156条)が適用される．[1410]

虚偽性障害 factitious disorder 意識的・意図的に身体疾患，精神疾患のまねをするあるいはつくり出すが，その目的や動機が現実的な利得ではなく患者の役割を演じることそのものにある病態．かつてミュンヒハウゼン症候群 Munchausen(ドイツ語では Münchhausen と表記) syndrome と呼ばれた病態もこの一群．例えば，単に入院するためだけにナイフで指を切り，その血液を尿に混ぜ「血尿」のための検査入院をするなど．また，自分の子どもに疾病を捏造し，その子を医療機関に連れて行ったり入院させたりする親も虚偽性障害であり，代理人によるミュンヒハウゼン症候群 Munchausen syndrome by proxy と呼ばれ，児童虐待の一種．[1606] ⇨参ミュンヒハウゼン症候群→2775

挙筋 levator 筋の働き(作用)に基づく分類では，挙筋は関節のそれぞれを引き上げることに関与する筋の総称．関節を引き下げる下制筋とは互いに拮抗する．挙筋としては，上まぶたをもち上げる上眼瞼挙筋や，骨盤隔膜(尿生殖隔膜)を挙上する肛門挙筋や肩甲挙筋，上唇挙筋などがある．[636]

極 pole, polus ［分裂極］ ①器官または個体に対称的にある軸の2点．②赤道から最も遠い地球上の2点の一方．③電池または磁石における正反対の力が何よりも大きい2点の一方．[943]

棘果間距離 spina malleolar distance；SMD 上前腸骨棘と同側の足関節内果を結ぶ距離のことをいい，臨床的に脚長の評価としてよく用いられる．骨盤に対し両下肢を対称的に置いて測定する．左右の棘果間距離(SMD)に差があれば，脚長差があるとし，一側の股関節脱臼などを疑う．[1596] ⇨参脚長差→709

極期 stage of acme 疾患が示す臨床症状または徴候過程で，その臨床症状または症候が最強点に達している時期．[943]

極型ファロー四徴症 extreme tetralogy of Fallot⇨同心室中隔欠損を伴う肺動脈閉鎖→1552

棘口吸虫目⇨同棘口吸虫類→774

棘口吸虫類 Echinostomatidae ［棘口吸虫目］ 棘口吸虫科に属する吸虫類で多数の種類が知られている．成虫はその種類により哺乳類，爬虫類，鳥類，魚類などに感染する．第1中間宿主は淡水産の小型の貝(モノアラガイなど)，第2中間宿主は淡水産の魚類や両生類．ヒトにも病原性を示すものがあり，ヒトは幼虫であるメタセルカリアが感染した中間宿主を経口摂取することで感染し，小腸に寄生して下痢や腹痛などを起こすことがある．[288] ⇨参モノアラガイ→2827

極興奮の法則 law of polar excitation ［極性興奮の法則］ 神経や筋に電極を当てると，通電開始時には陰極で興奮が起こり，通電終了時には陽極で興奮が起こること．これは陰極において細胞膜が脱分極，陽極において過分極するため．陰極閉鎖興奮は脱分極が閾値に達した場合に起こる．陽極開放興奮はチャネルの不活性化の解除が関与する．[1274]

局在症状 focal sign⇨同巣症状→1817

極細胞 polar cell, polocyte⇨同極体→777

棘細胞癌 prickle cell cancer ［有棘細胞癌，扁平上皮癌］ 扁平上皮癌と同義で，皮膚や粘膜などに発生する悪性腫瘍．皮膚においては表皮を形成する扁平上皮由来の悪性新生物で，代表的な皮膚癌の1つ．かたい結節や噴火口様の潰瘍を形成し，拡大・進行する．発癌因子として，紫外線，放射線，ヒ素などが考えられ，欧米では紫外線による露光部発生例が圧倒的多数を占めるが，わが国では熱傷瘢痕，慢性潰瘍，慢性放射線皮膚炎などの瘢痕組織を発生母地とするものが多い．治療は外科的切除によるが，進行例では放射線治療や化学療法が併用される．[850]

極座標表示 polar display⇨同ブルズアイ表示→2586

局所アナフィラキシー local〔ized〕 anaphylaxis 局所におけるアナフィラキシー反応．即時型アレルギーに重要な IgE を含む血清を皮内に投与して感作させ，24-48時間後，さらに原因抗原を投与することにより，皮膚において人工的に局所アナフィラキシーを起こす検査を受身皮膚アナフィラキシー〔passive cutaneous anaphylaxis(PCA)反応〕と呼ぶ．これは血清 IgE を検索する目的にも応用されている．[1370] ⇨参アルサス現象→192

棘上筋腱炎 supraspinatus tendinitis ［棘上筋腱付着部炎］ 肩関節部痛の原因の1つ．肩甲骨と上腕骨を結ぶ4つの筋からなる腱板の1つである棘上筋は，肩甲骨肩峰と上腕骨頭の2つの骨にはさまれるため，肩関節挙上時に圧迫やストレスを受けて炎症を起こしやすい．特に上腕骨大結節の筋付着部が好発部位である．また，変性した棘上筋腱は，石灰沈着性腱板炎，肩峰下インピンジメント症候群，腱板断裂の原因となる．[1442]

棘上筋腱付着部炎⇨同棘上筋腱炎→774

偽翼状片 pseudopterygium 化学熱傷や角膜潰瘍によって球結膜組織が角膜に侵入し，翼状片様の瘢痕組織が形成されたもの．[888]

局所応答⇨同局所反応→776

局所温熱療法《癌治療における》 regional(local) hyperthermia 癌細胞は正常細胞に比べれば温熱感受性が高いことが知られている．癌組織に備わっている低酸素状態，低栄養状態，低 pH の状態は，温熱の細胞に対する致死効果を高める絶好の条件であること，また加温すると正常組織の血流は増加するが腫瘍組織では低下し，より高温になるため殺細胞効果が高まることなどが知られている．すなわち温熱療法は，組織や臓器温度を人為的に適度に上昇させることにより，正常組織にはほとんど障害を与えずに癌の制御を図る治療法である．臨床応用が試みられているものに，高周波やマイクロ波による食道癌，直腸癌，肝細胞癌，肺癌，乳癌，脳腫瘍，軟部肉腫などの加温や，胃癌や大腸癌などの腹膜播種例などに抗癌剤とともに加温した生理食塩水を腹膜灌流することなどが行われている．また放射線治療や癌化学療法の効果を高めることなどが知られ，放射線抵抗性であるS期において温熱療法は細胞致死効果が高いため，放射線療法との相補効果を期待した併用療法が行われたり，シスプラチンなどの抗癌剤の効果増強が知られており，化学療法との併用も行われている．[541] ⇨参温熱療法→421，温熱放射線療法→421

局所解剖学 regional anatomy，topographic anatomy 解剖学の分野の1つ．身体のある一定の部位(例えば，手，顔というような局所的な部位)について，骨格，筋，血管，神経などの相互の位置関係，および体表面との関係を詳細に研究する学問．骨系，筋系，神経系，循環系など身体全体を系統づけて考察する系統解剖学(記載解剖学)と対比される．[1044] ⇨参系統解剖学→867

局所回路説 local circuit theory 細胞の一部が興奮すると，興奮部位とその周辺の非興奮部位を局所的に電流が流れること．[1274]

局所仮死 local asphyxia，local syncope 通常はレイノーRaynaud現象によって生じる局所循環不全により，指趾先端を中心に紫藍色に呈色し，知覚などが障害された状態．この状態が長く継続すると指尖部は局所壊死に陥ることがある．[943]

局所感染 local infection 病原性微生物の増殖と病変が体内の侵入局所付近に限局して起こる場合をいう．例えば，細菌感染症では傷口汚染から始まる限局性皮下膿瘍(主としてブドウ球菌)，ウイルス感染症において呼吸器粘膜に限局される感冒(上気道炎)，あるいは真菌感染における皮膚真菌症などがある．[206]

局所灌流法 regional perfusion ［閉鎖性局所持続洗浄法］化膿性骨髄炎や化膿性関節炎，長管骨骨髄炎などの細菌感染性疾患の治療法の1つ．病巣掻爬術後，二重管チューブ(流入，排出)を局所に留置し，炎症の沈静化を図る方法．生理的食塩水にアミノグリコシド系やセファロスポリン系の有効抗菌薬を加えた洗浄液で，1-2週間の持続灌流洗浄を続ける．MRSA(メチシリン耐性黄色ブドウ球菌)が起炎菌の場合はバンコマイシン塩酸塩，ポビドンヨード，酸性水などで洗浄を行う．排出液の細菌培養により，排菌の消失を確認したら抜管する．排菌が続く場合は，必要に応じて抗菌薬を変更するか二次的掻爬術を追加する．経過をみて抗菌薬の全身的投与も併用する．[827]

局所産生免疫複合体性糸球体腎炎 *in situ* immune complex glomerulonephritis 特定の臓器組織内(局所)で免疫複合体が形成されることにより発症した腎炎で，局所とはメサンギウム，内皮細胞，上皮細胞，基底膜を指す．腎は心拍出量の約25%を受け取り，両側腎の糸球体から約100 mL/分の血漿成分が濾過される．分子量6万9,000以上の血漿タンパクはほとんど濾過されないため，限外濾過膜として働く糸球体係蹄壁では局所的にマクロ分子が高濃度となり沈着しやすい状態になる．このように糸球体はその構造的特徴から免疫複合体の沈着しやすい微小血管であり，また糸球体内での免疫複合体の沈着部位が糸球体病変を大きく左右すると考えられている．[858]

局所酸素抽出率⇨参酸素抽出率→1211

局所所見 local finding 頭部，顔，項頸部，胸部，腹部，脊柱，四肢，神経系というように，からだを系統的または慣用的に区分して診察し，得られた所見．外来初診時あるいは入院時にはもれなく所見をとることが大切．部位ごと，器官ごとの診察でもそれぞれ記載すべき項目がある．[1070]

局所振動障害 local vibration syndrome ［手腕振動障害］業務上，身体の特定の部位に振動が伝わる作業をすることによって生じる感覚神経系や筋，腱などに生ずる健康障害．産業現場で使用される機械や装置，工具の中には，振動を発生させることによって作業を行うものと，作業や使用に伴って振動が非意図的に発生するものとがある．これらの振動が身体に伝播することによって生ずる多彩な症状を呈する健康障害を振動障害という．主に機械，工具を保持する手や腕といった局所に障害が起こる場合が多く，チェーンソー作業者の白蝋病が有名．振動障害の発症は，伝播する振動エネルギー，曝露時間，寒冷所での作業などの作業環境や作業条件に影響を受ける．手指の蒼白，しびれ，疼痛などの症状，レイノーRaynaud現象および局所の関節部の炎症，骨増殖，変形，壊死などが起こる．前者は振動による末梢神経および末梢血管への影響による末梢動脈の攣縮による一過性の血行障害，後者は振動エネルギーの直接作用によるものである．治療には，振動工具の使用を軽減または禁止し，手指の保温と寒冷からの保護が必要である．[1603]

局所性瘙痒(そうよう)症 pruritus localis ［限局性皮膚瘙痒(そうよう)症］ 皮膚表面に病変を伴わず，瘙痒だけを主訴とする状態．掻破により二次的な皮膚病変を形成する場合があるので，本症と原発疹とを混同しないことが重要．限局性の場合は陰部，肛囲に好発する．全身性瘙痒症と異なり，全身疾患に付随するデルマドロームとしてよりも，前立腺炎，尿道炎，カンジダ症，クラミジアなどの細菌や寄生虫感染，温度や湿度などの物理的刺激，尿道狭窄，痔，卵巣機能低下など局所の要因によることが多い．強迫神経症など精神的症状としてみられることもある．[235]

局所性多汗症 localized hyperhidrosis ［非温熱性発汗，精神性多汗症，情動性発汗］ 主として手掌，足蹠，腋窩，顔面，外陰部などに多くみられる限局性の多汗症．幼少期から認められる場合は体質的背景によるものが多く，大人では情動的側面によるものが多い．神経質な人に多くみられる．掌蹠の多汗症は若年男女に多く，精神的緊張やストレスで悪化する．制汗薬として塩化アルミニウムの外用や精神安定薬，自律神経調整薬の内服を行う．難治例では，胸腔交感神経節切除術が試みられる．[235] ⇨参精神性発汗→1682

局所性破傷風⇨同限局性破傷風→942

局所性浮腫⇨同限局性浮腫→942

局所的素因　local disposition　後天的素因のうち，からだのある部分が特定の疾病になりやすい状態のとき，それを局所的素因と呼ぶ．例えば，C 型肝炎を発症後に慢性活動性肝炎となり，20 数年経過して肝硬変症を発症する頃になると，そこに原発性肝癌を高率に発生してくる．この場合，C 型肝炎に罹患することが，慢性活動性肝炎，肝硬変症さらには原発性肝癌発症の局所的素因といえる．[943]

局所的肺機能検査　regional pulmonary function test　左右の肺あるいは小領域に分けて肺機能(換気，血流，ガス交換，血管透過性など)を測定する方法．かつては，カーレンス Carlens の気管チューブを挿入して左右肺別の分離呼吸機能として測定されていた．現在は，テクネチウム(^{99m}Tc)などの同位元素核種，ガスや粒子などの標識化合物が開発され使用されている．[177]

局所電流⇨回活動電流→532

局所脳血流量　regional cerebral blood flow；rCBF　脳組織を流れる血流量を局所的にとらえたもの．脳血流は自動的および代謝的に調節される．代謝性調節では CO_2 レベルが重要な要因で，その蓄積により脳血流量が増加する．神経活動が盛んな部分では局所的な CO_2 の蓄積により局所の脳血流が増大するため，神経活動の興奮を PET(ポジトロンエミッショントモグラフィー)により推定できる．[1230]

局所脳血流量測定　regional cerebral blood flow study；rCBF study　脳局所血流量の絶対値を測定する検査．まずキセノン 133(^{133}Xe)ガスを溶解した生理的食塩水を頸動脈から直接注入，または ^{133}Xe ガスを吸入させてそれを脳に到達させる．次に頭部表面に置いた検出器により局所の ^{133}Xe クリアランス曲線を測定して血流量を算出する．多検出器型のシングルフォトンエミッションコンピュータ断層(SPECT)装置を用いれば，脳血流の定量的な断層画像が得られる．また ^{123}I-IMP などの脳血流シンチグラフィーでも，動脈採血などにより放射性同位元素(RI)の血中濃度を測定すれば，血流の絶対量を算出できる．[737]　⇨参キセノン血流測定→690，脳血流シンチグラフィー→2297

棘徐波複(結)合⇨回棘波・徐波複合→777

棘徐波複合体　spike and wave complex⇨回棘波・徐波複合→777

局所反応　local response［局所応答，閾値下応答］　刺激部位に限局した細胞の脱分極性あるいは過分極性の電気的応答．例えば閾値付近の刺激を与えると，その部位に限局した電気変化が応答細胞に生じること．脱分極の応答でも閾刺激以下なので，活動電位は発生しない．[1274]

局所皮弁　local flap　皮弁作製部位を移植部位近傍に求める皮弁の総称．前進皮弁，横転皮弁，回転皮弁などが代表的．(図参照⇒ V-Y 皮弁→119，回転皮弁→447)[1246]　⇨参遠隔皮弁→373

局所壁運動異常　regional wall motion abnormality⇨回心室壁運動異常→1553

局所ヘパリン化　regional heparinization　血液透析の際に静脈側回路から強塩基性のタンパク質であるプロタミン硫酸塩を投与し，回路部分の血液のみをヘパリン化して血液凝固を阻止する方法．ヘパリン 100 単位を 1 mg とすると，ヘパリン：プロタミン硫酸塩比を 10：8-9 とするとよい．透析終了後にヘパリンとプロタミン硫酸塩が解離し，ヘパリンの作用が出てくることがあるので，数時間は出血に注意する．このような疑いがある場合には別にプロタミン硫酸塩をゆっくり 20 mg 投与する．[858]

局所発作　local seizures⇨回焦点発作→1444

局所ホルモン　local hormone⇨回オータコイド→398

局所麻酔　local anesthesia，regional anesthesia　末梢神経の神経伝達を局所麻酔薬により直接的かつ可逆的に遮断して，その支配領域の痛覚や運動機能，自律神経機能を停止させ無痛状態をつくり出す方法．麻酔の大きな分類として，全身麻酔と局所麻酔がある．局所麻酔は以下の 4 種類に分類される．①表面麻酔：粘膜表面に局所麻酔薬の塗布，噴霧を行う方法，②局所浸潤麻酔：組織内に直接局所麻酔薬を注射する方法，③周囲浸潤麻酔：組織の周囲を局所麻酔薬で取り囲む方法，④伝達麻酔(区域麻酔)：神経の走行中，外部から到達しやすい部位，または神経叢に局所麻酔薬を注射する方法(脊椎麻酔，硬膜外麻酔も含まれる)．全身麻酔と比較して，意識が保たれることが大きな特徴であり，全身に及ぼす影響が少ない，操作および器具が簡単であるなどの利点がある．一方，麻酔効果が不確実，幼小児に困難，ときに重篤な合併症が発生するなどの欠点もある．局所麻酔薬の大量投与や血管内注入では局所麻酔薬中毒を起こす可能性がある．[453]　⇨参全身麻酔→1769

局所麻酔薬　local anesthetics　末梢神経の神経伝達を可逆的に遮断し，支配領域の痛覚や運動機能，自律神経機能を抑制する薬剤．化学構造からエステル型(コカイン，プロカインなど)と，アミド型(リドカイン，ブピバカイン，メピバカイン，ジブカイン，ロピバカイン，レボブピバカインなど)に分けられる．エステル型は大部分が血漿コリンエステラーゼで，アミド型は主に肝臓で分解される．酸性である局所麻酔薬は，体内では組織中のアルカリにより中和され，遊離した麻酔薬が神経線維内に浸透して麻酔作用を現す．炎症部位は酸性であるため遊離しにくく麻酔効果が現れにくい．局所麻酔薬の作用発現時間や麻酔の強さは神経により異なり，①自律神経，②感覚神経(冷温感覚，痛覚，触覚，深部知覚の順)，③運動神経の順で麻酔されやすい．作用時間の延長，中毒の予防，局所出血量減少の目的で血管収縮薬(10 万～20 万倍アドレナリン)を添加することもある．局所麻酔薬アレルギーの患者や，感染部位，皮膚炎の部位では使用禁忌であり，肝障害の患者では注意を要する．局所麻酔薬中毒では，中枢刺激(のちに抑制)作用，心筋抑制作用などがある．リドカインは心室性不整脈に対する抗不整脈薬としても用いられる．使用の際は局所麻酔薬中毒防止のため，使用量を限定したり，血管内注入を防ぐようにする必要がある．[453]　⇨参エステル型局所麻酔薬→357，アミド型局所麻酔薬→176

局所麻酔薬中毒　toxic reaction for local anesthetics　局所麻酔薬血中濃度の高度な上昇に起因する．中枢神経系症候に続き，循環系症候が出現する．遅発性症状の初期(注射後 5-30 分)にはめまい，不安，精神的興奮，多弁など脳皮質の刺激症状や筋肉の震えなどを呈し，さらに血中濃度が上昇すれば，四肢の痙攣，全身痙攣，意識消失，呼吸停止などを起こす．循環系症候としては，初期には血圧上昇，頻脈が起こるが，さらに進行すると血圧低下，不整脈，心停止が起こる．中枢神経系刺激症状や痙攣に対しては，ジアゼパムなどのベンゾジアゼピン系薬物やチオペンタールなどの抗痙攣薬のほか，即効性筋弛緩薬であるスキサメトニウムを投与することがある．呼吸停止，意識消失に対しては気道確保，気管挿管などによる人工呼吸を行う．高度の循環抑制に対しては昇圧薬投与，心停止に対しては心肺蘇生法などが必要となる．椎骨動脈など血管内に直接注入した場合には，直ちに痙攣，意識消失，呼吸停止などが起こる．ブピバカインによる心停止では蘇生が困難である．[163]

極性 polarity 細胞，細胞内構造・物質，固体などが，ある軸に沿って形態的または生理的に一定の方向性を示すこと．[1225]

極性基 polar group 原子間結合において，その電荷の分布が不均等であるとき，その結合は分極する．このように，化合物の極性の原因となっている官能基のことをいう．一般に極性基はその化合物の性質に大きな影響をもつ．極性基をもつ物質は化学反応の際に不均等分解を起こして，荷電した物質を生ずる極性反応を起こす．また極性基は通常，親水性をもつことから，親水基と同義的に使われることもある．[1559]

極性興奮の法則⇨同極興奮の法則→774

曲精細管 convoluted seminiferous tubule 精子がつくられる太さ約0.2 mmの細管で，非常に複雑に屈曲した状態で精巣小葉内に充満している．曲精細管を伸展してみると，ループ状またはU字状になっており，その端は精巣縦隔に集合し，精巣網へ連絡している．外周に基底膜があり，その内側の精上皮はセルトリSertoli細胞と精細胞の2種類の細胞からなり，思春期になると精子発生が行われるようになる．基底膜から内腔に向かって，精祖細胞とそれから発生した一次精母細胞，二次精母細胞，精子細胞，および精子がみられる．[1244]

極性治療法 polarity therapy マッサージ技術の1つで，健康の維持のためには，身体中の陰陽のエネルギーの形態を，バランスよく保つことが必要という理論に基づいている．[1594]

極染色性 bipolar staining ［両極〔端〕濃染性］ ある細菌を単染色すると，菌体が均一に染まらないで両端部だけが濃厚に染色されることがあり，このような性状をいう．パスツレラ *Pasteurella* 属やエルシニア *Yersinia* 属などの細菌に認められる．[324]

極体 polar body ［極細胞，方向体］ 卵細胞の形成過程における減数分裂の第1・第2分裂において，2つの細胞に分裂したうちの一方が細胞質を独占するため，もう一方の細胞はごく微量の細胞質のみを受け継ぐ．この機能をもたない微小細胞のこと．2回の減数分裂により，1個の一次卵母細胞から1個の卵子と3個の極体が生成される．極体は受精に関係なく消失する．[1225]

局地流行⇨同地方病的流行→1980

極低温療法⇨同冷凍療法→2971

極低出生体重児 very low birth weight infant 低出生体重児(2,500 g未満)のうち，出生体重が1,500 g未満の児．出生体重1,000 g未満の児は超低出生体重児という．保育には閉鎖式保育器を用い，温度管理，水分・栄養補給，呼吸管理，感染予防などに十分な注意が必要となる．早期新生児死亡率は減少傾向にあるが，約5%の児に中枢神経系の障害が残るとされる．未熟児，極小未熟児，超未熟児というのはかつての呼び名で，現在正式にはそれぞれ低出生体重児，極低出生体重児，超低出生体重児という．[1631] ⇨参低出生体重児→2049，超低出生体重児→2016，未熟児→2766

極東ダニ脳炎⇨同ロシア春夏脳炎→3000

棘突起 spinous process 椎骨の椎弓から背側に出る突起．脊柱を構成するうえで重要な靱帯(項靱帯，棘上靱帯，棘間靱帯)や脊柱の運動にかかわる脊柱起立筋(固有背筋)をはじめ，浅層，深層の種々の背側の筋の付着部となる．棘突起の形状，大きさ，突出している角度は，頸椎，胸椎，腰椎でそれぞれ異なる．第1頸椎(環椎)は棘突起を欠く．第2～第6頸椎の棘突起の先端は左右に分かれている．この分かれ目に項靱帯がつく．胸椎の棘突起は長くて下方に傾斜している．腰椎では後方に向かってほぼ水平に突出し，側面からは矩形に見える．仙骨では5つの棘突起は癒合して正中仙骨稜となる．[1044] ⇨参椎骨→2032

曲尿細管 convoluted〔renal〕tubule 腎小体近傍の屈曲して走行している遠位と近位の尿細管をいう．腎小体の尿管極から集合管に連なる尿細管は主部，ヘンレHenleループ，介在部からなる．主部の大半は腎小体の近傍で屈曲して走行しており，この部位を近位曲部という．また，介在部も腎小体近傍で屈曲して走行しており，この部を遠位曲部という．尿細管では部位によって機能が異なり，近位曲部では原尿から電解質，水，ブドウ糖，アミノ酸などが再吸収され，遠位曲部では水の再吸収が行われる．[1244]

棘波 spike ［スパイク］ 脳波上の波形．正弦波形であるα波，徐波，速波は，周波数によって分類されるが，棘波は形による．便宜上，その持続が80 msec以下の急峻な波形をいう．健常者にも出現するが，まれ．まず異常脳波と考え対処する．通常はてんかん性異常波の1つとされ，複合波を形成することが多い．[1318]

棘波・徐波複合 spike and wave complex ［棘徐波複合体，棘徐波複(結)合］ 棘波に300 msec前後の徐波が続き複合波をなすもの．てんかん性異常波と考えてよい．限局性，汎発性などの出現様式を示す．代表的な例は，小児の定型欠神発作に出現する3 Hz spike and wave complex．強直間代痙攣発作に対応するのは，不規則なspike and wave．[1318]

局部床義歯 partial plate denture⇨同部分床義歯→2567

局方⇨同日本薬局方→2224

局面性苔癬(たいせん)**様落屑**(らくせつ)**性湿疹**⇨同小児乾燥型湿疹→1447

虚血 ischemia ［乏血］ 動脈の狭窄や閉塞により血液灌流が低下し，組織・臓器への動脈血供給が停止もしくは減少した状態．原因としては，動脈の粥状硬化，動脈血栓・塞栓，周囲組織や腫瘍による圧迫，攣縮，炎症などがある．虚血による組織障害の程度は，血管閉塞の部位や範囲，緩急，虚血の持続時間，副血行路の有無などにより異なる．軽度の虚血は組織・臓器に変性や萎縮をもたらし，重度になると壊死に陥る．領域性の虚血性壊死は梗塞と呼ばれる．組織の感受性の高い中枢神経細胞や心筋細胞は急速に壊死に陥るが，皮膚や線維芽細胞など間葉系の細胞は数時間の虚血に耐える．また，虚血後すぐに血流が再開されれば組織は傷害を残さず機能を回復するが，再開により遅れて組織損傷をきたすことがある．これは再灌流障害と呼ばれ，臓器移植後の血流再開後の臓器障害，心筋梗塞に対する経皮的冠動脈形成術後や人工心肺下心臓手術後，肺切除時の片肺換気から両肺換気に戻した際の再膨張性肺水腫，消化管の吻合後，動脈閉塞(脳，心臓，大動脈)に対する血栓溶解療法(または血栓除去術)施行時，脳では，くも膜下出血における一時的クリッピング temporary clipping 後の脳浮腫の増強現象や頸動脈狭窄における頸動脈血栓内膜摘除術後の脳血流の過剰な増加などでしばしば経験される．再灌流障害は，虚血が広範囲かつ長時間であれば，虚血臓器のみならず遠隔臓器にまで波及し重篤な障害をもたらすことが示唆されている．原因としては，好中球や血管内皮細胞などが注目され，フリーラジカル，細胞内カルシウムイオン(Ca^{2+})過負荷，サイトカイン，接着分子などの一過性の亢進があげられる．再灌流障害の炎症に類似した側面があり，全身性炎症症候群 systemic inflammatory response syndrome(SIRS)の観点からこの病態をとらえ直す動きもある．[1459] ⇨参再灌流障害→1149，梗塞→1027，虚血性心疾患→778

虚血壊死⇨同阻血性壊死→1841

虚血腎　ischemic kidney　[阻血腎，乏血腎，虚血腎症]　動脈血の灌流が低下した腎臓を指し，腎性急性腎不全の原因となることがある．[858]

虚血腎症　ischemic nephropathy⇨同虚血腎→778

虚血性壊死　ischemic necrosis　虚血は血液の供給が不足している状態であるが，臓器局所の虚血の結果，支配下灌流域組織にもたらされる壊死で，虚血性心疾患や虚血性腸炎などで観察される．虚血の原因としては動脈硬化症や血栓症，塞栓症などがあげられる．[692] ⇨参梗塞→1027

虚血性急性腎不全　ischemic acute renal failure　[腎前性急性腎不全]　急激な腎血流量の低下によって起こる急性腎不全で，腎前性急性腎不全のこと．腎血流の低下によって糸球体濾過値 glomerular filtration rate(GFR)が著しく低下し，急激な腎機能の低下をみる．初期には腎に病理学的障害を認めないため，輸液などで適切な治療が行われると急速に改善する．時間を経過すると虚血により尿細管に壊死を引き起こし，腎性急性腎不全に移行する．脱水，心不全，ショック，異型輸血，大出血などによって起こる．[146]

虚血性拘縮　ischemic contracture　[乏血性筋拘縮]　骨折に際して随伴する虚血により二次的に筋が強く障害され，高度の結合織性萎縮をきたすもので，回復困難なことが多い．筋線維が結合織性に変化して短縮をきたす．代表的なものはフォルクマン Volkmann 拘縮(肘関節部)であるが，同様の機序で，その他の関節周辺の骨折に際しても続発して生じることがある．[1527] ⇨参フォルクマン拘縮→2523，阻血性拘縮→1842

虚血性視神経症　ischemic optic neuropathy；ION　[乏血性視神経萎縮]　検眼鏡的に視神経乳頭部の蒼白浮腫をきたす前部虚血性視神経症と，検眼鏡的に異常がみられない後部虚血性視神経症とに分けられるが，後者は診断の決め手に乏しく，除外診断的側面が強い．前部虚血性視神経症は短後毛様体動脈の循環不全によるとされ，高齢者の片眼に急激な視力低下，視野狭窄をきたす．典型例では視野は水平半盲を呈し，蛍光眼底造影検査で初期の乳頭部充盈(じゅうえい)欠損がみられる．原因から動脈炎性と非動脈炎性に分けられ，圧倒的に後者が多い．採血で高度の炎症所見がみられるような際は前者を疑い，全身的な原因精査を行うとともに，速やかにステロイドパルス療法などを行う．非動脈炎性に対しては現時点で有効性が確立された治療はなく，高血圧，糖尿病などの基礎疾患がベースにある場合には，全身管理をしっかり行い，他眼の発症を予防することが重要となる．[1153]

虚血性心筋症　ischemic cardiomyopathy；ICM　バーチ George Burch らが提唱した概念で，心筋虚血を繰り返すことによって左室のリモデリングが生じ，拡張型心筋症に類似した左室拡大とびまん性の壁運動低下を示す病態をいい，特定心筋症(原因または全身疾患との関連が明らかな心筋疾患の総称)の1つとして位置づけられている．冠動脈病変が高度で多岐にわたることが多いため，冠動脈インターベンションやバイパス手術の効果は期待しがたく，一般に予後不良である．外科的治療としてドール Dor 手術などの左室形成術が行われ，効果を上げている．[47] ⇨参特発性心筋症→2147，特定心筋症→2145

虚血性心疾患　ischemic heart disease；IHD　[冠〔状〕動脈性心疾患，IHD]　心筋，特に心室筋に虚血を生じる疾患群の総称．冠状動脈の粥状硬化を素因とした狭窄や閉塞による場合と，粥状硬化以外に心筋虚血を生じるものも含める場合がある．日本人の発症率は欧米人に比較して低いが，近年増加傾向にある．急性に心筋虚血を生じる成因として，粥腫(プラーク)の破綻に伴う血栓形成や冠攣縮があり，冠動脈の血流が途絶あるいは低下して心筋虚血が起こる．前者による心筋虚血を急性冠症候群 acute coronary syndrome(ACS)と総称し，不安定狭心症，急性心筋梗塞，突然死が含まれる．後者には冠攣縮性狭心症，安静時狭心症が含まれる．心筋の酸素需要に見合った冠血流量の増大が得られず心筋虚血が生じる成因としては，主要冠動脈の動脈硬化性狭窄性病変(75% 以上の狭窄)のため血流の増加が制限される労作性狭心症と，大動脈弁疾患や高度の貧血に伴う心筋虚血などがある．また，虚血時に胸痛などの症状を伴わない無症候性心筋虚血 silent myocardial ischemia(まったく無症状の心筋梗塞，狭心症)もある．多くは基礎に粥状硬化があり，冠動脈造影により診断する．薬物療法，カテーテルインターベンション，冠動脈バイパス術などの治療法がある．予防として冠危険因子のうち，年齢，男性以外の脂質異常，喫煙や高血圧，糖尿病と耐糖能低下，肥満や運動不足などの是正が重要である．遺伝素因の解析も進んでいる．[1182]

虚血性大腸炎

ischemic colitis　大腸を栄養する血管の血流障害により生じる大腸の炎症を指す．高齢者に好発し，性差は少ない．大部分が下腸間膜動脈領域の血流障害により発生し，好発部位は大腸脾彎曲部と直腸S状結腸移行部．誘因として，動脈硬化，左心不全，血管炎，凝固亢進状態，避妊薬の使用，血管収縮性薬剤の使用などが知られている．症状は突然の腹痛に続く下痢，下血．重症度により，一過性型，狭窄型，壊疽型とに分類される．一過性型が全体の約70％を占め，次いで狭窄型が多く，壊疽型はまれ．大腸内視鏡検査では急性期に，腸管粘膜の浮腫，発赤，易出血性，縦走潰瘍，びらんを認める．一過性型は安静，禁食，補液などで早期に治癒する．狭窄型は一過性型より腹部症状が遷延する．狭窄が高度の場合には，外科手術の適応となる．壊疽型は速やかな外科手術が必要．[1234,936] ⇨参虚血性腸疾患→779

●虚血性大腸炎の内視鏡像

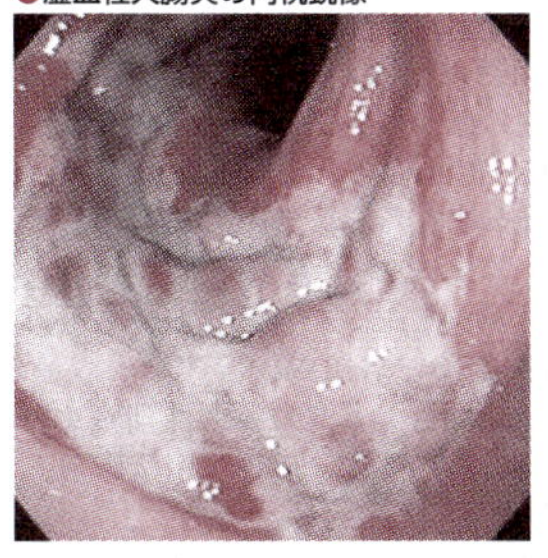

虚血性腸疾患 ischemic bowel disease ［**虚血性腸病変，虚血性腸炎**］ 腸間膜動脈あるいは腸間膜静脈などの腸管血流障害に起因する腸疾患の総称．原因はさまざまで，急性の虚血と慢性の虚血に分けられる．急性には，腸間膜動脈閉塞症，腸間膜静脈閉塞症，虚血性大腸炎があり，慢性には，腹性アンギナ，腹腔動脈圧迫症候群がある．特に高齢者の腹痛をみた場合は，本疾患も念頭において鑑別を進めることが重要．[1632]

虚血性腸病変⇨同虚血性腸疾患→779

虚血性低酸素血症 ischemic hypoxia⇨同うっ（鬱）血性低酸素症→330

虚血性ニューロパチー ischemic neuropathy 血管炎による神経の血管の閉鎖が原因で起こる．基礎疾患では結節性多発動脈炎やアレルギー性肉芽腫性血管炎など膠原病が多いが，原因疾患を特定できないこともある．多発性単神経炎の形をとるのが一般的であるが，四肢遠位部優位の運動感覚性多発神経炎の形をとることもある．神経上膜の血管炎とその中の神経線維のウォーラー Waller 変性が起こる．いったんウォーラー変性した神経線維は機能予後が不良であり，原因疾患に応じた早期の治療が必要となる．[509]

虚血性脳血管障害 ischemic cerebrovascular disease 脳への血流低下により生じる脳虚血ないし脳梗塞のこと．脳虚血により生じる代表的病態として一過性脳虚血発作 transient ischemic attack（TIA）があり，24時間以内に完全に消失する一過性の運動麻痺や感覚障害，一過性黒内障のような局所神経症状を呈する．脳梗塞は，ラクナ梗塞，アテローム血栓性脳梗塞，脳塞栓に分類される．ラクナ梗塞は穿通枝の血流障害による脳深部（大脳基底核，視床，内包，放線冠）の小梗塞（径15 mm以下）を指し，高血圧が危険因子として重要．症状は部位により異なるが，（感覚障害を伴わない）純粋運動性片麻痺を呈する場合や，（運動麻痺を伴わない）片側感覚障害，構音障害のみなど，比較的軽症であることが多い．アテローム血栓性脳梗塞は，頭蓋内主幹動脈や頭蓋外大血管のアテローム硬化を基盤とする脳梗塞．病巣の大きさや分布はさまざまであるが，ラクナ梗塞と比較し大径の主幹血管が障害されることから，比較的広範な皮質・皮質下梗塞を呈することが多く，意識障害や視覚障害，大脳高次機能障害（失語や失行，失認など）などもみられる．しばしばTIAが先行することが特徴で，糖尿病や脂質異常症（高脂血症），高血圧，喫煙などが危険因子となる．脳塞栓は，凝血塊（血栓）により脳血管が閉塞して生じる脳梗塞である．血栓以外にも空気や脂肪，心臓弁膜の破片なども塞栓源となりうる．最も頻度の高い原因として非弁膜性心房細動があり，その他，リウマチ性心疾患や心筋梗塞，人工弁，卵円孔開存など．突発完成型発症（食事中に突然，意識消失と片麻痺が出現など）が特徴で，問診でそのような現病歴を聴取できる場合は脳塞栓の可能性が高い．大脳皮質を含む広範な梗塞巣を形成し，高度の意識消失や大脳高次機能障害などをきたしやすい．[576] ⇨参虚血性脳浮腫→779，脳梗塞→2297

虚血性脳浮腫 ischemic brain edema 脳の血行障害により脳組織に水分が貯留し，脳容積が増大すること．脳虚血後早期には細胞内に水分が貯留する細胞傷害性脳浮腫が生じ，数時間を経てから脳血管壁の障害により血管透過性が亢進し，血管外へ水分と血清タンパク質が漏出して血管原性浮腫が加わる．近年，MRI（特に拡散強調画像）などの画像診断法の進歩により，発症直後からの検出が可能となった．脳梗塞発症数日から1週間後がピーク，2-3週間で軽減，消失する．頭蓋内圧亢進や脳ヘルニアの原因となり，虚血性脳血管障害において生命予後を左右する因子の1つ．治療として，高浸透圧利尿薬であるグリセロール（グリセオール®）やD-マンニトールが用いられる．[576] ⇨参虚血性脳血管障害→779

虚血性変化 ischemic change 虚血の結果もたらされる細胞・組織の変化および傷害．その程度は，血管閉塞の部位や範囲，緩急，虚血の持続時間，副血行路の有無などにより異なる．軽度の虚血は組織・臓器に変性や萎縮をもたらし，重度になると壊死に陥る．[1459] ⇨参変性《細胞の》→2647，虚血→777

虚血性腸炎 ischemic enteritis⇨同虚血性腸疾患→779

虚言症⇨同空想虚言〔者〕→811

挙睾筋⇨同精巣挙筋→1691

挙睾筋反射 cremasteric reflex ［**精巣挙筋反射**］ 男性の大腿内側部をこすると出現する表在性反射．正常の場合には，ハンマーの柄などでその部分を下から上に強くこすると，精巣挙筋が収縮して精巣が挙上するの

●挙睾筋反射

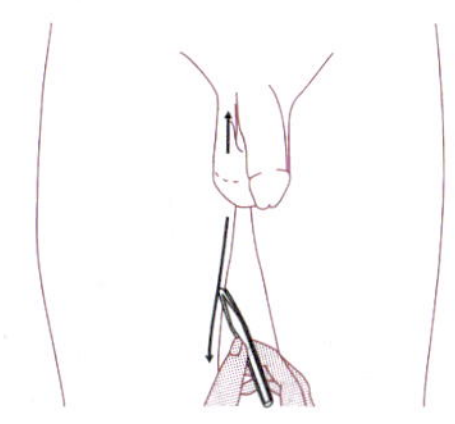

がみられる．反射が消失していれば錐体路障害の可能性が高い．[1527]

巨口症　macrostomia　［**口角裂**］　口角が横方向に裂けた状態で，先天性の場合には胎生期の上顎突起と下顎突起の癒合部位に一致した部位であることから，第1鰓弓由来の形成不全が原因と考えられている．裂は口角から耳珠に向かうが，程度はさまざまであり，わずかに口角が裂けたものから，耳珠に達する場合まである．治療は，Z形成術，W形成術などの組み合わせで皮膚をジグザグに切開し，粘膜，筋層，皮膚の層と層を合わせ，裂縁の筋層の連続性を得るとともに，左右対称性の口角形態を作製する．治療時期は，計測点のとりやすさから1歳頃を目安に施行．外傷後にも同様の形態を呈することがある．[1028]　⇒参第1鰓弓(さいきゅう)症候群→1853

魚口状切開　fish-mouth incision　膵臓など実質臓器を切離する際の断端の切離法．切除後の縫合閉鎖が容易となるように，実質中心部に深く食い込むように楔型の切離を行う．膵臓の場合は膵管に注意しながら楔型に切離を行い，膵管を処理したのち，膵臓の前後面が接着するように無傷針にて結節縫合を行う．このような断端処理を行うことにより，膵液の漏出を防ぐことができる．[453]

距骨　talus, ankle bone　踵骨に次いで大きい足根骨．下腿の脛骨，腓骨と足関節を形成し，下腿骨と他の足根骨との仲介役をなす．距骨は体部，頸部，頭部からなっている．距骨頭は前方で舟状骨と接する．距骨頸はやや細くなっている．距骨体部は踵骨と関節をつくる前・中・後踵骨関節面を有し，踵骨の上にのる形態となる(図参照⇒足の関節→148)．[1266]　⇒参脛腓(けいひ)関節→871，距腿関節窩→782

距骨骨折　fracture of the talus, talar fracture　比較的まれな骨折で，全骨折中0.22%という報告もある．しかし足根骨骨折の中では踵骨骨折に次いで多い．外力のかかり方によって，距骨頸部骨折と距骨体部骨折に大別される．頸部骨折は，自動車事故でブレーキペダルに乗せた足関節が背屈強制されたときなど，脛骨が距骨に急激に衝突することにより生じる．また体部骨折は，①圧迫力と剪断力が加わることにより生じる亀裂骨折や脱臼骨折，②足関節の内がえし(内反，内転)強制により生じる骨軟骨骨折，③足関節の底屈強制により生じる後突起骨折，④距骨下関節の内がえし＋背屈強制により生じる外側突起骨折，⑤粉砕骨折，に分類される．症状は局所の腫脹と圧痛，ときに変形などであり，疼痛のため歩行できないことが多い．また距骨体部が後方に脱臼すると，長母趾屈筋が引っぱられ母趾が屈曲し伸展不能になる．画像診断には単純X線が必須だが，骨折線がわかりにくいときはCTが有用であり，骨軟骨の評価にはMRIも適用される．治療法は，転位のない骨折にはギプス固定のみで保存的に加療することが多く，転位のある骨折には手術的に骨折を整復し，スクリューや鋼線で固定したのち，ギプスを併用することが一般的である．後療法は可動域訓練と荷重歩行訓練が主である．開始時期は骨折型や固定状況によって異なるが，おおむね術後4-6週の局所固定と免荷ののちに運動を開始する．距骨骨折はまた骨壊死を伴いやすい骨折でもある．特に頸部骨折に体部脱臼を伴うと骨髄内血行が遮断され，距骨体部の無腐性骨壊死を生じやすい．脱臼や粉砕の激しい症例では骨壊死の発生率は80-100%と報告されているため，術後定期的に単純X線で壊死の有無をチェックし，場合によってはMRIでの評価も必要となる．骨壊死を疑えば外固定や免荷期間を延長するが，血行再開に2-3年を要した例もある．それでも壊死に陥った場合には，距骨下関節固定術や人工距骨置換術を行うこともある．[1055]　⇒参距骨→780，骨壊死→1101

巨細胞　giant cell, gigantocyte　単核あるいは多核の巨大な細胞のこと．正常な状態，病気のとき，また組織によって出現する巨細胞は異なる．正常では骨髄巨核球，破骨細胞，胎盤の合胞体栄養細胞などがある．炎症では結核やサルコイドーシスのときのラングハンスLanghans型多核巨細胞のほかに，異物型多核巨細胞，トゥートンTouton型多核巨細胞，サイトメガロウイルス感染細胞などが出現する．腫瘍ではホジキンHodgkin病のリード・スタンバーグReed-Sternberg細胞，巨細胞腫の多核巨細胞，未分化癌や神経膠芽腫での奇怪な核をもつ巨細胞などが知られる．[1485]

巨細胞癌　giant cell carcinoma　大型の多形性細胞を特徴とする未分化癌で悪性度が高い．肺癌，甲状腺癌，肝癌などでみられる．[953]

巨細胞膠芽腫　giant cell glioblastoma　膠芽腫の1つ．発生頻度は低い．[791]

巨細胞甲状腺炎　giant cell thyroiditis⇒同亜急性甲状腺炎→137

巨細胞骨髄腫⇒同骨巨細胞腫→1104

巨細胞腫　giant cell tumor；GCT　［**破骨細胞腫**］　円形～楕円形の単核細胞と破骨細胞型の多核巨細胞からなる良性腫瘍(新生物)．主に手足の関節付近に生じる腱鞘巨細胞腫と骨に生じる骨巨細胞腫があり，最近の研究から発生論的には両者は同じもので発生部位が異なるだけとされるが，臨床的には異なる疾患単位である．限局型腱鞘巨細胞腫は軟部腫瘍の中では脂肪腫，神経鞘腫に次いで多く，手指に好発．以前は炎症とする説もあり，結節性腱鞘滑膜炎と呼ばれた．境界明瞭な腫瘍だが，腱鞘機能を維持しようとするとわずかに腫瘍成分が残存するため，外科的摘除の局所再発は10-20%．骨巨細胞腫は長管骨の遠位端に最も多く発生．関節に近く，治療は主に掻爬であるためとりきれないことが多く，再発率が高い．軟部に発生するびまん型腱鞘巨細胞腫も関節内に発生する色素性絨毛結節性滑膜炎も同様の腫瘍で，これらはヘモジデリン沈着を伴うので褐色調を呈する．[901]　⇒参骨巨細胞腫→1104

巨細胞星〔状〕細胞腫　giant cell astrocytoma　巨細胞をもった星細胞腫．小児の小脳にみられ，予後は良好．[791]

巨細胞性動脈炎　giant cell arteritis　［**側頭動脈炎，ホートン動脈炎**］　原因不明の亜急性肉芽腫性動脈炎で，高齢者の外頸動脈，特に側頭動脈をおかす．強い頭痛，突然の片側性視力障害，全身の筋肉痛(リウマチ性多発筋痛症 polymyalgia rheumatica)，不明熱を起こし，皮下の側頭動脈の腫脹をみることもある．生検で必ずしも巨細胞を認めるわけではないので，側頭動脈炎の名称が適切．[439]

巨細胞性肺炎　giant cell pneumonia　肺胞内に巨細胞が多数みられるまれな肺炎であり，巨細胞中には封入体が存在する．小児の麻疹でよくみられ，ウイルス感染によるものとされている．[953]

巨細胞性封入体病 cytomegalic inclusion disease；CMID⇨同サイトメガロウイルス感染症→1167

巨細胞封入体症⇨同サイトメガロウイルス感染症→1167

巨指症 dactylomegaly，macrodactyly of hand ［巨趾症］ 先天性に手指，足趾が異常に過成長または肥大した状態．神経，脂肪組織，骨組織の肥大がみられる．原因は不明だが神経肥大との関係が示唆されている．通常，片側性で遺伝性はない．第2，3指に多く発生．生下時にただちに認められるものと，成長とともに特定の指が異常な成長を示してくるタイプがある．治療には複数回の手術（骨短縮，皮膚・神経の切除）を要し，成長完了まで個々の症例に応じて手術の計画を立てていく必要がある．[1393]

巨視症 macropsia ［大視症］ macro は「大」の，psia は「視る」の意のギリシャ語．視覚の対象が実際以上に大きく見えるという空間知覚で，幻覚や錯覚とは異なり，見る人は実際よりも大きいことを理解している．健常成人，小児でも，過労，発熱などの際に経験することがある．意識障害を伴うてんかん発作の一部症状であったり，解離性障害の患者がこれを訴えることもある．[1318]

巨趾症 dactylomegaly，macrodactyly of foot⇨同巨指症→781

鋸歯状波 saw-tooth wave⇨同心房粗動→1603

虚実 deficiency and excess 漢方医学的病態概念の1つ．虚とは元気が不足した状態，実とは病邪の充満した状態を指すと考えられる．こうした状態および程度を病気に対する闘病能力・反応から判断する．闘病能力，反応が強いものを実証，弱いものを虚証とする．一般に実証は体格がよく，体力のある人が示すことが多く，病気に対する抵抗力が強い場合に現れるとされる．一方，虚証は体格が華奢（きゃしゃ）で，体力がない人が示すことが多く，病気に対する抵抗力が弱いと考えられる．虚実の分類は相対的なものであり，時間とともに変化する点に注意．漢方治療を行ううえでの基本として，実証に対しては病邪（病気の原因，身体に危害を与えるもの）を取り除く治療（瀉法）を行い，虚証に対しては体力，抵抗力を補う治療（補法）を行う．[537] ⇨参虚証→781，実証→1314

居室・療養室 bedroom for living 病院における病室と同様の位置づけの空間を，高齢者施設や障害者施設では居室，療養室と呼ぶ．特別養護老人ホーム，認知症高齢者グループホームなどでは居室と呼ばれ，老人保健施設では療養室と呼ばれる．介護療養型医療施設では病室である．ケアハウス，高齢者専用賃貸住宅，シルバーハウジングなどは住戸と呼ばれる．いずれも病室と異なり長期にわたって生活を行う場と位置づけられている．制度上，多人数居室が許容されているのは介護保険施設のみで，それらの種別でも個室化が推進されている．介護保険施設の個室は13.2 m^2（約8畳）程度で寝室機能のみであり，ケアハウスやシルバーハウジングの住戸は20 m^2 程度で洗面，トイレ，ミニキッチン付きの1DKとなっている．なお，障害者施設における個室化は高齢者施設ほど推進されていない．[173] ⇨参病室→2488

虚弱児施設 home for physically weak children 1998年の改正前の「児童福祉法」に定める児童福祉施設の1つ．身体の虚弱な児童に適正な環境を与え，その健康の増進を図ることを目的とする．入所の措置は都道府県知事の委任を受けた児童相談所長が行う．現に病気にかかっていて治療の必要のある児童は除く．職員には保育士・指導員のほか医師・看護師の配置が義務づけられていた．入所児童の様態の変化から「児童福祉法」が改正され，養護施設と虚弱児施設は児童養護施設に移行された．[457]

居住環境 residential environment 居住に関連する物理的，化学的，生物学的，社会的条件をいう．狭義には住居や建築物などにおける屋内環境を指すこともある．健康的で快適な居住環境をつくるためには居住空間の日照，採光，照明，温度条件などが適切であると同時に，上下水道，電気，廃棄物処理，交通の利便性など公共サービスの充実と住居周辺の安全，治安の確保が必要である（WHOの「住居の公衆衛生的観点に関する委員会」報告）．[922]

居住歴 residential history 問診の際に患者の居住地の変遷を年代順に記載する項目．日本住血吸虫症や成人T細胞白血病（ATL）など，地域により発生頻度の差がみられる疾患の診断や，海外で流行している感染性疾患の蔓延予防などに役立つ．[1070]

拠出制国民年金 contributory national pension plan 被保険者が保険料を一定の期間支払ったことを条件に，老齢，病気，けがによる障害，死亡などの際，それぞれの状況に応じて給付される年金制度をいう．財源の主要部分は，被保険者や事業主の拠出金（保険金）でまかなわれる．社会保険制度の中核をなすもの．[1451] ⇨参基礎年金→690

虚証 deficiency pattern（syndrome） 漢方医学的病態概念の1つ．基本的に体格が華奢（きゃしゃ）で体力が低下しており，病気に対する抵抗力が弱い人，または状態のこと．虚証は陰陽においては陰であることが多く，これを陰虚証という．一般に外見上はやせ型で筋肉の発達が悪い．顔色は青白く寒がりで冷え性，声や目に力がない，胃腸が虚弱で下痢しやすい，疲れやすい，などの傾向がある．病気になったときの闘病反応が弱く，攻撃的な治療には耐えられないため，体力，気力を補う治療が基本となる．[537] ⇨参虚実→781，実証→1314，陰証→293

鋸（きょ）状縁 ora serrata 網膜の最周辺部で，網膜と毛様体扁平部の境界部のこと．のこぎり（鋸）の歯状をしているためこの名称がある．外傷時に裂孔を形成しやすい．[566]

鋸（きょ）状縁断裂 oral disinsertion，oral dialysis 網膜辺縁の鋸状縁に沿って円周状に生じる網膜裂孔で，若年者の両眼に起こる特発性のものと，鈍的外傷やアトピー性皮膚炎患者にみられるものがある．[1309] ⇨参巨大網膜裂孔→784

巨人症⇨参下垂体性巨人症→500，先端巨大症→1775

去勢コンプレックス castration complex 〔D〕Kastrationskomplex 女性におけるペニスの不在をめぐって，子どもが経験する感情や認知の複合体をいう．主として次の3側面をもつ．①ペニスは何かの理由によって与えられたり取り上げられたりするものであり，そのような決定を下す者がどこかにいると思う．これにより宗教的な超越者の観念が芽生える．②男児の場合，ペニスを取り上げられるのではないかと恐れる(去勢不安)．女児の場合，ペニスに代わるさらによいものを与えられると期待する(男根羨望)．③ペニスと子どもの誕生との関連をめぐって，まだ正確な性知識がない子どもは，さまざまな物語を創作する．これらの諸側面は，後年の神経症や性行動の障害(性倒錯)の発現にあたって，病因的役割を演ずることがある．[772]

去勢術 castration 両側の精巣または卵巣を手術的に摘除して，妊孕(にんよう)能力や性ホルモンの分泌を止めること．性転換や断種，性ホルモン依存性癌(前立腺癌，乳癌など)の治療などに用いられる．このうち今日しばしば行われているものは前立腺癌の治療としての両側精巣摘除術で，進行性前立腺癌でも長期間にわたり寛解が得られる優れた治療法である．主に高齢者に行われ，70 歳以下の年代では限局癌であれば根治的全前立腺摘除術または放射線治療が適応．進行癌でも薬物による抗男性ホルモン治療(化学的去勢)が一般的で，去勢術そのものはあまり選択されていないのが現状である．男性から女性に性転換する場合には選択されるが，性の変更はきわめて慎重に取り扱われるべきである．[1431] ⇨参性腺摘除術→1690，精巣摘除術→1693

去勢線量 castration dose ［永久不妊線量］ 電離放射線が照射されることで，卵巣の排卵機能，精巣の精子産生機能が廃絶されて永久不妊となる放射線量．ヒトでは卵巣で 2.5-6.0 Gy (グレイ)，精巣で 3.5-6.0 Gy．なお，女性は高齢なほど妊娠能の低下が影響し 3 Gy 程度の線量で不妊となる．[292]

去勢不安 castration anxiety 〔D〕Kastrationsangst⇨参去勢コンプレックス→781

巨赤芽球 megaloblast 赤芽球の分裂障害によって出現する大型の特異な赤芽球．DNA 合成障害による未熟な核と繊細な顆粒状の核クロマチン構造を有する．成熟段階は赤芽球と同じで，前巨赤芽球から好塩基性巨赤芽球，多染性巨赤芽球，正染性巨赤芽球へと成熟していく．巨赤芽球は主に葉酸あるいはビタミン B_{12} 欠乏に起因する巨赤芽球性貧血でみられるが，骨髄異形成症候群(MDS)でも巨赤芽球様変化を認める．[1038]

巨赤芽球性貧血 megaloblastic anemia ビタミン B_{12} や葉酸の欠乏により造血細胞が DNA 合成障害を起こし成熟した血球まで分化できず骨髄で崩壊する疾患である．この骨髄での崩壊を無効造血と呼ぶ．赤血球，白血球，血小板系が無効造血のため減少し汎血球減少となる．主な病因はビタミン B_{12} 欠乏と葉酸欠乏であるが，代謝拮抗薬によるものや先天性代謝異常(先天性オロト酸尿症，レッシュ・ナイハン Lesch-Nyhan 症候群)によるものがあるため，問診時には胃切除の有無や薬剤服用歴などを確認する．進行は緩徐で，初期には動悸，息切れ，易疲労感などの貧血症状がみられ，進行すると食欲不振やハンター Hunter 舌炎などの消化器症状が現れる．亜急性脊髄連合変性症といわれる神経症状(振動覚や位置覚の異常，筋力低下，歩行障害など)がみられる．血液生化学検査で血清 LDH 高値，間接ビリルビン優位の黄疸，ハプトグロビン低値を認め，末梢血検査では巨大赤血球，過分葉好中球，奇形赤血球，赤血球の大小不同，ハウエル・ジョリー Howell-Jolly 小体を認める．骨髄検査では赤芽球系に巨赤芽球性変化を認め，顆粒球系に巨大骨髄球，巨大後骨髄球，巨大桿状核球を認める．治療としてビタミン B_{12} 欠乏による場合はビタミン B_{12} 製剤の筋肉内投与，葉酸欠乏の場合は原因の除去と葉酸の経口投与が行われる．[1038] ⇨参ビタミン B_{12}→2454，葉酸→2868

巨赤血球 megalocyte⇨同巨大赤血球→784

拒絶症 negativism 統合失調症の緊張型で典型的にみられる症状の 1 つであり，患者があらゆることに抵抗したり無選択に理由なく拒否する態度のこと．統合失調症の両価性では同じ対象に対して同時に正と負の態度を示すのに対し，拒絶においては反対傾向のみが一方的に強調される．例えば患者を動かそうとしても硬直したまま立っていたりうずくまっていたりする．食事を与えられても食べようとしない拒食や，拒薬，無言症，的はずれ応答の一部も拒絶であることがある．統合失調症のほかに，種々の一般身体疾患による精神障害(器質性精神障害や症状精神病)でみられ，「精神障害の診断と統計の手引き」第 4 版(DSM-Ⅳ)においては気分障害でも出現すると記載されるようになった．[686]

拒絶反応 rejection 組織適合抗原が異なる移植片が宿主(患者)により非自己と認識され，排除される免疫的反応．移植直後，数週～数か月後に比較的急性に生じるもの，数年後に徐々に生じるものがある．移植された臓器は壊死に陥る．[1372]

拒絶反応の組織診断⇨同移植腎生検→239

魚槽肉芽腫⇨同プール肉芽腫→2517

巨大陰性 T 波 giant negative T wave；GNT 病的な心電図所見で，一般に 10 mm (1 mV) 以上の陰性 T 波をいう．心筋虚血，肥大型心筋症(心尖部肥大型)，脳血管障害，たこつぼ心筋症，心筋炎，心外膜炎，QT 延長症候群，電解質異常などで出現．[2]

巨大角膜 megalocornea 先天性に角膜が正常より大きく，新生児で角膜径が 12 mm 以上のものをいう．しばしば家族性に発生し，両眼性でほとんど男児にみられる．非進行性．眼圧は正常で，視神経乳頭に緑内障性陥凹はみられない．角膜や隅角鏡検査で異常がみられることがあるが，通常視力は良好で，牛眼(緑内障で巨大化した角膜)と異なり，隅角に異常組織はみられない．[1601]

巨大桿(かん)状核球 giant stab leukocyte ビタミン B_{12} あるいは葉酸欠乏性の巨赤芽球性貧血でみられる，正常の桿状核球よりも大きく核も大型化し核網は明るく染色されるもの．桿状核球には桿状核好中球，桿状核好酸球，桿状核好塩基球が含まれるが，通常は桿状核好中球を指し，DNA 合成障害により正常な細胞成熟ができないために出現する．[1038] ⇨参巨大後骨髄球→783，巨赤芽球性貧血→782

距腿関節 articulatio talocruralis⇨同足関節→1831

距腿関節窩 ankle mortise 腓骨の外果関節面，脛骨の下関節面と内果関節面が下腿の下方でつくる関節面のこと．距骨と相対し，蝶番(ちょうつがい)関節である距腿関節をつくる．足関節内反捻挫では，この関節面と距骨の関節面がつくる角度が大きくなる．[1266]

巨大肝蛭(てつ) *Fasciola gigantica* 体長が 50-60 mm の扁平状の吸虫で，肝蛭とは別種とする説と肝蛭の巨大なものとする説がある．終宿主，中間宿主ともに肝蛭

と同じ．[288] ⇨参肝蛭(てつ)症→643

巨大気腫性肺嚢胞症 giant emphysematous bulla 肺内に巨大な嚢胞(ブラ)を形成する疾患．原因は不明のことが多い．嚢胞は一側性あるいは両側性に生じ，単発性，多発性，多房性に形成する．肺尖部を占めるものが多く，中・下肺野に及ぶものもある．嚢胞以外の部分に気腫性変化があり小嚢胞が散在することが多い．気腫性変化を伴わないものは巨大肺嚢胞症という．胸部X線写真で，線状陰影で囲まれたX線透過性陰影，あるいは嚢胞の一部を認める．CTスキャンでも球形の透過性亢進のある嚢胞を認める．肺気腫の合併が強くなければ嚢胞の大きさが一側の半分くらいでも症状が出ないこともあるが，嚢胞が巨大化し閉塞性換気障害が合併すると息切れを生ずる．呼吸不全がなければ，経過観察をするが，嚢胞が健全肺を圧迫することにより症状が悪化するなら縫縮術を行う．[953]

巨大血小板 giant platelet ［巨大栓球］ 出血など急激な骨髄の造血能亢進状態や，血小板の回転が促進している特発性血小板減少性紫斑病など病的状態でみられることがある．また，血小板膜糖タンパクⅠbが先天的に欠損しているベルナール・スーリエ Bernard-Soulier 症候群などでもみられる．血小板の直径は7-50 μm にも達する．[1481]

巨大血小板症候群⇨同ベルナール・スーリエ症候群→2638

巨大結腸症 megacolon, giant colon 結腸が異常に拡張した状態を指す．先天性と後天性のものがある．先天性巨大結腸症は結腸・直腸の平滑筋層内の自律神経節の欠損により生じる．出生後，胎便の排出がなく，高度の腹部膨満をきたす．治療は，平滑筋層内の自律神経節が存在する結腸に人工肛門を造設したあと，状態が安定した時期に根治手術を行う．後天性は，多発性硬化症，パーキンソン Parkinson 病などの神経疾患，強皮症，筋ジストロフィーなどの腸管平滑筋の侵襲疾患，甲状腺機能低下症，低カリウム血症などの代謝性疾患などにより生じる．また，下剤の乱用や抗コリン作用をもつ薬剤の長期投与によっても発症．潰瘍性大腸炎などの炎症性疾患に合併する中毒性巨大結腸症は，筋層から漿膜に至る炎症のために壁在神経叢の麻痺を生じ，結腸の拡張が生じると考えられている．中毒性巨大結腸症は結腸の穿孔を起こす危険性が高いため，治療は早期の外科的手術を原則とする．[1234,936]

巨大後骨髄球 giant metamyelocyte ビタミン B_{12} あるいは葉酸欠乏性の巨赤芽球性貧血でみられる，正常の後骨髄球よりも大きな細胞で核も大型化し，馬蹄形をしている．DNA合成障害により正常な細胞成熟ができないために出現する．[1038] ⇨参巨赤芽球性貧血→782

巨大細胞封入体病 cytomegalic inclusion disease；CID ［CID］ ヘルペスウイルス群の1つであるサイトメガロウイルス cytomegalovirus (CMV) に感染して起こる．CMV感染細胞は周囲の細胞より2-4倍大きく，しばしばハロー halo に囲まれた核内封入体をもつことから，巨大細胞封入体病といわれる．主な伝播様式としては，母児感染(胎盤，産道，母乳)，接触または飛沫感染(尿，唾液)，性的接触(精液，子宮頸管分泌物)，医原性感染(血液，臓器)などがある．通常，不顕性感染の経過をとる．日本人の成人の80-90%がすでに抗体陽性で，体内のどこかにCMVのゲノムをもっているといわれている．妊娠中に母親がはじめてCMVに感染し胎児に感染すると，このうち1割程度で出生時に低体重，点状出血，黄疸，肝脾腫，脳室周囲の石灰化，網膜炎，肺炎などが認められる．免疫力が低下した患者が発症する場合は，潜在ウイルスの再活性化によることが多く，肺炎，消化管潰瘍，網膜炎，肝炎，脳炎などを起こす．[716] ⇨参サイトメガロウイルス感染症→1167

巨大児 excessively large infant 出生時の体重が4,000 g以上，4,500 g未満の児．WHOでは4,500 g以上は超巨大児と呼ぶ．児頭骨盤不均衡，続発性微弱陣痛，分娩遷延などの原因となり，吸引・鉗子分娩，帝王切開となることが多い．胎児機能不全，児の頭血腫，肩甲難産による上腕神経麻痺や骨折，母体では産道の裂傷，分娩後の弛緩出血が発生しやすい．原因として家系的素因，妊娠糖尿病の合併，妊娠中の過度の体重増加，胎児奇形などが多い．超音波断層法により児頭大横径，腹部，大腿骨長を計測し児の発育を評価することで巨大児の可能性を予測できる．[1323]

巨大軸索 giant axon 神経線維のなかで特に大きな直径をもつ神経線維のこと．ヤリイカの巨大軸索では直径1 mmにもなる．ホジキン Alan L. Hodgkin (1914-98) とハクスリー Andrew F. Huxley (1917生) が実験に用いたことで有名．[1274] ⇨参ホジキン・ハクスリーの式→2697

巨大軸索ニューロパチー giant axonal neuropathy 小児のみにみられるきわめて珍しい疾患．常染色体劣性遺伝と考えられており，臨床的には，2-3歳で発症する失調を伴った進行性の左右対称の多発神経炎で，縮れ毛，脳波異常，病的反射を認めるが，知能発達は正常であることが多い．病理学的には，巨大で髄鞘の薄い軸索が多数観察され，腫大した軸索内には，電子顕微鏡にてニューロフィラメント neurofilament がぎっしりと蓄積している像が観察される．[509]

巨大脂肪腫症 lipomatosis gigantea 巨大な脂肪組織腫瘍の増殖をきたす疾患．[987]

巨大食道 mega〔lo〕esophagus 先天性と後天性の原因で食道が拡張した状態で，嚥下困難または嘔吐を惹起し，誤嚥による肺感染症や重度の栄養失調に至ることもある．アカラシアと同義語で使用される場合も多いが，他に食道損傷やアメリカトリパノソーマ感染(シャーガス Chagas 病)なども原因となる．[184] ⇨参アカラシア→136

巨大皺襞(すうへき) giant fold ［巨大ひだ］ びまん性に著明に肥厚した大脳回転様の外観を呈した胃粘膜ひだ．一般にはメネトリエ病の所見を指すが，X線検査(胃透視)や内視鏡検査で巨大皺襞の所見を認めれば，スキルス胃癌や胃悪性リンパ腫などの鑑別が重要となる．[1392] ⇨参胃巨大皺襞(すうへき)症→222

巨大皺襞(すうへき)**性胃炎**⇨同胃巨大皺襞(すうへき)症→222

巨大星状膠細胞 giant astrocyte ［異型グリア］ 病的状態に出現する大型の星状膠細胞のこと．アルツハイマー AlzheimerⅠ型グリアとⅡ型グリアがある．Ⅰ型グリアはウィルソン Wilson 病に比較的特異的とされるが中毒性疾患や代謝異常でも出現し，大型神経細胞に匹敵するほど大型で細胞質は不明瞭．このため裸核グリアとも呼ばれる．一方，Ⅱ型グリアは小型で核が明るく見える．肝性脳症で出現するがやはり中毒性疾患や代謝異常などでも出現することがある．[609]

巨大赤血球　megalocyte ［巨赤血球］ ビタミンB_{12}あるいは葉酸欠乏性の巨赤芽球性貧血でみられる，直径10-20 μmの巨大な赤血球(正常赤血球は直径7-8.5 μm)．DNA合成障害により赤血球が正常に成熟できないために出現する．[1038]

巨大栓球⇨同巨大血小板→783

巨大尖圭コンジローマ　giant condyloma acuminatum⇨同ブシュケ・レーベンシュタイン腫瘍→2554

巨大蛇行脳底動脈　megadolichobasilar artery　高齢者になると動脈硬化が進む．中でも脳底動脈の脳動脈硬化が進んだ結果，脳底動脈が拡大し蛇行した状態をいう．ときどき第3脳室底を圧迫し，水頭症を起こす．[791]

巨大頭蓋症⇨同巨頭症→784

巨大乳頭結膜炎　giant papillary conjunctivitis；GPC　春季カタルとよく似た上眼瞼の巨大乳頭を伴った慢性結膜炎．特にアトピー体質のソフトコンタクトレンズ装用者に発生しやすく，原因はコンタクトレンズにより，アレルゲンが慢性的に結膜上皮下へ侵入しやすくなることや，タンパク変性物質や真菌などの汚れがコンタクトレンズに付着することによって，抗原滞留時間が長くなり，感作されやすくなるためと考えられている．アレルギー性または反応性炎症と考えられ，治療はコンタクトレンズの変更や装用中止，原因除去，抗アレルギー薬やステロイド剤の点眼を行う．[651]

巨大尿管症　megaureter, megaloureter　先天的な尿管平滑筋の収縮作用の障害によって，一側または両側の尿管が著しく拡張し蛇行延長を呈した状態．膀胱尿管逆流現象などに伴う水尿管症に対して用いられることもある．尿管末端の状況により閉塞型と非閉塞型に分けられる．治療は外科的に余剰尿管壁の切除および縫縮が行われる．[474]

巨大尿管膀胱症候群　megaureter-megacystis syndrome　腹壁形成不全に尿路性器奇形を伴うまれな先天性疾患で，ほとんどが男児にみられる．原因は不明で，著明な腎盂，尿管，膀胱の拡張，変形がみられ，壁の筋層の線維化が顕著．その他，種々の全身的奇形の合併がみられ，予後は不良のことが多い．[1431]

巨大脳回症　macrogyria ［巨脳回症］ 大脳回・溝は胎生第8週より第7か月までに完成される．その期間において，神経細胞の移動障害に起因する大脳皮質の形態異常を滑脳症といい，特に脳回が異常に発達したものを指す．[791]

巨大発育症　gigantism　全身もしくは身体の部分が過剰な発育をきたした状態．特に身長が異常に高くなるものをいい，平均値＋2 SD以上を巨人症と呼ぶ．成長ホルモンの過剰分泌が原因の下垂体性巨人症，生後数年間の著しい成長，特異な顔貌，知的障害を特徴とする脳性巨人症(ソトス Sotos症候群)，生下時から大体格で巨大舌，内臓奇形，臍ヘルニアを伴うベックウィズ Beckwith症候群，性腺機能低下症によるものなどがある．家族性・遺伝性因子による体質性巨人症もあるが，これは高身長以外に異常を認めず，病的なものではない．[1631] ⇨参下垂体性巨人症→500，先端巨大症→1775

巨大肥厚性胃炎⇨同胃巨大皺襞(すうへき)症→222

巨大ひだ　giant fold⇨同巨大皺襞(すうへき)→783

巨大分子⇨同高分子→1056

巨大網膜裂孔　giant retinal tear ［巨大裂孔］ 網膜最周辺部に生じる90度以上の大きさの網膜裂孔で，若年者に生じる特発性のものと，鈍的外傷やアトピー性皮膚炎が原因のものとがある．治療は，硝子体の液化が進んでいない症例には強膜内陥術(強膜バックリング)が有効であり，剝離した網膜が反転した症例には，液体パーフルオロカーボンなどを使用した硝子体手術が行われる．[1309]

巨大類骨骨腫　giant osteoid osteoma⇨同骨芽細胞腫→1103

巨大裂孔　giant tear⇨同巨大網膜裂孔→784

巨大濾胞性リンパ腫　giant follicular lymphoma⇨同ブリル・シンマース病→2583

居宅サービス⇨同在宅サービス→1164

虚脱　collapse　極度の衰弱状態，またはひどく消耗し極端に体力が低下してしまった状態．循環血液量減少性ショックに似ているか，あるいはそれが原因で生じた極度の衰弱状態．[943]

虚脱脈　collapsing pulse⇨同水槌(つい)脈→1623

虚脱療法　collapse therapy　肺結核の治療法の1つで，肺結核で空洞があるため喀痰中の排菌が止まらず，治療が困難な場合に，肺を周囲から圧縮して空洞をつぶす(虚脱させる)方法．近年わが国では化学療法の効果が向上し，空洞が残存しても排菌が停止して治癒することが多く，本法が行われることはほとんどない．方法としては，一般には人工気胸により肺を虚脱し，気胸の空気が吸収されたら再び人工気胸を繰り返す気胸療法が用いられた．上肺野に空洞がある場合は胸郭成形術が行われ，下肺野の横隔膜に近い空洞には気腹療法や横隔膜捻除術が行われた．[953]

去痰薬　expectorant, expectorator　気管や気管支内の分泌物の喀出を促進する薬物．気道分泌を促進するもの(アンモニウム塩など)や，分泌物の粘度を低下させるもの(システイン系薬剤など)などがある．[953]

巨頭症　megalocephaly ［大頭蓋症，巨大頭蓋症］ 骨縫合部が離開しうる小児では，水頭症などのほか，頭蓋内圧亢進時には巨頭症となりうる．標準偏差の2倍以上を巨頭症という．小児では，診断のための重要な徴候の1つ．[791]

巨脳回症⇨同巨大脳回症→784

去脳固縮⇨同除脳固縮→1493

巨脳症　megalencephaly, macroencephaly ［大頭脳症］ 脳が異常に大きい先天奇形．頭囲が大きく，大脳重量が極端に重いものをいう．知的障害を伴うことも多い．[1631]

巨脾⇨同脾腫→2441

巨脾性肝硬変症⇨同脾腫性肝硬変症→2442

虚無妄想　nihilistic delusion 〔D〕nihilistischer Wahn　コタール Cotard症候群の患者にみられる．財産，地位，能力のみならず心臓，血液，腸など身体の重要な臓器までをも失ってしまうという妄想．彼らの周囲に広がる世界は無に帰せられる．統合失調症ないしうつ(鬱)病性障害の前兆であると考えられている．[870] ⇨参否定妄想→2460

拒薬　refusal of drug ingestion, drug refusal　患者が服薬や注射を拒むこと．原因として，統合失調症など精神疾患の症状に由来するもの，患者に十分な病識がないために服薬の必要性を認めない，治療意欲が乏しい，何らかの心理的葛藤の存在，薬物の副作用への不安などがあげられる．患者が服薬や注射を拒む理由をよく検討し，患者への説明や教育，家族の協力などを得て，個々の患者に合った対応を行う必要がある．[686]

許容閾値 threshold limit value；TLV⇨同許容限界⇀785

許容基準 permissible level⇨同許容濃度⇀785

許容限界 permissible limit，allowable concentration limit ［許容閾値，TLV］ ヒトをある因子に曝露しても健康上問題がないと判断される濃度あるいは強さの限界をいう．通常は有害作用を示す因子に対して上限の値を指すが，理論的には，特に生体にとって必須の因子の場合には下限をも指す．産業保健では，曝露してもほとんどの労働者に健康上問題がないとされる有害因子の量や程度を総称して曝露限界というが，ほぼ同義語として用いられる．このうち空気中の化学物質については許容濃度，物理エネルギーに対しては許容基準の言葉が用いられる．わが国では日本産業衛生学会が許容濃度，許容基準の値について提案している．平均的曝露を考慮した時間加重平均値，短時間曝露についての最大許容値などがある．ヒトにおいて観察された事例から求められる最小影響量に近似する最大無影響量から決められる．ヒトでのデータがない場合には，動物実験の結果に安全係数を考慮してより低い値として決定される．[1603] ⇨参閾値⇀221，曝露限界⇀2365

許容限界《臨床検査における》 allowance limit 測定には誤差が避けられない．誤差の大きさは測定方法によって変わる．臨床検査の各項目にはそれぞれ診療の支障にならないとされる誤差範囲があり，この範囲を許容限界という．[258]

許容誤差 allowable error ある測定値を分析した結果として生じる誤差のうち，診療の支障にならない範囲で，分析誤差の95% 以内であると定義される．この限度をこえる誤差は20回測定して1回以下である．[258]

許容細胞 permissive cell ［感受性細胞］ ウイルスが増殖可能な細胞のこと．ウイルスが増殖できない細胞を非許容細胞 non-permissive cell という．[1113]

許容線量 permissible dose 個人もしくは集団が，ある期間において放射線を被曝しても放射線障害を引き起こすことがなく，その影響が許容できる範囲の放射線量．[18] ⇨参線量限度⇀1800

許容濃度 permissible concentration，allowable concentration ［許容基準］ 日本産業衛生学会が公表している許容限界を指し，ある有害物質濃度がこの値以下であればほとんどすべての労働者に健康障害が起こらないと判断される値．最大無影響量に安全係数を乗じた値で求められ，有害因子が物理エネルギーの場合には許容基準という．「ほとんどすべて」との表現どおり，個々の感受性の違いにより不快感や私病の増悪あるいは職業病そのものを防止できない場合もある．そのため，曝露濃度(呼吸保護具を装着していない状態で，労働者が作業中に吸入するであろう空気中の当該物質の濃度)が許容濃度を大きく下まわるよう作業環境管理を徹底すべきとされる．作業場の環境を評価するための指標である管理濃度とは異なり，あくまでも労働者の曝露程度を評価することで作業環境を改善するための目安である．許容濃度には，1週間の総労働時間(40時間)を加味した時間加重平均濃度 time weighted average(TWA)および急性毒性物質や強刺激性物質に対しての最大許容濃度 maximum acceptable (allowable) concentration(MAC)などがある．[1603] ⇨参閾値⇀221，許容限界⇀785

許容濃度上限値 threshold limit value-celling；TLV-C⇨同最大許容濃度⇀1160

距離尺度⇨同間隔尺度⇀570

距離の逆2乗則 inverse square law 点線源の放射線，光などは線束が幾何学的に広がる．放射線は空気の吸収，散乱がない場合は線量の強度は線源からの距離の逆2乗で減衰する．線源からの距離が2倍になれば被曝線量は1/4になる．放射線防護上，放射線安全取り扱いの原則の1つである．[18]

距離分解能《超音波の》⇨参空間分解能《超音波の》⇀810

魚鱗癬(ぎょりんせん) ichthyosis 表皮角化機構の異常により，身体諸所，または全身の皮膚が乾燥・粗糙化し，角層肥厚，鱗屑を生じる疾患群の総称．大部分が遺伝性であるが，悪性腫瘍などに伴う二次性のもの(後天性魚鱗癬)もある．主な病型は，尋常性魚鱗癬，表皮融解性魚鱗癬，劣性X連鎖性魚鱗癬，道化師様魚鱗癬，先天性魚鱗癬様紅皮症，葉状魚鱗癬である．尋常性魚鱗癬と表皮融解性魚鱗癬は常染色体優性遺伝性であり(厳密には，尋常性魚鱗癬は半優性 semi-dominant 遺伝性)，道化師様魚鱗癬，先天性魚鱗癬様紅皮症と葉状魚鱗癬は常染色体劣性遺伝性である．角化は皮膚バリア機能の要であり，魚鱗癬の多くは皮膚バリア機能障害を病態としてもつ．尋常性魚鱗癬は，魚鱗癬のなかで最も頻度が高く，主に四肢伸側と体幹に，皮膚乾燥と過角化がみられる．症状は冬季に増悪し，夏季に軽快する．病因は，角層細胞の重要な構成タンパクであるフィラグリンをコードする遺伝子の変異である．表皮融解性魚鱗癬は水疱形成を伴い，病因はケラチン1または10の遺伝子変異．道化師様魚鱗癬は最も重症の魚鱗癬で，致死例もまれではない．病因は，角層細胞間脂質層の形成に重要な脂質輸送タンパク ABCA 12 の遺伝子変異．先天性魚鱗癬様紅皮症は白色調の薄い鱗屑と紅皮症を特徴とし，葉状魚鱗癬は厚く暗い色調の鱗屑を示す．先天性魚鱗癬様紅皮症と葉状魚鱗癬は，遺伝的に多彩な一連の症例群であるが，葉状魚鱗癬の病因として最も頻度の高いものはトランスグルタミナーゼ1遺伝子変異である．劣性X連鎖性魚鱗癬の病因はステロイドスルファターゼ遺伝子変異．棘状，疣贅状の角化性局面を特徴とする魚鱗癬の非常にまれな病型が豪猪皮状魚鱗癬であり，1家系においてケラチン1遺伝子変異が報告されているが，この病型は遺伝的に多様な病因によるものと思われる．[27]

ギヨン管症候群 Guyon canal syndrome⇨同尺骨神経管症候群⇀1358

キラーT細胞 killer T cell ［細胞傷害性T細胞］ 標的細胞に接触し，細胞傷害活性を示すT細胞．ウイルス感染細胞や腫瘍細胞などの排除を通じて，生体防衛に重要な役割を担う．胸腺で成熟したナイーブT細胞はCD8あるいはCD4を発現する2つのサブセットに分類され，キラーT細胞は主としてCD8T細胞サブセットに由来する．ナイーブCD8T細胞は特異的な抗原刺激を受けて，細胞傷害活性をもつキラーT細胞に分化する．CD8キラーT細胞は細胞傷害活性をもつパーフォリン perforin やグランザイム granzyme を細胞内顆粒にもち，標的細胞上の MHC クラスIと抗原の複合体を認識してこれらを標的細胞に向けて放出する．放出されたパーフォリンは標的細胞表面に結合して細胞膜に小穴を開け，ここからグランザイムが標的細胞内に入り込んでタンパク質分解酵素であるカスパーゼ caspase（細胞性タンパク質を切断することでアポトーシスを実行するシステインプロテアーゼ）を活性化することにより標的細胞にアポトーシスを誘導する．一部のキラーT細胞は，細胞表面に発現する Fas リガンド（FasL）と標的細胞上の Fas の結合を介して標的細胞にアポトーシスを誘導し，細胞傷害性を発揮することも知られている．[939] ⇒参アポトーシス→175，CD8→34，MHC→81

キラー細胞 killer cell ［K細胞，キラーリンパ球］ 標的細胞に対して細胞傷害活性を示す免疫担当細胞の総称．標的細胞を破壊する活性をもつキラー細胞はウイルス感染細胞や腫瘍細胞の排除などに重要な役割を担う．キラー細胞は，主要組織適合遺伝子複合体 major histocompatibility complex（MHC）に提示された抗原を認識し，MHC 拘束的に抗原特異的な細胞傷害活性を発揮する細胞傷害性T細胞（キラーT細胞）と，抗原非特異的に標的細胞を破壊する細胞群に大別される．抗原非特異的なキラー細胞には，ナチュラルキラー細胞（NK細胞）や活性化マクロファージなどが含まれる．キラーT細胞，NK細胞は細胞傷害活性をもつパーフォリン perforin やグランザイム granzyme の放出や，標的細胞が発現する Fas 抗原を介して標的細胞にアポトーシスを誘導する．また，Fc 受容体を発現する NK 細胞やマクロファージは標的細胞に結合した抗体を認識して抗体依存性細胞傷害 antibody-dependent cell-mediated cytotoxicity（ADCC）活性を示すことも知られている．[939] ⇒参キラーT細胞→785，ナチュラルキラー細胞→2193，抗体依存性細胞傷害→1030

キラーリンパ球 killer lymphocyte⇒同キラー細胞→786

キライジチ症候群 Chilaiditi syndrome ［肝横隔膜間結腸嵌入（かんにゅう）症］ 肝臓と横隔膜の間に結腸（多くの場合，横行結腸）が入り込んだ状態を指す．原因には，腸管の拡張，横隔膜の挙上，肝靱帯の脆弱化などがある．無症状である場合が多いが，腹部膨満感，腹痛を生じることもあるが，横臥により軽減する．腹部単純X線検査では，拡張した腸管が右横隔膜下に存在．無症状であれば放置し，症状がある場合は，きついベルトの着用や炭酸飲料の摂取などを避けるよう指導する．1910年にオーストリアの放射線科医キライジチ Demetrios Chilaiditi により初めて報告された．[1234,936]

ギラン・バレー症候群

Guillain-Barré syndrome；GBS ［**急性特発性多発神経炎，急性感染後性多発神経根ニューロパチー，急性炎症性脱髄性多発神経根ニューロパチー**，GBS］

【定義】上気道感染，下痢などの先行感染症状ののち1-3週間経て，四肢の遠位部から近位部，体幹の運動麻痺を急速に起こす原因不明の**多発神経炎**．従来，炎症所見を伴う脱髄が主体であると考えられていたが，一義的に軸索障害をきたすタイプも存在することが知られてきた．

【病態生理】ウイルスや細菌感染などが契機となって引き起こされる**自己免疫性疾患**と考えられている．先行感染については多くの病原体が関与しているが，なかでもカンピロバクター・ジェジュニ，サイトメガロウイルス，エプスタイン・バーウイルス，肺炎マイコプラズマが主要．

【症状】筋力低下の分布は症例によってさまざまであるが，四肢筋・顔面筋・外眼筋，咽頭・喉頭さらに呼吸筋をも障害する．呼吸筋麻痺例では人工呼吸器の装着が必要．深部反射は全般性に高度に低下・消失し，筋トーヌスは低下．脳神経では顔面神経麻痺の頻度が高い．病初期に手先・足先のじんじん感など異常感覚がみられるが，感覚障害は軽度．ときに高度の感覚障害や感覚性運動失調を示したり，高度な根性疼痛を示す例が存在する．不整脈などの自律神経障害も重要な症候である．脳脊髄液のタンパク細胞解離（タンパクが顕著に増加し，細胞が増加しない），末梢神経伝導速度の遅延や，F波の消失を認める．一部の症例では血清抗ガングリオシド抗体が上昇している．

【治療】免疫グロブリン大量療法，または血漿交換療法が行われる．一般に予後は比較的良好で，極期に至ってから2-4週間で多くの症例が回復し始め，6か月以内に完全回復する例が多いが，約5-20％の例では軽度の運動麻痺や感覚障害を残す．[475]

キリアン法 Killian method 前頭洞根治手術の一手法．鼻根部，眉毛部の皮膚を切開後，前頭骨を露出し，前頭洞前壁を削除，開放する．洞内の病的粘膜を摘除し，鼻腔に交通路をつける．前頭洞粘液嚢胞，慢性前頭洞炎，前頭洞腫瘍などが適応である．キリアン Gustav Killian はドイツの耳鼻咽喉科医（1860-1921）．[736]

桐沢型ぶどう膜炎 Kirisawa uveitis⇒同急性網膜壊死→741

ギリシャ医学 ancient Greek medicine 古代ギリシャではアスクレピオスを最高の治癒神として崇拝し，その神殿を療養所としていた．当時のゆるやかな協力関係をもった医師集団は「医学校」と呼ばれ，そのうちのクロトンの医学校（紀元前500年頃）には，アルクマイオン，ピタゴラスなどがいた．また体液病理学を生み出したコス学派（紀元前400年頃）には，西洋医学の父といわれるヒポクラテスがいた．[543] ⇒参アスクレピオス→151

起立訓練 standing up exercise 長期臥床患者の筋萎縮，起立性低血圧などの予防および改善を目的に行う立位になる訓練．座位バランスが良好に保てるようであれば起立基本動作訓練を行う．まず介助を伴う起立として，斜面テーブルによる他動的起立を行う．体幹と下肢を抑制し15度ごとに5分間起こし，顔色の観察と血圧測定を行いながら斜面テーブルを起こす．次の段階では平行棒，手すり，テーブルを前にした対面起立を行う．さらにベッドサイド起立，自動的起立へと進め，立位保持バランス訓練を行う．[818]

起立検査 orthostatic examination ［直立検査］ 平衡機能検査のうち前庭脊髄反射の状態を調べる立ち直り righting reflex の検査の1つ．両爪先をそろえて直立するロンベルグ Romberg 検査，一直線上に両足をそろえるマン Mann 検査，単脚起立検査，傾斜度計検査

(斜面台検査)などがある．いずれも身体動揺，転倒傾向を観察する．検査は開眼時と閉眼時の両方で行う．ロンベルグ検査は閉眼時に動揺が増強するものを陽性とする．小脳性運動失調では陰性，脊髄後索障害，前庭迷路障害，心因性の失調などでは陽性になる．[347]

起立失調症候群⇨同起立性調節障害→787

起立性アルブミン尿　orthostatic albuminuria⇨同起立性タンパク尿→787

起立性高血圧　orthostatic (postural) hypertension　［**体位性頻脈症候群，体位性高血圧**］　起立すると重力により下肢に血流が停滞し静脈還流が減少するが，健常者では交感神経が反射性に亢進し血圧はほとんど変化しない．逆に交感神経が緊張しており血圧の低下がなく反射性の頻脈を起こす例を体位性頻脈症候群 postural tachycardia syndrome (POTS) と呼んでいる．POTS の中にも末梢血管の反応の違いにより下肢の血圧が上昇するタイプと低下するタイプがある．血圧が上昇するタイプは POTS with hypertension (血圧上昇を伴う POTS) と分類される．[1627]

起立性失神　orthostatic syncope (fainting)　起立が誘因となって生じる一過性の意識消失で，臥位になることにより速やかに回復する(通常 20 秒以内)．原則として脳に器質的疾患はなく，脳循環灌流圧の低下による低酸素脳症が原因である．血管迷走神経反射による血管抑制性失神と，起立性低血圧による失神が主なものである．血管抑制性失神は外傷，強い疼痛，精神的ショック，空腹，高温などによる末梢血管の拡張により，血圧低下，徐脈を伴い，発症は比較的緩徐である．女性に多い．起立性低血圧による失神は座位から急に立ち上がったり長時間立位を続けた際や，飲酒，入浴，発熱，長期臥床後にみられ，起立により収縮期血圧が低下するためである．発症は急激である．前駆症状として全身倦怠感，頭重感，頭痛，悪寒，冷汗，眼のかすみ，顔面蒼白などの自律神経症状がみられる．このときすぐに立位から臥位になれば失神は起きないが，立位を続けると意識消失のため転倒する．[143]　⇨参起立性低血圧→787，血管抑制性失神→905

起立性循環障害　orthostatic circulation disorder⇨同起立性調節障害→787

起立性タンパク尿　orthostatic proteinuria　［**起立性アルブミン尿，体位性タンパク尿，体位性アルブミン尿，前彎**(わん)**性タンパク尿**］　タンパク尿は通常，糸球体の障害によって発症するが，腎糸球体が正常でも立位，運動負荷，発熱などによりタンパク尿がみられることがあり，これを生理的タンパク尿と呼ぶ．このうち起立によって軽度〜中程度のタンパク尿が認められる場合を起立性タンパク尿という．高血圧や腎・尿路系の異常を除外し，早朝尿のタンパクは陰性だが，立位または前彎負荷により尿タンパクが陽性となることで診断する．成因として腎，静脈の圧迫などによる腎うっ血や腎血管の攣縮などが関与．小児期から思春期に多いが，長期経過観察では尿タンパクが消失するものも多く，腎機能予後は良好．[963]　⇨参機能性タンパク尿→700

起立性調節障害　orthostatic dysregulation；OD　［**起立失調症候群，起立性循環障害，OD**］　起立時に循環器症状があるが，器質的には異常のないものをいう．思春期前後に多く，やせ型の児や本態性低血圧の家族をもつ児によくみられる．症状としては立ちくらみやめまいを起こしやすい，少し動くと動悸，息切れがする，目覚めが悪い，顔色が青白い，疲れやすい，腹痛や頭痛，悪心をしばしば訴えるなどがある．自律神経失調症の1つで，起立時に起こるべき血管の収縮反射が不十分なために生じるとされる．10 分間の起立負荷試験により，脈圧矮小化，脈拍数増加，収縮期血圧低下，心電図の異常のうちのいくつかが認められる．治療は昇圧薬，鎮静薬による薬物療法と，乾布摩擦，冷水摩擦などの自律神経鍛錬法を行う．規則正しい生活を心がけることも大切である．[1631]　⇨参起立性低血圧→787

起立性低血圧　orthostatic hypotension，orthostatic hypotonia　臥位から起立した際に収縮期血圧が 20 mmHg 以上，または拡張期血圧が 10 mmHg 以上低下する場合をいう．無症状のこともあるが，めまいやふらつきがよくみられる．起立時に血流が下肢にプールされ循環血液量が下がりやすくなるが，健常者では交感神経が働き下肢血管が収縮し血圧の低下を防ぐ．この反射には，頸動脈洞と大動脈弓の圧反射受容体や交感神経系が関与しており，起立性低血圧患者ではこの反射が障害されている．原因としては，①脱水，貧血，過度の利尿，副腎不全などの循環血液量減少性，②利尿薬，α 交感神経遮断薬，精神安定薬，抗うつ(鬱)薬などの薬物性，③糖尿病，ギラン・バレー Guillain-Barré 症候群，梅毒，HIV 感染，腎不全，シャイ・ドレーガー Shy-Drager 症候群，パーキンソン Parkinson 病などの自律神経失調性がある．高齢者では，特に原因がなくても調節機能の衰えや心機能低下，循環血液量の減少傾向などから起立性低血圧を呈することがある．診断は起立試験や頭部挙上ティルト tilt (傾斜) 試験で血圧低下が証明されれば可能となる．治療は脱水の補正や原因薬物の中止，原疾患の治療であるが，シャイ・ドレーガー症候群は予後不良で，数年で歩行不能になる．[1627]　⇨参起立性調節障害→787，体位性低血圧→1857

起立台　standing table　［**立位保持装置，スタンディングテーブル**］　自力で立位をとれない患者の立位訓練に用いられる治療装置で，起立角度や起立時間を設定できる．脳血管障害の発症初期や脊髄損傷などの患者に用いられることが多いが，起立性低血圧の著しい患者や，足関節拘縮の予防や改善目的，下肢術後で術側への荷重制限がある患者にも用いられる．効果としては荷重による筋収縮の促進や，変形，拘縮の予防が主であるが，排尿や排便の促進，尿路結石の予防などにも有効とされている．[228]

キリップ分類　Killip classification　心臓のポンプ機能失調の重症度の分類で，肺野の湿性ラ音，Ⅲ音，静脈圧の上昇などの身体所見よりⅠ度からⅣ度に分けられる．Ⅰ度：心不全のないもの，Ⅱ度：軽度から中等度の心不全で肺野の 50% 以下に湿性ラ音を聴取，Ⅲ音聴取，静脈圧上昇を呈するもの，Ⅲ度：重症心不全で湿性ラ音を肺野の 50% 以上に聴取するもの，Ⅳ度：心原性ショックを呈するもの．急性心筋梗塞に伴う左心不全の重症度分類．[703]

切りモグサ(艾)⇨同艾炷(がいしゅ)→437

気流　air current　空気の動きの強さで，風力，風速とも呼ばれ，m/秒で示す．人体からの放熱に影響を及ぼす温熱因子の1つ．同じ気温であっても気流が大きい

き

と涼しく感じる．しかし，体温以上の気温のときには気流が大きくなるとかえって暑く感じる．測定には熱線風速計などが用いられる．[1360]

気瘤　aerocele, pneumatocele　広義には生体内で気体を入れた囊胞状の空洞で，狭義には肺実質内の欠損部を指す．多くはブドウ球菌性肺炎などの感染によって生じ，同じ肺胞性囊胞であるブラ bulla やブレブ bleb とは成因から区別されるが，臨床的には鑑別が難しい場合もある．他に，先天的あるいは外傷で胸壁に生じた裂孔から突出した肺実質(肺ヘルニア)を指す場合や，陰囊や耳下腺内部に発生した気腫性腫脹，外傷などで起こる気頭症や気脳症に使われる場合もある．[1340]

気流速度　air velocity　呼吸生理学において，呼吸に際して呼気，吸気が流れる速度．また最大努力呼出の際，呼気量と気流速度の関係を示すフローボリューム曲線において，呼気の経過中における呼気の速度をいう．フローボリューム曲線において最高速度がピークフローであり，肺活量の50% 気量位の速度は $\dot{V}_{50}$，25% 気量位の速度は $\dot{V}_{25}$ と表す．気流速度は気道の閉塞状態を表す有力な指標となる．特にピークフローは喘息などの気道閉塞状態の指標として臨床的に有用である．$\dot{V}_{25}$ は末梢気道の閉塞状態を表す指標として有用である．[953]

気流-量曲線⇨同フローボリューム曲線→2594

偽リンパ腫　pseudolymphoma　眼窩，肺，皮膚，唾液腺，消化管などに軽度の異型性をもつリンパ球が浸潤する疾患．良性の臨床的所見を示し，以前は非腫瘍性と考えられていたが，免疫学的・遺伝子学的診断により多くは低悪性度のリンパ腫であることが証明された．[1464]　⇨参皮膚リンパ球腫→2477

ギルクリスト病　Gilchrist disease⇨同北アメリカ分芽菌症→691

キルシュナー鋼線　Kirschner wire　[K ワイヤー]　骨折の整復，治療に用いる鋼線．骨折片の創外固定や骨折整復のための直達牽引の際に刺入する．骨組織への刺入が容易なように，鋼線の一端または両端が鋭利につくられている．麻酔下に皮膚軟部組織を貫通して骨折片に刺入し，患肢を貫通させた鋼線を緊張弓で把持する方法で牽引を加える．キルシュナー Martin Kirschner はドイツの外科医(1879-1942)．[827]

ギルバート法　Gilbert Act　1782 年イギリス議会においてギルバート Thomas Gilbert (1720-98) 下院議員によって提唱された「救貧法」の改正法で，提唱者の名にちなむ通称．貧民に有利な雇用の場であったワークハウスを老齢・疾病・虚弱者や孤児たちのみの収容施設とし，労働能力のある貧民に対しては，低賃金ゆえの窮乏であれば救貧税より賃金補助を与え，職のない者には教区周辺で雇用斡旋を行うという院外救済を認めた．「エリザベス救貧法」の原理から大きく逸脱した同法制定の経緯は，従来「救貧法」の対象となっていた高齢者・病人・浮浪者などに加えて，産業革命・農業革命による，いわば資本主義自体が生み出した無産貧民の増加に「救貧法」で対処せざるをえなくなったことによる．また他の側面として，救貧法を貫いていた教区中心主義を，教区連合や有給専門官吏の任命によって離脱しようとする試みを含んでいたが，ほとんど実行されるに至らなかった．[457]

キルレ病　Kyrle disease　[皮膚穿孔性毛包性毛包周囲性角質増殖症]　原因不明な角化性疾患の範疇に入るきわめてまれな疾患で，毛包一致性の場合が多い．うおのめ様の角化性丘疹で，角質増殖によって表皮が陥凹している角栓を形成．四肢を中心に体幹や頭頸部などに多くみられる．組織学的には角栓が表皮を穿孔して真皮に陥入するのが特徴的．糖尿病の合併が報告されているが，遺伝性は証明されていない．キルレ Josef Kyrle はオーストリアの皮膚科医(1880-1926)．[235]

キレート化　chelation　金属イオンと結合してキレート(化合物)を形成し，その金属イオンを結合することによって金属原子と複素環化合物が分離される化学反応．キレート剤としてエチレンジアミン四酢酸(EDTA)がよく知られており，カルシウム，マグネシウムなどに対して安定なキレートをつくる．[1131]

キレート化合物　chelate compound　キレート試薬(多座配位子)が金属イオンに配位して生じる錯体をいう．天然のキレート化合物にはヘミンやクロロフィルなどがある．[1559]

キレート剤　chelating agent　キレート化を行う多座配位子の化合物．エチレンジアミン四酢酸(EDTA)はカルシウムキレート剤で血液抗凝固薬として血液検査に用いられる．[1131]　⇨参キレート化→788

キレート療法　chelation therapy　原子構造の中に，金属と結合することができる部分をもった物質(キレート化合物)を使用した治療法のこと．ヒ素，水銀，銅，鉛，金，ビスマス，クロム，アンチモンによる中毒に対して使用されるジメルカプロール，鉛中毒に用いられるエデト酸カルシウム二ナトリウム水和物，鉛，水銀，銅中毒，特に銅が沈着することによって神経障害，肝障害を生じる遺伝性疾患であるウィルソン Wilson 病に対する治療薬であるペニシラミンが主なキレート剤である．[60]

亀裂　fissure, rhagades　[裂溝，皸裂(くんれつ)]　表皮が過角化し弾力を失い，表面がクレバス状に割れ目を呈するようになった皮疹をいう．一般にヒビ，あかぎれといわれるものはこれのことで，手指，足底，踵部などに好発する．[95]　⇨参あかぎれ→135

亀裂骨折　fissure fracture, infraction fracture　不全骨折の1つ．骨に亀裂(ヒビ)が入り，部分的に骨梁の連続性が断たれるが，全体の連続性は保たれている状態．骨形態の変化がなくほとんど保存的に治療されるが，大腿骨頸部骨折と舟状(しゅうじょう)骨骨折はこの限りでない．[1055]

偽肋⇨同仮肋→563

季肋部痛　subcostal pain, hypochondrial pain　左右肋骨弓下領域に生じる疼痛．右季肋部痛を生じうる臓器としては胆囊，胆道，肝臓，十二指腸があり，左季肋部痛を生じうる臓器としては脾臓，胃，結腸，空腸がある．胸膜炎などの胸部疾患でも起こる場合がある．[839]

キロ電子ボルト　kiloelectron volt；keV　原子，放射線などのエネルギーを表す単位．単位は eV (電子ボルト)．1 keV は 1,000 eV に相当．[18]　⇨参電子ボルト→2083

キロバイト　kilobyte；KB, kB　[KB]　コンピュータのデータ量を表す単位で，1,024 バイト(B)のこと．2 バイトでかな，漢字 1 文字を表すことができる．[258]

キロボルトピーク kilo volt peak；kVp⇨同kVp→73

キロミクロン chylomicron ［カイロマイクロン，カイロミクロン，乳状脂粒］ トリグリセリド，コレステロール，リン脂質，タンパクからなる直径 1 μm の微小な粒子．脂肪吸収時に小腸上皮細胞でつくられ，リンパ系を通して血中に入る．リポタンパクリパーゼで加水分解されるか，小型化しレムナント様となる．[842]

金 gold 〔L〕aurum；Au ［Au］ 元素記号 Au．原子番号 79．原子量 196.966．やわらかい金属．固体はかたまりで黄金色．コロイド粒子では紅色～紫色．王水（濃硝酸と濃塩酸を 1：3 で混合した溶液）に溶ける．治療薬として用いられたこともあったが有害な副作用のため現在は使われていない．金貨，工芸品，装飾品，万年筆のペン先などに用いられている．歯科用は銀やパラジウムと合金にして，硬度を増すために少量の亜鉛を含ませて利用．[182,57] ⇨参金療法→806

銀 silver 〔L〕Argentum；Ag⇨同Ag→24

金 198 gold 198；^{198}Au，radiogold 198 ［放射性金 198］ 金（Au，原子番号 79）の放射性同位元素の 1 つ．β 壊変を行い，β 線（電子）および γ 線を放出し安定した ^{198}Hg（水銀）となる．半減期は約 2.7 日で，1.371 MeV（メガ電子ボルト），0.962 MeV，0.29 MeV の β 線および 412 keV（キロ電子ボルト），676 keV，1.088 MeV の γ 線を放出する．肝シンチグラフィー用の ^{198}Au コロイドや癌性胸膜炎の組織内治療のための放射線源としても使われた．現在は，金グレインとして舌，口腔底，腟などの表在性の癌の組織内照射に永久刺入用線源として使用される．[471,914] ⇨参β 崩壊→18

金 198 コロイド gold 198 colloid 肝シンチグラフィー用として使用されていた放射性薬品．肝臓のクッパー Kupffer 細胞による異物貪食作用によりコロイドが肝臓内に取り込まれることを利用し，肝シンチグラフィーに利用された．半減期が比較的長く（2.7 日），シンチグラフィー用としては放出される γ 線エネルギーが高く，また β 線も放出されるため現在は使われていない．[471,914] ⇨参肝シンチグラフィー→617

近位 proximal 身体の部位の方向を表す解剖学的用語．中心や起始部もしくは基準とする位置により近いこと．例えば，体幹に対して肘は手根（てくび）よりも近位にある．[1044] ⇨参遠位→371

筋異栄養症⇨同筋ジストロフィー症→796

筋移行術 muscle transfer 麻痺などにより自動不可能となった関節の機能を再建するため，近傍の自動可能な筋を自動不可能な筋の腱に縫合すること．現存する機能を損なわずに損失機能を再建することが最も重要であり，移行にあたっては筋の強度，伸縮幅，共同筋群の有無，現存機能の重要度を評価しなければならない．[937] ⇨参腱移行術→936

近位指節間関節 proximal interphalangeal joint；PIP joint ⇨同PIP 関節→95

筋萎縮症 muscular atrophy，amyotrophy 筋肉の容量が減少することで，筋原性，神経原性，廃用性に分けられる．通常，筋力の低下を伴う．筋原性筋萎縮は筋肉自体の疾患，筋ジストロフィー，多発筋炎，皮膚筋炎などで生じ，近位筋優位に認められることが多い．神経原性筋萎縮は脊髄前角細胞や末梢運動神経（下位運動ニューロン）の障害で生じ，筋萎縮性側索硬化症，多発神経炎などでみられる．遠位筋優位の萎縮を認めることが多い．廃用性筋萎縮は筋を使用しないために生じるもので，脳血管障害などによる中枢性麻痺や長期臥床で起こり，運動が再開できれば回復する．[1156]

筋萎縮性側索硬化症

amyotrophic lateral sclerosis；ALS ［シャルコー病，ルー=ゲーリッグ病，ALS］

【概念・疫学】 **運動ニューロン疾患**の 1 つであり，**上位運動ニューロン**，**下位運動ニューロン**が選択的におかされる進行性の疾患．大脳皮質運動領野ベッツ Betz 細胞，錐体路，下部脳幹の運動神経核および脊髄前角細胞の著明な変性脱落が特徴．有病率は人口 10 万人当たり 4-6 人，発症率は 0.4-1.9 程度，男女比は 2：1 で男性優位と報告されている．地域差としては，グアムや紀伊半島の集積地帯が知られており，地下水の鉱物濃度や植物種子の摂取などの可能性が考えられているが，確実な根拠はない．また外傷歴や運動歴が発症に関与している可能性も指摘されている．その他グルタミン酸に代表される興奮性アミノ酸の過剰説，自己免疫説，酸化ストレス説，ウイルス感染説などさまざま提唱されているが決定的なものはない．

【症状】 上位運動ニューロン症状として，痙縮，深部腱反射亢進，病的反射出現などが認められ，下位運動ニューロン症状として，筋萎縮，筋力低下，線維束性収縮が四肢および舌に生じる．一般的に認められない徴候としては，感覚障害，眼球運動障害，膀胱直腸障害，褥瘡があげられ，**四大陰性症状**といわれる．初発症状として半数以上にみられるものは筋力低下と筋萎縮で，一側上肢または下肢より発症し反対側にも進行する．次いで球麻痺症状として構音障害から生じていくことがあげられる．また呼吸筋を支配する髄節が最初におかされて拘束性呼吸不全で発症することもある．

【診断】 **針筋電図検査**が最も重要で，活動性神経原性変化として多相性運動単位電位，線維束性収縮電位，陽性鋭波が出現する．神経伝導検査は原則として正常．運動皮質の磁気刺激法では，刺激閾値の上昇，皮質脊髄路の伝導速度の低下が認められる．神経生検では，小群萎縮や小角化線維の形成がなされ，神経原性変化を認めるが，決定的な所見はなく，診断は慎重にすべきである．特に感覚障害を伴わず上肢の筋力低下を呈する変形性頸椎症との鑑別が必要だが，この場合は MRI と針筋電図の所見が重要．また**多巣性運動ニューロパチー**は上肢主体に緩徐進行性の筋力低下と筋萎縮を呈する疾患であるが，治療法がある疾患にもかかわらず下位運動ニューロン障害主体の ALS と誤診されることがある．多巣性運動ニューロパチーは神経伝導検査で伝導ブロックを証明することが必要．ALS の 5-10% は常染色体優性遺伝であり，さらにこのうち約 20% にはスーパーオキシドジスムターゼ（SOD）遺伝子変異が報告されている．このタイプでは変異遺伝子の位置によって臨床像，特に臨床経過が大きく異なり，発症 1 年前後で死亡する家系から 10-20 年あるいはそれ以上生存する家系まである．ALS 患者の知能は一般的に末期まで低下せずに清明と考えられているが，一部の患者ではピック Pick 病類似の認知障害を呈する．単光子放射線コンピュータ断層撮影（SPECT）では両側前頭葉の血流低下が認められ，認知障害を伴うALSととらえられている．またALSは通常成人以降の発症であるが，10歳以下に筋力低下で発症し急速に進行し，1-2年で死亡する一群があり若年性ALSと呼んでいる．

【治療】根本治療として種々試みられているが，決定的な治療法はない．1999(平成11)年よりわが国でもグルタミン酸拮抗薬リルゾールの使用が許可されているが，病勢の進展は速く延命効果は数か月程度であり，人工呼吸器を用いなければ通常2-4年で死亡する．対症療法としては，嚥下困難に対しては経鼻・経管栄養や胃瘻造設，誤嚥防止と経口摂取の両者を可能にする咽頭摘出が有効な場合もある．呼吸不全に対しては気管切開，人工呼吸器の使用も考慮されるが，患者や家族の状況を考慮して対処する必要がある．厚生労働省の特定疾患で神経難病として認定されており，医療費は公費負担である．きわめて予後不良な疾患であるため，告知にあたってはきわめて慎重を要する．[509]

筋萎縮性側索硬化症の看護ケア

【ケアのポイント】筋萎縮性側索硬化症は運動ニューロンだけが選択的に障害される進行性変性疾患の1つで，全身筋力低下，筋萎縮，嚥下障害，呼吸筋障害による呼吸困難などを呈するが，意識は最後まで残る．眼球運動障害や膀胱直腸障害は起きにくく，褥瘡ができにくいなどの特徴がある．全身の筋力や筋萎縮による運動障害の程度を把握し，セルフケアレベルのアセスメントをもとに，残存機能を生かした看護介入をする．症状の進行に伴い，構音障害，嚥下障害，呼吸困難などの生命維持にかかわる症状が出現するため，症状に応じた看護介入をすると同時に，これらによる合併症の予防と早期発見が重要である．また，症状が進行していくことを踏まえて，胃瘻造設などの栄養摂取の代替方法や，意思伝達装置などのコミュニケーションツールを準備することが必要となる．進行性疾患であり，現在治療法がなく予後不良の難病であるため，患者・家族に対する精神的サポートは重要である．症状の進行に伴った不安の程度や受容の状況に合わせたサポートをする．また，人工呼吸器装着を含めて，今後どのように生活を送るか，患者・家族とともに十分話し合いの場をもち，人生観，死生観を尊重した援助をすることが重要である．

【在宅療養の支援】近年は，人工呼吸器を装着した状態でも在宅療養が可能になってきており，患者・家族の希望に応じて在宅療養環境の調整をする．家族や介護者に対しては，生命維持のために継続が必要な医療処置や生活援助の方法についての指導をする．在宅療養は，家族や介護者の負担が大きくなるため，積極的に社会資源の活用をすることが必要である．難病(医療費公費負担助成対象の特定疾患)に指定されている疾患であり，経済的側面のみならず，人的資源や生活援助などに関してのサポートを受けることが可能である．これらに加えて，地域医師(かかりつけ医，訪問医)や緊急時に対応できる病院と連携し，サポート体制を整えることが必要である．[1265] ⇒参筋萎縮性側索硬化症→789

近位性脊髄性筋萎縮症 proximal spinal muscular atrophy 肢帯型筋ジストロフィー症に類似する肢帯部の筋萎縮を示しながら，原因は脊髄にある神経原性の筋萎縮症をいい，その代表的なものにクーゲルベルク・ヴェランダー Kugelberg-Welander 病がある(小児のウェルドニッヒ・ホフマン Werdnig-Hoffmann 病も同一疾患と考えられている)．通常，腰肢帯，大腿部から始まり，肩甲帯，上腕の筋力低下，筋萎縮が生じる．常染色体劣性遺伝が多い．[1527]

近位尿細管 proximal kidney tubule, proximal tubule 尿細管のうち，腎皮質の糸球体を覆うボウマン Bowman 嚢に続く部位から，ヘンレ Henle ループ下行脚の始まりまでの部分．ボウマン嚢から出て腎小体の近くで迂曲し(近位曲尿細管)，腎髄質内に入ってヘンレループ下行脚へ続く(近位直尿細管)．ここで原尿からグルコース100%，水やナトリウムイオンなどの電解質約70%，尿素約40%が吸収される(再吸収)．個々の管腔内の上皮細胞は非常に小さな突起(微絨毛)が無数に集まった刷子縁(さっしえん)をもっており，これによって細胞の表面積が広がり，物質の再吸収力を高めている．一方，基底膜側では，細胞膜がヒダ状に折れ込み(基底陥凹)，そのヒダの間に多数のミトコンドリアを挟んだ構造がみられる．再吸収された物質はこの基底側からエネルギーを使う能動輸送により血液中に戻される．[1519] ⇒参遠位尿細管→372

近位尿細管性アシドーシス proximal renal tubular acidosis；pRTA, proximal RTA 近位尿細管における重炭酸イオン(HCO_3^-)の再吸収障害により尿の酸性化障害を生じ，高クロル(Cl)性代謝性アシドーシスをきたす病態．分類として原発性，遺伝性(ロウ Lowe 症候群，ウィルソン Wilson 病)，二次性(薬剤，重金属，カルシウム代謝異常，その他)がある．検査所見としては，高クロル血症，低カリウム血症，低リン血症，高HCO_3^-尿，アミノ酸尿，小分子タンパク尿，糖尿などを認める．塩化アンモニウム負荷試験を行うと血中pHが低下するにもかかわらず尿中pHは5.5未満となる．ファンコニ Fanconi 症候群に合併することが多い．治療は代謝性アシドーシスを補正するため大量のアルカリ製剤(重曹など)を補充する．[858]

筋壊死 myonecrosis 筋線維の破壊や変性．主に無腐性と腐性がある．無腐性壊死は塞栓症，コンパートメント症候群，閉塞性動脈硬化症(ASO)などによる血流障害が原因で，筋組織が虚血状態となり発生する．また，向精神薬などの薬剤による副作用で発生する場合もある．腐性壊死はガス壊疽菌(嫌気性菌クロストリジウム *Clostridium* 属など)や劇症A群溶連菌(溶血性連鎖球菌)などの感染により発生する細菌毒素，ヘビ(マムシやハブなど)咬傷などの生物毒が原因となる．それぞれ急速な悪化症状をきたすおそれがあるため，迅速かつ的確な診断と治療を要する．[1442]

禁煙指導 smoking cessation advice and treatment 喫煙は生活習慣病の原因として広く認められ，禁煙指導が医療・看護職の重要な職務となっている．国際的にもWHO，各国の行政機関や学会が中心となって展開されている．基本はニコチン中毒対策であり，医療においては，①問診：喫煙状況や関心度の把握，依存症のスクリーニングテスト，②検査：尿中ニコチン代謝物測定，呼気CO測定，③診断：依存症の診断とニコチン製剤投与量の決定，④治療：ニコチン製剤の与薬，禁煙カウンセリングの流れで行われる．2006 年度の診療報酬の改定で“ニコチン依存症管理料”が新設され，またニコチンパッチは薬価収載され，保険薬として処方が可能になった(ただし，これらの要件は詳しく提示されている)．保険による管理下の禁煙治療は，個々に合わせた治療プログラムによって行われ2週後，4週後，8週後および12週後に再診が行われる．[1618]

銀塩中毒⇨同銀中毒⇀800

禁煙補助薬 stop smoking aid 喫煙者の禁煙を補助する製剤の総称．ニコチン含有製剤と非ニコチン含有製剤がある．多くの喫煙者はニコチン依存状態にあり，禁煙に際してはニコチンからの離脱症状が問題となる．ニコチン含有製剤は，ニコチンを補給し離脱症状を軽減して(ニコチン置換療法)，徐々に喫煙からの離脱を図る．ガム製剤，貼付剤があり，一部は一般用医療品として市販されている．一方，非ニコチン含有製剤であるバレニクリン酒石酸塩は，脳内の $\alpha_4\beta_2$ ニコチン受容体に対してニコチンを上回る親和性を有し，ニコチン受容体を選択的に刺激して微量のドパミンを放出させ，離脱症状やたばこへの切望感を軽減する．また，ニコチン受容体に対してニコチンと拮抗するため，再喫煙時には喫煙に伴う満足感が抑制される．[204,1304]

筋外膜⇨同筋膜⇀805

筋解離術 muscle release operation 長期間にわたる関節可動域の制限により筋肉が拘縮している場合，拘縮した筋の腱を切断し関節可動域を拡大させる目的で行われる手術．筋肉が病的に短縮もしくは拘縮し関節が非機能的な角度となっている場合は，原因筋腱の切断により良肢位を獲得する．[937]

筋芽細胞腫 myoblastoma⇨同顆粒細胞腫⇀555

筋活動電位 muscle action potential 神経および筋細胞には，イオンが平衡状態にあるときの静止的膜電位があり，ここに電気的あるいは化学的刺激が加わると細胞内外のイオン(ナトリウム，カリウム，塩素)の変動が起こり電気的興奮が生じ，その結果，神経伝達あるいは筋収縮が発生．細胞内外のイオンの分布により脱分極と過分極という状況が生じ，脱分極が 10-30 mV に達すると，膜電位が臨界レベルに達して細胞の興奮が生じ，活性電位が発生する．[1527] ⇨参膜電位⇀2730，活動電位⇀532

菌株⇨同株⇀542

菌球 fungus ball 肺結核などによってできた肺腔内に真菌類が増殖してできる菌糸のかたまり．通常，アスペルギルス *Aspergillus* 属の真菌による肺アスペルギルス症に認められる所見だが，他の真菌によることもある．自覚症状として血痰，喀血，発熱などがみられる．[324]

緊急 PTCA rescue PTCA ［レスキュー PTCA］ 急性心筋梗塞に対する血栓溶解療法が不成功に終わった場合に引き続き行われる緊急の経皮経管的冠動脈形成術(PTCA)．梗塞サイズの縮小に有効であり，死亡率を改善することが最近の大規模臨床試験で明らかにされた．[1391] ⇨参経皮冠〔状〕動脈インターベンション⇀871

緊急異常値 critical value ［パニック値］ 臨床検査で測定値がある範囲をこえた場合，患者の病態が重篤で，緊急に対応しないと予後に重大な影響があると予測されるような異常値をいう．通常，緊急異常値が得られた場合には，検査にミスがなかったかどうかを調べるとともに，検査結果を直ちに主治医に報告する．[258]

緊急開胸術 immediate thoracotomy，emergent thoracotomy，urgent thoracotomy 生命危機脱却のため，直ちに開胸し処置をすること．胸腔内臓器損傷が直接の原因ではないものの，効果的な救命処置(救急処置)として直接心マッサージや大動脈遮断術を行うために行う場合と，胸腔内臓器に重度の傷病がありその処置のために行う場合(肺・大血管損傷や緊張性血胸など)とがある．心肺停止状態で搬入され，そのまま救急処置室で開胸して救命処置を行うのを緊急室開胸術 emergency room thoracotomy(ERT)という．開胸式心マッサージを行う場合は左第5肋間で開胸するのが原則．胸部外傷による心肺停止は損傷部を修復して心マッサージを行うため，また大出血による心肺停止では心臓が虚脱状態で閉胸式心マッサージでは効果が得られないため，いずれも ERT の適応を窮極の処置として実施することがある．[801]

緊急気管支鏡検査 urgent bronchoscopy，emergent bronchoscopy 気管，気管支内の観察や処置の目的で使用する内視鏡を気管支鏡といい，喀血や気道異物，呼吸困難などで緊急に観察または処置を行う場合を緊急気管支鏡検査または緊急気管支鏡処置という．気管支鏡下に気道内洗浄をすることを気道トイレッティングと称す．[801]

緊急気管切開 emergency tracheostomy 上気道異物や声門浮腫などにより経口・経鼻的な気道確保が困難な気道緊急の場合に行われる．このように挿管困難例に対して，緊急に気道確保を目的に気管切開を行う場合には輪状甲状靭帯切開(穿刺)法を用いる．[1582]

緊急検査 emergency test，stat test 救急患者をはじめ，重篤な患者の診療において，病態把握のために緊急に検査結果を知りたい場合に行う検査．呼吸困難患者の血液ガス検査などがある．[258] ⇨参救急検査⇀718

緊急止血法 emergent hemostasis，urgent hemostasis 体表・消化管・尿路系などどこかの血管が破綻して出血しているとき，そこに何らかの処置を施して出血を止めることを止血法といい，出血量が多く，重篤状態あるいは致命的になったとき，一刻を争って止血する方法を緊急止血法という．方法としては，直接圧迫法(出血部を圧迫)，間接圧迫法(出血部より離れた所を圧迫し，出血部への血流を遮断)，局所結紮法，創縁縫合法，焼灼法などがある．大血管損傷では血管縫合法を行う．また止血材(スポンゼル®，オキシセル®)などを出血部に貼付したり，カテーテル動脈造影下に出血血管の内腔をスポンゼル®や金属コイルなどで充塡する方法もある．[801]

緊急時対応システム rapid response system；RRS，rapid response teams；RRT ［RRS，RRT］ 心肺停止をはじめとする有害事象の危険性のある患者を特定し，緊急時には適切な介入を行う病院内の医療チーム(または医療体制)のこと．コードブルーのような医療チームが，患者が心肺停止などの重篤な病態に陥る前に，危機的状況のサインが得られた時点で通報を受け，緊急に救命処置を行う体制である．2009(平成 21)年6月現在，日本の各大学病院の多くで，専門診療科から構成されるレスキューチームと，PHS(簡易型携帯電話)を

き

用いた院内連絡体制が構築されている．緊急時対応システムは原則的に24時間365日対応可能であり，さらには患者家族への対応などをもシステムに含めつつある．⇨参院内救急→302

緊急手術 emergent operation ［救急手術］ 生命を救うために一刻を争って行う手術．きわめて重篤な状態で，心停止あるいはそれに近い状態でそのまま手術に踏みきる場合（大動脈破裂，心タンポナーデ，肝破裂など）と，それほどではないが経過が急激で直ちに生命危機状態になると予想される場合（急性腹症，頭蓋内出血など）に行われる手術で，通常は発症後12時間以内に行われる．患者搬入直後にそのまま直ちに行う手術を即時手術ということもある．身体的準備が不十分であり，情報も少ない点で待機手術に比べ患者，医師ともに不都合が大きく危険度も高い．即時手術を要する場合でなければ短時間内に大量輸血，大量輸液を行い，少しでも状態を改善してから手術するほうが危険度は低く，重篤合併症を避けられる可能性が大きい．緊急手術では重症例ほどとりあえず生命危機脱却のための応急的かつ姑息的手術にとどめ，出血傾向，アシドーシス，低体温の三徴が進行した時点で手術を中止して集中治療室に帰る．状態改善後に二期的に根治的手術を試みる．このような治療戦略をダメージ・コントロール・サージェリーということもある．[801]

緊急措置入院 emergency involuntary admission 入院させなければ，精神障害のために自身を傷つけ，または他人に害を及ぼすなどの恐れのあることが明らかな者に対し，急を要し規定の手続きをとることができない場合に，2人以上の精神保健指定医の診察を得て，都道府県知事は精神科病院，または指定病院に入院させることができる（「精神保健福祉法」第29条の2）制度を利用して入院する場合をいい，72時間をこえて入院させることはできない．[1451] ⇨参医療保護入院→285，任意入院→2262，措置入院→1846

緊急度 urgent rank，emergent rank 生命救護や傷病改善のための処置をどの程度に急いで行う必要があるかの度合い．例えば心肺停止患者の救命蘇生処置は直ちに行う必要があり，緊急度はきわめて高い．緊急度については，おおよそ，即時，緊急的，準緊急的，待機的などに分けられるが，必ずしも広く同意されたものではない．緊急度と重症度は一致することが多いが同一ではない．例えば，虫垂穿孔に対する手術は緊急度は高いが重症度はさほど高いとはいえず，大腿骨骨折は緊急度はさほど高くないが，長期の安静加療を要することから重症と判断される．[801]

緊急内視鏡検査 emergency endoscopy 上部・下部消化管，胆道，膵の急性症状に対して，原因の診断，治療，予後判定を目的として，緊急的に実施される内視鏡検査のこと．最も頻度が高いのが消化管出血に伴う緊急内視鏡検査である．放置すると全身状態が悪化し重篤になることがあり，あわせて内視鏡的止血術を行うことができる．[373,790]

緊急避妊 emergency contraception⇨同性交後緊急避妊→1667

緊急ペーシング emergent cardiac pacing 心臓の刺激伝導系の障害で心拍数が減少したとき，心臓に電気刺激を与えて心拍動を生じさせることを心臓ペーシング cardiac（electric） pacing という．機械の種類により体外型，植え込み型，誘導型に分けられる．心拍数が30-40/分以下になると心拍出量減少により失神発作や低血圧ショックをきたすため，一刻を争ってペーシングを行うことを緊急ペーシングという．通常は体外型ペースメーカーを使用する．2000年の国際ガイドラインでは，体表式の経皮ペーシングの使用が推奨されている．[801]

緊急保育対策等5か年事業⇨参新エンゼルプラン→1508

緊急輸血 urgent transfusion 外傷，手術中・後，出血性疾患などにより大量出血をきたし生命危機状態となったとき，一刻も早く輸血をして状態改善を図ること．一般の輸血ではまずABO式およびRh式の血液型を検査し，さらに交差試験により血液が凝固しないことを確かめて輸血をする型一致クロスマッチ式輸血が行われている．患者の状態がきわめて不良で，パンピングにより短期大量輸血を要す場合，救命のためにやむをえず型一致非クロスマッチ式輸血を選択することがあるが，これは緊急避難的な例外であり，正しく定められた方法により安全性を確保するのが原則である．ABO式血液型の検査をする余裕もないときは，やむをえずO型Rhプラス血液を使用することがわが国の輸血ガイドラインでも推奨されている．[801]

筋強剛 muscle rigidity，muscular rigidity 骨格筋はたえず不随意に緊張した状態にあるが，筋強剛では屈筋も伸筋もたえず緊張が亢進している．通常は手，肘，足，膝，首，股関節などを受動的に動かして，そのとき受ける抵抗から判断するが，筋強剛では運動が行われている間に抵抗があり，屈伸両方向に抵抗を生じる．錐体外路障害で認められる．鉛管を曲げる感じに似ている鉛管様筋強剛 lead-pipe rigidity と歯車を回転させる感じに似ている歯車様筋強剛 cogwheel rigidity がある．[369] ⇨参鉛管様筋強剛→374，歯車様固縮→2365

筋強直⇨同ミオトニー→2762

筋強直症候群 myotonic syndrome ［筋緊張症候群，筋強直性反応，ミオトニー症候群］ 筋を強く収縮させたあとに収縮が持続してすぐに弛緩できない現象を筋強直（筋緊張，ミオトニー myotonia）と呼び，このような現象を伴う疾患群をいう．筋強直性ジストロフィー，先天性筋強直症（トムゼン Thomsen 型，ベッカー Becker 型），先天性パラミオトニー，軟骨形成異常性筋強直症（シュワルツ・ヤンペル Schwartz-Jampel 症候群）などがある．手を強く握って，次に急に開こうとしたときになかなか開くことができない把握性筋強直 grip myotonia，母指球を叩打して母指球筋の筋強直が生じて母指の内転が生じる叩打性筋強直 percussion myotonia がみられる．[1156]

筋強直性ジストロフィー症 myotonic dystrophy；MD ［筋緊張性ジストロフィー症］ 緩徐進行性のミオトニー現象，筋力低下，筋萎縮を中核症状とする常染色体優性の遺伝性疾患．責任遺伝子は第19番染色体長腕に局在するDMタンパク質キナーゼ dystrophia-myotonica protein kinase，*DMPK* 遺伝子で，非翻訳領域でCTG（シトシン，チミン，グアニン）の3塩基配列が異常に反復延長している．ミオトニーとは，筋肉が収縮したのち，筋の収縮が異常に持続して円滑な弛緩が行われない病態をいう．手指でよく観察され，手を強く握ったあとになかなか開くことができない現象の把握ミオトニー，また母指球などの筋腹をハンマーなどで叩くと局所的な収縮が起きてなかなか弛緩しない現象の叩打ミオトニーが認められる．筋力低下や筋萎縮は遠位筋に強く，特徴的な顔貌(斧状顔貌)を呈する．また，心伝導障害，性腺機能異常，糖代謝異常，知能低下，白内障などの多彩な症状が認められる．根治的な治療法はなく，ミオトニーや合併症に対する対症療法が中心.[1011]

筋強直性反応 myotonic reaction⇨同筋強直症候群→792

金匱要略(きんきようりゃく) Jin Gui Yao Lue 中国後漢の『張仲景方』の雑病部に由来する薬剤治療書．現伝本は1066年刊の宋刊本を祖とする節略本で，全3巻，25篇．循環器・呼吸器・泌尿器・消化器障害，皮膚科・婦人科・精神科疾患，そして救急治療法から食べ物の禁忌にまで言及している．古来『傷寒論』の姉妹篇として扱われ，古医方の出典として尊ばれた．今日使用される漢方処方で本書を出典とするものは多く，八味丸，当帰芍薬散，桂枝茯苓丸をはじめ，葛根湯や小柴胡湯も本書に記載されている.[586] ⇨参傷寒論(しょうかんろん)→1429

近距離照射治療法 plesioradiotherapy 遠隔照射法の対語．表在性腫瘍に対して低電圧X線を皮膚から数cmの近距離で照射する方法．密封線源で皮膚に密着して照射する方法もある．放射線治療において，X線を用いて皮膚癌など人体表面に近い病巣を照射する場合，X線管球をできるだけ人体表面に近づけて行う方法である．この方法では表面線量は増加し，深部線量は減少する.[18]

筋緊張 muscle tone, myotonus ［筋トーヌス］ 骨格筋がたえず不随意に緊張した状態にあり，この緊張を筋緊張という．筋緊張は常に変動をしているが，臨床的には筋を弛緩させた安静時の筋緊張をもって評価する．通常は手，肘，足，膝関節などを受動的に動かしてそのとき受ける抵抗から判断し，その程度により正常，亢進，低下に分ける．亢進はさらに錐体路障害で認められる痙縮 spasticity と，錐体外路障害で認められる筋強剛 rigidity に分けられる．筋緊張低下は各関節を受動的に伸展，屈曲させ，過伸展，過屈曲が起こるかどうかをみるなどして判断する.[369] ⇨参痙性→862，筋強剛→792

筋緊張症候群 myotonic syndrome⇨同筋強直症候群→792

筋緊張性ジストロフィー症 ⇨同筋強直性ジストロフィー症→792

筋緊張性頭痛 muscle contraction headache⇨同緊張型頭痛→800

筋緊張低下児 floppy infant⇨同フロッピーインファント→2597

筋緊張低下症 hypotonia, muscular hypotonia ［筋トーヌス低下］ 骨格筋はたえず不随意にある程度緊張した状態にあり，この緊張を筋トーヌス muscle tonus と呼ぶ．筋トーヌスが病的に低下した状態のことで，筋は弛緩し平らになり垂れ下がっている．触れるとやわらかく筋特有の抵抗が減弱し，関節を他動的に動かすと過伸展，過屈曲が生じる．脳卒中による麻痺の初期，脊髄癆，小脳疾患，末梢神経・筋疾患などで認められる.[1156] ⇨参筋緊張→793

筋筋膜炎 myofascitis 筋肉と筋肉の表面を覆う筋膜の炎症．腰痛や後頸部痛の原因となる代表的な疾患の1つ．筋肉の過伸展などで発生する急性疼痛や，緊張や疲労などが原因で発生する慢性疼痛がある．治療法は安静と，消炎薬，局所ブロック注射などであるが，椎間板ヘルニアなどとの鑑別が重要である.[1442]

筋筋膜痛症候群 myofascial pain syndrome⇨同結合組織炎→910

キング Imogene M.King ［アイモジン=キング，イモージン=キング］ 目標達成理論 theory of goal attainment を開発したアメリカの看護理論家．1923年に生まれ，2007年没．1945年の看護学校卒業以後，看護実践，行政，教育，研究など多様な経験を積んだ．1981年，南フロリダ大学教授在任中，目標達成理論を著書(邦題『キング看護理論』，1985)として刊行し，以来，この理論は世界各国に普及した．キングは，看護を「看護師とクライアントの人間的な相互行為のプロセスであり，そのプロセスを通して看護師はクライアントを，クライアントは看護師を，そしてそれぞれがどのような状況におかれているのかを知覚し，コミュニケーションを通じて目標を設定し，手段を探求し，目標達成の手段に合意することである」と定義する．また，人間を社会的，自律的，目的的，理性的，行為・時間志向的存在と仮定する．これらが表すように目標達成理論は，看護師とクライアントの相互行為に着目し，相互行為に6要素(①行為，②対応，③障害，④共同目標の設定，⑤手段の探求，⑥手段への同意)が存在するとき相互浸透行為，すなわち，目標を達成できることを示す．また，目標達成に向けては，相互行為における看護師とクライアントの知覚の正確さ，コミュニケーションの適切さが重要であることを強調する．すでに日本の研究者が目標達成理論の8命題のうち2命題を経験的方法(量的，演繹的)により検証した．この2命題とは，「看護師-クライアント間相互行為において目標が達成されるならば，両者の間に満足感が得られる」「看護師とクライアント，あるいはその両者によって，役割葛藤が経験されるならば，看護師-クライアント間の相互行為にストレスが生じる」である．これらは，日本においても目標達成理論が有用であることを示す．看護における人材育成などを目指す国際組織シグマ・シータ・タウ・インターナショナル Sigma Theta Tau International のデルタ・ベータ Delta Beta 支部に所属し，熱心な学会活動を通して日本の研究者とも活発に交流していた．また，アメリカ看護師協会は2004年，長年にわたる後世に残る看護界への貢献を称え，その殿堂にキングの名を刻んだ．2007年12月24日，目標達成理論の発展に熱い思いを残しながら84歳で没した.[1305]

筋区画症候群⇨同コンパートメント症候群→1144

筋クランプ muscle cramp⇨同有痛性筋攣縮(れんしゅく)→2853

筋形質膜⇨同筋細胞膜→795

筋形成術⇨参筋固定術→795

菌血症 bacteriemia, bacteremia 循環血液中に細菌が存在する状態をいう．多くは一過性で自然に消退するが，細菌が増殖した場合は敗血症となる．主な原因菌として化膿菌，結核菌，チフス菌，炭疽菌などがあり，

血液培養で菌種を確定し，適切な抗生物質による治療を行う.[324]

菌血症性ショック⇨[同]敗血症性ショック→2336

筋血流　skeletal circulation　筋組織中の血液の流れ．激しい運動時には骨格筋の血流量が心拍出量全体の80％にも達する．運動筋の血流は血圧の上昇と代謝性血管拡張によって増大する．運動筋に流入した血液は筋肉ポンプにより心臓に戻され，心拍出量が増大する．運動筋には低酸素やアシドーシスなどに反応する代謝性受容器が存在する．この受容器は運動強度の増加に伴って刺激され，血管運動中枢を介して反射性に交感神経を亢進させる.[226]

近見視力　near vision, near visual acuity　［近方視力］調節力を使う近距離での視力．眼前30 cmの位置で近見視力表を用いて測定する．調節力の低下する疾患や老視などで低下する.[1601]

筋原性活動　myogenic activity　通常，筋は神経刺激によって興奮するが，神経からの刺激がなくても筋が自発的に興奮すること．平滑筋や心筋でみられる．消化管平滑筋で起こるslow wave（緩徐波）と呼ばれる活動電位は，胃，十二指腸，小腸，大腸で発生し，自発的に反復興奮を行うことで腸運動を起こす.[97]

筋原性筋萎縮　myogenic amyotrophy, myogenic muscular atrophy, myogenic muscle atrophy　筋萎縮muscular atrophyは筋の体積減少がみられることであり，筋原性筋萎縮と神経原性筋萎縮neurogenic muscular atrophyに大別される．筋原性筋萎縮は筋肉の疾患によるものであり，神経原性筋萎縮は下位運動ニューロンの障害によるものである．例外はあるが，通常，筋原性筋萎縮では体幹に近い部分である近位筋が萎縮し，神経原性筋萎縮では体幹から遠い部分である遠位筋が萎縮する.[369]　⇨[参]筋萎縮症→789，神経原性筋萎縮症→1522

筋原性緊張　myogenic tonus　運動神経を切断すると筋の緊張は減少するが，筋原性活動により張力が持続すること．消化管平滑筋など内臓平滑筋でみられる内圧による筋収縮なども同じ表現がされる.[97]　⇨[参]筋原性活動→794

筋原線維　myofibril　骨格筋は筋線維（直径10-100 μm）から構成されるが，各筋線維は細胞単位として1枚の細胞膜に覆われており，その内部に筋原線維（直径1-2 μm）を含んでいる．また各筋原線維は筋フィラメント（細いフィラメント，太いフィラメント）から構成されており，細いフィラメントと太いフィラメントとの間で相対的に滑走が起こることで筋が収縮すると考えられている．光学顕微鏡では，暗いA帯と明るいI帯の横紋構造が観察される.[97]

●筋線維

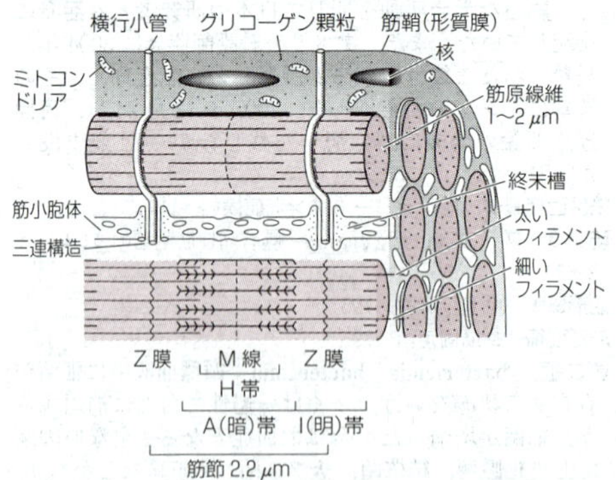

筋原線維変性　myofibrillar degeneration　［収縮帯壊死］過収縮のために心筋細胞胞体が複数の横走する筋原線維の密集帯（濃染帯）と疎の部分に区画化される光学的心筋細胞病変．冠動脈血流の再灌流障害やカテコールアミン投与，電気的除細動，低酸素血症などさまざまな原因でみられる．収縮帯壊死と呼ばれることもあるが，細胞核が残存していることもあり，筋原線維変性のほうが正統かつ適切である.[439]

近見反射　near reflex　［輻湊反射（反応）］近い物体を見るときの瞳孔の収縮のこと．近いところを見るとき，両眼を内転させる働きをもつ内直筋の収縮による刺激で生じる輻湊反射と，目の前の指標を鮮明に網膜に結像させようとする瞳孔の調節反射が関係している.[369]　⇨[参]調節反射→2015

筋腱膜線維腫症　musculoaponeurotic fibromatosis⇨[同]デスモイド→2064

近交係数　coefficient of inbreeding　両親が共通の祖先に由来する同じ遺伝子をもつと，その子どもはその遺伝子についてホモ接合となる可能性が高くなる．これは両親が近親婚（血族婚）のときに起こりやすい．そのような確率を数値で表したものが近交係数で，いとこ婚では1/16，いとこ半婚では1/32，またいとこ（はとこ）婚では1/64である．ある集団に対して用いる場合は，その集団での婚姻パターンが任意婚姻からどの程度偏っているかを示す指標となる.[368]

近交系マウス　inbred mouse　同じ親から産まれた兄妹同士の交配（兄妹交配）を20世代以上続けたマウス系統．遺伝的に同型接合度が増加し遺伝子組成が均一であるため，動物実験に広く利用される.[800]

金工細工《作業療法の》　metal craft　作業療法の一種目．彫金，銅版細工，エッチングなどがあり，複雑な工程や準備を必要とせず容易に導入可能．図柄や打ち出しの大きさにもよるが早ければ1日で完成させることもできる．選択可能な対象者は，さまざまな疾患や障害および認知症や精神障害者まで広範である．期待される効果の例としては知的・精神機能の改善，維持，低下防止，打ち出し動作では手関節，肘関節を中心とした協調性改善などがある.[786]

菌交代現象　microbial substitution　口腔・鼻咽喉，腸管，腟などに常在する微生物叢が，抗菌薬などの投与により異常な構成となり，その結果，薬剤耐性菌が異常に増殖することをいう．またこの耐性菌が新たな感染症を起こすことがあり，それを菌交代症という.[324]

菌交代症⇨[同]重感染→1364

筋硬直　muscle rigor, muscle stiffness　骨格筋線維の障害によって筋肉がかたくなること．細胞内ではアクチンとミオシンが結合したままの状態．健常者でも筋の過疲労によって軽度の筋硬直が起こる．病的には，筋ジストロフィーなどの疾患のほか，熱による熱硬直，水中で起こる水硬直，死後に起こる死硬直がある.[97]

均衡転座　balanced translocation　2つ以上の染色体の

間で染色体断片の交換が起こり，染色体の構造は変化するが量的過不足を伴わない場合をいう．均衡転座の保因者は正常の表現型を示すが，次世代に不均衡転座をもつ異常児を出産する可能性がある．[1293]

筋興奮収縮連関 muscle excitation-contraction coupling⇨参興奮収縮連関→1056

筋興奮性 muscular excitability 筋肉が興奮する能力，興奮しやすさ．刺激閾値の逆数で表現することもある．[97]

筋骨形成術⇨参筋固定術→795

筋固定術 myodesis 切断された筋肉の処理をするには，適切な緊張下に筋の切断端で断端部を覆って縫合される必要がある．したがって皮膚縫合のみの慣用切断術や筋膜縫合 myofascial suture では不十分である．筋の固定が不良で筋萎縮を生じ，骨端が飛び出して円錐状の断端となってしまう．筋形成術 myoplasty は拮抗筋同士を術前と同様の緊張下に縫合するが，部位によっては筋膜や剥離した骨膜を含む層とも縫合する．筋固定術は筋肉と骨を固定して生理的な筋肉の緊張を図るものであるが，循環障害の場合にはその縫合法が問題となる．骨孔を通して筋全体を固定してしまうと，循環障害を助長して末梢に壊死や瘢痕を生じやすい．そこで筋の深層部を部分的に骨端部に縫合固定し，浅層部はその上を覆って筋形成術を行う筋骨形成術 osteomyoplasty が行われる．[16]

筋再教育訓練 muscle reeducation exercise 運動療法の一種であり，失われた筋機能（筋力や筋協調性）を再学習し，新たに獲得するための訓練．筋出力が乏しい筋にかかわる関節を他動的に動かして固有感覚系を刺激し，筋の収縮を促進させようとするもので，随意的な運動が可能になれば筋力増強訓練へと移行する．またルード Rood 法，ブルンストローム Brunnstrom 法，ボバース Bobath 法，固有受容性神経筋促通法（proprioceptive neuromuscular facilitation；PNF）などの理学療法手技や，筋電図を利用したバイオフィードバック法も含まれる．[349] ⇨参固有受容性神経筋促通法→1130

筋細糸⇨同筋フィラメント→804

筋細線維⇨同筋フィラメント→804

筋細胞膜 sarcolemma ［筋鞘（しょう），筋形質膜］ 筋線維を包む細胞膜のこと．筋鞘とも呼ぶ．電子顕微鏡所見では，骨格筋や心筋の筋鞘はところどころで細管状の陥入，横行細管〔T 系（transverse system）〕をつくる．T 系は筋細胞の長軸に垂直な面でネットワークを形成し，よく発達した筋小胞体の終末槽と密着した構造をとる．骨格筋では隣り合う筋小胞体の間に T 管が介在し，三つ組み（三連）構造を形成する．神経筋接合部で神経からの刺激を受けた筋細胞膜は脱分極し，その興奮は細胞膜上を速やかに広がり，さらに T 系に沿って細胞内部にまで伝わり，瞬時にして筋全体にいきわたる．T 系の興奮を受けて，三つ組みの終末槽からはカルシウムイオン（Ca^{2+}）が放出され，筋細胞全体の筋原線維はいっせいに収縮を起こす．[636] ⇨参筋原線維→794

近視 myopia，near-sightedness 調節休止時の眼に入ってくる平行光線が，網膜の前方に像を結ぶ屈折状態．眼軸が長いことによる軸性近視と角膜や水晶体屈折力が強いことで起こる屈折性近視があり，軸性近視が多くみられる．凹レンズで矯正する．[975] ⇨参屈折性近視→819

菌糸 hypha 糸状菌（カビ）の基本的な栄養形．新生細胞が親細胞から分離しないで次の世代の細胞をつくる結果，フィラメント状（糸状）の細長い構造体となる．菌糸の構造には2つのタイプがあり，隔壁のない無隔菌糸 aseptate hypha と有隔菌糸 septate hypha がある．無隔菌糸は接合菌 Zygomycota に特徴的にみられる．菌糸はその発育過程において栄養菌糸 vegetative hypha と生殖菌糸 reproductive hypha の2つに分化する．前者は菌糸塊をつくる菌糸で，基質内へ伸長発育して栄養素の消化・吸収にあずかる．後者は通常空中へ伸び（気中菌糸 aerial hypha とも呼ばれる），いろいろな分生子 conidium や生殖単位（繁殖体）をつくる．[324]

筋弛緩 muscular relaxation 筋収縮や筋硬直がない状態．細胞内のカルシウムイオン（Ca^{2+}）濃度が低く，トロポミオシンに Ca^{2+} が結合していないため，アクチンとミオシンによる結合橋がなく，能動的張力は発生しない．[97]

筋弛緩訓練⇨同リラクセーション訓練→2946

筋弛緩薬 muscle relaxant 随意筋の神経筋接合部に作用して，神経から筋に至る興奮の伝達を遮断し，筋の緊張緩和を生じさせる薬物．補助麻酔薬のうち最もよく使用され，気管挿管，麻酔中の人工呼吸，手術操作に対する協力手段，長期間の人工呼吸管理などの際に用いられる．作用機序の違いから，脱分極性筋弛緩薬と非脱分極性筋弛緩薬に分類され，脱分極性にはスキサメトニウム塩化物，非脱分極性にはパンクロニウム臭化物，ベクロニウム臭化物，ロクロニウム臭化物がある．確実な気道確保と人工呼吸ができない場合，また意識のある人に対して用いることは禁忌．アシドーシス，新生児，重症筋無力症の患者などでは，非脱分

●筋固定術における断端の処理法

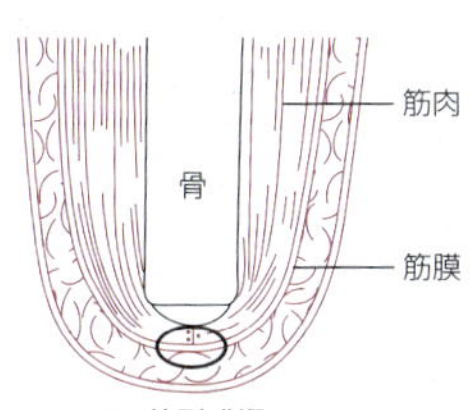

a. 筋形成術

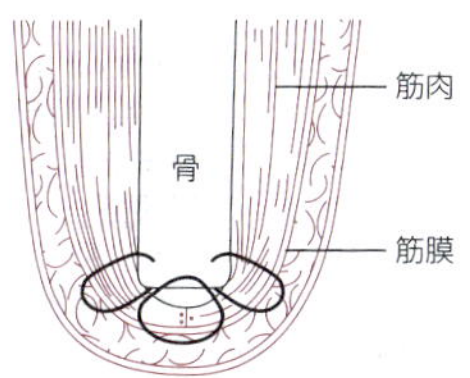

b. 筋固定術

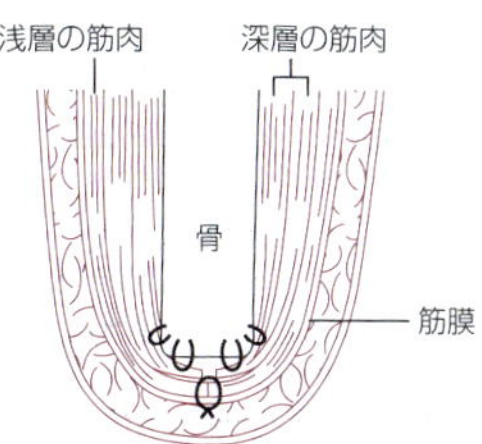

c. 筋骨形成術

「檜垣昇三：整形外科手術クルズス（津山直一ほか監修），p.67，1996，南江堂」より許諾を得て改変し転載

き

極性筋弛緩薬の作用が増強される.[453]

近時記憶　recent memory ［記銘力］ 記憶はその内容により陳述記憶と手続き記憶に大きく分類される. 陳述記憶は, 日常生活にかかわる出来事記憶と知的な記憶である意味記憶にさらに分類される. 出来事記憶をその時間的観点で分類すると, 短期記憶, 近時記憶, 遠隔記憶に分類できる. 近時記憶はしばらく記憶しているが数日後に忘れてしまうような記憶のことで, 近時記憶と遠隔記憶はオーバーラップする部分も多い. 近時記憶を検査する際には数日前までの出来事の記憶を質問するとよい.[310]

筋ジストロフィー症　muscular dystrophy；MD ［筋異栄養症］ 主として遺伝性, 原発的な骨格筋の障害であり, 筋組織が進行的に萎縮し変性をきたしたり, 仮性肥大を起こす疾患の総称. 遺伝形式や臨床症状と進行速度などに基づいて3タイプ7型に分類されうる. ①性染色体劣性遺伝タイプ：1)デュシェンヌ Duchenne型, 2)ベッカー Becker型, ②常染色体劣性遺伝タイプ：1)肢帯型, 2)先天性型, 3)遠位型, ③常染色体優性遺伝タイプ：1)筋緊張型, 2)顔面肩甲上腕型. 発症頻度は人口10万人に対し約4人で, その60%を占めるのはデュシェンヌ型筋ジストロフィーである. 病因については不明な点が多いが, 進行性の筋萎縮が左右対称性に頸筋や足背筋群の近位部に早期に発症したり, 骨盤周囲の筋力の緊張が低下したり, 腱反射が弱められたりする. また, 前頭部の脱毛, 性腺の機能低下などの内分泌障害, 白内障, 無気力がみられ, 筋由来の酵素系の高値を認める. 疾患の種類により, 原因, 臨床症状, 治療法は異なっているが, 現在その根本的治療法はない. 近年の分子生物学的研究から, これらのあるものは常染色体劣性遺伝疾患であることが明らかにされたが, 3歳前後の男子に好発し, 四肢近位筋の萎縮が初発で次第に遠位筋に及ぶ. その治療法は物理的手法による理学療法が主体となる.[636] ⇨参進行性筋ジストロフィー→1542, 筋強直性ジストロフィー症→792

近視性乱視　myopic astigmatism　乱視のうち, 直交する2つの経線の焦点位置が, 一方または両方とも網膜の前方で像を結ぶ屈折状態.[975]

菌糸体　mycelium ［糸状体］ 糸状菌(カビ)の菌糸が伸長したり分岐したりして束状のかたまりとなったもの.[324]

筋疾患⇨同ミオパチー→2762

菌種　species　微生物の分類学上の最小単位. 類似した性状をもつ菌株(1個の細胞に由来する細胞集団. 株)の集合.[324]

筋収縮　muscle contraction　筋線維の細胞膜表面に活動電位が発生することにより引き起こされる筋肉の短縮および張力の発生. 筋の長さを短縮することなく収縮させることを等尺性収縮といい, 一定の負荷をかけて収縮させることを等張性収縮という. 神経終末からアセチルコリンが放出されるとアセチルコリン受容体が活性化し脱分極を起こし, 活動電位が発生する. その膜電位変化によりカルシウムイオン(Ca^{2+})チャネルを介してライアノジン受容体が活性化し, 筋小胞体からCa^{2+}が放出され, Ca^{2+}がトロポニンCと結合し, アクチンとミオシン間の結合橋が形成され, 細いフィラメントと太いフィラメントが相対的に滑走し, 筋が収縮する.[97] ⇨参筋弛緩→795

筋収縮機構⇨同滑走説→531

筋周膜　perimysium⇨参筋紡錘〔体〕→805, 筋膜→805

筋腫核出術　myomectomy⇨同子宮筋腫核出術→1243

筋腫分娩　myoma delivery　発育した粘膜下筋腫が子宮腔に突出し, 子宮の排出力により有茎性となって進展し筋腫ポリープとなり, 子宮頸管を開大して下垂(筋腫下垂)し, さらには外子宮口から腟腔に脱出(子宮筋腫脱)した状態. ときに大量出血を起こして, 高度の貧血を伴うこともある. 子宮切開またはヒステロスコープ的に茎の付着部を切断, あるいは頸管内で茎を切断して除去するが, 腟式に摘出したりレーザーなどで焼灼する治療法もある.[996]

筋鞘(しょう)⇨同筋細胞膜→795

筋症⇨同ミオパチー→2762

菌状息肉症　mycosis fungoides；MF, fungoid mycosis　紅斑期, 扁平浸潤期, 腫瘍期と緩徐に進行する末梢型T細胞リンパ腫で, 腫瘍細胞はCD 3, CD 4, CD 45 RO陽性, CD 8陰性のヘルパーT細胞性状を示す. 紅斑期にはかゆみなどの自覚症状を欠く, 大小不同で色調の多彩な紅斑が腰部, 殿部, 腹部や大腿部を中心にみられる. 腫瘍期では皮膚腫瘤を形成し, 進行すると死に至る. 診断は病理診断で行う. 息肉症細胞や, ポートリエ微小膿瘍が特徴的. 早期診断・早期治療を要する.[1079] ⇨参皮膚T細胞リンパ腫→2468

筋小胞体　sarcoplasmic reticulum；SR　筋肉細胞における小胞体の名称. 筋原線維を取り囲む管構造. 筋小胞体の膨大部である終末槽が, Z線において細胞膜の嵌入した横行小管(Tシステム)に接しており, 三連構造 triad をつくっている. 筋小胞体の内腔はカルシウムイオン(Ca^{2+})濃度が高く, 細胞膜の脱分極によりCa^{2+}を放出して筋収縮を引き起こす. またすぐにCa^{2+}を取り込み筋を弛緩させる.[97] ⇨参興奮収縮連関→1056

筋上膜　epimysium⇨同筋膜→805

禁食　nil per os；NPO　検査や手術, 治療のために食事を摂取することができない場合と, アレルギーや宗教上の理由などで特定の食物を食べることができない場合とがある. 前者の場合は絶食 nil(non) per os(NPO)ともいう. 禁食(絶食)は, 消化管の検査や手術前では腸を空にしておくために行われる. 手術時の麻酔による影響で嘔吐が予想される場合には, 食物による気道の閉塞や肺炎の予防のために事前の準備として禁食(絶食)する. また, 侵襲の大きな消化管の手術後や胃潰瘍などの大量出血, 急性膵炎などでは消化器の保護のために禁食または, 水分摂取も禁止する禁飲食(絶飲食)とする. 脳血管障害の急性期などで摂食・嚥下障害がみられる場合は, 誤嚥性肺炎の予防のために禁飲食(絶飲食)とすることもある.[1239] ⇨参絶食→1735

筋神経接合部⇨同神経筋接合部→1521

筋神経痛　myoneuralgia⇨同筋肉痛→802

近親婚　consanguineous marriage ［血族結婚］ 血縁関係にある者同士の結婚をいい,「民法」第734条(近親者間の婚姻の禁止)で,「直系血族又は三親等内の傍系血族の間では, 婚姻をすることができない」としている. 血族では同じ遺伝子をもつ可能性が高いので, 近親婚の子孫でホモ接合となる確率が高くなる. このため,家族内に遺伝的疾患に罹患している人がいるか，または遺伝的疾患に関係する遺伝子をもつ場合の近親婚の影響は重大であり，常染色体劣性遺伝性疾患や多因子性疾患の発症確率も増大し，劣性遺伝子のホモ接合によって子の生存率や発育にも影響が現れる．共通の遺伝子の比率は，同胞・二卵性双生児・両親・子ども，おじ・おば・甥・姪，いとこ・半おじ(おば)(片方の祖父母が異なるおじ・おば)でそれぞれ1/2，1/4，1/8となる．[829]

近親相姦 incest 血縁関係の近い者同士(親子，兄妹，おじ-姪，おば-甥など)の性交を指す．ほとんどの民族でタブー視されるが，プトレマイオス朝の古代エジプトや日本の王朝では一族の維持のために行われた．禁忌の原因は劣性遺伝を起こしやすいことであり，家族内の役割維持，他集団との交雑による連帯などの生物学的・社会学的意義が考えられる．「民法」では直系血族と三親等内の傍系血族間の婚姻を禁止している．[1356]

筋伸張反射⇨同深部腱反射⇀1599

金腎毒性 gold nephrotoxicity 金の摂取により発症する腎障害をいう．関節リウマチなどで金製剤による治療を受けた患者に多くみられ，ネフローゼ症候群を呈し，尿中に多量のタンパク成分が排出されるが，投与を中止すれば症状は改善する．[858]

銀腎毒性 silver nephrotoxicity 銀塩の摂取により発症する腎障害．腎糸球体基底膜と間質毛細血管基底膜に銀の沈着をみる．[858]

銀親和細胞 argentaffin cell ［**嗜銀性細胞**］ 銀親和性反応により黒色を呈する細胞．アンモニア銀で処理することで細胞や細胞内物質が還元反応(銀親和反応)を起こし，銀粒子を析出し黒から褐色となる．この原理を用いたものがフォンタナ・マッソン Fontana-Masson 染色で消化管の銀親和性細胞，皮膚メラニン保有細胞，銀親和性カルチノイド細胞が陽性細胞として黒から褐色に染まる．[387] ⇨参好銀細胞⇀987

禁制型代用膀胱⇨同禁制型尿リザーバー⇀797

禁制型尿リザーバー continent urinary reservoir ［**蓄尿型尿路変更(向)術，禁制型代用膀胱**］ 膀胱全摘除術後の尿路変更法の1つ．集尿袋を常時装着した「失禁型」の回腸導管法に対して，集尿袋を装着せず間欠的自己導尿による尿路変更術である．腸管の一部を利用して容量300-400 mLの代用膀胱を形成し，尿漏れのない導管を連結してストーマ(排泄孔)を右下腹部もしくは臍に設置する．最近では代用膀胱を尿道に吻合する自然排尿型尿路変更法が多く用いられるようになったため，禁制型代用膀胱は尿道も含めて全摘除を行う一部の症例に用いられている．コック Kock パウチ，マインツ Mainz パウチ，インディアナ Indiana パウチなどの術式がある．[1431]

筋生検 muscle biopsy 筋組織を直接採取して行う生検法．通常は上腕二頭筋，大腿四頭筋，腓腹筋などで行われる．各種筋疾患の診断上重要で，特に筋ジストロフィー，筋代謝異常，多発性筋炎，サルコイドーシスなどで診断的意味をもつ．[893]

金製剤 gold compounds 主に関節リウマチの治療に抗リウマチ薬として使用される金を主成分とした薬剤．注射用の金チオリンゴ酸ナトリウムや，内服薬のオーラノフィンなどが使用されている．前者では副作用として剝脱性皮膚炎，血小板減少，白血球減少，角膜潰瘍，タンパク尿などをみることがある．後者では下痢，口内炎，まれに過敏症，肝機能障害，血液障害などの重篤な副作用をみることがあり注意を要する．[858]

筋性斜頸 muscular torticollis 乳児にみられる斜頸．胸鎖乳突筋内の血腫形成などによる障害が原因と考えられている．分娩時の外傷によるものが想定されているが，はっきりしない場合もある．生後1週間頃から胸鎖乳突筋に腫瘤を生じ，生後1か月頃から片側ばかりに首を向けていることで気づかれることが多い．成人まで後遺している例があり，胸鎖乳突筋に硬結・短縮が認められる．発症年齢によっては，痙性斜頸と鑑別が難しい場合もある．[369] ⇨参痙性斜頸⇀862，斜頸⇀1355

筋性防御 muscular defense，defense musculaire ［**腹壁緊張**］ 腹部の触診の際に腹壁の筋肉の緊張がみられ，かたく触れるものをいう．壁側腹膜の炎症を示唆する所見で，急性腹膜炎の診断に有用．消化管穿孔や腹腔内のさまざまな炎症性疾患，血管性病変，内臓破裂などで腹膜炎を生じたときにみられる．虫垂炎や胆嚢炎などでは病変付近の腹壁に限局性に筋性防御を認めることが多く，診断の際に参考になる．汎発性腹膜炎では腹部全体に筋性防御がみられ，病状が進行すると腹筋が著しくかたく緊張し，板状硬と表現される．[1392]

筋節《横紋筋の》 myomere，myotome ［**サルコメア**］ 横紋筋(骨格筋，心筋)の筋原線維の構成単位で，Z帯とZ帯の間の区間のこと．筋節は2種類の筋フィラメントが結晶状に配列して構成されている．筋節の矢状断の電子顕微鏡所見では，太いミオシンフィラメントと細いアクチンフィラメントとが一定間隔で交互に配列している．一対のアクチンフィラメントは両側のZ帯から伸び，ミオシンフィラメントは直接Z帯に接することなく中央に位置する．筋収縮の機序は交互に配列するアクチンフィラメントとミオシンフィラメントの滑り込みによって筋節が短縮して生ずる．[636] ⇨参Z帯⇀128

近接行動⇨同接近行動⇀1730

近接照射 contact irradiation⇨同軟X線療法⇀2197

近接照射法 brachytherapy ［**密着照射法**］ ^{60}Co(コバルト60)，^{192}Ir(イリジウム192)，^{226}Ra(ラジウム226)など，比較的半減期が長い，γ線放射核種の密封線源を，人体の腔内や組織内に挿入あるいは刺入して，限局した悪性腫瘍などに対して行う放射線治療．患部と線源が近接するため，線源の配列を工夫することで最適な線量分布が得られ，効果的な治療ができる．低線量率で長時間照射のため放射線治療病室が必要となる．[18] ⇨参密封小線源療法⇀2768

近接性輻湊 proximal convergence 物体が近くにあるという感覚によって起こる輻湊．両眼の内寄せ．[1601] ⇨参輻湊⇀2543

筋節《体節の》 myotome，myomere ［**筋板**］ 胚体内中胚葉から分化した体節に由来する細胞群で，将来の体幹筋(骨格筋)の原基となる．体節の細胞群は筋節のほかに，硬節(脊椎骨などに分化)と皮節(体幹の皮膚の結合組織などに分化)となる．[636]

筋線維型群集 fiber type grouping 神経原性筋疾患の際に，筋生検で筋肉に認められる病理学的所見の1つ．

き

筋線維は外観的な色調，組織化学的特徴からタイプ1型線維，タイプ2型線維に分けられ，健常者ではタイプ1型線維，2型線維がモザイク状に配置されている．神経原性筋疾患ではタイプ1型線維，タイプ2型線維がそれぞれ群をなして存在する状態となる．これは，一度脱神経をきたしたのち，神経の再支配が行われるときに筋線維のモザイク構造が失われた状態で再支配されるからである．[310] ⇨参筋生検→797

筋線維持続性活動症候群 syndrome of continuous muscle fiber activity⇨同アイザークス症候群→130

筋線維の種類 type of muscle fiber 筋細胞が細長い線維状を呈することから筋線維という．筋線維は細胞そのものを示すもので，膠原線維などの線維とは異なる．筋線維は筋原線維の性状によって横紋筋線維と平滑筋線維に分類される．横紋筋線維はさらに多核を有する骨格筋線維と単核である心筋線維とに分けられる．機能的に分類をすれば，骨格筋線維は随意筋線維に属し，太くミトコンドリアの少ない白筋線維と，細くミトコンドリアを豊富にもつ赤筋線維がある．前者は敏速な収縮を示し(速筋)，後者はゆっくりしているが持続性のある収縮を示す(遅筋)．平滑筋線維と心筋線維は不随意筋線維に属する．横紋筋も平滑筋も中胚葉に由来するが，平滑筋の一部は外胚葉由来のものもある．平滑筋には骨格筋で認められるような横行細管や小胞体は存在しない．わずかに発達の悪い小胞体が細胞膜に存在しているにすぎない．平滑筋の収縮も骨格筋や心筋と同様の機序によって生じる．まず，筋の細胞膜に活動電位が生じ，それによって細胞内カルシウムイオン(Ca^{2+})が増加し，それがアクチンフィラメントとミオシンフィラメントに作用して収縮が生じる．平滑筋の収縮は骨格筋と比べるとゆっくり始まり，長く持続する．一方，心筋は骨格筋よりも原形質が多く，筋原線維や小胞体は少ない．スパイク電位に続く著しく長い平坦な電位がその特徴である．[636] ⇨参筋フィラメント→804

銀染色 silver impregnation⇨同鍍銀(とぎん)染色法→2139

銀線動脈 silver wire artery 網膜細動脈硬化症の所見の1つで，血柱反射(眼底検査で血管内の血液に照明が反射して血管が輝いて見える現象)が亢進して網膜細動脈が銀線のように白く輝いて見える状態．シャイエ Scheie の高血圧眼底分類でこの所見がみられると，硬化性変化4度と最も硬化性変化が強いことを意味する．[566] ⇨参銅線動脈→2116

金創医 ［金瘡医］ わが国の中世の外傷(刀や槍などの金属製武器による戦傷=金創)治療を専業とする医師．地方豪族が兵力をたくわえるようになると抗争による負傷者を治療する外科の専門医である金創医を召しかかえるようになった．金創医がその地位を高めてくるのは応仁の乱〔1467-77(応仁元〜文明9)〕前後からである．主として下級武士，下級僧侶の出身で，若干の治療経験と文字が読める程度であり，医学の系統的な教育は受けていない．自己の価値を高めるために極端な秘伝主義に固執していた．1543(天文12)年の鉄砲伝来以後，戦傷の様相が変わり，金創医は軍医としての役割がより重視されるようになった．『金創療治集』『金創秘伝集』『金創秘伝』などの伝書，『外科新明集』『外療細壍』の刊本も行われるようになる．鷹取甚右衛門秀次を流祖とする鷹取流をはじめ，神保流(神保宗左衛門)，吉益流(吉益半笑斎)，永井流，板倉流，板坂流などの流派がある．いずれも「血止め」「創の洗浄」「縫合」「弾丸抜き」「骨をつぐ」などの治療に各流独自の薬方，手技，呪法があったが，合理的なものは少なかった．[464]

金瘡医⇨同金創医→798

筋層間神経叢 myenteric plexus ［アウエルバッハ神経叢］ 消化管筋層の内輪層と外縦層の間にある神経叢．外来性神経(交感神経節後線維，副交感神経節前線維，内臓一般感覚線維)と内在性神経(筋層間神経節のニューロン)からなる．内在性神経は副交感神経の節後ニューロンに相当し，神経伝達物質であるアセチルコリンや種々の神経ペプチドをもつ．筋層間神経叢は蠕動運動など，主として消化管の運動を支配する．ドイツの解剖学者アウエルバッハ Leopold Auerbach(1828-97)が発見した．[399]

金属 metal 固体状態では特有の金属光沢があり，延性，展性に富み，熱および電気の伝導体である元素の総称．水溶液中では陽イオンを形成する．金属の単体を金属元素と呼ぶ．重金属と軽金属，貴金属と卑金属，遷移金属と非遷移金属などに分類される．一部の金属は生体への曝露により，それらの金属に特異的な中毒や発癌などを引き起こす．[182,56]

金属冠 metal crown 歯冠の一部または全部が崩壊した歯を修復するための金属の被覆物をいう．これにより咀嚼機能を回復する．古くは金属板を圧延して歯に密着させたが，鋳造技術が応用されるようになって，咬合面のみ鋳造したもの(嚙面鋳造冠)が用いられ，わが国では1960年代からすべて鋳造によるもの(全部鋳造冠)が普及した．材料は，白金加金，20-22 K 金合金を用いることが好ましいとされているが，わが国では保険用の歯科材料として12% の金を含む金銀パラジウム合金が広く用いられている．俗に銀歯と呼ばれるものは，これを指していることが多い．人目につく部分を歯冠色の陶材やプラスチックでおおったものを前装鋳造冠という．[1310]

金属酵素 metalloenzyme, metal-containing enzyme, metal-activated enzyme 分子内に金属イオンを含む複合酵素，あるいは酵素活性に金属イオンが必要な酵素．前者の例として鉄ポルフィリンを有するペルオキシダーゼ，後者の例としてマグネシウムイオン要求性のヘキソキナーゼなどがある．生体内の全酵素の約1/3は金属酵素である．[1257]

金属床義歯 metal base denture 有床義歯のうち，床に金属を用いたもの．強度の高い金属を用いると，破折や変形が起きにくく，義歯床を薄くすることができるので，装着感にすぐれた義歯となる．粘膜の感覚や味覚への影響を考慮し，白金加金や金合金などの貴金属を用いる．金属アレルギーのある場合などにはチタンを用いる．コバルトクロム合金やニッケルクロム合金でも，強度は十分であるが，味覚に影響しやすく，金属アレルギーを起こしやすいなどの問題がある．[1310]

金属水銀中毒⇨同水銀蒸気中毒→1614

金属ステント⇨同メタリックステント→2798

金属中毒 metal poisoning 金属またはその化合物による中毒．鉛，水銀，カドミウム，ベリリウム，タリウム，ウランなど生体における有益な作用が不明の金属

nonessential metals の大部分は毒性があるとされる．必須金属である鉄，亜鉛，銅，マンガン，モリブデン，セレン，クロム，コバルト，マグネシウムなども曝露増加により健康障害を発生させる．ヒ素，スズ，ニッケル，バナジウムなど実験動物などで必須とされる金属も，曝露量や化学型(例，有機スズ)によって人体に有害となる．金属の中毒では，その標的臓器によって特有の症状がみられる．例えば，鉛による貧血や神経障害，ベリリウム肺，カドミウムによる腎障害などが知られている．しかし，化学型，曝露方法，期間，濃度などによって大きく影響される．ヒ素，ベリリウム，カドミウム，クロム(六価)，コバルト，ニッケルなどではヒトの発癌性が指摘されている．金属中毒の診断では，症状や臨床検査所見とともに曝露歴の聴取および生物学的モニタリング結果(血液，尿，毛髪などの濃度，早期生体影響)が重要である．治療の原則は曝露からの隔離である．解毒薬，キレート剤投与や対症療法も行われる．なお，いくつかの金属(特に亜鉛)のフューム吸入による一過性の発熱が金属熱(フューム熱)として知られている．[1593] ⇨参重金属中毒⇀1366

金属熱⇨同金属フューム熱⇀799

金属ヒ素 metallic arsenic⇨同ヒ素⇀2450

金属ブジー metal bougie 狭窄した尿道を拡張する際に使用される金属製の棒状のもの．細いものから順次太いブジーを尿道に挿入し，拡張していく．女性尿道および男性前部尿道に対して使用するまっすぐな棒状のブジーを直ブジー，男性の後部尿道まで挿入し拡張する際に使用する彎曲したものを曲ブジーと呼ぶ．太さは通常フランス式でFr(フレンチ)(またはF)で表し，1 Frが直径1/3 mmで，1 Frごとに1/3 mmずつ太くなる(21 Fr = 1/3 mm × 21 = 7 mm)．[353]

金属フューム熱 metal fume fever ［**金属熱，鋳工熱，鋳造熱**］ フューム fume(金属や金属酸化物の蒸気の凝縮でできる微細粒子)の吸入により生じる発熱を伴う症状．酸化亜鉛による亜鉛熱がよく知られているが，銅，カドミウム，鉄，マグネシウム，マンガン，スズ(錫)，銀，セレン，ニッケル，水銀などでも生じる．症状は曝露4-8時間後に39℃前後の発熱，悪寒戦慄，倦怠感，筋肉痛，頭痛が起こり，咽頭乾燥感，口中金属味，咳嗽などを伴う．曝露から24-36時間前後で症状は軽快し，予後は良好．[461] ⇨参ポリマーフューム熱⇀2718

金属焼付ポーセレン冠(クラウン) porcelain fused to metal crown⇨同メタルボンドクラウン⇀2798

筋組織 muscle tissue 収縮を営む筋細胞と間質とからなる組織．筋細胞は細長く，収縮性が特に発達しており，線維状を呈するので筋線維と呼ばれる．筋線維の間には線維性結合組織からなる微量の間質が存在し，豊富な血管や神経を含んでいる．筋細胞の細胞体内には収縮に関与するよく発達した筋原線維が筋線維の長軸方向に走っている．筋組織は骨格筋組織，心筋組織，平滑筋組織に分けられる．骨格筋組織は多核の長大な筋細胞からなり，心筋組織と平滑筋組織は単核の細胞である．骨格筋と心筋は，アクチンフィラメントとミオシンフィラメントが規則的に配列した横紋構造を呈するが，平滑筋ではミオシンフィラメントが少なく横紋を呈さない．[636] ⇨参筋フィラメント⇀804，筋線維の種類⇀798

筋損傷 muscle damage, muscle injury 筋肉に対し外力が働いた場合に発生する損傷(打撲，挫傷，断裂など)の総称．切創や挫創などの皮膚損傷が筋肉にまで及んだ場合の開放性筋損傷と，鈍器などの圧迫による直達外力やスポーツ時などでの介達外力の負荷に対し，急激な筋収縮により発生する閉鎖性筋損傷がある．[1442]

菌体外毒素⇨同外毒素⇀449

菌体抗原 somatic antigen⇨同O抗原⇀92

菌体内毒素 bacterial endotoxin⇨同エンドトキシン⇀384

禁断現象 abstinence phenomenon, withdrawal symptom ［**禁断症状，離脱症状，退薬症候**］ 薬物の慢性大量摂取後，その薬物が体内から消退することによって起こる現象．薬物の直接の作用とは異なる．典型的には依存症患者が薬物を急激に中止，または減量したときに起こる．症状はアヘン，ヘロインなどの麻薬によって起こるものが有名で，「自律神経の嵐」と呼ばれる激しい自律神経症状が出現．アルコールでは軽度の場合は振戦，発汗などの自律神経症状，重度の場合は振戦せん妄(アルコール離脱せん妄)が起こる．その一方で覚醒剤，大麻では非常に軽微である．耐性形成とともに身体依存を構成する要素で，以前は依存症診断の必須項目であったが最近では精神依存を重要視する傾向にある．実際に精神依存を生じないステロイド剤，抗うつ薬などでも離脱症状は存在．症状は通常，短期間で自然に消退する．症状が激しいときや麻薬の場合はメサドン置換療法，アルコールの場合はジアゼパムなどのベンゾジアゼピン系薬物を用いることがある．[547] ⇨参離脱症候群⇀2925

禁断症状⇨同禁断現象⇀799

筋タンパク質 muscle protein 筋細胞を構成するタンパク質で，筋収縮にかかわる．収縮タンパク質であるミオシン，アクチン，収縮制御タンパク質であるトロポミオシン，トロポニンのほか，αアクチニン，Mタンパク質，ミオグロビンなどがある．[97]

筋断裂 myorrhexis, muscle rupture 直達外力または介達外力による筋肉の裂離損傷．完全断裂と不全断裂がある．不全断裂は肉離れといわれ，損傷が強くなく，少数の筋線維の断裂が生じたもの．開放性筋断裂と皮下での断裂である閉鎖性筋断裂にも分けられる．開放性筋断裂は，切創などに随伴して引き起こされ，閉鎖性筋断裂は疾走中に急に方向転換したときや着地時など，筋肉が強く収縮したときに，その収縮力が筋肉の抵抗力をこえて損傷する場合と，筋肉が最大に緊張した状態にあるときに強い直達外力が加わって発生する場合がある．大腿四頭筋断裂や下腿三頭筋断裂などがある．そのまま放置すると瘢痕組織によって治癒するが，断裂が広範囲の場合，断裂部の縫合をすることもある．[910] ⇨参肉ばなれ⇀2206

金チオリンゴ酸ナトリウム sodium aurothiomalate, gold sodium thiomalate チオマリンナトリウムと金化合物を作用させて生じる物質で，結核や関節リウマチなどの治療薬として使用．[481] 商シオゾール ⇨参金製剤⇀797

禁治産 interdiction 〔D〕Interdiktion ［**被後見**］ 狭義の法律行為に対する能力を，行為能力といい，かつて「民法」上は法律行為について意思能力の完全でないものを禁治産者と呼び，無能力者としてそれらの者の行為は取り消しうるものとされていた.「民法」上，禁治産者は後見に付せられ，いかなる法律行為をも単独では行うことができず，後見人がこれを代行することになる.「家事審判規則」により，精神医学者は禁治産，準禁治産宣告に際して鑑定人として関与する．一般の行為無能力の場合は，刑事上の責任無能力の場合よりももっと著明な疾病の徴候が証明されることが必要であり，かつ，その状態が常況にあることが必要とされる．2000(平成 12)年の「民法」改正により，禁治産，準禁治産という制度はなくなり，それぞれ被後見，被保佐となった.[691] ⇒参準禁治産→1414

筋注⇒同筋肉〔内〕注射法→802

銀中毒 silver poisoning ［**銀塩中毒，硝酸銀中毒**］ 硝酸銀などの化合物の曝露により起こる．急性曝露では皮膚，粘膜および眼に刺激症状を引き起こす．慢性曝露により眼，皮膚，歯肉，咽頭などをはじめとする銀の全身沈着を認める(銀沈着症)．特に眼症状では夜間視力の低下が注目されている.[489,1593]

緊張型頭痛 tension-type headache ［**緊張性頭痛，筋緊張性頭痛**］ 一次性頭痛の中で最も一般的なタイプの頭痛．生涯有病率は 30-78% とされる．「国際頭痛分類第 2 版」(ICHD-Ⅱ，2004)の診断基準では，発作頻度によって稀発反復性緊張型頭痛(1 か月に 1 日未満)，頻発反復性緊張型頭痛(平均 1 か月に 1 日以上 15 日未満)，慢性緊張型頭痛(平均して 1 か月に 15 日以上)，それぞれ頭蓋周囲に圧痛を伴うものとそうでないものに分けられる．頭痛の性状として，①両側性，②圧迫感，締め付けるような非拍動性，③軽度から中等度，④歩行や階段の昇降などの日常的な動作で増悪しない，の 4 項目中 2 項目を満たし，悪心・嘔吐，光過敏，音過敏などの随伴症状に乏しく，持続は 30 分から 7 日，慢性では絶え間なく続くという特徴がある．また，頭痛の原因となる他の疾患が除外される必要がある．頻度の高い頻発反復性緊張型頭痛と慢性緊張型頭痛は生活支障度も高く，治療を要する．発作時には消炎鎮痛薬，予防的に筋弛緩薬，抗不安薬，抗うつ薬などが使用される.[1156] ⇒参一次性頭痛→250，頭痛→1641

緊張型統合失調症 catatonic schizophrenia ［**緊張病性統合失調症**］ 統合失調症の病型の 1 つで，思春期から青年期に発症し，緊張病性興奮と昏迷，あるいはそれが交代して現れる状態が主症状となる．挿話性(症状が一過性に現れる)の経過をとり，寛解期にはまったく症状を認めない状態に至ることもある．長期経過でも破瓜型統合失調症に比べて陰性症状が残りにくいとされるが，挿話(幻覚や妄想，緊張病症状群などを有する時期)を繰り返すうちに破瓜型統合失調症と鑑別できない状態に至ることもある.[1434] ⇒参緊張病→800

緊張筋 tonic muscle ［**持続筋**］ 比較的収縮速度が遅く，持続的な収縮を行うことができる筋．赤筋を多く含む.[97] ⇒参速筋→1832，赤筋→1714

緊張性気胸 tension pneumothorax 空気が胸膜腔に貯留し胸腔内圧が高度に上昇した状態．その結果，患側肺の高度虚脱と縦隔の健側偏位をきたす．原因として鈍的・鋭的胸部外傷，持続陽圧換気，原発性自然気胸など．心外閉塞・拘束性ショックを呈し致死的となるので緊急度が高い．換気不全(患側肺の虚脱と縦隔偏位による健側肺の換気容量減少)，循環不全(縦隔偏位による上・下大静脈からの心臓還流血液の減少)がみられ，心拍出量の急激な減少による突然死に至ることもある．症状として，重症呼吸不全，呼吸音減弱，チアノーゼ，低血圧など循環不全，気管の健側偏位，頸静脈怒張，皮下気腫などがみられる．画像を待たず臨床的に診断し処置を行う．治療は 12-14 ゲージの血管留置針を鎖骨中線，第 2 肋間から胸腔穿刺して脱気する．その後，胸腔ドレーンの留置および原因疾患への対処を行う．臨床的に疑い，即座の胸腔穿刺により救命しうる病態であることが強調される.[833]

緊張性頸反射 tonic neck reflex ［**強直性頸反射**］ 乳児を仰臥位にし，頭を一方へ向けた場合に，顔面側の上下肢が伸展し，後頭側の上下肢が屈曲して，フェンシング姿勢をとる反射．出生直後より認められるが，生後 2 か月頃に最高になり，5-6 か月で消失する.[226]

緊張性痙攣⇒同強直性痙攣→764

緊張性血胸 tension hemothorax 胸膜腔内の大量出血により肺が圧迫され，さらに縦隔を対側に圧排して心臓や対側の肺が圧迫され，呼吸や心機能を障害する状態．外傷による胸膜損傷が原因になることが多い．胸膜腔にドレーンを挿入し，胸膜腔内の血液を排除して減圧する．出血が続く場合には開胸して出血源を確認し，止血する.[953]

緊張性頭痛 tension headache⇒同緊張型頭痛→800

緊張性尿失禁 stress incontinence⇒参尿失禁→2249

緊張性ハムストリング tight hamstring 著明な脊柱の前屈制限と下肢伸展挙上(SLR)テスト陽性を示すときにみられる，大腿ハムストリング筋群が緊張した状態．腰椎椎間板ヘルニアなどの坐骨神経刺激で出現する．椎体が破壊されると傍脊柱筋に反射性の疼痛が起こり，脊柱が棒状となり，前後屈時に股関節のみで屈曲する．若年性椎間板ヘルニア，小児の馬尾腫瘍などでは脊柱と下肢が板状に硬直した状態がみられる.[1393] ⇒参ハムストリング筋→2393

緊張性輻湊 tonic convergence ヒトの睡眠中の眼位はやや外斜しているが(解剖学的安静位)，覚醒後開瞼して視標を見ると，すぐに輻湊により両眼は正位となる．この生理的な輻湊眼球運動のことを緊張性輻湊という.[1153] ⇒参輻湊→2543

緊張性放電 tonic discharge 運動神経などで，インパルスが持続的に放電し，筋に一定の緊張をもたせること.[1274]

緊張病 catatonia 〔D〕Katatonie ［**カタトニー**］ 現在は緊張病症状群(緊張病性興奮や昏迷)が主症状となる統合失調症(緊張型統合失調症)と同義に用いることが多いが，緊張病の概念は 1874 年に提唱され，その後統合失調症の下位群に含められたという経緯がある．激しい身体症状を呈し，死に至ることもある急性精神病を致死性緊張病と呼ぶこともあるが，本態はよくわかっていない.[1434] ⇒参緊張型統合失調症→800

緊張病症状 catatonic symptom ［**緊張病症状群**］ 緊張病性興奮や緊張病性昏迷，あるいはそれが交代して出現する精神症状をいう．最近は緊張病症状を呈する状態を緊張病症状群として取り上げることが多い．興奮では動き回る，叫ぶ，物をこわすなどの行為が，意志の制御なく出現する．昏迷は自発性を完全に欠いた状態であり，カタレプシー，反響症状，常同症，衒奇症などがみられる．意識障害ではなく，意志欲動の極端な亢進，あるいは低下と理解されている．躁病性興奮やうつ病性昏迷とは詳細な症状評価によって区別できることが多い．緊張型統合失調症の経過中にみられることが多いが，身体疾患による精神症状としても出現するので注意が必要である．[1434] ⇨参緊張病性興奮→801，緊張病性昏迷→801

緊張病症状群 catatonic syndrome⇨同緊張病症状→800

緊張病性興奮 catatonic excitement 衝動的な動作，破壊的あるいは攻撃的な行動が明らかな目的なく現れる状態をいう．興奮する，動き回る，叫ぶ，物をこわす，暴力をふるうなどがみられる．躁病性興奮や意識障害によるせん妄との鑑別は重要である．躁病性興奮よりも行動が環境の影響を受けにくい．緊張病性昏迷と交互に現れることもある．[1434]

緊張病性昏迷 catatonic stupor 〔D〕katatoner Stupor すべての自発性の行動が停止したかのようにみえる状態で，外部からの刺激にも反応しない．改善したとき，昏迷時の周囲の状況を覚えていることが多いため，意識障害ではないと考えられている．他者がある姿勢にさせるとそのままの姿勢を保持するカタレプシーや，相手の動作や言葉をおうむ返しに繰り返す反響動作や反響言語などの症状を認めることがある．思考途絶，軽度の意識障害，うつ病性昏迷，ヒステリー性昏迷などと区別することは重要である．[1434]

緊張病性統合失調症⇨同緊張型統合失調症→800

筋張力受容器 muscle tension receptor 筋が収縮して受容器に張力が加わると興奮し脱分極する，筋肉に存在する張力受容器．腱紡錘(ゴルジ Golgi 腱器官)にある．[1274] ⇨参ゴルジ腱器官→1132

銀沈着症 argyrosis⇨同銀皮症→803

近点 near point 調節と輻湊(ふくそう)を最大に作用させた状態で，明視できる最も近い距離．眼から近点までの距離を近点距離という．調節が作用した近点を調節近点，輻湊が作用した近点を輻湊近点として分けて用いることもある．加齢に伴う調節力の減少のため，近点は眼から遠くなっていく．[1601] ⇨参調節近点→2014，輻湊近点→2543

筋電位バイオフィードバック electromyogram(EMG) biofeedback 行動療法の治療技法の1つ．通常は知覚されない筋の緊張状態の変化を工学的に検出し，音や光などの知覚可能な外部信号に変換して当人にフィードバックすることにより，それを手がかりに，自己の反応を好ましい方向に制御できるように学習を促す治療法．さまざまなバイオフィードバック法の中で最も臨床的に期待できるもので，筋緊張性頭痛，書痙，痙性斜頸，手指振戦などの治療に用いられる．[195]

筋電義手 myoelectric upper extremity prosthesis 四肢の断端部周辺の筋電位を利用して操作する電動義手で，体外の動力を利用して手先具や継手を動かそうとする体外力源義手に分類される．残存している部位の筋を随意的に収縮させることで筋の電気活動を生じさせ，それを信号として関節運動や把持動作に用いる．欧米では前腕義手の第一選択となりつつある．[228] ⇨参電動義手→2086

筋電図検査 electromyography；EMG ［EMG］ 骨格筋線維が興奮するときに発生する活動電位を描出する装置で，筋肉の変性・障害や疾患の診断に活用するもの．末梢性・中枢性の運動神経と感覚神経を検査の対象とするが，臨床筋電図は特に骨格筋を対象とする．検査方法は種々で，対象部位や想定される障害・疾患の別によって，針筋電図・単一線維筋電図・誘発筋電図・表面筋電図などが使い分けられている．記録装置や増幅器，オシロスコープなどからなる装置で，導出電極を通してオシロスコープに描かれる波形と観察補助のスピーカーにより診断する．ミオトニー放電による筋緊張症，持続的な高振幅電位や多相性振幅電位による運動神経細胞の変性・病変の推定，神経筋単位において障害された部位の特定など，さまざまな神経・筋疾患の診断に有効である．近年，コンピュータが個々の運動単位波形を識別加算して波形とデータを描出するという方法も行われている．[1274]

筋頭 head of muscle，caput 骨格筋の両端のうち，起始に近い部位をさす．これが筋腹に移行し，停止部で腱となり終わる．四肢では中部が太く両端が細い紡錘状筋の筋頭は筋が収縮したとき，動かないほうの骨にあるか，近位にあり，停止部に近い筋尾は動くほうの骨にあるか，遠位にある．筋が複数の起始をもつことがあり，その場合には二頭筋，三頭筋または四頭筋という(上腕二頭筋，下腿三頭筋，大腿四頭筋など)．[636] ⇨参紡錘状筋→2679，筋の形状→802

筋糖原病 glycogen storage disease of muscle グリコーゲン代謝に関与する酵素の先天的な異常(大部分はグリコーゲン分解系の酵素異常)に基づいて生体組織にグリコーゲンが正常範囲を超えて蓄積するのが糖原病であり，酵素異常の違いにより主に骨格筋にグリコーゲンの異常蓄積がみられるのが筋糖原病である．筋グリコーゲンホスホリラーゼが障害されている糖原病Ⅴ型(マッカードル McArdle 病)，筋ホスホフルクトキナーゼが障害されている糖原病Ⅶ型(垂井病)が知られている．肝に異常蓄積がみられるのが肝糖原病，広範囲に病変が広がる場合が全身性糖原病である．肝や筋にはグリコーゲンが貯蔵され，重要な生理的役割を担っている．肝グリコーゲンは血糖の維持に重要であり，絶食の最初の24時間で血糖維持のため肝グリコーゲンはほとんど消費され，糖新生に基づく血糖形成が高まるまでのつなぎの役割を果たしている．筋グリコーゲンは筋運動におけるほとんど唯一の細胞内貯蔵エネルギーである．最大運動時，ATP(アデノシン三リン酸)とクレアチンリン酸はわずか数秒のエネルギー消費を賄うにすぎず，グリコーゲンによって約20分のATP補給が支えられる．[987] ⇨参筋ホスホリラーゼ欠損性糖原病→805，垂井病→1929

筋トーヌス muscle tonus⇨同筋緊張→793

筋トーヌス低下 decreased muscle tonus⇨同筋緊張低下症→793

キンドリング kindling ［燃え上がり現象］ 実験動物において海馬，扁桃体などの部位を微弱な電流で刺激すると後発射を生じる．この刺激を繰り返すことにより，てんかん類似の全身痙攣がみられる．また刺激を長期間中断して再刺激によっても，同様の増強がみられ永続的なてんかん原性が形成される．これをキンドリングまたは燃え上がり現象といい，てんかん発現のメカニズムを探るモデルとされる．この現象は脳内の興奮性アミノ酸受容体の1つであるNMDA受容体を介して生じることが明らかとなってきた．また類似の現象として，覚醒剤を反復投与すると，常同行動などの異常行動が増強し，脳に長期持続性の異常行動への発現脆弱性が形成される．長期断薬後も少量の再注射で症状が再燃することを逆耐性現象と呼び，脳内のカテコールアミン，特にドパミンが関係しており，てんかんにみられる電気キンドリングに対して，化学的キンドリングとも呼ばれる．[1263]

筋トルク muscle torque ［関節モーメント］ 筋肉の作用により関節を動かす力のことをいう．物を回転させる力をトルク(回転力)またはモーメントといい，関節を軸とした動きのため関節モーメントとも呼ばれる．[10] ⇨参トルク→2168

筋トレーニング⇨同筋力増強訓練→806

き

ギンナン中毒 ginkgo nut poisoning ギンナンを大量摂取すると，ギンナンに含まれる自然毒4-O-メチルピリドキシンにより，ビタミンB_6が競合的に阻害され，頭痛，嘔吐，めまい，鼻出血，呼吸困難，反復する痙攣などの中毒症状を起こす．成人では40-300粒以上，小児では7-150粒ほどの摂取で起こることがある．治療は，呼吸系や循環系の維持・管理を行う．[543]

筋肉腫 myosarcoma 組織細胞の一部が筋組織を形成する悪性腫瘍．横紋筋肉腫 rhabdomyosarcomaと平滑筋肉腫 leiomyosarcomaとがある．横紋筋肉腫は横紋筋由来細胞よりなる軟部肉腫であり，わが国では悪性線維性組織球腫，脂肪肉腫に次いで頻度が高く(悪性軟部腫瘍の約13%)，組織学的に胎児型，胞巣型，多形型，混合型の4型に分けられる．小児に多く，小児に発生する悪性軟部腫瘍の約50%を占める．リンパ節転移も多い．平滑筋肉腫は横紋筋肉腫に比してその発生頻度は低く(悪性軟部腫瘍の約7%)，その多くは消化管，子宮などの内臓器に発生するが，四肢に発生する場合もある．四肢発生の予後は局所再発率10-25%，遠隔転移率約45%，肺転移再発が多い．[910]

筋肉痛 myalgia, muscular pain ［筋神経痛］ 通常，筋肉の異常な緊張が続いたあとに起こる痛みで，蓄積された乳酸などの代謝産物が痛みの神経終末を刺激し生ずると考えられる．筋肉損傷による疼痛もあり，スポーツなどで強い張力が急に加わり筋肉が断裂する肉離れや，直接外力が加わり断裂する筋挫傷がある．このほか，急性に発症し体幹近位の強い筋痛とこわばりを主徴とするリウマチ性多発筋痛症，体幹の筋痛をはじめとして全身に激しい疼痛をきたす線維筋痛症などがある．[1393] ⇨参リウマチ性多発筋痛症→2918

筋肉〔内〕注射法 intramuscular injection ［筋注］ 筋肉組織に薬液を注入する方法．筋肉組織は皮下組織に比べて血液循環が多く薬液の吸収がよいので，速効性に優れている．乳剤や懸濁注射剤に関しては，筋肉内で貯蔵され徐々に吸収されるため，持続的薬効も期待できる．方法：①注射部位は筋肉層が厚く，太い神経や大血管が少ない部位(殿部の中殿筋，上腕の三角筋など)を選択する，②使用物品と準備の手順は皮下注射に準ずるが，注射針は22-23Gを用いる，③皮膚を伸展させて，注射針を直角またはそれに近い角度で素早く刺し，血液が逆流しないことを確認してからゆっくり注入する，④注入後は必要に応じ，吸収促進や硬結予防のために注射部位をよくマッサージする，⑤実施事項，観察事項を記録，報告する．ケアのポイント：皮下注射法に準ずる．神経麻痺や神経障害の危険性があるので，針の刺入時の疼痛やしびれなどの感覚があれば速やかに針を抜く．[927] ⇨参皮下注射→2429

●筋肉〔内〕注射を施行する部位とその解剖

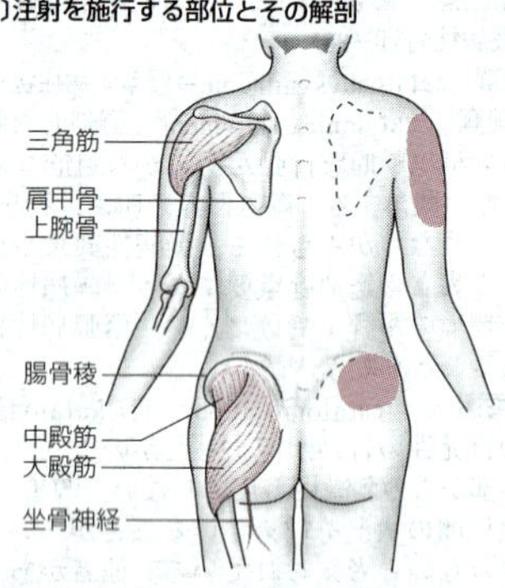

筋肉〔内〕注射法《小児の》 intramuscular injection in children 小児の筋肉は未発達なため，生体とpHや浸透圧が大きく異なる薬液を注入すると，刺入部位(大腿四頭筋，中殿筋，肩三角筋など)に筋拘縮を起こす恐れがある．したがって，小児，特に乳児に対しては原則として筋肉内注射は行わないほうがよいとされる．どうしても必要なときには，薬品の種類，用量などを十分に検討したうえ，殿筋または大腿の前外側部に行う．現在では大腿の大転子から5横指下または膝から5横指上の前面外側部がよいとされている．注射の前には小児にわかる言葉でその必要性を説明し，注射後は慰めたりほめてあげることが大切．[1631] ⇨参筋肉〔内〕注射法→802

筋肉皮弁⇨同筋皮弁→804

筋肉ヘモグロビン muscle hemoglobin⇨同ミオグロビン→2762

筋肉ポンプ muscle pump ［静脈ポンプ］ 四肢末梢から心臓への静脈血流は，運動によって下肢筋肉が収縮，弛緩し，筋肉間の静脈が圧迫され血液が押し出されることで中枢へと還流される．このときの筋肉の働きを筋肉ポンプという．筋肉ポンプによって押し出された血液は，静脈弁の働きによって逆流せずに心臓へと還流される．[255] ⇨参静脈弁→1463

●筋肉ポンプと静脈弁

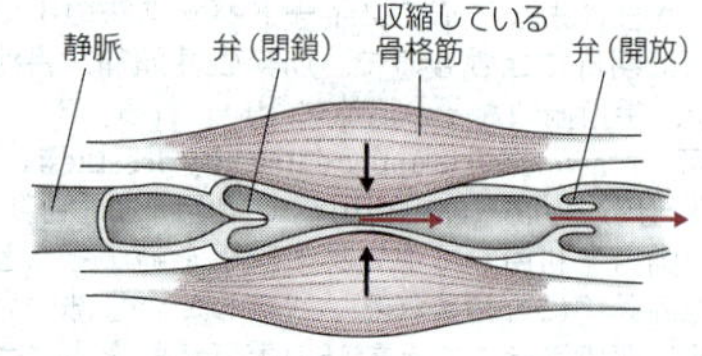

筋の形状 form of muscle 筋はそれぞれ固有の形をもち，紡錘状，羽状，板状，帯状，輪状などに分類できる．板状筋の中にも三角形，四角形，菱形，長方形などさまざまなものがある．筋の形状から以下のように分類できる．①筋線維の腱に対する形状による筋型区

分．1)紡錘状筋：両端が細く起始に近い筋頭を有し，中央部が太くなり筋腹を形成し，停止に近い部分では細く筋尾となる．この筋は腱が比較的短い．2)〔双〕羽状筋：腱の両側に羽毛状の筋があるもの．半羽状筋(一側が羽毛状の筋)や多羽状筋(幾重にも羽毛をもつ筋)がある，②筋が複数の起始をもつもの．これらは二頭筋，三頭筋，四頭筋などと呼ぶ，③前者とは逆に筋腹または筋尾が2つ以上に分かれ(多尾筋)，別々に停止となるもの，④中間腱によって2腹に分かれている二腹筋など，⑤付着が多数の部分に分かれ，鋸歯状をなす鋸状筋，⑥筋線維の走行が輪状をなし，体内外の穴をふさぐ役目をする輪筋など，⑦筋の形による区分で，三角形をした三角筋や方形筋など．[636]

●骨格筋の形状と構造

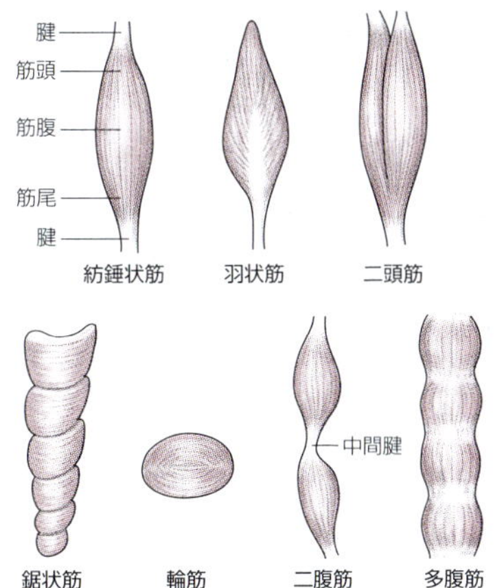

筋の作用 action of muscle 動物組織内の筋は筋細胞からなり，広義には能動的な収縮を行う．筋内には筋線維の方向に，すなわち収縮性の方向に平行に走る多数の細い筋原線維がある．収縮のメカニズムは横紋筋と平滑筋とでは細部で異なるが，2種類の収縮性タンパク質であるアクチンとミオシンを主体とする点で基本的には同じである．形態学的特徴から，筋は横紋構造のある横紋筋と横紋のない平滑筋とに分けられ，横紋筋はさらに骨格筋と心筋に分けられる．3種類の筋の構造とその作用を比較すると，まず横紋筋と平滑筋には収縮速度に大きな相違がある．また，横紋筋である骨格筋と心筋とでは，活動電位の持続時間に大きな相違があり，心筋の活動電位の持続時間は非常に長い．一方，骨格筋の作用は収縮によって互いの骨同士を接近させるので，筋は能動的に，骨格は受動的に運動する器官である．筋の作用はその収縮によって起こる骨格の運動により命名される．筋はさまざまな運動をするが，すべてにおいて収縮のみである．筋の機能的作用から，以下に分類できる．①屈曲：一軸関節において両骨間の角度を0度に近づける，②伸展：同様に180度に近づける，③内転：前額面(冠状面)で体幹に体肢を近づける，④外転：前額面(冠状面)で体幹から体肢を遠ざける，⑤回旋：体幹または体肢をその長軸に対して回転させる．筋にはほかに括約，散大，挙上，下制といった作用もある．[636] ⇨参括約筋→534，屈筋→816，伸筋→1513

筋の発生 myogenesis 横紋筋も平滑筋も中胚葉に由来する．しかし，平滑筋の中には外胚葉に由来するものもある．例えば瞳孔括約筋，瞳孔散大筋と唾液腺，汗腺などの筋上皮細胞である．筋は多数の筋線維(細胞)からなる．筋線維は筋原線維が主な成分であるが，その性状によって横紋筋線維と平滑筋線維に分類され，横紋筋線維はさらに骨格筋線維と心筋線維に分けられる．発生学的にみると，骨格筋は体節や鰓弓の中胚葉から，平滑筋は主に内臓を囲む中胚葉(側板中胚葉の臓側板)からできる．心筋は脊索前板(口咽頭膜)の吻側にある中胚葉のごく限られた領域から発生する．骨格筋の分化は筋肉母細胞の分化から始まり，ミオシンやアクチンなどの，筋に特有な収縮タンパク質が出現し，分裂停止後に細胞融合が生じ，多核を有する．しかし，細胞融合は平滑筋や心筋では起こらない．[636]

筋の名称 name of muscle ①形状による名称(三角筋など)，②筋頭，筋腹による名称(四頭筋，二腹筋など)，③起始，停止による名称(胸鎖乳突筋など)，④走向による名称(腹斜筋など)，⑤位置による名称(肋間筋など)，⑥作用による名称(屈筋，内転筋など)が筋にはつけられている．[636] ⇨参筋の形状→802

緊縛終糸 tight terminal filum, thickened filum ［**脊髄終糸肥厚，係(繋)留終糸**］ 脊髄が係留されることにより，膀胱直腸障害，下肢の運動感覚障害を引き起こす病態．多くは低位脊髄円錐，肥厚終糸を伴う．正常の脊髄円錐の位置はL_{2-3}椎間板より上方であるが，これより低位にあれば異常．また，正常の終糸はL_5～S_1レベルで2 mm以下であるが，本症では2 mm以上に厚くなる．肥厚した終糸は線維脂肪腫の合併により，MRIのT_1強調像で高信号を呈することが多い．成人になって症状が出現することもある．[716]

筋板 muscle plate⇨同筋節《体節の》→797

筋尾 cauda 骨格筋の停止部，停止に近い部分．筋尾は筋頭に対して体幹では尾側に，四肢では遠位にある．筋尾が2つ以上に分かれ，別々に停止するものを多尾筋という．[636] ⇨参紡錘状筋→2679

金皮症 chrysiasis 金製剤の投与により，皮膚や結合組織に金が沈着し灰青色の着色がみられる状態．投与を中止しても沈着は改善しない．近年では治療に用いる金製剤の量は少なく発症はまれ．[1465]

銀皮症 argyria ［**銀沈着症**］ 青色～青灰色，青黒色の皮下の色素沈着斑で，銀を経口的，非経口的に体内に摂取，吸収することによって生じる．銀含有製剤を長期的に内服，塗布したり，銀工業や銀製剤を扱う人に発症する．全身臓器や爪，粘膜などにも沈着がみられることがある．組織像として，銀小粒子の脂腺，汗腺，基底膜などへの沈着を認める．原因として口中清涼剤(仁丹®)のまわりを覆っている銀によるものが多く，その他，水銀，アルシリン，プロタルゴール，硝酸銀などがある．最近，銀含有製剤が使用されなくなったため，発症頻度は低下している．[235]

筋皮神経 musculocutaneous nerve 腕神経叢の外側神経束から起こり，上肢に入る神経の1つ．筋皮神経の筋枝は上腕屈筋のすべて(烏口腕筋，上腕二頭筋，上腕筋)を支配し，その後，肘関節の2-3 cm上方で上腕二

●全身表層の主な筋(後面)

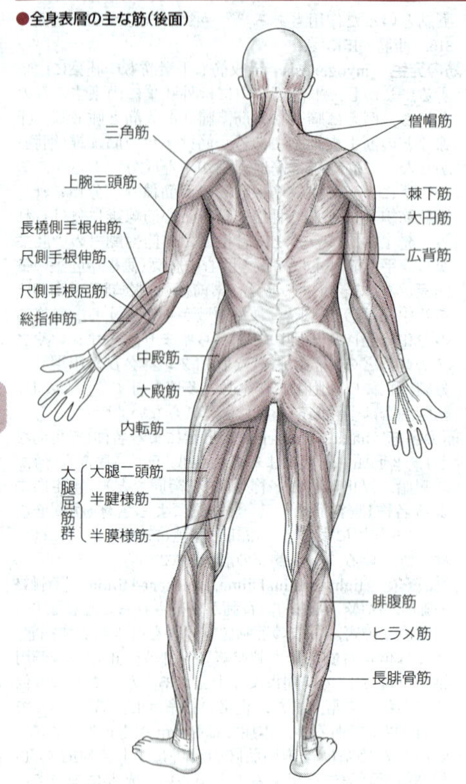

●全身表層の主な筋(前面)

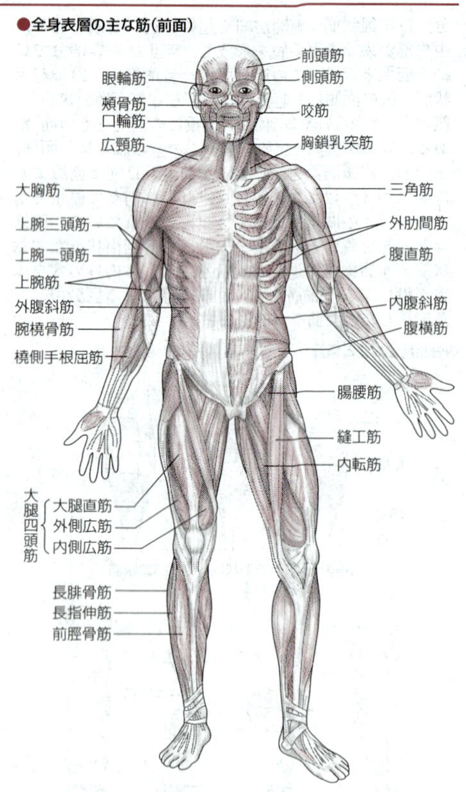

頭筋の外側に出て皮枝となり，前腕外側の皮膚に分布する(外側前腕皮枝)．筋皮神経はその走行の大部分を上腕二頭筋に覆われているため障害されることは少ない．しかし，損傷した場合は上腕二頭筋や上腕筋が麻痺し，肘関節の屈曲が障害される．ただし，上腕筋の橈側は橈骨神経の支配を受けるため，多少の作用が残り，前腕の筋群(腕橈骨筋など)と協力して弱いながら屈曲することはできる．[1044] ⇒参上腕の神経→1467，腕神経叢→3009，正中神経→1697

筋皮弁 musculocutaneous flap ［筋肉皮弁，M-C 皮弁］ 皮弁の1つ．血行をつかさどる茎部を除き，皮膚と直下の筋肉を合わせて周囲組織から切離したもの．犠牲にしても機能的障害の少ない筋が選択される．皮膚に栄養血管を出している筋肉を含めることにより，広範囲の皮膚を有軸皮弁として安全に移植できる．筋や皮下脂肪を含むため，多量の組織移植が可能という利点も有する．腹直筋皮弁，大胸筋皮弁，広背筋皮弁などが代表的．[1246]

●筋皮弁

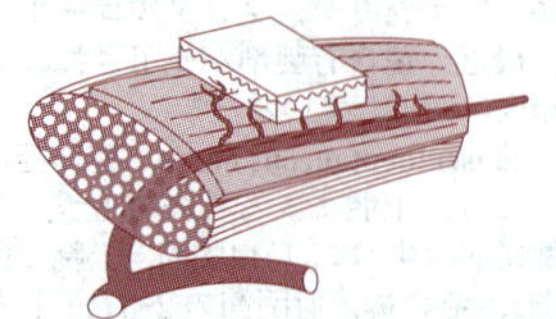

筋疲労 muscle fatigue 骨格筋の継続的な収縮活動時にみられる一時的に収縮力が低下している状態．無機リン酸の蓄積，乳酸の蓄積による細胞内 pH の低下，グリコーゲンの枯渇，運動神経細胞の興奮性の低下，神経筋接合部における伝達効率の低下などが原因として考えられている．[97]

筋フィラメント myofilament，muscle filament ［筋細糸，筋細線維］ 筋原線維を構成する2種類のフィラメント(筋細糸線維)．太いフィラメント(ミオシンフィラメント)はミオシンからなり，直径約 11 nm(ナノメートル)．細いフィラメント(アクチンフィラメント)はアクチン，トロポミオシン，トロポニンからなり，直径約 5 nm である．この2つのフィラメント間の相対的な滑走により筋収縮が起こる．横紋筋の H 帯を除いた A 帯には両方のフィラメント，H 帯には太いフィラメント，I 帯には細いフィラメントが存在する．両方のフィラメントは横紋筋，平滑筋いずれにも存在し，細胞内カルシウムイオン(Ca^{2+})濃度が上昇すると収縮を始める．[97]

筋腹 belly 筋の起始と停止の間で，筋が太くなって膨らんだ部分のこと．典型的な例として紡錘状筋がある．[636] ⇒参筋頭→801，筋尾→803，紡錘状筋→2679，筋の形状→802

筋ヘルニア muscular hernia，muscle herniation 筋膜

の損傷部から筋肉の一部が脱出した状態．主に打撲や圧挫などの直達外力によるが，牽引や捻転などの介達外力によることもある．四肢では大腿，下腿，また四肢以外の筋肉のヘルニアも報告されている．筋膨隆以外に自覚症状がないことが多いが，疼痛や機能的に症状がある場合，筋の観血的整復と亀裂筋膜の修復形成術を要することもある．[910]

筋弁 muscle flap 血行をつかさどる茎部を残して筋を周囲組織から切離したもの．筋皮弁から皮膚を除いた状態．神経吻合を併せて行うことにより収縮可能な状態で筋を移植したり，これをベースに皮膚を移植することを目的として作製される．茎の動静脈をいったん切離し移植床の血管と吻合することにより，遊離筋弁として使用することもできる．[1246]

筋変性 myodegeneration 筋組織や細胞がさまざまな障害因子によって機能減退，低下をきたした状態の形態学的変化のこと．変性とは可逆的変化のことを指すが，程度の強い場合や原因が永続する場合などは萎縮や不可逆的な変化である筋壊死をきたす．[910]

筋崩壊 myolysis 筋組織，特に骨格筋の変性や融解による横紋筋の崩壊を指す．激しい運動や外傷に加えて，薬物などが原因で起こる．横紋筋の崩壊により，血中に異常に増加したミオグロビンがやがて腎臓の尿細管を閉塞し急性腎不全をきたすが，多臓器不全をきたし死に至る場合が多い．早期発見，早期治療が重要で，輸液管理により腎機能を温存することが必要．[692] ⇨参横紋筋融解症→396

筋縫合術 myorrhaphy 筋層に達する切創や開放性挫創により，連続性を失った筋肉同士を縫合する術式．筋縫合は筋の断端を十分に新鮮化したのちに可能であれば行われるが，実際には挫滅が強い筋線維同士を縫合することは困難で，縫合による筋線維の完全な修復は望みがたく，損傷が激しく強い腫脹や筋肉内での出血が見込まれる場合は損傷した筋間に排液のためのドレナージチューブを留置して，損傷筋の筋膜同士を縫合するにとどめる．スポーツなどによる下腿三頭筋断裂は閉鎖性介達力性のことが多く保存的治療が原則であるが，アキレス腱近傍の完全断裂で断裂筋陥凹が高度の場合には筋縫合を行うことがある．[937] ⇨参筋膜縫合術→806

近方視力⇨同近見視力→794

筋紡錘〔体〕 muscle spindle 腱紡錘とともに身体各部の位置と運動の状態，筋の緊張度，などの情報を感じ，それを小脳へ導く装置．筋の感覚は，皮膚感覚に対して深部感覚といい，それを受容する装置である．横紋筋(骨格筋)の筋周膜内にある筋紡錘は伸張受容終末装置である．神経筋接合部に至る神経線維束のうち40%が感覚性(求心性)のものであり，その先端が筋紡錘となって筋の伸張を感知し，運動によって生ずる筋の位置や引っぱられる状態の変化をモニターしている．筋紡錘は最長筋，咬筋，大腿四頭筋などの抗重力筋の中にも認められるが，特に細かな運動をつかさどる指筋などに多い．長さは2-7 mmで，紡錘形を呈することからその名がある．内部には数本の特殊な筋細胞である紡錘内線維があり，それに接して終わる運動性の神経終末(γ運動ニューロン由来)と感覚性の神経終末に取り囲まれている．この感覚線維には2種類あり，筋紡錘内線維の中央赤道部をらせん状に取り巻く太い神経線維(Ⅰa)と，それより細く筋紡錘内線維の辺縁部に終わる線維(Ⅱ)とがある．前者は求心性線維となって脊髄内で同一の筋を支配するα運動細胞と単シナプス結合し，反射弓(神経の反射を効果器に伝達する経路)をつくる．後者は筋に到来する伸張状態を感受する．[636]

●筋紡錘〔体〕

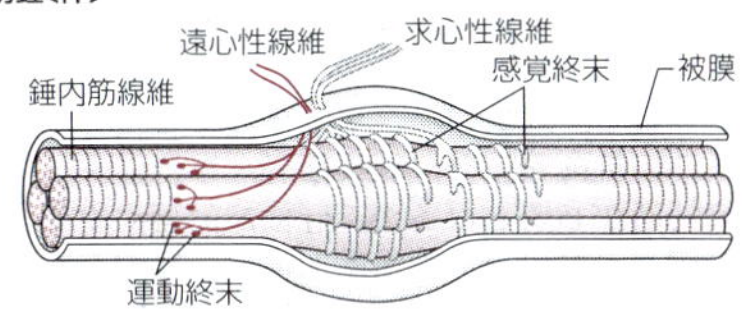

筋ホスホリラーゼ欠損性糖原病 myophosphorylase deficiency glycogenosis, muscle phosphorylase deficiency；MPD ［**マッカードル病，糖原病Ⅴ型**］ ホスホリラーゼはグリコーゲン分解系の律速酵素で，筋型，肝型，脳型の3種のアイソフォームが知られており，それぞれ異なる遺伝子にコードされている．筋ホスホリラーゼ欠損性糖原病は筋型ホスホリラーゼの欠損によりミオパチーが生じる常染色体劣性の遺伝性疾患で糖原病Ⅴ型に分類され，報告者の名をとりマッカードル McArdle 病とも呼ばれる．グリコーゲン分解系の障害によりエネルギー産生障害が生じ，筋障害が生じると考えられている．症状は，易疲労性，運動中の脱力，筋痛，有痛性筋攣縮(筋クランプ)などがある．思春期以降は激しい運動でしばしばミオグロビン尿をきたし，急性腎不全の原因となりうる．約1/3の例は成人後に非可逆性の筋力低下を呈するとされる．ミオグロビン尿の間欠期でも血清クレアチンキナーゼ(CK)値の上昇を認めることがある．生検筋における酵素活性の欠如または低下を示すことで確定診断がなされる．激しい運動を避けるよう指導する．[716]

筋膜 fascia ［**筋外膜，筋上膜**］ 骨格筋を覆う結合組織性の被膜．肉眼解剖でいう筋膜は組織学でいう筋上膜に相当する．通常，骨格筋は多数の筋線維からできている．筋の外側は結合組織性の筋膜で包まれており，筋膜は筋の中に進入して中隔となっている．中隔はさらに分岐して筋線維の束を包む筋周膜，個々の筋線維を包む筋内膜となる．このような被覆構造が筋線維の力を1つにまとめ，骨格筋は全体としてまとまり，収縮することができる．また，この被覆構造が筋線維のすべりを可能にしている．[636]

筋膜移植 fascia transplantation 筋膜はつり上げ材料として，眼瞼下垂や顔面神経麻痺の再建，組織欠損の補塡，脳硬膜や腹膜の形成などに用いられる．側頭筋膜，大腿筋膜が主に用いられる．[1246]

筋膜炎 fasciitis, fascitis 筋肉を包む膜の炎症性疾患の総称．皮下組織炎，筋肉炎，関節炎と合併してみられることが多い．物理的原因，免疫学的原因，感染，原因不明などその原因は多彩である．物理的原因には足底筋膜炎などがあげられる．免疫学的原因の例は好酸球性筋膜炎で，強皮症様の症状と末梢血好酸球増加を呈し，免疫的機序によると考えられている．感染性の筋膜炎では，特に注意すべきものに壊死性筋膜炎があり，短期間に進行し，敗血症からDIC(播種性血管内凝固症候群)，多臓器不全を起こし致死的であることから，診断，処置に緊急を要する．劇症型A群連鎖球菌，黄色ブドウ球菌(毒素性ショック症候群 toxic shock syndrome)，大腸菌，緑膿菌などがあるが，最近では地球温暖化に伴い海水温の上昇で，その生息地の拡大がみられる魚介類に寄生するビブリオバルニフィカス *Vibrio vulnificus* によるものの報告も増加してきている．これは，魚介類の食後や軽度の外傷後に突然皮膚の水疱，壊死が出現し，急速に症状が進行するものである．人食いバクテリアなどともいわれている．早期の抗菌薬投与，病巣掻爬，場合によっては罹患肢の切断が必要となるが，肝機能障害や免疫力低下状態の罹患者の場合，救命率が低い．原因不明の筋膜炎には結節性筋膜炎があり，成人の上肢に多く単発し，腫瘍との鑑別が困難となる．[910]

筋膜切開術 fasciotomy ［減圧切開法，減張切開術］ 慢性もしくは急性の筋損傷により筋区画(コンパートメント)内の圧が異常に上昇した場合，筋膜に切開を加え筋区画内圧を減じ，筋や神経の不可逆的な変性を回避することを目的として行われる手術．前腕や下腿には筋膜と骨により囲まれた筋区画が存在する．そこに打撲や骨折などの急性外傷やスポーツ，行軍などの過度の慢性的な使用による筋肉内の出血や浮腫により内圧の上昇が生じる．筋区画内で筋肉が顕著に腫脹すると血流が妨げられ広範な循環不全を起こし，その結果，筋や神経が壊死し不可逆的な変性に陥るため重大な機能障害を残す．これを予防するために行われる．[937] ⇨参コンパートメント症候群→1144

筋膜内単純子宮摘出術 intrafascial hysterectomy ［アルドリッジ手術］ 子宮下方部分において縦走筋と輪状筋の間を分離して行う子宮摘出術．子宮周囲の組織に傷害を加えずに実施できるが，子宮内部に切り込む操作が煩雑であまり行われない．[998] ⇨参単純子宮〔全〕摘出術→1940

筋膜皮弁 fasciocutaneous flap 皮弁の1つで，皮膚とともにこれに栄養枝を出している筋膜を合わせて挙上したもの．皮膚の血流は筋肉を穿通してくる血管に加え，筋肉中隔を通る血管にも由来している．この筋肉中隔を通る血管を含めることにより，通常の無軸皮弁より広範囲の皮膚を移植することができる．身体のほとんどの部位に作製することができる．1981年にポンテン B. Ponten が報告した．[1246]

筋膜弁 fascia flap 血行をつかさどる茎部を残して筋膜を周囲組織から切離したもの(筋膜皮弁から皮膚を除いた状態)．茎部を通して血行を保つことにより，筋膜を瘢痕化させることなく移植できる．骨・関節・腱露出部をこれで被覆し，その上に皮膚を移植する目的などに多く使用される．側頭筋膜弁，肩甲骨部筋膜弁などが代表的．[1246]

筋膜縫合術 fasciorrhaphy 筋膜を縫合する術式．切創などの筋層に達する開放性損傷の場合，断裂した筋線維そのものを縫合することは困難であるので実際には筋膜のみを縫合することが多い．また，筋ヘルニアや手術で筋に切開を加えた場合，筋腹が嵌頓しないように筋膜を縫合する．[937]

筋ミオグロビン myoglobin⇨同ミオグロビン→2762

筋無力症症候群 myasthenic syndrome⇨同イートン・ランバート症候群→214

筋無力症性急性悪化⇨同筋無力性クリーゼ→806

筋無力性クリーゼ myasthenic crisis ［筋無力症性急性悪化］ 重症筋無力症の患者で筋脱力が急速に増悪し，呼吸不全に陥った状態をクリーゼといい，その中で抗コリンエステラーゼ薬が不足して起こったり，あるいは抗コリンエステラーゼ薬に抵抗性が増して起こったものを筋無力性クリーゼという．緊急にICU管理下の治療が必要となる．感染症の併発をはじめ，月経，精神的ストレス，ある種の抗生物質などが筋無力性クリーゼ発症の契機となる．その他に，抗コリンエステラーゼ薬が過量となってクリーゼが起こるコリン作動性クリーゼがあり，鑑別が必要となる．[1485]

キンメルスチール・ウィルソン病変 Kimmelstiel-Wilson lesion ［毛細血管間糸球体硬化症］ 糖尿病性腎症における腎糸球体の病理学的特徴の1つ．糸球体の主に末梢側にメサンギウム基質が増加し，結節性病変を認める．臨床的には高血圧，タンパク尿，浮腫，腎不全，網膜症が特徴．キンメルスチール Paul Kimmelstiel はアメリカで活躍したドイツ人病理学者(1900-70)．ウィルソン Clifford Wilson はイギリスの医師(1906-97)．[418]

近用眼鏡 reading spectacles ［老眼鏡］ 近見視力を矯正するために装用する眼鏡．ほとんどは加齢に伴う近見視力の低下(いわゆる老眼)の矯正に用いられる．[257]

金療法 chrysotherapy, aurotherapy 注射用の金チオリンゴ酸ナトリウムや，内服薬のオーラノフィンなどの金製剤を用いた関節リウマチの治療をいい，病状の進行を抑える働きをもつ．痛みやはれが強い初期症状に適応．患部に有効成分の金が蓄積されてから効果が現れるため，薬効が現れるまで半年程度かかることがある．約80％に効果が認められるが，中止すると再燃することが多い．[858]

菌力⇨同ビルレンス→2501

筋力増強訓練 muscle strengthening exercise ［筋トレーニング］ 運動療法の一種であり，筋力の向上を主目的とした訓練．実施対象となるのは，①疾患や障害により筋力低下をきたした場合，②スポーツ選手など正常域以上の筋力を必要とした場合，③進行性疾患において筋力維持を目的とした場合などがあげられる．筋力増強訓練の方法は諸説あるが，基本的にはリスク管理を考慮したうえで過負荷の原則に従い，筋収縮の種類，運動負荷量，運動頻度，筋収縮時間，運動肢位などを決定して訓練を行う．[349] ⇨参過負荷→543

筋力テスト muscle testing⇨同徒手筋力テスト→2154

勤労女性の法的保護 働く女性，ことに子育てや介護をしながら勤労している女性に対し，これまでも法的保護はあったが，不利なものが多かった．1999(平成11)年に「男女雇用機会均等法」「労働基準法」「育児・介護休業法」の改正がなされ，勤労女性の法的保護が一歩前進し，改正「男女雇用機会均等法」では，「募集，採用，配置，昇進における差別禁止」「ポジティブアクションの促進(積極的差別是正)」「調停における相手方の同意要件廃止」「事業主のセクシュアルハラスメント防止策配慮措置義務」「妊娠出産に関する健康管理の義務化」などが規定され，事業主の責任が問われることになり，女性の法的保護が図られるようになった．その反面，新たな問題も生じ，改正された「労働基準法」では，母性保護関連を除く時間外・深夜業務を規制していた「女子保護規定」が撤廃され，女性の就業条件が急激に悪化する恐れが生じた．そのため，緩和措置として育児など家庭責任のある女性の年間残業時間の上限を3年間に限り150時間に規制したが，今後に問題を残すことになった．また，2009(平成21)年に改正された「育児・介護休業法」は，幼児や要介護者がいる男女の労働者の深夜業務制限・権利を創設する指針が示されたが，男女共通の就労働時間規制が行われていない現状では，両性の家庭と職業の両立は難しい．少子化対策とともに男女労働者の労働条件改善と育児・介護休業中の所得保障が不可欠.[1451]

勤労婦人福祉法　1972(昭和47)年に制定された女性労働者に関する法律.「勤労婦人の福祉に関する原理を明らかにするとともに，勤労婦人について，職業指導の充実，職業訓練の奨励，職業生活と育児，家事その他の家庭生活との調和促進，福祉施設の設置等の措置を推進し，もって勤労婦人の福祉の増進と地位の向上を図ること」を目的としていた(第1条)．妊娠中および出産後の健康管理，育児に関する便宜などが述べられている．これらの施策は1985(同60)年に改題・改正された「男女雇用機会均等法」〔1997(平成9)年改正〕へとつながるものであった.[321]

く

グアナーゼ　guanase ［グアニンデアミナーゼ］ 主に肝臓に多く存在する酵素で，グアニンを脱アミノ化してキサンチンに変換する酵素．ヒトでは，肝臓，腎臓，脳に存在している．活動性肝疾患がある場合，血清中のグアナーゼ活性は特異的に高値を示す．AST(GOT)，ALT(GPT)活性が上昇した症例では補助的な鑑別に有用．輸血血液中のグアナーゼ活性を測定することで，AST，ALT 活性が正常でも本酵素が高値の場合は，輸血に使用しない処置を行うと輸血後肝炎の予防に有効とされる．測定法はグアニンを基質として，生じるキサンチンをキサンチンオキシダーゼで過酸化水素を生成させ，ペルオキシダーゼ酵素を用いて発色させ活性を測定する．基準値 1.3 IU/L/37℃ 以下.[263]

グアニジン　guanidine ［イミノウレア，カルバミジン］ ヒト尿中に少量存在し，尿毒症では大幅に増加．神経末端でのアセチルコリン遊離を促進し骨格筋を収縮させる．筋肉毒ともなる．カルシウム拮抗薬．水に溶けて強い塩基性を示す．グアニジンの塩酸塩は強いタンパク質変性作用をもつ塩酸グアニジンである.[1257]

グアニル酸　guanylic acid⇨同グアノシン一リン酸→808

グアニル酸シクラーゼ　guanylate cyclase　グアノシン三リン酸(GTP)からサイクリックグアノシン 3′,5′-一リン酸(cGMP)を合成する酵素．ほとんどすべての動物組織に存在し，膜画分に存在する細胞膜結合性酵素と可溶性画分に存在する細胞質酵素とに分類される．反応にはマンガンイオンやマグネシウムイオンを必要とする.[1257]

グアニン　guanine；Gua ［2-アミノ-6-オキソプリン］ プリン塩基化合物で核酸(DNA，RNA など)の構成成分．DNA の二重らせん中ではシトシンと塩基対を形成している．グアノシンよりプリンヌクレオシドホスホリラーゼの分解を受けて生成し，遊離の形でも細胞内に微量に存在．再利用経路ではグアニル酸へと再利用される．またグアニンデアミナーゼにより分解を受けてキサンチンとなり，尿酸を経て尿素とグリオキシル酸へと異化される.[1257]

グアニンデアミナーゼ　guanine deaminase⇨同グアナーゼ→808

グアノシン　guanosine；Guo,G ［9-β-D-リボフラノシルグアニン］ プリン系ヌクレオシドで，グアニンと D-リボースからなり，RNA の構成成分．リン酸化されて，グアノシン一リン酸(グアニル酸)やグアノシン 5′-三リン酸(GTP)となり，亜硝酸と反応するとキサントシンとなる.[1257]

グアノシン一リン酸　guanosine monophosphate，guanosine 5′-monophosphate；GMP ［グアニル酸］ グアノシンのリン酸エステルであり，RNA を構成するヌクレオチド．2′-,3′-,と異性体はあるが，一般的には 5′ 位にリン酸基をもつものをいう.[1257]

グアノシン三リン酸　guanosine 5′-triphosphate；GTP ［GTP］ グアノシンの 5′ 位にリン酸を 3 分子もつ化合物．高エネルギーリン酸結合を 2 つもつ化合物．RNA 合成の前駆物質であるほか，タンパク質合成(ペプチド結合形成)のエネルギー源としても必要となる．細胞におけるさまざまな情報伝達系にも関与.[1257]

グアノシン環状リン酸　cyclic guanosine 3′,5′-monophosphate；cGMP ［サイクリックグアノシン 3′,5′-一リン酸］ グアニル酸シクラーゼによりグアノシン三リン酸(GTP)より生成する環状ヌクレオチド．アデノシン環状リン酸(cAMP)の拮抗因子として働く．網膜における光応答や一酸化窒素(NO)の応答などに関与することが知られている.[1257]

グアヤクテスト　guaiac test　消化管からの出血を調べる目的で，グアヤクを試薬として糞便中の潜血を検査する方法．ベンジジン法やオルトトリジン法に比べて反応は鋭敏ではない.[258]

グアヤコール中毒　guaiacol poisoning　グアヤコールはブナのクレオソートから得られる無色の油状液体または固体で，クレオソートの主成分．フェノール誘導体の構造をもつ．吸入や経口摂取などによって，頭痛，めまい，悪心，チアノーゼ，代謝性アシドーシスなどの中毒症状が生じる．治療は，吸入時は新鮮な空気の確保，経口時は催吐および胃洗浄，気道確保，対症療法.[1579] ⇨参石炭酸中毒→1721

区域気管支　segmental bronchus　左右気管支が各葉の肺葉気管支に分岐したのち，さらに分岐して左右各肺を 10 の区域に分ける気管支のこと．左の下葉では区域 7 と 8 に入る区域気管支は共通の幹から起こることが多く，この場合は区域気管支 7 を欠番としている．またその区域を肺区域という．区域気管支と肺区域は，気管支鏡検査や肺の部分切除時に重要となる．区域気管支の構造は，気管，気管支と同様であるが，膜性壁を欠き，分岐を重ね細くなるごとに気管支軟骨が断片化する.[829] ⇨参気管支肺区域→673

区域性病変　segmental lesion⇨同スキップ病変→1635

区域性無気肺　segmental atelectasis　肺は区域気管支によって区別され，右肺は 10，左肺は 8 の区域に分けられる．このうち，1 区域が腫瘍などで閉塞され肺容積が減少したものを区域性無気肺という.[897]

クイック一段法　Quick 1 stage test⇨同プロトロンビン時間→2600

クイノーの分類⇨参肝区域切除術→583，肝臓の区域→638

クインケ拍動　Quincke pulse⇨同毛細管拍動→2816

クインケ浮腫　Quincke edema⇨同血管性浮腫→902

クインシー報告書　Quincy Report：Report of the Committee on the Pauper Laws of this Commonwealth, 1821　1821 年，アメリカのマサチューセッツ州において実施された貧民救済制度に関するクインシー Josiah Quincy による調査報告書．この時期アメリカでは同様の調査がいくつか実施され，その後の貧民政策のあり方に大きな影響を及ぼした．なかでもクインシー報告書は，ニューヨーク州の調査報告書「イエーツレポート

Yates Report」とともによく知られているものである．内容は次の2点に集約されている．①「あらゆる貧民救済の方法のうち，最も浪費的で高くつき，かつ彼らの道徳に害があり勤勉の習慣にとって破壊的なものは，居宅での救済である」．②「最も経済的な方法は，労役場 work houses ないし勤労の家 houses of industry の性格をもつ貧民院 almshouses である．そこでは受給貧民のあらゆる能力の程度に応じて仕事が与えられ，そうすることで労働能力のある貧民は，部分的に少なくとも彼ら自身の生活資糧を，そしてまた労働不能貧民のための生活資糧を，あるいは少なくとも彼らの慰安のための資糧を稼ぎ出すことができる」．その後，アメリカでは，貧民の救済制限および貧民院の設置が追求された．[457]

クイントンシャント Quinton shunt⇨同外シャント→437

クヴァード症候群 couvade syndrome ［**クバード症候群**］ 妻の妊娠・出産に関連して夫にみられる精神・身体的な症状全体を指し，不安，焦燥，胎児への異物視が原因で妻を回避し，正常な性行為が営めなくなることなどを指す．もともとは，先住民族の一部で，妻の出産の苦しみに際して，夫があたかも自分が体験しているかのように苦しみもがくことがみられることを，文化人類学的にクヴァード（擬娩）と呼ぶことから，この名がついた．クヴァードは女性の出産に伴う男性の地母神との一体化，ないしは妻の苦しみを代理的に引き受け妻の苦痛を和らげようとする出来事と解釈されるが定かではない．夫の側の出産にかかわる恐怖・不安を取り除き，出産という行為を女性がなしうる行為の1つとして尊敬の念をもって受容させることが1つの治療目標となる．[730]

クヴォステック徴候 Chvostek sign ［**クボステック徴候，クボステック反射**］ 顔面神経を耳の前方で叩打すると同側の顔面筋が収縮する現象．顔面神経の興奮性亢進によるもので，低カルシウム血症で生じうる．オーストリアの医師クヴォステック Franz Chvostek（1835-84）により1876年に記載された．クヴォステック現象 Chvostek phenomenon とは叩打に対するあらゆる末梢神経の興奮性亢進よりなり，テタヌス（破傷風）の症例でも生じる．[935]

隅角 chamber angle⇨同前房隅角→1793

隅角鏡 goniolens, gonioscope 隅角を観察するための特殊なレンズで，鏡に像を反射させて左右逆の状態で観察するゴールドマン Goldmann 型隅角鏡と，直接観察するケッペ Koeppe 型隅角鏡がある．点眼麻酔をしたのち，角膜に装着して細隙灯顕微鏡を用いて角膜表面から斜めにのぞいて隅角を観察する．[480] ⇨参隅角鏡検査→809

隅角鏡検査 gonioscopy ［ゴニオスコピー］ 隅角鏡を用いて行う検査．ケッペ Koeppe 型隅角鏡は視野が広いが，全周を観察するには不便であり，通常，ゴールドマン Goldmann 型隅角鏡を用いて鏡に反射させ，角膜表面から斜めにのぞいて隅角を観察する方法が用いられる．緑内障診断で重要な検査．[480]

隅角切開術 goniotomy ［ゴニオトミー］ 先天緑内障に対する手術の1つ．輪部から挿入したナイフにより，高位付着した隅角線維柱帯を切開あるいは削ぎ落とすようにして，房水の流出を妨げているとされる組織膜を切開する．しかし，最近ではあまり行われていない．[257]

空間閾〔値〕 spatial threshold ［**2点識別閾，2点弁別閾**］ 触・圧覚の識別能を計る尺度．皮膚の2点に同時に加えられた刺激を異なる2点として識別できる最小距離のこと．手指が最小であり口唇，鼻，および頬の順で大きくなる．[1230]

空間感覚 space sense 視覚によってものを三次元的な空間像として位置関係をとらえること．一次視覚野以外の領域の機能であると考えられている．空間知覚と同義として用いられることもある．[1230] ⇨参空間知覚→809

空間恐怖⇨同広場恐怖→2502

空間失認

spatial agnosia 視力，触覚，聴力などの要素的な知覚障害がないにもかかわらず，空間に関する認知が障害されている状態．通常，視空間に関する失認 visuospatial agnosia を意味することが多い．しかし，ときには触空間，聴空間，および身体空間の認知障害を包括して空間失認と呼ぶことがある．半側空間失認 unilateral spatial agnosia の患者では，視覚，触覚，身体認知などの諸空間の失認が合併して出現することもある．[413]

空間失認に対する看護ケア

【看護への実践応用】空間失認とは，身の回りの空間にある対象の存在や位置関係の認知と，空間内での操作の障害で，ある対象を注視すると他の対象に気づかないバリント Balint 症候群や，障害部位と反対側の空間にある刺激を見落とす半側空間無視，空間内における自分の位置が認知できないことで道に迷う地誌的障害が代表的．いずれも右半球の病変で生じやすい．空間失認があると対象を認知できないために，食事を食べ残す，衣服の左右がわからない，着衣が不完全，車いすのブレーキやフットレストの操作が不完全，障害物に気づかずにぶつかる，トイレや自室の場所がわからないなど，日常生活上の問題が生じる．日常生活行動の自立と安全のために，対象へ注意を向け，対象を注視できるように，看護者からの声かけや本人による呼称，マーキングによる色や図形と意味との関連づけなどを行う．また，空間における定位を促すために，音や振動，位置情報を言語的に示すなどの援助を行う．[108] ⇨参空間失認→809

空間知覚 space perception 環境における対象の位置，形，大きさや対象相互間または対象と観察者の間の方向，距離などの関係といった空間的特性を認知すること．視覚，聴覚，触覚は各々単独で空間の知覚にかかわる．迷路反射や深部感覚も空間の知覚に関係する．[1230] ⇨参空間感覚→809

空間的加重 spatial summation 異なる部位に刺激が与えられて1個のニューロンに複数の求心性神経が収束すると，それぞれの興奮性シナプス後電位が重なる（加重される）ために起こる現象．[1230] ⇨参加重→496，シナプス後電位→1328

空間的促通 spatial facilitation 2つの異なる求心性ニューロンを同時に刺激したときに起こる応答が，それぞれを単独刺激したときの応答の和よりも大きくなる現象．異なる求心性ニューロンの刺激の一部または

すべてが，共通の細胞群によって中継されることを調べる実験に利用される.[1230] ⇨参時間的促通→1237

空間的電圧固定⇨同電圧固定法→2073

空間分解能《超音波の》 spatial resolution 超音波検査において，近接する2つの部分の反射を分離して表示しうる能力であり，探触子の素子数・周波数・開口径がそれぞれ大きいほど良好となる．ビームの方向についての距離分解能，ビームと直行する方向についての方位分解能などに細分される.[955] ⇨参コントラスト分解能→1143，時間分解能《超音波の》→1237

空間分離能⇨同最小分離能→1157

空気 air 地球の大気圏の下層部分を構成している無色透明・無臭の混合気体．地上から高度80 kmまでの組成はほぼ一定で，全空気量の95% は地表から10数kmの対流圏に存在する．対流圏内の清浄な空気を乾燥したときの組成(体積)比率で主要なものは窒素78.08%，酸素20.95% で，残りはアルゴン0.93%，二酸化炭素0.03%，以下水素，オゾン，微量のヘリウム，クリプトン，ネオンおよびキセノン，さらには種々の量の水蒸気よりなる．オゾンや窒素酸化物は太陽の紫外線で大気圏の上層部分で形成され，その一部は下層部分に移動する．乾燥空気1Lの重量は，0℃，1気圧のときに1.293 g．なお，正常空気の成分は大気汚染にかかわる環境基準と関連するが，わが国では二酸化硫黄(1時間値の1日平均0.04 ppm以下，かつ1時間値0.1 ppm以下)，一酸化硫黄(1時間値の1日平均値10 ppm以下，かつ8時間平均値20 ppm以下)，浮遊粒子状物質(1時間値の1日平均値0.10 mg/m^{3}以下，かつ1時間値0.20 mg/m^{3}以下)，二酸化窒素(1時間値の1日平均値0.04-0.06 ppm内またはそれ以下)，光化学オキシダント(1時間値が0.06 ppm以下)としている.[912] ⇨参大気→1864

空気嚥下症⇨同呑気(どんき)症→2172

空気汚染 atmospheric pollution⇨同大気汚染→1864

空気温度計 air thermometer 温度計の一種で，温度変化を測定する際の膨張材として空気を使用するもの.[258]

空気関節造影 pneumoarthrography⇨参関節造影法→626

空気感染 aerosol transmission，airborne transmission 病原巣から飛び出した飛沫が乾燥し，その後に残った粒径が5 μm以下の微細な粒子(飛沫核)が長時間にわたり長距離を浮遊することにより，遠くにいるヒトにも伝播する感染経路．この経路により伝播する疾患には，結核，麻疹，水痘などがある．結核，麻疹，水痘の診断または疑いのある患者には，周囲への伝播を予防するために，空気感染予防策をとる．具体的には患者を陰圧室へ配置する．空気は独立換気とし，空気を再循環させる場合は，排気側にHEPA(high efficiency particulate air，高性能微粒子除去装置)フィルターを設置する．医療従事者の感染防止対策として，患者の部屋に入室するときにはN95マスクを装着する．治療上必要なとき以外は患者移送を制限する．患者が病室外に出る場合はサージカルマスクを装着させる．患者移送を行う医療従事者はサージカルマスクを着用する.[564]

空気塞栓症 air embolism 後頭下開頭術や頸部手術では座位をとる．この際，切断または損傷された静脈内圧が陰圧となり，血管に空気が入り込み血流が遮断されてしまう状態．予防として，ドプラにより静脈内雑音が聞こえたときは，右心房内に挿入してあるカテーテルから空気を吸引する.[791]

空気置換⇨同換気→574

空気中濃度限度 in-air concentration limit 空気中の単位体積当たりの放射能の量〔Bq(ベクレル)/cm^3〕の限度．体内被曝が法律の限度をこえないかを評価する空気中の放射能濃度であり，放射性核種の年摂取限度を放射線業務従事者の年間呼吸量で除した値.[1144]

空気調和 air conditioning ［空調］ 一般的には空調と略し，建物や各種の包囲空間において，それらの空気の温度，湿度，清浄度，運動流量，室内物品などの放射，伝導などの室内環境を人工的に制御・調整することをいう．また，そのような制御や調整のための装置を指す場合もある．その主たる目的は，人間の最大の快適さ，最良の環境を保全することにあり，快感空気調和，作業空気調和，産業プロセス空気調和が近年いわれている.[912]

空気調和設備 heating，ventilating and air conditioning system；HVAC system⇨同空調設備→811

空気伝導《聴力の》 aerial conduction⇨同気導→695

空気伝播 air-borne spread 空気を媒介とした感染様式で，感染経路の1つ．病原体を含んだ唾液や気道分泌液がくしゃみ，咳，会話により飛沫となって空中に飛び散り，他の人に運ばれることをいう．飛沫が直接入る飛沫感染と，飛沫が空気中で水分を失い濃縮された形で入る飛沫核感染，飛沫が塵とともに入る塵埃感染がある．ほとんどの経気道感染はこれによるが，飛沫核・塵感染は結核，痘瘡，オウム病など乾燥に強い病原体が多い.[1356] ⇨参空気感染→810

空気浴 air bath⇨同外気浴→429

クーゲルベルク・ヴェランダー病 Kugelberg-Welander disease ［**若年性進行性脊髄性筋萎縮症，脊髄性筋萎縮症3型**］ 脊髄性筋萎縮症の一型で，常染色体劣性遺伝を示し，主として若年者の四肢近位筋をおかし緩徐進行性に筋力低下を生ずる．肢帯型筋ジストロフィーに類似するが，1950年代にクーゲルベルク Erik K. H. Kugelberg，ヴェランダー Lisa Welander およびヴォールファルト Karl G. V. Wohlfart らによって最初に報告され，ヴォールファルト・クーゲルベルク・ヴェランダー Wohlfart-Kugelberg-Welander 病とも呼ばれる．第5番染色体長腕5 q 12-q 13に責任遺伝子が存在．病理学的には脊髄前角細胞の変性，脱落がみられ，筋生検では神経原性の筋萎縮が認められる．臨床的には歩行障害で発症し，腰帯筋，下肢近位筋の筋萎縮，筋力低下が先行，次いで肩甲上肢帯，上肢近位筋へと進行する．経過は一般的に緩徐であり，一時進行が停止したり部分的に回復したようにみえることがある．根治的治療はなく，理学療法，運動療法を続ける.[692] ⇨参近位性脊髄性筋萎縮症→790

空笑 silly smile，inappropriate laughter 統合失調症患者でみられる表情の1つで，急に動機のない笑いを浮かべたり，笑い声をあげたりするため，周囲に空虚で奇異な印象を与える．周囲の状況に調和しない感情表出という症候論的意味がある.[761]

偶然誤差 random error ［**偶発誤差**］ 検査の測定値には必ず誤差が存在する．予測できない偶然誤差と系統誤差に分類され，さらに系統誤差には比例系統誤差と一定系統誤差がある．偶然誤差は測定の精密さに関係し技術的に管理が難しく，その特定も容易ではないが，系統誤差は標準物質や測定法を選択することによって防ぐことができる．検査により得られる測定値の誤差は極力小さいほうが望ましいが，極端に厳しく精度を求めると高価な機器や試薬，そして時間を必要とし，コストの高い測定となる．偶然誤差と系統誤差を含めた総誤差の許容基準としては，健常者の生理的個体内変動の半分以下に精密度を維持する方法がある．[263] ⇨参系統誤差→867

偶然発生 abiogenesis⇨同自然発生→1297

偶然発生説 abiogenesis ［自然発生説］ 生命は自然に生じるとする考え方．すなわち生物は親から生まれ出るのではなく，ふってわいてくると考える．生命の神による創生と対立する概念ではなく，素朴な観察から生まれたものである．[543]

空想 fantasy ①知覚したものを時間が経過してから思い浮かべるのが表象であるが，このときに以前の経験を変形したり，いくつかの経験を結合することで新しく想像すること，またはその産物．②現実からゆがめられた奇妙な想像をすること．現実指向性は弱められているが，意識の統制作用はあまり失われていない．内容はかなり多岐にわたるが，現実的態度を容易に回復できるところが夢とは異なる．しばしば薬物の作用や中枢神経系の疾病による．③不快な体験を想像上の出来事に変えたり，無意識的願望，ニード，欲求を満足させるための精神活動．[905]

空想虚言〔者〕 pseudologia phantastica ［病的虚言症，虚言症］ 架空の事柄を，細部にわたって，いかにも事実らしくいきいきと物語る人．そのため，聞き手がその話を真実と思い込むばかりでなく，話している本人も虚言であることを忘れて，フィクションを真実だと思い込むことが多い．自分が有名人，金持ち，天才，高貴な血統，高位高官などと言う場合や，重大事件の犯人だとか，性犯罪の被害者だと偽って言う場合があるので，注意が必要である．[1269]

クー損傷 coup injury ［直撃損傷，同側損傷］ 直撃損傷という表現のとおり，受傷部位直下に生じた損傷．[791]

空中線量 air dose，in-air dose 散乱・吸収のない場所での空気中の線量（カーマ，照射線量など）．[1144] ⇨参カーマ→423，照射線量→1438

空中浮遊細菌 air-borne bacteria 大気中に浮遊している細菌のことで，病院内では外因性感染の原因の1つ．単独で浮遊していることはなく，空中塵埃に付着して浮遊している．例えば黄色ブドウ球菌は直径4-25 μmの落屑に乗って空中を運ばれる．したがって空気中の微生物数はその場所の浮遊塵埃数に比例．手術室，滅菌材料部，無菌室，未熟児室などでは滅菌された医療材料を用いており，清浄度を維持するために定期的に浮遊細菌数の調査を行う必要がある．測定には落下細菌法など定性的測定方法と，衝突捕集法，濾過集菌法，衝突洗浄法などの定量的測定法がある．手術室に求められる空気清浄度は，手術創付近で空中浮遊細菌数は1 m^3 当たり10個以下，手術野を中心とする3×3 mの範囲内では1 m^3 当たり20個以下とされている．[453]

空中浮遊物 airborne suspended matter 大気中に浮遊して存在する物質の総称．自然発生と人為的発生がある．直径10 μm以下の粒子状物質を浮遊粒子状物質といい，物理的に飛散した粉塵や燃焼により発生した煤塵などがある．これらを大気とともに吸入することによって，生体にさまざまな障害をもたらすことがある．[912]

空腸 jejunum 小腸の構造（3部位）の1つで，その口側は十二指腸，肛門側は回腸である．空腸は十二指腸空腸曲（第2腰椎左側に位置する）に始まり，自然な状態では腹腔の左上部を占める．回腸との違いは血流が豊富なため色調が濃く，壁は厚く，径はやや大きいことである．また空腸粘膜には輪状ひだと絨毛が密で消化，吸収が盛んに行われている．空腸は回腸とともに腸間膜で後腹壁に付着しており，腸間膜小腸と総称される．[399] ⇨参小腸粘膜→1443

空調⇨同空気調和→810

空調設備 air conditioning system ［空気調和設備］ 対象空間の空気調和（空調）を行うための設備．空調とは，対象空間で要求される空気環境を満足すべく，空気温度，湿度，清浄度および気流分布を同時に調整・処理する過程をいう．この過程に必要となる，空気の冷却・加熱コイル，加湿器，送風機，エアフィルターなどを一体のケーシング内に収めた空気調和機（エアコンディショナーとも呼ばれる）とダクト，冷凍機，ボイラーなどの熱源設備，配管および自動制御設備の組み合わせ全体を空調設備という．また対象空間における空調の目的に従って，快適空調，保健空調，作業空調，産業プロセス空調あるいは産業空調などに分類される．[941]

グーデル基準 Guedel signs ［ゲデルのサイン］ 手術中の麻酔深度を臨床徴候をもとにして示した分類法．1937年に，アメリカの麻酔学者グーデル（ゲデルともいう）Arthur E. Guedelが発表した．エーテル麻酔における患者の状態を基準としている．現在では各種の麻酔を組み合わせて行うため，この基準どおりの現象はみられない．第1期（無痛期）：麻酔薬の投与から意識が消失するまでの時期．痛覚機能はほぼ停止するが，反射はまだ存在．第2期（興奮期）：意識消失に引き続く完全麻酔への導入期．うわごとや興奮などを示す時期を経て呼吸が安定するまでの期間．第3期（手術期）：呼吸が規則的になり，意識が完全に消失して手術が可能になる時期．この時期はさらに，眼球運動が停止するまでの第1相，肋間筋の麻痺が始まるまでの第2相，横隔膜だけの呼吸運動が始まるまでの第3相，血圧降下から呼吸が停止するまでの第4相に分けられる．第4期（麻痺期）：呼吸停止，心停止を起こすことがあり，手術には適さない．早急な覚醒処置が必要となる．[485] ⇨参麻酔深度→2736

空洞 cavernous 肺内の病変部が壊死し，壊死組織が壊死部を通る気管支（誘導気管支）から肺の外に排出され空胞化したもの．病巣内に単発するもの，多発し多房性空洞になるもの，病巣内に小空洞ができるもの，病巣がほとんど空洞化し薄壁空洞となるものなどがある．空洞内に膿や血液がたまり水平面（鏡面像）をみることもある．壊死化した組織が肺外に排除されると出血を伴い，血痰や喀血となることが多い．肺結核，肺化膿症，肺癌などでみられる．空洞形成時の痰に起炎

菌や癌細胞が排出されることが多く，診断にとって重要である.[953]

空洞化　cavitation　体内に空洞がつくられること．結核症や肺癌によって肺に空洞がつくられるなど，疾患や外傷が原因となることが多い.[943]

空洞くも膜下シャント術　syringosubarachnoid shunt　一般的に行われる空洞 syrinx 治療．脊髄空洞とくも膜下腔をシャントすること.[791]

空洞細胞⇒同空胞化細胞→812

空洞腹腔シャント術　syringoperitoneal shunt　脊髄空洞 syrinx と腹腔をシャントすること．経路が長いために，その効果判定が困難.[791]

腔内照射法　intracavitary irradiation　［**体腔内照射法**］　放射線治療において，ヒトが元来有する体腔を利用して，1 個以上の放射性同位元素を挿入，留置し，壁や隣接組織の病巣を照射する治療法．密封小線源治療は組織と線源の距離関係に基づく治療形態の 1 つで，代表例として子宮頸癌の腔内照射法がある.[471]

腔内小線源治療　intracavitary brachytherapy　放射線治療において，密封された放射性同位元素を管腔内に挿入，留置し，壁や隣接組織の病巣を治療する方法．代表例として子宮頸癌の腔内照射法がある．病巣の中心に線源を置くことにより大量の線量を投与でき，距離が離れることにより，近傍の正常組織の線量を軽減できる利点がある.[471]　⇒参腔内照射法→812，管腔内密封小線源治療→583

偶発血尿⇒同無症候性血尿→2785

偶発誤差⇒同偶然誤差→810

偶発腫　incidentaloma　［**インシデンタローマ**］　特に症状に気づいて検査したわけでなく，何かの機会に施行された画像検査により偶然発見された腫瘤．超音波検査や CT 検査により偶然発見された副腎腫瘍について用いられる場合が多い.[978]

偶発性低体温症　accidental hypothermia　事故により偶発的に体温が 35℃ 以下の状態となること．冬山での遭難，厳寒の海中への転落，泥酔や薬物の服用下に寒冷に曝露されるなどがある．体温が低下するとカテコールアミンの分泌が増加し，皮膚血管収縮，ふるえ，頻脈が出現し，さらに低下すると，心電図では J 波がみられ，見当識障害，錯乱などの神経障害のほか，筋肉の強直，血圧低下，不整脈，徐脈などの循環器の障害が認められる．呼吸数が減少し心室細動も起こりやすくなり，対光反射が消失し，筋強直が消失する．体温が 26℃ 以下になると救命率が低くなる．合併症としては DIC，出血性膵炎，腎不全や肺炎などがある.[1278]

偶発突然変異　spontaneous mutation⇒同自然突然変異→1297

空腹期収縮⇒同飢餓収縮→666

空腹時血糖値　fasting blood sugar；FBS　［**早朝空腹時血糖値，FBS**］　空腹時に採血，測定された血中のブドウ糖の値．空腹時とは検査前日の 20 時以降は水以外の飲食などをせず，当日 10 時頃までに採血した場合を指す．通常，糖尿病の有無や血糖コントロールといった糖代謝状態の評価の指標として用いられる.[418]

空腹時痛　hunger pain　［**飢餓痛**］　空腹時に心窩部痛，上腹部痛を生じ，摂食により軽減する症状．十二指腸潰瘍に特徴的な症状とされるが，胃潰瘍でも認められ，疼痛の出現時期で胃潰瘍と十二指腸潰瘍を鑑別することは困難．胃酸，ペプシンが食物や十二指腸液により希釈，中和されるために食後に疼痛が軽減されると考えられている.[839]　⇒参心窩部痛→1510，十二指腸潰瘍→1380

空胞　vacuole　細胞内にタンパク質を含む水分が過度に蓄積した結果，細胞質内に円形あるいは楕円形の空隙として認められるもの．このような細胞変化を空胞変性 vacuolar degeneration または水腫変性 hydropic degeneration と呼ぶ．細胞質内の小胞体に蓄積が起こることが多く，通常は多数の空胞が出現する．高度の変化によって核内にも空胞が認められることがある.[1507]

空胞化　vacuolization⇒同空胞変性→812

空胞化細胞　vacuolated cell　［**空洞細胞**］　細胞変性の結果，細胞質内などで空胞化（空胞変性）を伴った細胞．肝細胞や腎尿細管上皮などにみられる．脂肪滴や糖原（グリコーゲン）の過剰蓄積による細胞質の淡明化とは区別する.[1507]　⇒参空胞→812，空胞変性→812

空胞変性　vacuolar degeneration　［**空胞化，小胞性変性，水腫〔様〕変性**］　光学顕微鏡的に，水分貯留により細胞質内に多数の空胞が出現している状態．超微形態的には水・ナトリウムの貯留による小胞体の空胞状拡張が認められる．イオンポンプ機能を維持する細胞膜の代謝機能が障害され，水分とナトリウムが細胞内に流入し，カリウムの脱出が起こることが主因と考えられる．肝細胞，腎尿細管上皮細胞や心筋細胞にみられる．混濁腫脹と軌を一にし種々の細胞障害作用によって非特異的に発現するが，混濁腫脹よりもさらに変化の進行した状態とみなされる.[692]　⇒参空胞→812

クーマシーブリリアントブルー　Coomassie Brilliant Blue；CBB　［**コマジーブリリアントブルー，ブリリアントブルー，アシドブルー**］　タンパク質を高感度に青色に染める色素．R-250 と G-250 がよく使用される．R-250 は電気泳動後のタンパク質染色に，G-250 はタンパク質と結合することにより赤色から青色に変化するためタンパク質の定量などに用いられる.[1257]

クームス雑音　Coombs murmur⇒同ケリー=クームス雑音→934

クームス試験　Coombs test　［**抗グロブリン試験**］　赤血球に対する自己抗体のうち不完全抗体を検出する検査．患者の赤血球表面に結合した免疫グロブリン G immunoglobulin G（IgG）クラスの自己抗体を検出する直接クームス試験と，患者血清中に遊離している自己抗体を検出する間接クームス試験がある．IgG クラスに属する抗赤血球抗体は，補体の作用により溶血は起こすものの，単独では血球凝集作用がない不完全抗体である．この不完全抗体は自己免疫性溶血性貧血，輸血副作用，新生児溶血などの主要な因子であり，これを検出する方法の 1 つがクームス試験．直接クームス試験では洗浄した患者赤血球に抗ヒトグロブリン抗体（クームス抗体）を加え，架橋結合による凝集で被検赤血球表面に不完全抗体（自己抗体）が結合しているのを知る．間接クームス試験では，患者血清中の不完全抗体を O 型赤血球あるいは抗原性既知の赤血球に反応させたのち，クームス抗体を加えて血球凝集反応で検出する．なお，不完全抗体量を残存したクームス抗体量を測定

することによってより定量的にみる試験がクームス消費試験である.[1045]

クームス分類　Coombs classification　［ジェル・クームス分類］　1963年,クームス Robert(Robin) R.A.Coombs(1921-2006)とジェル Philip G. H. Gell(1914-2001)がアレルギー反応を4型に分類し，機序や疾患を整理した．①Ⅰ型(アナフィラキシー型)：IgE(免疫グロブリンE)抗体が関与する反応で，気管支喘息，アレルギー性鼻炎，アレルギー性結膜炎などを起こす．②Ⅱ型(細胞傷害型)：細胞膜上の抗原物質に，対応する特異抗体が結合し，さらに補体が加わり，活性化した補体により細胞膜に孔がつくられ，細胞が破壊される過敏反応．寒冷凝集素症，血液型不適合輸血，発作性寒冷血色素尿症の溶血などがこれにあたる．その組織傷害性に働くのではなく，その組織の機能亢進状態をもたらす場合，Ⅱ型アレルギー反応の亜型としてⅤ型に分類することもある．③Ⅲ型(免疫複合体型)：免疫複合体を形成し組織に沈着し，補体系が活性化されることにより組織傷害を起こす．血清病，糸球体腎炎，全身性エリテマトーデス，過敏性肺〔臓〕炎などがこの機序による．④Ⅳ型(細胞免疫型)：T細胞のサイトカインやT細胞そのものにより組織が破壊される．ツベルクリン反応などがこれにあたる．これらのうちⅠ-Ⅲ型アレルギーは抗体による液性免疫であり，抗原投与後，比較的瞬時に出現するため即時型アレルギーという．これに対し，細胞性免疫が関与しているⅣ型アレルギー反応は遅れて出現するため遅延型アレルギーと呼ぶ.[505] ⇨参アレルギー反応→199

クーリング⇨同冷罨法→2970

クールー　kuru　パプアニューギニアの高地民族の間にみられた進行性の中枢神経変性性疾患．以前はウイルスによる感染症と考えられていたが，近年ではプリオンが病原体であることがわかっている．潜伏期は30年以上ときわめて長いが，発症後は通常数か月以内で死に至る．運動失調，麻痺，認知障害，視覚失認などの症状が特徴．患者の脳組織を霊長類の脳に接種すると発病するため，宗教儀礼としての食人の風習により伝播されたと推測される．風習の廃止に伴い，クールーも絶滅した.[1113]

クールー斑　kuru plaque　1950年代にパプアニューギニアのフォア族で見出されたkuru(クールー)という疾患ではじめて認められた病変．中心にアミロイドの沈着があり，そこから放射状に線維が伸びている所見が顕微鏡的に認められる変化をいう．周囲に炎症反応は伴わない．またアルツハイマー Alzheimer病などでみられる老人斑とは異なり周囲に変性神経突起は伴わない．主に小脳にみられるが大脳にも認められる．この疾患は伝達性であり，食人儀式と関連があると推定された．クールー以外にゲルストマン・ストロイスラー・シャインカー Gerstmann-Sträussler-Scheinker(GSS)病でも同様の変化が認められ，さらに変異型クロイツフェルト・ヤコブ variant Creutzfeldt-Jakob病(vCJD)でも認められる．中心部にあるアミロイドは異常プリオンタンパク由来と考えられている．これらの一連の疾患をプリオン病という．特にCJDはBSE(ウシ海綿状脳症)との関連が強く疑われている.[609] ⇨参プリオン→2580

クーレンカンプ法　Kulenkampff plexus block, brachial plexus block　腕神経叢ブロックの手技の1つ．鎖骨上窩より穿刺する方法で，主に上肢の手術の際に用いられる．手技はまず，患者を仰臥位にして顔を非ブロック側に向ける．次に鎖骨中央から約1cm頭側，前斜角筋の外縁を刺入点とし，針先をやや下内後方に向けて3-4cm刺入すると第1肋骨に針が当たる．第1肋骨前面を走行する腕神経叢に達すると放散痛が得られるので，10-20mLの局所麻酔薬を注入する．完全な麻酔の発現には10-15分を要することが多い．効果の確実性は高いが，気胸を起こす危険性も高い．クーレンカンプ Dietrich Kulenkampffは，ドイツの外科医(1880-1967).[453]

クーロン　coulomb；C　電荷(電気量)を表す単位．単位記号はC．1秒間に1A(アンペア)の電流によって運ばれる電荷が1C(クーロン)となる．電子がもつ電荷(電気素量)は約1.60×10^{-19} C.[97]

クエッケンシュテット試験　Queckenstedt test　［頸静脈圧迫試験］　髄液の頭蓋内と脊髄のくも膜下腔の交通がスムーズかどうかを調べる検査．腰椎穿刺の最中に，軽く両側の頸静脈を用手的に圧迫すると髄液圧が速やかに100 mmH_2O以上上昇し，また頸部の圧迫を解除することにより，速やかにもとの髄液圧に回復する．脊髄液の交通にブロックがある場合は圧の上昇が不十分であったり，まったく上昇しなくなる．これをクエッケンシュテット陽性といい，静脈洞血栓症では右もしくは左半側の頸部を圧迫するとみられるので診断に有用である.[310]

クエルング反応　quellung reaction⇨同莢膜(きょうまく)膨化反応→772

クエン酸　citric acid　白色結晶となる有機酸で，水およびエタノールに溶けやすい．レモン，ライムなどの柑橘類に多く含まれ，微生物による糖のクエン酸発酵によっても得られる．香料，酸味料として，炭酸飲料やゼリー，ジャムなどの食品のほか緩下剤などの薬品にも使用される．抗凝血作用や利尿作用がある．生体内ではクエン酸合成酵素によりアセチルCoAとオキサロ酢酸から生成され，クエン酸回路の代謝中間体となっている.[1257] ⇨参壊血病→430，トリカルボン酸サイクル→2164

クエン酸回路　citric acid cycle⇨同トリカルボン酸サイクル→2164

クエン酸ガリウム(^{67}Ga)　gallium(^{67}Ga) citrate, ^{67}Ga-citrate　ガリウムシンチグラフィーに使用される放射性医薬品．悪性腫瘍，炎症(主に急性化膿性炎症)，サルコイドーシスなどの肉芽腫に強く集積．腫瘍の組織型により集積程度は異なり，悪性リンパ腫，未分化癌，悪性黒色腫など未分化で悪性度が高い腫瘍に強く集積する傾向がある．ただし炎症巣にも集積するので，鑑別には注意が必要．集積機序はまだ不明な点が多いが，細胞膜のトランスフェリン受容体が集積に関与している．病巣への集積は緩徐で，静注後2-3日で撮影する．ガリウム67(^{67}Ga)の物理学的半減期は3.3日．崩壊形式は電子捕獲で，γ線だけを放射.[737] ⇨参ガリウムシンチグラフィー→552，炎症シンチグラフィー→378

クエン酸処理　citration　クエン酸カリウム，クエン酸ナトリウムなどのクエン酸塩やクエン酸エステルを添

加したり反応させたりして処理すること.[1070]

クエン酸利用試験 citrate utilization test 炭素源としてクエン酸塩を利用することができるかどうかを調べる試験. 主に細菌の鑑別に利用される.[324]

クエンチング quenching ［消光］ 蛍光が低下する現象のことで, 発光のための放出エネルギーの一部またはすべてが他の過程で消費されてしまうことにより起こる. 溶媒や混入物質により生じる場合がある.[1257]

駆瘀血剤(くおけつざい) formula for static blood ［活血剤］ 漢方医学的病理概念の1つである瘀(お)血に使用される漢方薬のグループ. 瘀血は微小循環障害, うっ血, 凝固線溶系異常などの血液循環障害を伴う病態と推定されるが, 駆瘀血剤は, 血小板や凝固因子などに作用し効果を示すことが現代医学的研究で解明されつつある. 月経困難症, 肩こりなど筋肉痛, 打撲, 血腫, 慢性便秘, 痔核, 静脈瘤, 外科術後回復期, 遷延した炎症などで使用されることが多い. 桃仁(とうにん), 牡丹皮(ぼたんぴ), 紅花(こうか), 大黄(だいおう), 牛膝(ごしつ), 当帰(とうき), 川芎(せんきゅう)などの生薬を含む処方で, 代表的な駆瘀血剤に加味逍遙散(かみしょうようさん), 桂枝茯苓丸(けいしぶくりょうがん), 当帰芍薬散(とうきしゃくやくさん), 桃核承気湯(とうかくじょうきとう), 大黄牡丹皮湯(だいおうぼたんぴとう)などがある. 使用上の注意として, 桃仁, 牡丹皮, 紅花, 大黄, 牛膝を含む処方は流早産の危険があり, 妊産婦には投与しないことが望ましい.[322] ⇨参瘀(お)血→404, 桂枝茯苓丸(けいしぶくりょうがん)→859, 当帰芍薬散(とうきしゃくやくさん)→2099, 加味逍遙散(かみしょうようさん)→547

クオリティアシュアランス quality assurance；QA⇨同質の保証→1318

クオリティ・オブ・ライフ quality of life；QOL⇨同QOL→99

クオリティコントロール quality control；QC 製品やサービスの提供に際して, その効果と経済性を両立させることを目的とした組織的な管理活動. 不良の予防と再発防止を基本的な考え方とし, 製造業においては品質の向上, コストの低減, 納期の確保, 生産量の増加, 安全の確保, 組織的活動の強化などの効果を上げている. 2000年代に入り, 医療への適用が積極的に検討され, クリニカルパスへの取り組みはその一例である.[1091] ⇨参質の管理→1318

クオリティファクター⇨同線質係数→1762

クオンティフェロン® TB-2 G QuantiFERON® TB-2 G⇨同インターフェロンγ遊離試験→298

区画解析 compartment analysis⇨同区画分析→814

区画症候群⇨同コンパートメント症候群→1144

区画分析 compartment analysis ［区画解析, コンパートメント解析］ 体内での薬物動態を理論的に把握する目的で行う解析法. 薬物が分布する領域を1つないし2つの分画(コンパートメント)に見立て, 薬物の出入りを速度定数でつなぐことによって表現する. 通常, 血中濃度および組織中分布を考慮して1-コンパートメントモデルまたは2-コンパートメントモデルが用いられる.[226] ⇨参コンパートメントモデル→1144

躯幹(くかん)⇨同体幹→1863

躯幹失調 truncal ataxia ［体幹失調］ 躯幹(体幹)失調では四肢の協調運動障害はみられないか, みられても軽度であるが, 起立時, 座位時の姿勢異常や歩行障害を生じる. 小脳虫部下面の障害で生じることが多い. 四肢の運動失調では, 上肢または下肢がうまく使えなくなる協調運動障害がみられる.[369] ⇨参協調運動障害→763

区間尺度⇨同間隔尺度→570

区間推定 interval estimation 統計量に基づいて母数を推定する方法の1つ. 母集団分布が$N(\mu, \sigma 2)$のとき, 無作為標本$\{x_1, \cdots x_n\}$から母平均μを推定する. そこでμが存在する区間を求めようとするのが区間推定であり, 得られた区間を信頼区間と呼ぶ. 区間の形式としては$x-\alpha<\mu x+\alpha$を考える. 区間の性質は, 区間の長さが長くなると信頼度は増すが, 一方, 推定の精度は低くなる. 逆に区間の長さが短くなると信頼度は減少するが, 精度は高くなる. 一般に区間推定は, もう1つの推定方法である点推定と併せて用いられる.[980] ⇨参推測統計学→1621, 点推定→2084, 信頼区間→1607

釘止め nail fixation⇨同釘(てい)固定法→2047

駆血帯 engorgement bandage 採血部位より心臓に近い位置でしばり, 静脈圧を高めて容易に採血や静脈注射の刺針ができるようにするときに使用するゴム帯. ゆるいと静脈圧を高めることができず, きつすぎると皮膚を引っぱり, または高い圧がかかり痛みを感じる原因となる. 採血・静脈注射針の刺入時いずれの場合も, 2分以上駆血すると末梢血液のうっ滞による変化を起こし, しびれなどの苦痛を生じるので注意する.[1513]

クサウラベニタケ中毒 rhodophyllus rhodopolius poisoning イッポンシメジ科の毒キノコであるクサウラベニタケの摂取による胃腸刺激型中毒. ムスカリン様毒で, 嘔吐, 下痢などの胃腸障害を生じ, 次いで狂躁発作, 散瞳, 筋硬直などの症状がみられる. クサウラベニタケの傘は鼠色から灰褐色で光沢があり, 直径5cm程度, 扁平で滑らか, 柄は白色でもろい. 形状に毒々しさがなく食用のシメジ類と似ているため誤食が多く, 同じ科のイッポンシメジと合わせてわが国のキノコ中毒の3割を占めている. 治療は, 催吐, 胃洗浄, 下剤投与.[543] ⇨参イッポンシメジ中毒→258, 毒キノコ中毒→2140

草刈り歩行⇨同分回し歩行→2611

楔(くさび)**板** wedge board 関節可動域訓練などに用いる断面が三角形となるくさび状の板. 用途は多様で, 鋭角方向に脚を乗せて立ち上がることで, 立ち上がり時の重心の移動を容易にし, 逆に踵を鋭角方向に向けて立位をとることで, 下腿三頭筋の伸張が得られる. 素材としては木製, 樹脂製がある.[834]

楔(くさび)**フィルター**⇨同ウェッジフィルター→318

クサフルイ filarial fever ［フィラリア熱発作］ バンクロフト糸状虫症にみられる熱発作のことで, フィラリア熱発作の俗称. 突然高熱となり2日くらい続いて解熱する. 不定期に, また長年にわたって出現する. 原因としては, 感染虫が出す物質のアレルギー反応であるという説や, リンパ系障害に細菌が感染したものとする説などがあり, 確定していない. 発作を繰り返すうちに, リンパ浮腫や陰嚢水腫, 象皮症などに発展することもある.[288] ⇨参フィラリア症→2515

鎖編み縫合 chain stitch suture ［連続かがり縫合］ 連

続縫合法の1つ．縫合してできる輪を次の縫合の輪によって確実に締めながら縫合する．[485]

くしゃみ sneezing 鼻粘膜への機械的・化学的刺激により深い吸気に引き続いて起こる爆発的な呼気．塵埃，花粉，ウイルス感染などの抗原を排除しようとして経鼻孔的に激しい気流が生じる．刺激物や液体の侵入から下気道を防御する不随意，発作的な反射．くしゃみの求心路は三叉神経である．アレルギー性鼻炎(鼻アレルギー)，血管運動性鼻炎の主症状で，鼻粘膜の過敏性を示す指標となる．[887]

くしゃみ失神 sneeze syncope 強いくしゃみや咳をしているとき，あるいはその後に生ずる意識喪失．強壮な成人男性や子どもに多く，女性には少ない．いくつかの機序が原因として考えられている．咳やくしゃみによる胸腔内圧の上昇で心臓への静脈還流量は減少する．これにより左心室からの心拍出量を低下させるのに加え，頭部の静脈圧増加から脳脊髄液圧の上昇をきたすことで脳循環血流が障害されて失神が発生する．脳脊髄液を経た振盪性効果も一因である．また，くしゃみによって迷走神経が興奮し，洞徐脈，洞停止，房室ブロックから脳循環血流の低下で起こる機序もある．このような患者には強い咳やくしゃみをしないように指導し，禁煙を勧め，咳の原因となる疾患の治療を行う．[143] ⇨参咳失神→1714

くしゃみ反射 nasal reflex, sneezing reflex 鼻粘膜受容体の機械的あるいは化学的刺激で誘発され，三叉神経および嗅神経を経由して延髄に伝わり，体性運動神経を介して呼吸筋の不随意運動(くしゃみ)をもたらす反射．[1230]

駆出音 ejection sound ［**駆出性クリック**］ 収縮期に認められる過剰心音の1つ．I音後節が病的に増大したものであり，その成因は半月弁開放によると考えられている．大動脈駆出音は心尖部から第4肋間胸骨左縁に最強点を持ち，大動脈領域に伝達される．ほとんど常に駆出性雑音を伴う．頸動脈波曲線の立ち上がり点と時間的に一致する．肺動脈駆出音は肺動脈領域に限局する．[546]

駆出期 ejection phase 心臓の収縮期のうち半月弁が開いて閉じるまでの時期で，心室内圧が動脈圧を上まわることによって動脈弁が開放して心室内の血液が動脈へ駆出される．これに先行する等容性収縮期には心室圧の上昇はみられるが拍出は起こらない．駆出期はさらに心室容積の変化から，急速駆出期と緩徐駆出期に分けられる．[226]

駆出時間《心臓の》 ejection time；ET ［ET］ 大動脈弁開放から閉鎖までの時間．頸動脈波曲線では頸動脈波の立ち上がりから重複切痕 dicrotic notch までの時間．前駆出時間 preejection time(PEP)との比(PEP/ET)は左心機能の評価に用いられる．[1471]

駆出性クリック ejection click；EC⇨同駆出音→815

駆出性雑音 ejection murmur 心室から大血管への駆出血流によって生じる収縮期雑音．半月弁の最大開放時点，すなわち駆出音から始まり，雑音発生側のII音以前に終わる．I音主成分と雑音開始との間に無音帯 silent gap を有する．心音図上，漸増漸減型を呈する．[546]

駆出分画⇨同駆出率→815

駆出率 ejection fraction；EF ［EF，**駆出分画**］ 心室収縮機能の代表的な指標で，主に左心室機能を表す目的で用いられる．EF＝(拡張末期容積－収縮末期容積)/拡張末期容積×100で計算される．駆出率は，後負荷の影響を受けて変化するものではあるが，豊富なデータの蓄積から心疾患患者の予後を規定する重要な指標となっている．健康な心臓をもつ人の駆出率は通常50-60％以上である．駆出率は，心プールシンチグラム，左室造影，磁気共鳴画像(MRI)，CTあるいは心エコー検査などから測定することができる．[335]

クスコ診⇨参クスコ腟鏡→815

クスコ腟鏡 Cusco speculum 腟壁および子宮腟部の病変を診断し治療する際に，局所を展開するために用いられる器具．金属製のものとプラスチック製でディスポーザブルのものがある．上葉と下葉があり，嘴状で上下に開閉することができる．腟内に挿入して両葉を開き，子宮腟部および腟壁を観察する．腟鏡診ないしクスコ診という．必要に応じて処置を加える．性交の有無，出産経験の有無などに応じて適したサイズのものを選んで使用する．クスコ Edouard G. Cusco はフランスの外科医(1819-94)．[998] ⇨参腟鏡→1972

●クスコ腟鏡

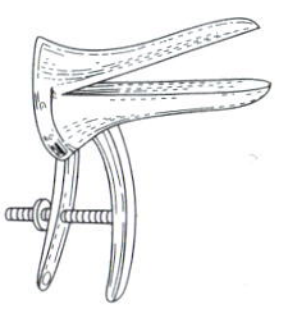

くすぶり型急性白血病 smo〔u〕ldering acute leukemia；SAL ［SAL］ 発症後症状がなく，白血病細胞の比率が同頻度に少なくとも6か月以上持続する白血病．定型的白血病の特徴である無制限な増殖を示さない．高齢者に多く，末梢血は2-3系統の減少を示し，骨髄は低形成を示すことが多く，白血病細胞は数％である．低形成性白血病とオーバーラップしている．骨髄異形成症候群との違いは細胞形態の異型性の有無で区別する．高齢者に多いことから，合併症を併発しやすく治療は難しい．[1495] ⇨参低形成性白血病→2045，非定型白血病→2460

クスマウル呼吸 Kussmaul respiration 糖尿病昏睡で代謝性アシドーシスにより引き起こされる大呼吸．ケトン体が蓄積し血液が酸性化した病態で，呼吸を大きくして二酸化炭素を呼気中から排出して代償しようとするため大呼吸となる．アセトン臭を伴う深くて早い呼吸が特徴．クスマウル Adolf Kussmaul はドイツの内科医(1822-1902)．[418]

クスマウル脈 Kussmaul pulse⇨同奇脈→706

薬 drug⇨同薬剤→2837

具体概念 concrete concept 抽象概念に対するもので，抽象概念により与えられる経験的表象を指示するもの．抽象概念が属性概念であるのに対して，具体概念は属性を含む事物を指すものと解され，両者は対照概念とみなされる．一方，抽象概念は直接経験と関係しないものであるから，一般概念としてみなされるのに対して，具体概念は直接経験されるものであるため，個体概念とみなすとらえ方もある．[446]

具体的思考 concrete operational thought(thinking) ピ

アジェ Jean Piaget (1896-1980)の認知発達段階の具体的操作期で，6-7歳から11-12歳の時期の思考．この頃の子どもは以前の段階の知覚や自分のイメージにまどわされる自己中心性を脱し，他の立場や複数の視点など他者との相互関係の中での思考や，ものごとの関係性を考える操作が可能になり，理論的思考ができる．しかし，操作の対象は具体的に経験し理解し確かめられるものに限定される特徴がある．[1625] ⇨参操作的思考→1815，認知の発達→2272，ピアジェ→2423

くだばり⇨同管鍼(かんしん)法→617

口呼吸　oral respiration, mouth breathing　扁桃組織の増殖などにより鼻閉が起こり，鼻呼吸が障害されて口で呼吸すること．小児に発症することが多い．この呼吸が慢性に持続する場合，歯肉炎や歯周炎を併発することが多い．[953]

口すぼめ呼吸　pursed-lip breathing　慢性閉塞性肺疾患などの慢性呼吸器疾患患者において，呼息を効率的に行うために口をすぼめてゆっくり呼出する呼吸法．呼気を延長することは，呼気時に気道の早期虚脱を防止する効果がある．訓練法としては，ろうそくの火を吹き消したり，管を用いて息を水中に向かって吹き込むなどの方法がある．[953]

口対口人工呼吸法　mouth-to-mouth artificial breathing, mouth-to-mouth resuscitation (ventilation)　［**マウストゥマウス人工呼吸法**］　救助者の口を患者の口に直接当てがい，呼気を吹き込んで行う人工呼吸法．胸が軽くふくらむ程度に吹き込み，次に口を離せば胸郭の弾力性により自然に沈む．成人では5秒に1回(心マッサージを併用するときは心マッサージ30回ごとに人工呼吸2回)，小児では4秒に1回(心マッサージを併用するときは救助者2人ならば心マッサージ15回ごとに人工呼吸2回)で行う．本法を行うときは頭部後屈，あご先挙上の気道確保をし，鼻孔は親指と人差し指ではさんで閉鎖する．[801]

口対マスク人工呼吸法　mouth-to-mask artificial breathing, mouth-to-mask resuscitation　人工呼吸に際し，直接，口をつけて行うと肝炎やAIDSなどの感染の心配がある．そのための補助器具として，吹き込み口に一方弁を取り付けたマスクを患者の顔面に当て，救助者の口が直接患者に接することなく行える方法．[801] ⇨参口対口人工呼吸法→816

口とがらし反射　snout reflex　［**口輪筋反射**］　患者の緊張をといた状態で，上唇中央を指先で軽く叩打すると唇全体を突出すような収縮を生じることでこの場合，口とがらし反射陽性という．陽性のときは両側錐体路障害を意味している．[369]

口舐め病　lick dermatitis　［**舌なめずり皮膚炎**］　舌で届く範囲の口唇から口囲にかけての潮紅，落屑，亀裂を伴った乾燥性局面で，小児に多い．口唇が乾燥したり，荒れるために，舌でなめる癖が原因となる．アトピー性皮膚炎患者に多く，ストレスも関係するため，患者の精神的ケアが必要とされることが多い．[235]

くちばし徴候⇨同beak sign→29

駆虫薬　anthelmintic, vermifuge　寄生虫を駆除するために用いられる薬物．殺虫作用をもつものと，寄生虫を麻痺させて排出を促すものとに分けられる．代表的なものは，ピランテルパモ酸塩(蟯虫，回虫，鉤虫)，メベンダゾール(鞭虫)，イベルメクチン(糞線虫)，プラジカンテル(肝吸虫，肺吸虫，横川吸虫，条虫)，アルベンダゾール(包虫)，ジエチルカルバマジンクエン酸塩(糸状虫)など．[288] ⇨参寄生虫→688

屈位　flexion　［**屈曲胎勢**］　胎児の正常胎勢を示す用語で，児背は前方に向かって彎曲し，児頭は前屈し，オトガイ(頤)は軽く胸部に接し，四肢を前面で組み合わせた状態．[550] ⇨参反屈位→2406，胎勢→1879

靴型装具　shoe orthosis⇨同矯正靴→760

屈曲　flexion　可動結合で連結する2骨間の関節運動の1つで，2骨間の角度が小さくなるような運動のこと．肘関節，膝関節，手や足の指節間関節などにみられる．ただし，肩関節と股関節では腕や大腿を前方に上げる運動(前方挙上)を屈曲という．また，手首と足首の屈曲は，手掌や足底の方向に曲げる運動(掌屈，底屈)を指す．ちなみに足背の方向に曲げる運動(伸展)を背屈という．さらに，頭部と胸腰部の屈曲は，前方に曲げる運動(前屈)を指す．[1044] ⇨参伸展→1589，関節可動域→621

屈曲拘縮　flexion contracture　関節の可動域が関節周囲の軟部組織の影響で制限されることを拘縮という．そのうち屈曲位で固定され，伸展制限があるものを屈曲拘縮という．意識障害や麻痺のある患者，あるいは長期臥床をしている患者の股関節，膝関節，肘関節に生じやすく日常生活動作の妨げになる．発症すると難治性であるために予防が重要である．[515]

屈曲骨折　bending fracture　骨に直達または介達的に屈曲力が加わって生じる骨折．[1055]

屈曲性対麻痺　paraplegia in flexion　股関節と膝関節で屈曲位をとる痙性対麻痺のこと．足関節は底屈位を示すことが多いが，背屈位をとることもある．伸展性対麻痺から移行するものが少なくない．脊髄障害によるものが多いが，まれに脳性の場合もある．屈曲性対麻痺が長期間続くと下肢の関節は次第に関節拘縮を生じてきて，左右どちらかに倒した形になる．このようになると，立位はもちろんであるが座位の保持も困難となる．この発生の予防や症状の改善は困難であることが多い．明らかな運動麻痺がない場合でも，長期臥床患者では関節拘縮を伴う屈曲性対麻痺がみられることがある．[369] ⇨参伸展性対麻痺→1590

屈曲胎勢　flexion attitude of fetus⇨同屈位→816

屈曲反射　flexion reflex　［**屈筋反射，脊髄自動反射，逃避反射**］　下肢の皮膚に強い疼痛刺激や電気刺激などの侵害刺激を与えると，股関節と膝関節が屈曲し，足関節が背屈する反射が出現する．脊髄自動反射とも呼ばれる．侵害刺激に対して逃避するように下肢を動かすため，防御反射，逃避反射と呼ばれることもある．この反射は脊髄により形成され，健常者ではこの反射は潜在しているが，簡単な皮膚刺激などで出現する場合には病的意義が存在する．[310] ⇨参交叉(差)性伸展反射→1004，脊髄反射→1721

屈筋　flexor　矢状面上の運動で関節の屈曲を行う筋をいう．四肢の場合は屈曲したときに鋭角になる側についている筋を屈筋と呼ぶことが多い．ただし，上腕(肩関節)と大腿(股関節)では，これを前方に上げる運動を屈曲といい，それぞれ三角筋と腸腰筋などが関与する．また，足の場合は底屈(足関節が足底側に曲がる)と背屈(背側に曲がる)を呼び分け，底屈には足底や下腿後側の屈筋群が作用し，背屈では底屈の拮抗筋(足背や下腿前側の伸筋群)が関与する．体幹の前方および側方の屈曲には腹壁の筋が屈筋となる．[636]

屈筋反射 flexor reflex ⇨同屈曲反射→816

屈光度 ⇨同ジオプトリー→1225

クッション cushion 安定した座位姿勢の獲得，座位時間延長，褥瘡予防の目的で，個々の利用者に合わせ車いすと組み合わせて使用される．発泡型 foams，流動材充塡型 fluid-filled，空気充塡型 air-filled，組み合わせ型 combination などの種類があり，利点や問題点がそれぞれ異なる．発泡型は低コストで加工が容易であるが，消耗が早い．流動材充塡型は圧力の分散に優れる反面，高価である．空気充塡型は剪断力と最大圧力値を軽減するが，圧力の頻繁なチェックが必要であり，パンクの可能性もある．組み合わせ型は，さまざまな材質を組み合わせることで個人に特化したクッションを作製可能であるが高価になりやすい．[614]

クッシング潰瘍 Cushing ulcer 脳出血や脳梗塞などの中枢性脳障害に合併して起こる消化性潰瘍をいう．発症機序が不明である以外，病態は一般の胃潰瘍と同様．原因については不明であるが，高血圧性脳出血など全身の動脈硬化や急性ストレスによる影響などが考えられる．意識障害をきたしているため，自覚症状の訴えに乏しい．重症の場合は吐下血を伴う．治療については急性潰瘍に準じ，プロトンポンプ阻害薬(オメプラゾールなど)，H_2 ブロッカー(ファモチジンなど)を意識がないため点滴投与かもしくは経鼻胃管から投与する．急性脳出血の患者にはあらかじめ H_2 ブロッカーなどの胃潰瘍治療薬を点滴投与しておくことを考慮してもよい．クッシング Harvey W. Cushing はアメリカの脳神経外科医(1869-1939)．なお，全身熱傷後に起きる同様の潰瘍はカーリング Curling 潰瘍という．[1072]

クッシング症候群

Cushing syndrome

【概念・定義】 副腎皮質の主要なグルココルチコイド(糖質コルチコイド)である**コルチゾールの慢性過剰分泌**により引き起こされる病態．体幹中心性肥満，満月様顔貌，糖尿，紫紅色皮膚線条，骨粗鬆症，高血圧，筋力低下，無月経，精神異常などの特異な症状を呈する症候群．アメリカの脳神経外科医クッシング Harvey Williams Cushing(1869-1939)により報告された．広義のクッシング症候群は病因的に次のように分類される．①クッシング病，1)下垂体腫瘍，2)視床下部性 ACTH(副腎皮質刺激ホルモン)分泌調節異常，②**副腎皮質腫瘍**(通常は腺腫，まれに癌)，③原発性両側性結節性過形成，④異所性 ACTH 産生腫瘍，⑤医原性クッシング症候群．狭義で最も一般的にみられるクッシング症候群は②の**良性副腎皮質腺腫**によるもの．以下はこの狭義のクッシング症候群について述べる．

【疫学・病態生理】 比較的まれな疾患であるが **20-40 歳代の女性**に多くみられる．腺腫が自律的にコルチゾールの過剰分泌をきたす．正常の日内変動もなく1日中コルチゾールが分泌され，ネガティブフィードバック機構により下垂体からの ACTH は抑制される．これにより腫瘍以外の正常副腎組織は萎縮するのが特徴的．また，最近ではコルチゾールの分泌過剰の程度の軽い，あまり目立った臨床症状を伴わない症候群もよく知られるようになっており，**発症前クッシング症候群** pre-clinical Cushing syndrome または subclinical Cushing syndrome と呼ばれている．

【病理】 腺腫は単発のことが多く，腫瘍重量 20 g 前後，直径は 3-5 cm が多い．割面は黄色と褐色のモザイク状で淡明細胞 clear cell と充実細胞 compact cell とからなる．ときに黒色腺腫もみられる．きわめてまれに癌もみられるが，この場合ほとんど直径 7 cm 以上，重量 100 g 以上である．

【症状】 徐々に発病し，数年かけて典型的な症状を呈するようになる．初発症状としては**肥満**，**無月経**，**高血圧**，**満月様顔貌**などがみられる．肥満は特異な脂肪沈着の分布を示し，顔面，首，体幹が太く，四肢は細い．体幹中心性肥満で**水牛様脂肪沈着**を下部頸椎部に生じる．高血圧は必ず生じるが程度は比較的軽度．性機能異常，多毛，筋力低下，筋萎縮なども起こる．やがて**骨粗鬆症**も必発で，脊椎，肋骨，骨盤骨で顕著にみられる．脊椎の圧迫骨折による身長の低下で発見されることもある．このほか精神症状，易感染性，耐糖能異常など特異で多彩な臨床症状を呈する．

【診断】 特徴的な臨床症状から診断は比較的容易．確定診断には内分泌学的検査と画像診断が重要．内分泌学的検査では**血中の ACTH とコルチゾールの測定**を行う．ACTH は1日中抑制されており，特有の早朝高値(morning rise)もみられない．血中コルチゾールは正常の日内変動(早朝に高く，夕方から夜には低値)が消失している．早朝のコルチゾール値のみでは正常値上限程度で異常と断定できないことも多いが，この軽度の上昇が夜になっても続くのが特徴．また，デキサメタゾン抑制試験で分泌抑制されない．画像診断では副腎に 3-5 cm の腫瘍を確認し，^{131}I アドステロール副腎シンチグラムでこの腫瘍への取り込みを確認するのがポイントである．

【治療】 腺腫の場合は**外科的に腫瘍を摘出**．腹腔鏡を用いた低侵襲の手術が普及している．通常 2-3 か月で症状が軽快，消失するが，骨粗鬆症や精神症状の回復にはもう少し時間がかかる．非腫瘍部副腎組織は著しく萎縮しているため，腫瘍を摘出するとしばらくは**ステロイドホルモンの補充**を必要とする．萎縮の程度によるが数か月～1年くらいの期間を要する．[1431] ⇨参クッシング病→818

クッシング症候群の看護ケア

【看護への実践応用】 クッシング症候群はコルチゾールの過剰分泌により免疫力が低下しているため，一度感染症に罹患すると重症化しやすく治癒しにくい．そこで，感冒や尿路感染症の初期症状である咽頭痛や排尿時痛を見逃さないように注意深い観察が必要である．通常，皮膚は薄くなり皮下出血などをきたしやすいため，抜針後の圧迫や絆創膏の貼り方にも気をつける．四肢は細く，筋力低下や骨粗鬆症を伴っているので，転倒や病的骨折を起こしやすい．したがって，ベッドの高さの調節，はきものの指導を行うとともに，歩行時，移乗介助時，ベッド上の生活でも十分な配慮をする．また，中心性肥満や満月様顔貌，多毛，色素沈着などの外見の変化や，精神症状である抑うつ(鬱)，情緒不安定，不眠，多幸になりやすいため，患者の訴えをよく聞き，必要時，精神科医の診察を検討する．外科的治療やホルモンのコントロールにより外観的変化は改善されることを説明し，希望をもたせるとともに，安心して治療に臨めるよう精神的ケアを行う．

【ケアのポイント】コルチゾールは生命維持に重要なステロイドホルモンであるため，外科的治療後は，約1年間コルチゾールの補充療法が行われる．日常生活の注意点として，内服継続の必要性を説明するとともに，ストレス時(外傷，発熱，下痢など)には，コルチゾールの需要が増大するため，薬の量を増やす必要があることを説明する．服薬については，勝手に増減や中断をすると急性副腎不全(副腎クリーゼ)に陥る危険性があるため，指示量を守るように服薬指導を行う．また，早めの受診や体調管理に努めるよう指導する．[1117] ⇨参クッシング症候群→817

クッシング病 Cushing disease ［下垂体好塩基細胞腺腫］ 下垂体の腫瘍性病変から副腎皮質刺激ホルモン(ACTH)が過剰かつ持続的に分泌されることに基づく疾患．ACTHによって刺激された副腎から大量に合成，分泌されるグルココルチコイド(コルチゾール)による代謝異常を伴う．生殖可能年齢の女性に好発する．下垂体病変はACTH産生細胞の腺腫であることが最も多いが，まれに過形成や癌も認められる．慢性的に過剰なグルココルチコイドはクッシング様顔貌をはじめとするクッシング症候群様身体所見を生じさせるほか，高血圧，高血糖，電解質異常，免疫力の低下，骨粗鬆症などをもたらす．診断には肺癌などの産生するACTHによるもの(異所性ACTH症候群)との鑑別が最も重要．下垂体腫瘍は通常小さく，治療は経蝶形骨洞下垂体腫瘍摘除術(ハーディ Hardy 法)による腫瘍摘除が第一選択であり，残存腫瘍に対しては薬物療法や放射線治療が行われる．[1260] ⇨参クッシング症候群→817

クッシング様顔貌 cushingoid facies ［満月様顔貌］ クッシング Cushing 症候群にみられる特徴的な身体所見の中では特異性，発現頻度とも高く，また顔面に現れるため見いだされやすい所見である．グルココルチコイドの作用によって両頬部を中心に脂肪沈着が増加し，毛細血管拡張も伴って紅潮した円形顔貌となる．コルチゾール産生亢進，あるいはグルココルチコイド投与によって出現する．[1260]

屈折 refraction ある媒質(空気，水などの液体，ガラスなど)から，別の密度の異なる媒質へ光線が通過するときに，光の方向が変化することをいう．眼科では眼の屈折異常を検出し，矯正するための検査値を指すことがある．[1601]

屈折異常

refractive error, ametropia

【概念・定義】眼の屈折系は角膜，房水，水晶体，硝子体から成り立っている．眼に入ってくる光線は角膜で最も強く屈折され，前房ではわずかに屈折，水晶体でまた強く屈折され，硝子体でわずかに拡散して網膜に像を結ぶ．角膜や水晶体屈折力と角膜頂点から網膜までの距離(眼軸長)とのバランスがよく，網膜面に焦点を結ぶ眼を正視，結ばない状態を屈折異常といい，**近視**，**遠視**，**乱視**がある．近視は無調節時の眼に入ってくる平行光線が網膜の前方に像を結ぶ屈折状態．遠視は無調節時の眼に入ってくる平行光線が網膜の後方に像を結ぶ屈折状態．調節麻痺薬を点眼して検出される部分が潜伏遠視，通常の検査で検出される遠視の部分が顕性遠視で両方合わせて全遠視という．乱視は無調節時の眼に入ってくる平行光線が一点に像を結ばない屈折状態．

【疫学】新生児の大多数は+2D(ジオプトリー)前後の遠視であるが年齢とともに減少し，近視の頻度は年齢とともに増加する．乱視は20歳頃までは直乱視が多いが，その後，減少し始め40歳以降になると倒乱視が多くなる傾向がある．

【病態生理】近視には眼軸が長いことによる**軸性近視**と角膜や水晶体屈折力が強いことで起きる**屈折性近視**があり，軸性近視が多くみられる．遠視には，眼軸の短いことによる**軸性遠視**と角膜や水晶体屈折力が弱いことで起こる**屈折性遠視**がある．乱視には，眼の経線により屈折力の異なる**正乱視**と角膜や水晶体の表面が平滑でなく凹凸不整である**不正乱視**がある．不正乱視の原因は，円錐角膜や水晶体脱臼など．一般に乱視といえば正乱視のことを指す．正乱視は，屈折力の最も強い強主経線と最も弱い弱主経線とがあり，これらは互いに直交する．主経線の一方が正視のものを単乱視，主経線の両方とも遠視あるいは近視のものを複乱視という．強主経線の方向が垂直であるものを直乱視，水平であるものを倒乱視，斜めであるものを斜乱視という．眼は調節すると水晶体屈折力が増加して遠点距離が変化するため，正確な屈折異常の判定には調節麻痺薬で調節を休止する必要がある．

【症状】近視は裸眼で近方視力はよいが遠方視力低下を訴える．未矯正の遠視は，小児の場合には弱視や内斜視の原因となることがあり，他に眼精疲労の原因にもなる．乱視の症状には視力障害や眼精疲労があり，単眼複視を訴える．

【診断】乳幼児や小児は調節力が大きいため，塩酸シクロペントラートや硫酸アトロピンなどの調節麻痺薬の点眼後に屈折検査を行い，屈折異常の判定をする．自覚的視力検査も行う．

【治療】調節麻痺下での屈折検査の値に基づき，近視の場合は凹レンズ，遠視は凸レンズによる屈折矯正を行

●屈折異常の種類

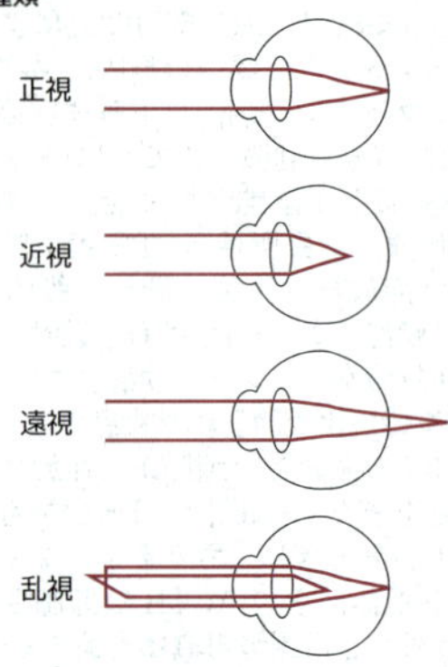

い，必要に応じ眼鏡を装用する．特に乳幼児において，中等度以上の遠視の存在は弱視や内斜視の原因となることがあるので，正確な全遠視を測定し，適切な凸レンズによる屈折矯正が必要．正乱視は円柱レンズによる眼鏡やコンタクトレンズによる矯正を行う．不正乱視は円柱レンズでは矯正できないが，ハードコンタクトレンズで矯正できることがある．[975] ⇨参非正視→2448

屈折異常の看護ケア

【ケアの考え方】 屈折異常には，近視，遠視，乱視，不正乱視などがあり，レンズで矯正できるのが特徴である．矯正方法には，眼鏡，コンタクトレンズ，屈折矯正手術があり，患者の視力の状態や年齢，生活環境などによって選択される．屈折異常を矯正し，快適な生活が送れるよう矯正方法や患者の生活環境を考慮したケアが必要である．

【ケアのポイント：眼鏡】 眼鏡には近視用，遠視用，乱視用のものがあり，矯正方法として第一選択とされることが多い．また，ドライアイやアレルギー性結膜炎など眼疾患がある場合は，コンタクトレンズでなく眼鏡を選択する．眼鏡をつくるときは，眼科を受診して処方してもらうことが大切で，他の眼疾患がないかを検査したうえで年齢や目的に応じたものを選ぶ．眼鏡を使用するときは，①レンズを傷つけないように取り扱い，眼鏡専用のレンズふきを使用する，②フレームをゆがめないように取りはずしをするときは両手を使って行うなどを指導する．

【ケアのポイント：コンタクトレンズ】 コンタクトレンズには，装用感がよく水分を含んだやわらかい素材のソフトコンタクトレンズと屈折矯正効果が高く硬い素材のハードコンタクトレンズの2種類がある．コンタクトレンズの適応は，着脱や洗浄，消毒などの自己管理ができることが原則となる．眼鏡で十分な視力が望めない強度近視や遠視，乱視，不正乱視(円錐角膜，角膜移植後，外傷後など)である．コンタクトレンズ使用により，角膜上皮障害やアレルギー性結膜炎，感染性角膜炎，角膜血管新生，角膜内皮障害などの合併症を起こすおそれがあるので，装用時間や期間の厳守，手指の清潔，レンズの洗浄，定期受診などの重要性を十分説明する．

【ケアのポイント：屈折矯正手術】 屈折矯正手術の適応は，眼鏡やコンタクトレンズの装用が困難な場合で，年齢や職業，またぶどう膜炎や角膜移植後など他の眼疾患を考慮して選択される．目標とする視力は患者のライフスタイルに合わせて決定する．術後の経過に問題がなくても，患者がイメージしていた見え方と差が生じることがあるので，術前の十分なインフォームド・コンセントが大切である．[647,908] ⇨参屈折異常→818

屈折矯正手術 refractive surgery 近視，乱視など屈折異常を矯正するための手術．いくつかの方法があるが，最近ではエキシマレーザーを用いて角膜を削りその屈折を変化させる方法が広く用いられている．角膜厚や屈折異常の程度によっては適応外になることがある．[257] ⇨参LASIK→75

屈折計 refractometer ［レフラクトメーター］ 屈折率は物質がもっている固有の基本的な物性量の1つであり，これを利用して目的の物質の濃度を測定できるので，臨床検査では生体試料の簡易測定装置として屈折計が用いられている．測定法はガラス面に試料を適量たらし，蓋をしてランプまたは自然光の光の屈折を接眼鏡内にある目盛りから読む．血清中のタンパク量の簡易定量機器として古くから利用されていたが，自動分析装置の普及によって利用が減少している．その他，尿の比重測定や果物などの糖度測定にも利用されている．[263] ⇨参屈折計《眼の》→819，オートレフラクトメーター→398

屈折計《眼の》 refractometer ［眼屈折計］ 他覚的に眼の屈折度を測定する装置で，現在ではコンピュータを用いたオートレフラクトメーターが主流．散瞳検査も行って屈折度を最終確定することが望ましい．[480] ⇨参オートレフラクトメーター→398

屈折検査 refractometry ［屈折度測定法《眼の》］ 眼の屈折状態を定量する検査．矯正視力測定による自覚的方法と，検影法や屈折計(レフラクトメーター)などによる他覚的方法がある．[480]

屈折性遠視 refractive hypermetropia 調節休止時の眼に入ってくる平行光線が網膜の後方に像を結ぶ状態を遠視といい，成因別に軸性と屈折性に分類される．角膜や水晶体の屈折力が眼軸長に比べて小さいときに起こる遠視をいう．凸レンズで矯正される．[975] ⇨参遠視→378

屈折性近視 refractive myopia 調節休止時の眼に入ってくる平行光線が網膜の前方に像を結ぶ屈折状態を近視といい，成因別に軸性か屈折性に分類される．角膜や水晶体の屈折力が眼軸長に比べて大きいときに起こる近視をいう．[975] ⇨参近視→795

屈折《超音波における》 refraction 超音波が伝搬速度の異なる物質に入射する際に，その進行方向が曲げられること．曲がる角度は2つの異なる物質の音速に関係し，低速物質から高速物質に入射すると屈折角度が大きくなる．[955]

屈折度測定法《眼の》 refractometry⇨同屈折検査→819

屈折率近視 index myopia 透光体の屈折率の変化によって起こる近視をいう．[975]

グッド緩衝液 Good buffer 1966年，グッド Norman E. Goodらが開発した両性イオン緩衝液．市販されている緩衝剤溶液を塩酸，あるいは水酸化ナトリウムによって目的のpHに合わせて緩衝液を作製する．水に溶けやすい，生体膜を通過しにくい，イオン強度が低い，陽イオンとの錯塩を形成しにくい，あるいは形成しても可溶性である，などの優れた点をもつため，生理学実験の緩衝液としてよく用いられる．[1559]

グッド症候群 Good syndrome ［胸腺腫を伴う無γグロブリン血症］ 胸腺腫とT細胞，B細胞の機能異常を伴う疾患．主な症状は易感染性であるが，造血系の異常(白血球減少，血小板減少，汎血球減少)，自己免疫疾患〔全身性エリテマトーデス(SLE)，関節炎，重症筋無力症，悪性貧血，赤芽球癆〕，糖尿病，慢性肝炎などを伴うことがある．まれに悪性リンパ腫を合併することがある．感染症は化膿菌，真菌，ウイルスによる．治療はγグロブリンの補充が行われる．胸腺腫の摘出の効果は評価が定まっていない．アメリカのグッド Robert A. Good(1922-2003)により報告された．[601]

グッドパスチャー症候群 Goodpasture syndrome ［肺

腎症候群，出血性肺腎病〕 肺胞と腎糸球体に対する共通の抗基底膜抗体が産生される自己免疫疾患の一種で，1919年にアメリカの病理学者グッドパスチャー Ernest W. Goodpasture(1886-1960)により報告された．Ⅱ型アレルギーが関与し，20歳代の男性に好発する．肺出血と半月体形成を伴う急速進行性腎炎症候群 rapidly progressive glomerulonephritis(RPGN)を呈する疾患である．抗基底膜抗体が腎，肺組織へ結合することにより発生する．血漿交換療法，副腎皮質ホルモン剤や免疫抑制薬などにより治療を行うが，予後は決してよくない．[963]

グッドリッチ Annie Warburton Goodrich アメリカの看護教育者(1866-1954)．看護を徒弟制度から専門職に転換するのに貢献した．ニューヨークのいくつかの病院で管理職を務めたのち，1914年にコロンビア大学のティーチャーズカレッジで教職についたほか，ヘンリーストリート・セツルメントや陸軍看護学校にもかかわり，ヴァージニア＝ヘンダーソン Virginia Henderson らに影響を与えた．1923年にエール大学看護学部の学部長となり，看護に，他の専門職と同じ大学卒業という地位をもたらした．

クッパー細胞 Kupffer〔stellate〕cell 〔星状大食細胞〕 肝の類洞(洞様毛細血管)の内腔や内皮細胞に隣接してところどころに存在する細網内皮系に属する細胞．強い貪食能をもち血液内の細菌や異物を貪食する．[829] ⇨参貪食細胞→2173

クッパーマン指数 Kupperman index 更年期症状を数量化して評価するもので，各種症状を，ない＝(0)～高度＝(3)までの点数をつけ，評価指数を乗じて合計する．顔面紅潮などの血管運動神経障害，しびれなどの知覚障害，不眠など主観的な症状が主であり，客観性に欠けるという批判がある．クッパーマン Herbert S. Kupperman はアメリカの内分泌内科医(1915生)．[998] ⇨参更年期→1049，更年期指数→1049

●クッパーマン指数

症状群	評価指数
血管運動神経障害様症状 (顔面紅潮，ほてり，発汗，冷感など)	4
知覚異常(しびれ，知覚低下)	2
不眠	2
神経質(いらいら，興奮性)	2
憂うつ	1
めまい	1
全身倦怠	1
関節痛・筋肉痛(肩こり，腰痛)	1
頭痛	1
動悸	1
蟻走感	1

クッパーマン方式 Kupperman method 無月経の重症度をホルモン投与による消退出血の有無で鑑別する方法．プロゲステロン投与後消退出血が起こる場合を軽症(第1度無月経)とする．エストロゲンとプロゲステロンの同時投与で消退出血が起こる場合を重症(第2度無月経)とする．後者でも起こらない場合は子宮性無月経と判定する．[998] ⇨参卵巣機能検査→2907，プロゲステロン負荷試験→2595，エストロゲン-プロゲステロン負荷試験→359

靴べら式装具 shoe horn brace；SHB 〔SHB〕 痙性麻痺による内反尖足や末梢神経障害による下垂足に用いられるプラスチック製の短下肢装具．下腿後面にプラスチックの支柱があり，足関節の背屈方向への運動を誘導し，底屈方向への運動を制限する．プラスチックの厚さにより足関節固定(rigid ankle)タイプと足関節に動きをもたせる(flexible ankle)タイプに分かれる．著明な痙縮がある場合は適応ではない．[228]

ぐにゃぐにゃ乳児 floppy infant⇨同フロッピーインファント→2597

クバード症候群⇨同クヴァード症候群→809

駆梅療法 treatment of syphilis，antiluetic therapy 梅毒の治療法のこと．過去には水銀，ヨード，ヒ素製剤などが用いられていたが，強い副作用を呈するために現在は使用されない．現在では抗生物質が用いられ，ペニシリン系が第一選択薬．ペニシリンアレルギーの症例ではテトラサイクリン系，マクロライド系薬剤が使われ，通常は常用量4-6週間の投与で十分．判定の基準は，血清反応の抗体価の変動を目安とし，抗体価が低値固定した状態で治癒と判断する．[235]

くび当て徴候⇨同胎児後頸部肥厚→1868

首下がり病(症候群) kubisagari disease，dropped head syndrome 〔ジェルリエ病〕 1886年にジェルリエ Gerlier によって報告され，その後10年くらいの間にスイスおよび日本の東北地方で多発した疾患であるが，現在は発生していない．いずれも夏季の農村地帯で多発しており，症状としては後頸部の激しい痛みと眼瞼下垂，四肢の不全麻痺などが一過性，反復性に生じ，予後は良好である．原因は不明．この疾患は消滅したと考えられるが，多くの疾患でその一症状としての首の強い前屈があり，それらの中には筋ジストロフィー症などの筋疾患，末梢神経疾患，多系統萎縮症(パーキンソン Parkinson 病)などがある．[1527]

首つり骨折⇨同軸椎関節突起間骨折→1260

首のすわり head control 乳児の中枢神経の発達を行動や運動機能の発達から推定することができる．生後2か月頃までの乳児は首を固定することができず，体幹を引き起こすと一時的に首がついてきてもすぐに後ろに下がってしまうが，3か月に入ると次第に固定してくる．これを首のすわりというが，中枢神経が中脳のレベルまで発達し，平衡機能も発達したことを示すものである．デンバーの発達テストでは生後3か月半に75%，4か月1週で90%の乳児が首がすわるとされている．[1631]

首曲がり⇨同斜頸→1355

クフス病 Kufs disease⇨参神経セロイドリポフスチン症→1529

クプラ cupula 三半規管膨大部稜の上面にあるゼラチン様の物質．回転の加速度により生じる内リンパ流により，クプラが偏倚し，この部に接する感覚毛がたわむ方向によって，感覚細胞の抑制，興奮が生じる．[98]

クプロファン cuprophane 透析器の中空糸を形成する膜に使われるキュプラアンモニウムレーヨンで，アクゾノーベル AkzoNobel 社がクプロファン cuprophan® として扱う再生セルロース線維．膜強度が強く，親水性であり膨潤する．透析開始15-30分で白血球や血小板が減少する．補体の活性化も大きく，生体適合性はよくない．これに対し半合成線維（セルロース合成膜）の生体適合性はある程度あるいはほとんど改善されている．[858]

クベース 〔F〕couveuse⇨同保育器→2657

クボステック徴候⇨同クヴォステック徴候→809

クボステック反射⇨同クヴォステック徴候→809

クマリン剤中毒 coumarin poisoning クマリン剤はワルファリン，ジクマロール，ダイファシノン，クロロファシノン，クマテトラリル（いずれも殺鼠剤）などの抗凝固薬を指す．短期摂取での急性中毒症状は現れないが，数日間の連続摂取により，歯肉や鼻，皮膚からの出血，血腫形成，血尿などや低プロトロンビン血症が現れる．治療はビタミン K_5〜K_{15} の静脈注射または経口投与，全血または血漿交換．[1579] ⇨参ワルファリン中毒→3009

組合管掌健康保険 society-managed employment-based health insurance ［**組合健保**］ 法律（「健康保険法」第2章保険者）により健康保険事業運用の機能が与えられた健康保険組合が直接運営する健康保険．700人以上の従業員を常時雇用している大企業，および総合健康保健組合（同種同業の複数企業の合算で従業員3,000人以上で認可）で組織される．[157]

組合健保⇨同組合管掌健康保険→821

組換えDNA実験 experiment of recombinant DNA 組換え型DNA作製の手法を用いた実験のこと．細胞内で複製できるDNA（ベクター）を用いることで特定の遺伝子を大量に調製し解析したり，タンパク質の発現が可能なベクターを用いることでホルモンなどのタンパク質製剤の大量生産も可能になっている．一方で人工的なDNAを扱うため，実験を行うにあたっては安全指針の遵守が義務づけられている．[1257]

組換え価⇨同組換え頻度→821

組換え活性化遺伝子 recombination-activating gene⇨同 *RAG*→101

組換え頻度 recombination frequency ［**組換え率，組換え価**］ 同一染色体上の2つの遺伝子座の間で組換えが起こる頻度・確率をいう．二倍体の生物では〔組換え型配偶子の数/全配偶子の数〕で与えられる．一倍体の生物でも減数分裂に伴い同様の組換え頻度（率）が定義されうる．1900年代初頭，モーガンThomas Hunt Morgan（1866-1945）とその弟子のスターテヴァントAlfred Henry Sturtevant（1891-1970）は染色体上に遺伝子が存在し，一般に組換え頻度が高いほど2つの遺伝子座は遠い位置にあることを提唱．それに基づきキイロショウジョウバエの正確な遺伝子地図を作成した．この業績によりモーガンは1933年にノーベル生理学・医学賞を受賞している．[590,1]

組換えマウス recombinant mouse 一般的には相同染色体上で遺伝子連鎖間での組換えが自然に起こった動物（マウス）をいう．近年では遺伝子工学技術により外来遺伝子が染色体上に挿入，あるいはその一部が置き換えられたマウスを意味する場合が多い．このような特定の遺伝子のみが異なるマウスは免疫遺伝学的研究あるいは特定の遺伝子の生体内での役割の解明に利用される．[388]

組換え率⇨同組換え頻度→821

クモ咬（こう）傷 spider bite 節足動物のクモにかまれて生じた創傷．咬傷を起こすクモは100種ほどあるが，カバキコマチグモ，クロゴケグモ，イトグモによるものが特に有名．治療には抗ヒスタミン薬，副腎皮質ホルモン剤を使用．[288]

クモ肢 arachnodactyly⇨同マルファン症候群→2747

クモ状血管拡張 spider telangiectasia⇨同クモ状血管腫→821

クモ状血管腫 spider angioma, vascular spider ［**星芒（ぼう）状血管腫，星状血管拡張症，クモ状母斑，クモ状血管拡張**］ 皮膚の毛細血管の拡張の一種．前胸部，上背部，上腕などの上大静脈領域にでき，乳頭から下にできることはまれ．わずかに隆起した赤色の中心をもち，そのまわりには多数の蛇行した小血管が放射状に走行．エストロゲン代謝が遅延することが原因と考えられている．肝硬変に多いが，妊娠時にみられることがある．[279]

●クモ状血管腫

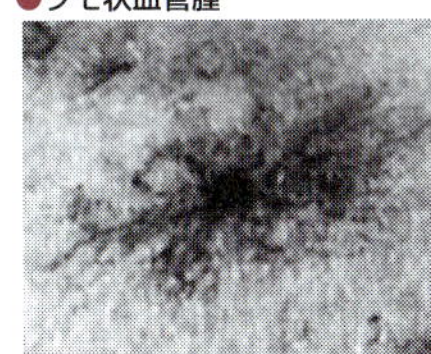
（写真提供　太田裕彦先生）

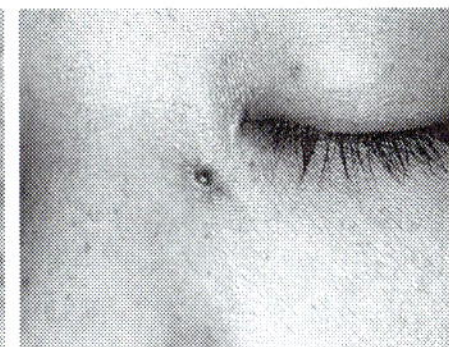
（写真提供　中林康青先生）

クモ状母斑 nevus araneus⇨同クモ状血管腫→821

くも膜 arachnoid 脳と脊髄を包んでいる髄膜を形成する3層のうちの1つで，外側の硬膜と内側の軟膜との間にある．くも膜は繊細な結合組織から構成されており，血管を欠く．脳のくも膜は，脳の表面の浅い溝（大脳溝，小脳溝）には入り込まない．くも膜と軟膜の間はくも膜下腔となってくもの巣様の形状をとり，脳脊髄液で満たされ，中枢神経系を物理的衝撃から保護している．また，脳や脊髄に分布する血管を誘導し，その栄養に関与する．[636]

●脳の髄膜とくも膜顆粒

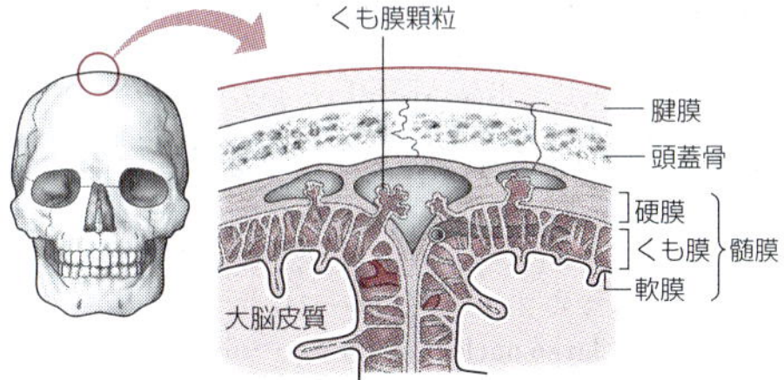

くも膜下腔 subarachnoid space；SAS くも膜とその下にある軟膜との間の腔で，中に脳脊髄液を満たす．第4脳室の正中口と外側口によって，中枢神経内部にある脳室系と通じており，第4脳室はくも膜下腔と脳室系を直接に結ぶ重要な経路である．[636] ⇨参くも膜→821

くも膜下出血 subarachnoid hemorrhage；SAH くも膜下腔に出血が起こり，脳脊髄液に血液が混入した状態．原因は脳血管病変を伴う疾患（脳動脈瘤や脳動静脈奇形の破裂など）が多くを占め，その他，外傷に伴う出血，脳腫瘍や血液疾患，出血性素因に伴う出血，原因不明の出血などがある．突然の激しい頭痛で発症し，多くは数日〜10日くらい持続する．意識障害，嘔吐，痙攣，麻痺などの症状を呈する．典型的な症状(突然の激しい頭痛，髄膜刺激症状，脳局所症状を欠くなど)を呈する場合は臨床症状により診断できる．出血が少量の場合にはCTや腰椎穿刺により診断を確定する．確定診断後は早期に脳血管撮影を行い，出血の原因疾患を確定する必要がある．原因の70-80％を占める破裂性脳動脈瘤の場合の予後は，再出血や随伴する脳血管攣縮により決まるため，特に急性期での治療，管理が重要．また本症は急死例全体の2-5％，神経系疾患の急死例の25％を占め，急死の原因として重要．[397]

くも膜下ブロック subarachnoid block, subdural block 少量の神経破壊薬をくも膜下腔に注入し，脊髄神経の後根を破壊して長期の鎮痛を得る方法．脊髄神経支配領域における悪性腫瘍などによるがんこな痛みが適応．神経破壊薬は滅菌純エタノールや7-10％フェノールグリセリンを用いる．痛みの発生する脊髄分節を正確に把握し，どの脊髄神経を破壊すべきかを決めたうえでその中央部分のくも膜下腔穿刺を行い，エタノール(低比重液)の場合は患側上の45度半側臥位にし，その脊髄部分が最も高くなるようにしてエタノールを0.3-0.7 mL注入．フェノールグリセリン(高比重液)の場合は逆の体位をとる．脊髄穿刺，直腸膀胱障害，運動麻痺，髄膜炎などの合併症がある．[453] ⇨参脊髄くも膜下麻酔→1717

くも膜顆粒 arachnoid granulation 〔L〕granulationes arachnoideales ［くも膜絨毛，パッキオニ顆粒(小体)］ 左右の大脳半球を包む硬膜の中を大脳縦裂に沿って上矢状静脈洞が走っている．この上矢状静脈洞付近に多くみられる顆粒状の構造(図参照⇨くも膜→821)．くも膜の一部が静脈洞などに突出している構造で，くも膜下腔を流れた脳脊髄液がここを経由して静脈(硬膜静脈洞など)に注ぐ．静脈からくも膜下腔への逆流はほとんどないという．[1044]

くも膜絨毛 arachnoid villi⇨同くも膜顆粒→822

くも膜癒着⇨同癒着性くも膜炎→2861

クモ指症 arachnodactyly, spider finger 手指や足趾がクモのように異常に長く細い状態．全身の結合組織の異常により生じ，水晶体亜脱臼や心大血管の異常も主徴であるマルファンMarfan症候群，手指関節の屈曲拘縮を高率に伴う先天性拘縮性クモ指症(ビールズBeals症候群)など，遺伝性の結合組織異常の系統疾患に特徴的にみられる．四肢も異常に長く細いことが多い．[1028] ⇨参マルファン症候群→2747

クラーク核 Clarke nucleus⇨同胸髄核→758

クラーク柱 Clarke column⇨同胸髄核→758

クラーク電極 Clark electrode⇨同酸素電極→1211

クラークの法則 Clark rule 小児薬用量を概算で求める古い方法の1つ．以下の公式を適用し，目安として求めるが，各薬用量の基準値が決められている現在では使用されない．小児薬用量＝小児の体重/成人の標準体重×成人量．[1631]

グラーフ卵胞 graafian follicle⇨同成熟卵胞→1672

クライアントサーバーシステム client-server system；C/S, CS, CSS 複数のコンピュータをネットワークで結び，データ処理を分散させるシステム形態．中心となるコンピュータをサーバーと呼び，サーバーにLANを通して接続し，ユーザーが直接操作する機器をクライアントと呼ぶ．サーバー機器としてはワークステーションを用いる場合が多く，OSにはUNIX系やWindows Server系を使用する場合が多い．クライアント機器にはパソコンを用い，OSにはWindowsやMacを使用する場合が多い．従来は，大型汎用機をホスト機器に使用し，端末からホストにアクセスして，処理をホストで行う形態(ホスト集中処理形態)が多かったが，これに比べ機器コストを安く抑えることができるため，ダウンサイジングの手段として広く使われた．[1341] ⇨参ダウンサイジング→1907，サーバー→1147，LAN→75

クライアント中心療法 client-centered therapy⇨同来談者中心療法→2890

クライオサージェリー⇨同クリオサージェリー→827

クライシス⇨同分利→2612

クライストチャーチ染色体 Christchurch(Ch^1) chromosome 慢性リンパ性白血病の家系内発症例でG群染色体の1本に短腕部分欠失が認められ，慢性骨髄性白血病に特徴的なフィラデルフィア(Ph^1)染色体にならってクライストチャーチ(Ch^1)染色体と命名された．その後これは家系内に認められる異形対染色体であることがわかり，疾患との関連は否定されている．[1293]

クライネ・レヴィン症候群 Kleine-Levin syndrome 数日から3週間ほどの間，終日食事と排泄を除いて眠り続ける状態が，数年に1回以上の頻度で反復して起こるものを反復性過眠症(睡眠障害国際分類，1990)または周期性傾眠症といい，そのうちエピソード(病相期，傾眠期)中にむちゃ食い(食欲亢進，過食)がみられるもの．1925年のクライネWilli Kleine，1936年のレヴィンMax Levinの発見に基づき，クリッチュリーMacDonald Critchleyらが1942年にこの名を冠した．病相期には軽度の意識障害があるので，多くは健忘を残すが，間欠期にはまったく健常となる．思春期や青年初期の男性に多いが，女性にもみられる．多くは成人するとともに自然治癒する．視床下部の機能不全が原因とされるが，治療または予防の特効薬はなく，メチルフェニデート塩酸塩などの中枢刺激薬やイミプラミン塩酸塩，炭酸リチウム，カルバマゼピンなどが投与される．心身の疲労が引き金になるので，生活指導が大切となる．[276] ⇨参周期性過眠過食症→1364

クラインフェルター症候群 Klinefelter syndrome；KS ［XXY症候群］ 性染色体の異常を伴う半陰陽hermaphroditismあるいはインターセックスintersexの1つであり，男性性腺機能低下症の中で最も多い．2個以上のX染色体と1個のY染色体を有する男性性腺機能低下症と定義される．核型の約90％は47,XXYであり，残りの約10％は46,XY/47,XXYなどのモザイクである．発症頻度は男児の1,000人に1人といわれている．外見上の特徴として類宦官様体型(長身，狭い肩幅，なで肩，小さい胴，幅広の腰部，長い手足)，女性化乳房，小陰茎，小精巣などがあげられ，検査所見では血中ゴナドトロピン〔黄体形成ホルモン(LH)と卵胞刺激ホルモン(FSH)〕高値，血中テストステロン低値(高ゴナドトロピン性性腺機能低下症)，無精子症あるいは乏精子症を認める．精神遅滞は約5％に認められるが，生命予後は良好である．多くは通常の性生活が可能で，不妊症の検査過程でみつかることが多い．女性化乳房を呈する症例では男性乳癌の発生頻度が高いといわれている．思春期にテストステロン低値を認めれば，テストステロン補充療法を行う．生殖補助医療技術 assisted reproductive technology（ART）の進歩により，挙児希望例において精巣精子回収法 testicular sperm extraction（TESE）を用いた顕微授精によって妊娠に成功する症例も増えている．クラインフェルター Harry F. Klinefelter Jr.（1912-90）はアメリカの内分泌科医．[845] ⇨参精巣機能不全→1691，類宦官（かんがん）症→2962，半陰陽→2405

グラウィッツ腫瘍 Grawitz tumor⇨同腎細胞癌→1547

クラウゼ終棍（こん） terminal bulb of Krause⇨同クラウゼ小体→823

クラウゼ小体 Krause corpuscle ［クラウゼ終棍（こん）］ 触覚の終末器．結合織性線維の被膜を有する長さ 40-100 μm，幅 20-30 μm の円錐形ないし卵円形小体で，最も簡単な感覚神経終末小体．神経線維が被膜内に入って中で無髄になり，分かれて糸球状になる．手足の真皮などに分布する．クラウゼ Wilhelm J. F. Krause（1833-1910）はドイツの解剖学者．[778] ⇨参層板小体→1825

クラウン《歯科における》 crown ［人工歯冠，冠］ 英語で crown は歯冠をさすが，カタカナで表記する場合は，歯冠の一部または全部が崩壊した歯を修復する際に用いる冠状の修復物すべてをいう．部分被覆冠は歯冠の一部だけを修復するもので，残されたエナメル質の歯面によって 1/2 冠，3/4 冠，4/5 冠，ピンで修復物を維持するピンレッジなどがある．全部被覆冠は歯冠のすべてをおおうもので，全部鋳造冠，レジンジャケット冠，ポーセレンジャケット冠，前装鋳造冠，ポストクラウンなどがある．[1310]

グラウンデッドセオリー grounded theory あまりに抽象的な概念を強調する広範囲理論指向への反動，および過剰な数量的研究重視からの脱却を目指して，データを系統的に収集・分析して理論を生成する過程（帰納的推論）に焦点を当てた考え方に基づいてグレイザー Barney G. Glaser とストラウス Anslem L. Strauss によって理論化された質的研究手法．「人間の行動は基本的社会過程 basic social process の結果であり，個人は社会集団の一員として自分自身に対する解釈を他人のそれと合わせ，さまざまな状況のなかで共有された意味や価値観に基づいて行為する」とする象徴的相互作用論 symbolic interaction を基礎にしている．研究の実施にあたっては，熟練した観察技術，周到な面接の蓄積，詳細なデータの系統的蓄積，データの収集（理論的標本抽出）と分析とを並行して行う（比較分析）などの技術が観察者に求められる．研究データの分析は，コード化→クラスタリング→カテゴリー化→カテゴリーの飽和などの手続きが行われる．[446] ⇨参象徴的相互作用→1443，質的研究→1317，カテゴリー→536

クラゲ刺症（傷） jellyfish sting, jellyfish dermatitis ［クラゲ皮膚炎］ 刺胞をもつ有毒クラゲの触手に触れることによって有毒物質が皮膚に注入されて生じる皮膚炎．触手に触れた直後から電撃的な痛みを伴う線状の紅斑が出現し，その後に丘疹や水疱を生じる．重症例では意識障害や呼吸困難，痙攣，ショック症状を生じることもある．カツオノエボシやアンドンクラゲ，ハブクラゲなどが原因となる．治療としては触手の付着部に食酢をかけながら触手を除去し，ステロイド外用剤を塗布する．[1123]

クラゲ皮膚炎 jellyfish dermatitis⇨同クラゲ刺症（傷）→823

鞍（くら）状関節 saddle joint⇨同鞍関節→201

クラスⅠ抗原 class Ⅰ antigen 主要組織適合抗原は，クラスⅠ，Ⅱ，Ⅲの3つの抗原に大別できる．ヒトでは，HLA-A，B，C 座の抗原をクラスⅠ抗原と呼ぶ．クラスⅠ抗原は分子量 12 kD（キロダルトン）の軽鎖（β_2 ミクログロブリン）と分子量 45 kD の重鎖からなり，T リンパ球をはじめとする有核細胞表面に広く分布している．抗原特異性を決定して移植免疫の標的抗原となる．宿主の免疫系が移植片のクラスⅠ抗原を認識して惹起する拒絶反応は血清抗体の関与も加わるが，主として T 細胞を介した細胞性免疫によるもの．[1372] ⇨参主要組織適合抗原→1409

クラスⅡ抗原 class Ⅱ antigen 主要組織適合抗原は，クラスⅠ，Ⅱ，Ⅲの3つの抗原に大別できる．ヒトでは，HLA-DR，DQ，DP 座の抗原をクラスⅡ抗原と呼ぶ．クラスⅡ抗原は単球，B リンパ球，マクロファージ，血管内皮細胞などにしか存在していないが，抗原認識，あるいは免疫反応，移植免疫における細胞間相互作用に重要な役割を果たす．[1372] ⇨参主要組織適合抗原→1409

グラスゴー・アウトカム・スケール Glasgow outcome scale；GOS ［グラスゴー転帰尺度，グラスゴー予後尺度］ 頭部外傷や血管障害などの中枢神経障害で汎用されている予後を表すスケール．5段階評価で，good recovery（GR：正常生活に復帰），moderate disability（MD：日常生活は自立），severe disability（SD：介護に依存した生活），vegetative state（VS：植物状態），death（D：死亡）に分類されている．[310] ⇨参JCS→71，昏睡尺度→1141

グラスゴー・コーマ・スケール Glasgow coma scale；GCS ⇨同GCS→52

グラスゴー昏睡尺度 Glasgow coma scale；GCS⇨同GCS→52

グラスゴー転帰尺度 ⇨同グラスゴー・アウトカム・スケール→823

グラスゴー予後尺度 ⇨同グラスゴー・アウトカム・スケール→823

クラススイッチ class switch ［クラス転換，アイソタイプスイッチ］ B 細胞が産生する抗体のクラスが他のクラスへと変換する現象．抗体（免疫グロブリン）は H（heavy）鎖と L（light）鎖からなり，H 鎖の定常部位 constant region（C 領域）の構造により Ig（immunoglobulin）M，IgD，IgG，IgE，IgA の5種類に分類される．成熟した B 細胞は抗原受容体として IgM を発現しており，抗原刺激を受けるとまず IgM 抗体を分泌するが，その後の抗原刺激とヘルパー T 細胞が分泌するサイトカインにより，H 鎖の遺伝子再構成が誘導されて IgG，IgA および IgE などの異なるクラスの抗体を産生するようになる．このようなクラススイッチにより，同一の抗原特異性をもちながら異なる生物活性をもつ抗体の産生が可能になる．[939] ⇨参抗体→1030，へ

ルパーT細胞⇀2638

クラスター分析 cluster analysis 多変量解析の手法の1つで，対象となる事象もしくは個体を，似たものの集まり「クラスター」に分類する手法．一定の手続き(アルゴリズム)に従い，数値化された類似度，非類似度により分類．分類手法には階層的なもの，非階層的なものなどいくつかの方法があり，分類に用いる類似度の指標にもいくつかのものがある．同じ対象でも，分類手法や類似度の指標によって結果が異なる．[467]

クラス転換 class switch⇨同クラススイッチ⇀823

グラスプ⇨同GRASP®⇀54

クラスリン clathrin 被覆小胞のコート部分の網目状構造を構成する主要なタンパク質．分子量18万の重鎖3本と分子量3万5,000の軽鎖3本が結合して，トリスケリオンと呼ばれる3本足をもつ単位構造を形成する．受容体依存性の選択的エンドサイトーシスにおいては，細胞膜の一部が嵌入して被覆小胞を形成するが，クラスリンは被覆小胞を裏打ちし，さらに被覆小胞を形成するのに関与する．また，ゴルジ体から細胞の外側へ，あるいはリソソームへの小胞輸送にも重要な役割を果たしている．[590,1]

クラックル crackle⇨同湿性ラ音⇀1316

クラッシュ crash コンピュータのハードウエアやソフトウエアが作動しなくなり，システムが機能を停止すること．[258] ⇨参フリーズ⇀2579

クラッシュ症候群⇨同挫滅症候群⇀1194

クラッタ clutter カラードプラ法，パルスドプラ法における血流ドプラ信号の解析で，エコー信号中の特定成分に注目する際にじゃまになる不要(有害)成分．例えば心エコーでの心臓壁などによる強いレベルの不要成分．ノイズの一種ではあるが，構造物に由来して生じる点が純然たるノイズとは異なる．[955]

クラッチフィールド法⇨同頭蓋直達牽引法⇀2095

クラッピング clapping⇨同パーカッション⇀2320

クラッベ白質ジストロフィー Krabbe leukodystrophy ［クラッベ病，グロボイド白質ジストロフィー］ ライソソーム酵素の1つであるガラクトセレブロシダーゼの欠損による常染色体劣性遺伝性疾患．幼児発症例の典型例では，生後3-5か月より易刺激性，発熱，四肢筋緊張の亢進，精神運動発達遅滞を示す．除皮質硬直，視神経萎縮などがみられたのち，数か月以内に除脳硬直になり，末期には筋緊張は低下し，また末梢神経も障害により腱反射が低下し，発症後1年以内に死亡するきわめて予後不良の疾患．[509] ⇨参ガラクトセレブロシダーゼ欠損症⇀550

クラッベ病 Krabbe disease⇨同クラッベ白質ジストロフィー⇀824

グラディエントエコー法 gradient echo imaging ［勾配エコー］ MRI撮影法の1つ．単一のラジオ波パルスと連続する傾斜磁場の反転により構成される．非常に速い信号収集が可能で，短時間撮像やMRアンギオグラフィー，三次元撮像などの手法の基礎となっている．[264]

クラニオファリンジオーム⇨同頭蓋咽頭腫⇀2094

グラハム=スチール雑音 Graham Steell murmur 肺高血圧に伴う二次的肺動脈弁逆流性雑音をいう．圧較差が大であるため，大動脈弁逆流類似の高調性灌水様雑音を呈する．[546]

クラミジア検査 examination of *Chlamydia* クラミジア *Chlamydia* のうち *C.pneumoniae* は呼吸器感染症の，*C.trachomatis* は結膜炎や尿道炎，子宮頸管炎，新生児肺炎などの原因となる．培養検査のほか，酵素抗体法を用いた抗原検査やDNAプローブ法(クラミジア遺伝子検査)を用いた核酸診断が診断に用いられる．[1615]

クラミジア骨盤内感染症

pelvic chlamydia infection

【定義】 クラミジア・トラコマチス *Chlamydia trachomatis* による骨盤内感染症．性感染症を引き起こし，**骨盤内炎症性疾患**の主な原因となるクラミジア・トラコマチスによって，女性では頸管炎，子宮内膜炎，卵管炎から波及して骨盤内感染や腹膜炎が生じる．

【症状】 下腹痛を主訴とし，出血や帯下の増加を訴えることもある．

【診断】 通常，血中クラミジアIgA，IgGの陽性反応と炎症反応によって行う．局所からクラミジアDNAを証明することもある．

【治療】 抗菌薬の投与が中心であるが，膿瘍を形成した場合，外科的処置を行うこともある．性感染症であり，パートナーも同時に治療する必要がある．治癒後に卵管閉塞や卵管水腫が生じて不妊症の原因となることが少なくない．[998] ⇨参骨盤内炎症性疾患⇀1118

クラミジア骨盤内感染症の看護ケア

【看護への実践応用】 女性のクラミジア感染症はSTDとしての水平感染だけでなく，クラミジア子宮頸管炎からの上行性感染による骨盤内感染症PID(pelvic inflammatory disease)とその後遺症としての不妊症や母子垂直感染など，多彩で問題が多い．本疾患はクラミジア感染症の適切な治療が行われず，炎症が波及して発症するもので，卵管炎や骨盤腹膜炎の症状として下腹痛や発熱が起こる．劇症型の急性症状を示す場合もあれば，慢性の無自覚性の場合もある．治療は抗生物質の服薬となるが，膿瘍が確認されたり症状が重篤な場合は入院治療となる．服薬終了後，医師が感染の完治を確認するまでは，たとえ症状が消えていても性交を控える必要がある．また，症状軽快による服薬中止や未受診によって，卵管障害(癒着・閉塞)に進行する可能性も高く，十分な指導が必要となる．発端となるクラミジア感染症は無症状で，重篤な疾患と思われない傾向にあるが，性の早熟化傾向により低年齢からこの疾患にさらされる危険性があるため，思春期から女性の生殖能力を脅かす疾患として予防教育に取り組む必要がある．

【ケアのポイント】 PID症状の確認とともに，クラミジア感染症罹患の経緯と治療状況を確認する．治療の指示を守らないと完治せず，卵管障害から不妊症につながり，たとえ妊娠しても流早産や新生児の感染の危険性があることを説明する．症状が消失しても服薬持続を厳守してもらう．治療中は，症状の有無にかかわらず性交を控える必要があること，服薬で治癒した後も本人ならびにパートナーの理解と治療なしでは再罹患の可能性が高いことを説明する．

【予防】 感染が疑われる相手との性行為は避け，相手の協力が得られない場合にはバリア型の避妊具(コンドームなど)の使用が予防となり，HIV 感染予防にもなることも説明する．特に複数のパートナーがいる人，ピル服用者はクラミジア病原体検査を定期的に行う自己管理が望まれる.[726] ⇨参クラミジア骨盤内感染症→824

クラミジア子宮頸管炎 chlamydial cervicitis 性感染症の1つ．性交によりクラミジア・トラコマチス *Chlamydia trachomatis* が子宮頸管に感染して起こる．帯下増加程度で自覚症状が少ないことが多い．上行性に子宮内膜炎や卵管炎，さらに骨盤腹膜炎を起こしうる．不妊の原因にもなるが，健常妊婦でも5% 程度にみられるという報告もある．頸管内の擦過分泌物中でのクラミジア DNA 検出により診断する．IgG，IgA 抗体の測定も参考になる．治療はクロラムフェニコール系抗生物質，エリスロマイシン製剤などの抗菌薬による．同時にパートナーの治療も行う.[998] ⇨参子宮頸管炎→1244，淋菌性子宮頸管炎→2948

クラミジアトラコマチス⇨参鼠径(そけい)リンパ肉芽腫→1841

クラミジア肺炎 *Chlamydia* pneumonia ［肺炎クラミジア］ 肺炎クラミジア(クラミドフィラ) *Chlamydophila pneumoniae* を起因菌とする肺炎と，クラミジアトラコマチス *Chlamydia trachomatis* に感染した妊婦からの産道感染により，出産した新生児に起こる肺炎とがある．前者は飛沫感染で 3-4 週間の潜伏期ののち，微熱，乾性咳嗽，鼻汁などの症状を呈する．通常は軽症だが特に免疫能の低下した高齢者などには重症例もある.[324] ⇨参新生児クラミジア感染症→1565

グラム陰性菌 Gram negative bacterium グラム染色で赤色に染まる細菌で，大腸菌 *Escherichia coli*，インフルエンザ菌 *Haemophilus influenzae*，肺炎桿菌 *Klebsiella pneumoniae*，緑膿菌 *Pseudomonas aeruginosa*，腸チフス菌 *Salmonella typhi*，志賀赤痢菌 *Shigella dysenteriae*，ペスト菌 *Yersinia pestis* などがある．グラム Hans Christian J. Gram はデンマークの細菌学者(1853-1938).[324]

グラム染色法 Gram stain デンマークの細菌学者グラム Hans Christian J. Gram(1853-1938)によって考案された細菌を選択的に染め出す染色法．その染色性は細菌の同定に重要な分類学的特徴の1つ．方法は，塗抹標本にクリスタルバイオレット(メチルロザニリン)を含む染色液で染色し，ルゴール・ヨード液で媒染後，エタノールで脱色．この段階で脱色された菌に対し，サフラニン液または希釈カルボールフクシン液で対比染色する．エタノールで脱色されずクリスタルバイオレットの紫色に染まる細菌(グラム陽性菌)と，エタノールで脱色され対比染色でサフラニンの赤色に染まる細菌(グラム陰性菌)とに分けられる.[324]

グラム分子量 gram-molecular weight グラム単位で表された，化学物質の分子量．例えば酸素分子1モル(mol)のグラム分子量は 32.00 g である.[543]

グラム陽性菌 Gram positive bacterium グラム染色で紫色に染まる菌で，炭疽菌 *Bacillus anthracis*，クロストリジウム属菌 *Clostridium*，黄色ブドウ球菌 *Staphylococcus aureus*，肺炎連鎖球菌 *Streptococcus pneumoniae*，化膿連鎖球菌 *Streptococcus pyogenes* などがある.[324]

グラモキソン中毒⇨同パラコート中毒→2395

クララ細胞 Clara cell 気道の中で，細気管支の上皮を構成する細胞の1つ．クララ細胞は，1937 年オーストリアの解剖学者クララ Max Clara (1899-1966)により記載された細胞で，細気管支領域にのみ存在する線毛をもたない分泌細胞の一種であるといわれる．微細構造の観察では，細胞質内に分泌顆粒が認められる．直径約 2 mm 以下の細気管支では，粘液細胞が完全にクララ細胞に置き換わっていて，粘稠性の少ない界面活性物質を分泌している．また，抗炎症作用に関係する物質の分泌や食作用もあるという．分裂能力が高く，末梢気道上皮の傷害後の修復において，再生の母細胞の役割も果たしている．同時に，末梢型肺腺癌の発生母細胞でもある.[829]

クラリスロマイシン clarithromycin；CAM 14 員環系のマクロライド系抗生物質．エリスロマイシンのラクトン環の6位水酸基を O-メチル化した半合成マクロライド系抗生物質であり，エリスロマイシンに比べ胃酸に対して安定で吸収もよい．エリスロマイシンと同様に各科の幅広い感染症に使われるほか，マイコバクテリウム・アビウムコンプレックス(MAC)症を含む非結核性抗酸菌症や，胃潰瘍・十二指腸潰瘍でのヘリコバクター・ピロリ感染症に対する併用療法の適応も有する．QT 延長や心室頻拍などの心血管系副作用に注意が必要．肝薬物代謝酵素 CYP 3 A 4 で代謝され，同時に CYP 3 A 4 阻害作用も有するため，相互作用を生じる薬剤が多い.[204,1304] 商クラリシッド，クラリス

グランザイム A granzyme A ［フラグメンチン］ 細胞傷害性 T 細胞やナチュラルキラー(NK)細胞の細胞内顆粒に含まれる細胞傷害活性をもつセリンプロテアーゼ．グランザイムには少なくともマウスでは8種，ヒトでは5種の分子種が知られている．このうちグランザイム A はカスパーゼ caspase 非依存的な標的細胞破壊に関与することが知られている.[939] ⇨参キラー T 細胞→785

グランツマン病⇨同血小板無力症→916

グランドセオリー grand theory⇨同広範囲理論→1050

グリア結節 glial nodule 主として活性化ミクログリアの結節状の集合からなる病変であるが，好中球や単球，リンパ球，形質細胞なども混在することがある．主としてウイルス感染による急性脳炎に認められる特徴的所見の1つ.[609]

グリア原線維 glial fibril ［グリア線維性酸性タンパク質］ グリアフィラメント(グリア線維)はアストロサイト(星状膠細胞)がほぼ特異的に有する中間径フィラメントであり，それが束をなして存在する場合に，光学顕微鏡下で観察される線維状の構造をグリア原線維という．ヘマトキシリン・エオジン染色では好酸性(エオジン好性)に，ホルツァー Holzer 染色では青く染色される．生化学的にグリアフィラメントはグリア線維性酸性タンパク質(GFAP)の重合体であり，GFAP に対する特異抗体によってアストロサイトを染め出せることから，GFAP はアストロサイトのマーカー分子としても重要である.[1589] ⇨参アストログリア細胞→152

グリア細胞 glia cell⇨同神経膠細胞→1523

グリア細胞腫⇨同神経膠腫→1523

グリア性瘢痕 glial scar 急性，慢性の脳実質への障害が起きた場合，脳では通常，グリア細胞(星状膠細胞)の反応性の増殖が起こり病変部が補填される．やがて

この部分はグリア線維が豊富で細胞の目立たない瘢痕病変となるが，この状態をいう．梗塞のように脳実質が強く脱落した場合はグリア線維の走行はでたらめであり，変性疾患のようにゆっくりした障害の場合には，神経線維の走行に沿ってグリアの増殖が起こる．脳でも障害が著しい場合は脳以外の組織と同様に間葉系反応が起こる．[609] ⇨参グリオーシス→826

グリア線維 glial filament⇨参グリア原線維→825

グリア線維性酸性タンパク質 glial fibrillary acidic protein；GFAP⇨同グリア原線維→825

クリアランス clearance；C ［腎クリアランス，浄化値，清掃値］ 腎臓の役割の1つに血漿を浄化することがあるが，ある物質が単位時間(1分)にある量を排泄するために，腎臓を通過しなければならない血漿の量，すなわちある物質が単位時間に腎によって完全に清掃された血漿の量のこと．通常，$C_X = U_X \cdot V/P_X$ で表す．単位はmL/分で，C_X は物質Xのクリアランス，U_X は物質Xの尿中濃度，V は1分間当たりの尿量，P_X は物質Xの血漿濃度をそれぞれ示す．糸球体で濾過され，尿細管で分泌も再吸収もされない物質のクリアランスは糸球体濾過値(量)(GFR)であり，糸球体で濾過され，尿細管ですべて分泌される物質のクリアランスは腎循環血漿量(RPF)である．[851]

クリアランス試験 clearance test 腎機能検査の1つで，腎臓の排泄能力を検査する方法．血中および尿中の内因性物質(尿素，クレアチニンなど)や負荷物質(パラアミノ馬尿酸，イヌリンなど)の濃度と排泄量との関係から腎臓の排泄能力を検査する．パラアミノ馬尿酸クリアランスにより腎血漿流量を，クレアチニンクリアランスやイヌリンクリアランスにより腎糸球体濾過値を推定できる．[1181] ⇨参糸球体濾過値→1251

クリアランスとダイアリザンス clearance and dialysance 血液浄化器の溶質除去性能を表す指標の1つ．特に血液透析器の溶質拡散性能を評価する指標として有用．限外濾過が無視できる場合，透析器のクリアランス(C_L)は，$C_L = [(C_{bi} - C_{bo})/C_{bi}] \times Q_B$ で定義される．またダイアリザンス(D_B)は，$D_B = [(C_{bi} - C_{bo})/(C_{bi} - C_{di})] \times Q_B$ で表される．C_{bi}，C_{bo}：透析器入口および出口側における血中溶質濃度(mg/dL)，C_{di}：透析器入口における透析液中溶質濃度(mg/dL)，Q_B：血液流量(mL/分)．透析液をシングルパスで供給する場合，$C_{di} = 0$ となり，D_B は C_L に等しくなる．限外濾過がある場合には，これより複雑となるため，詳しくは他の成書を参照．[491]

クリーゼ⇨同分利→2612

クリーピング病 creeping disease ［皮膚爬行症］ 皮膚から侵入した寄生虫の幼虫が，皮下を移動して起こす皮膚病変．鉤虫や顎口虫によるものが多く，不規則に曲がった紅色の線状疹が特徴．治療には外科的摘出や，抗寄生虫薬が用いられる．[288] ⇨参線状皮膚炎→1764，幼虫移行症→2874，皮膚幼虫移行症→2477

グリーフケア grief care 重要な他者との死別という喪失体験をした人に対して，悲嘆のプロセス grief process を促進するための援助．人は大切な人の死など愛するものを失った際に，喪失の悲しみを乗りこえ，現実を受け入れていく．このプロセスでは，死を認めようとしない否認の反応が生じたり，死者に対しての怒りや恨み，自分に対する後悔や罪責感などさまざまな感情が生じてきたりする．このようなプロセスを経て，死者のいない環境に適応し，新たな生活にエネルギーを投じられるようになるためには，死者について語ったり，自分の感情を抑圧せず表現したりすることが大切であり，それを促すような他者のかかわりが援助となる．悲嘆は大切な人との死別を予期した時点から始まるといわれ，予期的悲嘆に対してのアプローチも重要である．グリーフケアは，家族や友人など身近な人や，カウンセラー，医師，看護師などの専門職，さらに同様の体験をした遺族などによって行われている．[251]

クリーム剤 cream⇨参外用剤→458

クリーランド試薬 Cleland reagent⇨同ジチオスレイトール→1304

グリーンジャーナル green journal 学術雑誌に発表された学術論文や学位論文，学生向け電子教材などのさまざまな文献を，大学など学術機関自らの手で，原則として無料で公開するための学術情報資源管理システムを機関リポジトリ Institutional Repository という．通常，論文などの著作権は発行元(出版者)に帰属することが多いが，その発行元がリポジトリへの登録を認めている雑誌などの媒体をグリーンジャーナルという．学会などが雑誌以外の場所で公開を認めているものは，多くの場合，著者最終版(最終原稿)といわれるもので，査読後，査読前のものであるか否かを問わない雑誌をグリーンジャーナル，査読後の論文のみ認めるものをブルージャーナル，査読前のもののみのイエロージャーナルなどという区分がある．イギリスのSHERPAproject が運営するシステムでは93% がグリーンジャーナル．[403]

クリーンベンチ clean bench 囲いをつくった実験台にHEPA フィルター(high efficiency particulate air filter，高性能微粒子除去装置)を通した空気を環流し，内部を陽圧にして外部からの浮遊物や微生物の流入を防止できる装置．無菌操作に用いる．[1615]

クリーンルーム⇨同無菌手術室→2781

グリオーシス gliosis ［神経膠症］ 脳組織が損傷を受けたあとには神経細胞の脱落部位を補うようにグリア細胞(神経膠細胞，アストログリア)が増加する．時間が経過するにつれ次第に密なグリア線維の集合を形成し，器質化することをいう．他臓器でみられる瘢痕に相当．器質化が完了するとグリア細胞の核も胞体も目立たなくなる．主として白質の傷害時にみられる．[441]

グリオーマ⇨同神経膠腫→1523

クリオグロブリン cryoglobulin ［寒冷グロブリン］ 寒冷下で白濁沈降し，37℃ に加温すると再溶解する性質をもつ免疫グロブリンのこと．生体内においても低温下で沈降するために，レイノー Raynaud 現象，紫斑，関節痛，腎障害などを引き起こす．このような病態はクリオグロブリン血症と呼ばれる．その構成成分より，単クローン性のⅠ型，単クローン性と多クローン性からなるⅡ型，多クローン性のⅢ型に分類される．Ⅰ型は多発性骨髄腫などのリンパ増殖性疾患，Ⅱ型，Ⅲ型は各種自己免疫疾患などでみられる．[1438] ⇨参クリオグロブリン血症→826

クリオグロブリン血症 cryoglobulinemia ［寒冷グロブ

リン血症］ 低温では沈降し，常温により再溶解する免疫グロブリンはクリオグロブリンと定義され，クリオグロブリンが血中に増加してくる病的状態をクリオグロブリン血症という．本症は基礎疾患の明らかな続発性のものと，明らかではない本態性のものとに分類される．[987]

クリオサージェリー cryosurgery ［**凍結手術，クライオサージェリー**］ 病巣を局所的に急速に凍結させて，その凍結障害を治療に利用する方法．凍結剤としては主に液体窒素（−195.8℃）が用いられていたが，近年ジュール・トムソン Joule-Thomson（JT）効果を利用した方法が可能になった．凍結子を病巣に直接押し当てる接触法は限局した部位の凍結に用いられ，凍結剤を病巣に直接吹き付ける噴霧法は広範囲の凍結に用いられる．生体組織を凍結した際には以下の変化が起こり，この現象を治療に応用する．①凍結付着：組織が低温の凍結端子に付着する現象で，過去には眼科における白内障手術（凍結摘出術）に応用されていた．②凍結固形化：出血しやすい腫瘍や，やわらかくてもろい腫瘍を固形化して摘出する．脳腫瘍や腫瘍細胞をまき散らす恐れのある生検などで応用される．③凍結炎症：凍結後，局所組織に軽い炎症反応が起こることを利用する．過去には網膜剝離の手術で応用されていた．④凍結壊死：一定の条件下で凍結・融解を行った際，生体組織が特異な形の壊死に陥ることを利用し，各種の悪性腫瘍，良性腫瘍の破壊に用いられている．皮膚腫瘍などでは直接液体窒素を接触させることで治療を行えるが，深部臓器の腫瘍に対する凍結治療を行うには，ターゲットを正確に凍結させるモニタリングが重要となる．近年，MRI 検査が凍結治療のモニタリングに有用であることが判明した．また凍結装置も，高圧アルゴンとヘリウムガスの切り替え（細管内を高圧のアルゴンガスが通過し噴出する際の JT 効果により冷却が起こり，ヘリウムガスを通した場合に解凍が起こる）によって行う方法が開発されプローブの細径化が可能になった．以上のような状況のもと，MRI ガイド下凍結治療が肝癌などで応用されつつある．組織内凍結療法は治療中の無痛性，熱によるタンパク変性がないこと等の利点があるため有望視されている．[453]

クリオスタット法 cryostat method クリオスタットは凍結包埋ブロックや，凍結切片などを作製する機能を有した組織標本作製のための装置で，標本作製のために組織などを一定の厚さに薄切することができるミクロトームの一種．これを用いた分析手法をいい，手術時の迅速標本作製にも応用されている．[491]

クリオフィブリノゲン血症⇨同寒冷フィブリノゲン血症→660

繰り返しの小外傷による症候群⇨同使いすぎ症候群→2036

繰り返し配列《DNA の》 repetitive sequence ［**反復配列**］ ゲノム中で同じ塩基配列がコピーされ繰り返されているもの．10 回から数千万回程度まで，いろいろな種類がある．真核生物のゲノム中では非反復配列よりも反復配列の占める割合のほうが多い．[1183]

クリグラー・ナジャール症候群 Crigler-Najjar syndrome ［**グルクロニルトランスフェラーゼ欠損症Ⅰ型・Ⅱ型**］ 間接（非抱合）型優位の体質性高ビリルビン血症の一病型．1952 年にクリグラー John F. Crigler とナジャール Victor A. Najjar により先天性家族性非溶血性黄疸 congenital familial nonhemolytic jaundice として報告されたが，その後，他の型の体質性高ビリルビン血症が類似の名称で報告されて紛らわしいので，今日この名称が用いられることは少ない．現在，2 型あることが知られている．ともに血清ビリルビン値以外の肝機能検査，ブロムスルファレイン試験（BSP），インドシアニングリーン（ICG）排泄能は正常．Ⅰ型は血族結婚を繰り返した家族にみられ，生後 2 日目頃から急速に高度の黄疸を生じる（血清間接ビリルビン値は 20 mg/dL 以上）．原因はビリルビン-グルクロン酸転移酵素（B-UGT）の遺伝子異常による酵素欠損で，常染色体劣性遺伝．光線療法は延命効果のみで，核黄疸により 1 歳未満で死亡し，肝臓移植が唯一の治療法．Ⅱ型は 1962 年にアリアス Irwin M. Arias らによって，フェノバルビタールによって治療できる病態として報告されたもので，原因は B-UGT の活性低下．ジルベール Gilbert 症候群との本質的な差は不明．遺伝形式は常染色体劣性で一部常染色体優性とされている．胆汁の分画はビリルビンモノグルクロナイド（BMG）が 80% 以上を占める．Ⅰ型との鑑別は，血清ビリルビン値が低いこと（6-20 mg/dL）とフェノバルビタールによる酵素誘導によりビリルビン濃度が著明に減少し，黄疸が軽減することで，成人まで生存可能．両型とも非常にまれなもので，わが国にも数例しかないといわれている．[60,279] ⇨参家族性非抱合型高ビリルビン血症→515，高ビリルビン血症→1052

クリグラー培地 Kligler medium アメリカの細菌学者クリグラー Israel J. Kligler によって考案された寒天培地．寒天培地を試験管の中で上層 1/3 は斜面に，下層 2/3 は高層に固めた半斜面または高層斜面培地．腸内細菌科などのグラム陰性ブドウ糖発酵細菌の鑑別同定に用いられる．この培地に菌を接種することにより，ブドウ糖および乳糖の発酵，硫化水素産生，ガス産生などを知ることができる．[324]

グリコアルブミン glycated albumin，glycoalbumin；GA ［**糖化アルブミン**］ 血清アルブミンの糖化産物．タンパク質はブドウ糖と結合して糖化する．タンパク質は糖化するとアルジミンとなり，不可逆的なアマドリ転位を起こし，糖化タンパク質を生成する．アルブミンはヘモグロビンより半減期が短いので，最近 2-4 週間の血糖コントロールの指標となる．[418]

クリコイドプレッシャー cricoid pressure⇨同輪状軟骨圧迫法→2952

グリコーゲン glycogen，hephormone ［**糖原，ヘパチン**］ 化学式 $(C_6H_{10}O_5)n$．グルコースが多数結合した動物における貯蔵型の糖質．分子量数百万程度のことが多い．α-D-グルコースが α1→4 結合で直鎖をつくり，数残基ごとに α1→6 結合により分岐する．肝臓，筋肉に多く分布し，ブドウ糖に分解されて生体のエネルギー源になる．[1617]

グリコーゲン合成 glycogen synthesis⇨同糖生成→2112

グリコーゲン合成酵素 glycogen synthase ［**グリコーゲンシンターゼ**］ UDP グルコース（ウリジン二リン酸グルコース．グルコースが活性化したもの）をグリコーゲンの糖鎖に転移させ，糖鎖を伸長させる酵素．リン酸化されると非活性型の D 型になり，脱リン酸化されると活性型の I 型になる．[1183]

グリコーゲンシンターゼ　glycogen synthase⇨同グリコーゲン合成酵素→827

グリコーゲン性心肥大症⇨同αグルコシダーゼ欠損症→14

グリコーゲン病⇨同糖原病→2103

グリコーゲン分解⇨同糖原分解→2103

グリコーゲン変性　glycogen degeneration ［糖原変性］ グリコーゲンの合成・分解過程の異常に基づき，細胞内にグリコーゲンが異常に蓄積する状態をいう．代表的疾患は糖原病であり，酵素欠損により心筋，骨格筋，肝臓などにグリコーゲンが異常蓄積する．糖尿病などの場合，肝細胞の核内にグリコーゲンが異常蓄積することが多くこれを核糖原と呼ぶ．肝性脳症の場合は星状膠細胞の核糖原がほぼ必発であるが，これはアルツハイマー Alzheimer II 型グリアの核所見である.[609] ⇨参巨大星状膠細胞→783

グリコーゲンホスホリラーゼ⇨同ホスホリラーゼ→2702

グリコール中毒　glycol poisoning⇨同エチレングリコール中毒→362

グリコカリックス⇨同糖衣→2092

グリコゲナーゼ⇨同βアミラーゼ→17

グリコゲネシス　glycogenesis　グリコーゲン合成のこと．グルコースからグリコーゲンを生成する過程をいう．動物では主に肝臓と筋肉で行われる.[1183] ⇨参糖生成→2112

グリココール　glycocoll⇨同グリシン→828

グリコサミノグリカン　glycosaminoglycan⇨同ムコ多糖類→2784

グリコシド　glycoside ［配糖体］ 糖のアノマー性水酸基が他の原子あるいは反応基で置換された化合物の総称．生物界に広く存在する．糖と非糖成分とが結合したものや多糖類などの種類がある．前者の非糖成分をアグリコンといい，アルデヒド，カルボン酸，フェノール類などからなる．植物配糖体にはアントシアニン，サポニン，ジギタリスなどがある．配糖体は生理活性をもつものが多い．水溶性が高く，湯で抽出する漢方薬の重要な成分である．ヌクレオシドも配糖体の一種.[462]

グリコシルヘモグロビン⇨同ヘモグロビン A_{1c}→2632

グリコプロテイン⇨同糖タンパク質→2118

グリシン　glycine；Gly，G ［グリココール，アミノ酢酸］ $C_2H_5NO_2$．分子量 75.07．側鎖に水素原子をもつだけの最も単純な天然アミノ酸．不斉炭素をもたず，立体異性体がない．水によく溶け甘味をもつのでグリココールとも呼ばれる．生体内ではセリンから合成される.[462]

グリシン過剰血症　hyperglycinemia⇨同高グリシン血症→992

グリシン尿症　glycinuria　グリシンのみが尿中に排泄される病態．尿細管管腔側にはイミノ酸(プロリン，ヒドロキシプロリン)とグリシンに共通の輸送担体と，グリシンのみを輸送するものと少なくとも 2 種類が存在する．前者の障害ではイミノ酸とグリシンの両者の尿中排泄増加を示すイミノグリシン尿症となり，常染色体劣性遺伝である．後者の輸送担体の障害あるいはイミノグリシン尿症のヘテロ接合型ではグリシンのみが尿中に排泄される．これをグリシン尿症といい，常染色体優性遺伝の形式をとる．血中グリシン濃度に異常は認められないが，尿細管でのグリシンの再吸収が障害されることから尿中排泄は 500-1,000 mg/日と増加する．きわめてまれな疾患.[491]

クリステレル胎児圧出法　Kristeller expression ［胎児圧出法］ 分娩第 2 期において，腹壁の上から子宮底部に当てた両手で陣痛発作時に胎児の殿部を母体脊柱方向に押し娩出させる方法．子宮胎盤循環の悪化，子宮破裂，母体内臓損傷を起こす危険があり，1-2 回にとどめる．クリステレル Samuel Kristeller はドイツの婦人科医(1820-1900).[1323]

クリスマス因子　Christmas factor⇨同第IX因子→1856

クリスマス病　Christmas disease⇨同血友病 B→931

クリセオバクテリウム〔属〕　*Chryseobacterium*⇨同フラボバクテリウム〔属〕→2578

グリセリド　glyceride⇨同中性脂肪→1994

グリセリン浣腸　glycerin enema；GE　グリセリンは 3 価脂肪族アルコールの一種で，無色で甘みのある粘稠な液体．浣腸には通常 50% 溶液を用いるが，液の吸湿性と局所刺激作用により，便を軟化し，排便を促す作用をもつ．最近は薬液，浣腸器，カテーテルが一体になったものが市販されている．まず患者を左側臥位で，膝をかかえるような屈曲位をとらせる．カテーテル先端に局所麻酔薬のゼリーや潤滑油をつけたのち，肛門から愛護的に 5-10 cm 程度挿入する．患者が痛みを訴えないかを確認しながら緩徐に液を注入し，5 分前後がまんさせたのちに排便させる．使用液量は，成人 60-120 mL，学童 50 mL，幼児 30 mL，乳児 20 mL 程度．石けん浣腸や微温湯洗腸と比較して液量が少なく，深部大腸の残便まで排泄させるのには不十分なことがある．イレウスや大腸の強度狭窄例では穿孔をきたすおそれがあるため浣腸は禁忌.[392] ⇨参石けん浣腸→1733，灌注排便法→641，高圧浣腸→970

グリセリン筋　glycerinated muscle ［グリセロール筋］ グリセリンを含む溶液で処理した筋．細胞膜などの膜構造がこわれ，筋収縮を調節するタンパク質が溶出し，アクチン，ミオシン系の収縮構造しか残っていない．収縮能は保存されており，ATP の投与により収縮する.[97]

グリセルアルデヒド-3-リン酸　glyceraldehyde-3-phosphate　生体内の解糖系，発酵，ペントースリン酸回路などの糖代謝における重要な中間体の 1 つ．グリセルアルデヒド-3 リン酸脱水素酵素の作用により，ニコチンアミドヌクレオチドの NAD^+ ($NADP^+$) に水素を与え，1 位の炭素にリン酸を結合した高いエネルギー化合物，1,3-ジホスホグリセリン酸になる．また，アルドラーゼの作用により，フルクトース 1,6-二リン酸が開裂(共有結合が切断されること)して，ジヒドロキシアセトンリン酸とグリセルアルデヒド-3-リン酸が生成する.[92]

グリセロールエステルヒドロラーゼ　glycerol ester hydrolase⇨同リパーゼ→2929

グリセロール筋　glycerol-extracted muscle⇨同グリセリン筋→828

グリセロール検査　glycerol test　内リンパ水腫の有無をみる検査．利尿作用のあるグリセロールを服用し，服用前と服用 3 時間後の純音聴力閾値を比較する．検査中は水分摂取(飲食，点滴など)を禁じる．利尿により内リンパ水腫が軽快すれば聴力が改善．2つ以上の周波数で10 dB以上の改善をみれば陽性，3周波数(250，500，1,000 Hz)で5 dBまたは1周波数で10 dB以上の改善をみれば偽陽性とする．[1569]

グリセロールリン酸シャトル glycerol phosphate shuttle 細胞内ブドウ糖は解糖系によってピルビン酸となり，25-30% はさらにミトコンドリアで酸化される．解糖系で生じたNADH(ニコチンアミドアデニンジヌクレオチド)をミトコンドリア電子伝達系に運ぶのがグルセロールリン酸シャトルである．[987]

グリセンチン glicentin ［**プログルカゴン**］ 回腸下部消化管(L細胞)では，プレプログルカゴン(グルカゴン前駆物質)からグリセンチンとGLP-Ⅰ(グルカゴン様ペプチド-Ⅰ)，GLP-Ⅱが生成される．グリセンチンは69のアミノ酸からなる．グリセンチンはさらにオキシントモジュリンとGRPP(グリセンチン関連膵ペプチド glicentin related pancreatic peptide)に分かれる．オキシントモジュリンには胃酸分泌抑制作用があるが，グリセンチンの作用は不明．[991] ⇨参エンテログルカゴン→383

グリソール徴候 Grisolle sign 痘瘡と麻疹の発疹を識別するための徴候．皮膚を伸展したとき発疹を触れれば痘瘡とし，触れなければ麻疹とする．フランスの内科医グリソール Augustin Grisolle (1811-69) にちなんで名づけられた．[543]

グリソン係蹄(けいてい) Glisson sling 頸椎の介達牽引に使用する係蹄(バンド状のつり器具)．これを使用する牽引をグリソン牽引という．前方は下顎に，後方は後頭隆起に皮製または布製の係蹄を当て，仰臥位または椅座位で頭部を持続的または間欠的に牽引する．仰臥位では3-10 kg，椅座位では10-15 kgの牽引力が必要である．牽引力は直達牽引に劣るものの簡易な方法として頸椎椎間板症，頸椎症，頸肩腕症などに用いられる．イギリスの解剖・病理・生理学者 Francis Glisson (1597-1677) により考案された．[592] ⇨参グリソン牽引法→829

グリソン牽引法 Glisson traction 頸椎の安静位を得るための牽引法の1つ．介達牽引法で，変形性脊椎症などの保存療法として，頸部の安静を目的として行われる．オトガイ(頤)と後頭部に革製(または布製)のバンドをかけ頭側へ引く．簡便ではあるが牽引力は弱い．強く引きすぎると下顎痛を起こす．整復目的には不適．[1030]

●グリソン牽引

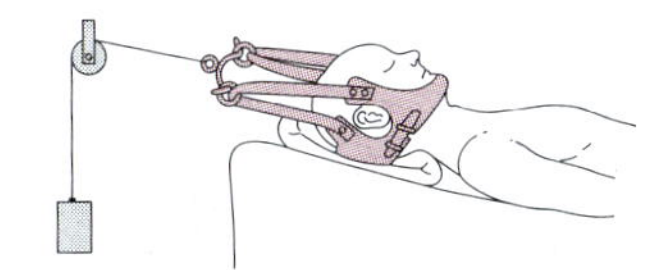

グリソン鞘(しょう) Glisson sheath (capsule) ［**小葉間結合織，血管周囲線維鞘**(しょう)］ 肝表面の漿膜(腹膜)下にある結合組織は肝実質内に入り，小葉間結合織となり肝実質を無数の肝小葉に分ける．この小葉間結合織をグリソン鞘と呼び，血管系，胆管，リンパ管や神経がグリソン鞘内を通過する．小葉間動脈(固有肝動脈枝)，小葉間静脈(門脈枝)と小葉間胆管を肝の三つ組(門脈三つ組 portal triad)といい，グリソン鞘を同定するのに重要である．グリソン Francis Glisson (1597-1677) はイギリスの解剖・病理・生理学者．[829]

クリチジン中毒 clitidine poisoning クリチジンはドクササゴ(ヤブシメジ，ヤケドキン)から得られる有毒の代謝産物．摂取後6時間程度で嘔気，全身倦怠感が生じ，3-5日後に発赤，腫脹とともに手足の指先に焼き火箸を刺すような激しい痛みが現れ，1か月以上続く．死に至ることはまれ．この激痛はアスピリンやモルヒネでは抑制できない．治療は活性炭投与による毒物の除去，血液灌流や血液透析などによる排泄促進，ニコチン酸とアデノシン三リン酸二ナトリウム水和物の投与，対症療法．[1579]

クリックサイン click sign ［**オルトラニ徴候，クリックテスト**］ 新生児期における先天性股関節脱臼の徒手診断法の1つ．術者は仰臥位にした患児の足側に立つ．股・膝関節をそれぞれ約90度に屈曲し，術者の両手を膝に当て母指を大腿内側に，他の四指を大腿外側に当てがう．股関節を内転，内旋し，大腿骨頭が臼蓋縁から転位するように，膝を大腿長軸近位方向に軽く圧迫し，次いで股関節を外旋，外転(開排)しながら，第2・第3指で大転子を上方に持ち上げるようにすると，不安定性がある場合，整復された音であるクリックが生じる．イタリアの医師オルトラニ Marius Ortolani が1935年に発表した．検査時期は生後1週間前後までに行うことが望ましく，脱臼そのものというより，その時期の股関節の不安定性の有無の検査法として有用である．しかし，この検査を繰り返したり強い力を用いることは骨頭や臼蓋縁を損傷する危険があるので注意を要する．[1412] ⇨参先天性股関節脱臼→1781

クリック収縮後期雑音症候群⇨同僧帽弁逸脱症候群→1826

クリック《心音の》⇨同収縮期クリック→1369

クリックテスト click test⇨同クリックサイン→829

グリッド grid ［**遮光格子，遮蔽**(しゃへい)**格子，X線グリッド**］ X線像の鮮鋭度やコントラストの低下のもととなる散乱線を減少させるために用いる格子．薄い鉛の箔をX線の入射方向に並べて散乱線を遮断する．ポッター・ブッキー Potter-Bucky 式は鉛箔が厚いので，縞目がうつらないようにX線曝射中グリッドを移動させる．リスホルム Lysholm 式の鉛箔はずっと薄く縞目も細かいので，曝射中必ずしも動かさなくてよいが，最近はこれも移動させることが多い．[264]

クリップ clip ［**挟子**］ 組織，血管などをはさむ，あるいは接合させるための小さな器具の一種．小血管をはさんで止血する血管クリップ，脳動脈瘤の基部をはさむクリップ，皮膚を縫合するクリップなどがある．[485]

クリッペル・ウェーバー症候群 Klippel-Weber syndrome ［**血管拡張性肥大症，クリッペル・トレノネー・ウェーバー症候群**］ 1肢または2肢以上におよぶ赤ワイン様母斑(単純性血管腫)，軟部組織と骨の肥大を主徴とする症候群．動静脈瘻，静脈瘤の両者もしくはいずれかの脈管の異常を伴う．原因は不明であるが，骨の肥大は動静脈瘻や静脈瘤に伴う静脈圧の亢進によると考えられている．難治性潰瘍と毛細血管の増殖による偽カポジ Kaposi 肉腫を合併することもある．難治性で，症例によっては動静脈瘻塞栓術，骨切り術や下肢切断術が必要となる．クリッペル Maurice Klippel

はフランスの神経科医(1858-1942)，ウェーバー Frederick Parkes Weber はイギリスの医師(1863-1962)．[235]

クリッペル・トレノネー・ウェーバー症候群 Klippel-Trénaunay-Weber syndrome⇨同クリッペル・ウェーバー症候群→829

クリッペル・ファイル症候群 Klippel-Feil syndrome ［先天性短頸症候群］ 短頸，頸部可動域制限，項部頭髪線低位を3主徴とする，2個以上の頸椎が癒合した先天的な疾患．合併症としてはシュプレンゲル Sprengel 変形(先天性肩甲骨奇形によって生じる非対称胸郭)，二分脊椎，頭蓋底陥入症がある．頸椎症性脊髄症による麻痺をきたす場合は手術が適応となる．クリッペル Maurice Klippel (1858-1942)，ファイル André Feil (1884年生まれ)はフランスの神経科医．[89]

●クリッペル・ファイル症候群

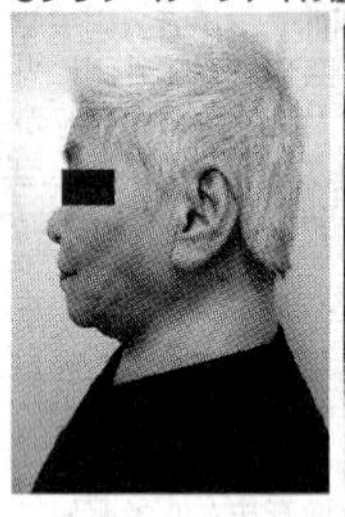

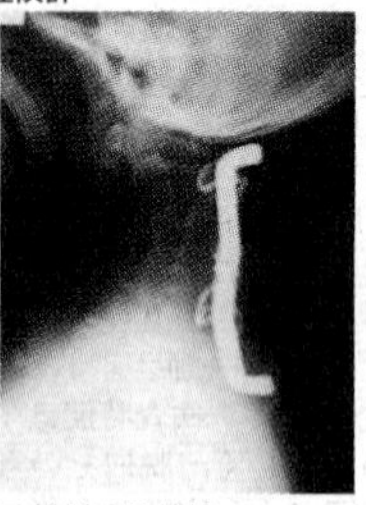

癒合椎

頸椎側面X線像

クリティカルケア看護 critical care nursing クリティカルとは，危機的，重篤，臨界などの意味をもつ．アメリカにおいて1970年代に組織された新たな分野であり，アメリカクリティカルケア看護師協会(AACN)は，「生命を脅かす健康問題に対する人間の反応について取り扱う看護の専門分野」と定義している．わが国では，ICU・CCU看護，急性期看護，救急看護など，生命の危機状況にある患者への看護を包括した専門分野としてとらえ，2000(平成12)年に日本看護系大学協議会が専門看護師教育課程として分野認定した．また2004(同16)年には日本クリティカルケア看護学会が創設され，クリティカルケア看護を「あらゆる治療・療養の場，あらゆる病期・病態にある人びとに生じた，急激な生命の危機状態に対して，専門性の高い看護ケアを提供することで生命と生活の質(QOL)の向上を目指す」と定義している．[171] ⇨参ICU看護→65，CCU看護→34，救急看護→718

クリティカルシンキング critical thinking 批評的な思考能力，問題解決能力，創造的思考，意思決定能力など定義はさまざまである．アルファロ Rosalinda Alfaro-LeFevre によれば「意図的な目標志向型の思考」と定義されており，科学の原理と方法を基盤に，憶測ではなく証拠(事実)に基づいて判断を下す思考をいい，具体的には，①探求的態度を保つ，②系統だった方法に従って発見をする，③情報の信頼性を確認する，などを基本とする．さらに，ものごとに対する思慮深い内省的思考，新しい仮説や可能性を検討する能力などを含む認識過程である．看護者が患者に意図的に介入するとき，こうした思考能力が問題解決的アプローチを可能にする．[282]

クリティカルパス〔ウェイ〕 critical path〔way〕 ［クリニカルパス，ケアパス，ケアマップ］ 患者の退院に向けて，セルフケア能力向上を含めた効果的な回復を目指し，入院中のケアの流れを効率よく組み立てていこうとする考え方．ケアマップと呼ぶこともある．もともとはアメリカの産業界が1950年代に作業工程の効率化を目指して開発した，流れ作業の中で最も時間を必要とする作業を序列してできた「臨界経路」を意味する．医療の世界においては，患者に必要なアセスメントとケアの流れが標準化され，予防的な介入やタイムリーな評価を可能とし，ひいては医療の効率化と医療費の削減に貢献するものとして，アメリカはもとより日本でも普及している．[415]

クリニカルアタッチメントレベル clinical attachment level ［アタッチメントレベル］ 歯肉の付着部位が歯周組織のどこに位置するのかを示す指標で，歯周組織破壊の程度を示す指数．臨床的には，通常はセメント-エナメル境(CEJ)を基準点として，歯周ポケット底部までの距離を目盛りつきの歯周プローブで測定した値(mm)で示す．歯周病の進行状態や治療改善の程度を知る目的で診査に用いられる．歯肉の付着量が失われた場合をクリニカルアタッチメントロス，治療効果で改善された場合をクリニカルアタッチメントゲインという．[434]

クリニカルインディケーター clinical indicator ［臨床評価指標］ 医療の質の評価手段として用いられる指標．医療の経過もしくは結果から導き出された指標に基づいて，現実に行われている医療の質を評価する．インディケーターには，個別の医療行為に対するものと病院全体の医療行為をみるものがあり，またすべての疾患に適応できる死亡率などのような一般的なものと，疾患や処置ごとに特異的なインディケーターもある．ある患者に対する手術を例にとると，退院までの日数が短いほど質の高い手術といえる．すなわち在院日数が指標の1つとなる．しかし，疾患の重症度によっても在院日数は変化するので，この要素も指標に加える必要がある．これらの指標に対して一定の基準値を設け，それに基づいて評価する．

クリニカルエンジニアリング clinical engineering；CE ［臨床工学］ ①広義には，医用工学 medical engineering(ME)のうち，特に臨床に関する領域をいう．例えば心電図，筋電図，脳波などをはじめとする各種臨床検査に用いるもの，低周波からレーザー光線，X線に至る電磁波を利用した治療，あるいは臨床で用いる医療情報システムなどを研究・開発する学問．②狭義には，医療機器の保守，点検，管理，改善，開発などに関する技術・学問の領域を指す．特に，循環(体外循環装置，除細動器など)，呼吸(人工呼吸器など)，代謝(血液浄化装置など)など，それぞれの機能を補助・代替する装置や機器の操作と保守点検に携わることが多く，これに携わる者として，1987(昭和62)年，「臨床工学技士法」が成立し，国家資格としてその業務が定められている．[543] ⇨参メディカルエレクトロニクス→2802，メディカルエンジニアリング→2802

クリニカルオーディット⇨同メディカルオーディット→2802

クリニカルガバナンス clinical governance 臨床での

医療の質の高さと医療の安全性を高めるために導入された，臨床面の統治システム．企業の経営を監視し，企業の不祥事を防ぐためのシステムであるコーポレート・ガバナンスから派生した概念でもある．1998年，イギリスの王立病院で起こった事件を契機に誕生した．日本とイギリスでは医療体制の違いはあるものの，患者の視点を重視すること，外部評価や医療監査の導入，臨床医療の質のチェック，臨床指標の設定など，いくつかの共通するポイントがある．

クリニカルスペシャリスト clinical specialist 医療関連企業において，医療機器や医療用具の使い方，製品特性などを社内の営業や製品の納品先で，医師や患者に説明する職種．[980]

クリニカルナーススペシャリスト⇨回専門看護師⇀1796

クリニカルパス clinical path⇨回クリティカルパス〔ウェイ〕⇀830

クリニック⇨回診療所⇀1608

クリフォード徴候 Clifford sign ［胎盤機能不全症候群］ 過期妊娠(妊娠42週以降の妊娠)での胎児の特徴であり，皮下脂肪が少なくやせ気味で，しわの多い老人様顔貌，胎便による皮膚の黄染，一部の表皮がはがれ，手のひらや足裏にしわが多い．過期妊娠では胎盤機能不全により，新生児仮死，胎便吸引症候群，低血糖，多血症，低体温の原因となる．[1323]

クリプス⇨回複合性局所疼痛症候群⇀2534

クリプトコッカス症 cryptococcosis ［ブッセ・ブシュケ病，ヨーロッパブラストミセス症］ クリプトコッカス・ネオホルマンス *Cryptococcus neoformans* による真菌感染症で，初発部位として肺に感染することが最も多く，次第に脳・脳脊髄膜などに広がり皮膚粘膜や骨格系，さらに内臓に及ぶこともある．初期には咳などの呼吸器症状，脳・脳脊髄膜などに及ぶと頭痛や視力・言語障害などの神経症状を伴う．抗真菌薬投与により治療するが，肺クリプトコッカス症は軽症で無自覚のこともあり，自然治癒することも多い．[324]

クリプトスポリジウム症 cryptosporidiosis ヒトの場合は，原虫の一種であるクリプトスポリジウム *Cryptosporidium parvum* の感染で起こるとされている．*C.parvum* は小腸上皮細胞の微絨毛内に寄生し下痢を起こす．自然治癒傾向の強い疾患であるが，免疫能が障害されているヒトでは重症化し死亡することもある．水道を介した集団感染が起こることがある．[288]

クリプトン 81 m krypton-81 m；^{81m}Kr 放射性希有ガスで，主に肺換気シンチグラフィーに用いられるが，肺血流シンチグラフィー，脳血流シンチグラフィーにも使用できる．物理学的半減期は13秒と非常に短く，ジェネレーター(カウ)の形で供給される．ジェネレーターとは短半減期の核種が病院内で得られる装置．半減期が長い親核種〔クリプトン 81 m(^{81m}Kr)の場合はルビジウム 81(^{81}Rb)〕が封入されており，放射平衡を利用して親核種の崩壊により生じた娘核種だけを一定時間にわたり容易に抽出できる構造になっている．肺換気シンチグラフィーでは，カウに酸素ガスを注入して ^{81m}Kr ガスを溶出させ，患者に持続吸入させて撮影する．肺血流シンチグラフィーでは，カウにブドウ糖液を注入して ^{81m}Kr ガスを溶出させ，それを持続静注して撮影する．[737] ⇨参ジェネレーター⇀1223

クリプトンレーザー krypton laser 主に網膜光凝固に用いられるレーザーの1つ．混濁にあまり影響されないので，白内障を合併している症例などの光凝固に用いられることが多い．希ガスイオンレーザーの1つで476，530，647 nm の主発振波長を有する．[257]

クリミア・コンゴ出血熱 Crimean-Congo hemorrhagic fever；CCHF ブニヤウイルス科 Bunyaviridae のクリミヤ・コンゴ出血熱ウイルスによる出血傾向を示す感染症で，「感染症法」では一類感染症に分類．宿主はヒツジ，ヤギ，ウシ，ラクダなどであり，マダニ科の *Hyalomma marginatum* はウイルスの宿主であると同時にヒトへの媒介生物である．ウイルス感染動物の血液，体液も感染源となる．ヒト同士は，患者の血液，体液の接触により感染する．潜伏期はマダニの刺咬から3-6日で，主症状は突然の発熱，悪寒，頭痛，筋肉痛，嘔吐，腹痛，関節痛など．重症例では全身の出血と血管系の虚脱が典型的症状としてみられ，死亡率が高く，肝腎不全と消化管出血が著明．特異的治療法はなく，感染予防には基本的バリア(ガウン，手袋，マスクの装着)を行う．一類感染症に定められているので，診断した医師は最寄りの保健所に届け出る．また「学校保健安全法」で，予防すべき感染症の第1種に定められており治癒するまでは出席停止となる．現在は東欧，中近東，中央アジア，アフリカ地域で発生がみられる．流行地域では，ダニに刺されないように注意する．[206]

クリムスキー法 Krimsky prism test⇨回プリズム反射試験⇀2581

栗山幸庵 Kuriyama Kouan 江戸中期の古方派医師［1728-1791(享保13～寛政3)］．孝庵ともいう．長門国萩(現山口県)に生まれる．父は萩藩医．山脇東洋に師事．東洋の志を継いで，1758(宝暦8)年3月26日男刑屍を解剖，観臓した．ついで翌年6月21日にはわが国初の女屍の解剖を行った．このとき，長崎より来た外科医の田英仙が執刀した．「子宮は膀胱の後に蝦蟆の伏する如し」と記している．これらの解剖により『九臓図志』『女体解剖図志』の図巻をつくった．[654]

クリューヴァー・ビューシー症候群 Klüver-Bucy syndrome クリューヴァー Heinrich Klüver とビューシー Paul Bucy(1937)により，サルの両側頭葉を切除すると視覚失認(精神盲：危険なものにも平気で近づく)，何でも口に入れる傾向(oral tendency)，情動反応の欠如や表情の減少といった情動行動の変化，性行動の亢進(同性間性行動，自慰行動の増加)，食事習慣(異食症：普段食べないものを食べたり，肉類を好んだりする)などの変化がみられることが報告され，この名がつけられた．これはヒトにおいて，てんかんの側頭葉切除術後にみられる症状(無為，健忘，保続など)と類似することが指摘されている．また単純ヘルペス脳炎後遺症の側頭葉症状としてもみられる．[1263]

グリュンツィッヒカテーテル Grüntzig catheter ドイツのグリュンツィッヒ Andreas R. Grüntzig(1939-85)が考案したダブルルーメン・バルーンカテーテルで，膨張可能なポリ塩化ビニール製のソーセージ型バルーンが先端についている．1974年，浅大腿動脈の血管形成に用い，1975年，改良したカテーテルではじめて冠動脈形成術を行い，商品化して普及させた．[1182]

クルーケンベルグ腫瘍 Krukenberg tumor ［転移性卵巣

癌] 胃癌や大腸癌など消化器系悪性腫瘍の転移によって起こる二次的卵巣癌で粘液細胞癌であることが多い．卵巣原発の癌と鑑別することが重要で，クルーケンベルグ腫瘍が疑われた場合は消化器系の精査が必要である．超音波断層法や腫瘍マーカーなども鑑別診断に役立つ．病理組織では印環細胞 signet ring cell が特徴的である．ドイツの病理学者クルーケンベルグ Friedrich E. Krukenberg(1871-1946)が最初に報告した．[998]

クルーズトリパノソーマ *Trypanosoma cruzi* アメリカトリパノソーマ病(シャーガス Chagas 病)の原因原虫で，サシガメによって媒介される．哺乳類中の血中のトリポマスティゴートと呼ばれる段階の原虫が，吸血に際しサシガメに取り込まれると，サシガメ体内で変態し，増殖してメタサイクリックトリポマスティゴートと呼ばれる段階の原虫となり糞便中に排出され，これが粘膜や皮膚の傷から哺乳類の体内に侵入する．その後，体内の細胞に感染してアマスティゴートと呼ばれる段階の原虫となり増殖．その後，細胞外に出てトリポマスティゴートと呼ばれる原虫となる．一部は新しい細胞に感染しアマスティゴートとなり増殖し，上記のサイクルを繰り返す．血中のトリポマスティゴートの一部はサシガメに吸血される．[288] ⇨参サシガメ類→1186，アメリカトリパノソーマ病→181

クルーゾン・アペール病 Crouzon-Apert disease⇨同アペール症候群→173

クルーゾン病 Crouzon disease 頭蓋骨の冠状・人字・矢状縫合が早期に癒合するために頭蓋の変形が起こり，眼窩が浅いために眼球が突出し，ときに知的障害を認める．常染色体劣性遺伝形式をとるが，突然変異によるものも多い．[1631] ⇨参アペール・クルーゾン症候群→172

クループ croup 喉頭部の狭窄または閉塞が起こり，そのため吸気性喘鳴，犬吠様咳嗽，嗄声を認める疾患．感染，アレルギー，テタニーによって喉頭部に痙攣や浮腫を生じるために起こる．ジフテリア菌によって偽膜が形成されて狭窄を起こすのは真性クループと呼んで区別されることがあるが，ジフテリアによるものは最近は認められない．近年ではパラインフルエンザⅠ型・Ⅱ型，アデノウイルス，細菌では百日咳菌 typeB によるものが多い．細菌感染によるものはインフルエンザ桿菌を想定してアンピシリン水和物，セフォチアム塩酸塩(CTM)，セフォタキシムナトリウム(CTX)などを使用することが多い．インフルエンザ桿菌によるクループは重篤なことが多いためである．[1631] ⇨参偽膜性喉頭炎→706，声門下喉頭炎→1709

グループ訓練 group training 集団で行われる訓練．参加者には他の参加者との協調性や競争意識が発生し，さらに集団で楽しみながら行うことで訓練の持続性があり，訓練効果も高いことが知られている．近年，心臓リハビリテーション領域では，回復期の虚血性心疾患患者の機能維持や再発予防目的にスポーツを用いた集団(スポーツ)運動療法が取り入れられている．[614] ⇨参集団訓練→1376

グループ診療 group practice, group medicine [グループプラクティス] 1人の医師の単独開業による診療所医療，いわゆるソロプラクティスに対して，複数の医師が関与した診療所医療をいう．本来的な意味は，複数の医師による対等な関係でのグループ開業であるが，わが国の「医療法」ではそのような形態での開業を想定していないため，届け出に際して管理者(院長)を明確にするよう指導されるなど，事実上認められていない．したがって，厳密な意味でのグループプラクティスは存在しないが，医療法人であれば診療所でも複数の医師が経営に関与することができる．しかし，法人の理事長は1人なので対等な関係にはなりえず，複数の医師が働く医療法人の診療所がグループ診療といえるのか議論がある．最近では複数の診療所が同一建物内で開業したり，あるいは診療所間の連携を強めたグループ化が試みられており，これらを含めてグループ診療と考える傾向がある．今後は，在宅療養支援機能を強化するために，診療所にグループ診療を導入することが議論されつつある．[1010]

クループ性肺炎⇨同大葉性肺炎→1903

グループセラピー group therapy⇨同集団療法→1377

グループダイナミックス group dynamics [集団力学] 集団の中では人間の意識や行動はその集団の力による影響や支配を受ける．この集団のもつ力動的作用や法則を社会心理学的に研究しようとするものが集団力学である．1930年代にレヴィン Kurt Lewin(1890-1947，ドイツの心理学者)は彼の「場の理論」に基づいて小集団の中の人間行動を実験的に研究したが，その際，これをグループダイナミックス研究と呼んだ．今日では対象は小集団にとどまらず，地域社会や企業組織など実際社会の集団研究に及んでいる．純粋な理論的研究だけでなく，実験的研究による成果を現実の社会活動に生かし，またその実践結果を再び理論的研究の場に返すという理論と実践の統合をアクションリサーチといい，教育や産業などさまざまな領域での研究に援用されている．[433] ⇨参アクションリサーチ→139

グループプラクティス⇨同グループ診療→832

グループホーム group home 認知症や知的障害，精神障害をもつ者，および高齢者が家庭的な環境で共同生活を行う施設．ヨーロッパで発達し，わが国では1997(平成9)年から政府が導入を決めた．2000(同12)年の「介護保険制度」施行前の280程度から2005(同17)年には7,500程度まで急増した．「自宅ではない在宅」と称される高齢者グループホームは，中程度の認知症高齢者3人につき1人の介護職員の世話を受けながら，9人が1単位として暮らす家で，家庭的な雰囲気で認知症の進行抑制に効果があるとされるが，サービスや費用には格差がある．各人が個室をもつが，共同で食事の支度や掃除，洗濯をする準家族的な集団で，特定の訓練プログラムはない．ただ収容するのではなく自立を支援するものであり，認知症対策の切り札とされるが，質の向上が問われており，介護保険を利用できるグループホームは年1回第三者評価の公表を義務づけられている．[1039] ⇨参グループホーム制度→832，認知症対応型共同生活介護→2271

グループホーム制度 group home system 認知症や知的障害・精神障害をもつ者および高齢者が5-9人程度の家庭的な環境で共同生活を行うことをグループホームといい，これを支援する制度．①老人福祉における認知症対応型老人共同生活援助事業，②知的障害者福祉における知的障害者地域生活援助事業，③精神障害者福祉における精神障害者地域生活援助事業の3つのタイプがある．①では家庭的な環境で共同生活を行うことにより，認知症の進行を緩やかにし，問題行動を減少させるなど，精神的な安定を図り健康で明るい生活を送れるよう支援している．②では知的障害者が一定の経済的負担を負って共同で生活する形態をとり，同居の世話人または近くの入所施設の協力を受けながら地域生活を送れるよう支援している．③では精神障害者が指導員や世話人による食事の世話，金銭出納に関する助言，服薬指導，日常生活面の相談・指導によって自立生活の助長を図れるよう支援している．[457]

グルーベル・ウィダール反応 Gruber-Widal reaction⇨同ウィダール反応→311

グル音 gurgle ［腹鳴，腸雑音，腸音］ 腸管の蠕動運動による腸内内容物，ガスの移動に伴う音．聴診器による腹部聴診にて聴取する．腸管の蠕動運動が減弱する麻痺性イレウス，急性腹膜炎ではグル音消失，狭窄や閉塞では増強し高い音を含む金属音が響くような音が聴取される．[1594]

グルカゴノーマ glucagonoma ［グルカゴン産生腫瘍］ 膵島のα細胞より発生する腫瘍で，グルカゴンの過剰分泌により糖・アミノ酸代謝異常をきたす．この代謝異常のため，体重減少，耐糖能異常，皮疹，口内炎，貧血などを呈する．診断は臨床症状のほか，血中グルカゴン高値，血中アミノ酸低値が手がかりとなる．治療は，切除可能例に対しては腫瘍を含めた膵切除を行うが，腫瘍径が小さい場合には無症状のため発見が難しい．腫瘍径が5cm以上の大きいものは悪性度が高く，浸潤・転移をきたしやすい．しかし経過が比較的緩徐であるため，根治術不能であっても薬物療法(ストレプトゾトシン；未承認，ダカルバジン；本疾患への適応なし)，転移巣への治療の進歩などにより予後の改善が期待される．[1395] ⇨参膵島腫瘍→1625，グルカゴノーマ症候群→833

グルカゴノーマ症候群 glucagonoma syndrome グルカゴン産生腫瘍(グルカゴノーマ)が原因で起きる病態．グルカゴンによって肝グリコーゲン分解とアミノ酸からの糖新生が亢進し糖尿病となるとともに，アミノ酸が消費されるため低アミノ酸血症をきたす．診断は著明な高グルカゴン血症，低アミノ酸血症，皮膚症状と腫瘍の存在によってなされる．グルカゴン産生腫瘍がグルカゴンを大量に産生すると，その作用によって肝のグリコーゲンが分解され，血中にグルコースとして放出されるため，糖尿病状態が出現する．また同様に，アミノ酸からの糖新生もグルカゴンの作用によって亢進しているが，このため血中アミノ酸が原料として使われ低アミノ酸血症が進行する．さらにグルカゴン産生腫瘍患者で，注目すべき症状はその特異な皮膚病変である．これは高グルカゴン血症による直接の作用ではなく，低アミノ酸血症が症状発現に重要と考えられている．症例の多くは特異な皮膚病変のために，皮膚科を最初に受診し，診断されている．これは壊死性移動性紅斑 migratory necrolytic erythema と呼ばれ，主として鼠径部，会陰部，殿部，四肢末端部，顔面に，水疱，びらん，色素沈着などのさまざまな皮膚病変が出現する．他の症状として著明な体重減少，血栓塞栓症，貧血，赤血球沈降速度亢進，精神症状，萎縮性舌炎，唇炎なども認められる．本症候群を呈する症例ではかなり大きな腫瘍，あるいは肝転移巣が存在することが多い．したがって，その部位診断には血管造影法，腹部CT，腹部エコーなどが有用である．グルカゴノーマも手術により腫瘍を摘出することが治療の原則である．しかし多くの患者では，診断された時点で栄養状態がかなり悪化しているため強力なアミノ酸輸液などを行うことが必要である．[987] ⇨参グルカゴノーマ→833

グルカゴン glucagon 膵島(ランゲルハンス島)α(A)細胞から分泌され，肝においてグリコーゲンを分解しブドウ糖にすることにより血糖上昇作用をもつホルモン．グルカゴンは29個のアミノ酸よりなる．プログルカゴンよりプロセッシングされるときにはグルカゴン様ペプチド(GLP)-1なども生成される．グルカゴンは低血糖の治療や，上部消化管検査時の胃蠕動運動の抑制に使用される．[418]

グルカゴン・インスリン療法 glucagon-insulin therapy ［GI療法］ 劇症肝炎や肝不全における，肝再生の促進と肝細胞保護作用を目的とした治療法の1つ．Bucherらの動物実験(1975)にヒントを得て臨床応用された．グルカゴンとインスリンがどのように肝細胞増殖機構に共役的に作用するのか未解明であるが，実験的な障害肝においてDNA合成を高めることは証明されている．臨床の場では，グルカゴン1mgとインスリン10単位を5%グルコース溶液に溶解し，1日に1-2回点滴静注する方法がとられる．劇症肝炎や肝不全ではさまざまな治療法がなされるので，本治療単独の評価は難しい．欧米の対照試験では効果は認められていないが，わが国では広く臨床的に施行されている．[1395]

グルカゴン産生腫瘍⇨同グルカゴノーマ→833

グルカゴン試験 glucagon test ［グルカゴン負荷試験］ 内因性インスリン分泌予備能を評価する検査．膵臓のα細胞から分泌されるグルカゴンは分子量3,485，アミノ酸29個からなるペプチドホルモンで，血糖を増加させインスリン分泌を促進するほか，直接インスリン分泌を刺激する作用もある．グルカゴンを1mg静脈投与し，5，10，15，30，60分後の血中インスリン濃度あるいはCペプチド濃度を測定することにより，膵のインスリン分泌予備能を調べる．1型糖尿病など膵のインスリンが減少している場合は低反応となる．一方，インスリノーマでは異常高値を示す．[90]

グルカゴン負荷試験 glucagon stimulation test⇨同グルカゴン試験→833

グルカゴン様ペプチド-1⇨同GLP-1→53

グルカゴン様免疫反応物質 glucagon-like immunoreactivity ⇨同エンテログルカゴン→383

クルクミン curcumin $C_{21}H_{20}O_6$，分子量368.39．ウコンの根に含まれている黄色色素．橙黄色結晶．アルカリに溶かすと赤褐色を呈する．また，酸性溶液においてホウ酸と反応し，桃色の錯体を生じる．クルクミンを吸収させたクルクマ紙はホウ酸検出に用いられる．[1559]

グルクロニド抱合⇨同グルクロン酸抱合→834

グルクロニルトランスフェラーゼ欠損症Ⅰ型・Ⅱ型 ⇨同クリグラー・ナジャール症候群→827

グルクロン酸 glucuronic acid 代表的なウロン酸でグ

ルコースの6位のヒドロキシル基がカルボキシル基に酸化されたもの．水に易溶性．ᴅグルクロン酸は尿中にフェノール類，ステロイド類の配糖体の形で見いだされるほか，細胞内ではUDP(ウリジン二リン酸)グルコースから脱水素酵素によってUDPグルクロン酸が生じて配糖体や多糖のグルクロン酸残基供与体となる．[29]

グルクロン酸抱合　glucuronic acid conjugation, glucuronidation ［**グルクロニド抱合**］ 動物の体内で行われるグルクロン酸配糖体生成による解毒反応の一種(抱合解毒)．ビリルビンやステロイドなどの内因性物質，また，分子中にアルコール，フェノールなどのヒドロキシル基，カルボキシル基，アミノ基，イミノ基，チオール基などを有する化合物がグルクロン酸配糖体に転移し，その結果，化合物の極性が高まり，尿中，胆汁中に排泄されやすくなる．[29]

グルコース　glucose；Glc, G ［**ブドウ糖**］ 血中の主な糖成分で，天然に最も広く分布しており，物質代謝の主要な中間体である六炭糖アルドース．ᴅグルコースはブドウ糖ともいう．遊離の状態では甘い果実，樹液など，植物組織の中に多量に存在し，動物では血液，脳脊髄液，リンパ液中に少量含まれている．光合成の主要最終産物であり，呼吸系をもつ動物では電位伝達系で共役してATP(アデノシン三リン酸)を生成し，生物の主たるエネルギー源である．[29]

グルコース-1-リン酸　glucose-1-phosphate；G-1-P, glucose 1-phosphoric acid　ブドウ糖代謝の中間産物で，グリコーゲンやデンプンからホスホリラーゼの作用により，加リン酸分解して生成される．ホスホグルコムターゼにより，グルコース-6-リン酸(G-6-P)に転化し，解糖系やペントースリン酸回路で代謝される．[832]

グルコース-6-リン酸　glucose-6-phosphate；G-6-P　ブドウ糖代謝の中間産物．$C_6H_{13}O_9P$．グルコキナーゼの作用によりグルコースとアデノシン三リン酸(ATP)から生成される．グルコース-6-リン酸(G-6-P)はホスホグルコースイソメラーゼの作用を受けて，フルクトース-6-リン酸(F-6-P)に異性化される．また，グルコース-1-リン酸(G-1-P)からホスホグルコムターゼの作用によっても生じる．[832]

グルコース-6-リン酸脱水素酵素欠乏症　glucose-6-phosphate dehydrogenase deficiency；G 6 PD deficiency⇨同グルコース-6-リン酸デヒドロゲナーゼ欠損症→834

グルコース-6-リン酸デヒドロゲナーゼ欠損症　glucose 6 phosphate dehydrogenase deficiency；G 6 PD deficiency ［**G 6 PD欠損症，グルコース-6-リン酸脱水素酵素欠乏症**］ 赤血球の嫌気性解糖系に関する酵素の1つであるG 6 PDが欠損しているために，赤血球の糖代謝の異常があり溶血をきたす疾患．赤血球内酸化を亢進させる薬剤投与後に起こり，ヘモグロビンや膜タンパク質が変性を受けてハインツHeinz小体の形成を伴い，これが除去される過程で血管内融解を示すことで起こる．遺伝形式は伴性劣性遺伝である．誘因として赤血球内酸化を亢進させる薬剤(消炎鎮痛薬，サルファ剤，抗マラリア薬)，ソラマメfava been摂取などがある．病態としては，グルコース-6-リン酸欠損によりNADPH(reduced nicotinamide adenine dinucleotide phosphate, 還元型ニコチンアミドアデニンジヌクレオチドリン酸)が不足し，これによって血管内溶血が起こり血色素尿，ハインツ小体陽性となる．新生児期に溶血が起こると新生児黄疸が重症となり，間接ビリルビンによって核黄疸をきたす恐れがあるので交換輸血を行う．その他には特別な治療法はなく，溶血発作の予防に心がける．[1631]

グルコースオキシダーゼ　glucose oxidase⇨同ブドウ糖酸化酵素→2565

グルコースオキシヒドラーゼ　glucose oxyhydrase⇨同ブドウ糖酸化酵素→2565

グルコース・ガラクトース吸収不全　glucose-galactose malabsorption⇨同単糖類吸収不全症→1951

グルコース感受性ニューロン　glucose-sensitive neuron⇨参グルコース受容器→834

グルコース受容器　glucose receptor　摂食中枢や満腹中枢にある，血中のグルコースを感知する化学受容器(ニューロン)．視床下部の摂食中枢にはグルコースによって活動が抑制されるグルコース感受性ニューロンが存在し，満腹中枢には活動が特異的に促進されるグルコース受容ニューロンが存在する．これにより動物の摂食が調節される．[1230]

グルコース受容ニューロン　glucose-receptive neuron⇨参グルコース受容器→834

グルコース定量　glucose determination⇨同血糖定量法→929

グルコーストランスポーター⇨同グルコース輸送体→834

グルコース輸送体　glucose transporter；GLUT ［**グルコーストランスポーター**］ 細胞膜に存在し，糖(主にブドウ糖)を細胞内に取り込む特異的な輸送系タンパク質．GLUTと表記し，GLUT 1〜7まで同定されている．GLUT 1は多くの組織で遺伝子発現がみられ，細胞増殖におけるエネルギー供給体としての役割が推定される．GLUT 2は肝臓，腎臓，小腸，膵β(B)細胞に多く存在し，グルコースセンサーとして働き，インスリン分泌調節に重要な役割を果たしている．GLUT 4は骨格筋と脂肪細胞に多く発現し，インスリンに反応して，細胞質から細胞膜へ移動して，糖の取り込みを増加させる．[334]

グルココルチコイド　glucocorticoid；GC ［**糖質コルチコイド**］ 副腎皮質で合成され，分泌されるステロイドホルモン(副腎皮質ホルモン)で，糖代謝にかかわる．コルチゾール(ヒドロコルチゾン)，コルチコステロン，コルチゾンなどが生体内に存在し，同様の作用をもつデキサメタゾンやプレドニゾロンなど合成化合物も含む．グルココルチコイドは，肝における糖新生促進，肝のグリコーゲン貯蔵促進，血糖値上昇などの作用をもたらす．タンパク質分解の促進，肝のアミノ酸摂取の促進，抗炎症作用なども有する．グルココルチコイドの欠乏は，皮膚の色素沈着，空腹時低血糖，体重減少，無力感を生じる．過剰は，耐糖能低下，皮膚の菲薄化，斑状出血，骨粗鬆症，傷の治癒力低下，感染に対する抵抗力低下，肥満を合併．グルココルチコイドの分泌は下垂体前葉の副腎皮質刺激ホルモン(ACTH)により刺激されるが，グルココルチコイドは下垂体に作用してACTH分泌を低下させる作用をもつ．[832]

グルココルチコイド受容体　glucocorticoid receptor；GR ［**糖質コルチコイド受容体**］ ステロイドホルモン

受容体の1つ．ヒトグルココルチコイド受容体(hGR)は，777個のアミノ酸からなるhGRαと742個のアミノ酸からなるhGRβが存在する．リガンドに結合しうるのはhGRαのみである．GRはA/B，C，D，Eの4つの領域に分けられ，中央のC領域はDNA結合部位，C末端のE領域はステロイドホルモン結合部位，N末端のA/B領域は転写活性調節部位である．GRは細胞質内で2分子の90 kD(キロダルトン)熱ショックタンパク質heat shock protein 90(HSP 90)と複合体を形成している．リガンドであるグルココルチコイドと結合するとHSP 90と解離し，ホルモン受容体複合体は核へ移行し，二量体を形成して標的遺伝子プロモーター領域に結合し，転写を促進する．[1047]

グルココルチコイド反応性高アルドステロン症 glucocorticoid remediable(responsible) hyperaldosteronism；GRH ［**デキサメタゾン抑制型高アルドステロン症，グルココルチコイド抑制型アルドステロン症**］ 原発性アルドステロン症の一亜型．他の原発性アルドステロン症と同様の症状である低カリウム血症，高血圧，代謝性アルカローシス，血漿レニン活性の抑制と血中アルドステロン値の上昇などを呈すが，特徴は副腎皮質刺激ホルモン(ACTH)依存性のアルドステロン分泌で，外因性ACTHの投与による症状の悪化，デキサメタゾン投与によるアルドステロン値，血圧，血清カリウム値の正常化，次いでレニン活性の正常化が認められること．常染色体優性遺伝により家族内発症する．グルココルチコイドとミネラルコルチコイドの化学的特徴を併せもつハイブリッドステロイド(18-ヒドロキシコルチゾール，18-オキソコルチゾール)が血中，尿中で増加しており，コルチゾールの合成される束状層において本来は球状層に限局している18-水酸化反応が生じていることが示唆される．副腎皮質におけるコルチゾールとアルドステロン合成に最終段階でかかわる2つの酵素遺伝子(*CYP11B1*，*CYP11B2*)の不均等交差により生じたキメラ遺伝子の存在が本態である．[284,383]

グルココルチコイド不応症 glucocorticoid resistance グルココルチコイド受容体機能異常により，高コルチゾール血症を呈するにもかかわらず，クッシングCushing症候群に特徴的な症状を欠く症候群．原発性の診断基準は以下のとおり．①クッシング症候群の症状を欠く．高ACTH血症のためデオキシコルチコステロン(DOC)が増加し，重症例では高血圧，低カリウム血症，痤瘡，多毛，月経不順をみる．②高コルチゾール血症，高ACTH血症，血中コルチゾール結合タンパク質は正常．③グルココルチコイド受容体の質的あるいは量的異常の証明．④家族内発症，散発性発症．続発性には，後天性免疫不全症候群(AIDS)患者の一部で高コルチゾール血症にもかかわらずアジソンAddison病様所見を呈する場合，白血病やリンパ腫細胞のグルココルチコイド耐性が知られている．[1047]

グルココルチコイド負荷試験 glucocorticoid loading test ［**糖質コルチコイド負荷試験**］ 原発性副甲状腺機能亢進症と高カルシウム血症との鑑別に用いられる検査．グルココルチコイドを投与して血清カルシウムを測定する．グルココルチコイドはビタミンDあるいは副甲状腺ホルモン(PTH)作用を阻害し，腸管からのカルシウム吸収を抑制し，腎からの排泄を増加させるので，血清カルシウムは減少する．また，骨髄腫や癌の骨転移例での高カルシウム血症ではグルココルチコイドは直接腫瘍細胞に作用して骨吸収を抑制し，血清カルシウムの正常化がみられる．一方，原発性副甲状腺機能亢進症では過剰なPTH分泌が続くため，血清カルシウムは正常化しない．[987]

グルココルチコイド抑制型アルドステロン症 glucocorticoid suppressible hyperaldosteronism；GSH⇨同グルココルチコイド反応性高アルドステロン症→835

グルココルチコイド抑制型高アルドステロン症 glucocorticoid-suppressible hyperaldosteronism；GSH⇨同家族性アルドステロン症→512

グルコネオゲネシス gluconeogenesis⇨同糖新生→2111

グルコヘモグロビン⇨同ヘモグロビンA_{1c}→2632

グルコン酸クロルヘキシジン中毒 chlorhexidine gluconate poisoning グルコン酸クロルヘキシジンはグラム陽性球菌や真菌などに殺菌作用があるため，消毒・洗浄剤として使用される．粘膜および皮膚から吸収されることはほとんどないので経口毒性は低いが，低濃度で組織刺激性，高濃度で腐食作用があるため，まれにアナフィラキシー様症状，過敏症反応ショック，接触皮膚炎などを起こす．中毒症状がみられたら直ちに使用中止．高濃度液体が皮膚についた場合，石けんと大量の水で洗い流す．治療は水や牛乳を与えて毒物の除去，気道確保・輸液による維持管理．[1579]

グルシトール glucitol⇨同ソルビトール→1850

クルシュマンらせん体 Curschmann spiral 気管支喘息や気管支肺炎の患者の喀痰中にときおりみられる，らせん状の，長さ0.5-2 cm，幅1 mmほどの粘液のかたまり．細気管支の狭窄部を粘液が通る際にできると考えられる．クルシュマンHeinrich Curschmannはドイツの医師(1846-1910)．[953]

グルタールアルデヒド glutaraldehyde⇨同グルタラール→836

グルタールアルデヒド中毒 glutaraldehyde poisoning グルタールアルデヒドはほとんどすべての細菌，真菌，芽胞，ウイルスに有効であり，主に医療機器の滅菌，殺菌，消毒に使用される．皮膚・粘膜に対して刺激作用があるため，接触すると皮膚炎を起こす．経口摂取するとホルムアルデヒド中毒と同様の症状(腹痛，下痢，嘔吐，虚脱，呼吸困難，排尿困難，痙攣など)を起こすが，作用は軽度．治療は，呼吸管理，胃洗浄，吸着剤・下剤投与などを症状に合わせて行う．[1579] ⇨参ホルムアルデヒド中毒→2719

グルタチオン glutathione；GSH ［**グルタミルシステイニルグリシン**］ 化学式$C_{10}H_{17}N_3O_6S$．分子量307.33．微生物から動物，植物に普遍的に存在するSH化合物で，GSHと略記され，通常，還元型グルタチオンを意味する．グルタチオン合成酵素の作用により，ATP存在下，γグルタミルシステインとグリシンから生成される．グルタチオンの主な役割として，肝において生体異物をグルタチオン抱合体として解毒すること，白血球におけるロイコトリエンA_4からロイコトリエンC_4の合成などがあげられる．また，タンパク質中のSH基の酸化によるジスルフィド結合の非酵素的還元による復元作用を有し，自身はグルタチオン2分子がジスルフィド結合した酸化型グルタチオン(GSSG，グルタチオンジスルフィド)となる．GSSG は NAD〔P〕H 存在下，グルタチオン還元酵素により GSH に還元される．グルタチオンの生合成，分解経路はγグルタミル回路と呼ばれる．グルタチオン分解の最初の段階はアミノ酸1分子とともにγグルタミル転移酵素によりシステイニルグリシンとγグルタミルアミノ酸への分解である．γグルタミル転移酵素の欠損は血中グルタチオン濃度の上昇，尿中排泄量の増加をもたらし，グルタチオン尿症と呼ばれる疾患の原因となっている．[832]

グルタチオン還元酵素欠乏症 glutathione reductase deficiency グルタチオンを酸化型から還元型に転換するグルタチオン還元酵素の欠乏によって生じる遺伝性疾患．溶血性貧血などを呈する．還元型グルタチオンは酸化的ストレスからの防御を担っており，赤血球中のグルタチオンが減少することでヘモグロビンや膜タンパク質が酸化，変性をきたし，溶血に至る．リン酸プリマキン(わが国では未承認のマラリア治療薬)などの薬剤の投与によって溶血が誘発されることがある．[656]

グルタチオン合成酵素欠乏症 glutathione synthetase deficiency グルタチオン(グルタミン酸，システイン，グリシンがこの順序で結合したペプチド)の合成に際し，γグルタミルシステイン合成酵素に続いて作用するグルタチオン合成酵素の欠損により生じる遺伝性疾患．溶血性貧血などを呈する．グルタチオンは酸化的ストレスからの防御を担っており，赤血球中のグルタチオンが減少することで，ヘモグロビンや膜タンパク質が酸化，変性をきたし溶血に至る．γグルタミルシステインの蓄積によって臓器障害をきたす場合もある．[656]

グルタチオンペルオキシダーゼ欠乏症 glutathione peroxidase deficiency 過酸化水素を分解することで，酸化的ストレスから赤血球を防御する役目を担うグルタチオンペルオキシダーゼの欠乏により生じる遺伝性疾患．溶血性貧血などを呈する．赤血球内にはハインツ Heinz 小体(酸化されて変性したヘモグロビンの凝集)を認める．溶血は比較的軽度であるが，アスピリンなどの薬剤の投与によって急性増悪することがある．[656]

グルタミルシステイニルグリシン⇨同グルタチオン→835

グルタミン glutamine；Gln,Q ［2-アミノグルタルアミド酸］ $C_5H_{10}N_2O_3$，分子量146.15．L型とD型がある．L型はアミノ酸の1つとしてタンパク質を構成．D型は細菌細胞壁(ペプチドグリカン)の成分．生体内ではアミノトランスフェラーゼの基質となり，種々の反応でアミノ基供与体として働く．グルタミン酸とアンモニアからグルタミンシンテターゼにより生合成される．臨床的には胃粘膜保護作用があるといわれ，消化性潰瘍の治療に使われることがある．[814]

グルタミン酸 glutamic acid；Glu,E ［2-アミノグルタル酸］ $C_5H_9NO_4$，分子量147.13．L型とD型がある．L型はタンパク質構成アミノ酸の1つ．D型は細菌細胞壁(ペプチドグリカン)中に含まれる．多くのアミノ基転移反応において，アミノ基供与体として働くなど，アミノ酸代謝の中心的な役割を担う．脳に多く存在し，神経伝達物質としても重要．このナトリウム塩であるL-グルタミン酸ナトリウムは，昆布のだし汁のうま味成分であり，調味料としても利用されている．[814]

グルタミン酸オキサロ酢酸トランスアミナーゼ glutamic-oxaloacetic transaminase；GOT⇨同アスパラギン酸アミノトランスフェラーゼ→152

グルタミン酸受容体 glutamate receptor 多くの興奮性シナプスで伝達物質として作用するグルタミン酸に対する受容体．イオンチャネル型受容体(NMDA 型と non-NMDA 型)と代謝調節型受容体に大別される．情報の伝達やシナプスの可塑性と関係が深い．[1230] ⇨参シナプス可塑性→1328

グルタミン酸受容体チャネル glutamate receptor channel 脳の代表的興奮性神経伝達物質であるグルタミン酸の受容体，AMPA/KA 型，NMDA 型，代謝型などが知られている．AMPA/KA 型と NMDA 型は陽イオンチャネルと一体型となっている．グルタミン酸が受容体に結合すると，これらのチャネルを開口させ，脱分極によって神経の興奮性を高める．代謝型は膜のイオンチャネルは開口させない．[1274]

グルタミン酸脱炭酸酵素抗体 glutamic acid decarboxylase antibody；GAD antibody⇨同GAD 抗体→52

グルタミン酸電位 glutamate potential 細胞内電位を記録しながら，細胞外にグルタミン酸を投与したときに得られる電位変化．興奮性(脱分極性)変化を示すことが多い．[1230]

グルタミン酸ナトリウム sodium glutamate グルタミン酸のナトリウム塩で，一般には食品の味つけに使用される．医学分野では，肝性脳症における高アンモニア血症の治療薬として点滴混注用の注射剤が市販されている．[279]

グルタミン酸ピルビン酸トランスアミナーゼ glutamic-pyruvic transaminase；GPT⇨同アラニンアミノトランスフェラーゼ→184

グルタラール glutaral ［グルタールアルデヒド］ さまざまな微生物に対して強力な殺菌，殺ウイルス作用を示す殺菌薬．殺菌効果はグラム陽性菌，緑膿菌を含むグラム陰性菌，真菌，結核菌，細菌芽胞，アデノウイルス，ポリオウイルス，日本脳炎ウイルスなど広範囲にわたる．HBs 抗原の不活化，AIDS ウイルスの消毒など多方面での応用が期待されている．現在，医療機器の化学的滅菌または殺菌消毒に用いられている．被消毒物は，30分から1時間以上完全に液に浸漬させ，その後多量の滅菌水で十分に洗浄する．人体に使用してはならない．皮膚に付着すると，発疹・発赤などの過敏症，接触性皮膚炎などを起こすので，液を取り扱うときはゴム手袋を装着する必要がある．[453]

クルチツキー細胞 Kulchitsky cell⇨参胃腸内分泌細胞→253

グルテチミド中毒 glutethimide poisoning グルテチミドは「麻薬及び向精神薬取締法」で第二種向精神薬に指定されており，不眠症用催眠薬として用いられる．致死量は成人で10 g または150 mg/kg と考えられている．中毒症状としてうっ血乳頭，脳浮腫，痙攣，肺浮腫，肺炎，嘔吐，末梢神経病，歩行失調，言語障害，筋攣縮，昏睡などがみられ，長期摂取後に服用をやめたとき禁断症状を起こす．治療には50% ヒマシ油で胃洗浄，大豆油を使用する脂肪透析，下剤および強制利尿薬の投与，血液透析などで毒物の除去および排泄促進を行う．20% D マンニトールの点滴にて水頭症を防止する．[1579]

グルテン過敏性腸症⇨同セリアック病→1743

クルドスコピー culdoscopy⇨同カルドスコピー→559

くる病 rickets 骨成長の盛んな時期の小児に，ビタミンD欠乏のために起こる骨の発育障害．症状は，初期には頭蓋癆(頭蓋骨がやわらかい)であるが，進行すると泉門閉鎖遅延，胸郭変形，ハリソン Harrison 溝，肋骨の骨軟骨接合部の腫脹(肋骨念珠)，脊椎の側彎，X脚，O脚などが認められるようになる．検査所見としては，長管骨のX線像で骨端線が不規則となって盃状を呈すカッピング cupping，さらに進行するとはけで描いたように毛ばだって見えるフレイング fraying が認められる．これらは比較的早く認められるので診断に重要．血清 1,25-$(OH)_2D_3$(1,25-ジヒドロキシコレカルシフェロール)の低下によって確認され，25-$(OH)D_3$(25-ヒドロキシコレカルシフェロール)は季節変動がみられる．また，血清リンの低下，アルカリホスファターゼの上昇がある．治療としてはビタミンDの投与で，十分量の投与によっても効果がみられない場合はビタミンD抵抗性くる病として原因疾患の鑑別を要する．皮膚に含まれるプロビタミンD_3が日光の紫外線によってビタミンD_3となり，肝臓に運ばれ水酸化されて 25-$(OH)D_3$となる．さらに腎臓に運ばれて最も活性が高い 1,25-$(OH)_2D_3$や 24,25-$(OH)_2D_3$に代謝される．ビタミンDは母乳や牛乳に 5-10 IU/dL とわずかに含まれているだけで，その他の食品中にはほとんど含まれていないため，特に小児は不足することがある．従来は栄養不足や日光不足によるいわゆる単純性ビタミンD欠乏性のものが多かったが，最近はビタミンD強化食品の普及や生活環境の改善から少なくなり，代わって胃切除後の吸収不全によるもの，抗痙攣薬や水酸化アルミニウム投与によるもの，腫瘍によるものなどが注目されている．骨発達が終わったあとにビタミンD欠乏があって骨化の障害が起こると骨軟化症となる．[1631] ⇨参骨軟化症→1114

くる病数珠 rachitic rosary くる病にみられる肋軟骨部の隆起．肋骨の骨と軟骨の境界部が球状にふくれて，ちょうど数珠をかけたように見えることからこう呼ばれる．[491]

くる病性脊柱側彎(わん)症 rachitic scoliosis 成長過程における小児の骨石灰化障害を基盤として発生するくる病に付随した脊柱側彎症．側彎発生の原因として，くる病自体による椎体の変形と成長に伴う後天性の要因が推定されている．X線所見では椎体骨梁の希薄化および粗糙化，長骨にみられる成長板に平行な線で，一時的な成長遅延または停止を示すハリス Harris 線などがみられる．治療はビタミンDの投与などのくる病に対する治療に加えて，装具による変形矯正と固定などが行われるが，骨変形に対する予後は不良である．[491]

踝(くるぶし) malleolus 足首の両側にある骨の突起．果とも書く．腓骨遠位端の外果(外くるぶし)，脛骨遠位端の内果(内くるぶし)のこと．内果・外果ともに突起として皮下に触れる．脛骨近位端の内側顆，外側顆との混同に注意．[592] ⇨参外果→427，内果→2177

車いす wheelchair 疾病や障害，治療や検査などによって歩行できない，あるいは歩行してはならない場合に使用するいす型の移動用具．手動式と電動式がある．基本的な構造として，駆動輪，ハンドリム，自在輪(キャスター)，背もたれ(バックレスト)，座(シート)，肘当て(アームレスト)，レッグレスト，フットレスト，フットプレート，ブレーキからなる．ハンドリムを操作することで，駆動輪を回転させ，自走することができる．背もたれにはリクライニング式のものがあり，長時間座位を保つことが困難な使用者に適している．アームレストやフットレストには取りはずし可能なものや跳ね上げ式があり，移乗時に患者との距離を近づけることができ，移乗に介助が必要な場合には介助者の立つ位置を確保しやすい．普通型の他に，片麻痺用やスポーツ用などがあり，使用者の状態や用途によって選択する．[780] ⇨参移乗動作→237

●車いす各部の名称

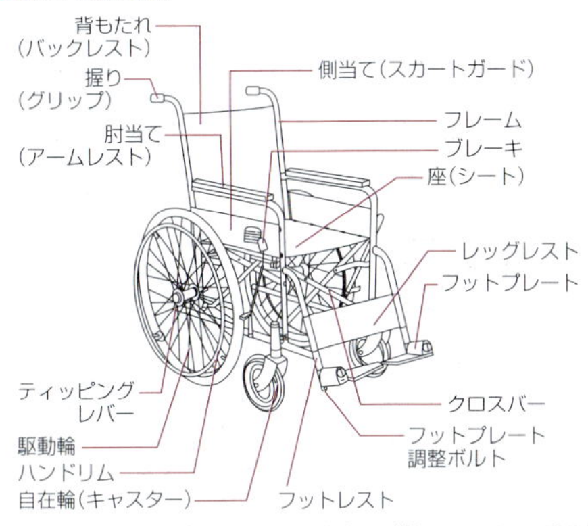

下田信明(初山泰弘監)：自立支援のための患者ケア技術，p.135，図10-9，医学書院，2003

車いす訓練 wheelchair training 車いすを使用する際に必要とされる基本的な訓練．まず車いす座位の安定性の獲得と，駆動時のからだの柔軟性を利用したバランス訓練を行う．次に車いすとベッド間の移乗動作，車いすと床間移乗動作，戸の開閉動作，段差の昇降動作，前進と後進などの訓練を行う．なお停止時にはブレーキを確実に止めておくことが大切である．[818]

車いす処方 wheelchair prescription 車いすは快適に活用できるよう，理学療法士，作業療法士，ケースワーカー，義肢装具士からの情報を総合的に加味したうえで医師により処方される．車いすの処方には，自走用か介助用か，本人の身体機能や能力，使用目的，使用環境，他の福祉用具とのマッチングを考慮し，座面の高さや幅，奥行き，バックレストの高さと角度，車輪の大きさ，キャスターの種類，ブレーキやハンドルの仕様が決められる．最近では障害者の社会参加を促進するため，作業用，車載用，スポーツ用などが処方されている．[81]

車いすスポーツ wheelchair sport 車いす使用者が行うスポーツで，1944年イギリスのストーク・マンデビル病院において，リハビリテーション訓練の1つとして始められ，1945年同病院で車いすバスケットボールが行われた．これは，競技種目を増やしたうえで現在でも世界車いす・切断者競技大会(旧称・国際ストーク・マンデビル車いす競技大会)として継続されているが，車いすスポーツは以後ほぼ全世界に広まり，現在では市民スポーツもしくは競技スポーツ，パラリンピックへと進展している．種目は卓球，バスケットボール，アーチェリー，ラグビー，陸上競技(トラック競技，フィールド競技，マラソン)，テニスなど，数多くの競技種目がある．[818] ⇨参国際ストーク・マンデビル競技大会→1087

車いす生活者　wheelchair-bound person　歩行能力の低下のために移動手段として車いすを使用して日常生活を送る人．全身状態の低下，片麻痺，対麻痺，両下肢切断，重度障害など利用者の状態に適応する車いすが多様に揃えられている．自走用車いす，介助用車いす，電動車いす，スポーツ用車いす，作業用車いすなどがあり，屋内と屋外で使い分けることもある．車いすの使用には段差の解消，移乗介助機器，エレベーター，車いす昇降用エスカレーター設備，階段昇降用機器，段差解消スロープなどの環境設定が不可欠である．また，ドアの幅や車いすの動きが可能な動線(トイレ，洗面所，廊下)の確保も必要とされる．公共施設内の段差，自動車への積載などにも，車いす使用者が簡便に行えるような設計も必要となる．[81]

くるみ割り現象⇨同ナットクラッカー現象→2194

クルムス　Johann Adam Kulmus　ドイツの解剖学者(1689-1745)．ブレスラウ(現ポーランド領)で生まれる．ドイツの大学で学び，バーゼル大学で学位を得たあと，ダンチヒ(現ポーランド領)の高等学校で医学と物理学を教える．1722年に出版した『Anatomische Tabellen(解剖学表)』は全身の解剖学を28の図と付属する表，およびその解説という簡潔な形にまとめた本で，おおいに好評を博し，ヨーロッパ各国の言語に翻訳された．そのなかのオランダ語訳が当時鎖国状態にあった日本にもたらされ，杉田玄白〔1733-1817(享保18～文化14)と前野良沢〔1723-1803(享保8～享和3)〕らによって翻訳されて『解体新書』〔1774(安永3)〕となり，西洋医学の先進性に目を向けさせ，その後の蘭学発展の起爆剤となった．[655]

クルンプケ麻痺　Klumpke paralysis(palsy)　［**下位型腕神経叢麻痺**］　下部腕神経叢の障害による尺骨神経支配筋の麻痺．外傷のほか，前斜角筋症候群，頸肋症候群など，筋，骨による圧迫でも生じる．クルンプケ Augusta M. Dejerine-Klumpke はフランスの神経科医(1859-1927)．[1289]

クルンプケ麻痺《分娩における》　Klumpke paralysis (palsy) during childbirth　分娩により児の上腕神経叢(第5頸髄から第1胸髄)の神経根が損傷を受けることにより生ずる麻痺．鎖骨骨折を伴うことが多い．近位型，遠位型，全麻痺に分類され，第7・8頸髄，第1胸髄の損傷による遠位型の麻痺である．手指の運動麻痺がみられ把握反射が消失する．深部腱反射は残る．手と前腕尺側の知覚障害を伴う．近位型の予後は良好のことが多いが，遠位型と全麻痺の予後は不良な例が多い．クルンプケ Augusta M. Dejerine-Klumpke はフランスの神経科医(1859-1927)．[1154]

クレアチニン　creatinine；Cr　［*メチルグリコシアミジン*］　クレアチンの代謝産物で，筋肉や脳でクレアチンリン酸から非酵素的反応によって生成される．血中などに存在し，腎糸球体から濾過され尿中に排泄される．尿中への排泄量はほぼ一定．[1320]

クレアチニンクリアランス　creatinine clearance；Ccr　腎糸球体濾過値(GFR)を知るための検査法で，2時間法と24時間法がある．血液中のクレアチニン(Cr)は腎糸球体で濾過され，ほとんど再吸収や分泌を受けないので，そのクリアランスはほぼGFRと一致．GFRが2/3程度に低下するまでは血清クレアチニンには著変はないので，本検査は血清クレアチニンで把握できない初期の腎障害の診断や追跡に適する．厳密にはクレアチニンはわずかではあるが尿細管で分泌されるため，GFRよりも高めに出る．計算法は，2時間法Ccr(mL/分) = $UV/p \times 1.73/A$，24時間法Ccr(L/日) = $UV'/p \times 1.73/A$，U：尿中クレアチニン濃度(mg/dL)，p：血清クレアチニン濃度(mg/dL)，V：1分間尿量(mL)，V'：24時間尿量(L)，A：体表面積．基準値は90-150 mL/分/1.73 m^2で，1.73 m^2は標準的な体型(170 cm，63 kg)の体表面積を表す．[1181] ⇨参糸球体濾過値→1251

クレアチン　creatine　［*メチルグリコシアミン*］　腎でグリシン，アルギニンからグアニジノ酢酸が合成され，ついで肝でグアニジノ酢酸メチルトランスフェラーゼにより，グアニジノ酢酸がS-アデノシルメチオニンによりメチル化されて合成されるもの．その95%が筋肉に存在し，一部は脳にも存在する．筋では80%がクレアチンリン酸，20%が遊離クレアチンとして存在し，主要なATP(アデノシン三リン酸)産生源となっている．神経筋疾患，心筋梗塞急性期，甲状腺機能亢進症などで高値を示す．測定法にはグリフィスGriffith法，酵素法などがあり，血清では1 mg/dL前後が基準値とされる．[491]

クレアチンキナーゼ　creatine kinase；CK　［**クレアチンホスホキナーゼ，CK**］　クレアチン＋ATP(アデノシン三リン酸)⇄クレアチンリン酸＋ADP(アデノシン二リン酸)の反応を触媒する酵素(EC 2.7.3.2)で，ATPのエネルギーをクレアチンリン酸の形で貯蔵する．筋や神経に多く含まれ，心筋梗塞，心筋炎などの心疾患，多発性筋炎，筋ジストロフィーなどの骨格筋疾患，甲状腺機能低下症などで高値を示す．CKはM型(筋肉型)とB型(脳型)の2個のサブユニットからなる二量体で，CK-MM，CK-MB，CK-BBの3種のアイソザイムが存在する．正常ではこれらの分画はおのおの95%以上，5%以下，1%以下である．心筋ではCK-MM以外にもCK-MB型の活性が高いため，心筋梗塞の診断に用いられる．CKの測定法には無機リン酸法，NAD法，NADPH法などがあり，CKアイソザイム測定には電気泳動法または免疫阻害法が用いられる．[491]

クレアチンキナーゼ測定　measurement of creatine kinase　［**クレアチンホスホキナーゼ測定**］　クレアチンキナーゼの酵素作用により，クレアチンとアデノシン三リン酸(ATP)から生成するクレアチンリン酸またはアデノシン二リン酸(ADP)を定量する方法と，クレアチンリン酸とADPから生成するクレアチンまたはATPを定量する方法がある．血清クレアチンキナーゼ活性は心筋や骨格筋の障害で上昇．基準値は50-200 IU/L．[1181]

クレアチン定量　determination of creatine　さまざまな方法があるが，一般臨床検査では酵素法が主に用いられている．これはクレアチナーゼとザルコシンオキシダーゼを用いて測定する方法で，クレアチナーゼの作用によりクレアチンをザルコシンに変換したあと，ザルコシンオキシダーゼにより過酸化水素を生成し，次にペルオキシダーゼにより色素原体から生成するキノン色素を定量．ほかにクレアチンを脱水して生じるクレアチニン量をヤッフェ Jaffé 反応で測定する方法や，クレアチン-ジアセチル-αナフトール反応を利用する方法などがある．[1181]

クレアチンホスホキナーゼ creatine phosphokinase；CPK ⇨同クレアチンキナーゼ→838

クレアチンホスホキナーゼ測定 measurement of creatine phosphokinase⇨同クレアチンキナーゼ測定→838

クレアチンリン酸 creatine phosphate ［ホスホクレアチン］ 脊椎動物の筋肉・脳・血液中に存在する含窒素化合物であるクレアチン(2-メチルグアチジン酢酸)のエネルギー貯蔵型で，高エネルギーリン酸結合をもつ化合物．筋収縮のエネルギー源として利用される．クレアチンキナーゼにより，クレアチンとアデノシン5′-三リン酸(ATP)から合成される．クレアチンは，グリシンとアルギニンから生成されるグアニジド酢酸が，*S*-アデノシルメチオニンによりメチル化されて生成する．[1320]

グレイ gray；Gy⇨同Gy→55

グレイ症候群 gray〔baby〕syndrome ［灰白症候群］ 新生児におけるクロラムフェニコールの重篤な副作用．新生児は肝機能，腎機能が未熟なため，皮膚の色がグレイ(灰白)になる急性末梢循環不全を生じる．新生児，特に低出生体重児で重症化．妊娠後期にクロラムフェニコールが投与された新生児にも生じる．[208]

グレイ=ターナー徴候 Grey Turner sign 重症膵炎では，まれに腹腔内の出血性滲出液が腹壁の間隙に沿って皮下組織に達して側腹部の赤褐色ないし緑黄色の皮下出血斑を引き起こす．この徴候は後腹膜出血に特徴的であり，重症の壊死性膵炎の存在を示唆するが，発症2-3日以後に現れるために早期の診断的価値は乏しい．臍周囲部の皮下出血斑はカレン Cullen 徴候と呼ばれる．グレイ=ターナー George Grey Turner はイギリスの外科医(1877-1951)．[839] ⇨参カレン徴候→563

グレースケール表示 gray scale display ［階調性表示，階調スケール］ 画像を白と黒との2つの区分だけでなく，段階的あるいは連続的に変化する中間調(灰色)として積極的に画像情報を表示する方法．超音波装置では64階調程度が用いられることが多い．[955]

クレーデ胎盤圧出術 Credé expression of placenta ［胎盤圧出術］ 胎盤の娩出が分娩後30分以上経過した場合，あるいは大量出血のため早急な胎盤の娩出を要するときに母体の腹壁より子宮底から子宮体部を手で圧迫し胎盤を娩出する方法．クレーデ Carl S. F. Credé はドイツの婦人科医(1819-92)．[1323]

クレーデ点眼法 Credé procedure ドイツの産婦人科医クレーデ Carl S. F. Credé が1883年に始めた点眼法で，新生児淋菌性結膜炎(新生児膿漏眼)を予防するもの．1-2% 硝酸銀水を1滴点眼する．現在では抗菌薬が使用される．[257]

グレーフェ徴候 Graefe sign バセドウ Basedow 病眼症に伴う徴候の1つ．上眼瞼挙筋の下方運動が眼球運動に伴わないときに，上眼瞼下縁と角膜との間に強膜の白い部分が現れる現象で上眼瞼挙筋の緊張のため起こる．ほかにバセドウ病眼症の徴候としては，ステルワーグ Stellwag 徴候(不随意のまばたき回数が少ないこと)，メビウス Möbius 徴候(両眼の輻湊不全)がある．グレーフェ Albrecht von Graefe はドイツの眼科医(1828-70)．[385] ⇨参バセドウ病眼症→2374

グレーブス病 Graves disease⇨同バセドウ病→2373

グレーブス病眼症 Graves ophthalmopathy⇨同バセドウ病眼症→2374

グレーン grain；gr 重量を表す最小単位．常用衡，トロイ衡，薬用衡のいずれの場合も1グレーン(gr)は0.0648 g．また1常用ポンドは7,000 gr で，1常用オンスは437.5 gr である．1トロイオンス(1薬用オンス)は480 gr に当たる．[543]

クレーンライン手術 Krönlein operation 涙腺腫瘍などの眼窩腫瘍に対する手術法の1つ．眼窩外側壁の骨片を一時的に切開，開放して，眼球後部を露出させて摘出する方法．腫瘍が大きい場合などに行われる．クレーンライン Rudolf U. Krönlein はスイスの外科医(1847-1910)．[257]

クレオソート中毒 creosote poisoning クレオソートはブナの木などを乾留させる際に水蒸気とともに留出する木タールを蒸留して得られる．淡黄色で燻製のようなにおいをもち，フェノール類や環状ケトンを含有する混合物で，殺菌薬，鎮痛薬，木材防腐薬として使われる．大量に経口摂取すると，中毒症状として胃腸障害，粘膜の刺激，腐蝕，めまい，昏睡，痙攣，肺水腫，肝・腎障害などが現れる．治療は胃洗浄や吸着剤，塩類下剤などによる毒物の除去，炭酸水素ナトリウムの静注，肝・腎障害の予防などを行う．[1579] ⇨参石炭酸中毒→1721

呉秀三 Kure Shuzo わが国の近代精神医学医療の事実上の創設者ともいうべき精神医学者．1865-1932(慶応元～昭和7)，江戸(東京)生まれ．1890(明治23)年，東京帝国大学医科大学を卒業し，榊俶(さかきはじめ)教授のもとで精神病学を学び，1897(同30)年から4年間，ウィーン，ハイデルベルクなどに留学．帰国後，1901(同34)-25(大正14)年まで東京帝国大学医科大学教授として精神病学講座を担任，その門下生は全国各地の大学や病院における精神医学や精神医療の先駆者になった．著書『精神病学集要』を通じてクレペリン E. Kraepelin を中心とするドイツ精神医学を紹介し，わが国の精神医学に長く支配的影響を与えた．東京帝国大学の教授であると同時に東京府巣鴨病院(のちの松沢病院)長を兼任し，早くから精神病患者の人道的処遇，無拘束看護，作業療法，治療教育などを主張した．1918(同7)年に門下生とともに行った全国の実態調査の報告『精神病者私宅監置ノ実況及ビ其統計的観察』を発行し，当時の「精神病者監護法」を批判し，精神医療に関する立法と行政の改善を訴えた．同書の中の「我邦十何万ノ精神病者ハ実ニ此病ヲ受ケタルノ不幸ノ外ニ，我邦ニ生マレタルノ不幸ヲ重ヌルモノト云フベシ．」という言葉が有名である．晩年はシーボルトなどの医学史研究に傾注した．[389]

クレスト症候群 CREST syndrome ［CREST 症候群］ 皮下石灰沈着 calcinosis，レイノー現象 Raynaud phenomenon，食道運動不全 esophageal dysfunction，強

指症 sclerodactyly，毛細血管拡張 telangiectasia の五徴を有する症例について，この頭文字をとってCREST症候群として報告された．現在では，クレスト症候群は皮膚硬化の範囲が四肢末端に限局する全身性強皮症の軽症病型 limited cutaneous systemic sclerosis の一亜型と考えられている．[634,1478] ⇨参全身性強皮症→1768

クレゾール cresol ［**メチルフェノール，ヒドロキシトルエン，クレゾール酸**］ $C_6H_4(CH_3)OH$，*o*-，*m*-，*p*-クレゾールの3つの異性体がある．タール臭のある液体．殺菌薬，防錆(ぼうせい)剤，染料，インクの製造に用いられる．皮膚，粘膜を強く刺激し，熱傷を起こす．吸収されると中枢神経をおかす．また肝臓，腎臓をおかす．経皮吸収される．「有機溶剤中毒予防規則」(有機則)の第2種有機溶剤で作業環境管理濃度5 ppm．その薬理作用はタンパク質変性により微生物を死滅させ，殺菌力を現す．クレゾール石けん液，クレゾール水として器具の消毒，手指・傷口の消毒，排泄物の消毒に用いる．特有のにおいがあること，高濃度の液体に直接触れると薬傷を起こすことなどから，医療機関では最近ほとんど使用されなくなったが，水害後の感染症の予防や，鳥インフルエンザなどの家畜伝染病の予防などに使われている．有機物存在下でも殺菌効果が弱くなりにくく，有機物への浸透性もよい．芽胞とウイルスには効果がない．[1360] ⇨参有機溶剤中毒予防規則→2848

クレゾール酸 cresylic acid⇨同クレゾール→840

クレゾール石けん液 saponated cresol solution 植物油を水酸化カリウムでけん(鹸)化したものに42-52 v/v%のクレゾールを含む黄褐色から赤褐色の混合液で，クレゾール臭をもつ．医療用消毒薬，洗浄剤として，傷口，手指，器具の消毒や排泄物の消毒に使用されている．[1579]

クレゾール石けん液中毒 cresol poisoning クレゾール石けん液は腐食性，血管収縮性，組織浸透性，タンパク質凝固による細胞の変性壊死などの薬理作用があるため，接触すると過敏症(紅斑)，触感麻痺，浮腫，びらんなどを起こす．経口摂取では灼熱感，粘膜の蒼白，咽頭と扁桃腺腫脹，嚥下困難，腹痛，血便，食道や胃の穿孔，吐血，頭痛，めまい，痙攣，ショック，呼吸循環不全，代謝性アシドーシス，出血傾向，発熱，肝障害，腎障害，乏尿，肺合併症などの中毒症状がみられる．治療は，牛乳・卵白や1%炭酸水素ナトリウムまたはピーナツ油を用いて胃洗浄を行い毒物を除去する．催吐は禁忌．昏睡には酸素吸入，ショックによる循環器障害には血漿かデキストランを用いる．[1579]

クレチン症 cretinism⇨同先天性甲状腺機能低下症→1781

クレッチマーの性格論 クレッチマー Ernst Kretschmer(1888-1964，ドイツの精神科医)による体格と性格の関係についての臨床的直観から，および統合失調症者と躁うつ(鬱)病者に関する膨大な家系研究からの実証的帰結をもたらした分類．分裂気質 Schizothym→分裂病質 Schizoid→統合失調症 Schizophrenie，循環気質 Zyklothym→循環病質 Zykloid→循環病 Zyklothymie(すなわち躁うつ病，気分障害)，というように正常範囲→人格偏倚→疾患を連続体でとらえ，非病者の性格を病者の側から理解しようとする試みであり，病因論的意図はない．循環気質とは，①社交的，善良，親切，温厚を基本特徴とし，そのうえに，②明朗，ユーモアあり，活発，激しやすい，といった陽気な型，あるいは③寡黙，平静，陰うつ，気が弱い，という陰気な型を両極とする「気分の比」が色調を与えるもので，肥満型の体格と一致することが多い．分裂気質とは，①非社交的，静か，控え目，まじめ(ユーモアを解さない)を基本特徴とし，そのうえに，②臆病，恥ずかしがり，敏感，感じやすい，神経質，興奮しやすい，自然や書物に親しむといった敏感な型，あるいは③従順，気立よし，正直，落着き，鈍感，愚鈍という鈍感な型を両極とする「感性の比」の割合が重なり合うもので，体格としては細長型が相応する．循環気質の「気分の比」とは，同一人においても時間の経過に従って，陽気-陰気の極の間を振り子のように行ったり来たりするが，分裂気質者は「過敏であると同時に冷淡である」，すなわち，さまざまな混合状態を呈する．のちにクレッチマーは，てんかんと関連する体格として闘士型を，気質として，情緒生活における安定性と遅鈍性を特徴とする粘着気質をこれに加えた．粘着性とは，例えば動作の静かで控え目なこと，言葉数の少ないこと，幻想の限定されていること，高度の忍耐能力，注意力の持続性，さらに情緒生活の平衡性，遅鈍性および鈍感性，機敏さの欠如，節度のある精神的および社会的活動，社会的行動における忠実さと確実性などである．粘着気質における両極構造は強靱性と爆発性である．[298,78]

グレナール病 Glénard disease⇨同内臓下垂症→2184

クレブシエラ感染症 *Klebsiella* infection 腸内細菌 *Enterobacteriaceae* 科，クレブシエラ *Klebsiella* 属の微生物を原因菌とする感染症．クレブシエラはグラム陰性桿菌でしばしばヒトの腸管内にみられる．代表的なものに，肺炎桿菌 *K. pneumoniae*，臭鼻菌 *K. ozaenae* がある．一般に病原性は弱いが，いわゆる日和見感染を引き起こすことがある．[242] ⇨参肺炎桿(かん)菌感染症→2328

クレブシエラ肺炎⇨参肺炎桿(かん)菌感染症→2328

クレブス回路 Krebs cycle⇨同トリカルボン酸サイクル→2164

クレブス・ヘンゼライト回路 Krebs-Henseleit cycle⇨同尿素回路→2250

クレペリン Emil Kraepelin ドイツの精神医学者(1856-1926)で，ブロイラー Eugen Bleuler (1857-1939)とともに統合失調症研究の歴史上の二大重要人物といわれている．早発性痴呆 dementia praecox (現在の統合失調症)の概念を提唱し，この障害の認知過程の障害と発症の早さという特徴を強調した．精神病学を体系化し，統合失調症と躁うつ(鬱)病やパラノイアとの区別をいっそう明らかにした．その他，精神作業検査法を開発した．[870] ⇨参内田・クレペリン精神作業検査法→327

クレペリン試験⇨同内田・クレペリン精神作業検査法→327

クレペリン精神作業検査 ⇨同内田・クレペリン精神作業検査法→327

クレペリン連続加算法 Kraepelin arithmetic test ドイツの精神医学者，クレペリン Emil Kraepelin (1856-1926)が考案した連続加算法による人格検査にヒントを得て，内田勇三郎が標準化した検査で，正式には内田・クレペリン精神作業検査という．方法は，被検者に無作為に並べさせた一桁の数を2つずつ連続加算させ(1回1分，計25回．ただし，前検査15回－休憩5分－後検査10回)，その作業の過程(作業曲線)から努力，慣れ，練習，気のり，疲労，意志などの諸因子を手がかりに，精神健康度を測定する．[578] ⇨参内田・クレペリン精神作業検査法→327

クレランボー症候群 Clérambault syndrome ［**ド=クレランボー症候群**］ クレランボーGaëtan Gatian de Clérambault(1872-1934)により記述された精神自動症 automatisme mental のこと．感染，中毒，脳病などにより起こる心的な干渉現象を指し，要素，中立，非主題的なものから具体的なものへ，仮性幻覚から幻覚へ機械的に進展し，これを説明するために妄想が遅れて生じるとされている．さらに年齢と範囲の広がりに応じて，精神遅滞(知的障害)から早発性痴呆(統合失調症)を経て慢性幻覚精神病(幻覚を前景とする妄想性障害)まで連続した病気とみなされた．[1205,1228]

グレリン ghrelin オーファン受容体(リガンドと生理機能が不明の受容体)の1つである成長ホルモン分泌促進因子受容体 growth hormone secretagogue receptor (GHS-R)の内因性リガンドとして，胃から精製され構造を決定されたペプチド．28個のアミノ酸からなり，3番目のセリン残基が脂肪酸のオクタン酸によって修飾されており，生物活性に重要である．胃に最も多く存在するが，腸管，膵，視床下部弓状核にも存在する．強力な成長ホルモン分泌活性に加えて，脂肪の蓄積，摂食刺激，胃酸分泌刺激作用がある．グレリンは消化管から血中に分泌され，空腹により分泌が刺激され，摂食やブドウ糖負荷で抑制される．[1047]

グレリン受容体⇨同GHS受容体→53

クレンザー cleanser⇨同抜髄針→2383

クレンザック足継手 Klenzak ankle joint 背屈バネ補助つき足継手のこと．下肢装具の足部と下腿部を連結する継手の1つで，底屈をバネで制御し，背屈を補助する．腓骨神経麻痺による下垂足など背屈筋力の低下に適応がある．2方向バネ補助としてダブルクレンザック double Klenzak 足継手があり，これは背屈と底屈両方を補助する．[834]

グレン手術 Glenn operation ［**右肺動脈-上大静脈端側吻合術，グレン吻合術，上大静脈-右肺動脈吻合術**］ 肺動脈弁閉鎖などのチアノーゼ性心疾患に適応される姑息的手術で，上大静脈を右肺動脈に吻合する短絡術．心臓を介さずに還流静脈血を直接肺動脈に送ることによって肺血流量を増加させる．肺血流量が著しく低下している三尖弁閉鎖症や肺動脈狭窄あるいは閉塞を有する症例が適応．術式は右肺動脈を切り離して上大静脈に端端吻合，または端側吻合する．端側吻合の場合は吻合後，心臓側上大静脈を結紮または切離する．現在はほとんど行われていない．グレン William W. Lumpkin Glenn はアメリカの外科医(1914-2003)．[105] ⇨参三尖弁閉鎖症→1209

グレンツシュトラーレン 〔D〕Grenzstrahlen ［**グレンツ線，限界X線**］ 6-12 kV 程度のX線管電圧で発生させる超軟X線．そのX線管の窓はX線の吸収が少ない雲母やベリリウム箔が使用される．以前は限界線治療として，皮膚癌，ケロイドなどの表在性の皮膚疾患の治療に使用されていたが，現在では利用されていない．[1144]

グレンツ線 Grenz-X ray⇨同グレンツシュトラーレン→841

グレンブラド・ストランドバーグ症候群 Grönblad-Strandberg syndrome ［**弾性線維性仮性黄色腫**］ 皮膚，眼，心血管に病変をきたす先天性遺伝性疾患．病変の特徴は弾力線維変性とカルシウム沈着．皮膚では側頸部，腋窩，鼠径部に黄色小結節が集簇した黄色腫に類似の皮疹を生じる．網膜に血管様線条を認め，血管の異常として眼底出血，消化管出血，冠不全，間欠性跛行を合併する．10万-20万人に1人の発症とされ，家族歴のない場合が多いが，わかっているものは常染色体優性，劣性遺伝である．近年 ATP-binding cassette (ABC)トランスポーターと呼ばれる細胞外への物質輸送に関与している分子の遺伝子(*ABCC 6*)の異常によることが明らかとなった．[1194]

グレン吻合術 Glenn anastomosis⇨同グレン手術→841

クレンペラー Paul Klemperer オーストリアに生まれたアメリカの病理学者(1887-1964)．全身性エリテマトーデス systemic lupus erythematosus (SLE)，関節リウマチ，結節性多発動脈炎，全身性硬化症，皮膚筋炎，リウマチ熱などの疾患を病理学的に検索すると，共通の変化として結合織にフィブリノイド変性 fibrinoid degeneration を認めることから，1942年これら一連の疾患を膠原病と呼ぶことを提唱した．[491] ⇨参膠原病→997

クロ clo ［**熱絶縁単位**］ 衣服の保温力(熱絶縁量)を表す単位で，適度な温熱環境下でいすに腰かけた被服者が心地よく感じる程度の保温力(背広や普通の衣服が相当)といわれる．1クロは0.18℃ m^2hr/kcal．[1356]

クロイツフェルト・ヤコブ病 Creutzfeldt-Jakob disease；CJD ［**ヤコブ・クロイツフェルト病，亜急性海綿状脳症**］ プリオン病の代表的な疾患で，多くは中年に発症し，進行性の認知障害，精神障害，構音障害，ミオクローヌスなどの不随意運動などをきたしたのち，通常1年以内に死亡する予後不良の疾患．脳内にある正常なプリオンが病原因子により異常プリオンに変化して発症するが，感染から発症までの潜伏期は20-30年と非常に長く，いわゆる遅発性ウイルス感染症と呼ばれている．感染経路の不明な特発性のもののほか，脳の手術で硬膜の移植を受けた人に多発しており，最近，欧米およびわが国でも狂牛病(牛のプリオン病)からヒトへの感染が大きな問題となっている．クロイツフェルト Hans G. Creutzfeldt (1885-1964)とヤコブ Alfons M. Jakob (1884-1931)はドイツの精神科医．[1527] ⇨参プリオン病→2580，ウシ海綿状脳症→323，硬膜移植後クロイツフェルト・ヤコブ病→1057

クロウ・深瀬症候群 Crow-Fukase syndrome ［**POEMS症候群**］ 免疫グロブリン異常を伴う末梢神経障害でわが国に多く報告されている．神経症状は下肢に始まる異常感覚と脱力で，起立不能になることが多い．他に剛毛，色素沈着などの皮膚の変化，女性化乳房，無月経などの内分泌障害，肝脾腫や浮腫，腹水などの症状を合併する．また約半数に骨髄腫を合併することが知られている．現在のところ確立された治療法はないが，自己末梢血幹細胞移植，化学療法，ステロイド療法などが有効とされている．クロウ R.S.Crow はイギリスの内科医，深瀬政市(1914-89)は内科医．[1289] ⇨参異常タンパク血症ニューロパチー→236

クローグ血液ガス張力微量測定器 Krogh microtonometer ［マイクロトノメーター］ 動脈血に約10 μLの空気の小泡を浮かせ，動脈血と小泡内のガスを平衡させる．その後，小泡内のガスを分析し，動脈血中のガス分圧を見積もる(測定する)方法．デンマークの生理学者クローグ August Krogh(1874-1949)が考案した．[1213]

クロージングボリューム closing volume；CV ［閉鎖容積］ 呼気の終末には肺底部の末梢気道が閉塞する．この末梢気道の閉塞が始まる時点の肺気量．肺組織の重みにより，下部の細気管支が圧迫されて呼気の過程で閉塞する．細気管支病変があるとクロージングボリュームは増大する．測定法には，最大呼気位から純酸素を最大吸気位まで吸入し，その後ゆっくりと最大呼出したときの呼気の窒素濃度曲線から測定する方法(レジデントガス法)と，最大呼気位から少量の指標ガス(通常ヘリウム)を吸入し，その後空気を最大吸気位まで吸入して，その後の呼出時のヘリウム濃度曲線から測定する方法(ボーラス法)とがある．クロージングボリューム(CV)は，肺活量(VC)との比(%)で表す．CV/VC = CV/VC × 100(%)の式で計算する．クロージングボリュームと残気量(RV)を加えたものをクロージングキャパシティ(closing capacity：CC)といい，全肺気量(TLC)との比(%)で評価する．CC/TLC = CC/TLC × 100(%)の式で計算する．CV/VCの基準値は，20歳ではおよそ男性7.7%，女性8.7%である．[953] ⇨参肺内ガス分布→2346

●クロージングボリューム

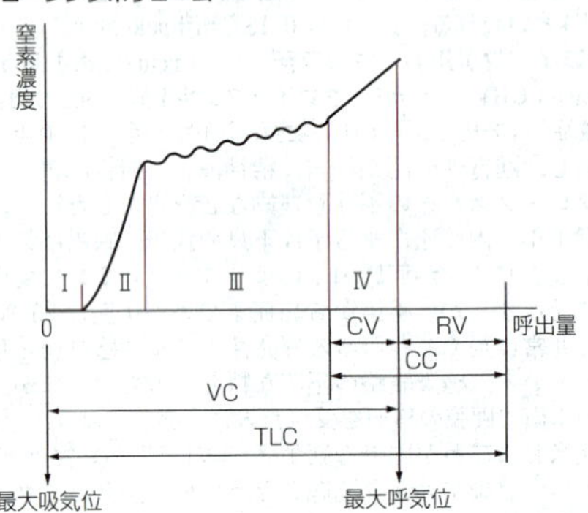

クロージングボリュームの測定：最大呼気位から純酸素を最大吸気位まで吸入後，呼出の過程における窒素濃度変化から測定するレジデントガス法による測定

クローズドベッド closed bed ［基本ベッド］ 一般患者の入院や予備のために用意される寝床として準備の整った，襟元を閉じたベッドのこと．病院で用途に応じた各種ベッドメーキングの基本となる形なので基本ベッドともいう．横シーツとゴムシーツを除くと歩行患者用のベッドになる．クローズドベッドの襟元を整え，掛けものを足元に3つ折りにしベッドに入りやすくすぐに使える状態にしたものをオープンベッドという．[560]

クロード症候群 Claude syndrome ［下赤核症候群］ 脳幹の局在症候群の1つ．片側の動眼神経麻痺，反対側の小脳症状を示す．中脳内側の障害で認められる．クロード Henri Charls Jules Claude はフランスの神経学者(1869-1945)．[1289]

クローニング cloning 細胞，ウイルス株，遺伝子などを遺伝学上単一の性状をもつものとして選択して，複製をつくること．[1113] ⇨参遺伝子クローニング→259

クローニングビークル cloning vehicle ⇨同クローニングベクター→842

クローニングベクター cloning vector ［クローニングビークル］ 遺伝子工学においてクローニングとは，特定のDNA分子を分離して大量につくることをいう．クローニングベクターは，組み換えDNA実験において，目的とするDNAの同一コピーを大量につくるために使われるDNAをいう．自己複製能があり，目的とするDNAとハイブリッドDNA分子を形成し，宿主細胞に運搬して，ハイブリッドDNA分子を増幅することができる．宿主細胞にハイブリッドDNAが導入されると，宿主の形質が変わることから，形質転換と呼ばれる．細菌プラスミド，細菌に感染するウイルスのファージまたはコスミドベクターがよく用いられる．目的のDNAとベクターとのハイブリッド分子を，宿主中で効率よく増幅させるには，宿主細胞に合ったベクターを用いる必要があり，両者の組み合わせを宿主-ベクター系という．[1320]

クローヌス clonus ［間代］ 筋あるいは腱を急速に伸張させたときに，筋の収縮と弛緩が不随意的かつ周期的に現れること．錐体路障害を伴う際に特徴的に現れる症状で，筋伸展反射および腱反射が著明な亢進を示す．下肢でよくみられるが，起こる筋によって足クローヌスと膝クローヌスなどに分類される．

クローバー様球部変形 clover-leaf deformity of duodenum 上部消化管造影検査において十二指腸球部に潰瘍の瘢痕が存在し，クローバーの葉のように描出されること．十二指腸球部潰瘍を繰り返している患者にみられ，その治癒過程で球部が瘢痕変形して，大彎側と小彎側でポケットを形成している状態．球部変形の所見であるタッシェの数が1個のときはハンマー型，2個のときは胡蝶型，3個のときはクローバー型，4個以上のときは歯車型とも呼ばれる．[580,1608] ⇨参球部変形→746，タッシェ→1918

●クローバー様球部変形

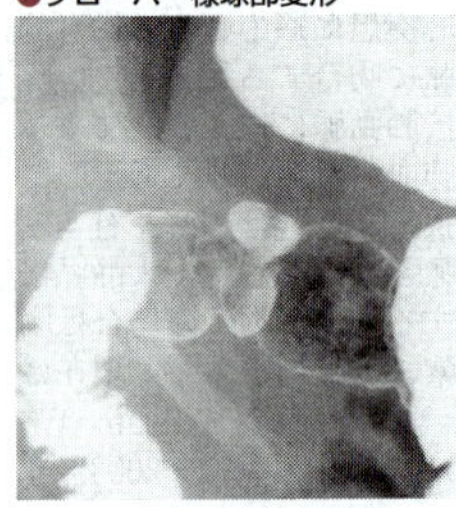

クローバー葉頭蓋 cloverleaf skull 頭蓋骨早期癒合症の1つ．冠状縫合，人字縫合，矢状縫合が癒合すると側頭縫合部が膨大し，頭蓋を前方から見たとき3つ葉のクローバー状に見える．水頭症を合併しやすい．[1289]

グローバルモデル⇨参スカンジナビアモデル⇀1634

グローブ寒暖計 globe thermometer；GT⇨同黒球温度計⇀1084

グロームス腫瘍⇨同グロムス腫瘍⇀847

クローン clone ［栄養系，分枝系］ 同一の遺伝情報をもつ遺伝子，細胞，個体，それらの集合体を意味する．遺伝子では均一な DNA 断片の集団を指し，細胞では単一細胞から細胞分裂で生じた細胞集団を意味する．体細胞分裂では遺伝子が均等に分配されるので均一な細胞集団あるいは個体になる．分裂した受精卵の1つから核を取り出して他の未受精卵に移植したものを受精卵クローンと呼び，体細胞の核を未受精卵に移植したものを体細胞クローンと呼ぶ．[1221] ⇨参クローン動物⇀843，クローニング⇀842

クローン選択説 clonal selection theory ［抗体特異説，抗体産生の選択説］ 免疫反応の成立の仕方を説明する学説で，これにより，なぜ，侵入してきた抗原に対して特異的な免疫反応が起こるのか説明可能になった．すなわち，リンパ球は個々のクローンからなり，それぞれのクローンは1種類のみの特異的抗原受容体を細胞表面に発現する．抗原が体内に侵入してきたときには，この抗原と結合できる抗原受容体を発現したリンパ球クローンのみが増殖し(クローン増幅)，B細胞の場合には細胞膜上の抗原受容体(膜型免疫グロブリン)と同じ結合性を示す抗体が活性化したクローンから分泌型となって産生されるようになる．それ以外のクローンは増殖(増幅)しないので，侵入してきた抗原だけに免疫反応が起こり，それ以外の抗原に対しては免疫反応が起こらない．一度，増幅したクローンは通常，体内に記憶細胞として残り，これが再度，同じ抗原に出会うと，一度目より早く強い免疫反応(二次応答)を起こす．これが免疫記憶である．[1439]

クローン動物 cloned animal 同じ遺伝的背景をもつ動物個体の集団を指す．同じ組織に由来する体細胞(乳腺細胞など)から細胞核を取り出し，それをあらかじめ核を除去した卵細胞の細胞質に植え込んで胚を形成し，子宮に着床させて新生児個体を作成する技術が開発された(クローン動物技術)．この技術を用いると雌雄の配偶子の受精によらず親個体と遺伝子組成がまったく同一のコピー動物を無制限に作成できることからクローン動物と呼ばれ，羊のドリー Dolly はその最初の例．わが国でも霜降り肉生産を目的としてクローン牛の研究が盛んである．[368]

クローン羊⇨参クローン動物⇀843

クローン病

Crohn disease

【概念・定義】主として**若年成人**に発症し，消化管のあらゆる部位に起こる区域性の全層性病変を特徴とする**原因不明の慢性炎症性疾患**．病理学的にはリンパ球を中心とする慢性炎症細胞の浸潤に加え，非乾酪性肉芽腫の形成が特徴的で，内視鏡上，消化管に縦走潰瘍や敷石状所見 cobblestone appearance などの典型的病変を生じる．また，病変は消化管のみにとどまらず，関節炎や虹彩炎，肝障害など，全身性の合併症が起こりうる．アメリカの消化器科医クローン Burrill B. Crohn(1884-1983)らが1932年に報告した．

【疫学】患者数は，2007(平成19)年度の厚生労働省より交付される疾患治療医療受給者証の件数で2万7,384件で，対前年比増加率は6.6%，近年は毎年1,500件前後増加している．性別では男性が女性の2倍で，年齢階級別では男女とも**20-29歳**で最も多い．地域では西日本に多く，内陸と沿岸での比較では沿岸部に多い傾向が指摘されている．

【病態生理】成因は不明．ウイルスや細菌などの**微生物感染**，腸内細菌叢の変化や食事性抗原などの環境因子が**免疫異常**を引き起こし，特定の素因を有する人に発症すると推察されている．**遺伝的素因**では腫瘍壊死因子-α(TNF-α)受容体の遺伝子である *TNFRSF1B* とインターフェロン-γ(IFN-γ)誘導性インターロイキン-18(IL-18)遺伝子との相関が指摘されている．また，発症機序としては腸管透過性亢進，マクロファージの異常な活性化を伴う免疫異常，TNF-α，IL-6，IFN-γなどの炎症性メディエーターの産生亢進，活性酸素などが関与しているとされる．

【症状】腹痛，**下痢**，体重減少，発熱，全身倦怠感，痔瘻などが主症状であり，血便，貧血，腸閉塞，腹腔内膿瘍の形成なども認められる．**難治性痔瘻**もしばしば合併する．関節炎，壊疽性膿皮症，虹彩炎などの腸管外合併症を有する場合，これらの活動性も腸炎に比例して顕著となることが多い．

【診断】上述した特徴的な臨床症状に加え，消化管造影，大腸内視鏡，小腸内視鏡，カプセル内視鏡による病変形態，血液検査，病理学的検査などから総合的に判断される．膿瘍の検索には腹部CTが用いられる．内視鏡所見としては**縦走潰瘍**，**敷石状所見**(写真)，アフタ様潰瘍，腸管狭窄，腸管壁肥厚，瘻孔，炎症性ポリープなどが非連続性に存在することが特徴で，病変の介在粘膜は正常である．病変部の生検では線維化や潰瘍を伴う非乾酪性肉芽腫性病変を認める．病変は**回腸～回腸末端部に好発**し，病型は存在部位により小腸型，小腸大腸型，大腸型，胃十二指腸型などに分類される．血液検査ではC反応性タンパク質(CRP)，赤血球沈降速度の上昇，白血球・血小板増加などの炎症所見のほか，貧血，血清鉄・微量元素の減少，タンパク質，アルブミン，コレステロールの低下などの低栄養所見が特徴．診断には厚生労働省研究班による診断基準が広く利用されている．主要所見は，①縦走潰瘍，②敷石状所見，③非乾酪性肉芽腫．副所見は，1)縦列する不整形潰瘍またはアフタ，2)上部消化管と下部消化管の両者に認められる不整形潰瘍またはアフタ．確定診断には主要所見の①または②を満たすか，主要所見の③と副所見の1)または2)を満たすことが必要となる．疑診例には副所見のいずれかを満たす症例，主要所見の③のみを満たす症例，①または②を満たすが虚血性腸炎，潰瘍性大腸炎と鑑別できない症例があてはまる．

【治療】現在のところ完治は難しく，病勢をコントロールして患者のQOLを高めることを最終目標とする．急性期には入院のうえ**安静**，**絶食**とし，成分経腸栄養剤や病態に応じて**中心静脈栄養**による栄養管理を行う．5-アミノサリチル酸製剤やステロイド剤，免疫抑制薬などの薬物療法が有効であり，栄養療法に併用されることが多い．最近ではサイトカインの1つである

TNF-αが，クローン病の慢性炎症に深くかかわっていることから，この炎症作用をブロックする**抗 TNF-α 抗体製剤**(インフリキシマブ)が開発され，外瘻を有する患者を中心に奏効している．寛解導入後の治療は栄養療法と免疫抑制療法が主体となる．**栄養療法**の基本は腸管の安静を図りつつ効率よく高エネルギー，高ビタミン・ミネラル，低脂肪，低刺激の食事をとること．また魚油やエゴマ油に含まれる n-3 系多価不飽和脂肪酸には抗炎症・抗凝固作用があり，病状の安定に好ましいとされている．食事摂取の比率が上昇すると再燃しやすくなるため，**成分栄養剤**を併用しながら寛解維持に努める．ただし，栄養療法単独では沈静化しない場合もあり，その場合は前述の薬物療法を併用しながら寛解維持に努める．[342,1405]

●クローン病の内視鏡所見(縦走潰瘍および敷石状所見)

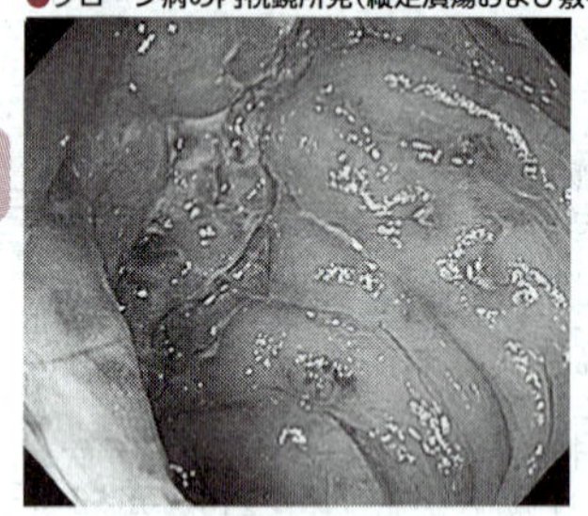

クローン病の看護ケア

【ケアのポイント】 特徴的な症状としては腹痛，下痢，発熱，栄養吸収障害に伴う体重減少，全身倦怠感がある．また，痔瘻，肛門周囲膿瘍などの肛門部病変が合併症として多いが，腸管および腸管外合併症は多岐にわたり，全身の観察が必要となる．活動期の腹痛，下痢に対しては絶食とし，成分栄養剤による経腸栄養法や中心静脈栄養法により，腸管内の抗原の除去と腸管の安静を保ち，適切に鎮痛薬を投与し苦痛を軽減する．また，栄養状態を改善し，症状をみながら徐々に食事の割合を増やす段階的食事療法が行われる．寛解期でも低脂肪，低残渣，高エネルギー食と併用して，在宅で経腸栄養法または成分栄養剤の経口摂取を行い，成分栄養と食事の割合を病状に合わせてコントロールしていく．そのため，経腸栄養法の手技も含め，成分栄養療法や食事療法の自己管理に向けた指導を行う．クローン Crohn 病は若年者に多いため，栄養療法や食事療法の継続が困難なことも多い．自分の病態に合った食品や献立を把握しながら，社会生活に合わせ継続ができるよう支援を行う．薬物治療として，5-ASA(5-アミノサリチル酸)製剤，副腎皮質ホルモン，免疫抑制薬，中等症から重症，瘻孔がある場合は抗 TNF-α 抗体製剤などの投与が行われる．これらの投与により易感染状態となるため，感染予防行動の指導を行う．抗 TNF-α 抗体製剤投与中にはショック，投与後は重症感染症など重い副作用が現れることがあり，注意して観察する．狭窄や穿孔がある場合には腸管部分切除か狭窄形成術が行われる．手術をしても完治は望めず，再燃と寛解を繰り返し再手術となることも多いため，精神面での援助を行う．身体的・精神的ストレスは再燃や増悪の契機となるため，日常生活への指導は重要である．睡眠不足や過労，過度の運動を避け，感冒に罹患しないように指導する．また，社会生活での不安や葛藤を表出できるよう配慮する．家族や学校，職場の協力を得られるように，退院後の生活上の問題に対する解決策をともに考える．寛解を維持すれば妊娠，出産は可能である．[1414] ⇨参クローン病→843

クロコダイルの涙症候群　crocodile tears〔syndrome〕⇨同ワニの涙症候群→3008

グロシッヒ法　Grossich method　イタリアの外科医グロシッヒ Antonio Grossich(1849-1926)が 1908 年に発表した，手術野を無菌状態に近づけるための消毒法．手術野を剃毛，清拭したのち，5% ヨードチンキを手術野に塗布し乾燥させる．次に 70% アルコール液または 1% 次亜硫酸ナトリウム液で清拭する．これを 2 回繰り返す．[485]

クロス系列的　cross-sequential　疾病などの発生の危険があると思われる要因を追跡するコホート調査において，いくつかの要因(コホート)を別々の時間で比較する方法．[543] ⇨参コホート研究→1126

グロス三角　Gross triangle　大腿骨大転子と坐骨結節を結ぶ線の中点を通り，脊柱に平行な直線上の，大転子の高位からその上 5 cm(A)までの線分を等辺とし，もう 1 つの等辺をその直線から中枢側にもち，A を頂点とする直角二等辺三角形をいう．注射などの穿刺の禁忌部位で，ここには坐骨神経が走行するため注射などを行ってはならない．[543]

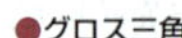

●グロス三角

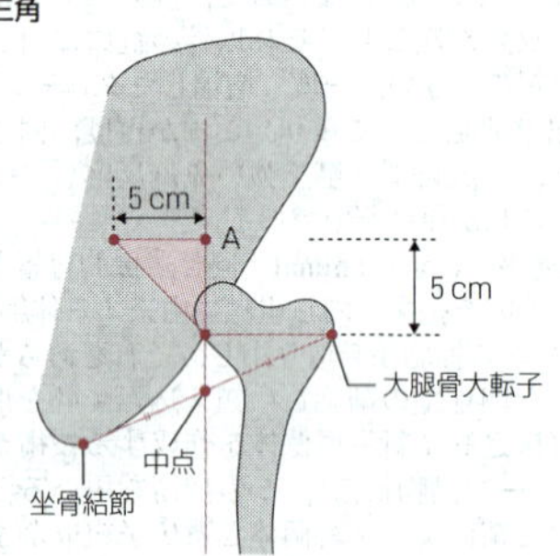

クロス集計〔表〕　cross tabulation〔table〕　[連関表]　データの統計処理に用いられる表の 1 つ．情報(データ)の統計処理においては情報を表を用いて分類集計し分析することが多い．クロス集計はその一種であり，質的情報の分類を組み合わせ作成された表をクロス〔集計〕表(分割表，連関表)と呼び，その表を作成したりその表を用いて統計的解析をすることをクロス集計という．これに対し量的情報の分類表を相関表と呼ぶ．現在ではパーソナルコンピュータ用の表計算ソフトが広範に用いられており，容易に検査データ，実験データ，疫学データなどを統計解析できる．[1045] ⇨参分割表→2604

クロスシリンダー　cross cylinder　一面は凸円柱面，他面は凹円柱面で，互いの軸が直交するようにつくられた検査用のレンズで，乱視の検出，乱視軸や乱視度の測定，近用眼鏡の球面測定に有用である．[480]

クロストリジウム感染症　clostridial infection　さまざ

まな疾患が含まれ，その代表として破傷風がある．これは破傷風菌 *Clostridium tetani* によるもので，クロストリジウム *Clostridium*〔属〕に属する．クロストリジウムは嫌気性または弱好気性のグラム陽性桿菌で，芽胞を形成することから耐久性が高く，熱や乾燥，薬剤に対する抵抗力がある．元来，土壌およびヒトや動物の腸管にみられ，病原性のあるものでも健康な組織には害を与えない．しかし，創傷などから侵入した場合に，クロストリジウムの外毒素によって，いろいろな症状を引き起こすものがある．ボツリヌス菌 *C. botulinum*，ノービ菌 *C. novyi*，ウェルシュ菌 *C. perfringens* もヒトに対する病原性菌種として重要．[242]

クロストリジウム〔属〕 ***Clostridium*** グラム陽性の有芽胞桿菌．偏性嫌気性．土壌が主な生息場所．ヒトや動物の腸管にも常在．ヒトの病原菌として重要な菌種は，破傷風菌 *Clostridium tetani*，ボツリヌス菌 *C. botulinum*，ウェルシュ菌 *C. perfringens*，ガス壊疽菌群，クロストリジウム・ディフィシレ *C. difficile* など．[324]

クロスマッチ試験 **crossmatching test**⇨同血液交差適合試験→888

くろそこひ⇨同黒内障→1091

グロッコ・ラウハフース三角部 **Grocco-Rauchfuss triangle** 胸腔内に中等量以上の胸水が貯留した場合の打診上濁音界で，座位にて脊柱に沿う胸水貯留と逆側の背部下側を底辺とする三角形を呈する．理学所見上，肺炎や胸膜肥厚との鑑別に有用．グロッコ Pietro Grocco はイタリアの医師（1856-1916）．ラウハフース Karl Andreyevich Rauchfuss はロシアの小児科医（1835-1915）．[127]

クロナキシー **chronaxy** ［**時値**］ 基電流の2倍の強さの電流によって組織に興奮を起こさせるときに必要とされる最小通電時間で，神経筋単位の被刺激性の変化を観察するときも指標となる．[893]

黒なまず⇨同癜風（でんぷう）→2088

クロニジン中毒 **clonidine poisoning** クロニジン塩酸塩は交感神経作用薬の1つとして高血圧症の治療薬に用いられる．30-60分で精神神経症状（眠気，脱力感，不安感）が現れ，呼吸器症状（呼吸抑制，無呼吸），循環器症状（徐脈，起立性低血圧，レイノー Raynaud 様症状），その他の症状（めまい，口内乾燥感，食欲不振，心窩部膨満感，胸やけ，下痢，便秘，発疹）などがみられる．使用中止後にクロニジン中断症候群（頭痛，悪心，嘔吐，冷汗）が現れることがある．治療は，催吐，胃洗浄・吸着剤などによる毒物の除去，解毒薬（ナロキソン塩酸塩）の投与，呼吸管理などの対症療法を行う．[1579]

クロニジンテスト **clonidine test** 褐色細胞腫の診断が困難な場合に行う安全な検査法．前採血後クロニジン塩酸塩300 μg を経口投与し，1，2，3時間後に採血し，血漿ノルアドレナリンとアドレナリンを測定する．同時に血圧と脈拍数を測定する．クロニジン塩酸塩投与により，血漿カテコールアミン濃度が健常者では有意に減少するが，褐色細胞腫患者では有意に抑制されない．[1047]

クロニックイルネス **chronic illness** 慢性の病であり，もとの状態に戻ることはなく，疾患や障害が潜在する状態．身体機能を維持するため，あるいは障害を予防するために，セルフケアや支持的ケアが必要であり，ケアの中心は家庭にある．これに対し慢性疾患は長い経過の中で徐々に病態が悪化したり，急激に悪化したりするものもあれば，これといった症状もみられず寛解期が持続する．

クロバエ科 **Calliphoridae** 昆虫綱双翅目に属する中・大型のハエの一科．この科のハエはごみや糞便をも餌とするため，食品との往復により消化器系感染症を媒介する可能性をもつ．また，幼虫が外傷や潰瘍からヒトの体内に侵入し，ハエ幼虫症を引き起こすこともある．オークメロミア属 *Auchmeromyia*，クロバエ属 *Calliphora*，コクリオミイヤ属 *Cochliomyia*，オビキンバエ属 *Chrysomyia*，キンバエ属 *Lucilia* などの属がある．[288]

グロビー **globi**⇨同らい細胞→2890

クロピドグレル硫酸塩 **clopidogrel sulfate** チクロピジン塩酸塩と同じチエノピリジン骨格を有する化合物に，カルボキシメチル基を導入した抗血小板薬．肝代謝で生成された活性代謝物が，血小板上の ADP（アデノシン二リン酸）受容体に不可逆的に結合し ADP の結合を阻害することで，血小板の活性化に基づく血小板凝集を継続的に抑制する．チクロピジンと同レベルの血管性イベント抑制効果を示す一方で，チクロピジンに比べ重篤な副作用の発生頻度が低く安全性が高い．脳梗塞の再発抑制，および経皮的冠動脈形成術（PCI）が適用される急性冠症候群に用いられる．効果発現までに48-72時間，投与中止から効果消失に約2週間を要する．[204,1304] 商プラビックス ⇨参チクロピジン塩酸塩→1969

グロビン **globin** ヘモグロビンやミオグロビン中で各サブユニットを構成し，鉄ポルフィリン基と結合しているタンパク質部分．分子量は約1万6,500で，1分子につきヘム1分子と結合する．ヘモグロビンでは，通常2本の α 鎖（141アミノ酸残基）と2本の β 鎖（146アミノ酸残基）からなる四量体を形成している．脊椎動物では，一次構造が異なる数種のグロビンが存在し，α 鎖系および β 鎖系の2群に分類される．ヒトでは，α 鎖系には α，ζ があり，β 鎖系には β，γ，δ，ε が含まれる．鎌状赤血球貧血症 sickle-cell anemia では，β 鎖6番目のグルタミン酸がバリンに置換し，ヘモグロビン分子に異常な四次構造をもたらす．[1320]

グロビン鎖 **globin chain** ヘモグロビンを構成するタンパク質．アミノ酸141個からなる α 様グロビン鎖（α 鎖，ζ 鎖）とアミノ酸146個からなる β 様グロビン鎖（β 鎖，γ 鎖，δ 鎖，ε 鎖）がある．[656] ⇨参ヘモグロビン→2632

グロブリン **globulin** 可溶性の球状タンパク質で硫酸アンモニウム半飽和で沈殿する熱凝固性タンパク質の総称．血清，卵白，大豆など自然界に広く分布．血清グロブリンは，血漿からフィブリノゲンを除き，さらにアルブミンを除いたタンパク質と考えてよい．水に不溶性のグロブリンは真性グロブリン，可溶性のものは偽性グロブリンと分類することもある．電気泳動では一般に4種の分画に分離し，アルブミンに近いものから α_1，α_2，β，γ グロブリンという．免疫グロブリンは主に γ グロブリン分画に含まれている．[1320]

グロボイド白質ジストロフィー ⇨同クラッベ白質ジストロ

フィー→824

クロマチン　chromatin ［染色質］ DNA分子と，それとほぼ等しい重量のヒストン，それよりは量の少ない非ヒストンタンパク質および少量のRNAから構成される染色体物質．染色質ともいう．通常，核内に分散して存在するが，核分裂期には凝縮してクロモソーム（染色体）を形成．基本構造は，ヒストンH2A，H2B，H3，H4のおのおの2個からなるヒストン8量体を芯（コア粒子）としてDNAが巻きついたヌクレオソームであり，DNA鎖で数珠状に連なっている．ヌクレオソームはイオン強度の増加に伴ってコイルが積み重なったソレイドと呼ばれる凝縮構造をとる．[1320]

クロマトグラフィー　chromatography 溶液またはガス状混合体などの試料からさまざまな物質成分を分離・分析する方法の総称．試料（移動相）が吸着剤を充塡したガラス円筒などの固定相を通過する間に，物質成分が吸着される程度は物質の吸着剤への親和性の差異によってそれぞれ異なる．この差異を利用して物質を分離する．吸着剤を充塡する固定相にはカラム，薄層，ペーパーなどの種類があり，また分離の方法によって吸着クロマトグラフィー，分配クロマトグラフィー，イオン交換クロマトグラフィーなどがある．クロマトグラフィーによって得られたグラフまたはスポットで記録したものをクロマトグラム chromatogram という．[258]

クロマトグラフィー分離度⇨同分離度→2612

クロマトリシス　chromatolysis ［染色質融解，ニッスル小体融解］ 神経細胞の粗面小胞体と遊離リボソームの集合体であるニッスル Nissl 小体が細胞傷害や消耗の結果として変性・消失すること．虚血，低酸素状態，感染症，外傷などが原因となる．正常のニッスル小体は光顕で細胞質内に虎斑状の顆粒としてみられるが，クロマトリシスを起こした場合に塊状をなさなくなり，減少したり消失する．[387] ⇨参核溶解→491，ニッスル小体→2216

クロマフィン細胞⇨同クロム親和性細胞→847

クロミフェンクエン酸塩　clomifene citrate エストロゲン受容体に結合して抗エストロゲン作用を発揮する排卵誘発薬．下垂体からの卵胞刺激ホルモン（FSH）や黄体形成ホルモン（LH）分泌が増加し，排卵を誘発する．第1度無月経に対する治療法として有効性が高い．無排卵性の不妊治療や体外受精の排卵誘発の目的でも使用される．副作用は，抗エストロゲン作用によりエストロゲンが高値にもかかわらず，子宮内膜が薄くなる，頸管粘液量が少ないなどがある．卵巣過剰刺激症候群が発生することがある．クロミフェンクエン酸塩による排卵後の妊娠で，催奇形性の報告はない．[998] 商クロミッド

クロミフェン刺激試験　clomiphene stimulation test，clomiphene test ［クロミフェン負荷試験］ ゴナドトロピン分泌能に関する視床下部下垂体機能検査法であり，排卵障害の重症度を判定する試験の1つ．クロミフェンクエン酸塩を消退出血5日目より50-150 mg/日，5日間投与し，血中ゴナドトロピン（LHおよびFSH）の増加反応や卵胞発育の有無を調べて排卵障害の程度を評価する試験．クロミフェンクエン酸塩は，視床下部のエストロゲン受容体に競合的に結合することにより抗エストロゲン作用を発揮する抗エストロゲン剤であり，内因性エストロゲンの間脳-下垂体系に対するネガティブフィードバック作用に拮抗して，視床下部からのゴナドトロピン放出ホルモン（GnRHあるいはLH-RH）分泌を高めて下垂体からのゴナドトロピン分泌を亢進させる．また，代表的な経口排卵誘発剤でもある．クロミフェン試験により，ゴナドトロピンの増加や卵胞の発育が認められる場合は排卵障害の程度が軽いと判断される．男性の視床下部下垂体機能検査に用いる場合もある．[845]

クロミフェン負荷試験　clomiphene challenge test⇨同クロミフェン刺激試験→846

クロム　chromium；Cr ［Cr］ 元素記号Cr．原子番号24．原子量52.01．銀白色の金属元素で，かたいが砕けやすい．融点1,900℃，沸点2,642℃．純物質では自然界に存在せず，クロム鉄鉱として三価あるいは六価の形で存在する．希塩酸，希硫酸には可溶だが，濃硝酸，王水など酸化力の強い酸には不溶．耐食性，耐熱性，耐摩耗性に優れ，メッキなどの表面処理や他の元素と組み合わせて有色化合物をつくるなど，幅広く利用されている．生物にとって必須微量元素．三価のクロムは耐糖因子の構成要素であり，欠乏すると糖尿病や動脈硬化症に至る可能性がある．「日本人の食事摂取基準（2010年版）」では推奨量を18-69歳の男性で1日40 μg，女性で30 μgとしている．三価の化合物は毒性が低いが，六価の化合物は細胞膜透過性が高く，毒性が強い．気道，腎臓に影響を与え，喘息，鼻中隔穿孔，腎臓障害を引き起こすほか，皮膚，粘膜の慢性障害を起こす．クロム鉄鉱山労働者では，吸入された粒子が肺に沈着し塵肺や肺癌が生じやすい．また動物実験から生殖や発生毒性を引き起こす可能性が示されている．1970年代，東京の地下鉄工事中に化学工場の跡地から六価クロムが検出され，土壌汚染問題が大きな社会問題となった．発癌性については国際癌研究機関（IARC）は六価クロムをGroup 1「ヒトに対して発癌性がある物質」（2008），日本産業衛生学会は発癌分類「第1群」（ヒトに対して発癌性，2008），アメリカ産業衛生専門家会議（ACGIH）は六価クロム化合物を発癌分類A1（ヒトに対する発癌性が確認された物質，2008）としている．許容濃度は金属クロムおよび三価クロム化合物で0.5 mg/m^3（日本産業衛生学会，2008），水溶性六価クロム化合物で0.05 mg/m^3（日本産業衛生学会，2008，ACGIH，2008），不溶性六価クロム化合物では0.01 mg/m^3（日本産業衛生学会，2008，ACGIH，2008）．[182,56]

クロム51（^{51}Cr）放出試験　chromium 51（^{51}Cr）release test 細胞傷害作用の程度を定量的かつ簡便に測定する方法．標的細胞を放射性同位体^{51}Cr標識クロム酸ナトリウムで標識後，細胞に傷害を与えると，傷害された細胞から培養上清中に^{51}Crが放出される．この量をγカウンターで測定することにより細胞傷害活性の程度がわかる．NK細胞，キラー細胞などによる細胞傷害活性や可溶性因子による細胞傷害作用を求めるのに用いる．[388] ⇨参免疫学的細胞傷害テスト→2808

クロム潰瘍　chrome ulcer クロム酸製造・取り扱い作業者などの職業的曝露機会の多い者に，かつて多発した．擦過傷やかき傷からクロム酸，クロム酸ソーダ，

クロム酸カリウムなどのクロム化合物(六価クロム)が侵入することによって発生する皮膚潰瘍．六価クロムの一次刺激によっては無痛性小丘疹を形成するが，湿疹になりやすく，強い瘙痒感を伴うこともあり，かき傷により小円形の潰瘍(クロムホール chrome hole)となる．手に多発性の潰瘍がみられることが特徴である．萎縮性の瘢痕を残すが悪性化はしない．吸入によって鼻粘膜や咽喉頭にも潰瘍ができるが，とくに鼻中隔は出血と痂皮形成の反復によりついには鼻中隔穿孔を生じる．[1465]

クロム癌 carcinoma caused by chromium, cancer caused by chromates クロム粉塵やクロム蒸気の慢性曝露によって生じる肺癌で，主な組織型は扁平上皮癌や小細胞癌．クロム酸および顔料製造者に多く，平均潜伏期間 10-20 年を経て発病．副鼻腔，喉頭など上気道癌や消化器癌の報告もある．[541]

クロム酸中毒 chromic acid poisoning クロム酸(六価クロム)の接触および吸入により引き起こされる．強い酸化性による皮膚，粘膜の炎症，侵食性による潰瘍形成および鼻中隔穿孔，感作による皮膚炎や気管支喘息がみられる．また，発癌性による肺癌を主とした呼吸器系癌が生じる．経口摂取では，口腔，食道および胃腸に炎症をきたす．肝臓および腎臓の障害も報告されている．特異的治療はなく，対症療法が中心となる．曝露からの隔離が重要である．[489,1593]

クロム腎毒性 chromium nephrotoxicity クロム(Cr)の摂取によって腎機能障害が惹起される性質をいう．クロムには二価，三価，六価の化合物があり，六価のものが毒性が強い．皮革のなめし，染色，ペンキ，電池，石油精製などに使用されるが，接触，粉塵の吸入などにより中毒を起こす．タンパク質と結合して金属タンパク質を形成し，皮膚，粘膜の収斂，腐食を生ずる．皮膚や呼吸器症状が多いが，腎では急性中毒による尿細管壊死の報告がある．[491]

クロム親和性細胞 chromaffin cell, pheochromocyte ［**褐色細胞，クロマフィン細胞**］ 副腎髄質を構成する細胞で，重クロム酸カリウムで処理すると細胞内顆粒が褐色に染まることからクロム親和性細胞と呼ばれる．カテコールアミン(アドレナリン，ノルアドレナリン，ドパミン)を産生する．発生的には，交感神経細胞と同じく，神経外胚葉の神経堤(神経冠)に由来する．クロム親和性細胞から発生する腫瘍を褐色細胞腫 pheochromocytoma という．[1044] ⇨参褐色細胞腫→529

クロム親和性細胞腫 chromaffin cell tumor, chromaffinoma⇨同褐色細胞腫→529

クロム親和性反応 chromaffin reaction カテコールアミンがクロム酸に反応して黄褐色～褐色を呈する反応．褐色細胞腫や神経芽細胞腫などの病変では腫瘍細胞がカテコールアミンをもっているので，これらの判定に応用される．組織切片にクロム酸液を反応させるとカテコールアミンをもつ細胞が褐色に染まるので，顕微鏡観察により腫瘍細胞を同定することができる．[142] ⇨参褐色細胞腫→529

グロムス血管腫⇨同グロムス腫瘍→847

グロムス腫瘍 glomangioma, glomus tumor ［**グロームス腫瘍，血管筋神経腫，グロムス血管腫，皮膚糸球腫**］ 小動静脈吻合部の皮膚糸球体を構成し，血流調節作用をもつグロムス細胞が増殖したもの．痛みを伴う腫瘍の代表的なもので，四肢末梢，特に爪下部が好発部位．皮表から青く透見される単発の皮下結節のことが多く，著明な圧痛が特徴的．多発例では疼痛がないことが多い．単発例ではグロムス細胞の増殖が主体となるが，多発例では海綿状血管腫のように拡張した血管腔が多くグロムス細胞が少ない．[945]

クロム中毒 chromium poisoning クロム(Cr)は自然界では通常，三価と六価で存在する．三価クロムはヒトにとって必須元素であり，欠乏症と感作性が問題となるが毒性は低い．六価クロムは毒性が高く，合金製造，ステンレス鋼製造，メッキ，皮なめし，顔料製造などの職業性曝露で問題となる．化合物の粉塵，フューム，ミストとの接触により皮膚，眼，鼻腔，咽喉頭，気管支において刺激と感作が起こる．接触部位の炎症や潰瘍，特に皮膚や鼻粘膜の潰瘍と鼻中隔穿孔は有名である．呼吸器系では気管支炎や化学性肺炎が起こり，慢性曝露では肺気腫に至る．また，吸収による肺癌，鼻腔癌，咽喉頭癌などの悪性腫瘍の報告もある．一方，経口曝露の場合，消化管に炎症，びらん，潰瘍を起こすため，嘔吐，胸痛，腹痛，下痢などの症状を呈する．また，吸収されたクロムの蓄積により肝臓と腎臓も障害される．急性・慢性曝露ともに治療は対症療法が中心となるため，曝露からの隔離はいうまでもない．皮膚および粘膜の刺激症状による早期中毒症状の認知，呼吸器腫瘍の早期発見などを含む総合的予防対策が最も重要である．[489,1593]

クロム皮膚炎 chromodermatosis クロム化合物にはじめて曝露されたときに生じる一過性の皮膚炎とアレルギー性接触性皮膚炎に分類される．一過性の皮膚炎は，手首や頸部など衣服とすれる部位に発生するが，速やかに治癒し，再曝露しても多くの場合再発しない．アレルギー性接触性皮膚炎は，一度曝露されてから数か月ないし数年後に再びクロム化合物と接触することによって発生する．顔面や四肢などに発生することが多い．[1465]

クロムホール chrome hole⇨参クロム潰瘍→846

クロモソーム⇨同染色体→1764

クロモバクテリウム〔属〕 *Chromobacterium* 通性嫌気性のグラム陰性桿菌．鞭毛をもつ．熱帯・亜熱帯地方の土壌，水中に分布．ヒトでの感染症は非常にまれ．[324]

クロモブラストミコーシス⇨同黒色分芽菌症→1090

クロモミコーシス chromomycosis⇨同黒色分芽菌症→1090

クロラムブシル chlorambucil アルキル化剤の抗腫瘍薬で，欧米では慢性リンパ性白血病の治療薬として用いられている．日本では未発売で，医師個人の資格で輸入し使用しなければならない．[1495]

クロル⇨同塩素→381

クロル血症 chloremia ［**塩素血症**］ 生体内総クロル(塩素，Cl)量は約 35 mEq/kg 体重で，その約 70% が細胞外液中に，残りが細胞内に存在する．細胞外液ではナトリウムに随伴して存在し，通常クロルとナトリウムの比は 10：14 の関係にあるが，酸塩基平衡異常を伴うとこの関係は崩れる．血清クロルの基準値は 95-105 mEq/L であり，108 mEq/L 以上となれば高クロル血症，95 mEq/L 以下となれば低クロル血症と呼ばれる．高張性脱水症，生理食塩水やリンゲル Ringer

液，アミノ酸輸液などクロルの過剰投与，アニオンギャップ正常の代謝性アシドーシス，過呼吸による呼吸性アルカローシスなどの際，クロル血症がみられる.[491]

クロル痤瘡(ざそう)⇨同塩素痤瘡(ざそう)→382

クロルジアゼポキシド中毒 chlordiazepoxide poisoning クロルジアゼポキシドは神経症やうつ(鬱)病，てんかん性精神障害の治療薬，長期作用型(24時間以上)の抗不安薬として使用される．大量連用により薬物依存を起こし，禁断症状(痙攣発作，せん妄，振戦，不眠，不安，幻覚，妄想など)がみられる．中毒症状として，精神神経症状(眠気，めまい，ふらつき，昏睡，不眠，焦燥感)，循環器系症状(動悸，血圧低下，白血球減少)，消化器系症状(口渇，悪心，嘔吐，食欲不振，腹痛，下痢，便秘)，その他〔肝障害(血清AST・ALTの上昇)，浮腫，黄疸，顆粒球減少，発疹，運動失調，頭痛〕などがある．治療は胃洗浄，点滴による利尿などで毒物の除去および排泄促進を行う.[1579]

く

クロル定量法 estimation of chloride, determination of chloride 測定法は電量滴定法とイオン選択電極法に大別．前者は試料中のクロルイオンと銀イオンが結合する反応を電気的に検出する方法．後者は電極膜に含まれる第4級のアンモニウムイオンとクロルイオンが結合し，クロル濃度に見合った電極膜内外の電位差から濃度を測定する方法．生化学自動分析装置にナトリウム，カリウムとともに測定装置として組み込まれるか，または専用装置として利用される.[263]

クロルデン中毒 chlordane poisoning ［**オクタクロル中毒**］ クロルデンはシロアリ駆除剤として使用されてきたが，1986(昭和61)年から製造と使用が禁止となった．皮膚に対しては刺激性があり，皮膚や粘膜から経皮的に，もしくは経口摂取により吸収され，脂肪層に貯留し，慢性的に中枢神経刺激および痙攣作用を起こす．症状としては，緊張や抑うつ，怒り，疲労感が強まり，逆に活気が失われるなどのさまざまな神経や精神への影響がみられ，食欲不振，過度興奮性，振戦，痙攣，運動失調，呼吸障害，肝臓および腎臓の変性などがみられる．推定致死量は約6g．誤嚥などによる緊急処置は胃洗浄，催吐薬，塩類下剤を投与する.[1579]

クロルプロマジン中毒 chlorpromazine poisoning クロルプロマジンは統合失調症，躁病，神経症などに用いる神経抑制薬．過量摂取すると，精神神経症状(不眠，不安，興奮，錯乱，全身倦怠感，めまい，眠気，昏睡)，循環器障害(頻脈，心悸亢進)，血液障害(再生不良性貧血，溶血性貧血，白血球減少)，消化器系障害(口渇，舌苔，悪心，嘔吐，下痢，便秘)，眼症状(眼内圧亢進，角膜および水晶体の混濁，網膜および角膜の色素沈着)，アレルギー反応(発疹，光線過敏症)，その他(パーキンソンParkinson様症状，無顆粒細胞症，悪性症候群，発熱，尿閉，無尿，頻尿，尿失禁)などの中毒症状を生じる．急性中毒の治療は呼吸・循環管理下で胃洗浄，吸着剤・下剤投与などの一般的処置を行う．パーキンソン様症状にはジフェンヒドラミン塩酸塩，プロメタジン塩酸塩の筋注あるいは経口投与．重篤な場合は血液灌流を施す.[1579]

クロルマジノン酢酸エステル chlormadinone acetate 経口黄体ホルモン製剤．無月経，月経周期異常，経血量異常，月経困難症，機能性子宮出血，卵巣機能不全症，黄体機能不全による不妊症に適応があり，無月経の診断やカウフマンKaufmann療法の際に広く用いられる.[845] 商ルトラール ⇨参カウフマン療法→463

クロレラ chlorella クロロコックム目クロレラ科に属する単細胞緑藻類の一種．大きさは5-10 μmで，球形または楕円形．光合成速度が高等生物の数十倍，太陽エネルギー利用効率も6倍以上と繁殖力が旺盛であるばかりでなく，乾燥重量当たりのタンパク質含量が40-50%と多く，特に必須アミノ酸であるリジンやメチオニンが多量に含まれていることから，微生物タンパク質として注目されている.[1356]

クロロエチレン chloroethylene⇨同塩化ビニル→374

クロロキン網膜症 chloroquine retinopathy マラリアやアメーバ赤痢，膠原病などの治療薬として使用されるリン酸クロロキンの長期服用による網膜変性疾患．初期には黄斑の浮腫や混濁がみられ，進行すると標的黄斑症を呈する．また，眼底全体に網脈絡膜萎縮や色素沈着が出現して網膜色素変性症様の眼底を呈し，視力低下，輪状暗点，視野狭窄などの異常をきたす.[1309]

クロロジベンゾジオキシン chlorodibenzodioxin⇨同ダイオキシン→1860

クロロジメチルエーテル chlorodimethylether⇨同クロロメチルメチルエーテル→849

クロロピクリン剤中毒 chloropicrin poisoning クロロピクリンは有機溶剤系殺虫・殺菌薬で刺激性，催涙性の蒸気を発する．50%致死量は20 ppm．曝露すると，眼痛，流涙，結膜充血，咽頭痛，咳，喘息性発作，呼吸困難，肺炎，胃腸炎，血尿，肺水腫，嗜眠状態，振戦，運動失調，複視，筋線維性攣縮，てんかん様痙攣，肝障害，腎障害などの中毒症状を起こす．治療は，新鮮な空気のある場所へ移し，酸素吸入，胃洗浄，抗生物質投与，強制利尿などを行う．眼に入った場合は結膜の炎症を起こし視力障害を起こすことがあり，皮膚に付着した場合は水疱を生ずることがある．眼に入った場合は直ちに流水で15分間以上洗眼し，皮膚に付着した場合は多量の温水や石けん水でよく洗い落とす.[1579]

クロロフィル⇨同葉緑素→2878

クロロフェノタン chlorophenothane⇨同DDT→40

クロロプラスト⇨同葉緑体→2878

クロロフルオロカーボン chlorofluorocarbon⇨同フロンガス→2602

クロロベンゼン中毒 chlorobenzene poisoning クロロベンゼンは無色・揮発性の溶剤で，医薬品，農薬，合成樹脂，染料などの原料として広く使われている．経皮からの吸収は速やかではないがあらゆる経路から吸収される．頭痛，めまい，意識消失などの一過性の中枢神経抑制作用や麻酔作用がある．中毒症状として蒼白，チアノーゼ，線維性攣縮と虚脱，メトヘモグロビン血症，貧血，肝障害，腎障害などがみられる．皮膚への反復曝露により紅斑，表在性壊死を起こす．治療は新鮮な空気のある場所へ移動し保温と安静に努め，胃洗浄，汚染皮膚の洗浄，塩類下剤による毒物の除去および排泄促進を行う．チアノーゼのある場合は酸素吸入をする.[1579]

クロロホルム chloroform ［トリクロロメタン］

$CHCl_3$. 不燃性，揮発性の吸入麻酔薬．1847年にSimpsonにより使用された．ビクトリア女王の無痛分娩にも用いられた．呼吸抑制，心停止，重症の肝障害などを起こすことから用いられなくなった．[163]

クロロメタン中毒 chloromethane poisoning⇨同塩化メチル中毒→374

クロロメチルメチルエーテル chloromethyl methyl ether；CMME ［**クロロメトキシメタン，クロロジメチルエーテル**］「特定化学物質障害予防規則」(特化則)の特定第2類物質，特別管理物質，$ClCH_2OCH_3$. 引火性が強く刺激臭のある無色または淡黄色の液体．沸点61℃，融点-103.5℃，比重は1.07．燃焼すると有毒なガスや蒸気(ホスゲン，塩化水素)を生成する．水と接触すると分解し，塩化水素，ホルムアルデヒドを生じる．空気に接触すると空気中の水分で分解を起こし，白煙を発する．医薬，農薬中間体に用いられる．眼や鼻，皮膚を強く刺激．蒸気を吸入すると鼻咽喉を刺激し，呼吸器系の障害を引き起こして，咳，痰，胸痛，呼吸困難などが現れる．高濃度の蒸気に曝露された場合は肺水腫を起こす．反復してあるいは長期にわたり曝露すると肺がおかされることがある．ヒトで発癌性を示す．[1360] ⇨参特定化学物質障害予防規則→2143

クロロメトキシメタン chloromethoxymethane⇨同クロロメチルメチルエーテル→849

クロンバック係数 Cronbach alpha⇨同α係数→14

桑ヶ谷(くわがやつ)**療病所** 現在の鎌倉極楽寺の東隣の桑ヶ谷にあった鎌倉時代の貧民・病馬の収容所．極楽寺を開山(1267)した僧忍性(にんしょう)〔1217-1303(建保5〜嘉元元)〕は一生を看護と救療事業に尽くし，人々から生き仏とあがめられ，死後菩薩の称号がおくられ，現在も極楽寺の裏山に祀られている．室町時代に描かれた古図(極楽寺蔵)を見ると，多くの病舎，ハンセンHansen病患者病舎，馬の病舎(日本初)があり，20年間に5万7,250名の患者を看護したといわれる．看護人たちは当所で病が治癒した貧民たちであり，彼らの生活の救済事業でもあったという．本堂前には薬湯寮で使用されたという石臼と石鉢が現在も安置されている．[1567] ⇨参忍性(にんしょう)→2264

クワシオルコル症候群 kwashiorkor syndrome ［**乳児ペラグラ，悪性栄養失調症，低タンパク栄養失調症**］ 乳幼児に最も多くみられる，タンパク質摂取不足に起因する疾患を指す．良質のタンパク質が絶対的に不足した炭水化物過多の食事摂取により，食欲不振，浮腫，低アルブミン血症，下痢，皮膚炎に特徴づけられる症候群で1933年にウィリアムズCecily Williamsが最初に報告した．貧血が認められ，ビタミンA，Bなどの欠乏も伴う．肝臓と膵臓が重度に障害され，低栄養性脂肪肝，膵外分泌部の萎縮をきたす．また消化酵素の産生不良，活性低下と消化管粘膜萎縮のため吸収不良を生じ，細胞性免疫・液性免疫減弱により易感染性を呈する．先進国ではまれであるが発展途上国では大きな問題である．治療は良質のタンパク質摂取，ビタミン類の補給が優先される．クワシオルコルkwashiorkorとは，アフリカの言語で「膨れた胃」「赤い子ども」「次の子どもを妊娠した母から離された子どもに起こる病気」など，地方によって意味は異なる．[839]

桑田立斎 Kuwata Ryuusai⇨参愛育茶譚(あいいくさたん)→130

群 group 対象を分類した中の一部．対象のうち，一定の定義によって選択された個体の集団．群間での比較のためや，比較の条件をそろえるための層としてつくられる．[467]

軍医 military doctor，army surgeon，navy surgeon 軍隊制度の中で軍人の診療・治療と健康管理および衛生管理を行う医師．旧日本軍においては，官位は少尉から最高の軍医総監(中将)に分かれていた．[1356]

燻煙剤 smoking agent，fumigant 助燃剤や加熱剤と農薬を一緒にして燃焼させ，有効成分が熱でガス状になって蒸散し，殺虫・殺菌作用を発揮するものをいう．目的は燻蒸剤と同じ．代表的なものは除虫菊を主成分とした蚊取り線香であるが，有機リン酸系殺虫剤や硫黄などもある．[1356] ⇨参燻蒸→849

群化発射 grouped discharge ［**群化放電**］ 針筋電図検査における用語．安静時，多数の運動単位電位が不規則に群をなして周期的に現れる現象．ミオクローヌス，振戦などでみられる．[1289]

群化放電⇨同群化発射→849

クンケル試験⇨同硫酸亜鉛混濁試験→2937

軍事扶助法 かつて戦傷病者や戦没者の遺族に対して適用されていた法律．1937(昭和12)年に「軍事救護法」を改正し制定したもので，軍人恩給などのさまざまな援護制度が含まれていた．第二次世界大戦後，日本を占領した連合国軍最高司令官総司令部(GHQ)は，1945(同20)年，軍人恩給を世界に類例なき悪辣きわまる制度として日本政府に対し，ただ軍人であったからという理由で一般国民が困窮中に差別的に優遇されるという制度を排除するとの方針を明らかにすると同時に，軍人恩給の停止ないしは制限を求めた．一方，陸海軍の病院および軍事保護院の諸施設の利用を傷痍軍人およびその家族や退役軍人およびその家族に限定しないという条件で国立病院あるいは国立療養所として発足させた．日本政府はGHQの指導のもとに生活困窮者緊急生活援護要綱を閣議決定し，これにより傷痍軍人およびその家族ならびに軍人の遺族の生活困窮者は，一般国内生活困窮者や失業者・戦災者・海外引揚者・在外者留守家族とともに，1946(同21)年の「生活保護法」によって援護されることとなり，「軍事扶助法」や「戦時災害保護法」などは施行停止となった．[457]

群集萎縮 group atrophy，grouped atrophy ［**群性萎縮**］ 脊髄前角から運動神経までの二次運動ニューロンの障害によって，その支配下に置かれている筋肉が障害された結果，筋線維が集団で萎縮する状態．神経原性筋萎縮症の特徴的所見．筋萎縮性側索硬化症，脊髄性筋萎縮症，種々のニューロパチーなどで認められる．遠位筋が障害されることが多い．[1507] ⇨参神経原性筋萎縮症→1522

燻蒸 fumigation ［**フュミゲーション，ガス殺菌**］ 密閉状態の中でガス状の薬剤を一定時間曝露させることにより，穀物，果実，木材，土壌などの殺虫・殺菌を行うこと．燻蒸ガスは有毒なため，作業時にはガスマスクを着用することが義務づけられ，また燻蒸作業主任者の資格が必要である．[1356]

燻蒸剤中毒 fumigant poisoning 燻蒸剤は気体として一定濃度に保たれて殺虫・殺菌作用を示すため，誤ってガスを吸入して中毒になることが多い．代表的な燻蒸剤として臭化メチル，クロルピクリン，青酸剤，カーバム剤，リン化アルミニウムなどがある．ほとんどが眼や気管支，肺の炎症として起こり，全身症状(中枢神経症状，胃・肝・腎障害など)が加わる．また，青酸は皮膚からも吸収されるため，防毒マスクが無効となり注意を要する．[1356]

軍陣医学 **military medicine, war medicine** 軍隊において平時あるいは戦時中に必要とされる医学．医師，衛生兵，看護師が戦場で傷病兵の応急処置，治療，後送業務を行うとともに，軍隊における戦闘能力を十分に発揮させるために軍人の健康の維持，向上に努めることなどの任務がある．現在の防衛省では防衛医学と呼び，平時では災害発生時の負傷者の救済活動や航空医学，潜水医学などにも力を注いでいる．[1356]

群性萎縮 grouped atrophy⇨同群集萎縮→849

群団抽出法⇨同集落抽出法→1386

群発呼吸 **cluster breathing** 延髄の呼吸中枢に病変がある場合にみられる呼吸．頻呼吸に引き続いて，無呼吸となる異常な呼吸パターン．[953]

群発頭痛 **cluster headache** ［ホートン頭痛］ 片頭痛に似た一側性の激しい頭痛発作であるが，発作が数週間から数か月にわたって毎日繰り返しみられることから群発頭痛と呼ばれ，いわゆる片頭痛とは別の機序によると考えられている．片頭痛と異なり男性に多く，春，秋に多い．随伴症状として同側の流涙，結膜充血，顔面紅潮，鼻閉などをみることが多い．ヒスタミンの異常が原因と考えられ，ヒスタミン頭痛と呼ばれたこともあるが，抗ヒスタミン薬は効果がなく，現在ではこの考え方は否定的である．[1527]

群発《脳波の》 **burst** 脳波の出現様式．背景となっている脳波とはきわだって異なる波(通常 4-6 Hz の θ 波が多い)が突発性に，少なくとも 3-4 個連続して出現する場合に群発と呼ばれる．群発より長く同じような波が連続して出現する場合はトレイン，ショートランなどと表現する．てんかんなどの診断に重要．[1289]

群発放電 **burst discharge** ［バースト放電］ 筋電図の記録において，一定の周期で群化した放電様式(群化発射)を認めること．随意収縮のほか，中枢性障害でもみられる．[1274] ⇨参群化発射→849

クンメルフェルド液 **Kummerfeld lotion** ［イオウ・カンフルローション］ ドイツの皮膚科医クンメルフェルド Karoline Kummerfeld(1745-1815)による尋常性痤瘡やにきびの治療に用いる外用ローション．組成は沈降イオウ 12.0，カンフル 1.0，アラビアゴム 6.0，石灰水 100.0，ローズ水 100.0 で，混合して用いる．イオウの沈殿を生じるので混和して使用する．作用が強すぎる場合には上ずみだけ使用する．古い処方であるが，作用が優れているので現在でも頻用されている．[235]

皸裂(くんれつ)⇨同亀裂→788

訓練保護施設⇨同更生保護施設→1025

け

毛 hair 皮膚付属器の1つで全身の皮膚(外皮)に分布．ただし，手掌，足蹠(足底)，口唇，乳頭，陰茎，陰唇を除く．胎生後半に頭毛，眉毛，睫毛を生じ，思春期に陰毛(陰部)，腋毛(腋窩)，鼻毛(鼻腔前庭)，耳毛(外耳道)，須毛(ひげ)を生ずる．毛は毛髄，毛皮質，毛小皮の3層からなる．毛皮質ではハードケラチンが形成され，メラニンは毛皮質と毛髄に存在して毛色を規定．黒毛ではブロンド毛に比してメラノソームは大きくかつ多い．毛を包む構造を毛包(毛囊)といい，内毛根鞘および外毛根鞘からなる上皮性毛包と，その外側の結合組織性毛包がある．毛包の深部は膨隆して毛球部と呼ばれ，下端より血管を含む結合組織が陥入して毛乳頭を形成する．毛は最盛期の成長期 anagen，成長を停止して退縮していく退行期 catagen，発毛が停止する休止期 telogen の3周期を有する．頭毛は1日0.35-0.44 mm 伸びる．[1044] ⇨参毛包→2819，毛幹→2815，毛根→2816

●成長期毛器官の構造

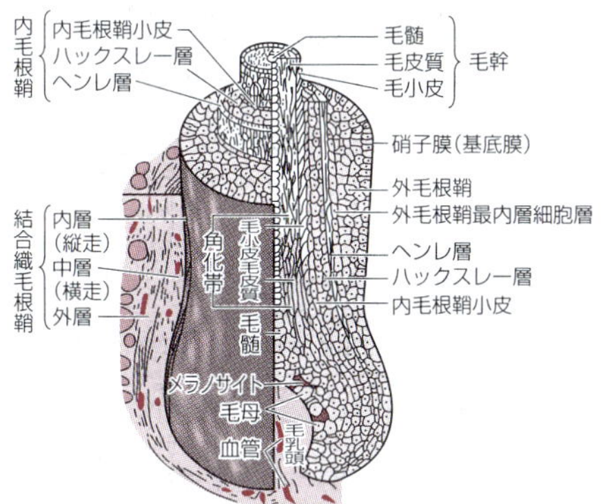

伊藤雅章(西川武二監)：標準皮膚科学 第8版，p.24，図2-18，医学書院，2007

ケア⇨同ケアリング→852

ケアコーディネーション care coordination ケアを必要とする住民一人ひとりにどのようなサービスがどの程度提供されるのが適切なのかを判断し，各種サービスや制度を組み合わせて提供すること．適切に行うためには，相談からサービスの提供に至るシステムを整備し，サービスに対する住民の利便性の向上を図るとともに，地域医師会との連携および協力体制を組む必要がある．日本看護協会では，医療，リハビリテーション，日常生活，精神的安定・充足，社会参加・交流，介護条件，家事状況などのコーディネーションが，看護職の領域としている．[1451] ⇨参ケアマネジメント→851，ケースマネジメント→878

ケアコーディネーター care coordinator ケアを調整する人．利用者・家族のニードや問題解決には，多職種，多サービス，多制度などとの連携が必要で，それらの機関・施設機能を代表する専門職が集まってケースカンファレンスを行い，むだのない効率のよいサービスが総合的に提供されるように調整するときに中心的役割を果たす者．ケースワーカー，看護師，保健師，医師，ケアマネジャーなどがなるが，問題の所在により最も適切な機関，施設，職種の者が担当する．地域におけるコーディネーターは，ケアマネジャーと呼ばれ，要介護者に対して一貫したサービスの提供や，利用者家族，介護者，友人などを含む関係者との調整を行う．[1451]

ケアハウス care house ［**新型軽費老人ホーム**］「老人福祉法」で規定されている介護利用型の軽費老人ホームであり，かつ「介護保険法」では居宅サービスの1つとして位置づけられている．自立して生活できることが基本であり，住宅としての機能を重視した施設で，単独型と在宅サービスセンターや特別養護老人ホームに併設された併設型とがある．入浴と食事が提供され，施設でありながら在宅サービスを受けることができる．入居にあたっては，入居一時金を支払わなければならない．入所対象者は60歳以上(夫婦の場合はどちらかが60歳以上)で，①自炊ができない程度の身体機能の低下が認められる者，②家族による援助が困難な者，③高齢のため独立して生活するには不安が認められる者である．2001(平成13)年度より，都道府県知事などの許可を得て，法人によるケアハウスの設置，運営が認められた．[1451] ⇨参軽費老人ホーム→875

ケアパス care path⇨同クリティカルパス〔ウェイ〕→830

ケアプラン care plan 保健，看護，介護の分野において，対象の健康に関連する問題を見いだし，解決・評価する一連の計画のこと．看護領域ではアセスメント，看護診断，看護計画，看護介入，評価の段階を指す．狭義には介護保険制度における介護サービス計画書を指す．ケアプランはフィードバック機構を有しており，それぞれの段階に戻ることができる．ケアプランの存在意義は，対象やその家族の個別のニードを満たせること，対象の状況を系統立てて科学的に思考できること，スタッフのチームコミュニケーションに有益であることなどである．⇨参看護計画→593

ケアマップ care map⇨同クリティカルパス〔ウェイ〕→830

ケアマネジメント care management 介護保険によって認定された要支援者や要介護者およびその家族のもつ問題やニードを総合的に評価し，これに応じた医療系サービスや福祉系サービスなどと結びつけ提供することをいう．中核を担うのは介護支援専門員(ケアマネジャー)であり，この職種は介護保険制度施行時に創設された．ケアマネジメントは，①課題の分析(アセスメント)，②ケアプランの作成(介護サービス計画の立案)，③サービスの仲介や実施，④継続的な管理(モニタリング)および再評価(再アセスメント)の一連のプロセスで行われる．[614] ⇨参ケアコーディネーション→851

ケアマネジャー⇨同介護支援専門員→432

ケアミックス　care mix　ケアニーズの類似する患者をグループ化し，各ケアニーズに対応したケアサービス(種類，量)を各グループに提供することにより，質の確保と効率的資源配分によるケアサービスを提供する仕組み．1つの病院が急性期医療と慢性期医療の機能，介護保険施設の機能をもつ場合には，急性期医療と高齢者の長期療養を病棟単位で区分し，効率的な人的資源の配分を行い，患者に適切なケアサービスを提供することにより，病棟単位および病院全体の生産性の向上を図る．[1170]

ケアリー=クームス雑音⇨同ケリー=クームス雑音→934

ケアリング　caring　[ケア]　ケアとケアリングは同義語で使用されることが多い．メイヤロフ M. Mayeroff は「ケアとは自己実現することを助け，相手に関心を抱き，最大限度その欲求に応えられることである」と述べている(1971)．看護では1980年代頃から，レイニンガー M. Leininger，ベナー P. Benner，ワトソン J. Watson，スワンソン K. M. Swanson，ゴート D. A. Gaut，モース C. Morse などがケアリングの定義をしているが，多くの定義には，「個人または集団の生活上のニードに応じて，専門職としてかかわる」ことが含まれている(図)．看護のケアリングには専門職としての看護の知識・技術・態度が必要である．ケアリングの結果はケアされる人だけでなくケアする人の自己実現をも意味し，双方が癒されることになる．1992年に日本でケア／ケアリングをテーマとした国際看護学術集会が開催された．ケアリングが看護界で注目された主な理由は，①看護の理論化が進み，看護の臨床と理論を結びつけている概念であること，②看護過程，看護診断が重要視されてきたが，それらで人間を統合してとらえきれるのかという疑問が出てきたことなどがあげられる．[997]　⇨参ヒーリング→2426

●ケアリングの概念図

先行要件：専門職としての看護の知識，技術，態度

↓

定義：個人または集団の生活上のニードに応じて，専門職としてかかわる

↓

結果：ケアされる人の自己表現や身体的健康，ケアする人の自己実現

‖

癒される

ゲイ　gay　同性愛者の総称．主に男性同性愛者を指す．[1343]　⇨参同性愛→2111

経右房・経肺動脈アプローチ《ファロー四徴症の》　ファロー四徴症の心内修復術(根治手術)の術式として標準的な右室切開を行わず，右心房から心室中隔欠損パッチ閉鎖を，また肺動脈切開から右室流出路肥厚心筋切除により狭窄解除術を行う術式．正常のおおむね70%以下の肺動脈弁輪を呈する肺動脈弁狭小例では肺動脈弁輪切開と右室小切開を行うこともある．一般的な右室切開を行う術式に比べて術後肺動脈弁閉鎖不全とこれによる右室拡大の発生が少なく，遠隔期右室機能に優れることが指摘されている．経右心房的心室中隔欠損パッチ閉鎖は刺激伝導障害，三尖弁閉鎖不全などの合併症の回避には有利であるが，経右房・経肺動脈的に右室流出路心筋切除を行う際には狭窄解除が不完全になることがあり注意が必要である．[1501]　⇨参ファロー四徴症→2509

経会陰走査　transperineal scan　会陰部に超音波探触子を当て，走査する手法．泌尿器，産婦人科領域の検査に用いられる．[955]

頸横動脈　transverse cervical artery　約1/3は甲状頸動脈の枝として起こり，腕神経叢前面を通り，肩甲骨上角付近で浅枝(浅頸動脈)と深枝(下行肩甲動脈)に分かれる．甲状頸動脈から浅枝が派生する場合には，深枝は鎖骨下動脈より直接出て腕神経叢の間を通り僧帽筋前縁に至る例が多い．[439]

痙咳(けいがい)　spasmodic cough　百日咳の際にみられる痙性の咳嗽発作．短い咳を連続的に数回続けたのち，笛声 whoop を発する深く長い吸気を行い，これを数回から数十回繰り返す(レプリーゼ)．顔面の紅潮，浮腫，眼球の充血，結膜下出血，鼻出血，体幹上部の点状出血などがみられ，せき込むたびに舌を出し入れするため舌小帯潰瘍が生じることもある．百日咳では前駆期(カタル期)に続いてこのような症状を示す期間があり痙咳期と呼ぶが，これが長く(約4-5週間)続いて回復期に入る．[1631]

経過一覧表⇨同フローシート→2593

経蝸牛アプローチ⇨同経蝸牛到達法→852

経蝸牛到達法　transcochlear approach　[経蝸牛アプローチ]　内耳道内の聴神経腫瘍への手術的アプローチ．聴覚が犠牲になるために，聴覚障害がある患者に行われる．[791]

経過記録　progress notes　[看護経過記録]　診療記録を構成する用紙のうち，毎日の経過内容を記載する用紙のこと．転じて記録内容を指すこともある．記載する内容は，看護は看護過程を基盤にして提供するものであるという前提に立てば(日本看護協会の立場)，看護計画を実施した際の患者の状態を記載することになる．診療記録について，日本医療機能評価機構は全医療職種が POS の様式で記載することを推奨している．POS での経過記録はプロブレムごとに SOAP(主観的データ，客観的データ，アセスメント，計画)の大枠で記載する．また，統合患者記録(全医療職種が同一の経過記録の紙面に記載すること)も推奨している．[1057]　⇨参SOAP 法→108

計画・運動機能⇨参小松試案→1127

計画分娩　programmed delivery　[誘発分娩]　予定日での陣痛誘発による経腟出産を試みることで，誘発分娩を意味する．胎児の成熟が担保された妊娠37週以降，子宮頸管の成熟が得られたあとに行う．ラミナリア桿，メトロイリンテルなどで頸管成熟を図ったのちに実施することもある．用語として適切か議論があるが，妊娠継続が母児に危険であるなどの医学的適応で早産を図る場合や予定帝王切開を含めて計画分娩と表現することもある．[998]　⇨参自然分娩→1297，正常分娩→1675，予定帝王切開分娩→2885

経カテーテル血管形成術　transcatheter angioplasty　血管系インターベンショナル・ラジオロジー interventional radiology(IVR)の1つ．血管の閉塞部や狭窄部にカテーテルを進め，バルーンをふくらませることにより狭窄部を拡張する．冠動脈，腎動脈，四肢の動脈

硬化性閉塞などが対象だが，金属ステント，血管壁のアテロームを回転カッターで削りとるアテレクトミーや，レーザーを利用する方法などが試みられている.[264] ⇨参経皮経管血管形成術→871

経カテーテル止血法 transcatheter hemostatic technique 血管系インターベンショナル・ラジオロジー interventional radiology (IVR)の1つ．カテーテルを血管の出血源の近くに進めて，塞栓物質のゼラチンスポンジや金属コイルをつめて止血する.[264]

経カテーテル塞栓術 transcatheter embolization 血管系インターベンショナル・ラジオロジー interventional radiology (IVR)の1つ．経カテーテル的に塞栓物質を出血源近くにつめる止血法や，動脈瘤，動静脈瘻，血管腫などの治療に応用される．肝細胞癌などの場合に栄養動脈内へリピオドールという造影剤に抗癌剤を溶解した乳濁液 emulsion を注入後，ゼラチンスポンジ細片を注入する化学塞栓術 transcatheter chemoembolization も広く行われている.[264] ⇨参経カテーテル止血法→853

経カテーテル動脈塞栓療法⇨同TAE→112

頸管 cervical canal⇨同子宮頸管→1244

鶏眼 clavus, corn ［ウオノメ］ 骨の突出部などの小範囲に長時間，持続性に圧迫，摩擦が加わった部位の皮膚に生じる限局性の角質肥厚で，日常よくみられる．これに対し広い範囲に圧迫が加わると胼胝(べんち)を生じる．足底や足趾に生じやすい．角質肥厚は中央で深く内方へ伸びて角栓を形成するので，圧迫時に強い疼痛がある．これに対し疣贅(ゆうぜい)(いぼ)では圧迫したときよりもつまんだときに疼痛があり，鑑別に有用である．治療は圧迫原因の除去と肥厚した角質の切除.[1571] ⇨参胼胝(べんち)→2650

経管栄養

tube feeding 経口での栄養摂取ができないか不十分な患者に対して，栄養物，または流動食を体外からチューブを用いて消化管に投与する処置．ただし消化管の障害などで禁忌である場合を除く．鼻腔に栄養チューブを留置する方法(鼻腔栄養)と，外科的に胃瘻や腸瘻(経腸栄養)を造りチューブを通す方法がある．⇨参鼻腔栄養法→2434，高カロリー輸液→983

経管栄養時の看護ケア

経管栄養には，経鼻的に栄養チューブを留置する方法と，胃瘻や腸瘻を外科的に造設し，栄養チューブを留置する方法がある．方法：①投与する経腸栄養剤は，適温(37℃ 前後，体温よりやや高めのほうが刺激が少ない)に温める，②容器に栄養剤を入れて，あらかじめチューブの先まで通し，空気を抜いておく，③チューブの先が胃や腸にあることを必ず確認する(一般に，胃腸部に聴診器を当て，シリンジに入れた少量の空気を素早く注入したときの空気音で確認)，④注入速度を調節する(患者の状態や注入する経腸栄養剤の濃度によって異なるが，通常，間欠的投与法では 100-400 mL/時，持続的投与法では 20 kcal/20 mL/時とされている)，⑤注入後は，チューブ内を少量の微温湯で洗い流す．ケアのポイント：①投与量は医師の指示による，②持続的投与法の場合，経腸栄養ポンプを用いて実施するとよい，③無菌操作でなくてもかまわないが清潔に行う，④合併症(下痢や嘔吐，腹痛，糖代謝異常，肝機能障害，水分過剰や脱水，電解質異常など)に留意する.[927] ⇨参経管栄養→853

頸管炎 cervicitis⇨同子宮頸管炎→1244

頸管開大曲線⇨参フリードマン曲線→2579

頸管拡張器 cervical dilator⇨同子宮頸管拡張器→1244

頸管拡張術 cervical dilatation⇨同子宮頸管拡張術→1244

経肝食道静脈瘤硬化療法 transhepatic variceal sclerotherapy ［経皮経肝的食道静脈塞栓術，経皮経肝門脈塞栓療法］ 経皮的に肝内門脈を穿刺し，カテーテルを挿入して食道静脈瘤に流入する血行路を塞栓する治療法.[485]

頸管妊娠 cervical pregnancy⇨同子宮頸管妊娠→1245

頸管粘液⇨同子宮頸管粘液→1245

頸管粘液検査 cervical mucus test；CM〔T〕⇨同子宮頸管粘液検査→1245

頸管粘液分泌不全⇨参子宮頸管粘液→1245

頸管縫縮術 cervical cerclage⇨同子宮頸管縫縮術→1245

頸管ポリープ cervical polyp⇨同子宮頸管ポリープ→1245

頸管無力症 uterine cervical incompetence⇨同子宮頸管無力症→1245

経気管支吸引細胞診 trans-bronchial aspiration cytology；TBAC 以下の2つの方法の総称．①気管支鏡検査時，透視下に末梢病変に吸引生検針を刺入し，細胞を採取，細胞診を行う．②コンベックス型超音波気管支鏡を用い，リアルタイムの観察下に縦隔，肺門のリンパ節に穿刺し，吸引細胞診を行う.[1327] ⇨参気管支鏡検査→670

経気管支肺生検⇨参肺生検→2340

経気管麻酔 transtracheal anesthesia⇨同気管内麻酔→675

頸胸神経節 cervicothoracic ganglion⇨同星状神経節→1674

頸胸神経節ブロック⇨同星状神経節ブロック→1674

経胸壁心臓ペーシング external pacemaking 非侵襲的な体外ペーシング方法で，背部と胸部に装着したペーシング電極を通して心臓に電気刺激を与えて心臓のペーシングを行う．緊急時には容易かつ迅速に施行することができる．通常はペーシング機能つき除細動装置を用いる．心腔内に挿入した電極を介するペーシングに比して高出力が必要.[970] ⇨参体外式ペースメーカー→1861

頸筋 cervical muscle 首の前側を頸部といい，頸部の筋は表層から深層へ層状に配置しており，浅頸筋，前頸筋，後頸筋の3群に大別される．浅頸筋(広頸筋，胸鎖乳突筋)，前頸筋(舌骨上筋群，舌骨下筋群)，後頸筋(椎前筋群，斜角筋群)．これらの筋は，頭や頸部の運動，下顎を下に引く運動(開口運動)，嚥下や発声に関する舌骨や喉頭の運動，胸郭を広げて呼吸の補助をする作用などにかかわっている．頸部は食道，気管，血管，神経など頭部と体幹をつなぐ構造が密集している．また，上肢への腕神経叢が出ている．このため，これらの筋の走行により囲まれる多くの三角形状の部位(三角)は頸部の臓器，脈管，神経の位置を探す指標となり，臨床的に重要である.[1044] ⇨参頸動脈三角→868，頸部の筋→876

経筋療法 therapy for ching muscles 経筋は体表と筋肉を運行していて，経絡系統の機能をもつものであり，十二経脈のように12に分かれているが，その流注は経脈とは異なっている．頭や四肢の筋肉疾患が対象であり，内臓の病変にまで関連することは少ない．治療には，寒によるものは焼鍼で速刺・速抜して治し，熱によるものはドライアイスや氷などを使用してよい．冷涼収斂の薬物も使用することができる．また経筋を指先で刺激したり，徒手療法を応用することにより，筋の緊張や疾患に対し安全に治療する方法がある．[123]

経頸静脈的肝内門脈肝静脈シャント形成術⇨同TIPS→113

経穴(けいけつ)　meridian point, acupuncture point⇨参鍼灸→1512

経験学説　empiricism　本人または他の実践者の経験を基盤とした理論体系のこと．知覚，記憶，感情および動作などの相関関係が知識の基礎をなしていると考える．医学分野では長い間，経験医学派により経験依存療法が行われてきた．現在でも一部の分野では残存しているものもある．さらに転じて，「やぶ医者的」治療のことを示す場合もある．[543]

軽減感　lightening　妊娠9か月末前後に児頭が骨盤内へ下降すると，子宮による横隔膜や胃部への圧迫が軽減され，深呼吸が容易になり，食事もとりやすくなる．児が下降した感じがし，上腹部膨満感も軽くなる．これを軽減感または胎児下降感ともいう．[998]　⇨参胎児下降感→1868

経験主義　empiricism　［経験論］　人間の知識，認識の起源を経験とみなす哲学上の立場や傾向．その起源を理性に求める理性主義や合理主義と対立する．経験主義の提唱は，17世紀にイギリスでロック John Locke により明確になり，バークリー George Berkeley，ヒューム David Hume などにより展開された．[597]

経験的一般化　empirical generalization　経験的に実証できる観察から得られた概念間の関係．法則が提示された概念に対して圧倒的な支持をもつのに対し，経験的一般化は中等度の支持をもつといえる．[597]　⇨参概念→450

経験的研究　empirical research　現象学において科学的発展の両極的な立場(分析的探求と具体的・経験的探求)の間で行われる弁証法の1つ．経験的研究(探求)は現象そのものに目を向ける過程であり，明証的に感覚に表れる物事の記述(報告，再現)を行う．[597]

経験的参照　empirical referent⇨同経験的指標→854

経験的指標　empirical indicator　［経験的参照］　帰納的研究の過程から導き出される概念を表す変数として用いられる．具体的な概念には直接的な経験的指標が多く，現実の中で観察することができる対象，特性，事象のこと．一方抽象的な概念は，間接的な測定手段をつくり，これによりある現象を経験的に測定することができる．[597]　⇨参理論→2947

経験的世界　empirical world　日常見聞きする世界を指す哲学的用語．生きた経験の中で自らを表す世界．世界とは，生活世界，日常的存在の世界，すなわち経験自体．[597]

経験的治療　empiric therapy⇨同エンピリック治療→385

経験的モデル　empirical model　見たり聞いたりした個人の経験を，本来の経験の理解へと変換する際に何らかの方法で自分が考えていることを表現する方法．観察可能な現実の模型(モデル)のこと．例えば心臓のプラスチック模型は経験的モデルである．[597]

経験論⇨同経験主義→854

頸肩腕症候群　cervico-omo-brachial syndrome　［頸腕症候群］　頸部から肩周囲の疼痛に加えて，異常知覚や脱力，さらに頭痛，悪心，めまい，不安，不眠，発汗異常，焦燥などの精神症状や自律神経症状がある場合，これらの症状を総括して呼ぶ．原因疾患の診断が確定すれば，独立した疾患名がつけられる．[818]

蛍光　fluorescence　分子に紫外線や可視光線を照射すると光エネルギーを吸収し，分子内の電子は励起(一重項)される．そのエネルギーを光として放射し基底状態へ戻る．その放射される光のこと．照射する光を励起光と呼び，最も強く励起する波長を最大励起波長という．一方，蛍光スペクトルにおいても強度が最も大きくなる波長を最大蛍光波長という．蛍光波長は励起光より長波長となるのが一般的である．蛍光の寿命は 10^{-9}-10^{-6} 秒程度と短い．すなわち励起光照射をやめれば蛍光は瞬時に消光する．また，蛍光は高感度であるため蛍光強度を測定し物質の定量に応用される．この方法を蛍光分析法 fluorimetry という．蛍光分析するには測定対象物質自体が蛍光物質である必要があるが，非蛍光物質の場合は試薬を加え化学反応させてから蛍光物質に変えて分析する方法もある．その他の応用例として，蛍光色素(オーラミンO)で抗酸菌を染色し蛍光顕微鏡により検出する方法もある．[822]

蛍光ガラス線量計⇨参ガラス線量計→550

経口感染⇨参水平感染→1627

経口感染症　peroral communicable infectious disease　飲食物を媒介にして経口的に病原体が身体内に侵入し，感染力が強く，ヒトからヒトへと伝染する感染症のこと．代表的なものにコレラ，赤痢，サルモネラ，腸チフス，パラチフスなどの消化器系感染症や，A型肝炎など多くのものがある．これらを予防するために，生水を飲まない，生野菜や調理後時間が経っているものは避けるなどの注意が必要．[242]

蛍光気管支内視鏡　autofluorescence imaging bronchoscope；AFI　正常気管支粘膜は励起光を照射すると微弱な自家蛍光を発するが，蛍光気管支内視鏡はこの微弱な自家蛍光を検出できる能力をもった内視鏡．通常の気管支内視鏡では見落としやすい上皮内癌などの早期癌を蛍光の有無から識別できる．[460]

経口気管挿管　orotracheal intubation　［経口挿管］　気道確保のため，経口的に喉頭を経て気管内に気管内チューブ(気管チューブもしくは挿管チューブともいう)を挿入すること．全身麻酔時や心肺蘇生時のほか，高度の意識障害のため気道閉塞が危惧される患者，器械的人工呼吸を必要とする呼吸不全患者や集中治療を要する重症患者などに対して行われる．最も確実な気道確保の手段であると同時に，的確な麻酔管理や呼吸管理が可能となる．ほとんどの気管内チューブは先端近くにカフを有しており，これに空気を注入してふくらませることによりチューブを気管と密着させ胃内容の嘔吐による吐物の誤嚥を防止でき，気管挿管の利点の1つとしてあげられる．特殊な例として，気管支鏡検査や気管支鏡を用いる内視鏡手術の際に気管挿管が行われることもある．挿管手技として最も基本的な方法は直達喉頭鏡を用いる方法である．喉頭鏡により喉頭を展開し，声門を直視しながら気管内チューブをそのカフが完全に声門をこえるまで気管内に挿入する．

意識のある患者の場合にはリドカインスプレーを口腔内，咽頭，喉頭に噴霧して咽頭・喉頭反射を防止する．事前に十分な説明を行い，不安を軽減させることも必要である．挿管後はカフに空気を注入し加圧吸気時に空気漏れがないこと，胸郭の動きと聴診により両側の肺全体が良好に換気されていることを確認する．最後に気管内チューブをバイトブロックとともに絆創膏を用いて確実に固定する．[802] ⇨参気管挿管→675

経口吸引⇨同口腔吸引→989

経口経咽頭アプローチ⇨同経口経咽頭到達法→855

経口経咽頭到達法 transoral-transpharyngeal approach ［経口経咽頭アプローチ，経口到達法］ 頭蓋骨・椎骨接合部の奇形に対する手術的アプローチ．接合部固定の目的でも行われる．[791]

経口血糖降下薬 oral hypoglycemic agent；OHA ［経口糖尿病治療薬］ 糖尿病患者の血糖コントロールの目的で用いられる経口剤．作用機序により，①インスリン分泌刺激薬(スルホニル尿素系，非スルホニル尿素系)，②ビグアナイド系薬剤(肝臓におけるブドウ糖産生抑制)，③ α グルコシダーゼ阻害薬(小腸でのブドウ糖吸収阻害)，④インスリン抵抗性改善薬(骨格筋へのブドウ糖取り込み増加，肝での糖産生抑制)に分類される．[418]

蛍光顕微鏡法 fluorescent microscopy 蛍光色素で染色した組織や微生物などの試料を，蛍光顕微鏡を用いて検鏡すること．蛍光顕微鏡には紫外線照射装置が備えられている．蛍光抗体を用いて抗原を検出する蛍光抗体法などで，結核菌や真菌の検査に利用されている．[258]

蛍光抗体間接法⇨同間接蛍光抗体法→624

蛍光抗体法 fluorescent antibody technique ［免疫蛍光抗体法，免疫蛍光検査］ はじめは蛍光標識した特異的抗体を組織上の抗原に結合させ，抗原の局在を明らかにする方法として開発された．その後，溶液中に存在する細胞表面上の抗原をフローサイトメーターを用いて検出する方法が考案され(フローサイトメトリー法)，臨床的にも頻用されている．組織上の抗原を検出する際によく用いられる蛍光色素としては，これまで青緑系のフルオレセインイソチオシアネート(FITC)や赤橙色系のテトラメチルローダミンイソチオシアネート(TRITC)があったが，最近は青緑系としてAlexa 488，赤橙色系としてAlexa 594などの蛍光色素が，退色性が少なく蛍光が強いためによく用いられる．フローサイトメトリーではさらに多種類の蛍光色素が使われる．[1439] ⇨参フローサイトメトリー→2593

蛍光細胞分析分離装置⇨同FACS®(ファクス)→49

蛍光作用 scintillation effect X線が蛍光物質(タングステン酸カルシウム，硫化亜鉛カドミウム・銀，ガドリニウム，オキシサルファイド，テルビウムなど)に当たると蛍光を発する作用．増感紙，蛍光板，X線間接撮影，X線テレビジョンなどに直接，間接に利用される．[264]

蛍光色素 fluorescent dye 蛍光を発する色素の総称．例えばフルオレセインイソチオシアネート(FITC)，テトラメチルローダミンイソチオシアネート(TRITC)，アロフィコシアニン(APC)などの色素を用いて抗体を蛍光標識し，蛍光顕微鏡やセルソーターで細胞や組織内の目的抗原の検出や追跡分析を行う．また，臭化エチジウム，ヨウ化プロピジウム(PI)，クロモマイシンA_3，ヘキスト33258などはDNAを蛍光染色する色素である．[1559]

経口小腸造影 barium small bowel study 硫酸バリウムを用いて小腸のX線造影を行う方法．胃・十二指腸検査に引き続き行う場合と小腸だけを目的とする場合がある．通常は30分程度の間隔で透視や撮影を行い，バリウムが上行結腸に達するまで追う．小腸通過時間を促進したいときに，冷水や氷を与えることもある．[264]

蛍光染色法 fluorescence stain〔ing〕 組織や細胞を蛍光色素で染色する方法．蛍光色素としては，フルオレセインイソチオシアネート fluorescein isothiocyanate (FITC)やテトラメチルローダミンイソチオシアネート tetramethylrhodamine isothiocyanate (RITC, TRITC，ローダミン)，オーラミン auramineなどがよく用いられる．結核菌の塗抹染色にはオーラミン-ローダミン法が利用されている．広義には蛍光標識抗体を用いて抗原を検出する蛍光抗体法も蛍光染色法の一種といえる．染色後の組織は蛍光顕微鏡で観察する．また，蛍光標識モノクローナル抗体を細胞に結合させ，発現している表面抗原の種類で分類する蛍光細胞分析分離装置 fluorescence activated cell sorter (FACS)による分析も蛍光標識抗体を用いた染色の応用例．長所は検出感度の高さ，異なる蛍光色素を用いた二重染色が可能なこと．短所は退色が早く(特に光照射に弱い)，染色後の保存安定性が悪いこと．[1045]

経口挿管 oropharyngeal intubation⇨同経口気管挿管→854

蛍光増倍管 image amplifier；IA，image intensifier；II ［イメージ増倍管，イメージインテンシファイアー，イメージアンプリファイアー］ 大型の真空管で，被写体を透過して入力蛍光面上につくられたX線像を，電子レンズ系を介して出力蛍光面に縮小して像を結ばせる．明るさは数千倍に増幅される．この出力像が光学系を経てX線テレビのモニターで観察されたり，スポットカメラを使うI. I.(イメージインテンシファイアー)間接撮影やX線シネカメラでフィルムに記録される．[264] ⇨参光電子増倍管→1037

蛍光測定法 fluorometry 蛍光分光光度計を用いて被検試料へ励起光を照射すると，試料中の物質(分子)が発蛍光する．その蛍光強度を測光し，その物質量を定量する方法である．光源光を分光し励起スペクトルを調べ，最も強く励起させる波長を最大励起波長という．物質から放射する蛍光を分光し蛍光スペクトルを調べ，最も強い蛍光波長を最大蛍光波長という．測定に用いる励起光と測定蛍光波長は，それぞれ最大励起波長と最大蛍光波長を用いるのが一般的である．また，励起波長より蛍光波長のほうが長波長である．蛍光分析は高感度であることが特長．代表応用例としてリボフラビンや硫酸キニーネの測定がある．分析以外の蛍光測定の応用として，蛍光色素であるフルオレセイン fluoresceinを用いた蛍光眼底造影検査がある．また，フルオレセインを抗体に標識した標識抗体で細胞を染色し細胞内の沈着物質など(抗原)を蛍光顕微鏡で発蛍光させ観察する応用例もある．[822] ⇨参蛍光→854

経口胆嚢造影法 oral cholecystography 検査前夜に経口胆嚢造影剤を服用させ，翌朝，造影剤が胆嚢に濃縮された時期にX線撮影を行う方法．胆嚢を収縮させるため，卵黄を飲ませたり，胆囊収縮剤を注射して再度撮影を行う．超音波検査の普及に伴い適応は減った．また，経口胆囊造影剤は現在製造中止になっている．[264]

経口的歯状突起切除術 transoral odontoidectomy 頭蓋底陥入症の患者で，歯状突起が頭蓋内に陥入している場合，この方法で歯状突起切除術を行う．経口的に行うため非常に困難な手術である．[791]

経口到達法 transoral approach⇨同経口経咽頭到達法→855

経口糖尿病治療薬 oral antidiabetic agent，oral hypoglycemic agent；OHA⇨同経口血糖降下薬→855

経口投与法 oral administration，oral medication 経口的に薬剤を与えること．経口剤(内服薬)には，散剤，錠剤，顆粒剤，カプセル剤，水剤などがある．与薬時間や方法は使用目的や薬物の性状によって異なる．与薬時間による分類として，①吸収や胃腸障害予防のために食事との関連で決められるもの(食前薬，食後薬，食間薬)，②効果発現と持続時間との関連で決められるもの(就眠薬，緩下剤，血中濃度を一定に維持するために時間ごとに与薬する時間薬など)，③必要に応じて一時的に与薬されるもの(鎮痛薬，解熱薬)などがある．[927] ⇨参与薬法→2888

蛍光トレポネーマ抗体吸収試験 fluorescent treponemal antibody absorption test；FTA-ABS test ［FTA-ABS テスト］ 梅毒の血清検査の1つで，間接蛍光抗体法を応用したもの．梅毒の原因となる梅毒トレポネーマ *Treponema pallidum* に抗体を加えると，抗体に対応する特異抗原と結合した抗原抗体複合体がつくられる．これを蛍光色素で標識した抗ヒトグロブリン血清で反応させ蛍光顕微鏡で検出する．[258] ⇨参蛍光抗体法→855

経口トレランス oral tolerance⇨同経口免疫学的寛容→856

蛍光板 fluorescent screen ［透視板］ X線透視および間接撮影に用いる蛍光物質を塗布した板．蛍光板の輝度はあまり高くないので，以前は暗室透視が主であったが，現在は蛍光増倍管やX線テレビジョンで蛍光像を増幅し，明室で透視検査を行う．[264]

経口避妊薬 oral contraceptive；OCP，OC 避妊を目的に服用する経口薬，いわゆるピル．エストロゲン薬とプロゲステロン薬を含む合剤で，その配分量により低用量ピルと中用量ピルに区別される．避妊効果は高く，服用忘れがない限り100％と確実である．視床下部-下垂体系に作用し，卵胞刺激ホルモン(FSH)と黄体形成ホルモン(LH)の放出を抑制し卵巣機能を低下させることにより，排卵抑制，子宮内膜の萎縮をもたらす．副作用として乳癌や子宮頸癌の発生率増加があるが，原因は不明である．ほかに血栓症，肝臓腫瘍の発生増加も報告されている．また頸管粘液の減少や質的変化などが原因となり，子宮内膜出血，悪心・嘔吐，体重増加などがみられる．通常，経口避妊薬服用終了後およそ2か月以内に月経が回復する．女性の意思のみにて使用できる薬剤である．[998]

経口ブドウ糖負荷試験 oral glucose tolerance test；OGTT ［OGTT］ 糖尿病診断のために用いられる検査．一晩絶食の後，早朝空腹時に75gのブドウ糖を5分以内に飲用する．採血は空腹時とブドウ糖負荷後2時間に行い，血糖値を測定し耐糖能の異常の有無を判定する．正常型の場合，静脈血では空腹時血糖110mg/dL未満かつ2時間値140mg/dL未満．糖尿病型では空腹時血糖126mg/dLまたは2時間値200mg/dL以上のどちらかを満たす．どちらにも当てはまらない例は境界型とする．静脈血血漿以外で測定するときには，基準値が異なるので注意を要する．検査は必要に応じて，ブドウ糖負荷後30分，60分を追加し，同時に血中のインスリンを測定することもある．糖尿病の臨床診断は，空腹時血糖126mg/dL以上，75gOGTT 2時間値200mg/dL以上，随時血糖200mg/dL以上のいずれかが，別の日に行った検査で2回以上確認できれば糖尿病と診断してよいとされる．糖負荷試験は糖尿病の診断のためになされる検査であり，すでに糖尿病と診断されている患者に通常は実施しない．[418]

経口補液⇨同経口輸液→856

経口免疫学的寛容 oral tolerance ［経口トレランス，経口免疫寛容］ 経口的に侵入してきた抗原に対して，生体の応答性が低下したり，無反応になったりすること．ヒトは食物抗原に対して抗体をつくることは少ないが，これは腸管粘膜固有層に免疫反応を抑制する仕組みがあるためと考えられている．この状態が破綻すると，食物アレルギーが起こる．[1439]

経口免疫寛容 oral tolerance⇨同経口免疫学的寛容→856

経肛門的内視鏡下マイクロサージェリー transanal endoscopic microsurgery；TEM ブエス Buess らが考案した手術用直腸鏡(径4cmの硬性直視鏡)を用いて，拡大立体視した直腸管腔内で腫瘍摘出などの手術を行う方法．肛門縁より5-20cmまでの病変が適応となる．鏡視下で，深層までの切除，縫合が可能なため，内視鏡的切除が不可能でかつ直腸を温存したい症例が適応となる．[485]

経口誘発試験 oral provocation test⇨同食物誘発試験→1486

経口輸液 oral hydration ［経口補液］ 脱水の治療で電解質液を経口的に飲ませること．軽症の脱水で，悪心がなく経口輸液剤が飲める場合に行われる．経口輸液剤は等張性電解質液で，ナトリウム35mEq/L，カリウム20mEq/L，クロル35mEq/L，HCO_3 20mEq/L，ブドウ糖を含むのが標準．[1631]

経口与薬⇨同内服指示→2189

警告出血 warning bleeding ［予告出血，ウォーニング出血］ 前置胎盤における無痛性の少量の出血のこと．出血は反復および継続するが，自然に止血することが多い．出血した血液は凝血性である．[1323] ⇨参前置胎盤→1775

警告症状 warning symptom⇨同アウラ→134

警告徴候 danger signal，warning sign 例えば心筋梗塞の発症前にみられる不安定狭心症や，脳梗塞の発症前にみられる一過性脳虚血発作などのように，重要な結果や影響をもたらす疾患に先がけて現れる症状．病態生理学的には，続発する疾患が発症しやすい病態でみられる症状や，発症初期の症状として説明されるものが多い．[1070]

渓谷熱 valley fever⇨同肺コクシジオイデス症→2336

警告反応 alarm reaction セリエ Hans H. B. Selye (1907-1982)が提唱したストレス時の生体の反応で，汎適応症候群の第1の時期をいう(第2は抵抗期，第3は疲憊期)．この時期はストレスが加えられたショックで全身の機能が低下するショック期と，逆にショックから立ち直り過剰に反応する反ショック期に分けられ

け

る.[1356] ⇨参汎適応症候群→2416

脛骨 tibia, shinbone 膝関節と足関節の間にある体重支持骨. 管状の長骨で, 通常, 身長の約1/5の長さを有する. 上端は大腿骨と膝関節を形成し, 左右前後に肥大している. 内外側にそれぞれ内側顆, 外側顆をつくり上部に関節半月(線維軟骨)をのせる. その間に顆間隆起をもつ. 外側では腓骨と上下端2か所で接している. 中央部は脛骨体と呼ばれ, 三角柱状になっており, 脛骨体上部の脛骨粗面には膝蓋靱帯がついている. 下端では距骨と足関節を形成し, 内側で内果を形成しその突起は内くるぶしである.[1266] ⇨参脛腓(けいひ)関節→871

脛骨過労性骨障害 fatigue phenomena (fracture) of tibia 過度の走行や跳躍による脛骨の有痛性障害の総称. 骨傷のないシンスプリントと, 脛骨疲労骨折に大別される. 前者は脛骨過労性骨膜炎と同義に用いられるが, 正式な診断名ではなく「運動中〜後に下腿中下1/3の脛骨内側部に疼痛があるもの」とされる. 後者は脛骨に疲労骨折が生じるものだが, 初期には骨折線が明らかでなく, MRIが早期診断に有用である. 治療は, 前者はストレッチングと運動制限, 後者は運動中止である.[1055] ⇨参過労性脛部痛→563, 疲労骨折→2501

脛骨近位端骨折 fracture of upper tibial epiphysis 脛骨近位端の関節面の骨折. 下腿長軸方向に強い外力が作用した場合に生じる. 粉砕骨折になっていることが多い. 骨折部では圧痛, 軸圧痛を認め, 骨片が突出することもある.[818] ⇨参脛骨骨折→857

脛骨結節 tuberosity of tibia [脛骨粗面] 脛骨近位の脛骨粗面のことで骨突起部を指す. 10-13歳の活発な子どもの骨端症としてオスグッド・シュラッターOsgood-Schlatter病があり, 脛骨結節の不整, 分離などが起こる.[818]

脛骨高位骨切り術⇨同高位脛骨骨切り術→972

脛骨骨折 tibial fracture 脛骨の骨折. 脛骨は強大な直達外力で粉砕骨折し, 剪断力の作用で横骨折, 屈曲力の作用で斜骨折, 捻転力の作用でらせん骨折となる. 脛骨中下1/3は脛骨の中で最も血流が乏しく, この部の骨折は遷延しやすい.[818]

脛骨神経 tibial nerve 膝窩部で坐骨神経から分かれる枝の1つ. 腓腹神経(皮枝)を出したあと, 下腿を垂直に下行し, 足関節内果後方を通過して, 内・外足底神経に分かれて足底に至る. 筋枝は下腿後側と足底の屈筋を支配する. 皮枝は下腿後側の下部および足底に分布する. 足根管症候群では脛骨内果, 距骨, 踵骨と屈筋支帯で囲まれた管である足根管で, 絞扼(閉塞状態)を引き起こし, この神経の麻痺が生じる. (図参照⇒神経系→1522)[1266] ⇨参下腿の神経→519

脛骨神経麻痺 tibial nerve palsy 脛骨神経支配下領域の運動あるいは感覚の障害. 脛骨神経は坐骨神経の分枝である. 運動麻痺としては, 脛骨神経は腓腹筋, 後脛骨筋, 長趾屈筋, 短趾屈筋などを支配しているために, つま先立ちや足関節, 足趾において底屈が障害される. 感覚障害としては踵周囲の背面に生じる.[369]

脛骨前筋症候群⇨同前脛骨筋症候群→1755

脛骨前部粘液水腫 pretibial myxedema 下腿伸側の手拳大前後の結節. 色調は皮膚常色〜淡紅褐色, 表面はオレンジの皮様外観を呈し, 毛孔開大や多毛を伴う.

●脛骨前部粘液水腫

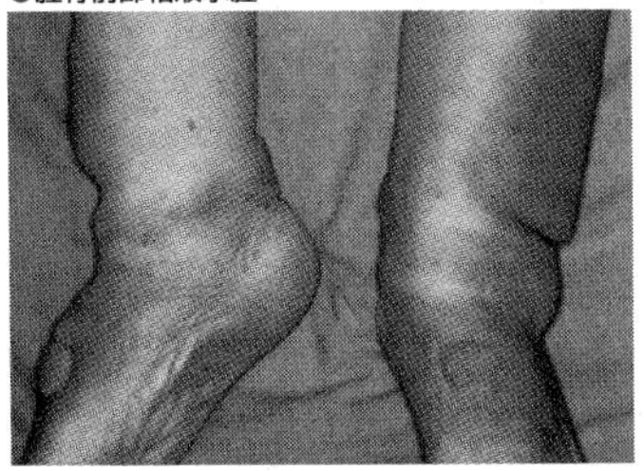

原因は不明だが, 甲状腺機能亢進症やその治療後の機能低下症に合併して発症することが多い. 真皮には酸性ムコ多糖(ムチン)が沈着している. 皮膚ムチン沈着症の1つ.[102] ⇨参粘液水腫→2285

脛骨粗面 tibial tuberosity⇨同脛骨結節→857

脛骨粗面骨端症 osteochondrosis of tibial tuberosity⇨同オスグッド・シュラッター病→405

軽鎖 light chain⇨同L鎖→79

経済協力開発機構⇨同OECD→91

け

軽鎖沈着症 light chain deposition disease [L鎖沈着症] モノクローナルな免疫グロブリンの軽鎖(L鎖 light chain)が過剰に産生され, 種々の臓器への沈着がみられる疾患. 多発性骨髄腫, リンパ腫, 慢性リンパ性白血病, マクログロブリン血症などの血液疾患に伴うことが多い. 腎臓は最もおかされやすい臓器であり, 糸球体にはほとんど変化がみられず尿細管周囲に多量の軽鎖の沈着を認めるもの, 限局性, びまん性の増殖性腎炎, 半月体形成, 結節性糸球体硬化を認めるもの, などの多彩な病変が報告されている. 免疫組織化学では軽鎖の陽性所見, 電子顕微鏡ではオスミウム好性の沈着物が認められる. 治療は主として免疫抑制薬によるが, ほとんどの症例は慢性腎不全に陥り, 生命予後は不良である.[491] ⇨参モノクローナル→2827

警察指紋分類法 警察で定めている指紋の分類法で, 十指指紋法と一指指紋法がある. 犯罪現場の指紋の識別には通常, 一指指紋法が用いられ, 個人の特定は指紋自動識別システムにより行われる.[920]

軽擦法 effleurage⇨参マッサージ→2739

経産数 parity 妊娠22週以降の分娩経験数で, 生産と死産を問わない. 3回のときはparity 3またはpara 3(P-3ないし3-P)と記す.[998] ⇨参経妊数→870

経産道感染 birth canal infection [胎児産道感染] 子宮頸部, 腟, 外陰部などに感染している微生物や, 母体血中の微生物が分娩中に産道内で児の粘膜などから感染すること. クラミジア, サイトメガロウイルス(CMV), 単純ヘルペスウイルス, B群溶血性連鎖球菌, 淋菌, ヒト乳頭腫ウイルス, ヒト免疫不全ウイルス(HIV), B型肝炎ウイルス, C型肝炎ウイルスなどが多い.[1323]

経産婦 multipara, pluripara 一度でも妊娠週数22週以降の出産を経験したことのある女性. 妊娠週数22週以降の出産経験がない人は初産婦という.[1510] ⇨参初産婦→1489

桂枝加芍薬湯(けいしかしゃくやくとう) keishikashakuyakuto 医療用漢方製剤の1つ. 主として機能性腸疾患に

用いる．漢方医学的には比較的体力が低下した人で，冷え性，腹部膨満感，腹痛，排便異常(便秘，下痢，便秘下痢交替)などがある例に用いる．腹直筋の緊張を認める例が多い．臨床的には，機能性腸疾患のほか，裏急後重(しぶり腹)を伴う軽い炎症性下痢にも用いる．感冒性胃腸炎，大腸炎，直腸炎，特に過敏性腸症候群に用いられる．出典：『傷寒論』．構成生薬：ケイヒ，シャクヤク，カンゾウ，ショウキョウ，タイソウ．[752] ⇨参過敏性腸症候群→542

経耳管感染 infection through eustachian tube 鼻腔や咽頭の感染が，上咽頭の耳管咽頭開口部から耳管を経て中耳腔に波及すること．中耳炎の原因のほとんどを占める．特に乳幼児，小児では，耳管が太く，短く，水平位を保つので経耳管感染を起こしやすい．[347]

形式的操作期の思考⇨同操作的思考→1815

形式的評価 formative evaluation⇨参総括的評価→1805

刑事責任《医療過誤の》 criminal liability of medical malpractice 医療を提供するにあたり，医師その他の医療従事者が十分な注意を怠ったり，必要な処置を行わなかったことが原因で患者に対して身体的，心的損傷を加えることになった場合を医療過誤と呼び，これを起こした医療関係者は刑事，民事および行政上の責任が問われる場合がある．特に刑事上の責任が問われるのは，業務上過失致死傷害罪(「刑法」第211条)が適用された場合であり，医師の診療行為に過失があり，その結果として患者が死亡したり健康を損ねたりした場合，業務上過失致死傷罪が成立し，処罰される可能性が生じる．具体的には薬物などの誤投与，異型輸血，手術時の異物残置，患者の取り違えなどがこの対象としてあげられる．また，医療過誤に伴いカルテ改ざんなどを行った場合は，虚偽診断書等作成の罪に問われる．[1415] ⇨参医療過誤→281

憩室 diverticulum 管腔臓器や組織の一部が限局性に拡張し，外側に向かって袋状(嚢状)に突出した状態．盲端に終わっている点で瘻孔などとは異なる．消化管(大腸，十二指腸，食道，メッケル Meckel 憩室)，膀胱，尿道，気管などに生じる．胎生期の構造物が消失せずに遺残した場合(先天性)と，後天的に生じる場合がある．また，筋層の間隙から粘膜が脱出した圧出型憩室(食道のツェンカー Zenker 憩室など)と，周囲組織の炎症性変化などに伴う牽引型憩室(気管分岐部のロキタンスキー Rokitansky 憩室など)がある．消化管では固有筋層などを含む壁全層から構成される真性憩室と，筋層を欠く仮性憩室とがある．大腸に最も好発し，欧米では左側結腸に，日本人では右側結腸に多い．通常は無症状に経過するが，ときに憩室炎を合併するほか，まれに出血や穿孔を引き起こす．[1507] ⇨参憩室症→858

形質《遺伝の》⇨同遺伝形質→259

憩室炎 diverticulitis 奇形や内容物の停滞などで消化管や尿路に小袋状の憩室が生じ，同部に感染を合併したり結石や異物が嵌頓することにより，急性あるいは慢性に炎症を起こした状態．通常，発熱や疼痛を伴うが，高齢者のS状結腸に好発し，臨床所見に乏しい場合もあり，イレウスや穿孔を併発して急性腹症を呈することもある．[1299] ⇨参憩室症→858

形質細胞 plasma cell, plasmocyte ［プラズマ細胞］ 抗体産生細胞．マクロファージから抗原提示を受けたヘルパーT細胞がB細胞(Bリンパ球)に接触すると，B細胞は免疫グロブリン(抗体)産生細胞に分化して，多量の免疫グロブリンを産生，放出する．成熟した形質細胞では核が偏在し，クロマチンが濃染して車軸状を呈する．細胞質には抗体産生に伴うタンパク質合成が盛んなことから粗面小胞体が著しく発達し，細胞質は塩基性色素に染まりやすくなる．骨髄に多く，リンパ組織や結合組織，ときに血液中にも認められる．多発性骨髄腫ではこの細胞の単クローン性の増殖がみられる．[1044]

形質細胞異常症 plasma cell dyscrasia 形質細胞の質的・量的異常に基づく疾患の総称．臨床的には多発性骨髄腫，マクログロブリン血症，H鎖病などが知られているが，いずれも形質細胞の腫瘍性増殖による．[1438] ⇨参H鎖病→63，骨髄腫→1108

形質細胞腫 plasmacytoma 形質細胞の腫瘍性増殖による腫瘤．骨の孤発性形質細胞腫，髄外形質細胞腫および多発性形質細胞腫に分類される．多発性骨髄腫にも認められる．[1464]

形質細胞性白血病 plasma cell leukemia；PCL ［プラズマ細胞白血病］ 多発性骨髄腫の一型で，末梢血中に2,000/μL以上，かつ20%以上の腫瘍性形質細胞が出現する疾患．骨髄腫の進行期にみられる(続発性)と病初期より白血病の形をとる(原発性)症例がある．欧米では原発性が60%を占め，発症年齢は骨髄腫に比し約10歳若い．続発性の予後は不良だが，原発性は標準的な化学療法に反応する症例もある．[1464] ⇨参骨髄腫→1108

形質細胞肺炎 plasma cell pneumonia 肺の間質に，形質細胞やリンパ球の浸潤がある間質性肺炎類似の疾患．低出生体重児や早産児にまれに発生する．原因は不明であるが，ウイルスや真菌の感染，代謝異常などが考えられている．進行は比較的緩徐であるが，予後は不良のことが多い．抗生物質は効果がない．[953]

憩室症 diverticulosis 憩室が多発してみられることをいい，十二指腸や結腸に認められることが多い．加齢とともに頻度を増し，欧米人ではS状結腸に限局してみられることが多く，日本人では右側結腸に多い．食生活の欧米化に伴い左側結腸型の頻度が増えている．無症状のことが多いが，憩室炎や憩室出血を生じることがあり，ときに穿孔する．憩室出血は腹痛を伴わずにみられる．[839] ⇨参憩室炎→858，消化管出血→1424

形質転換 transformation ［トランスフォーメーション］ プラスミドやバクテリオファージDNAにおいて外来遺伝子を遺伝子工学的に組換えたDNAを構築し，これを細菌内に侵入させると，組換え体の遺伝子マーカーの性状をもつようになる現象．組換え体の入った細菌は容易に増殖し組換えDNAを大量に得ることができる．[1113]

形質転換《細菌の》 bacterial transformation 細菌が菌体外部にあるDNAを直接菌体中に取り込み，その結果，遺伝形質が変化する機構．形質転換は，連鎖球菌 *Streptococcus*，バシラス *Bacillus*，ナイセリア *Neisseria*，ヘモフィルス *Haemophilus* などでみられる現象であるが，高濃度のカルシウムイオン存在下では，大腸菌をはじめ多くの細菌に人工的に引き起こすことができ，遺伝子のクローニングなどのバイオテクノロジー技術の1つとなっている．[324]

形質転換細胞 transformed cell⇨同トランスフォーム細胞→2162

形質転換成長因子 transforming growth factor；TGF ［トランスフォーミング増殖因子，TGF］ 細胞の分化，増殖を制御するサイトカインの1つ．レトロウイルスで形質転換した線維芽細胞の培養上清中に，正常ラット腎線維芽細胞を可逆的に形質転換させる因子として見いだされた．TGFα と TGFβ があるが両者は構造や機能などにおいて大きく異なる．TGFα は肝細胞，乳腺上皮細胞，表皮角化細胞などで発現がみられ，増殖を促進する作用をもつ．また，肝癌，膵〔臓〕癌，乳癌細胞においても高く発現していることが知られており，これらの腫瘍の形成に深く関与することが考えられている．TGFβ は，上皮や血球を含むさまざまな細胞で発現がみられ，増殖に対して強い抑制作用を示す．また，コラーゲンやフィブロネクチンなどの細胞外マトリックスの産生を促す作用も知られる．[656]

形質転換法⇨同試験管内発癌→1263

形質転換マウス⇨同トランスジェニックマウス→2161

形質導入⇨同トランスダクション→2161

形質発現 phenotypic expression⇨同遺伝子発現→260

形質膜⇨同細胞膜→1175

経時的測定 serial determination 一定の間隔をおいて繰り返し行う臨床検査．例えばインスリン負荷試験で，早朝空腹時にレギュラーインスリンを静注して経時的に血液サンプルを採取し，血糖値を調べる検査など．[258]

経シナプス変性 transsynaptic degeneration⇨同経ニューロン変性→869

桂枝茯苓丸(けいしぶくりょうがん) keishibukuryogan 医療用漢方製剤の1つ．子宮およびその付属器の炎症や月経不順，月経困難症，打撲症，痔疾患などに用いられる．漢方医学では，体格はしっかりしていてのぼせやすく，腹部は一般に弾力に富み，緊張のよいものが多く，下腹部に抵抗，圧痛を認める場合に用いる．駆瘀血剤(くおけつざい)の代表方剤とされる．臨床的には，体力中等度もしくはそれ以上の人で，無月経，過多月経，月経困難など月経異常のある女性や頭痛，肩こり，めまい，のぼせ，足の冷えなどを伴う場合に用いられる．蕁麻疹や湿疹にも応用される．肝機能障害，過敏症，消化器症状などの副作用に注意が必要．出典：『金匱要略』．構成生薬：ケイヒ，シャクヤク，トウニン，ブクリョウ，ボタンピ．[1051] ⇨参駆瘀血剤(くおけつざい)→814，瘀(お)血→404

傾斜円盤弁 tilting disc valve⇨同ディスク弁→2051

傾斜磁場 gradient magnetic field ［勾配磁場］ MRI 画像のもとになる信号の発生部位で，位置情報を得るための磁場．空間的情報を解読するため三次元座標軸に一致したコイルが用いられる．[264]

傾斜磁場コイル gradient〔field〕coil ［勾配磁場コイル］ 傾斜磁場をつくるためのコイル．1対のコイルに反対方向の電流を流すことによって得られる．電流は高速に切り替わり，これが MRI 検査時のトントンという音の原因である．[264]

傾斜台⇨同ティルトテーブル→2056

経斜台アプローチ⇨同経斜台到達法→859

経斜台到達法 〔transoral〕transclival approach ［経斜台アプローチ］ 脳底動脈下半分に発生した脳動脈瘤に対する手術的アプローチ．合併症を多く伴うため，現在ではほとんど行われない．[791]

傾斜度計検査 goniometer test 平衡機能検査のうち前庭脊髄反射の状態を調べる立ち直り righting reflex の検査の1つ．傾斜角度を任意に変えられる傾斜度計(斜面台ともいう)の上に両爪先をそろえて立たせ，傾斜を大きくしていき転倒する角度を読む．15度以下で転倒したり，左右差が大きかったり，開眼時と閉眼時の差が大きいと異常とみなす．[347] ⇨参起立検査→786

痙縮 spasticity⇨同痙性→862

芸術療法 arts therapy；AT ［AT］ わが国では，絵画，音楽，詩歌(俳句，連句)，ダンスなど，心身の健康にかかわる自己表現様式を精神療法の手法として用いるものの総称．1968(昭和43)年，第1回日本芸術療法研究会の開催に始まり，日本芸術療法学会へと名称を変え現在も続いている．多彩な手技による表現過程そのものが1つの治療構造をもち，治療過程となる．そこで表現されたものを通じて得られる状態像や病像についての心理的情報は，患者・治療者双方の治療活動の実践において，きわめて有効・有用に働くことが認知されている．これら芸術療法の特徴の1つに，非言語的 non verbal な機能の表現を用いることにより，内面の心的現実をとらえることを可能にすることがあげられる．心を病むものは通常，意識下に多様な不安や葛藤をかかえ，抑圧することにより心理的混乱をきたしていることが多い．治療的に導入された芸術療法の過程で，ときには本人自身が気づかずに，思いもかけないような表現になることもある．言語表現よりも，より現実意識から離れた未整理のままの内面心理の描出結果が示されることが多い．また言語的コミュニケーションの手段を自由にもつことができない場合でも，非言語的コミュニケーションの手段を用いて治療者と共有することで，かなり有益な治療関係をもつことができる．特に絵画療法においては，形態ばかりでなく，色彩のもつ有効な表現が加わることによるものと，自由な手の動きによって生まれる内面表出の促しが，有効・有益な治療的意義を与えると考えられる．これがさらに言語化を誘導し，また言語をこえた表現に結びつくものとなったとき，意義が深いものとなる．このような芸術療法の目的と適応について考えてみるとき，徳田良仁，山中康裕らは次のようにまとめている．①作品を患者-治療者関係を強化する触媒として用い，相互の感情交流を促進させる，②言語では表現しにくい描者の問題点を把握し，それを明確に表現する，③自覚の喚起と客観化を推し進める，④心の中の葛藤や抑圧された感情をイメージを通じて解放させ，カタルシス的効果を引き起こす，⑤患者の心を自らの内界に向けさせ，洞察を得させる．また，さらなる病識の醸成をたすける，⑥自己実現，自己完成への道を開くことが期待される．芸術療法の各種技法を総括すると，絵画療法，コラージュ療法，音楽療法，心理劇，箱庭療法，詩歌療法，ダンス療法，写真療法，造形療法(彫刻，陶芸，粘土)，フィンガーペインティングなどがある．ここでは絵画療法を取りあげ，少し触れてみる．絵画療法は表現病理学的見解を解釈の基礎とし，絵画

表現を心理的表現の基礎的な知見として用いる．課題画法と自由画法があり，課題画法は診断上の知見として用いる場合に適しており，特に治療として用いる場合は，自由画法のほうが心理的内界を知るのに適している．課題画法の治療的実践にあたっては，色彩選択法と色彩分割法がある．前者は患者に好きな色彩で自己にとって好ましいものを描いてもらうやり方で，後者は患者の導入表現をより容易にする方法で，特に統合失調症の治療などに用いられる．加えて課題画法には多くの画法があり，例えば，①樹木画法(バウムテスト)，②人物画法，③HTP(家屋・樹木・人物)法，④風景構成法，⑤動的家族絵画法，⑥枠づけ法，⑦なぐり描き法，⑧交互なぐり描き投影・物語り統合法，⑨マルと家族画，⑩生活空間見取り図法など，具体的に課題そのものを指示して表現してもらう．各画法とも臨床的に随時継続的に用いられ，心理的な側面を浮き彫りにし，経過観察を時系列で追うことに役立つ．また患者-治療者関係の安定化と強化により有効であり，精神療法としての関与に大きな力を与えてくれる．国際学会も組織されていて学会間の交流もある．わが国では学会誌(日本芸術療法学会誌，年2回)が刊行されている．[1025] ⇨参絵画療法→428，音楽療法→417，詩歌療法→1220

痙笑 sardonic grin, canine spasm 〔L〕risus sardonicus, risus caninus ［痙攣笑い］ 破傷風でみられる特有の顔貌で，顔面筋の痙攣により一見笑っているようにみえる．眼輪筋や口角の筋肉が持続的に収縮するために，まぶしい光を見るときのように眼を細め口角をやや挙上した状態となる．[369]

経上顎篩骨(しこつ)蝶形骨洞手術 transantral ethmoidosphenoidectomy 副鼻腔手術の一手法．経上顎篩骨洞的に蝶形骨洞に達し，手術を行う方法．歯肉部に切開を加え，犬歯窩より上顎洞を開く上顎洞手術に続いて，上顎洞の上内方より篩骨洞に入り篩骨蜂巣を開放したのち，さらに蝶形骨洞に入る術式をいう．[451]

警鐘的事例 sentinel event ［センチネルイベント］ 迅速な調査と対策を必要とする事例のこと．アメリカの医療施設認定合同審査会Joint Commission on Accreditation of Helthcare Organization(JCAHO)によると，「死亡あるいは，身体の一部や機能を失うような重大な身体的・精神的傷害，またはそれらの危険を高確率で伴う，予期することができない出来事」と定義されている．警鐘的事例は，医療過誤と同一のものではない．すべての警鐘的事例が医療過誤によるものではなく，医療過誤のすべてが警鐘的事例となるわけではない．[682]

茎状突起《前腕の》 styloid process 前腕の橈骨遠位端外側と，尺骨遠位端内側後部にそれぞれある突起．手根部を前額面上ではさむように，向かい合って存在し，ともに触診可能である．尺骨茎状突起と尺骨切痕の間は三角形をした関節円板が張っている．[1063] ⇨参手関節→1387

経上皮電位⇨同上皮電位→1456

鶏状歩行 steppage gait ［ニワトリ歩行］ 下肢，特に前脛骨筋群に麻痺がある場合にみられる特徴的な歩行様式．歩行に際し足先が下垂するため，大腿は通常以上に高くもち上げられる．着地の際は足先から地面にさわり，最後に踵が地面につく．多発神経炎などの末梢神経障害において認められる．[1289]

●鶏状歩行

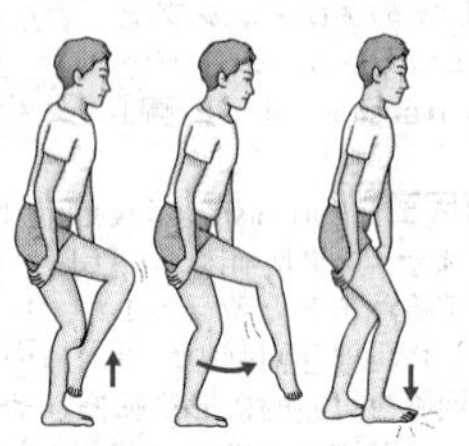

経静脈DSA intravenous DSA；IV-DSA⇨参デジタルサブトラクションアンギオグラフィー→2063

頸静脈圧迫試験 jugular compression test⇨同クエッケンシュテット試験→813

経静脈栄養⇨同高カロリー輸液→983

頸静脈グロムス腫瘍 glomus jugulare tumor ［ケモデクトーマ，パラガングリオーマ］ 主に頸静脈球外膜から発生する良性腫瘍．小脳橋角部に進展するため，聴神経腫瘍との鑑別が重要．女性に多く認められ，難聴や耳鳴りが初発症状．組織的には良性であるが，全摘出は困難なことが多い．[1017]

頸静脈孔症候群 jugular foramen syndrome ［ヴェルネ症候群］ 頸静脈孔の部分で一側の下位脳神経である第9脳神経(舌因神経)，第10脳神経(迷走神経)，第11脳神経(副神経)が障害されて起こる．片側舌の後1/3の味覚障害，声帯・口蓋麻痺の結果として構音障害・嚥下障害，片側の軟口蓋・咽頭の知覚障害，片側の胸鎖乳突筋・僧帽筋上部の脱力を認める．外傷などの頭蓋底骨折，悪性腫瘍，動脈瘤などが原因となる．[369]

頸静脈孔〔部〕腫瘍 jugular foramen tumor 頸静脈孔に原発する腫瘍の総称．神経鞘腫やグロムス腫瘍などがある．手術は困難だが，頭蓋底外科の進歩で，かなりの症例が手術されるようになった．[1017]

経静脈性腎盂造影法 intravenous pyelography；IVP ［静脈性腎盂造影法，排泄性腎盂造影法］ 水溶性ヨード造影剤の静注により，尿路を造影する方法．造影剤を40 mL(体重1 kgあたり1 mL程度)，静注すると腎実質造影相であるネフログラムにつづいて腎杯，腎盂，尿管，膀胱が造影される．アレルギーの既往のある患者には慎重に実施する．[264]

経静脈性胆管造影法⇨同経静脈性胆嚢胆管造影法→860

経静脈性胆嚢胆管造影法 intravenous cholecystocholangiography ［静脈性胆嚢胆管造影法，経静脈性胆管造影法，経静脈胆道造影］ 造影剤を静注し胆嚢胆管などの胆道を造影する方法．経口胆嚢造影で造影されない場合などに施行されることがある．造影剤(イオトロクス酸メグルミンなど)をゆっくり静注するが，副作用軽減のため点滴静注を行うことが多い〔点滴静注胆嚢胆管造影 drip infusion cholecystocholangiography (DIC)〕．静注後20分ごとに撮影し，適宜，断層撮影を加える．副作用の頻度は尿路造影の場合より高い．超音波，CT，MRIの普及で適応は減っている．[264]

経静脈性尿路造影法 intravenous urography；IVU ［静脈性尿路造影法，排泄性尿路造影法］ 造影剤を静注し，これが尿路系に排泄された像をX線撮影する方法．腎機能の診断にも役立つ．造影直前には排尿させて膀胱を空虚にしておく．[264]

頸静脈損傷 jugular vein injury 頸静脈が鋭的または鈍的に損傷された状態の総称．閉鎖性損傷では血腫を形成し，隣接器官を圧迫する．また開放性損傷の場合は，静脈圧が低いため陰圧となり，空気が血管内に入り込む可能性があるので適切な処置が必要となる．[207]

経静脈胆道造影 intravenous cholangiography⇨同経静脈性胆囊胆管造影法→860

経静脈的ガンマグロブリン療法 intravenous immunoglobulin；IVIg ［免疫グロブリン大量静注療法］ ヒト血液からIgG分画を精製，濃縮されたヒト免疫グロブリン製剤を静脈注射する治療法．従来，低・無γグロブリン血症や抗生物質治療に抵抗性の重症感染症に対しては比較的少量が投与されていた．近年，大量投与(400 mg/日/kg，5日間：例えば体重50 kgの患者では1回当たり20 gの免疫グロブリンを5日間連続静注)が各種自己免疫疾患に有効であることがわかり，特発性血小板減少性紫斑病や川崎病，ギラン・バレー Guillain-Barré 症候群，慢性炎症性脱髄性多発ニューロパチーなどで施行されている．自己免疫疾患に対して行われる大量投与を一般に，免疫グロブリン大量静注療法ないし(狭義の)IVIg療法と呼ぶ．副作用として，脳梗塞などの閉塞性血管障害や腎障害，無菌性髄膜炎，アナフィラキシー，蕁麻疹などがある．点滴静注するだけで，手軽に施行できる長所がある反面，高価であり血液製剤による危険性などの短所もある．[576]

経静脈的自己調節鎮痛⇨参患者自己管理鎮痛法→606

経静脈的心房中隔穿刺法⇨同ブロッケンブローの方法→2597

頸静脈怒張 dilatation of jugular vein 中心静脈圧上昇を示唆する所見の1つで，吸気時に外頸静脈が著明に拡張する．45度の座位で怒張の有無を判断する．また，上顎骨と頸部の間で外頸静脈の怒張が観察されたら，右心不全(うっ血性心不全)や心タンポナーデの重要な徴候である．頸静脈怒張は心原性ショック，慢性閉塞性肺疾患，緊張性気胸・血胸，上大静脈症候群などでもみられる．[143] ⇨参怒張→2154，外頸静脈→430

頸静脈波 jugular〔venous〕pulse；JVP 頸静脈，特に右内頸静脈球部またはその近辺における静脈拍動を記録した波形で，その形状は右房圧波形と近似し，右心系の血行動態をよく反映する．右房の収縮によるa波，三尖弁の右房への膨隆によりa波に続いて生じるc波，頸静脈から弛緩した右房へ血液が強く流入し，頸静脈が虚脱し生じるx谷，三尖弁の開放と一致する峰v波，右房内血液が急速に右室に流出することにより，頸静脈が虚脱化して形成されるy谷からなる．[1575]

経静脈ブドウ糖負荷試験⇨同静脈内ブドウ糖負荷試験→1463

経食道超音波検査法 transesophageal ultrasonography 超音波探触子を内視鏡の先端に装着し，食道内腔から心臓や縦隔などの超音波断層像，ドプラ像を得る手法．胸壁を介さないため，良好な画像が得られ心臓の精密検査として用いられることが多い．[955]

経シルビウス裂アプローチ⇨同経シルビウス裂到達法→861

経シルビウス裂到達法 transsylvian approach ［経シルビウス裂アプローチ］ シルビウス裂のくも膜下腔を開放し，ウィリス Willis 輪に存在する脳動脈瘤のクリッピングを行うアプローチ法．通常，内頸動脈瘤，前交通動脈瘤，中大脳動脈瘤に用いられるが，脳底動脈瘤にも用いられる．顕微鏡下に行われ，前頭葉と側頭葉を分けていくと中大脳動脈が露出され，さらに中枢側にアプローチすると内頸動脈が確認される．続いて，くも膜を切離していくと視神経も露出されるので，下垂体腫瘍やその他，鞍上部腫瘍の摘出手術にも行われる．[1017]

頸神経係蹄(けいてい) ansa cervicalis ［頸神経ワナ，舌下〔神経〕係蹄(けいてい)］ 第1・第2頸神経(C_1・C_2)の枝が舌下神経とともに走行したあと再び分かれ(舌下神経下行枝)，第2・第3頸神経(C_2・C_3)から出る下行頸神経線維との間に弓状の交通枝(ワナ)を形成する．あたかも舌下神経がこのワナの形成に関与するように見えるため，かつては舌下〔神経〕係蹄と呼ばれていたが，詳細な研究により，このワナの形成に関与する神経が頸神経由来のものとわかり，頸神経係蹄(ワナ)と呼ぶこととなった．[485]

頸神経叢 cervical plexus 第1-4頸神経(C_1-C_4)の前枝が吻合して形成される神経叢．ヒトを含む哺乳類では胚発生の初期に心臓が頸部から胸部へ下降する．このため，頸部の形状が変化して首が形成され，上位頸神経の配列が入り組んだ頸神経叢を形成することになる．頸神経叢は頸部から肩にかけての皮膚(側面および前面)と頸部の筋に多くの枝を出している．筋枝を代表する神経は，①頸神経ワナ(舌骨下筋群の支配)と②横隔神経(横隔膜の支配)である．皮枝(皮膚に分布する感覚枝)は胸鎖乳突筋後縁のほぼ中央から現れて，放射状に分布する以下の4枝に代表される．①小後頭神経(耳介後部の後頭部の皮膚)，②大耳介神経(耳介，耳下腺，下顎の領域を覆う皮膚)，③頸横神経(頸部の側面，前面の皮膚)，④鎖骨上神経(鎖骨部，肩部の皮膚)．[1044] ⇨参脊髄神経→1718，横隔神経→387

頸神経叢ブロック cervical plexus anesthesia，cervical plexus block⇨参深頸神経叢ブロック→1527

頸神経ワナ cervical loop⇨同頸神経係蹄(けいてい)→861

系図⇨同家系図→491

頸髄 cervical regions of spinal cord，cervical cord 延髄に続く脊髄上部の領域で8髄節からなり，8対の頸神経を出す．頸髄を囲む頸椎は7つであるため，第1-7頸神経(C_1-C_7)は対応する第1-7頸椎の上の椎間孔から，第8頸神経(C_8)は第7頸椎の下の椎間孔から出る．前枝は頸神経叢(C_1-C_4)と腕神経叢(C_5-C_8，T_1)の形成にかかわる．頸髄，特に頸膨大部の断面積は脊髄の中で最も大きく，脊髄前角は外側方に拡大している．ここには，上肢の筋を支配する多数の運動ニューロン(α-運動ニューロン，γ-運動ニューロン)が含まれる．前角の細胞構築は内側から外側へいくに従い，その支配領域が順次，体幹部，上腕，前腕，手へと移行する層状の配列をとる(体部位局在)．さらに，これらの体部位では，伸筋支配細胞は腹側に，屈筋支配細胞は背側に位置する(機能局在)．一方，頸髄の白質は，脊髄全域の上行性・下行性線維の通路となるため，最も線維数が多く，広い断面積を示す．頸髄の後索には内側の薄束と外側の楔(けつ)状束が区別される．[1044] ⇨参頸膨大→877，脊髄灰白質→1716，頸神経叢→861

頸髄延髄接合部腫瘍 cervicomedullary junction tumor 頸髄と延髄の境界部に出現する腫瘍．小児に多い脳幹の神経膠腫が代表的．症状は多岐にわたり，軽い場合には頸部痛や斜頸程度のこともある．通常は四肢麻痺もしくは片麻痺に下位脳神経麻痺を伴うことが多い．[1017]

頸髄腫瘍 cervical spinal cord tumor 髄内腫瘍の1つで，頸髄に存在する腫瘍．神経痛様の疼痛で発症し，徐々に運動麻痺，知覚障害，膀胱直腸障害などの脊髄症状が出現して次第に増悪する．診断は脳脊髄液検査，ミエログラフィー，CT撮影，MRIなどで判断できる．発生頻度は硬膜内髄外腫瘍が約50%，硬膜内外砂時計腫が10-15%，髄内腫瘍が約15%である．[818]

頸髄症 cervical myelopathy 頸髄の障害により発生する疾患．服部の分類により，Ⅰ型，Ⅱ型，Ⅲ型に分けられる．Ⅰ型は脊髄の中心部が障害され，上肢の運動障害，知覚障害，腱反射低下がみられる．Ⅱ型は脊髄中心と後側索が障害され，Ⅰ型の症状に加え下肢の運動障害と腱反射亢進がみられる．Ⅲ型はⅡ型のさらなる前側索部の障害であり，Ⅱ型の症状に下肢，体幹の温痛覚障害が加わった症状を示す．[818]

頸髄損傷 cervical cord injury 外傷により頸髄が損傷され，神経麻痺に至る病態．脊髄の損傷部を横断面より分類すると，①完全横断型，②ブラウン=セカール Brown-Séquard型，③中心型，④前部型，⑤後索型がある．完全麻痺は，障害レベル以下の運動・知覚麻痺，膀胱直腸障害がある．不完全麻痺は，知覚温存型，運動残存(非実用)，実用性の運動残存，正常(腱反射亢進を伴うこともある)に分類される．車いす生活を強いられることが多い．[818] ⇨参脊髄損傷→1720

頸髄部外傷⇨同頸部外傷→875

計数データ⇨同離散量→2922

痙性 spasticity ［痙縮，痙直］ 中枢神経系の障害に伴う筋緊張の亢進した状態で，他動的に動かしたときに感じる抵抗が速度に依存しているものをいう．素早く動かしたときには抵抗を感じ，ゆっくりと動かすと抵抗感は少ない状態．痙性の症状は疾病の進行，治療の効果，精神的因子によって変化する．評価方法としてはアシュワーススケール変法 modified Ashworth scale(他動運動時の筋緊張の評価法)などが利用される．他動的に素早く動かしたとき，動作初期には強い抵抗を感じるが，途中から急に抵抗が軽くなる現象を折りたたみナイフ現象という．[525] ⇨参折りたたみナイフ現象→414

痙性眼瞼内反〔症〕 entropium palpebrae spasticum⇨参眼瞼内反→588

痙性クループ spasmodic croup 喉頭周辺に炎症が起こると，喉頭の狭窄が現れ，吸気性の呼吸困難と呼気時の声帯振動のため特徴的な症状を呈する．これをクループといい，重症なものを痙性クループと呼ぶ．喉頭が痙攣性狭窄を起こすことを示している．4歳以下に多く，特に夜間に増悪する傾向がある．症状は吸気性呼吸困難，嗄声，犬吠(けんばい)様咳嗽，不穏，興奮などであるが，3-4日で軽快．吸気性呼吸困難が激しい場合は入院加療を要する．[1631]

形成外科 plastic surgery 主として表面解剖，創傷治癒に深くかかわる分野を担う，臨床医学の一分野．すなわち，外傷に関しては，顔面や手足などの体表部を中心に，熱傷を含む新鮮外傷の治療および瘢痕醜形・拘縮の修正を受け持つ．腫瘍に関しては皮膚・皮下・軟部腫瘍の治療と腫瘍摘出後の組織再建を行う．先天異常は口唇裂，口蓋裂，多合指症をはじめとするすべての体表異常を対象とし，難治性潰瘍では褥瘡や糖尿病足などを対象とする．このほか，広い意味では，重瞼(じゅうけん)術や除皺(じょしゅう)術などの美容的手術も行っている．[1246] ⇨参整容外科→1709

形成外科的縫合法 plastic surgical suture 瘢痕組織の形成をできる限り少なくする目的で形成外科で頻用される縫合法．縫合とともに作図，切開，後処理に十分配慮して行われる．真皮縫合法は代表的なもので，創が開く方向に動く力に長期間抗する作用がある．[1246]

痙性斜頸 spasmodic torticollis 項頸部の異常な筋萎縮により不随意な斜頸を呈する疾患．原因は錐体外路系の障害による場合，もしくは原因不明の場合があり，中年以降の成人に多く発生する．治療は，心理療法，運動療法，手術療法(定位脳手術)を行うが，難治性である．[818]

形成手術 plastic surgery 先天性奇形や後天性の傷害などによって失われた形態や機能を修復・再建する手術．形成外科の分野のみならず，整形外科，耳鼻科，眼科などの領域の手術も含まれる．[1246]

形成性胃炎型胃癌⇨同スキルス胃癌→1635

形成性陰茎硬化症⇨同ペイロニー病→2621

痙性対麻痺 spastic paraplegia 上位運動ニューロンが損傷されることにより，両下肢の腱反射亢進，病的反射の出現，筋トーヌスの亢進を呈する病態．脳性疾患，外傷，腰髄や胸髄損傷(麻痺)時に出現．[818]

形成不全 dysgenesis 臓器や組織の発育が不完全で，大きさや形状あるいは機能が正常に比して不十分なもの(低形成)あるいは完全に欠損するもの(無形成)．原基の段階から形成のないものは無発生という．主として胎芽発育期に起こる．生殖能力の障害あるいは欠損，性腺発育不全はこの一種．[1531] ⇨参低形成→2045，無形成→2782

形成不全腎 hypoplastic kidney ［腎低形成，発育不全腎］ 各ネフロンの構造は正常だが，その総数が少なく，先天的に腎の発育が不完全で小さいものをいう．数の異常としては，過剰腎，片側腎無発生，両側腎無発生などがあり，大きさと構造の異常としては，①単純低形成腎 simple hypoplasia：尿管開口部の異常を伴うものと伴わないもの，②寡巨大糸球体症 oligomeganephronia，③分節状腎低形成 segmental hypoplasia などに分類される．①ではネフロン数は減少し，結果的に腎杯も減少するが，腎単位領域のネフロン密度は正常腎と同様．片側例では対側腎の代償性肥大がみられる．尿管開口部の異常を伴うものでは，画像では腎盂腎炎などによる獲得性の腎萎縮との鑑別は困難．対側腎に異常がなければ経過観察でよい．②はネフロン数が著しく減少するが，おのおののネフロンが肥大している病態で，多発奇形症候群に合併することもあり，家族発生，染色体異常の報告もある．若年で腎不全に陥りやすい．③は一般に片側性で部分的に発育不全をきたした病態で，高血圧，膀胱腎盂逆流現象，尿路感染を合併することが多い．このような例では末期腎不全に至ることがある．[491]

形成不全体質⇨同低形成性体質→2045

痙性膀胱 spastic bladder ［**無抑制収縮，反射性膀胱**］ 神経因性膀胱の1つで，仙髄排尿反射中枢(S_2-S_4)より高位で，上位排尿中枢に至るまでの運動・知覚神経が完全に損傷された場合に生ずる膀胱機能障害．原因は脊髄損傷が最も多いが，脊髄腫瘍，多発性硬化症，脳卒中，パーキンソン Parkinson 病，脳腫瘍などによっても起こる．仙髄排尿中枢より末梢に障害がないので，球海綿体反射は正常に保たれる．尿意は感じないが，排尿は不随意に，また反射的に起こる．排尿反射誘発法(仙腰髄支配領域への刺激)による排尿が可能となる．[30]

痙性歩行 spastic gait，spastic walking 下肢に痙縮がある場合にみられる歩行様式．膝関節の屈曲が小さくなるため，下肢を突っ張った歩行姿勢となる．内転筋の緊張の亢進が強いと足を交差させるはさみ歩行 scissors gait となる．脳，脊髄の障害による痙性対麻痺で認められる．[1289]

●痙性歩行

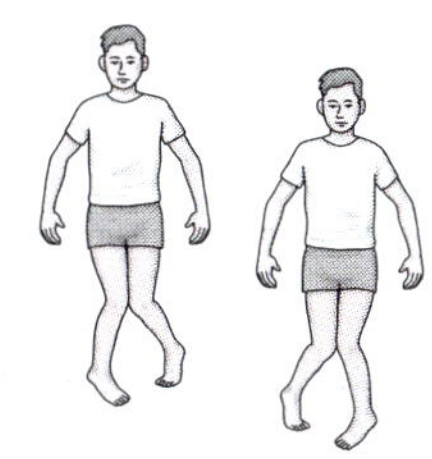

痙性麻痺 spastic paralysis ［**痙直性麻痺**］ 筋の伸張反射が亢進し，持続時間の短い筋収縮亢進反射を示す状態．症状として腱反射の亢進，病的反射の出現，クローヌス陽性があり，片麻痺，四肢麻痺，両麻痺を示すことが多い．[818]

経声門癌 transglottic cancer 喉頭癌のうちで癌病変が声門，つまり声帯を含めた声門部，声門下部，声門上部のいずれかにまたがるものをいう．声帯に癌病変が存在するため嗄声は必発である．[887]

経仙骨孔くも膜下ブロック transsacral subarachnoid block ［**仙骨部くも膜下ブロック**］ 第1-3仙髄神経領域の片側の疼痛に対する治療や診断目的で施行される仙骨部くも膜下ブロック．疼痛側を下にした側臥位で施行し，第1-3仙骨孔経由でくも膜下腔にブロック針を進め薬液を注入する．実際には，対象となる神経支配領域のみの疼痛症例が少ないこと，手技が解剖学的にも難しい(特に第3仙骨孔)ことやサドルブロックで代用されることなどから施行される頻度は低い．第4，5仙髄神経や尾骨神経領域の疼痛では，座位で第5腰椎と第1仙椎間よりブロック針を刺入するサドルブロックが用いられる．薬液に高比重の局所麻酔薬を用いれば一時的に神経を遮断する可逆的ブロックとなり，主に診断目的で用いられ，神経破壊薬を用いれば半永久的に神経を遮断する非可逆的ブロックとなり，主に癌性疼痛で施行される．膀胱・直腸障害，下肢運動障害などが起こりうる．[951] ⇨参くも膜下ブロック→822，サドル麻酔→1191

経線弱視 meridional amblyopia 視力の未発達である乳幼児では，未矯正の強い乱視は視力障害を起こすことがあり，屈折力の強い強主経線の方向のみ弱視となるものをいう．屈折性弱視の1つ．[975]

ケイ素 silicon；Si ［Si］ 元素記号 Si．原子番号 14．原子量 28.0855．融点 1,410℃，沸点 2,355℃．青灰色の金属光沢のある結晶．地球表面では酸素に次いで多く存在する元素．生物に対して必須微量元素．酸化物やケイ酸塩の形で存在し，その形では毒性を示さないが，二酸化ケイ素(SiO_2，シリカ)粉塵は珪肺症 silicosis と呼ばれる塵肺の原因となる．アスベストによる珪肺症は最も症状が重く，肺癌などになることもある．高純度ケイ素(シリコン silicon)は半導体材料として重要で，トランジスター，ダイオード，IC などに広く用いられている．医療に利用されているケイ素を含む物質にシリコーン silicone があり，豊胸手術のための充塡物として使われている．[182,732] ⇨参シリコ〔ー〕ン→1497

軽躁者⇨同発揚型精神病質者→2387

軽躁状態 hypomania⇨同軽躁病→863

珪藻土肺 diatomite pneumoconiosis 陶磁器の上塗りの材料や絶縁体の製造などに使われる珪藻土(主成分は二酸化ケイ素)を取り扱う業務の従事者など，珪藻土の粉塵を長期間にわたり大量に吸入する人に発生する塵肺症．胸部 X 線写真で全肺野に粒状の陰影が見られ，徐々に拡大する．乾性咳，労作時呼吸困難を呈し，しだいに呼吸不全へ進行する．[953] ⇨参塵肺(じんぱい)症→1596

軽躁病 hypomania ［**軽躁状態**］ 躁病の軽症型をいう．少なくとも数日間続く軽度の気分の高揚，気力と活動性の亢進，著しい健康感と好調感が存在し，さらに社交性の増大，多弁，過度のなれなれしさ，性的活力の亢進，睡眠欲求の減少などで特徴づけられる．躁病と異なる点は上記の症状がいずれも軽度であることと，現実の生活(仕事，対人関係など)がはなはだしく障害されたり，社会的に拒絶されたりするまでに至らないこと．また，精神病症状(幻覚や妄想)を伴うこともない．軽躁病は気分循環性障害と躁病の間に位置すると考えてよい．[1226]

軽躁病エピソード hypomanic episode DSM-Ⅳでは気分障害の診断をする際の診断の構成要素として気分エピソードを規定している．気分エピソードには大うつ(鬱)病エピソード，躁病エピソード，混合性エピソード，軽躁病エピソードの4つが含まれる．軽躁病エピソードは持続的に高揚した，開放的な，または易怒的な気分が少なくとも4日間続くはっきりとした期間があること，その間に躁病エピソードの症状が3つ以上持続すること，社会的または職業的機能に著しい障害が及ばないことなどで規定される．疾患としては双極性障害のうち双極Ⅱ型障害(軽躁病エピソードを伴う反復性大うつ病エピソード)でこのエピソードが構成要素になる．[1226]

珪藻法 diatom method ［**壊機法**］ 溺死の診断方法の1つで，死体の臓器中からプランクトンを検出することで，淡水や海水を吸引したことを間接的に証明する方法である．死体解剖時に得られた肺，肝，腎などの臓器や骨髄を，プランクトンの一種でかたい殻をもつ珪藻類のみが残るように硝酸などの強酸で溶かし，遠沈後，珪藻類を集め，検出する．検出できなければ死後の水中への遺棄が疑われる．珪藻が存在しない水道水などでの死亡例では立証困難．死体から検出した珪藻類と発見場所などの水に含まれている珪藻類とを比較し，溺没場所の推定も行われる．[1135] ⇒参溺死(できし)→2060

計測 instrumentation さまざまな事物を器械などを用いて長さ，重さ，容積などの特性についてある単位を基準として量的にとらえる手法．一方，物質や事象のある特性に対して一定の規則に従って計測し，何らかの数値を与え数量化することは，測定 measurement と呼ばれる．測定は計測よりも広い概念で，身長や体重など直接計ることができる場合だけでなく，生活満足度や不安のように，理論を媒介にして観察可能な指標によって間接的に計る場合も含む．[917] ⇒参研究計画→941

継続看護 continuing nursing care 看護の対象である人びとの生活の場が，病棟や外来から地域へと拡大されたり，あるいは逆に地域から病棟へと変化しても，その人への看護がとぎれることなく継続して行われるよう働きかけること．1969 年のモントリオール国際看護師協会(ICN)大会では，「その人にとって必要なケアを，必要なときに，必要な場所で，適切な人によって受けるシステムである」と定義づけられた．近年，高齢化社会に伴い在宅医療・ケアの充実が望まれ，2000(平成 12)年には「介護保険制度」が施行された．他職種との連携をとりつつ，生活の場の状況に合わせて一人ひとりのニードが満たされるために継続看護はますます重要となっている．[311]

継続教育《看護の》⇒同看護継続教育→593

継続ケア⇒参継続看護→864

継続歯 dowel crown⇒同ポストクラウン→2701

継続〔的〕比較法 constant comparative method 1つひとつの出来事を他の出来事と比較したり，1つのカテゴリーを構成する諸特性と比較したりして，それらの類似性および相違性をさぐる質的データ分析の手法．継続〔的〕比較法はグラウンデッドセオリーにおけるデータ分析の中心的方法であり，出来事をコード化してカテゴリーの特性や次元を生成する段階や，複数のカテゴリーやその諸特性を統合する段階，理論として洗練させる段階などのあらゆる分析段階で用いられる．継続〔的〕比較法は理論の構築を目的としており，理論の普遍性を検証するための手法ではない．そのため実験計画法でいわれるような対照群を設定して比較する必要はない．[917]

ケイ素肉芽腫 silica granuloma ［シリカ肉芽腫］ 異物性肉芽腫の1つで，二酸化ケイ素 silica が外傷部位から異物や硝子片として侵入することで生じる．外傷はいったん治癒するが，数か月ないし数年を経て，同部の皮膚または皮下に結節を形成する．タルカムパウダー magnesium silicate を開放創に使用した場合にも同様の病変が生じる．組織学的に，肉芽腫反応と 100 μm 程度の無色の結晶が確認できる．膠原病や自己免疫疾患との関係が示唆される症例も報告されている．[235] ⇒参珪肺結節→870

ケイソン病 caisson disease⇒同潜水夫病→1770

継代移植 successive transplantation ［累代移植］ 生体から採取した細胞や組織をヌードマウス(先天的に毛と胸腺がない)などの実験動物に移植し，その個体内で増殖させ，さらに個体から個体へと何代にもわたって同じ組織を移植していくこと．継代移植によって生きた実験動物の体内にヒト由来の癌細胞や正常細胞を再現させ続けることができるため，組織の保存，治療などの実験や研究に用いられる．ただし，このような移植組織では移植を繰り返す間に組織の特性が変化することもある．継代移植によって安定的に長期培養が可能となった細胞や組織を樹立株という．[269]

頸体角 collodiaphyseal angle，neck shaft angle 大腿骨頸部(頸部軸)と骨幹軸とのなす角度．新生児は 130 度，1-3 歳は平均 143 度であるが，成長とともに角度は減少し，成人では平均 125-130 度．[818]

●頸体角

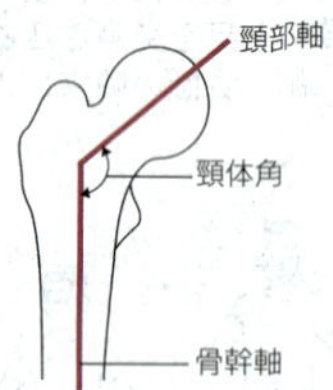

携帯型血圧記録 ambulatory blood pressure monitoring；ABPM⇒同携帯型自動血圧測定→864

携帯型自動血圧測定 ambulatory blood pressure monitoring；ABPM ［自由行動下血圧，携帯型血圧記録］ 携帯型自動血圧計により 24 時間にわたる血圧測定を行うことを指す．オックスフォード大学のピッカリング Thomas G. Pickering らが動脈内に針を留置し，連続的に 24 時間にわたって血圧を測定したことに始まる．現在は自由行動下にカフ・オシロメトリック法の自動血圧計を用いて 15-30 分間隔で測定する方法が一般的である．この方法で測定された血圧値の平均血圧値は，外来随時血圧よりも高血圧性臓器障害の程度とより相関すると報告されている．携帯型自動血圧計では，家庭血圧より医療環境での血圧が高値となる白衣高血圧，医療環境での血圧は正常だが家庭血圧が高値となる仮面高血圧，起床後早朝の血圧上昇(morning surge)，夜間血圧とその変動パターン(dipper，non-dipper)などの評価が可能である．この測定方法での正常血圧の定義はなされていないが，「高血圧治療ガイドライン 2009」では 24 時間の平均値で 130/80 mmHg 以上を高血圧として対処すべきとしている．[618,438]

形態視 form vision 物体の形や連続性などに関する情報を処理し，物の形を理解・認識すること．一次視覚野に入力した入力の一部は，二次視覚野の狭線条領域や淡線条領域を経て，四次視覚野を経て下部側頭葉連合野に至る．[1230]

形態心理学⇒同ゲシュタルト心理学→880

継代培養 subculture，successive cultivation ［累代培養，二次培養］ 新しい培養株を得るために，微生物や動植物細胞の保存株あるいは一次培養株を新たに培養すること．特に微生物は保存中にも変異・死滅が起こるので継代培養が必要．[324]

経胎盤感染 transplacental infection ［胎児子宮内感染，胎盤感染］ 胎盤を介して病原体が胎児の血液内に混入する感染様式．病原体には風疹ウイルス，サイトメガロウイルス，ヒトパルボウイルスB19，梅毒トレポネーマ，トキソプラズマがある．[1323] ⇨参母体感染症《胎児異常を起こす》→2705

携帯用酸素 portable oxygen 呼吸不全の患者が外出に際して，歩行時や労作時の酸素不足に対応した酸素吸入ができる小型移動用の酸素容器．在宅酸素療法を行っている患者では自宅に据置型酸素濃縮器を置き，外出時に携帯用酸素を使用することが多い．小型の酸素ボンベに減圧弁，酸素流量調節器を接続し，車輪がついている牽引車に乗せて，患者が引いて歩くタイプが多い．マスクを使わず，酸素はビニールチューブで鼻腔に誘導し，呼気は外気中に呼出して再呼吸はしない，開放型として使用されるものが主である．[953]

携帯用(型)持続心機能モニター ambulatory radionuclide monitoring of left ventricular function 小型の放射性同位元素 radioisotope(RI)検出器〔ヨウ化ナトリウム(NaI)またはテルル化カドミウム(CdTe)を用いる〕で，プラスチック樹脂製ベストにつけて被検者に装着させるため，VEST とも呼ばれている．通常の心プールシンチグラフィーのあとでガンマカメラ下で左室領域に検出器を固定したのち，RI 検出器からの左室のカウントを 7.8 msec ごとに心電図とともにカセットレコーダーに記録する．得られたデータから 1 心拍ごとの左室容量曲線を作成する．15-30 心拍を加算し，左室駆出率 ejection fraction(EF)，拡張終期容積，収縮終期容積などの指標を算出する．VEST で求めた EF は再現性がよく，ガンマカメラで得られた EF との間に高い相関がある．記録時間はテクネチウム 99 m(^{99m}Tc)の半減期を考慮すると 6-10 時間までが妥当と考えられている．日常生活での種々の活動時の心機能の変化を連続して記録可能．無症候性心筋虚血の検出や虚血性心疾患の重症度評価に有用．[55]

軽打診法 slight percussion 胸や腹など体表の打診によって臓器内部の状態を知る打診法のうち，弱くたたいて行う方法．[1070] ⇨参限界〔弱〕打診法→938

軽打法⇨同タッピング→1919

経腟ドレナージ vaginal drainage of pelvis ［経腟排液法］ 骨盤腔内感染を予防・治療する目的で貯留液排出を行う手技の1つ．経腟的に後腟円蓋(ダグラス Douglas 窩)へドレーンを挿入し，骨盤腔内に貯留している腹水，分泌物，リンパ液，膿などを排出する．子宮全摘出後では腟断面を通して骨盤腔から行う．[998]

経腟排液法 vaginal drainage of pelvis⇨同経腟ドレナージ→865

経腟分娩 vaginal delivery 胎児が産道(腟)を通過する分娩．自然分娩とは通常，経腟分娩をいう．[1323] ⇨参帝王切開分娩→2042

経腟膀胱脱 vaginal cystocele⇨同膀胱瘤→2667

傾聴 active listening 共感 sympathy とともに看護ケアや精神療法の基本姿勢．傾聴とは，患者(クライエント)を理解するために，患者の主張を言語的にも非言語的にも注意深く聞き，察知すること．共感とは，クライエントの心の世界に寄り添い，理解したことを相手に伝えること．傾聴すべき事項は，①感情：目に見える(表現する)感情(例：怒って，彼女を怒鳴りつけた，など)や，目に見えない(感じているが表現はしない)感情(例：やつが失敗したのでうれしかったが，顔には出さなかった，など)，②経験：目に見える経験(例：彼に怒鳴られた，など)や，目に見えない経験(例：死に関する考えがどこからともなく浮かんできて頭から離れない，など)，③行動：目に見える行動(例：約 3 時間，毎晩どこかのバーで飲んだ，など)や，目に見えない行動(例：彼女がやって来るまでに話すこと全部を考えておく，など)である．看護ケアや精神療法上，重要なのは感情の傾聴であるが，患者は体験を語るほうが容易である．[488]

経腸栄養剤 enteral nutrition product ［経腸高カロリー栄養］ 低栄養状態にある患者に栄養チューブを通して補助的に投与する栄養剤．①高分子状態のタンパク質，脂肪，炭水化物の混合栄養剤，②小～中分子のペプチド，ポリサッカライド，中鎖脂肪酸を主成分とした成分栄養剤，③ 1 種類の栄養素を濃縮した栄養構成素，の 3 種類が存在するが，消化器疾患で消化吸収障害が存在する場合には消化を必要としない②が頻用される．経腸栄養導入初期は 24 時間持続投与することが多いが，維持期には昼間のみの間欠投与に切りかえることが，患者の QOL 向上のためには望ましい．投与により腹痛，腹部膨満感，鼓腸，下痢(高浸透圧による)などの症状が出現することがある．[167] ⇨参成分栄養剤→1706

経腸栄養法 enteral nutrition；EN ［チューブ栄養法］ 消化管を通して栄養投与を行う方法で，広義には食事摂取による経口栄養療法を含むが，一般的には経鼻的に胃や十二指腸に挿入したチューブ(経鼻胃管法)，または胃瘻や空腸瘻から消化管内に挿入したチューブ(経瘻孔法)を通して栄養剤を注入する経管栄養療法をいう．糖質，タンパク質(アミノ酸)，脂質，電解質，ビタミン，微量元素など生命維持に必要な栄養素を投与する．消化管機能は保たれているが，摂食意欲障害や嚥下機能障害により経口摂取が不能もしくは不十分な場合や，炎症性腸疾患など消化管の安静を図る必要がある場合などに施行される．消化器大手術後の経口摂取移行期にも用いられる．静脈栄養(高カロリー輸液)と比較して生理的である，安価である，厳重な無菌操作が不要で取り扱いが容易であるなどの利点を有する．施行時には誤嚥や下痢などの腹部症状予防のため栄養剤の注入速度，浸透圧などに留意するほか，経鼻胃管法ではチューブの誤挿入にも注意が必要である．[802] ⇨参強制栄養→759，高カロリー輸液→983

経蝶形骨洞下垂体切除術 transsphenoidal hypophysectomy ［経鼻的下垂体切除術，経蝶形骨洞手術］ 下垂体腫瘍切除術では，最近，開頭でのアプローチに比べ手術侵襲が少ないこの方法が用いられる．通常は上口唇下粘膜を切開し，鼻中隔を経由し蝶形骨洞に至り，顕微鏡下にトルコ鞍底部の骨を除去し，腫瘍摘出を行う．鼻粘膜を切開する方法も行われるようになり，さらに内視鏡下に行われることもある．[1017] ⇨参ハーディ法→2324

経蝶形骨洞手術⇨同経蝶形骨洞下垂体切除術→865

経蝶形骨洞到達法 経蝶形骨洞下垂体切除術などと同じ手術方法の総称．蝶形骨嚢胞やその他トルコ鞍内腫瘍の摘出に用いられる．[1017] ⇨参経蝶形骨洞下垂体切除術→865

経腸高カロリー栄養⇨同経腸栄養剤→865

●経蝶形骨洞到達法

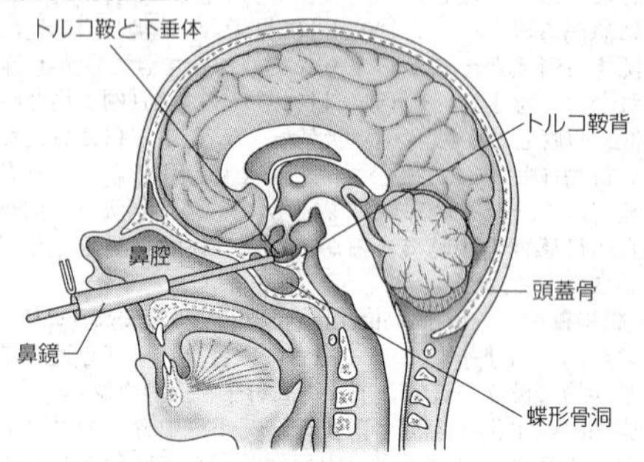

軽佻(ちょう)者 unstable drifter 〔D〕Haltlose クレペリン E. Kraepelin (1856-1926) のあげた精神病質者の一類型で,「生き方全体を支配する意志の被影響性」を特徴とする. 知能や才能に恵まれている場合でも, 持久性に欠けるために気分が変わりやすく, 感情が刺激されやすく, 熱しやすく冷めやすい. シュナイダー K. Schneider (1887-1967) の意志欠如者に相当. したがって, 環境や友人の影響によって, よくもなれば悪くもなる人びとで, 学業や職業に地道に定着することができず, キャリアを転々とすることが多い. 場合によっては窃盗, 詐欺, 薬物乱用, アルコール依存症などに陥ることもある.[1269]

痙直 spasticity⇨回痙性→862

痙直性麻痺⇨回痙性麻痺→863

経直腸超音波検査法 transrectal ultrasonography [**経直腸超音波断層撮影法, 経直腸超音波法**] 硬性の棒状のものの先端に超音波探触子を装着し, 肛門より挿入することで, 前立腺腫瘍や直腸腫瘍などの超音波像を描出する手法. 高周波数で分解能のよい探触子を使用できるため, 体外走査に比べて良好な画像が得られる.[955]

経直腸超音波断層撮影法⇨回経直腸超音波検査法→866

経直腸超音波法⇨回経直腸超音波検査法→866

頸椎 cervical vertebra, cervical vertebrae 脊椎の上位7個の椎骨を指す. 第1頸椎を環椎, 第2頸椎を軸椎という. 第1頸椎は椎体を欠き, 前後に弓状の前弓と後弓とからなる. 軸椎は椎体の上面から歯突起が突出している. 歯突起は環椎の椎体に由来するといわれる. それ以外の頸椎では, 椎体が他の脊椎と比べて小さく, 左右に長く, 前後に短い横楕円形であることが一般的な特徴である. 椎孔は頂点を背方に向けた三角形で, 比較的大きい. 椎体の上外側面には鉤状突起(ルシュカ Luschka 突起)と呼ばれる突起があり, ルシュカ関節を形成する. その左右の横突起には横突孔という孔を備え, 椎骨動・静脈を通す. 第2-6頸椎の棘突起は小さく, 先端は二分している. 第7頸椎は隆椎といい, 棘突起が発達している.[1421] ⇨参環椎後頭関節→642, 環軸関節→603, 鉤椎関節→1035

頸椎亜脱臼 cervical subluxation 関節リウマチでは, 第1・第2頸椎の歯突起が弛緩すると亜脱臼となる. また外傷により頸部が過屈曲あるいは過伸展すると, 後縦靭帯あるいは前縦靭帯が損傷して上位の頸椎が前方へ亜脱臼する.[818]

頸椎カラー cervical, collar 頸椎捻挫, 頸椎手術後や関節リウマチなどで頸椎の不安定性が増した状態の患者に対して, 頸部の運動を制限し固定する目的で使用する装具. 使われる素材により軟性, 硬性の2種類が市販されている. どちらも関節保護には必要十分とはいえず, 日常生活における姿勢を併せて指導する必要がある.[1202]

頸椎牽引 cervical traction 頸椎の安静, 脱臼骨折の整復を目的として行われる. 持続牽引は入院しベッド臥床の状態で, 間欠牽引は外来で座位で行われる. 直達牽引としては頭蓋にピンを刺入するクラッチフィールド式牽引や, ガードナー式牽引が行われるが両者はピンの刺入部が異なるだけで原理は同じ. 介達牽引としてはグリソン牽引が行われる. 頸椎は伸展位で牽引すると脊柱管が狭まり危険. 顎を引きぎみにし, 屈曲位で牽引することが肝要である.[1030]

頸椎後縦靭帯骨化症 ossification of posterior longitudinal ligament of cervical spine ; OPLL 頸椎の椎体, 椎間板後面を縦走する後縦靭帯が肥厚, 骨化し, 脊髄を圧迫することにより四肢, 体幹に神経症状が出現する疾患. X線像での骨化の分類として, 連続型, 分節型, 混合型, その他の型(椎間型)がある.[818]

頸椎後頭骨固定 cervico-occipital fusion [**後頭骨頸椎間固定**] 後頭骨と上位頸椎後部を固定する方法で, 多くは骨移植を併用する. アーノルド・キアリ奇形 Arnold-Chiari malformation, 関節リウマチ, 頸椎症の手術の際, 上位頸椎の後方を除圧後に本法を用いることが多い.[818]

頸椎骨折 fracture of cervical spine 頸部に過度の運動を強制されると頸椎の骨折が起こる. 運動方向により異なる骨折となり, 骨断の形状が屈曲されると椎体圧迫骨折, 屈曲回旋では脱臼骨折が起こる. 過伸展では椎弓骨折(環椎)や歯突骨折(軸椎), 棘突起骨折となる. 頭蓋から尾側への垂直外力では椎体破裂骨折や椎弓骨折(環椎)が起こる.[818]

頸椎骨軟骨症 cervical osteochondrosis⇨回頸椎症→866

頸椎症 cervical spondylosis [**頸椎骨軟骨症, 頸部脊椎症, 頸椎症性脊髄症**] 頸椎の加齢変化により脊髄, 神経根が障害される疾患. 椎間板の退行性変化に加え, 隣接する椎体や靭帯に変化が起こり種々の神経症状をきたす. 一般的な症状は上肢の神経根障害による異常感覚, 感覚低下で, 尺側に生じることが多い. しばしば上肢末梢の筋力低下, 筋萎縮を伴う. 頸部の運動により症状が増悪する. 脊髄を障害するような高度の変化が生じると体幹にレベルをもった感覚障害, 下肢の痙性麻痺が出現し, さらには膀胱直腸障害も生じうる. ときに感覚障害を欠き, 運動ニューロン疾患との鑑別が必要となることもある. 診断には頸椎X線, MRI, 針筋電図などが有用である. 治療は頸部の安静, カラーによる固定, 牽引, 筋弛緩薬投与などの保存的治療が主体となる. 高度の筋力低下や脊髄障害を呈する例では, 外科的治療が必要となることがある. 観察すべきポイントは上肢のしびれ感, 筋力低下, 下肢のこわばり, 排尿障害などである. 排尿困難のある例では尿路感染症の合併に注意する.[1289]

頸椎症性脊髄症⇨回頸椎症→866

頸椎前方固定術 anterior fusion of cervical spine 頸椎の外傷による椎体骨折や, 椎間板ヘルニア摘出手術後の頸椎不安定性に対して行われる．罹患頸椎と隣接頸椎を前方より固定する．[818]

頸椎前方到達法 cervical anterior approach 不安定性のある頸椎に対し，支持性を獲得させるための手術法．環椎と軸椎の前方到達は経口的に行う．環椎の前弓を部分切除後，歯突起先端を露出し溝を掘り，腸骨からの移植骨を埋める．中・下位頸椎の場合は，一般的には反回神経と肺尖側部の位置により左側進入を行う．頸部に縦あるいは横の皮膚切開を加え，胸鎖乳突筋と舌骨筋群の間を鈍的に剝離し指で頸動脈を触れつつ外側に，食道を内側に分けて頸椎の前面に到達する．[818]

頸椎装具 cervical orthosis 体幹装具のうちの頸椎を固定する目的のもの．頸椎の固定とは，体幹(胸郭)と頭部の位置関係を固定するということ．最も強固な固定が得られるものとしてハロー式頸胸椎装具(ハローベスト)がある．SOMI 装具は下顎・後頭隆起と胸郭を結ぶもので，屈伸方向の固定性は他方向より強い．これらに対しなるべく胸椎にかからないようにしたものには，頭部下方と肩にかけて成形したフィラデルフィアカラーなどがあるが，下顎を押さえ込むので開口が不便である．簡便なものとして頸椎カラーがあるが，固定力は乏しい．治療目的と経過に応じて装具を選択する．[1030]

頸椎損傷 cervical spine injury 頸部の屈曲損傷では棘突起間の離解，角状後彎，椎体圧迫骨折，前方脱臼が発生し，伸展損傷では椎体前縁の剝離骨折や軟部組織の腫大，ときには骨傷の明らかでないこともある．側方や回旋損傷では側塊骨折や椎弓骨折をきたすこともある．[818]

頸椎椎間板ヘルニア herniated disc of cervical spine, cervical disc hernia 頸椎椎間板の線維輪の断裂部から髄核が後方へ脱出，または線維輪の一部が軟骨片とともに脱出した状態．ヘルニアの分類として，①膨隆 bulging，②脱出 extruded，③遊走 sequestrated がある．急性期の症状は疼痛と脱力，知覚障害などの神経根症状と脊髄症状などを呈する．CT，MRI，ミエログラフィーなどの検査で確認できる．治療として，手術では原則的に前方椎間板切除固定術が行われる．[818]

頸椎捻挫(ねんざ) cervical sprain 頸椎に過度の運動が強いられ，関節包や靱帯などの軟部組織が損傷し，骨折や脱臼などの骨傷がみられないもの．頸部の自発痛，運動痛，筋緊張をみる．ときに前腕や手指に放散する疼痛，倦怠感，しびれを伴うこともある．[818]

頸椎不安定性 cervical spine instability 頸椎や脊髄の疾患を診断する要素の1つ．頸椎のX線機能撮影や骨傷型で判断する．X線ではホワイト White のチェックリストによる判断や，骨傷型では椎体の圧潰度，関節突起の破壊度などにより判定される．[818]

係蹄(けいてい) snare, loop ［ワナ］ 神経や血管などの索状物が輪状またはU字状に彎曲した走行をする部分を指す解剖学的構造．頸神経係蹄など．[485] ⇨参ヘンレ係蹄(けいてい)→2656，頸神経係蹄(けいてい)→861

係蹄(けいてい)**内細胞増殖** endocapillary proliferation ［管内〔細胞〕増殖］ 糸球体係蹄内の血管内皮細胞およびメサンギウム細胞の増殖を意味する病理学用語．増殖性糸球体腎炎，特に管内増殖性糸球体腎炎などで認められる．[491] ⇨参管内増殖性糸球体腎炎→646

啓迪集(けいてきしゅう) 1574(天正2)年に成立した安土桃山時代を代表する医学全書．全8巻．後世方医学(中国後漢の医方を規範とする古医方に対し，唐，宋以降の書をよりどころとする流派)の大成者である初代曲直瀬(まなせ)道三〔1507-1594(永正4～文禄3)〕の主著で，書名は『書経』の「後人を啓迪す(教え導くの意)」の語に基づく．49書からの直接引文と約30書からの間接引文が科疏形式を交えて漢文で編纂される．引用書は中国の明以前の各時代にわたるが，明医書の引用が大多数を占める．明代の主流だった李朱医学を体系的に整理したわが国最初の書で，のち後世方医学の規範的書とされた．道三の全文自筆原本や，序文などのみ道三自筆の古写本が伝わるほか，1649(慶安2)年刊本と1995(平成7)年思文閣出版刊の全訳本とがある．[1399]

ケイデンス cadence⇨同歩行率→2694

経頭蓋超音波検査法 transcranial ultrasonography 頭蓋骨を通して，頭部の超音波断層像または頭蓋内血管のドプラ信号をとらえる手法．一般的には，骨の厚みの薄いといわれる側頭部に探触子を当て検査する．[955]

経頭蓋ドプラ検査 transcranial Doppler sonography；TCD ［経頭蓋ドプラ超音波検査］ 頭蓋内血管の非侵襲的検査法．側頭骨，眼窩，大後頭孔などから超音波を投入し，血管を流れる血球からの反射波を測定する．血管の閉塞，狭窄のほか，脳血管攣縮の経時的モニタリングや脳動静脈奇形の評価に有用．[1289]

経頭蓋ドプラ超音波検査 transcranial Doppler ultrasonography⇨同経頭蓋ドプラ検査→867

系統解剖学 systemic anatomy ［記載解剖学］ 身体を解剖して，その構造や相対的な位置関係など，あるがままの状態を正確に記載する学問．特に，人体構造についての知見は，歴史的に多くの先人たちの解剖学的な記載に基づいて築かれてきた．肉眼解剖学では人体の骨格系，脈管系，神経系，消化器系など系統別に分けて項目順に記載される場合と，局所解剖的に人体の部位別に構成している血管，神経，筋などの相互関係を記載する場合とがある．また，発生学(胎生学)においては，卵が受精してから，細胞・組織分化，細胞の移動，器官形成と発生が進行する様子を経時的に記載する．[1044] ⇨参局所解剖学→775

系統学 phylogeny ［生物分類学］ 自然界の生物を系統的に分類して名称をつけ，またその分類法について研究する学問．[543]

系統誤差 systematic error 標本調査におけるかたよりのことを指す言葉．真の値と測定値の差である誤差は，測定操作の誤り，偶然誤差，系統誤差の三者の和となる．測定によるばらつきである偶然誤差に対し，系統誤差は真値からの測定値のかたよりで，測定法の正確さの指標となり，バイアスともいう．測定を繰り返すと偶然誤差の和は0に近づくが，系統誤差ではそうならない．[467] ⇨参かたより(偏り)→523

系統抽出法 systematic sampling 標本抽出法の1つ．抽出する標本の対象集団全員のリストを作成し，乱数表などによって最初の標本を決め，そこから一定間隔で目標とする標本を抽出する方法．リストに周期性があると，標本にかたよりが生じることがある．[467] ⇨参標本抽出法→2495

系統表⇨同家系図→491

系統別再調査⇨同システムレビュー→1292

系統別レビュー review of system；ROS⇨同問診→2831

頸動脈 carotid artery 頸部の両内側を走る動脈で，右側は腕頭動脈より，左側は大動脈弓より分かれ，第6頸椎高位で総頸動脈より外頸動脈と内頸動脈に分かれる．外頸動脈は顔面へ，内頸動脈は脳底動脈や脳内の動脈へと続く．[818]

経動脈 DSA intraarterial DSA；IA-DSA⇨参デジタルサブトラクションアンギオグラフィー→2063

頸動脈圧迫試験 carotid compression test⇨同マタス試験→2737

頸動脈海綿静脈洞瘻(ろう) carotid-cavernous(sinus) fistula；CCF ［CCF］ 瘻孔により内頸動脈と海綿静脈との交通に異常が生じること．外傷によるものと特発性のものがある．外傷は頭蓋顔面外傷が一般的だが，ときに医原性のものもある．内頸動脈の血流が直接海綿静脈洞に流出し，眼静脈が怒張し，特徴的な顔貌になる．特発性のものは外頸動脈系と関連があり，高齢の女性に多い傾向がある．症状としては眼痛，眼瞼結膜の充血，複視などがある．治療は，血管内手術による塞栓術が一般的．[1017] ⇨参内頸動脈海綿静脈洞瘻(ろう)→2178

頸動脈解離 carotid artery dissection 頸動脈壁の内膜がはがれて内膜と外膜が分離した状態．解離腔内の血栓化による内腔の狭窄，動脈瘤の形成により脳虚血やホルネル Horner 症候群を起こすまれな疾患．原因としては特発性，マルファン Marfan 症候群などの先天性結合織疾患，外傷性，医原性などがある．治療は病態によって外科的治療，血管内治療，抗凝固療法などが行われる．[255]

頸動脈球 carotid glomus⇨同頸動脈小体→868

頸動脈球摘出術 extirpation of carotid body 総頸動脈分岐部にある頸動脈小体 carotid body に発生する腫瘍を取り除く手術．[485]

頸動脈サイフォン carotid siphon 内頸動脈は頸動脈管から頭蓋腔に入り，下垂体の両側で海綿静脈洞内を前方に走り，くも膜下腔に出たのちに再び後内方に戻り，前大脳動脈と中大脳動脈に分かれる．この前方にある凸のU字状の屈曲を頸動脈サイフォンといい，心臓拍出時の高い血圧が脳に直接加わらないように減圧している．[1044]

頸動脈撮影法 carotid angiography；CAG，carotid arteriography⇨同頸動脈造影法→868

頸動脈雑音 carotid murmur，carotid bruit 血流によって生じる持続性の血管性雑音で，聴診の際に頸動脈の上で聴取される．動脈硬化や大動脈炎症候群など頸動脈狭窄をきたす疾患でみられる．頸動脈は表在性のため，頸動脈狭窄ではその部位に振戦を触れることがある．[1575]

頸動脈三角 carotid triangle 頸部前面で，胸鎖乳突筋の前縁，顎二腹筋の後腹，肩甲舌骨筋の上腹で囲まれる三角形の領域．この三角の深部に総頸動脈，内頸静脈，迷走神経が位置する．頸動脈三角のほかにも，いろいろな筋によって囲まれる複数の三角状の部位(三角)ができる．これらは，頸部の臓器，脈管，神経の位置を探したり，記載するのに用いられる指標として，臨床的に重要である．[1044] ⇨参後頸三角→993

頸動脈小体 carotid body ［頸動脈球，頸動脈体］ 総頸動脈が内・外頸動脈を分岐する部分に存在する小さい感覚終末器．頸動脈小体細胞，神経終末，豊富な血管網からなる．酸素分圧 Po_2 低下，炭酸ガス分圧 Pco_2 上昇，pH の変動を感受する化学受容器 chemoreceptor が存在し，呼吸，循環調節に関与する．頸動脈洞神経(舌咽神経)を介して中枢にその興奮を伝える．[452]

頸動脈小体反射 carotid body reflex ［頸動脈体反射］ 血中の化学的変化(酸素濃度の減少が主，その他に二酸化炭素と水素イオン濃度の上昇など)が頸動脈体の化学受容器細胞に作用して起こる化学的反射．動脈血の高二酸化炭素，低酸素，pH 低下などで刺激され，主として呼吸の調節に関与する．循環系に対する反射効果は，徐脈，血管収縮による血圧上昇と総末梢抵抗の増加，副腎髄質ホルモン分泌増加などである．[226] ⇨参大動脈小体反射→1891

頸動脈造影法 carotid angiography；CAG，carotid arteriography ［頸動脈撮影法，CAG］ 造影剤注入により，頸動脈の走行を検出する方法．かつては頸動脈直接穿刺により行われていたが，現在は鼠径部から行うセルディンガー Seldinger 法もしくは経上腕動脈から穿刺する方法が一般的．造影剤の進歩および DSA(デジタルサブトラクションアンギオグラフィー)の普及で，画像の鮮明度と検査の安全度が著明に改善している．3D 構成画像で立体的画像も普及し，動脈瘤の描出が容易となっている．さらに内頸動脈・外頸動脈の選択的撮影も容易になり，マイクロカテーテルによる超選択的血管造影も行われている．[1017]

頸動脈損傷 carotid artery injury 頸動脈が鋭的または鈍的に損傷された状態の総称．開放性損傷では出血が多く死に至ることもある．閉鎖性損傷では血腫形成が著しく，周辺器官への圧迫や，仮性動脈瘤，動静脈瘻などを合併することがある．中心静脈カテーテル挿入時に損傷することがあり，適切な圧迫処置が必要である．[207]

頸動脈体⇨同頸動脈小体→868

頸動脈体反射⇨同頸動脈小体反射→868

頸動脈洞 carotid sinus 内・外頸動脈が総頸動脈から分岐する部の拡張した血管壁を指していう．動脈血圧が上昇すると頸動脈洞の圧受容器(伸展受容器)が興奮性を増し，頸動脈洞神経(舌咽神経)を介して延髄循環中枢に伝え，心臓抑制中枢が遠心性の興奮を起こさせ，心拍数を減少させる．[452]

頸動脈洞圧迫試験 carotid sinus pressure test ［頸動脈洞マッサージ試験］ 片側の頸動脈洞を外部から指で圧迫して，心拍数の変化(徐脈)や血圧低下，呼吸の抑制(頸動脈洞反射)などを調べる方法．頸動脈洞には圧受容体があり，ここを刺激することで前述の反射が起こることを利用して，発作性上室性頻拍の停止目的で用いられることがある．しかし頸動脈に動脈硬化がある高齢者では，脳血管障害を起こす可能性があり，あまり実施されなくなっている．なお，両側の頸動脈洞を同時に圧迫すると，過度の血圧低下，心停止などを引き起こすため，通常一側だけで行う．[1432]

頸動脈洞過敏症 carotid sinus hypersensitivity ［頸動脈洞反射過敏］ 頸動脈洞とは総頸動脈が外頸動脈と内頸動脈に分岐する直前のやや膨らんだ部分で，血圧の変化を感知する圧受容器が存在する．頸動脈洞過敏症とはこの圧受容器の感受性が亢進した状態をいい，首を圧迫すると迷走神経が過剰に興奮して頸動脈洞反射(徐脈，血圧低下，呼吸抑制)を生じ，頸動脈性失神を誘発することもある．頸動脈硬化の強い高齢者では一般に頸動脈洞反射は鋭敏である．[143] ⇨参頸動脈洞→868，頸動脈洞反射→869

頸動脈洞枝⇨同洞神経→2111

頸動脈洞症候群 carotid sinus syndrome 血圧や心拍数などの調節に重要な役割を果たしている頸動脈洞の反応が過敏で，頸部の伸展や圧迫により，めまいや脱力，失神発作をきたす症候群．高齢者に多くみられ，動脈硬化や血管炎などの動脈疾患が発生要因となるともいわれている．頸動脈洞の刺激により3秒以上の心停止をきたす心抑制型と，収縮期血圧が50 mmHg以上低下する血管減圧型の2型がある．心抑制型の場合，人工ペーシングが適応となるものが多い．[1289]

頸動脈洞反射 carotid sinus reflex ［ツェルマク・ヘーリング反射］ 頸動脈洞に対する伸展刺激により起こる徐脈と血圧低下．舌咽神経の枝である洞神経を求心路として延髄の自律神経中枢に送られた情報が，迷走神経を介して心臓に伝達されることで生じる．迷走神経遠心路機能の指標と考えられている．[1289]

頸動脈洞反射過敏⇨同頸動脈洞過敏症→868

頸動脈洞マッサージ carotid sinus massage 外頸動脈と内頸動脈の分岐点にある頸動脈洞を体表から圧迫し，頸動脈体反射によって迷走神経興奮を高める手技．圧迫刺激は頸動脈洞の圧受容器から舌咽神経を経て延髄に入り，これと迷走神経からなる反射弓をつくる．一過性に迷走神経の緊張亢進をもたらす．脈や血圧の変化を調べたり，副交感神経の緊張によって発作性上室性頻拍の停止やリエントリー性不整脈の治療に用いられるが，頸動脈の動脈硬化が疑われる例や頸動脈反射が敏感である高齢者や幼児では心電図記録下に慎重に行う．過度の刺激は房室ブロックにつながる危険性もある．[226]

頸動脈洞マッサージ試験 carotid sinus massage test⇨同頸動脈洞圧迫試験→868

頸動脈内膜切除術 carotid endarterectomy；CEA 頸動脈分岐部の動脈硬化性の変化による頸動脈狭窄の症例に適応され，内膜摘除を行う．欧米ではかなりの症例に行われ，脳梗塞の再発予防に有効性が証明されている．わが国でも，頸動脈病変の欧米化に伴って症例数も増加し普及してきている．[1017] ⇨参頸動脈内膜剝離術→869

頸動脈内膜剝離術 carotid endarterectomy；CEA 頸部内頸動脈起始部の狭窄部位(内頸動脈分岐部より2 cm以内が狭窄の好発部位)に対する観血的な内膜切除術．脳梗塞急性期治療としては十分な科学的根拠はない．内頸動脈が動脈硬化症などで狭窄して血流が低下し脳梗塞が切迫している場合に，その狭窄部位を切開し，血栓と内膜を一塊として動脈の筋層である中膜から剝がし血管径を広げる血行再建術．血流を完全に遮断する方法と内シャントを挿入し血流遮断時間を短くする方法の2法に分けられる．治療に伴う合併症としては脳梗塞，過灌流症候群が問題となる場合が多い．近年は血管内治療の頸動脈ステント留置術 carotid artery stenting(CAS)が盛んになってきている．[327]

頸動脈波 carotid arterial pulse 心拍に伴う頸動脈の振動をトランスデューサーにより記録した脈波．頸部を伸展させた状態で右総頸動脈の直上にマイクを装着して心電図，心音図とともに心機図として記録する．心電図，心音図と合わせて解析することにより心機能を非観血的に評価する．正常波形では大動脈弁の開放とともに鋭く立ち上がり up-stroke(US)，衝撃波 percussion wave(PW)とそれに続く潮波 tidal wave(TW)を形成し，大動脈弁閉鎖に一致して切痕 dicrotic notch(DN)を認めたあとに小さな重複波をつくる．異常波形には大動脈弁狭窄症では鶏冠形(ニワトリのとさか状でシャダーともいう)脈波，閉塞性肥大型心筋症や大動脈弁閉鎖不全症では二峰性脈波，左心不全時には機械的交互脈を呈し，診断の一助となる．[226] ⇨参心機図→1511

頸動脈波〔重複〕切痕 dicrotic notch(DN) of carotid pulse tracing ［複切痕，ダイクロチックノッチ］ 頸動脈波において収縮期が終わって大動脈弁が閉鎖することにより形成される切れ込みが〔重複〕切痕 dicrotic notch(DN)で，大動脈内圧の変化を忠実に記録するために心機能の評価に用いられる．心収縮に続く大動脈弁開放により急速に立ち上がるUS(up-stroke)波に，血液駆出による衝撃波 percussion wave，津波波 tidal waveが続き，いったん下降したあとに切痕(DN)が記録される．DNに続く小さい波が重複波 dicrotic waveである．DNの深さは大動脈弁の伸展性や反跳性の影響を受け，弁の石灰化が著しい重症の大動脈弁狭窄症では認めにくくなり，大動脈弁閉鎖不全症でも弁が閉鎖しないために認められにくくなる．[319]

軽度認知障害 mild cognitive impairment；MCI 記憶障害があるにもかかわらず日常生活能力は保たれている状態．認知症，とりわけアルツハイマー Alzheimer型認知症の前段階としてとらえられているが，すべての患者が認知症に進行するわけではない．標準化された診断基準はないが，記憶検査〔ウェクスラー記憶検査 Wechsler memory scale-revised(WMS-R)など〕で記銘力低下がある一方，ミニメンタルステート検査 mini-mental state examination(MMSE)などの認知症スクリーニングテストやウェクスラー成人知能検査・改訂版 Wechsler adult intelligence Scale-revised(WAIS-R)などの全般的な認知機能検査は正常範囲(正常下限のことが多い)であるなどが診断の根拠となる．脳MRIで海馬の萎縮がみられたり，脳SPECTで後部帯状回や側頭葉内側の集積低下がみられればアルツハイマー型認知症に進行する可能性が高く，1年以内で10-15%で，健常者の1-2%と比べ非常に高い．アルツハイマー型認知症に用いられるドネペジル塩酸塩を軽度認知障害の段階で投与することで短・中期的にはアルツハイマー型認知症への進行頻度を減少させることができると考えられているものの，最終的に進行を防ぐ治療法は現在ない．[576] ⇨参アルツハイマー型認知症→193

茎乳突孔 stylomastoid foramen 側頭骨乳突部の茎状突起の後方にある顔面神経管の外孔．顔面神経はここから頭蓋外へ出て顔面に分布する．[98]

経ニューロン変性 transneuronal degeneration ［経シナプス変性，ニューロン切断変性，シナプス切断変性］ シナプスをこえて神経細胞の変性が起こることをいう．変性が，本来の情報の伝達方向に順次進む場合を順行性変性といい，逆に進行する場合を逆行性という．視神経障害での外側膝状体や中心被蓋路変性での下オリーブ核で典型的に認められるという．[609]

経尿道超音波検査法 transurethral ultrasonography 尿道，膀胱または上部尿路を観察する目的で，カテーテル型の超音波探触子を尿道より挿入する手法．体外走査に比べて，高分解能の画像が得られる利点があるため，膀胱腫瘍の評価や尿管狭窄の原因精査などに用いられる．[955]

経尿道的生検 transurethral biopsy 尿道より内視鏡を挿入し，尿道粘膜(腫瘍)，膀胱粘膜(腫瘍)の一部を採取し，病理組織学的検索を行う方法．操作用膀胱鏡下に生検鉗子を用いてつまみとる方法と，切除鏡を用いて電気的に切除する方法がある．後者では比較的大きな標本が得られる．最近では，さらに尿管，腎盂，腎杯まで細径の内視鏡(尿管鏡)を挿入し，同様に病理組織学的検索が可能となっている．また，前立腺に対しても経尿道的に生検を行うこともある．[353]

経尿道的前立腺切除術 transurethral resection of prostate；TUR-P 前立腺肥大症で行われる内視鏡手術．膀胱頸部硬化症，前立腺癌などでも行われる．麻酔下に切除鏡を経尿道的に挿入し，病巣部を高周波電流で切除．また出血点の凝固を繰り返し行いながら前立腺腺腫を徐々に切除する．長所に手術侵襲が少ないこと，カテーテル留置期間が短いことがある．その反面，操作に熟練を要すため，前立腺部穿孔，術後尿失禁などの合併症をきたすこともある．[474]

経尿道的電気凝固術 transurethral〔electro-〕coagulation；TUC 放射線性膀胱炎，膀胱腫瘍，膀胱潰瘍などでの出血部位を凝固する術式．尿道口から挿入した手術用膀胱鏡で病巣部を確認後，電気導子を挿入して電流を病巣部に通し凝固させる．[474]

経尿道的電気切除術 transurethral〔electro-〕resection；TUR 前立腺肥大症，膀胱腫瘍，膀胱頸部硬化症などを，尿道口から挿入した内視鏡下に観察しながら切除鏡を使用して電気切除する術式．出血点は電気凝固する．腰椎麻酔または硬膜外麻酔を用い，膀胱内手術では隣接する閉鎖神経ブロックを経皮的に行う．術後，3-4 日間尿道カテーテルを留置する．[474]

経尿道的膀胱腫瘍切除術 transurethral resection of bladder tumor；TUR-Bt 基本的には筋層に浸潤のない早期の表在性膀胱腫瘍に対して行われる内視鏡手術．尿道より切除鏡を挿入し，ループ型の電気メスで腫瘍基底部から十分切除し，出血点があれば凝固する．また組織診断，浸潤度診断の際にも，同様の方法で腫瘍を採取し，診断に供することもある．[474]

経妊数 gravida 1人の女性の妊娠経験回数．妊娠継続の週数や生産，死産などを問わない．3回であれば gravida 3(G-3 ないし 3-G)と記す．[998]

茎捻転 torsion of pedicle 血管，神経などが通る茎部を有し可動性のある臓器や腫瘍などが，その茎部を軸に回転，回旋した状態．静脈閉塞によるうっ血，腫脹や神経圧迫の結果，仙痛様の激痛を生じ，急性腹症の一因となる．しばしば悪心・嘔吐などの腹膜刺激症状を呈する．放置すると組織が壊死し，出血，破裂，感染を併発するため，緊急手術が必要となる．良性卵巣腫瘍の茎捻転，精巣(睾丸)捻転のほか，まれには有茎性子宮筋腫の茎捻転，胆嚢茎捻転などがみられる．[802] ⇨参捻転→2287

経粘膜的与薬 transmucosal administration 粘膜から成分を吸収し薬効を示す薬剤を投与すること．経粘膜的吸収経路の薬剤には，経口薬では，舌下錠，トローチ錠などがあり，口腔粘膜，咽頭粘膜から吸収される．外用剤では，点眼剤，点鼻剤などは結膜嚢や鼻粘膜から，坐薬，腟錠などは，直腸粘膜，腟粘膜から吸収される．トローチ錠，点眼剤，点鼻剤，腟錠などは消炎作用などの局所作用を期待し投与されるものが多いが，狭心症発作に用いるニトログリセリンなどの舌下錠，解熱・鎮痛に用いられる坐薬は，血管に富んだ口腔および直腸粘膜から吸収され，直接血中に入り肝代謝を受けることが少ないので全身作用を示し効果の発現は速い．[20]

経脳梁アプローチ⇨同経脳梁到達法→870

経脳梁到達法 transcallosal approach ［経脳梁アプローチ］ 主に脳室内および脳室周囲の腫瘍の摘出術に行われ，脳梁の一部を離断して病巣に到達する方法．側脳室腫瘍，松果体腫瘍，トルコ鞍上部腫瘍に用いられ，さらに視床などの側脳室周囲組織に発生する脳腫瘍にも用いられる．[1017]

珪肺 silicosis 遊離珪酸の含有量の高い粉塵の吸入が原因となって起こった塵肺症．強い線維性増殖性変化を生じ，胸部 X 線で見られる粒状影は明瞭で，特に珪肺結節と呼ばれる．肺門部リンパ節の腫脹と石灰沈着による卵殻状陰影を認める場合があり特徴的である．また，破壊された肺組織の空洞を病巣とする肺結核の合併などが高く，難治となる．[1603] ⇨参塵肺(じんぱい)症→1596

経肺圧 transpulmonary pressure⇨同肺内外圧差→2346

珪肺結核症 silicotuberculosis 長期経過する珪肺症に肺結核が合併した状態．結核合併後は珪肺症の予後が大きく変わるので，その意義は大きい．珪肺症の病巣の上に肺結核が発生するので，その病巣の形態が単純な珪肺症と異なり非定型的となるので，結核あるいは珪肺の診断に注意を要する．肺結核に対しては抗結核薬による化学療法を行うが，治療が困難になる．また珪肺による肺機能の低下があるうえに，結核による肺機能低下が合併するために，さらに肺機能低下が増進する．[953]

珪肺結節 silicotic nodules 珪肺症は，岩石の主成分である遊離珪酸(SiO_2)からなる粉塵を吸入して起こる塵肺症の1つ．鉱山，採石場，窯業，レンガ製造，トンネル工事などに長期従事した人に多い．珪肺症で特徴的にみられる，円形でかたい特徴的な線維性結節を珪肺結節という．しばしば硝子変性を示す，同心円状の厚い膠原線維の増生に加え，炭粉沈着を伴い，黒色のかたい結節となる．偏光顕微鏡で観察すると，線維性結節内に白色偏光を示す，微小な珪酸結晶が多数存在する．同様の病変は肺門リンパ節にも生じ，卵殻状に黒色，石灰化を示す．珪肺症と結核症あるいは関節リウマチの併発がよく知られており，それぞれ珪肺結核，カプラン Caplan 症候群と呼ばれる．[925] ⇨参珪肺結核症→870，カプラン症候群→545，ケイ素肉芽腫→864

桂皮 Cinnamomi Cortex, cinnamon bark 生薬の１つ．基原はクスノキ科の桂樹．中国南部，ベトナム桂樹の樹皮の乾燥品を生薬として用いる．成分としてケイヒアルデヒド cinnamic aldehyde，シンナミルアセテート cinnamyl acetate などやジテルペノイド類を含む．伝統的作用は発汗，解熱，鎮痛作用．気の上衝(のぼせ感，頭痛など)に用いる．漢方処方以外でも芳香健胃薬として用いられる．抗アレルギー・抗炎症作用，中枢抑制作用などの薬理作用をもつ．副作用として皮膚炎をみることがある．代表的処方は桂枝湯(けいしとう)，桂枝茯苓丸(けいしぶくりょうがん)，葛根湯(かっこんとう)，安中散(あんちゅうさん)，小建中湯(しょうけんちゅうとう)，十全大補湯(じゅうぜんたいほとう)など．[492]

経鼻胃管 nasogastric tube；NG tube ［経鼻胃チューブ］ 胃内容物の吸引，流動食や薬剤の胃内直接注入のため，鼻孔から咽頭，食道を経て胃内に留置するチューブ．全身麻酔時や腸閉塞時の胃内減圧，上部消化管出血の診断と治療，経管栄養などに用いられる．[802]

経鼻胃チューブ⇨同経鼻胃管→871

経鼻エアウェイ⇨同鼻咽頭エアウェイ→2426

経鼻カテーテル transnasal catheter ［経鼻チューブ，鼻気管チューブ］ 主に食道の動きの悪い場合や腫瘍，昏睡，神経疾患(特に嚥下障害)，錯乱状態などで，経口的に食事を摂取できなかったり，基本食品を摂取できない場合などに，外鼻孔から胃内あるいは十二指腸先端まで挿入して流動食を投与するカテーテル(チューブ)．その他に上部消化管出血あるいは服毒時の診断・洗浄，小腸の減圧などに用いられる．[98] ⇨参鼻腔栄養チューブ→2434，経管栄養時の看護ケア→853

経皮カテーテル法 percutaneous catheterization⇨同セルディンガー法→1743

経皮冠〔状〕動脈インターベンション percutaneous coronary intervention；PCI ［経皮経管冠〔状〕動脈形成術，冠〔状〕動脈形成術，PTCA，PCI］ 心臓カテーテル法により，冠動脈内腔を拡張させる手技．経皮的に動脈を穿刺して透視下でカテーテルを挿入，カテーテル内腔を通して治療器具を冠動脈の粥状硬化性狭窄性病変に到達させ，冠動脈内を拡張させる．急性心筋梗塞，不安定狭心症などの急性冠症候群や労作性狭心症などの冠動脈硬化性疾患の治療に用いられる．カテーテルの先端についたバルーンを狭窄部位で膨張させて，血管内膜の亀裂形成や粥状硬化巣の動脈壁への圧排により血管内腔を拡張する単純バルーン血管形成術 plain old balloon angioplasty(POBA)が基本的な治療法である．狭窄部が入口部や大きな側枝を含む分岐部に及ぶ広範囲な石灰化や，カテーテルが挿入しにくい場合は回転性アテレクトミー(ロータブレータ)，レーザー形成術などといった粥状組織を取り去る(debulking)方法を併用することもある．また，血管内腔の拡張を保持するために金属コイルを挿入する方法(ステント stent)を行うことも多い．使用するカテーテルの選択や操作には十分な注意が必要で，合併症による死亡および緊急冠動脈バイパス術が1% 前後でみられる．術後24時間は急性冠動脈閉塞が生じることがあるので，症状，脈拍，血圧，心電図のモニターが必要である．通常使用するカテーテルのサイズが診断造影の際よりも大きいため，術後の刺入からの出血の有無も注意深く観察する．重篤な合併症として心筋梗塞があり，死亡することもある．血管平滑筋の増殖による再狭窄がPOBAで3か月以内に40-30%，ステントでは6か月以内に30-20% の頻度で生じる．再狭窄予防法として試みられた血管内照射，薬物療法，遺伝子治療などは奏効しなかったが，シロリムスやパクリタキセルなどをコーティングした薬剤溶出性ステント drug eluting stent により再狭窄がコントロールできるようになった．[1314]

●経皮冠〔状〕動脈インターベンション

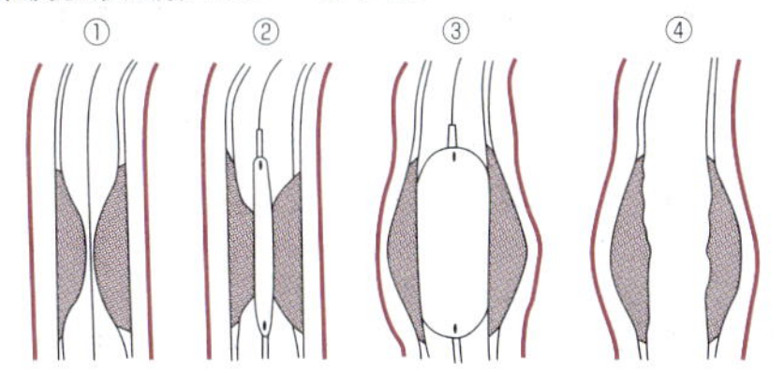

①ガイドワイヤーが狭窄部位を通過．②バルーンカテーテルが狭窄部位を通過．③バルーン拡張．④バルーンカテーテル，ガイドワイヤーを抜去後．図中の▓部は肥厚した内膜(プラーク)を示す

脛腓(けいひ)関節 superior tibiofibular joint, articulatio tibiofibularis 下腿の脛骨外側顆後部と腓骨頭との間の関節．前・後腓骨頭靱帯により運動を制限されている．下端の脛腓靱帯結合と骨幹の下腿骨間膜とともに，脛骨と腓骨を強く連結している．腓骨は脛骨に沿うが，通常，膝関節の構成には入れない．[1266] ⇨参下腿骨間膜→519

経鼻気管吸引 nasotracheal suction 鼻孔から気道内の分泌物を吸引する方法．気道分泌物の喀出を適切に行うことができない患者の場合に有効．[451]

経鼻気管挿管 nasotracheal intubation 気道確保のために外鼻孔より気管挿管を行うこと．経口より小さいサイズの挿管チューブを用いる．下顎外傷や開口困難など，経口挿管の不可能な症例に適応．マギール Magill 鉗子などを用いて誘導するが，直視下でなくても挿入することがある．挿入後の安定性はよく，経口挿管より長く耐えうるともいわれているが，長期の挿管は喉頭周辺の合併症を引き起こす危険性があるため，長くても1-2週間をこえる場合は気管切開の適応となる．[451]

経鼻吸引⇨同鼻腔吸引→2434

経皮吸収 cutaneous absorption, percutaneous absorption 皮膚から薬剤などが吸収されること．部位や皮膚の状態，薬剤の分子量の大きさによって吸収の程度は異なる．[113]

経鼻腔酸素カニューレ⇨同酸素鼻腔カニューレ→1211

経皮経管冠〔状〕動脈形成術 percutaneous transluminal coronary angioplasty；PTCA⇨同経皮冠〔状〕動脈インターベンション→871

経皮経管血管形成術 percutaneous transluminal angioplasty；PTA ［PTA，経皮的バルーン血管形成術，経皮的血管形成術］ 経皮的に挿入されたカテーテルにより主に血管の狭窄や閉塞を拡張する手技．初期にはバルーンカテーテルを用いて4-20気圧程度で狭窄を解除したが，近年は金属製の筒(ステント)を留置したり，狭窄部位を切除したりする方法もある．血栓性閉塞の際は吸引カテーテルを用いて閉塞を解除することもある．冠動脈，大動脈，腎動脈，透析用シャント，下肢血管，脳血管などで施行する．再狭窄予防に薬物治療，放射線治療を併用することもある．[1311] ⇒参血管内ステント留置術→903，経皮冠〔状〕動脈インターベンション→871

経皮経肝胆管造影⇒同経皮経肝胆道造影→872

経皮経肝胆道造影 percutaneous transhepatic cholangiography；PTC ［経皮経肝胆管造影］ 皮膚を通して針を肝内胆管に刺入し，造影剤を注入してX線撮影を行う検査．胆管に狭窄，閉塞などが存在し，その末梢胆管が拡張している場合に，超音波検査にて拡張胆管をねらって針を刺入する．狭窄，閉塞の部位，程度を把握し，原因を調べるために行う．原因としては，肝内胆管癌などの悪性腫瘍，肝内結石などが多く，悪性腫瘍を疑う場合は胆汁を採取して細胞診に供する．閉塞性黄疸を伴う場合は，胆道造影に引き続いて，ドレナージを施行することもある．[60,279]

経皮経肝胆道ドレナージ percutaneous transhepatic cholangiodrainage；PTCD，percutaneous transhepatic biliary drainage；PTBD ［PTCD，PTBD］ 超音波ガイド下あるいはX線直視下で，腹壁から胆管内をPTCD針を用いて穿刺し，ドレナージチューブを挿入・留置する方法．胆道内圧の減少と黄疸の改善，あるいは経皮経肝胆道内視鏡による診断のルート確保の目的で行われる．さらにこのチューブを利用して再造影，胆汁採取などの診断，胆道内薬剤投与，胆管結石除去，胆管拡張術，内瘻化などの治療へと発展できる．胆道出血を合併することもあるが，多くの場合は自然に止血する．[1395]

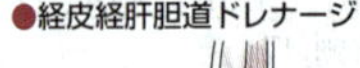
●経皮経肝胆道ドレナージ

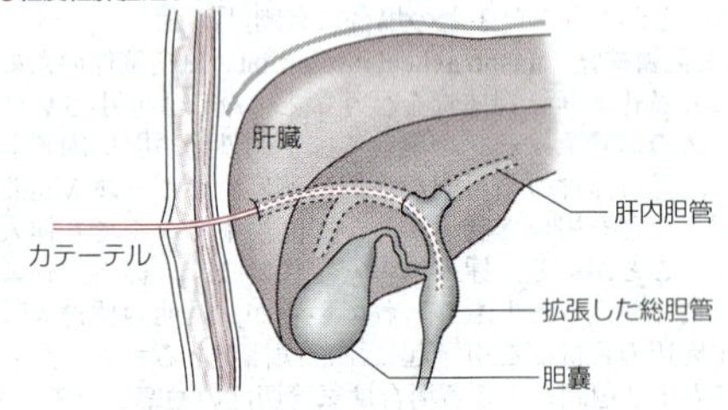

経皮経管的高速回転型アテレクトミー percutaneous transluminal coronary rotational atherectomy；PTCRA⇒同ロータブレーター→2998

経皮経肝的食道静脈塞栓術 percutaneous transhepatic obliteration；PTO⇒同経肝食道静脈瘤硬化療法→853

経皮経肝的門脈圧測定法 transhepatic measurement of the percutaneous portal pressure 経皮経肝的門脈カテーテルを挿入して門脈圧を測定する方法．肝硬変をはじめ門脈圧の亢進が予想される患者に対して，通常，直接門脈造影の際に行われる．[258]

経皮経管〔的〕レーザー血管形成術 ⇒同レーザー血管形成術→2973

経皮経肝門脈造影 percutaneous transhepatic portography；PTP 超音波ガイド下あるいはX線透視下に経皮的に肝内門脈を穿刺し，挿入したカテーテルから造影剤を注入して門脈系を直接造影する検査法．肝胆膵領域の悪性腫瘍の門脈浸潤の程度の診断のほかに，門脈圧やホルモンの測定により門脈圧亢進症やホルモン産生腫瘍の診断にも応用される．[1050]

経皮経肝門脈塞栓療法⇒同経肝食道静脈瘤硬化療法→853

経鼻接種法 rhinovaccination ワクチンを鼻腔粘膜を介して接種すること．ポリオワクチン以外のワクチンは皮下接種により血中の抗体を上昇させることにより免疫賦与効果を上げる．しかし，インフルエンザワクチンの皮下接種は通常の自然感染経路以外の感染経路であるため，局所免疫には効果がない．このため，インフルエンザワクチンでは，自然感染ルートの鼻粘膜を介するワクチン接種の開発が進められている．[1113]

経鼻チューブ nasal tube⇒同経鼻カテーテル→871

経皮的埋め込み脊髄電気刺激法 percutaneously inserted spinal cord electrical stimulation；PISCES 刺激鎮痛療法の1つで，皮下に電極とレシーバーを埋め込み，外部より刺激を加える方法．適応は，椎間板ヘルニア術後も疼痛が持続するような難治性疼痛疾患，閉塞性動脈硬化症，レイノー Raynaud 病での虚血性疼痛など．除痛効果は，痛覚の機序に関するゲートコントロール説 gate control theory の原理に従い，Aβのような太い神経線維の刺激によって得られるとされる．[1017]

経皮的エタノール注入療法 percutaneous ethanol injection therapy；PEIT ［エタノール注入療法］ 肝癌，肝腫瘍に対する治療法の1つ．超音波装置で観察しながら皮膚を通して肝腫瘍に針を刺入し，無水エタノールを注入してエタノールの脱水作用とタンパク変性作用によって腫瘍細胞を凝固壊死させる治療法．適応は，肝腫瘍の数が3個以下，それぞれの大きさが3cm以内とされることが多い．腫瘍残存を防ぐために，通常，腫瘍サイズに5mmほどの安全域をとり，その体積を置換するエタノール量を注入するため，1つの腫瘍に対し複数回の注入を要することが多い．近年は，1回の治療でより大きな部分を治療できるラジオ波焼灼療法が行われることが多く，機会は減少している．エタノールの代わりに酢酸や熱湯を注入する場合もある．また，肝をはじめとする嚢胞性疾患，肝以外の腫瘍に対しても用いられる．[60,279]

経鼻的下垂体切除術⇒同経蝶形骨洞下垂体切除術→865

経皮的簡易型人工心肺装置 percutaneous cardiopulmonary support；PCPS ［経皮的呼吸循環補助，PCPS］ 本来は開心術に用いられてきた人工心肺装置を用い，経皮的にガイドワイヤーを用いて大腿動静脈に送血および脱血カニューレを挿入し，回路内に遠心ポンプと小型膜型肺を備えた体外循環装置により循環呼吸補助を行う方法．開心術後重症心不全，心筋梗塞による心原性ショック，薬物性ショックなどに適応があり，集中治療における窮極の必須の手段である．[423]

経皮的冠〔状〕動脈血栓溶解療法 percutaneous transluminal coronary recanalization；PTCR ［冠〔状〕動脈内血栓溶解療法］ 急性心筋梗塞症の発症早期に行われる再灌流法の1つで，冠動脈の血栓を溶解することによって血流を再開させ，梗塞範囲を縮小して機能回復を図る．冠動脈造影検査で血栓を確認したあと，血栓溶解薬を梗塞の責任冠動脈に選択的に注入して閉塞あるいは狭窄の原因となる血栓を溶解する．発症後12時間(できれば3時間)以内でST上昇を示す75歳未満の症例が適応である．ただし，脚ブロックを合併したためにST上昇が明らかではない症例も適応となる．血栓に親和性の高い組織プラスミノゲンアクチベータ tissue plasminogen activator（t-PA）の再開通率は85%程度で，ウロキナーゼの前駆体であるプロウロキナーゼ pro-urokinase（pro-UK）では90%程度である．合併症の出血（カテーテル穿刺部出血，消化管出血，脳出血など）に注意が必要．禁忌は活動性内臓出血巣をもつ例，脳出血の既往歴や1年以内の脳血管障害，脳内腫瘍，相対的禁忌は重症高血圧や出血性素因などがある．プライマリPCIでより良好な成績が得られているので，最近では実施頻度が減少している．[506] ⇒参プライマリPCI⇀2572

経皮的経静脈的僧帽弁交連切開術 percutaneous transluminal（transvenous）mitral commissurotomy；PTMC 僧帽弁狭窄症に対して行われる非手術的僧帽弁口拡張術．カテーテル先端のバルーンを用いて僧帽弁の交連を裂開するもので，経皮的に静脈を穿刺し，カテーテルを右房へ進め，心房中隔を穿刺してその先端を左房から僧帽弁に到達させて僧帽弁交連部の裂開を行う．適応症例や遠隔期成績に関しては今後の検討課題である．[105] ⇒参交連切開術⇀1072

経皮的血管形成術⇒同経皮経管血管形成術⇀871

経皮的血管内視鏡 percutaneous transluminal angioscope 3,000-6,000画素で鮮明なカラー画像を得られる細径のカテーテル．経皮的に動脈や静脈に穿刺した導入カテーテルを通して血管内に挿入し，先端のファイバースコープを通して血管内腔を観察できる．冠動脈のプラーク（粥腫）性状や血栓の判定，冠動脈形成術前後の治療効果の評価に用いられるほか，末梢動脈，肺動脈，心腔内や弁性状の観察にも応用される．[1086] ⇒参アンギオスコープ⇀201

経皮的呼吸循環補助⇒同経皮的簡易型人工心肺装置⇀872

経皮的左心補助 percutaneous left ventricular assist device 心筋梗塞などにより急性左心不全に陥った心臓を補助するための装置．心機能が低下すると，左心室内に血液が充満するため，左心室への負荷が大きくなる．この負荷を軽減し，左心系の血液を補助装置によって動脈内に送る．経皮的心肺補助装置 percutaneous cardiopulmonary support（PCPS）と違い人工肺を使用しない．2通りの方法があり，1つは先端にポンプがついた装置で，ポンプは左心室に留置する．このポンプから左心室の血液を吸引し，吸引した血液はカテーテル内を通して，大動脈内に送る．もう1つは大腿静脈より，経心房中隔的に左房に脱血用カニューレを挿入し，左房内の血液を脱血カニューレを介して，体外にある遠心ポンプを用いて大腿動脈より送血する方法である．[1487] ⇒参補助循環法⇀2700

経皮的酸素電極 transcutaneous oxygen electrode ［**経皮的酸素分圧電極**］ 皮膚を加温することで毛細血管網から遊離した酸素分子が透過して皮膚表面に達する．その濃度を酸素電極（クラーク Clark 電極）で測定する電極を経皮的酸素電極という．測定された酸素濃度を血液中に溶解している量として分圧で表したものを経皮的酸素分圧（$TcPo_2$）という．経皮的血液ガス測定装置は装置本体と皮膚加熱部分に一体化された酸素電極と炭酸ガス電極から構成されている．酸素電極の測定原理は，陽極に銀/塩化銀電極を，陰極に白金電極を用い，両電極間に一定電圧を加えると白金電極先端で酸素分子は還元され，電流が発生する．白金電極先端付近の酸素量はその電流と比例することから酸素濃度が定量され，さらに分圧として表示される．経皮的酸素電極による酸素分圧測定は非観血的かつ経時的に測定できるのが最大の特長であり，新生児，小児領域などで呼吸や酸塩基平衡の管理に広く用いられている．[822] ⇒参酸素電極⇀1211

経皮的酸素分圧電極⇒同経皮的酸素電極⇀873

経皮的酸素飽和度測定法 動脈血酸素飽和度を経皮的に計測する方法．一般には，パルスオキシメーターを用いて指先や耳たぶで測定する．[893]

経皮的腎尿管結石破砕術 percutaneous nephrolithotripsy；PNL ［**経皮的腎尿管砕石術**］ 超音波あるいはX線透視下で腎瘻を造設し，その瘻孔から内視鏡を挿入して腎および上部尿管などの上部尿路結石を破砕摘出する方法．砕石の器具としては超音波破砕装置，水圧衝撃波砕石装置，パルス波色素レーザー砕石装置，電気ドリルなどがある．合併症として砕石片による尿路閉塞以外に血尿を含む出血，尿路損傷，尿路感染症，腹腔内臓器の損傷，腹水，また胸膜損傷による呼吸器合併症などがある．近年，体外衝撃波砕石術 extracorporeal shock wave lithotripsy（ESWL）の普及によりPNLの頻度は減少しているが，ESWL単独では破砕が困難な結石（シスチン結石，尿酸結石），サンゴ状結石などの大きな結石，片腎，上部尿管狭窄例などではESWLとの併用で行われることもある．[491]

経皮的腎尿管砕石術 percutaneous nephrolithotripsy；PNL⇒同経皮的腎尿管結石破砕術⇀873

経皮的腎瘻（ろう）造設術 percutaneous nephrostomy；PCN ［**腎瘻（ろう）術**］ 尿路変更（向）として，また経皮的腎手術（主に結石除去）のために腎と外表とに直接交通路をつくることを腎瘻造設術といい，できた交通路を腎瘻という．以前は手術的に腎瘻を造設していたが，最近は主に超音波監視下での経皮的操作が普及し，この方法での腎瘻造設術をいう．超音波下に腎盂の位置を確認しながら18Gの長針で腎盂を穿刺してガイドワイヤーを挿入し，これを軸にして腎瘻の通路を順次太くし最後に腎瘻用チューブ（腎盂バルーンカテーテルやマレコー Malecot カテーテル）を留置する．なお，腎瘻チューブ留置による感染には注意する．[118]

経皮的髄核摘出術 percutaneous nucleotomy 刺激状態にある神経根や椎間板周囲の疼痛受容体の鎮静化，症状の軽減を目的として行われる手術手技．体幹の外側より経皮的に椎間板を穿刺し，椎間板の髄核をパンチで部分的に除去して，椎間板内圧を低下させる方法．腰椎椎間板ヘルニアの手術的治療の1つ．[818]

経皮的生検 percutaneous biopsy，needle biopsy ［**経皮的針生検**］ 肺，乳腺，肝，腎など体内臓器の組織や腫瘤の一部を体外より刺入した穿刺針にて採取し，病理学的に確定診断をつけるための診断的手技．乳癌における再発リスク評価や治療適応の決定，肝炎や腎炎の活動性評価にも広く用いられる．前立腺癌の確定診断には経直腸的針生検が行われる．対象病巣を外科的に露出させることなく組織を採取できるため患者の負担は少ない．[3,992]

経皮的恥骨上穿刺 percutaneous suprapubic aspiration 急性尿閉などで尿道留置カテーテルが挿入できない場

合に，緊急的に下腹部から経皮的に膀胱を穿刺して尿を排出すること．通常，下腹部正中恥骨上2横指から経腹超音波プローブで膀胱を確認し，穿刺する．一時的であれば通常の静脈留置針，延長チューブや胆嚢ドレナージ用などの細いカテーテルでも十分である．尿排出後に抜去すれば，創部は自然閉鎖する．一方，脳血管障害，脊椎変性疾患，前立腺疾患などによる慢性尿閉において長期間留置を要する場合，経皮的膀胱造瘻 percutaneous cystostomy として，太いカテーテルを同様に挿入する．長期尿道留置カテーテルによるトラブルである尿道損傷，前立腺炎などの合併症がなく，交換や管理は容易である．[538]

経皮的椎間板切除術　percutaneous discectomy　椎間板の神経症状の改善を目的に行われる手術手技．体幹の外側より経皮的に椎間板を穿刺して，椎間の髄核および線維輪の一部を摘出する方法．腰椎椎間板ヘルニアの手術的治療の1つ．[818]

経皮的電気ツボ刺激療法　transcutaneous electrical acupuncturepoint stimulation therapy；TEAS　［**低周波ツボ表面療法，SSP療法**］　低周波ツボ表面療法ともいわれ，治療目標となる経穴(けいけつ)の皮膚表面上に，皿状の平型電極あるいは特殊加工した電極をはりつけ低周波を通電する，主に鎮痛を目的にした療法をいう．的確に穴位を刺激し，さらに通電効果を向上させるよう銀メッキ加工された三角錐の電極(SSP電極)を用いるといっそうの効果が得られるという．これらは直接に電極を刺入しないので，鍼(はり)電極に不安感をもつ患者にも使用できる．[123]

経皮的動脈血酸素飽和度　percutaneous oxygen saturation；Sp_{O_2}　［Sp_{O_2}］　酸素飽和度とは動脈血赤血球中のヘモグロビンがどのくらい酸素と結合しているかの指標(%で表示)．血液中の酸素はそのほとんどがヘモグロビンと結合している．したがって酸素飽和度が高ければ動脈血酸素分圧(Pa_{O_2})も高くなる．実際，Pa_{O_2}が80 mmHg以上であれば血液中の酸素の96%はヘモグロビンと結合しているが，Pa_{O_2}が80 mmHg以下に低下するとSp_{O_2}も人体にとって危険なレベルまで低下する(酸素飽和度曲線)．したがって救急疾患患者では，バイタルサインの1つとして，パルスオキシメーターを用いて酸素飽和度がモニターされる．酸素飽和度は動脈血ガス分析で測定された場合はSa_{O_2}，パルスオキシメーターで測定した場合はSp_{O_2}という．パルスオキシメーターでは，いくつかの波長の光を指や耳介に透過させることで，動脈血の酸素飽和度を非観血的かつ連続的に計測することができ，重篤患者のモニターには便利である．⇨[参]動脈血酸素飽和度→2131

経皮的動脈硬化切除術⇨[同]血管内膜除去術→903

経皮的内視鏡下胃瘻(ろう)造設術　percutaneous endoscopic gastrostomy；PEG　［PEG］　脳血管障害などの意識障害による経口摂取困難な症例の栄養管理目的や，上部消化管狭窄に対する減圧目的で，内視鏡的にカテーテルを腹壁を介して胃壁に挿入する方法．長期間の使用が可能で管理が比較的容易であり，在宅での経腸栄養が可能．造設法としてはガイドワイヤーをカテーテルに結びつけて口腔から胃へ引っ張ってくるpull法，ガイドワイヤーに沿ってカテーテルを口腔から胃へ押し込むpush法，胃壁を固定後に腹壁側から直接カテーテルを挿入するintroducer法がある．[1227,1359]

経皮的肺吸引生検法　percutaneous lung aspiration biopsy　肺病変の病因を確認するために胸壁外から病巣に針を刺入し，病巣内容物を注射器により強制吸引，採取して，標本を作製し病因を診断する方法．気管支鏡による生検ができず，病変が小さかったり胸壁に近い場合に行われる．病巣組織を採取することは比較的太い針を用いても困難であるが，病巣中の液体を採取することにより，溶解成分や，腫瘍の細胞診，感染病巣の起炎菌の確定などの診断に用いられる．[953]　⇨[参]肺生検→2340

経皮的肺生検　percutaneous lung biopsy　肺病変の診断のため，胸壁外から肺生検専用の針や鉗子で肺組織を一部切除して診断する方法．生検用の針を用いて胸壁皮膚から穿刺し，針の先端が肺病巣に達したところで肺組織を一部採取し，体外へ取り出して検査標本を作製する．また胸腔鏡で観察しながら鉗子で肺組織を一部取り出して生検材料とすることもある．エコーガイド下，あるいはX線透視下，CTガイド下でモニターをしながら病巣へ誘導し，病巣内組織であることを確認して採取することが多い．病巣が胸壁に近く胸壁外から穿刺しやすい病巣や，気管支鏡による生検ができない場合に行われる．[953]　⇨[参]肺生検→2340

経皮的針腎生検　percutaneous needle renal biopsy　原発性糸球体疾患をはじめとする種々の腎疾患を病理診断することにより治療方針の決定，治療効果の判定，予後の推定を行うために必須の検査法．適応は尿所見異常の程度で決定されることが多い．腎生検の手技は経皮的(非開放性)針生検により施行されることが多く，一般的にエコーガイド下，あるいは静脈性腎盂造影 intravenous pyelography(IVP)で行われる．片腎，出血性素因が危惧される症例，進行した腎機能障害の症例では，観血的な開放腎生検を行うこともある．従来行われてきた光学顕微鏡検査，蛍光抗体法，電子顕微鏡検査に加えて近年 *in situ* ハイブリダイゼーションやRT-PCR(reverse transcription-polymerase chain reaction)法などを行うこともあり，診断のみではなく，病因や病態生理の分子レベルでの解明にも寄与しつつある．[1583]

経皮的針生検⇨[同]経皮的生検→873

経皮的バルーン拡大術　⇨[同]経皮的弁形成術《バルーンによる》→874

経皮的バルーン血管形成術　percutaneous transluminal balloon angioplasty；PTBA⇨[同]経皮経管血管形成術→871

経皮的バルーン交連切(裂)開術　⇨[同]経皮的弁形成術《バルーンによる》→874

経皮的弁形成術《バルーンによる》　percutaneous valvuloplasty, percutaneous commissurotomy　［**経皮的バルーン交連切(裂)開術，経皮的バルーン拡大術，バルーン弁形成術**］　バルーンカテーテルによる心臓弁狭窄部の開大術．最も普及しているのは僧帽弁狭窄症に対する経皮的〔経静脈的〕僧帽弁交連切開術 percutaneous transvenous mitral commissurotomy(PTMC)．大腿静脈にバルーンカテーテルを挿入して右心房に進め，心房中隔を穿刺し，左心房を経て僧帽弁口に達し，ここで拡大操作を行う．1984年に井上寛治らによってはじめて臨床応用された．リウマチ性僧帽弁狭窄では，適応を選べば外科的交連切開術と同等の成績が得られる．PTMCの成否を決定する最も大きな要因は弁形態であり，弁の可動性が保たれ，肥厚・石灰沈着や弁下組織の変化の軽度なものがよい適応となるが，心房内血栓や中等度以上の僧帽弁逆流を伴うものなどは適応とならない．先天性僧帽弁狭窄に対するPTMCの効果は成人例に比較して劣るが，人工弁置換術を先延ばしできるメリットがある．経皮的大動脈弁交連切開術 percutaneous transluminal aortic commissurotomy (PTAC)は経皮的に血管内に進めたバルーンカテーテルを経静脈経心房中隔的または股動脈から逆行性に狭窄大動脈弁口に進め拡大操作を行う．成人の大動脈弁狭窄に対するPTACは弁逆流や再狭窄などの合併症が高頻度に起こるため，外科的治療が困難な重症例に姑息的に行われるのみである．小児の先天性大動脈弁狭窄症に対するPTACは成績・合併症・長期予後など外科的弁切開術と同等以上とされ，左室-大動脈圧較差50 mmHg以上で大動脈弁逆流の軽度のものが適応となる．経皮的肺動脈弁形成術 percutaneous transvenous pulmonary valvuloplasty (PTPV)は股動脈からバルーンカテーテルを肺動脈弁狭窄部に挿入拡大する方法で，主として先天性肺動脈弁狭窄症に対して行われ，肺動脈-右室収縮期圧較差が40 mmHg以上の小児の肺動脈弁狭窄や新生児の重症肺動脈弁狭窄がよい適応とされる．[932] ⇨参僧帽弁狭窄症→1827，大動脈弁狭窄症→1892

経皮的与薬 percutaneous administration 皮膚につけて体表面から吸収させる薬剤を投与すること．方法には，薬剤を液体や軟膏の形で塗る(塗布)，塗って摩擦しながらすり込む(塗擦)，粉末と精油を含む泥状の薬剤を塗布した布を貼用する〔湿布，パップ(巴布)〕がある．経皮的薬剤は，主に局所で薬効を発揮し一部は脂腺，汗腺，毛包から吸収，静脈血により心臓に送られ全身を循環する．循環した薬剤は，肝臓で一部代謝され腎臓から尿として排泄される．経皮的与薬を行う場合，塗布する部位を清潔にし，皮膚を観察し患部の程度や変化を確認する．湿布やパップ剤を塗布する場合は，貼付部位のかぶれを確認し頻回に貼る場合は貼付位置をずらす．[20] ⇨参塗布法→2158，塗擦法→2153

経鼻到達法 transnasal approach 蝶形骨洞からの下垂体腫瘍摘出術は歯齦(歯肉)上部からアプローチするが，最近になって鼻腔内粘膜からのアプローチ法が開発され，臨床応用されている．蝶形骨洞内に入った以後のアプローチ法は，通常の方法と同様．[1017] ⇨参経蝶形骨洞下垂体切除術→865，ハーディ法→2324

経鼻内視鏡 transnasal endoscopy 従来の上部消化管内視鏡検査ではスコープが口腔内を通過するため，咽頭反射による苦痛を被検者は受忍しなければならなかったが，経鼻ルートで挿入することにより，開口障害のある患者，上部消化管に狭窄病変がある患者でも内視鏡検査が可能となった．経鼻内視鏡では，①鎮静薬や鎮痛薬が不要，②被検者の呼吸循環動態への影響が少ない，③狭窄病変より以遠(肛門側)の消化管検査が可能，④消化管内圧やpH測定が可能など，胃癌検診やマススクリーニングのみならず，耳鼻科領域への応用も期待される．欠点は，スコープが細径化されるために，①低画質，②送気や送水による処置機能が制限される，③拡大内視鏡や超音波内視鏡などの精密検査ができない，④粘膜切除術などの内視鏡治療が適応外となってしまうことなどである．

経脾門脈造影法 splenoportography；SPG 腹壁を通して脾臓を直接穿刺して造影剤を注入し，門脈系を造影するX線検査法．門脈圧亢進症における門脈系の血行動態を知る目的で行うが，現在はほとんど行われない．術前に出血時間，プロトロンビン値などを測定し，術後は脾出血に注意する．[264]

経表皮水分喪失 transepidermal water loss；TEWL ［**不感蒸散，不感蒸泄**］ からだからの水分の蒸発の中で，汗のように意識されるものを除いて，角層を通してわずかに放出される拡散現象(蒸発)を示す．通常は，1時間に単位面積当たり放出される水分量(mg/cm^2/時)で表す．正常皮膚においては，おおむね3-5 mg/cm^2/時とされ，1日では約600-700 mL放出される．また肺から1日に呼出される水蒸気は150-450 mLである．ニルソン Gert Nilsson が開発した蒸発計 evaporimeter により放出量の測定が容易になった．皮膚のバリア機能と表裏一体の関係にあり，高齢者の皮膚ではバリア機能が若年者と比較して高い反面，経表皮水分喪失が低い．[235]

軽費老人ホーム old age home with moderate fee 60歳以上の者(夫婦の場合はどちらかが60歳以上)であり，かつ家庭環境，住宅事情などの理由で居宅においての生活が困難な者が，低料金で利用できる施設．A型，B型，ケアハウスの3種類がある．A型は経済的理由や身寄りがない者，または家族との同居が困難な者が入所．B型は家庭環境，住宅事情などの理由により居宅において生活することが困難な者で，自炊ができる程度の健康状態にある者，ケアハウスは自炊できない程度の身体機能低下があり，独立して生活するには不安が認められ，家族による援助を受けることが困難な者が利用する．[1451] ⇨参ケアハウス→851

頸部外傷 neck injury ［**頸髄部外傷**］ 鈍的・鋭的外力による頸部または頸髄の損傷．頸部には気道，血管，神経，甲状腺，頸椎，食道などの多くの臓器器官があり，これらに損傷が及べば致命的であったり重篤な後遺症をきたしうる．特に両胸鎖乳突筋と下顎骨を三辺とする正中前面に主要器官が集中し，広頸筋を貫く創は重要臓器損傷の可能性を示唆する．穿通性外傷では輪状軟骨と下顎角のレベルで解剖学的に3つに区分して診療している．気道閉塞をきたす可能性があれば早期に気管挿管，気管切開などの気道確保が必要となる．頸髄損傷は重篤な神経学的損傷であり，合併症を併発するだけでなく直接生命に影響を与えうる．意識障害を伴う外傷患者の5-10%に頸髄部外傷を合併し，また頸髄部外傷の25%に中等度以上の頭部外傷を合併する．頸椎損傷を認めた場合，約10%に他の脊椎損傷を合併する．多発外傷患者では初期段階から頸髄部外傷の可能性を見過ごさないことが重要であり，可能性が否定できない場合には一次損傷の悪化や二次損傷の発生を防ぐために頸椎固定が必要である．[657] ⇨参頸髄損傷→862

頸部回旋 neck rotation⇨同横むき嚥下→2883

頸部郭清術 neck dissection 頭頸部悪性腫瘍の頸部リ

ンパ節転移に対して行われる手術．頭頸部癌においてリンパ節転移が認められる以外に予防的に行われる場合もある．リンパ節を郭清的に摘出するために周囲組織を一塊として摘出する．郭清範囲により根治的(全)頸部郭清と，胸鎖乳突筋，内頸静脈，副神経などを温存する保存的頸部郭清術に分けられる．[736]

経腹式腎摘除術　transabdominal nephrectomy　［腹式腎摘出術］　腎摘除術に際して腎への主たる到達法には経腰式，経胸腹式および経腹式がある．また最近は腹腔鏡を用いた腹腔鏡的腎摘除術も行われている．経腹式腎摘除術とは，前方腹部を切開して腹腔に入り，その後は壁側腹膜を切開して腎茎部へ到達し，まず腎血管を処置して腎を摘除する方法．利点は，はじめに腎茎部に到達でき，腎血管が十分露出され，その処理がしやすいこと．そのため手術操作時の腫瘍の播種を防ぎ，静脈内腫瘍血栓の除去や大動静脈周囲リンパ節郭清がしやすく，腎腫瘍や腎血管の手術に適している．[118] ⇨㊀腎全摘(切)除術→1576

経腹壁臍帯穿刺　percutaneous cordocentesis⇨㊀臍帯穿刺→1162

頸部結核性リンパ節炎⇨㊂結核性頸部リンパ節炎→895

頸部交感神経節　sympathetic ganglia of neck　上頸神経節，中頸神経節，下頸神経節(星状神経節)の3対の頸部交感神経節は頸部交感神経幹を形成して，側頸部の深部を上行する．第1-5胸髄(T_1-T_5)の側角(中間外側核)に由来する節前線維は神経幹を上行して，3対の頸部交感神経節でニューロン(神経細胞)を交代する．上頸神経節の節後線維は内頸動脈神経叢となり動脈の壁にまつわりながら頭頸部に分布し，頭蓋腔に入る．中頸神経節から出る末梢枝(節後線維)は頭頸部の血管，皮膚，器官(咽頭，喉頭，甲状腺，唾液腺，涙腺，眼球の瞳孔散大筋)などに分布する．下頸神経節はしばしば第1胸神経節と癒合して，頸胸神経節(星状神経節)と呼ばれる．また，上・中・下頸神経節から各1本の心臓神経が起こり，心臓に分布する．特に洞房結節に分布した神経は，心臓の拍動を速める作用をしている．[1044] ⇨㊀自律神経系→1498，交感神経幹→984

頸部交感神経切除術　cervical sympathectomy　頸部交感神経節は椎骨の横突起前に存在し，第2，3頸椎(C_2，C_3)の高さに上頸神経節，第7頸椎(C_7)に星状神経節がある．この部位で交感神経を遮断し血管を拡張させたり，副交感神経優位の状態とする治療法．19世紀後半以降にくも膜下出血後の脳血管攣縮や緑内障，てんかんなどのさまざまな治療に試みられたが，エビデンスに乏しく現在は廃れている．一方，類近似の治療として星状神経節ブロックが各種疼痛の除痛や血行障害の改善を目的として行われている．[327]

頸部神経根症　cervical radiculopathy　頸部に現れる神経根の刺激症状で，急性型と慢性型に分かれる．急性型は椎間板ヘルニアにみられ，軽微な外傷で発生．首から上肢への放散痛と頸部の運動制限，手のしびれ，脱力を伴う．慢性型は頸椎症のときにみられ，誘因なく徐々に発症．側頸部から上肢への鈍痛と手指のしびれ，筋萎縮やときに脱力を伴うこともある．[818]

頸部脊髄損傷患者　person with cervical spinal cord injury　外傷が原因で頸髄が損傷された患者．第1～第3頸髄損傷者は，終日人工呼吸器を使用する．第4頸髄損傷者は，急性期は人工呼吸器を使用するが，慢性期は自力で呼吸できる．第5～第6(上位)頸髄損傷者は車いすを常用し，一部介助を要する．第6(下位)頸髄以下の損傷者は，日常生活動作は自立するが，日常生活上はさまざまな福祉機器が必要となる．[818]

頸部脊柱管狭窄症　cervical canal stenosis　脊柱管は骨性脊柱管(椎体後縁と椎弓)と軟性脊柱管(椎間板と黄色靱帯)よりなるが，脊柱管の前後径がX線計測(第5頸椎高位)で14 mm以下で神経症状を伴う場合を指す．[818]

頸部脊椎症⇨㊂頸椎症→866

頸部嚢胞　cervical cyst　頸部の胎生時の鰓(さい)性器官形成に関与する先天性嚢胞性疾患．側頸嚢胞と正中頸嚢胞がある．側頭嚢胞は第2鰓溝の遺残で，外孔は胸鎖乳突筋前縁に開口し，内孔は第2-4鰓溝，つまり口腔咽頭，口蓋扁桃窩に開く．内外両端が閉じて袋状に拡大したものを嚢胞，一方が盲端となっているものを不完全瘻，内外両端が通じているものを完全瘻という．正中頸嚢胞は甲状舌管の遺残で頸部正中に位置し，嚢胞の形をとることが多い．舌骨から甲状腺峡部にかけて発症する．これらの胎生期の遺残に導管が存在しないと嚢胞を形成する．嚢胞内には水様性，あるいは粘性の液が貯留している．男性は女性の約2倍の発症率である．嚢胞は球状で弾力に富み，波動を触れる．CT，MRIにより診断は容易である．治療は嚢胞(瘻孔)の完全摘出を行う．[887]

頸部嚢胞水腫⇨㊂嚢胞性リンパ管腫→2313

頸部の筋　muscles of neck　頸部の筋には浅頸筋，前頸筋，側頸筋，後頸筋がある．①浅頸筋は広頸筋からなり，下顎骨縁から鎖骨へと広がる．②前頸筋は頸部の前面にある下顎体と胸骨とをつなぐ筋で，舌骨上筋群〔顎二腹筋，茎突舌骨筋，顎舌骨筋，オトガイ(頤)舌骨筋〕と舌骨下筋群(胸骨舌骨筋，肩甲舌骨筋，胸骨甲状筋，甲状舌骨筋)からなる．③側頸筋(胸鎖乳突筋)は頸部の外側を斜走する大きな筋で，後頭骨と胸骨，鎖骨とをつなぐ．④後頸筋には頸椎の側面を縦走する斜角筋(前・中・後・最小斜角筋)と，後頸部を上下に走る頸長筋，頭頂筋，前頭直筋がある．[1311]

頸部リンパ節　cervical〔lymph〕node　頸部のリンパ節の総称．側頸部，鎖骨上窩，顎下部，オトガイ(頤)下部に分布する．浅頸筋膜の上を走る浅リンパ管は浅頸リンパ節に流入し，咽頭，喉頭，食道，甲状腺などすべての頸部，内臓および頸筋から起こる深リンパ管は深頸リンパ節に流入する．[778]

頸部リンパ節炎　cervical lymphadenitis　頸部のリンパ節炎は直接炎症性のリンパ節炎をきたすものもあるが，扁桃炎，咽頭炎などの感染巣から波及するものが多い．症状は発熱を伴ったリンパ節腫脹と圧痛がある．細菌感染によるものが多いが，結核菌の感染もあり，結核性リンパ節炎は常に念頭におかなければならない．結核性の場合は無痛性の数珠状につながったリンパ節で発赤がある．ツベルクリン反応強陽性，赤血球沈降速度亢進，胸部の画像検査で陰影を認める．[887]

頸部リンパ節結核⇨㊂結核性頸部リンパ節炎→895

刑法　criminal law　刑事法(刑事に関する法規の総称)に含まれる法律のうち，犯罪およびそれに対する刑罰を規定したもの．狭義には1880(明治13)年に制定され，1907(同40)年に全面改正された刑法典を指し，広義には犯罪と刑罰を規定した法律全般を指す．例えば，「刑事訴訟法」「軽犯罪法」「爆発物取締罰則」「犯罪処罰法」「ハイジャック防止法」などの法律が含まれる．[1415]

頸膨大 cervical enlargement 第5頸髄節から第2胸髄節までの脊髄の一部が太くなった部分．この部位からは上肢を支配する腕神経叢の神経が起こるために灰白質部分が大きくなっている．[1043] ⇨参腰膨大→2878

傾眠 somnolence 単純な意識障害を意識混濁といい，意識水準(清明度)の程度により，軽症から重症まで数段階に区別する．そのなかの軽い眠りの状態で，刺激で容易に覚醒するが放置すると眠りに陥る状態をいう．これより軽度の浅眠状態を昏蒙といい，痛覚や強い音刺激を繰り返している間，簡単な命令に応じることができる．傾眠より重症な意識障害である嗜眠では強い痛み刺激などでも応答が不明瞭となる．[1106]

傾眠波⇨同θ波→19

経迷路到達法 translabyrinthine approach ［経迷路法］ 内耳道から小脳橋角部に発生する神経鞘腫，真珠腫，肉芽腫などに用いられるアプローチ法．側頭骨後方から骨を削り，迷路を削開して内耳道に至る．主に耳鼻咽喉科医が行っていたが，頭蓋底外科を行う脳神経外科医も用いるようになっている．[1017]

経迷路法⇨同経迷路到達法→877

契約能力⇨同行為能力→973

経絡(けいらく) meridian, meridians and collaterals⇨参鍼灸→1512

係(繋)留終糸⇨同緊縛終糸→803

稽留性肢端皮膚炎 acrodermatitis continua ［アロポー稽留性肢端皮膚炎］ 1917年，フランスの皮膚科医アロポー François H. Hallopeau(1842-1919)によって記載された．指趾先端や爪の周囲に紅斑と無菌性の小膿疱が出現する炎症性疾患で，続いて，びらん，鱗屑痂皮を形成する．病理組織学的には好中球が表皮内に多く侵入して，コゴイ Kogoj 海綿状膿疱を形成することが特徴的であり，この所見から膿疱性乾癬の亜型と考えられている．瘙痒を伴うことが多い．指趾に限局していることが多いが，手背や足背に拡大したり，全身に及ぶこともある．爪はしばしば脱落する．[235]

係留脊髄症候群⇨同脊髄係留症候群→1717

稽留胎盤 retained placenta⇨同胎盤残留→1899

稽留熱 continued(continuous) fever, febris continua ［持続熱］ 38℃ 以上の高熱が長期間持続的に続く発熱．日内変動は1℃ 以下で，平熱になることはない．肺炎，腸チフス，ワイル病，骨髄炎などによくみられる熱型．[1456]

稽留流産 missed abortion ［遷延流産］ 死亡した胎芽または胎児およびその付属物が，子宮内から排出されずにとどまっている状態．患者には出血や下腹部痛などの流産の症状がなく，超音波断層法により診断される．診断が確定した場合は，子宮内容除去術を行う．[998]

計量医学⇨同計量診断(治療)学→877

計量診断(治療)学 logic of diagnosis and treatment, numerical diagnostics ［コンピュータ診断(治療)，計量医学］ 日常臨床検査値を評価し診断(治療)する際に，推計学の知識を応用し，医師の思考過程を研究して結論を導いていく方法．医学判断学および人工知能システムなども同様の発想で行われている．[21]

頸リンパ本幹⇨参頸部リンパ節→876，リンパ本幹→2960

ゲイ=ルサックの法則 Gay-Lussac law⇨同シャルルの法則→1361

痙攣 convulsion 一般的には，ひきつけのように脳および脳以外の身体疾患(熱発，ホルモンの異常など)が二次的に脳に作用して脳の急性・一過性の異常な過剰興奮によって起こる不随意的な発作性運動現象を指し，発作性，反復性に痙攣をきたすてんかんとは区別する．脳振盪の場合のように急性・一過性に出現することもある．また，これは心因性・ヒステリー性に起こる場合もあり，長時間持続する筋緊張亢進状態全体を含むあいまいな用語となっている．[1106]

痙攣重積状態 status epilepticus ［発作重積状態］ てんかん重積状態の一部をなし，①全身の痙攣発作(強直間代痙攣，間代痙攣)が30分以上続くもの，または②全身の痙攣発作による意識障害から回復する前に次の発作を生じ終止傾向のない状態をいう．直ちに痙攣を止める治療を行い，呼吸・循環動態を改善しないと，脳浮腫やその後に脳萎縮などの不可逆的脳障害をきたすことがある．痙攣重積状態の理解には，次の用語の正確な理解が必要である．①痙攣とは神経疾患，筋疾患，代謝・内分泌疾患など，原因疾患を問わず，随意筋の間欠的で不随意な収縮を指す症候名．②てんかんとは神経細胞の異常な発作性発射により，全身性または身体の一部の痙攣や失神，異常行動などを呈する疾患名．③てんかん重積状態には痙攣重積状態(痙攣と意識障害が続く)，小発作重積状態(失神・意識障害が続く)，精神運動重積状態(異常行動が続く)，部分重積状態(身体の一部分に痙攣が続く)などがある．[1622] ⇨参痙攣→877，てんかん→2075，てんかん重積状態→2077

痙攣性イレウス⇨同痙攣性腸閉塞症→877

痙攣性音声障害⇨同痙攣性発声障害→877

痙攣性咳嗽 spasmodic cough 気道粘膜の炎症や腫瘍，圧迫などによって，知覚神経が直接刺激され，気管支筋が痙攣性に収縮するために起こる咳．連続性で激しい咳．百日咳，気管支結核，縦隔腫瘍などで起こる．治療にはコデインリン酸塩などの麻薬性鎮咳薬を用いることが多い．[953]

痙攣性感冒⇨同枯草熱→1099

痙攣性腸閉塞症 spastic ileus ［痙攣性イレウス］ 腸管に器質的病変を伴わず，腸管の痙攣により正常な蠕動運動が行えず内容物の停滞が生じた病態のこと．ヒステリーや神経衰弱による神経性や，鉛，モルヒネ，ニコチンなどの中毒性のもののほか，腸管に鈍力，損傷，異物，癌，便などが作用することにより反射的に生じたものなどがある．腸蠕動を伴った緩徐に始まる周期的な腹痛や，嘔吐，排便・排ガスの停止，腹部膨満感などを呈する．絞扼性イレウスの初期でも発症する．腹痛は鎮痙薬投与により一時的に消失するが，腸閉塞の原因除去が必要．イレウス管による減圧にて閉塞が解除されない場合は，開腹術も考慮する．[342,1405] ⇨参イレウス→287

痙攣性発声障害 spasmodic dysphonia, spastic dysphonia ［痙攣性音声障害］ 発声時に努力性の力んだ声となる発声障害．呼吸筋・発声筋が不随意に痙攣し，声門が閉鎖状態になるために生じる．喉頭に器質的な病変は認めず，神経系の病変の関与が原因といわれている．治療は確実なものはないが，心理学的療法および発声練習が用いられることが多い．[451]

痙攣性鼻感冒⇨回枯草熱→1099

痙攣笑い sardonic laugh⇨回痙笑→860

頸肋症候群 cervical rib syndrome 第7頸椎の横突起が先天的に長くなったものは頸肋と呼ばれている．この頸肋により腕神経叢，鎖骨下動脈が圧迫されて生じる障害．前腕尺側の感覚障害，小手筋の筋萎縮，手指の冷感などの症状をきたす．橈骨動脈触知不良，前斜角筋部の圧痛が診断の補助となる．[1289] ⇨参胸郭出口症候群→750

頸腕症候群 cervicobrachial syndrome⇨回頸肩腕症候群→854

ゲイン《超音波の》 gain ［利得《超音波の》］ 超音波装置の電圧などの増幅度のことで，画面全体の明るさに関係する．装置の画像を調節するもので，ゲインを上げると明るい画面となり，下げると暗くなる．[955]

ケーゲル運動 Kegel exercise⇨回骨盤底トレーニング→1118

ケースコントロール研究 case-control study 分析疫学の手法の1つ．健康事象（疾病）が発生した群〔ケース（症例）群〕と発生しなかった群〔コントロール（対照）群〕で，過去の要因曝露の有無を調べ，要因と健康事象発生の間に関連があるか否かを分析する方法．発生の少ない疾患と関連する要因の分析に適する．対象者が少なくてすむこと，調査時より過去のデータを集めることから労力も少なくてすむ．しかし，対照の選択，データの収集法などによるバイアス（かたより）が入り込む危険は小さくない．[467]

ケーススタディ case study ［事例研究，症例研究］ 定義は必ずしも明確ではない．一般に学生レベルでは，ある事例を通して学習し，その中から問題点を抽出し，その事例についての解決策を見いだそうとするもの．しかし，研究的に用いる場合には，事例から帰納的に概念の抽出や理論構築を行うことが目的とされる．[980]

ケースマネジメント case management 障害者や高齢者などの利用者がもつ複数のニーズを明らかにし，多職種，多機関，多制度により提供される多様なサービスを適切に組み合わせ利用しやすく調整すること．その結果，利用者の生活の質を高め，地域で安心かつ快適な生活を送れることを目標とする．ケアマネジメントとほぼ同義語として使われるが，アメリカではケースマネジメントが使われている．ケースマネジメントは，1つの機関でも，1地域プログラムについても行われる．[1451]

ケースミックス case-mix 病院などの医療提供の場における疾病特性などに基づく患者構成のことをいい，ケースミックス分類とは，こうした疾病特性などに基づいて分類した同質の患者グループのこと．具体的なケースミックス分類として，急性期の入院医療で用いられる diagnosis related groups（DRGs）や長期ケア施設での resource utilization groups（RUGs）などがある．ケースミックス分類は病院などのパフォーマンス評価に用いられるほか，包括支払いの際の基準として用いられる．[1562]

ケースワーカー⇨回メディカルソーシャルワーカー→2802

ケースワーク case work ［ソーシャルケースワーク］ 個人・家族のかかえる生活上の困難な状況を個別的にとらえ，その問題解決を援助者（医療・保健・福祉関係者）が心理的・社会的（身体的）側面から図っていく一連のプロセス．このアプローチの萌芽は19世紀のイギリスで，その後アメリカで発展してきた．当初は救貧活動としての位置づけであったが，しだいに心理学や精神医学を背景とした人間関係上の心理的問題をも扱う傾向に広がってきた．わが国においてこの言葉がはじめて登場したのは，1920年代の『社会と救済』（現在の『月刊福祉』）とされているが，本格的に紹介されたのは第二次世界大戦後の連合国軍最高司令官総司令部（GHQ）による活動の一環としてである．アプローチ方法は，フロイト Freud の精神分析を取り入れたアプローチ，学習理論に基づいたアプローチ，家族システム理論に基づいたアプローチなど多数みられる．しかし，このような単一の理論のみを背景にしたアプローチよりも，複数の考え方を取り入れた折衷的アプローチが有用とされている．対象者の生活全体をシステム的にみる視点や生活の質を重視し，環境へも目を向け社会資源の利用を図りながら問題解決を行っていくものであり，この点がカウンセリングや心理療法にはない特徴である．[137] ⇨参ソーシャルグループワーク→1829，コミュニティ→1128

ゲーティング機構 gating mechanism 電位依存性チャネルの開口にかかわる電荷をもった構造が変形する機構のこと．この電荷をもった構造（アミノ酸配列）のことをボルテージセンサーという．[1274] ⇨参イオンチャネル→217

ゲーテッド心血液プール像 ⇨回心電図同期〔心〕血液プール像→1589

ゲートSPECT gated SPECT ［ゲートスペクト，心電図同期心筋SPECT］ 心電図とシングルフォトンエミッションコンピュータ断層撮像（single photon emission computed tomography；SPECT）を同期（ゲート）させることで，心臓の動きと心筋血流を同時に評価できる検査．心電図に合わせてSPECT撮像をし，心電図のRR間隔（1拍分）を基準にして，これを20-40等分する．40-100拍分の撮像をし，これらを加算し，時相ごとに心臓イメージを再構成し，コマ送りにすると，心臓の動きも見ることができる．左室容積，左室駆出率，局所的壁運動などの定量的な評価が可能となり，血流低下と合わせてより高い診断能が得られる．[876,1488]

ゲート回路 gate circuit 1と0の2進情報に対応する簡単な電子回路．コンピュータの基本的な構成要素として最もよく使われている半導体集積回路を構成するもの．[258]

ゲートコントロール説 gate-control theory ［関門制御説］ カナダの心理学者メルザック Ronald Melzack とイギリスの神経科学者ウォール Patrick D. Wall が1965年に痛みの理解に関して提唱した仮説．大論争後一部修正されたが，現在でも基本は変わっていない．この説の特徴は，痛みを伝達する神経経路内で痛み信号を抑制，増幅するゲートが脊髄後角の中にあると考えた点．脊髄後角にあるゲートには開閉機構があり，これによって痛み刺激がコントロールされ，ゲートが開くと痛みを感じ，ゲートが閉じると痛みを感じない．ゲートの開閉に関与する因子は，まず伝導路L（太い神経）と伝導路S（細い神経）であり，前者はゲートを閉じ，後者はゲートを開く．特に伝導路Lは痛みを発現させながら，消すようにも働く．痛みを感じる部位を手で押さえる，さする，なでるなどは伝導路Lを刺激し，ゲートを閉じさせ，痛みを緩和する．さらにこの説では，情緒状態(気分)や学習，知識，思考過程が脊髄のゲート開閉機構による痛み刺激伝達に関与するとしている．つまり，学習して知識をもっているときや気分がよいときなどはゲートを閉じる作用がある．この説は産痛緩和にも活用されており，分娩準備教育における事前の学習や，分娩時のリラクセーション，マッサージ，圧迫法などで効果をもたらしている．[1352]

ゲートスペクト gated SPECT⇨回ゲートSPECT⇀878

ゲートの分子機構 molecular mechanism of gating 細胞膜には膜輸送タンパク質(イオンチャネル)が存在し，物質を輸送している．イオンチャネルの開閉を制御するゲートがあり，その開閉機構のこと．①膜電位の変化によるもの(膜電位依存性チャネル)，②神経伝達物質やホルモンなどの化学物質(リガンド)に感受性のあるもの(リガンド依存性チャネル)，機械的な圧迫や伸展に感受性のあるもの(張力依存性チャネル)，④細胞内分子によるもの(メッセンジャー感受性チャネル)に分類される．リガンド依存性チャネルは細胞内のセカンドメッセンジャーによる反応を介するため，反応が遅い．[1230] ⇨参イオンチャネル⇀217

ケーブル移植 cable graft⇨回ケーブルグラフト法⇀879

ケーブル解析 cable analysis 膜電位の変化が電気緊張性に神経軸索を伝わる様式のこと．通信用海底ケーブルの理論で解析できる．[1274]

ケーブルグラフト法 cable graft ［ケーブル移植］ 自家神経移植術の1つ．末梢神経に大きな欠損部が生じた際に，遊離神経移植術として細い神経を多数集めて束にまとめ，ほぼ同等の太さにして間隙に挿入し縫合する方法．[818]

●ケーブルグラフト法(神経ケーブル移植術)

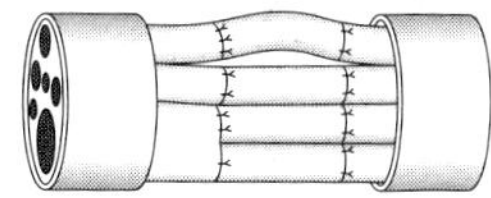

ケーラー病 Köhler disease 第1ケーラー病と第2ケーラー病がある．第1ケーラー病は，1908年にケーラー Alban Köhlerが最初に報告した，4-7歳の男児に好発する足舟状骨の無腐性壊死である．第2ケーラー病は，1914年にフライバーグ Albert Freibergが報告した，思春期の女性に好発する第2中骨骨頭の無腐性壊死である．[818] ⇨参第1ケーラー病⇀1853

ゲオルギー Walter Georgi ドイツの免疫学者(1889-1920)．精神・神経科医フェリクス=ゲオルギー Felix Georgi(1893-1965)の兄で，ハイデルベルクに生まれ，チューリッヒ，フライブルク，キールならびにミュンヘンの大学で医学を修学し，1912年に博士号を取得．短い生涯を通じて免疫科学を中心として，細菌学，血清学領域での数多くの研究を発表しているが，1917年以来，フランクフルト実験治療研究所にて，師ザックス Hans Sachs(1877-1945)のもとで細菌学を中心とする研究に従事し，実用的な梅毒診断法としてのザックス・ゲオルギー検査 Sachs-Georgi testを共同開発した．[24]

外科結紮(けっさつ) surgical ligation⇨回外科結び⇀879

外科結節⇨回外科結び⇀879

外科的気道確保 surgical airway technique(management) 気道緊急において外科的手技によって気道を開通させること．輪状甲状靱帯穿刺と輪状甲状靱帯切開の総称．特徴は気管へのアクセスに声門を介さないことであり，外科的手技によって気管への開口部の造設とそれを利用した酸素化にある．確実な気道確保を実施するにあたっての第一選択は経口気管挿管であるが，これが不可能もしくは禁忌の場合は外科的気道確保の適応となる．具体的には経口気管挿管が2回不成功であった場合や顔面の損傷が著明な症例，異物や浮腫などによって上気道が閉塞している症例がよい適応となる．外科的気道確保は気道緊急時に迅速に気道にアクセスできること，頸部の過伸展が不要である点で気管切開に勝る．輪状甲状靱帯穿刺後の酸素化は高流量酸素の投与や経気管ジェット換気(TTJV)によって行う．輪状甲状靱帯切開後は通常の換気法が可能．[587,1430] ⇨参用手的気道確保⇀2869，経口気管挿管⇀854，気管切開術⇀674

外科的矯正治療 surgical orthognathics 歯の矯正治療単独では，口腔機能障害，審美性の改善が期待できない著しい咬合異常や顎変形症に対して手術(顎矯正手術)と歯科矯正を併せて行う治療法．通常，はじめに歯科矯正(術前矯正)で手術により新たになる上下顎の関係に対応した歯列をつくる．次いで手術で良好な上下顎関係を獲得する．そして術後に再び歯科矯正(術後矯正)でより緻密な咬合をつくるという一貫した総合的な治療である．手術は通常，顎骨の発育終了後に行う．[535] ⇨参顎変形症⇀488

外科的デブリドマン surgical debridement デブリドマン(壊死組織除去)の方法の1つ．創面の壊死組織をメスやハサミを用いて除去し，創を清浄化する治療行為．化学的デブリドマンや自己融解によるデブリドマンに比べて早く，確実に壊死組織が除去できる．[923] ⇨参デブリドマン⇀2069，化学的デブリドマン⇀468

外科的ドレープ⇨回サージカルドレープ⇀1147

外科的無菌法⇨参無菌的操作⇀2782

外科結び surgical knot，surgeon's knot ［外科結節，外科結紮(けっさつ)］ 最初の半結びのときに縫合糸を2回交差して第1結節をつくったのち，その上に第2結節を男結び(こま結び)で行う結紮法．第1結節の糸の摩擦抵抗が大きく緩みにくい(摩擦結び)ことから，縫合する組織に強い緊張のかかる場合に用いられる．外科手術でよく用いられることからこの名がある．第1結節を2回結びするため緩みにくい反面，結び幅が広くなり締まりにくいので，縫合組織の密着が不十分となりやすいことに注意が必要である．[802] ⇨参こま結び⇀1127

下疳(げかん)**様症候群** chancriform syndrome 細菌や真菌による感染部位での潰瘍性の病変のことをいう．軟性下疳感染症，皮膚結核，スポロトリコーシスなどにみられる．[909]

激越性うつ(鬱)病 agitated depression，agitated melancholia 典型的なうつ病は抑うつ症状と抑制症状が中心で動きも少なく悲哀感が前面に出る場合が多いが，

け

退行期のうつ病の中には不安焦燥が目立ち，運動興奮を示す一群があり，激越性うつ病と呼ばれる．退行期うつ病の臨床症状の特徴は心気妄想，罪業妄想，貧困妄想などいわゆる微小妄想を伴うことが多く，行動面では制止よりもむしろ落ち着きなく動き回る，身体をたえず動かすなど多動が目立つことが多いが，その中でも特に激越性うつ病ではこれらの症状に焦燥，いらだち，興奮が加わり一見うつ病にみえない病像を呈する．[1226]

激越性躁病　agitated mania　躁病の症状は爽快感，高揚した気分，活動性の亢進，行為心迫，観念奔逸，誇大妄想，多弁などで特徴づけられるが，中には易怒性，刺激性，攻撃性が著しく，爽快感や高揚した気分が目立たなくなる場合があり，これを激越性躁病と呼ぶことがある．激越性躁病は混合状態〔躁病とうつ(鬱)病の混合〕の一型とみなす立場と，あくまでも躁病の一時的な気分変調とする立場がある．[1226]

劇症型 A 群溶血性連鎖球菌感染症　⇨参A 群溶血性連鎖球菌感染症→27

劇症肝炎　fulminant hepatitis　［電撃性肝炎，劇症肝不全］　急激に起きる肝広範壊死に基づき急速に肝不全に陥る症候群．臨床上，肝萎縮，進行性の黄疸と何らかの精神症状を伴う．第 12 回犬山シンポジウム(1981)では，「劇症肝炎とは肝炎のうち症状発現後 8 週以内に高度の肝機能障害に基づいて肝性昏睡Ⅱ度以上の脳症をきたし，プロトロンビン時間 40% 以下を示すものとする．そのうちには発病後 10 日以内に脳症が発現する急性型とそれ以後に発現する亜急性型がある」と定義され，現在でもこの定義が用いられている．先行する肝障害(慢性肝疾患)がないことが条件である．ただし，わが国ではウイルスと薬剤に起因するものに限定され，他の原因によるものは急性肝不全と呼んでいる．最近の全国集計では A 型 10%，B 型 40%，非 A 非 B 型 30%，薬物性 5-10%，不明 10-15% とされている．発症初期は倦怠感，発熱，悪心，吐き気，食欲不振など重症感はないが，やがて意識障害から急激な経過をとる．臨床検査では，初期には血清アミノトランスフェラーゼ値は著増するが，数日以内に低下し，逆に血清ビリルビン値が増加する．治療は，消化管出血，呼吸不全，腎不全，脳浮腫，感染症などの合併症対策とステロイド療法，人工肝補助装置を用いた血漿交換，肝移植などが行われるが，肝移植以外は決定的なものでなく予後が悪い．移植を除いた予後(救命率)は，急性型 50-60%，亜急性型 15-30%．[279,1395]　⇨参黄色肝萎縮→389，肝不全→651

劇症肝不全　fulminant hepatic failure⇨同劇症肝炎→880

劇症膵炎　fulminant pancreatitis　出血性・壊死性の急性膵炎で，血管透過性の亢進のため循環血漿量の低下をきたし，ショックに陥り急速に状態が悪化するもの．血圧低下時間が長びくと，壊死組織から組織トロンボプラスチンが産生され播種性血管内凝固症候群(DIC)が引き起こされたり，膵周囲の後腹膜腔や結腸間膜根部にまで壊死が広がることもある．循環・呼吸管理が重要で，疼痛に対する鎮痛薬をはじめ，大量補液，腹膜灌流，血漿交換，血液透析など全身的治療が必要．[1395]

激情的人格　explosive personality　精神病質の一類型で，ささいな刺激で激高し，まったく抑制をなくして攻撃するような性格．シュナイダー K. Schneider (1887-1967) の爆発者，クレペリン E. Kraepelin (1856-1926) の興奮者に相当する．この中には，感受性が敏感で気分が不安定なため緊張が強くただちに爆発反応が起こる刺激型と，不快感・激情などがうっ積してやがて大爆発を起こす興奮型とに区別される．この性格にアルコールの影響が加わると，殺人，傷害，暴行，器物損壊などの犯罪に走ることがある．[1269]　⇨参爆発性人格異常→2364

激情犯罪者　criminal of passion　〔D〕Leidenschaftsverbrecher　外界からの強い刺激に駆られ，瞬間的な激情の爆発によって犯罪に陥る者．例えば妻の姦通の場面を目撃して，その現場で殺人に至るようなケースであり，ロンブローゾ C. Lombroso (1836-1909) によると，これは性格の偏りによる生来性犯罪者とも，クールな機会犯罪者とも区別される．しかし，グルーレ H. W. Gruhle (1929-58) は，強い性衝動に基づく性犯罪者や，絶望からの家族殺人者なども激情犯罪者に含めている．[1269]

劇物⇨参毒劇物→2140

下血　anal bleeding　［メレナ］　本来の医学用語としては，肛門より排出された血液の総称．トライツ Treitz 靱帯より口側，すなわち食道・胃・十二指腸よりの出血は，消化液で血液が変化し，黒く粘り気のある便として肛門より排出される(タール便)．また下部消化管(主として大腸)よりの出血はタール便より赤みのある赤黒い便や，血液のかたまりまたは鮮紅色の血液として肛門より排出される．[943]　⇨参真性メレナ→1575

ゲシュタルト　gestalt　〔D〕Gestalt　人間の知覚や心理現象は，各要素の分析のみでは解明できず，まとまりをもった全体性と構造にその本質があるとする概念．ゲシュタルトはドイツ語で形態や姿の意．例えば，あるメロディを知覚する場合，われわれは個々の音の刺激から生じる個々の感覚を受容しているのではなく，メロディを全体として受容している．移調しても保たれるようなメロディのまとまりにエーレンフェルス Christian von Ehrenfels は注目し，これをゲシュタルト性質と呼んだ．のちにゲシュタルト心理学派は，この形態化された全体性は，要素とは異なる次元にあるとし，これを「ゲシュタルト」と概念化した．彼らは視知覚における形態化の諸要因を精力的に研究し，近いもの同士がまとまる近接の要因，同じような性質のものがまとまる類同の要因，変化や運動の方向性によってまとまる共通運命の要因などがゲシュタルトの形成に関与していることを明らかにした．これらの各要因は，視知覚は所与の条件において最も単純で簡潔なまとまりを志向する，というプレグナンツの法則 law of Prägnanz に包括される．[1001]

ゲシュタルト心理学　gestalt psychology　［形態心理学］　1910 年代にウェルトハイマー Max Wertheimer，ケーラー Wolfgang Köhler，コフカ Kurt Koffka らが，ブレンターノ Franz Brentano に始まる現象記述的心理学の影響を受けて創始した心理学．当時支配的であった要素主義的心理学が前提としていた，刺激と感覚が常に対応しているという仮定(恒常仮定)と構成主義心理学の内省的な方法論を批判し，心理学的現象を個々の要素の集合には還元されない，全体の形態化作用からとらえ直した．視知覚に関して研究が盛んに行われ，知覚主体は対象把持において，全体を最も完結的で単純な形態に則してとらえる，というのが彼らの主張．[1001] ⇨参ゲシュタルト→880

化粧品中毒 cosmetic poisoning 化粧品の中に含まれる基礎材料の油脂，アルコール，界面活性剤，香料，色素，殺菌・防腐薬，乳化剤，酸化防止剤などの経皮，経口吸収による中毒．経皮摂取による主な中毒症状として，アレルギー性および一次刺激性の皮膚炎がみられ，面皰形成成分の連用によって痤瘡が起こる．経口摂取による中毒症状として，第1剤(チオグリコール酸塩含有)は口腔，咽・喉頭粘膜のびらんが現れ，第2剤(臭素酸塩含有)では，嘔吐，胃部灼熱感，腹痛，下痢，血便，急性腎不全，メトヘモグロビン血症，痙攣，昏睡が認められる．治療は，経皮摂取の場合，貼布試験による原因物質の除去，面皰内容物の圧出，抗生物質投与などを行う．[1579]

化粧品皮膚炎 cosmetic contact dermatitis, dermatitis due to cosmetics⇨参接触皮膚炎→1736

ケジラミ crab louse, *Phthirus pubis* シラミ目ケジラミ科で，ヒトの陰毛に寄生して吸血するカニ様のシラミ．体長は1 mm 程度で，主に性行為によって伝播する．[288] ⇨参シラミ→1496

ケジラミ寄生症 phthiriasis, pediculosis pubis シラミ louse の一種であるケジラミ *Phthirus pubis* が陰毛に生息し，付近を吸血することによって，その部位に強い瘙痒や湿疹を生じる疾病．性感染症の一種．ケジラミは体長約1 mm，体は幅広で，カニに似ており crab louse とも呼ばれる．主として陰部，肛囲の陰毛に寄生するが，腋窩，大腿，下腹部，まつげ，眉毛などにみられることもある．寄生部位に一致した強い瘙痒感と点状紅斑，痂皮性丘疹などを生じる．治療としては，殺虫薬(フェノトリン粉剤)によるシラミの駆除があるが，寄生部位の剃毛が確実である．[543] ⇨参シラミ症→1496，性感染症→1664

ケジラミ症 pediculosis pubis⇨同陰部しらみ症→305

下水 sewage 人間の屎尿を含んだ生活排水(廃水)の総称．地下水，雨水などを含める場合もあるが，工場などから排出される産業廃水とは通常区別する場合もある．市街地における下水は多くの場合，下水処理場で処理されたのち，公共用水域へ放流される．下水の自然環境に対する影響として，窒素およびリンを原因とする水質の富栄養化により，湖沼において赤潮，青潮，貧酸素水塊が頻発し，漁業被害を引き起こしている．また，最近では非イオン系界面活性剤(合成洗剤など)由来の内分泌攪乱物質(環境ホルモン)による環境影響が議論されている．[960] ⇨参生活排水→1662，廃水→2339

下水汚泥 sewage sludge 下水処理において水から分離された固形物あるいは活性汚泥処理などにより生じる余剰汚泥をいう．年々増え続ける下水汚泥量と埋立処分地の確保難に対応するには，再利用を前提とした処理システムの構築が必須である．有害物質を含まない場合には，下水汚泥からはバイオマス biomass と呼ばれる石油代替エネルギーやコンポスト compost と呼ばれる有機肥料が開発されている．[960]

下水溝⇨同下水道→881

下水処理 sewage treatment 下水の処理法には一次処理(物理的処理)，二次処理(生物学的処理)，三次処理(高度処理)の3段階がある．一次処理では最初，下水処理場の沈殿池で2-3時間ためて下水の浮遊物を沈殿させる．二次処理では活性汚泥法により上澄みを微生物を含んだ泥(活性汚泥)と混合し6-8時間空気を吹き込む．この過程で下水中有機物は活性汚泥に含まれる微生物の働きによって分解され沈殿する．このあと，最終沈殿池で2-3時間ためて上澄みと活性汚泥に分離する．この上澄み水は塩素などで消毒され公共用水域へ放流されるが，処理水を再利用する場合は三次処理を行い，中水(上水と下水の中間に位置付けられる水)の状態にする．[960]

下水道 sewerage, sewerage system ［下水溝］ 市街地における雨水などの自然水および家庭や工場，事業場から生じる汚水を集積・排除し，処理したうえで公共用水域へ放流するための施設．下水管，ポンプ場，処理場などから構成されており，合流式(廃水と雨水を集める)と完全分流式(廃水と雨水を別々に流す)，混合式(分流式に雨水の一部を入れる)がある．[960]

ゲスターゲン⇨同プロゲストーゲン→2595

ゲスターゲン試験 gestagen test⇨同プロゲステロン負荷試験→2595

ゲスフーテスト guess-who test グループのメンバーに対して，そのグループの中で｢いつも明るく元気な人｣というような行動のモデルをいくつか示し，それぞれがだれかを推定させる(guess-who)テストで，メンバー同士の行動やパーソナリティに対する認知をとらえようとするもの．ソシオメトリー sociometry の補助手段としても用いられる．好ましくない行動やパーソナリティの推定を求めると，グループ内の人間関係に悪影響を及ぼす恐れがあるので，特に教育場面などでは教員を含むメンバーの信頼が不可欠であり，実施には十分に慎重な配慮が必要．[348]

ゲセルの発達テスト Gesell development test アメリカのエール大学小児発達研究所長の小児科医ゲセル Arnold Gesell(1880-1961)が作成した乳幼児発達診断検査．0-5歳の小児が対象．1925年に作成され，知能検査とは異なり，運動，言語，適応，個人・社会の4領域の項目からなり，一定の条件下での反応を観察して判定するもの．1960年代後半からスクリーニング検査が登場し，ゲセルの発達診断に基づく発達スクリーニング目録(DSI)として広く使用されている．デンバー式発達スクリーニング検査(DDST)にも取り入れられている．[1631] ⇨参乳幼児発達検査法→2241

外台秘要方(げだいひようほう) Wai Tai Mi Yao Fang 中国唐の官僚王燾の撰になる医学全書で，752年に成立．全40巻．1069年刊．王燾は長年唐政府の図書を閲覧する機会に恵まれ，唐以前の数多くの医書の要を採集して本書を編纂した．すべて引用文献名を明記してあるので古典医書の文字校勘や，失われた古医書の復原研究に関して文献価値が高い．18世紀半ばに日本の山脇東洋が明刊本を覆刻したが，より善本性の高い宋刊本がその後に出現し，山脇本の価値は失われた．[586]

ケダニ病⇨同ツツガムシ病→2037

ケタミン麻酔 ketamine anesthesia ケタミンを用いた麻酔．ケタミンは静注，筋注のどちらでも使用できる．

喘息患者や循環血液量の少ない患者などでの全身麻酔の導入，比較的短時間の主に小児での小手術や検査の麻酔，局所麻酔との併用(鎮痛効果増強)で用いられる．麻酔では，初回投与量は1-2 mg/kgの静注または5-10 mg/kgの筋注，検査などでの鎮静・鎮痛では，0.2-0.75 mg/kgの静注または2-4 mg/kgの筋注を用いる．虚血性心疾患，高血圧，頭蓋内圧亢進，精神疾患や痙攣を有する患者には禁忌となる．ケタミンによる悪夢や幻覚などの不快な反応を抑制するためにマイナートランキライザーなどを併用する．またケタミンは近年，ペインクリニックにおいて痛みの治療薬や疼痛原因を識別するための検査(ドラッグチャレンジテスト)に多用されている．[951]

血圧　blood pressure；BP　循環血液によって動脈壁，静脈壁，ならびに心腔などに及ぼされる側圧力をいう．動脈では水銀柱の高さによってmmHgで表されるが，静脈では水柱の高さ(mmH_2O)も用いられる．血圧は血管の場所によって大きさが異なり，普通は動脈，それも上腕動脈の血圧のことを指す．動脈血圧は心臓から末梢にいくに従って低くなり，静脈血圧は陰圧のこともある．血圧は理論上は，心拍出量と血管抵抗によって規定される．前者は血液量と心収縮力，後者は動脈ならびに細動脈の内径，トーヌス(血管抵抗)などによって規定される．動脈血圧は心拍動によって変動し，心収縮期に最も高く，心拡張期に最も低い．前者を最高(最大)血圧または収縮期血圧，後者を最低(最小)血圧または拡張期血圧という．基準値は収縮期血圧で130 mmHg未満かつ拡張期血圧85 mmHg未満．血圧は重力に影響されるため，測定は心臓の高さで行う必要があり，通常上腕にマンシェットを巻きつけて座位または臥位にて行い，聴診法または触診法によって上腕動脈の拍動を感知しながら行う．[226] ⇒参最高血圧→1156，最低血圧→1166

血圧の周期的変動　periodic variation of (in) blood pressure　血圧の変動において最も顕著なものは24時間での日内変動リズムで，午前3時頃に最低血圧を記録したあと上昇し，日中は高いレベルを保って午前11時頃と午後7時頃に2つのピークを迎え，夜間には低下する．この変動パターンは収縮期血圧，拡張期血圧，心拍数ともに共通し，年齢差や性差は認められない．高血圧患者の治療において意義が大きく，経口降圧薬を1日何回に分けてどの時刻に服用するかという問題にかかわる．[226] ⇒参血圧日内変動→885

血圧計　sphygmomanometer　血圧をはかる器具で，観血的血圧測定計と非観血的血圧測定計がある．観血的血圧測定計は動脈内にカテーテルを直接挿入し，トランスデューサーを接続して連続的に血圧を測定する方法である．手術や集中治療などの現場で用いられることが多い．非観血的血圧測定計は間接的に血圧を測定する器具で，上腕に巻きつけるマンシェットと血圧の表示部からなっている．水銀血圧計やアネロイド血圧計，自動血圧計などがあり，これらを用いて血圧を測定する方法が一般的．[618,438]

血圧降下薬中毒　hypotensor poisoning　血圧降下薬には中枢神経遮断薬(メチルドパ水和物，レセルピン，クロニジン塩酸塩)，自律神経節遮断薬(ヘキサメトニウム)，血管拡張薬(ヒドララジン塩酸塩)，利尿薬，アンギオテンシンⅠ変換酵素阻害薬(カプトプリル)，交感神経遮断薬などがある．ヘキサメトニウム中毒では起立性低血圧，口渇を起こす．ヒドララジン塩酸塩中毒では，頭痛，めまい，倦怠感，顔面紅潮，神経過敏，頻脈，心悸亢進，肝障害，全身性エリテマトーデス(SLE)様症状がみられる．サイアザイド系利尿薬中毒は徐脈，眠気，抑うつ，口渇，嗜眠，昏睡，消化管刺激，起立性低血圧，膵炎，発疹，光線過敏症，血中カリウム減少症，血中マグネシウム減少症などを起こす．カプトプリル中毒では白血球減少，貧血，血小板減少，血清クレアチニン上昇，腎障害，黄疸，発疹などがみられる．[1579] ⇒参クロニジン中毒→845

血圧上昇

rise in blood pressure

【概念】血圧は末梢組織に血液を送るための圧力である．**血圧＝心拍出量×総(全)末梢血管抵抗**の式で表され，心拍出量と総末梢血管抵抗を増加させる因子が血圧上昇を引き起こす．血圧上昇をもたらす因子は数多く存在し，それぞれが複雑に心拍出量と総末梢血管抵抗を調節している．**血管**，**心臓**，**腎臓**がこれらの因子に反応する臓器であり，これらの臓器は自律神経と血管作動性物質の標的となる．血圧上昇には一過性のものと，慢性的に持続するもの(高血圧症)がある．高血圧症は心血管疾患(心臓，血管，脳)や慢性腎臓病(CKD)の危険因子であり，これらの合併症の存在は予後を悪化させる．血圧は一般に加齢とともに上昇する．また，血圧は1日のうちでも精神的ストレスや運動などで上がったり下がったりしており，日内変動を認める．体位による変動も存在し，臥位が最も低く，座位，立位の順に血圧は上昇する．

【血圧上昇のメカニズム】一過性の血圧上昇は，ストレスなどにより，大脳皮質－脳幹部(視床下部－延髄)－交感神経－副腎髄質系の機能が活性化され，副腎髄質からノルアドレナリンやアドレナリンなどの**カテコールアミン**が分泌されることによる．分泌されたカテコールアミンは，まず血管平滑筋の細胞膜のα受容体に作用し，細胞内カルシウムを増加させることで平滑筋を収縮させ，血管内腔を狭くして血圧を上昇させる(血管トーヌスの調節)．カテコールアミンは心筋細胞のβ受容体にも作用し，脈拍を増加させ，刺激伝導系の伝導速度を速めたり，また心筋細胞内のカルシウム濃度を増加させ，心筋細胞の収縮を増強して血圧上昇に働く(心機能，循環血液量の調節)．これは，ストレスの原因に対抗するため，心拍数，心拍出量，血圧の上昇で全身の筋肉に酸素を送り込む準備を整えるという反応である．

【心拍出量を増加させる因子】慢性的な血圧上昇に関与し心拍出量を増加させる因子には**食塩過剰摂取**がある．これは，体液量増加，交感神経活性の亢進を引き起こし心拍出量増加に働く．さらに，**交感神経の活性化**は腎臓でのナトリウム再吸収を促して体液量増加に働く．**精神的ストレス**は交感神経系を活性化し一過性に血圧を上昇させるが，持続的な血圧上昇にどの程度関与しているかは不明であるものの，高血圧の遺伝的背景として交感神経系のストレスに対する高い反応性が指摘されている．また，高血圧患者では腎臓による循環体液量の調節機構に異常をきたし，水・ナトリウムバランスの維持には正常よりもより高い血圧が必要であると考えられている．

【総末梢血管抵抗を増加させる因子】 **血管作動性物質，交感神経の活性化，血管の構造変化**などがある．血管作動性物質には昇圧因子と降圧因子があり，これらのバランスによって血管の収縮状態，つまり血管抵抗が調節されている．昇圧因子にはレニン・アンギオテンシン・アルドステロン(RAA)系，カテコールアミン，エンドセリンが，降圧因子にはカリクレイン・キニン系，心房性ナトリウム利尿ホルモン，一酸化窒素(NO)などがある．交感神経は末梢血管を収縮させ血管抵抗を増加させたり，RAA系を活性化したりする．また，RAA系は交感神経の活性も引き起こし，負のスパイラルが起こる．RAA系やカテコールアミンは血管の構造変化(動脈硬化など)を引き起こし，血管抵抗を増加させている．**インスリン抵抗性**は，インスリンの作用が低下することにより高血糖が引き起こされ，この高血糖がインスリンの分泌を促し高インスリン血症をもたらすものである．高インスリン血症は，中枢性に交感神経を活性化し，この亢進がRAA系をも活性化させる．

【遺伝的要因】 **遺伝的要因**も血圧を上昇させる要因と考えられており，複数の遺伝子変異が報告されている．その候補遺伝子として，RAA系，ナトリウム利尿ペプチド，交感神経β受容体，インスリン受容体などの遺伝子がある．これら遺伝子の変異の集積が遺伝的背景となり，前述した食塩過剰摂取，運動不足，肥満，精神的ストレスの環境因子が血圧上昇の機序の1つとしてとして考えられている．[143]

●血圧の調節

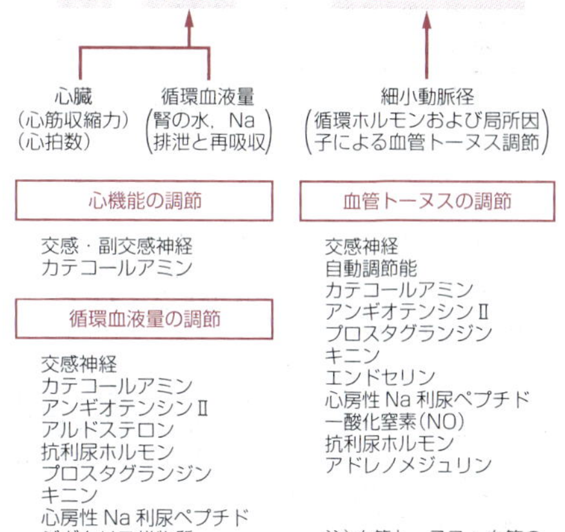

血圧上昇の看護ケア

【観察のポイント】 バイタルサインを測定し，自覚症状の確認を行い，全身状態を観察する．同時に原疾患を考慮しながら，血圧上昇をきたす原因をアセスメントする．

【ケアのポイント】 原因としては，本態性高血圧，頭蓋内圧亢進，心血管性高血圧，内分泌性高血圧，腎性高血圧が考えられるため，患者に安静を促すことが重要である．自覚症状を認める場合や血圧上昇が持続する場合は，速やかに医師に報告し，指示を仰ぎ，必要な処置を行う．痛みや不安，恐怖，精神的興奮は血圧上昇を助長するため，不安を与えない対応に努め，精神的安定を図る．必要であれば鎮痛や鎮静も考慮する．急激な血圧上昇は，脳血管障害の発症，心筋虚血の進行，解離性大動脈瘤の解離の進行など，生命予後に直接関連するものもあり，注意が必要である．[1066] ⇨参血圧上昇→882

血圧測定 blood pressure measurement　動脈血圧の測定で，水銀血圧計またはアネロイド型血圧計，血圧帯(カフ)などを用いて行う間接法が一般的である．間接法は聴診器を用いる聴診法により測定されることが多い．マンシェットをカフ(ゴムの袋)の中心が上腕動脈にあたるように，かつ下端が肘より2cm上になるように上腕に巻き，収縮期血圧より高くなるまで速やかにふくらまして，空気圧により動脈を閉塞する．膜型聴診器を肘前部の上腕動脈の上へ置き，聴診しながらカフ内の圧を徐々に下げると血管音が聞こえ始める．だんだん大きくなり，ついで鈍い音になってやがて聞こえなくなる(コロトコフ Korotkoff 音)．最初の音が聞こえたときのカフ圧が収縮期血圧，音が聞こえなくなった時点のカフ圧が拡張期血圧である．間接法にはほかに触診によって収縮期血圧を測定する触診法がある．最近，自動血圧計も広く普及している．コロトコフ音をマイクロホンにより検出するマイクロホン法，カフ内圧の微小変動と圧迫圧力を検出するオシロメトリック法などの原理により血圧を測定する．一方，直接法は動脈に挿入されたカニューレから直接血圧をモニターする方法で，手術や集中治療の現場で行われることが多い．両腕，両下肢の血圧を測定することもあり，血圧に明らかな左右差や上下肢差が持続的に存在している場合には血管閉塞の存在が示唆される．下肢の収縮期血圧は上肢よりやや高い．[618,438]

●血圧測定

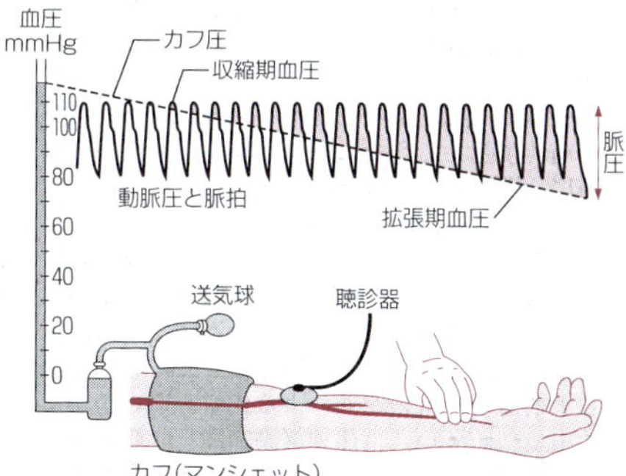

血圧調節 blood pressure regulation　血圧を調節する因子は心臓および血管での作用様式によって，①神経性調節，②内分泌性調節，③局所的調節の3つに分けられる．神経性調節には副腎髄質および交感神経の作用，

け

迷走神経など副交感神経による調節，視床下部-下垂体後葉系からのバソプレシン分泌があり，例えば頸動脈小体反射はこの3者をすべて含んだ複合的な応答といえる．内分泌性調節はレニン・アンギオテンシン・アルドステロン系が代表格．局所的調節には血管自体に備わった機構と傍分泌によるものとがあって，前者はオートレギュレーションが相当し，後者にはエンドセリン，一酸化窒素(NO)，オータコイド(特にプロスタサイクリンおよびトロンボキサン A_2)が含まれる．[226]

⇨参レニン・アンギオテンシン・アルドステロン系→2979

血圧調節神経 buffer nerve ［調圧神経］ 大動脈神経と頸動脈洞神経を合わせて血圧調節神経(調圧神経)と呼ぶ．これらの神経は，大動脈弓および頸動脈洞に分布する圧(伸展)受容器からの求心性線維を含み，大動脈圧受容器反射に関与している．[226]

血圧低下

drop in blood pressure

【概念】血圧は末梢組織に血液を送るための圧力である．**血圧＝心拍出量×総(全)末梢血管抵抗**の式で表され，心拍出量と総末梢血管抵抗が減少すると血圧低下を引き起こす．心拍出量と総末梢血管抵抗を維持する機序は多くあり，これらが複雑に絡み合って血圧を維持している．これらの機序に障害があると血圧低下が起こる．

【病態】体循環の動脈圧が低下した状態が低血圧で，一般に収縮期血圧が100 mmHg以下を指す場合が多いが，明確な根拠があるわけではない．通常，血圧は座位で測定されるが，病態によっては臥位で測定することもある．血圧低下による症状は急性のものと慢性のもので異なる．急性の血圧低下はショックなどで起こり，意識障害や多臓器障害を伴うため，救急処置を優先して行うべきものが含まれている．慢性の血圧低下では易疲労感，全身倦怠感，循環・呼吸器症状(動悸，胸部不快感，四肢冷感，息切れ，呼吸困難など)，精神神経症状(めまい，耳鳴，頭重感，頭痛など)，消化器症状(食欲不振，頭痛，腹部膨満感，下痢，便秘など)が出現する．また，体位の変換などによってめまい，失神などの症状を伴う血圧低下を起こすものが起立性低血圧で，患者のもとの血圧が正常であっても高血圧であっても起こりうる．

【血圧を低下させる因子と病態】血圧低下が急性あるいは一過性に起こるものには**ショック**，**起立性**，**食後**，**運動後**，**排尿後**，**透析後**があり，ショックの原因には心原性，細菌性，内分泌性，神経性，出血性，アレルギー性がある．慢性的に起こるものには**体質性**，**本態性**，**症候性**がある．体質性の血圧低下は血圧が低い状態のみを示し病的意義は乏しい．本態性の血圧低下の成因は明らかではないが，病態としては心拍出量が低下し末梢血管抵抗の増加による代償が追いつかない低心拍出量型が多い．自律神経調節障害，筋緊張不足による静脈還流の低下，下垂体副腎機能不全などの説がある．症候性の血圧低下は神経疾患，心血管疾患，内分泌・代謝性疾患，薬物性，栄養失調，アルコール中毒，ビタミン欠乏などでみられる．神経疾患にはシャイ・ドレーガー Shy-Drager 症候群，パーキンソン Parkinson 病，ギラン・バレー Guillain-Barré 症候群，アミロイドニューロパチーなどがあり，これらは自律神経系の異常で起立性低血圧を起こす．心血管疾患にはアダムス・ストークス Adams-Stokes 症候群，心タンポナーデ，頸動脈洞症候群があり，突然発症する血圧低下には心筋梗塞や不整脈が隠れていることがある．また，重症の心不全や拡張型心筋症，大動脈弁狭窄症でも立位時に血圧低下を示すことがある．内分泌・代謝性疾患には糖尿病，アジソン Addison 病，シーハン Sheehan 症候群，副腎皮質機能不全，甲状腺機能低下症，褐色細胞腫がある．薬物性低血圧は降圧薬，亜硝酸薬，利尿薬，三環系抗うつ(鬱)薬，精神安定薬で起こる．降圧薬の中でも交感神経 α_1 遮断薬，中枢性降圧薬は起立性低血圧を起こしやすい．亜硝酸薬は静脈系を拡張し静脈還流を減少させることにより血圧低下を起こす．利尿薬は過度の使用による循環血液量の減少により血圧低下が誘発される．急性熱性疾患，嘔吐，下痢，脱水なども症候性の血圧低下の原因になる．

【起立時の血圧低下の原因】起立時に下肢静脈系に血液が貯留し，心臓への静脈還流量が減少することにより心拍出量が減少して起こる．このとき正常では血圧維持に働く調節機構が発動するが，起立性低血圧では種々の代償機序が障害されている．長期臥床，高齢であることは起立性血圧低下の原因になるため，高齢患者の体位変換はゆっくりと行うことが大切である．

【症候性血圧低下の治療】原因疾患に対してなされる．原疾患が治癒不可能な場合は本態性のものと同様の治療が試みられる．本態性血圧低下の治療は，無症状あるいは軽微な症状のときは必要ない．治療の目的は単に血圧を上昇させることだけではなく，症状を改善し生活の質を向上させることである．治療の基本は一般療法であり，生活指導，食事療法，弾性ストッキング着用などの物理療法，精神療法がある．一般療法に抵抗性で症状が強く生活の質の低下がみられるときは薬物療法を行う．交感神経刺激薬，ミネラルコルチコイド，自律神経調整薬，精神安定薬，プロスタグランジン合成阻害薬などが用いられるが，あくまで補助的な治療法である．

【本態性血圧低下と症候性血圧低下の予後】本態性の予後は愁訴の有無に関係なく生命予後は良好であるが，多彩な症状のため日常生活を制限されることが多く，症状の改善，病気の治癒の点からみると予後は良好とはいえない．症候性の予後は原疾患に左右される．[143]

血圧低下の看護ケア

【観察のポイント】バイタルサインを測定し，自覚症状の確認を行い，意識レベル，全身状態を観察する．同時に原疾患を考慮しながら，血圧低下をきたす原因をアセスメントする．原因として，体液喪失による循環血液量の低下，心臓のポンプ機能の低下による心拍出量の低下，敗血症性ショック，迷走神経反射の亢進，即時型アレルギー反応による末梢血管拡張や血管透過性の亢進，動脈の狭窄や閉鎖などがある．循環変動の観察に加えて，意識レベルの確認，脳神経所見の観察なども重要である．

【ケアのポイント】心原性ショックが考えられる場合は，心負荷を避けるため患者を臥床させ水平仰臥位とし，出血性ショックが考えられる場合は下肢を挙上し血圧の維持を図るとともに，速やかに医師に報告し必要な処置を行う．その際は患者に不安を与えないよう適切な声かけを行う．ショック状態の場合は，生命予後に直接関係するため，速やかな処置が要求される．血圧低下が要因で失神発作を起こした場合は，患者の意識レベルを確認し，外傷の有無を観察し，安全を確認する．[1066] ⇨参血圧低下→884

血圧と尿量の関係 relationship between blood pressure and urine volume 腎臓による体液量の調節は長期的血圧を決定する主要因子の1つであるが，同時に血圧も尿量を決定する要素．わずかな血圧の上昇は短期的には尿量を大きく増加させるが(圧利尿)，この結果，体液量が減ると心拍出量の減少および末梢血管抵抗の低下を起こして血圧は低下し，ネガティブフィードバック機構が働いてもとのレベルに戻ったことになる．また，血管収縮物質アンギオテンシンⅡと体液貯留作用のあるアルドステロンはレニン・アンギオテンシン系において互いに関連しながら変動する．[226]

血圧日内変動 circadian blood pressure 血圧の1日内の変動．各個人の血圧値は一定したものではなく，内因性リズムと精神，覚醒と睡眠のサイクルや身体活動および環境因子に対応して刻々と動いている．歩行や食事などの活動により平均10-20 mmHg，排尿や排便では50 mmHg以上の昇圧が認められることもある．通常，入眠により血圧は急激に減少して午前3時頃に最低値となり，その後徐々に上昇しはじめ覚醒頃から急速に上昇し，午前10時頃に血圧のピークが観察されることが多い．健常者では通常夜間に10%程度の血圧低下がみられ，この血圧変動パターンをdipper(夜間血圧下降＝正常型)と呼ぶ．一方，高血圧患者の一部には夜間血圧の低下が昼間の10%未満であるnon-dipper(夜間血圧非下降型)の血圧変動をきたす者もいる．さらに20%以上の降圧を示すextreme-dipper(夜間過降圧型)や逆に夜間に血圧が上昇するriser(夜間昇圧型)の血圧変動を示す者では，将来，脳梗塞や心不全などの心血管疾患を発症する頻度が高くなると報告されている．睡眠から覚醒にかけての急激な血圧の上昇はmorning surgeと呼ばれ，脳や心臓，腎臓への臓器障害をもたらすと考えられている．血圧日内変動の評価としては，携帯型自動血圧測定が有用である．[618,438] ⇨参携帯型自動血圧測定→864

血圧《妊娠中》 blood pressure during pregnancy 正常な妊娠では，末梢血管が拡張するため血圧は低下する傾向にあるが，妊娠8か月を最大として循環血漿量が増加し血圧を維持するように働く．妊娠高血圧症候群では，主症状が高血圧およびタンパク尿であるが，これは末梢の血管が攣縮(小刻みに血管が収縮している状態)している病態である．[1323]

血圧波形⇨同脈波→2772

血液 blood 全身の組織や臓器の中に毛細血管となって網の目のようにはりめぐらされている血管中を流れる赤い液体．血液は無形成分である血漿(血漿タンパク質，糖，脂質，電解質，老廃物，水など)と，血漿中に浮遊する有形成分である血球(赤血球，白血球，血小板)で構成され，ヒトの体重の1/13を占める．血液には3つの重要な機能がある．①物質(酸素，炭酸ガス，栄養物，ホルモン，老廃物)の運搬，②生体防御(感染予防，止血)，③体内環境の維持(浸透圧，酸塩基平衡，体温)である．[1377]

血液 pH blood pH pHは溶液の酸度またはアルカリ度を示す単位で，水素イオン濃度を$[H^+]$とすると，$pH = -\log[H^+]$である．血液のpHは通常7.4と弱アルカリに保たれており，このことが生体の代謝が正常に行われるためにきわめて重要である．pHが7.4より大きくなるのをアルカローシス，小さくなることをアシドーシスという．原因が呼吸性か代謝性かでそれぞれ分類される．[893]

血液温 blood temperature 血液の温度．血液は各組織・臓器間を流れて体内の温度を一定に保っている．肺動脈カテーテルにより肺動脈内の血液温は持続的に測定できる．開心術などで低体温人工心肺を用いる場合，血液を冷却したり，加温したりすることで体温調節を行う．[242]

血液学 hematology 血液および造血器官，造血組織とその異常を研究対象とする医科学の一分野．[1377]

血液ガス blood gas 臨床医学で，血液中に溶解している主要なガス成分の分析結果．呼吸，循環，代謝，電解質・酸塩基平衡などの状態を反映するので，特に救急医療，集中治療，麻酔時の全身管理に重要．一般的には患者の動脈血について，pH，酸素分圧(Pa_{O_2})，炭酸ガス分圧(Pa_{CO_2})，重炭酸イオン濃度(HCO_3^-)，酸素飽和度(Sa_{O_2})をセットとし自動分析器で測定する．[368] ⇨参動脈血ガス分析→2131

血液ガス異常

blood gas abnormality

【概念】 血液ガス分析では，**動脈血酸素分圧**(Pa_{O_2})，**動脈血炭酸ガス分圧**(Pa_{CO_2})，**pH**の3項目を自動測定器で測定し，さらに計算式から**重炭酸イオン**(HCO_3^-)，**過剰塩基** base excess(BE)が求められる．これによって**ガス交換**と**酸塩基平衡**の状態を評価することができる．

【動脈血酸素分圧(Pa_{O_2})】 Pa_{O_2}は大気圧(P_B)，吸気酸素濃度(F_{IO_2})，肺胞換気量，肺胞の換気-血流比，肺胞の拡散能，シャントの存在によって変化する．

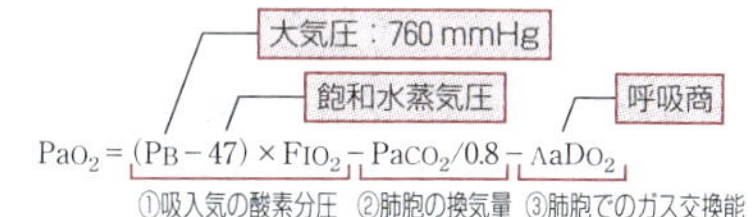

①吸入気の酸素分圧と酸素濃度：通常，人間が生活する高度(平地)の大気圧は760 mmHgであり，吸気酸素濃度は高度とは関係なく21%である．したがって，酸素分圧は760 mmHgの21%(159 mmHg)，窒素分圧は79%(601 mmHg)である．大気圧が低い高山では酸素分圧が低くなり，大気圧が高い高圧酸素治療では酸素分圧が高くなる．例えば2気圧(1,520 mmHg)では酸素分圧も2倍の319 mmHgとなる．また，吸気酸素濃度が高ければ，酸素分圧も高くなる．②肺胞の換気量：肺胞換気量は，肺を動かすための要素である胸郭，呼吸筋，運動ニューロン，中枢神経系に規定され，低換気になるとPa_{CO_2}が上昇するⅡ型の呼吸不全となる．③肺胞でのガス交換能：肺胞気動脈血酸素分圧較差 alveolar-arterial difference of oxygen($A\text{-}aD_{O_2}$)は正常

では 10 mmHg 以下だが，a.換気-血流比の不均等分布，b.シャントの存在，c.ガス拡散の低下によって増大する．a.換気-血流比の不均等分布；換気-血流比とは換気と血流のバランスであり，健常者であっても姿勢や肺の部位によって異なる．立位であれば血液は重力に引かれて肺下部に集まるため，肺上部では換気＞血流となるし，肺下部では換気＜血流となっている．しかし，肺疾患によりバランスが大きく崩れると，換気の低下した部分では，血流が十分であっても酸素を取り込む効率は低く(死腔)，肺胞周囲の血流が低下した場合も効率よく酸素を取り込むことができなくなる(シャント)．b.シャントの存在；シャントとは静脈性短絡のことであり，肺静脈血の一部が肺胞での換気にかかわらずに肺動脈へ流入することである．健常者でも5% 未満の解剖学的シャントは存在するが，アイゼンメンゲル Eisenmenger 症候群や肺動静脈瘻のような血流自体の異常や，**無気肺**や**肺水腫**のように肺胞内の酸素と肺静脈血の接点が失われる疾患で増大する．c.ガス拡散の低下；ガス拡散は肺胞腔内の酸素が肺静脈内の赤血球ヘモグロビンに到達する過程である，肺胞壁→肺間質→毛細血管内皮→血漿→赤血球膜のいずれかに異常をきたすとガス拡散能は低下する．代表的なものは肺胞壁から間質が肥厚する間質性肺炎や肺線維症，肺水腫である．

【動脈血炭酸ガス分圧(Pa_{CO_2})】 Pa_{CO_2} は炭酸ガス産生量と肺胞換気量によって変化するが，実際には炭酸ガス産生量が 200 mL/分とほぼ一定であるために肺胞換気量によって規定されていると考えてよい．Pa_{CO_2}＝0.863×炭酸ガス産生量($\dot{V}_{CO_2}$)/肺胞換気量($\dot{V}_A$)で求められる．肺胞換気量は脳幹に存在する呼吸中枢からの刺激，刺激の伝導経路である神経，実際に換気を行う呼吸筋(肋間筋，横隔膜筋)と肺の機能によって変化する．

【pH と重炭酸イオン(HCO_3^-)】 pH は生体内の酸塩基平衡の状態を表しており，水素イオン(H^+)濃度を対数で表現したものである(ヘンダーソン・ハッセルバルヒ Henderson-Hasselbalch の式)．基準値は 7.4±0.05 であり，pH＜7.35 を酸血症(アシデミア)，pH＞7.45 をアルカリ血症(アルカレミア)と呼ぶ．pH のコントロールは Pa_{CO_2}，HCO_3^-，H^+ のバランスであり，Pa_{CO_2} は肺換気量，HCO_3^- と H^+ は腎臓での排泄と再吸収で規定される．

重炭酸の解離指数：6.1

pH＝pK＋log 重炭酸イオン濃度(HCO_3^-)/溶解 CO_2 濃度

0.03×Pa_{CO_2}

pH が正常範囲であっても pH が下がる要素(Pa_{CO_2} の上昇もしくは HCO_3^- の低下)のある状態をアシドーシスと呼び，pH が上がる要素(Pa_{CO_2} の低下もしくは HCO_3^- の上昇)をアルカローシスと呼ぶ．Pa_{CO_2} の上昇によって生じるアシドーシスは呼吸性アシドーシス，HCO_3^- の低下によって生じるアシドーシスは代謝性アシドーシスであり，Pa_{CO_2} の低下によって生じるアルカローシスは呼吸性アルカローシス，HCO_3^- の上昇によって生じるアルカローシスは代謝性アルカローシスである．Pa_{CO_2} もしくは HCO_3^- の変化により pH がどちらかに傾く(一次性変化)と，代償するために，もう一方が pH を戻す方向に変化する(二次性変化)．

【過剰塩基 base excess(BE)】 過剰塩基は，Pa_{CO_2} が 40 mmHg，37℃ の条件下で対象血液の pH を 7.40 とするために必要な酸の量であり，基準値は 0±2 mEq/L である．BE＞2 mEq/L であれば，pH を 7.40 とするためには酸が必要，つまり HCO_3^- が増加している代謝性アルカローシスとわかる．逆に，BE＜−2 mEq/L であれば，pH を 7.40 とするためには酸が不要，つまり HCO_3^- が減少している代謝性アシドーシスとわかる(表)．[1498] ⇒㊜アシドーシス→149，アルカローシス→187，血液ガス→885

●アシドーシスとアルカローシス

分類	一次性変化	二次性変化
代謝性アシドーシス	pH 低下(＜7.35) HCO_3^- 低下(＜22 mEq/L)	Pa_{CO_2} 低下(＜35 mmHg) [限界] Pa_{CO_2}＞15 mmHg
代謝性アルカローシス	pH 上昇(＞7.45) HCO_3^- 上昇(＞26 mEq/L)	Pa_{CO_2} 上昇(＞45 mmHg) [限界] Pa_{CO_2}＜60 mmHg
呼吸性アシドーシス	pH 低下(＜7.35) Pa_{CO_2} 上昇(＞45 mmHg)	HCO_3^- 上昇(＞26 mEq/L) [限界] 急性：HCO_3^-＜30 mEq/L 慢性：HCO_3^-＜42 mEq/L
呼吸性アルカローシス	pH 上昇(＞7.45) Pa_{CO_2} 低下(＜35 mmHg)	HCO_3^- 低下(＜22 mEq/L) [限界] 急性：HCO_3^-＞18 mEq/L 慢性：HCO_3^-＞12 mEq/L

血液ガス異常の看護ケア

【看護の実践】 血液ガスの異常は呼吸障害が主要因となっているため，まず呼吸状態と随伴症状を観察する．呼吸数，呼吸パターン，呼吸困難の自覚症状などの呼吸器系の観察，頭痛，不安，不穏，意識状態などの中枢神経系の観察，脈拍，血圧などの循環器系の観察，その他にチアノーゼの有無，冷汗の有無などを観察する．それとともに，Pa_{O_2} および Pa_{CO_2} 両方の値を確認し，どのような病態にあるのかをアセスメントする．Pa_{O_2} が低下している状態で，Pa_{CO_2} が正常ないし低下している場合は，拡散障害，換気血流比不均衡，シャントを示し，Pa_{CO_2} が上昇している場合は換気不全を示す．呼吸障害が急性で重症化している場合は，原因に合わせた救急処置が必要で，例えば，気道閉塞による換気障害では気道異物を除去して気道確保を優先する．Pa_{O_2} が低下している場合は酸素投与が実施されるが，慢性呼吸不全患者への高濃度の酸素投与では，CO_2 ナルコーシスに注意する．酸素投与でも血液ガスが改善されない場合は，人工呼吸器による換気が必要なことが多い．

【ケアのポイント】 呼吸状態を中心とした観察，酸素投与または人工呼吸器装着中の患者の管理を行う．呼吸がしやすい体位の工夫(座位，ファウラー Fowler 位)，吸入，吸引，喀痰喀出による気道浄化，呼吸介助法などを実施する．呼吸困難が強い場合は，不安や恐怖を

いだきやすいので，精神的ケアも重要.[1556] ⇨参血液ガス異常→885

血液ガス交換 blood gas exchange 肺胞と肺毛細血管内血液とのガス交換．血液ガス交換の主な決定因子は，肺胞換気量($\dot{V}_A$)，肺血流量($\dot{Q}$)と，拡散能力(D_L)で，これらは独立して別個に血液ガス交換効率に影響するのではなく，相互関係，特に換気-血流比($\dot{V}_A/\dot{Q}$)や拡散能力-血流比($D_L/\dot{Q}$)を介して影響する.[1213]

血液ガス分析 blood gas analysis ［動脈血ガス分析法］ 通常動脈血を表在動脈(橈骨動脈や上腕動脈)からヘパリン採血し，酸素分圧，二酸化炭素分圧および pH を実測する．そこから，重炭酸イオン濃度や酸素飽和度も計算される.[893]

血液ガス輸送 blood gas transport 循環血液による血液ガス(酸素，炭酸ガス)の運搬(対流的輸送)．酸素はヘモグロビンと結合した形(化学的結合)と血漿に溶存した形(物理的溶解)で末梢組織に運ばれる．炭酸ガスは大部分は重炭酸イオンに変換され，一部はカルバミノ化合物や溶存炭酸ガスの形で輸送される.[1213]

血液型 blood group，blood type 赤血球，白血球，血小板，血漿など各種血液構成成分の遺伝形質の個体差により分類される型(遺伝的多型)．一般には赤血球型を指し，400 種以上が報告されている．医学においては特に輸血の際の血液型不適合が課題で血液型に関する研究が続けられている．その他，特に白血球型(HLA)は，移植などの組織適合性抗原としての研究，民族による差に関する民族学的研究や人類学・人類遺伝学的研究が行われ，法医学における個人の識別や親子鑑定にも用いられる.[860]

血液型検査 blood grouping，blood typing ［赤血球型検査］ 通常 ABO 式血液型および Rh 式血液型が検査される．ABO 式血液型では，血球の A 抗原と B 抗原を調べるおもて検査(試験)と血清中の抗 A 抗体，抗 B 抗体を調べるうら検査(試験)が行われる．Rh 式血液型では C，c，D，E，e の 5 種類の抗原があり，そのうち D 抗原の有無が輸血に際して重要で，D 抗原陽性(Rh 陽性)か D 抗原陰性(Rh 陰性)か検査する.[1615] ⇨参ABO〔式〕血液型→21，Rh〔式〕血液型→102

血液型抗原 blood group antigen⇨同血液型物質→887

血液型判定用抗 A 血清⇨同抗 A 血液型判定血清→968

血液型判定用抗 B 血清⇨同抗 B 血液型判定血清→968

血液型物質 blood group substance ［血液型抗原］ 遺伝的に決定されている微粒子状の同種抗原．ABO 式血液型の A 型抗原，B 型抗原，H 抗原，ルイス Lewis 式血液型の Le^a 型・Le^b 型抗原などは，よく似た構造の糖鎖抗原．体内に糖タンパク質あるいは糖脂質として赤血球膜や粘膜上皮からの分泌液，あるいは血漿中に含まれている．これらの抗原活性糖鎖をもった複合糖質の総称.[1320]

血液型不適合 blood group incompatibility 輸血の際に供血者と受血者の間で血液型が異なっていること．溶血反応が起こり，ときに異常な免疫反応を伴って重篤となり死に至ることもある．同種間の ABO 血液型の不一致による ABO〔式〕血液型不適合，Rh〔式〕血液型の各抗原の不一致による Rh〔式〕血液型不適合が代表的なもの．輸血に適合する血液をみつけることが難しいキッド，ディエゴ，ダッフィー，ルイス，MNSs〔式〕，P〔式〕などの血液型では，不規則抗体が検出されない限り血液型不適合の輸血が行われる可能性があり，副作用の危険性がある.[860]

血液型不適合妊娠 blood type incompatible pregnancy 母体にみられない血液型抗原が胎児に存在する場合の妊娠．母児間ではわずかであるが，血球および抗体の交換が行われることに起因する．抗原をもつ児の赤血球が母体血中に入ると母体が感作されて免疫抗体が産生され，母体血中の抗体が胎盤を通過して胎児側で抗原抗体反応を起こす．その結果，胎児血液が破壊され，溶血性疾患などを生じる．ほとんどは Rh 式血液型不適合であるが ABO 式血液型不適合もありうる．ABO 不適合は児が A または B 型で母が O 型の場合に限られる.[998]

血液型不適合輸血⇨同不適合輸血→2563

血液眼関門 blood-ocular barrier ［血液眼柵］ 血中成分が無制限に眼内に移行するのを防ぐ関門(バリア)で，血液網膜柵(関門)と血液房水柵(関門)がある.[566] ⇨参血液房水関門→891，血液網膜関門→891

血液眼柵⇨同血液眼関門→887

血液緩衝作用 buffer action of blood 血液による緩衝作用の約 60% は炭酸-重炭酸〔塩〕緩衝系に由来し，そのうちの約 75% は血漿に，残りの約 25% が血球に由来する．炭酸-重炭酸〔塩〕緩衝系が強い緩衝価を示す理由は，酸より生成された炭酸ガス(揮発酸)が肺より排泄されるためである．ヘモグロビン緩衝系は濃度が比較的高く(15 g/dL ＝ 9 mM/L)，また等電点(PI)も血液 pH に近いので比較的大きな緩衝価を示す(約 30%)．血液緩衝作用の残りの部分は，血漿タンパク緩衝系とリン酸緩衝系に由来する.[1213] ⇨参炭酸-重炭酸〔塩〕緩衝系→1937

血液寒天培地 blood agar medium 細菌検査で最もよく用いられる培地で，各種検体から菌の分離に使う．寒天培地を高圧滅菌したのち，45-50℃ に冷却し，無菌的に採血されたヒツジなど動物の脱線維素血を 5-10% の割合で加え固めたもの．広範な細菌が発育し，寒天培地に発育しにくい連鎖球菌などの発育も増強される．また，細菌のもつ溶血能も評価でき，菌の鑑別に利用される．添加する血液の動物種によって菌の発育や溶血性に違いがみられる.[1615]

血液灌流 hemoperfusion；HP ［血液吸着］ 吸着療法の 1 つである，全血吸着，全血血液灌流と同義．体外循環回路内で吸着剤と被吸着物質を接触させる方法には，全血を吸着剤と直接接触させる直接血液灌流法 direct hemoperfusion (DHP) と，血液を血漿分離器でいったん分離し，分離した血漿を吸着剤と接触させる血漿灌流法 plasma perfusion(PP)がある．DHP は，血液透析用体外循環技術を一部応用した治療として，古くから研究，臨床使用されている．吸着剤には活性炭のほか，ポリミキシン B 固定化吸着剤などがある．しかし，血球成分が吸着剤と接触する際に血球成分の捕捉・変性をきたすなどの問題点があるため，血流量を一定以上には上げられず単位時間当たりの処理量が少なくなる欠点がある.[1583]

血液吸着 hemoadsorption⇨同血液灌流→887

血液凝固因子 blood coagulation factor⇨同凝固因子→754

血液凝固検査⇨参血液凝固時間→888

血液凝固時間 blood clotting time, blood coagulation time［凝固時間，全血凝固時間，凝固能検査］ 静脈血を採取してガラス試験管に入れ37℃ で血液の流動性が消失するまでの時間をいう．主に内因系の血液凝固機能をみるために測定する．基準範囲は5-15 分．[1615]

血液凝固線溶系《妊娠中》 blood coagulation and fibrinolytic system during pregnancy 妊娠中の凝固線溶系は出血を抑えるべくバランスが変化する．すなわち血液凝固系は亢進傾向を示し，線溶系は抑制傾向にある．妊娠中や分娩時に出血を少なくする適応現象であるといえる．データ的には凝固因子のフィブリノゲン，Ⅶ，Ⅷ，Ⅹ因子が増加し，TAT (thrombin-antithrombin complex，トロンビン・アンチトロンビン複合体)やDダイマー(フィブリンがプラスミンによって分解される際の生成物)も増加する．プロテインＳは低下する．ただし，これらの現象には妊娠中の血栓塞栓症発生のリスクを高めるというデメリットもある．[998]

血液凝固阻止法 anticoagulation method⇨同抗凝固療法→987

血液凝固阻止薬 anticoagulant［抗凝固薬，抗凝血薬］ 血液の凝固を阻止する薬物．検査に用いられる試薬としては，エチレンジアミン四酢酸(EDTA)，クエン酸ナトリウム，ヘパリンなど，血栓症の治療や予防に用いられるものとして経口剤ではワルファリンカリウム，注射剤ではヘパリンナトリウムが代表的．EDTA やクエン酸ナトリウムはカルシウムイオン(第Ⅳ因子)をキレートすることにより，クマリン系抗凝血薬であるワルファリンカリウムはビタミンＫ依存凝固因子(第Ⅱ・Ⅶ・Ⅸ・Ⅹ因子)の生合成を阻害することにより，ヘパリンナトリウムはアンチトロンビンⅢ(ATⅢ)の作用を促進させることにより，血液凝固を阻止する．[1131]

血液凝固の４段階⇨同血液凝固の四相→888

血液凝固の四相 four stages of blood coagulation［血液凝固の４段階］ 血液凝固機序．血液凝固系は第Ⅻ因子の活性化により開始される内因系と組織因子(第Ⅲ因子)の発現によって始動する外因系がある．いずれの系によっても第Ⅹ因子が活性化され，第Ⅹa 因子が第Ⅴa 因子と複合体を形成する(プロトロンビナーゼ複合体)までの段階を第１相(第１段階)と呼ぶ．次いで第２相はプロトロンビナーゼ複合体によるプロトロンビン(第Ⅱ因子)のトロンビンへの転化，第３相はトロンビンによるフィブリノゲンの可溶性フィブリンへの転化と第ⅩⅢa 因子による不溶性フィブリンの形成であり，これにより血液凝固が完了する．さらに，プラスミンによるフィブリンの分解(線溶)は第４相と呼ばれる．[1131]

血液銀行 blood bank 現在の日本赤十字社血液センターが開設される以前の1952(昭和27)年に，輸血用血液を収集，検査，貯蔵，供給する目的で設立された機構．民間および都道府県立の血液銀行があり，売血に頼っていたが，現在はすべて日本赤十字社の管轄へ移行している．[860]

血液検査 blood test (examination) 血液を検体とする臨床検査の総称．末梢血を利用する血球検査，血清生化学検査，免疫血清検査，凝固線溶検査のほか，精密検査としては骨髄検査も含まれる．[1070]

血液交差適合試験 blood cross-matching〔test〕［交差適合試験，クロスマッチ試験］ 輸血前の最終段階で患者血液と輸血をする血液製剤との適合性を判定する検査．供血者と受血者の間にABO 血液型の不適合および不規則抗体による不適合がないことを確認することにより溶血性輸血副作用を防ぎ，受血者の安全を確保するための重要な検査である．交差適合試験には患者血漿(血清)と輸血血球との適合をみる主試験と，輸血血漿(血清)と患者血球の適合をみる副試験があり，生理食塩液法，ブロメリン法，間接抗グロブリン試験などの検査法を必要に応じて組み合わせて検査を行う．あらかじめ患者のABO およびRh(D)血液型検査と不規則抗体スクリーニングを実施しておき，輸血前にABO 血液型およびRh(D)血液型の一致した血液製剤との交差適合試験を実施するが，検体取り違えなどによる事故を防ぐため，交差適合試験の患者検体には血液型検査に用いたものとは別の時期に採血したものを用いる必要がある．[1423,1472]

血液採取 blood sampling⇨同静脈血採取法→1461

血液酸素運搬能 oxygen-carrying capacity of blood 血液において単位時間に運搬される酸素量(mL/分)．動脈血酸素含量と心拍出量(または臓器の血流量)の積で表され，決定因子は，ヘモグロビン濃度，動脈血酸素飽和度(酸素分圧)と心拍出量．全身における血液酸素運搬能が550 mL/分以下になると血中乳酸値が増加し始め，400 mL/分以下では致死的となる．[1213] ⇨参酸素運搬→1209

血液酸素含量 blood oxygen content 血液中に含まれる酸素量．血液中にはヘモグロビンと化学的に結合した酸素とヘンリー Henry の法則に従って溶存する酸素があり，酸素分子は一様に混ざっていないので，濃度 concentration とはいわず，含量 content という．[1213] ⇨参動脈血酸素含量→2131

血液就下 postmortem hypostasis［血液沈下］ 死亡により血液循環が停止し，その後一定の姿勢に保たれていると，血液は重力のためにしだいに沈降し，死体下位の毛細血管内に充満する．この現象が血液就下であり，外表の皮膚変色として認められたものを死斑という．死体所見としての死斑は，発現の状況や程度および色調の違いが死後経過時間や死因などの推定に役立つため，法医学的にきわめて重要．血液就下は内臓にも認められ，同一臓器でも体位の下位になっていた部分では上位の部分に比べて血液量が多く，ときには病的変化と見誤るほどの強いうっ血がみられることもある．[548] ⇨参死斑→1334

血液循環 blood circulation［血行］ 生体内での血液の循環．左心室から動脈に圧出された血液は毛細管を経て静脈に出，右心房に還流し，ここから右心室に入り，右心室の収縮により肺動脈に送られ，肺毛細管を経て肺静脈から左心房に入り，さらに左心室に入って体内を一回りする．すなわち左心室-動脈-毛細血管-静脈-右心房-右心室-肺動脈-肺毛細管-肺静脈-左心房-左心室と循環する．これが血液循環で，生体は血液循環によりその細胞および臓器の機能維持に必要な酸素，水，栄養素などの物質を運搬し，組織と物質交換することにより内部環境の恒常性を保っている．血液は平均して１分に１回体内を回る．[226]

血液循環障害 disturbance of blood circulation 種々の

●血液循環（全身の血管網）

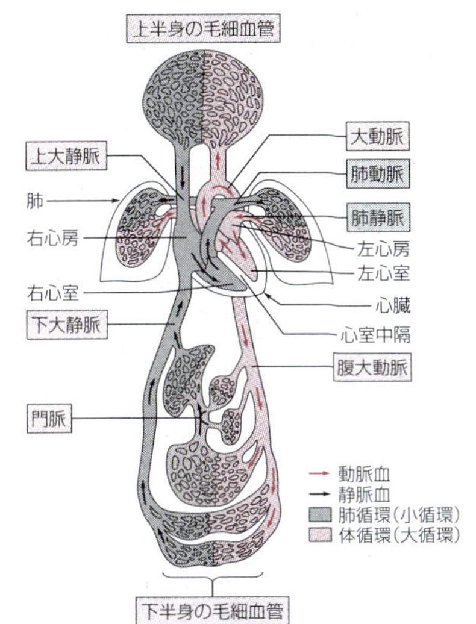

原因により心臓や血管における血液の循環が阻害され，組織が障害されるもの．中枢性と末梢性のものがあり，中枢性は急性あるいは慢性の心不全状態など心機能低下が原因．末梢性には高血圧，低血圧，ショックなど全身性のものと，充血，うっ血，乏血・虚血，梗塞など局所性のものがある．[1459]

血液循環説 theory of blood circulation 心臓を出た血液が動脈から各臓器，身体末端を経て静脈に入り，再び心臓に戻るという説．肺循環については13世紀アラビアの医師イブン=アン=ナフィース Ibn al-Nafis（1213-88）に最初の記述がみられ，16世紀の解剖学者コロンボ Realdo Colombo（1516頃-59），セルヴェト Miguel Servet（1511-53）により示された．体循環については1628年イギリスの医師・解剖学者ハーヴィ William Harvey（1578-1657）によりはじめて提示された．この体循環説はそれまで栄養分配系としての肝臓-静脈-右心室と，空気由来の精気の混在する動脈血を全身に分配する肺-動脈-左心室とに分けて把握されていた心臓-血管系を，循環系として統括する画期的な説であり，ガレノス Galenus により集大成された古代生理学理論の根本的な問いなおしを意味していた．ハーヴィ自身はアリストテレス Aristoteles の影響を強く受けていたが，デカルト René Descartes（1596-1650）はこの説をつくりかえ『方法序説』（1637）で機械論的な生命理解の模範例として紹介した．[983] ⇨参ハーヴィ→2319

血液浄化療法 blood purification therapy 血液体外循環法または腹膜灌流法を用いて，血液中の病因物質あるいは病態関連物質を除去し，または不足している物質を補給して疾患の治療や予防を行う方法．血液浄化は透析，濾過，吸着の原理を利用する．血液体外循環法には，腎不全に対する血液透析法，血液濾過法，血液透析濾過法，持続的血液浄化法，薬物中毒に対する血液吸着法，血漿吸着法，劇症肝炎に対する血漿交換法，白血球細胞除去療法などがある．病態に応じて各種の治療法があり，複数の方法が併用されることもある．[1583] ⇨参血液透析濾過法→890，プラズマフェレーシス→2575

血液-神経関門 blood-nerve barrier；BNB 血液-脳関門 blood-brain barrier（BBB），血液-脳脊髄液関門とならんで神経系のバリアシステムの1つ．BBBは循環血液と脳内物質の往来を厳密に制御しているが，末梢神経系でも同等なバリアシステムが存在すると考えられている．末梢神経の神経内膜内にある微小血管内皮細胞および周皮細胞がBNBの首座であり，BBBと同様に血管内皮細胞同士は密着結合で強固に結合し合っている．BNBを構成する血管内皮細胞には，グルコースを血液側から神経実質へ運ぶ糖輸送体GLUT-1や，ある種の薬物を神経実質側から循環血液側へ排出するP糖タンパクといったBBBで機能している輸送担体も発現していることが近年報告されており，BNB機能の解明を足がかりとした難治性末梢神経疾患の新たな治療法開発への応用が期待されている．[716] ⇨参血液-脳関門→890

血液浸透圧 blood osmotic pressure 半透膜（溶媒は通すが溶質は通さない膜）を境として一方に純粋な溶媒，他方に溶液を入れたとき，両側に現れる圧力の差を浸透圧という．血液の浸透圧は275-290 mOsm/Lで，0.9%食塩水（生理食塩液）のそれとほぼ等しい．血漿成分のうち電解質が全浸透圧の3/4を，非電解質が残りの1/4を占める．電解質のうちでは特に塩化ナトリウムの役割が大きく，3/4を担っている．血漿タンパク質は全浸透圧の0.5%を占めているにすぎない．血液浸透圧の調節は主に腎臓によって行われている．[893]

血液生化学検査 biochemical examination of blood 血液中のタンパク質，アミノ酸/窒素化合物，酵素，ブドウ糖，脂質，電解質，ミネラル，ホルモンなどを定量する検査の総称．[1181]

血液製剤使用指針 guideline for use of blood products 厚生省（現厚生労働省）薬務局による通達で，合理的な輸血療法を遂行するために，各血液製剤について熟知しておくべき使用基準．各血液製剤の性状，投与の基本方針，使用目的，使用対象，投与量，効果判定，注意などが記されている．輸血療法を有効かつ安全に推進することと，血液製剤の自国内での自給自足体制を確立することを目的に，1986（昭和61）年に赤血球濃厚液，新鮮凍結血漿，アルブミン製剤について，1994（平成6）年には血小板濃厚液について通達が出された．

血液性心筋保護液 blood cardioplegia 心臓手術において体外循環下に心停止を得る目的で使用される液体で，体外循環回路の環流血もしくはその希釈血にカリウムを添加して高濃度（20-30 mEq/L）のカリウム血として用いる．大動脈遮断後，直ちに大動脈基部より冠動脈に注入される．また，心筋保護の目的で必要に応じてカルシウム拮抗薬なども添加される．[105]

血液-精巣関門 blood-testis barrier ［血液精巣障壁］ 精細管の支持細胞であるセルトリ Sertoli 細胞間の基底膜近くのタイト結合のこと．多くの大型分子が，間質組織から精細管に向かって通過するのを防ぐ．精巣の精細管内を精子形成に適した環境にするとともに，半数体の生殖細胞を生体の免疫系から隔離するために存在すると考えられている．作用機転は不明な点が多いが，生殖細胞を血中の有害物質から保護する．精細管内のテストステロン濃度が血液中に比し著しく高値に保たれていることはよく知られている．[1431]

血液精巣障壁⇨同血液-精巣関門→889

血液成分献血⇨参献血→942

血液成分分離装置　cell separator，apheresis system　血液から血漿，血小板，赤血球などの血液成分を分離するための機器．分離された血液成分はそれぞれ成分輸血に用いられる．[860]

血液成分輸血⇨同成分輸血→1706

血液像　hemogram，blood picture　［血球像，ヘモグラム］　白血球百分率をはじめ，白血球，赤血球，血小板など血球の形態などの所見をいう．[1615]

血液代替物⇨同人工血液→1538

血液代用液⇨同人工血液→1538

血液貯蔵装置　blood reservoir apparatus⇨同血液貯蔵部位→890

血液貯蔵部位　blood reservoir site　［血液貯蔵装置］　生体内で血液が一時的に貯蔵されている組織や臓器．安静時は脾臓などの腹部内臓，皮膚，肺などに貯蔵されるが，激しい運動時にはこれらの器官から体循環へ送り込まれ，骨格筋の血流量を増加させる．[226]

血液沈下⇨同血液就下→888

血液適合性⇨同透析器反応→2114

血液透析

hemodialysis；HD　急性腎不全，慢性腎不全の治療法の1つ．血液浄化法の中で広く普及し，腎不全治療の主流をなしている．血液透析法では，半透膜による拡散を利用して血液中の毒素を透析液中に移行させ，体内の過剰な水分は透析液側に陰圧を加えて血液より除去する．これにより電解質や酸塩基平衡異常も是正される．慢性腎不全患者における維持透析としては，週2-3日，1回当たり4-5時間の透析が一般的である．2008年末の時点で，慢性透析患者数は約28万5千人弱であり，年々増加傾向にある．わが国においては，慢性腎不全による維持透析患者の約97%が血液透析を選択し，血液濾過，血液透析濾過はごく少数である．30年以上の生存例もあるが，長期透析に伴う種々の合併症が今後の課題となっている．[1583]　⇨参透析療法→2116

血液透析の看護ケア

血液透析は慢性腎不全患者の延命を目的とした代替療法であり，一生続けなければならない．看護者は他の医療スタッフと共働して，安全で適正な透析を患者の状態に合わせて提供する必要がある．また，身体状況や社会的役割の変化あるいは医療機器に依存した状況などから死との直面などによる精神的ケアが必要である．病気の進行や治療法の変化などに伴う生活調査，食事・水分制限，服薬管理，ブラッドアクセス管理などのセルフマネジメントの支援が看護の重要な課題である．[215]　⇨参血液透析→890

血液透析器　hemodialyzer　［ダイアライザー］　半透膜などで構成される血液透析の器具(ダイアライザー dialyzer)．内腔の性状は管状型，積層型，コイル型などが開発されてきたが，現在はほとんど中空糸型 hollow fiber dialyzer(HFD)が使用されている．中空糸型は内径200-250 μmの細い透析膜の中空糸を約1万-2万本束ね，両端を樹脂で固定したものである．血液はこの中空糸内を流れ，透析液はその外側を逆方向に通過する．充填する血液量が少ない割に効率よい透析が行え，漏血が起こる可能性が低いなどの利点がある．[1583]　⇨参透析→2112，中空糸型透析器→1987

血液透析濾過法　hemodiafiltration；HDF　［血液濾過透析法］　血液透析 hemodialysis(小分子量物質の除去能がよい)の利点と血液濾過 hemofiltration(中～大分子量物質の除去能がよい)の利点を組み合わせた血液浄化法の1つ．血液濾過透析は血液透析に比べて広い物質除去スペクトラムを有し，通常の血液透析では除去されにくい中分子量尿毒症物質である β_2MG(β_2ミクログロブリン)などの除去に優れる．臨床的には，通常の血液透析で改善されない，中分子量以上の尿毒症物質に起因していると考えられているかゆみ，いらいら感，むずむず脚症候群 restless leg syndrome，色素沈着，あるいは透析アミロイドーシス関連の関節痛を有する患者，循環動態の不安定な患者などが適応となる．[1583]

血液毒　hemotoxin，blood poison　生体内で血液に作用し，血球，ヘモグロビン，その他の性状・機能に変化を起こす物質の総称で，アニリン，トルエン，グリコールエーテル類，ヒ素，鉛，マムシ毒，一酸化炭素などがある．メトヘモグロビン血症，血球破壊，溶血などの毒性を現す．広義にはリン，ベンゼンなどのように骨髄を障害して貧血を起こすものも含まれる．[1579]

血液塗抹(とまつ)標本　blood smear，blood film　末梢血をスライドグラスに塗抹した標本．これを染色し血球形態を観察したり，白血球百分率を求めたりする．[1615]

血液粘稠(ねんちゅう)度　blood viscosity　血液の粘性の度合い．粘度計(毛細管型，回転型など)を用いて測定される．赤血球数，ヘマトクリット値，血漿粘度，赤血球変形能などによって規定され，赤血球量およびヘマトクリット値の増加(脱水や多血症など)，γグロブリンやフィブリノゲン増加による血漿粘度上昇(多発性骨髄腫，原発性マクログロブリン血症，感染症など)，赤血球変形能低下(鎌状赤血球症)などの際に高値を示す．[656]

血液-脳関門　blood-brain barrier；BBB　正常な脳組織と毛細管の間に存在する障壁．他の組織と同様に，脳においても血液中の必要な物質が取り込まれ，老廃物は排出されているが，その物質の脳への移行は，脳血管と脳の間の機構的関門により選択的に行われている．解剖学的には毛細管内皮細胞が密に接着しており，物質が血管外に移行するのを阻止している．大部分のイオンや高分子タンパクなどは通過できず，ブドウ糖などは自由に通過可能．なお，松果体や視床下部の一部ではこれが存在しないため，物質の移動が行われている．[1017]

血液-脳脊髄液関門　blood-cerebrospinal fluid barrier　毛細血管内の血液と脳室内の脳脊髄液とがまざり合うのを防ぐ機構．脈絡叢を構成する毛細血管内皮細胞，結合組織および分泌上皮は機能的に一体化し，かつ解剖学的に強固な構造をとっている．[226]

血液濃塗標本　thick blood film　［厚層塗抹(とまつ)標本，濃塗標本］　通常の塗抹標本に比べて層の厚い血液標本を作製し，網状赤血球の増減，好酸球の増減，血液寄生原虫(マラリア，トリパノソーマ，フィラリアなど)の検索に用いる．アズキ大の血液1滴をスライドグラスにとり，直径10 mmくらいに広げ，室温で数時間または恒温器に入れて30分間乾燥させたあと，ギムザGiemsa染色またはマンソン・シュワルツManson-Schwarz染色を行って鏡検する．[90]

血液培養 blood culture 血液中に存在する微生物(特に細菌)を培養すること．全身性感染症・菌血症・敗血症・感染性心内膜炎などのとき，血液中に細菌が検出される．検出されるどのような細菌でも増殖できるような培地や培養条件を用意しておく必要がある．血液を採血し，ただちに培養びんculture bottleに接種する．培養びんには，多くの細菌を増殖させることのできる液体培地が入っており，孵卵器で培養後，毎日細菌の増殖を観察し一部を固形培地に接種して分離培養を実施する．採血は発熱前，あるいは発熱上昇期に数回採血すると検出率が高まる．原則として抗菌薬投与前に採血する．[324]

血液房水関門 blood-aqueous barrier ［血液房水柵］ 血中成分が無制限に房水中に移行するのを防ぐ関門で，毛様体無色素上皮間と虹彩血管内皮細胞間にある．炎症，外傷，手術などでこれが破綻すると，房水中にタンパク質が漏出してフレア(細隙灯顕微鏡で光束が白く濁る所見)として観察される．[566] ⇨参血液眼関門→887

血液房水柵⇨同血液房水関門→891

血液保存 blood preservation 輸血や研究に使用する目的で，血液を体外で長期間その機能を維持して保存する方法．保存される血液は全血製剤と成分製剤に大別される．一般の輸血に使用する全血製剤は，200 mLまたは400 mL採血したものにCPD液，CPDA液などの血液保存液を加えて保存．有効期限はCPD液が21日間，CPDA液が35日間と決められている．成分製剤は，血漿は冷凍し，血小板は室温で，赤血球は専用の保存液を加えて4-6℃で保存．まれな血液型の血液保存のために，−75〜−196℃での凍結保存もある．[860]

血液ポンプ blood pump 血液成分採血や人工心肺などの体外循環時に用いる送血装置．電動式回転ローラーによるローラーポンプ方式が一般に用いられる．近年，血液に遠心力を与えて駆出する遠心ポンプ式の小型血液ポンプが開発され，これは駆動エネルギーが低く抑えられるために，人工心臓や人工心肺などに用いられている．回路内に加温装置が組み込まれている場合，高温になりすぎて溶血が生じることに留意すべきである．[860]

血液網膜関門 blood-retinal barrier ［血液網膜柵］ 血中成分が無制限に網膜組織に移行するのを防ぐ関門で，内側血液網膜関門は網膜血管内皮細胞間に，外側血液網膜関門は網膜色素上皮細胞間にある．これにより，網膜の神経細胞は血液中の免疫担当細胞などから隔離されている．これが破綻すると，漿液性網膜剝離や網膜浮腫がみられ，フルオレセイン蛍光眼底造影検査を行うと，蛍光漏出がしみ出るような形で観察される．[566] ⇨参血液眼関門→887

血液網膜柵⇨同血液網膜関門→891

血液流量 blood flow volume；$\dot{Q}$ ［血流量，血流］ 単位時間内に血管内を移動する血液の容量を指し，mL/分で表す．[226] ⇨参血流速度→931

血液量調節反応 regulatory response of blood volume 神経性の反応としてはバソプレシン，内分泌性のものとしてはレニン・アンギオテンシン系および心房性ナトリウム利尿ペプチドがある．バソプレシンはその抗利尿作用によって水分を保持し，レニン・アンギオテンシン系ではアルドステロンのナトリウム保持作用に伴う水分貯留によってともに血液量を増やす．これに対してナトリウム利尿ペプチドは水とナトリウムの排泄を促すほか，バソプレシンとレニン・アンギオテンシン系を間接的に抑制する作用もあるといわれている．[226]

血液レオロジー hemorheology ［ヘモレオロジー］ 血液を流体としてとらえ，その変形や流動に関する学問．血漿の粘度，血球の変形，血流の流速，血管の弾性などの物理学，生理学，生化学の領域にまたがる．[127]

血液濾過 hemofiltration；HF 血液透析法hemodialysisは小分子量物質の除去には有効であるが，中分子量以上の物質除去については必ずしも有効ではないため，中分子量以上の物質除去を目的として開発されたのが血液濾過法である．ヒトの腎臓における老廃物の除去も血液濾過で行われている．透析液を使用せずに透析膜に圧をかけて血液を濾過する限外濾過ultrafiltration(血液透析時の水分除去のこと)のみを行い，除去された体液量を補充液にて補う．血液透析時のような急激な血漿浸透圧変化が生じにくく，安定した循環動態を得やすい．緑内障，心膜炎，心不全などの場合によいとされるが，小分子量の除去が不十分である点，大量の置換液や専用の装置を必要とするなどの短所もあり，臨床的にはあまり行われてはいない．[1583] ⇨参血液透析濾過法→890，濾過型人工腎臓装置→2999

血液濾過透析法 hemodiafiltration；HDF⇨同血液透析濾過法→890

血縁型家族集団 kinship model family group 生物学的両親とその子，孫などからなる遺伝的につながりをもった家族単位．性別の役割が明確，変化に対する抵抗が強い，などの特徴がある．核家族に似るが，拡大家族とのつながりがより強い．[1166] ⇨参拡大家族→482

血縁者間生体腎移植 related living kidney transplantation 生体腎移植において，レシピエントの血縁者から腎臓の提供を受けて移植すること．腎移植は優れた免疫抑制薬(シクロスポリン，タクロリムス水和物など)の登場により治療成績が向上してきた．そのため欧米では死体腎移植が主流であるが，日本では死体腎移植は少なく，生体腎移植が腎移植の80%以上を占めている．生体腎移植では，腎提供者が明らかであるため，事前に検査や麻酔のための準備を進めることができ，腎阻血時間も短縮できるので，長期成績はきわめてよい．提供者は，原則として腎疾患，高血圧の既往がなく，腎機能が正常である必要がある．なお日本移植学会は倫理指針で生体間腎移植は「6親等以内の血族と3親等以内の姻族」と限定している．[474]

血痂 blood crust びらんや潰瘍面上に生じる痂皮のうち，血液が乾固したもので黒褐色を呈する．続発疹の1つ．[235]

結痂 incrustation⇨同痂皮→541

結果回避義務⇨参結果予見義務→896

結核

tuberculosis ［結核症］

【概念・定義】 結核菌(*Mycobacterium tuberculosis*)の感染によって，肺を主病巣として体内各所に病巣を発生する疾患．大部分は肺内に起こり，**肺結核**となる．感染経路は，活動性肺結核で排菌のある患者が，咳，くしゃみ，会話などにより結核菌を含む飛沫を呼気とともに喀出し，近くにいる人の吸気に吸い込まれて肺内に吸引され，付着して菌が増殖し，病巣をつくる(**飛沫吸入感染**)．肺の末梢の組織に付着した結核菌は増殖しつつ周囲に感染し，病巣が拡大する．病巣の基本形は，結核菌の増殖の周囲に類上皮細胞とラングハンス Langhans 巨細胞が集合し，その外側にリンパ球と線維芽細胞が集合する．その中心部はやがて壊死化する．このような病巣を**結核結節**という．結核結節が融合して大きな結核病巣を形成する．この段階で結核菌は病巣からリンパ流にのって肺門のリンパ節に達して病巣をつくる．肺内初期感染巣と肺門リンパ節病巣を併せて初期変化群という．この状態で人体に細胞性免疫ができて初期変化群は次第に縮小し治癒する．このときツベルクリン反応が陽転する．しかし結核菌は病巣中心に長年残存し，体力の低下があると，病巣から気道内に飛び出して，経気管支的に周囲に散布巣をつくり融合して大きな病巣になる．その中心部は壊死化して，結核菌を含んだ壊死組織は気管支を通して排除され，病巣中心は空洞となる．この時期には発熱，咳，痰が持続する．さらに体重減少が起こり，肺の壊死組織を喀出すると血痰，喀血となる．このような病巣が時期を変え，部位を変えて時折拡大し，次第に肺内病巣が増大し，健常肺が減少していき，ついには呼吸不全となり，死に至ることもある．肺以外にも胸膜に拡大したときには結核性胸膜炎となる．血行性に全身に散布されると粟粒大病変が肺を中心にして，体内各所に病巣をつくり，粟粒結核となる．血行性散布をして，特定の臓器に病変ができると，腎臓結核，膀胱結核，脊椎カリエス，骨関節結核などの肺外結核となる．

【診断】 肺結核は胸部 X 線検査で特有の陰影をつくるので，最も重要な診断の手段となる．喀痰中にある結核菌は喀痰をスライドグラス上に塗抹標本とし，チール・ネールゼン Ziehl-Neelsen 染色をして顕微鏡検査により検出する．喀痰を結核菌専用の試験管培地で培養し結核菌のコロニーを検出することも重要な診断法である．またツベルクリン皮内反応で発赤斑の大きさから感染の有無を検査する．近年実用化されたクオンティフェロン® Quanti FERON®-TB(QFT)という検査法は，結核菌特異タンパクを血液に添加して，リンパ球で産生されるインターフェロンを定量する方法で，診断に有用である．

【治療】 治療には**化学療法**，肺虚脱療法，外科切除療法があるが，現在はほとんど化学療法のみで治癒させることができる．使用される薬剤は，イソニアジド(INH)，リファンピシン(RFP)，ストレプトマイシン硫酸塩(SM)，エタンブトール塩酸塩(EB)など 11 種類があり，3 ないし 4 種の薬剤を併用して，6 か月から 1 年治療すれば多くの病変は治癒する．しかし，中にはさらに長期間を要することもあり，また初発結核であっても多剤耐性菌の感染で，有効な抗結核薬がなく**多剤耐性難治性結核**になるものもある．

【予防】 BCG (bacillus Calmette-Guérin)は結核の発症を予防する方法として広く行われている．カルメット Albert Calmette とゲラン Camille Guérin によりウシ型結核菌を培地で 3 週間隔 230 代累代培養することにより無毒化した菌であり，皮内に接種し，限局性の病巣をつくり，結核菌に対する免疫を獲得するものである．通常の接種法は管針法といわれる方法で，BCG ワクチン懸濁液を上腕に滴下し，9 本の針がついた管針でその上から圧迫して針先で BCG ワクチンを皮内に接種する．通常，隣接する 2 か所に接種する．皮内病巣が BCG 菌により化膿することにより免疫を獲得する．この方法ではその効果がいまだ限定的で，予防接種として実施しない国もある．[953]

結核の看護ケア

結核は，空気(飛沫)感染で，経気道的に吸入することで菌が肺内に付着し感染が成立する．二類感染症であり，診断した場合，医師はただちに保健所に届け出る義務がある．結核病変は肺に生じることが一般的であるが，肺以外にも起こりうる．ここでは肺結核に焦点を当てて述べる．

治療は，薬剤の抵抗性を示す菌の出現を予防するため複数の抗結核薬を用いた薬物療法が中心で，治療期間は半年から 1 年を要する．進行した状態で症状が出現し，咳嗽，喀痰，発熱，ときに喀血，呼吸困難などが生じる．突然，大量に喀血することもある．喀血した場合にはそれを誤嚥しないよう速やかに気道確保する．これらの症状が激しいときには患者の苦痛も強いので，呼吸状態の観察を行い，呼吸が楽にできるような体位の工夫や気道浄化を促す援助を行う．患者の状態に応じた効果的な排痰方法，感染拡大を防ぐための分泌物処理方法やマスク着用方法についての指導も行う．治癒を左右する服薬行動への支援は特に重要である．薬剤耐性の原因をつくらないために規則的かつ確実に服薬するよう，その必要性と治療効果，出現の可能性がある副作用について十分に説明し，患者の受け入れや理解度を確認し，副作用の早期発見，緩和に努める．

排菌がなくなると通院治療となる．生活においては，確実な服薬行動の維持と過労や不摂生を避け，十分な栄養と休息をとる，精神的ストレスを回避するといった自己管理が重要となる．患者の疾患に対する理解度，再発や予防に対する認識，社会復帰後の生活環境，サポートシステムなどをアセスメントし，再発・悪化予防に向けた日常生活の調整を行う．また，「感染症新法」における医療費公費負担制度があることや，退院後の相談窓口(保健所や結核予防会など)に関する情報提供を行い，社会復帰へ向けての不安を軽減・緩和できるよう援助する．

排菌期間中は，患者は陰圧に設定された個室などに入室することとなり，外部と遮断された環境下に置かれる．そのため，閉塞感や不安が増強しストレス反応が出現しやすい．精神的動揺に留意し，患者の心身の安静が図れるよう，ストレスの緩和に努め，家族や重要他者によるサポートを受けられるよう調整する．[1572] ⇒

参結核→892

結核アレルギー　allergy in tuberculosis　結核菌の感染

後に結核菌あるいはその菌体成分に対して示す抗原抗体反応．結核感染後ツベルクリン反応が陽性になることや，血液中に産生される抗体を検出するクオンティフェロン®の反応もその1つである．他に本アレルギーの現象と考えられるものに胸膜炎，心膜炎，結核性紅斑などがある．[953]

結核患者管理制度 結核患者に対し適切な医療と正しい生活指導を行い，早期社会復帰を目指すとともに，家族その他への感染を防止するために行われる管理制度．2007（平成19）年3月で廃止された「結核予防法」に規定されていたもの．「結核予防法」は同時に改正施行された「感染症法」に統合され，結核は2類感染症に位置づけられた．結核患者に対する管理は，届出（入院，退院），登録（結核登録），現状把握，保健指導（家庭訪問，衛生教育など），管理検診（要経過観察者，治療中断者または放置患者）からなるが，患者の病状，受け入れ状況，生活環境などを総合的に把握し，対応することが重要．近年，特に高齢者や合併症を有する人，住所不定者などのハイリスク者の結核罹患率が高くなっており，結核患者に対する医療が注目されている．これらの患者のうち，一般患者に対しては，医療費公費負担（「感染症法」37条2項）が，感染させる恐れが著しいと認められる患者に対しては，都道府県知事，保健所設置市市長，特別区区長は，従業制限や結核指定医療機関に入院することを勧告することができ，感染を予防する措置がとられている（勧告入院制度，「感染症法」37条）．保健所と都道府県，指定都市をコンピュータオンライン化し，従来の感染症発生動向調査とともに結核・感染症サーベイランス事業として実施されていたが，1997（平成9）年には「結核・感染症発生動向調査事業」と改称され，2000（同12）年からは，これらの情報は月報（速報）として公表されている．また同年に提示された「日本版21世紀型DOTS（Directly Observed Treatment Short-Course，直接服薬確認療法）戦略」に基づき，患者の早期発見と蔓延予防のための接触者検診と直接的服薬管理の強化を目指し，全国規模で2003（同15）年からDOTSの推進および接触者検診などの事業が展開されている．[1451] ⇨参再興感染症→1156

結核・感染症サーベイランスシステム surveillance system of tuberculosis and infectious diseases WHO（世界保健機関）はサーベイランスを，有効な対策を樹立するために，疾病の発生と蔓延に関与するすべての面を継続的に精査することと定義づけている．わが国では感染症の発生情報の正確な把握と分析，国民や医療関係者への的確な情報の提供と公開を行うことを目的に，1987（昭和62）年より結核・感染症サーベイランス事業を実施してきた．1999（平成11）年度から「感染症の予防及び感染症の患者に対する医療に関する法律」の施行により，「感染症発生動向調査事業」として週報単位で一元的な情報収集を行い，感染症の発生状況や動向調査，分析，提供，公開を行う体制となった．医療機関（指定届出機関）から保健所に届出のあった感染症発生情報は保健所，都道府県，政令指定都市，厚生労働省，国立感染症研究所，地方衛生研究所の関係機関のコンピュータ・オンラインシステムを用いて，患者発生情報の迅速な収集と還元が行われる．保健所の結核に関する情報についても同様のシステムを用いている（図）．2007（平成19）年4月の感染症法改正により，1類，2類，3類，4類，5類感染症（98疾患）と定点把握疾患（27疾患）を対象に情報を収集している．[73]

結核・感染症発生動向調査事業 ⇨同感染症発生動向調査事業→633

結核胸⇨同狭長胸→763

結核菌⇨同マイコバクテリウム・ツベルクローシス→2726

け

●結核・感染症発生動向調査事業のフローチャート

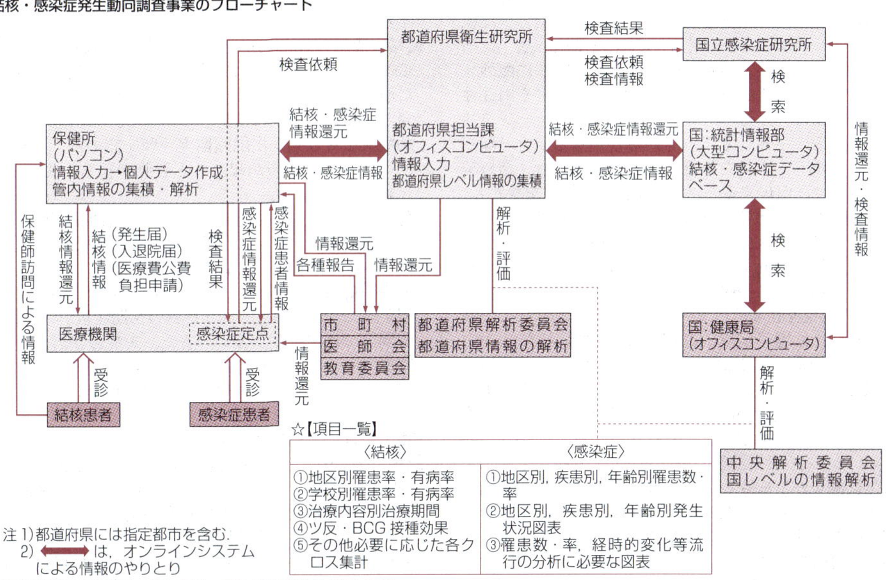

（財）厚生統計協会：国民衛生の動向・厚生の指標 増刊56（9）：137，図1，2009

結核菌検査指針　多剤耐性結核菌(MDR-TB)や致死率の高い広範囲薬剤耐性結核菌(XDR-TB)，超多剤耐性結核菌などが出現し，その蔓延が危惧されていることから，検査の迅速化に向けて結核菌検査の体制が2007年に確立された．内容は次のとおり．結核菌検査は一般に，3日連続して喀痰を採取し，3回の塗抹染色と培養検査を行う．塗抹検査で3回とも陰性であれば，気管支鏡検査，さらに核酸増幅法などを加える．陽性では早急な鑑別が必要なため，結果が短期に得られる核酸増幅法を用いる．幼児や高齢者などで喀痰排出が困難な場合は誘導喀痰を行うか胃液を検査する．検査結果を早く知る必要があり直接塗抹する場合もあるが，均等化後遠心集菌した検体を用いるほうがより精度の高い検査が可能である．染色にはチール・ネールゼン Ziehl-Neelsen 法と蛍光法があるが，見落しを防ぐには視野の中で結核菌が光って見える蛍光法を用い，1視野に1個あるいはそれ以下の場合はチール・ネールゼン法によって確認する．塗抹検査の結果判定にはこれまでガフキー号数を用いていたが，複数個の菌が固まって見られることが多く，新結核菌検査指針では検出菌数を1+，2+，3+で表すようになった．1+はガフキー2号，2+は5号，3+は9号に相当する．抗酸菌のみを選択的に培養する培養検査では，粘液溶解剤を加えて抗酸菌を分離する．入院患者の退院の時期は原則として塗抹検査と小川培地による培養検査の結果によって判定するが，時に近年，新しい検査法として用いられるようになった液体培地による培養も加える．⇨参ガフキー号数→543

結核菌検査法⇨同抗酸菌検査法→1006

結核菌培養法⇨同抗酸菌培養法→1006

結核結節　tubercle，tuberculous tubercle　結核菌感染症にみられる陳旧化して被包化された肉芽腫性結節．典型的には3層からなる構造を示す．まず結節中心部に黄白色の乾酪壊死巣を形成する．これを囲んで上皮様を呈するマクロファージ由来の類上皮細胞と類上皮細胞の癒合で生じた，核が細胞質辺縁に馬蹄形に配列するラングハンス Langhans 型巨細胞が混在する肉芽性組織層を形成．さらにこの周囲にマクロファージを活性化させる，主としてTリンパ球からなるリンパ球浸潤層を形成し，全体を線維性被膜が取り囲む．結核結節がさらに陳旧化すると，病変全体に線維化をきたし，異栄養性石灰化あるいは骨化が加わり，非常にかたい結節となる．結核菌は陳旧化した結核結節内でも生き続け，免疫能が低下した時に結核再燃の原因病巣となる．[925] ⇨参乾酪巣→658

結核腫　tuberculoma　［ツベルクローマ］　肺結核の一病型．画像上，境界が鮮明な充実性の(空洞がない)径1 cm 以上の孤在性結節影を呈する．X線所見上腫瘍に類似していることからこの呼び名があり，良性および悪性腫瘍との鑑別が必要になる．二次性結核症では病巣が線維化や石灰化をきたしながら治癒に向かうことが多いが，小葉性乾酪巣が結合織により被包化された被包乾酪巣が形成される．内部の乾酪壊死巣が穿孔して隣接する気管支と交通すれば，開放性空洞を生じて結核菌を排菌するようになる．[1605]

結核症⇨同結核→892

欠格条項　disqualification　精神あるいは身体に障害のある人が，特定の資格を取得したり，ある種の行為を行うことが不適当であることを法律や条例で定めた条項．これには，絶対的欠格条項(例えば目の見えない人は医師免許を取得できない)と，相対的欠格条項(例えば精神病者または麻薬，大麻もしくはアヘンの中毒者には医師免許を与えないことがある)に分けられる．これまで多くの身分法には欠格条項の規定があったが，障害のある人も健常者と一緒に社会生活に参加するべきだというノーマライゼーションの考えに基づいて，近年見直されつつある．[389]

結核初感染　primary infection of tuberculosis　結核菌がはじめて体内に感染し，これに伴う初期の病変．結核菌が経気道的に肺内に吸引されて肺胞内に付着し増殖する．増殖した結核菌の周囲には充血，浮腫，好中球の滲出が起こり，小さい病巣が形成される．病巣中心部は乾酪壊死となり，周辺部は類上皮細胞が増殖し，その外側に小円形細胞が浸潤する．これが初感染病巣である．初感染病巣の形成後間もなく，結核菌の一部はリンパ流にのって肺門部リンパ節に移行し，病巣をつくってリンパ節腫大を起こす．初感染病巣と肺門リンパ節腫脹が初期変化群である．これらの変化により体内に結核に対する免疫が形成され，しだいに炎症が終息して病巣部は線維化して治癒する．免疫が形成されるとツベルクリン反応は陽性になる．これらの変化が結核初感染の病変である．[953]

結核疹　tuberculid　［類結核］　結核菌感染によって生じる皮膚結核のうち，皮膚病変局所から結核菌を証明することができない，血行性に散布された結核菌あるいは菌体成分に対する過敏反応の結果，皮膚に形成される一連の病変を示す．病型によりバザン Bazin 硬結性紅斑(一部)，陰茎結核疹，丘疹性壊疽性結核疹，腺病性苔癬などがこの範疇に含まれる．ツベルクリン反応による検査では強陽性を示す．抗結核療法により治療する．[235]

結核性潰瘍　tuberculous ulcer　腸管や尿路などの管腔臓器において結核菌に感染すると生じる病変．内腔面に壊死巣が広がり潰瘍となる．腸結核では回盲部に好発し，輪状の下掘れ潰瘍を形成する．潰瘍辺縁には乾酪壊死を伴う類上皮細胞性肉芽腫を認める．抗結核療法により瘢痕治癒が起こると管腔の狭窄を生じる．[925] ⇨参腸結核→2010

結核性関節炎　tuberculous arthritis　［関節結核］　結核菌による関節炎．初発部位によって骨型と滑膜型とに分類される．骨型は骨端部から骨関節内に波及．一方，滑膜型は滑膜に初発し滑膜炎を起こす．股関節では骨型が多く，随意跛行という特有の初期症状がみられる．膝関節では滑膜型が多い．また，炎症の様態から，水腫型，肉芽型，化膿型に分けられる．減少傾向にあるが，近年高齢者の発生頻度が比較的高くなってきている．[242]

結核性気管⇨同気管結核→668

結核性胸膜炎　tuberculous pleurisy，pleural tuberculosis　［結核性肋膜炎］　結核感染に起因して起こる胸膜炎．肺内に病変が認められない特発性胸膜炎と，肺内に病変が認められる二次性胸膜炎とがある．特発性胸膜炎といわれるものでもツベルクリン反応が陽転後6か月以内に起こることが多いこと，胸膜炎罹患後肺結核を発症することが多いことなどから結核が原因と考えられる．主症状は胸水貯留，胸痛，発熱などであり，胸水が多量になると呼吸困難を起こすことがある．胸部X線検査で胸膜腔に胸水を認める．胸水の性状は，滲出液でタンパク質濃度4 g/dL以上，比重1.018以上，リヴァルタRivalta反応陽性，リンパ球の増加などである．診断が困難な場合，胸膜生検で組織をとり，組織検査をする．治療は肺結核と同様に，抗結核薬3-4種による化学療法を行う．胸水が多量で呼吸困難を呈するときは穿刺して胸水を排除する．[953]

結核性空洞 tuberculous cavity 結核菌を中心とする結核結節が融合して形成された肺結核の病巣の中心が乾酪壊死となり，気管支に開通し，壊死部が痰となって排出されて空洞化したもの．かつては空洞が形成されるとその周辺の結核菌が長期間残存し，活動性が続くことが多かったが，現在では強力な抗結核薬により空洞化しても排菌が停止し完全治癒することが多い．空洞周辺の病巣が残存した空洞壁の厚い空洞もあれば，内部が完全に排除されて薄壁空洞になることもある．[953] ⇨参乾酪壊死→658

結核性頸部リンパ節炎 tuberculous lymphadenitis of neck ［**頸部結核性リンパ節炎，頸部リンパ節結核**］ 結核感染に起因する頸部リンパ節炎．肺内の結核病巣を伴わないことも多い．触診で頸部の胸鎖乳突筋より背側に数個のリンパ節を触知する．リンパ節はやや扁平で深部で相互に癒着していることが多い．リンパ節腫大が大きく一部軟化して皮膚に瘻孔をつくり，排膿する．その中に結核菌を検出することがある．治療法は肺結核ほど一定していないが，1ないし2種の抗結核薬を内服する薬物治療が多い．瘻孔をつくった場合，瘻孔の自然閉鎖は困難で手術的治療が適応になる．[953]

結核性後彎(わん)症 tuberculous kyphosis 結核菌により脊椎の椎体が破壊され進行すると，脊柱が後彎変形をきたす疾患．小児期に罹患すると高度の後彎を形成しやすく角状に突出することもある．病巣が治癒すると，椎体は互いに骨性に癒合する．[818]

結核性股関節炎 tuberculous coxitis ［**股関節結核**］ 結核菌により股関節軟骨が破壊される疾患．小児に好発し，股関節の疼痛，関節可動域制限，跛行などが出現．X線像では軟部組織の腫脹，骨萎縮像，さらに骨破壊像を認める．関節穿刺液からの結核菌の証明，ツベルクリン反応陽性などにより診断される．[818]

結核性髄膜炎 tuberculous meningitis 結核菌の二次感染による髄膜炎で，多くは肺結核から血行性に散布され，免疫能の低下している患者に好発する．脳底部に生じやすく，連続性に脳実質に波及しやすい．しばしば肉眼的に脳底部くも膜に灰黄白色調〜混濁状のゼラチン様滲出物をみるが，治療などにより線維化，壊死，播種性病変などに変化しうる．組織学的に典型的な結核結節は成人の滲出型では不明瞭だが，小児の小脳に多い．臨床的に発熱，頭痛，意識障害，痙攣，動眼神経麻痺，項部硬直を呈し，髄液所見でタンパク質増加，糖減少，単球優位の細胞増加を示し，チール・ネールゼンZiehl-Neelsen染色や培養なども可能．近年検査方法としてポリメラーゼ連鎖反応(PCR)法などの迅速遺伝子診断法も開発されているが，まだ確立されているとはいえず，疑われた時点で抗結核療法を開始する．[1299] ⇨参再感染《肺結核の》→1149

結核性精管炎 tuberculous deferentitis ［**精管結核**］ 性器結核の1つで，尿路あるいは精管周囲のリンパ系を通じて精管に感染する．典型的な精管炎では，触診可能な数珠状の結節を形成する．無痛性．抗結核化学療法を行う．[353]

結核性精巣上体炎 tuberculous epididymitis ［**精巣上体結核，結核性副睾丸炎，副睾丸結核**］ 結核菌による精巣上体(副睾丸)の炎症．男性性器結核のうちで最も頻度が高く，前立腺結核や精嚢結核から精管性あるいはリンパ行性に感染が精巣上体に及ぶことが多い．無痛性に精巣上体がかたく腫大し，ときには膿瘍を形成し皮膚に自潰して瘻孔を形成することがある．抗結核薬による化学療法が第一選択である．難治性の場合には精巣上体を摘除することもある．[353]

結核性精嚢炎⇨同精嚢〔腺〕結核→1703

結核性脊椎炎 tuberculous spondylitis ［**脊椎カリエス，脊椎結核，ポット病**］ 結核菌による脊椎感染症．胸椎，腰椎の椎体終板に好発する．成人では肺などの一次感染巣からの血行性二次感染が多く，近年は結核の既往がある高齢者，免疫不全宿主での発症が増加している．幼小児は椎体が初発となる．腰背部痛，叩打痛，脊椎の不撓性などの症状を呈する．急性の全身症状は欠くことが多い．結核性膿瘍は，局所の発赤や熱感も伴わないことから冷膿瘍とも呼ばれ，しばしば巨大膿瘍となり周囲組織内を下降する流注膿瘍となることがある．膿瘍，肉芽組織，腐骨などにより脊髄が直接圧迫されると下肢の麻痺(ポットPott麻痺)が出現する．診断は喀痰・組織培養，PCR(ポリメラーゼ連鎖反応 polymerase chain reaction)，ツベルクリン反応などによる結核菌の同定，単純X線やMRI，CTなどの画像検査でなされる．治療は抗結核薬の投与を行い，装具やギプスで局所の安静と変形予防を図る．脊髄麻痺，脊椎変形が進行性で，保存療法が無効の場合は病巣掻爬，骨移植固定術などの手術的療法も行われる．[642]

結核性前立腺炎 tuberculous prostatitis ［**前立腺結核**］ 結核菌による前立腺の炎症で，他部位からの血行性感染あるいは尿路から経精管性に感染する．慢性炎症であるので自覚症状がないことも多いが，会陰部不快感，頻尿，排尿時痛，排尿困難，射精痛，血精液症などを認めることがある．病理組織学的には結核に特有な肉芽腫性病変を示す．直腸指診で凹凸の浸潤結節を触知するので癌との鑑別が問題となることがある．診断は前立腺液中の結核菌の証明あるいは組織診による．治療は抗結核化学療法を行う．[353]

結核性中耳炎 tuberculous otitis media 結核菌感染による中耳炎．化学療法の進歩により最近では少なくなった．血行性あるいは経耳管性に感染する．症状は一般の中耳炎と同じく耳痛，耳漏だが，耳痛は軽いことが多く，耳漏は出血性，有臭性のことが多い．顔面神経麻痺を起こしやすいのも特徴．視診上は鼓膜穿孔が不規則，複数であることが多く，肉芽を形成しやすい．耳漏の菌検査での結核菌の証明，肉芽の組織検査で診断する．治療は抗結核薬療法を行う．骨壊死のあるものは手術の適応．[347]

結核性腸炎⇨同腸結核→2010

結核性尿管狭窄 tuberculous ureteral stricture 尿管結

核の典型像で，特に尿管膀胱移行部に狭窄をきたしやすい．腎から腎盂を介して結核感染が尿管に生じると，尿管壁は肥厚する．その後，瘢痕化により狭窄が生じ，水腎症をきたす．また尿管の線維化により尿管の走行は直線化し，尿管口が大きく開き，ゴルフのホール状となる．それに伴い尿管下端の弁機能が障害され，膀胱尿管逆流が生じる．[353]

結核性膿胸 tuberculous empyema，tuberculous pyothorax 胸膜腔内に貯留した液が膿性となる現象をいう．肺結核，あるいは肺手術後などに起こりやすい．胸部X線像で胸膜肥厚のみを呈し無症状のこともあるが，気管支瘻や肺瘻が発生すると熱，咳，痰，呼吸困難などの症状が急激に出現し，経気道的に結核菌が散布され，急性増悪を起こすことがある．そのときの胸部X線像では鏡面像がみられる．瘻孔は一度形成すると閉じにくく，投薬治療のみでは回復がむずかしいため，開放術などの外科的治療を行う必要が生じる．[1443]

結核性膿瘍 tuberculous abscess ［冷膿瘍，寒性膿瘍］ 骨関節が結核におかされ，骨破壊とともに膿瘍が形成される状態．上位胸椎では滞留膿瘍，下部胸椎や腰椎では腸腰部や下腹部，鼠径部に膿瘍が流出して膨隆することがある．[818]

結核性肺炎 tuberculous pneumonia 大量の結核菌に感染することで，激しい炎症性変化を起こし，強い滲出性炎症と乾酪性炎症を呈する状態．急性細菌性肺炎に類似する病態を示す．高熱を発し咳，痰，膿性痰を伴う．胸部X線写真では広範に濃厚な浸潤陰影があり，陰影内に空洞を認めることが多い．喀痰中には大量に結核菌を混じて排出する．乾酪性炎症が多く滲出性炎症が少ない場合を乾酪性肺炎という．[953]

結核性副睾丸炎⇨回結核性精巣上体炎→895

結核性腹膜炎 tuberculous peritonitis 結核菌の腹膜への慢性感染．粟粒結核の一分症として汎発性腹膜炎をきたす例が多いが，腸結核や腸間膜リンパ節結核，結核性卵管炎などからの連続性波及で限局性腹膜炎を呈することもある．腹水貯留の他，腸管癒着や腸瘻，乾酪膿瘍などを生じる．症状は，微熱や倦怠感，食欲不振，腹痛，腹部膨満感，腹水などで非特異的．特徴的検査所見は乏しく，ツベルクリン反応も陽性率が低い．画像診断では，腹水や腹膜肥厚，腫瘤形成，腸管癒着などがみられる．リンパ球優位の漏出性腹水で腹水中のADA（アデノシンデアミナーゼ adenosine deaminase）高値があれば結核性腹膜炎が強く疑われるが，腹水中の結核菌の証明は困難．ポリメラーゼ連鎖反応（PCR）による結核菌の核酸証明も診断の参考となる．腹膜生検で結核に特異的な組織所見が得られれば，診断を確定できる．治療は，抗結核薬を全身投与するが，多剤耐性菌や腸閉塞をきたした例では予後不良となる場合もある．[396] ⇨参慢性腹膜炎→2758

結核性膀胱炎 tuberculous cystitis ［膀胱結核］ 尿路結核の1つの病変で，通常は腎から尿路を結核菌が下降し膀胱に定着して炎症を生じる．症状は他の一般細菌による膀胱炎と同様，排尿痛や頻尿などの膀胱刺激症状である．尿沈渣で無菌性膿尿を認める．膀胱鏡検査では結核結節や潰瘍を認める．進行すると膀胱は萎縮し頻尿が高度となる．また尿管逆流や尿管狭窄により水腎症が生じる．治療は抗結核化学療法を行う．膀胱萎縮が高度の場合，腸管を利用した膀胱拡大術が行われる．[353]

結核性リンパ節炎 tuberculous lymphadenitis⇨回リンパ節結核症→2958

結核性肋膜炎⇨回結核性胸膜炎→894

結核予防会 Japan Anti-Tuberculosis Association；JATA ⇨回日本結核予防会→2221

結核予防法 Tuberculosis Prevention Act 結核の予防および結核患者に対する適正な医療を図り，結核が個人にも社会にも害を及ぼすことを防止し，公共の福祉を増進することを目的として，1951（昭和26）年に制定された法律．定期的健康診断，予防接種，届出，登録の必要性，公費負担などが決められている．しかし，結核の予防などに関する状況の変化を受けて，2005（平成17）年，結核対策の効率化・重点化など一部改正がなされたが，2007（平成19）年3月で廃止され「感染症法」に統合された．[321]

血褐素⇨回ヘモフスチン→2634

結果予見義務 duty to foresee consequences 一般の社会生活においても同様であるが，特に医療において，医師や看護師などの医療専門職従事者は，ある医療行為を行えばこのような結果になる，ということを予見しなければならない．例えば，注射部位によっては，神経を損傷し，麻痺が起こることを予見してその注射部位を避け，危険を回避しなければならない．そのような予見する義務をいう．仮に副作用や傷害などの危険が起こることが予見される場合には，その結果を回避する義務があり，結果回避義務といわれる．これを怠ると注意義務違反，すなわち過失になる．[1410]

血管 blood vessel ヒトの血液は，閉鎖された管（血管）の中で循環している（閉鎖血管系）．血管の名称は，心臓から拍出される血液が流れる血管を「動脈」，心臓に流入する血液を運ぶ血管を「静脈」，動脈と静脈の間をつなぐ細い網目状の血管を「毛細血管」と呼ぶ．血管は動脈→毛細血管→静脈の順に直列の配置をとり，心臓を出た血液はこの順に流れる．身体には心臓をはさんで2つの循環系がある．①肺循環（小循環）：心臓（右心室）→肺→心臓（左心房），②体循環（大循環）：心臓（左心室）→全身→心臓（右心房）．肺循環は静脈血（二酸化炭素を多く含む）を肺に送り，ガス交換により動脈血（酸素を豊富に含む）にかえる循環系で，大循環は動脈血の酸素を全身に配送し，静脈血を心臓へ還流する循環系．したがって，心臓の右心系（右心房，右心室）は静脈血のポンプ，左心系（左心房，左心室）は動脈血のポンプとして働いている．血液には血液ガスのほかにも種々の物質（栄養物，水分，電解質など）が含まれていて，血管の役割はそれらを輸送すると同時に，周囲の細胞や組織に受け渡すことにある．こうした物質交換は，血管壁が薄く，物質の移動が容易な毛細血管で活発に行われる（交換血管）．物質交換の盛んな肝臓の類洞や内分泌腺の洞様毛細血管なども毛細血管の一種である．「洞」とは血管内腔がより広い状態を指し，大動脈洞（上行大動脈の起始部），心臓の冠状静脈洞などがある．一方，大循環での臓器と血管の位置関係をみると，主要な臓器（脳，消化器系，腎臓）や体壁（上肢，下肢，体幹の壁）への血管系は並列に配置されていることがわかる．これは，建物の電気配線が部屋ごとに並

●全身の主な動脈

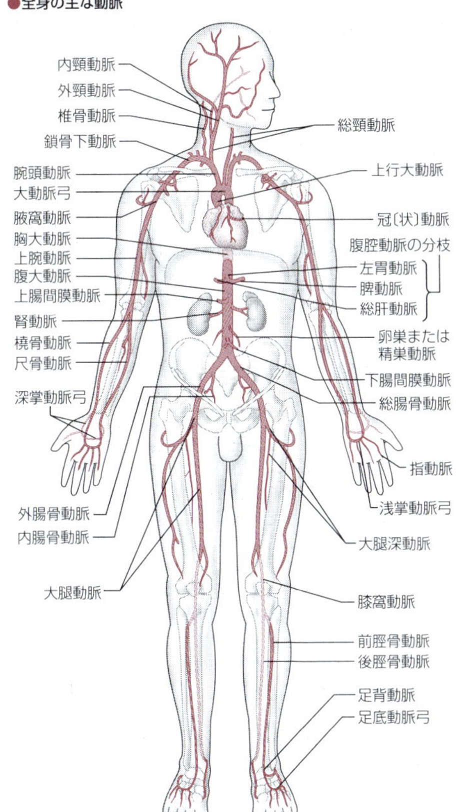

●全身の主な静脈

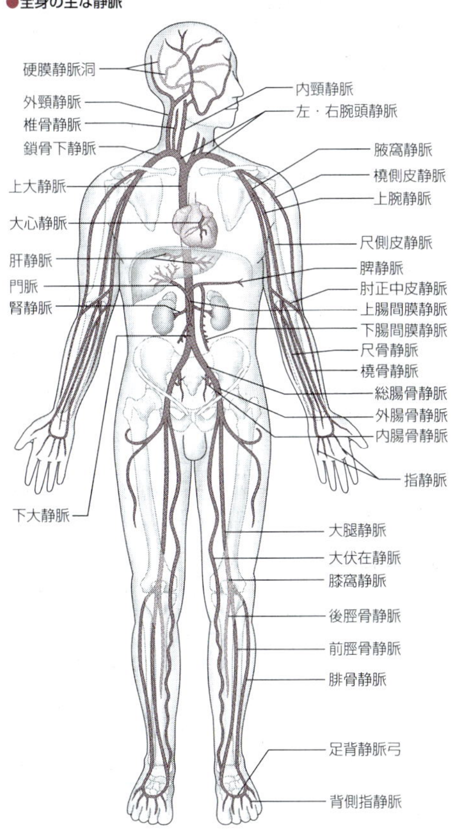

列になっていて，1か所で消灯しても他の部屋には影響しないことと同じシステムである．すなわち，1つの臓器で手術のために止血していても，他の部位の血流は支障なく保たれていることになる．終生働き続ける心臓自身は独自の循環系(冠〔状〕血管系)をもつ．[1044]
⇨参血管の構造→897

血管の構造　structure of blood vessel　血管壁は基本的に内膜，中膜，外膜の3層からなる．内膜は単層の扁平な内皮細胞(内皮)とそれを裏打ちする薄い結合組織層．中膜は血管の強度を支え，血液動力学的機能をもつ構造で，主にらせん状に配列する平滑筋と弾性線維網を含む．外膜は疎線維性結合組織で，臓器間を埋める結合組織につながっている．動脈では太くなるほど中膜が発達し，血管壁の厚みが増す．大動脈系(大動脈弓，胸大動脈，腹大動脈など)では，心拍出量を受け止めるために中膜全体に弾性有窓膜が発達し，弾力性を増している(弾性動脈)．弾性有窓膜の裂隙(窓)は血管壁内での物質移動の通路となっている．心臓から遠位の動脈(上腕動脈，大腿動脈など)では中膜に平滑筋が発達し(筋性動脈)，筋の収縮力が増し，弾性有窓膜は中膜の内・外側に偏在するようになる(内弾性膜，外弾性膜)．内径がさらに細い細動脈では血管抵抗が著しく増して血流が急速に遅くなる(抵抗血管)．毛細血管は1層の内皮細胞のみで，中膜・外膜を欠く．このため物質の移動が容易で，血管内外の物質交換を行う重要な領域となっている(交換血管)．一方，静脈では動脈

●血管の内部構造

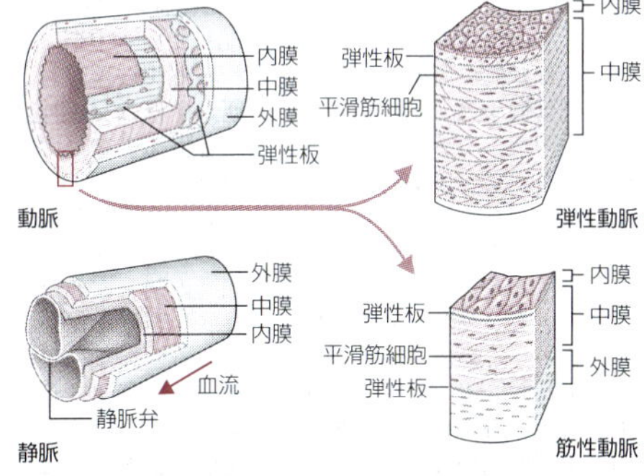

動脈には弾性動脈と呼ばれる太い動脈と筋性動脈と呼ばれる細い動脈があり，それぞれの壁の構造に違いがみられる．静脈には血流の逆流を防ぐ静脈弁がある．

に比べると中膜の発達が悪いため壁は薄く，弾性線維や筋層も少ない．加えて静脈の壁の伸展性は動脈よりも遥かに大きい．このため，毛細血管を通り過ぎた後，流速の遅い血液は静脈中に貯留することになり，全血液量の60％は体静脈中に存在している．しかし，下大静脈では外膜に縦走する平滑筋束が発達していて，心臓より下の部位から重力に抗して血液を心臓に戻している．四肢の静脈では血液の逆流を防ぐために，薄い帆状のヒダ(静脈弁)がみられる．しかし，脳や内臓の静脈には弁はない．また，太い動・静脈には血管壁自体を養う栄養血管が分布する(血管の血管)．[1044] ⇨参血管→896

血管圧痕 vascular impression，vascular marking ［血管溝］ 中硬膜動静脈および板間静脈の血管の圧迫による頭蓋骨の溝を示す．ときには頭蓋骨の骨折線との鑑別が必要となる．[1017]

血管運動 vasomotion 血管を収縮あるいは弛緩(拡張)すること．これによって血管抵抗が調節される．血管は，内圧の変化や交感神経，ホルモン，内皮の働きなどにより，血管内径を変化させて臓器血流を調節している．動脈硬化や加齢などによって適切な血管運動が障害されると血圧調節に障害が起こる．[1471] ⇨参血管収縮→900

血管運動神経性鼻炎⇨同血管運動性鼻炎→898

血管運動神経調節 vasomotor regulation 血管平滑筋細胞は血管を取り囲むように配列し，動脈系では密に存在し，中膜を形成する．血管に常に緊張を保つため，血管平滑筋細胞はホルモンによる液性調節と神経系を介する血管運動神経調節を受けている．交感神経節後線維はアドレナリン作動性線維であり，血管平滑筋細胞のα受容体を介して血管を収縮させる．血管平滑筋の緊張状態を保つために，交感神経節後線維は絶えずインパルスを発生し，インパルス頻度が増加すると，ノルアドレナリンの放出が増加してさらに血管緊張を高める．インパルス頻度が低下すると血管は弛緩する．[310]

血管運動性鼻炎 vasomotor rhinitis ［血管運動神経性鼻炎］ 発作性くしゃみ，多量の水様性鼻漏，鼻閉を伴う典型的な鼻アレルギー症状をもちながら，諸検査により抗原を証明できない場合をいう．鼻の過敏症ともいわれる．[451]

血管運動中枢 vasomotor center ［心臓血管中枢，循環中枢］ 心臓・血管系を統合的に支配している中枢．主なものは延髄の脳幹網様体に含まれる外側被蓋野および吻側延髄腹外側部にある．血管運動中枢は交感神経興奮性中枢，交感神経抑制性中枢，心臓迷走神経中枢に分けられる．圧受容器などからの求心性情報を受けてこれらの3中枢は相互に干渉し合い，交感神経活動を反射的に規制している．ここから毎秒1-3回の割合で発生するインパルスは血管収縮線維の緊張性放電と呼ばれ，交感神経を介して血管平滑筋の緊張を保つとみられる．このインパルスが遮断されると血圧は急速に低下してショック状態に陥る．頸髄を切断する動物実験により脊髄の循環中枢の存在も明らかとなり，延髄の中枢が働かなくなるとこれが反射中枢となることがわかっている．また，大脳皮質，視床下部など，延髄よりも上位の中枢神経系にもこの中枢があるといわれる．[226]

血管運動反射 vasomotor reflex 血液中の二酸化炭素の量や血圧に反応して反射的に血管が収縮したり拡張したりすること．[226]

血管壊死 angionecrosis 小血管が壊死に陥った状態．悪性高血圧が続くと，細い動脈の血管壁に変性をきたして動脈全体が壊死に陥る．[371,110]

血管炎 angi〔i〕tis，vasculitis 血管壁の一部ないし全層をおかす炎症．組織学的には血管壁組織への炎症性細胞の浸潤やフィブリノイド壊死などを認める．血管径(大動脈炎，動脈炎，静脈炎，毛細血管炎)，部位(心，腎，肺，脳，皮膚，筋肉など)，病理学的所見(壊死性，巨細胞性など)，原因(物理的，感染性，免疫性，薬物性など)によって分類される．[439]

血管炎症候群 vasculitis syndrome⇨同多発動脈炎→1925

血管炎によるニューロパチー vasculitic neuropathy 血管炎症候群の中でも，結節性多発動脈炎，アレルギー性肉芽腫性血管炎(チャーグ・シュトラウス Churg-Strauss 症候群)，ウェゲナー Wegener 肉芽腫症などではしばしばニューロパチーを合併する．機序として，血管炎により末梢神経に虚血を生じる結果，軸索型末梢神経障害をきたすと考えられ，全身性エリテマトーデスや関節リウマチなどの膠原病でも生じうる．特徴として，末梢神経が左右差なくびまん性に障害される多発神経障害型と異なり，左右差の目立つ多発性単神経障害型で，障害された末梢神経の分布と一致した筋力低下や感覚障害を示す．診断には末梢神経生検により血管炎の存在を証明する必要がある．治療には副腎皮質ホルモン剤が用いられる．[576] ⇨参多発動脈炎→1925

血管音 vascular sound 皮膚を介して頸動脈や鎖骨下動脈などの上に聴診器を当てて聞くことのできる音．マンシェットで圧迫した動脈の上から聴取する血管音がコロトコフ音〔Korotkoff sound(血流渦流雑音)〕で，収縮期と拡張期の血流変動で生ずる乱雑音である．マンシェットの圧を下げていき，血流が再開して血管音が聞こえてくる時点が最高血圧となる．さらに下げていき，拡張期血圧以下にすると血流が連続的になるので，コロトコフ音が消失する．コロトコフ音開始圧〔スワン(Swan)第1点〕を最高血圧，音減少時(Swan 第4点)または音消失時の圧力(Swan 第5点)を最低血圧とする．[226]

血管外傷 vascular trauma，vascular injury ［血管損傷］ 鈍的・鋭的外力により血管が損傷されたものの総称．交通事故や労働災害，銃創，刺創などで生じるほか，カテーテルなどによる医原性損傷のこともある．完全断裂時は血管攣縮により出血がみられないこともあるので，診察時には常に血管外傷を念頭におくよう注意が必要である．開放性外傷ではまず直接吻合を試みるが，血管が短縮して直接吻合が難しい場合には損傷部が汚染されている可能性を考えて人工血管を用いずに自家静脈を用いることが望ましい．[207]

血管外皮細胞腫 hemangiopericytoma⇨同血管外皮腫→898

血管外皮腫 hemangiopericytoma ［血管周囲細胞腫，血管外皮細胞腫，外皮腫，周皮腫］ 血管豊富な腫瘍で，異型の少ない細胞が血管周囲に配列し，独特の組織像を呈する腫瘍．血管外皮由来と考えられたため血管外皮腫と呼ばれてきたが，現在では軟部に発生するこの腫瘍は外皮由来の根拠がないため，そのいくつかは除外診断的に孤立性線維性腫瘍 solitary fibrous tumor に分類される．乳児血管外皮細胞腫 infantile hemangiopericytoma と鼻腔血管外皮細胞腫 sinonasal hemangiopericytoma だけは外皮由来とされている．[901]

血管外膜細胞⇨同外膜細胞→456

血管外遊出⇨参漏出→2989

血管外溶血 extravascular hemolysis 赤血球が血管の外，すなわち脾臓や肝臓に代表される細網内皮系で崩壊される現象．本症を認める代表的な疾患として温式自己免疫性溶血性貧血があり，赤血球膜に付着した抗体の一部分が細網内皮系のマクロファージと結合，貪食されて赤血球が崩壊し，血管外溶血を引き起こす．検査所見として間接ビリルビン高値，乳酸脱水素酵素(LDH)高値となり，間接ビリルビン優位の黄疸，ビリルビン系胆石，脾腫を認める．骨髄では赤芽球過形成となる．[1038]

血管拡張神経 vasodilator nerve 骨格筋の細動脈に分布する拡張を起こす神経線維．ほかに血管収縮神経線維も分布する．血管収縮神経のような緊張性放電はせず，生体が危険にさらされたときに血管を拡張して筋肉の血流を増やす補助的な機構であると考えられている．唾液腺，膵臓，脳軟膜，外性器などでは副交感神経性の線維が存在する．[226]

血管拡張性環状紫斑病 purpura annularis telangiectodes ［**慢性色素性紫斑**］ シャンバーグ Schamberg 病，グジェロ・ブルーム Gougerot-Blum 病などとともに慢性色素性紫斑に分類される．病理組織像は血管炎ではなく，赤血球の遊出を伴う慢性炎症の像．主に下腿に好発し，臨床的には毛細血管の拡張，出血による色素沈着(ヘモジデリン)をきたし，点状の紫斑を形成，弧状，弓状に拡大して環状に配列する．上肢にみられることもある．原因不明であるが，循環障害，遅延型反応，薬剤アレルギーなどの諸説がある．環状紫斑は慢性に経過し，血小板や凝固因子の異常はない．[235] ⇨参マヨッキ血管拡張性環状紫斑→2744

血管拡張性肉芽腫 granuloma telangiectaticum ［**化膿性肉芽腫，ボトリオミセス症，妊娠腫瘍**］ 毛細血管内皮細胞の増殖による良性の後天性血管腫をいい，外傷が契機となり発症．臨床的には易出血性のやわらかいドーム状に隆起する紅色の腫瘤．陥入爪の側爪郭に頻発し，その他，顔や掌蹠など皮膚露出部に多い．妊娠中に出現しやすいため妊娠腫瘍ともいう．治療は切除もしくは液体窒素による冷凍療法が用いられる．[235]

血管拡張性肥大症 hemangiectatic hypertrophy⇨同クリッペル・ウェーバー症候群→829

血管拡張中枢 vasodilator center 延髄の減圧領野に位置する血管運動中枢の一部．その活動が高まると，交感神経血管収縮線維のインパルス数が減少することにより，血管拡張が起こる．脊髄の循環中枢に対して抑制的に働く．[226]

血管拡張薬 vasodilator 血管を拡張することにより血流を改善させる薬剤．高血圧や冠動脈疾患，末梢血管の閉塞性疾患などの治療に用いられる．末梢血管拡張薬として用いられるものにはプロスタグランジン製剤や β 受容体刺激薬などがあり，冠動脈拡張薬としては硝酸薬やカルシウム拮抗薬などがある．高血圧に対しては，カルシウム拮抗薬や α 遮断薬などが用いられる．[1366]

血管活性アミン vasoactive amine；VAA⇨同血管作用性アミン→900

血管鉗子 vascular forceps, vessel clamp 血管をはさんで出血を止めるための鉗子や血流を遮断するための鉗子．血管壁を損傷しないよう工夫されており，サティンスキー Satinsky 血管鉗子，ブルドッグ血管鉗子など使途に応じた種々のものがある．[802] ⇨参動脈鉗子→2131，止血鉗子→1262

血管間膜細胞 mesangium cell⇨同メサンギウム細胞→2795

血管奇形 vascular malformation 先天的な血管の形成異常．大血管の主な奇形には総動脈幹・大動脈中隔欠損，大動脈弓離断，大動脈縮窄，動脈管開存・欠損・位置異常，二重大動脈弓，血管輪，左鎖骨下動脈起始異常，片側肺動脈大動脈起始，片側肺動脈欠損，血管鉤，下大静脈欠損，重複下大静脈，左上大静脈遺残，肺静脈還流異常，肺静脈狭窄，先天性動静脈瘻，先天性動脈瘤などがある．[319]

血管機能不全 vascular insufficiency 血管内皮機能不全，平滑筋機能不全，代謝不全によって血管が障害された状態．加齢，肥満，高血圧，糖尿病，脂質異常症，虚血性心疾患，腎不全などで起こりやすく，糖尿病性血管機能不全が重度になると下肢切断に至ることもある．[1471]

血管筋脂肪腫 angiomyolipoma；AML 腎に好発する間葉系腫瘍．血管成分，平滑筋成分，脂肪組織成分が種々の割合で混在する腫瘍．以前は過誤腫と考えられたが，現在は新生物とされている．結節性硬化症との合併が多く，この場合，多発や両側性の率も高くなる．組織学的には異型はなく良性だが，腫瘍内の出血が致死的要因となることがあり，肉腫が発生して肺転移したという例もある．[901] ⇨参腎過誤腫→1510

血管筋腫 angiomyoma⇨同血管平滑筋腫→904

血管筋神経腫⇨同グロムス腫瘍→847

血管緊張 vascular tonus⇨同血管トーヌス→902

血管緊張低下性失神 vasodepressor syncope⇨同血管抑制性失神→905

血管形成術 angioplasty アテローム血管の狭窄，閉塞を治療する方法の総称だが，狭義にはバルーンカテーテルを用いて血管拡張を行う経皮経管血管形成術を指す．バルーンカテーテルには多くの種類があり，腎動脈，冠状動脈，腸骨動脈などのほか，四肢の末梢血管や頭頸部血管まで適応範囲は広い．頭頸部血管の閉塞，狭窄に対しては開頭せずに手術が可能で，近年では脳動脈瘤に対するステント留置なども行われる．⇨参経皮経管血管形成術→871，ステント留置法→1646

血管形成誘導因子 angiogenesis factor⇨同血管新生因子→901

血管痙攣 angiospasm 血管の過剰な収縮(攣縮)をいう．これが起こると血液の循環が障害される．冠動脈では異型狭心症(冠攣縮性狭心症)の病態として知られており，さらに急性冠症候群の誘発因子としても重要である．また，くも膜下出血などに隣接する脳動脈にみられることもあり，虚血性脳症を惹起させたりもする．くも膜下出血後の脳血管痙攣は48時間から2週間の間に起こることが多いため，出現前の早期手術が最良とされる.[1471] ⇨参冠〔状〕動脈攣縮(れんしゅく)→614，血管攣縮(れんしゅく)→905

血管溝⇨同血管圧痕→898

血管雑音 vascular murmur⇨同ブルーイ→2584

血管作動性物質 vasoactive substance 血管に作用し，主として血管平滑筋を収縮あるいは弛緩させる物質．血液循環を介して全身の血管に作用する場合(内分泌性)と，血管内皮細胞や平滑筋細胞で産生，分泌される場合(傍分泌性)とがある．収縮物質は一般に，血管平滑筋細胞の増殖に作用し，高血圧症や動脈硬化症の原因となることが知られており，アンギオテンシンⅡ，アルドステロン，カテコールアミンの α_1 受容体作用，エンドセリン，バソプレシンなどがある．一方，拡張物質には ANP(心房性ナトリウム利尿ペプチド atrial natriuretic peptide)，BNP(脳性ナトリウム利尿ペプチド brain natriuretic peptide)，プロスタサイクリン，アドレノメジュリン，一酸化窒素，カテコールアミンの β_2 受容体作用などがある.[610]

血管作用性アミン vasoactive amine；VAA ［血管活性アミン］ 血管平滑筋に作用し，収縮させたり弛緩させたりするアミン．アドレナリン，ノルアドレナリン，ドパミン，アセチルコリン，セロトニン，ヒスタミンなどがある.[505] ⇨参アミン→179

血管脂肪腫 angiolipoma，hemangiolipoma 脂肪組織由来の脂肪腫の亜型で，脂肪葉間結合織に血管成分を多く有するタイプ．良性で臨床的には比較的かたく，圧痛を伴うものが多い．皮下に多発する傾向がある.[235]

血管腫 hemangioma ［脈管腫］ 一般に間葉系脈管性の母斑および良性腫瘍を指し，脈管腫ともいう．形状などにより，単純性血管腫，リンパ管腫，イチゴ(苺)状血管腫，海綿状血管腫，カサバッハ・メリット Kasabach-Merritt 症候群などに分類される．最近は，脈管腫を狭義の血管腫と脈管形成異常に分類する方法が提唱されている．イチゴ状血管腫などは自然消退がみられるが，それがないものに対しては形成外科的処置が行われる．カサバッハ・メリット症候群に対しては放射線療法と副腎皮質ホルモン剤の内服が行われる.[1246]

血管周囲細胞腫⇨同血管外皮腫→898

血管周囲性髄鞘(しょう)**崩壊** perivascular myelinoclasis 血管周囲腔に限局して起こる炎症性細胞浸潤に付随して起こる髄鞘の崩壊(脱髄)．脳および脊髄に急性に発症する急性散在性脳脊髄炎 acute disseminated encephalomyelitis で特徴的に認められ，神経系では末梢神経におけるギラン・バレー Guillain-Barré 症候群などでみられる．脱髄巣は小静脈の走行に沿って長く伸び，融合が認められることもある.[371,110] ⇨参脱髄→1918

血管周囲線維鞘(しょう) perivascular fibrous capsule⇨同グリソン鞘(しょう)→829

血管収縮 vasoconstriction 血管平滑筋の収縮により血管内腔が狭窄あるいは閉塞すること．血管平滑筋の収縮は神経性調節と体液性調節を受けている．延髄の心臓血管中枢(吻側延髄腹外側部)から脊髄側角のノルアドレナリン作動性の交感神経(血管運動神経)を介して，全身の血管の緊張性を調節している．神経終末よりノルアドレナリンが放出され，主に α_1 と一部 α_2 受容体を刺激して冠動脈を収縮させる．一方，β アドレナリン受容体の刺激により血管は拡張し，迷走神経心臓枝の刺激も冠動脈を拡張する．血管収縮物質としてはアンギオテンシンⅡ，バソプレシン，エンドセリン1などがある．平滑筋細胞は受容体刺激によりホスホリパーゼC，イノシトール三リン酸を介して細胞質カルシウム濃度を上昇させ，ミオシン軽鎖のリン酸化反応，アクチンとミオシンの相互反応により収縮する．一方，血管内皮は，血管拡張作用をもつ生理活性物質である内皮由来血管弛緩因子 endothelium-derived relaxing factor(EDRF)，一酸化窒素やプロスタサイクリンを産生し，グアニル酸シクラーゼを介して細胞内のサイクリックグアノシン3',5'-一リン酸 cyclic guanosine 3',5'- monophosphate(cGMP)を増加させ，血管拡張作用を発揮している．アセチルコリンは血管内皮依存性の拡張作用により血管拡張を生じるが，内皮細胞が傷害を受けたときには，平滑筋に直接作用して血管を収縮させる．内皮が傷害されると血小板が凝集を起こし，セロトニンやトロンボキサン A_2 などが分泌され血管平滑筋収縮が増強する．血管収縮と弛緩によって血流量の調節が行われる.[1182]

血管収縮因子 vasoconstrictive factor 血管の収縮にかかわる因子．外因性のものとして，寒冷，恐怖感，ストレス，ニコチンなどがある．内因性のものとして，カテコールアミンは全身性に働くが，アンギオテンシンⅡ，トロンボキサン A_2，エンドセリン，フリーラジカルは，局所にて産生，傍分泌されて収縮を起こす.[226]

血管収縮神経 vasoconstrictor nerve ［血管促進神経］ 胎盤を除いたすべての血管に分布する神経で，終末からノルアドレナリンを放出し血管平滑筋の α_1 受容体を介して収縮を起こす．毛細血管にはなく，細動脈および細静脈に最も多い．血管運動中枢からの緊張性放電によって平滑筋を常に部分的収縮状態におき，血圧を保っている.[226]

血管収縮中枢⇨同昇圧中枢→1417

血管収縮反射 vasoconstrictor reflex 血管収縮神経により血管収縮を起こす反射．全身のほとんどの血管は血管収縮神経により，常に一定の緊張状態を保っており，血管の収縮はこの神経の活動が促進されることによるもの．血管収縮反射の例として化学受容器の刺激によるものがある.[226]

血管腫瘍 vascular neoplasm，hemangioma 血管から発生する腫瘍の総称．良性の血管腫は，皮膚のイチゴ(苺)状血管腫 strawberry mark，海綿状血管腫 cavernous hemangioma，静脈性血管腫 venous hemangioma などがある．広義の血管腫として動静脈奇形 arteriovenous malformation(AVM)，毛細血管拡張性肉芽腫 teleangiectatic granuloma (化膿性肉芽腫 pyogenic granuloma)などを含むこともある．悪性腫瘍すなわち血管肉腫 angiosarcoma は，血管内皮腫 hemangioendothelioma，血管外皮腫 hemangiopericytoma，カポジ肉腫 Kaposi sarcoma に分類．カポジ肉腫は HIV 患者の末期に発症することが知られている.[919] ⇨参血管腫→900

血管腫様鼻たけ angiectatic polyp 鼻たけのうち組織学的に結合織網に血管形成が多くみられるもの．慢性鼻炎，副鼻腔炎の分泌物による局所刺激により粘膜が浮腫性に肥厚して生じる鼻たけは，その含まれる組織の多寡により粘液性，線維性，腺性，嚢胞性，血管拡張性（血管腫様）に分けることができる．[736]

血管条 stria vascularis 内耳蝸牛管外側壁の血管の豊富な領域．内リンパ側にある辺縁細胞，中間部にある中間細胞，らせん靱帯側にある基底細胞および毛細血管から形成．内リンパ液の高カリウム濃度の維持と内耳のエネルギー代謝に関係しているといわれる．フロセミドなどのループ利尿薬で起こる中毒性の感音難聴は，同部の障害によると考えられている．[1569]

欠陥状態《統合失調症の》 defect state ［**欠陥統合失調症**］ 統合失調症が急性期を過ぎ，陰性症状を主徴とするようになって比較的安定した慢性期の状態．統合失調症の残遺型．統合失調症は発症後およそ10年前後を経ると病勢が停滞することが知られている．風変わりな信念などの思考障害は残存していても，日常生活を不可能にするほど高度ではない状態となる．その時点で，幻覚，妄想などの急性期の陽性症状は目立たなくなるが，情意面での障害が残ることが多く，感情の平板化，外界への無関心，自発性減退，対人的疏通性が十分ではないといった状態となる．[686]

血管新生 vascularization，angiogenesis 既存の血管に連続して新しい血管が誘導，形成される現象．血管新生には生理的なものと病的なものがあり，生理的なものには胎児や胎盤における血管新生，月経周期における子宮内膜，創傷などの治癒，修復などがある．病的なものには腫瘍組織における血管新生，糖尿病性網膜症や未熟児網膜症，黄斑変性症などの眼内血管新生病が知られている．また，閉塞性動脈硬化症，心筋梗塞など末梢血管の閉塞を原因とする疾患に対しては血管新生を促進する血管再生療法が一部の先端医療機関で実施されている．[269]

血管新生因子 angiogenesis factor ［**血管形成誘導因子**］ 既存の血管からの新たな血管形成を促す内因性因子．代表的なものに血管内皮細胞増殖因子（VEGF），肝細胞増殖因子（HGF）や線維芽細胞増殖因子（FGF）がある．胚形成，黄体形成，傷の治癒過程には毛細血管の形成が起こる．正常組織では，毛細血管網ができると血管形成も消失する．固形癌では正常組織とは異なり，増殖と組織拡大のために栄養分を供給し続ける必要があり，微量ながら常時血管新生因子を分泌していると考えられている．[1320]

血管新生黄斑症 neovascular maculopathy ［**新生血管黄斑症**］ 脈絡膜新生血管が黄斑部の網膜下に侵入し，出血，滲出，増殖をきたす疾患の総称．代表的なものに，加齢黄斑変性症，特発性限局性網膜下新生血管，近視性新生血管黄斑症，網膜色素線条などがある．[1309]

血管新生緑内障 neovascular glaucoma，rubeotic glaucoma ［**新生血管緑内障，出血性緑内障**］ 眼もしくは網膜が虚血状態となることによって隅角に新生血管や増殖組織が生じ，その結果，房水の流出障害をきたすことで緑内障となる病態．実際には，糖尿病網膜症や網膜中心静脈閉塞症，網膜中心動脈閉塞症，内頸静脈閉塞，などによる網膜虚血によって発症することがほとんど．網膜が虚血状態になると血管内皮細胞増殖因子（VEGF）などの血管新生因子が放出され，眼のいろいろなところに新生血管ができる．虹彩に新生血管をきたした状態を虹彩ルベオーシスと呼ぶ．病態が進行すると虹彩前癒着が生じて続発閉塞隅角緑内障となり，予後不良となる．新生血管と隅角閉塞の程度から3期に分類される．第1期：眼圧上昇なし．瞳孔縁や隅角に新生血管を認めるのみ．第2期：眼圧上昇あり．隅角は広隅角あるいは虹彩前癒着はあってもごく軽度．第3期：隅角は虹彩前癒着によって広く閉塞．虹彩縁はぶどう膜外反を認める．[975]

血管心臓造影法 angiocardiography ［**心血管造影法，アンギオカルジオグラフィー**］ 心・大血管の内腔を造影して，病理解剖的，血行動態的情報を得る画像診断法．静注による静脈性血管心臓造影法とカテーテルを用いる選択的血管心臓造影法とがある．前者では肘静脈などから太い穿刺針を通じて大量の高濃度造影剤を注入する．後者はカテーテルの先端を右心系または左心系の目的部位に進めて造影剤を注入する．連続撮影，DSA（デジタル・サブトラクション・アンギオグラフィー），X線映画撮影（シネアンギオカルジオグラフィー）などを行うが，DSAには前者が繁用されている．胸部大血管や心臓の奇形，疾患だけでなく，縦隔や肺病変の診断にも応用される．造影剤による副作用のほか，カテーテル使用に伴う血栓，血腫，不整脈などに注意する．[264]

血管性血友病 vascular hemophilia ⇨同フォン=ヴィルブランド病→2524

血管性紫斑病 vascular purpura，anaphylactoid purpura 小血管の血管炎により紫斑，浮腫，関節痛，腹痛などがみられる疾患．原因は不明であるが，感染，物理的刺激，食品などが要因となったⅢ型アレルギー反応による血管炎．成人にもみられるが，一般には小児に多く，3-8歳が好発年齢．特徴的な症状は出血斑や紫斑で，下肢や殿部に多いがどこにでも出現しうる．鼻出血はない．約50%に限局性の浮腫がみられる．浮腫は前額部，口唇，眼瞼，手背，足背などに多い．腹痛は皮膚症状に先行することがあり，仙痛でタール便が認められることもある．関節痛や関節腫脹が約30%に認められるが，これらも紫斑に先行することがあり鑑別診断に注意が必要．腎障害の頻度は報告により異なるが40-70%で，ネフローゼ症候群もある．腹部症状が主症状であるものをヘノッホHenoch型，関節症状が主なものをシェーンラインSchönlein型の紫斑病ということがあり，両者を併せてシェーンライン・ヘノッホ紫斑病ともいう．検査所見は，出血時間，凝固時間は正常でルンペル・レーデRumpel-Leede試験陽性，第XIII因子の低下がみられることが多い．抗ストレプトリジンO抗体（ASO）など溶血性連鎖球菌抗体が約50%で上昇し，溶血性連鎖球菌感染が原因と考えられる症例もある．腸重積の合併がまれにある．特異的治療はなく，止血薬や抗アレルギー薬が使用される．第XIII因子低下症例ではそれを補充．予後は約30-40%に再燃がみられるが自然治癒に向かう．腎合併のある症例の約5%が腎不全に移行．[1631] ⇨参シェーンライン・ヘノッホ紫斑病→1223

血管性腫瘍 vascular tumor さまざまな分類法があり，例えば血管原性腫瘍には血管芽〔細胞〕腫hemangioblastomaと血管周（外）皮〔細胞〕腫hemangiopericytomaがある．前者は良性であり，後者は悪性．[1017]

血管性頭痛 vascular headache 頭部の動脈など血管に起因する頭痛．片頭痛型と，血管の炎症，薬物曝露，発熱，血圧の異常などを原因とする非片頭痛型に大別される．[1289]

血管性認知症 vascular dementia；VD ［脳血管性認知症］ 脳血管障害がもたらす，脳実質の機能不全により生じる認知症（脳血管性認知症）．脳卒中などのエピソード後にみられる場合と，突発的なエピソードはなく，知的機能が低下する場合とがある．脳血管性認知症は，わが国では変性性認知症であるアルツハイマー Alzheimer 型認知症より多いとされていたが，最近では，その地位が逆転しつつあるといわれている．変性性認知症と比べて，心疾患，高血圧などの脳血管障害の危険因子を有する場合が多く，また認知機能の階段状の悪化や，まだら状の認知障害がその特徴とされることから，診断にこれらを考慮したハッチンスキー Hachinski の虚血点数が診断に利用されることもある．危険因子の検索と治療，あるいは脳動脈系の精査，治療により，進行を回避しうる場合もある．以前には〔脳〕動脈硬化性認知症，多発梗塞性認知症と呼ばれていた病態はここに含まれ，またビンスワンガー Binswanger 病を含める立場もある．CT，MRI といった形態画像や SPECT，PET といった機能画像の所見が有力な手がかりとなる．[1054]

血管性浮腫 angioedema ［クインケ浮腫，血管浮腫］ 血管浮腫ともいう．皮膚，粘膜深部に生じる一過性，限局性の浮腫で，広義の蕁麻疹に含められる．皮膚の表層に出現する通常の蕁麻疹を伴うものと，単独で現れるものがあり，顔面，特に眼瞼（がんけん），口唇に好発する．通常の蕁麻疹と同様，皮疹の出現は一過性で跡形なく消退するが，個々の皮疹は2-3日続くことが多い．またかゆみは伴わないことが多い．気道，消化管粘膜にも生じることがあり，おのおの呼吸困難ないし窒息，腹痛を生じる．発症機序としては，通常の蕁麻疹と同様，特発性のもの，I型アレルギーによるもの，薬剤によるものなどがあるが，その他，血管性浮腫の固有の機序として，補体第1成分エステラーゼ阻害因子 C1-esterase inhibitor（C1-INH）の機能不全およびキニンの代謝障害によるものがある．C1-INH の機能不全はさらに遺伝性のものと後天性のものがあり，遺伝性のものでは窒息の危険性に注意する必要がある．後天性のものではリンパ増殖性疾患などに伴うものがある．また降圧薬の1つであるアンギオテンシン転換酵素 angiotensin converting enzyme（ACE）阻害薬の内服は，キニンの代謝を阻害することで同様の症状をきたすことがある．その場合は内服開始後数日以上経過して発作的に症状が現れることが多いので注意が必要である．治療は通常の蕁麻疹に準じ，悪化因子がある場合はそれを回避し，特発性の場合は対症的に薬物療法を行い，喉頭浮腫による気道閉塞に対しては，挿管または気道切開による気道確保が必要である．また C1-INH の不全に基づく発作症状には，C1-INH 製剤の点滴静注が必要である．[1232] ⇨参蕁麻疹（じんましん）→1606，物理的アレルギー→2562

●血管性浮腫

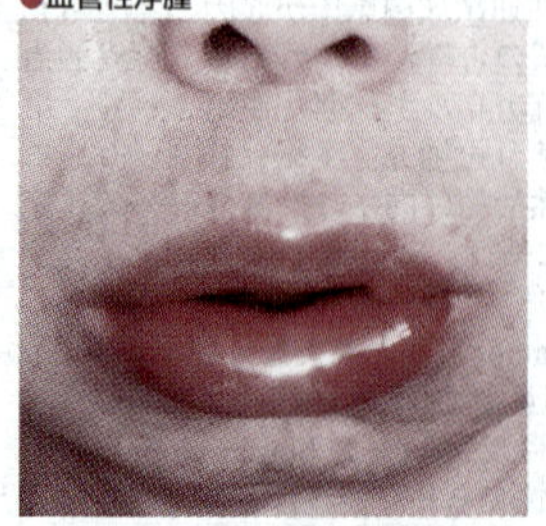

血管線維腫 angiofibroma⇨同線維性血管腫→1747

血管全層炎⇨同汎血管炎→2407

血管造影法⇨同アンギオ〔グラフィー〕→201

血管促進神経⇨同血管収縮神経→900

血管塞栓術 vascular embolization 透視下カテーテル操作によって治療対象となる血管を塞栓物質で意図的に閉塞，血栓化させる治療法．小動脈の出血や動静脈瘻，血管腫，動脈瘤，肝癌の治療などで行われる．塞栓物質として金属コイル，ポリビニルアルコール粒，ゼラチンスポンジなどが用いられる．[255]

血管損傷⇨同血管外傷→898

血管弾性 vascular elasticity 動脈，特に胸部大動脈などの大きな動脈はその中膜における弾性組織の割合が大きく，受動的伸展に対してゴム様の弾性を示し，膨らんだ壁にはもとの形に戻る力が働く．一方，静脈は弾性復元力は小さい．[226]

血管抵抗 vascular resistance 血液の流れに対する抵抗のことで，血管内の2点間の血圧差を血流量（心拍出量）で除した値で表す．全身血管抵抗＝（平均大動脈圧－中心静脈圧）÷心拍出量のように求められる．心血管系を電気回路に置き換えてみると，電圧にあたるのが血圧，電流が心拍出量，抵抗にあたるのが全身血管抵抗となる．[618,438] ⇨参全身血管抵抗→1766

血管透過性因子 vascular permeability factor；VPF 血管壁内→外への透過性を増加させる種々の物質の総称．①ヒスタミンやセロトニンなどの血管活性アミン，②ブラジキニンやカリジンなど，③プロスタグランジン，④補体系で生成される物質，⑤白血球由来の物質，⑥細菌毒素などの6群に大別される．[961]

欠陥統合失調症⇨同欠陥状態《統合失調症の》→901

血管トーヌス vascular tonus ［血管緊張］ 血管壁に分布する自律神経遠心性線維により，血管が自発的に拡張または収縮し，血圧や血流を調節する機能．トーヌスとは自律神経の自発的な活動のことで，自律神経中枢の支配を受けている．また，血管トーヌスは血管内皮細胞の一酸化窒素合成酵素（NOS）によっても調節されている．例えば脳血管トーヌスは CO_2 増加，O_2 減少，pH 下降（酸性）により低下し，脳血管抵抗が減少して血流は増加する．⇨参血圧上昇→882

血管内圧 intravascular pressure 血管内の圧力．臨床上，血圧はマンシェットを用いて体外から間接的に測定した値によって代用されるが，これは血管壁を内側から押す血液の圧力とは厳密には一致しない．より正確には，血管内にカテーテルを挿入してその圧力を直接測定する観血的な方法によって得られ，これを血管内圧として区別すべきである．[226]

血管内凝固 intravascular coagulation 血管が損傷されると，その部位で血液凝固過程が進行し凝固血栓が形成され止血する．正常では線溶系の働きや種々の凝固阻止因子により血液の流動性は保たれ，他の部位に血栓が形成されることはない．しかしトロンビンが急激な生成または多量となった場合，あるいは線溶系や凝固阻止因子の低下があると血管内に多発性に血栓が形成される．癌や白血病などの重篤な疾患をもとに，播種性血管内凝固症候群(DIC)と大動脈瘤にみられる全身性に生じる微小血栓や，巨大血管腫内などで生じる巨大血栓がある．血小板やフィブリノゲンをはじめとする凝固因子の低下(消費性凝固障害)と二次線溶の亢進により，しばしば出血症状を伴う．[1131]

血管内コイル塞栓術 endovascular coil embolization, coiling, coil packing 血管内よりコイルを用いて血管病変を治療する塞栓術の一方法．主に動脈瘤などにおいて瘤内を形状記憶されたプラチナコイルで充塡させ，瘤内に血流が入らなくすることによって，破裂を防ぐのに用いられる．このほか病変部分へ向かう動脈そのもの(親血管)をコイルで閉塞する方法(血管内トラッピング)や，動静脈瘻において静脈側をコイルで充塡することにより，静脈側へ流出する血流を止める方法(経静脈的コイル塞栓術)などにも応用される．動脈瘤では主として離脱式コイル，親血管閉塞や静脈閉塞の場合には非離脱式コイルもよく用いられる．特に破裂脳動脈瘤に対する治療法として，開頭クリッピングより予後が良好であったという報告が2003年になされ，需要が増加しつつある．[1446]

血管内視鏡 angioscope⇨同アンギオスコープ→201

血管内手術 endovascular surgery, intravascular surgery 超選択的カテーテルを使用し，脳動脈瘤，脳動静脈奇形，脳血管狭窄・閉塞部までアプローチし，開頭術を行わずに手術する方法．脳動脈瘤に対する白金コイルによる閉塞や狭窄病変に対するステント留置も行われるようになっている．これらは血管内外科と称される領域で今後ますます発展が期待される．[1017] ⇨参血管形成術→899，ステント留置法→1646

血管内ステント留置術 endovascular stent placement, stenting, stent deployment 主に血管の狭窄性病変に対して，バルーンカテーテルによる血管拡張術を確実なものとするために，金属のメッシュでできた筒(ステント)を血管内に留置する方法．動脈硬化性病変に対する経皮的バルーン血管拡張(形成)術(PTA)において，早期の再狭窄(リコイル)や，解離による閉塞を防ぐ目的でステントが用いられる．ステントの種類には，自己拡張型とバルーン拡張型がある．頸動脈狭窄に対しては主に前者，頭蓋内狭窄に対しては主に後者が用いられる．冠動脈病変には再狭窄予防のための薬剤放出性ステント，四肢血管病変には人工血管で被覆されたカバードステントが用いられることがある．バルーン拡張およびステント留置に伴うプラーク(血管壁内の動脈硬化巣)の破壊により血管内へ脱落したプラーク内容物や血栓が末梢へ飛散して局所の虚血症状を呈さないために，プロテクションデバイス(バルーン，フィルター)を併用して予防するのが一般的．[1446] ⇨参経皮経管血管形成術→871

血管内超音波検査法 intravascular ultrasonography カテーテル型の超音波探触子を血管内に挿入し，血管内壁の様子を観察する手法．体外走査に比べて，高分解能な画像が得られる利点があり，冠動脈狭窄などの評価に用いられる．冠動脈に挿入する探触子の直径は1-3 mm 前後．[955] ⇨参管腔内超音波検査法→583

血管内皮細胞 endothelial cell ［内皮細胞］ 血管の内腔に面して存在する細胞．各臓器によってその形態や性質に違いがある．脳や脊髄，末梢神経系には血液-脳関門や血液-神経関門といわれるバリアシステムが存在するが，その機能の中心的な役割を担っているのがこの血管内皮細胞．血液-網膜関門，血液-精巣関門という具合に体内には神経系以外でもいくつかのバリアシステムが存在している．これらバリアを構成する血管内皮細胞同士は密着結合 tight junction という密な結合で接着し合っている．バリア機能をもたない一般臓器の毛細血管にはこうした密な結合はなく，有窓であり，物質を比較的自由に往来させている．血管内皮細胞にはさまざまな性質のものが存在するが，フォン=ウィルブランド von Willebrand 因子の発現およびアセチル化低密度リポプロテイン low density lipoprotein (Ac-LDL)に対する受容体を備えているという性質はすべての血管内皮細胞の共通した特徴である．[716]

血管内皮細胞由来弛緩因子 endothelium derived relaxing factor；EDRF 血管内皮細胞から産生，放出され血管平滑筋の収縮を抑制する作用をもつ一酸化窒素(NO)を指す．従来，内皮由来の弛緩因子としてはプロスタグランジン I_2のみが知られていたが，1980年にアメリカの生化学者ファーチゴット Robert F. Furchgott らはアセチルコリン刺激によって弛緩物質が放出されることを発見．この物質はのちにNOであることが判明するとともに，これを契機として単なる裏打ちでなくダイナミックな生理的活性をもつ内皮細胞の機能に注目が集まり，エンドセリンの発見につながった．現在3種類が同定されており，NO合成酵素(血管内皮型，神経型，誘導型)の働きによってアルギニンから生成される．[226] ⇨参内皮細胞由来弛緩因子→2188

血管内皮腫 angioendothelioma, hemangioendothelioma 軟部，肺，肝，脳などに発生する良悪性中間群の血管性腫瘍．転移は少ないが局所再発する．免疫組織化学的に腫瘍細胞は血管内皮マーカーであるCD 31，第Ⅷ因子などが陽性である．[919] ⇨参血管腫瘍→900，軟部組織腫瘍→2202

血管内皮肉腫 hemangioendothelial sarcoma⇨同悪性血管内皮腫→140

血管内膜除去術 endarterectomy ［経皮的動脈硬化切除術］ 手術的に血管内膜を切除する治療法．頸動脈の動脈硬化性狭窄性病変での粥状硬化巣の除去と狭窄の解除で行われるほか，慢性肺動脈血栓塞栓症の肺動脈内の血栓除去法として行われる．冠動脈病変においては，他の治療法(血管形成術，冠動脈バイパス術など)が優れており本法は行われていない．治療前に病変部位の確認を行う．頸動脈では超音波診断が有用であり，血管撮影と併せて病変の広がりを確認する．[1182]

血管内膜増殖 endothelial proliferation 脳動静脈奇形などへ放射線を照射すると，炎症反応により病的血管の内皮の肥厚，血栓化が起こる．この数日ないし数週間で小血管内皮細胞が腫脹，増殖，肥厚することをいう．最終的には血管内腔は閉鎖され，病的血管への血

流がとだえ，脳動静脈奇形が消失する．[1017] ⇒参ガンマナイフ→654

血管内溶血　intravascular hemolysis　血管内で赤血球膜が破壊されヘモグロビンが血中に放出され，赤血球寿命が短縮する現象．血管内に放出されたヘモグロビンは血清中のハプトグロビン，ヘモペキシンと結合する．ヘモグロビンと結合することにより血液中のハプトグロビンとヘモペキシンは消費され，結合できなかったヘモグロビンは腎臓から排出されてヘモグロビン尿となる．検査所見として血漿ヘモグロビンの増加，ハプトグロビン低値，ヘモペキシン低値となり，ヘモグロビン尿，ヘモジデリン尿を認める．本症を認める代表的な疾患として発作性夜間ヘモグロビン尿症，発作性寒冷ヘモグロビン尿症，行軍ヘモグロビン尿症，薬物性免疫性溶血性貧血の免疫複合体型がある．[1038]

血管内留置カテーテル関連感染予防　prevention of intravascular catheter-related infection　［**カテーテル関連血流感染防止**］　血管内にカテーテルを留置していることに関連して発生する感染，特に中心静脈内留置カテーテルに関連した感染は，全身状態に重篤な影響をもたらすために，適切な予防対策をとることが重要である．カテーテルの留置は必要な場合に限り用い，必要最小限の内腔数のカテーテルを選択する．感染防止のためにはカテーテル挿入は鎖骨下静脈穿刺を第一選択とする．中心静脈カテーテル挿入時は高度バリアプレコーション(清潔手袋，長い袖の滅菌ガウン，マスク，帽子と大きな清潔覆布)を行う．カテーテル挿入時の消毒には，0.5% クロルヘキシジンアルコールまたは10% ポビドンヨードを用いる．カテーテル挿入部の発赤，圧痛，汚染，ドレッシング材のはがれなどを毎日観察する．滅菌されたパッド型ドレッシング材またはフィルム型ドレッシング材を使用する．ドレッシング材の交換は週1-2回，曜日を決めて定期的に行う．輸液ラインには一体型を用いる．輸液ラインとカテーテルの接続部の消毒には消毒用エタノールを用いる．輸液ラインは曜日を決めて週1-2回定期的に交換する．脂肪乳剤の投与に使用する輸液ラインは24時間以内に交換する．つくり置きしたヘパリン生理食塩水によるカテーテルロックは行わない．カテーテル関連血流感染防止に関する標準化された教育，研修を実施する．施設のカテーテル関連血流感染防止能力をサーベイランスすることで客観的に評価する．[564]

け

血管肉腫⇒同悪性血管内皮細胞腫→140

血管浮腫　angioedema⇒同血管性浮腫→902

血管吻合　vascular anastomosis　［**血管縫合**］　血管と血管を縫合してつなぎ合わせること．動脈-動脈吻合，動脈-静脈吻合，静脈-静脈吻合のほか，ときにはポリエステルやテフロンなどを素材とする人工血管も吻合に用いられる．心臓血管外科，整形外科，形成外科，移植外科をはじめ，多方面の外科領域における血行再建術や慢性腎不全患者の透析治療用内シャント造設術など血流シャント造設の目的で行われる．大動脈，大静脈といった大血管から末梢における径1mm以下の微小血管まで吻合可能であるが，径数mm程度の細い血管では術野を手術用顕微鏡を用い数倍から30倍に拡大して吻合する(微小血管吻合術 microvascular anastomosis)．端端吻合，端側吻合，側側吻合のいずれも行われるが，吻合に際しては全層一層の外翻縫合により血管内膜同士を密着させて内膜の連続性を保ち，血流の定常性を確保することが重要である．専用の針つき血管縫合糸を使用し，結節縫合もしくは連続縫合で吻合する．[802]

血管平滑筋腫　vascular leiomyoma，angioleiomyoma　［**血管筋腫**］　皮下あるいは真皮深層に発生する良性腫瘍．成人の四肢に発生することが多い．自発痛や発作性疼痛を認めるのが特徴．組織学的に筋性血管を渦巻き状に囲む平滑筋からなる．後腹膜，腸間膜に発生した場合は，悪性の平滑筋肉腫 leiomyosarcoma を考慮する必要がある．[919] ⇒参血管腫瘍→900，軟部組織腫瘍→2202

血管柄つき筋肉移植術　vascularized muscle graft　［**神経血管柄つき遊離筋肉移植術，遊離筋肉移植術**］　筋弁茎部の血管および神経をマイクロサージャリーによって吻合することにより，筋を収縮力を保った状態で移植する方法．関節屈曲機能の再建や顔面神経麻痺後の表情再建などに用いられる．血管および神経を吻合することなく筋を移植しても，筋収縮は期待できない．[1246]

血管柄つき骨移植　vascularized bone grafting　栄養血管とともに採取した移植骨を，血行を保ったまま移植する方法．広範な骨欠損部や血行不良による偽関節などに骨癒合の促進を目的として，血管柄つきの骨移植を行う．採取できる骨は腓骨，肋骨，肩甲骨，腸骨がある．[818]

血管柄つき皮弁移植　vascularized flap transplantation　［**遊離皮弁移植法**］　皮弁(有軸皮弁)を採取部と離れた部位に移植する方法．挙上した皮弁茎部の動脈および静脈をいったん切離し，皮弁を移植したい部位(移植床)に移動させ，皮弁茎部の動静脈を移植床の動静脈と手術用顕微鏡下に吻合する．こうすることにより血液は，移植床の動脈から皮弁茎部の動脈へと流入し皮弁を灌流したあと，皮弁茎部の静脈から移植床静脈へと戻ってくる．[1246]

血管柄つき遊離骨移植　vascularized bone graft　栄養血管系を含めて骨を採取し，その茎部動静脈をマイクロサージャリーにより移植床の動静脈に吻合する方法．1975年のテイラー G. I. Taylor らによる腓骨移植をきっかけに盛んになった．この方法により骨の細胞を生きたまま移植(living bone graft)でき，術後の吸収を最小限に抑えることができる．腸骨，腓骨，肩甲骨などが使用される．[1246]

血管柄つき遊離神経移植　vascularized nerve graft　栄養血管系を含めて神経を採取し，その茎部動静脈を移植床の動静脈にマイクロサージャリーで吻合する方法．この方法により，良好な軸索再生が期待できる．橈骨神経浅枝や腓腹神経などが使用される．[1246]

血管変化説《コーンハイムの》　blood vessel alternation theory　1873年，ドイツの実験病理学者コーンハイム Julius Cohnheim は，カエルの組織標本を光学顕微鏡で観察し，炎症に際して起こる組織反応を経時的に検討した．コーンハイムは炎症刺激に対して，最初に血流増加と血管拡張が起こり，最終的に血管外の局所に白血球が集まってくることから，血流の停滞により血管透過性が亢進して，血球成分が血管外ににじみ出ると考えた．炎症の過程を血管を介した組織変化として詳しく検証することで，このような血管反応が炎症の根幹となることを提唱し，後世の研究に多大な影響を与えた．[1299]

血管縫合 angiorrhaphy⇨同血管吻合→904

血管迷走神経性失神 vasovagal syncope 失神の原因として最も頻度が高い．外傷，精神的ショック，空腹などが誘因となり，急激な末梢血管拡張が生じ血圧が低下する．さらに迷走神経の刺激により徐脈となる．臥位をとることで症状は改善する．[1289] ⇨参血管抑制性失神→905

血管迷走神経性発作 vasovagal attack⇨同ガワーズ症候群→564

血管免疫芽球性T細胞リンパ腫 angioimmunoblastic T-cell lymphoma ［血管免疫芽球性リンパ節症，免疫芽球性リンパ節症，IBL様T細胞リンパ腫］ 悪性リンパ腫の一型．全身性リンパ節腫大，肝脾腫，発熱，多クローン性高γグロブリン血症，体重減少，皮疹などの臨床像を呈し，中高年に好発し，男性に多い．病理組織学的にはリンパ節濾胞構造のびまん性破壊，小血管の増生，多彩な細胞浸潤(類上皮細胞，形質細胞，好酸球など)を特徴とする疾患．腫瘍細胞は細胞質の豊富な淡明細胞 pale cell が特徴的で，CD 4 および T 細胞受容体再構成陽性の症例が多い．進行は比較的早い症例が多く，生存期間中央値は11-30か月であるが，感染などを契機として自然寛解をみることもある．また T 細胞のみならず，B 細胞性の高度悪性リンパ腫への移行がみられる．治療は，副腎皮質ホルモン剤，抗癌剤多剤併用療法などが主流．死因で最も多いのは感染症で，特に肺炎(ニューモシスチス・イロベチー，サイトメガロウイルス)に注意が必要．[1464]

血管免疫芽球性リンパ節症 angioimmunoblastic lymphadenopathy⇨同血管免疫芽球性T細胞リンパ腫→905

血管抑制神経 vasodepressor nerve 大動脈弓に存在する圧(伸張)受容器からの求心性インパルスを伝える神経．迷走神経に属し，やがて延髄に入る．[226]

血管抑制性失神 vasodepressor syncope ［血管緊張低下性失神，脈管性減圧性失神］ 迷走神経反射による徐脈や血圧低下のために生じる失神．失神の原因として最も多い．健常者では血圧低下に対し，交感神経の緊張亢進と副交感神経(迷走神経)の緊張低下により，末梢血管抵抗の上昇と心拍数の増加で血圧低下を最小限にする．しかし血管抑制性失神では，血管運動神経の調整障害によって末梢血管が拡張し，心臓への静脈還流減少と心拍出量低下により，一時的に交感神経が賦活され，過剰な心筋収縮とそれに伴う心筋の機械的受容体の活性化が起こり，副交感神経(迷走神経)が刺激されて一過性の意識消失をきたす．過労，精神的ストレス，外傷，疼痛，暑い中での立位などが誘因としてあげられるが，誘因が同定できないことも多い．徐脈，低血圧，悪心，顔面蒼白などを伴い意識障害を起こす．臥位をとり両下肢を挙上することにより軽快する．[143] ⇨参迷走神経反射→2793，起立性失神→787，血管迷走神経性失神→905

血管輪 vascular ring 胎生期における大動脈の発生途中で通常は退縮，消失する原始大動脈弓が遺存して，食道と気管のまわりに形成する血管の輪．右第4鰓弓動脈が遺残して左第4鰓弓動脈とともに発育すると左・右二重大動脈弓 double aortic arch となり，その間に食道，気管をはさみ込む血管輪をつくる(重複大動脈弓)．右第4鰓弓動脈が残り，食道の後ろを回る左第4鰓弓動脈が左鎖骨下動脈に変わり左動脈管 left ductus arteriosus または動脈靱帯と連結すると，やはり血管輪が形成される．左大動脈弓と右鎖骨下動脈異常，右または両側動脈管ないし動脈靱帯の組み合わせでも同じ結果を生じる．血管輪は食物の通過障害や呼吸困難を発症するため，外科処置が必要となることがある．[319] ⇨参大動脈弓形成異常→1890

●血管輪

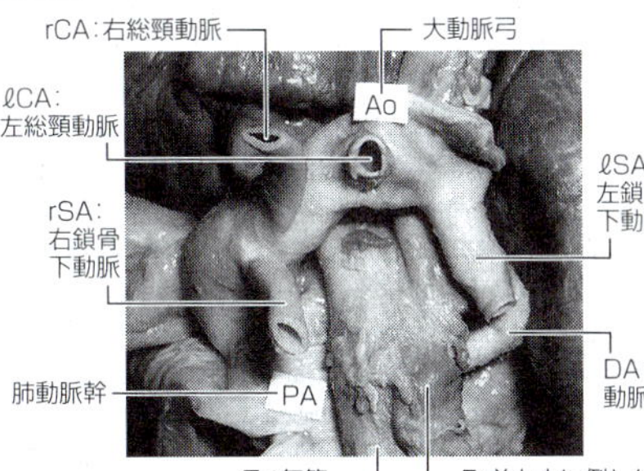

血管攣縮(れんしゅく) vasospasm, angiospasm 血管平滑筋の緊張亢進，攣縮(収縮すること)．原因はさまざまである．臓器，組織の血流が低下することから，虚血症状をきたす．[1289]

血管攣縮(れんしゅく)**性狭心症** vasospastic angina；VSA 狭心症の一型で，冠動脈平滑筋の一時的な過剰収縮(攣縮)により動脈血管が狭窄あるいは閉塞するために，灌流域に心筋虚血をきたす．機能的な冠動脈の虚血を意味するが，器質的な冠動脈病変を背景に冠動脈攣縮がそれに加わり狭心症発作を生じる場合もある．主には安静時に出現して ST 変化を伴う強い攣縮により冠動脈が閉塞し ST が上昇することがあり，この場合は異型狭心症と称される．異型狭心症は夜間から明け方に多く発症する．重篤な不整脈(房室ブロック，心室頻拍，心室細動)により意識消失発作を合併することがある．また，冠動脈内へのアセチルコリン注入により発作が高率に誘発される．内服治療が原則でカルシウム拮抗薬や硝酸薬が効果がある．[506] ⇨参動脈攣縮(れんしゅく)→2134，冠〔状〕動脈攣縮(れんしゅく)→614，冠攣縮(れんしゅく)狭心症→660

血気胸 hemopneumothorax ［血胸，気血胸］ 空気と血液が胸膜腔へ同時に滞留した状態，すなわち気胸と血胸を同時に認めるもの．大部分は，交通事故や打撲などで引き起こされる外傷性であるが，その他に，悪性腫瘍，肺結核などから引き起こされる症候性，胸部外科手術，肺生検，胸腔穿刺，鎖骨下静脈穿刺などから引き起こされる医原性，さらに特発性などがある．症候性や特発性の場合は自然気胸発生時に古い胸膜癒着部分がはがれて生じることもある．胸部 X 線では気胸腔と液面形成(ニボー)を伴う液体貯留像を認め，胸腔穿刺によって血液が認められれば診断される．通常，緊急脱気・排液が必要であり，大量出血時および出血が止まらない場合は進行性の貧血や血圧低下などのショック症状もみられ，緊急手術などの迅速な対応が求められる．[141]

血球　blood cell，blood corpuscle　血液中の細胞成分をいい，正常では総血液量の約50%を占める．赤血球，白血球(好中球，好酸球，好塩基球，リンパ球，単球)，血小板からなる．血管内の正常な血流においては，血球は単独で浮遊している．しかし，血管が損傷したり，出血したりすると，互いに凝集したり，血餅を形成したりする．基本構造は細胞質〔基質，リボソーム，顆粒，リソソーム，ゴルジGolgi装置と中心体，ミトコンドリア(糸粒体)，粗面小胞体〕と核(クロマチン，核小体)とからなっている．しかし，赤血球と血小板には核がない．形態の観察法として光学顕微鏡(光顕)と電子顕微鏡(電顕)がある．光顕にはスライドグラス上に塗抹後染色をして観察する方法と，生の血液を位相差顕微鏡により観察する方法がある．電顕は倍率を高くして微細な形態を観察でき，細かく裁断した細胞内部の超微細構造を観察する透過電顕と，細胞表面形態を観察する走査電顕がある．[778]

血球芽細胞　hemocytoblast　血球の母細胞にあたる．骨髄に存在し，好塩基性で無顆粒の細胞質を有する径15 μm(15 × 10^{-6} m)以上の細胞．オキシダーゼ反応，ペルオキシダーゼ反応はともに陰性．血球芽細胞は骨髄の細胞の基幹細胞であり，分裂によって増殖するとともに，赤芽細胞，骨髄芽細胞，巨大核細胞に分化するという説と，それぞれは別の前駆細胞から分化するという説がある．[778]

血球吸着⇨同赤血球吸着→1731

血球凝集素　blood cell agglutinin　血液細胞を凝集させる物質の総称．赤血球凝集素 hemagglutinin(HA)，白血球凝集素 leykocyte-agglutinin，血小板凝集素 platelet-agglutininがあるが，一般には赤血球凝集物質を指し，赤血球に対する抗体である．ABO式血液型における抗A抗体，抗B抗体はその代表である(自然同種抗体)．また，寒冷凝集素，各種疾患における血球成分に対する免疫抗体なども血球凝集素である．細胞を単独で凝集させる能力のある抗体の多くはIgMクラスのものであり，普通IgGクラスの抗体は不完全凝集素である．抗体以外の赤血球凝集素としては，主として植物由来(特に種子に多く分布する)の各種レクチンや細菌，ウイルスなどがある．[1045] ⇨参赤血球凝集素→1731，赤血球凝集反応→1731，レクチン→2974

血球凝集反応⇨同赤血球凝集反応→1731

血球凝集抑制試験⇨同赤血球凝集阻害試験→1731

血球計算　blood cell count　〔血球数算定，血算〕　赤血球数，血色素(ヘモグロビン)量，ヘマトクリット値，網赤血球数，赤血球像，白血球数および白血球像(白血球分類)，血小板数などを求める検査．血球計算板を用いる視数法もあるが，現在は通常，自動血球計数器が用いられる．[1615]

血球計算板(盤)　cytometer，counting chamber　〔血算盤〕　血液の単位体積当たり赤血球数を，顕微鏡を使用し計算するため使用されるガラス板で，ビュルカー(ビュルケル)・チュルク Bürker-Türk型とノイバウエル Neubauer型がある．計算板には溝があり，その上にカバーガラスをのせ，計算板の溝に希釈した血液を流し込み，顕微鏡で分画された区域内の赤血球を数え，単位体積当たりの赤血球数を算出する．現在は多くの検体を処理するため自動血球計測器が使用されている．赤血球数の標準参考値は，男性410万-570万個/mm^3，女性370万-490万個/mm^3とされている．これより少ないと貧血とされるが，貧血症状の出現には個人差があり赤血球数とは必ずしも相関しない．また，ヘモグロビン(血色素)量，ヘマトクリット値の計測より，平均赤血球容積(MCV)，平均赤血球ヘモグロビン量(MCH)を算出することができ，貧血の原因を推測しやすくなる．例えば鉄欠乏性貧血の場合には，MCV，MCHともに低下する．[266] ⇨参赤血球数算定法→1732

血球産生⇨同造血→1812

血球寿命　life span of blood cell　赤血球，白血球，血小板などの血球の寿命．赤血球は約120日，血小板は約10日である．白血球のうち好中球では，骨髄から末梢血に移行して約0.5日経たのち組織に移動して1-4日であると考えられている．[656]

血球数算定⇨同血球計算→906

血球像⇨同血液像→890

血球貪食細胞　hemophagocyte⇨同食血細胞→1492

血球貪食症候群　hemophagocytic syndrome　リンパ網内系組織を中心に組織球増殖と血球を貪食している像がみられる症候群で，高熱，肝脾腫などの症状があり，検査所見として汎血球減少，肝機能障害，高フェリチン血症，高LDH(乳酸脱水素酵素)血症，凝固異常がみられる．原発性と二次性に分類され，原発性のものは家族性リンパ組織球症があり，二次性のものの原因として感染症(ウイルス，細菌)，悪性腫瘍(悪性リンパ腫，白血病，癌)，非悪性腫瘍の自己免疫疾患〔全身性エリテマトーデス(SLE)，成人スチル Still病〕，薬剤があげられる．基礎疾患によりT細胞，B細胞，ナチュラルキラー(NK)細胞などが刺激され高サイトカイン血症が起こり，リンパ球や組織球の増殖が起こる．[1495]

●血球貪食症候群の骨髄像(血小板を貪食しているマクロファージ)

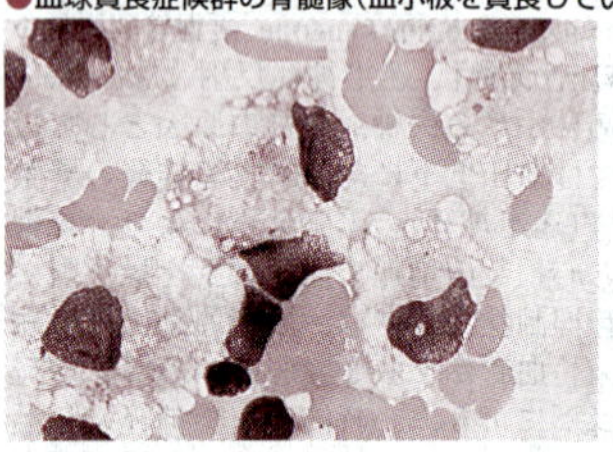

血球分化・成熟　proliferational maturation of blood cell　造血器官において多機能幹細胞からそれぞれ赤血球系，顆粒球系，巨核球系，リンパ球系の幹細胞に分化し，それぞれの成熟細胞に成熟すること．赤血球への分化はエリスロポエチンにより促進され，他の細胞への分化成熟もそれぞれのコロニー刺激因子により促進される．[229] ⇨参造血→1812

血虚　blood deficiency　漢方医学的病理概念の1つ．血(けつ)の量的・機能的不足に由来する病態．現代医学では，貧血など血球減少，循環血液量減少，それに伴う組織栄養障害，免疫低下状態などに該当すると考えられる．各種貧血，機能性消化障害，慢性栄養障害，進行癌などでみられることが多い．臨床所見としては，易疲労感，皮膚乾燥，手足の冷えなどの症状がある．治療には当帰(とうき)，芍薬(しゃくやく)，地黄(じおう)などを含む漢方薬が使用される．[322] ⇨参気血水→679

血胸 hemothorax⇨同血気胸→905

月経 menstruation，menses 成熟した女性の子宮から周期的に起こる生理的出血．子宮壁の最内層は，子宮内膜と呼ばれる特徴的な粘膜層で，卵巣が分泌するホルモンの影響を特に強く受ける部位である．ヒトの子宮は月経周期に伴って周期的な変化をすることが知られる．排卵しても受精しなかった場合，この子宮内膜がはがれ落ち，血液とともに子宮口，腟を経由して体外に排出されるのが月経である．そのため妊娠すると，出産数か月後まで月経は停止する(生理的無月経)．[1510]

月経のセルフケア 女性自身が月経をポジティブに，健康の証としてとらえ，月経期を快適に過ごすことができるように行うセルフケア．月経周辺期の変化や月経に伴う心身の変化，月経時に現れる症状の種類と出現時期，その程度，また日常生活にどんな支障をきたしているかなどを自ら知り，正しく理解し，効果的に対処することである．具体的な月経のセルフケアとしては次の4つに分けられる．①ライフスタイルの改善：食生活や嗜好品，運動，ストレス，性格などの要因もホルモンバランスに影響を与える．バランスのとれた食生活，睡眠と休息，適度の運動，ストレスマネジメントを実践し，過激なダイエットを制限する．②月経時の清潔の保ち方や経血の適切な処理方法を知る．③月経痛のコントロール：月経痛の原因を科学的に理解し，抗プロスタグランジン薬などの鎮痛薬を適切に使用する，下腹部の保温やマッサージ，月経体操，マンスリービクスを実践し血液循環を改善する，漢方薬の服用，鍼灸治療，アロマセラピーの活用などの代替医療やリラクセーションを取り入れる．④月経前症候群の症状のコントロール：月経前の精製糖，水分，塩分，漂白された小麦粉とその加工食品，カフェイン，アルコールの摂取を制限する．ビタミンB_6を含む食品やカルシウムの摂取と高タンパク質の食事を心がける．有酸素運動やリラクセーションを適宜行い，十分な休息と睡眠をとる．[1168] ⇨参月経教育→908，月経異常の看護ケア→907

月経異常

menstrual disorder

【概念】月経とは，通常25-35日ごとに周期的に繰り返される子宮からの出血．性ステロイドホルモンの消退により子宮内膜が剝脱するために起こる．したがって月経異常とは，月経周期，経血量，持続期間，開始あるいは閉止などの異常，さらに随伴症状などを含んでいる．

【原因・症状】これらの月経異常の成因は，**間脳-下垂体-卵巣系**の機能異常に基づく排卵障害，あるいは黄体機能障害，または卵巣，子宮，腟の器質的病変による．月経異常には以下のようなものがある．①**無月経**：性機能の成熟がみられる年齢になっても月経が発来しないもの．妊娠中や産褥期，授乳期のものは，生理的無月経であり，そのほかの原因によるものは病的無月経であって，治療の対象となる．病的無月経は，18歳になっても月経の発来をみない原発性無月経と，月経発来後に無月経となった続発性無月経に分類される．②頻発月経と稀発月経：周期が24日以内である場合を頻発月経，36日以上を稀発月経という．③早発月経と遅発月経：初経時期の異常として，10歳未満に月経が発来する早発月経と16歳以降でも月経が発来しない遅発月経がある．④早発閉経と遅発(晩発)閉経：40歳以前に閉経する場合を早発閉経といい，卵巣の萎縮，卵巣の自己免疫疾患による病態も考えられるが，その詳細は不明である．55歳以降に閉経する場合を遅発(晩発)閉経という．55歳以降月経が認められる症例は，子宮の悪性腫瘍などの器質的疾患を検索する必要がある．⑤月経随伴症状：月経7日前から頭痛，不眠，不安感，悪心，心悸亢進，乳房痛などの不快な症状が出現し，月経の開始とともに消失する病態を**月経前症候群**という．また，月経の開始に伴い激しい下腹部痛と腰痛，下肢に放散する痛みを主とする症状と頭痛，発汗，下痢，嘔吐など全身症状を伴う場合を**月経困難症**という．[996]

月経異常の看護ケア

月経異常には月経周期の異常，月経持続日数の異常，経血量の異常および月経に随伴して起こる病的症状である月経困難症，月経前症候群 premenstrual syndrome(PMS)があげられる．

【月経困難症(月経痛症)】〔**ケアの実践**〕月経痛に対するセルフケアでは効果がなく，日常生活に著しい障害を与えている場合には医療的介入が必要となる．治療は原発性(機能性)月経困難症か続発性(器質性)月経困難症かによって異なるが，近年では10代女性にあっても，子宮筋腫，子宮内膜症や子宮腺筋症など器質性疾患による月経痛もあり，鑑別診断が重要となる．器質性月経困難症の場合は原因治療のほか，月経痛に対する対症療法も行われる．機能性月経困難症の場合，月経痛の原因はプロスタグランジン$F_{2\alpha}$の過剰産生にあることからプロスタグランジン合成阻止作用をもつ非ステロイド系抗炎症薬(NSAIDs)のほか，排卵を抑制する経口避妊薬も有効である．精神的原因による月経痛の増強もあり，自律訓練法やリラクセーション，バイオフィードバックのほか，漢方薬，鍼灸治療，アロマセラピーの活用や下半身の血行をよくする運動，下腹部の保温，マッサージなどの対症療法も痛みの緩和に有効である．〔**ケアのポイント**〕クラミジア *Chlamydia* 感染による急性腹症や，子宮外妊娠の可能性も除外できない．市販の鎮痛薬や対症療法を行っても月経痛が改善しない，あるいは悪化する場合には，婦人科の受診による原因治療が重要である．また鎮痛薬の服用は痛くなる前に飲むことが効果的である．

【月経前症候群(PMS)】〔**ケアの考え方**〕PMSは原因が明らかではなく，多元的な要因に基づくとされ，治療法も確立されていない．診断には排卵性周期であるかの確認のため，少なくとも3周期の基礎体温測定と即時的な月経の記録が必要である．治療には，精神的症状に対し，選択的セロトニン再取り込み阻害薬(SSRI)が有効というエビデンスがあるが，その他，水分貯留症状には利尿薬，また排卵性周期との関連から経口避妊薬による排卵抑制や抗エストロゲン療法，抗アルドステロン療法も行われる．また症状の発現や重篤の程度に影響する要因に，精神障害の既往，ストレス耐性，パーソナリティ特性，不安傾向やライフスタイルとの関連が指摘されているほか，心理社会的要因として月経に対する意識や性役割意識などとの関連も指摘されている．〔**ケアの実践**〕医療的介入のほかセルフケアが重要であり，バランスのとれた食事，適正な運動など健康的な日常生活習慣の獲得のほか，月経前の精製糖，水分，カフェイン，塩分，漂白小麦粉とその加工食品やアルコールの制限などがあげられる．γリノレン酸やテアニンの摂取が有効とするエビデンスもある．その他ソーシャルサポートの調整，家族関係の調整も必要となる．〔**ケアのポイント**〕PMS症状を強く訴える女性には，自己の月経周期に伴う変化や症状のセルフモニタリングが重要で，それにより症状の緩和が得られるという報告がある．また月経随伴症状に関する知識や関連要因，セルフケアの状況などをアセスメントし，ライフスタイルの改善，リラクセーションによるストレス緩和，食生活の改善，有酸素運動，ストレスマネジメントなど効果的なセルフケアが行えるように支援する．[1168] ⇨参月経異常→907

月経教育 menstruation education 女性が月経のある人生を快適に過ごせるように，的確な情報を提供し，セルフケアや対処方法を自己決定し，自立して快適な日常生活を営めるように支援することを目的とした教育．初経前の教育（初経教育）だけでなくライフサイクル各期（思春期後期，性成熟期，閉経前）において行われる必要がある．初経教育は，第二次性徴の発達や男女の身体の仕組み，月経の仕組みと対処方法などを男女ともに，セクシュアリティ教育の一環として行うことが大切であり，女性性の受容や母性の発達，性同一性（ジェンダーアイデンティティ）の確立に重要である．ライフサイクル各期の月経教育では，①月経のアセスメント：月経周期に伴う身体の変化，症状の自己観察と基礎体温測定（セルフモニタリング）により，周期性をもった女性の心と身体の変化への気づき（月経異常の早期発見），②月経周辺期の行動，生活上の注意：月経時の清潔や経血の処理方法，③月経に関連するライフスタイルの改善や健康的なライフスタイルのためのセルフケア能力の獲得：バランスのとれた食生活，睡眠と休息，適度の運動，ストレスの上手な解消，④月経の意味づけとポジティブな月経に対する態度の促進（リフレーミング），⑤月経痛や月経前症候群症状のコントロール方法の獲得，⑥家族，仲間や社会的なサポート体制の利用，⑦メディア，インターネットの有効活用（メディアリテラシー media literacy，インターネットリテラシー internet literacy），など広範囲な内容があげられる．月経は母親からの影響が大きく，子どもへの初経教育と同時に母親を含めての教育も有効である．月経を「月経」と呼ぶことの意味や，月経の認識についての変遷を知り，月経に関する社会的な偏見や誤解を訂正することもまた重要である．さらに身体的・知的障害をもった女性への月経教育も必要である．[1168] ⇨参月経のセルフケア→907

月経困難症 dysmenorrhea, difficult menstruation ［月経痛］ 月経に随伴して起こる病的症状で，日常生活に支障をきたし，治療の対象となる場合をいう．月経直前あるいは開始とともに症状が出現し，月経終了とともに消失する．症状として下腹部痛，腰痛，腹部膨満感，嘔気，頭痛，疲労，脱力感，食欲不振，いらいら，下痢，憂うつの順に多くみられる．初経後2-3年から始まる原発性の機能性月経困難症と，子宮内膜症，子宮腺筋症，子宮筋腫，骨盤内感染症などの器質的疾患に伴う続発性の器質性月経困難症とがある．機能性月経困難症の原因は頸管狭小やプロスタグランジン（PG）過剰によって起こる子宮収縮である．[1510]

月経持続日数 duration of menstruation 1回の月経が持続する期間．通常3-7日間続く．8日以上続くものを過長月経，2日以内のものを過短月経という．[1510]

月経周期 menstrual cycle 月経の初日を第1日として，次の月経の開始直前までを1つの周期とした，子宮内膜の剝離と増殖の周期のこと．1周期は個人によって21-40日と幅があり，28日周期は全体の10-15%に過ぎない．初経直後や閉経直前の数年間は月経周期が長くなることが多い．卵胞刺激ホルモン（FSH）と黄体形成ホルモン（LH），卵胞ホルモン（エストロゲン），黄体ホルモン（プロゲステロン）の作用により起こり，視床下部-下垂体-卵巣系のフィードバック機構の調節を受けている．子宮内膜での変化から増殖期，分泌期，月経期，卵巣での変化から，卵胞期，排卵期，黄体期に分けられる．卵胞期の前半はFSHがわずかに増加し，これに刺激されていくつかの卵胞が発育する．続いてFSHが減少すると，これらの卵胞のうち1つだけが発育を続けて成熟する．この卵胞からエストロゲンが分泌され，排卵期になると，FSHとLHが急激に増加し，LHの刺激を受けて排卵が起こる．黄体期にはFSHとLHが減少する．排卵後の卵胞は黄体に変化してプロゲステロンを分泌する．黄体期後半にはエストロゲンが増加し，プロゲステロンとエストロゲンの作用で子宮内膜が増殖して厚くなる．受精が起こらなかった場合は，黄体が退化してプロゲステロンが分泌されなくなり，エストロゲンも減少する．肥厚していた子宮内膜がはがれて体外へ排出され，次の月経周期が始まる．[1510]

月経疹 menstrual eruption, exanthema menstruale ［月経性疱疹］ 月経前あるいは月経時に発現し，月経後に消失する皮膚疾患の総称．発疹としては小水疱（ヘルペス）がみられることが多く，その他にも蕁麻疹，滲出性紅斑，結節性紅斑，不定の紅斑などが報告されている．[235]

月経随伴性気胸 catamenial pneumothorax 月経期に関連して起こる気胸．30歳以上の女性で，月経開始前48時間から開始後72時間に発症し，ほとんどが右側である．横隔膜に異所性子宮内膜がみられることが多く，原因については諸説あるが，まだ定説はない．治療に排卵抑制ホルモンを用いることがあるが，再発を繰り返す場合は開胸手術を要する．[1443]

月経性疱疹 menstrual herpes ⇨同月経疹→908

月経前緊張症候群 premenstrual tension syndrome ⇨同月経前症候群→908

月経前症候群 premenstrual syndrome；PMS ［月経前緊張症候群，PMS］ 黄体期の後期に出現する，月経周期のホルモンに関連した一連の身体的・精神的症候群．比較的よくみられる身体症状は食欲の変化，悪心・嘔吐，頭痛，腹痛，乳房緊満感，のぼせ，発汗，疲労・

倦怠感，浮腫などであり，精神症状には不安，抑うつ，緊張，睡眠の異常，焦燥感，情緒不安定，集中力・判断力の低下などがあげられる．通常は月経の開始とともに消失する．頻度は20-40％といわれている．一方，アメリカの診断基準にある月経前不快気分障害（PMDD）と呼称される気分障害の概念は，有病率は3-10％と低いが，障害の程度が強い点で月経前症候群（PMS）と区別される．いずれも発症機序は明らかでないが，症状が黄体期の後半にのみ反復して生じることからプロゲストーゲンの関与が考えられる．治療にはビタミン剤，運動療法，ホルモン療法がある．PMDDには選択的セロトニン再取り込み阻害薬（SSRI）が効果的．[320]

月経痛 algomenorrhea⇨同月経困難症→908

月経不順 irregularity of menstruation 月経周期や月経の異常を意味する一般用語．正常月経周期は25日から38日の間でその変動が6日以内．[1078]

月経歴 menstrual history 過去の月経に関する既往歴．初経年齢，月経周期，経血量，月経持続日数などのこと．また月経困難症があるか，過多月経があるかなどの情報も有効である．特に直近の3周期の月経開始日が大切となり，これらは妊娠，不妊症，排卵の有無などの診断や治療に有用となる．[1510]

月経瘻（ろう） menstrual fistula 月経血が腟以外の場所（膀胱，直腸，骨盤腔）へ瘻孔を通じて排出される状態．子宮卵管造影で瘻孔の有無を確認できる．帝王切開や子宮筋腫核出後に好発．治療は広範囲な瘻孔切除術を行う．[1510]

ゲッケルマン療法 Goeckerman regimen（treatment, therapy） 1925年にゲッケルマン William Henry Goeckerman（1884-1954）が提唱した尋常性乾癬の古典的治療法．コールタール含有軟膏を病変に塗布し，軟膏を翌朝除去したあと，紫外線照射を行い，入浴して鱗屑を落とす．これを連日繰り返す治療法．効果は顕著で，再発までの期間も長いことから一時は乾癬の入院治療法のスタンダードであった．しかし手間暇がかかること，タールの色がつくこと，発癌性の問題などに加え，PUVA療法，ナローバンドUVB療法などの簡便で優れた紫外線治療の普及により現在ではほとんど用いられなくなった．[235]

血行 circulation⇨同血液循環→888

結合エネルギー bond energy 原子間の共有結合を切り放すのに必要とされるエネルギーをいい，通常1 mol当たりの熱量で示される．[1559]

結合価 valence, valency ［原子価］ 分子当たりの結合基の数．例えば，免疫グロブリン（抗体）では，抗体1分子当たりの抗原結合部位の数を示し，IgG，IgAなどの結合価は2価，IgMは10価である（抗体の結合価antibody valency）．抗原の結合価antibody valencyは，抗体1分子当たりに結合しうる抗原決定基の数のことを指す．この数の多い抗原は多価抗原と呼ばれ，抗体により認識されやすいので，抗原性が高い．[1439]

結合型エストロゲン conjugated estrogens ［抱合型エストロゲン］ 妊娠ウマの尿から抽出された結合型（抱合型）エストロゲン製剤．主な成分がエストロン硫酸ナトリウム，エクイリン硫酸ナトリウムなどであり，硫酸ナトリウムとの結合型（抱合型）が主成分であるために結合型（抱合型）エストロゲンと呼ばれる．エクイリンなどウマに固有のエストロゲンも含まれるが，世界的に古くから最も広く使用され，臨床効果や安全性に関しての情報も蓄積されており，ホルモン補充療法，カウフマンKaufmann療法などにおいて最も汎用されているエストロゲン製剤である．[845] 商プレマリン

結合型ホルモン binding hormone 血中に存在するホルモンが，そのホルモンと特異的に結合するホルモン結合タンパクと結合した状態で存在することをいう．結合していない状態を遊離型といい，遊離型ホルモンが生物学的作用を発揮する．代表的なものとして甲状腺ホルモンやグルココルチコイドなどがある．[334]

結合活性 avidity⇨同アビディティー→170

血行感染 hematogenous infection ［血行性感染］ 感染症において，病原性微生物が感染巣から血管内に侵入し，血液を介して離れた組織や別の臓器に伝播すること．典型的な例は粟粒結核で，結核菌が血流を介して全身の臓器に病巣を形成した状態となる．チフス菌は回腸のリンパ小節からリンパ管を介して血中に入り諸臓器へ広がる．本来，リンパ行性や管内性と並んで体内での病原性微生物の進展に対して使われる用語で，針刺し事故や輸血，血液製剤を媒介とする感染（血液媒介感染 blood-borne infection）と同義ではない．[1340] ⇨参敗血症→2335，菌血症→793

血行再開後症候群 revascularization syndrome 四肢のいずれかが長時間圧迫を受けると，血流不全により筋肉が損傷を受ける．圧迫された状態から解放されると，損傷した筋細胞からカリウム，ミオグロビン，乳酸などが血液中に大量に漏出し，体内に循環し，意識の混濁，チアノーゼ，失禁などの症状を呈する．重篤な場合は高カリウム血症により心室細動，心停止を引き起こしたり，ミオグロビンによる腎臓の尿細管壊死により急性腎不全に陥る．あらかじめこのような状態が予測されるときは人工透析の準備を行い，乏尿，高カリウム血症，アシドーシスがみられたときは人工透析で補正を行う必要がある．筋肉の損傷程度，虚血時間で予後は大きく違う．[1487]

結合子⇨同リガンド→2920

結合織⇨同結合組織→910

結合織形成髄芽腫 desmoplastic medulloblastoma ［線維形成髄芽腫］ 髄芽腫の亜型で結合織の増殖が特徴．腫瘍は島状・分葉状の構造を呈する．年長児に多く認められ，通常の髄芽腫と異なり小脳虫部でなく半球に好発．[1017]

血行性感染 hematogenous infection⇨同血行感染→909

血行静止 stasis ［血行停止］ 血流が止まる意味だが，毛細血管や細静脈内で血流が停止した状態を指す．また炎症や薬剤の作用で末梢血管の血流が緩徐となり，一時的に血流が停止した状態も含まれる．動静脈の閉塞により血流停止に陥った状態とは区別される．通常は原因が除去されれば回復する可逆的変化だが，長期に持続すると血栓形成などを伴った不可逆的病変となることがあり，局所的な壊死をもたらすこともある．[1459]

血行性転移 hematogenous metastasis 腫瘍細胞が血流に運ばれて他臓器に転移すること．胃癌，大腸癌が門脈を通り肝に転移するのが代表的．血流の多い肺，脳

などにも転移が多く，予後不良の一因となる．血行性転移の成立に腫瘍細胞と転移先臓器との親和性もかかわっており，前立腺癌の骨転移のように腫瘍と特定の転移先との関連性も知られている．胃印環細胞癌 signet-ring cell carcinoma の卵巣転移は，クルーケンベルグ Krukenberg 腫瘍と呼ばれ血行性転移の例とされたが，最近はリンパ行性転移も指摘されている．[919]

結合組織　connective tissue ［**線維性結合組織，結合織**］ 中胚葉由来の組織で，基本構築は，①細胞成分，②線維成分，③基質成分からなる．広義には，骨，軟骨などの支持組織，脂肪組織，血液，リンパなども含まれるが，狭義には，組織や器官の間を埋めている線維性結合組織を指す．線維性結合組織(以下，結合組織とする)では，細胞成分に比べて細胞間の線維成分や基質成分が多く，線維や基質の性状が結合組織の物理的・化学的性質を決めている．また，結合組織の分布や量は臓器により異なり，皮膚では真皮・皮下組織を構成する主要な組織であるが，脳や脊髄などの中枢神経系にはきわめて少ない．①結合組織の細胞成分は，固定細胞として線維芽細胞(線維細胞)と細網細胞があり，線維成分の前駆体や基質成分を産生，分泌している．他に，遊走性の細胞(組織球，肥満細胞，形質細胞，リンパ球，白血球類など)もみられる．しかし，通常，赤血球はみられない．②線維成分は，線維芽細胞から分泌された前駆物質が細胞の外で線状に配列して線維束となり，コラーゲン線維(膠原線維)やエラスチン線維(弾性線維)を形成する．細網線維はコラーゲンの細い線維を指す．膠原線維は伸び縮みせず，張力に強い性質がある．一方，弾性線維はゴムのように伸縮性があり，膠原線維の間に散在して組織に弾力性を与えている．③基質成分(ムコ多糖類やプロテオグリカンなど)は，流動性があり特定の形状をとらず，代謝，栄養，老廃物の運搬などの調節にかかわり，ダイナミックに変動している．また，基質に含まれる物質(フィブロネクチン，ラミニンなど)は細胞同士の接着や，細胞増殖，生理活性の調節にもかかわっている．こうした結合組織の中は，大小の血管，リンパ管，神経の通路でもあり，縦横に走って全身にいきわたり，ネットワークを形成している．[1044] ⇨参密性結合組織→2768

け

●**線維性結合組織の分類と分布**

分類	身体の部位
細網組織：きわめて細い膠原線維(細網線維)の緩い網工	リンパ性器官，骨髄などの基盤となる網工をつくる
密性結合組織：膠原線維束が細く密な網工	
交織性結合組織：膠原線維が縦横に走る	皮膚の真皮，消化管の粘膜固有層など上皮を裏打ちする(多方向からの外力に対応できる)
規則性結合組織：膠原線維が一定方向に走る	腱，靱帯など(一定方向からの強い外力に対応する)
疎性結合組織：膠原線維束が太くあらい網工	臓器と臓器の間(主要な血管・神経の通路) 密性結合組織の深部(皮膚の皮下組織など)

結合組織の線維　connective tissue fiber　線維性結合組織に含まれる線維を指す．線維の主成分はコラーゲン(膠原線維)とエラスチン(弾性線維)というタンパク質．コラーゲン線維は線維芽細胞が分泌する前駆物質(プロコラーゲン)が細胞の外で互いに配列して線維束が形成される．コラーゲン線維が多数収束した太い線維を膠原線維，少数収束した細い線維を細網線維(骨髄やリンパ組織などに分布)という．膠原線維は張力に強く，ほとんど伸び縮みしない．膠原線維が特に密集して，膜状や索状の構造をとると肉眼的に白く見え(眼球強膜，精巣白膜，陰茎白膜，筋膜，腱，靱帯など)，臓器の形状保持や張力を増すようになる．一方，エラスチン線維(弾性線維)はゴムのように伸縮性があり，膠原線維の間に散在して，組織に弾力性を与えている．特に弾性線維に富む組織(弾性組織)は大動脈の壁，脊椎の黄色靱帯などにみられる．弾性線維が密集すると肉眼で黄色に見える．[1044] ⇨参結合組織→910，白膜→2365

結合組織炎　fibrositis ［**筋筋膜痛症候群**］ 筋筋膜痛症候群として知られている．腰部の脊髄神経の後枝が筋肉に分布するが，一部皮神経となり筋膜を貫通して皮下に現れる．筋膜を貫通する際に圧迫，絞扼されると疼痛が発生するが，X 線の検査で異常を認めず，腰・背筋の緊張が著明で，圧痛のみられるときに診断される．[818]

結合組織病　connective tissue disease　全身の血管および結合組織にフィブリノイド変性(炎症において高頻度にみられ，病理組織学的に，強い好酸性の物質が線維間に配列する)がみられる疾患の総称．多臓器に病変を起こす．関節リウマチ，全身性エリテマトーデス，強皮症，多発性筋炎/皮膚筋炎，結節性多発動脈炎，リウマチ熱が含まれる．膠原病，自己免疫疾患，リウマチ性疾患とも呼ばれるが，自己免疫疾患は自己抗体の存在など病態に基づいた呼称である．[1151,1598] ⇨参膠原病→997，自己免疫疾患→1271

結合組織母斑　connective tissue nevus　結合織組織成分の増殖による軽度隆起性で，かたく触れる結節．その成分により，コラーゲン線維の増殖による膠原線維型，弾力線維の量の増加によるもの，ムコ多糖症に伴う局面であるプロテオグリカン型に大別される．結節は集簇し，単数あるいは複数の局面を形成することが多いが，広範囲に出現することもある．一種の過誤腫と考えられている．通常，内臓病変と関係しないが，弾力線維性母斑では骨斑紋症 osteopoikilosis にしばしば合併する．結節性硬化症の三徴候の1つに数えられる粒〔隆〕起革様皮膚 shagreen patch も一種の結合織母斑．[235] ⇨参プリングル母斑症→2583，粒起革様皮膚→2935

結合体　conjoined twins　一卵性双生児が発生早期の分裂異常のため一部で結合している状態．流産，死産が多く生存例はまれ．女児に多い．胸部結合体，殿部結合体，坐骨結合体，頭部結合体がある．共有する臓器の状態により分離手術が可能な例もある．[1154]

結合タンパク質⇨同担体→1948

血行停止⇨同血行静止→909

血行停止期⇨同減速流入期→954

結合定数　association constant⇨同会合定数→431

血行動態⇨同血行力学→910

血行力学　hemodynamics ［**心血行力学，血行動態**］ 流体力学および弾性論に基づいて血液循環を論理的に把握しようとするもの．生体内では多数の因子が複雑に関連しているが，血行力学では適切な仮定によってこれを単純化し，厳密には正確でないまでも近似によって理解をたすける．具体的にはベルヌーイ Bernoulli の定理やポアズイユ Poiseuille の法則などが使用される．[226]

結合力 affinity⇨同アフィニティー→170

結合腕⇨参小脳脚→1454

血痕 blood stain 布や紙などに血液がしみこんだものをいうが，法医学的には犯行現場において発見された犯罪の証拠としての血液の飛沫による瘢痕をいうことが多い．これには床や壁に付着したり，衣類や寝具などにしみこんだもの，そして土壌に飛散したものなどさまざまな形態をとる．血痕の存在はその場所で出血を伴う損傷が生じたことを意味するため，犯罪の立証物件として重要な意味をもつのみならず，被害者や犯人同定のための犯罪捜査のためにも重要な証拠となる．血痕の検査は，まずそれが血痕であるかどうかの血痕予備試験を行い，ヒト由来血であることが確認されたら ABO 式血液型検査などを行うことができる．また最近では微量血痕から個人特異的な遺伝子多型領域(DNA 多型)の解析も可能となり，高精度の個人識別ができるようになってきた．[1331]

血痕検査 examination of blood stain 犯罪捜査において衣服などに付着している血痕と推定された試料について行う検査．予備試験でヒトの血痕と確認されたら血液型検査を行う．ヘモグロビンのペルオキシダーゼ様活性を調べたり，ヒトヘモグロビンに対する抗体を用いたりする．最近では遺伝子型の解析まで可能となった．[1615]

結紮(けっさつ)糸 ligature 組織や血管を結ぶ際などに用いられる縫合糸．また，歯列矯正用のワイヤーなども含まれる．[485]

結紮(けっさつ)術 ligation 血管などの管状組織を糸やワイヤーできつく結ぶこと．主に止血を目的として行われる手技で，出血血管を鉗子ではさむ局所的結紮，中枢側の動脈を結ぶ中枢的結紮，周囲の組織ごと血管を結ぶ集束結紮，かたい組織やもろい組織を結ぶときに用いる通刺結紮などの方法がある．動脈性出血の場合は，完全結紮しても末梢組織に壊死を起こさない血管かどうかを確認してから施行する．その他，動脈瘤の治療や永久避妊のために行われる場合(卵管結紮術，精巣結紮術)もある．[485] ⇨参結紮(けっさつ)糸→911，静脈瘤→1463

結紮(けっさつ)スネア⇨同留置スネア→2938

血算⇨同血球計算→906

血算盤 hemocytometer⇨同血球計算板(盤)→906

血色素⇨同ヘモグロビン→2632

血色素遺伝子⇨同ヘモグロビン遺伝子→2633

血色素血症 hemoglobinemia⇨同ヘモグロビン血症→2633

血色素指数⇨同色素指数→1239

血色素沈着症 hemochromatosis⇨同ヘモクロマトーシス→2633

血色素定量法 hemoglobin quantification method⇨同ヘモグロビン定量法→2633

血色素尿症 hemoglobinuria⇨同ヘモグロビン尿症→2633

血色素尿性腎症⇨同ヘモグロビン尿性腎症→2633

血色素濃度 hemoglobin concentration；Hb⇨同ヘモグロビン濃度→2633

結実因子 precipitating factor 精神障害の発症には，通常はまず準備状態が先行する．多様な因子が積み重なり，精神障害が生じやすい状況ではあるが，まだ発病には至っていない．そのような状況のあとに生じ，精神障害を引き起こす直接の引き金とみえるような体験をいう．[878]

欠失《染色体の》 deletion ［染色体欠失］ ある染色体の1本を全体として，またはその一部を失うこと．染色体ごと喪失すればモノソミーとなる．染色質(クロマチン)の一部分を失うときは，1か所で切断が起き末端部が失われる場合と，2か所で切断が起き中間部分が失われる場合がある．後者では切断部位が再結合するのでその際，遺伝子の再構成(組換え)が起こる．血液腫瘍その他の癌などの発生の原因となることがある．[368] ⇨参モノソミー→2828

月周期⇨同概月リズム→430

血腫除去術 removal of hematoma ［頭蓋内血腫除去術］ 頭蓋内血腫除去術のことで，脳内出血の除去術が一般的．通常は開頭により行うが，定位脳手術や内視鏡による場合もある．定位脳手術の際は，穿頭部より CT，MRI の計測を用い血腫除去を行う．ほかに開頭による硬膜外血腫，硬膜下血腫の除去術もある．[1017]

血腫洗浄術 irrigation of hematoma 慢性硬膜下血腫に対する手術法．穿頭後，硬膜下血腫の被膜を切開し，まず血腫を除去したのち生理食塩水で血腫腔を十分に洗浄する．その後，血腫腔にドレーンを1-2日留置する(留置しない施設もある)．この術式による疾患の予後は通常良好．[1017] ⇨参穿頭術→1788

抉出(けっしゅつ) avulsion ［裂離，捻除］ 臓器や組織からその一部を無理に引き離すこと．例えば胎盤を娩出する際に臍帯を捻除するような場合や，交通事故による眼球の抉出，神経根ひき抜き損傷 root avulsion，頭皮剥離 scalp avulsion などをいう．[485] ⇨参剥離→2365

血漿 plasma，blood plasma ［プラズマ］ 血液のうち有形成分(血球)以外の液体成分．全血液量の50% 以上を占め，体重当たりの量は45 mL/kg である．およそ90% は水であり，80 種類以上のタンパク質のほか，脂質，糖質，電解質，ビタミン類を含む．血液製剤としては，新鮮凍結血漿の製造や，血液凝固因子，アルブミン，γグロブリンの各製剤の原料に利用される．[656]

血漿 HCO_3^- plasma bicarbonate 血漿中の重炭酸イオン濃度は，肺における炭酸ガスの排出と腎臓による H^+ の排出とによって決定されている．基準値は22-26 mEq/L．酸塩基平衡の変動に応じて上下し，HCO_3^- の値のほか，塩基過剰 base excess，Pa_{CO_2} を参考に病態を判断する．すなわち，代謝性アシドーシスや呼吸性アルカローシスでは HCO_3^- は低下し，代謝性アルカローシスや呼吸性アシドーシスでは上昇する．[893]

血漿アンモニア plasma ammonia 食物中の窒素化合物が腸内細菌により脱アミノ化されて生じたアンモニアが吸収された外因性アンモニアと，体内でアミノ酸が脱アミノ化されて生じた内因性アンモニアがある．いずれにしても速やかに肝臓の尿素回路で尿素に変換され，大部分は腎臓から排泄される．血漿アンモニアの上昇は，主として肝臓での尿素の代謝障害(先天性尿素サイクル酵素欠損症，アミノ酸代謝異常症，劇症肝炎など）と門脈-体循環血流シャント（肝硬変，特発性門脈圧亢進症など）が原因となって起こる．基準値 40-80 μg/dL.[1181] ⇨参アンモニア定量法→211

楔(けつ)状欠損　wedge-shaped defect　歯頸部根面に生じたくさび状の欠損．不適切な歯ブラシの使用によるものと考えられてきたが，ブラキシズムなどの異常な力が歯頸部に集中し，その部分の歯質にクラックが入ることが明らかにされ，歯に加わる力と摩耗の複合的原因によるものと考えられるようになっている．[1310]

血漿交換療法　plasma exchange therapy⇨同プラズマフェレーシス→2575

血漿膠質浸透圧　plasma colloid osmotic pressure　血液と間質液（組織間隙液）は毛細血管内皮細胞で構成される半透性の膜で境されており，イオンやブドウ糖などの低分子は通過できるが，アルブミンのような血漿タンパク質は通過できない．血中に比べ，組織間隙液中のタンパク質濃度ははるかに低いので，血漿にはタンパク質などの高分子による浸透圧が発生する．これを血漿膠質浸透圧という．その結果，水が組織間隙から血中に移動する．血漿膠質浸透圧はスターリングの微循環に必須な要素となっている．[1335]

楔(けつ)状骨　cuneiform bone　足部の舟状骨と中足骨との間にある内側楔状骨，中間楔状骨，外側楔状骨の3個の骨．おのおのの間で関節をなす．[818]

月状骨　lunate bone　〔L〕os lunatum　手関節の8個の手根骨中，中枢列の4個の中央にあり，縦列では橈骨と有頭骨の間にある．力の介達は有頭骨，月状骨を通じて橈骨に伝達される．[818]

楔(けつ)状骨切り術　wedge osteotomy　骨を楔状に骨切りし，目的の形態に再構築して種々の方法で固定する手術．脛骨近位や足部変形の際に行われることがある．[818]

月状骨軟化症　lunatomalacia　［キーンベック病］　月状骨の無腐性壊死疾患．1910年にキーンベック Robert Kienböck（1871-1953）により記載された．手関節部の疼痛，腫脹，運動制限が認められ，X線像では月状骨の平坦濃厚陰影や骨破壊像，辺縁の不規則化がみられる．[818]

血漿重炭酸イオン　plasma bicarbonate ion　エネルギー代謝の結果生じる炭酸ガスは，赤血球や肺胞上皮に存在する炭酸脱水酵素の作用で重炭酸イオンと水素イオンに解離する．解離した水素イオンは赤血球中のヘモグロビンなどと結合し，一方重炭酸イオンはクロルイオンとの対向輸送により血漿中に出る．肺胞ではこれと逆向きの反応が起きて，炭酸ガスが発生する．血漿重炭酸イオンは血液により運搬される炭酸ガスの姿を変えたものと考えることができる．血漿重炭酸イオンは酸塩基平衡の指標となり，正常では 24 mEq/L であるが，代謝性アシドーシス，呼吸性アルカローシスでは減少し，代謝性アルカローシス，呼吸性アシドーシスでは増加する．[1335]

血漿浸透圧　plasma osmotic pressure，plasma osmolarity　血漿成分によって生じる浸透圧．血漿浸透圧は血漿中のナトリウム，カリウム，ブドウ糖，尿素などの溶質によって決定されるが，ナトリウムが特に重要な役割を果たしている．血清ナトリウム濃度の異常，著しい高血糖値，脱水状態では血漿浸透圧の測定が行われ，異常がみられる．基準値 275-295 mOsm/kgH_2O.[893]

結晶性滑膜炎　crystal synovitis　［結晶誘発性滑膜炎］　ピロリン酸カルシウム，尿酸塩，ヒドロキシアパタイト，副腎皮質ホルモンなど結晶状の物質が関節腔内に入ることによって発生される滑膜炎．X線像での，膝関節の半月板石灰化像が最も顕著な変化．他に恥骨結合，関節唇，手関節の線維軟骨に石灰化をみる．フェアーズ Faires とマッカーティー McCarty は急性関節炎の発症を，自らの膝関節に尿酸結晶を注入して実証した．[818]

楔(けつ)状束　cuneate fasciculus　［ブルダッハ束］　脊髄後索で薄束の外側に位置する神経束を楔状束という．上肢を含む上半身の識別性の触覚，圧覚と体肢の位置と姿勢の情報を伝える上行性の神経線維が走る領域．楔状束には体部位局在があり胸部，頸部からの線維は順次，薄束の外側に加わって並んで走る．頸髄の横断面では薄束と楔状束が顕著に認められる．楔状束線維は延髄の楔状束核でニューロンを代え，交叉して対側を視床へ向かう．[1044] ⇨参薄束→2362，脊髄白質→1720，後索→1003

血漿タンパク結合ヨウ素⇨同タンパク結合ヨウ素→1954

血漿タンパク質　plasma protein　血漿中に含まれるタンパク質のこと．電気泳動法により，分子量の違いでアルブミンとグロブリンに大別され，グロブリンはさらに α_1，α_2，β，ϕ，γ の5分画に分けられる．アルブミンは分子量が 66,000 と比較的小さくまた数が多いことから膠質浸透圧物質として機能するほか，吸着力に富むので非特異的な血中担体としても働く．α，β グロブリン分画には特異的担体や各種前駆タンパク質，ϕ グロブリン分画 γ にはフィブリノゲン，γ グロブリン分画には免疫グロブリンが含まれる．[1335]

血漿タンパク質緩衝系　buffer action of plasma protein　［タンパク質緩衝系］　血漿タンパク質は，C末端が $-COO^-$，N末端が $-NH_3^+$ と解離して，弱酸，弱塩基となり，緩衝能力を発揮する．これを血漿タンパク質緩衝系という．しかし，ヘモグロビン緩衝系に比べ，緩衝能はあまり大きくない．[1335] ⇨参緩衝能力→614

楔(けつ)状椎　wedge vertebra　［頂椎］　脊椎の先天性奇形の1つ．脊柱が彎曲を呈する形成異常．半椎体が側方にあると側彎症，後方にあると後彎症を呈する．[818]

血漿鉄交代率　plasma iron turnover rate；PITR　単位時間当たりの血漿鉄交代量．フェロカイネティクス ferrokinetics（体内の鉄の動態を調べる検査）によって測定され，PITR（mg/dL/日）＝血清鉄（mg/dL）×（100－ヘマトクリット値）/血漿鉄消失時間半減期（日）×100 の式によって求められる．基準値は 0.4-0.8 mg/dL/日であり，PITR の増加は赤血球生成の亢進，減少は赤血球生成の低下を示す．[656]

血漿鉄消失時間半減期　plasma iron disappearance $time_{1/2}$；$PIDT_{1/2}$　［血漿鉄半減期］　フェロカイネティクス（赤血球の体内動態を調べることで体内の鉄の代謝を測定すること）において用いられる指標の1つ．放射性鉄 ^{59}Fe を静脈注射後，血漿中の ^{59}Fe 放射活性が半減するまでに要する時間．基準値は 60-120 分であり，$PIDT_{1/2}$ の延長は赤血球生成の低下，短縮は赤血球生成の亢進を示す．[656] ⇨参鉄回転→2065

血漿鉄消失速度 plasma iron disappearance rate；PIDR 静脈注射した放射性鉄 ^{59}Fe が造血巣に取り込まれる速度．造血巣における鉄需要の大きさを表す．フェロカイネティクス ferrokinetics(体内の鉄の動態を調べる検査)によって測定され，血漿鉄消失時間半減期($PIDT_{1/2}$)として示される．[656] ⇨参鉄回転→2065

血漿鉄半減期⇨同血漿鉄消失時間半減期→912

結晶トリプシン trypsin crystallized 膵臓より分泌されるトリプシンは抗炎症作用をもつと考えられている．結晶トリプシンはウシの膵臓から得られるタンパク質分解酵素を精製したもの．開放性創傷や潰瘍の壊死的創傷の組織を除去する際に用いられる．[1594]

血漿トロンボプラスチン因子 plasma thromboplastin factor；PTF⇨同第Ⅷ因子→1856

血漿(プラズマ)トロンボプラスチン前駆物質 plasma thromboplastin antecedent；PTA⇨同第Ⅺ因子→1856

楔(けつ)状白内障 cuneiform cataract⇨同皮質白内障→2441

血小板 platelet, blood platelet, thrombocyte ［栓球］ 骨髄の造血幹細胞から分化した巨核球の細胞質が分離してできる血球で，核を有していないのが特徴．生体の止血，凝固の最初のステップに重要な働きをする．健常者では，血小板は直径 2-4 μm，容積 5-10 fL(フェムトリットル，10^{-15} L)の円板形を呈し，2/3 は循環血液中にあり，血液 1 μL 当たり 15 万-40 万個あり，1/3 は脾臓に貯蔵されている．血小板自体には増殖能はなく，寿命は約 10 日で老朽化した血小板は脾臓に取り込まれて壊される．血小板表面にはさまざまな受容体が存在し，中心部には α 顆粒，濃染顆粒，ミトコンドリア，小管系，グリコーゲン顆粒などがある．血管の損傷に伴い露出した血管内皮下組織に受容体を介して粘着し，血小板が活性化したのち血小板凝集が起こり，血栓形成し一次止血が完了する．したがって，血小板の数あるいは質に異常がある場合には出血傾向がみられるようになる．[1481]

血小板異常症⇨同血小板機能異常症→913

血小板回転⇨同血小板キネティクス→913

血小板活性化因子 platelet activating factor；PAF ヒトや家兎の好中球より分泌され，アナフィラキシーの伝達物質として発見されたリン脂質．生物活性は，血小板凝集，白血球の遊走と活性化，血管の透過性亢進，気管支などの平滑筋収縮，血圧低下など多岐にわたる．[1481]

血小板キネティクス platelet kinetics ［血小板回転］ 末梢血から消失していく血小板の流れを示す言葉．血小板は骨髄で巨核球から産生されたあと，末梢血中に放出され約 2/3 が流血中を循環し，残りは脾臓に貯蔵される．血小板は恒常状態では 7-10 日流血中に存在したのち，肝臓や脾臓などの網内系で破壊され処理されるが，一方では新たな血小板が産生されるため，流血中の数はほぼ一定に保たれる．したがって，この産生と破壊のバランスが崩れると，血小板減少や増加をきたすことになる．このバランスを血小板回転により予測することが可能であり，血小板回転は 1 日に破壊される血液 1 μL 当たりの血小板数で表し，3,700±4,000 という報告がある．[1481]

血小板機能異常症 platelet dysfunction ［血小板異常症］ 血小板数は正常であるが，粘着，凝集などの機能に異常をきたしたことをいう．血小板の機能低下により出血症状をきたし，亢進すれば血栓が形成されやすくなる．血小板機能が低下する先天性疾患としては，常染色体劣性遺伝で ADP 凝集欠如，血餅収縮不良と血小板膜糖タンパクⅡb/Ⅲa 欠如がみられる血小板無力症，また常染色体劣性遺伝で ADP 放出異常があるウィスコット・オールドリッチ Wiscott-Aldrich 症候群，常染色体劣性遺伝で血管内皮下組織への粘着異常として血小板膜糖タンパクⅠb 欠如があるベルナール・スーリエ Bernard-Soulier 症候群などがある．後天性の疾患としては，腎不全，異常タンパク血症，慢性骨髄増殖性疾患などに伴い血小板機能異常症がみられることがある．また薬剤では，アスピリン，インドメタシン，デキストラン，ペニシリンなどの投与により血小板機能が低下する．一方，機能亢進を示すものとしては，脂質異常症，糖尿病など生活習慣病がある．[1481]

血小板機能検査法 platelet function test 血小板の機能を検査する方法の総称．出血時間，血餅退縮検査，血小板凝集能，血小板粘着能，血小板放出能などを調べる検査がある．[1615]

血小板凝集⇨参フィブリノゲン受容体→2514

血小板凝集能 platelet aggregation 何らかの刺激により，血小板同士が互いに反応し，凝集塊をつくる能力をいう．血小板機能を生体外で調べる検査機器の 1 つが血小板凝集計であり，最も汎用される重要な血小板凝集能をみる検査．凝集惹起物質(ADP，コラーゲン，リストセチンなど)の種類や濃度により，血小板凝集能の低下や亢進を定性的・定量的に知ることができる．測定方法には，吸光度法，インピーダンス法，粒子算定法があり，一般的には吸光度法が最も普及している．その方法は血小板凝集測定器を用いて，クエン酸加血液を遠心して多血小板血漿を作成し，血小板数をほぼ 30 万/μL に調整し，キュベットに入れスターラーで攪拌しながら ADP，コラーゲン，アドレナリン，リストセチンなどの凝集惹起物質を添加すると，血小板の凝集に従い散乱光の強さ(吸光度)が低下し，透光度は上昇する．これを経時的に記録し，凝集曲線より凝集率や凝集パターンを検討する．最近は，血小板凝集塊の大きさも同時に分析できるようになった．[1481]

血小板凝集能検査 platelet aggregation test 多血小板血漿に血小板凝集を引き起こす物質〔ADP(アデノシン二リン酸)，コラーゲン，アドレナリン，トロンビン，リストセチン〕を添加し，血小板の凝集を透光度の変化として測定する方法．血小板機能異常症や凝固亢進状態の診断，抗血小板薬投与中のモニタリングに有用．アスピリンなどの抗血小板薬や抗炎症薬投与中は血小板機能を低下させるので注意が必要．[1615]

血小板計算法⇨同血小板数算定→915

血小板形成 thrombopoiesis, platelet formation ［血小板新生，血小板生成］ 造血幹細胞は自己複製とともに赤血球系，顆粒球系，巨核球系の前駆細胞となり，巨核球系ではその特異的液性因子であるトロンボポイエチン(TPO)の作用により巨核球が成熟する．巨核球系の核の成熟は，核分裂を伴わない染色体の分裂を起こす．すなわち，染色体は 4・8・16・32 の倍数性を示し，最も大型の成熟巨核球は 32 N．巨核球の成熟時間は 5-10 日．その後，TPO 非依存性血小板産生過程が起こり，転写因子であるNF-E 2が関与していると考えられている．この過程は数時間から1日で完結し巨核球胞体突起形成が起こり，骨髄類洞内に胞体突起を伸ばし，その先端が断裂して血小板が産生される．産生された血小板は約2/3が流血中に存在し，残りは脾臓に貯蔵されて，寿命は10日前後であるが，最後は脾臓で壊される．[1481]

血小板結合 IgG⇨同PB IgG→93

血小板血症　thrombocythemia　［栓球血症］　循環血液中の血小板数が増加した状態を指す．広義では血小板増加 thrombocytosis と同義で用いられ病的な意味を含まないものもある．狭義では骨髄増殖性疾患に属する一疾患で，骨髄巨核球・血小板の過形成をきたし，血小板の形態・機能異常を特徴とし，赤芽球や顆粒球系細胞の増殖は著明ではない．50歳以上の中年にみられることが多く，男女差はない．続発性のものとは異なり，血小板数は通常100万/μLをこえ，長期にわたって増加が持続する．無症状のことが多く，そのために見逃されることもある．血栓症状より出血症状の頻度が高い．脾腫は約80%にみられる．出血，血栓を伴わない限り，10年以上の長期生存が可能．[1481]

血小板血栓　platelet thrombus　［**凝集血栓，膠着血栓，白色血栓**］　流速の速い動脈で形成される血栓で，赤血球成分が少なく凝血塊の中に血小板を多く含み，基本的構成分のみであるため白く見える．生成過程において血小板の活性化(粘着，放出，凝集)が深く関与しており，動脈血栓に多くみられる．一方，血流の緩徐な静脈では赤色血栓がつくられ，その構成分は主として赤血球とフィブリンである．[229]　⇨参血栓→924

血小板減少　thrombocytopenia，thrombopenia　血小板数が10万/μL以下に減少し，止血するのに十分な血小板数を欠いている状態．原因には血小板産生の障害，末梢での血小板消費や破壊の亢進，血小板分布の異常がある．臨床的に，血小板数が5万/μL以上では出血傾向がみられないことが多いが，1万/μL以下では出血傾向を示す．出血症状は点状出血，歯肉出血，鼻出血などが多く，また血小板数が1万/μL以下に著減すると頭蓋内出血，消化管出血など致命的出血をきたすこともある．本症では偽性血小板減少症を除外することが大切．さらに薬剤の服用歴がある場合は，十分な情報(薬剤名，使用量，使用期間)を得る必要がある．[1481]

血小板減少性血管腫⇨同カサバッハ・メリット症候群→494

血小板減少性紫斑病

thrombocytopenic purpura，thrombopenic purpura

【概念・定義】血小板が10万/μL以下の減少を認め，赤血球，白血球系に異常がなく，骨髄中の巨核球が正常または増加しており，他の血小板減少を起こす可能性のある疾患が除外できるときに診断される．原因に関してはまだ十分に解明されていない．しかし，その発症メカニズムは何らかの免疫学的な機序が作用して**血小板膜糖タンパク**に対する抗体が発現していることは間違いない．分類は，発症後6か月以内に治癒したものを急性型と呼び，発症あるいは診断から6か月以上経過したものを慢性型とする．

【疫学】1982(昭和57)年に特発性造血器障害調査研究班が調査を開始して以来，毎年130-210名程度の新たな症例が登録されている．2008(平成20)年3月の時点で23,157名の患者登録があり，男女比は1：2と女性が優位．発症率は100万対11.6．急性型では小児に多く，そのうち75%前後は15歳未満で，男女差はみられない．慢性型では15歳以上が70%を占めており，男女比は女性がほぼ2倍の頻度でみられる．

【病態生理】臨床経過により急性型と慢性型に分類．何らかの誘因があり，血小板に対する自己抗体が産生されることにより起こる．急性型ではウイルス感染後に続発することが多いため，感染後血小板減少症と呼ばれることもある．血小板を破壊する主な場所は脾臓で，血小板減少をきたすメカニズムは，抗体が補体を介して血小板を破壊するか，血小板に結合した自己抗体のFc部分が，マクロファージのFc受容体を介してマクロファージに捕捉され破壊されることによる．慢性型では，これらの機序に影響を与える因子として**マクロファージコロニー刺激因子**というサイトカインの存在が注目されている．自己抗体はIgGに属しているため，胎盤通過が可能であり，新生児が一過性に血小板減少をきたすことがあり，本症の女性が分娩する際には児の管理も大切になる．

【症状】急性型では，約60%の症例で上気道感染，風疹，麻疹などウイルス感染の先行感染後，通常1-2週間，長くとも6週間以内に突然四肢を中心に出血症状と血小板減少をきたす．出血症状としては，**紫斑**(点状出血や斑状出血)が必発．血小板の減少の程度は慢性型よりも著しく，過半数以上の症例で2万/μL以下であった．**脾腫**は，左季肋下1横指程度の軽度のものを5-10%の症例で認める．慢性型では出血症状は比較的軽微なことが多く，四肢の伸側を中心に点状出血や斑状出血，鼻出血，歯肉出血，血尿，下血，月経過多などがあるが，たまたま検診でみつかることもある．脾腫はまれ．血小板数が1万/μL以下になると，脳出血や消化管出血など重篤なものがみられ，早急な治療が必要．

【診断】点状出血など血小板が原因と思われる出血傾向があり，末梢血液検査にて血小板数の減少，**血小板関連免疫グロブリンG platelet associated IgG(PAIgG)**の高値，骨髄にて巨核球，特に血小板非生成型の幼若巨核球の増加があり，他の血小板減少をきたす疾患が鑑別できた場合に診断される．

【治療】血小板数を5万/μL以上に保つことをが目標．第一選択薬は**副腎皮質ホルモン剤**．6か月間投与を継続したのち治療効果を判定し，無効であれば摘脾を勧める．乳幼児の急性型では摘脾により敗血症を誘発することがあり，注意が必要．その後，他の免疫抑制薬(アザチオプリンやシクロホスファミドなど)を投与．**免疫グロブリン**大量点滴は80-90%の症例で有効であり，投与後1週間で効果が発現し，数週以内にもとの血小板数に戻る．血小板輸血は，原則行わず，緊急手術，外傷，頭蓋内出血に適応が限られている．わが国では，ヘリコバクター・ピロリ *Helicobacter pylori* 菌と慢性型血小板減少症との関連が指摘され，ヘリコバクター・ピロリ除菌療法により血小板の増加が60-70%でみられている．

【予後】急性型は通常数週間以内，遅くとも数か月以内に治癒するが，10% 前後は慢性型へ移行．死亡率は1% 以下であるが，ほとんどが頭蓋内出血であり，発症後 1 か月以内に起こっており，この間の止血管理が重要．慢性型では予後は良好．

【ケアのポイント】急性型では早期に治癒するが，発症早期には頭蓋内出血が起こる危険性が高いことは念頭におかなければならない．慢性型では，血小板数を基準値にまで増加させる必要は必ずしもなく，5 万/μL 以上あれば出血症状はほとんどみられない．経過が長く血小板の減少が著明であっても出血症状がないときには無治療で経過を観察することもある．治療の第一選択は副腎皮質ホルモン剤であるが，副作用を考え長期にわたる大量〜中等量の投与は避けるべきである．[1481]

血小板減少性紫斑病の看護ケア

【観察のポイント】全身の出血症状(部位，程度，持続時間など)を観察する．外的刺激から，皮膚の点状出血および斑状出血や粘膜下出血が出現し，鼻出血，歯肉出血，血尿，下血，月経過多が起こる．脳出血や消化管出血の場合は，生命予後に影響することから，頭痛，嘔気，出血の程度，意識レベルの把握，バイタルサインの変化を経時的に観察することが大切である．

【ケアのポイント】①患者には出血を増強させないよう，安静を含めた出血予防対策を説明する．そのうえで，移動や清潔，排泄を主とした日常生活の援助を行う．②疾患に対する動揺や安静によるストレスに対し，精神的なケアを実践する．③副腎皮質ホルモン療法を行う患者には，内服の必要性，副作用，注意事項の 3 点について説明し，患者自身が自己管理できるよう指導する．入院治療から，外来診療へと引き続き経過を追っていくため，定期的な受診，確実な服薬が必要であることも説明し理解を得る．[175] ⇨参血小板減少性紫斑病→914

血小板シクロオキシゲナーゼ欠損症 platelet cyclooxygenase deficiency 血小板シクロオキシゲナーゼタンパクの欠損あるいは低下により，アラキドン酸代謝により産生されるべきトロンボキサン A_2 ができないために出血傾向をきたす疾患．先天性のものが世界で 10 数例報告があるほか，後天性のものもみられる．血小板のシクロオキシゲナーゼ活性の欠損により診断されるが，大部分の症例では質的分子異常が示唆されている．この酵素の欠損によりプロスタグランジン G_2 からトロンボキサンへの合成が阻害されるため，アラキドン酸凝集の欠損・放出能が障害され，血小板数は正常であっても出血時間の延長をきたす．また，トロンボキサンアナログである STA_2 や U 46619 などによる凝集は正常．[1481] ⇨参シクロオキシゲナーゼ欠乏症→1260

血小板自然凝集 spontaneous platelet aggregation 血小板凝集能を生体外でみるときには，ADP やコラーゲンなど凝集惹起物質を添加することにより認められる凝集を血小板凝集計で確認することが一般に行われている．血小板自然凝集は凝集惹起物質を加えず，スターラーによる攪拌だけで凝集が起こることをいう．血小板血症や糖尿病，脳血栓症などでときに観察される．これを認めると血小板機能は亢進し，血栓傾向にあると考え抗血小板療法を考慮する．[1481]

血小板寿命 platelet survival, platelet life span 血小板が骨髄巨核球より産生されたのち，脾臓で破壊されるまで末梢血中に存在している時間を指す．測定には放射性同位元素を用いる方法とアスピリンによるシクロオキシゲナーゼの不可逆的抑制作用を利用した方法がある．平均寿命は 7-10 日であり，抗体の関与や脾機能亢進症など血小板の破壊がみられるときには寿命は短縮している．[1481]

血小板新生⇨同血小板形成→913

血小板シンチグラフィー platelet scintigraphy 放射性同位元素(RI)で標識した血小板を投与し，それを血栓に集積させて血栓の局在診断を行う核医学検査．RI はインジウム 111(^{111}In)を用い，患者血液を採取して血小板を分離し，その浮遊液に ^{111}In オキシン(^{111}In-oxine)を加えて標識する．血小板は凝集しやすいので標識操作には注意を要する．撮影は標識血小板を静注後 1-4 日で行う．標識操作が煩雑なため，一部施設を除いてほとんど行われていない．[737] ⇨参血栓シンチグラフィー→924

血小板数算定 platelet count ［血小板計算法］ 末梢血中の血小板数を単位容積当たりの個数で示したもの．通常は自動血球計数器で測定する方法が広く用いられているが，小赤血球や巨大血小板が出現する検査では，赤血球を溶血させ計算盤を用いる用手法(直接法)が必要となる．基準範囲は 15〜35 × $10^4/\mu$L．[1615]

血小板性血栓症 platelet thrombosis 血管内で血液が凝固して，血小板を主体に形成される血栓．特に動脈系で血管内皮細胞が剝離により損傷が生じると，露出した内皮下組織に血小板が粘着するとともに，その活性化が起こり血小板が凝集して血小板血栓を形成する．その性状から白色血栓とも呼ばれている．[1481] ⇨参血小板血栓→914

血小板生成⇨同血小板形成→913

血小板増加 thrombocytosis 血液中の血小板数が顕著に増加する病態で，血小板数 40 万/μL 以上をいう．本態(原発)性血小板増加症と二次性血小板増加症に分かれる．本態性は骨髄増殖性疾患の 1 つで原因は明らかではないが，血小板数は 100 万/μL 以上となることが多い．無症状でたまたま発見されることもある．出血症状がみられることが多く，血栓症は比較的少ない．また脾腫を高頻度で認めるのが特徴．治療は，血小板数をアルキル化剤で正常上限まで減少させる．摘脾は禁忌．予後は比較的良好であるが，巨脾を伴う骨髄線維症や白血病に移行することもある．二次性は一過性で無症状のことが多く，血小板数は 100 万/μL をこえることはない．特定の基礎疾患に随伴してみられ，また出血や運動あるいは摘脾に対する反応としてもみられることがある．基礎疾患の治療，原因除去により軽快する．[1481] ⇨参血小板血症→914

血小板第 3 因子 platelet factor 3；PF 3 血小板の細胞膜や α 顆粒膜に存在するリン脂質．血小板の活性化により発現し，第 X 因子の活性化やプロトロンビンのトロンビンへの転化に関与することにより凝固を促進させる．[1131] ⇨参血液凝固の四相→888

血小板第 4 因子 platelet factor 4；PF 4 ［ヘパリン中和物質］ 血小板の α 顆粒内に存在する血小板特異タンパク質．血小板の刺激により放出され，ヘパリンを中和することにより凝固促進的に働くと考えられる．最近

ではケモカイン(化学走性サイトカイン)の1つに分類されており，炎症反応に関与している.[1131]

血小板貯蔵プール　platelet storage pool　血小板に含まれ放出される物質を広く貯蔵プールという．濃染顆粒にはATP，ADP，セロトニン，カルシウムなどが含まれており，α顆粒には血小板第4因子(PF 4)，β-トロンボグロブリン(β-TG)，フィブリノゲンなどがある．これらのうち，特にADPの減少を呈するものはストレージプール storage pool 病で，血小板機能異常症の1つ．α顆粒にある血小板第4因子やβ-トロンボグロブリンの血中での増加は血小板活性の指標となる.[1481]

血小板停滞率検査　platelet retention test　ガラスビーズあるいはコラーゲンを被覆したプラスチックビーズを充塡したプラスチックカラムに血液を通過させ，通過前後の血小板数の違いからビーズに粘着した血小板の比率を血小板粘着能として測定しようとする方法．しかし，実際にはカラム内で粘着とともに凝集も起こしており粘着のみを反映しているのではないので，血小板停滞率検査と呼ばれる.[1131]

血小板粘性変形　platelet viscous metamorphosis　［血小板粘性変態］　血小板がトロンビンなどの凝集惹起物質に接したときに，互いに集合してその形態が膨化し原形質内の顆粒は互いに凝集し脱顆粒を起こし，偽足を出して血管損傷部を覆い血小板血栓を形成すること.[1481]

血小板粘性変態⇨同血小板粘性変形→916

血小板粘着能　platelet adhesiveness　活性化された血小板は，血小板同士が結合する性質(凝集能)があるが，他の異物や細胞とも結合する．この性質を粘着能といい，ガラスビーズを充塡したカラム内に全血を通過させカラム内に残った血小板の比率を停滞率として求める(ガラスビーズ法)．停滞率はガラスビーズへの血小板の粘着能を反映するが，血小板凝集も関与する.[1615]

血小板濃厚液　platelet concentrate；PC　［濃厚血小板血漿］　輸血に用いる血小板濃度の高い血小板製剤．血小板減少がみられる場合に，止血や出血予防を目的とする血小板輸血に用いられる．全血200 mLを遠心して1単位(約20 mL)が得られる．1単位中に2×10^{10}個以上の血小板を含む．血液成分分離装置を用いる成分献血ではさらに高単位(5-20単位)のPCが1人の供血者から得られ，現在99％が高単位製剤である.[860]

血小板ペルオキシダーゼ　platelet peroxidase　血小板中に存在するペルオキシダーゼを，染色して電子顕微鏡を用いて調べる方法．巨核芽球の細胞同定に役立つ検査法である．細胞の核膜周囲腔と粗面小胞体が陽性に染まり，ゴルジ Golgi 装置と顆粒は陰性である．芽球の20％以上陽性の場合，巨核芽球性白血病と診断される.[1495] ⇨参ペルオキシダーゼ反応→2636

血小板変態　platelet metamorphosis　何らかの刺激により血小板が活性化すると，アクチン，ミオシンなど骨格タンパクが収縮して血小板内容物が中心に集まり，血小板が円板形から偽足をもった球形に変形することをいう．その結果，血小板膜タンパクの生理作用を起こしやすくなる.[1481]

血小板放出機能異常症　defects of platelet release mechanism　特殊顆粒の欠如による血小板顆粒異常症．血小板には特殊顆粒として，濃染顆粒(ADP，ATP，セロトニンなど)，α顆粒〔血小板第4因子(PF 4)，フィブリノゲン，フィブロネクチン，血小板由来増殖因子(PDGF)〕，ライソソーム顆粒の3つが知られている．具体的には，出血時間の延長，ガラスビーズへの血小板粘着の低下，血小板のADP凝集やアドレナリン凝集の一次凝集のみみられ，二次凝集は欠如し，コラーゲン凝集は欠如する遺伝性出血性疾患として包括される．血小板のアデニンヌクレオチドが欠乏するストレージプール storage pool 病と，放出の機構に異常のある放出機構異常症に分けられる．2種類の顆粒における放出反応を誘導する物質は異なり，トロンビン，コラーゲン，ラテックス粒子などは両者の放出反応を引き起こすが，ADP，アドレナリンは濃染顆粒からだけ放出を惹起する.[1481]

血小板放出能　platelet release reaction　血小板を刺激するとカルシウムチャネルが開き血小板内カルシウムが増加し，血小板は活性化される．そのときに血小板の濃染顆粒にあるADP，ATP，セロトニン，カルシウムおよびα顆粒に含まれる血小板第4因子(PF 4)，β-トロンボグロブリン(β-TG)，フィブリノゲン，血小板由来増殖因子などが血液中に放出されることをいう．血小板凝集能とともに，血小板機能を評価するものであり，血小板の活性化をみるにはα顆粒の内容物であるβ-TGやPF 4の測定が適している.[1481]

血小板膜糖タンパク⇨参フィブリノゲン受容体→2514

血小板無力症　thrombasthenia　［グランツマン病］　1918年，グランツマン E. Glanzmann が報告した先天性血小板機能異常症．出血時間の延長，血小板数正常，ADP，コラーゲンあるいはアドレナリンなどによる血小板凝集が欠如している出血性疾患．遺伝形式は常染色体劣性であり，近親結婚であることが多い．本態は，血小板膜糖タンパク受容体の1つであるGPⅡb/Ⅲa(インテグリン$\alpha_{\mathrm{IIb}}\beta_3$)の欠損(低下)あるいは機能異常により，血小板が関与する止血機構に破綻が起こり出血症状がみられるようになる．出血症状は，新生児期あるいは乳児期からみられ，皮膚・粘膜出血や，ときに鼻出血や歯肉出血をきたす．唯一有効な治療は，血小板輸注．出血に対しての副腎皮質ホルモン剤は有効ではない.[1481]

血小板輸血　platelet transfusion　［栓球輸血］　血小板減少がみられる場合に，止血や出血予防を目的に行う血小板濃厚液を用いた輸血．止血に必要な血小板数を全血輸血によって補うと，循環量負荷による心不全などの輸血副作用を招く．そのため全血中の血小板を濃縮して輸血する．全血200 mLから得られる約20 mLの血小板濃厚液を1単位として，一度に5-10単位が輸血される．血小板濃厚液の有効期限は，22℃で採血後72時間以内であるが，常に振盪(とう)しながら貯蔵する必要がある.[860]

血小板由来成長因子⇨同血小板由来増殖因子→916

血小板由来増殖因子　platelet-derived growth factor；PDGF　［血小板由来成長因子］　熱に安定な糖タンパク質で，分子量は28-35 kDa(キロダルトン)．骨髄巨核球で産生され血小板のα顆粒中に存在．またPDGF様物質は，血管内皮細胞，血管平滑筋細胞，単球マクロファージにもみられる．その機能は細胞増殖因子の1

つと考えられており，フィブロブラスト，グリア細胞，動脈平滑筋の増殖を促進し，傷害血管の修復に関与．特に慢性的な血管損傷部位では，粘着した血小板からPDGFの分泌が繰り返され，中膜に存在する平滑筋細胞の増殖を促し，内膜に移行し内膜の肥厚をきたす．その結果，動脈硬化に関与していると考えられている．測定法はまだ十分に確立されていない．[1481]

血漿比重　specific gravity of plasma；GP　正常では1.024-1.029の範囲．測定には硫酸銅法などが用いられる．異なった比重の硫酸銅溶液に血漿を1滴滴下したときに生じるタンパク質の被膜が浮沈しないで溶液中にとどまるときの硫酸銅溶液の比重が血漿の比重である．[1181]　⇨参硫酸銅法→2938

血漿分画製剤　plasma derivatives　血漿中に含まれる特定のタンパク質を分離精製(血漿分画)して製剤化したもので，低タンパク血症などの疾患の治療と予防に用いる．アルブミン製剤，免疫グロブリン製剤，血液凝固因子製剤などがある．[860]

結晶誘発性滑膜炎　crystal-induced synovitis⇨同結晶性滑膜炎→912

血漿リポタンパク質　plasma lipoprotein　血漿中に存在する非タンパク部分が脂質である一群の複合タンパク質で，血清脂質の運搬に機能．脂質部分はトリグリセリド，リン脂質，コレステロールおよびそれらの複合体を含む．タンパク部分は，アポタンパク質と呼ばれる．密度によりカイロミクロン，超低密度リポタンパク質(VLDL)，中間密度リポタンパク質(IDL)，低密度リポタンパク質(LDL)，高密度リポタンパク質(HDL)に分けられる．[1320]

血漿量　plasma volume　［循環血漿量］　血漿は総血液量の50％以上を占めているが，全身の血漿量は成人男性で体重の約4.5％に相当し，女性でやや低値，乳児でやや高値を示す．全水分量に対しては7.5％を占める．血漿量の調節は循環調節と密接な関係があり，主に伸展受容器で感知された血漿量の変化はバソプレシンによる水分保持，レニン・アンギオテンシン・アルドステロン系によるナトリウム保持，心房性ナトリウム利尿ペプチドによる水およびナトリウム排泄，の3者が応答する．[226]

血漿冷却濾過⇨同冷却濾過→2970

血漿レニン活性　plasma renin activity；PRA　レニンは腎から分泌されるホルモンで，アンギオテンシノゲンをアンギオテンシンⅠに変える．血漿レニン活性(PRA)とは，アンギオテンシノゲンをアンギオテンシンⅠに変換する血漿中の酵素活性のことをいい，レニン分泌の指標とされる．血中レニン濃度を免疫学的に測定することも可能であるが，レニン活性はこのレニン濃度とよく相関する．体液量の減少や腎血流量の低下によって，レニンは傍糸球体細胞から分泌されて血中に増加．逆に原発性アルドステロン症などで，体液量が増加したり腎血流量が増加すると，レニン分泌は抑制されて血中濃度は減少．基準値は早朝安静時で0.20-2.70 ng/mL/時である．[90]

血漿レニン活性測定　measurement of plasma renin activity⇨同レニン活性測定→2979

血漿濾過　plasma filtration　血漿吸着，血漿灌流とほぼ同義．血漿交換から進歩した技術であり，血漿分離器で分離した血漿を疾患によって濾過もしくは，吸着によって，血漿中に存在する有害物質や病因物質を特異的，選択的に血漿から除去する治療法である．操作は煩雑であるが，吸着剤が血球と接触することによる副作用は回避されている．[1583]

欠神⇨同欠神発作→917

欠神発作　absence〔seizure〕［欠神，アプサンス］　小児に特徴的なてんかん発作．定型欠神発作，あるいは純粋小発作 pure petit mal と呼ばれてきた．非常に予後のよい発作型．脳波上は3 Hz spike and wave complexが発作に一致して出現し，患児は，その間意識障害をもつ．一方，非定型と呼ばれる欠神発作もあり，欠神以外に運動などの要素をもち，予後不良．[1318]　⇨参小発作→1459

欠神発作重積状態　absence status⇨同小発作重積状態→1459

血清　〔blood〕serum　血液を試験管に入れて放置しておくと上方に分離される透明でやや黄色がかった粘性の液体．下方には血球成分や血小板からなる血餅が凝固する．血漿との違いは，凝固の過程でフィブリノゲン，プロトロンビン，第Ⅴ・第Ⅷ因子などの凝固因子が消費され，失われている点である．[860]　⇨参抗血清→995

血清亜鉛　serum zinc　基準値は80-160 μg/dLで，原子吸光分析法で測定できる．食事の影響を受け，食後には平均20％低下．低値となる原因としては，①摂取不足：低栄養，菜食主義者など，②吸収障害：先天性の腸性肢端皮膚炎や後天性の吸収不良症候群など，③過剰喪失：下痢などによる消化管への喪失や熱傷，透析などがある．亜鉛欠乏の症状は，味覚異常，皮疹，口内炎，舌炎，下痢，腹痛などがある．[1181]　⇨参亜鉛欠乏症→134

血清アミラーゼ　serum amylase　酵素法で測定したときの血中の血清アミラーゼ基準値は60-200 IU/L．この値は膵臓疾患，唾液腺疾患，異所性妊娠，アミラーゼ産生腫瘍(肺癌，卵巣癌，卵管癌，悪性中皮腫など)で上昇．アミラーゼは腎臓から排泄されるので腎不全などでも上昇．反対に膵臓や唾液腺の摘出または荒廃によって低下．ヒト血清アミラーゼには膵型アミラーゼと唾液腺型アミラーゼの2種のアイソザイムがあり，この測定はアミラーゼ欠乏症や急性膵炎などの鑑別に役立つ．[1181]　⇨参アミラーゼ定量法→178

血清アルブミン　serum albumin　［ヒト血清アルブミン］　血清中のアルブミン．ヒトのアルブミン分子量は67 kDa(キロダルトン)で，血清のほか細胞内にも存在する．血清アルブミンの役割は浸透圧維持を担い，水に対して不溶性の物質を結合，運搬することである．[656]

血清アレルギー　serum allergy⇨同血清病→921

血精液症　hemospermia，hematospermia　精液中に血液が混入するもの．前立腺，精嚢腺，後部尿道などに炎症や腫瘍，結石や外傷などがある場合に起こるが，原因不明のことも多い．[474]

血清学　serology　抗原と抗体との反応の臨床検査と研究を行う学問の分野．主に血清を用いる．現在では免疫血清学や臨床免疫学の名称を用いる施設が多い．[1131]

血清学的規定抗原　serologically defined antigen；SD antigen　代表的な血液型の検査を例にとると，あらかじめ検査で抗A抗体が含有されているとわかっている血清(血液型B型のヒトの血清)と血液型不明の赤血球を混ぜ，抗原抗体反応により赤血球が凝集すれば，その赤血球はA抗原をもっていると判定できるような抗原のこと．このようにすでにわかっている抗体を血清として用い，規定できる抗原には，このほかに梅毒，ウイルス抗原，HLA抗原などがあり，このような方法で抗原を同定することを血清学的または免疫学的検査と総称する．[1372] ⇨参SD抗原→106

血清学的検査 serological test ［血清検査］ 被検者血清中(の成分)による特異的反応を利用して行う検査の総称で，古典的用語．免疫学の発達以前から種々の疾患で患者血清がさまざまな試験管内反応を起こすことが経験的に知られ，検査に応用されてきた．梅毒血清反応，溶菌反応，ウイルス中和反応などで，多くは感染により患者血清中に出現した抗体によるものである．そして，血清中の抗体を検出する検査を血清学的検査と呼んできた．抗体分子や抗原抗体反応の詳細など免疫学の発達に伴い，抗体や抗原を検出するさまざまな検査法が発達し応用範囲が広まった現在では，免疫〔化〕学的検査ないし免疫血清検査という用語が多く用いられる．免疫学的検査の中で特に血清中抗体を古典的手法により検出する検査を指す場合には血清学的検査が適当な用語と思われる．[1045]

血清学的診断 serologic diagnosis, serodiagnosis 血清を検体として使用し，その性状に関するさまざまな検査を行い，得られた結果の組み合わせにより診断を進める方法．特に血清中の抗原抗体反応を応用した検査をいう．血清中の免疫血清検査は安価で簡便であるため，広い範囲で用いられている．[1070]

血清カリウム測定 determination of serum potassium ［血清カリウム濃度測定］ 血清カリウム(K)の測定には炎光光度計による発光分析法やイオン選択電極法が用いられる．カリウムは細胞内に多く存在するが，血清カリウム濃度は副腎皮質から分泌されるアルドステロンの作用により調節されている．アルドステロンは腎の尿細管に働いてカリウムの排泄を促進し血中カリウム濃度を低下させる．アルドステロンの分泌過剰をきたす原発性アルドステロン症では，血清カリウムは異常低値を呈する．基準値は3.6-5.0 mEq/Lである．[90]

血清カリウム濃度測定 determination of serum potassium level⇨同血清カリウム測定→918

血清カルシウム測定 determination of serum calcium ［血清カルシウム定量法］ 血清中のカルシウム(Ca)の約50%は遊離イオンとして，残りはタンパク質と結合して存在する．総カルシウム濃度の測定法には比色法，原子吸光法，遊離カルシウムイオン(Ca^{2+})濃度の測定にはイオン選択電極法がある．日常の検査の総カルシウム濃度は*o*CPC(オルトクレゾールフタレインコンプレクソン)を用いた比色法によって測定される．血清カルシウム濃度は副甲状腺ホルモン(PTH)によって調節されている．副甲状腺機能亢進症ではPTH過剰のためカルシウムは高値となり，副甲状腺機能低下症ではPTHの減少によりカルシウムは低下する．カルシウムの増加により，多尿，便秘，意識障害が起こり，カルシウム低下によって，筋肉の痙攣(テタニー)が起こる．血清カルシウムの基準値は8.7-10.1 mg/dL．[90]

血清カルシウム定量法 determination of serum calcium⇨同血清カルシウム測定→918

血清肝炎 serum hepatitis；SH 肝炎の病原体が不明であった時代によく用いられた疾病概念．今日でいうB型，C型，D型肝炎のように，主に血液を介して感染する肝炎をこの名で呼んだ．[1413] ⇨参輸血後肝炎→2860

血清肝炎ウイルス serum hepatitis virus 輸血を介して伝播する肝炎を血清肝炎と総称し，その原因となるウイルスを血清肝炎ウイルスと呼んでいたが，そのうちのB型・C型肝炎ウイルスが明らかになった．しかし，いまだ原因の明らかでない病原因子の存在も考えられている．[1113]

血性胸水 pleural blood, hemorrhagic pleural effusion 胸水に赤血球が混じったもので，ヘマトクリット値が血液の5%以上を示すものをいう．原因として，悪性腫瘍に伴う胸水が最も多いが，結核性や他の感染性胸水，肺梗塞などでも血性になることがある．肉眼的に血液そのものに見える胸水の場合は血胸といい，胸壁の血管が破綻して胸腔内に出血している場合を指す．[141]

血清クレアチニン serum creatinine 基準値は男性0.6-1.2 mg/dL，女性0.4-0.9 mg/dLで，この値は筋肉量に比例．腎不全で上昇し，妊娠，筋肉量の低下(長期臥床，筋ジストロフィーなど)，多尿(尿崩症など)で低下する．クレアチニンは筋肉中のクレアチンの終末代謝産物であり，腎糸球体で濾過され，尿細管での再吸収や分泌が少ないので，クレアチニンクリアランス値は糸球体濾過値(GFR)の指標として用いられる．しかしGFRが2/3程度に低下するまで血清クレアチニン濃度には著変がないので，初期の腎障害の診断や追跡には適当ではない．日本腎臓学会から，18歳以上の日本人については，血清クレアチニン値と年齢および性別からGFRを推定する計算式やノモグラムも発表されている．[1181] ⇨参クレアチニンクリアランス→838

血清グロブリン serum globulin 水には不溶性であるが希薄中性塩溶液には可溶性で，硫酸アンモニウム半飽和で沈殿する性質を示す一連の血清タンパクの総称．電気泳動により，α_1，α_2，β，γグロブリンの4分画が得られる．免疫グロブリンの多くはγグロブリン分画に存在．その他，α_1アンチトリプシンはα_1，ハプトグロビン，α_2マクログロブリン，セルロプラスミンはα_2，βリポタンパク，トランスフェリンはβ分画に泳動される．[1131]

血清検査⇨同血清学的検査→918

血清膠質反応 serum colloid reaction 血清にタンパク変性試薬を加えて，生成された混濁や沈殿物を測定する検査法．アルブミンは試薬に対して溶液の安定作用を有するが，γグロブリンは混濁を生じ沈殿を起こす．アルブミン減少とγグロブリン増加を反映する．歴史的には，血清高田反応に始まり多数の方法が考案されたが，今日まで，チモール混濁試験(TTT)と硫酸亜鉛混濁試験(ZTT)が，肝硬変，慢性肝炎など慢性肝疾患の診断に利用されている．[90] ⇨参硫酸亜鉛混濁試験→2937，チモール混濁試験→1981

血清コリンエステラーゼ serum cholinesterase ［擬コリンエステラーゼ，仮性コリンエステラーゼ，非特異性エステラーゼ］ コリンエステルを加水分解する酵素のうち，アセチルコリン以外のコリンエステルや，コリンを含まないエステル類をも加水分解する酵素で，血清中のほか肝臓・膵臓など，動物組織に広く分布．アセチルコリンを加水分解するアセチルコリンエステラーゼと類似の性質を有する．血清のコリンエステラーゼは，肝臓で合成され，血中に放出されるため，肝実質細胞でのタンパク質合成機能を反映．主に肝機能の検査として用いられる．その生理機能は不明であるが，糖尿病，脂質異常症で増加することから脂質代謝に関与すると考えられている．[1320]

血清コリンエステラーゼ測定 determination of serum cholinesterase 血清コリンエステラーゼは肝細胞で産生され，主に肝機能検査の1つとして測定される．肝疾患と低栄養で低下し，高栄養，脂肪肝，糖尿病，ネフローゼ症候群などで上昇する．*p*ヒドロキシベンゾイルコリンを基質として測定した場合，血清コリンエステラーゼ活性の基準値は，男性203-460 IU/L，女性179-354 IU/L．[1181]

血清サイロキシン⇨同サイロキシン→1177

血性耳漏 bloody otorrhea 外耳道に血性の分泌物をみるもの．原因として，①外傷(外耳道損傷，鼓膜外傷，側頭骨骨折)，②炎症(インフルエンザ中耳炎，真珠腫性中耳炎)，③腫瘍(外耳・中耳の癌，頸静脈グロムス腫瘍 glomus jugulare tumor)などがあげられる．[451]

血性髄液 bloody cerebrospinal fluid 主に脳動脈瘤破裂によるくも膜下出血により，くも膜下腔に存在する髄液に血液が回り，腰椎穿刺で採取された髄液が赤色を呈することを指す．CTで明らかな所見がなくても血性髄液であれば出血の存在を確定できる．血液の混合はくも膜下出血以外にも，脳室内出血，脳挫傷，頭蓋骨骨折などでみられ，髄液の分割採取では終始同程度の血性を示すが，腰椎穿刺の際の血管損傷では分割採取すると当初赤色でも次第に無色になる．[1622] ⇨参くも膜下出血→821

血青素⇨同ヘモシアニン→2633

血清総コレステロール定量法 determination of total cholesterol in serum ［総コレステロール定量法］ 酵素を用いた酵素的測定法により測定される．血清中のコレステロールは，遊離型コレステロールと脂肪酸とエステル結合したエステル型コレステロールに分類される．血清総コレステロール定量法はこの両成分を測定するため，最初にコレステロールエステルを水解するコレステロールエステラーゼで遊離型コレステロールと脂肪酸に水解し，すでに存在する遊離型コレステロールとともにコレステロールオキシダーゼで酸化して，過酸化水素を生成．過酸化水素は酵素ペルオキシダーゼによって色素を酸化し，発色させる．同様に標準物質も測定し，標準液に対する吸光度の比率から未知試料の濃度を求める．常用標準血清が提供され，血清総コレステロールの施設間の測定誤差が縮小した結果，測定値が標準化され，動脈硬化学会では，コレステロール濃度220 mg/dL以上を高脂血症の診断基準の1つとして勧告できるようになった．その他の診断基準には高比重コレステロール(HDLコレステロール)と低比重コレステロール(LDLコレステロール)が利用されている．基準値130-220 mg/dL．[263] ⇨参総コレステロール→1814

血清総サイロキシン値 serum total thyroxine ［血清総チロキシン値］ 甲状腺からは，サイロキシン(T_4)とトリヨードサイロニン(T_3)の2種類の甲状腺ホルモンが血中に分泌される．T_4は血中で99.97%がサイロキシン結合グロブリン(TBG)などの甲状腺ホルモン結合タンパク質と結合して存在する．残りの0.03%がホルモン活性を有する遊離サイロキシン(FT_4)で，この両者の和が総T_4値．血清総T_4値は，甲状腺機能亢進症で増加し，甲状腺機能低下症では減少．[90]

血清総胆汁酸濃度 serum total bile acid concentration 胆汁酸は肝で合成され胆汁中に排泄されるが，一部は腸で吸収され，肝細胞に取り込まれたのち胆汁中に排泄されるという腸肝循環を行っている．健常者では血中の総胆汁酸濃度はきわめて低いが，肝障害が生じると血中の濃度が高値となる．そのため肝障害の検査の1つとして測定される．基準値10 μmol/L以下．[258]

血清総タンパク質濃度 serum total protein concentration ［総タンパク質濃度］ 血清中にはさまざまなタンパク質成分が存在するが，通常，総タンパク質の増減は血清タンパク質の大部分を占めるアルブミンとγグロブリンの変化を反映している．すなわち，総タンパク質の増加はγグロブリンの増加を反映しており，アルブミンが増加することは脱水症以外にはない．γグロブリンの増加は多発性骨髄腫，原発性マクログロブリン血症，自己免疫性肝炎などでみられる．また総タンパク質の減少はγグロブリンの減少も関与するが，多くの場合はアルブミンの低下を反映している．アルブミンの低下は，栄養不良や肝合成能の低下，体外への喪失，体腔内液体貯留などにより起こる．ビウレット法 biuret methodによる基準値は6.3-7.8 g/dL．[1181]

血清総チロキシン値⇨同血清総サイロキシン値→919

血清総ビリルビン値 serum total bilirubin value 血清中の総ビリルビン濃度のことで，基準値は0.2-1.0 mg/dL．黄疸など胆汁の流れが障害されている病態では高値となる．総ビリルビンは直接ビリルビンと間接ビリルビンがあり，前者は直接ジアゾ試薬と反応してアゾ色素を生じる主として抱合型ビリルビンで，後者はメタノールなどの反応促進薬の存在下にジアゾ試薬と反応する主として非抱合型ビリルビンである．[258]

血性帯下 bloody vaginal discharge 通常は白色の腟からの排泄物に血液が混じったもの．性器の感染や炎症，腫瘤，腫瘍，損傷などが原因となって，子宮内膜，子宮頸管，腟壁から出血することによる．[998] ⇨参帯下→1865

血性痰⇨同血痰→926

血性胆汁 hemobilia ［ヘモビリア］ 血液を混じた胆汁で，胆道からの出血による．十二指腸ゾンデから採取した胆汁の観察や便潜血反応陽性で判明する．胆道系の炎症，外傷，腫瘍，胆石などによることが多い．肝内の肝動脈瘤の破裂による場合もある．肝生検や肝穿刺術も原因となりうる．大量の出血であれば，吐下血を生じ，ショックに陥ることもある．[279] ⇨参胆汁異常→1938

血清タンパク質定量法 〔quantitative〕determination of serum protein ［タンパク質定量法］ 血清中のタンパク質を定量する方法で，臨床検査では通常，ビウレット法 biuret methodが用いられる．ビウレット法は，アルカリ溶液中においてタンパク質中のペプチド結合が第二銅イオン(Cu^{2+})と結合して紫色に発色する反応を利用した測定法．簡便な方法として，タンパク質を含む溶液がその濃度に比例した屈折率をもつことを利用し，屈折計によって定量する方法もある．[1181] ⇨参キレート化→788，ビウレット反応→2426

血清タンパク分画定量法　quantitative determination of serum protein　血清タンパク質を電気泳動法により分画し測定する方法．臨床検査ではセルロースアセテート膜電気泳動法が汎用されている．この方法を用いると，血清タンパク質をアルブミン，α_1 グロブリン，α_2 グロブリン，βグロブリン，γグロブリンの5分画に分けることができる．泳動後に膜を染色し，デンシトメトリーにより各分画のタンパク質量の率を測定する．特徴的なパターンを呈する疾患があり診断に役立つ．基準値はアルブミン 60.5-73.2%，α_1 グロブリン 1.7-2.9%，α_2 グロブリン 5.3-8.8%，βグロブリン 6.4-10.4%，γグロブリン 11-21.1%．[1181]

血清鉄　serum iron；SI　血清中にある鉄分．単独では毒性が強いことから，トランスフェリンと結合して存在する．体内総鉄量 3-6 g のうちの 0.07% を占めており，基準値は，男性 70-180 μg/dL，女性 60-160 μg/dL．鉄欠乏性貧血や二次性貧血などで低下し，溶血性貧血や再生不良性貧血などで増加する．[656]

け

血清銅　serum copper　血清中の銅は 95% がセルロプラスミンと結合し，残りはアルブミンやアミノ酸と結合している．銅は小腸上部で吸収される．銅が欠乏すると，好中球減少，鉄剤不応性貧血，色素脱落(毛髪，皮膚)，湿疹，低体温，下痢などの症状が現れる．銅が高くても病的意義は少ないが，担癌患者や透析患者で報告されている．濃度の測定は，主にウィルソン Wilson 病を疑ったときと，原因不明の貧血をみたときに行う．ウィルソン病は代表的な先天性銅代謝異常であり，血清銅やセルロプラスミンは低下している．原子吸光分析法による基準値は 78-131 μg/dL．[1181] ⇨参銅欠乏症→2102

血清ナトリウム測定　determination of serum sodium ［血清ナトリウム濃度測定］　血清ナトリウム(Na)の測定には，炎光光度計による発光分析法やイオン選択電極法が用いられる．ナトリウムは細胞外に多く存在するが，血中濃度は副腎皮質から分泌されるアルドステロンの作用により調節されている．アルドステロンは腎の尿細管に働いてナトリウムの再吸収を促進して血中ナトリウム濃度を高める．原発性アルドステロン症では血清ナトリウムは異常高値を呈する．血清ナトリウムの基準値は 136-147 mEq/L である．[90]

血清ナトリウム濃度測定　determination of serum sodium level⇨同血清ナトリウム測定→920

血清乳酸脱水素酵素測定　serum lactate dehydrogenase determination ［LDH 測定，乳酸デヒドロゲナーゼ測定］　乳酸脱水素酵素(LDH)はすべての体細胞に存在し，細胞障害により血中に流出してくる．LDH は2種類のサブユニット(H と M)のいずれか4個の結合体で，LDH 1(H_4)，LDH 2(H_3M)，LDH 3(H_2M_2)，LDH 4(HM_3)，LDH 5(M_4)の5種のアイソザイムがあり，組織によってアイソザイムの構成比が異なるので，血清中の LDH アイソザイム検査を行えば障害を受けた組織が推定できる．LDH 1,2 の上昇は赤血球および腎・心由来であり，LDH 2,3 の上昇は骨格筋および白血病細胞由来，LDH 3,4,5 の上昇は腫瘍由来，LDH 5 の上昇は肝由来．UV 法(紫外部測定法)(ウロブレフスキー・ラデュー Wróblewski-LaDue 法)による血清乳酸脱水素酵素活性の基準値は 220-430 IU/L．[1181]

血清尿酸値　serum uric acid　尿酸産生量と腎臓からの排泄量によって決まる．尿酸はプリン体の最終代謝産物であるので，プリン体の摂取量や産生量が多くなると尿酸産生量も亢進する．またプリンのサルベージ経路の異常でも尿酸値は影響を受ける．尿酸生合成酵素欠損症では低尿酸血症になる．血清尿酸値が 8 mg/dL をこえると痛風発作を起こす確率が高くなるので，血清尿酸値を低下させる必要がある．ウリカーゼ・ペルオキシダーゼ法による基準値は男性 3-7 mg/dL，女性 2-7 mg/dL．[1181]

血清尿素窒素　serum urea nitrogen；SUN ［尿素窒素］　組織タンパク質や食事タンパク質由来のアミノ酸の脱アミノ反応により生じたアンモニアが，最終的に肝臓の尿素回路で代謝されて尿素となる．血中に放出された尿素は腎糸球体で濾過され，一部は尿細管で再吸収されるが，残りは尿中に排泄されるので，腎機能を判定する指標となる．血清尿素窒素は主に腎機能障害による腎からの排泄異常で上昇するが，食事タンパク質量の増加，胃腸管出血，組織崩壊，脱水，心不全などでも上昇する．低値であっても臨床的意義は少ない．ウレアーゼ-グルタミン酸脱水素酵素(GLDH)法による基準値は 9-21 mg/dL．[1181] ⇨参血中尿素窒素→927

血清粘稠(ねんちゅう)度　serum viscosity ［血清粘度］　血液の粘性を示す指標で，血球，血小板，フィブリノゲンを除く血清の血流に対する抵抗性の程度を反映している．ヘス Hess あるいはオストワルド Ostwald 粘度計で測定し，蒸留水を1として相対的粘度を計算する．正常は 1.4-1.8 とされ，粘稠度が高い場合(4.0 以上のことが多い)，過粘稠度症候群と呼ばれる．末梢の循環不全，ときにひどいと，うっ血，梗塞，出血をきたす．例えば，骨髄腫による免疫グロブリンの増加により生じる．また過粘稠度症候群は，鎖状ソーセージに似た網膜静脈の眼底検査所見によって見つかることがあり，網膜出血，滲出，微細動脈瘤，および乳頭浮腫を伴うことがある．[266] ⇨参過粘稠(ねんちゅう)度症候群→539

血清粘度　serum viscosity⇨同血清粘稠(ねんちゅう)度→920

血清梅毒反応　serologic test for syphilis；STS，serological reaction of syphilis ［梅毒血清検査，STS］　梅毒患者の血清が(ウシ)心筋由来の脂質抗原であるカルジオリピンに対する抗体をもつことを利用し，カルジオリピンを抗原とした非特異的な血清反応で梅毒を診断する検査．沈降反応を利用したガラス板法，凝集反応を利用したカードテスト，補体結合反応を利用した検査法などがある．各種感染症や自己免疫性疾患などでも陽性を示すことがあり〔生物学的偽陽性反応 biological false positive reaction(BFP)〕，全身性エリテマトーデス systemic lupus erythematosus(SLE)ではよく知られてきた．このように，特異性が必ずしも高くない反面，抗体価が病勢や治療効果とよく相関することから，捨てがたい検査法として利用されている．また，安価なためスクリーニング検査としての価値がある．最近，STS における生物学的偽陽性反応の一部は抗リン脂質抗体症候群を特徴づける自己抗体によるものであったことがわかり着目されている．STS に比べ特異性が高い検査法としては梅毒病原体 *Treponema pallidum* 抗原を用いた間接凝集反応による TPHA（梅毒トレポネーマ感作赤血球凝集 *Treponema pallidum* hemagglutination）テストや，蛍光抗体法を利用した FTA-ABS テスト（梅毒トレポネーマ蛍光抗体法 fluoreseent treponemal antibody-absorption test）などがあるが，感染既往との鑑別や治療効果の判定には必ずしも有用でない．[1045]

血清病 serum sickness；SS ［血清アレルギー］ 破傷風，ジフテリア，狂犬病，蛇毒などの抗血清の投与後1-3週間に発熱，発疹，リンパ節腫脹，関節痛などがみられる病態．異種タンパク質の免疫によって可溶性免疫複合体が形成されると，血管壁などに沈着することによって補体系が活性化される．その結果，C3a，C5a などのアナフィラトキシンの産生を介して血管透過性亢進，好中球遊走などが惹起されることにより，上記の臨床症状を呈するようになる．広義には，ペニシリンなどの薬剤による同様の病態も血清病として扱われる．[1438] ⇨参抗原抗体複合体→996，可溶性抗原抗体複合体→548，薬物アレルギー→2840

血清ビリルビン値 serum bilirubin level 胆汁色素であるビリルビンの単位血清当たりの量．直接型と間接型に分画され，両者の和を総ビリルビン値と称する．ビリルビンの生成亢進，肝細胞のビリルビン摂取や排泄の異常，胆道閉塞などにより増加．血清総ビリルビン値の基準値は 0.2-1.0 mg/dL，直接ビリルビン値は 0-0.4 mg/dL である．[1395]

血清ビリルビン分画測定 determination of serum bilirubin fraction 血清ビリルビンは，非抱合ビリルビンと抱合ビリルビンおよびタンパク結合ビリルビンに大別される．抱合ビリルビンには，グルクロン酸が1分子結合したモノグルクロナイドビリルビンと2分子結合したジグルクロナイドビリルビンがある．抱合ビリルビンが高濃度になる病態ではタンパク共有結合したビリルビンの濃度が上昇する．従来から利用されてきたジアゾ反応による分画成分の測定（アゾビリルビン法）では，ジアゾ試薬と直接反応する成分として，抱合ビリルビンとタンパク共有結合ビリルビンが測定されていた．抱合ビリルビンのみを特異的に測定できる酵素的測定法が開発・実用化され，従来の直接ビリルビン分画値よりかなり低く測定される．これはジアゾ反応の分画特異性が低いことに起因．肝移植や肝疾患の場合，抱合ビリルビンのみの測定結果が病態を的確に反映することが判明し，抱合ビリルビンを測定する方法の評価が高い．[263]

血清分離法 serum preparation（separation） 血液から血液凝固後の液性成分（血清）を得る方法．多くの検査は血清（シーラムまたはセラム serum）を検体として用いる．血清は凝固血の上清であり，採血後血液を放置し凝固させてから，一般には遠心分離によって得る．現在では凝固促進薬および血清分離剤入りの採血管が広く使われている．採血後直ちに転倒混和し，10-15分室温にて血液凝固を起こさせる．汎用遠心分離器にて 3,000-3,500 回転の遠心分離後，血清分離剤は管底の凝血塊と上層の血清を分離するよう位置し，血清を取り出しやすいようになっている．遠心分離までの放置時間があまり長いと溶血を起こし，逆に放置時間が短すぎると，凝固不十分で分離後の血清にフィブリンが析出しがちで，いずれも検査の妨げになる．血漿（プラズマ plasma）は抗凝固薬を添加して凝固を防いだ血液の遠心分離上清であり，フィブリノゲンなどの凝血成分を含んでいる．[1045]

血清ペプシノゲン測定 serum pepsinogen test 胃液中に分泌される消化酵素ペプシンの前駆体であるペプシノゲン（PG）は少なくとも7種存在し，血中に 1-2% 逸脱する．血清 PG はラジオイムノアッセイ（RIA）あるいは酵素免疫測定法（EIA）で測定し，臨床的には PG Ⅰ，ⅡおよびⅠ/Ⅱ比が用いられる，PG Ⅰは胃底腺の主細胞から分泌され，PG Ⅱは胃底腺および幽門腺粘膜から分泌される．血清 PG Ⅰは胃液検査の最高酸分泌量と相関し，PG Ⅰ/Ⅱ比は胃体部萎縮性胃炎の進展により低下する．血清 PG 値は胃粘膜の炎症や萎縮の診断の血清マーカーであり，最近では胃癌のハイリスク群である萎縮性胃炎のスクリーニング法として，胃癌検診にも応用されている．スクリーニングでは，血清 PG Ⅰと PG Ⅱの両者を測定し，PG Ⅰ値 70 ng/mL かつⅠ/Ⅱ比 3.0 以下をカットオフ値（陽性）として用いることが多い．また，PG Ⅰ値 50 ng/mL かつⅠ/Ⅱ比 3.0 以下を中等度陽性，PG Ⅰ値 30 ng/mL かつⅠ/Ⅱ比 2.0 以下を強陽性として，さらに胃癌のリスクを評価できるとともに，集団の特性（高齢者か若年者か）に応じてカットオフ値を決めることができる．[1223,725]

血清補体価 serum complement titer 血清中の総合的補体活性の強さを示す値．補体活性化のカスケード反応を総体的にとらえたもの．一般的には，抗体感作赤血球（抗ヒツジ赤血球ウサギ抗体で感作したヒツジ赤血球）に被検血清を添加しカルシウムイオン，マグネシウムイオン存在下でインキュベートし，古典経路による溶血度から算出する．感作赤血球の 50% を溶血させるのに要する血清量をもって補体価とする（CH_{50} 単位，マイヤー Mayer 法）．基準値は 33-48 単位．最近は，抗体を感作した酵素封入リポソームを試薬とした測定系も用いられている．副経路による補体価は EGTA（エチレングリコールビス四酢酸 ethyleneglycol bis tetraacetic acid）-Mg 存在下にてウサギ赤血球の溶血をみる．全身性エリテマトーデス（SLE）をはじめ各種自己免疫性疾患などでは免疫複合体の増加により，生体内で補体の活性化消費が起こり低補体価を示す．肝疾患では補体の主要成分の生合成低下により補体価の低下をみる場合があり，さまざまな補体成分欠損症例も知られている．炎症や悪性腫瘍では補体価の上昇をみる場合があるが，臨床的意義は少ない．補体主要成分は熱に不安定で失活しやすいことから，迅速に検査するか，被検血清の保存を低温で行うかの注意が必要．逆に血清の非動化は意図的に補体を失活させるために行われる．C 型肝炎患者の血清では，補体が採血後の低温保存で試験管内活性化を起こし低補体価を示すものが知られているが（血清・血漿補体解離現象 cold activation），新鮮血清や EDTA（エチレンジアミン四酢酸 ethylenediaminetetraacetic acid）加血漿での測定や C 4 タンパク量の測定で真の補体価を確認できる．[1045] ⇨参溶血補体価→2867，補体→2704，補体活性化経路→2704

血清マグネシウム濃度 serum magnesium level 生体内には 20-25 g のマグネシウム（Mg）が存在するが，その

け

うち60-65%が骨に，25-30%が筋肉に，5-10%がその他の組織に，約1%が細胞外液に存在する．食物中のマグネシウムの30-50%が吸収され，腎から排泄される．血清中のマグネシウム値が上昇する高マグネシウム血症は腎不全，甲状腺機能低下症，アジソンAddison病，マグネシウム含有薬の使用などでみられ，低下する低マグネシウム血症は，マグネシウム摂取量の減少，腸管からの吸収障害，ループ利尿薬の使用，内分泌疾患などでみられる．高マグネシウム血症の症状は徐脈，起立性低血圧，傾眠，悪心であり，低マグネシウム血症の症状は頻脈，不整脈，テタニーなどである．比色法(キシリジルブルー xylidyl blue法)による基準値は1.8-2.6 mg/dL.[1181]

血清リン測定 determination of serum phosphorus 血清リン(P)の測定には酵素法も開発されているが，一般にはモリブデン酸塩法の比色法を用いる．血清リン濃度は副甲状腺ホルモン(PTH)によって調節されている．PTHは腎からのリン排泄を促進して血清のリンを低下させるため，副甲状腺機能亢進症ではPTHの過剰により血清リンは異常低値となり，副甲状腺機能低下症ではPTHの不足によりリンは高値となる．腎不全でもリンの排泄が低下するため高リン血症となる．血清無機リンの基準値は成人では2.4-4.3 mg/dLである.[90]

結石 calculus, stone 体内で化学物質が固形化し石のようになったもの．胆道系，尿路系に生じやすく，胆管や尿管では結石によって排泄路が閉塞され，粘膜の障害や炎症をきたして強い疼痛の原因となることがある．無症状で経過し偶然発見されることも多い.[269] ⇨参胆石症→1945，尿管結石症→2245

結石症 lithiasis 中腔臓器や導管の中に結石ができること．胆嚢や腎臓，尿路などでよくみられる．結石は分泌物や排泄物中の有機塩類が固まったもので，蓄積すると臓器に炎症や閉塞を引き起こす．無症状のこともあるが，多くは仙痛と呼ばれる発作性の激痛により発症に気づく．自然に排石されない場合は手術を行って摘出することもある．尿路結石のうち，尿酸結石とシスチン結石は薬物によって溶解が可能.[485] ⇨参胆管結石→1932，尿路結石症→2259

結石性無尿症 calculous anuria 尿道結石，膀胱結石が尿道へ嵌頓することによる無尿．両側尿管が閉塞した場合，水腎症，腎後性急性腎不全をきたす．結石の除去により腎機能の改善がみられることが多いが，排尿障害が持続すると腎性腎不全へと移行することもある.[1583]

結石仙痛 stone colic⇨同腎仙痛〔発作〕→1576

結石破砕療法⇨同砕石術→1159

結石溶解法 stone dissolution, litholysis ［尿石溶解法］ 尿路結石を溶解して除去する治療法で，結石の成分によっては薬剤の内服や灌流液による溶解が有効である．経口剤の投与の場合，尿酸結石に対しては尿酸合成阻害薬と尿アルカリ化薬剤の内服，シスチン結石に対してはD-ペニシラミンやチオプロニンの内服が有効．灌流液による溶解は結石成分がリン酸マグネシウムアンモニウムの場合はEDTA(エチレンジアミン四酢酸)溶液やSolution G(クエン酸，酸化マグネシウム，炭酸ナトリウム)を用い，尿酸結石の場合には炭酸水素ナトリウム溶液などのアルカリ性の灌流液が用いられる．結石成分がシュウ酸カルシウムの場合には灌流液による溶解はあまり期待できない.[1244]

結節 tuberosity, tubercle ［粗面］ 骨の粗面，隆起．骨の隆起部で筋肉や腱の停止部となる．上腕骨近位端の大結節には棘上筋，小結節には烏口腕筋や肩甲下筋が停止，脛骨結節には膝蓋腱が停止.[818]

結節《皮膚の》 node, knot 皮疹のうち一次的に生じる原発疹の1つ．真皮における細胞浸潤，増殖性病変，沈着症の結果生ずる限局性の皮膚の隆起性病変．通常は0.5-1 cm以上のものを指す．同じ性格を有して小型のものは小結節 nodule という．深部の病変で隆起しないものは皮下結節という.[235]

結節型黄色腫 xanthoma tuberosum, tuberous xanthoma ⇨同結節性黄色腫→922

結節型黒色腫 nodular melanoma 悪性黒色腫の4病型の1つで，周囲に色素斑を伴わず，結節性病変としてみられる．全身のいずれの部位にも生じうる．通常の悪性黒色腫と異なり，色素斑として認められる時期がなく，一般に予後が悪い.[850] ⇨参悪性黒色腫→140

結節間伝導路 internodal conduction pathway, internodal tract 洞結節と房室結節の間にある伝導路で，他の心筋に比べて興奮伝導の速い心筋群からなるとみなされる．洞結節より起こった興奮を房室結節へと伝える際に使われると考えられている．前結節間路，中結節間路，後結節間路の3つの伝導路よりなるとされる.[970]

結節固有調律⇨同固有結節調律→1130

結節腫⇨同ガングリオン→584

結節性黄色腫 xanthoma tuberosum, tuberous xanthoma ［結節型黄色腫］ 肘頭や膝蓋を主とする四肢伸側，殿部などの外力が加わりやすい部位に好発する帯黄色結節で，代表的な黄色腫．家族性高コレステロール血症に合併するが，ときに植物性ステロール(フィトステロール)血症や脳腱黄色腫症に合併していることもある．アキレス腱が棍棒状に太くなったり，手背や足背の腱が結節状に太くなる腱黄色腫を合併していることが多い．治療に抵抗性であり，動脈硬化性疾患に罹患している可能性が高い.[588] ⇨参黄色腫→390，高コレステロール血症→1001，動脈硬化症→2132

●肘頭の結節性黄色腫

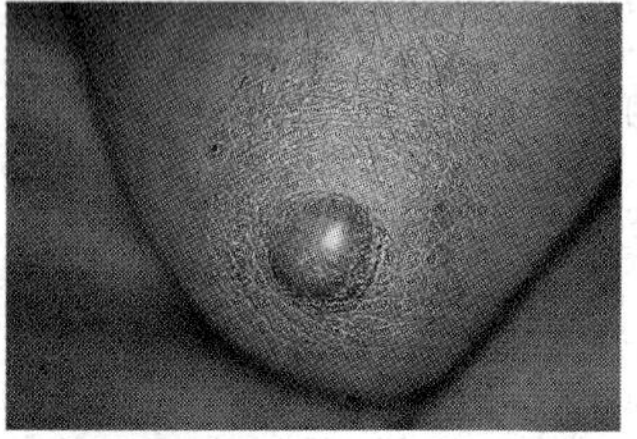

結節性峡部卵管炎 salpingitis isthmica nodosa ［卵管峡部結節性炎症］ 卵管上皮が卵管筋層に入り込み憩室を形成している部に起こる結節性の肥厚．炎症性疾患が原因と考えられている.[998]

結節性結核性静脈炎 phlebitis tuberculosa nodosa 結核性の血栓性静脈炎とされるが，結核性を疑問視する立場もある．発熱など軽度の全身症状を伴い四肢，主として下腿の皮下の表在静脈に沿ってかたい索状の結節として生じる．経過はさまざまで，慢性化する場合もある．しばしばバザン Bazin 硬結性紅斑と合併する．若年男女でツベルクリン反応陽性の患者に多い．[235]

結節性硬化症 tuberous sclerosis⇨同プリングル母斑症→2583

結節性甲状腺腫 nodular goiter 組織内に腫瘤様の腫大を伴う甲状腺腫．結節が単発性のものと多発性のものがある．硬結部分には腫瘍の増殖が想起されるが，長年の罹患経過を経た橋本病などの非腫瘍性疾患でも類似の形状を示すことがある．単発性腫瘍としては腺腫，嚢胞，悪性腫瘍，リンパ腫などが多く，多発性のものには腺腫様甲状腺腫，腺内転移を生じた甲状腺悪性腫瘍，結節性中毒性甲状腺腫，リンパ腫などが多い．所属リンパ節の腫大の有無，結節のかたさ，可動性，疼痛，増大性を観察し，画像診断，病理診断に基づいて鑑別される．[783]

結節性紅斑 erythema nodosum 下肢に好発する爪甲大から鶏卵大までの有痛性紅斑．個疹は硬結ないし結節で表面にさまざまの程度の発赤を伴う．組織学的には真皮から皮下脂肪織の急性または慢性の炎症像を呈する．急性の結節性紅斑は上気道などの細菌性やウイルス性の感染症が誘因となることが多い．ベーチェット Behçet 病に伴うものも急性型の性格を示す．慢性の結節性紅斑は肉芽腫性炎症を示し，サルコイドーシス，結核，悪性リンパ腫，薬物性などが原因となる．[235]

結節性再生性過形成 nodular regenerative hyperplasia；NRH，nodular transformation of liver 1959 年にシュタイナー P. E. Steiner が提唱した病理学的概念で，肝細胞の過形成からなるびまん性の結節形成で，個々の結節は肝小葉より小さいものが多い．結節は被膜に包まれず，線維性隔壁もないので肝硬変とは基本的に異なる．病因は単一ではないと考えられているが，主流をなすのは肝内循環障害説で，何らかの原因で門脈枝に閉塞が起きた結果，門脈血流の不均等が生じ，血流のよい部分に過形成が惹起されるとする．好発年齢はないが小児にはきわめてまれ．単独で発生することは少なく，膠原病，うっ血性心不全，血液疾患などさまざまな全身性疾患に合併する．臨床的には無症状に経過して剖検で偶然発見される例と門脈圧亢進症を伴う例がある．生化学的検査ではほとんど異常を認めない．肝細胞癌の発生母地とはみなされていない．鑑別すべきものに限局性結節性過形成 focal nodular hyperplasia (FNH) や肝細胞腺腫 hepatocellular adenoma (HCA) がある．FNH では結節の中心瘢痕 central scar とこれから放射状に伸びる結合組織がみられ，肝細胞腺腫は被膜を有し結節内に門脈域が存在しないことから区別しうる．[279] ⇨参偽小葉→686

結節性糸球体硬化症⇨参糖尿病性腎症→2125

結節性多発性動脈周囲炎⇨同結節性動脈周囲炎→923

結節性多発動脈炎 polyarteritis nodosa⇨同結節性動脈周囲炎→923

結節性中毒性甲状腺腫 toxic nodular goiter ［**中毒性多結節性甲状腺腫**］ 自律的に増生して甲状腺ホルモンの合成分泌亢進を示す結節を多数有する甲状腺腫．分泌されるホルモン量によって，無症候性から甲状腺中毒症状を生じるものまである．ヨードやテクネチウムシンチグラムにおいて不均一な集積像を認める．高齢者に多い．甲状腺中毒症は抗甲状腺薬で甲状腺機能を正常化できることが多いが，腫瘤の増大は抑制できないことが多い．診断が確定した場合は，甲状腺機能を安定化させたあとに，手術や放射性ヨード療法で治療する．[783]

結節性糖尿病性糸球体硬化症⇨参糖尿病性腎硬化症→2125

結節性動脈周囲炎 periarteritis nodosa；PAN，PN ［**結節性多発動脈炎，多発性結節性動脈炎，結節性多発性動脈周囲炎，PN**］ 膠原病の1つ．クスマウル Adolf Kussmaul (1822-1902) とマイアー Rudolf Maier (1824-88) が 1866 年にはじめて報告した．中・小型の筋型動脈に壊死性血管炎を生じ，動脈瘤（肉眼的には結節）が形成され，病理学的には周囲に炎症細胞が認められたことから命名された．現在では，顕微鏡的観察ではじめて見つかる小動脈が選択的に障害される症例が存在することが判明している．肉眼的に壊死性血管炎が認められる症例を古典的多発動脈炎 classical polyarteritis nodosa (classical PN)，顕微鏡ではじめて壊死性血管炎が認められる症例を顕微鏡的多発血管炎 microscopic polyangiitis (MPA) と呼んでいる．MPA では抗好中球細胞質抗体 antineutrophil cytoplasmic antibody (ANCA) の1つであるミエロペルオキシダーゼに対する抗体 (MPO-ANCA) が高率に陽性を示す．本疾患 (PN) 罹患の男女比は 1：1 で，50-60 歳代にピークがある．古典的 PN は 38℃ 以上の発熱，体重減少，関節痛，紫斑などの全身症状を呈するとともに，脳出血・梗塞，心筋梗塞，腎炎症状（血尿，タンパク尿，腎不全），消化管出血，多発性神経炎，皮膚潰瘍などの多臓器症状を呈する．一方，MPA は急速進行性糸球体腎炎 (RPGN) と肺出血が二大主要症状である．古典的 PN では動脈瘤の確認が，また，MPA では障害臓器の組織生検と血中 MPO-ANCA の測定が診断上重要である．治療はステロイド剤の大量投与を行うが，免疫抑制薬が併用されることも多い．早期に診断し血管病変が重篤化しないうちに治療を開始することが重要である．治療中の感染症併発に注意する必要がある．[1503]

結節性頻脈⇨同房室結節性頻拍→2669

結節性痒疹 nodular prurigo ［**固定蕁麻疹**(じんましん)］ 主に四肢を中心に出現して強いかゆみを伴う結節病変．表面いぼ（疣）状のかたい皮疹は孤立性でしばしば母指頭大となるが，融合しない．若年者では，虫刺症後の慢性的搔破の結果生ずる．成人例では虫刺症が先行しないことも多く，その場合はアトピー性皮膚炎や貨幣状湿疹などの皮膚疾患，糖尿病などの内臓疾患が原因の一種のデルマドロームととらえられる．治療はステロイド外用剤やステロイドテープ剤を用いたり，液体窒素による冷凍療法などが行われる．[235]

結節性リズム nodal rhythm⇨同房室結節性リズム→2669

結節性リンパ腫⇨同濾胞性リンパ腫→3004

結節縫合 interrupted suture ［**断続縫合**］ 創を縫合する際に1針ごとに縫った糸を結紮していく縫合法で，縫合手技における基本．個々の結紮は男結び（こま結び）を基本とするが，強く締めすぎて局所の血流を阻害しないよう注意する．縫合する組織の張力（縫合組織が開こうとする力）が分散されるため，1本の縫合糸に少しの緩みがあっても創離開の防止が期待できる．皮膚など体表の縫合では創が感染した場合などに一部のみを抜糸し，ドレナージを図ることができるなどの利点がある．[802] ⇨参縫合→2660

血栓 thrombus 生体の血管内で血液成分(血小板，フィブリン，血球など)が凝塊を形成したもの．生理的な止血血栓と病的血栓があり，後者は血液中の脂質の増加・血小板増加および機能亢進，フィブリノゲンの増加，血管内皮の障害などにより生じやすい．血管内腔を閉塞する場合がある．動脈では白色血栓，静脈では赤色血栓が形成される傾向がある．[1131]

血栓化動脈瘤 thrombosed aneurysm⇨同血栓性動脈瘤→926

血栓症⇨参血栓→924

血栓除去術 thrombectomy ［血栓摘出術］ 血管を閉塞する血栓を機械的に除去する治療法．バルーンなどのカテーテル器具を用いる方法と，血栓が存在する血管に直接達して血栓を除去する方法がある．対象は末梢動脈血栓症や重症肺血栓塞栓症である．通常は手術前より抗凝固薬の使用を開始し，血管造影法により血栓の存在部位とその範囲を確認する．比較的太い下肢動脈内の血栓を取り除く場合には血流再開後，虚血性骨格筋傷害による高カリウム血症，高ミオグロビン血症(腎不全)，血圧低下をきたすこともある．血栓除去術の効果を確認するには，血管閉塞部より下流の血流状態を触診法，ドプラ Doppler 法あるいは血管造影法などにより評価する．[1182]

血栓シンチグラフィー thrombus scintigraphy 血栓に集積する性質をもつ放射性医薬品を投与し，血栓を画像化する核医学検査．深部静脈血栓，心内腔血栓，動脈血栓などの診断に用いられる．放射性医薬品はインジウム 111 (^{111}In) 標識血小板が用いられ，静注後 1-4 日で撮影する．かつては ^{131}In フィブリノゲン(^{131}In-fibrinogen)が使用されたが，現在は入手できない．[737] ⇨参血小板シンチグラフィー→915

血栓性血小板減少性紫斑病

thrombotic thrombocytopenic purpura；TTP ［モシュコウィッツ症候群，TTP］

【概念・定義】 全身の細小血管内に多発性に血栓が形成され，血小板減少が起こる病態で，血小板減少性紫斑病，細小血管障害性溶血性貧血，多彩かつ変動する精神神経症状の三主徴に発熱と腎障害を加えた五徴候(モシュコウィッツ Moschcowitz の五徴候)を特徴とする．**溶血性尿毒症症候群**(HUS)とは臨床的に区別は困難であり，しばしば両者を合わせて TTP/HUS として取り扱われてきた．以前より TTP では異常に大きな分子量の**フォン=ヴィルブランド von Willebrand 因子**(vWF)〔unusual large molecular vWF(UL-vWF)〕の出現が注目されていた．vWF は血管内皮細胞で巨大な分子として産生され血液中に放出されるが，血液中に存在する **vWF 切断酵素**〔vWF-cleaving protease (vWF-CP)；ADAMTS 13〕によって適切なサイズに切断され，分子量約 80 万から約 2,000 万の広く分布するマルチマーとして存在することが知られている．現在，TTP の病因は vWF 切断酵素の欠乏・異常であり，そのために UL-vWF が出現すると考えられている．一方，HUS は血管内皮の障害が一次的な病因であり，多くの場合 vWF 切断酵素の欠乏・異常はみられない．先天性と後天性があり，前者はアップショー・シュルマン Upshaw-Schulman 症候群と呼ばれ，常染色体劣性遺伝形式をとり，vWF 切断酵素の欠損ないし分子異常がみられる．後天性のほとんどは vWF 切断酵素に対する自己抗体によるもの．後天性はさらに特発性と続発性に分類されるが，後者は**全身性エリテマトーデス**(SLE)などの自己免疫疾患を基礎とすることが多い．本症でみられる精神神経症状は血小板血栓の多発によるもので，時間的，空間的に変動しやすく，頭痛，痙攣，意識障害，錯乱，知覚障害，運動麻痺，視野の異常，失語症など多彩．臨床検査では血小板減少，破砕赤血球出現を伴う溶血性貧血の所見(網赤血球増加，有核赤血球の末梢血への出現)，血清 LDH の著明な高値，間接ビリルビンや尿素窒素，クレアチニンの上昇などが認められる．通常，血液凝固検査には異常はみられない．

【疫学】 100 万人当たり 4 人(0.0004%)と推定されるが，本症に対する認識，診断技術の向上により頻度は上昇する可能性がある．新生児期から高齢者まで幅広くみられるが，一般には 10-40 歳代，特に 30 歳代に頻度が高い．男女比は約 2：3 で，やや女性に多い．先天性 TTP は常染色体劣性遺伝形式をとるが，ホモ接合体はまれであり，ほとんどは複合型ヘテロ接合体である．

【病態生理】 先天性 TTP では遺伝子異常による vWF 切断酵素の欠損あるいは分子異常，後天性 TTP では抗体による vWF 切断酵素活性の低下によって，血管内皮細胞で産生・放出された巨大分子量の vWF(UL-vWF)がそのままの形で血液中に存在することとなる．UL-vWF は血小板粘着・凝集作用などの生物活性がきわめて高く，細小血管など高ずり応力が発生する部位で病的な血小板血栓を形成し，血管閉塞を引き起こすと考えられる．血小板は消費されて減少し，血栓形成により狭窄した細小血管を赤血球が通過する際に機械的に破壊されて(破砕赤血球)溶血性貧血が，また，血栓多発による循環障害によって精神神経症状や腎障害が起こる．血小板血栓は不安定であり，また同時に多発するため，精神神経症状は多彩で変動しやすいものと考えられる．

【診断】 血小板減少による出血症状，破砕赤血球出現を伴う**溶血性貧血**，多彩な精神神経症状と，さらに発熱，腎機能障害が認められれば容易に診断される．しかし，すべての症状がそろっていなくても，原因不明の血小板減少と破砕赤血球出現を認めたならば，本症を念頭に厳格な経過観察と検査を進め，直ちに治療できる体制を整えておく必要がある．確定診断には vWF 切断酵素の測定が望まれるが，まだ一部の研究施設でしか行われていない．また，vWF 切断酵素の異常のない非定型的 TTP も知られており，HUS との鑑別は困難．鑑別疾患として HUS のほかに，特発性血小板減少性紫斑病(ITP)，自己免疫性溶血性貧血，エヴァンス Evans 症候群，発作性夜間ヘモグロビン尿症(PNH)，播種性血管内凝固症候群(DIC)などがあげられる．

【治療】 先天性では新鮮凍結血漿(FFP)輸注が行われる．発症予防の目的で FFP 10 mL/kg を 2-3 週ごとに輸注することが多い．血小板輸血は禁忌．後天性では**血漿交換療法**が行われ，しばしば副腎皮質ホルモン剤の投与が併用される．血漿交換前の血小板輸血は禁忌．血漿輸注はvWF切断酵素の補充，血漿交換はvWF切断酵素と正常vWFの補充および抗体とUL-vWFの除去の意義がある．その他に，アスピリンなどの抗血小板薬投与，難治例，再発を繰り返す例ではシクロホスファミドやビンクリスチン硫酸塩などの免疫抑制薬投与，脾摘などが行われる．血漿交換療法が導入される以前は死亡率80%以上ときわめて予後不良の疾患であったが，上記の治療により寛解することが多くなった．しかし，治療が遅れるとしばしば致命的となるので早期診断と迅速な治療が必須である．[1131] ⇨参溶血性尿毒症症候群→2866

●血栓性血小板減少性紫斑病（TTP）発症の機序

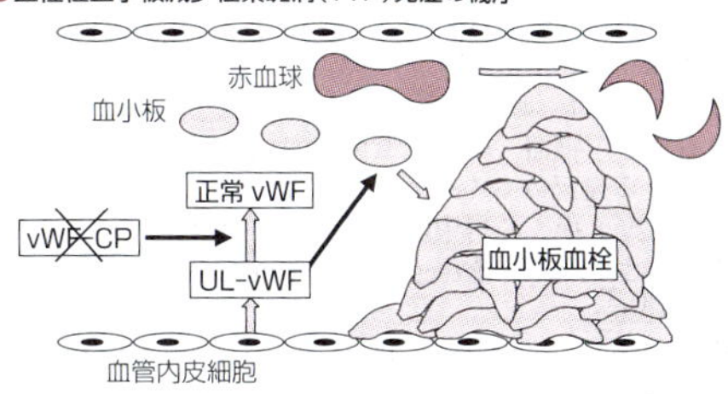

血栓性血小板減少性紫斑病の看護ケア

【観察のポイント】 主な症状（五徴）には，細小血管障害性溶血性貧血や血小板減少性紫斑病，精神神経症状，腎障害，発熱があり，各種臓器の細小動脈と毛細血管に血小板血栓が多発することにより，臓器の微小循環障害に伴う虚血性変化により現れる多彩な症状を観察する．症状が認められれば，直ちに血漿交換療法が開始となるため，血漿交換療法における看護が中心となる．

【ケアのポイント】 血漿交換療法中は，バイタルサインの変化に注意し，穿刺部位の固定，同一体位による体位変換の工夫，保温，患者の精神的安定の保持に努める．血漿交換療法施行後は，穿刺部位の止血確認，アレルギー症状の確認，床上安静に努める．発症から治療中は，神経症状や血小板数，血清LDH，腎障害の症状を観察し変化に注意する．中枢神経系の症状や腎障害を起こした場合は重篤であり，頭痛，意識障害，認知障害，錯乱，昏睡，知覚異常，片麻痺，痙攣，失語症，視力障害および腎不全の症状に注意して観察する．特発性血栓性血小板減少性紫斑病は再発しやすいため，毎月1回の外来受診の必要性の理解を得る．また，出血症状や神経症状，貧血症状などの再発を疑わせる症状を認めたら，速やかに来院するよう指導する．[175] ⇨参血栓性血小板減少性紫斑病→924

血栓性静脈炎

thrombophlebitis

【概念】 血栓形成を伴う静脈の炎症．血管炎，周囲炎症の波及，化学的起炎物質の静脈内注入など**静脈内膜炎**に引き続いて血栓が形成される．静脈内皮の変化に主眼をおいた病名が血栓性静脈炎であるが，**静脈閉塞**で血栓が形成されると数時間以内に二次性炎症が発生するため，静脈血栓症と厳密に区別することは困難である．

【原因・症状】 静脈壁に対する外傷，血液の凝固亢進状態，感染，化学的刺激，術後性静脈うっ滞，長時間の座位，立位，不動，長期にわたる静脈内カテーテル留置などが主な原因である．①腫脹，②チアノーゼ，③血栓形成部の疼痛が三主徴である．浅在性の血栓性静脈炎では血管が硬くひも状ないし索状に触れ，激しい圧痛があり，周囲の組織は発赤し熱感がある．四肢全体が蒼白で冷たく腫脹することもある．深部静脈の血栓性静脈炎では，痛みや痙攣痛が特徴的で，特に下肢では歩行や足の背屈で腓腹筋部が痛む．足の背屈によって腓腹筋部に疼痛が生じる現象を**ホーマンス Homans 徴候**という．慢性期に入ると，浮腫，下肢の倦怠感，静脈瘤など，**静脈炎後症候群**の状態を呈する．

【診断】 主幹静脈の血栓性静脈炎では，静脈造影により閉塞部の陰影欠損と拡張した側副血行路の増生を認める．閉塞部の末梢で皮静脈圧は上昇する．造影CTは簡便で血栓検出の感度が高い．やや熟練を要するが，カラードプラを用いた超音波検査にて下肢静脈の血流と血栓の詳細な診断が可能である．

【治療】 静脈内カテーテル留置が原因で起こる上肢の血栓性静脈炎では一般にカテーテルの抜去，腕の挙上，温湿布を行う．下肢静脈の場合には床上安静を保ち，下肢を挙上し静脈還流を妨げないようにする．また，弾性ストッキングの着用を行う．深在静脈の血栓性静脈炎の急性期では約1週間のウロキナーゼ投与が行われる．抗凝固療法としてヘパリン，次いでワルファリンカリウムが使用される．患部の温湿布も行われる．強い加温は避ける．最も重大な合併症は**肺塞栓**であり，注意深い監視と予防が必須である．[1466] ⇨参深部静脈血栓症→1599

●左下肢血栓性静脈炎

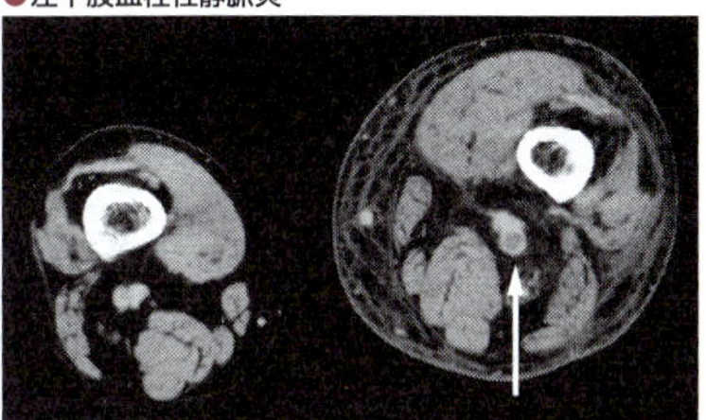

血栓化した左大腿静脈（矢印）と左大腿の著明な腫脹

血栓性静脈炎の看護ケア

【看護への実践応用】 血栓性静脈炎とは血栓形成を伴う静脈の炎症である．血管壁の病変，血液凝固系の亢進，血液の停滞が主な原因であり，末梢静脈カテーテルの留置および輸液・薬剤の刺激で起こることもある．静脈の炎症がある時は炎症症状の緩和および炎症を助長させないケアが必要である．炎症が増悪すると静脈還流を妨げ血栓症に至るため，炎症部位から末端の血流障害の予防と観察が必要である．下肢静脈瘤や深部静脈血栓症により血栓形成が先行し静脈炎をきたす場合は，血栓除去あるいは血栓溶解が必要であり，医師の指示に従い処置を行う．また，血栓の遊離によって，肺・心臓・脳などの塞栓症を発症した場合，生命危機に至る可能性があるため，注意深い観察を行う必要がある．

【ケアのポイント】 発赤・腫脹・疼痛・熱感等の炎症症状や血栓症の疑いがある時は，安静を保つ．静脈カテーテルの留置など原因となるものがあれば除去する．局所に対しては，強い加温は炎症を助長するため実施しない．強い加冷，患肢の挙上や屈曲は静脈還流を妨げ，血栓形成を助長するため医師の指示に従う．胸部痛や頭痛などの自覚症状の出現時は，重篤な塞栓症を念頭に置いて，呼吸・循環・意識状態の変化に注意し，速やかに医師の指示に従い，診断・治療の介助を行う．[94] ⇨参血栓性静脈炎→925

血栓性心内膜炎 thromboendocarditis, thrombotic endocarditis 血栓性の疣様弁膜(心内膜)病変で，弁膜の破壊は伴わない．慢性炎症性疾患，悪性腫瘍などの消耗性疾患の末期にみられることが多い．塞栓症の原因となりうる．[439]

血栓性動脈瘤 thrombosed aneurysm ［血栓化動脈瘤］動脈瘤内に血栓を生じたもので，巨大動脈瘤に多い．瘤内の壁在血栓が遊離し，末梢の塞栓症を生じ，四肢や腸管の壊死などをきたすことがある．また瘤内での血栓形成により播種性血管内凝固症候群 disseminated intravascular coagulation(DIC)を生じることもある．診断には超音波検査，CT，MRI が有用である．[611,1389]

血栓塞栓症 thromboembolism 心・血管内に生じた血栓が塞栓子となり血行性に下流域の血管を閉塞させる病態の総称．塞栓子として動脈系では心房細動や僧帽弁狭窄症に合併して生じる左房内血栓が重要であり，閉塞の部位により脳梗塞，上腸間膜動脈塞栓症，腎梗塞，急性動脈閉塞症となる．静脈系では，下肢深部静脈血栓症でできた血栓が肺動脈を閉塞させると肺塞栓症となる．急性肺塞栓症は，閉塞部位が広範囲にわたると致命的な循環不全をきたす．静脈系で形成された血栓が，心房中隔欠損症や心室中隔欠損症などの心内短絡を通過し脳梗塞などの動脈系の塞栓症を起こすものを奇異塞栓症 paradoxical embolism という．[255]

血栓弾性描写⇨同トロンボエラストグラフ→2172

血栓摘出術⇨同血栓除去術→924

血栓弁 thrombosed valve 人工弁に血栓が付着して閉鎖不全や狭窄をきたし人工弁機能不全になった状態．主に機械弁置換術後に抗凝固療法の不足によって起こることが多い．人工弁再置換が必要なことが多い．[105]

血栓溶解療法 thrombolytic therapy 血栓溶解薬の投与で血栓を溶解し，血流を早期に回復させて虚血による臓器障害を少なくすることを目的に行われる治療法．血栓溶解薬はプラスミノゲンをプラスミンに変換し，フィブリンを分解して血栓を溶解する．フィブリン親和性をもつ組織プラスミノゲンアクチベータ(t-PA)がよく用いられる．急性心筋梗塞に対する再灌流療法は経皮経管的冠動脈形成術(PTCA)が有用であり，血栓溶解療法を単独で行うことは少なくなった．急性肺血栓塞栓症では，血行動態が不安定(頻脈，低血圧，低酸素血症)な場合に使用され，最近は心エコーで右心系の負荷を認めるような広汎な急性肺血栓塞栓症に対しても適応とされている．脳梗塞急性期の場合には発症3時間以内で厳格な適応基準(脳卒中治療ガイドライン2004)を満たす場合に組織プラスミノゲンアクチベータの有効性が期待されている．合併症としては出血がある．活動性の体内の出血，最近の脳内出血，大手術直後，出血性素因などには禁忌であり，高齢者，重症高血圧症では注意が必要である．[1182] ⇨参経皮的冠〔状〕動脈血栓溶解療法→872

血栓溶解療法《脳梗塞の》 thrombolytic therapy for stroke ［線溶療法］ 脳梗塞の多くの原因である血栓を溶解する療法．基本的には薬剤を注入し，線溶を増強して血栓溶解の速度・程度を高め，早期の再開通を促進する．薬剤として，従来はウロキナーゼが使用されていたが，近年，急性心筋梗塞できわめて有用とされる遺伝子組換え組織プラスミノゲンアクチベータ(rt-PA)が注目され，わが国でも保険適応となり，脳卒中治療ガイドラインに従って，発症後3時間以内の投与が行われる．[1017]

血族⇨参血縁型家族集団→891

血族結婚⇨同近親婚→796

欠損 defect あるべきものが欠けていること，欠けている状態．臓器，細胞，遺伝子の段階での欠損があり，原因から先天的なものと後天的なものがある．例としては視野欠損，心房中隔欠損，指欠損などがある．[269]

欠損干渉ウイルス defective interfering virus⇨同欠損干渉粒子→926

欠損干渉粒子 defective interfering particle；DI particle ［欠損干渉ウイルス，干渉性欠損粒子］ 細胞に大量のウイルスを感染させたときに生じやすい不完全ウイルス粒子で，ウイルスゲノムの一部欠落，逆位などの遺伝子に欠陥をもち，感染性をもたない．同種の正常ウイルスの増殖を抑制する作用がある．[1113] ⇨参感染粒子→638

欠損症状⇨同脱落症状→1920

血痰 bloody sputum, blood-stained sputum ［血性痰］血液がまじっている喀痰のこと．痰にわずかに血液が付着したものからほとんど血液に近いものまでさまざまで，血液だけの場合は喀血という．気管支，肺に出血があることを示し，そのようなことを起こす疾患が存在する徴候．原因は気管支・肺の炎症，外傷，腫瘍，肺塞栓・血栓，肺うっ血，全身性の凝固線溶系疾患など種々のものが考えられるため鑑別診断が重要．[1443]

血中カテコールアミン blood catecholamine カテコールアミンにはアドレナリン，ノルアドレナリン，ドパミンの3種があり，交感神経末端や副腎髄質から分泌される．血中濃度および尿中濃度は高速液体クロマトグラフィー(HPLC)によって測定され，尿中排泄量測定には6N塩酸を入れた容器中の蓄尿を用いる．副腎髄質の腫瘍である褐色細胞腫ではアドレナリンやノルアドレナリン濃度が異常高値を呈する．血中の基準値は，アドレナリン 100 pg/mL 以下，ノルアドレナリン 100-450 pg/mL，ドパミン 20 pg/mL 以下．尿排泄量の基準値はそれぞれ 3.4-26.9 μg/日，48.6-168.4 μg/日，365.0-961.5 μg/日である．[90] ⇨参カテコールアミン→536

血中結核菌特異抗体検査 *Mycobacterium tuberculosis* specific antibody test 結核発病患者の血清中にみられる結核菌に対する抗体検査．結核症の病理発生は細胞性免疫で規定され，液性免疫は病態に大きな影響を及ぼさないが，血中抗体は診断的観点から注目された．

抗原として10種類以上の物質が検討され，細胞質成分としてツベルクリン反応の抗原物質の1つであるAg 5（38 kDa タンパク）が，細胞壁関連物質として巨大分子のリポアラビノマンナン lipoarabinomannan（LAM）が広く検討されている．後者の抗体測定法はキット化され，LAMを固相に吸着させて，これと結合した血清中のIgG抗体の有無を第2抗体の呈色反応で定性的に判定する．診断能力的には，喀痰の結核菌塗抹陽性例での感度は高いが，本来の目的である塗抹陰性・培養陽性のように菌量の少ない症例での検出力は十分でない．特異性の点では類縁菌の非結核性抗酸菌症例のわが国での陽性率は60% 台と高く，両者の識別に有用とはいえない．体外診断用医薬品として糖脂質抗原 tubercle bacilli glycolipid（TBGL）を用いる方法も承認されているが，結果は同様．これら検査の意義は肺外結核など特殊な症例での補助診断程度にとどまる．[1614] ⇨参結核→892

血中ケトン体比 blood ketone body ratio ［血中ケトン体分画］ 血中にはアセトン，アセト酢酸，βヒドロキシ酪酸の3種のケトン体があり，これらは肝での脂肪酸の酸化により生成される．このうちアセトンは揮発性で失われやすい．血中のアセト酢酸/βヒドロキシ酪酸比（ケトン体比）は肝ミトコンドリアの機能を反映し，肝不全の程度や肝の残存機能の推定に利用されている．血中濃度の基準値はアセト酢酸 41±1.4 μmol/L，βヒドロキシ酪酸 34±2.1 μmol/L で，ケトン体比は0.9程度．ケトン体の測定には紫外部測定法（UV法），ジアゾニウム塩法などがある．[1181]

血中ケトン体分画 ketone body fraction⇨同血中ケトン体比→927

血中尿素窒素 blood urea nitrogen；BUN ［BUN］ 全血中の尿素窒素を測定することで腎機能障害の指標として用いられる．尿素はタンパク代謝の最終産物で，肝の尿素回路によりアミノ酸の脱アミノ反応によりつくられ，腎臓から排泄される．BUNの基準値は8-17 mg/dL とされている．BUNは非タンパク窒素の約50% を占め，タンパク質摂取量の約80% が尿素として尿中に排泄される．BUNの上昇は腎機能の低下でもみられるが，その他腎外性の要因として発熱，下痢，脱水，カロリー不足，消化管出血，食事中のタンパク質過剰摂取時などでもみられる．BUNは食事，タンパク異化などによる影響を大きく受けるため，これらの評価にはBUN/Cr（クレアチニン）比が用いられる．一般的にBUN/Cr比は10程度が正常である．[1583] ⇨参血清尿素窒素→920

結腸 colon 大腸の大部分をなし，盲腸に続いて直腸までの領域をいう．上行結腸（約15 cm），横行結腸（約45 cm），下行結腸（約30 cm），S状結腸（約30 cm）の4部に分けられる．ただし結腸部位の長さは個体差が大きく，特に横行結腸とS状結腸では変動が激しい．腸間膜をもつのは横行結腸（横行結腸間膜）とS状結腸（S状結腸間膜）のみで，上行結腸と下行結腸は後腹壁に固定されている．上行結腸と横行結腸の移行部（右結腸曲-肝臓右葉の下），横行結腸と下行結腸の移行部（左結腸曲-脾臓の直下）は鋭角をなし，位置は左のほうがやや高い．ここに腸内ガスがたまると側腹痛を招く．表面からみると，結腸膨起と長軸に沿って走る3本の結腸ひもにより小腸と容易に区別できる．3本の結腸ひもは外縦走筋（平滑筋）が3か所に集約して形成された構造で，結腸ひもの短縮により結腸壁が外側に突出して結腸膨起が形成される．一方，結腸内腔では隣接する結腸膨起にはさまれた腸管壁の部位は，半月ヒダとして内腔に突出している．半月ヒダには筋層も含まれる（図参照⇒横行結腸→389）．3本のひもは横行結腸では大網や間膜の付着部になっているため，大網ひも，間膜ひも，自由ひもと呼ばれる．自由ひも，大網ひもに沿って脂肪組織を入れた腹膜の嚢である腹膜垂がみられる．腹膜垂は栄養の状態により変動する．[1044] ⇨参結腸の神経→927，結腸の脈管→927

●結腸

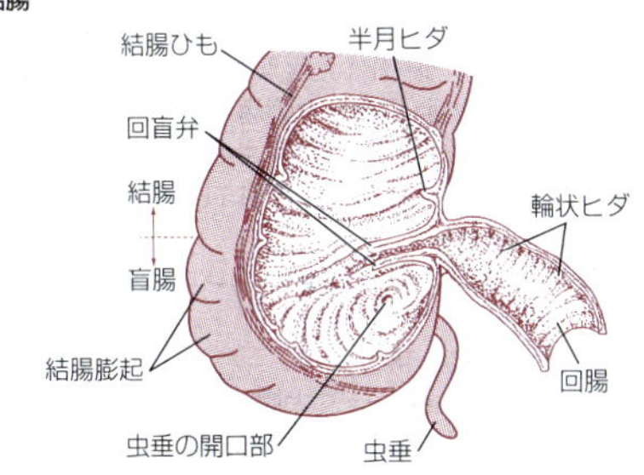

結腸の神経 nerves of colon 他の消化管の部位と同じく，外来性神経（交感神経，副交感神経，一般体性感覚線維）と内在性神経（粘膜下神経節および筋層間神経節のニューロン）がある．交感神経は胸髄下部と腰髄から出て交感神経幹を通過し，腰内臓神経として上腸間膜神経叢，下腸間膜神経叢に入る．これらの神経叢中にある神経節で，節後線維となって動脈に沿って結腸に至る．結腸の口側半（横行結腸の前半まで）に分布する副交感神経は迷走神経で，腹腔神経叢，上腸間膜神経叢を経て動脈とともに結腸に至る．結腸の肛門側半に分布する副交感神経は仙髄から出る骨盤内臓神経（骨盤神経）で，下腸間膜神経叢を経て動脈とともに結腸に入る．内在性神経は粘膜下神経叢と筋層間神経叢のニューロンで，外来性神経を受け，その枝は前者は粘膜に分布して主として分泌や粘膜の運動を，後者は筋層に分布して結腸運動をつかさどる．まれに内在性神経が先天性に欠如することがあり，先天性巨大結腸症（ヒルシュスプルング Hirschsprung 病）をきたす．[399]

結腸の脈管 vascular system of colon 結腸の脈管は腸間膜内を通って結腸壁に達する．結腸の口側半に分布する動脈は，上腸間膜動脈の枝の回結腸動脈，右結腸動脈，中結腸動脈である．肛門側半に分布する動脈は，下腸間膜動脈の枝の左結腸動脈とS状結腸動脈である．静脈は各動脈に伴行する．回結腸静脈，右結腸静脈，中結腸静脈は上腸間膜静脈に入り，左結腸静脈とS状結腸静脈は下腸間膜静脈となって脾静脈に注ぐ．上腸間膜静脈と脾静脈は合流して門脈となり，肝臓に向かう．結腸のリンパ管は，動脈に沿って存在するリンパ節を経て上腸間膜リンパ節と下腸間膜リンパ節に注ぎ，腸リンパ本幹に入る．[399]

結腸偽閉塞症 colonic pseudo-obstruction 器質的閉塞を伴わない腸管の通過障害を指し，急性型と慢性型に分類される．急性型はオギルビー Ogilvie 症候群とも呼ばれている．慢性型は特発性と続発性とに分けられる．続発性には強皮症や多発性筋炎などの膠原病や糖尿病などの代謝疾患，パーキンソン Parkinson 病などの神経疾患および薬剤などに起因するものがある．症状は腹部膨満感，腹痛，便通異常，悪心・嘔吐などがある．X 線検査では特徴的な腸管内ガス像や腸管の拡張などの所見を認める．治療は，続発性のものは原疾患の治療によるが，難治性のものもある．[1234,936]

結腸全摘〔出〕術　pancolectomy, total colectomy　［汎結腸切除術］　狭義には(結腸と直腸を区別して)盲腸からS状結腸までの全結腸を摘出する術式(結腸全摘出)，広義には，盲腸から直腸までを切除する術式(大腸全摘出)を指す．「大腸癌取扱い規約(第 7 版)」では両者を区別して定義．結腸前摘出(直腸が残存している場合)は排便習慣の変化や排便機能の障害は少ない．大腸全摘出は潰瘍性大腸炎や家族性大腸ポリポーシスなど，大腸粘膜をすべて切除することを目的とする場合に行われることが多い．[485]

結腸断裂徴候　colon cut-off sign⇨同コロンカットオフサイン→1138

結腸直腸癌⇨同大腸癌→1885

結腸粘膜　colonic mucosa　大腸の大部分(約 4/5)は結腸からなるため，結腸粘膜は大腸粘膜を代表している．内容物の水分や電解質(Na^+，Cl^-)の大部分を吸収して，糞便の固形化にかかわる．単層円柱上皮で覆われ，腸絨毛はないが腸陰窩を形成する．腸陰窩は腸腺ともいい，多くの杯細胞を有して粘液などを分泌．陰窩の底部には腸内内分泌細胞も存在．また，腸陰窩は粘膜上皮細胞の増殖部位でもある．大腸には大量の腸内細菌が常在しているため，結腸粘膜には生体防御機構のリンパ小節が発達し，集合リンパ小節のパイエル Peyer 板を形成している．近年，腸内細菌の遺伝子解析とともに，肝臓や心臓などの疾病との関連について研究が進められている．注目すべきは，一部の細菌叢では人体に必要なビタミン B_6，ビタミン K，ビオチン，葉酸などを合成していて，食物からは十分にとれない量を補っていることである．[1044]　⇨参大腸→1884，結腸→927，虫垂→1993，肛門の構造→1061

結腸半月ヒダ　semilunar folds of colon⇨参結腸→927

結腸ひも　taeniae coli⇨参結腸→927

結腸膨起　haustrum⇨参結腸→927

結腸膀胱瘻(ろう)　colovesical fistula　［膀胱結腸瘻(ろう)，膀胱結腸フィステル］　尿路と他臓器との間に生じた異常な交通路を尿瘻といい，この尿瘻が結腸と膀胱の間にできたもの．結腸憩室炎，クローン Crohn 病，悪性腫瘍の浸潤などで生じることが多い．症状としては尿混濁，糞尿，気尿，膀胱刺激症状，排便異常，腸閉塞などがみられる．治療は，良性では瘻孔切除と膀胱および結腸の修復，悪性では根治手術が必要．[118]

結腸瘻(ろう)　colonic fistula　結腸から体表あるいは内臓器(小腸，結腸，腎，膀胱，子宮，腟)へ通じる異常な通路をいう．先天性と後天性とがある．後天性のものは医療目的のために手術的につくる場合と，手術の縫合不全や腸管の炎症，外傷などにより発生する場合とがある．通過する内容物は糞便のため，一般に小腸瘻より身体の栄養に及ぼす影響は少ない．[1234,936]　⇨参腸瘻(ろう)→2021

血沈⇨同赤血球沈降速度→1732

決定基　determinant⇨同抗原決定基→996

決定論的　deterministic　ある現象の生起を決定する諸条件の総体によって事実が決定されているという考え方．哲学的決定論の立場では，宇宙のあらゆる現象が先行諸原因によって厳密に決定されているとする主張を意味する．そのため，意思の自由との関係が，しばしば問題になる．[446]

血鉄症　hemosiderosis⇨同ヘモジデローシス→2634

血鉄素⇨同ヘモジデリン→2633

血島　blood island　ヒトの発生初期において胚子内外に生じ，血球および血管系の原基となる中胚葉性細胞集団．ヒトにおいては受精後第 3 週半頃に胚子の最先端および側方の中胚葉細胞が血管芽細胞に分化し，多数の血島をつくる．この細胞集団中に生じた細胞間隙が互いに融合することにより血島内に腔が形成され，血島中心部の細胞は遊離して一次血球になり，周辺部の細胞は扁平となり原始的内皮細胞となる．内皮細胞の出芽により血島は互いに急速に接近癒合し，胚内小血管を形成する．胚子外においても血島を生じ，同様の機序で卵黄嚢血管，臍血管が形成される．これら胚内外の血管が次第に延長して二次的に連絡することにより，胎児循環系が完成される．[1377]

血糖　blood sugar；BS, blood glucose　血液に含まれる糖質のことで，細胞代謝に必須の物質．糖質を構成するのはグルコース，フルクトース，ガラクトースなどの単糖類だが，グルコースが約 95% を占める．血糖の用語は血糖値の俗称として使われることもある．空腹時の正常血糖値は 70-110 mg/dL．[1320]　⇨参血糖値→929

血糖自己測定　self-monitoring of blood glucose；SMBG　［SMBG］　血糖値を患者自身が測定すること．糖尿病患者が自分の血糖コントロールの状態を知り，不安定な血糖コントロール状態のときや，食事量と運動量が大きく変動するときに，インスリン注射量を自分で調整できるようにするのが目的．簡易血糖測定器を用い，指尖や耳朶を穿刺して少量の血液を得て測定用チップに反応させ測定する．インスリン注射直前や就寝前に測定し，日々の血糖状態をモニターしたり，低血糖や高血糖などの異常を感じたときに，すぐに血糖値の確認ができる．インスリン注射療法中の糖尿病患者には健康保険が適用されており，測定結果を治療に反映することもある．[418]

血糖測定　blood glucose test, blood sugar test　血液中のブドウ糖濃度(血糖値)を測定すること．通常は空腹時に測定し，70-100 mg/dL の範囲にある．採血管に採血して通常の血液検査を行うほかに，糖尿病の血糖コントロールなど繰り返し測定する人のための血糖簡易測定法がある．市販の簡易測定器は 20 種類をこえており，持ち運びが便利，ケトン値測定ができる，音声ガイド機能つき，採血時の痛みが少ない，操作が簡便，など用途に応じて選択することができる．いずれも米粒大の血液で 30 秒以内の血糖測定が可能で，測定範囲は 20-600 mg/dL と広範囲に測定できる．また減圧採血器具を利用して，採血時の痛みを和らげることもできる．無侵襲血糖測定装置が現在開発中であり，痛みのない血糖測定が数年後には実現する可能性があ

る.[1239] ⇒参簡易血糖測定法→565

血糖値 blood sugar level 血漿中のブドウ糖の濃度.食後は150 mg/dL程度に上昇するが,空腹時ではほぼ一定であり,基準値は65-110 mg/dL.血糖値は糖分の吸収,肝における糖新生,グリコーゲンの合成・分解,末梢組織での糖利用などによって左右され,これらの因子はインスリン,グルカゴン,カテコールアミン,副腎皮質ホルモンなどの影響を受ける.インスリンが不足する糖尿病では空腹時血糖値は126 mg/dL以上,75 gブドウ糖経口摂取2時間後の血糖値は200 mg/dLと高値になる.逆にインスリンが過剰に分泌されるインスリノーマなどでは低値となる.通常,測定には酵素法を用いる.[90]

血糖調節 control of blood glucose 血糖とは通常,血中に存在するグルコースをいい,生理的条件下では食事摂取や飢餓の期間の変化にかかわらず,濃度は狭い範囲内で変動している.健常者の血糖値は食間・絶食時で80-100 mg/dL,食後で140 mg/dL以下の範囲に保たれている.この安定性は糖の貯蔵と産生を担う臓器に対して,相反する作用をもつホルモン系が効率よく働いているため.血糖が危険水準以下に低下することを防ぐホルモンとしてグルカゴン,コルチゾール,成長ホルモン,アドレナリンなどがあるが,これらは糖新生とグリコーゲン分解の刺激,インスリン作用への拮抗などを介して血糖を上昇させる.一方,インスリンは血糖上昇を防ぐ唯一のホルモンであり,標的組織でのグルコースの取り込みを促進する.[334]

血糖定量法 determination of blood sugar ［**ブドウ糖定量,グルコース定量**］ 血液中ブドウ糖の定量法.測定原理から分類すると,ブドウ糖の還元性を利用した還元法(ハーゲドルン・イエンセン Hagedorn-Jensen 法など),酸化縮合法などの化学的測定法なども利用されたが,現在ではグルコースオキシダーゼ電極法と酵素法が主に用いられている.電極法はブドウ糖のみを測定する専用機で利用され,酵素法は生化学分析装置で利用される.酵素法にはブドウ糖に対して特異的に反応する酵素(グルコースオキシダーゼ,ペルオキシダーゼ,ヘキソキナーゼ)を利用して,比色分析法で定量.血糖の測定用採血管には,採取後血球がブドウ糖を消費しないように阻害薬としてフッ化ナトリウムが加えられている.正しい測定値を得るために,フッ化ナトリウムを含有する採血管内に血液を採取後,よく混合する必要がある.フッ化ナトリウム採血管で血液を採取した場合でも1時間の間は若干ブドウ糖が血球により消費されている.[263] ⇒参血糖測定→928

血統妄想 descent delusion 自己の氏素姓に関する妄想.自分は高貴な家柄であるとか天皇家の血筋を引いているといったような誇大的なものが多い.進行麻痺の誇大型や統合失調症,躁病の妄想で認められることがある.[1110]

楔(けっ)入圧 wedge pressure 心臓カテーテルにて経静脈的に肺動脈に楔入して測定された血圧.肺静脈圧,左房内圧が反映される.[226] ⇒参スワン・ガンツカテーテル→1657,肺動脈楔(けっ)入圧→2343

血尿

hematuria

【定義】尿中に赤血球が混入した状態であり,腎・泌尿器系疾患の診断,治療では重要な症候.色調により本人が気づく肉眼的血尿,尿潜血反応または顕微鏡によってはじめて観察される**顕微鏡的血尿**に分類される.

【検査・診断】一般的に試験紙法や尿沈渣試験によって検査される.通常は沈渣で5個/400倍強拡大1視野以上(400倍で鏡検して平均1視野に5個以上の赤血球)を血尿という.尿の潜血反応は尿中の鉄を含む色素(ヘモグロビン,ミオグロビン)に反応するので,潜血反応が陽性だけでは血尿とは診断できない.血尿の頻度は非常に高く健診結果では20-30%程度あり,女性や高齢者ほど高頻度となる傾向にあるとされる.陽性者の半数は長期フォローでも疾患がみられない.一方,男性や50歳以上では何らかの疾患の可能性が高いため,精査が必要である.肉眼的血尿は1回でもみられた場合には原因精査が必要となる.血尿は腎・尿路のすべての部位から生じうる.血尿がみられた場合には沈渣を調べ,さらに**糸球体性血尿**と**非糸球体性血尿**との鑑別を行う.糸球体性血尿の場合には,タンパク尿,腎機能障害の有無などを検索していく.非糸球体性血尿の場合には,40歳以下では結石や嚢胞性疾患を中心に検索する.40歳以上では悪性腫瘍の検索を行う.これが陰性の場合には,膀胱鏡や尿細胞診を行う.原因不明の肉眼的血尿を反復する場合には,動静脈瘻,ナッツクラッカー nutcracker 現象(左腎静脈が腹部大動脈と上腸間膜動脈にはさまれて狭窄した状態)などの特殊な疾患を考慮する.これらの検索がすべて陰性であった場合,他の症状が出現しないときには悪性腫瘍の発生はほとんどないことが経過観察研究で示されており,検査を打ち切ってかまわない.

【治療】原因疾患の治療を行う.[1583] ⇒参ヘモグロビン尿症→2633,顕微鏡的血尿→963

血尿の看護ケア

【ケアのポイント】血尿の原因はさまざまであるが,凝血塊による膀胱内の閉塞(膀胱タンポナーデ)や尿道の閉塞は膀胱内圧の上昇をまねき,身体的苦痛や重篤な合併症を引き起こす可能性があるため,尿量,血尿の性状,膀胱刺激症状の観察を十分に行う.肉眼的血尿が持続する場合は貧血や血圧低下をまねく可能性があるため,貧血症状の観察や血圧測定を行い,安静を保つ.また,尿路の閉塞を予防するために水分摂取を促す.再出血を予防するためには,刺激性食品の摂取を控えるように指導し,排便時の努責を避けるために便秘を予防する.肉眼的血尿は,不安感を与えるため,医師と協力して病状や治療処置に対する説明を行い,不安の軽減を図る.[430] ⇒参血尿→929

血熱 blood heat 漢方医学的病態概念の1つ.血(けつ)に邪(湿邪,風邪,暑邪,寒邪,燥邪などの原因因子)が入り熱をおびた病態とされる.臨床所見として,種々の程度の発熱,熱感,手足のほてり,意識障害やいらいらなどの中枢神経異常,発疹,皮下出血,鼻・歯肉出血,吐下血,喀血,血尿などを呈す.感染症で急激に重篤化する病態から,ストレスや生活習慣の乱れで生じる軽微な病態までさまざまある.血熱を呈する疾患として,急性感染症に伴う意識障害,DIC(播種性血管内凝固症)や,ストレスによる消化性潰瘍,アトピー性皮膚炎などがある.黄連(おうれん),黄芩(おうご

ん)，地黄(じおう)などを含む漢方薬が使用される.[322] ⇨参気血水→679

血膿尿 hematopyuria 血液(赤血球)と膿(白血球，細菌)が尿に混じる状態．細菌感染による炎症での血管壁の透過性亢進によりみられる．排尿痛や患部の疼痛を伴うことが多い.[474] ⇨参血尿→929，膿尿→2310

げっぷ belch⇨同おくび→404

血餅(けっぺい) blood clot，clot，coagulum ［凝血塊］ 血液凝固の結果，生じる凝血塊のこと．中心はフィブリン網で，これに赤血球などの血球成分やある種の血漿成分が巻き込まれてゲル状になったもの.[229]

血餅(けっぺい)**収縮** clot retraction ［血餅(けっぺい)退縮］ 凝固の結果，生じた血餅が，その中に存在する血小板中の収縮タンパク質によりその体積を減らし，小さくなること．これによりいっそう強固な血餅となる.[229]

血餅(けっぺい)**収縮検査法**⇨同血餅(けっぺい)退縮検査法→930

血餅(けっぺい)**収縮能**⇨同血餅(けっぺい)退縮検査法→930

血餅(けっぺい)**退縮**⇨同血餅(けっぺい)収縮→930

血餅(けっぺい)**退縮検査法** clot retraction test ［血餅(けっぺい)収縮検査法，血餅(けっぺい)退縮能，血餅(けっぺい)収縮能］ 血液凝固により生じた血餅(凝血塊)は血小板のトロンボステニンとアデノシン二リン酸(ADP)の反応により収縮する．これにより形成された血栓は強固になり止血が完全なものとなる．この血餅の退縮する機能を試験管内で調べる方法．全血液量に対する析出した血清量の比率で表す血餅退縮率法(マクファーレン Macfarlane 法)と，退縮が起こるまでの時間を測定する血餅退縮時間法がある．通常は前者が行われる．5万/μL 以下の血小板減少時には過半数で低下するほか，血小板無力症(グランツマン Glanzmann 病)のⅠ型で低下する.[1131]

血餅(けっぺい)**退縮時間**⇨参血餅(けっぺい)退縮検査法→930

血餅(けっぺい)**退縮能**⇨同血餅(けっぺい)退縮検査法→930

血餅(けっぺい)**融解** clot dissolution 凝固の結果，生じた血餅が線維素溶解(線溶)現象により融解すること．これは血餅の中心となる線維素(フィブリン)がプラスミンにより可溶性のフィブリン分解産物(FDP)に限定分解されるものである．プラスミンは血漿中に酵素前駆体のプラスミノゲンとして存在し，プラスミノゲン・アクチベータによる限定分解で活性化される.[229] ⇨参線溶系→1796

血便 bloody stool ［顕血便］ 肉眼的に鮮血が付着した便あるいは血液のままの排泄を指す．直腸，S 状結腸といった下部大腸の病変からの出血であることが多い．上部の消化管からの出血が肛門より排出されるときには下血，タール便と呼び区別されるが，これらはしばしば混同して用いられる.[839] ⇨参消化管出血→1424，下血→880

結膜 conjunctiva，tunica conjunctiva 眼瞼の後面を覆う眼瞼結膜，眼球を覆う眼球結膜，眼瞼結膜から眼球結膜へ移行する結膜円蓋の 3 部に区別する．眼瞼結膜は透明で内部の細い血管を観察できることから，貧血の診断の目安となる．結膜は外界に露出するため，炎症が発生しやすい.[154]

結膜異物 conjunctival foreign body 結膜に飛入した異物．流涙とともに自然に排出されることが多いが，残存すると異物感，流涙，充血，羞明の原因になる．上眼瞼結膜の小さな異物は瞼縁から 2 mm ほどの位置で平行に走る瞼板下溝(異物溝ともいう)に存在することがほとんどで，瞬目(まばたき)によって角膜を傷つけることもある.[651]

結膜炎 conjunctivitis 細菌やウイルス感染，アレルギーなどによって結膜に起こる炎症の総称．充血や眼脂，瘙痒感，流涙，羞明などを生じる．顕微鏡検査や眼脂の培養によって原因が特定される．治療は原因に応じて行う.[651]

結膜円蓋 conjunctival fornix ［円蓋結膜］ 眼瞼結膜と眼球結膜の移行部で，上下結膜嚢の奥の部分．クラウゼ Krause 腺が開口している.[566]

結膜下出血 hyposphagma，subconjunctival hemorrhage 結膜血管から結膜下に生じた出血．外傷や血液疾患で生じることもあるが，ほとんどは原因不明．視力低下や視野障害をきたすことはなく，1-3 週間程度で自然吸収するので治療は不要.[651]

結膜下注射 subconjunctival injection ［眼注］ 球結膜下へ薬剤を注入すること．感染症が疑われた場合もしくは感染予防に抗菌薬，抗炎症目的にステロイド剤を注入することが多い．点眼剤よりも強力に薬剤を眼内へ移行させる目的で行う.[257]

結膜乾燥症 conjunctival xerosis 結膜上皮が角化変性する病態で，結膜が乾燥して光沢を失う．ビタミン A 欠乏による上皮性のものと，高度の結膜炎を原因とする結膜下組織の広範囲な瘢痕化による実質性のものがある．難治性で，重篤な場合には，角膜に乾燥が及び失明に至ることがある.[651]

結膜結石 conjunctival concretion，lithiasis conjunctivae 瞼結膜の陥凹部や管状腺に，細胞の変性した内容物が凝縮して黄白色の小塊を形成したもの．慢性結膜炎によるものもあるが，多くは原因不明．結膜表面に露出すると異物感の原因となるので，異物針などを用いて摘出する．除去しても再発しやすい.[651]

結膜試験 conjunctival test 原因と思われる抗原抽出物の希釈液を点眼して，アレルギー反応を起こしうるアレルゲンを検索する試験法．陽性では 5-15 分後に流涙や結膜の発赤がみられる．負荷試験の 1 つであり十分な管理下で行う.[505]

結膜充血 conjunctival injection 結膜血管の拡張により生じる血液量の増加で，機械的刺激，化学的刺激，炎症などさまざまな原因で生じる．血管の走行状態から毛様充血は角膜に近づくにつれて充血が強くなるのに対し，結膜充血は角膜から離れるにつれて強くなる.[651]

結膜嚢 conjunctival sac，cul-de-sac 上下の瞼結膜と円蓋部結膜，球結膜で囲まれた袋状の空間.[651]

結膜半月ヒダ semilunar fold of conjunctiva⇨同半月ヒダ→2408

結膜浮腫 chemosis，conjunctival chemosis アレルギーや外傷，手術，感染によって結膜下に血漿成分が貯留した状態.[651]

結膜フリクテン conjunctival phlyctenule⇨参フリクテン性角結膜炎→2581

結膜濾胞症 conjunctival folliculosis 結膜の炎症所見がないのに，水疱様のリンパ濾胞が瞼結膜に多数生じたもの．扁桃肥大やアデノイドのある小児に多くみられ，成長につれて通常，消失傾向を示す．治療は不要.[651]

血友病 hemophilia 血液凝固に関する因子の欠乏によって起こる先天性の出血性疾患．欠乏因子により，血友病 A，血友病 B，血友病 C に分けられる．[1131]

血友病 A hemophilia A ［**先天性第Ⅷ因子欠乏症，古典的血友病**］ X 染色体上の遺伝子の欠陥により第Ⅷ因子が正常に合成されず，血漿第Ⅷ因子が低下するために出血症状をきたす伴性劣性遺伝性疾患．女性が保因者となり男性が血友病を発症する(50% の確率)．単独散発性のものもある．まれには保因者と血友病男性の結婚により女性血友病(ホモ接合体)が出現しうる．第Ⅷ因子活性の値により，重症型(<1%)，中等症(1-4%)，軽症型(≧5%)に分類される．新生児期にメレナや頭血腫などで初発することもあるが比較的少なく，むしろ盛んに動きまわるようになる 6 か月以降に出血症状が現れることが多い．出血症状の特徴は深在性の傾向であり，特に関節内出血や筋肉内出血は重要で，繰り返すことにより運動機能障害が起こる危険性がきわめて高い．根治的治療はない．出血に対し第Ⅷ因子濃縮製剤を輸注する．速やかな補充治療が必要なので，自己注射療法が勧められる．[1131]

血友病 B hemophilia B ［**第Ⅸ因子欠乏症，クリスマス病，PTC 欠乏症**］ X 染色体の遺伝子の欠陥による第Ⅸ因子の先天性欠乏症で，血友病 A と同様に伴性劣性遺伝性疾患．単独散発例もある．頻度は血友病 A の 1/5 で，出血症状もやや軽い．根本的治療はない．出血に対して乾燥濃縮第Ⅸ因子製剤(モノクローナル抗体を用いて精製)を輸注する．[1131]

血友病 C hemophilia C ［**第Ⅺ因子欠乏症，PTA 欠乏症，ローゼンタール症候群**］ 第Ⅺ因子が欠乏する常染色体劣性遺伝性凝固異常症．1953 年にアメリカのローゼンタール Rosenthal により最初に報告された．血友病 A・B と臨床的に似るが，症状は軽い．出血症状は鼻出血が多く，関節出血はほとんどみられない．外傷時には顕著な出血をきたす．新鮮血輸血が有用．わが国ではまれで，アシュケナージ系のユダヤ人に多い．[1131]

血友病性関節炎 hemophilic arthritis⇨同血友病性関節症→931

血友病性関節症 hemophilic arthropathy ［**血友病性関節炎**］ 血友病患者で関節内出血を繰り返すことにより生じる関節の変化の総称．特徴的な変化として，慢性滑膜炎と関節拘縮があげられる．運動機能障害をきたすので，その予防と早期治療が重要．[1131] ⇨参血友病→931

月曜病 Monday attack，Monday disease 火薬工場のニトロ化合物の気中濃度が高かった時代の休日明けの月曜日の朝に，作業者に狭心症様発作がみられたことから名づけられた．ニトロ化合物の血管拡張作用により慢性的な血圧低下が起こるが生体は血管を収縮させ血圧を保とうとする．休日の間に長期続いた血中高濃度が徐々に低下し，最も低くなる月曜日の朝に生体の血管収縮作用が上まわり，末梢血流量が減り冠動脈血流の減少により狭心症様症状が起こる．[1603]

血流 blood stream⇨同血液流量→891

血流曲線 flow curve ［**血流波形**］ 血流計により記録される波形．血管壁の弾性によって変化するため，加齢につれ波形は急峻になる．[226]

血流計 blood flowmeter 血液の単位時間当たりに移動する容量を血流量といい，その血流量を測定する機器のこと．血流の測定には，酸素ガス，色素，冷水などの指示物質の定常状態での濃度勾配，あるいは経時的にみた濃度勾配を記録することによって絶対量を測定する方法(直接フィック Fick 法，希釈法など)と，血流の流速に応じた信号を記録し，血管断面積をかけて流量とする方法(電磁血流計，ドプラ血流計など)がある．[226]

血流速度 blood flow velocity，blood flow rate 単位時間内に通過する血液の量(mL/分)を血管の垂直な断面の面積で除したもの．単位は cm/秒．血流速度は大動脈から分岐を繰り返して毛細管に至る間に断面積の合計が増加するため末梢に至るほど減少する．[226]

血流調節 blood flow regulation 循環系の主要機能は全身および各臓器におのおのが必要とする量の血液を供給することであり，その血流を調節することをいう．各臓器への血流調節は血管の緊張性を制御して行われている．その調節には神経性因子，体液性因子および自己調節が重要．神経性調節は主に交感神経系や副交感神経系の自律神経系が重要な役割を果たしている．体液性調節は，ホルモンとして血中ノルアドレナリン，アドレナリンやレニン・アンギオテンシン・アルドステロン系やバソプレシンなどがある．また，血液成分由来因子として，血小板から放出されるセロトニン，トロンボキサン A_2 などがあり，内皮細胞由来因子としては一酸化窒素(NO)などがある．[226]

血流波形⇨同血流曲線→931

血流非再開〔通〕現象 non reflow phenomenon 脳循環が一定期間停止すると，たとえ脳循環が再開されても，脳の微小血管系では血流の再開がみられないことをいう．この現象は未解明だが，原因として神経性因子，セロトニン，プロスタグランジン，ノルアドレナリン，または血管攣縮などがあげられている．[1017]

血流量 blood flow⇨同血液流量→891

血リンパ尿 hematolymphuria⇨同乳び(糜)血尿→2238

ゲデルのサイン⇨同グーデル基準→811

ケトアシドーシス ketoacidosis ケトン体増加を起因とするアシドーシス．体重減少，脱水を呈し，体重の 10% の水分，体重(kg)あたり約 10 mEq(0.6 g)の塩分が欠乏する．治療は電解質補給，水分補給，インスリン投与を行う．[987]

ケトアシドーシス〔性〕昏睡 ketoacidotic coma 糖尿病でインスリンの絶対的不足の状態で生じる意識障害．1 型糖尿病，インスリン注射の中断，感染症の合併などでみられ，グルコースの利用が低下し，グリコーゲン，タンパク質が分解して糖新生により血糖は増加，脂肪組織ではトリグリセリドが分解し，遊離脂肪酸(FFA)が増加する．FFA は糖新生に関与するとともに，肝で脂肪酸アシル CoA(補酵素 A)となりさらにミトコンドリア内で β 酸化を受けアセチル CoA となる．肝での解糖系の低下によりオキサロ酢酸は不足し，アセチル CoA とオキサロ酢酸の縮合酵素が阻害されクレブス Krebs 回路に利用されず，アセチル CoA はアセト酢酸を介して β ヒドロキシ酪酸またはアセトンとなる．肝でのケトン体産生はそのまま血中ケトン体増加となり(ケトーシス)，代謝性アシドーシスとなる．このケトーシスとアシドーシス両方のみられる状態をケトアシドーシスという．血糖値は600 mg/dL前後のことが多い．特有のクスマウルKussmaul大呼吸やアセトン口臭がみられ，尿ケトン体強陽性である．一方高血糖による浸透圧利尿，アシドーシスによる嘔吐により脱水が著しい．循環血液量減少による腎前性腎不全がみられる．ケトアシドーシスにより意識レベルは低下し昏睡に至る．経過中に腹痛のみられることも多い．治療としては生理的食塩水の大量補液と速効性インスリン少量持続静脈内投与法が中心となる．発熱，感染に対しては解熱薬や抗生物質を投与する．急性胃拡張や播種性血管内凝固症候群(DIC)に対しても注意が必要である．治療開始後，高血糖とアシドーシスは改善されるが，経過中の低カリウム血症と低血糖に十分注意しなければならない．[987] ⇨参糖尿病昏睡→2123

ケトーシス ketosis ［ケトン血症］ 組織，体液中に大量のケトン体が蓄積している状態．ケトン体は肝臓のミトコンドリアで産生される．インスリン欠乏などにより糖利用が低下すると，生体はエネルギー源として脂肪を利用する．肝臓の中性脂肪は加水分解され，遊離脂肪酸となり，これが肝臓のミトコンドリアでβ酸化されアセチルCoA(補酵素A)となる．アセチルCoAはヒドロキシメチルグルタリルCoA(HMG-CoA)を経てコレステロール生合成されるか，TCAサイクル(回路)に入りATP(アデノシン三リン酸)を産生する．しかし，インスリン不足でTCAサイクルの酸化的リン酸化が不十分な糖尿病では，アセチルCoAはアセト酢酸になり，βヒドロキシ酪酸とアセトンが生成される．このアセト酢酸，βヒドロキシ酪酸，アセトンの3種類の有機酸を総称してケトン体という．飢餓状態では利用すべき糖質が不足するので，ケトン体が増加するが，これも糖尿病と同じ機序である．脂肪酸の分解が亢進して過剰のアセチルCoAが生成され，TCAサイクルで処理しきれない場合には，これらはHMG-CoAを経てアセト酢酸となり，さらにβヒドロキシ酪酸やアセトンとなる．これらのケトン体の生成が高まった状態をケトーシスという．重症の糖尿病や長期の絶食などでみられる．ケトン体は心筋，骨格筋などで熱源として利用しうるが，重症の糖尿病では脂肪酸の放出，分解が著しく亢進し，TCAサイクルや脂肪酸合成の活性低下によりケトーシスを起こしやすくなっている．また，糖原病のI型でも糖が利用できないためケトン体は上昇する．また，アミノ酸の代謝においてもチロシン，トリプトファン，フェニルアラニン，リジン，ロイシン，イソロイシンなどのケト原性アミノ酸と呼ばれるものは直接アセチルCoAとなり，脂質代謝経路に合流するため，この場合もケトン体を生じうる．[987]

ケトース ketose ケトン基を有する単糖の総称名．アルデヒド基を有するアルドースと区別される．構成する炭素数によって，炭素数3のケトトリオース，炭素数5のケトペントース，炭素数6のケトヘキソースなどに分類される．天然に存在するケトースとしては，フルクトースのほか，ジヒドロキシアセトンやキシルロースなどがある．アルドースと同様に還元性を有し，多くは安定なヘミアセタール環状構造をとる．[1320]

解毒薬中毒 antidote intoxication 解毒薬は医薬品を含めた種々の化学物質による中毒の際，その起因物質そのものの働きを特異的に阻止する物質とされる．中毒に対して使用する場合，適応と投与量について十分に注意し，常に解毒薬による副作用や中毒の発生を念頭に置くことが重要である．有名な解毒薬を例示すると，重金属中毒に対する解毒薬にはキレート化剤としてエデト酸カルシウム二ナトリウム水和物，ジメルカプロール，ペニシラミンなどが，また，有機リン剤やカーバメイト剤中毒に対してはプラリドキシムヨウ化物などがある．投与中止時期とその目安は種類によって異なるため，臨床症状や血液検査の改善をみて慎重に判断する．解毒薬による中毒が発生した場合には，ただちにその使用を中止する．中止するだけで中毒症状が軽減することが多い．[479,1593]

ケト原性アミノ酸 ketogenic amino acid ケトン体形成アミノ酸．アミノ酸の炭素骨格が代謝されて，最終的にアセチルCoAやアセト酢酸を生成し，脂質代謝経路に合流するアミノ酸．ロイシン，イソロイシン，フェニルアラニン，チロシン，トリプトファン，リジンの6種がある．これに対して，炭素骨格が，解糖やクエン酸回路を経て糖新生に加わるアミノ酸を糖原性アミノ酸という．[1320]

ケトヘキサメチレン ketohexamethylene ⇨同シクロヘキサノン→1261

ケトヘキソース ⇨参六炭糖→3000

ケトレー指数 Quetelet index ［比体重］ 体格を表す発育指数の1つで，発育状況を体重と身長の関係の数値によって判定する．体重(kg)/身長(cm)×100で求める．栄養状態(特に肥満の程度)を評価するために用いられる．[1631]

ケトン基 ketone group 有機化合物の官能基の1つで，カルボニル炭素にアルキル鎖が2つ結合したもの．カルボニル族がケトンになっている単糖(モノサッカライド)の化学型．[1320]

ケトン血症 ketonemia ⇨同ケトーシス→932

ケトン食 ketogenic diet ［ケトン誘発食］ 高脂肪，低エネルギー食として血清ケトン値を高める食事．レノックス・ガストーLennox-Gastaut症候群，ウエストWest症候群，レットRett障害などの難治性てんかんの治療に試みる．患児の体重1kg当たりの総エネルギー量を決め，タンパク質の栄養比率を10-14%と定める．ケトン体はアセト酢酸，3-ヒドロキシ酪酸，アセトンの総称であって，脳は熱源としてグルコースのほかにこれらケトン体をも使用することがわかっており，ケトン体が脳細胞の代謝に影響を与えるものと考えられている．[1631]

ケトン性低血糖症 ketotic hypoglycemia 空腹時，特に早朝激しく嘔吐し，酸血症を伴う低血糖がみられる疾患．原因は不明であるが，上気道炎，ストレスが誘因となって延髄の嘔吐中枢が興奮して嘔吐を起こす．同時に交感神経中枢が興奮して脂肪組織から脂肪酸が動員され，ケトン体の産生が高まる．低血糖は酸血症および筋肉の糖新生系基質の障害によると考えられている．大部分は幼児期に起こり，男児に多い．治療は輸液療法，制吐薬の使用．[1631]

ケトン体 ketone body 3-ヒドロキシ酪酸，アセト酢酸，アセトンの総称．生体のエネルギー代謝にとってブドウ糖とともに重要な脂肪酸の酸化を反映し，ケトン体の増加はブドウ糖がエネルギー源として利用されていないことを示す．糖尿病性ケトアシドーシス，小児の周期性嘔吐症などで，血中・尿中に増加する．[418]

ケトン体検出法 ⇨同アセトン・アセト酢酸・3-ヒドロキシ酪酸検出法→155

ケトン尿 ketonuria ケトン体を多量に含んだ尿．炭水化物代謝の悪化により体内にケトン体が蓄積するケトーシス，ケトアシドーシスでみられる．[987] ⇨参ケトーシス→932，ケトアシドーシス→931

ケトン誘発食 ketogenic diet⇨同ケトン食→932

ケニアダニチフス⇨同ボタン熱→2705

解(下)熱 decline of fever，pyretolysis 病気などで高くなった体温を，薬剤を用いたりからだを冷やすことによって熱を下げること，または高くなった体温が自然に下がること．[1278]

解熱鎮痛消炎薬中毒 antipyretic，sedative and antiphlogistic poisoning 非ステロイド系抗炎症薬(NSAIDs)の常用，大量投与などによる中毒の総称．以下，主なものをあげる．サリチル酸系のアスピリン中毒では小児の誤飲や親による過量投与も多い．発熱，耳鳴，過換気が認められ，重症では痙攣，昏睡を呈する．アルカリ強制利尿，呼吸・循環管理を行う．重症の場合は活性炭吸着併用の血液透析が有効．ピラゾロン系のスルピリン中毒ではめまい，悪心，耳鳴，精神症状，重症では痙攣を呈する．胃洗浄を行い活性炭を投与する．腎機能のチェックとともにショックなどに対する対症療法，全身管理が必要である．アニリン系のアセトアミノフェン中毒では小児の誤飲事故が多い．当初はほとんど無症状であるが，数日後に肝細胞障害，腎障害，肝性昏睡などに陥る．大量服用した例では早期からアセチルシステインを投与する．胃洗浄，活性炭投与を行い，重症では血液灌流，血液透析が必要となる．メフェナム酸，インドメタシン中毒では与薬数時間での間代性強直性全身痙攣発作が特徴的．治療は酸素吸入，抗痙攣薬投与などの対症療法で予後はいいが，胃潰瘍の併発に注意．イブプロフェン中毒では消化器症状，傾眠，大量服用で昏睡を呈する．アルカリ強制利尿，対症療法を行う．アシドーシスに注意して全身管理を行う．[479,1593] ⇨参鎮痛薬中毒→2028，アスピリン中毒→153，アセトアミノフェン中毒→155

解熱鎮痛薬⇨同非ステロイド系抗炎症薬→2447

解熱鎮痛薬喘息⇨同アスピリン喘息→152

解熱薬依存 antipyretic dependence 解熱薬の乱用や嗜癖のこと．多量の服用により酩酊感，気分高揚感が得られ，不安や焦燥感が消失するため乱用され依存を生ずる．このように使用したときに得られる体験に根ざした乱用を精神的依存と呼ぶが，使用を中止すると明らかな身体症状が現れるために依存を繰り返す身体的依存を生じることもある．[543]

ケネディ・オルター・ソン症候群 Kennedy-Alter-Sung syndrome⇨同球脊髄性筋萎縮症→742

ケネディ症候群 Kennedy syndrome⇨同フォスター=ケネディ症候群→2522

ゲノム genome 生物が正常な機能を果たしうるすべての遺伝子をもった1組の染色体，またはDNAの総体で，高等動物の体細胞は2組のゲノムを有しており，精子や卵子のような配偶子は1組のゲノムを有する．原核生物では，遺伝物質として1つの巨大なDNA分子をもっており，これがゲノムに相当．1組のゲノムをもつ細胞を半数体または一倍体といい，2組もつものを二倍体という．[1320]

ゲノム創薬 genome-based drug discovery ゲノムとは特定の生物種に固有な遺伝子の集合体のこと．国際共同チームによりヒトゲノムの約32億塩基対からなる塩基配列が2003年までに明らかにされており(ヒトゲノムプロジェクトの完了)，ゲノム創薬とはこのゲノム情報を利用して，特定の疾患や病態，例えば癌，糖尿病，高血圧などの病態を発現させる遺伝子を解析すること．より効果が高く，かつ副作用の少ない薬剤の開発を目指す．ゲノム創薬はまた，患者個々人の遺伝子を分析すること(遺伝子診断)で，薬剤に対する反応性を分析することも可能となり，適切な薬剤の選択，服用量の決定，副作用の回避などオーダーメイド医療(医療の個別化)への可能性も開かれている．⇨参バイオインフォマティクス→2328，オーダーメイド医療→398

ゲノム分析 genome analysis 本来は，染色体の対合を利用してゲノム構造を明らかにするための解析を指す．コムギのゲノム分析では，群内および群間雑種を集めてF_1を形成し，その減数分裂時の染色体対合において，両親が相同なゲノムをもつかを解析した．両親が同じゲノム(二倍体生物ではAAと記すことができる)をもつと，一対のゲノム(AA)をもつ正常な配偶体のみができる．別のゲノム(BB)をもつ生物と交配するとそのF_1はAとBゲノムを1つずつもち，一価染色体のみが出現するために不妊(稔)になる．最近では，DNAの解析技術が進歩し，数個の遺伝子が含まれる広いDNA領域や，染色体全体あるいはゲノム全体を対象とした遺伝子の構成や配列の解析もゲノム分析と呼ばれる．[1320]

仮病 feigned disease，malingering 意図的に病気を装うこと．自分の置かれている不利なあるいは危険な状況を回避するために行われることが多い．身体的な仮病のほか精神的な仮病もある．本人が仮病を使っていることを自覚していることが，仮病と診断するための必須条件である．[543] ⇨参詐病→1192

ゲフィチニブ gefitinib 抗悪性腫瘍薬の1つ．分子標的治療薬であり，上皮成長因子受容体(EGFR)のチロシンキナーゼを特異的に阻害しシグナル伝達を遮断して，腫瘍細胞の増殖・分化を抑制する．特に，EGFR遺伝子変異を生じた症例では効果が高いという知見が集積されている．手術不能または再発非小細胞肺癌に適応．世界で最も早くわが国で2002(平成14)年に承認され，大きな期待のもとに臨床応用が始まったが，急性肺障害や間質性肺炎などの副作用による死亡例が相次いで報告された．このため，投与例の選択や使用においては，日本肺癌学会による「ゲフィチニブ使用に関するガイドライン」を参照するなどの慎重さが求められる．[204,1304] 商イレッサ

ケブナー現象 Köbner(Koebner) phenomenon ［ケブネル徴候］ ドイツの皮膚科医ケブナー Heinrich Köbner (1838-1904)の名を冠したもので，特定の皮膚疾患のある患者の健常皮膚に，摩擦，掻破，外傷，日光などの物理的刺激を加えると，10-14日後に刺激を加えた部位に同じ皮膚病変が発現する現象．尋常性乾癬，扁平

苔癬，円板状エリテマトーデス，皮膚筋炎など，多くの皮膚疾患に認められる.[235]

ケブネル徴候　Köbner sign⇨同ケブナー現象→933

ケモデクトーマ　chemodectoma⇨同頸静脈グロムス腫瘍→860

ケラチン　keratin　本来は角層を構成する主な不溶性線維性タンパク質の呼称．近年，上皮系細胞の細胞骨格を形成する中間径線維の構成タンパク質であることが明らかにされた．分子量や酸性，塩基性の違いで20種類以上に分類される．上皮系腫瘍のマーカーとして免疫組織化学的手法で病理診断に利用される．ヒトの毛や爪の主成分もケラチンであり，この場合はハードケラチン hard keratin と総称．動物の毛，角，蹄，羽毛もケラチンからなる.[235]

ケラチン真珠　keratin pearl⇨同癌真珠→616

ケラチン染色　keratin stain　上皮細胞の細胞骨格を構成するタンパク質の1つである中間径フィラメントをケラチンといい，これに対する免疫組織化学染色のこと．上皮細胞の分化や機能により，さまざまなタイプのケラチンが存在することが判明し，分子量の大小や等電点の違い(酸性，塩基性)による分類がなされている．各上皮細胞には酸性ケラチンと塩基性ケラチンをはじめ数種が存在する．例えば，代表的な上皮細胞としての扁平上皮では，酸性ケラチンのCK 1，CK 5と塩基性ケラチンのCK 10，CK 14などが発現し，これらのケラチン抗原に対して34 βE 12という抗体が開発され染色に用いられる．また，ケラチンの種類により細胞起源が推定できるため，上皮性腫瘍のマーカーとしても応用される.[758] ⇨参上皮→1455，細胞壁骨格→1175，上皮細胞→1456

ゲラティ試験　Geraghty test⇨同フェノールスルホンフタレイン試験→2520

ケラトアカントーマ　keratoacanthoma　［角化棘細胞腫，脂漏性軟瘤］　組織学的に有棘細胞癌に類似するが，本態は良性腫瘍である．皮膚の偽癌性腫瘍の1つ．小丘疹で始まり，急激に増大して数週で半球状弾性硬の腫瘤となる．通常，約2 cmほどまでの大きさで増殖を停止し，数か月で自然消退する．ほとんどが単発で多発はまれ．主に顔面に，まれに頭部や四肢に生じる．多くは中年以降にみられる．治療は有棘細胞癌との鑑別を兼ねて切除手術を行う.[850]

●ケラトアカントーマ

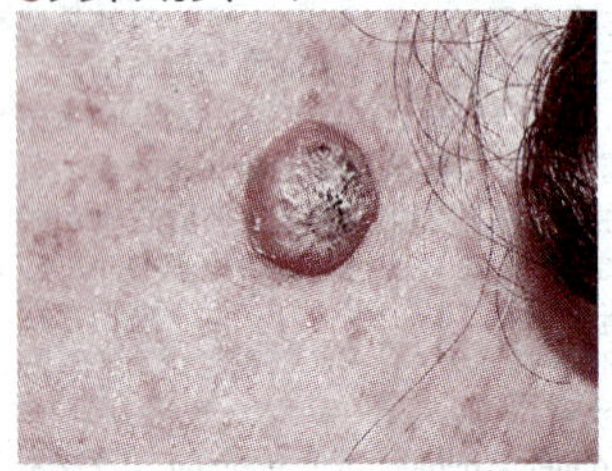

ケラトヒアリン　keratohyaline　表皮顆粒層の細胞(顆粒細胞)内にみられる好塩基性顆粒であるケラトヒアリン顆粒に含まれる物質．その主体はケラチン線維を凝集させるタンパク質であるフィラグリンの前駆物質であるプロフィラグリン.[1571]

ケラトメーター　keratometer⇨同オフサルモメーター→409

ゲラン　Jean-Marie Camille Guérin　フランスの獣医師であり，細菌学・免疫学者．1872年にフランス，ポアチエにて出生．1892-96年まで獣医学を国立アルフォール獣医大学にて修学．1897年にリールのパスツール研究所に参加，指導医師である細菌学・免疫学専攻のアルベール=カルメット Albert Calmette(1863-1933)のもとで血清学研究に従事，ワクチンの残毒性の定量化に成功．その後は，カルメットと共同で結核に対するワクチンの研究に従事し，1905年，ウシ属の結核菌 *Mycobacterium bovis*(ウシ型結核菌)が病気を引き起こすことなく動物に予防接種ができる事実を発見した．1908年には，ヒトの結核に対して有効性のあるワクチンを開発し，カルメットとの共同研究の成果としてBCG(bacillus Calmette-Guérin)という名称をつけ，その成績を発表した．1928年にパスツール研究所の結核研究部門の責任者，1939年にフランス結核予防機構の副代表となり，1955年にはアカデミーフランセーズより科学特賞を受賞．1961年，パリにて89歳で逝去.[24]

ケリー=クームス雑音　Carey Coombs murmur　［ケアリー=クームス雑音，クームス雑音］　Ⅲ音を伴う漸増漸減型の心室充満性雑音をいう．僧帽弁逆流，左右短絡疾患，高心拍出状態などによる雑音の総称である.[546]

ケリーパッド　Kelly pad⇨参洗髪→1791

下痢原性大腸菌⇨参エシェリキア〔属〕→355

下痢〔症〕

diarrhea

【概念・定義】糞便中の水分増加により本来の固形状の形態を失い，水様性また軟便となったことをいう．排便回数の増加を伴うことが多い．腸粘膜からの水分吸収障害，分泌亢進，腸運動亢進によって生じる．経過により発症から2週間以内の急性下痢と4週間をこえる慢性下痢に分類される．

【代表的疾患】急性下痢は感染(細菌，ウイルス，寄生虫)が大半であり，その他に中毒，薬剤，アレルギー，神経性が原因となる．**感染性下痢**では，嘔吐，発熱，腹痛を伴うことが多い．旅行者下痢症の起炎菌としては，毒素原性大腸菌，カンピロバクター *Campylobacter*，サルモネラ菌 *Salmonella*，赤痢菌 *Shigella* などがあげられる．入院患者や介護施設入所者では，クロストリジウム・ディフィシレ *Clostridium difficile* が多い．慢性下痢は**炎症性腸疾患**(クローン Crohn 病，潰瘍性大腸炎)，吸収不良(慢性膵炎，胆石術後)，ホルモン異常(甲状腺機能亢進症，ゾリンジャー・エリソン Zollinger-Ellison 症候群，WDHA 症候群)，消化管手術などが原因となる．器質的疾患がないときには，機能性(過敏性腸症候群)とみなされる．

【検査・診断】急性下痢は，病歴，他の症状，全身状態，検査所見から原因疾患を追究する．起炎菌の同定には，便の培養，鏡検を行う．ウイルス抗原(ノロウイルス)やクロストリジウム・ディフィシレの毒素に対しては，酵素免疫法で検出する．慢性下痢に対しては，詳細な病歴の聴取，身体所見，一般血液検査，便中白血球，脂肪便検査などから原因を検索する．脂肪便を認めると消化吸収機能検査を行う．炎症性腸疾患の診断には大腸内視鏡検査，病理組織学的検査を行う．

【治療・予後】 補液，止痢薬や整腸薬の投与，随伴症状(発熱，腹痛，嘔吐など)の治療を行う．感染性下痢の場合は症例によっては抗菌薬，抗原虫薬の投与などを行う．感染性下痢に対する止痢薬や腸管運動抑制薬の安易な投与は病原体の排出を遅らせるため行わない．**腸管出血性大腸菌感染**では溶血性尿毒症症候群を併発し，溶血性貧血，急性腎不全，および血小板減少を呈する．治療は脱水の補正だけでなく，呼吸循環管理，血漿交換，血液透析が必要．死亡率は5-10%に及ぶ．慢性下痢の治療は原因疾患によって異なる．炎症性腸疾患は，その重症度により栄養療法および薬剤療法(5-アミノサリチル酸製剤，副腎皮質ホルモン剤，免疫抑制薬)を選択する．内科的治療に限界のある例やステロイド総投与量が10gをこえると外科治療が必要．潰瘍性大腸炎は発病後10年以上で大腸癌の合併に注意する．[839] ⇒参脱水症→1918，吸収不良症候群→721，炎症性腸疾患→379

●慢性下痢の原因疾患

- **分泌性**
  - 下剤服用
  - 慢性アルコール摂取
  - 薬剤，毒物
  - 腸管切除
  - ホルモン産生腫瘍(ゾリンジャー・エリソン症候群，カルチノイド，甲状腺癌，WDHA症候群など)
  - アジソン病
- **浸透圧性**
  - 浸透圧性下剤服用
  - ラクトース不耐症
  - 非吸収性炭水化物(D-ソルビトール，ラクツロース)
- **脂肪性**
  - 吸収不良(膵外分泌障害，盲係蹄症候群，肝硬変など)
- **炎症性**
  - 炎症性腸疾患
  - 血管炎，膠原病
  - 食物アレルギー
- **感染性**
  - 腸管侵入性細菌(結核，エルシニアなど)
  - ウイルス(サイトメガロ，ヘルペス)
  - 原虫
- **放射線障害**
- **消化管悪性腫瘍**
- **消化管運動障害**
  - 甲状腺機能亢進
  - 糖尿病

下痢〔症〕の看護ケア

【看護への実践応用】 観察のポイントは，排便の回数，量，性状，血液混入の有無のほか，腹痛や悪心・嘔吐，発熱，倦怠感の有無と程度である．食事内容や発症の時間的関係，アレルギーの有無や海外渡航歴も重要な情報となる．また，精神的影響が原因で起こる場合もあるため，必要に応じて精神面や生活スタイル，既往歴などの確認をする．下痢は脱水をまねいたり電解質のバランスを崩しやすいため，必要な水分や栄養をとれるようにし，経口摂取ができないときは，輸液療法を確実に行う．また経口摂取が制限される場合はその必要性を説明し，理解を確認する．下痢の程度によっては，血圧の低下や電解質の異常による意識障害を起こすため，全身状態の変動に十分注意し観察する．腹痛や倦怠感などを伴う場合は，安楽な体位を整え，痛みの軽減を図るとともに，保温に努めるなど休息がとれるようにケアする．下痢は，肛門部の刺激となり発赤やびらんなどの皮膚障害を起こす．排泄後は微温湯による清拭や洗浄などのケアを行い，軟膏などによる皮膚の保護を行う．また原因のいかんにかかわらず，感染管理としてスタンダードプリコーションを実施し，排泄物の取り扱いに注意しケアする．原因に応じて食事指導や生活指導を行う．止痢薬や整腸薬による薬物療法の際は，便秘を引き起こさないように排便状況を観察しながら行い，服薬を自己調節できるよう説明，指導する．[4,700] ⇒参下痢〔症〕→934

ケルクリングヒダ ⇒同輪状皺襞(すうへき)→2952

ケルスス禿瘡(とくそう) Celsus kerion，kerion celsi ［禿瘡(とくそう)性白癬(はくせん)］ 頭部の硬毛部の白癬症で，毛包周囲に炎症性細胞浸潤を伴う．真菌感染による毛包一致性の膿疱として始まり，徐々に隆起する腫瘤性病変となる．毛包破壊により白癬菌が真皮内でみられることはあっても，真皮内で増殖はしない．起因菌はトリコフィトン・メンタグロフィテス *Trichophyton mentagrophytes*，トリコフィトン・ルブルム *T. rubrum* およびイヌ小胞子菌 *Microsporum canis* が多い．毛髪は自然脱落して脱毛となる．程度により治癒後に瘢痕性脱毛も残す．治療は抗真菌薬の内服により，外用剤は併用しない．[235]

ゲルストマン・シュトロイスラー・シャインカー病 Gerstmann-Sträussler-Scheinker disease；GSS 家族性プリオン病の一病型．プリオン遺伝子の変異を原因とする．コドン102変異型は，通常，歩行時のふらつき，ろれつが回らないなど進行性の小脳失調で発症し，脳幹症状や認知障害，あるいは精神症状などを伴ってくる．末期には無動無言の状態となり，感染症などで死亡する．病理学的には多発するアミロイド斑が特徴的である．一方，コドン105変異型の臨床像は進行性の痙性四肢麻痺である．いずれも他のプリオン病同様，伝播性を有するため，汚染物には注意が必要である．ゲルストマン Josef Gerstmann(1887-1969)，シュトロイスラー Ernst Sträussler(1872-1959)，シャインカー Ilya Scheinker(1902-54)はともにオーストリアの神経科医．[1289] ⇒参プリオン病→2580

ゲルストマン症候群 Gerstmann syndrome 優位半球頭頂葉障害の症候の1つ．手指失認，左右失認，失算，ときに失書を合併した状態．原因としては脳梗塞，脳腫瘍，多発性硬化症などの報告がある．優位半球角回が病巣とされてきたが，角回以外の病変でも出現することが報告されている．ゲルストマン Josef Gerstmann はオーストリアの神経科医(1887-1969)．[1289]

ゲル電気泳動法 gel electrophoresis 試料中の成分をゲル中で分離する電気泳動法の総称．高分子が網目状に結合して固化し，半固体状になった状態をゲルといい，身近なものではこんにゃく，ところてんなどがある．ゲル電気泳動法にはポリアクリルアミドゲルやアガロースゲルが広く用いられている．電気泳動後に色素染色を行い，分離された試料中の成分の場所を特定する．[1181] ⇒参寒天電気泳動法→644，ポリアクリルアミド→2715

ゲルトネル菌⇒同腸炎菌→2001

ゲル内拡散沈降反応　gel diffusion precipitation reaction ［ゲル免疫沈降反応］ ゲル(主に寒天ゲル)内に抗原と抗体をそれぞれ拡散させ，抗原抗体反応によって形成される免疫複合体沈降物を検出する方法．抗原を試薬として抗体を，抗体を試薬として抗原の量や質を知ることができる．[1045] ⇒参寒天拡散法→643，寒天内沈降反応→644，オクタロニー試験→404

ゲル内拡散法　gel diffusion test　支持体(寒天ゲル，アガロースゲルなど)内で可溶性抗原と抗体あるいは抗血清を反応させて沈降反応を観察する方法の一般名．この反応を行うために，種々の工夫や変法がありそれぞれに名前がついている．[388] ⇒参寒天内沈降反応→644

ゲル内沈降試験 ⇒参寒天拡散法→643，ゲル内拡散沈降反応→936

ケルニッヒ徴候　Kernig sign　髄膜炎やくも膜下出血などで髄膜が刺激されたときに起こる徴候．仰臥位で股関節および膝関節を90度屈曲させた位置から膝関節を他動的に伸展させると，正常では135度以上に伸展するが，髄膜刺激により屈筋群が攣縮すると135度以上に伸展することが不能となる．ケルニッヒ Vladimir Mikhailovich Kernig はロシアの内科医(1840-1917)．[1289] ⇒参項部硬(強)直→1054

ゲルハルト音響変換　Gerhard change of sound⇒同ビールメル音響変換→2426

ケルビム症　cherubism⇒同家族性線維性異形成症→514

ゲルマニウム　germanium；Ge ［Ge］ 元素記号 Ge．原子番号32．原子量72.61．第14族典型元素．放射線検出器などの半導体材料の原料として用いられる．毒性の低い金属であるが，過剰に摂取すると血管障害や腎障害をきたす．欠乏症は今のところ知られていない．ゲルマニウムの誘導体プロパゲルマニウムには免疫賦活作用があり，B型慢性肝炎の治療に用いられる．[182,56]

ゲル免疫沈降反応　gel immuno-precipitation⇒同ゲル内拡散沈降反応→936

ゲル濾過　gel filtration　ゲルを詰めたカラムに試料を流し，分子サイズによって物質を分離する方法．三次元の網目状構造をもつ多糖高分子ゲルの固定相中で分子量の異なる溶質を含む溶液を移動させると，分子量の小さな分子は固定相の網目に入るために分子量の大きな分子よりも遅く移動する．その結果，分子量の大きな分子から順に溶出される分離操作をいう．タンパク質のような生体高分子物質の分離・精製，分子量の測定，脱塩などに広く利用されている．[1181]

ケロイド　keloid，cheloid　結合組織修復の時期に膠原線維を主体とする瘢痕組織が過剰に産生されることによって生じる．臨床的に皮膚から不規則に隆起する結節で，圧痛はないが，横からつまむと痛む．瘙痒があり，痤瘡に伴って前胸，上腕，背部，オトガイ(頤)部に生じたり，術後の縫合部などに好発する．[356] ⇒参肥厚性瘢痕→2436

ケロイド性毛包炎　folliculitis keloidalis⇒同頭部乳頭(嘴(し))状皮膚炎→2129

腱　tendon，sinew　筋の起始と停止は一般に強い結合組織線維束を介して骨に付くことが多い．この結合組織線維束を腱という．長軸に沿って走行する膠原線維と少量の弾性線維からなり，筋の収縮力や外部からの牽引力に抗している．腱の形状は著しく長いもの(前腕や下腿の筋など)や膜状(腹壁の筋など)をなすものもある．[1421]

減圧開頭術　decompressive craniotomy ［開頭減圧術］ 脳挫傷を伴う急性硬膜下血腫で脳ヘルニアをきたすような場合に用いられる．血腫除去後は脳腫脹が著明なので，頭蓋内圧上昇を防ぐため広範囲に頭蓋骨を除去し，硬膜も減張しておく．ときに脳内出血の除去後や，くも膜下血腫のクリッピング術後にも同様に用いられる．小脳梗塞や広範囲のテント上の梗塞の際も，同じ原理で減圧のために使用される．[1017]

減圧症　decompression sickness⇒同窒素塞栓症→1974

減圧神経　depressor nerve　刺激すると血圧降下を起こす神経で，圧受容器から血管運動中枢へ向かう求心神経をいう．[226]

減圧切開法⇒同筋膜切開術→806

減圧反射⇒同降圧反射→970

減圧病　decompression sickness⇒同潜水夫病→1770

検案⇒同検視→950

検案書　postmortem certificate，death certification based on post-mortem examination and inquest ［死体検案書］ 死亡の届出に添付される書類の1つ．生前にみておらず，死亡後にはじめて死体を検査して書く診断書で，関連法規や記載内容は死亡診断書とまったく同一．病気，事故，中毒，自殺，他殺，その他の原因で，発見時や病院到着時に死亡していた人，入院中や通院中の患者でも診療中の疾病・傷害以外で死亡した場合，最終診察から24時間以上経過しており，生前に診断されている疾患と別の原因で死亡した場合に担当医師などから異状死体の届出が所轄警察署になされ，司法警察員による検視ののちに届出の医師や警察医による検死，監察医や法医による検案・解剖が行われ，医学上の判断を証明するために作成・交付される．求めがあった場合，正当な事由がなければ交付の義務があり，無診察の交付や虚偽記載は法に抵触する．死亡者の生前の情報が少ないことが多く，死亡原因が外因的なことが多いので，法医学的知識と技能を有する医師による検案と書類作成が望まれる．歯科医師関連法規には検案あるいは検案書の記載がないので，歯科医師と死体検案との関連は想定されていない．[1135] ⇒参死体検案→1302

腱移行術　tendon transfer ［腱移所術］ 筋肉の不可逆的な筋力低下あるいは機能消失のある場合，他の筋肉の腱を移行縫合することにより，弱体化した筋肉を補う手術．手や足すなわち四肢末端の麻痺の際に行われることが多い．代表的な手術方法にベイトマン Bateman 法，リオーダン Riordan 法，バー Barr 法がある．[818] ⇒参筋移行術→789

腱移所術⇒同腱移行術→936

牽引性網膜剥離　traction retinal detachment　硝子体の変性や収縮による牽引や，網膜に癒着する増殖膜の収縮による牽引で生じる非裂孔原性の網膜剥離．牽引の強い症例では裂孔が形成されて牽引性裂孔原性網膜剥離となり，急速に網膜剥離が進行する．炎症や外傷，糖尿病網膜症などが原因で，硝子体手術が適応となる．[1309]

牽引乳頭 dragged disc 未熟児網膜症や家族性滲出性硝子体網膜症といった疾患の瘢痕期にみられる視神経乳頭が耳側に牽引された状態．牽引乳頭をきたした際には視力予後が不良となってくるので，適切な時期に上記の疾患の治療が必要となる．[1153]

原因不明てんかん⇨同特発性てんかん→2149

原因不明夜間突然死症候群 sudden unexplained nocturnal death syndrome⇨同ポックリ病→2706

牽引法⇨参牽引療法→937

牽引療法

traction therapy, orthopedic traction 四肢体幹の**安静・筋緊張軽減・変形矯正**，骨折・脱臼の**整復**を目的に行われる．対抗する力をかけつつ，ある方向にからだを引けば，その軸上および垂直の方向にからだは固定される．この力を利用して局所を安静にすることができる．安静による疼痛の軽減は筋緊張を和らげる．また持続的な筋の伸張は痙性を低下させる．無理のない持続的な力は，疼痛と炎症を引き起こさずに関節拘縮を矯正する．また以上のような効果を含めて，骨折などで転位した患部は整復される．安静を目的とした牽引は，腰痛症や変形性脊椎症性脊髄症の保存療法などで行われる．矯正を目的としたものとしては膝関節などの関節拘縮の除去が対象．整復としては転位し短縮した長管骨の骨折，乱暴な整復を避けなければならない頸椎の脱臼骨折などに行われる．[1030]

牽引療法時のケア

牽引は，四肢，脊椎椎骨や関節の骨折や脱臼の整復と固定，関節疾患の安静と疼痛緩和，脊椎疾患の免荷と安静，病的脱臼や関節拘縮・強直の予防や良肢位保持を目的に持続的に行う療法である．牽引方法は皮膚を介して作用する介達牽引と骨に直接作用する直達牽引がある．牽引時は牽引状態の保守のために，①正しい肢位，体位，②正確な牽引の方向，角度，③牽引力による身体の移動を予防する対抗牽引としての固定や傾斜の有効性，④正しい重りの重量と床などへの接触に注意，⑤牽引ロープの緩みの調整を行う．

【ケアのポイント】①十分な説明などによる不安の緩和，②疼痛対策，③循環障害，神経麻痺の観察と予防，④褥瘡の観察と予防，⑤身体清潔の保持，⑥牽引部の保温，⑦筋力低下，関節拘縮の予防のための他動的運動，⑧床上での自立した日常生活行動への援助，⑨ストレス軽減のための気分転換，⑩生活の意欲を維持するための支援が必要である．[1215] ⇨参絆創膏牽引のケア→2414，牽引療法→937

原因療法 causal treatment 疾病の病因学に焦点をおいて，病因となるものを根本的に消失または減少させることを目的とした療法で，抜本的な治療法と位置づけられる．西洋近代医学の基本的な考え方．[1594]

眩暈（げんうん） vertigo⇨同めまい→2804

幻影肢 stump hallucination⇨同幻肢→950

検影法 retinoscopy, skiascopy 他覚的な屈折検査方法で，暗室で行う．被検者と検者との検査距離を50 cmに保ち，検影器や平面鏡を用いて瞳孔に光を入れ，その眼底からの反射光の動きから屈折状態を判定する．[480]

検疫 quarantine ある特定の感染症の病原体が船舶や航空機を介して国内へ侵入することを防止するために必要な措置をこうじること．従来は，ある感染症の潜伏期を想定し，40日間（イタリア語でquarantinaは40の意味）は船舶からの上陸を禁止し，その病気の患者が発生していないかを確認した．現在，日本全国の主な海港と空港に検疫所がある．[324]

検疫法 Quarantine Act(Law) 国内に常在しない感染症の侵入防止のため，外国から来航する船舶，航空機は検疫を受けるべきことなど，感染症予防に必要な検疫業務について定めている．検疫感染症の病原体汚染がないことが確認されたあとでなければ，乗客や乗員の上陸や物品の陸揚げをしてはならない．1999（平成11）年の「感染症予防法」施行と同時に，検疫伝染病は検疫感染症と改められた．2003（同15）年以降，「国際保健規則」や「感染症予防法」の改定，SARSや新型インフルエンザへの対応などに伴って，対象となる感染症の追加や削除がたびたび行われた．現在，検疫感染症に定められている感染症は「感染症予防法」の1類感染症（エボラ出血熱など7疾患），新型インフルエンザ，マラリア，デング熱，鳥インフルエンザ（H5N1型）の計11疾患である．[1101]

腱炎 tendinitis 腱や腱付着部の炎症．機械的な圧迫，牽引が筋起始部や腱付着部，および腱自体に頻回に加わることにより発生．アキレス腱や手，足などにみられることが多い．[818]

減塩食 low sodium diet, low salt diet ［**ナトリウム制限食，低塩食，食塩制限食**］ 疾病の治療や進行防止，あるいは予防を目的として，塩分を制限した食事．医療福祉施設で提供する場合，治療食として分類される．1日の食塩摂取量を0 g（無塩）から段階を設け，病態に応じて変化させる．治療食が処方される主な疾患には，ナトリウム排泄が障害される腎疾患，ナトリウム貯留に伴う体液量増加が悪影響を及ぼす心疾患，高血圧などがある．特に腎疾患急性期で乏尿，浮腫のあるときは0-3 gと厳しく制限され，浮腫が消失しても腎機能が低下している場合は3-8 gと制限が加えられる．高血圧や心疾患などでは6-8 g程度の減塩食の栄養処方がなされることが多い．近年，国民全体の食塩摂取量を減らすための啓蒙が盛んに行われており，一般市民にも減塩食は馴染み深いものとなっており，家庭において実践している人も多い．『日本人の食事摂取基準（2010年版）』（厚生労働省）における目標量は成人男性9.0 g/日未満，成人女性7.5 g/日未満であるが，日本人全体の食塩摂取量はいまだ平均11.1 gであり（2008年発表，平成19年国民健康・栄養調査），看護職者は，国民の健康増進のためにも減塩に向けた取り組みを支援していく必要がある．塩分摂取量は年々減少しているものの，年齢階級別にみると男女とも加齢とともに摂取量が増加し，60歳代では男性12.6 g，女性10.9 g（2008年発表，平成19年国民健康・栄養調査）と，依然高値を示していることから，特に高齢者層への支援が必要である．減塩を成功させるには，汁物は具だくさんにして1日1回のみとする，練り製品を控える，酸味，辛味，香味料を用いた味つけの工夫をする，醤油は全体にかけるのではなく，計量して小皿にとり，つけて食べる，などさまざまな方法を組み合わせて実

行するとよい.[731] ⇒参特別食→2151，治療食→2026

腱延長術　tendon lengthening，tendon elongation　関節拘縮の際に腱を延長することにより拘縮の程度を減少させる手術手技．足関節，膝関節，股関節，足趾，手指に対して行うことがある.[818]

嫌悪行動　aversive behavior⇒同回避行動→452

嫌悪条件づけ　aversive conditioning⇒同回避条件づけ→452

けん(鹸)化　saponification　脂質，特にグリセリドを水酸化ナトリウムあるいは水酸化カリウムでアルカリ分解して，脂肪酸とグリセロールに分解する反応．生成した脂肪酸はアルカリ塩(石けん)となる．脂肪1gを完全にけん化するのに必要な水酸化カリウムのmg数をけん(鹸)化価といい，脂肪中の脂肪酸の平均鎖長の目安となる.[1320]

原価　cost price　物をつくったりサービスを提供するときにかかる材料費，労務費，経費など諸費用の合計をいう．医療サービスの原価には，医薬品などの材料費，医師や看護師の人件費，医療機器の減価償却費などの諸経費が含まれる．どのような費用を原価に入れるかは，その組織の考え方によって異なる.[1361,1031]

け

限界X線⇒同グレンツシュトラーレン→841

限界希釈法　limiting dilution　①複数の(雑多な)細胞集団より単一(クローン)細胞集団を分離・確立する方法の1つ．培養用プレートの1つのウェル(穴)に1個の細胞が入るように細胞浮遊液を希釈してまき培養する．細胞が増殖したのち同様の操作を数回繰り返すことにより，ウェルに入っている細胞を単一細胞集団化(クローニング)することができる．現在ではモノクローナル抗体を産生するB細胞ハイブリドーマの純化により多量の単一の抗体(モノクローナル抗体)が精製・利用されている．またT細胞クローンも同様の方法により確立されている．②抗原あるいは抗体の一方を連続的に希釈し一定量の他方と抗原抗体反応を起こさせ，その反応が検出できうる最大希釈倍数をもって終価を求める方法.[388]

限界効用分析⇒同限界分析→938

限界〔弱〕打診法　orthopercussion　［閾値打診法］　非常に弱くたたく打診法をいう．中指を背側に曲げて指尖を胸壁や背部に密着させ，対側の中指で弱くたたく．主に心臓の大きさをみるために用いられるが，熟練を要すること，画像診断で判定が可能であることから，実際にはあまり用いられなくなっている.[1070] ⇒参軽打診法→865

限界値⇒同閾値→221

限界板　limiting plate　肝の組織学的用語．肝の立体構造を任意の割面で顕微鏡的に観察すると，肝細胞は2層の索状構造を形成し，門脈域から中心静脈へ向け連続的に配列している．この索状構造はおおむね直線的であるが，種々の部位で隣接する肝細胞索と吻合し，門脈域周辺では敷石状に観察される．門脈域に接した肝細胞は線維性結合組織と直接接しており，この部の1-2層の肝細胞を限界板という．慢性肝炎では門脈域にリンパ球が浸潤し，門脈域を取り囲む数層の肝細胞に壊死を生ずる．これを限界板の破壊と呼び，肝炎の活動性の判定の重要な示標の1つ.[279]

限界費用　marginal cost　経営学では操業度との関係においてとらえる費用概念．操業度を1単位増加させるために，新たに生じる総費用の増加分を意味する．つまり追加的1単位を新たに付加(生産量を1単位増加したときの)するのに要する総生産費(総費用)の増分(増加割合)のこととしてとらえる．数学的には総費用関数の一次微分関数として求められる．したがって，利潤最大化を求める生産者の行動を考えれば，ある商品の追加的1単位の生産に要する費用である限界費用が生産量の増加とともに逓増するという仮定のもとでは，その商品の市場価格が限界費用よりも大きければ，その生産や販売量を増やすことで利潤を増やすことができる．そして利潤が最大になるのは，商品の市場価格と限界費用が一致するような生産および販売量を選ぶときといえる.[868]

限界フリッカー値　critical flicker frequency，critical flicker fusion；CFF　［**フリッカー値，ちらつき値，フリッカー融合頻度**］　断続的に光の点滅速度を速めていって，光のちらつき(フリッカー)を感じなくなったときの光の点滅速度(融合限界頻度).[480]

限界分析　marginal analysis　［**限界効用分析**］　近代経済学を形成する新古典派経済学の基本概念の1つ．ある財・サービスを消費することによって得られる満足の程度を財・サービスの効用という．個々の消費者(経済主体)は，個人の効用(自己の経済的利益)の最大化を追求すると仮定し，他の財・サービスの消費量を一定とするとき，ある特定の財の・サービス1単位分の消費量の増加に対応する，消費者の主観的な満足度の増加分を示す際にこの「限界」という考え方が用いられる．例えば，喉が渇いていて，1杯目の水はおいしく飲めるが，2杯目，3杯目と重ねるにつれておいしく感じなくなってくる．これは，特定の財・サービスの効用は，その消費量が増大するにつれて減少していくからである(限界効用逓減の法則).[1177]

限外濾過　ultrafiltration　体液を半透膜を通して濾過し，体液中の大きな分子(高分子)と小さな分子(低分子)を分離すること．例えば人工透析では，圧力を加えて半透膜の微小な孔を通して濾過を行い，水と一緒に低分子を取り除く．半透膜は限外濾過膜と呼ばれ，材質としてはセロファンや合成ポリマーなどが使われる.[258] ⇒参限外濾過液→938

限外濾過液　ultrafiltrate　半透性の限外濾過膜を通過した溶液．高分子量の溶質は濾過されないため，濾過液には低分子量の溶質だけが含まれている.[258]

原核　prokaryon　単細胞生物にみられ，核膜がなくDNAがほとんど裸のまま存在する核様体のこと．医療分野では細菌が原核をもつ代表的な生物である.[288]

幻覚　hallucination　感覚器に刺激が与えられていないのに知覚を生じる病的体験．光や音など感覚要素の幻覚を要素幻覚，話し声を聞いたり姿が見えるなど複雑なものを有形幻覚という．感覚性が明瞭で，ありありとした実体性をもち外部の客観空間に現れる場合は真性幻覚，これらのいくつかを欠くものは仮性幻覚である．領域に応じて幻視，幻聴，幻味，幻嗅，幻触，体感幻覚などを区別．特殊なものに，実際の音に混じって声が聞こえるなどの機能幻覚，痛みで光が見えるなどの反射幻覚，眠りに入る前の入眠幻覚，自分の姿を見る自己像幻視，切断された四肢の存在を感じる幻影肢などがある．原因としては，脳器質疾患，中毒，内

因精神病，ヒステリーなどが考えられる.[1205] ⇨参錯覚→1188

幻覚剤 hallucinogen ［精神異常発動薬］ ヒトが使用したとき，幻覚を引き起こす薬物．このような薬物は幻覚のみを引き起こすのではなく，知覚，感覚，意識および気分の変容を起こす．このため，幻覚剤という用語に代わって精神異常発動薬と呼ばれることが多い．しかしこれらの薬物によって引き起こされる精神の異常は，統合失調症のそれとは同一のものではない．幻覚剤は大麻(カンナビノール)，サボテン(メスカリン)，キノコ(プシロシビン)などが紀元前から祭礼者などによって，宗教的行事に用いられてきた．幻覚剤にはLSD リゼリグ酸ジエチルアミド(lysergic acid diethylamine)およびそのトリプタミン類似物〔プシロシビン，dimethyl tryptamine(DMT)〕，塩酸フェンシクリジン phencyclidine hidrochloride(PCP)，フェネチルアミン類のメスカリン，覚醒剤のアンフェタミンやメタアンフェタミン，その同族体であるMDMA(メチルジオキシメタンフェタミン)，マリファナ(成分はテトラヒドロカンナビノール)などがある．これらはいずれも精神依存を起こすため，社会防衛上，「麻薬及び向精神薬取締法」「大麻取締法」「覚せい剤取締法」あるいは「毒物及び劇物取締法」によって規制されている.[674] ⇨参精神異常発現薬→1677

幻覚剤依存 hallucinogen dependence ［精神異常発現薬依存］ 依存 dependence は薬物乱用と関連した生物学的現象であり，精神依存 psychic dependence と身体依存 physical dependence とがある．前者はしばしば後者に先立って現れる．精神依存とはコカイン，LSD(リゼリグ酸ジエチルアミド lysergic acid dimethylamide)，塩酸フェンシクリジン phencyclidine hidrochloride(PCP)，マリファナなどの幻覚剤を連用した場合，個人的な満足を得るため，しばしば健康を障害するということも認識しているにもかかわらず，何物をも犠牲にしてその薬物を手に入れようとする強い渇望が起こり，強迫的探索行動をとるようになる状態をいう．身体依存は薬物の連用を中止した場合に身体的混乱状態がおこり，発熱，痙攣，あるいは身体的苦痛を生ずる状態が形成されること．幻覚剤を連用した場合には上述の精神依存を起こすものとしてコカインがある．この場合は身体依存は少ない．一方，MDMA(メチレンジオキシメタンフェタミン)では精神依存と身体依存の両者が起こりうる．しかしLSD(リゼリグ酸ジエチルアミド)などの他の幻覚剤では長期の連用を中止した場合でも動物実験において離脱症状は認められておらず，精神依存はないと考えられている．ただし，幻覚剤としての有機溶剤(主としてシンナー，また，その主成分のトルエン)を連用した場合には精神依存のみならず，身体依存も起こし，離脱時には振戦など多彩な神経学的症状を呈する.[674] ⇨参幻覚剤→939，精神異常発現薬→1677

幻覚剤持続性知覚障害 hallucinogen persisting perceptual disorder ［フラッシュバック］ 幻覚剤摂取後，長期にわたり幻覚剤症状の再燃(フラッシュバック)を体験することがある．その症状はDSM-Ⅳ-TR(アメリカ精神医学会の診断基準)では幻覚剤持続性知覚障害(フラッシュバック)と診断される．その他，幻覚剤を連用した場合には精神病様症状，気分障害，不安障害，せん妄，中毒などの幻覚剤誘発性障害がみられることがある．フラッシュバックは薬物摂取を中止して数週間から数か月してから突然，何の契機もなく，あるいはストレスなどが加わったり，あるいは他の幻覚剤を使用したときなどに起こることが多い．さらに幻覚剤の長期使用によりパーソナリティ障害が起こったり，非定型精神病様状態も起こりうる．この場合，薬物がこの状態を惹起したものか，あるいは本来もっている疾患であるのかの鑑別は困難である.[870] ⇨参幻覚剤誘発性障害→939

幻覚剤中毒 hallucinogen intoxication 一般に幻覚剤は幻覚を楽しむために使用されるが，逆に摂取直後から著しい不安または抑うつ(鬱)，関係念慮(妄想)，自己同一性の消失(正気を失う)という恐怖，妄想様観念，判断力の低下，社会的・職業的機能の低下が起こることがある．また，完全覚醒の状態で，知覚感覚の過敏，離人症，現実感喪失感，錯覚，幻覚，異常感覚が起こりうる．このようなバッドトリップと称されるパニック反応は，多くは過量を摂取したときに起こる．特にフェンシクリジン塩酸塩(PCP)の過量摂取の場合に危険であり，生命にかかわる．LSD(リゼリグ酸ジエチルアミド lysergic acid dimethylamide)やマリファナなどの摂取の場合は，環境や状況(単独で使用した時など)によっては容易にパニックに陥る．また精神病やパニックの前歴がある場合には，摂取により容易に急性精神病状態や抑うつ状態に陥る．これもPCPで最も起こりやすい．また長期間連用した場合には，パーソナリティ障害(無欲症候群 amotivational syndrome)を起こすものがある(マリファナ，トルエンなど).[674]

原核細胞 prokaryotic cell, prokaryocytic DNAを細胞質から隔てる核膜がない細胞．細胞小器官をもたず，細胞質には膜構造が存在しない．有糸分裂を行わずに二分裂により分裂．細菌と青緑色細菌(藍藻)が属する.[1225]

幻覚剤誘発性障害 hallucinogen-induced disorder DSM-Ⅳ-TR(アメリカ精神医学会の診断基準)によると，幻覚剤関連障害には幻覚剤使用障害(乱用，依存)と幻覚剤誘発性障害が含まれる．幻覚剤誘発性障害には幻覚剤中毒，幻覚剤持続性知覚障害，幻覚剤中毒せん妄，幻覚剤誘発性精神病性障害，幻覚剤誘発性気分障害，幻覚剤誘発性不安障害などが含まれる．LSD(リゼルグ酸ジエチルアミド lysergic acid diethylamide)，マリファナなどの幻覚剤を使用した場合に起こる不安発作やパニック症状は，使用する状況や以前に体験したことのある人に起こりやすく，また外傷があったり，逮捕歴があるなどのストレス状況がある場合にも起こりやすい.[870]

幻覚剤乱用 hallucinogen abuse 薬物乱用 drug abuse とは，DSM-Ⅳ-TRによると薬物を治療目的ではなく意識変容の目的で使用し，その使用により社会的に重要な領域において障害がみられるにもかかわらず，その使用を続ける場合に診断される．幻覚剤の場合，陶酔感を得るためだけではなく感覚の変容(幻視あるいは聴覚の異常)，あるいは知覚の変容(時間的，空間的認知異常)などを求めて用いられる．幻覚剤の中で，LSDは視覚異常(幾何学模様など)，マリファナは視覚・聴

覚・知覚異常などを起こしやすい.[870]

幻覚剤離脱　hallucinogen withdrawal　［**幻覚薬離脱，幻覚発動離脱薬，精神異常発現薬離脱**］　離脱とは，物質使用により依存状態になったあとに物質使用を中止した際にみられる生理反応である．幻覚剤使用では依存や耐性 tolerance が起こりやすく，交互耐性も起こりやすいが，耐性の消失も早い．そのためコカイン以外の幻覚剤では，継続使用を中止した場合でも離脱症状はほとんど認められない.[870]

幻覚肢痛⇨同幻肢痛→951

幻覚症　hallucinosis　いろいろな幻覚を体験するとき患者が幻覚を病的であると認める場合を指す．アルコール幻覚症というときは通常，意識障害を伴い，顕著な幻聴が優勢である．脳脚幻覚症では通常，意識は清明とされ，病識もあり，その幻覚の対象の非存性を信じない．幻視に限られている．いずれにしても，統合失調症の幻覚妄想状態とは違って，ありありと幻覚が体験される，その異常性を自覚しているものを幻覚症と呼ぶ.[1062]

原核生物〔界〕　kingdom proc(k)aryotae　塩基性タンパクが核質に認められず，さらに核膜に取り囲まれていない細胞からなる生物を原核生物といい，生物界の中では動物界，植物界に対して原核生物界と呼ばれる．バクテリアや細菌類などあらゆる微生物を含む.[543]

幻覚発動薬⇨同精神異常発現薬→1677

幻覚発動離脱薬⇨同幻覚剤離脱→940

幻覚妄想症状群　hallucinatory-paranoid syndrome　幻覚と妄想を前景とする一群の精神異常状態．幻覚は幻聴，幻視などで，妄想主題は被害，誇大など多様．急性，緩徐性いずれの発病もあり，経過も数日から数年に及ぶものまで幅広い．病因は内因精神病から中毒，脳疾患，身体疾患，心因反応，老年精神病，文化結合症候群まで含まれる．統合失調症の特徴的症状(DSM-Ⅳ-TR)の5つのうち2つは妄想と幻覚であるように，幻覚・妄想状態は精神病を代表する状態.[1205]

幻覚薬中毒　hallucinogen poisoning　LSD(lysergic acid dimethylamide)，テトラヒドロカンナビノール(マリファナの精神作用をなす成分)，メスカリンなど幻覚性薬剤の服用による中毒．主な症状は不安，不眠，妄想，幻覚，幻視などの統合失調症精神症状．その他の症状として思考統一困難，離人症，散瞳，頻脈，血圧上昇，流涙，血糖上昇，体温上昇，脊髄反射亢進，振戦などがみられる．断薬してから長期間を経て明白な薬の作用を体験(フラッシュバック)することがある．治療は対症療法を行う．幻覚薬は心身の薬物依存性を形成するため，使用や所持は法的に規制されている.[1579]

幻覚薬離脱⇨同幻覚剤離脱→940

原価計算　cost accounting　製造業において製品を製造したり，サービス業においてサービスを提供するときに，製品1個当たり，またはサービス1単位当たりにかかる費用の総額を計算すること．医療の分野でも診断群分類別包括評価 diagnosis procedure combination (DPC)が導入され，疾患別・患者別原価計算の必要性が論じられている.[1361]　⇨参DPC→43

原価主義　cost principle(basis)　資産を評価する際に，取得したときの原価を基準に評価すること．対極にある概念に時価主義があり，評価を行う時点の現在価格(市場価格)を基準に資産評価をする.[1361]

減価償却　depreciation　企業などが事業目的で設備や機器など有形の固定資産に投資した支出を，法的に決められた耐用年数(使用できる期間)にわたって費用配分し，各会計年度に減価償却費として計上する手続き．減価償却費の計算方法として定額法，定率法，生産高比例法などがある.[1361]

腱滑膜炎　tenosynovitis　［**腱鞘(しょう)炎**］　腱の滑膜炎．過度の使いすぎやリウマチ疾患の際に発症することがある．腱は一般には腱傍組織といわれる疎性結合組織に覆われて走行するが，内層は滑膜と同様の成分からなる.[818]

腱可動域　amplitude, tendon excursion　腱の最大収縮から最大伸展時に滑走する距離．指屈筋腱は約7cmと最大であり，長母指屈筋腱と総指伸筋腱は約5cm，手関節の屈筋腱と伸筋腱は約3cmである.[818]

原株⇨同野生株→2843

検眼　optometry　眼の状態の検査．主に屈折検査，調節検査，両眼視機能検査を指すことが多く，眼鏡やコンタクトレンズの処方，視力測定のために行う.[480]

検眼鏡　ophthalmoscope　［**眼底鏡**］　眼の内部を診察するための器具．直像鏡(直像検眼鏡)と倒像鏡(倒像検眼鏡)があり，倒像鏡には単眼倒像鏡と双眼倒像鏡がある．直像鏡は視野が狭く，立体的には見られないが，約15倍と拡大率が大きい．倒像鏡は視野が広いが，拡大率は直像式より小さくて手技が難しい．集光レンズと光源を用いて観察する.[480]　⇨参眼底検査→643

減感作　hyposensitization⇨同脱感作→1917

減感作療法　hyposensitization therapy　［**脱感作療法**］　気管支喘息などのアレルギー性疾患において，原因抗原であるアレルゲンをきわめてうすく希釈した溶液を作成し，患者に皮下注射あるいは吸入などの方法で投与し，徐々に希釈濃度を上げていって抗原に対する感受性を低下させて発症を予防しようとする治療法．特に IgE 抗体の産生による即時型アレルギー性疾患，とりわけアトピー型気管支喘息，アレルギー性鼻炎，花粉症などで行われる．小児喘息では比較的有効性が認められているが，現行の減感作療法は長期間を要すること，まれに最初の抗原希釈液の投与でもアレルギーが発症したり，ショックを引き起こす危険性があることなどが問題で，最近ではあまり用いられていない.[141]

原基痕跡　rudiment　①発育が不完全であったり，本来備わっているはずの働きが失われた器官または組織．②ある器官または組織の個体発生上の一番はじめの兆し.[943]

衒奇(げんき)症⇨同わざとらしさ→3007

嫌気性　anaerobic　細菌の増殖や代謝において酸素を必要としないこと．対語は好気性である．酸素があると増殖できないあるいは死滅する菌を偏性嫌気性菌といい，酸素の有無が関与しない菌を通性嫌気性菌と呼ぶ．偏性嫌気性菌は培養の際に無酸素環境が必要である．嫌気性菌の代表的な菌は破傷風菌 *Clostridium tetani*，クロストリジウム・ディフィシレ *Clostridium difficile* である.[758]　⇨参好気性→986

嫌気性菌　anaerobic bacterium, anaerobe　酸素のない条件下で増殖できる細菌．酸素の存在しない環境でしか増殖できない細菌を偏性嫌気性菌 obligate (strict) anaerobe，酸素が存在しても存在しなくても増殖可能な細菌を通性嫌気性菌 facultative anaerobe という．偏性嫌気性菌には，バクテロイデス *Bacteorides* 属菌，クロストリジウム *Clostridium* 属菌などがある.[324] ⇒参嫌気培養→941

嫌気性筋炎 anaerobic myositis 嫌気性菌による筋肉組織の炎症である．ガス壊疽の際に合併するガス壊疽菌による壊疽性筋炎のほか，A 群連鎖球菌やブドウ球菌などの化膿菌による化膿性筋炎がある.[169]

嫌気性菌感染症 anaerobic infection 種々の偏性嫌気性菌によって生じる感染症の総称．破傷風菌による破傷風，ボツリヌス菌によるボツリヌス中毒，ウェルシュ菌によるガス壊疽あるいは食中毒などの外因性感染症・食中毒のほかに，ヒトに常在する嫌気性菌(バクテロイデス *Bacteroides* 属，クロストリジウム *Clostridium* 属，ペプトストレプトコッカス *Peptostreptococcus* 属など)による内因性感染症がある.[324]

嫌気性呼吸 anaerobic respiration 細胞中の有機物あるいは無機物を酸化分解してエネルギーを得る過程を呼吸というが，そのうち酸素を利用しないもののこと．呼吸鎖電子伝達系の最終電子受容体として硫酸塩あるいは硝酸塩を用いてエネルギーを得る.[1320]

嫌気性消化槽⇒同消化槽→1427

原基性低身長症 primordial dwarfism 家族や人種などの集団の中で，体長が異常に短いものの，その他の点では正常な身体各部の比率，正常な精神的，性的発育を示す人を指す総称．均衡性低身長症に該当する概念．現在ではこの概念に含まれるそれぞれの疾患で呼ばれることが多く，あまり用いられない．注意すべきは発生初期の異常に基づくと推定される疾患で，子宮内発育不全に始まり，骨異形成，小頭症，四肢形成不全のほか，脳構造，泌尿生殖器，顔面などに奇形を伴うまれな症候群が小頭性骨異形成性原基性低身長症 microcephalic osteodysplastic primordial dwarfism と呼ばれていることである.[1260] ⇒参原発性低身長症→960

嫌気性蜂巣炎 anaerobic cellulitis⇒同ガス蜂巣炎→504

嫌気的解糖⇒同エムデン・マイヤーホフ経路→367

嫌気的解糖経路 anaerobic glycolysis pathway⇒同エムデン・マイヤーホフ経路→367

嫌気培養 anaerobic culture 酸素のない環境下で微生物を培養すること．真空ポンプやガス発生装置などを用いて，空気を混合ガス(窒素，水素，炭酸ガス)で置換し，残ったごく少量の酸素を触媒の存在下で水素と反応させ水とすることで嫌気的環境を得ることができる.[324]

研究 research 一般的には根気よく念入りに追究された知の営みを指す．特に学問的な研究は，新しい事実の発見と，その解釈をねらった調査と実験，あるいはそうして生まれた，または修正された理論の実際的な応用と定義される．研究の種類は，大きく基礎研究 basic research と応用研究 applied research に分けられる．基礎研究は，理論研究や実験研究など，学問の基礎知識の部分について行われ，応用研究は，問題状況に対して実際的なアプローチを施していくために行われる．その他，論理的推論形式の違いによって，質的研究 qualitative research と量的研究 quantitative research としても大別できる.[446] ⇒参質的研究→1317，数量的研究→1634，トライアンギュレーション→2159

幻嗅 olfactory hallucination においに関する幻覚であるが，臨床的によく問題になるのは，精神病にみられる幻覚の1つとしてではなく，てんかん発作の1つとして側頭葉鉤回に起始する焦点発作の幻嗅である．二次性に拡延して発作が進展することもあるが幻嗅のみのことがあり，焦げくさいにおいとして自覚される．鉤発作 uncinate fits といわれる．その他，青年期の自己臭神経症は対人恐怖症の一型とされる.[1318]

研究計画 research design 研究を実施していくための道しるべとなるもので，その方向性は質的研究のための計画と，量的研究のための計画に大別できる．双方の研究計画に求められるものは，①研究課題の明確化(動機と目的)，②構成概念の操作(研究の背景)，③標本抽出，データ収集の方法(研究方法)，④データの分析(結果の予測)までの研究全般にわたる計画があげられるが，質的研究の場合には，研究の遂行に伴って研究計画ができあがっていく場合もあるので，この限りではない.[446]

限局性強皮症 localized scleroderma，circumscribed scleroderma ［モルヘア，剣創状強皮症］ 限局性の境界鮮明な皮膚硬化を示す疾患．全身皮膚のあらゆる部位に生じうる．原因は不明であるが，免疫学的異常の関与が疑われている．小児・思春期に好発．皮膚病変が主体で，全身症状は軽度であるか伴わず，全身性強皮症への移行はほとんどない．臨床的に，斑状強皮症(モルヘア)，線状強皮症(帯状強皮症，剣創状強皮症)，汎発型斑状強皮症の大きく3つに分類される．生命予後はよいが，難治性である.[1315,1478]

限局性結節性過形成 focal nodular hyperplasia；FNH 肝の良性腫瘍の1つで，肝細胞癌や肝細胞腺腫との鑑別が必要．発生母地となる慢性肝疾患はない．組織学的特徴は，中心部に中心性瘢痕 central scar をもち，そこから放射状に結合織が伸展し，血管構築もこれに沿い腫瘍中心から放射状になっていること．結節の周囲から血流の供給を受ける肝細胞癌や肝腺腫とは血流動態面で基本的に異なる．肝細胞自体に異型性はない．通常は無症状のため，偶然発見されることが多い.[279] ⇒参結節性再生性過形成→923

限局性骨増生⇒同骨軟骨腫→1114

限局性神経皮膚炎 neurodermatitis circumscribed⇒同慢性湿疹→2752

限局性水腫⇒同限局性浮腫→942

限局性中皮腫 localized mesothelioma⇒同良性中皮腫→2943

限局性白皮症 piebaldism，partial albinism ［まだら症，ぶち症］ 常染色体優性遺伝性に発症する部分的白皮症．生下時より境界明瞭な完全脱色素斑が散在してその後も変化はない．このうち前額中央から前頭部にかけて，菱形ないし三角形の白斑と白毛(white forelock)が特徴的であり，ほとんどの症例にみられる．また淡褐色の小色素斑が白斑内と健常皮膚に散在していることが多い．眼皮膚〔型〕白皮症 oculocutaneous albinism とは発症機序が異なるため，限局性白皮症 partial albinism の名称は適切ではないとされ，まだら症の病名が使われる．近年 *c-kit* 遺伝子の異常が関与することが明らかになった．異常 *c-kit* 遺伝子をヘテロ接合性にもつことで，正常な幹細胞成長因子受容体の発現が不十分なため，色素細胞の表皮への移行が行われなかった部分は白斑を生じる．本症に聴覚障害や内眼角と涙点の外側異所症を合併するものをワールデンブルグ Waardenburg 症候群と呼ぶ．[235] ⇒参白皮症→2364

限局性破傷風 local tetanus ［局所性破傷風］ 全身的な破傷風症状とは異なり，破傷風の前駆症状として，限局した一部の部位で筋肉の収縮が持続すること．創傷部から産出された外毒素は血流を介して運搬され，運動神経系の活動を亢進させることにより生じる．限局性破傷風はめったに現れず，症状は一般的に軽い．しかし，筋肉の収縮が落ち着くまでには数週間かかることもある．[242]

限局性皮膚アミロイドーシス localized cutaneous amyloidosis ［皮膚限局性アミロイドーシス］ アミロイドタンパクと呼ばれる微細線維が沈着するアミロイドーシスの一型で，皮膚に沈着したもの．瘙痒性丘疹の集簇するアミロイド苔癬，色素斑が主体の斑状アミロイドーシス，老人性疣贅，有棘細胞癌などの他の皮膚疾患に続発する続発性アミロイドーシス，その他の病型が知られている．前2者は，かゆみのために掻破するなどして，機械的な刺激が繰り返されたとき，例えばナイロンタオルで摩擦したり，湿疹を繰り返し掻破していた部位に生じる．[74] ⇒参アミロイドーシス→178，皮膚アミロイドーシス→2468

限局性皮膚形成不全症 focal dermal hypoplasia syndrome ⇒同ゴルツ症候群→1134

限局性皮膚瘙痒(そうよう)症 pruritus cutaneus localis⇒同局所性瘙痒(そうよう)症→775

限局性浮腫 localized edema ［局所性浮腫，限局性水腫］ 血管から漏れ出た組織液が身体の一部に限局して細胞内や組織間隙に貯留した状態で，肉眼的には指圧痕を伴う組織の腫脹を起こす．乳癌の腋窩リンパ節郭清術後，フィラリア感染による下腿浮腫(象皮病)，眼瞼や頬，口唇の血管運動神経の興奮によるクインケ Quincke 浮腫などがある．慢性化により浮腫性硬変を起こしうる．肺や脳など限局する部位によっては死亡する危険がある．[1299] ⇒参浮腫→2553，全身〔性〕浮腫→1769

限局性リンパ管腫 lymphangioma circumscriptum 皮膚良性腫瘍の1つで，真皮表層のリンパ管拡張により生じる．米粒大までの小水疱が集簇する．内容は透明だが，ときに出血し血疱となる．幼小児に多い．[1221]

原形質 protoplasm 生体細胞を形成する物質の総称で，細胞膜に包まれたコロイド状の物質を指す．核膜に包まれる部分を核質，その他を細胞質という．しかし，原形質を細胞質と同義とすることも多い．生命現象の基本的な物質代謝や生合成を営んでおり，流動性をもつ(原形質流動)．原形質の組成は，水 85-90%，タンパク質 7-10%，脂質 1-2%，その他の有機物と無機イオンからなる．細胞質にはゴルジ Golgi 装置，粗面小胞体，滑面小胞体，ミトコンドリア，リソソーム(水解小体)，微小管などの細胞小器官を含む．植物細胞では，葉緑体，液胞なども含まれる．[1044] ⇒参細胞質→1171

原形質性星〔状〕細胞 protoplasmic astrocyte 星細胞の非常にまれなタイプ．ハチの巣状の小嚢胞が多数あり，小児の前頭葉，側頭葉で発育する．[1017] ⇒参アストログリア細胞→152

原形質性星〔状〕細胞腫 protoplasmic astrocytoma 細胞質が豊富であるが線維成分が少ない星細胞腫．発生は大脳半球で，小児に多く，クッシング Harvey W. Cushing (1869-1939) によれば全神経膠腫の 1/4 から 1/3 はこの腫瘍であるという．[1017] ⇒参星〔状〕細胞腫→1673

原形質体⇒同L 型菌→78

原形質膜 protoplasmic membrane⇒同細胞膜→1175

献血 blood donation ［供血］ 個人の自発的意思により代償を期待せずに血液を提供する行為．血液銀行が各地に開設された当初は売血によるものが多く品質と安全性に問題があったが，献血による輸血用血液の確保が可能になってより安全性が高まった．年齢，体重，血圧，血液比重など献血者の安全を図る基準を設け，既往歴，服薬の有無など品質確保の条件も定められている．全血採血1回の献血量は 200 mL と 400 mL で，必要な血液成分のみを献血する成分献血も盛んに行われている．各都道府県にある日本赤十字社血液センターが独占的にこの事業にかかわっている．[860]

顕血便 hematochezia⇒同血便→930

瞼(けん)結膜⇒同眼瞼結膜→587

権限委譲 delegation of authority 組織には職位があり，職位には必ずその職務があり，ある範囲内で意思決定してよい内容がある．意思決定してよい内容のことを権限という．その一部を部下にゆだねることを権限委譲といい，プロセスと状態がある．委譲の目的と，何をどの程度どのような形で実現するのかということを，委譲する者と委譲される者同士で理解が一致していることが大切である．委譲は野放しではなく，報告が正しく行われ，適切なフィードバックによって常にコントロールされるべきである．[415]

健康 health 概念は時代とともに変わってきている．昔は病気でないということが健康であると考えられていたが，1946 年に発表された WHO 憲章では健康を「身体的，精神的，さらに社会的にも完全によい状態を指すのであって，単に疾病がないとか虚弱でないとかいう状態を指すのではない」と定義し，さらにこれは人間の基本的権利であるとした．WHO は 1986 年に WHO で採択されたヘルスプロモーションのためのオタワ憲章では，健康の量的判定において「個人ないし集団がどの程度望みを実現し，ニーズを満たしているか，さらに環境をかえたり対処しているか」を考慮すべきとした．さらに 1999 年の WHO 総会で人間としての尊厳(スピリチュアル)も加えるよう提案された．個人個人の健康を重視し，虚弱であっても何らかの障害をもっていても，その人が生きがいをもって生活できれば健康な生活であると思われるようになってきている．[1356]

懸鉤 interlocking, locked twins 双胎妊娠において，第1児(先進している児)が骨盤位で，第2児が頭位の場合に，それぞれの頭がかぎ状になり絡みあって分娩が停止した状態．一絨毛膜一羊膜双胎妊娠で多くみられる．緊急帝王切開の適応となる．[1323]

原溝 primitive groove⇒同神経溝→1523

健康意識 health awareness(recognition) 自分の健康をどのようにとらえているのか，どう評価しているかということ．本来，健康とは心身ともに異常がなく，社会にうまく適応できる状態をいうが，何らかの病気をもっていても，その進行を抑えたり，病気とともに生きがいをもって人生をおくれる状態を指すという考えもある．健康は自然に与えられたものでなく，自らつくり出すものともいえる．[1356]

健康維持機構⇨同HMO→61

健康科学 health science ［保健学］ 人間の健康を研究対象とする学問の1つ．個々人の健康像をとらえて健康増進を図る目的で行うさまざまなアプローチについて研究する．健康と疾病の連続性という概念のもとで，疾病の治療よりも罹患する前の予防的対策，個人よりも地域集団が主な関心の対象となる．医学，看護学のみならず，社会科学的手法を含む種々の学問分野をも取り入れる学際的な点も特徴．[374]

健康格差社会⇨参格差社会→478

健康観 view of health 健康について個々人が抱いている観念．代表的な健康観として次の5つがある．①二元論的健康観：健康とは病気のないこと，②完全主義的健康観：健康とは身体的にも精神的にも社会的にも完全に良好な状態であること，③一元的・連続的にとらえる健康観：病気を健康の欠如あるいは低次の健康とし，病気から，より高い質の健康までを連続線上に考える，④循環的・個別的健康観：健康から病気，病気から健康へのプロセスを重視したり，病気や障害といった一人ひとり与えられた条件の中で，より有効な状況を目指していく，⑤全人的健康観：生命・生活・人生といった生き方そのものを自己統制したプロセスを健康と考え，人間生活全体を包括的にみていく．健康観は疾病構造や時代背景を反映して変化する．高齢社会を迎え慢性疾患患者の急増する現在，病気をもちながらもその人らしく生活するという全体的健康観が重視されている．[980]

健康管理⇨同保健管理→2690

健康危機管理 health risk management 不特定多数の人々の生命，健康，生活の安全と安寧が脅かされる事態，あるいはその疑いや可能性が推察される事態に対して，健康被害の発生予防，拡大防止，治療などを目的とした迅速な対応を要する組織的な活動．危機発生の危険性を予測して回避したり，危機が発生しても被害が最小限となるように対策を講じたりする事前管理と，危機発生後に被害の拡大や深化を防止したり，回復を促進したりする事後管理の概念の両者を含む．健康危機という用語は，1996(平成8)年に生じた薬害エイズ訴訟および腸管出血性大腸菌O157集団感染を契機に生まれた．公衆衛生の確保，すなわち国民の生命，健康，生活を守るために，行政が中心となり，医療機関，消防，警察などの関係機関や市民と協働しながら対応すべきことを意味する．健康危機をもたらす原因は，自然災害(地震，風水害，火山噴火など)や感染症集団発生などの非人為的なものと，化学薬品工場爆発，飲料水の汚染，列車脱線事故，毒物混入事故，あるいは核物質，生物剤，化学剤を用いたテロ行為(nuclear, biological and chemical terrorism：NBCテロ)などの人為的なものに分類できる．わが国では，「地域保健対策の推進に関する基本的な指針」(厚生労働省)に基づき，保健所が地域の健康危機管理の拠点として調整役割を果たすことが明示されている．健康危機管理の具体的活動は，事前管理として，法令に基づく監視業務や非常時に備えたマニュアルの整備と訓練，連携体制づくりなどがある．一方，事後管理として，初動期から対応期，回復期に至るまでの一連の活動の中で，被害者や家族および地域住民に対する，医療や福祉サービス確保のための調整，二次被害防止のための情報提供および相談的対応，人権への配慮，環境整備などがある．[1441] ⇨参災害看護→1148

健康教育 health education ［衛生教育］ 健康に関することがらについて，教育的にかかわることを意味するものであり，健康指導とほぼ同義語的に使われる．1960年，WHOの専門委員会は，健康教育を「健康に関する信念，態度，行動などについての，個人や集団，地域社会などがもつ，すべての経験とともに，保健上必要な場合にはこれらの信念，態度，行動などを変容させる努力や過程を重視し，保健活動のすべての段階において，専門家によってなされる教育的支援的な活動のすべてを包含する」ものであると定義している．健康教育の究極的な目的は健康の保持，増進である．その目的に到達するためには健康問題について，知識の習得，態度の変容，行動の変容，の3点が必要であるといわれている．病気や死因の上位を慢性疾患が占める現代においては特に，健康問題を解決するためには，生涯にわたる生活習慣や社会環境の変容が必要と考えられてきたことから，教育的支援は，ヘルスプロモーションの中心的要素として位置づけられ始めた．政策面からみると，医療サービスの先進国アメリカでは，医療費の高騰が国家経済を圧迫するようになった1970年代より，医療システムの需要サイドのコントロールとして健康教育が注目され，重要政策の1つとして取り入れられている．看護分野からみると，教育的機能における看護師の役割に新しいものはなく，フローレンス=ナイチンゲール Florence Nightingale などが，19世紀からその必要性や看護師の役割について述べている．その後は，地域で活動する看護職が疾病予防の目的で健康教育を広めていった．近年では，健康の概念が単に病気をもたないだけでなく，全体としての人間の成長と発達，および自己実現の継続的な過程としてとらえられていることで，保健医療の目的も拡大された．そのなかで，病気をもっている，いないにかかわらず，それぞれの健康の段階での教育的かかわりが重要とされている．このような総合的な保健医療の考え方が，看護師の教育的役割の重視につながっている．[1023]

肩甲胸郭間切断⇨同フォークォーター切断→2522

健康強調表示 health claims 食品あるいはその成分と健康とのかかわりを述べ，示唆し暗示する表現をいう．「栄養及び健康強調表示の使用に関するガイドライン」〔FAO/WHOコーデックス食品規格委員会 Joint FAO/WHO Codex Alimentarius Commission(CAC)総会，2004〕では，健康強調表示は，①適用可能な場合，国の栄養政策，健康政策と一致し，その政策を支持するものでなければならない，②適切で十分な科学的証拠の裏づけがあり，消費者が健康な食生活を選択するための誤解のない，正しい情報を提供し，消費者に対する科学的な教育支援がなければならない，③消費者の食行動や食事形態に与える影響について監視しなければならない，としている．CACにおける健康強調表示の定義には，栄養素機能強調表示，その他の機能強調表示(栄養素機能強調表示以外のもの)，疾病リスク低減表示が含まれる．栄養素機能強調表示は，身体の成長，発達および正常な機能における栄養素の生理的な役割表示である．例えば「健康の維持，身体の正常な成長，発達の促進における栄養素○○の生理的な役割」「食品○○は，栄養素○○のよい供給源」などである．その他の機能強調表示(栄養素機能強調表示以外のもの)は，食品あるいはその成分の摂取が，身体の正常な機能あるいは生物学的活動に与える特定の有用な効果に関する表示である．例えば「食品○○は，○○グラムの物質○○を含む」などである．疾病リスク低減表示は，食品あるいはその成分の摂取と疾病あるいは健康に関連する状態に至るリスクの低減の関係を示す表示である．例えば「栄養素あるいは物質○○を含む食事は，疾病○○のリスクを低減する可能性がある」などである．「栄養及び健康強調表示の使用に関するガイドライン」を受けて，2005(平成17)年からカルシウムと葉酸を関与成分とする特定保健用食品に，疾病リスク低減表示が認められるようになった．日本での食品の健康強調表示制度の変化(保健機能食品制度における栄養機能食品)は，CACが策定した「栄養強調表示」「健康強調表示」を反映したものである．[1170] ⇨参保健機能食品制度⇀2690

健康権　right to health　日本国憲法は個人の基本的人権の尊重を基本原理とし(第11条)，個人の尊重，生命，自由，幸福追求を最大尊重することが明示されている(第13条)．それを受けて，すべての国民は，健康で文化的な最低限度の生活を営む権利を有する(第25条)とし，これを健康権という．[1410]

肩甲骨　scapula, shoulder blade　肩甲骨は逆三角形をした扁平な骨で，胸郭の背部に沿って第2-8肋骨の高さに位置する．前面は胸郭に沿った緩い凹面(肩甲骨下窩)を示し，外側上方に烏口突起がある．後面の上方，約1/3のところに，骨隆起の肩甲棘が外上方に斜めに走る．肩甲棘の上方の凹みは棘上窩，下の凹みは棘下窩．肩甲棘外側端の肩峰は鎖骨と肩鎖関節をつくり，外側角の関節窩は上腕骨頭と肩関節をつくる．上肢帯として上肢と体幹を結ぶ役割を担うが，肩甲骨と胸郭との間には滑膜関節はない．肩甲骨は内側面を菱形筋と前鋸筋で吊られて，胸郭との間にある柔らかい結合組織の上を滑るように動いている．この肩甲骨の可動性がヒトの上肢の広範囲な動きを支えている．肩甲骨の運動は，側方への動き，垂直の動き，回旋(いわゆる呼び鈴の動き)の3つが，常にさまざまな程度で互いに複合している．肩甲骨に付着する筋群(体幹とつなぐ筋5つ，上肢帯の筋9つ)により，これらの運動と支持，安定を可能にしている．[1308] ⇨参上肢帯⇀1436，上肢帯の筋⇀1436

肩甲骨骨折　fracture of scapula　介達外力による頸部・関節窩骨折や強い直達外力により体部・烏口突起・肩峰・肩甲棘骨折がみられる．症状は局所の圧痛，腫脹のほか，呼吸や肩関節運動時に疼痛が増強する．肋骨・鎖骨・上腕骨骨折や肩・肩鎖関節脱臼，腱板断裂，神経損傷などの合併症に注意する．単純X線検査だけでは診断が困難な場合も多く，CT検査が有用．治療は三角巾固定で保存的に治療できる場合が多いが，重度の変形治癒が予測される場合や関節にかかる骨折，合併損傷がある場合には手術を要する．いずれの治療法でもできるだけ早期に自・他動運動を開始し，関節拘縮を予防することが重要．[436]

健康-疾病連続体　health-illness continuum　すべての人間の健康度は，完全な健康と重い病気(→死)を両端とする連続する軸上にあり，常に変動し続けているという考え方．アメリカの医師ハルバート=ダン Halbert L. Dunn(1896-1975)は健康と病気の2分法的な見方から，一方の端に重い病気，他方を健康の極とする水平線上に健康の軸をとり，健康の連続性を示した．健康を1つの連続体と考え，個人を取り巻く絶えず変化する環境の中で，統合的な生物・心理・社会的機能のより高い可能性をめざして変動する力動的な状態を健康と捉えた．病気の重症度や健康度は，環境・社会・文化的諸要因により影響を受ける．高いレベルの健康，ウエルネスの考えの基礎になっている．近年では，医療社会学者アントノフスキー Aaron Antonovsky (1923-94)が1980年代までに体系化した健康生成モデルも同様な健康観を主張し，ヘルスプロモーションの基礎理論としても評価されている．[321]

健康指標　health index　［**保健指標，保健関連指標**］　衛生統計で用いられる地域集団の健康状態を表す包括的な数値．地域間の比較をするための尺度として用いられる．死亡に基づく指標(平均寿命，乳児死亡率，妊産婦死亡率など)が代表的で，死亡が少ない集団はより健康水準が良好であるという推定に基づいている．[374]

健康習慣　health behavior　個人が身につけている健康に関する習慣のことで，食事や運動，休息行動などを含む．長期にわたる悪しき健康習慣は身体に重大な影響を及ぼし，高血圧，心疾患，糖尿病などの生活習慣病を引き起こす．食生活の欧米化，高齢化などの社会的背景，環境整備や医薬品開発による感染症の減少によって，近年，健康習慣に起因する生活習慣病が国民全体の死因の上位を占めている．[980] ⇨参生活習慣⇀1661

健康寿命　health expectancy　［**健康調整寿命，障害調整生存率**］　単に生死を基準にした平均寿命ではなく，心身ともに自立した活動状態で生存できる期間を示すもの．高齢化社会のなかで，単に長生きするだけでなく，どのように生きるか，すなわち生活の質(QOL)が重視されるようになって生まれたもの．具体的には，移動，食事，更衣，排泄，入浴などの日常生活動作(ADL)を自立して行え，精神的には認知障害などのない生存期間をいう．死亡事象に病気や障害についての情報を加えた種々の計算法が提案されている．[1618] ⇨参平均寿命⇀2615

肩甲上神経ブロック　suprascapular nerve block　肩関節周囲炎など肩関節部の疼痛の治療や診断目的で多用される神経ブロック治療．第4-6頸神経で形成される交感・感覚・運動神経線維を含む肩甲上神経が，肩甲切痕を通る周辺に局所麻酔薬を浸潤させることで効果が得られる．肩甲棘と鎖骨のつくり出す三角部に母指の第1関節から末梢部を当て，その母指先端で肩峰から約2.5 cmを刺入点とする手技が多用されている．カテラン針を垂直に刺入し棘上窩骨面に達したところで血液の逆流がないことを確認し局所麻酔薬5-8 mLを注入する．あえて肩への放散痛を探す必要はない．気胸，局所麻酔薬中毒などが合併症となる．施行後に上肢の挙上が不可能となることがあるが，一時的である．[951] ⇨参肩関節周囲炎⇀521

肩甲上腕型筋ジストロフィー ⇨参エメリ・ドレフュス症候群⇀368

肩甲上腕関節⇨同上腕関節⇀1466

肩甲上腕部 scapulohumeral region 肩甲骨と上腕骨に関係する部位．[1308]

健康食品 dietary supplement ［健康補助食品］ サプリメントという概念は，1994年アメリカで成立した「栄養補助食品健康教育法」Dietary Supplement Health and Education Act（略称；DSHEA法，ディーシェイ法）により，dietary supplementとして確立した．その対象は，ビタミン，ミネラル，ハーブ，アミノ酸，抽出物，構成成分，代謝産物などの濃縮物である．dietary supplementの日本語訳には，「栄養補助食品」があてられている．しかし，栄養補助食品という日本語からは，不足している栄養あるいは栄養素の補給を連想させ，ビタミンやミネラルは該当してもハーブ類では妥当性を欠くと考えられ，人の健康に資するための有用成分を基本にしていることから「健康補助食品」の訳がより適切である．現在では単にサプリメントとも呼ばれている．2002年にヨーロッパではFood Supplementと呼ばれ「フードサプリメントに関するEU指令」を公表し2005年より施行している．法規制上のサプリメントとは，通常の食品とは形状を異にし，錠剤，カプセル，あるいは液体，粉末などの形状で市場に流通し，通常の食事による栄養成分の摂取を補う目的で，ビタミン，ミネラル，その他の生理学的作用を有する成分を含有する製品と定義されている．日本でのサプリメントは，保健機能食品ならびに，いわゆる健康食品を含む一般の食品の両方の区分にまたがっており，次の4タイプが存在している．①特定保健用食品（個別許可型：疾病リスク低減表示，規格基準型を含む），条件付き特定保健用食品，②栄養機能食品（規格基準型）と表示できるもの，③JHFAマーク表示許可食品，④一般食品としてのサプリメント．①と②は「保健機能食品」，③と④は「いわゆる健康食品」と呼ばれる．[1170] ⇨参サプリメント⇀1193

健康診査 health examination ［健診］ 「高齢者の医療の確保に関する法律」と「母子保健法」に定められた保健事業の1つ．「高齢者の医療の確保に関する法律」では40-74歳を対象にする「特定健診」と75歳以上を対象にする「後期高齢者健診」を各市町村が実施．内容は循環器を主にした基本診査と付加検診の癌検診など，生活習慣病の予防と疾病の早期発見，心身の健康を保持・増進するために行われている．「母子保健法」では妊産婦（B型肝炎），乳幼児・3歳児（心身の発達・発育状態，障害の早期発見）が対象．[1465]

健康診断 health examination 医師により疾病の早期発見を目的として行われる診断．学校や職場では年1回以上の健康診断（定期健康診断）を行うことが法律により定められている．最近では生活習慣病対策として，多種類の疾病を早期発見することを目的に幅広くスクリーニングする集団検診が行われている．[980] ⇨参集団健診⇀1376

健康診断書⇨同診断書⇀1586

健康心理士 health psychologist 日本健康心理学会による認定資格．健康心理学を通して，国民の健康の向上に貢献し，健康心理学の研究と実践の進歩と発展に資するとともに，健康心理学の専門家の養成を図ることを目的とする．健康心理学についての一定の学識と技術を有する日本健康心理学会会員に対し付与される．[980]

健康水準 level of health ［保健水準］ 公衆衛生を進めるうえで，ある人口集団の健康状態を図る包括的な表現．これまでは平均寿命や乳児死亡率などを用い，これらを低下させないように対策をとってきたが，近年，健康指標として，こうした生命の量よりも，生命の質quality of life（QOL）に関心が高まってきている．[374]

健康増進法 Health Promotion Act 1952（昭和27）年制定の「栄養改善法」を改編し，食生活の欧米化，急速な高齢化，それらに伴う疾病構造の変化に対応するために，国民の栄養状態の改善，健康維持，生活習慣病予防を目的として2002（平成14）年に制定された法律．①国民健康・栄養調査を行い，生活習慣病の発生状況の把握，②栄養指導員の設置，③受動喫煙の防止，④食品の特別用途表示（乳児用，幼児用，妊産婦用，病者用など），栄養成分または熱量に関する栄養表示，食品の誇大広告の禁止などが定められている．

肩甲帯 shoulder girdle⇨同上肢帯⇀1436

肩甲帯離断術 interscapulothoracic amputation⇨同フォークォーター切断⇀2522

健康調整寿命⇨同健康寿命⇀944

健康づくり health promotion 1964（昭和39）年，東京オリンピック終了後，健康・体力づくりの活動が高まり，1978（同53）年に「第一次国民健康づくり対策」が始められ，母子から高齢者まで生涯を通じた予防・健診体制の整備，市町村保健センターによる健康づくり基盤整備，健康づくり事業団による活動の推進がなされた．1988（同63）年からは「第二次国民健康づくり対策（アクティブ80ヘルスプラン）」として生活習慣の改善による疾病予防，健康増進の考え方が発展．さらに第三次の対策として2001（平成13）年「21世紀における国民健康づくり運動（健康日本21）」が策定され，生活習慣や生活習慣病を9分野（①栄養・食生活，②身体活動・運動，③休養，こころの健康づくり，④たばこ，⑤アルコール，⑥歯の健康，⑦糖尿病，⑧循環器病，⑨癌）に分け，具体的な数値目標を揚げて市町村が取り組み中である．2002（同14）年には健康日本21を推進するために「健康増進法」が制定された．その他，健康づくりのための運動所要量〔1989（平成元）年〕と運動指針〔1993（同5）年〕が示され（なお最新のものは健康づくり運動基準2006，運動指針2006となっている），運動指導者の養成（1988），健康増進施設認定制度（1988）が行われている．都道府県・指定都市では，健康づくり関連施策推進のための健康科学センターの活動が始まった．[1465] ⇨参アクティブ80ヘルスプラン⇀145，健康日本21⇀946

健康都市 healthy city ［ヘルシーシティ］ 健康都市と

は，人々が互いにサポートし合い，人生でやりとげるすべてのことを達成し，最大限の可能性を引き出せるように，物理的・社会的環境を創造し改善し続け，コミュニティの資源を拡大していく市(まち)である．1986年から開始されたWHOにおける健康都市プロジェクトは，「すべての人びとに健康を」の動きの一部分であり，世界中の市(まち)で健康問題を政策課題として位置づけることを求め，地方レベルでの公衆衛生への支援体制を築き上げようという長期開発プロジェクトである．健康都市の理念は，健康の村づくりなど自治体におけるほかのプロジェクトを包括するために発展してきたものである．わが国においては，1993(平成5)年度から「健康文化と快適なくらしのまち創造プラン事業(健康文化都市構成基本計画)」として展開され，最終的に126市町村(1999年)が指定された．「文化」の付加には東洋的な相互扶助という発想もあえて含め，ひいては健康づくりを文化として定着させるという願いが込められていたためといわれている．[1128] ⇨参地域づくり→1964

健康な家族　healthy family　個々の家族成員が健康で，家族生活での適応もよく，家族の発達課題を達成しながら，家族がシステムとして十分に機能を果たしていることを指す言葉．ウォルシュ Froma Walsh は，健康な家族の要素として，症状のない家族，機能している家族，適応している家族，家族ライフサイクルに変化できる家族をあげている．また，マックマスターモデル McMaster Model では，問題の所在に気づき，段階的にそれを解決できること，コミュニケーションは率直かつ明瞭であり，役割分担は合理的で責任の所在がはっきりしていること，互いに共感的で適切な感情表現ができ，行動は柔軟でよく統制されていること，をあげている．[1166]

肩甲難産　shoulder dystocia　巨大児または正常範囲の児において，児頭が娩出された後，肩甲が恥骨結合に引っかかり娩出されない状態．危険因子として，母体の糖尿病，肥満，過期妊娠などがあげられる．妊婦の膝を胸につけさせるマクロバーツ McRoberts 体位や恥骨結合の上から肩甲を圧迫する方法を行う．[1323]

健康日本21　厚生労働省が，2000(平成12)年から10年間にわたって実施している「21世紀における国民健康づくり運動」のこと．人生のなかで健康で障害のない期間，いわゆる健康寿命の延伸および生活の質の向上を目的に，国民一人ひとりの健康を実現するために，自己選択に基づいて生活習慣を改善し，そのための社会資源の充実や環境整備など，生活習慣病を予防する具体的な方策について提言している．9つの分野(栄養・食生活，身体活動・運動，休養・こころの健康づくり，タバコ，アルコール，歯科，糖尿病，循環器病，癌)で目標数値をまとめ，学校，職場，家庭，地域などを通して健康づくり運動が展開されている．また，健康日本21を推進するための法的基盤整備として，2003(平成15)年，基本的な方針，実施，保健指導，受動喫煙の防止などを内容とする「健康増進法」が施行された．その一環として，2008(同20)年から，医療保険者による特定健診と特定保健指導が開始された．[1618]

肩甲引き下げテスト　shoulder depression test　［スパークリングテスト］　頸椎椎間板ヘルニアの神経根緊張徴候をみるための検査．頭部を患側に屈曲して両手で注意深く頭頂部を圧迫すると，患側の肩や腕に疼痛が増強する．これが陽性徴候である．他の神経根緊張徴候として tension sign もある．[811]

肩甲腓(ひ)骨型筋ジストロフィー　scapuloperoneal muscular dystrophy⇨同エメリ・ドレフュス症候群→368

健康への逃避　flight into healthy state　人にとって疾病罹患はあくまでも非日常的な事態であり，それによって正常な日常生活が維持できなくなるのではないかという不安をもたらしやすい．本来日常と非日常は表裏一体のものであり，健康な日常は非日常的な体験を否定しないところから生まれ出てくるはずのものである．しかし，社会が管理化・画一化されるにしたがって，疾病を含む非日常的事態は排除される傾向(健康への逃避)が強まり，疾病に罹患することや死は，生活や思考のなかから避けられる傾向が強まってきた．逆に健康維持への動きがある意味で過剰になり，心身の健康増進が声高に叫ばれるようになった．しかし，例えば精神的な健康について考える場合，自分の不安に直面することを避けるために不安や葛藤を心から切り離したり(解離・否認・抑圧など)，あるいは自分が期待されている役割を十分に果たすことができないと感じて，その結果「遅れをとった」という罪の意識にさいまなれることもある．特に青年期において一見身体が健康そうな精神障害者ないしは人格障害者・発達障害者などでは，家族が健康な社会復帰を求めるのを急ぐあまり，その人にはできないような職業生活や学業生活を行うよう刺激を与えすぎることもままみられる．その結果，症状が悪化したり，家庭内暴力などが生じることもある．また児童虐待を行う親の場合，「自分はよい親でなければならない」という強迫的な観念から，意のままにならない子どもを見て自分を責め，それが子どもに反映された結果，虐待に及ぶケースがあることも報告されている．そのような意味で，人は不健康という状態があってあたりまえという認識をわれわれは再確認する必要があろう．精神保健分野でいうノーマライゼーションの視点という考え方も，障害者の存在を自明なものとして包含できる包容力をもった社会の成立を目指すものといえる．[730]

肩甲娩出法(術)　shoulder extraction　児頭娩出後，児の肩甲が恥骨結合部分で引っかかり，第4回旋が起きない場合，児頭娩出後に側頭を母体前方から後方に圧して前在肩甲を娩出し，次に児頭を前上方に上げて後在肩甲を娩出する方法．[1323] ⇨参肩甲難産→946

検肛法　anal swab⇨同肛囲検査法→972

健康保菌者⇨同無症候性キャリア(保菌者)→2785

健康保険　health insurance　広義には私的な医療保険を含めた疾病保険全般を指す．狭義には「健康保険法」制定によって1927(昭和2)年から実施されている公的な医療保険制度を指し，主に中小企業(従業員5人以上)の被用者を対象とする政府管掌健康保険，および組合管掌健康保険をいう．単一では設立条件を満たすことのできない企業も，同種同業の複数の企業が共同して3,000人以上の被保険者を有する場合認可を受けられ，総合健康保険組合を組織することができる．さらに，異業種であっても地域的な連帯の強い企業が地域総合健康保険組合を組織できる場合がある．健康保険は，保険料と患者一部負担金によりまかなわれる．保険料は，政府管掌健康保険では報酬(標準報酬月額)の82/1,000とされ，これを事業主と被保険者が折半負担し，事業主が納入する．患者一部負担金は2003(平成15)年より定率3割〔家族(被扶養者)の自己負担割合も，外来3割，入院3割〕となっている．外来薬剤の一部負担は廃止となった．[157]

健康保険機構⇨同HMO→61

健康保険制度 health insurance system 被保険者の業務以外の事由による疾病，負傷，死亡および分娩などの際，療養に要する費用や休業による所得の減少を保障することを目的とした社会保険制度のこと．健康保険には健康保険組合に加入している人(組合員)以外の被保険者の健康保険を取り扱う「政府管掌健康保険」と，健康保険組合が取り扱う「組合管掌健康保険」がある．わが国の健康保険は，1961(昭和36)年に全国の市町村に「国民健康保険制度」がしかれ，すべての国民が医療保険に加入することになり，いわゆる皆保険制度となった．保険給付のうち，「現金給付」されるものには，「傷病手当金」「出産育児一時金(配偶者出産育児一時金)」「出産手当金」「埋葬料・埋葬費(家族埋葬料)」などがある．[1451]

健康保持増進計画 ⇨同トータルヘルスプロモーションプラン→2137

健康補助食品 dietary supplement⇨同健康食品→945

健康リスク health risk 個人個人について，性，年齢，生活習慣，既往歴，家族歴，特定の要因への曝露歴などから，種々の疾患のリスク，すなわち将来その疾患に罹患する確率や，特定の疾患によって死亡する確率が推定される．このように，ある人について，その人が有するさまざまな要因から規定される，その人の種々の疾患のリスクを総体的に健康リスクと呼ぶ．特定の疾患にかかる年齢，死亡年齢で表されるので，個人の注意を喚起し，リスクを減らす動機となりうる．[467]

健康リスク評価 health risk appraisal；HRA 個人個人について，その人のさまざまな要因に関する情報に基づいて，同年齢・性別の集団の標準と比較することによってその人の種々の疾病のリスクを推定すること．基盤となる疫学データが十分でないため，いまだ精度の高い推定はなされていないが，一部で，生活習慣や検診受診の動機づけなどの健康教育に用いられている．[467]

言語化 verbalization 記憶された経験を言語を通じて表現すること．精神分析では，抑圧された心的外傷体験の記憶を事後的に言語化することが，ヒステリー症状の消失にとって決定的に重要な契機であるとされる．身体の症状に備給されていたエネルギーが，言葉とともに解放されるからである．言語化することを意味するフランス語verbalizerには「調書を作成する」という意味もあり，そこには社会や国家との関係に参入するという含意がある．フランスの精神分析家ラカンJacque-Marie-Émile Lacan(1901-81)はこのことに着目し，話すことを通じて患者が治療者との関係，ひいては世界との関係をつくり上げていく作業として，言語化をとらえることを人びとに促した．[1001]

言語間代 logoclonia 〔**言語クローヌス，語間代**(かんたい)〕 言葉の終わりの部分あるいは中間の音節を痙攣したように何回も繰り返すタイプの発語障害のこと．例えば，「わたしたしたし」「かんごだいじてんてんてん」など．アルツハイマーAlzheimer病の末期に認められることが多いが，進行麻痺や脳炎後遺症などでもみられることがある．[1289]

言語緩慢 bradylalia 〔**緩慢言語**〕 言語が緩徐になる現象．粘っこい印象があり，早口言葉が稚拙となる．責任病巣は小脳半球．[507]

言語クローヌス logoclonus⇨同言語間代→947

言語訓練 speech therapy；ST⇨同言語療法→949

言語構音 speech articulation 声道(口唇部から咽頭，鼻腔)の形を変化させて語音をつくり出す動作のこと．このときに随意的に働かせる喉頭，口蓋，舌，口唇などの器官を構音器官という．[1230]

言語蹉跌(さてつ) syllable stumbling 〔**断続性発語，つまずきことば**〕 第4期梅毒である進行麻痺で典型的にみられる構音障害．不明瞭で舌がもつれ，つまずくような発語が特徴的である．例えば「パピプペポ」を復唱させると「パピピプペポポ」「パピププペペ」などと，「ラリルレロ」は「ラリリルレレ」のようにつまずくように繰り返す．音が脱落したり，同じ音が反復されたり順序が入れ替わることもある．症状が軽度で疑わしい場合は，復唱の速度を速めたり，発語が難しい語の復唱によって発見できる．進行麻痺自体がすでに希少となり，近年ではあまり使用されない症状概念となっている．[413]

言語障害

speech and language disorder

【概念・定義】 **構音障害**のほか，言語発達遅滞や失語症を含む言語による**意思伝達の障害**．従来は話し言葉の障害の意味であったが，最近は言語の理解や構築する言語の問題も含める傾向にある．言語的コミュニケーションには，音波を耳から感受し，感覚神経を経て中枢神経へ送り，音声として認識し，その意味内容を理解し，さらにその内容に対する返答を中枢神経系において作成し，運動神経を経て発声器を使用して音声を発するという複雑な過程が必要である．

【分類】 笹沼澄子は，コミュニケーションの障害をその障害されている段階から以下のように分類している．①言語学的段階の障害によるもの：知的障害，脳性麻痺に伴う言語発達遅滞，失語症，②生理学的段階の障害によるもの：発声障害，構音障害，脳性麻痺による言語障害，口蓋裂言語，吃音，聴覚障害．

【診断・治療】 言語障害が言語のどの過程での障害なのかを判断し，さらにその原因がどのような疾患によるものかを解明しなければならない．そのためには言語やこれに関連する側面について系統的な情報の収集や，その所見の整理分類による総合的判断が重要である．[507]

言語障害の看護ケア

【ケアの考え方】 言語障害は「話す」「聞く」「読む」「書く」などの障害の程度や残存する言語機能はさまざまであるため，言語聴覚士と連携してそれらを正確に把握する．言語障害という機能的障害だけでなく，年齢や人格を尊重し，患者のもつ心理的・社会的側面も視野に入れた看護の取り組みが必要である．

【看護への実践応用】 看護師の話を患者が理解できるか，患者の話を看護師が理解できるかを確認する．短い文でゆっくり話しかけ，うまく話せない患者に対しては「はい」「いいえ」で答えられる質問をする．言葉がなかなか出なくてもゆっくり待つ姿勢で聞く．意思がうまく伝わらないことに患者は不安やいらだちを感じて，心理的に落ち込みがちである．患者の発話の誤りを指摘したり，幼児に話しかけるような対応は不適切であり，自信を喪失させ，コミュニケーション意欲を低下させる．発音や文法が不完全でも意図が通じれば，すぐに応じることが大切である．患者の表情やしぐさ，状況などの非言語的な手がかりから要求や気持ちを洞察する．運動性発話障害患者では，不明瞭な発話に対して文節ごとに区切ってゆっくり話すように促すと聞き取りやすくなることも多い．嗄声や小声の場合は呼吸に対する働きかけや小型マイク，会話ボードなどの代替手段が活用できる．口頭伝達に限界がある場合，五十音表や描画による伝達を考えがちだが，失語症患者では仮名文字を読む，組み合わせて言葉をつくる，絵を構成する能力にも何らかの問題がある場合も多く，個々の患者に有効なコミュニケーション方法を考える．失語症患者では仮名よりも漢字の活用が良好な場合が多く，描画や写真，漢字を多用したコミュニケーションノートなどが有用である．用いる言葉や絵は患者の要求に合い，身近でわかりやすく，使用頻度が高いものを選定する．また，このような代替コミュニケーションの使用は患者にとって不慣れなことであり，活用には練習を要する．まずは周囲が実践し，使いやすさを患者の特性に合わせて工夫する．[633] ⇨参言語障害→947

言語新作 neologism⇨同造語症→1814

言語性錯乱⇨同分裂言語→2613

言語中枢 speech center ［言語野］ 大脳皮質の言語機能中枢域．大多数のヒトで左半球にあるといわれている．左利きのヒト(全体の約10% と考えられている)でも，言語中枢が右側にあるのはその約30% にすぎない．言語の了解機能に関与する後部言語皮質(ウェルニッケ Wernicke の感覚性言語中枢に対応するが，それよりも広い範囲を含む)，言語の表出機能に関与する前部言語皮質(ブローカ Broca の運動性言語中枢に対応する)，およびそれらの言語皮質の障害時に予備的な皮質としてはたらく上部言語皮質(補足運動野に対応する)の3つの部分からなる．[154] ⇨参運動性言語野→338，感覚性言語野→571

●左半球の言語に関する中枢

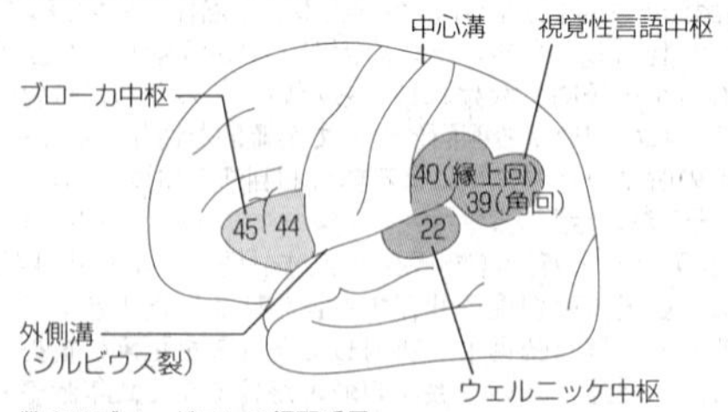

数字はブロードマンの領野番号

言語聴覚士 speech therapist；ST ［言語療法士，ST，スピーチセラピスト］ 1997(平成9)年に制定された「言語聴覚士法」による国家資格．厚生労働大臣の免許を受けて，言語聴覚士の名称を用いて，音声機能，言語機能または聴覚に障害のある者についてその機能の維持向上を図るため，言語訓練その他の訓練，これに必要な検査および助言，指導その他の援助を行うことを業とする者をいう．言語聴覚士になるには高卒者の場合，文部科学大臣指定の学校，または厚生労働大臣指定の養成所で3年以上の課程を修了してから国家試験に合格し，免許を取得する．言語聴覚士が対象とする障害には，発声器官の疾患による発声障害，聴覚器官の疾患による聴音障害，発声器官の麻痺による構音障害，脳の言語中枢の疾患による失語症，発声器官の疾患による嚥下機能の障害などがある．主に病院のリハビリテーション科や耳鼻科で医師の指示のもとに言語聴覚療法を行う．[540] ⇨参言語治療士→948

言語聴覚療法 speech-language-hearing therapy⇨同言語療法→949

言語聴力測定⇨同語音聴力検査→1076

言語治療⇨同言語療法→949

言語治療士 speech-language pathologist；SLP，speech-language therapist；ST ［聴能言語士］ 音声機能や言語機能または聴覚に障害のある者を対象に，その機能の維持向上を図るために，言語訓練，その他の訓練，またこれに必要な検査および助言・指導などを援助する専門職．わが国では養成システムや国家資格が未整備であったため，言語治療士(ST)の団体である日本聴能言語士協会〔2009(平成21)年9月に一般社団法人日本言語聴覚士協会に改組〕が1989(平成元)年より独自の資格認定制度を設置していたが，1997(同9)年に「言語聴覚士法」が成立し，1999(同11)年より，国家試験に合格し厚生労働大臣の免許を受けて，「言語聴覚士」の名称を用いて業務を行うことが決定された．また2002(同14)年には診療報酬に「言語聴覚療法」が追加されて，施設基準も明確に定められたことで，言語聴覚士の職域も広がってきている．[321] ⇨参言語聴覚士→948

腱固定作用 tenodesis action 手関節が屈曲するときに指が伸展し，手関節が伸展するときに指が屈曲するという相互的な動き．特に手関節が伸展したときに指の屈筋腱が緊張し引っ張られるこの作用は，指の運動機能を消失し手関節の背屈能力しか残存していない脊髄損傷患者においても，機能的に指の屈曲を行うために重要な役割を果たす．[1202]

腱固定術 tenodesis 腱を切離し，断端を骨や軟部組織に縫着固定する方法．以下のような場合に行われる．①頸髄損傷，腕神経叢損傷，ポリオなどにより，高度の麻痺をきたした手の機能再建術として腱移行，腱移植，関節固定術などと組み合わせ行われることがある．一例として，手関節背屈のみは可能だが指屈曲が不可能な場合，母指の伸筋腱，屈筋腱，外転筋腱の橈骨遠位部への腱固定を行うと，手関節背屈時に母指指節間(IP)関節が屈曲し，示指橈側との間のつまみ動作を可能とさせる．②深指屈筋腱末梢部での陳旧性腱損傷で，縫合や腱移植の適応でない場合，関節の安定化のために行われる．遠位指節間関節が軽度屈曲位となるように，末梢腱断端を中節骨に固定する．③腱の慢性炎症による疼痛緩和のために行われる．保存療法に抵抗する上腕二頭筋長頭腱炎では上腕骨結節間溝にて腱固定を行うことがある．[596] ⇨参腱移行術→936，関節固定術

→625

言語発達 language development, speech development 言語発達は言語を表出する能力と理解する能力から判断される．その能力は個人差はあるものの，おおむね次のような段階を経て発達を遂げる．①2-3か月：あやしたり機嫌のよいときに「アー」「オウー」などの喃語(なんご)を発する，②6-7か月：喃語の種類が増えさまざまな声を出す，③10-11か月：大人の声をまねて言葉に似た音1語を発する，単語の意味を理解し始める，④12か月：2語またはそれ以上を発する，⑤1年2-6か月：単語1つで文章を表現する(1語文)，⑥1年6か月～2年：2つ以上の単語で文章を表現する(2語文，多語文)，⑦2年-2年6か月：時制を区別して話す(「行った」「行く」「行こう」など)，自分と他者を言い分ける，⑧2年6か月～3年：整った文章で話す，⑨3年：自分の名前，年齢が言える，⑩4年：色が言える，前置詞，接続詞を使える，⑪5年：疑問を表示する，正しい発音で普通の会話ができる．[1631]

言語発達障害⇨同発達性言語障害→2384

言語《プログラミングの》 language⇨同プログラミング言語→2594

言語野 speech area⇨同言語中枢→948

言語療法 speech therapy；ST ［言語治療，ST，言語訓練，言語聴覚療法］ 主に言語聴覚士が行う言語障害の回復を目的とした訓練．言葉によるコミュニケーションには言語，聴覚，発声・発音，認知などの各機能が関係しているが，病気，交通事故，発達上の問題などでこれらの機能が損なわれることがある．言葉によるコミュニケーションの問題は失語症，聴覚障害，言葉の発達の遅れ，声や発音の障害，吃音(きつおん)など多岐にわたり，小児から高齢者まで幅広く現れる．このような問題の発現メカニズムを明らかにし，対処法を見いだすために検査，評価を実施し，必要に応じて訓練，指導，助言，その他の援助を行う．言語聴覚療法，言語リハビリテーションともいう．[1573] ⇨参言語聴覚士→948

言語療法士⇨同言語聴覚士→948

言語聾(ごろう)⇨同語聾(ごろう)→1137

検査医学 laboratory medicine 医学の一分野で，組織や体液など患者から採取した検体や臓器の機能などについて検査を行う領域．化学検査，細菌学検査，免疫学検査，血液学検査，組織学検査，病理学検査，尿，便，穿刺液などの検査を担当する一般検査や，患者の身体を直接検査する呼吸機能検査，循環機能検査，脳液検査，筋電図検査，超音波検査なども含まれる．[258]

現在歯 present tooth ［残存歯］ 齲蝕になっていない健全歯，齲蝕になって治療していない未処置歯，齲蝕になって治療した処置歯を合わせたもの，つまり口の中に萌出している歯を現在歯という．ただし，齲蝕により歯冠が崩壊した歯は含めないことが多い．歯周疾患に罹患している歯は現在歯に含める．また，ブリッジや取り外しの入れ歯(義歯)あるいはインプラントのような歯の欠損部分を補う人工的な歯は，現在歯に含めない．高齢者の場合は，口の中で残っているという意味で，残存歯という場合もある．すべての歯が萌出している場合は，乳歯で20歯，永久歯では28歯(第3大臼歯を含めると32歯)の現在歯がある．公衆衛生的には，口腔内の健康の指標として用いられる．「健康日本21」の指標の目安として，60歳で24歯以上，80歳で20歯以上が用いられており，2010年の目標値として，それぞれ50％以上と20％以上があげられている．[788]

顕在性 manifest, apparent ［顕性］ 症状などが表面に出ること．それまで明らかではなかった，隠れていた症状や疾患などが明確な所見として現れてきたときなどに使われる．[269] ⇨参不顕性→2551

顕在性不安スケール manifest anxiety scale⇨同MAS→80

肩鎖関節 acromioclavicular joint；ACJ 肩を構成する5つの複合関節〔肩甲上腕関節，肩鎖関節，胸鎖関節，第2肩(肩峰下)関節，肩甲胸郭関節〕の1つ．肩峰と鎖骨の遠位端との間に平行に関節面が向かい合っている平面関節である．関節面の大きさは13×17から15×27 mm(縦径×横径)の楕円形で，関節腔内には関節円板を有している．この関節には，鎖骨の動きを肩甲骨に伝える機能と，肩甲骨回旋運動の支点となる機能の2つの働きがある．関節を支持するものに上下肩鎖靱帯と烏口鎖骨靱帯がある．肩鎖靱帯は，肩峰と鎖骨を接続しており，関節を保護し鎖骨が肩峰上にのり上げることを防いでいる．烏口鎖骨靱帯は菱形靱帯と円錐靱帯からなる．[10] ⇨参肩関節→521

肩鎖関節脱臼 dislocation of acromioclavicular joint 肩峰と鎖骨遠位端とがなす関節の脱臼．肩を下にして転倒したときの直達外力による損傷がほとんどで，交通事故や柔道，ラグビーなどのコンタクトスポーツで受傷することが多い．局所の疼痛，圧痛，腫脹や鎖骨遠位端の突出を認め，重症例では烏口鎖骨靱帯も断裂し，押し下げると整復されるが離すともとに戻る(ピアノキーサイン)．単純X線検査で診断は可能であるが，重症度を正確に判断するには，3-5 kgの重錘を手首に縛りつけて両側の立位正面像で比較する．軽症例では保存的に治療するが，重症例では治療法に一致した見解はまだみられていない．手術法もさまざまであり，性別，年齢，生活活動度，スポーツなどを考慮して治療法が選択される．[436]

検索エンジン searching engine もともとは，インターネット上の情報を検索する機能を提供するサイトのことを意味していたが，現在ではインターネットに限らず広く情報を検索するシステム全般を含む．インターネット上の情報を検索するエンジンには，あらかじめ与えられた検索式に従ってウェブページ検索を行うロボット型検索エンジンと，人手によりウェブページの情報を付与し，その情報に従って検索を行うディレクトリ型検索エンジンとがある．ディレクトリ型検索だけでは効率が悪いため，現在では両者を併用している．[663]

腱索断裂 rupture of chordae tendineae 僧帽弁と乳頭筋をつなぐ腱索が断裂した状態．断裂の原因は退行性病変で長期間の経過をたどっていたもののほかに，正常でも何らかの原因(外傷性など)で突然腱索断裂をきたしたもの，感染性心内膜炎に伴うものなどがある．僧帽弁後尖側に多く，心臓超音波検査では翻転した腱索断端を左房内に認める．カラードプラ法にて高度僧帽弁逆流を認め，その多くは急性左心不全症状を伴い，突然の呼吸困難，胸痛，めまいなどを主訴とする．内科的治療が困難なことが多く，僧帽弁置換術もしくは僧帽弁形成術などの外科的治療法が選択される.[1253] ⇒参僧帽弁逸脱症候群→1826，乳頭筋機能不全症候群→2235

検査情報検索システム laboratory information system 検査結果をデジタル化(電子化)することにより，コンピュータを用いて，いつでも，どこでも，迅速に検査結果が引き出せるもの．検査成績の時系列比較や精度管理，膨大な検査データの長期保存，統計的解析などにも効力を発揮する．検査データは診療情報全体や診療録(カルテ)の中でも相当の情報量を占め，コンピュータの発達著しい現在では医療情報システムの中で取り扱われている．患者情報，診療情報，検査依頼情報，検査結果情報(画像データも含む)，医療・診療材料情報，薬剤関連情報など，あらゆる情報を統合した医療情報システムの一部として活用されつつある．また，これら医療情報の交換は院内にとどまらず広域ネットワークシステムにより地域内，国内全域と相互に連携することも可能である.[1045]

検査食 test meal 検査の精度を高めるために事前に摂取する食物や検査に用いられる食物をいう．消化管，特に注腸造影検査や内視鏡検査では，大腸に食物残渣や便があると正確な診断の妨げになるために，低残渣食(この場合，注腸食ともいう)を摂取する．低残渣食は食事療法にも用いられ，セット化して市販もされている．他に潜血検査では潜血食，甲状腺機能検査ではヨード制限食を検査食として摂取することがある．嚥下造影検査は形態・機能異常や誤嚥，残留などの診断や治療のために造影剤加模擬食品を検査食として使用する．造影剤加模擬食品には，ゼリー，ヨーグルト，うどん，蒸しパン，クッキーなどの種類があり，検査の目的に応じて準備しておく必要がある.[1239]

検査診断 laboratory diagnosis 組織，体液，分泌物など患者から採取した検体について，免疫学的，病理学的，組織学的などさまざまな臨床検査で得られた結果に基づいて検討し診断すること.[258]

検査成績の管理 [quality] control of laboratory data 検査成績(データ)の正しさを管理し信頼性を保つこと．検査成績は診療上重要なものであり，適切に管理されなければ重大な医療過誤に結びつきかねない．そのため検査精度(精密度ならびに正確度)の管理が決定的に重要であり，日常の検査業務のなかで恒常的に行われている．大きく内部精度管理と外部精度管理に区別されるが，概略的には，基準物質や値づけされたコントロール試料を日常的に測定し，そのデータを解析することによって実施されている(内部精度管理)．また，公的機関(学会など)および私的機関(試薬メーカーなど)の主催するコントロールサーベイでは，未知試料の多施設間測定による精度管理も実施されている(外部精度管理)．また，検体の取り違えや取り扱い上の問題などに起因する検査過誤などもデルタチェックなどさまざまな手法で検出できるよう努力されている．これら総合的な精度管理の実施により検査成績の信頼性(精度保証)が保たれている.[1045]

検察医 coroner，medical examiner 検死にあたる医師を指す．犯罪に関係する，またはその疑いのある異状死体は「刑事訴訟法」第229条により司法検視が行われるが，これに立ち合う法医学を専門とする医師・警察医・監察医をいう．また，犯罪に関係ない異状死体を調べる行政検視の場合には，それらの医師のほかに一般の医師も含める.[1356] ⇒参監察医制度→602

犬歯 canine，cuspid tooth ［尖頭歯］ 側切歯と小臼歯の間にある，先の尖った歯．乳犬歯は生後16-20か月頃，永久犬歯は9-13歳頃に萌出する．上顎の永久犬歯は，ヒトのすべての歯の中で最も長く，歯根は深く顎骨内に植わっていて，形態上の特徴から齲蝕になりにくいため，他のどの歯よりも喪失しにくい.[1369]

検死 postmortem examination，autopsy 「刑事訴訟法」第229条に基づいて検察官による「検視」が行われ，その補助行為として，死体を外見から法医学的に検査し，死因，死亡時刻，死亡の種類，死亡前後の状況などを考察すること．監察医または一般医が行う．疑念なく判定ができる場合は，死体検案書が作成される．検死は法律上の用語ではない.[543] ⇒参死体検案→1302，検視→950

検視 necropsy ［検屍，検案］ 異状死体(変死体を含む)が犯罪に関連するか否かを判断するために，検察官や司法警察員が死体の状況を調査することを検視といい，法医学の医師や監察医あるいは一般医師の立ち会いが求められる．司法警察員の立ち会いのもと，医師が死亡の確認，死斑，硬直，体温，創傷などの死体の外表検査を行うことを検死という．次いで，検死結果をもとに死亡時刻推定，死因，死亡の種類，創傷の有無や程度，その他の事項の医学的判断を行うことを死体検案という．検死，検案の両者は同義的に用いられている．医師には，検察官や司法警察員から意見を求められれば答える必要がある．犯罪死体であるか否か，また司法解剖の必要性の有無を判断するのは検察官や司法警察員であり，医師ではない.[1135] ⇒参検死→950

検屍⇒同検視→950

原子 atom 物質の最小構成単位である粒子．原子は正の電荷を帯びた原子核と負の電荷を帯びた電子から構成される.[1360] ⇒参元素→954

幻肢 phantom limb ［幻影肢］ 事故や手術で切断した手足について，切断されている事実を認識しているにもかかわらず，失われた手足があたかもそこにあるかのように感じること．残存感覚に疼痛が加わった場合を幻肢痛という．身体図式の異常である.[488] ⇒参身体図式→1584

幻視 visual hallucination ないはずのものが見える視覚領域の幻覚．せん妄，脳疾患，てんかん，中毒などに多く，統合失調症には少ない．内容からこびと幻視，動物幻視，場面幻視，自己像幻視などがある．外(目で見えるの)ではなく頭の中にイメージが浮かぶのは視覚表象，仮性幻覚.[1205]

原死因 underlying cause of death 死亡を引き起こした一連の事象のうち，最初の起因となった疾病あるいは損傷，または致命傷を生じさせた事故や状況のこと．例えば胃癌の末期に肺炎を合併して死亡した場合，原死因は胃癌となる．人口動態統計で採用されている死因はこの原死因である.[269]

犬歯窩 canine fossa 上顎骨の前面で，犬歯歯槽窩の外側上方，眼窩下孔の下にある浅いくぼみ．上顎第2小臼歯の根尖部付近で，上顎洞根本術の際に洞開放の

手がかりになる.[98]

原始窩 primitive pit 原始線条の前端の小さなへこみ．原始結節の中心に存在し，脊索管への開口部となる.[550] ⇨参原始線条→951，原始結節→951

原子価 valence⇨同結合価→909

原子核分裂 atomic fission⇨同核分裂→488

顕示型精神病質者 attention-seeking psychopath〔D〕geltungsbedürftiger Psychopathie［**顕示者，自己顕示欲者，顕示癖者**］シュナイダーK. Schneider(1887-1967)のあげた精神病質人格の類型の1つで，「他人や自分に対して，自分が実際にそうである以上にみせかけ，自分ができる以上に体験しようとする欲求」，つまり「仮象と真実を混同する欲求」と定義される顕示欲が強い性格．みえをはり，うそをつき，芝居をして他人の注目を集めようとする演技性の強い人で，ときに虚偽性障害(仮病)，自傷，演技性自殺企図などがみられ，詐欺犯罪をおかすこともある．かつてはヒステリー性格と称された．国際疾病・傷外および死因統計分類第10版(ICD-10)，アメリカ精神医学会の診断分類(DSM-Ⅳ)の演技性パーソナリティ障害とほぼ同義.[1269]

原始感覚 protopathic sensation 痛覚，あるいは著しい高温・低温に対する温度感覚など，不快な感情を伴い識別能力が低い感覚．脊髄前側索路を経由する.[1230]

嫌色素性腺腫 chromophobe adenoma［**色素嫌性腺腫**］下垂体前葉に発生する腺腫の一分類であるが，免疫組織化学染色の進歩により最近はこの分類はあまり用いられない．嫌色素性腺腫は下垂体腺腫の70-80%を占める．ホルモン活性のないものが多いが，腫瘍が大きくなることによって視神経や視交叉が圧迫され視力視野障害が生じたり，非常に大きくなって脳脊髄液の流れを障害して水頭症をきたすことがある.[919] ⇨参下垂体腺腫→501

原子吸光分析 atomic absorption spectrometry；AAS 金属溶液を炎の中に噴霧すると金属原子固有の光を吸収する現象を利用し，目的の金属濃度を測定する分析法．血清や尿などの生体試料中の金属(銅，アルミニウム，亜鉛など)の測定に用いられる．試料をアセチレンガスの炎の中に噴霧し，その炎に目的の金属が吸収する光を中空陰極放電管から当てる．吸収された光量を放電管の反対側に設置した受光部で電気信号に変換し濃度を求める．ICP発光分析法に比較すると目的の金属ごとに光源を交換する必要があり，ICPのように同時に多金属の検出はできない.[263] ⇨参ICP発光分析法→65

原始結節 primitive node［**ヘンゼン結節**］原始線条の頭方端にあり，こぶ状に細胞の蓄積した部分．これらの細胞が原始窩から胚盤の内胚葉と外胚葉間を頭方に伸びて中胚葉となり，脊索の原基となる.[550]

原始溝 primitive groove⇨同神経溝→1523

顕示者⇨同顕示型精神病質者→951

幻肢症候群⇨同幻肢痛→951

原始神経外胚葉腫瘍 primitive neuroectodermal tumor⇨同ユーイング肉腫→2846

牽糸性 spinnbarkeit, thready［**スピンバルカイト**］排卵期における子宮頸管粘液の伸展の程度のこと．排卵日2-3日前から上昇し，排卵直前で最高値となる．牽糸性の判定は，粘液を吸引したツベルクリン注射筒からスライドグラス上に粘液を滴下し，注射筒を持ち上げたときに粘液糸が切れる直前の長さを測定して行う．排卵直前では多くの場合9cm以上となり，ときには15cm以上にも達する.[1510]

原始生殖細胞 primordial germ cell, primitive germ cell［**始原生殖細胞**］精祖細胞や卵祖細胞のもととなる細胞．胎齢4週に内胚葉性胚体外膜である卵黄嚢壁の尿膜に近い部分に生じ，腸間膜をアメーバ運動により移動し，生殖隆起に進入し，卵祖細胞になる．これらは次に有糸分裂を繰り返しながら将来，卵巣の皮質になる部位(生殖巣堤の内側)に移動し，胎齢3か月には一部は大型となり多数の一次卵母細胞となり，第1減数分裂を開始し，扁平上皮細胞に囲まれて原始卵胞となる．男性の場合は，精祖細胞への分化は思春期になってから起こる.[550]

原始線条 primitive streak 胎齢3週中に，羊膜腔に面する外胚葉の表面に形成される隆起線.[550] ⇨参原始結節→951

幻肢痛 phantom〔limb〕pain［**幻覚肢痛，幻肢症候群**］四肢の切断後，患者が切断された手足の欠損部が残存しているかのように感じ，この幻肢感覚が強まってその部位に痛みを感じること．発現機序は不明だが，不安など心理的要因が考えられている．痛みの程度や感覚は個体差があり，しびれ，つねられる，締めつけられる，刺されるなどの痛みを訴える．治療は，心理療法や薬物療法などである．

現実感消失 derealization［**現実感喪失**］マイヤー=グロス Wilhelm Mayer-Grossによる離人症体験のうち外界に関するもの(外界意識離人症)．外界に関する疎隔感で，対象をベールを通して見るようなしっくり感じられない体験を指す．統合失調症，うつ(鬱)病，神経症，てんかんなどでみられ，健常者でも疲労時にみられることがある.[360] ⇨参離人症→2922

現実感喪失⇨同現実感消失→951

現実原則 reality principle フロイト Sigmund Freud(1856-1939)の精神分析理論における心的機能を支配する基本原則の1つで，外界の状況に合わせて，不快に耐え，快を得ることを先のばしにしたり欲求を抑えたりできることをいう．幼少時は，欲動の即時的直接的満足を得ることで，不快を避けて快を求めようとする快感(快楽)原則に支配されるが，成長に伴ってこれが修正され，現実に即するよう欲動の満足を延期したり，迂回路をさがしたりすることができるようになる．現実原則に従えるようになるには，現実検討を行う力や未来を予測して行動する力などを身につけることが必要であり，自我の発達が必須である.[251] ⇨参快感原則→428

現実見当識訓練⇨同リアリティオリエンテーション→2915

現実検討能力 reality testing ability 外界現実に適応する自我機能で，心の中で思い描いている現実に関する考えや空想，印象を外的事実と照らし合わせ，吟味して的確に認知，判断する能力．一般に自我発達につれて現実検討能力は強化され，自我発達が未熟な段階にとどまると，現実検討能力は低くなり，不適応をきたしやすくなる．また，感情が激しく揺れ動く状態や意識障害，幻覚妄想状態では，現実検討能力の低下がみられる.[905]

原子爆弾症 atomic bomb disease ［原爆症］ 原子爆弾の被爆によって人体に引き起こされる身体的影響をいう．爆風による爆裂創，高熱による熱傷，放射線による臓器障害と発癌がある．爆心地からの距離などにより，即死から軽症までさまざまな症状に分かれる．放射線障害は，骨髄，消化器，呼吸器，皮膚などの急性障害と慢性障害がある．発癌は，白血病では被爆7-8年後に発症のピークがあり，その他の悪性腫瘍ではこれよりもやや遅れる．広島・長崎の被爆者への影響は現在まで詳細な追跡調査が続いている．なお広島・長崎の被爆者からの遺伝的影響は，現在まで報告されていない．[292] ⇨参急性放射線障害→741，急性放射線被曝→741

原子番号 atomic number 原子（元素）の種類を決める数値で，原子の原子核の中にある陽子の個数に等しい．電荷をもたない原子では，原子中の電子の数に等しい．元素はそれぞれ固有の原子番号をもっており，番号の違いによって化学的性質は異なる．陽子の数（原子番号）が同じで，中性子の数が異なる（すなわち質量数が異なる）原子同士を同位体（アイソトープ）という．[1360]

け

原始反射 primitive reflex モロー Moro 反射などのように，新生児期，乳児期早期に出現し成長とともに消失する反射をいうが，健常成人でも大脳皮質が障害されると，それより下位が皮質の抑制から解放されて，通常はみられないこれらの未熟な反射が出現することがある．原始反射には把握反射，吸引（吸啜）反射などがある．[1289]

原始反応 primitive reaction ［D］primitive Reaktion 言動や行為などが，認知の吟味を介さず無批判かつ衝動的に出現する様式をいう．クレッチマー Ernst Kretschmer は，強い情動を伴った体験（体験反応）いわゆる心因反応を，発達した全人格が刺激と反応との中間にはさまって働くという中間回路がなく，体験刺激が直接に衝動的な瞬間行為として，あるいは精神的深層機構（例えば下層知性的あるいは下層意識的なもの）として反応的に現れてくるものである原始反応と，反応の成立に人格全体が強力に意識的に作用するときの人格反応に二大別した．前者は爆発反応，短絡反応，環境反応などを含むが，爆発反応が単純な運動性解発であるのに対し短絡反応ではより複雑な行為の形で反応するもの．高齢義母の介護に疲れた主婦が後先の分別を失い，気がついたら衝動的に首を締めて義母を殺していたなどという場合に原始反応（もしくは短絡反応）の用語が用いられるが，このような反応の背景には人格の未熟性や精神病質のほか，知的障害，精神病，認知症などが問題とされる．[1107]

顕示癖者⇨同顕示型精神病質者→951

腱周膜 peritendineum⇨同腱鞘(しょう)→952

検出器移動型イメージング装置 moving detector imaging system 移動式の小型シンチカメラで，駆動装置があり自走可能なもの．データ処理装置も付属し，機能解析ができるものも多い．壁や床が放射性同位元素（RI）で汚染されにくい構造になっているICUやCCUでは，搬送困難な重症患者に対する一時的なRI使用が許可されており，このような目的でICUやCCUに移動して使用されることが多い．[737]

検出限界 limit of detection；LOD ある化学反応で検出しうる物質の最小濃度をいう．臨床検査では，目的の成分をまったく含まない試料を多重測定して求めたばらつきの幅に，希釈した試料値のばらつきの範囲が重ならないときの最低濃度を意味する．測定方法や用いる原理により，検出限界はそれぞれ異なるが，特に腫瘍マーカーやホルモンの測定では，検出感度のよいことが求められる．[263]

検出力⇨同検定力→956

腱受容器 tendon receptor⇨同ゴルジ腱器官→1132

腱鞘(しょう) synovial sheath, tendon sheath ［腱周膜，外腱鞘(しょう)］ 滑液を含む細長い嚢．手や足などの長い腱が関節部分などで方向を変えるところにあって，腱の動きを円滑にする．腱鞘は腱を覆う内層の滑膜鞘と外層の線維鞘とからなる．滑膜鞘はもともと腱を取り巻く筒状の形をした滑液包で，筋支帯などの下で腱が大きく移動する部分に発達したものである．線維鞘については指の腱鞘において著しく強靱な部分があり，これを鞘状靱帯という．[1421]

現症 present status, present medical condition 患者が現在示している状態．視診，触診，打診，聴診や神経学的検査などにより得られた他覚的所見あるいは身体所見．[1070]

腱鞘(しょう)炎 tendovaginitis⇨同腱滑膜炎→940

現象学的還元 phenomenological reduction 面接やコミュニケーション，手紙，日記など，経験を記述するさまざまなデータについて調べ，内省的な対話を念入りに行い，日常生活のなかであたりまえとされていることのうち，重要なことは何かについて批判的意識を高め，表現する反省的過程．その手法として，かっこづけ bracketing，把持 retention，反省 reflextion，純粋直観 intuition などがある．[446]

現象学的精神病理学 phenomenological psychopathology ドイツのヤスパース Karl Jaspers（1883-1969）に始まる精神医学の方法論．フッサール Edmund G. A. Husserl（1859-1938）の現象学に基づいて患者の体験を先入観なしにありのまま心の中に描き出し，その成り立ちを了解し人間全体を把握しようとする．了解できない場合は精神分析のように無意識から解釈せずに，それ以上さかのぼれない病的過程［D］Prozess があるとする．同じ立場の精神科医を記述現象学派と呼び，第二次大戦後はシュナイダー Kurt Schneider（1887-1967）が発展させた．スイスのビンスワンガー Ludwig Binswanger（1881-1966）は現象学やハイデガー Martin Heidegger（1889-1976）の哲学，力動精神医学をもとに現存在分析［D］Daseinsanalyse を創始し，統合失調症は未来に開かれた存在である人間の自然な経験の一貫性が解体した状態とした．ボス Medard Boss（1903-90）は性倒錯や神経症を対象に現存在分析を行った．[1205] ⇨参記述［的］精神医学→684

腱鞘(しょう)巨細胞腫［瘍］ giant cell tumor of tendon sheath；GCTS⇨同絨毛性腱鞘(しょう)炎→1385

減少充満期⇨同減速流入期→954

現状生命表⇨参生命表→1709

腱鞘(しょう)切除術⇨同滑液鞘(しょう)切除術→525

剣状突起 xiphoid process, xiphisternum 胸骨の一部を形成する胸骨体下縁にある，へら状をした細長く先のとがった部分．硝子軟骨性で，個体差が多く形は不定である．胸骨体と結合している軟骨結合部は，加齢に従って骨化していく．胸骨体との結合部側面で第7肋軟骨と関節を形成する．[1311] ⇨参胸骨→754

健常ネフロン仮説 intact nephron hypothesis ［**無損傷ネフロン仮説**］ 腎不全のとき残存するネフロンは正常(intact)であるとする説．末期腎不全において形態学的な変化が認められていても，機能的な障害像はあたかも正常ネフロンの減少，すなわち何割かのネフロンは完全に機能を失い，残る少数のネフロンは完全な機能を保持しているとブリッカー Bricker が提唱した．ネフロンとは腎臓を構成する最小の機能単位で，1個の腎臓に100万個ずつある．1つのネフロンは腎小体(糸球体とボウマン Bowman 嚢)と尿細管(近位尿細管，ヘンレ Henle 係蹄，遠位尿細管，集合管)の2つの大きな成分から構成されている．[1583]

顕症梅毒 manifested syphilis⇨参梅毒《皮膚科》→2345

腱鞘(しょう)**ひょう疽**(そ)⇨同化膿性腱鞘(しょう)炎→540

現状変革型リーダー論⇨同変革型リーダーシップ→2641

顕示欲⇨同自己顕示欲→1268

幻触 tactile hallucination, haptic hallucination, hallucination of touch 皮膚や粘膜など身体表面の触覚領域の幻覚．統合失調症では，「皮膚がチクチクする」という幻触が，「電波をかけられる」という被害妄想と結びつくこともある．皮膚寄生虫妄想では，「虫が皮膚をはう」と訴え，口腔内セネストパチーでは，口腔内を主とする幻触を訴える．コカイン幻覚症でも出現する．[574]

現職教育⇨同現任教育《病院内における》→957

減食性無月経 dietary amenorrhea ［**ダイエット性無月経**］ やせ願望からのダイエットによる体重減少による無月経(単純性)．鑑別として神経性食思不振症によるものがある．[1078] ⇨参体重減少性無月経→1875

原初療法 primal therapy ［**プライマルセラピー**］ ヤーノフ Arthur Janov によって提唱された神経症に対する療法のこと．抑圧されている感情や欲求を解放させ，本来の自分を取り戻すことを目的としている．ヤーノフは神経症を感情の病気の1つであるとし，その中心には，幼少期に抑圧され，意識下に押し込められた欲求や感情が存在するという．欲求が満たされないと苦痛を感じるが，苦痛が耐えがたい場合には，この苦しい感覚・感情を意識にのぼらぬように意識下に抑圧してしまう．意識から分離されてしまった欲求は，異なった方向へとエネルギーを向け，結果として神経症へ発展するとする．原初療法とは，患者が自分の意識下にある感情に近づけるような環境を整え，治療者の適切な助言のもとで，自分の幼少時期の生活についての追体験をしていく．こうした過程を経て，習慣となった防衛規制が破られ，自ら感情を吐き出せるようになる．押し殺されていた感情を吐き出すときの苦しい叫びを「原初からの叫び」と呼び，感情の解放に伴って，本来の自分を取り戻すことができるという．ヤーノフはアメリカの心理学者，精神分析医(1924生)．[906]

原始卵胞 primordial follicle 卵巣の分化とともに原始生殖細胞由来の卵祖細胞は有糸分裂を反復して一次卵母細胞となり，胎生4か月から個々の一次卵母細胞が1層の扁平上皮細胞に取り囲まれた卵原細胞胞が形成される．胎生5-6か月から一部の原始卵胞は成熟を開始し，多層の立方状の卵胞細胞(顆粒膜細胞)に囲まれた一次卵胞となる．[550]

原子量 atomic weight 質量数12の炭素同位体(^{12}C)の核種質量を12として元素の平均質量を表したもので，他の原子の質量を相対的に表す．水素(^{1}H)は1.0078，酸素(^{16}O)は15.995．原子量には単位をつけない．大部分の元素では同位体の存在比は一定であり，各元素について，その同位体の核種質量の平均値として原子量を考えることができる．[1360]

検診 health testing⇨参集団検診→1376

健診⇨同健康診査→945

原腎 mesonephros⇨同中腎→1990

原腎管⇨同ウォルフ管→322

減衰 attenuation 2つの測定値の相関をみる際の測定値の信頼性を損ねる程度．相関をみる際に，一方または両方の測定値に信頼性を損ねる要素があるときには，それらの減衰に応じて測定値を補正する．[446]

懸垂ギプス hanging cast ［**つり下げギプス包帯，ハンギングキャスト**］ 上腕骨の頸部または骨幹部骨折の保存的治療法の1つ．骨折部を直接固定せず，肘関節を90度に屈曲させて骨折部の末梢か手関節までギプス包帯を巻き，ギプス包帯に加わる重力により整復，固定を行う方法．起立・歩行時には有効であるが，就寝時には重力の加わる方向が変わるために整復固定が不完全になる場合があり，注意を要する．[435]

減衰係数⇨同減衰定数→953

懸垂性線維腫⇨同下垂性線維腫→499

懸垂装置 suspension system⇨同サスペンション→1188

減衰《超音波の》 attenuation 超音波が組織の吸収・散乱・反射などによって弱まること．超音波検査において，脂肪肝や線維性組織の豊富な腫瘤では減衰が大きいため，その後方エコーは弱まり，逆に嚢胞，膿瘍，血管腫などの減衰の小さい腫瘤の後方エコーは増強することが知られている．[955]

減衰定数 attenuation constant ［**減衰係数**］ 単位距離における超音波の強さの減少の割合を表す定数．dB/cm または dB/cm/MHz で表す．減衰の強い組織で大きくなる．[955] ⇨参減衰《超音波の》→953

減衰伝導 decremental conduction 活動電位が伝導するにつれ，徐々に減衰していくこと．単一神経線維では起こらない．減衰・不減衰の歴史的論争で用いられた用語．[1274]

減衰補正 decay correction 超音波には，媒質を伝わる間に距離に従い吸収・拡散・散乱が起こるため，深部からの反射波のほうが浅部からのものより弱くなる．そのため深部からの反射波を増幅し，深部の画像が暗くならないように表示する補正法．[1338] ⇨参超音波検査法→2001

減数手術 selective reduction ［**減胎術**］ 多胎妊娠において，妊娠高血圧症候群や流・早産などのリスクを避けるために，一部の胎児を中絶すること．妊娠10週前後に，超音波装置で子宮内を見ながら，腹部から特定の胎児の心臓に塩化カリウムを注入する．死亡した胎児はそのまま吸収される．[1323]

減数分裂 meiosis ［**成熟分裂，還元分裂**］ 配偶子(精子または卵子)を形成するために染色体数は半減(46から23)する必要がある．減数分裂はその過程で，第一減数分裂と第二減数分裂とからなる．卵子の場合，第一減数分裂は胎児の卵巣内で開始する．一次卵母細胞は第一減数分裂の開始時に，46 個の染色体(23 対の相同染色体)のそれぞれが重複して姉妹分裂となる．やがて相同染色体は分かれて 2 個の娘細胞に入り(23 の染色体となる)，第二減数分裂が開始して染色体が中期板に整列したときに排卵する．この後，受精卵のみが姉妹分体を分離して第二減数分裂を完了し，1 個の雌性前核と 3 個の胚体が生じる．未受精卵は約 24 時間後に退化する．雌性前核は精子由来の雄性前核と融合し受精が完了，受精卵の性が決定される．受精卵はその後，体細胞分裂 mitosis へ移行する．[998] ⇨参卵子形成過程→2905，細胞分裂→1175

ゲンスラーの 1 秒率⇨同1 秒率→2

顕性⇨同顕在性→949

幻声 hallucinatory voices 人の声が聞こえる幻聴のこと．統合失調症では単純な音が聞こえる要素幻聴より，言語幻聴が多く，診断に重視される．[574]

顕性感染 apparent infection 生体内に侵入した病原性微生物が増殖し，病気特有の臨床症状が明らかに出現(発症)した場合をいう．発症には宿主側の抵抗力や防御に関する因子と，病原体側の感染力に関する因子などが関与しており，感染から発症までの期間はさまざまである．感染しても発症に至らない場合は不顕性感染という．[242] ⇨参不顕性感染→2552

顕性誤嚥(ごえん) apparent-aspiration 嚥下機能そのものの障害によって起こる誤嚥の典型的なタイプ．反射による咳やむせなどの症状がみられる．これに対して睡眠中など無意識のうちに少量の唾液などが気管に入り込み誤嚥しているものを不顕性誤嚥という．[683] ⇨参不顕性誤嚥(ごえん)→2552，誤嚥(ごえん)→1072

原生生物〔界〕 Protista 1 個体が 1 個の細胞から形成されている生物で，生存に必要な行為はすべて 1 個の細胞で行われる．多くの種類があり，医学の分野において重要な種類も多数存在する．原生生物のうち動物としての特徴を有するものを原生動物という．[288] ⇨参原虫〔類〕→955

顕性糖尿病 overt diabetes 高血糖，口渇，多飲，体重減少などの自覚症状を伴った糖尿病．[418]

腱切除術 tenectomy，tenonectomy 高度の新鮮挫滅創で腱損傷も強く機能がまったく期待できない場合に一次的に，または感染，壊死が生じた創において，腱を温存すれば治癒機転を妨げると思われる場合に二次的に行われる．周囲の軟部組織も含め切除するデブリドマン débridement として行われることが多い．切除後は腱の機能は失われるので，腱移行や腱移植が必要となることもある．[596] ⇨参デブリドマン→2069

元素 element，chemical element ［化学元素］ 物質を構成する最小単位の粒子．2007 年現在，118 種の存在が確認されており，うち 111 が国際純正および応用化学連合(IUPAC)により正式に命名されている．元素は原子核の電荷の数すなわち原子番号によって規定される．同じ元素でも核内の中性子数が異なるものを同位体という．[543]

剣創状強皮症⇨同限局性強皮症→941

健側 unaffected side 四肢および眼，肺，腎臓など，身体に 1 対ある臓器の片方が障害を受けた場合，障害を受けていない側の四肢および臓器をいう．[1070] ⇨参患側→640

減速流入期 slow filling phase ［心拍静止期，減少充満期，血行停止期］ 心周期の拡張期のうち，拡張中期〜後半期で，心房収縮直前までをさす．急速流入期のあとに続く時相で，心房と心室の圧較差が小さいので，血液は心房から心室にゆっくり流入する．[1575]

現存在分析 ontoanalysis，existential analysis ビンスワンガー L. Binswanger (1881-1966) がフッサール E. Husserl (1859-1938) の現象学的・形相的考察方法に共鳴し，ハイデガー M. Heidegger 哲学に由来する現存在的分析という人間学的研究方向を精神医学的把握としてもち込んだもの．ビンスワンガーにとって，現存在分析とは，自然科学的方法に代わって現象学的方法を用いる経験科学としての精神医学である．その方法が用いられなければならない理由として，精神医学の固有の対象はあくまでも病者の示す人間対象であり，これは自然科学的方法では明らかにされないからである．そのため現存在分析は，現象学的人間学である．今日最も正統の精神医学的現存在分析学派として自他ともに認めているのがボス M. Boss (1903-90) である．ボスにとって現存在分析の固有の対象は，臨床的にかかわる病者であり，さらに具体的には病者へのかかわりの状況である．ボスにとっては，ハイデガーの基礎的存在論の立場から，このかかわりの状況を病者とともに明らかにすることが，本格的精神療法への道，ひいては病の本格的治癒への道となるとした．[999]

検体 〔biological〕 specimen，clinical specimen 血液，尿，糞便，膿瘍，胃液，組織など被検者から採取されるもので，臨床診断の一助とするため検査されるあらゆる検査材料の総称．検体の研究目的の利用については，倫理指針として，非連結，匿名化するようになりつつある．[1045] ⇨参検体検査→954，検体採取→954，検体保存→955

献体 body donation 自らの意思により，死後その遺体を医療者の教育および研究用に無償で提供すること．医療的研究のために行われる献体は，学識，人格ともに優れた医師，歯科医師をはじめとする医療者を養成するための支えとなり，医学の進歩と次世代の人たちのために貢献することといえよう．[1044] ⇨参医学及び歯学の教育のための献体に関する法律→218

倦怠感 lassitude ［全身倦怠感］ 臨床症候の 1 つ．けだるい，だるい，力が入らない，やる気が起こらない，動くのがおっくうで起き上がれないなどと表現される活力のない状態．例えば急性肝炎や慢性肝炎の増悪期などで著明な黄疸を認めるときや夏ばてのときなどによくみられる症候である．[943]

検体検査 biological specimen test 検体を用いて行われる検査の総称．検査施設で実施される検査は血液や尿をはじめとする被検者由来の物質について分析する，いわゆる検体検査と，心電図・脳波・呼吸機能・血圧・聴力・画像系検査などの被検者自身について行われる検査に大別される．正しい検査値を得るためには，検体ごとに適切な採取法，採取後の管理法，提出までの時間や保存法が守られることが大切である．[1045] ⇨参検体採取→954，検体保存→955，検体処理→955

検体採取 sampling of biological specimen 検査に供する検体を採取すること．採血，採尿などが代表的．検体は検査目的に応じた適切な採取法があり，採取法が遵守されなかったり，不適切な手技によって得られた場合は検査成績に影響を及ぼす．検査がいかに正確，精密に実施されようとも，検体採取が適切でなければ正しい検査成績は得られないことになる(分析前 pre-analytical の検査過誤)．検体採取者と検査実施者は異なることが多いが，正しい検査成績を得るためには適切な検体採取が必須であり，臨床検査技師のみならず，医師，看護師など検体採取に携わるすべての者は適切な検体採取に関する十分な知識が必要である．また，検査検体の採取にあたっては被検者に不必要な不安や苦痛を与えないよう十分配慮することも重要であり，採取検体からの感染予防策を講じる必要もある．[1045]

減胎術 multi-fetal pregnancy reduction⇨同減数手術→953

原体照射法 conformation radiotherapy, conformal radiation therapy 放射線治療において，本来は回転照射中に線源側より見た病巣の形に合わせて照射野を形成し，できる限り正常組織を避けて，病巣に高線量を集中する照射法．名古屋大学の高橋信次が考案した照射術式．現在は多分割絞り multi-leaf collimator(MLC)の発展により，固定型原体照射法として 3-D CRT(三次元・原体照射法 three-dimensional conformal radiation therapy)として行われる．高度先端放射線治療であるIMRT(強度変調放射線治療 intensity modulated radiation therapy)は，原体照射法の発展型である．[471] ⇨参強度変調放射線治療→766

検体処理 treatment of biological specimen 検体検査における検査そのもの以外の検体にかかわるさまざまな取り扱いを指す．検体の搬送，検体と検査依頼情報の一致の確認，検査前の検体保存，遠心分離による血清や血漿の分離，仕分け分注，希釈，除タンパク操作，血清の非動化，加熱，親検体の保存，検査終了後の廃棄など，さまざまな処理操作がある．特に検査実施前に行う処理操作を検体の前処理と呼ぶ場合がある．検体の処理にあたっては院内感染にも十分配慮する必要がある．また，検体前処理にあたり検体の取り違いを起こさないことは最重要事項である．[1045] ⇨参検体採取→954

現代的貧困 ［新しい貧困］ 貧困問題を歴史的に概観するときに，古典的貧困と対比し現代の状況で生起する新しい貧困の概念をいう．3つのD(貧窮，疾病，非行)，5つの巨悪(貧窮，疾病，不潔，無知，怠惰)などの相対的貧困，目に見えない貧困，数量的測定が困難な貧困を意味する．現在資本主義の構造的変化のなかで，特に福祉国家体制，社会保障政策などの展開によって，いわゆる古典的貧困の様相は大きく変化した．生活諸要素の多様化・複合化によって単なる衣食住レベルに限らず，一般に生活不安といわれるような生活の弱化や生活基盤の安定性の喪失などが出現する．特に現代の都市的生活，地域変動，環境破壊，文化の要求や社会資本の不足・欠如による生活のゆがみ，犯罪，非行なども現代の貧困を考える指標である．[457] ⇨参3つのD→4

検体保存 storage of biological specimen 検査実施までの間，検体を適切な条件で保存しておくこと．また，検査終了後に残余の検体を安定な条件で保存しておくこと．あらゆる検体は採取直後から多かれ少なかれ変質が始まるため，可及的速やかに検査に供されるべきである．しかし，現実には検査実施までの間保存を余儀なくされたり，再検査の可能性を考え残余検体の保存が望まれる場合が多い．保存可能期間や保存法は一様でなく，検査項目の数だけあるといっても過言ではない．しかし検査精度を保つためには，検査実施者のみならず，検体採取・提出や検体の搬送に携わる者も検体保存に関する知識をもつ必要がある．最近では残余保存検体について，依頼された検査目的以外に利用する場合(検査試薬の性能確認，検査精度管理，学術研究，教育などの目的での利用)にはインフォームド・コンセントの必要性も指摘されている．検査検体の保存についても患者プライバシーの保護が考慮されなければならない．[1045]

懸濁性ローション suspension lotion 液体に粉末と懸濁化剤を加えた液剤で，よく振ってから外用する．潮紅発赤面を冷却する作用がある．びらん面には用いてはいけない．代表的なものに，痤瘡の治療に用いる硫黄カンフルローションがある．[502]

懸濁物質⇨同浮遊物質→2570

腱断裂 tendon rupture 腱が連続性を断たれた状態．スポーツ，外傷，関節リウマチ，退行性変化などにより発生する．好発部位は，アキレス腱，肩腱板，手指の伸・屈筋腱，膝蓋腱，上腕二頭筋長頭腱など．症状は，断裂部の疼痛，陥凹，機能障害など．関節運動に関与する腱の断裂では機能障害は大きい．治療は手術による断裂腱の縫合術や再建術が主体．アキレス腱断裂ではギプスや装具による保存療法も選択される．[642]

建築物衛生法 ⇨同建築物における衛生的環境の確保に関する法律→955

建築物における衛生的環境の確保に関する法律 Maintenance of Sanitation in Buildings Act ［ビル管理法，建築物衛生法］ 興行場，百貨店，店舗，事務所，学校など，多数の者が使用または利用する特定建築物の環境衛生管理上で必要な事項を規定する法律．特定建築物の所有者に対し，「建築物環境衛生管理基準」に基づく環境衛生上良好な状態維持に必要な措置，建築物についての都道府県知事などへの届け出，建築物環境衛生管理技術者の選任，財務諸表など維持管理に関する帳簿の備えつけなどを義務づけている．1970 年制定，ビル管理法，建築物衛生法と略称される．

現地調査⇨同フィールド調査→2511

原虫検査 protozoal examination, examination of protozoa 原虫の有無や種類を検索する方法．原虫の種類，検査材料により種々の検査法がある．材料には便，血液，尿，組織などがあり，そのまま観察，染色して観察，材料中の原虫を集めて観察，培養して観察する方法などがある．[288] ⇨参原生生物〔界〕→954，原虫〔類〕→955

原虫〔類〕 Protozoa 単一の細胞からなる微小な動物で，きわめて多数の種類がある．生物学的正式名称である原生動物の俗称．[288] ⇨参原生生物〔界〕→954

原腸 archenteron, primitive gut 原始的な消化管腔で，胎児の発育過程の中で胞胚が嵌入することにより形成される．ウニや両生類に典型的な原腸がみられ，脊椎動物においては，卵黄嚢と羊水腔を結ぶ管腔に相当する．[167]

幻聴　auditory hallucination　ないはずの音や声が聞こえる聴覚領域の幻覚．金属音，雑音，うなりなど単純で意味のない音の聞こえる要素幻聴は，脳疾患，てんかん，せん妄などにみられる．人の声を聞く言語幻聴は統合失調症に多く，自分の考えが声になる考想化声，患者の行為をいちいち批評する声，話しかけに応答する会話の幻聴になりやすい．頭の中にメロディが浮かんでくる音楽幻聴もある．[1205]

原腸形式⇨同原腸形成⟶956

原腸形成　gastrulation　［原腸形式］　胞胚の表面の細胞層が内部に陥入し，1つの口をもった袋を内部に形成する．これが消化管の始まりで原腸と呼ばれる．その形成を原腸形成(形式)という．[550]

幻聴性てんかん発作⇨参聴覚発作⟶2005

減張切開　relief incision, relaxation incision　皮膚に大きな欠損がある場合など，そのまま縫合すると正しく癒合されにくいときに，皮膚の緊張を和らげる目的で行われる切開．創の片側または両側に，創と平行に切開を加えるもので，四肢の創閉鎖などで行われる．[485]

減張切開術⇨同筋膜切開術⟶806

減張縫合　tension suture　［弛緩縫合，保持縫合］　①特に体壁の創で，創の緊張が著しく縫合創の離開が危惧される場合にその防止のため付加される縫合．太い糸にゴム管(皮膚の圧迫壊死防止となる)を通して創縁から離れて大きく貫通し，創を寄せて結紮する．同様の縫合を水平マットレス縫合で行う場合やガーゼを用いて圧迫壊死を防止する遠近縫合 far-and-near suture といわれる方法もある．②①と同様の目的で，創の片側または両側に減張切開を加えたあとに創を縫合すること．[802]　⇨参減張切開⟶956，マットレス縫合⟶2741

●減張縫合

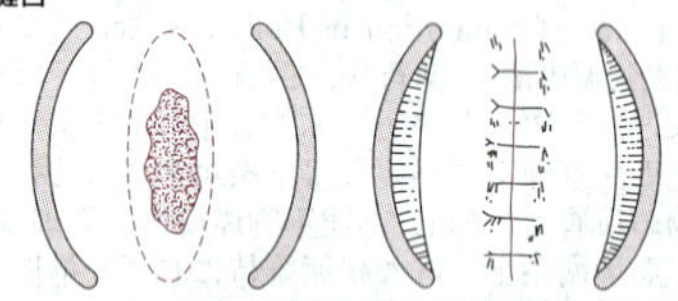

検定　test　2つの母集団の平均値，頻度，分散などを比較して，差があるといえるかどうかを確認する方法．まず，比較する2つの値に差がないとする帰無仮説と，差があるとする対立仮説を立てる．帰無仮説が正しい，すなわち2つの値に差がないと仮定した場合に，帰無仮説が正しい確率を示す検定統計量を計算する．検定統計量が棄却域にある，すなわち帰無仮説が正しい確率が5%(1%)未満である場合は，帰無仮説が正しいとした仮定が誤りであったとして帰無仮説を棄却し，「差があるとする対立仮説が正しい」と結論する．一方，検定統計量が棄却域にない場合には，帰無仮説を棄却できず，「差があるとはいえない」という結論となる．[467]

限定責任能力　diminished responsibility　〔D〕verminderte Schuldfähigkeit　ドイツの新「刑法」では，行為の正しくないことを洞察し，またはこの洞察に従って行為する能力が著しく減弱している場合，限定責任能力として刑を未遂の処罰規定に従って軽減しうるとし，その生物学的標識として病的精神障害(精神病)，それと等価的な意識障害，知的障害および重いその他の精神障害をあげていて，このうち重い精神障害は，責任無能力とならず，限定責任能力のみが考慮される．わが国の「刑法」でいう心神耗弱がこれに相当．[691]

検定力　power, power of test　［検出力］　仮説検定を行う場合，仮説 H_0 が正しいにもかかわらず，この仮説 H_0 が棄却されてしまったり(第一種の危険)，逆に仮説 H_0 が正しくないのに採択されてしまう(第二種の危険)確率を含んでいる．パラメトリック検定の場合，第一種の危険を一定とすると，第二種の危険は問題とされている母数の値 υ によって定まる．母数の値が υ であるときの第二種の危険を $\beta(\upsilon)$ とするとき，$1-\beta(\upsilon)$ を検定の検定力という．検定力はいくつかの検定の優劣を比較するときに利用される．第二種の危険が小さい，すなわち $1-\beta(\upsilon)$ の大きい検定がよい検定方法となる．[980]

●検定力

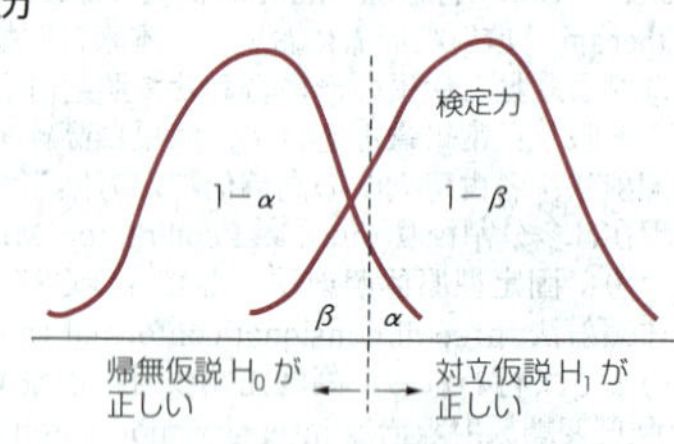

拳闘家姿勢　boxer stance, pugilistic attitude　主に焼死体にみられるボクサーなどのファイティングポーズに似た姿勢．熱による死後の筋収縮が四肢の屈側筋群に強く起こることに基づき形成される．[613]　⇨参焼死⟶1434

見当識　orientation　〔D〕Orientierung　［指南力］　自分はなぜ今ここにいるのか，ここはいったいどこなのか，今はいったいいつなのか，どういう状況に自分は置かれているのか，といった自分自身についての根本的な見当づけのこと．見当識はさまざまに障害され，最も重篤な場合にはすべてにわたって混乱をきたすが，時間的見当識，空間的見当識，状況についての見当識などが別々に障害されることもある．見当識の障害を失見当識といい，多くの場合，器質性精神障害において認められるが，統合失調症などの機能性内因性精神病でも，二重見当識といった特有の見当識障害がみられる場合もある．[296]

見当識障害⇨同失見当識⟶1310

見当識喪失⇨同失見当識⟶1310

ケント束　Kent bundle　心房と心室筋を結ぶ房室結節以外の興奮伝導の副経路で，左右の房室間溝に存在．心房の興奮の頻度を変えても伝導時間は一定している．心房からケント束を介して心室へ興奮が伝導すると δ (デルタ)波が認められる．ケント束のなかには心室から心房へのみ伝導が可能なものもあり，これを不顕性WPW症候群と呼ぶ．ケント束を有する症例では房室回帰性頻拍や発作性心房細動の合併が認められる．[970]　⇨参副伝導路⟶2545，ウォルフ・パーキンソン・ホワイト症候群⟶322

ケンドルのE化合物　Kendall compound E⇨同コルチゾン⟶1134

検尿⇨同尿検査⟶2246

原尿　primitive urine⇨同糸球体濾液⟶1251

現任教育 in-service education 施設あるいはサービス提供機関に勤務している職員に対して，施設または機関が主体となって実施する教育のこと．教育の目的は主としてそこでの職務を円滑に進めるための職員の態度や知識，技能の習得である．教育方法には集団を対象にするものと，プリセプターシップや個人指導のように個人を対象とするものがある．[622] ⇨参院内教育→302

現任教育《病院内における》 employee staff development ［現職教育］ 個人の責務遂行に関連する知識・技術を向上させ，ひいては組織全体の資質の向上を目的として行われる教育．看護師などのヘルスケア提供者に対しては，ケアの質的向上のために必要な新しい知識・技術を習得するのに役立つ教育プログラムが，通常，経験年数や役割に応じて計画される．厚生労働省看護研修研究センターによる看護教員養成課程や日本看護協会による各種研修など，施設外の教育プログラムに委ねられるところも大きい．院内教育として，キャリア開発プログラムなどが実施されている．[1473]

検波 detection 信号の存在(有無)を検出すること．一般には検知した変調波からもとの信号成分を得る操作をいう．超音波検査においてはRF信号の絶対値をつくる処理をいい，信号強度を表す曲線(包絡線)を作成する．[955]

犬吠(けんばい)様咳嗽 barking cough 主に小児にみられるイヌの遠ぼえのような咳嗽のことをいう．喉頭ジフテリアや急性声門下喉頭炎の際にみられる咳で，金属性の響きが特徴．偽膜を形成し咽頭の狭窄が起こったときに現れ，呼吸困難を伴うこともある．ジフテリアは飛沫感染で生じることから，感染者の咳嗽時や痰を喀出する際には，ヒトや周囲を汚染しないように留意する．[141]

原爆症 atomic bomb disease⇨同原子爆弾症→952

腱剝離術 tenolysis, tendolysis 腱縫合術や腱移植術後，骨折や挫創後，または化膿性腱鞘炎後に腱と周囲組織の間に癒着が生じた場合に行う術式．手の腱に行われることが多い．腱縫合後3か月以上，腱移植術後6-9か月経過したのち，可動域改善がなくなった時期に行われる．癒着は縫合部や骨折部など以外にも生じるので，腱の全長での剝離を要する．術後は早期の可動域訓練が必要である．[596]

現場指紋 crime-scene print, fingerprint at the scene ［遺留指紋］ 犯罪現場に残された指紋．指紋には，目に見える顕在指紋(visible print)と，汗や皮脂などの痕跡が付着したのみで目に見えない潜在指紋(latent print)の二つがある．潜在指紋は化学反応などを利用して可視化させた後に採取されるが，これには数多くの方法が開発されている．[920] ⇨参一指指紋法→255

原発開放隅角緑内障 primary open-angle glaucoma；POAG 広義では，原発開放隅角緑内障と正常眼圧緑内障の2つのサブタイプを含む．狭義では，原因となる他の眼疾患や全身疾患が明らかでなく，広隅角であり，かつ眼圧が21 mmHgをこえる高眼圧の状態を指す．さらに，高眼圧が緑内障性視神経症の発症に関与していることが疑われる病態をいう．しかし，眼圧には日内変動や季節変動などがあるため，眼圧測定回数が少ない場合には，眼圧値が異常値を示さないこともまれではない．正常眼圧緑内障は緑内障性視神経症の発生進行過程において，眼圧が常に21 mmHg以下にとどまるタイプ．[975] ⇨参開放隅角緑内障→455

原発腫瘍 primary tumor 悪性腫瘍が発生したと考えられる部位に形成された腫瘍．転移巣に対して原発巣とも呼ぶ．複数の腫瘍が発見された場合は，原発巣と転移巣であるのか多重癌であるのかで病期分類が異なるため，鑑別が必要．[919] ⇨参原発巣→962

原発疹 primary efflorescence, primary lesion 肉眼で観察可能な皮膚病変である発疹の分類で，一時的に出現するもの．続発疹に対し用いられる．斑，丘疹，結節，腫瘤，水疱，膿疱，囊腫，膨疹に分類．斑は立体的変化を示さず色調の変化が主体で，充血による紅斑(蝶形，環状，滲出性紅斑，ばら疹など)，出血による紫斑，色素減少や局所の貧血による白斑，物質の沈着による色素斑(黒色・褐色・黄色・青色など)をきたす．丘疹は直径5 mm未満の限局性隆起を指す．結節は丘疹より大きい5 mmから3 cmの限局性隆起で，腫瘤は3 cm以上の腫瘍性限局性隆起を指す．水疱は表皮内または表皮下に水分が貯留して生じた隆起で，多くは血漿成分や細胞成分であるが，血液を含んで紅色を呈するものを血疱という．膿疱は水疱の貯留液が膿性のもので，感染性と無菌性がある．囊腫は真皮内に存在する腔で，液体・角質・脂肪などを含有．膨疹は皮膚の限局性浮腫で，24時間以内に消失するものを指す．[1367]

原発性 primary ある病態が発生した際に原因となる因子が明確でない場合，あるいは最初に病態が現れることで，その状態を表す接頭語としても用いられる．原因がはっきりした場合にはそれに応じた名称となる．腫瘍の場合には，最初に発生した腫瘍を原発巣と呼ぶ．[758]

原発性悪性骨腫瘍 primary malignant bone tumor 骨を原発とする悪性腫瘍の総称．10歳代の若年者に好発する骨肉腫，ユーイングEwing肉腫や，成人に好発する悪性線維性組織球腫(MFH)，軟骨肉腫が代表的である．臨床症状，画像診断に加え確定診断には病理診断が重要である．治療は手術療法，化学療法，放射線療法，温熱療法を組み合わせて行う．診断から治療まで集学的あるいは学際的に行うことが大切である．[1412] ⇨参原発性良性骨腫瘍→962

原発性アミロイドーシス primary amyloidosis ［原発性アミロイド症］ 線維状の構造をもった糖タンパク質からなるアミロイドが，全身組織に沈着する代謝性疾患．一般臓器(心，舌，消化管，腎など)にアミロイドが沈着し腫大，機能低下をきたす．骨格筋および末梢神経も障害されて緩徐進行性の四肢遠位部の感覚，運動性神経障害をきたす．運動障害に先立ち感覚障害が出現し，疼痛および温度感覚が障害される．診断は生検にてコンゴーレッド染色の有無の確認，偏光顕微鏡検査を行う．本症は原因不明であることから，治療法はない．[987]

原発性アミロイド症⇨同原発性アミロイドーシス→957

原発性アメーバ性髄膜脳炎 primary amebic meningoencephalitis；PAM 自由生活性アメーバのネグレリアフォーレリ *Naegleria fowleri* によって発症するまれな疾患で，過去の報告例は世界中で300弱程度(2005年まで）．日本では1996（平成8）年にはじめて報告された．それ以前は赤痢アメーバ *Entamoeba histolytica* がヒトに病原性を示す唯一のアメーバであると考えられていた．湖水やプールの水などの中の *N. fowleri* が鼻粘膜をこえて篩（し）骨の篩板を通過し，髄膜からくも膜下を抜けて大脳に達する．これ以外の感染経路はない．脳への侵入を果たすと，2-15日の潜伏期ののち，咽頭痛，頭痛，発熱などで発症，髄膜炎症状が急速に進む．脳は貪食され，半球の形状を保てないほど軟化し，ほとんど全例が数日中に死亡する．アムホテリシンB（ファンギゾン®）が唯一効果的な薬剤である．回復例はごく数例あるが，初期症状がかぜに似ていること，診断には髄液を採取する必要があること，アムホテリシンBの副作用が強いことなどが，診断と治療の時機の見きわめを困難にしている．発症以前数日間の患者の行動を詳しく調べることが必要であり，ほぼ唯一の予防法は，飲料水，浴場，プールの水質管理を厳重にすること，汚染された水中に浴さないことである．[33]

け

原発性アルドステロン症

primary aldosteronism ［コーン症候群］

【概念と病因】 副腎皮質からミネラルコルチコイドである**アルドステロンの過剰分泌**を生じて，**高血圧**，**低カリウム血症**，**レニン・アンギオテンシン系の抑制**を引き起こした病態．このような病態を生ずる病因として，①**原発性アルドステロン症（副腎皮質腺腫）**，②特発性アルドステロン症，③原発性副腎過形成，④副腎癌の4つがあげられる．多くは原発性アルドステロン症であるが，まれに腺腫と診断できない特発性もみられる．③，④はきわめてまれ．以下，狭義の①原発性アルドステロン症について述べる．

【病理】 副腎皮質腺腫は直径1-2 cmの小さな腫瘍で90％以上が単発性，まれに多発性である．割面は鮮やかな黄金色．しかし，組織学的には必ずしも球状層細胞の特徴を示すとは限らず，クッシング Cushing 症候群の腺腫細胞と鑑別困難な場合もある．腫瘍以外の副腎皮質組織には萎縮はみられない．

【症状】 **高血圧**は必発で早期からみられる．拡張期の血圧が高く150 mmHgに達することもまれではない．褐色細胞腫の場合ほどではないがときに動揺性，発作性の著しい高血圧もみられる．カリウムの喪失に伴う症状としては**筋力低下**，**四肢麻痺**がしばしば認められる．テタニー発作はまれ．血清カリウムの低値，低カリウム性心電図，アルカローシスなども観察される．腎機能障害もしばしば認められ，多飲，多尿，タンパク尿，尿濃縮能低下などがみられる．**20-40歳代**に多くみられ，クッシング症候群とは異なり性差は認めない．

【診断】 著明な高血圧で**血漿アルドステロン高値**，**血漿レニン濃度低値**で本症を疑う．CTやMRIで副腎の検索を行う．CT値の低い小さい腫瘍であり，発見されれば ^{131}I アドステロール副腎シンチグラフィーを行い内分泌活性を確認する．腫瘍が小さく発見できない場合は副腎静脈血サンプリングを行い，詳しいホルモン分析を行うこともある．

【治療】 外科的な腫瘍の摘出が原則．手術の前に**抗アルドステロン薬**などを用いて高血圧と低カリウム血症を是正しておく．腹腔鏡などによる低侵襲手術が普及している．通常，片側の**副腎摘除術**が行われるが，腫瘍が小さいこともあり腫瘍のみの切除を行うこともある．クッシング症候群とは異なりステロイドホルモンの補充は必要ない．手術後に高血圧は急速に改善されるが，血管障害を合併した場合は容易に正常化しないことも多い．手術が困難な場合などは抗アルドステロン薬の服用が効果的．[1431] ⇒参特発性アルドステロン症→2146

原発性アルドステロン症の看護ケア

【看護への実践応用】 観察のポイントは，副腎皮質球状層からアルドステロンが過剰分泌されることによる筋力低下，脱力感，四肢麻痺，テタニー発作（軽度の場合：手足や口唇のしびれ），水・ナトリウム貯留による高血圧，頭痛，浮腫，体重増加の有無，ST低下，T波平坦化，U波出現などの心電図異常，動悸症状である．急性期はできるだけ床上安静が好ましい．テタニー発作は進行すると呼吸困難，窒息などのおそれもあるため，舌をかまないようエアウェイやバイトブロックなどを上下の歯間に入れ，側臥位にして誤嚥を防止する．検査時の看護として，臥床安静時の採血，立位歩行後の採血検査，副腎静脈血採取（サンプリング）などの侵襲性のある検査もあるため，検査の目的や内容をよく説明し，患者の理解と協力を得るとともに不安の軽減を図る．ナトリウム貯留，カリウム欠乏をきたすので，減塩食やカリウムを多く含んだ果物や野菜を十分に摂取するよう，また普段から血圧測定を行い，高値が続くようであれば受診するように指導する．[649] ⇒参原発性アルドステロン症→958

原発性異型肺炎 ⇒同原発性非定型肺炎→961

原発性家族性リポタンパクリパーゼ欠損症 **primary familial lipoprotein lipase deficiency** 高度の高カイロミクロン血症を呈する遺伝性疾患．カイロミクロンの加水分解の律速酵素であるリポタンパク質リパーゼ（LPL）活性の先天的欠損によるものである．現在ではヒトLPL遺伝子全体に及び70種類以上の変異が報告されている．同様の症状を呈する関連疾患として，LPLの活性発現に必要な補酵素であるアポCⅡ（アポリポタンパク質CⅡ）を先天的に欠く家族性アポCⅡ欠損症が知られている．臨床症状として高カイロミクロン血症があり，血清トリグリセリド値は1,500-2万mg/dL以上にも達する．その他，発疹性黄色腫，網膜脂血症，肝脾腫を認めることが多い．最も重篤な合併症は急性膵炎である．[987] ⇒参高カイロミクロン血症→979

原発性過眠症 **primary hypersomnia** ナルコレプシー，睡眠時無呼吸症候群には該当しない過眠症であり，持続性のもの（特発性過眠症）と，反復性のもの（周期性傾眠症，クライネ・レヴィン Kleine-Levin 症候群）の両者を含む．特発性過眠症の眠気はナルコレプシーよりも軽いが，居眠りのあとに爽快感を伴わないこと，脱力発作などのレム睡眠関連症状を伴わないことが特徴的．周期性傾眠症とは3日以上持続する傾眠期が反復して生じるものであり，傾眠期に過食と性欲の亢進を伴う場合にはクライネ・レヴィン症候群と呼ばれる．[751]
⇒参原発性睡眠障害→960

原発性肝癌 **primary liver cancer** 肝臓に原発する上皮性の腫瘍の総称で，肝細胞癌 hepatocellular carcinoma（HCC），胆管細胞癌 cholangiocellular carcinoma

(CCC)，肝芽腫 hepatoblastoma に分けられる．HCC の大部分は慢性肝障害，特にウイルス性肝硬変を母地に発生する．診断は AFP や PIVKA II などの腫瘍マーカー，各種の画像診断でなされる．CCC は慢性肝障害を発生母地としない．肝内胆管から生じる末梢型と肝門部付近から発生する肝門部型がある．腫瘍マーカーとして CEA や CA 19-9 があるが，初期は無症状であること，また肝細胞癌のように発生高危険群を特定できないことなどから早期診断が難しい．肝芽腫も肝硬変のない肝に発生．乳幼児にみられる胎児性腫瘍の性格が強いものと，学童期以上の年齢に発生する成人型がある．血液検査では AFP の上昇以外に特徴的な所見はない．[279,1395] ⇨参肝悪性腫瘍→564

原発性近位尿細管性アシドーシス primary proximal renal tubular acidosis 近位尿細管での HCO_3^- 再吸収障害が主体である．尿酸性化障害だけでなく汎アミノ酸尿，糖尿，リン酸尿など近位尿細管再吸収全般の障害を伴ったファンコニ Fanconi 症候群の形をとることが多い．原因疾患としては，原発性，遺伝性疾患，カルシウム代謝異常，多発性骨髄腫，アミロイドーシスなどの他の疾患に伴うもの，薬物性・中毒性腎炎などがあげられる．[1583]

原発性月経困難症⇨参月経困難症→908

原発性血小板血症⇨同本態性血小板血症→2722

原発性硬化性胆管炎 primary sclerosing cholangitis；PSC 肝外および肝内胆管周囲に高度な結合織増殖が発生し，不規則な線維性狭窄ないし閉塞を起こし肝内胆汁うっ滞をきたす疾患．末期には胆汁性肝硬変に進展．潰瘍性大腸炎やシェーグレン Sjögren 症候群を合併することが多いことから自己免疫性要因が想定されている．主として若年から壮年の男性に発症する．初期には無症状のことが多いが，進行すると増悪・寛解を繰り返す黄疸，発熱，掻痒感，肝腫大，上腹部痛を生じる．検査では血清胆管系酵素の上昇，黄疸出現時のビリルビン，白血球，C 反応性タンパク(CRP)の増加がみられる．内視鏡的逆行性胆道造影(ERCP)や経皮経肝的胆管造影(PTC)で，胆管の限局性狭窄と拡張の繰り返し(ビーズ様所見)，肝内胆管の減少と狭小化(枯れ枝状変化)という特徴的な所見を呈する．非代償性肝硬変，繰り返す胆管炎のための著しい QOL(生活の質)の低下，胆管癌の合併をきたした場合には，肝移植以外有効な治療法はない．胆管狭窄に対しては胆道ドレナージやバルーン拡張術，ステントなどが試みられている．副腎皮質ホルモンやウルソデオキシコール酸などの薬物療法が行われる．[1395]

原発性高血圧⇨同本態性高血圧症→2722

原発性高シュウ酸尿症 primary hyperoxaluria ［**原発性シュウ酸尿症，特発性高シュウ酸尿症**］ 肝細胞内のアラニングリオキシル酸トランスアミナーゼや D-グリセリン酸デヒドロゲナーゼの酵素欠損が原因で，尿中にシュウ酸が多量に排出される常染色体劣性遺伝のまれな疾患．尿中にシュウ酸が過剰に排出されることにより尿路結石を反復したり，尿細管へのシュウ酸カルシウムの沈着により腎機能が障害され，全身の組織へのシュウ酸塩の沈着が起こる．骨にも多量に沈着し骨痛や関節痛を引き起こす．心筋の刺激伝導系に沈着すると不整脈を引き起こし死亡原因となっている．治療としては主に腎不全や尿路結石に対する対症療法であるが，肝細胞内の酵素欠損による場合，肝移植と同時に腎不全に対して腎移植も行い，良好な結果が得られている．[1244]

原発性骨髄線維症 primary myelofibrosis ［**慢性特発性骨髄線維症**］ 骨髄の線維化，血管新生，骨硬化などを特徴とする原因不明の疾患．骨髄増殖性疾患の1つで，造血幹細胞に生じた異常クローンが増殖し，産生されたサイトカインが巨核球や骨髄間質細胞の増殖を起こして生じると考えられる．中年以降でやや男性に多い．進行に伴い造血不全と髄外造血が生じ，動悸，息切れ，肝脾腫による腹部の圧迫症状，発熱，体重減少などを呈する．末梢血は貧血，血小板増加(ときに減少)，赤芽球，涙滴赤血球，骨髄芽球，巨大血小板の出現などがみられる．徐々に進行し，平均生存期間は10年で，感染，出血，白血化などで死亡する．薬物療法はタンパク質同化ホルモン，少量のメルファラン，サリドマイドなどが有効な場合がある．対症療法として貧血の進行に対して赤血球輸血を行う．肝脾腫による圧迫症状には放射線照射を考慮する．血縁者からの造血幹細胞移植では治癒の可能性があるが，非血縁者からの移植はリスクが高く評価が定まっていない．[1221] ⇨参骨髄線維症→1108

原発性糸球体疾患 primary glomerular disease ［**一次性糸球体疾患**］ 腎臓そのものが原因で発症する腎疾患をいう．腎臓以外に原因があり続発性に発症する腎炎は続発性糸球体腎疾患という．腎生検で得られた糸球体病理所見から，微小変化型ネフローゼ症候群，巣状分節状糸球体硬化症，膜性腎症，管内増殖性糸球体腎炎，びまん性メサンギウム増殖性糸球体腎炎，びまん性管外増殖性糸球体腎炎，膜性増殖性糸球体腎炎などに分類される．このような分類診断のみではなく，病理組織の定量的診断，活動性病変，慢性病変の程度などにより臨床予後を評価し，治療方法を選択する．[1583]

原発性刺激 primary irrivitation⇨同中心染色質溶解→1992

原発性視神経萎縮 primary optic atrophy ［**単性視神経萎縮**］ 続発性視神経萎縮に対して用いられ，視神経自体の病変の結果として萎縮した状態．検眼鏡的には視神経乳頭部の蒼白化がみられる．いったん萎縮した視神経は，その後回復することはなく，障害の程度に応じて永続的な視力・視野障害が残存する．[1153]

原発性シュウ酸尿症 primary hyperoxaluria⇨同原発性高シュウ酸尿症→959

原発性上皮小体機能亢進症 ⇨同原発性副甲状腺機能亢進症→961

原発性食細胞機能異常症 primary phagocytic dysfunction 好中球，マクロファージなどの食細胞が先天的に障害されるために易感染傾向を呈する疾患群．このなかには慢性肉芽腫症，白血球粘着能不全症，チェディアック・東 Chédiak-Higashi 症候群，好中球 G6PD 欠損症，ミエロペルオキシダーゼ欠損症，二次顆粒欠損症が含まれる．好中球機能のうち殺菌能が障害される好中球 G6PD 欠損症，ミエロペルオキシダーゼ欠損症，二次顆粒欠損症ではカタラーゼ産生菌の大腸菌，セラチアなどのグラム陰性菌やノカルジアなどのグラム陽性菌による疾患が多い．運動能，粘着能，食菌能の障害される白血球粘着能不全症やシェディアック・東症候群では皮膚感染，歯周囲炎，腸や肛門周囲の瘻孔をきたす．食菌能が正常で殺菌能が異常の慢性肉芽腫症ではリンパ節，肝，肺の慢性感染性肉芽腫をきたす．また真菌感染，特にアスペルギルスの感染は難治性．[601] ⇨参好中球機能不全症→1033

原発性心筋症 primary cardiomyopathy⇨同特発性心筋症→2147

原発性腎細尿管性酸血症 ⇨同原発性尿細管性アシドーシス→961

原発性睡眠障害 primary sleep disorder 薬物・アルコールの摂取，精神疾患，身体疾患を原因とするものではない睡眠障害の総称．睡眠の質・量・時間の異常によって特徴づけられる睡眠異常(ナルコレプシー，睡眠時無呼吸症候群など)と，睡眠中と睡眠・覚醒移行帯に起こる異常行動や異常事象によって特徴づけられる睡眠時随伴症(悪夢障害，睡眠時遊行症など)に分けられる．[751] ⇨参原発性過眠症→958，原発性不眠症→962

原発性頭痛 primary headache⇨同一次性頭痛→250

原発性性腺機能低下症(不全症) ⇨同高ゴナドトロピン性性腺機能低下症→1000

け

原発性全般てんかん primary generalized epilepsy 原因不明で，脳の神経学的および精神医学的所見に明らかな病変がみられず，症状が発作以外に認められないもので，発作を起こしたときの脳波が左右同側同期性で対称性の突発性異常波(発作波)を示すてんかんの総称．発作は全身性である．治療には，抗てんかん薬が用いられ，よく反応し，おおむね予後もよい．発病は幼児期，児童期に多い．神経病理学的立場からみると，病変が脳幹と視床に限られて存在するので，かつてペンフィールド Wilder G. Penfield(1891-1976)は中心脳性てんかんと名づけたが，遺伝負因を重要な原因と強く主張する考えもある．1969 年の国際抗てんかん連盟の分類では，このてんかんの対極にある症状てんかんは，続発全般てんかんと部分てんかんに分けて定義されたが，その後，全般てんかんの中に原発性，続発性がともにあるものが存在することや，続発全般てんかんの中に予後のよい原発性のものがみられるなどして，1989 年のてんかんとてんかん症候群の分類では，再び特発性，症候性という用語が対峙されて用いられるようになった．[276] ⇨参てんかん→2075，特発性てんかん→2149

原発性線毛機能不全症候群 primary ciliary dyskinesia syndrome ［不動線毛症候群］ 気道粘膜，精子など，全身諸臓器に広範に存在する線毛の先天的な超微形態的欠損に基づく線毛機能障害により，男性不妊や，慢性鼻炎，慢性副鼻腔炎，中耳炎，気管支拡張症，慢性気管支炎などの全身系統的疾患を呈する症候群．以前は不動線毛症候群 immotile cilia syndrome と呼ばれていたが，近年は非協調的あるいはきわめて微弱な線毛運動を有する症例も多数みられることにより上記名称が使用されている．本症の約半数に内臓逆位が認められており，慢性副鼻腔炎，気管支拡張症，内臓逆位を三徴候とするカルタゲナー症候群 Kartagener syndrome も本症候群に含まれる．幼児期より繰り返す上・下気道感染症や内臓逆位をみたら本症候群を疑う必要がある．根本治療はないが，症状の改善にマクロライド系抗生物質の少量長期投与の有効例が報告されている．[141]

原発性側索硬化症 primary lateral sclerosis 筋萎縮性側索硬化症のきわめてまれな病型．病変が上位運動ニューロンに限局するため，錐体路徴候と仮性球麻痺を呈し，下位運動ニューロンの症状である筋萎縮は伴わない．[1289] ⇨参筋萎縮性側索硬化症→789

原発性胆汁性肝硬変 primary biliary cirrhosis；PBC ［慢性非化膿性破壊性胆管炎］ 中等大の肝内胆管が慢性的に破壊される疾患．肝硬変という名称がつけられているが，通常は初期病変を含めてこの名が用いられている．病期分類にはショイアー Scheuer の分類が用いられている．原因は自己免疫機序が考えられており，シェーグレン Sjögren 症候群などの他の自己免疫性疾患との合併例も多い．中年以後の女性に好発し，初発症状としては皮膚瘙痒感が最も多い．病期が進むと内眼角に黄色板 xanthelasma や上下肢の関節の伸展側に黄色腫 xanthoma ができる．胆汁うっ滞によるビタミン D の吸収障害のため骨粗鬆症をきたす．検査上の特徴は，ALP や γ-GTP などの胆道系酵素の上昇が著明なことで，これがもとで健診で発見されることも多い．高コレステロール血症，IgM 高値も特徴的．黄疸は晩期になるまで出現しない．90% 以上に抗ミトコンドリア抗体(AMA)陽性を示し，かつ特異性が高いことから診断上重要視されている．確定診断には肝生検が必要．緩徐ではあるが進行性の疾患で予後は不良．現在最も汎用されている治療薬は胆汁酸製剤のウルソデオキシコール酸で，検査値の改善が認められる．肝移植の対象疾患の1つ．[279] ⇨参ウルソデオキシコール酸療法→333，M_2 抗体→80，肝内胆汁うっ(鬱)滞→646

原発性痛風 primary gout⇨同一次性痛風→250

原発性低身長症 primordial short stature, primary dwarfism 同性，同年齢の身長標準値と比較して −2 SD(標準偏差)以下の身長を示すものを低身長症といい，その原因として身長を低くする疾患がないものをいう．家族歴があることが多く，出生体重は正常であることが多い．顔貌，性発達，骨年齢，甲状腺ホルモン，インスリン低血糖に対する成長ホルモン分泌反応はすべて正常．原発性低身長症で外表奇形を伴うことがあり，その場合は家族歴に低身長症はなく，出生体重が小さく，しばしば特異な顔貌を呈する．[1631] ⇨参低身長症→2050

原発性低リン〔酸〕血症性くる病 primary hypophosphatemic rickets ［ビタミン D 抵抗性骨軟化症］ 著明な低リン血症とくる病症状を伴う疾患．血清カルシウムは正常なことが多い．X 染色体優性遺伝形式を示すが散在性のものもある．リンの尿中排泄が増加しており，尿細管のリン再吸収障害が成因と考えられていて，その他の電解質の再吸収異常はみられない．通常 1-2 歳以降に発症し，下肢に O 脚がみられ低身長である．成人で発症するものもある．ビタミン D 抵抗性骨軟化症ともいわれる．[987] ⇨参ビタミン D 抵抗性くる病→2455

原発性頭蓋内悪性リンパ腫 primary intracranial malignant lymphoma 脳内に発生する非ホジキン Hodgkin リンパ腫の総称．免疫組織化学的に B 細胞型と T 細胞型に分けられるが，B 細胞型が大半．脳腫瘍の 1-2% で腎移植後や AIDS のような免疫不全状態に合併する報告もある．大脳半球に好発し，治療法は手術およびそれに連続する放射線治療，化学療法である．ステロイドの使用も有効であるが，予後は不良．[1017]

原発性尿細管疾患　primary renal tubular disease　尿細管疾患にはさまざまなものがあるが，まれな疾患が多い．代表的な尿細管疾患としては，尿細管性アシドーシスのほか，近位尿細管疾患としては，ファンコニFanconi症候群，デントDent病，腎性低尿酸血症，遠位尿細管疾患としてバーターBartter症候群，ギテルマンGitelman症候群，腎性尿崩症などがあげられる．[1583]

原発性尿細管性アシドーシス　primary renal tubular acidosis ［**原発性腎細尿管性酸血症**］　尿酸性化機構が障害されて起こる代謝性アシドーシス．生体内では1日に1 mEq/kg（体重）の水素イオンが産生されるが，腎臓は尿の酸性化によりその酸を処理し体液の恒常化を保っている．[987]　⇒参尿細管性アシドーシス→2247

原発性肺悪性リンパ腫⇒同原発性肺リンパ腫症→961

原発性肺癌　primary lung cancer　気管，気管支，末梢肺に一次性に発生する癌を指し，転移性肺癌と区別する．組織型分類では，腺癌，扁平上皮癌，小細胞癌，大細胞癌の4つが代表的であり，それ以外に，類表皮癌，カルチノイド，腺様嚢胞癌，腺扁平上皮癌がある．五次気管支より末梢に発生するものを末梢型肺癌といい，腺癌，大細胞癌が多い．それより中枢に発生する癌を中心型（肺門型）肺癌といい，扁平上皮癌，小細胞癌が代表的であり，喫煙との関連が深い．肺癌は早期発見，早期治療がむずかしく，治療成績は他の部位の癌に比べ不良で，近年では男性に限れば胃癌を抜いて悪性新生物の中で最も死亡率が高くなっている（女性も2007年は大腸癌に次いで2位）．[141]

原発性肺高血圧症　primary pulmonary hypertension；PPH ［**本態性肺高血圧症**］　肺動脈の高血圧を呈する原因不明の疾患であるが，先天性，自己免疫，多発性微小肺血栓塞栓，肺動脈攣縮，家族性などの関与が考えられている．現在は，特発性肺動脈性肺高血圧症と家族性肺動脈性肺高血圧症に分類されている．自覚症状としては労作時の息切れや呼吸困難，動悸が主で，咳や血痰を認めることもある．他覚的所見としては右心負荷によるII_P音（肺動脈成分）の亢進，右心系のⅣ音，右室性拍動（右室隆起）などの徴候がみられる．右心不全が進行すれば内頸静脈の怒張，Ⅲ音の聴取，肝腫大，浮腫，低酸素血症やチアノーゼなどが認められる．病理組織所見では，肺動脈中膜の肥厚や内膜の線維化，壊死を伴う動脈炎などがみられる．検査所見には心電図では右室肥大，胸部写真では肺動脈主幹の拡大と肺動脈末梢の狭小化，肺野の透過性の亢進を認める．心エコー図所見としては右室拡大，右室肥大，ドプラによる三尖弁逆流などが認められる．心臓カテーテル検査では，肺動脈圧ならびに右室収縮圧の上昇が本症の診断に必須である．予後は非常に悪く，症状出現から平均約3年で死亡．右心不全や突然死が死亡原因として多い．根本的な治療法はない．プロスタグランジン製剤，カルシウム拮抗薬，ACE（アンギオテンシン変換酵素）阻害薬などによる肺血管拡張の治療が主であるが，長期的な予後は改善されない．[640]

原発性肺胞低換気症候群　primary alveolar hypoventilation syndrome ［**オンディーヌの呪い**］　明らかな肺・胸郭系の疾患がないにもかかわらず，日中覚醒時でも動脈血二酸化炭素分圧（Pa_{CO_2}）の上昇を伴う肺胞低換気を呈する病態のうち，原因不明なものをいう．呼吸中枢の異常により無意識下での呼吸ができなくなるため，特に睡眠中は有効肺胞換気量が減少し，Pa_{O_2}の低下，Pa_{CO_2}の上昇が著しい．20-50歳の男性に多い．夜間の睡眠障害により昼間の眠気，疲労感，頭痛がみられる．ギリシャ神話の水の精にまつわる伝説から，オンディーヌの呪いOndine's curseとも呼ばれる．[141]

原発性肺リンパ腫症　primary pulmonary lymphoma ［**原発性肺悪性リンパ腫**］　リンパ腫（悪性リンパ腫）にはホジキンHodgkin病（HD）と非ホジキンnon-Hodgkinリンパ腫（NHL）とがあるが，わが国ではNHLが比較的多い．もともと肺内にはリンパ組織が少ないが，そこに原発する本症はもっと少なく，多くは系統的疾患の肺内病変である．[1443]　⇒参悪性リンパ腫→143

原発性微弱陣痛　primary weak pains　分娩開始時から陣痛が微弱で発作の持続が短く，周期が長く分娩が進行しない状態．内因性のオキシトシンやプロスタグランジンの分泌不全によると考えられる．子宮発育不全，骨盤位，疲労などでみられる．陣痛促進を行うことが多いが，深夜の場合は，疲労を回復させるために休養させ，翌朝に良好な陣痛の発生を待つこともある．[998]
⇒参続発性微弱陣痛→1838

原発性非定型肺炎　primary atypical pneumonia；PAP ［**原発性異型肺炎**］　ペニシリン系抗生物質も無効な肺炎に対して1つの疾患群として認識されたもので，初期症状から肺炎を発症することから原発性と呼称されており，多くはウイルス性肺炎と推定されていた．胸部X線写真では淡い間質性陰影をみることが多いが，多彩な所見を呈する．通常の細菌性肺炎に比較して臨床症状が軽く経過が良好なことが多いが，まれに急速に進行し，人工呼吸管理を要する劇症型もある．本症の代表的なものは，マイコプラズマで，その他に，各種ウイルス，クラミジア，レジオネラによる肺炎などがあげられる．治療は，βラクタム系抗生物質（ペニシリン系やセフェム系）が無効で，マクロライド系やテトラサイクリン系抗生物質が第一選択に用いられる．[141]

原発性肥満　primary obesity⇒同単純性肥満→1941

原発性副甲状腺機能亢進症　primary hyperparathyroidism ［**原発性上皮小体機能亢進症**］

【**概念・定義**】副甲状腺が腫大し，**副甲状腺ホルモンparathyroid hormone（PTH）**を自律的に過剰分泌し，高カルシウム血症をきたす代表的疾患．原因は腺腫（約90%），過形成（約10%），癌（1-5%）による．

【**疫学**】比較的頻度の高い疾患で，約3,000-5,000人に1人の割合で見つかる．比較的高齢者，とりわけ閉経後の女性に多いが男性にもみられ，また年齢層も幅広く存在している．

【**病態生理**】PTHはGタンパク共役型受容体である**PTH受容体**に結合し，主として細胞内cAMP（サイクリックアデノシン3′,5′-一リン酸）の上昇を介してその生物作用を発揮する．PTHは骨芽細胞に作用し，破骨細胞の分化，活性を亢進し，骨吸収を促進し，骨からのカルシウム放出を上昇させる．また，腎の近位尿細管に作用し，カルシウム再吸収の促進とリン利尿増加をきたす．尿中リン排泄は増加するが尿中カルシウム排泄は低下する例から，血中カルシウム高値を反映し増加する例までさまざまである．さらに，腎の近位尿細管に存在する**1α水酸化酵素**を誘導し，**ビタミンDの活性化**を促進することで，消化管からのカルシウム吸収を亢進する．

【症状】続発性骨粗鬆症をきたす骨型，腎尿路結石を繰り返す腎型，無症候性で高カルシウム血症のみを示す化学型に分類される．

【診断】確定診断は**高カルシウム血症**，**低リン血症**とPTH高値にてなされるが，血中アルカリホスファターゼ高値，骨吸収マーカー高値を呈する．局在診断には頸部超音波検査，CT，MRI，^{201}Tl-^{99m}Tcサブトラクションシンチグラフィー，^{99m}Tc-MIBIシンチグラフィーなどが有用である．骨の変化は骨吸収亢進のために，骨量減少や，画像診断上，頭蓋骨のソルトアンドペッパー状変化，腰椎のラグビージャージ様変化をきたす．消化性潰瘍や急性膵炎が合併することもある．多発性内分泌腺腫症 multiple endocrine neoplasia (MEN) Ⅰ型やⅡ型の一症状として出現することもあり，家族歴の有無に注意する必要がある．

【治療】外科的療法による病的副甲状腺の摘出が第一選択となる．手術適応は表に示した．手術が困難な症例では経皮的エタノール注入療法 percutaneous ethanol injection therapy (PEIT)や，ビスホスホネートなどの骨吸収抑制薬や新しいカルシウム感知受容体作動薬を用いることもある．

【ケアのポイント】 **高カルシウム血症クリーゼ**は著明な高カルシウム血症(血清カルシウム 14-15 mg/dL 以上)により意識障害，呼吸器症状，消化器症状など全身状態の悪化をきたした状態である．高カルシウム血症により食欲低下，飲水量の低下により脱水をきたし，さらに血中カルシウム濃度が上昇するという悪循環に陥っている．また，副甲状腺摘出後には急激にカルシウムが骨に取り込まれるので著明な低カルシウム血症を生じ，テタニー症状が出現することがあるので注意が必要である．[610] ⇨参副甲状腺腺腫→2533，副甲状腺癌→2531，副甲状腺機能亢進症→2531

●原発性副甲状腺機能亢進症の手術適応基準

①典型的な原発性副甲状腺機能亢進症の症状の出現：骨，腎，消化器症状
②血清 Ca 値が正常上限より 1-1.6 mg/dL 以上の高値持続
③腎機能の明らかな低下：クレアチニン・クリアランスが同年齢の健常者と比べて 30%以上の低下
④腎結石の発症，高 Ca 尿症の増悪，1 日尿中 Ca 排泄量 400 mg 以上
⑤皮質骨量の明らかな減少：年齢・性を一致させた対照群より 2SD 以上の減少
⑥神経・筋症状，精神症状があり，他の原因を見いだしえない
⑦内科的経過観察を続けられない
⑧年齢が 50 歳以下

SD：標準偏差 standard diviation
(アメリカNIHカンファランスからのガイドライン)

原発性不眠症　primary insomnia　［本態性不眠症］　薬物・アルコールの摂取，精神疾患，身体疾患の直接的影響を原因とするものではない不眠があり，そのために患者の日常生活が障害されている場合にこの診断が下される．ストレスによる一過性の不眠，不眠に対する不安によってもたらされる慢性的不眠，実際の睡眠時間を過小に評価して不眠を訴える睡眠状態誤認などが含まれる．[751] ⇨参原発性睡眠障害→960

原発性補体異常症　primary complement deficiency　先天的補体成分欠損症または異常症と補体系制御因子の先天的異常症がある．先天的補体成分欠損症または異常症は補体のいずれか(C1q，C1r，C1s，C1-INA，C3b-INA，P)を先天的に欠損または異常を呈する疾患で，C1q異常症，C1r欠損症，C1s欠損症，C2欠損症，C3欠損症，C4欠損症，C5欠損症，C5機能異常症，C6欠損症，C7欠損症，C8欠損症，C9欠損症が含まれる．症状はC3，C5欠損症は易感染傾向を示す．C1r欠損症，C1s欠損症，C4欠損症では全身性エリテマトーデス(SLE)などの自己免疫疾患様症状を呈する．C2，C9欠損症のようにまったく症状がない例もある．補体系制御因子の先天的異常症にはC1インヒビター(C1INH)欠損症，I因子欠損症，H因子欠損症，P因子欠損症が含まれる．これらの欠損症にはそれぞれ特徴的な症状があり，C1INH欠損症は遺伝性血管神経性浮腫，I因子欠損症は易感染性，H因子欠損症は溶血性尿毒症症候群，P因子欠損症は劇症髄膜炎が知られている．[601] ⇨参補体欠損症→2705

原発性慢性副腎皮質機能低下症　primary chronic adrenocortical insufficiency⇨同アジソン病→149

原発性無気肺　primary atelectasis　新生児の肺が完全に膨張しない病態．母胎の麻酔により麻酔された新生児や低出生体重児で認める．[953] ⇨参無気肺→2780

原発性免疫不全症候群　primary immunodeficiency syndrome　［先天性免疫不全症候群］　免疫不全を起こす原因となる別の疾患がなく，免疫機能の低下が認められるもの．T細胞や抗体に関係する免疫系の異常である特異免疫系異常と，食細胞や補体の異常である非特異免疫系異常に分類され，さらに前者は細胞性免疫不全と体液性(抗体産生系)免疫不全に分けられる．細胞性免疫不全は主としてウイルス，真菌に，体液性免疫不全は細菌に対する防御が障害される．[1631]

原発性良性骨腫瘍　primary benign bone tumor　骨を原発とする良性腫瘍の総称．骨軟骨腫，内軟骨腫，骨巨細胞腫，非骨化性線維腫などのほか，約20前後に組織学的に分類される．多くは単純X線写真，CT，MRIなどの画像診断にて診断される．必ずしも良性とはいい切れず悪性病変が疑われるときは，さらに血管造影，骨シンチグラフィー，病理組織検査などを行い，確定診断する．治療は，搔爬，辺縁切除，骨移植などの手術療法を行うかまたは自然経過をみることが多い．[1412] ⇨参原発性悪性骨腫瘍→957

原発全般てんかん⇨同特発性てんかん→2149

原発巣　primary lesion　最初に生じた病巣を原発巣という．悪性腫瘍の場合は，転移巣に対して用いられる．[919] ⇨参原発腫瘍→957

原発不明腫瘍　unknown primary neoplasm　リンパ節あるいは他臓器に転移巣が発見されたが，原発の臓器が不明な悪性腫瘍．腫瘍マーカー検査あるいは生検組織診断により原発腫瘍を決定する．臨床症状がなく剖検などにより偶発的に発見された悪性腫瘍は，潜在癌 latent carcinoma と呼ぶ．[919] ⇨参原発腫瘍→957

原発閉塞隅角緑内障　primary angle-closure glaucoma；

PACG ［狭隅角緑内障，急性閉塞隅角緑内障，急性うっ(鬱)血性緑内障］ 以前は，原因となる他の眼疾患や全身疾患が明らかでなく，隅角閉塞により眼圧上昇をきたす疾患すべてを指した．しかし最近では，隅角閉塞により眼圧上昇をきたしながら視神経障害がない状態を原発閉塞隅角症と呼び，視神経障害をきたしたものを原発閉塞隅角緑内障と区別して呼ぶようになった．また，虹彩形状異常が原因で隅角閉塞をきたすプラトー虹彩緑内障もサブタイプとして含まれている．多治見スタディ(日本緑内障学会多治見緑内障疫学調査)では，日本における40歳以上の緑内障患者の12%が原発閉塞隅角緑内障(原発閉塞隅角症を含む)であると推定している．また，遠視眼に多く，女性に多い，50歳以上に多い，東洋人に多い，両眼性，慢性ときに急性発作，などの特徴をもつ．点眼治療では，一時的に副交感神経作動薬(コリン作動薬)が使用されることがある．散瞳をきたすような交感神経刺激薬や副交感神経遮断薬(抗コリン薬)の使用は隅角閉塞を悪化させるので避ける．また，非観血的手術としてレーザー虹彩切開術が，観血的手術として周辺虹彩切除や白内障手術が行われる場合がある．[975]

原発無月経 primary amenorrhea 18歳を過ぎても月経が発来していない状態．通常18歳までに性中枢機能は確立されるので，無月経は病的である．原因としては，卵巣機能の欠如，子宮の欠損などさまざまな病態が考えられる．昨今の初経年齢の低下を考慮すると，18歳を待たず，15歳前後でも無月経の原因検索をするべきであると考えられる．[998] ⇨参無月経→2782，続発性無月経→1839

原発妄想⇨同一次妄想→251

瞼(けん)板 tarsal plate 眼瞼結膜と眼輪筋の間にある厚さ約1mmの軟骨様の結合織．鼻側および耳側の上下瞼板が接するところに内・外眼瞼靱帯があり，眼瞼の形を支持している．内部に瞼板腺(マイボーム腺)がある．[566]

瞼(けん)板筋 tarsal muscle ［ミュラー筋］ 上下の眼瞼内にあり，瞼裂の開大に働く平滑筋．交感神経支配．上瞼板筋は上眼瞼挙筋の腱から起こり，上瞼板上部に付着する．下瞼板筋は下直筋および眼球被膜から起こり，下瞼板下方に付着する．[566]

腱反射⇨同深部腱反射→1599

瞼(けん)板腺 tarsal gland ［眼瞼板腺，マイボーム腺］ 睫毛よりも後方の瞼板内にある皮脂腺．涙液層の油層を構成する油液を分泌し，涙液の乾燥を防ぐ役割がある．小さな真珠のネックレス様の腺が上瞼板内に約30-40，下瞼板内にはそれよりやや少数ある．眼瞼後縁は眼球前面(角膜と球結膜)に密着しているが，マイボーム腺は，眼瞼縁に開口し，中性脂肪を分泌することで，涙液が眼からこぼれないようにしている．瞼板内に存在するウォルフリング Wolfring 腺やクラウゼ Krause 腺は涙を分泌する副涙腺であるが，マイボーム腺は副涙腺ではない．

瞼(けん)板腺梗塞 infarct of tarsal gland マイボーム腺(瞼板腺)からの脂性分泌物や脱落した上皮細胞が瞼板腺導管内に詰まって貯留した状態．睫毛(まつげ)の生え際に開口部があり，これが詰まるとにきび様の丘疹ができ，眼表面を覆う脂性分泌物が減少して眼が乾燥しやすくなる．慢性の感染を起こしやすく，結膜結石の原因になる．急性の炎症を起こすと内麦粒腫となる．治療は抗菌薬の点眼と瞼を温める温罨法が有効．[651]

瞼(けん)板縫合 tarsorrhaphy 上下の瞼板または眼瞼縁を縫合すること．角膜表面の乾燥を防ぎ，瞬目(まばたき)による機械的刺激を抑え，角膜の上皮化を促す．難治性の角膜潰瘍や遷延性の上皮欠損などが適応となる．[257]

顕微鏡下喉頭手術 endolaryngeal microsurgery ［ラリンゴマイクロサージェリー，喉頭微細手術］ 喉頭の経口的顕微鏡下手術のこと．ファイバーライトガイドの側管つき喉頭直達鏡を支持固定し，手術用双眼顕微鏡下に喉頭部を拡大して手術を行う．喉頭病変の詳細な観察，試験切除，微細手術などを拡大視野内にして正確に行えることに意義がある．麻酔は挿管麻酔のほか，症例によりニューロレプト麻酔(NLA)を用いることもある．手術の適応としては，①声帯ポリープ，声帯結節，声帯白斑症などの声帯の器質疾患の微細手術，②限局した良性腫瘍の手術，③反回神経麻痺や声帯萎縮などのシリコン注入術，④早期声帯癌の手術，喉頭癌の試験切除，⑤喉頭の瘢痕性狭窄の治療などがある．[98]

顕微鏡手術⇨同マイクロサージェリー→2725

顕微鏡的 PN microscopic polyarteritis(polyangiitis)；MPA⇨同顕微鏡的多発動脈炎→963

顕微鏡的血尿 microscopic hematuria ［潜血尿］ 尿潜血反応または顕微鏡によってはじめて観察される血尿をいう．血尿は腎・尿路のすべての部位から生じうる．顕微鏡的血尿の患者で腎・尿路疾患を呈するものは2.3%，さらに尿路悪性腫瘍の場合は0.5%程度であると報告されている．顕微鏡的血尿を起こす主な疾患としては，糸球体疾患，腎尿路系悪性腫瘍，尿路結石症，膀胱炎，前立腺肥大症，腎動静脈奇形，腎囊胞，遊走腎などがある．糸球体疾患において血尿単独の場合は菲薄糸球体基底膜症候群の頻度が高い．タンパク尿を伴い1日0.5g以上認める場合には糸球体疾患の頻度が高く，腎生検などの精査が望まれる．[1583]

顕微鏡的多発動脈炎 microscopic polyarteritis(polyangiitis)；MPA ［顕微鏡的 PN］ 侵される血管の太さにより亜分類された多発動脈炎 polyarteritis(PA)の一型．病理組織学的には細動脈，毛細血管の血管炎で，好中球浸潤，フィブリノイド壊死，赤血球の管外遊出などの像を認める．全身の諸臓器が侵されうるが，腎臓が選択的に侵された場合，臨床的に急速進行性糸球体腎炎像を呈することが多い．臨床検査所見上，赤血球沈降速度亢進，CRP陽性，高γグロブリン血症，抗好中球細胞質抗体 perinuclear antineutrophil cytoplasmic antibody(P-ANCA)の出現をみる．ステロイド剤や免疫抑制薬が用いられる．[1503]

顕微鏡的膿尿 micropyuria，microscopic pyuria 尿沈渣の顕微鏡的検索にて強拡大(400倍)を用いて1視野に1-3個の白血球(1日の量に換算すると$2\text{-}3 \times 10^6$個の白血球に相当)が存在する場合を膿尿と定義する．白血球の数がはなはだしく多いときには肉眼的に膿状の尿に見える．しかし，多くの場合，顕微鏡的観察をもってはじめて尿中に正常上限以上の白血球を認めるので，このような膿尿を顕微鏡的膿尿と呼ぶ．膿尿の原因としては，腎盂腎炎，間質性腎炎，膀胱炎，腎尿

路結核，慢性糸球体腎炎などがある.[1503]

顕微鏡脳外科手術 microneurosurgery 一般に約4-15倍の拡大率をもつ実体顕微鏡を用いて操作を行う手術. 1957年に始まったとされるが，1970年代後半からわが国でも普及. 代表的には脳動脈瘤クリッピングや脳腫瘍摘出術の際に用いられる. 器具も要求に応じて進歩しており，今後はナビゲーターシステムも加わり，さらに発展が期待される.[1017]

顕微外科⇨同マイクロサージェリー→2725

顕微授精 microinsemination 精子の数や運動率が極度に不良で，体外受精を行っても受精できない場合に，顕微鏡下で授精する生殖補助医療の1つ. 大別して3つの方法がある(図). ①透明帯開孔法：卵子から卵丘細胞を除去し透明帯に孔を開け，精子の透明帯通過を容易にするもの. ②囲卵腔内精子注入法 subzonal insemination(SUZI)：一定数の精子を透明帯の内側へ注入する方法. ③卵細胞質内精子注入法 intracytoplasmic sperm injection(ICSI)は1つの精子をマイクロピペットで直接卵子の中に注入する方法. 現在，多精子受精(通常1個の精子しか卵子に進入できないのだが，複数の精子が入り雄性前核を形成する)がなく，受精率の高いICSIが行われることが多い.[998] ⇨参体外受精-胚(配偶子)移植→1861，卵細胞質内精子注入法→2905

●顕微授精の原理

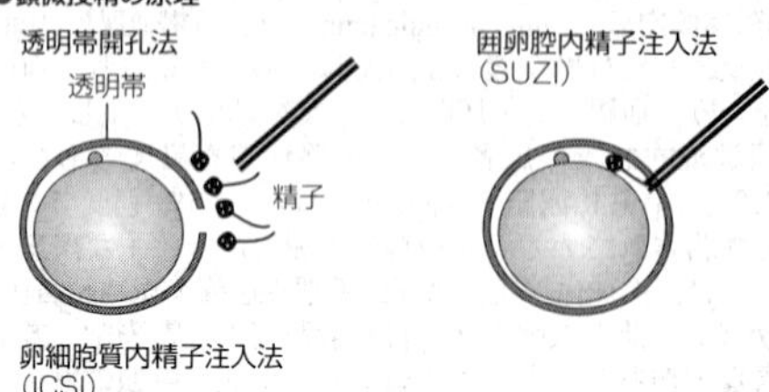

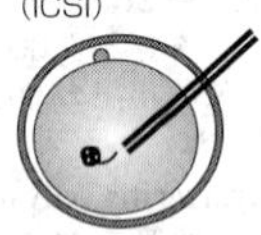

顕微測光法 microphotometry，histophotometry 細胞内に局在する微量物質を光学的手段で同定，定量する技術のことを細胞測光法 cytophotometry といい，光の吸収を用いる吸光測光法と，蛍光を用いる蛍光測光法とに分かれる. またスライドグラス上に封入された細胞を対象とする検査を顕微測光法と呼び，高速で流れる浮遊単離細胞を用いる検査をフローサイトメトリー flow cytometry と呼び区別している.[258]

顕微注射法⇨同マイクロインジェクション法→2725

現病歴 history of present illness；HPI 患者が現在問題としてかかえる疾患やヘルスケアを求めるきっかけになった異常の，始まりと経過および現在への経緯，特徴などの記録. 既往歴をとる際に必ず聴取される. 患者からの自発的発言のみでなく，欠けている情報を直接質問し補う必要もある.[1070] ⇨参病歴→2496

ケンペル Engelbert Kaempfer ドイツのレムゴ出身の医師(1651-1716). 江戸時代中期の1690-92(元禄3-5)年，長崎の出島オランダ商館で勤務. 助手の今村源右衛門英生の協力を得て，日本に関する豊富な資料を収集して翻訳した. 帰国後『廻国奇観』(1712)を発表. その中に日本の植物や鍼灸などについて詳細に記しており，幕府の対外政策を擁護し，ヨーロッパを教師として必要としないとして日本を賛美した. 死後に出版された大作『日本誌』(1727)は，18世紀のヨーロッパにおける日本像を形成した. なお日本語の「鎖国」という語は，蘭学者志筑忠雄が1801(享和元)年にケンペルの論文を訳した際に生み出した造語である.[1433]

検便⇨同糞便検査→2609

健忘 amnesia 時間と場所が特定できる出来事(ないし一連の事象)を想起できなくなった状態. 単なる物忘れ，単に忘れっぽい傾向をいうわけではない. 健忘は，長期記憶の障害を指すことが多い. 長期記憶の障害は，エピソード記憶の障害と意味記憶の障害に分けられる. エピソード記憶とは，自らが体験した出来事の記憶であり，これを忘却するのが健忘である. 一方，意味記憶の障害では，言葉や物の意味，いわゆる知識が失われ，これを健忘とはいわない. 臨床的な健忘は，①原因により器質健忘と心因健忘，②持続により一過性健忘(可逆性の一過性全健忘や全生活史健忘など)と持続性健忘(健忘症候群など)，③病変部位により皮質性健忘と軸性健忘(間脳・大脳辺縁系損傷)に分けられる. また，過剰な記憶を想起する場合を記憶増進という，想起内容の誤り，すなわち記憶錯誤 paramnesia として，誤記憶 allomnesia(事実とは内容の異なる記憶の想起)や，偽記憶 pseudomnesia(実際には存在しなかったことを存在したと追想すること)があり，作話や妄想追想と呼ばれる. 健忘症候群は，損傷される部位により，コルサコフ Korsakov 症候群(視床背内側核・乳頭体病変で，アルコール依存症に併発)，視床性健忘，両側側頭葉性健忘(海馬性健忘とも呼ばれ，ヘルペス脳炎・難治てんかんでの側頭葉切除例でみられる)，前脳基底部健忘に分けられる.[413]

肩峰 acromion，acromial process 鎖骨の外側端と肩鎖関節を構成する部位. 肩甲棘の外側端の広く扁平な突起で，三角筋の起始部であり僧帽筋の一部が付着する. 肩峰の後面は直角状となっており，肩峰角と呼ばれ，体表からも触知できる.[10] ⇨参上腕関節→1466

肩峰下滑液包 subacromial bursa⇨同肩峰下包→964

肩峰下包 subacromial bursa ［肩峰下滑液包］ 機能的関節である肩峰下関節の構成要素の1つ. 烏口肩峰アーチと腱板および上腕骨頭の間に位置する袋状のもの. 関節運動の際の注油機構として，腱板や大結節の運動を滑らかにする働きを担っている. 知覚受容器である自由神経終末が高密度に存在し，肩関節の疼痛と関係が深い組織である. 肩関節周囲のさまざまな滑液包の閉塞と腱板との癒着が肩関節拘縮を引き起こす原因ともいわれている.[10]

肩峰形成術 acromioplasty⇨同肩峰切除術→965

腱縫合法(術) tendon suture，tenosuture，tenorrhaphy 腱の断端どうしを縫い合わせる端端縫合，腱移植や腱移行に用いられる編み込み縫合などがある. 縫合部に加わる張力に対する強度を必要とする反面，腱内の血行や腱の滑走を障害しないように縫合する必要があり，種々の方法が考案されている.[308]

健忘作話症候群 confabulatory syndrome⇨同コルサコフ症候群→1132

健忘失語 amnestic aphasia 言語理解は比較的良好で発話は流暢であるが，日常の事物の名称が思い出せず，迂回表現を多く用いるため話がまわりくどくなるなど，語の喚起のみが障害される失語症の一型．語の理解や復唱は正常に保たれているのが原則．適切な語が出てこないためにまわりくどい表現をすることが多く，語性の錯語は伴いうるが，字性錯語は認められない．右利きであれば左半球シルビウス Sylvius 溝周辺の言語野のさらに外側領域の損傷で生じることが多いが，病巣は必ずしも一定しない．多くの失語型の回復期にも出現しうる．[296] ⇨参失名辞失語⇀1320

健忘症候群⇨同コルサコフ症候群⇀1132

腱紡錘 tendon spindle⇨同ゴルジ腱器官⇀1132

肩峰切除術 acromionectomy ［肩峰形成術］ 肩峰前下面の骨切除を行う術式．腱板損傷などによる腱板機能不全や透析肩などでは，肩挙上時に上腕骨大結節，腱板，肥厚した肩峰下滑液包などが，肩峰や烏口肩峰靱帯の下面を圧迫，摩擦することにより(肩インピンジメント)，疼痛や礫音が生ずる．保存療法に抵抗する場合，同術式と烏口肩峰靱帯切離および滑液包などのデブリドマンを組み合わせた肩峰下除圧術が，関節鏡視下で行われることが多い．または腱板縫合術に伴い行われる．[596] ⇨参肩インピンジメント症候群⇀520

研磨工塵肺(じんぱい) grinder pneumoconiosis 研磨材を用いて動力により研磨し，または研磨材の吹きつけにより研磨する作業に従事する人が粉塵を吸入することにより発生する塵肺．[1443] ⇨参職業性アレルギー⇀1471，塵肺(じんぱい)症⇀1596

幻味 gustatory hallucination 味覚に関する幻覚で，統合失調症や脳器質性精神障害，てんかん発作の前兆などで出現．酸味や腐った味など不快なものが多い．統合失調症の場合はしばしば食事に毒が盛られたと訴える被毒妄想と結びついたりする．[1110]

ケンミジンコ water flea, Cyclopoida, *Cyclops* 体長が1-2 mm の小型甲殻類の橈脚目の一群で，主要な動物プランクトン．淡水，海水に生息し，ある種の裂頭条虫や顎口虫類の第1中間宿主で，メジナ虫(ギニア虫)の中間宿主でもある．[288]

倹約遺伝子 thrifty gene 肥満を中心とした生活習慣病の遺伝的要因として考えられたもの．古代の人類が生き永らえるためには，一度摂取した栄養をなるべく消費しないで身体に蓄えて飢餓をいかに克服するかが重要で，これが遺伝子として子孫に伝えられているとするもので，エネルギーを消費しないように倹約することからつけられた．しかし，現代では摂取カロリーは過剰状態にあり，それが倹約遺伝子によって身体に蓄えられ，肥満となるとしている．いくつかの候補遺伝子(アドレナリン受容体遺伝子，レプチン遺伝子など)があげられている．[1618] ⇨参肥満遺伝子⇀2479

検油器 oleometer ［油比重計］ 油の比重の測定に用いられる器具．液体比重計に類似する比重計．[258]

権利主体 従来，人としての基本権を擁護されるべき立場にあるとされてきた「子ども」「高齢者」「障害者」「環境被害の対象者」などの人びとは，擁護・救済の対象ではなく，権利行使の主体であるとする概念．少子・高齢化が進行し環境破壊問題が論じられる現代，権利主体についての憲法論議が盛んになされている．社会福祉の分野では高齢者，障害者，子どもをはじめとする社会的弱者とみなされてきた人びとに対する措置制度から利用制度への変更が必要とされている．「子どもの権利条約」では子どもを権利主体者とした「児童福祉法」の改革が望まれている．また環境問題ではアメリカの「ミシガン州環境保護法」第2条第1項において「大気，水，土地，その他の天然資源に関する公共信託(公衆の共同財産である天然資源は，行政主体が公衆より信託されて管理・維持するものである)に対する汚染・損傷・破壊について，市民・法人・団体などは訴えることができる」と法令化されている．わが国においても，1970(昭和45)年，国際社会科学評議会の主催する公害国際会議において「環境を享受する権利と将来世代へ現在世代が残すべき自然資源をあずかる権利を，基本的人権の一種として，法体系の中に確立することを要請する」との宣言が採択され，環境権が世に問われた．その後，環境権の権利主体は何かなどが論議されている．[457] ⇨参環境権⇀580，障害者⇀1420

権利擁護事業《障害者の》 advocacy project for person with disability 障害者の権利擁護に関しては，いくつかの事業や制度があり，1999(平成11)年から行われている「地域福祉権利擁護事業」もその1つである．これは，認知症高齢者，知的障害者，精神障害者など主体的な判断が求められる場面で援助が必要な人を対象としており，障害やハンディがあっても住み慣れた地域で安心して自立した生活がおくれるように始められた．具体的な援助内容は，①情報提供，助言，②福祉サービスの利用手続きに関する援助(申し込み手続き同行・代行，契約締結の支援)，③福祉サービス利用料の支払い，④苦情解決制度の利用援助，⑤日常的金銭管理サービス(生活費の引き出し，支払い)，⑥書類などの預かり(通帳，印鑑の保管など)などである．このサービスの利用にあたっては，利用者自身が電話や来所で相談を行い，利用を希望することが必要となる．その相談内容をもとに契約締結審査会で利用者の意思能力の判定やサービス提供の必要性の審査が行われる．その結果，支援計画が作成され，契約締結後サービスが開始される．この事業は地域の社会福祉協議会が窓口になっており，2001(同13)年からは施設入所中や入院中の人も利用することが可能になっている．このほかに「成年後見制度」がある．この制度も高齢や障害のために主体的な判断が困難になった人の自己決定を支援し，その人の能力を尊重しながら，財産上での不利益を被らないように保護するものであり，2000(同12)年から施行されており，法定後見制度と任意後見制度の2つがある．法定後見制度とは家庭裁判所に申し立てて，その人の判断能力の有無に応じて補助人，保佐人，後見人を選んでもらう方法．任意後見制度とは高齢化などによる将来の判断能力の衰えなどに備えて，あらかじめ自分で後見人を選んでおくという制度である．[1088]

権利擁護・代弁⇨同アドボカシー⇀166

検量線 calibration curve ［キャリブレーションカーブ］ ある物質の濃度を測定する際，あらかじめ数個の既知濃度のサンプルを測定しておき，濃度と測定値からグラフ上に点をとりそれを結んで描く線のこと．その後，未知濃度のサンプルを測定し，測定値と検量線とを比

較してその物質の濃度を得る.[90]

瞼(けん)裂 palpebral fissure ［眼瞼裂］ 上眼瞼縁と下眼瞼縁に囲まれた眼球が露出した領域.[566]

こ

コア　core　①本来の意味は核すなわち物の中心部のこと．コンピュータ用語では主記憶装置いわゆる主要メモリのこと．②ウイルスの核のこと．ここには核酸すなわち遺伝子であるDNAまたはRNAが含まれている．③歯科矯正の人工部分を保持する通常の焼石膏の型の一部．[258]

コアグラーゼ　coagulase　黄色ブドウ球菌が産生する病原性因子の1つ．血液凝固第Ⅱ因子(プロトロンビン)に結合してフィブリノゲンをフィブリンに変換する作用をもつことから，黄色ブドウ球菌感染の際，菌体周囲にフィブリン被膜が形成されて白血球からの攻撃を免れることにつながる．[656]

コアグラーゼ陰性ブドウ球菌　coagulase-negative *Staphylococcus*　コアグラーゼを産生しないブドウ球菌．黄色ブドウ球菌 *Staphylococcus aureus* はコアグラーゼを産生するので，通常は黄色ブドウ球菌以外のブドウ球菌 *Staphylococcus* を総称する．しかし黄色ブドウ球菌以外にも，スタフィロコッカス・インターメディウス *S. intermedius*，スタフィロコッカス・デルフィニ *S. delphini*，一部のスタフィロコッカス・ヒイカス *S. hyicus* はコアグラーゼ陽性である．[324]

コアグラーゼ試験　coagulase test　ブドウ球菌 *Staphylococcus* の菌種を同定するときに行われる試験．黄色ブドウ球菌 *S. aureus* はブドウ球菌の中でヒトの感染症から最も多く分離される菌であり，血漿を凝固させる物質(コアグラーゼ)を分泌する．血漿中に多量のブドウ球菌を接種して血漿が凝固するかどうかを観察する試験のこと．黄色ブドウ球菌と他のブドウ球菌を鑑別するときに行われる．[324]

コア抗原⇨同HBc 抗原⇀57

コアセルベート　coacervate　高分子化合物の溶液が，種々の条件下で濃度の大きい部分と小さい部分の二液層に分離すること．生体物質の分離・濃縮に利用されることがある．[1320]

ゴアテックス®　GORE-TEX®　1969年アメリカで開発された延伸多孔質ポリテトラフロロエチレンの商品名．化学的安定性，生体適合性，抗血栓性に優れ，医療の分野では人工血管，人工靱帯，手術用縫合糸，臓器欠損部補塡用パッチなどに使用されている．[485]

小石川養生所　江戸時代，江戸小石川の町医者小川笙船が目安箱に投書し，1722(享保7)年に8代将軍徳川吉宗の命を受けて，貧困病者を救済し，民生の安定を図る目的で小石川薬草園内(現・東京大学大学院理学系研究科附属植物園，通称小石川植物園)に設けた施療院．診療科目は，本道(内科)，外科，眼科の3科で漢方による診療を行った．貧しい人々を対象に，小川笙船をはじめとして，非常勤の医師を含め6-9名の医師が診療，施薬にあたった．療養所には当初から入院設備が整えられ，病人の世話をする男女の看病人がいた．幕府の慈善病院として町奉行所の監督のもと，与力2名，同心6名が配置されていた．幕末に町奉行所の手から離れて個人の手に渡り，明治維新以後は鎮台(当時の陸軍師団)に引き継がれ，1868(明治元)年に貧病院と改称されたが，間もなく廃院となった．のちに東大の小石川分院に受け継がれた．[1451]

古医方(こいほう)　［古方派］　中国後漢の張仲景の医方(張仲景方)，もしくはそれを規範とする医学をいう．張仲景は3世紀初頭の人物で，現伝の『傷寒論』『金匱要略』はその著述に由来するとされる．特に急性熱性病の複合生薬療法を説いた『傷寒論』は薬方運用の典範として尊ばれ，明末清初にはこれを熱狂的に信奉する学派が現れた．日本では17世紀後半に名古屋玄医がこれを受けて古医方を唱え，次いで後藤艮山，香川修庵，山脇東洋，永富独嘯庵，吉益東洞など古方派を任ずる医家が輩出して日本の医界を席巻．なかでも東洞の影響は大きく，近世日本漢方を特色づけることになった．[586]
⇨参傷寒論(しょうかんろん)⇀1429

コイル型透析器⇨同回転ドラム型透析器⇀447

コイル〔状〕動脈　coiled arteries　子宮内膜の機能層に分布する小動脈．子宮内膜を栄養する血管の性状がコイル状ないしらせん状であることから，命名されている．子宮動脈は子宮表面側から弓状動脈が分岐して放射状動脈として子宮筋層に入り内方に向かう．この放射状動脈は直線状動脈とコイル状動脈に分かれ，子宮内膜を灌流する．前者は内膜の深層にとどまり，後者は内膜の表層に到達する．内膜表層部分には動静脈吻合があり，分泌期末期の動脈の強い収縮が内膜組織の阻血，壊死を誘起して内膜の剝離脱落が開始し月経が起こる．[998]　⇨参らせん動脈《子宮内膜の》⇀2896

コイル塞栓術　coil embolization　カテーテルやマイクロカテーテルを目的とする血管や病変に進め，金属コイルを用いて血管を閉塞させる手技．コイルは回収可能な離脱式のものと，そうでないものに分かれる．コイルの大きさや径はカテーテルの大きさに合わせてさまざまである．脳動脈瘤や外傷などの出血性病変が主な適応になるが，肝動脈注入カテーテル挿入時の血流改変など，応用範囲は広い．[150]

誤飲⇨同誤嚥(ごえん)⇀1072

コイン形病巣　coin lesion　［コインリジョン，コイン状陰影］　胸部X線像において直径1-4 cmの大きさを有する明瞭な円形あるいは円形に近い形の孤発陰影を指す．その形がコインのように見えるためこう呼ぶ．主に，原発性肺癌，転移性肺腫瘍，良性腫瘍，結核腫，肺動静脈瘻，肺膿瘍や各種肉芽腫性疾患などで認められる．それぞれ，CTなどで詳細な陰影の性状や周辺構造の解析を行って鑑別を行い，最終的には生検で診断を確定することが多い．[141]

コイン状陰影　coin lesion⇨同コイン形病巣⇀967

コインリジョン　coin lesion⇨同コイン形病巣⇀967

高βリポタンパク血症　hyperbetalipoproteinemia　［コレステロール血症］　脂質異常症の1つで，血中のβリポタンパク質が増加する疾患．[987]　⇨参家族性高コレス

テロール血症⇀513

高γグロブリン血症 hypergammaglobulinemia, hyper γ-globulinemia ［γグロブリン過剰血症，γグロブリン異常症］ γグロブリンが増加している状態．電気泳動を用いた血清タンパク分画の測定によって診断される．γグロブリンにはIgG，IgM，IgA，IgD，IgEといった免疫グロブリンが含まれており，これらが増加する疾患で高γグロブリン血症がみられる．単一の免疫グロブリンが増える場合を単クローン性高γグロブリン血症，それ以外の場合を多クローン性高γグロブリン血症という．前者は多発性骨髄腫や原発性マクログロブリン血症などB細胞系腫瘍の際に出現し，後者は感染症や自己免疫疾患，肝炎などの際に出現する．[656]

抗A血液型判定血清 anti-A blood-typing serum ［血液型判定用抗A血清］ 赤血球のA型物質と反応する血清(抗体)で，A型血球の判別に使用する．抗A1レクチンやモノクローナル抗体由来の試薬があり，青色に着色した状態で用いる．[860]

抗B血液型判定血清 anti-B blood-typing serum ［血液型判定用抗B血清］ 赤血球のB型物質と反応する血清(抗体)で，B型血球の判別に使用する．黄色に着色した状態で用いる．[860]

こ

抗CCP抗体 anti-cyclic citrullinated peptide antibody；anti-CCP Ab⇒同抗環状シトルリン化ペプチド抗体⇀984

抗DNA抗体 anti-DNA antibody デオキシリボ核酸(DNA)と反応する自己抗体．抗DNA抗体には，一本鎖DNA(ss-DNA)と強く反応するもの，二本鎖DNA(ds-DNA)と強く反応するものなどがある．全身性エリテマトーデス(SLE)では，活動期に一致して抗ds-DNA抗体が出現し，その力価は疾患活動性を反映する．抗ds-DNA抗体は抗原であるDNAと免疫複合体を形成し，補体活性化などを介して腎炎などの組織障害を惹起する．一方，抗ss-DNA抗体はさまざまな膠原病で出現し，疾患特異性と病原性は低い．[1438] ⇒参全身性エリテマトーデス⇀1767，自己抗体⇀1268，可溶性抗原抗体複合体⇀548

抗ENA抗体 anti-extractable nuclear antigen(ENA) antibody, antibody to extractable nuclear antigen(ENA) ［抗可溶性核抗原抗体］ 生理的食塩水などによって細胞の核より抽出することが可能な，可溶性核抗原(ENA)に対する抗体を総称したもの．現在ENAとして10種類以上の抗原が同定され，膠原病の診断などの目的で臨床検査に用いられている．特定の膠原病と特定の抗ENA抗体の間に特異性が見いだされており，例えば，全身性エリテマトーデス(SLE)と抗Sm抗体，混合性結合組織病(MCTD)と抗RNP抗体などはよく知られた例である．[1503]

抗GAD抗体 anti-glutamic acid decarboxylase antibody ⇒同GAD抗体⇀52

抗GBM抗体 anti-GBM antibody⇒同抗糸球体基底膜抗体⇀1007

抗HAV抗体検査 anti-hepatitis A virus antibody test A型肝炎ウイルス(HAV)に感染しているか，あるいは感染したことがあるかどうかを知るために抗HAV抗体を調べる検査．免疫グロブリンM(IgM)クラスの抗体と免疫グロブリンG(IgG)クラスの抗体の2種類の抗体を測定する方法がある．急性肝炎発症期には抗IgM抗体価が高値となる．抗IgG抗体が認められても，現在HAVに感染していることを示すものではなく，感染したことがあること，HAVの感染を予防する抗体があることを示すにすぎない．[258]

抗HBsヒト免疫グロブリン human anti-HBs immunoglobulin；HBIG ［B型肝炎ウイルス抗体含有ヒト免疫グロブリン］ 抗HBs抗体陽性の健常者血漿を原材料とする高力価の抗HBs抗体を含有する製剤．受身免疫によりB型肝炎ウイルス(HBV)感染の予防目的で使用．血液汚染事故の場合は48時間以内に1,000-2,000単位を静注，母子感染予防では出生直後と生後2か月に32-48単位/kgを筋注．ともにHBVワクチンと併用．副作用として，まれにショック，急性腎不全，発疹などの過敏症をきたすことがある．[279]

抗HCV抗体検査 anti-hepatitis C virus antibody test C型肝炎ウイルス(HCV)に感染したことがあるかどうかを知るために抗HCV抗体を調べる検査．抗HCV抗体はウイルスの増殖を阻止する中和抗体ではない．抗HCV抗体陽性者のほとんどはHCV感染者であり，血中にHCVが存在する確率が高い．[258]

抗HLA抗体 anti-HLA antibody 頻回に輸血を受ける際に血液製剤に混入する白血球などにより同種免疫されて生じる抗体．妊娠・出産歴のある女性でも以前の感作によって産生される．抗HLA抗体が存在すると，血小板輸血の効果が著しく低下しHLA一致適合血小板の輸血が必要となる．産生防止として，頻回に輸血する患者では血液製剤に混入する白血球を除去するため白血球除去フィルターを用いていたが，現在，日本赤十字社血液センターから供給されている血液は，すべて保存前に白血球を除去された製剤である．[860]

抗HTLV-Ⅰ抗体 human T lymphotropic virus-Ⅰ antibody, antibody against HTLV-Ⅰ ヒトリンパ球に感染するレトロウイルスの一種ヒトT細胞白血病ウイルスⅠ型(HTLV-Ⅰ)に対する抗体で，HTLV-Ⅰ感染者に検出される．抗体陽性者のうち男性の6%，女性の2%が成人T細胞白血病を発症する．[1221] ⇒参成人T細胞白血病⇀1676

抗HTLV-Ⅰ抗体検査 anti-HTLV-Ⅰ antibody test HTLV(human T-cell leukemia virus)-Ⅰに対する抗体の有無を調べる検査．粒子凝集法，酵素抗体法などによるスクリーニング検査とウェスタンブロット法，蛍光抗体法などによる確認検査がある．ともに陽性である場合をHTLV-Ⅰ抗体陽性とする．HTLV-Ⅰ関連疾患患者(成人T細胞白血病，HTLV-Ⅰ関連脊髄症など)や非発症キャリア(ウイルス保有者)で陽性となる．[656] ⇒参成人T細胞白血病⇀1676

高IgE症候群 hyper-IgE syndrome ［ヨブ症候群，ジョブ症候群］ 高IgE血症と反復感染を主徴とする疾患．聖書『ヨブ記』によるとサタンがヨブの足の裏から頭の頂まで大小多数の腫瘤を生じさせたことから，ヨブJob症候群ともいう．1966年，デーヴィスDavisらは，ブドウ球菌の反復感染による冷膿瘍のため異様な容貌となった女児2例を経験し，その症状からヨブ症候群と呼んだ．その後ヒルHillらによって，高IgE血症，好中球走化能低下をもつ症候群とされた．現在では高IgE血症をもつものの1つと考えられている．生後間もなくから皮膚炎や皮下膿瘍の症状がみられる．

膿瘍は首，肩，体幹に反復してみられ，ブドウ球菌が分離されるが局所の炎症は認められない．そのほか爪の萎縮，四肢関節の過伸展，発育の遅滞があり，ときに肺炎，肺膿瘍，中耳炎も合併．検査所見は末梢血で白血球や好中球数は正常かやや増加．血清 IgG，IgM，IgA は基準値で，リンパ球幼若化反応も正常．好中球の黄色ブドウ球菌貪食能，ニトロブルー・テトラゾリウム(NBT)還元能も正常に保たれているが走行能の低下がみられる．治療にはブドウ球菌に有効な抗生物質を使用し，膿瘍については外科的処置を行う．[1631]

高 IgM 症候群　**hyper-IgM syndrome**　［**IgM 増加を伴う抗体欠乏症**］ IgM 増加を伴う免疫グロブリン欠損症．B 細胞は IgM 産生から IgG・IgA 産生へと成熟していくが，この過程に欠陥があって，IgM の産生はできても他の免疫グロブリンの産生ができないために IgG，IgA は低濃度．T 細胞の障害はない．母体からの免疫グロブリンが減少する生後数か月から化膿菌に対する易感染性がみられるようになる．一般のウイルス感染症は特に重症化することなく正常に経過するが，エンテロウイルス感染症は遷延したり重症化することもある．治療は免疫グロブリン置換療法を行う．[1631]

抗 Jo-1 抗体　**anti-Jo-1 antibody**　細胞の核成分(ヒスチジル tRNA シンセターゼ)と反応する自己抗体である抗核抗体の1つ．皮膚筋炎や多発性筋炎に特徴的に検出できる．皮膚筋炎，多発性筋炎に間質性肺炎を合併した例中で本抗体陽性例は治療によく反応することが多い．[677]

高 LET 放射線療法　**high linear energy transfer radiotherapy；high-LET radiotherapy**　放射線が組織を通過する際に組織に与えるエネルギーの単位長さ当たりの量(keV/μm)を線エネルギー付与(LET)といい，放射線の線質を表す．X 線，γ 線，電子線，陽子線は低 LET 放射線に，重粒子線，速中性子線，π 中間子線は高 LET 放射線に分類される．高 LET 放射線は生物効果が強く，細胞の酸素濃度や放射線増感剤，防護剤によって放射線効果が修飾されにくい．また，細胞の放射線損傷からの回復がほとんどみられない．そのため，低 LET 放射線では難治と考えられる腫瘍に対して治療効果が期待されている．[1127]

抗 NAPA 抗体　**anti-NAPA antibody，antibody to NAPA**　抗核抗体の一種．対応抗原の NAPA は非ヒストン酸性核タンパク抗原 nonhistone acidic nuclear protein の頭文字をとったものであり，可溶性核抗原 extractable nuclear antigen(ENA)に含まれる．なお，非ヒストン核タンパク質の多くは酸性核タンパク質である．[1503]

抗 Rh 抗体　**anti-Rh antibody**　ヒト赤血球に存在する血液型抗原物質である Rh 因子をもたない Rh 陰性の人が Rh 陽性の血液を輸血されると，抗 Rh 抗体が産生され，溶血と貧血が起こる．妊娠中，Rh 陽性の胎児赤血球が Rh 陰性の母体を免疫し，その結果産生される Rh 抗体に曝露されると赤血球の崩壊が起こり，いわゆる胎児赤芽球症が惹起される．その予防を目的に IgM 型の抗 Rh 抗体を母体に投与する．[860] ⇨参免疫グロブリン療法→2809，Rh 抗体→102

抗 RNP 抗体　**antibody to ribonucleoprotein(RNP)，anti-ribonucleoprotein (RNP) antibody**　抗核抗体の一種．対応抗原は細胞核の生理食塩水抽出抗原成分(可溶性核抗原 extractable nuclear antigen)であったために，以前は英文の頭文字をとって抗 ENA 抗体と呼ばれたが，のちに対応抗原は細胞核のリボヌクレオタンパク質 ribonucleoprotein(RNP)であることが判明したために抗 RNP 抗体と呼ばれるに至った．RNP はウリジン uridine の多い RNA とタンパク質のポリペプチドよりなるが，抗原性はポリペプチド部分にあると考えられている．ウリジンに鋭敏な抗 U 1-RNP 抗体検査では混合性結合組織病(MCTD)や全身性エリテマトーデス(SLE)で異常値を呈する．[1503] ⇨参抗 U 1-RNP 抗体→969

抗 Scl-70 抗体　**anti-Scl-70 antibody**　抗核抗体の1つ．全身の結合組織の免疫病(血管炎)である強皮症 scleroderma (Scl)に特徴的に出現する自己抗体．Scl-70 は DNA 修復酵素の1つである DNA トポイソメラーゼⅠと同一である．[677]

抗 Sm 抗体　**anti-Sm antibody；anti-Sm，antibody to Sm**　抗核抗体の一種．Sm はスミス Smith という全身性エリテマトーデス(SLE)患者に由来する．本抗体は抗 dsDNA 抗体(anti-double stranded DNA，抗二本鎖 DNA 抗体)とともに SLE に対して診断的価値の高い抗体である．[1503] ⇨参抗 ENA 抗体→968

抗 SS-A 抗体　**antibody to SS-A (Sjögren syndrome A)**　抗核抗体の一種．シェーグレン Sjögren 症候群で高率に検出される抗体として報告された．SS とは Sjögren syndrome の頭文字をとったもの．全身性エリテマトーデス(SLE)でも高率に検出され，他に補体の C 2 および C 4 欠損症や新生児ループス症候群との関連でも着目されている．抗 Ro 抗体ともいう．[1503]

抗 T_3, T_4 自己抗体⇨同甲状腺ホルモン自己抗体→1018

抗 TBM 抗体　**anti-TBM antibody**⇨同抗尿細管基底膜抗体→1048

抗 Thy-1 腎炎　**anti Thy-1 nephritis**　ラットにおけるメサンギウム増殖性腎炎の実験モデル．Thy は胸腺 thymus に由来し，Thy-1 は胸腺細胞の細胞膜結合型の糖タンパク質である．ラットのメサンギウム細胞の細胞膜にも Thy-1 は存在し，Thy-1 に対する抗体を投与することによってメサンギウム増殖性腎炎が惹起される．抗体の1回静注では惹起されるメサンギウム病変は一過性であり，最終的には正常な組織へと修復される．[1503]

抗 U 1-RNP 抗体　**anti-U 1-RNP(ribonucleoprotein) antibody**　抗核抗体で ENA(可溶性核抗原)抗体の1つ．混合性結合織病 mixed connective tissue disease (MCTD)では100% に出現し，その診断に必須とされる．全身性エリテマトーデス，強皮症やレイノー Raynaud 現象を主徴とする不全型膠原病などでも出現することがある．[677]

口愛期　**oral phase**　［**口唇期，口唇愛期**］ 生まれたばかりの乳児は，快感の場が唇の周辺，口腔粘膜，舌などに集中しており，母親の乳房などの他者，外界とは，口唇部位を通してのみ交流する．フロイト Sigmund Freud(1856-1939)は，この時期，乳児のリビドーが口唇部に向けられていると説明した．指しゃぶりは，母親の乳房が得られないときに代償的に自分の指から快感を得るものであり，おとなの接吻は口愛期に起源を

もつ愛情表現や性的な前戯である．[1269] ⇒参性心理的発達論→1687

抗アシアロ GM_1 抗体　anti-asialo GM_1 antibody　スフィンゴ糖脂質の GM_1 からシアル酸が除かれたアシアロ GM_1（Galβ1-3 GalNAcβ1-4 Galβ1-4 Glcβ1-1 Cer）に対する抗体．アシアロ GM_1 はマウスのナチュラルキラー（NK）細胞や一部のT細胞に発現する．ウサギ抗アシアロ GM_1 抗体をマウスに投与するとこれらの細胞が補体存在下に傷害されるため，これらの細胞の生体内機能の解析などに用いられる．[939]

高圧釜⇒同高圧蒸気滅菌器→970

高圧浣腸　high pressure enema　多量の浣腸液（生理食塩液，微温湯など）を肛門から注入して液圧を高めることにより，直腸や下行結腸を拡張させ，浣腸液を上行結腸まで到達させる浣腸の方法．腸の検査や手術の前処置などで大腸内の便を可能な限り除去するために行われる．現在は主に下剤が用いられることから，高圧浣腸は補助的に行うことが多い．ケアのポイント：①肛門や腸粘膜に損傷を与えないよう，挿入時に潤滑油を用いる，②患者のプライバシーを守り，できるだけ安楽な体位（左側臥位，仰臥位）で行う，③浣腸液の量は成人 500-1,000 mL．それ以上多くすると小腸にまで浣腸液が達することがある，④カテーテル挿入の長さは成人で約 10 cm，液温は人肌程度に保つ．[927] ⇒参催下（さいげ）浣腸→1154

高圧撮影法　high voltage radiography　一般に 100-150 kV のX線管電圧撮影を高圧撮影と呼び，胸部撮影に最もよく利用される．肋骨，心陰影などにおおわれている肺病変を識別しやすい利点がある．X線発生効率がよいので小焦点を用いた短時間撮影が可能で被曝量も少ない．欠点はコントラストが低下し，散乱線除去の方法を用いなければならないこと．石灰化像や骨病変は見落としやすい．[264]

高圧酸素吸入照射法　hyperbaric oxygen radiotherapy　放射線治療において，患者に高圧酸素を吸入させながら，あるいは約3気圧高圧酸素タンク内に患者を入れて放射線を照射する方法．以前は腫瘍内の放射線抵抗性である低酸素腫瘍細胞の酸素化に有効であると考えられていたが，現在では治療効果の不確実性から行われていない．[1144]

高圧酸素療法　hyperbaric oxygenation；HBO，hyperbaric oxygen therapy　大気圧より高い圧力で酸素を吸入させる治療法で，血液による酸素運搬量を増加させ，末梢組織まで酸素を供給する方法．鋼鉄製の気密室で行う．平常の大気圧下では血液 100 mL に 0.3 mL の酸素が溶解するが，この方法で3気圧に圧力を上げると，6 mL まで溶解させることができる．適応は，急性一酸化炭素中毒，煙吸引，脳梗塞，減圧症（潜函病），ヘモグロビン欠乏症などがある．[953]

高圧蒸気滅菌　steam sterilization under pressure，autoclave sterilization　［オートクレーブ滅菌］　オートクレーブと呼ばれる一種の圧力釜を用いる滅菌法．ガスや電気で加熱しながら釜の内部の空気を追い出したあと水蒸気で満たし，一定の圧力と温度にして一定時間作用させる．通常の設定条件は，121℃（2気圧），20分間．通常の煮沸消毒では殺菌できない細菌芽胞も，この条件で完全に殺菌される．[324]

高圧蒸気滅菌器　autoclave　［オートクレーブ，高圧釜］　1880年に考案された器材の高圧蒸気滅菌に使用する加圧釜で，一般的にはオートクレーブと呼ばれる．使用前の注意は，設定の確認と安全弁の動作の確認など．使用中の注意は，飽和水蒸気による置換が容易なように容器や袋を開放して収納する，蒸気が環流しやすいように配列を工夫したくさんつめ込まない，滅菌器中の空気の排気を妨げない，排気過程を厳重に管理する，計器類の確認などがあげられる．[33]

高圧則⇒同高気圧作業安全衛生規則→985

降圧反射　depressor reflex　［減圧反射］　血圧が上昇すると頸動脈洞と大動脈弓に存在する大動脈圧受容器や心房や心室，肺血管に存在する心肺圧受容器が刺激され，求心神経を介して血管運動中枢が抑制され，反射性に心拍数の低下，血管の拡張，血圧降下が起こること．[226]

降圧療法　antihypertensive therapy　［高血圧治療］　高血圧に対する治療法で，血圧を下げる目的で行われる．軽症高血圧に対しては，まず非薬物的に塩分制限（6-7 g/日），運動療法，肥満の改善，心身療法，禁煙，節酒（エタノール換算で 30 mL/日以下）を行う．降圧療法に用いられる薬物を降圧薬といい，利尿薬，カルシウム拮抗薬，β遮断薬，アンギオテンシン変換酵素（ACE）阻害薬，アンギオテンシンⅡ受容体拮抗薬（ARB），α遮断薬，中枢性交感神経抑制薬などが一般的に用いられる．作用機序の違う薬剤を組み合わせることが多い．日本，アメリカなどの治療指針では異なったクラスの降圧薬の併用療法が勧められている．[1311]

抗アドレナリン作動薬　antiadrenergic agent　［アドレナリン受容体遮断薬，交感神経抑制薬］　アドレナリン受容体遮断薬，交感神経遮断（抑制）薬とも呼ばれる．アドレナリン作動性神経-効果器接合部の受容体に作用し，神経興奮を遮断することにより交感神経の活動を抑制する．遮断する受容体の種類によりα遮断薬（α受容体遮断薬）とβ遮断薬（β受容体遮断薬）に分けられる．α遮断薬が作用する受容体として α_1 受容体と α_2 受容体のサブタイプが存在し，α_1 受容体を介する作用として血管の収縮作用があり，α_2 受容体を介する作用として交感神経系の活動亢進，迷走神経系の活動抑制，血小板凝集の促進，神経終末からのノルアドレナリン（ノルエピネフリン）とアセチルコリンの放出，インスリン分泌亢進，脂肪分解亢進などの作用をもつ．各種α受容体遮断薬は受容体サブタイプの親和性に従い，これらの作用を減弱させる．β遮断薬が作用する受容体としては β_1 受容体と β_2 受容体のサブタイプが存在し，β_1 受容体を介する作用として血管の収縮，心拍出量の増加，心拍数の増加，脂肪分解促進作用があり，β_2 受容体を介する作用として気管支拡張，腸管運動の抑制，膀胱の弛緩，グリコーゲン分解促進，脂肪分解促進，インスリン分泌促進などの作用があり，各種β受容体遮断薬は受容体の親和性に従いこれらの機能を抑制する．臨床的にはα遮断薬は主に α_1 受容体遮断薬が高血圧治療薬，褐色細胞腫に伴う高血圧治療薬，前立腺肥大による排尿障害治療薬に応用されている．β遮断薬は不整脈，狭心症，高血圧などの治療に応用されている．中でも特殊な作用として内因性交感神経興奮作用 intrinsic sympathomimetic action(ISA)と呼ばれる作用をもつβ遮断薬がある．これはβ刺激薬や内因性カテコールアミンが存在する場合はβ遮断薬として作用するが，β刺激薬や内因性カテコールアミンが存在しないような場合ではβ刺激作用を示す薬剤であり，ISAはβ受容体遮断の効果を減弱させるものであるが，β受容体を完全に遮断してしまうことによる心機能低下の危険を緩和する利点でもあるとされる．[310] ⇨参交感神経遮断薬→985

高アドレナリン症 hyperadrenalism⇨同副腎髄質機能亢進症→2539

高アルギニン血症 hyperargininemia⇨同アルギニン血症→187

高アルドステロン症 hyperaldosteronism⇨同アルドステロン症→194

抗アルドステロン薬 aldosterone antagonist 遠位尿細管においてアルドステロンに競合的に拮抗して，ナトリウムイオン(Na^+)の再吸収とカリウムイオン(K^+)，水素イオン(H^+)の排泄を抑制することによって緩徐で持続的な利尿効果を発揮するカリウム保持性利尿薬．一般名はスピロノラクトン．高血圧症，浮腫性疾患，原発性アルドステロン症の治療薬．耐糖能異常，高尿酸血症や痛風の悪化を招きにくく，マグネシウムを保持することが特徴．主な副作用としては高カリウム血症，低ナトリウム血症，女性化乳房，月経異常，性欲低下などがある．より選択的な抗アルドステロン薬，エプレレノンではこれらの副作用が軽減される．また，腎の遠位尿細管・集合管に存在するナトリウムチャネルを直接阻害することによってアルドステロン作用に拮抗する薬剤としてトリアムテレンがあり，このナトリウムチャネル異常によるナトリウム再吸収亢進が原因とされるリドル Liddle 症候群に奏効する．[284,383] ⇨参スピロノラクトン→1652

高アルミニウム血症 hyperaluminemia 血中のアルミニウム(Al)値が高くなった状態．腎機能の廃絶によって本来腎臓より排出されるべき微量金属が体内に貯留することによって起こる．血液透析療法下にある慢性腎不全患者の場合，透析原液希釈に用いる上水道水や，制酸薬として用いるアルミニウム製剤中に含まれるアルミニウムによって重症化しやすい．アルミニウムが骨に沈着して骨軟化症を惹起したり，副甲状腺に沈着して副甲状腺ホルモン parathormone(PTH)の分泌を阻害する．積極的治療としてキレート剤であるデフェロキサミンメシル酸塩を投与する場合もある．[1503]

高アルミニウム血〔症〕性透析脳症 aluminium-induced encephalopathy in dialysis patients, hyperaluminemic dialysis encephalopathy 維持血液透析療法下の慢性腎不全患者にみられる脳症ないし認知症の一型．臨床的には発音障害や統合運動障害 dyspraxia に始まり，知能低下を伴った行動異常や全身性の痙攣をきたすようになり，数か月程度の経過で死に至る．患者の脳内にアルミニウムの蓄積がみられることから，透析原液希釈に用いる上水道水や，制酸薬として用いるアルミニウム製剤中に含まれるアルミニウムが本疾患の発症や進展にとって中心的役割を果たしていると考えられている．キレート剤であるデフェロキサミンメシル酸塩が治療薬として用いられる．[1503]

抗アレルギー療法 antiallergic therapy 抗ヒスタミン薬，化学伝達物質遊離抑制薬，ロイコトリエン受容体拮抗薬，トロンボキサン A_2 合成酵素阻害薬，Th2サイトカイン阻害薬などの抗アレルギー薬を用いて，アレルギー疾患のコントロールを行う治療法．[505]

高アンドロゲン症 hyperandrogenemia 血中アンドロゲン(男性ホルモン)が高濃度の状態．主なアンドロゲンはテストステロン(T)，Δ^4-アンドロステンジオン(ADD)とデヒドロエピアンドロステロン硫酸塩(DHEAs)．卵胞期初期から中期のこれらの血中濃度は，それぞれ約0.4 ng/mL，0.9 ng/mL以下，1,000 ng/mLである．正常ではTとADDは卵巣と副腎からそれぞれ約50%由来し，DHEAsは副腎に由来する．原因は，①副腎性：先天性副腎過形成，クッシング Cushing 症候群，腫瘍(腺腫・癌)．②卵巣性：多嚢胞卵巣(多卵胞)症候群，腫瘍：細胞腫，セルトリ Sertoli 間質細胞腫瘍(アンドロブラストーマ)，良性嚢胞性奇形腫，黄体化卵胞膜腫，顆粒膜ライディッヒ Leydig 細胞腫瘍(ギナンドロブラストーマ)，卵巣の副腎遺残腫瘍，卵巣性索腫瘍．Tの中等度までの高値は卵巣性であり，非常な高値は副腎性である．症状は，多毛から男性化まで進む．陰核肥大，側頭部はげ，筋肉増量，低声化など．卵巣・副腎の超音波診断療法，CT，MRIとホルモン検査により診断，原因の治療をする．[1078] ⇨参アンドロゲン→208，ホルモン→2720

抗アンドロゲン療法⇨同抗男性ホルモン療法→1032

高アンモニア血症 hyperammonemia アミノ酸の異化によって生じるアンモニアは有害であり，ヒトは肝臓において尿素サイクルにより尿素に変換して尿中に排泄している．そのアンモニア処理能力の破綻が高アンモニア血症である．一般にアンモニアが血中で100 μg/dLをこえると興奮，不眠，性格変化をきたし，200 μg/dLをこえると痙攣，意識障害，400 μg/dLをこえると昏睡がみられ，高アンモニア血症が2日も続くと中枢神経系に不可逆的障害をきたす．高アンモニア血症は緊急性の高い病態であり，疑って測定しないと診断できない．アンモニアをチェックすべき場合としては，意識障害(昏睡や逆に興奮状態も)，嘔吐，痙攣，低体温(新生児)，食思不振，精神症状，行動異常などがあげられる．先天的な代謝異常症としては，尿素サイクル異常症(オルニチントランスカルバミラーゼ欠損症が代表的，そのほかシトルリン血症，アルギニノコハク酸尿症，アルギニン血症)，有機酸代謝異常症の発作時(メチルマロン酸血症，プロピオン酸血症，イソ吉草酸血症，HMG-CoA リアーゼ欠損症など)で認められる．また重症の肝障害(肝不全)でも高アンモニア血症となる．急性期治療として速やかなアンモニアの除去を行う．400 μg/dLをこえていれば交換輸血，腹膜透析，持続濾過透析も考慮．薬物治療としては先天性高アンモニア血症の場合，アルギニンの点滴，安息香酸ナトリウムやフェニル酢酸ナトリウム(グリシン抱合を受けグリシンとしてアミノ基が排泄される)の点滴が有効である．慢性期治療としてタンパク制限食，アルギニン経口投与，安息香酸ナトリウムやフェニル酢酸ナトリウムの経口投与が行われる．[1256] ⇨参尿素回路→2250，肝不全→651

高アンモニア血症Ⅱ型 hyperammonemia type Ⅱ⇨同オルニ

チントランスカルバミラーゼ欠損症→415

高位鉗子分娩⇒同高在鉗子分娩→1002

高域寛容　high zone tolerance⇒同高域トレランス→972

高域トレランス　high zone tolerance　［高域寛容，高域免疫トレランス，高域免疫学的寛容］　大量の抗原が生体に侵入したときに，その抗原に対する免疫反応が低下したり，無反応になること．低用量の抗原で誘導される低反応性，無反応性（低域トレランス）に対する用語．マウスでは免疫系が未発達な時期（例えば新生仔期）に人為的に大量の抗原を導入すると，当該抗原に対して長期的に特異的な不応答性が誘導される．しかし，すでに成熟した免疫系をもつ個体ではこのような現象は通常は観察されない．[1439]

高域免疫学的寛容　high zone tolerance⇒同高域トレランス→972

高域免疫トレランス　high zone tolerance⇒同高域トレランス→972

高位脛骨骨切り術　high tibial osteotomy；HTO　［脛骨高位骨切り術，HTO］　脛骨近位骨幹端部を楔状やドーム状に骨切りし，プレートやスクリューによる内固定または創外固定を行い，膝関節周囲が主因である下肢アライメント不良を矯正する術式．例えば，変形性膝関節症や骨折変形治癒などで内反膝を呈している場合，外反となるように骨切り，矯正を行うことにより，立位で膝中心より内側に偏位していた重心線が外側に移動し，内側関節面への荷重が減少し疼痛が軽減される．[596]

●高位脛骨骨切り術

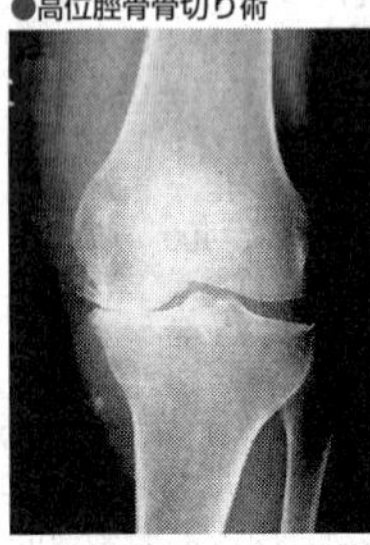
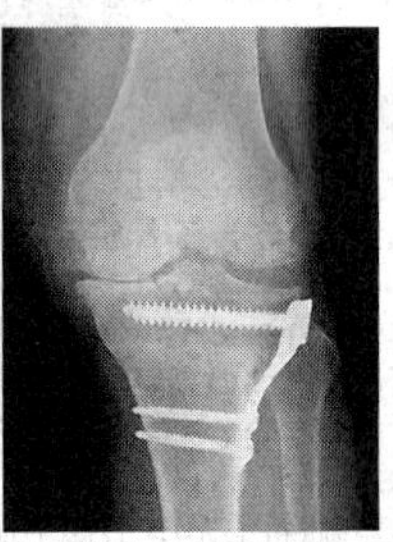

変形性膝関節症による内側関節裂隙消失，内反膝術後，軽度外反膝となり内側関節裂隙やや開大

紅夷外科宗伝（こういげかそうでん）　長崎のオランダ通詞，外科医である楢林鎮山（榮休）〔1648-1711（慶安元～宝永8）〕が当時入手可能な外科書を抄訳編集したもので，日本最初の翻訳外科書といえる．中国明時代の陳実功の著作『外科正宗』（1617）の形式にのっとって編訳したというが，内容は比較にならぬほど優れている．現存するものはすべて写本であり『Genees-Boek（邦題：仕掛書）』『Wondheyttig-Boek（邦題：金瘡書）』『Anatomie-Boek（邦題：金瘡跌撲図）』『Distilleer-Boek（邦題：油之書）』『Apotheeguers-Boek（邦題：油取様書）』『Pleyster-Boek（邦題：膏薬書）』の6冊が原形である．平戸嵐山家旧蔵本が最も完備している．成立年代は明確でないが，1706（宝永3）年に貝原益軒が序文を書いているので，完結したのはそれ以前と推定されている．内容は16世紀から17世紀の西洋外科書からの翻訳ではあるが，従来フランスの外科医アンブロワズ=パレ Ambroise Paré（1510頃-90）の『Les Oeuvres D'Ambroise Paré（外科全集）』のバトゥス Carolus Battus のオランダ語訳，1649年刊のスキッペル Schipper 社版からの日本語訳といわれてきたが，『金瘡跌撲図』をとってみても，全92図のうちパレの著作からの引用は33図（35.9%）にすぎない．ドイツの外科医シュルテス（スクレタス）Johann Schultes（1559-1645）の外科書『Armamentarium Chirurgicum（外科の兵器庫）』からの引用が44図（47.8%），引用書不詳が15図（16.3%）ある．上述2書のほかに，数多くのオランダ語訳の西洋外科書から直接，視覚的あるいは理論的にバランスのとれた翻訳が行われており，紅毛外科として従来の南蛮流外科から別の西洋式外科を受容するカギとなった著作である．類似のものに西玄哲の『金瘡跌撲療治之書』，伊良子光顕の『外科訓蒙図彙』などがある．[464]

高位結紮（けっさつ）　high ligation　外科手術の際に血管や嚢胞状の病変をそれらの中枢側根部で結紮処理すること．前者の例としては下肢静脈瘤に対する大伏在静脈高位結紮術，精索静脈瘤に対する内精索静脈高位結紮術，内痔核根治術における上直腸動脈分枝の高位結紮術，直腸癌根治術における下腸間膜動脈高位結紮術など，後者の例としては鼠径ヘルニアをはじめとする各種のヘルニア手術においてヘルニア嚢をその根もと（ヘルニア門）で結紮する高位結紮術がある．[802]

肛囲検査法　anal swab　［検肛法］　セロファンテープを肛門周囲に接触させて虫卵を付着させ，それをスライドグラスにはりつけ顕微鏡で観察する方法．糞便中に虫卵がほとんど含まれない蟯虫症の検査法で，専用品がある．無鉤条虫症や有鉤条虫症の検査にも応用できる（この場合，確定診断はできない）．[288]　⇒参蟯（ぎょう）虫卵検査法→763

高位睾丸摘出術⇒同高位精巣摘除術→973

後遺症　secondary disease，sequela　［続発症］　最初の病気や損傷の結果生じる，生体にとって不利益な病態が改善せずに残ってしまった状態．例えば，ストレプトマイシン硫酸塩など耳毒性薬物による治療後の難聴，脳梗塞後の片麻痺や構音障害などがある．[943]

行為障害　conduct disorder　他人の基本的人権や社会的常識，規範に対し，反復的・持続的に侵害し，乱すもの．DSM-Ⅳ-TRの診断基準では，人や動物に対する攻撃性，所有物の破壊，嘘をつくことや窃盗，重大な規則違反が，その対象となる行為としてあげられている．そしてこの行為の障害が社会的，学業的，または職業的機能に臨床的に著しい障害を引き起こしていることもこの診断のための条件となる．心理的背景，神経学的背景，社会的背景，遺伝的背景など，さまざまな角度からその原因が探求されている．この診断がつけられる多くのケースは18歳未満であり，18歳以上になると反社会性パーソナリティ障害の診断がつけられることが多い．行為障害と類似の行為の問題がみられても，それが広汎性発達障害，もしくは気分障害などの基礎疾患が存在する場合があるので，この診断をつけることに対しては慎重でなければならない．[209]

高位除睾術⇒同高位精巣摘除術→973

高位心室中隔欠損症　high ventricular septal defect　［円錐部中隔欠損症］　肺動脈弁輪直下の心室中隔欠損で，

弁輪下の室上稜にくい込むか，それを途絶させる形をとる．欠損孔を左→右に通過する血流の刺激により大動脈弁尖の下垂とヴァルサルヴァ Valsalva 洞瘤を続発して大動脈逆流を合併する危険がある．[319] ⇨参心室中隔欠損症→1551，心室中隔欠損兼大動脈弁閉鎖不全症→1550

●高位心室中隔欠損症

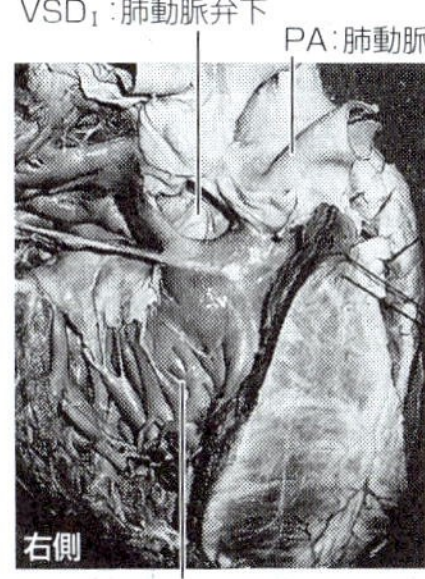

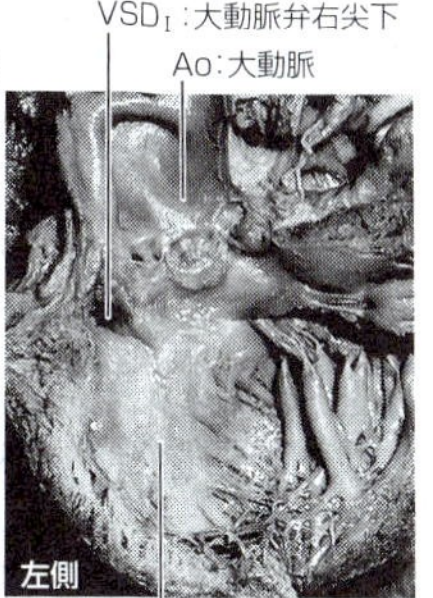

高位診断 segment diagnosis ［脊髄分節診断］ 各種疾患あるいは外傷による脊髄障害において，筋萎縮や筋力低下の部位，深部反射の異常の有無，感覚障害の位置により，その病変が脊髄のどのレベルにあるのかを診断すること．例えば乳頭以下に感覚障害が存在する場合，第4胸髄の異常を考える．[1289]

行為心迫 oppression to conduct act 躁病にみられる病的な発動性の亢進をいう．意欲の過剰な亢進と関心の移り変わりにより，行動は1つの目標を達成することなく次々に移っていく．しかし，統合失調症にみられる運動心迫と異なり，行為自体は支離滅裂ではなく，一断面をとればまとまりをもっている．[1226]

高位精巣摘除術 high orchi〔d〕ectomy ［高位除睾術，高位睾丸摘出術］ 精巣悪性腫瘍の際に用いる手術法．鼠径管を開き内鼠径輪のところで精巣動静脈を切断し，この部から精巣までを連続的に切除する．直接陰嚢部を切開して行う単純精巣摘除術と区別して高位と称する．[1431] ⇨参精巣摘除術→1693

高位脊髄くも膜下麻酔 high spinal anesthesia 脊髄くも膜下麻酔の中で，必要な麻酔範囲を頭部から第4胸神経域まで及ばせる方法．薬液量を多く，速い速度で投与する．これによって上腹部の手術が可能となるが，重度の低血圧や，症例によっては呼吸機能の低下を招くため，実際に行われることは少ない．[468] ⇨参脊髄くも膜下麻酔→1717

高位脊髄損傷 high spinal cord injury 第5胸髄より上位の脊髄（頸髄，第1-5胸髄）の損傷．この部位の損傷はそれ以下の損傷と比較して障害部位が広く，循環・呼吸機能の障害が強い．主な合併症として自律神経過反射や起立性低血圧があげられる．[1319]

口囲蒼白 perioral pallor 猩紅熱での顔面に認める症状の1つ．ほぼ全身に丘疹性紅斑が広がりびまん性に発赤するのに対して，口周囲はおかされず蒼白に見える状態．[1631] ⇨参猩紅熱（しょうこうねつ）→1432

高位中枢 higher center 中枢神経系において，ある部分が他の部位より調節を受けているときの，調節をする側のこと．[1230]

更衣動作 dressing activity 身のまわり動作の1つで，毎日の衣服の選択や着脱は社会参加への第一歩となる重要な動作である．寝たままでも寝返りができれば更衣動作は可能だが，一般には座位になることができかつ座位バランスを保持できることが必要となる．外出時などは立位を保ったままの更衣動作が必要とされることもある．更衣動作を行うには身体各部の関節運動や関節可動域，四肢体幹の筋力，手指の巧緻性，精神神経活動のあることが重要となる．片麻痺患者など一側に関節運動の障害を伴う場合は，着衣を患側から行い，脱衣は健側から行うよう指導する．[818]

行為能力 civile competence ［契約能力］ 契約，遺言など，「民法」上の法律行為が有効であるために必要な精神的な能力のこと．意思能力，契約能力などともいう．また，不法行為についての精神能力を特に責任能力といい，法廷などで有効に供述する能力を証言能力などといって，行為能力のそれぞれ一側面を区別する場合もある．いずれにせよ，行為能力が失われた者（心神喪失者）は，未成年者と重い精神障害者であるから，後者の行為能力の有無，程度を判断するために医師の精神鑑定が行われる．行為能力を失う精神障害には，統合失調症，重症の気分障害，重度の知的障害と認知障害，催眠状態などがあげられている．認知症高齢者の遺言能力や契約能力についても，鑑定されたり，裁判で争われたりする．ちなみに，民事上の行為能力と「刑法」上の刑事責任能力とは，必ずしも一致しない．[1269]

高位破水 high rupture of bag 頸管壁に接する部分より高い位置の後羊水を包む卵膜の破裂による羊水の漏出．内診で先進部に破れていない前羊水を包む卵膜を確認できるにもかかわらず，羊水が漏出する場合に疑われる．[1323] ⇨参自然破水（膜）→1297

口囲放射状瘢痕 radial perioral scar ［ノブル凹溝］ 1933年ノブル Nobl の記載による．幼児期に口角から下口唇周囲にかけての湿疹などの病変部に二次的に生じた深いひび割れが，治癒後に放射状に配列する線状の瘢痕（はんこん）を形成したもの．先天梅毒によるパロー凹溝 Parrot furrow も類似の症状を示すが，上口唇周囲や唇紅にもみられ，鋸歯状，環状，交差状の線条を呈することが特徴とされる．[502]

後陰唇交連 posterior commissure of labia ⇨同陰唇後交連→293

高インスリン血症 hyperinsulinemia ［過インスリン血症］ 血中のインスリンが高値の状態．高インスリン血症は血糖値との相対値で判断をする必要があるが，空腹時では20 μU/mL以上とすることが多い．インスリン分泌増加は肥満の十分知られた特徴であり，日常臨床では肥満者においてインスリン感受性が低下していることが原因で血中インスリン濃度が増加している．それは基底状態でも広汎なインスリン生成性薬剤に対する反応でもみられる．肥満度と高インスリン血症の程度，特に基底インスリン濃度の間には相関関係がある．高度の高インスリン血症は，インスリン拮抗ホルモン増加による二次性糖尿病，血中にインスリン抗体が存在する自己免疫症候群や過去にインスリン注射の既往のある人，異常インスリン血症（家族性高プロインスリン血症），インスリン受容体異常症（タイプA，B，

C)で認められる．また，B細胞の腫瘍性増殖をしたインスリノーマも高インスリン血症を呈する．高インスリン血症の検討は血糖測定と同時に行った血中インスリン測定によりなされる．空腹時の血中インスリン(μU/mL)/血糖(mg/dL)比の基準値は，乳幼児から成人に至るまで0.3を超えないことが知られている．低血糖時のインスリン濃度が10 μU/mLよりも高値であれば内因性高インスリン血症が疑われる．[987]

抗インスリン抗体　anti-insulin antibody　［**インスリン抗体**］　インスリン注射による治療中の糖尿病患者の血中に出現するインスリン結合免疫グロブリン．IgG・M・D・A・Eすべてのクラスのものが発見されているが，IgGがほとんど．IgEはインスリンアレルギーに関連するとされる．インスリン抗体の存在は患者の血糖コントロールに大きな影響はないが，抗体の力価が高い場合には皮下注射後の血中遊離インスリン濃度の上昇が遅れ，食後高血糖を起こす原因となる．インスリン注射歴のない患者にインスリン抗体を認めたときにはインスリン自己免疫症候群を疑う．1型糖尿病では発症前から抗体が出現することがある．[418]

口咽頭エアウェイ　oropharyngeal airway　口から咽頭に挿入し舌根部を挙上することにより気道確保を行う器具．ゲデルGuedelエアウェイ(中空構造，先端を口蓋に向けて挿入したあとに半回転させて挿入固定)とバウマンBaumannエアウェイ(断面がH型，舌圧子などを用いて口咽頭の形状に合わせて挿入)がある．門歯から下顎角までの距離と同等の長さが適切なサイズとされている．傷病者に意識があり，咽頭反射が強い場合は挿入により嘔吐を誘発するので用いないほうがよい．[734]　⇨参鼻咽頭エアウェイ→2426

抗ウイルス抗体測定⇨同ウイルス血清反応→313

抗うつ(鬱)薬　antidepressant, antidepressive drug　抑うつ気分を正常化させ内因性うつ病や各種の抑うつ状態を改善させる作用をもつ薬物の総称．感情調整薬ともいわれる．化学構造，薬理作用，臨床的特徴などから，三ないし四環系抗うつ薬のようなモノアミン再取り込み阻害作用をもつ薬剤と，モノアミン酸化酵素(MAO)阻害薬，選択的セロトニン再取り込み阻害薬(SSRI)およびセロトニン・ノルアドレナリン再取り込み阻害薬(SNRI)に大別される．三環系抗うつ薬の代表的な薬剤としてイミプラミン塩酸塩，SSRIとしてフルボキサミンマレイン酸塩とパロキセチン塩酸塩水和物および塩酸セルトラリンが，またSNRIとしてミルナシプラン塩酸塩がわが国で使用されている．[428]

抗うつ(鬱)薬中毒　antidepressant poisoning　抗うつ薬には三環系抗うつ薬(イミプラミン塩酸塩，アモキサピン)，四環系抗うつ薬(セチプチリンマレイン酸塩，マプロチリン塩酸塩，ミアンセリン塩酸塩)，SSRI(選択的セロトニン再取り込み阻害薬：フルボキサミンマイレン酸塩，パロキセチン塩酸塩水和物，塩酸セルトラリン)，SNRI(セロトニン・ノルアドレナリン再取り込み阻害薬：ミルナシプラン塩酸塩)，モノアミン酸化酵素(MAO)阻害薬などがある．いずれも毒性は低いが，心筋の伝導抑制作用があるため不整脈を起こす可能性がある．また，これらの薬剤は肝で代謝され腸肝循環をするので肝障害が起こりやすい．脂溶性でタンパク結合率も高いため，血液透過・強制利尿・腹膜灌流は無効．できるだけ早期に胃洗浄を行い，痙攣にはジアゼパムの投与，不整脈の治療，人工呼吸などの対症療法を行う．[1579]　⇨参三環系抗うつ(鬱)薬中毒→1200

紅暈(こううん)　red halo　丘疹，水疱，膿疱などの皮疹と接してその周囲を取り囲むようにみられる環状の発赤のこと．[502]

公益質屋法　public pawnshop law　低所得者を対象に，質物を担保として必要な資金を融資する簡易な庶民金融機関の設置を認めた法律．1927(昭和2)年施行．経営主体は市町村または社会福祉法人に限定されていた．貸付利率は年36%以内，貸付限度額は1世帯10万円，流質期限は4か月．質流れ品の処分の売却代金から，元利・手数料を控除した残余金があれば交付金として質置主に交付された．設置数はピーク時の1960(同35)年を境に減少に転じ，1975(同50)年には180件，1997(平成9)年には5件にまで減少．公益質屋の役割は弱まったため，2000(同12)年6月7日公布の厚生省令第100号で事実上施行が廃止された．[457]

高エコー域　high echo area, hyperechoic area　超音波検査において特に周辺部より高い輝度を示す領域．超音波の反射・散乱が大きいことを表す．[955]

抗エストロゲン薬　anti-estrogen, estrogen antagonist　［**エストロゲン拮抗薬**］　エストロゲン拮抗作用をもつ薬剤．代表的なものに，排卵誘発薬として使用されるクロミフェンクエン酸塩，乳癌の治療に使われるタモキシフェンクエン酸塩やトレミフェンクエン酸塩などがある．[991]

高エネルギーX線⇨同超高圧X線→2010

高エネルギーX線療法⇨同超高圧放射線(X線)療法→2010

高エネルギー化合物　energy-rich compound, high energy compound　加水分解で多量の標準自由エネルギー減少が起こる化合物．加水分解を受ける結合(共有結合)を高エネルギー結合という．多くは，リン酸基を含む化合物．酸無水物(有機ピロリン酸をもつATP，1,3-ビスホスホグリセリン酸など)，エノールリン酸(ホスホエノールピルビン酸など)，ホスホグアニジン(クレアチンリン酸，アルギニンリン酸など)などがある．生物学的に重要なその他の高エネルギー化合物には，チオエステル(アセチルCoAなど)，スルホニウム(*S*-アデノシルメチオニン)がある．加水分解の標準自由エネルギー変化は，−7から−15 kcal/molである．[1320]

高エネルギー結合　energy-rich bond　加水分解など転移反応により，細胞内で多量の自由エネルギーを遊離する化学結合．生体内では代謝の結果生じたエネルギーが高エネルギーリン酸化合物としてたくわえられ，能動輸送や筋肉収縮などさまざまに利用される．その代表的なものがアデノシン三リン酸(ATP)である．[229]

高エネルギー粒子線照射療法　high energy particle therapy　［**荷電粒子線治療，重粒子線治療**］　高エネルギーの粒子線を用いた放射線治療法．粒子線は優れた物理的線量分布に加えて，生物学的な利点も期待されている．現在，サイクロトロン(シンクロトロン)加速器を用いて，高エネルギー陽子線治療，および炭素(^{12}C)核などの重粒子線治療が研究されている．いずれの加速器も大型で多額な費用を要するため，いまだ一般病院には設置できない状況である．しかし，最近の加速器技術

などの進歩によって，陽子線治療では比較的小型のシステムも可能となってきている.[1127]

高エネルギーリン酸化合物 high energy phosphate compound 高エネルギーリン酸結合(加水分解で多量の標準自由エネルギー減少が起こるリン酸結合)をもつ化合物．代表的なものは5′-アデノシン三リン酸(ATP)で，高エネルギーリン酸結合の1つないし2つが切れる際に放出される多量の自由エネルギーが，生体に多種の形(能動輸送，筋肉収縮など)で利用される．その他，グアノシン5′-三リン酸(GTP)，シチジン5′-三リン酸(CTP)，ウリジン5′-三リン酸(UTP)，ホスホエノールピルビン酸，カルバモイルリン酸，1,3-ビスホスホグリセリン酸，クレアチンリン酸などがある.[1320]

好塩基球 basophil ［好塩基性白血球］ 顆粒球の一種．ライト・ギムザ Wright-Giemsa 染色などで暗紫色に染まる大型の顆粒を有する直径13-18 μm の細胞．末梢白血球中には3%(0-300/μL)未満で存在する．活性化した好塩基球からはヒスタミン，ヘパリン，プロテオグリカン，ロイコトリエン，サイトカインなどが放出される．ヒスタミン，ヘパリン，プロテオグリカンは好塩基球内の顆粒中に貯蔵され，その他は活性化に伴い産生される．細胞表面に高親和性のIgE受容体があり，アレルギー反応の際に脱顆粒することでヒスタミンなどを放出し，喘息やアナフィラキシー反応を引き起こす．また一部の遅延型過敏反応にも関与する．類似した機能を有する細胞として組織に存在する肥満細胞(マスト細胞)があるが，異なるものである．いずれも多分化能造血幹細胞由来であるが，好塩基球前駆細胞は骨髄で成熟分化し，末梢血に入り必要な組織に侵入後は死滅するのに対し，肥満細胞の前駆細胞は組織に侵入後に増殖分化する.[1377]

好塩基球性白血病 basophilic leukemia 異型性のある好塩基球が増加するきわめてまれな白血病．好塩基球の同定にはトルイジンブルー染色で顆粒が陽性に染まり，透過電子顕微鏡により好塩基球固有の顆粒を証明する．特異的症状として好塩基球から放出されたヒスタミンによる蕁麻疹がある．フィラデルフィア染色体の有無を確認し，慢性骨髄性白血病の好塩基球性転化を否定する必要がある.[1495]

好塩基球増加〔症〕 basophilia 好塩基球は通常，末梢白血球比率で0-3%(300/μL未満)である．それ以上の好塩基球を認める場合を好塩基球増加とする．血液疾患では慢性骨髄増殖性疾患である慢性骨髄性白血病ではしばしば好塩基球増加を伴い，その増加の程度は病勢の進行を予測する1つのマーカーである．また真性多血症と慢性骨髄線維症でも好塩基球は目立つが，著しく増加することはまれである．急性骨髄性白血病や骨髄異形成症候群の一部の症例で好塩基球増加を伴う例がある．t(6；9)転座の染色体異常を有する急性骨髄性白血病や骨髄異形成症候群では好塩基球増加が指摘されている．溶血性貧血，鉄欠乏性貧血でもときに好塩基球増加を認める．非血液疾患としては摘脾後，蕁麻疹，水痘などのウイルス感染症，肺癌，若年性関節リウマチ，甲状腺機能低下症，エストロゲン治療などで好塩基球増加をきたすことが知られている.[1377]

好塩基球脱顆粒試験 basophil degranulation test 即時型過敏症を *in vitro* で検出する方法．患者末梢血あるいは好塩基球浮遊液に抗原(アレルゲン)を添加し反応させたあとに好塩基球数を数えて対照・比較し，減少していれば陽性と考える．当該抗原に過敏症がある場合，好塩基球に特異的IgEが固着しているため抗原との反応により脱顆粒が生じ，その染色性が失われることを利用している.[388]

好塩基性 basophilic ［塩基好性］ 細胞や組織が塩基性色素に染まりやすい性質をいう．塩基性色素として，チオニン，メチレンブルー，トルイジンブルー，アズールB，ピロニン，メチルグリーンなどがある．塩基性色素と強く反応する物質としては，核酸，コンドロイチン硫酸，ヘパリンなどの酸性基を有する高分子物質が考えられる．血中には，好塩基球と呼ばれる顆粒球の一種が存在する．細胞質に大型の塩基好性顆粒が存在するのが特徴で，メチレンブルーやトルイジンブルーで変色性に染まり紫色を呈する.[1320]

好塩基性下垂体腺腫 basophilic pituitary adenoma 易染色性で好塩基性色素に染まる下垂体腺腫を指す．かつてはACTH産生腺腫のことを称したが，免疫学的分類と免疫染色の進歩に伴い，こうした分類は用いられなくなっている.[1017]

好塩基性顆粒⇨参好塩基球→975

好塩基性腺腫《下垂体》 basophilic adenoma ［塩基親和性細胞腺腫］ 下垂体前葉に発生する腺腫の一分類であるが，免疫組織化学染色の進歩により最近はこの分類はあまり用いられない．好塩基性腺腫はホルモン分泌活性を示すものが多く，副腎皮質刺激ホルモンACTH産生腫瘍はクッシングCushing病の原因となる．他に成長ホルモンGH産生腫瘍などがある.[919] ⇨参下垂体腺腫→501，クッシング病→818，好塩基性下垂体腺腫→975

好塩基性白血球 basophilic leukocyte⇨同好塩基球→975

好塩基性斑点 basophilic stippling ギムザ Giemsa 染色において，赤血球内に認められる好塩基性の微細顆粒．異常構造物の1つ．リボソームが凝集したものであり，この分解に関与するピリミジン5′ヌクレオチダーゼ pyrimidine 5′nucleotidase などの酵素の欠損症や，それらの酵素活性を阻害する鉛中毒などでみられる．このほか，骨髄異形成症候群やサラセミアなどヘム合成に異常をきたす造血障害においても出現することがある.[656] ⇨参塩基性斑点→375

好塩菌 halophilic bacteria 一定濃度以上の食塩を増殖に必要とする細菌．またはその濃度条件で最も速やかに増殖する細菌．病原細菌としてはビブリオ *Vibrionaceae* 科の細菌(腸炎ビブリオ)がこれにあたる.[324]

高塩素血症⇨同高クロル血症→992

高塩素血性アシドーシス hyperchloremic acidosis⇨同高クロル血性アシドーシス→992

甲乙経 Jia Yi Jing ［黄帝三部鍼灸(しんきゅう)甲乙経］ 3世紀の後半に中国西晋の著述家である皇甫謐が撰した鍼灸医学書．全10巻(現伝本は全12巻)．正式名は『黄帝三部鍼灸甲乙経』といい，漢代に成立した『黄帝内経』のテキストである『素問』『九巻(霊枢)』『明堂』の3書を身体部位，病気，事類別に再編集したもの．鍼灸学の典範として後世尊ばれた．わが国には7世紀に伝来し，大宝律令で医生の教科書に指定された．1069年刊.[586]

高温環境による疾患 disease due to high temperature environment 高温環境下で発生する健康障害には熱中症があり，それには，①体温調節失調による熱射病(日射病)，②循環機能の失調による熱虚脱，③水分や塩分の喪失による熱痙攣がある．熱中症の中でも熱射病は最も重症で，高温曝露後突然発症し，発汗停止，40℃以上の高体温，中枢神経障害(昏睡，全身痙攣など)を主徴とする．熱虚脱は，皮膚血管拡張による循環血液量減少が原因で起こる循環系の虚脱で，めまい，頭痛，脱力感などの前駆症状ののちに突然昏倒する．脈拍は微弱頻数で血圧降下が著しい．熱痙攣は，発汗多量により血液から水分や塩分が失われることで，四肢や体幹の筋に有痛性の痙攣が起こる．[1360] ⇨参熱中症→2282，熱射病→2278，熱痙攣→2277

恒温器⇨同孵(ふ)卵器→2578

構音器官⇨参言語構音→947

高温菌 thermophile，thermophilic bacteria ［好温菌，好熱菌］ 一般に45℃ 以上の温度で最もよく発育する細菌のことをいう．土中の細菌や温泉中に生息する温泉菌などがこの例．75℃ が発育温度の限界とされるが，それ以上で発育可能な菌もある．[324]

好温菌⇨同高温菌→976

構音訓練 articulation training，articulation therapy 構音障害に対する訓練．機能性構音障害では，誤り音の自覚，正しい構音操作の獲得，獲得した音の定着化を行う．器質性構音障害では，外科的な処置後，構音器官の運動訓練，構音操作の練習に加え，必要があれば補綴(ほてつ)装具の作製を行う．運動障害性構音障害では，呼吸・発声，共鳴，発語器官の随意運動，構音動作，音の産生，プロソディー(prosody，韻律)の練習などを行う．また，必要があれば補綴装具も作製する．[1573] ⇨参機能性構音障害→699，器質性構音障害→682，運動障害性構音障害→336

構音失行⇨同発語失行→2382

構音障害

articulation disorder，dyslalia ［発音障害］

【概念・定義】 言葉の内容を考える思考過程と，これに引き続き適当な単語を選んで文法の規則に則って話し言葉の文章に組み立てる一連の言語学的過程には異常がないが，語音の生成に障害があるものをいう．ちなみに思考過程と言語学的過程は中枢神経系において生成されるが，言葉の音響信号として成立させるのは末梢神経を経て，効果器である発声・発語器官の筋運動を起こす生理学的過程が必要である．この生理学的過程が障害されたものが構音障害とリズム障害(吃音)である．

【病態生理】 発語の生理は，音をつくり出す原動力となる呼吸器系，音源そのものをつくり出す喉頭，そして共鳴腔としての咽頭，口腔，鼻腔の3つのレベルからなる．喉頭でつくられる音を喉頭原音と呼び，声帯が振動することによって声門が開閉し，その結果，呼気流が断続して出る音である．喉頭原音は話し言葉として使われる言語音とは著しく異なるもので，共鳴腔を通してはじめて話し言葉に使用される言語音がつくり出される．この喉頭原音を言語としてつくり出す動作を構音という．構音障害とは構音に異常をきたし，言語音をなさない音に変化したりする状態をいい，①器質性，②機能性，③運動障害性(麻痺性)に分類される．①**器質性構音障害**は，口唇や歯列，舌，口蓋などの構音器官の形態的異常により生じることが多い．先天的なものに口蓋裂，鼻咽腔閉鎖不全，唇裂，口蓋や舌の欠損，歯牙の異常などがある．舌に麻痺があると母音の明瞭度は著しく低下し，また口蓋の麻痺による鼻咽腔閉鎖不全があると開鼻声(鼻声)になる．子音では軟口蓋の挙上や下降も重要だが，子音の多くは舌が他の構音器官に接近あるいは接触することによって形成されるので，舌の麻痺は構音にゆがみを生じたり，あるいは構音達成を不可能にする．後天的なものには構音機能を構成する器官，例えば口腔咽頭の癌，舌癌の術後の欠損によるものがある．②**機能性構音障害**は，形態的にも運動性にも問題はないのに構音障害のあるものである．③**運動障害性(麻痺性)構音障害**は，神経筋系の疾患にみられ，速度や抑揚の異常あるいは音節や単語の繰り返しなど，障害された神経経路によって症状が異なる．錐体路系の障害では発話速度が低下し，絞り出すような話し方になる．核性(球麻痺)では弛緩性で発話速度が遅く，語音のゆがみが重症になると明瞭度が著しく低下する．錐体外路系の障害では話し始めは困難で単調かつ抑揚に乏しく，同じ言葉の繰り返しや速度が徐々に速くなる．小脳系では，大きさや速度が不規則に乱れるリズムの障害がある．その他，末梢神経障害や筋疾患による構音障害がある．難聴による構音障害は，難聴の発症が構音獲得の前かあとで異なり，構音獲得後の場合は発症後時間が経つにつれて構音にゆがみが出てくる．獲得前では構音の学習が障害され独特の構音障害が起こり，言葉の大きさや高さが安定しない．

【症状】 言葉の習得前つまり幼児期から構音障害があれば，先天性の器質的疾患や言語の習得障害が原因として考えられる．習得後で構音器官に外科的侵襲が加えられていなければ，脳血管障害，神経筋疾患，変性疾患などが考えられる．症状は分節的異常として，ある音が他の音として構音される；置換(さかな→たかな)，ある音がまったく脱落してしまう；省略(さかな→あかな)．発声記号では表記できない音になる；ゆがみ(サ行の音→英語の th に置き換えて発話)などがある．超分節的な異常として，発話速度，リズム，アクセント，イントネーションの異常がある．

【検査】 ①言語の検査：問診などの会話の際に発話を注意深く聞く．その際の要点は，1)発声；嗄声の有無，声の大きさ，高さ，発声の持続時間，2)構音；音素のゆがみ，脱落，置換，間違いの有無，開鼻声の有無，発話の速度，あいまいな構音，3)言語学的レベル；発話の内容，意味，文法，文脈など，4)口唇，舌尖，舌背の動きは papapa，tatatata，kakaka で評価する．②構音器官の検査：母音については舌，口唇，下顎，口蓋，子音については舌，軟口蓋が生成に重要である．1)形態学的には口唇，歯数，咬合，歯列，舌の形態，硬口蓋の幅や深さ，軟口蓋の長さ，2)運動機能としては口唇の動き，舌の動き，絞扼反射による軟口蓋の動き，咽頭側壁の動きをみる．3)鼻咽腔閉鎖不全については開鼻声の有無をみて，鼻咽腔内視鏡下の軟口蓋の閉鎖状況をみる．言語の検査には構音検査用朗読文を用いる．その他，難聴の有無をみる聴覚検査も必要である．

【診断】①器質性構音障害：先天的には口蓋裂，粘膜下口蓋裂，口蓋垂裂などの有無，後天的には外傷，炎症，腫瘍，特に舌癌の術後の構音障害は明らかである．②機能性構音障害：構音の拙劣さ，誤った習慣が原因のもの，広義の意味での心因性のものを鑑別する．③運動障害性構音障害：1)錐体路系の運動麻痺；舌における筋トーヌスの亢進と痙直により速度が遅く構音が不明瞭，2)進行性球麻痺；軟口蓋麻痺による**開鼻声**など弛緩性麻痺による構音障害，3)筋萎縮性側索硬化症；舌の麻痺や萎縮による構音障害が初発症状のこともあり注意が必要，4)重症筋無力症；発語を連続すると緩徐で不明瞭な構音や開鼻声が顕著となるが，休息により改善される，5)錐体外路系の不随意運動と筋硬直によるもの，パーキンソン Parkinson 症候群；口唇や舌の筋硬直のため緩徐で不明瞭な構音となり，言葉の開始の遅れや速度が次第に速くなる，6)小脳障害の運動失調；単調で緩慢な発話，リズム障害，**断綴性言語(不規則に途切れる発話)**，7)その他；**舌突き出し症**は病態は不明であるが，会話中に舌が突き出し適切な構音が困難となる．

【治療】①器質性構音障害；先天的なものですでに誤った発音習慣が固定しているものは構音訓練を必要とする．後天的なものでは形成外科的治療が有効なものがある．②機能性構音障害；限られた語句に誤りがある場合，発達過程に誤った構音があると考えられる場合，自然治癒が期待できるので経過をみる．4歳以上で症状が固定していれば構音訓練の適応になり，聴覚的訓練(正しい音の聞き分け)と，構音訓練(正しい音を出す)を行う．聴覚障害によるものでは難聴の程度によって補聴器装用，読話訓練，人工内耳などがある．③運動障害性構音障害；言語治療は症状が固定してから始め，患者に即した言葉による通信手段を習得させる．言語治療は構音器官の運動，構音の訓練，会話の練習を行う．[887]

構音障害・不器用な手症候群 dysarthria-clumsy hand syndrome　ラクナ梗塞 lacunar infarction の一型．構音障害と軽度の嚥下障害，および一側上肢の巧緻運動障害を認める．橋底部あるいは内包膝部の病変でみられることが多い．[1289]

高温相(期)《基礎体温の》 hyperthermic phase of basal body temperature⇨参卵巣周期→2908，基礎体温→690

恒温装置⇨同サーモスタット→1148

高温の許容基準 permissible heat exposure threshold limit values　高温作業障害の予防のために設定された基準．わが国では日本産業衛生学会によって表に示す勧告がなされている．これによると，高温熱環境に適応し，作業に習熟した健康な成年男性作業者が，夏期の普通の作業服装をして適当な水分や塩分を補給しながら作業するとき，継続1時間作業および断続2時間作業を基本として，健康で安全にかつ能率の低下をきたすことのない工場，鉱山などの作業場の条件を示すとしている．[1360] ⇨参湿球黒球温度指標→1308

●高温の許容基準

作業の強さ	代謝エネルギー(kcal/時)	許容温度条件	
		WBGT(℃)	CET(℃)換算値
RMR〜1(極軽作業)	〜130	32.5	31.6
RMR〜2(軽作業)	〜190	30.5	30.0
RMR〜3(中等度作業)	〜250	29.0	28.8
RMR〜4(中等度作業)	〜310	27.5	27.6
RMR〜5(重作業)	〜370	26.5	27.0

注）RMR：エネルギー代謝率
WBGT：湿球黒球温度指標
CET：修正実効温度(WBGT を CET に換算)
日本産業衛生学会：許容濃度等の勧告(2004年度)，産業衛生学雑誌46：137，表Ⅷ-1，2，2004

公害 public nuisance，public hazard　旧「公害対策基本法」〔1967(昭和42)年制定，1993(平成5)年廃止〕から「環境基本法」(1993年施行)に引き継がれて定義されている典型7公害を指しており，公害とは「事業活動その他の人の活動に伴って生ずる相当範囲にわたる大気の汚染，水質の汚濁，土壌の汚染，騒音，振動，地盤の沈下及び悪臭によって，人の健康又は生活環境(人の生活に密接な関係のある財産，動植物及びその生育過程を含む)に係る被害が生じること」と定義されている．この概念は日本固有の発想によっており，イギリスやアメリカでは環境汚染により美観や快適性がそこなわれることを，パブリックニューサンス public nuisance という．公害の主なエピソードを世界的にみると，1930年ベルギーのミューズ渓谷事件，1948年アメリカのドノラ事件，1952年ロンドンのスモッグ事件が有名である．日本国内では1880(明治13)年の足尾鉱毒事件から始まり，1955(昭和30)年イタイイタイ病，1956(同31)年水俣病，1965(同40)年新潟水俣病，そして1971(同46)年宮崎県土呂久の慢性ヒ素中毒と続いた．1970年のいわゆる公害国会を境として多くの法体系が整い，公害健康被害の補償法と予防の充実から，現在では重篤な典型的公害は少なくなっている．しかし，全地球的にみると発展途上国のみならず多くの国と地域で，公害，環境汚染は人間の健康問題として重要な例がまだ多く存在している．

鉱害 mine pollution　公害の1つで，鉱石の採掘や精練による環境破壊をいう．地下採掘による地盤沈下や有毒ガスの発生などがあるが，特に精練による大気汚染と水質汚濁，それらの結果起こる土壌汚染により農業や人に多くの被害をもたらしてきた．栃木県の足尾銅山の鉱毒事件，カドミウムによる富山県神通川流域のイタイイタイ病や宮崎県土呂久地区のヒ素中毒などが代表的．[1356] ⇨参環境汚染→580

口蓋 palate　口腔の天井(上壁)を形成する部分．同時に鼻腔の床であり，口腔と鼻腔の隔壁となる．前方の約2/3は硬口蓋と呼ばれ，内部に上顎骨と口蓋骨からなる骨部の支柱を有する．後方約1/3は骨の支柱を欠き，軟口蓋と呼ばれる．軟口蓋の後端は遊離縁で口蓋帆と呼ばれ，中央に口蓋垂がある．内部に横紋筋を含み運動性を有し，発声や嚥下の際には収縮，挙上することで咽頭後壁と接し，口腔と鼻腔を分離する．硬口蓋の口腔面は口腔粘膜に覆われ，正中の隆起を口蓋縫線という．口腔粘膜は重層扁平上皮，粘膜固有層，粘膜下層の3層からなり，粘膜下層には漿液腺である口蓋腺がある．ただし歯肉の近くと，口蓋縫線の部分の硬口蓋は粘膜下層を欠く．[1612] ⇒参口腔→988

口蓋癌 carcinoma（cancer）of palate 口腔癌の亜部位として硬口蓋に発生した癌腫をいう．軟口蓋に発生したものは中咽頭癌に分類される．上顎洞癌の口蓋進展例との鑑別の必要がある．多くは扁平上皮癌であるが腺癌，腺様囊胞癌も発生する．治療は組織型にもよるが，根治的には外科的切除か放射線治療が有用．[42] ⇒参硬口蓋癌→998

口蓋弓 palatine arch 口腔と咽頭を隔てるやや厚い軟部組織の膜で，軟口蓋を形成する口蓋側壁の弓状の筋肉の構造物．弓の後端の中央から口蓋垂が下がっている．前後の口蓋弓がありその間に口蓋扁桃が存在する．[98]

口蓋形成術 palatoplasty 先天異常である口蓋裂に対して行う形成術．生後1.5-2歳時に一次手術が行われ，顎の成長に応じて二次手術が行われる．口蓋弁後方移動手術や咽頭弁移植手術がある．手術後においても完全な閉鎖が得られず，鼻咽空閉鎖機能不全が認められることがあり，補綴的処置（スピーチエイド，軟口蓋挙上装置），言語治療が行われる．[608]

こ

公害健康被害の補償等に関する法律 Act on Compensation etc. of Pollution-Related Health Damage, Pollution-Related Health Damage Compensation Act 事業活動その他の人の活動に伴って生ずる相当範囲にわたる著しい大気の汚染，または水質の汚濁の影響による健康被害にかかる損害を塡補するために，地域と疾病を定める法律．1973（昭和48）年制定．目的は被害者の補償，福祉に必要な事業の育成，健康被害にかかる被害者の迅速かつ公正な保護を図ること．[1443]

口蓋骨 palatine bone 硬口蓋の後部と鼻腔側壁の後部を形成する1対の薄い骨．垂直板と水平板がありL字形をしている．垂直板は上顎体の鼻腔面後部に接し，鼻腔の外側壁後部を形成する．水平板は垂直板の下縁から内方へ水平に突出し，上顎骨口蓋突起（硬口蓋前部）と連結して硬口蓋の後方1/3を形成する．また眼窩の形成にもかかわり，上・下顎骨，眼窩骨，頬骨，鼻骨などとともに顔面の構成骨となっている．[1612] ⇒参顔面頭蓋→656

口蓋振盪（とう）⇒同軟口蓋ミオクローヌス→2198

口蓋垂 palatine uvula 軟口蓋の中央後端より口腔へ下がる小さな円錐形の突起．口腔粘膜に覆われている．内部に軟口蓋運動に関係する口蓋垂筋がある．（図参照⇒口腔→988）[98]

口蓋垂炎 uvulitis, staphylitis 急性咽頭炎のうち，特に口蓋垂付近に炎症が強いものをいう．大部分はウイルス感染により発症するが，アレルギーによっても生じることがある．また二次的に細菌感染が加わることが多い．ウイルスの場合は，アデノウイルス，インフルエンザウイルスなどが多く，細菌の場合は，連鎖球菌，ブドウ球菌，肺炎球菌，インフルエンザ菌などにより感染することが多い．[98]

口蓋垂口蓋咽頭形成術 uvulopalatopharyngoplasty；UPPP 閉塞性睡眠時無呼吸症候群患者が適応となる手術．全身麻酔下に口蓋扁桃摘出術後，dimple point（発声時に口蓋挙筋の収縮によってできる軟口蓋の口腔側粘膜のくぼみ）までの口腔側粘膜の口蓋や口蓋垂を切除，短縮し，咽頭腔の拡大を図る．術後の合併症として，鼻咽腔の閉鎖不全をきたした場合は，食物や水分の鼻咽腔への逆流，開鼻声を起こすことがある．[887]

口蓋垂裂 staphyloschisis, bifid uvula 口蓋垂に発生する局所的裂奇形で，胎生期の異常によるもの．この裂奇形は局所に限局しており機能的（鼻咽腔閉鎖機能）にも通常，障害を与えることはないため，外科的手術などが行われることはない．鼻咽腔閉鎖機能不全がある場合は，言語障害を生じるので治療が必要である．[608]

後外側ヘルニア⇒同ボホダレクヘルニア→2714

公害訴訟 suit for environmental pollution, pollution lawsuit, pollution litigation 公害により健康や生活環境に被害が生じた場合に，損害賠償や公害を引き起こす行為の停止あるいは差し止めを求める訴訟．公害訴訟は現実に公害被害が起きている場合にそれに対する損害賠償や差し止めを求める訴訟を指すことが多い．四大公害訴訟として，富山県神通川流域で発生したイタイイタイ病（慢性カドミウム中毒症）による訴訟，新潟県阿賀野川流域での新潟水俣病（メチル水銀中毒症）による訴訟，三重県四日市市における四日市公害による訴訟（喘息などの大気汚染の疾病）や熊本県水俣湾における水俣病（メチル水銀中毒症）による訴訟が有名である．[929] ⇒参公害→977，メチル水銀中毒→2800，カドミウム中毒→538

公害対策⇒同環境対策→581

公害対策基本法 Basic Law for Environmental Pollution Control 公害とは，事業活動や人の日常生活などによって環境中へ排出される有害物質などにより，広い範囲にわたって人の健康・生活環境にかかる被害が生ずることをいう．1960年代の高度経済成長に伴い，公害が深刻な社会問題となり，1967（昭和42）年にこの法律が制定された．公害といってもさまざまな種類のものがあるが，この法律では大気汚染，水質汚濁，土壌汚染，騒音，振動，地盤沈下および悪臭が典型7公害とされ，公害対策の対象になった．公害対策の総合的推進を図ることによって，国民の健康を保護するとともに生活環境を保全することを目的とし，事業者，国，地方公共団体および住民の公害の防止に関する責務を明らかにし，公害の防止に関する基本的施策，公害にかかわる紛争の処理および被害の救済，費用負担および財政措置などを規定している．1993（平成5）年，「環境基本法」の制定に伴い廃止されたが，本法に規定された諸施策は受け継がれている．[1035]

高回転型骨粗鬆（そしょう）**症**⇒同閉経後骨粗鬆（そしょう）症→2616

公害病 pollution diseases 公害が原因で起こる疾患．有機水銀中毒，カドミウム中毒，大気汚染が原因の喘息など，人体に有害な物質が，河川，湖沼，地下水，空気中の浮遊物，ガス，食物などを介して引き起こされる．わが国では，1950年代後半から1970年代，いわゆる高度経済成長期に，公害により住民に大きな被害が発生した．このうち，熊本県水俣湾で発生したメチル水銀による水俣病，新潟県阿賀野川流域で発生した同じくメチル水銀による第二水俣病，三重県四日市市で発生したイオウ酸化物による四日市喘息，富山県神通川流域で発生したイタイイタイ病は，被害の大きさから四大公害病といわれる．近年は，揮発性有機化合物などの吸引によるアトピーやアレルギーも公害病とされている．

鉤回ヘルニア uncal herniation⇨同鉤ヘルニア→1056

口蓋扁桃 palatine tonsil 咽頭にある扁桃の1つ．咽頭にはリンパ球を産生するリンパ組織からなる扁桃が集まり，生体の防御に働いている．最も発達したものが口蓋扁桃であり，他の扁桃(咽頭扁桃，舌扁桃，耳管扁桃)や，リンパ組織をもつ咽頭側索や咽頭後壁とともに咽頭腔を取り囲んでおり，ワルダイエルの咽頭輪 Waldeyer ring と総称される．口蓋扁桃は左右の前・後口蓋弓の間に凹んでいる扁桃洞にある．扁桃の粘膜上皮は非角化重層扁平上皮で，上皮下の粘膜固有組織に多くのリンパ小節が集合している．表面は10-20個の陰窩と呼ばれる切れ込みがあり，深く扁桃実質内に入り込み，扁桃は広い表面積を有することとなる．リンパ小節の中央にある胚中心は炎症に反応して大きくなり，ここで産生されたBリンパ球がつくる抗体が口腔内に侵入した異物や抗原性物質から生体を防御する．産生されたBリンパ球は輸出管から血行中に入るほか，一部は陰窩の粘膜上皮を貫通し口腔内に出て唾液小体となる．[1612] ⇨参咽頭輪→301

口蓋扁桃摘出術 tonsillectomy⇨同扁桃摘出術→2651

口蓋扁桃肥大 hyperplasia of palatine tonsil ［扁桃肥大］ 口蓋扁桃は生下時には小さいが，2-3歳頃より大きくなり，5-7歳で最大となり，11-12歳頃より再び小さくなる．肥大度は視診上1度から3度に分類．1度は前口蓋弓からわずかに出る程度，3度は中央で両側の扁桃が接する程度，その中間を2度としている(マッケンジー Mackenzie の分類)．一般に小児の場合は，表面平滑で赤くやわらかい軟性肥大となり，成人の場合は炎症の反復による凹凸不整，蒼白色で硬い硬性肥大となる．肥大だけでは口蓋扁桃摘出術の適応とはならない．溶血性連鎖球菌の抗体価の高値，年4回以上の習慣性扁桃炎，呼吸困難，いびきなどの障害がある場合に手術を行う．[347]

公害防止事業 pollution-prevention plan, environmental pollution control program 大気汚染の防止対策としては，「大気汚染防止法」〔1968(昭和43)年制定〕に基づき，媒煙や粉塵の排出などの規制や自動車排出ガスの許容限度が定められている．また，汚染が高濃度の地域では総量規制が導入されている．水質汚染の防止対策としては，「水質汚濁防止法」〔1970(同45)年制定〕により，工場や事業所などの排出基準が定められていたり，生活廃水対策の促進が行われている．そのほかにも長期的かつ予見的観点をもって，地域人口集団の健康状態と大気汚染との関係を定期的・継続的に監察し，必要に応じて所要の措置を早期に講じるための環境保健サーベイランスや，「環境影響評価法」〔1997(平成9)年制定〕による環境アセスメントなどが行われている．⇨参環境影響評価→579

口蓋縫線 palatine raphe 硬口蓋正中線の軽度の隆起．胎生期の両側上顎突起の外側口蓋板が正中で癒合した痕跡．[887] ⇨参口腔→988

鉤回発作 uncinate fits⇨同鉤発作→1057

口蓋麻痺 paralysis of velum⇨同軟口蓋麻痺→2198

口蓋ミオクローヌス palatal myoclonus 軟口蓋がリズミカルに上下する不随意運動で，1分間に約120回程度認められる．軟口蓋のほかに，顔面，横隔膜，肋間筋などにも同時にみられることがある．病因としては血管障害，多発性硬化症，腫瘍などがあげられる．責任病巣は下オリーブ核-下小脳脚-小脳歯状核-中心被蓋路-下オリーブ核神経回路網(ギラン・モラレ Guillain-Mollaret の三角)のいずれかにあると考えられている．[1289] ⇨参軟口蓋ミオクローヌス→2198

口蓋隆起 palatal torus 硬口蓋正中部に限局してみられる骨隆起(外骨症)．原因は不明であるが遺伝的影響，咬合による影響などが考えられる．治療は義歯装着への悪影響，発音障害，食物摂取困難などがみられる場合は外科的に切除する．[608]

口蓋裂 cleft palate 口蓋正中での断裂が特徴的な先天性欠損．胎児発育時の内側鼻突起と口蓋突起の癒合不全の結果生じるといわれている．断裂が完全な場合，硬口蓋と軟口蓋の双方を通って鼻腔にも達するが，不完全あるいは部分的なさまざまな断裂を呈することもある．哺乳力不足による栄養摂取障害と構音障害をきたす．欠損の外科的修復は1-2歳頃に行う．[98]

口蓋裂言語 cleft palate speech 口蓋裂に伴う言葉の障害．典型的な構音障害は開鼻声と異常構音である．開鼻声は鼻腔の過剰共鳴の状態であり，母音および有声子音の鼻音化が生じる．異常構音は口腔内圧を高められないことによる状態や口腔の形態異常によるものであり，正しい構音部位以外の場所で子音を発しようとするために生じるもので，声門破裂音，咽頭摩擦音，咽頭破裂音，鼻咽腔構音，口蓋化構音などがある．[887]

口蓋裂修復術 cleft palate repair 口腔と鼻腔とを隔てる口蓋正中の先天的な断裂である口蓋裂の形成外科的手術法をいう．手術には口蓋裂の閉鎖と口蓋弁の後方への移動および固定を同時に行う，プッシュバック法 push back method が用いられることが多い．この方法で鼻咽頭の閉鎖が不十分と判断される場合や，軟口蓋の可動性が著しく障害されている場合には，咽頭後壁に弁を形成して軟口蓋に縫いつける咽頭弁手術を行う．修復が成功すると中咽頭の生理と言語能力や外見は改善する．口蓋裂の修復は言語機能の改善を目的として1-2歳頃に行われることが多い．[98]

口蓋裂補綴(てつ) cleft palate prosthesis, prosthetic restoration in cleft palate 口蓋裂による障害には哺乳障害，発音障害，上顎骨発育不全に伴う歯列不正などがある．障害の時期，状態に応じて各種の補綴的処置が行われる．哺乳障害や上顎骨発育誘導に対して人工口蓋床(ホッツ Hots 床)，鼻咽腔閉鎖機能不全に対してスピーチエイド，軟口蓋挙上装置が用いられる．口腔・鼻腔瘻孔には口蓋閉鎖床，顎裂や歯の異常に対しては有床義歯が使用される．[608]

高カイロミクロン血症 hyperchylomicronemia ［高リポタンパク血症Ⅰ型］ リポタンパク質リパーゼの機能欠損によるカイロミクロン，超低密度リポタンパク質(VLDL)の処理が障害されて起こる脂質異常症．遺伝形式は常染色体劣性遺伝である．リポタンパク質リパーゼの欠損によるものと，リポタンパク質リパーゼの賦活因子であるアポCⅡ(アポリポタンパク質CⅡ)の欠損によるものがある．血清トリグリセリド値は1,000-1万mg/dLを示す．血清は乳濁する．発疹性黄

色腫，肝・脾腫，膵炎を認め，膵炎は致命的となる場合もある.[987]

光化学オキシダント photochemical oxidant ［オキシダント］ 大気中に排出された汚染物質のうち，窒素化合物と炭化水素が強い紫外線により光化学反応を起こして生じたオゾン，アルデヒド，パーオキシアセチルナイトレート peroxyacetylnitrate（PAN）などの総称で，いわゆる光化学スモッグの原因となる．オキシダントの 90％ 以上がオゾンである．これらは酸化作用が強く，眼や気道に対して刺激性があり，人間の健康に悪影響を及ぼす．また，アセチルコリンエステラーゼ活性の低下や赤血球の弱体化にも影響する．さらに農作物など植物への影響も大きい．光化学オキシダントは大気汚染にかかわる環境基準（1 時間値）として，0.06 ppm 以下であることと定められている．⇨参光化学スモッグ→980

光化学スモッグ photochemical smog ［オキシダントスモッグ］ 光化学オキシダントが高濃度となることが原因の大気汚染で，夏の正午前後のように高温で風のない紫外線の強い状態で起こりやすい．原因となる窒素酸化物や炭化水素が，工場のボイラーや自動車の排気ガスなどから排出され，太陽光線による分解，化学反応を起こして刺激性の強いオゾンやアルデヒドなどを発生し，眼などの粘膜刺激症状と呼吸器系障害をもたらす．さらには二酸化硫黄が酸化され亜硫酸粒子を生成するため，晴天にもかかわらず空気が霞がかったような現象を呈し，農作物などに被害をもたらす．1945 年，アメリカのロサンゼルスで初めて観測されたスモッグは，1955 年，眼の刺激症状と喘息発作を住民に頻発させ大きな被害を出した．わが国では 1970 年 7 月 18 日に東京で光化学スモッグ事件が起こり，その後 1972 年 7 月にも発生し，ロサンゼルス型スモッグの典型的な症状を多くの住民にもたらした．

光化学療法 photochemotherapy 光線感作物質であるソラレンを塗布あるいは内服して 320-400 nm の長波長紫外線 UV-A を照射する治療法で，尋常性白斑，乾癬，掌蹠膿疱症，類乾癬，菌状息肉症，アトピー性皮膚炎などが適応．コールタールを用いるゲッケルマン療法は現在行われていない．[502] ⇨参紫外線療法→1228

光覚 light sense 光を感じ，その明るさの差を判別する機能のこと．網膜に入射した光が，視神経-視交叉-外側膝状体-視中枢という経路を経て感知されること．[1601]

後角 posterior horn, dorsal horn ［後柱］ 脊髄灰白質の一部で，中心管より後方（背側）の領域を後角という．脊髄全長で柱状を呈することから後柱とも呼ばれる．後角を構成する神経細胞（ニューロン）群は，主に後根を通して脊髄に入った求心性情報を受容し，上位中枢や脊髄の他のニューロンへ中継する役割を担う．脊髄横断面にみられる灰白質の 10 層（レクセ Rexed Ⅰ-Ⅹ層）のニューロン構築の中で，6 層（Ⅰ-Ⅵ層）が後角に属する．Ⅰ層（辺縁層），Ⅱ層（膠様質），Ⅲ層・Ⅳ層は後角固有核，Ⅴ層・Ⅵ層は後角基部にあたる．Ⅰ-Ⅱ層の小型のニューロンは痛覚，温度覚を伝える細い線維の入力を受け，脊髄視床路の起始ニューロンとなる．ちなみに，識別性触覚，圧覚を伝える神経線維は，後根から入ると後角へはいかずに，直ちに同側の後索を上行して延髄の後索核に向かう．[1044] ⇨参脊髄白質→1720，後根→1001，脊髄灰白質→1716

口角 angle of mouth, angulus oris 口裂の両端がつくる角．口裂を囲む可動性の部分が口唇で，口裂の上方を上唇，下方を下唇という．上唇と下唇が明瞭な境なく左右両端で合わさるところを唇交連といい，その内側に口角をつくる．[1612] ⇨参口角びらん→981

後核 dorsal nucleus⇨同視床枕（ちん）核→1287

光学 optics 光の進み方や像の結び方を研究する幾何光学と，光を波動とみてその物理現象を研究する物理光学とに分けられる．今日では物理学の一分野であるが，かつては科学者ばかりか哲学者や神学者でさえもこの学問に取り組んだ歴史がある．光学の名のもとに，反射や屈折だけでなく，視覚の問題や眼球の解剖学と生理学すら論じられた．[1465]

口角炎 angular cheilitis⇨同口角びらん→981

光学顕微鏡 light microscope 対物レンズと接眼レンズを組み合わせて，光の拡散と収束により試料を拡大して観察する装置．光源の位置を試料の下に置き透過光を使用する透過型と，光源を試料の上に置く落射型とがある．解像力は油浸対物レンズを用いても 0.24 μm 程度で，電子顕微鏡に比べ観察できる微細構造の範囲は限られている．しかし，組織や細胞の構成物を特異的に染める色素や，抗原抗体反応（免疫組織化学）を用いることにより，微細な構成物の相互関係や分布を検出することができるため，幅広い用途がある．試料に当てる光の角度を調節したり，波長を調節することにより，位相差顕微鏡，微分干渉顕微鏡，蛍光顕微鏡などとして応用できる．[1044] ⇨参電子顕微鏡→2081

抗核抗体 antinuclear antibody；ANA ［ANA］ DNA，RNA，核タンパク質〔可溶性核抗原 extractable nuclear antigen（ENA）を含む〕などの細胞の核成分と反応する自己抗体の総称．細胞核そのものを抗原とした蛍光抗体法で，または核抽出成分や各核成分リコンビナント抗原を用いた ELISA 法により検出される．膠原病で高頻度に検出されるので，全身性エリテマトーデスや強皮症などのスクリーニング検査として汎用されている．しかし慢性肝疾患や感染症でも陽性を示すことがあり，ときには健常者でも特に老齢または若年者で陽性のことがあるので注意が必要である．[677]

岬角（こうかく）**《仙骨の》** promontory 仙骨の上端である仙骨底の前方突出部分を指す．骨盤の計測時にランドマーク（基準点）となる．岬角と恥骨結合の後面（恥骨後隆起）とを結ぶ径を真結合線と呼び，骨盤の最小前後径となる（平均 11.5 cm）．[1266]

光学的異性体 optical isomer ［鏡像異性体］ 同じ分子式で化学構造が異なる化合物（異性体）のうち立体異性体の 1 つ．旋光性が逆であるような異性体．ある分子の立体構造が，対称性をもたないため鏡像関係にあって互いに重なり合わない異性体をいう．生体成分では糖，アミノ酸などが知られている．フランスの科学者パスツール Louis Pasteur が酒石酸塩で光学的異性体をはじめて発見した．[263]

光学的マーク認識 optic mark recognition 光学的に，あらかじめ準備され位置が決まっているマークを，直接コンピュータに読み込むシステム．[258]

光学ドライブ⇨同光ディスク→2431

口角びらん　angular stomatitis, infectious angle ［口角炎］ 口角の片方または両方に発赤・びらん・皸裂(くんれつ)・痂皮・浸軟をきたす炎症性病変．原因はさまざまで，胃腸障害・疲労・抗生物質投与・ビタミンB_2欠乏などによって起こる．また貧血や糖尿病，エイズ患者に生じやすい．二次的にカンジダや細菌が感染することもある．原因や二次性変化に対処して治療を行う．[502]

光覚弁　light perception；LP, sensus luminis；s.l. ［明暗弁］ 暗室で被検者の眼前で照明を点滅させ，明暗が弁別できる視力．[480] ⇨参指数弁→1291

光学文字認識　optic character recognition；OCR ［OCR］ 光学的に印刷物などの文字情報を，ドット文字として認識し直接コンピュータに読み込むこと．最近では日本語の光学文字認識装置(OCR)の開発も盛んで，認識の精度も進歩している．[258]

高額療養費支給制度　benefit for high-cost medical care 保険診療による医療給付を受けた場合，被保険者の一部負担金および被扶養者の自己負担(保険外併用療養費，療養費，訪問看護療養費，家族療養費，訪問介護療養費としての支給額を控除した額)が一定の金額をこえる場合，被保険者からの請求により超過額を高額療養費として還付する制度をいう．各世帯の所得状況別に，A：高額所得者，B：一般(A以外の住民税課税世帯)，C：低所得者に分けられ，それぞれに応じた自己負担限度額が算定される．[1451]

口角裂⇨同巨口症→780

膠芽腫　glioblastoma〔multiforme〕 ［悪性星細胞腫，多形膠芽腫］ アストロサイト(星状膠細胞)が腫瘍化したアストロサイトーマ(星細胞腫)のなかで，最も悪性度の高い腫瘍．初発時から膠芽腫として発症する場合と，より低悪性度のアストロサイトーマが悪性転化して膠芽腫に至る場合がある．成人の大脳半球に好発するが小児・若年者にもみられる．腫瘍細胞は増殖が活発で腫瘍内に壊死や出血を伴う．また周囲組織に向かってきわめて浸潤性に発育するために根治的に全摘出することはまず不可能で，手術以外のあらゆる治療に対しても抵抗性のため，ほとんどの症例は発症から1-2年のうちに死に至る．脳腫瘍に限らず，ヒトに発生する全腫瘍中，最も悪性度の高い腫瘍の1つである．[1589] ⇨参星〔状〕細胞腫→1673，神経膠腫→1523，アストログリア細胞→152，多形性神経膠芽腫→1913

硬化症　sclerosis　組織や臓器に炎症を伴った線維化が生じた結果，組織の硬度が高くなること．全身性もしくは特定臓器に限局する場合があり，免疫学的機序の異常が発生に関係するとされる．組織学的には膠原線維を主体とした線維性結合組織の増生が生じており，機能障害をきたした器官や組織の萎縮が認められる．[692]

後下小脳動脈　posterior inferior cerebellar artery 〔L〕 arteria cerebelli inferior posterior⇨参小脳の動脈→1453

高ガストリン血症　hypergastrinemia　主に胃幽門前庭部より摂食に伴って分泌され，胃酸分泌を促進する消化管ホルモンであるガストリンの血中濃度が高い状態．健常者の血中濃度は空腹時で30-40 pg/mL，摂食後30-60分で70-120 pg/mLに達する．異常高値を呈し，診断的価値があるものはガストリン産生腫瘍(ゾリンジャー・エリソン Zolliger-Ellison 症候群)，悪性貧血などがある．その他，萎縮性胃炎，胃酸分泌抑制薬(H_2受容体拮抗薬，プロトンポンプ阻害薬)投与中，副甲状腺機能亢進症，慢性腎不全，慢性肝疾患，閉塞性黄疸などで本症を呈する．[1392]

硬化性萎縮性苔癬(たいせん)　lichen sclerosus et atrophicus；LSA　中高年女性の外陰部に好発する白色萎縮性病変で，かゆみを伴う症例が多い．まれに体幹部に皮疹を認める例もある．原因として，自己免疫説と，女児例では月経の始まりとともに改善する例が多いことから内分泌異常説などがある．鑑別疾患として限局性強皮症，扁平苔癬があげられ，組織学的所見が類似することもある．中高年女性の陰部に生じた場合，時間の経過とともに外陰部が萎縮し，排尿困難を呈することもある．ときに瘢痕から癌化する症例もあるため，定期的な経過観察が重要．男性では包皮内側と亀頭部に白色萎縮性局面を形成し，後天性の包茎や尿道狭窄に伴う排尿困難を合併する例もある．治療はベリーストロング very strong もしくはストロンゲスト strongest クラスのステロイド外用剤を用いるが，難治性である．[58]

●硬化性萎縮性苔癬

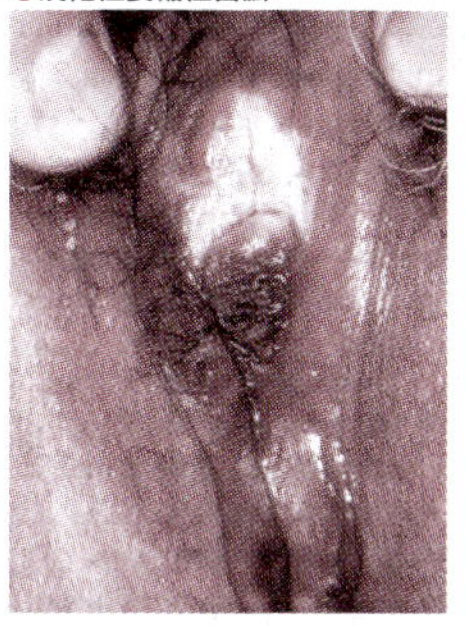

硬化性角膜炎　sclerosing keratitis　関節リウマチや膠原病の角膜病変で，強膜炎を伴い，それに続いて周辺部角膜実質が浸潤性の混濁病変を生じた状態．強い充血と眼痛がみられ，高度の強膜炎に続き，角膜中央に向かい肥厚性病変が進行する．関節リウマチ以外にもウェゲナー Wegener 肉芽腫などの膠原病にみられることが多い．[888]

硬化性骨髄炎　sclerotic osteomyelitis, sclerosing osteomyelitis ［ガレー骨髄炎，ガレー病，下顎周囲性化骨］ 排膿や瘻孔を伴わず骨の周辺部に骨添加による膨隆と肥厚がみられる特異な慢性骨髄炎．1893年にスイスの外科医ガレー Carl Garré(1857-1928)によって記載されたことからガレー骨髄炎とも呼ばれる．若年者の脛骨，大腿骨，下顎骨などに多くみられる．主症状はかたい腫脹のみで疼痛を伴うことも少なく，慢性に進行する．血液検査における炎症反応も軽微．X線所見では骨表面に層状の添加骨がみられる．骨腫瘍との鑑別が必要となる．原因の除去によって増殖骨は吸収され骨の外形は正常に戻り，予後は良好．[1156]

硬化性腺症　sclerosing adenosis ［線維性腺症，腺線維症］ 乳腺の良性病変．いわゆる乳腺症 mastopathy でみられる代表的な組織学的所見である腺症 adenosis の一型．腺症とは乳管の局所的な増生からなる病変で，エストロゲンが相対的に過剰になることが原因と考えられている．小型嚢胞状に拡張した閉塞乳管の増生を示す閉塞性腺症 blunt duct adenosis，乳管の増生が著しく間質結合組織の乏しい開花期腺症，乳管増生が陳旧化し線維成分の多くなった硬化性腺症に分類されている．硬化性腺症はときに腫瘤を形成し，病理診断において乳癌との鑑別が問題となることがある．前立腺にも同様の病変が知られている．[602,992]

硬化性苔癬(たいせん)　lichen sclerosus⇨同外陰ジストロフィー→425

硬化性腹膜炎⇨同被嚢性腹膜硬化症→2466

甲型肝硬変　type A cirrhosis　わが国での肝硬変の長与・三宅分類の一型．長与又郎により甲・乙分類が提唱され，後に三宅仁が甲′(こうダッシュ)，乙′(おつダッシュ)，F型(栄養性)を追加した．大小の再生結節とその間を埋める幅の広い線維性組織からなる肝硬変を甲型肝硬変と呼ぶ．当初は劇症肝炎後の肝硬変に多く，ウイルス性肝炎で生じる乙型肝硬変(大型の再生結節と幅の狭い線維性間質)と区別されたが，その後の研究により，必ずしも上記の結果が得られないことが多く，最近では再生結節の大きさでの分類が使用される傾向にある．WHO分類では大結節性肝硬変 macronodular cirrhosis，小結節性肝硬変 micronodular cirrhosis，混合結節性肝硬変 mixed nodular cirrhosis の3種に分類している．[1353] ⇨参乙型肝硬変→406，甲′型肝硬変→1032

口渇　thirst　[渇き感，渇感覚]　水に対する欲求を知覚すること．この知覚は，通常，口腔や咽頭に起こる．口渇を起こす要因は細胞外液の浸透圧の上昇と細胞外液量の減少である．細胞外液の浸透圧が上昇すると，浸透圧受容器が反応し，視床下部の飲水中枢を刺激する．細胞外液量が減少したときは，腎臓の傍糸球体装置からレニンが分泌され，血中にアンギオテンシンⅡが増加し，その結果飲水中枢が興奮し飲水行動(水飲み行動)を起こす．[851]

抗脚気(かっけ)**因子**　antiberiberi factor⇨同チアミン→1961

効果の大きさ　effect size　標本の大きさを決定するときに使用する概念で，帰無仮説に対して対立仮説が主張する効果の度合いを指す．2つの母集団の平均を共通の標準偏差値で割ったものを効果の大きさと定義するのが一般的．[446]

降下煤塵(ばいじん)　dust fall，setting particle　一定面積上に一定時間に降下する煤煙，粉塵など大気中の粒子状物質や降水中の固形物で，比較的粒径は大きい．トン(t)/km^2/月で表される．粉塵はストークス Stokes の法則によって自然状態で落下する．わが国でスパイクタイヤが使用された当時，広域的に100 t/km^2/30日以上の高値が記録された．スパイクタイヤは現在ほとんどの地域で使用禁止となったが，大雪地域で一部の特殊車などに許可されている．

後過分極　after hyperpolarization　Kコンダクタンスの上昇によって起こる過分極電位で，活動電位の脱分極変化のあとに続くもの．[1274] ⇨参陽性後電位→2872

硬化壁空洞　cavity with sclerotic wall　線維組織に富む空洞壁の線維化が慢性的に経過し，著明な硬化収縮をきたした空洞．肺結核などの際にみられる．[141]

抗可溶性核抗原抗体　anti-extractable nuclear antigen (ENA) antibody⇨同抗ENA抗体→968

高カリウム血症　hyperkalemia，hyperpotassemia　[**カリウム過剰症**]　カリウムの血清濃度が5.0 mEq/L以上をいう．血清濃度は正常であるが血小板増多症，白血球増多症，溶血などにより検査上高カリウム血症を示す偽性高カリウム血症があるので，注意を要する．本症の成因は①カリウムの細胞外への移行：急性アシドーシス，血管内溶血，横紋筋壊死，スキサメトニウム塩化物の投与，家族性高カリウム性周期性麻痺，②カリウムの腎臓からの排泄障害：アルドステロンの減少，アルドステロンに対する尿細管の反応性低下，カリウム保持性利尿薬の使用，腎不全，重篤な脱水症，③カリウム摂取の増加である．症状は筋力低下，麻痺，心電図のテント状T波など．治療は体内カリウム量の低下を目的に，摂取量の低下，便への排泄促進(カリウム交換樹脂の投与)，腹膜灌流，血液や腎臓からの排泄亢進(ミネラルコルチコイドの投与，食塩摂取の増加，利尿薬の投与)を進める．カリウムの細胞内への移行促進として，ブドウ糖とインスリンを投与する方法もある．[987]

高カリウム血症性周期性麻痺　hyperkalemic periodic paralysis　[**遺伝性反復発作性無力症，遺伝性周期性脱力症，ガムストープ症候群**]　常染色体優性遺伝の疾患で，発作は10歳以下の年齢から始まることが多く，四肢や体幹の弛緩性麻痺を認める．周期性という言葉の意味するところは，一定の周期をもってということではなく，複数回起こるという意味で使われているが，症例によってはほとんど毎日発作が起こる．四肢麻痺の発作は通常，食後や，運動後の安静時に多い．発作時に血清カリウム値は上昇して，脱力発作は約1時間して改善することが多い．脱力発作後，筋力は完全に改善するが，この完全可逆性であることも本症の特徴である．1990年遺伝子座が解明され，染色体17 q 23-q 25に存在するナトリウムチャネルのαサブユニット遺伝子に連鎖することがわかった．この部位の点変異が原因でナトリウムチャネルの不活性化に異常をきたし筋肉の麻痺が起こることが判明している．治療としては，発作時にはまず麻痺を止めるために，グルコン酸カルシウムを投与する．また予防のためアセタゾラミドを投与することが多い．患者は毎日のように発作が起き，日常生活や仕事に支障をきたすことが多い．しかし，わが国ではきわめてまれな疾患である．[509]

高カリウム血性尿毒症　hyperkalemic uremia　[**カリウム過剰血性尿毒症**]　急性腎不全および慢性腎不全末期に本来腎より体外に排泄されるべき尿毒症毒素が体液内に貯留される状態を尿毒症という．尿毒症においては全身に多彩な症状が出現するが，血漿カリウム値の上昇を伴った尿毒症を高カリウム血性尿毒症と呼ぶ．放置しておくと致死的な不整脈を起こす危険性があるため，グルコン酸カルシウム，イオン交換樹脂，グルコースインスリン療法などにより迅速に対処しなければならない．また，高カリウム血性尿毒症が持続する場合には血液透析療法を施行すべきである．[1503]

高カリウム性心停止　hyperkalemic cardiac arrest　高度の高カリウム血症や血清カリウム値の急激な上昇により引き起こされる心停止．心電図は中等度(血清カリウム6.0-7.0 mEq/L)ではテント状T波が，重度(7.0

mEq/L 以上)ではＰ波消失，PR 間隔の延長(第１度房室ブロック)，QRS 幅の拡大，致命的な不整脈である心室細動，PEA(無脈性電気活動)，心静止が現れる．心室細動や PEA，心静止の鑑別疾患として有名な６Ｈ・６Ｔにも含まれている〔6Ｈは，hypoxemia(低酸素血症)，hypovolemia(循環血液量低下)，hydrogen ion(水素イオン：アシドーシス)，hyper/hypokalemia(高カリウム血症/低カリウム血症)，hypothermia(低体温)，hypoglycemia(低血糖)，6Ｔは，toxins(薬物中毒)，tension pneumothorax(緊張性気胸)，cardiac tamponade(心タンポナーデ)，coronary thrombosis(心筋梗塞)，pulmonary thrombosis(肺梗塞)，trauma(外傷)〕．血清カリウム値の急激な上昇の原因として，カリウム過剰投与や薬剤，急性腎不全，不十分な人工透析，腫瘍崩壊症候群，コンパートメント症候群などがある．高カリウム血症の治療には塩化カルシウム，炭酸水素ナトリウム，グルコースインスリン療法，利尿薬，ポリスチレンスルホン酸ナトリウム(ケイキサレート®)浣腸，透析などがあるが，心停止の場合，的確な心肺蘇生(BLS/ACLS)を行いながら，心室細動なら除細動を，PEA や心静止ではアドレナリン，アトロピン硫酸塩水和物などの薬物療法を行う．[623,1348] ⇨参PEA→94

高カルシウム血症　hypercalcemia　血清中のカルシウムイオン(Ca^{2+})濃度が上昇した状態．主な原因は原発性副甲状腺機能亢進症，悪性腫瘍に随伴した副甲状腺ホルモン関連タンパクの分泌，サルコイドーシスを含む肉芽腫性疾患，ビタミンＤ製剤などの薬剤である．臨床症状は，悪心，食欲低下といった消化器症状のほかに，頭痛，いらいら感，傾眠傾向，筋力低下，昏睡といった神経精神症状，さらに腎では尿濃縮力障害が生じるため，多尿となり脱水症状を呈する．治療は高カルシウム血症の原因となった疾患の治療に加えて，通常の高カルシウム血症の治療として尿中へのカルシウム排泄を促進する目的で，生理食塩水の補液，ループ利尿薬の投与を行う．また骨吸収を阻害しカルシウム濃度を低下させる作用をもつビスホスホネート製剤を使用することもある．[1111]

高カルシウム血症性腎症　hypercalcemic nephropathy　高カルシウム血症が原因となった腎障害のこと．高カルシウム血症が持続すると，主に腎髄質にカルシウムが沈着し，尿細管間質が障害され，尿濃縮力が低下して多尿となる．罹病期間が短ければ腎機能障害は可逆性であるが，長期間高カルシウム血症が持続した場合には，原疾患を治療し高カルシウム血症を補正しても，腎機能障害は残存する．また，尿管結石による閉塞や感染症もさらに腎機能を低下させる一因となっている．[1111]

高カルシウム血性クリーゼ　hypercalcemic crisis　［**急性副甲状腺機能亢進症，カルシウム中毒症，副甲状腺クリーゼ**］　著明な高カルシウム血症(血清カルシウム 14-15 mg/dL 以上)により意識障害，呼吸器症状，消化器症状など全身状態の悪化をきたした状態．原因疾患として原発性副甲状腺機能亢進症，悪性腫瘍に伴う高カルシウム血症，他に活性型ビタミンＤ製剤の過剰投与などがある．高カルシウム血症により食欲低下，飲水量の低下により脱水をきたし，さらに血中カルシウム濃度が上昇するという悪循環に陥っている．治療はカルシウムの尿中排泄を促進するために，多量の生理食塩水を点滴し，利尿薬を投与することによって１日尿量 2,000 mL 以上を目指す．血清カルシウムを低下させるために骨吸収抑制薬であるビスホスホネート製剤を点滴静注することもある．クリーゼとはある疾患が急激に増悪(または軽快)することを意味する．[610] ⇨参原発性副甲状腺機能亢進症→961，副甲状腺機能亢進症→2531，副甲状腺癌→2531

高カルシウム尿症　hypercalciuria，hypercalcinuria　尿中へのカルシウム排泄が増加した状態をいい，男性で 250 mg/日，女性で 200 mg/日，または男女ともに 4.0 mg/kg/日以上と定義される．原因としては，腸管からのカルシウム吸収亢進，腎尿細管でのカルシウム再吸収の低下，骨からのカルシウム動因の増加という３つの病態が考えられる．最も多くみられる病態は腸管過吸収型であり，血清カルシウム値は正常で，尿中へのカルシウム排泄の増加以外にカルシウム代謝に異常を認めない特発性といわれる病態が多くみられる．その他には血清カルシウム値の上昇も合併する悪性腫瘍，原発性副甲状腺機能亢進症，サルコイドーシス，甲状腺機能亢進症などが原因となる．[1111] ⇨参高カルシウム血症性腎症→983，原発性副甲状腺機能亢進症→961

抗カルジオリピン抗体　anticardiolipin antibody　リン脂質に反応する自己抗体．リン脂質であるカルジオリピン(CL)および CL と β_2 グリコプロテインⅠ(β_2-glycoprotein Ⅰ:β_2GPⅠ)の結合物に反応する抗リン脂質抗体．抗カルジオリピン抗体は梅毒などの慢性感染症で出現．また抗リン脂質抗体は，各種血栓症や妊娠時の習慣性流産などが発現する抗リン脂質抗体症候群の診断に必須の検査とされる．[677]

高カロリー輸液　intravenous hyperalimentation；IVH　［**完全静脈栄養法，経静脈栄養，中心静脈栄養法，IVH**］　消化管の手術後や炎症性腸疾患など，経口摂取が不能または好ましくないときに行われる静脈栄養法．末梢静脈に高濃度ブドウ糖液を投与すると静脈炎を起こすため，血流の豊富な大静脈(中心静脈 central vein)内に挿入されたカテーテルから輸液剤を投与する．アミノ酸液，脂肪乳剤，電解質，ビタミン，微量元素など生命維持に必須な物質も併用．カテーテルは鎖骨下静脈，内頸静脈，大腿静脈などを穿刺して挿入し，先端を右心房近くの大静脈内に留置．カテーテル挿入に際し，動脈穿刺や気胸などの合併症がある．また長期留置の際には細菌汚染による感染(catheter sepsis)に留意が必要．[915]

硬癌　scirrhous carcinoma　［**硬性癌，スキルス癌**］　低分化型の腺癌細胞が孤在性あるいは索状びまん性に浸潤し結合織の線維性増生が著明な癌をいう．間質結合組織に富むため，腫瘍はかたい．胃癌，乳癌の組織亜型としてみられることが多い．予後は悪い．[919] ⇨参甲状腺癌→1012，胃癌→220，乳癌→2226

睾丸⇨同精巣→1690

強姦(ごうかん)　rape，violation　［**レイプ**］　女性が暴行や脅迫を受け，もしくは泥酔状態や薬物による催眠状態など心神喪失・抗拒不能な状況にあるときに，その女性の意思に反して行われる姦淫のこと．13 歳未満の女子への姦淫はたとえ同意があっても強姦とされる．

強姦罪は「刑法」上は親告罪であり被害者側の告発があってはじめて犯罪として立件されるが，複数犯によるもの(輪姦)や被害者が死傷するに至ったものなどはこの限りでない．強姦の立証は被害者の外陰部および全身への暴行による損傷，現場や着衣の状況，被害者の性器内や着衣からの精液の検出，被害者の抵抗による加害者の損傷，性病感染や妊娠の存在などから総合的に行われる．残された精液や陰毛から血液型を調べたり，最近では遺伝子(DNA)型を調べることにより加害者の特定が可能な場合もある．[548]

高眼圧症　ocular hypertension　眼圧の正常上限値21 mmHgをこえる眼圧でありながら，視神経障害や視野障害をきたしていない状態．将来緑内障に移行する危険性があるため，定期的な眼科的検査と降圧治療が必要となる．[1153]

睾丸萎縮⇨同精巣萎縮→1690

睾丸炎⇨同精巣炎→1690

睾丸下降　testicular descent⇨同精巣下降→1690

睾丸癌⇨同精巣腫瘍→1692

睾丸機能検査　testicular function test⇨同精巣機能検査→1691

睾丸形成不全⇨同精巣形成不全→1691

睾丸梗塞⇨同精巣梗塞→1691

交換・交流理論⇨同交流型(取引型)リーダーシップ→1065

睾丸固定術⇨同精巣固定術→1691

抗癌剤　anticancer agent　［抗腫瘍薬，制癌剤］　癌細胞の分裂や増殖を阻害するなどの抗腫瘍効果をもった薬剤．抗癌剤の始まりは第二次世界大戦中に使用された毒ガスであるイペリットガスを改良したナイトロジェンマスタードで，その後これをさらに改良したアルキル化剤が開発された．作用機序から以下のように分類されている．①アルキル化剤：核酸やタンパク質などをアルキル化することによりDNAに損傷を与え癌細胞の増殖を抑制するもの．細胞周期特異性はみられない．②代謝拮抗薬：核酸の合成過程などで生成される細胞増殖に必要な代謝産物と類似した構造をもつため，同薬剤が正常な代謝産物と誤って認識され細胞に取り込まれることによりDNAの合成を妨げる．したがって活発な細胞分裂を行っている分裂期の細胞に特異的な効果がある．臨床的にはより長時間投与することにより効果が認められる．③抗生物質：さまざまな微生物から抽出された抗菌性をもつ化合物．DNAらせんとクロスリンクなどで結合することによりDNAやRNAの合成を阻害する．細胞周期特異性はみられない．このうちドキソルビシン塩酸塩は多くの固形の癌腫に効果を認める重要な薬剤．④微小管阻害薬：微小管に作用して抗腫瘍効果を発揮する薬剤．植物性アルカロイドとタキサンがある．前者は細胞分裂の中期にチューブリンと結合し微小管重合を阻害することで細胞分裂を停止させる．細胞周期はM期に特異的とされている．⑤白金化合物：DNAとクロスリンクすることによりDNA合成を阻害する．このうちシスプラチンは多くの抗癌剤の用量規制因子である骨髄毒性が少なく，多くの固形の癌腫に効果を認めるキードラッグkey drugとなっている．⑥トポイソメラーゼ阻害薬：トポイソメラーゼはDNA鎖の切断と再結合に関与する酵素でⅠ型とⅡ型がある．トポイソメラーゼⅠ阻害薬は中国原産の喜樹から抽出されたアルカロイドであるカンプトテンシン類で代表的な薬剤としてイリノテカン塩酸塩水和物がある．トポイソメラーゼⅡ阻害薬は前述した抗生物質(アントラサイクリン系)と植物由来のポドフィロトキシン誘導体で半合成されたエトポシドがある．⑦ホルモン類似薬：ホルモン依存性腫瘍に対して有効性が認められている．エストロゲン受容体陽性の乳癌に対して抗エストロゲン薬を，また男性ホルモン依存性の前立腺癌に対して女性ホルモン剤や抗男性ホルモン剤を投与する．⑧生物製剤(サイトカイン)：サイトカインにも抗腫瘍活性が認められている．慢性ウイルス肝炎に用いられるインターフェロン製剤やインターロイキン2(IL-2)がある．⑨分子標的治療薬：それまでの抗癌剤と異なり，それぞれの悪性腫瘍がもつ特異的な分子生物学的特徴に対応する分子を標的にしたもので，近年急速に発展．チロシンキナーゼ阻害薬などがある．上記の抗癌剤は癌細胞のみに有効な薬剤はなく，多くは正常な細胞にも影響を与えるため副作用が常に問題となる．つまり抗癌剤は細胞周期を活発に回って増殖している細胞に効きやすい特徴をもつため，正常な細胞のなかでも骨髄中の造血細胞，粘膜の上皮細胞や毛根母細胞に強く作用し，白血球，血小板減少や貧血，口内炎，下痢，脱毛などの副作用を起こす．癌化学療法では各抗癌剤の作用機序および副作用を考慮した多剤化学療法が行われ，単独投与が行われることは少ない．[541]　⇨参癌化学療法→568

抗癌剤調製　調製者の被曝が問題となっており，安全でかつ正確な調製が求められている．バイオハザード型のセイフティキャビネットは調製者の被曝を防ぐようにつくられたもので，エアが調製者から離れていくようになっている．抗癌剤の溶解，希釈に関しては複雑になりつつあり，薬剤師が安全でかつ正確な調製をするように，診療報酬でも一定の基準をクリアすることにより加算が認められるようになっている．調製のみならず投与に関する専門性をもった癌専門薬剤師がわが国でも認定されている．[969]

抗癌剤治療⇨同癌化学療法を受ける人への看護ケア→569

抗癌剤療法⇨同癌化学療法→568

睾丸腫瘍⇨同精巣腫瘍→1692

抗環状シトルリン化ペプチド抗体　anti-cyclic citrullinated peptide antibody；anti-CCP Ab　［抗CCP抗体］　関節リウマチに認められる自己抗体の1つ．フィラグリンのアルギニン残基をシトルリンに変換しさらに環状構造にしたものを抗原とする．発症前あるいは発症早期より出現し，リウマトイド因子陰性症例においても陽性となる．感度40-80%，特異度80-95%とリウマトイド因子に比し特異性が高い．将来の関節破壊の進行度と相関する．[959]　⇨参マトリックスメタロプロテアーゼ3→2742，リウマトイド因子→2918

交感神経幹　sympathetic trunk　交感神経系の本幹で，左右20対あまりの神経節が数珠状に連結された構造をとり，脊柱の両側に位置する．胸腰部から頸部，尾骨部にも伸びる．交感神経は心臓などの内臓系のほかに，全身の血管と皮膚の汗腺，立毛筋を調節している．このため，交感神経幹は特殊な構造を構築して，全身に線維を送っている．脊髄側角の節前細胞から出た軸索(有髄性の節前線維)は前根に入り，脊髄神経として脊柱管を出ると，直ちに白交通枝を経て幹神経節に入る．①皮膚へ向かう線維は，幹神経節でニューロン(神経細胞)を交代したのち，節後線維(無髄性)が灰白交通枝を通り再び脊髄神経に入り，前枝，後枝に含まれて末梢へ進む．途中，伴行する血管にも移り，血管壁を支配しながら血管網に沿って皮膚に至り，汗腺や立毛筋に分布する．上肢・下肢へは腕神経叢，腰仙骨神経叢にまじって体幹を出る．②頭頸部へ向かう線維は頸部交感神経節でニューロンを交代して標的臓器へ進む．③腹部内臓へ向かう線維は幹神経節を通過して，腹腔内の神経節でニューロンを交代して標的臓器へ進む．一般的に，交感神経の節後線維は一側性(同側性)の支配であるが，腸管や骨盤内臓では両側性に支配を受ける．[1044] ⇨参自律神経系⇀1498，頸部交感神経節⇀876

交感神経系 sympathetic nervous system⇨参自律神経系⇀1498

交感神経興奮性アミン sympathomimetic amine 交感神経系の活性化に作用するアミノ基とアルキル基の化合物であるアミン．このアミンにはさまざまな生理活性をもつものがあるが，それらのなかでアドレナリンやノルアドレナリンなどのカテコールアミンは交感神経興奮の伝達を担い，αおよびβ受容体を介して血圧上昇や心拍数増加などの交感神経刺激作用を発揮する．[127]

交感神経遮断薬 sympatholytic agent，sympathetic blocking agent 交感神経系の作用を抑制する薬剤．カテコールアミンの作用する標的臓器において，α_1あるいはβ受容体をブロックするα遮断薬とβ遮断薬，中枢神経系においてα_2受容体を刺激して交感神経活性を抑制するクロニジン塩酸塩，メチルドパ水和物などがある．[127] ⇨参抗アドレナリン作動薬⇀970

交感神経受容体 adrenergic receptor 細胞膜(原形質膜)にある受容体の1つ．交感神経受容体は，交感神経の神経終末から放出される神経伝達物質(一般にノルアドレナリン)や血液中のホルモン(アドレナリン，ノルアドレナリン)を感受する受容体をいう．アドレナリン作用の活性化薬および遮断薬への反応から，α受容体(α_1，α_2)，β受容体(β_1，β_2，β_3)のサブタイプに分けられる．このため，同一の神経伝達物質でも組織の種類によって異なる反応を引き起こしたり，また，同じ組織においてもアドレナリンとノルアドレナリンでは作用が異なる場合がある．[1044] ⇨参アドレナリン受容体⇀166

交感神経性皮膚反応 sympathetic skin response；SSR 末梢感覚神経の電気刺激により手掌-手背間に生じる電位変化．発生源は汗腺と表皮の2か所と考えられている．自律神経機能検査に臨床応用されており，特に交感神経遠心路の機能評価に有用である．[1289]

交感神経-副腎系 sympatho-adrenal system 交感神経と副腎髄質系の関係を指す．交感神経系の活動の増加により，副腎髄質からアドレナリンが，副腎髄質および節後交感神経終末部からノルアドレナリンが分泌される．交感神経がカテコールアミンを放出させる機構として，アセチルコリンが刺激伝達物質として働き，細胞膜の脱分極，細胞外液中のカルシウムイオン(Ca^{2+})の細胞内流入増加が起こることによりカテコールアミンが放出される．[334]

交感神経抑制薬 sympatholytic agent⇨同抗アドレナリン作動薬⇀970

睾丸垂⇨同精巣垂⇀1692

睾丸水瘤⇨同陰囊水腫(瘤)⇀303

交感性眼炎 sympathetic ophthalmia 片眼の穿孔性眼外傷や内眼手術が原因となり，両眼に起こる肉芽腫性ぶどう膜炎で，受傷眼を起交感眼，反対眼を被交感眼と呼ぶ．損傷により露出したメラノサイトに対する自己免疫疾患であるという説が有力．原田病と同一の病態と考えられ，眼症状として両眼性の肉芽腫性汎ぶどう膜炎を示し，寛解期には夕焼け状眼底を呈する．眼外症状としては，髄膜炎，内耳症状，皮膚症状などがみられる．治療は原田病に準じてステロイド療法を行う．[1130] ⇨参フォークト・小柳・原田病⇀2522

睾丸生検⇨同精巣生検⇀1692

睾丸性女性化症⇨同精巣性女性化症候群⇀1693

後眼房⇨同後房⇀1057

高ガンマグロブリン血症 hypergammaglobulinemia 血清中のγグロブリンが増加している病態．増加の様式によって単クローン性と多クローン性に大別される．[1438] ⇨参多クローン性高γグロブリン血症⇀1912，単クローン性高γグロブリン血症⇀1935

交換輸血 exchange transfusion ［新生児における交換輸血］ 血液を取り出して他の血液を入れること．主として新生児溶血性疾患の治療として行われる．黄疸の原因である間接型ビリルビンが脳細胞に沈着して障害(ビリルビン脳症)を起こすことがあるので，これを取り除くためである．出生時体重と新生児の日齢によって，血清間接ビリルビン値がどのくらい高値になったら交換輸血が必要か基準値が示されている．交換血液量は170-200 mL/kg とされ，成熟児では一般にダイアモンド Diamond 法が用いられ，臍静脈からカテーテルを挿入して血液を引き，同じ量を入れる．毎回約 20 mL ずつ必要量が交換されるまで繰り返す．治療中は脈拍数と呼吸，皮膚の色，活動力，痙攣に注意する．術後の哺乳は2-6時間待って，嘔吐のないことを確かめたのちに再開する．その他，低出生体重児において多血症のため呼吸障害が認められる場合にも，加熱ヒト血漿タンパク質を用いる部分交換輸血の適応がある．[1631]

交換輸送 exchange transport⇨同対向輸送⇀1867

高気圧作業安全衛生規則 Ordinance on Safety and Health of Work under High Pressure ［高圧則］「労働安全衛生法」の高気圧作業に関する規定を実施するための法律．高気圧業務(高圧室内業務および潜水業務)にかかわる施設や設備，加圧や減圧，滞在時間などの業務管理，高気圧室内作業主任者や潜水士の資格，高気圧業務従事者の特別の健康診断について定められている．[1603]

高気圧障害 hyperbarism ［潜函病，潜水麻痺］ ゲージ圧 1 kg/cm^2 以上になる潜水作業やトンネル・橋梁工事従事者などの高圧室内作業に伴う加圧および減圧によって生じる健康障害．加圧時障害では，不均等加圧による締めつけ squeeze，加圧時や高圧滞在中空気成分の分圧上昇による窒素ガスの中枢神経抑制作用に基づく窒素酔い，急性および慢性の酸素中毒・炭酸ガス中毒などが生じる．減圧症としては，不適切な減圧時に高圧下で吸収された窒素が過飽和状態になり気泡形成が生じ，それがガス栓塞になり循環障害や組織の圧迫を引き起こす．そのため，筋肉痛や四肢関節の疼痛 bends，かゆみ itches，皮膚発疹，出血斑，呼吸循環症状(チョークス chokes，チアノーゼ，頻脈，血圧低下など)，肺の過膨張や破裂，中枢神経症状(運動麻痺，知覚障害)などの急性障害と骨の無菌性壊死性変化を主とする慢性障害がみられる．治療には作業時圧まで再加圧によって気泡を再び溶解させ減圧する高気圧療法が適する．[1015]

高危険率群　population at risk，high risk group　［**危険曝露人口**］　ある特定の疾病に対して，罹患や死亡の危険性が高い個体群のこと．例えばインフルエンザに感染して重症化し，脳症を起こしやすい乳児や肺炎で死亡する高齢者は，インフルエンザに対しての高危険率群．[1631]

後期高齢者　old-old，oldest-old　75歳以上の者をいう．人の集団を考えるとき，高齢者を65歳以上とするとあまりに多様なことから，前期高齢者(65-74歳)と後期高齢者に分けて，心身の特性や生活実態の違いを踏まえた政策が検討されている．2008(平成20)年4月から，後期高齢者医療制度(長寿医療制度)が創設された．[1564]　⇒参前期高齢者→1752

後期高齢者医療制度　Health Care System for Late-old Elderly　［**長寿医療制度**］　75歳以上の高齢者などを対象とした，他の健康保険とは独立の医療保険制度のこと．2006(平成18)年に採決され，2008(同20)年4月から運用されている．それまでの日本の高齢者医療は1983(昭和58)年施行の「老人保健法」(現「高齢者の医療の確保に関する法律」)に基づき，国，都道府県，市町村の負担金，各種健康保険(政府管掌保険，共済組合，健康保険組合，国民健康保険など)からの拠出金を財源としてきた．しかし，日本人の平均寿命が延びた結果，高齢者医療費の増大により拠出金負担がかさみ，各種健保組合から老人保健拠出金不払いを表明されたことが法制化の契機となっている．後期高齢者医療(長寿医療)制度により，75歳以上の後期高齢者などは，各自それまで加入していた国民健康保険や各種健康保険組合から脱退させられ，後期高齢者だけの独立した保険に組み入れられ，保険金の徴収方法が年金からの天引きとなった．さらに医療内容も1つの病名によって1か月の医療費が決定される包括制が採り入れられた．新制度では，高齢者の保険料を支える現役世代の負担軽減が図られる一方で，高齢者からは年金からの天引き徴収，医療機関受診時の窓口負担の引き上げなどに対し批判もあがっている．ちなみに「長寿医療制度」という別名は新制度施行直前に，世論の批判をかわすために当時の福田康夫首相が言い換えた呼称であるが，定着するには至っていない．⇒参高齢者の医療の確保に関する法律→1068

好気呼吸　aerobic respiration⇒同有酸素呼吸→2851

後期死体現象　late changes after death　死体現象のうち，死後の比較的後期に現れる現象．化学的崩壊，自家融解，腐敗，動物による損壊，他物体との接触による損壊，火葬，骨化および骨の崩壊などがある．[613]　⇒参腐敗ガス→2567，白骨化→2382

後希釈血液濾過法　postdilutional hemofiltration　末期腎不全患者に対する血液浄化法の1つである血液濾過法のうち，一般に用いられる方法．血液濾過法は，血液透析とは異なり，血液を濾過器に通して限外濾過(患者血液側に陽圧をかけるか，または透析液側に陰圧をかけて水分を除去すること)のみをかけ，体液を限外濾過液として除去する方法である．除去された成分のうち，生体にとって必須な水・電解質は補充液の形で補充するが，後希釈血液濾過法では，補充液を血液濾過フィルターの後(静脈側)から注入する．本法では，1治療当たり約20Lの補充液を要する．これに対して，前希釈血液濾過法では，血液濾過フィルターの前(動脈側)から補充液を注入し，50L以上の補充液を要する．[1503]

好気性　aerobic，aerophilous　細菌の増殖や代謝において酸素を必要とすること．対語は嫌気性である．酸素がないと増殖できない菌を偏性好気性菌という．酸素が存在してもしなくても増殖できる菌は通性嫌気性菌と呼ぶ．偏性好気性菌の代表的な菌は結核菌 *Mycobacterium tuberculosis*，緑膿菌 *Pseudomonas aeruginosa* である．[758]　⇒参嫌気性→940

好気性解糖　aerobic glycolysis　細胞内に取り込まれたブドウ糖がピルビン酸生成まで代謝されること．この過程でATPが産生され，生体活動のエネルギー源となる．ピルビン酸が乳酸となる過程は嫌気性解糖と呼ばれる．[418]　⇒参解糖→447

好気性菌　aerobe，aerobic bacteria　酸素の存在する環境で生育できる微生物をいう．酸素の存在が絶対的に必要なものを偏性好気性菌 obligate aerobe と呼び，糸状菌，シュードモナス *Pseudomonas*〔属〕，バシラス *Bacillus*〔属〕の一部などがこれに属する．酸素が存在してもしなくても発育できる微生物は通性嫌気性菌 facultative anaerobe といい，細菌や酵母の多くはこれに属する．[324]

好気性菌感染症　aerobic〔bacterial〕infection　微生物が増殖する環境として酸素が必要であるものを好気性菌といい，それを原因菌とする感染症．グラム陰性好気性菌には，緑膿菌で代表されるシュードモナス *Pseudomonas*〔属〕，自然環境の水や池などに分布するレジオネラ *Legionella*〔属〕，髄膜炎菌などのナイセリア *Neisseria*〔属〕などがあり，ヒトに病原性をもつ．[242]

好気性ラグーン⇒同高率酸化池→1064

光輝線⇒同介在板→435

高輝度肝　bright liver　肝臓の超音波検査において，脂肪肝でみられる輝度の高いエコーが肝内に広く分布している状態．[955]　⇒参肝腎コントラスト→616

高機能自閉症　high-functioning autism　広汎性発達障害の1つ．3歳くらいまでに出現し，社会的相互反応(他人との社会的関係を形成すること)が困難で，コミュニケーション(言葉の発達)が遅れ，興味や関心が狭く特定のものにこだわる(常同的かつ反復的)ことを特徴とする行動障害の自閉症のうちで，知的発達の遅れを伴わないものを高機能自閉症という．高機能自閉症では中枢神経系に何らかの要因による機能不全があると推定されている．高機能自閉症の特徴としては，①友達のそばにはいるが一緒に遊ぼうとはせず一人で遊んでいる(孤立性)，②球技やゲームでは仲間と協力してプレーすることがない，③常同的で反復的な言葉を繰り返し，特定の習慣や手順にかたくなにこだわることがあげられる．⇒参アスペルガー障害→153，自閉症→

1337

好気培養　aerobic culture　分子状酸素の存在下で好気性菌，通性嫌気性菌，真菌などの微生物を培養すること．[324]

合脚体　sympus　左右の下肢が完全に癒合しているかまたは内反している奇形胎児．骨盤，生殖器，泌尿器，肛門などの奇形もしくは欠損を伴う．人魚体奇形，一足合脚体，両足合脚体などがある．[1631]

後弓反張　opisthotonus⇨同ヒステリー性弓なり反張→2447

口峡　fauces　口腔において軟口蓋，口蓋扁桃，舌根に囲まれた咽頭への開口部分をいう．[98]

口峡炎⇨同急性扁桃炎→740

抗凝血法　anticoagulant therapy⇨同抗凝固療法→987

抗凝血薬⇨同血液凝固阻止薬→888

抗凝血薬療法　anticoagulant therapy⇨同抗凝固療法→987

抗凝固薬⇨同血液凝固阻止薬→888

抗凝固療法　anticoagulant therapy　[**抗凝血薬療法，血液凝固阻止法，抗凝血法**]　血栓性静脈炎，肺塞栓症，心筋梗塞，脳梗塞，心房細動の合併症(左房内血栓)などの血栓性疾患に対する薬物療法で，ヘパリン製剤，ワルファリンカリウムなどの抗凝固薬が使用される．長期的にワルファリンカリウムが使用され，ヘパリン製剤などは血栓の凝血予防の急性期治療に使用される．急性期において，ヘパリン製剤の場合には活性化トロンボプラスチン時間(APTT)を正常の1.5-2.0倍に調節し，ワルファリンカリウムの場合にはプロトロンビン時間(PT)を正常の1.5-2.0倍，トロンボ試験を10-20%になるように投与量を調節する．抗凝固薬は血栓性疾患以外に，バイパス術後，経皮的冠動脈形成術後，心臓弁置換術後などにも血液凝固防止の目的で使用される．本療法の副作用には出血があるため，出血性素因や出血性潰瘍のある患者，妊婦，ビタミンK欠乏症の患者には禁忌とされている．[640]　⇨参血液凝固阻止薬→888

公共財　public goods　非競合性および非排除性の条件を満たす財をいい，例えば，国防や警察，消防，伝染病対策などが該当する．パレート最適な(Pareto efficient．すなわち，現状の資源配分では，他人の満足度を下げることなしに，自分の満足度を上げることができない)完全競争市場にて取り引きされる私的財は，競合的で排除的な性質をもつが，市場の失敗と呼ばれるような，完全競争市場の条件が満たされず，かつ分配上の問題が生じる場合(例：公害や伝染病などの外部不経済効果の存在)は，市場では公共財にかかる効率的な資源配分が達成できないため，公共政策として政府によって供給される．[1177]

公共職業安定所　Public Employment Security Office　[**ハローワーク**]　1947(昭和22)年制定の「職業安定法」により設けられた政府が行う無料の公的職業紹介機関．職業紹介・職業指導などの職業安定業務のほか，失業保険金給付の業務などを行う．主な業務は，新規学卒者の紹介，失業対策事業，日雇労働者の就業保障，身体障害者や特別な就職指導を要する者に対して行う職業指導．これにより，労働者の職業選択の範囲を拡大し，全国に分散する労働市場に労働力を配分・調整し，摩擦的失業を減少させ，かつ労働条件の平準化を促進する機能を果たしている．現状では，新規学卒者の紹介は，学校と企業の連携が強まっているため，中高年労働者の就職・再就職の紹介業務が中心になっている．[321]

後期陽性電位　late positive potential　事象関連電位で観測される電位の一種．250-300ミリ秒にわたる陽性の波で，被験者の刺激に対する一種の驚きと関係があるのではないかといわれている．[1274]

抗胸腺細胞グロブリン　antithymocyte globulin；ATG　[ATG]　ヒト胸腺細胞をウサギやヤギなどに免疫して得られるT細胞反応性の抗リンパ球抗体．生体に投与するとT細胞と反応して末梢血リンパ球が減少し，免疫抑制効果が発揮される．実際に移植のときなどに免疫抑制薬の補助療法として用いられる．[388]

工業廃水　industrial wastewater⇨同産業廃水→1202

工業用品中毒　poisoning with industrial products　産業職場における有害物質の曝露による中毒で，職業病として扱われる．鉛，水銀，カドミウム，マンガン，セレン，ヒ素，クロム，亜鉛，ニッケル，バナジウム，銅，リンなどの金属による障害，珪酸，アルミニウム，鉄などの金属粉塵および線香，綿糸，コルクなどの植物性あるいは有機性粉塵による塵肺症，一酸化炭素，アンモニア，塩素，塩化水素，ホスゲン，オゾン，シアン化水素，二酸化窒素，硝酸，硫酸，亜硫酸，硫化水素，フッ化物などによるガス中毒，ベンゼン，トルエン，キシレンなどの芳香族炭化水素および塩化メチル，トリクロルエチレンなどの塩素系炭化水素，さらにはアルコール類，エーテル類，ケトン類，グリコール類などの有機溶剤中毒，芳香族ニトロ・アミノ化合物中毒などがある．工業技術の発達により，新たな原材料，化合物が導入されており，これらの物質による毒性の調査が今後望まれる．現在，作業環境の改善，作業条件の規制，法規の改正，特殊健康診断の実施など，職業病の予防や早期発見の対策などの努力がなされている．[1015]

睾挙筋⇨同精巣挙筋→1691

剛棘顎口虫　*Gnathostoma hispidum*　成虫はブタ，イノシシの胃壁に寄生し，皮棘がからだ全体に存在．第1中間宿主はケンミジンコ類，第2中間宿主はドジョウである．幼虫が感染したドジョウをヒトが経口摂取すると好酸球増加を伴う皮膚爬行症をきたすことがある．[288]

咬筋　masseter〔muscle〕　咀嚼筋の1つで，頬骨弓から起こり，下顎角の咬筋粗面に付着する．頬骨弓外層から斜走している浅層の線維と，頬骨弓内面と側頭筋膜の一部から起こり垂直に走る深層の線維とからなる．咬筋は側頭筋とともに口を閉じる強力な筋で，下顎を引き上げて歯をかみ合わせる作用をもつ．三叉神経の下顎枝(咬筋神経)の支配を受ける．ちなみに，口をあける運動(開口運動)は舌骨上筋群の働きによる．[1044]　⇨参咀嚼(そしゃく)筋→1845，咀嚼(そしゃく)運動→1845

後筋⇨同声門開大筋→1709

合金　alloy　ある金属に他の金属や非金属を意図的に溶かし合わせたもの．機械的強度の改善，耐食性の向上，融点の低下などが得られる．鉄と炭素の鋼，銅とスズ(錫)の青銅，ニッケルとクロムのニクロム，鉛とスズのはんだ，水銀と金のアマルガムなどがある．[1360]

好銀細胞　argyrophil cell　好銀反応に陽性を示す細胞で，神経内分泌顆粒をもち，内分泌に関与することが多い．例えば，グリメリウス Grimelius 染色で確認でき，具体的には，膵島 A 細胞(グルカゴン)，消化管好銀細胞(ガストリン，ヒスタミン)，消化管銀還元細胞(セロトニン)，下垂体ホルモン(LH，FSH，ACTH)，甲状腺濾胞細胞(カルシトニン)，副腎髄質(エンケファリン)などの内分泌細胞や，腫瘍化したカルチノイドなどである．[266]

好銀性細胞腫⇨同カルチノイド→558

拘禁精神病⇨同拘禁反応→988

咬筋反射⇨同下顎反射→469

拘禁反応 prison reaction 〔D〕Haftreaktion ［拘禁精神病］ 警察署，拘置所，刑務所などの刑事施設に強制的に拘禁されるというストレスに反応して発症する心因反応の総称．強制収容所，軍隊，航海などでもこれと同種の反応が起こることが報告されている．臨床症状は，精神病的な症状(妄想，幻覚など)，原始反応(爆発反応，短絡反応，ガンザー Ganser 症状群)，人格反応などから，種々のタイプの神経症症状，さらにはサブクリニカルな症状としてのアパシー，心理的退行，抑うつなどに至るまで多種多様．最も有効な治療は拘禁の解除(釈放)であるが，それが不可能な場合には抗精神病薬，抗不安薬，抗うつ薬，心理療法，集団療法，医療刑務所への移送などが適応となる．[1269]

好銀反応 argyrophil reaction 神経内分泌顆粒をもち，内分泌に関与する細胞などの好銀細胞の同定に用いられる．例えば，グリメリウス Grimelius 染色(鍍銀染色法の1つ)などがあり，好銀細胞の分泌顆粒は，弱酸性の硝酸銀水溶液の銀イオンと反応し，還元剤の添加により微細な銀粒子が分泌顆粒に吸着する性質を利用して染色を行う．[266] ⇨参鍍銀(とぎん)染色法→2139

抗菌物質感受性試験(テスト) antibiotic sensitivity test⇨同薬剤感受性試験→2838

後筋麻痺 posticus paralysis 声門を開大させる働きを担う後輪状披裂筋(後筋)の麻痺により声門が開かない状態をいう．声帯は正中位に固定するので，両側麻痺の場合は手術的に声門を開大するか，気管切開が必要．[347]

抗菌療法 antibacterial therapy 細胞の増殖を抑えることを抗菌性といい，そのような効果がある薬を用いて治療する方法のこと．抗菌性物質には抗生物質と合成抗菌薬があり，両者を併せて化学療法薬という．抗菌薬にはサルファ剤やキノロン剤，ニューキノロン剤などがある．これらは感染症患者の治療薬として多く用いられている．[242]

口腔 oral cavity 消化管の入り口にあたる部位．前方を口唇，外方を頰，上方を口蓋(硬口蓋，軟口蓋)，下方を舌と口腔底に囲まれた内腔である．上・下歯列弓の外側の口腔前庭(口唇，頰粘膜と歯列弓の間)と内側の固有口腔(歯列弓の内側)に分けられる．口唇および前歯によって口腔内に捕食された食物は，歯，舌などによって咀嚼され，口腔粘膜の付属腺である唾液腺から分泌される唾液によって部分的に消化を受ける．食物と唾液の混合物は主に舌の働きで咽頭に送り込まれる．口腔は咽頭を介して喉頭，気管と交通しており呼吸器系の副路ともなる．また口腔の口唇，舌は咽頭，喉頭とともに発声をつかさどる構音器官でもある．[1612] ⇨参口蓋→977

●口腔

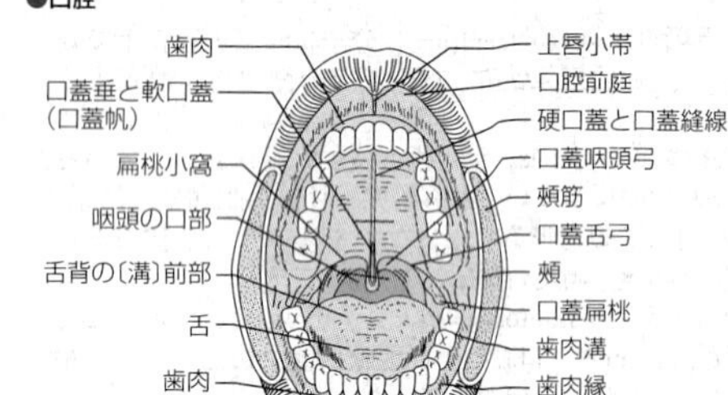

口腔の形成異常 oral malformation，malformation of mouth 胎生期での種々の原因によって起こる口腔領域に生ずる形成異常．口腔は胎生期において，内側鼻突起，外側鼻突起，上顎突起，下顎突起などにより形成されるが，その癒合の過程で原因は不明ではあるが遺伝的因子や環境因子の影響により生じた障害が奇形として発現すると考えられている．異常は歯，口唇，舌，小帯，顎，口蓋，顔面などに現れる．歯においては歯胚の形成に関連し，歯数(過剰，欠如)，形態，位置，構造などの異常がみられ，そのほか部位により次のような種々の異常があげられる．唇裂，口蓋裂，唇顎口蓋裂，小顎症，巨顎症，無舌症，小舌症，巨舌症，舌強直症，分葉舌，溝状舌，正中菱形舌炎など．治療は審美的機能的改善を考慮しての形成外科的手術が行われる．歯および顎の異常に対しては症状，時期に対応して歯科矯正治療や補綴治療が適用される．[608]

口腔の肉腫 sarcoma of oral cavity，oral sarcoma 口腔悪性腫瘍の10-15％で，性差はなく，各年代に発生する．病理組織型は悪性リンパ腫を除くと骨肉腫，線維肉腫が多く，口腔に特有な歯原性肉腫がある．臨床症状は組織型による病態の特徴もなく，癌腫に比較して多様な臨床所見を示す．早期に遠隔臓器転移，リンパ節転移を起こし，予後不良．治療は切除手術，放射線治療，化学療法の併用である．[535]

航空医学 aviation medicine 最近の航空機は高度1万メートル以上を長時間飛ぶことが要求されるため，低酸素(加圧)，騒音，振動，加速度，寒冷など，通常の状態とは異なる特別な医学的配慮が必要となる．そのため近年になって研究されている医学の一分野で，航空生理学的問題(時差ぼけ，疲労，ストレス，気圧，聴覚，循環機能など)のほか，操縦士をはじめとする乗務員の適性検査や健康管理，人的問題からみた航空安全や人間工学上の問題も含まれる．[1356]

航空宇宙医学⇨参宇宙医学→328

口腔温 oral temperature ［舌下温］ 直腸温，腋窩温とともに核心温度の指標として測定される．直腸温よりも低く腋窩温よりも高い．欧米でよく測定値として用いられる．[229]

広隅角緑内障⇨同開放隅角緑内障→455

口腔癌 carcinoma of oral cavity，oral cancer 口腔を構成する舌部，頰粘膜部，口唇部，口蓋部，口腔底部，顎骨中心性など口腔領域に発生する癌の総称．わが国における発生頻度は全癌の2％ほどで，そのうち舌癌が60％以上を占め，次いで口腔底癌，下顎歯肉癌，頰粘膜癌，上顎歯肉癌，口唇癌，硬口蓋癌の順．臨床所見では，白斑，潰瘍，びらん，腫瘤，硬結などで形態は不定形で，多くが食物摂取，唾液などで修飾されて多彩．典型的な癌性潰瘍は周囲に硬結を伴った堤防状の隆起で，潰瘍底が凹凸不整，易出血性で無痛である．年齢は40-70代に多く，男性が女性の2倍とされる．病理組織学的には扁平上皮癌が大多数を占め，次いで唾液腺癌が多い．治療は切除手術，放射線治療，化学療法の併用である．[535]

口腔カンジダ症 oral candidiasis ［**鵞口瘡**(がこうそう)］ 口腔内常在真菌の1つカンジダアルビカンス *Candida albicans* による口腔内感染症．本来は病原性の弱い真菌であるが，宿主の抵抗力減弱，抗生物質使用による菌交代現象，副腎皮質ホルモン剤の使用，放射線治療，免疫抑制薬使用などに伴って発症する．またAIDSなど細胞性免疫不全患者に発症しやすい．症状は，口腔粘膜や舌などに白色点状の偽膜あるいは白苔が形成され，軽度の炎症性潮紅を伴う．偽膜が容易に剝離され，赤いびらん面となる急性偽膜性口腔カンジダ症（カンジダ性口内炎）と，偽膜が厚く剝離しにくい慢性肥厚性カンジダ症に分けられる．治療は抗真菌薬の局所的投与だが，基礎疾患により再発しやすく注意が必要である．[535]

口腔乾燥症 xerostomia ［ドライマウス］ 唾液の分泌が種々の原因で減少または消失し，口腔が著しく乾燥した状態．原因として唾液分泌量の減少を伴う唾液腺の退行性変化，放射線障害，炎症，腫瘍，唾液の分泌障害としての唾石などがある．全身疾患を伴うものとして糖尿病，高カルシウム血症，シェーグレンSjögren症候群，薬物性副作用（抗ヒスタミン薬，抗うつ薬，鎮静催眠薬）などにもみられる．さらに心因性の状態にストレス，興奮などが加わると口内乾燥が著しくなる．自覚症状として，口腔粘膜が乾燥し，光沢を増し，舌は赤味色を帯び強い疼痛を伴う．さらに口腔内灼熱感，味覚異常などを訴える．対症療法として人工唾液（補液の使用），口腔衛生指導などを行うと同時に原因疾患の究明に努める．[434]

口腔顔面失行⇨同口腔失行→989

口腔吸引 oral suction ［**経口吸引**］ 経口的にカテーテルを挿入し，咽頭，喉頭内から口腔にかけて貯留した分泌物や吐物，異物，または対象者が自力では排出させることができない含嗽液などを吸引し，取り除くことをいう．気管吸引時との相違点は，それよりも強い陰圧〔26-52 kPa（キロパスカル）：約200-400 mmHg〕を加えてよいことである．吸引装置，歯ブラシつき口腔洗浄器などもあり，単に吸引のみではなく，洗浄と吸引を同時に行う場合も多い．鼻腔吸引と同様，無菌操作は必要としないが，スタンダードプリコーションに基づき防護用のディスポーザブル手袋をつけて実施する．[731] ⇨参気管内吸引→675，鼻腔吸引→2434

口腔ケア oral care，mouth care ［**歯みがき援助，口腔清拭，マウスケア**］ 口腔内に付着した汚れや分泌物をふきとる，ブラッシングするなどして汚れを取り除き，口腔粘膜を刺激し，唾液分泌を促進することで，自浄作用を保つために行うケア．唾液分泌の減少は，自浄作用の低下や口腔内の乾燥を招き，舌苔が発生し，味覚障害や嚥下困難など，さまざまな問題を生じる．口腔ケアの目的は，口腔内の食物残渣や歯垢を除去することで唾液分泌を促進し，口腔内の常在微生物細菌叢が病的に変化することによる口腔の疾病や誤嚥性肺炎を予防すること，摂食・嚥下機能の回復，食欲増進などである．対象者の状態や自立度に応じて行うが，基本的には，歯ブラシによる刷掃と十分な洗浄を行う．まず，口腔内を潤すために含嗽後に刷掃する．自分で口腔ケアができない対象者に対しては，意識障害，嚥下障害の有無を確認し，これらがある場合には誤嚥の可能性が高いため，吸引器を用いて排液を吸引しながら洗浄する．開口障害があり，歯ブラシによる刷掃が困難な場合は，360度方向のブラッシングが可能な歯ブラシを用いる．また，口内炎や歯肉出血，出血傾向のある場合は歯ブラシを用いると，口腔粘膜を損傷し痛みや出血を助長することになるため，スポンジがついた口腔ケア用品（写真）を使用するか，ガーゼで口腔内の清拭を行う．[70] ⇨参義歯のケア→681，整容動作→1710

●口腔ケア用スポンジブラシ

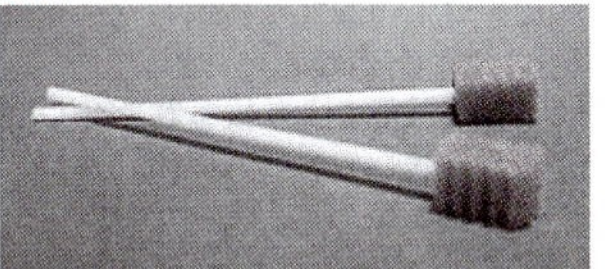

口腔外科 oral surgery，oral and maxillofacial surgery 歯，顎骨，口腔粘膜およびこれらに付随する器官の炎症，嚢胞，腫瘍，形態異常，外傷などの診断・治療を行う歯科臨床の一専門分科．ここでの手術には一般外来で行われる抜歯，歯根尖切除術（根尖性歯周炎の外科的療法），歯槽骨整形術〔義歯の装着に適した形に歯槽突起（顎堤）を整える手術〕，表在性腫瘍の切除，膿瘍の切開排膿などの手術侵襲が小さい歯科外科的手術と，大きな顎嚢胞の摘出術，良性・悪性腫瘍の切除術，手術後の組織欠損の再建術，顎骨骨折の整復・固定，顎変形症の外科的矯正手術などの手術侵襲が大きく，主に入院して行われる顎外科または顎顔面外科的手術がある．また，口腔粘膜疾患，口腔乾燥症，舌痛症，顎関節症，三叉神経痛なども治療する．[830]

口腔検温法 oral temperature measurement 体温測定法の一種で，口腔で測る．腋窩検温より0.2-0.5℃高い深部体温に近い数値となる．意識明瞭で，口を固定できる場合に適用する．方法：①清潔な体温計を舌の下中央の片側に挿入し，舌で押さえて，口を軽く閉じる，②電子体温計で1分以上留置したのち，予測値の測定が終わったことを知らせる音が鳴ったら値を読み，記録する．測定は飲食直後は行わない．誤嚥の危険から，今日では行われなくなった．[109]

口腔自浄作用 self-cleansing action of mouth ［**自然的清掃**］ 口腔内で種々の生理的および機能的作用で自然にもたらされる清浄力．①唾液の自浄作用，②摂食作用：特に繊維性食品による歯・粘膜の付着物の除去，③含嗽作用：水道水や薬液による口腔内の殺菌・消毒作用，④頬・唇粘膜の刺激作用：舌などの付着沈着物を除去し，汚れの除去と口腔内筋肉トレーニングなどがある．[434]

口腔失行 oral apraxia，bucco-facial apraxia ［**口腔顔面**

失行，口部失行〕 脳の損傷によって起こる症状で，口腔器官に筋力低下や協調運動の障害，筋緊張の異常などの障害がないにもかかわらず，口腔器官を意図的に動かそうとすると，どう動かしたらよいのかわからなくなったり，誤った動かし方をしてしまう．障害が重度になると，構音に影響が出ることがある．しかし，無意識的には，正確に口唇を開閉したり，舌を前後，左右，上下などに動かすことはできる．[1573]

口腔出血 oral hemorrhage 歯肉や口腔粘膜からの出血をいう．原因は，①抜歯などの手術創からの出血，②外傷や腫瘍浸潤による血管破綻時の出血，③炎症性病変(歯肉炎，辺縁性歯周炎，歯冠周囲炎，口腔粘膜疾患による潰瘍など)，④血液疾患が原因の自然出血などがある．最も多くみられるのは炎症性病変からの出血で，歯肉出血として現れることが多い．[42] ⇨参歯肉出血→1329

口腔上顎洞瘻(ろう) oroantral fistula 口腔と上顎洞の病的な交通路，すなわち瘻．歯根尖が上顎洞底に近接する上顎第1・第2大臼歯，第2小臼歯に好発する．原因は根尖性歯周炎などで上顎洞底を破壊した歯，歯根尖が上顎洞内に突出あるいは近接している歯の抜歯，あるいは抜歯後の根尖病巣掻爬により抜歯窩を介して上顎洞と口腔が連続する．囊胞や腫瘍の摘出，外傷，化膿性炎症などでも形成される．直径数 mm の瘻は上顎洞炎の併発がなければ自然閉鎖することが多い．大きな瘻の閉鎖術は歯肉骨膜弁，口蓋粘膜骨膜弁，きわめて困難なときは舌弁などを用いることもある．上顎洞炎を併発している場合は上顎洞炎の治癒後に洞瘻閉鎖手術，あるいは上顎洞炎根治手術と同時に行う．[535]

口腔常在菌叢⇨同口腔微生物叢→992

口腔心身症 oral psychosomatic disorder 心理的あるいは社会的因子が密接に関与し，身体に障害を認める病態を心身症という．ただし，神経症やうつ(鬱)病などの他の精神障害を伴う身体症状は除外する．障害が口腔や口腔周囲に発症した場合を口腔心身症といい，病態は舌痛，顎関節痛，歯痛，顔面痛，口腔の知覚異常などさまざま．診断には医療面接が重要であり，必要に応じて心理テストを行う．治療には精神療法，薬物療法，自律訓練法などがある．[42]

口腔スピロヘータ oral spiroch〔a〕ete 口腔内に常在するスピロヘータで，代表的なトレポネーマ・デンティコーラ *Treponema denticola*，トレポネーマ・スコリオドンティウム *T. scoliodontium*，トレポネーマ・ソクランスキイ *T. socranskii* などが存在する．口腔トレポネーマが主で，歯周炎，急性壊死性潰瘍性歯肉炎・歯周炎での増加がみられる．[434] ⇨参プラーク微生物叢《歯周病の》→2571

口腔清拭 mouth cleaning⇨同口腔ケア→989

口腔清掃 oral hygiene 〔歯口清掃〕 口腔内は，400 種類を超える多様かつ大量の微生物が生息する生態系であり，代謝のない硬組織の表面にはバイオフィルムの性質をもった歯垢(デンタルプラーク)が形成される．バイオフィルムは，薬物耐性をもち，その増殖によって生体に有害な影響をもつことが多い．そのため，歯および歯周組織の健康を維持するためには，バイオフィルムの機械的な除去が有用である．口腔清掃法には，自分自身で行う歯ブラシやデンタルフロスなどの清掃用具を使った機械的清掃法，含嗽剤や洗口剤を用いた化学的清掃法とともに，歯科医師や歯科衛生士が行う歯面清掃 professional tooth cleaning(PTC)，歯肉縁上や縁下に隠れた部分の歯石を除去するスケーリング，ルートプレーニングなどがある．[1369] ⇨参スケーリング→1638，ルートプレーニング→2966，プラークコントロール→2570

口腔清掃指数 oral hygiene index；OHI 〔歯垢指数《グリーン・バーミリオンの》〕 歯面に付着したプラーク(歯垢)と沈着した歯石の範囲を数量化し評価する指数．プラーク指数 debris index(DI)と歯石指数 calculus index(CI)からなる．診査は全顎を6群に分け，各群の頰側および舌側を図のような評価基準で，プラークの付着，歯石の沈着状態を観察し，各群の中で最も高い点数を得点とする．[434]

●プラーク指数(DI)と歯石指数(CI)の評価基準

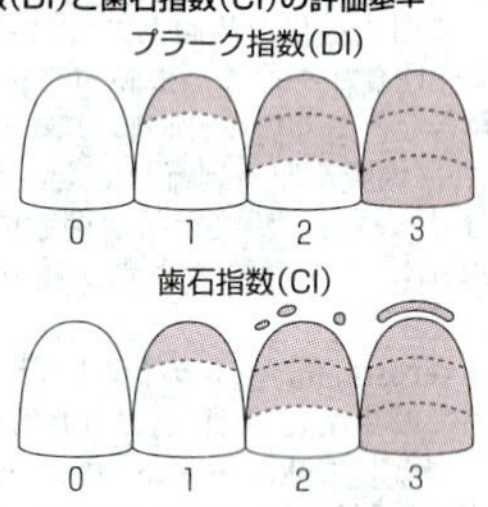

プラーク指数は，歯冠部へのやわらかい付着物の広がりを歯面を3分割して評価する．歯石指数も同様に，歯肉縁上歯石の歯冠部への広がりを評価するか，あるいは歯肉縁下歯石の点在または帯状の存在を評価する．

Greene JC, Vermillion JR: The Oral Hygiene Index: A method for classifying oral hygiene status. J Am Dent Assoc, 1960

航空性中耳炎 aerotitis〔media〕 外気圧と中耳内圧との間の急激な圧の変化によって起こる中耳内の炎症や出血．気圧性中耳炎ともいう．耳管機能不全が原因．航空機の降下時による急な高度の変化などにより起こる．症状は耳痛，耳鳴，耳閉感，難聴，めまいなど．[451] ⇨参気圧障害→662

航空性副鼻腔炎 aerosinusitis 〔気圧性副鼻腔炎〕 副鼻腔内圧と外気圧との間に差が生じていたときに起こる副鼻腔の炎症．航空機の降下時に起こりやすく，前頭洞や上顎洞に生じやすい．洞粘膜の腫脹や分泌物貯留・出血などを起こし，前頭部や頰部の疼痛がみられる．[451] ⇨参気圧障害→662

口腔前癌病変 precancerous lesion of oral mucosa 形態学的に正常なものに比べて癌が発生しやすい状態に変化した組織で，現時点では癌ではないが，将来高頻度に癌化する可能性をもつ病変．発癌多段階説に基づいた概念で，癌として完成される前の段階であることが臨床的，病理組織学的，遺伝子学的に想定される病変．口腔前癌病変は臨床的分類では白板症，紅板症，組織学的分類では扁平上皮性異形成があげられる．[535] ⇨参白板症→2364

口腔前庭 oral vestibule, vestibule of mouth 口唇粘膜，頰粘膜と歯槽部粘膜および歯との間にできる口腔内の空間を指す．具体的には上下の歯を咬合させ，上下口唇を閉じた状態の歯列に沿ってできる馬蹄型の空間．(図参照⇒口腔→988)[608]

口腔前庭拡張術 vestibular extension 有歯顎者において付着歯肉の幅がなく口唇や頰粘膜の可動部が歯周環境不良に関係している場合，歯の欠損部において歯槽堤の吸収が著しく義歯の安定が得られない場合などに対して付着歯肉の幅を拡大して，口腔前庭を形成する手術．粘膜弁あるいは粘膜骨膜弁を根尖側に移動させて口腔前庭を深くさせる歯肉弁根尖側移動術，二次的上皮化法や，粘膜下剝離法，遊離歯肉移植術などの術式がある．[608] ⇨参付着歯肉→2558

口腔前庭形成術⇨同顎堤形成術→487

口腔体操 oral exercise 口腔機能の維持，向上を図るために，口唇，咽頭，舌などを随意的に動かすこと．口腔機能にはさまざまなものがある．その中でも咀嚼機能が低下すると，軟らかいものを食べるようになり，結果として食欲低下や低栄養を起こしやすくなる．また嚥下機能が低下すると，誤嚥性肺炎を招く危険性が高くなる．これらの機能が低下する原因は老化や病気などさまざまであるが，最大の原因は咀嚼，嚥下の筋肉を使わないことである．食欲減退や誤嚥を予防するためにも，口腔周囲筋(顎，頰，口唇，舌)を動かすことは大切である．その他の効果として，口腔内に食べかすが残らない，発音や唾液の分泌がよくなる，表情がよくなるなどの利点がある．健康な人でも65歳以上から口腔体操を習慣化して，口腔領域の重要性を意識すること，口から美味しく食べることで，健康寿命が延長される．[1207]

口腔底膿瘍⇨同口腔底蜂巣炎→991

口腔底蜂巣炎 phlegmon of oral cavity，phlegmon of mouth floor ［**ルートウィッヒアンギナ，口底蜂窩織炎，口腔底膿瘍**］ 多くは歯性感染を原因とする炎症性疾患で，口腔底に存在する組織隙〔舌下隙，顎下隙，オトガイ(頤)下隙〕が炎症の主座である．このうち炎症が1つの隙に限局する場合を口腔底膿瘍，2つ以上の隙に波及した場合を口腔底蜂巣炎と呼ぶ．臨床症状は全身的には高熱を発し，局所は口腔底の腫脹により舌が挙上され発音や嚥下が障害される．多くは入院加療を必要とする．炎症が口峡部に波及するとルートウィッヒLudwigアンギナと呼ばれ，呼吸困難が著明となる．また頸部から縦隔へ波及することもあり治療には厳重な注意が必要である．[42]

口腔内矯正装置 intraoral orthodontic appliance ［**歯科矯正装置，歯列矯正装置**］ 歯列不正や咬合異常の治療のために，顎や歯の移動，成長の誘導・抑制などを目的に口腔内に装着する矯正装置の総称．矯正装置には，主に歯を移動させる舌側弧線装置(リンガルアーチ)，唇側弧線装置，バンド装置，マルチブラケット装置，床矯正装置などがある．接着剤を用いて歯に直接接着する固定式矯正装置と，患者自身が着脱可能な可撤式矯正装置に分類される．[760] ⇨参可撤式矯正装置→536，固定式矯正装置→1121

口腔内固定法 intraoral fixation 顎骨手術や顎骨骨折の治療で行われる固定法の1つ．顎骨の固定は，口腔外固定(顎外固定)と口腔内固定に分類される．口腔内固定は，顎内固定と顎間固定に分けられる．顎間固定は固定点を対顎や対顎の歯列に求める方法である．顎内固定は同一顎内・同一歯列に固定点を求め，顎運動を抑制しない連続歯結紮法や線副子法などの非観血的方法と，骨縫合法，金属プレート法，骨釘法などの観血的方法がある．[760] ⇨参顎外固定法→474

口腔内消化 oral digestion 口腔内で行われる消化．口腔内に取り入れられた食物はかみくだかれ，唾液腺から分泌された唾液の酵素(アミラーゼ)と混合され，口腔内で消化される．[1213] ⇨参唾液消化→1908

口腔内崩壊錠 oral disintegrant tablet 錠剤の取り扱いやすさを残したまま，口腔内で唾液または少量の水で崩壊することにより飲み込みやすくした製剤．舌の上にのせ唾液で浸潤させ舌で軽くつぶし，崩壊後唾液のみで服用するとなっている．服用時に水を使う必要がないため，嚥下困難な高齢者や小児，水分摂取が制限されている場合に容易に服用できる．食道内に薬が引っかかる可能性が少ない利点もある．外出時や突発的な症状のとき，水がなくても服用できることから，OTC薬(over-the-counter drug，薬局で買える一般用医薬品)にも応用されている．ほかの薬品とともに水で服用することも可能．薬品名のあとについているOD錠のODはoral disintegrant(口腔内崩壊)の略．[969]

口腔内模型 intra-oral model⇨同石膏模型《口腔の》→1733

口腔内与薬法 administering oral medications 舌下錠やバッカル錠，トローチ剤などが口腔内与薬に適用される．舌下錠やバッカル錠は唾液で溶解され，口腔粘膜から吸収されて作用臓器へと達する．胃腸からの吸収や肝臓での代謝を受けないので，舌下錠は即効性を特徴とし，バッカル錠は徐々に作用する．方法：①狭心症薬の舌下錠であるニトログリセリンは舌の下に挿入し，そのまま溶解させると1-2分で効果を現す，②バッカル錠は臼歯と歯肉の間にはさみ，唾液で溶解，吸収させる，③トローチ錠は口腔内で唾液により溶解させると，口腔内，咽頭，喉頭など局所に作用する．舌下錠，バッカル錠では，薬物投与中唾液を飲み込まないように前もって指導する．[109]

口腔粘膜 oral mucosa 舌や歯肉，頰，口蓋などの口腔の表面を覆う粘膜の総称．粘膜上皮，粘膜固有層，粘膜下層からなり，口腔粘膜内には唾液を分泌する小唾液腺が存在する．また，口腔粘膜は歯肉や硬口蓋などの角化粘膜(非可動粘膜)と，舌，頰粘膜，軟口蓋などの非角化粘膜(可動粘膜)に分けられる．ただし，舌背の糸状乳頭では上皮の角化が起こる(白くてザラザラした感触は角化のため)．[1612]

口腔粘膜癌 carcinoma(cancer) of oral mucosa 口腔を構成する粘膜上に発生する癌の総称．多くは高分化型扁平上皮癌であるが，まれに疣贅癌，基底細胞癌などが発生する．部位はさらに亜部位として舌癌，歯肉癌，口底癌，頰粘膜癌，硬口蓋癌に細分化されている．わが国では2：1で男性に多く，発生部位は半数以上(55%)が舌．また口腔粘膜癌の前癌病変として白板症，紅斑症などがあげられる．臨床所見では周囲に硬結を伴う粘膜潰瘍が特徴的で，頸部リンパ節転移を伴うことも少なくない．治療は外科的切除や放射線治療が有効．[42]

口腔囊胞 cyst of oral cavity 顎・口腔領域にみられる囊胞の総称で，顎骨内に発生するものと軟組織に発生するものとに大別され，さらに顎骨内の囊胞は歯原性囊胞と非歯原性囊胞に分類．歯原性には歯根囊胞，含歯性囊胞，歯原性角化囊胞などが，非歯原性には鼻口蓋管嚢胞，脈瘤性骨嚢胞，術後性上顎嚢胞などがある．軟組織に発生するものには類皮嚢胞，甲状舌管嚢胞，また唾液腺に由来する貯留嚢胞として粘液瘤，ガマ腫などがある．[42] ⇒参顎骨嚢胞→478

口腔白板症 leukoplakia of oral mucosa WHOでは「摩擦によっても除去できない白斑で，他の診断可能な疾患に分類できないもの」と定義している．口腔粘膜上皮の角化亢進によって生じる白斑状の病変で，中年以降の男性に多い．この病変はきわめて重要な前癌病変として扱われる．臨床像は大きさ，形態もさまざまで，色調も多少白みがかったものから灰白色まで，表面も平滑なものから顆粒状隆起，あるいは亀裂，びらん，潰瘍など多彩であり，均一型と不均一型に分けられる．さらに前者は平面型，波状型，ひだ型，軽石様型に，後者は疣状型，小結節型，潰瘍型，紅白板型に分けられる．真の原因は不明であるが，全身的因子としてビタミンA不足，エストロゲン欠乏，過コレステリン血症など，局所的因子として喫煙，強いアルコールの飲酒，義歯や歯の鋭縁による刺激などがあげられる．治療は局所原因の除去，ビタミンAの投与，病変部局所の外科的切除，レーザーメスによる凝固・蒸散，凍結外科などが行われる．しかし再発，悪性化などがみられ，経過観察が重要である．[535]

こ

口腔微生物叢 oral microbial flora ［口腔常在菌叢］ 健康な状態の口腔内に常在する微生物群．口腔内は温度，湿度，pHが微生物の増殖に適しており，さらに栄養分も豊富にあるという環境から，細菌，真菌，スピロヘータ *Spirochaeta*，マイコプラズマ *Mycoplasma*，原虫など多様な微生物が存在する．優勢な微生物はグラム陽性嫌気性球菌（ストレプトコッカス・サリバリウス *Streptococcus salivarius*，ストレプトコッカス・ミュータンス *S. mutans*，ペプトストレプトコッカス *Peptostreptococcus*，ベイロネラ *Veillonella*，ブドウ球菌 *Staphylococcus* など），次いでグラム陽性嫌気性桿菌（アクチノミセス *Actinomyces*，ラクトバシラス *Lactobacillus*，バクテリオネーマ *Bacterionema*，コリネバクテリウム *Corynebacterium* など）で，真菌やスピロヘータは少ない．これらの微生物叢は，口腔に侵入した外来微生物の定着を防止して感染を防御し，さらに免疫的活性を賦活する働きをすると考えられている．常在微生物は通常，病原性を現さないが，免疫機能が低下すると病原性を発揮し，齲蝕（うしょく）や歯周疾患の原因菌になる．[830]

口腔扁平苔癬（たいせん） oral lichen planus 口腔粘膜に発生する炎症性の角化異常の病変．皮膚扁平苔癬の患者の20-50%に口腔粘膜病変がみられるとされるが，口腔単独の患者がきわめて多く，症状も異なる．臨床症状は隆起のない白色線条で，レース状，網目状，環状あるいは混合状に配列し，周囲に炎症性紅斑が散在する．白色線条では自覚症状を欠くが，紅斑は萎縮，びらん，潰瘍を呈して，この状態では刺激痛，自発痛をみる．好発部位は頬粘膜で両側性に現れることが多く，歯肉，口蓋，下唇，舌など全口腔粘膜に発症する．中高年の女性に多い．病理組織像は角化亢進，有棘細胞層の肥厚あるいは萎縮，顆粒層の出現，基底細胞層では液化変性，空胞変性，コロイド体の出現，上皮下にリンパ球の帯状浸潤をみる．原因は不明であるが，発症因子として感染，内分泌の変化，アレルギー，免疫力の低下，ストレスなどがあげられている．治療は口腔内の清掃，ビタミンAの投与，副腎皮質ホルモン剤の塗布などであるが，慢性の経過をとり難治である．口腔白板症との鑑別が重要である．[535]

後屈 retroflexion 主に脊椎の動きのうち，頸部，胸腰部を後方へ曲げること．頸椎，腰椎の運動域は，胸椎に比べて大きい．[824] ⇒参伸展→1589

高グリシン血症 hyperglycinemia ［グリシン過剰血症］ 血中のグリシン濃度の上昇を呈する原発性代謝異常症．ケトアドーシスを伴うものと伴わないものがあり，前者をケトーシス型，後者を非ケトーシス型と呼ぶ．[987] ⇒参遺伝性高グリシン血症→262

抗グロブリン試験 antiglobulin test⇒同クームス試験→812

高クロル血症 hyperchloremia ［高塩素血症］ 塩素（クロル）イオン（Cl^-）は生体内ではナトリウムイオン（Na^+）とともに大部分が細胞外液中に存在する．血漿の総陰イオンの70%を占め，水分平衡，浸透圧調節，酸塩基平衡などに重要な役割を果たしている．血清中の基準値は98-108 mEq/Lで，これを上まわると高塩素血症（高クロル血症）という．原因としては，脱水症，腎不全，副腎皮質機能亢進などがある．また呼吸性アルカローシスでも代償性にみられる．高クロル性の輸液でもありうる．[893]

高クロル血性アシドーシス hyperchloremic acidosis ［高塩素血性アシドーシス］ 血中の塩素濃度，すなわちクロル（Cl）値の上昇を伴った代謝性アシドーシス．遠位尿細管性アシドーシスでは，尿中への水素イオン（H^+）分泌障害があるためにアシドーシスが亢進した状況下にてもなお，ある程度の重炭酸イオン（HCO_3^-）が尿中に失われる．さらに，尿中の重炭酸イオンはナトリウムイオン（Na^+）やカリウムイオン（K^+）などの陽イオンの持続的な分泌を促し，ナトリウム喪失に伴う体液量の減少や二次性アルドステロン症をきたす．体液量の減少をきたした場合には，近位尿細管でのクロル再吸収が亢進するので高クロル血症となる．[1503] ⇒参アシドーシス→149，遠位尿細管性アシドーシス→372

行軍血色素尿症 march hemoglobinuria⇒同行軍ヘモグロビン尿症→992

行軍ヘモグロビン尿症 march hemoglobinuria ［行軍血色素尿症］ 足底を頻回にわたり物理的に刺激することで，赤血球が血管内で破壊され（血管内溶血），一過性に生じるヘモグロビン尿症．剣道の踏み込み練習やマラソン，空手などの運動によってみられる．血管内に大量に放出されたヘモグロビンが腎臓から放出されヘモグロビン尿となる．物理的刺激を避ければ溶血は回避でき，自然に軽快する．[1038]

絞頸 strangulation ひものような索状物を頸部に巻きつけ，それを絞めることによって気道や頸部の血管を圧迫すること．自己の体重による首つりは縊頸といわれ，絞頸とは区別される．索状物としては，荷造り用や洗濯用などのロープや電気コード，ネクタイ，タオル，帯，ベルトなどが使用されることが多い．絞頸により窒息死したものを絞死といい，このうち自為によるものを自絞死，他人によるものを絞殺という．絞殺の場合には頸部の静脈はほぼ完全に閉塞されるが，頸動脈や椎骨動脈は完全には閉塞されないことが多いため，索状物上方の頸部や頭部のうっ血が高度で，皮膚や顔面の粘膜に溢血点と呼ばれる小さな出血点を認める.[1331] ⇨参索溝→1181，扼頸(やくけい)→2837

咬痙 trismus⇨同開口障害→431

後脛骨筋⇨参下腿後側の筋→519

後脛骨動脈 posterior tibial artery 膝窩動脈の2終枝の1つで，ひらめ筋腱弓に始まり，下腿後側の浅・深両筋の間を下行して下腿の下約1/3でアキレス腱の内側に現れる．これに沿って下腿内顆部の後方に向かい屈筋支帯の下を介して前方に曲がり，足底で内側・外側足底動脈に分かれる.[439]

後頸三角 posterior triangle of neck 胸鎖乳突筋の後縁と僧帽筋の前縁，および鎖骨の中1/3で囲まれた胸鎖乳突筋の外側の三角形の部分．この三角形の下縁で鎖骨下動脈拍動を触れる.[439] ⇨参頸動脈三角→868

後傾子宮 retroversion of uterus⇨参子宮位置異常→1242，子宮姿勢(傾・屈)→1247

合計出生率⇨同合計特殊出生率→993

合計特殊出生率 total fertility rate；TFR ［**粗再生産率，合計出生率**］ 15歳から49歳まで，年齢別に女性人口で母の年齢別男女児出生数を除したものの合計．人口の再生産の指標．女性が，一生の間に産む平均の子ども数を示す．最近は，この指標が均衡値である2.0を大きく割り込むという少子化傾向が問題となっている.[467] ⇨参少子化→1434

後頸部交感神経症候群 posterior cervical sympathetic syndrome⇨同バレ・リエウ症候群→2403

後頸部肥厚徴候 ⇨参ダウン症候群→1908，胎児後頸部肥厚→1868

抗痙攣薬 anticonvulsant⇨同抗てんかん薬→1036

攻撃行動 aggressive behavior 情動のうちの怒りの表現型であり，同種または他種からの威嚇に対する身体防御に関連している．立毛筋収縮，散瞳，血圧上昇，速脈，発汗などの自律反応を伴う.[1230]

攻撃性 aggression ［アグレッション］ 攻撃性という言葉は，異なるいくつかの層をなす概念の複合である．その第1は攻撃行動で，怒り，敵意，憎しみ，恨み，欲求不満などに基づいて，他者や自分に対する重大な傷害や死，苦痛，恐怖，不快などをもたらす行為をいう．第2は攻撃行動のもととなる心理的エネルギーで，人間がその本性としてもつと思われる攻撃への傾向，つまり攻撃本能を指す．第3は精神分析学の用語で，攻撃衝動をもたらす本能的エネルギー(デストルドー destrudo，モルチドー mortido など)と同義に用いる．フロイト Sigmund Freud(1856-1939)は，攻撃性を死の本能(タナトス)と生の本能(エロス)との競合によって導かれるとし，アドラー Alfred Adler(1870-1937)は劣等感を克服するための「権力への意志」の表れとした．動物行動学者ローレンツ Konrad Z. Lorenz(1903-89)は，攻撃性は個体維持，種族維持のために合目的的に遺伝子によって規定された適応行動であるとした．一方，心理学者のダラード John Dollard(1900-80)らは，攻撃性は欲求不満に対する二次的な反応であって，本能ではないと主張した．ちなみに，自己主張性，能動性などは，攻撃性の適応的な表現であると考えられる.[1269]

硬結 induration，hardening 触診にて皮下に浸潤性に硬く触れるとき硬結あるいは硬結性であると表現する．真皮深層から皮下脂肪織にかけての慢性の変化を示す.[95] ⇨参結節《皮膚の》→922

高血圧重症度分類《WHO》⇨同WHO高血圧重症度分類→121

高血圧症

hypertension；HT，high blood pressure ［HT］

【概念・定義】末梢動脈血圧が高い状態の総称．血圧をどの値から異常高値とするのかは難しく，欧米やわが国でいくつかの大規模な臨床研究が行われ，収縮期血圧140 mmHg以上または拡張期血圧90 mmHg以上である人は予後が有意に悪化することが明らかになり，現在は全世界的に収縮期血圧140 mmHg以上または拡張期血圧90 mmHg以上を高血圧とする基準が定着している．しかし，この値は医療機関で測定された血圧であり(外来血圧)，家庭で測定された血圧(家庭血圧)はリラックスしているため外来血圧より低めに出る．したがって家庭血圧はもっと低いレベルでなくてはならないことがわかっている．外来血圧が24時間血圧の平均よりも10 mmHg以上高い群を白衣高血圧と呼ぶ．24時間血圧とは機械によって，30分から1時間ごとに自動的に血圧を測定する携帯式血圧計 ambulatory blood pressure monitoring(ABPM)によって得られるもので，高血圧の概念を大きく変えた．すなわち，収縮期血圧でみると健常者では睡眠時は覚醒時に比べ平均で10-20% 低下している〔dipper型(正常型：夜間適正降下型)〕．それに比べ0-10% しか低下しない群〔non-dipper型(夜間非降下型)〕は動脈硬化が進行している．20% 以上下がっている群〔extreme-dipper型(夜間過降圧型)〕は動脈硬化が高度で脳梗塞を起こしやすい．逆に睡眠時の血圧が高い群〔riser型(夜間昇圧型)〕は夜に脳出血を起こしやすい．さらに早朝に血圧が非常に高くなる人(早朝高血圧)が多いこともわかった．

【疫学】現在，わが国では3千数百万人の高血圧患者が存在するといわれる．依然として脳卒中の罹患率・死亡率が虚血性心疾患の罹患率・死亡率より高く，**脳卒中**は血圧値と強い正の相関がある．**虚血性心疾患**も男性で収縮期血圧が10 mmHg上昇すると罹患・死亡率は15% 増加する．また近年肥満度が年々増加しており，肥満に伴う高血圧が増加しているのも特徴である．

【病態生理】化学因子，血管反応因子，循環血液量因子，血管内径因子，血管粘性因子，心拍出量因子，血管弾性因子，神経性因子が作用して血圧を一定に維持しているが，高血圧の90% を占める**本態性高血圧**では，このいずれかが破綻し生じる．遺伝性や食塩，脂肪摂取過剰が原因と考えられている．このほかに，**二次性高血圧**として腎実質性，腎血管性，内分泌性，血管性，神経性，薬剤性，妊娠高血圧症候群によるものがある．

【診断】スクリーニングは外来血圧で行われる．2009(平成21)年の日本高血圧学会ガイドラインでは収縮期血圧130 mmHg未満かつ85 mmHg未満が正常血圧であり，収縮期130-139 mmHgまたは拡張期85-89 mmHgが正常高値血圧(境界域高血圧)，それ以上が高血圧となる．正常高値血圧，高血圧は可能な限り24時間血圧測定を行い血圧パターンに応じた薬剤の選択をする．患者に高血圧の意義を理解させ，服薬コンプラインアンスを上げるためにも家庭血圧は有用であり，朝1回連日や，起床時，昼前，就寝前の3回を週2-3日測定する方法もある．悪性高血圧と判明すれば即座に入院となり，24時間血圧測定による血圧パターンに応じた薬物療法が開始される．

【治療】 薬物療法が中心で，現在主にカルシウム拮抗薬，アンギオテンシン受容体拮抗薬(ARB)，アンギオテンシン変換酵素(ACE)阻害薬，利尿薬，β遮断薬，α遮断薬が使用される．最近は特に前三者が第一選択となる傾向があるが，大切なのは1日1回服用の長時間作用型薬剤を低用量から開始し，1-2か月かけて降圧目標にまで下げることである．降圧目標は患者の状態により異なる．降圧が不十分な場合，または早朝高血圧などは血圧のパターンに合わせて薬剤を増量する必要がある．[1627] ⇒参WHO高血圧重症度分類→121

●成人における血圧値の分類　(単位：mmHg)

分類	収縮期血圧		拡張期血圧
至適血圧	<120	かつ	<80
正常血圧	<130	かつ	<85
正常高値血圧	130-139	または	85-89
Ⅰ度高血圧	140-159	または	90-99
Ⅱ度高血圧	160-179	または	100-109
Ⅲ度高血圧	≧180	または	≧110
(孤立性)収縮期高血圧	≧140	かつ	<90

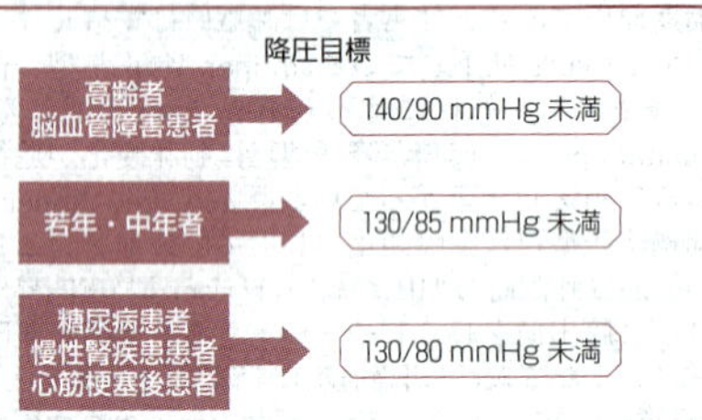

高血圧症の看護ケア

【観察のポイント】 現病歴，既往歴，家族歴，自覚症状の有無，二次性高血圧を示唆する症状の情報を収集する．二次性高血圧を示唆する身体所見として，眼瞼浮腫，貧血，満月様顔貌，体幹の肥満，赤色皮膚線条，著明な発汗，体重減少，発作的な頭痛，心悸亢進，顔面蒼白，多尿，脱力感，知覚異常，テタニーなどを観察する．血圧測定では，臥位，座位，立位での血圧差，四肢の血圧差を確認する．

【ケアのポイント】 日常生活習慣の中で，血圧上昇や変化の誘因となるものを除去し，二次的合併症を予防していくことが重要となる．患者指導のポイントは，規則正しい日常生活，適度な運動，十分な休息に努め，排便コントロールを行い，精神的ストレスの除去，急激な温度変化や寒冷刺激を避けるなどの血圧上昇の誘因を避け，自宅での血圧測定，定期受診の必要性を指導する．食事療法は栄養士と連携しながら，1日10g以下の塩分制限，野菜，果物，海藻類からのカリウムの摂取，良質なタンパク質の摂取，動物性脂肪の過剰摂取の制限，アルコール制限を行い，肥満がある者には減量を指導し標準体重の維持に努める．また脂質異常症がある場合にはコレステロール制限を行う．喫煙者には禁煙を指導する．薬物療法が行われている場合は，薬剤師と連携しながら確実な服薬を指導する．二次性高血圧では，これらのポイントに加えて，原疾患に伴う症状の観察を行う．さらに原疾患に対して外科的治療が行われる場合は，その必要性を説明する．これらの教育を行う際には，患者が長期的に自己管理を行えるように，必要に応じて家族や周囲の協力者とも連携しながら，患者の受け止めや生活背景を考慮しながら指導していくことが重要である．[1066] ⇒参高血圧症→993

高血圧性腎硬化症　hypertensive nephrosclerosis　［高血圧性腎障害］　高血圧が原因で二次的に腎組織の不可逆的障害が惹起される病態．病理組織学的には，腎細小動脈の硬化，細動脈炎，細動脈の壊死性変化，腎糸球体硬化とそれに伴う尿細管，間質の線維化などが認められる．降圧療法が行われるが，短期間にて末期腎不全に陥る悪性腎硬化症と，より長い経過を経て腎不全へと徐々に移行していく良性腎硬化症とがある．[1503]

高血圧性心疾患　hypertensive heart disease；HHD　［高血圧性心臓病］　高血圧による心肥大が原因で心不全，狭心症，不整脈などを生じる病態．長期間，少なくとも数か月から数年，高血圧が持続すると左室肥大をきたす．胸部X線では左第4弓突出，心拡大が現れる．心電図では高電位差，ST-T変化がみられる．心エコーでは左心室の壁，特に中隔が厚くなる．初期から左室拡張能が障害され，血圧の上昇などの負荷増大で肺うっ血をきたしやすくなる．末期には左室収縮能が低下し難治性の心不全になる．高血圧による冠動脈自体の硬化，心肥大による心筋酸素需要の増加により狭心症が起こりやすくなる．左室拡張能障害による心内圧上昇，心筋虚血や心筋梗塞などにより心房性・心室性不整脈が起こりやすくなる．[1627]

高血圧性腎障害　hypertensive nephropathy⇒同高血圧性腎硬化症→994

高血圧性心臓病⇒同高血圧性心疾患→994

高血圧性赤血球増加症⇒同ガイスベック症候群→441

高血圧性脳症　hypertensive encephalopathy　急激な血圧の上昇により頭痛，嘔吐，意識障害，痙攣などをきたす状態．多くの場合，収縮期血圧200 mmHg以上，拡張期血圧130 mmHg以上のときに起こる．血液脳関門が破綻し脳浮腫が生じるためと考えられている．治療は，降圧薬の投与とグリセリン合剤，マンニトール製剤，副腎皮質ホルモンなどによる脳浮腫対策である．[1289]

高血圧性脳内血腫　hypertensive intracerebral hematoma⇒同高血圧性脳内出血→994

高血圧性脳内出血　hypertensive intracerebral hemorrhage；HICH　［高血圧性脳内血腫］　高血圧に起因する細動脈壊死のために血管が破綻し，脳実質内に血腫を生じたもの．好発部位は被殻，視床，橋，小脳で，皮質下出血の頻度は低い．程度の差はあるが意識障害を伴うことが多い．神経症状は出血部位により異なる．被殻出血では対側の片麻痺と注視障害が主で，出血，浮腫の広がりによっては知覚障害，同名半盲，失語などを伴う．視床出血では対側の知覚障害，片麻痺を主症状とし，内下方を向く共同偏視を伴うこともある．小脳出血は，通常，激しい頭痛，めまい，嘔吐によって始まる．運動失調，健側への共同偏視などもみられる．意識障害や脳幹圧迫症状が認められる場合は重篤である．橋出血においては高度の意識障害，四肢麻痺を生じることがある．瞳孔は高度に縮小する．血腫が小さい場合は種々の局所症候を示すにとどまる．診断には，高血圧の既往，臨床症状に加え，CT，MRI が有用である．急性期の治療はグリセリン合剤，マンニトール製剤などの投与による脳浮腫対策と，降圧薬による血圧のコントロールが主体となる．出血部位，血腫の程度によっては外科的治療(血腫除去術)の適応となる．通常，小脳出血は手術適応例が多く，視床(出血)，橋出血では手術の適応例はまれである．脳圧亢進症状に対する観察，処置が看護の中心となる．バイタルサインのチェックは頻回に行う．脳幹障害による呼吸抑制，舌根沈下，分泌物による気道閉塞には注意を要する．脳ヘルニアの徴候として瞳孔不同，対光反射の消失は重要である．また肺炎，褥瘡などの合併症を予防するため体位変換を適宜行い清潔の保持に努める．[1289]

高血圧性網膜症　hypertensive retinopathy　高血圧によって網膜出血，浮腫，硬性白斑，綿花状白斑などが生じる網膜症で，血管攣縮性と細動脈硬化性がある．血管攣縮性網膜症は若年者にみられる腎性高血圧，内分泌性高血圧，妊娠高血圧症候群などの急激な血圧亢進で起こる変化で，ときに乳頭浮腫やまれに漿液性網膜剝離を伴う．細動脈硬化性網膜症は本態性高血圧による慢性的な細動脈硬化が重症化して起こり，まれに糖尿病網膜症類似の増殖網膜症を呈することがある．[1309]

高血圧治療　hypertension treatment⇨同降圧療法⇀970

抗血小板抗体　antiplatelet antibody　妊娠時や輸血時に血小板特異抗原(HPA)あるいは HLA のミスマッチがあると同種抗血小板抗体が産生される．頻回の血小板輸注に伴い輸注効果が少なくなる(血小板輸血不応状態の)原因としては，抗 HLA 抗体や抗 HPA 抗体の産生が関与していると考えられる．その場合 HLA 適合あるいは HPA 適合血小板輸血が必要となる．母由来の抗血小板抗体による新生児血小板減少性紫斑病(NAITP)も報告されている．特発性血小板減少性紫斑病では，血小板に対する自己血小板抗体が産生されることにより発症する．このときには血小板関連免疫グロブリンの増加がみられる．[860]

抗血小板薬　antiplatelet agent　血栓形成の最初のステップである血小板の粘着，凝集，放出などを抑制することにより，血栓症を抑える薬剤．臨床で広く用いられているものにはアスピリン，チクロピジン塩酸塩などがあり，シクロオキシゲナーゼを阻害することなどにより血小板機能を抑制する．急性期の脳血栓症に対して血小板凝集作用が強力なトロンボキサン A_2 に対する合成阻害薬であるオザグレルナトリウムが使用されるようになっている．新しい抗血小板薬としては，血小板にのみ特異的に発現し止血に中心的役割を果たす膜タンパク受容体の1つである血小板 GPⅡb/Ⅲa 受容体を標的にしたモノクローナル抗体(アブシキシマブ)が臨床応用されるようになった．また，GPⅡb/Ⅲa 受容体に結合する RGD 配列，または KGD 配列を含むペプチド製剤や数多くの非ペプチド性製剤が開発されつつある．[1481] ⇨参抗血小板療法⇀995

抗血小板療法　antiplatelet therapy　病的な血栓形成過程における血小板の役割を抑える治療法．抗血小板薬により，心筋梗塞，脳梗塞，肺血栓塞栓症は 25-35%，心血管死亡は 15% 減少している．血栓形成は以下のような機序で起こる．内皮細胞が傷害されると露出した内皮下組織に存在するコラーゲンとフォン=ヴィルブランド因子 von Willebrand factor が結合し，さらにフォン=ヴィルブランド因子とその受容体である血小板膜糖タンパクⅠb の結合により血小板の粘着が起こる．血小板は活性化され放出反応を惹起し，さらに血小板膜糖タンパク(GP)Ⅱb/Ⅲa(インテグリン $\alpha_{IIb}\beta_3$)が静止型から活性型となり，フィブリノゲン，フォン=ヴィルブランド因子の受容体となり血小板凝集が起こり血小板血栓を形成する．今までの抗血小板療法は，放出反応を抑制することを主流とし，アスピリンや非ステロイド系抗炎症薬が広く用いられてきた．放出抑制の機序は血小板のプロスタグランジン G_2 やトロンボキサンの生合成を抑制することによる．アスピリンの至適用量は 75-150 mg．心血管系の血栓症ではチエノピリジン系抗血小板薬がアスピリンより優れている．欧米では $\alpha_{IIb}\beta_3$ に対するモノクローナル抗体であるアブシキシマブが開発されており，新たな抗血小板療法として注目されている．また，$\alpha_{IIb}\beta_3$ との結合ドメインである RGD 配列，あるいは KGD 配列を含んだペプチド製剤やタンパク質のほか数多くの非ペプチド製剤が開発されつつある．[1481]

抗血清　antiserum ［免疫血清］ 抗原を動物に投与することにより得られた特異抗体を含む血清．毒ヘビに咬まれたときに投与する抗ヘビ毒血清がその例．しかし，異種血清投与により，Ⅲ型アレルギーである血清病(免疫複合体病)が誘導されることがある．[1439] ⇨参ワクチン⇀3007

硬結性皮膚結核　tuberculosis cutis indurativa⇨同バザン硬結性紅斑⇀2366

硬結性リンパ節炎⇨同無痛性横痃(おうげん)⇀2788

抗血栓材料　antithrombogenic material　血栓が形成されにくい素材．人工臓器では抗血栓性が必須条件である．血管内留置カテーテルや体外循環用カテーテルでは血栓形成を防ぐために，シリコンラバー製のもの，ポリウレタン製のチューブにヘパリンや血栓溶解酵素であるウロキナーゼで加工したものなどがある．[915]

高血糖　hyperglycemia　血中のブドウ糖濃度が高値であること．健常者では空腹時血糖は 110 mg/dL 未満．[418]

高血糖性高浸透圧性昏睡⇨同高浸透圧高血糖症候群⇀1021

抗血友病因子　antihemophilic factor；AHF⇨同第Ⅷ因子⇀1856

抗血友病因子 A⇨同第Ⅷ因子⇀1856

抗血友病因子 B⇨同第Ⅸ因子⇀1856

抗原　antigen；Ag ［Ag］ 生体に投与することにより抗体産生などの免疫反応を誘導しうる物質．必ずしも外来性の物質とは限らない．通常，内在性分子に対して免疫反応は起こらないが，免疫寛容機構を破綻させると自己の分子でも免疫反応を起こすことができる．このことから自己抗原という言葉が使われる．単独で抗体反応を誘導できるものを完全抗原といい，タンパク質などの高分子物質と結合したときに抗体反応を誘導できるものを不完全抗原あるいはハプテンという．1つの抗原の上には通常，複数の抗原決定基(エピトープ)が存在する．したがって，1種類の抗原で免疫すると，できてくる抗体はそれぞれのエピトープに反応する抗体の集合である．[1439]

抗原結合部位　antigen-binding site，antigen-combining site　抗体あるいはT細胞受容体のN末端部分の抗原認識部位．抗体ではH鎖，L鎖の可変部領域で形成される立体構造．T細胞受容体ではα鎖，β鎖の可変部領域で形成される．[1439]　⇒参可変部〔領域〕→546

抗原結合フラグメント　antigen-binding fragment⇒同Fab→49

抗原決定基　antigenic determinant　［**決定基，抗原決定群**］　抗原性を決定する化学構造．エピトープのこと．アミノ酸配列の違いやタンパク質の立体構造の差異により生み出される．T細胞，B細胞が認識する抗原決定基は通常は互いに異なる．[1439]　⇒参エピトープ→366

抗原決定群　antigenic determinant group⇒同抗原決定基→996

抗原抗体結合物　antigen-antibody complex⇒同抗原抗体複合体→996

抗原抗体反応　antigen-antibody reaction　抗原に対して抗体が結合する反応．その結果，抗原抗体複合体(免疫複合体)ができる．細菌やウイルスなどの病原体(抗原)が生体に侵入すると，通常，その病原性に結合する抗体ができ，病原体と結合して，抗原抗体複合体をつくる．この抗体が直接に病原体の毒性を中和する場合には，中和抗体と呼ばれる．また，抗体が直接に中和能を示さなくても，抗原抗体複合体にさらに補体が結合すると，抗体補体依存性の反応を誘導されて病原体が殺されたり，食細胞に取り込まれやすくなることにより食細胞による殺菌が起こるようになる．[1439]

抗原抗体複合体　antigen-antibody complex　［**抗原抗体結合物**］　抗原と抗体が結合した結合体．抗原と抗体の反応は通常は多価反応なので，複数の抗原分子と複数の抗体分子が集合して結合体がつくられる．低分子量の結合体は可溶型であるが，サイズが大きくなると不溶型となり沈降物を形成する．抗原抗体複合体にさらに補体が結合すると，Fc受容体と補体受容体をもつマクロファージにより認識を受けやすくなり，貪食されやすくなる．組織に抗原抗体複合体が沈着し，そこに補体が結合すると，局所的に補体の活性化が起こり，それに伴い局所の組織障害が起こる．これがⅢ型アレルギーである．[1439]　⇒参Ⅲ型アレルギー〔反応〕→11

後言語野　posterior speech area　後連合野の一部で，優位半球のブロードマン Brodmann の脳地図の22野尾側部，39野と40野にある．それぞれ視覚，聴覚，体性感覚の各連合野に接して存在する．[1230]

抗原シフト　antigenic shift⇒同抗原不連続変異→997

抗原受容体　antigen receptor　抗原を認識できる細胞膜上の受容体．T細胞ではT細胞受容体，B細胞ではB細胞受容体(膜型免疫グロブリン)が抗原受容体である．抗原を結合し，付属分子(T細胞ではCD3，B細胞ではIgα，Igβ)のたすけを借りて，抗原刺激を細胞内に伝える．[1439]

抗原処理　antigen processing⇒同抗原プロセシング→997

光原性てんかん　photogenic epilepsy⇒同光感受性てんかん→2430

膠原線維　collagen fiber，collagenous fiber　全身の結合組織に存在する線維構造をとったコラーゲン．コラーゲンは支持結合組織に存在する主なタンパク質である．水には不溶性であるが，希酸，希アルカリ煮沸にて可溶化する．アミノ酸組成は，グリシン，アラニン，プロリン，ヒドロキシプロリンに富み，トリプトファンは含まない．コラーゲンは細胞外基質にトロポコラーゲンの形で分泌される．トロポコラーゲンは構造的には，サブユニットであるα鎖が三重らせんを形成し，長さ300 nm，直径1.5 nmとなったものである．細胞外基質中でトロポコラーゲン分子は重合しコラーゲンとなる．[1503]　⇒参コラーゲン→1131

膠原線維沈着性糸球体腎炎　collagenofibrotic(collagen type Ⅲ) glomerulopathy　［**タイプⅢコラーゲン糸球体症，Ⅲ型膠原線維糸球体症**］　以前は爪・膝蓋骨 nail-patella 症候群の亜型ともみなされた，わが国での報告例が特に多いが，まれな腎疾患．腎糸球体の細胞外基質にⅢ型コラーゲンが沈着する．わが国では発症時期は成人期と考えられる症例が多い．本症は浮腫やタンパク尿をきっかけとして発見されることが多いが，高血圧，貧血の合併も多い．血尿は認めないか軽度のことが多い．緩徐に腎機能が障害されていく疾患と考えられている．[1503]

抗原提示　antigen presentation　抗原提示細胞が抗原タンパク質をペプチド断片に分解してMHC(主要組織適合遺伝子複合体)に結合させ，T細胞が認識可能な複合体として細胞表面に提示すること．抗原タンパク質が内因性タンパク質の場合は，抗原提示細胞の細胞質内のプロテアソームで断片化され，MHCクラスⅠと複合体を形成してCD8T細胞に提示される．これに対して，抗原タンパク質が細胞外から取り込まれてエンドサイトーシス小胞内で断片化される場合は，抗原ペプチドはMHCクラスⅡに結合してCD4T細胞に提示される．ナイーブT細胞を活性化する樹状細胞には細胞外から取り込んだ外来性抗原をMHCクラスⅠに提示するクロスプレゼンテーション活性があり，キラーT細胞の誘導に重要な役割を果たしている．[939]　⇒参T細胞→115，MHC→81，抗原プロセシング→997

抗原提示細胞　antigen presenting cell；APC　抗原を取り込みリンパ球にそれを認識できるように提示することができる，機能上から定義された一群の細胞である．ある抗原は末梢組織で抗原提示細胞に取り込まれ，二次リンパ組織に運ばれるが，他の抗原提示細胞はそれらのリンパ組織に存在していて，抗原が入ってきたときそれを捕まえる．B細胞は抗原をそのままの型で認識するのに対して，ヘルパーT(Th)細胞は主要組織適合遺伝子複合体(MHC)分子と会合するような形になった抗原ペプチドを認識する．したがって，抗原をTh細胞に提示するためには，抗原提示細胞はそれを取り込み，処理して断片化し，クラスⅡMHC分子とともに細胞表面に表出する必要がある．加えて多くの抗原提示細胞は，直接の細胞同士の相互作用を介して，あるいはサイトカインを介して，リンパ球に付加的な刺激シグナルを与える．[987]　⇒参アクセサリー細胞→144

抗原提示マクロファージ　antigen presenting macrophage　細胞に抗原を提示するマクロファージ．マクロファージは抗原を貪食する．あるものはそれを処理し，提示することもできる．二次リンパ組織の再循環マクロファージは主にリンパ節髄質や赤脾質に存在する．これらの細胞に特に効果的に抗原を提示する．[987] ⇨参マクロファージ→2732

抗原ドリフト antigenic drift⇨同抗原連続変異→997

膠原病 collagen disease；CD 歴史的には1940年代にクレンペラー Paul Klemperer(1887-1964)によって提唱された疾患概念．罹患患者の病変部位にある結合組織の膠原線維に，粘液性膨化がみられるという共通の病理組織学的変化をもつ一群の全身性慢性炎症性疾患を膠原病と命名した．古典的にはクレンペラーらによって，リウマチ熱，関節リウマチ，全身性エリテマトーデス(SLE)，全身性進行性硬化症，結節性多発動脈炎，皮膚筋炎の6疾患が膠原病と呼ばれたが，現在では類縁疾患をも含めた形でより広義に膠原病という用語を使うことも多い．膠原病では疾患に特異的な抗核抗体などの自己抗体が高率に検出され，その発症には免疫機序の異常が関与すると考えられている．[1503] ⇨参結合組織病→910

膠原病性間質性肺炎 interstitial pneumonia associated with collagen disease 膠原病に伴って起こる間質性肺炎．結合組織にフィブリノイド変性を起こす全身性疾患である膠原病では，血管や間質の結合組織に富む肺は病変の好発部位である．膠原病の中でも，関節リウマチ(RA)，強皮症(進行性全身性硬化症)(PSS)，多発性筋炎/皮膚筋炎(PM/DM)，シェーグレン Sjögren 症候群，全身性エリテマトーデス(SLE)に合併頻度が高く，進行すると肺線維症に陥る．膠原病に肺病変が出現してきた場合は，他に日和見感染や治療薬による薬物性肺炎などの可能性も考えられ診断に苦慮することも多いが，一般には気管支肺胞洗浄(BAL)や経気管支肺生検(TBLB)，胸腔鏡下肺生検(VATS)などで診断を確定する．特発性間質性肺炎に比べ副腎皮質ホルモン剤に対する反応はよいが，急性増悪をきたしたり治療抵抗性であることも多く，多くは生命予後を規定する因子となる．近年では，ステロイド以外にシクロスポリン，シクロホスファミド，アザチオプリン，メトトレキサートなどの免疫抑制薬の併用が推奨されている．[141] ⇨参膠原病肺→997

膠原病肺 pulmonary disease due to collagen disease 膠原病を基礎疾患として生ずる肺病変の総称で，各種の間質性肺炎，細気管支炎，閉塞性細気管支炎性器質化肺炎 cryptogenic organizing pneumonia/bronchiolitis obliterans organizing pneumonia(COP/BOOP)，肺胞出血，結節性病変などの肺病変から，広くは胸膜病変も含む．その頻度は進行性全身性硬化症(PSS)に合併する肺病変が最も高く，関節リウマチ(RA)，全身性エリテマトーデス(SLE)がこれについでいる．各膠原病に特徴的な病態として，関節リウマチでは間質性肺炎，細気管支炎，器質化肺炎，肉芽腫性結節，胸膜炎，全身性エリテマトーデスでは間質性肺炎，胸膜炎，進行性全身性硬化症では間質性肺炎と肺線維症，多発性筋炎/皮膚筋炎(PM/DM)では間質性肺炎，結節性多発動脈炎(PN)やアレルギー性肉芽腫性血管炎(AGA)，ウェゲナー Wegener 肉芽腫症(WG)では血管炎に伴う肺胞出血などの頻度が高い．これら膠原病に伴う肺疾患では気管支肺胞洗浄液中のリンパ球増加，B リンパ球活性化，抑制性 T リンパ球増加などの所見や，血清・胸水中にリウマトイド因子，抗核抗体，免疫複合体などの自己抗体が証明される場合が多い．多くは，副腎皮質ホルモン剤や免疫抑制薬，ペニシラミンなどの適応となる．[141]

抗原不連続変異 antigenic shift ［抗原シフト，不連続抗原変異］ A 型インフルエンザウイルスの抗原の大きな変化のこと．A 型インフルエンザウイルスはヒト以外にトリ，ブタにも感染し，自然界で分節遺伝子の遺伝子組換え genetic recombination が起こり，インフルエンザウイルスの粒子表面にあるヘムアグルチニン・ノイラミニダーゼタンパク質(HA，NA タンパク質)が今まで流行していたウイルスタンパク質とまったく異なる抗原性をもち，世界的な大流行の原因となる．[1113]

抗原プロセシング antigen processing ［抗原処理］ タンパク質抗原をペプチド断片に部分消化し，T 細胞が認識できるように MHC(主要組織適合遺伝子複合体)と会合させる過程．抗原提示細胞の細胞質内で生成されたタンパク質抗原はプロテアソームで分解され，TAP(transporter associated with antigen processing)分子により粗面小胞体内に輸送されてアミノ酸8-10個程度のペプチド断片として MHC クラスⅠに提示される．一方，細胞外から取り込まれたタンパク質抗原は，MHC クラスⅡ分子に富む後期エンドソーム内で酸性プロテアーゼによる消化を受け，アミノ酸13-17個程度のペプチド断片として MHC クラスⅡに提示される．[939] ⇨参プロテアソーム→2598，MHC→81

抗原連続変異 antigenic drift ［抗原ドリフト］ インフルエンザウイルスの抗原変異の中で，ヘムアグルチニン(赤血球凝集素)とノイラミニダーゼ遺伝子が，A 型インフルエンザウイルスの同じ亜型内での突然変異の蓄積により抗原性が変化することをいう．連続変異は B 型にも起こり流行の原因となるが，不連続変異の場合と違って世界的な汎発的流行 pandemic infection となることはない．[1113]

咬合 occlusion ［かみ合わせ］ 上と下の歯の接触または歯列全体の接触関係をいう．上顎に対する下顎の位置をいう咬合位(中心咬合および前方咬合，側方咬合，後方咬合の偏心咬合)や咬合様式(偏心位での歯の接触の仕方などの様式)を含めて一般的に咬合ということが多い．咬合は，臨床歯科医学を特徴づける中心的テーマといわれ，咬合学は歯科臨床の各科にまたがる包括的な学問体系とされる．[1310]

咬合 X 線撮影法 occlusal radiography ［咬合法］ 咬合型フィルム(5.5×7.5 cm)を上・下顎の歯列で軽く咬ませ固定させる．患者にとって異物感が少ないため，口内法に比べて比較的深部にまでフィルムを挿入することができる．①上顎咬合法：咬合平面と床面を平行にし，垂直角度に対して60-80度で撮影する．②上顎軸位咬合法：上顎歯軸に対して平行に頭頂部から X 線を射入することで埋伏歯や骨折，顎嚢胞などが明瞭に撮影できる．③下顎咬合法：歯軸に垂直に近い角度で撮影する．X 線は正法線投影とし，咬合面に対して60-90度，または歯軸に平行に撮影する．骨折などの検査に有効である．④唾石や唾液腺の咬合法：口腔底内の軟組織の石灰化物を検出するため通常の1/2程度

こ

のＸ線量で照射する．[434]

咬合異常　anomaly of occlusion　［**不正咬合**］　正常咬合が失われた状態．歯の異常，歯列の異常，上下の歯列弓の位置関係の異常があるが，遺伝的な要因と後天的な環境要因が関与している．先天異常や顎顔面の大きさや形態，歯の大きさや形，数などは主に遺伝的形質に支配され，下顎前突も遺伝傾向が強いとされる．一方，歯や歯列の位置異常は，歯の喪失や後天的影響によるものが多く，上下顎関係の異常もしばしば生活習慣や舌癖，口唇癖，睡眠姿勢などの影響を受けている．咬合異常の治療にあたっては，形態異常の観察と形態改善だけでなく，その後天的な環境因子の改善が重要である．[1310]

高口蓋　high arched palate　口蓋が円形ドーム状に高く上がっていること．一般に新生児は高いが，18 トリソミーなど染色体異常に多い所見なので重要な症候．[1631]

硬口蓋癌　carcinoma(cancer) of hard palate　硬口部蓋粘膜に発生した癌．UICC(国際対がん連合)分類では口蓋を硬口蓋と軟口蓋を含む口部咽頭に分け，口腔癌として歯肉癌と硬口蓋癌が扱われる．臨床症状は歯肉側よりに発現し，進展すると正中をこえ，また骨を穿孔することがある．肉眼的には潰瘍，疣贅などを認めるが，腺癌では粘膜症状は少ない．病理組織学的には扁平上皮癌が大多数を占め比較的分化度が高いが，小唾液腺由来の癌が口腔癌の中では頻度が高い．外科的治療のほか，放射線療法，化学療法を併用することが多い．術後の口蓋欠損に対しては，顎補綴あるいは再建手術により欠損部を補い機能回復を図る．[535]　⇨参口腔粘膜癌→991，口蓋癌→978

後口蓋弓⇨参口蓋弓→978

咬合学　science of occlusion　［**ナソロジー，顎咬合学**］　咬合を顎口腔系全般の形態的，生理的，機能的に多方面から検討し，咬合に由来する疾患の発生機序，治療法，予防法などを研究する臨床歯科医学の一分野．咬合に関する研究は，かつては上下の歯のかみ合わせや歯列の形態と機能に重点がおかれ，補綴学や矯正歯科学の分野とされていたが，下顎運動と咬合の関係，咬合と顎口腔系全体との関連性が注目されるようになり，解剖学，生理学，運動力学などを含めた総合的な取り組みが必要になり，独立した分野となった．[830]

咬合関係　occlusal relationship　上下の歯列をかみ合わせた静的な関係．上下の歯の正常な接触が失われた場合には，上下の顎の位置関係に注目し，顎の関係と調和した歯の接触を再構築することになる．一般には上下歯列を咬合させたとき，前歯部では上顎歯が下顎歯に対して水平的にも垂直的にも適切な被蓋をもって接触し，臼歯部では各機能咬頭が対合歯の中心溝に接触嵌合した状態が正常とされる．総義歯には，偏心位ですべての歯が接触する平衡咬合を与えることが多い．咬合面をすべて修復物で置き換えるオーラルリハビリテーションでは，偏心位で犬歯だけが接触する犬歯誘導咬合を与えることが好ましいとされている．より厳密には，下顎を側方に移動するときに，後方の歯から順次に離れ，最後に犬歯の接触が残ることが理想的であるとする考え方もある．[1310]

咬交器　occluder⇨同咬合器→998

咬合器　articulator　［**咬交器**］　補綴物を間接法で製作するために上下顎の関係を真似た装置．上下顎の石膏模型を装着して，口腔内の咬合関係を再現することを目的にしている．最初の咬合器は回転による開閉運動のみで，上下顎の１つの顎位(中心咬合位)を再現するだけのものであったが，すべての人の顎運動の再現をめざして発展した．顎関節部の運動を再現するため，関節部の調節機構をもつものが開発され，顆路型咬合器と呼ばれた．[1310]

咬合挙上床　bite-raising plate，bite up plate　金属線(クラスプ)とレジン床からなり，装着時には下顎切歯が咬合挙上床に接触するように床の口蓋前方部が厚く設計されている．主に歯科矯正(とくに混合歯列期の過蓋咬合)や歯科補綴で咬合高径の増大を図るために用いられる．装着時には前歯部のみが咬合し，上下臼歯部は接触せず間隙が生じるため，臼歯は間隙を埋めようと挺出して前歯を圧下させ，咬合が挙上する．顎関節疾患の治療用副子としても用いられる．[760]　⇨参咬合斜面板→998，咬合→997

咬合斜面板　inclined bite plate，inclined plane prosthesis　下顎遠心咬合の治療に用い上顎に装着する装置で，下顎前歯が接触する部位に斜面が形成されている．装置自体には矯正力はないが，咬合することで下顎がこの斜面に沿って前方に移動し，このとき咬合が挙上する．[760]

咬合床　bite plate　義歯作製時に上下顎の位置的関係や咬合平面，歯槽部の形態を決定，記録するために使われる仮の義歯床．床(基礎床)と咬合堤からなる．咬合堤は，義歯の人工歯とそれを支える歯肉・歯槽部をパラフィンワックスやハードワックスなど加熱して容易に形を修正できる材料で作製したもの．[1310]

抗甲状腺抗体　antithyroid antibody⇨同甲状腺自己抗体→1016

抗甲状腺抗体検査　antithyroid antibody examination　［**甲状腺自己抗体検査**］　抗甲状腺抗体(甲状腺自己抗体)とは，バセドウ Basedow 病や橋本病(慢性甲状腺炎)などの自己免疫性甲状腺疾患の血中に認められる甲状腺組織に対するいくつかの自己抗体の総称．臨床的に重要なものは，サイログロブリンに対する抗サイログロブリン抗体(TgAb)，甲状腺ペルオキシダーゼに対する抗甲状腺ペルオキシダーゼ抗体(TPOAb)，甲状腺濾胞細胞膜の甲状腺刺激ホルモン(TSH)受容体に対する抗 TSH 受容体抗体(TRAb)の３つ．前二者はバセドウ病や橋本病で認められる．後者はさらに TSH 結合阻害性免疫グロブリンと甲状腺刺激抗体，甲状腺刺激阻止抗体の３種があり，バセドウ病，あるいは特発性粘液水腫にかかわる抗体と考えられている．TgAb と TPOAb の測定は，従来，赤血球やゼラチンに抗原を感作して行う凝集反応によることが多かったが，最近は定量的測定法である放射免疫測定法(RIA)や酵素免疫測定法(EIA)が主になっている．TRAb の測定法には，ラジオ受容体アッセイ(RRA)とバイオアッセイ(BIA)が用いられる．[90]

抗〔甲状腺〕ペルオキシダーゼ抗体　anti-〔thyroid〕-peroxidase antibody；TPOAb　甲状腺ペルオキシダーゼ(TPO)に対する抗体であり，バセドウ Basedow 病や橋本病などの自己免疫性甲状腺疾患患者の血中に検出される(検出率はいずれも 70-90%)．以前は抗原感作赤血球またはゼラチン粒子を用いた凝集法により測定され，抗ミクロソーム抗体と呼ばれていたが，近年，ミクロソーム抗原がTPOであることが明らかとなり，次いでTPOAbの放射免疫測定法や酵素免疫測定法が開発された．甲状腺において自己免疫異常が存在するか否かの判定に用いられる．本抗体が生体内でTPO活性を抑制しているかどうかに関しては一定の見解が得られていない．TPOAb陽性妊婦は産後に甲状腺炎を起こしやすいといわれている．[385] ⇨参抗甲状腺ミクロソーム抗体→999

抗甲状腺ミクロソーム抗体 antithyroid microsomal antibody ［**抗ミクロソーム抗体**］ 甲状腺組織浮遊液のミクロソーム分画に対する抗体．バセドウ Basedow 病や橋本病などの自己免疫性甲状腺疾患患者血中に検出される(検出率は60-90%)．抗原感作赤血球あるいはゼラチン粒子を用いた凝集反応により測定される．近年この抗原が甲状腺ペルオキシダーゼ(TPO)であることが明らかにされた．すなわち抗TPO抗体(TPOAb)と同じである．[385] ⇨参抗〔甲状腺〕ペルオキシダーゼ抗体→998

抗甲状腺薬 antithyroid drug；ATD 甲状腺機能亢進症に対する薬剤．同症の治療としては薬物療法，放射性ヨード療法，手術療法が行われているが，わが国においては薬物療法，特に抗甲状腺薬療法が主流．チオナミド thionamide 系のプロピルチオウラシル 6-*n*-propyl-2-thiouracil (PTU) とチアマゾール 1-methyl-2-mercaptoimidazole (MMI) の2種類が用いられている．PTUはチウラジール®またはプロパジール®，MMIはメルカゾール®として市販．作用機序としてはヨードの有機化の阻害，サイロキシン(T_4)やトリヨードサイロニン(T_3)の生合成阻害，末梢組織におけるT_4からT_3への転換抑制(PTUのみ)，免疫抑制などがある．通常，最初に大量投与し，その後，甲状腺機能の正常化に伴って次第に減量するが，数年間は維持量の投薬を続けることが多い．無顆粒球症，肝機能障害，薬疹などの副作用が多いため，投薬には注意を要するが，投薬中止については中止後の再発を避けるためにも慎重に決定すべきである．[385]

咬合神経症⇨同ブラキシズム→2573

光合成 photosynthesis 葉緑素を含む植物が，光をエネルギーとして空気中の二酸化炭素と水から化学物質，主に炭水化物を合成し，同時に酸素を遊離させる過程．光に依存する明反応と，明反応に続いて光と関係せず起こる暗反応とがある．明反応は光合成色素(クロロフィル)により光エネルギーを吸収して水を分解し化学エネルギーへ変換する過程で，暗反応はその化学エネルギーにより二酸化炭素を還元し糖を合成する過程．[1505] ⇨参葉緑素→2878

咬合性外傷 occlusal trauma 外傷性咬合によって引き起こされた歯周組織の外傷で，プラーク(発炎因子)によって引き起こされる歯肉炎や歯周炎とは異なった歯周病である．咬合性外傷では，早期接触のような過度な咬合力により歯根膜の変性や壊死，歯槽骨の圧迫部に骨吸収がみられる．臨床症状は歯根膜腔の拡大，歯槽骨の垂直性骨吸収で，歯の動揺度が増加する．進行すると顎関節や咀嚼筋に不快感や疼痛を生じる．プラークによる歯周炎が発症し，さらに咬合性外傷が加わると，歯周組織の破壊はきわめて大きくなる．治療には，外傷性咬合を引き起こす早期接触を取り除くために，咬合調整，形態修正，最終固定，矯正治療などがある．[434] ⇨参外傷性咬合→438

咬合阻止器⇨同バイトブロック→2346

抗好中球細胞質抗体 antineutrophil cytoplasmic antibody；ANCA 患者血清中に存在する好中球(白血球の一種)の細胞質成分に対する抗体．ANCAの検出は健常者由来の好中球を用いた蛍光抗体法による．細胞質が均一に染色される場合はC-ANCA(Cは細胞質を意味するcytoplasmicの頭文字)と呼ばれ，核周囲の細胞質のみが染色される場合はP-ANCA(Pは核周囲を意味するperinuclearの頭文字)と呼ばれる．C-ANCAの対応抗原はプロテイナーゼ3(proteinase 3)であり，ウェゲナー Wegener 肉芽腫に対する疾患特異性が高い．P-ANCAの対応抗原はリソソーム酵素の1つであるミエロペルオキシダーゼ myeloperoxidase(MPO)であり，多発動脈炎や特発性半月体形成性腎炎などで高率に検出される．[1503]

咬合調整 occlusal adjustment，occlusal equilibration 歯を削合することで外傷性咬合，特に早期接触を除去し，咬合性外傷を治す治療法．目的は，歯周組織の咬合性外傷の改善を第一とし，さらに顎関節やブラキシズム(歯ぎしり，くいしばり)の改善，歯冠修復後や矯正治療後の咬合の安定化，食片圧入の軽減，矯正治療を障害する早期接触の除去なども含まれる．また義歯における中心咬合位の早期接触，側方や前方への滑走運動時に起こる異常接触を除去し，義歯に加わる咬合圧を均等に分散させるため人工歯の削合をいう場合もある．検査はX線写真を参考に，視診と触診(フレミタス，咬合時の歯の動揺のこと)で咬合性外傷歯を確認し，削合の対象歯を咬合紙で印記し，咬合調整の基本原理に沿って行う．歯質の削合は必要最小限を基本とし，患者にはその必要性を認識させて行うことが重要である．[434]

後交通動脈 posterior communicating artery 後大脳動脈と結合する中大脳動脈の分枝．前床突起の近くの内頸動脈に起始し，蝶形骨のトルコ鞍外側を直後方に走る．脳底動脈の大脳動脈輪を形成する．[439] ⇨参大脳動脈輪→1896

咬合不調和 occlusal disharmony 顎口腔系に調和していない咬合状態のことで，早期接触，咬頭干渉，咬頭嵌合の不正などがある．適正な咬合とは，歯によって決まる咬頭嵌合位が咀嚼筋によって決まる筋肉位(下顎の自然な閉口による上下の歯の接触＝習慣性閉口位)および顎関節で決まる顆頭安定位(下顎頭が関節窩のなかの最も安定した位置)とが調和している状態である．咬合不調和があると関節窩内の下顎頭の位置に変化や早期接触などによって歯根膜の受容器が刺激され，中枢を介した指令によって筋緊張を増大させ，下顎の位置変化が生じることにより顎機能障害に陥る可能性が考えられる．[1310] ⇨参ブラキシズム→2573

咬合法 occlusal method⇨同咬合X線撮影法→997

咬合面 occlusal surface ［**咀嚼**(そしゃく)**面**］ 上下の臼歯が接触する歯面は，咬頭と呼ばれる突起とその間の裂溝(溝)，小窩(くぼみ)，隆線からなり，上下の凸面と凸面が接触して，食物を効率的にかみくだいたり，すりつぶす形態になっている．咬頭は小臼歯では2個，大臼歯では4ないし5個ある．機能的な面を重視するときは咀嚼面ともいう．[1310]

高効率膜 high performance(efficiency) membrane ［ハイパフォーマンス膜(メンブレン)］ 血液透析医療の領域で用いられる用語で，孔サイズ pore size の大きな血液透析膜のことをいう．本膜素材を用いた透析器で血液透析療法を施行すれば，尿素やクレアチニンより分子サイズの大きな，いわゆる中分子物質の除去能が高まるので生体にとってより有利とされる．ただし一方では，本膜を用いた血液透析で，生体にとって必須な物質が過剰に除去されてしまう可能性を懸念する考えもある．[1503]

咬合力 biting force, occlusal force 咀嚼筋の働きによって上下顎の歯あるいは人工歯咬合面間に発生する力のこと．測定方法や歯種によって値は異なるが，歯・歯周組織が健全な成人男性の最大咬合力は，中切歯15.5 kg，犬歯27 kg，第1小臼歯39 kg，第1大臼歯65 kgといわれている．女性はこれらの80%程度と小さい．最大咬合力は上下の歯が接触している状態より少し離れた(6-7 mm)状態が最も大きく，食物をかみくだくのに都合がよくなっている．通常の咀嚼時には最大咬合力の1/2〜1/4の力(咀嚼力)が使われている．[1310]

こ

後交連 posterior commissure；PC 第3脳室と中脳水道の移行部にある直径1.5 mmほどのまとまった小さな交連線維の束．左右の上丘の視蓋前野，カハール Cajal 間質核，ダルクシェーヴィチ Darkschewitsch 核などの線維が交差して通る．大脳の側頭葉前部と扁桃体を左右に連絡する前交連と後交連を通る線をAP線(AC-PC線)といい，大脳の基準点として用いられる．[1043] ⇨参前交連→1757

●後交連

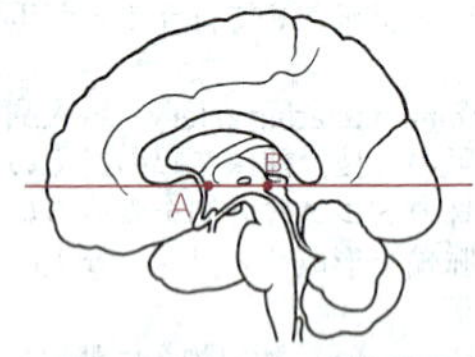

前交連(A)と後交連(B)を通る線を脳の基準線(AP線)という

咬合彎(わん)曲 curve of occlusion 歯列は，真横から見ても前ないし後ろから見ても平面ではなく，下顎は緩やかな凹面を，上顎は凸面を描く．この前後的な彎曲を前後的咬合彎曲と呼ぶ．特に下顎の犬歯尖頭から最後臼歯の頬側咬頭頂を結ぶ彎曲をスピー Spee の彎曲という．また前頭面での左右の臼歯の咬頭頂がなす彎曲は側方咬合彎曲と呼ばれる．これは発見者の名をとってウィルソン Wilson の彎曲ともいわれる．[1310]

交互嚥下 cyclic ingestion 咽頭に残留した食塊を除去する代償嚥下方法．異なった性状の食物(固形物と流動物)を交互に飲むことで，咽頭に残留した食物の除去につながる．食物が咽頭に残留しやすい場合，ごく少量(1-2 mL)の水やゼリーを用いる．特にべたつきやすい物や，ぱさつきのある物を摂取したのちに，ゼリーを摂取すると口腔内や咽頭に残った食物が除去される．[1573]

広告規制 advertisement regulation 医療に関する広告は，患者などの利用者保護の観点から，医師の氏名や診療科名，病院などの名称，住所，電話番号，診察時間などの限定的に認められた事項以外は原則として広告が禁止されてきたが，2006(平成18)年の第五次「医療法」改正により，大幅な広告規制の緩和が図られた．広告できる診療科名も，それまでは「医療法施行令」で具体的に規定したもののみ可能としていたが，患者が自分の症状に合った適切な医療機関の選択を行うことを支援するという観点から，身体の部位や患者の疾患など一定の性質を有する名称を診療科名とする方式に改正された．具体的には内科，外科は単独で診療科名として使用できるとともに，①身体や臓器の名称，②患者の年齢，性別などの特性，③診療方法の名称，④患者の症状，疾患名についても「医療法施行令」に規定する事項に限って内科，外科と組み合わせて新しい診療科名として広告することができる(例：呼吸器内科，肝臓・消化器外科，老年・呼吸器内科など)．また，精神科，アレルギー科，リウマチ科，小児科，皮膚科，泌尿器科，産婦人科(産科，婦人科)，眼科，耳鼻咽喉科，リハビリテーション科，放射線科(放射線治療科，放射線診断科)，救急科，病理診断科，臨床検査科についても単独の診断科名とすることができるほか，これらも上記①-④に掲げる事項を組み合わせて新しい診療科名として広告することができる．その他，麻酔科は厚生労働大臣の許可を得た医師に限り認められる診療科名として使用可能である．なお，従来広告可能であった神経科，呼吸器科，消化器科，胃腸科，循環器科，皮膚泌尿器科，性病科，肛門科，気管気道科などの診療科名は広告することが認められなくなった．[157]

合谷(ごうこく)〔穴〕 第1中手骨と第2中手骨との基底部の間にある経穴で，手の陽明大腸経の原穴である(虎口・含口・合骨の別名がある)．合谷〔穴〕の周囲には，第1背側骨間筋，長橈側手根伸筋があり，橈骨動脈がめぐり，橈骨神経浅枝が分布する．大指(母指)と次指(示指)の岐骨間にあって両骨が相合う谷のごとく，として命名されたという．主治症として頭痛・臂痛・悪寒発熱のほか，古典では「面口，合谷に収む」といわれるように顔面麻痺および三叉神経痛・面疔などの顔面の病，目翳・視力欠乏などの眼病，鼻病および歯痛などの口腔の病に効果がある．妊婦への治療には注意が必要とされる．[123]

交互作用効果 interaction effect⇨同相互作用効果→1814

交互三脚歩行 alternate tripod gait 杖歩行法の一種で，松葉杖を片方ずつ交互に前方に出した後，体重を松葉杖にかけて両脚を一緒に引きずるようにして進める方法．主に両下肢が麻痺している場合に用いられる．[228]

交互支配⇨同相反神経支配→1825

恍惚⇨同エクスタシー→354

後骨髄球 metamyelocyte 骨髄芽球の分化，成熟段階の1つで，骨髄球と桿状核球の間のもの．直径12-18 μm，骨髄球に比べ核のクロマチン構造はより粗大化しソラマメ様を呈する．[1377] ⇨参骨髄像→1109

高ゴナドトロピン性性腺機能低下症 hypergonadotropic hypogonadism ［原発性性腺機能低下症(不全症)］ 性腺(精巣または卵巣)の機能そのものに障害があり性腺機能が低下した状態．性腺からのフィードバックがかからず血中のゴナドトロピン(LH，FSH)は異常高値を示す．代表的な先天性疾患は男性ではクラインフェルター Klinefelter 症候群(47,XXY など)や XX 男性で，思春期を過ぎても十分な男性二次性徴の発現がみられない．女性ではターナー Turner 症候群(45,XO)で原発性無月経である．後天性の障害としては外傷，X 線障害，感染症などがあげられる．ゴナドトロピン分泌障害による性腺機能障害は低ゴナドトロピン(続発性)障害として区別．男性の代表的疾患はゴナドトロピン単独欠損症で二次性徴の障害はクラインフェルター症候群より一般に強い．[1431] ⇨参類宦官(かんがん)症⇀2962

高ゴナドトロピン性類宦官(かんがん)症 ⇨参類宦官(かんがん)症⇀2962

交互脈 alternating pulse，pulsus alternans ［交代脈］ 通常，洞調律のときに大脈と小脈が1拍ごとに現れる機械的交互脈 mechanical alternans のことを指すことが多い．リズムは不整ではないが，心室の収縮の強さが1拍ごとに強弱を繰り返す．これは左心不全の徴候の1つ．心電図上で QRS 波と T 波が変化するものは電気的交互脈という．[226]

抗コリン薬 anticholinergic ［ムスカリン受容体拮抗薬］ 副交感神経節後線維で支配される効果器官の細胞膜に存在するムスカリン受容体において，アセチルコリンと拮抗し，アセチルコリンによる刺激効果を遮断する薬物の総称．気管，消化管，膀胱などの平滑筋ではアセチルコリン刺激により緊張(収縮)が生じるが，抗コリン薬投与で平滑筋弛緩が期待される．アトロピン硫酸塩水和物，スコポラミン臭化水素酸塩水和物などのベラドンナ・アルカロイドおよび近縁合成物質と，プロパンテリン臭化物などの第3級アミンおよび第4級アンモニウム化合物がある．気管支喘息などでの気道閉塞性障害，消化性潰瘍，頻尿，パーキンソン病，散瞳，鎮痙，麻酔前投薬，迷走神経性徐脈などに適応．頻度の高い副作用として，抗コリン作用で生じる口渇，尿閉などがある．[204,1304]

高コレステリン血症 cholesterinemia⇨同高コレステロール血症⇀1001

高コレステロール血症 hypercholesterolemia ［コレステロール過剰血症，高コレステリン血症］ 血中コレステロールが増加した状態．先天性に，また食習慣や肥満などが原因となり生じる．また二次的に甲状腺機能低下症，閉塞性黄疸，ネフローゼ症候群では高コレステロール血症をきたす．薬剤では，降圧薬(β遮断薬，サイアザイド系利尿薬)，副腎皮質ホルモンなどが高コレステロール血症をもたらす．[987]

高コレステロール性黄色腫 hypercholesterolemic xanthomatosis⇨参家族性高コレステロール血症⇀513

後根 dorsal root，posterior root 感覚性神経線維の束で，脊髄背側の後外側溝から脊髄に入る．後根を通して皮膚感覚，深部感覚(筋，腱など)，内臓感覚など種々の感覚情報(求心性情報)が脊髄に入り，中枢へ伝えられる．脊髄神経節(後根神経節)の偽単極性ニューロンは2つの枝を出し，脊髄へ入る中枢枝は後根線維となり，末梢枝は皮膚，筋，腱，内臓に分布して感覚情報を受け取る(図)．感覚情報の種類により，受容器の構造，線維の構造(太さ，髄鞘の有無)や機能(閾値，伝導速度)に違いがみられる．痛覚，温度覚，内臓感覚の線維は無髄や細い有髄線維で，伝導速度が遅く，後根の外側を通り後角に入る．一方，皮膚の識別性触覚・圧覚，筋紡錘からの深部感覚を伝える線維は太い有髄線維で伝導速度も速く，後根の内側を通り脊髄に入ると，後角には行かずに直ちに後索を上行する．ただし，筋や腱の反射にかかわる線維は，側枝を出して同側もしくは対側の前角運動ニューロンに向かう．[1044] ⇨参脊髄白質⇀1720，脊髄⇀1715，神経細胞⇀1524

●後根線維と後根神経節(感覚情報の種類と線維の配列)

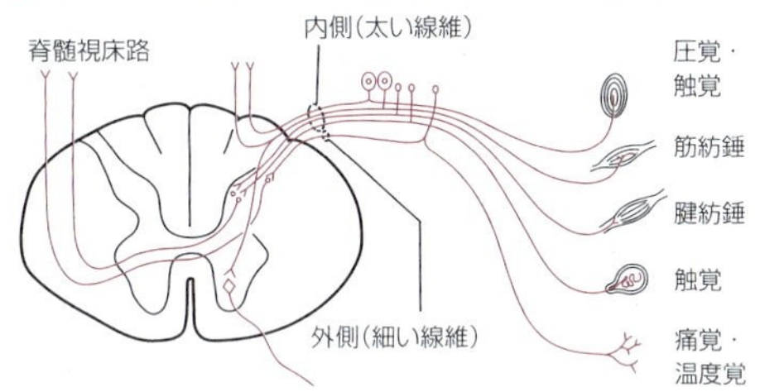

後根神経節 dorsal root ganglion；DRG⇨同脊髄神経節⇀1719

後根進入部凝固術⇨同後根進入部破壊術⇀1001

後根進入部破壊術 dorsal root entry zone lesion；DREZ-lesion ［後根進入部凝固術］ ナショルド Nashold により開発された脊髄後角浅層の限局的凝固術．従来の後根切截術で効果のなかった幻肢痛や有痛性感覚脱失にも有効．原理は，末梢性の求心路遮断には脊髄後角浅層が大きな役割を持っており，そこを凝固することにより難治性疼痛に効果があるとされる．欧米ではかなり普及し，わが国でも普及しつつある．[1017]

後根切断術⇨同脊髄後根切断術⇀1717

後根反射 dorsal root reflex 脊髄後根を介する神経反射で，隣接する別の後根に刺激応答がみられる．[1274]

高コンプライアンス膀胱 high-compliance bladder ここでいうコンプライアンスとは膀胱の伸展性のことであり，これは膀胱の尿量/圧により求められる．一般には蓄尿期に尿量/圧の値が低コンプライアンス膀胱より高い，すなわち蓄尿期の膀胱の伸展性が良好な正常膀胱といわれる．しかし，糖尿病性神経因性膀胱などの際にも高くなり，明らかな定義はない．逆に低コンプライアンス膀胱では蓄尿期に尿量/圧の値が低く，伸展性は不良．[118]

較差⇨同勾配⇀1050

交差 chiasma⇨同乗換え《遺伝子の》⇀2315

虹彩 iris 角膜，前眼房と水晶体の間に位置する環状の膜組織で，中央に正円形の孔として開口している瞳孔がある．虹彩は毛様体の前方に続く部分で，色素，血管，神経に富んでいる．虹彩内の平滑筋には瞳孔括約筋(動眼神経に含まれる副交感神経支配)，瞳孔散大筋(交感神経支配)があり，それぞれ縮瞳(瞳孔を縮小)，散瞳(瞳孔を拡大)する瞳孔反射(対光反射)を行う．虹彩と角膜の隅角部である虹彩角膜角には櫛状のすきま(フォンタナ Fontana 腔)があり，眼房水をシュレム Schlemm 管へ排出させる．[154] ⇨参眼球⇀576

高在⇨参骨盤腔区分⇀1117

虹彩萎縮 iris atrophy 眼の虹彩が菲薄化あるいは淡色化した状態で，虹彩紋理が不鮮明になる．ヘルペスウイルス感染，老人性変化，虹彩毛様体炎，内眼手術による直接的損傷などによって起こるほか，先天性疾患でもみられる.[1130]

虹彩異色症 heterochromia iridis 左右眼の虹彩の色調が異なるか，同一眼でも部位によって虹彩の色が異なる状態．先天性のものとして，先天性ホルネル Horner 症候群やワールデンブルグ Waardenburg 症候群などが，また後天性のものとして，フックス Fuchs 虹彩異色性虹彩毛様体炎などが知られている.[1130]

虹彩異色性虹彩毛様体炎 heterochromic iridocyclitis ［**フックス虹彩異色性虹彩毛様体炎**］ 片眼の虹彩異色および虹彩毛様体炎を特徴とする疾患．炎症は慢性に経過し，片眼の前眼部に軽度から中等度の虹彩毛様体炎がみられる．他の虹彩毛様体炎と異なりステロイド剤点眼にほとんど反応しない．虹彩にびまん性の萎縮がみられ，虹彩輪や虹彩紋理が不明瞭になるが，日本人の褐色虹彩では虹彩異色がわかりにくいことも多い．白内障をしばしば合併し，進行した際には手術を行うが，本症の白内障手術の予後はよい．ときに緑内障を合併し，治療が必要となる.[1130]

虹彩炎 iritis 虹彩に生じた炎症のこと．多くの場合は毛様体の炎症も伴うため，虹彩毛様体炎と呼ばれる．自覚症状としては，羞明，流涙，眼痛，霧視，球結膜充血，視力低下が起こり，他覚所見として毛様充血，前房水混濁，前房内細胞遊出，角膜後面沈着物などがみられる．治療は消炎のためのステロイド剤点眼と，虹彩後癒着予防のため散瞳薬の点眼を行う.[1130] ⇨参虹彩毛様体炎→1002

高在鉗子分娩 high forceps delivery ［**高位鉗子分娩**］ 児頭が骨盤に対して高い位置にある（高在）ときの鉗子分娩．母児ともに危険があり，現在では帝王切開術を施行することが多い.[1323] ⇨参骨盤腔区分→1117，鉗子分娩（遂娩）→606

虹彩血管新生 iris neovascularization⇨同虹彩ルベオーシス→1003

虹彩結節 iris nodule 虹彩にみられる結節の総称．肉芽腫性ぶどう膜炎や母斑症，悪性腫瘍でみられる．炎症性の結節で，虹彩縁にみられるものをケッペ Koeppe 結節，虹彩面にみられるものをブサッカ Busacca 結節という.[566]

虹彩欠損 coloboma of iris，iridocoloboma 胎生第7週の時期の異常で，眼杯裂の閉鎖が不完全なために生じ裂隙が残ると，ぶどう膜欠損を生ずる．前方の閉鎖不全により虹彩欠損が生じ，ほとんどが下方にみられる．口唇裂，口蓋裂と合併することもある.[1601]

虹彩後癒着 posterior synechia 虹彩裏面が瞳孔縁のところで水晶体前面と癒着した状態のことで，前房内の炎症によって生じる．ぶどう膜炎，手術，外傷などのあとに起こる．癒着が全周に及ぶと後房と前房の交通が遮断され，虹彩が膨隆して閉塞隅角緑内障となる.[1130]

虹彩黒色腫 melanoma of iris 虹彩に発生した悪性黒色腫で，視力障害を伴うことがある．脈絡膜や毛様体に生じるものに比べ，予後がよいといわれるが，これは発見が比較的早いことと，組織学的に紡錘型が多いことによる．欧米人に多く，日本人に発症するケースは少ない．治療は，手術的切除が第一選択であり，局所切除不能例では眼球摘出が行われる.[651]

虹彩支持眼内レンズ iris-supported intraocular lens 白内障手術で取り除かれた水晶体の代わりに挿入する眼内レンズの1つ．虹彩に支持部があるタイプのもの.[257]

高在縦定位 high sagittal arrest 児頭の骨盤進入異常の1つ．児頭の矢状縫合が母体骨盤の前後径に一致して骨盤入口部に進入する結果，骨盤腔の高い位置で分娩が停止した状態．児頭が小さいか骨盤入口面の形の異常（類人猿型骨盤）が原因となる．分娩が進行せず自然分娩が困難となるので，帝王切開分娩とする．しかし陣痛の規則化に伴い，矢状縫合が骨盤入口部横径に一致し正常分娩となる例も多い.[1323] ⇨参骨盤腔区分→1117，分娩停止→2611

虹彩振盪（とう） iridodonesis 水晶体摘出や水晶体偏位などにより，水晶体による後方からの支えがなくなり，虹彩が眼の動きに伴ってゆらゆらと揺れる状態.[1130]

後在頭頂骨進入⇨参不正軸進入→2555

虹彩動揺⇨同瞳孔動揺→2106

高サイトカイン血症 hypercytokinemia 血中に特定のサイトカインが大量に存在する病態を指す．例えば，エリスロポエチン産生腫瘍によって起こる多血症，大量のインターロイキン6（IL-6）が産生される心房粘液腫やキャッスルマン Castleman 病などの病態がある．また，成人スチル Still 病では IL-1，TNFα，IL-18 など多様な炎症性サイトカインが産生されるために血球貪食症候群などが起こるが，このような状態はサイトカイン・ストーム cytokine storm とも呼ばれる.[1438] ⇨参サイトカイン→1167

虹彩囊腫 iris cyst 虹彩実質や上皮下に形成された囊腫で，発生原因により先天性，外傷性，滲出性，寄生虫性，縮瞳薬性，特発性に分類される．半数以上が外傷性とされている．囊腫の増大に伴い視力障害，角膜障害，続発緑内障などさまざまな合併症を引き起こす.[651]

好細胞抗体 cytophilic antibody⇨同細胞親和性抗体→1172

虹彩毛様体炎 iridocyclitis 虹彩と毛様体に生じた炎症．前部ぶどう膜炎ともいい，炎症が脈絡膜まで及んでいる場合は汎ぶどう膜炎という．単純ヘルペスウイルス，帯状疱疹ウイルスなどによる感染性のものと，フックス Fuchs 虹彩異色性虹彩毛様体炎などによる非感染性のものがある．自覚症状は充血，眼痛，流涙，羞明などで，重症化すると視力低下を引き起こす．細隙灯顕微鏡検査では，毛様充血，角膜後面沈着物，前房に混濁（フレア）や炎症細胞がみられる．治療はステロイド剤点眼が中心で，その他に虹彩後癒着予防や虹彩の安静を保つ目的で散瞳薬を使用する．重症例に対してはステロイド剤の内服や結膜下注射も併用する．ただし，フックス虹彩異色性虹彩毛様体炎はステロイド剤に反応せず，基本的に無治療でよい.[1130] ⇨参虹彩炎→1002，前部ぶどう膜炎→1793，後部ぶどう膜炎→1055

虹彩紋理 iris pattern 虹彩面上にみられるひだの模様．瞳孔縁より3mmのところに輪状に走る巻縮輪があり，それより内側の紋理（模様）はあらく小虹彩輪といい，外側は滑らかで大虹彩輪という.[566]

虹彩離断 iridodialysis 虹彩が強膜岬から剝離した状態．鈍的外傷や手術などによって生じ，前房出血を伴

うことが多い.[1130]

虹彩ルベオーシス rubeosis iridis ［虹彩血管新生］ 虹彩表面に生じた異常な新生血管．瞳孔縁周囲から発生し，その後，隅角の線維柱帯に及ぶと眼圧が上昇し，血管新生緑内障となる．この血管性増殖組織が進行すると収縮を起こして周辺虹彩前癒着を生じ，隅角が閉塞して眼圧コントロールが困難になる．網膜の循環障害が原因で，糖尿病網膜症の末期，網膜中心静脈閉塞症，重症のぶどう膜炎などに伴って発症する．治療は網膜の虚血を解消するために網膜光凝固を行うが，光凝固が困難な白内障や硝子体出血がある場合は，白内障手術や硝子体手術を行ったのち光凝固する．ただし，網膜病変が軽度なわりにルベオーシスが強い場合は，頸部の内頸動脈狭窄などによる虚血も考えられる．眼圧上昇を伴う場合は，点眼剤や内服薬で眼圧下降を図るとともに早急に光凝固を行う．薬剤で眼圧コントロールができない場合，硝子体手術を行って術中に鋸状縁まで光凝固を追加したり，緑内障手術を行う.[1130]

抗サイログロブリン抗体 anti-thyroglobulin antibody；TgAb ［抗チログロブリン抗体］ 甲状腺の主要タンパク質であるサイログロブリンに対する抗体．バセドウ Basedow 病や橋本病などの自己免疫性甲状腺疾患の血中に検出される．測定法としては抗原感作赤血球やゼラチン粒子を用いた凝集法（サイロイドテスト）と放射免疫測定法，酵素免疫測定法などがある．後者のほうが高感度であり，この方法によると橋本病と単純性甲状腺腫の鑑別が 90% 以上の正確度で可能．この抗体が生体内で甲状腺破壊を起こすのか，あるいは単に自己免疫反応の結果生じるか否かは不明.[385] ⇨参甲状腺自己抗体⇀1016

抗サイログロブリン抗体検査 anti-thyroglobulin antibody examination ［抗チログロブリン抗体検査］ 甲状腺濾胞内に存在する，コロイド構成タンパク質であるサイログロブリンに対する自己抗体を検出する血液検査．甲状腺自己免疫疾患のバセドウ Basedow 病や橋本病の診断に役立つ．従来の測定法は，赤血球やゼラチンにサイログロブリンを感作して行う凝集反応が多かったが，近年は，放射免疫測定法（RIA）や酵素免疫測定法（EIA）によることが多く，測定感度も特異性も向上した.[90] ⇨参抗甲状腺抗体検査⇀998

交差過敏症 cross sensitivity 抗原に感作されたものが，その抗原と交差反応する違った抗原と接することで起こる過敏反応．ウイルス，細菌，血球など多数の成分により構成されているものが抗原である場合，同一の抗原成分をもちうるため，交差反応が起こる．自己免疫疾患の一部はこの機序によると思われ，シャーガス Chagas 病（アメリカトリパノソーマ病）は病原体クルーズトリパノソーマ *Trypanosoma cruzi* と自己組織との交差反応が原因と考えられている.[505] ⇨参交差反応⇀1004

交差感作⇨同交差反応⇀1004

交差感染 cross infection 外因性感染の1つで，ヒトからヒトへと微生物を伝播して感染［症］を起こすこと．病院内感染でいえば，患者から患者へ，職員から患者へ，あるいは患者から職員へと伝播して感染すること．病院では交差感染を起こさないように予防することが重要.[242] ⇨参外因性感染⇀425

交差凝集反応 cross agglutination⇨同類属凝集反応⇀2964

後索 dorsal funiculus, posterior funiculus 脊髄白質で後正中溝と後外側溝にはさまれた領域．頸髄および上部胸髄では，内側の薄束（ゴル Goll 束）と外側の楔状束（ブルダッハ Burdach 束）に分けられる．体幹および上肢・下肢の識別性の触覚，圧覚と，体肢の位置と姿勢についての情報を伝える上行性伝導路（長後索路）が走る．神経線維の配列には層状の体部位局在がみられ，第6胸髄をおおよその境として，下肢を含む下半身からの線維は内側の薄束を，上肢を含む上半身からの線維は外側の楔状束を形成する．長後索路では後根から入った線維（脊髄神経節細胞の中枢枝）は後角に入らず，直ちに後索に入り，同側性に延髄までの長い距離を上行する．延髄では後索核（薄束核，楔状束核）でニューロンを交代し，内側毛帯を形成して交差したのち，対側を上行して視床へ向かう.[1044] ⇨参脊髄白質⇀1720，脊髄神経節⇀1719，深部感覚⇀1598

絞窄肝 tight lace liver ［絞扼肝，コルセット肝，横溝］ 表面に横方向の溝状の切れ込みが入った肝臓のこと．コルセットなどで腹部を高度に絞窄する生活を続けたときに起こり，後天性のものであり奇形ではない．通常，肝機能障害はきたさないが，大きな変形によって肝機能障害を起こすこともある．コルセット肝ともいう．できる溝のことを横溝，肋骨弓溝という.[1485]

後索刺激術 dorsal column stimulation；DCS ［脊髄後索刺激］ 除痛術の1つ．椎弓切除後疼痛，カウザルギーなどの難治性疼痛や，痙性麻痺，ジストニアなどの軽減が目的．通常の癌性疼痛には効果が少ないとされる．作用機序はまだ明確ではないが，後索を刺激することによる内因性の疼痛物質（エンドルフィンなど）の放出などが考えられている.[1017]

後索性運動失調症⇨同脊髄性運動失調症⇀1719

工作的遊び⇨同構成遊び⇀1022

交差抗原抗体電気泳動法 crossed antigen-antibody electrophoresis⇨同交差免疫電気泳動法⇀1004

交差循環 cross circulation 体外灌流法の1つ．血液を供給する動物（供血動物）からの動脈血を用い，実験するもう一方の動物の臓器などをポンプを用いて灌流する方法．長所は体循環の影響を受けずに血流量や血圧を設定できる点であるが，ポンプを用いるため血流波形や圧波形が生体のそれらと異なってくること，回路によるダンピング（抵抗）が生じることなどの短所がある.[226]

講座制 chair system 大学の学問と研究分野を確定する最小の組織単位．研究組織の基本的な単位であり，人事と予算に関しての基本的な単位でもある．そのため学問の単位として一度確立されると変更することが難しく，科学の発達が加速度的に進んでいる現代においては，学問領域そのものの境界線があいまいになり，講座という単位が変化に追いつくことが困難となっている．ゆえに近年では講座制の硬直性を柔軟なものにするために，大講座制というような呼び名を用いてその変化に対応するべく組織的な改変が盛んになってきている.[32]

交叉性遠隔性小脳機能障害 crossed cerebellar diaschisis 一側性の大脳半球病変により，障害のない反対側小脳半球に二次的に血流と代謝の低下が生じる現象．前頭

葉および頭頂葉皮質の大梗塞，内包後脚のラクナ梗塞で認められることが多い.[1289]

交叉(差)性伸展反射 crossed extensor reflex 片側の肢を屈曲した際の，対側の肢が伸展する脊髄レベルの骨格筋反射.[1230]

交差性塞栓症 crossed embolism⇨同奇異性塞栓症→663

交差性トレランス⇨同交差耐性→1004

交叉(差)性半側発汗反射 crossed hemihidrosis, crossed hemihidrotic reflex 身体の一側の上半身の皮膚とこれと対側の下半身の皮膚に圧迫を加えると，圧迫された側の身体半側の発汗は抑制され，反対側では発汗が促進される反射．圧迫を上下交差させると，発汗抑制が交差する.[229]

交差耐性 cross tolerance ［交差性トレランス］ ある薬物に対して耐性が生じた場合，その薬剤と化学構造や作用機序などが類似した他の薬剤にも効力がなくなり耐性が生じること．そのため，併用療法は交差耐性の生じにくいものを組み合わせている．薬の服用を自己判断で減量したり中断したりすると，耐性を生じやすく，その後の治療に影響することもあるので，患者には指示どおり内服するよう説明する．また，問題が生じた場合には，自己判断せず相談するよう指導する.[242] ⇨参薬物耐性→2842

交差妥当化 cross-validation 回帰分析によって，2つの変数間の関係性をみる作業．研究対象となる標本を無作為に2群に分けて，一方の標本によってXからYを予測する回帰方程式を立て，他の一方の標本でXに対するYの実際の値(実際値)と回帰方程式から予測した値(予測値)とを比較することによって行われる.[446]

絞殺 death by strangulation 絞頸にて窒息死したもの(絞死)のうち他為によるもの(他殺)．絞頸跡(索状痕，索溝)は凶器の種類や性状の特徴が反映され，また被害者の指や爪による擦過傷や索溝にずれなどがあることが多く，頸部の観察や現場の保存に努めるべきである．また頸静脈の圧迫により頭部の皮膚や眼瞼結膜，口腔粘膜などに浮腫や溢血点と呼ばれる小出血斑が認められることが多い．索状物は頸部の中位の高さを1周あるいはそれ以上するのが一般的.[1331] ⇨参絞死→1007

交雑⇨同異系交配→224

交雑第一代病⇨同F_1ハイブリッド病→49

交差適合試験⇨同血液交差適合試験→888

広作動域ニューロン wide dynamic range neuron 非侵害から侵害刺激へと刺激強度が増加するに伴い，インパルス発生を増すニューロン.[1230] ⇨参侵害刺激→1508

交差反応 cross reaction ［交差感作］ ある抗血清あるいは抗体が本来の対応抗原以外の抗原と反応してしまうこと．2つの抗原間に類似の抗原決定基あるいは類似の立体構造をもつために起こると考えられている．この交差反応の機序により起こる疾患も存在する.[388]

交差免疫 cross immunity ある抗原で生体に免疫反応が起こると，他の抗原に対しても免疫反応ができたようになる状態をいう．抗原抗体反応の最大の特徴はかぎとかぎ穴の関係にたとえられるように，この反応が特異的なことである．しかし異種の物質でも似たような抗原性をもっていると反応することがあり，これを交差免疫という．異種動物の血球や感染症の病原体などで知られる.[1356] ⇨参交差反応→1004

交差免疫電気泳動法 crossed immunoelectrophoresis ［交差抗原抗体電気泳動法，定量的免疫電気泳動法，ローレル・フリーマン免疫電気泳動法］ 試料中に含まれている特定の抗原の濃度を測定しうる定量的免疫電気泳動法の1つ．試料を免疫電気泳動した寒天ゲルを電気軸に沿い切り取り，これと特定の抗体を含むゲルを合わせる．このゲルを最初の泳動とは90度変えて2度目の電気泳動を行うと，抗体に反応する抗原は沈降線を作る．沈降線の原点から頂点までの距離や沈降線に囲まれた面積は試料中のタンパク(抗原)濃度の定量としうる.[677]

抗酸化剤 antioxidant ［酸化防止剤］ 自然酸化を防止する有機化合物をいう．機能別には，自然酸化の連鎖反応を抑制するラジカル阻害薬，過酸化物を分解し不活性にする過酸化物分解剤などがある．抗酸化剤は食品や医薬品，ゴムなどの高分子化合物に添加されるなど，多岐にわたり使用されている．アスコルビン酸(ビタミンC)やαトコフェロール(ビタミンE)なども抗酸化剤.[1559]

好酸球 eosinophil ［好酸性白血球］ アレルギー炎症や寄生虫疾患において中心的役割を果たす顆粒球の一種．普通染色標本で見ると，オレンジ色に染まる均質で粗大な顆粒(好酸性顆粒)が細胞質に充満し，核は通常2-3分葉で，直径13-18 μmで好中球よりやや大きい．白血球分画では0-8%を占め，500/μL以上を好酸球増加症とすることが多い．好酸球は小児>成人，日内変動(朝>夜)があり，ストレスなどの影響も受ける．好酸球の循環血中半減期は6-12時間で，大部分の組織中に存在する．種々のサイトカインの刺激で増加し，特に特異的な増殖因子であるインターロイキン5(IL-5)は好酸球産生の後期の分化段階に作用してその増殖，分化を支持する．またIL-5は成熟好酸球も活性化し，その生存維持，遊走因子として作用する．組織における寿命は好中球より長く，高度の浸潤があると組織傷害を起こす．その他，GM-CSF(granulocyte macrophage colony-stimulating factor，顆粒球マクロファージコロニー刺激因子)やIL-3も好酸球産生を刺激する．好酸球の顆粒である主要塩基性タンパク質 major basic protein(MBP)の発現調節の解析から，GATA-1(globin transcription factor 1)とC/EBP(CCAAT/enhancer-binding protein)が好酸球分化決定因子の1つであることが明らかになった．放出される伝達物質には，膜由来，顆粒由来，細胞質で産生されるサイトカイン，ケモカイン，各種成長因子がある．顆粒タンパク質として組織傷害性タンパクであるMBP，好酸球カチオン性タンパク質 eosinophil cationic protein(ECP)などを含んでいる．MBPとECPは寄生虫や哺乳動物細胞に対して毒性がある．これらのタンパク質はヘパリンと結合し抗凝固作用を中和する．好酸球のペルオキシダーゼは，過酸化水素とハロゲン化物があると酸化ラジカルをつくる．ホスホリパーゼBを主たる成分とするシャルコー・ライデン Charcot-Leyden 結晶は好酸球増加症例の喀痰や組織に認めることがある．また肥満細胞(マスト細胞)の放出するメディエーターを不活性化し急性の過敏症反応を調節している.[1377] ⇨参好酸球増加症候群→1006

好酸球化趨(すう)性因子⇨同好酸球遊走因子→1006

好酸球コロニー刺激因子 eosinophil colony stimulating

factor；E-CSF, Eo-CSF ［インターロイキン5］ 骨髄細胞を一定の条件で培養したときに，そのコロニー形成を促進する物質として発見された造血因子をコロニー刺激因子といい，好酸球産生は顆粒球マクロファージコロニー刺激因子(GM-CSF)，インターロイキン3(IL-3)，インターロイキン5(IL-5)により増加する．GM-CSFとIL-3は好酸球以外に他の骨髄細胞の産生も増加させるが，IL-5は好酸球に特異的な増殖刺激因子である．最近は好酸球コロニー刺激因子という用語は使用されなくなっている．[1377]

好酸球浸潤 eosinophilic infiltration, eosinophilic leukocyte infiltration 血管外へ滲出した好酸球が，組織内に多数みられる状態．喘息や湿疹などのアレルギー反応や寄生虫感染時に出現しやすい．好塩基球や肥満細胞とともに皮膚の慢性炎症にみられたり，細胞診断材料などにシャルコー・ライデン Charcot-Leyden 結晶を伴って観察されることもある．[1299] ⇒参好酸球→1004，好酸球増加症候群→1006

好酸球性胃腸炎 eosinophilic gastroenteritis 主として上部消化管に好酸球が浸潤し，その部位に浮腫，びらん，および出血をきたし，消化吸収障害やタンパク質喪失を伴う．浸潤の強い部位によって，①粘膜優位型，②筋層優位型，③漿膜優位型に分けられている．臓器特異的なアレルギー説もあるが，原因はわかっていない．原発性と，悪性腫瘍や寄生虫疾患，アレルギー疾患などに続発するものがある．腹痛，下痢，腹水貯留などを主症状とする．好酸球増加が5%(700/μL)以上のこともあるが，血中免疫グロブリン(Ig)Eとともに正常範囲内でも否定はできない．上部消化管内視鏡で胃前庭部から十二指腸の浮腫，粘膜の発赤びらん，生検にて組織学的に好酸球の著明な浸潤を認め，組織への好酸球浸潤を確認．腹部CTで筋層や漿膜優位型はその各層の肥厚がみられる．治療については副腎皮質ホルモン剤が選択される．プレドニゾロン換算30-40 mg/日から開始し，症状に合わせて漸減していく．[1072]

好酸球性筋膜炎 eosinophilic fasciitis 末梢血好酸球増加を伴う筋膜炎．運動や過激な筋肉労作のあとに急性に発症する．部位は四肢末梢に多く，体幹にも出現しうる．腫脹，こわばりに始まり，皮下硬結や皮膚の陥凹をきたす．硬化が広がると関節拘縮を生じたり，絞扼性ニューロパチーをきたすこともある．全身性強皮症と異なり，レイノー Raynaud 症状や内臓病変を欠く．白血病や悪性リンパ腫，橋本病など血液疾患や自己免疫疾患が合併することがある．病理組織学的には筋膜を中心としたリンパ球，形質細胞の浸潤を特徴とし，好酸球の浸潤はそれほど目立たない．進行例では筋膜，皮下組織にコラーゲンの増生をみる．副腎皮質ホルモンが著効を示す．[1289]

好酸球性髄膜脳炎《広東(かんとん)住血線虫による》 eosinophilic meningoencephalitis 広東住血線虫の幼虫による髄膜脳炎で，髄液や血液中に好酸球増加がみられる．感染幼虫を含んだ陸棲貝やカエルから感染．約2週間の潜伏期ののち，激しい頭痛，嘔吐，発熱などで発症し，たいてい4週間以内に回復する．一般に致死率はきわめて低いが，虫数が多い場合には死亡することもある．[288] ⇒参広東(かんとん)住血線虫→645

好酸球性中耳炎 eosinophilic otitis media 粘稠度のきわめて高い中耳貯留液中に多数の好酸球浸潤を認め，慢性に経過する難治性の中耳炎．滲出性の中耳炎で発症し，耳閉感，難聴を自覚し，鼓膜切開や鼓室換気チューブ留置術を受けていることが多い．女性は男性の約2倍の罹患率で，聴力検査では骨導閾値の上昇を半数に認め，聾になる症例もみられる．鼓膜は黄色で混濁し，厚く膨隆している．鼓膜の裏面あるいは鼓室内に肉芽形成をきたすこともある．鼓膜切開をしても中耳貯留液は粘稠度が高く，吸引による貯留液の排除はきわめて困難である．しかし，固形化し流動性のない貯留液は，耳用鉗子でも容易に鉗除可能である．この貯留液中には好酸球が多数存在している．活発な好酸性炎症をきたしていることが種々の検査から確認できる．通常の鼓膜切開，鼓室換気チューブ留置にも抵抗を示し，中耳の手術を行っても治癒させることは困難である．気管支喘息の合併のあるものとないものとがある．[887]

好酸球性肉芽腫 eosinophilic granuloma ［骨好酸球性肉芽腫］ 病理組織学的に組織球の増殖と好酸球の浸潤がみられる肉芽腫が出現する疾患．年長児から成人にみられる．肉芽腫は頭蓋，脊椎，骨盤，長管骨などの骨髄に出現し，疼痛や腫脹をきたす．年長児では脊椎や頭蓋骨，年少児ではそのほかに長管骨がおかされ，年長になるほど単発性の傾向がある．骨のX線像は境界鮮明な陰影である．治療は幼児で多発性の場合は化学療法も必要であるが，放射線照射，外科的搔爬，無治療など，症例ごとに異なる．予後は一般に良好．[1631]

好酸球性肺炎 eosinophilic pneumonia ⇒同PIE症候群→95

好酸球性白血病 eosinophilic leukemia 末梢血での高度の白血球増加(2万～20万/μL)を認め，その中で好酸球が60%以上を示す病態．貧血，血小板減少，肝脾腫を伴い，心不全症状や咳嗽，呼吸困難などの呼吸器症状を示すことが多い．腫瘍性増殖の証明が必要で好酸球増加症候群 hypereosinophilic syndrome(HES)との鑑別が難しい．HESとの鑑別は幼若好酸球の増加，好酸球の形態異常，染色体異常によりなされる．HESは副腎皮質ステロイドホルモンの適応であるが，白血病と診断された場合は白血病に準じた治療が行われる．[1495]

好酸球性副鼻腔炎 eosinophilic sinusitis 慢性副鼻腔炎の鼻たけに著明な好酸球浸潤を認め，きわめて難治性のものをいう．臨床症状も治療法も従来の慢性副鼻腔炎とは異なっている．成人発症の気管支喘息を伴うことが多く，気管支喘息を伴うものではアスピリンや非ステロイド系抗炎症薬に過敏症を認め，さらに鼻たけの併発を伴うことが多い．このような状況下における鼻たけを，アスピリン鼻たけという．特に気道全体の好酸球性炎症の一部分症と考えられている．IgEの高値を認めないためI型アレルギー疾患ではなく，インターロイキン5(IL-5)やエオタキシン eotaxin(好酸球の遊走に関与するケモカイン)などが関与しているとされるが，病因，病態については不明な点が多い．臨床症状は早期に鼻閉，嗅覚障害をきたし，鼻汁は粘稠度が高く鼻たけを多発する．画像所見は篩骨洞の陰影が上顎洞の陰影に比較して強い．マクロライド療法は無効で，手術を行っても高率に鼻たけの再発をきたすが，ステロイド治療が著効する．[887] ⇒参アスピリン鼻たけ

こ

→153

好酸球性リンパ濾胞様増殖性肉芽腫　eosinophilic lymphofolliculoid granuloma⇨同木村病→706

好酸球増加症候群　hypereosinophilic syndrome；HES　芽球の増加を伴わず，末梢血の好酸球数増加(1,500/μL 以上)が6か月間以上持続する疾患．鑑別には，好酸球増加に伴う臓器障害が2病変以上存在する，または病理組織所見で好酸球浸潤による1か所以上の臓器障害を伴うことと，以下の疾患を除外する必要がある．①アレルギー性疾患，②感染症，③皮膚疾患，④膠原病，⑤悪性腫瘍，⑥異常なT細胞の増殖あるいは異常なサイトカイン産生，⑦血液疾患のうち特に他の慢性骨髄増殖性疾患，骨髄異形成症候群，急性白血病，慢性骨髄性白血病を除外し，さらに顆粒球系細胞に染色体その他の検査で腫瘍性増殖が確認されないこと．好酸球増加症候群と慢性好酸球性白血病の臨床所見は類似するため両者を区別することは困難であるが，染色体分析などで腫瘍性増殖が確認できた場合，芽球が骨髄で5-19% あるいは末梢血>2% の場合には慢性好酸球性白血病と診断する．高度の好酸球増加は発熱，発疹，胸水，腹水，全身倦怠感，心不全，肝脾腫，リンパ節腫脹などの全身症状を起こす．好酸球増加症候群と診断された症例の中に染色体の4q12の中間部欠損により形成される *FIP1L1-PDGFRA* の融合遺伝子が認められる例が存在することがわかり，これらは厳密には慢性好酸球性白血病とするのが妥当と考えられている.[1377] ⇨参好酸球性白血病→1005

好酸球増加性心内膜心筋線維症　eosinophilic endomyocardial fibrosis　何らかの原因により過剰生産された好酸球が心筋内に浸潤し，組織を傷害して，炎症，壊死，さらには血栓や線維形成をきたす疾患．拡張期・収縮期前期の心室機能障害を呈し，重症になると心室内腔が線維化と血栓により狭小化する．原虫や寄生虫感染，自己免疫障害などによる好酸球増加が要因と考えられている．拘束型心筋症に属する心内膜心筋線維症の1つの表現型の可能性が高い.[1005]

好酸球尿症　eosinophiluria　尿沈渣の顕微鏡的検索にて正常では認められない，白血球成分の1つである好酸球の存在が認められた病態．間質性腎炎の際に本症が出現することがある.[1503]

好酸球遊走因子　eosinophil chemotactic factor；ECF　［**好酸球化趨(すう)性因子**］　T細胞や肥満細胞，寄生虫などから遊離，放出される好酸球を遊走させる因子．T細胞に由来するインターロイキン5は好酸球の分化増殖因子であるが，遊走因子でもある.[505]

抗酸菌　acid-fast bacterium(bacillus)；AFB　色素にきわめて染色されにくいが，一度染まると塩酸アルコールなどの酸性有機溶媒などで脱色されない性質をもつ細菌の総称．代表的な細菌として結核菌やらい菌などが含まれるマイコバクテリウム *Mycobacterium*〔属〕菌がある.[324]

抗酸菌検査法　laboratory tests for acid-fast bacteria　［**結核菌検査法**］　抗酸菌とは菌体に脂肪があるため通常の染色では染色されにくく，抗酸菌染色で染色される菌のこと．抗酸菌にはマイコバクテリウム(結核菌，マイコバクテリウム・アビウム *Mycobacterium avium*，マイコバクテリウム・イントラセルラーレ *M. intracellulare* など)，ノカルジア，ロドコッカスなどがある．患者材料を抗酸菌染色して鏡検によって検出する塗抹検査と，培地に接種して培養によって検出する方法とに大別．近年では，特定の抗酸菌遺伝子を増幅することで材料中から直接検出する遺伝子検査も行われるようになった．結核症の診断では，他者への伝播を防ぐ目的から，まず塗抹検査や遺伝子検査が行われる．次に培養によって発育した菌を用いて同定および薬剤感受性検査が行われるが，抗酸菌の培養には長期間を要する．遺伝子検査は現在，結核菌のほかマイコバクテリウム・アビウムとマイコバクテリウム・イントラセルラーレ遺伝子の検出が可能.[1409] ⇨参抗酸菌培養法→1006，抗酸菌→1006，マイコバクテリウム・ツベルクローシス→2726

抗酸菌症　mycobacterial disease⇨同マイコバクテリア感染症→2726

抗酸菌染色⇨同抗酸染色法→1006

抗酸菌培養法　mycobacterial culture methods　［**結核菌培養法**］　抗酸菌の培養は長期間を要するが，従来は小川培地が広く用いられてきた．小川培地は全卵のほかグリセリン，グルタミン酸などからなるが，培養による最終判定には8週間(2か月)を要する．近年では，卵成分を含まない合成液体培地(ミドルブルック培地)も用いられ，抗酸菌の発育が小川培地に比べて迅速である．また，液体培地は自動化機器を用いることによって迅速かつ容易に抗酸菌の発育を検出することが可能.[1409] ⇨参抗酸菌→1006，マイコバクテリウム・ツベルクローシス→2726，細菌培養検査→1154

抗酸菌薬剤感受性検査法　antimycobacterial susceptibility test　［**耐性検査**］　抗酸菌のなかでも主として結核菌の薬剤感受性を調べる検査．わが国では抗結核薬を含有した小川培地が用いられてきた．直接法と間接法の2つがあり，前者は検査材料を直接接種し，後者は分離菌を接種して2-4週間培養後にどの抗菌薬含有培地に菌が発育したかを観察する．結核症の治療には，薬物療法として2剤以上が併用されてきたため，耐性菌の頻度が低い．しかし近年では多剤耐性結核菌(イソニアジド，リファンピシン耐性)が出現し，問題となってきている．また非結核性抗酸菌症(非定型抗酸菌症)の原因菌マイコバクテリウム・アビウムコンプレックス *Mycobacterium avium* complex は抗結核薬の多くに耐性を示す.[1409] ⇨参マイコバクテリウム・ツベルクローシス→2726，抗酸菌→1006，薬剤感受性試験→2838

好酸性　acidophil〔e〕　［**酸親和性，嗜酸性**］　細胞あるいは細胞を構成する組織成分が，酸性色素に染まりやすい親和性をもっていること．また細菌などが，酸性培地中で増殖しやすい性質をもっていること.[258]

好酸性下垂体腺腫　acidophilic pituitary adenoma　［**エオジン好性下垂体腺腫**］　酸性色素に染まる下垂体腺腫のことを指し，腺腫全体の10-20% を占める．かつては成長ホルモン(GH)産生腺腫を指したが，現在は免疫染色による診断が重要となっており，こうした表現は使われなくなった.[1017]

好酸性癌⇨同酸好性癌→1203

好酸性腺腫　acidophilic adenoma⇨参下垂体腺腫→501

好酸性白血球　acidophilic leukocyte⇨同好酸球→1004

抗酸染色法　acid-fast staining　［**抗酸菌染色**］　難染性で

あるが一度染色されると脱色されにくいという抗酸菌の性質を利用して，抗酸菌を選択的に染め出す染色法．代表的なものがチール・ネールゼン Ziehl-Neelsen 染色法．これは石炭酸フクシン液で加温により強力に染色し，塩酸アルコールで脱色後，メチレンブルー液で対比染色する方法で，抗酸菌は脱色されずにフクシン液の赤色に染まるが他の菌は脱色されてメチレンブルーの青色に染色される．他にオーラミン，ローダミンによる蛍光染色法などがある．[324]

好酸体 acidophilic body，eosin body ［**カウンシルマン小体**］ 肝細胞壊死の組織学的所見の1つ．肝細胞壊死には2種類あり，融解壊死と凝固壊死に分類される．前者は肝細胞が融解するために組織には肝細胞が消失し，肝細胞配列の乱れ，浸潤リンパ球により融解壊死が推測されるのに対し，後者の壊死では肝細胞が縮小，好酸体化することによって明瞭に判別される．これを好酸体と呼ぶ．肝細胞の壊死に伴い，核の濃縮，細胞の縮小，細胞質の相対的タンパク質濃度の上昇が生じ，エオジンに好染する．疾患としてはウイルス性，薬物性肝炎のほか，非特異的に観察される．[1353] ⇨参壊死⇀355

高三倍体 hypertriploid ヒトは半数体(n)当たり23本の染色体をもつことから，その三倍体($3n$)より多い染色体数，すなわち70-80本の染色体構成を示す場合と定義される．[1293] ⇨参半数体⇀2412

高山病 mountain sickness ［**山岳病**］ 高山の低気圧環境下で登山者などが酸素欠乏などの原因で発生する障害．3,000 m以上の高所に短時間で登り，登山による運動負荷が加わると，その数時間から1-2日の間で，頭痛，めまい，悪心・嘔吐，易疲労感，動悸，息切れ，食思不振などの症状や思考力や判断力の低下，感覚の異常などの急性高山病が出現する．比較的軽症のものを山酔いという．安静と保温で数日でこれらの症状は消失するが，まれに肺水腫に至る．肺水腫になると，咳，呼吸困難，喘鳴，チアノーゼが激しくなり，放置すると死に至る．治療の原則は絶対安静・酸素吸入・安全迅速な下山であり，下山すれば2日以内に回復する．慢性高山病をモンゲ Monge 病といい，高地に居住するアンデスなどの住民にまれに認められる障害で，血液中の赤血球が異常に増加するのが特徴．[565]

光子 photon ［**光量子，フォトン**］ 電磁放射線を発生させる非常に小さい粒子．すなわち放射線エネルギーの基本単位である量子．電磁放射線は電磁場に発生するさまざまな波長をもつ放射線の総称で，光子の波動と考えられている．[258]

絞死 ligature strangulation 絞頸により窒息死したもの．索状物を頸に巻き，窒息死するまで引っぱり（絞めつけ）続けなければならないため，ほとんどは他殺（絞殺）であるが，そのような条件で生じた自殺（自絞死）もまれにある．他殺の場合の絞死（絞殺）では，被害者の抵抗のため，索溝にずれが生じたり，擦過傷が認められることが多いのに対して，自絞死では，索溝にずれは少なく，索状物には結び目があったりしてゆるまない状態でなければならない．なお頸部の動脈より静脈のほうが強く圧迫されることから索状物上方の頸部や頭部のうっ血が高度で，皮膚や顔面の粘膜に溢血点と呼ぶ小さな出血点が認められるのは，絞死一般の所見で，絞殺も自絞死も同様である．[1331] ⇨参絞殺⇀1004，自絞死⇀1266

鉤歯 clasped tooth⇨同支台歯⇀1303

後耳介筋 posterior auricular muscle，auricularis posterior 耳介に付着する筋の1つで，側頭骨の乳様突起に始まり，耳介根の後部に終わる．顔面神経後耳介枝支配を受け，耳介を後方へ引く働きをする．[98] ⇨参上耳介筋⇀1434

後耳介神経 posterior auricular nerve 顔面神経の枝．茎乳突孔の下方で分かれ，後耳介筋および後頭前頭筋の後頭筋に分布する．[1289]

コウジカビ〔属〕⇨同アスペルギルス〔属〕⇀153

高次感覚野 higher-order sensory area 視覚，聴覚，体性感覚の感覚系について，一次感覚野で処理されたあと，情報の処理を行うところ．一次感覚野では，位置情報重視の局所的な情報分析が行われるが，高次感覚野では，特定の種類の情報を統合的に分析する．[1230]

合糸期染色糸 zygonema ［**接合期染色糸**］ 配偶子形成過程における第一減数分裂前期の中の合糸期（接合期）zygotene stage にみられる染色糸をいう．この時期に2組の姉妹染色分体が互いに接近し，その全長にわたって対合が起こり，シナプトネマといわれる構造体を形成する．[1293] ⇨参染色体⇀1764

厚糸期染色体⇨同太糸期染色体⇀2563

好色素細胞 chromophil cell⇨同色素親和性細胞⇀1239

好色素性腺腫 chromophil adenoma 酸性色素，塩基性色素で染色される下垂体腺腫の総称．最近は下垂体腺腫が分泌されるホルモンによる分類が一般的．[1017]

抗糸球体基底膜抗体 anti-glomerular basement membrane (GBM) antibody ［**抗GBM抗体**］ 血清中の糸球体基底膜に反応する自己抗体のことで，抗GBM抗体 anti-glomerular basement membrane antibody ともいう．1930年代に馬杉らは，抗腎抗体による馬杉腎炎を作製し，抗GBM抗体によって実験的に惹起された腎炎とヒトの糸球体腎炎との類似性が着目された．1960年代にはラーナー Richard A. Lerner らがGBMに線状に沈着した免疫グロブリン(IgG)をサルに注射し腎炎を発症させた．1919年にグッドパスチャー Goodpasture によってはじめて報告された症例では同一の機序によって腎炎が惹起されたと考え，自己が産生する抗GBM抗体による急性進行性腎炎をグッドパスチャー症候群と呼んでいる．今日ではグッドパスチャー症候群で産生される抗GBM抗体の対応抗原はⅣ型コラーゲンの非コラーゲンドメインであることが判明している．[1503]

抗糸球体基底膜抗体腎炎⇨参抗糸球体基底膜抗体⇀1007

高次形態⇨同ハイパーモルフ⇀2350

抗脂血作用薬 antilipidemic drug 血中脂質を減らす薬剤．動脈硬化性心血管系疾患に用いる．[987]

高脂血症 hyperlipemia，hyperlipidemia⇨同脂質異常症⇀1279

高脂血性溶血性黄疸症候群 hyperlipemic hemolytic icterie syndrome⇨同ジーヴ症候群⇀1220

高次構造 superstructure タンパク質や核酸のような高分子の二次・三次構造をまとめた呼称．一次構造は分子内の各原子の共有結合から構造式として表すが，分子内の各原子の相対的位置は高次構造という．タンパク質におけるαヘリックスやβシート構造，核酸における相補する塩基対などの構造を二次構造，X線解析などで求められる高分子の空間配置を三次構造と呼ぶ.[305]

高次構造《タンパク質の》⇨同タンパク質の高次構造→1955

後篩骨(しこつ)洞　posterior ethmoid sinus　多数の骨蜂巣の集まりからなる篩骨洞で，後方に位置するもの．自然孔は上鼻道に開口.[736]

光視症　photopsia　視野の一部に閃光を感じる症状．多くは加齢に伴い硝子体の収縮が起こる際に，網膜と癒着が強い部位に牽引がかかるためと考えられている．光視症のあとに網膜裂孔や網膜剝離が生じることがある.[1153]

虹(こう)視症　rainbow vision　［光輪視］　光った灯りなどを見たときに，まわりに輪状に虹がかかって見える状態．角膜表面がザラザラとなって乱反射が起こるような病態で自覚しやすい．緑内障などで眼圧が上がり，角膜浮腫になった状態などが代表的.[975]

合指症　syndactyly, syndactylia　指の一部あるいは全体が癒合した先天異常．胎芽期中の手板指放線の分離分化障害によって生じる．指間部の皮膚のみが癒合する皮膚性合指症，爪まで癒合する線維性合指症，骨まで癒合する骨性合指症がある．遺伝性を認めることも多く，発生男女比は2：1．両側性のものが多い．しばしば足趾にも発生する．第3-4指間の癒合が最も多く，次いで4-5指間にみられる.[1246]

●合指症

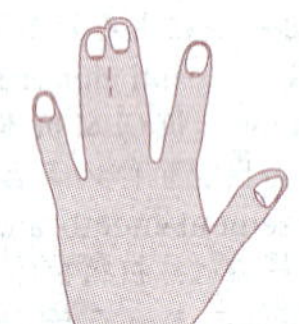

合耳症　synotia　耳頭症における一症状で，頸部前面に両耳介の癒合または異常な接近を認める先天奇形．多くは下顎骨の発達不全を伴う.[1631]　⇨参耳頭症→1324，無顎症→2779

格子状肺　lattice lung, crossbar lung　浄化された肺空洞の空洞内壁と内腔内をあらゆる方向に走る索状物が，あたかも格子状に見える状態．肺結核症などの空洞を有する疾患で，切開術を施行したあとに認められる場合が多かった．治療としては，有茎筋肉弁を充塡する方法が行われる.[141]

格子説　lattice theory　抗原抗体反応において抗原と抗体が結合する状態を説明する説．抗原と抗体が適当な比で存在すると，格子状に複合体をつくり，不溶性となり沈降する．一方，抗原か抗体が過剰に存在すると可溶性の抗原抗体複合体ができるようになる.[1439]

合肢体　symmelia⇨同人魚体奇形→2262

高次大脳機能　higher cerebral function⇨同高次脳機能→1008

膠質　colloid substance⇨同コロイド→1137

後室間枝　posterior descending artery⇨同右心室間動脈→326

鉱質コルチコイド　mineral〔o〕corticoid；MC⇨同ミネラルコルチコイド→2771

膠質浸透圧⇨同コロイド浸透圧→1137

硬質線維腫⇨同硬性線維腫→1024

膠質反応　colloid reaction　［コロイド反応］　血清にタンパク変性試薬を加えて混濁や沈殿の生成状態を測定する検査．主に血清アルブミンの減少とγグロブリンの増加を反映するので，このような病態を示す慢性肝疾患，慢性感染症，膠原病，慢性甲状腺炎，骨髄腫などで上昇する．臨床上，肝機能検査に含められるが，肝疾患に特異的ではない．肝疾患では慢性炎症の期間が長いほど高値を示すので線維化の進展度の診断に有用である．ZTT〔硫酸亜鉛混濁試験，基準範囲4-12 Kunkel(クンケル)単位〕，TTT(チモール混濁試験，基準範囲0-5 Kunkel単位)が現在広く使われている.[1395]

高シトルリン血症　hypercitrullinemia⇨同シトルリン血症→1327

後シナプス膜⇨同シナプス後膜→1328

高次脳機能　higher brain function　［高次大脳機能］　学習や記憶，言語活動のように，情報の蓄積とその分析，統御に基づいた行動に関与する大脳の機能．日常診療においては，失語，失行，失認あるいは遂行機能障害などの有無を検査することで高次脳機能障害に関する評価を行う.[1289]

高次脳機能障害

higher cortical(cerebral) dysfunction

【概念・定義】大脳機能の中でも高次な神経・心理学的機能，すなわち言語，思考，記憶，行為，学習，注意などの知的機能が何らかの原因で障害されたときに現れる臨床症候の総称．これら高次脳機能は意識・注意という基本的レベルから論理的思考・判断といった最高レベルまで階層的に成り立っており，それぞれに主として関与する脳の部位や機能的構造がある．高次脳機能障害という用語は，学術的には脳損傷に起因する認知障害全般を指し，この中には巣症状としての**失語・失行・失認**のほか，**記憶障害**，**注意障害**，**遂行機能障害**，**社会的行動障害**などが含まれる．特に後4者の記憶，注意，遂行機能，社会的行動などの障害のために日常生活ならびに社会生活への適応が著しく困難な患者群があり，これらに対しては今まで十分な福祉施策がとられてこなかった経緯もあって，政策的観点からこの一群を(より狭義の)高次脳機能障害と定義する場合がある．

【疫学】原因としては，脳血管障害，頭部外傷，感染症，自己免疫性疾患，中毒疾患などさまざまなものがある．約8割を脳血管障害が占め，外傷がそれに次ぐ．2008(平成20)年度の東京都の調査によれば，都内の高次脳機能障害患者数は推計4万9,508人，年齢構成は60歳以上が67.4%，約7割を男性が占めた．

【症状】特徴として，外見上は障害が目立たず，病識も不完全で，社会生活場面で症状が出現しやすいことがあげられる．出現頻度の高い症状としては，失語症，注意障害，記憶障害，行為と情動の障害，**半側空間無視**，遂行機能障害などがある．身のまわり動作は自立していても，外出，買い物，銀行や役所の手続き，金銭管理などの応用的な日常生活活動が困難となることが多い．

【診断】生活場面におけるきめ細かい行動観察と，机上の検査バッテリーによる評価からなされる．認知機能全般の評価には，ミニメンタルステート検査(**MMSE**)，ウェクスラーWechsler成人知能検査(**WAIS-R**)，レーブンRaven色彩マトリクス検査(**RCPM**)などがある．記憶の評価には，リバーミードRivermead行動記憶検査(RBMT)，ウェクスラー記憶検査(WMS-R)，三宅式対語学習検査など，半側空間無視の評価には行動無視検査，失語の検査には標準失語症検査(SLTA)，**WAB**失語症検査などがある．

【治療】原因疾患，外傷への治療と並行して，障害に応じたリハビリテーションと家族指導が重要．リハビリテーションの考え方としては，残された認知機能を刺激することにより適切な代償・残存能力の活性化を図ること，環境調整や適切な自助具の導入により成績の向上を図ること(具体的には，メモリーノートやタイマーを利用して記憶障害を補ったり，目印やサインなどで道順の誤りを減らしたりすること)である．また，患者会などのグループ活動を通しての治療的訓練や，社会への啓蒙活動も広がりをみせている．[774]

高次脳機能障害の看護ケア

【看護の実践】高次脳機能障害は，脳血管障害や外傷などの脳損傷に起因する認知障害全般を指す．巣症状としての失語，失行，失認のほか，記憶障害，注意障害，遂行機能障害，社会的行動(情緒や行動)障害が含まれる．外傷性脳損傷の場合，損傷部位が広範囲であると，いくつもの障害が複雑にからみ合ってみられる．医師，セラピストとの連携により，障害像を把握し，統一した対応を心がける．それぞれの障害に効果的であるとされるアプローチを実施するほか，残存機能を発揮できるように，外部から入る視覚・聴覚刺激の調整(過剰にならないように制限する，わかりやすく単純なものにする)，体調管理(疲労が残らないように休息をとる)，作業の分割化，成功体験の獲得などの援助が必要．また，認知機能の低下に伴い，危険の回避が困難となるため，離院・離棟，身体損傷に対する安全管理が重要となる．高次脳機能障害は，日常生活ばかりでなく，学校や職場への復帰などの社会生活の阻害要因となる．医療ソーシャルワーカーや職業カウンセラーと連携し，社会資源の活用や就業について調整を図ることが必要．また，外見からはわかりにくい障害であり，家族も理解することが困難であるため，心理療法士と連携して心理面へのサポートを行うとともに，障害や対処法についての教育指導，当事者や家族会の紹介を行う．[108] ⇨参高次脳機能障害→1008，記憶障害→664，遂行機能障害→1615

●高次脳機能障害

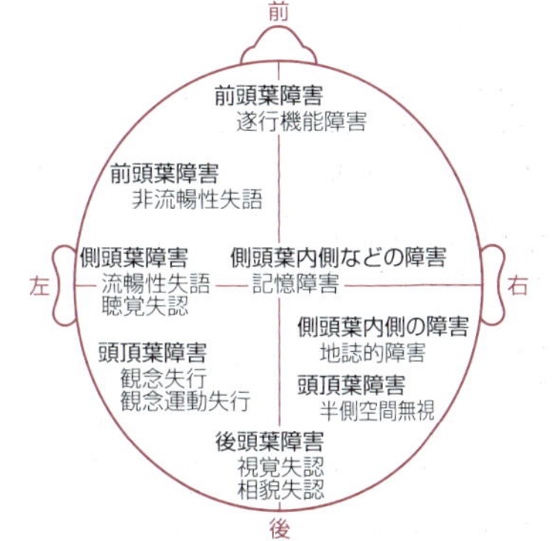

口臭　halitosis, bad breath　口腔から呼気とともに発する悪臭の総称．口臭の臭気物質は揮発性化合物で硫化水素 H_2S，メチルメルカプタン CH_3SH，ジメチルスルフィド $(CH_3)_2S$ などが主な構成成分である．国際分類による口臭は，①真性口臭症(社会的容認限度をこえる口臭)：1)生理的口臭(加齢に伴う口臭，早朝時または空腹時口臭，ストレス性口臭，月経時口臭)，2)病的口臭；a．口腔疾患由来の口臭(歯周病，重度齲(う)蝕，口内炎，悪性腫瘍，出血，舌苔など)，b．全身疾患由来の口臭(消化器系，呼吸器系，その他)，②仮性口臭症(社会的容認限度をこえない口臭)：①の口臭で改善の期待ができるもの，③口臭恐怖症(精神的・心因性口臭で口臭は存在しないため，本人の意識改革により改善)．[434]

公衆衛生　public health　アメリカのエール大学教授であったウインスローCharles E. A. Winslowは，公衆衛生について「地域社会のすべての住民が健康を保持しうる生活水準が保障されるような社会を目指して地域社会が努力し，疾病の予防，生命の延長，身体的・精神的健康と能率の向上を目指す科学であり，技術である」と定義している．一般的には病気になってから治療にあたる臨床医学に対し，病気にならないように社会的条件を整える予防医学の分野を指す(近年境がなくなりつつあるが，衛生学は疾病の予防を調査・実験など基礎的研究から明らかにする)．「日本国憲法」第25条では，「国は，公衆衛生の向上及び増進に努めなければならない」と規定されている．[1356]

公衆衛生学⇨同保健社会学→2693

公衆衛生看護　public health nursing　公衆衛生活動の一環として，公衆衛生の目標・理念に看護の知識や技術を適応させることによって追求する看護専門領域．具体的には，地域社会に住む人々(集団，家族，個人)を対象に，地域社会全体の健康水準の向上を目的として，健康障害の予防，健康の維持・増進，疾病からの回復のために保健指導活動などを中心に，看護知識および技術を提供する．第1の焦点は，集団全体の健康増進と疾病予防であり，地域に住む個々人への直接的ケアの提供には焦点を当てていない．活動は，住民のニーズの把握，計画，実施，評価という段階を追って系統的・総合的に行われる．コミュニティの力，ニーズ，期待，利用可能な資源，コミュニティ内の他の職種や組織なども考慮に入れ，組織化された共同社会の努力によって計画，実施，評価する．活動はまた，国，自治体の健康に関する政策策定や，保健・疾病予防の研究に寄与する．この活動にかかわる保健師を英語でpublic health nurseという．地域看護とほぼ同義に使われる．[321] ⇨参地域看護→1962

公衆衛生行政　public health administration　「日本国憲法」第25条「すべて国民は，健康で文化的な最低限度の生活を営む権利を有する．2　国は，すべての生活部面について，社会福祉，社会保障及び公衆衛生の向上及び増進に努めなければならない」の規定に基づき，国の責任のもとに国民の健康な生活を確保する権利を保障することが公衆衛生行政の目的である．地方公共団体の公衆衛生行政は，地方分権により，地方公共団体として安全，健康および福祉を保持することが目的．社会的防衛，国の政策にかかわるとともに，基本的人権に基づいた安心して健康な生活ができる環境を確保するために，行政権の主体である国・地方公共団体などの公の責任において，必要な条件(人，予算，組織，制度など)を整え，公衆衛生活動の質の向上を図る活動を行っている．公衆衛生行政は一般行政に位置づけられ，法律に根拠をおいて行われる．自然科学，社会科学，人文科学に依拠した行政であり，高度に科学的な行政であるとともに住民との対話・参加を基盤とした行政である．社会の変化に対応できる計画的な行政と国際的・学際的観点から将来を展望した行政が求められている．[73]

公衆衛生統計⇨同衛生統計→346

後縦隔リンパ節　posterior mediastinal node　胸部臓側リンパ節の1つで，後縦隔に存在し胸大動脈と食道に沿ってみられる．輸入リンパ管は食道，心膜後壁，横隔膜後部，肝，副腎からつながり，輸出リンパ管は大半が胸管に合流するが，一部は気管気管支リンパ節に注ぐ．[1221]　⇨参胸部臓側リンパ節→769

高シュウ酸尿症　hyperoxaluria　［シュウ酸塩尿］　尿中に多量のシュウ酸が出現する疾患．遺伝形式は常染色体劣性遺伝である．原因は，腸管吸収の増加と体内でのシュウ酸生成の増加に大別される．[987]

後十字靱帯　posterior cruciate ligament；PCL　膝関節腔内にある靱帯の1つ．大腿骨内側顆の顆間窩面前方部から脛骨後縁中央部に付着し，膝の後方への滑り出しやひねりを抑制する．前方の線維は太くて強靱であり，膝の伸展でやや緩み，屈曲(90度付近)で緊張する．断裂すると膝の後方不安定性を認める．[824]

●膝の靱帯

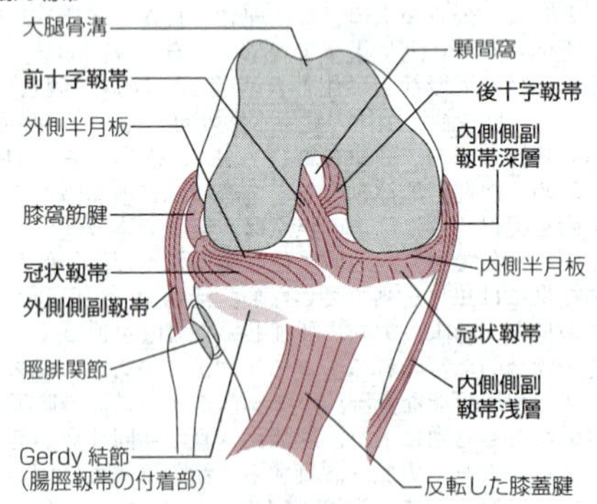

津村弘(国分正一ほか監)：標準整形外科学 第10版，p.559，図30-5，医学書院，2008

後縦靱帯　posterior longitudinal ligament；PLL　脊椎椎体の後面を軸椎から仙骨まで頭尾方向に連結する靱帯．脊柱管の前壁をなし，脊柱の安定性に寄与する．椎体中央部では幅が狭く，椎体との結合は疎であるが，椎間板部では菱形に広がり，幅広く固く結合する．この靱帯の骨化により脊髄障害を起こすことがあり，後縦靱帯骨化症として知られる．転倒などの軽微な外傷で重篤な四肢麻痺を起こすことがあり，注意を要する．[1404]　⇨参後縦靱帯骨化症→1010

後縦靱帯骨化症　ossification of posterior longitudinal ligament；OPLL　［OPLL］　脊椎椎体後縁の後縦靱帯が骨化することにより脊柱管を狭窄しさまざまな神経症状を呈する疾患．わが国では1960(昭和35)年に医師月本裕国が剖検症例ではじめて報告した，厚生労働省特定疾患研究の対象となっている疾患．疫学的には東アジアに多く，発症は40-50歳代に多くみられ，男女比は約2：1で男性に多い．多くの症例では症状は慢性に進行するが，転倒や軽微な外傷を契機にして重篤な脊髄症状を引き起こすことがある．原因は遺伝子レベルでの研究が行われているが結論は出ていない．その形態により分節型，連続型，混合型，その他型の4型に分けられている．診断は単純X線写真で可能であるが，神経圧迫の程度をみるにはMRI検査が有効である．頸椎後縦靱帯骨化症の治療は，疼痛，しびれ感を主体とする場合は頸椎カラー，頸椎牽引などの保存療法で効果がみられるが，保存治療で症状の改善がみられない場合や脊髄症状のため日常生活に支障をきたすものには手術治療が選択される．手術方法は前方から骨化部を切削，切除する前方除圧固定術と，後方より脊柱管を広げる椎弓切除術，椎弓形成術の2つに大別される．[515]

高集積結節　hot nodule　［ホットノジュール］　シンチグラフィーにおいて結節性病変への放射性同位元素(RI)の取り込みが高く，正常部への取り込みが抑制されているもの．主に結節を触れる甲状腺疾患で認められる．プランマー Plummer 病(過機能性腺腫)では ^{123}I(ヨウ素123)や $^{99m}TcO_4^-$(過テクネチウム酸ナトリウム)が高集積となり，このような機能性結節は良性であることが多い．また，腺腫様甲状腺腫では高集積と低集積が混在することもある．[876,1488]

高周波アブレーション　radiofrequency ablation　頻脈性の不整脈治療に用いられる．頻脈性不整脈は，異常自動能をもつ箇所の存在，あるいは副伝導路の存在により生じるため，これらの存在を電気的に探った(マッピング)後，高周波を発するカテーテルを用いて，その部位を凝固壊死させる．適応疾患として，WPW (Wolff-Parkinson-White，ウォルフ・パーキンソン・ホワイト)症候群，発作性上室性頻拍，心房粗動，特発性心室頻拍など．[1487]　⇨参カテーテルアブレーション→535

高周波止血法⇨同電気凝固止血法→2078

高周波電気療法　diathermy⇨同ジアテルミー→1218

高周波破壊巣　radiofrequency lesion　定位脳手術で行われる高周波による針先の破壊病巣を作成すること．温度制御による高周波電気凝固破壊が行われる．温度，通電時間の調節で，破壊病巣の大きさなどを調節する．[1017]

抗重力筋　antigravity muscle　姿勢保持のための持続的な収縮活動を行っている筋肉(緊張筋)のこと．頭部を支える僧帽筋，大胸筋と拮抗することで直立を保つ広背筋，腹直筋に対する脊柱起立筋，ヒラメ筋，大腿広筋などがある．抗重力筋は運動に関与していなくても，たえず緊張を余儀なくされているが，無重力状態では抗重力筋の萎縮が進む．これらの抗重力筋は前後・周囲の筋肉に対して拮抗的に働いており，例えば抗重力筋である広背筋は大胸筋に拮抗してバランスをとっているが，拮抗のバランスが崩れると，背中の痛みや疲労が現れることになる．また上眼瞼挙筋も抗重力筋であり，上眼瞼挙筋が疲労すると眼瞼下垂による複視が生じたりする．

甲種看護婦　旧「保健婦助産婦看護婦法」(保助看法)における看護師の種別の1つ．連合国軍最高司令官総司令部(GHQ)の指導のもと，1948(昭和23)年，同法により，はじめて看護婦(当時)は甲種，乙種に分けられた．甲種看護婦は「高等学校を卒業したあと，文部省(当時)もしくは厚生省(当時)指定の教育施設で3年間の専門教育を受け，国家試験受験資格を得たのち，これに合格した者，また，免許を得た乙種看護婦で，3年以上の実務を経験したのち，甲種看護婦国家試験受験資格を得て，これに合格した者をいう．甲種看護婦の業務は，傷病者もしくは褥婦に対する療養上の世話または診療の補助を行う女子」と規定され，1950(同25)年に第1回看護婦国家試験が行われた．1951(同26)年，「保健婦助産婦看護婦法」の改正により甲種看護婦という名称は廃止され，看護婦(現看護師)に統一された．[1451] ⇨参乙種看護婦→406

拘縮　contracture　関節の完全可動域が失われた状態をいう．外傷後のギプス固定や麻痺による関節の長期間の不動化によって生じ，靭帯や関節包が短縮したり弾性を失うといった関節自体の要因と，筋肉や皮膚の短縮や伸張性低下など関節外の要因がある．関節拘縮は治療に長期間を要するので，予防が最も大切である．[244] ⇨参関節拘縮→624

抗腫瘍性サイトカイン⇨参抗癌剤→984

抗腫瘍性ホルモン　antineoplastic hormone　ホルモンおよびその類似体で，腫瘍増殖抑制作用を有する物質の総称．悪性腫瘍の治療や再発予防に用いられる．他の癌化学療法薬と異なり，腫瘍細胞の特異的受容体に結合することが抗腫瘍効果をもたらすと考えられる．プロゲステロン製剤や抗エストロゲン(女性ホルモン拮抗)薬であるタモキシフェンクエン酸塩などが含まれ，乳癌や卵巣癌の治療に用いられる．[978]

抗腫瘍薬　anticancer agent⇨同抗癌剤→984

咬傷(こうしょう)　bite wound　[咬創]　動物やヒトにかまれて生じた創傷．軽度のものでは皮膚に歯痕を残し皮下出血をみる程度であるが，高度のものでは歯牙に相当した開放性損傷や組織欠損，部位によっては切断創となる．さらに毒ヘビなど有毒物質を有する動物にかまれた場合には中毒症状を続発．初期治療にあたっては，一般的な創処置以外に口腔内雑菌による感染防止，破傷風対策，ワクチンや抗毒素血清の投与などを考慮する必要がある．[915]

甲状咽頭筋　thyropharyngeal muscle⇨同下咽頭収縮筋(咽頭筋)→462

鉤症候群　uncal syndrome　側頭葉内側部，海馬回鉤を中心とする部位のてんかん発作には，嗅覚発作，味覚発作，口部自動症などの症状がみられる．これに，心窩部異常感，夢幻状態などを伴うこともある．ジャクソン H. Jackson の記載によるが，古典的用語となっている．[1318]

後上歯槽枝ブロック　posterior superior alveolar rami block　上顎の歯槽神経である後上歯槽枝を局所麻酔薬によって遮断する神経ブロック．大臼歯の外科的処置に際し局所麻酔として用いられる．後上歯槽枝は三叉神経第2枝(上顎神経)の分枝．上顎神経は正円孔を出たのち，頬骨神経，翼口蓋神経，眼窩下神経の3本に分かれる．眼窩下神経は下眼窩裂を経て眼窩下管を通過する途中で後・中・前の上歯槽神経を分枝し，上顎の歯牙と歯肉の知覚を支配．[915]

溝状舌　fissured tongue，furrowed tongue　[皺襞(すうへき)舌，陰嚢舌]　舌背部に正中を走る溝に加え側方に不規則に伸びる多数の不同な小溝が多い状態の舌．溝の数，深さ，大きさなどはさまざまであり，粘膜自体の性質に変わりがない．原因は不明であるが遺伝的要素があげられ，また一部の症候群の口腔症状としてみられる．自覚症状はなく，食物残渣がたまりやすく口腔内常在菌による感染を起こすと疼痛，味覚障害を生じる．舌の特別な治療はない．感染が発症したときはその治療を行い，感染予防として口腔清掃を行い，特に舌苔の清掃，含嗽をする．[535]

甲状舌管　thyroglossal duct　胎生期に甲状腺原基が頸部正中線上を下降し，甲状腺となる際に形成される管腔状の構造物で，舌とつながっている．これを甲状舌管といい胎生10週までに退行消失するのが正常である．出生後も管腔構造と上皮組織が残存している場合は，感染などを契機に嚢胞が前頸部正中に形成される．これを甲状舌管嚢胞あるいは正中頸嚢胞という．[887]

甲状舌管嚢胞⇨同舌管嚢胞→1730

甲状舌骨筋　thyrohyoid muscle　外喉頭筋の1つ．舌骨と甲状軟骨に連結する筋．舌骨を固定する役割を担う．[451] ⇨参喉頭筋→1042

甲状腺　thyroid gland　頸部の中央に位置し，左右両葉とそれを連結する峡部が気管を取り巻くように存在する重量約20gの臓器で，蝶が羽を広げたような形をしている．組織で特徴的なのは濾胞(径50-150 μm)が存在することで，内部にはコロイドと呼ばれる粘稠な液体があり，周囲を1層の上皮細胞が取り囲んでいる．血液中の無機ヨードを取り込み，甲状腺ペルオキシダーゼで有機化し，それを材料にして，トリヨードサイロニン(T_3)とサイロキシン(T_4)などの甲状腺ホルモンが産生される．T_3とT_4は，サイログロブリンという甲状腺特異タンパク上で合成されて濾胞腔にコロイドとして保存され，必要に応じ細胞に取り込まれ，さらに血中に放出される．[385]

●甲状腺

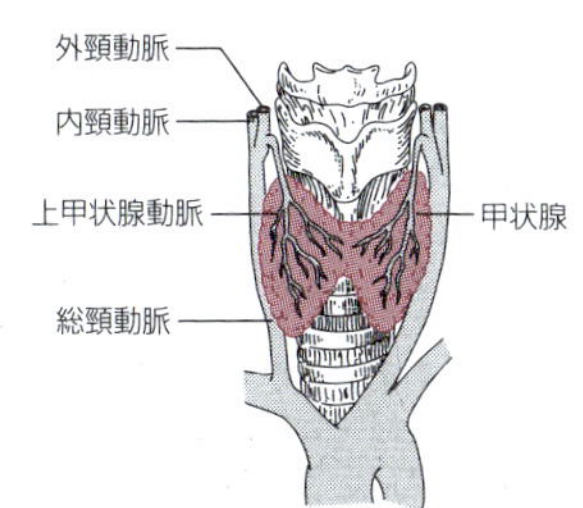

甲状腺 T_3 抑制試験　thyroid T_3 suppression test　[甲状

こ

腺抑制試験，T_3抑制試験，トリヨードサイロニン抑制試験］ 下垂体ホルモンである甲状腺刺激ホルモン(TSH)による甲状腺の調節性を調べる検査．トリヨードサイロニン(T_3)ホルモン75 μgを連日7日間投与し，その前後でヨードまたはテクネチウムの甲状腺への摂取率を測定する．下垂体のTSH分泌はT_3投与によって抑制されるため，下垂体からの正常な制御下にある甲状腺では，摂取率は正常以下に抑制される．言い換えると，甲状腺が間脳-下垂体系からのフィードバック機構の支配を受けているかどうかを判定する検査．自律性をもつ機能性甲状腺腫瘍や刺激型自己抗体によって機能亢進が生じているバセドウ Basedow 病では，摂取率の低下が生じないため，抑制結果は陰性となる．バセドウ病の寛解を判定するときにも利用される．[783] ⇨参甲状腺放射性ヨウ素摂取率検査→1018

甲状腺悪性リンパ腫 malignant lymphoma of thyroid 甲状腺に原発する悪性リンパ腫．全悪性リンパ腫の5% 以下，リンパ節外に発生するリンパ腫の2% を占める．甲状腺悪性腫瘍の中でも2-3% の低頻度であり，そのほとんどが非ホジキン Hodgkin リンパ腫B細胞型．70歳代を頂値とする高齢者に多く，男女比は1：1-3で女性にやや多い．橋本病を発生母地とする場合もある．浸潤しているリンパ球が単クローン性であることが証明されると確定診断される．ステージ診断に基づいて，治療計画が立てられる．局所に限局したものでは，手術的治療もなされるが，化学療法や放射線外部照射を単独または組み合わせて治療することが多い．[783]

甲状腺亜全摘出術 subtotal thyroidectomy 甲状腺組織を全体の1-3割ほど残して切除する手術．甲状腺癌や甲状腺機能亢進症(バセドウ Basedow 病)などに対して行われる．残す組織の割合と切除部位はそれぞれの疾患により異なるが，副甲状腺は温存し，反回神経を傷つけないように十分注意する．[485]

甲状腺アミロイドーシス thyroid amyloidosis 異常糖タンパク質であるアミロイドが甲状腺組織に沈着して生じる病態．原発性と種々の疾患による続発性がある．後者の原疾患としては，結核などの感染症，関節リウマチなどの炎症性疾患，骨髄腫をはじめとする悪性腫瘍が多い．アミロイドの沈着はコンゴーレッド染色により病理学的に診断される．沈着はびまん性に生じることが多く，進行すると甲状腺はかたく触れる(アミロイド甲状腺腫)．甲状腺の機能が障害されて，甲状腺機能低下症を発症してから発見されることも多い．[783]

甲状腺炎 thyroiditis 甲状腺の炎症．①急性，②亜急性，③慢性に分類されるが，おのおのの病因は大きく異なる．①急性甲状腺炎は，ブドウ球菌，連鎖球菌，その他の細菌感染によって起こり，化膿，膿瘍形成を特徴とし，疼痛，発熱などの強い炎症症状を呈する．②亜急性甲状腺炎は，発熱や咽頭の痛みを呈し，甲状腺の病変部は巨細胞と単核細胞によって取り囲まれたコロイド状集団からなる肉芽腫を形成する．甲状腺は病変部に一致して腫瘤状に触知し，痛みを生じる．原因としてはウイルス感染と組織適合抗原の関連性が示唆されている．③慢性甲状腺炎は，持続的な甲状腺の炎症により，しばしば機能低下症に至る病態．その中で自己免疫異常を原因とするものを橋本病と呼び，慢性甲状腺炎の大半を占める．慢性甲状腺炎が進行して線維化し硬化した甲状腺腫は，リーデル Riedel 甲状腺腫と呼ぶことがある．他の特殊な甲状腺炎としては，種々の要因により甲状腺組織が損傷し，血中へ甲状腺ホルモンが漏出して一過性甲状腺中毒症を生じる破壊性甲状腺炎がある．亜急性甲状腺炎も，破壊性甲状腺炎に含まれるが，疼痛や頸部所見が明らかではない破壊性甲状腺炎は無痛性甲状腺炎と呼ばれる．[783]

甲状腺癌 thyroid cancer 甲状腺に原発する悪性腫瘍．甲状腺濾胞上皮から発生する乳頭癌，濾胞癌，未分化癌，傍濾胞細胞(C細胞)から発生する髄様癌，リンパ球から発生する悪性リンパ腫などがある．乳頭癌，濾胞癌などの分化型癌が多く，前者は甲状腺全悪性腫瘍の70-80%，後者は10-15% を占める．そのため，甲状腺悪性腫瘍は進行が緩徐なものが多い．甲状腺濾胞細胞に遺伝子変異が多段階に生じて発生すると考えられており，特に *p53* 変異が加わったときは未分化癌が発生すると考えられている．血液中サイログロブリン値の上昇やPET画像検査の異常集積像として発見される場合もあるが，これらの検査では悪性・良性の鑑別診断はできない．頸部異常腫瘤として自覚されることもあるが，初期のものは無症状のことも多い．進行して周辺組織への浸潤を呈すると嚥下困難や嗄声を生じる．超音波検査やCTなどの画像診断，穿刺吸引細胞診，タリウムなどを用いるシンチグラフィーなどによって診断される．初期のものは，外科的に切除されるが，進行したものは放射性同位元素治療を併用する．悪性リンパ腫や未分化癌は化学療法を用いた治療が主となる．髄様癌はカルシトニン，癌胎児性抗原(CEA)を過剰分泌するため，不顕性腫瘍を疑うときはカルシウムやガストリンの刺激試験でカルシトニン分泌が誘発されるかを検討する．また，組織内にアミロイド沈着を認め，多発性内分泌腫瘍(MEN)のⅡ型の部分症として家族性または孤発性に発生する場合もある．転移性甲状腺悪性腫瘍は乳腺，副腎，消化器系からのものが多い．[783]

甲状腺関連眼症 thyroid associated ophthalmopathy；TAO ⇨同バセドウ病眼症→2374

甲状腺機能検査 thyroid function test 甲状腺の働きを調べる方法として最もよく知られているのは，血中甲状腺ホルモン濃度測定である．現在では遊離サイロキシン(FT_4)，遊離トリヨードサイロニン(FT_3)が測定される．さらに，下垂体前葉から分泌されて甲状腺に作用するTSH(甲状腺刺激ホルモン)の測定が重要．甲状腺疾患の原因診断には，抗甲状腺抗体(抗サイログロブリン抗体，抗甲状腺ペルオキシダーゼ抗体，抗TSH受容体抗体)の測定が必要である．そのほか関連する検査としては，甲状腺ホルモンの合成能を調べるため，甲状腺 ^{123}I 摂取率検査や甲状腺 ^{99m}Tc 摂取率検査が有用．[90] ⇨参甲状腺刺激ホルモン放出ホルモン(TRH)受容体異常症→1016，甲状腺T_3抑制試験→1011

甲状腺機能亢進症

hyperthyroidism ［バセドウ病《狭義の》］

【定義】 甲状腺組織においてホルモンの合成分泌が増大し，それらが全身の臓器に作用して新陳代謝，交感神経症状の亢進した状態．原因によらず，単に血液中の甲状腺ホルモンが増加して全身症状を呈する場合は甲状腺中毒症と呼ばれ，用語に注意を要する．自己免疫異常によるホルモン合成増加（バセドウ Basedow 病），甲状腺ホルモン産生腫瘍〔機能性甲状腺結節 autonomously functioning thyroid nodule（AFTN），プランマー Plummer 病など〕，下垂体の甲状腺刺激ホルモン（TSH）産生腫瘍による甲状腺刺激状態，下垂体の甲状腺ホルモン（T_3）不応症（下垂体型レフェトフ Refetoff 症候群），ヒト絨毛性ゴナドトロピン（hCG）などの甲状腺刺激物質産生腫瘍などが原因となるが，狭義には**バセドウ病**と同義に用いられる．

【疫学】 軽症なものを含めるとバセドウ病は人口の 2-3% 程度存在しているといわれ，その 80% が女性．ヨード過剰摂取地域に出現頻度が高い．

【病態生理】 バセドウ病は，**自己免疫異常**によって TSH 受容体に対する自己抗体が産生され，この抗体が TSH 受容体に結合して受容体の活性化を引き起こす．受容体抗体は本来の TSH によるような調節機構が働かないため，甲状腺組織でのホルモン合成分泌過剰が持続する．組織適合抗原（HLA）のクラス 2（Dp，Dq 抗原）の差異によって易罹患性の差を生じる．原因感作物質として特定されているものはないが，季節性抗原（花粉など）や食中毒菌（エルシニア）なども関連ある抗原との報告がある．甲状腺自己免疫異常が関与していない甲状腺機能亢進症としては AFTN が主たるもの．TSH 受容体遺伝子の変異によって，TSH 受容体が自律的に過剰活動をしている場合が報告されている．

【症状】 バセドウ病の症状としては，古典的には，甲状腺腫，頻脈，眼球突出の三症状（**メルセブルクの三徴 Merseburg triad**）が有名であるが，眼球突出の顕著な例はわが国では比較的少なく，眼瞼の浮腫，上眼瞼後退を訴える症例は比較的多い．消化器，代謝系症状（発汗過多，食事量と不整合な体重減少，便通回数の増加，食欲亢進など），循環器系症状（頻脈，狭心症様発作，心房細動などの不整脈など），神経筋症状（近位筋群を主とする筋脱力，周期性四肢麻痺，易疲労感など），性腺系（生理不順，無月経，不妊など），精神状態（不穏，不安，不眠，猜疑心の高揚），皮膚症状（脱毛，顔貌の変化）など，症状は多彩．なかでも，発汗過多，手指振戦，心悸亢進，体重減少，易疲労性などは頻度が高い．小児期に発生した場合は，発育不全，学業成績の低下などとなって現れることもあり，高齢者では症状が不顕性である一方，心不全症を呈しやすい．バセドウ病の亜系である甲状腺機能正常型グレーブス病 euthyroid Graves disease は，全身症状や検査値が軽微な異常を示すにとどまるが，眼症状が中心となる．血液検査では，甲状腺ホルモン（T_3，T_4）の増加，TSH の低下，TSH 受容体抗体（TRAb，TSAb，TBII など）の陽性が認められるが，受容体抗体の陽性率は 90-95%．新陳代謝の亢進状況を反映して，コレステロール，中性脂肪の低下，アルカリホスファターゼ上昇も高頻度に認める．甲状腺超音波検査では，血流の増大したび**まん性甲状腺腫**を認め，ヨードやテクネチウムシンチグラフィーではびまん性に集積の増加を認める．局所的な集積や同部に腫瘍性病変を認めるときは，甲状腺ホルモン産生腫瘍として鑑別できる．シンチグラフィーの集積増加は，甲状腺ホルモン合成の原料に相当するヨードイオンなどの甲状腺組織内への取り込みを反映しているため，亜急性甲状腺炎などの破壊性甲状腺炎による甲状腺中毒症との鑑別にも用いることができる．

【治療】 内服薬治療，放射性同位元素治療，外科的治療がある．わが国では，大半が内服薬で加療されているが，長期間の服用を要し，寛解導入が困難な症例も少なくない．副作用が問題になる場合や寛解導入困難例には，放射性同位元素（^{131}I）治療，手術が適用されることが多い．内服薬はプロピルチオウラシル（PTU），チアマゾール（MMI）を用いる．甲状腺中毒症状が強いときには，β 遮断薬や安静，補液などの補助療法を要する．PTU，MMI は薬物性皮疹，肝障害，関節炎，無顆粒球症などの副作用に注意を要する．MPO-ANCA（ミエロペルオキシダーゼに対する抗好中球細胞質抗体）陽性血管炎，腎炎は PTU 長期使用例に生じることがあるため，MMI での治療が主体となっているが，妊娠希望者，授乳期には，PTU の使用が勧められる．放射性同位元素治療は安全性は高いが，遅発性甲状腺機能低下症を惹起することや眼症状を悪化させることが多く，また，わが国では若年者には適用されない．[783]

⇨参 甲状腺中毒症→1017，バセドウ病→2373

甲状腺機能亢進症の看護ケア

【看護への実践応用】 甲状腺機能亢進症は，甲状腺ホルモンの合成・分泌亢進，甲状腺の破綻によって過剰の甲状腺ホルモンが産生される病態である．甲状腺腫や眼球突出のほか，①全身症状として倦怠感，暑がり，のぼせ，発汗過多，皮膚湿潤，体重減少，②循環器症状として頻脈，動悸，息切れ，収縮期血圧上昇，脈圧増大，心拍出量増加，高血圧，③消化器症状として食欲亢進，軟便や下痢など排便回数の増加，④精神症状としていらいら感，集中力の低下，不眠，うつ（鬱）状態，⑤神経症状として振戦，腱反射亢進などがあげられる．しかし，高齢者はしばしば無症状のこともあるため留意する．

【ケアのポイント】 自覚症状がみられるときやホルモン値が高い場合は，安静が必要なことを指導する．無理をすると甲状腺クリーゼ（甲状腺機能亢進症状が高度に悪化し，高熱や意識障害を伴い致死的になる状態）を引き起こす．日常生活において，十分な休息とバランスのとれた食事，水分補給による脱水予防に努める．暑い時期は涼しい環境にいることも必要である．眼球突出に対し，光線やほこりから眼を守るためにサングラスの使用を勧める．症状がないからと自己判断で抗甲状腺薬の服用を中止せず指示量を守るように指導する．副作用である無顆粒球症に対して，感染予防に努めるほか，発熱，全身倦怠感，のどの痛みなど初期症状がみられる場合は，早期に受診するように指導する．大切なことは，定期的に受診し早期発見と適切な治療を継続することである．[796] ⇨参 甲状腺機能亢進症→1012

甲状腺機能亢進性眼病変 ⇨同 バセドウ病眼症→2374

甲状腺機能正常グレーブス病 euthyroid Graves disease ⇨同 甲状腺機能正常バセドウ病→1013

甲状腺機能正常バセドウ病

euthyroid Basedow disease, euthyroid ophthalmic Graves disease ［**甲状腺機能正常グレーブス病**］ 甲状腺機能が正常でバセドウ Basedow 病（グレーブス Graves 病）眼症を有する疾患で，高率

に甲状腺刺激ホルモン(TSH)受容体抗体，特に甲状腺刺激抗体(TSAb)が検出される．遊離サイロキシン(FT_4)および遊離トリヨードサイロニン(FT_3)濃度が正常でTSH濃度が低い潜在性甲状腺機能亢進症も含まれることが多い．また甲状腺機能低下症にバセドウ病眼症が合併する疾患は甲状腺機能低下バセドウ病 hypothyroid Basedow disease と呼ばれる．TSH受容体抗体が眼症の発症に何らかの役割を果たしていることを支持する所見である．眼症が甲状腺異常に基づくものかどうかの判定にTSAbアッセイは有用.[385]

甲状腺機能低下症 hypothyroidism ［甲状腺機能不全症］ 血液中の甲状腺ホルモン量が少なく，全身の新陳代謝が低下した状態．原因としては，①甲状腺に原因がある：後天的に甲状腺にホルモン産生分泌障害が生じる場合(慢性甲状腺炎の進行例，バセドウ Basedow 病放射性同位元素治療後，手術による甲状腺組織量の減少や消失などの甲状腺組織が破壊されたとき，ヨード摂取量の極端な不適切摂取や抗甲状腺薬の効果過剰による甲状腺ホルモン産生抑制があるとき)，先天的に甲状腺ホルモンの産生分泌障害があるとき(合成酵素欠損症，甲状腺形成不全，無形成)，②甲状腺の上位調節部での障害(続発性)：下垂体または視床下部障害によるTSH分泌低下による中枢性甲状腺機能低下症，③特殊な病態：血液中の甲状腺ホルモン量は正常または過剰であるが全身のT_3ホルモン受容体の反応障害である

●甲状腺機能低下症の診断ガイドライン

原発性甲状腺機能低下症

a) 臨床所見

無気力，易疲労感，眼瞼浮腫，寒がり，体重増加，動作緩慢，嗜眠，記憶力低下，便秘，嗄声などいずれかの症状

b) 検査所見

遊離T_4低値およびTSH高値

原発性甲状腺機能低下症

a)およびb)を有するもの

付記

1. 慢性甲状腺炎(橋本病)が原因の場合，抗マイクロゾーム(またはTPO)抗体または抗サイログロブリン抗体陽性となる．
2. 阻害型抗TSH受容体抗体により本症が発生することがある．
3. コレステロール高値，クレアチンホスホキナーゼ高値を示すことが多い．
4. 出産後やヨード摂取過多などの場合は一過性甲状腺機能低下症の可能性が高い．

中枢性甲状腺機能低下症

a) 臨床所見

無気力，易疲労感，眼瞼浮腫，寒がり，体重増加，動作緩慢，嗜眠，記憶力低下，便秘，嗄声などいずれかの症状

b) 検査所見

遊離T_4低値でTSHが低値～正常

中枢性甲状腺機能低下症

a)およびb)を有するもの

除外規定

甲状腺中毒症の回復期，重症疾患合併例，TSHを低下させる薬剤の服用例を除く．

付記

1. 視床下部性甲状腺機能低下症の一部ではTSH値が10 μU/mLくらいまで逆に高値を示すことがある．
2. 中枢性甲状腺機能低下症の診断では下垂体ホルモン分泌刺激試験が必要なので，専門医への紹介が望ましい．

日本甲状腺学会：甲状腺疾患診断ガイドライン(第7次案)より抜粋

全身型甲状腺ホルモン不応症(レフェトフ Refetoff 症候群)，がある.[783] ⇒参慢性甲状腺炎→2750

甲状腺機能低下性ミオパチー hypothyroid myopathy ⇒同ホフマン症候群→2714

甲状腺機能不全症 dysthyroidism ⇒同甲状腺機能低下症→1014

甲状腺クリーゼ thyroid crisis, thyroid storm ［バセドウクリーゼ，バセドウ病昏睡］ 十分な管理がなされていない甲状腺中毒症の患者に強い侵襲が加わったときに誘発される急激な増悪病態．重篤な感染症の併発，重篤な外傷，前処置が不十分な外科的処置，分娩，流産，抜歯などが誘因となる．水・電解質異常が急速に進行して循環不全を起こすことが病態の本体であり，不穏や意識障害，頻脈，発汗，発熱，消化器症状などを呈する．早期の診断と治療が必要であり，致命率が高い．十分な輸液，無機ヨード剤，抗甲状腺薬，β遮断薬，ステロイドホルモン剤，鎮静薬などの投与が必要で，ときには血漿交換なども併用される.[783] ⇒参甲状腺中毒症→1017

甲状腺欠損症 thyroaplasia ［甲状腺無形成］ 個体発生の経過中に，甲状腺原基の発生異常を生じて甲状腺を欠失した病態．生下時から，恒常的な先天性甲状腺機能低下症を呈する．ヨード欠乏がない母体から生まれる先天性甲状腺機能低下症児の80-90%が，甲状腺欠損症や形成不全症を原因とする．異所性甲状腺や形成不全症との鑑別には，ヨードやテクネチウムなどの放射性同位元素を用いた画像診断が有用.[783] ⇒参家族性甲状腺腫性クレチン症→514

甲状腺抗体 ⇒同甲状腺自己抗体→1016

甲状腺雑音 thyroid bruit, thyroid murmur バセドウ Basedow 病のような甲状腺のびまん性腫大を起こす疾患において，大きく腫大した甲状腺腫上に聴診器をおくと聴診される血管性の雑音(断続性の楽音様雑音)をいう．上甲状腺動脈にその起源があり，甲状腺上葉でよく聴かれ，連続性のものがあるが，大多数は収縮期だけに限局する．発生機序には腫大した甲状腺に血流が増加しているためである，動静脈瘻によるものであるなどの説がある．ときに振戦を伴う．その他，甲状腺機能亢進徴候として，頻脈，体重減少，食欲亢進，易疲労感と眼球突出が特徴的.[640] ⇒参バセドウ病→2373，連続性雑音→2985

甲状腺刺激抗体 thyroid stimulating antibody；TSAb ［TSAb］ 生物学的測定法 bioassay により検出される刺激型甲状腺刺激ホルモン(TSH)受容体抗体であり，バセドウ Basedow 病における甲状腺機能亢進症の原因物質と考えられている．通常，甲状腺細胞に患者免疫グロブリン分画を加え，産生されるcAMPの増加率としてTSAb活性を表示する．このようにTSAbアッセイは刺激型TSH受容体抗体を特異的に検出する方法である．現在この測定法は保険適用され，甲状腺中毒症がバセドウ病に基づくものかどうかの決定に有用．バセドウ病眼症を有する症例では，甲状腺機能正常型グレーブス病 euthyroid Graves disease でも甲状腺機能低下型グレーブス病 hypothyroid Graves disease でもTSAbは陽性を示す.[385] ⇒参甲状腺刺激ホルモン受容体抗体→1015，甲状腺刺激免疫グロブリン→1016

甲状腺刺激阻害抗体 thyroid stimulation blocking antibody；TSBAb ［TSBAb］ 生物学的測定法 bioassay により検出される阻害型甲状腺刺激ホルモン(TSH)受容体抗体であり，生体内で甲状腺機能抑制作用があると考えられている．通常，甲状腺細胞に患者免疫グロブリン分画と TSH を加え，TSH 刺激による cAMP 増加率を患者免疫グロブリンが抑制するかどうかで判定し，その抑制率として TSBAb 活性を表示する．このように TSBAb アッセイとは阻害型 TSH 受容体抗体を特異的に検出する方法.[385] ⇨参甲状腺刺激ホルモン受容体抗体→1015

甲状腺刺激ホルモン thyroid stimulating hormone；TSH ［TSH，サイロトロピン，チロトロピン］ 下垂体前葉から分泌されるペプチドホルモンであり，卵胞刺激ホルモン(FSH)や黄体形成刺激ホルモン(LH)とともに，糖タンパクホルモンとして 1 つのファミリーを形成．アミノ酸 92 個からなる共通の α 鎖と TSH に特有のアミノ鎖 112 個からなる β 鎖からなる．視床下部より分泌される甲状腺刺激ホルモン放出ホルモン(TRH)によって分泌が促進される．甲状腺の TSH 受容体に結合して甲状腺を刺激し，増殖や，甲状腺ホルモンの産生を高める作用がある．下垂体よりの TSH の分泌は甲状腺ホルモンによるネガティブフィードバック機構により調節を受けるため血中 TSH 濃度は，甲状腺機能低下症で高値，亢進症で低値となる．甲状腺機能の変化を最も鋭敏に反映する検査としてきわめて重要であり，甲状腺機能のスクリーニング検査として最適．視床下部，下垂体系に異常がない限り，TSH 濃度が正常であれば甲状腺機能正常と考えてよい.[385] ⇨参潜在性甲状腺機能亢進症→1760，潜在性甲状腺機能低下症→1760

甲状腺刺激ホルモン結合阻害免疫グロブリン thyroid stimulating hormone-binding inhibitor immunoglobulin, TSH-binding inhibitor immunoglobulin；TBII ［TBII］ 甲状腺刺激ホルモン(TSH)ラジオ受容体アッセイにおいて，^{125}I 標識 TSH と TSH 受容体との結合を阻害する作用を有する血清免疫グロブリン分画である．TBII アッセイとは患者検体を用いた測定法を，TBII 活性とは結合阻害度を意味する．1975(昭和 50)年に開発され，バセドウ Basedow 病患者のほとんど全例に TBII が検出されることが報告された．その後の研究により，TBII 作用を有するものが TSH 受容体抗体であることが明らかにされた．バセドウ病における刺激型 TSH 受容体抗体のみならず，甲状腺機能低下症における阻害型 TSH 受容体抗体もこのアッセイ系で TBII 活性として検出される．現在，患者血清を直接アッセイに供することが可能であり，商品化(TRAb キット)されている(保険適用)．測定される抗体は TBII でなくむしろ，甲状腺刺激ホルモン受容体抗体(TRAb)と呼ばれることが多い．バセドウ病と無痛性甲状腺炎との鑑別，バセドウ病治療中止後の再発や寛解の予測，阻害型 TSH 受容体抗体による甲状腺機能低下症の診断，新生児一過性甲状腺機能亢進症および低下症発症の予測のためのマーカーとして有用.[385]

甲状腺刺激ホルモン欠損症 TSH deficiency, thyrotropin deficiency ［TSH 欠損症］ 下垂体機能の低下により甲状腺刺激ホルモン(TSH)分泌低下を生じる先天性中枢性甲状腺機能低下症．1971(昭和 46)年，宮井潔らによりはじめて記載された．1989(平成元)年には TSHβ 鎖遺伝子の異常に基づくことが明らかとなった．最近は後天性の TSH 単独欠損症の報告もなされている．1992(同 4)年には TSH 産生細胞の分化や TSH 遺伝子の発現を調節する因子(Pit-1)の異常に基づく疾患として下垂体前葉ホルモン(GH か PRL)分泌異常を伴う先天性中枢性甲状腺機能低下症も発見された．血中 TSH 濃度は測定感度以下であり，甲状腺刺激ホルモン放出ホルモン(TRH)負荷により TSH は無反応または低反応である.[385]

甲状腺刺激ホルモン産生腫瘍 thyroid stimulating hormone producing tumor；TSH producing tumor ［TSH 産生下垂体腫瘍］ 全下垂体腫瘍の 1% 程度を占める．症状としては甲状腺腫大，甲状腺機能亢進症状，視野欠損，頭痛などがある．本症では腺腫より自律的に甲状腺刺激ホルモン(TSH)が過剰に産生され，甲状腺機能亢進症が生じる．甲状腺ホルモンが高値で，かつ TSH も高値あるいは基準値を示す．下垂体性甲状腺ホルモン不応症との鑑別が問題となるが，①本疾患では α 鎖を過剰に分泌すること，②甲状腺刺激ホルモン放出ホルモン(TRH)負荷試験で TSH の反応が欠如すること，③ MRI などの画像診断により下垂体に腫瘍が描出されること，などが鑑別のポイントである．先に下垂体腺腫が発見される場合もある．治療の第一選択は手術.[385]

甲状腺刺激ホルモン試験 thyroid stimulating hormone test；TSH test 甲状腺機能低下症があるとき，原因が甲状腺の甲状腺刺激ホルモン(TSH)に対する反応性の低下(TSH 不応症)が疑われるときに行う検査．TSH を投与して，血中甲状腺ホルモンであるサイロキシン(T_4)やトリヨードサイロニン(T_3)の上昇の有無を調べる．TSH を直接投与する代わりに，甲状腺刺激ホルモン放出ホルモン(TRH)を投与して，内因性の TSH 分泌を促し，その結果として甲状腺ホルモンの増加を調べる方法もある.[90]

甲状腺刺激ホルモン受容体 thyroid stimulating hormone (TSH) receptor；TSH-R ［TSH レセプター，TSH 受容体］ 甲状腺細胞膜中に存在し，TSH や TSH 受容体抗体が結合する部位．TSH が受容体に結合するとアデニル酸シクラーゼが活性化し cAMP 産生が増強，その結果，甲状腺機能や増殖能が活性化される．近年アミノ酸の一次構造が決定された．G タンパク関連受容体に属し，N 端 394 個のアミノ酸が細胞外構造を形成し，これに引き継ぎ膜を 7 回貫通するアミノ酸 266 個の疎水性部分と C 端に存在するアミノ酸 83 個の細胞内部分とからなる．LH，FSH，HCG などの受容体と構造が類似している．最近，TSH 受容体の遺伝子異常による甲状腺機能異常症も発見されている.[385]

甲状腺刺激ホルモン受容体抗体 thyroid stimulating hormone receptor antibody；TSHR-Ab, TRAb ［TSH 受容体抗体，TSH レセプター抗体］ 甲状腺刺激ホルモン(TSH)受容体に対する抗体で，刺激型と阻害型がある．刺激型はバセドウ Basedow 病患者に検出され，TSH と同様に甲状腺を刺激し，甲状腺ホルモンを多く産生させ甲状腺機能亢進症を引き起こす．一方，阻害型は一部の甲状腺機能低下症患者に検出され，それ自体は甲状腺刺激作用を有さず生理的濃度の TSH による甲状腺刺激作用を阻害するため，甲状腺機能低下症を誘発．最近では TSH 受容体抗体による甲状腺機能異常症を統一して，TSH 受容体抗体病（自己免疫性 TSH 受容体抗体病）とも呼ぶように提唱されている.[385] ⇨参甲状腺刺激抗体→1014，甲状腺刺激ホルモン結合阻害免疫グロブリン→1015

甲状腺刺激ホルモン受容体抗体病 thyroid stimulating hormone-receptor antibody disease；TSH-receptor antibody disease ［TSH 受容体抗体病］ 刺激型または阻害型甲状腺刺激ホルモン（TSH）受容体抗体の甲状腺刺激または阻害作用によって起こる甲状腺機能異常症．甲状腺が刺激されると，バセドウ Basedow 病による甲状腺機能亢進症が発症する．阻害作用により甲状腺機能低下症を発症する．患者が妊娠して，刺激型または阻害型抗体が胎盤を通過すると，新生児にそれぞれ一過性甲状腺機能亢進症または低下症が発症する．同一患者が両方の抗体を有し，そのバランスの変化で甲状腺機能が変動することがある.[385]

甲状腺刺激ホルモン不応症 thyroid stimulating hormone resistance；TSH resistance ［TSH 不応症］ TSH に対する甲状腺反応性の障害による先天性甲状腺機能低下症．最近 TSH 受容体の遺伝子の異常が報告された．阻害型 TSH 受容体抗体による甲状腺機能低下症も広義には含まれる.[385]

こ

甲状腺刺激ホルモン放出ホルモン thyrotropin-releasing hormone；TRH ［サイロトロピン放出ホルモン，TRH］ 視床下部ホルモンの1つ．視床下部の神経核を構成する神経細胞で合成され，正中隆起まで伸びた神経突起から下垂体門脈血中に分泌して下垂体前葉に作用し，甲状腺刺激ホルモン，プロラクチン，成長ホルモンなどの分泌を促進する．pGlu-His-Pro-NH_2 というアミノ酸から構成されており，プレプロ TRH より生成される.[385]

甲状腺刺激ホルモン放出ホルモン欠損症 thyrotropin-releasing hormone deficiency；TRH deficiency ［TRH 欠損症］ 視床下部性（三次性）甲状腺機能低下症をいう．視床下部の腫瘍や炎症による，視床下部での TRH の産生，分泌の不全や視床下部から下垂体への連絡不全により発症．甲状腺刺激ホルモン（TSH）濃度は軽度上昇することが多く，その生物活性は低下している．その場合には原発性甲状腺機能低下症との鑑別が難しくなる．TRH ノックアウトマウスでも TSH の軽度上昇を伴う軽度の甲状腺機能低下症が発症する.[385]

甲状腺刺激ホルモン放出ホルモン（TRH）受容体異常症 mutation of thyrotropin-releasing hormone receptor (TRHR) gene ［TRH 受容体異常症］ 甲状腺刺激ホルモン放出ホルモン（TRH）受容体異常による中枢性甲状腺機能低下症症例が，1997 年コリュ Robert Collu らにより報告された．8-9 歳時に低身長（− 2.6 SD）を主訴に発見された．骨年齢は 4 歳児相当（− 4.1 SD）であった．血中甲状腺ホルモン（T_4）値は 4.0 μg/dL と軽度低下，血清 TSH（甲状腺刺激ホルモン）値は 1.3 mU/L と正常であった．成長ホルモンはクロニジン負荷，ドパミン負荷試験で正常反応，血中プロラクチンも正常であった．TRH 負荷試験で TSH とプロラクチンはともに無反応であった．CT で下垂体は正常の形態をしていた．TRHR 1 遺伝子の第 17 残基のアルギニンが終止コドンに変化するナンセンス変異と，対立遺伝子にも 343-351 塩基の欠失，さらに点突然変異も加わり，115-118 残基がスレオニン残基に置き換わっている複合型ヘテロ接合体であった.[1047]

甲状腺刺激ホルモン放出ホルモン負荷試験 thyrotropin-releasing hormone stimulation test；TRH test ［TRH 試験］ 下垂体の TSH（甲状腺刺激ホルモン）分泌予備能の検査．500 μg を静注投与し，血中 TSH やプロラクチンの濃度を測定．正常では TSH は 5-20 μIU/mL の範囲で急上昇し，30 分後にピークを示し，120 分後に正常に戻る．以前は潜在性甲状腺中毒症の診断に不可欠であったが，高感度 TSH 測定法が開発されてからは，上記の目的で行われることはほとんどない．しかし下垂体性甲状腺機能低下症と視床下部性低下症との鑑別に有用．前者では低ないし無反応，後者では TSH のピークが遅れて現れることが多い．下垂体 TSH 産生腫瘍では基礎値正常からやや高値，低反応を示す．先端巨大症では TRH に対し 60-70% の症例で GH（成長ホルモン）が増加．血中プロラクチン値は 15-30 分後に 50 ng/mL 以下のピークを示す．GRH，CRH，TRH，LH-RH の同時負荷試験がよく行われる.[385]

甲状腺刺激免疫グロブリン thyroid stimulating immunoglobulin；TSI ［TSI］ 甲状腺刺激ホルモン（TSH）のラジオレセプターアッセイ（放射受容体測定法）において検出される TSH 結合阻害免疫グロブリン（TBII）が TSI と呼ばれていた時期もあるが，現在は文字どおり甲状腺刺激免疫グロブリンすなわち刺激型 TSH 受容体抗体を指す．同義語として TSAb（甲状腺刺激抗体）があるが，TSAb が cAMP アッセイによって検出される抗体であるのに比べて，TSI は広義の刺激型 TSH 受容体抗体を示すことが多い.[385] ⇨参甲状腺刺激ホルモン受容体抗体→1015

甲状腺自己抗体 thyroid autoantibody ［甲状腺抗体，抗甲状腺抗体］ バセドウ Basedow 病や橋本病などの自己免疫性甲状腺疾患患者の血中に検出される甲状腺成分に対する抗体．抗原としては，サイログロブリン（Tg），甲状腺ペルオキシダーゼ（TPO），甲状腺刺激ホルモン（TSH）受容体，サイロキシン（T_4），トリヨードサイロニン（T_3）などがある.[385]

甲状腺自己抗体検査 thyroid autoantibody examination⇨同抗甲状腺抗体検査→998

甲状腺腫 goiter，struma 甲状腺がびまん性または結節性に腫大した状態．視診または触診により，嚥下運動に伴って動く前頸部の腫脹として診断される．びまん性の腺腫は甲状腺機能障害（亢進症，低下症）や腺腫様甲状腺腫によくみられるが，正常機能でもみられることがある．機能異常症があるものは，抗甲状腺薬や甲状腺ホルモン剤で補正される．腫瘍性甲状腺腫は，悪性が疑われる場合や頸部圧迫症状の強い場合において外科的に治療される．特殊な甲状腺腫を呈する疾患としては，甲状腺ホルモン合成障害，甲状腺腫誘発物質（ゴイトロゲン：ヨードやシアナミドなど）の過剰摂取によるものがある.[783] ⇨参甲状腺腫瘍→1016，結節性甲状腺腫→923

甲状腺腫瘍 thyroid neoplasm，thyroid tumor 甲状腺に発生する腫瘍．濾胞細胞から発生する良性の甲状腺腺腫，悪性の乳頭癌，濾胞癌，未分化癌，C 細胞由来の髄様癌，浸潤リンパ球由来のリンパ腫，扁平上皮由来の扁平上皮癌，転移性甲状腺癌などがある．画像診断，細胞診を中心に検査し，腫瘍によっては特殊検査(髄様癌のCEA，カルシウム負荷試験，ガストリン負荷試験，リンパ腫の浸潤リンパ球のモノクローナル性検査)を加える．初発症状としては，無症候性の頸部腫瘤として発見されることが多い．大半が良性腺腫や分化型悪性腫瘍であるため，進展が緩徐で甲状腺細胞としての分化形質をもつものが多い．ヨードイオンの集積を利用するシンチグラフィーや血中サイログロブリン濃度変化は，腫瘍の性状判断，増生・再発判断などに応用される．[783] ⇨参甲状腺癌→1012，甲状腺摘出術→1018

甲状腺シンチグラフィー thyroid scintigraphy 甲状腺に集積する性質のある放射性同位元素(RI)を投与して，その大きさ，形態，位置異常などを評価する核医学検査．放射性ヨウ素123を含むヨウ化ナトリウム($Na^{123}I$)と過テクネチウム酸ナトリウム($^{99m}TcO_4^-$)を用いる．甲状腺放射性ヨウ素摂取率検査も同時に行うことが多い．前処置として検査の1-2週間前からのヨウ素制限が必要．$Na^{123}I$は経口投与後3-6時間(ときに24時間)で，$^{99m}TcO_4^-$は静注後20分で撮影する．[737] ⇨参甲状腺放射性ヨウ素摂取率検査→1018

甲状腺髄様癌 medullary thyroid carcinoma；MTC 甲状腺傍濾胞細胞(C細胞)に由来する甲状腺癌の一型．カルシトニンや癌胎児性抗原(CEA)などを分泌し，神経内分泌腫瘍の1つでもある．全甲状腺癌の約2%を占め，50歳以下に多く，男女比は約1：2．発症様式には散発性と家族性がある．家族性に発生するものはしばしば副腎褐色細胞腫(両側性)を合併し，シップル Sipple症候群と呼ばれる．さらに，副甲状腺腫瘍や神経腫瘍を合併し，MEN(多発性内分泌腫瘍 multiple endocrine neoplasia)Ⅱ型を示す．家族性の発症原因として，*ret*癌遺伝子の点突然変異が見つかっている．組織学的には，円形，紡錘形または多角形の細胞が充実性に集まり，間質にはしばしばアミロイドが沈着する．診断は，組織診，カルシトニンやCEAの異常高値，^{131}I-MIBGシンチグラフィーでの異常集積などで行う．家族性のものには，ペンタガストリンやカルシウム負荷によるカルシトニンの上昇が有用．予後は甲状腺分化癌と未分化癌との中間である．腫瘍の成長は比較的緩徐であるが，リンパ行性や血行性に転移する．治療は早期に根治的手術を行う．根治的手術が行われなかった場合，予後不良で，10年生存率は20%以下．術後の経過は血中カルシトニン濃度で観察する．患者に*ret*癌遺伝子の点突然変異が見つかった場合，家族でスクリーニングすることによって早期発見や予防的手術が可能である．[26] ⇨参多発性内分泌腺腫症→1925

甲状腺性精神病 psychosis in thyroid disease，thyrogenic psychosis 甲状腺機能異常(亢進，低下)に伴う症状精神病の範疇に入る．慢性および急性の発病形態により，その病像は異なる．機能亢進症を示す疾患(バセドウ Basedow病が大部分)では，精神的緊張，過剰な活動，易刺激性の亢進が三大徴候であるが，抑うつ的になることもある．さらに躁状態がみられるが，むしろ不安，焦燥の強い混合状態に近い．ときに意識混濁を中心とした外因反応型の病像や幻覚，妄想という精神病レベルの症状を発現することもある．甲状腺機能低下症(クレチン症，粘液水腫，橋本病など)では，精神，身体両面の活動性が低下し，無気力，意欲・欲動の低下，抑うつ傾向を示し，うつ病や脳器質性疾患の病像に類似する．まれに幻覚，妄想を伴う場合もある．[320] ⇨参症状精神病→1439

甲状腺切除術 thyroidectomy⇨同甲状腺摘出術→1018

甲状腺腺腫 thyroid adenoma 甲状腺濾胞細胞由来の良性腫瘍．外周が被膜に覆われ，周囲に向かって緩徐に増生する．内部構造が均一で腫瘍径の小さなものは，経過観察し外科的処置を加えないことが多い．自律性を有してホルモンを産生し甲状腺機能亢進症を誘発するものは，プランマー Plummer病と呼ばれる．急速に増大するものは，濾胞癌との鑑別に苦慮することが多く手術療法が必要とされる．[783]

甲状腺全摘出術 total thyroidectomy 甲状腺の全組織を摘除する手術で，甲状腺癌などに対して行われる．手術にあたっては，副甲状腺を少なくとも1つ血行をつけたまま温存するか，摘出した副甲状腺を細かく切って自家移植し，その機能を残す必要がある．両側反回神経を傷つけると，声帯が中間位に固定し気道狭窄をきたすので注意を要する．[485]

甲状腺増殖刺激抗体 thyroid growth stimulating antibody(immunoglobulin)；TGI 甲状腺細胞の増殖を刺激する作用を有する抗体．患者の甲状腺腫の生成機序に深くかかわっていると考えられている．主にバセドウ Basedow病患者に検出．橋本病，腺腫，ヨード欠乏性甲状腺腫などにも検出されるという報告もある．甲状腺刺激抗体(TSAb)と同じという意見もあるが，一般にTSAbとTGIの間には相関関係は認められていない．TGIの認識する抗原やその生理作用については，まだ不明なことが多い．阻害型甲状腺刺激ホルモン(TSH)受容体抗体はTSH刺激による甲状腺細胞増殖活性やTGI活性を抑制する作用を有しており，このような方法で測定される活性は甲状腺増殖阻害抗体と呼ばれている．現在TGIの測定は研究室レベルでしか行われていない．[385] ⇨参甲状腺刺激ホルモン受容体抗体→1015

甲状腺中毒症 thyrotoxicosis 血中甲状腺ホルモン濃度が高く，動悸，発汗過多，体重減少，手指振戦などの甲状腺中毒症状を呈する病態．バセドウ Basedow病などのように，中毒症が甲状腺機能そのものの亢進に基づく場合には甲状腺機能亢進症と同義語となるが，無痛性甲状腺炎や亜急性甲状腺炎など甲状腺の破壊のために起こる中毒症は甲状腺機能亢進症ではない．[385]

甲状腺中毒性昏睡 thyrotoxic coma 感染症，手術，外傷などを誘因として甲状腺機能亢進症が急性に増悪し，幻覚，興奮，失見当識などの症状が出現した状態は甲状腺中毒性脳症と呼ばれる．深部反射の亢進や球麻痺がみられることもある．心房細動，心不全などの循環器障害の併発により高度の意識障害をきたした状態．ついにはショック，昏睡に至る．この昏睡状態を甲状腺中毒性昏睡という．[1289] ⇨参急性甲状腺中毒性脳症→727

甲状腺中毒性ミオパチー thyrotoxic myopathy 甲状腺機能亢進症に認められる神経・筋肉障害の1つ．甲状腺中毒性ミオパチー以外には周期性四肢麻痺，重症筋無力症がある．甲状腺中毒性ミオパチーは，階段昇降時の易疲労感で発症するものが多い．中年の男性に多く，筋力低下，易疲労感を全身に認め，四肢の近位筋群の筋力低下と萎縮が著明．甲状腺中毒症による筋肉細胞のグルコーストランスポーター，糖代謝，酸化的リン酸化機序，クレアチニン代謝のアンバランスが原因と考えられている．[783]

甲状腺摘出術 thyroidectomy ［**甲状腺切除術**］ 甲状腺疾患に対し甲状腺を外科的に切除すること．甲状腺腫瘍や抗甲状腺薬でコントロールできない甲状腺機能亢進症に対して行われる．切除範囲により甲状腺全摘，準全摘(副甲状腺を残すためにごくわずかの甲状腺を残すもの)，亜全摘(2/3 以上の切除)，葉切除(右葉あるいは左葉の切除)，峡切除(峡部，錐体葉の切除)，葉部分切除などに区別される．術後は甲状腺機能低下症，急性中毒発作に注意する．全摘の場合には副甲状腺も摘出されることから，その脱落症状であるリン代謝・カルシウム代謝異常に対する治療も行う．[783]

甲状腺乳頭癌 papillary thyroid cancer(carcinoma) 甲状腺濾胞細胞由来の分化型悪性腫瘍の1つ．甲状腺に原発する悪性腫瘍の70-80% を占める．発症年齢は，他の悪性腫瘍に比べて比較的若い世代に認める．男女比は 1：5-6 で女性に多い．腫瘍の被膜は不明瞭なことが多く，濾胞細胞が乳頭状(カリフラワー状)に増生する．腫瘍組織内に微細石灰沈着を認め，細胞診検査では，核のすりガラス様所見，核内封入体，核溝などの特徴的な所見を有する．頸部リンパ節への転移や局所浸潤をきたしやすく，遠隔転移は肺に多い．増殖速度は遅く，手術を中心とする治療を選択するが，進行したものでは放射性同位元素療法を併用する．[783]

甲状腺嚢胞 thyroid cyst 甲状腺組織内の局所的退行変性によってできる嚢胞．嚢胞壁に腫瘍細胞が存在する嚢胞性腫瘍と鑑別を要する．単純性嚢胞で，嚢胞液貯留が著しいものは癒着促進薬の注入や外科的に治療することがある．嚢胞状態の診断には，超音波検査と細胞診が有効．①単独の嚢胞で平滑，整状の嚢胞壁に囲まれたもの(単純性嚢胞)，②単独の嚢胞で，その嚢胞壁は不均一で細胞固形成分をもつもの(濾胞腺腫や濾胞癌など)，③細胞固形成分と嚢胞変性の混在する結節(腫瘍の自壊したものや腺腫様甲状腺腫など)などの種々の形態が存在する．単純性嚢胞は，穿刺排液だけで治癒するものがあるが，多胞性嚢胞や細胞固形成分が混在するものは，腫瘍性増殖を生じるために手術療法の適応になることも少なくない．[783]

甲状腺放射性ヨウ素摂取率検査 radioiodine thyroid uptake test ［**甲状腺放射性ヨード摂取率検査**］ 甲状腺機能検査の1つで，追跡子として投与した放射性ヨード ^{123}I，^{131}I の甲状腺への集積量をみる．放射性ヨードは，従来は ^{131}I(半減期8日)が用いられたが，近年では半減期が13時間と短く甲状腺被曝線量の少ない ^{123}I が用いられる．摂取量の測定はカプセル内服後3時間と24時間後に行い，シンチグラムの撮像を3時間後に行う．健常者の24時間値は 10-40%．日本人はヨード含量の多い海藻類を多く食べる食習慣をもつことから，検査前に約1-2週間のヨード制限が必要．①各種甲状腺中毒症の鑑別診断(バセドウ Basedow 病，破壊性甲状腺炎，プランマー Plummer 病など)，②異所性甲状腺の検出，③可逆性甲状腺機能低下症，転移性分化型甲状腺癌，甲状腺ホルモン合成障害などの診断，④バセドウ病に対する ^{131}I 治療投与量の決定などに有用．特に①の目的で使われることが最も多い．^{123}I の代わりにテクネチウム 99 m (^{99m}Tc) を用いる施設もある．[385] ⇨参甲状腺ヨウ素 131 スキャン→1019

甲状腺放射性ヨード摂取率検査 radioiodine (radioactive iodine) uptake；RAIU ⇨同甲状腺放射性ヨウ素摂取率検査→1018

甲状腺ホルモン thyroid hormones 甲状腺において無機ヨードを材料に産生分泌されるホルモンであり，トリヨードサイロニン(T_3)とサイロキシン(T_4)とがある．T_3 は T_4 に比べてその活性は5倍高い．生理作用としては，炭水化物，脂肪，タンパク質の代謝の調節，熱産生の増加，酸素消費の増加，基礎代謝の亢進，成長や発育の促進，交感神経系の緊張や反応性の増加などがある．T_3 や T_4 は，その血中濃度の測定が可能であり，それにより甲状腺機能亢進症や低下症の診断が行われる．また薬剤として甲状腺機能低下症の治療にも用いられる．[385]

甲状腺ホルモン合成障害 thyroid hormone dyshormonogenesis 甲状腺ホルモンの生合成に関与する酵素あるいはタンパク質に，先天性の異常が存在する病態．代償的に甲状腺が腫大し甲状腺機能を正常に保つが，障害が高度の場合には甲状腺機能低下をきたす．生下時より機能低下症となるとクレチン症(約20% を占める)を示す．軽症例では思春期になって甲状腺腫や低下症が顕性化することが多い．ヨード濃縮障害，ヨード有機化障害，ヨードチロシン縮合障害，ヨードチロシン脱ヨード障害，サイログロブリン合成異常などがある．ヨード濃縮障害以外は放射性ヨード摂取率が高値を示す．[385]

甲状腺ホルモン自己抗体 thyroid hormone autoantibody ［**抗 T_3, T_4 自己抗体**］ 甲状腺ホルモン〔トリヨードサイロニン(T_3)，サイロキシン(T_4)〕に対する自己抗体であり，抗サイログロブリン抗体(TgAb)陽性の患者に生じやすい．この抗体が存在すると，総 T_4(T_3)，遊離 T_4(T_3)濃度の測定値が異常高値，または低値を示すことがあるので，臨床症状や甲状腺刺激ホルモン(TSH)濃度に合致しない甲状腺ホルモン濃度をみたときにはこの抗体の存在を考える必要がある．[385] ⇨参甲状腺自己抗体→1016

甲状腺ホルモン製剤 thyroid hormone preparation 甲状腺機能低下症の治療に用いられる甲状腺ホルモン剤．合成サイロキシン(T_4)剤(レボチロキシンナトリウム水和物)，合成トリヨードサイロニン(T_3)剤(リオチロニンナトリウム)や甲状腺末(乾燥甲状腺)などがある．半減期の長い合成 T_4 剤が便利であり，最も多く使用されている．通常，少量から投与を開始し，次第に増量．虚血性心疾患を有する患者においては急激な増量は危険．合成 T_4 はバセドウ Basedow 病の抗甲状腺薬治療中に併用されることもある．合成 T_3 剤は速効性であるため，粘液水腫昏睡，T_3 抑制試験などに用いられるほか，甲状腺癌に対する ^{131}I 療法の直前にも一時的に使用される．[385]

甲状腺ホルモン不応症 thyroid hormone resistance 十分量の甲状腺ホルモンが存在するにもかかわらず，生体がそれに見合った反応を示すことができない病態．

甲状腺ホルモンに対する受容体の異常が原因であることが明らかにされている．1967年にレフェトフ Samuel Refetoff により発見された．大部分は家族性で常染色体優性遺伝．発症頻度は4万人に1人といわれている．甲状腺ホルモンβ受容体の結合能の低下が原因．臨床所見から全身型，下垂体型，末梢型に分類されているが，末梢型の存在は現在，疑問視されている．下垂体において甲状腺ホルモン作用が不十分であるため，血中甲状腺ホルモン値が高値であるのに甲状腺刺激ホルモン(TSH)が抑制されない不適切TSH分泌(SITSH)がある．全身型では甲状腺機能低下症(小児の学習障害，知能障害，発育障害など)，下垂体型では甲状腺機能亢進症をきたすが，現在これらは病因的には同一疾患で，末梢組織の反応性が患者間や組織間で異なるものと考えられている．したがって臨床症状は多様．TSH産生下垂体腫瘍との鑑別が重要．[385]

甲状腺未分化癌 anaplastic thyroid carcinoma, undifferentiated thyroid carcinoma 甲状腺濾胞細胞由来の重篤な悪性腫瘍．甲状腺分化形質を失った大型細胞が急速に増殖し，きわめて悪性度が高く予後は不良．分化型甲状腺癌(乳頭癌，濾胞癌)に，癌抑制遺伝子 *p53* の異常が加わって，未分化転化すると考えられている．頸部は急速な腫瘍増大による圧迫症状や炎症様症状を呈する．化学療法が第一選択であるが，気道を確保するための手術を必要とすることが多く，致命率が高い．1：2-3で女性に多く，60歳以上の高齢者の発病が多い．[783] ⇨参甲状腺癌⇀1012

甲状腺無形成⇨同甲状腺欠損症⇀1014

甲状腺薬中毒症 thyrotoxicosis factitia, thyrotoxicosis medicamentosa 甲状腺ホルモンを不適切に過剰摂取したときに生じる甲状腺中毒症．臨床症状は甲状腺中毒症に準じるが，中毒期間が長期に及んでいる場合は甲状腺は萎縮する．ヨードやテクネチウムの甲状腺摂取率が低下しているため，バセドウ Basedow 病と鑑別できる．破壊性甲状腺炎との鑑別は困難なときがあるが，破壊性甲状腺炎では血中サイログロブリン値が上昇していることが多い．甲状腺ホルモンの摂取中止または減量で正常化することが多く，大量摂取事故の際には，β遮断薬で循環器系機能を保護し血漿交換を行うこともある．[783] ⇨参甲状腺中毒症⇀1017

甲状腺ヨウ素131スキャン ヨウ素131(^{131}I)を用いる甲状腺シンチグラフィー．^{131}I は物理学的半減期が長く，β線を放出するので被曝線量が多い．そのため，現在では診断用にはヨウ素123(^{123}I)が使用される．治療目的では，甲状腺機能亢進症での ^{131}I 投与量決定のための有効半減期測定や，甲状腺癌の転移巣に ^{131}I が摂取されるかどうか(^{131}I 内用療法の適応があるかどうか)をみるために行われる．甲状腺癌の治療適応の判定に用いる場合，投与量は通常の診断用よりも多くし，撮影は72時間後に行う．[737] ⇨参甲状腺シンチグラフィー⇀1017

甲状腺抑制試験 thyroid suppression test⇨同甲状腺 T_3 抑制試験⇀1011

甲状腺濾胞癌 follicular carcinoma of thyroid 甲状腺濾胞細胞由来の分化型悪性腫瘍の1つ．甲状腺濾胞構造を形成して増殖する．周囲を覆う被膜への浸潤や脈管浸潤を生じることが，甲状腺腺腫と異なる．細胞診や画像診断的には両者の鑑別診断が困難なことが多い．進行は緩徐なことが多く，血行性に骨へ転移する傾向が高い．手術療法が選択されるが，進行したものでは放射性同位元素療法を併用する．[783] ⇨参甲状腺癌⇀1012

甲状軟骨 thyroid cartilage 喉頭軟骨の中で最大の軟骨(硝子軟骨)で，左右2枚の板が正中で合し喉頭の前壁と側壁を構成する．左右両板が合う部は喉頭隆起(アダムのリンゴ)として体表からも確認でき，嚥下により上下する．喉頭隆起は成人男性により顕著にみられる．後縁には上下に向かう突起，上角，下角がある．上角は長く靱帯で舌骨とつながり，下角は短く輪状甲状関節で輪状軟骨と連結する．前面正中の上縁に深い上甲状切痕があり，その内側面には喉頭蓋茎が靱帯で連結されている．甲状軟骨の外側には胸骨甲状筋，甲状舌骨筋，下咽頭収縮筋が付着する．内側には，数種類の喉頭固有の筋(内喉頭筋)がつく．(図参照⇒気管⇀667)[829] ⇨参喉頭の靱帯⇀1040

考証派 中国の清代には文献資料を客観的に解析し，史実や事物の真相真理を究明しようとする考証学が起こった．これを受けてわが国で江戸後期に現れた学派で，考証学的方法を医学の分野に応用する考証医学が発展．それを担った代表的医家に多紀元簡・元胤・元堅，伊沢蘭軒，小島宝素，渋江抽斎，喜多村直寛，森立之らがいる．これら江戸医学館を中心とする考証医学派は中国よりもむしろ日本に多く伝存した良質の文献資料を駆使し，優れた業績をあげ，その成果は明治以降，中国の伝統医学にも影響を及ぼした．[586]

工場廃水 factory wastewater⇨同産業廃水⇀1202

紅色陰癬(いんせん) erythrasma ［エリトラスマ］ 趾間，陰股部や間擦部に生じる淡い紅斑，褐色斑，落屑斑．自覚症状はない．皮膚の常在菌コリネバクテリウムミヌティシマム *Corynebacterium minutissimum* などのグラム陽性桿菌の過剰増殖で生じる．皮膚症状は趾間では足白癬に，陰股部や体幹では股部白癬や間擦疹に似る．真菌は陰性．高温多湿の環境，清潔を保てないことで発症，増悪する．暗室内でウッド Wood 灯(365 nm の長波長紫外線)照射下に病巣を観察すると赤色蛍光が観察できる．アゾール系抗真菌薬，抗生物質の外用で改善するが再発しやすい．[1484] ⇨参白癬(はくせん)⇀2361

紅色汗疹 miliaria rubra 高温多湿の環境で，発汗の多い乳児や肥満者に好発．エクリン汗管の閉塞により，汗が表皮の有棘細胞層内に貯留して生じる紅色丘疹．乳児では前頸部やおむつ内部に相応する部位に多く，高齢者では衣服や布団に密着した部位に多い．瘙痒および炎症を伴う．湿疹化したり，引っかいて化膿することがある．[1367] ⇨参汗貯留症候群⇀154

後食道右鎖骨下動脈 retroesophageal right subclavian artery⇨同右鎖骨下動脈起始異常⇀2764

紅色肥厚症 erythroplasia 1911年フランスのケーラー Louis Auguste Queyrat(1872-1933)の報告による原因不明の境界明瞭な鮮紅色ビロード状局面．主に亀頭，まれに女性外陰や口腔粘膜に生じる．病理組織学的には表皮内癌で，ボーエン Bowen 病と区別しがたい．放置すれば，潰瘍や硬結を形成して浸潤癌に移行しうる．切除が望ましく確実であるが，無理なときは凍結

療法や抗腫瘍薬外用を行う.[502]

紅色皮膚描記症　dermographism rubra⇨参皮膚描記症→2475

高所順化　altitude acclimatization⇨同高所適応→1020

高所性赤血球増加症　high altitude erythrocytosis ［高所性多血症］ 空気が希薄になって動脈血酸素分圧(Pa_{O_2})が65 mmHg以下または飽和度が90%まで下がると循環赤血球量の増加が起こる. 組織に供給される酸素量が低下すると腎臓からのエリスロポエチン産生が亢進する機序によるもので, 長く高所に居住するための生理的な赤血球の増加である.[1495] ⇨参赤血球増加症→1732

高所性多血症　high altitude polycythemia⇨同高所性赤血球増加症→1020

高所性肺高血圧　high-altitude pulmonary hypertension ［高所肺性心］ 高地でみられる肺高血圧症. 高山病の症状の1つ. 急性の肺高血圧は標高2,500 m以上の高所に到達後1-4日で咳, 呼吸困難などの症状とともに起こる. 高地に長期に移住している人に, 多血症とともに慢性的に肺高血圧がみられる場合もある. 右室負荷による右心肥大がみられ呼吸困難を伴う場合もある.[104]

こ

抗ショックズボン⇨同ショックパンツ→1492

高所適応　altitude accommodation, adaptation to high altitude ［高所順化, 高地順応］ 平地に住む健常者が3,000-4,000 m以上の高所に登り, 慢性的な低酸素に曝露されると, 初期には高山病の症状や症候(耐えられないような呼吸困難感など)を伴うが, 長時間滞在すると呼吸・循環などの変化によるホメオスターシスの働きにより高山病の症状や症候が軽快するように, 身体が高所に適応した状態のことで, 空気希薄な高所に耐える能力を獲得した状態. 適応過程では呼吸亢進が観察される. 第1は登山直後に観察され, 低酸素刺激による末梢化学受容器のドライブ増加に由来するもので, 第2は慢性低酸素の持続的曝露(数日間)により, 徐々に, かつさらなる呼吸亢進がもたらされる時期で, 順化に由来する.[1213]

高所肺性心　high altitude cor pulmonale⇨同高所性肺高血圧→1020

抗糸粒体抗体⇨同抗ミトコンドリア抗体→1060

抗糸粒体抗体検査⇨同抗ミトコンドリア抗体検査→1060

後腎　metanephros, hind kidney 発生学上の用語で, 中腎の尾方にある中間中胚葉由来の細胞から発生する腎臓の原基. ヒトでは第5週初期に分化してくる. 後腎より尿細管を生じる. なお, 尿管, 腎盂, 集合管は中腎由来の尿管芽より生じる.[1503]

毫鍼(ごうしん)　filiform needle 鍼(はり)治療に用いる鍼の種類の1つ. 古代中国では鍼を用途により9種類に分け,「九鍼」と呼んでいた. 毫鍼は九鍼の1つで, 現在もっとも使用される鍼である. 構造は, ひねる部分の軸(鍼柄)と鍼体, 鍼先からなる. 鍼先の形状は松葉形をはじめ, ノゲ形・柳葉形などがある. 現在では鍼体に用いる材質は, 銀あるいはステンレス製が多く, 金製の毫鍼も製作されている. 鍼体には一定の規格をもとに長さや太さによる区分があるが, 一般的に使用される長さは1寸(約3 cm)から3寸(約9 cm)程度, 太さは1番鍼(約0.17 mm)から10番鍼(約0.34 mm)くらいが多い. 最近では, シートにエチレンオキサイドガスで封入されたディスポーザブルで, ステンレス製のものが多く使用されるようになってきた.[123]

●毫鍼

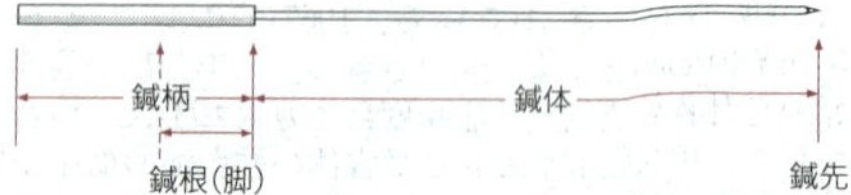

口唇愛期⇨同口愛期→969

口唇炎　cheilitis, chilitis 種々の原因で口唇に生じる炎症の総称. 口唇粘膜に原発する炎症, 各種の口内炎, 皮膚疾患に継発する口唇炎, 全身疾患の部分症として現れるものなど, さまざまな原因で発症する. 接触皮膚炎が原因で生じる接触〔性〕口唇炎, メルカーソン・ローゼンタール Melkersson-Rosenthal症候群に伴って口唇が硬化する肉芽腫性口唇炎, 形質細胞が浸潤して起こる開口部プラズマ細胞症, 落屑や痂皮, びらんの顕著な剝脱性口唇炎などがある. ほかに扁平苔癬や全身性エリテマトーデス(SLE)などでも起こる.[1382] ⇨参肉芽腫性口唇炎→2205, 剝脱性口唇炎→2362

口唇追いかけ反射　rooting reflex ［哺乳反射, 乳さがし反射, 乳探索反射］ 新生児期の原始反射である哺乳反射の1つであり, 口唇の近くを刺激するとその方向に顔を向け, 口をあけて追いかけようとする反応をいう. 新生児はこの反射を利用して, 哺乳時に母親の乳首をうまく含むことができる. 新生児にみられる正常な反射で, 満腹時には出現しない. 3-4か月で消失するが, 児によっては12か月頃までみられることがある.[1352]

口唇・顎・口蓋裂⇨同唇顎口蓋裂→1509

口唇癌　lip cancer(carcinoma) 口唇に発生する癌で口腔癌とは区別されている. 多くは下唇に発生するがわが国では比較的まれな疾患. 治療は外科的切除や放射線治療が有効.[42]

口唇期⇨同口愛期→969

抗神経炎ビタミン　antineuritic vitamin ビタミンB_1不足により起こる神経炎の治療に用いられるビタミン.[987] ⇨参チアミン→1961

口唇傾向　oral tendency 見たものや手に触れたものを片っ端から自分の口にもってきてしまう症状. 側頭葉にある扁桃核とその周辺皮質が両側で障害されたときに生じると考えられている. クリューヴァー・ビューシー Klüver-Bucy症候群での中心症状の1つ. また, 口唇傾向を認める代表的な疾患としてピック Pick病がある.[369] ⇨参クリューヴァー・ビューシー症候群→831

向神経性ウイルス⇨同神経向性ウイルス→1523

口唇形成術　cheiloplasty 先天異常の唇裂に対しての形成手術で, 通常は生後3-6か月, 体重6 kg前後に行われる. 手術は形態と機能の回復を目的に健常者により近づけることが試みられてきた. 術式としては人中, 鼻翼, 口輪筋の走行, 鼻腔底, 上顎骨の成長を考慮のもとに改良, 発展してきた. 現在, 四角弁法, 三角弁法, ローテーションアドバンスメント法などがある. 成長に伴い異常がみられる場合には二次的修正術が行われる. 外傷や腫瘍による口唇損傷, 瘢痕に対しても形成手術が行われる.[608]

後心室間動脈枝⇨同右心室間動脈→326

口唇掌蹠(しょうせき)**母斑腸管ポリポーシス** ⇨同ポイツ・ジェガース症候群→2657

口唇状赤血球⇨同有口赤血球→2851

項靱帯 nuchal ligament 膜状の弾性線維で，下位頸椎における棘上靱帯に相当する．後頭骨の外後頭隆起および外後頭稜，環椎の後結節から頸椎棘突起のすべてと強く結合し，項部の筋肉間に左右の仕切りをなす中隔を形づくる．この靱帯は，四足獣ではヒトよりはるかに発達しており，頭の重量を支える役目をしている．[1421]

広靱帯⇨同子宮広間膜→1247

項靱帯骨化症 ossification of nuchal ligament⇨同バルソニー病→2401

項靱帯石灰化症 calcification of nuchal ligament⇨同バルソニー病→2401

後陣痛 afterpains 分娩後の数日間に痛みの自覚を伴う子宮収縮がみられること．子宮復古を促進する役割がある．経産婦でより強い傾向がある．授乳時にはオキシトシンが分泌され，より強調されうる．[998] ⇨参陣痛→1587

高浸透圧 hyperosmolarity 溶液中に浸透圧物質が大量に存在し，高い浸透圧を示すこと．生体では，血漿ナトリウム(Na)イオン，クロール(Cl)イオン，ブドウ糖などによる浸透圧の総和が正常で約 290 mOsm/L であり，これより浸透圧が高い状態を高浸透圧という．[1335]

高浸透圧高血糖症候群 hyperosmolar hyperglycemic syndrome ［**高浸透圧非ケトン性糖尿病性昏睡，高血糖性高浸透圧性昏睡**］ 糖尿病性昏睡の1つ．著しい高血糖と血漿高浸透圧と高度の脱水を示すが，ケトアシドーシスを欠如する糖尿病性昏睡．血糖値は500-1,500 mg/dL くらいのことが多く，血漿浸透圧は335 mOsm/L 以上となる．高齢者に多く発症し，手術，感染症，高カロリー輸液などが引き金となることが多い．治療として低張食塩水が多く用いられ，必要とするインスリン量はケトアシドーシスによる昏睡よりも少ない．[418]

高浸透圧症候群 hyperosmolar syndrome ナトリウム，ブドウ糖，尿素などの増加により血漿浸透圧 plasma osmolarity が正常血漿浸透圧の 290 mOsm/L をこえて上昇し，発熱，口渇，虚脱，脳症，呼吸困難，意識障害などの臨床症状を呈する一群の病態．原因は嘔吐，下痢，尿崩症，過度の発汗などによる脱水や腎不全の利尿期・多尿期，大量の食塩負荷，高浸透圧性非ケトン血症性糖尿病昏睡など多岐にわたる．[1503]

高浸透圧性非ケトン性昏睡 hyperosmolar nonketotic coma 糖尿病高血糖性昏睡の1つで，ケトアシドーシスがみられず，著しい高血糖によって生じる高浸透圧性の昏睡．高ナトリウム血症を伴うことが多い．高齢者で軽度の糖尿病患者に生じることが多い．高カロリー輸液，ステロイド剤，外科的手術(特に脳外科手術)，腎機能障害などが誘因となる．著明な高血糖と脱水(水分調節機能の低下している場合が多い)が生じ，インスリン欠乏はケトアシドーシスと比べて著明でなく，脂肪動員やケトン体産生は起こらないため，ケトアシドーシスとはならない．多彩な神経症状を呈することが多い．インスリン補液(生理的食塩水の補液)により回復したあとはインスリンを必要とすることはない．[987]

●高浸透圧性非ケトン性昏睡に関与する主な因子

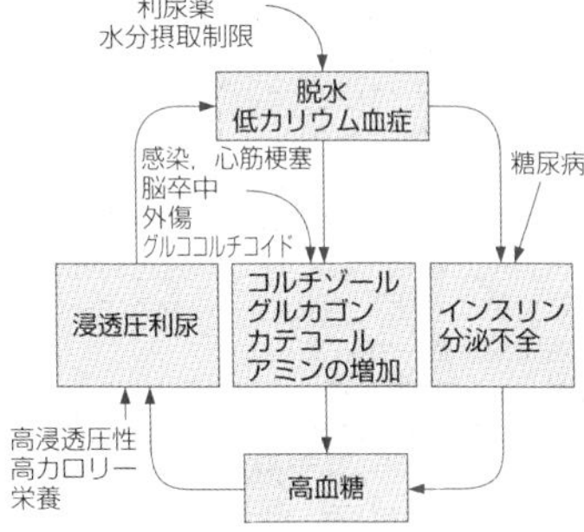

清野裕(井村裕夫ほか編)：内分泌・代謝病学 第4版，p.343，図28-2，医学書院，1997

高浸透圧非ケトン性糖尿病性昏睡 non-ketotic hyperosmolar coma；NKHC⇨同高浸透圧高血糖症候群→1021

高心拍出量状態 high cardiac output state 循環血液量の増加による前負荷の増大，末梢血管抵抗の減少による後負荷の低下および心筋収縮性の増強によって生じる心拍出量の増加．敗血症性ショック，甲状腺機能亢進症，貧血，脚気，動静脈瘻，肝硬変，妊娠などの病態においてみられる．[390]

高振幅徐波 high voltage slow wave；HVS 脳波検査における用語．一般に，100 μV 以上の振幅の波は高振幅波，周波数 8 Hz 未満の波は徐波と呼ばれる．高振幅徐波はてんかんなど各種神経疾患のほか，健常者の深睡眠期に出現する．[1289]

高振幅電位 high amplitude potential 針筋電図検査における用語．正常の運動単位電位よりも振幅が大きく持続時間も長い巨大な電位．振幅は数 mV 以上，持続時間は 10 msec 以上で，通常は運動ニューロン疾患，末梢神経障害など神経原性の疾患で認められる．[1289]

口唇部粘液嚢腫 mucous cyst of oral mucosa⇨同粘液嚢腫→2286

口唇ヘルペス⇨同単純ヘルペス→1941

口唇癒着症 synchilia, syncheilia 口唇の全部，または一部を残してそのほとんどが癒着し，口部の閉鎖をきたしている先天奇形．[1631]

口唇裂⇨同唇裂→1610

硬水 hard water 水中のカルシウムイオン(Ca^{2+})マグネシウムイオン(Mg^{2+})の量を，対応する炭酸カルシウム($CaCO_3$)の量に換算して mg/L で表したものを水の硬度という．一般に炭酸カルシウム換算で 250 mg/L 以上の天然水を硬水という．硬水には煮沸することにより軟化する一時硬水と煮沸しても軟化されない永久硬水がある．硬水を飲用に常用すると，下痢，尿結石を起こすことがある．石けんが泡立たず洗濯に適さない，茶やコーヒーの味が落ちる，染色などに影響を与える，ある種の工業用水には不適であるなどの特徴がある．⇨参軟水→2199，硬度→1039

高水準言語 high-level language ［**高レベル言語**］ コンピュータのプログラミング言語の1つで，人が日常的に使う言語に近いもの．数値を用いて命令やデータを書き込んでいく機械語に対する言葉で，英語に近い文法をもつ．BASIC，COBOL，FORTRAN，Pascal など長い歴史をもち一般によく知られる言語がある．プログラムは，例えばBASIC言語では「if〜then go to〜」といった表現でプログラムが記述される．これは「〜の場合は〜せよ」の意味である．[258]

後水晶体線維増殖症　retrolental fibroplasia；RLF　［水晶体後線維増殖症］　未熟児網膜症の瘢痕期にあたる進行例で，水晶体後方に線維血管性増殖組織が形成された状態．高度な症例ではしばしば白色瞳孔の原因となる．未熟児網膜症と同義に用いられたこともある．[1250] ⇨参未熟児網膜症→2766

抗ストレプトキナーゼ抗体価⇨同ASK 価測定→26

抗ストレプトリジンO抗体　antistreptolysin O antibody；ASO，ASLO　［アソ，アスロ，ASO，ASLO］　A群溶血性連鎖球菌の菌体外溶血毒素〔ストレプトリジンO（SLO）〕に対する血清中の抗体で，ASOまたはASLOとも呼ばれる．同菌の感染後約3週で増加し，約2か月持続したのち低下する．血清ASOの上昇は，リウマチ熱，急性糸球体腎炎，猩紅熱などの血清学的補助診断として有用である．SLOによる溶血を中和する活性（毒素中和活性）として測定する．近年は，ラテックス粒子などの担体にSLOを固相化した免疫比濁法による自動分析法が主に行われている．ASO測定の原法はランツ・ランダル Rantz-Randall 法である．[90] ⇨参ASK 価測定→26

抗ストレプトリジンO試験　antistreptolysin O test；ASOT，ASLOT　連鎖球菌に対する抗体の有無を調べるテスト．連鎖球菌によって産生される外毒素であるストレプトリジンO（SLO）に対する抗体を患者の血清中から検出し測定する．抗ストレプトリジンO（ASO）値の測定には，溶血阻止法，間接受身凝集反応（ラテックス凝集反応，マイクロタイター法），自動分析装置を用いた免疫比濁法などが用いられる．扁桃腺炎，猩紅熱，リウマチ熱や急性糸球体腎炎などの診断に利用される．連鎖球菌感染は一般的で，健康な人でもASO抗体の低い力価を示すことが多い．抗体の力価が高いか，経過に伴い上昇することが新しい感染の指標となる．基準値は小児250 Todd単位以下，成人166 Todd単位以下．[258] ⇨参ストレプトコッカス〔属〕→1650

向性　tropism　［親和性《ウイルスの》］　ウイルスが特定の臓器や組織で特によく増殖することを示す用語．ウイルスは感受性細胞表面の受容体を介して感染する．ウイルスは神経向性，リンパ球親和性というように増殖しやすい臓器と組織があり，増殖部位で病原性を発揮する．ウイルスの臓器親和性の差は発現する受容体の差によるものと考えられる．[1113] ⇨参神経向性ウイルス→1523

構成遊び　constructive play　［工作的遊び］　積み木，粘土，折り紙などさまざまな材料を用いて，物を組み立てたり，造り出したりして楽しむ遊び．2歳頃よりみられ，知的能力，手の運動発達に伴い複雑化する．遊びにより，緻密性，創造力，集中力，計画性が養われる．[694]

構成概念　construct　［仮説構成体］　行動科学や看護学で測定しようとしている対象の中には，目に見える形で存在している具体物ではなく，測定対象の属性に関して散見されるいくつかの行動場面を通して，研究者が人為的に抽象化し，構成した概念であることが多い．こうした概念を，構成概念あるいは仮説構成体と呼ぶ．例えば，「不安」や「自尊感情」などである．[980]

構成概念妥当性　construct validity　ある構成概念に基づいて作成した尺度や，行動観察で間接的に測定した値について使用した測定法が，その構成概念をどの程度測定できているかどうかということを構成概念妥当性という．この妥当性があるかどうかは，1つの研究だけから確かめることはできない．実証的研究，理論的研究を数多く積み重ねてはじめて明らかになるものである．[980]

硬性癌⇨同硬癌→983

硬性気管支鏡　rigid bronchoscope　気管・気管支の内腔観察，狭窄病変の治療，異物除去，出血のコントロール，気道ステントの留置に用いられる内視鏡．特に，太い気道（気管から主気管支）の異物除去，狭窄の治療では把持力の強い鉗子，種々の操作器具を用いることが可能である．通常，全身麻酔下あるいは神経弛緩麻酔（NLA）下に使用されるので，検査・処置後は全身麻酔後の管理に準じたケアが必要．[1327] ⇨参気道内異物→696，気管狭窄症→668，気管ステント→674

校正機構　proofreading　DNA生合成において，ヌクレオチドは5′から3′の方向に重合されるが，鋳型DNAと正しい塩基対を形成しえないようなヌクレオチドが誤って取り込まれたのを除去するため，多くのDNAポリメラーゼは3′から5′の方向へのエキソヌクレアーゼ活性も保持している．このようなDNAポリメラーゼの機能を校正機構という．[305]

硬性下疳（げかん）　hard chancre，hard sore　梅毒の第1期症状の1つ．梅毒スピロヘータの感染後2-4週で，その侵入部位（性器や口唇など）に初期硬結ができる．無痛性の丘疹でその表面は次第に剝離して，辺縁に隆起を伴う潰瘍となり，基底部がかたく浸潤する．これを硬性下疳と呼ぶ．これ自体は10-40日で自然消退する．時期的に梅毒血清反応も陰性のことが多いが，硬性下疳の滲出液中にはスピロヘータが充満している．[353]

合成抗原　synthetic antigen　人工的に合成された抗原．自然界に存在する抗原（自然抗原）に対する用語．自然界に天然に存在する異物でなく，合成抗原に対しても，T細胞，B細胞には対応する抗原受容体が発現する．すなわち，免疫系は自然界に存在する抗原にだけ反応するのではなく，合成物に対しても反応ができる．これは，ランダムな遺伝子組換えにより多様なT細胞受容体，B細胞受容体（抗体）が形成されるためである．[1439]

合成酵素　synthase，synthetase　分子の結合によって新しい分子をつくり出す反応を触媒する酵素の総称．可逆反応であっても物質の合成方向の反応の性格を強調すべき場合にはその触媒する酵素を合成酵素と呼ぶ．ATPなどのリン酸結合の開裂に共役して2つの分子を結合させる反応，二重結合への付加反応のような二基質反応を触媒する．物質の生合成上重要な酵素．[305]

硬性コルセット　hard corset　腰仙椎を支持，固定し動きを制限する装具で，変形予防や矯正を目的に使用される．プラスチック製のモールドフレーム型とジュラルミン製の金属フレーム型があり，軟性コルセットよりも強固な固定を要する場合に使われる．[228]

硬性歯牙腫　hard odontoma⇨同歯牙腫→1231

こ

抗精子抗体 antispermatic antibody 精路閉塞性障害や炎症などの原因で，精漿中に自己精子に対する抗体が形成されることがあり，男性不妊症の病因の1つ．男性不妊症の3-8%に抗精子抗体が認められる．抗精子抗体の形成機転については不明な点が多く，治療法も確立されていない．また，精子凝集抗体や精子不動化抗体といわれるものはこの抗精子抗体のうちの1つである．[1431]

更生施設 institution for protection 「生活保護法」第38条の規定に基づき設置される保護施設の一種で，住所不定の生活保護対象者のための施設．第1種社会福祉事業として設置され，身体上または精神上の理由によって養護や補導を必要とする人や売春・犯罪をおかした人，家出人を対象として，生活扶助や職業指導などを行うことを目的としている．路上生活に耐えられない高齢者や障害者の利用が増加し，中間施設や老人ホームの肩代わりの様相を呈していた時期もあるが，障害者福祉施設や老人施設の充実が図られ，全国的には数が減少し，現在では18か所くらいである．設置主体は都道府県，市町村，社会福祉法人および日本赤十字社に限られている．なお「身体障害者福祉法」およびその他の「福祉法」に基づき設置されている更生施設には，肢体不自由者更生施設，視覚障害者更生施設，聴覚・言語障害者更生施設，内部障害者更生施設などがある．[457]

構成失行 constructive (constructional) apraxia 幾何学的図形や物体の描画や模写が正しくできず，二次元または三次元の空間的形態を構成することが障害された状態．マッチの軸で図形をつくったり，積み木で何かをつくったりすることなどが困難となる．左右いずれかの頭頂-後頭葉領域の損傷で生じるが，より後部の損傷でみられることが多い．左半球損傷の場合は簡単な粗描しかみられないが，視覚的手がかりによって改善される．右半球損傷では線の描画が部分的に重複するなど視空間認知障害が強く，視覚的手がかりによっても改善されない．[413]

抗精神病薬 antipsychotic drug, neuroleptics ［**神経遮断薬，強力精神安定薬，メジャートランキライザー**］ 主に精神神経科領域で，統合失調症，躁病，中毒性精神病などにみられる精神運動興奮，異常体験などの精神病症状を特異的に改善させる作用をもつ向精神薬の一群．主な薬理作用は，脳内のドパミン受容体の遮断作用にあると考えられているが，その他にセロトニン，ノルアドレナリンなどの神経伝達物質の受容体にもさまざまな影響を有することが知られている．精神症状を改善する作用のほかに，大部分は，自律神経遮断作用，錐体外路症状惹起作用をもち，一般に薬物依存を引き起こさない．化学構造のうえから，フェノチアジン系(クロルプロマジン，レボメプロマジン，ペルフェナジンなど)，ブチロフェノン系(ハロペリドール，ブロムペリドールなど)，ベンザミド系(スルピリド，スルトプリド塩酸塩，ネモナプリドなど)に分けられる．化学構造の違いによって薬理作用も少しずつ異なるが，患者の薬物に対する反応の個体差もかなり大きいので，症状に対する選択の基準は必ずしも定式化されていない．短期間の投与によって起こる副作用には，パーキンソニズム，ジストニア，悪性症候群など，長期投与による副作用には，遅発性ジスキネジア，病的過飲水症，巨大結腸症，糖代謝異常などがある．近年，新しい抗精神病薬として，脳内のドパミン受容体とセロトニン受容体の両者を遮断するセロトニン・ドパミン拮抗薬 serotonin-dopamine antagonist (SDA) のリスペリドン，クエチアピンフマル酸塩，ペロスピロン塩酸塩水和物や，多くの受容体を遮断する多元作用型受容体標的化抗精神病薬 multi-acting receptor-targeted antipsychotics (MARTA) のオランザピンなどが多く用いられるようになっている．[389]

向精神薬 psychotropic drug 中枢神経系に対する選択的な影響を通じて精神機能や行動に多少なりとも特徴的な変化を起こすことを主な作用とする薬物．この範疇に入る薬には，従来はアルコール，カフェイン，各種の睡眠薬などがあったが，1950年代に，クロルプロマジンが精神疾患の治療に導入されてから，向精神薬の用語が薬物の分類に用いられるようになった．狭義には，抗精神病薬，抗うつ(鬱)薬，気分安定薬，抗不安薬，睡眠薬，中枢刺激薬などを含むが，精神機能と神経機能はいずれも脳の機能で画然とは分けられないので，精神科医が用いる抗てんかん薬や抗パーキンソン Parkinson 薬などを含めることもある．通常は病気の治療に用いる精神治療薬 psychotherapeutic drug と同じ意味で用いられるが，広義には，精神異常を引き起こすメスカリンやLSD-25などの精神異常発現薬 psychotomimetic drug も含めることがある．「麻薬及び向精神薬の不正取引の防止に関する国際連合条約」は，この広義の向精神薬を規制している．[389]

向精神薬依存 psychotropic dependence 中枢神経系に作用し精神機能に変化をもたらす向精神薬に対する依存(習慣，乱用，嗜癖)を指す．向精神薬には，抗うつ薬，抗躁薬，抗不安薬，抗精神病薬，鎮痛薬，催眠薬，気分調整薬，抗痙攣薬，抗パーキンソン Parkinson 病薬，抗酒薬，認知症治療薬，幻覚剤などが含まれる．鎮静薬，抗不安薬(ベンゾジアゼピン系，バルビツール酸系)，抗うつ薬(ジアゼパム，クロルジアゼポキシド)は精神的依存性(習慣性)および身体的依存性(嗜癖)があり，幻覚剤(LSD-25)，覚醒剤(メチルフェニデート塩酸塩)には精神的依存性がある．精神抑制薬は精神的依存性(習慣性)および身体的依存性(嗜癖)のどちらもない．[1579]

向精神薬中毒 psychotropic poisoning 向精神薬には精神抑制薬(抗精神病薬，抗不安薬)，抗うつ薬，幻覚剤などが含まれ「麻薬及び向精神薬取締法」の規定に基づき第一種(セコバルビタールナトリウム，メチルフェニデート塩酸塩など)，第二種(ペンタゾシン，ペントバルビタールナトリウムなど)，第三種(アルプラゾラム，オキサゾラムなど)に分類されている．これらの薬物による中毒を指す．抗うつ薬，幻覚剤，抗精神病薬(メジャートランキライザー)にはフェノチアジン系とブチロフェノン系がある．フェノチアジン系の代表薬にはクロルプロマジン，ブチロフェノン系の代表薬にはハロペリドールがある．ハロペリドール中毒の主な症状は錐体外路症状，運動障害，振戦，頭痛，めまい，不安，不眠，呼吸抑制，昏睡，起立性低血圧，頻脈，水晶体の混濁，角膜色素沈着，過敏症による発疹，白血球減少，貧血，嘔吐，悪心，食欲不振，肝障害などである．抗不安薬にはベンゾジアゼピン系(ジアゼパム)，非ベンゾジアゼピン系(タンドスピロンクエン酸塩など)がある．ジアゼパムの大量摂取により眠気，ふらつき，頭痛，構音障害，不眠などがみられる．中毒患者の一般的処置方法として，胃洗浄，点滴による利尿などによる毒物の除去，排泄促進などがある．[1579] ⇨参抗うつ(鬱)薬中毒→974，クロルプロマジン中毒→848，ジアゼパム中毒→1217

硬性線維腫　hard fibroma，fibroma durum ［硬質線維腫］ 皮膚に発生する線維腫のうち膠原線維を豊富に含んだもの．良性の腫瘍で，その他の臓器にもみられることがある．[485]

更生装具　装具とは「四肢・体幹の機能障害の軽減を目的として使用する補助器具」(JIS 用語の定義)をいう．装具は使用目的により治療装具，更生装具，矯正装具，免荷装具，スポーツ装具などに分類される．更生装具は，医学的治療が終了し，変形や機能障害が固定したのちに，日常生活動作などの向上のために使用する装具をいう．治療装具は疾患の治療中にだけ作製が認められ，費用は健康保険が適用され，3 割の本人負担が発生する．更生装具は治療終了または症状や障害が固定してから，身体障害者手帳を申請し福祉サービスとして給付を受けられる．なお，補装具は医学用語ではなく，「障害者自立支援法」第 5 条第 19 項で定められた法律用語であり，その内容は厚生労働大臣が指定し，16 品目(義肢，装具，座位保持装置，車いす，電動車いす，歩行器，歩行補助杖，座位保持いす，起立保持具，頭部保持具，排便補助具，盲人安全杖，義眼，眼鏡，補聴器，重度障害者用意思伝達装置)がある．[540] ⇨参補装具→2704

更生相談所　rehabilitation counseling center　身体障害者，知的障害者に対する更生援護を行う施設．「身体障害者福祉法」および「知的障害者福祉法」に基づき各都道府県に設置されている．18 歳以上の障害者に対し両法律の更生相談所を統合設置している地域もある．

高精度三次元放射線治療　precise 3-dimensional radiation therapy　三次元放射線治療のうち，呼吸同期方法なども加えることにより固定精度や一定の位置精度を維持する放射線治療のこと．定位放射線治療もこの治療に含まれる．精度に関して決まった定義はないが，一般に，定位放射線治療では頭頸部では 2 mm 程度，体幹部では 5 mm 程度の固定精度が必要であり，同程度の位置精度が必要とされる．通常の高精度治療であってもこれに準じることが求められる．[577] ⇨参呼吸同期照射→1082，三次元放射線治療→1205，三次元放射線治療計画→1205

硬性ドルーゼン　hard drusen　ドルーゼンとは網膜深層にみられる黄白色の小さな病変で，主に加齢性変化によって生じる．網膜色素上皮の基底膜とブルッフ Bruch 膜の間に限局性に多形性物質が沈着したもので，臨床的に硬性ドルーゼンと軟性ドルーゼンに分かれる．硬性ドルーゼンは小型で丸く境界鮮明な黄色斑で，光学顕微鏡的にはパス(PAS)染色で均一に染まる硝子様物質で構成されている．[1309] ⇨参ドルーゼン→2168

厚生年金保険　Employees' Pension Insurance，insurance of welfare pension　公的年金制度は，国民年金と被用者年金保険に大別され，被保険者およびその遺族に給付される拠出制の被用者年金制度．1942(昭和 17)年施行の労働者年金保険に始まった制度で，被保険者の老齢(老齢厚生年金)，障害(障害厚生年金)，死亡(遺族厚生年金)に対して一定額が給付される．並行して被保険者を使用する事業主による児童手当拠出金の全額負担により，児童手当制度も実施されている．

高性能液体クロマトグラフィー⇨同HPLC→62

合成培地⇨参培地→2343

硬性白斑　hard exudate　網膜深層にみられる境界鮮明な黄白色の斑点で，その大きさはさまざま．網膜血管の透過性亢進によって漏出した浮腫液が水分の吸収とともに次第に濃縮され，フィブリン，脂質，タンパク質などの血漿成分が網膜外網状層などに貯留したもの．糖尿病網膜症，網膜細動脈瘤などのあらゆる網膜血管病変でみられる．[1309]

合成副腎皮質ホルモン　synthetic adrenocortical hormone　コルチゾンやヒドロコルチゾンなどのステロイド補充療法に用いられる天然のステロイド剤に対して，ミネラルコルチコイド作用を減弱し抗炎症作用を増強して合成されたもの．プレドニゾロン，メチルプレドニゾロン，トリアムシノロン，デキサメタゾン，ベタメサゾンなど．[284,383] ⇨参コルチコステロイド→1133

硬性浮腫　indurative edema　手背や足背がかたくびまん性に膨隆して，圧迫すると疼痛がある．著明な場合は，かたくパンパンに張って光沢をおびている．血管炎によって生ずる限局性浮腫であり，川崎病で典型的なものがみられるが，血管性紫斑病でも認められる．[1631]

●硬性浮腫

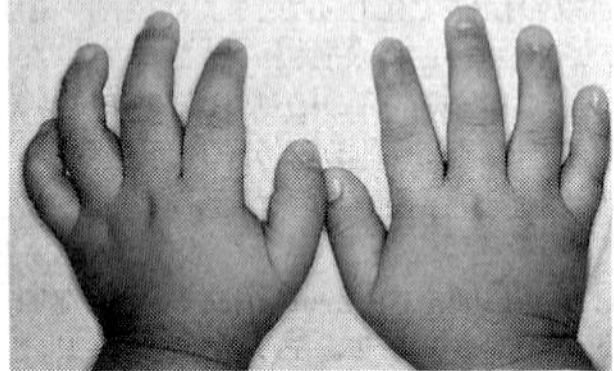

抗生物質感受性試験　antibiotic sensitivity test　抗生物質(抗菌薬)に対する細菌の感受性を調べる検査．検査材料から検出した感染の起因菌を培養し，これに数種類の抗生物質を加えてそれぞれの感受性について試験する．グラム陽性菌と陰性菌とに分けて試験を行うことが多い．一定の濃度の薬物の作用により菌の発育が阻止されれば，その抗生物質に感受性であるとし，阻止されなければ，その抗生物質に対して耐性であるとする．[258] ⇨参グラム染色法→825，薬剤感受性試験→2838

抗生物質起因性腸炎　antibiotics-associated enterocolitis⇨同偽膜性腸炎→706

抗生物質抵抗性⇨同薬剤耐性→2839

抗生物質療法　antibiotic therapy　微生物によってつくられ，他の微生物の発育を抑制・阻止する作用を有する物質を抗生物質といい，それによる治療法．最初に発見されたのがペニシリンで，ペニシリン系，セフェム系，アミノグリコシド系などがある．感染症の治療として，その病原性微生物に感受性のある抗生物質が選択される．また，抗菌スペクトルや血中濃度，薬物耐性，交差耐性なども考慮して与薬が行われている．看護上の留意点は，与薬を確実に行い，副作用などの有無やその程度を含めて患者の状態をアセスメントすること．[242]

更生保護施設　relief and rehabilitation facility　［**訓練保護施設**］ 刑務所や少年院といった矯正施設を出た人や保護観察中の人で，引受人のない人や引受人があっても同居できない事情がある人，あるいは居住地では更生が妨げられる恐れのある人などを保護する施設．宿泊所や食事を提供するとともに，就職指導や社会適応のために必要な生活指導などを行い，社会復帰の手助けや自立を支援する．2007 年現在，全国に男子施設 89，女子施設 7，男女施設 5 の 101 施設があり，2 千数百人の収容能力がある．

合成麻薬中毒　synthetic narcotics poisoning　合成麻薬はアヘンやコカインの化学構造に基づき化学的に合成された鎮痛薬物で，ペチジン塩酸塩，メサドン塩酸塩，レボルファノールなどがある．主な中毒症状は身体的依存性(耽溺性)である．ペチジン塩酸塩，メサドン塩酸塩の身体的依存性はモルヒネより弱い．その他，悪心，嘔吐，口渇，血圧下降，失神，昏睡，痙攣，呼吸抑制などの中毒症状がみられる．治療は拮抗薬(ナロキソン塩酸塩)を投与する．痙攣にはジアゼパムを使用する．[1579]

校正用線源⇨同標準線源→2489

厚生労働省　Ministry of Health, Labour and Welfare　1938(昭和 13)年に内務省より分かれ，国民の公衆衛生活動の推進，医療，薬務，社会福祉(医療保険，年金，高齢者，母子)，生活衛生活動など衛生行政を推進するために設けられた厚生省と，1947(同 22)年に労働行政を主管として設けられた労働省が，2001(平成 13)年に統合されてできた行政省庁の 1 つ．大臣官房と 11 局(医政，健康，医薬食品，労働基準，職業安定，職業能力開発，雇用均等・児童家庭，社会・援護，老健，保険，年金)からなる本省と外局(社会保険庁，中央労働委員会)，施設等機関(国立高度医療センター，国立ハンセン病療養所，国立医薬品食品衛生研究所，検疫所など)，審議会等，および地方支分部局(地方厚生局，都道府県労働局)などからなる．なお，社会保険庁は 2009(平成 21)年 12 月で廃止され，2010(同 22)年 1 月から特殊法人日本年金機構となった．[1356]

厚生労働省看護研修研究センター　National Center for Nursing Education and Research；NCNER　［**看護研修研究センター**］ 保健師・助産師・看護師・准看護師養成所の看護教員の養成および，看護教育に関する調査・研究を行う国立の唯一の機関として，1977(昭和 52)年に設立された現任教育機関．養成課程には，看護教員養成課程と幹部看護教員養成課程があり，前者には看護師養成所教員専攻，保健師養成所教員専攻，助産師養成所教員専攻の 3 コースが開設されている．後者は，保健師・助産師・看護師・准看護師養成所の教育運営に関する教務主任などの幹部看護教員を養成する．それぞれ修業年限は 1 年．このほか，海外からの研修生を受け入れ，その研修目的に沿った研修を行う海外研修生受け入れ課程もある．また，養成課程での教育活動のほか，看護教育学の確立のための研究活動も行っている．[321]

厚生労働白書　Annual Report on Health, Labour and Welfare　2001(平成 13)年の中央省庁再編により厚生省が厚生労働省に名称変更したため，従来の厚生白書が改称されたもの．正式名は『厚生労働行政年次報告』(厚生労働省政策統括官付政策評価官室所管，ぎょうせいより毎年出版)で，1956(昭和 31)年に『厚生白書』として創刊されたものを受け継ぐ．国民に厚生労働行政の実態を報告するために出されている年次報告書で，総論，各論，資料からなり，毎年厚生労働行政で問題になっている 1 つのテーマを選び検討するとともに，各行政報告が述べられている．[1356]

後脊髄動脈血栓症　posterior spinal artery thrombosis　［**後脊髄動脈症候群**］ 前脊髄動脈閉塞に比し頻度はきわめて低い．後索の障害が特徴的で，異常感覚，深部感覚障害，障害レベル以下の触覚低下などをみる．硬膜外血腫，脊髄動静脈奇形の一部，脊髄腫瘍の直接の圧迫などで発生することが多い．[1017]

後脊髄動脈症候群⇨同後脊髄動脈血栓症→1025

広節裂頭条虫症　diphyllobothriasis　広節裂頭条虫 *Diphyllobothrium latum* による感染症．ヒトは中間宿主であるサケ，マスなどをなまもしくは加熱調理不十分の状態で食べて感染する．症状は下痢や腹痛で，無症状の場合もある．患者が多数存在する北ヨーロッパでは虫によるビタミン B 奪取により悪性貧血を起こす例がある．[288]

硬線維腫⇨同皮膚線維腫→2473

高線維素原血症⇨同高フィブリノゲン血症→1053

光線黄斑症　photic maculopathy　光線が網膜黄斑部に集光し，黄斑部の機能が障害されたもの．羞明，中心暗点や視力障害を主訴とする．太陽を見つめて生じる日光網膜症が代表的だが，レーザー光線や眼科手術用の照明装置などでも起こる．[1309]

光線角化症⇨同老人性角化腫→2990

光線過敏型薬疹　photosensitive drug eruption　［**光過敏性薬疹**］ 治療や検査の目的で使用された薬剤やその代謝産物が作用波長の光線を吸収することによって生じる薬疹の一種で，エノキサシン水和物，テガフール，ピロキシカムによるものが有名．光毒性反応と光アレルギー性反応とがある．前者は紅斑や灼熱感など日焼けの形をとってだれにでも生じ，光アレルギー性反応は特定の人に生じ，湿疹，皮膚炎，扁平苔癬などの形をとる．原因物質を究明・除去し，遮光と対症治療法を行う．[502]

光線過敏症　photosensitivity　［**光線過敏性皮膚炎，光線皮膚症，日光過敏症**］ 日光などの照射を受けた皮膚に生じる皮膚炎の総称であり，顔面，項部，上胸部 V 領域(襟開胸部)，手背，前腕伸側，足背などの露光部位に限局して皮疹がみられる．通常でも日光に当たるとサンバーン(日焼け)やサンタン(色素沈着)を起こすが，それ以上の皮膚炎を病的に起こすものをいう．多様な原因で起こり，①外因性光感受性物質投与(薬物性光線過敏症，光線接触皮膚炎)，②内因性の光感受性物質生成あるいは代謝異常(ポルフィリン症，ペラグラ)，③ DNA 修復機序の異常(色素性乾皮症，コケイン Cockayne 症候群)，④メラニンの低下(フェニルケトン尿症)，⑤ EB ウイルスの関与(種痘様水疱症)，⑥自己免疫機序(慢性光線性皮膚炎)，⑦その他原因不明のもの(日光蕁麻疹，多形日光疹)などに分けて考えることができる．乳児期では色素性乾皮症，骨髄性プロトポルフィリン症を疑い，小児期では種痘様水疱症，成人患者では薬物性光線過敏症，光接触性皮膚炎の頻度が高い．[1027] ⇨参光線皮膚炎→1026

光線過敏性皮膚炎 photosensitive dermatitis⇨同光線過敏症→1025

光線感作物質 photosensitizer, photosensitive substance 光線接触皮膚炎(光毒性および光アレルギー性)の原因となる物質で，フロクマリン(ソラレン)のように皮膚の外から入るものと，トランキライザー，ピリドンカルボン酸系抗菌薬，消炎鎮痛薬，サイアザイド系降圧利尿薬など内服や注射で体内に入るものとがある．[502]

鋼線牽引法 wire traction 骨に鋼線を通して牽引する直達牽引法の1つ．骨折の整復，治療を目的として行われる．四肢の骨折に際し，骨折部よりも遠位の骨に横方向に鋼線を刺入し，馬蹄型の牽引器などに接続し，滑車・重錘などの働きにより長軸方向に牽引する方法．骨折部における異常可動性，疼痛を軽減し，また短縮，転位も軽減できる．大腿骨骨折に対しては大腿骨遠位部または脛骨近位部に，下腿骨骨折に対しては踵骨に，前腕骨骨折に対しては第2・第3中手骨に鋼線を刺入する．刺入部の消毒が必要である．[1376]

鋼線固定⇨参キルシュナー鋼線→788

鉱泉水⇨同ミネラルウォーター→2770

光線性細網症 actinic reticuloid⇨同慢性光線性皮膚炎→2751

光線性白斑黒皮症 photoleucomelanoderma 発赤・腫脹・丘疹・小水疱などの急性期の症状を繰り返したあとにみられる光線過敏型薬疹の特殊型で，ときに光線接触皮膚炎でも生じる．臨床的に露出部に生じ，色素沈着と脱失が不規則に混じり合う所見を示す．フロセミドやサイアザイド系利尿薬によるものが多い．[502]

光線接触皮膚炎 photocontact dermatitis 接触により光線感作物質が外部から皮膚に入り込み，作用波長の光線を吸収して発症する皮膚炎．発生機序に，光毒性と光アレルギー性の2つがある．前者は一定量以上の光線感作物質が皮膚に存在し，そこに光線が当たることによりだれにでも生じて日焼け様の皮膚反応を起こす．光アレルギー性は光線エネルギーを吸収した光線感作物質が光抗原となり，光線照射時に抗原抗体反応を起こす．[502] ⇨参接触皮膚炎→1736

高選択的タンパク尿 high selective proteinuria 分子量が比較的小さなアルブミンなどの血漿タンパク質が選択的に尿中に排泄されるタイプの糸球体性タンパク尿．糸球体選択指数 glomerular selectivity index の簡易評価法として，大分子タンパク質の IgG(分子量約16万)と小分子タンパク質のトランスフェリン(分子量約9万)のクリアランスの比をとる方法が普及しており，この値が小さいほど選択性が高いことになる．微小変化型ネフローゼ症候群にて高選択的タンパク尿を認める．[1503]

光線皮膚炎 actinic dermatitis ［サンバーン］ 日光照射により健常者でも起こる皮膚炎．海水浴や戸外運動などで日光曝露を受けたあとに起こり，紫外線が原因．通常，サンバーン(日焼け)反応，すなわち疼痛を伴う紅斑，水疱がみられ，それがサンタン(色素沈着)となる．皮膚炎の程度は皮膚色に依存し，白人は強い反応もみるが，黒人では弱く，黄色人種は中間．[1027] ⇨参光線過敏症→1025，色素沈着→1240，日光皮膚炎→2215

光線皮膚症 photodermatosis⇨同光線過敏症→1025

後前方向⇨同背腹方向→2350

後泉門 posterior fontanel〔le〕⇨同小泉門→1441

光線療法 actinotherapy, phototherapy 赤外線，紫外線，可視光線やレーザー光線を使用した温熱治療や光刺激，光化学治療のこと．20世紀初頭まで用いられてきた太陽光線を利用する日光療法に代わり，人工的な光を皮膚に浴びせることで，人間がもっている本来の免疫力を引き上げ，褥瘡などの皮膚疾患の治療に使用される．レーザー光線を用いたレーザー療法では除痛効果もある．[233]

光線療法《新生児の》 phototherapy in newborn ［新生児の光線療法］ 新生児黄疸に対して波長 420-460 nm の青色光を照射して核黄疸(ビリルビン脳症)を予防する治療法．ピロール核を5つもつビリルビンは光を吸収して立体異性化が起こり，分解され，可溶性シクロビリルビンに変化して排泄されるため血中ビリルビンが減少し，黄疸が改善する．新生児を保育器に収容して，なるべく光線が当たる面を多くするために裸にし，眼球を光線から保護するためにアイマスクで覆い，1クール24時間として照射し，血清ビリルビン測定を行って中止を決める．直接ビリルビンが高い症例に行うと，皮膚色がブロンズ色となるいわゆるブロンズベビーの危険があるので注意する．光線療法によって不感蒸泄の増加，発疹などがみられることがある．近年，青色の波長が DNA 障害を起こす可能性が指摘され，緑色光を使用することが考えられ，一部で実行されている．看護ケア上必要なことは，光線の照射は新生児には無害であることを家族に説明し，また面会の機会を増やすよう勧めること，照射が面会者の眼と髪に与える影響を防ぐため，サングラスや帽子の着用を考慮することである．[1631] ⇨参ビリルビン脳症→2499

酵素 enzyme, ferment ［エンザイム］ 生物により産生され生体における化学反応を触媒するタンパク質や複合タンパク質．多くは生体内で少量産生され，主に細胞内で起こる反応を触媒し，代謝を制御．消化酵素においては，比較的大量に産生され，細胞外の消化管腔で食物の消化を行う．酵素の触媒作用は，他の無機触媒や単純な分子の有機触媒と異なり，非常に特異性が高いことや反応の効率がよいことなどが特徴．そのため酵素には多くの種類があるが，反応の性質によって，酸化還元酵素(オキシドレダクターゼ)，転移酵素(トランスフェラーゼ)，加水分解酵素(ヒドロラーゼ)，離脱酵素(リアーゼ)，異性化酵素(イソメラーゼ)，合成酵素(リガーゼ)の6つに分類されている．[305]

抗争⇨同葛藤→532

咬創⇨同咬傷(こうしょう)→1011

構造遺伝子 structural gene 原核生物における遺伝子発現調節のモデルであるオペロン説で唱えられた DNA 上の遺伝情報の単位．しかし，現在ではペプチドのアミノ酸配列や rRNA，tRNA の一次構造を規定する情報をもった遺伝子という意味に使われている．[305]

考想可視　visualisation of thought⇨同思考可視→1265

考想化声　thought hearing⇨同思考化声→1265

考想察知⇨同思考察知→1266

構造主義　structuralism　1960年代に実存主義に代わって登場した思想運動．1950年代までには，マルクス Karl H. Marx による社会構造，フロイト Sigmund Freud による無意識の構造，ソシュール Ferdinand de Saussure による言語の共時的構造，心理学ではゲシュタルト，生理学では全体性へと，数学においても構造現象へと目が向けられるようになり，1950年代以降には認識論的反省も加わって一種の科学革命が引き起こされた．その中心的存在となったのが，構造人類学のレヴィ=ストロース Claude Lévi-Strauss，精神分析のラカン Jacques Lacan，記号学のバルト Roland Barthes，精神史のフーコー Michel Foucault らで，「実体」に代わって「関係」が，「主体」に代わって「構造」が分析の対象となった．[446]

咬爪症　onychophagia⇨同爪かみ→2038

考想吹入⇨同思考吹入→1266

構造性側彎(わん)症⇨同特発性脊柱側彎(わん)症→2148

考想奪取⇨同思考奪取→1267

構造タンパク質　structural protein　生体内で構造を形成したり保ったりするために働いているタンパク質．細胞外の結合組織を構成するコラーゲンやエラスチン，細胞の形を定める細胞内の細胞骨格タンパク質，核内でDNAと結合しているヒストン，爪や毛髪のケラチンなどがある．[305]

構造的等価モデル　structural equation modeling　パス解析の過程で行われる手続き．明らかとなった変数(顕在変数)と，測定できなかった変数(潜在変数)の両方が等しくみなされるように，顕在変数の根底にある潜在的な変数との関係を評価すること，および潜在変数間の関係性を観察することによって行われる．[446]　⇨参パス解析→2371

考想伝播⇨同思考伝播→1267

後装(充)塡法⇨同アフターローディング→171

厚層塗抹(とまつ)標本　thick blood film⇨同血液濃塗標本→890

酵素化学的測定　enzymatic analysis　[**酵素的分析法**]　臨床検査において，生体試料中の成分を酵素による化学反応(速度)を用いて測定する方法．例えば血糖について，グルコースオキシダーゼ-ペルオキシダーゼ複合酵素あるいはグルコースデヒドロゲナーゼと補酵素 $NADP^+$(酸化型ニコチンアミドアデニンジヌクレオチドリン酸)を用いて測定する．酵素精製技術が進歩し，この方法による測定がよく行われる．[258]

拘束　restriction　「精神保健福祉法」では「精神科病院の管理者は，入院中の者につき，その医療又は保護に欠くことのできない限度において，その行動について必要な制限を行うことができる」とし，これらは「(精神保健)指定医が必要と認める場合でなければ行うことができない」と定めている(第36条)．このとき指定医は患者を直接診察して必要と認めることを要するとされている．そして施行規則ではこの行動制限の内容，そのときの症状，開始および解除した年月日と時刻については診療録に記載し，開始時には患者に書面で告知しなければならないと定めている．行動の制限には，患者の隔離と身体的拘束があるが，厚生労働省告示では身体的拘束は，衣類または綿入り帯などを使用して一時的に患者の身体を拘束し，その運動を抑制する行動の制限をいうとしている．また，身体的拘束は制限の程度が強く，二次的な身体的障害が生じる可能性もあるため，代替方法が見いだされるまでの間のやむをえない処置として行われる行動の制限であり，できる限り早期にほかの方法に切り替えるよう努めなければならないとし，対象となる症状として，①自殺企図または自傷行為が著しく切迫している場合，②多動または不穏が顕著である場合，③その他精神障害のために，そのまま放置すれば患者の生命にまで危険が及ぶ恐れがある場合としている．そして身体的拘束を行っている間は，原則として常時の臨床的観察を行い，医師は頻回に診察を行うものとするとしている．抑制帯としては綿入り帯より自由度の高いマグネット式のものが推奨される．このような機器の改善を図っても肺梗塞などの二次的な身体的障害を生じる可能性があり，これらのリスクを回避するためのガイドラインの整備が急がれている．WHOの「精神保健ケアに関する法」(基本10原則，1996)の「4．精神保健ケアにおける最小規制の原則」では，拘束の必要性の定期的再評価(例えば，身体拘束は30分ごとに評価する)および厳格に制限された継続時間(例えば，身体拘束では4時間)などの条件を課している．日本ではこれほどの制限はないが，2004(平成16)年の診療報酬改定では「医療保護入院等診療料」の新設にともない，行動制限最小化にかかわる委員会を医師，看護師，精神保健福祉士などで構成し，基本的考え方，基本指針の整備，行動制限患者の状況にかかわるレポートに基づく月1回程度の検討会議，年2回程度の研修会の実施を定めた．また2006(同18)年改正の「精神保健福祉法」では「隔離及び身体拘束等の行動制限について一覧性のある台帳の整備」が義務づけられ，医療機関側が常に行動制限を最小にするよう努力することを求めている．身体的拘束については高齢者の福祉施設では全廃するという動きもあるが，精神科では症状の程度により必要不可欠のものである．しかし，これはあくまでも行動を制限するためでなく，興奮や暴力を制限することによって，より患者に近づき患者との関係をつくり，診療や看護を迅速かつ適切に行うためのものであることは銘記しなければならない．車いす移動の際の転落防止を目的とした安全ベルトによる固定や，身体疾患に対する治療行為としての点滴中の固定については議論のあるところであるが，常時の固定でなければ精神保健指定医の指示を必要とする拘束とはみなさないという見解が出されている．[719]　⇨参抑制《治療上の》→2882，隔離《精神科医療における》→491，身体拘束→1582

梗塞　infarction　動脈を主とする血管の狭窄や閉塞による支配下灌流域の組織・臓器の限局性の虚血性壊死．貧血性(白色)梗塞と出血性(赤色)梗塞に大別される．貧血性梗塞は，終動脈で灌流されている脳や心臓，腎臓，脾臓など充実性臓器で起こる梗塞で，血流の途絶により白っぽく見える．出血性梗塞は，腸管など吻合枝の豊富な動脈の閉塞，あるいは肺，肝臓など血管の二重支配を受けている臓器の梗塞，また静脈閉塞による梗塞で，梗塞部に出血を伴う．静脈閉塞による梗塞は精巣や卵巣などの静脈流出路を1本しかもたない臓器の静脈血栓症によって生じる．脳や心臓でも再疎通を伴うと出血性梗塞となる．他に解剖学的な位置異常による血管の圧迫や腸捻転などによる閉塞もみられる．また梗塞部位が細菌に感染し，細菌塞栓が原因で梗塞に陥ったものを梗塞膿瘍，壊死組織が肉芽組織に置き換わったのち，最終的に瘢痕組織となるものを梗塞瘢痕と呼ぶ．[1459] ⇒参心筋梗塞→1516，肝梗塞→589，静脈性梗塞→1461

拘束衣 strait jacket⇨同抑制衣→2882

拘束型心筋症 restrictive cardiomyopathy；RCM 心筋症のうち，収縮能や壁厚は正常であるが，心室の拡張障害と拡張期容量の減少をきたす疾患．心内膜と心筋の広範な線維化や心内膜の肥厚などによる心筋のコンプライアンス（伸展性）の著しい低下が基本病態である．自覚症状として，呼吸困難や浮腫などの心不全症状のほかに，心房細動などによる動悸や血栓塞栓症が多い．診断には心エコー図，ドプラ法がきわめて重要である．心エコー図で肥大型心筋症，拡張型心筋症を除外でき，ドプラ法で左室流入血流のE/A比〔拡張早期ピーク血流速度（E）と心房収縮期ピーク血流速度（A）の比〕の増大（偽陽性化）などの拡張障害を認める．拡張障害が進行すると，聴診でⅢ音が，心臓カテーテル検査で心室のdip and plateau波形（平方根√の形の波形）がみられる．原因不明の特発性拘束型心筋症と，アミロイドーシスや好酸球増多性心疾患，心内膜心筋線維症などによる二次性拘束型心筋症があり，収縮性心膜炎との鑑別が最も問題となる．治療は利尿薬などの対症療法が中心で，予後は一般に不良である．[47] ⇒参肥大型心筋症→2451，拡張型心筋症→484

梗塞後狭心症 postinfarction angina；PIA 急性心筋梗塞の胸痛が消失したあと（発症24時間後から約2週間を梗塞後早期，4週あるいは退院までを梗塞後晩期）に20-60％程度に生じる，心筋逸脱酵素の有意な上昇を伴わない一過性の心筋虚血を指す．無痛性心筋虚血も含め，胸痛の有無は問わない．残存狭窄，血栓，冠攣縮，側副血行路の遮断などの因子が関与し，再疎通部位の再狭窄や非Q梗塞，非梗塞部位の多枝病変に伴う虚血が多い．診断は胸痛（硝酸薬舌下の効果の有無）や心電図（ホルターHolter心電図を含む）の虚血性ST変化，逸脱酵素の上昇の有無に加えて心エコー図，運動負荷心電図，心臓核医学検査や冠動脈造影検査により行う．心筋梗塞巣の拡大（心エコー），再梗塞（心筋逸脱酵素）や心外膜炎との鑑別が重要．心事故発生率の高い病態として不安定狭心症に準じた治療を行う．[1182]

梗塞後心室瘤 postinfarction ventricular aneurysm 急性心筋梗塞発症後にみられる限局性に心室壁が外側に突出した非収縮性の瘤で，急性心筋梗塞の8-15％に起こるとされる．近年では急性期の積極的な再灌流療法により，その頻度は減少しつつある．作業心筋が全層にわたって壊死に陥った部分は心室内の張力を受け，伸展，菲薄化して心室瘤となる．この部分では血液は停滞し，血栓を生じやすい．収縮期にかえって突出するため，一回拍出量は低下する．後下壁よりも前壁や心尖部に多く，側副血行路が未発達な左前下行枝の完全閉塞例に多くみられる．この心室瘤は心室壁組織より構成される真性心室瘤で，いったん線維化が完成すると破れることはまれ．心室瘤合併例は非合併例よりも死亡率が高いといわれる．梗塞後2週間以上続くST上昇により心室瘤の存在が疑われ，心エコー図検査で容易に検出される．難治性心不全や心室性頻拍症，反復する塞栓症が生じた場合は外科的切除の適応となる．[55]

梗塞後心膜炎⇨同心筋梗塞後症候群→1516

後続児頭鉗子娩出 extraction of aftercoming head 通常児頭が先進部であるが，殿部や足が先進部となった骨盤位分娩において，体幹脱出後，用手的に児頭を回旋させながら引き出すファイト・スメリーVeit-Smellie法でも後続児頭が娩出しないとき，鉗子を用いて行う操作．胎位（殿位か殿足位）と臍帯の位置を確認し，パイパーPiper鉗子あるいはネーゲレNaegele鉗子を用いて行う．[1323]

梗塞周囲ブロック peri-infarction block 急性心筋梗塞で認められる心室内伝導障害で，虚血に陥った心筋の興奮の伝導抑制による．心電図では急性心筋梗塞の所見に，QRS幅の軽度の延長や梗塞巣周囲の誘導では興奮到達時間の遅れ，Q波に続くR波などが認められる．梗塞による左脚前枝や後枝ブロックも梗塞周囲ブロックと呼ばれる．[970]

高速スピンエコー法 fast spin echo；FSE，turbo spin echo；TSE MRI撮像法の1つ．励起用90度パルスのあとに収束用180度パルスを多数用い，エコーごとに位相エンコード方向の傾斜磁場を変化させる．通常のスピンエコー法より撮像時間を著明に短縮できる．[264]

拘束性換気障害 restrictive〔ventilatory〕impairment 肺実質の線維化や硬化性病変あるいは手術による肺実質の減少，肺外の胸膜病変や肥満などにより肺，胸郭のコンプライアンスが低下し，肺気量，特に肺活量が低下する病態．肺機能検査（スパイロメトリー）で％肺活量が80％以下の場合を指す．代表的疾患は，肺線維症，肺結核後遺症，胸膜胼胝など．[141] ⇒参混合性換気〔機能〕障害→1140

拘束性肺疾患 restrictive lung disease 拘束性換気障害を呈する肺疾患．肺の線維化をきたす間質性肺疾患および肺線維症，肺結核後遺症が代表的であるが，広義には胸膜胼胝や高度の胸郭変形などの胸膜，胸郭の異常も含まれる．[141] ⇒参拘束性換気障害→1028

梗塞性瘢痕 infarcted scar，infarct scar 貧血性梗塞や壊死巣の器質化により，瘢痕性収縮を起こし瘢痕となった状態．梗塞巣の多くは間もなく凝固壊死に陥る．数日後から，炎症細胞浸潤，毛細血管，線維芽細胞を伴う肉芽組織の増生が凝固壊死巣周囲に始まり，やがて中心部まで肉芽組織で占められるようになる．その

●心筋梗塞にみられた梗塞性瘢痕（白色部）

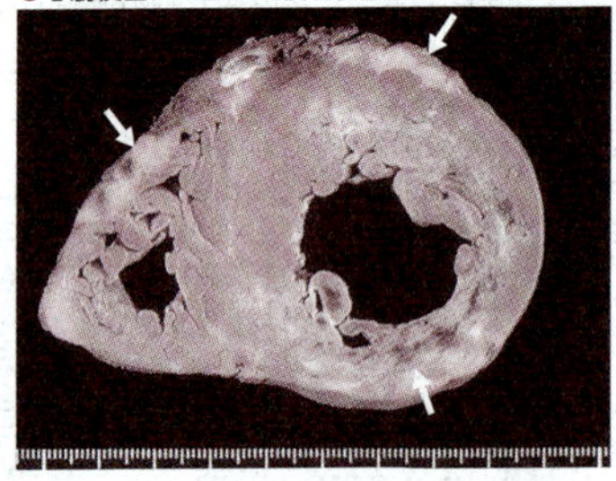

後次第に肉芽組織は線維性結合組織に置き換わり，最終的には瘢痕組織が形成される．これが梗塞性瘢痕であり，心筋梗塞，腎梗塞，脾梗塞などにその典型像が認められる．[692] ⇨参貧血性梗塞→2503

梗塞前狭心症 preinfarction angina 急性心筋梗塞の発症前にみられる狭心症(心筋梗塞の2/3程度に合併し，半数は安定狭心症，半数は不安定狭心症)．新規に発症あるいは増悪した狭心症など心筋梗塞に移行する危険性の高い狭心症として不安定狭心症と同様の意味をもち，粥腫(プラーク)の崩壊と炎症の関与する急性冠症候群や重症多枝病変などが病因となる．治療は不安定狭心症に準じる．梗塞前狭心症を有する例は，前壁梗塞では心不全の合併が少なく予後良好で，下壁梗塞では右室梗塞の合併が少ない．1986年，マリー C. E. Murry らが提唱した心筋虚血プレコンディショニング ischemic preconditionig という概念が関与するとされる．[1182] ⇨参不安定狭心症→2510，梗塞前症候群→1029

梗塞前症候群 preinfarction syndrome 急性心筋梗塞発症前にみられた症状や徴候の総称で，急性心筋梗塞の発症例を検討した結果得られたもの．心筋梗塞に移行しやすい状態で，不安定狭心症と同様の意味をもつ．多くは狭心症症状(前胸部を中心とした漠然とした胸部不快感)であるが，心不全症状，上部消化器症状のこともある．新たに出現した狭心症では1週間以内，特に24時間以内の発症が多く，症状も軽度の胸部不快感程度のことがあり梗塞前に医療機関を受診する頻度は高くない．軽度の日常労作や安静時でも症状が出現して発作頻度が増加する増悪型狭心症や治療に抵抗性で発作が遷延する狭心症などでは入院し，薬物療法(硝酸薬，抗血小板薬など)や経皮的冠動脈形成術(PTCA)を行う．安定した労作性狭心症より予後が不良である．[1182] ⇨参切迫心筋梗塞→1739，不安定狭心症→2510

合足体 sympus⇨同人魚体奇形→2262

後側方開胸法 posterolateral thoracotomy ［標準開胸法］ いかなる肺切除にも適した最も標準的な開胸法．切開線頭側端は肩甲骨椎骨縁と脊椎とのほぼ中間で第4肋骨の高さより始め，前下方に進み，肩甲骨下角の下縁を通過し，前腋窩線のやや前方で終わる．全体としてはやや緩やかなS字状となる．目的とする術式に応じて適宜高さや長さの変更が可能である．後背筋，前鋸筋，僧帽筋，菱形筋などを切除し，胸壁に至る．第5肋間開胸により肺門部を中心として胸腔内のほぼ全域を視野におさめることができる．[130]

後側彎(わん) kyphoscoliosis 矢状面での後彎変形と前額面での側彎変形が脊柱に同時に存在する状態．原因には先天性(奇形椎)，フォン=レックリングハウゼン von Recklinghausen 病，腰椎変性側彎症と骨粗鬆症椎体骨折の合併などがある．手術的治療は脊椎の骨切りを含んだ矯正固定術が必要になることが多い．[1404]

酵素系統名 systematic name of enzyme 酵素名称の1つで，その酵素の触媒する反応機構に基づいて表示される．酵素学の進展により多数の酵素が発見され，それまでの基質に接尾辞の-ase をつける慣習的な命名法では混乱をきたしたので，国際生化学連合(IUB)〔現在の国際生化学分子生物学連合(IUBMB)〕が，複雑ではあるが疑義のない命名法として提唱したのが酵素系統名である．概要は以下のようになる．①酵素をその反応機構から大きく6群に分類し，さらに1つの群を4-13のサブクラスに分類する，②系統名は前後2つの部分からなり，前部は基質〔基質が2つある場合は両者の間をコロン(：)で結ぶ〕を，後部は-ase をつけて反応を表す，③それ以外の情報は末尾にかっこで表す，④すべての酵素は酵素番号〔EC(enzyme classification)番号〕をもつ．例えば，マロン酸デヒドロゲナーゼを酵素系統名で表すと，L-malate：NAD^+ oxidoreductase(decarboxylating)となる．[305] ⇨参酵素番号→1030

酵素抗体法 immunoenzymatic staining⇨同酵素免疫測定法→1030

香蘇散(こうそさん) kososan 医療用漢方製剤の1つ．主として軽症の感冒に用いる．東洋医学的には「気うつ」，すなわち気のうっ滞による諸症状(気分がすぐれない，不眠，不安，頭重やめまいなど)によい．脈は多くは沈(深く押しこんで触れる脈)，体質は虚弱で，心窩部に振水音を認める場合に用いる．臨床的には，感冒のほか蕁麻疹や更年期様症候群，神経症などにも用いられる．出典：『和剤局方』．構成生薬：コウブシ，ソヨウ，チンピ，カンゾウ，ショウキョウ．[115] ⇨参気うつ(鬱)→663

酵素センサー enzyme sensor 酵素を固定化した高分子マトリックスと，酵素反応によって発生する物質(酸素，過酸化水素など)が変化する様子をとらえる電気化学装置で組み立てられたバイオセンサーの一種．酵素の基質や反応の特徴を役立てているので測定物質への選択度が高い．現在臨床機器として実用化されているものにグルコースセンサー(ブドウ糖センサー)がある．[1070] ⇨参ブドウ糖センサー→2565

酵素阻害 enzyme inhibition 酵素のある特定の部位に物質が結合して，酵素の反応速度を低下させること．その物質を酵素阻害薬という．酵素と阻害薬との結合が可逆的である可逆的阻害と，結合が不可逆的である不可逆的阻害に大別されるが，生理的には可逆的阻害様式のほうが重要．反応論的な解析から，酵素阻害の形式には競合阻害，不競合阻害，非競合阻害が知られている．低分子の酵素阻害物質は酵素の反応機構などの研究に役立つほか，その薬理的作用を利用して医薬品としても応用される．高分子阻害物質には各種タンパク性タンパク質分解酵素阻害薬などがある．[305]

酵素的デブリドマン enzymatic debridement⇨同化学的デブリドマン→468

酵素的分析法⇨同酵素化学的測定→1027

酵素特異性 enzyme specificity 多くの酵素は，その基質や補酵素，およびその触媒する反応形式に高い選択性を示す．すなわち特定の酵素が特定の基質群や基質にのみ作用する性質をいう．基質などに対する高い特異性は「かぎとかぎ穴」にたとえられて説明される．酵素分子の活性中心には基質(かぎ)とぴったり適合する立体構造(かぎ穴)がある．酵素の基質に対する特異性は，酵素によっては非常に厳密なものから構造上の特徴が共通した物質にも作用する比較的広いものまである．また酵素の触媒反応は特定の化学反応であって，副反応を起こさないことも重要な酵素特異性である．[305]

好訴パラノイア querulous paranoia ［訴訟パラノイア］ 自分が不当に不利益をこうむっているという支配観念ないし侵害妄想にとらわれ，損害の補償や謝罪を求め

こ

てあくなき闘争を続ける妄想性障害．近隣とのトラブル，会話や応対の行き違いなど些細な不利益を契機に，当然の権利を侵害された，自分が不当に扱われたと一方的に主張し，ほぼ生涯にわたり面会要求，訴訟，投書など精力的な復権活動を続ける．衝動的にあるいは周到な準備のもとに暴力，殺傷など重大な他害行為に及ぶことがある．多くは中年以降に始まり幻覚を欠き，聞く耳をもたず手のつけられないほどしつこく高い調子で興奮するときと，何ごともなかったかのように冷静にふるまうときの差が大きい．フランスでは復権妄想(自己の権利を取り戻すことばかりに終始する)ないし加害的被害者(自分こそ被害者だと言いながら相手を執拗に攻撃する)と呼び，解釈妄想と並ぶパラノイアの一型であるが，これをパラノイアの中核とみなす見解も少なくない．[1205,1228] ⇨参好訴妄想→1030

酵素番号　enzyme number，code number of enzyme　［EC番号］　国際生化学連合(IUB)〔現在の国際生化学分子生物学連合(IUBMB)〕の酵素委員会によって制定された酵素の分類による番号．酵素系統名をECで始まる4組の数字によって表している．例えばEC 2.7.1.1を例にとると，1番目の数字2は第2群の転移酵素を表し，2番目の7はリン酸転移のサブクラス，3番目の数字はその中のサブサブクラス1でアルコールがリン酸転移の受容体である酵素グループ，最後の1は通常ヘキソキナーゼとして知られている酵素を指している．ちなみに，ヘキソキナーゼは酵素系統名で表すとATP：D-hexose 6-phosphotransferaseとなる．[305]

酵素標識抗体法　enzyme labelled antibody technique⇨同酵素免疫測定法→1030

酵素免疫抗体法　enzyme antibody technique⇨同酵素免疫測定法→1030

酵素免疫測定法　enzyme immunoassay；EIA　［**酵素抗体法，酵素免疫抗体法，酵素標識抗体法，EIA**］　血液などに含まれる微量物質(ホルモン，腫瘍マーカーなど)の測定には，主に抗原抗体反応が用いられる．当初は放射性同位元素で抗原や抗体を標識する方法〔放射免疫測定法(RIA)〕が行われていたが，その後，放射性同位元素の代わりに非放射性物質である酵素などを標識して行う方法が開発された．酵素免疫測定法は標識物として酵素を用いる免疫学的測定法で，標識酵素としては，ペルオキシダーゼ，アルカリホスファターゼ，β-D-ガラクトシダーゼなどが用いられる．放射性物質を使用しないために，どこでも行える利点があり，現在，微量物質の測定法として中心的な役割を果たしている．[90]

好訴妄想　querulous delusion　〔D〕Querulantenwahn　妄想とは病的状態から発生する誤った判断であり，①内容が架空的，不合理，②異常に確信が強い(根拠が薄弱)，③経験，証拠，説得などによっても訂正不能，④個人の人格の偏りを背景に出現する，などの特徴がある．妄想には2つの分類があり，1つは発生過程による分類として一次妄想(真性妄想)と二次妄想(妄想様観念)があり，前者は妄想の起こり方が心理的にどうしても了解不能のもの，後者は妄想の起こり方が心理的に了解可能なものをいう．もう1つの分類は内容による分類で，被害的な内容を主とする被害妄想，被毒妄想，うつ(鬱)的内容の罪業妄想，貧困妄想，誇大的内容の誇大妄想，発明妄想などがある．好訴妄想は多くは二次妄想で，被害的な内容を主とし，自分の権利が侵害されていると信じ，執拗に公的機関などに訴える1つの症候群．種々の疾患，例えば統合失調症，躁うつ病，異常性格の素質のある人，パラノイアなどにみられる．[1539] ⇨参好訴パラノイア→1029，闘争パラノイア→2117

酵素誘導　enzyme induction　ある種の薬物により，肝ミクロソーム分画に存在する薬物代謝酵素チトクロムP 450の活性が増大することをいう．この現象は薬物耐性，交差耐性，併用薬物の効力変化などに関与する．例えばフェノバルビタールの連用により酵素誘導が生じ，しだいに効力低下するとともにヘキソバルビタールの催眠効果の短縮，フェニトインの抗痙攣作用の短縮，ジクマロールの抗凝血作用の低下などがみられる．[987]

後退　regression　①徴候や症状，もしくは病的状態が沈静化し寛解へ向かうこと．逆に悪化する場合にも使われる．②発達した機能を使うことができず，より早期で未熟な行動様式に退行すること．[943]

抗体　antibody；Ab　［Ab］　抗原の侵入に対して産生されるタンパク質で，免疫グロブリン．長短2本ずつ(H鎖，L鎖)の4本のポリペプチド鎖がジスルフィド結合で結合した構造をとる．IgM，IgG，IgA，IgE，IgDの5つのサブクラスがある．[1439] ⇨参免疫グロブリン→2808

●抗体の基本構造

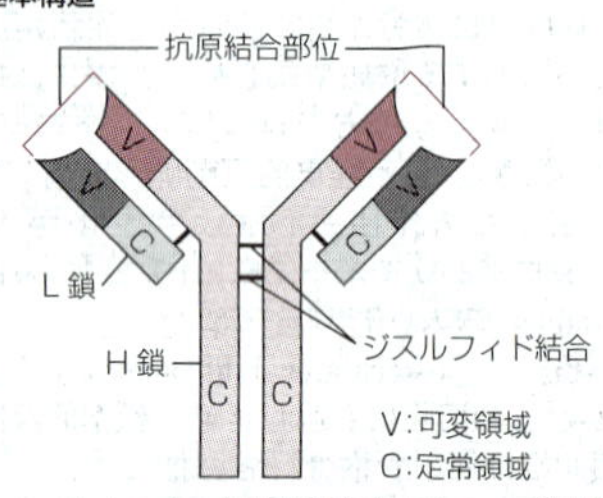

広帯域　wide band　超音波検査において発射する超音波信号に含まれる周波数の広がりが大きいもの．近年用いられているものは，分解能を向上させる目的で広帯域のものが多い．[955]

抗体依存性細胞傷害　antibody-dependent cell-mediated cytotoxicity；ADCC，ADCMC　［**抗体依存性細胞媒介性細胞傷害作用，ADCC**］　特異抗体で覆われた標的細胞が，抗体のFc部分と結合するFc受容体を発現し細胞傷害活性をもつ細胞(キラー細胞)によって破壊される反応．低親和性Fcγ受容体(FcγRⅢ；CD 16)を発現するナチュラルキラー(NK)細胞や活性化マクロファージは，ウイルス感染細胞や腫瘍細胞などの標的細胞に結合したIgGと反応して活性化し，細胞内顆粒にたくわえられたパーフォリンperforinやグランザイムgranzymeなどの細胞傷害性タンパク質を標的細胞に向けて放出して標的細胞を破壊する．このような細胞傷害活性を媒介するFcγRⅢは，標的細胞表面に結合したIgGと結合するが，遊離IgGとは結合しない．また好酸球は高親和性IgE受容体(FcεRⅠ)を発現しており，蠕虫(ぜんちゅう)の感染において蠕虫に結合したIgEと反応して細胞内顆粒から細胞毒性の高い塩基性タンパク質を放出して好中球やマクロファージに抵抗性の蠕虫の排除にあたる.[939] ⇨参Fc 受容体⇀49, キラー細胞⇀786, ナチュラルキラー細胞⇀2193

抗体依存性細胞媒介性細胞傷害作用 antibody-dependent cell-mediated cytotoxicity；ADCC⇨同抗体依存性細胞傷害⇀1030

抗体医薬 antibody medicine 腫瘍細胞などの標的細胞に特異的に生じる異物(すなわち抗原)を認識して結合し，医薬品として治療効果を発揮する人工抗体の総称．人体の防御に働く抗原抗体反応が作用のベースであり，特定の抗原に反応する単一の免疫グロブリンから大量に精製されたモノクローナル抗体が用いられる．特に癌領域では，CD 20 抗原，ヒト上皮細胞増殖因子受容体(EGFR)，ヒト上皮増殖因子受容体 2 型(HER 2)などに対するモノクローナル抗体が開発されており，分子標的治療薬として臨床に用いられている．また抗ヒト腫瘍壊死因子(TNF)-α モノクローナル抗体であるインフリキシマブは，関節リウマチに適応をもつ．作用部位が絞り込まれているため，高い有効性や副作用の軽減が期待される．

交代覆い試験 alternative cover test；ACT⇨同交代遮閉試験⇀1031

抗体価 antibody titer 血液など試料中に存在する抗体の濃度，結合力，阻害力などを示す力価．一般的には，段階希釈した試料を用いて抗原への結合反応を測定し，抗原へ結合する最高希釈倍率あるいはその半分を抗体価とする.[1439]

抗体吸収 antibody absorption 免疫反応に用いられる抗血清試薬に含まれる不要な抗体を，抗原抗体反応により取り除くこと.[258]

交替勤務 shift working⇨同交替制⇀1031

交代固視 alternative fixation⇨同交代視⇀1031

抗体産生細胞 antibody forming cell；AFC, plasma cell ［AFC］ 抗体(免疫グロブリン)を産生，分泌する細胞，すなわち，B リンパ球および B リンパ球がさらに分化したプラズマ細胞(形質細胞)のこと．単に免疫グロブリンを細胞膜上に発現する通常の B 細胞は含めない.[1439] ⇨参形質細胞⇀858

抗体産生の選択説 selection theories of antibody production⇨同クローン選択説⇀843

交代視 alternative vision ［交代固視］ 両眼が同時に同じ目標物を見ていない斜視で，目標物を右眼で見たり左眼で見たり，左右眼交互に見ている状態をいう.[975]

交代歯⇨同代生歯⇀1880

交代遮閉試験 alternative cover test；ACT ［交代覆い試験］ 左右眼を交互に遮閉し，その遮閉を除いたほうの眼の動きを観察することで，斜位および斜視を検出する検査法．眼位にずれがある場合，外斜視(位)か内斜視(位)か，上斜視(位)か下斜視(位)か，顕性か潜伏性か，またその程度を定量的に測定，診断できる.[480]

後大静脈尿管⇨同大静脈後尿管⇀1878

抗体指令説 instructive theory of antibody production⇨同鋳型説⇀220

交代人格 alternating personality ［二重人格］ 自我意識の障害の 1 つ．自己の同一性が障害されると，時間的経過の中で 2 つの自分が存在し，意識清明時と意識変容時に 2 つの自我が交代する．おのおのの人格は，独立した行動，記憶をもつ．このとき，一方が他方の記憶の中に入ることなく，互いの人格の存在に気づかない．3 つ以上の人格が出現する場合を多重人格と呼ぶ.[1263] ⇨参解離性同一性障害⇀461

交替制 shift system, shift work ［交替勤務］ 連続稼働を必要とする業種，事業所によっては業務を続けるために，1 日 24 時間を 2 つあるいは 3 つの時間帯に分け，グループに分かれた労働者がそれぞれの時間帯に交替で勤務する方法．常日勤に比べ勤務時間帯が周期的に変わるので労働者に生理的負担がかかる.[1603] ⇨参サーカディアンリズム⇀1147, 深夜業⇀1606

交代性脚ブロック alternating bundle branch block 脚ブロックにおいて，ブロック部位が 1 拍ごと交互に，あるいは日をおいて変化するもので，心電図でブロック所見が交互に変化する．房室ブロックの前兆となり，ヒス・プルキンエ系に異常が及んでいることを示す．通常ヒス心室(HV)時間も延長している.[970]

交替制勤務 shift work system 勤務体制の 1 つの形態で，24 時間をいくつかの勤務帯に分けて職員が交替で勤務するもの．特に看護職の場合，よりよい看護サービスを 24 時間保証し継続していくために必要な業務の組織化である．患者のより快適な療養生活の提供のために，さまざまなニードに対応でき，しかも看護を提供する側にとっても自己の健康と生活を維持できる勤務体制を考慮する必要がある．従来行われてきているのは，1 日を 8 時間ずつに分ける 3 交替制であり，おおむね 8 時～16 時までを日勤，16 時～24 時までを準夜勤，24 時～翌 8 時までを深夜勤とする勤務体制である．このほかに時間帯をずらした変則 3 交替制や，準夜と深夜を通して同じ看護職が勤務する変則 2 交替制，繁忙時の業務をカバーする早出・遅出勤務体制，慢性疾患病棟などでの 2 交替制など，実態に応じた勤務体制が検討され取り入れられている．

交代性斜視 alternating strabismus 右眼と左眼が交代にずれる，いわゆる交代に斜視になる状態をいう．乳幼児の場合，同時ではないにせよ両眼を使用している交代性斜視は斜視弱視になる可能性は低い.[975]

交代性徐脈頻脈症候群 alternating bradycardia-tachycardia syndrome⇨同徐脈頻脈症候群⇀1495

交代性便通異常 alternate stool abnormality ほぼ一定の間隔で下痢と便秘が繰り返される過敏性腸症候群．多くは便意頻数，排便困難感，残便感を伴う．成因は不明であるが，腸管運動異常と腸管痛覚の過敏性，情動ストレス，うつ(鬱)病などの心理的・精神医学的因子が関与するとされている.[839] ⇨参過敏性腸症候群⇀542

交代性片麻痺 alternating hemiplegia 片麻痺が存在し，その反対側に脳神経麻痺を伴う徴候．脳血管障害や腫瘍などの疾患による脳幹の障害で生じる．障害部位により種々の症状を示す．例えば，障害側の動眼神経麻痺に反対側の片麻痺を伴うものはウェーバー Weber 症候群と呼ばれている.[1289]

後大動脈リンパ節⇨同大動脈後リンパ節⇀1891

抗体特異説⇨同クローン選択説⇀843

後大脳動脈 posterior cerebral artery；PCA 大脳半球を灌流する 3 本の大脳動脈(前，中，後)の 1 つ．椎骨-脳底動脈系の終枝で，脳底動脈が左右に分かれて後大脳動脈となる．分岐後間もなく，前外側方で左右の後交通動脈と連絡し，大脳動脈輪の一部を担う．さらに，中脳周囲のくも膜下腔(迂回槽)の中を後方へ走り，皮質枝は側頭葉下面，後頭葉(視覚野)などに分布し，中心枝は後有孔質から脳実質に入り内包，視床後部などに分布する．[1044] ⇨参大脳動脈輪→1896，脳の動脈→2292，中大脳動脈→1995

鉤《大脳の》 uncus⇨参鉤ヘルニア→1056，海馬傍回→451

抗体標識法 antibody labelling technique 抗体に放射性物質，βガラクトシダーゼ，アルカリホスファターゼ，ペルオキシダーゼ，リゾチームなどの酵素やビオチンなどを標識して抗原を検出する方法．この方法によれば高感度で抗原を検出できる．[677]

交代脈⇨同交互脈→1001

交代浴 contrast bath 水治療法の一種で，まず温浴し次いで冷浴を反復する．断端痛や腫脹などの強い慢性炎症症状の緩和や，外傷後血腫の吸収などの目的に利用される．通常は足浴として局所浴の形で用いる．温水用と冷水用の2個の小浴槽を用意し，まず38-40℃の温水に8-10分つけ，次いで15-18℃の冷水に8-10秒つけることを2-3回繰り返すが，必ず温水で始め冷水で終わる．[818]

光沢苔癬(たいせん) lichen nitidus ［ピンクス病］ 比較的まれな原因不明の良性皮膚疾患．扁平からドーム状に盛り上がる正常皮膚色の1-2 mmの丘疹で，表面は光沢を帯びる．無数に多発したり，局所的に多発・集簇したりするが，癒合することはまれ．自覚症状はない．小児に多く，どこにでも生じるが，体幹，陰茎に好発する．真皮乳頭部に小型の肉芽腫を形成する．慢性であるが自然軽快することが多い．[1571]

叩打痛 knock pain ［打痛］ 病変部を叩打することにより誘発される疼痛．脊椎カリエス初期の棘突起の叩打痛には診断的価値がある．[1376]

甲′型肝硬変 A′type cirrhosis，type A′cirrhosis わが国での肝硬変の長与・三宅分類の一型．長与又郎により甲・乙分類が提唱され，後に三宅仁が甲′(こうダッシュ)，乙′(おつダッシュ)，F型(栄養性)を追加した．甲型肝硬変と乙型肝硬変の中間型を指す．最近では再生結節の大きさでの分類が使用される傾向にある．[1353] ⇨参甲型肝硬変→982，乙型肝硬変→406

後脱分極 after depolarization 活動電位のあとに続く脱分極性の電位変化．筋や一部の神経細胞でみられる．[1274] ⇨参陰性後電位→297

叩打法 percussion 理学療法の手技の1つ．気管支炎など気道内分泌物の多い患者の気道内の粘液を排除させる(排痰)ために行う処置の1つ．指の先端や手の側面を用いて，胸壁を数回短く軽く連続して打ち，気道内異物を排除しやすくする．[953] ⇨参タッピング→1919

高炭酸ガス換気応答曲線 CO_2 ventilatory response curve⇨同炭酸ガス応答曲線→1936

高炭酸ガス血症 hypercapnia，hypercapnemia ［高炭酸血症，高二酸化炭素血症］ 主に肺胞での換気が低下して，動脈血炭酸ガス(二酸化炭素)分圧(Pa_{CO_2})が基準値(40±4 mmHg)より上昇している状態．pHの低下，低酸素血症を伴い，頭痛やめまい，発汗，集中力の低下などがみられる．Pa_{CO_2}が急激に上昇した場合にはCO_2ナルコーシスを招き，昏睡，呼吸停止にいたる．原因疾患として肺気腫や慢性気管支炎などの閉塞性肺疾患，胸膜疾患，呼吸中枢の障害などがある．

高炭酸ガス血性昏睡⇨同過炭酸ガス血性昏睡→524

高炭酸血症⇨同高炭酸ガス血症→1032

合短指症 symbrachydactyly⇨同短合指→1935

抗男性ホルモン療法 anti-androgenic therapy ［抗アンドロゲン療法］ 前立腺癌は男性ホルモン依存性癌であるという性質を利用した治療法．両側除睾術，エストロゲン療法，LH-RH(黄体形成ホルモン放出ホルモン)療法，アンチアンドロゲン療法がある．エストロゲン剤としてはエチニルエストラジオール(プロセキソール®)などがある．LH-RHアナログ(性腺刺激ホルモン放出ホルモンアナログ化合物)を投与し続けることにより男性ホルモンを去勢レベルまで低下させ，除睾術と同等の効果を示す(薬物的去勢術)．アンチアンドロゲン剤にはステロイド系のクロルマジノン酢酸エステル，非ステロイド系のフルタミド，ビカルタミドがあり，前立腺癌細胞内でのアンドロゲン受容体阻害作用により制癌作用を示す．[474]

高タンパク食 high protein diet 急性肝炎，慢性肝炎の回復期，代償性肝硬変，貧血などタンパク質の喪失が著しい疾患に対して用いられる食事のこと．タンパク質が豊富な肉，魚，牛乳，マメ類などが多く含まれている．[987]

高地順応 altitude adaptation⇨同高所適応→1020

高知女子大学家政学部衛生看護学科 Kochi Women's University School of Nursing 1952(昭和27)年，わが国で最初の4年制の大学課程での看護教育が行われた看護学科．看護婦(現看護師)と保健婦(現保健師)の統合教育として，教育活動と研究活動が開始された．創設当初は家政学部に所属し，看護学科であったが，翌年東京大学に衛生看護学科が設置されたことを受けて，1959(同34)年には衛生看護学科と改称．1981(同56)年に看護学の独自性が社会に認められるようになり，再度看護学科と改称された．また1975(同50)年には，卒業生が中心となって高知女子大学看護学会を設立し，以後毎年1回研究発表やシンポジウムを開催し，卒業後の研鑽に努めている．1998(平成10)年には看護学部として独立し，同時に研究科修士課程が，2001(同13)年には博士課程が設置された．卒業生は臨床，教育，行政などで幅広く活躍している．[321]

後腟円蓋 posterior vaginal fornix 腟の内奥に突出した子宮腟部の周囲を囲むくぼみを腟円蓋というが，その後方の直腸側部分を指す．骨盤腔から見るとダグラスDouglas窩に相当するため，内診や経腟超音波ではダグラス窩の腫瘍や癒着の有無の診断は後腟円蓋を通して知る．ダグラス窩穿刺により骨盤腔内の出血の有無などを知る場合も後腟円蓋を経由する．[998] ⇨参腟円蓋→1971

高窒素血症 azotemia 血中の非タンパク窒素(NPN)濃度が上昇している状態．NPNとはタンパク質以外の窒素化合物に含まれる窒素のことで，残余窒素ともいう．血液中より尿中に窒素化合物を排泄することは腎臓の最も重要な働きであり，本症では腎がその機能を果たせなくなっている．尿毒症などの腎機能障害に特徴的である．[258] ⇨参尿毒症→2256

巧緻動作 skilled movement きめ細かく，精密で巧みな動作．箸を使う，スナップをとめる，ボタンをかける，紐を結ぶなど，手先の細かい動きを伴う．精密な運動コントロールを必要とし，手指の感覚や運動能力，視覚のフィードバック，身体の固定性，心理的状況により左右される．小児の運動発達をみる際に，粗大運動と区別し，手指によるつかみ，つまみ，描画などによる細かな動作を指すこともある．[824] ⇨参微細運動→2438

高地肺水腫 high-altitude pulmonary edema 健常者が約3,000 m 以上の高地に急速に到達すると，約5% の頻度で，数時間から数日以内に肺水腫が出現する．肺水腫は原因により心性と非心性に分けられ，両者とも急性型と慢性型がある．高地性肺水腫は非心性で低酸素性肺水腫に分類されている．臨床症状は間質内および肺胞，細気管支内への滲出液の充満による，喘鳴を伴う呼吸困難を主体として，時期や重症度によりさまざまである．[1443] ⇨参肺水腫→2339，間質性肺水腫→605

膠着血栓⇨同血小板血栓→914

後柱 posterior column⇨同後角→980

好中球 neutrophil 顆粒球の一種．白血球の40-60% を占め，直径12-15 μm で，細胞質に中性好性顆粒を有する．末梢血中の半減期は約半日である．骨髄で造血幹細胞から骨髄芽球→前骨髄球→骨髄球→後骨髄球→桿状核球→分葉核球に成熟，分化する．通常，後二者の状態で末梢血中に存在する．好中球は異物が侵入すると，透過性の亢進した血管壁に粘着して血管の内皮細胞と内皮細胞の間にもぐり込んで通過し，炎症部位へ到達(遊走能)する．炎症局所での好中球は細菌などの異物，特に補体成分(オプソニン)や抗体と結合した細菌を貪食し，好中球内の顆粒と癒合させ，顆粒内容物(顆粒内水解酵素，ラクトフェリン，ペルオキシダーゼなど)の作用で殺菌する．顆粒はリゾチームの一種であり，ゴルジ Golgi 体でつくられる．また好中球の細胞膜で生じる活性酸素やハロゲンも共同して殺菌に関与する．顆粒球コロニー刺激因子(G-CSF)や顆粒球マクロファージコロニー刺激因子(GM-CSF)により好中球の産生は増加する．[1377] ⇨参好中球機能異常→1033

好中球アクチン機能異常症 neutrophil actin dysfunction ［好中球細胞骨格異常症］ 好中球の細胞骨格であるβアクチン遺伝子の異常により変異タンパクが産生され，好中球機能低下に伴う易感染性をきたす遺伝性疾患．好中球の遊走能，貪食能，活性酸素産生能の低下がみられる．[1377] ⇨参好中球機能異常→1033

好中球アルカリホスファターゼ neutrophil alkaline phosphatase；NAP ［白血球アルカリホスファターゼ］ 分節状の核をもつ多核白血球のなかで，細胞質にギムザ Giemsa 染色によって好中性の顆粒が染め出される好中球がもつ酵素．最適 pH はアルカリ性で，リン酸モノエステルを加水分解し無機リン酸を生じる特異性の広い酵素である．好中球は運動性が高く盛んな貪食能を示すが，好中球アルカリホスファターゼも細菌感染などでその活性が上昇．しかしその明確な機能には不明な点も多い．[305] ⇨参骨性アルカリホスファターゼ→1109

好中球機能異常 neutrophil dysfunction ［白血球機能異常症］ 好中球は末梢白血球の約40-60% を占め，生体防御に重要である．好中球の重要な働きは末梢血中から血管内皮を通過して細菌や真菌が侵入した病巣へ遊走し，これらを貪食し，細胞内で殺菌・消化することであり，好中球の運動と遊走に関与する因子が複数報告されている．細菌などが侵入すると，組織に存在するマクロファージなどは炎症性サイトカインであるインターロイキン1β(IL-1β)や TNFα(腫瘍壊死因子α)などを放出し，周囲の細胞から好中球を引き寄せる因子(ケモカイン)の放出を誘導する．好中球遊走の代表的ケモカインは IL-8 であり，その他種々のサイトカイン，ケモカイン，細胞内顆粒，好中球細胞表面の受容体が協調して異物除去にあたる．好中球機能異常症は遊走能，貪食能，殺菌能の異常に大別されるが，通常これらの機能の複数が損なわれている．主な先天性の好中球機能異常症である慢性肉芽腫症，白血球粘着不全症Ⅰ型，高 IgE 症候群，チェディアック・東 Chédiak-Higashi 症候群，好中球二次顆粒欠損症などでは化膿性の感染症を反復することが知られている．しかしミエロペルオキシダーゼ欠損症のような他の殺菌機構が代償する場合は，臨床的には易感染性傾向はなく生命予後も良好である．一方，続発性の好中球機能低下は悪性腫瘍，糖尿病，全身性エリテマトーデス，熱傷，感染症などで好中球機能が低下し易感染性，感染症の重症化を起こすことが知られている．[1377]

好中球機能不全症 functional disorder of neutrophil 先天的(一次性)好中球機能異常症(原発性食細胞機能異常症)と，二次性の機能異常のために易感染傾向を呈する疾患がある．二次性の機能異常症には遊走能が障害される場合と殺菌能が障害される場合がある．遊走能が障害されるものは高 IgE 症候群，感染，若年性歯周囲炎，経静脈栄養時の低リン血症，栄養不良，アルコール過剰摂取，熱傷，糖尿病，関節リウマチ，薬剤によるものがあり，殺菌能が障害されるものには百日咳やインフルエンザウイルス感染，経静脈栄養時の低リン血症などが含まれる．[601] ⇨参原発性食細胞機能異常症→959

好中球減少症

neutropenia ［顆粒球減少症］

【概念・定義】 白血球は感染防御として重要な働きを担っている．特に好中球は細菌の貪食・破壊，リンパ球はウイルス感染症に対して中心的な役割を果たしている．好中球減少を呈した場合は真の好中球減少か，生体内での分布が偏ったために生じた見せかけの好中球減少かを鑑別することが重要である．真の好中球減少は**易感染状態**にあることを意味する．好中球は白血球の40-60% を占め，通常，末梢血中の好中球絶対数(全白血球数×末梢白血球分画中の好中球の桿状球と分葉核球%)が1,500/μL 未満の状態を好中球減少とする．感染症発症の危険度によって軽症(1,000-1,500/μL)，中等症(500-1,000/μL)，重症(500/μL 未満)に分類する．日常の環境ではさまざまな細菌が空気中に存在し，また皮膚，口腔内，腸管にも常在菌が存在するが，健常者では問題を引き起こさない．これは好中球やリンパ球が十分存在するためである．しかし好中球減少が高度の場合は，これらの細菌も生体に対して病原性を発揮し致死的な感染症を引き起こす可能性がある．臨床上で易感染性と判断される好中球数は数日以上持続する1,000/μL未満の状態で，特に500/μL未満まで減少すると感染症に対する対策を講じなければ重篤な感染症の併発や感染症の再燃再発のリスクが高まる．

【病態】 ①骨髄での好中球産生以上に末梢あるいは組織での消費や破壊が生じた場合：原因としては一部の細菌感染症，アレルギー疾患，薬剤，自己免疫疾患による好中球に対する抗体，脾腫のある症例では脾臓で好中球が捕捉されて破壊される，②骨髄での産生が低下する場合：**造血器悪性疾患**，再生不良性貧血，癌の骨髄転移，一部の細菌あるいはウイルス感染症，骨髄線維症，薬剤，放射線など，③骨髄では産生しているが有効でない(無効造血)場合：ビタミンB_{12}欠乏，葉酸欠乏，骨髄異形成症候群，④先天性の好中球減少，などがあり，原因検索としては白血球以外の貧血，血小板減少の有無，末梢血および骨髄の細胞評価，肝疾患や膠原病，先行感染症の有無，生化学検査などを総合的に判断する必要がある．

【治療】 癌化学療法に起因した後天的な産生障害に続発する急性の好中球減少症に対しては，前もって骨髄抑制の程度，骨髄抑制から回復するまでの期間を予測し，感染症対策を行うことが重要である．高度の好中球減少が予測される場合には**感染症対策**として細菌・真菌感染予防薬の内服，経気道感染症の予防としては無菌室あるいはそれに準じる管理を行う．また発熱を認めた場合には感染症の原因検索を行いつつ直ちに広域スペクトラムの抗菌薬の投与を行う．また初期治療としての抗菌薬が有効でない場合は真菌感染症の可能性を考えて治療を行う必要がある．一般に高度の好中球減少症例では感染症の部位，起因菌の同定が困難であるため，近年このような高度好中球減少をきたした発熱症例に対して**発熱性好中球減少症**と診断して，その治療ガイドラインが提唱されている．また，顆粒球コロニー刺激因子(G-CSF)製剤を併用して好中球の回復を促進する，あるいは免疫グロブリン低下症例ではγグロブリンの補充を行い感染症の終息を図る場合がある．このような症例では好中球以外にリンパ球の機能も低下している場合が多く，ウイルス感染症の再活性化にも注意する必要がある．[1377]

好中球減少症の看護ケア

【看護実践への応用】 好中球減少症は，血液疾患，抗腫瘍薬投与後，薬剤に起因するものなどがあり，急性白血病治療後などでは好中球数がゼロになることもある．好中球減少症の患者は，感染症を起こすと重篤化する危険性が高く，感染予防と感染症の早期発見，感染を最小限に抑えることが重要である．発熱の有無や熱型，敗血症の徴候，全身の粘膜や皮膚，臓器などの感染徴候，および留置されているカテーテル類からの感染徴候の経時的観察が必要である．感染徴候が現れた場合は，できるだけ早く治療を開始することで悪化を防ぐことができるため，患者には自覚症状の変化に気がついたときにはすぐ知らせるよう指導する．発熱時には，感染の原因を特定するために全身の観察を行うとともに，発熱，疼痛などの症状による苦痛の緩和と抗生物質の投薬などの治療を確実に行う．感染予防のためには，患者本人の身体の清潔維持が重要であり，特に口腔内からの細菌の取り込みの可能性が高いため，手洗いと含嗽を励行することが必要となる．食物からの細菌侵入の可能性があるため，食事は生ものの摂取は控え，加熱したものとする．皮膚の保清も重要で，血小板や赤血球の数値を含め全身状態に合わせてシャワー浴や全身清拭をする．入院環境は，HEPAフィルター(高性能微粒子除去装置)つきの個室の使用が望ましい．ほこりを立てないよう清掃方法を徹底し，清潔な空間を維持する．生花の持ち込みや感冒などの症状のある人，および子どもの面会を制限する．医療者を含めた他者からの交差感染を防止するために，入室時の手洗い，検査や処置時の清潔操作の徹底は重要である．

【ケアのポイント】 発熱や疼痛などの身体的苦痛に加え，日常生活活動の制限が長期に及ぶことに対するストレスや，悪性の原疾患によるケースが多いため，予後に対する不安感が増大する場合がある．精神的な状況の把握とサポートは，身体的ケアと同時に行う必要がある．好中球減少症を繰り返す可能性のある患者の場合は，患者本人が感染予防行動を習慣として体得し，症状の観察や受診行動など，自己管理能力を高めるための指導が大切である．[1265] ⇨参好中球減少症→1033

好中球細胞骨格異常症 ⇨同好中球アクチン機能異常症→1033

好中球増加症 **neutrophilia** 好中球が正常より増加した状態．好中球増加症には，骨髄の顆粒球貯蔵プールが増加した真の好中球増加症と，顆粒球貯蔵プールは増加せず末梢の辺縁プールから循環プールへシフトした見せかけの好中球増加症がある．真の好中球増加症の多くは感染症に伴ったものである．好中球貯蔵プールは5-6倍に増加する．感染症の初期は血中から組織に移動するため一時的に循環好中球は低下するものの，骨髄が速やかに反応し，供給される好中球が増加する．白血球数は1万/μLを超え3万/μL程度まで増加することもある．しかし，一部の感染症や生体での反応が悪い場合は好中球増加をきたさないので，検査結果で好中球増加を示さないことが必ずしも感染症を否定するものではない．感染症の継続している期間は好中球増加は持続し，感染症が回復に向かうと好中球数は正常化する．非感染性の好中球増加は熱傷，術後，急性心筋梗塞などの組織損傷に伴うもの，リウマチ熱，血管炎，過敏反応で免疫との関連で増加する．内分泌・代謝性疾患として糖尿病性ケトアシドーシス，妊娠高血圧症候群，尿毒症，クッシングCushing症候群，悪性腫瘍では腫瘍の急速な増大に伴う中心壊死や顆粒球コロニー刺激因子(G-CSF)産生腫瘍で好中球増加をきたす．その他，生理的好中球増加として過度の運動，アドレナリン投与，妊娠，陣痛でもみられる．慢性骨髄増殖性疾患，痙攣，発作性頻脈，副腎皮質ホルモン剤投与に好中球増加をきたすことが知られている．[1377] ⇨参顆粒球交代率→554

鉤虫症 **ancylostomiasis, hookworm disease** ズビニ鉤虫*Ancylostoma duodenale*，アメリカ鉤虫*Necator americanus*などの鉤虫(十二指腸虫)に感染して起こる疾患．前者は経口的に，後者は経皮的に体内に侵入し，どちらも小腸粘膜に寄生して吸血する．貧血，倦怠感，動悸，腹痛，食欲不振などがみられ，経皮感染の場合は皮膚爬行症を起こすこともある．治療はピランテルパモ酸塩による駆虫と，貧血に対する鉄剤の投与．[288]

⇨参アメリカ鉤虫⇀181，ズビニ鉤虫⇀1652

高中性脂肪血症 hypertriglyceridemia ［高トリグリセリド血症］ 血中の中性脂肪が異常高値を示す原因不明の疾患．中性脂肪分解酵素リポタンパク質リパーゼが欠損する先天的なものと，中性脂肪が肝で過剰合成される後天的なものがある．[987] ⇨参高カイロミクロン血症⇀979

高・中・低在方式(東大方式)⇨参骨盤腔区分⇀1117

後腸 hindgut 中腸に続く胎生消化管の末端部分で，内皮組織からなる．尾側末端のヒダの発達により形成され，小腸，大腸，直腸，膀胱，泌尿器，生殖路が発生する．[167] ⇨参総排出腔遺残⇀1823

紅潮 flush⇨同潮紅⇀2010

後頂位⇨同後頭位⇀1040

高張液 hypertonic solution 体液より高い浸透圧をもつ溶液．浸透圧の等しい溶液を等張液，逆に低い溶液を低張液という．[1618] ⇨参等張液⇀2118，低張溶液⇀2052

高張食塩水 hypertonic saline solution 生理食塩水(0.9% NaCl，154 mEq/L)が細胞外液とほぼ等張であるのに対し，浸透圧が血液よりも高い食塩水．臨床では水中毒，低ナトリウム血症や頭蓋内圧亢進症などの治療に用いられる．また高張食塩水負荷試験として，下垂体後葉のADH分泌能を調べる検査にも使用．[915]

高張食塩水負荷試験 hypertonic saline infusion test⇨同カーター・ロビンス試験⇀422

高張性脱水症 hypertonic dehydration ［水欠乏性脱水］ 体液のうち主として水が失われる型の脱水症．水が失われると細胞外液の血漿ナトリウム濃度が増加し，浸透圧が上昇して高張性となる．これに反応して抗利尿ホルモン(ADH)の分泌が亢進して尿量が減少する．原因として①中枢神経障害により意識や口渇中枢に障害があって水摂取が正常に行われない場合，②水の過剰喪失の場合(尿崩症，浸透圧利尿，発汗，嘔吐，下痢，熱傷)，がある．[987] ⇨参脱水症⇀1918

高張尿 hypersthenuria 尿比重1.015以上の尿をいう．高張尿になる原因として，ブドウ糖，D-マンニトール，ナトリウム輸液などの溶質負荷があげられる．[987]

高張ブドウ糖液 hypertonic glucose solution 血液よりも浸透圧が高いブドウ糖液．栄養，強心，利尿，解毒作用をもつ．5-20% ときには40% 溶液を静脈注射する．代謝を受けずに，直接利用される高張性であるため組織から水を血中に吸引し，浮腫を減退させ利尿効果を示す．そのうえ，利尿作用により有害物質の排泄を早める．[987]

豪猪(ごうちょ)**皮状魚鱗癬**(ぎょりんせん) ichthyosis hystrix⇨参魚鱗癬(ぎょりんせん)⇀785

抗チログロブリン抗体⇨同抗サイログロブリン抗体⇀1003

抗チログロブリン抗体検査 ⇨同抗サイログロブリン抗体検査⇀1003

高チロシン血症 hypertyrosinemia ［チロシン血症］ チロシンアミノトランスフェラーゼ，フマリルアセト酢酸水解酵素などの酵素欠損により発症するアミノ酸代謝異常疾患．遺伝形式は常染色体劣性遺伝．臨床症状として，知的障害，角膜炎，皮膚炎，劇症肝不全，ビタミンD抵抗性くる病，ファンコニ Fanconi 症候群などがみられる．治療は，フェニルアラニンおよびチロシン摂取量の制限などがある．[987]

高チロシン血症Ⅰ型 hypertyrosinemia type Ⅰ⇨同チロシン症⇀2027

鉤椎関節 uncovertebral joint ［ルシュカ関節］ 成人の第3以下の頸椎椎体の上外側面には鉤状突起(ルシュカ Luschka 突起)があり，この突起と上位の椎体とに形成される小さな関節をいう．鉤状突起は，もともとは緩やかな傾斜面であったものが，5-10歳の間に次第に関節の性格を有するようになったものである．ドイツの解剖学者ルシュカ Hubert von Luschka(1820-75)が記載した．[1421]

交通外傷 traffic injury(wound)⇨同交通事故損傷⇀1035

交通事故損傷 injury sustained by traffic accident，transportation injury ［交通外傷］ 交通機関と歩行者，交通機関同士による事故で，歩行者あるいは運転者，同乗者にみられる損傷をいう．一般の外傷と異なり，特有な作用面をもつ高度の外力が作用し，複雑な経過をとって損傷が形成される．歩行者とボンネット型四輪自動車の衝突の損傷が多い．〔**分類**〕対自動車における歩行者の損傷は，損傷の形成機序から，①衝突創，②転倒創，③轢〔過〕創に分けられる．〔**創の性状**〕四輪自動車は車種によってほぼ一定した外面構造をもち，損傷形成に関与するのは特定の突出部に限られる．すなわちバンパー，マスコット，ボンネット，サイドミラーなどである．①衝突創(第一次損傷)：車と歩行者との衝突の際に形成される損傷で，次のものがある．1)バンパー創では，衝突の際バンパーの高さ(ブレーキを踏み込んだ際はその高さ)に相当して歩行者の下肢に皮下出血，表皮剝脱，挫創，筋肉の挫滅，骨折などが起こる，2)ボンネットとの衝突では，大腿上部，殿部，腰部，下腹部などに皮下出血や表皮剝脱，特に腹部では表面においては軽症でも，深部の出血，臓器破裂，骨盤・腰椎骨折などが起こる，②転倒創(第二次損傷)：転倒した際に身体の露出部，突出部(肘・膝など)に表皮剝脱や皮下出血が起こる，③轢〔過〕創(第三次損傷)：自動車に轢過されると，皮下出血や表皮剝脱を伴うタイヤ痕がみられることがある．轢過により頭蓋底の骨折，心臓破裂，腹部の臓器破裂，四肢の轢過ではタイヤが通過する際，牽引力と摩擦力により皮膚と筋膜との間が離れ，皮膚が広く剝離する(デコルマン)．また，直接外力が作用した部位より離れた部位の皮膚が過度に伸展されて皮膚の披裂がみられることがある(伸展創)．〔**乗員の損傷**〕シートベルトの装着やエアバッグの展開がない場合には，運転手はステアリング(ハンドル)で胸部を打ち，皮下出血や胸骨・肋骨骨折，それに伴う心・肺損傷がみられることがある．頭顔部とフロントガラス，フットペダルによる足関節の損傷も起こりうる．助手席乗員はフロントガラスやインナーパネルなどにより頭顔部や胸腹部，下肢などが打撲される．最近ではシートベルトの着用，エアバッグの展開による損傷の形が異なってきた．エアバッグの展開による眼球破裂や心臓破裂の例も報告されている．後席乗員は前席の座席の背部に頭部や顔面を打撲するが，前方に飛び出しフロントガラスを破って車外に放出されることもある．一般に乗員は車両が大破し，座席周囲の空間が狭くなると，車体そのものによって種々の損傷が形成される．またドアが開き車外に放出

されると路面により頭部・顔面・胸部などに重篤な損傷を受ける.[1410]

交通性水頭症　communicating hydrocephalus⇨同正常圧水頭症→1673

交通性水瘤　communicated hydrocele　胎生8か月頃には陰嚢内に伸びた腹膜鞘状突起は閉鎖されるが，生下時までに閉じず，腹腔内と交通した陰嚢水腫をいう．多くは鞘状突起が自然に閉じて水腫は消失するので，そのまま放置して経過をみる.[474]

口蹄(こうてい)疫⇨同口蹄(こうてい)病→1036

口底炎　inflammation of floor of mouth　口腔底に発生する炎症性疾患の総称．口腔底膿瘍と口腔底蜂巣炎に分類される．原因の多くは歯性感染であり，解剖学的位置関係から前歯部ではオトガイ(頤)下隙と舌下隙に，臼歯部では顎下隙と舌下隙に炎症が波及しやすい.[42]

口底癌　carcinoma of mouth(oral) floor　口腔粘膜癌の中で口底に発生したもの．多くは扁平上皮癌であるが，まれに腺系腫瘍を認める．臨床所見では周囲に硬結を伴う粘膜潰瘍が特徴的で，頸部リンパ節転移を伴うことも少なくない．治療は外科的切除や放射線治療が有効.[42]　⇨参口腔粘膜癌→991

黄帝三部鍼灸(しんきゅう)甲乙経⇨同甲乙経→975

黄帝内経(こうていだいけい)　Huang Di Nei Jing　中国の漢代に成立したとされる医経(医学理論書)で，『素問』『霊枢』『太素』『明堂』などのテキストが伝えられる．黄帝は伝説上の帝王で漢民族の祖という．『素問』はもと全9巻(現行本は全24巻あるいは12巻)，全81篇(現伝本は欠損がある)．衛生(養生)，生理，病理，暦医学などの医学理論と，鍼灸の治療術について説かれている．5世紀末に全元起が注解し，わが国には7世紀に伝えられた．さらに762年に王冰により注解され，1069年に林億らにより校訂され出版された．中国医学の聖典，また鍼灸学の原典として今日まで評価されている.[586]

口蹄(こうてい)病　foot-and-mouth disease　［口蹄(こうてい)疫］　ピコルナウイルス科に属する口蹄疫ウイルスによる偶蹄類動物にみられる伝染病で，ウシ，ブタ，ヒツジに感染し，ヒトに感染することはまれ．ヒトに感染すると口腔粘膜に水疱性粘膜疹，皮疹が出現する.[1113]

口底蜂窩織炎　phlegmon of mouth floor⇨同口腔底蜂巣炎→991

公的医療機関　public medical institution　「医療法」第31条に規定された「都道府県，市町村その他厚生労働大臣の定める者の開設する病院又は診療所」をいう．厚生労働大臣の定める者とは，地方公共団体の組合，国民健康保険団体連合会，日本赤十字社，済生会，厚生(医療)農業協同組合連合会，北海道社会事業協会〔1951(昭和26)年，厚生省告示167号〕．行政的な医療(僻地医療，精神，結核，救急)を担うことを目的に厚生労働大臣は都道府県などに対し設置命令を行い，厚生労働大臣または都道府県知事は公的医療機関の建物・設備などを医師・歯科医師に利用させる命令を行い，運営に関する指示を行うなど，特別な配慮がなされている.[457]

公的介護制度⇨参公的介護保険→1036

公的介護保険　public long-term-care insurance　高齢者のクオリティオブライフ(QOL)の維持・向上および老化に伴う疾病や末期のケアのための公共政策としての保険．本格的な少子・高齢社会の到来を迎え，これまでの福祉国家体制が財政上の大きな負担となっていたため，公的介護制度の構築が急務となり，1997(平成9)年12月に「介護保険法」が成立．その後2000(同12)年に，65歳以上で寝たきりや認知症になり認定を受けた者は保険で介護サービスが受けられ，一方このサービス料金を40歳以上の国民が支払う保険料と公費によってまかなう新たな公的介護保険制度がスタートした．当制度は，ケアのあり方を家族負担から社会的なシステムへと移行し，世代間の連帯，コミュニティーでのサポートを強化し現行の老人福祉・保険制度の再編，社会的入院の是正を意図している．しかしこの制度を利用するためには，運営する市町村の認定が必要であり，また40-64歳の加入者は，若年性認知症や脳血管障害など老化が原因で介護が必要となったケースに限られ，認定限度をこえてサービスを受けた場合には超過分は全額自己負担(保険対象外)となるなど，多くの問題が残されている.[457]

喉摘者　laryngectomee　［無喉頭者］　喉頭全摘出術を施行された患者のこと．喉頭摘出により下方の気管断端は前頸部下方の皮膚と縫合して永久気管孔を形成する．喉摘者は発声機能の喪失によるコミュニケーション障害から精神的動揺をきたしやすく，代用音声の獲得が急がれる．音声のリハビリテーションには食道発声，笛式人工喉頭，電気人工喉頭などがある．永久気管孔のため異物の侵入が容易となり，液体の流入に注意する．入浴時も注意を要する.[701]

公的年金制度　public pension system　被保険者が老齢，障害，死亡などにより労働能力を喪失した際に，生活の安定を図る目的で年金給付が行われる社会保険制度．20歳以上の全国民が加入する国民年金のほか，被用者年金保険として厚生年金保険や各種の共済年金などがある．

公的病院　public medical care facility　都道府県，市町村，市町村の組合が開設する公立病院および診療所．さらに厚生労働大臣の指定する日本赤十字社，社会福祉法人恩賜財団済生会，厚生農業協同組合連合会(厚生連)，国民健康保険団体連合会，普通国民健康保険組合，社会福祉法人北海道社会事業協会などが開設する病院，診療所を含める.[157]　⇨参公的医療機関→1036

公的扶助　public assistance　生活困窮者に対して公的な責任においてなされる所得保障制度．保険料などの負担を要件とせず，現実に生活困窮状態にある者に対し，国または地方公共団体が一般租税を財源として行う公的救済．申請者の収入や資産，扶養義務者の状況について詳しい調査(ミーンズテスト，資力調査)を行い，国が定めた最低限の生活水準(保護基準)に達しない場合，申請者の不足する分を公費負担で補足的に給付．生活困窮に陥った原因は問わない．この制度は申請者に貧困の烙印を与え，抑制的な効果をもつことが欠点である．わが国では生活保護がこれにあたり，第二次世界大戦後，「日本国憲法」第25条の生存権の理念に基づき1950(昭和25)年に成立した「生活保護法」によって体系が整備された．なお一定所得に満たない者に支給を行う近年の福祉サービスも広義の公的扶助である.[457]
⇨参生活保護制度→1663

高電圧パルス法⇨同エレクトロポレーション→371

抗てんかん薬　antiepileptics，antiepileptic drug；AED

●抗てんかん薬

薬剤名	全般発作			部分発作		発作重積状態	用量(mg/日)	有効血中濃度	主な副作用
	強直間代発作	欠神発作	ミオクロニー発作	単純/複雑部分発作	部分起始強直間代発作				
フェニトイン phenytoin	◎			◎	◎	○	200-300	10-20	発疹，歯肉増殖，多毛，眼振，複視，顆粒球減少
カルバマゼピン carbamazepine	◎			◎	◎		600-1,200	6-12	眠気，ふらつき，悪心，発疹
エトスクシミド ethosuximide		◎	◎				450-1,000	40-100	胃腸障害，眠気，ふらつき，発疹
フェノバルビタール phenobarbital	○	○		○	○	○	30-200	10-30	眠気，発疹，複視
バルプロ酸ナトリウム sodium valproate	◎	◎	◎				400-1,200	50-100	眠気，悪心，発疹，肝障害
ゾニサミド zonisamide	○			○	○		200-600	15-40	食欲低下，自発性低下，脱力感，幻覚・妄想
クロナゼパム clonazepam		○	○	○			2-6	0.02-0.07	眠気，ふらつき
ジアゼパム diazepam						◎	5-10		眠気，ふらつき

◎：第1選択，○：第2選択
大森哲郎(野村総一郎ほか編)：標準精神医学 第4版，p.144，表8，医学書院，2009

［**抗痙攣薬**］ てんかんイコール痙攣ではない以上，かつて抗痙攣薬としてまとめられてきた薬剤は，抗てんかん薬とするほうがよい．てんかんに対する薬剤は，現代的にはフェノバルビタール(Hauptmann, 1912)に始まり，次いでフェニトイン(Merritt & Putnam, 1938)が導入された．以後多数の薬剤が相次いで登場してきたが，ごく最近，長期にわたる薬剤使用上，患者のQOLを重視する見地から，効果を上回る有用性が叫ばれている．最も重要で現在も有用な薬剤の各発作型への適応，用量などを記載する(表参照)．抗てんかん薬も多くの副作用があり，治療の開始に際しては特に留意し，慢性期に至っても内科的な関心を怠ってはならない．てんかん発作に対する薬理作用については必ずしも明確にされていないが，代表的なものでは，発作波の拡延を防ぐ，痙攣閾値を上げる，GABA(ギャバ，γアミノ酪酸)系への作動などが知られている．[1318]

抗てんかん薬中毒 antiepileptics poisoning 抗てんかん薬は，バルビツール酸系(フェノバルビタール，プリミドン)，ヒダントイン系(エトトイン，フェニトイン)，スルホンアミド系(アセタゾラミド，スルチアム)，ベンゾジアゼピン系(クロナゼパム，ジアゼパム)，エトスクシミド，トリメタジオン，カルバマゼピン，バルプロ酸ナトリウムなどに分類される．中毒症状は薬剤ごとに異なるが，主に胃腸障害，運動失調，過敏症，皮疹，肝障害，奇形児出産などがみられる．抗てんかん薬の投与においては薬物血中濃度測定が重要であり，血中濃度を安全有効範囲内にとどめるようにする．[1579]

光電効果 photoelectric effect 物質に光を当てると，そのエネルギーを吸収して物質から電子が放出される現象．[8]

光電子 photoelectron X線，γ線が物質と相互作用して，光電効果(光電吸収)によって原子から放出される軌道電子(二次電子)をいう．光の照射により金属表面から飛び出す(光電効果)ときの電子も光電子という．[1144] ⇨参光電効果→1037

光電子増倍管 photomultiplier tube；PMT, photomultiplier 光を光電電極により電気信号に変化させ増幅する装置で，光電陰極，ダイノード，陽極からなる．[1144] ⇨参光電効果→1037

高電子密度小体⇨同濃染顆粒→2306

後天性抗凝固物質 acquired anticoagulant ［**獲得性凝固阻止物質，獲得性抗凝血素**］ 後天性に生じる凝固因子に対する抗体．血友病などの先天性凝固因子欠乏症患者に凝固因子製剤を投与後，二次的に発生するものと，感染症，膠原病，悪性腫瘍，妊娠，術後，高齢者，薬物などで発生するものとがあり，第Ⅷ因子に対する抗体によるものは後天性血友病と呼ばれる(循環抗凝血素 circulating anticoagulants)．血友病A患者では，通常の第Ⅷ因子濃縮製剤が無効になるため，プロトロンビン複合体濃縮製剤(PCC)あるいは活性型PCC(APCC)や活性型プロテインC(APC)製剤を用いるバイパス療法が行われる．非血友病患者では，出血症状を伴うことが多いが，血栓症を起こすもの(ループス抗凝固物質)もある．[1131] ⇨参ループス抗凝固物質→2967，抗リン脂質抗体症候群→1066

後天性臍ヘルニア acquired umbilical hernia 臍輪から腸や大網が脱出する状態．通常，40歳以降の女性にみられ，極度の肥満，妊娠，出産の際に発生することが多い．用手整復術による効果は期待できず，治療にはヘルニア根治手術が行われる．[485]

後天性神経筋硬直症 acquired neuromyotonia⇨同アイザークス症候群→130

後天性腎性尿崩症 acquired nephrogenic diabetes insipidus ［**続発性腎性尿崩症**］ 腎性尿崩症，すなわち，抗利尿ホルモン antidiuretic hormone(ADH)に対する腎の不応性を示す病態のうち，続発性(先天性以外の原因によって)に起こるもの．機序的には，ADH依存性のサイクリックAMP産生の減少，あるいはサイクリックAMPの作用減弱による集合管水透過性の低下や対向流系機構の異常による．臨床的には1日3-4L程度の多尿を認めることが多い．原因として，高カルシウム血症，低カリウム血症，慢性腎不全，炭酸リチウム，非ステロイド性抗炎症薬(NSAIDs)，D-マンニトールなどの薬剤によるものが有名である．[1503]

後天性腎嚢胞　acquired cystic kidney disease⇨同後天性嚢胞性腎疾患→1038

後天性生(毳(ぜい))毛性多毛症　acquired hypertrichosis lanuginosa　1951年ライエルLyellとウィットルWhittleによって記載された後天的な多毛症で，全身皮膚が細かくやわらかい毳毛で覆われるもの．肺癌や大腸癌などの悪性腫瘍に伴って生じる．舌炎や他の腫瘍随伴症候群の合併も少なくない．基礎疾患である腫瘍の治療で改善した例もある．[502]

後天性素因　acquired disposition　特定の病気にかかりやすい状態を素因といい，これが生まれつき(先天性素因)ではなく，生後の環境や食物，関連疾患への既往歴などの場合．例えば肥満は脳梗塞，心筋梗塞，糖尿病，変形性膝関節症など多くの疾患の後天性素因となりうる．[269]

後天性多発嚢胞腎　acquired polycystic kidney⇨同後天性嚢胞性腎疾患→1038

後天性トキソプラズマ症　acquired toxoplasmosis　トキソプラズマ・ゴンディー *Toxoplasma gondii* の感染によって起こる疾患で，生まれてからのちに感染した場合を指し，先天性トキソプラズマ症と対になる語．健常者では発症することは少なく，不顕性感染の形で経過する場合が多い．成人より小児が感染しやすく，急性から慢性に経過するときに発熱，リンパ節炎，網脈絡膜炎などの症状が起こる．ネコの糞便とともに排泄されるオーシスト(接合子嚢)を経口的に摂取したり，嚢子を含んだ食肉を不完全な調理のまま摂取したりして感染する．[242]　⇨参トキソプラズマ症→2139

後天性トランスフェリン欠乏症　acquired transferrin deficiency　[後天性無トランスフェリン血症]　鉄輸送タンパク質であるトランスフェリンが欠如している状態．肝疾患，感染症，ネフローゼ症候群，悪性腫瘍に合併してみられる．鉄不応性の小球性低色素性貧血がみられる．血清鉄，総鉄結合能(TIBC)とも低値で不飽和鉄結合能(UIBC)は0である．本症の鉄吸収率は障害されていないので，余分な鉄は貯蔵鉄として沈着する．鉄代謝異常と頻回の輸血によりヘモジデローシス(ヘモジデリン沈着症，血鉄症)で死亡する．治療としてはトランスフェリンの輸注が有効．[987]

後天性嚢胞性腎疾患　acquired cystic disease of kidney；ACDK　[後天性多発嚢胞腎，透析腎，多嚢胞化萎縮腎，後天性腎嚢胞]　血液透析療法下の慢性腎不全患者，および透析に至らない腎不全患者の萎縮腎に高率に発生する多発性の嚢胞．女性より男性に高頻度にみられ，腎不全の期間に比例して，発現の頻度は増大する．慢性腎不全患者の腎臓は透析導入後も萎縮し続けるが，3年以上経過すると再び大きくなってくるのは本嚢胞が原因である．本嚢胞の発生機序は不明であるが，通常の腎臓より高率に腎細胞癌や腎腺腫を発症する．また，嚢胞が破れて後腹膜に血腫をつくることもある．透析中は定期的な観察を行い，腎癌が認められた際は腎を摘出する．[1503]

後天性表皮水疱症　epidermolysis bullosa acquisita　先天性の優性栄養障害型水疱症と似た症状を示すが，遺伝に関係なく後天的に生じる自己免疫性の水疱症．主に中年以降に，軽度な摩擦や外力などの物理的刺激によって水疱を生じる．四肢伸側に好発．水疱治癒後に萎縮性瘢痕，続発性稗粒腫，爪の萎縮などをきたす．表皮基底膜部に免疫グロブリンのIgGなど，Ⅶ型コラーゲンに対する自己抗体が検出される．生命予後は悪くないが治療への反応が悪く，長期間持続するものが多い．外用は水疱やびらんを保護する製剤を中心に行う．[502]

後天性無トランスフェリン血症　acquired atransferrinemia ⇨同後天性トランスフェリン欠乏症→1038

後天性免疫不全症候群　acquired immunodeficiency syndrome；AIDS　[エイズ，AIDS]　ヒト免疫不全ウイルス human immunodeficiency virus(HIV)感染により，高度の細胞性免疫不全をきたし，この結果ニューモシスチス肺炎などの日和見感染症，カポジ肉腫などの悪性腫瘍，HIV脳症などを呈する症候群．HIVに感染後，多くの患者は無症状で経過する．一部では伝染性単核球症やインフルエンザ様症状を認めるが，2-3週間持続したのち無症状となる．潜伏期は一定していないがリンパ節腫脹，発熱，下痢，体重減少，倦怠感などの非特異的症状が出現する．この時期をAIDS関連症候群という．さらに進行するとCD4陽性リンパ球が減少し，細胞性免疫が高度に障害されるとAIDSを発症する．発症した場合の予後は不良で80%は2年以内，大部分の患者は3年以内に死亡．診断は1999(平成11)年，厚生省(当時)の診断基準によれば，HIVの抗体スクリーニング検査法の結果が陽性であって，かつHIV抗体確認検査または抗原検査が陽性でさらに以下の指標疾患の1つ以上が認められればAIDSと診断できる．指標疾患には，①真菌症(カンジダ症，クリプトコックス症，コクシジオイデス症，ヒストプラズマ症，ニューモシスチス肺炎)，②原虫症(トキソプラズマ脳症，クリプトスポリジウム症，イソスポラ症)，③細菌感染症(化膿性細菌感染症，サルモネラ菌血症，活動性結核，非結核性抗酸菌症)，④ウイルス感染症(サイトメガロウイルス感染症，単純ヘルペス感染症，進行性多巣性白質脳症)，⑤腫瘍(カポジ肉腫，原発性脳リンパ腫，非ホジキンリンパ腫，浸潤性子宮頸癌)，⑥その他(反復性肺炎，リンパ間質性肺炎，肺リンパ過形成，HIV脳症，HIV消耗性症候群)がある．発症した場合は，前述のように予後はたいへん不良であるため，発症前の早期からの強力な抗HIV療法を行うことが最も重要である．アメリカのガイドラインではCD4陽性リンパ球が500個/μL以下，もしくは血漿中HIV-RNA量が5,000-1万コピー/mL以上を治療開始基準としている．治療開始当初からヌクレオシド系逆転写酵素阻害薬2剤とプロテアーゼ阻害薬1剤を組み合わせた3剤併用療法が推奨されている．[601]　⇨参HIV感染症→59，ヒト免疫不全ウイルス→2463

後天性免疫不全症候群の予防に関する法律　Law concerning the Prevention of Acquired Immunodeficiency Syndrome　一般に「エイズ予防法」と呼ばれる．後天性免疫不全症候群(AIDS)の予防に関し必要な措置を定めることにより，エイズ蔓延の防止を図り，もって公衆衛生の向上および増進に寄与することを目的とした，国・地方公共団体によるエイズ対策，国民へのエイズの教育，医師のエイズへの対応のありかたについて規定した法律．具体的には，医師がエイズと診断した場合や，感染の恐れがあると判断した場合，医師は患者および保護者に対してエイズの伝染防止のための適切な指示を下し，感染者や感染に関する情報を都道府県知事に報告する義務を負う．また報告を受けた都道府県知事は患者や感染の疑いのある者への指示，健康診断の勧告，予防法適用などの措置を講じなければならない．1998(平成10)年，「伝染病予防法」「性病予防法」「後天性免疫不全症候群の予防に関する法律」の3法を統合した「感染症の予防及び感染症の患者に対する医療に関する法律」(感染症新法)が公布，1999(同11)年より施行され，「後天性免疫不全症候群の予防に関する法律」を含む3法は同日廃止された．同法により，エイズを含む感染症の分類と，感染防止のための措置について規定されている．[1415]

後天梅毒 acquired syphilis 先天梅毒に対応する語で，主に性行為または類似の行為によって感染．刺傷することによって汚染された血液や血漿に触れて感染する場合もある．症状としては，初期硬結といわれる結節が外陰部などに生じたのちに，ばら疹などが出現する．[242] ⇨参梅毒→2345

光電反射計 photoelectric reflection meter 光の反射度を電気的に測定する装置．一定の光を物質に当て，表面より反射する光を光フィルターを通して使用する波長に分け，得られた光のエネルギーを光電素子により電気エネルギーに変換して測定する．皮膚表面の状態，メラニンの分布，ビリルビンやヘモグロビンなどの増減を推し量ることができる．[1070]

光電比色計 photoelectric colorimeter 試料溶液を適切な化学反応を利用して発色させ，ランベルト・ベール Lambert-Beer の法則を利用して，目的成分の定量分析をする装置を吸光光度分析装置と称する．吸光光度分析の初期は分光部にフィルターをつけ，測光部に光電池を用いた簡易式の光電比色計が用いられた．最近は回折格子とコンピュータ制御で波長が選択できることから分光光度計が広く利用される．新生児黄疸の簡易測定装置では，キャピラリーに血液を採取し遠心後の血漿中のビリルビン濃度(黄色)を測定する装置として利用されている．[263] ⇨参分光光度計→2605

後天免疫 acquired immunity⇨同獲得免疫→487

硬度 hardness 水中のカルシウム(Ca)，マグネシウム(Mg)のイオン量を対応する炭酸カルシウム($CaCO_3$)量(ppm)に換算してmg/Lで表したものを硬度といい，一時硬度，永久硬度，総硬度がある．一時硬度は煮沸によってカルシウムやマグネシウムが析出するために硬度が低下するもの(重炭酸塩など)をいい，永久硬度は煮沸してもカルシウムやマグネシウムが析出しないもの(硫酸塩，硝酸塩，塩酸塩など)をいう．総硬度は一時硬度と永久硬度両者の和を意味する．硬度を表す基準は水中に含まれるカルシウムイオン Ca^{2+}，マグネシウムイオン Mg^{2+} を炭酸カルシウム($CaCO_3$) ppm に換算し，その1ppmを1度としている．⇨参軟水→2199，硬水→1021

高度異形成 severe dysplasia 子宮頸部の扁平上皮領域粘膜内病変のうち，上皮細胞の分化傾向をほぼ失い全層性に異型細胞が認められるもの．わが国の「子宮頸部癌取扱い規約」では高度異形成 severe dysplasia と上皮内癌 carcinoma *in situ*(CIS)に分けているが，WHO 国際分類では両者を合わせて子宮頸部上皮内腫瘍 cervical intraepithelial neoplasia(CIN-3)に分類．ヒトパピローマウイルス human papillomavirus(HPV)感染が発症に関与している．食道粘膜内病変に対しても高度異形成の用語が用いられたが，新しい「食道癌取扱い規約」の分類では上皮内腫瘍 intraepithelial neoplasia と呼ぶこととなり，異形成 dysplasia は使われなくなった．[919] ⇨参異形成→224，子宮頸癌→1244

喉頭 larynx 咽頭から分岐した気道の起始部で，下方は気管に移行．前頸部の正中で第4-6頸椎の高さにある長さ約5cmの管状器官．中空を確保するために硝子軟骨の枠組み(喉頭軟骨)をもつ．楯状の甲状軟骨の喉頭隆起は腹側に突出して体表から触れる(アダムのリンゴ)．喉頭内面の粘膜は線毛上皮で覆われるが，喉頭蓋の上面では重層扁平上皮である．喉頭蓋は喉頭口にある弾性軟骨を支柱とした弾力性のある構造．通常は開いているが，食塊や液を嚥下する際は喉頭が挙上し喉頭蓋が喉頭口をふさぎ，気道への侵入を防ぐ．ヒトの喉頭は気道であると同時に発声器の役割ももつ．声門は2対の粘膜ヒダ(声帯ヒダ，前庭ヒダ)とその裂隙(声門裂)からなり，声門裂の開閉や声帯ヒダの緊張により発声の高低，強弱が調節される．声門裂の変化には複数の喉頭内筋がかかわる．ただし，声門を開く筋は後輪状披裂筋(反回神経←迷走神経)のみ．この筋が両側とも麻痺すると声門裂は閉じたままとなり呼吸困難となる．小児では喉頭の下縁が第5頸椎の高さで成人より上位にある．このため，小児はミルクを飲みながら呼吸することができる．加齢とともに喉頭が下がり，飲食と呼吸を同時にすることは構造的に困難となる．しかし，言語を話すなどの複雑な発声や構音のためには，喉頭の位置が低く，口腔や鼻腔を振動・共鳴

●喉頭腔

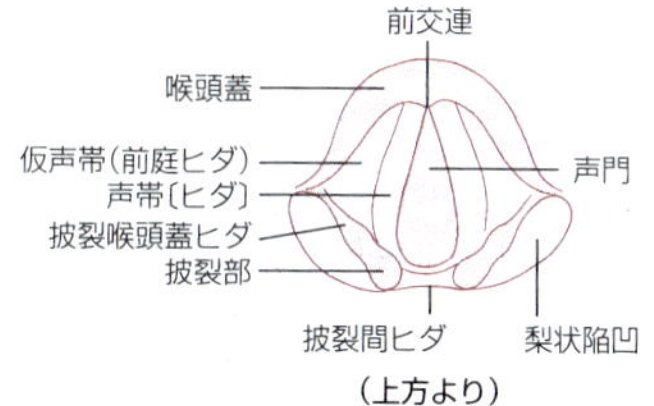

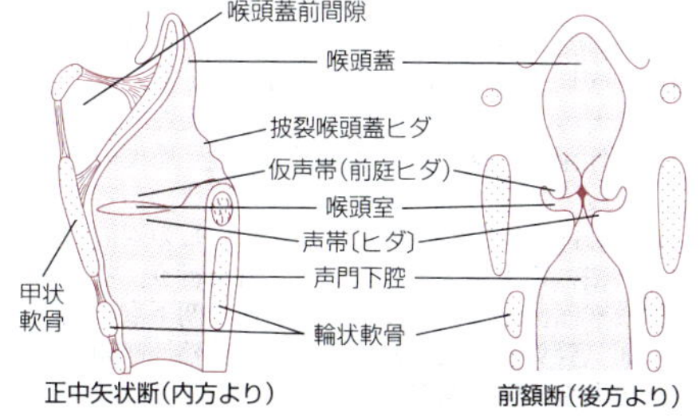

平野実：標準耳鼻咽喉科・頭頸部外科学 第3版，p.273，図Ⅲ-104，医学書院，1997

こ

器として利用できることが必要となる.[1044] ⇨参声帯→1694

喉頭の靱帯 ligament of larynx 喉頭軟骨間の連結には，2つの関節(輪状甲状関節，輪状披裂関節)のほかに，種々の靱帯による結合がある．①正中および外側甲状舌骨靱帯(甲状軟骨の上縁と舌骨下面を結ぶ)，②輪状甲状靱帯(甲状軟骨下縁と輪状軟骨の弓との間)，③輪状気管靱帯(輪状軟骨下縁と第1気管軟骨の間)，そして喉頭腔内の，④甲状喉頭蓋靱帯(甲状軟骨後面と喉頭蓋茎を結ぶ)，⑤室靱帯(室ヒダ内にあり甲状軟骨後面と披裂軟骨を結合する)，⑥声帯靱帯(声帯ヒダ内)などがある．また，喉頭と咽頭を連結するものに輪状咽頭靱帯，小角咽頭靱帯などがある.[829]

喉頭アミロイドーシス laryngeal amyloidosis アミロイドーシスとは，アミロイド線維(線維構造をもつタンパク質)を主とするアミロイド物質が細胞外に沈着し，局所および全身に種々の病変をきたす疾患．淡黄色の表面不整な粘膜下腫瘤で，耳鼻咽喉科領域では喉頭に限局するものが大半を占める．しかし他の気道にも併発している可能性があり，気道全体の精査が必要である．症状は嗄声，進行すると呼吸困難，喘鳴，失声が生じる．治療は対症療法であるが，気道狭窄をきたした場合は焼灼や手術的に除去する.[887] ⇨参アミロイドーシス→178

後頭位 occiput presentation ［後頂位］ 子宮内で児頭の後頭(頂)部が先進している胎位．内診で胎児の小泉門を触知する．児頭先進部が母体骨盤の前方に回旋するか後方に回旋するかにより前方後頭位(正常)と後方後頭位(回旋異常)となる.[1323] ⇨参児頭回旋→1322，児頭回旋異常→1322

喉頭異物 laryngeal foreign body，foreign bodies in larynx 喉頭に誤って入った異物のこと．幼児の場合は魚骨，肉塊，豆，おもちゃ，貨幣，高齢者の場合は餅，義歯などが多く，危険度が高い．診断には，病歴聴取，喉頭視診，X線撮影などが必要．窒息状態にある場合は，指やスプーンなどを用いた除去や気管切開などの緊急処置が必要．肺を下方から圧迫し，肺内圧を高め，その圧力で異物を喀出させるハイムリック Heimlich 法が有効なこともある.[451] ⇨参ハイムリック法→2354

喉頭炎 laryngitis 喉頭粘膜の粘膜固有層の浮腫，充血，炎症細胞浸潤などの炎症所見を呈する疾患の総称．急性喉頭炎と慢性喉頭炎に大別される．ほとんどが嗄声を訴える．急性喉頭炎の原因は，かぜ症候群のウイルス感染，A群β溶血性連鎖球菌などの細菌感染，過度の発声，刺激性ガスの吸入などで，嗄声，喉頭部の瘙痒感，乾燥感，疼痛などの症状がみられる．治療は発声と喫煙を避け，抗生物質，血管収縮薬，ステロイド剤などのネブライザー療法を行う．慢性喉頭炎の原因は慢性副鼻腔炎による後鼻漏，喫煙，過度の発声などで，嗄声，違和感，咳発作などの症状がある．治療は原因の除去が最も重要で，禁煙，声帯の安静，発声の悪習慣の矯正など生活習慣の改善を行う．その他，特殊な喉頭炎として，急性では急性声門下喉頭炎，急性喉頭気管気管支炎など，慢性では萎縮性喉頭炎，結核，梅毒などがある.[887]

喉頭横隔膜 laryngeal web，laryngeal diaphragm 声門の前方(前連合)部に膜様物が形成されたもの．先天性のものや声帯ポリープなどの術後，外傷後，全身麻酔の気管内挿管後などに生じるものがある．症状は先天性のものは軽度であれば無症状であるが，生下時より嗄声，呼吸困難，哺乳障害を認めることがある．治療は膜様部が薄ければレーザーにより切開するが，厚い場合あるいは声門下まで狭窄があれば気管切開後に拡大手術を行う.[887]

後頭オトガイ(頤)法 occipito-mental view ［ウォーターズ撮影法］ 頭部(特に副鼻腔が対象)のX線撮影時の体位の1つ．オトガイ(頤)部をフィルム面に当て，首を後ろに反らせて，鼻先がフィルムから2cmほど離れるようにして，後頭部からX線が入射する撮影法．副鼻腔，眼窩下壁，頬骨弓などの観察に向く．ウォーターズ Waters 撮影法と呼ばれることが多い．ウォーターズ Charles Alexander Waters はアメリカの放射線科医(1888-1961).[8]

行動化 acting out ［アクティングアウト］ 言葉による交流を主な手段とすべき精神療法過程で，患者が行動によって自己表現を行う現象．例えば，治療者に対する陰性の転移を言葉で表現せずに，物を投げつける，あるいは陽性の転移を言語化する代わりに，別の人物と性的関係を結ぶなどである.[187]

喉頭蓋 epiglottis 喉頭口前上方で，舌根の後方から上方に突出したさじ状を呈する構造物．扁平な喉頭蓋軟骨(弾性軟骨)を基板として，重層扁平上皮に覆われる．後面(喉頭面)は陥凹し，嚥下時には喉頭口をふさいで飲食物が気道へ進入するのを防ぎ，これにより飲食物は喉頭蓋の上面と左右両側の梨状陥凹とを通って，喉頭の後ろにある食道に流入する.[829] ⇨参喉頭→1039

喉頭蓋炎 epiglottitis 咽頭炎のうち特に喉頭蓋に炎症がみられるものをいう．急性喉頭蓋炎は小児で呼吸困難を起こす危険性のある重篤な疾患の1つで，通常B型インフルエンザ菌の感染により生じる．症状の特徴は，発熱，のどの痛み，喉頭蓋の発赤・腫脹など．患児はチアノーゼ様になり，呼吸維持のためにしばしば緊急気管切開を要する．治療は抗生物質の投与を行い安静にする．成人でも小児のような急激な気道狭窄が起こることがある.[98]

後頭蓋窩 posterior cranial fossa 小脳，脳幹が存在する頭蓋窩を指し，テント以下のスペースをいう．テント上に比し容積が少ないため，占拠性病変により脳ヘルニアを短期間にきたすことが多く，脳神経外科的手術を要することが多い.[1017]

後頭蓋窩腫瘍 posterior fossa tumor ［テント下腫瘍］ 後頭蓋窩に発生する腫瘍．小脳内の実質に発生する腫瘍と実質外に発生する腫瘍がある．前者には髄芽腫，神経膠腫，血管芽腫などがあり，後者には髄膜腫，聴神経鞘腫などがある．後頭蓋窩の容積自体が少ないために頭蓋内圧亢進症状をきたしやすく，めまい，歩行障害，嘔吐が主訴であることが多い.[1017]

喉頭蓋谷 vallecula epiglottica，vallecula of larynx 舌根と喉頭蓋の境のくぼみ.[98]

喉頭外傷 laryngeal trauma，laryngeal injury 外部からの損傷による外損傷と，喉頭の内腔からの損傷による内損傷とがある．原因は前者は交通事故，スポーツによる挫傷，裂傷など，後者は内視鏡，気管挿管，熱傷，化学的腐食剤の誤嚥，放射線による損傷などである．さらに喉頭外傷分類には新鮮喉頭外傷と陳旧性喉頭外傷がある．軽傷では喉頭の出血，血腫，浮腫が生じ，呼吸困難や嗄声は軽度である．高度外傷では軟骨の骨折を伴い気道狭窄があるため，呼吸困難や嗄声，嚥下障害も出現する．迷走神経損傷によるショック，意識障害，呼吸不全で急死することもある．また，鈍的な外傷では頸部の表面ではなく，内部の気管の損傷による皮下気腫，縦隔気腫をきたす．治療の主目的は気道の確保である．外傷の程度に応じ，保存的処置，気管切開，喉頭截開(切開)術，骨折の整復，気道の形成がある．陳旧性の瘢痕をきたすと難治性の障害が残るので早期の適切な治療が必要である．[887]

喉頭蓋軟骨⇨参喉頭軟骨→1044

後頭下開頭術 suboccipital craniotomy 横静脈洞より下での開頭術を指す．豊富な筋を切除し，通常は骨切除術を行う．主に後頭蓋窩の腫瘍の手術や，後頭蓋窩の血管障害の手術に用いられる．[1017]

行動科学 behavioral science 人間行動の制御・予測についての科学で，人間の意識・無意識・精神といった計測できない側面を無視して，観測可能な行動のみを研究対象とする立場から，生物学と社会科学の両領域を架橋することを目指す実証的な科学である．精神医学や心理学の一方法論を行動科学と称することもある．行動学 ethology は，動物行動学とも呼ばれ，広い定義による行動科学の生物学的源流の1つ．[1269]

行動化《看護管理における》 implementing 看護管理プロセスの「計画」を実行に移すこと．計画を組織的に実施するための組織化がなされたあとの実践の段階である．実際的には，いかに動機づけをして効果的に計画を実行するか，また他部門との連携においては，いかに交渉するかということなどが含まれる．[415]

後頭下神経 suboccipital nerve 第1頸神経の後枝．後頭下三角を通り，大小後頭直筋，上下頭斜筋，外側頭直筋，頭半棘筋に分布する純運動神経である．後頭部の知覚は，大後頭神経(第2頸神経の後枝)，小後頭神経(第2，第3頸神経の前枝)，第3後頭神経(第3頸神経の後枝)がつかさどる．[1404]

後頭下穿刺⇨同大槽穿刺→1881

高等学校衛生看護学科⇨同看護高校→594

喉頭癌 laryngeal cancer, cancer of larynx 全悪性腫瘍の約2%を占め，多くは扁平上皮癌である．10対1で男性に多く，誘因として喫煙，飲酒，音声酷使，大気汚染，職場空気汚染などがあるが，とりわけ喫煙との関係は密接である．声門上部，声門部，声門下部癌に分類され，発症頻度は声門部，声門上部，声門下部の順であるが，声門部は頻度が高く，声門下部は頻度が低い．声門上部での初期症状は咽喉頭部の異常感，異物感，嚥下痛で，腫瘍の増大に伴って嗄声が出現してくる．声門部では嗄声が初期症状で，長期にわたって続くときは悪性腫瘍を疑うべきである．増大すると呼吸困難が出現する．声門下部では無症状のことが多く，声帯に浸潤してはじめて嗄声が出現してくる．病期に応じて放射線療法，喉頭摘出術(部分切除，全摘出)，化学療法を選択，併用する．喉頭全摘出術を受けた患者には，食道発声，笛式人工喉頭，電気人工喉頭，音声再建術などの音声リハビリテーションを行う．[887]

咬頭嵌(かん)合位 intercuspal position 上下の歯列が，最も深く，最も多くの点で接触してかみ合う下顎の位置(下顎位)．安定してかみ合う歯がある場合には，最も再現性の高い下顎の位置で，重要な基準となる．この下顎の位置と関節窩と下顎頭の生理的な位置関係で決まる下顎の位置(顆頭安定位)が著しく異なることは，非生理的である．[1310]

喉頭鉗子 laryngeal forceps 喉頭や下咽頭の異物を摘出するための鉗子．間接喉頭鏡下に用いる．フレンケル型，カールライネル型，ブリューニングス型などがあるが，みな柄から先端へ直角に曲がっている．これに対し喉頭直達鏡下に声帯ポリープ，喉頭蓋嚢胞の手術，喉頭癌あるいは声帯白板症の際のバイオプシーに用いる鉗子も喉頭鉗子という．これは柄から先端までまっすぐである．[347]

●喉頭鉗子

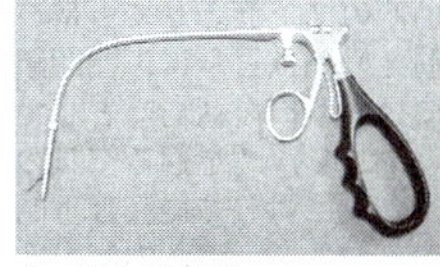
カールライネル型

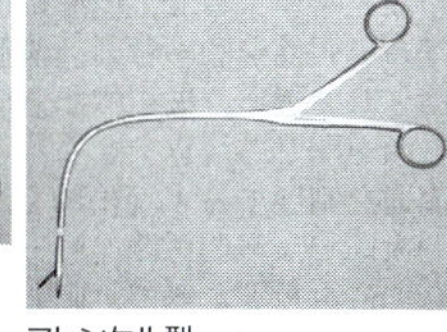
フレンケル型

後頭眼野 occipital eye field 眼球運動に関係する大脳皮質部分で，後頭葉のブロードマン Brodmann の脳地図の17野，18野，19野の視覚に関係する領域に広がる．皮質への刺激で，刺激と反対側に向かう共役運動が起こる．[1230]

喉頭気管気管支炎 laryngotracheobronchitis 軽度の急性鼻咽喉頭炎に引き続いて発症する喉頭，気管，気管支の炎症．原因は細菌感染あるいはウイルス感染と考えられている．症状は発熱，咳などの感冒様症状であり，主として咳嗽，喘鳴，嗄声，呼吸困難，熱発がある．臨床上問題となるのは，小児で呼吸困難を起こす危険性の高い急性炎症の急性喉頭気管気管支炎である．[887]

喉頭鏡 laryngoscope 耳鼻咽喉科で喉頭検査時に用いる間接喉頭鏡は，咽頭部に鏡を置いて観察する．喉頭を直視して，処置・手術するためには直達喉頭鏡を用いる．手術麻酔や重症呼吸不全・救命処置で気管挿管に使用される喉頭鏡は，舌根部を圧排し喉頭蓋を展開するための光源を伴うブレード部分とハンドルからなる．ブレードの種類は，形状が曲型のマッキントッシュ Macintosh 型と直型のゲーデル Guedel 型，フォレガー Foregger 型などがある．通常，曲型は成人で直型は新生児や乳児で用いられている．[831] ⇨参マッキントッシュ型喉頭鏡→2738，喉頭鏡検査法→1041

喉頭鏡検査法 laryngoscopy 視覚的に喉頭を検査する方法．喉頭鏡に映る反射像によって喉頭を検査する間接喉頭鏡検査法と，金属製の管状の直達鏡を使用して喉頭を直接視診する直達(直接)喉頭鏡検査法とがある．前者は200 W の白色光を額帯鏡で反射させ，口蓋垂部の直径15-25 mm の凹面鏡上の反射像を見る．像の上下は被検者の前後に相当する．後者にはグラスファイバーが先端照明となるジャクソン Jackson 式喉頭鏡があるが，側視型内視鏡も使用される．[887]

喉頭狭窄　laryngeal stenosis, laryngostenosis　喉頭が狭くなり呼吸困難をきたしている状態．急性の原因には，外傷，異物の迷入，急性炎症，アレルギーによる浮腫，痙攣などの急性喉頭運動障害などがある．慢性の原因には，両側反回神経麻痺，慢性炎症，外傷などによる瘢痕性狭窄などがある．急性・慢性喉頭狭窄のいずれも緊急に気管切開を要する場合がある．[347]

喉頭筋　laryngeal muscle　喉頭の筋肉の総称で外喉頭筋と内喉頭筋に大別される．外喉頭筋は喉頭と周囲を結ぶ筋で，喉頭を上げ下げしたり，呼吸や嚥下運動の補助をする．舌骨上筋(喉頭を挙上する筋群)，舌骨下筋(喉頭を下制する筋群)などがある．内喉頭筋は喉頭固有の以下の6種類の筋である．輪状甲状筋(前筋)，後輪状披裂筋(後筋)，外側輪状披裂筋(側筋)，横披裂筋(横筋)，披裂喉頭蓋筋，甲状披裂筋(内筋)〔(　)内は臨床で使われる名称〕．筋の作用については，前筋は声帯ひだを緊張させ，内筋は前筋の拮抗筋として声帯ひだの緊張筋を和らげる．側筋と横筋はともに声門閉鎖筋として働き，披裂喉頭蓋筋は喉頭口の括約筋として喉頭を閉じる．以上5筋はいずれも声門を通る空気の流通を制限するように働く．これに対して後筋は声門開大筋で，声門を開く唯一の筋である．喉頭内筋のうちで最も重要な筋で，両側性に麻痺すると呼吸困難となる．内喉頭筋の運動神経支配は，輪状甲状筋は上喉頭神経(迷走神経)，その他の筋はすべて反回神経由来の下喉頭神経(迷走神経)支配である．[829]

抗動筋⇒同拮抗筋→693

喉頭形成術　laryngoplasty⇒同声門形成術→1709

後頭頸椎固定装置　occipitocervical fixation device　上位頸椎の不安定性に加え，後頭・頸椎間の不安定性も存在する際に，内固定の目的で後頭骨から上位頸椎にかけ装着する装置のこと．MRIに対応したチタン製のものが主流．[1017]

喉頭痙攣　laryngismus, laryngeal spasm　［声門痙攣］　声門の痙攣性閉鎖を主体とする病態．くる病，テタニーの一徴候として，また挿管麻酔時の局所刺激で起こることもある．素因として神経過敏な性格も関与するといわれる．精神の安静により軽快するものから，気管内挿管またはマスクによる酸素吸入が必要な場合までである．[347]

喉頭結核　laryngeal tuberculosis, laryngophthisis　肺結核に続発する慢性特異性喉頭炎．血行性・リンパ行性感染もあるが，多くは喀痰中の菌が喉頭粘膜間隙を通り侵入して感染する．症状は喉頭部の異物感，灼熱感，咳嗽，喀痰，疼痛で早期から嗄声が出現する．視診上は潰瘍形成と肉芽増生が特徴的で，喉頭蓋，披裂軟骨部，声帯，仮声帯に好発．局所の生検，組織検査，細菌培養により診断する．治療はストレプトマイシン硫酸塩などによる全身の抗結核療法，局所のストレプトマイシン硫酸塩のネブライザーを行う．[347]

後頭骨頸椎間固定　occipitocervical fusion⇒同頸椎後頭骨固定→866

喉頭截開(さいかい)**術**　laryngofissure　［喉頭切開術］　喉頭の枠組みの一部に外切開を加え，明視下に喉頭内手術を行うための手段．適応は喉頭腫瘍，喉頭狭窄など．特に粘膜下に進展した比較的大きな良性腫瘍，声門および声門下腔の瘢痕や肉芽による狭窄がよい適応となる．しかし喉頭癌では適応は早期癌に限られるため，放射線あるいはレーザーによる治療法が選択され，喉頭截開術は現在ではほとんど行われない．頸部正中線に沿って甲状軟骨を露出し，甲状軟骨を正中で開く．甲状軟骨を左右に開くことにより，腫瘍に切開が入ることがなく安全に展開できる病変に対して行われる．分類としては垂直喉頭部分切除術の中に含まれる．手術に先立って気管切開術が行われ，切開部から挿管し全身麻酔を行ったのちに手術が行われる．[887]

行動システムモデル　behavioral system model　ジョンソン Dorothy E. Johnson により開発された理論で，型(パターン)，反復，目的をもった行動の様式を説明する概念的枠組み．このモデルは，行動のシステムを考察するもので，個人のある特定の時期の行動を考察するものではない．このモデルでは，行動は刺激に対する統合された反応であると定義されている．いくつかの行動の下位システムが人間の7つの小システム，つまり，愛着・所属，依存，摂取，排泄，性，達成，攻撃を形づくっている．それぞれの下位システムは，目標，方向，選択，活動，支援といった規範と呼ばれるいくつかの構成要素からなっている．看護ケアの目標は，患者の安定性を保つための行動の下位システムのバランスを達成，維持し，あるいは回復させることであるとしている．

行動主義⇒同行動理論→1046

行動主義心理学　behaviorism, behavioristic psychology　［行動心理学］　アメリカの心理学者ワトソン John B. Watson(1878-1958)が内観に基づく意識心理学に反対し，雑誌『サイコロジカル・レビュー“Psychological Review”』に「行動主義者の考える心理学」という一文で宣言した(1913)立場．心理学は心を研究対象とする学問であるが，心は目に見えないことから，内観に頼ることとなり，意識心理学では研究内容が主観的なものに陥りやすい．そこで客観的・実験的な自然科学の一部門としての心理学を確立するために，行動主義心理学では行動を予言し統御することを理論的な目的としている．翌年にはパブロフ Ivan P. Pavlov(1849-1936)の条件反射理論を取り入れている．行動を刺激(stimulation；S)と反応(response；R)の変数として記述(S-Rモデル)しようとする．広義にはロシアで唱えられていた客観的心理学 objective psychology を指すこともある．また，ジャネ Pierre Janet(1859-1947)の行為心理学 psychologie de la conduite は，言語のような目に見えないものをも外から観察できるものとする点で，ワトソンの行動主義より広い．行動主義心理学はその後，学習理論を中心に神経生理学的研究，情報理論，数学的モデルなどの知見や方法論を取り入れて，現在では単一学派としての色彩はなく，多角化，拡散したといえる．[1116]

後頭静脈洞　occipital sinus　頭蓋の硬膜静脈洞の1つで，静脈洞交会から小脳の背側を下り，大後頭孔に至る静脈洞を後頭静脈洞という．大後頭孔周辺で辺縁静脈洞を経てS状静脈洞に至る．[1044] ⇒参脳の静脈→2291，硬膜静脈洞→1059

喉頭神経　laryngeal nerve　喉頭に分布する神経で上喉頭神経と下喉頭神経がある．上喉頭神経は迷走神経より分岐し，内外2枝に分かれる．内枝は感覚神経で，上喉頭動脈に沿って舌骨甲状膜を貫通し喉頭粘膜に分布．外枝は運動および感覚神経で，運動枝は輪状甲状筋(前筋)に分布．下喉頭神経は反回神経より分岐した運動および感覚神経で輪状甲状筋以外の喉頭筋に分布．上喉頭神経内枝は下喉頭神経と吻合し，これをガレン Galen の吻合という．[347]

後頭神経痛 occipital neuralgia 主として大後頭神経領域に生じる疼痛のうち器質的疾患によらないもの．この領域の疼痛は第 2 頸神経根に対する圧迫性病変で起こることが多いが，大後頭孔付近の腫瘍や帯状疱疹も鑑別すべき疾患である．小後頭神経領域に生ずることもある．[1289]

後頭神経ブロック occipital nerve block 後頭部の神経痛に対し大後頭神経あるいは小後頭神経を局所麻酔薬によって遮断する神経ブロック．大後頭神経ブロックでは後頭部から頭頂部，小後頭神経ブロックでは後頭部から耳後部の知覚が遮断される．本ブロックが有用な場合，後頭神経痛と診断できる．[915]

●後頭神経ブロック(大・小後頭神経の走行)

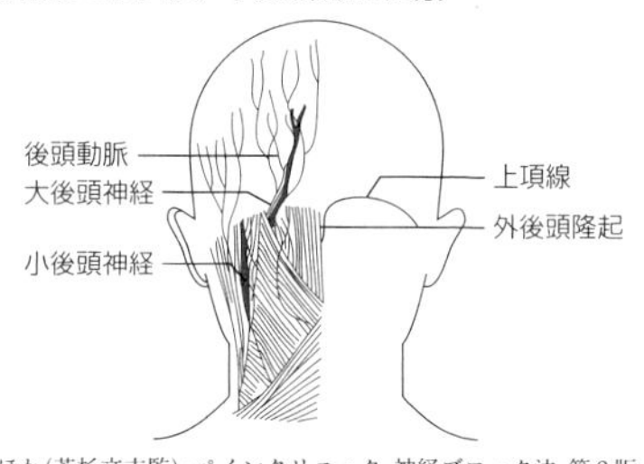

増田豊ほか(若杉文吉監)：ペインクリニック 神経ブロック法 第 2 版, p.74, 図 1, 医学書院, 2000

行動心理学⇨同行動主義心理学⇀1042

行動・心理症状《認知症の》 behavioral and psychological symptoms of dementia⇨参認知症⇀2269

喉頭ストロボスコープ検査 laryngo-stroboscopy ストロボ光源を用いて，発声時の声帯振動を喉頭内視鏡下に観察する方法．声帯の基本振動数よりわずかに少ない回数で発光させると，発声時の声帯の粘膜波動 mucosal wave をスローモーションで観察できる．被検者には通常，表声で楽に発声させて行うが，ときに裏声も追加して参考とする．観察上のポイントは声帯振動の基本振動数，振幅，対称性，規則性，声門閉鎖，非振動部位など．[451] ⇨参ストロボ喉頭検査⇀1650

行動制限 behavioral limitation 認知症，意識障害，自傷他害行為や激しい精神運動興奮を呈する場合の医療行為としての隔離および身体拘束のこと．隔離とは，保護室，個室，あるいは多床室に患者 1 人を入室させて施錠すること，身体拘束とは，医療的な配慮がなされた拘束用具により体幹や四肢あるいは一部を種々の程度に拘束することである．わが国の精神科医療は，「精神保健福祉法」によって患者の人権に対して細心の配慮が施されてきたが，1998(平成 10)年に違法な隔離および身体拘束の長期間の実施例が発覚したのを契機に，行動制限に対する最小化の努力と明確な指針が出された．行動制限を要する場合の重要な点は，十分な説明と診療録への記載，行動制限を行っている場合の身体面，心理面への十分な配慮，行動制限に関する基本的な対応手順，方法の成文化とその周知，漫然と長期化した不当な行動制限が行われないよう頻繁に必要性を再検討し記録に残す，職員教育の徹底である．[709] ⇨参抑制⇀2882

行動制限最小化委員会 2004(平成 16)年の診療報酬改定で「医療保護入院等診療料」の施設基準として設置が定められた，入院医療について定期的な評価を行い隔離などの行動制限を最小化するための委員会の通称．医師，看護師，精神保健福祉士などで構成される．行動制限についての基本指針の整備，行動制限の適切性および最小化の検討(月 1 回程度)，職員すべてを対象とした「精神保健福祉法」や，隔離拘束の早期解除および危機予防のための介入技術などに関する研修会の実施(年 2 回程度)などの活動を行うこととされている．2005(同 17)年の「精神保健福祉法」改正においても，特定医師が緊急時に 12 時間に限り応急入院，医療保護入院などを行える特定病院の要件の 1 つとして，院内に行動制限のモニタリングおよび最小化を促すための委員会を設置し，月 1 回以上開催していることを省令などに規定している．[1609] ⇨参行動制限⇀1043

喉頭性失神 laryngeal syncope⇨同咳失神⇀1714

喉頭性喘鳴(ぜんめい) laryngeal stridor 吸気で聞かれる「ぜろぜろ」という音をいう．喉頭から主気管支までの気道に閉塞ないし狭窄がある場合に聞かれる．先天性のもののほか，この部の攣縮，圧迫炎症(分泌物貯留)，異物，腫瘍などが原因となる．[1443] ⇨参先天性喉頭喘鳴(ぜんめい)⇀1781

行動生態学 ethology 主観的現象は内観によってのみ知りうるのであるから，動物の主観的状況の性質は，これまでの客観的研究では単に推測するより仕方がないとし，研究対象となる動物社会と研究者自身が実際にかかわることによって理解しようとする質的研究分野．動物学の分野では，従来の客観的観察から，最近では動物との関係性をもちながら行動生態学的な手法によって研究が行われることが多い．[446]

喉頭切開術 laryngotomy⇨同喉頭截開(さいかい)術⇀1042

喉頭切除術患者の会 lost cords club ［ロストコードクラブ］ 喉頭摘出者(無喉頭者，喉摘者)の社会復帰を目的とした連合団体．食道発声の指導や人工喉頭の習熟などによるリハビリテーションと呼吸管理などを行う．日本喉摘者団体連合会として代表的なものは，関東で銀鈴会，関西で阪喉会をはじめとして 2007(平成 19)年現在，約 60 団体ある．[451]

後頭前頭法 occipito-frontal view ［コールドウェル撮影〔法〕］ 顔面骨の X 線単純撮影法の 1 つ．前顎部と鼻尖とをフィルムに密着させ頭側から尾側に 15-27 度の角度で X 線を投射する．篩骨蜂巣，前頭洞，眼窩，篩骨眼窩板，上眼窩裂，蝶形骨，鼻中隔などの観察に適する．[98]

喉頭造影法 laryngography 喉頭，咽頭の詳細な観察に用いられる X 線造影検査．分泌抑制と喉頭麻酔(噴霧麻酔)の処置後，通常油性または水性ヨード懸濁剤をカテーテルで注入し，立位透視下でスポット撮影する．発声，吸気，ヴァルサルヴァ Valsalva 試験時などの位相で検査する．[264]

行動体力 physical strength of action, active physical fitness 生活あるいは行動するための基礎となる身体

的な作業能力のことで，スポーツ生理学でいう防衛体力と対をなすもの．行動を起こす，持続する，調節する能力であり，具体的には筋力，瞬発力，持久力，敏捷性，柔軟性，平衡性などに分けられ，これらを失うと日常の生活や行動に支障をきたす．⇨参防衛体力→2659

喉頭注入法　laryngeal injection　喉頭の麻酔あるいは消炎を目的に薬液を喉頭内に注入すること．間接喉頭鏡下に発声させながら行う．麻酔には4% リドカイン塩酸塩液など，消炎には1-2% 塩化亜鉛液などを用いる．また一側性反回神経麻痺による声門閉鎖不全に対して，アテロコラーゲンやシリコンなどの液状形成材料を声帯外側部に注入する手術は声帯内注入法という．[347]

喉頭直達鏡　direct laryngoscope　柄から直角に屈曲したまっすぐな金属製の管で，喉頭を直接に観察し操作できるようにした器械．仰臥位で頭部を後屈し，口腔から喉頭まで直線をなす姿勢にして挿入する．これを直接喉頭鏡検査法という．これに対し喉頭直達鏡を用い，顕微鏡下に声帯ポリープ，ポリープ様声帯の摘出，バイオプシーなどを行う手術のことを顕微鏡下喉頭手術という．[347]

●喉頭直達鏡

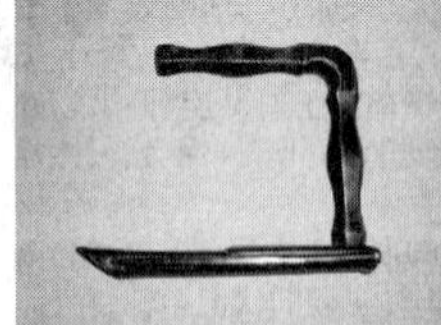

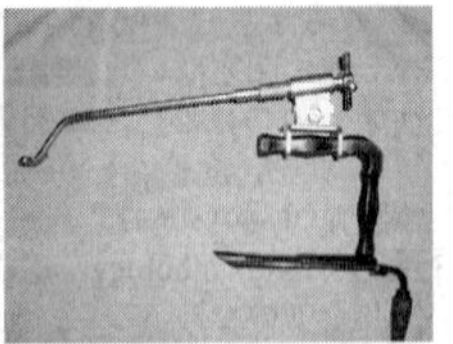

喉頭直達鏡検査法⇨同直接喉頭鏡検査法→2021

喉頭摘出術　laryngectomy　喉頭癌，下咽頭癌に対する手術的治療法．喉頭部分摘出術と喉頭全摘出術，喉頭亜全摘出術の3つに分類される．喉頭部分摘出術は発声機能の温存を目的とし，さらに誤嚥を起こさないよう嚥下機能を保持することが求められるため，進行癌には行われない．喉頭部分摘出術の分類と適応は，①声門上水平部分切除術：喉頭蓋から仮声帯にある腫瘍，②喉頭半側切除術：主に一側声帯の腫瘍，である．喉頭全摘出術の適応は，癌進展範囲が広く喉頭を温存できない症例，高齢者で術後の誤嚥が心配される症例である．喉頭全体が摘出されるため音声機能は喪失する．喉頭亜全摘出術の定義は明確にされていないが，輪状軟骨上半部および喉頭蓋軟骨を喉頭蓋前間隙と合わせて切除する．呼吸，発声，嚥下の機能を温存する目的の手術法である．しかし現在では咽頭癌の適応が多い．[887]

後頭動脈　occipital artery；OA　外頸動脈の枝．顔面動脈とほぼ同じ高さ(ほぼ下顎角の高さ)で外頸動脈の後側から起こり，顎二腹筋の内側に沿って後方に走り，乳様突起(側頭骨)の内側を後方に回って後頭部を上行する．大後頭神経(第2頸神経の後枝)と並走し，頭頂部に終わる．後頭部，頭頂部に分布し，頭部の筋や頭皮を栄養する．[1044]　⇨参外頸動脈→430

喉頭軟化(弱)症　laryngomalacia　喉頭軟骨の軟弱による先天性喉頭喘鳴の症候の1つ．先天性喉頭喘鳴は生後間もなく，あるいは数週間後に出現する吸気性喘鳴で，吸気時に喉頭蓋や披裂部が内部へ吸い込まれて喘鳴を発する．泣いたとき，哺乳時，仰臥位で増強し，喘鳴の強さは体位により減弱する．重症例ではチアノーゼ，哺乳障害，発育障害，呼吸困難などがある．喉頭蓋はオメガ(Ω)形で，声帯の形や可動性などは正常である．早ければ4か月，遅くとも2歳頃までに自然治癒する．[887]　⇨参先天性喉頭喘鳴(ぜんめい)→1781

喉頭軟骨　cartilage of larynx　喉頭の基本的構築は軟骨でつくられている．3つの無対の軟骨(甲状軟骨，輪状軟骨，喉頭蓋軟骨)と3対の軟骨(披裂軟骨，小角軟骨，楔状軟骨)の合計9個からなる．甲状軟骨，輪状軟骨，披裂軟骨は硝子軟骨で，喉頭蓋軟骨，小角軟骨，楔状軟骨は弾性軟骨である．喉頭軟骨の連結は輪状軟骨がつくる輪状甲状関節(甲状軟骨の下角との間)と輪状披裂関節(披裂軟骨との間)の2つの関節がある．これ以外の軟骨間では靱帯や喉頭内腔を覆う弾性線維に富む粘膜の構造で連結している．喉頭軟骨には軟骨膜があり，一般に20-30歳頃までに石灰化または骨化がみられる．[829]　⇨参喉頭の靱帯→1040

喉頭軟骨膜炎　laryngeal perichondritis　手術後や放射線治療後の異物刺入や外傷などによる甲状軟骨，輪状軟骨，披裂軟骨の軟骨膜炎．症状として疼痛，嗄声，呼吸困難などをきたす．粘膜は発赤，腫脹し，炎症が波及して前頸部の皮膚に発赤，浮腫が出現することがある．披裂軟骨膜炎では声帯が固定しやすい．軟骨壊死を起こすと瘢痕により喉頭が変形する．治療は抗生物質，抗炎症薬を用い，壊死軟骨は摘出する．[347]

喉頭肉芽腫　laryngeal granuloma　［**非特異的喉頭部肉芽腫**］　喉頭腔に発生する非特異性の肉芽腫．原因には気管内挿管麻酔時の声帯後部の損傷(挿管性肉芽腫)，過度の発声や咳による声帯後部の強い反復接触(接触性肉芽腫)，逆流性胃食道炎などがある．喉頭の違和感，異常感，咳，咳払い，嗄声などの症状を訴える．治療は肉芽腫の切除を行うが，再発が多いことから，咳や咳払いの禁止，禁煙，音声訓練が第一選択である．[887]

喉頭乳頭腫　papilloma of larynx　喉頭の上皮性良性腫瘍．喉頭の良性腫瘍の中では最も多く，声門部，声門上部に好発．小児型と成人型では臨床像が異なるが，症状として嗄声を訴えることが多い．一般に小児乳頭腫は多発性で再発しやすい．症例によっては思春期に自然退縮するものもある．成人乳頭腫は単発性で再発は少ないが，悪性変化をきたすことがある．治療は喉頭直達鏡下での鉗子による摘出術，レーザー手術，抗腫瘍薬投与，ホルモン療法などが試みられている．呼吸困難に対しては緊急気管切開を要することがある．[347]

喉頭嚢胞　laryngeal cyst　喉頭に発生する嚢胞性病変の総称．嚢胞の発生部位によって分類され，喉頭蓋谷や喉頭蓋舌面の周辺にみられるものを喉頭蓋嚢胞，声帯にみられるものを声帯嚢胞，仮声帯や喉頭室にみられるものを喉頭嚢胞と呼ぶ．原因は喉頭腺の閉塞などにより生じた貯留嚢胞である．喉頭蓋嚢胞は小さいものでは無症状だが，嚢胞の増大に伴い，咽頭部の異物感，嚥下時違和感，さらに大きくなると呼吸困難が出現することもある．声帯嚢胞は少ないが，仮声帯の嚢胞では嗄声の訴えが多くなる．診断は喉頭内視鏡下に行われる．音声障害が著しく，喉頭ストロボスコピーで声帯の波動運動が著しく障害されていることが認められる．治療は手術用顕微鏡下に摘出する．[887]

喉頭白斑症 laryngeal leukoplakia ［喉頭白板症］ 一側ないし両側声帯に限局的な粘膜肥厚による白色の病変をみる疾患．病理組織学的には扁平上皮の増生，有棘細胞層の増殖，異型細胞の出現をみることもあり，癌あるいは前癌状態を有するものもある．症状は嗄声，咽喉頭異常感，咽頭痛などを訴える．男女比は9対1で男性に多く，40-60歳代に多い．原因は喫煙，音声酷使などであるが，喫煙は最も頻度が高い．治療は生検を兼ね喉頭顕微鏡下に病変を切除し，レーザー焼灼する．[887]

喉頭白板症 laryngeal leukoplakia⇨回喉頭白斑症→1045

喉頭反射 cavity reflex，laryngeal reflex 喉頭粘膜が物理的あるいは化学的に刺激されたとき，それに対して起こる呼吸・循環反射のこと．咳反射や無呼吸反射などがある．[1230]

喉頭微細手術 laryngomicrosurgery⇨回顕微鏡下喉頭手術→963

行動評価 behavior assessment 一般的には会社が従業員に期待する行動がどのくらい行えるかを評価すること．リハビリテーション領域では机上検査(学力検査など)では表れない日常生活上の行動の特性を評価する．検査用具としては Behavioral Assessment of the Dysexecutive Syndrome(日本語版 BADS 遂行機能障害症候群の行動評価)がある．これは日常生活上の遂行機能(自ら目標を設定し，計画を立て，実際の行動を計画的に行う能力)を総合的に評価しようとするものである．[811]

喉頭ファイバースコープ laryngo-fiberscope 喉頭および周辺を観察するための可撓性(軟性)の内視鏡．観察時にはスコープ本体のほかに光源装置が必要．喉頭ファイバースコープを用いれば鼻腔，鼻咽腔，気管の観察も同時に行える．特に乳幼児，絞扼反射の強い症例，開口障害のある症例など，間接喉頭鏡検査で十分な観察ができない場合に必要となる．カラービデオモニター，カメラを接続すれば記録・保存が可能．ストロボ光源を用いて声帯振動の観察を行うこともできる．[451] ⇨参喉頭ストロボスコープ検査→1043

喉頭浮腫 laryngeal edema，edema of the larynx 喉頭において粘膜下組織が粗な部位(披裂喉頭蓋ひだ，声門下，喉頭蓋舌面)に好発する浮腫．仮声帯・声帯にも生じる．症状として，気道が狭窄し，呼吸困難や嗄声をきたす．原因には，アレルギー，血管運動性浮腫(クインケ Quincke 浮腫)，低アルブミン血症，上大静脈症候群によるもの，放射線治療，両側頸部郭清術などに起因する術後喉頭浮腫などの非炎症性のもの，感染・外傷から生じる炎症性のものがある．[451]

喉頭部分切除術 partial laryngectomy 喉頭癌の摘出手術に際し喉頭機能を保存するために切除範囲を限局して行う手術．主に喉頭蓋，仮声帯に限局した声門上癌に対して行う声門上水平部分切除術と，一側の声帯に限局した癌に対して行う喉頭半側切除術とがある．これらを基礎に腫瘍の進展に応じて切除範囲を拡大する．手術の前に気管切開を行い，手術創が治り機能回復してから気管切開口を閉じる．術後に誤嚥を生じやすくなることがあり，嚥下の練習が必要．そのため70歳以上の高齢者は原則として適応にならない．[347] ⇨参喉頭摘出術→1044

行動分析 behavior analysis 行動療法では患者の示す不適応行動ないし症状について最初に行うものであり，それらがどのような原理で形成され，持続・悪化しているかということを，基礎理論となっている行動理論から分析し，行動療法のなかのどのような治療法を用いていくのが妥当かといった治療計画を立てる一連の作業手続きのこと．行動分析の際には，不適応行動の成立機転およびその制御，適応行動が生じない原因，適応行動の形成・促進などに関して分析し治療計画を立てていく．[1586]

行動変容 behavior change，behavior modification ①学校保健や教育において用いる語．行動に先立つ働きかけ(先行刺激)と行動に伴う働きかけ(強化刺激)によって，望ましい行動を形成したり，不適切な行動を除去したりする方法．スキナー Burrhus F. Skinner のオペラント心理学の応用から発達したもので，近年は，学校教育，交通安全，健康教育，スポーツ指導，社員教育などの分野にまで対象が広がっている．保健行動の先行刺激としては，健康状態，行動(その理由を含む)に関する情報，技術的援助，手がかりとなる刺激などを，強化刺激としては，強化の量や即時性，スモールステップの強化，教師や医療関係者，家族，友人からの強化，自己強化などを考慮する必要がある．②行動療法において，患者がそれまでのゆがんだ反応パターンをやめて，新しいより適応した行動様式に気づき，これを実践するようになること．[363]

喉頭ポリープ laryngeal polyp⇨回声帯ポリープ→1696

喉頭麻痺 laryngeal paralysis 喉頭筋の障害により声帯に運動麻痺が生じた状態．障害部位により核上性，核(延髄)性，末梢性に分けられる．核性より中枢が原因である場合の頻度は全体の10％と少なく，しばしば他の脳神経症状を合併．残り90％を占める末梢性麻痺はほとんどが反回神経麻痺であり，種々の原因で起こりうる．[451]

行動目標 behavioral objective 教育の理念や目的に関する抽象性を排して，学習の具体的な結果を測定可能なものとするために考え出された概念．重要だが測定できないためにないがしろにされがちな教育目的を，具体的な行動の形に翻訳することによって観察可能なものとし，そうすることによって重要な教育目的への教授・学習活動により力を入れることを目指していた．例えば科学の原理を「理解する」教育目的は具体的ではない．それを「水溶液の性質と濃度の定義を言える」というような具体的で観察可能な行動目標に言い換えることによって，その目的を達成するように学習に力を入れることができるようになる．[32]

後頭葉 occipital lobe 頭頂葉と側頭葉の後方および内側面に広がる脳葉で，大脳の後極をつくる．外側面部では境界は不明瞭であるが，内側前方部は頭頂後頭溝が境になっている．ほとんどが視覚機能に関係している領域で，鳥距溝の周囲皮質に一次視覚野(ブロードマン Brodmann の17野)が，その周囲に二次視覚野(ブロードマンの18野)が，さらにその周囲に三次視覚野(ブロードマンの19野)が外側面に広く広がる．一次視覚野の皮質Ⅳ層には新鮮な標本では肉眼でも見える白線が存在．これをジェンナリ線条 Gennari stria といい内顆粒層の中間にある有髄神経線維の層である．この白線により第一次視覚野にあたる皮質を有線野(有線皮質 striate cortex)という．(図参照⇒大脳皮質→1897，ブロードマン野→2594)[1043] ⇒参大脳→1895，大脳半球→1896，視覚領→1230

喉頭隆起　laryngeal prominence　［アダムのリンゴ］　喉頭の甲状軟骨の正中上端の突起で成人男性に著明．[98]

行動療法　behavior therapy；BT　学習に基づく理論や法則，それに関する研究結果を，患者の示す不適応行動に対する問題解決に応用している心理療法のこと．多くの治療技法があり，いずれも臨床問題に応じて行動科学の諸原理に基づいた治療法を選択し，不適応行動を適応行動に強めるようコントロールして働きかけるという特徴がある．行動変容法，行動科学，行動精神療法，認知行動療法などの用語は，行動療法の一部を表し，また同義語としても用いられる．行動療法の適応範囲は，不安性障害，精神科リハビリテーション，親訓練，メンタルヘルス，行動科学などの精神医学，心身医学の分野から，予防，教育，環境の領域までと幅広い領域を対象としている．[562]

行動理論　behavior theory　［行動主義］　アメリカ心理学の主流となった心理学研究分野の考え方．「心理学は意識内容を記述することをやめて，客観的に観察することができ，測定できる行動のみを研究対象とすべきだ」とするワトソン John B. Watson の主張を受けて理論化されたもの．パブロフ Ivan Pavlov の条件反射などは代表的な理論．その後，ゲシュタルト心理学などの影響もあり，トールマン Stephen B. Tallman やオズグッド Charles E. Osgood などに代表される新行動主義に展開した．[446]

高度救命処置⇒同二次救命処置→2208

咬毒　venomous snake bite　毒ヘビなどの咬傷による中毒．ハブ *Trimeresurus flavoviridis* とマムシ *Agkistrodon halys blomhoffii* による死亡例が多い．ハブ咬傷では，まずアナフィラキシーショックの危険性があり，それを脱したのちも，局所症状(出血，筋融解・壊死など)と全身症状(血液循環障害，ショックなど)が生じる．悪寒，高熱，頭痛，めまい，嘔吐，下痢などの症状が現れ，重症例では，体温・血圧低下，頻脈，冷汗，苦悶，複視，歩行障害，意識障害が起こることもある．マムシ咬傷は出血，局所刺激，筋壊死，血管収縮，血圧降下をきたす．腫脹，疼痛，出血を伴い，重症例ではショックもみられるが，一般に軽症で死亡はまれ．しかし，毒量が多かった場合，受傷後 3-9 日後に急性腎不全による死亡もありうるので観察を要する．毒ヘビにかまれた場合，まず応急処置として，咬傷部位の中枢側を縛り，毒を咬傷部位から口または吸引機で吸い出す．また，咬傷部位を氷で冷やすことも有効．なるべく早期に抗毒素血清を注射する．ヘビのほか，ヒョウモンダコ(小型のタコ)による咬毒(テトロドトキシン)もまれにみられる．[543] ⇒参蛇咬症(だこうしょう)→1914

汞毒(こうどく)**症**　mercurialism　水銀中毒のこと．水銀の毒性は，その化学型や曝露経路などにより異なる．水銀は無機(金属水銀，イオン化水銀)と有機(アルキル水銀，アリル水銀，アルコキシアルキル水銀)に大別できる．金属水銀は，経口では吸収率が低いため，通常は毒性を示しにくい．しかし，気化しやすいため吸入により体内に取り込まれることが多い．金属水銀中毒の急性症状として金属熱や気管支炎，間質性肺炎などがある．さらに，慢性症状として，全身倦怠感，食欲低下，金属味，水銀縁，口内炎，アトキンソン Atkinson 徴候(水銀の水晶体への蓄積で，細隙灯で赤褐色に観察される)のほかに，振戦，不眠，情緒不安定などの精神神経症状が知られている．イオン化水銀には塩化第一水銀(甘汞)や塩化第二水銀(昇汞)があり，これらにより主に腎障害が生じる．アルキル水銀は主に中枢神経系の障害を引き起こす．アリル水銀とアルコキシルアリル水銀は無機水銀へ分解されやすいため無機水銀中毒に準じた症状を示す．いずれも治療では曝露からの隔離が重要である．ペニシラミンの投与も行われる．[489,1593] ⇒参水銀中毒→1614

光毒性接触皮膚炎　phototoxic contact dermatitis⇒参接触皮膚炎→1736

光毒性反応　phototoxic reaction　光線接触皮膚炎や光線過敏型薬疹を起こす機序となる反応の1つで，個体の素因やアレルギー機序とは無関係に発症する光線過敏反応．一定量以上の光毒性物質(光線感作物質)が接触または内服・注射によって皮膚に到達し，日光を浴びると作用波長の光線を吸収することにより細胞を傷害し，日焼け様炎症反応を皮膚に起こす．この反応を利用して白斑や乾癬などの治療も行われる．[502]

光毒性皮膚炎　phototoxic dermatitis　ソラレンやポルフィリンなどの光線感作物質の接触または内服・注射により，一定量以上が皮膚に達して，作用波長の光線照射時に生じる皮膚炎で，日焼け様の紅斑，漿液性丘疹，小水疱などを生じる．繰り返し起こり慢性化すると，急性症状消失後に色素沈着や色素脱失をきたす．原因除去と遮光を行い治療する．[502]

抗毒素　antitoxin　［アンチトキシン］　タンパク毒素を特異的に中和する抗体をいう．ベーリング Emil Adolf von Behring と北里柴三郎は，ジフテリア毒素や破傷風毒素で免疫した動物の血清が毒素を中和することを発見して，血清療法の基礎を築いた．ある種の毒素性疾患では，感染の初期(まだ毒素が組織に結合しない時期)に抗毒素血清を注射して毒素を中和することにより感染を予防・治療することができる．また，トキソイド(ホルマリンなどで毒作用を失っているが免疫原性は保持したもの)をワクチンとして接種することにより抗毒素抗体をつくらせ，毒素が主な原因となる感染症および中毒を予防することができる．[324]

抗毒素血清　antitoxin〔immune〕serum⇒参抗毒素→1046

抗毒素療法　antivenom therapy，antivenin therapy　細菌毒素およびある特定のクモ，毒ヘビ，その他の有毒動物の咬傷による中毒作用に対し，予防・治療する方法．特定の抗毒素(抗体または血清製剤)を注射して行う．[543]

光度計　photometer　光度(特定の光源から出る光の量)を測定するための器械．[258]

高度実践看護師　advanced practice nurse；APN　［APN］　アメリカで医療の効率化とケアの質向上の目的で誕生した，一部の治療とケアのできる高い専門性をもった看護師．高度実践看護師(APN)は医師と看護師の中間の職種といわれる．国際看護師協会(ICN)による APN

の能力基準によると，看護診断，処方，診断的介入，治療，医療の提供のための指示，患者の直接ケア，看護師および他職種のコンサルテーションとその問題解決，社会における健康問題の専門家としての発言，政策立案への関与と多岐にわたる．わが国では APN 制度を想定している段階．

高度先進医療　highly advanced medical technology　高度で先進的な医療技術のことだが，保険診療においては特別な意味で用いられてきた．わが国の「医療保険制度」では，保険診療と保険外のサービスとを併用することは「混合診療」として厳しく制限されており，例外的にそれを認める仕組みとして「特定療養費制度」があった．特定療養費には，室料差額など患者の選択に基づく付加的なサービスである「選定療養」と，保険外の医療技術である「高度先進医療」とがあり，これらについては全額患者の自己負担で保険診療と併用することが認められてきた．近年，混合診療解禁を求める声が強まったことを背景に特定療養費制度は大幅に見直されており，2006(平成 18)年 10 月に「保険外併用療養」として「選定療養」と「評価療養」に再編成された．従来の高度先進医療は，保険導入の是非について評価することが必要な療養として「評価療養」に組み込まれており，「薬事法」で承認されている薬剤や医療機器を対象とした「先進医療」と，「薬事法」で承認されているものによる「高度医療」とに分けられている．後者は「高度医療評価制度」として，主に大学病院を実施医療機関として想定しており，対象になる医療技術は今後拡大されることが見込まれる．[1010]

抗突然変異原⇨同抗変異原物質→1056

高度難聴　severe hearing loss　聴力低下の程度．一般には聴力図より，30 dB(デシベル)までを軽度，30-60 dB を中等度，60-90 dB を高度，90 dB 以上を聾(ろう)と区分している．会話音域 speech range の閾値が 60 dB に達すると日常生活は明らかに障害を受け，90 dB に達すると聴覚を介してのコミュニケーションは不可能となる．[451]　⇨参難聴→2201

●難聴の程度のおよその規準(右耳の場合)

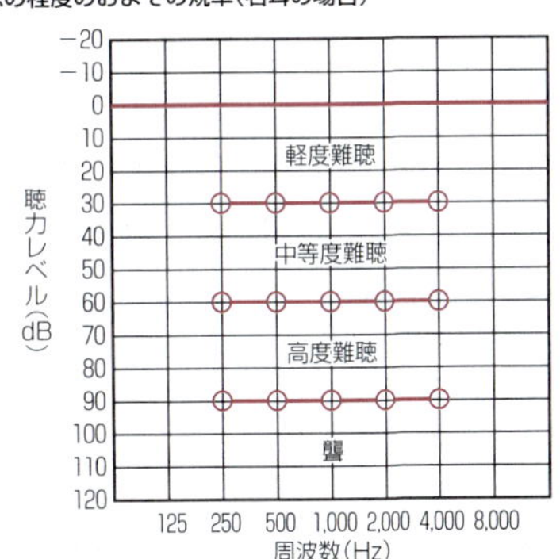

高度ブロック　advanced block　［高度房室ブロック］　伝導が 2 拍以上連続して途絶するものいう．高度房室ブロックでは P 波に続く QRS が連続して 2 拍以上途絶し，発作性房室ブロックとも呼ばれる．危険な不整脈の 1 つであり，ヒス束以下の障害による．[970]

●高度房室ブロックのモニター心電図

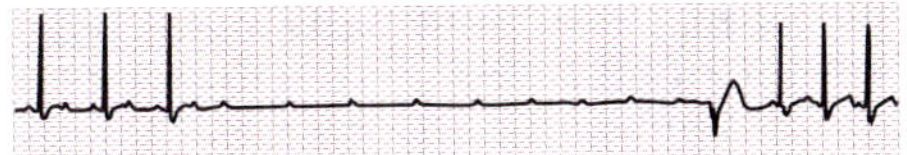

高度房室ブロック　advanced AV block⇨同高度ブロック→1047

高トリグリセリド血症　hypertriglyceridemia⇨同高中性脂肪血症→1035

抗内因子抗体　anti-intrinsic factor antibody　［内因子抗体］　悪性貧血以外では検出されない特異的な抗体(自己抗体)．ビタミン B_{12} は内因子と結合することにより回腸から吸収される．この内因子に対する抗体ができるとビタミン B_{12} の吸収が阻害され，巨赤芽球性貧血の一因となる．この発症形式をとる巨赤芽球性貧血を特に悪性貧血と呼んでいる．血液，胃液の両方で証明される抗体である．血中の抗内因子抗体は悪性貧血の約 50% に証明される．[1038]

口内炎　stomatitis　口腔粘膜にみられる炎症性疾患の総称．原因は損傷，ウイルス感染，薬物，アレルギー，全身疾患の存在などさまざまであるが，臨床所見のみでこれらを鑑別するのはきわめて困難であり，現病歴，既往歴の聴取が重要である．[42]

口内乾燥　dry mouth　唾液分泌が減少して生じる口腔の乾燥．頭頸部の放射線治療後，シェーグレン Sjögren 症候群，糖尿病・肝硬変などの代謝障害，抗ヒスタミン薬・精神安定薬などの服用，加齢などの種々の原因によって生じる．[451]　⇨参口腔乾燥症→989

校内暴力　school violence, violence in school　明確な定義があるわけではないが，学校内で発生した生徒間の暴力行為や，教職員に対する生徒による暴力行為，校内の器物損壊などが含まれる．こうした行為を行う子どもは，学校内の友人関係や家族関係に起因するストレスを抱えているが，コミュニケーション能力や対人関係能力が十分でないために，自己をコントロールすることができない傾向にあるといわれている．[79]

高ナトリウム血症　hypernatremia　血清ナトリウム濃度が 150 mEq/L 以上の状態をいう．高ナトリウム血症の成因は，①水分喪失(発熱，熱傷など)，②腎からの水喪失の増加(尿崩症など)，③視床下部の障害(口渇の低下など)，④ナトリウムの過剰負担(不適切輸液による過剰のナトリウム負荷など)，⑤ナトリウム貯留(原発性アルドステロン症，クッシング Cushing 症候群など)がある．臨床症状としては，脳細胞脱水によるものが主で，頭痛，悪心・嘔吐，筋力低下，筋強直，振戦，昏睡，そして死亡に至る．170 mEq/L をこえると死に至る可能性が高い．治療法の根幹は本症の原因を除去することにある．[1503]

高二酸化炭素血症⇨同高炭酸ガス血症→1032

高二倍体　hyperdiploid　ヒトは半数体(n)当たり 23 本の染色体をもつことから，その二倍体($2n$)より多い染色体数，すなわち 47-57 本の染色体構成を示す場合と定義される．[1293]　⇨参半数体→2412

後乳　hind milk　1 回の授乳の間の後半，つまり射乳反射後の授乳終了近くに分泌される母乳を指す．後乳には，乳児の主要なカロリー源であり，脳の発達に不可欠な長鎖多価不飽和脂肪酸〔ドコサヘキサエン酸

(DHA)やアラキドン酸(AA)〕，ビタミンA，D，E，Kなどの脂溶性ビタミンが多く含まれている．後乳の脂肪含有量は前乳より2-3倍多い．後乳に多く含まれている脂肪が乳児の食欲をコントロールしていると考えられ，乳児が自分から乳房を離すまで片方または両方の乳房で授乳する「乳児がリードする授乳」の根拠にもなっている．また，新生児集中治療室 neonatal intensive care unit(NICU)においては通常の搾乳のほかに，乳児の成長発達を促す高脂肪，高カロリーでの後乳の搾母乳を集めて授乳する「後乳授乳」も提唱されている．後乳に脂肪が多いのは，射乳反射によって乳腺腺房周囲の筋上皮細胞が収縮して脂肪球が放出されるためと考えられている．[180] ⇒参前乳→1790

高乳酸血症 hyperlactacidemia 酸化的解糖が障害され血中に乳酸が著しく増加(18 mg/dL 以上を呈することが多い)し，アシドーシスをきたすと意識障害となる(乳酸性アシドーシス)．原因はビグアナイド系経口血糖降下薬によるものが多い．またショック，敗血症によっても起こることがある．血中乳酸高値の治療は，アルカリ化などと基礎疾患の治療を行う．[987]

抗尿細管基底膜抗体 anti-tubular basement membrane (TBM) antibody, anti-TBM antibody ［抗TBM抗体］ 腎臓の尿細管上皮細胞は尿細管基底膜に囲まれており，この尿細管基底膜に対する抗体を抗尿細管基底膜抗体という．臨床的には全身性エリテマトーデス(SLE)に続発するループス腎炎の際，SLEの活動性が高い症例において尿細管基底膜に免疫グロブリンの沈着がままみられる．病態生理学的意義は完全には解明されていないが，このような症例は間質性腎炎を合併することが多いため，抗尿細管基底膜抗体が疾患の発症，増悪，進展に関与しているとする考えもある．[1503] ⇒参抗糸球体基底膜抗体→1007

抗尿細管基底膜病 anti-tubular basement membrane disease；anti-TBM disease 腎の尿細管基底膜(TBM)に対する免疫グロブリンを抗尿細管基底膜抗体(抗TBM抗体)という．何らかの要因によってその抗原性の変化により，または抗体産生側の異常によって自己のTBM抗原に対する抗体が産生されると考えられており，ヒト抗糸球体基底膜に沿った抗体沈着を示す．この抗TBM抗体が陽性の疾患を抗尿細管基底膜病という．[858]

高尿酸血症

hyperuricemia ［尿酸過剰血症］

【定義】 尿中尿酸値が高値を呈する疾患．動脈硬化を促進させるとともに，急性関節炎(痛風発作)，腎機能障害(痛風腎)，尿管結石，痛風結節などの特徴のある臨床症状を呈する．原因として，**尿酸産生過剰型高尿酸血症**，**排泄低下型高尿酸血症**と両者が関与する**混合型高尿酸血症**がある．それぞれに原因不明の原発性と原因が明らかになっている続発性とがある．

【病態】 産生過剰型としては，プリンヌクレオチド合成系酵素異常と組織崩壊亢進のため核酸分解の亢進による場合(白血病，骨髄腫，溶血性貧血など)がある．排泄低下型としては腎不全，薬剤(サイアザイド系薬剤，ピラジナミドなど)，尿の酸性化に伴う排泄低下(アシドーシス，重症糖尿病など)，混合型としては糖原病〔グルコース6リン酸化酵素の欠損によりPRPP(5ホスホリボシル1ピロリン酸)の産生過剰をきたし，プリンヌクレオチドのデノボ *de novo* 合成の亢進をきたすと同時に，乳酸産生による尿の酸性化に伴い尿酸の排泄低下をきたすことによる〕がある．

【診断】 血清尿酸値が7.0 mg/dL以上を高尿酸血症と診断し，1日の尿酸排泄量が400 mg/日以下(普通食下で)の場合排泄低下型，900 mg/日以上(普通食下で)の場合産生亢進型，400-900 mg/日を混合型とする．尿酸クリアランスから判定する場合もある．

【治療】 まず肥満の是正，アルコール過飲を避けプリン体含有食品の摂取を控える．効果が不十分な場合，尿酸排泄低下型には尿酸排泄促進薬(プロベネシド，ベンズブロマロン)，尿酸産生亢進型には尿酸産生阻害薬(アロプリノール)を用いる．中等度以上の腎障害例や腎，尿路結石合併例では産生阻害薬を投与する．尿酸排泄促進薬を使用する場合には水分を多量摂取させて尿量を増加させ，尿アルカリ化薬〔重曹，クエン酸ナトリウム等モル配合製剤(ウラリット®)〕によりpHを6.0-6.5に維持して尿路結石を予防する．ベンズブロマロンでは肝障害が報告され注意が必要．[987] ⇒参痛風→2035

●高尿酸血症の成因による分類

1. **産生過剰型高尿酸血症**
 a)原発性：*de novo* プリンヌクレオチド合成の亢進による痛風
 b)続発性
 ①プリンヌクレオチド合成系の酵素異常による尿酸の産生過剰
 ⓐLesch-Nyhan 症候群，HPRT 活性の完全欠損による尿酸の産生過剰
 ⓑHPRT の不完全欠損による高尿酸血症
 ⓒPRPP 合成酵素の活性亢進による高尿酸血症
 ②組織崩壊亢進のため核酸分解の亢進による尿酸産生過剰
 ⓐ腫瘍性：白血病，悪性リンパ腫，骨髄腫など
 ⓑ非腫瘍性：溶血性貧血，二次性多血症，尋常性乾癬，広汎な炎症，自己免疫性疾患，火傷など
 ③筋収縮に際してATPより生じたADPの復元反応の障害
 ④高プリン食持続性摂取，薬剤性
2. **排泄低下型高尿酸血症**
 a)原発性：一般臨床検査法により腎機能障害はみとめられないが，尿酸排泄だけが低下している痛風
 b)続発性
 ①腎不全：尿酸を含めてすべての含窒素化合物の排泄が低下するため，その部分現象として尿酸の排泄低下をきたす
 ②薬剤性：ピラジナミド，サイアザイド服用中，尿酸の排泄低下をきたす
 ③アシドーシス，重症糖尿病，飢餓など：尿の酸性化に伴う尿酸排泄低下
 ④その他：副甲状腺機能低下，Bartter 症候群など
3. **混合型高尿酸血症**
 a)原発性：他に障害がなくて尿酸の産生が多く，排泄も低下している痛風
 b)続発性
 ①糖原病：グルコース6リン酸化酵素の欠損によりPRPPの産生過剰をきたし，プリンヌクレオチドの *de novo* 合成の亢進を起こすと同時に，乳酸産生による尿の強度酸性化に伴い，尿酸の排泄低下をきたすことによる

中村徹(井村裕夫ほか編)：内分泌・代謝病学 第4版，p.450，表35-2，医学書院，1997

高尿酸血症の看護ケア

【看護への実践応用】 高尿酸血症の発症には，食生活における欧米化や過剰なエネルギー摂取，長期にわたる

飲酒と運動不足などの要因が関与している．それゆえに食事療法，飲酒の制限，適度な運動，水分補給などを含めた生活習慣の改善が重要である．

【ケアのポイント】①食事療法が最も重要である．肥満患者が多いので摂取エネルギーの適正化を図り，標準体重を目標としたダイエットを指導する．②飲酒を制限する．過度な飲酒は，摂取エネルギーの過剰となることはもちろん，血中の尿酸値も上昇することを説明する．③適度な運動として，ウォーキングや水泳などの有酸素運動を継続して行うよう指導する．無酸素運動は，体内で尿酸の合成が促進され血中の尿酸値が上昇するので行わないよう注意する．④頻繁に水分を補給する．高尿酸血症では，尿が酸性に傾いており尿酸結石の形成や腎障害を呈する．尿量を増やすことで尿酸の排泄も促進するため，他の疾患で飲水制限の指示をされていなければ，1日2L以上の水分をとるように指導する．⑤ストレスを軽減する．ストレスは尿酸値を上昇させるといわれている．近年，高尿酸血症を呈する患者は20-30歳代と若年傾向にある．社会人としてのスタート，中堅としての社会的な立場もあり，ストレスを感じる発達期である．ストレスコントロールができるように，患者とともにストレスの対処方法を話し合い，対処ができるように支えていく姿勢が大切である．[1176] ⇨参高尿酸血症→1048

高尿酸血症性腎症　hyperuricemic nephropathy⇨同痛風腎〔症〕→2036

高尿酸尿症　hyperuricaciduria⇨同尿酸尿症→2249

後尿道膀胱角　posterior urethrovesical angle　後部尿道の軸と膀胱底の軸とがつくる角度のこと．腹圧性尿失禁の評価の方法であるチェーン膀胱尿道造影(鎖使用膀胱尿道造影)で測定．膀胱内に造影剤を注入してチェーン(鎖)を膀胱と尿道内に留置し，立位で腹圧を加えた状態で撮影し，そのX線写真で評価．正常値は90-105度．[118]

高熱　high fever　体温が39℃以上の発熱をきたすこと．その持続期間により，数日から2週間以内のものを短期発熱，2週間以上の長期の発熱を長期発熱という．短期発熱はその多くの原因は感染症で，疾患特有の症状により感染部位を診断できることが多い．すなわち呼吸器症状，消化器症状，脳神経症状，尿路性器症状や皮膚症状に注意する．長期発熱の原因は多くのものがあり，主なものは感染症，悪性腫瘍，膠原病，内分泌疾患，薬剤アレルギーや詐病などがある．特有の症状のあるものは診断も容易であるが，症状が熱だけの場合は診断のために各種の血液や尿の検査，画像検査，内視鏡検査や病理組織検査を必要に応じて行う．[1278]

好熱菌⇨同高温菌→976

更年期　climacterium　加齢に伴い女性の卵巣機能が低下し，通常，月経不順の期間を経て閉経に至る．生殖期から老年期への移行期で，閉経前後の約5年間を指す．わが国の平均閉経年齢は50.5歳であるが，更年期には個人差がある．エストロゲン分泌量は減少し，ゴナドトロピン値は逆に上昇する．のぼせなどの更年期障害のほかに骨量の減少，脂質異常症(高脂血症)，高血圧などさまざまな変化がみられる．[998]

更年期うつ(鬱)病　menopausal depression⇨同初老期うつ(鬱)病→1495

更年期指数　menopausal index；MI　更年期障害でみられる症候は主観的な自覚症状が主体であるので，これらの症状を点数化して，客観的に病状の程度を把握しようとするもの．1953年にクッパーマン Herbert S. Kuppermann が提唱した更年期指数であるクッパーマン指数が有名．また，日本人向けに改良した簡略更年期指数というものもある．[902] ⇨参クッパーマン指数→820，更年期不定愁訴症候群→1049

更年期障害　climacteric disturbance⇨同更年期不定愁訴症候群→1049

更年期不定愁訴症候群　climacteric unidentified clinical syndrome, general physical complaints in menopausal period　［**更年期障害**］　閉経周辺期から閉経後の期間に生じる種々の心理的および身体的症状(自律神経症状)を総称するが，更年期障害や更年期のうつ病と区別されない場合が多く，しばしば標記のような不定愁訴のゴミ箱的な表現(症候群)として雑に使用されてきた．更年期に特有な気分障害はないが，閉経前期にはうつ病の有病率が高くなる．また，気分障害や不安障害の既往歴のある女性では，閉経の時期に気分障害に罹患しやすい．しばしばドクター・ショッピングを重ねる女性が多いので，専門医による早期の鑑別診断(気分障害，不安障害，パニック障害，身体表現性障害，物質乱用，性格障害，身体疾患など)が重要である．こうした疾患のいずれもが，生殖ホルモンの変化(特にエストロゲンの低下)や社会心理的要因(家庭内における役割変化，加齢，人間関係上の喪失，身体的疾患の合併など)の複雑な相互作用によって，閉経期に増悪して錯綜している場合が多い．[320]

高年初産婦　elderly primipara　35歳以上の初産婦をいう．軟産道強靭などによる分娩障害，妊娠高血圧症候群，流産，児の染色体異常の頻度が高まるという理由で，要注意妊婦という意味の名称である．この用語は，1959年にはじめて国際産婦人科連合(FIGO；Federation Internationale de Gynecologie et de Obstetri que)において採用され，わが国では1992(平成4)年に，日本産科婦人科学会によってこの基準が適用された．[998] ⇨参出生前診断→1401

高粘度症候群⇨同過粘稠(ねんちゅう)度症候群→539

高年齢者雇用安定法⇨同高齢者雇用促進法→1067

効能　efficacy　医薬品のもつ最大限の効力もしくは施した治療の効果をいう．医薬品添付文書には効能として臨床試験の結果，有効とされた症状や疾患名が書かれている．麻酔薬は効能が一定でないため，投与方法や投与量をさまざまに考慮する必要がある．[1594]

厚脳回症　pachygyria⇨同滑脳症→533

後嚢下白内障　posterior subcapsular cataract；PSC　水晶体後嚢直下が混濁した白内障をいう．症状として視力低下や羞明があり，初期でも視機能障害を生じやすい．原因として，加齢白内障，糖尿病白内障，併発白内障，ステロイド白内障，アトピー性白内障などがある．[1250]

孔脳症　porencephaly　［**脳空洞症，髄質孔脳症，脳室空洞症**］　脳実質内に脳組織の欠損が生じ，欠損部に形成された嚢腫に髄液が貯留した状態．先天性のものは胎生期の脳発育異常による．後天性のものは血管障害や炎症・外傷による脳損傷部に生じる．てんかんなどの症状を伴うことが多い．[1017]

勾配 gradient ［較差，傾き，階調度］ 温度・圧力など測定ができる値の増加・減少の割合のこと．または割合を距離の関数を用いて変化する度合いとして示したもの．生体内でも極性が生じた場合に，物質や生理的活性の分布状態に勾配が生じる．正の刺激からの距離と，それに近づこうとする傾向との間の逆相関関係を勾配接近といい，負の刺激からの距離とそれを避けようとする傾向との間の逆相関関係を勾配逃避という．[943]

勾配エコー⇨同グラディエントエコー法→824

広背筋 latissimus dorsi muscle 体幹の背部，浅層の筋（浅背筋）の1つで，胸・腰部の背側を占める三角形の大きな1対の筋肉．下位の胸椎（第7～第12胸椎），全腰椎（第1～第5腰椎）および仙骨の棘突起と腸骨稜の後半部から腱膜として起こり，上方に収束して上腕骨の小結節につく．上肢帯の筋の1つで，腕神経叢の胸背神経の支配を受ける．背中をかいたり，水泳のクロールで上肢を背部に回すときに働く．また，付着部（上肢）を固定すると，鉄棒の懸垂で身体を引き上げるような働きをする．[1044] ⇨参上肢帯の筋→1436

広背筋被覆術⇨同心筋骨格筋形成術→1516

勾配磁場⇨同傾斜磁場→859

勾配磁場コイル⇨同傾斜磁場コイル→859

勾配接近 gradient of approach 正の刺激からの距離と，それに近づくために特定の方向に傾こうとすることとの間に成り立つ逆相関関係のこと．[943] ⇨参勾配→1050

勾配逃避 gradient of avoidance 負の刺激からの距離と，それを避けるために特定の方向に傾こうとすることとの間に成り立つ逆相関関係のこと．[943] ⇨参勾配→1050

高拍出性心不全 high output heart failure 高心拍出量状態が持続することにより全身ないし肺にうっ血状態を生じる病態で，心不全の一分類として低拍出性心不全に対して用いられる．身体所見は原因となる疾患により異なるが，共通する所見は四肢の皮膚は温かで，心拍は速く，脈圧が増大する，などがあげられる．確定診断はスワン・ガンツカテーテル検査により心拍出量の増加と肺動脈楔入圧の上昇の確認．基礎疾患の治療が主体となるが，心不全に対しては安静と塩分制限を基本とし，利尿薬，ジギタリス製剤を投与．[390] ⇨参高心拍出量状態→1021

抗破傷風人免疫グロブリン human anti-tetanus immunoglobulin 免疫されたヒトのグロブリンからつくられた薬剤．直接抗体を与えて生体の抗体価を高める受動免疫である．破傷風の感染の危険のある汚染創が存在する場合には，トキソイドと同時に本剤250 IUを投与する．破傷風は外傷受傷後約1-2週間の潜伏期をおいて発症するため，この1回投与により3-4週間は血中抗毒素抗体価を最小阻止濃度以上に保つことができれば予防に有効と考えられる．[252] 商テタガムP，テタノセーラ，テタノブリン

後発医薬品⇨同ジェネリック医薬品→1223

後発射 after discharge ［後放電］ 刺激を中止したあとにみられる持続性のスパイク発射現象．てんかん性の発作波などにもみられる．[1274]

後発白内障 secondary cataract, aftercataract 超音波水晶体乳化吸引術後や水晶体嚢外摘出後に，フィブリン反応や水晶体上皮細胞の増殖が生じて発生する白内障術後合併症．白内障術後5年で約30%に発生し，視力の低下や羞明感の増加として自覚される．治療はレーザーによる後嚢切開術を行う．[1250]

好発部位 favorite site 各種疾病の病変が特に発現しやすい部位．感染症の病原体（日本脳炎は脳，肝炎ウイルスは肝臓），公害汚染物質（カドミウムは腎臓，メチル水銀は中枢神経など），薬剤などは特異的な好発部位をもつが，結核や癌は広範な好発部位をもつ．[1356]

高バリン血症 hypervalinemia アミノ酸代謝異常症の1つで，バリントランスアミナーゼの欠損による疾患．血中バリン値の高値を呈し，精神・身体発達不全，筋力低下を主症状とする．治療は低バリン食の摂取．[987]

紅斑 erythema 炎症に基づく皮膚の赤い斑．炎症の程度や時間的経緯により，色調は鮮紅色から暗赤色までさまざまに変化する．皮疹の性質により丘疹性紅斑，滲出性紅斑，環状紅斑，結節性紅斑などに分類される．赤い色は真皮の浅層の血管が拡張して充血したもので，紫斑や色素斑と異なり硝子圧により退色する．非炎症性の血管拡張は潮紅と呼び，紅斑とは区別する．[235]

広範囲理論 broad-range theory ［グランドセオリー］ 理論が取り扱う現象の範囲別に，狭範囲理論 narrow-range theory，中範囲理論 middle-range theory，広範囲理論 broad-range theory に分類される．特に広範囲理論は，看護学全般に対して数多くの現象を包含した領域をカバーする理論で，例えば健康増進に向けての看護の目標などの理論化がそれにあたる．広範囲理論は狭範囲理論に比べて抽象度が高い．ホリスティックセオリーやグランドセオリーなどはこれにあたる．[446]

広範壊死 massive necrosis 急性ウイルス性肝炎の経過中にみられる広い領域が壊死に陥った状態．肝細胞壊死は壊死の小葉内に占める位置や壊死の大きさにより分類される．肝小葉は門脈周囲帯，中間帯，小葉中心帯の3帯に大別されているが，このうち3つの帯すべてにびまん性に壊死が及ぶときを広範壊死という．門脈域と中心静脈の相対的位置関係は保たれるが，肝細胞の脱落によりその距離は縮まる．[59]

広汎性 diffuse⇨同汎発性→2419

広汎性硬化症 diffuse sclerosis ［びまん性硬化症，シルダー病］ 多発性硬化症などとともに脱髄疾患の1つ．若年層に発症し知的障害，四肢の痙性麻痺，皮質盲，聴力低下などの大脳症状が出現する．一側または両側の大脳白質に境界明瞭な炎症性脱髄病巣が広汎に分布し，特に後頭葉に著明である．皮質下のU線維が保たれるのも特徴の1つである．類似の症状を呈し皮膚の色素沈着や副腎皮質機能低下を伴い，伴性劣性遺伝を示すタイプは副腎白質ジストロフィーとして分類される．[748] ⇨参脱髄→1918

広汎性骨内皮腫⇨同ユーイング肉腫→2846

広汎性子宮全摘出術 radical hysterectomy 子宮頸癌のⅠb期とⅡ期およびときにⅢa期に対して行う術式で，通常，骨盤リンパ節郭清術，付属器（卵巣）摘出も行う．ただしⅠb期では場合によって卵巣温存を考慮することもある．癌病巣からできるだけ離れた部分を切断して子宮の周囲組織を骨盤壁に近い部分まで切除する．

腟壁も病変から離れて長く切断して摘出する．およそ次の順序で行う．①腹壁正中部を恥骨上部から臍上まで切開，②暫定的膀胱を剝離，その際膀胱側腔と直腸側腔を開放，③片側のリンパ節郭清，④同側の子宮動脈切断，⑤同側の尿管剝離，⑥同側の子宮基靱帯切断，⑦反対側の処理，⑧直腸剝離と仙骨子宮靱帯切断，⑨膀胱子宮靱帯切断，尿管処理，⑩傍腟組織・腟切断，⑪後腹膜腔にドレーン設置，⑫腟壁縫縮，腹壁を縫合．婦人科領域で最も大きな手術ということができる．膀胱，直腸，尿管などの組織を処理するため損傷のリスクもあり，術後の合併症にも注意がいる．排尿障害やリンパ浮腫などにも対応する必要がある．[998]

広汎性視床皮質投射系　diffuse thalamocortical projection system⇨同非特殊投射系→2462

紅斑性酒皶(しゅさ)　rosacea erythematosa　［第1度酒皶(しゅさ)］　鼻や頬に好発する持続性の紅斑で，ほてり感があり脂ぎった感じの光沢をもつ．原因不明の毛細血管拡張をきたす酒皶の程度による分類では第1度に相当．中年以降にみられ，アルコール，香辛料，胃腸障害，自律神経不安定，外気温変化などに誘発され，悪化する．慢性で難治性．悪化因子を除去することが大切である．[502]

広汎性体幹角化血管腫　angiokeratoma corporis diffusum　［ファブリー病］　脂質代謝異常症の1つで，αガラクトシダーゼ欠損によりα結合した末端のガラクトースが加水分解されないことにより起こる伴性劣性遺伝疾患．α結合した末端のガラクトースを末端に有するセラミドトリヘキソシド，セラミドジヘキソシドが全身の自律神経細胞，心筋，平滑筋などに蓄積する．腎機能障害，心・血管障害，特徴的な渦巻き状の角膜混濁，無または低汗症，暗赤色あるいは黒色の発疹などを呈する．腎機能障害は40-50歳での死亡例が多く，本症の主な死因である．腎不全には透析，腎移植などを行う．[987]

紅斑性天疱瘡(てんぽうそう)　erythematous pemphigus⇨同シネアー・アシャー症候群→1331

紅斑性熱傷　combustio erythematosa⇨同第1度熱傷→1853

広汎性腹膜炎⇨同汎腹膜炎→2420

紅斑性狼瘡(ろうそう)　lupus erythematosus；LE⇨同エリテマトーデス→369

紅斑熱　spotted fever　紅斑熱群リケッチア感染症でダニによって媒介され，世界各地に分布する．数日から2週間の潜伏期ののちに発熱，発疹が出現し，頭痛，筋肉痛を伴う．わが国には日本紅斑熱が存在する．テトラサイクリン系抗菌薬が有効．[288]

紅斑熱群リケッチア症　rickettsial diseases of spotted fever group⇨同日本紅斑熱→2221

鉤鼻　hump nose　［かぎ鼻］　鼻尖がこぶのように丸い形をした鼻，あるいは鼻背が「く」の字状の鼻．かぎ鼻，わし鼻などともいわれる．[736]

公費医療　public funded medical services⇨同公費負担医療→1052

後鼻鏡検査法　posterior rhinoscopy　鼻咽腔より後鼻鏡を用いて鼻腔後端部および上咽頭天蓋部，耳管咽頭口を観察する方法．検者は左手に舌圧子を持ち，舌前方2/3を押さえ，右手の後鼻鏡を口蓋垂をよけて挿入する．[451]

●後鼻鏡による上咽頭検査

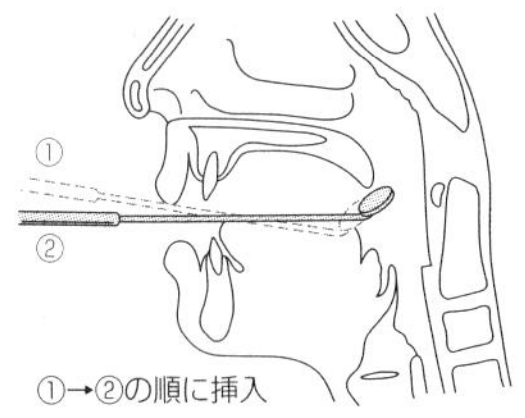

後鼻孔　posterior nasal apertures，choana　正中面の鋤骨によって左右2つに分けられた鼻腔後端の開口部をいう．後鼻孔で鼻腔と上(鼻)咽頭が交通し，外気が出入りする．[98]　⇨参前鼻孔→1792

後鼻孔鼻たけ⇨同後鼻孔ポリープ→1051

後鼻孔鼻茸(じょう)⇨同後鼻孔ポリープ→1051

後鼻孔閉鎖　choanal atresia，occlusion of choanae　［閉鎖後鼻孔］　大部分が先天的な閉鎖であり，胎生期の鼻咽腔中隔の未分離により生じることが多い．先天性の場合，特に両側性では新生児期に重篤な換気不全が起こるので，経口的なエアウェイの挿入もしくは気管内挿管が必要．この欠損は，生後すぐに外科的に修復する．後天的には，熱傷，外傷，梅毒，結核などにより閉鎖が生じることがある．治療は経口蓋法にて手術的に形成する．[451]

後鼻孔ポリープ　choanal polyp　［後鼻孔鼻たけ，後鼻孔鼻茸(じょう)］　後鼻腔に下垂した鼻茸(びじょう)をいう．このうち上顎洞に発生し，自然孔より現れて後鼻孔に進展し下垂したものを上顎洞性後鼻孔ポリープといい，咽頭にまで達することもある．組織学的に線維腫，乳頭腫，悪性腫瘍などとの鑑別をする必要がある．治療は通常，局所麻酔下でシュリンゲ(針金による係蹄)を用いて手術的に切除するが，上顎洞性後鼻孔ポリープではシュリンゲをかけることが困難なため，種々の工夫がなされている．再発を防ぐためには，源である副鼻腔炎根治手術を行う必要がある．[451]

厚皮骨膜症　pachydermoperiostosis，primary hypertrophic osteoarthropathy　［強皮骨膜症］　ばち指，皮膚の肥厚，骨膜性骨肥大による骨肥大を三主徴とし，特発性と続発性(肺癌，気管支拡張症，肺膿瘍などの肺疾患に伴う)とがある．特発性は常染色体優性遺伝を示し，思春期頃に発症．ばち指が初発症状のことが多く，顔面，頭部，四肢の皮膚は肥厚して脳回転状皮膚を呈する．骨X線では四肢長管骨遠位部，中手骨，中足骨に辺縁が不整な骨肥厚を認める．脳回転状皮膚を欠く不全型や，皮膚肥厚のみの頓挫型もみられる．[102]　⇨参ばち(撥)指→2376

高比重リポタンパク質　high specific gravity lipoprotein⇨同高密度リポタンパク質→1059

高比重リポタンパク質コレステロール　⇨同HDLコレステロール→58

紅皮症　erythroderma，erythrodermia　［剝脱性皮膚炎，剝脱性紅皮症］　瘙痒とともに全身の皮膚が潮紅し，比較的大きな鱗屑を付着するようになり，鱗屑に亀裂が生じると疼痛を伴う．腋窩や鼠径のリンパ節腫脹を触知する．原発性紅皮症と続発性紅皮症に分類され，原発性紅皮症には再発性剝脱性猩紅熱様紅皮症や慢性老

こ

人性紅皮症などがあり，続発性紅皮症はアトピー性皮膚炎や脂漏性湿疹，乾癬，薬疹などが汎発化したものが多い．原発性紅皮症の組織像は非特異的であるが，続発性では基礎疾患特有の組織像を混じることがあり，組織像からもとの疾患を類推できることがある．[1016]

抗ヒスタミン薬 antihistamine，histamine antagonist 化学伝達物質であるヒスタミンのH_1-H_4受容体のうち，平滑筋や血管内皮細胞，中枢神経などの肥満細胞に発現するH_1受容体に対して，ヒスタミンと競合的に拮抗する薬物．H_1受容体を介する鼻アレルギー，蕁麻疹，アトピー性皮膚炎，皮膚疾患に伴う瘙痒などのⅠ型アレルギー反応を抑制する．抗ヒスタミン薬は古典的な第一世代と，抗ヒスタミン作用をもつ抗アレルギー薬である第二世代に分類される．第一世代抗ヒスタミン薬は血液脳関門を通過しやすく，中枢抑制作用として制吐作用，抗振戦作用を有し，動揺病やパーキンソン病の治療にも用いられるが，副作用として中枢移行による眠気や抗コリン作用が現れる．第二世代抗ヒスタミン薬では肥満細胞からの化学伝達物質(ケミカルメディエーター)抑制作用をもつものもあり，効果が持続性で，血液脳関門を通過しにくく第一世代でみられる眠気などの副作用が軽減された．気管支喘息の適応をもつ製剤もある．なおヒスタミンのH_2受容体拮抗薬は，胃・十二指腸潰瘍治療薬として用いる．[204,1304]

抗ヒスタミン薬中毒 antihistamine poisoning 抗ヒスタミン薬はH_1受容体拮抗薬を指し，第一世代抗ヒスタミン薬(ジフェンヒドラミン塩酸塩，トリプロリジン塩酸塩，フェノチアジン系，テオクル酸ジフェニルピラリン)，第二世代抗ヒスタミン薬(アゼラスチン塩酸塩，ケトチフェンフマル酸塩)に分類．主な中毒症状は過敏症，眠気，動悸，めまい，倦怠感，耳鳴，複視，悪心・嘔吐，下痢，口渇，白血球減少，接触皮膚炎，痙攣，振戦，呼吸麻痺，不整脈，尿閉などがある．治療は服用後4時間以内であれば催吐および胃洗浄による毒物の除去，酸素吸入，保温と安静など対症療法を行う．[1579]

高ヒスチジン血症 hyperhistidinemia⇨同ヒスチジン血症→2446

抗ビタミン antivitamin ［ビタミン拮抗体］ ビタミンの生理作用を抑える物質で，そのビタミンの構造類似体．[987]

公費負担医療 publicly funded health care ［公費医療］ 国や自治体の公費から一部あるいは全額が支払われる医療．「生活保護法」による医療扶助のような福祉政策的なものと，結核，精神病，難病といった公衆衛生対策的なものなどがある．全額公費負担されるものと，保険診療の患者負担を補塡するものとがある．全額公費で負担されるものには「戦傷病者特別援護法」に基づく公務上の傷病，「原爆被爆者援護法」に基づく原爆被爆者のうちの認定疾病に関するものなどがある．[325]

抗表皮細胞間抗体 anti-intercellular antibody 自己免疫性水疱症である天疱瘡(尋常性天疱瘡，落葉状天疱瘡，増殖性天疱瘡，紅斑性天疱瘡)の自己抗体．1964年，ボイトナー Beutner とジョーダン Jordon は天疱瘡患者の血清中に表皮と扁平上皮の細胞間物質(細胞膜外表面物質)に対する自己抗体の存在，および患者の病変部の表皮細胞間にIgGの沈着を認めることを報告した．それ以来，この抗表皮細胞間抗体が天疱瘡の発症に決定的な役割を果たしていることが明らかとなった．[95]

高ビリルビン血症 hyperbilirubinemia ［ビリルビン過剰血症］ 血液中にビリルビンが増加した病態で，血清総ビリルビン値が3 mg/dL以上となり体表が黄色を呈することを黄疸という．ビリルビンは主として脾の網内系で老化赤血球より産生され(非抱合型，間接型)，肝細胞に取り込まれたのちグルクロン酸抱合を受け(抱合型，直接型)，胆汁成分の一部として毛細胆管から胆管を経て十二指腸に排出される．この経路のどの部分に異常を生じたかにより，血液中に増加するビリルビンの分画が異なる．溶血亢進によるビリルビンの産生増加(溶血性貧血など)や抱合能の低下(ジルベール Gilbert 症候群，クリグラー・ナジャール Crigler-Najjar 症候群など)では非抱合型が増加．抱合後の輸送経路に異常があるとされる体質性黄疸(ドゥビン・ジョンソン Dubin-Johnson 症候群，ローター Rotor 症候群など)，肝内胆汁うっ滞(原発性胆汁性肝硬変，薬物性肝障害など)や肝外胆道閉塞(総胆管結石，膵頭部癌など)では抱合型が増加．急性肝炎や慢性肝炎の再燃，肝硬変の末期など肝実質細胞の障害では両者が増加するが，肝細胞の抱合能の予備力が大きいので通常は抱合型の割合が大きい．[279]

後鼻漏 postnasal drip(discharge)；PND 鼻の分泌液は前方は前鼻孔から，後方は後鼻孔から分泌されるのが生理的であるが，副鼻腔炎，鼻炎などで鼻漏が増加すると後方へ流れる後鼻漏が多く生じる．不快でもありこれらの疾患の症状の1つにもなる．[98]

抗貧血因子 antianemic factor ビタミンB_{12}や葉酸のことで，これらが不足するとDNA合成および核分裂が抑制されるため巨大赤芽球が形成され，大球性高色素性貧血を起こす．これらの外部から摂取する外因子に対応して，ビタミンB_{12}の小腸での吸収に必要な，胃から分泌される分子量約6万の糖タンパクを内因子という．胃切除後や萎縮性胃炎の際には内因子欠乏となり，同様に大球性高色素性貧血を起こす．[229]

高頻度換気 high frequency ventilation；HFV ［高頻度人工呼吸法］ 一回換気量を少なくして高頻度の換気で行う人工呼吸法の総称．気道内圧を低く維持しながら換気を行うため，肺の圧損傷を避けることができる利点がある．人工呼吸器の作動法によって次の3つがある．1)高頻度陽圧換気法(HFPPV)：呼吸回数60-150回/分で行う間欠的陽圧換気，2)高頻度ジェット換気法(HFJV)：気道にガスを間欠的に噴出する方法で呼吸回数は60-600回/分，3)高頻度振動換気法(HFO)：ピストンなどで高頻度の振動を発生させて換気を行う方法で呼吸回数は300-1,000回/分．食道癌の手術，特に気管支瘻がある場合に有効である．[177]

高頻度ジェット換気法 high frequency jet ventilation；HFJV⇨同HFJV→59

高頻度人工呼吸法⇨同高頻度換気→1052

高頻度陽圧換気 high-frequency positive pressure ventilation；HFPPV 生理呼吸回数以上(成人30/分，小児60/分以上)の換気回数で行う換気法．これにより最高気道内圧を低下させ，人工換気に伴う肺損傷を避けることができる．また気管支瘻がある場合，ガス漏れを最少限にすることができる．[367]

高頻度抑制⇨同オーバードライブサプレッション⇀399

項部 nucha, nuchal region ［項(うなじ)］ 首の背側を項部という．正中の溝には項靱帯が後頭骨外側隆起から第7頸椎(隆椎)棘突起の間に張っている．その両側の盛り上がりは頭部と脊柱を結ぶ，多数のさまざまな長さの筋からなる．これらの筋はその起始と停止が重なり合って，頭の支持と運動，脊柱の運動，姿勢の維持にかかわっている．浅層には僧帽筋，深層には固有背筋と呼ばれる10種類近い筋が重なり，頭が重力で前方に傾かないようにしたり，可動性の高い頸部の運動に関与する．最も深部の後頭下筋(4種類：大後頭直筋，小後頭直筋，上頭斜筋，下頭斜筋)は頭蓋底について，頭の後屈，回旋を行う．特に，眼球運動に伴う頭の自律運動に関与する．僧帽筋を除き，これらの筋は脊髄神経の後枝の支配を受ける．[1044]

抗不安薬 antianxiety drug, anxiolytics ［**穏和精神安定薬，マイナートランキライザー**］ 向精神薬の一種で，不安，緊張，いらいら感などの改善効果を有する薬剤群．主にベンゾジアゼピン系誘導体とその類縁化合物がある．これらには抗不安作用，抗痙攣作用，筋弛緩作用，睡眠導入作用などがあり，全般性不安障害，パニック発作，恐怖症，強迫性障害，心的外傷後ストレス障害(PTSD)，適応障害，解離性障害などのいわゆる神経症圏の疾患，心身症，てんかん，各種の睡眠障害の症状改善作用があるほか，うつ(鬱)病(気分障害)や統合失調症の不安などの治療にも広く用いられる．主な薬物には，ジアゼパム，ブロマゼパム，ロラゼパム，アルプラゾラム，エチゾラムなどがあり，それぞれ少しずつ作用の特徴が異なる．副作用は，眠気，ふらつき，倦怠感が多く，特に高齢者には筋弛緩作用による転倒がみられることがあるので注意が必要．しかし，抗うつ薬や抗精神病薬のような内臓や自律神経系への副作用は少なく，安全係数が高い．長期間連用すると常用量でも軽い依存性が生じ，服薬を突然に中断すると，不安の増強や，ときには痙攣発作などの禁断症状が現れることがあるので，減量は段階的に徐々に行うなどの注意が必要．ベンゾジアゼピン系薬物に特異的に結合するベンゾジアゼピン受容体が脳内に存在し，大脳皮質，小脳，中脳，視床下部などに広く分布している．ベンゾジアゼピン受容体はγアミノ酪酸(GABA)受容体と複合体を形成しており，ベンゾジアゼピン系薬物がこの受容体に結合するとGABA受容体への親和性が増大し，塩素イオンの透過性が亢進する．これが抗不安薬の主な作用機序と考えられている．しかし，最近はこれまで抗不安薬の適応症と考えられてきたパニック発作や強迫性障害に抗うつ薬の選択的セロトニン再取り込み阻害薬(SSRI)のフルボキサミンマレイン酸塩やパロキセチン塩酸塩水和物などがきわめて有効であることが知られており，抗不安薬という薬物のカテゴリーは再検討される機運にある．[389] ⇨参向精神薬⇀1023，抗精神病薬⇀1023

抗不安薬依存 antianxiety dependence, anxiolytic dependence 抗不安薬はマイナートランキライザーともいい，向精神薬の一種でパニック障害，不安障害，ストレス障害〔心的外傷後ストレス障害(PTSD)，急性ストレス障害〕など不安を伴う疾患に利用される．現在主に使われているものにはベンゾジアゼピン系(クロルジアゼポキシド，ジアゼパム，プラゼパム，フルタゾラムなど)やチエノジアゼピン系(クロチアゼパム，エチゾラム)などがある．常用量での重篤な副作用は少なく，過量服用時の致命率も低いため，安全度の高い薬物であるが，長期連用によって精神的・身体的依存性を生じる．突然の中断による禁断症状として，せん妄，痙攣，錯乱，幻覚などを起こす．長期連用後に中止する際には，4週ごとに1日量を1/4ずつ減らしていくか，長期作用型に変更．[1579]

抗不安薬中毒 anxiolytic intoxication 抗不安薬の使用中，または直後に出現する不適応な行動と心理的変化．具体的には，不適切な性的・攻撃的行動，気分不安定，判断力の低下，社会的・職業的機能の低下などを含む．臨床的には，ろれつの不良，協調運動障害，不安定な歩行，眼振，注意と記憶の障害，意識障害などがみられるが，特に記憶障害が特徴的．記憶障害は，力価が強く半減期の短い薬物で生じやすい．抗不安薬中毒は，ベンゾジアゼピン系睡眠薬による中毒と臨床的に類似している．[195]

抗不安薬誘発性障害 anxiolytic-induced disorder ［**催眠薬誘発性障害**］ 抗不安薬の使用に基づく抗不安薬誘発性気分障害，抗不安薬誘発性持続性健忘性障害，抗不安薬誘発性持続性認知症，抗不安薬誘発性睡眠障害，抗不安薬誘発性性機能不全，抗不安薬誘発性精神病性障害，抗不安薬誘発性せん妄，抗不安薬誘発性不安障害の総称．乱用，依存などによる大量の使用によって生じることもあれば，通常量の使用によって誘発されることもある．[195]

抗不安薬乱用 anxiolytic abuse ［**催眠薬乱用**］ 抗不安薬の医療上必要のない反復的な使用により，仕事や家庭生活における重要な役割や義務を果たせない状態(欠勤の繰り返しや能率低下，学業や家事の無視など)．身体的危険のある状況における薬剤の反復使用，多様な法律的問題，社会的・対人的問題などがしばしば伴う．他の薬物との併用も少なくない．抗不安薬乱用は，その依存に先行する．乱用者は幅広い年代に及び，通常経口使用である．[195]

抗不安薬離脱 anxiolytic withdrawal ［**催眠薬離脱**］ 長期間多量に抗不安薬を使用後，服用量を急激に減少または中止したあとに発現する症候群で，退薬症候ともいう．臨床症状としては，自律神経系の過活動，手指振戦，不眠，不安，嘔気，精神運動興奮などがみられる．重症例では，痙攣発作，幻視，幻聴などの病的体験を認め，せん妄状態を呈することもある(抗不安薬離脱せん妄)．薬物の投与が高用量で長期間にわたるほど，症状は重篤となりやすい．[195]

高フィブリノゲン血症 hyperfibrinogenemia ［**フィブリノゲン増加症，高線維素原血症**］ 血液中のフィブリノゲン量が増加した状態．フィブリノゲンは急性相反応物質の1つであり，さまざまな病態で反応性に増加するほか，妊娠，運動など生理的にも増加する．反応性増加は，感染症，悪性腫瘍，膠原病，脳梗塞発作後，心筋梗塞発作後，手術侵襲などでみられ，高度の場合は血栓症発生の危険性つまり凝固亢進状態にあると考えられる．[1131]

後部エコー⇨同後方エコー⇀1057

高フェニルアラニン血症 hyperphenylalaninemia；HPA

［フェニルアラニン血症］ 高フェニルアラニン血症症候群の1つ．フェニルケトン尿症は，より広い概念である高フェニルアラニン血症(HPA)に含まれる．これには，Ⅰ-Ⅷまでのいくつかのタイプがある．Ⅰ型はフェニルケトン尿症(PKU)でその代表例であり，これはフェニルアラニン4ヒドロキシラーゼの欠損によって起こるが，ほかにも2つの酵素欠損が本症の原因となる．フェニルアラニン4ヒドロキシラーゼ反応によって補助因子のテトラヒドロビオプテリンはキノン型ジヒドロビオプテリンになるが，後者はジヒドロプテリジンレダクターゼ(還元酵素)によってNADH(ニコチンアミドアデニンジヌクレオチド)を用いてH 4-BPNに還元され再び補助因子として働く．本酵素の欠損はHPAⅣ型(PKUⅡ型)の原因となる．H 2-BPUの前駆体であるセピアプテリンの合成反応を触媒するジヒドロビオプテリンシンテターゼの欠損はHPAⅤ型(PKUⅢ型)の原因となる．[987] ⇨参フェニルケトン尿症→2519

後負荷 afterload 心筋の収縮開始後に加えられる負荷のことで，最も重要な決定因子は収縮期血圧．心室が血液を駆出する際の抵抗となるため，後負荷増加は心拍出量を減少させる方向に作用する．正常な心臓では後負荷が増加しても代償機能により心拍出量は維持されるが，病的心臓では代償機能が不十分なため心拍出量が減少する．後負荷減少(血圧低下)による心拍出量増加を期待して，血管拡張薬を心不全の治療に使用する場合がある．[1032] ⇨参前負荷→1792

後負荷収縮 afterloaded contraction 心筋の収縮機能を観察するときに用いる方法．心筋に一定の負荷をかけておき，等尺性の収縮を観察する．さらに心筋の収縮力が後負荷より増大すると，そのときは等張性の収縮を観察できる．[226]

後部強膜炎 posterior scleritis 強膜炎の一種で，眼球後部の強膜の炎症．片眼性が多く，女性に多い．主な自覚症状は眼球運動に伴う眼痛，視力低下など．前部強膜炎と異なり眼底所見を生じ，漿液性網膜剝離，脈絡膜ヒダ，視神経乳頭の発赤，腫脹などがみられるため，他の炎症性疾患や腫瘍性疾患との鑑別が重要となる．診断は超音波，CT，MRIなどで強膜の肥厚を確認するとともに，全身疾患の有無の確認も重要である．特に50歳以上の患者では全身疾患や視力障害の危険性が増す．治療はステロイド剤の全身投与が第一選択となるが，無効の症例には内科医と相談のうえ，免疫抑制薬の投与を考慮する．[651]

抗副腎抗体 anti-adrenal antibody ［抗副腎皮質抗体］ 特発性アジソンAddison病患者の血清に存在する副腎皮質細胞内の細胞質マイクロゾーム分画を認識する抗体のこと．この抗体の認識する抗原としてチトクロームP 450_{C21}(21-ヒドロキシラーゼ)が推定されている．蛍光抗体法による測定が主であり，欧米では特発性アジソン病の50-60%で陽性を示すとされるが，わが国では陽性率が低い．結核性アジソン病でもある程度検出される．[284,383]

抗副腎皮質抗体 anti-adrenocortical antibody⇨同抗副腎抗体→1054

後腹膜器官⇨同腹膜後器官→2550

後腹膜腫瘍 retroperitoneal tumor 後腹膜に発生する腫瘍．一般に腎，副腎，膵の原発腫瘍は除外される．大部分は中胚葉起源(リンパ管，リンパ節，血管，脂肪，平滑筋，横紋筋，結合組織など)で，その他，神経系・泌尿生殖器遺残などの原発，多臓器からの転移・浸潤の腫瘍もある．病初期は無症状で，腫瘍の発育増大に従い，腫瘍による圧迫・浸潤を受ける臓器や組織によって特有の症状を呈する．良性腫瘍と悪性腫瘍に分けられ，悪性の頻度が高い(約80%)．[474]

後腹膜線維症 retroperitoneal fibrosis ［腹膜後線維症］ 後腹膜腔で線維組織が進行性に増殖する慢性炎症．尿管狭窄が起こり，水腎症や高窒素血症を招くこともある．原因として腹腔の炎症や腫瘍のほか，鎮痛薬などの薬剤があげられる．症状としては，腰痛，腹痛，脱力，体重減少があり，尿路系がおかされた場合には，頻尿，血尿，多尿，無尿などが起こる．治療は，ステロイド療法，放射線療法，原因薬剤の服用中止，外科的に尿管剝離により尿管を腹腔内に移行させる．[474]

坑夫痙攣 miners cramp ［火夫痙攣］ 高温・高熱下で多量の発汗ののち，塩分を摂取せず，水分だけを補給した場合(水中毒)にみられる筋肉の痙攣．熱中症の一種で，現在の熱痙攣と同義．腹部や四肢の随意筋の痙攣・疼痛が特徴．治療は，スポーツドリンクや水とともに食塩を摂取させたり，生理食塩水の点滴などを行ったりする．かつて重筋肉労働者，特に火夫や坑内作業者によくみられたことからこの名がある．[1465]

項部硬(強)直 nuchal stiffness, nuchal rigidity 仰臥位で頸部を他動的に前屈させるときに異常な抵抗を認めることで，髄膜刺激症状の1つ．髄膜炎やくも膜下出血などの診断の際に有用である．[1289] ⇨参ケルニッヒ徴候→936

口部ジスキネジア oral dyskinesia 口周囲の顔面筋，舌筋に出現する比較的ゆっくりとした動きの不随意運動．口をもぐもぐと動かす，舌をねじるように動かす，などの運動からなる．フェノチアジン系向精神薬あるいは抗パーキンソンParkinson病薬の副作用としてしばしば認められる．[1289]

口部失行⇨同口腔失行→989

後部硝子体剝離 posterior vitreous detachment；PVD 網膜と接していた硝子体が前方へ収縮した結果，後部硝子体膜が網膜から離れた状態．加齢による硝子体の液化と網膜硝子体間の接着力の低下が原因で生じることが多いため，その頻度は加齢とともに増加する．剝離とともに硝子体混濁が生じ，飛蚊症の原因となる．[1250]

抗不整脈作用 antiarrhythmic action 不整脈の起源や回路に働いて不整脈の発生や興奮伝導を抑制する有益な作用．抗不整脈作用を有する薬剤を抗不整脈薬と呼び，ヴォーン=ウィリアムズVaughan Williams分類ではクラスⅠ-Ⅳに分類され，さらにクラスⅠはa-cに分類．伝導の抑制，不応期の延長，自動能の抑制などの作用を有し，心筋のイオンチャネル以外にも，自律神経の修飾に作用する．[970] ⇨参ヴォーン=ウィリアムズ分類→321

後ぶどう腫⇨同後部ぶどう腫→1055

後部尿道 posterior urethra 内尿道口から尿生殖隔膜までの尿道を称し，前立腺部および隔膜部尿道よりなる．前立腺部尿道は前立腺の中を前下方に向かって貫いている部分で，その後壁に精丘という隆起があり，

●抗不整脈作用(ヴォーン=ウィリアムズ分類)

Ⅰ群薬：Naチャネルを抑制して膜安定化作用を示す
Ⅰa群薬　活動電位持続時間を延長させる(キニジン，プロカインアミド，ジソピラミドなど)
Ⅰb群薬　活動電位持続時間を短縮させる(リドカイン，メキシレチンなど)
Ⅰc群薬　活動電位持続時間に対する影響は少ない(フレカイニド，ピルジカイニドなど)

Ⅱ群薬：交感神経β受容体遮断作用(プロプラノロール，メトプロロールなど))

Ⅲ群薬：カリウムチャネルに作用して活動電位持続時間を延長させる(ソタロール，アミオダロン，ニフェカラントなど)

Ⅳ群薬：カルシウムチャネル遮断作用(ベラパミル，ジルチアゼム，ベプリジルなど)

その両側に射精管が開口している．隔膜部尿道は前立腺直下にある尿生殖隔膜を通過する部分．前立腺部粘膜は移行上皮で，隔膜部は円柱上皮．[474]

荒蕪肺 destroyed lung ［**破壊肺**］ 肺の構造が破壊され正常な形態を維持できなくなった状態．肺結核などでよくみられる所見で，X線撮影では肺は不透明な像として描出される．[141]

後部ぶどう腫 posterior staphyloma ［**後ぶどう腫**］ 眼球後部の強膜が後方に突出したため，眼底後極部の網膜，または網膜と脈絡膜が菲薄化し，萎縮して脈絡膜または強膜が透見できる状態．強度近視に伴い生じることが多い．生じた部位や程度に応じて視力低下をきたす．[651]

後部ぶどう膜炎 posterior uveitis ぶどう膜炎のうち，後部ぶどう膜，すなわち脈絡膜に生じた炎症．前部ぶどう膜炎と区別する場合に用いられる．虹彩毛様体炎を伴う場合は汎ぶどう膜炎という．[1130] ⇒参前部ぶどう膜炎→1793

項部菱形(りょうけい)皮膚 cutis rhomboidalis nuchae ［**水夫皮膚，農夫皮膚**］ 日光による皮膚の老化の一種．長期間にわたり屋外で労働に従事し，光線に曝露された高齢者の項部にみられる．深く大きい皮溝が斜めに交差して，大型で横長の菱形の皮野を形成．皮膚表面は粗で弾力性を欠く．病理組織学的に表皮の多くは肥厚し，真皮上中層に著明な光線性の弾力線維の変性がみられる．[502]

高プロラクチン血症 hyperprolactinemia，prolactinemia 血中のプロラクチン濃度が高値(成熟女性で30 ng/mL以上，男性・小児では20 ng/mL以上)である状態をいう．臨床的にはストレスや妊娠以外での血中プロラクチン値の慢性的な高値が問題となる．高プロラクチン血症が成熟女性に持続すると，乳汁漏出とともに無月経をきたす．これを乳汁漏出・無月経症という．高プロラクチン血症が女児に生じると乳腺の発育をきたし，男性では性欲減退，インポテンス，乏精子症の原因となる．女児，男性でも乳汁漏出をきたすことがある．原因は，下垂体のプロラクチン産生腫瘍，視床下部障害，薬物の副作用(ドパミン拮抗薬，ヒスタミンH_2受容体遮断薬，ある種の降圧薬など)によることが多い．プロラクチン濃度の低下にはドパミン作用をもつブロモクリプチンメシル酸塩が一般に有効であるが，器質性疾患に対しては手術療法，薬物療法，放射線療法によって病因の除去を試みる．ブロモクリプチンメシル酸塩にはプロラクチン産生腫瘍の縮小効果もある．[1260]

高プロラクチン血症性乳漏性無月経 hyperprolactinemic galactorrhea-amenorrhea⇒参高プロラクチン血症性無月経→1055

高プロラクチン血症性無月経 hyperprolactinemic amenorrhea 高プロラクチン血症を伴った無月経のこと．乳汁分泌を伴うことがある(乳漏性無月経)．乳漏性無月経の75-90%に高プロラクチン血症が認められる．また高プロラクチン血症の約9割に乳汁漏出を認める．乳汁漏出の程度は血中プロラクチン値と相関しない．原因はプロラクチン産生腺腫が最も多く，次いでアルゴンズ・デル=カスティロ Argonz-Del Castillo症候群，キアリ・フロンメル Chiari-Frommel症候群が続く．薬物性の原因も多く，ドパミンの作用を弱める薬剤が原因となることがある．血中プロラクチン値が高いほど月経異常の程度が強くなる．黄体機能不全などの軽症例も15%程度にみられる．またプロラクチンはゴナドトロピンの分泌抑制作用もあり，卵胞の発育も障害されることがある．治療はプロラクチン産生腺腫の場合，腺腫摘出術を行う．それ以外は，ドパミン作動薬が第一選択となる．カベルゴリン，ブロモクリプチンメシル酸塩，テルグリドにより治療を行う．[1510] ⇒参フォーブス・オルブライト症候群→2522

興奮 excitation，excitement 刺激に反応して活動電位を発生すること．活動電位を発生する細胞を興奮性細胞といい，また細胞膜はイオン透過性の急激な変化を起こすので興奮性膜と呼ばれる．興奮性シナプスでは神経伝達物質は活動電位を発生させ伝達を促進する．[97]

高分解能CT⇒同高分解能コンピュータ断層撮影→1055

高分解能コンピュータ断層撮影 high resolution computed tomography；HRCT ［**高分解能CT，HRCT**］ 肺や骨，関節などの微細構造の描出に使用される．CT画像を写真学的に拡大するのでなく，狭い範囲の関心領域 region of interest(ROI)を通常の広い範囲のマトリックスを用いてコンピュータ処理させ，空間分解能をよくする．[264]

興奮回復間隔 activation recovery interval；ARI 心電図におけるQRS波形の一次微分値が最小となる点からT波の一次微分値が最大となる点までの間隔で，心筋の興奮開始から再分極が終了するまでの時間を示す指標として用いられる．活動電位の持続時間や局所の有効不応期に相関する．[970]

高分化癌 well differentiated carcinoma⇒同分化癌→2603

高分化腺癌 well differentiated adenocarcinoma 分泌や吸収の機能をもつ腺上皮に由来する悪性腫瘍である腺癌のうち，正常の腺組織によく類似した構造を示す腺癌のこと．逆に腺腔構造が目立たなくなるほど中分化，低分化という．組織構築により管状腺癌，乳頭状腺癌などに分類される．一般に高分化ほど異型度や悪性度が低い．腺腫 adenomaは腺上皮由来の最も高分化な腫瘍(良性)といえる．[925] ⇒参ブローダースの異型度分類《癌の》→2593，腺腫→1762

興奮間隙 excitable gap 一定の回路を興奮が旋回するリエントリー性頻拍における興奮可能な間隔の長さで，興奮による不応期から回復したあとに次の興奮の前面が到達するまでをいう．この間に外部からの刺激を加えて頻拍をリセットしたり停止させることが可能となる．[970] ⇒参リエントリー→2919

高分子 macromolecules ［巨大分子］ 共有結合をしている主鎖をもち，分子量が1万くらいか，それ以上の分子．もしくは一種または数種の構造単位(モノマー monomer)が重合した重合体(ポリマー polymer)．高分子のうち人工的に合成されたものを合成高分子，生物によりつくられたものを天然高分子という．また天然高分子のうち，生体内で特定の作用をするタンパク質や核酸などを生体高分子という．[1559]

高分子キニノゲン high molecular weight kininogen；HMWK ［フィッツジェラルド因子］ 1975年，齋藤英彦らによって発見された新しい凝固因子でフィッツジェラルド Fitzgerald 因子と命名されたが，その後，高分子キニノゲンであることが明らかにされた．カリクレインとともに第 XII 因子を活性化するほか，第 XI 因子を活性化し，またカリクレインによりキニンを遊離．凝固接触因子相で作用するほか，線溶系・補体系にも関与している．[1131]

高分子電解質 polyelectrolyte ［多価電解質］ 電離基をもつ高分子化合物．[987]

興奮収縮連関 excitation-contraction coupling；ECC 筋細胞の興奮から収縮に至る過程．筋細胞の興奮(活動電位)による脱分極が，筋小胞体からのカルシウムイオン(Ca^{2+})の放出を促し，その Ca^{2+} がトロポニンに結合し，トロポミオシンを介してアクチンとミオシンの相互作用を引き起こし，収縮反応につながる．[97]

興奮性アミノ酸 excitatory amino acid 神経伝達物質のうち興奮性作用を示すアミノ酸．代表的にはグルタミン酸とアスパラギン酸が知られているが，主にグルタミン酸が伝達物質として使用される．[97]

興奮性シナプス excitatory synapse 神経伝達物質としてグルタミン酸やアセチルコリンなどを放出し，シナプス後膜を脱分極させて，活動電位を発生させるシナプス．伝達を促進する．[1274]

興奮性シナプス後電位 excitatory postsynaptic potential；EPSP ［EPSP］ シナプス前終末から放出された伝達物質によりシナプス後膜が脱分極すること．脱分極電位が閾値をこえた場合には活動電位を発生する．[1274] ⇒参興奮性シナプス→1056

興奮性シナプス電流 excitatory synaptic current 興奮性シナプス後電位は電流固定法で記録されたものを指すが，興奮性シナプス後電流は膜電位固定法で記録されたものをいう．興奮性シナプス電位の発生源となる電流．[1274] ⇒参興奮性シナプス後電位→1056

興奮性接合部電位 excitatory junctional potential；EJP 神経筋接合部において，コリン作動性あるいはノルアドレナリン作動性神経を刺激すると，筋細胞膜が興奮して膜電位の脱分極を起こす．さらに，閾値に達するとその脱分極に重なってスパイク電位(活動電位)が生じる．この電位のことをいう．[842]

興奮性伝達物質 excitatory transmitter シナプスで興奮を伝える神経伝達物質．アセチルコリン，ノルアドレナリン，アドレナリン，ドパミン，セロトニン，グルタミン酸など，部位や神経細胞に応じてさまざまな物質がある．[97] ⇒参興奮性アミノ酸→1056

興奮旋回 circus movement of excitation⇒同旋回興奮→1751

興奮伝導系 impulse conducting system⇒同刺激伝導系→1262

興奮分泌連関 excitation-secretion coupling ［E-S カプリング］ 分泌細胞の興奮，すなわち活動電位の発生頻度に従ってホルモンなどが分泌される一連の過程を指す．[1274]

抗平滑筋抗体 anti-smooth muscle antibody；ASMA 抗臓器抗体(特定の臓器に対する抗体)の一種．アクチンに対する自己抗体で，IgG，IgM に属する．当初，中年以降の女性に好発し，慢性に経過する自己免疫性肝炎の診断用マーカーとして有用とされていたが，特異性が低く，慢性ウイルス性肝炎でもしばしば検出されている．自己免疫性肝炎と全身性エリテマトーデス(SLE)との鑑別診断のうえでは重要な免疫学的因子である．[858]

公平理論 equity theory 通常，人は自分の仕事量や投入に見合う報酬や結果を得たいと願う．この投入と結果の比が他者のそれと等しい場合を公平，そうでない場合を不公平という．そして，不公平の度合いが大きいほど，人はより不快となり，その解消へと動機づけられるとする．[446]

抗壁細胞抗体⇒同壁細胞抗体→2624

後壁心筋梗塞 posterior myocardial infarction 左室後壁の心筋梗塞で，右冠動脈または左冠動脈回旋枝の閉塞によって起こる．後壁梗塞だけのことはまれで，下壁あるいは側壁梗塞に合併することが多い．12誘導心電図では異常Q波は出現せず，Q波と同等のR波の増高が鏡面像 mirror-image として V_1-V_2 でみられ，また冠性T波の鏡面像として右側胸部誘導で高く，左右対称に近い先鋭化したT波が認められる．[506] ⇒参心筋梗塞→1516

抗ヘビ毒血清 antivenomous serum⇒同ヘビ毒抗血清→2630

鉤ヘルニア uncal herniation ［鉤回ヘルニア］ 大脳半球病変などにより大脳テント上の脳圧が亢進し，一側の鉤，海馬回などの側頭葉内側部がテント切痕部にはまりこんで生じるヘルニア．同側の動眼神経，次いで中脳が圧迫障害され，瞳孔散大，対光反射消失，片麻痺，意識障害，除脳硬直が生じる．同側の後大脳動脈が圧迫され閉塞すると，後頭葉の梗塞により反対側の半盲が生じる．さらに進行すると圧迫により脳幹の二次的な虚血や出血が生じて死に至る．[1156] ⇒参脳ヘルニア→2311，テント切痕ヘルニア→2088

硬変 cirrhosis 臓器がかたく変化すること．臓器の機能低下も伴っていることが多い．ただし現在は硬変という語が単独で用いられることは例外的であり，単に肝硬変を意味していることが多い．[269] ⇒参肝硬変→589

抗変異原物質 antimutagen ［抗突然変異原］ ある物質の自然の変異率を減少させたり，突然変異誘発作用に拮抗したり，その作用を抑制したりする物質．例えば，環境変異を引き起こす原因物質に対する抑制効果をもつものとして，ビタミンE，尿酸，セレン，シュウ酸などが注目されている．

硬変《肺の》 consolidation of lung⇒同コンソリデーション→1141

酵母 yeast ［酵母様真菌］ 主に出芽 budding によって

増殖する単細胞性真菌．出芽は，母細胞の分裂によってそれより小型の新生細胞(娘細胞)をつくる酵母特有の細胞増殖形式である．成熟した新生細胞はやがて母細胞から離脱して独立個体となる．酵母の外形は，円形，卵円形，楕円形，徳利形，レモン形などさまざま．[324]

後方 posterior⇨同背側→2341

後房 posterior chamber；PC ［後眼房］ 虹彩より後方の空間で，虹彩，毛様体，硝子体，水晶体に囲まれた腔．毛様体で産生された房水は後房に分泌される．[566] ⇨参眼房→652

合方 2種以上の漢方処方を合わせて，1つの処方として使用すること．煎じ薬を合方する場合，2種に重複する生薬は量の多いほうの処方量を用いる．エキス剤合方の場合は共通する生薬が過量にならぬよう注意する．特に甘草(かんぞう)，大黄(だいおう)，麻黄(まおう)などは副作用が出やすい．同じ体質に用いる漢方薬同士や，長期的効果と短期的効果を期待する薬同士を合方することが多い．既存のエキス剤を組み合わせ，エキス剤にない漢方処方に類似させることもある．[322] ⇨参漢方薬→653，生薬→1465

後方エコー posterior echo ［後部エコー］ 超音波検査において，腫瘤などの後方から得られるエコー．腫瘤内部の減衰が大きいものでは減弱し，小さいものでは増強する．(図参照⇒外側陰影→443)[955]

後方エコー増強⇨同音響増強→418

後方型失語⇨同感覚失語〔群〕→570

後方減圧術 posterior decompression ［後方除圧術］ 脊椎管内の圧を減ずる目的で行われる手術．脊椎前方成分でなく，後方成分としての椎弓切除術などが施行される．[1017] ⇨参前方減圧術→1793

後方後頭(後方後頂)位 occipitoposterior presentation⇨参児頭回旋異常→1322

合胞細胞 syncytial cell，syncytium ［合胞体細胞］ 複数の細胞が融合してつくられる多核細胞(合胞体)のこと．骨格筋線維や胎盤の栄養膜合胞体層にみられる．発生中の筋組織の観察から，骨格筋線維は多数の筋芽細胞の融合によってできる合胞細胞の集合である．[636]

後方散乱⇨参散乱《超音波の》→1215

幸帽児 newborn with a caul ［被膜児］ 通常分娩では胎胞が破綻して羊水が流出(破水)するが，破水することなく卵膜と胎盤で包まれたまま娩出された児．死産のケースが多いが，まれに生産のこともあり，娩出後，速やかに破膜しないと窒息死する．[998]

後方除圧⇨同椎弓切除術→2032

後方除圧術⇨同後方減圧術→1057

後方障害説 backward cardiac failure theory ［後方不全説］ 心臓に障害が生じた場合，血液を十分に駆出できないため障害部分より後方(上流)で静脈圧が上昇し，全身組織のうっ血をきたして呼吸困難や浮腫などの心不全症状が現れるという考え方．現在では心不全発症の説明としては不十分であることが明らかになっている．前方障害説に対する概念．[703] ⇨参前方障害説→1793

後方前頭位⇨参児頭回旋異常→1322

合胞体 syncytium⇨同栄養膜合胞体層→349

合胞体栄養細胞 syncytiotrophoblast⇨同栄養膜合胞体層→349

合胞体細胞 syncytial cell⇨同合胞細胞→1057

後方椎体間固定⇨同椎体後方固定術→2033

後放電⇨同後発射→1050

後方不正軸進入⇨参不正軸進入→2555

後方不全説⇨同後方障害説→1057

後房レンズ posterior chamber lens，posterior chamber intraocular lens；PC-IOL 白内障手術の際に，取り除かれた水晶体の代わりに挿入される眼内レンズのうち，瞳孔の後方に固定するタイプのもの．現在はこれが主流となっている．[566] ⇨参眼内レンズ→647

酵母菌症⇨同肺クリプトコッカス症→2334

広母指趾症候群 broad thumb-hallux syndrome⇨同ルビンスタイン・テイビ症候群→2968

鉤発作 uncinate attack，uncinate fit ［鉤回発作］ 味覚発作を伴う症例の剖検で，病変が鉤状回 uncinate gyrus にあったところからジャクソン H. Jackson が提唱した発作型である．嗅覚や昔の体験想起など加工された精神状態を特徴とするものを夢幻状態ともいう．現在の側頭葉てんかんの一種であり，体性感覚・特殊感覚発作に分類される．側頭葉前内側の鉤回を焦点とし，幻嗅に始まり，認知発作である夢幻状態，さらに意識減損，全身痙攣に至ることがある．1焦点から発作過程の拡大によって次々と症状が現れること，大脳辺縁系の刺激で夢幻状態のような精神症状が生ずることを明らかにした点で重要とされる．[685]

硬母斑⇨同表皮母斑→2494

酵母様真菌 yeast-like fungus⇨同酵母→1056

抗ホルモン薬 antihormone⇨同ホルモン拮抗薬→2720

硬膜 dura mater，pachymeninx 中枢神経を保護する髄膜を形成している3種類の膜(硬膜，くも膜，軟膜)のうちの1つで，最も外側にある膜．脊髄を覆う部分を脊髄硬膜，脳を覆う部分を脳硬膜という．脊髄硬膜は強靱な線維性被膜で，外板(骨膜層)と内板(髄膜層)の2葉からなる．2葉の間を硬膜上腔といい，脂肪組織と静脈叢を入れる．脳硬膜は厚い強靱な線維性の膜で骨膜層と髄膜層が癒合して1枚になったものである．ただし，硬膜静脈洞の部分では2葉が分かれて静脈洞を囲んでいる．硬膜静脈洞は脳を灌流した静脈血の流路になっている．[636]

硬膜移植後クロイツフェルト・ヤコブ病 Creutzfeldt-Jakob disease after cadaveric dura mater grafting ヒトプリオン病であるクロイツフェルト・ヤコブ病 Creutzfeldt-Jakob disease (CJD) には，孤発性，感染性，遺伝性の3つのタイプがある．感染性にはウシ海綿状脳症 bovine spongiform encephalopathy (BSE) 感染牛を食べることにより発症する変異型CJDの他，硬膜移植や角膜移植などの医療行為により感染する医原性CJDがある．医原性CJDの中で最も症例数の多いのが硬膜移植後CJD．硬膜移植を受ける原因疾患は脳腫瘍が約半数を占め，次に脳出血である．発症年齢は56.4±16.2歳で，平均潜伏期は13.4(6-23)年．大部分は1983-87年の5年間に手術を受けた症例で，同定された硬膜はすべてドイツのB・ブラウン社製のライオデュラ Lyodura® である．1987年以前のライオデュラは1規定水酸化ナトリウム処理によるプリオンの不活化が行われておらず，これが感染源になったと考えられている．わが国では1990年代前半まで未回収のヒト乾燥硬膜が使用されていたこと，および潜伏期が最長で23年であることから，今後も硬膜移植後CJD症例が発見されると考えられている．[716]

硬膜炎 pachymeningitis 脳あるいは脊髄の硬膜が肥厚する疾患で，頭痛，脳神経障害，運動失調，水頭症，意識障害，脊髄障害などを呈する．原因疾患として，結核や真菌，梅毒などの感染症，関節リウマチなどの膠原病，血管炎症候群，サルコイドーシス，ウェゲナー Wegener 肉芽腫症，悪性腫瘍，薬物性などがある．原因不明のものも多い．造影MRIで著明に肥厚した硬膜を認める．髄液検査で細胞，タンパク質の増加が認められる．血液検査では炎症所見を認めることがある．治療として，原疾患に対する治療のほかに副腎皮質ホルモン剤が使用されることが多い．場合によっては外科治療が行われる．[1156]

硬膜外圧モニタリング extradural pressure monitoring 頭蓋内圧測定法の1つ．頭蓋内圧は，髄液圧，脳室内圧，くも膜下腔圧，硬膜外圧の総称で，水を満たした小さな袋を頭蓋骨と硬膜との間に挿入し，これに連続した細いチューブを頭蓋外に導出し，圧トランスジューサーに接続して測定する．感染の危険が少なく容易に設置できるが，袋の中に生理食塩水を完全に密閉状態で満たすのに技術を要する．この方法が正確に頭蓋内圧を反映しているか，問題視されている．[1017]

硬膜外血腫 epidural hematoma；EDH ［硬膜上血腫，硬膜外出血，EDH］ 硬膜と頭蓋骨の間に生じた出血をいう．側頭骨の骨折による中硬膜動脈の破綻によるものが最も多い．急性硬膜外出血の大部分がテント上に発生．ときに上矢状洞，横洞などの静脈洞からの出血，板間静脈からの出血による場合もある．骨折の直下に発生するので，頭皮の浮腫・血腫を伴っている．典型的な症例では，短時間の意識障害が回復したあと，1-2時間から数時間を経過してから，激しい頭痛を訴えはじめるとともに，片麻痺などの脳局所症状が出現し，次いで嘔吐，意識障害が出現し，進行性に悪化．早期に発見し適切な治療が行われれば，生命に対する予後，機能の予後ともによいが，診断と治療の時期を失すると予後はきわめて悪い．診断は臨床症状でおおむね診断がつくが，X線CTやMRIにより硬膜下血腫，脳内血腫と鑑別でき，さらに正確な血腫の広がりが診断できる．治療は手術的に開頭して血腫の除去を行う．[475]

硬膜外出血 epidural(extradural) hemorrhage⇨同硬膜外血腫→1058

硬膜外腫瘍 extradural tumor ［脊髄硬膜外腫瘍］ 脊髄腫瘍の約10%を占める．転移性腫瘍(乳癌，肺癌，前立腺癌)，多発性骨髄腫，悪性リンパ腫などが多い．多くは骨病変を伴う．腫瘍の根治的切除は困難なので放射線照射が必須である．麻痺の進行のために除圧手術が必要な場合にはインストゥルメンテーションによる固定術を追加するほうがよい．[1404] ⇨参硬膜外脊髄腫瘍→1058

硬膜外脊髄腫瘍 extradural spinal〔cord〕tumor 脊髄腫瘍は硬膜内腫瘍と硬膜外腫瘍に分類され，硬膜外腫瘍のほとんどは癌などの脊椎からの転移性腫瘍．他に原発性肉腫などがあり，神経鞘腫，髄膜腫もまれにみられる．[1017] ⇨参硬膜外腫瘍→1058

硬膜外蓄膿 epidural empyema⇨同硬膜外膿瘍→1058

硬膜外注射 epidural injection 手術時の麻酔効果あるいは疼痛性疾患に対する除痛効果を得るために，脊髄硬膜外腔に局所麻酔薬を注入すること．誤ってくも膜下腔に多量の局所麻酔薬を注入すると呼吸困難，血圧低下などを起こす危険性がある．硬膜外持続カテーテルを長期間使用すると，感染を硬膜外腔に波及させる要因になりうるので慎重な管理が必要である．[1404] ⇨参硬膜外麻酔法→1058

硬膜外電極 epidural electrode てんかん原性焦点の診断に用いる電極．てんかん原性焦点とは，脳内で異常脳波を発生させている部位を指す．この電極は直接脳表面に接触することがないので，脳に対する侵襲は少ないが，対象が大脳円蓋部表面に限定される．[1017] ⇨参てんかん原性焦点→2076

硬膜外内視鏡⇨同エピドラスコピー→366

硬膜外膿瘍 epidural abscess ［硬膜外蓄膿］ 硬膜外腔に生じる局所性化膿性炎症であり，頭蓋内に生じる脳硬膜外膿瘍と，脊柱管内に生じる脊髄硬膜外膿瘍がある．脳硬膜外膿瘍は，前頭洞の感染や頭蓋骨の局所性骨髄炎，脳外科手術や頭部外傷などが原因となり，起炎菌は黄色ブドウ球菌が多い．局所の炎症に由来する前頭部や耳介などの痛み，発熱，圧痛などをきたす．脊髄硬膜外膿瘍は，糖尿病や癌などの免疫不全状態が背景にある場合が多く，咽頭炎，尿路や皮膚などの一次感染巣や，抜歯，外傷などにより菌血症をきたして血行性に脊髄硬膜外腔に膿瘍を形成することもあれば，硬膜外麻酔，硬膜外カテーテル留置，脊椎・脊髄手術による直接感染に由来することもある．背部痛，発熱，両下肢運動感覚障害や膀胱直腸障害などの脊髄症状が出現する．脳硬膜外膿瘍と同じく黄色ブドウ球菌が起炎菌となることが多い．脊椎のMRIにて診断され，治療は抗生物質の投与，場合により椎弓切除など外科的減圧も行われる．[716]

硬膜外ブロック⇨同硬膜外麻酔法→1058

硬膜外麻酔法 epidural anesthesia，extradual anesthesia，peridural anesthesia ［硬膜外ブロック］ 脊髄は内側から，軟膜，くも膜，硬膜の順で覆われて保護されており，通常はくも膜と硬膜は密着している．脊柱管と硬膜との間が硬膜外腔であり，その上端は大後頭から始まり，下端は第2仙椎付近に終わる．通常は側臥位または座位の前屈位で目的とする脊椎棘突起間(背中)から，皮膚の局所麻酔施行後にブロック針を刺入し，抵抗消失法または硬膜外腔の陰圧を利用した方法で硬膜外腔と推測される部位まで針先端を進める．その位置でくも膜下腔か硬膜外腔かの確認が重要であり，髄液逆流有無の確認と少量の局所麻酔薬の注入反応からその位置を判別する(髄液が逆流したり，局所麻酔薬注入直後に短時間で広範囲の麻酔領域が生じたら，針先端がくも膜下に位置した可能性が高い)．針を刺入する部位により頸部，胸部，腰部，仙骨硬膜外麻酔に分類され，基本的に手術室での施行が硬膜外麻酔，ペインクリニック外来での施行が硬膜外ブロックと称している．通常は，目的とする部位(頸部以下)の運動・知覚・交感神経を遮断する各濃度と量，および作用時間に応じた種類の局所麻酔薬が選択される．術後鎮痛目的の場合は麻薬が投与されることもある．作用機序は明確ではないが，椎間孔から漏出して神経へ浸潤，神経根を包む硬膜の間隙からの浸潤，硬膜を浸透して脊髄に作用するなどが推測されている．長期間の場合には，針を通してカテーテルを硬膜外腔に留置し，必要に応じて単回あるいは持続的に薬液を注入する．適応としては頸部以下(胸腹部，四肢)の手術に対する術中術後鎮痛，各種疼痛疾患(癌性疼痛など)，無痛分娩などがあり，さらに四肢末梢循環障害の血管拡張目的などがある．合併症としては偶発的硬膜穿刺による術後頭痛，くも膜下局所麻酔薬誤注入による高位または全脊髄くも膜下麻酔があり，その他に局所麻酔中毒，低血圧，神経損傷，感染，尿閉，カテーテル離断などがある．また，硬膜外血腫による神経損傷は特に注意しなければならない．[341]

硬膜下腔腹腔シャント subdural peritoneal shunt 乳幼児の慢性硬膜下血腫では，成人例と異なり血腫再貯留がよく認められるため，この方法が施行される．通常のシャント術と異なり，圧設定はできるだけ低圧とする．[1017]

硬膜下出血⇨参急性硬膜下血腫→727，慢性硬膜下血腫→2751

硬膜下水腫 subdural hygroma 小児あるいは高齢者では，その機序は異なるが，容易に硬膜下に貯留液を認めることが多く，この貯留液によって圧迫所見を示す場合のこと．頭部外傷後などに一過性にみられることが多い．慢性硬膜下血腫の前駆症状ともいわれている．[1017] ⇨参外水頭症→440

硬膜下電極 subdural electrode 主にてんかん原性焦点の正確な局在診断を目的とする際に，硬膜下に電極を置いて行う．電極には帯状とグリッド状のものがある．脳との接触面が広いので感染などの危険性が高くなる．[1017] ⇨参てんかん原性焦点→2076

硬膜下モニタリング subdural monitoring 頭蓋内圧測定法の1つ．硬膜切開を行い，埋め込みボルトに硬膜下カテーテルを設置する．この方法は髄液の漏出や感染の危険性が高い．[1017]

硬膜形成術 dural plasty 開頭して硬膜切開術を施行する際に行われる硬膜の形成術．硬膜は切開後，長時間おくと縮み，もとどおりに縫合ができなくなる．硬膜が縮小した場合は骨膜を使用し，減圧などを目的とする切開術では代用硬膜を利用して硬膜形成を行う．代用硬膜はクロイツフェルト・ヤコブ Creutzfeldt-Jacob 病のことを考慮し，最近はゴアテックス®製のものが用いられる．[1017] ⇨参硬膜移植後クロイツフェルト・ヤコブ病→1057

硬膜上血腫 extradural hematoma⇨同硬膜外血腫→1058

硬膜静脈洞 cranial sinus 〔L〕sinus durae matris 硬膜は脳を包む最外層の髄膜で，骨膜層と髄膜層の2葉が癒合した構造をとる．この2葉が癒合せず，間隙が静脈血の流路となっている部位を硬膜静脈洞という．弁をもたない．頭蓋腔に特有な静脈系で，脳を灌流した静脈血を集め内頸静脈に注ぐ．また，くも膜下腔を流れた脳脊髄液はくも膜顆粒を介して硬膜静脈洞(上矢状静脈洞)に注ぎ，血液中に戻る．上矢状静脈洞(大脳鎌の上縁)，下矢状静脈洞(大脳鎌の下縁)，直静脈洞(大脳鎌と小脳テント頂部の接合部)，S状静脈洞(硬頭蓋窩の前方)，海綿静脈洞(下垂体周辺部)などがある．硬膜静脈洞内の血流の経路を図に示す．脳の静脈血の一部は硬膜静脈洞には入らず，頭蓋冠の板間静脈や導出静脈により外部(頭皮，顔面，頸部)の静脈と連絡する．[1044] ⇨参脳の静脈→2291，上矢状静脈洞→1435

●硬膜静脈洞内の血液の流れ

上矢状静脈洞 → 静脈洞交会 → 横静脈洞 → S状静脈洞 → 内頸静脈
下矢状静脈洞 → 直静脈洞（→ 静脈洞交会）
海綿静脈洞（→ 横静脈洞，S状静脈洞）

硬膜動静脈奇形 dural arteriovenous malformation ［硬膜動静脈瘻(ろう)］ 硬膜内で動静脈短絡が形成された状態．海綿静脈洞，横～S状静脈洞，上矢状静脈洞の近くなどに発生する．硬膜動脈を流入動脈とし，直接静脈洞に短絡するか，脳皮質静脈を逆流して短絡する．治療としては頸静脈的な塞栓術が主流となりつつある．[1017]

硬膜動静脈瘻(ろう) dural arteriovenous fistula⇨同硬膜動静脈奇形→1059

硬膜内髄外腫瘍 intradural extramedullary tumor 脊髄腫瘍の約50-60%を占める．神経鞘腫，髄膜腫，神経線維腫の順に多い．好発年齢は40-60歳代，疼痛が初発症状であることが多い．腫瘍が硬膜内のみにとどまらず，硬膜外ないし椎間孔外にも進展し，砂時計型を呈することがある．治療は後方から摘出術を行う．組織学的には良性腫瘍であることが多いが，再発傾向を有するため，取り残しのない手術が必要になる．このために特に頸椎部の砂時計型腫瘍では神経根や椎骨動脈を切除せざるをえないことがある．[1404]

高マグネシウム血症 hypermagnesemia ［マグネシウム血症］ 血清マグネシウム濃度が上昇した状態．腎不全，重症妊娠高血圧症候群にマグネシウムを投与したときにみることがある．腱反射の低下は臨床上重要な所見である．[987]

抗ミクロソーム抗体 anti-microsomal antibody⇨同抗甲状腺ミクロソーム抗体→999

高密度リポタンパク質 high density lipoprotein；HDL ［高比重リポタンパク質，HDL］ 水に溶けにくい脂肪は血中ではタンパク質と結合してミセル化し，リポタンパク質として輸送される．リポタンパク質は，リポタンパク質中の脂肪とタンパク質の比率による密度の違いから大きく4つに分類されるが，高密度リポタンパク質は密度が1.063-1.21 g/mLと最も高く，粒子サイズが7.5-20 nm(ナノメーター)と最も小さいリポタンパク質である．約50%をタンパク質が占め，それ以外にコレステロールが約20%，リン脂質が約30%で，トリアシルグリセロールはわずか．高密度リポタンパク質には，末梢組織から余剰となったコレステロールを引き抜き，これを肝臓に転送する作用があり，このコレステロール逆転送系が動脈硬化に対して予防的に作用すると考えられる．高密度リポタンパク質に含まれるコレステロール(HDL-C)の濃度は疫学的に冠動脈疾患の発症頻度と逆相関することから，臨床的に注目される．一般検査において40 mg/dLを下限としている．[305] ⇨参キロミクロン→789，低密度リポタンパク質→2054

高密度リポタンパク質コレステロール ⇨同HDL コレステロール→58

高密度リポタンパク質コレステロール検査 high density lipoprotein cholesterol examination⇨同HDL コレステロール検査→59

抗ミトコンドリア抗体　antimitochondrial antibody；AMA ［抗糸粒体抗体，アマ，AMA］ 原発性胆汁性肝硬変(PBC)の90-95% に検出される自己抗体で，他の肝疾患ではほとんどみられず特異的で，診断価値が高い．対応する抗原は M_1 から M_9 までの亜型が知られており，M_2，M_4，M_8，M_9 が PBC に対応し，特に M_2 抗体は PBC に特異的に検出される.[1395] ⇨参原発性胆汁性肝硬変→960，M_2 抗体→80

抗ミトコンドリア抗体検査　antimitochondrial antibody (AMA) test ［抗糸粒体抗体検査］ 原発性胆汁性肝硬変の疑いがある場合，血清中に抗ミトコンドリア抗体が出現することが特徴的であるため，この検査を行って診断する．病態と関連する主要な抗原はミトコンドリアに存在するピルビン酸デヒドロゲナーゼ複合体($PDC\text{-}E_2$)であることが明らかにされている.[258]

硬脈　hard pulse，pulsus durus 脈拍の緊張度を示し，測定者の指で被検者の動脈を触知すると緊張の強い脈が触れる．心臓や血管をアセスメントする際の情報の1つ．一般的に高齢者や高血圧性の疾患で出現すると考えられている.[976] ⇨参脈拍→2772，軟脈→2203

後脈絡叢動脈　posterior choroidal artery 後大動脈から分枝する．中大脳動脈の分枝である前脈絡叢動脈とともに脈絡叢に分布する．第3脳室，側脳室，第4脳室に存在する脈絡叢では，毛細血管を覆う上衣細胞が脳脊髄液を分泌し，毛細血管と脳脊髄液との間のイオン，酸素，有機栄養素などの物質交換を行う．脈絡叢で産生される脳脊髄液は1日当たり約500 mL で，第4脳室から外側孔，正中孔を通ってくも膜下腔に達し，脳，脊髄，馬尾神経を灌流する．脳脊髄液はくも膜顆粒により硬膜静脈洞に吸収される.[1404] ⇨参脈絡叢→2773，前脈絡叢動脈→1794

抗ミュラー管ホルモン　anti-Müllerian hormone；AMH ［ミュラー管抑制因子，ミュラー管抑制物質］ 胎児期に精巣のセルトリ Sertoli 細胞から分泌され，ミュラー管の退縮を起こす糖タンパク質．インヒビンやアクチビンと同様に TGF-β(トランスフォーミング増殖因子 β)スーパーファミリーに含まれる．ミュラー管は卵管，子宮，腟上部に分化するが，男児では抗ミュラー管ホルモンによって退縮し，これらは形成されない．一方，外性器は胎児精巣のライディッヒ Leydig 細胞から分泌されるテストステロンにより，男性型外性器に分化する．したがって，性腺形成異常症(性腺異形成)では，染色体が男性型であっても，抗ミュラー管ホルモンもテストステロンも分泌されないのでミュラー管が退縮せず，卵管，子宮，腟が形成され，外性器も女性型となる．精巣性女性化症候群では，抗ミュラー管ホルモンもテストステロンも分泌されるが，アンドロゲン受容体異常によりテストステロン作用が欠如しているので，外性器は女性型となるものの，ミュラー管は抗ミュラー管ホルモンにより退縮するために卵管，子宮は形成されず，腟は盲端に終わる．ミュラー Johannes P. Müller (1801-58)はドイツの生理学者.[845] ⇨参性分化→1706，インヒビン→303，アクチビン→144

抗ミュラー管ホルモン検査　anti-Müllerian hormone test；AMH test ［AMH 検査］ 抗ミュラー管ホルモン(AMH)は発育卵胞，前胞状卵胞から分泌され，卵巣内に残る卵胞の数を反映することがわかっている．そこで不妊治療の際に，AMH の値から卵巣の予備能を知るため，あるいは排卵誘発薬を調整する目的で行われる検査．

光明皇后　聖武天皇の皇后で，慈悲心，信仰心があつく，仏教に帰依し，民衆に施浴を行ったり，悲田院，施薬院を建立して民衆に開放し，差別なく医療が受けられるようにした(701-760)．また仏を供養するとともに病に苦しむ者を救うために用いるようにと正倉院の辛櫃(からびつ)に21合60種の香薬を献納した．現在この香薬は聖武天皇の遺愛品とともに正倉院御物の中心になっている．救らい(癩)事業を行ったことでも有名である.[1451]

後迷路性難聴　retrocochlear hearing loss，retrocochlear deafness ［中枢性難聴］ 感音難聴のうち，内耳神経(第8脳神経)より上位の聴覚路が何らかの原因によって限局的に障害されたために生じた難聴．例えば聴神経腫瘍や小脳橋角部腫瘍などで生じる．さらに脳幹，皮質の障害による中枢神経性難聴があり，脳幹性難聴と皮質性難聴に分類される．後迷路性難聴と内耳性難聴の鑑別は，補充現象(リクルートメント現象)および自記オージオメトリーでみられる一過性の閾値上昇によって鑑別できる．内耳性難聴では補充現象は陽性となり，後迷路性難聴では陰性となる．内耳性難聴では一過性の閾値上昇はみられず，後迷路性難聴では認められる.[98] ⇨参感音難聴→567

硬毛⇨同終毛→1384

紅毛(こうもう)外科　17世紀の中頃以降，長崎出島オランダ商館医の指導により発展した西洋式の外科学．ポルトガル人やスペイン人は南蛮ということで，渡来を禁じられ，それに代わったオランダ人は紅毛と呼ばれ商館が平戸から長崎出島に移り，商館勤務の医師が来日するようになった．和蘭(オランダ)通詞らはこれらの来日医師を通じ，西洋医学を学んだ．当時の日本の内科的治療は漢方と大差がなかったが，紅毛外科すなわち和蘭(オランダ)流外科とは大差があった．紅毛外科では腫物，傷および脱臼や骨折の治療に重点がおかれ，アルコール濃度の高い酒による洗浄や傷の縫合を行い，膏薬や軟薬を用いたが，ヨーロッパで広まっていた瀉血や焼灼は受け入れられなかった．言葉と文化も障害となって，西洋の解剖学も長く顧みられなかった．カスパル=シャムベルゲル Casper Schamberger，ジョアン Hans Joan，ブッシュ Daniel Busch，ディレック Arnold Direk，テン=ライネ Willem ten Rhijne，クローン Albert Croon，ケンペル Engelbert Kaempfer，ケステフロート Pieter Kesteloot，ホフマン Willem Hoffman などと交流した通詞たちはオランダ流外科(紅毛外科)の習得に努力し，おのおのオランダ流外科を標榜して一外科の門をはった．伊良子道牛の伊良子流外科，楢林鎮山の楢林流外科，吉田自庵の吉田流外科，西玄甫の西流外科，栗崎正羽の栗崎流外科，村山自伯の村山流外科，桂川甫筑・嵐山甫安の桂川流外科などがその代表的なものである．紅毛外科の著作としては，楢林鎮山『紅夷外科宗伝』，西玄哲『金瘡跌蹼療治之書』，伊良子光顕『外科訓蒙図彙』，向井玄升『紅毛流外科秘要』，嵐山甫安『蕃国治方類聚的伝』，長尾宋治『紅毛外科』，村山寺伯『村山流外科全書』などがある．紅毛外科の外科医療器具については，編者不明ではあるが『紅夷流道具集解総図式』がある．これらの著作のうち，最も具体的な自家経験症例を多数記述し当時の外科治療を知ることのできるのが中村宗與の『紅毛秘伝外科療治集』である．紅毛外科というが，パレ Ambroise Paré の『外科全集』，シュルテス Johann Schultes の『外科の兵器庫』をはじめ 16 世紀から 17 世紀のフランス，ドイツの有名な外科書などを参考として抄訳し編集されたりしたもので，来日オランダ人医師からの教示をまとめた知識を主にした外科であった．紅毛外科は各流派に学んだ弟子たちにより，徐々に全国に普及していった．[464] ⇨参和蘭流(おらんだりゅう)⇀413

咬耗症 attrition ブラキシズム(歯をかみしめたり，歯ぎしりの習癖)などの理由で歯質が著しく磨滅し，広範囲にゾウゲ(象牙)質が露出したり，歯冠長が短くなって，咬合高径の低下がもたらされた状態をいう．食習慣が原因となることもある．同じ歯の摩耗でも，上下の歯による咬耗ではなく，別の因子によるものを磨耗症と呼んで区別する．不正な方法による歯の刷掃，日常的なパイプの使用や口にくわえる楽器などが原因となる．[1369]

紅毛流⇨同和蘭流(おらんだりゅう)⇀413

コウモリの翼陰影 bat wing shadow⇨同蝶形陰影《胸部 X 線像の》⇀2009

肛門 anus 殿裂にある肛門管の終末の開口部を指すが，直腸下部の肛門管も含めていうことが多い．(図参照⇒直腸⇀2023)[485]

肛門の構造 structure of anus 肛門は直腸下端にある消化管の出口．粘膜は内肛門括約筋のある部位で盛り上がり，痔輪(痔帯)と呼ばれる．痔輪から上方に伸びる数本のひだを肛門柱，肛門柱の間の陥凹を肛門洞という．肛門洞を含む直腸粘膜は，大腸の他の部と同じく単層円柱上皮で覆われ腸陰窩をもつ(消化管の下端部)が，肛門柱と痔輪の粘膜は重層扁平上皮で覆われ，腸陰窩もない．痔輪の下部では皮膚の構造と同様の皮膚帯をみる(外皮が陥入した部位)．肛門の皮膚はメラニン色素に富み，肛門周囲腺というアポクリン汗腺がある．筋層には内肛門括約筋(平滑筋)や外肛門括約筋(横紋筋)などがある．[399]

肛門の神経 nerves of anus 肛門に分布する体性神経は陰部神経である．これは仙骨神経(S_2-S_4)前枝を通って脊柱から出て陰部神経叢をつくったあとに，肛門，会陰，外陰部の皮膚と筋に分布する．交感神経(腰内臓神経)および副交感神経(骨盤内臓神経)は，直腸の左右と前側で骨盤神経叢(下下腹神経叢)をつくり，骨盤内臓に枝を送る．骨盤神経叢には感覚神経も含まれ，排便・排尿反射の求心路をつくる．直腸の平滑筋の運動は，胃腸の他の部位と同様に，副交感神経刺激で亢進する．ただし内肛門括約筋は交感神経支配で通常は収縮状態にあり，直腸壁が便により伸展されると反射的に弛緩する．外肛門括約筋は一般体性運動線維(陰部神経の枝の下直腸神経)に支配され，通常は持続性収縮状態にあるが，排便時に随意的に弛緩する．[399]

肛門の脈管 vascular system of anus 肛門に分布する動脈は，内腸骨動脈の枝である内陰部動脈より分かれた下直腸動脈である．なお，上・中直腸動脈は下腸間膜動脈の枝である．直腸と肛門の静脈は，粘膜下組織と筋層の外側で上・中・下直腸静脈叢(痔静脈叢)を形成し，これらは互いに交通している．上直腸静脈叢の血液は下腸間膜静脈を介して門脈に入り，肝臓に至る．中・下直腸静脈叢の血液は内腸骨静脈に入り，結局は下大静脈に入る．すなわち，直腸静脈叢は門脈系と下大静脈系の交通路として重要である．直腸，肛門からのリンパ管は内腸骨リンパ節から動脈に沿って上行し，大動脈周囲のリンパ節に入る．直腸上部のリンパは下腸間膜動脈に沿って上行し，大動脈周囲のリンパ節に入る．両者ともに最終的にはリンパ本幹の 1 つである胸管に入る．[399]

肛門愛 anal eroticism, anal erotism フロイト Sigmund Freud の精神・性的発達理論(リビドー発達理論)にいう，肛門〔愛〕期(およそ 2-4 歳)へのリビドーの固着ないしは退行のことで，大便の保持や貯留，排泄などと腸粘膜と肛門括約筋による快感が結びついて得られる満足．対象を排泄，破壊または保持，所有しようとするサディズム的衝動と結びつくという．欲張り，頑固，過度の用心深さのようなパーソナリティ特性に反映されることが多い．[905] ⇨参肛門愛性格⇀1061，肛門期⇀1062

肛門愛性格 anal character フロイト Sigmund Freud の精神・性的発達理論(リビドー発達理論)における用語．幼児期の肛門〔愛〕期(およそ 2-4 歳)に由来する一種の行動の人格表現パターンで，肛門愛的な衝動の反動形成であったり，衝動を昇華してつくり上げられる性格傾向．極端に真面目で几帳面，頑固，完全主義，潔癖，時間厳守といった性格であるが，これが過度になると欲張り，あるいはひとりよがりな性格傾向になりやすい．[905] ⇨参肛門期⇀1062

肛門陰窩 anal crypt⇨同肛門洞⇀1063

肛門会陰神経痛 anoperineal neuralgia 肛門から会陰周囲に急に起こる痛み．会陰部は第 3 仙髄神経，肛門部は第 4 仙髄神経の支配領域となっているが，会陰部に最も強い痛みを生じる．慢性に経過するこの部位の痛みを訴えるケースもよくあるが，特定の原因がはっきりしないことが多い．しかしときに陰部神経の圧迫がみられることがあり，この場合神経ブロックが有効．陰部神経は運動線維，感覚線維をともに含んでいるため，肛門括約不全などの運動機能の障害を伴うことがある．[509]

肛門窩 proctodeum⇨参肛門管⇀1061

肛門括約筋 anal sphincter 肛門管にあり，不随意筋の内肛門括約筋と随意筋の外肛門括約筋からなる．大腸の平滑筋層のうち，内層の輪走筋は直腸下部でよく発達して内肛門括約筋となる．外層の縦走筋は内肛門括約筋の外側を下行し，肛門挙筋の腱とともに肛門の皮下に放散して終わる(肛門皺皮筋)．さらにその外側を横紋筋性の外肛門括約筋が囲む．内肛門括約筋は交感神経支配で通常は収縮しており，直腸壁が便により伸展されると反射的に弛緩する．外肛門括約筋は仙髄から出る一般体性運動線維(陰部神経)に支配されており，通常は持続性収縮状態にあるが，排便時に随意的に弛緩する．[399] ⇨参肛門の構造⇀1061

肛門管 anal canal 消化管の末端部分で，直腸(膨大部)下端部から肛門までの長さ3-4 cmの部分．排便するとき以外は肛門管の内腔は肛門挙筋(骨盤底筋)や内・外肛門括約筋により閉じられている．内肛門括約筋は不随意運動性の腸管の輪層平滑筋，外肛門括約筋は随意運動性の骨格筋(横紋筋)である．肛門管の上部は肛門柱とその間のくぼみ，肛門洞(肛門陰窩)からなる．肛門洞の下端の横ひだを肛門弁といい，全体として櫛状(しつじょう)(くしの歯のようなの意)線を形成する．櫛状線は粘膜と皮膚との境界となり，血管系，リンパ系，神経系の支配も異なり，臨床的にも重要である(表)．発生学的に，櫛状線より上方は後腸(内胚葉)に由来し，円柱上皮で覆われ，下方は外胚葉性で皮膚表皮の重層扁平上皮となる．中部は上部と下部の移行部で，粘膜下に静脈叢が発達しており痔帯(痔輪)とも呼ばれる．下部の重層扁平上皮の部分はメラニン色素に富み，痛覚，温度覚，触覚などの感覚もあり，アポクリン腺もみられる．中部と上部との境界は比較的血管に乏しく白っぽく見えるので白線ともいう．肛門下部は胎児の発生過程において，尿直腸隔膜の後方で外胚葉が陥凹した部分(肛門窩 proctodeum)に相当し，陥凹部の先端の膜(総排泄腔膜)が破れることにより直腸に通じる．出生前に総排泄腔膜が破れないと鎖肛となる．[1044] ⇒参肛門の神経→1061，肛門の脈管→1061，直腸→2022

●肛門管

分類	血管系		リンパ系	神経系
肛門管上部	上直腸動脈(←下腸間膜動脈)	上直腸静脈(→下腸間膜静脈)	上直腸動脈に沿ってリンパ節へ流入	骨盤神経(副交感)(→腸管平滑筋) 下腹神経(交感)(→内肛門括約筋)
肛門管下部	下直腸動脈(←内腸骨動脈)	下直腸静脈(→内腸骨静脈)	浅鼠径リンパ節へ流入	陰部神経(体性神経)(→外肛門括約筋)

肛門期 anal phase 精神分析の用語．フロイト Sigmund Freud(1856-1939)のリビドー発達理論における小児性欲の発達段階の1つ．口唇期・肛門期・男根期と続くうちの第2段階．2-4歳に相当し，排泄などの肛門の刺激に快感をもつ時期という説．この時期は，母親から排泄のしつけを受ける時期であり，几帳面さや潔癖さなど自我規制が培われる時期といわれている．[271]

肛門鏡 anoscope ［肛門直腸鏡］ 肛門に挿入して肛門管と直腸下部を観察するのに用いる器具．柄の部分をつかむと二枚貝が開くような形に広がるものや，筒状になっているものなどがある．痔核(いぼ痔)や肛門ポリープ，裂肛(切れ痔)，痔瘻などの検査や内痔核などの手術に際して用いられる．[738] ⇒参シグモイドスコープ→1260

肛門鏡検査 anoscopy 肛門鏡を用いて肛門管を押し広げ，肛門や下部直腸内腔を観察する検査．手術に際して用いられることもある．肛門鏡は金属製で開閉可能な形態，内筒を抜いて観察する円筒状の形態などがある．肛門内を直接見るものと電子化した画像を見るものとがある．さらに深部の観察には直腸鏡が用いられる．[1440,790]

肛門挙筋 levator ani muscle, musculus levator ani 骨盤底をつくる主要な筋で，全体的に漏斗状で骨盤臓器を支える．骨盤隔膜を形成する筋肉(横紋筋)の1つ．広く薄い筋肉で腸骨尾骨筋，恥骨尾骨筋，恥骨直腸筋に分かれる．肛門挙筋は恥骨下枝，閉鎖筋膜(恥骨と坐骨の間の閉鎖孔にある筋膜)などを起始部とし，膀胱と直腸のそばを通って後下方に走る．その一部は肛門につき，一部は肛門の前後で左右の筋が合し，一部は尾骨に付着する．肛門挙筋は仙髄から出る一般体性運動線維(陰部神経叢の枝)に支配を受ける．骨盤底を支持するとともに，肛門を挙上し，腹圧を高めたときには会陰を緊張させる働きがある．[399]

肛門挙筋形成術 levatorplasty⇨同肛門挙筋縫合→1062

肛門挙筋縫合 levator ani suture ［肛門挙筋形成術］ 肛門の後方または前方で左右の肛門挙筋(主に恥骨直腸筋)を縫縮すること．肛門括約筋不全(便失禁)，直腸脱，直腸瘤に対する術式の一部として行われる．[1566] ⇒参骨盤底形成術→1118

肛門形成術 anoplasty, proctoplasty 鎖肛，先天的または後天的な肛門括約筋の機能障害，肛門の狭窄や直腸粘膜脱などに対して，肛門の形状に変更を加える手術(形成術)の総称．1つの具体的な術式を指す用語ではない．鎖肛に対する手術としてはポッツ Potts 手術，チールシュ Thiersch 法など種々の術式がある．ただし，現行〔2008(平成20)年〕の診療報酬点数表上では，鎖肛の手術と肛門形成術とは別項目として分類されている．[485]

肛門検温法⇨同直腸検温法→2023

肛門指診 digital examination of the anus 指(主として示指)を肛門に挿入し，肛門，直腸，前立腺，ダグラス Douglas 窩などにある病変を触診すること．指診を行う体位には截(さい)石位，側臥位(シムス Sims 体位という)，肘膝(ちゅうしつ)位がある．イレウスや便通異常などでも有力な診断根拠が得られる．肛門部に強い疼痛のある血栓性外痔核などでは強行してはならない．[1461]

肛門周囲膿瘍 perirectal abscess 歯状線に開口する肛門陰窩から侵入した細菌が肛門腺に化膿性炎症を生じ，その炎症波及により肛門周囲に膿瘍が形成されたもので，膿瘍の局在部位により分類される．膿瘍が肛門と恒常的瘻孔を形成した状態が痔瘻．クローン Crohn 病や結核が原因となることもある．症状は肛門周囲の腫脹と持続性の疼痛，発熱で，皮下に波及すれば発赤し，時に高熱や膿汁分泌を伴う．治療は切開排膿と抗生物質投与だが，約半数は痔瘻に進展する．[396] ⇒参痔瘻(じろう)→1502

肛門痔瘻(じろう)⇨同痔瘻(じろう)→1502

肛門瘙痒(そうよう)**症** anal pruritus 限局性皮膚瘙痒症の代表的疾患で最も頻度が高い．精神的な背景で生じることが多いが，脂漏性湿疹，カンジダなどの真菌感染症，下剤による接触皮膚炎などの皮膚疾患，脱肛，慢性の下痢，蟯虫，回虫などの寄生虫症も原因となる．[235]

肛門脱⇨同脱肛⇀1918

肛門直腸鏡⇨同肛門鏡⇀1062

肛門洞 anal sinus ［**肛門陰窩**］ 肛門管の上部は粘膜で覆われ，6-10条の長さ1cmの縦ひだ(肛門柱)がみられる．肛門柱は直腸の内縦走筋層と粘膜下組織に発達する静脈叢とによって生ずる隆起．隣り合う肛門柱の間はへこみ，そのへこみを肛門洞(肛門陰窩)という．肛門洞は感染が起こりやすく，炎症が肛門洞深くに及ぶと肛門周囲膿瘍や痔瘻となることがある．[1044] ⇨参肛門の構造⇀1061

肛門粘膜脱⇨同脱肛⇀1918

肛門反射 anal reflex 指を肛門から直腸に挿入するとき，内肛門括約筋が収縮する反射のこと．[842]

肛門部瘻(ろう)⇨同痔瘻(じろう)⇀1502

肛門閉鎖 anal atresia⇨同鎖肛⇀1183

肛門扁桃 anal tonsil⇨同リンパ濾胞性ポリープ⇀2960

肛門裂創 anal abrasion⇨同裂肛⇀2977

絞扼(こうやく) strangulation 体内の管状構造物である気管，腸管の他，四肢の血管，神経などが索状物などで締めつけられて狭窄をきたす状態．これによりさまざまな循環障害，機能障害を呈する．[1392] ⇨参絞扼(こうやく)性イレウス⇀1063

絞扼肝 squeeze liver⇨同絞窄肝⇀1003

絞扼(こうやく)**性イレウス** strangulation ileus ［**絞扼**(こうやく)**性腸閉塞症**］ 機械的イレウスのなかで，血行障害を伴う腸管の機械的通過障害をいう．原因としては，腸捻転，ヘルニア嵌頓，腸重積，索状物による腸管絞扼などがある．症状は，腹痛，嘔吐が主で，体動により増強する持続性腹痛が多い．早急に診断し，十分な輸液，抗生物質の投与を行い，緊急手術を必要とする．手術で絞扼の原因を除去し，壊死腸管を切除する．放置すると予後は不良．[1632] ⇨参イレウス⇀287

絞扼(こうやく)**性神経障害** entrapment neuropathy ［**圧迫性神経障害，絞扼**(こうやく)**性ニューロパチー，エントラップメント・ニューロパチー**］ 末梢神経がその走行のある部位で圧迫，絞扼されることで生じる神経障害．症状は圧迫の程度，期間によりさまざまであるが，痛み，しびれ，知覚鈍麻，運動麻痺などを起こす．正常な組織(靱帯，腱など)が絞扼因子になる場合と，骨，関節などの変形や腫瘤性病変(ガングリオンが多い)などの異常な組織が絞扼因子になる場合とがある．運動麻痺や知覚障害が特定の末梢神経の支配領域と一致していること，典型的な絞扼部位にティネル Tinel 様徴候(神経を叩くとその支配領域にしびれが放散)があること，疾患に特有の誘発試験が陽性であること(例：手根管症候群ではファーレンテスト Phalen test，肘部管症候群では肘屈曲テスト，胸郭出口症候群ではルース試験 Roos test など)から診断する．神経伝導速度測定検査により，絞扼部位をまたいだ神経伝導速度が低下していることが証明されれば診断が確定する．本障害には胸郭出口症候群(腕神経叢の圧迫による)，肘部管症候群(肘での尺骨神経圧迫)，回内筋症候群(前腕近位での正中神経圧迫)，回外筋症候群(肘での橈骨神経圧迫)，手根管症候群(手関節部での正中神経圧迫)，ギヨン Guyon 管症候群(手根部での尺骨神経圧迫)，足根管症候群(足部での脛骨神経圧迫)などが含まれる．愁訴の軽い症例では局所の安静(手根管症候群では手関節副子を使用，肘部管症候群では肘屈曲を避けるなど)やステロイド剤の局所注射などの保存的治療を行う．保存的治療が無効な場合や愁訴の強い場合(しびれが強くて眠れないなど)，重症例(筋萎縮があるなど)では手術的に神経の除圧を行わないと改善しない．重症例では神経の除圧だけを行ってももはや運動麻痺の改善が望めない場合があり，このような例では除圧術と同時に腱移行術などの機能再建術を併用することがある．[605]

絞扼(こうやく)**性脊髄症** compression myelopathy ［**圧迫性脊髄症**］ 圧迫性病変による脊髄障害．圧迫の原因には変形性脊椎症による骨棘，後縦靱帯や黄色靱帯の肥厚，骨化などがある．圧迫部の髄節障害，圧迫部以下の伝導路障害を起こす．痙性麻痺のために手指の巧緻性障害，歩行障害などを呈する．病変部以下の反射が亢進し，しばしば病的反射が出現する．転倒などの軽微な外傷で麻痺が急激に悪化することがあるので日常生活上も注意が必要である．治療は脊髄に対する圧迫を解除する除圧手術を行う．[1404]

絞扼(こうやく)**性腸閉塞症**⇨同絞扼(こうやく)性イレウス⇀1063

絞扼(こうやく)**性ニューロパチー**⇨同絞扼(こうやく)性神経障害⇀1063

膏薬(こうやく)**療法** topical treatment ［**軟膏療法**］ 薬物を皮膚に外用して病気を治療する方法．皮膚疾患をはじめ，関節病，筋肉病，狭心症などに用いられる．外用剤は通常，賦形剤を基剤とし，種々の配合剤を加えて使用．基剤は配合剤をいっそう効果的に作用させるが，それ自体にも多少の薬効がある．主な外用剤の作用として冷却(粉末剤，ローション，糊膏，噴霧剤)，保護(油脂，油脂性軟膏)，浸透(乳剤性軟膏，テープ剤)，吸湿(水溶性軟膏)，浸軟(硬膏，油脂性軟膏)などがあり，病状に応じて使い分ける．乳剤性軟膏には水中油型の親水軟膏と油中水型の吸水軟膏とがある．外用方法には，単純塗擦・重ね塗り・貼布(ガーゼやリント布に伸ばす)・噴霧・密封包帯法がある．膏薬療法に代わって近年は外用療法という呼称が用いられる．[502]

絞扼(こうやく)**輪症候群** congenital constriction ring syndrome；CCRS 絞扼輪とは四肢に輪状の瘢痕を形成した先天異常をいう．肢芽発育過程における間葉組織の障害が原因と考えられている．絞扼輪症候群とは，このような間葉組織障害に伴って生じた四肢先天異常の総称で，輪状瘢痕形成に限らず，四肢限局性壊死による突発性切断・欠指，組織修復後に出現する合指を含んでいる．輪状瘢痕に対してはZ形成術が通常行われる．[1246]

膠様癌 gelatinous carcinoma ［**コロイド腺癌，膠様腺癌，類粘液癌**］ 腺癌のうち腫瘍細胞外基質に多量の粘液を産生し，その粘液だまり mucous lake に腫瘍細胞の小胞巣が浮遊して増殖する像を示す．乳腺，胃，大腸などでよくみられる．細胞内に粘液が貯留し，核が圧排された腺癌細胞は印環細胞癌という．[925] ⇨参粘液癌⇀2285，印環細胞癌⇀290，粘液性腺癌⇀2286

膠様偽稗(はい)**粒腫**⇨同膠様稗(はい)粒腫⇀1064

膠様甲状腺腫⇨同コロイド甲状腺腫⇀1137

膠様骨髄 gelatinous bone marrow ［**膠様髄**］ 半透明のゼラチン様になった骨髄のこと．活発に造血が行われている骨髄は赤色であるが，加齢とともに脂肪化し黄色となり，さらに低栄養状態が加わると脂肪組織の変

性と萎縮が起こり，細胞間に水分が貯留してゼラチン様になる.[269]

後羊水 hind water 胎児先進部の後方にある羊水で，羊水の大部分を占める．分娩が開始し，先進部娩出後に排出される．胎胞内の羊水を前羊水，子宮腔内の羊水を後羊水と呼ぶ.[1323] ⇒参前羊水→1797

膠様髄⇒同膠様骨髄→1063

膠様腺癌⇒同膠様癌→1063

膠様腺腫⇒同コロイド腺腫→1137

膠様組織 gelatinous tissue ［ワルトン膠質，ワルトンジェリー］ 中胚葉に由来する胎生期特有の結合組織．基質はムコ多糖類を主成分としたゼラチン様の構造で，幼若な線維芽細胞と細い膠原線維を含む．臍帯や胎盤の絨毛膜板で，胎児の血管を包む組織をなしている．膠様組織(膠様質)そのものには血管も神経も含まれない．イギリスの解剖学者ワルトン Thomas Wharton (1614-73)にちなんで，ワルトンのジェリーと呼ばれている.[1044] ⇒参結合組織→910

膠様稗(はい)粒腫 colloid milium ［ワーグナー病《皮膚の》，硝子腫，膠様偽稗(はい)粒腫］ 1866年ワーグナー Hans Wagner (1905-89)により記載された成人あるいは，まれに小児の顔面や手背など露出部に多発するゼリー状の内容物を含有した半透明の黄褐色丘疹．真皮乳頭部への膠様物質(コロイド)の沈着によって生じる．小児では家族性に発症し，成人では慢性日光障害の1つと考えられている.[502]

膠様変性 colloid degeneration⇒同コロイド変性→1137

交絡因子 confounding factor ［交絡変数］ 調査目的以外の因子で，要因と結果のそれぞれと関連するが，要因と結果の因果関係の中間因子とならないもの．飲酒と肺癌の関係を分析する場合，飲酒者に喫煙者が多いと，飲酒と肺癌には関連性があるという結果が，両者にはほんとうは関連がないのに得られてしまうことがある．この喫煙のような因子を交絡因子という．交絡因子のデータが得られていれば，対象者の限定(非喫煙者だけで分析)，層化(喫煙者と非喫煙者に分けて分析)，多変量解析などでその影響を除去した分析が可能.[467]

交絡化 confounding 2つ以上の独立変数が互いにからみ合って従属変数に影響を与えてしまう状態．実験などの場合には，交絡化を避けるために独立変数をコントロールし，1つひとつの独立変数に対する影響をみてみることも可能だが，実際には複数の独立変数を同時に作用させることによって研究が実施されることが多く，コントロールすることは難しい場合が多い.[446]

交絡変数⇒同交絡因子→1064

公理 axiom 一般的には自明にして証明なしに真と受け止められる前提を意味する．しかし現代においては，自明であると否とを問わず，演繹的体系の基礎にあって，あらゆる証明の根本前提として証明なしに掲げられる命題を「公理」と呼ぶ.[446] ⇒参理論→2947

合理化 rationalization 防衛機制の1つ．欲求が満たされないとき，自分のとった態度，行為，思考，感情などに対して，論理的に一貫性のある説明，あるいは倫理的に非難されず，道徳的に受容されるような説明を与えようとする過程．これを達成した場合，主体は自己の言動の本当の動機を意識しないとされる．イソップの『狐とブドウ』の話を典型例としてあげることがある.[905] ⇒参防衛機制→2658

合理主義 rationalism 合理論，理性論，理性主義などともいう．理性に生得的な観念・機能を正しく使用すれば世界の存在構造を確実にとらえる普遍的な認識を獲得しうるとし，そうした理性的認識の典型が数学的な認識で，感覚的経験によって得られる認識はすべて不明確で蓋然的なものにすぎないとする立場．それに対して経験主義 empiricism は，理性の生得観念をいっさい否定し，人間の認識がどれほど不確実であれ，感覚的経験に頼るしかないとする立場をとる.[446]

効率 efficiency 限られた資源(費用)を有効に用いて最大の効果(便益)を引き出すこと．医療の効率とは，医療サービスの質のレベルを下げることなく，診療やケアの費用を最小限にとどめることである．医療サービスの提供によって得られた効果をその費用で除すことで表される．効率には，配分効率 allocation efficiency と生産効率 production efficiency の2種類がある．配分効率は，優先度などを考慮しながら資源を最適に配分する．例えば，社会が医療に投じる資源や医療施設が各診療部門に投じる資源を，問題解決のための優先度，生命を脅かす緊急性，社会的有用性などを踏まえて，配分することをいう．生産効率とは，投入された資源を無駄なく能率的に利用することをいう．効率の評価手法には，治療効果の異なる複数の医療技術について，同一の尺度を用いて，その効果を定量評価し，費用との比較を行う費用対効果分析などがある.[607] ⇒参費用効果分析→2487

高率酸化池 high-rate oxidation pond, aeration pound ［好気性ラグーン］ 有機物を含んだ廃水を好気性の池に流入させ，好気性微生物による酸化分解，沈殿分離によって処理する施設を酸化池と呼び，エアレーターを用いて強制曝気させる酸化池のこと．高効率，短時間で酸化処理を行うことが可能である．水の高度処理，細菌処理などに有効である．ほかに標準酸化池がある．⇒参酸化池→1200

公理的形式 axiomatic form 意味内容を捨象した形式的対象としての記号を素材とする形式的体系の構成．つまり，①体系Sの記号，②原子記号の系列である式を決める規則，③公理である一定数の式，④いくつかの式に適用されてほかの式を得ることを許す規則，変形 transformation または推論 inference 規則が与えられる．変形規則を公理 axiom，またはすでに得られた式に順次適用することによって得られる式の系列を証明 proof，それに対する証明の存在する式を定理 theorem と呼ぶ．このように公理化された体系Sは，公理的形式 axiomatic form と呼ばれる.[446]

抗利尿ホルモン antidiuretic hormone；ADH ［バソプレシン，アルギニンバソプレシン，ADH］ 下垂体後葉ホルモンの1つ．視床下部で合成され，神経軸索を経て下垂体後葉に達し，ここで貯留されて血中に分泌される．そして腎の尿細管上皮細胞の細胞膜受容体に結合し，水の透過性を亢進させ，水の再吸収を促すことにより抗利尿作用を現す．また，小動脈の血管を収縮させることにより血圧を上昇させる．体液量の減少，血漿中のナトリウムなどの物質の濃度や浸透圧が高くなると分泌が促進し，低くなると抑制される．ストレス，喫煙，モルヒネ，バルビタールなども分泌調節に関与する．脊椎動物ではバソプレシンと同義である．[1047]

抗利尿ホルモン拮抗薬 antidiuretic hormone antagonist；ADH antagonist 抗利尿ホルモン(ADH)と拮抗する薬剤のこと．ADHは腎臓の遠位部ネフロン，特に遠位尿細管と集合管に作用し，その部における水分透過性を亢進させる効果がある．その結果，尿細管腔より水分を再吸収することになり，尿は濃縮される．ADH分泌が抑制される原因としては，血漿浸透圧の増加，非浸透圧性の原因，薬剤が考えられる．このうち拮抗薬としてアルコール，アトロピン硫酸塩水和物，フェニトイン，コルチゾール，アドレナリンなどが知られており，ADHの分泌が抑制されると尿量は増加(利尿状態)する．[858]

抗利尿ホルモン検査 antidiuretic hormone examination 血中の抗利尿ホルモン(ADH，バソプレシン)は下垂体後葉から分泌され，腎の集合管細胞に作用して水の再吸収を促進して抗利尿作用をもたらし，また細動脈血管を収縮させて血圧を上昇させる．血中浸透圧の上昇によってADH分泌は刺激され，血中浸透圧の低下によってADH分泌は抑制される．過剰に分泌されるとADH分泌不適切症候群(SIADH)を引き起こし，欠如すると尿の濃縮機構が阻害される中枢性尿崩症となる．測定は放射免疫測定法(RIA)による．基準値は0.3-3.5 pg/mLである．[90]

抗利尿ホルモン試験 antidiuretic hormone test ［ピトレシン試験］ 尿崩症には下垂体後葉からの抗利尿ホルモン(ADH，バソプレシン)の分泌不全による中枢性尿崩症と腎臓のバソプレシン受容体の異常による腎性尿崩症があるが，その鑑別に用いられる検査法．下垂体後葉からのバソプレシン(ピトレシン)5単位を皮下注射すると，中枢性尿崩症では尿量の減少と尿浸透圧の増加がみられるが，腎性尿前症では反応がみられない．[90]

抗利尿ホルモン不適合分泌症候群 ⇨同抗利尿ホルモン分泌異常症候群→1065

抗利尿ホルモン分泌異常症候群

syndrome of inappropriate secretion of antidiuretic hormone；SIADH ［SIADH，シュワルツ・バーター症候群，抗利尿ホルモン不適合分泌症候群］

【定義】 **バソプレシン**〔アルギニンバソプレシン arginine vasopressin(AVP)，抗利尿ホルモン antidiuretic hormone(ADH)と同義〕が本来，必要とされるレベルをこえて，言い換えれば生理状況に不適合な過量の分泌状態が続くため，水分がたまりすぎ，**低ナトリウム血症**と細胞外液量の増加が生じている病的状態を指す．

【病態】 AVP分泌過剰の結果，循環血漿量の増加で腎からのレニン分泌が抑制され，このため生じた低アルドステロン血症が腎尿細管からのナトリウム再吸収を低下させ，尿中へのナトリウム排泄は増加している．循環血漿量の増加は心臓からの心房性利尿ペプチドの分泌を増加させ，この変化も腎からのナトリウム排泄を増加させる．本症では一時的にAVPにより腎集合管で再吸収される水によって循環血漿量の増加がもたらされるが，血漿浸透圧が低いためその大部分は細胞内に移行し，浮腫は生じない．本症の低ナトリウム血症はその程度が強くなると全身倦怠感，食欲不振，傾眠，筋肉の痙攣から，さらに昏睡にも至る．この症候群を引き起こすものに頭蓋内の炎症，出血，腫瘍，外傷などの頭蓋内疾患，肺炎，結核，肺癌などの胸部疾患，クロルプロパミドやビンクリスチン硫酸塩などの薬剤，そして肺癌，特にAVPを産生する未分化細胞癌などがある．

【診断】 症状は無症状から倦怠感，そして意識障害，痙攣までの中枢神経症状が主である．検査所見で重要なのは，低ナトリウム血症，高張尿の存在と，血中ADH値が同時に測定した血漿浸透圧値に対して相対的に高値であることの確認である．またSIADHの診断には他の原因(心不全，腎不全，肝硬変，副腎不全，甲状腺機能低下など)で起こる低ナトリウム血症の除外が必要である．SIADHと診断されれば，次にこれをもたらし得る薬剤(ビンクリスチン硫酸塩などの抗癌剤，鎮痛薬など)の吟味と，肺疾患(肺炎，肺膿瘍，肺気腫など)，中枢神経疾患(脳膿瘍，頭蓋内出血など)，悪性腫瘍(肺小細胞癌，膵癌，胸腺腫など)の原因診断に進む．原因が明らかでない場合を特発性と分類する．

【治療】 SIADHの治療はその原因の除去と，その結果生じている低ナトリウム血症の是正である．後者としては，飲水制限，生理(または高張)食塩水の静脈内投与のほか，ADH作用抑制薬(デメチルクロルテトラサイクリン塩酸塩)，ADHのバソプレシンV_2受容体拮抗薬(モザバプタン塩酸塩)，ADH分泌阻害薬(フェニトイン)などが使われる．[1260]

抗利尿ホルモン分泌異常症候群の看護ケア

【ケアのポイント】 通常，低ナトリウム血症で発見されることがほとんどである．症状は，血清ナトリウム濃度によって異なり，120-125 mEq/Lでは無症状，110-120 mEq/Lでは，悪心・嘔吐，食欲不振，易疲労感，傾眠傾向が出現する．症状に応じた看護を行うためにも，血清ナトリウム値を把握し，異常の早期発見に努める．治療の主体は水分制限であるため，その必要性を理解できるように説明し，飲水量の制限を守れるように指導することが大切である．しかし，血清ナトリウム濃度が110 mEq/L以下になると意識障害や痙攣を起こすため，3% 高張食塩液や高張補液剤を使用する．その場合，看護のポイントとして，痙攣の早期発見，意識状態の観察，補液管理による水分バランスのチェックが重要である．また，原因の検索，原疾患の治療が必要となり，それに伴う精神的・身体的負担や，悪性疾患であることも多いため患者の思いを傾聴し不安を軽減できるような援助が必要である．[101] ⇨参抗利尿ホルモン分泌異常症候群→1065

高リポタンパク血症 hyperlipoproteinemia⇨同脂質異常症→1279

高リポタンパク血症Ⅰ型 hyperlipoproteinemia type Ⅰ ⇨同高カイロミクロン血症→979

交流 alternating current；AC ［AC］ 一定の短い時間間隔で，交互に逆の方向に流れる電流．これに対して流れる方向が常に一定の電流を直流という．[258]

交流型(取引型)リーダーシップ transactional leadership ［交換・交流理論，相互依存性理論，対人関係論］ リーダーと構成員の関係は，両者の間で交わされる報酬 rewardとコスト costの観点からとらえられるとする理論．構成員に与える報酬のほうが大きいほど有効なリーダーシップを発揮できるが，どちらかが報酬とコストがつり合わないと感じると，相互作用は中止される．ティボー John W. Thibaut とケリー Harold H. Kelley の相互依存性理論によると，報酬とは経済的なものに限らず，相互作用を通して人に喜びと満足を与えるもののことである．またコストとは，時間・金銭・労力など経済にかかわる負担だけでなく，苦痛，困惑，不安など相互作用にまつわる心理的負担をも意味する．[352] ⇨参リーダーシップ⇀2915

交流分析　transactional analysis；TA　［TA］　アメリカの精神分析学者バーン Eric Berne が開発した精神療法の一技法．精神分析の口語版とされ，人間関係の改善を目的として自己の性格および問題点を分析する．人間の自我状態は，①子ども(C：child)，②成人(A：adult)，③両親(P：parent)を呈示しているという理論に基づいて交流分析は発達してきた．人間関係は，相手の提示する自我状態を補い合うように，あるいは交差するような形で，自己の自我状態を組織化して呈示し合っていく．交流分析の目標は，成人の自我状態が子どもや両親の自我状態に決定力を及ぼすようになることである．その方法は，①構造分析，②交流パターン分析，③ゲーム分析，④脚本分析から構成される．

こ

向流免疫電気泳動法⇨同免疫電気向流法⇀2810

光量子⇨同光子⇀1007

抗療性ショック　refractory shock⇨同非代償性ショック⇀2452

行旅病人及行旅死亡人取扱法　1899(明治32)年に制定．行旅病人(旅行中病気となり救護者がいない者)に対する応急保護としての救助と行旅死亡人(旅行中に死亡し引き取り手がいない者)の取り扱いについて規定した法律．ともに現在地主義により市区町村が行い，当該都道府県が費用の最終負担を行うことなどを定めている．日清戦争後の産業資本制の確立と寄生地主制展開に伴う農村生活の窮乏から，都市への人口流動の活発化，行旅病人・死者の増加，条約改正に伴う法規近代化の要請などを背景に制定された．1986(昭和61)年に改正され現在に至っている．[457]

虹輪　halo vision, rainbow colored halo　［虹輪視］　電灯などの光を見たとき，その周囲に光の輪や虹色の輪が見える現象．角膜上皮に浮腫が生じた場合に起こる症状で，眼圧が急に上昇したときなどにみられる．[566] ⇨参虹(こう)視症⇀1008

口輪筋⇨参表情筋⇀2490

口輪筋反射　orbicularis oris reflex⇨同口とがらし反射⇀816

高リン酸血症　hyperphosphatemia　［リン酸塩過剰血症］　血中のリン酸濃度が異常に上昇することをいう．原因としては，副甲状腺ホルモン(PTH)の分泌が低下または欠如した副甲状腺機能低下症が考えられるが，臨床的に発現頻度が高いのは，急性・慢性腎不全．特に腎不全で細胞外液へのリンの流入量が多い場合に著明な高リン酸血症が現れることが多い．治療は，腎不全の場合は透析療法のほかに低リン食，炭酸カルシウム，セベラマー塩酸塩の投与などを行う．[858]

光輪視　halo vision⇨同虹(こう)視症⇀1008

虹輪視⇨同虹輪⇀1066

抗リン脂質抗体症候群　antiphospholipid antibody syndrome；APS　生体の構成成分であるリン脂質に対する抗体の存在により，動静脈血栓症，習慣性流産，血小板減少などを呈する症候群．病態として血管内皮細胞が抗リン脂質抗体と反応し，血小板減少を介して動静脈に血栓をきたす．基礎疾患として全身性エリテマトーデス(SLE)が認められることが多い．検査では抗カルジオリピン抗体陽性，ループスアンチコアグラント(抗凝血素)陽性であり，これにより凝固過程が阻害され活性化部分トロンボプラスチン時間(APTT)の延長がみられる．治療は血栓症に対して抗凝固療法，抗血小板療法，ステロイド剤と免疫抑制薬が用いられる．[858]

後輪状披裂筋　posterior cricoarytenoid muscle⇨同声門開大筋⇀1709

抗リンパ球グロブリン　anti-lymphocyte globulin；ALG⇨同抗リンパ球抗体⇀1066

抗リンパ球血清　anti-lymphocyte serum；ALS⇨同抗リンパ球抗体⇀1066

抗リンパ球抗体　anti-lymphocyte antibody；ALA　［**抗リンパ球血清，抗リンパ球グロブリン，ALA，ALG**］　ヒトのリンパ球をウマやウサギに免疫して作成したポリクローナル抗体を精製したものを抗リンパ球グロブリン(ALG)，胸腺細胞を用いた場合には抗胸腺細胞グロブリン anti-thymocyte globulin(ATG)と呼ぶ．これまではヒトの臓器移植をする際の拒絶反応を抑えるための導入療法として用いられてきたが，有効性，副作用などの点から，最近ではシクロスポリン，タクロリムス水和物などの免疫抑制薬が代わりに使用される．[1438] ⇨参拒絶反応⇀782

高齢化⇨同エイジング⇀344

高齢化社会　aging society　人口に占める高齢者の比率が増加している社会のことで，通常65歳以上の高齢者が7％を超えた状態を高齢化社会，14％を超えた状態を高齢社会，21％を超えた状態を超高齢化社会という．わが国はすでに1970(昭和45)年に7％を，1995(平成7)年に14％を，2005(同17)年に21％を超えている．高齢化社会の進行は，高齢者の寿命の延長とともに出生率の減少の影響も大きい．労働人口の減少，医療保険や年金財源の不足，高齢者介護など多くの問題が生じている．[1356]

高齢化速度　rate of increase of older population　老年人口(65歳以上の人口)の割合が増加する速度．老年人口/年少人口×100である老年化指数が指標となる．わが国は少子化による年少人口(0-14歳の人口)の減少と高い平均余命から，老年化指数が120をこえ，先進国中でも高齢化速度が速い．[467]

高齢期⇨同老年期⇀2995

好冷菌⇨同低温菌⇀2043

高齢社会対策基本法　Basic Law on Measures for Aging Society　21世紀の高齢社会の到来に備え，政府が推進すべき長寿社会対策の指針「長寿社会対策大綱」が1986(昭和61)年に決定され，相まって国会では参議院の「国民生活に関する調査会」による3年間の調査結果をもとに，1995(平成7)年11月4日成立，同月15日法律第129号として制定・公布された法律．前文，総則，基本的施策，高齢社会対策会議，附則からなっており，「高齢社会対策を総合的に推進し，もって経済社会の健全な発展及び国民生活の安定向上を図ること」を目的としている．基本理念として，国民が生涯にわたって，①就業その他の多様な社会的活動に参加できる公正で活力ある社会，②社会を構成する重要な一員として尊重され，自立と連帯の精神に立脚して形成される社会，③健やかで充実した生活を営むことができる豊かな社会が構築できることとし，国，地方公共団体，国民それぞれの責務と役割が示されている．[457]

高齢者虐待防止法　**Elder Abuse Prevention Act**　「高齢者虐待の防止，高齢者の養護者に対する支援等に関する法律」は，2006（平成18）年に施行された．高齢者虐待には「家庭内における虐待」と「施設内における虐待」があり，虐待の類型は，①身体的虐待，②養護を著しく怠ること（ネグレクト），③心理的虐待，④性的虐待，⑤経済的虐待の5つと定義されている．同法の特色は，国民に対して高齢者虐待防止への理解と協力の責務を規定したことと，養護者に対する支援が盛り込まれたことである．家庭内での虐待を発見した場合は，速やかに市町村へ報告するように努めなければならない（高齢者の命にかかわる場合，通報は義務となる）．報告を受けた市町村は，高齢者の安全確認，虐待の事実確認，高齢者および養護者への支援（高齢者の保護，養護者の負担軽減のための相談，助言，指導など）を行う．市町村はこれらの業務の一部を地域包括支援センターなどに委託することができる．市町村長は，高齢者の身体に危険が生じている場合は，当該高齢者の住居への立ち入り調査を実施すること，その際に警察署長への援助を求めることができる．施設内における虐待では，施設職員は虐待を発見した場合，高齢者の命に危険が生じていなくても通報が義務となっている．通報を受けた市町村は，「老人福祉法」または「介護保険法」に基づく監督権限を適切に行使し，対応を行う．また国および市町村は高齢者虐待の防止と高齢者・養護者の支援を行うため，関係省庁，関係機関および民間団体との連携強化，体制整備，国民への啓発活動を行うものとされている．そして医療福祉職従事者や弁護士などは，高齢者虐待を発見しやすい立場にあることを自覚し，早期発見に努めること，高齢者虐待防止のための啓発活動および高齢者保護のための施策に協力するよう努めることが規定されている．[472]

高齢者グループホーム　少数の認知症高齢者がなじみのスタッフによるケアを受けながら共同生活を送る施設．小規模な生活の場において，食事の支度，掃除，洗濯などを共同で行い，家庭的で落ち着いた雰囲気のもとで，精神的に安心して生活を送ることができるようにすることをねらいとしている認知症対応型共同生活介護（グループホーム）は，認知症高齢者に対する支援対策の1つとして激増している．認知症高齢者は，家庭に近い環境でゆっくりと生活を楽しむことにより，失いかけていた生活意欲や自尊心を取り戻すことができる．施設では，1日の生活に細かなプログラムは組まず，各自の自主性を尊重し，主役として存在できるよう配慮されている．1998（平成10）年に全国痴呆性高齢者グループホーム連絡協議会を発足して以来，グループホームの普及，質の向上を目指したさまざまな啓発，支援活動などを行い，2000（同12）年にNPO法人化，2005（同17）年には「全国認知症グループホーム協会」と改名して活動している．[518] ⇨参グループホーム制度→832，認知症対応型共同生活介護→2271

高齢者高血圧　**hypertension in the elderly**　高齢者における高血圧の基準は若年者と同様に，収縮期圧140 mmHg以上または拡張期圧90 mmHg以上であるが，高齢者の高血圧は若年者のそれに比べ，病態，診断，治療の進め方に異なる点があるため注意が必要である．①収縮期高血圧 systolic hypertension：収縮期血圧は加齢とともに上昇し，拡張期血圧も70歳頃までは上昇するが，それ以後は逆に低下するため，高齢者の高血圧は収縮期血圧のみが高い収縮期高血圧が多く，70歳代の高血圧患者の40％が収縮期血圧160 mmHg以上かつ拡張期血圧90 mmHg未満の収縮期高血圧を呈する．この原因は，加齢による大動脈硬化の進展により，大動脈のふいご（蛇腹 bellow）機能が低下することにある．収縮期高血圧も通常の高血圧と同様に心血管疾患のリスクとなるため，治療が必要である．②血圧の日内変動：高齢者高血圧の第2の特徴は血圧の日内変動が大きいことである．これも大動脈硬化の進展によって神経性の血圧調節機能が低下することに起因している．血圧の日内変動パターンのうち，早朝から午前中に血圧が急激に上昇するものを早朝高血圧 morning hypertension と呼ぶ．早朝高血圧は突然死，急性心筋梗塞，脳血管障害などの心血管疾患の発症と関連すると考えられている．医療機関で測定した血圧は高いが家庭における血圧はむしろ低い場合を白衣高血圧 white coat hypertension，その逆を仮面高血圧 masked hypertension（逆白衣高血圧）と呼び，これらも高齢者で多く，血圧の日内変動の測定，または家庭血圧の測定が診断に有用である．白衣高血圧は心血管疾患のリスクとしての意義は低いが，仮面高血圧は高いリスクになると考えられている．③降圧治療の目標：高齢者の高血圧の治療に関しては，生活習慣の改善を進めたうえで，十分な降圧が得られないときは薬物療法を行う．利尿薬，β遮断薬，カルシウム拮抗薬，アンギオテンシン変換酵素（ACE）阻害薬，アンギオテンシンⅡ受容体拮抗薬（ARB）の中から禁忌とならない薬物を第一選択とし，前期高齢者では140/90 mmHg未満，後期高齢者で軽症高血圧の場合は140/90 mmHg未満，中等ないし重症高血圧では150/90 mmHg未満を中間目標とし，最終的に140/90 mmHg未満まで下げることが推奨されている．[247] ⇨参収縮期高血圧→1369

高齢者雇用促進法　**Act on Stabilization of Employment of Elderly Persons**　［**高年齢者雇用安定法**］　正式には「高年齢者等の雇用の安定等に関する法律」という．1971（昭和46）年に施行され，その後時代の変遷とともに1997（平成9）年までにさまざまに改正されて現在の形になった．労働力人口の高齢化が急速に進展している状況下で，高年齢者の高い就業意欲に応え雇用の安定を図ることを目的としている．内容は，①事業主が定年を定める場合，60歳を下回ることができないこと（例外は厚生労働省令で定める），②企業における65歳までの継続雇用の推進を図るため，厚生労働大臣は事業主に対し継続雇用制度の導入・改善に関する計画の作成を指示することができる，③「労働者派遣法」に特例を設け，60歳以上の高齢者につき労働者派遣事業の対象となしうること，④高年齢者職業経験活用センターとその全国センターの制度についての規定を設けたこ

と，⑤高齢者の職業生活の設計について，労働者が自ら努めることを法の理念としてうたい，これに関連した事業主の配慮，公共職業安定所の助言・指導について規定した．[457]

高齢者サービス総合調整推進事業　保健・福祉・医療などの各サービスが相互に連携・補完し，高齢者の増大かつ多様化する需要を満たすべく有効・適切に機能するよう，地域において総合的に調整する事業．実施主体は都道府県および指定都市と市町村に分かれており業務内容も異なる．都道府県および指定都市では「高齢者サービス総合調整推進会議」を設置し，関係各部局・関係団体との意思統一，協調関係を樹立，高齢者総合調整のための企画立案，市町村・保健所・福祉事務所に対する指導助言を行う．市町村では「高齢者サービス調整チーム」を設置し，保健師，精神保健福祉相談員，ホームヘルパーなどの訪問相談活動を通じ，地域の高齢者のニーズやサービスの問題点の把握に努め，複合したニーズを有するケースなどについて具体的な処遇方策の策定および関連するサービス機関にサービス提供の要請をし，担当者間の常時の連絡体制を維持する．[457]

高齢者差別　ageism⇒同エイジズム→343

高齢者事業団　働く意欲や能力をもっているにもかかわらず，一般の雇用関係にはなじみにくい高齢者に対し，働く機会と場を提供するもので，会費制の自主的な組織．1975(昭和50)年に東京都に設立され，その後1980(同55)年から高齢者に対する任意的な就業機会を提供する団体を育成する自治体に対し，国庫補助を行うこととなったことを契機として，「シルバー人材センター」となった．公共団体，民間企業，一般家庭などから仕事を請け負い，会員が希望に応じて就労する．[1451] ⇒参シルバー人材センター→1501

高齢者住宅整備資金貸付制度　1990(平成2)年，「老人居室整備資金貸付制度」から内容の拡充をもって改正されたもの．60歳以上の高齢者と同居している世帯に対し，高齢者の居住環境を改善するため，高齢者の専用居室，浴室，トイレなどの増改築または改造するために，自力で整備を行うことが困難な者に対し必要な経費の貸付を低利で行う制度のこと．都道府県または市町村が実施主体．[1451]

高齢者総合機能評価　comprehensive geriatric assessment；CGA　高齢者医療において客観的な指標を組み合わせて高齢者の機能面を主体に総合的に評価することを目的に開発された指標．医療・保健・福祉の専門家が協働してケアに取り組むための共通のアセスメント指標でもある．主に身体的状態(疾病重症度スケール)，身体機能・能力(ADL，IADLなどの日常生活動作)，精神心理的評価(認知症，抑うつ，QOL)，社会的評価(社会的援助資源とニーズ，生活環境の適切性と安全性)から構成される．[812]

高齢者総合相談センター　general consulting center for elderly　高齢者がかかえるさまざまな問題に関する相談を受ける機関．相談内容が多岐にわたり専門的な相談に適切に対応する必要性から，1987(昭和62)年度より国庫補助として創設された．専門員の職種として医師，歯科医師，弁護士，税理士，保健師，栄養士，建築士，社会保険労務士，学識経験者などが配置され，来所もしくは電話による相談のほかに巡回相談も行われている．また在宅介護支援センターなどの相談機関などと定期的に情報交換を行うほか，介護などに関する研修や福祉機器の展示や紹介，情報誌の発行などの広報や福祉情報の普及などさまざまな領域に関する活動にあたっている．相談内容として高齢者福祉相談，法律相談，年金社会保険相談，こころの悩み相談，医療健康相談，介護相談，認知症高齢者の介護相談などがある．実施主体は都道府県事業とされているが，運営は都道府県社会福祉協議会あるいは財団法人など民間セクターとなっているのがほとんど．なお，センターへの電話相談は，プッシュ回線(＃8080)で通話ができることになっている．[457] ⇒参シルバー110番→1501

高齢者糖尿病　diabetes mellitus in elderly person　加齢に伴う糖代謝の変化として，耐糖能は低下し糖尿病の頻度は増加することが知られているが，その背景として加齢に伴う体組成の変化，インスリン抵抗性の進行，運動量の変化，インスリンの初期分泌遅延，糖新生増加，骨格筋での糖取り込み低下などがあげられる．高齢者糖尿病の診断に際しては，若年者，壮年者と同様の手順，基準値(空腹時血糖値126 mg/dL以上，あるいはブドウ糖負荷後2時間血糖値200 mg/dL以上)を用いて行うが，高齢者では空腹時血糖よりも糖負荷試験によって糖尿病と診断される頻度が高くなる．高齢者糖尿病においては，高血糖症状(口渇，多飲など)，低血糖症状(動悸，冷汗など)などの出現頻度が低い反面，ふらつき，頭重感，認知症様，うつ(鬱)様症状などの非典型的な低血糖症状を呈する場合があり注意を要する．治療法として，食事療法，運動療法，薬物療法は有用であるが，治療によってQOLを低下させることがないように，患者の身体的，精神・心理的，社会的背景(糖尿病合併症，その他の合併疾患，日常生活機能，認知機能，家族環境，住環境，経済的状態，介護状況など)を十分考慮した治療を行うことが必要である．[333]

高齢者の痛み　高齢者では痛みを訴えることが多く，その原因としては加齢に伴う脊椎や関節の変形，関節リウマチ，骨粗鬆症などの骨・関節系の障害の増大によるものが多い．痛みの部位としては腰と膝が多く，下半身の痛みの増大は，全般的な身体の老化現象とあいまって移動(歩行)をより困難にさせ，活動性を低下させる．また，痛みそのものあるいはそれに伴う心理的不安感が閉じこもり傾向を助長し，活動能力を低下させる．痛みの発生機序として心理的・社会的要因の関与も無視できないため，痛みに対する心理的・社会的影響を考慮することも重要である．積極的に痛みのケアを行い，痛みの緩和，消失を図ることは高齢者のQOLの向上へつなげるためにも大切である．[1563]

高齢者の医療の確保に関する法律　Act on Assurance of Medical Care for the Elderly　［老人保健法］「国民の高齢期における適切な医療の確保を図るため，医療費の適正化を推進するための計画の作成及び保険者による健康診査等の実施に関する措置を講ずるとともに，高齢者の医療について国民の共同連帯の理念等に基づき，前期高齢者に関わる保険者間の費用負担の調整，後期高齢者に対する適切な医療の給付等を行うために必要な制度を設け，もって国民保健の向上及び高齢者の福祉の増進を図ること」(第1条)を目的として制度化された法律．高齢化の進展による高齢者医療費の増大が財政に与える影響を無視できなくなり，1982(昭和57)年に制定された「老人保健法」から変更された法律〔2008(平成20)年4月施行〕．従来の老人保健制度を全面的に改正，高齢者の医療費の適正化の強化とともに，75歳以上の高齢者は，2008(平成20)年より後期高齢者医療制度に加入することになった．保健事業として，40歳以上の者を対象に特定健康審査および特定保健指導などの基本指針を定め，高齢期における健康の保持のための事業を積極的に推進するよう保険者に義務化している．[321]

高齢者の栄養管理 nutrition management of elderly 高齢者では予備能の低下のため，栄養摂取のバランスの崩れから，身体的な異常をきたしやすい．栄養が不足すると，浮腫や貧血，免疫力の低下を招き，一方，栄養が過剰であると糖尿病や脂質異常症を発症しやすくなる．これらのことから高齢者の栄養状態を評価し偏りを改善することは，高齢者の生命予後を改善するうえで重要といえる．高齢者では食欲の低下が問題となることが多く，食欲低下の原因として，嗅覚や味覚の低下，薬剤の影響，うつ(鬱)病，心不全，感染症など，高齢者に頻度の高い要因があげられる．また独居老人では準備の煩雑さのために単調な食事となり，食事時の会話相手がいないために摂食意欲も低下するといった，社会的な要因に起因する低栄養も存在する．食欲不振については，医学的，社会的な原因を探り，原因に応じた対策をとることが必要となる．栄養評価には血清アルブミンが用いられることが多く，3.5 g/dL以下の状態では低栄養と考えられる．食事の摂取法に関しては，高齢者では一度に多くの食事を摂食できないこともあり，間食も取り入れ，糖質に偏らないバランスのよい食事を心がける．所要エネルギーについては，高齢者では活動に個人差があるため，生活の実状に合わせて設定する必要がある．また，脳梗塞など嚥下機能の低下をきたす疾患に罹患している場合は，経鼻胃管や胃瘻を用いることにより，誤嚥性肺炎や窒息の危険を低下させる．嚥下機能評価により，経口摂取を継続できるか評価を行うことが必要である．経口摂取不能と判断された場合，消化管疾患を有さない限り，消化管粘膜の萎縮を避けるために，中心静脈栄養よりも経鼻胃管や胃瘻を用いた経腸栄養を優先するのが原則である．[40]

高齢者の基準値 reference value for elderly 高齢者における検査値を解釈するうえで，加齢における影響を考慮するために高齢者の基準値が用いられることがある．しかし，高齢者には疾患を有している者が多いため，完全に健常な母集団を確保するのは困難であり，環境要因も加わりやすいため，理想的な基準値を得るのは難しいことが多い．報告によって基準値が異なることもあり，高齢者基準を用いた検査結果の解釈には注意が必要である．基本的には異常値であれば検索の対象となるが，老人性貧血のように異常値であっても必ずしも原因が特定されず，加齢に伴う総合的な変化を反映している状態も存在することに留意しておくべきである．また，仮に検査結果が基準範囲内であっても，以前の検査値と比較し有意に変化していれば，異常値として検索が必要となることもある．[40]

高齢者の呼吸困難 dyspnea in elderly person 呼吸困難とは吸気時，呼気時に自覚される不快感や努力感であり，その表現の仕方や程度の強さは患者によってさまざまである．高齢者の呼吸困難の原因疾患は循環器・呼吸器疾患だけでなく，神経筋疾患や上気道閉塞，代謝性疾患，貧血，心因性疾患など多岐にわたる．高齢者は自覚症状に乏しいことや症状をうまく表現できないこと，活動度の低下により，呼吸困難の症状が過小評価されるケースが多い．また，加齢に伴う呼吸器系の変化により肺機能の予備力が低下しているため，比較的軽症と思われる疾患でも重症な呼吸不全に進展することがある．呼吸困難は必ずしも患者に対する客観的印象と重症度が一致しないことが多く，特に高齢者の場合，突然出現する呼吸困難は致死的状況を示唆する徴候であることが少なくないので評価と処置を迅速に行うことが重要である．[1196]

高齢者の骨折 fracture in elderly person 高齢者に多い骨折は脊椎圧迫骨折，大腿骨頸部骨折，橈骨遠位端骨折，上腕骨頸部骨折などであり，骨折は脳血管障害や認知症とならんで寝たきりや要介護の大きな原因ともなっている．なかでも，骨粗鬆症に伴う脊椎圧迫骨折や転倒に起因する大腿骨頸部骨折によって，日常生活動作(ADL)，運動機能の低下を招く場合が多く，脊椎圧迫骨折に比べて大腿骨頸部骨折では，ADLや運動機能の低下だけでなく，死亡率の上昇など生命予後の悪化にもつながるとされる．わが国においては大腿骨頸部骨折の発生率は増加傾向にあり，2002(平成14)年の全国規模の調査では約11万8,000人(男性約2万5,000人，女性約9万3,000人)に発生が認められている．こうした骨折リスクの高い人を判定するうえでも，骨粗鬆症による骨折の危険因子(年齢，低骨密度，既存骨折，喫煙，飲酒，ステロイド剤使用，骨折家族歴，運動習慣，カルシウム摂取状況など)や，転倒に関連した骨折の危険因子〔転倒回数，全身衰弱，視力低下，麻痺，睡眠薬，抗うつ(鬱)薬など〕を評価することは重要である．一般に，脊椎圧迫骨折の急性期には疼痛を伴い，体位変換，食事，排尿，排便などにも介助を要するが，発症後2-3週間には座位，起立，歩行などもできるようになってくる場合が多い．大腿骨頸部骨折では多くの場合，人工骨頭置換術，骨接合術などの手術療法が行われる．[333]

高齢者の自殺 elderly suicide 高齢者が他の年代に比べ自殺率が高いことは世界各国で報告があり，わが国でも同様である．わが国の高齢人口はさらに増加し，4人に1人が65歳以上となった現在，高齢者の自殺も深刻な社会問題であることを忘れてはならない．高齢者に特有な特徴としては，自殺の動機として病苦が多い，既遂自殺(未遂ではなく実際に死亡)，女性の自殺率の上昇，うつ(鬱)病によるものが多いことなどがあげられる．高齢者では身体の抵抗力も弱いため生命を落とす危険が高い．また身体症状が前面に出て，抑うつ症状が軽くみられてしまいかねない．社会や家庭環境において疎外を感じていることが原因となることもある．さまざまな高齢者の訴えの背後に救いを求める意図が隠されていることもあり，慎重に対応していく必要が

ある.[278]

高齢者の心理 高齢者の心理状態は，それまでに歩んできた人生および現在の各人の健康状態，家庭環境，社会的な環境などに影響を受けるため，看護においては，その個別性に配慮し，多様な価値観を理解し尊重することが重要といえる．このような高齢者の心理において，ある程度の普遍性を有している事柄として，喪失体験との葛藤および受容があげられる．年齢を重ねるにつれ，疾患への罹患が増えることによる体力の低下の自覚，定年退職や子どもの成長に伴う社会的役割の変化，親しい友人や家族との死別などを通して，自らの老性および人生の終焉が迫っていることを自覚することとなる．これらの自覚に対しては，当初否定したいという欲求が働きがちであるが，この葛藤をどのように処理し，どの程度受容しているかによって高齢者の心理が規定されるといえる．高齢者のおかれている経済的な環境，生きがいとなる余暇やライフワーク，家族，仕事の有無も高齢者の心理状態に影響を与える重要な要素である．老化に伴う心理的な葛藤を処理し，加齢に適応し，自分の生を肯定し，自分らしく人生を閉じることが理想的な老いの受容と考えられるが，すべての高齢者が葛藤の苦悩から抜け出せるわけではない．この苦悩を理解し支援することも高齢者の看護における大きな課題である.[40] ⇨参役割喪失《高齢者の》→2843

高齢者の睡眠障害 sleep disorder in elderly 高齢者は体力や記憶力などの心身機能が低下しているため，さまざまな睡眠に関する問題がみられる．加齢により睡眠の質や睡眠・覚醒のリズムが変化する．高齢者になるほど入眠困難，熟睡困難，早朝覚醒などの睡眠障害が出現する．要因は，生理的な加齢，加齢に伴う身体疾患(脳梗塞，脳出血，慢性閉塞性肺疾患，喘息，糖尿病，高血圧など)，うつ(鬱)などの精神疾患，認知症などさまざまであり，また特殊な病態として睡眠時無呼吸症候群 sleep apnea syndrome やむずむず脚症候群(下肢静止不能症候群)などがあげられる．高齢者の睡眠障害は原発性，二次性のものが存在し，適切な診断および治療が患者の QOL 改善に大いに寄与する.[278] ⇨参睡眠時無呼吸症候群→1631

高齢者の摂食・嚥下障害 dysphagia in elderly person 摂食行為は，①何をどのように食べるかを判断し口元まで適度な量(大きさ)の食物を運ぶ時期(認知期)，②食物を口の中に入れ(捕食)，咀嚼し，飲み込みやすい食物をつくる時期(咀嚼期)の2段階からなる．嚥下運動は食塊を口腔から胃へ送りこむ一連の動作で，①口腔で食塊(咀嚼され飲み込みやすくなった食物のかたまり)を保持し，舌でそれを咽頭へ送り込む時期(口腔期)，②咽頭から食道へ食塊を送り込む時期(咽頭期)，③蠕動運動により食道から胃へ食物を送り込む時期(食道期)の3段階からなる．これらの機能障害を摂食・嚥下障害という．摂食・嚥下障害は栄養障害も引き起こし，また誤嚥性肺炎を発症するリスクを高める．基礎疾患として脳血管障害，パーキンソン Parkinson 病，認知症などの神経筋疾患，悪性疾患の末期や ADL の低下した長期臥床患者，口腔・食道の悪性疾患，歯の咬合不全や口腔内乾燥，食道アカラシア，胃切除後などの消化器疾患があげられる．病態生理学的メカニズムは，口腔内保持力の低下や舌による送り込みの低下，軟口蓋挙上不良や鼻咽腔閉鎖不全(嚥下圧の低下)，咽頭挙上障害，咽頭収縮不全，輪状咽頭筋弛緩障害(食道入口部開大障害)，また食道の蠕動運動障害があげられる．これらは，単独ではなく混在していることが多い．特に高齢者ではさまざまな疾患による長期臥床状態(寝たきり)が誤嚥の基礎病態として重要である．また，鎮静薬や睡眠薬などの中枢神経に作用する薬剤や口腔内乾燥をきたす薬剤の投与，経鼻胃管による経管栄養など医薬品や医原性の要因によっても誤嚥を生ずることを念頭におかねばならない．肺炎の発症を防ぐための嚥下リハビリテーション(嚥下運動と発語では一部に共通の筋群を使用するので，発語練習も並行して行う)やポビドンヨードを用いた口腔ケアを頻回に行うことで発症頻度を減らすことができる．このためには医師，看護師，言語聴覚士や栄養士などによるチーム医療が重要である.[1196] ⇨参摂食・嚥下障害→1735

高齢者の脱水 dehydration in elderly 脱水とは，生体の体液量がその本来の量より減少することをいい，高齢者における水・電解質異常として最も頻度が高い．加齢とともに体水分量が減少するため，脱水の発症が増加し，85歳以上の高齢者で特に多い．最大の要因は経口摂取，飲水量の低下であり，独居の場合あるいは食事量を把握していない家族背景の場合，重症化する例が多い．高齢者における脱水の主な原因としては，急性炎症性疾患，中枢神経疾患，悪性新生物などによる経口摂取困難，渇中枢機能の低下，脱水時の口渇感の減弱，腎臓のナトリウム保持能の低下などである．その他，下痢，嘔吐，利尿薬投与などでも容易に脱水になることに留意する．診断は，脱水前のナトリウム，ヘマトクリット値，総タンパク質(TP)などのデータとの比較のほか，BUN/Cr>25，尿酸(UA)>7 mg/dL などが有用である．細胞内液欠乏における臨床症状は，舌乾燥，皮膚乾燥，意識障害，頻脈などである．細胞外液欠乏における臨床症状としては，頻脈が有用だが，高齢者においては，血圧低下は必ずしも脱水に特異的な症状とはいえない．治療は十分量の輸液を行うことであるが，急速な治療は禁忌である．浸透圧，血清ナトリウムの正常化には少なくとも3日以上かける．高血糖があってもインスリンは少量で血糖値の正常化が期待できる．高齢者の脱水の予防には，特に飲水の励行が重要である．また，嚥下機能が正常な例では，食後以外にもお茶の時間を設け，口渇感がなくても飲水を生活習慣に取り込むことも必要である．嚥下障害がある例では，とろみの追加や，市販の増粘剤を加えた水分補給剤を使用し，状況に応じて，早めに輸液を行うことや胃瘻造設による水分・栄養補給も考慮すべきである.[100]

高齢者の肺結核 pulmonary tuberculosis in elderly person 抗酸菌の一種である結核菌が肺内に病巣をつくる感染症．「結核予防法」〔2007(平成19)年に廃止され「感染症法」に統合〕など，国家の対策により減少したが，現在も重要な感染症の1つ．高齢者では結核既感染率が高く，また加齢に伴う細胞性免疫能の低下により，これらの既感染者が発病する危険性が高い．高齢者では胸部X線所見として典型的な肺結核の陰影を呈さないことがしばしばあるため，高齢者の肺炎症例では常

こ

に結核を念頭におく必要がある．高齢者の結核は薬剤耐性結核菌の頻度が若年者と比べて高いため，壮年者と同様，3剤または4剤の抗結核薬の併用療法が必須で，感受性検査の結果必要があれば二次抗結核薬を含めた4剤ないし5剤による化学療法が必要である．しかし，治療による副作用の頻度も高く，合併症のために十分な治療を行うことができない場合もある．[1196] ⇨参肺結核症→2334

高齢者の排尿障害 urination disorder in elderly 頻尿，尿失禁，排尿困難などの排尿障害は，高齢者における主訴としては非常に頻度が高く，QOLを考えるうえでは重要な障害である．頻尿は，排尿回数が1日8-9回以上の場合，夜間頻尿は，就寝後の排尿が2-3回以上の場合を指す．頻尿は，①高齢者の頻尿の原因のうち，最も頻度の高いとされる脳血管障害，パーキンソンParkinson病などによる過緊張性膀胱(無抑制膀胱)，②糖尿病や骨盤内手術後遺症による末梢神経障害による低緊張性膀胱，③糖尿病，低カリウム血症，高カルシウム血症などによる尿量増加によるもの，④心因性頻尿，⑤膀胱腫瘍や加齢などによる萎縮膀胱に分類される．治療は，過緊張性膀胱には，抗コリン薬，低緊張性膀胱には，コリン類似薬，α遮断薬が有効である．一方，尿失禁の分類としては，腹圧性尿失禁，切迫性尿失禁，溢流性尿失禁，機能性尿失禁があげられる．治療法は，抗コリン薬，三環系抗うつ薬，β刺激薬などの薬物療法のほか，膀胱訓練，間欠導尿，骨盤底筋体操などを行う．また，高齢者における排尿困難の原因としては，前立腺肥大，膀胱癌，脳脊髄疾患，糖尿病，抗コリン薬投与などがある．治療は，原疾患に対する治療を行ったうえで，間欠的導尿，α遮断薬，コリン類似薬などの投与を考慮する．高齢者では，脳血管障害や糖尿病などが併存していることが多く，神経因性膀胱をきたしやすい．さらに加齢による下部尿路機能の低下，前立腺肥大症の増加などが排尿障害の病態を複雑にする．認知機能の低下，ADL低下などは，排尿行為そのものを障害し，便所や衣類の不潔化をきたしやすい．排尿障害への医学的なアプローチと排尿管理における日常生活の改善へのアプローチの双方が重要である．そのためには，医療従事者と本人，家族との連携を基盤に，適切な排尿障害の評価および排尿管理を行うことが重要である．[100]

高齢者の発熱 高齢者の発熱は日常診療においてよくみられるが，その他の症状に乏しく，発熱の原因を突き止めることが難しい．よくある原因としては細菌性肺炎，誤嚥性肺炎，尿路感染症，胆道感染症などがある．また，膠原病や悪性疾患が背景にあることも多い．発熱自体がもたらす合併症にも留意する必要があり，脱水による循環不全から全身状態の悪化が急激に引き起こされるなど，注意深い観察が必要である．高齢者では発熱していることに気がつかないことも多く，食欲不振，頭重，めまい感などを訴えるときには検温して発熱の有無を確認する必要がある．[1563]

高齢者の便秘 constipation in elderly 便秘とは，日常の便通と比較し，便が長時間にわたり腸管内にとどまり，水分が減少してかたくなり，排便困難を伴う状態で，加齢とともに増加し，食事量やADLの低下，腸蠕動の低下，器質的疾患の増加が誘因となる．診断には，便の性状，排便回数，腹痛や発熱の有無，基礎疾患，薬物服用，放射線照射などの病歴聴取が必要となる．特に高齢者では，常に大腸癌などの器質的疾患の存在を念頭におくことが重要である．器質的疾患や基礎疾患がある場合は，まず原疾患の治療を行う．薬物性の場合は，原因薬剤を検討し中止または変更する．基本的には，生活指導と食事療法を行う．生活指導としては，十分な水分摂取，ADLの範囲内での適度な運動や朝食後の排便習慣の確立，食事療法としては，食物繊維の多い高残渣食や乳酸発酵食品によるビフィズス菌の増加を促すことが重要である．さらに難治性の便秘に対しては，緩下剤の併用も有用である．[100]

高齢者の薬物療法 高齢者の薬物治療の特徴は，若年者に比べて薬物有害作用の発生が多いこと，また有害作用が複数の臓器に出現しやすく，重症例の多いことである．高齢者では入院患者の3-6%は薬物を原因とした，いわゆる薬剤起因性疾患であるとされる．高齢者では複数の疾患を有しているため，複数科にわたって多剤が処方されており，かつ慢性疾患が多いため漫然と長期間内服を継続している背景がある．服薬数が多くなるに従い，薬物有害作用が階段状に増加することが知られているが，原因としては臓器予備能の低下，薬物相互作用や服薬過誤の増加，服薬コンプライアンスの低下などが考えられる．高齢者であることが必ずしも服薬コンプライアンスを低下させるわけではないが，用法や薬効の理解度，認知機能，薬剤容器の開封能力，処方薬剤数，最近の処方変更と関係する．一方，服薬管理能力の低下した高齢者でも，服薬数を制限すれば有害作用は増加しない可能性が示唆される．薬物有害作用を避けるためには，定期的に内服内容を見直して優先順位をつけ，薬剤数を最小限にすること，明確な目標とエンドポイントに留意して処方すること，服用の単純化や一包化を試みること，腎機能や肝機能など臓器機能を考慮して用量を調節すること，また，定期的に臨床検査を行い副作用の発現にも留意する必要がある．[1563]

高齢者保健福祉推進10か年戦略 Ten-Year Strategy to Promote Health Care and Welfare for the Elderly ［ゴールドプラン］ 1989(平成元)年，旧厚生省・旧大蔵省・旧自治省の3省合意として，目前に迫った超高齢化社会を迎えて高齢者に対する保健福祉分野における公共サービスの充実を目指し，努力目標を数量的に示すべく策定されたプラン．ゴールドプランともいう．しかしこのプランでは急速な高齢化に対応できないことがわかり，1994(同6)年に全面的な見直しが行われ，「新ゴールドプラン」と呼ばれるようになった〔1995(同7)年施行〕．これは単に総事業費の上積みを目指しただけでなく，在宅福祉にいっそう力を入れ，その後つくられた「介護保険制度」をバックアップする重要な施策となった．この施策は1999(同11)年まで行われ，2000(同12)年度からは新たな施策として「ゴールドプラン21」がスタートした．[1356] ⇨参新ゴールドプラン→1546，ゴールドプラン21→1075

高齢者抑うつ(鬱)尺度 depression scale for the elderly ［老人抑うつ(鬱)尺度］ 臨床におけるスクリーニングや研究調査を目的として，高齢者の抑うつレベルを測定するためのツール．高齢者を対象とした研究では，

GDS (Geriatric Depression Scale) や，CES-D (Center for Epidemiologic Studies Depression Scale)，また HDRS (Hamilton Depression Rating Scale)，ツング Zung 式抑うつ尺度など自記式尺度が多く用いられている．使用の目的と対象とにあった尺度の選択が重要．[144]

高レニン性高血圧 high renin hypertension 血漿レニン活性が高値を示す高血圧．レニンは腎の傍糸球体細胞から分泌され，アンギオテンシノーゲンからアンギオテンシンⅠへと変換する酵素である．生成されたアンギオテンシンⅠは変換酵素によって昇圧作用をもつアンギオテンシンⅡに変換され，アルドステロンといった昇圧ホルモンの分泌を促進する．レニン・アンギオテンシン・アルドステロン系の亢進は高血圧性臓器障害進行のメカニズムと関連があることが報告されている．高レニン性高血圧の原因として，腎血管性高血圧やレニン産生腫瘍などがある．[104]

高レベル言語 high-level language⇨同高水準言語→1021

交連切開術 commissurotomy 心臓弁(半月弁，房室弁)の交連部を切開する手術．狭窄の解除を目的に行われる．僧帽弁においてかつては体外循環を使わず非直視下で経左房的または経左室的に弁を拡大する閉鎖式交連切開術が行われたが，現在では体外循環下の直視下交連切開術が行われる．経皮的にカテーテルを挿入してバルーンで狭窄を解除する方法も行われている．[105] ⇨参経皮的経静脈的僧帽弁交連切開術→873

交連切開術《難治性てんかんの》 commissurotomy ［交連切截(せっせつ)術］ 適切な薬物療法にもかかわらず発作がコントロールできない難治性てんかん患者に行う外科的治療法．発作軽減を目的に，交連線維(前交連，海馬交連，後交連)を切開する．脳梁切截術と併用され，レノックス・ガストー Lennox-Gastaut 症候群，ラスムッセン Rasmussen 脳炎，スタージ・ウエーバー Sturge-Weber 症候群，小児片麻痺 infantile hemiplegia などがよい適応．[393]

交連切截(せっせつ)術 ⇨同交連切開術《難治性てんかんの》→1072

交連線維 commissural fiber 大脳を構成する線維のうち，正中をこえて左右の大脳半球の皮質領野を連絡するもの．[1230]

後彎(わん) kyphosis 脊柱の矢状面での後方凸の彎曲をいう．胸椎部は生理的に軽度の後彎を呈する．病的な意味での後彎変形を起こす原因には，先天性(奇形椎)，軟骨無形成症，特発性(ショイエルマン Scheuermann 病)，骨粗鬆症，外傷，炎症性疾患，腫瘍などがある．[1404]

五運六気説 Wuyun liuqi theory ［運気］ 中国医学古典『素問』の隋以前の増補部分に多用される説．唐代から流行して医学のほかに易学にも利用された．五運とは五行説の基本たる木，火，土，金，水の5要素の転変を，十干で「運」として定めること．六気とは風，火，熱，湿，燥，寒の6種の気候要素の出現を，十二支で「気」として定めること．本説はまず各年の干支から「運気」を求め，次に五行の相生，相克でその年の気候変化と疾病の関係を予測する．さらに月，日，時刻まで本説が適用され，医療や日常生活を煩雑に規定したこともあり，中世以降は徐々にすたれた．日本では江戸中期以降，古方派医家による後世方医学批判で格好の論難対象とされた．[1399]

声変わり voice change，vocal mutation⇨参変声期→2647

声変わり障害⇨同変声障害→2647

誤嚥(ごえん)

aspiration ［誤飲］ 気道内に異物が侵入すること．正常な嚥下動作においては，喉頭蓋が気道の入口を塞ぎ，声門が閉鎖するため，嚥下したものが気道へ侵入することはない．この一連の不随意運動を嚥下反射と呼び，中枢は延髄である．求心路は口腔から咽頭に存在する受容体であり，三叉神経，舌咽神経，迷走神経から延髄に入る．遠心路は舌咽神経と迷走神経である．これらの神経の麻痺や腫瘍による運動の制限により誤嚥を起こす．また，脳梗塞や脳出血に代表される大脳基底核を障害する疾患も原因となる．多くの誤嚥では食物や口腔内の常在菌を吸入し，窒息，無気肺，誤嚥性肺炎を生じることがある．特に，嘔吐物を誤嚥した場合は，胃液や胆汁により組織障害を起こし，化学性肺炎，急性肺障害，急性呼吸窮迫症候群(ARDS)のため重症化することがある．[1498] ⇨参誤嚥(ごえん)性肺炎→1072，不顕性誤嚥(ごえん)→2552

誤嚥(ごえん)予防の看護ケア

乳幼児，高齢者で嚥下力が低下している患者，嚥下障害のある患者，意識障害のある患者は，誤嚥によって嚥下性肺炎を起こす可能性があるので，誤嚥させないよう援助を行う．また乳幼児の場合，吸気とともにピーナッツやボタンなどをあやまって飲み込み，気道系に入ってしまうこともある(気道異物)．窒息の危険があるため，速やかな処置が必要となる．

【方法】①飲食時の体位はファウラー位または座位にする．②飲食物はとろみをつけた，半固形状のものを少量ずつ与える．③5歳以下の小児には丸ごとのピーナッツや豆を与えない，口中に異物を入れないよう気を配ることなどを親に指導する．④気管に入り，咳反射が軽いときは背中を叩き，喘鳴を伴うときは気道吸引を行う．⑤嚥下障害の強い患者，意識障害のある患者の場合は，誤嚥を避けるため経管栄養を行う．

【ケアのポイント】嚥下反射を確認しながら，飲食物を注意深く与える．[109] ⇨参誤嚥(ごえん)→1072

誤嚥(ごえん)異物⇨同食道異物→1478

コエンザイム⇨同補酵素→2694

コエンザイムA⇨同補酵素A→2694

誤嚥(ごえん)性肺炎 aspiration pneumonia ［**嚥下性肺炎，吸引性肺炎**］ 本来は消化管に嚥下されるべき食物，唾液，胃液などを気道内に誤って嚥下することによって生じる化学性肺炎．高齢者や耳鼻科，口腔外科領域の術後にみられる嚥下機能障害が原因になることが多いが，泥酔者や意識障害患者などでも生じやすい．起炎菌として嫌気性菌の関与が大きく，肺化膿症に進展することもまれではない．[141]

コーガン症候群 Cogan syndrome 非梅毒性角膜実質炎，前庭神経症状，両側性感音難聴を伴う疾患で，自己免疫性の機序が関与していると考えられる全身性血管炎の一表現型．患者の約50% は随伴する全身疾患をもち，その中で多いのは結節性多発動脈炎である．10% に大動脈炎症候群を合併することがある．女性に好発し，欧米では比較的若年者に多いが，日本では60歳以上の高齢者に多い．症状としては発熱，体重減少，多発性単神経炎，肺炎，腎炎，筋炎などの多臓器障害を認める．不明熱の鑑別疾患の1つである．ステロイド剤が有効なことがある．1945年にアメリカの眼科医コーガン David G. Cogan(1908-93)が記載．[143] ⇒参血管炎⇀898

ゴーシェ細胞 Gaucher cell ゴーシェ病はリソソームに局在する酵素の一種であるグルコセレブロシダーゼの活性不足により，グルコセレブロシドがセラミドに分解されずに肝臓，脾臓，骨髄などに蓄積するまれな遺伝性疾患で，これらの臓器にゴーシェ細胞と呼ばれるグルコセレブロシドの沈着した組織球が出現する．電子顕微鏡では脂質を含んで拡張したリソソームが認められる．[1589] ⇒参ゴーシェ病⇀1073，リソソーム⇀2924

ゴーシェ病 Gaucher disease リソソーム加水分解酵素の1つであるグルコセレブロシダーゼの遺伝的欠損により，その基質となる糖脂質すなわちグルコセレブロシドが網内系細胞を中心に大量に蓄積する先天性脂質代謝異常症の1つ．1番染色体(1q21)に存在するグルコセレブロシダーゼ遺伝子の変異により生じ，遺伝形式は常染色体劣性遺伝をとる．グルコセレブロシドが蓄積したマクロファージ(ゴーシェ細胞)は肺や骨髄にも浸潤．臨床的には，I-III型に分類され，肝脾腫，脾機能亢進，骨髄機能抑制，運動失調など多彩な臨床症状を呈する．診断は肝脾と骨髄の生検による．治療法は，主としてI型に対して酵素補充療法，骨髄移植および遺伝子治療などが試みられている．死亡率は高く，発症後数か月から数年で死亡する．思春期までの生存例ではこの限りではない．ゴーシェ Philippe C. E. Gaucher はフランスの皮膚科医(1854-1918)．[853]

ゴーシェ病に伴う腎症 renal involvement in Gaucher disease グルコセレブロシダーゼ glucocerebrosidase の欠損によりグルコシルセラミドの分解反応が弱まり，主に脾臓にグルコセレブロシドが大量に蓄積する先天性脂質代謝異常症をゴーシェ病という．グルコセレブロシドの大量蓄積により細管状構造物を形成して腫大した細胞をゴーシェ細胞と呼び，生検時，本細胞の有無で診断する．臨床症状と経過により以下の3型に分類される．①慢性成人型：中枢神経症状を欠き，肝・脾腫および造血機能の障害をきたす，②急性乳児型：乳児期に神経症状を示す，③亜急性若年型：①②の混合した病態．腎では糸球体または皮質から髄質にわたってゴーシェ細胞が散在するとの報告もあるが，腎機能は正常．ゴーシェ Philippe C. E. Gaucher はフランスの皮膚科医(1854-1918)．[858]

コース立方体組み合わせテスト Kohs block-design test ［コース立方体検査］ 1920年にコース Samuel C. Kohs が発表した知能検査．難聴，言語障害，ろう児の「分析」と「統合」の能力を測定する検査として日本版が作成された．検査は赤白青黄色で塗り分けられた立方体を複数個使って難易度順に並べられた17問の見本を見て模様を作成し，その速さを測定するもの．コースは知能検査として作成したため，精神年齢や知能指数が算出できるようになっている．リハビリテーション領域でも使用するが，その場合は視空間失認，構成失行，脳損傷など，非言語性の能力を測る検査として用いられている．[811]

コース立方体検査⇒同コース立方体組み合わせテスト⇀1073

コーチング coaching コーチとは，一般にスポーツ選手などを指導して目標達成に導くこと(または導く人)の意味で用いられている．医療におけるコーチングとは，患者と医療・看護側の双方向コミュニケーションによって，患者の可能性を最大限に引き出し，自発的行動を促進しながら治癒をサポートすること．これまでの医療現場では問診，検査，診断(病名決定)を経て，治療，療養に至るまでのすべてのスケジュールが，医療側の作成した治療・看護スケジュール(すなわちティーチング teaching)に沿って進行することが多かったが，コーチングの考え方では，患者自身が自らのゴールに向かって，考え，行動し，自己の力や可能性を最大限に発揮して自発的に行動し，基本的にはマンツーマンで看護側が支援することになる．入院患者のみならず，高血圧，糖尿病，脂質異常症，肥満などの外来患者がコーチングの対象となる．小児の肥満ではコーチングと行動療法が組み合わせて用いられる．医療におけるコーチングは，患者の知る権利，治療法の自己選択など医療福祉を向上させるという考え方が基本となっている．

コーツ病 Coats disease ［滲出性網膜炎，滲出性網膜症］ 先天的な血管壁の脆弱性による網膜毛細血管の拡張と透過性亢進により，網膜下に著明な滲出物が貯留する疾患．1908年にイギリスのコーツ George Coats(1876-1915)によってはじめて報告された疾患で，小児や若年男性に多く，遺伝性や全身疾患はない．黄白色の網膜下滲出物の程度はさまざまで，眼底の広範囲に及ぶものもある．ほかに動脈瘤様変化，動静脈吻合，網膜出血，ときに硝子体出血や滲出性網膜剝離も生じる．治療は主に異常血管に対する光凝固や冷凍凝固を繰り返し行う．硝子体出血や牽引性網膜剝離例は硝子体手術が適応となる．[1309]

コーディング coding, encoding ［単位化，コード化］ 例えば調査用紙などをコンピュータなどに入力するときに，言葉や文章で記された内容をカテゴリーにまとめ，入力しやすいようにフローチャートに従って命令語に置き換える作業をいう．他の記号を用いると誤認の恐れがあるため，コードには通常，数字が割り当てられる．[1356] ⇒参質的研究⇀1317

コーティング法 coating method ［簡易固定法，スプレーコーティング法］ 細胞診の細胞標本を作製する際に，採取した細胞を固定する簡便な方法．スライドグラス上に塗抹した細胞に，エーテルやグリセリン混合液を滴下またはスプレーして薄く塗り固定する(スプレー・コーティング法)．操作が簡単なので外来やベッドサイドでよく用いられる．

コーデックス委員会⇒同食品規格委員会⇀1484

コード code 符号，記号の意味．情報を表現するための形式のこと．一般にデータを分類，区別するための記号(例：従業員コード，疾病コード)を意味するが，コンピュータにおいてはJISコードやASCIIコードなど情報を表現するための記号のまとまり(コード体系ともいう)や，特定のコード体系で書かれたコンピュータプログラム(例：ソースコード)を指す場合もある．[1418]

コード化⇨同コーディング→1073

コードブルー　code blue⇨同院内救急→302

コード領域　coding region　RNA の一種であるメッセンジャー RNA(mRNA)上でコドン(連続した 3 塩基で 1 つのアミノ酸に対応)を含む領域．コード領域は通常，開始コドンの AUG から始まり終止コドンまでで形成される．細胞内のタンパク合成装置で翻訳され，その領域のコドンに対応したアミノ酸が連結され，ペプチドが合成される．[305]

コートリル®　Cortril®　ヒドロコルチゾンの商品名で錠剤．慢性副腎皮質機能不全，急性副腎皮質機能不全，副腎性器症候群，ACTH 単独欠損症の補償(補充)療法として，あるいは関節リウマチなどへの抗炎症効果を目的に使用される．[1260]

ゴードン　Marjory Gordon　アメリカの看護学者．看護診断の世界的リーダーであり，アセスメントの枠組み「機能的健康パターン functional health patterns」の発案者．実践と管理経験ののち，ボストンカレッジなどで看護教育に力を注いだ．現在は同大学名誉教授．NANDA インターナショナル(元・北米看護診断協会)では当初から中心的役割を果たしてきた．ゴードンは個々の看護診断名は単なるラベルではなく看護現象をとらえる概念レベルの理論あるいは中範囲理論だと考え，看護診断の理論的位置づけを明確にするとともに臨床における有用性を説いてきた．機能的健康パターンは看護情報を集め整理し診断に結びつける枠組みとして 1970 年代に考案された．①健康知覚-健康管理，②栄養-代謝，③排泄，④活動-運動，⑤睡眠-休息，⑥認知-知覚，⑦自己知覚-自己概念，⑧役割-関係，⑨セクシュアリティ-生殖，⑩コーピング-ストレス耐性，⑪価値-信念パターンの 11 のアセスメント領域で構成され，この枠組みで看護診断も分類されている．機能的健康パターンは看護独自の視点から対象の全人的なアセスメントを目指す方法論を提供している．あらゆる場面，年齢層，健康レベルに適用可能な点が評価されている．[429]

ゴードン症候群　Gordon syndrome　［**ゴルドン症候群，II 型偽性低アルドステロン症**］　II 型偽性低アルドステロン症とも呼ばれる遺伝性疾患．常染色体優性遺伝の形式をとり，家族内発症が多い．腎機能障害を伴わない高血圧，高カリウム血症，血漿レニン活性の低下，代謝性アシドーシスを特徴とし，血中アルドステロン値は正常または低値となる．腎遠位尿細管のサイアザイド感受性ナトリウム・クロール共輸送体におけるクロール再吸収亢進が原因と考えられている．高血圧による症状は思春期以降に顕著となり，腎からのカルシウム排泄過剰により尿路結石を合併することもある．小児例では，低身長，歯や骨の発育不全，知能障害を伴うことが多い．治療として，高血圧に対してサイアザイド系利尿薬の投与と食塩制限を行い，高カリウム血症に対してはサイアザイド系利尿薬が奏効する．[284,797]　⇨参偽〔性〕アルドステロン症→687

コーヌス　conus　視神経乳頭そばの白い半月状または輪状の部分をいう．網膜色素上皮や脈絡膜が乳頭から断裂，萎縮しているため，強膜が透見されて白色を呈する．近視眼に多くみられ，近視コーヌスまたは耳側コーヌスともいう．乳頭下方にみられるコーヌスは下方コーヌスと呼ばれ，眼杯裂の方向に一致して生じた先天異常であることが多い．[1309]　⇨参耳側コーヌス→1300

コーネル医学指数　⇨同コーネルメディカルインデックス→1074

コーネルメディカルインデックス　Cornell Medical Index；CMI　［**コーネル医学指数，CMI**］　アメリカのコーネル大学のブロードマン Brodmann やウォルフ Wolff により作成された 195 項目からなる心身の健康に関する自記式質問紙法のテスト．忙しい診療時に，身体的(144 項)および精神的(51 項)自覚症状(既往歴や家族歴も含む)の把握のためにつくられた．日本語版は金久と深町により，男性用 16 項目，女性用 18 項目が追加され，神経症の簡単なスクリーニングを目指す質問紙法の心理テストとして臨床現場や学校・職場の健康管理に広く使われるようになった．[1356]

コーヒー残渣(ざんさ)様吐物　coffee-ground vomit　上部消化管出血の際に吐出されるもののうちコーヒー残渣(かす)様の外観を呈する嘔吐物．胃液中の塩酸により血液中のヘモグロビンが黒褐色の塩酸ヘマチンに変化するため．[839]　⇨参吐血→2153

コーヒー豆徴候⇨同coffee bean appearance→36

コーピング　coping　［**対処方略，対処機制，コーピングストラテジー，コーピングメカニズム**］　ストレス事態において人が意図的に行う対処方略のこと．大きくは問題解決と情動処理の 2 つの機能をもつといわれており，問題焦点型コーピング，情動焦点型コーピングと呼ばれ区別されている．問題焦点型では，直面した問題を解決することによりストレスを解消し，情動焦点型は問題そのものの解決がむずかしい場合に，自分の見方を変えることによってストレスを解消しようとする．コーピングの有効性は，単に用いられるコーピングの種類のみで決定されるのではなく，いかに状況に応じて異なるコーピングを柔軟に用いることができるかということと，個人のもつコーピングの種類のバリエーションとが関連している．[1316]

コーピングストラテジー　coping strategy⇨同コーピング→1074

コーピングメカニズム　coping mechanism⇨同コーピング→1074

コーピング《リハビリにおける》　coping behavior　直面するストレスやさまざまな問題に対処し，解決しようとする態度．リハビリテーションでは，患者自身が自分の心身の障害を理解し受容することととらえられる．[614]

コーベルト嚢胞　Kobelt cyst⇨同ウォルフ管遺残→322

ゴーリン症候群　Gorlin syndrome⇨同基底細胞母斑症候群→694

ゴーリンの式　Gorlin formula　心臓カテーテル検査で得られた所見をもとに弁口面積を算出する式．狭窄度の評価に有用．弁口面積＝血流量(mL/sec)/(経験恒数×$\sqrt{\text{圧較差}}$)となる．手術所見や剖検所見とよく一致する．経験恒数は弁膜によって異なり，僧帽弁は 37.7，大動脈弁は 44.3 である．通常はコンピュータによって算出される．ゴーリン Richand Gorlin はアメリカの心臓病学者(1926-97)．[1627]

コール酸　cholic acid　胆汁中にある胆汁酸の主要構成

成分である酸．コレステロールから合成され，グリシンやタウリンと抱合して胆管に分泌される．腸管に分泌された胆汁酸の98-99% は腸肝循環によって再び肝臓に戻る．残りの1日で通常，約400 mg ほどの胆汁酸は糞便として体外に排出され，これがコレステロールの主要な排出経路となっている．[305]

ゴール設定 goal setting ［**目標設定**］ リハビリテーションの対象患者の障害を評価し，具体的な治療目標を個別に設定すること．リハビリテーションは1人の患者に対し，複数の医療従事者が関与するチーム医療である．各医療従事者が設定するゴールは多面的になるが，これらはチームカンファレンスにより最終ゴールとして統一される．一般的にゴール設定には達成までに要する期間の違いから，短期ゴール，中期ゴール，長期ゴールなどが設けられている．[614]

コールタール coal tar ［**石炭タール，タール**］ 石炭を乾留して得られる副産物の1つ．化学式で示されない．独特の臭気(タール臭)をもつ黒色の油状液体．種々の芳香族炭化水素，フェノール類，塩基性の複素環式化合物などの複雑な混合物．コールタールとアスファルト(石油起源)は似ているが，性質や用途は異なる．比重は1.1-1.2．各種化学薬品の原料，電極およびブラシの製造の際の結合剤などに用いられる．コールタール蒸気に曝露すると，頸，前腕，手足などの皮膚の色が黒ずみ，数年間のうちに黒皮症を呈し，これに急性皮膚炎やニキビを伴うことがある．皮膚から吸収されるとガス斑症と呼ばれる限局性の毛細管拡張を呈することがある．蒸気を吸入すると咽喉，呼吸器の障害や悪心，頭痛を起こすことがある．大量曝露後は，長年たって肺癌を起こすことがある．「特定化学物質障害予防規則」(特化則)の管理第2類物質，特別管理物質で，作業環境管理濃度は，ベンゼン可溶性成分として0.2 mg/m^3．[1360] ⇨参特定化学物質障害予防規則→2143

コールドウェル撮影〔法〕 Caldwell projection⇨同後頭前頭法→1043

コールドクリーム⇨同油中水型乳剤→2861

コールドノジュール cold nodule⇨同低集積結節→2049

ゴールドバーガー誘導 Goldberger lead⇨同増大単極肢誘導→1820

ゴールドバーグ・ホグネスボックス Goldberg-Hogness box ⇨同TATA ボックス→112

コールド・パンチ生検 cold punch biopsy 膀胱粘膜の組織診断のために経尿道的に膀胱粘膜を採取する方法の1つ．膀胱生検鉗子の先は2つの辺縁が鋭いスプーン状のカップが互いに向き合って開閉するようになっており，内視鏡下で膀胱粘膜ならびに筋層の一部をゴマ粒から米粒大の大きさで削り取ることができる．電気メスを用いて採取した組織片は変性が強いので，コールド・パンチ生検で得られた組織片のほうがより正確な組織診断が行える．[1244]

ゴールドプラン⇨同高齢者保健福祉推進10か年戦略→1071

ゴールドプラン21 1994(平成6)年策定の「新高齢者保健福祉推進10か年戦略(新ゴールドプラン)」が1999(同11)年に終了し，2000(同12)年からは「介護保険法」が施行され，わが国の高齢者福祉は新時代を迎えた．そのような中，新ゴールドプランに続くものとして，旧厚生，大蔵，自治の3大臣の合意により策定されたもの．地域における介護サービスの基盤の整備と介護予防，生活支援事業などを推し進め，高齢者の尊厳の確保と自立支援を図り，高齢者が健康で生きがいのもてる活力ある社会の実現を目指そうとするもので，そのために，①活力ある高齢者像の構築，②高齢者の尊厳の確保と自立支援，③支え合う地域社会の形成，④利用者から信頼される介護サービスの確立を4つの基本的目標として掲げ，その実現に向け施策を展開することになった．具体的施策として，①介護サービス基盤の整備(いつでもどこでも介護サービス)，②認知症高齢者支援対策の推進(高齢者が尊厳を保ちながら暮らせる社会づくり)，③元気高齢者対策の推進(ヤングオールド作戦の推進)，④地域生活支援体制の整備(支え合う温かな地域づくり)，⑤利用者保護と信頼できる介護サービスの育成(安心して選べるサービスづくり)，⑥高齢者の保健福祉を支える社会的基盤の確立(保健福祉を支える基礎づくり)などがあげられた．本プランの実施期間は2000(同12)年からの5か年で2004(同16)年度に終了した．[1451]

ゴールドマン眼圧計 Goldmann applanation tonometer 圧平眼圧計の1つ．スイスの眼科医ゴールドマン Hans Goldmann(1899-1991)により考案され，細隙灯顕微鏡に付属させて用いる．現在最も広く使用されている接触型の眼圧計．[480] ⇨参眼圧計→564，眼圧測定→564，圧平眼圧計→160

ゴールドマン視野計 Goldmann perimeter；GP スイスの眼科医ゴールドマン Hans Goldmann(1899-1991)が考案した動的量的視野計．視野の全体像を観察するのに適している．被検者は暗室で片眼を遮閉して，前方中央の点を見る．周辺に出現した光が見えたらブザーを押す．視標の大きさと明るさを変えて，視標が見えない周辺から見える中心に向かって求心的に動かし，得られる視覚感度を等感度曲線(イソプター)として記録用紙に記入する．[480] ⇨参視野計→1355，視野計測→1356

ゴールドマンの式 Goldman equation ［**ゴールドマン・ホジキン・カッツの式**］ 生体膜を境してその内外に複数のイオンが存在し，濃度勾配があるとき，膜がすべてのイオンに対して透過性がある場合，平衡状態では膜の内外のイオン濃度は等しくなる．しかし，膜に選択的透過性がある場合，平衡電位が生じる．ゴールドマンの式を用いて，各イオンの透過性と活動度から平衡電位を計算することができる．[1335]

ゴールドマン・ホジキン・カッツの式 Goldman-Hodgkin-Katz equation；GHK equation⇨同ゴールドマンの式→1075

コーレス筋膜⇨同コリーズ筋膜→1131

コーレス骨折 Colles fracture ［**コリーズ骨折**］ 骨折の中で頻度の高いものの1つである橈骨遠位骨端部の骨折．転倒して手のひらをついた際に起こり，骨粗鬆症を有する高齢者に多発．末梢骨折が背側に転位し，手関節はディナーフォーク変形を示す．尺骨茎状突起の骨折や遠位橈尺関節の脱臼を伴うことがある．徒手整復後，ギプス包帯固定を行う．関節面の転位のある骨折などには骨接合術が行われる．[795]

鼓音 tympanic sound, tympanitic resonance 打診上，太鼓をたたくような音がすることで，正常肺や腹部消化管のように空気を十分含んでいる部分の打診で認められる．通常，鼓音であるべき部分で濁音を呈する所見から胸水，腹水や無気肺などの異常を疑うことも可能である．[141] ⇨参濁音→1912

コーン症候群 Conn syndrome⇨同原発性アルドステロン症→958

ゴーン初期変化群 Ghon complex⇨同初感染巣→1468

語音聴取閾値 speech reception threshold；SRT ［SRT］ 語音聴取閾値検査において，1 桁数字リストで 50% の明瞭度（正答率）が得られる語音の聴力レベル（デシベル；dB）のこと．通常純音による平均聴力レベルに近い値を示す．純音聴力検査の測定値の信頼度が低い場合には，検査結果を確認するために利用できる．[98] ⇨参語音聴力検査→1076

語音聴力検査 speech audiometry ［言語聴力測定］ 単一周波数からなる純音を検査用素材として用いた純音聴力検査に対し，ヒトが発する語音そのものを用いた聴力検査．①語音聴取閾値検査（言葉の聞きとり）と，②語音弁別検査（言葉の聞き分け）がある．わが国では日本聴覚医学会で選定，頒布されている語音表のテープ（57-S 語表，67-S 語表）を用いて，前者は 1 桁数字リストで 50% の明瞭度が得られる語音の聴力レベルを測定単位デシベル（dB）で表示する．後者は単音節リストを用いて語音を提示したレベルごとに正答率%を求め，語音明瞭度曲線を描き，最高明瞭度を語音弁別能とする．これらの検査は，聴覚の総合的な機能の検査法であり，感音難聴の責任部位診断や，会話能力の推定，補聴効果の判定などに有用である．[98] ⇨参純音聴力検査→1412

コーンバイオプシー cone biopsy⇨同子宮腟（頸）部円錐切除術→1252

コーンハイム説 Cohnheim theory ［迷芽説］ 先天奇形が胎児期の発生過程における事故や欠陥に原因があるという事実から，腫瘍の発生は臓器や組織内に遺残した胎児期の細胞に由来するとする説．ドイツの組織病理学者ユリウス=コーンハイム Julius F. Cohnheim（1839-84）が提唱した．今日では腫瘍発生説としては一般に否定的で，環境要因が重要と考えられているが，奇形腫などの胚細胞性腫瘍は臓器や組織内に遺残した胎児期の細胞に由来すると考えられている．[925] ⇨参奇形腫→678

語音弁別能 speech discrimination score ［最高明瞭度］ 語音弁別検査において単音節リストを用いて語音を提示したレベルごとに正答率%を求めたうちの最も高い明瞭度（正答率）のこと．患者に 10-20 dB（デシベル）段階で聞かせ，正答率をグラフに記入し，語音明瞭度曲線を描いて測定する．明瞭度 100% から語音弁別能（最高明瞭度）の値を引いた値は語音弁別損失と呼ばれる．[98] ⇨参語音聴力検査→1076

語音弁別率⇨同語音明瞭度→1076

語音明瞭度 speech articulation ［語音弁別率］ 語音弁別検査において単音節リストを用いて語音を提示したレベルごとに求めた正答率%のこと．日本聴覚医学会で選定，頒布されている語音表のテープ（57-S 語表，67-S 語表）に基づき測定される．57-S 語表は 50 語からなり，67-S 語表は 20 語からなる．[98] ⇨参語音聴力検査→1076

コカアルカロイド coca alkaloid 南アメリカ原産の植物コカ *Erythroxylum coca* の葉に含まれる植物塩基．コカイン，トロパコカインなどがある．コカインは末梢神経では局所麻酔作用を，中枢神経に対してはアドレナリン類似の興奮作用を示す．アルカロイド（植物塩基）は植物体中に存在する窒素を含んだ塩基性物質の総称で，ニコチン，モルヒネ，コカイン，カフェインなど重要な生理作用や薬理作用を示すものが多い．麻酔薬としての利用には，例えば塩酸コカインは粘膜麻酔時 5-10% 溶液，点眼麻酔時 0.5-4% 溶液が使用される．[915]

コカイン依存 cocaine dependence コカインは南米産のコカの葉から分離される物質で，アンフェタミンに似た中枢刺激作用をもつ．局所麻酔薬としてかつては眼科や耳鼻科で用いられた．使用によって社会生活上重要な領域に障害がみられ，それを理解しているにもかかわらず，陶酔感，万能感を得るために連用するのがコカイン依存であり，耐性や離脱症状がみられることもある．精神依存は強いが，身体依存がみられない特徴がある．身体の中で速やかに分解されるので耐性もできず，むしろ連用によって少ない使用量で一定の効果が得られる逆耐性がみられる．[870]

コカイン中毒 cocaine poisoning コカは，南米アンデス地方が原産のコカノキ科に属する常緑の小低木で，その葉から抽出したアルカロイドがコカインである．麻薬であるコカインは医療では局所麻酔薬として用いられている．吸煙，注射，経口摂取により多幸感 euphoria や興奮と幻覚を生じ，精神依存性（習慣性）をもつが，身体的依存性は少ないため顕著な禁断症状は示さない．コカイン中毒では，やつれ，不眠，幻覚，無欲状態，憂うつ，錯乱，頭痛，嘔吐，めまい，振戦から，死の直前には痙攣や昏睡などを認める．また，瞳孔拡大，発熱，血圧上昇，循環不全，心臓停止などもみられる．皮膚や粘膜に付着した場合は十分な水洗を行う．経口摂取には牛乳による希釈，胃洗浄，活性炭や塩類下剤投与などにより毒物の除去を行い，体温管理を施す．痙攣時にはチオペンタールナトリウムまたはジアゼパムの静注を行う．[370] ⇨参多幸症→1914

コカイン誘発性障害 cocaine-induced disorder DSM-Ⅳ-TR（アメリカ精神医学会の診断基準）によるとコカイン関連障害にはコカイン使用障害（乱用，依存）とコカイン誘発性障害が含まれる．コカイン誘発性障害には，コカイン中毒，コカイン中毒せん妄，コカイン誘発性精神病性障害，コカイン誘発性気分障害，コカイン誘発性不安障害，コカイン誘発性性機能不全，コカイン誘発性睡眠障害などが含まれる．気分障害では軽躁，躁状態が中心であるが，離脱期にはうつ（鬱）状態が多くみられる．睡眠障害としては乱用期には不眠，中止後は過眠となる傾向がみられる．服用量が多いときにはせん妄もみられるが，より頻度の多いのは幻覚妄想状態で，幻覚は幻聴が多いが，虫が皮膚をはっている幻触も特徴的である．その他，強迫，パニック，恐怖症も生じうる．[870]

コカイン乱用 cocaine abuse コカインは，アメリカでは若者を中心に高頻度で乱用される麻薬の 1 つで，その強力な精神依存によって 1 回の使用後容易に乱用に陥る．乱用とは，依存の診断基準を満たさないが，その使用によって社会的に重要な領域で障害をきたしていることを理解しているにもかかわらず，精神作用を求めて物質を連用する状態である．使用法としては吸入，喫煙，静脈注射などで用いられている．クラック crack と呼ばれるものは普通のコカインよりも強力な作用をもち，乱用者に好まれるが，依存性も強い．連用するための金ほしさに窃盗などの犯罪に走るだけでなく，短気で易刺激性が亢進して暴力犯罪が起こりやすいのは覚醒剤乱用に似ている．[870]

コカイン離脱 cocaine withdrawal コカインには身体依存はないが，連用のあと中止すると，反跳(はね返り)現象として種々な症状がみられる．通常，数時間から数日中に不快気分を中心に，食欲亢進，不安，焦燥，疲労倦怠感，過眠，悪夢などを伴う．持続は通常は1日をこえることはない．しかし，コカインの使用量が多く，しかも長期間にわたって連用した場合には数週～数か月に及ぶことがある．その場合，離脱症状の苦痛を減らす目的で抗不安薬などを大量に自己使用する恐れがある．[1251] ⇒参離脱症候群→2925

コガタアカイエカ *Culex tritaeniorhynchus* ［コガタイエカ］ アカイエカよりも小型で本州，四国，九州に広く分布．幼虫は水田に多く発生し，成虫は夏に多発し，薄い茶褐色で吻の中央に黄白帯がある．日本脳炎を媒介するカ(蚊)として知られている．[288] ⇒参アカイエカ→135

小形アメーバ *Endolimax nana* 栄養型は6-12 μm でヒトの小腸に寄生．シスト(嚢子)は7-8 μm で4核を有し，これの経口摂取で感染する．病原性はない．[288]

コガタイエカ *Culex tritaeniorhynchus* ⇒同コガタアカイエカ→1077

小型球形ウイルス small round virus；SRV ⇒同ノロウイルス〔属〕→2316

小型球形ウイルス感染症 small round virus infection ⇒同ノロウイルス感染症→2316

小形条虫症 dwarf tapeworm infection，hymenolepiasis nana 小形条虫 *Hymenolepiasis nana* はネズミの寄生虫であるが，ヒトも終宿主となることがある．ヒトは虫卵や幼虫を含んだ中間宿主の経口摂取で感染し，成虫は小腸に寄生．成虫の少数寄生の場合にはほとんど症状はなく，多数寄生で腹痛，下痢などの消化器症状や栄養障害などがみられることがある．[288]

五月病 スチューデントアパシー student apathy(学生無力感)の早発症候と考えられる．大学入学という目的のためにだけ受験戦争をくぐり抜けてきた学生にとって，大学入学試験合格，大学入学という一大事業が終わると目的がなくなり，虚無感におそわれ，ものぐさになり，何もする気力がなくなる．ごろごろして過ごしたり，クラブ活動に熱中し，学業がおろそかになりがちで，中には転学部，退学などを真剣に考えたりする者もいる．大学生活に少し慣れた5月頃に発症することが多いので，五月病と呼ばれる．発症の要因として共通していることは，不本意な入学，無目的入学，マンモスキャンパスへの適応不全などが先行していることが多い．思春期における発達課題をやり残してきた結果，起こるとも考えられている．[1451]

五感 ⇒同特殊感覚→2141

股関節 hip joint，articulatio coxae 大腿骨と寛骨臼の間にある臼状関節(球関節の一種)．大腿骨関節頭の約2/3が臼蓋に含まれ，その縁を関節唇(線維軟骨)が埋めている．大腿骨骨頭窩と寛骨臼窩の間に大腿骨頭靱帯を有する．関節包は寛骨臼縁の関節唇のすぐ外周につき，大腿骨では，前側で転子間線につき，後側では転子間稜の1-1.5 cm 上方につく．関節包周囲には腸骨大腿靱帯，恥骨大腿靱帯，坐骨大腿靱帯などをもち，関節の安定化と運動制限をしている．球関節のため，屈曲-伸展，内転-外転，内旋-外旋という三次元の運動をすることが可能である．特に，ヒトの場合，背筋を伸ばして直立二足歩行するため，股関節は過伸展位をとる(動物の二足歩行では過伸展とはならない)．大腿骨頭の栄養血管は，小児では大腿骨頭靱帯と大腿骨頸とから進入するが，成人になると大腿骨頭靱帯の血管は閉塞して大腿骨頸のみからとなる．また，関節包は大腿骨頭のみならず大腿骨頸の大部分を含んでいる．このため，関節包内での大腿骨頸の骨折は，関節包内には血管がないため難治である．加えて，大腿骨頭への血流を遮断され，大腿骨頭が壊死に陥ることがある．[1266]

股関節炎 coxitis 股関節に炎症を起こす疾患の総称．単純性股関節炎，急性化膿性股関節炎，結核性股関節炎がある．単純性股関節炎は細菌感染が原因ではないが，急性化膿性股関節炎と結核性股関節炎は細菌感染が原因である．単純性股関節炎は，3-10 歳の小児にみられる一過性の非特異的滑膜炎と考えられ，股関節，大腿，膝にかけての痛みと跛行を主徴とする．関節可動域は，全方向に軽度から中等度制限される．2-4 週間の安静により治癒する．ペルテス Perthes 病の初期との鑑別が必要である．急性化膿性股関節炎は，黄色ブドウ球菌に代表される化膿菌による感染症である．乳児にみられることが多く，感染経路は頸部に発症した血行性骨髄炎由来が主であるが，他に関節あるいは動脈穿刺による直接感染経路も少数ながらあると考えられる．最初の症状は発熱が多い．股関節運動時，特におむつ交換時に号泣することで本症を疑う．可動制限と局部の腫脹，発赤をみる．初期にはX線検査で異常がない．超音波あるいは MRI 検査で関節液貯留がわかる．ただちに関節穿刺を行い，膿の貯留を確認し，培養検査に提出後，抗生物質投与および関節切開による排膿を行う．結核性股関節炎は，結核菌の感染症であり頻度は低下している．初期には倦怠感などの全身症状とともに異常歩行が出現する．X線所見では，寛骨臼，骨頭，頸部の骨萎縮が特徴であり，骨破壊が進行すると病的脱臼を生じる．治療は，安静，牽引，抗結核薬投与である．[1105]

股関節ギプス包帯 hip spica cast 体幹から股関節，膝関節を含めて足部まで巻くギプス包帯．目的は股関節の固定で，一側の下肢だけを巻く単下肢股関節ギプス包帯 single hip spica と，両下肢を巻く両下肢股関節ギプス包帯 double hip spica がある．適応は，小児の先天性股関節脱臼，大腿骨骨折である．以前は成人にも使用することがあったが，現在では成人にはほとんど適応がない．実際にギプスを巻く場合は，腹部を圧迫しないようにタオルあるいはスポンジを腹部に当て，骨盤を支える支持台を利用して巻く．[1105]

股関節筋腱解離術 hip muscle release operation，hanging hip operation ［股関節離断術］ 変形性股関節症に

対する手術的治療法の1つ．股関節周囲筋の拘縮を除き，関節内圧を下げることを目的としている．代表的な方法はオマリー O'Malley 法で，30-50 歳代で股関節拘縮の強い例に適応がある．内転筋群，大腿直筋起始部，腸腰筋腱，および関節包の前内側の切離を行う．経過良好例では疼痛の寛解，X 線での関節裂隙開大がみられる．しかし，近年は人工股関節置換術あるいは骨切り術が選ばれることが多く，本法を行う施設は少なくなった．[1105]

股関節結核 hip joint tuberculosis⇨同結核性股関節炎→895

股関節拘縮 hip〔joint〕contracture 股関節の可動域が制限された状態．原因として，股関節疾患(変形性股関節症など)や神経疾患(脳梗塞，脳性麻痺)，長期臥床などがある．このうち屈曲拘縮は，仰臥位で反対側の股関節を完全屈曲すると患側の股関節が屈曲する(トーマス試験 Thomas test 陽性)ことで明らかとなる．[1105]

股関節骨折 fracture of hip joint 大腿骨近位端骨折と寛骨臼骨折が含まれる．大腿骨近位端骨折には頸部骨折と転子部骨折が含まれ，いずれも高齢者に多い．観血的整復・内固定術か人工骨頭置換術が行われることが多い．寛骨臼骨折は，高所からの墜落や交通事故などの外傷性股関節脱臼に合併する．これらは通常高エネルギーの外力が加わったときに生じ，関節面の損傷程度によっては観血的整復・内固定術が必要となる．[1105]

股関節固定術 hip arthrodesis 変形性股関節症に対する手術療法の1つ．適応は，若い男性の労働者で，反対側の股関節，膝関節，および腰椎に障害(疾患)のないものに限られる．本法では股関節を屈曲 20-30 度，内外旋中間位，内外転中間位に骨性に固定する．しかし，術後長期では，腰痛，膝関節痛が必発のため，近年はほとんど行われなくなった．[1105]

股関節症 osteoarthrosis of hip Joint⇨同変形性股関節症→2643

股関節脱臼 hip dislocation ［発育性股関節脱臼］ 股関節を構成する大腿骨頭が寛骨臼から逸脱した状態．大きく先天性と後天性とに分類される．先天性股関節脱臼は，出生前あるいは出生後早期に大腿骨頭が関節包の中で脱臼した状態を指す．その病因は，遺伝的素因，胎内での体位，母体からの内分泌的影響，おむつの当て方などの複数の因子があると考えられている．発育過程で脱臼することもあることから，発育性股関節脱臼 developmental dysplasia of hip (DDH) とも呼ばれる．発症率は 0.1-0.3% であり，男女比は 1：5-9 と女児に多い．大腿内側皮膚溝の非対称や下肢の短縮，開排制限などで気づかれる．診断は臨床所見と X 線検査による．治療は，リーメンビューゲル Riemenbügel 装具，牽引，徒手整復，観血的整復術などを行う．一方，後天性の原因としては外傷，麻痺，感染がある．外傷性股関節脱臼は成人に多く，交通事故や転落などにより関節包が破れて骨頭が脱出する関節包外脱臼を呈する．脱臼方向はほとんどが後方脱臼であり，前方脱臼は少ない．治療は麻酔下に徒手整復を行うが，整復不能例や骨折の合併例では観血的手術の適応となる．後遺症に大腿骨頭壊死や変形性股関節症がある．[1105]

股関節置換 hip replacement ［人工股関節置換術］ 人工股関節置換術のこと．[1105] ⇨参人工関節置換術→1537，全股関節置換術→1757，人工関節→1537

股関節中心性脱臼 central dislocation of hip 外傷性股関節脱臼の1つ．寛骨臼底骨折を伴い，大腿骨頭が骨盤内へ脱臼したもの．股関節外転位で大腿骨長軸に外力が加わるか，中間位で大転子部に強い外力が加わることにより発生する．股関節は軽度外転位か中間位をとり，運動は強く制限される．検査としては CT が有用である．直達牽引で整復するが，臼蓋荷重部の整復が十分に得られない場合は手術の適応となる．[1105] ⇨参中心性股関節脱臼→1992

股関節痛 coxalgia 股関節部の痛み．股関節疾患の主要な症状であるが，股関節部に病変があっても必ずしも股関節痛を訴えるとは限らず，主訴が腰痛や膝関節痛のことがあるので注意を要する．また，腰椎疾患や骨盤腫瘍でも股関節周囲の痛みを訴えることがある．[1105]

股関節離断術⇨同股関節筋腱解離術→1077

語間代(かんたい)⇨同言語間代→947

誤記憶⇨同記憶変容→664

呼気胸郭圧迫法⇨同スクイージング→1636

小刻み歩行 small-stepped gait 〔F〕marche à petits pas ［小股歩行］ 軽度の前屈姿勢をとり，両下肢をやや外転気味にして伸展し，これを突っ張ったまま，ゆっくりと小刻みに足を地面の上をすべらせるようにして歩く．パーキンソン歩行 Parkinsonian gait と混同されることが多いが，それとは異なり多発性脳梗塞(ラクナ状態 lacunar state)にみられる歩行異常を指す．足幅を広げ，やや外旋傾向を示す点が特徴．多くの場合，深部腱反射亢進やバビンスキー Babinski 徴候などの錐体路徴候が明らかである．[369]

呼気終末圧 end-expiratory pressure⇨同終末呼気圧→1383

呼気終末ガス ⇨参終末呼気炭酸ガス濃度→1383，終末呼気炭酸ガス分圧→1383

呼気終末炭酸ガス濃度 fractional concentration of end-tidal CO_2；F_{ETCO_2}⇨同終末呼気炭酸ガス濃度→1383

呼気終末炭酸ガス分圧 end-tidal CO_2 partial pressure；P_{ETCO_2}⇨同終末呼気炭酸ガス分圧→1383

呼気終末炭酸ガスモニター $ETCO_2$ monitor⇨同呼気終末二酸化炭素モニター→1078

呼気終末二酸化炭素濃度 fractional concentration of end-tidal CO_2；F_{ETCO_2}⇨同終末呼気炭酸ガス濃度→1383

呼気終末二酸化炭素分圧 end-tidal CO_2 partial pressure；P_{ETCO_2}⇨同終末呼気炭酸ガス分圧→1383

呼気終末二酸化炭素モニター end-tidal carbon dioxide monitor；$ETCO_2$ monitor ［呼気終末炭酸ガスモニター，呼気二酸化炭素検知器］ 気管挿管を実施した際に気管チューブの位置が適正であることを確認する器具の1

●定性的呼気終末二酸化炭素モニター

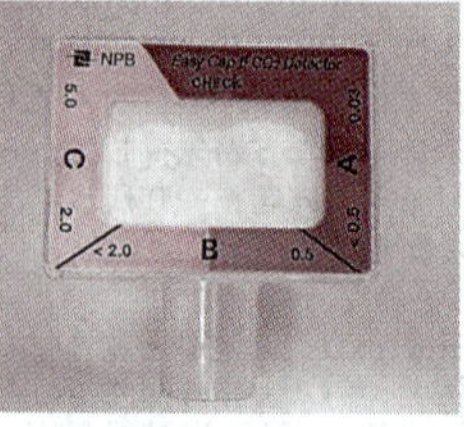

つ．気管挿管後，呼気二酸化炭素の排出が検出されれば，チューブが気管内にあるという信頼性の高い指標となる．色の変化で反応する定性的なものや定量的に計測するものがある．肺への二酸化炭素の運搬量が減少した状態では偽陰性となることもあるため，直接観察や食道挿管検知器など他の手段による観察との併用が望まれる．[938] ⇨参気管挿管の確認→675

呼気終末平圧⇨参終末呼気陽圧→1383

呼気終末陽圧換気 positive end-expiratory pressure；PEEP⇨同終末呼気陽圧→1383

呼気性呼吸困難 expiratory dyspnea 吸気に比べ，呼気時に呼吸困難を感じること．末梢気道の呼気性狭窄をきたす気管支喘息や慢性肺気腫などでみられ，呼気時の喘鳴 wheezing を多く認める．[141]

呼気性呻吟⇨参シルバーマンスコア→1501

呼気性喘鳴(ぜんめい) expiratory stridor 主に，気管支喘息の発作の際に呼気時に生じるゼイゼイ，ヒューヒューという雑音を指す．一般に呼気が長くなり，聴診器を使用せず，離れた場所でも聞こえる．[141]

股義足 hip prosthesis 股関節が離断されたあとに用いる義足．股関節離断術を受けると下肢を動かす筋肉がないため，骨盤ソケットに股関節継手，膝継手を連結した義足となる．股義足の種類として，受け皿式およびティルティングテーブル式の従来式とカナダ式があるが，現在では従来式はほとんど用いられずカナダ式が主流である．なお前進歩行は健足を一歩踏み出すと同時に体重を平行移動し，腰を振る力と地面を蹴る力を利用して義足を前方へ踏み出す．また着地の際は股継手と膝継手を固定して体重を支える．[818]

呼気蘇生⇨同呼気吹き込み人工呼吸法→1079

呼気蘇生法⇨同呼気吹き込み人工呼吸法→1079

呼気二酸化炭素検知器 end-tidal carbon dioxide monitor；$ETCO_2$ detector⇨同呼気終末二酸化炭素モニター→1078

呼気肺活量 expiratory vital (pulmonary) capacity 最大吸気位から最大呼気位まで呼出した量であり，ゆっくり呼出したときは肺活量といい，最大努力で呼出したときは努力肺活量という．閉塞性の肺障害がある患者では，胸腔内圧の上昇により呼気が阻害されて，空気が肺内に残る空気のとらえ込み現象が起こり，努力肺活量が肺活量を大きく下回る．[141] ⇨参努力肺活量→2168

呼気吹き込み人工呼吸法 expired air ventilation ［**呼気蘇生法，呼気蘇生**］ 気道確保をして呼吸の確認(見て，聞いて，感じて)をし，呼吸がない，呼吸が著しく少ない，あえぎ呼吸(死戦期呼吸)のとき，バッグバルブマスク(bag valve mask；BVM)がない場合に，救助者の呼気により行う人工呼吸法．口対口人工呼吸では，気道を確保し“いつもどおり”息を吸い込んで(深呼吸はしない)，傷病者の鼻をつまみ，口を覆うように救助者の口を密着させ，1回1秒かけて吹き込む．吹き込むときには必ず傷病者の胸が上がっていることを確認しながら行う．もし胸が上がらなければ再度，気道を確保して吹き込む．フェイスシールドやポケットフェイスマスクなどを使用し，感染防御した状況で行うことが推奨される．口腔損傷などで口を介して人工呼吸できない，水中にいるなどの場合には，口対鼻人工呼吸が推奨される．[623,1348] ⇨参人工呼吸法→1539，口対口人工呼吸法→816

呼吸 respiration，breathing 生体の細胞組織における酸素と二酸化炭素の分子交換の過程である内呼吸と，外気から酸素を取り入れて二酸化炭素を排出する過程である外呼吸があるが，一般に外呼吸を指す．チェーン・ストークス Cheyne-Stokes 呼吸，ビオー Biot 呼吸，クスマウル Kussmaul 大呼吸などの異常呼吸がある．[953]

●呼吸

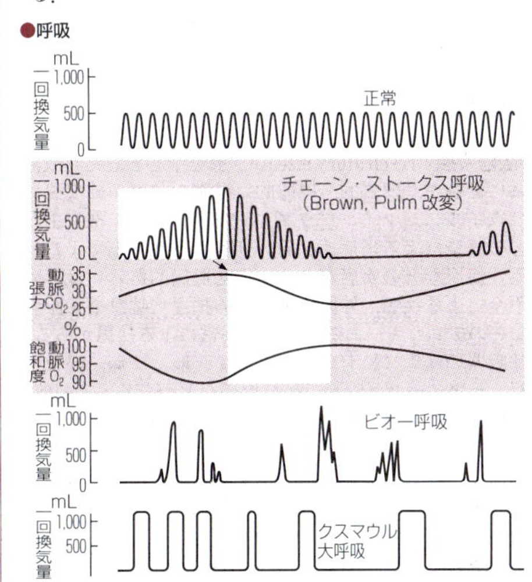

股臼 cotyloid cavity⇨同寛骨臼→598

呼吸運動 respiratory movement 呼吸に伴う横隔膜，胸部(外肋間筋)などの動き．胸郭の容積は呼吸筋の収縮・弛緩により拡大・縮小され，胸腔内圧は大気圧に比べて陰圧または陽圧となる．この圧は肺胞へ伝わり，肺胞と大気間に圧較差を発生させ，その結果，気道を介して空気が肺内へ出入りする．このような運動のこと．[1213]

呼吸音 breath sound，respiratory sound 呼吸器に出入りする吸気あるいは呼気が気道内を通過する際に発する音．正常では部位ごとに気管音，気管支音，肺胞音が聴診器で聞かれる．呼吸音の減弱があるとき，気道閉塞，肺虚脱，胸膜肥厚，肺気腫，その他の慢性閉塞性肺疾患が疑われる．増強があるときには胸膜肥厚と気道狭窄の合併があることを疑う．また本来，肺胞音が聞こえる部位で気管支音が聴取されるときは，肺炎や無気肺が疑われる．[953]

呼吸ガスの分圧 partial pressure of respiratory gas 大気中または肺胞ガスにおける呼吸ガス(酸素，炭酸ガス)の分圧．大気中では，大気圧から飽和水蒸気圧(47 mmHg，37℃)を引いたものに，それぞれの分画を掛ける．吸気酸素分圧 $P_{IO_2}=(760-47)\times0.2095=149$ mmHg．肺胞気炭酸ガス分圧(分画)は代謝双曲線 metabolic hyperbola の関係より決定される．$P_{ACO_2}=0.863\times\dot{V}_{CO_2}/\dot{V}_A$ ($\dot{V}_{CO_2}$：炭酸ガス産生量，$\dot{V}_A$：肺胞換気量)．[1213]

呼吸器 respiratory apparatus 呼吸とは生物が外界から酸素を取り入れ，炭酸ガスを排出することであり，

こ

肺における外呼吸と組織における内呼吸がある．呼吸器とは，外呼吸を営むのに特に分化した器官で，ヒトにおいては肺，気道および肺循環を主体とし，それに関連する神経，筋を含む胸郭系を指す．[1443]

呼吸器感染⇨同気道〔内〕感染→696

呼吸器憩室　respiratory diverticulum⇨同気管憩室→668

呼吸器系の常在細菌叢　上部呼吸器（鼻腔，咽頭，喉頭）は一定の常在細菌叢がつくられているが，下部呼吸器（気管支，肺）に微生物は常在しない．鼻腔ではブドウ球菌，咽頭では連鎖球菌，グラム陰性球菌が優勢である．口腔常在細菌叢と共通のものも多い．[324]

呼吸器合胞体ウイルス　respiratory syncytial virus；RSV⇨同RS ウイルス→105

呼吸器疾患　respiratory disease　肺を中心とした呼吸器系において，器質的，機能的に異常な状態．肺疾患にはウイルス，マイコプラズマ，真菌，細菌，寄生虫などの感染による炎症性疾患，肺癌や良性腫瘍による腫瘍性疾患などの疾患がある．また遺伝的あるいは形成不全による疾患，外傷による肺の損傷，喘息や膠原病などのアレルギーあるいは免疫異常による疾患がある．呼吸器の疾患に特有の症状として，咳，胸痛，呼吸困難，チアノーゼ，喘鳴，痰，血痰などがある．その他，疾患によっては，食欲不振，腕や肩の痛み，ふくらはぎの圧痛，顔面の腫脹，結節性紅斑，頭痛，嗄声，多関節痛，傾眠などの症状を呈する．診断には，気管支ファイバースコープ，胸部 X 線写真，気道分泌物の病理学的および細菌学的検査が行われる．[953]

呼吸器腸管内孤立ウイルス　respiratory enteric orphan virus；reovirus⇨同レオウイルス→2974

呼吸機能検査⇨同肺機能検査→2332

呼吸機能障害　respiratory impairment　ヒトは呼吸により大気中の酸素を体内に取り入れ，組織の細胞レベルでの化学的燃焼により生じた炭酸ガスを体外に放出することで生命を維持している．この酸素と炭酸ガスのガス交換過程のどこに障害があっても呼吸機能に障害が起こりうる．原因のいかんを問わず，動脈血ガスが異常な値を示し，そのために生体が正常な機能を営めなくなった状態を呼吸不全と定義し，この定義を軸に呼吸機能障害が考えられていることが多い．[683]　⇨参呼吸不全→1083

呼吸窮迫症候群

respiratory distress syndrome；RDS　［RDS］

【定義】新生児に生じる特発性呼吸窮迫症候群 idiopathic respiratory distress syndrome（IRDS）と，主に成人に生じる急性呼吸窮迫症候群 acute respiratory distress syndrome（ARDS）とを総称していう．

【病態生理】肺胞の発達を保つためには，肺表面活性物質（**肺サーファクタント**）が肺胞内に必要であるが，肺の未発達によりこれが欠乏すると，肺胞虚脱から肺胞の換気不全を引き起こす．この現象が IRDS の病態である．一方，ARDS は 1971 年にペティ Petty とアシュボー Ashbaugh により提唱された概念で，元来基礎疾患をもたない肺に，出血性・細菌性ショック，重篤な肺または全身性の外傷，薬物中毒，ウイルス性肺炎，誤嚥性肺炎，出血性膵炎などの強い侵襲が加わって生じる**急性呼吸不全**を指す．いずれもびまん性に肺胞内に滲出性病変が生じ，通常の酸素投与では効果がないため**人工呼吸管理**を要することが多い．

【治療】IRDS では，人工化された肺サーファクタントの補充療法が有効であり，ARDS では呼気終末持続陽圧呼吸 positive end-expiratory pressure（PEEP）を含む人工呼吸療法と多価酵素阻害薬や副腎皮質ホルモン剤などを使用することが多い．[141]　⇨参肺表面活性物質→2350

呼吸窮迫症候群の看護ケア

【ケアのポイント】①急性呼吸窮迫症候群（ARDS）：さまざまな基礎疾患の影響で二次性に起こる急性の低酸素血症を伴う呼吸不全であるため，まず基礎疾患に応じた看護ケアが必要である．著明な低酸素血症，換気障害に対しては人工呼吸器管理が行われる．ARDS は，基礎疾患が重篤な場合が多く，また，発症経過により，急性期（発症から 3-7 日）と亜急性期（発症から 7-14 日），慢性期（発症から 14-28 日以降）に大別され，透過性亢進による肺水腫から，著明な肺線維化による気腫化が進む．そのため，緻密な呼吸・循環管理が予後を左右する．呼吸の観察に加え循環動態，胸部 X 線写真，各種モニタリング，検査データ，水分出納バランスなどを参照し，異常の早期発見に努める．肺をはじめ全身の予備能力が低下しているため人工呼吸器管理が長期化し，人工呼吸器関連肺炎などを起こすと致命的となりやすい．感染予防，呼吸理学療法により，肺合併症の予防に努める．ARDS では突然の発症から，急激な生命の危機状況に陥るため，患者・家族の精神的サポートが必要になる．基礎疾患の改善とともに，急性期を脱したら，呼吸理学療法を取り入れながら人工呼吸器からの離脱を目指す．②特発性呼吸窮迫症候群（IRDS）：低出生体重児に認められる呼吸器障害の 1 つであり，人工の肺サーファクタントの投与で呼吸状態は改善する．児の未熟性からくる他の疾患の存在にも注意しなければならない．人工呼吸管理による気胸などの合併症，動脈管開存症や脳内出血を疑う症状の有無や検査データを観察する．[542]　⇨参呼吸窮迫症候群→1080

呼吸曲線　pneumogram⇨同肺気量曲線→2333

呼吸気流量計⇨同ニューモタコグラフ→2241

呼吸筋　respiratory muscle　呼吸運動を行うための筋肉をいう．吸気は胸郭が広がることにより起こるが，それは呼吸筋の収縮によって行われている．呼気は呼吸筋が弛緩して胸郭がもとの大きさに戻ることによって起こる．安静時には横隔膜と外肋間筋が呼吸筋として働いている．横隔膜は，胸腔と腹腔の境となる横紋筋の隔壁で全体としてドーム状に胸腔内に盛り上がっている．吸気時には収縮して水平となることで胸腔を広げ，呼気時には弛緩して胸腔を狭める．肋間筋は肋骨と肋骨を結合するもので，外層の外肋間筋は外側上方から内側下方へ，内層の内肋間筋は内側上方から外側下方に向かって走行する．外肋間筋の収縮は各肋骨を持ち上げ胸腔を大きくする．これらの筋は横紋筋であるが通常は無意識のうちに収縮と弛緩を行っている．努力して吸気が行われるときには，横隔膜と外肋間筋に加えて呼吸補助筋（斜角筋，胸鎖乳突筋，僧帽筋など）が収縮して胸郭の拡大に働く．安静時の呼気は胸郭がもとの大きさに戻ることによって起こるが，努力し

●呼吸筋

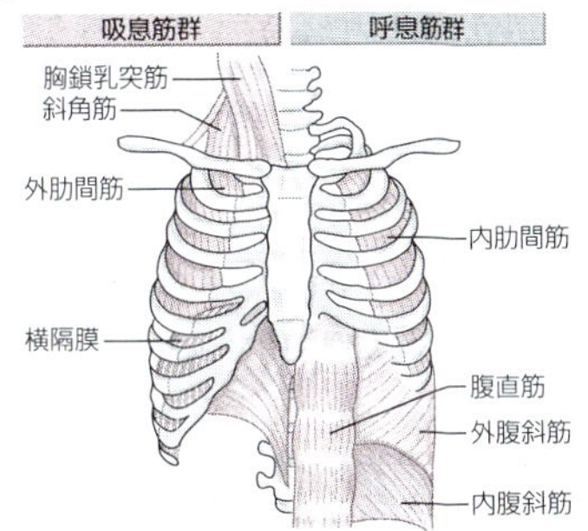

て呼気が行われるときには内肋間筋や腹筋群が呼吸補助筋として働く.[1612] ⇨参呼吸補助筋⇀1083，横隔膜⇀387

呼吸筋トレーニング respiratory muscle training 呼吸困難の軽減，運動耐容能の改善，QOLやADLの改善を目的とした運動療法で，呼吸リハビリテーションの中核をなす．主として全身持久力トレーニングと筋力トレーニングが行われる．持久力をつけるために腹式呼吸やインセンティブ・スパイロメトリーを用いた訓練などが行われるが，1回10-30分，1日3-5回，週3回以上，少なくとも4週間以上行わないと効果が認められないとされる.[460]

呼吸筋反射 respiratory muscle reflex 呼吸筋の筋紡錘や腱紡錘または関節内受容器に由来する反射．胸髄の後根を切断すると手術側の呼吸筋活動が低下するので，肋間筋からの反射機構が考えられる．また，肋間筋の筋紡錘(内筋錘：γ運動ニューロンに支配される)に由来する反射により気道が閉塞(吸気抵抗負荷)した場合，呼吸筋活動の増強が持続する(負荷補償 load compensation)．肋間筋は姿勢の保持にも関与している.[1213] ⇨参呼吸反射⇀1083

呼吸訓練 respiratory exercise 人工呼吸器離脱患者，あるいは進行した慢性閉塞性肺疾患患者などでは，呼吸筋の不調和により呼吸仕事量が異常に増加している場合がある．この不調和を除去する目的で，横隔膜を主体とする呼吸訓練を行うことをいう．立位から始め，慣れるに従って起床時，歩行時といかなる体位でも円滑にできるようにする.[1443]

呼吸酵素系 respiratory enzyme system ［共役］ ミトコンドリアの内膜上で酸化還元反応を連鎖的に起こして電子の移動を行い，酸素を最終的な電子受容体として水にする酵素系をいう．呼吸酵素系は，その過程で生じた自由エネルギーをATP生成に用いるATP合成系と共存している．ミトコンドリアでこれらの2つの系が共役して働き，摂取した栄養素から大量のATPを獲得することを酸化的リン酸化という．呼吸酵素系は多くの毒物(例えば，シアン化合物や一酸化炭素)の作用の標的となり，したがってその阻害は生体にとって致命的となる.[305] ⇨参電子伝達系⇀2082

呼吸困難

dyspnea

【定義】呼吸の際に自覚的な不快感，息苦しさを感じること．客観的には呼吸がしにくい**努力性呼吸**が観察されること．呼吸困難の発生機序には多くの仮説があるが，定説は確立されていない．

【分類】呼吸困難は，肺性呼吸困難，心性呼吸困難，血液疾患による呼吸困難，代謝性・内分泌性呼吸困難，神経・筋疾患性呼吸困難，心因性呼吸困難，酸素欠乏性呼吸困難などに分けることができる．また発現の仕方によって，安静時呼吸困難と労作性呼吸困難，急性呼吸困難と慢性呼吸困難などに分類される．

【症候・症状】呼吸困難の際には努力性呼吸が多く，浅く速い頻回な呼吸，喘鳴を伴う呼気延長を示す気道狭窄型の呼吸などが観察される．呼吸困難時はしばしば患者は起座位を保つことがあり，これを起座呼吸という．呼吸困難が高度になるに従い**動脈血酸素分圧**(**Pa_{O_2}**)(動脈血中に溶解している酸素の分圧の程度)の低下が出現し，顔面，四肢末端などにチアノーゼが見られるようになるが，チアノーゼとPa_{O_2}の低下とは必ずしも並行しないため，呼吸困難があればPa_{O_2}，Pa_{CO_2}(動脈血炭酸ガス分圧)の測定をできるだけ行う必要がある．拘束性換気障害(気道・肺胞系の換気障害で，肺活量の低下をきたす状態)における呼吸困難ではPa_{O_2}の低下，Pa_{CO_2}の低下がみられ，閉塞性呼吸困難(気道が狭くなり，肺内ガスの呼出がしにくくなる状態)ではPa_{O_2}の低下，Pa_{CO_2}の上昇が認められる.[897]

呼吸困難の看護ケア

【看護への実践応用】呼吸困難は，主観的な表現であるが息苦しさを自覚し，努力性の呼吸をしている状態である．その原因は，呼吸器疾患，物理的な閉塞や狭窄，心因性によるものなど多様である．肩を動かしたり，補助呼吸筋群を使用した呼吸が観察され，苦しさの程度によっては死への恐怖，不安を伴う．呼吸困難の症状表現は個人差があり，多くは息が苦しい，息が吸えない，胸が苦しいなどであるが，高齢者の場合は自覚症状の表現が少ないこともあり，いつから，どの程度，どのような症状かを確認し，そのうえで緊急性の有無を判断し，急性・慢性，疾患の特性を適切に判断し，看護を行う．また，呼吸の苦しさだけでなく，随伴症状としてチアノーゼ，冷汗，めまい，四肢冷感などを呈するほか，意識や脈拍，血圧などのバイタルサインにも変化が現れていないかを把握する．呼吸器以外の問題によって呼吸困難が出現することもある．例えば，腹水貯留は横隔膜の動きを制限し，心不全は動悸やめまいに伴い，息苦しさを自覚する．

【ケアのポイント】①気道を確保，安楽な体位を整えて安静を確保，②治療が適切に行われるように環境を調整，③不安の軽減，④効率的な呼吸方法への援助がポイントである．酸素療法や薬物療法はこれまでの既往や治療経過も踏まえて適切な呼吸アセスメントのもとに行う．その後は，経時的に呼吸の状態(深さ，速さ，リズムなど)，バイタルサイン，随伴症状，血液中のガス分析値の変動に応じて最適な治療，看護が維持されるよう援助する．近年は，呼吸筋のマッサージや背部の骨格筋の伸展，呼吸筋群のストレッチの運動訓練なども行われている．在宅酸素療法の普及で24時間，自宅で酸素吸入ができるようになったが，身体の運動能力や精神状態，住居，生活範囲を総合的にアセスメントしたうえで，酸素消費量が増大しないような動作や生活について最適な方法を考え，具体的で継続可能な指導を行う．[976] ⇨参呼吸困難→1081，ヒュー=ジョーンズの呼吸困難度→2483

呼吸細気管支⇨同細気管支→1150

呼吸疾患集中治療部⇨同IRCU→68

呼吸周期　respiratory cycle　安静呼吸の吸息(呼息)開始から呼息(吸息)終了までを1周期とする．横隔神経活動を基準として，吸息相(I)と呼息相(E)に分割される．呼息相はさらに呼息第1相(stage I expiration：後吸気相，能動的呼息相)と呼息第2相(stage II expiration：呼吸停止相)に分かれる．現在は，呼吸周期をこの三層に分けて考えるのが一般的である．[1213]

呼吸集中治療部⇨同IRCU→68

呼吸商　respiratory quotient；RQ　［代謝性呼吸商］　体内で栄養素が代謝される際に消費する酸素と，発生する二酸化炭素との容量比．[987]

呼吸数　respiratory rate；RR，respiration rate　［RR］　1分間当たりの呼吸の回数．通常12-20回/分であるが，呼吸中枢の興奮状態で頻呼吸，抑制状態で呼吸数減少となる．[953]

呼吸数《妊娠中》　respiratory rate during pregnancy　妊娠後期になると子宮増大による横隔膜挙上のため胸式呼吸となり，一回換気量が低下し，それを補うためわずかに呼吸数は増加する．[1323]

呼吸性アシドーシス　respiratory acidosis　［炭酸過剰症］　肺胞換気量の低下により動脈血炭酸ガス分圧(Pa_{CO_2})が上昇し，体液中の炭酸が増加してpHが低下した状態．血漿水素イオン濃度も上昇する．過呼吸，努力呼吸，振戦，頻脈などを認める．原因として気道の狭窄や閉塞のほか，胸部外傷，肺炎，肺水腫，肺気腫，慢性気管支炎や延髄外傷，神経筋疾患などがあり，麻酔薬，鎮静薬，睡眠薬，麻薬など薬物による呼吸反射の抑制でも起こる．診断は，動脈血ガス検査でPa_{CO_2}が45 Torr以上，pHが7.35以下で確定される．治療はまず気道を確保し，低換気の原因疾患の治療と，気道閉塞の除去を行う．ほかに酸素治療や気管支拡張薬，炭酸水素ナトリウムなどを投与する．[953]

呼吸性アルカローシス　respiratory alkalosis　［炭酸欠乏症］　体内で産生される炭酸ガスの量より，肺から呼出される炭酸ガスの量が多く，動脈血炭酸ガス分圧(Pa_{CO_2})が低下し，血液のpHが上昇し，水素イオン濃度が低下した状態．深くて速い呼吸となり，めまい，ふらつき，耳鳴り，四肢末梢の知覚異常，手足の痙攣，テタニーなどの症状を伴う．肺線維症，肺血管病変など肺の原因のほか，過度の不安，中枢神経系の炎症，脳腫瘍などによる呼吸中枢の刺激が原因となる．診断は動脈血ガス検査でPa_{CO_2}が35 Torr以下，pHが7.45以上で確定する．治療は基礎疾患の除去のほか，過呼吸症候群では紙袋(ペーパーバッグ)の再呼吸により呼出した炭酸ガスの再吸入をする方法もある．[953]

呼吸性嗅覚障害　respiratory dysosmia　嗅覚障害の1つで，鼻内気流の異常のためにおいの素が嗅上皮に到達できないために起こる障害．嗅裂あるいは鼻腔前方部の粘膜腫脹や分泌物充満などによる物理的な閉塞により発生する．治療は手術や投薬を行い原因を除去する．嗅覚障害の中で最も予後はよい．[736]

呼吸性血圧動揺　respiratory fluctuation of blood pressure　［第2級血圧動揺］　呼吸運動による血圧変動(第2級血圧動揺)．血圧は吸息時に低下し，呼息時に増加する．発生機序は，呼吸中枢活動が循環中枢(自律神経)に影響するためで，機械的要因として呼吸運動に伴う肺血管圧と容量変化が左室一回拍出量を変えることも関与する．[1213]

呼吸性代償　respiratory compensation　体液のpHが酸性に傾いたときに呼吸機能によりpHを戻す機構．体液のpHの低下は肺換気を促し，血液中の炭酸ガス濃度(P_{CO_2})を減少させる．このことによりpHは正常に戻る．[226]

呼吸性不整脈　respiratory arrhythmia　洞調律時に心拍数が吸気で上昇し，呼気で低下する現象．この変動は心電図上PP間隔が0.12-0.16秒または10-15%以内である．吸気で胸腔内圧が陰圧となると大静脈，右心房への還流血液量が増して大動脈への拍出は減少し，呼気ではその逆になる．血圧の変化は頸動脈圧受容体を介して反射性に心拍数の変動をもたらす．[970]

呼吸中枢　respiratory center　延髄の呼息ニューロンと吸息ニューロンの集まりで，呼吸のリズムとパターンをつくり出す中枢．呼吸筋運動ニューロンへの出力，上位中枢および末梢からの入力を統合する系．この活動によって，自動的な呼吸運動(呼吸リズム＝自発性周期性活動)が一生涯続く．呼吸中枢機能はある特定の延髄神経核に起因するのではなく，延髄網様体内に広く分布している各種呼吸ニューロン群の全体により発現する．脳死とは，呼吸中枢機能の不可逆的な停止(延髄死)による．[1213] ⇨参吸息-呼息切り替え→743

呼吸チューブ⇨同エアウェイ→342

呼吸調節　respiratory control⇨同換気調節→575

呼吸低下　hypopnea　単位時間当たりの呼吸量が減少している状態．正常では，鍛錬したスポーツ選手にみられ，一回換気量が減少し，脈拍数も減少する．呼吸中枢の感受性の低下による呼吸抑制，脳幹部損傷などでみられ，肺気腫，うっ血性心不全でもみられる．[953]

股臼底突出⇨同オットー骨盤→407

呼吸同期照射　respiratory-gated irradiation　体幹部の腫瘍に対する治療では呼吸性移動による臓器の動きが問題になるので，呼吸に合わせて照射を行い，位置精度の不確実性を最低限にするための方法．以前は患者に自発的に呼吸を停止してもらい，停止している間に照射を行う方法が普通で，患者に特殊なマスクを装着し，一定の吸気量で強制的に呼吸を停止させその間に照射を行う方法もあった．近年は，患者は自由呼吸をしながら装置側が呼吸に合わせて照射を行うシステムが研究，開発されている．胸壁や腹壁の動きをひずみモニターや赤外線モニターで観察しながら一定の位置にあるときに照射する方法や，直接腫瘍近傍のインプラントマーカーをモニターし，それらが計画された空間的範囲内にあるときのみビームをオンにするという動体追跡装置による迎撃照射がある．呼吸などの体動に対応するさらに進んだ方法として，動体追跡を行いながらターゲットの位置に応じて治療用X線のビーム方向もしくはビーム形状が変化すれば，連続的に照射が可能であり呼吸同期や迎撃照射と比べて照射時間を著しく短くすることが可能となる．これを動体追尾照射といい，研究が加速的に進んでいる．[577] ⇨参高精度

三次元放射線治療→1024

呼吸反射 respiratory reflex 内的および外的刺激などの受容器からの求心性入力により起こる呼吸の反射的変化．神経性反射と化学性反射がある．反射効果により呼吸促進反射と呼吸抑制(無呼吸)反射に分かれる．神経性反射は，上気道(鼻粘膜，咽頭，喉頭など)由来の反射，下気道由来の反射(咳反射など)，下気道-肺由来の反射(ヘーリング・ブロイエル Hering-Breuer 反射と傍毛細血管受容器反射)に細分化される．化学受容器には，血中の炭酸ガス分圧(Pa_{CO_2})によって変化する延髄内水素イオンを受容する中枢性化学受容器(延髄腹側表面)と，低酸素や血中水素イオン(または Pa_{CO_2})を感知する末梢化学受容器(頸動脈小体と大動脈体)がある．[1213] ⇨参ヘーリング・ブロイエル反射→2623

呼吸不全

respiratory failure

【定義・病態】 肺における酸素と炭酸ガスのガス交換が不十分になった状態．Pa_{O_2} が 60 Torr 未満の場合をいう．低酸素血症性呼吸不全と低換気性呼吸不全に分類される．**低酸素血症性呼吸不全**は過換気が特徴で，原因は肺水腫，肺気腫，**肺胞**や間質肺組織を障害する疾患で起こる．**低換気性呼吸不全**は，**動脈血炭酸ガス分圧**の上昇により特徴づけられ，慢性気管支炎や肺気腫などで，貯留した肺分泌物や，気道の狭窄で気道抵抗が増大して発症する．また，**高炭酸ガス血症**を伴うかどうかによって2つのタイプがあり，高炭酸ガス血症を伴わないⅠ型呼吸不全と，45 Torr 以上の高炭酸ガス血症を伴うⅡ型呼吸不全に分けられる．さらに，急激な進行で生命の危険を伴う急性呼吸不全と，1か月以上呼吸不全の状態が固定している慢性呼吸不全に分類される．

【治療】 治療は，吸引装置による気道清浄，気管切開，気管支拡張薬などによる．IRCU(呼吸器疾患集中治療部)において専門的な治療も行われる．[953]

呼吸不全の看護ケア

【ケアのポイント】 呼吸不全は急性と慢性に二分される．〔**急性呼吸不全**〕急激な酸素化の障害や換気障害が起こる．呼吸不全の状態が遷延したり，生命にかかわる急激な悪化時は，人工呼吸器管理が必要となる．急性期は十分な全身管理とともに，呼吸困難や不安軽減への援助が必要となる．また挿管や気管切開の準備を行い急変に備えておくことも重要である．人工呼吸器管理下では，呼吸不全の起因治療が行われるが，その間，人工呼吸器関連肺炎など人工呼吸器装着による合併症の予防に努める．また原因疾患の改善が図れれば，呼吸理学療法を実施し，人工呼吸器からの早期離脱や早期離床に向けた看護ケアを行う．〔**慢性呼吸不全**〕急性増悪を起こさないための感染予防や，呼吸困難緩和へ向けての呼吸リハビリなどの自己管理教育が重要となる．また在宅酸素療法や在宅 NIPPV(非侵襲的陽圧換気 non-invasive positive pressure ventilation)療法などを行う患者には，それらの使い方，メンテナンス，異常時の対応などの指導も必要である．在宅療養においては，地域支援の連携を念頭におき，準備を進めることが望ましい．[956] ⇨参呼吸不全→1083

呼吸補助筋 accessory muscles of respiration ［補助呼吸筋］ 肺疾患，心不全，炎症性の疾患などにおいて深呼吸および換気量の増大が必要とされる場合や息苦しさ，息切れを伴う努力性呼吸が必要とされるときは主たる呼吸筋(肋間筋，横隔膜)以外の浅胸筋が補助的に働く．この補助呼吸筋は胸鎖乳突筋のほか，浅胸筋(大胸筋，小胸筋，鎖骨下筋，前鋸筋)などである．呼吸の際に上半身全体で呼吸をし，肩をいからせたような状態(肩呼吸)が観察される．[976] ⇨参呼吸筋→1080

呼吸リズム respiratory rhythm 吸気と呼気の周期のこと．呼吸中枢の神経刺激により調節され，胸郭の吸気筋に伝達されて呼吸の周期ができる．異常な呼吸リズムには，気管支喘息，慢性気管支炎，肺気腫など気道閉塞時にみられる呼気相の延長，頭蓋内圧亢進や心不全の患者にみられ，呼吸の大きさが周期的に変わるチェーン・ストークス Cheyne-Stokes 呼吸などがある．[953]

呼吸リハビリテーション

pulmonary rehabilitation, respiratory rehabilitation 肺などにかかわる慢性的な疾患をもつ患者のためにつくられた治療プログラムで，呼吸器に障害があっても，残された肺機能を最大限に活用して呼吸をできるだけ楽にしていくことで，QOL(生活の質)を高めることを目的に行われる治療法．患者およびその家族を対象として，①リラクセーション，②排痰法，③呼吸訓練，④呼吸筋トレーニング，⑤胸郭可動域訓練，⑥運動療法，といった理学療法が包括的なプログラムの中で実行されている．[683]

呼吸リハビリテーションの看護ケア

【ケアの考え方】 日本呼吸管理学会・日本呼吸器学会は，「呼吸リハビリテーションとは，呼吸器の病気によって生じた障害をもつ患者に対して，可能な限り機能を回復あるいは維持させ，これにより患者自身が自立できるように継続的に支援していくための医療である」と定義している．したがって，呼吸機能の改善だけでなく，悪化を阻止しながら現在の状態を可能な限り維持させるかかわりが重要となる．呼吸リハビリテーションは，専門職の医療チームにより慢性閉塞性肺疾患 chronic obstructive pulmonary disease(COPD)，気管支喘息，間質性肺炎，気管支拡張症などの疾患を有している患者に対して行われる包括的なプログラム．禁煙指導を含めた日常生活全般についての患者・家族教育，薬物療法，酸素療法，栄養指導，呼吸理学療法，運動療法などで構成され，患者の身体・社会的な状態，実施期間，プログラム内容および医療スタッフの状況によって，入院，外来，在宅のいずれかで実施される．呼吸理学療法は，リラクセーション，腹式呼吸や口すぼめ呼吸などの呼吸練習，体位ドレナージ，催咳法，ハッフィング huffing，スクイージング squeezing などの排痰法，運動療法などで構成される．

【ケアのポイント：運動療法】 プログラムの中心をなす運動療法は，心肺など重要臓器疾患や運動に支障をきたす疾患を合併している場合を除き，ほとんどの呼吸器疾患に行われる．開始にあたり，問診およびフィジカルアセスメント，スパイロメトリー，胸部X線写真，動脈血ガス分析，心電図などにより把握した病態や重症度をもとに個別に目標を設定し，実施中は定期的に評価し呼吸機能や運動耐容能の改善など効果を判定する．患者は，運動による症状出現や増悪への不安や恐怖を抱いていることが多いため，看護師は他の医療者と連携をとりながら不安軽減へ援助していく．また，重症度に応じて負荷量を調整するとともに，循環系への負担回避と事故防止のために，実施前後にウォームアップやクールダウンをプログラムに組み入れる．実施中は，パルスオキシメーターによる経皮的酸素飽和度(Spo_2)や呼吸困難感などの自覚症状を直接的に評価する修正ボルグ Borg スケール，心電図などのモニタリングを行い，中止時期を逸しないように注意する．在宅でのリハビリテーションでは，患者が運動療法を自主的に継続できるように運動療法のプログラムが無理なく患者の日常生活の一部となるよう，運動時間や回数を患者と相談し決定・変更する．安全に行えるよう，体調変化時の運動療法のあり方や個別的な運動療法の中止基準だけでなく，合併症予防のための日常生活の過ごし方などセルフケア能力の維持・向上がはかれるよう指導する．また，患者が症状悪化に伴う意欲低下をきたすことなく長期にわたり運動療法を継続していけるよう，日々の努力とその成果を認めるなど心理面でのサポートも必要である．[1302] ⇨参呼吸リハビリテーション→1083，呼吸訓練→1081，肺理学療法→2357

呼吸量減少　oligopnea　［寡少呼吸］　呼吸の深さあるいは数が減少して換気量が減少する状態．呼吸中枢の活動が減弱している状態で，死に至る直前の時期(死戦期)にみられる．[953]

呼吸療法　respiratory therapy；RT　気道の換気機能を改善あるいは維持するための治療．人工呼吸器を含み，諸種の機器を使って換気を補助する方法や，吸入ガスの組成や吸入薬剤の調整などが含まれる．[953]

五行論　five phase theory　中国医学における病態生理の考え方の1つ．あらゆる事物事象を木，火，土，金，水の5要素に分類して，それらの相互作用によってすべての現象を説明しようとする理論．臨床的には，五臓(肝，心，脾，肺，腎がそれぞれ木，火，土，金，水に対応)のほか，諸器官，感情，味，色などそれぞれの要素に関連したものが配当されており，同じ要素同士，密接な関連を有するとされる．各要素間には，互いに抑制(相剋)または増強(相生)しあう関係があり，これらの均衡が保たれている状態を健康体とみなす．臨床的には，これらの相互作用を病態の理解や治療に応用することがある．臨床上の方便と位置づけるのがよいと考えられる．[128] ⇨参五臓→1099，臓腑→1825

呼気予備量⇨同予備呼気量→2885

黒鉛肺　graphite lung　黒鉛を採掘，加工するなどの作業の途中で，黒鉛の粉塵を吸い込むことにより引き起こされる肺疾患．[1443] ⇨参塵肺(じんぱい)症→1596

黒球温度計　globe thermometer；GT　［グローブ寒暖計］　輻射熱を測定する計器．表面が黒色塗料でつや消しされた薄銅板製の中空球に棒状水銀温度計が挿入されたもので，球の中心に温度計の球部がくるように固定されている．大きさが約15 cm 径の大型と約7.5 cm 径の小型の2種類がある．輻射熱は黒色銅板を温め，球内部の空気温度を上昇させる．球面体のため方向性を考慮せずに輻射熱を測定できる．黒球温度は気温と輻射熱が加わったもの．[1360] ⇨参湿球黒球温度指標→1308

黒血症　melanemia，nigremia　［黒血病］　黒褐色または黒色の不溶性物質(メラニン)が循環血液中に存在する状態．遺伝性黒血症は，グロビン鎖にアミノ酸変異が生じたヘモグロビンMがメトヘモグロビン(ヘム鉄の酸化によって酸素親和性が著しく低下したヘモグロビン)となって，チアノーゼを引き起こす遺伝性疾患である．[656] ⇨参遺伝性黒血症→263

黒血病⇨同黒血症→1084

国際10-20電極配置法　international ten-twenty electrode system　［10-20法］　国際脳波学会連合によって推奨されている標準化された頭皮電極配置法．鼻根(nasion；N)と後頭極(inion；I)を結ぶ線と，左右の耳介前線点(A_1，A_2)を結ぶ線の交点をCz(中心正中部)と定め，鼻根-後頭極間距離と左右耳介前点間距離の10％および20％の位置に電極を配置する．[870] ⇨参脳波→2310

国際医療保健協力　医療・保健における国際協力は，①2国間における無償資金協力，有償資金協力，技術協力(政府ベースによるもの，民間ベースによるもの)，②国際機関への協力に大別される．日本では医療・保健分野における国際協力を進めるために，国立国際医療センターを1993(平成5)年に開設し，中心的活動をしている．これに先だち，1988(昭和63)年に国立公衆衛生院(当時)に国際協力室が開設，1989(平成元)年，厚生省(当時)に国際協力室が開設され進められてきた．[1186]

国際家族年　International Year of the Family　国連は家族の意義，その役割の重要性を確認し，世論を啓発す

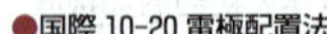
●国際 10-20 電極配置法

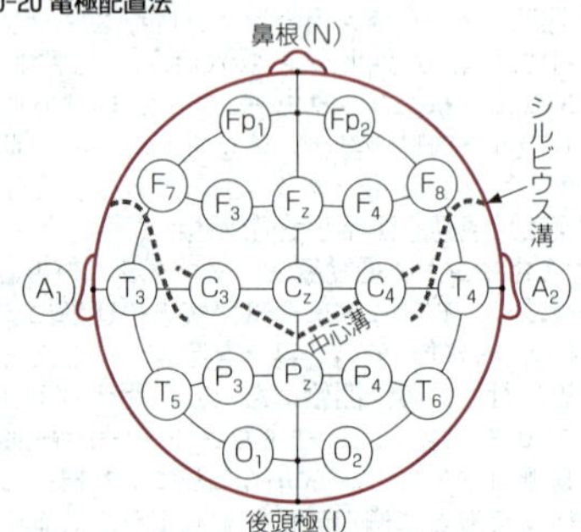

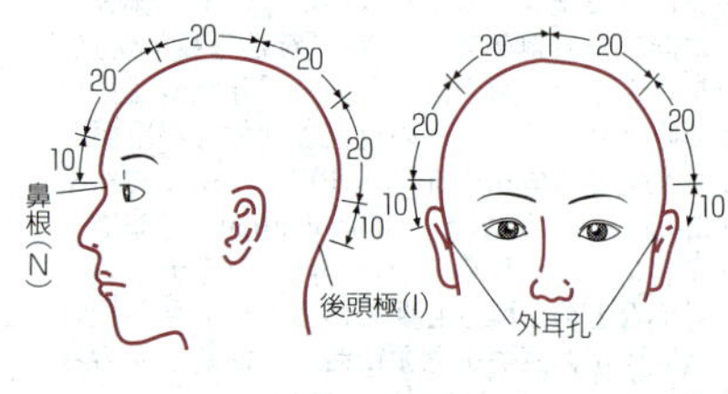

ることを目的として，1994(平成6)年を「国際家族年」と定めた．そして，家族への援助は家族が自らの責任を果たすことができるようにすることを原則として，家族の機能を代替するよりも，家族機能を遂行することを援助するべきであるという基本的な理念を掲げている．すなわち，家族エンパワーメントの考え方が強調された．[1166] ⇨参家族エンパワーメント→509

国際癌研究機関　International Agency for Research on Cancer；IARC　軍事費を削減して人類共通の敵である癌研究を推進するよう提案したフランスのドゴール大統領などの発議により，1965年リヨンに設立されたWHOの一機関．地域特性の高い癌の疫学的解明，発癌物質の点検，発癌機構の解明など，多国籍の研究チームで研究が行われている．[1356]

国際看護交流協会　International Nursing Foundation of Japan；INFJ　看護関係者の国際交流を通じて，各国間の相互理解を深め，また，地域協力を推進することにより，看護の向上発展と人類の福祉の増進に寄与することを目的にしている，厚生労働大臣・外務大臣認可の財団法人．1968(昭和43)年に設立された．開発途上国の看護指導者研修の受け入れ，看護教育協力のための事前調査，災害看護研修，青年招へい事業，幹部看護職国際ワークショップ，国際看護・保健書籍やニュースレターの発行などの事業を行っている．[321]

国際看護師協会　International Council of Nurses；ICN［ICN］　看護師の社会的地位の向上と国際的な連帯を目的として，1899年に設立された世界で最初で最大の国際的看護師団体．本部はスイスのジュネーブにある．1904年に第1回大会がドイツで開催された．以後数年ごと(第二次世界大戦後は4年に1回)に大会が開催されている．わが国は1909年の第2回大会から参加し，1933年にパリで開催された第7回大会で加入した．しかし第二次世界大戦のため除名され，1949年の第9回大会において再加入が認められた．1977年には東京で「看護の限りなき可能性を求めて」のテーマのもとに，第16回大会が開催された．2009年現在，加盟協会数は133か国(地域)133協会．2005-2009年，南裕子が会長を務めている．

国際看護師倫理綱領⇨同看護師の倫理規律→596

国際看護道徳律　International Code of Nursing Ethics⇨同看護倫理の国際規律→600

国際感染症　international infectious diseases　日本国内には常在せず，予防法や治療法が確立していないために，感染すると致死率が高く，かつ感染力が強い感染症をいう．その患者や患者から採取した検体などを安全に取り扱うための特別な配慮や特殊な施設などを必要とする特定の疾患．ラッサ熱，マールブルグ病，エボラ出血熱，クリミア・コンゴ出血熱が該当し，厳重な警戒体制がしかれ，所要の対策を講じてきている．[242]

国際協力機構　Japan International Cooperation Agency；JICA［JICA，ジャイカ］　開発途上国の社会・経済の開発を支援するための技術協力機関で英語の略語であるJICA(ジャイカ)と呼称されることが多い．1974(昭和49)年に設立された国際協力事業団の協力事業を引き継ぎ，2003(平成15)年に，行政改革の一環として独立行政法人となった．政府開発援助official development assistance(ODA)のうち，技術援助を行う．主要な活動は，研修員の受け入れ，専門家派遣，調査団派遣，青年海外協力隊・シニア海外ボランティアの派遣，機材供与などである．JICAの人間開発部では，開発途上国での初等教育から高等教育，および感染症対策，母子保健やリプロダクティブヘルス，地域保健，社会保障領域の技術協力を実施しており，わが国の看護師，助産師，保健師はこの領域での技術協力にかかわっている．さらに1987(昭和62)年に「国際緊急援助隊(JDR)の派遣に関する法律」の施行後，1992(平成4)年にはその事務局が設置され，支援要請を受け，日本政府がJDRの派遣を決定して，災害の種類や規模に応じて救助チーム，医療チーム，専門家チーム，自衛隊部隊などのチームを編成し，派遣している．看護職は医療チーム構成員として，被災者への医療活動に参加している．2008(同20)年に新JICAとして新たな一歩を踏み出し，技術協力に加えて，有償資金協力，無償資金協力なども行うようになった．[921]

国際緊急援助隊医療チーム　Japan Medical Team for Disaster Relief；JMTDR⇨同JMTDR→72

国際検疫　international quarantine　わが国に常在しない感染症や病原体，動植物の侵入を防ぐため，あるいは国外に持ち出されるのを防ぐため，WHOの「国際保健規則」ならびに「検疫法」に基づき行われる防疫対策．外国からの船舶や航空機の入港時に，検疫感染症の患者や疑似症患者の確認や，「植物防疫法」による検疫によって，感染症の蔓延や，国内の植物に有害な生物，土，土のついた植物が持ち込まれることを防いでいる．また2001(平成13)年から「食品衛生法」に基づき，コレラ菌の検査などの輸入食品監視などの業務も検疫所で行われている．人では検疫感染症〔「感染症予防法」の一類感染症およびマラリア，デング熱，鳥インフルエンザA(H5N1)，新型インフルエンザ等感染症の11種類〕が対象．全国の82の海港と27の空港に検疫所・支所等が配置されている〔2009(同21)年〕．イタリア諸都市がペストの侵入を防ぐ目的で行った検疫制度(quarantineはイタリア語で40日の意味で，港の外に40日間停泊させたことを語源とする)は世界中で採用され，世界的な感染症(消化器系)の蔓延や有害動物の侵入を防ぐことには効果があった．[1356] ⇨参検疫法→937，海港検疫→431

国際検疫感染症　international quarantine infection　感染症の国際的な流行を防止することを目的としたWHOの国際保健規則(法的な拘束力をもつ)により指定された，検疫を要する感染症のこと．世界中の人々が頻繁に往来するようになった現在では，限られた地域で流行していた感染症が容易に世界中に伝搬するようになった．特に近年，致命率も感染力も高い出血熱の流行が問題になり，わが国では国際検疫感染症としてラッサ熱，エボラ出血熱，マールブルグ病，クリミア・コンゴ出血熱，従来の検疫感染症としてコレラ，黄熱，ペストが指定されている．2005年の同規則の改正により新たに天然痘，ポリオ，SARS(重症急性呼吸器症候群)，新型ヒトインフルエンザを含む疾患についてWHOへの報告義務が規定された．[1356] ⇨参国際感染症→1085

国際原子力機関　International Atomic Energy Agency；IAEA［IAEA］　1957年に創設された原子力の平和利

用の促進と核拡散防止対策などを施行する国際機関で，原子力環境や廃棄物の安全基準などの策定にも関与している．機関として2005年のノーベル平和賞をエルバラダイ Mohamed ElBaradei 事務局長とともに受賞している．加盟国は144か国で，本部はオーストリアのウィーン．理事会は日本を含む35か国により構成されており，機関の任務に関する問題を取り扱う．総会はすべての加盟国の代表者より構成され，新規加盟国の検討や予算などを審議する．2009年12月から天野之弥が事務局長となっている．[24]

国際細菌命名規約　International Code of Nomenclature of Bacteria　細菌の命名はこの規約に基づいてなされる．菌種名はラテン語で，二命名法により，属名＋種形容名〔例：大腸菌は *Escherichia*（属）*coli*（種形容名）〕で表す（字体はイタリックまたはアンダーラインをつける）．分類学上の階級区分は上位から，超界（ドメイン）domain，界 kingdom，門 division，亜門 subdivision，綱 class，亜綱 subclass，目 order，亜目 suborder，科 family，亜科 subfamily，族 tribe，亜族 subtribe，属 genus，亜属 subgenus，種 species，亜種 subspecies となっている．[324]

国際疾病・傷害および死因統計分類　International Classification of Diseases, Injuries and Causes of Death；ICD［ICD，国際疾病分類］　WHO が定めている疾患，傷害の分類，死亡原因の分類，罹病状況などの体系を指す．世界各国の死因を比較するうえで，死因分類が統一されていないと細かい比較が不可能なため，1900年に死因分類がはじめて国際統計協会の会議で決められた．1948年の第6回の修正から WHO の所管業務となるとともに，疾病統計の分類にも用いることができるように改訂された．現在，第10回修正国際傷病分類（ICD-10）が1995年より使用されているが，コンピュータ社会に対応した各種医療統計や病歴管理にも利用しやすいような分類になっている．21の大分類のもとにアルファベットを最初においた2桁（一部3桁）の数字の1万4,000項目の基本分類コードからなるが，すべての項目に5ケタの数字の分類コードが付されている．ICD-9が3桁（一部4桁）のコードで，17の大分類のもとに7,000の項目数であったことを考えると，かなり大きな改訂であった．[1356]

国際疾病分類　International Classification of Diseases；ICD⇒同国際疾病・傷害および死因統計分類⇀1086

国際障害者年　International Year of Disabled Persons；IYDP　1975年，国連総会において「障害者の権利宣言」が決議され，障害者の基本的人権と障害者問題に関する指針が世界に示された．それをより実践的に推し進めるものとして，1976年に国連は「1981年を国際障害者年とする」と決議した．障害者の完全参加と平等をテーマに，肢体不自由，視覚障害，聴力障害，知的障害，精神病などに由来するすべての障害者が，社会一般の市民と対等の権利と機会を享受して共存できることを目的としている．この目的達成のために国連は各国に対し，障害者の社会参加をはばんでいる物理的・法的行政的・精神的障害（壁）をできるだけ除去するよう努力し政府の調整機関の整備や長期行動計画の立案などを促すとともに，国情に見合った政策を展開するよう提唱している．[321]

国際障害分類　International Classification of Impairments, Disabilities and Handicaps；ICIDH［ICIDH］　障害の国際比較を図り世界的統計を確立する目的で1980年に世界保健機関（WHO）によって提唱された障害の分類表．障害を機能障害 impairments，能力障害 disabilities，社会的不利 handicaps に分類した．2001年に国際生活機能分類 International Classification of Functioning, Disability and Health（ICF）と改められ，障害だけでなく健康状態にかかわるすべてが対象となった．[540] ⇒参ICF⇀64

●国際障害分類

1. 国際障害分類（ICIDH），1980年

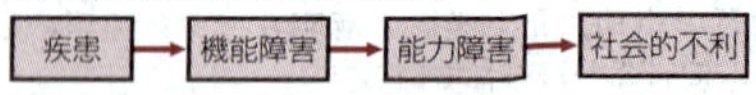

2. 国際生活機能分類（ICF），2001年

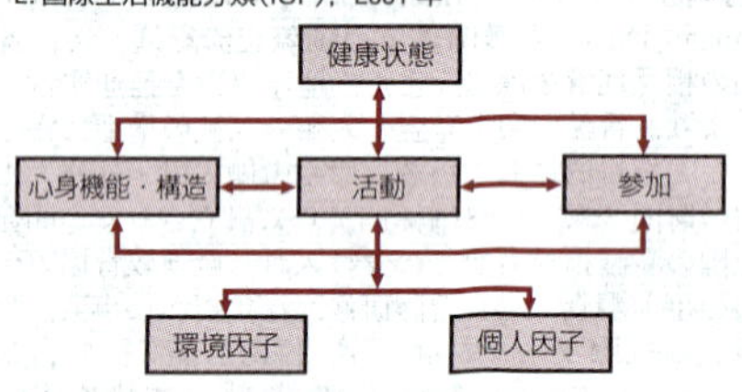

国際消費者機構　Consumers International；CI［CI］　1960年に設立された消費者団体の国際的組織で，本部はロンドン．非常利組織の連合体で国連などに代表を送り消費者利益の保護と促進のための活動を行っている．1983年に3月15日を「世界消費者権利デー」と定め，毎年さまざまな記念行事に取り組んでいる．[415]

国際助産師連盟　International Confederation of Midwives；ICM［ICM］　助産師の国際的な専門団体．2009年現在，82か国93の助産師団体（日本助産師会，日本助産学会，日本看護協会）が所属．1919年，ヨーロッパ諸国の助産師団体の学会で国際的な連合が提唱され，国際助産師連合（1922）を経て国際助産師連盟（1954）となった．本部はオランダのハーグ．ICM の目標は，世界中の女性，乳児，家族に対するヘルスケア水準の向上に向けて，助産学の技と学問を広め，助産学としての教育の推進，各国政府との交渉にあたっての助産師団体への助言や支援，妊産婦ケアの向上と一専門家としての独立開業助産師の役割を拡大することである．これに加え，国際機関（WHO，UNICEF など）との協議と直接提携による助産学の普及，母体死亡率，乳児死亡率，罹患率の低減に向けた地球規模での助産学と助産師の潜在能力の発揮を目的としている．主な活動には3年ごとの国際大会の開催，各国際機関とのパートナーシップ，助産師の役割の開発，出版物の刊行がある．1999年に助産師の国際倫理綱領を策定し，2005年に助産師の定義を改定（公式ホームページ http://www.internationalmidwives.org）．[260]

国際人口開発会議　International Conference on Population and Development；ICPD　世界で急増する人口問題に関する国連会議の1つ．当初，世界人口会議として1954年にローマで，また1965年にはベオグラードで会議がもたれ，2年後の国連人口活動信託基金 United Nations Fund for Population Activities

(UNFPA)の設立に至った．その後1974年のブカレスト会議，1984年に国際人口会議(メキシコ)，1994年に国際人口開発会議(カイロ)が開催され，カイロ会議には179か国の代表とNGOの約1万5,000人が参加．カイロ会議では人口爆発に対し環境・開発の関係が注目され，「持続可能な開発」「持続的経済成長」という視点から，国際的人口政策が話し合われた．安定した人口成長と女性の教育やエンパワーメントを中核とした開発計画が支持され，特に，女性の意思や権利を尊重する立場から，リプロダクティブヘルス/ライツ(女性の性と生殖に関する健康と権利)の確立を目標としたその後の行動計画が採択された．[271]

国際ストーク・マンデビル競技大会 International Stoke Mandeville Games；ISMG 障害者のリハビリテーションを目的としてスタートした国際的な車いす生活者のスポーツ競技大会．1948年にルートヴィッヒ・グットマン Ludwig Guttmann は，戦争で脊髄を損傷し下半身麻痺となった軍人のリハビリテーションを目的にストーク・マンデビル病院で競技会を催した．1952年，オランダがこの競技会に参加し，やがて国際的な競技会に発展していった．1960年のローマオリンピック以後は，オリンピック開催年に開催国において同時に競技会を行うこととなり，これがパラリンピックと呼ばれるようになった．本競技会自体はその後も，国際ストーク・マンデビル車いす競技連盟 International Stoke Mandeville Wheelchair Sports Federation (ISMWSF) と国際身体障害者スポーツ機構 International Sports Organization for the Disabled (ISOD)が合併した国際車いす・切断者協議連盟のもと，車いす生活者のための総合競技大会(世界車いす・切断者競技大会)として存続している．⇨参車いすスポーツ→837

国際生活機能分類 International Classification of Functioning, Disability and Health；ICF⇨同ICF→64

国際赤十字 International Red Cross 人道主義に基づく戦傷者救護と戦争や大規模な事故や災害による被災者や難民を救うための国際協力機関で，「赤十字国際委員会(ICRC，本部ジュネーブ)」「国際赤十字赤新月社連盟 International Federation of Red Cross and Red Crescent Societies(IFRC，本部ジュネーブ)」「赤十字社・赤新月社(各国)」の総称．十字がキリスト教を意味するため，イスラム諸国では赤い新月を標章とし，赤新月社という名称を用いている．1863年，デュナン Jean Henri Dunant(1828-1910)の提唱で赤十字が創立され，翌年には16か国の代表が出席し，12か国の調印によって「ジュネーブ条約(〔国際〕赤十字条約)」が成立．この条約には，①戦傷者は敵味方の区別なく看護される，②看護にあたる人材，資材，施設は局外中立として保護される，③発祥地スイス国旗白十字を逆にした白地に赤の十字形を記章とする，④加盟国は政府公認の1国1社の赤十字社をつくる，という趣旨が盛り込まれている．なお，2007年1月から宗教的に中立な Red Crystal の標章も国際認証された．日本赤十字社発足は1887(明治20)年．[1567] ⇨参赤十字連盟→1715

国際赤十字条約⇨同ジュネーブ条約→1405

国際赤十字赤新月社連盟⇨参国際赤十字→1087

国際前立腺症状スコア International Prostate Symptom Score；IPSS 前立腺肥大症の一般的症状(7項目)について国際的に統一されたもので，その自覚症状の頻度を6段階(0-5点)にスコア化したもの．合計した点数が高くなるほど重症と考える．しかし前立腺の大きさ(肥大症)と自覚症状は必ずしも比例しないので，このスコアが肥大症の程度を示すものではない．あくまで自覚症状の目安である．前立腺肥大症患者の診断や経過の観察，治療効果の判断に使われる．また尿排出障害の症状と蓄尿症状とに分けても考えられるので，治療薬の選択にも有用である．[353]

国際対癌連合 International Union Against Cancer；IUAC〔L〕Unio Internationalis Contra Cancrum；UICC［IUAC，UICC］ 癌の研究，診断(TNM分類など)，治療，予防に関する科学的・医学的知見の世界レベルでの進歩・浸透を目的とし，1933年に結成された非営利的組織．本部はスイスのジュネーブ．現在112か国，355以上の団体が属し，2年(かつては4年)ごとに国際会議が催される．活動内容は専門家の育成・教育のみでなく多岐にわたり，一般大衆への癌の知識の啓蒙を念頭においた各種キャンペーン活動も展開されている．UICCはラテン語のUnio Internationalis Contra Cancrumの略号で，英語名はInternational Union Against Cancer；IUAC．[1505]

国際単位系 international unit；IU，International System of Units；IU［IU］ 十進法をもとにした最も普遍的な単位系．日本でも日常生活から科学分野にいたるまで，ほとんどの計量単位に国際単位系が用いられている．それまでのいわゆるメートル法，MKS単位系〔メートル(m)，キログラム(kg)，秒(s)の3つの単位を基本にさまざまな単位を表現していたもの〕を発展させたもの．メートル条約に基づいて1960年に国際度量衡総会(CGPM)で使用が採択．日本では，1991年に日本工業規格 Japanese Industrial Standard(JIS)が国際単位系準拠となり，実用上のルールは JIS Z 8203〔国際単位系(SI)およびその使い方〕に規定されている．⇨参SI単位→107

国際的健康指標 international health index 国の健康状態を比較するための指標のこと．平均寿命や乳幼児死亡率があげられるが，統計の不備な国では50歳以上死亡割合(PMI)も有効である．途上国では各種感染症の罹患率・死亡率や栄養状態，先進国では生活習慣病が問題となる．[1356]

国際度量衡委員会〔F〕Comité International des Poids et Mesures；CIPM SI単位すなわち基本的物理量およびその単位を定義することを目的に定期的に開かれる科学者たちの会合．長さ(メートル；m)，時間(秒；s)，質量(キログラム；kg)，電流(アンペア；A)，熱力学温度(ケルビン；K)，光度(カンデラ；cd)，物質量(モル；mol)の7つの基本的な単位を決め，国際的に共通して使用することを推奨している．[258]

国際認定ラクテーション・コンサルタント International Board Certified Lactation Consultant；IBCLC［ラクテーション・コンサルタント］ 母乳育児の系統的知識を共有し，母親，子ども，家族を対象に母乳育児支援を行う保健・医療専門家に与えられる国際資格で，世界約70か国に約2万2,000人の有資格者がおり，日本では約650名(2009年12月現在)の

IBCLCが活動している．この資格は，ラクテーション・コンサルタント資格試験国際評議会 International Board of Lactation Consultant Examiners（IBLCE）が設定した受験要件を満たし，世界共通の国際試験に合格することによって取得でき，5年ごとの資格更新制度がある．資格取得試験は，1985年にアメリカ，オーストラリアで開始され，2009年現在では19か国語，50か国で試験が行われている．国際試験は1年に1回，毎年7月の最終月曜日に開催され，日本語での受験も可能である．IBCLCの活動は予防的見地に焦点をあて，妊娠前から生後数年間を通じて，クライアントが自ら意思決定できるようエンパワーし，セルフケアを促す．さまざまな問題状況に対して，問題解決的アプローチを用い，カウンセリング，情報提供，勧告，照会を通して対処する（表）．また，IBCLCには明文化された業務基準と，WHO（世界保健機関）の「母乳代用品の販売流通に関する国際規準」（通称WHOコード）の遵守を含む倫理規範があり，専門職として自律性と高い倫理性を保つ努力がなされている．IBCLC関連団体としては他に以下のものがある．①国際ラクテーション・コンサルタント協会 International Lactation Consultant Association（ILCA）（http://www. ilca. org/）：IBCLCと母乳育児関連の保健・医療専門家の国際的職能団体で，ユニセフ，WHOとも連携して世界の母乳育児推進活動，およびクライアントと専門家への支援活動を行っている．IBCLCの業務規準，倫理規範，母乳育児支援に関するガイドラインなどの作成，

●IBLCE 役割と技術についての声明（1996）

IBCLCの役割に含まれる特殊な知識と技術を示しまとめたものである．

1. 出生前から生後1年以上の期間にかかわるさまざまな状況でのラクテーション（母乳育児）について，包括的なコンサルテーションと教育を行う優れた技術と知識を有する．
2. 母乳育児のケアを行うために，以下の総合的な知識を有する．解剖学，生理学，内分泌学，栄養学，生化学，免疫学，感染症学，病理学，薬理学，毒物学，心理学，人類学，子どもの成長と発達，統計学，倫理と法律的問題，母乳育児に関する技術，公衆衛生学．
3. 母乳育児のサポートの際，パーソナリティについての知識，カウンセリングの技術，家族・集団理論を応用できる．
4. 母乳育児の文化的・心理学的・栄養学的・薬理学的な観点を総合的に踏まえ，母乳育児相談を行うことができる．
5. クライアントと医療者の間に立ち，適切なコミュニケーションの技術を使用できる．
6. 家族の個別性を大切にするケア，クライアントの自主性，情報が十分示されたうえでの意思決定と適切な保健医療ケアを尊重し，クライアントとの間に協力的な支援関係を築く．
7. 地域や職場，医療専門家の中において，母乳育児を支援するように行動する．
8. クライアントや医療者，地域への教育活動において，成人学習の理論を実践することができる．
9. 実際の応用に適切かどうかを判断できるように，最新の研究結果を解釈することができる．
10. フォローアップの計画を立て，他の保健医療従事者や地域の支援組織に適切な照会を行い，保健医療ケアチームの一員として職務を果たすことができる．
11. クライアントの包括的な記録を残す．
12. 専門家の倫理規準，地域の法律や規範を遵守し，適切な衛生水準を維持する．
13. WHOの「母乳代用品の販売流通に関する国際規準」に概説されている保健医療従事者のためのガイドラインを遵守する．
14. 適切で規則的な継続教育により知識と技術を維持し深める．

＊IBLCEは，カリキュラム評価国家評議会 The National Council for Curriculum and Assessment（NCCA）の認定を受けて1985年に設立されたラクテーション・コンサルタントの資格認定試験を作成・実施し，IBCLCを認定する非営利組織である．

学術雑誌『Journal of Human Lactation』を発行している．②日本ラクテーション・コンサルタント協会 Japanese Association of Lactation Consultants（JALC）（http://jalc-net.jp/）：日本国内でIBCLCが設立した母乳育児支援者のためのNPO法人．母親と子どもの立場にたった支援ができるIBCLCを育てる，科学的根拠に基づいた情報を母乳育児支援者に広く発信する，母乳育児支援専門家の団体として社会に働きかけることを使命に活動している．母乳育児学習会の開催，母乳育児に関する出版物の刊行も行っている．[180]

国際標準化機構 International Organization for Standardization；ISO ［ISO］ ISOは電気分野を除く工業分野の国際的な国際基準を策定する民間の非政府組織．ISOでは工業生産に関する品質管理システムの認証制度といった国際的な各種活動が行われているが，分析の標準化に関する国際的活動には，標準物質，規格，分析試験所の評価認定，分析の質を総合的にみる国際的な活動がある．医療の世界では初めて臨床検査における測定値の標準化が対象となった．医療の分野の標準化は臨床検査を対象に設置されており，212番目に設置された技術委員会（TC 212）があり，その中には4つのワーキンググループがある．臨床検査の国際基準にはISO 15189として「臨床検査室－品質と適合能力に対する特定要求事項」があり，この国際基準によりわが国でも国際的な基準で検査室の認定が行われている．[263]

国際標準品⇨同国際標準物質→1088

国際標準物質 international biological standard ［国際標準品］ 国際的な組織によって規格が規定された標準物質のこと．標準物質の国際的な機構は，国際標準化機構（ISO）やその下部組織である標準物質委員会（REMCO）などで国際的な指針を作成している．先進国を中心に各分野の標準物質が登録され，医療に関連する生物化学用および臨床用標準物質はアメリカ，EUおよび日本を中心に作成されている．国際生物学的標準品には，公衆衛生学的および社会医学的立場からWHOによって人為的に定められた抗体やワクチンなどの原基的物質がある．臨床検査分野の国際的な標準物質の標準化を推進するために国際度量衡局 Bureau International des Poids et Measures（BIPM）が中心となり，その組織としてトレーサビリティ合同委員会 Joint Committee on Traceability in Laboratory Medicine（JCTLM）が設置されている．このJCTLMには日本から日本臨床検査標準協会が参加している．[263]

国際病理学用語コード⇨同SNOP→108

国際放射線単位測定委員会 International Commission on Radiation Units and Measurements；ICRU ［ICRU］ 国際放射線医学会総会において1925年に組織された委員会で，主に，①放射線および放射能の単位，②放射線医学および放射線生物学における線量の単位とその測定および適用，③測定および測定に必要な物理データについての整備を行っている．委員会は常に最新情報を外部より収集，評価して，最も有効な現在の放射線の使用や手技に関して出版物，報告書などにより情報を提供している．委員会は国籍にかかわらず専門領域の権威者13名により構成され，下部に20の各種の検討組織が存在する．国際放射線防護委員会（ICRP）とは関連領域で密接な関係を有している．本部はアメリ

カのメリーランド州ベセスダ．[24]

国際放射線防護委員会 International Commission on Radiological Protection；ICRP ［ICRP］ 1928年に国際放射線医学会総会で国際X線・ラジウム防護委員会という名称で設置され，専門家の立場から放射線防護に関する勧告を行う国際組織であり，1950年には放射線防護の国際的基準の勧告などを含め現在の呼称となった．委員会は，放射線に関連する全世界の医学，保健，衛生などの国際的な専門家などから構成されている．5つの専門委員会が設けられ放射線防護の基本的な考え方，防護基準，放射線防護の方策などについて検討し，検討結果は勧告あるいは報告（刊行物）という形で公表し，各国の放射線防護基準の規範となっている．日本もこの委員会の勧告に沿って線量限度などを定めている．本部はスウェーデンのストックホルム．[24]

国際保健活動 international hygienic activity WHOや他の国際機関をはじめ，国レベル，民間レベルでの国際的な協力のもとに行われる保健医療活動のこと．WHO憲章第1条で「すべての人々が可能な最高の健康水準に到達すること」をうたっており，この目的達成のために，WHOでは他の国際機関とともに栄養・衛生・環境状態の改善，母子の健康，精神的健康，食品および物的製剤の国際基準や，その他保健分野における研究や指導など多角的な活動を行っている．特に予防接種による感染症の撲滅では成果をあげている．[1356]

国際保健規則 International Health Regulations；IHR 「WHO（世界保健機関）憲章」第21条に基づく国際規則で，感染症の国際的伝播を最大限防止することを目的としている．1951年に国際衛生規則として制定され，1969年に「国際保健規則」と改称，黄熱，コレラ，ペストの3疾患のみを対象としていたが，1990年代後半のSARS（重症急性呼吸器症候群）や鳥インフルエンザなどの新興・再興感染症の流行による国際的な健康危機に対応するため，2005年に大きく改正された．この改正により，天然痘，ポリオ，新種の亜型を原因とするヒトインフルエンザ，SARSなどを含む疾病について，およびその他の原因を問わず国際的に公衆衛生上の脅威となりうるあらゆる事象についてWHOへの報告義務が規定された．また，国際的公衆衛生危機の発生があった場合，被害国などが実施すべき保健措置（感染者や感染が疑われる者の出入国制限などを含む）に関してWHOが勧告を発することができることも規定された．[1271]

国際保健協力 international health cooperation 地球規模で人々の健康と福祉の改善・向上を目指して，WHOが核となり，各国政府（日本では国際協力機構）および各種NGOが協力して活動すること．国や地域間の健康格差の問題だけでなく，航空機の発達と地球規模の開発により，さまざまな疾病が容易に世界各地に伝播し，国内だけでは解決が不可能な問題が多くなり交際協力が不可欠になっている．[1356]

国際薬局方 International Pharmacopoeia；IP 医薬品の品質を保証し，安全管理のための純度や効能などに関し国際基準を示した国際的な薬局方．1902年，ブリュッセルで医薬品の国際標準規格の原理に関する合意が行われ，1906年には同じブリュッセルで医薬用化合物の標準化に関する国際条約が調印された（18か国）．1929年には，国際薬局方の編纂に関する合意がなされ（ブリュッセル），1937年に国際連盟の保健機関が薬局方専門家の技術委任会議を発足させ，1951年に『国際薬局方第1版』がWHOより出版された．1979年，化学物質安全性評価方法に関する科学者グループがつくられ，国連総会で禁止されている有害生産物と安全でない医薬品について情報交換する決議が採択された．1981年に経済開発機構（OECD）は『テストガイドライン』を発行し，1988年には『高生産量化学物質リスト』を出版している．わが国においても，厚生省（現厚生労働省）が1997（平成9）年に「医薬品等安全性情報報告制度」を発足．これらの情報は現在，59か国が参加しているWHO国際医薬品モニタリングセンターに報告され，集積・解析して参加国にフィードバックして医薬品の品質安全管理を国際的に行っている．[1451] ⇨参日本薬局方→2224

国際予防接種証明書 international vaccination certificate，yellow card ［イエローカード］ 入国の際に提出するWHOの形式で書かれた予防接種実施ずみの証明書．現在中南米，アフリカの多くの国が黄熱の接種を要求するほか，コレラがごく一部の国で要求されている．黄色の用紙を用いるのでイエローカードと呼ばれている．[1356]

国際リハビリテーション協会 Rehabilitation International；RI 障害者，サービス提供者，非政府組織，政府機関，研究者，および障害者の権利と参加を推進する人たちの世界的なネットワークとして設立された団体．主な活動は障害者の権利を守り，リハビリテーションや障害者サービスを推進し，障害者とその家族の権利を認める政策や法律を国際的に推進すること．1922年に国際肢体不自由児協会 The International Society for Crippled Children が設立され，1939年国際肢体不自由者福祉協会 The International Society for the Welfare of Cripples，1960年国際障害者リハビリテーション協会 The International Society for the Rehabilitation of the Disabled を経て，1972年に国際リハビリテーション協会と改称された．[540]

国際連合 「国連」の項目を見よ

国際連合教育科学文化機関⇨同ユネスコ→2862

国際労働機関 International Labour Organization；ILO ［ILO］ 全世界の労働者のために社会正義を促進することを目的として，1919年国際連盟と提携する自治機関として設立された．1946年に国連との提携を行っている．2009（平成21）年5月現在，日本を含め183か国が加盟している．本部はスイスのジュネーヴにある．活動内容は，①労働・生活条件を改善するための国際的な政策や計画の立案，②各国政府にとって指針となる国際労働基準の作成，③各国に対する技術援助，④必要な訓練，教育，調査の実施である．1969年にはノーベル平和賞受賞．1977年の第63回総会において看護職員の雇用・労働条件および生活状態についてILO看護職員条約（ILO条約第149号）を定めたが，日本はまだ批准には至っていない．[465] ⇨参看護職員条約→597

コクサッキーウイルス感染症 coxsackie virus infection コクサッキーウイルスによる感染症．コクサッキーウ

こ

イルスは咽頭喉頭と腸管で増殖し，主に糞便中に排泄される．感染すると血流を介して全身に広がり，一般的には不顕性感染が多く，A群とB群に大別される．コクサッキーA群ウイルス感染症では，無菌性髄膜炎，手足口病(水疱性発疹症候群)，ヘルパンギーナ(小水疱性咽頭炎または発熱性咽頭炎)などの症状を呈する．一方，コクサッキーB型ウイルス感染症では，心筋炎，流行性筋肉痛症などの症状を呈する．新生児の場合は致命率が高い．[242]

克山(こくざん)**病**　Keshan disease　中国の北東部から南西部にかけてみられる心筋症を主とする疾患．1935年に黒龍江省克山県で多発した．死亡率の高い原因不明の奇病とされてきたが，現在では，セレン欠乏を主とする栄養障害が原因で発症すると考えられている．セレンはビタミンEと一緒に抗酸化物質として作用し，正常な細胞活動の副産物であるフリーラジカルによる損傷から細胞を保護する．セレン欠乏症になると，心臓や筋肉で抗酸化物質が不足し，心筋症や筋力低下を生じる．この地域の土地や水はセレンの含有量が少ないことと，食糧を自給自足しており栄養素が偏りやすいことからセレン欠乏を招いたとされる．最近ではコクサッキーウイルスの関与があることも報告されており，セレン欠乏にウイルス感染が加わって発病するものと推測されている．[46,1005]

黒子　lentigo　俗にほくろと呼ばれる．直径数mmまでの褐色から黒色の色素斑で扁平または隆起する．組織学的には単純黒子か母斑細胞母斑である．[979] ⇨参ほくろ→2688

コクシエラ〔属〕　*Coxiella*⇨参Q熱→99

コクシジオイデス・イミチス　*Coccidioides immitis*　土壌中に生息する二形性真菌の1つ．アメリカ大陸の特定の地域に発生する深在性真菌症であるコクシジオイデス症の原因真菌である．経気道的に肺や全身に感染を起こす．[324] ⇨参肺コクシジオイデス症→2336

コクシジオイデス症　coccidioidomycosis⇨同肺コクシジオイデス症→2336

黒質　substantia nigra；SN　中脳の大きな神経核を指し，中脳の全長にわたっている．この細胞は被蓋と大脳脚の境に存在し，メラニン顆粒を含みドパミンを産生．神経伝達物質としてのドパミン以外にもセロトニンやペプチドのサブスタンスPなどが含まれており，線条体，被殻，尾状核との回路が存在する．この回路が損傷されると振戦・麻痺が生ずるとされる．パーキンソン Parkinson 病の主たる病変部位である．[1017]

黒質-線条体投射　nigra-striatal projection　黒質の緻密部から大脳基底核の線条体へのびる投射系．黒質線条体線維の伝達物質はドパミンであり，皮質脊髄路の調節に関係する．黒質が変性し，ドパミンが著しく減少する疾患がパーキンソン Parkinson 病である．[1230]

黒死病　black death　ペスト plague の俗称であるが，特に14世紀に発生し，ヨーロッパで2,500万人以上が死亡した流行病のこと．[288] ⇨参ペスト→2625

黒色アカントーシス⇨同黒色表皮腫→1090

黒色癌前駆症　precancerous melanosis Dubreuilh　［前癌性黒色症］　1912年フランスの皮膚科医デュブレー William A. Dubreuilh(1857-1935)の命名による．境界明瞭で形は不整，色調も淡褐色から黒色調までが混在する不均一のやや大型の色素斑で，高齢者の露光部，特に顔面に好発．本症は悪性黒色腫の癌前駆症ないし表皮内癌の1つで，病巣の一部隆起や結節形成，また著しい黒化あるいは拡大する傾向を示す場合には悪性黒色腫への進展を疑う．ただし，本症から進展した悪性黒色腫の予後は，他のタイプに比べて比較的良好．切除が確実で治療の第一選択となる．自然消失することもある．[502] ⇨参ハッチンソン黒色斑→2385

黒色期⇨参褥瘡→1476

黒色棘皮症　acanthosis nigricans⇨同黒色表皮腫→1090

黒色菌糸症⇨同黒色糸状菌症→1090

黒色糸状菌症　phaeohyphomycosis　［フェオヒフォミコーシス，黒色菌糸症］　黒色真菌感染症の1つで，フェオヒフォミコーシスといわれている．組織内菌要素は胞子ではなく，菌糸であり，皮下型と全身型に大別される．主な原因菌は，エクソフィアラ *Exophiala* で皮下型が *E. jeanselmei* で，全身型が *E. dermatitidis* である．[242] ⇨参黒色真菌感染症→1090

黒色腫　melanoma⇨参悪性黒色腫→140

黒色症⇨同黒皮症→1091

黒色真菌感染症　dematiaceous fungal infection　黒色真菌を原因菌とする感染症のこと．黒色真菌は集落が黒色または黒褐色を呈する一群の真菌で，フォンセセア *Fonsecaea*，エクソフィアラ *Exophiala*，クラドスポリウム *Cladosporium*，フィアロフォラ *Phialophora* の4属が病原真菌として知られている．これらは土壌や腐食植物に生息し，外傷から伝播される．黒色真菌感染症は，黒色分芽菌症(疣状皮膚炎，クロモミコーシスまたはクロモブラストミコーシス)，菌腫または足菌腫 mycetoma，黒色糸状菌症(フェオヒフォミコーシス)に分類できる．クロモミコーシスは潰瘍や疣状腫瘤を形成する皮膚疾患で，原因菌は *Fonsecaea pedrosoi* が大部分を占め，ときに脳や内臓に転移する．しかし，クロモミコーシスやフェオヒフォミコーシスが黒色真菌感染症と同義語として使用されている場合もあり，用語は必ずしも一致していない．[242] ⇨参黒色分芽菌症→1090，足菌腫→1832，黒色糸状菌症→1090

黒色真菌症⇨同黒色分芽菌症→1090

黒色舌⇨同黒毛舌→1093

黒色癜風(でんぷう)　pityriasis versicolor nigra⇨参癜風(でんぷう)→2088

黒色表皮腫　acanthosis nigricans　［黒色表皮肥厚症，黒色アカントーシス，黒色棘皮症］　腋窩，頸部，鼠径部などの間擦部が色調の濃いビロード状を呈する状態．腫瘍ではないので日本語の表皮腫というのは用語上不適切であるが，慣用されている．一般に肥満，糖尿病，クッシング Cushing 症候群などの内分泌異常に伴って認められるものを良性，胃癌などの悪性腫瘍の存在を示す皮膚症状(傍悪性腫瘍，デルマドローム)として認められる場合に悪性黒色表皮腫と呼ばれる．[95]

黒色表皮肥厚症⇨同黒色表皮腫→1090

黒色分芽菌症　chromoblastomycosis　［クロモブラストミコーシス，黒色真菌症，クロモミコーシス］　褐色の色素をもつ黒色真菌のうち，いくつかの種類によって起こされる皮膚・皮下組織の感染症(黒色真菌感染症)の一病型．これらの菌(*Fonsecaea pedrosoi*, *Phialophora verrucosa* など)は土壌中や植物などに生息し，外傷などを契機に皮膚に侵入して，暗紅色から暗褐色調の隆起性病変を形成．自家接種による拡大や，リンパ・血行性に他の臓器に病変が及ぶこともある．組織学的には，皮下組織の肉芽腫性病変内に厚い壁と菌のもつ色素により褐色色調を呈する硬膜胞子が特徴的にみられる．痂皮や生検組織を培養すると，寒天培地上で黒色調のコロニーをつくる．切除や抗真菌薬内服を行う．使い捨てカイロによる加温もよい．[502]

黒色便⇨同タール便→1853

黒色面皰(めんぽう) black comedo, black heads ［**開放面皰**(めんぽう)］ 軟毛を含む毛包脂腺系に，皮脂と角質が貯留した面皰のうち，毛孔が開大して黒色に見えるもの．にきびの基本的病変の1つ．よく洗顔をし，油性化粧品を避けることが大切である．[502] ⇨参尋常性痤瘡(ざそう)→1558

黒水熱 black water fever 熱帯熱マラリアの合併症で，原因はマラリア治療薬の投与によるといわれており，大量の赤血球の破壊が原因である．悪寒戦慄，高熱，黄疸，ヘモグロビン尿がみられ，急性腎不全を起こし死亡することもある．必要に応じ透析療法を行う．[288] ⇨参熱帯熱マラリア→2281

国勢調査 census 人口静態統計を得るために，「統計法」に基づいて国(総務省)によって1920(大正9)年から5年ごとに実施されている全国規模の全数調査．当該年の10月1日午前0時を観察時刻として行われる．世帯ごとに，調査員が調査票をとめおき，回収時に記載事項を確認して回収する．調査項目は，国民一人ひとりの性別，年齢，就業状況，所属産業，職業，就業上の地位，収入の種類，配偶関係，教育程度，世帯，住居の種類などで，行政の基本資料として利用される．[467] ⇨参人口静態統計→1543

黒癬(こくせん) tinea nigra ［**手掌黒癬**(こくせん)］ 黒色真菌の一種である *Hortaea werneckii* によって引き起こされる表在性皮膚感染症で，青少年の手掌に黒褐色の色素斑として好発．足裏にみられることもある．熱帯や亜熱帯地方に多いが，わが国においても九州，沖縄，四国のほか，本州(岡山，神奈川，東京，千葉)に少数の報告例がみられる．治療には抗真菌薬外用が有用．[502]

極超短波療法 microwave diathermy, microwave therapy ［**マイクロウェーブ療法**］ 温熱療法の1つ．周波数2,450 MHz(メガヘルツ，波長12.2 cm)の極超短波(マイクロ波)を使用し，筋組織での発熱による温熱効果や血管の拡張，それに伴う血液供給量の増大や血行の促進，鎮痛効果を図る．適応は，筋挫傷，捻挫，腱鞘炎などの亜急性期以降の外傷や関節リウマチなど．悪性腫瘍，感覚障害，血栓症，出血傾向のある患者のほか，金属をよく加熱することから体内にペースメーカーや金属類が埋入されている患者では禁忌である．[233]

黒吐病⇨同黄熱→395

国内検疫 domestic quarantine 感染症，家畜伝染病，有害な動植物のまん延を防ぐため，隔離や消毒等の必要な検査や措置をとること．人の場合，「感染症予防法」に基づき，必要に応じて船舶，列車等の検疫を行う．家畜は「家畜伝染病予防法」による検疫，植物は「植物防疫法」による植物検疫が行われ，伝染病にかかった家畜や有害な動植物の移動が制限・禁止される．[1356]

黒内障 amaurosis ［**くろそこひ**］ 瞳が白くなる白内障(しろそこひ)に対して用いられた用語．瞳が黒く一見異常は見られないのに，視覚が低下して見えなくなること．眼底疾患のほか，血管障害による一過性黒内障などがある．[975]

黒内障性猫眼 amaurotic cat's eye 網膜芽細胞腫や偽膠腫などが硝子体内に隆起することにより，瞳孔が猫の眼のように光って見えること．白色瞳孔がみられたときの症状名．[651]

国内標準品 national biological standard 国際標準物質をもとに規格制定し国内で実用に供される標準物質．生物学的には，CRP(C反応性タンパク)，免疫グロブリンなどがあり，国立感染症研究所で検査されている．また生物学的製剤には各種ワクチンやウイルス，抗毒素などがある．日本臨床検査標準協議会(JCCLS)からはイオン選択電極用常用標準血清，含窒素・グルコース標準血清，脂質測定用標準血清，日本・認証常用酵素標準物質，血液ガス測定用標準物質などの常用標準血清が提供されている．国内の臨床検査分野の標準物質は独立行政法人産業技術総合研究所計測標準研究部門で研究が行われている．[263]

黒皮症 melanoderma, melanodermia, melanosis ［**黒色症，メラノーシス**］ 皮膚にびまん性ないし斑状の褐色から黒色調の色素沈着が全身性および限局性にみられる皮膚病変に用いる名称．メラニン色素の増加による．全身的なものには，副腎皮質機能低下症であるアジソン Addison 病などの内分泌異常，ヘモクロマトーシスなどの代謝異常，神経皮膚黒色症，遺伝性対側性色素異常症があり，外因によるものとして色素沈着型接触皮膚炎，ナイロンタオルによって生じる骨直上部の摩擦黒皮症がある．原因が明らかなものはそれに対処する．[502]

国保⇨同国民健康保険→1092

国保保健婦 ［**国民健康保険組合保健婦**］ 第二次世界大戦に向かう1938(昭和13)年，健民健兵政策の一環として「国民健康保険法」が公布され，国民健康保険組合の保健婦(現保健師)として誕生．当時の保健婦には身分法がなく，国保保健婦の前身である社会保健婦，看護婦，保健婦，保健指導婦などのさまざまな名称をもつ人たちによって国民健康保険の保健施設活動が行われた．戦後，国保保健婦は市町村に配置され，赤字をかかえた国民健康保険の再建にも尽力．保健所長の指導下におかれ，所要経費もちの保健所の併任となり，保健所，市町村の連携強化が図られた．1978(同53)年に厚生省(当時)は，国民健康づくりの通知により，国保保健婦の身分を市町村保健婦に一本化し，この名称はなくなったが，市町村保健活動に継続された．[73]

国保連合会⇨同国民健康保険団体連合会→1092

国民医療費 national cost of medical care, national health expenditure 毎年，厚生労働省が集計し公表する国民医療費は「当該年度内の医療機関などにおける傷病の治療に要する費用を推計したもの」という定義に基づいている．具体的には，傷病にかかわる診療に対し，患者および保険者などからなされる支払いを中心に推計した統計であり，診療報酬額，調剤報酬額，入院時食事療養費，老人保健施設における施設療養費，老人訪問看護療養費，訪問看護療養費のほかに，健康保険などで支給される看護費，移送費などを含んでいる．

なお，医療費の範囲を傷病の治療費に限っており，正常な妊娠や分娩などに要する費用，健康診断や予防接種などに要する費用，義眼や義肢などの費用，老人保健施設における食費，おむつ代などの利用料は含んでいない．また，患者が負担する入院時室料差額分，歯科差額分などの費用も計上されない．2007(平成19)年度の国民医療費は34兆1,360億円，1人当たりの国民医療費は26万7,200円，国民医療費の対国民所得比は9.11%である．[607]

国民医療法⇨参医療法→285

国民衛生の動向 trend of national health and hygiene わが国の衛生指標の動きを中心に，1950(昭和25)年より保健，医療，環境などに関する現状および問題点，将来像について，衛生行政の動きと合わせて解説した冊子．『厚生の指標』の臨時増刊として，年1回財団法人厚生統計協会より発行．[467]

国民栄養調査⇨同国民健康・栄養調査→1092

国民皆年金 universal pension insurance 20歳以上60歳未満のすべての国民が公的年金制度に加入し，基礎年金給付を受けるわが国独自の仕組み．1961(昭和36)年に施行され，社会全体で老後の生活の安定のための所得の獲得に対応していくことを目指している．

国民皆保険制度 universal health insurance coverage すべての国民がいずれかの医療保険に必ず加入し，その保険で医療を受けることを定めた制度．強制加入による社会保障制度の根幹をなす．1961(昭和36)年4月の「国民健康保険法」の全面実施により，国民皆保険制度が実現した．[157]

国民健康・栄養調査 national health and nutrition survey ［国民栄養調査］「健康増進法」に基づく調査で，国民の身体の状況や栄養摂取の状況および生活習慣の状況を把握し，健康増進，栄養改善対策を通じた総合的な健康づくりの基礎資料とすることを目的として毎年実施される．厚生労働省が企画立案し，実際の調査は地域の保健所が行う．国民生活基礎調査により設定された300地区から無作為に抽出された世帯員約1万5,000人を対象に，11月の特定の2日間を使って，身体状況調査は身長，体重，腹囲，血圧，血液検査，1日の運動量(歩行数)，問診(服薬状況，運動)を，栄養摂取状況調査は世帯員各自の食品摂取量，栄養素などの摂取量，食事状況(欠食，外食など)を，生活習慣調査は食生活，身体活動・運動，休養(睡眠)，飲酒，喫煙，歯の健康などに関する生活習慣全般を調べて集計する．2002(平成14)年までは「栄養改善法」(2003年廃止)に基づく国民栄養調査として行われていたが，調査項目を拡充して引き継がれた．[467]

国民健康調査 national health survey 世帯の疾病・傷害などの傾向を把握する目的で，1953-86(昭和28-61)年，実施されていた調査．旧厚生省所轄のもので1948(同23)年から実施されていた世帯調査の拡充に伴い改称された．1965(同40)年までは1か月間，1967-71(同42-46)年は15日間，1972(同47)年以降は3日間にわたり，無作為抽出により選ばれた各世帯が配付されたカレンダーに罹病した疾病の記録を行い，調査員が確認し感染症や急性疾患の罹患率を把握しようとしたものである．1986(同61)年に「厚生行政基礎調査」「国民生活実態調査」「保健衛生基礎調査」の3調査と統合され，「国民生活基礎調査」に変更されている．[457] ⇨参国民生活基礎調査→1092

国民健康保険 national health insurance ［国保］地域保険であり，その保険者は市町村および特別区で，国民健康保険組合が保険者になる場合もある．被保険者は健康保険(政府管掌・組合管掌健康保険)の被保険者を除く自営業者や無就業者などの人びとで，財源は税法式(地方税法に基づく国民健康保険税方式が全市町村の約9割)，もしくは保険料方式によって被保険者から徴収される保険料および国庫によってまかなわれる．[157]

国民健康保険組合保健婦⇨同国保保健婦→1091

国民健康保険団体連合会 Federation of National Health Insurance Association ［国保連合会］「国民健康保険法」第83条に基づき設立された公的な法人．国民健康保険は地域医療保険であるため，市町村および特別区もしくは国民健康保険組合が保険者だが，それらが共同して国保事業の目的達成に必要な業務を行う．都道府県ごとに47団体が組織され，審査支払い，事業振興，健康づくりの推進・啓発・育成，広報宣伝，運営協議会の組織，損害賠償求償事務，介護保険事業，障害者自立支援給付費等支払事業ほかの業務がある．国保連合会と略称される．

国民死亡率表⇨同国民生命表→1092

国民生活基礎調査 comprehensive survey of living condition of the people on health and welfare 厚生労働省が実施する，政策の企画立案の基礎資料とすることを目的とした調査．3年ごとに大規模調査が，それ以外の年にも簡易調査が実施される．調査項目は，世帯の構成，住居，収入，支出，貯蓄，課税，就業，社会保険，傷病，治療，健康管理，介護など．調査客体(対象)は，都道府県ごとに抽出された一般世帯．他の各種調査の対象をこの調査の対象から抽出している．医療に関する指標として，有訴者率，通院率，日常生活に支障がある者率などが算出され，一部は『国民衛生の動向』にも掲載されている．医療機関を対象とした患者調査に比べ，病名などは不正確．[467]

国民生命表 population mortality table ［国民死亡率表］地域住民や国民の死亡資料によって作成される生命表．人口静態・人口動態から生命関数を計算し，日齢，月齢，年齢の区分ごとに表としたもの．綿密な資料・計算に基づく完全生命表と，より簡便な簡易生命表がある．死因別の特定死因生命表のように死因を限定したものもある．平均寿命の推定にも用いる．[467] ⇨参生命表→1709

国民線量 population dose 国民一人ひとりの平均値としての放射線被曝線量．ある集団あるいは国民全体が受けた放射線診断や治療，集団検診，その他あらゆる種類の放射線被曝による被曝線量を調査して加算し，さらに国民の人口で除した値．国民の電離放射線による遺伝的影響を調査する場合などに必要である．1つの国民を対象とした場合の集団線量，遺伝有意線量，白血病有意線量，国民を対象とした生殖腺線量，骨髄線量などをいう．[18]

国民年金 national pension 1959(昭和34)年4月に制定された「国民年金法」に基づく公的年金制度．既存の公的年金制度が適用除外していた5人未満の企業の被保険者，自営業者などを対象として発足し，これにより制度的には国民皆年金制度が確立された．この制度では，法の適用が及ばない者(すでに高齢に達している者，制度以前からの障害者，死別母子世帯など)に対して無拠出制の社会扶助的な性格をもつ福祉年金が導入され，1959(同 34)年から支給が開始された．拠出制年金制度は，1961(同 36)年に施行され，保険料の徴収と支給が始められた．国民年金の発足を機に，公的年金の制度間を移動した者にも各制度における加入期間などを通算して年金を支給できる「通算年金通則法」が制定された〔1985(同 60)年の「国民年金法」改正に伴い廃止〕．1986(同 61)年に実施された新年金制度では，国民年金からすべての国民に共通する基礎年金が支給されることとなった．1989(平成元)年の改正では 20 歳以上の学生にも強制適用されたが，2000(平成 12)年からは卒業後に保険料を追納できる納付特例が導入された．[457]

国民病　people disease, national disease　多くの国民が罹患し，その国のさまざまな分野に影響を与えるような疾病をいう．わが国では結核を指すことが多かったが，「売春防止法」施行前の性病や現在の癌などもこれにあたる．最近では多様化し，高血圧，糖尿病，肝疾患(特に B 型，C 型)に加え，花粉症，歯周病，腰痛，肩こりなどもいわれるようになっている．[1356]

国民負担率　national burden rate　国民所得に対する租税(いわゆる税金)および社会保険料負担の比率として計算される値．自国の国民経済の中で政府を中心とした公的主体の活動がどの程度かを知る指標としてみることもできる．一方，マクロの統計ではみることのできない家計の負担をみることも可能．さらに，それらを使って国際比較も行うことができる．また，公的負担や私的負担の関係などの議論として利用されることが多い．この数値を議論するときの問題点は以下のとおり．①公的負担による社会保険料や租税を使った保障が増大すれば，個人や企業の私的負担が軽減される．またその逆もありうる．したがって二者を独立して議論するのではなく，公的負担は私的負担とあわせて議論すべきである．この点と個人の所得水準を考慮したうえでの公的負担の議論が重要であること．②国民負担率には財政赤字が考慮されていないので，公的部門の活動実態の内容の吟味や国際比較などには注意を要すること．③国民負担率と経済成長率などの国民経済との相関関係が，まだ明らかにされていないので，国民経済の活力を維持，発展させていくには公的主体の活動を国民経済全体の中でどの程度の範囲に抑えておく必要があるのか見いだされていない．ただし，わが国の社会保障審議会は高齢化のピーク時においても，国民負担率を 50% 以下にとどめるべきであるとの見解を示している．これにより，活力ある安定した社会を維持するために経済と社会保障の調和を図り，公私の活動の適切な均衡をとることを目ざしている．その実行のプロセスや成果を議論する指標として国民負担率は有効である．[868]

黒毛舌　black hairy tongue, lingua villosa nigra　［黒色舌］　舌乳頭の増殖と角質増生によって舌背にビロード状の黒色や褐色の毛様物をきたした状態を指す．黒色調は細菌(バシラスサブティリス変種ニガー *Bacillus subtilis* varietas *niger*)の産出する色素によるとされており，カンジダが共棲することもある．抗生物質，ステロイドの使用や糖尿病が誘因と考えられている．ポビドンヨードでうがいし，口腔内を清潔にする．[1367]

コクラン共同計画　Cochrane Collaboration　薬物治療をはじめとして，手術，リハビリテーション，看護，診療療法，鍼灸などすべての医学的介入の有効性とリスクに関する最新のエビデンスを系統的に収集，評価し，統計学的に統合して解析を行った成果を提供する国際プロジェクト．イギリスの国民保健サービス National Health Service (NHS)の一環として始まった．すべての医学的介入についてランダム化比較試験 randomized controlled trial が必要であり，その要約と最新化された情報が必要な人に伝えられるべきであることを力説したコクラン Archibald (Archie) L. Cochrane (1909-88)の名に由来している．分野別の共同レビューグループ Collaborative Review Group，横断的テーマや方法論の検討グループ Methods Working Group，成果をまとめたコクランライブラリー Cochrane Library からなり，これらの活動を支援する研究調査機関としてコクランセンター Cochrane Center がある．[663] ⇨参コクランライブラリー→1093

コクランライブラリー　Cochrane Library　コクラン共同計画が提供するデータベース集．収集・評価・解析を行う共同レビューグループによるレビュー結果がメタアナリシスのグラフと併せて示される Cochrane Database of Systematic Review (CDSR)を中核として，レビュー論文データベース York Database of Abstracts of Reviews of Effectiveness (DARE)，コクラン共同計画で登録されたランダム化比較試験 randomized controlled trial および比較臨床試験 controlled clinical trial の論文データベース Cochrane Controlled Trials Register (CENTRAL/CCTR)，系統的レビューの方法論に関する論文の書誌事項データベース Cochrane Review Methodology Database (CRMD)の 4 つが含まれ，CD-ROM のほか Web 上でも利用可能．英語だけでなく，すべての言語の論文を出版，非出版を問わず網羅したデータベースで，感度が高く見落としが少ない．[663] ⇨参コクラン共同計画→1093

国立遺伝学研究所　National Institute of Genetics　1949(昭和 24)年に創設され，静岡県三島市に所在．生命科学における先端研究と，そのための基礎整備ならびに人材養成を主幹とする．35 の研究グループより構成，遺伝学系の広範囲な研究がなされている．2004(平成 16)年に国立情報研究所，統計数理研究所ならびに国立極地研究所とともに大学共同利用機関法人 情報・システム研究機構の一組織として法人化．DNA データバンク，生物遺伝資源センター，DNA シーケンシングセンターを運営し，教育面では総合研究大学院大学の遺伝学専攻を分担し，500 名以上の教育・研究者を有し，年度ごとに国際水準での 200 以上の研究論文を発表している．[24]

国立医薬品食品衛生研究所　National Institute of Health Sciences；NIHS　医薬品や食品のほか，生活環境中に存在する多くの化学物質について，その品質，安全性ならびに有効性を正しく評価するための試験，研究や調査を行う機関．1997(平成 9)年に従来の国立衛生試験所から改組，改称された．分野としては医薬品・医療機器分野，食品分野，生活関連分野，生物系分野，安全情報関連分野があり，薬品部，療品部，食品部，衛生微生物部などの15の研究部ならびに安全性生物試験研究センターから構成されている．国際的にはIPCS（国際化学物質安全性計画）での化学物質の安全性評価，JECFA（国連食糧農業機関／世界保健機関合同食品添加物専門家会議）での食品添加物の安全性評価，JMPR（国連食糧農業機関／世界保健機関合同残留農薬専門家会議）での食品中の残留農薬の安全性評価，FAO/IAEA（国連食糧農業機関／国際原子力機関）での照射食品の安全性評価，OECD（経済協力開発機構）での既存化学物質や新開発食品の安全性評価などのプロジェクト，毒性試験ガイドラインの制定・改訂などの協力事業ならびにJICA（独立行政法人国際協力機構）や世界保健機関のWPRO（西太平洋地域事務局）を通じて各国との専門家の相互派遣プログラムや，研究者の受け入れと研修も実施．施設所在地は東京都世田谷区．[24]

国立衛生試験所⇨参国立医薬品食品衛生研究所→1093

国立感染症研究所 National Institute of Infectious Diseases 1947（昭和22）年に国立予防衛生研究所として設立され，1997（平成9）年4月1日の改組で発足した機構．現在の研究部門は専門11部（ウイルス第1，ウイルス第2，ウイルス第3，細菌第1，細菌第2，寄生動物，感染病理，免疫，生物活性物質，細胞化学，昆虫医科学，獣医科学，血液・安全性研究）と，4室（国際協力，バイオセーフティ管理，放射能管理，動物管理），4研究センター（感染症情報，エイズ研究，病原体ゲノム解析研究，ハンセン病研究）より構成されている．研究部門は東京都新宿区にあり，検定関係の部門は武蔵村山市に，このほか，ハンセン病研究センターは東村山市に所在．主な活動内容は感染症に関連する基礎・応用研究，レファレンス，サーベイランスと情報の収集・解析・提供，国際協力業務ならびに国内外の技術者に対する研修業務など．[24]

国立がんセンター National Cancer Center 癌ならびにその関連疾病を対象とする広範囲な総合臨床・基礎研究の機関・施設．1962（昭和37）年に東京都中央区築地に設立され，その後1992（平成4）年に千葉県柏市に国立がんセンター東病院が完成，隣接して研究所支所も設立され，拡張と充実がなされている．わが国の癌施策の中心的な部門として，また，世界的な癌対策の中核的な総合施設として，診療，研究，研修，情報収集・発信がなされている．中央病院，東病院および臨床開発センター，がん予防・検診研究センター，がん対策情報センター，研究所および疾病ゲノムセンターならびに運営局より構成されている．[24]

国立健康・栄養研究所 National Institute of Health and Nutrition 1920（大正9）年に当時の内務省の栄養研究所として発足したが，2001（平成13）年に政府の行政改革の方針に基づいて独立行政法人国立健康・栄養研究所となり，国民の健康の保持・増進ならびに栄養・食生活に関する調査・研究を施行し，公衆衛生の向上および増進を図る公的機関．東京都新宿区に所在．研究部門は栄養疫学，健康増進，臨床栄養，栄養教育，基礎栄養，食品保健機能の各プログラム部門のもとに多彩なプロジェクト部門が構成されている．また，情報部門として情報センターが設置されており，健康食品情報，健康・栄養情報，IT支援の各プロジェクトがある．対外的には国際産学連携センターがあり，国際栄養およびニュートラシューティカルズプロジェクトが設定され，その他，NR（栄養情報担当者 nutritional representative）養成・セミナー業務部門がある．研究を中心とする事業のなかには民間機関からの共同研究，受託研究，協力研究員の受け入れなどの制度があり，実験施設の外部からの利用も可能．[24]

国立公衆衛生院 National Institute of Public Health 公衆衛生関連施設従事者の教育と公衆衛生全般の調査研究を行うために，1938（昭和13）年に東京の港区白金台に設立された16の研究部と研究・専門・専攻の3つの教育課程をもつ厚生労働省（旧厚生省）の付属機関．2002（平成14）年に国立医療・病院管理研究所と統合され，名称も国立保健医療科学院となった．その際，各研究部門の内容も大きく変わり，所在地も埼玉県和光市に移転した．[1356] ⇨参国立保健医療科学院→1095

国立社会保障・人口問題研究所 National Institute of Population and Social Security Research ［人口問題研究所］ 旧厚生省付属として1939（昭和14）年に設立された人口問題研究所が，1996（平成8）年に社会保障研究所と統合され，国立社会保障・人口問題研究所となった．医療・保健・介護・福祉などの社会制度の基礎資料となる将来人口推計など，わが国の人口政策に寄与するための政策研究を行う機関．例えば，結婚と出産に関する出生動向基本調査の結果，合計特殊出生率（女性が生涯に産む子どもの数）や平均寿命などの将来見通しが，わが国の少子高齢社会としての今後を予測する指標として用いられる．[1211]

国立循環器病センター National Cardiovascular Center；NCVC ［NCVC］ 1977（昭和52）年に大阪府吹田市に循環器病に関する先端的な治療と研究の推進を目的として設立され，予防，診断，治療法の開発，成因，病態の解明から専門技術職の養成に至る活動を中心に，成人・小児の心臓病，血管疾患および脳卒中などの循環器疾病対策を総合的に推進しているセンター機構．病院ならびに研究所を擁立し，病院は特定機能病院であり，特殊病棟を含め640床，職員は医師および専門職，研究所その他を併せて約1,000名弱で構成されている．[24]

国立精神・神経センター National Center of Neurology and Psychiatry 1998（平成10）年に成立した「中央省庁等改正基本法」によりできた厚生労働省に所属する国立高度専門医療センターの1つで，政策医療（国の医療政策として担うべき医療）を担う．主に精神疾患，神経疾患，筋疾患，知的障害，その他の発達障害などを対象に高度で先駆的な医療を行う．国立高度専門医療センターには，国立精神・神経センターのほか，国立がんセンター，国立循環器病センター，国立国際医療センター，国立成育医療センター，国立長寿医療センターがある．これらのセンターは，診断，治療，医療従事者の研修を担う機関として整備されている．政策医療は，診療，臨床研究，教育研修，情報発信などの四本柱からなる．医療の再編の背景には，医療を取り巻く環境の変化があり，基本的な一般医療は，原則として公私立の医療機関にゆだね，高度で先駆的な医療や歴史的・社会的経緯などから，地方・民間での対応が難しい医療を国立病院・療養所で行うことになった．2002(同 14)年制定の「独立行政法人国立病院機構法」に基づき，2004(同 16)年に独立行政法人国立病院機構が発足．国立精神・神経センター国府台病院は 2008(同 20)年，精神・疾患の研究・治療から，一般診療科および肝炎，免疫などを主体に研究・治療するセンターへと再編成された．しかし，国立高度専門医療センターと国立ハンセン病療養所は引き続き，国の機関として政策医療を行う．[1451]

国立多摩研究所⇨参ハンセン病研究センター⇀2413

国立保健医療科学院 National Institute of Public Health；NIPH 2002(平成 14)年，国立公衆衛生院と国立医療・病院管理研究所が統合されて発足した国立試験研究機関．主に地方公共団体において保健医療，生活衛生，社会福祉分野にかかわり指導的役割を担う人材を育成することを目的に研修を行うとともに，国の政策課題について調査・研究を恒常的に実施している．[448]

国立予防衛生研究所⇨参国立感染症研究所⇀1094

国連エイズ合同計画 Joint United Nations Programme on HIV/AIDS；UNAIDS 世界的な拡大をみせるエイズ(AIDS)に対し，国連の諸機関が協力し，効率的かつ包括的な対策を実施するために設立された機関．1994 年の経済社会理事会決議を経て，1996 年に発足し，活動を開始した．UNAIDS の活動は，世界保健機関(WHO)，国連難民高等弁務官事務所(UNHCR)，国連児童基金(UNICEF)，世界食糧計画(WFP)，国連開発計画(UNDP)，国連人口基金(UNFPA)，国連薬物犯罪事務所(UNODC)，国際労働機関(ILO)，国連教育科学文化機関(UNESCO)，世界銀行 World Bank の 10 機関の共同出資により実施されている(2009 年 8 月現在)．本部はスイスのジュネーブ．UNAIDS の目的は，エイズの感染拡大を抑止し，減少させることである．そのために，政策開発と政策策定者への働きかけ，技術情報やガイドラインの提示と各国への技術支援，流行のモニタリングと評価，研究などを実施している．[1523] ⇨参後天性免疫不全症候群⇀1038

国連環境開発会議 United Nations Conference on Environment and Development；UNCED ［**地球環境サミット，環境と開発のための国際連合会議，UNCED**］ 1992 年，国際連合主催でブラジルのリオデジャネイロで開かれ，産業団体や市民団体，世界約 180 か国の政府代表が参加した，のべ 4 万人以上の国連史上最大規模の会議．持続可能な開発に向けた地球規模での構築を内容とする「環境と開発に関するリオデジャネイロ宣言」と，この宣言の行動計画の「アジェンダ 21」「森林原則声明」が合意され，「気候変動枠組条約」と「生物多様性条約」が提起され署名が行われた．また，環境と開発に関する国連会議を受けて，国連の経済社会理事会のもとに「持続可能な開発委員会」(CSD)が設置された．[24]

国連国際児童緊急基金 United Nations International Children's Emergency Fund；UNICEF⇨同国連児童基金⇀1095

国連児童基金 United Nations Children's Fund；UNICEF ［**ユニセフ，国連国際児童緊急基金**］ 第 1 回国連総会(1946)決議により，戦争により荒廃した地域の児童に対する緊急援護を目的とする国連国際児童緊急基金 United Nations International Children's Emergency Fund(UNICEF)として設立された一国連機関．その後，開発途上国や被災地に対する援助機関としての性格が強まり，1953 年に名称を国連児童基金 United Nations Children's Fund に変更した(略称である UNICEF はそのまま存続)．本部はニューヨーク．活動内容は，児童に対する保健，衛生，栄養改善，家庭および児童福祉，教育などに関する長期的な一般援助と，緊急援助である．1965 年にはノーベル平和賞受賞．2009 年 8 月現在 150 以上の国および地域で活動を行っている．[465] ⇨参児童の権利に関する条約⇀1325

国連人口基金 United Nations Population Fund；UNPF 1967 年に国連人口活動信託基金 United Nations Fund for Population Activities(UNFPA)という名称で設置され，その後 1987 年の国連総会で「国連人口基金」と改称された自立的補助機関．ニューヨークに本部を置く．主な活動は人口問題分野における情報交換や各国政府と研究機関への資金援助．特に，人口爆発を抑制するため，途上国に対する家族計画の普及にも力を入れており，世界各地で 700-900 のプロジェクトを実施．毎年，世界人口白書を発表する．[271]

国連人間環境会議 United Nations Conference on the Human Environment ［**ストックホルム会議**］ 1972 年 6 月，スウェーデンのストックホルムで環境問題全般についての大規模な会議としてはじめての国連人間環境会議が開催され，世界 114 か国が出席した．「かけがえのない地球 only one earth」をキャッチフレーズとして，人類とその子孫のため，人間環境の保全と改善を世界共通の努力目標とし，その意思を表明するため「人間環境宣言」や「世界環境行動計画」が採択された．この会議を記念して，世界各国で毎年 6 月 5 日を「世界環境デー」として，環境問題の重要性を認識するための各種行事を行っている．[41]

固形癌 solid carcinoma，solid cancer 肉眼的に明瞭なかたまりを形成し，非嚢胞性で充実性の癌のこと．これに対し白血病細胞は血液中や骨髄中で細胞間の結合性がなく，肉眼的に塊状を示さない．組織学的に固形癌 solid carcinoma を特定の分化を示さず，充実性に増殖する単純癌 carcinoma simplex の意味で用いることもある．[925] ⇨参単純癌⇀1940，固形腫瘍⇀1095

固形腫瘍 solid tumor 肉眼的に明瞭なかたまりを形成し，非嚢胞性で充実性の腫瘍．白血病細胞などのような，個々の腫瘍細胞が血液中や骨髄中で個々単離して増殖，浸潤，転移する腫瘍と対になる意味で用いる．[925] ⇨参固形癌⇀1095，充実性腫瘍⇀1368

固形培地⇨参培地⇀2343

子元素(こげんそ)⇨同娘元素⇀2787

語健忘 anomia⇨同喚語困難⇀594

糊膏 liniment⇨同リニメント剤⇀2928

子殺し prolicide，filicide 嬰児殺と子どもの虐待殺，無理心中に分けられる．嬰児殺は出生後間もない子の殺害で，鼻口腔閉塞や圧迫，絞頸，扼頸などによる窒息死が多く，母親が加害者であることが大部分．嬰児の死体が発見された場合，生きて生まれた児の死亡は殺人罪を構成し，死産の場合には堕胎以外は罪を構成しないため，生産と死産の鑑別や生存能力の判定が必要になる．肺浮揚試験や胃腸浮揚試験で未呼吸(死産)か既呼吸(生産)かの判断をし，身体計測，毛髪や爪の成長程度で胎齢を鑑定する．子どもの虐待は，望まれていなかった出生児が被害者になることが多く，加害者は，実母，実父，継母，継父などである．全身に新旧さまざまな損傷がみられ，骨折や栄養障害を伴っていることも多い(被虐待児症候群)．虐待のエスカレートから死亡につながることもみられ，慢性硬膜下血腫，肺炎，衰弱などでの死亡が多く，解剖検査時に胸腺の萎縮がみられるのも特徴．子どもを道連れにする無理心中はわが国に特有な現象といわれ，原因では経済的理由が多く，殺害方法は絞殺，排気ガス中毒，放火，入水が多い．集団で生活する哺乳類でも，グループのボスの交替時などに子殺しがみられる．[1135] ⇨参被虐待児症候群→2432

こころのバリアフリー宣言 精神疾患や精神障害者に対する正しい理解の促進を図ることを目的として，厚生労働省の「心の健康問題の正しい理解のための普及啓発検討会」により2004(平成16)年に報告書として提出された宣言．①ストレスや心の不調により誰でも精神疾患に罹患しうることを認識し(気づき，予防の重要性)，②精神疾患や精神障害者に対する誤解や偏見，さらには自らの精神疾患状態にかたくなに閉じこもって，社会や周囲に対して否定的態度やバリアを形成することなく，理解や共生，参画を実現していこうとする提言．

誤差 error 期待値に対するずれ，またはその大きさのこと．統計学では真の値と測定値や推定値，近似値との差．原因として，測定機器や測定者の癖，測定時の物理的条件などによる系統誤差，原因不明の偶発誤差がある．

古細菌 archaebacteria, archaea ［始原菌］ メタン生成細菌の代謝や遺伝，生存環境などが他の細菌と異なる系統であることを発見し，ウーズ Carl Woese らが1970年代後半に真核生物・原核生物と並ぶ第3の生物群として古細菌とすることを提唱した．現在では古細菌(メタン生成菌・高度好塩菌・好熱菌など)は原核生物である細菌とは別種の微生物であることが判明．超高温や極端な酸性などの極限環境下にのみ生息するものと考えられていたが，最近では土壌や水中などの一般環境中にも存在することがわかってきている．生物の原始に最も近い形態であると考えられるため始原菌とも呼ばれる．[324]

鼓索神経 chorda tympani〔nerve〕 顔面神経の分枝で，鼓室後方からツチ骨頸とキヌタ骨長脚の間を通って前方に進み，錐体鼓室裂を経て三叉神経3枝の舌神経に至る神経．舌前2/3の味覚を支配する味覚線維を含むため，顔面神経麻痺の受傷点を推定するのに役立つ．[451]

誤差信号 error signal 目標値に対して実現値との間に生じる差を示す信号．例えばヒトの伸張反射においては，出力信号(筋収縮)が増すと減少するのが筋紡錘の誤差信号(求心性発射)である．また，前庭動眼反射において，眼球の偏位が大きすぎると，視覚情報の誤差信号が下オリーブ核→小脳のプルキンエ Purkinje 細胞→動眼神経核へ投射され，眼位が調節される．[1230]

五酸化バナジウム vanadium pentoxide ［酸化バナジウム］ 「特定化学物質障害予防規則」(特化則)の管理第2類物質，V_2O_5，黄赤色または黄褐色の粉末．融点は690℃，1,750℃で分解する．酸，アルカリに可溶．硫酸製造の酸化触媒に用いられる．バナジウム化合物の製造原料としても用いられる．重油の燃焼中のボイラーや燃焼加熱炉の固体残留物，すす，湯あか，集塵灰中に含まれる．曝露した場合の急性症状は吸入を主とする粘膜刺激症状，すなわち眼痛，流涙，鼻汁，胸部圧迫感を伴う頑固な咳であり，慢性化すると重症の慢性気管支炎となり気管支拡張症を伴うことがある．作業環境管理濃度はバナジウムとして0.03 mg/m^3．[1360] ⇨参特定化学物質障害予防規則→2143

固視 fixation 眼が一点を見ている状態をいう．正常では網膜の中心窩で見る中心固視で，中心窩以外で見ている状態を偏心固視という．[975]

固視異常 anomalous fixation⇨同中心外固視→1991

腰掛け座位⇨参座位→1148

五色豆中毒 phaseolus lunatus poisoning 五色豆は，製餡原料として東南アジアより輸入される扁平な豆で，赤，黒，褐色，白色などの色がある．これを不十分な調理・加工のまま摂取すると，含まれているファゼオルナチン phaseolunatin という青酸配糖体が含有酵素により分解されて青酸を生じ，青酸中毒である呼吸不全を起こす．製餡に際しては，豆を十分にいることで分解酵素を破壊するとともに，青酸を洗い流す必要がある．[543]

鼓室 tympanic cavity 外耳道の内側で側頭骨の錐体の中にある小室．耳管によって外気(咽頭)とつながる．外耳とは鼓膜によって分けられ，内耳とは前庭窓と蝸牛窓によって分けられている．3つの耳小骨〔ツチ(槌)骨，キヌタ(砧)骨，アブミ(鐙)骨〕とそれらに付着する筋(鼓膜張筋，アブミ骨筋)，鼓索神経，鼓室神経などを入れる．後壁は乳突洞を経て乳様突起内の乳突蜂巣へ続き，下壁は耳管となって咽頭へ開く．これらの表面はすべて鼓室内面の薄い粘膜の続きによって覆われており，耳管の内腔を通じて咽頭粘膜に移行する．[154] ⇨参中耳→1987

鼓室階 scala tympani 蝸牛に存在する外リンパ腔の1つ．蝸牛頂で蝸牛孔を通じて，もう一方の外リンパ腔である前庭階と相互に連絡している．また，鼓室階は正円窓(蝸牛窓)を介して中耳腔と接している．[98]

鼓室形成術 tympanoplasty 慢性中耳炎，真珠腫，外・中耳奇形，外・中耳外傷および伝音難聴の患者の聴力改善もしくは保持を目的とした鼓膜または耳小骨の手術法．ウルスタイン Horst Wullstein は，本術式を5つの基本型(Ⅰ型：鼓膜形成術，Ⅱ型：鼓膜を形成し，キヌタ骨から音を伝える術式，Ⅲ型：鼓膜を形成し，アブミ骨から音を伝える術式，Ⅳ型：小鼓室形成術，Ⅴ型：外側半規管開窓術)に分類したが，障害部位，病変の程度によりいくつかの変法もある．現在行われる頻度が高いものは，Ⅰ型，Ⅲ型，Ⅳ型である．[98]

鼓室血腫⇨同鼓室内出血→1097

鼓室硬化症 tympanosclerosis 慢性中耳炎，反復性中耳炎で，鼓室に線維化，ヒアリン変性(硝子変性)，石灰沈着が起こった中耳炎後遺症．病変が鼓膜，耳小骨周辺に及ぶと高度の伝音難聴をきたす．[451] ⇨参中耳炎後遺症→1988

鼓室穿刺 tympanic membrane puncture, tympanocentesis ［鼓膜穿刺］ 鼓室内貯留物をみるときに，鼓膜を

穿刺して吸引し，内容物を確認すること．中耳腔に貯留している分泌物の起炎菌を同定し，感受性テストを行うことができ，排液もできるが，穿刺のみで不十分な場合は鼓膜切開を行う．[451] ⇨参鼓膜切開術⇀1127，中耳穿刺⇀1988

鼓室内出血 hemotympanum，hematotympanum ［鼓室血腫］ 鼓膜穿孔がなく，血液が中耳腔内に貯留した状態．鼓室内に出血したまま時間を経ると青色鼓膜として観察される．原因として，頭部外傷・側頭骨骨折に伴う中耳損傷などの直接外傷によるもののほかに，圧外傷として潜函作業・航空機搭乗の際の中耳腔陰圧により赤血球が滲出した場合などがある．[451]

牛車腎気丸(ごしゃじんきがん) goshajinkigan 医療用漢方製剤の1つ．八味地黄丸(はちみじおうがん)にゴシツ，シャゼンシを加えたもので，腰痛，浮腫，しびれが強い例に用いる．出典：『済生方』．構成生薬：ジオウ，サンシュユ，サンヤク，タクシャ，ブクリョウ，ボタンピ，ケイヒ，ブシ，ゴシツ，シャゼンシ．[544] ⇨参八味地黄丸(はちみじおうがん)⇀2376

五十肩 frozen shoulder ［凍結肩，四十肩］ 明らかな外因がなく40歳代以降に生じる肩痛と肩関節可動域制限を主徴とした病態．①肩峰下滑液包炎，②腱板炎，③腱板断裂，④石灰沈着性腱炎，⑤上腕二頭筋長頭腱炎，⑥凍結肩(狭義の五十肩)が含まれる．このうち重度の③と④は診断がつきやすいが，その他のものは鑑別が困難であり，また複数の病態が混在することもあるので，五十肩というあいまいな病名が生き続けている．一般に次の3つの病期に分けられる．①疼痛性痙縮期 freezing (painful) phase：強い疼痛を主徴とする．数週から2-3か月続く．②拘縮期 frozen (stiff) phase：疼痛は軽減するが拘縮が完成する．半年から1年続く．③回復期 thawing (recovery) phase：拘縮がしだいに寛解する．痛みが強い時期には鎮痛薬内服・外用，ステロイド剤注射などが，拘縮に対しては種々の運動療法が行われている．[605] ⇨参肩関節周囲炎⇀521

固縮 rigidity 筋の緊張が亢進し，他動的な関節運動に対する抵抗が増加した状態．錐体外路系の障害によって起こり，屈筋も伸筋もたえず緊張している状態である．他動運動に際しては，運動が行われている間は抵抗がある．その状態が鉛管を曲げる感じに似ている場合は鉛管様固縮 lead-pipe rigidity と呼び，カクンカクンと歯車を回転させる感じの抵抗がある場合は歯車様固縮 cogwheel rigidity と呼ぶ．鉛管様固縮を示す代表的疾患はパーキンソン Parkinson 症候群である．[1376]

呼出 expiration⇨同呼息⇀1099

呉茱萸湯(ごしゅゆとう) goshuyuto 医療用漢方製剤の1つ．主として慢性頭痛の治療に用いる．東洋医学的には濁飲(だくいん)の上逆，すなわち胃内容物の逆流を伴う病態を治す．脈は多くは沈遅，腹診上は心下痞鞕(しんかひこう)(つかえた感じ)があり，この部位に冷感を訴えることがある．臨床的には体質虚弱で冷え性の人の慢性頭痛，吃逆(しゃっくり)，嘔吐などの治療に用いられる．慢性頭痛では特に嘔吐を伴う片頭痛によく，発作時のみならず平素から服用することで，片頭痛の予防効果を期待できる．出典：『傷寒論』，『金匱要略』．構成生薬：タイソウ，ゴシュユ，ニンジン，ショウキョウ．[115]

語唱 verbigeration ［反復語唱］ 意味のない短文や短い語句の組み合わせ，単語が自動的に，常同的に，機械的に繰り返されるもの．会話の異常の1つ．言語運動の常同症(常同言語)．[488]

呼称困難 naming difficulty⇨同喚語困難⇀594

後照射法⇨同術後照射法⇀1398

枯死卵 blighted ovum 妊娠週数に比べて小さな胎嚢を認めるが，胎芽および心拍動を認めない状態．妊娠7-8週になっても超音波で胎芽が認められない場合に診断され，その後，流産となる．[550]

誤診 false diagnosis，diagnostic error 誤って診断すること．狭義には診断の誤りをいうが，広義には重症度や予後予測の誤りも含まれる．要因としては，医師の知識不足や初期診断に固執した結果など，明らかに医師に原因がある場合のほかに，疾患の経過が特殊であったり非典型的であるような場合，患者が故意に事実をゆがめて話す場合などもある．[1070]

個人因子 personal factors 2002年にWHOから発表された国際生活機能分類 International Classification of Functioning，Disability and Health (ICF)の背景因子の1つで，健康状態を含めたその人個人の人生の生活の背景であり，その人らしさを特徴づけるものである．これには，性別，人種，年齢，その他の健康状態，体力，ライフスタイル，習慣，生育歴，困難への対処方法，社会的背景，教育歴，職業，過去および現在の経験，全体的な行動様式，性格，個人の心理的資質，その他の特質などが含まれる．[346] ⇨参ICF⇀64，背景因子⇀2334，環境因子⇀579

個人衛生 personal hygiene 公衆衛生の分野における個人水準での総括的あるいは具体的な領域への対応の基準を示すものであって，感染症予防，食品衛生，環境衛生，その他すべての面で個々の対策を講じることによって水準の高い保健管理の状態を保つこと．感染症予防では予防接種への配慮，病原体拡散の防止など，食品衛生では安全性のある食物の摂取や，食物腐敗防止など，環境衛生では適正な生活環境の維持や環境汚染に対する配慮など多くのものが含まれる．[24]

個人間変動⇨同個体間変動⇀1100

個人空間 personal space 個人を取り巻く目に見えないプライベートな空間として感じ，他人がその空間に入り込むと心的不快，不安，いらだちなどを生じさせる空間領域のこと．個人空間の境界は性別，年齢，パーソナリティー，個人主義，集団主義などの文化の違いにより多少変化するが，通常はその人の周囲1mの距離と考えられている．[321] ⇨参パーソナルスペース⇀2324

個人差 individual difference 身長，体重，生化学データ，知能指数など，身体的・精神的特性について個人にみられる差異．異なる個人との間にみられる個人間差異と，同一個人に不均衡さとして認められる個人内差異とがある．[543]

個人識別《法医学における》 personal identification in forensic medicine 人体の全部またはその一部から個人を特定すること．外観的特徴として着衣，所持品，装飾品から身元が判明することがあるが，これらは補助的手段であり，最終的には人体そのものの特徴から確

こ

認する必要がある．個人識別に利用される重要な身体的特徴として，①全身所見：身長，体重，栄養状態，②局所所見：毛髪，眼，鼻，皮膚の色，刺青，手術痕，身体障害，歯科所見，指紋，掌紋，足紋などがある．顔写真，X 線写真，歯科治療カルテなどは有力な個人情報であり，特に写真や骨格からスーパーインポーズ法，復顔法，グラフィックコンピュータ法で生前の顔を再現することもできる．血液型以外に DNA 型判定法は指紋に匹敵するほどの正確さで個人特定が可能である．[1271]

個人情報保護 protection of personal information ［プライバシーの保護］ 1980 年の経済協力開発機構(OECD)理事会による勧告を受けて，各国ではプライバシーと個人の自由を保護しつつ，個人情報やデータの自由な流通を促進するための法整備が進められた．わが国では 2003 年に「個人情報の保護に関する法律」(個人情報保護法)が公布(一部同時施行)され，2005 年に全面施行された．従来わが国では，ヒポクラテスの誓いに始まる「患者の秘密を守る」という職業的倫理規範や「刑法」(第 134 条)・「医師法」等の身分法に基づいて課せられる守秘義務など，医療従事者に倫理的・法的義務を課すことによって患者や被験者の個人情報を保護してきた．しかし，現代医療では，医師，看護師，各種技師，栄養士，介護士，あるいは医事課，病歴管理部などさまざまな分野の専門家がチームを構成し，医療を提供している．このような状況下では，個々の医療従事者に課せられる義務によって個人情報を守るだけではなく，個人情報そのものを保護し，利用を制御していかねばならない．その際の法的根拠として個人情報保護法が医療においても適用されている．個人情報保護法における「個人情報」の範囲は，原則として「生存する個人に関する情報」に限られ，かつ，当該情報に含まれる記述などによって「特定の個人」を識別可能なもの，とされる．一方，医学研究は個人情報保護法の枠外にあり，医学研究における個人情報の取り扱いのルールについては，法的拘束力のない行政指針(ガイドライン)によって別途定められている．個人情報を適切に保護していくためには，こうした法律や行政指針などのソフト面だけでなく，個人情報を記した紙媒体や電子媒体を保存・管理するための適切な保管庫や設備を施設内に整備するなど，ハード面での対策についても充実させていく必要がある．[1358] ⇨参ヒポクラテスの誓い→2479

個人情報保護法 Act on the Protection of Personal Information 正式名称は「個人情報の保護に関する法律」．個人情報の取り扱いに関連する法律で，個人情報保護の民間における定めをしている．別に，「行政機関の保有する個人情報の保護に関する法律」や「独立行政法人の保有する個人情報の保護に関する法律」がある．個人情報保護は，「自己の情報の流れをコントロールする権利」としてのプライバシーの権利を実現するための制度．個人情報とは，「個人情報保護法」において，「生存する個人に関する情報であって，その情報に含まれる氏名，生年月日，その他の記述などにより，特定の個人を識別することができるもの」をいう．したがって死者の個人情報は含まない．「個人情報保護法」および「同施行令」により個人情報を 5,000 件以上個人情報データベースなどとして事業に用いている事業者は「個人情報取扱事業者」とされ，個人情報取扱事業者が個人情報を漏らした場合などや，主務大臣への報告義務など適切な対応を行わなかった場合は刑事罰が科せられる．なお，一部の医療機関では，患者を呼び出す際に氏名を使わなくなった．[625]

個人線量当量 personal dose equivalent 放射線や放射能物質を取り扱う放射線業務従事者が身体に最大限受ける線量の限度．単位はシーベルト(Sv)．放射線業務従事者と一般公衆とでは値は異なる．[18]

個人的素因⇨参素因→1803

個人内変動⇨同個体内変動→1100

個人モニター personal monitor 個人の放射線被曝線量測定器をいう．個人線量として 1 か月ないし 3 か月間の積算線量がわかればよいため，積算線量計を用いるのが基本．測定結果の読み取り作業は専門のサービス機関で行うため，校正の必要はないが，即時に結果を知ることはできない．被曝量が多いことが予測される場合や一次的な被曝状況を測定する必要がある場合には直読式の電子式線量計を利用する．測定器は原則として体幹部の線量測定目的で装着するため，男性は胸部，女性は腹部に装着する．X 線防護衣を着用する場合にはこの下に装着する．作業で高い被曝が予想される場合には，防護衣に覆われていない頭頸部，上腕，眼の水晶体の線量評価のため，防護衣外側の襟元などにも装着し，合計 2 個の線量計を着用する．[292] ⇨参個人モニタリング→1098

個人モニタリング individual monitoring 放射線防護においては，作業環境の放射線量の監視とともに作業従事者や公衆の放射線被曝の測定や監視が重要で，このような個々の人間の被曝を監視することをいう．医療機関では管理区域に立ち入る放射線診療従事者すべてが個人モニタリングの対象となる．また放射線診療従事者以外の者であっても，一時的に管理区域に立ち入る者は，個人線量を測定する必要がある．[292]

コストシフト cost-shifting ［費用転嫁］ 費用転嫁ともいい，一般に，ある部門の収支が悪化した際に，会計処理上，当該部門のコスト(費用)を他部門に付け替えることによって，見かけ上，採算悪化の回避または収支の改善を図ること．例えば，医療費についてみると，入院患者の早期退院は，診療報酬の支払い上，医療費の減額につながるが，その一方で，患者やその家族の負担(居住費，食事代負担)が増加し，社会的費用としての医療費は必ずしも減少していないことになる．[1177]

コストマン型好中球減少症 Kostmann type congenital neutropenia⇨同遺伝性好中球減少症→263

コスミドベクター cosmid vector DNA をクローニングする際に外来遺伝子を運ぶための特別な DNA をベクターという．現在使用されているベクターには，プラスミド，ファージ，コスミドなどがあり，コスミドベクターは λ ファージから派生して開発されたもの．比較的長鎖の DNA を組み込むことができるのが特徴で，マーカー遺伝子と複製開始点をもつため，ファージ感染後細胞内でプラスミドとして増殖する．[324]

語性錯語 verbal paraphasia 失語症状 aphasia の 1 つである錯語は，表出すべき語が他の語に置換される現象である．語性錯語は個々の単語が他の語に替えられ発話される場合をいう．例えば「りんご」と言うところを「みかん」と言った場合である．これに対して字性錯語 literal paraphasia（音素性錯語 phonemic paraphasia ともいう）は「とけい」と言うところを「たけい」とか「とてい」と言う場合である．[1042]

戸籍法 Census Registration Act 1871（明治 4）年に制定され，それまで各府県によりまちまちだった戸籍作成の規則を全国的に統一した法律．第二次世界大戦前の旧「戸籍法」は日本の家制度（戸主に家の統率権限を与えていた制度）の根幹をなしていた．現行の「戸籍法」は終戦後，「民法」の大改正が行われ，親族や相続に関する規定が民主的に改められたことを受けて，1947（昭和 22）年に公布され，1948 年から施行されている．終戦後のこの「戸籍法」改正により戦前の因習的な家制度は廃止された．現行法では「戸籍は，市町村の区域内に本籍を定める 1 つの夫婦，及びこれと氏を同じくする子ごとに編製する」とされ，「戸籍に関する事務は市町村長が管掌する」ことが定められている．出生届，死亡届，子の認知，養子縁組，婚姻，離縁，入籍，分籍，失踪，国籍の得喪，氏名の変更，戸籍謄本・抄本の交付などの本人確認に至るまでが「戸籍法」の一部である．「戸籍法」はまた憲法上の平等や権利の条項にも深くかかわるため，被差別部落問題（同和問題），第二次世界大戦前の植民地である台湾，韓国，満州（中国東北部）出身者の処遇問題，さらには外国人参政権の問題など，解決すべき課題を多く抱えている．⇨参出生届⇀1401，死亡届⇀1342

古線条体⇨同旧線条体⇀743

五臓 five viscera 中国医学における解剖学的概念の 1 つ．肝，心，脾，肺，腎の 5 つの実質臓器をいうが，脾のように近代医学の解剖学的名称と一致しない臓器も存在する．近代医学が臓器の形態と機能を同時に追究しようとしてきたのに対し，中国医学では，臓器に名を借りた一機能系単位と捉える．肝は代謝，血流調整，防御系機能のほか，情緒系を中心とした中枢神経系機能を有する機能単位である．心は駆血作用としての機能のほか，思惟，意識などの高度中枢神経系機能を有する．脾は消化吸収を統括する機能のほか，気の生成，血水分の運行に関与する．肺は呼吸系機能のほか，水分代謝，皮膚の防御系機能を担う．腎は広範な作用を有し，水分代謝のほか，成長，発育，老化全般を支配し，泌尿生殖器系機能との関連が深い．中空臓器である胆，小腸，胃，大腸，膀胱の五腑とそれぞれ密接な関連を有し，表裏をなすという．五臓の機能失調時に現れる症候は，特に高齢者によくみられるような多臓器にわたる病態を統一的に理解できる場合があり，臨床上有用な場合が少なくない．[128] ⇨参臓腑⇀1825

固相化学分析 dry chemistry ［ドライケミストリー］ 化学反応用の試薬を固体状態で含有させた担体に，液体状の試料を添加して反応させる分析法．使用する担体には多層フィルムや試験紙などがある．pH 試験紙や尿検査用試験紙もこの一種．また，全血を試料として用いるものなどがあり，臨床検査に役立てられている．[1559]

語想起 word recall ［語発見，喚語］ 頭に浮かんだ考えや事物を適切な語として正しく表出すること．語想起が正しく行われるためには，保有する語彙が十分であり，これを検索 retrieve する能力が正常でなければならない．失語患者では語想起の障害がしばしば起こる．語想起能力が障害された状態を語健忘 word amnesia，喚語障害 defective word-finding，または失名辞 anomia（呼名障害）などと呼び，これを主徴とする失語型を古くは健忘失語 amnestic aphasia，最近では失名辞失語 anomic aphasia という．[1042]

股装具 hip orthosis；HO 骨盤から大腿部に及ぶ構造をもち，股関節の動きを制御する下肢装具．人工股関節置換術後の脱臼防止に使われる外転防止装具や，ペルテス Perthes 病装具，先天股関節脱臼用装具（リーメンビューゲル Riemenbügel など）などがある．[228]

固相酵素免疫測定法⇨同ELISA⇀47

枯草剤⇨同オレンジ剤⇀416

枯草熱 hay fever；HF ［痙攣性感冒，痙攣性鼻感冒］ 木や草の花粉によって起こる急性の季節性のアレルギー性鼻炎．現在は花粉症と呼ぶ．灼熱感などを伴うため，1873 年にブラックリー Charles Blackley がこの疾患の原因が花粉であることを発表するまで，この名称で呼ばれた．[505] ⇨参花粉症⇀545，アレルギー性鼻炎⇀198

五臓六腑 five solid organs and the six hollow organs⇨同臓腑⇀1825

呼息 expiration ［呼出］ 呼吸運動のうち，吸息とは逆に，胸郭の沈下と横隔膜の挙上によって肺胞内のガスを体外に排出させる運動．換気量が増大する際には呼息筋〔随意（骨格）筋〕が収縮する．[1213]

姑息（こそく）的 palliative 疾患を治癒させるのではなく，症状の緩和や，積極的治療を行う時期を待つ目的で施行されるものをいう．姑息的療法，姑息的手術などのように用いられる．[485]

姑息（こそく）的手術 palliative operation 疾患の根治を目的としたものではなく，症状を軽減したり，生存期間を延ばすために行われる手術．患者の状態が不良で根治手術に耐えられない場合や，悪性腫瘍などで根治が不可能な場合などに施行される．幽門狭窄に対する胃空腸吻合術，直腸狭窄に対する人工肛門造設術，虚血性心疾患に対するバイパス手術などがある．[485]

子育て child raising⇨同育児⇀222

子育て支援センター parenting support center 少子化に対応するため，新エンゼルプランの施策の具体化の一環である保育サービスなど，子育て支援サービスの充実策として設置が促進されている．設置の目的は親の孤立化を防止し，地域全体で子育てを支援する基盤の形成を図っていくこと．活動内容としては育児不安などについての相談指導，子育てサークルへの育成・支援，特別保育事業などの積極的実施・普及促進，ベビーシッターなど地域の保育資源の情報提供，家庭的保育を行う者への支援などがある．活動拠点は，地域の子育て支援のために新たな機能と役割が期待されてきている保育所や乳児院・養護施設などに置かれている．また市町村保健センターなどの関係機関と連携し，児童虐待予防対策にも取り組んでいる．[205]

小袖綿⇨同青梅綿⇀396

コタール症候群 Cotard syndrome 19 世紀にフランスの精神科医コタール Jules Cotard（1840-87）が提唱した

もので，否定妄想病や否定妄想性障害とも呼ばれる．この症候群の患者は，財産，地位，能力のみならず，心臓，血液，腸などの身体の臓器までをも失ったと訴える．彼らの周囲に広がる世界は無に帰せられる．まれな疾患で，統合失調症，うつ(鬱)病性障害の前兆であると考えられている．精神科疾患に対して治療薬が広く普及した今日，この症候群は以前に比してさらにまれといわれている．[870]

固体　solid　物質が示す3つの状態の1つ．固相である物質の状態を指す．物質内の原子および分子間の結合する力が熱振動よりもはるかに強い状態になると，原子(分子)の配列がよりエネルギーの低い規則的な配列である固体が形成される．通常，この状態で物質は結晶である場合が多いが，ガラス状態やアモルファス(非晶質，無定形)状態などの例外も多い．[1360]

個体間変動　interindividual variation　［**個人間変動，生物的変動**］　生体の成分(血液・血清・血漿)の濃度や活性などは，安定した値をとり個体間ではほぼ同じ値が得られる．しかし，遺伝的素因，性，年齢，生活環境，食生活および飲酒習慣などによって個体間には若干のばらつきがみられる．このばらつきを個体間変動と呼び，これに対して同一個体内にみられる生理的変動を個体内(生理的)変動と呼んでいる．[263] ⇨参個体内変動→1100

個体差　individual divergence，individual difference　一般には，1つの種に属する生物の大きさや性質などの個体間でのばらつきを指し，さらには，工業製品などにおいて，まったく同等な完成品の個々の性能のばらつきも称する．保健医療面では，疾病の発生に関する個人間の反応，結果の差異が，それぞれに保有する遺伝素質，環境対応などで異なってくることを指す．個体の形質的な差異，生物代謝による差異，免疫学的な差異が，結果として個人の差異として示される．北海道医療科学大学では個体差医療科学センター，個体差健康科学研究所を設置し，この面の研究などを多面的に行っている．[24]

個体死　individual death　脳死と同様に決定的な定義がなされておらず，諸説がある．一般には脳死と対照しての表現で，ヒトのすべての細胞代謝・活動が止まり，循環機能，呼吸機能ならびに神経機能の永久停止現象が出現した状態であり，最終的には心機能の停止により脳機能の停止をきたすことによる．しかし，死亡した個体の一部の組織，細胞は次世代に継承可能でもあるので，個体死は部分死亡とも考えられる．一方，脳死は，ヒトの脳幹を含めた脳すべての機能が不可逆的に廃絶した状態で，脳機能の停止により最終的には心停止をきたす様態であり，日本脳神経学会による判定基準がある．[24] ⇨参脳死→2299

個体内変動　intraindividual variation　［**個人内変動**］　体液などの生体成分の濃度や活性が食事，生活環境，ホルモンなどの影響で変動することを指す．変動の程度は各成分によって異なり，身体の内部環境を維持する電解質成分では非常に小さな変動を示すが，ホルモン濃度や食事，アルコールなどの影響を受ける成分，例えば血清鉄や中性脂肪などでは大きい．臨床検査での測定には分析誤差が伴うが，その誤差は健常者の個体内変動幅の1/2以下での管理が望ましい．[263] ⇨参個体間変動→1100

個体の死　somatic death　呼吸・循環の永久不可逆的停止をもって個体の死とし，これらが認められた時点を死亡時刻としてきた．これに瞳孔散大または対光反射消失(脳機能停止)を加えて三徴候死ともいう．しかし，法的に死の定義や死の判定法は定められていなかった．近年，蘇生術や生命維持装置の進歩に伴って死に至る経過に大きな変化を生じ，死の問題が提起されてきた．脳の不可逆的機能喪失をもって個体の死とする脳死の概念である．1997(平成9)年，「臓器の移植に関する法律」が公布され，脳死が個体の死として認知され(第6条)，その施行規則に脳死判定基準が明示されている(第2条)．なお，死の判定は医師のみが行いうる医行為であり(「医師法」第17条)，死亡診断書・死体検案書を作成しなければならず(「医師法」第19条)，自ら実施しない場合や虚偽があった場合には処罰される(「医師法」第33条，「刑法」第160条)．[473]

固体病理説　solidism，solidistic pathology　ヒポクラテス Hippocrates やガレノス Galenus は，病気は体液(血液，粘液，黄胆汁，黒胆汁)のバランスの乱れによって起こるとする液体病理説を唱えた．これに対し，アスクレピアデス Asclepiades(前128-56)はデモクリトス Democritus の原子説に基づき人体は微小な原子で構成されており，この原子の運動が阻害されると身体の固体(臓器)に変化をきたして病気が起こると考えた．この固体病理説は，のちにモルガーニ Giovanni B. Morgagni(1682-1771)の病理解剖学，ビシャ Marie F. X. Bichat(1771-1802)の組織病理学へと発展した．また神経があらゆる病気に関係するというカレン William Cullen(1710-90)の神経病理説も固体病理説の流れをくむ説である．しかしウィルヒョウ Rudolf Virchow(1821-1902)の細胞病理学以後の病理学は，体液も固状部分もともに関心の対象に置くもので，もはや固体病理説とはいえない．[983] ⇨参液体病理説→353

誇大妄想　grandiose delusion，megalomania　自分の価値を過大に評価する妄想．財産，血統，能力，容姿，重要性についてほかより優れている，特別な力をもっていると過大に評価するもので，血統妄想，宗教妄想，発明妄想，恋愛妄想などがある．躁病，統合失調症，パラノイア，パラフレニー，進行麻痺などにみられる．[973]

個体要因(属性)　personal factor(characteristic)　［**人口統計学的要因(属性)，患者要因(属性)，宿主要因**］　疾患の発現にかかわる多様な要因のうち，性別，年齢，人種，体格，免疫機能，遺伝，性格など個体固有の違いをいう．同じ病原要因にさらされても疾患の発病の程度に差があるのは，その個体(ヒトなど)の条件による．例えば，病原性微生物が同様に侵入しても，免疫機能が低下している高齢者や重症疾患患者などでは若年者や健常者よりも感染症を発生しやすい．[1136] ⇨参個体差→1100

五炭糖⇨同ペントース→2651

五炭糖サイクル⇨同五炭糖リン酸経路→1101

五炭糖尿症　pentosuria　［**ペントース尿症**］　常染色体劣性遺伝の代謝異常で，果物などを多量に摂取したときに，尿中に5つの炭素原子からなる単糖である五炭糖(ペントース)が排泄される疾患．[1631]

五炭糖リン酸回路 pentose phosphate cycle (path way) ⇨同ペントースリン酸回路→2651

五炭糖リン酸経路 pentose phosphate pathway [HMP-側路，ワルブルク・ディケンズ経路，五炭糖サイクル] グルコース代謝の主要な流れである解糖系の側副回路で，ATPを生成しないが，脂肪酸やステロイドの合成に必須のNADPHやヌクレオチド生合成に必要なリボースを供給する役割を担っている．3分子のグルコース6-リン酸(G6P)から3分子の二酸化炭素(CO_2)と3分子の五炭糖を生ずるが，3分子の五炭糖はさらに2分子のG6Pを再生し，1分子のグリセロアルデヒド3-リン酸(解糖系の中間産物)を生じ，解糖系に戻ることもできる．五炭糖リン酸経路に関与するすべての酵素はほぼすべての細胞の可溶性画分に存在．初発の酵素，グルコース-6-リン酸デヒドロゲナーゼ(G6PD)の欠損は溶血性貧血を引き起こす．[305]

固着 fixation 〔D〕Fixierung 精神分析の基礎的概念の1つで，精神・性的発達の途上で特定の段階のリビドー体制に過大な精神エネルギーが付与されて，発達がその段階に停止すること．固着点のレベルにより，口愛期への固着，肛門期への固着，エディプス期への固着と呼び，また対象の種類によっては父固着 father fixation，母固着 mother fixation と呼ぶ．[861]

固着観念⇨同固定観念→1121

孤虫症 sparganosis 裂頭条虫科条虫の幼虫が寄生して起こる疾患．本幼虫はヒトの体内を移動しながら長期間生存する．加熱調理の不十分なカエルやヘビ，鶏肉の摂食によって感染することが多い．疼痛を伴う移動性腫瘤を特徴とし，眼に腫脹や損傷を生じることもある．治療は虫体の外科的摘出．[288] ⇨参マンソン孤虫症→2759

鼓腸 meteorism 腹部または消化管内にガスが多量に貯留し，腹部が膨隆した状態．多くは腸管内のガス貯留によるもので，限局性のものもある．原因としては，腸内細菌がもたらす異常発酵によるガスの過剰産生，また腸内の病変によるガスの吸収・排出不良などがある．[839] ⇨参呑気(どんき)症→2172

骨γカルボキシグルタミン酸含有タンパク質 ⇨同オステオカルシン→405

骨悪性リンパ腫 malignant lymphoma of bone リンパ節以外から発生する節外性リンパ腫の5%が骨発生とされているが比較的まれである．悪性リンパ腫はホジキン Hodgkin 病と非ホジキン non-Hodgkin リンパ腫に大別される．赤色髄に好発し，大腿骨，骨盤，脊椎に多い．骨破壊による痛みや病的骨折，脊椎では神経症状を伴う．骨生検による病理組織検査により診断される．化学療法と放射線照射が治療の主体である．全身化学療法はCHOP(シクロホスファミド，アドリアマイシン，ビンクリスチン硫酸塩，プレドニゾロン)が用いられる．予後因子は，年齢，LDH，全身状態，臨床病期，節外病変数である．骨原発非ホジキンリンパ腫の5年生存率は61%とされている．[48]

骨異栄養症 osteodystrophy [骨ジストロフィー，骨形成異常症] 代謝性骨疾患，内分泌疾患，ビタミン欠乏・過剰症，中毒，細網内皮系疾患，血液疾患などで生じる骨病変の総称．代謝性骨疾患による骨ジストロフィーの代表は腎性骨ジストロフィーであり，慢性腎不全に伴うすべての代謝性骨病変が含まれる．内分泌疾患ではクレチン症など，中毒では鉛・リン中毒など，細網内皮系疾患では組織球症X histiocytosis X などが，骨ジストロフィーの原因となる．[1105]

骨萎縮 bone atrophy [骨量減少] 骨形成より骨吸収のほうが多くなった結果，すでに形成された骨組織の骨量が減少すること．骨量減少ともいい，局所的な骨量減少をX線学的に表現する際に主に用いられる用語である．骨皮質の菲薄化，骨梁数の減少，骨の淡陰影像などから判断する．原因としては，廃用性骨萎縮(長期臥床，末梢神経麻痺，ギプス固定など)，老人性骨萎縮(骨粗鬆症)，神経性骨萎縮，炎症性骨萎縮，代謝性骨萎縮，ズデック Sudeck 骨萎縮などがある．骨萎縮が生じると，骨の力学的強度が低下するため骨折を生じやすくなるとともに局所に疼痛を生じる．発育期に骨関節疾患(股関節結核など)や筋神経疾患(脊髄性小児麻痺など)に罹患した場合には，全身性に骨萎縮を生じ，四肢長管骨の横径ならびに長径成長が障害され，骨皮質も菲薄化する．[1636] ⇨参骨吸収→1104

骨移植術 bone graft，bone transplantation 骨欠損部の修復，偽関節の骨癒合促進などを目的に，他の部位の骨を移植して修復する方法．他者の骨を使用する同種骨移植と，自身の骨を使用する自家骨移植とがある．自家骨移植には，遊離骨移植と有柄骨移植とがあり，遊離骨移植には，腸骨，脛骨，腓骨などから採取し骨のみを使用する方法と，骨の栄養血管をつけて採取し移植部の血管に縫合する血管柄つき骨移植とがある．血管柄つき骨移植は，生きたままの骨を移植できるため，骨癒合がよく，移植部位の力学的環境に適合するよう早期にリモデリングする．血管柄つきではない通常の遊離骨移植では，骨はいったん死滅し，骨基質から遊離される骨形成タンパク bone morphogenic protein により，移植床の間葉系細胞が刺激されて骨形成能をもつ細胞となり(骨誘導)，移植骨は吸収，置換される．[1376]

骨壊死 osteonecrosis 一時的なあるいは永続的な骨への血流障害のために骨および骨髄組織が壊死に陥る状態．関節周辺で骨壊死が生じると関節面が圧潰して強い疼痛を惹起する．骨壊死には，外傷後に生じる症候性骨壊死と，原因が明らかでない特発性骨壊死とがある．特発性骨壊死は，大腿骨頭，上腕骨頭，膝関節に好発する．特発性骨壊死の危険因子としては，副腎皮質ホルモン剤の過剰投与，アルコール多飲などが考えられているが，その発症機序は明らかにされていない．特発性大腿骨頭壊死の男女比は1.2：1で，男性は30-50歳，女性は30-45歳での発症が多く，ステロイド剤投与例ではこれよりも若年にピークがある．初発症状は，股関節の疼痛と軽度の可動域制限であるが，進行性で症状が悪化する．患肢の免荷や抗炎症薬の投与を行うが，骨頭圧潰の進行が危惧される場合には，圧潰を防止するための種々の手術療法が行われる(大腿骨頭回転骨切り術や血管柄付き腸骨移植術など)．骨頭を温存できない程度に進行した症例には，人工骨頭置換術や人工股関節置換術が行われる．症候性大腿骨頭壊死は，外傷性(大腿骨頸部骨折や股関節脱臼)，潜函病，ゴーシェ Gaucher 病，鎌状赤血球症，肝疾患，放射線照射後に起こるもの，などがある．特発性膝骨壊死は，

50歳以上の女性の大腿骨内側顆中央部に好発し，男女比は1：3である．症状は通常の変形性膝関節症と似ているが，初期の夜間安静時痛が特徴である．保存療法で効果がない場合や，壊死範囲が大きい場合には，高位脛骨骨切り術や骨軟骨移植術，あるいは人工膝関節置換術を行う．その他の部位の外傷性骨壊死は上腕骨頭，月状骨，距骨に起こることがある．[1636]

骨炎 osteitis 骨の炎症を意味する一般的な用語．線維性骨炎 osteitis fibrosa，パジェット Paget 病（または変形性骨炎 osteitis deformans），恥骨骨炎 osteitis pubis，放射線骨炎，硬化性骨炎 osteitis condensans などがある．線維性骨炎は二次性副甲状腺機能亢進症により生じる骨病変で，破骨細胞による骨吸収が増加することが原因で，骨痛や関節痛を生じる．パジェット病は反復する骨吸収と骨修復過程により組織学的にモザイク構造を呈し，骨の肥厚と変形を生じる．恥骨骨炎は恥骨結合周囲の激痛を主訴とする．高齢男性の前立腺手術や若い女性の分娩後，人工妊娠中絶後，膀胱手術後にみられる．スポーツ選手に生じた場合にはスポーツヘルニアとの鑑別を要する．経産婦に好発する硬化性腸骨骨炎は，出産時の腸骨軟骨下骨への微小外傷に対する修復過程で生じると説明されている．[1636]

骨塩 bone salt, bone mineral ［骨ミネラル］ 骨組織は体格や姿勢を保つかたい支持組織であるが，有機性のタンパク質と無機性の骨塩からなっている．骨塩の大部分は結晶ヒドロキシアパタイト〔$Ca_{10}(PO_4)_6(OH)_2$〕であり，その他にナトリウム，マグネシウムなどが存在．体内のカルシウムの99％が骨に存在し，骨に強度を与えている．骨粗鬆症は老化などにより骨成分はほぼ正常のまま骨量の減少する病態であるが，通常，骨量はX線撮影で骨塩量として測定され臨床的に重要である．[305]

骨延長術 bone lengthening 骨延長術は骨欠損の補塡や変形矯正術，脚延長術などのために行われ，骨切り術後に延長する方法と成長軟骨帯を牽引する方法とがある．現在は，成長軟骨帯の延長はほとんど行われていない．現在，最も広く行われている方法はイリザロフ Gavriil A. Ilizarov（1921生）が示した，持続的に牽引を加え続けることによって延長する方法であり，仮骨の形成速度に合わせて延長速度を調整する．1回延長量が少ないほど仮骨形成が良好で理想は連続延長である．間欠延長の場合は0.5 mm/回以下（通常0.25 mm/回）にするのがよい．[1376]

骨塩量測定 bone mineral analysis ［骨ミネラル測定］ 骨塩とは骨のミネラル成分，ヒドロキシアパタイト〔$Ca_{10}(PO_4)_6(OH)_2$〕のこと．骨塩の単位当たりの量を骨密度といい，骨塩および骨密度の測定は骨粗鬆症の診断に役立つ．従来はX線像の形態や濃度をもとに測定する方法が用いられたが，最近ではMD（microdensitometry）法，単光子吸収測定法（SPA），二重エネルギーX線吸収測定法（DXA），超音波法などの測定法が主流．特にDXAはその精度の高さからよく用いられている．[90] ⇒参骨密度→1121

骨オルブライト病 Albright disease of bone ［全身性線維性骨炎］ 多発性の線維性骨異形成症，皮膚色素沈着（カフェオレ斑），思春期早発症を伴う内分泌障害の3つの病態を伴うものをオルブライト Albright 症候群という．線維性骨異形成症は長管骨（大腿骨あるいは脛骨など）の骨幹端より骨幹部に発生し，病巣には線維性組織と未分化な線維性骨が混在する．10歳未満，10歳代の男性に好発する．X線像では，すりガラス様像 ground glass appearance と呼ばれる半透明巣を示す．骨皮質は薄くなり膨張する．治療は病巣掻爬と骨移植術を行う．[1105] ⇒参オルブライト症候群→415

骨化 ossification 軟骨や軟部組織が，骨や骨性物質へ変化すること．骨化様式には，結合組織内骨化（または膜性骨化）と軟骨内骨化の2種類がある．結合組織内骨化は，頭蓋骨，顔面骨，肩甲骨，鎖骨中央1/3などにみられ，結合組織に未分化間葉系細胞より分化した骨芽細胞が集まり，骨基質を分泌して軟骨を経ずに直接的に骨が形成される．こうしてできた骨を膜性骨と呼ぶ．軟骨内骨化は軟骨を経て起こる骨化様式であり，長管骨骨幹部の骨化，二次骨化，骨端成長軟骨による長径発育の骨化で認められる．まず，未分化間葉系細胞が凝集し，中心部が軟骨細胞に分化する．軟骨細胞は増殖し，軟骨基質を産生しながら伸長する．骨幹部では軟骨細胞の肥大化が起こる．この部位に血管，骨芽細胞，造血細胞が侵入し，石灰化と骨形成が生じ，軟骨組織が骨組織へと置換される．[1636]

骨開窓術 bone fenestration ［窓あけ手術］ 骨表面に穿孔または開窓を行う手術手技．主に化膿性骨髄炎における骨髄内の膿貯留に対して，膿排出誘導と骨髄内圧の減圧目的で行われることが多い．[48]

骨回転 bone turnover ［骨代謝回転］ 骨リモデリング過程は，①骨梁表面が裏打ち細胞で覆われ，骨形成や骨吸収が停止している時期（休止相），②種々のホルモンや因子が裏打ち細胞を活性化する時期（活性化相），③破骨細胞の分化と遊走により骨吸収が進行する時期（吸収相），④骨吸収窩に単核細胞が出現する時期（逆転相），⑤骨芽細胞によるコラーゲン合成と石灰化が起こる時期（骨形成相）に分けられる．1サイクルは3-6か月であると考えられ，この骨代謝回転が一定の範囲内にあることが，骨質，骨強度の維持のために重要である．骨代謝回転は全身性因子と局所因子により制御を受ける．全身性の因子には副甲状腺ホルモン，活性型ビタミンD，カルシトニン，エストロゲン，成長ホルモン，インスリン，副腎皮質ホルモンなどがある．[610] ⇒参骨リモデリング→1121，骨代謝→1111

骨化炎症 ossifying inflammation ［骨化生］ 治癒過程で間葉系細胞に化生が起こり，線維性結合織内に骨が形成された炎症．線維芽細胞と類骨の割合により，腫瘍性増殖と鑑別困難なことがあり，代表的疾患として骨化性筋炎がある．[1299] ⇒参骨化→1102，化生→505

骨化核 ossification center⇒同骨核→1102

骨化過剰症 bony outgrowth ［骨増殖症，骨肥厚症］ 正常をこえた骨形成の増加や骨肥大の状態で，強直性脊椎骨増殖症（フォレスティエ Forestier 病），老人性脊柱骨増殖症，これらを包括したびまん性特発性骨格骨化過剰症 diffuse idiopathic skeletal hyperostosis（DISH），骨内性骨増殖症，小児性皮質性骨増殖症などがある．[1636]

骨核 ossification center ［骨化核，骨化中心］ 骨はその全域で同時に骨化が進行して形成されるのではなく，はじめは1か所あるいは数か所で骨化が起こり，徐々に周辺に及んでいく．最初に骨化が起こる部分を骨核または骨化中心という．胎生期に間葉系細胞が軟骨に分化してできた軟骨原基の中央部である．長管骨の骨幹部に形成された骨を一次性骨核，骨端部に形成された骨を二次性骨核(骨端核)という．[1636] ⇨参骨化→1102，骨端核→1112

骨格義肢 endoskeletal prosthesis⇨同骨格構造義肢→1103

骨格筋 skeletal muscle 運動器の１つである骨格を駆動する筋肉で，意識的に収縮弛緩が調整できるため随意筋ともいい，全身の筋肉量の大部分を占めている．筋線維の収縮単位となる分節に対応して光学顕微鏡下に，横に走る縞状の紋が見えるために横紋筋ともいわれ，ミオシンとアクチンがカルシウムイオンの影響を受けてトロポミオシンの作用により引き合う力を生じ収縮を起こす．[1376]

骨格構造義肢 endoskeletal prosthesis ［骨格義肢］ 人間の手足の骨格と同様に，義肢の中心軸として手足の骨に相当するパイプや支柱などを用いて外力を受け，これにプラスチックフォームなどの軟材料の成形品をかぶせて外観を整える構造の義肢(JIS用語)．殻構造(外骨格)義肢と比較して外観がよく，軽量でアライメント(配列位置)の調節が容易であり，患者の能力と目的に見合った部品を使用できるなどの利点がある．[228]

骨格年齢 skeletal age⇨同骨年齢→1115

骨芽細胞 osteoblast；OB ［造骨細胞］ 骨基質である膠原線維と線維間質の形成に関与している細胞．細胞表面に副甲状腺ホルモン受容体を発現している．小胞体とゴルジ Golgi 装置が豊富でタンパク質合成に関与する．カルシウムの転送，沈着にも働く．その活動性は副甲状腺ホルモンなど種々の因子によって影響を受ける．基質に骨塩が沈着すると骨芽細胞は骨細胞になる．[971]

骨芽細胞腫 osteoblastoma ［巨大類骨骨腫］ 類骨形成と骨芽細胞の増生を特徴とするまれな原発性良性骨腫瘍．若い男性に好発．組織像は類骨骨腫 osteoid osteoma とよく類似する．骨芽細胞腫は別名巨大類骨骨腫ともいわれるように2 cm 以上と大きく，また病変周囲の骨硬化を欠くか目立たず，疼痛も軽度である点で類骨骨腫とは異なる．好発部位は脊椎．[925]

骨化生⇨同骨化炎症→1102

骨化性筋炎⇨同化骨性筋炎→493

骨化性線維腫 ossifying fibroma⇨同骨線維性異形成→1110

骨化石症⇨同大理石骨病→1904

骨型アルカリホスファターゼ ⇨同骨性アルカリホスファターゼ→1109

骨化中心 ossification center⇨同骨核→1102

黒化度 density，blackness X線像を描出し読影できるための黒さのこと．黒化度は，X線量，フィルムの感度，増感紙，現像時間などによって左右される．[264]

黒化度曲線 dose-density curve X線フィルムに放射線を照射したときの，放射線量(単位 Gy)に応じたフィルム黒化度の変化を示す曲線．[1127]

国家標準⇨参基準線量計→685

骨幹 diaphysis，bone shaft 長〔管〕骨の幹をなす部分で，緻密質(皮質骨)に囲まれ，内部に髄腔を有する管状の部位．髄腔内の海綿質の形成は少ない．緻密質には骨の長軸に平行にハヴァース管が走り，その周囲に同心円状の骨層板(ハヴァース層板)が形成されている(骨単位)．このため，屈曲，ゆがみなどの外力に強い抵抗性をもつ．生体では，骨幹部の表面は骨膜で被われている．(図参照⇒髄腔→1614)[1044]

骨幹異形成症 diaphyseal dysplasia ［エンゲルマン病，カムラチ・エンゲルマン病］ 骨系統疾患の１つ．2001年の国際分類では，骨幹の変化を伴う骨密度増強性疾患のグループに分類された．骨幹異形成症というと通常はカムラチ・エンゲルマン Camurati-Engelmann 病を指す．症状は，四肢の痛み，筋力低下，歩行障害，マルファン Marfan 体型である．X線像では，四肢長管骨の骨幹に骨硬化像，紡錘状の肥厚，骨髄腔狭小化が認められる．[1105]

骨関節炎 osteoarthritis⇨同関節炎→621

骨関節結核 bone and joint tuberculosis ［骨結核］ 結核菌の感染による骨関節の感染症．通常は肺などの原発病巣から二次性血行性に骨関節に至り発症する．原発巣の病変が不顕性で発見が困難なこともある．血行性に運ばれた結核菌塊は，骨幹端や軟骨下骨の終動脈に結核菌塞栓を形成し定着する．脊椎では椎体終板に定着し骨結核へ進行する．関節結核では，骨型関節結核は骨端から，滑膜型関節結核は滑膜から菌が定着し関節内に進展する．病変は肉芽形成と乾酪様物質の生成を伴いつつ膿瘍を形成する．好発年齢は高齢者が多く，ステロイド剤投与，透析，糖尿病，HIV感染などの易感染性宿主に多い．また，家族や同僚の結核排菌者の存在を確認しなければならない．好発部位は，脊椎，膝関節，股関節である．全身症状として，微熱，体重減少，易疲労がみられ，肺などの原発部位の症状もある．局所所見としては，自発痛，運動痛，腫脹がみられるが急性炎症所見に乏しい．膿がゆっくり貯留してくると炎症所見の乏しい冷膿瘍を呈し，瘻孔形成に至る．検査所見はツベルクリン反応陽性，赤血球沈降速度亢進，結核菌の証明が必須である．抗酸菌培養は4-8週を要するが，PCR法により迅速に結核菌の同定が可能である．感染防止のために喀痰・胃液培養を必ず行い開放性患者であるかを判断する．「感染症新法」の適用となることから診断がついたら保健所への届出が必要である．X線像では骨萎縮，骨破壊が主体である．治療は，全身および局所の安静と抗結核薬投与が主体である．長期にわたる化学療法と経過観察が必要である．骨破壊や腐骨が著しいものは病巣掻爬や関節固定術などの手術が行われる．[48] ⇨参カリエス→552

骨関節症 osteoarthropathy⇨同変形性関節症→2642

骨幹端 metaphysis ［メタフィーゼ］ 長管骨の骨幹のうち骨端に近接する太い部分をいう．骨幹端には周囲から多くの血管が進入し，血流が豊富である．特に大きな長管骨の骨幹端は臨床的には骨髄炎などの感染が発生しやすい部位である．[1636] ⇨参骨幹→1103

骨幹端異形成症 metaphyseal dysplasia ［パイル病］ 四肢の長・短管骨の骨幹端に成長障害を起こす骨系統疾患のグループ．2001年改訂の国際分類では，8型に分類されている．シュミット Schmid 型，ジャンセン Jansen 型，マクージック McKusick 型，スパール Spahr 型(骨幹端軟骨異形成症 metaphyseal chondrodysplasia)などがある．代表的なシュミット型では，四肢短縮型の低身長症となる．常染色体優性遺伝をとる．大腿骨近位部骨幹端部の変化が目立ち，成長とともに内反股となる．脊椎に異常はない．[1105]

骨柩(きゅう)　involucrum　［腐骨殻］　化膿性骨髄炎が生じると感染巣の中に埋まった骨は壊死を起こし腐骨となる．この腐骨を取り囲んで骨膜下に骨新生が生じている場合に，その新生された骨を骨柩という．死んだ骨(腐骨)の柩，あるいは死んだ骨を囲んだ殻の意味である．骨柩内部の膿が排出され，表皮に瘻孔が形成される．[1636]

骨吸収　bone resorption　破骨細胞により，古くなった骨が分解，破壊されること．結果としてカルシウムは骨から血中に移行する．骨吸収を受けた部位は，骨芽細胞により新しい骨に置き換えられていく(骨形成)．成人では1日1μmの速さで層板骨が形成され，約1か月で1つの骨単位がつくられる．1年間に骨のカルシウムの約20%が入れ替わる．破骨細胞は，タンパク質分解酵素と酸を分泌し，コラーゲン線維とカルシウム塩を融解して，古い骨を分解，破壊する．コラーゲンの分解産物や代謝産物としてのⅠ型コラーゲン架橋Nテロペプチド(NTX)やデオキシピリジノリン(DPD)などは骨吸収の程度を示す指標となり骨吸収マーカーと呼ばれる．加齢などにより骨吸収と骨形成のバランスが崩れ，骨吸収が骨形成を上回るようになると，骨量減少をきたし骨粗鬆症となる．[1636] ⇨参破骨細胞→2366，骨溶解症→1121

骨吸収抑制薬　inhibitory drugs for bone absorption　骨粗鬆症の病態を骨吸収と骨形成のネガティブバランスとしてとらえ，閉経後骨粗鬆症に代表される過剰な骨吸収を抑える治療薬．ビスホスホネート製剤，カルシトニン製剤，女性ホルモン，選択的エストロゲン受容体モジュレーター selective estrogen receptor modulator(SERM)がこれに属し，現在最も広く骨粗鬆症治療に用いられている．これらの骨吸収抑制薬を投与すると骨吸収マーカーの抑制を認め，骨量増加効果を示し，骨折を抑制することが大規模臨床試験で明らかになっている．[610] ⇨参ビスホスホネート→2448

国境なき医師団　Doctors Without Borders　〔F〕Médecins Sans Frontières；MSF　「天災，人災，戦争など，あらゆる災害に苦しむ人々に，人種，宗教，思想，政治すべてを超え，差別することなく援助を提供する」という理念のもとに活動している国際的な民間援助団体の1つ．1971年に緊急医療援助を目的としてフランスで発足．1999年にはノーベル平和賞を受賞した．2007年度では約4,100人が医療従事者およびその活動支援技術者として2万2,000人の現地スタッフとともに，世界62か国で援助活動(プロジェクト)に参加している．本部は存在せず，ベルギーに設置されたMSFインターナショナルが各拠点の連絡調整を行っている．世界19か国に支部がある．活動内容は，緊急援助，長期援助(緊急事態が終息した地域や途上国における援助)，国内支援活動(社会的に問題をもつ者に対する支援)，証言活動(人権侵害などに対する世論へのはたらきかけ)である．(日本支部事務局：東京都新宿区高田馬場3-3-13，ホームページアドレス http://www.msf.or.jp)．[465]

骨棘　osteophyte, spur　［骨増殖体］　変形性関節症や変形性脊椎症で認められる局所的な骨の増殖．X線所見でその形態が棘状を呈することに由来する．変形性関節症では関節辺縁部や関節包付着部にみられる．一方，変形性脊椎症では椎体上下縁にみられる．頸椎部で椎体後方あるいは神経孔に発生すると脊髄や神経根を障害し，神経症状を呈することがある．関節辺縁での骨棘形成のメカニズムは，まず血管増生を伴って軟骨の肥大増殖が起こり，それが次第に骨化して形成されると考えられている．[1105]

骨巨細胞腫　giant cell tumor of bone　［巨細胞骨髄腫］　類円形の単核腫瘍細胞と散在する大型の破骨細胞様巨細胞からなる．良性だが局所活動性の高い腫瘍である．20-45歳の膝関節近傍の骨端部に好発する．局所の疼痛や病的骨折をきたす．X線では骨端部から骨幹端部に骨皮質の菲薄・膨隆を伴う骨融解像を呈する．治療は手術による腫瘍の切除であるが，通常の掻爬のみでは再発が30-50%となる．このため凍結手術やフェノール処理を追加する．腫瘍切除後の骨欠損の補塡には人工骨や骨セメントも用いられる．局所再発率が高く，肺転移も1-5%に発生するので十分な経過観察が必要である．[48]

骨切り術　osteotomy　変形した骨の矯正，関節の荷重方向を変える目的で行われる重要な手術手技の1つ．ノミ，線鋸，骨鋸を用いて行う．目的とする矯正が確実に得られるように，骨切りのデザインを術前に十分検討すること，また矯正損失を生じることなく骨癒合が得られるよう確実に固定することの2点が重要である．末梢骨片の移動の方向により，内反(内転)・外反(外転)・伸展・屈曲・内旋・外旋・内方移動・外方移動骨切りなどという．具体的な例としては，内反肘に対する上腕骨顆上部での骨切り，先天性臼蓋形成不全に対する臼蓋の骨切り，大腿骨頭壊死に対する大腿骨転子部での骨切り，変形性膝関節症に対する脛骨高位骨切りなどがあげられる．[1376]

骨切りのみ⇨同オステオトーム→405

骨銀行　bone bank　［骨バンク］　主に同種骨移植目的で骨を処理，保管するシステムおよび設備．開放骨折，骨腫瘍や人工関節手術などによる大きな骨欠損を補塡するには，多量の骨移植が必要となる．患者本人からの骨採取(自家骨移植)では量的に限界がある．このため，あらかじめ他人の骨を無菌的に採取し，冷凍，凍結乾燥，脱灰，脱脂などを行い保存する．銀行骨の主な供給源は，同意が得られた死体ドナーや生体ドナー(手術時摘出骨)である．臨床成績は良好で，欧米では広く臨床応用がなされている．わが国では，骨の採取，保存の手順は日本整形外科学会のガイドラインに定められているが普及は欧米に比して遅れている．[48]

コックパウチ　Kock pouch　［回腸膀胱］　スウェーデンの外科医コック Nils G. Kock(1924生)らによって1982年に発表された腸管を用いた膀胱摘除後の禁制型尿リザーバ(禁制型尿路変更術)の1つ．他にマインツパウチ，インディアナパウチ法などの術式がある．コックパウチ法では，約70 cmの遊離回腸を用い，腸蠕動による腸管内圧を相殺し，低圧のパウチ(代用膀胱)を形成し，腸重積をつくることにより逆流防止弁(ニップル)作用をもたせ，そしてストーマ部より自己導尿を行い排尿する．失禁なく蓄尿することが可能であり採尿具を下げている必要がなく，より積極的な社会活動が可能になったが，従来の尿路変更より手術手技が複雑であり，適応が限られる．また，術後合併症としてアシドーシス，結石形成，広範囲回腸切除による症状(下痢など)などがあげられている．[474]

骨グラタンパク質　bone Gla protein；BGP⇨同オステオカルシン→405

骨形成　osteogenesis⇨同骨新生→1106

骨形成異常症　bone dysplasia⇨同骨異栄養症→1101

骨形成因子　bone morphogenetic protein；BMP⇨同骨形成タンパク質→1105

骨形成開頭術　osteoplastic craniotomy　一般に開頭後は復帰手術が行われる．骨弁を形成する目的で行われる通常の開頭後，閉頭時にその骨弁を復帰させる開頭術のことをいう．通常の開頭術はこの術式を選択する．[1017]

骨形成術　osteoplasty　①整形外科領域では，欠損あるいは消失した骨組織を修復し，支持組織としての骨の機能を再建することをいう．骨腫瘍切除後あるいはほかの疾患により生じた骨欠損や偽関節に対して行われる．骨移植術により欠損あるいは消失した骨組織を再建することが多い．移植骨には自家骨または同種骨を用いる．一般の臓器移植とは異なり，移植骨は一度壊死に陥ったのちに吸収される．移植骨の基質のもつ骨誘導能により，母床由来の骨芽細胞により新生骨に置換されると考えられている．移植骨の代用材料として，人工樹脂，セラミックス〔ヒドロキシアパタイト，β-TCP(βリン酸三カルシウム)など〕，合金が用いられている．四肢切断端に対して支持性を高めるために骨形成術が行われることがある．大腿骨顆上部での切断端に膝蓋骨を接合したり，下腿切断端で脛腓骨を接合したりするような場合である．②歯科や口腔外科領域では，適切な歯肉の豊隆を得るために骨組織を切除することを骨形成術と呼ぶ．[1636]

骨形成性転移　osteoplastic metastasis　悪性腫瘍が骨に転移した場合に，間質に骨形成を伴った線維硬化性変化を示すことを指す．転移性骨腫瘍は一般に骨を融解するが，一部では骨融解よりも骨基質の増生の速度が上回り，結果的に骨形成を生じる．前立腺癌で最も多く，乳癌や肺癌でもみられることがある．[925]

骨形成促進薬　bone-anabolic drug　骨粗鬆症は骨量の減少と骨微細構造の破綻により骨の脆弱化が起こり，骨折の危険性が高まった状態と定義される．骨粗鬆症治療の目標はこれに起因する骨折を予防することにある．タンパク同化ステロイドやビタミンK_2製剤が骨形成促進薬に分類されてきたが，実際の骨量増加作用に対する臨床成績はほとんどなかった．副甲状腺ホルモン parathyroid hormone(PTH)が骨に対して異化作用と同化作用の相対する作用を有するが，間欠投与により同化作用が主体となることから，従来にない強力な骨形成促進薬として近年臨床応用されている〔わが国では2009(平成21)年現在未承認〕．[610] ⇨参副甲状腺ホルモン→2533

骨形成タンパク質　bone morphogenetic protein；BMP［**骨形成因子，骨誘導因子**］　骨基質中の非コラーゲンタンパク質に含まれる生物活性タンパク質．筋肉など本来骨組織がないところに異所性に骨形成を誘導することができる分泌型タンパク質として発見された．当初は7種類のBMPが発見されたが，このうちBMP 2からBMP 7まではトンランスフォーミング増殖因子β transforming growth factor-beta(TGF-β)スーパーファミリーに属する．BMPの活性の本質は未分化間葉系細胞に対して，遊走，分化を促進し，軟骨細胞，骨芽細胞を誘導することにあると考えられている．さらに，このタンパク質の生理的な役割は，骨軟骨などの硬組織形成にとどまらず，胚発生の初期で各種の組織と器官の形態形成への関与，また骨格のパターンの規定があげられる．成熟個体では，骨や関節の生理的な再生過程に関与していると考えられている．現在，16種類のBMPが同定されている．[1636] ⇨参形質転換成長因子→859

骨形成不全症　osteogenesis imperfecta；OI　骨脆弱性(骨折傾向)，青色強膜，難聴を三主徴とする遺伝性疾患．歯牙形成不全，関節弛緩を伴うこともある．I型コラーゲンタンパクの質的または量的な形成異常が原因と考えられている．常染色体優性と劣性の2型があり，一般に劣性遺伝型が重症である．骨折は2-5歳頃に発症することが多い．わずかな外力で骨折を生じるが，仮骨形成は良好で骨癒合する．四肢彎曲，脊柱彎曲，鳩胸，骨盤変形などの骨格変形がある．青色強膜は生下時に認めても成人になると消失することがある．難聴は20歳以上に始まることが多い．骨脆弱性，青色強膜，難聴の有無に遺伝性を加味したシレンス Sillence分類(I-IV型)がある．IV型が重症である．X線所見としては，骨は萎縮性で，骨幹は細く彎曲し骨皮質は菲薄化している．多発性の骨折治癒像があり，骨幹は彎曲していることが多い．頭蓋骨は乳児期にはきわめて薄く，膜様あるいは卵殻様を呈し eggshell skull と呼ばれる．脊椎は骨萎縮と扁平化が著しい．[1636]

骨系統疾患　constitutional bone disease，skeletal dysplasia［**先天性骨系統疾患**］　骨，軟骨の発生あるいは成長過程に先天的な異常があり，そのために骨格に異常をきたす疾患の総称であり，先天性骨系統疾患とも呼ばれる．全身骨格に形態学的，構造的異常が生じている骨軟骨異形成症と，特定の骨だけが障害される異骨症とに分けられているが，明確に区別することは困難である．大部分は単一遺伝子の異常によって発生するので，メンデル Mendel の法則に従って優性あるいは劣性遺伝する．症状としては，低身長，特異顔貌，四肢の変形，皮膚の異常が起こる．[1105]

骨結核　bone tuberculosis⇨同骨関節結核→1103

骨結合⇨同骨癒合症→1121

骨原性　osteogenic，osteogenous　①骨形成に関与する組織に由来するもの．②骨形成を行うもの．[1636]

骨原性線維腫　osteogenic fibroma⇨同骨線維性異形成→1110

骨原性肉腫⇨同骨肉腫→1115

ごっこ遊び⇨同模倣遊び→2828

骨硬化　osteosclerosis　骨組織が骨髄腔やハヴァース管内に増殖した状態を示す．原因は，骨形成の亢進，骨吸収の低下である．X線上は骨濃度は増加する．変形性関節症，骨腫瘍では局所的に骨硬化が発生し，大理石病，エンゲルマン Engelmann 病では全身的に骨硬化が起こる．[1105]

骨好酸球性肉芽腫⇨同好酸球性肉芽腫→1005

こ

骨再構築　bone remodeling⇨同骨リモデリング→1121

骨細胞　osteocyte, bone cell　骨を構成する細胞．骨組織は細胞と細胞間質からなるが，構成細胞として存在するのが骨細胞である．骨芽細胞が自ら分泌した骨基質中に埋入し分化したものであり，骨基質中の骨小腔という小腔内に存在する．骨層板の中では層状に配列している．長径が20-40 μmの扁平～楕円形で周囲に多数の細かい突起を伸ばしている．この突起は骨細管という管に入り周囲の層板を貫き，他の骨細胞の突起や骨芽細胞と結合しており，細胞連結体の網工を形成している．この骨細管を通して骨細胞に酸素や栄養が血管から供給される．[1612]

骨産道　bony birth canal　経腟分娩時に胎児が通過する経路のうち，骨性骨盤からなる部分をいう．骨盤は仙骨，尾骨，左右の寛骨からなり，骨産道はこれらに囲まれている．骨産道(特に小骨盤)の広さや形の異常により児頭骨盤不均衡や児頭回旋異常が起こり，分娩停止となる．[550] ⇨参骨盤腔区分→1117

骨ジストロフィー⇨同骨異栄養症→1101

骨腫　osteoma　比較的まれな結節性骨硬化巣で，腫瘍というより過誤腫 hamartoma や過形成と考えられている．組織学的には成熟，硬化した層板骨の骨梁からなる．頭蓋骨や顎骨に好発する．消化管ポリープが多発するガードナー Gardner 症候群の一部として発生することもある．[48]

骨腫瘍　bone tumor　骨に発生する腫瘍の総称．日本整形外科学会・骨軟部腫瘍委員会によると「放射線診断学あるいは病理組織診断学的事実に基づいた骨組織に発生する腫瘍あるいは腫瘍類似性の状態」と定義されている．腫瘍の組織起源をもとにした分類がなされる．大きくは①原発性骨腫瘍 primary bone tumours，②続発性骨腫瘍 secondary bone tumours，③腫瘍類似病変 tumour-like lesions(臨床経過か病理組織学的に腫瘍と見間違う状態をいう)に分類される．さらにそれぞれの発生母組織により細分類され，それぞれに良性，悪性に細分類される．[48]

骨小柱　trabecula　[骨梁(りょう)]　骨小柱(骨梁)の集合で海綿骨が形成される．骨にかかる圧縮応力および引っ張り応力の力線に沿って形成され，骨の機械的強度を高める．[795]

骨新生　osteogeny　[骨形成]　骨芽細胞により新しい骨組織が形成されること．骨組織は胎生7週頃に出現し，軟骨内骨化と結合組織内骨化(または膜性骨化)により形成される．軟骨内骨化では，まず硝子軟骨が形成され，これが変性，石灰化したのちに毛細血管と未分化間葉系細胞から分化した骨芽細胞により骨基質が沈着して骨が形成される骨化様式で，長管骨，短管骨がこれに属す．結合織内骨化は，未分化間葉系細胞が骨芽細胞に分化し，直接骨を形成する骨化様式である．頭蓋骨，顔面骨や扁平骨の大部分が属す．形成された骨を結合組織骨または膜性骨 membrane bone と呼ぶ．早期に形成された膜性骨はコラーゲン線維の走行が不規則であり線維性骨 woven bone と呼ばれる．骨折の治癒過程では，軟骨内骨化と結合組織内骨化の両方が起こる．[1636]

骨シンチグラフィー　bone scintigraphy　[骨スキャン]　骨に親和性のある放射性同位元素(RI)を投与して，骨のミネラル代謝を評価する核医学検査の1つで，骨転移の診断の第一選択検査．腫瘍，骨折，炎症などでは骨ミネラル代謝の亢進があり，強い集積がみられる．病変の検出感度が高く，X線写真では検出不能な病巣も描出できるが，疾患特異性に乏しい．RIはテクネチウム99m (^{99m}Tc) 標識リン酸化合物の ^{99m}Tc-MDPや ^{99m}Tc-HMDPが用いられ，静注3時間後に撮影する．RIは尿路系から排泄されるので，撮影前には排尿させて膀胱内のRIを除去する必要がある．[737]

●骨シンチグラフィー
前立腺癌の多発性骨転移の骨シンチグラフィー全身像
(左側：前面，右側：後面)

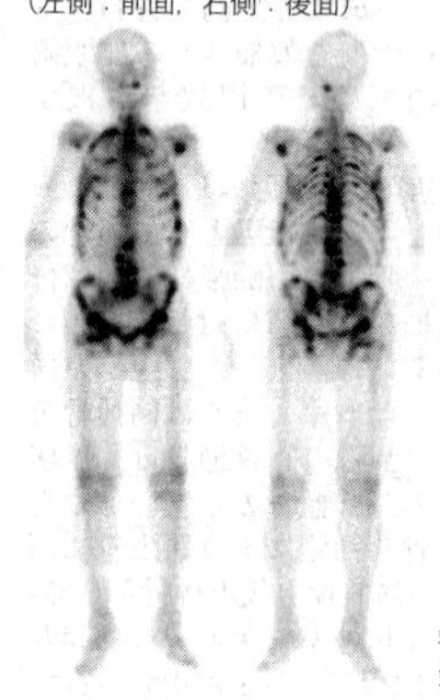

脊椎，肋骨，骨盤骨などに多発性の異常集積がみられる．

骨髄　bone marrow　長骨の髄腔と海綿骨腔を満たしている造血細胞に富む特殊な結合組織で，赤色骨髄と黄色骨髄の2種類ある．赤色骨髄は細網線維の網工を基盤として多く枝分かれした静脈洞から構成され，その間隙に多能性造血幹細胞から赤血球，白血球に至る各種の細胞が存在する造血器官である．ほかにも貪食細胞であるマクロファージが存在し，肝臓や脾臓とともに不要な赤血球を処理する場であり，抗体産生細胞であるBリンパ球が成熟する場でもある．胎生期や新生児期ではすべての骨髄は赤色骨髄であるが，四肢の長骨骨幹の赤色骨髄は加齢とともに脂肪組織に置き換わり，造血機能を失い黄色骨髄となる．赤色骨髄は胸骨，肋骨，椎骨，腸骨，上腕骨や大腿骨の海綿質など体温の高い部位の骨に残る．黄色骨髄は大部分が脂肪組織からなり脂肪の貯蔵庫の役割をする．しかし，未分化間葉細胞も存在し，高度の出血や低酸素血症の際には未分化細胞が分化・増殖し，赤色骨髄へ変化し造血を行う予備能ももっている．[1612]

骨髄異形成症候群　myelodysplastic syndrome；MDS　[MDS]　原因不明の造血幹細胞レベルの障害で起こる疾患．FAB分類による病型は，骨髄芽球比率，環状鉄芽球出現率，単球数から，①不応性貧血 refractory anemia(RA)，②鉄芽球性貧血(環状鉄芽球を伴う不応性貧血)RA with ringed sideroblasts(RARS)，③芽球増加型不応性貧血 RA with excess of blasts(RAEB)，④慢性骨髄単球性白血病 chronic myelomonocytic leukemia (CMMoL)，⑤移行型芽球増加型不応性貧血 RAEB in transformation (RAEBt) に分けられる．WHO分類ではRAEBtが廃止され，骨髄で芽球が30% 以上は急性白血病に分類されている．女性より男性に多く，50 歳以上の高齢者に好発する．末梢血では血球減少を示すが，骨髄は正形成もしくは過形成であり細胞形態異常を示し，5 番，7 番，8 番の染色体異常もみられる．経過は病型により期間や頻度が異なるが 6 か月～5 年以内に骨髄性白血病に移行する．白血病に移行しなくても感染症や出血で死の転帰をとりやすい．治療として，副腎皮質ステロイドホルモンやタンパク同化ホルモンがあるが有効率は低く，輸血依存性になることも多い．根治的治療は若年者では骨髄移植である．[1495]

●骨髄異形成症候群の骨髄像(分離状巨核球)

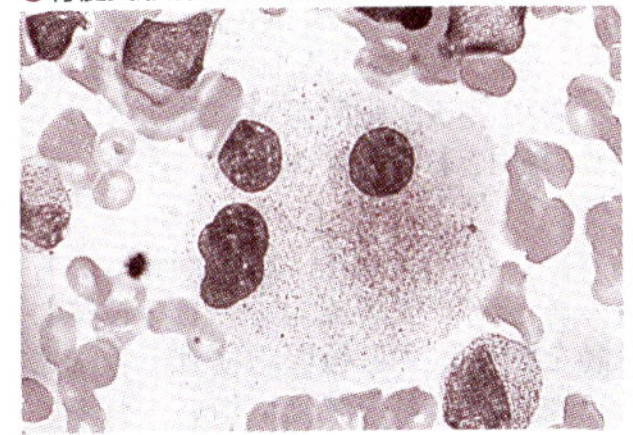

骨髄異形成を伴う急性骨髄性白血病⇨同T-MDS AML→113

骨髄移植術 bone marrow transplantation；BMT ［造血幹細胞移植術，BMT］ 多能性幹細胞を輸注することで骨髄および免疫系の回復を図る治療法の 1 つ．多能性幹細胞を骨髄から採取した場合が骨髄移植であり，末梢血や臍帯血から採取した場合は，それぞれ末梢血幹細胞移植 peripheral blood stem cell transplantation (PBSCT)，臍帯血移植 cord blood transplantation と呼ぶ．これらの移植をまとめて造血幹細胞移植と呼ぶ．骨髄移植は骨髄提供者(ドナー donor)の違いにより，同系 syngeneic，同種 allogeneic，自家 autologous に区別される．同系・同種骨髄移植は，白血病を含めた悪性腫瘍に対し強力な抗腫瘍薬や放射線療法を行い，悪性腫瘍の根絶を目的とする場合と，重症再生不良性貧血や重症免疫不全症などで骨髄や免疫系の再構築を目的として実施される場合とがある．同系骨髄移植は患者と骨髄提供者が一卵性双生児で，ヒト白血球抗原 human leukocyte antigen (HLA) は完全に一致している．同種骨髄移植あるいは同種末梢血幹細胞移植を実施するうえで，患者と骨髄提供者の HLA のうち，HLA-A 座 2 個，HLA-B 座 2 個，HLA-DR 座 2 個の計 6 個が原則一致していることが必要であるが，一致ドナーがいない場合は 1 座不一致(6 個中 5 個一致)の移植は認容されている．一方，臍帯血移植では幹細胞がより未熟であり HLA は 2 座あるいは 3 座不一致の移植が行われている．自家骨髄移植や自家末梢血幹細胞移植は悪性腫瘍に対する化学療法，放射線療法を強化することで生じる高度の骨髄抑制に対し，あらかじめ保存しておいた自分の多能性幹細胞を輸注することにより自己造血の回復を図る方法である．自己の幹細胞であるため HLA を気にする必要はないが，幹細胞採取にあたり腫瘍細胞が混入する可能性がある．顆粒球コロニー刺激因子(G-CSF)を併用することで比較的容易に自家末梢血幹細胞は回収できるため，国内では自家骨髄移植はほとんど行われていない．[1377] ⇨参末梢血幹細胞移植→2740

骨髄炎 osteomyelitis 化膿菌による骨組織(骨皮質，骨髄，骨膜)の感染，炎症．血行性に細菌が侵入し骨髄内で増殖し発症する場合が多いが，隣接した病巣から波及し直接感染する場合，外傷や手術などの際に汚染されて直接感染する場合がある．①急性骨髄炎：全身または局所に急激な炎症症状を呈するもの．急性血行性骨髄炎は小児の骨幹端に好発する．黄色ブドウ球菌によることが最も多い．②慢性骨髄炎：壊死性組織である腐骨とそれを取り囲む骨柩形成と感染性肉芽と瘻孔形成により慢性化をきたしたもの．長年の瘻孔の存在は扁平上皮癌の合併(瘻孔癌)の可能性もある．慢性骨髄炎の特殊型としてブロディ Brodie 骨膿瘍，ガレー Garré 硬化性骨髄炎，形質細胞性骨髄炎，感染性偽関節がある．臨床所見は，先行感染の存在，発熱，悪寒，全身倦怠感，局所疼痛，熱感，発赤，腫脹，瘻孔形成がある．診断は X 線像でびまん性の骨萎縮，骨吸収，骨破壊，骨膜反応，骨硬化像，腐骨と骨柩形成などがみられる．血液検査では白血球数，赤血球沈降速度，CRP(C 反応性タンパク質)が炎症の指標となる．確定診断は細菌培養検査であり，抗菌薬投与前に，血液，膿瘍の穿刺や手術材料による検体採取，培養検査からの起炎菌の検出が診断，治療に重要である．一般細菌培養のみならず，嫌気性培養，結核菌培養，PCR(ポリメラーゼ連鎖反応)検査も行っておく．治療は，起炎菌の確定と病巣沈静化の目的で，排膿，病巣掻爬，洗浄などの外科的処置を行い，経験的抗菌薬初期治療を開始する．速やかな起因菌および感受性の確定が最も適切な治療選択に必須である．慢性骨髄炎では，膿瘍や瘻孔形成，腐骨や肉芽形成，感染性偽関節などの際には，壊死組織や不良肉芽組織などの切除と徹底した根治的病巣掻爬の手術適応となる．[48]

骨髄芽球 myeloblast；Mbl, Mybl ［骨髄芽細胞］ 顆粒球の分化，成熟の過程で，骨髄中の顆粒球系細胞の中で同定できる最も未熟な細胞．細胞質は淡青色を示す．核は円形で，核小体を有し，クロマチン構造は繊細である．[1377] ⇨参骨髄像→1109

骨髄芽球腫⇨同緑色腫→2945

骨髄芽球腫症 myeloblastomatosis 骨髄芽球が血中や組織，臓器に過剰に存在する状態．通常の白血病細胞は骨髄でびまん性に増殖するが，局所的な白血病細胞増殖により腫瘤を形成する場合がある．その腫瘤は骨髄芽球(一部は成熟顆粒球系細胞)からなり，骨髄芽球腫と呼ばれる．皮膚に形成されることが多く，白血病は治療抵抗性になっていることが多い．[1495] ⇨参緑色腫→2945

骨髄芽細胞⇨同骨髄芽球→1107

骨髄顆粒球貯蔵プール marrow granulocyte storage pool 末梢血に流出することなく，骨髄にとどまった状態で存在する顆粒球．これとは逆に，末梢血に移行した顆粒球は総血中顆粒球プールと呼ばれ，このうち半分は末梢血を循環し(循環顆粒球プール)，半分は血管壁に滞留する(辺縁顆粒球プール)．骨髄顆粒球貯蔵プールは総血液顆粒球プールの約 10 倍であると考えられている．[656]

骨髄機能不全 bone marrow failure ［骨髄不全］ 骨髄の造血機能障害によって，赤血球，白血球，血小板の産生が著しく低下し，貧血，易感染性，出血傾向をきたす病態．再生不良性貧血，骨髄異形成症候群，急性白血病などの造血器腫瘍でみられ，特殊な型として赤血球造血のみが障害される赤芽球癆がある．診断は骨髄穿刺，骨髄生検，骨髄シンチグラフィー，フェロカイネティクスなどの骨髄機能検査により行い，骨髄での赤血球形態異常，骨髄へのインジウム取り込み低下がみられる．貧血，血小板減少に対しては輸血，感染には抗生物質とγグロブリンを投与するが，原因疾患が治癒しないかぎり機能不全は改善しない．[1038]

骨髄球 myelocyte 顆粒球の分化，成熟の過程で，骨髄芽球から前骨髄球の段階を経て，後骨髄球の前段階のもの．直径16-23 μm，核小体は消失，特殊顆粒がみられるようになる．[1377] ⇒参骨髄像→1109

骨髄巨核芽細胞⇒同巨核芽球→773

骨髄巨核球⇒同巨核球→773

骨髄腔⇒同髄腔→1614

骨髄系幹細胞 myeloid stem cell 骨髄系細胞(赤血球，顆粒球，単球，血小板)に分化する幹細胞．すべての血球の起源は造血幹細胞 hematopoietic stem cell に由来する．最も未分化ですべての血球に分化しうる能力をもつ多能性幹細胞 multipotent stem cell (pluripotent stem cell)は，最初にリンパ系幹細胞と骨髄系幹細胞に分化する．骨髄系幹細胞は必要に応じて造血因子などの作用を受け，赤血球系の前駆細胞，顆粒球系の前駆細胞，巨核球系の前駆細胞を経て，それぞれ赤血球，顆粒球，血小板へと分化する．[1377]

骨髄検査 bone marrow examination 骨髄穿刺によって得られた骨髄液について有核細胞数，骨髄巨核球数を算定するとともに，塗抹標本を染色して各種細胞の比率や腫瘍細胞の有無を求める検査．各種血液疾患の診断や治療効果の判定，血球の増減の原因検索，悪性リンパ腫の病期診断などを目的に行われる．必要に応じ，得られた細胞で染色体分析や細胞表面抗原検査，遺伝子検査も行われる．骨髄液が吸引できない場合などには骨髄生検も行われる．[1615]

骨髄硬化症 myelosclerosis⇒同骨髄線維症→1108

骨髄腫 myeloma ［ミエローマ，**多発性骨髄腫**］ 形質細胞が腫瘍性増殖をする疾患で，ほとんどの症例がモノクローナルな免疫グロブリン(Mタンパク)あるいはその軽鎖を産生．尿中に排泄された軽鎖をベンス=ジョーンズ Bence Jones タンパクという．これらのタンパクは，血清または尿タンパク電気泳動でα_2からγ分画に急峻なピークとして観察される．腫瘍細胞の増殖による血球減少以外に，Mタンパクによる過粘稠度症候群，腎障害，意識障害，高カルシウム血症，骨病変(病的骨折，骨打ち抜き像など)，形質細胞腫などの特徴的症状を呈する．治療法は，主にアルキル化剤と副腎皮質ホルモン剤の併用療法(メルファラン+プレドニゾロン，シクロホスファミド+プレドニゾロン)が行われ，近年，自己末梢血幹細胞移植が導入され，さらにサリドマイドやボルテゾミブなどの新規薬剤が開発され，生存期間中央値は約5-7年へと延長した．患者には感染症および骨折に注意するように指導する．[1464]

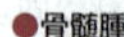
●骨髄腫

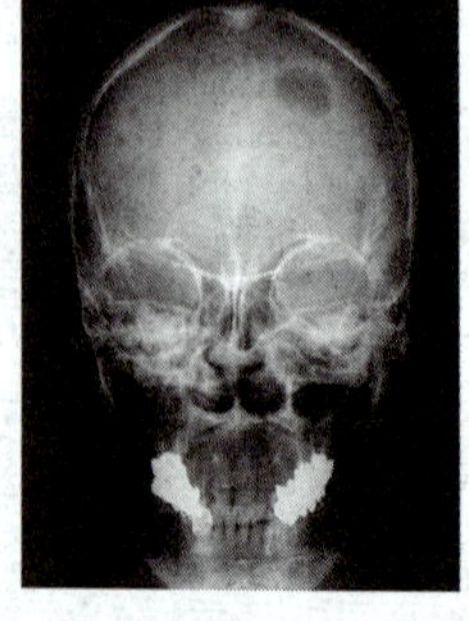

骨髄腫腎 myeloma kidney 骨髄腫患者に起こる腎障害．病因は，①ベンス=ジョーンズ Bence Jones タンパクによる尿細管障害，②高カルシウム血症に伴う脱水，さらにカルシウム沈着による尿細管障害，③アミロイドーシス，④軽鎖沈着病による糸球体障害，⑤高尿酸血症，など多岐にわたる．[1464]

骨髄シンチグラフィー bone marrow scintigraphy 骨髄に集積する性質のある放射性同位元素(RI)を投与して，全身の造血骨髄を画像化する核医学検査．骨髄増殖性疾患，再生不良性貧血などの評価に用いられる．塩化インジウム($^{111}InCl_3$)やテクネチウム99m(^{99m}Tc)標識コロイドを用いる．インジウム111(^{111}In)は血中で鉄と類似した代謝を示し，トランスフェリンと結合して骨髄の赤芽球に摂取される．^{99m}Tc標識コロイドは骨髄の網内系細胞に摂取されるので網内系細胞の機能を反映するが，造血細胞と網内系細胞の機能は通常相関する．^{111}Inは静注48時間後に，^{99m}Tc標識コロイドは静注60分以後に撮影する．[737]

骨髄生検 bone marrow biopsy 骨髄生検針を用いて，主に腸骨から骨髄を採取する診断的手技．骨髄穿刺で骨髄吸引不能あるいは困難な場合や，骨髄線維化の有無，細胞密度，腫瘍細胞の骨髄転移の有無を診断するうえで有用である．[1377]

骨髄線維症 myelofibrosis ［**骨髄硬化症**］ 骨髄に広範な線維化を生じる病態で，特発性と二次性に分けられ，特発性はさらに急性と慢性に分けられる．急性特発性骨髄線維症は急性非リンパ性白血病，特に急性巨核芽球性白血病に伴うもので，急激に汎血球減少が進行し，しばしば芽球が出現するが，肝脾腫はみられず奇形赤血球も出現しない．骨髄では増加した線維の間に芽球の増加を認める．慢性特発性骨髄線維症は原発性骨髄線維症とも呼ばれ，骨髄造血幹細胞の異常クローン発生から生じると考えられている．涙滴赤血球などの赤血球奇形を伴う貧血と肝脾腫，骨硬化が徐々に進行する．二次性骨髄線維症の原因の多くは白血病などの血液腫瘍や他の悪性疾患の骨髄転移で，結核などの感染症，全身性エリテマトーデス(SLE)などの自己免疫疾患，放射線被曝やベンゼンへの曝露などでも生じることがある．[1221] ⇒参原発性骨髄線維症→959

骨髄穿刺

bone marrow puncture, bone marrow aspiration 骨髄穿刺針を用いて骨髄を吸引採取する診断的手技．骨髄は白血球，赤血球，血小板系細胞や形質細胞，マクロファージ，細網細胞(骨髄，リンパ節，脾臓などの細網組織に存在する線維芽細胞の一種)，脂肪細胞，血管，骨梁などから構成され，個々の細胞の形態を観察するために骨髄穿刺を行い，塗抹標本を作製しメイ・ギムザ May-Giemsa 染色あるいはライト・ギムザ Wright-Giemsa 染色を行う．穿刺は胸骨あるいは後腸骨稜，ときに腰椎棘突起で行われる．[1377]

骨髄穿刺の看護ケア 骨髄の造血機能の状態を知ることを目的に針を穿刺して骨髄を採取する検査を骨髄穿刺といい，血液疾患の診断と治療経過を判断するために重要な検査である．**【方法】**①穿刺部位は成人で胸骨か腸骨棘，小児では脛骨を用いる，②体位は，胸骨，脛骨では枕をはずした仰臥位，腸骨棘では穿刺部を上にした側臥位をとる，③無菌的操作を行う，④局所の消毒と浸潤麻酔を行う，⑤胸骨の場合は，胸骨第2・3肋間高に骨髄検査専用の穿刺針を用いて穿刺をする(小宮針，勝沼針)，⑥髄液を吸引するとき，痛みのあることを伝えておく，⑦抜針後2-3分穿刺部をガーゼで圧迫して止血を図る，⑧半日安静にし，感染予防のため2日程度入浴を控える．**【ケアのポイント】**検査前・中・後の患者の全身状態，顔色，表情などを観察するとともに，患者の訴えを聞いて，異常がないか適宜，確認をする．穿刺中の患者の不安を和らげる工夫をする．また，胸骨で行う場合，患者の面前なので，患者の眼を覆う．穿刺後の止血を必ず確認する．[109] ⇨参骨髄穿刺→1108

骨髄線量 bone marrow dose 骨髄における吸収線量．種々の組織，器官の中で最も低い線量で変化し，臨床的には白血球の減少として検出される．線量が高くなると栓球や赤血球も減少し，感染，出血を招く．白血病の誘発に関係する．[18]

骨髄像 bone marrow differential 骨髄中には有核細胞と称する各種血球の前駆細胞が存在し，その内容を骨髄像という．骨髄穿刺によって得られた塗抹標本をもとに評価する．正常の有核細胞数は $10\text{-}25\times10^4/\mu L$ の範囲内にある．白血球のうち顆粒球系は成熟度に従って，骨髄芽球，前骨髄球，骨髄球，後骨髄球，桿状核球，分葉核球に分かれ，好酸球と好塩基球および単球についてもその成熟度により区別できる．赤血球系細胞は末梢血と異なり核をもった赤芽球が存在する．赤芽球は成熟するに従い血色素量が増えて細胞質の色調が変化し，前赤芽球，好塩基性赤芽球，多染性赤芽球，正染性赤芽球に区別する．血小板の前駆細胞は巨核球で，正常では $50\text{-}150/\mu L$ 程度存在する．このほか，リンパ球，網内系細胞，線維芽細胞，形質細胞，肥満細胞が認められる．顆粒球系細胞(myeloid cell；M)と赤血球系細胞(erythroid cell；E)の比率(M/E 比)は通常3.0-4.0である．[1377]

骨髄増殖症候群 myeloproliferative syndrome⇨同慢性骨髄増殖性疾患→2751

骨髄転移 bone marrow metastasis 悪性腫瘍が骨髄に血行性に転移した状態．進行に伴い末梢血では類白血病反応 leukemoid reaction(芽球出現を伴う白血球増加)や白赤芽球性反応 leukoerythroblastosis(骨髄芽球と赤芽球が出現)，二次性骨髄線維症による貧血，播種性血管内凝固症候群(DIC)などを生じる．乳癌，前立腺癌，肺癌，副腎癌，腎癌，甲状腺癌，悪性黒色腫などに頻度が高く，予後不良である．[1221] ⇨参類白血病反応→2965，骨髄線維症→1108

骨髄バンク bone marrow donor registry 骨髄移植を希望する患者のために，自分の骨髄を提供する意思をもった人たちを登録し，必要なときに提供するシステム．1991(平成3)年に日本骨髄バンク Japan Marrow Donor Program(JMDP)が設立され，骨髄移植推進財団(公益法人)と骨髄データセンター(日本赤十字社運営)の2つの組織で構成される．前者が骨髄提供者(ドナー)を募集しドナー登録をする役割，後者は組織適合性(HLA 型)の検査とデータ管理を行う．移植希望患者は前者に患者登録し，後者で患者とドナーの HLA 型照合が行われ，合致したドナーを見いだす．合致したドナーがいた場合，骨髄移植推進財団が患者とドナーのコーディネートを行い，財団認定施設の採取病院でドナーの骨髄が採取され，認定移植病院で患者はドナーの骨髄により骨髄移植を受ける．2008(平成20)年度で約33万5,052人のドナー登録があり，年間1,118件，累計1万355件の非血縁者間移植が行われた．[1372]

骨髄不全 bone marrow failure⇨同骨髄機能不全→1107

骨髄無形成発作 aplastic crisis⇨同低形成発作→2045

骨髄様化生 myeloid metaplasia⇨同髄様化生→1632

骨髄抑制 myelosuppression, bone marrow suppression 抗癌剤により骨髄がおかされ，血球減少を呈する状態．骨髄の造血細胞は抗癌剤に対する感受性が高いため，この副作用が出やすい．骨髄抑制時には，好中球減少や血小板減少が出現し感染症や出血を合併しやすい．このため予防的に顆粒球コロニー刺激因子(G-CSF)の投与や血小板輸血が行われる．血液疾患，特に白血病では骨髄抑制時の管理が重要である．[1495]

骨髄癆(ろう) myelophthisis 骨髄に悪性腫瘍や結核，真菌などが入りこみ，骨髄の造血能が障害された状態．赤血球の変形や大小不同，幼若顆粒球を認める．[1038]

骨スキャン bone scan⇨同骨シンチグラフィー→1106

骨性アルカリホスファターゼ alkaline phosphatase in bone ［骨型アルカリホスファターゼ］ アルカリホスファターゼは，最適 pH はアルカリ性で，リン酸モノエステルを加水分解し無機リン酸を生じる酵素．高等動物では腎・小腸・骨芽細胞・胎盤・肝・乳腺・肺・好中球などに広く分布し，それぞれ臓器特異的なアイソザイムとして存在する．骨性アルカリホスファターゼは，骨においてリン酸カルシウムの沈着に関与しているといわれており，血清中にもアイソザイムの1つとして出現している．血清における値は主として骨におけるこの酵素の生成亢進を反映しており，成長期の小児では高値で，血清アルカリホスファターゼアイソザイムの主体をなす．また，骨パジェット Paget 病，甲状腺機能亢進症，骨肉腫，癌の骨転移などでは血清中の高値が認められる．[305] ⇨参好中球アルカリホスファターゼ→1033

骨生検術 bone biopsy ［骨組織生検法］ 病理組織診断を行い治療方針を決定するために，骨病巣の組織を採取する手技．骨腫瘍や骨代謝疾患の診断に用いられる．手技としては骨生検針を用いた経皮的針生検と手術による開放生検がある．開放生検には，腫瘍組織の一部を採取する切開生検 incisional biopsy と，腫瘍組織を一塊に切除する切除生検 excisional biopsy とがある．[48]

骨性獅子顔 leontiasis ossium⇨同獅子顔貌→1277

骨贅(ぜい)**生**⇨同骨軟骨腫→1114

骨折 fracture, bone fracture 骨が解剖学的な連続性

こ

を絶たれた状態．骨折を起こす外力には直達外力と介達外力がある．原因による分類では外傷性骨折，病的骨折がある．部位による分類では長管骨での骨幹部骨折，骨幹端部骨折，骨端部骨折がある．程度による分類には完全骨折，不全骨折があり，不全骨折には亀裂骨折，若木骨折，急性塑性変形がある．その他，外力の加わった方向による分類に屈曲骨折，圧迫骨折，剪断骨折，捻転骨折，裂離骨折，骨折線の方向による分類に横骨折，斜骨折，らせん骨折，粉砕骨折，軟部組織損傷との関係による分類に皮下骨折(単純骨折)，開放骨折(複雑骨折)などがある．[1376]

骨切除開頭術 craniectomy 骨弁をつくらずに開頭部の骨を除去する開頭術のこと．後頭蓋窩の手術では一般にこの術式を選択することが多い．[1017]

骨切除術 ostectomy ①外科的に骨を切除・除去すること．骨髄炎などで腐骨化した際に感染沈静化を目的に，腐骨部の切除が行われる．偽関節などの自然に骨癒合が期待できないときに，骨癒合を目的に血流のなくなった骨を切除し血流の良好な骨組織での骨癒合を促進すること．日常生活において，骨の突出などが疼痛や麻痺を伴う障害を起こしている場合に，炎症や圧迫の解除を目的に骨切除を行う．主に褥瘡や骨性圧迫による神経麻痺などの際に行われる．②歯科において，支持骨組織を切除すること．歯周ポケットのない状態にすることを目的に行う．[48]

骨折遷延治癒 delayed union⇨同仮骨形成遅延→493

骨折脱臼 fracture dislocation 関節脱臼を伴う骨折．肩関節，股関節，膝関節，足関節などで起こりやすく，どの部位においても靱帯損傷，神経損傷，血管損傷の可能性が高く，足関節や膝関節では開放性骨折になることが多い．関節面の正確な整復が大切であり，整復不十分の場合は，後年，二次的変形性関節症をきたすことが多い．[1376] ⇨参脱臼骨折→1917

骨折治癒機転 fracture healing, bone healing 損傷した骨が時間の経過とともに修復され，治癒していく過程をいう．骨折が生じると，血管外に流出した赤血球がかたまり血腫が形成される．血腫内の細胞は変性して死滅するが，血腫外の線維芽細胞は生き残り，増殖，集合し，その間に毛細血管が侵入して肉芽組織が形成される．骨折後数日を経過すると，骨膜の細胞が増殖，変化する．肉芽組織内の線維芽細胞は軟骨芽細胞となり硝子軟骨を形成する．一方で骨折部からはがれた骨膜にある骨膜細胞は骨芽細胞となり未成熟な線維骨 woven bone を形成していく．この未成熟な線維骨と軟骨を合わせて仮骨と呼ぶ．仮骨は徐々に大きくなり対側の骨片と癒合する．次に，線維骨と硝子軟骨は層板骨へ置換されていく．硝子軟骨が層板骨へ置換されていく過程は軟骨内骨化と呼ばれる．軟骨内や線維骨内ではコラーゲン基質が形成されその部位に石灰が沈着して層板骨となる．基質内に毛細血管網が多数の骨芽細胞を伴って侵入し，その部位で骨芽細胞により新しい骨組織が形成される．この新しい骨組織は海綿骨の形状を呈する．さらに，海綿骨は骨芽細胞により吸収され，ハウシップ Howship 窩と呼ばれる隙間が形成される．この隙間に骨芽細胞が皮質骨を形成していく．これにより，骨折部の仮骨はもとの骨の強さと形状に近い骨へ再構築されていく．[1636] ⇨参軟骨内骨化→2199

骨折片 bone fragment⇨同骨片→1119

骨折変形治癒 malunited fracture, malunion ［変形治癒］ 骨折の異常な治癒機転の1つ．骨片の転位を残したまま骨癒合が生じ，自然矯正されない状態をいう．角状変形，回旋変形，短縮変形などがある．変形量が大きくなると，外観の異常，姿勢の異常だけでなく隣接関節の機能障害を生じることが多い．転位した骨折部が整復されなかったり，不十分な整復位で固定されたり，整復されていても固定力が不足なために再転位を生じた場合などで変形治癒が生じる．どの程度の変形治癒までが許容できるかは，患者の年齢や受傷した骨の種類，部位により異なる．小児の骨幹部骨折の角状変形は自然矯正されやすい．回旋変形はほとんど自然矯正されない．関節内骨折や関節近傍の骨折，長管骨骨折では変形治癒による障害が大きい．[1636] ⇨参骨折治癒機転→1110

骨セメント bone cement ［ポリメチルメタクリレート］ 人工関節を骨に固定するために開発された人工材料．主成分はポリメチルメタクリレートで，液状のモノマーと粉状のポリマーを使用前に混ぜて使用する．約15分で硬化し，強固な固定が得られる．使用時には血圧低下に注意する必要がある．セメント挿入手技は人工股関節の長期成績に大きな影響を与えることが知られており，十分習熟してから使用すべきである．[1105]

骨線維性異形成 osteofibrous dysplasia ［骨化性線維腫，骨原性線維腫］ 年少時の脛骨骨皮質に発生する骨線維性のまれな良性骨腫瘍．脛骨前縁骨皮質に偏在性の多房性の骨透亮像を呈し前方凸の屈曲変形をきたす．病的骨折をきたすこともあるが，経過観察で自然退縮する傾向がある．手術は再発が多く，原則として経過観察を行う．[48]

骨爪異形成症⇨同爪甲(そうこう)形成不全(異常)→1813

骨増殖症 osteophytosis⇨同骨化過剰症→1102

骨増殖体 osteophyte⇨同骨棘→1104

骨層板 bone lamella 骨組織の細胞間質は多量の膠原線維とその間を満たすカルシウム塩などの無機質からなり，膠原線維は同じ方向に走行するものが層をつくっている．それを骨層板と呼ぶ．緻密骨は，長軸方向に走行するハヴァース管を5-20層の骨層板が同心円状に取り囲む層板構造(ハヴァース層板)の円柱の束からできている．この円柱1個をハヴァース系または骨単位(オステオン)と呼び，ハヴァース系同士の隙間は介在層板という不完全な層板系で埋められる．骨表面と髄腔面にはハヴァース系がなく，面に平行な数層の骨層板(外・内基礎層板)からなり，直接骨膜あるいは骨髄の血管から栄養を受ける．海綿骨の骨小柱は比較的少数の骨層板の重層でできている．[1612] ⇨参ハヴァース層板→2358

骨組織 osseous tissue⇨参骨→2712，緻密骨→1980

骨組織球症 X histiocytosis X of bone 細網細胞，組織球の増殖を主体とする疾患の総称．好酸球性肉芽腫，ハンド・シュラー・クリスチャン Hand-Schüller-Christian 病およびレッテラー・シーベ Letterer-Siwe 病の3つが含まれる．好酸球性肉芽腫は，小児や青年期に多発する組織球の増殖を主体とする疾患であり，頭蓋骨や顎骨，脊椎，大腿骨などに溶骨性の病変をきたす．ハンド・シュラー・クリスチャン病は，地図状頭蓋，眼球突出，尿崩症をきたす小児疾患である．レッテラー・シーベ病は，肝腫，脾腫，全身性のリンパ節腫大を起こす乳児疾患である．[1105] ⇨参好酸球性肉芽腫⇀1005

骨組織生検法⇨同骨生検術⇀1109

骨粗鬆(そしょう)症

osteoporosis

【概念・定義】 骨質の組成は正常であるが，骨組織単位体積当たりの骨量が病的に減少した状態をいう．海綿骨では骨梁の数と太さが減少して粗になり，皮質骨では皮質の厚さが薄くなる．2000年のNIH(アメリカ国立衛生研究所)コンセンサス会議において，骨粗鬆症とは骨強度の低下を特徴とし，骨折のリスクが増大しやすくなる骨格疾患と定義され，骨密度と骨質から骨強度を考えるようになった．

【疫学】 推定では2005年におけるわが国の骨粗鬆症有病者数は，50歳以上の男性では257万人，女性では898万人と考えられている．年齢とともに有病率が増加する疾患のため，今後もしばらくは骨粗鬆症の有病率は増加するものと思われる．しかし，実際に医療機関で診療を受けている患者数は約20%と推定されている．2007年の調査では，**大腿骨頸部骨折**の推定発生数は14万8,100人であり，20年前の調査時の約3倍となっている．骨粗鬆症は多因子疾患であり，遺伝要因と生活習慣(食事，運動，喫煙，アルコール，嗜好品など)が発症に大きく関与している．

【病態生理】 **破骨細胞**による骨吸収に続いて**骨芽細胞**による骨形成が行われる．これを**骨代謝**という．骨吸収と骨形成のバランスが破綻し，骨吸収が骨形成を上回ったときに骨粗鬆症が生じる．その比率が，正常より大きい場合を高回転型，小さい場合を低回転型という．閉経後骨粗鬆症では，骨吸収によって失った骨量を骨形成によって十分に埋めることができず，急速な骨密度の減少を招く．これにより，骨梁の連結性が低下，断裂し，骨強度が低下する．

【症状】 脊椎椎体が弱化して変形や骨折を生じ，腰背部痛や亀背が起こる．亀背が高度になればさまざまな弊害も生じてくる．神経症状，腹部膨満感，食欲不振，便秘，逆流性食道炎，呼吸機能の低下，心理的負荷などである．また，大腿骨近位部骨折，**橈骨遠位端骨折**(コーレス Colles 骨折など)，**上腕骨頸部骨折**も生じやすい．2001年の調査では，寝たきりの原因として骨粗鬆症・骨折は脳血管障害に次いで第2位である．

【診断】 原因はさまざまであり，老年性，閉経後，薬物性，廃用性，内分泌性，外傷後，特発性などがある．X線所見では，椎体の陰影濃度の低下，椎体変形(魚椎や扁平椎など)，骨折を認める．骨塩量測定では，腰椎，大腿骨頸部，橈骨遠位，踵などで骨密度の低下が認められる．骨折がない場合はYAM値(若年成人平均値 young adult mean)の70%未満で診断する．血液・尿検査では通常の検査に加えて，尿中NTX(I型コラーゲン架橋N-テロペプチド)，デオキシピリジノリン，血中骨型アルカリホスファターゼなどの骨代謝マーカーやucOC(低カルボキシル化オステオカルシン)を測定する．血清カルシウムやリン，ALPに変化はない．

【治療】 高齢化社会に伴い骨粗鬆症の有病率は今後も増加すると考えられる．骨折が生じた場合の治療はもちろんであるが，骨粗鬆症あるいは骨折の予防が大切である．早期に骨密度を計測し，早期予防，早期治療を行う必要がある．基本は食事療法と運動療法であり，しっかりとした指導が重要．また，転倒による骨折が多いため，転倒予防教室を開催することも望まれる．薬物療法として，カルシウム，ビタミンD，ビタミンK，カルシトニン，エストロゲン製剤，ビスホスホネート製剤などがある．骨密度や骨代謝マーカーを鑑みて適切な薬物治療を行うことが重要である．椎体骨折に対しては，ギプス固定やコルセット固定を行い，できるだけ早期から歩行訓練を開始する．大腿骨近位部骨折に対しては手術療法(人工骨頭や骨接合術)が行われることが多い．橈骨遠位端骨折や上腕骨頸部骨折は保存的治療を行うことも多いが，転位が大きい場合や神経麻痺などがある場合は手術的治療が行われる．[1141]

骨粗鬆(そしょう)症の看護ケア

【ケアのポイント】 食事療法は，カルシウムを摂取することが肝心で，食事摂取基準より多い1日800-1,000 mgを摂取するように指導する．牛乳，チーズ，豆腐，納豆，めざし，ひじき，京菜などがカルシウムを多く含んでいる．また，バランスよく食材を選んで摂取することも重要である．高齢者は，カルシウムの吸収率が低下するため，サプリメントも補助食品として考慮する．ビタミンD，Kの摂取や日光浴を勧め，タバコやアルコールの摂取を控えるよう指導する．運動療法は，骨量の維持，筋力の維持，転倒防止のため継続して行うことと，骨粗鬆症が進んでいる場合は，無理に運動すると骨折する可能性があるので運動機能に応じた指導を行う．椎体圧迫骨折や転倒などによる骨折が原因で，寝たきり生活になってしまうという不安感に対し，精神的ケアも必要となる．若年者には，過度なダイエットをせずバランスのよい食事とカルシウムの摂取，運動を指導し，骨粗鬆症を予防する．[1384,65] ⇨参骨粗鬆(そしょう)症⇀1111

●カルシウムの食事摂取基準(mg/日)

年齢(歳)	男性		女性	
	推定平均必要量	推奨量	推定平均必要量	推奨量
15-17	650	800	550	650
18-29	650	800	550	650
30-49	550	650	550	650
50-69	600	700	550	650
70以上	600	700	500	600

上限量は男女とも18歳以上で2,300 mg/日

厚生労働省:日本人の食事摂取基準,2010

骨代謝 bone metabolism 古くなった骨は破骨細胞により除去され，その部分に骨芽細胞の作用により新しい骨が形成される．その結果，骨の形態が維持され，身体を保持することができる．これらの生理的変化は骨形成と骨吸収のバランスにより微妙に調節されている．全身性因子のみならず，局所因子による制御があり，骨代謝回転にはホルモンや一部サイトカインが重要な役割を果たしている．しかし，種々の疾患，特に内分

泌系の異常，加齢，不動，またステロイドホルモンなどの薬剤により，調節バランスが乱れる．この乱れに伴い，骨吸収や骨形成に異常をきたすが，骨代謝回転の異常は，骨吸収に対する骨形成の相対的低下が背景にある．[610] ⇨参骨リモデリング→1121，骨回転→1102

骨代謝改善薬 regulator of bone metabolism 骨は常に再構築(リモデリング)を営んでおり，骨吸収と骨形成の量的平衡が維持されることにより骨量が維持されている．骨形成過程は骨吸収過程よりも時間を要するために，個々の過程に異常がなくても骨代謝回転が高まりすぎると量的平衡が破綻し，骨の微細構造の変化がもたらされる．逆に，骨代謝回転が低下しすぎると，過度の石灰化やコラーゲン架橋形成の過剰となり，骨強度の低下をもたらす．したがって，骨粗鬆症治療には骨吸収抑制薬であるビスホスホネート製剤，カルシトニン製剤，女性ホルモン，選択的エストロゲン受容体モジュレーター selective estrogen receptor modulator(SERM)や骨形成促進薬を用いて異常な骨代謝を改善する必要がある．これらの薬剤と骨のカルシウム代謝を調節する活性型ビタミンD製剤をまとめて骨代謝改善薬と総称する．[610] ⇨参骨代謝→1111，骨リモデリング→1121

骨代謝回転⇨同骨回転→1102

骨代謝疾患 metabolic bone disease ［代謝性骨疾患］ 骨の代謝の障害により引き起こされる疾患の総称．骨粗鬆症，くる病，骨軟化症，副甲状腺機能異常，甲状腺機能異常などが含まれる．[1105]

骨代謝マーカー測定 biochemical markers for bone metabolism 骨代謝は骨吸収と骨形成の繰り返し，すなわち骨リモデリングの程度や頻度により評価される．骨代謝マーカーには骨形成マーカーと骨吸収マーカーがある．骨形成マーカーには骨芽細胞膜表面にある骨型アルカリホスファターゼ活性 bone specific alkaline phosphatase(BAP)，Ⅰ型コラーゲン産生過程で産生されるコラーゲンのN末端あるいはC末端(type 1 procollagen N-terminal propeptide；PINPと type 1 procollagen C-terminal propeptide；PICP)，骨芽細胞で産生されるオステオカルシンがある．骨吸収マーカーにはⅠ型コラーゲンの代謝産物であるデオキシピリジノリン，Ⅰ型コラーゲン架橋N-テロペプチド type 1 collagen cross-linked N-telopeptides(NTx)，Ⅰ型コラーゲン架橋C-テロペプチド type 1 collagen cross-linked C-telopeptides(CTx)，および破骨細胞膜に存在する酒石酸抵抗性酸ホスファターゼ5b分画活性(TRACP 5b)がある．これらは骨粗鬆症をはじめとする種々の骨代謝疾患の病態の評価のため測定される．[610] ⇨参デオキシピリジノリン→2058，Ⅰ型コラーゲン架橋N-テロペプチド→10

骨端 epiphysis ［エピフィーゼ］ 四肢を構成する長管骨(上腕骨や大腿骨など)の端の部分で，成長軟骨板と関節軟骨の間の部分をいう．長管骨は骨端，骨幹端，骨幹に分けられる．[1636] ⇨参骨幹→1103

骨単位 osteon ［オステオン，ハヴァース系］ 骨には基質のコラーゲン線維の方向性に規則性がない線維性骨 woven bone と，規則性があり層板構造をもつ層板骨 lamellar bone がある．健常成人の骨はすべて層板骨である．皮質骨は骨層板という板状の骨組織が重なり合ってできている．骨層板には，ハヴァース層板，介在層板，基礎層板があり，これら3種の層板が組み合わさって皮質骨が形成される．このうちハヴァース層板は，ハヴァース管(この中に栄養血管，リンパ管，神経線維が走行している)という管腔を中心にして木の幹の年輪のように同心円状に4-20層の層板により形成されており，皮質骨の主な構成単位となっていることから骨単位(オステオン)と呼ぶ．[1636]

骨端壊死 epiphyseal necrosis 成長期の骨端部の阻血性壊死．原因が外傷や腫瘍に特定できるものもある．X線写真では，骨端の骨硬化像や骨端核の分節化などの変化を示す．大腿骨近位端のペルテス Perthes 病，足舟状骨のケーラー Köhler 病，脛骨結節のオスグッド・シュラッター Osgood-Schlatter 病，月状骨のキーンベック Kienböck 病，椎骨のショイエルマン Scheuermann 病がよく知られている．一般に予後は良好であるが，ペルテス病のように変形治癒を起こしやすいものと，ケーラー病やオスグッド・シュラッター病のように完治しやすいものがある．[795]

骨端核 ossification center ［二次〔性〕骨核］ 骨が形成される過程では，その全域が同時に骨化するのではなく，はじめは1か所または数か所で骨化が起こり，徐々に周辺に及んでいく．最初に骨化が起こる部位を骨核または骨化中心という．長管骨では骨幹部と骨端部に骨化中心があり，生後骨端部の軟骨内に生じる骨化中心のことを骨端核または二次〔性〕骨核という．長管骨の長軸成長とともに骨端核は次第に大きくなり，骨幹端部との間に線状の骨端軟骨板をはさむようになる．最後に骨端線が閉鎖して骨幹部と骨端が連続し，長軸成長が完了する．おのおのの骨で骨端核が出現する年齢は一定で，骨端核と骨幹部との癒合時期も一定している．骨端核の出現および骨端核と骨幹部との癒合の有無は，骨成熟の目安となり骨年齢を示す．[1636] ⇨参骨核→1102

骨端三角 epiphyseal triangle⇨同ルドロフ三角→2968

骨端症 epiphysitis, osteochondrosis 成長期の長管骨骨端，短骨一次骨核，あるいは骨突起に発生する阻血性骨壊死の総称．成長期に骨端核が原因不明の虚血により壊死に陥り，時間の経過とともに骨組織が再生して修復される．X線所見では，患部の不規則な硬化像，骨吸収像，骨端の変形を示す．長管骨の骨端に生じる疾患にはペルテス Perthes 病(大腿骨頭)，パンナー Panner 病(上腕骨小頭)などが含まれる．短骨一次骨核に生じるものにはプライザー Preiser 病(手舟状骨)がある．骨突起に生じるものとしては，オスグッド・シュラッター Osgood-Schlatter 病(脛骨結節)，セーヴァー Sever 病(踵骨)などがある．病態からは，圧潰型，剪断型，牽引型に分けられる．[1105]

骨端線 epiphyseal line⇨参長骨→2011，骨端軟骨→1113

骨端線早期閉鎖 premature growth-plate closure 成長期に骨端線が化骨し癒合すること．骨端線は骨幹端と骨端との間の軟骨性接合部で，骨の長軸方向の成長が起こる部位である．成熟すると化骨し癒合するが，成熟前の早期に癒合することがある．原因は外傷による後遺症が最も多く，そのほか，骨感染，腫瘍，骨端症，ビタミン欠乏症，医原性などがある．[795]

骨端線閉鎖術 epiphyseal line arrest 脚長差の補正，内

外反膝などの変形の矯正のために，骨端線を破壊し骨幹端部と骨端部を癒合させる術式．観血的に骨端線を固定し癒合させる．骨端軟骨を金属材料や創外固定器で固定する方法や，骨端軟骨を含む骨片を切除し，回転して埋め込む方法などがある．[795]

骨端線閉鎖遅延　delayed closure of growth plate　小児の長管骨(腕や脚の長い骨)の両端にX線で黒く線状に見える部分を骨端線 epiphyseal line という．この部分は成長板とも呼ばれ，軟骨から骨に変わっていき，長管骨の縦軸方向の成長を担っている．通常，骨端線は15-17歳で閉鎖し，成長板軟骨は骨に置き換わり，身長の伸びは止まる．性腺機能障害の場合，骨端線閉鎖遅延が起きることがある．[610]

骨端線離開(解)　epiphysiolysis　[骨端離開(解)]　成長期の子どもの骨端軟骨は機械的強度が弱く，軽微な外力でもこの部分が損傷され離開する．骨端軟骨の傷害はその部分での成長障害を引き起こし，彎曲変形をきたすことが多い．そのため治療にあたっては正確に，そして骨端軟骨に新たな損傷をつくらないような愛護的な整復が必要とされる．骨端損傷の分類にはソルター・ハリス Salter-Harris の分類が広く用いられている．①骨端部や骨幹端の骨折を伴わない骨端軟骨板の完全な分離，②骨幹端の三角骨片を伴う骨端軟骨板の分離，③骨端の骨片を伴い関節内に骨折線が及ぶ骨端軟骨板の分離，④骨端から骨幹端部に至る縦に走る骨折，⑤骨端軟骨板が長軸方向の外力により圧挫された型の損傷，の5型に分類される．[795]

骨端軟骨　epiphyseal cartilage　骨端と骨幹の間に存在する軟骨．骨の長軸方向の成長にかかわり，成長軟骨板とも呼ばれる．骨端軟骨において軟骨細胞の新生，増殖，肥大，アポトーシス(細胞死)という一連の過程を経て，軟骨組織が骨組織に置き換わる軟骨内骨化が起こることによって，骨は長軸方向に成長する．20歳前後で下垂体前葉から成長ホルモンの分泌が低下すると骨端軟骨の増殖が停止し，骨端軟骨は骨組織で置き換えられ骨端線と呼ばれる薄いプレート状の骨となり，骨の成長は停止する．これを骨端軟骨の閉鎖といい，女性は男性より数年早く起こる．いったん閉鎖すると再び回復することはない．骨端軟骨は骨端の近くで新生した軟骨細胞が増殖，肥大しながら骨幹に向けて列をなして並んでいる(柱状軟骨)．骨端から骨幹に向けて休止層，増殖層，肥大細胞層に分けられ，肥大細胞層はさらに成熟層，予備石灰化層，石灰化層に分けられる．増殖軟骨細胞が成熟軟骨細胞を経て肥大軟骨細胞へと分化する間に，これらの細胞周囲の基質には石灰化が進行する．肥大軟骨細胞は極度に肥大し，アポトーシスにより死滅する．死滅した隙間に骨幹端側から血管が進入し骨髄ができる．骨幹端では破骨細胞が死滅した軟骨細胞および軟骨基質を破壊，吸収し，同時に骨芽細胞が残った石灰化軟骨基質を覆って骨基質を形成し，中心に石灰化軟骨基質のある一次海綿骨をつくる．これが破骨細胞と骨芽細胞によりさらに再造形され，骨層板からなる成熟した二次海綿骨となる．[1612] ⇨[参]骨端軟骨板→1113

骨端軟骨板　growth plate　[成長軟骨板]　発育期にある長管骨のX線写真では，骨幹端と骨端の間に線状の骨透亮像がある．これを骨端線という．この骨端線は，組織学的には軟骨組織であり，骨端軟骨板，成長軟骨板などと呼ばれる．骨端軟骨板は柱状に配列する軟骨細胞からなり，骨端側から静止層，増殖層，肥大層，石灰化層に分けられる．軟骨内骨化により石灰化軟骨基質の上に骨が形成され，この部位で骨の長軸方向の成長が行われる．骨端軟骨板が損傷される骨端線損傷や骨端離開は小児に特徴的な外傷である．[1636] ⇨[参]骨端線離開(解)→1113

骨端部骨折　epiphyseal fracture　長管骨骨折を骨折部位により3分類したうちの1つ．長管骨の両端にある骨端での骨折．ほかに骨の軸をなす骨幹部での骨折(骨幹部骨折)，骨端に隣接する骨幹部である骨幹端部での骨折(骨幹端部骨折)がある．[717]

骨端離開(解)⇨[同]骨端線離開(解)→1113

骨つき皮弁　osteocutaneous flap　皮弁に骨を付着させたもの．皮弁を通して骨への血行を得る．遊離皮弁としても用いられることもある．[1246]

骨釘(てい)　bone peg　骨，主に骨皮質を釘状にしたもの．骨片に打ち込み骨片を固定したり，骨接合部の補強に使う．骨移植の一種で，同時に血流改善や骨形成を促進する働きもある．離断性骨軟骨炎の治療の1つである骨釘移植で用いられる．[795]

骨転移　bone metastasis　骨以外に発生した悪性腫瘍が血行性に骨に転移すること．前立腺癌，乳癌，肺癌などで生じやすい．多くは骨破壊性病変を呈するが，前立腺癌や乳癌では骨形成性病変を示す場合もある．一般的に骨はもろくなり病的骨折の原因となる．[515]

骨転移《癌の》⇨[同]転移性骨腫瘍→2074

骨導　bone conduction；BC　音の振動が頭蓋骨を通じて内耳液の振動として伝達されること．気導に対比する言葉として用いられる．骨導には，圧縮骨導 compression bone conduction と慣性骨導 inertia bone conduction がある．圧縮骨導は，頭蓋へ振動が加わると，蝸牛骨包の圧縮，拡張が起こるが，このときにアブミ骨底板と正円窓に生じる動きの差が基底板の偏位を誘発させるというもの．これに対して慣性骨導は，アブミ骨，内耳液，基底板が慣性によって内耳骨包とずれ，これが基底板の振動となって聴覚が起こるというもの．難聴とは気導聴力の低下のことであるが，この際骨導聴力が良好であれば伝音難聴である．[98] ⇨[参]気導→695

骨導閾値検査　bone conduction threshold test⇨[同]骨導聴力検査→1114

骨頭下骨折　subcapital fracture　主に大腿骨頸部骨折のうち大腿骨頭と大腿骨頸部との境界部，大腿骨頭直下の骨折をいう．大腿骨頸部骨折は骨折線の位置により，①骨頭下骨折，②頸部横断骨折，③転子間骨折，④転子貫通骨折に分類される．骨頭下骨折では，栄養血管の断裂により，骨頭壊死となることが多い．骨癒合不全や骨頭陥没を起こしやすく，偽関節例や早期離床が必要な高齢者では，人工骨頭置換術が行われることが多い．若年者や転位の少ない骨折に対しては，観血的整復固定術が主体に行われる．[795]

骨頭切除術　decapitation　肘関節における橈骨頭切除や股関節における大腿骨頭切除術などがある．橈骨頭切除は橈骨頭を切除摘出する手術で，先天性橈骨頭脱臼での成長終了後に，可動域制限や疼痛を訴える症例や関節リウマチで適応となる．大腿骨頭切除術には同

時に転子部または転子下骨切り術や骨棘切除を行うガードルストーン Girdlestone 法がある.[1121]

骨導聴力検査 〔puretone〕bone conduction audiometry ［骨導閾値検査］ 空気の振動としての音が，頭蓋骨を通って直接内耳へ達する経路の聞こえを測定する方法．通常オージオメーター(聴力計)を用い，振動板を乳突部または前額正中部に当てて行う．骨導では約5 dBの差でも反対側に聞こえるため，原則として反対側の耳に雑音マスキングを行う.[98] ⇨参気導聴力検査→696

ゴットシュタイン圧迫タンポン法 Gottstein tamponade, Gottstein presstamponade 外耳道炎などで外耳道の腫脹が強く，外耳道狭窄をきたしている場合に，薬物の塗布および圧迫を目的として外耳道に綿球を挿入，留置する方法．まず，綿を金属棒の先端に巻きつけ，円錐状の綿棒をつくり，軟膏を塗布する．これを外耳道に挿入し，金属棒を逆回転し引き抜くと綿球が外耳道内に留置され，外耳道を圧迫して腫脹を抑えることができる．ゴットシュタイン Jacob Gottstein はドイツの耳鼻科医(1832-95).[347]

骨突起 apophysis 骨の成長に関与する結節部分．強靱な腱の付着点(停止)となっていることが多い.[398] ⇨参骨端→1112

こ

コッドマン三角 Codman triangle 悪性骨腫瘍による外骨膜反応の1つで，腫瘍が骨皮質外に増殖して骨膜をもち上げた場合に，X線像で認められる三角形の骨膜反応．骨肉腫や細網肉腫で観察される.[795]

コッドマン体操 Codman exercise ［振子体操，アイロン体操］ アメリカの外科医コッドマン Ernest A. Codman(1869-1940)により考案された五十肩(肩関節周囲炎)や肩関節の可動域制限のある患者に対し施される方法．筋を強く収縮させることなく肩関節周囲組織を伸長することで，肩関節の円滑な運動，関節可動域拡大を図ることを目的としている．方法は，立位で体幹を前屈させて患側上肢を下に垂らし，前後，左右など振子のように動かす．手にアイロン，鉄亜鈴などを持って行うことが多いが，ときには物を持たずに上肢の自重のみで行われることもある．体幹前屈姿勢は不安定であるため，健側の手で机や手すりを押さえて行う.[903] ⇨参五十肩→1097

●コッドマン体操

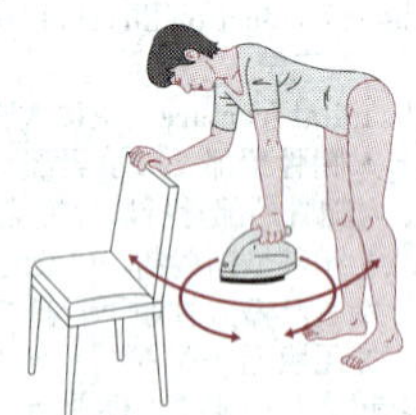

ゴットロン徴候 Gottron sign 膠原病として知られる皮膚筋炎に特徴的な皮膚症状の1つ．MP(中手指節)関節やPIP(近位指節間)関節を中心とする指関節背面伸側に，紫紅色で扁平隆起性の小丘疹が敷石状に配列し，多くは菱形の分布をなす．ゴットロン Heinrich A. Gottron はドイツの皮膚科医(1890-1974).[502]

コットン骨折 Cotton fracture ［三果骨折，足関節三果骨折］ 足部が固定され下腿が内方にねじれることで外果がらせん状に骨折し，さらに内果の横骨折と脛骨後果の関節縁(まれに前縁)の3か所の骨折を伴う．骨折部が転位しやすいため，治療は観血的整復固定術を行うことが多い．足関節部の腫脹を予防するため患肢の挙上やクーリングを早期から行う．コットン Frederic J. Cotton(1869-1938)はアメリカの整形外科医.[1480]

骨内ガングリオン intraosseous ganglion 関節近傍の骨内に限局して生じる，ゼリー状の液体で満たされた嚢胞性の良性腫瘍．X線像では骨透亮像として認められ，周囲に骨硬化像を伴うことが多い．軟部組織のガングリオンと組織学的には同じであり，発生機序には骨髄内組織の増殖が二次的な嚢胞形成を引き起こすとするもの，関節内滑膜組織の迷入によるとするものなどの説がある．経過観察で様子をみることも多いが，外科的処置が必要な場合は病巣掻爬，骨移植を行う.[717]

骨内骨像⇨同bone within bone appearance→30

骨内膜骨化過剰症⇨同ファン=ブッヘム症候群→2511

骨軟化症 osteomalacia ［骨軟症］ 軟骨および骨基質への石灰化障害が病因の疾患であり，骨端線閉鎖以前に生じる場合をくる病，閉鎖以降に生じる場合を骨軟化症と呼ぶ．その病態としては，全骨量は不変にもかかわらず，石灰化の不十分な類骨 osteoid の割合が増加することによる．腰背部痛，筋力低下，重症では歩行困難となることがあり，円背および脊椎の扁平化のために身長の低下をきたす．X線像で骨表面にほぼ垂直に横走する透明帯(改構層 looser zone)が，特に骨盤，大腿骨頸部，肋骨，肩甲骨などに多くみられる．治療は，原疾患治療とビタミンD製剤，カルシウム製剤，中性リン製剤を用い，骨格変形に対して矯正骨切り術を行うことがある.[450] ⇨参くる病→837

骨軟骨異形成症 osteochondrodysplasia ［軟骨異形成症，骨軟骨形成異常症］ 先天性の骨系統疾患．遺伝子変異により骨軟骨の発育過程で全身の骨格に形態的あるいは構造的異常を生じる．現在は骨系統疾患国際分類(2006)により原因遺伝子を主体とした病因別に37分類されている．四肢短縮型や体幹短縮型，あるいは均整型の低身長を呈することが多く，四肢・脊柱の骨変形，機能障害，易骨折性なども認められることがある．これらの表現型は全身のX線像と併せて診断の際に役立つ．外科的処置として，変形に対する矯正骨切り術や四肢延長術が行われることもある.[717]

骨軟骨移植 osteochondral grafting 関節軟骨損傷の治療法の1つ．病巣部をチューブハーベスター tube harvester などを用いて掘削し，ドナー部からは正常関節軟骨を軟骨下骨組織とともに骨軟骨柱のプラグとして採取し，掘削した病巣部にプラグを打ち込んで移植する．移植するプラグの数は病巣部の大きさに依存する．適応疾患は外傷性軟骨損傷，骨壊死，離断性骨軟骨炎，変形性膝関節症など．自家骨軟骨柱移植術は膝関節を中心とした骨軟骨疾患に良好な成績が報告されている.[1121]

骨軟骨形成異常症⇨同骨軟骨異形成症→1114

骨軟骨腫 osteochondroma ［骨軟骨性外骨腫，外骨腫，骨贅(ぜい)生，限局性骨増生］ 原発性良性骨腫瘍の1つで，最も発生頻度が高い．10歳代を中心とした若年者の大腿骨遠位骨幹端部，脛骨近位骨幹端部，腓骨近位骨幹端部，上腕骨近位骨幹端部に好発する．無痛性の硬い腫瘤として気づいたり，X 線撮影時に偶然見つかったりする．罹患骨表面より軟骨帽 cartilage cap（腫瘤頭部の軟骨組織）が内軟骨性骨化の過程をとって骨性腫瘤を形成する．近傍骨端線閉鎖とともにほぼ腫瘤増大は止まり，以降，軟骨帽は退行変性していく．多くは単発性であるが多発性の場合は二次性に悪性化し軟骨肉腫となることもある．遺伝性多発性のものは，長管骨の彎曲や短縮を伴うこともあり，骨系統疾患の様相を呈する．治療は，自然経過をみることが多いが，疼痛や近傍関節の可動域制限が強いなどの臨床症状のある場合や悪性化が疑われるときは，切除手術を行うことがある．[1412]

骨軟骨腫症　osteochondromatosis⇨同遺伝性多発性外骨腫→264

骨軟骨性外骨腫　〔osteocartilaginous〕exostosis⇨同骨軟骨腫→1114

骨軟症⇨同骨軟化症→1114

骨肉腫　osteosarcoma　［骨原性肉腫］　原発性悪性骨腫瘍で最も頻度が高い疾患．発生率は男女比は 3：2 で男性に多く，好発年齢は 10 歳代で 15 歳前後．大腿骨遠位部・脛骨近位部・上腕骨近位部・腓骨近位部に好発．X 線像により硬化型・溶骨型・混合型に分けられる．骨皮質破壊部にスピクラと呼ばれる針状の細い骨形成を認めたり，コッドマン Codman 三角と呼ばれる三角形の骨膜反応を示すことがある．悪性度が高く生命の予後はきわめて悪い．しかし，近年強力な化学療法を併用し患肢を切断することなく治療する患肢温存療法が盛んに行われるようになっている．[795]

骨年齢　bone age　［骨格年齢］　骨の発育の程度を年齢の単位で表したもの．X 線で健康小児の手関節の化骨状態を観察し，各年齢ごとに得られた標準値を暦年齢に対比させて骨年齢とする．小児の身体的成熟度を知るばかりでなく，発育異常や治療効果の評価にも有用．判定にはグルーリッチ・パイル Greulich-Pyle の骨成熟図譜（G-P 法），日本人用タナー・ホワイトハウス 2 法 Tanner-Whitehouse 2 method（T-W 2 法）がよく用いられる．[1631]　⇨参手根部化骨数→1390

骨嚢腫　bone cyst　［骨嚢胞］　骨の良性の嚢腫性病変で真の腫瘍性疾患か否かは論議がある．孤立性骨嚢腫 solitary bone cyst と動脈瘤性骨嚢腫 aneurysmal bone cyst がある．孤立性骨嚢腫は骨腫瘍類似疾患に分類されている．若年者の上腕骨近位部，大腿骨近位部，踵骨に好発．無症状で偶然発見されることが多い．X 線像は骨幹端部に境界明瞭の骨吸収透明巣で，骨皮質は菲薄化し軽度膨隆を示す．病的骨折を認めることも多い．動脈瘤性骨嚢腫は若年者の大腿骨，脛骨，脊椎，骨盤，上腕骨の骨幹端に発生することが多い．嚢腫内には血性液が貯留している．いずれも，必ずしも治療の対象とはならないが，掻爬，骨移植術の適応となることがある．[795]

骨嚢胞　osteocystoma⇨同骨嚢腫→1115

骨膿瘍　bone abscess　骨内の感染症である骨髄炎に伴い，骨髄内に形成される膿瘍．細菌が生体内の感染巣から血行性に骨髄内に達し，増殖することによって形成されることが多い．外傷による開放骨折や手術などにより，直接感染した結果，生じる場合もある．膿瘍は骨髄内の血流を途絶させ，腐骨を形成する原因となる．持続する化膿性炎症は皮質骨を破壊し，骨膜下膿瘍を形成する．小児では大腿骨など，長管骨の骨幹端部に多くみられ，成人では椎体や骨盤に多い．[717]　⇨参ブロディー骨膿瘍→2598

骨破壊性癌　osteoclastic carcinoma　癌の骨転移後に形成される二次的な骨の腫瘍．骨破壊性に増殖するもの（肺癌・消化器癌・甲状腺癌など）をいう．骨形成性に増殖するもの（前立腺癌など）もある．[795]

骨パジェット病　Paget disease　［変形性骨炎］　中年以後に発症し，骨吸収と骨形成の著明な亢進を特徴とする疾患．特有の，骨の肥厚・硬化・彎曲などを生じる．1877 年，パジェット Sir James Paget（1814-99）によりはじめて記載された．発生は欧米に多く，アジア，アフリカには少ない．50% に家族歴がある．遺伝的要因・内分泌異常・代謝異常・自己免疫異常・腫瘍などの病因が考えられるが，破骨細胞の核封入体がみられることからウイルス感染が原因とも考えられている．根本的治療はないが，骨吸収を抑制するためカルシトニン，EHDP（エチドロン酸二ナトリウム），ミトラマイシンなどが用いられている．骨変形に対しては骨切り術が行われる．[795]　⇨参パジェット病→2367

骨発生　osteogenesis，histogenesis of bone　骨の発生様式には，骨原性細胞の集団によって固有結合組織内に骨が形成される膜内骨化と，原基となる硝子軟骨を吸収しつつ骨の置換が進行する軟骨内骨化がある．膜内骨化によってつくられる骨を膜性骨あるいは付加骨といい，頭蓋底を除く頭蓋骨や鎖骨にみられる．軟骨内骨化では骨は軟骨と置換するように形成される．この軟骨内骨化によってつくられる骨を置換骨といい，頭蓋底の諸骨，体幹や四肢の骨にみられる．いずれの発生様式においても骨芽細胞によって形成されており，骨質の組成には基本的に違いはない．[1612]　⇨参骨化→1102，軟骨内骨化→2199

骨盤　pelvis　左右寛骨（恥骨，腸骨，坐骨）と仙骨および尾骨からなる．後方では仙骨と腸骨の間に仙腸関節，前方では恥骨間で恥骨結合を有して，全体にかたい構造をなしている．大骨盤と小骨盤に分類でき，岬角（こうかく）から弓状線，恥骨櫛を通り恥骨結合上縁へ通じる分界線で分けられる（上方を大骨盤，下方を小骨盤）．一般に女性の骨盤は男性と比較して，小骨盤が広いこと，坐骨結節間距離が長いこと，恥骨弓角が広いこと

●寛骨と骨盤

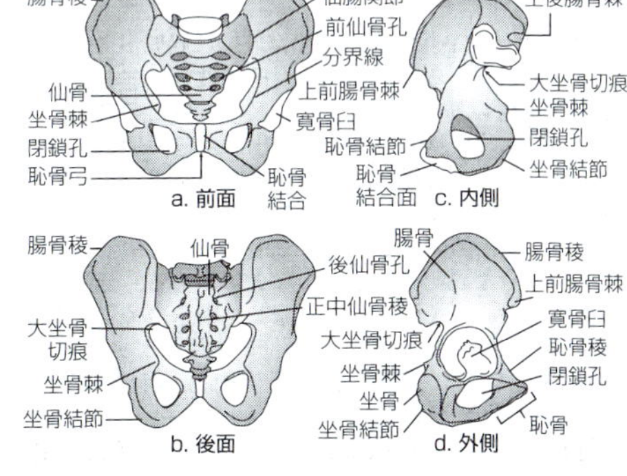

などの特徴をもつ．また骨盤入口が女性では円形，男性ではハート形を呈する．身体全体の重心は，立位姿勢で骨盤に位置する．[1266]

骨盤 X 線計測法　roentgen pelvimetry　[X 線骨盤計測]　X 線撮影による骨産道の計測法で，通常，妊娠末期に児頭の骨盤通過性を評価するために行う．骨盤入口面撮影法(マルティウス Martius 法)は骨盤入口平面と X 線フィルムを平行となる座位で上方から X 線を照射する．入口面の形と前後径，横径，斜径および頭位では児頭の大きさを知り，通過性を評価することができる．入口面に児頭が接するかより大きい場合は児頭骨盤不均衡 cephalo-pelvic disproportion(CPD)が存在すると考える．側面撮影法(グートマン Guthmann 法)は恥骨結合と岬角を写し出す．スケールを股間にはさんで撮影し，真結合線を正確に測定することができる．骨盤位の経腟分娩や骨盤外傷の既往がある場合は適応となる．狭骨盤，CPD の疑い，分娩停止のときにも適応となりうるが，胎児被曝により出生後の児の白血病発生率リスクが上がることが指摘され，慎重に行うべき検査である．[998]

骨盤位

breech presentation　胎児の骨盤(殿部)が先進(頭部よりも母体の足方に存在)する胎位で，異常な状態．先進部位により，①単殿位(殿部のみ)，②複殿位(殿部と足)，③全膝位(両膝)，④不全膝位(膝と足)，⑤全足位(両足)，⑥不全足位(片側の足)がある．骨盤位の中では単殿位が多い．妊娠 28 週頃まで約 3 割が骨盤位であるが，分娩時にはほとんどが頭部を先進させた頭位になる．28 週以降になっても骨盤位のままの場合には，膝胸位(ひざまずき胸を床につけて殿部を持ち上げた姿勢)や胎児の背がある側を上にした側臥位をとって胎児の自然回転を促す方法を指導．外回転術は危険性が高いため最近はほとんど行われない．頭位に戻らない場合は，予定帝王切開の適応となる．[1323] ⇒参骨盤位牽出術→1116

骨盤位妊婦の看護ケア

【看護への実践応用】 殿部あるいは足部が先進する胎位を骨盤位といい，分娩時の骨盤位の割合は 3-4%．妊娠中期まで比較的多いが，妊娠週数が進むにつれて頭位となることが多いため，中期までの骨盤位はあまり心配がないことを妊婦に伝える．28 週頃を過ぎても骨盤位である場合には膝胸位指導や外回転術を行うことがある．

【ケアのポイント】 妊娠中の子宮収縮は胎児が自然に回旋するのを妨げるだけでなく，前期破水などを引き起こす危険性もあるので，早産徴候の有無に留意する．また，破水時に臍帯や下肢が脱出する危険性が高いため，破水があった場合はただちに連絡をするように妊婦に説明しておく．分娩までに胎位が矯正されなかった場合，帝王切開術となることもあるので，妊婦や家族への十分な説明と，不安の除去に努める．分娩時には破水と児心音を注意深く観察し，緊急の帝王切開に備える．分娩時の看護は「骨盤位牽出術のケア」の項を参照のこと．[1352] ⇒参骨盤位牽出術時の看護ケア→1116，骨盤位→1116

骨盤位外回転術　external cephalic version　[胎児外回転術，外回転術]　子宮内で胎児が殿部や足を先進部にしている骨盤位の場合に，子宮収縮抑制薬を投与しながら，妊婦の腹壁から用手的に児を回転させる胎位矯正術．1-2% で緊急帝王切開となる危険を伴う．児頭骨盤不均衡のない単胎であること，胎盤付着部位は正常位置であること，羊水量は正常範囲であることなどの条件を満たす必要がある．[1323]

骨盤位牽出術

breech extraction　後在の肩甲を娩出させるために児の両足首を片手で把持し，もう一方の手の第 2，3 指を後在の背部から肩甲上に挿入し，両足首を母体腹壁上，児腹の方向へ強く引き上げながら後在の上腕を児の顔と胸部をなでるようにして上肢を解出し，次いで前在肩甲を回旋して後在にして，同様にして娩出する方法である．骨盤位で肩甲，上肢が挙上してしまったときに緊急に行う操作であり，骨盤位娩出のために最初から行われる手技ではない．正期産骨盤位分娩は経腟分娩を試みることなく予定帝王切開術をするべきであるとの考えから，現在では行われなくなっているが，産科医は修得すべき手技である．[1323]

骨盤位牽出術時の看護ケア

【看護への実践応用】 骨盤位分娩の場合，何ら人工的介助を行うことなく児が娩出される自然分娩はたいへんまれであり，一般的には骨盤位牽出術が行われることが多い．骨盤位牽出術は，臍帯の圧迫や上肢の挙上を予防するために決して早急に行わず，母児ともに異常がなければ胎児が自然力で臍まで娩出されるのを待つのが望ましい．殿部娩出後，体幹と上肢は横 8 の字牽出法やブラハト Bracht 法で娩出させ，児頭はファイト・スメリー Veit-Smellie 法で娩出させるのが一般的．骨盤位では，努責感があってもがまんしなければならないことが多く，産婦の苦痛が強い．その際はいきみを逃す呼吸法を指導し，肛門部に手掌を当て，押さえるように補助すると苦痛が軽減できる．胎児機能不全となることが多いので，児心音を注意深く観察し，新生児の蘇生の準備をしておく．また，軟産道の広さを確保するために会陰切開が行われるので，会陰切開および縫合の準備をする．後続児頭娩出に鉗子(パイパー Piper 鉗子)を使用することがあるので，状況によって準備をしておく．産婦は分娩経過や胎児の健康状態に対する不安が大きいため，適宜経過や行われる処置について説明し不安の軽減を図る．また，努責の調節が必要となるため，努責の仕方を産婦に適切に説明し，効果的に実施できるよう援助することが大切．

【ケアのポイント】 骨盤位分娩は通常の頭位分娩に比較して母児への負担が大きい．そのため，常に母児の一般状態を観察し，体力の保持，十分な休息と母親の安楽，精神的慰安と励ましに留意する．また，家族への連絡や状態の説明を十分に行い，家族の不安や心配も軽減することが大切である．[1352] ⇒参骨盤位牽出術→1116

骨盤位内回転術　internal cephalic version　古典的な産科手技で，片手を腟内に挿入して，もう一方の手を母体壁に当て，骨盤位の胎児を頭位に回転させる操作．児および子宮破裂のリスクが大で現在は行われていない．[998]

骨盤位分娩方針 骨盤位で経腟分娩を行う場合は，次のすべての条件を満たすことが必要となる．①単殿位で臍帯下垂がない，②胎児がウェルビーイング well-being（良好な状態）である，③児頭骨盤不均衡がない，④児頭が屈位で頸部過伸展がない，⑤分娩の進行が円滑で回旋異常がない，⑥推定体重 2,500-3,800 g 以内，⑦本人および家族が同意している，⑧緊急帝王切開のためのダブルセットアップ（準備）が可能．2001 年アメリカ産婦人科学会は「正期産骨盤位分娩では経腟分娩を試みることなく予定帝王切開をするべきである」と勧告を出した．[1323]

骨盤位用手介助 assisted breech 骨盤位の場合の娩出法．子宮口が全開大するまでは，娩出した殿部に清潔なガーゼを当て軽く圧迫して，娩出を防ぐ．子宮口全開大以降は，自然力で臍まで娩出させてから，児頭を骨盤誘導線に沿って誘導を図りながら，両脇に介助者の手を添え，体幹の介助娩出をさせる．これにはブラハト Bracht 法，ミュラー Müller 法，横 8 字法などがある．[271] ⇨参骨盤位牽出術時の看護ケア→1116

骨斑影症⇨同骨斑紋症→1119

骨盤開角 terminal pelvic angle 解剖学的真結合線と第 1 仙骨前面とがなす角度．90-100 度．大きいほど骨盤腔は広く，小さくなるにつれて分娩停止の可能性が増し帝王切開となる比率が高くなる．[550]

骨盤外計測 external pelvimetry 骨盤の広さや形状を知るため，マルチン Martin 骨盤外側計などを用いて，主に以下の骨盤外径を測定すること．①前腸骨棘間径（平均 23 cm），②一側の上前腸骨棘から他側の上後腸骨棘までの外斜径（同 21 cm），③腸骨稜間径（同 26 cm），④大転子間径（同 28 cm），⑤恥骨結合中央上縁から仙骨上縁（第 5 腰椎棘突起先端直下の陥凹部）までの外結合線（同 19 cm），⑥上前腸骨棘から同側の上後腸骨棘までの側結合線（同 15 cm）．[550]

骨盤隔膜 pelvic diaphragm⇨参骨盤底→1118

骨盤闊部面 plane of mid pelvis 前方は恥骨結合後面の中点，側方は寛骨臼内面の中央，後方は第 2，3 仙骨癒合部を通る線に囲まれた面．骨盤腔で最も広い．[550] ⇨参骨盤腔区分→1117

骨盤環⇨同骨盤輪→1119

骨盤環骨折⇨同骨盤輪骨折→1119

骨半規管 osseous semicircular canals 前庭の後方に位置し，空間的にほぼ互いに直角をなす 3 つの半環状の管で，骨半規管のうちに膜半規管を入れている．その位置によって，外側（水平）半規管，後（垂直）半規管，前（垂直）半規管と呼ばれる．各半規管の一端が膨大し，膨大部をなしている．[451] ⇨参三半規管→1214，半規管→2406

骨半規管瘻（ろう）孔⇨同半規管瘻（ろう）孔→2406

骨盤弓状線⇨同骨盤分界線→1119

骨盤筋 pelvic muscle⇨同下肢帯の筋→496

骨バンク⇨同骨銀行→1104

骨盤腔区分 pelvic cavity ［小骨盤腔区分］ 産科的に問題となる小骨盤腔の形と広さを表現するための区分で，①入口部・闊部・峡部・出口部方式，②平行平面方式（ホッジ Hodge 方式），③高・中・低在方式（東大方式），がある．いずれも児頭大横径の下降の高さ（位置）を示すために使用される．〔**入口部・闊部・峡部・出口部方式**〕①入口部：骨盤入口面と，骨盤分界線の下縁を通り骨盤入口面と平行な面の間の腔間，②闊部：入口部下面と，恥骨結合下縁から左右坐骨棘を通り，仙骨前面に至る平面の間の腔間，③峡部：闊部下面と，恥骨結合下縁と仙骨下端を結ぶ平面との間の腔間，④出口部：峡部下面から，恥骨結合下縁と両坐骨結節を通る平面との間の腔間，の 4 つに区分する．〔**平行平面方式（ホッジ方式）**〕骨盤入口面を第 1 平面とし，これに平行する 3 つの面，恥骨結合下縁を通る第 2 平面，坐骨棘を通る第 3 平面，尾骨先端を通る第 4 平面により区分する．〔**高・中・低在方式（東大方式）**〕①高在：恥骨結合上縁と岬角を結ぶ骨盤入口面と，恥骨結合下縁から 2/3 の高さを通り，骨盤入口面と平行な面との間の腔間，②中在：高在の下面と，恥骨結合下縁から両坐骨棘を通る平面との間の腔間．恥骨結合下縁から 1/3 の高さを通り，第 2，第 3 仙骨間に至る平面で高と低に分け，それぞれを高中在と低中在とする（低中在が安全な鉗子分娩の可能な高さ），③低在：中在の下面と，恥骨結合下縁と仙骨先端を結ぶ平面との間の腔間．[550] ⇨参児頭下降度→1322

骨盤傾斜角 pelvic inclination 直立位で骨盤入口面と水平面のなす角度．日本人では約 44 度で，欧米人は日本人より大きい．[550] ⇨参骨盤軸→1117，骨盤開角→1117

骨盤計測法⇨参骨盤 X 線計測法→1116，骨盤外計測→1117

骨盤結合織炎 parametritis ［骨盤内蜂巣炎］ 子宮や子宮付属器または腟壁にもととなる感染巣があり，それが骨盤結合組織に及んだもの．骨盤内の手術後に創部の炎症がもとで発生することが主な原因である．下腹部の痛み，発熱，悪寒，戦慄などの症状がみられる．膿瘍を形成することもある．[998] ⇨参子宮傍結合組織炎→1258

骨盤結合〔組〕織 pelvic connective tissue 骨盤腔（小骨盤腔）内にある広範な結合〔組〕織．膀胱子宮靱帯，基靱帯，仙骨子宮靱帯を含む子宮傍結合〔組〕織 parametrium，膀胱結合〔組〕織 paracolpium，直腸傍結合〔組〕織 paraproctium の総称．[550]

骨盤牽引 pelvic traction 腰椎椎間板ヘルニアや変形性腰椎症の保存的治療として用いられる．骨盤部に牽引用のベルトを巻き，そのベルトを介して骨盤を牽引する．方向はベッドから斜め上方に向かう．必ず膝を立てて，股関節，膝関節を屈曲する．入院患者に対し日中のほとんどの時間を弱い力で牽引し続ける持続牽引法と，外来患者に対し牽引用の器械で比較的強い力で短時間の牽引をする間欠的牽引法がある．[795]

骨盤高位 head-down tilt position⇨同トレンデレンブルグ体位→2171

骨盤骨折 pelvic fracture，fractures of pelvis 骨盤付着筋の牽引力により下前腸骨棘・上前腸骨棘・坐骨結節などに起こる骨盤付着筋起始部の剥離骨折，骨盤環の連続性が保たれた骨盤単独骨折，骨盤環の連続性が絶たれた骨盤輪（環）骨折などに分類できる．血管損傷，尿路損傷，骨盤内臓器の損傷を伴うことがある．初期の大出血に対し血管造影を行い，同時にエンボリゼーション embolization（塞栓術）により出血部の止血を行う．全身状態の改善をみながら，介達牽引法，創外固定法，観血的整復固定術などが選択される．[795]

骨盤軸 pelvic axis ［骨盤誘導線，カールス曲線］ 骨盤

こ

各面の前後径の中点を結んだ線．児頭先進部が通過する方向を示す曲線で，骨盤誘導線ともいう．[550]

骨盤死腔炎　inflammation of pelvic dead space　子宮頸癌の摘出などの手術後，骨盤内で本来直腸があった場所に空洞(死腔)ができ，そこに起こる炎症のこと．広範囲な剝離面より多量の滲出液が生じ，骨盤内の死腔に貯留し，これに細菌感染することで生じる．最近は効果的なドレナージ(創内にたまった滲出液などを体外に排出させること)と抗生物質の併用で以前に比較して激減している．予防には死腔に滲出液を貯留させないこと，感染を防止することが重要である．滲出液の排出には効果的なドレナージをすることが肝要である．ドレーンからの排液は術後 4-5 日で減少し，ほとんど 1 週間前後で抜去可能となる．不必要なドレーンの長期間留置は上行性感染を招くだけでなく，患者の運動を制限し術後血栓塞栓症の発生のリスクを高めることから避けるべきである．起炎菌は尿路感染症とほぼ同様の大腸菌や腸球菌である．[1510]

骨盤出口部　pelvic outlet　恥骨結合下縁と仙骨先端を結ぶ線と，恥骨結合下縁から恥骨弓，坐骨結節を通り，尾骨先端に至る線により囲まれた面の部分．児頭が通過する際は尾骨が後方へ屈曲するため，骨盤出口部の前後径は 1-2 cm 長くなる．横径(坐骨結節間)は約 11.5 cm である．[550] ⇨参骨盤腔区分→1117

骨盤出口部狭窄　［出口部狭窄］　分娩時に児頭の通過が困難なほど骨盤出口部が狭い状態．この状態では児頭の圧力による尾骨の後傾により児頭が娩出する．さらに坐骨結節間が著しく狭い男性型骨盤では鉗子分娩の適応となり，出口部鉗子を用いて娩出させる．[550] ⇨参狭骨盤→755

骨盤静脈造影法　pelvic venography　大腿静脈からカテーテルを挿入するか，またはエラスター針を用いて造影剤を注入し，骨盤部の静脈を造影する X 線検査．大転子を穿刺する経骨髄性骨盤静脈造影は行われなくなった．[264]

骨盤腎　pelvic kidney　胎生期において骨盤内に存在した腎は，成長するにつれ腰部上方に移動するが，これが骨盤内にとどまったままの状態であることをいう．しばしば回転の異常や発育不全があり，分葉状形態を呈したり，囊胞形成の傾向があり，ほかの尿路先天異常を合併する場合もある．通常は無症状であるが，血管や神経の分布異常があるため，腰痛などの症状を起こすこともある．[858]

骨盤神経　pelvic nerve　［骨盤内臓神経］　第 2-4 仙髄の中間質外側部から起こり，骨盤部内臓に分布する副交感神経で，解剖学用語では骨盤内臓神経という．仙髄より起こった節前線維は脊髄神経前枝を走り，陰部神経叢より 10 本程度の内臓枝として起こり，交感神経や感覚神経とともに下下腹神経叢(骨盤神経叢)に加わる．おそらくこの領域で節後神経となり，下行結腸，直腸，膀胱，生殖器などの骨盤内臓に分布する．骨盤神経は陰茎の勃起作用にも関係するため勃起神経の名称がある．この神経が手術で切断されると神経因性膀胱障害や勃起障害を起こす．泌尿生殖，下部消化管の機能と深くかかわっているため，これらの臓器の手術において，骨盤神経叢をなるべく温存するような手術法が考えられている．[1043] ⇨参勃起神経→2706，仙髄→1769

骨盤帯　pelvic band⇨同下肢帯→495

骨盤底　pelvic floor　骨盤壁に囲まれた空間に広がる支持組織の総称．骨盤と腹腔内の臓器を下から支えており，①内骨盤筋膜(仙骨子宮靱帯，基靱帯，恥頸靱帯，直腸側方靱帯などを含む)，②骨盤隔膜(主体は肛門挙筋)，③会陰膜，会陰筋および外肛門括約筋の 3 つの層から構成される．[550]

骨盤底筋　pelvic floor muscle　骨盤底の筋肉は，直腸を取り囲む肛門挙筋(恥骨尾骨筋，恥骨直腸筋，腸骨尾骨筋)，尾骨筋，梨状筋，閉鎖筋膜(内閉鎖筋)などからなっている．骨盤底筋は解剖学的には重力負荷に耐えるための組織であり，また横隔膜や腹壁の筋肉と協調して腹圧に負荷をかけることにより腹腔内圧を上昇させ，排便や排尿，性交，胎児娩出時のいきみ動作などを担っている．産褥期の骨盤底復古促進，性器脱の防止，尿失禁などでは骨盤底の支持力や閉鎖能(尿道，肛門)を改善するための骨盤底トレーニングが行われる．

骨盤底形成術　pelvic floor reconstruction　骨盤底を支える隔膜が出産の負荷や経年的変化により機能が低下すると，子宮脱，膀胱瘤，直腸脱を起こす．その修復のために行う手術．子宮脱の手術は子宮をつり上げるドレリー Doléris 手術や子宮全摘術などが行われる．膀胱瘤に対しては前腟壁縫縮術，直腸脱には後腟壁縫縮術と左右肛門挙筋縫合術が行われる．最近ではメッシュを使用した低侵襲手術も考案されている．[998]

骨盤底トレーニング　pelvic floor muscle training　［ケーゲル運動］　尿失禁を阻止する訓練の 1 つ．骨盤底の内層(骨盤隔膜)の一部を構成する恥骨尾骨筋，肛門挙筋と，外層(閉鎖筋層)の一部をなす球海綿体筋群を随意的に収縮させることにより，腟・尿道入口の閉鎖性を高める目的で行う．腟腔収縮，子宮下垂にも有効である．[998]

骨盤動脈造影法　pelvic arteriography　セルディンガー Seldinger 法により大腿動脈からカテーテルを挿入し，骨盤部動脈の全般的または選択的造影を行う X 線検査．胞状奇胎や子宮，卵巣，膀胱の腫瘍などの診断に役だつ．[264]

骨盤内炎症性疾患　pelvic inflammatory disease；PID　［PID］　女性の上部生殖器の感染症で，子宮内膜炎，子宮筋層炎，子宮傍結合織炎，子宮付属器炎(卵管炎，ときに卵巣炎)，骨盤腹膜炎，骨盤死腔炎(膿瘍など)などの総称．通常は腟から上行性の微生物感染による．下腹痛，圧痛，発熱，白血球増加のほか，急性時には CRP 上昇がみられる．ときに異常帯下が発生する．卵管留膿腫，卵管水腫，卵巣膿瘍などの病態を呈することもある．治療として抗生物質療法，ダグラス Douglas 窩ドレナージ，消炎鎮痛療法，膿瘍を形成している場合は，炎症がある程度おさまってから外科的な処置を行う．[996]

骨盤内感染症　pelvic infection⇨参骨盤内炎症性疾患→1118

骨盤内血管造影法　pelvic angiography；PAG　［PAG］　大腿動脈からカテーテルを逆行性に挿入し，内腸骨動脈や子宮動脈に造影剤を注入して行う X 線撮影．骨盤内腫瘤への血管走行像により，腫瘍の性格を判断したり，子宮内の腫瘤の性質を評価する．侵入奇胎や絨毛癌の局在や鑑別にも利用される．血管造影の応用として，産科出血などで出血部位を同定し，塞栓術を施す

こともある．子宮筋腫などで血流を遮断する子宮動脈塞栓術も行われる．[998] ⇨参子宮動脈塞栓術→1253

骨盤内臓神経 pelvic splanchnic nerves⇨同骨盤神経→1118

骨盤内蜂巣炎 pelvic cellulitis⇨同骨盤結合織炎→1117

骨盤内リンパ節郭清 pelvic lymphadenectomy 癌はある程度以上進行するとリンパ節転移を起こす．進行度を評価し，治療の目的からも所属リンパ節の切除が必要になる．そこで初期のものを除いた子宮頸癌，子宮体癌，卵巣癌など婦人科悪性腫瘍の手術に行われるのが骨盤内リンパ節郭清である．手術操作による癌細胞のリンパ節移行を防ぐために，リンパの流れに対し逆行性，すなわち子宮と付属器より遠位から実施される．具体的には，大動脈節→総腸骨節→外腸骨節→外鼠径上節→内鼠径上節→閉鎖節→内腸骨節→仙骨節を除去する．リンパ節転移のあるものは，ないものに比べて予後が悪い．リンパ浮腫などの術後も障害が起こりうるが，治療上必須の処置であり，患者の理解を得る努力も必要である．[998]

骨盤入口部 pelvic inlet⇨参骨盤分類→1119

骨盤半切術 hemipelvectomy 全下肢を半側骨盤すなわち寛骨とともに除去する方法．適応として，①骨盤や大腿骨に原発した悪性腫瘍，②大腿上部または殿部の軟部悪性腫瘍，③骨盤の骨・軟部組織の巨大腫瘍で他の手術で切除不能な場合がある．出血とショックに対し特別な配慮と処置を必要とする困難な手術の1つ．[795]

骨盤腹膜 pelvic peritoneum 骨盤内を覆う腹膜．恥骨結合後面に始まり，反転して膀胱を覆い，再び反転し膀胱子宮窩を形成する．さらに子宮前面から後面へと続き，後腟円蓋を覆ってダグラス Douglas 窩を形成し，反転して直腸前面から骨盤後壁に達する．[550]

骨盤腹膜炎 pelvic peritonitis, pelviperitonitis 卵管炎，付属器炎からさらに上行性に進展した感染．発熱，下腹痛，腹膜刺激症状を訴え，内診により付属器付近やダグラス Douglas 窩に圧痛を認めることが多い．最近ではクラミジア感染によるものが多い．[1510] ⇨参骨盤内炎症性疾患→1118

骨盤分界線 linea terminalis pelvis ［骨盤無名線，骨盤弓状線］ 骨盤において岬角と恥骨櫛(しつ)とを結ぶ線で，岬角から仙骨弓状線，腸骨弓状線，恥骨櫛と恥骨上縁を通る．これにより骨盤を大骨盤(上方)と小骨盤(下方)とに分ける．[550]

骨盤分類 classification of variation in female pelvis 女性の骨盤にはさまざまなタイプがあるが，骨盤入口面の形により，次のように分類される．①円形骨盤，②ハート形骨盤，③卵円骨盤，④扁平骨盤．なおそれぞれの中間型が存在する．①が最も多いタイプの女性骨盤であり，円形または横に卵円形である．[550]

骨盤無名線⇨同骨盤分界線→1119

骨斑紋症 osteopoikilosis ［骨斑影症，先天性脆弱性骨硬化症］ 常染色体優性遺伝の良性骨疾患．関節近傍のX線像において，左右対称性に多数の円形の骨硬化像がみられることを特徴とする．老若男女を問わず認められるが，自覚症状を伴わないため，偶然発見されることが多い．原因は不明．[717]

骨盤誘導線⇨同骨盤軸→1117

骨盤輪 pelvic ring ［骨盤環］ 腸骨・恥骨・坐骨などの骨盤骨と仙骨で形成される輪状の骨格．[795]

骨盤輪骨折 pelvic ring fracture ［骨盤環骨折］ 骨盤骨と仙骨で形成される骨盤輪が1か所あるいは数か所で，その連続性が骨折によって絶たれたもの．骨盤輪骨折は荷重線における骨性連絡の離断ならびに骨盤変形による荷重線の静力学的変化によって著しい機能障害を生ずる．強力な外力が作用して生じるため，骨盤内臓器・血管・神経・尿路系の損傷を合併しやすい．出血のためショック症状をみることが多く，死亡率も高い．閉鎖孔の内側での，恥骨・坐骨骨折が多い．閉鎖孔部骨盤環骨折に，後方の腸骨垂直骨折を伴ったものをマルゲーニュ Malgaigne 骨折と呼ぶ．[795]

骨盤漏斗靭帯 infundibulopelvic ligament⇨同卵巣提索→2909

骨肥厚症 hyperostosis⇨同骨化過剰症→1102

コッブ症候群 Cobb syndrome 脊髄血管腫あるいは動静脈奇形と，その脊髄髄節レベルの皮膚に母斑を合併する非遺伝性疾患．脊髄性の麻痺や筋力低下が急性に出現したとき，その麻痺の脊髄髄節レベルが皮膚の母斑に一致する場合，脊髄の血管腫あるいは動静脈奇形を疑う．1915年のコッブ Stanley Cobb(1887-1968)の記載が有名である．[1156]

コップ状耳 cup ear 耳介先天奇形の一種．深いコップ状の耳甲介と耳輪が短縮し巾着の紐を締めたような耳介上部の形態を特徴とする．耳介上部の過小形成があり，耳介は全体として正常よりやや小さい．コスマン Cosman 分類で constricted ear II型に分類．治療は，一般に対耳輪・対耳脚の屈折を出すこと，短縮した耳輪を延長することを目的として外科的に行う．[1246]

コッヘル鉗子 Kocher forceps 先端にギザギザの歯をもつ手術用の止血鉗子．すべり止め用に鉤目がついているものも多い．先端が曲がっている曲型とまっすぐな直型がある．コッヘル Emil T. Kocher は，スイスの外科医(1841-1917)．1909年度ノーベル生理学・医学賞受賞．[485]

●コッヘル鉗子

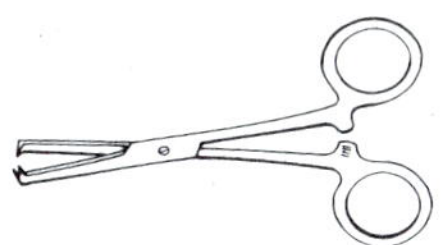

骨片 bone fragment ［骨折片］ 骨折により分かれた1つずつの骨のかたまりのこと．大きな骨のかたまりを主骨片という．主骨片以外の骨片を第3骨片と呼ぶ．[1636]

骨片落下徴候⇨同fallen fragment sign→49

子壺⇨同子宮→1241

コッホ Robert Koch 19世紀から20世紀初頭のドイツの細菌学者(1843-1910)．1866年にゲッチンゲン大学を卒業し，医師となり，1872-80年ウォルシュタイン地方の医官として細菌学の研究に従事．1876年，炭疽菌の分離，純粋培養に成功し，1882年には結核菌を発見．1883年にはエジプト，インドにコレラの調査におもむき，翌年コレラ菌の純粋培養に成功．1885年ベルリン大学衛生学教授に就任，1890年にはツベルクリンを創製した．1891年開設の国立伝染病研究所(コッホ研究所)の所長となり，その後，牛疫，マラリア，アフリカ回帰熱をはじめ数々の伝染病の研究に成果をあげた．1905年ノーベル生理学・医学賞を受賞．1908(明治41)年には世界旅行の途中，日本を訪れ，弟子である北里柴三郎との旧交を温めた．[586]

コッホ・ウィークス菌　Koch-Weeks bacillus, *Haemophilus influenzae* biogroup *aegyptius*　［ヘモフィルス・エジプティウス］　グラム陰性の通性嫌気性桿菌であるヘモフィルス・エジプティウス *Haemophilus aegyptius* の別称．ヒトに急性結膜炎を起こす細菌の1つ．コッホ Robert Koch はドイツの細菌学者(1843-1910)，ウィークス John Elmer Weeks はアメリカの眼科医(1853-1949)．[324]

骨縫合離開　diastasis of suture　骨縫合部の直接の打撲により，骨折はきたさなくとも縫合離開することがある．ときに静脈洞損傷により硬膜外血腫をきたすこともある．頭蓋骨単純X線撮影の際，縫合線の理解があれば診断可能．[1017]　⇨参縫合線離開→2665

コッホ菌⇨同マイコバクテリウム・ツベルクローシス→2726

コッホ研究所　〔D〕Robert Koch Institut　ベルリンに設置されるドイツの国立医学研究機関．正式にはローベルト=コッホ研究所．1891年ドイツ帝国は病原細菌学研究を促進するため，国立の伝染病研究所を創設．初代所長には当時ベルリン大学衛生学教授で，細菌学者として名声を博していたローベルト=コッホ Robert Koch(1843-1910，1905年ノーベル生理学・医学賞受賞)が就任．これがコッホ研究所の創始．1900年にはベルリン北西部に移転し，現在に至る．100年余りの歴史をもち，今日，細菌学，ウイルス学，免疫学，生化学，細胞学などの部門からなり，基礎研究を行っている．わが国の北里研究所とは姉妹関係にある．[586]

コッホの条件　Koch postulates　［コッホの四原則，コッホの要請］　微生物学者のコッホ Robert Koch(1843-1910)が提唱した，ある微生物がある特定の病気の原因であると認められるための条件．その条件は，①その病気の病変部に微生物の存在が証明されること，②病変部から検出された微生物は，その病気にのみ認められるものでなくてはならない，③その微生物を感受性のある動物(またはヒト)に接種したとき，もとと同じ病気を起こさなくてはならない，④感染させた動物(またはヒト)から同じ微生物が検出されなければならない，である．[324]

コッホの要請⇨同コッホの条件→1120

コッホの四原則⇨同コッホの条件→1120

骨膜　periosteum　骨の外表面を覆う，感覚神経および血管に富む結合組織．関節面では関節軟骨があるため骨膜は存在しない．骨の保護のほかに，骨の発生，成長，再生にも重要となる．骨膜は2層に分けられ，外層は緻密に織りなされた膠原線維を主体とした線維層で，この部は関節部では関節包の線維層に連続する．線維層の下には血管に富む疎性結合組織の層があり，骨芽細胞に分化する骨母細胞を含んでおり骨形成層と呼ばれる．骨膜はシャーピー Sharpey 線維で骨に強固に結合されている．骨膜の骨形成層由来の骨芽細胞が骨基質を産生することによって緻密骨が拡大し，長骨の太さの成長が行われる(膜内骨化)．骨折の際にも骨形成層由来の骨芽細胞によって骨組織が再生される．緻密骨の骨髄側を内骨膜と呼ぶことがあるが，生理的状態では線維被膜組織は存在せず，骨折などでは刺激された骨髄組織から骨形成能のある線維性の細胞が膜をつくる．[1612]

骨膜炎　periostitis　骨質(皮質骨や海綿骨)の表面を覆っている線維性の骨膜の急性または慢性炎症のこと．急性骨膜炎は炎症部位の圧痛，腫脹，疼痛を認め，発熱などの全身症状を伴うことがある．慢性骨膜炎は，症状発現時から慢性のもの，あるいは急性骨膜炎が慢性に移行したものがある．それぞれ，骨シンチグラムや MRI が早期発見の手段となる．治療は，安静，およびときに抗生物質の投与が必要なこともある．脛骨疲労性骨膜炎(シンスプリント)は慢性骨膜炎の一種でスポーツ選手によく発症することで有名である．梅毒などの感染が原因で発症する骨膜の慢性炎症で，骨膜下の骨増殖性変化を認めるものを増殖性骨膜炎という．[450]

骨膜外空気充塡術　extraperiostal air plombage　肺結核や慢性膿胸に対する肺機能温存を考慮した一期的根治手術．従来，肺結核に対する外科的虚脱療法の1つとして，胸膜外腔に合成樹脂球，パラフィン，スポンジなど種々の物質を挿入することによって肺の虚脱を完全にする目的で胸膜外充塡術が行われてきたが，その効果の低さや空洞穿孔を引き起こすことが問題となり，今日ではほとんど行われていない．この胸膜外充塡術を改良して生まれたのが骨膜外充塡術であり，本法は結核病巣や慢性膿胸腔に接する肋骨の骨膜外剝離を行い，ここに生じた空間に空気やパラフィン，ウレタンフォームなどを充塡する方法である．特に，空気を充塡する方法を指して骨膜外空気充塡術と呼ぶ．現在では，肺結核外科的療法は肺切除術に置き換えられ，さらに外科的療法の適応となる結核症の消退とともに胸郭成形術と本法はときに実施されているにすぎない．[141]

骨膜下インプラント　subperiosteal implant　歯科インプラントの支持を骨膜下でかつ歯槽部骨の上に求めるもので，近代歯科インプラントの中では歴史が最も長い．金属製のフレーム，頸部，支台の3部で構成される．フレームは骨表面に適合させ骨膜下に埋設され，受けた咬合圧を歯槽部，顎骨に広く伝達する．頸部はフレームと支台をつなぐ口腔への突出部となり軟組織に囲まれる．支台は口腔粘膜の上に突出し，人工歯などの上部構造が装着される．顎堤の吸収が著しいものに適応できるが，粘膜の薄いものには不適．[535]　⇨参人工歯根→1540

骨膜下血腫《新生児の》　subperiosteal hematoma⇨同新生児頭血腫→1570

骨膜下骨折⇨同骨膜間骨折→1120

骨膜下膿瘍　subperiosteal abscess　急性化膿骨炎の経過中に炎症病勢の中心が骨の外側に進展し，骨膜下に限局して形成された膿瘍．膿瘍を形成すると炎症の極期を過ぎ疼痛などは軽減するが，初発病巣や膿瘍の周囲に腫脹，圧痛があり，波動を触知する．骨膜が破壊されると粘膜下あるいは皮下膿瘍になり，やがて自壊して瘻を形成して排膿を生じる．治療は消炎処置(外科処置，抗生物質投与)，安静，そして消炎後に原因の除去を行う．顎骨は歯性感染症に継発して比較的多くみられる．[535]　⇨参歯槽骨炎→1298

骨膜間骨折　interperiosteal fracture　［骨膜下骨折］　骨膜が連続性を保って骨のみが損傷されている骨折．骨膜下骨折とも呼ばれる．小児にみられることが多い．骨転位は軽微かこれを欠く．[795]

骨膜骨髄炎 periosteomyelitis 化膿菌による骨感染症．血行性感染，骨関節周囲の炎症巣からの直接波及，開放性骨折，手術などによる直接感染などの経路がある．起炎菌は黄色ブドウ球菌が最も多い．大腿骨，脛骨，腓骨，上腕骨に多くみられる．扁平骨には少ない．急性骨髄炎は小児期に好発し，全身症状として高熱，悪寒，嘔吐，脱水などの菌血症症状と，局所症状として疼痛，圧痛，局所熱感を呈する．小児では仮性麻痺を起こすことがある．X 線像で骨膜反応，骨融解像，骨硬化像を示し，慢性骨髄炎では腐骨像，骨柩像が認められる．白血球増多，赤血球沈降速度亢進，CRP 陽性および細菌培養検査が確定診断となるが，骨シンチグラムが早期発見の手段となる．治療は，急性では抗生物質の全身投与，ドレナージ，慢性では持続洗浄，病巣郭清，腐骨摘出術を行う．[795]

骨膜性増殖 periosteal proliferation⇨参骨化⇀1102

骨膜性軟骨腫⇨同外軟骨腫⇀449

骨密度 bone density 骨の単位面積当たりの骨ミネラル量．骨量と相関し，骨量で骨の脆弱性は規定される．X 線写真で判定していたが，骨密度測定装置により数値で表されるようになり客観的な判定ができるようになった．骨粗鬆症の診断には原則として腰椎の骨密度を用いる．[795]

骨ミネラル bone mineral⇨同骨塩⇀1102

骨ミネラル測定 bone mineral analysis⇨同骨塩量測定⇀1102

骨迷路 bony labyrinth，osseous labyrinth 内耳の膜迷路を入れる骨部．側頭骨錐体部の骨内に形成されるトンネル状の迷路．前庭，骨半規管，蝸牛の 3 部より構成される．この 3 つの腔は外リンパで満たされ，膜迷路を支持している．[154] ⇨参蝸牛⇀473，前庭⇀1776，半規管⇀2406

骨誘導因子 bone morphogenetic protein；BMP⇨同骨形成タンパク質⇀1105

骨癒合症 synostosis ［骨結合］ 本来別の骨同士が先天的に癒合した状態．[795]

骨溶解症 bone resorption 骨組織の消失した状態で，局所性の骨吸収により起こる．X 線像では骨濃度の低下，骨透明像を呈する．[795] ⇨参骨吸収⇀1104

骨リモデリング bone remodeling ［骨再構築］ 骨の代謝は骨芽細胞による骨形成と破骨細胞による骨吸収が繰り返す骨再構築(リモデリング)により営まれている．その平衡状態によって一定の骨量が維持される．成人では 1 日に約 500 mg のカルシウム(Ca)が骨から破骨細胞によって吸収され血中に移行するとともに，同量のカルシウムが骨芽細胞の骨形成によって血中から骨基質に蓄積される．骨リモデリングは皮質骨，海綿骨いずれにも起こり，活性化相，吸収相，逆転相，形成相，休止相という 5 つの相から構成されている．ヒトではこのサイクルに数か月を要する．リモデリングサイクルは破骨細胞による骨吸収によって開始され，骨吸収が終了すると，そこに骨芽細胞が定着し増殖する．骨芽細胞は分化の進行と並行してコラーゲンと基質タンパクを合成，分泌し，石灰化が進行して骨形成が完了する．骨リモデリングは正常な骨代謝の維持に最も重要な役割を果たしており，骨吸収と骨形成の機能連関のもとに両者のバランスを保っている．加齢とともに，カルシウムの骨への移行と骨から血液への移行はマイナスバランスとなり，特に閉経後骨粗鬆症では骨吸収が亢進し，これに伴う骨形成の促進が起き，代謝回転が高まる高回転型の代謝が進行し，カルシウムの骨の移行が高まり急激な骨量の減少が生じる．[610] ⇨参骨代謝⇀1111，骨回転⇀1102

骨量 bone mass 骨のミネラルと骨基質の総和．骨の脆弱性を規定し，骨密度と相関する．骨量測定装置により測定される．[795]

骨梁(りょう) trabecula⇨同骨小柱⇀1106

骨量減少 osteopenia⇨同骨萎縮⇀1101

骨蝋(ろう) bone wax 蜜蝋を主成分とする止血薬．骨からの出血部位に直接塗布することにより，骨からの出血を物理的に止める．[795]

固定 fixation 骨折や脱臼，捻挫，筋の挫傷などの外傷の際や関節の炎症の際に，骨折部や受傷部周囲の関節などの身体局所の安静を図る手技．ギプス，副子，包帯，バンド，サポーター，装具などを用いて局所の安静を図る外固定と，骨折部を直接プレートやスクリューを用いて固定する内固定がある．[244] ⇨参固定包帯⇀1122，創外固定法⇀1804，内固定法⇀2179

固定液 fixative ［定着薬］ 細胞や組織を変性(死後変化や腐敗)させないで保存することを目的とし，主に病理組織標本作製時の固定操作に使用される薬液．固定液としてはホルマリンが最も一般的で，他にアルコール，ピクリン酸，酢酸，昇汞水などが使われる．電子顕微鏡による観察目的では，四酸化オスミウム液やグルタールアルデヒドなどが使われる．[258]

固定型心室ペーシング fixed rate ventricular pacing；VOO ［VOO］ 設定されたレートで心室刺激を繰り返す人工ペーシング．ペースメーカーの作動モードは通常 3 桁(一部で 4 桁)のアルファベットで示される．すなわち 1 桁目はペーシングする部位，2 桁目は心内電位を感知する部位，3 桁目は電位感知後の反応パターン．VOO ペーシングでは，1 桁目の V は心室 ventricle を示し，2 桁目と 3 桁目の O は設定がない(none)ことを示す．[970]

固定観念 fixed idea 〔D〕fixe Idee ［固着観念，支配観念，優格観念］ ある思考が感情的に強調され，他のすべての思考に優先して長い時間持続的に保たれているときの思考あるいは観念．近親者の不幸にあってその悲しい想い出が頭を離れず，他のことが考えられない状態にあるとか，抑うつ状態で死のことばかり考え続けている場合，あるいは 1 つの強い信念をもっている人が，その信念に心を奪われているような場合である．強い感情を伴って意識に固着した観念で，健常者だけでなく，いくつかの精神障害でみられる．その考えが不合理なものとして自覚され苦しむことがない点で強迫観念とは異なり，誤りが判明した場合にその考えを訂正することが可能であるという点で妄想と区別される．[905]

固定式矯正装置 fixed orthodontic appliance ブラケット(金属製またはセラミック製)を歯面に直接接着し，歯を移動させる矯正装置．ブラケットを数歯あるいは全歯に接着剤で接着し，屈曲したワイヤーをブラケットに結紮しワイヤーの弾性復元力を応用して，複数の歯を同時にそれぞれの方向に移動させながら咬合関係をつくりあげることが可能である．このときブラケットは歯面に確実に固定されている必要がある．代表的な装置であるエッジワイズ装置のほか，ライトワイヤー装置，双線弧線装置などがある．[760] ⇨参可撤式矯正装置→536

●固定式矯正装置

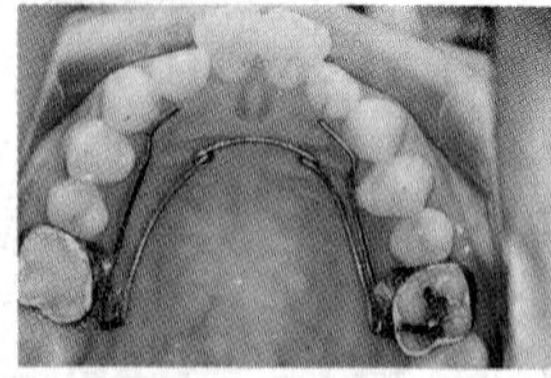

固定姿勢不能症 asterixis⇨同羽ばたき振戦→2391

固定姿勢保持困難 asterixis ［陰性ミオクローヌス］ 突然脱力するため手を持続した肢位(特に背屈位)に保持することができない状態をいう．通常は両側の手関節を背屈させ手指は伸展させて，そのまま保持させることで調べる．手関節と中手指関節の急激な掌屈と復帰が反復する．固定姿勢保持困難は肝性脳症，尿毒症などの代謝性脳症や，視床や中脳の小さな脳血管障害病変などで生じる．[369] ⇨参羽ばたき振戦→2391

固定照射法 fixed field radiation 放射線治療で外部照射の場合，線源と患者の双方を固定して病巣に応じて照射野を決定するが，線源を固定し，目的病巣に応じて適当な大きさの照射野を設定し，適当な方向から腫瘍に向かって照射する方法をいう．線源を身体の外側に置き，放射線を体表を通じて目的部位に照射する．一門照射，対向二門照射，多門照射などがある．これに対して照射中に線源を運動させるものを運動照射という．[18]

固定蕁麻疹(じんましん) urticaria perstans⇨同結節性痒疹→923

固定性分裂《Ⅱ音の》 fixed splitting〔of second heart sound〕 Ⅱ音分裂間隔が呼気相，吸気相を通じてほとんど変化しない場合をいう．心房中隔欠損に特徴的な分裂様式である．完全右脚ブロックや肺動脈狭窄などの幅広いⅡ音分裂をきたす疾患や右心不全でも認めることがある．[546] ⇨参奇異性分裂《Ⅱ音の》→663, Ⅱ音→11

固定《組織・細胞診における》 fixation 生体から採取した組織や細胞が，放置すると自己融解により細胞内微細構造や組織構築が破壊され，病理学的検索が不可能となるのを防止するために行う操作．固定液に浸して行う浸潤固定が主であるが，細胞診の分野では必要に応じて乾燥固定も併用される．いずれの場合もタンパク質成分を変性させることにより微細構造が保持されるが，適切に行えば微細構造だけでなく抗原性や遺伝子もある程度保存される．したがって正確な病理診断のためには採取した組織や細胞を迅速かつ正しく固定することが特に重要．固定液にはいくつもの種類があり用途によって使い分ける．組織診の場合はホルマリンが多用されるが，細胞診の場合はアルコールが最も多く，また電子顕微鏡用の標本をつくる際にはグルタールアルデヒドが用いられる．[142]

固定チームナージング⇨参チームナーシング→1965

固定毒 fixed virus 狂犬病ウイルス病原体をウサギの脳内接種により継代していくことにより弱毒化し，感染力が低下し発症までの潜伏期が長くなり病原性が固定された状態になったもの．[1113]

固定費 fixed cost 事業活動の繁忙や閑散など操業度合にはいっさい関係なく，事業活動を始める前提条件として必要とされる諸費用を固定費としてとらえる．例えば，設備投資が行われたときから発生する減価償却費，火災保険料，固定資産税，賃借料などはこれにあたる．また，「医療法」などで求められている必要人数の有資格者を雇用して人員配置をする費用なども固定費になる．[1361,1031]

固定包帯 fixation bandage, fixed dressing 骨折や脱臼，捻挫，筋の挫傷の際に，受傷部や受傷部周囲の関節を固定し安静状態を保つために用いる包帯．通常の包帯以外にガーゼの周囲に石膏をまぶしたギプス包帯や，水によって硬化する樹脂を編んで包帯状にしたものも含まれる．[244]

固定薬疹 fixed drug eruption 薬疹の臨床病型の1つで，原因薬剤摂取のたびに同一部位に皮疹の出現を繰り返すのが特徴．原因薬剤を摂取していないときには，円形〜類円形の褐色〜紫褐色斑として認められる．好発部位は，皮膚粘膜移行部で，特に口囲，陰部，手背，足背など．通常は数個以内だが，ときに全身性に多発する場合がある．原因薬剤摂取後数時間で色素斑に一致して，瘙痒感，発赤を認めることが多い．原因薬は鎮痛解熱薬や抗生物質など，不定期に短期間投与されるものが多い．原因薬の内服を繰り返すうちに，皮疹は拡大するとともに新しい部位にも出現するようになる．通常は全身症状は伴わないが，多発型では高熱，全身倦怠感を伴い，重症薬疹類似の臨床症状を呈することもある．[727] ⇨参薬疹→2840

固定連結 fixed coupling interval 基本調律と期外収縮との間隔が一定であるもの．すなわち期外収縮が生じるとき，先行するPまたはQRS波に対して一定の間隔(連結期)で発生するものをいう．多くの期外収縮はこの形をとる．連結期が一定でない場合は副収縮などの特殊な不整脈を疑う．[970]

御典医(ごてんい) 御殿医者ともいう．江戸期に公家，門跡，幕府，大名などのお抱えとなった医師．なかでも古代の官司である典薬寮(医育・医療機関)の有力な医官の和気，丹波の系譜を引く半井，錦小路，そして戦国期医師の曲直瀬道三(まなせどうさん)の系譜を引く今大路が典薬頭(典薬寮の長官)を世襲して格式が高い．幕府の職制では若年寄支配のもとで，奥医師，御番医師，寄合医師，小普請医師，御目見医師，養生所医師などがおかれている．[777]

古典経路《補体活性化の》 classical〔complement〕pathway；C〔C〕P ［第一経路］ 補体が活性化される3つの経路の1つで，最初に解明された．補体の第1(C1)，第4(C4)，第2(C2)の3成分で構成される．抗原と結合した抗体，特にIgM型とIgG型抗体にC1が結合し，活性型になることにより開始される．活性型C1によってC4とC2から生成したC4bとC2aが複合体を形成し，C3転換酵素となる．[495] ⇨参補体活性化

経路→2704，代替経路《補体活性化の》→1882，C 3 転換酵素→32

古典的血友病⇨同血友病 A→931

古典的条件づけ classical conditioning ［**パブロフ型条件づけ，レスポンデント条件づけ**］ パブロフ Ivan P. Pavlov（1849-1936）の行った条件づけの実験にみるように，イヌにえさを与える際，ベルの音を鳴らしたあと，イヌにえさを与えることを繰り返すことにより，唾液分泌とは何ら関係のないはずだったベル音の刺激だけでも唾液分泌が促されるようになる．このような無条件刺激と条件刺激を組み合わせた学習のこと．[1230] ⇨参条件反射（反応）→1431

古典的断層撮影法⇨同X 線断層撮影法→125

古典的帝王切開術 classical cesarean section ［**子宮体部帝王切開術**］ 子宮体部を縦切開して胎児と胎盤を娩出する帝王切開法．出血量が多くなるので，子宮下部横切開が行えない症例などに限られる．また縫合不全を認める場合もある．次回妊娠時の子宮破裂の危険が高まる，術後癒着の頻度が高まるなどの特徴がある．[1323] ⇨参子宮下（深）部帝王切開術→1242

古典的貧困⇨参現代的貧困→955

後藤艮山 Gotou Konzan 江戸中期の医師〔1659-1733（万治 2～享保 18）〕．江戸常磐橋辺の生まれ．父光長と母梅原氏亀の長男．本姓は藤原，もと後藤氏，祖父の代からゆえあって藤中氏を称した．幼名は三五郎，名は達，字は有成，通称ははじめ彦兵衛，のち養達さらに左一郎，別号は養庵．林鳳岡に儒を，牧村卜寿に医を学び，1685（貞享 2）年 27 歳のとき，両親と京都に移り相国寺西室町に開業．のち狩野町を経て，御所の門前・正親町に居を定めた．名古屋玄医に入門を請うたがことわられたという逸話は真偽未詳．門下に香川修庵，山脇東洋ら古方派の大家を輩出し，古医方の祖と目される一方，灸治，湯治，熊胆をも積極的に治療に取り入れ，この方面を継承した高弟は足立栄庵．49 歳〔1707（宝永 4）年〕のとき病臥したのを機に法体を廃し，長髪束垂を実行．百病は一気の留滞によって生ずるという「一気留滞説」を唱えた．門人による編著が残る．[1355]

言葉のサラダ word salad 〔D〕Wortsalat 思考過程において連想と次の連想の間の意味関連が薄れ，論理的な首尾一貫性の欠如した単語と語句の寄せ集め．言語的な形式は壊れ，単文，単語の羅列にすぎなくなり，表現しようとしていることが聞き手にはまったく理解しがたくなる．支離滅裂．重度の連合弛緩．見当識障害のある人や統合失調症者の陽性症候群にみられる症状である．[905] ⇨参思考滅裂→1267

子ども医療センター child medical center, children's medical center 周産期医療，小児医療を専門とする基幹病院として，地域の医療機関では対応が困難な子どもに対し高度・専門的な医療を提供する施設．子どもの成長に応じた医療サービスを提供する他，子どもや家族に対する相談・指導，在宅医療の支援，地域とのネットワーク形成など包括的なサービスを提供する．また，専門家の育成や教育・研修の推進，調査・研究などモデル医療としての役割も有する．[1243] ⇨参小児専門病院→1449

子どもにやさしい街づくり推進会議 児童育成事業の創設により 1994（平成 6）年度から市町村において実施されている事業．従来の児童館活動事業（一部），都市児童健全育成事業を整理統合した活動で，基本事業（「子どもにやさしい街づくり推進会議」の設置，子どもの遊び場の確保，健全育成普及啓発活動），選択事業（地域母子保健関係事業や健全母性育成事業など 16 事業のなかから市町村が選択・申請），特別事業の 3 事業からなる．いずれの事業に対しても国から一定額の補助が行われる．1994（同 6）年の「母子保健法」改正により，1995（同 7）年より市町村母子保健事業が整理拡充され本事業に組み換えられた．[457]

子どもの権利条約⇨同児童の権利に関する条約→1325

子ども兵士 child soldier⇨同チャイルドソルジャー→1981

子どもへの説明 explaining to child 医療において子どもの最善の利益を保障するには，子どもに十分な情報が提供され，インフォームド・アセントが得られるような説明が必要となる．American Academy of Pediatrics（米国小児科学会）が提唱するインフォームド・アセントのプロセスには，医療従事者は子どもの理解力に合わせ，病状，受ける検査，治療，それによって予測される事柄を知らせることが含まれている．しかし，子どもの理解は発達年齢によって異なるため，子どもへの説明は使われる言葉，説明内容，説明する時期を吟味する必要がある．言葉のもつ意味のとらえ方が子どもと親・医療従事者とでは異なる場合があることや，子ども本人が知りたい情報と親・医療従事者が知らせたい情報とでは食い違う場合もあることなどを念頭に，子ども主体の説明が求められる．[239] ⇨参インフォームド・アセント→304，インフォームド・コンセント→304

コドン codon ［**暗号づけ単位，遺伝コード，遺伝暗号**］ DNA やメッセンジャー RNA 分子の中の連続する 3 個の塩基．それぞれのコドンは特定のアミノ酸一種や翻訳開始または終止を規定する．[305]

ゴナドトロピン gonadotropin；Gn ［**Gn，性腺刺激ホルモン，GTH**］ 性腺（精巣あるいは卵巣）に作用して，その発育を促進するとともにその機能を調節するホルモンの総称．下垂体前葉から分泌される卵胞刺激ホルモン（FSH）と黄体形成ホルモン（LH），胎盤絨毛から分泌されるヒト絨毛性ゴナドトロピン（hCG）がある．FSH は，女性においては卵胞の発育と顆粒膜細胞からのエストロゲン分泌を促進し，男性においては精細管における精子の発育を促す．LH は，女性において莢膜細胞からのアンドロゲン分泌促進，LH サージによる排卵誘起，黄体の形成とプロゲステロンの分泌促進，男性において精巣の間質細胞（ライディッヒ Leydig 細胞）からテストステロンの分泌を促進する．hCG は LH 作用を有し，妊娠黄体の維持に重要な働きを担う．妊娠反応は尿中 hCG の定性試験である．また hCG は妊婦の尿から抽出した製剤を LH の代替薬として，排卵誘発（ゴナドトロピン療法）や黄体機能不全，造精機能障害による男性不妊症などに広く用いられている．これらのゴナドトロピンは構造的には α 鎖と β 鎖からなる二量体の糖タンパク質であり，α 鎖は同一で，β 鎖に特異的アミノ酸配列を有する．α 鎖は甲状腺刺激ホルモン（TSH）とも共通である．血中半減期は LH は約 20 分，FSH は 3-4 時間であり，ゴナドトロピン放出ホルモンの律動的分泌(パルス状分泌)に伴ってLHの血中濃度は1-3時間ごとにピークを認めるが，半減期の長いFSHでは律動的分泌は明らかではない．多嚢胞卵巣症候群ではFSH分泌は正常と変わらないが，LHの基礎値が高く，分泌パルスの振幅と頻度が亢進している．体重減少性無月経など中枢性性腺機能低下症ではゴナドトロピンが低値をとり(低ゴナドトロピン性性腺機能低下症)，早発閉経など原発性に性腺機能が低下している場合はゴナドトロピンが高値となる(高ゴナドトロピン性性腺機能低下症)．[845]

ゴナドトロピン産生卵巣腫瘍 gonadotropin-producing ovarian tumor ［**hCG産生卵巣腫瘍**］ 卵巣のホルモン産生腫瘍の1つ．ヒト絨毛性ゴナドトロピン(hCG)を分泌する絨毛癌などがある．hCGは卵巣を刺激し，二次的にホルモン分泌異常を起こさせる．[998] ⇨参ホルモン産生卵巣腫瘍→2720

ゴナドトロピン試験⇨同hCG負荷試験→58

ゴナドトロピン負荷試験⇨同hCG負荷試験→58

ゴナドトロピン分泌細胞 gonadotroph〔cell〕, gonadotropin-secreting cell ［**性腺刺激細胞，性腺刺激ホルモン分泌細胞**］ ゴナドトロピン(黄体形成ホルモンおよび卵胞刺激ホルモン)を産生，分泌する下垂体前葉の好塩基性細胞．下垂体前葉細胞の10-15%を占める．視床下部から分泌されるゴナドトロピン放出ホルモン(GnRH)によって主に分泌調節されており，男性ではテストステロン，女性ではエストロゲンによりネガティブフィードバック調節を受けている．下垂体前葉には他にプロラクチン分泌細胞 lactotroph(下垂体前葉細胞の12-25%)，成長ホルモン分泌細胞 somatotroph(下垂体前葉細胞の35-45%)，副腎皮質刺激ホルモン分泌細胞 corticotroph(下垂体前葉細胞の20%)，甲状腺刺激ホルモン分泌細胞 thyrotroph(下垂体前葉細胞の5%)などがある．[845] ⇨参黄体形成ホルモン→391，卵胞刺激ホルモン→2912

ゴナドトロピン放出ホルモン gonadotropin-releasing hormone；GnRH ［**性腺刺激ホルモン放出ホルモン，GnRH**］ 視床下部の弓状核から分泌され，下垂体門脈を経て下垂体前葉のゴナドトロピン分泌細胞のGnRH受容体に結合し，ゴナドトロピン分泌を促進するホルモン．当初，LH放出ホルモン(LH-RH)として発見されたが，卵胞刺激ホルモン(FSH)分泌も促進し，FSH放出ホルモンの存在も証明されないため，LH-RHがFSH放出ホルモンでもあると考えられ，GnRHという用語が使われている．アミノ酸10個からなる小さなペプチドホルモンであり，血中半減期は2-4分と短く，中枢以外で作用することはない．1-3時間ごとに律動的に分泌され(パルス状分泌)，これに同期してLHの血中濃度は1-3時間ごとにピークを認めるが，半減期の長いFSHでは律動的分泌は明らかではない．女性では，パルスの頻度は卵胞期後期に最も多く，黄体期後期に最も少なくなる．視床下部のGnRH分泌はドパミンやセロトニンにより抑制され，ノルアドレナリンにより刺激される．また，性腺ホルモン(long feedback)，ゴナドトロピン(short feedback)，GnRH自体(ultrashort feedback)によってネガティブフィードバックを受けている．多嚢胞卵巣症候群ではGnRH分泌が亢進し，LHの基礎値が高く，分泌パルスの振幅と頻度が増大している．製剤としてのGnRHは視床下部性無排卵症の排卵誘発やGnRH負荷試験に使用されている．GnRHアゴニストは受容体親和性が強く，持続投与することにより，下垂体前葉のGnRH受容体の脱感作が起こり，結果としてゴナドトロピン分泌を抑制し，性腺機能を休止させる．エストロゲン依存性疾患(子宮内膜症，子宮筋腫，乳癌)やアンドロゲン依存性疾患(前立腺癌)の治療薬として広く使用されている．また，中枢性思春期早発症や，排卵誘発の際の内因性ゴナドトロピン分泌抑制にも用いられている．[845] ⇨参黄体形成ホルモン→391，視床下部→1284

ゴナドトロピン放出ホルモンアゴニスト ⇨同LH-RHアナログ(誘導体)→77

ゴナドトロピン放出ホルモン試験 gonadotropin-releasing hormone test⇨同LH-RH試験→77

ゴナドトロピン放出ホルモン受容体 gonadotropin-releasing hormone receptor；GnRH-R ［**GnRH受容体**］ 328個のアミノ酸からなり，細胞膜を7回貫通するGタンパク質共役受容体．遺伝子は3つのエクソンからなる．ゴナドトロピン放出ホルモン(GnRH)はゴナドトロピン放出ホルモン受容体(GnRH-R)と結合すると，Gタンパク質を介してホスホリパーゼCを活性化し，イノシトールリン脂質の代謝回転を促進し，デアシルグリセロールを増加させ，プロテインキナーゼCを活性化させる．GnRH-Rは下垂体のほかに精巣，卵巣，前立腺，副腎，乳腺に認められる．また脳では海馬，内側中隔核，手綱，嗅結節，正中隆起部に高濃度に存在する．[1047]

ゴナドトロピン放出ホルモン受容体異常症 mutation of gonadotropin-releasing hormone receptor(GnRH-R) gene ［**GnRH受容体異常症**］ ゴナドトロピン放出ホルモン受容体(GnRH-R)の遺伝子異常が，嗅覚異常を伴わない低ゴナドトロピン性性腺機能低下症 idiopathic hypogonadotropic hypogonadism(IHH)の2-7%を占めることが報告されている．家族性(常染色体劣性)が多く，散発性は少ない．遺伝子変異部位はさまざまで，Gln 106 Arg(細胞外ドメイン)とArg 262 Gln(第3番目の細胞内ループ)はホットスポットと考えられる．女性は全例原発性無月経で，重症型は二次性徴を認めず，LH(黄体形成ホルモン)，FSH(卵胞刺激ホルモン)は測定感度以下である．軽症例ではLH，FSHは測定可能．男性の重症型は停留精巣，小陰茎だが，軽症例では精巣発育を認める．[1047]

ゴナドトロピン療法⇨同hMG-hCG療法→61

ゴナドブラストーマ gonadoblastoma⇨同性腺芽〔細胞〕腫→1688

ゴナドレリン酢酸塩 gonadorelin acetate 遺伝子工学的に合成されたゴナドトロピン放出ホルモン(GnRH)製剤．視床下部から下垂体に向け下垂体門脈中に放出されているGnRHは，90-120分という生理的な放出のリズムを保つことがその機能を発揮する条件である．したがって，視床下部性性腺機能低下症に伴う排卵異常の治療に用いる場合は，ゴナドレリン酢酸塩を携帯用ポンプを用いて生理的リズムになぞらえて皮下に間欠投与するのが効果的である．[1260] 商ヒポクライン ⇨参ゴナドトロピン放出ホルモン→1124

ゴニオスコピー gonioscopy⇨同隅角鏡検査→809

こ

ゴニオトミー⇨[同]隅角切開術→809

コネクソン connexon；Cx コネクソンは細胞間を結合するギャップ・ジャンクション(gap junction)を構成する6角柱状の小管で，6個のコネキシン(connexin)分子からなっている．この小管をイオンや分子量の小さな物質が細胞間を行き来し，情報伝達を行っている．[1335] ⇨[参]ギャップ・ジャンクション→712

コノトランカルリペアー法《ファロー四徴症の》 conotruncal repair〔for tetralogy of Fallot〕［ファロー四徴症心内修復術］ ファロー四徴症(肺動脈弁・弁下狭窄，大動脈騎乗，整列異常による心室中隔欠損症とこれらによる右室肥大が形態的特徴)の心内修復術の目的は整列異常を呈する心室中隔欠損症を左室から心室中隔上に騎乗した大動脈へ斜めにパッチ閉鎖し，さらに筋性の肺動脈弁下(右室流出路)狭窄を解除することにある．これらファロー四徴症の心内修復術(根治手術)の術式として，心室中隔欠損症パッチ閉鎖および右室流出路再建術(肺動脈狭窄解除術)を流出路と大血管レベルのみで行う術式をコノトランカルリペアー法という．流出路と大血管の心発生過程の名称である円錐動脈幹(conotruncal 領域)から命名された方法．術式の要点は右室長軸径の30% 以下に限定した右室流出路縮小切開による肥厚心筋切除と心室中隔欠損パッチ閉鎖術，ゴアテックス1弁つき異種心膜パッチによる肺動脈弁・右室流出路拡大形成である．ファロー四徴症は本質的に心内修復術後に両心室負荷の増大する疾患であり，わずかな遺残病変が術後の心室容量負荷を増大させ，術後遠隔予後に重大な悪影響を及ぼす．本法では右室切開長や心筋切除の制限，確実な右室流出路狭窄解除，肺動脈弁閉鎖不全の回避などにより術後の良好な右室機能が期待され，また右室切開から確実な心室中隔欠損閉鎖が可能であり容量負荷増大をきたす遺残短絡や三尖弁閉鎖不全などを回避，予防することができる利点がある．[1501] ⇨[参]ファロー四徴症→2509

●コノトランカルリペアー法

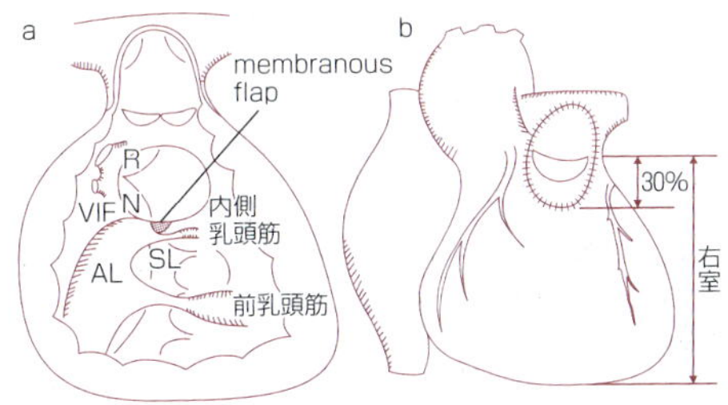

Kurosawa H, et al: Conotruncal repair for tetralogy of Fallot: midterm results. J Thorac Cardiovasc Surg 115:351-360, 1998

コハク酸 succinic acid ジカルボン酸の1つ．コハクの乾留により見いだされた．トリカルボン酸回路(TCA 回路)の中間体で，スクシニル CoA の分解で生じ，コハク酸デヒドロゲナーゼの作用によりフマル酸に分解される．[305]

語発見⇨[同]語想起→1099

孤発例 sporadic case ［散発性］ 感染症は流行性や家族性に発生するのが一般的であるが，流行とは離れて単発し，流行とはならずに終息する例をいう．流行地で感染者と接触した者が潜伏期を過ぎて発症する場合や，環境中の病原体が偶然感染する場合などがある．また，遺伝性とされている疾患が突然変異などによって家族歴がないのに発生することを示す場合もある．[467]

子離れ⇨[参]空の巣症候群→551

コバラミン cobalamin；Cbl⇨[同]ビタミン B_{12} 補酵素→2454

コバルト⇨[同]Co→35

コバルト60 cobalt 60；^{60}Co 放射線治療の外部照射用コバルト照射装置や高線量率腔内照射用の線源などに用いられた放射性同位元素．半減期は5.3年で，β壊変により安定した ^{60}Ni(ニッケル)となる．主に315 keV(キロ電子ボルト)のβ線(電子)と1.17 MeV(メガ電子ボルト)および1.33 MeV の2本のγ線を放出する．現在では，一部を除き外部照射には直線加速器(リニアック)が用いられ，高線量率腔内照射用線源としてもイリジウムに置き換わっている．[471,914] ⇨[参]コバルト60遠隔照射装置→1125

コバルト60遠隔照射装置 cobalt-60 teletherapy equipment 外部照射による放射線治療を行うための装置．現在ほとんどが直線加速器に置き換わっている．直線加速器のように機械的につくり出した放射線を用いるのではなく，放射性同位元素(コバルト60)を機器内部に保持し，そこから壊変により放出される放射線を用いて治療を行う．安定した放射線が得られるが，5.3年の半減期を有し年々出力が低下するため，線源となるコバルトの交換が必要となる．[471,914] ⇨[参]直線加速器→2022

コバルト遠隔照射療法 telecobalt therapy 放射線治療において，大容量の放射性同位元素(コバルト60)を備えたコバルト遠隔治療装置による外部照射法．1950年代，高エネルギー治療法の幕開けとして登場した．安定した出力を有し，エネルギーが高いため，従来のX線と比べて皮膚に障害を与えることなく，深部に十分な線量を投与できる利点がある．しかし，半減期を有し，線源交換が必要であることや，半影が大きいため，近傍に重要臓器があるときは，十分な治療が行えないなどの欠点を有する．直線加速器(リニアック)の発展に伴って，現在はほとんど使用されていない．[471] ⇨[参]コバルト60遠隔照射装置→1125

コバルトグラフィー cobaltgraphy ［ポータルグラフィー］ コバルト60遠隔治療装置を用いた照射範囲の照合用X線写真．実際の遠隔治療装置を用いて，放射線の照射範囲に一度と，周囲も含めた全体に一度の二重曝射をして得られる写真(ポータルイメージ)と，治療計画時にシミュレーターにより撮影された照射範囲の写真(シミュレーションイメージ)とを比較して誤差の確認を行う．直線加速器を用いた場合はライナックグラフィーといわれる．[471,914] ⇨[参]コバルト60遠隔照射装置→1125

コバルト針 cobalt-60 needle 密封小線源治療の一時刺入用の線源として用いられる．コバルト60を内部に封入した針で，γ線源として用いられた．現在はセシウム137針やイリジウム192ワイヤに置き換わり使用されていない．[471,914]

虎斑心 tiger-striped heart ［心筋脂肪変性］ 慢性的な低酸素血症により発生する心筋の脂肪変性のことであり，高度の場合，左室乳頭筋や心内膜下に縞状の模様が出現するのでこの名がある．悪性貧血，白血病など

の血液疾患，糖尿病，ある種の中毒でみられる．[748] ⇨参心筋変性→1518，脂肪変性→1342

虎斑溶解 tigrolysis ［ニッスル小体変性］ 神経細胞の突起や軸索が切断された場合に，細胞質中央に存在する虎斑物質が壊れ，染色性が低下あるいは消失することを指す．細胞質辺縁の虎斑物質は残存し，細胞質中央はクレシル紫染色では薄ピンク色を示す．同時に細胞質の円形化や核偏在を伴う．虎斑物質とは神経細胞の細胞体や樹状突起中にあり，リボ核酸に富む好塩基性の特異な顆粒のことであり，ニッスル小体 Nissl body とも呼ばれる．[748] ⇨参神経細胞→1524，ニッスル小体→2216，中心染色質溶解→1992

コヒーレンス coherence ［整合性《理論の》］ 首尾一貫してバラバラでないこと，統一という意味．つまり異なる理論の整合のしやすさを表す．物理学などでは，光などの波が互いにたすけ合って大きくなったり小さくなったりする現象(干渉)のしやすさを表す用語として使われている．[446]

古皮質⇨同梨状(りじょう)葉→2922

こびと幻覚 lilliputian hallucination 〔D〕Lilliputhalluzination こびとや，ミニチュアの動物が現れる幻視．正常な大きさの外界中に，色彩豊かなこびとや小動物が出現し，自由に動いたり行進したりする．夜間に多く，中脳幻覚症などの器質精神病，症状精神病のせん妄，アルコールや薬物による中毒精神病などで生じる．[574]

小人症⇨同低身長症→2050

五分がゆ(粥) 病人食の分類で軟食の1つ．全がゆと重湯を1：1の割合で混合したかゆ．精白米で調理したものでは，100 g あたり 36 kcal，タンパク質 0.5 g を含む．[987] ⇨参かゆ(粥)食→548

鼓桴(こふ)状指⇨同ばち(撥)指→2376

股部白癬(はくせん) tinea cruris⇨同頑癬(がんせん)→629

コブ法 Cobb method X 線写真による側彎度計測法．最も傾いている頭側終椎の上縁と尾側終椎下縁を結ぶ線に対して垂線を立て，そのなす角度(Cobb 角)を計測する．[795]

コブラC3⇨同コブラ毒因子→1126

コブラ毒因子 cobra venom factor；CVF ［コブラC3］ コブラ毒に含まれる分子量15万のタンパク質．ヒトの補体成分C3bと構造的，機能的に類似．哺乳類の血中で補体系を活性化し，強いアレルギー反応を起こす．免疫抑制や補体系を失活させるために用いられる．[1221]

コブラの頭像⇨同cobra head appearance→36

コプリック斑 Koplik spot ［麻疹口内疹，はしか口内疹］ 麻疹に特徴的に出現する頬粘膜や口唇の蒼白色をした小さい斑．周囲はやや赤みをおびている．頬粘膜の臼歯に対面する部分だけに出現することが多い．麻疹の皮膚発疹はコプリック斑が出現して1-2日後に現れるので，麻疹の早期診断に重要な所見．[1631]

小振り歩行 swing-to gait 両側に松葉杖を使用した歩行方法の一種．両側の松葉杖を同時に前方に出し，次に両足を同時に浮かせて松葉杖の手前へ小さく振り出す歩き方．速度は遅いが安定性があり，小振り歩行や2点歩行は，第12胸髄(Th_{12})から第1腰髄(L_1)以下の対麻痺患者に利用でき，日常での実用性も高い．小振り歩行が安定した患者の場合，両足を松葉杖の前に出す大振り歩行が可能．[249]

コプロポルフィリン coproporphyrin 肝臓と造血細胞で合成されるヘムの前駆物質ポルフィリンの1つで，尿中や胆汁中に排泄される．先天性赤芽球性ポルフィリン症，異型ポルフィリン症，晩発性皮膚ポルフィリン症，δアミノレブリン酸(ALA)脱水素酵素欠損性ポルフィリン症，鉛中毒などでは尿中に大量のコプロポルフィリンが排泄される．[1038]

個別予防接種 予防接種を希望するものが個々に医師を受診して問診，予診を受け，接種すること．「予防接種法」が1994(平成6)年に改正され，それまでの集団接種から個別接種が積極的に推進されるようになった．集団接種に比較して被接種者個人の情報が詳細に得られるので，予防接種事故の発生を少なくすることができると考えられる．個別接種のうち，定期的に行われるものが定期個別接種．[1631]

股ヘルニア crural hernia⇨同大腿ヘルニア→1884

古方派⇨同古医方(こいほう)→967

コホート研究 cohort study ［コホート調査］ 分析疫学の手法の1つ．疾病などの発生の危険と関係すると思われる要因に曝露された群とされない群を追跡して，疾病などの健康事象の発生率(罹患率や死亡率)を比較する．疾病の発生の有無を将来に向かって追跡するので，前向き研究ともいわれる．まれな要因についても分析が可能であるが，まれな疾病の分析には多大な労力を要する．要因(曝露)の有無が疾病発生を追跡する精度に影響する場合を除けば信頼性は高く，かたよりが生じる可能性は少ないとされる．[467] ⇨参前向き研究→2728

コホート生命表 cohort life table⇨同世代生命表→1728

コホート調査⇨同コホート研究→1126

こま(独楽)音 venous hum ［静脈こま(独楽)音，静脈雑音］ 甲状腺機能亢進症において高率に聴取される持続性のやわらかい雑音．内頸静脈が無名静脈に流入する部位の静脈血流速度の増大に基づく乱流が主原因と考えられ，座位あるいは立位でよく聞こえる．多くは右側で聴取される．[546]

鼓膜 tympanic membrane，eardrum 外耳道末端と鼓室を分離する長径 9-10 mm，短径 8-9 mm，厚さ 0.06 mm 程度のほぼ卵形で真珠様の光沢をもつ半透明な膜．音波により振動し耳小骨を通して内耳へ伝達する．上方の鼓膜弛緩部とその他の大部分を占める緊張部に分けられる．[98] ⇨参正常鼓膜像→1673

鼓膜炎 myringitis 鼓膜上皮の炎症．鼓膜の発赤・浮腫のほか，ときにはびらん，肉芽がみられることもある．鼓膜炎は病態により以下に分類される．①急性鼓膜炎：ときに炎症が進行し，局所の壊死が生じる．鼓膜穿孔を引き起こすと，中耳腔より耳漏が流出する．中耳炎・外耳炎に合併することが多い．②水疱性鼓膜炎：外耳道皮膚に水疱性の炎症を伴う．③肉芽腫性鼓膜炎：皮膚層にびまん性または限局性の肉芽増殖をみる．[98]

鼓膜陥凹 tympanic membrane retraction 耳管狭窄により中耳腔内が陰圧となり，鼓膜が内にくぼむこと．耳鏡所見では，短突起が鋭く突出し，ツチ骨柄は水平に近づき，短く見える．[451]

鼓膜形成術 myringoplasty 鼓膜緊張部の穿孔の閉鎖

のみを行う手術．鼓室形成術のウルスタイン Wullstein の基本形のⅠ型に相当するが基本的には耳小骨連鎖に手を加えない．鼓室内に耳漏などの病変がない場合に行われる．主に筋膜または結合組織を用いて閉鎖され，鼓膜穿孔部のみをふさぐ．筋膜以外に人工材料が用いられることもある．術式は鼓膜の穿孔縁を切り取り，穿孔部に採取した組織を遊離弁として挿入する．[98] ⇨参鼓室形成術→1096

鼓膜弛緩症 atelectatic eardrum 鼓膜のコラーゲン線維の断裂，細胞の浸潤などにより，鼓膜が緊張性を失い鼓室側に偏位している場合をいう．中耳炎の後遺症として生じることが多い．[98]

鼓膜切開術 myringotomy，tympanotomy，paracentesis of tympanum 急性中耳炎や滲出性中耳炎の治療で，鼓膜に切開を入れ，排膿・排液すること．[98]

鼓膜切開刀 myringotome 鼓膜を切開するための刀．小刀より長い柄がついており，手で視線がさえぎられないように屈折がついている．ルーツェ型とチテリー型とがある．[347]

鼓膜切痕 tympanic notch⇨同リビニ切痕→2931

鼓膜穿孔 tympanic membrane perforation，perforation of eardrum 炎症あるいは外傷によって生じる鼓膜の穿孔．急性化膿性中耳炎では穿孔が生じ耳漏が認められるが，大部分が瘢痕を残さず治癒する．急性期を過ぎても穿孔が治らない場合は慢性中耳炎という．穿孔が緊張部にあり辺縁に達していないものは中心性穿孔といい，合併症の危険が少ない．これに対し，真珠腫性中耳炎や上鼓室化膿症のように弛緩部に生じた穿孔や，慢性中耳炎でも辺縁にかかっていたり，鼓膜全欠損の場合は合併症を起こす危険が高い．穿孔は大きさに比例して聴力が低下するが，緊張部が全欠損しても聴力の低下は 40 dB（デシベル）程度．外傷性鼓膜穿孔は直達性と介達性とに分けられる．直達性の大部分は耳かきの刺さったもの，介達性の多くは頰の平手打ち，爆音などが原因．[347]

鼓膜穿刺⇨同鼓室穿刺→1096

鼓膜体温計 tympanic thermometer ［耳式体温計］ 鼓膜からの赤外線を内蔵されたセンサーがとらえて温度を測定する体温計．測定時間が 1 秒～数秒と短時間なので，乳児や小児など動きを止めにくい状態でも測定ができること，腋窩での測定よりも深部体温をおおむね正確に反映していることが特徴．個人差があるので平常温を確認しておく．[976] ⇨参体温測定法→1861，核心温度→481

鼓膜チューブ myringotomy tube，tympanostomy tube ［換気チューブ］ 滲出性中耳炎の治療時に経鼓膜的に挿入，留置されるポリエチレンあるいはテフロン製のチューブ．チューブの挿入，抜去が簡単で長時間の留置にも耐えうるものを選ぶとよい．液の排出と鼓室の陰圧を防ぐのが目的である．[98]

鼓膜マッサージ auditory massage，massage of ear drum 耳管狭窄症などの治療法の 1 つ．外耳道に管を差し込み圧を断続的に加え鼓膜，耳小骨を振動させ，硬直を防止する．最近ではあまり行われていない．[347]

コマジーブリリアントブルー Coomassie Brilliant Blue；CBB⇨同クーマシーブリリアントブルー→812

ごま塩眼底 salt-and-pepper fundus 眼底周辺部にみられる，網膜色素上皮の色素沈着と脱色素斑が散在して網膜色素変性症様を呈する所見で，先天梅毒性網脈絡膜炎や先天性風疹網膜症でみられる．[1309] ⇨参風疹網膜症→2516

小股歩行⇨同小刻み歩行→1078

小松試案 社会福祉の実践が実際にどのように展開されるべきかについて整理し，社会福祉の機能範囲を明確に図式化したもの．まず，クライアントがもつ問題と要求についてサービス提供者とともに事前評価を行う．サービスの実践にあたって 3 つの機能がある．①臨床的機能：サービス提供者がクライアントの態度・行動変容を意図して進める，②教育的機能：クライアントおよび関係者への助言や情報提供，③調整的機能（媒介・調停・代弁機能）：クライアントが地域の社会資源を有効活用できるように調整する．この機能を進めるのに，管理・運営機能と計画・運動機能が必要とされ，実践の結果について事後評価し，さらに調査研究機能によって以後のサービス展開を包括的に行う方法をさぐっていく．[457]

こま結び reef knot，square knot ［本結び，男結び］ 手術時に用いられる糸の結び方の 1 つ．結紮の際，1 回目と 2 回目の結びの方向が逆になるようにする．ほどけにくい利点があり，血管断端の結紮などでこの方法をとる．1 回目と 2 回目の結びの方向が同じときには，たて結び（女結び）といい，解けやすい欠点がある．組織の緊張が強いときには 1 回目の結びで 2 回糸をからませると緩みにくく，これを外科結びという．[915] ⇨参結紮（けっさつ）術→911

●糸結びの種類

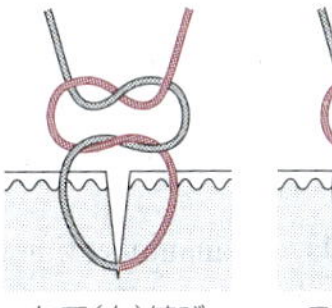
たて（女）結び

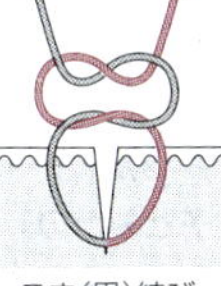
こま（男）結び

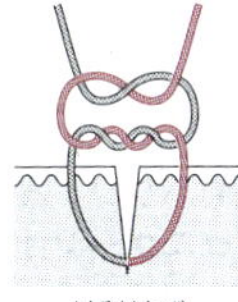
外科結び

ごみ処理 refuse treatment 廃棄物は，ごみ，し尿などの一般廃棄物と産業廃棄物に大別される．2006（平成18）年度のごみ排出総量は 5,204 万トン（1 人 1 日当たり約 1.12 kg），くみとりし尿は 2,611 万 kL，産業廃棄物は約 4 億 1,800 万トンであった．2000（同 12）年に「循環型社会形成推進基本法」が公布され，発生抑制，再利用，再生利用，熱回収，適正処分という循環型社会において優先すべき課題が法制化された．一般廃棄物は，市町村が定める処理計画に沿って処理が行われているが，市町村が行った処理のうち，直接焼却された割合は 77.7% に達している．リサイクル率は 19.6% で年々増加傾向にあり，最終処分量は年々減少してきている．しかし，一般廃棄物最終処分場の施設数および残余容量は年々低下していることなど課題は多い．これらの廃棄物処理問題の解決のために，1970（昭和 45）年に制定された「廃棄物の処理及び清掃に関する法律」（廃棄物処理法）の改正，前述の「循環型社会形成推進基本法」の制定，さらには，「資源の有効な利用の促進に関する法律」（リサイクル法，2000 年改正），「容器包装に係る分別収集及び再商品化の促進等に関する法律」(容器包装リサイクル法，1995)，「特定家庭用機器再商品化法」(家電リサイクル法，1998)，「建設工事に係る資材の再資源化等に関する法律」(建設リサイクル法，2000)，「国等による環境物品等の調達の推進等に関する法律」(グリーン購入法，2000)，「食品循環資源の再生利用等の促進に関する法律」(食品リサイクル法，2000)および「使用済自動車の再資源化等に関する法律」(自動車リサイクル法，2002)など，ごみなどの発生抑制，再利用政策に直結する法律の整備が行われている．[646]

コミットメント　**commitment**　あることをしようとしたり，決心したときに積極的に行動にとりかかった場合に，自分で自分を束縛すること．サルトル Jean-Paul C. A. Sartre は，コミットメントは自由を妨げるものであるが，これによって自由は，一方で現れるものだとしている．研究の過程において，調査・実験の協力を求める場合などで使われる用語．[446]

コミュニケーション　**communication**　個人と個人，個人と集団の間での感情や思考などを，言葉，身ぶり，文字などを介して伝達すること，または伝達し合うことやその行為を意味する．手段としては言語的，非言語的なものがあり，言語的コミュニケーションは言語を媒介とするもの，非言語的コミュニケーションは言語以外の表情，態度，動作などを媒介とするもの．看護においては，他者との関係づくりに重要な部分を占めている．[927]

コミュニケーションエイド　**communication aid**　[**拡大・代替コミュニケーション**]　意思や情報の伝達に障害をもつ人びとが残存機能を活用して，より円滑にコミュニケーションが行えるように支援する器具や機器の総称．非機器的手段としては50音表，文字盤，メッセージボードなど，機器的手段としては携帯型音声出力装置 voice output communication aid(VOCA)や意思伝達装置(パソコン機器)などがある．[1573]

コミュニケーション《子どもとの》　**communication with children**　コミュニケーションとは，人が相互に，情報・感情・考えなどをシンボル化して伝え合うことを意味し，送り手と受け手が存在してはじめて成り立つ．言語的コミュニケーションと非言語的コミュニケーションとがあるが，意味のある言語をもたない時期から徐々に言語を獲得する発達過程をたどる子どもは，言葉を介さなくても伝わる手段が必要となり，非言語的コミュニケーションが重要となってくる．特に，子どもにみられる喃語・啼泣・表情・態度・動作は，何かを伝えようとしているサインであり，それらを受け手である大人がいかにキャッチできるかがコミュニケーション深化のカギとなる．一方，言葉を話す子どもであっても，十分に伝えたいことを説明できない場合や，事実そのままを言わない場合もあり，言語・非言語の両方によるコミュニケーションが重要となる．[239]

コミュニケーション障害のリハビリテーション　**rehabilitation therapy for communicative disorder**　小児の場合は，成長過程における種々の要素を分析評価して，最大限の能力を達成させるため，与えるべき経験を選択しつつ，発達を促すことが目的となる．対象となる疾患は，言語発達遅滞，脳性麻痺，学習障害，聴覚障害などである．成人の場合は，脳損傷や発声発語器官の手術などで後天的に障害されたコミュニケーション能力の低下に対してのリハビリテーションを行うことで改善を図るとともに，社会活動が十分に行えるようにサポートをするためのアプローチである．主な対象としては，失語症，構音障害，発声障害，高次脳機能障害によるコミュニケーション障害，聴覚障害などがある．その他，閉じ込め症候群(locked-in syndrome)など言語機能の低下がなくてもコミュニケーションが困難となった患者に対しても代用コミュニケーション手段の導入などを行う．[1573]

コミュニケーション理論　**communication theory**　コミュニケーション，すなわち一定の信号や象徴を介してある内容を相手に伝達する作業に関する理論．言語学，すなわち言語によるコミュニケーションの理論，あるいは意味論，サイバネティクスなど多くの領域からの理論がある．精神医学領域では，ベイトソン G. Bateson らによる統合失調症者の母子関係における二重拘束理論などが有名．[187]

コミュニティ　**community**　一定の環境(物理的・社会的・地理的環境，文化や制度)を共有する人々．定義は多種多様であるが，地域看護領域では，①近隣，行政区といった空間的広がりとしての物理的・地理的な場，②共通の関心や帰属意識，連帯感，共同の規範や制度など，共通性をもつ集団(人々)，の2つの意味でとらえ，地理的な場と集団という2つの要件を対象としてとらえている．そのために，地域ではなくコミュニティという言葉を用いるほうが理解しやすい．具体的には，同じ地区に住み共通の文化観をもつ市民，大型高層住宅に住む住民たち，同じ学校に通う子どもたち，同じ会社に勤める社員たち，同じ疾病をもつ患者たちなどである．地域看護の対象としてとらえる場合は，①かかわる人々，対象となる人々，②その現象が起こっている時間や空間，③コミュニティの機能，という3つの側面から対象を特定する必要があるといわれてきている．[1128]

コミュニティ・アズ・パートナー・モデル　**Community as Partner model**　アメリカのアンダーソン Elizabeth T. Anderson とマクファーレイン Judith McFarlane が，プライマリヘルスケアの理念を基盤として開発した公衆衛生看護活動についてのモデル．地域のアセスメントと看護過程という要素で構成されている．アセスメントの要素は「地域アセスメントの車輪 community assessment wheel」で示され，その中心に地域に暮らす人々(地域の歴史，価値観，信念など)が位置し，その周囲を物理的環境，教育，安全と交通，政治と行政，保健医療と社会福祉，コミュニケーション，経済，レクリエーションという構成要素が取り囲んでいる．看護過程の要素は，アセスメントから分析，診断，計画，実践(介入)，評価からフィードバックした循環システムとして展開されている．活動の目的は地域の健康の保持と増進であり，予防的な活動が中心となる．地域でのストレスの発生や増大，例えば災害や感染症の発生，児童虐待の増加などは，短期的には地域の力量を弱めることもあるが，ストレスに対処する過程で近隣とのつながりの緊密化，社会資源の増加など，地域の力量を強める結果をもたらすこともある．[635]

コミュニティオーガニゼーション　**organaizing a com-**

munity, community organization ［**地域組織化活動，地区組織活動**］ コミュニティの住民が直接参加し，当面する問題を解決し，そのコミュニティの目標を達成していくと同時に，解決過程を通してコミュニティ意識がつくられていくという地区住民の自主的，組織的な活動のことで地区組織活動ともいう．コミュニティが組織化されていく過程 process，方法 method，事業計画 program，運動 movement など定義が多様化している．民間の自発的 voluntary な非職業的 non-professional 組織として，住民の自立性や主体性が基本となる．地域社会の組織化，コミュニティづくり，まちづくりなど，保健活動のほかにも社会福祉や生活改善，社会教育や他の分野でも用いられている．日本では町内会，自治会などを基盤に進められてきたが，住民のパートナーとしての行政のあり方や，対等で自立的なグループが横に自在につながるネットワーキングの概念を用いた新しい形での市民参加が重要である．[73]

コミュニティケア community care さまざまな生活上の不利な条件や福祉問題をもちながら，地域にあって在宅で生活する人たちに対する日常生活上の介護・介助など対人的サービスを中心とした生活を支える援助活動のことをいう．インスティテュートケア(施設収容のケア)に対して，地域の中でのケアと，対比させた考え方を打ち出している．在宅福祉サービス，在宅ケア，在宅サービスなども同じ意味で用いられる場合が多い．コミュニティケアを効果的に展開していくためには，対象者自身とその家族の生活条件の全体を把握するという視点が必要である．現在行われている活動には，①家庭奉仕員(ホームヘルパー)の派遣，②高齢者日常生活用具の給付・貸与，③ショートステイ，④デイサービス，⑤社会参加促進のためのサービス，⑥在宅重度身体障害者緊急保護，⑦在宅障害者デイサービスなどがある．[321]

コミュニティ精神医学 community psychiatry⇨同地域精神医学→1963

小麦胚〔芽〕凝集素 wheat germ agglutinin；WGA 小麦胚芽に含まれるレクチン．レクチンは免疫産物(抗体)ではないが，特異的に多糖類や複合糖質に結合し細胞凝集活性をもつタンパク質．小麦胚芽凝集素は *N*-アセチルグルコサミンや *N*-アセチルノイラミン酸との結合性をもち，腫瘍細胞の表面に腫瘍によって特別に発現した糖鎖の定性や定量に用いられている．[305]

ゴム腫 gumma, syphiloma⇨同梅毒性ゴム腫→2345

ゴム状皮膚 cutis hyperelastica, elastic skin コラーゲン線維形成過程の障害による遺伝性疾患のエーラース・ダンロス Ehlers-Danlos 症候群にみられる皮膚症状の1つ．外見上は正常に見えることが多いが，皮膚を指でつまんで引っ張ると容易に過剰伸展し，放すとすぐに戻る柔軟な状態を呈する．[502]

ゴム製カテーテル⇨同ネラトンカテーテル→2284

こむらがえり⇨同有痛性筋攣縮(れんしゅく)→2853

コメットテールサイン⇨同comet tail sign→36

コメット様エコー comet-like echo 超音波検査において，強いエコーの後方に強い線状エコーがほうき星のごとく尾を引いてみられる現象．胆嚢の壁内結石などでよく観察される．[955]

コメディカル 医療に携わる職種の中で，医師・歯科医師以外の診療補助部門従事者の総称(和製英語)．職種としては看護師，放射線技師，臨床検査技師，薬剤師，理学療法士，作業療法士，言語聴覚士，義肢装具士，臨床心理士，臨床工学技士などがあり，近年は管理栄養士やケアマネジャー，医療連携専門職なども含まれる．なお，あん摩マッサージ指圧師，はり師，きゅう師，柔道整復師も含めることがあるが，資格のうえでは医療類似行為者に区分され，限定された分野の自営，診療行為が許されている．[818]

コメド母斑 comedo-nevus⇨同面皰(めんぽう)母斑→2814

ゴモリ染色 Gomori stain アメリカ在住のハンガリー人組織化学者ゴモリ Gyorgy Gomori (1904-57) により考案された染色法の総称．代表的なものにゴモリのアルデヒドフクシン染色(膵β細胞，下垂体前葉β細胞)，ゴモリの鍍銀染色(真菌)，ゴモリのクロムミョウバン・ヘマトキシリン・フロキシン染色(内分泌顆粒，リポフスチン)，ゴモリのワンステップ one-step トリクローム染色(結合組織)などがある．[758] ⇨参染色→1764

コモン ALL 抗原 common ALL antigen；CALLA 小児急性白血病の細胞マーカーの1つ．白血病細胞を特異なモノクローナル抗体によって同定すると，急性リンパ性白血病(ALL)は common ALL，B 細胞型 ALL，pre-B 細胞型 ALL，T 細胞型 ALL，分類不能型 ALL の5つに分類されるが，common ALL 抗原は分類不能型 ALL には同定されず，B 細胞型と T 細胞型には 10% 以下に，common および pre-B 細胞型にはほとんど 100% 証明され，全 ALL の 60% に証明される．このような分類は抗腫瘍薬の組み合わせなどの治療計画を立てたり，予後を予想するうえで意義がある．[1631]

コモンディジーズ common disease 感冒，頭痛，胃炎，高血圧など，一般医の日常診療において最も多くありふれてみられる疾患を指す．その発生頻度からきわめて重要であるにもかかわらず，高度に細分化された現代医学を反映して，医学生や卒後の医師にこれら疾患の正確な診断，治療法を教育する機会が乏しくなっている現状から，そうした教育の必要性があらためて指摘されている．[543]

固有胃腺 proper gastric gland⇨同胃底腺→259

固有感覚 proprioceptive sensation, proprioception ［**自己受容感覚**］ 体性感覚のうち筋や腱の固有受容器(自己受容器)に基づく感覚で，自らの運動によって自己の身体の位置や動きを感知，すなわち自己受容(固有受容，自家受容)する．姿勢や運動の制御に不可欠の感覚．[1274] ⇨参体性感覚→1879，深部感覚→1598

固有感覚障害 proprioceptive impairment 四肢の位置や動き，関節の曲り具合，筋肉の力の入れ具合などを感知するものが固有感覚で深部感覚ともいう．ヒトは姿勢の保持や運動の際に大きく依存しているものの，あまり意識することのない感覚である．固有感覚受容器には筋紡錘，腱紡錘，関節受容器，前庭器官がある．全身から集まる固有感覚情報は小脳や大脳で処理され，錐体路を介して運動指令が送られ運動を行い，そこで新たな固有感覚情報をフィードバックするという一連の流れを強固にして，新しい運動・姿勢パターンをつくり出し定着させる．これらの情報伝導路の一部に障害が起こることで，感覚障害が生じる．障害が起こった経路によって出現する感覚障害は異なり，症状はその感覚の減弱や消失，増強，あるいは異常な感覚がみられる．[683] ⇨参固有感覚→1129

固有結節調律 idionodal rhythm ［結節固有調律］ 房室接合部による調律で，洞結節や心房からの興奮がみられない場合に房室接合部からの興奮が心臓全体を支配する．房室接合部にも自動能を有する細胞が存在し，その固有レートは洞結節よりも遅いため，正常な場合では固有の調律が出現する前に洞結節の興奮により支配されている．[970]

固有誤差⇨同一定系統誤差→256

固有索⇨同固有束→1130

固有宿主⇨同終宿主→1369

固有受容性神経筋促通法 proprioceptive neuromuscular facilitation；PNF ［カバット法，ノット法］ 筋紡錘などの固有受容器を刺激することによって，神経・筋の反応を促す治療手技．アメリカの医師カバット Harman Kabat が神経生理学的事実を理論化し，理学療法士のノット Margaret Knott らとともに発展させた運動療法の一種．脳卒中のような中枢神経疾患やスポーツ障害を含む整形外科疾患が対象となる．また筋力増強，筋協調性の改善，関節可動域の増大，反応時間の短縮など，運動機能の改善が目的となる．運動の反応を高めるために，PNF 運動パターン(対角・回旋運動パターン)，筋伸張，関節牽引，関節圧縮，用手抵抗，皮膚・聴覚・視覚刺激などを用いる．[349]

固有心室調律⇨同心室固有調律→1549

固有束 proper fasciculus ［固有索］ 脊髄白質の最深部で，灰白質の外側に隣接して灰白質を取り巻くように位置している帯状の領域．白質の前索，側索，後索に対応して，前索固有束，側索固有束，後索固有束に区別される．固有束では，同側の異なる高さの髄節(灰白質)をむすぶ線維束が上行または下行しており，脊髄の髄節の間を連絡することで協調運動に役立っている．[1044] ⇨参脊髄白質→1720

固有反射⇨同深部腱反射→1599

固有鼻腔 nasal cavity proper 眼窩と口腔との間の骨と軟骨の壁でできた腔を鼻腔といい，鼻中隔によって左右に分かれ，外鼻孔に始まり後鼻孔に終わる．外鼻孔から鼻限までを鼻前庭，鼻限より後方を固有鼻腔という．鼻前庭は鼻毛で覆われた皮膚よりなり，固有鼻腔は大部分を線毛上皮で覆われた粘膜よりなる．左右の固有鼻腔の外側壁には上・中・下鼻甲介，それぞれの下に上・中・下鼻道がある．下鼻甲介と鼻中隔の間を総鼻道，上鼻甲介と鼻中隔との間の上部を嗅裂という．鼻腔と副鼻腔は交通があり，前頭洞，上顎洞，前部篩骨洞は中鼻道に，後部篩骨洞，蝶形骨洞は上鼻道に開口し，下鼻道には鼻涙管が開口している．鼻腔は気道の起始部をなし，嗅覚をつかさどるとともに構音機能を担っている．[347]

固有卵巣索 utero-ovarian ligament 腹膜内において卵巣を支える靱帯の総称．子宮側の卵巣固有靱帯(固有卵巣索)と卵巣間膜を介しての骨盤提索(卵巣提索)がある．[996]

誤用 misuse⇨参誤用症候群→1130

雇用機会均等法⇨参男女雇用機会均等法→1943

誤用症候群 misuse syndrome リハビリテーションなどでの医療技術が正しくなかった場合，もしくは誤った定型的な運動のくり返しによって引き起こされる種々の障害をいう．医療によってつくり出されるものでは医原性の症候である，比較的多くみられる誤用の原因に，不適切な関節可動域訓練がある．正しい方法で行われないと異所性骨化や，肩関節では肩関節周囲炎や肩手症候群，足関節背屈訓練では扁平足や舟底足を起こしてしまう．ほかにも不適切な杖や松葉杖の使用による腋窩神経麻痺や正中神経麻痺などがある．誤用症候群は絶対にあってはならないものであり，適切な注意によって防がれなければならない．[683]

雇用保険 employment insurance 失業中の所得保障とともに失業防止，就職の促進，雇用構造の改善，労働者の能力の開発などの措置によって労働者のより望ましい雇用状態の確保を目指す社会保険制度．1947(昭和22)年に制定された「失業保険法」は，失業中の労働者に対して一定期間一定の所得を保障することを主たる目的としていたが，これを抜本的に修正・発展させて「雇用保険法」が 1975(同 50)年に施行．従来の社会保険との相違は，「雇用対策法」「職業安定法」「職業能力開発促進法」などとともに積極的雇用保険として機能し，①失業給付の所定給付日数が被保険者期間の長短だけではなく，その者の年齢・就職難易度をも考慮して定められている，②短期雇用特例被保険者制度が新設された，③就職仕度金制度が廃止された，④雇用保険事業として失業給付を行うほか，新しく雇用改善・能力開発や雇用福祉の事業をはじめ，雇用安定事業〔1977(同 52)年に追加〕を行うことができるようになった．なお2001(平成 13)年 4 月の改正で，①離職理由(一般の離職者または倒産，解雇等により離職した者)により給付日数が異なる，②育児休業給付と介護休業給付の給付率が 40% に変更，③雇用保険料率が 15.5/1,000 に変更，④パートタイム労働者と登録型派遣労働者の適用基準の緩和など，の制度改正が行われた．[457]

雇用保険法 Employment Insurance Act 1947 年(昭和22)年に制定された「失業保険法」に代わり，1974 年(昭和 49 年)年に制定された社会保障法の 1 つ．①労働者が失業した場合，または企業などで労働者の雇用継続が困難となった場合，または労働者が職業訓練を受けた場合に雇用保険を受給できること，②労働者の生活と雇用の安定を図ること，③求職活動を容易にして就職を促進すること，そして④労働者の職業の安定に資するため，失業の予防，雇用状態の是正，雇用機会の増大，労働者の能力の開発と向上を図ることなどを目的として制定された．しかし，理念とは裏腹に，「雇用保険法」における労働者の関心は失業給付(いわゆる失業手当)の受給に集中しがちである．2009(平成 21)年の一部改正により，雇用保険を受給できる要件(保険料納付期間)が過去 1 年から過去 6 か月に短縮され，非正規労働者の加入要件も 1 年以上の雇用見込みから 6 か月以上の雇用見込みに緩和された．ちなみに 2009(平成 21)年 4 月の日本の推計総労働力人口は 6,600 万人，失業率は 5% と発表されているところから，失業者数は約 330 万人となる．

こより浣腸 koyori enema 新生児から生後 1-2 か月頃までの乳児に対し，便の出ないとき，こより 2-3 本を合わせ，再びよってかたくしたものに潤滑油をつけて，

肛門から回しながら挿入し，その刺激で排便を促す方法.[321]

コラーゲン collagen 細胞外基質のタンパク質であり，人間を含む哺乳動物の体タンパク質の20-30% を占め，3本のポリペプチド(α鎖)からなる．結合組織を構成する膠原線維の主成分として知られ，皮膚，靱帯，骨，軟骨，筋肉，血管，内臓などほとんどすべての組織に存在．現在19型が知られているが，広く結合組織に分布する線維性コラーゲンであるⅠ型とⅢ型で90% 以上を占める．皮膚では主に膠原線維として存在し，線維芽細胞でつくられる．水や酸との加熱によってゼラチンになる.[502]

コラージュ療法 collage therapy コラージュという言葉は，フランス語の「のりではる」という意味からきている．わが国では1987(昭和62)年頃から導入され，個人精神療法や集団精神療法の場面に用いられている．技法は，雑誌の写真や絵，あるいはイラストやカタログなどの印刷物などを自由に切り取り，台紙に構成しながらはりつけていく．あらかじめ治療者によって適当に「切りとってあるもの」を利用させる方法もある．利点は，自己表現に防衛的・消極的な場合でも，既成の図像を使うことで導入表現を容易にすることができる．幼児から高齢者まで容易に適応できる.[1025] ⇨参芸術療法→859，絵画療法→428

コラゲナーゼ collagenase 構造タンパク質の1つであるコラーゲンを特異的に分解するタンパク質分解酵素．コラーゲンは結合組織の主要構成成分で生体のタンパク質の約25% を占めているが，特異な三重らせん構造をもっているので，通常のタンパク質分解酵素では切断されない．細菌性のものと動物性のものとがあり，細菌性コラゲナーゼは，コラーゲンに特有な配列のなかのグリシン残基の前のペプチド結合を特異的に切断する．動物性コラゲナーゼはコラーゲンの存在するほとんどの組織に存在するが，通常，非活性型として生成され，活性化されるとコラーゲン分子をアミノ末端から3/4の位置で切断する．コラーゲン分解は飢餓や炎症で亢進.[305]

コラム column 大脳皮質に認められるニューロン群の縦方向の配置で，円柱状の解剖学的構造．大脳皮質における1つの機能単位と考えられる．機能円柱，色円柱などがある.[1230] ⇨参機能円柱→698

コランジオーマ⇨同胆管細胞癌→1933

コリーズ筋膜 Colles fascia ［会陰浅筋膜，コーレス筋膜］ 会陰部の浅筋膜線維層のこと．浅筋膜 superficial fascia は皮下組織とも呼ばれ，表層の脂肪組織(脂肪層)と深層の疎性結合組織(線維層)とからなり，皮膚と深筋膜とをつなぐ役割をもつ．前腹壁を覆っている浅筋膜線維層は下方では左右の大腿前面の大腿深筋膜 deep fascia と癒合する．しかし，正中部の浅筋膜線維層は恥骨に付着することなく下行して陰茎(または陰核)の被膜を形成し，さらにこれより下方では会陰部に広がり，陰嚢(または大陰唇)の皮下組織にも及ぶ(コリーズ筋膜)．このコリーズ筋膜は左右両側では恥骨弓に，後方では会陰体 perineal body と会陰膜(尿生殖隔膜筋膜)の後部に付着している．このため尿道破裂の際に，尿は会陰部に流入するが，大腿部には侵入しない.[1044]

コリーズ骨折⇨同コーレス骨折→1075

コリ回路 Cori cycle ［乳酸回路］ 糖質の代謝過程．糖新生を経るいろいろな糖原性物質からグルコースが生成される．このグルコースは2種類に分けることができる．①ある種のアミノ酸やプロピオン酸のようにあまり代謝再回転を経ることがなく，直接グルコースに転換されるものと，②ある種の組織でグルコースが部分的に代謝されて生ずる産物で肝臓や腎臓に運ばれてグルコースに再合成されるものである．骨格筋や赤血球でグルコースが分解されて生じる乳酸は，肝臓に運ばれ，そこでグルコースに再生され，これが再び血液循環によって各組織における酸化に用いられる．この過程はコリ回路あるいは乳酸回路と呼ばれる.[987]

コリガン脈拍 Corrigan pulse⇨同水槌(つい)脈→1623

コリシン colicin 細菌が産生するタンパク性抗菌物質をバクテリオシン bacteriocin といい，大腸菌が産生するバクテリオシンをコリシンと呼ぶ．コリシンには多くの種類が知られており，その産生を支配する遺伝子はプラスミドに存在する.[324]

孤立性骨嚢腫 solitary bone cyst⇨同単発性骨嚢腫→1959

孤立性骨嚢胞 solitary bone cyst⇨同単純性骨嚢胞→1940

孤立リンパ小節 solitary lymph nodule 〔L〕folliculi lymphatici solitarii ［孤立リンパ濾胞］ リンパ球浸潤の中に孤立性に存在するリンパ小節を指す．これに対し，リンパ小節が複数集まったものを集合リンパ小節という．消化器，呼吸器，泌尿生殖器などの粘膜には孤立リンパ小節を含むリンパ性組織がしばしば存在する．リンパ小節は大型のリンパ球を含む胚中心と，その周辺を包む小リンパ球の集合である帽状域(暗殻)からなる．胚中心にはBリンパ球の分裂増殖・成熟とアポトーシス(細胞の自滅)による細胞死がみられ，抗原提示を行う濾胞樹状細胞が存在する.[399]

孤立リンパ濾胞 solitary lymphatic follicle⇨同孤立リンパ小節→1131

コリネバクテリウム・ジフテリエ⇨参ジフテリア→1336

コリネバクテリウム〔属〕 *Corynebacterium* グラム陽性の無芽胞，非運動性の好気性または通性嫌気性の桿菌．ヒトに病原性を示すものはジフテリア菌 *Corynebacterium diphtheriae* で，その他の種はヒトの上気道に常在し日和見感染症の原因となりうる.[324]

コリ病 Cori disease ［フォーブス病，脱分枝酵素欠損性ミオパチー，糖原病Ⅲ型］ グリコーゲン分解酵素の1つであるアミロ-1,6-グルコシダーゼの先天性欠損症．大量の異常なグリコーゲンが肝や骨格筋，心筋に蓄積する糖原病のまれな病型の1つ．肝は腫大し，線維化をきたす．また低血糖，アシドーシス，ミオパチー，ときに思春期遅延や低成長がみられることがある．治療には低血糖防止のために糖質を補い，タンパク質を多く含む食事を少量頻回に摂取することで症状は改善される．コリ Carl F. Cori はアメリカの生化学者(1896-1984).[279] ⇨参糖原病→2103

コリメーター collimator 放射線治療機器に限らず診断用X線発生装置にも共通した機器の一部で，放射線の照射範囲(照射野)を限定するのに用いる．近年の放射線治療機器では，一般にリーフ間隔が5-10 mm 程度のマルチリーフコリメーター(多分割絞り multi-leaf collimator)が搭載され，コンピュータ制御により遠隔

操作で素早く不整形照射野をつくることができる.[471,914]

股輪⇨同大腿輪⟶1884

コリンエステラーゼ　cholinesterase；ChE　アセチルコリンをコリンと酢酸とに加水分解する酵素. 生体内には性格を異にする2種類が存在. 赤血球, 神経系, 筋肉などに含まれ, アセチルコリンのみを特異的に分解する特異的コリンエステラーゼ(アセチルコリンエステラーゼ)と, 血清, 肝, 膵などに含まれアセチルコリンのほか種々のコリンエステルや非コリン性のエステルを分解する非特異的コリンエステラーゼ(偽コリンエステラーゼ)である. 血清コリンエステラーゼ活性と赤血球中の特異的コリンエステラーゼ活性が臨床検査で測定される. 血清コリンエステラーゼは, ネフローゼ症候群や甲状腺機能亢進症で増加し, 肝疾患で低下する. 赤血球コリンエステラーゼは白血病や多発性骨髄腫で低下することが知られている.[305]

コリンエステラーゼ測定　⇨参血清コリンエステラーゼ測定⟶919

コリン作動性急性悪化　⇨同コリン作動性クリーゼ(クリーシス)⟶1132

コリン作動性クリーゼ(クリーシス)　cholinergic crisis ［**コリン作動性急性悪化**］ 重症筋無力症の治療薬として一般的に使用されている抗コリンエステラーゼ薬が過剰に投与されたときに生じ, 発汗, 唾液分泌過多症, 流涙, 下痢, 嘔吐(ムスカリン症状)と筋線維束攣縮, 気道閉塞, 嚥下障害, 全身の筋脱力(ニコチン作用), 意識障害などの中枢神経障害をきたす. 緊急処置が必要となる. また, 抗コリンエステラーゼ薬が不足した場合の筋無力性クリーゼとの速やかな鑑別が必要となる.[1527] ⇨参重症筋無力症クリーゼ⟶1371

コリン作動性神経　cholinergic nerve⇨同コリン作動性線維⟶1132

コリン作動性線維　cholinergic fiber ［**コリン作動性神経**］ 神経細胞, 筋線維などに伝達物質としてアセチルコリンを放出する神経線維. 運動神経のほか, 交感・副交感神経の節前線維や副交感神経の節後線維などが相当する. 中枢では前脳基底部から大脳皮質への広汎性投射が代表的.[1274]

コリン作動性伝達　cholinergic transmission　アセチルコリンを介したシナプス情報伝達. アセチルコリン受容体にはイオンチャネル型受容体であるニコチン性受容体と代謝型受容体であるムスカリン性受容体の2種類がある. 前者は骨格筋の神経筋接合部, 副腎髄質細胞, 自律神経節の節後ニューロンに存在し, それぞれ骨格筋収縮, カテコールアミン分泌促進, 節後ニューロンの興奮を引き起こす. 後者は副交感神経節後線維支配下の効果器官, 一部の交感神経節後線維支配下の効果器官(汗腺, 骨格筋の血管)に存在. 心筋活動の抑制, 内臓平滑筋収縮, 外分泌腺刺激などが主な作用である.[528]

コリン作動薬⇨同副交感神経作用薬⟶2531

コリン性蕁麻疹(じんましん)　cholinergic urticaria　入浴, 運動, 精神的緊張など, 発汗を生じる刺激により生じる蕁麻疹の一型. 個々の皮疹の大きさが粟粒(ぞくりゅう)大から小豆大までと小さく, 20-30分で消退することが多い. 紅斑は, 膨疹と同範囲のものから膨疹の周囲2-3cmに及ぶものまでさまざまで, かゆみよりもチカチカした感覚を伴うことが多い. 小児から20歳代までの若年者に多い. 軽度のものは放置してよいが, 生活に支障をきたすものは抗ヒスタミン薬の内服により加療する.[1232] ⇨参アセチルコリン⟶154

五類感染症　category Ⅴ infectious diseases⇨参感染症新法⟶633

コルク栓抜き像⇨同corkscrew appearance⟶36

コルサコフ症候群　Korsakoff syndrome, Korsakov syndrome ［**健忘作話症候群, 健忘症候群**］ ロシアの精神科医コルサコフS. S. Korsakov(1854-1900)によって記載された病態で, コルサコフ精神病ともいう. 典型的にはウェルニッケWernicke脳症に引き続く慢性状態として生じるもので, 健忘, 作話, 失見当識, 意欲の低下が前景となる. 原因としては慢性アルコール中毒が最も多い. 責任病巣は間脳, 特に乳頭体もしくは視床背内側核・内側視床枕核内側部であると考えられている. 生化学的にはビタミンB_1の欠乏が基盤にある. なお, 通過症候群として一過性に認められることもあり, この場合, 基礎疾患は多彩である.[1475]

ゴルジⅠ型神経細胞　Golgi type Ⅰ neuron ［**ゴルジⅠ型ニューロン, 長軸索多極神経細胞**］ 軸索の分枝様式により, 便宜的に分類された2型のニューロンのうちの1つ. ニューロンの多くは多極神経細胞で, 多数の樹状突起と1本の軸索突起を出すが, このゴルジⅠ型神経細胞は側枝をほとんど出さずに, 軸索自体が長い距離を走る. 長突起非分枝型の多極神経細胞である. 軸索が1mにも及ぶものはこれに属す. 運動野の錐体細胞などが該当する.[1044] ⇨参ゴルジⅡ型神経細胞⟶1132, 神経細胞⟶1524

ゴルジⅠ型ニューロン⇨同ゴルジⅠ型神経細胞⟶1132

ゴルジⅡ型神経細胞　Golgi type Ⅱ neuron ［**ゴルジⅡ型ニューロン, 短軸索多極神経細胞**］ 軸索の分枝様式により便宜的に2型に分類された神経細胞(ニューロン)のうちの1つ. ゴルジⅡ型神経細胞では, 軸索は短く, 細胞体を出ると直ちに多数の側枝に分かれ, 長い距離を走らない. 短突起多分枝型の多極神経細胞である. 脳幹網様体の神経細胞などが該当する.[1044] ⇨参ゴルジⅠ型神経細胞⟶1132, 神経細胞⟶1524

ゴルジⅡ型ニューロン⇨同ゴルジⅡ型神経細胞⟶1132

ゴルジ腱器官　Golgi tendon organ, tendon organ of Golgi ［**腱受容器, 腱紡錘**］ 筋の伸張受容器のうちの1つ. 筋線維の端の腱への移行部にある神経終末. 筋の収縮時や筋の受動的な伸張を感知し, インパルスを発生する. 筋紡錘は筋の長さとその変化を感知するのに対し, ゴルジ腱器官は筋の張力を感知する. ゴルジCamilo Golgiはイタリアの組織学者(1843-1926).[1274] ⇨参筋紡錘〔体〕⟶805, 筋張力受容器⟶801

ゴルジ装置　Golgi apparatus ［**内網装置, ゴルジ複合体, ゴルジ体**］ 膜性の細胞小器官で, 扁平な袋状の槽cisternを積み重ねた部分stackと小胞との複合構造をとる. 細胞の核の近くに位置することが多く, 動・植物を問わずほとんどの細胞にみられる. 機能としては, 小胞体で合成されたタンパク質をそれぞれの行き先(分泌顆粒, 細胞膜, リソソームなどの細胞内器官)に応じて, 振り分け, パッキングして送り出す働きをする. このため, ゴルジ槽の積み重なりには小胞体から物質が入ってくる側(シス cis 側)とパッキングして放出する側(トランス trans 側)の方向性があり，物質はシス側の槽からトランス側の槽へと順次移される．この槽間の移動は槽の一部が小胞となってちぎれ，この小胞が次の槽に癒合することによって行われる(小胞輸送)．また，槽内では糖鎖の合成や修飾が起こり，最終的にこれが振り分けの指標(荷札 tag)となり，受容体により選別される．消化酵素を分泌する外分泌腺，ペプチドホルモンを分泌する内分泌腺の細胞，およびムコ多糖類，プロテオグリカンなどを分泌する粘液細胞や結合組織の細胞などに特によく発達している．(図参照⇒細胞⇀1170)[1044]

ゴルジ体　Golgi body⇨同ゴルジ装置⇀1132

ゴルジ複合体　Golgi complex⇨同ゴルジ装置⇀1132

コルセット　corset　［**腰仙椎コルセット**］　腰仙椎装具の1つで，骨盤部から胸腰椎移行部付近までを支持する目的で装着される．布などやわらかい素材でつくられた軟性コルセットと，合成樹脂や金属などかたい素材を用いた硬性コルセットがある．前者は縦あるいは横に硬性支柱をもつものも用いられ，腹壁を補助することで腹圧を高め腰椎を支持する．後者は体幹の動きを抑え支持する腰仙椎型硬性装具に代表され，側彎症の矯正にはミルウォーキーブレースが用いられる．[216]

●コルセット

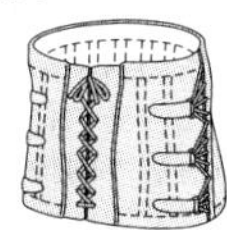

軟性コルセット

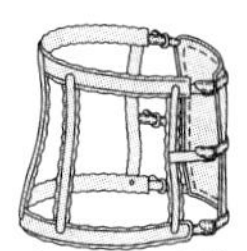

フレームコルセット(ナイト型)

土肥信之(津山直一監，上田敏ほか編)：標準リハビリテーション医学 第2版，p.470，図4-110，医学書院，2000

コルセット肝　corset liver⇨同絞窄肝⇀1003

ゴル束　Goll column⇨同薄束⇀2362

コルチ器　organ of Corti⇨同らせん器⇀2896

コルチコイド　corticoid⇨同コルチコステロイド⇀1133

コルチコイド痤瘡(ざそう)　corticoid acne⇨同ステロイド痤瘡(ざそう)⇀1644

コルチコステロイド　corticosteroid；CS　［**コルチコイド**］　副腎皮質で合成，分泌されるステロイドホルモンおよびその類似作用をもつ合成ステロイドホルモンの総称．その作用からグルココルチコイドとミネラルコルチコイドに大別される．グルココルチコイドの主な作用として，肝でのグリコーゲン貯留とコレステロール産生，筋でのタンパク合成抑制とアミノ酸摂取抑制，胸腺の萎縮と抗炎症作用，副腎皮質刺激ホルモン(ACTH)分泌抑制作用がある．生体内で合成される天然グルココルチコイドとしてはコルチゾール，コルチコステロン，コルチゾンなど，合成グルココルチコイドとしてはプレドニゾロン，デキサメタゾン，トリアムシノロンなどがある．ミネラルコルチコイドの主な作用として，腎尿細管や小腸粘膜，唾液腺，汗腺などの上皮細胞系に作用してナトリウム排泄の減少とカリウム排泄の増加など電解質代謝を調節する．天然ミネラルコルチコイドとしてはアルドステロン，11-デオキシコルチコステロン，コルチコステロン，18-ヒドロキシコルチコステロンなどがあり，合成ミネラルコルチコイドとしてはフルドロコルチゾン酢酸エステル，デオキシコルチコステロンアセテートなどがある．[284.383]　⇨参副腎皮質ホルモン⇀2542

コルチコステロイド結合グロブリン　corticosteroid-binding globulin；CBG　［**トランスコルチン**］　ステロイド結合タンパク質の一種で，αグロブリン分画に含まれる分子量58 kDa(キロダルトン)の糖タンパク質．肝で合成され，1分子当たり1個のコルチゾール結合能をもち，血中半減期は約5日．プロゲステロンとも結合能を有する．血中コルチゾールの90%以上と結合し，担体としてのみでなく代謝保護，貯蔵，効果緩衝などの機能をもつ．血中コルチゾールの測定はCBGに結合したものと遊離型の両方を測定しているが，活性を有しているものは遊離型のみであるため，血中コルチゾールが高値の場合でもCBGが増加している場合には遊離コルチゾールが正常のこともありうる．CBGの変動する病態では血中コルチゾールのみならずCBG，遊離コルチゾールも併せて測定する必要がある．CBGは妊娠やエストロゲン，経口避妊薬の服用で増加し，肝硬変，ネフローゼ症候群，手術侵襲，敗血症において二次的に減少する．先天性CBG欠損症は血清コルチゾールの低値から偶然に発見されることがある．[284.383]

コルチコステロイド離脱症候群　corticosteroid withdrawal syndrome；CWS　グルココルチコイドの投与後，投与中止後，投与量減量中に起こる症状の総称で以下に分類される．Ⅰ型：副腎皮質不全を発症した状態，Ⅱ型：原病の再度悪化した状態，Ⅲ型：原病の再度悪化はなく，生理量以上のコルチコステロイド投与を必要とするコルチコステロイド依存症の状態，Ⅳ型：視床下部-下垂体-副腎皮質系の機能不全は軽度に認められるが臨床症状を欠く状態．治療は通常，グルココルチコイドを再投与または増量し，症状の寛解をみて徐々に減量する．[284.383]　⇨参離脱症候群⇀2925

コルチコステロイド療法　corticosteroid therapy　副腎皮質で産生および分泌されるステロイドホルモンや，同様の作用をもつ合成物質を用いる治療法．ステロイドは，作用と化学構造によって糖質ステロイドと鉱質ステロイドに分けられ，主として糖質ステロイドが炎症や副腎皮質機能低下に対する治療に用いられる．皮膚では内服や注射のほか，外用療法にも広く用いられ，発赤・腫脹・瘙痒などに対する抗炎症効果を上げている．血管収縮作用によりstrongestからweakまで5段階に分けられているが，長期連用による副作用や中止によるリバウンド現象もあるので，使い方には注意を要する．[502]

コルチコステロン　corticosterone　［コンパウンドB］　グルココルチコイドの一種．副腎皮質の主に束状層で，一部は球状層や網状層で合成，分泌される．束状層では副腎皮質刺激ホルモン(ACTH)により，球状層ではレニン・アンギオテンシン系により分泌調節を受けているが，ACTHがその主体と考えられている．デオキシコルチコステロン(DOC)から11β-ヒドロキシラーゼ($P\,450_{C11}$)により生合成され，アルドステロン合成の前駆体となる．血中の90%以上がコルチコステロイド結合グロブリン(CBG)に結合して存在する．コルチコステロンは糖質，ミネラルコルチコイド活性を有するがいずれも弱く，生理的役割は少ない．通常の動物ではアルドステロンの前駆体としての意義が大きいが，ラットやマウスなどではコルチゾールが生成されないため，コルチコステロンのみがグルココルチコイドとなる．[284,383] ⇨参グルココルチコイド→834

コルチコトロピン corticotropin⇨同副腎皮質刺激ホルモン→2541

コルチコトロピン放出ホルモン corticotropin-releasing hormone；CRH⇨同副腎皮質刺激ホルモン放出ホルモン→2542

コルチコトロピン放出ホルモン(CRH)試験 ⇨同CRH 試験→37

コルチコトロピン放出ホルモン受容体 corticotropin-releasing hormone receptor；CRH receptor⇨同副腎皮質刺激ホルモン放出ホルモン受容体→2542

コルチゾール cortisol ［コンパウンドF］ 生体内では最も重要な生理作用を発揮するグルココルチコイド．副腎皮質束状層においてコレステロールよりいくつかの酵素反応を経て生合成される．この過程は副腎皮質刺激ホルモン(ACTH)の支配下で調節されている．そのため早朝起床時の高値，そして夕方から夜半にかけて低下する日内変動を呈し，身体的・精神的ストレスで上昇するほか，下垂体のACTH分泌との間でフィードバック調節を受けている．血中では10％の遊離型が作用を発揮〔90％がコルチコステロイド総合グロブリン(CBG)タンパク質と結合して不活性〕．製剤としてはヒドロコルチゾン，ヒドロコルチゾンコハク酸エステルナトリウム，ヒドロコルチゾン酢酸エステルなどがある．[284,383]

コルチゾール過敏症候群 cortisol hyperreactive syndrome きわめて低い血中コルチゾール値を示すがホルモン欠乏症状を呈することなく，むしろクッシングCushing症候群様の臨床症候(満月様顔貌，中心性肥満)および検査所見(白血球増加，高血糖)を呈する非常にまれな病態．病因は明らかではないが，患者細胞でのグルココルチコイドに対する過剰反応性が認められる．[284,383]

コルチゾン cortisone；E ［コンパウンドE，ケンドルのE化合物］ 副腎皮質から分泌されるグルココルチコイドの1つ．正常では有意量の分泌はなく生理活性をもたない．腎，大腸，膵，胎盤，唾液腺組織にはコルチゾールを不活化する酵素である11 β-ヒドロキシステロイドデヒドロゲナーゼ2型(11 β-HSD 2)が存在し，局所でコルチゾールをコルチゾンに変換してコルチゾールを不活化する．これによってコルチゾール，アルドステロンともに親和性のあるミネラルコルチコイド受容体がアルドステロンのみに結合できるように制御されており，これはコルチゾール-コルチゾンシャトルと呼ばれる．製剤としてはコルチゾン酢酸エステルがあり，外因性に投与されたコルチゾンはコルチゾールに転換されたあとに作用を発揮する．[284,383]

コルチゾン・ブドウ糖負荷試験 cortisone glucose tolerance test；CGTT⇨同プレドニゾロン・ブドウ糖負荷試験→2591

コルチのらせん器 spinal organ of Corti⇨同らせん器→2896

ゴルツ症候群 Goltz syndrome ［限局性皮膚形成不全症］ 皮膚を含む軟部組織や骨格系，眼，歯など中・外胚葉系の器官に，広範囲に多彩な形成異常をきたすまれな先天性疾患．X連鎖優性遺伝と考えられており，罹患男性の場合は致死性とされ，患者の大部分は女性である．皮膚と骨格系の異常が高率で，皮膚では萎縮性変化(線状，点状)・毛細血管の拡張・色素沈着・乳頭腫・脂肪腫様結節など，骨格では合指症が多い．ゴルツ Robert W. Goltz(1923生)はアメリカの皮膚科医で1962年に本症候群を記載した．[502]

コルドトミー cordotomy ［脊髄前側索切離術］ 片側性癌性疼痛の患者の疼痛軽減を目的に用いられる方法で，脊髄視床路の離断を行う．経皮的方法と直視下(オープン)の方法がある．[1017]

ゴルドン症候群 Gordon syndrome⇨同ゴードン症候群→1074

コルネリア=デ=ランゲ症候群 Cornelia de Lange syndrome ［アムステルダム低身長症，デ=ランゲ症候群，ド=ランゲ症候群，ブラッハマン・デ=ランゲ症候群］ 1933年にオランダの小児科医コルネリア=デ=ランゲ Cornelia Catharina de Lange(1871-1950)によって報告された．出生率は3万-5万人に1人とされる．出生時の低体重，低くうなるような泣き声，出生時から低身長，発達遅滞，骨成熟の遅れ，小短頭症がみられる．独特な類似した顔貌を呈する．濃く中央で癒合した眉毛，カールした長い睫毛，小さい鼻，長い人中，細くて端の下がった薄い唇，小顎症，短頸などがみられる．四肢では，多毛症，大理石様皮膚，小さな手足，猿線，肘の屈曲拘縮，手足の奇形，第5指の斜指・欠損，短肢，第2・3趾の合趾症などを認める．その他，胃食道逆流現象，てんかん，心疾患，口蓋裂，内臓異常，摂食障害，軽度から重度の難聴，男児では停留精巣を伴うことがある．2004年に第5番染色体に責任遺伝子が発見された．生命予後に関しては，以前は多くが成人前に死亡していたが，現在ではほとんどが成人できる．身体的特徴から診断される．症状は軽度から重度まで多彩で，軽症例では診断がときに困難である．[1156]

コルフ型透析器⇨同回転ドラム型透析器→447

コルポイリーゼ colpeurysis 機械的・物理的な分娩誘発法の1つ．チューブのついたゴム製の腟内挿入用の袋(コルポイリンテル)に生理的食塩水を注入する．腟内圧上昇を刺激として，子宮収縮を誘発しようとするものだが，オキシトシンやプロスタグランジンによる方法が確立されてからはあまり用いられない．[998]

コルポイリンテル colpeurynter⇨参コルポイリーゼ→1134

コルポスコピー colposcopy ［子宮腟部拡大鏡診］ 一種の内視鏡であるコルポスコープを用いて腟内を拡大して観察し，診断する方法．腟内の観察部位としては子宮頸部が最も重要である．特に細胞診で異常があるときは病変部位の程度や広がりを診断する．同時に病変部位の組織診を行い，異型か癌かを鑑別し，癌であれば進行期を診断する．多くの場合，局所に酢酸(3％溶液)加工(加工コルポスコピー)を行い，病巣をより鮮明にして観察する．正常では扁平上皮，移行帯，円柱上皮が存在する．異常所見としては白色上皮，モザイク，白斑，異常血管などがある．[998] ⇨参子宮腟部組織診→1252

コルポスコピー所見分類 colposcopic classification コルポスコピーは子宮頸部や腟壁にある病変を経腟的に観察する拡大鏡のことで，その所見を①正常所見，②

異常所見，③浸潤癌，④不適例，⑤その他の非癌所見に分類したもの．特に子宮頸癌やその前癌病変の診断に不可欠な診断法である．②の異常所見は，移行帯に観察されることが多く，細分類として，白色上皮(W)，赤点斑(P)，モザイク(M)，異型血管(aV)，白斑(L)がある．3-5% 酢酸を浸潤させることによって異常所見はより鮮明に観察される．酢酸加工なしでも異常所見が観察される場合には，強い所見と考え，高度上皮異形成や上皮内癌を推定する．酢酸加工によって出現する異常所見が観察される場合には病変の消失までの時間等により，その病変の強さを推定する．最強病変かららねらい組織診(パンチ生検)を採取して病理学的診断を行う．④の不適例は，女性ホルモンの低下などで病変の出現しやすい移行帯が子宮頸管内に入り込み，網羅的に観察しえない状態で，コルポスコピーによる診断は困難である．[454]

コレア⇨同舞踏病⇀2565

五苓散(ごれいさん) goreisan 医療用漢方製剤の1つ．体内の水分代謝に基づく諸症状に用いる．漢方医学的には，体表面に熱があり，体内には「水」が停滞している病態に用いる．水毒治療の代表的処方である．口渇と飲水の割に尿量が少ないことが目標とされ，歯痕(舌の辺縁に歯型がつくこと)や腹証で心窩部に振水音を認めることが多い．臨床的には，体力のいかんを問わず，口渇，乏尿，むくみ，水逆の嘔吐(のどが乾き水を飲むとすぐ吐く)など水毒の症状を目標として用いられ，急性胃腸炎，頭痛，暑気あたり(熱中症)，ネフローゼ症候群，三叉神経痛，二日酔いなどに応用される．出典：『傷寒論』，『金匱要略』．構成生薬：タクシャ，ジュツ，チョレイ，ブクリョウ，ケイヒ．[544] ⇨参水毒⇀1625

コレ・シカール症候群 Collet-Sicard syndrome ［シカール・コレ症候群］ 一側の下位脳神経である第9脳神経(舌因神経)，第10脳神経(迷走神経)，第11脳神経(副神経)，第12脳神経(舌下神経)が，頭蓋底部で末梢性に障害されて起こる．障害側舌の後1/3の味覚障害，声帯・口蓋麻痺の結果として構音障害・嚥下障害，障害側の軟口蓋・咽頭の知覚障害，障害側の胸鎖乳突筋・僧帽筋上部の脱力，舌を突出したときの障害側への偏倚を認める．頭蓋底の外傷，悪性腫瘍などが原因となる．コレ Frédéric J. Collet はフランスの耳鼻咽喉科医(1870-1966)，シカール Jean A. Sicard はフランスの神経科医(1872-1929)．[369]

コレシストキニン cholecystokinin；CCK ［パンクレオザイミン，コレシストキニン-パンクレオザイミン，CCK］ 十二指腸や小腸で，脂肪や脂肪酸の存在に反応して分泌されるペプチド性消化管ホルモン．33個のアミノ酸残基からなる．アミノ酸配列の類似性からガストリン-CCK ファミリーとして分類される．胆嚢に働き，収縮を起こす作用をもつ CCK と，膵臓を刺激し，アミラーゼなどの分泌を促進する作用をもつパンクレオザイミン(PZ)とが別々に発見され，のちに同一物質であることが判明した．C 末端オクタペプチド(CCK-8)は脳や末梢神経にも存在し，睡眠や食欲に関係するといわれる．[305]

コレシストキニン受容体 cholecystokinin receptor；CCK receptor ［CCK 受容体］ CCK-A 受容体，CCK-B 受容体の2種が存在し，いずれも7回膜貫通型 G タンパク質共役型の受容体である．CCK-A 受容体はヒトでは428個のアミノ酸からなる．膵型ともいわれ，主に膵，胆嚢，脳神経核に分布し，胃ではペプシノゲンを分泌する主細胞に存在する．CCK に対する親和性はガストリンの約1,000倍高い．CCK-B 受容体は453個のアミノ酸からなる．脳型ともいわれ，主に脳皮質に分布し，平滑筋，胃の壁細胞や主細胞にも分布している．脳では CCK に対する親和性はガストリンの10倍であるが，壁細胞では CCK とガストリンに対してほぼ等しい．[1047]

コレシストキニン-パンクレオザイミン cholecystokinin-pancreozymin；CCK-PZ⇨同コレシストキニン⇀1135

コレス骨折 Colles fracture ［定型的橈骨骨折，前腕骨遠位部骨折］ 上肢では最も頻度の高い骨折である橈骨遠位端骨折の中で，遠位骨片が背側に背屈転位する骨折をいう．アイルランドの外科医コレス Abraham Colles (1773-1843)により報告された．転倒の際に手のひらをついて，手関節を背屈強制することにより発生する．骨粗鬆症のある高齢者に多発する．骨折線は掌側から斜め背側近位方向に走り，末梢骨片は背側，橈側に転位して，外見上はフォーク状変形を呈する．多くは徒手整復が可能で，整復後，手関節を軽度掌(尺)側屈位として前腕からギプスを巻く．中手指節関節 metacarpophalangeal joint(MP 関節)より末梢は固定せず，固定直後より指の運動を十分させることが大切である．転位の少ない安定型骨折は外固定で良好な結果が得られることが多い．転位が大きい場合や粉砕骨片のある不安定型骨折では，再転位が発生しやすい．近年はノンブリッジ型創外固定や掌側ロッキングプレートによる内固定が行われることが多い．[1376]

コレステリン色素石灰石 ⇨同コレステロール色素石灰石⇀1136

コレステリン腫 cholesteatoma⇨同真珠腫性中耳炎⇀1555

コレステリン石⇨同コレステロール結石⇀1136

コレステリン肉芽腫 cholesterin granuloma⇨同コレステロール肉芽腫⇀1136

コレステロール cholesterol 化学的にはステロイド核をもつアルコールで，中性脂肪 triglyceride，リン脂質 phospholipid とともに生体にとって重要な脂質 lipid の1つ．生体膜の必須の構成成分であり，ステロイドホルモンの合成基質としても重要．外来性に腸管から吸収されるほか，アセチル CoA から主に肝で生合成される．一方，胆汁酸 bile acid(コール酸とケノデオキシコール酸)に分解されたのち胆汁に排出され，一部が腸管から再吸収され肝に移送後，再びコレステロールに合成される経路もある(腸肝循環)．肝では一部エステル化され，他の脂質とともにアポタンパク質と結合し，リポタンパク質として血中に放出される．リポタンパク質は含まれる各脂質の割合とアポタンパク質の種類により比重が異なり，カイロミクロン，VLDL，IDL，LDL，HDL の5分画に分類される．比重が重いものほどコレステロール/中性脂肪の比率が高い．高コレステロール血症は LDL，HDL のいずれかが増加した状態で，前者の増加は冠動脈硬化を促進し，後者の増加は防止する．大部分は前者で治療の対象となる．HMG-CoA 還元酵素阻害薬，コレスチラミン，プロブコールなどの薬剤が有効．一方，甲状腺機能低下症やネフローゼ症候群などのように症候性に高値を示す病態があり，これらにおいては原疾患の治療を優先する．[60]

コレステロールエステル蓄積症 cholesterol ester storage disease；CESD⇨同ウォルマン病→322

コレステロール過剰血症⇨同高コレステロール血症→1001

コレステロール胸膜炎 cholesterol pleurisy，cholesterol pleuritis ［**偽性乳び（糜）胸**］ 胸水中にコレステロール結晶が認められる状態で，慢性滲出性胸膜炎の約1％を占めるまれな病態．一般に，胸管の破綻により胸腔内に多量の脂肪を含む乳びが析出した状態を乳び胸といい，胸管の破綻によらない高脂肪の胸水を乳び状胸水と呼んで区別する．コレステロール胸膜炎は，後者のうち，さらにコレステロール結晶の析出がみられる状態で，偽性乳び胸ともいう．原因疾患を問わないが，結核性，癌性，外傷性，その他の続発性をはじめ，原因不明の特発性もある．胸部X線で胸水の存在が疑われ，超音波検査の内部エコーで存在する胸水を確認し，胸水穿刺により，コレステロール結晶を確認できれば診断は確定する．胸水中のコレステロール値は一般に血中よりも高いことが多いが，必ずしも結晶の析出とは相関しないため，補助的な役割にとどまる．[141] ⇨参乳び（糜）胸→2237

コレステロール血症⇨同高βリポタンパク血症→967

コレステロール結石 cholesterol〔gall〕stone ［**コレステリン石**］ 胆石の1つで，コレステロールを約70％以上含む結石．コレステロールと色素成分の比率と割面の混在様式から純コレステロール石，混成石，混合石に分類される．胆嚢内に存在することが多い．コレステロールは胆汁中の脂肪酸およびレシチンの混合ミセルに溶存しており，肝臓ではコレステロール過飽和になった胆汁が生成される．胆嚢内にはコレステロールが結晶として析出するのを促進する因子と阻止する因子があり，そのバランスが崩れると，胆汁中からコレステロール結晶が析出する．この結晶が集合・凝結してコレステロール結石を形成する．[1395] ⇨参胆石症→1945

コレステロール色素石灰石 mixed cholesterol〔gall〕stone ［**コレステリン色素石灰石，混合石，混成石**］ コレステロールを主成分とし，胆汁色素（ビリルビン）やカルシウムなども含有する胆石．[1395] ⇨参コレステロール結石→1136，胆石症→1945

コレステロール生合成 biosynthesis of cholesterol コレステロールは，体内ではアセチルCoAから複雑な経路を経て生合成される．3分子のアセチルCoAはHMG-CoAレダクターゼ（還元酵素）に触媒されてメバロン酸となり，メバロン酸から五員環のイソプレノイドができ，6分子のイソプレノイドが縮合してできたスクワレンが環化してラノステロールとなる．ラノステロールは3個のメチル基を失って，コレステロールとなる．体内の主たる生合成部位である肝のコレステロール生合成は食物中のコレステロールの肝への流入の多寡によってかなり調節される．HMG-CoAレダクターゼはコレステロール生合成経路の重要な律速酵素で，高コレステロール血症の治療によく用いられるスタチン類はその阻害薬で血清コレステロール値を低下させる．[305]

コレステロール塞栓症 cholesterol embolism ［**ブルートウ症候群**］ 動脈硬化症には粥状硬化症，内膜石灰化，細小動脈硬化症の3つがあり，この中で最もよくみられるのは粥状硬化症である．血管内膜にできた粥状硬化斑を血管内インターベンションでこすったり，外科的に傷害を加えたりすることにより，粥状硬化斑を構成している血栓，泡沫細胞，細胞外コレステロール結晶，壊死物質などが血液中に放出され，塞栓化する．このようにコレステロール結晶を含む塞栓により，大動脈およびその基幹動脈における動脈硬化巣が崩壊したために生じる塞栓で臓器梗塞をきたした病態をコレステロール塞栓症といい，微小塞栓 microembolus の一種である．弓部大動脈からコレステロール塞栓が眼動脈および中心網膜動脈に達すると，一過性黒内障をきたしたり，腹部大動脈の手術後の膵・腎の微小塞栓に起因する膵炎・腎炎をきたしたりすることがある．膵炎は回復可能だが，腎炎は不可逆性で腎不全や高血圧の原因になる．[858]

コレステロール肉芽腫 cholesterol granuloma ［**コレステリン肉芽腫**］ 間質に漏出した脂性物質を中心に形成された異物肉芽腫．肉芽腫とは線維芽細胞，組織球，多核巨細胞などで構成される肉芽組織からなる，よく境界された炎症性の結節．肉眼的には黄色調を帯びる．動脈内膜下のアテローム斑，皮下の破裂した粉瘤周囲，コレステロール結石を伴う胆嚢炎などで出現する．[925] ⇨参異物肉芽腫→274

コレステロール肺炎 cholesterol pneumonia（pneumonitis） 限局性で長期にわたり変化のないX線陰影を呈し，病理学的には肉眼的に黄色ないし灰色を呈する．組織像としては，肺胞腔や肺胞壁にコレステロールを含む肺胞マクロファージが多数存在．原因は不明で内因性とされている．肺癌，慢性肺膿瘍，気管支拡張症に合併することがある．臨床症状は咳，痰，胸痛がみられる．確定診断は組織所見による．[1443] ⇨参リポイド肺炎→2933

コレステロールポリープ cholesterol polyp 胆嚢内に発生するポリープの一種．胆嚢粘膜固有層に存在するマクロファージ（大食細胞）が，リピド（コレステロールエステル）を貪食し，限局性に隆起した良性の病変．無症状のため健診における超音波検査で偶然発見されることが多い．5mm以下で複数存在することが多く，悪性転化することはない．有症状例や癌との鑑別が困難な例以外は，胆嚢摘除の適応にはならない．[1395] ⇨参胆嚢ポリープ→1954，胆嚢コレステローシス→1953

コレラ cholera ［**コレラ菌**］ コレラ毒素を産生するコレラ菌 *Vibrio cholerae* O 1，*V. cholerae* O 139の急性消化管感染症．コレラ菌で汚染された飲食物によって経口感染し，潜伏期は1-3日．コレラ菌は小腸内でコレラ毒素を産生し，この毒素により下痢，嘔吐などの症状が出現．重症では米のとぎ汁様の下痢が頻回に出現し，脱水状態となり死亡することもある．便や吐物から毒素産生能のあるコレラ菌を分離して診断する．治療は下痢や嘔吐で失われた水分や電解質の補充が中心で，点滴で経静脈的あるいは経口的に水分や電解質を投与．また，菌を消失させるために抗菌薬を投与することも多い．患者は，アジアを中心とした発展途上国からの帰国者が多いが，国内で感染することもある．O 1型コレラ菌は生物学的性状によってエルトール型と古典型(アジア型)に分類され，さらにそれぞれ血清学的に小川型，稲葉型，彦島型に分類される．現在はエルトール型が流行している．コレラは「感染症法」では，3 類感染症に分類.[288]

コレラエンテロトキシン　cholera enterotoxin⇨同コレラ毒素→1137

コレラ顔貌　cholera face　コレラ患者特有の顔貌をいう．眼球が陥没し，頬骨の突出がみられ，視点の定まらない目つきをするのが特徴的．コレラ患者は，米のとぎ汁様の水様下痢便や嘔吐を繰り返すことによって脱水症状に陥るため，このような特徴的な顔貌を呈する.[242] ⇨参コレラ→1136

コレラ菌　*Vibrio cholerae*⇨同コレラ→1136

コレラ毒素　cholera toxin, choleragen ［コレラエンテロトキシン］ コレラ菌血清型 O 1 *Vibrio cholerae* O 1 により産生され，菌体外に分泌される易熱性タンパク毒素．27 kDa(キロダルトン)の A サブユニット 1 個(菌体外に分泌後 A 1，A 2 サブユニットとなる)と 11.7 kDa の B サブユニット 5 個からなる．前者は毒素活性を担い，後者は小腸粘膜上皮との結合に関与する．この毒素は小腸上皮粘膜細胞の GM_1 ガングリオシドと結合し，放出された A 1 サブユニットが細胞の膜に存在するアデニル酸シクラーゼを活性化し，細胞内のサイクリック AMP 濃度を高める．その結果水分の異常分泌をきたして下痢を生じる.[324]

コロイデレミア⇨参脈絡膜萎縮→2773

コロイド　colloid ［膠質］ 粒子の大きさが 1-100 nm の大分子またはその集合体が，重力によって沈降することなく他の溶媒(分散媒)中に分散している状態．この場合，分散している粒子をコロイド粒子，分散している状態をコロイド分散系と呼ぶ．分散媒は固体・液体・気体のいずれでもよいが，分散媒が液体のときはコロイド溶液という．分散粒子の液体に対する親和性により，親液コロイドと疎液コロイドに分けられる．特に分散媒が水のときは，親水性コロイド，疎水性コロイドと分類できる．生体高分子は 1 個の分子としてコロイド粒子となる(分子コロイド)が，石けん溶液のように分子が集合してコロイドの大きさになっているものをミセルコロイドという.[305]

コロイド甲状腺腫　colloid goiter ［大濾胞状甲状腺腫，膠様甲状腺腫］ 甲状腺機能正常かつ抗甲状腺抗体陰性のびまん性甲状腺腫．思春期女性に多く，組織学的には大型濾胞を形成し，コロイドに富む．間質のリンパ球浸潤はみられず，線維化は乏しい．病因は不明であるが，欧米ではヨード不足による地方病性のものを含めることがある．橋本病の前段階である可能性もある．診断は，やわらかいびまん性甲状腺腫があって，甲状腺機能と抗甲状腺抗体に異常がないことを確認することで行う．治療対象にならない.[26] ⇨参単純性甲状腺腫→1940

コロイド浸透圧　colloid osmotic pressure ［膠質浸透圧］ 主として血漿タンパク質により生じる膠質浸透圧のこと.[1335]

コロイド腺癌　colloid adenocarcinoma⇨同膠様癌→1063

コロイド腺腫　colloid adenoma ［大濾胞性腺腫，膠様腺腫］ 大型の甲状腺濾胞の増生よりなり，濾胞腺腫 follicular adenoma の一型とされる．被膜を有し，周囲との境界は明瞭．良性で，正常の甲状腺濾胞よりも大型の濾胞にコロイドの貯留がみられる．膠様腺腫ともいわれ，甲状腺の大きな濾胞状の腺腫 macrofollicular adenoma で，拡張した濾胞内のコロイドが目立つ良性腫瘍.[925] ⇨参濾胞状腺腫→3004

コロイド鉄　colloidal iron　水酸化鉄をコロイド状にしたもの．陽性荷電をもつコロイド鉄粒子(Fe_2O_3)が，陰性荷電を有する重合体の酸性ムコ多糖類と結合する反応(コロイド鉄反応)を利用し，ヒアルロン酸などの検出に使用される．例えばヒアルロン酸の証明が重要となる悪性中皮腫などの鑑別診断では，ヒアルロニダーゼ消化試験との併用により，病理診断で重要となる.[266]

コロイド嚢胞　colloid cyst ［神経上皮嚢胞］ 間脳部上衣組織が嚢胞壁を形成する脳室内腫瘍性病変．主に第 3 脳室に発生．全脳腫瘍の 0.5-1% を占める．良性で全摘出もしくは焼灼すれば治癒する．水頭症で発症することもある．CT では高吸収域ないし等吸収域の病変を呈し，造影効果は認めない．手術アプローチは経脳梁的に行うが，最近は内視鏡下の手術の報告もある.[1017]

コロイド反応⇨同膠質反応→1008

コロイド変性　colloid degeneration ［膠様変性，類膠質変性］ タンパク質変性の一種で，類膠質(コロイド)が生理状態よりも過剰に増加，蓄積するかあるいは本来存在しない部位に異常出現や集積する状態を指す．類膠質とはクリスタロイド crystalloid(晶質)に対する用語で，その性質は水溶液内での拡散速度が小さく，膀胱膜を通過せず，固体時には無定形を呈している物質を意味する．典型的な例としてはコロイド腺腫 struma colloides があげられる．甲状腺良性腫瘍である濾胞腺腫の亜型で，組織学的に大型の濾胞内にコロイドが充満し，濾胞上皮が扁平化したような状態をいう．この場合のコロイドは大部分が，甲状腺ホルモンのもととなるサイログロブリンという糖タンパク質からなる．類似した用語で膠様癌 colloid carcinoma があるが，これは粘液産生に富む腺癌の総称であり，混同を避けるには粘液癌という名称を用いたほうがよい.[748] ⇨参タンパク変性→1958

コロイド放射性同位元素　radioactive colloid⇨同放射性コロイド→2671

コロイド粒子　colloidal particle　直径が 1-1,000 nm 程度の微粒子をいう．このコロイド粒子が液体や気体などに分散しているものをコロイドという．コロイド溶液中のコロイド粒子はたえず不規則運動をしており，この運動はブラウン運動 Brownian movement と呼ばれている.[1559]

語漏　logorrhoea, logorrhea　内因性精神病，認知症，感覚失語などで，抑制がとれたかのようにとめどもなくしゃべり続けることであるが，最近はあまり使用されない．感覚失語で，患者が発する語が健常者にはほぼ全面的に理解できないような場合，このような現象をジャーゴン jargon という.[1042]

語聾(ごろう)　word deafness ［言語聾(ごろう)］ 語音の認知が選択的に障害される聴覚失認で，言語が音としては認知されても，言葉としては認知されず復唱，書き取りも障害される．しかし視覚による言語理解は正常に保たれる．読み書き計算などにも関連する内言語 inner language は障害されず，ウェルニッケ Wernicke 失語と異なり，読み書きの能力も保たれ，発語も流暢で，呼称にも障害を伴わない．また，環境音や音楽曲の聴覚的認知は可能な場合が多い．古典的には左側頭葉皮質および皮質下の損傷で，皮質下性感覚失語と呼ばれたが，両側の場合もある．純粋語聾 pure word deafness と呼ばれることもある．[413]

コロジオン　collodion　ピロキシリンをエーテルとアルコールをまぜた溶液に溶かしてできた，透明または乳白色の高燃焼性のシロップ状液体．これを乾燥させてできたものがピロキシリン膜で，水に溶けない性質をもち，創部の保護や透析用膜，電子顕微鏡試料支持膜などに用いられる．[485]

コロジオン児　collodion baby　生下時全身の皮膚が傷口の被覆などに使われるコロジオン膜様の薄くて光沢のある膜状物で覆われた新生児(lamellar desquamation of the newborn)のこと．外観は潮紅を呈し，皮膚の剝離，落屑，皸裂を伴う．乾燥や収縮により眼瞼外反，口の運動制限，哺乳障害などをきたすことがある．多くは非水疱型魚鱗癬様紅皮症に移行するが，他の魚鱗癬に移行する場合や正常の皮膚に戻る場合もある．全身管理と保湿薬の外用を行う．[502]

コロトコフ音　Korotkoff sound　聴診法による血圧測定において上腕動脈上で聴取される血管音．上腕に巻いたカフを上腕動脈が完全につぶれるまで加圧してから，カフ内圧を下げていくと上腕動脈に血流が間欠的に流れるようになり聞こえてくる．カフにより圧迫された血管内で乱流や噴流などの血管変化が生じ，動脈壁が振動するため発生すると考えられている．収縮期血圧はこの音が聞こえ始める時点の圧，拡張期血圧は聞こえなくなる時点の圧である．コロトコフ Nikolai S. Korotkoff はロシアの医師(1874-1920)．[618,438]

コロナ　corona　超音波検査で辺縁または周辺にみられる環状高エコー帯．乳癌の辺縁または周辺の所見が，太陽のコロナのように高エコーであることより名づけられた．しかし，最近ではこれもハローと呼ばれている．[955] ⇨参ハロー→2403

コロナウイルス〔属〕　*Coronavirus*　球形で 120-160 nm の大きさをもつ一本鎖 RNA ウイルスで，エンベロープ(外被膜)からは太陽のコロナのような突起が出ているコロナウイルス科のウイルス．ヒトに急性気道疾患を起こす可能性のある数種のウイルスのうちの1つ．ヒト以外には，動物のさまざまな感染症(ネコ腹膜炎やイヌの下痢症，ブタの伝染性胃腸炎，鳥類の伝染性気管支炎など)を引き起こすことで知られている．2003年には重症急性呼吸器症候群 severe acute respiratory syndrome(SARS)が流行し，その原因が SARS コロナウイルスと同定された．香港から世界中に流行したが同年7月に終息宣言が出された．動物のコロナウイルスとの遺伝子組換えが起こったものと考えられている．[1113] ⇨参重症急性呼吸器症候群→1370

コロニーカウント　colony count　細菌の培養において，培地上に1個の細菌の増殖によって生じた集落をコロニーといい，コロニー数を数えることにより細菌数を算定することができる．[324] ⇨参生菌数測定→1666

コロニー形成細胞　colony forming unit in culture；CFU-C ⇨同顆粒球-マクロファージコロニー形成細胞(形成単位)→554

コロニー《細菌の》　colony　［集落］　細菌の培養において，培地上に1個の細菌の増殖によって生じた集落．選択培地などでは他の菌が混在することもあるが，通常，1種類の菌は1コロニーを形成するので，コロニーはある細菌が純培養されたものと考えてよい．コロニーの形態は菌種や培養条件などに左右され，スムーズ型，ラフ型，ムコイド型などそれぞれ独自の特徴をもつ．[324]

コロニー刺激因子受容体　colony-stimulating factor receptor；CSF receptor　［CSF 受容体，CSF レセプター］　造血細胞を培養してコロニーを形成させ幹細胞の数的検討を行う際に，コロニー形成に必要な液性因子をコロニー刺激因子(CSF)と呼び，この刺激因子に対して応答する細胞表面の部位のこと．この受容体が赤芽球系細胞の分化，増殖を促進するエリスロポエチンや，白血球系の細胞の分化，増殖を促進する各 CSF の信号伝達を媒介する．多くは似た構造をもち造血因子受容体ファミリーを構成する．[229] ⇨参白血球新生→2380

コロニー《社会福祉における》　colony　心身に障害をもった人のための総合社会福祉施設．長期入所，場合によっては終身保護も可能．わが国では各地の結核回復者有志が働くことを通して仕事と生活の場を築き，事業を起こしたのがコロニー運動の始まり．心身に障害があっても生活と労働の条件が適切に整っていれば，社会人として自立できるという考えをもとに，その後さまざまな障害者も参画し現在に至る．一般社会から隔離されたものではなく，地域社会に開かれたあり方が模索されているが，近年は減少傾向にある．[1006]

コロモジラミ　body lice，*Pediculus humanus corporis*　［キモノジラミ］　ヒトジラミ科で，衣服にひそみ，幼虫，成虫，雌雄ともに皮膚から吸血する．成虫は 2-4 mm で灰白色で，虫卵は下着の繊維などに産下される．発疹チフスを媒介する．[288] ⇨参シラミ→1496

コロラドダニ熱　Colorado tick fever⇨同ロッキー山紅斑熱→3002

コロンカットオフサイン　colon cut-off sign　［結腸断裂徴候］　急性膵炎の際における腹部単純 X 線所見の1つ．横行結腸が麻痺性のイレウスにより拡張し，脾彎曲部でガス像が突然中断されている像をいう．[279,1395]

婚姻率　marriage rate　［普通婚姻率］　人口動態統計指標の1つで，人口 1,000 人当たりの1年間の婚姻件数．出生に影響する．わが国では婚姻率は横ばいであるが，婚姻年齢の高齢化，離婚率の増加が報告されている．[467]

コンカナバリン A　concanavalin A　ナタ豆由来のレクチン(糖鎖認識物質)で，α-D-マンノースや α-D-グルコース残基をもつ糖鎖に結合する．T リンパ球を活性化して増殖させ，種々のサイトカイン産生を誘導する．阻害薬としてメチル-α-D-マンノシドがある．[1439] ⇨参レクチン→2974

根管拡大・形成　root canal enlargement and preparation　根管の拡大は根管内の病的因子を除去することであり，根管の形成とは緊密な根管充塡をするために根管の形態を整えること．根管の拡大・形成は，根管治療の中で最も重要な処置である．目的としては，①根管内の微生物を除去する，②根管内の腐敗産物を除去する，

③根管内の歯髄残渣，感染物を除去する，④薬剤や洗浄液の浸透を容易にする，⑤根管処置を容易にする，⑥根管充塡を確実にする．根管の拡大・形成にはリーマー，ファイルなど手指による方法と機械を使用する方法とがある．[434]

根管充塡 root canal filling 抜髄または感染根管で根管治療が行われ，最終処置として根管充塡材で根管を緊密に封鎖する処置．根尖孔まで過不足なく充塡することで根尖部組織を臨床的に正常な状態で維持し，根尖部からの組織液や細菌の侵入を防止する．根管充塡には，固形材(ガッタパーチャポイント，シルバーポイントなど)や糊剤を用いる方法があり，前者が一般的である．種類としては，単一ポイント充塡法，複数ポイント充塡法(側方加圧充塡法，垂直加圧充塡法)，糊剤充塡法などがある．[434]

根管治療 root canal treatment；RCT ①歯髄に炎症があり，抜髄後，根管内の器械的・化学的清掃により根管の拡大や消毒，根管充塡を行う場合，②感染根管で歯髄の感染を含めて根管壁のゾウゲ(象牙)質まで感染している場合で，根管の拡大清掃，根管形成，消毒，根管充塡などを行う一連の操作．根管治療の三大原則は，根管の拡大・形成，根管清掃・消毒，根管充塡を確実に行うことで，抜髄や感染根管の処置において最も重要である．[434]

根管ファイル root canal file 歯内療法時に根管の器械的清掃や拡大にリーマーとともに用いる器具．棒状の金属にらせん状の刃がついた器具で，主として根管の長軸方向に往復させ，根管壁の切削を行う．ISO 規格で角度，刃部，カラー柄などが規格化されている．種類として K 型ファイル，根管の穿通と根管壁の削除用とがある．その他，ラットテイルファイル，チタン合金製ファイルなどがある．[434]

根拠に基づく医療 evidence based medicine；EBM⇨同 EBM→46

混合栄養 mixed feeding 乳児に必要な栄養を，母乳と人工乳によって得ること．何らかの理由により，母乳分泌が不足あるいは母乳を与えられない場合に行われる．混合栄養の方法にはさまざまなバリエーションがある．例えば，毎回母乳のあと人工乳を与える，1 回ごとに交互に母乳と人工乳を与える，1 日のうちの数回のみ補うなどである．ケアのポイント：母乳栄養を希望している場合は特に，母乳分泌の促進には新生児の吸啜刺激が重要であることを説明する．また生活状況や体調などを考慮して，その人に合った方法をともに考え，状況に合わせて栄養方法を自分で判断できるように指導していく．[496] ⇨参母乳栄養→2711

混合型結合織病 mixed connective tissue disease；MCTD ［**混合性結合組織病，混合結合組織病，MCTD**］ 全身性エリテマトーデス(SLE)，進行性全身性硬化症(PSS)，多発性筋炎(PM)の各症状を少しずつ併せもち，血清学的にも予後・治療の面でも従来の汎発性結合組織疾患とは明らかに異なる症候群．中年女性に多く，SLE 様症状(関節炎，顔面紅斑)，PSS 様症状(レイノー Raynaud 現象，手指硬化，腫脹，肺線維症)，PM 症状(筋炎，筋力の低下)の症状が混在．血清抗 nRNP 抗体は強陽性で，蛍光抗体法では斑紋状染色型を示す．合併症として肺高血圧がみられることがあり注意を要する．従来，腎障害は少ないとみられていたが，最近では混合型結合織病の約 10% に糸球体腎炎を伴うという報告もある．治療は末梢循環改善薬，消炎鎮痛薬，ステロイド剤などを用いる．[858]

混合型髄膜腫 mixed meningioma⇨同移行型髄膜腫→225

混合型性腺形成不全 mixed gonadal dysgenesis 性腺が形成不全で不完全な精巣や卵巣(索状性腺)となり，多くは配偶子(精子，卵子)を欠く．内・外性器は女性型に分化するが月経は発来しない．性腺の悪性腫瘍発生が多く，予防的摘出が勧められる．[998]

混合型性腺発育不全 mixed gonadal dysgenesis 一側の性腺は精巣組織であるが，対側は瘢痕性の索状性腺 streak gonad である半陰陽．染色体は 45,X/46,XY のモザイクが多い．低形成の子宮，腟を有し，索状性腺側は卵管様構造(ミュラー Müller 管由来)を認めるが，精巣側はウォルフ Wolf 管由来の精巣上体や精管様構造を示す．外陰部は男女の中間である両性型外性器 ambiguous genitalia を示すものから，体型もターナー Turner 症候群に近い女性の表現型まである．[158]

混合感染 mixed infection 細菌，ウイルスなど複数の病原体が同時に感染すること．インフルエンザウイルス感染症のときには，細菌の混合感染による細菌性肺炎が高齢者の死亡の原因ともなる．[1113]

混合間葉腫 mesenchymoma⇨同間葉細胞腫→658

混合結合組織病⇨同混合型結合織病→1139

混合血栓 mixed thrombus 白色血栓と赤色血栓が交互に配列して層をなす血栓．白色血栓と赤色血栓の移行部に生じるとされる．一般的に血栓は，白色血栓，赤色血栓が混ざり合った混合血栓であることも多い．[1459]

混合腫瘍 mixed tumor 2 種類以上の組織成分からなる腫瘍．非上皮成分のみからなる線維脂肪腫，血管筋脂肪腫などもこれに属するが，一般に上皮成分と非上皮成分が混在するものを指すことが多い．代表的なものに良性腫瘍として乳腺の線維腺腫があり，悪性腫瘍として種々の臓器の癌肉腫がある．三胚葉性成分を含む腫瘍の奇形腫も混合腫瘍の一種．唾液腺の多形性腺腫や皮膚の軟骨様汗管腫はいわゆる混合腫瘍とされ，真の混合腫瘍とは区別されている．[925] ⇨参線維腺腫→1749，癌肉腫→647，多形〔性〕腺腫《唾液腺の》→1913

混合静脈血 mixed venous blood 肺動脈(または右心室)中の血液をいう．活動・代謝状態の異なる全身静脈血の平均とみなせる．混合が起こるのは右心室内なので，混合静脈血を採取するためには心臓カテーテルによる採血が必要となる．[1213]

混合静脈血酸素分圧 mixed venous oxygen tension；$P\bar{v}_{O_2}$ 混合静脈血とは上大静脈血，下大静脈血，冠静脈血の三者が混合されたもので，この混合静脈血中の酸素分圧のこと．心臓内に短絡がなければ右心室や肺動脈内の血液と同義である．正常では約 40 mmHg である．ヘモグロビンの酸素飽和度が混合静脈血酸素飽和度である．[1591] ⇨参混合静脈血酸素飽和度→1139

混合静脈血酸素飽和度 mixed venous oxygen saturation 混合静脈血は上大静脈血と下大静脈血，冠静脈血が混合したものをいい，それぞれの血液の酸素飽和度は高い順に下大静脈血，上大静脈血，冠静脈血となる．肺動脈血は混合静脈血で，肺動脈血を採血したり，オキシメトリーがついた特殊な肺動脈カテーテルを用いて混合静脈血酸素飽和度を持続的に測定することが可能である．混合静脈血酸素飽和度は全身の酸素消費量，動脈血酸素含量，心拍出量などに影響され，酸素消費量増加，貧血や酸素化の悪化による動脈血酸素含量減少，心拍出量減少などにより低下する．[163] ⇨参混合静脈血酸素分圧→1139

混合診療　balance billing　1961（昭和 36）年の国民皆保険達成後，医療は保険診療が主体となり，自費診療（自由診療）は少なくなっている．混合診療とは，初診から治療の完了に至る一連の診療プロセスにおいて，保険診療と保険適用外診療の併用をいう．健康保険の範囲内の医療費は一定の自己負担割合分以外は健康保険で給付され，範囲外の医療費は患者自身が支払うことで，費用が混合することをいう．現行の日本の保険制度では，混合診療を原則禁止している．すなわち，混合診療を患者が受ける場合，個別的には保険診療に該当する診療にも保険適用が認められず，一連の診療によって生じた医療費の全額を患者が自己負担することになる．保険医登録をしていない場合や保険医登録を辞退した医師，歯科医師の場合に，診療において発生する医療費全額を自費診療とすることは認められているが，保険医登録をした医師，歯科医師が保険診療と同一の診療を自費診療で行った場合は，一部の例外を除いて混合診療とされる．現在，混合診療を解禁するか否かという議論が行われている．[1170]

混合性換気〔機能〕障害　mixed restrictive-obstructive ventilatory impairment　コンプライアンス低下により生じる拘束性障害と気道抵抗上昇により生じる閉塞性障害が合併したものをいう．スパイロメトリーによる換気機能検査で，拘束性障害は％肺活量が 80％ 以下，閉塞性障害は 1 秒率が 70％ 以下を示すことで判定できる．罹患後初期から混合性障害を呈すことは少なく，拘束性障害か閉塞性障害のどちらかが原因疾患となり，それぞれの病状の進行に伴い混合性障害となるケースが大半を占める．肺結核後遺症などが代表的疾患．[141]

●換気障害の分類

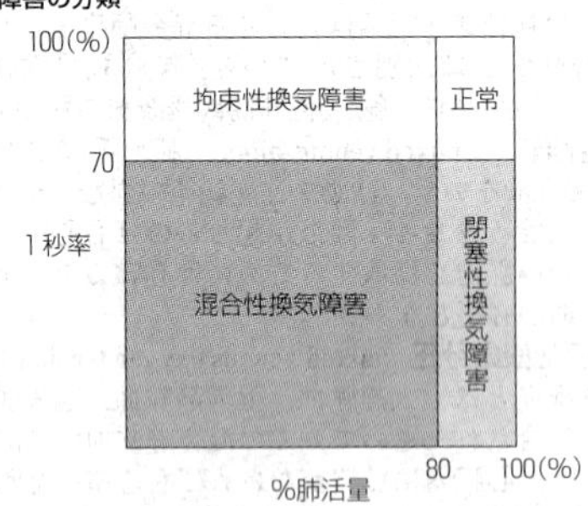

混合性嗅覚障害　combined dysosmia　嗅裂の嗅細胞の機能が減退，消失した嗅粘膜性嗅覚障害と，鼻内気流の異常のために臭素（Br）が嗅上皮に到達できないために起こる呼吸性嗅覚障害の両者が原因となっている嗅覚障害のこと．[736]

混合性結合組織病⇨同混合型結合織病→1139

混合性（型）頭痛　combined headache　［連合性頭痛］　1962 年のアメリカ国立衛生研究所（NIH）の頭痛分類に関する特別委員会が作成した頭痛分類の第Ⅲ項にあげられたもので，血管性頭痛（現在の片頭痛）と筋収縮性頭痛（現在の緊張型頭痛）の混在した頭痛．しかし，時系列的に片頭痛と緊張型頭痛が混在するケースはあるとしても，ある時点の頭痛は必ず片頭痛か緊張型頭痛であり，1988 年の「国際頭痛分類」以後，この用語は採用されていない．両者の頭痛が並存する場合は，片頭痛と緊張型頭痛の両方の頭痛診断をする．片頭痛と緊張型頭痛の治療法は異なるので，安易な病名である混合性頭痛は避けるべきである．[1156]

混合性難聴　mixed（combined）hearing loss，mixed（combined）deafness　伝音難聴と感音難聴の両者を合併する難聴．聴力図上は気導・骨導聴力とも低下するが，特に気導聴力がより低下する．この場合，骨導聴力低下が感音性の障害を示し，気導骨導差 air bone gap が伝音性の障害を示す．[451] ⇨参伝音難聴→2074，感音難聴→567，難聴→2201

混合性白血病　mixed leukemia　白血病が造血前駆細胞から発生したものであり，骨髄系とリンパ系の異なる系統の形質を発現する白血病．同一の白血病細胞が同時に異なる 2 系統の抗原を発現している場合と 2 つ以上の形質が混在している場合がある．治療反応が悪く予後は不良であり，若年者では骨髄移植を行ったほうがよい．[1495]

混合石⇨同コレステロール色素石灰石→1136

混合腺　mixed gland，compound seromucous gland　腺体が一部は粘液細胞，一部は漿液細胞からなる分泌腺をいう．例として口唇腺，頰腺，舌尖腺，舌下腺，顎下腺がある．[778] ⇨参粘液腺→2286，漿液腺→1419

混合乱視　mixed astigmatism　［雑性乱視］　乱視には屈折力の最も強い強主経線と最も弱い弱主経線があり，その主経線の一方が遠視で他方が近視の屈折状態をいう．[975]

混合リンパ球培養法　mixed lymphocyte culture；MLC　［リンパ球混合培養反応，混合リンパ球反応，MLC］　移植での拒絶反応は，生体内で自己 T 細胞が非自己の MHC（major histocompatibility complex，主要組織適合遺伝子複合体）分子を認識して移植細胞を破壊することによる．MLC はこの生体内の反応を試験管内で再現する検査法の 1 つで，移植後の拒絶反応および生着率を予測することが可能である．一方向 MLR（one-way MLR）法は自己または非自己のどちらか一方のリンパ球を紫外線照射やマイトマイシン C などで反応しないように（不活性化）しておくことで，どちらのリンパ球が反応したかを知ることができる．リンパ球の増殖の有無（幼若芽球細胞形成の有無）によって抗原の違いをみる．抗原が一致すればリンパ球は反応しないため増殖しないが，不一致の場合は幼若化して増殖する．この反応は異なる MHC クラスⅡ分子の差異を認識する CD 4 陽性 T 細胞の活性の指標となる．反応の強さは混合培養後 3-7 日で ^{3}H チミジンの細胞内への取込み量で測定し，幼若化反応の比率 stimulation index（SI）が大きいほど拒絶反応の起こる率が高くなると判断する．[1377]

混合リンパ球反応　mixed lymphocyte reaction；MLR⇨同混合リンパ球培養法→1140

混合ワクチン　combined vaccine　［多価ワクチン］　同一

種または異種の細菌，ウイルス株を混合してつくる予防接種液．アジュバント効果により，それぞれの単独のワクチン，トキソイドよりも免疫効果が大きい．百日咳ワクチン，ジフテリアトキソイド，破傷風トキソイドを混合した三種混合ワクチンは，接種時期が同一なためもっぱら乳幼児に用いられている．二種混合ワクチンにはジフテリア，破傷風，二種混合生ワクチンは麻疹，風疹がある．[1631] ⇨参三種混合ワクチン→1206，アジュバント→150

コンゴー赤試験　Congo red test⇨同コンゴーレッド試験→1141

コンコーダンス　concordance　患者と医療者が相互に相手の意見を尊重することを基盤として十分に話し合い，合意のもとに診断，治療が進められること．イギリスで誕生した概念であり，患者に決定権があることが，アドヒアランスと異なる点である．

コンゴーレッド試験　Congo red test　［ベンホルド試験，コンゴー赤試験］　コンゴーレッドという色素がアミロイドと親和性を有する性質を利用して，アミロイドーシスの診断に用いる試験．1% コンゴーレッド溶液を 1 mL/4.55 kg の割合で静注し，1 時間で 80% 以上が血中より消失したときアミロイドーシスを疑う．[1181]

コンサルテーション・リエゾン　consultation-liaison service　コンサルテーションとは「相談」「助言」，リエゾンとは「連携」「橋渡し」という意味で，精神科が他の診療科と協力しながら患者の診療にあたること．コンサルテーション・リエゾン精神医学ともいう．コンサルテーション・リエゾンサービスの対象となる患者は，①せん妄や抑うつなど精神症状を呈する患者，②治療に拒否的な患者や要求の多い患者などいわゆる問題患者，③過換気症候群など心身症の患者，④末期の患者などストレス状態にある患者である．コンサルテーション・リエゾンサービスにおいて精神科医が行う対応は，①患者に直接働きかける，②医療スタッフに働きかける，③人間関係や状況を調整する，の 3 つに大別される．厳密にいうとコンサルテーション・サービスとは，一般科の医師が患者の精神的問題を発見し，その医師からの要請を受けて精神科医が相談に応じることであり，リエゾンサービスとは精神科の医師が他の診療科の医師とともに病棟診察にあたっており，病棟内にいる精神科医自身が問題を発見し，治療にあたることを意味する．[251] ⇨参リエゾン精神医学→2918，リエゾン精神看護→2918

コンサルテーション・リエゾン精神医学　consultation-liaison psychiatry⇨同リエゾン精神医学→2918

コンシューマリズム　consumerism　［**消費者中心主義，消費者保護運動**］　物事を生産者の立場でなく，消費者の立場にたって消費者中心に考え行動すること，およびそうしようとする考え方．消費者中心主義，消費者保護運動のこと．商品により消費者の幸福が損なわれたり，生命や安全がおびやかされることがあってはならないという考え方に基づく．特に 1960 年代のアメリカで活発な市民運動として展開された．今日では医療，看護においても重要な概念と位置づけられている．看護サービスを提供する者つまり看護職を生産者，そのサービスを受ける対象者をクライアントとしてとらえる考え方である．[415]

コンジローマ　condyloma　［コンジローム］　湿潤した疣贅(いぼ)状に発育する病変をいう．男性では包皮，冠状溝，尿道口，女性では外陰部，腟壁，子宮口，その他，肛囲，鼠径部，臍窩，腋窩，口唇，舌などに好発．ウイルス性の尖圭コンジローマ，梅毒性の扁平コンジローマが知られる．[95]

コンジローム⇨同コンジローマ→1141

昏睡　coma　意識障害の程度を表す用語の 1 つで，最も高度の意識障害．自発的な体動はなく，筋は弛緩し，尿，便ともに失禁状態であり，眠り込んだままの状態．強い痛み刺激を与えると，四肢を伸展させるなど反射的な動きがみられることはあるが，手ではらいのけたり顔をしかめたりしない点で半昏睡 semicoma とは異なる．刺激に対してまったく反応がなく，角膜反射や対光反射など各種反射がみられない場合は深昏睡 deep coma ともいう．[576] ⇨参意識障害→228

昏睡位　coma position⇨同回復体位→454

昏睡尺度　coma scale　［**意識尺度**］　意識障害の程度を表現するスケールであり多くの尺度が提唱されている．わが国で多用されているのは日本式昏睡尺度(ジャパンコーマスケール Japan coma scale；JCS)であり，覚醒度によって 3 段階に分け，それぞれ 3 段階あることから，3-3-9 度方式とも呼ばれる．表記方法には 3 桁の整数で表すもの(300 など)と，大分類と小分類をつなげて表記するもの(Ⅲ-3 など)がある．点数が高いほど重症で，意識が清明な場合は 0 点，昏睡は 300 点．その他にグラスゴー・コーマ・スケール Glasgow coma scale(GCS)も多用されている．開眼に要する刺激の強さ(E)，言語・発語の反応(V)，最良の運動反応(M)の 3 種類の点数の合計で表し，点数が低いほど重症で，意識が清明な場合は満点の 15 点．[310] ⇨参JCS→71，GCS→52

混成石⇨同コレステロール色素石灰石→1136

根性疼痛　radiculalgia　［**根痛，神経根痛**］　脊髄腫瘍などで現れる強い神経痛様疼痛．神経根の絞扼や圧迫により生じる．主に後根の支配領域に疼痛を認め，当該部位に一致して知覚鈍麻が発現する場合がある．支配筋の筋力の低下や深部反射が減弱・消失する．ラゼーグ Lasègue 徴候は陽性となる．原則的に外科的な腫瘍摘出を行う．放射線療法は髄内腫瘍の一部の症例にのみ行われる．[795]

痕跡元素⇨同微量元素→2498

痕跡子宮　rudimentary uterus　ミュラー管の分化異常や発育障害で，機能的子宮が存在せず，左右卵管の内側に痕跡的な結節を認めるもの．腟も欠損することが多いが，通常，卵巣および卵巣機能は正常である．先天性腟欠損症であるマイヤー・ロキタンスキー・キュスター・ハウザー Mayer-Rokitansky-Küster-Hauser 症候群が典型例である．[998] ⇨参マイヤー・ロキタンスキー・キュスター・ハウザー症候群→2728

痕跡副角単角子宮　rudimentary accessory horn of uterus　ミュラー管の一側だけが発育した単角子宮となり，もう一方の子宮角が痕跡的な副角として存在する先天奇形．卵管，卵巣は両方とも存在することが多い．[998]

コンソリデーション　consolidation　［**硬変《肺の》**］　肺実質が充実性の病変で占拠され，胸部 X 線で濃度の高い浸潤影を呈すること．通常の細菌性肺炎や器質化肺炎，肺胞出血，肺水腫などでみられることが多い．[141]

コンタギオン説 contagion theory ［**接触伝染説**］ 伝染源 contagium となる何かが伝わることによって流行病が起きるとする説．ミアズマ miasma（瘴気）説（汚染された空気を吸い込むことにより流行病が起きるとする説）と並んで，古くから主張されてきた．1546 年，イタリアのフラカストロ Girolamo Fracastoro（1478-1553）は『De contagione et contagiosis morbis et curatione（コンタギオンとコンタギオン説，ならびにその治療について）』（1546）で，腐敗から生じる熱く湿った，感覚でとらえることのできない微小な種子 seminaria の伝染により病気が生じると主張した．ドイツのヘンレ Friedrich Gustav Jacob Henle（1809-85）は，『Von den Miasmen und Kontagien（ミアズマとコンタギオンについて）』（1840）で，病原としての微生物を想定し，伝染病の病理発生論を論じた．19 世紀後半からの細菌学の隆盛により，病原微生物がつぎつぎと同定され近代的な感染病論が形成された．[983] ⇨参瘴気（しょうき）説→1429

コンダクタンス conductance 回路では電気抵抗の逆数で電流の流れやすさを表すもので，チャネルのイオン透過性の意味で用いられる．単位はシーメンス（S）．[1274] ⇨参イオンチャネル→217

コンタクトレンズ contact lens；CL ［CL］ 主に近視や乱視を矯正するため角膜表面に装用するレンズ．ハードレンズとソフトレンズがあるが，最近では使い捨てタイプのソフトレンズが頻用されている．乱視が強い場合はハードレンズが用いられていたが，現在では乱視用のソフトレンズもある．[257]

混濁尿 cloudy（turbid）urine ［**尿混濁**］ 濁った尿のことで，血尿は除外する．原因には細菌感染による膿尿・細菌尿，塩類尿などがある．顕微鏡による尿沈渣検査が重要で，膿尿・細菌尿は尿路感染症の診断に最も重要な所見．塩類尿の鑑別にはウルツマン Ultzmann 法が用いられる．[474]

根治的外陰切除術 radical vulvectomy 外陰浸潤癌および黒色腫，肉腫など悪性の外陰癌に対して用いられる手術法．外陰部とともに周辺の皮膚と皮下脂肪を広く摘出するが，同時に片側または両側の鼠径・大腿リンパ節郭清もあわせて行うのが一般的．リンパ節転移があるときには，骨盤内リンパ節郭清も行うが予後不良である．[996] ⇨参外陰切除術→426

根治的照射 radical irradiation 放射線治療の目的において，癌の臨床的な根治を目的としたもの．照射の条件として，①病理組織型の放射線感受性が胚芽腫（セミノーマ，松果体腫瘍），悪性リンパ腫の高感受性から扁平上皮癌の中等度まで，②腫瘍体積の小さいもの，③密封小線源治療が可能のもの，④病巣近傍に重要臓器の存在しないこと，などがあげられる．適応部位として，①頭頸部腫瘍，②子宮頸癌，③悪性リンパ腫，④松果体腫瘍（胚芽腫），⑤早期肺癌，⑥早期食道癌，⑦前立腺癌，がある．[471] ⇨参根治的治療→1142，準根治的照射→1415，対症的照射→1877

根治的（広範囲）腎摘（切）除術 radical nephrectomy⇨同腎全摘（切）除術→1576

根治的治療 curative treatment，radical treatment ［**根治療法**］ 疾患の治癒を目指して行われる治療法．姑息的治療に対しての用語．例えば悪性腫瘍に対する治癒切除とは治癒が期待できる手術のことで，遠隔転移がない症例では病巣が完全に摘除され，根治的治療が行われたと考えられる．[117]

根治的膀胱全摘出術⇨同膀胱全摘除術→2665

コンチネンスケア continence care ［**失禁ケア**］ コンチネンスとは禁制ということであり，排泄が正常に行われている状態．この禁制が何らかの原因で保てなくなった（incontinence：尿・便失禁）患者に行うケアのこと．つまり排泄に関して問題のある人びとに禁制を保つあるいは禁制が保てるさまざまな状態に近づけるためのケアのこと．専門の看護師（コンチネンスナース，皮膚・排泄ケア認定看護師など）が医師とともに排泄上の問題の原因を探り，原因に合わせた対応策を提供する（例：骨盤底筋体操の指導・排尿訓練，バイオフィードバックなど）ことをはじめ，医師が行う治療の支援というような専門性の高いケアから，排泄の禁制に問題がある人びとの日常生活上の支障を解決するためのケア〔例：失禁・排泄用具（おむつ，パッドなど）の選択や活用，スキンケアの実施，排泄の誘導など〕まで幅広い内容が含まれる．尿閉の際の間欠的自己導尿の指導なども含む．[1425]

昆虫アレルギー insect allergy 昆虫によって引き起こされるアレルギー反応．皮膚炎，気管支喘息などがあり，アナフィラキシーショックを起こすこともある．[288]

昆虫刺咬症 insect bite ［**虫刺症**］ 昆虫を含む節足動物の刺咬によって引き起こされるさまざまな症状で，アレルギー反応や毒素の直接傷害作用によって生じる．吸血するダニ，ノミ，ナンキンムシ，カ（蚊），ブユなどはかゆい蕁麻疹様紅斑を生じ，蚊アレルギーでは高熱，肝脾腫，リンパ節腫大などの全身症状をきたすことがある．ハチ，アリ，クモ，ムカデなどは疼痛・発赤・腫脹を生じ，ときにアナフィラキシーショックをきたす．駆除・防虫などの予防を行い，発症したらステロイド剤外用や内服などを行う．スズメバチ刺症によるアナフィラキシー反応には緊急用アドレナリン製剤（エピペン®注射液）が有用である．[502]

昆虫媒介感染症 insect-borne infection 昆虫によって媒介される感染症の総称．媒介される病原微生物は寄生虫（フィラリアなど），原虫（マラリア，トリパノソーマなど），細菌（ペスト，発疹チフスなど），ウイルス（デング熱，日本脳炎など）とさまざまである．媒介昆虫にはカ（蚊）（マラリア，日本脳炎ウイルス，デング熱ウイルス，フィラリア），ノミ（ペスト），シラミ（発疹チフス），ツェツェバエ（トリパノソーマ）などがある．媒介昆虫の体内で病原体の増殖を伴う生物学的伝播と，単なる機械的伝播が区別される．微生物が体内に侵入すると，宿主は微生物あるいはその産生する毒素などに対して特有の反応を示し，この反応が病的な程度に達して症状が現れた状態を感染症という．媒介昆虫の防除がこれら感染症対策として重要である．[304]

根治療法 radical treatment，adical cure⇨同根治的治療→1142

根痛⇨同根性疼痛→1141

コンディションドメディウム conditioned medium；CM⇨同ならし培地→2197

コンティンジェンシー理論⇨同条件適合理論→1431

コンテクスト context 文の前後関係という意味から派生して，看護実践において，時間，場所，対象の状況や背景，看護を提供する個人の経験との関係性を知覚すること．

コンデンスミルク condensed milk⇨同加糖練乳→538

コンドーム condom ラテックスなどの伸縮性のある袋で，男性のペニスを覆い精子が腟内に射精されるのを防ぐ避妊用具．中途からでは避妊効果が低く，性交開始時から使用する．性感染症の予防目的にも使用される．[998]

コンドーム法 condom method 薄いゴム(ラテックス)製，袋状の男性用避妊具であるコンドームを，性交前に勃起した男性の陰茎に装着し，射精された精液が女性の腟内に進入するのを防ぐことで避妊する方法．わが国では最も一般的な避妊法で，適切に利用すればかなり高い避妊効果が得られるが，実際には破れたり，はずれるなどの失敗もあり，80-90% の避妊効果と考えられる．従来は諸外国での利用率がかなり低かったが，最近は HIV などの性感染症予防の効果が見直され，使用率が高まってきている．一時期，男性用コンドームに対し，女性用コンドームとして腟に装着するポリウレタン製，円形袋状の避妊具も開発された．[1352]

コントラクションストレステスト contraction stress test；CST 陣痛発来前に人工的に子宮収縮を起こし，胎児の反応をみる検査．分娩時の胎児機能不全(ジストレス)発生の予測や胎児予備能を知ることを目的としている．人工的に陣痛を起こす方法としては，オキシトシン点滴と乳頭刺激による方法がある．いずれかの方法により子宮収縮を起こし，10 分間に 3 回以上の子宮収縮が起こった時点からの胎児心拍数のパターンをみる．判定は子宮収縮に伴って遅発一過性徐脈 late deceleration が出現しなければ陰性 negative CST，遅発一過性徐脈が出現したものは陽性 positive CST とする．陽性 CST は潜在的な胎児機能不全の疑いがあり，厳重な監視を必要とする．ノンストレステスト non stress test(NST)は特に禁忌がないのに対し，CST は前回帝王切開，前置胎盤，多胎妊娠，羊水過多症，羊水過少症，頸管無力症では禁忌．また，問題点として，偽陽性 false negative や判定不能 equivocal が多い点があげられる．[1352] ⇨参オキシトシン負荷(チャレンジ)試験→403

コントラストエコー法 contrast echo，contrast ultrasonography 超音波造影剤(コントラスト剤)を用いた超音波検査法．心臓では，経静脈的または心臓カテーテル検査時に，腹部でも経静脈的または血管造影に併用して検査が行われる．多くは血流の分布を観察する目的で行われ，心臓の冠動脈の閉塞や，腹部腫瘤の栄養血管を確認するために用いられる．[955]

コントラストエンハンスメント⇨同造影剤増強効果→1803

コントラスト感度⇨同対比感度→1900

コントラスト剤⇨同超音波造影剤→2002

コントラスト心エコー法⇨参コントラストエコー法→1143

コントラスト増強効果⇨同造影剤増強効果→1803

コントラスト増強《超音波検査の》 contrast enhancement 超音波検査において超音波造影剤(コントラスト剤)を使用することによってエコー輝度が増強すること．[955]

コントラストハーモニックイメージング ⇨同コントラストハーモニック断層像→1143

コントラストハーモニック断層像 contrast harmonic imaging ［**コントラストハーモニックイメージング，造影倍音波超音波画像法**］ 空気と周囲組織は超音波の透過性が大きく異なることを利用し，微小気泡をドプラ信号を増強させる造影剤(コントラスト)として用いる比較的新しい検査法．微小気泡を血中に注射して超音波を発射し，気泡の共振，共鳴，破壊で生み出される信号から血流に由来する高周波成分(ハーモニック)を検出して血流を画像化する．肝腫瘍や胆・膵疾患の質的診断，心筋灌流の検査に応用されている．[1338] ⇨参輝度→695

コントラスト分解能 contrast resolution 超音波画像はエコー強度により 64 階調程度のグレイスケールで表示されるが，エコー強度差をその画像の濃淡でどのくらい認識できるかの指標．コントラスト分解能が向上すればわずかな強度差が判別しやすくなる．[955] ⇨参空間分解能《超音波の》→810，時間分解能《超音波の》→1237，グレースケール表示→839

コントルクー損傷 contrecoup injury ［**対側打撃(衝撃)損傷，対側損傷**］ 頭蓋骨打撲の際に，直撃部と反対側に損傷が生じること．頭蓋骨の動きに対し脳がもとの位置を保とうとするため，頭蓋骨と脳の間に陰圧の吸引，ゆがみ，または空洞現象が生じて起こるとされている．特に側頭部打撲で多く認められる．[1017] ⇨参対側挫傷(ざしょう)→1881

コンドロイチン硫酸 chondroitin sulfate 一般に，軟骨，角膜，血管壁などの結合組織に分布するムコ多糖で，生体内ではタンパク質と結合して，ムコ多糖タンパク質であるプロテオグリカンとして存在しており，結合組織に弾力性およびイオン透過性をもたせている．コンドロイチン硫酸 A，B，C などがあり，A と C は *N*-アセチル-D-ガラクトサミンと D-グルクロン酸からなる二糖 *N*-アセチルコンドロシン重合体で主に軟骨に存在し，B は D-グルクロン酸の代わりに，L-イズロン酸をもち，β ヘパリン，デルマタン硫酸とも呼ばれ，主に皮膚に存在．[1559]

コントロール control ［**統制群**］ 実験研究を行う際に，実験群の効果が，確かに実験操作による効果であるかどうかを明らかにするために行う操作．実験操作以外はすべて実験群と同じ条件を備えた群を用い，これをコントロールあるいは統制群と呼ぶ．要因配置法が組まれる実験では，一般に独立変数の水準の間で比較を行い，独立変数の操作を受けない統制群をあらためて設定することはまれ．[980] ⇨参対照群→1876

コントロールケーブルシステム control cable system 肩の動きを能動義手や電動義手に伝え操作制御する装置のこと．基本構造としてボーデン Bowden ケーブルシステムが現在の能動義手コントロールシステムであり，ハーネスでとらえた肩の動きをワイヤーケーブルによって他端の能動部品(手先具，継手)へ伝達し，運動をコントロールする．ケーブルの走行路の設定や目的に応じて，単式コントロールケーブルシステム，複式コントロールシステム，三重コントロールケーブルシステムがある．[834]

コントロール血清 control serum⇨同管理血清→659

コンドロサミン chondrosamine⇨同ガラクトサミン→549

こんにちは赤ちゃん事業 2007(平成19)年に創設され，2008年からは「児童福祉法」の改正により乳児家庭全戸訪問事業として位置づけられた事業．従来からの「母子保健法」に基づく訪問事業と連携する．生後4か月までの乳児のいるすべての家庭を，保健師，助産師，看護師，保育士，母子保健推進員，子育て経験者などが訪問し，育児に関する不安や悩みを聞き，相談に応じ，さらには母子の心身状況や養育環境の把握を行い，支援が必要な家庭に対しては適切なサービス提供(育児支援訪問事業，子育て支援サービス，社会福祉サービス，児童相談所など)につなげることが目的．乳児のいる家庭と地域社会(子どもを守る地域ネットワーク)をつなぐことで，乳児家庭の孤立化(虐待やネグレクト)を防ぎ，乳児の健全な育成環境を図ることが目指されている．⇨参子育て支援センター→1099

コンニャク喘息 konjak asthma，konnyaku asthma ［コンニャク舞粉喘息］ 職業性喘息の1つ．1951(昭和26)年，戦後はじめて七條小次郎らによりコンニャク製粉工場従業者および近隣の住人に発生したコンニャク舞粉喘息の報告がなされ，職業性アレルギーの研究のきっかけとなった．[1443] ⇨参職業性喘息→1472

コンニャク舞粉喘息⇨同コンニャク喘息→1144

コンパートメント解析 compartment analysis⇨同区画分析→814

コンパートメント症候群 compartment syndrome ［筋区画症候群，区画症候群］ 骨と筋膜で囲まれたコンパートメント(区画)の内圧が上昇して筋肉機能不全・筋壊死に至る病態の総称．コンパートメント内の出血・阻血・浮腫などの血行障害による内圧上昇と外的圧迫が原因である．症状は，pain(局所の著しい疼痛)，paralysis(運動麻痺)，paresthesia(知覚障害)，pulselessness(脈拍の減弱または消失)，pallor(四肢の蒼白)の5Pが特徴的．下腿の脛骨前筋症候群や前腕のフォルクマン拘縮がよく知られている．[795]

コンパートメントシンドローム⇨同阻血性拘縮→1842

コンパートメントモデル compartment model 体外から計測した放射能分布から，体内の血流や代謝，受容体などの状態を知るためのモデル(仮説)．投与された放射性薬剤〔放射性同位元素(RI)またはRIで標識された薬剤〕は，体内で複数のメカニズムによっていくつかの安定した状態を形成する．体外からは，この複数の状態を個別に計測することはできないため，それぞれの状態に対し，1つの区画(コンパートメント)を想定し，トレーサー(追跡子)の区画間の移動速度が一定(平衡状態にある)と想定し，数学的に導き出された式と，実際に体外から測定した値から，放射性薬剤の体内動態にかかわる数値を算出する．コンパートメントモデルを使うことで，体内の病態生理に関与する機能情報を速度定数としてより詳細に得ることができる．[876,1488] ⇨参区画分析→814

コンパウンドB compound B⇨同コルチコステロン→1133

コンパウンドE compound E⇨同コルチゾン→1134

コンパウンドF compound F⇨同コルチゾール→1134

根引き抜き root avulsion⇨同神経根引き抜き損傷→1523

コンビチューブ esophageal-tracheal combitube；ETS ［ツーウェイチューブ］ 2個のバルーンカフとダブルルーメンチューブからなる器具．青色チューブの遠位端は盲端で，咽頭カフと先端カフの間に側孔が開いており，先端が食道に入ったときチューブのコネクタにバッグをつなぎ換気をする．他方，透明チューブの先端は開放しており，チューブ先端が気管に入ったときに使用する．気管挿管困難症例に対し有用であり，救急救命士の院外心停止の気道確保器具として汎用されている．[1616] ⇨参食道閉鎖式エアウェイ→1482，ラリンジアルマスク→2900

コンピテンシー competency 一般に「高業績者の行動特性」を示すとされる能力概念であり，心理学分野では「職務遂行の効果性と優秀性に関する根源的な個人差」などと定義されている．1970年代に行われた心理学者マクレランド David C. McClelland の研究によると，高業績者には共通した思考や行動などの特性が認められ，これらは従来の学問的適性テストや学校の成績よりも正確に卓越したパフォーマーを予見することが明らかにされている．これらの特性がのちにコンピテンシーと呼ばれ，企業における人材マネジメントに活用されるようになった．コンピテンシーの特徴は，ある特定の能力の要素を指すのではなく，知識やスキル，自己概念や動機など職務に関連する特性すべてを包含し，各要素をバランスよく発揮する統合的能力を指すことである．また，高業績者の日常的な行動や思考から導き出される能力であるため，職務上の業績との関連性が直接的であり，行動様式での表現によって客観性を高めることができる．人材マネジメントにおいては，コンピテンシーモデルの形で活用されることが多い．コンピテンシーモデルとは，職種，役割ごとに高業績者が使っている知識やスキル，特性の組み合わせをモデル化したものであり，採用，配置，育成，処遇の基準として活用することができる．コンピテンシーモデルを活用した人材マネジメントには，職務や役割への期待像の明確化による組織のビジョンの浸透，職務と能力のマッチングに基づく適材適所の配置，効率性・効果性の高い焦点化された教育，納得性の高い評価によるモチベーション向上などのメリットがある．[290]

コンピュータ⇨同電子計算機→2081

コンピュータX線撮影法 computed radiography；CR ［コンピューテッドラジオグラフィー，CR］ X線フィルムのかわりに高感度のX線検出プレート(イメージングプレート)を用いてX線撮影し，これをレーザー光で走査して，このときに生じる蛍光を電気信号からデジタル化する方法．コンピュータで診断目的に応じた画像処理を行い，フィルム画像にする．わずかなX線吸収差を描出することができ，X線被曝も軽減できるので，広く利用される．わが国で開発されたもの．[264] ⇨参デジタル画像→2063

コンピュータウイルス computer virus ユーザーの意図と無関係に自己複製を行い，コンピュータに被害をもたらす不正なプログラムのこと．無料ソフト，電子メール，ソフトウエアの欠陥であるセキュリティホールが原因のインターネット閲覧などから感染することが多い．感染を阻止したり，感染したウイルスを検出したりするソフトウエアをウイルス対策ソフト，ワクチンなどと呼ぶ．技術的には増殖しないことからウイルスとは別に分類されるが，インターネット閲覧などでユーザーに関する情報を無断で記録・送信するスパイウエア Spyware というソフトウエアもあり，個人情報保護のためにウイルスと同様に対策することが望ましい.[663]

コンピュータ管理指導法 computer-managed instruction；CMI ［コンピュータ・マネジド・インストラクション］ 教授・学習過程におけるすべての指示をコンピュータで行う組織的な指導システム．コンピュータの記憶容量の大きさと高速な検索能力を利用して，教育データの集中的な管理と活用が意図されている．わが国ではまだ集団教育的な指導システムが主流だが，アメリカやイギリスでは，個別的な教授・学習過程の各段階においても必要な教育データを収集し，広く活用が可能なように加工が試みられている．ヨーロッパでは computer-managed learning(CML)と呼ぶのが一般的.[258]

コンピュータ支援指導法 computer-assisted instruction；CAI ［CAI］ 教授・学習過程において，教授する側がコンピュータによって教材を提示し教育効果を上げようとする教育方法．学習者はコンピュータと対話しながら学習を進めていく．わが国でも1960年代に研究が始まり，1980年代からはパソコンの普及に伴ってさまざまなCAI研究が盛んに行われている．しかしコンピュータ管理指導法(CMI)と同様，まだ学校での集団を対象とした講義に関する研究が多く，今後は個別教授，個別学習を意図したCAIの開発が待たれる．ヨーロッパでは computer-assisted learning(CAL)と呼ぶのが一般的.[258]

コンピュータ支援超音波診断 computer-assisted sonographic diagnosis 超音波画像をコンピュータ処理することによって診断に役立てようとするもの．コンピュータ処理された画像を用いて，腫瘍の良悪性の自動判定，肝疾患の重症度の程度などについて研究されている.[955]

コンピュータ処理⇨同情報処理→1459

コンピュータ診断(治療)⇨同計量診断(治療)学→877

コンピュータ断層撮影 computed tomography；CT⇨同CT→37

コンピュータネットワーク computer network 1台のコンピュータを単独で活用するだけでなく，複数のコンピュータを通信回線で相互に接続し，それぞれに蓄積されたデータやアプリケーションなどを共用できるようにしたもの．コンピュータどうしを接続する範囲を，データの機密保護性を高めるなどの理由から組織内部など限定された範囲にする場合と，特に限定せず外部と自由に相互接続を行う場合とがある．前者の典型例としては銀行オンラインシステム，後者の典型例としてはインターネットがある．医療関係では病院情報システムが典型例であるが，接続範囲に関しては幅が広く，病院内部に完全に限定した閉じたシステムを構築している病院から，ファイアウォール(防火壁)の技術を活用して機密保護に配慮したうえでインターネットなどと相互接続する病院までさまざまである.[984]

コンピュータ・マネジド・インストラクション ⇨同コンピュータ管理指導法→1145

コンピュータ・リテラシー computer literacy コンピュータをはじめとする情報技術(IT)を使いこなす能力のこと．コンピュータの基本的な動作原理や特性，適用場面の理解，機器の使い方，文字入力や基本的な操作方法，データ情報処理方法などが含まれる.[403]

コンピューテッドラジオグラフィー computed radiography；CR⇨同コンピュータX線撮影法→1144

コンフォメーション conformation ［配座，立体配座］ 結合の回転によって生ずる原子および原子団の空間的配置．タンパク質や核酸など高分子物質では，特異な生物機能や生理活性の維持に三次元的な立体構造が重要であり，この場合はコンフォメーションと呼ばれる．ただし低分子化合物については，通常，配座という語を用いる.[1559]

コンプトン効果 Compton effect⇨同コンプトン散乱→1145

コンプトン散乱 Compton scatter，Compton scattering ［コンプトン効果］ X線，γ線(光子線)と物質との相互作用の結果，反跳電子と散乱光子(散乱X線)を発生する現象で，入射光子が電子にエネルギーの一部を与え反跳し，自分はエネルギーを落とし，方向を変えて散乱するもの．入射光子のエネルギーが相互作用する原子の軌道電子の結合エネルギーと比べて無視できるほど高く，入射光子が1個の自由電子と弾性散乱を起こしたと考えることができる相互作用．放射線治療では，X線，γ線と物質との主な相互作用として，コンプトン散乱がある．コンプトン Arthur H. Compton はアメリカの物理学者(1892-1962).[1144] ⇨参散乱放射線→1215

コンプライアンス compliance；C ［C］ 肺の伸展性(伸びやすさ)を表す指標のこと．一定の圧変化に対する気量の変化として定義される．すなわち，コンプライアンス＝容積変化/圧力変化で示され，単位は cmH_2O．この数値が高いほど伸びやすく低いほどかたい肺であることを意味する．コンプライアンスには静肺コンプライアンスおよび動肺コンプライアンスとがある．コンプライアンスは，口腔内圧と胸腔内圧の差，つまり肺にかかる圧(経肺圧)の変化に対する容積変化である．静肺コンプライアンスは，肺への気流が止められた状態で求められるもので，経肺圧の変化に対する容積変化で示される．また，動肺コンプライアンスは肺が動いている状態，つまり換気があるときのもので，換気数が増えると低くなる．静肺コンプライアンスは，肺気腫で上昇し，肺線維症で減少する．動肺コンプライアンスは，末梢気道病変 small airway disease などの疾患で，呼吸数に反比例して低下する.[141] ⇨参静肺コンプライアンス→1703，動肺コンプライアンス→2127

コンプライアンス《看護における》 compliance 患者の健康回復あるいは健康促進のために必要であると考え出した医療者の指示に，患者が応じ遵守しようとすること．看護場面では，通院，服薬，食事，運動，休養，受診，仕事などに関する指示や指導などが含まれる．逆にこれらに従わない場合をノンコンプライアンスと呼ぶ.[980] ⇨参ノンコンプライアンス→2317

コンプライアンス《服薬の》 compliance ［服薬コンプライアンス，服薬忠実度］ 通常，薬物療法に関して繁用される言葉で，患者が薬を指示どおりに服用することを指す．指示どおりに用いないことをノンコンプライアンス(服薬不履行)という．いかに優れた薬であっても，患者が服薬指示を守らない限り薬物治療の効果をあげることはできない．健康管理という点からコンプライアンスという概念は広範な意味を含んでおり，薬の使用のみならず食事療法，運動，休養，診察などに関する指示にも関係する．近年，コンプライアンスと薬剤師による服薬指導の重要性が認識され，注目されている.[1344] ⇨参服薬指導→2551，服薬順(遵)守→2551，アドヒアランス→164

コンフリクト⇨同葛藤→532

コンプレックス complex 〔D〕Komplex ［**観念複合体**］ 観念複合体と訳される精神分析の概念．心の無意識の領域にあって，ある感情によって結びついた記憶や観念の集合体．例えば，ギリシャ神話に由来するエディプスコンプレックスでは，息子が母親に近親相姦的な愛着を抱き，父親を排斥しようとするからみ合った感情が主題となる．エディプス期(4-7歳)の男児に人物画を描かせると，女性を描く割合がより高いことの説明に使われたりする．その他，エレクトラコンプレックス(娘の父親への愛着と母親への敵意)，カインコンプレックス(同胞葛藤)，去勢コンプレックス(幼児が抱く去勢不安)などがある.[769] ⇨参エディプスコンプレックス→363，エレクトラコンプレックス→371，去勢コンプレックス→781

コンプロマイズド・ホスト compromised host⇨同易(い)感染性宿主→221

根分岐部病変 furcation involvement 複根歯の根間中隔部(根分岐部)の歯周組織が破壊されて生じた病変．上顎では小臼歯部，大臼歯部，下顎では大臼歯部にみられる．原因は，根分岐部に歯周病が進行し歯肉の退縮や歯槽骨の吸収によって生じる場合，歯髄疾患が根分岐部の歯周組織に波及する場合，両者が複合的に併発する場合がある．根分岐部病変は病変の進行程度により分類され，分類法に従って治療方針が確定されている．現在は従来の治療法に加え，歯周組織の再生療法(GTR法，エムドゲイン®)などが併用され，臼歯部の保存，維持が行われている.[434]

金平糖形(状)赤血球 echinocyte, crenated red cell ［**ウニ様赤血球**］ 細胞表面に複数の突起をもつ赤血球．奇形赤血球の1つであり，突起は赤血球1個当たり10-30個，先端はとがり，長さはほぼ同一で，細胞表面に均等に分布する．化学物質や薬剤などが原因で細胞内ATP(アデノシン5′三リン酸)が減少することによって生じる.[656]

コンベックス型探触子 convex array transducer〔probe〕 超音波を発射する振動子群が凸状の円弧状に配列された探触子．腹部領域の超音波検査で多く用いられる．この探触子による表示法をコンベックス走査またはコンベックス表示と呼ぶ.[955]

コンポーネントワクチン component vaccine ［**サブユニットワクチン，因子ワクチン**］ 病原体全体ではなく，免疫反応を誘導する構成成分だけを抽出あるいは人工的に作製したワクチン．毒性はないが，病原体全体に比べて免疫誘導能が低く，アジュバント(免疫補助剤)とともに用いることにより免疫誘導能を高めることが試みられている．現在，臨床的に用いられているコンポーネントワクチンとして肺炎球菌ワクチンがある.[1439]

コンポスト compost 農業利用の目的で作製した堆肥のこと．すなわち食物残渣などの生ごみなどの有機性廃棄物をコンポスト作製容器に入れ，好気性の微生物を作用させて作製した堆肥，あるいは堆肥化手法のこと．コンポストそのものは元来からあった廃棄物処理方法のことで，農業系廃棄物や家畜糞尿などに空気を通し，微生物の力で分解して再び自然のサイクルに還元することが広く行われていた．現在では生ごみや下水汚泥などの有機性廃棄物を高速で堆肥化する技術や，生成した堆肥，さらには周辺の技術やシステム全般をも意味する．形態や規模も自治体や企業が設置する大がかりなコンポスト化プラントから家庭用の小型生ごみ処理機まで多種多様.[24]

根本原因分析⇨同RCA→101

昏眠 sopor 〔D〕Sopor 昏睡comaに移行する前段階ないし昏睡からの回復途上でみられる中等度の意識障害を指す．強い刺激でわずかに開眼する程度の反応を示す.[1555]

昏迷 stupor, coma 〔D〕Stupor 意識が清明であるにもかかわらず，外部からの刺激に対して意思を表出しない状態．意識障害とは異なり外部の状況は認識されている．入眠しているようにみえる際も，筋緊張や睫毛反射などが亢進していることが多く，その点で意識障害と区別しうる．統合失調症，うつ(鬱)病，ヒステリーなどさまざまな精神疾患でみられ，メカニズムは病態によって異なる．まったく無言，無動であるのを典型として，軽い場合は亜昏迷と呼ばれる．なお，上記は主として精神科領域で用いられる定義であるが，英語圏では軽度から中等度の意識障害を昏迷と呼ぶ場合があり，脳外科など一部の診療科では伝統的にその意味で用いられている.[1555]

根面齲蝕(うしょく) root surface caries ［**歯根齲蝕**(うしょく)**，根面カリエス**］ 歯根表面に発生する齲蝕．歯肉退縮により露出した根面(高齢者など)で多くみられる．セメント質の表層脱灰と基質の崩壊から始まり，浅在性に歯根面を取り巻くように進行する．歯周疾患では歯肉退縮に伴う根面露出が多くみられ，根面齲蝕に罹患しやすく，齲蝕予防の処置が必要である.[434]

根面カリエス root surface caries⇨同根面齲蝕(うしょく)→1146

根面デブライドメント debridement of root surface ［**ルートデブライドメント**］ 根面の郭清術の意味で，歯根面に付着，沈着した歯肉縁下のプラークや歯石および汚染根面(病的セメント質)のリポ多糖(内毒素)や不良肉芽組織の掻爬および除去をいう.[434]

棍毛 club hair 体毛の成長サイクルである毛周期のうち，毛が生長(成長期)を停止した(退行期・終止期の)毛のこと．毛根が棍棒状を呈するのでこの名がある.[502]

混和性 miscibility 混和できる．混ぜることができることを意味する.[987]

混和物 mixture 薬物などを懸濁した液体，すなわち薬物などと液体が化学的に結合せず区別できる溶液．各成分の混合比は水剤の種類によって決まる.[258]

さ

座⇨同遺伝子座→259

座《遺伝子の》　locus　おのおのの遺伝子やDNAマーカーが占める染色体上の位置．ある遺伝子座に複数の遺伝子型がある場合，そのそれぞれをアリル（対立遺伝子）と呼ぶ．[1559]

サーカディアンリズム　circadian rhythm, within-day precision ［**概日リズム，日内リズム**］ 人間を含む生物界に広く存在する体内時計のもつ約1日（概日）のリズムのこと．サーカディアンは，ラテン語のcirca（およそ）とdies（1日）にちなんだ語．睡眠と覚醒を繰り返すこの時計の周期は24時間ちょうどではないが，ほぼ一定の環境下であればほとんどの生物では，24±4時間以内におさまることが知られている．この時計は自律性をもった振動機構であり，哺乳類では脳の視交叉上核がそれにあたる．近年，複数の時計遺伝子が同定され，それらの機能のネガティブ・フィードバック的調節によってサーカディアンリズムが形成される機構が明らかにされてきている．この機構は生物が環境適応をするうえで重要であり，環境のリズムに自己の（内因性の）リズムを適応させる働きがあると考えられている．この時計は環境変化のない状態ではその時計の周期によって活動する．このときのリズムを自由継続リズム（フリーランニングリズム）と呼ぶ．しかし，周囲に24時間周期で変動するもの（同調因子）があると，容易にそれに同調する性質がある．明暗変化，温度，音，食事摂取，共同生活も含め周囲の社会的因子などが同調因子となる．これらの調和が保たれているとき，ホメオスタシスが維持され，調和のとれた健康生活が営まれる．この体内時計は体温や血圧などの自律機能，ホルモン分泌などの内分泌機能，睡眠覚醒の行動など多くの生体機能の日周変化を引き起こすため，①交代勤務による不調状態や時差ボケの原因になること，②病気の発症や症状にリズムがあること，③薬の効果と副作用にもリズムがあり，服薬のタイミングを考えるべきであること，などの点からも注目されている．非24時間睡眠覚醒症候群や睡眠相後退症候群などの睡眠・覚醒リズム障害や季節性うつ（鬱）病などは，概日リズムの機構そのものに異常があると考えられており，これらの障害には高照度光療法が奏効する．[857]

●体温およびホルモン分泌におけるサーカディアンリズム

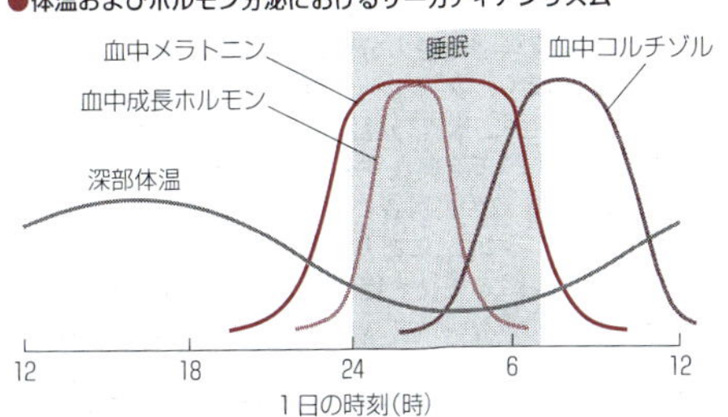

サーカディアンリズム睡眠障害　circadian rhythm sleep disorder⇨同概日リズム睡眠障害→435

サーキュラDNA　circular DNA⇨同閉環状DNA→2614

サーク遺伝子⇨同*src*遺伝子→109

サージカルドレープ　surgical drape, incise drape, adhesive drape ［**手術用ドレープ，外科的ドレープ，インサイスドレープ，粘着ドレープ**］ 片面接着性の透明なプラスチックシーツ．消毒しても残る，皮膚に常在する細菌による術野の汚染を防ぐ目的で，消毒後の術野の皮膚面に貼付して使用する．また，手術後の創に用いれば創の感染防止に効果があり，創の観察も可能．[915]

サージカルパック　surgical pack ［**歯周包帯**］ 歯周病の外科手術後，創面を被覆する材料．止血，創面の保護，外来刺激の遮断，肉芽組織の異常増殖の阻止などの目的で使用される．材質は非ユージノール系からなるペースト状のもので，植物油や樹脂製オイルを含有している．このペーストを基剤として，促進薬と練り合わせて棒状にして創面に塗布する．歯周外科のほかに埋伏歯や腫瘍摘出後，ドライソケットなどの創面の止血と創面保護を目的に使用されることもある．[434]

サージカルマスク⇨参マスク→2736

サーズ　SARS⇨同重症急性呼吸器症候群→1370

サーバー　server　情報システムの中心となるコンピュータのこと．サーバー機器としてはワークステーションを用いる場合が多く，OSにはUNIX系やWindows Server系を使用する場合が多い．そのサーバーが管理するシステム機能の内容により，データベースサーバー，アプリケーションサーバー，メールサーバー，ファイルサーバー，プリントサーバー，WWWサーバーなどの種類がある．サーバーにネットワークを通して接続し，一般のユーザーが直接操作するコンピュータをクライアントという．[1341] ⇨参クライアントサーバーシステム→822，ワークステーション→3006

サービス時間⇨同アップタイム→160

サーファーズイアー⇨参外耳道骨腫→436

サーベイメーター　survey meter ［**放射線探索器**］ 放射線や放射能を利用する部屋や装置からの散乱線，漏洩線量を測定し，放射線管理に用いる測定器具．X線，γ線には電離箱式，ガイガー・ミュラーGeiger-Müller（GM）管式，シンチレーション式などがある．[18] ⇨参放射線検出器→2673

サーベイランス　surveillance　疾病の発生状況を把握し，有効な対策を立てる目的で，定点となる医療機関を受診して診断された患者数を集計，整理，分析し，迅速に結果を供給するシステムをいう．わが国では「感染症サーベイランス事業」が，全国的に厚生労働省，都道府県，医師会，医療機関などの協力で実施されている．[467]

サーミスタ温度計　thermistor-thermometer　サーミスタ（温度の違いにより電気抵抗が大きく変化する半導

体)を用いた抵抗温度計．鉄，ニッケル，マンガン，コバルトといった酸化物などを焼結したものが用いられる．電気抵抗が大きい負の温度係数をもつので，温度変化にはきわめて敏感である．電子体温計としても広く用いられている．[1360]

サーモグラフィー thermography 一般には赤外線サーモグラフィーのことをいう．赤外線を検出することで体表面の温度分布を画像として表示する方法．体表に近い血流，発汗，自律神経の情報，さらには間接的に痛みの情報などを示すことができる．乳腺疾患の診断にも利用される．[264] ⇨参赤外線サーモグラフィー→1713

サーモスタット thermostat ［**恒温装置，温度自動調節器**］ 一定の温度を保てるように自動的に温度を調節する装置．温度を感知して，電気回路などの開閉を制御し，加熱ないし冷却を自動的に行うことができる．[543]

サーモンパッチ salmon patch ［**正中線母斑**］ 真皮表層の毛細血管拡張による淡紅色母斑で，新生児の30%程度の前額，眼瞼，上口唇などにみられる．項部のものはウンナ Unna 母斑と呼び，別に扱うこともある．生後1年以内に大部分が自然消失するが，ウンナ母斑は残存することが少なくない．[502]

ザールス交叉弓 Salus sign 眼底検査で動脈硬化を示す所見の1つ．網膜の動静脈の交差部で静脈が末梢側に屈曲する．ほかにも，網膜の動静脈交差部では，硬化した動脈の影響で静脈の走行にさまざまな検眼鏡的異常がみられる．ザールス Robert Salus はオーストリアの眼科医(1877生)．[1153] ⇨参動静脈交差現象→2110

臍 umbilicus, navel ［**臍**(へそ)］ 胎児の腹部から臍帯に移行する部位を臍輪といい，分娩時に臍輪の近傍で臍帯を結紮して新生児を臍帯から切り離す．腹部に残された臍帯の組織はしだいに壊死し，臍輪の領域で自然にはがれ落ちる．臍帯がとれた部位は皮膚に覆われ，やや陥凹して臍と呼ばれる．[1044] ⇨参臍帯→1160，臍帯血管→1161

座位 sitting position 骨盤と大腿部を底面とする基本的な体位．いすに腰掛けた体位(椅座位，腰掛け座位)，正座，あぐら，半座位(ファウラー Fowler 位)，ベッドの左右の端に腰掛けた体位(端座位)などが含まれる．横隔膜や内臓が下がるため呼吸がしやすくなるが，上半身を支える筋群の力が充分でないと重心の位置がずれやすく，上半身の体重により殿部が圧迫されやすい．安定した座位を保持するためには，床面にしっかりと足底がつき，両膝を結ぶ線と両肩を結ぶ線が床面に対して平行であるように，骨盤に対して脊柱が垂直に交わるように体位を整える．上半身と下腿が重力に対抗しているため，姿勢を保持するには抗重力筋が働く．長時間座位を保持するには，背もたれ(背つきいす，バックレスト，枕など)を用いると安定する．臥位から立位への体位変換時，日常生活では食事・排泄・休息時，また車いすなど座位での移動や活動の際に用いられる．長時間の同一の座位は下肢に血栓ができやすいため，適宜運動が必要．[1542]

●座位

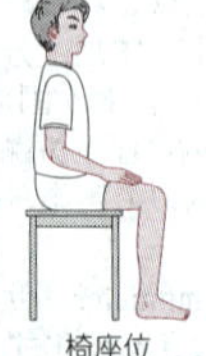
椅座位

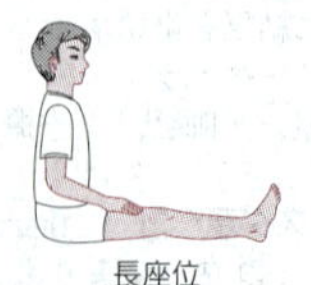
長座位

サイアザイド系利尿薬 thiazide diuretic ［**チアジド系薬剤**］ 遠位尿細管からのナトリウムおよびクロール再吸収抑制とカリウム排泄により降圧効果を示す降圧利尿薬で，うっ血性心不全，本態性高血圧に適応．副作用として，低カリウム血症，高カルシウム血症，耐糖能異常，高尿酸血症，光線過敏症，腎機能低下，アルカローシスなどを起こすことがある．[858]

サイアミン⇨同チアミン→1961

再移植拒絶反応 second set rejection ［**二次移植片拒絶反応，二次セット拒絶反応**］ 移植をした移植片が拒絶され，再移植した場合，拒絶にかかる時間は初回より速やかでかつ強い．これは初回の移植により宿主(患者)が移植片の抗原に接触し，非自己と認識し免疫記憶細胞が宿主の体内にできるため．同種皮膚移植では，移植皮膚拒絶までに通常10日以上を要するが，その後再移植した場合，移植皮膚は1週間以内に拒絶される．[1372]

催淫(さいいん) aphrodisia 色欲が亢進し性的に興奮した状態．催淫薬とは性欲を亢進させる薬物をいい，ED(勃起障害)などの治療に使用される．逆に欲情の消失した状態を無性欲症(性欲欠乏症)という．[474]

臍炎 omphalitis 新生児の臍帯脱落あとの創面に起こる炎症．周囲の蜂巣炎を伴うこともある．創面の細菌感染が原因．[1631]

催炎物質 phlogistic substance, inflammatory substance 炎症を引き起こす原因物質の総称．催炎体ともいう．ほとんどすべての物質は催炎物質となる可能性をもっており，生理的許容範囲を超えた量，濃度で生体内に刺激を与える場合に催炎物質となる．ヒスタミン，ブラジキニン，セロトニン(5-ヒドロキシトリプタミン)，プロスタグランジン類，トロンボキサン類，ロイコトリエン類，血小板活性化因子なども含まれ，体内で過剰に合成されたり貯蔵細胞から遊離されることにより，炎症反応を引き起こす．

臍下(さいか) below the umbilicus 漢方医学の用語で，下腹部のうち臍の下部にあたる一部分をいう．[950] ⇨参小(少)腹→1457

災害医学 disaster medicine さまざまな災害によって生じる健康問題の予防と迅速な救援，復興を目的として行われる応用科学．災害管理を総合的に行うために救急医学，感染症学，小児科学，疫学，栄養学，公衆衛生学，保健医学などの分野が包含されている．医療面だけではなく，災害予防，災害準備，緊急対応・救援，復旧・復興，災害の軽減という社会における災害サイクルのすべてを網羅する横断的な社会科学といえる．目的は「多数の傷病者に対して，最大多数に最良の医療を提供すること」にあり，わが国では1995(平成7)年の阪神・淡路大震災や地下鉄サリン事件を契機として飛躍的に研究が進んでいる．[587,1430] ⇨参災害看護→1148

災害看護 disaster nursing 災害には自然災害(広域災

害)，人為災害(局地災害)，特殊災害がある．自然災害は，台風，洪水，地震，津波，干害，雪害，雷，火山噴火など，人為災害は，化学爆発，大火災，大規模交通事故(船舶，航空機，列車)，炭坑事故などである．自然災害ではライフラインが中断し，医療機関そのものの機能が麻痺する．人為災害では医療機関の機能は正常だが，多数の被災者を地域の医療機関が連携しあい適切に分散収容することが重要となる．災害看護でまず重要なことは，被災患者の治療優先度による選別(トリアージ triage)がなされ，必要な救急救命処置を適確に実施することである．寸刻を惜しむ緊急の看護の対象には，①大出血，②呼吸停止，③意識障害，④中毒，⑤重症熱傷の患者などがある．次に，慢性疾患を有する被災者，高齢者や妊婦，乳幼児など災害によって大きな影響を受けやすい人々の健康維持活動が重要となる．また災害後の外傷後ストレス障害 post traumatic stress disorder(PTSD)など，被災後から長期にわたる心のケアも必要である．[109]

災害救助法 disaster relief act 1947(昭和22)年に制定された法律第118号．災害に際して国が地方公共団体，日本赤十字社，その他の団体および国民の協力のもとに応急的に必要な救助を行い，被災者の保護と社会の秩序の保全を図ることを目的とする法律．人口30万人以上の市において住家が滅失した世帯数が150以上である場合など，一定規模以上の災害が発生した場合，都道府県知事は収容施設の供与・食品や飲料水の給与の救助を行うこと，このための物資の収用，関係者の従事命令などを定めている．なお防災体制の確立などについては，「災害対策基本法」により定められる．[457]

災害神経症⇨同賠償神経症⇀2338

再開通《完全閉塞血管の》⇨同再灌流《心臓の》⇀1149

災害派遣医療チーム disaster medical assistance team⇨同DMAT⇀41

臍窩(さいか)形成 umbilication ［臍形陥凹］ ドーム状病変の中央部が臍のような凹みを呈することをいい，急性痘瘡状苔癬状粃糠疹，水痘，伝染性軟属腫，ケラトアカントーマなどでみられる．[502]

臍下不仁⇨同小(少)腹不仁⇀1457

細管栄養 在胎34週未満の児に行われる栄養補給．鼻腔から挿入した細管(ポリビニール管)により注射器で，乳汁などを注入して栄養を補給する．週数，体重に応じた授乳計画に基づき行われる．[1631]

再感染 reinfection ある微生物による感染症が寛解したのち，外来の同じ微生物の侵入による再感染を外因性再感染といい，初感染巣からの再感染を内因性再感染という．[501]

再感染《肺結核の》 reinfection of pulmonary tuberculosis ［二次性結核，続発性結核］ 未感染者が結核菌に感染することを初感染といい，感染症がいったん治癒したのち，再び結核菌の感染を受けた場合を再感染という．初感染によって局所には初感原発巣(滲出性結核性肺炎)が形成され，感染後早い時期に，結核菌はリンパ管を通って所属リンパ節(肺門リンパ節)に運ばれ，ここにも病変をつくる．結核菌が呼吸細気管支から肺胞までの気道壁に定着したときに感染が成立する．結核菌はリンパ行性転移，血行性転移，管内性転移の3経路によって全身の各器官，組織に広がる．このうちリンパ行性転移，血行性転移は初感染後早期に起こり，管内性転移は慢性結核症で起こることが多い．慢性結核は結核菌の外来性または内因性再感染によって起こると考えられる．外因性再感染とは，菌が新たに体外から侵入する場合で，内因性再感染(再燃)とは，①肺の初感染巣が崩壊して，菌が肺の他の部位に直接転移する場合，②所属リンパ節の乾酪化初感染巣が気管支内に破れて，結核性の吸引性気管支肺炎を起こした場合，③所属リンパ節の活動性初感染巣から菌がリンパ流および血流に乗って他の臓器に達する場合，④③の早期血行性散布による肺小病巣が長期にわたって停止性または未発見のまま存在し，その後進行性となった場合である．なお一般に体外性の再感染の機会は少なくないが，初感染によって免疫が成立しているため，特に大量の菌を吸入するか，抵抗力が著しく低下しているなどの場合を除いて再侵入菌は排除される．[304] ⇨参肺結核症⇀2334

再灌流障害 reperfusion injury 虚血後の血液再灌流による神経損傷のこと．主病変周囲のいわゆる半影帯はその機能を回復するとされているが，ときとして血流再開によりあとに組織損傷をきたすことがある．この要因には各種仮説があるが，まだ明確にされていない．有力な説では，再灌流血管周囲腫脹と内皮細胞にブレブ bleb(小気泡または小水疱)が形成され，毛細管腔の狭窄と血液粘度の増大によってもたらされるとされる．[1017]

再灌流傷害《心筋の》 reperfusion injury ［心筋再灌流障害］ 虚血心筋に血液が再灌流されると，かえって心筋が傷害を受けることをいう．再灌流によって，不対電子をもつ不安定なフリーラジカル(活性酸素)や細胞内カルシウム過負荷が生じるために心筋の壊死や一過性の収縮障害(気絶心筋 stunned myocardium)が生じることや，好中球や血小板による微小血管の塞栓，微小血栓，血管緊張性の亢進などによる微小循環障害(ノーリフロー no reflow 現象)が起こるためと考えられている．臨床的には自覚症状の再燃や心電図上ST上昇，再灌流性不整脈，心筋コントラストエコーによる灌流不均等領域の描出，左室収縮性の悪化や改善不良が出現する．有効な治療法はないが，心筋虚血プレコンディショニングが心筋保護作用があることからアデノシン，ニコランジルなどの効果が期待されている．またヒト心房性ナトリウム利尿ペプチド(hAMP)のもつ心保護作用から効果が期待されている．[1182]

再灌流《心臓の》 reperfusion, recanalization ［心筋再灌流，再開通《完全閉塞血管の》，冠〔状〕動脈血行再建］ 虚血に陥った心筋の傷害を最小限にとどめるために，動脈血の灌流が停止あるいは著しく低下した心筋に血流を再開すること．冠動脈の完全閉塞や高度狭窄により生じた急性心筋梗塞の責任血管に対し，経皮的冠動脈インターベンション percutaneous coronary intervention(PCI)や冠動脈バイパス手術 coronary artery bypass grafting(CABG)，経皮的冠動脈血栓溶解療法 percutaneous transluminal coronary recanalization (PTCR)などといった血流を再開させる治療法を再灌流療法という．早期の十分な再灌流により梗塞巣の縮小，心機能の改善，致死的不整脈の減少などが期待される．抗血小板療法とステントの導入でPCIは迅速で十分な血流確保が可能となり，設備とスタッフの整った適切な施設では急性心筋梗塞に対する第一選択の治療法となった．禁忌は造影剤過敏症，出血性素因など少ない．心筋虚血症状の持続や心原性ショックの合併では発症後12時間以内が適応とされている．[1182] ⇒参経皮冠〔状〕動脈インターベンション→871，再疎通→1160

細気管支 bronchiole ［**呼吸細気管支**］ 気管支から肺胞に通じる気道の細い部分で，およそ第4次分岐から第18次分岐までの間の気道である．壁内に軟骨はなく，単層円柱上皮からなる粘膜上皮とその周囲に平滑筋束がある．細気管支の末端は，ガスの通路となる終末細気管支と，さらに分岐してガス交換能力をもつ呼吸細気管支になり，肺胞に通じている．[953] ⇒参気管支樹→671

細気管支炎 bronchiolitis 主に小児や高齢者に起こる下気道の急性ウイルス感染症．呼気時の喘鳴，呼吸困難，終末細気管支や呼吸細気管支の気道閉塞などを特徴とする．原因のうち主なものには，RSウイルスやパラインフルエンザウイルスなどがある．鼻汁，上気道感染症状に続いて下気道の細気管支に炎症が及び，呼吸困難を伴うこともある．胸部X線写真では肺の過膨張と横隔膜の低下を示す．[953]

細気管支癌⇒同細気管支肺胞上皮癌→1150

細気管支肺胞上皮癌 bronchioloalveolar carcinoma；BAC ［**肺胞上皮〔細胞〕癌，細気管支癌**］ 肺の腺癌の一型に分類され，肺胞上皮を置換しつつ肺胞隔壁に沿って広がる癌．間質，血管，胸膜に浸潤を示さず，肺胞構造を破壊しないことが特徴である．高分解能CT検査 high-resolution computed tomography（HRCT）ですりガラス陰影 ground glass opacity（GGO）を示す．粘液非産生型，粘液産生型（杯細胞型），粘液産生性・非産生性混合型あるいは不確定型の3種類に分類される．2cm以下の肺腺癌の野口分類ではA型およびB型に相当し，肺門リンパ節転移なく，予後が非常に良好な腺癌である．患者のQOLを考慮して，胸腔鏡補助下に縮小手術 video-assisted thoracic surgery（VATS）が行われる方向にある．なお，異型腺腫様過形成 atypical adenomatous hyperplasia（AAH）は粘液非産生型の細気管支肺胞上皮癌（BAC）の非浸潤型との考え方もある．[925] ⇒参腺腫様過形成→1763

催奇形性 teratogenicity ［**催奇性**］ 細胞の代謝・分裂の水準で，ある特定の物質を細胞に添加した場合に，その細胞の分裂に際して異常を示す状態を指すが，通常はそのような物質が母体に負荷された場合に，胎児に変化が起こり，奇形を生じる可能性のあることをいう．すなわち，母親が妊娠中のある時期に，何らかの疾病に罹患する，職業などとの関連で特定物質の曝露を受ける，特定の薬物を服用する，などが原因となって，出生した子どもに奇形が発生した結果があったときに，その原因となった病原体，有害物質あるいは薬物を催奇形性があるという．[24]

催奇形性期⇒参器官形成期→668

催奇形性機構（薬） mechanism of teratogenicity 奇形（形態異常）の発生を誘発するメカニズム．器官形成期（胎芽期）に催奇形因子にさらされると形態異常をきたす．特異的な器官形成過程を乱すことにより，細胞死，組織成長変化，細胞分化異常あるいは正常発育の破綻を起こす．しかし大部分の因子において詳細な機序は不明である．機序が明らかとなっているものとしては，葉酸代謝の破綻によるものと，酸化中間産物の蓄積によるものなどである．ヒダントイン系抗てんかん薬（フェニトイン），カルバマゼピン，バルプロ酸ナトリウムやフェノバルビタールなどでは，葉酸の吸収障害により神経管奇形，心奇形や口唇・口蓋裂などが発生する．ヒダントイン系抗てんかん薬（フェニトイン）やカルバマゼピン，フェノバルビタールは，ミクロソームにおいてエポキシドの中間代謝産物を生じ，これらは細胞質内のエポキシド加水分解酵素により解毒されるが，胎児ではこの酵素活性が低いので胎児組織中に酸化中間産物が蓄積する．これらのフリーラジカル（活性酸素）は癌原性，変異原性，その他の毒性作用を有し，同時に種々の器官に異常が併発する．胎児ヒダントイン・カルバマゼピン症候群はこの例である．これは胎児アルコール症候群にも類似している．また，母体の状態により薬の影響がより強く出ることがある．アルコール依存の女性は一般に栄養状態が悪く，他の薬の常習者であることが多く，胎児奇形のリスクはより高い．てんかん女性において，遺伝的因子や社会経済的因子が胎児奇形発生に影響するといわれている．[1323]

催奇形性疾患 teratogenic disease 妊娠中，特に器官形成期に罹患した疾患（糖尿病など）が児に奇形を発生させる場合と，母体が合併する疾患の治療薬（てんかん治療薬など）が奇形を起こす場合がある．薬物のみならず，アルコールなどの飲食物にも催奇形性を有するものがある．代表的疾患は糖尿病であり，器官形成期の空腹時血糖値が催奇形性を決定する．妊娠初期の HbA_{1c} 値が高い場合，奇形の頻度も増す．主なものとして心奇形，筋骨格奇形，中枢神経奇形があげられる．妊娠中に発見された糖尿病は治療が遅れるとリスクは高いが，妊娠前によくコントロールされた糖尿病女性の奇形発生率は高くない．てんかんは，疾患自身にも催奇形性があるといわれるが，てんかん治療薬には催奇形性の高いものが含まれ，妊娠中は減量が望ましい．フェニルケトン尿症では，フェニルアラニンが蓄積し，胎盤を通過して胎児に心奇形，神経組織（小脳症など）障害を起こしうる．甲状腺機能亢進症も妊娠初期に未治療であると奇形のリスクがあがる．アルコール依存症による大量飲酒でも奇形率は高まる．[998]

催奇形性薬分類 classification of teratogenic agent 催奇形性の有無により妊娠中に使用する薬剤は選択されるが，十分な疫学調査がなく慎重投与とされるものが多い．抗癌剤，サリドマイドなどの催眠薬，抗てんかん薬などは高リスクに分類される．アメリカ食品医薬品局（FDA）は以下のABCDXの5分類を行っているので参考になる．A：ヒトにおける対照研究において胎児リスクが認められない．B：動物研究ではリスクがあるがヒトにおいては影響はなかろう．C：動物あるいはヒトにおける十分な研究がない．あるいは動物研究において副作用が認められているがヒトの研究はない．D：胎児リスクの証拠があるが利益がリスクを上回る．X：胎児リスクが明らかに利益を上回る．Xは使用しない．[998]

催奇性 teratogenicity⇨同催奇形性⇀1150

鰓弓(さいきゅう) branchial arch, gill arch ［咽頭弓，内臓弓］ 個体発生は系統発生を繰り返すといわれるように，脊椎動物の発生に共通して出現する6対の特徴的な弓状の構造．魚類では鰓(エラ)に分化するが，ヒトでは顔面と咽頭部の形成にかかわり，咽頭弓とも呼ばれる．外観では，胚齢4-5週にかけて，口陥後部(口腔～咽頭)の両側に順次4対の弓状の隆起が出現(第1-4鰓弓，5-6は痕跡的)．この隆起は腹側と背側を結ぶ弓状の動脈を中心に間葉細胞が増殖することに加え，沿軸中胚葉，側板中胚葉，神経堤からも細胞が進入してくることによる．鰓弓では軟骨，骨，筋肉(鰓弓筋)などが分化する．骨の形成には神経堤由来の細胞が分化し，鰓弓筋には沿軸中胚葉や側板中胚葉由来の細胞がかかわる．また，それぞれ異なる脳神経が進入して，鰓弓の筋運動や皮膚感覚に関与する(第1：三叉神経，第2：顔面神経，第3：舌咽神経，第4：迷走神経)．第1鰓弓は下顎と上顎や咀嚼筋群(三叉神経支配)の形成，第2鰓弓は舌骨や顔面の表情をつくる表情筋(顔面神経支配)の形成，第3-6鰓弓は頸部軟骨や頸部の筋の形成にかかわる．また鰓弓と鰓弓の間の溝は，外表面が鰓溝(咽頭溝)，内表面(咽頭側)は咽頭嚢と呼ばれる．特に第1鰓溝は外耳道に，第1咽頭嚢は耳管に分化し，両者が接する部位が鼓膜となる．第2-6の鰓溝は退化するが，咽頭嚢は口蓋扁桃，胸腺などのリンパ性組織や，副甲状腺，鰓後腺などの内分泌組織に分化する．[1044] ⇨参顔面の形成⇀656

再吸収 reabsorption 一度濾過されたものから再び必要な成分が吸収される働きのことで，腎臓のネフロンなどでみられる．[851]

再吸収極量 reabsorptive(transport) maximum ある物質の尿中排泄量は糸球体濾過量と尿細管における再吸収の差として示される．再吸収が電気化学ポテンシャル勾配 electrochemical potential gradient に逆らって行われれば能動輸送であり，電気的・化学的濃度勾配に逆らい尿細管細胞内の酵素系からエネルギーを得て物質輸送が行われるため，このとき利用されるエネルギーは単位時間内で一定の限度がある．したがって再吸収される物質も最大値を生ずるので再吸収極量といい，尿細管排泄機能を表す．[858]

鰓弓(さいきゅう)**症候群** branchial arch syndrome 第1・第2鰓弓の発達が障害された結果生じる奇形症候群．胎生期の初期には6個の隆起(鰓弓)が顔面，頸部に相当する部位を占め，そのうちの第1鰓弓は上下の突起に分かれて上の突起から口蓋骨，頬骨，鋤骨，下の突起から上顎骨と下顎骨の大部分が形成されていく．第2鰓弓からは耳介の大部分，表情筋，広頸筋，顔面神経などがつくられる．これらが何らかの原因で障害され，さまざまな症状を認める．巨口症，下顎発達異常，副耳のうち1つ以上をもつものが第1鰓弓症候群，これに耳介の奇形(主として小耳症)を伴ったものを第1・第2鰓弓症候群といい，これらを総称して鰓弓症候群と呼ぶ．片側性のもの，両側性のものいずれも遺伝性については明らかではない．巨口症は横顔裂ともいい，上顎突起と下顎突起の癒合不全によるもので，第1および第2鰓弓症候群の主症状の1つ．その他，小耳症，正中裂，口唇裂，口蓋裂，斜顔面裂，メビウス Moebius 症候群(両側顔面神経麻痺)，両眼隔離症 hypertelorism などを認める．なお，第3・第4鰓弓からは胸腺と副甲状腺が発生するが，これら鰓弓の低形成や欠損によって細胞性免疫機能障害と低カルシウムによるテタニーが起こる．また大血管を中心とした心奇形，顔面・耳介の奇形などを合併することもあり，ディジョージ DiGeorge 症候群と呼ばれるが，これは第3・第4鰓弓症候群でもある．[1631]

細菌 bacterium ［バクテリア］ 単細胞でかたい細胞壁をもつ微生物．細胞が集合して菌糸上の形をとるものもある．細菌の形は種によって異なるが，球状のものは球菌，細長い棒状の菌は桿菌，らせん状の形の菌はらせん菌と呼ばれる．細菌の構造は，核を含む原形質の外側を細胞質膜，さらにその外側を細胞壁で取り囲んだ単細胞であり，その他，菌によっては莢膜・鞭毛・線毛などをもつものもある．細胞壁をもつ細菌は，グラム染色の染色性によってグラム陽性菌，グラム陰性菌に分けられる．また細胞壁をもたない細菌もある(マイコプラズマ *Mycoplasma*)．[324]

●細菌の形態と配列

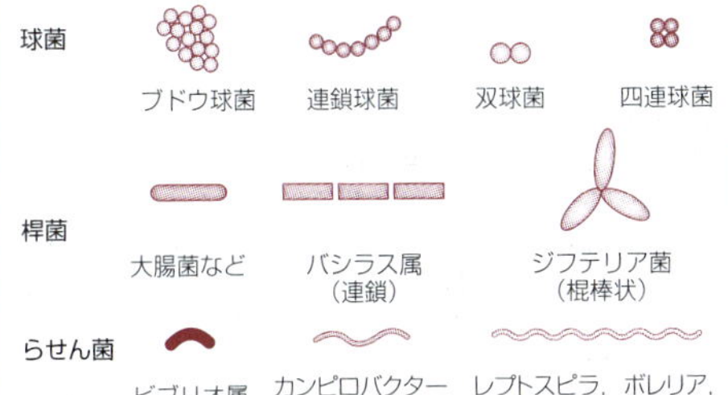

吉田真一：系統看護学講座 専門基礎分野 疾病のなりたちと回復の促進[3] 微生物学 第11版，p.14，図2-1，医学書院，2009

●細菌の構造模型

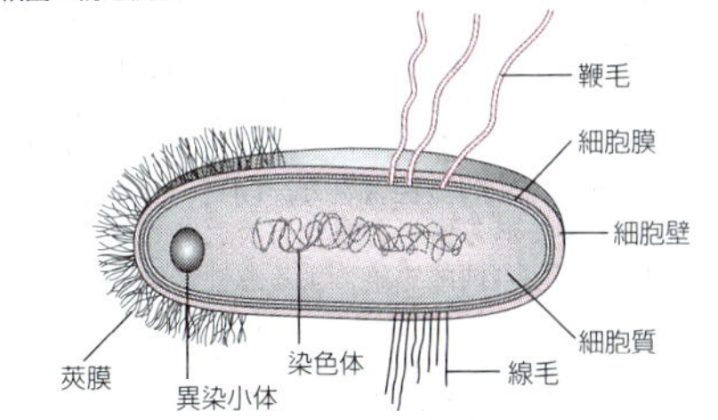

吉田真一：系統看護学講座 専門基礎分野 疾病のなりたちと回復の促進[3] 微生物学 第11版，p.17，図2-3，医学書院，2009

細菌ウイルス⇨同バクテリオファージ⇀2363

細菌汚染 bacterial contamination 生物の体表や物品に細菌が付着すること．付着した細菌が生体内に侵入，増殖して炎症を生じ，はじめて感染となる．飲食物や衣服，身のまわりの道具などへの細菌汚染には特に注意が必要．細菌は単細胞の生物で，大きさは0.2-10 μm，通常は0.5-2 μm が多い．[304]

細菌汚染負荷⇨同汚染微生物数⇀406

細菌外毒素⇨同外毒素⇀449

細菌学 bacteriology 細菌にかかわる諸問題を研究対象とする生物学の一分野．微生物学，医学，農学，植

物学，遺伝子工学など関連する領域は多岐にわたる.[324]

細菌学的検査 bacteriological examination 喀痰，尿など種々の検査材料から細菌を培養し，分離，同定する検査．検査材料によっては，必要に応じ，塗抹標本を作成し染色して細菌の有無や種類(グラム染色陽性か陰性か，桿菌か球菌か)をみることにより，培養検査の結果が出る前に起炎菌を推定する手がかりになる．また分離された菌の薬剤感受性試験を行い，治療薬剤の選択に役立てる.[1615]

細菌感受性検査⇨同薬剤感受性試験→2838

細菌感染症⇨同急性細菌感染症→728

細菌凝集反応 bacterial agglutination reaction ためし凝集反応(のせガラス凝集反応)と定量凝集反応がある．前者はスライドグラス上で菌と抗血清を反応させる方法で，分離菌の同定や菌型(血清型)の決定において，生化学的性状の検査とともに用いられる．後者は試験管内で希釈した血清と一定量の抗原(菌)を反応させ，抗体の量を測定する方法で，抗体量は抗体価(凝集素価)として相対的に表現することができ，その推移を感染の診断の参考にする場合(ウィダール Widal 反応，ワイル・フェリックス Weil-Felix 反応)がある.[1409] ⇨参ウィダール反応→311，ワイル・フェリックス反応→3007

細菌細胞の構造⇨参細菌→1151

細菌疹 bacterid ［微生物〔性皮〕疹］ 感染病巣に存在する細菌の菌体成分や，産生物質に対するアレルギー反応(イド反応)として皮疹を生じたもの．咽頭炎や扁桃炎に続発して，全身に無菌性膿疱が散在性に多発することが多い．抗生物質やステロイド剤の内服にて，速やかに消失する.[502]

細菌性アレルギー bacterial allergy 細菌により感作された生体が，その細菌に対して起こすアレルギー反応．結核菌，溶血性連鎖球菌感染症などのさまざまな感染症により発熱，発疹，関節痛などを引き起こす．これらの一部にはアレルギーの関与も考えられている.[505]

細菌性間質性腎炎 bacterial interstitial nephritis 細菌感染による間質性腎炎．間質性腎炎は病理組織学的に間質の浮腫や多核白血球，リンパ球などの炎症細胞浸潤が主である急性間質性腎炎と，間質の線維化，尿細管の萎縮が主である慢性間質性腎炎に分類される．急性の病因は直接の細菌感染による急性腎盂腎炎と全身感染症(ジフテリア，猩紅熱など)に伴うものがあり，特にこれらを細菌性間質性腎炎と呼ぶ．慢性の病因は主に慢性腎盂腎炎である.[858]

細菌性肝膿瘍 bacterial liver abscess 肝に細菌が感染し，膿瘍を形成した病態．感染経路として経胆道性，経門脈性，経肝動脈性，直接性がある．経胆道性は，結石や腫瘍による胆汁のうっ滞に上行感染が起こった結果であることが最も多い．経門脈性は虫垂炎，潰瘍性大腸炎，腹腔内感染などの肝外門脈枝への波及によるもので，経肝動脈性は敗血症が原因．直接性は胆囊炎や膵臓炎などの隣接臓器の炎症が直接肝に波及したもの．その他，動脈塞栓術，肝・胆道系手術後の肝動脈閉塞に起因する医原性や外傷性などがある．起因菌としては，大腸菌，クレブシエラ，ブドウ球菌などが多い．発熱・全身倦怠感を訴え，肝腫大を伴う右上腹部痛を認める．血液検査上は白血球増加，C 反応性タンパク(CRP)高値を示し，肝機能検査ではアルカリホスファターゼ(ALP)，ビリルビン上昇を認める．アスパラギン酸アミノトランスフェラーゼ(AST)とアラニンアミノトランスフェラーゼ(ALT)は軽度上昇にとどまる．診断には超音波検査，コンピュータ断層撮影(CT)が有用．治療は，適切な抗菌性化学療法と膿瘍のドレナージまたは切除，摘出である.[1395] ⇨参肝膿瘍→649，アメーバ性肝膿瘍→180

細菌性食中毒 bacterial food poisoning 細菌が原因で起こる食中毒．年間を通じて発生するが，特に夏季，秋季に患者数，発生件数が多い．発生形態から感染型と毒素型に大別される．感染型は飲食物とともに経口摂取された細菌により直接的に，あるいは細菌が腸管内で産生した毒素により腸管の細胞が障害されて症状が出現する形態の食中毒で，前者の代表としてサルモネラ食中毒，後者の代表として腸炎ビブリオ食中毒や腸管毒素原性大腸菌食中毒，セレウス菌の下痢型食中毒などがある(なお，この後者の形態を中間型食中毒とする分類もある)．毒素型は飲食物内で増殖した細菌が毒素を産生し，その毒素を飲食物とともに摂取することで発生する食中毒で，感染型よりも飲食物摂取後短時間で発生．代表的なものに，ブドウ球菌食中毒，ボツリヌス食中毒，セレウス菌の嘔吐型食中毒などがある.[288] ⇨参感染型食中毒→630，毒素型細菌性食中毒→2143

細菌性心内膜炎⇨参感染性心内膜炎→635

細菌性髄膜炎 bacterial meningitis くも膜と軟膜，その間に介在する髄液への細菌の侵襲による炎症．数日の上気道炎症状に続いて不穏，食欲不振，発熱，頭痛，悪心・嘔吐が生ずる．新生児や幼若乳児では症状が不定で診断が難しい．ウイルス性(無菌性)髄膜炎と比べて重症であり，早期に大量の抗生物質療法が必要となる．病原菌は新生児期ではB群溶血性連鎖球菌 group B *Streptococcus* (GBS)，大腸菌が多く，生後3か月を過ぎると肺炎球菌，インフルエンザ菌，髄膜炎菌が多くなる.[304]

細菌性赤痢 bacillary dysentery，shigellosis 赤痢菌の急性消化管感染症．赤痢菌で汚染された飲食物によって経口感染し，大腸粘膜細胞内で増殖して細胞を障害し，さらに粘膜固有層を障害する．潜伏期は1-5日で，1-3日が多い．主症状は下痢でその程度は患者によりさまざまで，粘血便となることもある．1-2日で自然に解熱する発熱を下痢と同時に，あるいは下痢の前に認める例が多い．便から赤痢菌を分離して診断する．ニューキノロン系抗菌薬やホスホマイシン系抗菌薬の経口投与で治療することが多い．患者はアジアを中心とした発展途上国からの帰国者が多いが，国内で感染することもある．赤痢菌はA群(*Shigella dysenteriae*)，B群(*S. flexneri*)，C群(*S. boydii*)，D群(*S. sonnei*)の4群に分けられ，さらに血清型により細分類されている．最近はD群による軽症例が多い．細菌性赤痢は「感染症法」では，三類感染症に分類.[288]

細菌性前立腺炎 bacterial prostatitis 一般細菌による前立腺の炎症．通常，尿道から経精管性に前立腺に感染が生じる．急性炎症の場合には発熱，排尿困難，会陰部違和感などが生じ，血液学的にも炎症反応が著明である．触診にて圧痛を伴う前立腺を触知するので診断は容易である．前立腺マッサージは，急性期には菌血症を引き起こすので禁忌である．抗菌化学療法により治療するが治療が十分でないときには慢性化する．最初から慢性的に発症することもあり，前立腺液中の白血球増加と培養により診断する．抗菌薬に反応することが多いが，比較的長期間の治療を要する．[353]

細菌性塞栓症 bacterial embolism, bacillary embolism ［**感染性塞栓症**］ 感染症のときに感染巣から血中に流出した細菌塊が栓子となって発症する塞栓症．敗血症などから発症しやすいが，細菌性心内膜炎においては，炎症による弁装置破壊で疣贅 vegetation の形成がみられ，はがれた疣贅が心臓，腎臓，脳などで塞栓症を起こす．[1459] ⇨参感染性心内膜炎→635

細菌性胆管炎 bacterial cholangitis 細菌感染による胆管炎で，胆管狭窄あるいは閉塞による胆汁うっ滞を基盤に発生する．上腹部痛，発熱，黄疸は特徴的な症状でシャルコー Charcot 三徴候という．最も重篤な病態は急性閉塞性化膿性胆管炎（AOSC）と呼ばれ，胆道の完全閉塞と膿状胆汁の充満により発生する．シャルコー三徴候に精神症状，細菌から放出されるエンドトキシンによるショックを加えたレイノルズ Reynolds 五徴のほか，腎不全を引き起こすこともある．原因菌は，大腸菌が最も多く，その他にクレブシエラ *Klebsiella*，エンテロバクター *Enterobacter*，プロテウス *Proteus* などのグラム陰性桿菌があげられる．血液検査と超音波検査が有用で，治療にはドレナージと強力な化学療法が必要．[1395]

細菌性腟症 bacterial vaginosis ［**非特異性腟炎**］ 従来，非特異性腟炎（ガルドネレラ *Gardnerella* 腟炎や細菌性腟炎）と称され，トリコモナスやカンジダなどの特定微生物によらない腟炎の総称．細菌学的には複数菌による感染が多く，診断基準は，①灰色帯下，②腟内 pH 4.5 以上，③分泌物への水酸化カリウム添加で，魚臭様，アミン様臭（腐敗臭）発生，④帯下の顕微鏡検査において，クルー細胞（腟粘液中の扁平上皮細胞表面に多数の短桿菌が付着したもの）検出．これらのうち 3 つが陽性であれば，診断される．骨盤内感染症，前期破水，早産，絨毛羊膜炎，帝王切開後子宮内腟炎の原因となりうる．治療としては，メトロニダゾール（腟錠）やクリンダマイシン製剤を投与する．[998]

細菌性動脈瘤 bacterial aneurysm, mycotic aneurysm 動脈壁に局所性に付着，繁殖した細菌が血管炎や動脈壁壊死を起こし，動脈が瘤状に拡張した状態．敗血症や感染性心内膜炎などに合併する．大動脈起始部や脳動脈などにみられることが多い．[439] ⇨参細菌性脳動脈瘤→1153

細菌性脳動脈瘤 bacterial aneurysm of brain 感染によって生ずる動脈瘤の総称．大部分は細菌性心内膜炎に合併．原因菌としては連鎖球菌，ブドウ球菌が多い．菌血症から 1-2 日で形成され，くも膜下出血をきたしたり，塞栓による梗塞をきたすこともある．ときにアスペルギルス *Aspergillus* などの真菌によるものも存在．治療は原疾患の治療を優先し，手術を要することもある．[1017] ⇨参真菌性動脈瘤→1517

細菌性肺炎⇨参肺炎→2327

細菌性腹膜炎 bacterial peritonitis 消化管穿孔や急性虫垂炎などを原疾患とする続発性腹膜炎が多い．病原性の強い細菌による急性腹膜炎では，膿性腹水が貯留して腸管蠕動が低下し麻痺性イレウスをきたす．腹水や虚脱した腸管内に細胞外液が移動するため，循環血漿量が減少してショック状態となり，敗血症やエンドトキシンショックを合併して致命的になる例が多い．大腸穿孔では穿孔直後から腸内細菌の複合感染による細菌性腹膜炎を起こして予後不良となるが，十二指腸潰瘍穿孔では数時間の経過で無菌性から細菌性腹膜炎に移行する．フィッツ=ヒュー・カーティス Fitz-Hugh-Curtis 症候群は，淋菌やクラミジア *Chlamydia* を起炎菌とし，肝周囲に限局する腹膜炎であるが，生殖期女性に多く，子宮付属器炎からの炎症波及によると考えられる．特発性細菌性腹膜炎 spontaneous bacterial peritonitis（SBP）は，主に非代償性肝硬変患者に発症する原発性細菌性腹膜炎．腹水のある肝硬変患者の約 10% にみられ，急速に進行して予後不良になる場合があり注意を要する．腹水を有する肝硬変患者では，門脈圧亢進により門脈やリンパ系のうっ滞が起こり，腸管壁の透過性が高まるため腸内細菌が腹水に移行しやすいと考えられる．起炎菌としては大腸菌やクレブシエラ *Klebsiella* などの腸内細菌が多いが，嫌気性菌や呼吸器系からの血中移行が疑われる連鎖球菌などのグラム陽性菌の場合もある．突発する発熱や腹痛，嘔吐などをきたすが，無症状の例もある．腹部所見では，圧痛や腹膜刺激症状がみられることが多い．腹水は好中球の増加した混濁腹水で，乳酸値が高く pH が低いことが多いが，細菌を証明できない例もある．約 2/3 の症例に菌血症を合併するため，血液培養は必須．治療としては，セフェム系などの感受性のある広域抗生物質を使用する．治療効果判定は，解熱と腹水中の好中球減少を目安とする．[396] ⇨参非代償性肝硬変→2452

細菌同定検査 bacteria identification 分離培養法により分離した菌について，その種類（属，種など）を決定するための検査．顕微鏡所見（菌の形態，配列，染色性，運動性），培養性状（培地の選択性，平板培地上の集落の性状），生化学的性状（糖，アミノ酸，尿素，タンパク質などの分解能など），血清学的検査を合わせて決定する．[1615]

細菌毒素 bacterial toxin 細菌が産出する毒素のことで，微生物から生体への攻撃の 1 つ．菌体外に産出するものを外毒素 exotoxin といい，菌体内に出てくるものを内毒素 endotoxin という．外毒素は，グラム陽性・陰性菌を問わずさまざまな菌が産出し，ボツリヌス毒素，破傷風毒素，ジフテリア毒素など，それぞれ特有の毒作用を示す．黄色ブドウ球菌や毒素原性大腸菌などから産出される腸管毒（エンテロトキシン）も外毒素．一方，内毒素はグラム陰性菌の外膜を構成するリポ多糖体 lipopolysaccharide（LPS）から産出され，発熱作用や白血球増加作用などの生物活性を示す．[242]

細菌塗抹（とまつ）**検査** bacterial smear and staining ［**喀痰塗抹**（とまつ）**検査，喀痰顕微鏡的検査**］ 検査材料をスライドグラスに塗抹し染色をして顕微鏡で観察する．細菌が認められれば，その種類（グラム染色陽性か陰性か，桿菌か球菌かなど）をみることにより，培養検査の結果が出る前に起炎菌を推定する手がかりになる．特に喀痰では診断的価値が高く，また扁平上皮細胞が少なく好中球を認める場合は感染症の起炎菌を検査する

に適した喀痰である，というように検体の評価もできる.[1615]

細菌内毒素 bacterial endotoxin⇨同エンドトキシン→384

細菌尿 bacteriuria ［桿(かん)菌尿］ 尿中に多数の細菌が存在すること．一般には尿1mL中に1万個以上の病原細菌が認められれば，尿路感染症と診断できると考えられている．尿路感染の症状，すなわち炎症(尿中白血球増加)，排尿痛や頻尿，発熱などを伴うものを症候性細菌尿，伴わないものを無症候性細菌尿という.[474]

細菌培養検査 bacterial culture 検査材料内に存在する病原細菌の数を増して，細菌の種類などを調べるために，試料の一部を培地に接種して培養し，材料中に含まれる菌が固形培地に孤立した集落をつくるようにする(分離培養)．検査材料に含まれる菌数が少ない場合は，あらかじめ増菌培養を行うこともある．分離培養にあたってはいずれの菌も発育させる非選択培地と特定の菌群を発育させる選択培地を，必要に応じて組み合わせて使用する．分離培養で得られた菌の同定や感受性試験のために，1種類の菌を増殖させる培養を純培養という.[1615]

細菌薬剤感受性試験⇨同薬剤感受性試験→2838

細菌濾過器 bacteriological filter 細菌よりも小さい孔をもつ膜を通過させ，液体や気体中の細菌を除去する装置．以前は磁器，石綿，珪藻土などを主成分とした濾過装置が用いられたが，現在はセルロース膜誘導体で多孔質構造の膜であるメンブランフィルターや，ガラス繊維や合成繊維でつくられた高性能フィルター(HEPAフィルター)による濾過法が汎用されている.[324]

サイクラミン酸塩⇨同チクロ→1969

サイクリック AMP⇨同環状 AMP→610

サイクリック GMP⇨同環状 GMP→610

サイクリックアデノシン 3′,5′-一リン酸⇨同環状 AMP→610

サイクリックグアノシン 3′,5′-一リン酸 ⇨同グアノシン環状リン酸→808

サイクリン cyclin 細胞周期の進行とともに量が増減するタンパク質．A，B1，D1，Eなど多くのファミリーがある．サイクリン依存性キナーゼ(CDK)の活性発現に必要な調節サブユニットであり，サイクリンの発現量が変化することでCDKの活性が調節され，細胞周期が進行する．このCDKとCdc7・Dbf4キナーゼが，複製開始点に結合したMCM(minichromosome maintenance)複合体のリン酸化に至る連鎖反応の引き金をひくことにより，DNA複製合成が開始される．またCDKは網膜芽細胞腫(RB)の癌抑制遺伝子産物などの増殖シグナルを出す標的タンパク質のリン酸化を行い，細胞の癌化にも関与する.[1559]

サイクル cycle⇨同ヘルツ→2637

サイクロトロン cyclotron ［医療用サイクロトロン］ アメリカの物理学者ローレンス Ernest O. Lawrence (1901-58)とリヴィングストン Milton Stanley Livingston(1905-86)とが創案したイオン加速器．粒子をその軌道を定める固定磁界と，電界により，うず巻型の軌道をとらせながら次第に加速する装置．原子核反応の研究，放射性同位元素の製造，中性子の発生，医療用などに用いられる．医療においても陽電子核種〔^{11}C(炭素11)，^{15}O(酸素15)，^{18}F(フッ素18)〕の製造や，粒子線や陽子線照射による治療装置としても利用されている.[18]

剤形 dosage form 剤型とも書く．医薬品の吸収は生体側の条件(消化液のpH，腸管壁の血流など)によって異なるため，その目的や用途に応じてつくられた医薬品製剤の形態をいう．『日本薬局方』の製剤総則にその分類が以下のように記載されている．エアゾール剤，液剤，エキス剤，エリキシル剤，カプセル剤，顆粒剤，丸剤，眼軟膏剤，経皮吸収型製剤，懸濁剤・乳剤，坐薬，散剤，酒精剤，錠剤，シロップ剤，浸剤・煎剤，注射剤，貼布剤，チンキ剤，点眼剤，トローチ剤，軟膏剤，パップ剤，芳香水剤，リニメント剤，リモナーデ剤，流エキス剤，ローション剤．このほかにも，点鼻剤や点耳剤などがある．また，経口剤の場合は，胃酸による分解を避けるために腸で吸収する腸溶剤(徐放剤)などがある．患者の病態に適した剤形の医薬品が処方される．

臍形陥凹⇨同臍窩(さいか)形成→1149

催下(さいげ)浣腸 cleansing enema 腸壁刺激による蠕動運動を利用して排便を促す，または腸の検査や手術，その他の治療を行う前処置として大腸内を洗浄する目的で行われる．排便を促すために用いられる薬液としてグリセリンが最も一般的．薬液を肛門から注入して直腸を拡張し，腸壁を刺激することで蠕動運動を誘発させる，あるいは便を軟化分散させたり，表面を滑らかにして排出しやすくして排便を促す.[927]

細隙結合⇨同ギャップ・ジャンクション→712

細隙灯顕微鏡 slit lamp biomicroscope 眼疾患の診断に不可欠の検査機器．眼球の斜め前方から細いスリット光(細隙光)を当て，照らした部分の断面を拡大して明瞭に観察する．また，顕微鏡に付属している圧平眼圧計を使って眼圧測定も可能．主に結膜，角膜，前房，虹彩，水晶体，硝子体の検査に用いられるが，特殊なレンズを用いれば，隅角や眼底も観察できる.[480] ⇨参細隙灯顕微鏡検査法→1154，スリットランプ→1656

細隙灯顕微鏡検査法 slit lamp biomicroscopy ［スリットランプ検査］ 細隙灯顕微鏡を用いた眼の検査法で，通常暗室で行う．結膜，角膜，前房，虹彩，水晶体，硝子体の観察のほか，コンタクトレンズのフィッティング検査や，特殊なレンズを用いれば，隅角や眼底も観察できる.[480]

採血《医療倫理に基づく》 taking blood, drawing blood, collecting blood 日常診療で頻繁に行われている採血であっても，患者の身体に侵襲を加える行為であるため，基本的に患者のインフォームド・コンセントが必要である．ただし，日常診療においては，医療機関を受診する時点で，ある程度の侵襲行為に対して患者は暗黙の了解を与えているものと考えられるため，必ずしも文書による同意である必要はない．しかし，どのようなものであれ研究を目的として採血を行う場合には，原則的に文書による同意を得なければならない．特に，臨床研究や疫学研究などで，日常診療や健(検)診の採血の延長として研究用の採血を行う場合には，研究目的の採血である旨，また，検査項目や検査内容について事前に明確に説明する必要がある.[1358]

臍結合奇形 monomphalus 臍部で結合している双生児のこと.[1631]

採血時のケア 検査や輸血用の血液を採取することを採血という．通常は静脈血を用い，上腕静脈(肘窩部)を穿刺部位として採取することが多い．検査の種類や乳幼児では耳朶や指頭を穿刺して毛細管で採取することもある．動脈血ガス分析では，ヘパリンを入れた注射器に針をつけて行うこともあり，その後十分に圧迫止血する必要がある．いずれにしても身体侵襲を伴うために必ず事前に対象者に目的，方法などを説明し，承諾を得る．採血実施前に患者確認，検体容器の確認，検体の保存方法や採血に必要な物品を確認しておく．感染予防のために手袋を着用して行う．実施時に，片手で検体容器の取り替えや消毒用綿花を扱う場合を考えて安全に効率よく行えるよう物品を配置する．駆血帯は片手ではずすときに刺入部に触れずにはずせるように工夫して締める．解剖学的に神経損傷を起こさず目的量を採取できる位置を確認して，刺入部と血管を選択する．選択した血管が見えにくいときには，駆血帯をしたまま手のひらを握ったり開いたり(グーパー)を5回ほど繰り返してもらう．または採血部位を温タオルで温めて血管を怒張させるなど工夫する．採血針を刺入する直前に対象者に「針を刺す」ことを告げる．血液の逆流を確認し，針を固定するときは対象者にしびれや気分不快がないか確認してから行う．採血中も対象者の表情に注意する．採血を終了するときにも声をかけ，対象者に異常がないか確認する．止血には血液の溶血を防ぐため乾燥した清潔な綿花などを使用する．凝血機能が低下している場合には，状態に応じて止血圧迫時間を長くする．血液(検体)が凝固すると検査が不可能になる場合があるので，血液の凝固を防止するために溶血しないように注意しながら抗凝固薬を混和する．また，冷暗所保存や血清凍結保存など検査目的に応じて検体を保管管理し，検査の精度管理にも配慮する．[1239] ⇨参静脈血採取法→1461

●採血に用いる前腕の静脈と神経の走行

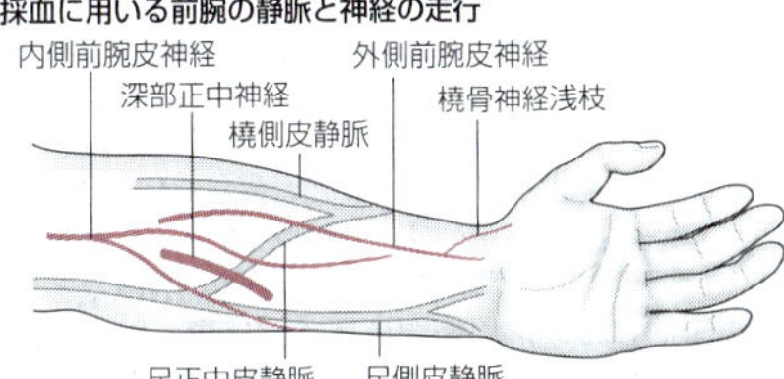

採血法⇨参静脈血採取法→1461

サイケデリック psychedelic ［精神展開］ ①サイケデリック体験．オズモンド Humphry Osmond は，1957年，幻覚剤による体験をサイケデリック体験と表現した．感覚的な認知や幻覚を特徴とする特異な精神状態であり，不安・恐怖のほか，逆に多幸感をも伴う一過性の体験であるが，精神病者の体験との類似が注目されている．②サイケデリック薬．急性作用として①のような幻覚を出現させる薬剤や物質，すなわち幻覚剤(LSD-25 など)．その他，メスカリンやサイロシビンなどがある．[1025] ⇨参幻覚剤→939，幻覚→938

サイケデリック体験 psychedelic experience LSD-25 という薬物の服用体験により，幻視を主とした幻覚作用と他の知覚，聴覚などを含めた特異な感覚世界を経験したり，超常的な体験が得られることもあるなどから，ヒッピーなどによる体験を通じて1つの時代的風潮をも形成した．ギリシア語の psyche(魂)と eidos(見る)とを合わせた言葉であり，1957年，オズモンド Humphry Osmond によってはじめて使われた．サイケデリックの日本語訳は「精神展開」が採用されている．LSD はリゼルグ酸ジエチルアミドの略号．その他，幻覚を誘発する物質に，メスカリン，サイロシビン，大麻などがあるが，法的に禁止されている．[1025] ⇨参幻覚→938，LSD→78

再建外科 reconstructive surgery ［再建手術，修復手術］ 各種先天異常や外傷，腫瘍切除などにより生じた組織欠損に伴う障害を，形態・機能の両面において，自家組織やときには人工物を用いて修復しようとする外科．体表だけでなく，消化管などの深部臓器においても行われる．[1246]

再建手術 reconstructive operation⇨同再建外科→1155

再現性 reproducibility ［精密性，日内再現性，日間再現性］ 試料を繰り返し測定した場合にみられる変動を指す．連続的に測定した場合の同時再現性，日内の変動を示す日内再現性，そして日間再現性がある．再現性を求めるためには，少なくとも20回は測定し，その平均と標準偏差を求めるが，濃度に関係なく比較する精密度として変動係数(標準偏差/平均値×100%)で表すことが多い．[263] ⇨参同時再現性→2108，変動係数→2650

鰓(さい)原性奇形 branchiogenic malformation ［鰓(さい)溝性奇形］ 鰓弓の発達が障害されたために起こる奇形．巨口症(横顔裂)，小耳症，正中裂，口唇裂，口蓋裂，斜顔面裂，副耳，耳介変形などがみられる．[1631] ⇨参鰓弓(さいきゅう)症候群→1151

鰓(さい)原性囊胞 branchiogenic cyst⇨同鰓囊(さいのう)胞→1168

鰓(さい)原性瘻孔 branchiogenous fistula⇨同鰓瘻(さいろう)→1177

柴胡 Bupleuri Radix，bupleurum root 生薬の1つ．基原はセリ科のミシマサイコの根．成分としてサイコサポニン saikosaponin a，c，d，e などを含む．柴胡剤として炎症の亜急性期の弛張熱を目標に用いる．慢性炎症や横隔膜周囲に病変があるときにみられる腹部所見の胸脇苦満(きょうきょうくまん)を目標に処方される．薬理作用として，抗炎症作用，中枢抑制作用，抗腫瘍効果，細胞膜保護作用などの報告がある．副作用は，柴胡単独ではないが，柴胡剤では間質性肺炎などの報告がある．代表的処方は小柴胡湯(しょうさいことう)，大柴胡湯(だいさいことう)，四逆散(しぎゃくさん)，柴胡桂枝湯(さいこけいしとう)，柴苓湯(さいれいとう)，柴朴湯(さいぼくとう)など．[492] ⇨参胸脇(きょうきょう)苦満→752，小柴胡湯(しょうさいことう)→1433

採光 〔natural〕lighting 太陽光による自然照明を室内に導き入れて，明るい状態にすることをいう．適当な明るさで快適な生活環境を得るためには，100-1,000ルクス(lux)の照度が必要とされる．食事や団らんで200-500 lux，化粧，工作，事務作業で300-750 lux，製図や手芸などで1,000 lux 以上が目安である．採光は，自然光線と人工照明に分けられる．自然光線による所要採光量を得るための窓面積は，建築基準法により居室床面積の1/5～1/7(天窓では1/5)，その他の建築物では種類ごとに床面積に対して1/5～1/10と規定されている．自然採光は太陽光によって採光を得るので，南向きの窓では直射日光が入るため，季節や天候によって明るさが左右される．一方，北向きの窓では直射日光は入らないが，空からの光(天光)により年中平均した照度が得られる．人工照明は，人工光線すなわち光源を用いて明るさを得るが，照明方法には直接，間接，全般，局所照明がある．

鰓(さい)溝⇨参鰓弓(さいきゅう)→1151

再興感染症 re-emerging infectious disease 結核，マラリアのように近い将来克服されると考えられてきたが，再び勢いを得て脅威を与えている感染症をいう．結核はかつて亡国病といわれ，恐れられてきたが，「結核予防法」〔2007(平成19)年廃止され「感染症法」に統合〕に基づく健康診断や予防接種，公費負担医療制度などにより劇的な減少をみた．しかし1980年代頃より結核罹患率が徐々に上昇し始め，1997(同9)年には新登録患者数，罹患率ともに著しく上昇したことに伴い，1993(同5)年にWHOが発した「世界結核緊急事態宣言」を受け，わが国でも1999(同11)年に，厚生大臣(当時)による「結核緊急事態宣言」が発せられた．わが国の結核罹患率は，欧米諸国と比べ群を抜いて高く(1992)，しかもハイリスク者(高齢者，合併症がある人，住所不定の人)に多いという特徴がある．そこで2002(同14)年に厚生科学審議会感染症分科会から「結核対策の包括的見直しに関する宣言」が出され，2003(同15)年から，小学1年生と中学1年生に対するツベルクリン反応検査，BCGの再接種を廃止するとともに，患者の早期発見と蔓延予防のための接触者検診と直接服薬確認法 directly observed treatment short-course(DOTS)による強化が図られることになった．また2004(同16)年，「結核予防法」の改正が行われ，地域の実情に応じて全国規模で弾力的に運用できるよう「日本版21世紀型DOTS戦略推進体系図」が提示され，2007年の「感染症法」への統合後も展開中である．[1451]

在郷軍人病 legionnaires' disease⇨同レジオネラ症→2975

最高血圧 maximal blood pressure ［最大血圧，収縮期血圧］ 動脈血圧は心臓の収縮，拡張に伴って周期的に変動し，心臓収縮期に最も高くなる．これを最高(最大)血圧，収縮期血圧と呼ぶ．通常，上腕動脈において測定し，そのときの圧波形の最大値のこと．[226] ⇨参最低血圧→1166

鰓(さい)溝性奇形⇨同鰓(さい)原性奇形→1155

鰓後(さいこう)性甲状腺腫 postbranchial goiter 鰓後体発生過程の遺残物から発生する腫瘍．甲状腺傍細胞(C細胞)の発生原基である鰓後体は，胎生期に第5咽頭囊から派生し，尾側外側を移動して甲状腺側葉と癒合し，最終的に甲状腺細胞内のC細胞が形成される．この遺残瘻孔は，急性甲状腺炎の原因構造として重要と考えられている．この発生過程の遺残物から発生したと考えられる甲状腺腫瘍である．[783] ⇨参異所性甲状腺腫→240

再構成法 reconstruction ［画像再構成法］ CTの投影データやMRIの元データから二次元断層像を作成すること．種々の方法があるが，CTではフィルター逆投影法，MRIでは二次元フーリエ Fourier 変換が主流である．[8] ⇨参フーリエ変換→2517

鰓(さい)溝性瘻(ろう)⇨同鰓瘻(さいろう)→1177

最高明瞭度 maximum articulation score⇨同語音弁別能→1076

罪業(ざいごう)妄想 delusion of guilt ［罪責妄想］ 自己のささいな過失，怠慢や考えについて，重大な過失や罪をおかしたと罪責感，自責感を抱く妄想．微小妄想の1つであり，うつ病に特徴的であるが，統合失調症などにもみられる．ささいな過失や怠慢を不つり合いなほど強く自責し，動機と妄想発生の関係が了解できない一次妄想と，自己不全感や自己非難から生じ動機と妄想発生の関係が了解できる二次妄想がある．[973] ⇨参微小妄想→2444

サイコオンコロジー psychooncology ［精神腫瘍学］ 癌と心の関係を解明していく研究領域や，心理的・社会的・倫理的側面を十分に配慮した癌診療を指す．1970年代の欧米で誕生した．その目的は，①すべての病期にある患者，家族，医療従事者の精神的負担を明らかにし支援する，②発病危険因子や生存に影響する心理・社会・行動学的因子の役割を同定し癌の予防や治療に用いることにある．[1592]

在庫管理 inventory management(control) 事業活動に必要な材料など，在庫品の適正な量およびその構成を掌握し，その購入や貯蔵，出荷の流れを事業活動の目的と目標に合わせてマネジメントすることを指す．事業目標に合わせて適正な量とその構成を決めるため，定期的な在庫品の棚卸しを行って，最高および最低在庫量，その回転率を把握する必要がある．在庫品の出入りは品種別に分類し，適正な記録に残して見直しができる仕組みにすることが必要．棚卸しは月末または年度末などある一定の時点を決めて，その時点における事業活動に必要な在庫品などが数量的にいくつあるかを実際に数えて計量し，資産としての在庫高を求めることをいう．[1361,1031]

柴胡桂枝湯(さいこけいしとう) saikokeishito 医療用漢方製剤の1つ．小柴胡湯(しょうさいことう)と桂枝湯(けいしとう)を合わせた方剤．主として急性熱性疾患，腹痛を伴う消化器疾患に用いる．漢方医学では，急性熱性疾患では，口が苦い，食欲低下，軽い嘔気などの小柴胡湯証に加えて，悪寒，身体痛などの表証(体表部付近の症状)があるものに使用する．慢性疾患では，胸脇苦満(きょうきょうくまん)と腹直筋緊張を目標に用いるとされる．臨床的には，応用範囲は広く，感冒，胃炎，機能性胃腸症，胃・十二指腸潰瘍，胆石，胆嚢炎，膵炎のほか，気管支喘息，ストレスによる諸症，夜尿症，肩こりなどに用いる．副作用は間質性肺炎，偽アルドステロン症，ミオパシー，肝機能障害など．出典：『傷寒論』，『金匱要略』．構成生薬：サイコ，ハンゲ，オウゴン，ニンジン，カンゾウ，タイソウ，ショウキョウ，ケイヒ，シャクヤク．[128]

再骨折 refracture 骨癒合の不完全な状態で，同部位に骨折部の強度を上まわる応力が加わり，再度同様の骨折を生じること．[795]

サイコドラマ⇨同心理劇→1607

歳差運動 precession，precession movement NMRの基礎用語の1つ．陽子は強い磁場の中でコマが倒れる直前のような回転運動(スピン)をくり返している．このスピンの回転を歳差運動といい，周波数(ラーモア Larmor)は磁場の強さによって決定される．[264]

臍疾患　新生児の臍部に起こる疾患の総称．主に臍出血，臍肉芽腫，臍膿漏，臍炎などをいう．臍帯は生後1-2週でミイラ化して脱落するが，創面は3週くらいまでは疎通しており，細菌感染を起こす場合がある．沐浴後の処置を適切に行い，局所の清潔を保つことが重要．[1631]

臍ジフテリア　umbilical diphtheria　ジフテリア菌 *Corynebacterium diphtheriae* による感染症で，生後6-7日目の新生児に多い．臍底には灰白色の急性偽膜(ジフテリア膜)が生じ，膿性滲出液中に菌が証明される．治療は抗毒素血清を投与する．[304]

最終共通路　final common path　すべての運動神経系経路の出力部となる脊髄前角の α 運動ニューロンのこと．[1230]

最終月経　last menstrual period；LMP，previous menstrual period　最後の月経が始まった日．最終月経開始日から妊娠週数を計算する．[1510]

臍出血　umbilical hemorrhage　新生児の臍部からの出血．不適切な結紮，外傷，臍肉芽腫，臍感染，敗血症，血小板減少症，第XIII因子欠乏症などが原因．治療は再結紮，ビタミン K_1，抗生物質の投与，基礎疾患の治療を行う．[1631]

再循環リンパ球　recirculating lymphocyte　血液系とリンパ系の間を再循環しつつあるリンパ球の総称．血中のリンパ球のほとんどがこれにあたる．この再循環現象により，リンパ球は抗原に出会い，この情報を全身に伝えることができる．[1439]

最小影響量　lowest observed effect level；LOEL　［最小作用量，LOEL］　一般にはある物質が生体に影響を与える最小量をいう．通常は毒性試験で用いられる用語で，投与により何らかの影響が認められた最低の曝露量のこと．すなわち，投与群で統計学的または生物学的に優位な影響が観察される最低の投与量を指す．影響のなかには有害，無害両方を含むので一般には最小毒性量 lowest observed adverse effect level(LOAEL)に等しいかそれより低い値である．最小作用量ともいう．投与方法，曝露手段としては経口・経皮・経静脈・吸気など各種の経路がある．[24]

最小可聴閾値　auditory threshold，minimum audible threshold　ヒトが音として感じることのできる最小の音圧で，周波数にも関係する．動物種によって異なり，また加齢によっても変化する．[1230]

細(最)小肝癌　small liver cancer，small liver carcinoma　直径2cm以下の単発性，小結節性の早期肝細胞癌．肝硬変患者の注意深い経過観察および画像診断の進歩によって近年多く発見されるようになった．腺腫様過形成，異型腺腫様過形成，早期肝細胞癌は一連の増殖性病変で被膜を有さず，超音波検査で低エコー，血管造影で乏血管性 hypovascular とされる．細小肝癌というほうが一般的．[925] ⇨[参]肝細胞癌→601，腺腫様過形成→1763

最小血圧⇨[同]最低血圧→1166

細小血管症⇨[同]微小血管障害→2443

最小紅斑線量　minimal erythema dose；MED，erythema dose　［MED］　紫外線を皮膚に照射して，紅斑が生じるために必要な最小の紫外線量のこと．通常紫外線UV-Bを用いて，10秒刻みに照射量を増やし，24時間後に測定．光線過敏性皮膚疾患では最小紅斑線量が減少する，すなわち照射時間が短縮する．[502]

最小殺菌濃度　minimum bactericidal concentration；MBC　感染症の治療に用いられる抗菌薬の効果を判定する薬剤感受性試験法の1つ．ある微生物が殺菌される最小の薬剤濃度をいう．最小発育阻止濃度 minimum inhibitory concentration(MIC)と同時に検査することによって，抗菌薬の効果が殺菌的か静菌的かの判定ができる．[324]

最小作用量⇨[同]最小影響量→1157

最小致死量　minimum lethal dose；MLD　毒素，毒性物質，微生物などが，ある条件下で動物を殺すのに必要な最小量．しかし，実際にこの量を測定することは困難で，再現性に乏しい．現在この欠点を克服した致死量の測定法として50%致死量 median lethal dose (LD_{50})が用いられている．[324]

最小二乗法　least square method　回帰分析法の1つで，観測値と予測値の差(残差)の平方(二乗)和を最小になるように求める方法．回帰直線 $y = ax + b$ を求める場合に，各点から y 軸に平行にこの直線におろした距離(それぞれ d_1，d_2，… d_n)の二乗の和($d_1^2 + d_2^2 + \cdots + d_n^2$)が最小となるように a と b を求める．[467] ⇨[参]回帰分析→429

最小尿意⇨[同]初発尿意→1494

最小肺胞内濃度　minimum alveolar concentration；MAC　［最小麻酔濃度］　1965年にEgerらが提唱した吸入麻酔薬の強さを比較するための概念．動物では尻尾をつまむ刺激，ヒトでは皮膚切開刺激に対し50%の対象が体動を起こさなくなるときの1気圧，37℃における吸入麻酔薬の肺胞内濃度をいう．MACが低いほど，麻酔薬としての効果は強い．1MACはイソフルランでは1.15%，セボフルランでは2.0%程度である．MACを上昇させる因子としては体温上昇，甲状腺機能亢進症，慢性アルコール摂取，α アンフェタミンなどの中枢神経のカテコールアミンを増加させる薬物などがある．MACを低下させる因子としては加齢者，妊娠，低体温，低酸素(Pa_{O_2} 38 mmHg以下)，麻薬や鎮静薬の使用，レセルピンや α メチルドパなどの中枢神経のカテコールアミンを低下させ枯渇させる薬物などがある．また複数の吸入麻酔薬を同時に使用するときには，それぞれの麻酔薬のMACを加算して全体のMACとすることができる．MACの1.3倍程度では，ほとんどの患者が皮膚切開によって体動を起こさない．[1403]

最小発育阻止濃度　minimum inhibitory concentration；MIC　［MIC］　菌の発育を阻止する最小薬剤濃度．薬剤感受性試験で求められる．数値が小さいほど抗菌活性が高く，抗菌薬が有効であることを示す．[1615]

最小分離能　minimum separable　［空間分離能］　2つの点または線を見分けられる最小の値．一般的な小数視力(ランドルト Landolt 環で測定された視力のこと)は，識別できる2点が眼となす角度(単位：分)，最小視角の逆数である．[1601] ⇨[参]視角→1229

最小偏倚腺癌　minimal deviation adenocarcinoma⇨[同]悪性腺腫→141

最小麻酔濃度⇨[同]最小肺胞内濃度→1157

細静脈　venule　［小静脈］　毛細血管数本が合流してできる静脈で，管径15-20 μm 程度，壁は連続する内皮細胞と薄い縦方向に並ぶ細網線維とわずかな線維芽細胞よりなる．光顕的に毛細血管と同じであるが，管径は広く，周皮細胞の発達をみる．機能的には毛細血管より化学物質に反応しやすく，液性成分の漏出と関連している．（図参照⇒微小循環→2443）[439]

臍静脈⇨同臍帯静脈→1162

臍静脈索⇨同肝円索→567

最小有効線量 minimum effective dose；MED 放射線治療上，腫瘍内で効果を得るのに必要な最小限の線量．[18]

菜食主義者 vegetarian ［ベジタリアン］ 動物の肉や魚肉を食べず，野菜，果物，穀物，いも，豆類などのみを食物とする食習慣をもつ人．これらの人は厳格菜食主義者 strict vegetarian と呼ばれるが，ほかにそれに代えて卵を食べる習慣をもつ人，牛乳，チーズなど乳製品を食べる習慣をもつ人も菜食主義者に含める．[543]

臍処置 umbilical treatment 新生児において臍帯断端は細菌の侵入口となる恐れがあるため，臍帯脱落までの臍処置には厳重な無菌操作が必要．まず臍帯断端に出血や異常がないことを確認し，アルコールなどで消毒．必要時にはその後，臍ガーゼで固定する．臍帯脱落後は，臍窩からの滲出液がなくなるまで消毒を続ける．[1631]

細針吸引生検 fine needle aspiration biopsy；FNAB 直径が 0.6 mm（23 ゲージ）程度の細針を経皮的に穿刺して，吸引用のピストル型器具などを用い陰圧をかけて組織を試験的に吸引すること．リンパ節や甲状腺など比較的体表面から浅い臓器の試験切除（生検）などに行われることが多い．細い針を用いるため，1 回の穿刺では確実に目標とする細胞が得られず，偽陰性となることもあり，複数回の穿刺が必要．[30] ⇨参生検→1667

さ

サイズ選択性障壁（関門） size selective barrier 腎臓の糸球体係蹄壁の透過性を調節する主要な因子の 1 つ．基底膜毛細管壁はメッシュワーク構造からなっており，サイズ選択性障壁と荷電選択性障壁 charge selective barrier という 2 つのバリアで透過性が制御されている．糸球体疾患においては，基底膜の傷害の程度に応じてサイズ選択性障壁（関門）が傷害され，アルブミンだけでなく IgG などの大分子も尿中に漏出する．[858] ⇨参荷電選択性障壁（関門）→537

再生 regeneration 生後，何らかの原因で失われた組織や細胞が，残存する組織や細胞の増殖によって再びもとの状態に復元されること．プラナリアなどの原始動物においては個体を半分割しても再生可能であり，トカゲも自切した尾を再生できる．これらは組織修復的な再生である．ヒトの体内では生理的な再生が常に行われ，寿命を終えて死んでいく細胞を補い個体を維持する細胞の新旧交代がある．皮膚の表皮細胞や消化管粘膜などの上皮細胞はこの生理的な再生を活発に行っている．創傷治癒においても組織修復的な再生現象が起こる．[269]

再生医療 regeneration medicine, regenerative therapy, reparative therapy ヒトの体内では，細胞の新旧交代など恒常的に生理的再生が繰り返されている．また創傷が治癒する過程でも，ヒトは自身の組織を修復する能力をもっており，この能力を医療へ臨床応用しようとするのが再生医療である．臨床現場においては，かねてより骨髄移植などの再生医療が行われてきたが，遺伝子組成がまったく同一のコピー動物を複製できるクローン動物技術が開発され，また，あらゆる臓器・組織の細胞への分化能をもつ ES（embryonic stem）細胞（ヒト胚性幹細胞）が現実のものとして確立された現在，再生医学による新たな治療法が望まれている．ただし，ES 細胞は，受精数日後にヒト胚から採取されるもので，これを利用すること自体に倫理上の問題を伴う．しかし近年，ES 細胞に代わるものとして人工多能性幹細胞 induced pluripotent stem cell（iPS 細胞）が開発された．iPS 細胞は能力的にも ES 細胞と遜色なく，ヒトの皮膚細胞からつくられるため倫理問題も克服できるので，さらに進んだ細胞の再生移植療法が期待される．⇨参ES 細胞→48，iPS 細胞→68

済生学舎 1876（明治 9）年医師の長谷川泰が創立した医学校．校長は長谷川泰．1875（同 8）年医術開業試験制度が布告されたのにあわせて，同試験の受験生を対象に開校した私立医学校であるが，1903（同 36）年医学専門学校令が出て，私立医学校を医学専門学校に昇格することが求められたときに廃校した．済生学舎ははじめは東京府小石川区本郷元町にあったが，焼失したあと東京帝国大学に近い湯島 4 丁目に移り蘇門病院を併設するなど規模を拡大した．教師のほとんどが医学部の助手であったからである．済生学舎の入学資格は学歴，年齢，学資など問わず，さらに 1884（同 17）年から 1900（同 33）年まで女子の入学を許可したために全国各地から生徒が集まり，その数は 2 万 1,000 人余に及んだ．学則では修業年限は 3 年と定めていたが，1883（同 16）年に改正された医術開業試験制度に従い，前期試験（基礎科目），後期試験（臨床科目）合格をもって修了とした．済生学舎で学んで医術開業試験に合格した医師の数は約 9,600 人と公称されている．その中に野口英世や吉岡弥生がいる．[654]

再生産率 reproduction rate 1 人の女性がその年次の年齢別出生率で一生の間に産む平均女児数．15-49 歳の母の年齢別女児出生数の和を同年齢の女性数の和で割ったもの．1.0 を割り込むと将来的には人口は減少する．女児が妊娠可能な年齢に達するまでの死亡を考慮しない総再生産率と考慮した純再生産率がある．一生の間に産む平均男女児数である合計特殊出生率を粗再生産率と呼ぶことがある．[467] ⇨参合計特殊出生率→993

再生不良性貧血

aplastic anemia；AA ［低形成性貧血］

【概念】 造血に必要な鉄，ビタミンなどは十分に体内に存在しているが，赤血球，好中球，血小板を産生する**造血幹細胞**が減少して貧血，赤血球や白血球，血小板のすべてが減少する**汎血球減少**が出現する疾患．

【疫学】 わが国での発症頻度は欧米より高く，年間約 5 人/100 万人である．

【病態生理】 造血幹細胞が減少する原因として造血幹細胞自体の異常，造血幹細胞を分化成熟させる環境（造血微細環境）の悪化，自己免疫的機序による造血幹細胞傷害があげられている．先天性と後天性に分類され，前者はファンコニ Fanconi 貧血であり小児に発症し，後者は特発性と二次性に分かれる．特発性が 90%，二次性が 10% 程度であり，二次性の原因は肝炎ウイルス，薬物，放射線被曝，化学物質があげられる．すべての薬剤が原因となりうるが，抗生物質(クロラムフェニコール系など)，糖尿病治療薬，H_2受容体拮抗薬，抗炎症薬，抗リウマチ薬，抗甲状腺薬，抗てんかん薬などが代表である．化学物質としてはベンゼンなどの有機化合物，殺虫剤があげられる．

【症状】 末梢血の汎血球減少のため，貧血(顔色不良，動悸，息切れ，全身倦怠感)，感染症(肺炎，敗血症，真菌感染)とそれに起因する発熱，出血傾向(紫斑，鼻血，吐下血，脳出血，喀血など)が出現するが，汎血球減少の程度により軽症から重症までさまざまである．現症(身体所見)は貧血のみで，肝脾腫，リンパ節腫脹，黄疸は認めない．

【診断】 末梢血，生化学検査，骨髄穿刺・生検，骨髄シンチグラフィー，MRI などの検査所見と，汎血球減少と骨髄低形成をきたす他の疾患を除外することから診断する．末梢血所見において**正球性**または**大球性正色素性貧血**，相対的リンパ球増多を認め，網赤血球の増加がないこと，骨髄は低形成で，生検標本では脂肪髄となり，血球形態異常は認めないことを原則とする．重症度は厚生労働省の重症度分類に従う．赤血球のみが特異的に著減している場合は純赤芽球癆と診断する．①末梢血：汎血球減少(成人では RBC；男性＜400万/μL，女性＜350万/μL，WBC；＜4000/μL，Plt；＜10万/μL)，網赤血球の増加がない．②汎血球減少をきたす疾患の除外：例えば LDH 高値例はハム Ham 試験，砂糖水試験を施行し発作性夜間ヘモグロビン尿症を否定する．③生化学検査：LDH を含めた肝機能，腎機能検査は正常．血清鉄高値，血清銅高値，血清フェリチン高値となる．④骨髄穿刺・生検：有核細胞が減少した骨髄低形成，無形成となる．⑤骨髄シンチグラフィー，MRI：インジウムの取りこみ低下，T_1画像で均一の高信号となる．

【治療・予後】 原因がわかっている二次性の場合はそれらを取り除くこと，特発性の場合には重症度分類から治療方針を決定する．治療法には**免疫抑制療法**，**骨髄移植**，タンパク同化ステロイド療法，支持療法がある．①軽症：汎血球減少が進行していなければ，無治療で経過観察とする．回復が認められない，あるいは汎血球減少が進行する場合には，造血刺激作用を有するタンパク同化ステロイド(アンドロゲン)を投与する．②中等症：免疫抑制療法として，造血幹細胞を傷害していると思われるリンパ球を殺す抗胸腺細胞グロブリン療法(ATG)と，シクロスポリン療法，メチルプレドニゾロン大量(ステロイドパルス)療法が施行される．③重症，最重症：40歳以下の若年者では HLA 適合ドナーが存在し，希望があれば造血幹細胞移植を施行する．同種骨髄移植の予後は 70-80% である．40歳以上の場合には免疫抑制療法が第一選択とされてきたが，造血幹細胞移植法の進歩により現在は60歳以上でも幹細胞移植が行われている．[1038]

●再生不良性貧血の重症度基準〔2004(平成16)年度修正〕

stage 1	軽症	下記以外
stage 2	中等症	以下の2項目以上を満たす 網赤血球　60,000/μL 未満 好中球　1,000/μL 未満 血小板　50,000/μL 未満
stage 3	やや重症	以下の2項目以上を満たし，定期的な赤血球輸血を必要とする 網赤血球　60,000/μL 未満 好中球　1,000/μL 未満 血小板　50,000/μL 未満
stage 4	重症	以下の2項目以上を満たす 網赤血球　20,000/μL 未満 好中球　500/μL 未満 血小板　20,000/μL 未満
stage 5	最重症	好中球 200/μL 未満に加えて，以下の1項目以上を満たす 網赤血球　20,000/μL 未満 血小板　20,000/μL 未満

注　定期的な赤血球輸血とは毎月2単位以上の輸血が必要なときを指す．

厚生労働省「特発性造血障害に関する調査研究班」平成16年度改訂

再生不良性貧血の看護ケア

【看護への実践応用】 観察のポイントは，汎血球減少症(貧血，白血球減少，血小板減少)に伴う症状などである．また，肺出血，頭蓋内出血や肺炎などの重症感染症に伴う異常の早期発見に努める．めまい，頭痛，動悸など貧血症状に対しては，安静を保持する．白血球減少(好中球が 500/μL 未満はステージ4の重症)に対する感染予防として，手洗い，マスクの着用，含嗽の励行，刺身などの生ものの摂取を避ける，人ごみを避けるなどの指導を行う．出血予防としては，処置後の止血を確実に行う，速やかな血圧測定，排便コントロール，かたい歯ブラシを避ける，鼻を強くかまないなど皮膚や粘膜を傷つけないように指導する．原因は特定できないことも多く，治療法は対症療法が中心であり，出血や感染で入退院を繰り返し，輸血療法も頻回となり患者は不安を抱きやすいため，家族を含めた精神面のサポートが重要である．治療は，重症度分類により治療法が選択される．重症患者の治療には，骨髄移植や免疫抑制療法(抗胸腺細胞グロブリン療法)が行われるため，治療法の選択に対する意思決定への支援が必要である．また，特定疾患制度の対象疾患(難病)となっているため，申請手続きの説明を行い，難病医療費助成が受けられるように支援する．[696] ⇨参再生不良性貧血→1158

再生不良性貧血-PNH 症候群　aplastic anemia-paroxysmal nocturnal hemoglobinuria syndrome, aplastic anemia-PNH syndrome　再生不良性貧血の特殊型で，再生不良性貧血の経過中に発作性夜間ヘモグロビン尿症(PNH)へと移行する造血幹細胞疾患．1967年にルイス S. M. Lewis とデイシー J. V. Dacie により提唱された．再生不良性貧血と診断後，ハム試験，砂糖水試験が陽性となることで診断する．治療も PNH に準じて，タンパク同化ホルモンあるいは副腎ステロイドの投与，補体成分を除去した濃厚赤血球あるいは洗浄赤血球の輸血などを行う．[1038] ⇨参再生不良性貧血→1158，発作性夜間ヘモグロビン尿症→2708

砕石位⇨同切石位→1737

砕石器《泌尿器の》⇨同膀胱砕石器→2663

砕石術　lithotripsy　［結石破砕療法］　物理的エネルギーを用いて結石を小さな破片にして除去する治療法で，現在の尿路結石治療の主流となっている．体外衝撃波

さ

結石破砕術(ESWL)は体外で発生させた衝撃波を結石に収れんさせ，人体組織と音響インピーダンスの異なる結石に衝撃波のエネルギーを吸収させ，結石を破砕する方法．内視鏡下でレーザー光線を結石に照射し，結石表面で衝撃波を発生させ結石を破砕する方法や，結石表面で放電を行い水圧衝撃波を結石に当てて砕石する方法，金属製の棒を介して超音波の振動や物理的打撃を結石に伝えて結石を破砕する方法などがある．膀胱結石に対しては内視鏡下で結石鉗子で破砕する方法がとられることが多い．[1244]

罪責妄想⇨同罪業(ざいごう)妄想→1156

再接着 replantation ［再縫着］ いったん切断された肢(指)を，骨，血管，神経，腱，筋などの縫合により，もとに戻す手術．通常，これらの吻合は手術用顕微鏡下に行われる．当然のことながら，血管を縫合せず，ただ，もとのように接着しても組織は生着しない．[1246]

細線維性糸球体症 fibrillary glomerulopathy ［細線維性糸球体腎炎］ 腎臓の糸球体の細胞外基質へのアミロイド様の細線維の沈着を認め，コンゴーレッド congo-red 陰性の症例をいう．リンパ増殖性疾患に合併することが多い．細線維の直径は通常，約 18-20 nm であるが，より太い細線維(32-50 nm)の沈着を有する症例をイミュノタクトイド糸球体症 immunotactoid glomerulopathy と呼ぶ場合もある．両者の区別は，電子顕微鏡による細線維の太さのみで行う傾向があり，臨床概念が確立されていない．[858]

細線維性糸球体腎炎 fibrillary glomerulonephritis⇨同細線維性糸球体症→1160

臍仙痛 umbilical colic ［小児期反復性腹痛］ 小児で臍周辺に突然疼痛が出現するもの．下痢や嘔吐はなく，疼痛の程度もいろいろであるが，急激に差し込むような痛みなので仙痛と呼ばれている．食事や排便とも関係は認められず，原因は不明であるが，自律神経の均衡の破綻，何らかの精神的因子による腸管蠕動の亢進などが考えられる．学童の約 10% にみられる．診断は器質的な疾患を除外した症状による．[1631]

再疎通 recanalization 血栓などによって閉塞していた血管が再び開通し，血流が回復すること．完全閉塞していた部分に血栓の器質化により肉芽組織が形成され，それに伴う新生血管によって血流が再び回復する現象．新鮮血栓により一時閉塞していた血管が線溶系の働きで血栓が溶け，血管がもとに戻る状態は血栓融解または血栓溶解と呼ぶ．[1468] ⇨参再灌流《心臓の》→1149，血栓溶解療法→926

臍帯 umbilical cord 胎児の臍輪から胎盤の胎児面に至る索状物．直径 1-2 cm で全長約 50 cm．臍帯内には 2 本の臍動脈と 1 本の臍静脈があり，その間はワルトン Wharton 膠質(血管を囲み臍帯圧迫から血管を保護する働きを担う)で埋められている．[1323] ⇨参胎児循環→1869，臍帯血管→1161

臍帯異常 abnormality of umbilical cord 臍帯の異常としては，長さ(過長，過短)，付着位置(臍帯-胎盤辺縁付着，臍帯-卵膜付着)，血管(単一臍動脈)，臍帯巻絡，臍帯過捻転，臍帯真結節などがある．[998]

最大拡散能力 maximal diffusing capacity for oxygen；$_{max}D_{LO_2}$ 肺における酸素の拡散能力の最大値．運動負荷により肺毛細血管灌流面積(拡散面積)が増すと，摂取される酸素量も増し，D_{LO_2}(酸素のコンダクタンス)も増加する．しかし，肺毛細血管灌流面積拡大には限界があるので，拡散能力(D_L)増加にも限界がある．最大拡散能力の標準値は次式で推定できる．$_{max}D_{LO_2}$ = 0.666 × 身長(cm) − 0.554 × 年齢 − 40.9．[1213]

最大拡張期電位 maximum diastolic potential ペースメーカー電位の一部の過程を指す．電位は活性化すると活動電位立ち上がり相を形成し，不活化は再分極にあずかり，最大拡張期電位に達してからその後再び徐々に活性化されペースメーカー電位を形成する．[226] ⇨参ペースメーカー電位→2622

臍帯下垂 forelying umbilical cord 破水前に臍帯が卵膜を通じて触知またはのぞき見ることができる状態．胎児の先進部の前方に臍帯があるため，先進部に圧迫されて胎児の生命を脅かす．羊水過多，狭骨盤，広骨盤，横位，骨盤位，多胎妊娠，胎児が小さいとき，早・前期破水，過長臍帯(通常 50 cm ほどだが 70 cm 以上のもの)，臍帯胎盤下縁付着やメトロイリンテル脱出時の場合にみられる．この場合，帝王切開となる．[1323]

臍帯過短 excessively short umbilical cord⇨同過短臍帯→524

臍帯過長 excessively long umbilical cord⇨同過長臍帯→524

臍帯過捻転 torsion of umbilical cord 臍帯中を走行する動静脈は緩やかなコイル状に捻転しているが，一方向の胎動によりきつく絞まった状態(過捻転)になると胎児循環を阻害する．胎児のウェルビーイング well being を阻害し，胎児死亡が発生することもある．[998]

最大換気量 maximum voluntary ventilation⇨同分時最大換気量→2606

在胎期間 gestational age⇨同胎齢→1906

臍帯偽結節 false knot of〔umbilical〕cord 臍帯は弾性のあるワルトン Wharton 膠質内を動静脈が蛇行して走行するが，部分的に肥大し内部の動静脈がとぐろを巻いたように結節状に見えることがある．真結節と異なり臨床的に問題になることはない．[998] ⇨参臍帯真結節→1162，臍帯結節→1161

臍帯寄生体 omphalosite 臍帯の血管で結合している非対称性二重体のうち，発育が著しく不良で小さいほうをいう．心臓は形成されず，胎内では胎盤から血液の供給を受けているが，出生後の生存は不可能．[1631]

最大吸気圧 maximal inspiratory pressure；MIP ［MIP］ 最大努力吸気中に口腔内にできる最大陰圧．呼吸筋の能力を表す指標となる．重症筋無力症などの神経筋疾患，呼吸不全における呼吸筋疲労で低下する．[953]

最大吸気量 inspiratory capacity；IC ［深吸気量］ 安静呼気位から吸気しうる最大の空気の量．予備吸気量に一回換気量を加えた気量に相当する．スパイロメーターで測定する．成人で 3-4 L 程度である．(図参照⇒肺気量〔分画〕→2333)[953]

最大許容集積線量 maximum permissible exposure⇨同線量限度→1800

最大許容線量 maximum permissible dose；MPD⇨同線量限度→1800

最大許容濃度 maximum acceptable(allowable) concentration；MAC, maximum permissible concentration；MPC ［許容濃度上限値，天井値］ 健康障害の危険のある物質の空気中の濃度が，作業中瞬時でもこの濃度以上になってはならない曝露の限界値であり，ほとんどすべての労働者に健康上悪影響がみられないと判断される濃度．急性中毒が生じるような刺激物質や麻酔作用のある物質の環境管理の指標に適している．[1015] ⇨参許容濃度→785，曝露限界→2365

臍帯クリップ umbilical cord clamp 臍帯を強くはさんで切断し，結紮するためのV字状クリップで，内側に凹凸がつけられている．[1323]

臍帯血 cord blood 臍帯動脈および静脈中を流れる胎児の血液．造血幹細胞が多く含まれるので，造血幹細胞移植の際に，骨髄移植の代わりに用いられることも多くなっている．[860]

最大血圧⇨同最高血圧→1156

臍帯血移植 cord blood transplantation⇨参骨髄移植術→1107

臍帯血液ガス分析 umbilical cord blood gas analysis 臍帯血のガス分析により胎児あるいは娩出直後の児の状態を評価する方法．分娩直後の場合，クランプした臍帯から動脈血を採取する．血液ガス分析装置で，pHとPa_{CO_2}(動脈血炭酸ガス分圧)，Pa_{O_2}(動脈血酸素分圧)，HCO_3^-(重炭酸イオン)の測定を行う．分娩直後の児の状態を診断する方法としては，アプガー Apgar スコアより正確である．pHが7.20以下の場合はアシドーシスが存在すると考える．代謝性アシドーシスで臍帯血ガス値がpH<7.00の場合は，神経学的後遺症が起こる可能性が高くなる．胎児血の採取は臍帯穿刺による．心拍モニターでウェルビーイング well being が確認できないときに適応となるが，侵襲性が高くあまり実施されない．[998] ⇨参胎児採血→1869，臍帯穿刺→1162

●臍帯血液ガス分析

pH<7.20において	Pa_{CO_2}(mmHg)	HCO_3^-(mEq/L)
呼吸性アシドーシス	高(>65)	正(≧22)
代謝性アシドーシス	正(<65)	低(≦17)
混合型	高(≧65)	低(≦17)

臍帯血管 umbilical cord vessel 臍帯の中を通る血管で，1本の静脈と2本の動脈からなる．臍帯静脈は，母体動脈血を胎児側へと流し，臍帯動脈は胎児の静脈血を胎盤へ流す．臍帯静脈の動脈血はアランチウス Arantius 管(静脈管)を通り下大静脈へ流れる血流と，門脈を経て肝臓へ流れる血流に分かれる．胎児循環を流れる血液のうち，内腸骨動脈を流れる血液が臍帯動脈を流れ母体へと流入する．臍帯動脈が1本の場合(単一臍動脈)，胎児奇形(主に心臓)の合併率が高い．[1323] ⇨参胎児循環→1869，前置血管→1775，静脈管→1460

臍帯結合体 omphalopagus 臍帯部でのみ結合している双生児．胎盤から伸びた臍帯の先端が2つに分かれ，それぞれの胎児につながっている．身体部分の結合はみられない．[1631]

臍帯結紮(けっさつ)時期 timing of umbilical cord clamping 臍帯結紮を行う時期と娩出児と胎盤の位置関係で，胎盤血液の児側への移行が規定される．娩出児を，子宮内の胎盤位置以下にすると，胎盤血液が約30 mL/分で児へ移行するといわれる．結紮を遅らせることは児への血液補給という意味があるが，蘇生などの処置を行ううえで，あまり時間はとれず，通常は30秒以内に行われる．ただし，血液型不適合妊娠時などで赤血球が破壊され，高ビリルビン血症を起こす可能性がある場合は，リスクを軽減するために娩出直後に臍帯結紮を行う．[998]

臍帯結紮(けっさつ)・切断 clamp and cut of umbilical cord 胎児娩出後，臍輪から約3cmの場所で臍帯ヘルニアのないことを確かめ，臍帯を太い絹糸で結紮あるいは臍帯クリップでとめ，さらに3cm胎盤側に止血鉗子をかけて，これらの間を切断する．児側の断端は消毒する．[1323]

臍帯結節 knot of umbilical cord 臍帯の結節には真結節と偽結節がある．真結節は絞まることにより胎児の血流に悪影響を生じうるが，偽結節は特に問題とはならない．[998] ⇨参臍帯真結節→1162，臍帯偽結節→1160

臍帯血バンク cord blood bank 臍帯血は胎児と胎盤を結ぶ臍帯を流れる胎児血であり，造血幹細胞を多く含んでいる．臍帯血移植は骨髄移植と同様に白血病などの治療に有効な治療法である．造血幹細胞移植を必要とする患者のための骨髄バンクと同様に，公的な臍帯血バンクがつくられている．その業務は，臍帯血の採取，分離，調製，検査，保存，提供の決定，搬送および情報の管理，提供である．臍帯血バンクに登録されている病院で臍帯血提供の意思をもつ妊婦から出産時に臍帯血が採取され，その後，臍帯血バンクの処理・保存施設にその臍帯血が送られ，検査および処理・保存される．バンクでは，常にHLA型の判明した臍帯血を液体窒素で保存しており，移植を希望する患者は主治医を通じてバンクに依頼し提供を受け，臍帯血移植を受けることができる．[1372]

臍帯巻絡(けんらく) coiling of umbilical cord, looped cord 臍帯が子宮内において胎児に巻きついた状態．体幹や四肢もありうるが，頸部の頻度が高く，出産時に問題になるのも頸部巻絡である．臍帯が長いほど発生頻度が高い．カラードプラ法で事前に診断することもできる．巻絡の回数が多く強度のときは胎児低酸素症の原因にもなりうる．出産時には用手的にはずし，不可能なときには臍帯をコッヘル Kocher 鉗子で2か所はさみ，間を剪刀で切断して，直ちに児を娩出する．[998]

最大酵素反応速度 maximum enzyme velocity；V_{max} ［最大速度］ 酵素反応において，基質が十分に存在するときの酵素反応の速度．通常，基質濃度が十分高く，すべての酵素分子が基質分子によって飽和されている場合に，酵素反応は最大になる．最大酵素反応速度は酵素の活性の強さを示し，これを酵素分子数で割ることにより，酵素の分子活性が求められる．[1559]

最大呼気速度 peak expiratory flow rate, expiratory peak flow rate 呼気中の最大速度．気道閉塞があると最大呼気速度が低下するので，気道閉塞の程度を表す指標となる．[953]

最大呼気中間流量 maximum mid-expiratory flow；MMEF ［最大中間呼気流量，MMEF］ 努力肺活量の25%が呼出されたある1点と，75%が呼出されたある1点を結ぶ直線の傾斜のこと．閉塞性障害で低下する．[141]

さ

最大呼気流速⇨同ピークフロー→2425

最大呼気流量⇨同ピークフロー→2425

臍帯採血 ⇨参臍帯穿刺→1162，臍帯血液ガス分析→1161，胎児採血→1869

最大酸素摂取量 maximum oxygen uptake ［$\dot{V}O_{2max}$］ 呼吸と循環系により，組織に供給できる酸素の最大量．競技選手でない日本人男性成人の平均値は 2-3 L/min である．[1335]

最大酸素負債量 maximum oxygen debt ［酸素負債量］ 運動開始とともにエネルギー需要はただちに増加するが，血流と有酸素代謝が適応するには時間がかかるため，酸素負債が発生する．軽い運動の場合には酸素負債は定常状態に達したあと一定となるが，強い運動の場合には運動が終了するまで増加し続ける．最大酸素負債量とは，ある個体において強い運動中に発生する酸素負債が一定の限界に達することで，健常者では約 4 L 程度である．[1213]

在胎週(日)数 gestational week⇨同胎齢→1906

最大手術血液準備量 maximum surgical blood order schedule；MSBOS 手術が行われる施設の過去のデータをもとに算出した，術式ごとの輸血準備の基準量．手術の際の過剰な血液準備を避けるために考案された概念．その施設の，その術式の平均輸血量の 1.5 倍が目安．[860]

臍帯循環⇨参臍帯血管→1161，胎児循環→1869

臍帯静脈 umbilical vein ［臍静脈］ 胎生期に胎盤から胎児の心臓に戻る血液が流れる血管．流れる血液は，胎盤で老廃物と二酸化炭素 CO_2 を排出し，栄養と酸素 O_2 に富んだ動脈血である．胎生初期には左右 1 対として発生するが，肝臓の発生に伴い血管系が変遷し，肝臓より遠位では左のみが残る．また，近位では肝臓内の類洞を流れる血液が増加するに伴いバイパス〔静脈管(アランチウス Arantius 管)〕が形成され，胎生 2 か月以降の胎児期には臍帯静脈の血流の大部分が直接下大静脈に流れるようになる．胎児と胎盤をつなぐ臍帯には，1 本の臍帯静脈と 2 本の臍帯動脈が含まれる．臍帯静脈は臍輪から胎児の体内に入ると，臍帯動脈と分かれて肝鎌状間膜の下縁を上行し，静脈管に至る．出生後，体内の臍帯静脈は退化し，肝鎌状間膜の下縁に肝円索として残り，静脈管は静脈管索となる．[1044] ⇨参臍帯血管→1161，静脈管→1460

●胎生期の血液循環

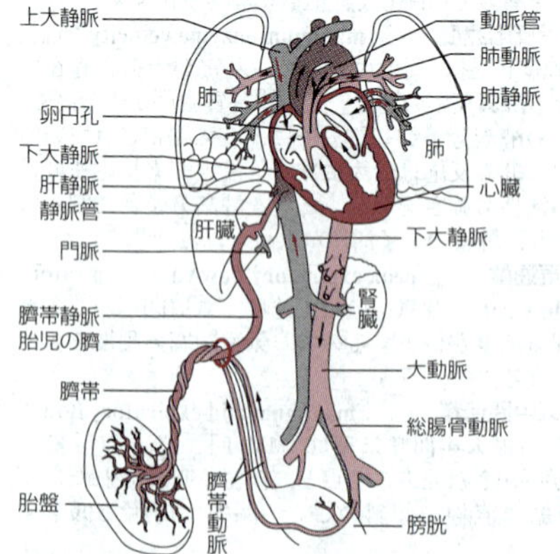

臍帯真結節 true knot of umbilical cord 過度の胎動により臍帯が結ばれ，結び目となったもの．血流障害が起こると，子宮内胎児死亡の原因となる．[1323] ⇨参臍帯結節→1161

臍帯穿刺 cordocentesis 胎児診断の 1 つの方法で，経腹壁的に臍帯血を採取し各種検査を行う．妊娠 18 週くらいから実施可能である．適応となるのは，胎児奇形などの場合の染色体分析，遺伝性疾患の出生前診断，Rh 不適合妊娠の評価，風疹ウイルスなどの胎児感染，胎児低酸素症の判定などである．具体的方法は，心拍モニターなどで児のウェルビーイング well being を確認したうえで，局所麻酔での超音波ガイド下に 20-23 G の PTC 針(胆管造影用針)を腹壁から穿刺して羊膜腔に挿入，臍静脈を胎盤付着部から 1 cm の部位において穿刺し，採血する．ヘパリン化注射筒に 2 mL 程度を吸引，止血を確認する．合併症として出血と胎児徐脈があり，術後もモニターで観察する．[998] ⇨参臍帯血液ガス分析→1161

臍帯剪刀(せんとう) umbilical cord scissors ［臍帯はさみ］ 分娩時に臍帯切断のために用いるはさみ．新生児に傷を負わせないように先端が鈍になっている．[1323]

最大速度⇨同最大酵素反応速度→1161

臍帯脱出 prolapse of umbilical cord ［臍脱］ 破水後に臍帯が子宮口から脱出し，腟または陰裂まで出ている状態．臍帯の圧迫により胎児側の循環が障害され，予後不良となるため，内診指で胎児先進部を持ち上げたまま緊急帝王切開へ移行する．胎児の先進部と子宮下部との間隙が広い場合や臍帯が通常より長い場合に起こる．全分娩の 0.5-0.8% に起こり，横位，骨盤位，頭位の順に多い．[1323]

臍帯断裂 rupture of umbilical cord 臍帯に急激な張力が加わり裂けることで，多くは分娩時に，特に吸引・鉗子分娩や墜落産などの際に発生する．臍帯の過短や巻絡などで過短臍帯となることが原因の場合が多く，また卵膜付着，過捻転などや臍帯脱出における臍帯還納なども原因となる．出血する場合以外は発見が困難である．臍帯血管が破れると胎児出血となり失血を招き，胎児死亡に至る場合もある．[1323]

最大中間呼気流量⇨同最大呼気中間流量→1161

臍帯動脈 umbilical artery ［臍動脈］ 胎児循環系で，胎児から胎盤へ向かう血液(二酸化炭素 CO_2，老廃物に富む静脈血)を入れた 2 本の血管．胎生初期に背側大動脈の腰部から出る 1 対の血管で，臍輪を出ると臍帯内で臍帯静脈に伴行して胎盤に向かう．出生後，体内部分の近位部は内腸骨動脈の枝の上膀胱動脈に，その遠位部は臍動脈索となり前腹壁内面の内側臍ひだの中を臍まで走る．胎児循環では，胎児→臍帯動脈→胎盤→臍帯静脈→胎児心臓の経路で，臍帯動脈には静脈血が，臍帯静脈には動脈血が流れている点に注意．(図参照⇒臍帯静脈→1162)[1044] ⇨参臍帯血管→1161

最大尿意 maximum desire to void；MDV 排尿したいと感じ，可能な限りがまんしたときの尿意のことで，そのときの膀胱の尿量を最大尿意量という．通常，膀胱の尿量が 350 mL をこえると尿意を感じ，最大尿意量は 400-500 mL とされる．[474]

最大尿細管分泌能力 tubular transport maximum；Tm ［尿細管分泌極量］ 腎臓の尿細管細胞はフェノールスルホンフタレイン(PSP)，ジ(ダイ)オドラスト diodrast，パラアミノ馬尿酸ナトリウム(PAH)などの体内異物を尿中へ分泌するが，これらの物質の血中濃度が高くなると転送能が飽和されて分泌量は一定となり，それ以上血中濃度が増加しても分泌量は変わらなくなる．これを最大尿細管分泌能力といい，尿細管の排泄機能を表す．[858] ⇨参再吸収極量→1151

最大尿流率 maximal urinary flow rate；Q_{max} ［最大尿流量率，MFR］ 単位時間に尿道を通じて排泄される尿量を，流量曲線として描出する検査(尿流量測定)で最大を示す率で，健常者では排尿開始より 3-5 秒で最大となり，男性では 20-25 mL/秒，女性では 25-30 mL/秒．前立腺肥大症などの排尿困難や高齢者では低下する．[474]

最大尿流量率 maximum urinary flow rate；MFR⇨同最大尿流率→1163

臍帯はさみ⇨同臍帯剪刀(せんとう)→1162

最大反応速度 maximal velocity；V_{max} 主に酵素反応における物理化学的性質を表す用語．酵素活性の場合は，その触媒反応速度が最大になるときの速度を意味し，単位は時間当たりの反応速度で表す．酵素反応は基質濃度によってその速度(活性値)が変わるため，少ない基質濃度で測定した結果は信頼性のない結果となる．したがって，酵素活性を測定する場合は，その酵素に十分な基質濃度とし，その最大反応速度に近い条件で測定すると安定した活性値が得られる．臨床検査で測定する条件は最大反応速度の 80-90% の速度で測定している．[263]

臍帯ヘルニア⇨同先天性臍帯ヘルニア→1782

臍帯辺縁付着 marginal insertion of umbilical cord ［羽子板様胎盤］ 通常，胎盤の側方または中央に付着する臍帯が胎盤の辺縁に付着するもの．臨床的意義は少ないが，子宮内胎児発育遅延や胎児機能不全(ジストレス)の原因となることがある．[998]

最大膀胱容量 maximum cystometric capacity；Vves max，maximum bladder capacity；MBC 最大限膀胱内に蓄えられる尿量．シストメトリーでは最大尿意時の膀胱容量(最大尿意量)は正常で 300-500 mL．最大をがまんさせればもう少し注入することができる．このときの容量をいう．[118] ⇨参膀胱容量→2667

最大無作用量 no-observable-effect level；NOEL ［無影響量］ 実験動物による長期毒性試験などにより，生涯にわたって毎日摂取させても，何ら影響を及ぼさない最大の薬量を mg/kg/日で表す．このような試験では，1 薬剤について 400-800 匹のラットを使用するが，それぞれの動物に，経時的に血液検査，生化学的検査などを実施するほか，顕微鏡などで検査する組織の数は，1 匹につき 40 前後，1 試験で 1 万 5,000 点以上にもなり，試験開始から最終結果がまとまるまでに 4 年程度を要する．最大無作用量をヒトに当てはめるには，動物の種間差と個体差などを考えて，最大無作用量に通常 100 の安全係数(最大無作用量の 1/100 をとる)を見込んで，一日摂取許容量(ADI)を算出する．ADI はヒトの体重 1 kg 当たりの薬量が mg で示されており，残留基準などを定める基本となる値で，わが国で定めているほか，WHO と FAO(食糧農業機関)の合同残留農薬専門家会議(JMPR)で定めた値が各国に勧告されている．さらに ADI にヒトの平均体重を乗じた値をヒト一日摂取許容量といい，ヒトが毎日生涯にわたって摂取することが許容される量を表している．[24]

臍帯卵膜付着 velamentous cord insertion 通常，胎盤の中央や側方に付着するはずの臍帯が卵膜に付着している状態．臍帯血管がワルトン Wharton 膠質に覆われないため，胎児部分による臍帯圧迫の原因となる．子宮内胎児発育遅延や胎児機能不全を引き起こすことがある．[1323] ⇨参前置血管→1775

最大流速 ⇨同ピークフローベロシティー《血流ドプラの》→2425

臍帯裂 umbilical fissure 肝下面にある溝で，肝門の左側を上下に伸び，中には肝円索 ligamentum teres hepatis と静脈管索 ligamentum venosum が走っている．これにより左葉が外側区と内側区に分けられている．[279] ⇨参鎌状靱帯→546

在宅医療 home based medical care ［ホームケア］ 医療従事者が，患者の生活の場である居宅(自宅)に赴き医療サービスを提供することをいう．外来医療，入院医療に続く第三の医療ともいわれ，1992(平成 4)年，「医療法」の改正により医療を受ける者の居宅も，病院や診療所と同じように医療施設に加えられた．在宅医療には，訪問診療・往診(医師)，訪問看護(看護師など)をはじめ，訪問リハビリテーション(作業・理学療法士)，訪問歯科診療(歯科医師)などがある．さらに 2000(同 12)年の介護保険創設により居宅療養管理指導(医師，歯科医師，薬剤師，管理栄養士，歯科衛生士などが指導にあたる)が新たに加えられ，在宅医療の幅が少し広がった．在宅医療のメリットとして，①自宅でいつでも安心して保険診療による医療が受けられる，②容態が急変しても即対応が可能で継続的な医療が受けられる，③通院に比べ，経済的負担や介護者の負担が少ないなどがある．在宅医療の主な対象は，持続的自己管理腹膜透析(灌流)，持続的外来腹膜透析(CAPD)，在宅酸素療法(HOT)，在宅人工呼吸療法，在宅中心静脈栄養(HPN)などである．その他寝たきりの高齢者や末期癌患者に対するターミナルケアが含まれる．在宅医療が推進されるようになった背景には，①疾病構造の変容や高齢者の急激な増加，それらに伴う医療の進歩が必然的に医療費を圧迫し，医療費の高騰を招き，自己負担額が増加したこと，②国の医療費抑制策が，ベッド数の削減や入院日数の短縮という形で現れ，医療が必要であるにもかかわらず，退院を余儀なくされた患者が自宅あるいは施設などに送り込まれたこと，③患者も選択肢の 1 つとして，在宅医療を望む者が増えたこと，などがある．[1451]

在宅介護支援センター in-home care support center 「ゴールドプラン」により 1990(平成 2)年に創設された事業で，高齢者などを在宅で介護している家庭に対し，直接市町村の窓口を訪れなくても，電話で施設入所，サービス利用，介護機器の利用など介護に関する総合的な問題についての相談の受付，情報の提供，施設との連絡調整を行うセンター．ソーシャルワーカーや保健師，看護師，介護福祉士などが配置されている．夜間などの緊急時に対応できるように，24 時間体制で業

務を行っている特別養護老人ホーム，老人保健施設，病院などに併設されている．1998(同10)年，標準型(特別養護老人ホームなどに併設)と単独型(大都市の貸ビル利用)および基幹型(市町村の保健福祉センターなどに併設)に類型化され，民間事業者への委託が認められた．2000(同12)年，標準型と単独型を統合して「地域型支援センター」とし，基幹型支援センターが地域ケアの中核を担うとともに，地域型支援センターの支援，地域ケア会議の開催を業務として位置づけ，2001(同13)年からは「介護予防プランの作成」を行うことになった．なお，2006(同18)年には介護保険制度の改正に伴い，地域包括支援センターが市町村に設置されることとなり，在宅介護支援センターの多くが移行している．[1451] ⇨参地域包括支援センター→1964

在宅看護　home nursing　在宅の心身障害児(者)，難病患者，寝たきりの人，ひとり暮らしの高齢者，障害を残したまま退院した人，定期的に医療処置の必要な人，終末期を家庭で過ごしたい人など，家庭療養で看護を必要としている人たちに対して従来の生活の場で，各自の生き方，価値観，主体性を尊重しながら行われる援助活動のこと．実際的な介護は家族などに依存しているのが現状であるが，看護師，保健師らによる訪問看護において，機能回復訓練，からだをふくなどの生活援助，血圧測定や褥瘡処置などの医療処置，家族への相談指導などがなされている．今後は，さらに進む高齢化，家族構造の変化や家族機能の低下などの中で，家族による介護力の低下が考えられ，高齢者や障害をもった人びとが，できる限り家庭や地域社会で自立した生活を営むためには，福祉資源，マンパワーを有機的に関連させられるような新しいシステムづくりが求められる．[321] ⇨参訪問看護→2683

在宅ケア　home care　在宅で医療や福祉のサービスを受けること．近年，ノーマライゼーションやクオリティ・オブ・ライフ(QOL：生命の質)という考え方の普及とともに，たとえ疾病や障害をもっていたとしても，住み慣れた場所で療養生活を送ろうとする人々が増え，在宅ケアへのニーズも急速に高まりつつある．対象となるのは，長期の慢性疾患患者，難病患者，障害のある人，医療機器を装着している人，寝たきりの高齢者など．介護保険制度下では，要支援，要介護と認定された第1号被保険者，第2号被保険者．[1451]

在宅経管栄養法　home enteral nutrition；HEN　さまざまな原因により，経口摂取ができないかまたは経口摂取が著しく困難な患者に対して，通常は病院内で行われている経腸栄養を，適切な患者選択のもとに簡略化された方法で，家庭において患者自身または家族の自己管理により行うもの．経静脈栄養に比べて安全かつ簡便で，厳密な清潔操作を必要とせず経済的でもある．消化管を使用するのでより生理的であり，合併症を起こしても比較的軽症な場合が多い．消化管が使用可能で，ある程度の消化吸収機能があり，消化管を使用することで原疾患に悪影響を与えない限り，経管栄養法がまず選択される．在宅に移行できる条件としては，入院するほど重症でない慢性疾患で，栄養低下や欠乏症に対する持続的な栄養補給が必要であり，患者および家族の積極的な協力が得られ，万一トラブルが発生した場合に病院で緊急に対応できることが必要である．従来，神経性食思不振症，クローン病，潰瘍性大腸炎，短腸症候群，食道狭窄症，糖原病などに対して行われていたが，1994(平成6)年4月の診療報酬改定で，「原疾患のいかんにかかわらず在宅成分栄養経管栄養法以外に栄養の維持が困難なもので，当該療法を行うことが必要であると医師が認めたもの」と変更された．何らかの消化吸収障害がある症例に限定されていた疾患枠が撤廃され，医療機関の届け出の必要もなくなった．しかし栄養剤は成分栄養剤と消化態栄養剤以外は，指導管理料を算定できないことになっている．2009年4月現在，認められている人工栄養剤は，エレンタール®，エレンタール®P，ツインライン®のみ．経口，自己挿入による経鼻胃管法や経鼻腸管法，頸部食道瘻や胃瘻，腸瘻から投与する方法がある．注入ポンプを用いて24時間注入する投与方法もあるが，この方法は夜間のみの間欠的投与が患者のQOLのためには好ましい．施行上の問題点としては，チューブの自己挿入困難，チューブの抜去，チューブの挿入による消化管穿孔，チューブの誤嚥，必須脂肪酸欠乏症，糖代謝異常，合併症としての下痢，腹部膨満，腹痛などがある．[1403]

在宅血液透析の看護ケア　nursing care for home hemodialysis　個人用の透析機器を用いて在宅で血液透析を行う在宅血液透析は，医療機関での透析と同様，患者の状態に合わせた適正透析を実施する．看護上は患者・介護者(家族)への機器の準備やプライミング，穿刺や返血などの操作，トラブル対応，治療中の安全管理に関する知識や技術の習得のための支援が必要である．また，食事・水分制限，服薬管理，ブラッドアクセス管理などのセルフマネジメントの支援や支持，患者・医療者間の情報の共有，緊急時の対応体制の整備などが必要である．[215] ⇨参血液透析→890

在宅検診法⇨同ポストチューブ法→2701

在宅サービス　in-home service　［居宅サービス］　2005(平成17)年，「介護保険法」が一部改正され，介護保険給付は，予防給付サービスと介護給付サービスとに大別され，さらに都道府県が行う指定・監督サービスと，市町村が行うものとに区分された．これらのサービスを利用するには，介護サービス計画(ケアプラン)を作成してもらう必要がある．要介護状態区分に応じた給付が受けられるが，応分の自己負担も必要．居宅サービス(在宅サービス)は，居宅介護支援，施設サービスとともに介護給付の1つで，居宅(グループホーム含む)で受けられるサービス．[1451]

在宅酸素療法　home oxygen therapy；HOT　［HOT］　低肺機能患者に対して，長期酸素療法を在宅で行う方法．以前から酸素ボンベにより行われていたが，酸素濃縮装置が開発され，1985(昭和60)年に健康保険の適応になってから飛躍的に普及し，現在およそ7万人以上の患者が享受している．基礎疾患の頻度は慢性閉塞性肺疾患，肺結核後遺症，間質性肺炎，肺線維症の順であるが，肺結核後遺症は減少しつつある．[1443]

在宅歯科診療　home dental treatment　要介護者およびその家族が必要とする歯科保健，歯科医療を歯科医師，歯科衛生士，看護師，保健師，歯科技工士，ホームヘルパーなどのチームが訪問して提供する診療のこと．[760] ⇨参在宅医療→1163

在宅人工呼吸療法　home artificial ventilation，home mechanical ventilation；HMV　神経筋疾患・呼吸器疾患などによりガス交換障害がみられる在宅患者に対して，人工呼吸器(ポータブルタイプの機器)を用いてガス交換を補助(代行)するもの．実施にあたっては介護者が理解できるよう十分な指導を行うことと，看護師，医師，ホームヘルパー，理学療法士などによる緊急時の対応など，介護者へのサポート体制が重要．[137] ⇨参在宅酸素療法⇀1164，気管切開術⇀674

在宅中心静脈栄養法　home parenteral nutrition；HPN　家庭において患者や家族の管理のもとに行われる中心静脈栄養法．経静脈栄養のほかには入院治療を必要としない患者，全身状態が改善され，たとえ短期間であっても家庭での生活を望む終末期癌患者などを社会復帰させるために用いられる輸液方法．経管栄養法に比し栄養効率がよく，消化管をまったく使用せず消化管の完全な安静が保てるが，管理に専門知識を必要とし厳密な清潔操作が必要で，重篤な合併症が起こりやすい．適応基準は，腸管大量切除またはこれに準ずる腸管機能不全により，静脈栄養以外には栄養維持が困難なもので，6か月以上の長期にわたり中心静脈栄養が続くことが予想され，家庭で生活しても医療上不都合と考えられず，患者および家族の十分な協力が得られることである．また専門の医師や薬剤師が患者を十分に指導し，万一トラブルが発生した場合には病院で緊急に対応できることが必要である．カテーテルは，皮下埋め込み式の先端に逆流防止弁のついたものを用いる．輸液バッグと持続注入ポンプをショルダーバッグに入れて携帯し24時間持続投与する方法と，夜間のみの間欠的投与法があるが，後者が一般的．施行上の問題点としては，カテーテル敗血症，カテーテルの自然抜去や血液による閉塞，電解質異常，脂肪肝，胆石症，微量元素欠乏症などがある．[1403]

在宅透析　home dialysis⇨同家庭透析⇀534

在宅当番医制　地域医師会が会員の開業医師あるいは地域の病院を対象に設定している責任診療制度．一般の診療機関が休診状態となる土曜，日曜，祭日などに受診を必要とする患者に対して，地域医師会会員の医師が輪番・交代制で自己の所属する診療施設あるいは公的診療所などにおいて在宅当直制で診療対応をすることを指す．休日・夜間における地域住民の救急患者の医療を確保することを目的とした制度．扱う対象としては一次医療圏内での診療が含まれ，二次あるいは三次医療の必要のある患者は，救急指定病院か特定機能病院へ搬送することになる．[24]

在宅福祉サービス　in-home social welfare service　住み慣れた自宅での生活を維持するために，日常生活に援助を必要とする障害者や高齢者に提供される各種の福祉サービスのこと．対応としては，居宅処遇の原則に基づき，対象者を可能な限り居宅・地域において処遇するための社会福祉サービスを行う必要がある．また，サービスが効果的に展開されるためには所得保障，在宅環境の整備，その他一般施策の拡充・整備が必要であるが，同時に，それぞれの地域のニーズに適合したサービスや社会福祉施設が用意される必要がある．在宅福祉サービスには，日常生活の物品や情報の提供，ショートステイ，デイケアなどの施設機能の活用のほかに，ホームヘルパー，配食サービス，入浴サービス，その他必要なサービスを届ける訪問・派遣の方法がある．わが国では今後，いっそうのニーズの多様化と高度化に応えるべく，その整備・拡充が強く求められている．また，これらの担い手として，保健・医療・福祉の専門家だけではなく，地域住民の参加が期待され，相互の支え合いによる，在宅福祉サービスの実現がさけばれている．[457]

在宅福祉対策　welfare measures to support living at homes　要介護，虚弱の高齢者や障害者に対し，長年住み慣れた地域やつちかわれた家族・親族関係，隣人関係を維持しながら，在宅で生活することを目指して行われるサービス．「施設福祉対策」に対して用いられる用語．できる限り住みなれた家や地域で，自立して生活したいという高齢者のニーズに応えるため，高齢者が在宅ケアを選択できるようなサービス体制づくりの必要性に迫られ，1980年代後半からいわゆる「在宅の三本柱」といわれるショートステイ(短期入所)，デイサービス(日帰り通所介護，入浴・食事サービス)，ホームヘルプサービス(訪問介護事業)が開始された．1989(平成元)年の「ゴールドプラン(高齢者保健福祉推進10か年戦略)」では，民間の創意工夫をいかしつつ，地域の実情に即したきめ細かい事業が，1994(同6)年の「新ゴールドプラン(新高齢者保健福祉推進10か年戦略)」では，地域における総合的な保健，医療，福祉の体系的構築が図られ，高齢者在宅生活支援事業として，保健予防活動，生きがい対策，配食サービス，移送サービスなどが開始された．さらに1999(同11)年には，「ゴールドプラン21(今後5か年間の高齢者保健福祉施策の方向)」が策定され，地域生活支援体制として生活圏域での住民相互の支え合いのための連携体制の拠点の整備，高齢者に対する配食・外出支援などの生活支援サービスが整備されるなど，まだ十分とはいえないが，在宅福祉の基本理念にむけ事業が整備されつつある．[1451]

在宅復帰　return to home⇨同家庭復帰⇀535

在宅リハビリテーション　domiciliary rehabilitation, home rehabilitation　障害者や高齢者が住み慣れた地域で生活できるよう，機能回復と維持を目的に利用者の自宅で行われる維持期のリハビリテーション．地域関係機関と連携して看護師，保健師，理学療法士，作業療法士などの専門職が利用者宅を訪問して行う．[1319]

催唾剤　sialogogue ［唾液分泌促進薬］　唾液の分泌を促進する薬剤．セビメリン塩酸塩水和物が口腔内乾燥症状の改善を目的に使用される．[887]

臍脱　prolapse of cord⇨同臍帯脱出⇀1162

再脱臼　redislocation ［再転位］　一度脱臼し整復した関節が再び脱臼すること．外傷性肩関節脱臼，先天性股関節脱臼，人工股関節置換術後などに生じることが多い．外傷性脱臼は，脱臼を生じると同時に関節を構成する靱帯や関節包の損傷を伴う．脱臼を整復しても靱帯や関節包の修復がされないと再び脱臼を起こす．この再脱臼を予防するには，靱帯や関節包の修復がなされるまで安静固定を行う必要があり，手術で損傷した靱帯や関節包の修復を行うこともある．先天性股関節脱臼は，関節支持機構が破綻しているため長期間の整復位での固定が必要になるが，ギプスや装具着用下でも再脱臼することがある．人工股関節置換術後の脱

臼は脱臼肢位が原因のことが多く，麻酔下に徒手整復して一定期間装具などの装着を必要とする.[1480]

細胆管炎 cholangiolitis 細胞管ないし毛細血管に胆汁栓を認め，その周囲に炎症性細胞浸潤があり，病変の主座がこれら胆管にあると考えられる病態．肝内胆汁うっ滞をきたす．薬物性肝障害や敗血症に認められる.[279]

催胆薬⇨同利胆薬→2925

臍腸管 omphalomesenteric duct⇨同卵黄管→2901

臍腸管憩室⇨同メッケル憩室→2801

ザイツ法 Seitz method 児頭骨盤不均衡の有無を調べるための手技．母体を仰臥位にして，母体の恥骨結合と児頭の位置関係を判断する．児頭骨盤不均衡では児頭が恥骨結合より高いところに位置する.[1323]

最低血圧 minimal blood pressure ［最小血圧，弛緩期血圧，拡張期血圧］ 動脈血圧は心臓の収縮，拡張に伴って周期的に変動するが，収縮と収縮の間に測定される最低値を指す．動脈内圧を測定したときの，圧波形の最小値のこと．心臓拡張期に一致するため，拡張期血圧，弛緩期血圧ともいう．加齢とともに上昇するが，60 歳前後より下降傾向へ転換する．全身血管抵抗の上昇により高くなり，動脈硬化などによる大動脈の弾性が低下した場合や大動脈弁閉鎖不全症では低下する.[226] ⇨参最高血圧→1156

さ

最適 pH optimum pH，optimal pH ［至適 pH］ 酵素触媒作用に酸・塩基が関与するために，酵素活性は pH により変動する．最大反応速度を pH に対してプロットすると一般に鐘形の曲線を描くことが多い．最高の酵素活性を与える pH をその酵素の最適 pH という.[1559]

最適温度⇨同至適温度→1321

最適制御 optimal control システム制御において，対照的な関係にあるものを状態関数で示し，操作量と状態量からなる評価関数を最適(最小値)に保つことによって，制御系を調和的に調節すること．状態量とは，温度や圧力，物質組成などの状態を固定または変化させるのに十分な直接的に操作できるような量をいう.[543]

最適比 optimum ratio ［当量域，ディーン・ウェブ最適比］ 抗体と可溶性抗原との反応において，抗原および抗体の間に一定の量的関係(存在比)がある場合に，過不足なく反応が行われていると考えられる．この存在比(最適比)のときには，上清中には抗原も抗体も検出できず，すべてが不溶性の沈降物となっていると考えられる．最適比となった点の沈降物と加えた抗原の量から抗血清中の抗体量を計算することができる.[388] ⇨参地帯現象→1971，格子説→1008

再テスト法 test-retest method ［反復試験(テスト)］ テストの信頼性を推定する方法の1つ．同一のテストをある程度の期間をおいて繰り返し実施し，両者の相関係数をみて信頼性係数を推定する方法をいう．このほかに信頼性を推定する方法として，問題内容と難しさが等しく，同一の特性・能力を測定していると考えられる2種類以上のテストをつくり，同一人物に実施し得点間の相関をみる平行テスト法や，同一テストをほぼ等質の部分に2等分し，各部分ごとに算出された得点間の相関をみる折半法などがある.[980] ⇨参信頼性→1607

ザイデル暗点 Seidel scotoma 緑内障の初期変化としてみられるマリオット Mariotte 盲点の上下への拡大．以前は緑内障に特徴的な変化として重要視されたが，実際には緑内障以外の疾患でもみられる．ザイデル Erich Seidel はドイツの眼科医(1882-1946).[1153] ⇨参弓状暗点→721，ブエルム暗点→2520

ザイデル試験 Seidel test 手術や外傷による穿孔創からの房水漏出の有無を調べる検査法．フルオレセイン色素を塗布し，細隙灯顕微鏡で観察する．漏出があれば，その部分の色素が流れていく．ザイデル Erich Seidel はドイツの眼科医(1882-1946).[480]

ザイテルベルガー病 Seitelberger disease 1952 年にザイテルベルガー Seitelberger により報告されたまれな疾患．病理学的には脳幹および脊髄灰白質を中心に類球体(スフェロイド spheroid)と呼ばれる軸索腫大や軸索末端のジストロフィー様変化を認める．罹患率に男女差はなく，人種による選択性もみられない．孤発例と常染色体劣性遺伝と考えられる同胞例が報告されている．発症は乳児期であり，遅くとも2歳頃までに発症する．初発症状としては起立・歩行障害が多く，知能障害，自発運動の減少，視力障害(視神経萎縮)，小脳失調などが出現・進行する．皮膚生検にて神経軸索のスフェロイドを証明することにより診断する.[716] ⇨参乳児型神経軸索ジストロフィー→2229

再転位⇨同再脱臼→1165

採点検査法 point test⇨同シュナイダー試験→1404

サイト⇨同ホームページ→2686

催吐 emetic 刺激を与えて嘔吐を催させること．胃内容物などを嘔吐によって体外へ排出させるため，のどの奥に直接刺激を与えたり，薬剤を用いたりする．この目的で使用される薬剤が催吐薬 emetic drug だが，現在は胃洗浄が主流である.[423]

彩度⇨同飽和度《色の》→2684

細動自発電位⇨同線維自発電位→1747

細動波 fibrillatory waves⇨同f 波→51

細動脈 arteriole ［小動脈］ 毛細血管に連続する動脈系の最小の分枝で，内皮細胞とこれを輪状に取り巻く1ないし2層の平滑筋細胞からなる．平滑筋細胞の有無により，平滑筋細胞を欠く毛細血管と区別される．管径 0.04-0.3 mm で，体液性あるいは神経性に起こる平滑筋細胞の収縮によって内腔の狭小化が起こり，血流量を調節する．末梢血管抵抗や血圧の調節に重要な役割をもっている．(図参照⇒微小循環→2443)[439]

左胃動脈 left gastric artery；LGA 横隔膜直下で，腹大動脈より分かれる腹腔動脈の枝の1つ．胃の小彎に沿って左から右に走行し，胃の小彎を右から左に走る右胃動脈と吻合して，胃壁の小彎側に分布する．また，食道下部にも枝を出す.[399] ⇨参胃の脈管→213

臍動脈⇨同臍帯動脈→1162

細動脈壊死 arteriolonecrosis ［壊死性細動脈炎，フィブリノイド壊死］ 高血圧が原因で起こる細動脈の壊死性変化．細動脈の内膜から中膜にかけてフィブリノイドが沈着し，二次性に炎症細胞浸潤が起こり細動脈壁が壊死に陥る．リウマチや全身性エリテマトーデス(SLE)などの膠原病，および悪性高血圧の腎(悪性腎硬化症)，腸管，脳などでみられる.[59] ⇨参フィブリノイド変性→2513

細動脈炎 arteriolitis 血管の炎症性疾患のうち，径

200-100 μm 以下の小型筋性動脈にフィブリノイド壊死ないしは肉芽腫性炎症がみられる疾患群．アレルギーや自己免疫疾患と考えられ，血中自己抗体の検出や関節リウマチなどの続発例もある．[1299] ⇨参動脈炎→2130

細動脈硬化症 arteriolosclerosis 細動脈の壁肥厚による内腔狭窄の状態．硝子様物質沈着によるものと細動脈壁の過形成によるものがある．病変が進行するとおかされた部位の末梢では血流不全による虚血をきたす．硝子様細動脈硬化症は加齢に伴う腎の細動脈硬化症(良性腎硬化症)で典型的で，糖尿病や高血圧症では全身の細動脈にこの変化がみられるようになる．動脈壁への硝子様物質沈着の状況により，動脈内腔の形状は不整となる．過形成性細動脈硬化症は悪性高血圧症など重症高血圧症でみられる．おかされた細動脈は顕微鏡的にはタマネギ状同心円状の狭窄を示し，動脈内腔はピンホール状になる．いずれも太い動脈でみられる粥状動脈硬化症と病態が異なる．[1468] ⇨参動脈硬化症→2132

細動脈性腎硬化症 arteriolonephrosclerosis, arteriolosclerotic nephrosclerosis⇨参良性腎硬化症→2942

サイトカイン cytokine 細胞によって産生され，他の細胞に働く糖タンパク質．一種のホルモン．白血球に働くサイトカインとしてインターロイキン(IL-1～IL-25)が知られる．ほかに造血系細胞に働くものとして，GM-CSF，G-CSF，M-CSF，トロンボポエチン，エリスロポエチンなどや，広く種々の細胞に働くTNFα，TNFβ，TGFβなどがある．いずれも細胞表面の受容体に結合して細胞内にシグナル伝達をする．[1439]

サイトカラシン B cytochalasin B カビ由来の代謝毒で，細胞透過性をもち，収縮性ミクロフィラメントの形成を抑制することによって細胞質分裂を阻害する．また，伸長速度の速いほうの末端(プラス端)に結合してモノマーの付加を阻害することによって，アクチンフィラメントを短縮させる．このことから，細胞運動，細胞分裂阻害薬として，*in vitro* の実験でしばしば用いられる．[1439]

サイトケラチン 19 フラグメント cytokeratin 19 fragment ［シフラ 21-1］ 上皮細胞の細胞骨格を形成するケラチン線維タンパクであるサイトケラチンの 19 フラグメントを認識する腫瘍マーカーで，特に扁平上皮癌に対して有用とされる．基準値は 3 ng/mL 以下で，肺癌(扁平上皮癌)で高値になるほか，食道癌，胃癌，結腸・直腸癌などの消化管癌や卵巣癌，肝癌，子宮癌などでも陽性になり，これらの癌の経過観察や治療モニターのマーカーとなる．肺扁平上皮癌では病期Ⅰ・Ⅱの早期癌でも 60% 以上の陽性率を示し，早期診断にも有用．このほか，肝良性腫瘍や肺良性腫瘍でも陽性になることがある．[1125]

臍突出症⇨同出べそ→2070

サイトメガロウイルス肝炎 cytomegalovirus hepatitis ヘルペス科に属する DNA ウイルスであるサイトメガロウイルス(CMV)が肝細胞に感染して起こる肝炎で，腫大した肝細胞の核内に封入体を形成する．妊婦の初感染により経胎盤性に感染する先天性と，悪性腫瘍や膠原病などの基礎疾患や，免疫抑制薬に起因する後天性がある．後天性感染では肝炎の程度は軽度で，血清トランスアミナーゼの上昇は正常値の 3 倍以内，胆管系酵素の上昇が目立つことが多い．治療は対症療法のほか，重症例では抗ウイルス薬や CMV 高力価グロブリンの大量療法が行われる．[1395]

サイトメガロウイルス感染症 cytomegalovirus disease (infection) ［巨細胞性封入体病，巨細胞封入体症］ ヘルペスウイルスに属するサイトメガロウイルスによって引き起こされる感染症．多くは妊婦からの垂直感染による新生児の先天性疾患であり，小頭症，発育遅滞，肝脾腫，溶血性貧血，長管骨の病的骨折が特徴．一般には不顕性感染に終わるが，その後ウイルスは潜伏感染しており，成人でも臓器移植の術後や後天性免疫不全症候群(エイズ AIDS)患者など，抵抗力が著しく低下している場合に発症し，重篤になることがある．[1113]

サイトメガロウイルス関連マーカー cytomegalovirus-related marker サイトメガロウイルス(CMV)感染時に出現するマーカー．この場合のマーカーとは CMV 感染を特徴づける因子のことで，CMV 感染を示す内封入体細胞核，CMV 抗原，アンチゲネミア，CMV-IgM 抗体，CMV-DNA などがある．[677]

サイトメガロウイルス肺炎 cytomegaloviral pneumonia；CMV pneumonia ［CMV 肺炎］ ヘルペスウイルス群に属するサイトメガロウイルス(CMV)による肺炎．免疫不全状態における日和見感染として生ずることが多い．びまん性間質性陰影(スリガラス様)を示し，発熱，乾性咳に始まり，急速に進行するチアノーゼと著明な低酸素血症，白血球増加，炎症所見が特徴．診断は CMV 感染をきたす免疫抑制状態の存在と，気管支肺胞洗浄(BAL)や経気管支肺生検(TBLB)によるウイルスの分離，他の間質性肺炎の除外診断による．[1443]

サイトメガロウイルス網膜炎 cytomegalovirus retinitis；CMV retinitis ［CMV 網膜炎］ AIDS や臓器移植に伴う免疫療法中または悪性腫瘍に対する治療中などの免疫不全状態でサイトメガロウイルスが再活性化し発症する感染症．眼底に黄白色の滲出性病変と網膜血管炎・出血が出現し，拡大する．網膜萎縮になると裂孔が形成されて網膜剥離が発症することもある．治療は，抗ウイルス薬のガンシクロビルなどの点滴静注，硝子体内注射，内服を行うとともに，免疫不全の改善を図る必要がある．[1309]

サイドローブ side lobe ［副極］ 音場において目的とする方向(主極)からはずれた部分に生じる弱いビーム．サイドローブアーチファクトの原因．[955]

●サイドローブ

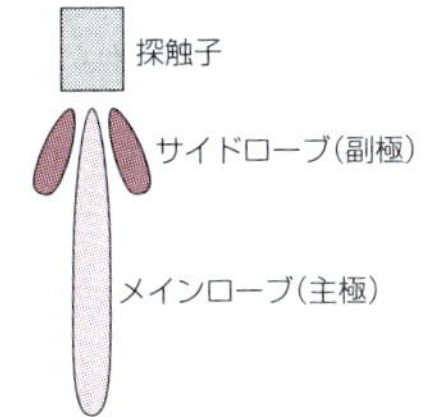

臍内芽腫⇨同新生児臍帯異常→1567

催乳管⇨同乳管→2226

催乳ホルモン⇨同プロラクチン→2602

採尿装具 urinary appliance 採尿に用いられる器具のこと．新生児，乳幼児など採尿が困難な場合に，プラ

さ

スチック製あるいはポリエチレン製の袋(採尿バッグ)を陰部にはりつけて尿を採取する．周囲に接着テープがついていて，尿が漏れないように工夫されている．[90]

採尿法　collection of urinary specimen　尿検査に用いるための尿を採取する方法．自然排尿採取法，尿道カテーテル法(導尿)，経皮膀胱穿刺法があるが，特別な場合を除き，自然排尿で前半の尿は捨て中間尿を採取すれば問題はない．女性の採尿では，腟・外陰部由来の混入物を避けるため，局所の清拭後に中間尿を採取させることが基本．一般には自然排尿を尿コップで採取する．新生児，乳児，幼児の採尿は困難なことが多いので，採尿バッグを外陰・会陰部に貼付し，随意排泄尿を採取する．採取時間と期間により，早朝尿，随時尿，蓄尿に分けられ，検査によっては患者の処置と採尿時間が規制されている．また泌尿器科領域では二杯分尿法を用いることもある．尿培養を行う場合，留置カテーテルからの採取は避け，カテーテル使用のときには，挿入直後か，交換したときのみ採取する．男性のクラミジア尿道炎の検査には自然排尿初期の尿(初尿)を用いる．[533] ⇨参中間尿→1986，中間尿採集法→1986

採尿法《小児の》　collection of urinary specimen in children　小児の尿採取にあたっては，成人とは異なるいくつかの点に注意が必要．おむつを使用している乳幼児には，ディスポーザブルのプラスチック製またはポリエチレン製の採尿バッグを用いる．その際，男児は問題ないが，女児では位置に注意．固定用の絆創膏はかぶれを招く恐れがあるため最小限度とする．おむつのとれた幼児では，男児は尿コップ，女児は便器に排尿させる．無菌尿を必要とする場合も，できるだけ導尿は避け，外陰部を消毒して採尿バッグを装着させ，なるべく無菌に近い尿を採取する．[1631] ⇨参採尿法→1168

臍尿瘻(さいにょうろう)⇨同尿膜管開存症→2258

再認　recognition　記憶機能には記銘 memorizing，保持 retention，および想起 remembering の3段階が含まれるが，想起にはその仕方によって再生 recall と再認とが区別される．再生がヒントなしのまったくの自発的な想起であるのに対し，再認はあらかじめ用意された名称が正答であるかどうかを判断することによる想起である．むろん，通常は再生よりも再認のほうがはるかに容易である．なお，英語では認識(認知)と再認はともに recognition であるのに対し，ドイツ語では認識(認知)は Erkennung，再認は Wiedererkennung と区別されているのでわかりやすい．[1042] ⇨参記憶→664

サイヌソイダルパターン　⇨同胎児心拍数サイヌソイダルパターン→1870

再燃　relapse⇨同病状再燃→2490

鰓嚢(さいのう)　branchial pouch⇨同咽頭囊→301

鰓嚢(さいのう)**胞**　branchial cyst　[**鰓**(さい)**原性嚢胞，鰓**(さい)**裂嚢胞，リンパ上皮性嚢胞**]　前側頸部に発生する2-5 cm 大の嚢胞で，胎生期の鰓弓の遺残あるいは頸部リンパ節内にある胎生期の唾液腺封入体に由来すると考えられている良性病変．嚢胞内腔は成熟重層扁平上皮もしくは線毛円柱上皮で覆われ，上皮下にはリンパ装置が形成されている．内容物は漿液や粘液あるいは変性角質．まれに上皮成分が悪性化し，鰓原性癌となる．[1468] ⇨参側頸嚢胞→1832

臍膿漏　umbilical blennorrhea　臍帯脱落後の創面に化膿菌が感染し，膿の滲出がみられる状態．治療はオキシドール(過酸化水素水)などを用いて局所の清拭を行い，抗生物質軟膏を塗布する．清拭後，収斂・被覆のため次没食子酸ビスマスを散布するものよい．その場合，抗生物質は全身的に投与する．[1631]

サイバーナイフ®　CyberKnife®　X バンドの超小型加速管を自動車工場で使用されているのと同等な片支持式のロボットアームに搭載した治療器部分と，2組の透視装置からなる位置決め装置とが組み合わされた，高精度放射線治療専用装置．[577]

再発癌　recurrent carcinoma　組織学的，細胞学的に確認された癌が，治療によって臨床的に一端消失したのち，再び出現することをいう．ただし多発癌は含めない．原発部位にみられる局所再発と，他部位にみられる転移性再発とがある．原因は取り残しや化学療法や放射線療法の効果不良，手術器具への癌細胞等の付着などがある．悪性腫瘍の再発率は良性腫瘍に比べて高いが，良性腫瘍でも腫瘍組織が残存していれば再発する．[967] ⇨参癌転移→643，転移《腫瘍の》→2073，転移性腫瘍→2074

再発《急性白血病における》　relapse, recurrence　急性白血病の寛解導入療法を行い完全寛解に入ったあと，骨髄で芽球が再度増加した場合を指す．骨髄では再発がなく中枢神経系のみで再発が起こることもある．再発した場合，治癒を目指すなら化学療法を続けるより骨髄移植が勧められる．[1495]

再発性顎関節脱臼⇨同習慣性顎関節脱臼→1364

再発性角膜びらん　recurrent corneal erosion　角膜上皮の欠損(角膜びらん)は通常数日で治癒するが，再発性に繰り返し角膜上皮欠損を生じるもの．角膜上皮細胞と基底膜の接着が悪いため生じる．眼痛，異物感，流涙を生じる．[888]

再発性単純性疱疹　recurrent herpes simplex⇨参単純ヘルペス→1941

再発性非化膿性結節性脂肪組織炎　⇨同ウェーバー・クリスチャン病(症候群)→316

再発膿瘍⇨同残留膿瘍→1215

サイバネティックス　cybernetics　[**自動制御学**]　生体や機械あるいは組織における通信と制御に関する科学．1948年にアメリカの数学者ノーバート・ウィーナー Norbert Wiener (1894-1964) が著書 "Cybernetics：or Control and Communication in the Animal and the Machine" においてこの名称を提唱．フィードバック原理に基づいた抽象的な概念で，情報システム工学的な手法が，自動機械やロボットの制御だけでなく，人間や生物の生体系あるいは社会システムの解析やモデル化など，広い領域に適用される端緒となった．フィードバックとはシステムの出力を入力側に戻すことで，出力が増えると入力を抑え，出力が減ると入力を増やすように制御(負のフィードバック)すれば，雑音や擾乱に影響されにくい安定したシステムが構成できる．生体の恒常性も同様の仕組みで支えられている．サイバネティクスはギリシャ語の kybernetes(舵手)に由来する．[1424]

さ

座位バランス訓練 sitting balance exercise 座位でバランスを保つために行う訓練で，早期離床につなげるための重要なもの．長座位で行う訓練が最初となる．鏡の前でからだの傾斜を見せて直させたり，傾く方向に軽く何度も押して姿勢反射による立ち直りを誘発する．また頭をたれ前屈するときは，両肩や頭を下に押して抵抗を加え，それに対抗して体幹を伸ばさせるようにする．側方や後方に傾くときは殿部に小枕を敷き，座位バランスを得る．[818] ⇨参長座位→2012

裁判医学 legal medicine 古くは法医学(医学)と裁判化学(薬学)を包括して，裁判医学といわれていたこともあった．しかし，明治時代の中頃，医学では法医学と改められ，薬学では裁判化学となり，それぞれ1つの学問として体系づけられた．しかし，本来は同一の目的のためにある学問である．なお，歯学にあっては法医学の学問体系があり，これらを総括して法科学 legal science という言葉が生まれている．[929] ⇨参法医学→2658

裁判外紛争解決手続 alternative dispute resolution；ADR ［ADR］ 裁判に代替する紛争解決手段．ADR (alternative dispute resolution)と略称でいわれることも多い．訴訟など厳格な裁判による審理を経ることなく，①当事者同士の話し合いによる斡旋，②中立的な第三者による調停，③仲裁人の仲裁によって紛争解決を図る手続きのこと．斡旋と調停では双方の合意が前提となっており，一方が拒否すれば手続きは成立しない．しかし，仲裁は裁判での判決と同じ効力があり，決定を拒否できないばかりか，控訴，上告などの不服申し立てもできない．アメリカなどでの訴訟の多発化を受けて，2007(平成19)年に施行された「裁判外紛争解決手続の利用の促進に関する法律」に基づいている．弁護士，司法書士，弁理士，社会保険労務士，土地家屋調査士にはADRの代理権が認められている．

裁判精神医学⇨同司法精神医学→1340

採皮器(刀) dermatome⇨同デルマトーム《器具》→2072

採皮部 donor site 皮膚移植の際に皮膚を採取する部位．全層植皮の場合はこれを一次的に縫合閉鎖する必要があり，通常，皮膚に余裕のある鼠径部などに求められる．これに対し分層植皮では自然に上皮化され縫合閉鎖の必要がないので，身体中どこにでも求めることができる．通常は採皮痕が目立ちにくい殿部などに求められる．[1246]

再評価《歯周治療の》 reevaluation for periodontal therapy 歯周治療のプロセスは，①原因除去療法の歯周基本治療，②歯周外科治療や最終補綴治療などの修正治療，③疾病管理治療〔歯周病管理(SPT)〕などの各ステップ終了時に，次のステップへ進むために，その時点での治療効果を判定する．この効果判定を再評価という．再評価により治療効果が十分得られていない場合は，前のステップへ戻って治療計画や治療法を再検討，修正する．[434]

最頻値⇨同モード《統計学の》→2824

サイフォン部⇨参頸動脈サイフォン→868

催不整脈 proarrhythmia 不整脈を治療するための抗不整脈薬の投与により誘発された不整脈のことで，頻拍性不整脈や徐拍性不整脈などを起こす．抗不整脈薬の投与により新たな不整脈を誘発したり，既存の不整脈を悪化させるといった逆説的作用を催不整脈作用という．ジギタリス中毒により種々の不整脈が発生することは100年以上前から知られていた．近年，いろいろな種類の抗不整脈薬が開発されているが，そのすべてに催不整脈作用があるといっても過言ではない．誘発されるものは，徐脈性不整脈から，心室性期外収縮の増加，心室頻拍，トルサード・ド・ポアン torsades de pointes，心室細動までさまざまである．不必要な抗不整脈薬の投与を避け，投与中は症状や心電図変化に十分注意する．もしこの機序による不整脈が出現した場合，その抗不整脈薬をただちに中止する．[1180] ⇨参ジギタリス中毒→1241

催不整脈性右室異形成症⇨同不整脈原性右室異形成症→2557

再付着手術⇨同新付着手術→1600

再分極 repolarization 活動中の細胞や外から細胞に刺激が加わると膜電位は -90～-80 mVのレベルから突然0 mV方向へ変化し，0を超えて$+30$～$+40$ mVで頂点に達する．これを脱分極という．この脱分極から再びもとのレベルへゆっくりと戻ってくる回復過程を再分極と呼ぶ．[226]

再分極相 repolarization phase 活動電位が脱分極のピークから静止電位のレベルまで戻る過程．ナトリウム(Na^+)チャネルの不活性化とカリウム(K^+)チャネルの開口が関与する．[1274] ⇨参活動電位→532

再分極波 repolarization wave⇨同T波→116

再分極ベクトル repolarizating vector 心臓内の活動電位は刺激伝導系を経由して心室へと伝搬する．その興奮伝導を，心筋線維の集合したものの興奮として合成し，その興奮波の伝搬を1本のベクトル(心ベクトル)によって表す．再分極ベクトルは，心筋が再分極しているときのベクトルを意味する．[226]

座位分娩 delivery sitting position ［座産］ 産婦が自然で快適に分娩できるフリースタイル分娩の1つ．娩出力が産道に沿って効率よく働くので，胎児が下降しやすく，効果的に分娩を進行させることができる．娩出力が弱い場合や排臨からの進行が遅い場合に適応となる．座位をとり続ける必要はない．座位で分娩を進行させ，胸膝位などの自分に適する体位で分娩に臨む．[1323]

臍ヘルニア⇨同新生児臍帯異常→1567

臍ヘルニア・巨舌・巨体症候群 exomphalos-macroglossia-gigantism syndrome⇨同ベックウィズ・ヴィーデマン症候群→2626

臍ヘルニア《小児の》 umbilical hernia いわゆる"でべそ"．出生後，臍帯が脱落して臍輪が閉じないときに生ずる．1歳までに80%，2歳までに90%が自然治癒する．ヘルニアが嵌頓することはまれであるので自然経

●小児の臍ヘルニア

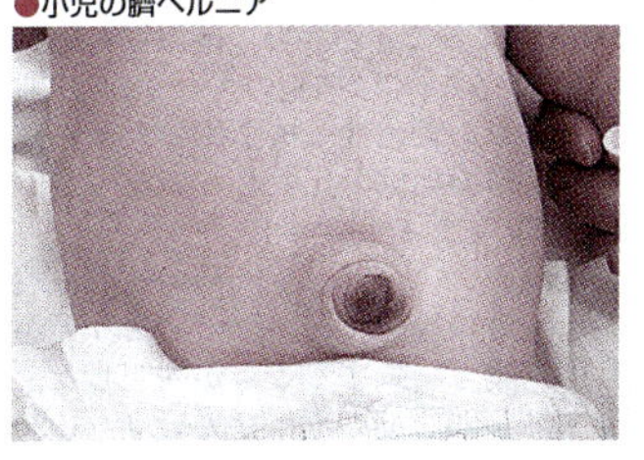

過を観察すればよい．2歳以上で形成手術を行う．乳児では臍を綿球などで押さえると臍が大きくなることを予防できることが，最近見直されている．[208]

採便　stool sampling　糞便の量，性状，色の変化を観察するため，または糞便を検査に提出するために採取すること．2通りの方法があり，①自然排便により採取する方法：一般的な便潜血や便の寄生虫卵検査に用いる，②採便用の器具(採便管や採便棒)を直腸内に挿入し採取する方法：食中毒患者や下痢を主訴とした患者で，細菌培養検査に行われる．採便棒はガラスやプラスチック製で先がらせん状や円筒形をしている．採便の際は，①清潔な容器を使用する，②清拭などにより事前に肛門周囲の分泌物を除去する，③女性の場合は月経時は避ける，④細菌検査を行う場合は滅菌採便管を使用する，⑤採便後の容器は冷暗所に保存する，⑥痔などで肛門周囲に出血部位がある場合は事前に報告する，などに注意する．[90]

細片骨折　splintered fracture⇨同粉砕骨折→2605

細胞　cell　生体組織を構成する基本的最小単位．その機能や形態は非常に多様である．真核細胞は細胞膜に囲まれ，核，細胞質および種々の膜性，線維性の細胞小器官から構成される．核と細胞質の境には核膜がある．核内には核小体(RNA を含む)とクロマチン顆粒(DNA とタンパク質ヒストンなどを含む)があり，DNA は遺伝形質の本体である．細胞質内の細胞小器官には，ミトコンドリア，ゴルジ Golgi 装置，粗面小胞体，滑面小胞体，遊離リボソーム，リソソーム(水解小体)，中心小体，微小管などの細胞骨格構造などがある．細菌などの原核細胞では核を欠いており，DNA は細胞質に含まれる．細胞の構造と機能が特殊化すること(分化)により，種々の生体組織が形成され，特殊化した構造と機能を生み出している．[1044]　⇨参細胞小器官→1172，細胞膜→1175

●細胞

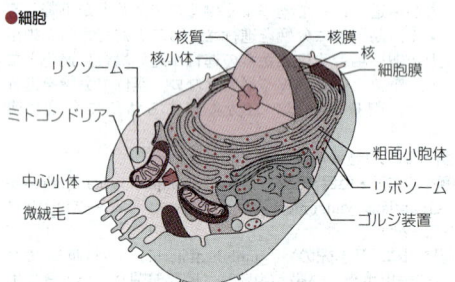

細胞異型　cellular atypia　個々の細胞の大きさや形，核などが正常の細胞と異なっている状態．悪性腫瘍では細胞異型，構造異型(細胞の配列や組織の構築が異なっている)の両方を認めることが多い．顕微鏡を用いる病理診断，細胞診断においては細胞の大きさや核/細胞質の比，核クロマチンの染色性，核小体の大きさや個数などを観察し，正常の細胞と比較して異なっているかどうかで細胞異型の有無を判定する．[269]

細胞遺伝学　cytogenetics　メンデル Mendel の法則に端を発する遺伝現象は，その後の交配実験の結果などから細胞内の染色体の行動と一致することが判明した．この染色体を研究する学問を細胞遺伝学という．1956年，チョウ Joe Hin Tjio とレバン Albert Levan は胎児の肺組織の培養細胞からヒトの染色体数が 46 であることを証明した．以来，ダウン Down 症候群における 21 トリソミー，慢性骨髄性白血病にみられるフィラデルフィア染色体など，疾患との関連性が明らかにされてきた．また，出生前診断として羊水の染色体分析が行われるようになり，臨床細胞遺伝学の礎が築かれた．一方，今日では染色体や間期核に核酸プローブを分子雑種形成させて，遺伝子の局在や染色体の微細構造を探る蛍光 *in situ* ハイブリダイゼーション法が開発され，分子細胞遺伝学へと展開している．[1293]

細胞外液　extracellular fluid；ECF ［ECF］　生体を構成する成分である体液は，その分布する区画に従って細胞内液と細胞外液に分けられる．成人男性では体重の約 40% を細胞内液が占め，20% を細胞外液が占める．細胞外液はさらに血管に含まれる脈管内液，組織間液やリンパ液，関節腔や眼房，脳室に含まれる細胞滲出液に分けられる．脈管内液は体重の 5%，その他は体重の 15% を占める．細胞内液と外液では組成が大きく異なり，細胞外液でも脈管内液と組織間液では成分が異なる．[1335]　⇨参細胞内液→1174

細胞外液過剰　extracellular fluid excess　細胞外液の過剰状態をいう．人間の総体液量は体重の約 60% を占め，これは細胞内液と細胞外液に分けられる．細胞内液は体重の約 40%，細胞外液は体重の約 20% を占める．さらに細胞外液は組織間液と血漿水分に分けられ，前者は体重の約 15%，後者は約 5% を占める．細胞外液の過剰，特に細胞間液の増加した状態を浮腫と呼ぶ．心臓，肝臓，腎臓の疾患が原因の場合が多いが原因不明の特発性浮腫もみられる．①心性浮腫：心疾患(特に血性心不全)の際にみられる浮腫で，静脈圧上昇だけではなく腎血流量の減少による糸球体濾過量(GFR)の低下，レニン・アンギオテンシン・アルドステロン系の亢進などの種々の因子が関与している．②肝性浮腫：非代償期の肝硬変患者では，ナトリウムや水分の貯留が起こり，このため全身的浮腫および腹水貯留がみられる．肝でのアルブミン合成の低下によって血漿膠質浸透圧が低下し，血管からの水分の漏出が起こりやすくなる．門脈系では，これに門脈内静水圧の低下，肝表面からの漏出などの因子が加わって，腹水貯留をまねくと考えられる．③腎性浮腫：ネフローゼ症候群，慢性および急性腎不全による浮腫が多い．ネフローゼ症候群の際の浮腫の最大の原因は，低タンパク血症による血漿膠質浸透圧の低下である．また，急性糸球体腎炎の際の浮腫には，GFR の低下だけでなく全身の毛細血管の透過性亢進が関与していると考えられる．③特発性浮腫：肥満傾向の中年女性に多い．月経周期とは無関係に全身性に出現する．特に立位の下肢に著明であることが多い．原因としてはドパミン系ニューロンの活動性低下，レニン・アンギオテンシン・アルドステロン系の亢進，血管透過性の亢進，心房性ナトリウム利尿ペプチド(ANP)の低値などがあげられる．[987]
⇨参浮腫→2553

細胞外液量測定法　extracellular fluid volume measurement　一般に，細胞外液量の測定はフィック Fick の原理による．たとえば，イヌリンのように細胞膜を通過できない物質を一定量(M)血中に投与し，細胞外液に一様に分布した時点でイヌリンの血漿濃度(C)を測定すると，細胞外液量(V)は，V = M/C で求められる．イヌリンが生体内に一様に分布する間，その一部が尿中に排出されるため，尿量とイヌリン尿中濃度を測定し，値を補正する．その他，測定方法としては，持続注入平衡法(infusion-equilibration method)や動態解析法(kinetic method)がある．[1335] ⇨参体液量測定法⇀1860

細胞外間質物質⇨同細胞外マトリックス⇀1171

細胞外基質⇨同細胞外マトリックス⇀1171

細胞外マトリックス extracellular matrix；ECM ［**細胞外間質物質，細胞間物質，細胞外基質**］ 動物組織において，細胞の外側に存在する生体構造物．細胞内で合成され，細胞外へ分泌，蓄積された生体高分子が複雑に会合したもので，主要成分には，プロテオグリカン，グリコサミノグリカン，コラーゲン，エラスチン，各種糖タンパク質がある．細胞接着，細胞骨格の配列，細胞の形の維持，細胞移動，細胞増殖，細胞内代謝，細胞の分化を細胞外から調節する働きをもつ．[1559]

細胞核⇨同核⇀474

細胞学的検査⇨同細胞診⇀1172

細胞株⇨同株⇀542

細胞間液⇨同間質液⇀604

細胞間腔 extracellular space⇨同細胞間隙⇀1171

細胞間隙 intercellular space ［**細胞間腔**］ 細胞と細胞の間の空間を指す．上皮組織の細胞間隙は著しく狭く(約 20 nm)，特に細胞接着装置(タイト結合 tight junction，ギャップ結合 gap junction，デスモソーム desmosome など)の発達している部分はさらに狭くなっている．細胞間隙には組織液が流れ，細胞集団の物質の流通路となっている．それに比べ結合組織の細胞間隙は広く，不規則なことが多い．膠原線維などの線維成分やムコ多糖類などの基質が占めており，血管，神経の通路ともなっている．[1044]

細胞間浮腫⇨同海綿状態⇀457

細胞間物質⇨同細胞外マトリックス⇀1171

細胞器官⇨同細胞小器官⇀1172

細胞凝集素⇨同凝集素⇀756

細胞形質⇨同細胞質⇀1171

細胞工学 cell technology 細胞融合や細胞培養などの細胞生物学的手法を応用して，有用物質の精製，新種の作製，人工育成を行う技術のこと．遺伝子工学とともに，バイオテクノロジーとして期待されている分野である．[1559]

細胞サイクル⇨同細胞周期⇀1171

細胞死 cell death 多細胞生物の組織において，生理学的条件で起きる細胞の死．単に偶発的に起こるもの(事故死 accidental cell death)もあるが，あらかじめ決まった時期に生体を形成・維持するために必然的に起こるものも多い．この場合，特にプログラムされた細胞死 programmed cell death といい，その死の形態をアポトーシス apoptosis という．[543]

細胞質 cytoplasm ［**細胞形質**］ 真核細胞では核を除いた残りの部分のこと．コロイド状の物質(原形質)で流動性をもつ(原形質流動)．DNA の複製や mRNA の転写を除く，生命現象の基本的な物質代謝や生合成反応はここで営まれる．原形質は水 85-90%，タンパク質 7-10%，脂質 1-2%，その他の有機物と無機イオンからなっている．また，ゴルジ Golgi 装置，粗面小胞体，滑面小胞体，ミトコンドリア，リソソームなどの細胞小器官や，微小管をはじめ細胞骨格となる線維類を含む．植物細胞では葉緑体・液胞なども含まれる．核をもたない原核細胞では，ここに DNA を有する．(図参照⇒細胞⇀1170)[1044] ⇨参原形質⇀942

細胞質因子《細菌の》⇨同プラスミド⇀2575

細胞質受容体 intracellular receptor ホルモン受容体には，細胞膜上にある受容体と細胞質や核内にある受容体に分けられる．ペプチドホルモンのようにリガンドが水溶性の場合は，細胞膜上の受容体と結合し，細胞内情報伝達系を介して生物作用を発揮する．ステロイドホルモンや甲状腺ホルモンのようにリガンドが脂溶性の場合は，細胞膜を透過し，細胞質あるいは核に存在する受容体と結合する．細胞質受容体と結合したホルモンはさらに核内に移行する．特定の遺伝子転写を調節し，生物作用を発揮する．[1335]

細胞周期 cell cycle ［**細胞サイクル，分裂周期**］ 細胞は生体内での状況や役割に応じて細胞分裂を繰り返して増殖しており，細胞分裂から次の細胞分裂までのこと．分裂期(M 期)から DNA 合成準備期(G_1 期)，DNA 合成期(S 期)，分裂準備期(G_2 期)を経て再び M 期に戻るが，G_1 期の状態が長く継続する休眠期(G_0 期)の状態に入る細胞もあることが知られている．細胞周期のそれぞれの段階ではチェックポイントがあり，DNA 損傷や DNA 合成異常，染色体の分離異常などの不具合がある場合には細胞周期の進行は停止または減速する．[269]

●細胞周期

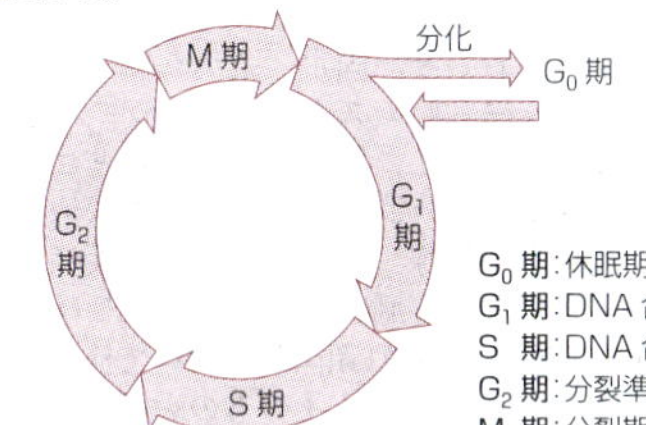

細胞周期同調法 synchronization of cell cycle 細胞集団を細胞周期上のある一点にそろえること．通常，増殖している細胞はランダムに細胞周期に分布している．細胞増殖の制御機構を解析する際には，細胞集団を細胞周期のある一点に集めて同期させて検討する必要がある．[1225]

細胞障害効果 cytopathogenic effect⇨同細胞変性効果⇀1175

細胞傷害試験⇨同細胞毒性試験⇀1173

細胞傷害性 T 細胞 cytotoxic T cell；CTL⇨同キラー T 細胞⇀785

細胞傷害性アレルギー cytotoxic allergy ［**細胞毒性〔型〕アレルギー**］ 体内にある細胞膜上の抗原物質に対応する特異抗体が結合し，さらに補体が加わり活性化した補体により細胞膜に孔がつくられ，細胞が破壊される過敏反応．Ⅱ型アレルギー反応に属す．寒冷凝集素症，血液型不適合輸血，発作性寒冷血色素尿症の溶血

などがこれにあたる.[505] ⇨参Ⅱ型アレルギー〔反応〕→11，クームス分類→813

細胞傷害性過敏反応⇨同Ⅱ型アレルギー〔反応〕→11

細胞傷害性薬剤　cytotoxic drug　細胞の増殖を抑制する薬剤の総称．アルキル化剤や代謝拮抗薬は，異常細胞(腫瘍細胞)を選択的に破壊し，正常細胞の傷害が最小となるように工夫されており，悪性腫瘍の化学療法薬として広く用いられる．この種の薬剤には催奇形性，変異誘発性，発癌性もある.[1495]

細胞傷害性リンパ球　cytotoxic lymphocyte　細胞傷害性を示す細胞の総称．キラーT細胞，ナチュラルキラー(NK)細胞，ナチュラルキラーT細胞などがこれに相当する．キラーT細胞は，感染細胞や腫瘍細胞などに結合して標的細胞を傷害するT細胞で，通常，CD8分子を細胞表面に発現する.[1439] ⇨参キラー細胞→786

細胞小器官　cell organelle　［細胞器官，細胞内小器官］　細胞質中に分布し，細胞の，①生命維持代謝機構，②形状の支持，③運動，④細胞分裂などの機能にかかわる膜性および線維性の構造物．①ミトコンドリア，ゴルジGolgi体，粗面小胞体，滑面小胞体，遊離リボソーム，リソソーム(水解小体)，②細胞骨格(微小管，中間系フィラメント，アクチンフィラメント，その他)などがある．加えて動物細胞では，③運動にかかわる線毛，鞭毛や，④分裂にかかわる中心体，一方，植物細胞では光合成にかかわる葉緑体や液胞などがある．(図参照⇨細胞→1170)[1044]

細胞硝子質⇨同ヒアリン形質→2424

細胞情報伝達⇨同シグナル伝達→1260

細胞診　cytodiagnosis，cytological diagnosis　［細胞学的検査］　生体より剥離した細胞を集めたり，病変から細胞を器械的に採取し，塗抹，捺印などの方法によりスライドグラス上に付着させ，固定，染色を経て顕微鏡的に細胞を観察し，癌細胞のスクリーニングや病変の質的診断を行う検査のこと．綿棒，ブラシなどにより子宮頸部，腟部や気管支，消化器から細胞を採取する擦過細胞診，乳腺や甲状腺，リンパ節の腫瘍性病変に穿刺して細胞を吸引する穿刺吸引細胞診，尿や喀痰中に剥離した細胞を集めて検鏡(顕微鏡を用いて検査すること)する剥離細胞診，摘出標本そのものを直接スライドグラスに押し当てて細胞を調べる捺印細胞診，貯留した胸水や腹水から細胞を遠心分離して検査する体腔液細胞診など，幅広い分野で実地臨床に用いられている．細胞診の目的の第1は，癌検診における子宮頸癌や肺癌などのスクリーニングである．組織診と比較して細胞診は検体採取時の患者への侵襲が少なく，標本作製も簡便である．したがって多数の人を対象とする集団癌検診や頻回の検査が必要な癌化リスクの高い患者のフォローアップに適している．第2は，臨床的に見つかった病変(主に腫瘍)の質的診断，確定診断である．組織診と比較して細胞診は，組織構築の情報が十分でなく診断に際して限界がある場合もある．しかし乳腺や甲状腺の穿刺吸引細胞診などは組織診とほぼ同等の確定診断としての価値を有する場合も多い．また，肉眼や画像で見つけにくい体腔液や膀胱内の悪性細胞の検出にも価値がある．細胞の固定はエタノールなどで短時間に行い，通常，主としてパパニコローPapanicolaou染色が用いられるが血液，リンパ節，体腔液ではギムザGiemsa染色も併用される．検査はトレーニングを積み，資格をもった細胞検査士がスクリーニングを行い，癌細胞や癌を疑う細胞を拾い上げたのち，細胞診専門医が最終確認を行う体制をとる.[361,992]

細胞浸潤　cellular infiltration　細胞が原発巣から体内組織中に移動・集簇する状態．または細胞が異常増殖し直接に周辺組織や臓器に広がっていくこと．特に悪性新生物や炎症に付随する変化に対する用語.[943]

細胞親和性抗体　cytophilic antibody　［好細胞抗体］　抗原抗体反応以外の機序により細胞に結合する抗体．多くの場合，細胞表面に発現するFc受容体を介して抗体が結合する．代表例はIgE抗体.[1439]

細胞性萎縮⇨同単純萎縮→1940

細胞性栄養膜⇨同栄養膜合胞体層→349

細胞性癌遺伝子　cellular oncogene⇨同プロトオンコジーン→2599

細胞性生殖　cytogenic reproduction　単一の生殖細胞からの新しい生物体発生．有性生殖と無性生殖がある.[1225]

細胞生存率曲線　cell survival curve　放射線による細胞の生存を実験的に求め，横軸に線量を縦軸に対数で生き残った細胞の割合をプロットして得られた曲線．通常は一定数の細胞を培地中で照射し，7-14日培養後に生じてくる細胞のかたまり(コロニー)を数えて求める．1コロニーが1個の細胞から生じるので種々の数式に当てはめることができる．代表的なのがLQモデルと多標的1ヒットモデル．LQモデルではαヒット(一次式)とβヒット(二次式)の和で生存が表され，αヒットとβヒットの生存が等しくなるところが$\alpha\beta$比という多分割照射において有用な値になる．多標的1ヒットモデルではD_0値(細胞生存率を37%まで減ずる線量)，n値(標的数)，D_q値(回復できる能力でD_0とnから求められる)など生物学的指標に使われる.[52] ⇨参標的説→2492

細胞性半月体⇨参半月体→2408

細胞生物学　cytobiology，cell biology　生体を構成する細胞の構造，機能などに関する研究を行う生物学の一分野．細胞の発生・分化や増殖に関して，また染色体，タンパク質などについても研究する.[543]

細胞性免疫反応　cellular immunity，cell-mediated immunity；CMI　［細胞媒介性免疫反応，CMI］　病原性微生物，悪性腫瘍および移植片などに対する免疫反応のうち，主としてT細胞によってもたらされる細胞媒介性の免疫反応のこと．これに対して，B細胞が産生する抗体による免疫反応は体液性免疫反応と呼ばれる．T細胞が直接あるいは間接的に媒介する細胞性免疫反応には，CD8キラーT細胞やナチュラルキラー(NK)細胞によるウイルス感染細胞や悪性腫瘍細胞などの標的細胞破壊や，CD4ヘルパーT細胞によって活性化されたマクロファージなどの食細胞による細胞内寄生性微生物に対する防御反応が含まれる．また，遅延型過敏反応，移植片拒絶反応，移植片対宿主反応も細胞性免疫反応によって媒介されている．細胞性免疫応答を促進するヘルパーT細胞はTh1細胞(helper T cell type 1)と呼ばれ，Th1細胞が産生するIFN-γ，TNFおよびIL-2などのサイトカインが重要な役割を担う．

一方，体液性免疫応答は主としてIL-4，IL-5，IL-13などを産生するTh 2細胞によって促進されており，Th 1細胞とTh 2細胞のバランスが免疫系の恒常性の維持に重要であると考えられている.[939] ⇨参キラーT細胞→785，ヘルパーT細胞→2638

細胞接着因子(分子) cell adhesion molecule 細胞と細胞間，あるいは細胞と細胞マトリックスの接着にかかわる因子(分子)．多細胞組織の形成，再生，炎症や腫瘍の転移，浸潤性などにかかわり，大切な働きを行う．膜貫通型の糖タンパク質であるカドヘリンは，同型のカドヘリン分子がホモフィリックに結合(同種結合)する．カドヘリンは上皮細胞間の機械的接着をつかさどる接着分子として同定解析され，20種類以上が確認されていて，そのうち血管内皮細胞間の接着にカドヘリン5，N型・P型カドヘリンが関与している可能性がある．その他，異型分子間ではヘテロフィリックに結合(異種結合)する．炎症のカスケード反応(逐次的反応)での最初の反応は，血球成分と血管内皮細胞の接着である．構造的には，①免疫グロブリンスーパーファミリー，②カドヘリンスーパーファミリー，③インテグリンスーパーファミリー，④セレクチンファミリー，⑤その他，に分類される.[987] ⇨参カドヘリン→538

細胞接着装置 cell junction 隣り合った細胞と細胞が接合することを細胞接着といい，接着するための装置を細胞接着装置という．細胞接着装置には，①閉鎖帯(タイト結合 tight junction)，②ギャップ結合(ギャップ・ジャンクション gap junction)，③接着帯，デスモソーム，半デスモソームなどがある．①閉鎖帯では隣接する細胞膜が密着し，閉鎖帯をこえて物質が輸送されるのを封じる．組織によっては，水溶性の低分子やイオンすら通過させない場合もある．特に，皮膚の表皮や腸管などの上皮組織で発達していて，体外環境と体内環境を境する位置にあり，体内環境の恒常性(ホメオスタシス)を保つために物質透過の調節にかかわる重要な役割を担っている．②ギャップ結合は小斑状の構造で，隣接する細胞膜に点在している．斑状の構造は小孔をもつ管状の構造が密集しているもので，この管は隣接する細胞同士の細胞質をつなぎ，小孔内を通過できるイオンや低分子の物質の効率のよい細胞間輸送にあたっている．ギャップ結合部分では隣接する細胞膜の間にわずかな間隙(2-4 nm)がある．上皮組織に加えて，同調して収縮する心筋や平滑筋，さらにニューロン間にも発達している．③接着帯，デスモソーム，半デスモソームなどは種々の結合タンパク質や細胞骨格線維を使って，化学的，機械的に隣接する細胞をつなぎとめる構造である．主に上皮組織の細胞同士，または上皮細胞と基底膜との間に認められる．生体では，複数の細胞接着装置が複合して使われていることが多い．腸管上皮では，閉鎖帯，接着帯，デスモソームが細胞接着複合装置 junctional complex を形成して，腸管腔(体外環境)と細胞間腔(体内環境)を分離している．細胞接着分子(因子)については，カドヘリン，コネキシン，インテグリン，神経細胞接着分子 neural cell adhesion molecule(N-CAM)など種々の分子が明らかにされている.[1044] ⇨参ギャップ・ジャンクション→712，細胞接着因子(分子)→1173

細胞増殖型青色母斑 cellular blue nevus⇨参青色母斑→1676

細胞走性 cytotaxis 運動能をもつ細胞が，特定の化学物質や光，熱，浸透圧などの物理的因子に向かって移動すること．たとえば，血中の好中球やリンパ球が毛細血管内皮細胞のすきまから，感染部位や炎症局所に移動するのは，これらの細胞の細胞走性による.[1335]

細胞塞栓 cellular embolism 血管内に発生する塞栓子のうち，塞栓が主として赤血球以外の細胞成分で構成されているもの．腫瘍細胞による腫瘍塞栓や，骨髄造血細胞による塞栓子がこれに相当.[1468]

細胞測光法 cytophotometry 染色された細胞質切片を通過する光の強度を細胞光度計を用いて測定し，細胞内の化学物質の組成を調べる方法.[1225]

細胞体 cell body，soma ニューロン(神経単位)に関して用いることが多い．軸索や樹状突起のような長い突起部分を除いた部分を細胞体と呼ぶ．核と細胞小器官(小胞体，ゴルジ Golgi 装置，ミトコンドリアなど)を含む細胞質で構成され，細胞そのものの代謝活動を担っている部分を指す．また，中枢神経系(脳と脊髄)では大脳皮質と小脳皮質以外でニューロンの細胞体が集まっている部位を神経核と呼び，末梢神経系では神経節という.[1044] ⇨参神経細胞→1524，神経単位→1529

再縫着⇨同再接着→1160

細胞中心体⇨同中心体→1993

再膨張性肺水腫 reexpansion pulmonary edema；REPE 気胸や大量胸水などで比較的長時間広範囲に虚脱していた肺が，胸腔穿刺による急激な脱気や排液によって短時間の間に再膨張する際に生じる肺水腫．通常一側性で，再膨張した肺のみが障害を受ける．再灌流障害に基づく肺血管透過性の亢進がその主因と考えられている．すなわち，血流が低下した虚脱肺の血管床へ集簇した好中球が血流再開によって活性化され，放出された活性酸素やプロテアーゼ，各種サイトカインが血管内皮細胞の障害をもたらし，血管透過性を異常に亢進させて間質への水分漏出をきたすものである．したがって，気胸や胸水の脱気，排液は急激に行わず，時間をかけて行うことが肝要である．いったん発症してしまった場合は，通常の肺水腫と同様，酸素投与と利尿薬，カテコールアミン投与が有効であるが，重症例では人工呼吸管理を要することもある.[141]

細胞毒 cytotoxin 生体に対し有害に作用する物質のなかで，特定の細胞に毒性作用を発現するもの．細菌毒素，特異抗体，非特異的細胞障害因子などがある.[1225]

細胞毒性[型]アレルギー cytotoxic allergy⇨同細胞傷害性アレルギー→1171

細胞毒性試験 cytotoxicity test ［細胞傷害試験］ ナチュラルキラー(NK)細胞や細胞傷害性Tリンパ球(CTL)などの細胞傷害性細胞や可溶性細胞傷害性因子，あるいは細胞に対する抗体との反応により生ずる標的細胞の傷害を *in vitro* で測定・評価する試験．細胞傷害を定量化する方法として色素の取り込み，あるいは放射性同位元素の放出などが用いられる.[388]

細胞内アシドーシス intracellular acidosis 水素イオン濃度の指標である pH は，体液中では7.0-7.8の間に調節されており，7.4以下をアシドーシス，7.4以上をアルカローシスという．pH は酵素反応など多くの細胞機能に影響するので，細胞内の pH が低下する細胞内アシドーシスが持続すると生体機能に障害が現れる．

たとえば，冠状動脈閉塞による心筋細胞の虚血は細胞内アシドーシスを起こし，収縮力が減弱する(虚血性心不全).[1335] ⇨参アシドーシス→149

細胞内液　intracellular fluid；ICF　［ICF］　生体を構成する成分である体液は，その分布する区画に従って細胞内液と細胞外液に分けられる．成人男性では体重の約40％を細胞内液が占める．細胞内液は細胞外液と異なり，タンパク質やリン酸イオンが多数含まれ，また，ナトリウム〔・カリウム〕ポンプにより，細胞外液には少ないK^+が多量に含まれる．細胞内液量は細胞外液の浸透圧により調節されている.[1335] ⇨参細胞外液→1170，体液→1859

細胞内小器官⇨同細胞小器官→1172

細胞内情報伝達系　intracellular signaling system　ホルモン，成長因子，サイトカイン，電気的パルスのような刺激などの情報は，まず細胞膜表面の受容体，イオンチャネルなどを介して，もしくは直接に細胞内に伝達される(細胞間情報伝達)が，多くの場合，そこからさらに複雑な伝達経路を経て，ターゲットに到達する(細胞内情報伝達)．Gタンパク質，アデニル酸シクラーゼ，cAMP，タンパク質リン酸化酵素群，グアニル酸シクラーゼ，イノシトール三リン酸，ジアシルグリセロールなどが関与.[1559]

細胞内情報伝達物質　intracellular signal mediator⇨同セカンドメッセンジャー→1713

細胞内電極　intracellular electrode　細胞の膜電位を記録するために細胞内に刺入する電極のこと．通常は先端が1 μm以下のガラス微小電極を指す.[1274] ⇨参閾刺激→221

細胞内取り込み〔作用〕⇨同エンドサイトーシス→384

細胞飲み込み作用⇨同飲作用→292

細胞媒介性細胞傷害　cell-mediated cytotoxicity；CMC　キラーT細胞やナチュラルキラー(NK)細胞などの細胞傷害性細胞による標的細胞破壊反応のこと．細胞傷害細胞は標的細胞に接着して標的細胞を認識し，細胞内顆粒にたくわえられたパーフォリン perforin やグランザイム granzyme などの細胞傷害性タンパク質の放出や，標的細胞上に発現し細胞死を誘発するFasリガンドの活性化を通じて，標的細胞にアポトーシスを誘導する．これに対して，標的細胞に結合した抗体と補体による細胞破壊を補体依存性細胞傷害と呼ぶ.[939] ⇨参キラーT細胞→785，ナチュラルキラー細胞→2193

細胞媒介性免疫反応　cell-mediated immunity，cell-mediated immune response⇨同細胞性免疫反応→1172

細胞表面抗原　cell surface antigen　［細胞膜抗原］　細胞表面に発現する分子の総称．多くのものは細胞膜を貫通する糖タンパク質であるが，一部はGPIアンカー(ホスファチジルイノシトールを含む糖類)を介して細胞膜に結合する糖タンパク質．細胞の外界との情報伝達，相互作用に関与する．種々の受容体や接着分子がその例．特異的モノクローナル抗体を用いたフローサイトメトリー法によりその発現を解析することが多い.[1439]

細胞表面タンパク　cell surface protein；CSP⇨同フィブロネクチン→2515

細胞表面膜⇨同細胞膜→1175

細胞表面免疫グロブリン　cell-surface immunoglobulin⇨同膜型免疫グロブリン→2729

細胞病理学　cellular pathology　①病理学の一分野．種々の病的状態における細胞の形態学的変化や機能的変化を正常状態と比較することで疾患の原因，経過，転帰などの関係を解明する学問．②1858年のウィルヒョウ Rudolf L. K. Virchow(1821-1902)著作のタイトル．細胞は生命の基本単位であり，疾患を細胞単位のものとして取り扱うことを主張した．「すべての細胞は細胞から(Omnis cellula a cellula)」という言葉に代表されている.[470]

細胞病理説　cellular pathology　ウィルヒョウ Rudolf Ludwig Karl Virchow(1821-1902)が『細胞病理学』(1858)の中で展開した学説で，刺激に対する細胞の変調こそが病気であるとした．ウィルヒョウは病理解剖に基づく自らの観察に基づいて細胞病理説を提起したが，彼の考えの源泉の1つはシュワン Schwann らの細胞説，もう1つは，「病気は全身的な体液の異常によるのではなく，ある要素的な部分の変化に基づく」という病理解剖学者がいだいてきた局在的な病気観である．ベルリン大学病理学教授であったウィルヒョウの影響は大きく，この後，顕微鏡の改良，組織標本の固定，包埋，染色などの技術が進み，病理組織学が急速に展開した.[983] ⇨参液体病理説→353

細胞封入体　cell inclusion　ウイルスに感染した細胞や重金属を取り込んだ細胞では，核内もしくは細胞質内にこれらを入れた封入体が出現する．ウイルスの種類によって封入体に特徴があり，ヘルペスウイルスは核内に，ポックスウイルスやレオウイルスでは細胞質内に封入体が出現する．サイトメガロウイルスや麻疹ウイルスでは核と細胞質の両方に封入体がみられる.[142] ⇨参封入体→2516

細胞賦活用薬　agent activating cellular function　生体細胞が本来もつ免疫機能や自己修復能力に作用して活性化することにより，疾病の治癒や予防を図ろうとする医薬品の分類名.[543]

細胞分化　cytodifferentiation　［分化］　発生学①と腫瘍学②の領域で主に使用される．①胚細胞や幹細胞は形態的・機能的特徴を有さず，未分化な状態にあるといわれるが，発生が進み，細胞が特徴のある組織・器官を形成する過程を分化という．このとき，個々の細胞のレベルにおいても，未分化な細胞が多様かつ特殊化した細胞に変わるため生化学的・形態的な特性を獲得する．②腫瘍細胞がその発生母体となった細胞が分化した際に示す正常細胞の形態・機能に近い表現形を示すとき，そのような腫瘍を分化した腫瘍という．低分化(未分化)な腫瘍ほど，その細胞起源を同定することが難しく，患者の予後は不良のことが多い.[1225]

細胞分画法　cell fractionation　①細胞から細胞小器官(オルガネラ)を分離する方法．冷温下で細胞を破砕し，遠心分離機によりおのおのの細胞小器官の沈降速度の差から，1,000 × gで核，10,000 × gでミトコンドリア，リソソーム，105,000 × gでリボソームなどに分画できる．また，比重の異なる液を階層状の勾配に調製したものに細胞懸濁液を重層して遠心すれば，比重によって分画することができる．このほかにも薬品を利用する方法などもある．②不均一な細胞集団の中から，特定の細胞形質をもつ比較的均一な細胞の分画を得る方法．細胞の密度，体積，重量，付着力，表面荷電度，受容体の有無などの違いにより分画する．赤血球と白血球の比重の違いから，フィコール溶液の上に血液を重層し，500 × g 程度の遠心を行うことにより，両者を分画できる．セルソーターを用いると，細胞表面の特異抗原に蛍光抗体を付着させ，ある付着量の細胞集団のみを採取することもできる．[1559]

細胞分裂 cell division，cytodieresis ［**分裂**］ 1 個の細胞が分裂して 2 個の娘細胞に分裂する際の連続的な過程で，無糸分裂と有糸分裂に大別される．無糸分裂は原核生物の分裂様式であり，有糸分裂は真核生物の分裂様式で，後者には通常の体細胞分裂と生殖細胞形成時の減数分裂がある．体細胞分裂では，二倍体の体細胞が生成され，減数分裂では一倍体の精子または卵細胞が生成される．[1225]

細胞分裂誘発因子 mitogen ［**マイトジェン**］ 静止期にある細胞を刺激して，分裂を誘発する作用をもった因子．免疫学においてはリンパ球を非特異的に刺激する因子を指す．[1225]

細胞壁 cell wall 細胞膜を覆い外側を保護する厚く丈夫な構造．細菌の一部やカビ，およびすべての植物の細胞にみられる．細胞壁の構成要素は，植物細胞ではセルロース，細菌ではペプチドグリカンなどとそれぞれ異なっている．[543]

細胞壁骨格 cell wall skeleton；CWS ［**細胞膜裏打ちタンパク質**］ 細胞膜の直下で細胞質タンパクと結合して細胞膜の構造を支持するタンパク質．細胞膜の構築と細胞膜の動的構造に寄与している．[1225]

細胞変性効果 cytopathic effect；CPE ［**細胞障害効果**］ ウイルスに対して感受性をもつ細胞がウイルス感染により特徴的な変化を生じること．宿主細胞の代謝を抑制することや，ウイルスタンパク質による変化により細胞変性を起こす．[1113]

細胞膜 cell membrane，plasma membrane ［**原形質膜，細胞表面膜，形質膜**］ 細胞質を取り囲み，細胞内環境と細胞外環境の境に位置する膜．原形質膜ともいう．基本構造は極性のあるリン脂質の分子が親水性の部分を外側にして重層に配列した膜(脂質二重膜)で，単位膜 unit membrane と呼ばれている．細胞内小器官のゴルジ Golgi 装置や小胞体の膜，ミトコンドリアの内外の膜の基本構造も単位膜で構成されている．脂質二重膜の単位膜は疎水性の小さな分子は通すが，大部分の分子やイオンは通さない．しかし，実際の細胞膜は選択的透過性をもつ半透膜である．細胞膜には種々のタンパク質分子(膜タンパク質)が貫通していて，それらが脂質二重膜の中に浮かんで自由に動いていると考えられている(図)．このようにダイナミックに動く液体のような構造モデルを流動モザイクモデルという．これらの膜タンパク質は細胞膜のチャネルやポンプとして働き，必要な物質の膜輸送にあたっている．すなわち細胞膜の性質は膜タンパク質の性質に依存していることになり，膜タンパク質が違えば細胞膜の性質も違ってくることになる．ちなみに，核ゲノム遺伝子がコードするタンパク質の 30% は膜タンパク質であるという．こうした背景を踏まえて細胞膜をみると，われわれの身体を構成している細胞が外部環境と細胞内の機能とをうまく結んでいることが理解できる．細胞の外側では，膜内タンパク質分子はホルモンなどの生理活性物質や薬剤などの受容体として外部情報のセンサーになっている．また，細胞の内側では情報の伝達にかかわったり，細胞膜を細胞骨格につなぎとめる役割をしている．また，貪食作用，飲作用，分泌作用など膜そのもののダイナミックな変化にも関与している．さらに，神経細胞や筋細胞では細胞の内外のイオン勾配を利用して，電気的な信号を細胞膜に沿って伝えている．ミトコンドリアの内膜でも，膜内のタンパク質に次々と電子を渡していくことによりATP(アデノシン三リン酸)の産生にかかわっている．[1044]

●細胞膜

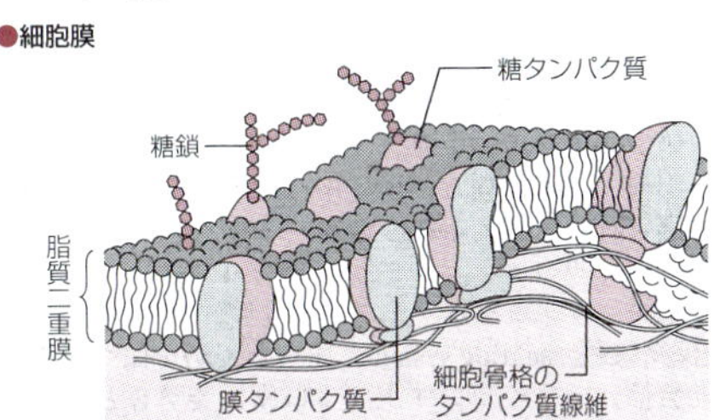

細胞膜裏打ちタンパク質 membrane-skeletal protein⇨同細胞壁骨格→1175

細胞膜抗原 cell membrane antigen⇨同細胞表面抗原→1174

細胞膜透過性 cell membrane permeability 細胞膜の基本構造はリン脂質の二重層であり，炭酸ガスやアルコールなど脂溶性物質に対しては高い透過性を示すが，水やグルコース，イオンなど水溶性物質に対する透過性は低い．しかし，細胞膜上にはタンパク質からなるさまざまなイオンチャネルやトランスポーター(担体)が存在し，特定の水溶性物質に透過性を与えている．膜透過性はチャネルやトランスポーターの種類，数などによって変わる．[1335]

細胞遊走チェンバー chemotactic chamber ［**ボイデンチェンバー**］ 白血球などの細胞の走化性を測定するための装置(チェンバー)で，小孔(直径 2-5 μm)を有する膜を上下 2 室の間に介在させておき，下室に被検液を，上室に遊走細胞を入れ，一定時間の培養後，中間の膜下面に遊走してきた細胞の数を計測し遊走活性とする．比較的大きな容量(1 mL)をもつチェンバーや 98 穴のプレートのように小さな容量で多くの試料を一度に検定できるものもある．[388] ⇨参ボイデン法→2658

細胞溶(融)解 cytolysis 細胞膜の崩壊によって細胞が生体機能を失い，細胞が破壊され細胞内容が細胞外に流出すること．また，特異抗体や補体などの作用により細胞が免疫学的に崩壊ないし溶解することを免疫性細胞溶解という．[1225]

細胞溶解型アレルギー反応⇨同Ⅱ型アレルギー〔反応〕→11

細胞老化 catabiosis，cellular senescence 細胞における細胞分裂の結果として起こる老化で，細胞は老化ののち細胞死に至る．[543] ⇨参細胞死→1171

サイボーグ cyborg 生物と機械装置の結合体を意味するサイバネティックスとオーガニズム cybernetics + organism の混成語で，人間と機械が一体となった有機的な結合体をいう．人間が含まれず，機械そのものであるロボットとはまったく違った概念．例えば人工臓器，義手など失われた臓器や四肢を補う人工的な装置を装着した医療サイボーグと，宇宙服のような人間の能力をアップする機械を装着したサイボーグに分けられる．[543]

柴朴湯(さいぼくとう)　saibokuto　医療用漢方製剤の1つ．小柴胡湯(しょうさいことう)と半夏厚朴湯(はんげこうぼくとう)を合わせた方剤．主として咳を伴う呼吸器疾患，不安障害に用いる．漢方医学では，小柴胡湯証と半夏厚朴湯証を兼ねた病態，胸脇苦満(きょうきょうくまん)と気うつを目標に用いるとされる．臨床的には，呼吸器炎症性疾患で喉のつまる感じ，いがらっぽい感じを覚え，咳嗽を呈するものに用いる．喀痰を伴わない場合もある．気管支喘息に頻用されるほか，急性・慢性気管支炎，不安神経症などに用いる．副作用は間質性肺炎，偽アルドステロン症，ミオパシー，肝機能障害など．出典：本朝経験方(中国の医書にはなくわが国でつくり出されたと考えられる処方)．構成生薬：サイコ，ハンゲ，オウゴン，ニンジン，カンゾウ，タイソウ，ショウキョウ，コウボク，ブクリョウ，ソヨウ．[128]

座位保持装置　seating system　座った姿勢を保つための補助装置．いすや車いす上でよい座位姿勢をとることで身体の変形や褥瘡の発生を予防し，座位時間を延長し，寝たきりを防止するねらいがある．通常のいすや車いすでは姿勢を保つことが困難な重度の身体障害児(者)ばかりでなく，上肢機能を考慮した適切な作業姿勢や高齢者の座位への配慮などさまざまな障害レベルに合わせ，普通型，リクライニング式普通型，モールド型，可変調節型などが選択できる．公的給付制度では「障害者自立支援法」により，両上肢機能障害(2級)体幹機能障害による座位不能(1級)，等級1級で電動車いすに座位保持装置を取り付ける際の補装具費の支給としてサービスを受けることができる．[81]

臍ポリープ⇨[同]新生児臍帯異常→1567

催眠作用　hypnotic action　脳内の脳幹網様体賦活系を抑制するなど，中枢神経系の機能低下により，生理的睡眠またはそれに近い状態を誘発する働きをいう．

催眠術　hypnotism⇨[参]催眠療法→1176

催眠鎮静薬中毒　hypnotic and sedative poisoning　催眠鎮静薬にはバルビツール酸系(ペントバルビタールカルシウム，フェノバルビタール)，非バルビツール酸系(抱水クロラール)，ベンゾジアゼピン系(トリアゾラム，ブロチゾラム，フルニトラゼパム，フルラゼパム塩酸塩など)がある．バルビツール酸系薬の中毒では精神的・身体的依存性を示し，身体的依存状態のときに急に中断すると，振戦，脱力，不安，不眠，痙攣などの禁断症状を起こす．非バルビツール酸系薬のうち，ブロムワレリル尿素は精神的依存性に比べ身体的依存性はきわめて弱い．他の非バルビツール酸系薬(ニトラゼパム)では精神的依存性と身体的依存性の両者を発現する．グルテチミド中毒では，過敏症，昏睡，チアノーゼ，呼吸抑制，血圧低下，体温低下，頻脈，尿量減少，運動失調，振戦，昏迷などの症状がみられる．急性中毒の治療は薬物の特定が重要で，症状により呼吸および循環の管理，胃洗浄，吸着剤または下剤の投与，強制利尿などを行う．慢性の場合は，禁断症状を起こしにくい薬物に切り替え，漸減法を利用する．[1579]

催眠薬中毒⇨[同]眠剤中毒→2777

催眠薬誘発性障害⇨[同]抗不安薬誘発性障害→1053

催眠薬乱用⇨[同]抗不安薬乱用→1053

催眠薬離脱⇨[同]抗不安薬離脱→1053

催眠療法　hypnotherapy〔D〕Hypnotherapie　催眠術hypnotismとは異なり，トランス(意識の変容状態)の特性を利用し治療効果を得る精神療法の一種．他の心理療法とも親和性が高い．リソース(個人が持つ能力や可能性)を使い自ら変化するものを手助けする自然な催眠により，症状の除去，緩和を目的とするものを特に臨床催眠clinical hypnosisという．エリクソンMilton H. Erickson(1901-80)は，催眠療法を進歩させさまざまな心理療法に影響を与えた．[1134]

サイム義足　Syme prosthesis, ankle disarticulation prosthesis　サイム切断(脛骨と腓骨の果上部で足を切断する術式)に対して用いられる下腿義足．古典的サイム切断用と変法サイム切断用の2種類の義足がある．前者は体重を断端で支持し，膨隆した果部を通過させるための内側窓をもつVAPC(アメリカ退役軍人局義肢センター)タイプで，後者はプラスチックの外ソケットと断端に全表面接触するフォームラバーの内ソケットの二重ソケットを用いる．両者とも足部はサッチ(SACH)足(サイム用)が用いられる．サイムJames Symeはスコットランドの外科医(1799-1870)[834]

サイム切断　Syme amputation　下腿切断手術の1つ．切断のレベルは起立時地面に対し平行な面で，脛骨内果と腓骨外果の果上部であり，距腿関節(足関節)の直上である．このため断端は膨隆し球根状断端末形状となるのが特徴である．利点として長断端となるため正常に近い歩行能力を獲得できる，断端が安定しており荷重性を有する，義足なしでも歩行できるなどであるが，欠点としては外観が不良であり女性には不向きなどがある．このため近年，外観を考慮し変法手術も行われており，使用されるサイム義足も断端末の形状に合わせ，種々のソケットデザインが選択されている．この手術法を開発したサイムJames Symeはスコットランドの外科医(1799-1870)．[614]

細網細胞　reticular cell⇨[参]細網組織→1176

細網細胞型悪性リンパ腫⇨[同]組織球性リンパ腫→1843

細網細胞性リンパ肉腫⇨[同]組織球性リンパ腫→1843

細網細胞肉腫⇨[同]細網肉腫→1177

細網症　reticulosis　細網細胞の増殖状態を表現している．細網細胞は全身に広くみられ，貪食能があり共通の細胞形態をもち，かつコレステロール代謝に重要な役割を演じている細胞である．現在は組織球症と同義語であり用いられなくなった．[1495]　⇨[参]組織球増殖症→1843

細網線維　reticular fiber［嗜銀線維］　細胞間結合線維の1つ．リンパ節，肝臓，脾臓，骨髄，胸腺において細い網目または格子状に分岐して組織構造を維持する．独立した線維と考えられていたが，現在では発達途上の膠原線維であることが明らかにされている．[1225]

細網組織　reticular tissue［小網組織］　細網細胞と細網線維(細い膠原線維)で構成されるネットワーク構造．骨髄，胸腺，リンパ節，脾臓の白脾髄，消化管や呼吸器系粘膜のリンパ小節などにみられる基礎的な骨組みとなる結合組織．これらの臓器は，造血器官としての特殊機能を担っている．骨髄では造血細胞の発生，分化に必要な造血誘導微小環境を形成し，リンパ節やリンパ小節ではリンパ球の増殖，分化，成熟など免疫機構に重要な役割を果たしている．臓器により異なるが，細網細胞のネットワーク構造の間隙には種々の発生段階の骨髄の細胞，リンパ球(B 細胞，T 細胞)，マクロファージ(大食細胞)などが見いだされる．[1044]

細網内皮系 reticuloendothelial system；RES ［網内系，RES］ 1924 年にアショフ L. Aschoff により提唱された概念．貪食，他の細胞機能の調節，免疫反応における抗原の処理，さまざまな炎症反応への関与によって生体の防御機能を担う機能的な同一性をもつ間葉系の細胞群からなるシステム．単球，リンパ節・脾臓その他の部位のマクロファージ，肝臓のクッパー細胞，皮膚のランゲルハンス細胞などが含まれる．単球が骨髄で前駆細胞から分化し，血中に放出され組織に遊走し，そこで刺激に反応して組織に応じて特徴的な形態と機能をもつ細胞となる．[1225]

細網肉腫 reticulum cell sarcoma ［細網細胞肉腫］ 1930 年代に，Roulet や Rössle により細網細胞由来の腫瘍として提唱された．1940 年代はじめには，リンパ肉腫，巨大濾胞性リンパ腫，ホジキン Hodgkin 病とともに，悪性リンパ腫に組み込まれた(ガル・マロリー Gall-Mallory 分類)．その後，これら 4 疾患はリンパ球由来の腫瘍であることが明確となり，細網肉腫という分類も使われなくなった．[1464] ⇨参悪性リンパ腫→143

最尤(さいゆう)推定法⇨同最尤(さいゆう)法→1177

最尤(さいゆう)法 maximum likelihood method ［最尤(さいゆう)推定法］ モデルがいくつかのパラメーターを含む場合，n 個の標本 x_1，x_2，…，x_n が取り出される確率を考え，その確率が最大となるようにパラメーターを推定する方法．統計学のさまざまな場面で応用される．[467]

細葉 acinus 肺の最末端の組織で，終末細気管支より末梢の肺組織．大きさはおよそ半米粒大．[953]

細葉細胞癌⇨同腺房細胞癌→1793

細葉中心型肺気腫 centriacinar emphysema⇨同小葉中心性肺気腫→1465

裁量権《医師の》 discretion 一定の範囲内において裁判所の介入を許さない権利をいう．医師にはこの裁量権が広く認められている．医療は専門性と緊急性が高く，また法律によって細かく医療を規定できないことから，第一線の医師の判断が尊重される．そのため医師には正当な医療行為に基づいた的確な判断が要求される．[1410] ⇨参医行為→225

催涙ガス中毒 tear gas poisoning，lacrimator gas poisoning 催涙ガスには 1-クロロアセトフェノン(コードネーム：CN)，2-クロロベンジリデンマロノニトリル(コードネーム：CS)，ジベンズ-1,4-オキサゼピン(コードネーム：CR)，カプサイシンなどがある．CN と CR は実用的な条件下で分解されにくいが CS は容易に水溶液で非活性化される．CN と CR の無毒化は 5-10% のソーダ溶液あるいは 2% アルカリ性溶液で行うことができる．眼，鼻，口，皮膚，気道に対して刺激作用を示し，催涙作用，眼瞼痙攣を起こす．高濃度の曝露で角膜障害，結膜浮腫，肺水腫がみられる．治療は眼や皮膚の十分な水洗，呼吸管理を行う．[1579]

柴苓湯(さいれいとう) saireito 医療用漢方製剤の 1 つ．小柴胡湯(しょうさいことう)と五苓散(ごれいさん)を合わせた方剤．主として腎疾患など副腎皮質ホルモンを使用する病態に用いる．漢方では，小柴胡湯証に水毒を兼ねる病態に用いるとされる．臨床的には，腎炎，ネフローゼ症候群など浮腫をきたす疾患を中心に，各種難治性疾患に応用される．副作用は間質性肺炎，偽アルドステロン症，ミオパシー，肝機能障害など．出典：本朝経験方(中国の医書にはなくわが国でつくり出されたと考えられる処方)．構成生薬：サイコ，ハンゲ，オウゴン，ニンジン，カンゾウ，タイソウ，ショウキョウ，チョレイ，タクシャ，ブクリョウ，ビャクジュツ，ケイヒ．[128]

鰓(さい)裂嚢胞 branchial cleft cyst⇨同鰓嚢(さいのう)胞→1168

サイレント変異 silent mutation ［沈黙突然変異，同義変異］ DNA 上に変異が起きても，実際に表だった影響を現さない変異のこと．点突然変異によって遺伝子内のある塩基が他のものに変化したとき，転写・翻訳されてつくられるタンパク質はその変異部分が他のアミノ酸に置換されていたり(ミスセンス変異)，そこでペプチド鎖が終わってしまう(ナンセンス変異)場合がある．それらに対して，タンパク質のアミノ酸に変化を起こさない DNA の塩基変化である場合と，アミノ酸を変化させるがその置換がタンパク質の活性には影響を与えない場合の 2 つをサイレント変異という．多くのアミノ酸には複数のコドンがあることに原因する．変異がプロモーター領域にある場合でその遺伝子の発現量に変化がない場合もサイレント変異という．[1559]

サイロイドテスト thyroid test ［チロイドテスト］ 甲状腺濾胞内に存在するコロイド構成タンパク質であるサイログロブリンに対する自己抗体(抗サイログロブリン抗体)を検出する検査法．ヒツジ赤血球やゼラチン粒子などの担体にヒト甲状腺から抽出精製したサイログロブリンを感作して，患者血清を加えると，抗サイログロブリン抗体が存在する場合には凝集反応が起こる．それを目視判定する半定量法．甲状腺自己免疫疾患であるバセドウ Basedow 病や橋本病で高率に陽性を呈する．[90] ⇨参抗甲状腺抗体検査→998

鰓瘻(さいろう) branchial fistula ［側頸瘻(ろう)，鰓(さい)原性瘻孔，鰓(さい)溝性瘻(ろう)］ 頸部の皮膚側と咽頭側とをつなぐ異常な瘻孔のことで，発生の過程で一部の鰓溝と咽頭嚢が閉鎖しなかったことによる．左右どちらにも起こりうる．ヒトの発生時には 4 個の鰓溝と 5 個の咽頭嚢がみられ(第 5 咽頭嚢は第 4 咽頭嚢に付随している)，第 1 鰓溝と第 1 咽頭嚢は外耳と内耳となるので，通常は第 2-4 の鰓溝と第 2-5 咽頭嚢の残存が異常な瘻孔のもととなる．最も多いのが胸鎖乳突筋前縁から扁桃内裂に至るもので，第 2 鰓溝と第 2 咽頭嚢が残存したために起こる．[1485]

サイロカルシトニン⇨同カルシトニン→558

サイロキシン thyroxine；T_4 ［チロキシン，T_4，テトラヨードサイロニン，血清サイロキシン］ 甲状腺において産生分泌される甲状腺ホルモンの 1 つ(分子量 777)．甲状腺内に取り込まれたヨードイオン(I^-)は過酸化水素とペルオキシダーゼの作用により I_2 になる．I_2 はチロシンと結合してモノヨードチロシン(MIT)とジヨードチロシン(DIT)となり，2 分子の DIT が縮合してサイロキシン(T_4)となる．T_4はトリヨードサイロニン(T_3)と同様に血中ではサイロキシン結合グロブリン(TBG)などの甲状腺ホルモン結合タンパク質(TBP)と結合しており，その約0.03%が遊離型として存在し細胞内へ移行して生物活性を発揮する．その際T_4はT_3に転換されて細胞内の核受容体に結合する．総T_4(TBP結合T_4を含む)はイムノアッセイにより測定可能．またT_4は薬剤としても用いられている．[385]

サイロキシン結合グロブリン　thyroxine-binding globulin；TBG　［**チロキシン結合グロブリン**］　肝臓で合成される分子量5万4,000の糖タンパク質．サイロキシン(T_4)やトリヨードサイロニン(T_3)などの甲状腺ホルモンは疎水性であるため，血液中では主にタンパク質と結合した状態で存在．実際，総T_4の99.97%，総T_3の99.7%は結合型であり，残りのわずかが遊離型．ヒトにおける主要な甲状腺ホルモン結合タンパク質(TBP)はTBG，サイロキシン結合プレアルブミンthyroxine-binding prealbumin(TBPA)とアルブミンで，このうち甲状腺ホルモンとの親和性が最も高いのはTBGであり，血中T_4の75%，T_3の70%がTBGと結合している．このようにTBGの役割は脂溶性のT_4，T_3を血中に可溶化し，尿中への排泄を抑制し，血中にホルモンを貯留し，組織への運搬を均一にすること．血中TBP，特にTBG濃度が増加したり減少したりするTBG異常症では，総T_4濃度や総T_3濃度が異常値を示す．生体内でホルモン作用を発揮するのは遊離型なので，TBG(TBP)異常症における甲状腺機能は通常，正常である．[385]

サイロキシン結合グロブリン異常症　thyroxine-binding globulin abnormality；TBG abnormality　［**TBG異常症**］　甲状腺ホルモン結合タンパク質(TBP)であるサイロキシン結合グロブリン(TBG)の血中濃度が増加や減少を呈する，あるいは検出されない病態．総サイロキシン(T_4)濃度や総トリヨードサイロニン(T_3)濃度も血中TBG濃度に比例して変化．TBG増加症および減少症(欠損症)は，先天性と後天性に発症．遊離T_4および遊離T_3濃度は正常で，甲状腺機能は正常．最近は総T_4や総T_3濃度を測定する機会が少なく，そのため発見されないことが多い．後天性での増加では妊娠をはじめとする高エストロゲン状態，急性肝炎など，減少症ではネフローゼ，肝硬変，悪液質などの低タンパク血症などがあり，先天性異常としては完全欠損型，不完全欠損型，増多型がある．TBG遺伝子のクローニング以来，それぞれの遺伝子異常が発見され，TBG異常症の発症機序との関係も明らかにされている．X染色体に遺伝子が存在するため，男性に多い．[385]

サイロキシン結合タンパク　thyroxine-binding protein；TBP⇨参サイロキシン結合グロブリン→1178

サイロキシン結合プレアルブミン(TBPA)　⇨同プレアルブミン→2588

サイログロブリン　thyroglobulin；Tg　［**チログロブリン**］　分子量66万の糖タンパク質で甲状腺濾胞のコロイドの主成分であり，分子内に甲状腺ホルモンを内蔵．血中にも存在しており，現在イムノアッセイ法により測定可能．甲状腺刺激ホルモン(TSH)あるいはTSH受容体抗体などにより甲状腺が刺激される場合，亜急性甲状腺炎や無痛性甲状腺炎などによる甲状腺の破壊，甲状腺腫瘍からの分泌などにより血中Tg濃度は上昇．したがってバセドウBasedow病の寛解や再発の予測，破壊性甲状腺中毒症の診断，甲状腺癌全摘出後の再発の発見や転移の有無の判定，経過観察などに有用．その他，先天性甲状腺機能低下症の鑑別診断にも有用．血液中に抗サイログロブリン抗体(TgAb)が存在する場合には，サンドイッチ法では低値に測定されるので，注意を要する．[385]

サイログロブリン遺伝子異常症　defects in thyroglobulin synthesis　［**チログロブリン遺伝子異常症**］　サイログロブリン(Tg)合成障害による先天性甲状腺機能低下症は全出生の1/16万の頻度で生じると推定され，多くは常染色体劣性遺伝形式．Tg遺伝子異常により異常Tgが合成されると，細胞内輸送障害が起こり，いつまでも小胞体にとどまり分泌されない．ほかに異型腺腫様甲状腺腫でも遺伝子異常が報告されている．[385]

サイログロブリン抗体　thyroglobulin antibody　［**チログロブリン抗体**］　甲状腺の濾胞内に存在するコロイドを構成するタンパク質であるサイログロブリンに対する自己抗体．従来は，ヒツジ赤血球やゼラチン粒子にヒト甲状腺から抽出精製したサイログロブリンを感作して行う凝集反応により検出した．現在は，放射免疫測定法(RIA)や酵素免疫測定法(EIA)などによる定量法が一般的．定量法を用いることによって測定感度，特異性ともに向上した．甲状腺自己免疫疾患であるバセドウBasedow病や橋本病では高値となる．[90]　⇨参抗甲状腺抗体検査→998

サイロトロピン　thyrotropin⇨同甲状腺刺激ホルモン→1015

サイロトロピン放出ホルモン　⇨同甲状腺刺激ホルモン放出ホルモン→1016

サイロニン　thyronine　甲状腺ホルモンの前駆物質の1つ．2つのベンゼン核がエーテル結合で結ばれており，外側ベンゼン核の4′の位置に-OH基をもち，内側ベンゼン核の1の位置にアラニン側鎖を有している．これらの環にヨードがついたものはヨードサイロニンと呼ばれ，そのうち特に3，3′，5，5′の位置にヨードがついたものがサイロキシン(T_4)．また，3，3′，5および3，3′，5′の位置にヨードがついたものがそれぞれトリヨードサイロニン(T_3)およびリバーストリヨードサイロニン(rT_3)である．[385]

サイロ病　silo filler disease　通風状態の悪いサイロ(貯蔵倉庫)で発生した窒素酸化物を吸入したために起こる急性の呼吸障害．窒素酸化物を発生する干し草に曝露後数時間で，呼吸困難，肺うっ血を認める．閉塞性細気管支炎や肺水腫に至る場合もある．[953]

サイワン抗原　Thy-1 antigen，θ antigen　［**θ抗原，Thy-1抗原**］　細胞表面抗原の1つで，マウスではT細胞特異的に発現する．構造的には免疫グロブリンスーパーファミリーに属する分子で，細胞外領域に免疫グロブリン様ループをもつ．機能は不明．[1439]　⇨参細胞表面抗原→1174

鎖陰　gynatresia⇨同腟閉鎖症→1975

サヴァン症候群　savant syndrome⇨同イディオサヴァン→258

サウンドスペクトログラフ　sound spectrograph　［**音響スペクトロ分析装置，ソノグラフ**］　言葉を音響学的に分析し，聞こえに関連する声の諸因子を定性的に調べる検査．言葉をスペクトル分析し，周波数成分や音の大きさ(パワー)をみる．表示方法として横軸に時間，縦軸に周波数をとり，ある時間における各周波数の強さを濃度で表すもの，長さで表すものなどがある．嗄声の分析に役立つ．[1070]

佐伯理一郎　Saeki Riichirou　明治から昭和前半期にかけての産婦人科医で看護師・助産師教育者としても名高い〔1862-1953(文久2〜昭和28)〕．熊本県に生まれ，熊本医学校，ペンシルヴァニア大学卒，海軍軍医となる．早くからクリスチャンになり，新島襄創始の京都看病婦学校に関与する．1906(明治39)年より同校は彼が経営管理するところとなり，以後，戦後の制度改革までに多数の卒業者を出した．また訪問看護を行い福祉面にも積極的に関与した．訳補した『普通看病学』(1895)は版を重ね広く用いられた．産婦人科学書の翻訳を積極的に行うほか，医学史，看護史に関心をもち，『京都看病婦学校50年史』(1936)を上梓．京都看病婦学校創始期に貢献のあった米国人医師のベリー John C. Berry や米国人看護師リチャーズ Linda Richards などとも交流をもち，看護教育や助産師教育に携わった．当時の日赤や聖路加の看護教育からみるとそのレベルは特に高くはなかったが，キリスト教主義に立脚したその教育は強い支持を受けた．[1082]

坂口食　Sakaguchi diet　耐糖能試験の1つで，糖尿病診断で用いられた，米飯270-300 g に卵を加えた食事．糖尿病と非糖尿病の鑑別の試験食であるが，現在では用いられていない．[991]

差額徴収⇨同保険外負担⟶2689

差額ベッド　extra charge bed, amenity bed　［室料差額］保険外併用療養費制度の一種として，患者から保険外負担を徴収することを認められた病床．正しくは選定療養の中の「特別の療養環境」と呼び，4人部屋以下の特別の料金の徴収にふさわしい病床であって，全病床の5割以下に制限される．差額ベッドへの収容は患者側の希望がある場合に限られ，治療上の必要から収容した場合は患者負担を求めてはならないのが原則．[325]

さか〔さ〕まつげ⇨同睫毛(しょうもう)乱生⟶1464

逆さ水　葬送儀礼における逆さごとの1つ．湯灌(清拭)の温湯を用意する際に，通常は熱い湯に水を差して適温にするが，水に熱い湯を差していくこと．または，その温湯のこと．日常生活での作法とは逆の作法で物事を行うことで，死を生者の領域から隔絶させる意味をもつ．[1067]

杯(さかずき)細胞　goblet cell, caliciform cell　単細胞性の粘液分泌細胞．口腔粘膜，消化管粘膜(小腸など)，鼻腔や気管の呼吸器粘膜の上皮組織中に存在する．杯細胞の役割は主に粘膜の局所的な刺激に反応して，直接，粘膜上皮表面に粘液を分泌して，粘膜の乾燥を防ぎ，粘膜がすれたり，消化されないように保護することにある．組織標本では粘液を含む細胞上部が標本作製過程で水分を吸収してふくらんで，ちょうどワイングラスのような形状をとることから，この名称がある．組織標本をつくる過程で粘液が膨潤したためと考えられている．(図参照⇒上皮組織の名称と機能⟶1456)[1044]

さかむけ　hangnail　［ささくれ］　爪のはえぎわの表皮が小さくむけ，はがれかかった状態．ささくれともいう．爪切りでつまむようにして切り取り，引っぱって裂け目を広げないよう注意する．感染を生じた場合は抗生物質軟膏を塗り，保護のため絆創膏で覆う．[485]

相良知安　Sagara Tomoyasu　明治時代の医学教育者〔1836-1906(天保7〜明治39)〕．佐賀藩医相良柳庵の第3子として佐賀城下八戸町に生まれた．幼名は広三郎，のちに文慶，弘庵，さらに知安と名を改めた．17歳で藩校弘道館に入り，翌年蘭学寮に入学．1854(安政元)年，新設された藩の医学校に入学し，たちまち認められて生徒長となり，教官の補佐も務めた．1861(文久元)年，江戸に出て順天堂の佐藤尚中に学び，さらに1863(同3)年，長崎の精得館においてボードウィン Antonius F. Bauduin に師事して西洋医学を学んだ．1869(明治2)年，明治新政府により医学校取調御用掛を命ぜられ，同僚の岩佐純とともにドイツ医学を大学東校(東京大学医学部の前身)に導入して，医学教育の近代化に尽力した．1870(同3)年，部下の不正事件に連座して下獄したが，翌年無罪釈放となった．1872(同5)年，第一大学区医学校校長，翌年3月初代の文部省医務局長を兼務したが，同年6月に免職．1885(同18)年，再び旧文部省御用掛となったが，12月いっさいの官職を退いて以後は芝の貧民街で不遇のうちに晩年を過ごした．[1259]

サキシトキシン中毒　saxitoxin poisoning　［イガイ中毒］サキシトキシンはイガイ類やハマグリ類などの二枚貝に含まれる耐熱性でクラーレ様作用を及ぼす神経毒物質である．これらの二枚貝が摂取するプランクトンの渦鞭毛虫(*Gonyaulax catanella*, *G. tamarensis* など)が産生・含有している．経口摂取すると消化管でゆっくり吸収され，腎臓より速やかに排出される．中毒症状は末梢神経麻痺が主で，口唇，舌，四肢の麻痺から，重症例では呼吸麻痺を生じ死亡することもありうる．サキシトキシンは加熱によっても分解されないが，料理に用いた水を摂取しなければ中毒は軽くなる．[543]

先取り鎮痛⇨同先行鎮痛⟶1757

左脚後枝ブロック⇨参束枝ブロック⟶1833

左脚前枝ブロック⇨参束枝ブロック⟶1833

左脚ブロック　left bundle branch block；LBBB　［LBBB］　心室内伝導障害の形態の1つで，刺激伝導系のうちの左脚の伝導障害．右脚ブロックに比べて病的意義が高く，原因として冠動脈疾患，高血圧性心疾患，心筋症などが疑われる．左脚はヒス His 束から右脚と分かれて心室中隔を横断し，左室中隔の心内膜下で前枝と後枝に分かれ，扇状に広がりながら左室に分布していく．左脚ブロックでは左脚の伝導が障害されているため，ヒス束まできた刺激は右脚のみをおりて右心室に広がり，作業心筋に伝わって左心室に至る．診断は体表面心電図により容易になされ，QRS が V_4-V_6 で単相性 R か rSR′ または RsR′ 型，V_1 で QS か rS 型を呈する．QRS 時間が0.12秒以上を完全左脚ブロック，それ以下を不完全左脚ブロックという．[1180]

作業環境管理　working environment control　産業保健において，職業起因性の健康障害の予防，健康の保持増進を行うためにとられるアプローチで，労働衛生の三管理の1つ．職場の作業環境中に存在する有害因子(有害物質および有害エネルギー)の量を把握，評価したうえで排除し，働く環境を快適なものに改善し，維持する活動をいう．労働者が働く作業環境中に有害因子がなければ健康障害は起こりえず，最も根本的な労働衛生管理法である．実際には，有害因子の代替や遮閉，隔離による発生抑止などの生産技術的対応，排気，全体換気による局所有害因子の低減などの環境改善的対応などが行われる．[1603]

作業環境測定士 working environment measurement expert 作業場の作業環境を測定する有資格者．作業環境測定の信頼性を確保するために，第一種および第二種の作業環境測定士が定められている．作業環境測定士試験に合格した者および試験免除の要件を備えた者が指定講習を修了したのちに，日本作業環境測定協会に登録して作業環境測定士となることができる．「労働安全衛生法施行令」第21条によって指定作業場と定められた作業場の作業環境測定は作業環境測定士が測定しなければならないとされている．第一種は作業環境測定のデザイン，サンプリング，分析，解析までのすべてを行うことができる．測定対象の区分として，有機溶剤，鉱物性粉塵，特定化学物質，金属類，放射性物質がある．第二種は，デザイン，サンプリングおよび簡易測定器による解析，分析ができる．[1603] ⇨参作業環境測定法⇀1180

作業環境測定法 Working Environment Measurement Law 「労働安全衛生法」第65条に定められた作業場の作業環境管理状態の把握のための作業環境測定の実施に関して，必要な事項を定めた法律．作業環境測定士の資格および作業環境測定機関などについて規定されている．作業環境測定は客観性があり精度が高いことが求められることから，厚生労働省告示として「作業環境測定基準」が規定されている．作業場に存在する有害因子ごとに，測定実施のデザイン策定〔測定点設定（作業場の均等分割点A測定と有害因子発生源近傍B測定），測定時間帯と測定時間，機器選定〕，サンプリング方法，分析および測定の方法，測定値の統計的処理方法などが定められている．[1603] ⇨参作業環境管理⇀1179，作業環境測定士⇀1180

作業管理 work control 労働衛生の三管理の1つ．作業そのもののあり方を適切に保つことにより，労働者の健康障害の発生を予防し，かつ作業環境も良好に保つ活動をいう．実際には，作業負担の軽減，作業手順および方法の確立と順守，保護具などによる有害因子への曝露の軽減などが行われる．産業現場に存在する有害因子により労働者が受ける影響は，個々の労働者の作業の内容や作業の仕方によって異なる．また不適切な作業は，労働者の健康ばかりでなく作業環境をも損なう．[1603]

作業関連疾患 work-related disease 職業病や職業性健康障害などのように作業と疾病発生の間に因果関係が明らかにできるものと異なり，労働者個人の体質が関与する疾病や，日常生活などによっても普遍的に発生したり悪化するなど作業だけに疾病の原因を求めることができない疾病をいう．疾病の発症，増悪にかかわる多くの因子の1つとして作業環境や作業そのものの要因が考えられる疾患の総称で，発症の機序が複雑で多くの発症因子からなる疾病が含まれる．これらはある作業により症状が増悪する可能性があるので，当該疾病を有する労働者をその作業につかせる場合あるいは労働者が新たに疾病を発症した場合は，作業と疾病の動向を判断し，作業制限や適切な職場配置が望まれる．また日常生活を含めた広い健康指導が必要となる．高血圧症，虚血性心疾患，非特異的呼吸器疾患，腰痛症などの運動器疾患，心身症などが該当する．[1603]

作業強度 work intensity ［労働強度］ 作業の強さの程度を指す．作業を行うためにはエネルギーを消費するので，作業強度はエネルギー（または酸素）消費量（代謝量）の大きさで表せる．作業時のエネルギー消費量から同一姿勢で安静時のエネルギー消費量を引くと，作業そのものの作業代謝量となる．これを覚醒状態で仰臥位で横たわるときのエネルギー消費量（基礎代謝量）で除したものをエネルギー代謝率という．作業ごとの作業強度の比較に用いられる．[1603]

作業主任者 operation chief 特定の作業を行う際，従事する労働者の労働災害を防止するために，労働者の指揮および省令で定める安全，衛生に関する職務を行う有資格者．労働災害を防止するための管理を必要とする作業にあっては，それらの業務を行う労働者の中から，それぞれの作業区分に応じて都道府県労働局長の免許を受けた者あるいは指定された技能講習を修了した者を作業主任者として選任すべきことが事業者に課せられている．作業主任者を選任すべき作業は，高圧室内作業，電離放射線業務にかかわる作業，特定化学物質製造作業，鉛業務，四アルキル鉛等業務，酸素欠乏危険場所における作業，有機溶剤業務などで，「労働安全衛生法施行令」第6条により定められている．[1603]

作業性肥大 work hypertrophy ［労作性肥大，活動性肥大］ 仕事量の増大に応答した肥大の一型．骨格筋などの非分裂細胞で構成される臓器に顕著に現れ，運動トレーニングや筋肉労働に伴う筋肉の肥大が作業性肥大の典型例である．作業負荷は一定期間，恒常的なものである必要がある．肥大は一定の限界に達するとそれ以上は起こらず，作業負荷がかからなくなると肥大は元に戻る．作業性肥大は可逆性である．[59] ⇨参スポーツ心〔臓〕⇀1654

作業せん妄⇨同職業せん妄⇀1472

作業代謝 work metabolism ［労作代謝，労働代謝］ 運動や労作により増加するエネルギー代謝をいう．1日のエネルギー消費量に最も影響するのが運動や労作により消費するエネルギー量であり，強度が強いほど，また継続時間が長いほど大きくなる．[987]

作業耐性 work tolerance 基礎的作業能力の1つで，長時間の立位あるいは座位での作業に耐える，騒音や温度変化など環境の変化に耐えるなどの身体的側面と，同じ作業の繰り返しに耐えるなどの心理的側面から評価される．[1319]

作業疲労 occupational fatigue⇨同産業疲労⇀1202

作業用義手 artificial arm for work，work arm 外観を考慮せず，作業に適するように工夫された義手のこと．肘継手，手継手を組み込んだ骨格構造で，手先具交換式である．農業，林業，木工作業用などがあり，上肢切断者に使用されている．[81]

作業用義足 artificial foot for work 労働作業に適するように工夫された構造と強度をもつ義足．必要に応じて膝継手，足継手を組み込んだ骨格構造で，用途に応じて足部を交換する．[81]

作業療法 occupational therapy；OT，ergotherapy

〔OT〕 身体または精神に障害のある人に対し，種々の作業や活動を通して身体機能や精神機能の回復と社会的自立を図るための，作業療法士が行う治療，指導，援助．作業療法が行われる領域は，医療，保健，福祉，教育，職業と幅広い分野にわたる．対象者も乳児から高齢者まですべての年齢にわたる．[786] ⇨参作業療法士→1181

作業療法士 occupational therapist；OT 〔OT〕 1965（昭和40）年に制定された「理学療法士及び作業療法士法」による国家資格．厚生労働大臣の免許を受けて，作業療法士の名称を用いて，医師の指示のもとに，作業療法を行うことを業とする者をいう．作業療法とは，身体または精神に障害のある者に対し，主としてその応用的動作能力または社会的適応能力の回復を図るため，手芸，工作，その他の作業を行わせることをいう．失認，失行，記憶障害，注意障害などの高次脳機能障害も対象とする．[540] ⇨参理学療法士→2919

作為体験 xenopathic experience 〔D〕gemachtes Erlebnis ［**させられ体験，被影響現象**］ 自分の思考，欲動，意志，身体運動などが，外部から支配・干渉されていると感じる病的現象．精神活動が自分のもので，自分自身が行っているという自我の能動性意識が低下し，自他の区別があいまいになる自我障害の1つ．患者は「まるでロボットになったようにだれかに手足を動かされる」「歩いていると勝手に別の方向へ行かされてしまう」「そうせざるをえないように感じてどうしても抵抗できない」などと訴える．意志や運動領域にしばしばみられるが，思考面に起こるとさせられ思考ないし作為思考と呼ばれ，思考吹入や思考奪取などの症状を伴いやすい．もともと自我の統制を受けない感情面には起こらないので，感情の作為体験あるいはさせられ感情は存在しないとされる．統合失調症を特徴づける症状の1つであるが，非定型精神病，解離性障害（ヒステリー），境界性パーソナリティ障害などにもみられることがある．[1205,1228]

錯感覚 paresthesia 自発的な異常な感覚はないが，触覚や痛覚の刺激を与えると本来の感覚とは異なった異常な感覚を生じることをいう．一方，異常感覚は自発的に生じる異常な自覚的感覚をいう．英語では異常感覚を dysesthesia，錯感覚を paresthesia と表現することが多いが，その逆の使用方法もある．[369]

錯感情 parathymia ［**パラチミー，気分倒錯**］ 観念の内容および内的感情と表に出る感情の間に著しい差がある状態．話の内容と患者の感情表現が大きく異なっているもの．統合失調症の「場にそぐわない感情」がこれにあたる．[488]

錯記憶⇨同記憶錯誤→664

錯語 paraph〔r〕asia 失語症による症状の1つ．字性錯語 literal paraphasia と語性錯語 verbal paraphasia がある．字性錯語では「時計」を「トマイ」というように，1つの文字の読みを誤る．語性錯語では「時計」を「メガネ」というように単語全体の読みを誤る．[369]

索溝 strangulation mark 索状物により頸部や手足の皮膚を締めつけたときに生じる，溝のような形状の皮膚陥凹部をいう．縊死（首つり）の場合には，体重に匹敵する重さが加えられるため特に明瞭に認められることが多い．このように強い力が加わって生じた索溝の下部組織には組織の圧迫が高度であるため皮下出血などの生活反応を伴わないことも少なくなく，自他殺の鑑別には注意が必要である．縊死では頸部が上方に向かってつり上げられた形態になるため，通常，索溝は前頸部から後頸部に向かってやや上方を向いていることが多いが，絞頸では頸部をほぼ水平方向やそこからずれた位置に走ることが多い．また，絞殺の場合には被害者の抵抗のため，索溝にずれが認められたり，被害者の指や爪による擦過傷が混在していることもあり，自他殺の鑑別に用いられる．なお，手足をひもなどで締めつけたときにできる皮膚陥凹部は縛痕（縛傷）といわれる．[1331] ⇨参索痕→1181

錯誤腫⇨同分離腫→2612

索痕 ligature mark 索状物により頸部や手足の皮膚などを締めつけたときに生じた損傷や痕跡をいう．強い力が加えられることにより溝のような形状の陥凹部を形成した場合には，索溝と呼ばれることもある．絞殺の場合には頸部に巻きつけられた索状物が被害者の抵抗によりずれた部分のみが擦過されることが多いため，索痕に連続性が認められないこともしばしばある．[1331] ⇨参縛傷→2361，索溝→1181

酢酸 acetic acid CH_3COOH，分子量 60.05．無色液体で水溶液は弱酸性．食酢の成分で，酢酸発酵によるエタノールの酸化によって得られる．また，アセチレンからアセトアルデヒドを経る酸化によっても得られる．生体内では活性化酵素により補酵素 A（CoA）と結合してアセチル CoA（活性酢酸）として存在．この活性化したアセチル基はコリン，アミノ酸，アミノ糖，リン酸などにアセチル基転移酵素で転移される．また，脂肪酸，ステロイド，カロテノイドなどの生成材料となるほか，オキサロ酢酸と反応してクエン酸となりクエン酸回路にも入る．[1559]

酢酸 *n*-ブチル *n*-butyl acetate⇨同酢酸ブチル→1182

酢酸 *n*-プロピルエステル *n*-propyl ester⇨同酢酸プロピル→1182

酢酸イソアミル isoamyl acetate ［**酢酸イソペンチル**］ 無色の液体，バナナ臭，希釈状態で梨様臭，水に難溶．日本酒の吟醸香のもとの1つ．比重 0.87，蒸気密度 4.5，沸点 142℃，蒸気圧 0.8 kPa（20℃），引火点 25℃，発火点 360℃，爆発範囲 1-7.5%．塗料，印刷インク，溶剤，各種樹脂の溶剤，抽出溶剤，香料（果実エッセンス）に用いられる．皮膚，粘膜を刺激する．吸入すると上気道の刺激，頭痛，めまい，吐き気を起こす．吸収されると麻酔作用がある．「有機溶剤中毒予防規則」（有機則）の第2種有機溶剤．作業環境管理濃度 100 ppm．[1360] ⇨参有機溶剤中毒予防規則→2848

酢酸イソブチル isobutyl acetate 果実様芳香のある無色の液体，水に不溶．染料，印刷インク，接着剤，各種樹脂などの溶剤，抽出溶剤，香味料などに用いられる．皮膚・粘膜刺激作用，麻酔作用がある．「有機溶剤中毒予防規則」（有機則）の第2種有機溶剤，作業環境管理濃度 150 ppm．[1360] ⇨参酢酸ブチル→1182，有機溶剤中毒予防規則→2848

酢酸イソプロピル isopropyl acetate 果実様芳香のある無色の液体，水に不溶．各種樹脂溶剤，塗料溶剤，印刷インクの用途がある．皮膚・粘膜刺激作用，麻酔作用がある．「有機溶剤中毒予防規則」（有機則）の第2

種有機溶剤，作業環境管理濃度 100 ppm.[1360] ⇨参酢酸プロピル⇀1182，有機溶剤中毒予防規則⇀2848

酢酸イソペンチル isopentyl acetate⇨同酢酸イソアミル⇀1181

酢酸エチル ethyl acetate $CH_3COOC_2H_5$，分子量 88.10. 引火性が強い(引火点 −3℃)，無色液体. 果実，酒，醤油などの揮発性芳香成分. 強酸の存在下での酢酸とエタノールの反応，エタノールと無水酢酸もしくは塩化アセチルを反応させて得られる. 肺や消化管から吸収，速やかに代謝される. 麻酔作用や粘膜刺激作用があり，長時間吸入すると腎障害や肝障害を引き起こす.[1559]

酢酸透析 acetate dialysis 重曹透析ができなかったときに使われていた方法. 腎不全状態では血液が酸性に傾くため，血液透析によってアルカリ化を促すために酢酸を透析液に加える方法. 現在，わが国では重曹透析が主流であるが，欧米では，まだ酢酸透析が主流. わが国でも重曹透析に対応できない透析装置保有施設では，現在でも酢酸透析が行われている.[858]

酢酸ノルマルブチル⇨同酢酸ブチル⇀1182

酢酸発酵 acetic fermentation 酢酸生成反応. エチルアルコールを微生物が酸化することにより行われる.[987]

酢酸不耐症 acetate intolerance ［アセテート不耐症］ 酢酸透析の際に生じる障害. 酢酸は筋肉や肝臓で代謝され重炭酸となるが，その代謝速度には個人差があり，代謝が遅い患者では酢酸が蓄積し，透析中に血圧低下，心機能の抑制などの副作用が出現する場合があり，このような障害をいう.[858]

酢酸ブチル butyl acetate ［酢酸 *n*-ブチル，酢酸ノルマルブチル］ 果実様芳香のある無色の液体，水に難溶. 比重 0.88，蒸気密度 4.0，沸点 126.3℃，蒸気圧 1.3 kPa(20℃)，引火点 22.2℃，発火点 425℃，爆発範囲 1.7-7.6%. 溶剤(塗料，インク)，医薬抽出剤，香料に用いられる. 皮膚，粘膜を刺激する. 角膜をおかすことがある. 吸収されると麻酔作用があり，意識喪失する.「有機溶剤中毒予防規則」(有機則)の第 2 種有機溶剤，作業環境管理濃度 150 ppm.[1360] ⇨参有機溶剤中毒予防規則⇀2848

酢酸プロピル propyl acetate ［酢酸 *n*-プロピルエステル］ 無色の液体，水に難溶. 比重 0.88，蒸気密度 3.5，沸点 101.6℃，蒸気圧 2.5 kPa(20℃)，融点 −92℃，引火点 13℃，発火点 450℃，爆発範囲 1.7-8.0%. 塗料溶剤，印刷用インク，各種樹脂溶剤に用いられる. 皮膚，粘膜を刺激する. 吸収されると麻酔作用がある. また肝臓をおかすことがある.「有機溶剤中毒予防規則」(有機則)の第 2 種有機溶剤，作業環境管理濃度 200 ppm.[1360] ⇨参有機溶剤中毒予防規則⇀2848

酢酸マフェナイド mafenide acetate サルファ剤の一種である抗菌作用薬. 無色〜白色の結晶. 水に溶ける. 熱傷の際の緑膿菌，黄色ブドウ球菌による創面感染にクリームとして用いられていた. 現在わが国では使用されていない.[1360]

サクシニルコリン succinylcholine⇨同スキサメトニウム⇀1634

作州熱 Sakushu fever 秋疫(あきやみ)レプトスピラ *Leptospira autumnalis* を病原体とした秋疫レプトスピラ症で，日本各地に散発的に流行し，流行地により種々の病名がつけられており，そのうち岡山県で流行したものをいう. ほかに七日熱(福岡県)，秋疫，用水病(静岡県)，波佐見熱(長崎県)などが知られている. 主な症状は発熱，頭痛，筋肉痛，リンパ節腫脹などで，類似疾患のワイル Weil 病よりは一般的に軽症である.[304] ⇨参秋疫(あきやみ)レプトスピラ症⇀136

錯書 paragraphia ［書字錯語］ 失書の症状の 1 つ. 手の麻痺や振戦などの要素的な障害によるものではない書き誤り. 脳の限局病変によることが多い. 文字の置換や脱落などが代表的な錯書である. 失語患者では，各失語型に特有の錯書パターンがあると考えられている.[413]

索状腺腫 trabecular adenoma ［胎芽性腺腫］ 腫瘍細胞が索状に配列して増生する腺腫をいう. 甲状腺濾胞腺腫でみられ，胎芽期の甲状腺組織に類似するため，胎芽性腺腫ともいう. 悪性潜在能をもつとされている.[967]

索状属⇨同束状帯⇀1833

索状帯⇨同束状帯⇀1833

索状腸閉塞症 funicular intestinal obstruction 腹腔内に生じた索状物により腸管が絞扼されて起こる腸閉塞症. 腹痛，嘔吐，腹部膨隆などの症状を呈する. 治療は絞扼性イレウスに準ずる.[485] ⇨参絞扼(こうやく)性イレウス⇀1063

柵状配列⇨同観兵式状配列⇀652

索性脊髄症 funicular myelosis⇨同亜急性脊髄連合変性症⇀138

サクセスフルエイジング successful aging 高齢者が自分の送ってきた人生に肯定的な態度をとりながら生きること全般を指す. エリクソン Erik H. Erikson(1902-94)はライフサイクルの中での老年期の発達課題を「人生の統合」としたが，それが可能になるには，その個人が精神的に成熟しているだけではなく，疾病がなく精神的・身体的に健康であること(結果としての長生き)，能力を発揮して社会に貢献すること(結果としての生きがい)，QOL が高く維持されていることが必要であろう. 近い将来のわが国は超高齢化社会を迎えることになるが，特に QOL の維持には社会的な援助システムは欠かせないであろう. すでに高齢化率が 40% をこえている福島県の山村では，本来成年層が担うはずであった伝統的な地域と文化保存のための作業(道普請・堰上げなどムラの機能を維持するための共同作業)が高齢者たちによって担われている. それは高齢者たちに「ムラは自分たちがまもる」という生きがいを与えることになっているが，反面，身体的・経済的負担がかかっていることも事実である. それにもかかわらず彼らの QOL が高いのは，①高齢者どうしの相互扶助体制が確立していること，②行政の関与がきめ細かく行われていること，③自分たちの死後ムラはなくなるかもしれないが，今のムラを維持するためにできるだけのことはやっているという充実感があるからである. 一方，入院ないしは施設に入所している高齢者は，地域で生活を続けている高齢者に比して QOL は低下しやすい. その理由として，彼らが入院・入所生活を通じて受け身的な存在にならざるをえない(ホスピタリズム)ということがあげられよう. それを軽減する手段として，高齢者に対するライフレビュー・インタビューが推奨されている．高齢者との面談に時間をとり，彼らがこれまで送ってきた人生を時間の流れを追って話してもらうという方法である．心理学的には，「語る」ということは，聞いてくれる他者に向かい合うことで「語りつつある自己を成立させる作業」である．自己のたどってきた人生の道のりを聞いてもらうことを通じて，自己の人生に対する肯定感が出てくれば，そのサクセスフルエイジングへの援助は成功したことになろう．[730]

錯聴性てんかん性発作⇨参聴覚発作⇀2005

錯読　paralexia　読み誤ってしまうこと．視覚的な認知障害による失認性の錯読と，内言語障害による失語性の錯読がある．各失語型にはそれぞれの錯読パターンがあるとされる．[413]　⇨参錯書⇀1182，失読⇀1317

搾乳　expression of breast milk　母乳での授乳を直接的に行えない場合に，哺乳目的で母乳を用手的に圧出したり陰圧による搾乳器により吸引すること．乳児が母体から隔離されている場合，児の吸引力が弱い，あるいは陥没乳頭，乳頭裂傷などで吸乳が困難な場合に，搾乳した母乳を児に哺乳させる．経母乳感染の可能性がある場合には，授乳目的ではなくうっ滞性乳腺炎の予防のために，授乳後の残乳を吸引する．[1323]

搾乳者結節　milker nodules　［仮性牛痘，パラワクシニア］　搾乳者の指の皮膚に傷があるとウシの乳房から感染する仮性牛痘．二本鎖DNAを有するポックスウイルス科のパラワクシニアウイルスによる．5-14日の潜伏期間ののち，単発または多発する紅色丘疹で始まり，臍窩を有するかたい小結節となるが，4-6週間で自然治癒．一度罹患すると終生免疫が得られる．[502]

搾乳法　expression of breastfeeding　手で行う方法は，母指と示指の末節の手掌面で乳頸部をはさみ，乳頸部の1-2 cm奥の部分を，乳児が飲むときのリズムで軽く胸壁へ押しつけるようにしてしぼる．搾乳する指は，皮膚に擦過傷をきたさないようにするため乳輪部以外では滑らせないように注意する．また，搾乳する部位は乳頸部・乳輪部を中心とし，乳腺体は乳腺をいためることがあるので，しぼらないようにする．器具による搾乳(吸引式)は分泌量が多い場合は差し支えないが，一般的には乳房に無理な力が加わり乳房をいためることがあるので，注意が必要．[1352]

削皮術　dermabrasion，skin abrasion　［剥皮術，皮膚剥削法］　表皮および真皮中間層の病変に対して，高速グラインダーなどの特殊なバーを用いて剥削し，上皮化させる治療法．適応疾患は，尋常性痤瘡後や水痘後の凹凸を伴う瘢痕，扁平母斑，表皮母斑，色素沈着，外傷性刺青(しせい)など．真皮乳頭層までを浅く削皮することで皮膚表面の凹凸をなだらかにし，メラニン色素沈着部位を除去することで皮膚症状を目立たなくするもの．病巣が真皮中間層までの浅いところに存在する場合には病変を剥削できるが，それより深くまで存在している場合には浅めに数回に分けて削る．1回で深く削ると術後肥厚性瘢痕を生じる可能性が高くなるので注意が必要．昨今は，各種レーザーの開発により適応が縮小傾向にあるが，凹凸のある瘢痕には有効．後療法として術後3-6か月の遮光が重要．[1028]

桜草皮膚炎　primula dermatitis　［プリムラ皮膚炎］　主に中国原産でヨーロッパで品種改良されたサクラソウ科サクラソウ属のトキワザクラ(プリムラ・オブコニカ *Primula obconica*)によって生じるアレルギー性接触皮膚炎で，茎や葉との接触後に指や顔面に皮膚炎を生じる．発赤・腫脹が高度な例もある．これは茎や葉にある腺毛から出されるプリミンという毒素が原因．花びらとの接触でも生じる．接触を避け，対症療法を行う．[502]

錯乱〔状態〕　confusion　〔D〕Verwirrtheit　ある程度の意識混濁を背景に，時間，場所や人に関する失見当識，困惑，混乱が起こり，思路が散乱し，言動にまとまりを欠いた状態．器質精神病，統合失調症，非定型精神病，躁病などにみられる．急性錯乱は，急激に意識が解体し，外界の認知や知的作業が低下・混乱し，不安，焦燥，せん妄，興奮，幻覚など多彩な症状が出現するものである．急性錯乱はドイツ語圏ではクライスト K. Kleistやレオンハルト K. Leonhardの提唱する非定型精神病に含まれる．フランス語圏では急性錯乱 bouffée délirante は，状態像のみならず疾患を表す用語．[973]

サクランボ色血管腫　cherry angioma⇨同ド=モーガン斑⇀2159

サクランボ赤色斑・ミオクローヌス症候群　cherry-red spot-myoclonus syndrome⇨同シアリドーシス⇀1218

作話　confabulation，fabrication　実際に体験しなかったことを，あたかも体験したかのように語ること．幻覚を伴わず，内容が変化しやすいことで妄想とは区別される．ただし妄想と同じく，患者は語っていることが誤りだという自覚はない．認知症の患者で健忘を埋め合わせるように語られる当惑作話や，コルサコフ Korsakov症候群では積極的な空想様の作話(生産的作話)がみられる．[1555]

左結腸曲症候群　splenic flexure syndrome⇨同脾彎(わん)曲部症候群⇀2502

避けられた外傷死亡⇨同PTD⇀97

鎖肛　anal atresia，imperforate anus　［肛門閉鎖］　直腸や肛門の狭窄，閉鎖，瘻孔など先天奇形の総称．高位，中間位，低位の3型に分類され，最も多い型は直腸窩が会陰の上方で盲管に終わっている(高位，中間位)．多くに肛門瘻孔がみられる．肛門狭窄は肛門の孔は小さく，肛門膜が閉塞している．診断は一般に出生時に視診でわかり，用手検査や直達検査で解剖学的特徴が，X線検査で盲端の高さがわかる．また生後24時間を経過しても排便がみられない場合は狭窄，閉鎖が疑われ，胎便が腟や尿道から排出される場合は瘻孔が疑われる．肛門狭窄の治療は肛門膜を切開し，その後毎日指による拡大を続ける．直腸窩が肛門挙上筋の恥骨直腸部より下にある肛門閉塞は外科形成術を行う．高位のものにはまず人工肛門造設を行う．直腸窩が会陰の高さにある肛門閉塞は結腸造瘻術を行う．[1631]

座高計　seated stadiometer　座面から頭頂までの長さを測定する器具．座面に座って背筋を伸ばして顎を引き，静止した状態で頭頂部に計測目盛を降ろして測定する．学校における児童，生徒の成長の状況を総合的に把握する目的で上半身の長さを測定する．人間が生きていくために必要な臓器(呼吸器，循環器，消化器など)のある上半身全体の成長の指標と考えられている．全国平均値(満17歳)は，男性で平均身長170.7 cmに対し

座高 91.7 cm，女性 158.0 cm に対し 85.8 cm〔文部科学省 2008(平成 20)年度学校保健統計調査〕.[976]

鎖骨 clavicle 胸郭上口の前上面を中央から左右外側方向に横たわる，内側 2/3 は前方に凸，外側 1/3 は後方に凸の緩いＳ状彎曲をなす長骨で，中枢端は胸骨と，外側端は肩甲骨と関節をつくって上肢帯を形成する．ヒトにおいてよく発達しており，霊長類特有の上肢の大きな可動性を可能にしたと考えられている．僧帽筋や大胸筋，三角筋，胸鎖乳突筋など大きな筋の一部が付着する．骨形成は扁平骨と同様の軟骨形成を経ない膜性骨化による.[873] ⇨参肩関節→521

坐骨 ischium 腸骨，恥骨とともに寛骨を構成する．寛骨の背側下半部を占める．坐骨は臼蓋の後下部および閉鎖孔の後壁と下壁を形成する．坐骨体と坐骨枝に分かれる．坐骨体は臼蓋の後下部をつくり，閉鎖孔の下方に伸びる部分を指す．坐骨枝は坐骨結節から恥骨下枝までを指す．坐骨の後縁に坐骨棘，坐骨結節という突出部をもち，仙骨との間に仙棘靭帯，仙結節靭帯を形成する．両靭帯と大坐骨切痕に囲まれる領域を大坐骨孔といい，骨盤腔から殿部への通路となり種々の動脈，静脈，神経，梨状筋などが通っている．坐骨棘や坐骨結節上部から上・下双子筋がつく．坐骨結節はハムストリングス筋(大腿筋後側の筋)などの付着部位であり，座位時の座面との圧迫部位でもある.[1266] ⇨参骨盤→1115

鎖骨下静脈 subclavian vein 腋窩静脈の延長で，第 1 肋骨の側端から鎖骨の胸骨端に向かって伸び，その先で内頸静脈と合流して腕頭静脈を形成し上大静脈となる．通常は内頸静脈と接合する付近に一対の弁が存在する．弁は胸腔内圧が高くなるときに，脳への逆流を防ぐといわれる．外頸静脈からの還流血のほか，左側の内頸静脈との接合部(左静脈角)で胸管からリンパ液を，右側の同様の接合部(右静脈角)では右リンパ本幹からリンパ液を受ける.[452]

鎖骨下静脈カテーテル subclavian catheter 輸液，輸血や薬剤の静脈内投与を目的として鎖骨下静脈に留置される柔軟性のある内腔を有する管のこと．重症患者管理においてたいへん有用であるが留置に際しては合併症も多い．穿刺部位は鎖骨下静脈のほかに尺骨および橈側皮静脈，外頸および内頸静脈，大腿静脈などがある．特に鎖骨下静脈穿刺法は高カロリー輸液のように長期間，留置するときに優れている．しかし気胸，動脈穿刺，血胸の危険は内頸静脈穿刺よりも高い.[858]

鎖骨下静脈穿刺法 puncture of the subclavicular vein 鎖骨下静脈を穿刺し，そこから右心房近くの上大静脈にカテーテルを留置する方法．中心静脈圧測定，経静脈高カロリー輸液，肺動脈楔入圧測定用のスワン・ガンツカテーテル挿入などに用いられる．頸部，穿刺側前胸部の皮膚消毒を行ったのち，鎖骨中央下縁の皮下に局所麻酔を行う．胸鎖関節より鎖骨全長の 1/3 の点から皮膚を穿刺し，鎖骨と第 1 肋骨の間を通過するようにして，鎖骨と胸鎖乳突筋の鎖骨頭および胸骨頭によりつくられる小三角の方向に刺入．軽く注射器で吸引し静脈血の逆流を確認したら，内套針を抜去し外套を通してカテーテルを約 15 cm 挿入し，外套を抜去．カテーテルは皮膚に縫合固定する．長期間の留置に適しているが，気胸，血胸などの合併症に注意が必要.[1403]

鎖骨下動脈 subclavian artery 上肢への動脈の本幹で，左は大動脈弓からの直接枝として，右は縦隔内から起こる腕頭動脈からの枝として始まる．左右とも弓状に上外方に向かい，胸郭上口から縦隔を出る．さらに外方に曲がり，前・中斜角筋間(斜角筋隙)を通って第 1 肋骨上方から鎖骨の下方を走って腋窩動脈となる．椎骨動脈，内胸動脈，甲状頸動脈，肋頸動脈の分枝を出す．斜角筋隙では腕神経叢の前面を走る.[452]

鎖骨下動脈スチール症候群⇨同鎖骨下動脈盗血症候群→1184

鎖骨下動脈盗血症候群 subclavian steal syndrome ［鎖骨下動脈スチール症候群］ 鎖骨下動脈が，椎骨動脈起始部より近位で閉塞(または狭窄)することにより椎骨脳底動脈循環不全症状が生じる病態．鎖骨下動脈閉塞の結果，血流は脳底動脈から同側の椎骨動脈を逆行し，さらに患側上肢を灌流する．上肢運動により患側上肢の血流が増加すると，患側上肢の虚血症状(しびれ，疼痛，易疲労感など)のほか，脳底動脈領域の血流不全により，めまい，複視，視野障害，構音障害，失神などの症状が生じる．鎖骨下動脈閉塞の原因は動脈硬化が多いが，その他に大動脈炎症候群，梅毒，塞栓症，解離性動脈瘤，外傷，腫瘍などもある．40-60 歳代，男性，左側に多発する．問診や血圧の左右差で疑われ，血管造影，超音波検査，MRI で診断される．治療としては，内科的治療(抗血小板薬など)，外科的治療(バイパス術，吻合術)，経皮的血管形成術 percutaneous transluminal angioplasty (PTA) がある.[611,1389] ⇨参脳血管盗血→2296

鎖骨下動脈-肺動脈吻合術⇨同ブラロック手術→2578

坐骨結節 ischial tuberosity 坐骨の後下面で全体が大きく楕円形状に隆起した粗面をいう．座ったときに体重を支えるため，殿部を左右に動かすと座面との間でゴロゴロと感じられる骨塊.[873]

鎖骨骨折 clavicle fracture 転倒などにより肩や肘から落ちたときの介達外力により受傷する．骨折部位は中央 1/3 が約 80% を占める．患者は患側上肢を胸郭につけ健側の手で支える格好をとることが多い．保存的治療が原則であるが，骨片が鋭く皮膚を圧迫しているときや，腕神経叢圧迫症状があるときは手術となる．固定する場合は両肩を強く後方に引き，できるだけ鎖骨の短縮を矯正した位置で鎖骨バンドを巻く.[1480]

坐骨骨折 ischial fracture 転倒や打撲による単独骨折の場合は安静のみでよいが，交通事故や転落などの高エネルギー損傷の場合は，恥骨骨折や腸骨骨折を伴うことが多く，尿路損傷や後腹膜腔出血などの合併にも留意する必要がある．その他に，若年者のスポーツにおいてダッシュやジャンプの際に坐骨結節に付着する大腿二頭筋などの牽引力による剝離骨折を起こすこともある.[1480]

坐骨支持装具 ischial weight-bearing brace (orthosis) ［坐骨支持長下肢装具］ 大腿骨頭壊死，大腿骨頸部骨折などの患者で，股関節の免荷を目的として用いられる下肢装具．長下肢装具構造に加え，大腿ソケットで坐骨結節での体重支持を行う．また，歩行あぶみを使用し足部を床から離した構造をもつ．股関節固定術後や筋解離術後などで，股関節の免荷に加えて股関節の可動性もコントロールしたい場合は，骨盤帯や脊椎装具

●坐骨支持装具

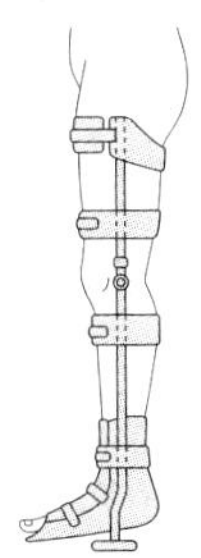

をつけることにより股関節の運動を防止する，坐骨支持骨盤帯長下肢装具，坐骨支持脊椎長下肢装具もある．[81]

坐骨支持長下肢装具 ischial weight-bearing KAFO⇨同坐骨支持装具→1184

坐骨収納型ソケット ischial-ramal containment socket；IRC socket 大腿を切断した場合の義足ソケットの1つで，坐骨結節をソケット内に収納し，前後径よりも狭い内外径のデザインを有するもの．利点としては，①坐骨結節を包み込み大転子上方と腸骨下方の間を押さえ，大腿骨の外側から内側へ押し込むことにより三点固定がなされ，歩行時の側方への安定性が得られること，②大腿全体で体重を支持するため坐骨部での痛みが少なく筋の萎縮が少ないこと，③断端が内転位に保持されているためソケット内側で恥骨を突き上げることがなく会陰部の疼痛が少ないこと，④坐骨がソケット内に収納されているため脈管系に圧迫が少なくてすむことがあげられる．[1202]

鎖骨上窩 supraclavicular fossa ［大鎖骨上窩］ 鎖骨は皮膚下の浅いところにあるので，体表から見ることができる．鎖骨の上・後方，胸鎖乳突筋腱の外側に存在する体表面の陥凹のこと．[398]

坐骨神経 sciatic nerve，ischiadic nerve 仙骨神経叢中の最大枝で，基部は成人男性の手指ほどの太さがあり，その全長(起始部から足指まで)は1mをこえる．下肢では，腰神経叢の支配区分を除く，すべての筋群(筋枝)と皮膚領域(皮枝)を支配する．すなわち，大腿後側，下腿，足の筋群と，下腿の内側領域を除く下腿と足の皮膚領域である．股関節，膝関節にも枝を送る．また，血管(血管運動性神経)や皮膚の汗腺，立毛筋を調節する交感神経線維も含む．坐骨神経は骨盤後壁の大坐骨孔を通って骨盤腔を出て，大殿筋の下縁で大腿後面に現れ下行する．大内転筋の一部と大腿屈筋群(ハムストリングス)に枝を与えたのち，膝窩のやや上方で外側の総腓骨神経と内側の脛骨神経の2幹に分かれる．坐骨神経の損傷は骨盤骨折，股関節脱臼などで起こるが，最も多いのは殿部への注射による損傷だといわれる．特に，表層の総腓骨神経への障害が多い．注射は殿部の上外側1/4の前方領域の殿筋中に行う注意が必要である．[1044] ⇨参仙骨神経叢→1759，腰神経叢→2870

坐骨神経叢⇨参仙骨神経叢→1759

坐骨神経痛 sciatica，sciatic neuralgia 殿部から下肢後面，足部にかけて坐骨神経に沿った痛みをいう．痛みの性質や発病の形式は原因によってさまざまで，鈍痛から電撃痛に至るまでいろいろある．ラゼーグ Lasègue 徴候が陽性になり，痛みは咳，努責により増強される．20-50歳代に発病し，男性に頻度が高い．原因は，①坐骨神経への機械的圧迫または外傷，②神経炎(中毒性，代謝性，感染性)，③他の疾患からの坐骨神経への投射痛に大別される．坐骨神経は身体の中で最も長い単一の神経であり，このため圧迫や外傷を受けやすい．したがって機械的圧迫は坐骨神経痛の原因の9割を占め，このうち腰部の椎間板ヘルニアは特に頻度が高い．治療は原因にもよるが，主に安静，コルセットの使用，鎮静薬の使用，理学療法，腰部硬膜外ブロックなどが行われる．[509]

坐骨神経ブロック sciatic nerve block 坐骨神経を局所麻酔薬によって遮断する方法．椎間板ヘルニアや，そのほか種々の疾患に起因する坐骨神経痛に対する治療として行われる．患側を上にした側臥位で，股関節を130-140度屈曲させてからだをやや前に倒す体位(シムズ体位 Sims position)をとる．大転子の上端と上後腸骨棘を結ぶ線の中点からおろした垂線上3cmの点から皮膚に垂直に針を刺入し，下肢に放散痛が得られたら局所麻酔薬を10-20mL注入．鎮痛とともに下肢の筋群の麻痺が起こる．合併症としては，出血，粗暴な操作による神経損傷などがある．[1403]

鎖骨中線 midclavicular line；MCL ［乳頭線，中央鎖骨線］ 胸壁における基準線の1つ．鎖骨の中心点(鎖骨中点)から体幹の下方に伸びる垂直線．乳頭を通る線(乳頭線)とほぼ重なる．特に左側の鎖骨中線は第5肋間(乳頭の内下方)でほぼ心尖の位置にあたり，心尖拍動を感知できる．[1044]

サゴ脾 sago spleen⇨同アミロイド脾→179

坐剤 suppository 通例，医薬品を基剤により一定の形状に成型したもので，肛門または腟に適用する固形の外用剤．体温や分泌液によって融解し吸収される．薬剤を肛門周囲または腟に使用するためにつくられた局所型と，全身作用を目的とした全身型がある．全身型は肝臓の代謝の影響を受けることが少ないことや乳幼児，高齢者，経口不可患者に有効で，胃腸障害が少なく，散剤などの苦味やにおいがないことなどの利点がある．経口よりも作用時間が早く即効性を期待する場合がある．[969]

佐々木東洋 Sasaki Touyou 江戸末期から大正にかけての医学者〔1839-1918(天保10～大正7)〕．江戸本所の医師の家に生まれる．佐藤泰然の佐倉順天堂で医学を学び，1859(安政6)年，泰然の養嗣子の尚中とともに長崎におもむきオランダ医学をおさめた．1869(明治2)年に大学大得業生を命じられ，翌年大学東校(現東京大学医学部)の少助教，さらにドイツ人医師来日に伴い内科医長を務める．ホフマン Theodor E. Hoffmann から打診法を学び，1872(同5)年『診法要略』を記述．1878(同11)年，脚気の治療，原因究明のために設立された脚気病院において，洋方医の主任として遠田澄庵らの漢方医と治療法，治療成績を競った．1882(同15)年，神田駿河台に私立病院(現佐々木研究所附属杏雲堂病院)を設立，初代院長となった．[983]

ささくれ⇨同さかむけ→1179

座産 sitting labor⇨同座位分娩→1169

サザンブロット法 Southern blotting ［サザン法］ ゲノ

ムDNAを解析する方法として最も基本的なもので，1975年にサザン Edwin M. Southern によって開発された．通常，アガロースゲル電気泳動で分離した制限酵素切断DNA断片を，メンブランに移しアルカリ処理(一本鎖DNA)したあと，標識したDNAプローブで特定の配列をもつDNAを検出する．[677]

サザン法 Southern method⇨同サザンブロット法→1185

サシガメ類 assassin bug 半翅目に属する2-3 cmの昆虫で，多くは肉食性であるが吸血性の種類もある．中南米に分布し，温血性動物から吸血するものがシャーガス Chagas 病を媒介するため，医動物学の分野では重要である．[288]

左軸偏位 left axis deviation；LAD ［LAD］ 心電図においてQRS電気軸(前額面)が0〜−90度の場合．特定の心疾患を示唆するものではないが，−30度≦は病的可能性が高い．左脚前肢ブロックのように，心臓全体の興奮ベクトルが背面上方に向かう傾向を示す病態である．代表的な疾患では心内膜床欠損症，広範な左室前壁梗塞，左室肥大などがある．[1432] ⇨参軸偏位→1260

さしこみ⇨同仙痛→1776

差し込みソケット plug-fit socket 身体と義肢との適合を重視して，切断端とソケット内面との間に余裕を持たせたソケット．適合の微調整は利用者自身が断端袋によって行うことができる．懸垂装置が必要になる．[228]

さ

匙(さじ)状爪 spoon nail⇨同スプーン状爪→1652

サシダニ類⇨同ワクモ類→3007

サシチョウバエ sandfly，Phlebotominae サシチョウバエ科 Phlebotominae に分類される昆虫．体長2-4 mmで翅は大きく胸背部が膨出している．世界中で約300種類が存在し，雌が夜間に吸血する．吸血性サシチョウバエはリーシュマニア症やある種のウイルス疾患を媒介．[288]

左室⇨同左心室→1188

左室右房交通症 left ventricular-right atrial shunt；LV-RA shunt 左室と右房間の交通路をもつ奇形で，サーナム John Thurnam(1838)の記載が第1例である．先天性心疾患の1%弱を占め，わずかな女性優位がみられる．右心房内の三尖弁輪直上に開く小型一次孔型心房中隔欠損(ASD-Ⅰ)孔が左室へ通じる型と，膜性部型房室中隔欠損孔の右室成分が閉鎖している型がある．しばしば三尖弁尖の離開，変形を伴う．左→右短絡血流は速いが，流量は少ないことが多い．[319] ⇨参一次孔型心房中隔欠損症→249

左室拡張終期圧 left ventricular end-diastolic pressure；LVEDP⇨同左室拡張末期圧→1186

左室拡張終期径⇨同左室拡張末期径→1186

左室拡張終期容積⇨同左室拡張末期容積→1186

左室拡張末期圧 left ventricular end-diastolic pressure；LVEDP ［LVEDP，左室拡張終期圧］ 左室の拡張終末期の圧．左室の収縮力，コンプライアンスおよび静脈還流によって決定され，収縮・拡張機能の低下や静脈還流増大で上昇する，左室前負荷の指標．左心不全では，心拍出量を維持するため，フランク・スターリング Frank-Starling 機序が働き，左室拡張末期圧の上昇をきたす．平均左房圧や肺毛細血管楔入圧，心房収縮前の左室圧(preA圧)とともに左室充満圧の指標であるが，しばしば平均左房圧が上昇する以前から上昇がみられる．[365] ⇨参心室拡張終期圧→1548

左室拡張末期径 left ventricular end-diastolic dimension；LVDd ［左室拡張終期径］ 左室拡張末期での内腔径で，心基部で計測した値が用いられる．測定は心エコー断層図，心エコーMモード図による．Mモード心エコー法では，心電図R波の時相で計測し，正常値は3.5-5.5 cm(成人)である．左室拡張末期径が値より高値の場合は左室拡大ありとする．[1575] ⇨参左室径→1186

左室拡張末期容積 left ventricular end-diastolic volume；LVEDV ［左室拡張終期容積］ 左室拡張末期での左室内腔容積．心エコー断層図，心エコーMモード図・左室造影検査で測定される．正常値は50-90 mL/m^2．左室拡張末期容積が高値であると，左室拡大ありとされる．また，左室拡張末期容積と末期圧は左室前負荷 preload の指標とされている．[1575]

左室径 left ventricular dimension；LVD 左室の内径．心周期の内径変化から左室の壁運動を評価するとともに，左室収縮末期径と拡張末期径から短縮率や左室駆出率を算出し，左室心機能の評価に用いることができる．主に心エコー断層図と心エコーMモード図で測定される．[1575]

左室形成術 restoration of left ventricular 心筋梗塞における心室瘤や，虚血性・非虚血性心筋症において左室拡大が著明な場合に，病変部を取り除き，外科的に左室をつくり直す手技をいう．心室瘤に対する左室形成術は1980年代から行われていたが，拡張型心筋症に対する形成術は1990年代になって始められた．[136] ⇨参心室瘤→1553

左室収縮終期径⇨同左室収縮末期径→1186

左室収縮末期径 left ventricular end-systolic dimension；LVDs ［左室収縮終期径］ 左室収縮末期での内腔径を意味し，主に左室心基部での前後径，すなわち矢状断面で測定した値が用いられる．心エコー断層図，心エコーMモード図で測定される．心エコーMモード図では心音のⅡ音の時相で左室径が最小となる．正常値は2.2-3.8 cm(成人)である．[1575] ⇨参左室拡張末期径→1186

左室造影法 left ventriculography；LVG，left catheterization 経動脈的に左室に造影用カテーテルを挿入し，造影剤を急速静注しながら連続的にX線撮影を行う方法．左室造影の目的は左室とそれに関連した部位の解剖学的な把握と左室全体および局所の機能を評価すること．左室容積の算出や僧帽弁・心筋収縮運動異常の発見，心室中隔欠損症の評価に有用．[703] ⇨参冠〔状〕動脈撮影法→613

左室低形成症候群 hypoplastic left ventricle syndrome；HLVS ［左心形成不全症候群］ 小型の左室を特徴とする奇形で，ヌーナン Jacqueline A. Noonan とネイダス Alexander S. Nadas(1958)によりまとめられた概念．大動脈弁閉鎖・狭窄，僧帽弁閉鎖・狭窄のおのおのの組み合わせがみられ，両弁閉鎖では左室は痕跡的な極小型となる．小型左室内面は心内膜線維弾性症を呈し，上行大動脈は細く，ときに単なる線維索として拡大した肺動脈幹の後ろに隠れる．卵円孔早期閉鎖(狭窄)で同様の奇形を発生するが，卵円窩の形態に異常がみられる点でHLVSとは鑑別できる．体循環は肺動脈幹→

動脈管→大動脈(上行大動脈へは逆行性，下行大動脈へは順行性)血流により維持されるが，生後早期に呼吸不全が出現して動脈管が閉鎖するとショック，アシドーシスを続発する．先天性心疾患の8-15%，軽度の男性優位の発症を示す．治療として動脈管開存を保つためのプロスタグランジンE_1製剤投与，ノーウッドNorwood手術，フォンタンFontan手術，心臓移植術などが行われる．[319]

●左心室低形成症候群

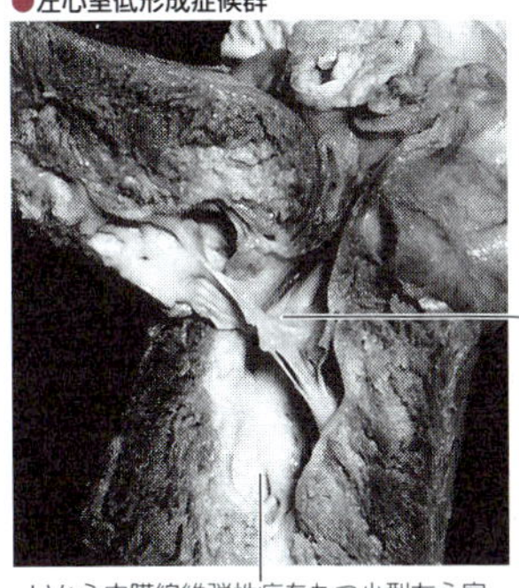

左室内血栓　left ventricular thrombus ［左室壁在血栓］ 心筋梗塞により左室壁運動異常をきたすと，左室内の血流のうっ滞を生じるために左室内血栓が形成される．特に前壁梗塞に合併して心尖部に心室瘤を形成した症例で頻度が高い．血栓が遊離し血流に乗って飛べば，脳梗塞など塞栓症の原因となる場合がある．心エコー図で血栓の形態，可動性などを慎重に観察する必要がある．有茎性で心腔内に突出しており，可動性のある血栓は塞栓症の危険性が高いため外科的に血栓除去が適応となる．[1417] ⇨参心筋梗塞→1516

左室肥大　left ventricular hypertrophy；LVH ［LVH］ 左室における圧負荷を伴う病態で起こる肥大．例えば大動脈弁狭窄症や高血圧性心疾患といった後負荷の増大している病態では，収縮期に高い圧に抗して左室が収縮を繰り返すため，左室の心筋が肥大することにより血行動態を代償する．初期は左室径の拡大は伴わず，左室壁の肥厚のために左室内腔はむしろ狭小化するが，非代償期になると左室径は拡大して収縮力は低下する．[582]

左室被覆術⇨同心筋骨格筋形成術→1516

左室部分切除術　partial left ventriculectomy；PLV⇨同バティスタ手術《拡張型心筋症の》→2387

左室壁在血栓⇨同左室内血栓→1187

左室リモデリング　left ventricular remodeling 心筋梗塞による梗塞部の収縮力低下を代償するために非梗塞部は過収縮を示すようになるが，梗塞領域が大きいと非梗塞部の壁運動だけでは心機能を代償できなくなり，非梗塞部は心筋が肥大し，さらに伸展，拡張して左室の拡大により心機能を代償するようになる．この梗塞後に起こる左室の形態変化と拡大が起こる過程をいう．心機能を維持するための適応現象であるが，過度のリモデリングは逆に心機能低下をもたらして心不全や心臓死の原因となるため，心筋梗塞の長期予後改善にはリモデリングの予防がきわめて重要．予防には，①早期ならびに晩期の再灌流(血栓溶解療法，血管拡張術，バイパス術)による梗塞サイズの縮小と梗塞領域の血流維持，②アンギオテンシン変換酵素阻害薬あるいはアンギオテンシン受容体拮抗薬によるレニン・アンギオテンシン系の抑制が有効であることが明らかになっている．[1032]

左室瘤　left ventricular aneurysm⇨同心室瘤→1553

左室流出路　left ventricular outflow tract；LVOT 左心室の心尖部から大動脈弁下までの内腔域．狭義では大動脈弁下の僧帽弁前尖と平滑な心室中隔で囲まれた上方域のみを指す場合がある．狭義の呼び名には大動脈弁下領域，前庭部vestibuleなどがある．肺静脈から戻ってきた血液は左心房から僧帽弁を通り，この左室流出路を介して大動脈へと送られる．[439]

さし歯⇨同ポストクラウン→2701

砂腫⇨同砂粒小体→1195

砂腫性髄膜腫　psammomatous meningioma 髄膜腫の病理分類の1つで，砂腫体psammoma bodyが主体を占める．発育は緩徐であることが特徴．[1017]

挫傷(ざしょう)　contusion ［青斑］ 鈍的外力によって発生する皮下組織に生じる挫滅のうち，皮膚の連続性が保たれている閉鎖性(非開放性)損傷．受傷部位に出血や浮腫を伴っていることが多い．受傷機転や受傷部位を検索することによって，損傷の程度を推測することができる．治療として局所の安静，クーリングなどが重要．[587,1430] ⇨参溢血(いっけつ)斑→255，挫創(ざそう)→1188

さ

挫傷(ざしょう)**症候群**⇨同挫滅症候群→1194

挫傷(ざしょう)**性出血**　contused(contusional) hemorrhage 脳挫傷によって脳組織が脆弱となり，その中に出血をきたす病態．ときに遅発性に出血が増加することがあり，経過観察を要する根拠となっている．[1017]

左上大静脈遺残　persistent left superior vena cava；PLSVC 先天性静脈奇形の1つで，胎生期の左総主静脈が退化せずに遺残するもの．左上大静脈の多くは，垂直に下行して心嚢を貫通し，左心房後壁を斜走して冠状静脈洞に連なり右房に開口する．そのため冠状静脈洞は，左上肢の還流血を受けて膨隆する．左心系との交通や他の心奇形との合併がなく，左上大静脈が冠状静脈洞に開口している通常のケースでは治療の必要はない．[439]

挫傷輪⇨同挫滅輪→1194

左心カテーテル法　left cardiac(heart) catheterization；LHC 大動脈や左心室，左心房などにカテーテルを挿入して，左心系の疾患および血行動態(弁の動き，血液の流れ方)などの循環生理を検査する方法．目的は圧測定と心血管造影検査の2つである．大腿動脈から経皮的にカテーテルを穿刺して腹部・胸部大動脈を介して左室へ挿入することが多いが，上腕動脈や橈骨動脈などからの挿入も可能である．左心カテーテルにおける圧測定や造影には，主にピッグテールpigtailカテーテルが用いられる．しかし高度な大動脈弁狭窄症や人工弁置換術後などでは，大動脈から逆行性に左心室にカテーテルを進めることは困難であるため，大腿静脈からブロッケンブローBrockenbrough穿刺針を用いて，心房中隔の卵円窩を穿刺し左房から左室へ到達する経中隔左心カテーテル法を用いることもある．ただし技術的に困難で，合併症の頻度も高いことから，最近では経皮経静脈的僧帽弁交連切開術(PTMC)以外にはあまり使用されない．[582]

左心形成不全症候群　hypoplastic left heart syndrome；HLHS⇨同左室低形成症候群→1186

左心耳　left atrial appendage, left auricle　左心房内腔から連続し，左前方に耳状に突出する嚢胞状構造物．心内膜は厚く，僧帽弁狭窄症などでは内腔に血栓の付着を起こしやすい．発生学的には原始左心房にあたる．[439]

左心室　left ventricle；LV　［左室，LV］　砲丸形をした心臓の四腔の1つで，心の後下方に位置する．僧帽弁口から左心房の血液を受け，大動脈を通じて，肺を除く全身へと送り出している．外斜走筋，輪状筋，内斜走筋と分化した筋束の配列により，腔内血液の60％以上を駆出．流入路と流出路に区別される．基部の壁厚は10 mmであるが，心尖部は数mmと薄い．[439]　⇨参左室流出路→1187，右心室→326

左心不全　left heart failure⇨参右心不全→327，心不全→1599

左心房　left atrium；LA　［左房，LA］　心臓の後方上部に位置する心臓四腔の1つ．対称性に接続する左右上下の肺静脈入口部を後壁に受け，そこより流入する血液を僧帽弁口を経て左心室に送る．中隔面には卵円孔の中隔鎌，左前には左心耳入口部がある．内面では肉柱は少なく，より平坦で，心内膜はびまん性に右心房より厚い．[439]　⇨参左心耳→1188，右心房→327

左心補助装置　left ventricular assist device(system)；LVAD(LVAS)　左心不全の患者に対して装着する循環補助装置．通常は左房もしくは心尖部より脱血して上行ないし下行大動脈へと送血する．左室を固有循環から除外して左室への容量および圧負荷を軽減することで，左室心筋の回復とその間の全身循環の維持を図る．開心術後，急性心筋梗塞後などの左心不全に対して用いられる．循環補助においては，回路内の血栓形成や感染予防に対する十分な配慮が必要である．[105]

サスペンション　suspension　［懸垂装置］　義肢と断端を密接に適合させ，身体に固定するための懸吊(つり上げ固定)装置の総称．大腿義足ではシレジアバンド，肩つり帯，下腿義足(PTBソケット)では膝カフベルトもしくは大腿コルセットのこと．義手ではハーネスがこれにあたる．[834]

嗄(さ)声　hoarseness, thick voice　音声の三要素(高さ，強さ，質)の1つである音質の障害．発声時の息の漏れ方と声帯の振動の仕方により嗄声の程度はさまざま．このうち最も程度の高いものを失声といい，このとき声帯は振動せず気流雑音のみとなっている．日本音声言語医学会では嗄声の程度Gradeおよび性質を，粗糙性Rough，気息性Breathy，無力性Asthenic，努力性Strainedに分類し，それぞれの程度を0-3の4段階に分類している．これをグルバスGRBAS尺度という．原因疾患としては声帯の炎症，良性・悪性腫瘍，反回神経麻痺などがある．[347]　⇨参音声障害→419，失声→1315

させられ体験　made experience⇨同作為体験→1181

左前斜位⇨同LAO→75

挫創(ざそう)　contusion, contused wound　主に鈍器が強力に作用して，成傷器と骨との間の皮膚や皮下組織などが挟圧されて不規則に断裂して皮膚が破綻した創のこと．皮膚と骨との間の軟部組織が薄い頭部や顔面などに形成されやすい．性状は創の辺縁や端は凹凸不整で表皮剥脱や皮下出血を伴うこともあり，創の入口部から底部に至る壁も不整で血管や神経などが架橋状に残ることがある．創周囲の組織が挫滅しているため切創などに比し出血は少ないが感染や汚染をきたしやすく創傷治癒には時間がかかる．作用面積が比較的狭い鈍体により皮膚に直接作用した部位に形成されやすいが，頭部や顔面のように曲面を有する部位では路面や板など面積が広い鈍体でも成傷可能である．一方，鈍器が皮膚を伸展して形成される裂創との鑑別はときに困難で，さらに皮膚の挟圧と伸展が同時に作用し挫創と裂創の両者が合併する場合には挫裂創と称する．[1547]　⇨参裂創→2978

痤瘡(ざそう)⇨同尋常性痤瘡(ざそう)→1558

痤瘡(ざそう)様母斑⇨同面皰(めんぼう)母斑→2814

左側相同⇨同多脾症候群→1926

鎖腟　imperforate vagina⇨同腟閉鎖症→1975

詐聴　malingering, feigning illness　意識的に難聴と偽ることによって何らかの利益を得ようとするもの．オージオメーターでの聴力検査は被検者が応答する方法であるため，交通事故や災害などが関係していると意識的に聞こえないふりをすることがある．[451]

雑音⇨同ノイズ→2291

雑音遮蔽(しゃへい)⇨同雑音マスキング→1188

雑音マスキング　noise masking　［雑音遮蔽(しゃへい)］　聴力の左右差が大きい患者の気導聴力測定に際して，聞こえの悪いほうの聴力を強い音で測定中に，良聴耳の聴力を測ってしまわぬよう，良聴耳を雑音発生装置により遮蔽すること．交差(陰影)聴取，すなわち検査音が一定の強さになると頭蓋骨を振動させ，骨導音として対側の耳に聞かれる現象を防ぐ目的で行う．この雑音は各周波数の音を一様に含む白雑音(ホワイトノイズ)という．特に骨導聴力測定時には5 dBの損失で反対耳に到達するので必ずマスキングを行う．[98]

殺害⇨同殺人→1189

錯覚　illusion　実際にある対象を実際とは異なるものとして知覚すること．錯覚は視覚，聴覚，触覚，味覚，嗅覚それぞれの感覚器について発生しうる．特に感覚として分化が進んでいる視覚と聴覚に発生しやすいため，錯視と錯聴がほとんどを占める．錯覚はその成因から，①不注意性錯覚(例：新聞の誤植をうっかり“正しく”読んでしまう)，②感情性錯覚(例：怖いと思うと郵便ポストも怪しい人物に見えてしまう)，③パレイドリアpareidolia(変像症，見れば見るほどはっきりする錯覚．例：壁のシミが違うとわかっていながら人の顔などに見えてしまう)に分類される．なお，心理学でいう錯覚にはこの定義にあてはまらないものがある．例えば矢尻が外に開いている矢の長さと矢尻が中心に向かっている直線の長さが測定上は同一でも，見た目には前者のほうが長く感じる錯覚は，不注意性でも感情性でもパレイドリアでもない．[488]

擦過細胞診　exfoliative cytodiagnosis　［剥離細胞診］　綿棒，ブラシなどにより病変から細胞をこすりとるように採取してスライドグラスに塗抹し，固定，染色を経て顕微鏡的に観察し，病変の質的診断や癌のスクリーニングを行う検査のこと．粘膜面や体表に存在する病変が検査対象となる．目的の細胞は子宮頸部・腟部では主に綿棒やブラシ，気管支や消化器では内視鏡下でのブラシを用いて採取される．子宮腟部の擦過細胞診は癌検診や癌化リスクの高い患者群のフォローアップに用いられる．[361,992] ⇨参穿刺吸引細胞診⇀1761

擦過傷 grazing wound, grazes 表面のあらい面や鈍体に擦過され表皮が剝離し形成される損傷で，交通事故や転倒などの際に路面などに擦過されたときなどにみられる．表皮剝脱と同義語で用いられることもあるが厳密には擦過によりできる表皮剝脱を指す．[1547]

擦過性表皮剝離 sliding abrasion 擦過傷にみられる表皮の剝離で，真皮が露出し痛みを伴う．洗浄，異物除去，創部保護を行う．二次感染を伴う場合は抗菌薬内服も行う．[502]

擦過創⇨同擦傷(創)⇀1189

擦過法⇨同スクラッチテスト⇀1637

サッカリン saccharin〔e〕 合成甘味料．白色の結晶性物質で，砂糖(ショ糖)よりはるかに強い甘味をもち，サッカリンナトリウムは砂糖の代用にされる．[1559]

サッカロース saccharose⇨同ショ糖⇀1493

サッカロゲン⇨同βアミラーゼ⇀17

サッカロミセス〔属〕 *Saccharomyces* 酵母様真菌．ビール，酒，ワイン，パンなどの製造に使用される．通常はヒトに病原性はないが，まれに日和見感染症から分離されることがある．[324]

殺菌 bacterioclasis 微生物を殺すこと．病原性・非病原性を問わずあらゆる微生物を完全に死滅させる滅菌と，消毒薬や熱を作用させて病原性微生物を死滅させるか，感染性を失わせる消毒がある．[1403] ⇨参滅菌法⇀2801，消毒⇀1446

殺菌作用 bactericidal action 静菌作用に対する用語で，細菌を死滅させる作用．化学療法薬を作用させたとき，菌の分裂・増殖能が非可逆的に失われることをいう．細菌細胞壁の生合成を阻害するβラクタム系抗生物質や，タンパク質の生合成を阻害するアミノグリコシドなどが細菌に対し殺菌作用を示す．またアルコールなどの各種消毒薬も殺菌作用を示す．

殺菌消毒薬中毒 bactericide poisoning クレゾール，グルタルアルデヒド，ホルマリン，消毒用エタノール，オキシドール，アクリノール，マーキュロクロム，塩化ベンザルコニウム，両性界面活性剤，ヘキサクロロフェン，次亜塩素酸ナトリウム，クロルヘキシジン，ポビドンヨード，その他のヨード製剤，過マンガン酸カリウムなどによる中毒．おのおのの薬物によって薬理作用および症状は異なるが，主な中毒症状は過敏症．[1579]

殺菌灯 germicidal lamp 紫外線による殺菌を目的とした低圧水銀灯を指す．共振放射による放電を利用するが，空気中ではほとんど吸収されない波長1,850Å(オングストローム)以上の紫外線が空気の殺菌に適する．殺菌力は波長2,600Å付近の放射が最大だが，2,537Å付近の紫外線が実際に用いられる．同時に発生するオゾン濃度が0.1ppmをこえないよう注意する．

殺菌法 sterilization⇨同滅菌法⇀2801

サックス病⇨同テイ・サックス病⇀2048

サッケード運動 saccadic movement⇨同急速眼球運動⇀743

刷子縁 brush border 上皮細胞の細胞膜が自由表面に，長くて高さの同じ微絨毛を多数出して，刷子(ブラシ)のような構造をとることから，この名がある．腎臓の近位尿細管上皮に認められる．腸管上皮の微絨毛は多少丈が短く小皮縁と呼ばれることもある．吸収機能をもつ上皮系の吸収面を広げる役割をしている．骨基質の破壊，吸収に関係する破骨細胞の吸収面にも発達している．[1044]

刷子縁膜疾患⇨同刷子縁膜病⇀1189

刷子縁膜担体 brush border carrier 近位尿細管上皮細胞の刷子縁を構成している微絨毛突起の表面の細胞膜である刷子縁膜や，小腸上皮細胞に含まれる．単糖，アミノ酸，水溶性ビタミンなどは担体と反応し，Na^+とは連結せずに膜輸送によって細胞内に取り込まれ吸収される．[842] ⇨参糖ナトリウム共輸送体⇀2121

刷子縁膜病 brush border membrane disease ［刷子縁膜疾患］ 刷子縁膜の膜消化酵素や輸送担体が欠損しているために起こる消化・吸収の障害．浸透圧を高める乳糖などの存在で小腸内容物が増大し下痢を起こす．大腸では，乳糖などが腸内細菌により分解されガスを発生する．[842]

雑種⇨同ハイブリッド⇀2351

雑種核酸分子形成⇨同ハイブリダイゼーション⇀2351

雑種強勢⇨同ヘテローシス⇀2627

雑種弱勢⇨参ヘテローシス⇀2627

雑種世代⇨参一代雑種⇀251，二代雑種⇀2214

雑種第一代⇨同一代雑種⇀251

雑種第二代⇨同二代雑種⇀2214

擦傷(創) chafing, abraded wound ［擦過創］ 機械的損傷により，皮膚表層が剝脱されて生じた傷(創)．外傷性刺青(しせい)を回避するため，洗浄と異物の除去が大切．[1028] ⇨参擦過傷⇀1189

殺シラミ剤 pediculicide シラミの駆除に用いる薬剤．ピレトリン(除虫菊の主成分)とピペロニルブトキサイドの混合液，ピレスロイド系殺虫薬(フェノトリン)などがある．温熱動物に対しては毒性が弱く，優れた殺虫能力をもっている．[1579]

殺人 murder ［殺害］ 自然死の死亡時期以前に人の命を絶つこと．ただし，法務死(死刑)や戦争による死亡(戦死)，および安楽死は殺人として扱わない．他殺homicideには，殺意を抱いて行う殺人murderと，前もって殺意のない殺人manslaughterの両者が含まれており，後者の代表例として傷害致死と過失致死があげられる．殺人については，未遂や予備も刑法犯となる．[920]

雑性乱視⇨同混合乱視⇀1140

殺鼠(さっそ)剤中毒 rodenticide poisoning, raticide poisoning ［有機フッ素剤中毒］ 殺鼠剤には2つのタイプがある．1つは急性殺鼠剤(リン化亜鉛剤，モノフルオル酢酸ナトリウム剤，ノルボルマイド)で摂取してから1-2日以内でネズミが致死．もう1つは抗凝血性殺鼠剤(クマリン系剤)で数日間連続投与してはじめて殺鼠効果を表す．モノフルオル酢酸ナトリウム剤は誤嚥および汚染後30分から2時間で心臓障害・中枢神経症状が現れる．治療法は高張ブドウ糖の点滴，抗痙攣薬投与などがある．リン化亜鉛剤は経口摂取直後から1日目に消化器症状，ショック症状が現れ，2日目以降，肝・腎・心臓障害，肺水腫などがみられる．治療は胃洗浄，D-ソルビトールの投与，血液透析などを行う．黄リン剤は激しい胃腸症状がみられたのち，無症状期を経て，重篤な臓器障害を生ずる．治療は水道水による胃洗浄，活性炭胃内注入，油性下剤などで毒物の除去を行う，牛乳は禁忌．クマリン系剤は一時摂取では急性中毒症状はみられず，数日間の連続摂取によって出血症状を呈する．治療はビタミンK静注，全血または血漿交換を行う．アスピリンおよびキニジン硫酸塩水和物は禁忌．[1579]

サッチ足 solid ankle cushion heel foot；SACH foot ［SACH足］ 義足に用いる足部の一種．構造的に継手はないが，踵部に弾力性のあるクッション性の素材を楔(くさび)状に入れることで，踵接地時に沈み込んで足関節底屈を代償できる．足部中央の木製のキール(足部の芯になる部分)が背屈を制限して前足部の踏み返しにつなげる．軽量で安価であるため欧米では使用頻度が高いが，クッションヒールの調節ができないことやクッションが硬すぎると膝折れを起こすことがある．構造が単純で耐久性があり，軽いため活動性の高い患者に適する．[834]

●サッチ足

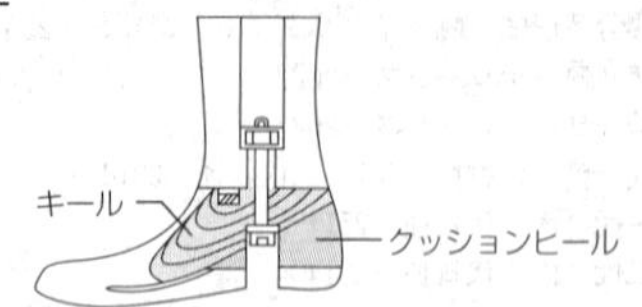

青山孝(日本整形外科学会 日本リハビリテーション医学会監)：義肢装具のチェックポイント 第5版，p.124，図147，医学書院，1998

殺虫薬中毒 insecticide poisoning 殺虫薬は害虫を駆除・死滅させるために用いる薬剤で，天然物殺虫薬(ピレトリン，ニコチンなど)，有機リン剤，有機塩素剤，カーバメイト剤，ピレスロイド剤，昆虫成長制御剤に分類される．これらの化学物質の経口摂取による中毒．有機リン系剤とカーバメイト剤はともにコリンエステラーゼ阻害を起こし，アセチルコリンを蓄積させる．中毒症状は食欲不振，悪心，倦怠感，頭痛，嘔吐，下痢，腹痛，顔面蒼白，唾液分泌過多，発汗，縮瞳，筋線維性攣縮，呼吸困難，全身痙攣，昏睡などがみられる．解毒薬としてアトロピン硫酸塩水和物，プラリドキシムヨウ化物が併用される．カーバメイト剤中毒の場合プラリドキシムヨウ化物は効果が期待できない．ピレスロイド剤の主な中毒症状は，悪心・嘔吐，下痢，唇と舌のしびれ，めまい，失神，昏迷，蒼白，結膜炎，痙攣など．治療は胃洗浄・塩類下剤で毒物の除去・排泄促進を行い，痙攣にはジアゼパムを投与，呼吸困難には人工呼吸と酸素吸入などの対症療法を行う．昆虫成長制御剤(メトプレン，ジフルベンズロン)はヒトにはほとんど毒性を示さない．[1579]

サットン現象⇨参サットン後天性遠心性白斑→1190

サットン後天性遠心性白斑 leukoderma acquisitum centrifugum Sutton ［サットン白斑］ 隆起性の複合型あるいは真皮型の母斑細胞性母斑の周囲に，直径1cm程度の脱色素斑(白暈)が続発したものをサットン母斑と呼ぶ．17-18歳が発症年齢の平均．しだいに中心部の母斑は平坦化し，色調も淡くなり，自然消退することもある．母斑細胞ないしメラニンに対する免疫学的機序が示唆されている．血管腫や老人性疣贅などでみられる同様の白斑をサットン現象という．[531] ⇨参遠心性後天性白斑→379

サットン白斑⇨同サットン後天性遠心性白斑→1190

サットン母斑 Sutton nevus⇨同遠心性後天性白斑→379

サディズム sadism 〔D〕Sadismus ［加虐性愛，加虐嗜愛］ 性障害の一種で，性目標の異常，性嗜好異常paraphiliaの1つ．性の対象に身体的・心理的な苦痛や恥辱などを与えることによって，性的興奮，快感，満足を得るものを性的サディズムという．命名は実生活や小説の中でこの種の性行動を典型的に示したフランスの侯爵マルキ・ド・サドMarquis de Sadeに因んでいる．マゾヒズムと並ぶ疼痛性愛(アルゴラグニア)の能動的側面であるということもできるし，また，性行動における男性の能動性，攻撃性，支配欲などが病的に肥大したものと考えられる．サディストは，緊縛，鞭打ち，絞頸，はずかしめなどをパートナーに加えるばかりでなく，強姦，拷問，監禁，調教，快楽殺人などに至る犯罪例もある．[1269] ⇨参サド・マゾヒズム→1191

サテライトDNA satellite DNA ［付随DNA］ DNAを塩化セシウム中で密度平衡勾配遠心を行ったときに，主要な核DNAのバンドから分かれて，小さなバンドとして現れるDNA．ヒトの核DNAの約1%，マウスで約10%存在．GC含有率の高い，反復塩基配列をもつDNA断片のバンドとして出現することもある．5-メチルシトシンを核DNAに比べて多く含んでいる．ヘテロクロマチンに存在していると考えられているが，起源，機能ともに明確にされてはいない．[1559]

作動遺伝子⇨同オペレーター遺伝子→410

砂糖キビ肺 bagassosis 過敏性肺炎の一種で，砂糖キビのしぼりかすにカビが繁殖し，これに対するアレルギー反応によって起こる．発熱，呼吸困難，咳嗽，全身倦怠などを主症状とする．治療には副腎皮質ホルモン剤が有効である．[953]

作動筋 agonist⇨同動筋→2100

砂糖水試験 sugar water test ［ショ糖溶血試験］ 発作性夜間ヘモグロビン血症(PNH)の診断に用いられる検査．赤血球がイオン強度の低い液中では補体を吸着しやすい性質を利用したもの．PNH赤血球は活性化された補体によって溶血する．自己免疫性溶血性貧血や遺伝性球状赤血球症などでも陽性を示すことがあり，やや特異性に欠けるが簡便なのでPNHのスクリーニング検査として用いられる．陽性の場合，ハムHam試験(酸性溶血試験)で確認する．[1131]

佐藤進 Satou Susumu 明治・大正時代の医師〔1845-1921(弘化2～大正10)〕．ドイツ外科医学の日本への移入に貢献した．常陸太田(現茨城県常陸太田市)の酒造家高和清兵衛の長男に生まれ，介石と称した．佐倉順天堂の佐藤尚中に入門し，養嗣子として第三代堂主になった．戊辰戦争において，奥羽追討陸軍病院頭取として白河などで負傷者の治療にあたった．1869(明治2)年ドイツに留学し，ベルリン大学で東洋人としてははじめての学位を取得．のちにウィーン大学に移り，ビルロートC. A. Theodor Billroth(1829-94)のもとで近代外科学を修得した．1875(同 8)年に帰国し，尚中を助け湯島に順天堂医院を設立．医療活動のかたわら順天堂医事研究会などの活動や，『外科通論』『外科各論』の刊行を通して日本の医学の近代化を進めた．西南の役，日清・日露戦争で陸軍軍医総監などの要職につき，外科学界の第一人者として活躍した．[983] ⇨参順天堂→1416

佐藤泰然 Satou Taizen 順天堂(現順天堂大学)を創始した幕末の蘭方医〔1804-72(文化元～明治 5)〕．号は紅園．川崎(現神奈川県川崎市)に生まれ，1830(天保元)年医学を志して足立長雋の門に入り，1835(同 6)年長崎へ遊学．オランダ商館長ニーマン Johannes E. Niemann に学び，1838(同 9)年に江戸両国薬研堀に蘭学塾(和田塾)を開く．1843(同 14)年には下総国(現千葉県)佐倉に移り佐倉順天堂を開設．診療にあたるとともに，明治初頭における西洋医学の移入，普及，制度的定着に貢献することになる多くの門人を育てた．また，佐倉藩の藩医として藩校で蘭学を教えたほか，種痘の実施，普及に努めた．『接骨備要』『謨私篤(モスト)牛痘篇』『痘科集成』などの訳書がある．[983] ⇨参順天堂→1416

佐藤尚中(たかなか) Satou Takanaka，Satou Shouchuu 幕末・明治期の医師〔1827-82(文政 10～明治 15)〕，順天堂の第二代堂主．下総国(現千葉県)小見川藩医山口甫僊の次男として生まれ，山口舜海と称す．安藤文沢に医術を学んだあと，佐倉順天堂の創始者である佐藤泰然の門に入る．すぐれた技量を認められて泰然の養嗣子となり，1859(安政 6)年には佐倉順天堂主となる．1860(万延元)年，長崎でポンペ Johannes L. C. Pompe van Meerdervoort にオランダ医学を学び，翌年佐倉に戻って藩の医制を洋方へと改革し，佐倉養生所を開設．1869(明治 2)年，明治政府から西洋医学教育制度の移入，定着のために招かれ，大学大博士として大学東校(現東京大学医学部)を主宰する．しかしドイツ人教師の来日に伴い辞職．私立病院博愛社を日本橋に開設した．さらに下谷練塀町に設立した病院は，1875(明治 8)年に湯島に移り日本の私立総合病院の先駆けとなった順天堂医院に発展した．ドイツの外科医ストロマイヤー Georg F. Stromeyer(1804-76)の著書を『斯篤魯黙児(ストロメール)砲痍論』さらに『外科医法』として翻訳出版．また，同じくドイツのニーマイヤー Felix von Niemeyer(1820-71)の内科書を『済衆録』として翻訳出版した．[983] ⇨参順天堂→1416

里親制度 foster care system 家庭での養育に困難のある児童に，その者を養護・育成するための愛情と理解のある家庭を与えることにより，その児童の健全な育成を図ることを目的とする「児童福祉法」の制度．里親には，①養育里親(何らかの事情で家庭で養育が困難になった子どもの福祉のために自宅で預かり育てる者)，②親族里親(三親等内の親族関係の子どもの親が，死亡・行方不明・拘禁などで養育できない場合，家庭的な環境のなかで養育する者)，③短期里親〔養育里親よりも短期間(1 年以内)の養育で，例えば週末のみ預かる，夏期・冬期休暇に養育する者〕，④専門里親(虐待された子どもなどの心の傷の回復等の専門的な養育を行う者)がある．対象児童は，現に監護する保護者がいない者または保護者に監護させることが不適当な者で，里親に委託して保護することが適当であると都道府県知事により認められた 18 歳未満の者．都道府県知事・児童相談所長・福祉事務所長・児童委員・児童福祉施設長などが「児童福祉法」の規定により行う．このうち特に児童相談所長は運営の中心となり，福祉事務所長，児童委員，児童福祉施設長をはじめ，里親会その他児童に関し相談に応ずる事業を行う社会福祉法人などの民間団体と緊密に連絡を保ち，この制度が適正に実施されるように努めることが規定されている．なお，社会復帰を目指す精神障害者のための里親制度 foster-home system は特に法制化されてはいない．[457]

里帰り分娩 ［帰省分娩］ わが国の独自の慣習として，分娩およびその前後の期間を産婦の生家で過ごすことをいう．従来，産婦は婚家では嫁として気をつかうため十分休養をとれないことが多く，里帰りは心身ともにやすらぐ機会となっていた．最近では，核家族化や夫の経済力不足，さらに妊産婦にとって人手が得やすく心理的なサポートも得られるなどの理由で里帰り分娩に拍車がかかり，全体の 2 割前後となっている．しかし，妊娠中と分娩時の受診施設が異なるため，周産期ケアの継続性，一貫性に欠けるという側面や，夫(父親)との別居期間が長くなるなどのデメリットもあり，受診施設間での情報交換や連携，家族関係の調整・支援が必要である．[1352]

サド・マゾヒズム sadomasochism；SM ［疼痛性愛，嗜虐性愛］ 性障害のうちの性目標の異常である疼痛性愛(アルゴラグニア algolagnia)の 2 側面であるサディズムとマゾヒズムの総称．他者に苦痛や恥辱を与えたり支配したりすることで快感を得るサディズム(加虐性愛)と，苦痛を与えられたり恥辱を与えられたりすることで満足を得るマゾヒズム(被虐性愛)は，楯の両面のようなもので，1 人の中に共存することも少なくない．なお近年は，性障害者でない人々が前戯として緊縛，鞭打ち，絞頸，はずかしめなどの SM プレイを試みることも多いが，同意したパートナー間の行為だけでは性障害とはいえない．[1269]

里吉病 Satoyoshi disease⇨同全身こむら返り症(病)→1766

サドル型感覚消失 saddle anesthesia ［サドル状感覚脱失，サドル型感覚麻痺，鞍状感覚消失］ 脊髄円錐部や馬尾の障害により，肛門周囲，会陰部を主とした乗馬ズボンの尻当てや自転車のサドルにのったときに当たる部位に対応した全感覚障害を認める．膀胱直腸障害を伴い，肛門反射は消失する．第 1 腰椎以下の骨折や腫瘍などで起こる．[369]

サドル型感覚麻痺 saddle block anesthesia 〔F〕anesthésie en selle⇨同サドル型感覚消失→1191

サドル状感覚脱失⇨同サドル型感覚消失→1191

サドルブロック⇨同サドル麻酔→1191

サドル麻酔 saddle anesthesia ［サドルブロック，鞍状麻酔］ 脊髄くも膜下麻酔の一種で，座位で脊髄くも膜下穿刺を行い会陰部周囲にのみ麻酔効果を得る方法．L_5/S_1 より高比重の局所麻酔薬をくも膜下腔に少量(約 1.0 mL)注入し，5-10 分間座位を維持し，仙髄神経領域のみを麻痺させることを目的とする．血管運動神経に麻酔が及ばず，循環系の変動はほとんどない．局所麻酔薬の注入量を増し座位時間を短縮することにより，より頭側の麻酔を得ることができる．[1403]

サナダムシ症　tapeworm infection, cestodiasis⇨同条虫症→1442

サナトフォリック低身長症　thanatophoric dwarfism⇨同致死性低身長症→1970

サナトリウム⇨同療養所→2944

サナトロジー⇨同タナトロジー→1921

サニルブジン　sanilvudine(stavudine, d4T)　後天性免疫不全症候群(エイズ)や，治療前のCD 4リンパ球数が500/mm^{3}以下の症候性および無症候性HIV感染症の患者に適応する薬品．1日2回，体重60 kg以上1回40 mg，体重60 kg未満1回30 mgを12時間ごとに経口投与する．患者またはそれにかわる適切な者に次の①-④をよく説明し，同意を得たのちに使用する．①HIV感染症の根治療法薬ではないため，日和見感染を含むHIV感染症の進展に伴う疾病を発症し続ける可能性があるので，投与開始後の身体的状況の変化については，すべて担当医に報告する．②末梢神経障害(四肢のしびれ，刺痛感，疼痛など)の副作用があり，発症は投与量に相関していると考えられるので，処方された用量を守る．また，症状が現れた場合には，ただちに担当医に報告する．③膵炎を起こし重篤な転帰をとった例もあるので腹痛，悪心・嘔吐の症状が現れた場合には，ただちに担当医に報告する．④長期投与による影響については現在のところ不明．検査としては定期的に血清アミラーゼ，血清リパーゼなどの生化学的検査を行い，これら検査値の上昇，また腹痛，悪心・嘔吐などの膵炎の発症を示唆する臨床症状がみられた場合には，ただちに投与を中止し，生化学的検査および画像診断などによる観察を行う．その他肝障害，乳酸アシドーシスがある場合は，定期的に検査などを行い，異常の際は中止など適切な処置を行う．副作用として①末梢神経障害，②膵炎，③急性腎不全，④錯乱，⑤皮膚粘膜眼症候群，⑥乳酸性アシドーシス，⑦肝不全などがある．[304] 商ゼリット

砂嚢　sand bag［重錘］布製の袋に砂や鉛を詰めたもので，さまざまな大きさや重さのものがある．用途としては抵抗運動時や牽引時の重りなどがあげられる．[349]

佐野常民　Sano Tsunetami⇨参博愛社→2360

サバイバーシップ《癌の》　Cancer Survivorship［癌サバイバーシップ］癌サバイバー(癌体験者)が癌と診断されたときから死の瞬間まで癌と共生しそれとともに生き抜いていくことを大切にした概念．癌治療後に生きられた年数や生存率にとらわれる生き方から，自分らしくどう生きるかを問い直し，自らのために自らの足で立つ癌サバイバーのありようを示している．癌サバイバーシップが目指すものは，癌サバイバーの高い生命の質の確保，治療の機会や家族・地域からの支援が得られること，癌サバイバーへの偏見のない社会の実現，癌の研究と教育の普及である．癌サバイバーシップのプロセスは急性期の生存の時期，延長された生存の時期，長期的に安定した生存の時期，終末期の生存の時期の4つの時期で表現される．そこには，癌サバイバーが体験する衝撃や苦悩，絶望感，希望のなさ，そこから一歩を踏み出す過程における多くの選択と決定，方略の思案，新たな生き方があり，癌サバイバーシップは家族や友人，同病者，医療者，社会ネットワークを含む幅広い活動である．[630]

詐病　malingering　意識的に病気のふりをする仮病のこと．刑務所や病院などの拘禁下や賠償問題がかかわる状況で起こることが多い．無意識的な願望によって病気になるのはヒステリー，身体表現性障害であり，ストレスによって実際に器質的変化が起こるのは心身症であるから，鑑別診断が必要である．詐病には身体障害をまねるものと精神障害をまねるもの，両方をまねるものがあるが，拘禁下で精神障害をまねしていると真の神経症，精神病に移行することがあり，これを拘禁性詐病精神病という．ミュンヒハウゼンMünchhausen症候群，代理ミュンヒハウゼン症候群も手のこんだ詐病の一種である．[1269] ⇨参虚偽性障害→774，ミュンヒハウゼン症候群→2775

詐病性低血糖　factitious hypoglycemia　非糖尿病患者で秘密裡にインスリン注射やスルホニル尿素薬を服用して低血糖を起こすこと．医療関係者や患者の家族などにみられることが多い．[987]

サブイレウス　sub ileus　腸管内腔の不完全な閉塞のため，慢性的に腸内容の通過障害をきたす．腸閉塞と同様の場所，病態で生じるが，全身状態，症状は腸閉塞より比較的軽度．[1392] ⇨参イレウス→287

サブクリニカル感染　subclinical infection⇨同不顕性感染→2552

サブコロナリー法《生体弁グラフトを用いた》　subcoronary technique　ステントレス生体弁による大動脈弁置換術式の1つ．ステントレス弁の左右冠洞部分はU字型に切除して使用する．上行大動脈を横切開し大動脈弁尖を切除したのち，大動脈基部内に内挿されるように，ステントレス弁流入側を左室流出路に単結節縫合にて縫着し，流出側は冠動脈口の下部より交連部頂上に向かって連続縫合にて大動脈壁内に縫合する．フルルート法に比べ出血が少ない利点があるが，大動脈基部に病変がある場合は使用できない．[932] ⇨参ステントレスバルブ法→1646，フルルート法《生体弁グラフトを用いた》→2587，大動脈弁置換術→1893

サブシステム　subsystem［下位システム］システムを構成する下位のシステムのこと．システムは構成要素に分解でき，ピラミッドのような階層構造をしており，いくつものレベルの構成要素をもつ．各階層の構成要素は，それよりも下位にあるシステムを制御し，反対にそれよりも上位のシステムによって制御される．[446]

サブスタンスK　substance K［ニューロキニンA］サブスタンスP，ニューロキニンB，エンドキニン，そしてヘモキニンとともに神経系の興奮性情報伝達調節因子であるタキキニン類の1つ．炎症，痛みなどのほか，循環器系，呼吸器系，消化器系，免疫系など，広範囲に生体調節に関与している．現在，これらの因子の受容体に対する特異的なアゴニスト(作用促進物質)とアンタゴニスト(作用妨害物質)の開発が進んでおり，その臨床応用も期待される．[1260] ⇨参タキキニン→1911，タキキニン受容体→1911

サブスタンスP　substance P［物質P，P物質］11個のアミノ酸からなるペプチドで，脳・消化管ホルモンの1つ．神経組織では黒質，視床下部などに，消化管では小腸，大腸に存在．中枢神経系では知覚系の神経伝達物質として作用している．消化管では消化管平滑筋の収縮作用や血管拡張作用が知られている．その他，

催涙・唾液分泌亢進作用がある.[991]

サブトラクション法 subtraction technique サブトラクションとは引き算の意味で，画像では1つの画像から他の画像を引いて違いを強調したい場合に用いる方法．血管造影やCT，MRIなどで造影後の画像から造影前の画像を引けば，骨や軟部組織などの2つの画像に共通するものは除去され，血管だけのわかりやすい画像となる．フィルムを用いてアナログに行うことも可能だが，現在ではデジタルデータ同士を引き算するデジタル・サブトラクション・アンギオグラフィー digital subtraction angiography(DSA)が主流である．MRIで連続して撮像された造影前後の画像を引き算したものをMRDSAという．引き算の前後で変化のあるものが強調されるので，被検者が途中で動くとうまく引き算できず，画像不良となる.[8] ⇨参時間的サブトラクション⇀1237，デジタルサブトラクションアンギオグラフィー⇀2063

サブユニット subunit ［亜単位，亜粒子］ 生体高分子などの1つの機能発現単位が非共有結合で会合している複数個の構成成分から成り立っている場合の構成成分のこと．例えば，大腸菌のリボソームの場合，50Sと30Sとの2つのサブユニットからなり，ヒトヘモグロビンAはα，βのサブユニット2個ずつから構成されている.[1559]

サブユニットワクチン subunit vaccine⇨同コンポーネントワクチン⇀1146

サフラニン液 safranin solution 細菌の染色に用いる赤色の色素．サフラニンとアルコールを混ぜて希釈し，グラム染色の後染色などに用いる.[324]

サプリメント dietary supplement ［栄養補助食品］ ビタミン，無機質，アミノ酸，脂肪酸，ハーブを含む食品で，カプセルや錠剤の形態をとるものが多い．明確な定義はないが，食生活において不足している栄養素などの補給・補完を目的に摂取されるものが該当．ビタミンや無機質の含量が厚生労働省の定めた規格基準に合致するものは「栄養機能食品」として販売されている．栄養機能食品とは，栄養成分(ビタミンA，ビタミンD，ビタミンE，ビタミンB_1，ビタミンB_2，ナイアシン，ビタミンB_6，葉酸，ビタミンB_{12}，ビオチン，パントテン酸，ビタミンC，カルシウム，鉄，マグネシウム，銅，亜鉛)の補給・補完を目的とし，当該栄養成分の機能表示を行う食品である．栄養機能表示として認められる表示の例は「ビタミンAは夜間の視力の維持を助ける栄養素です」など．2003(平成15)年の国民健康・栄養調査から，調査対象としている栄養素のうち，ビタミンB_1，ビタミンB_2，ビタミンB_6，ビタミンC，ビタミンE，カルシウムおよび鉄については，補助食品等からの摂取量についても把握することとなった.[816] ⇨参健康食品⇀945，栄養機能食品⇀347

サプレッサーT細胞 suppressor T cell；Ts ［抑制性T細胞］ T細胞に属するリンパ球の1つ．抗原特異的または非特異的に免疫反応を抑制する作用をもつ．抑制作用は標的細胞に直接接触して作用したり抑制因子を分泌することにより行い，細胞性免疫，液性免疫の両者を抑制する．Th(ヘルパーT)細胞と協調して免疫反応を調節していると考えられている.[1221] ⇨参T細胞⇀115

サプレッサー遺伝子⇨同抑圧遺伝子⇀2880

サプレッサーオンコジーン⇨同癌抑制遺伝子⇀658

サブローグルコース寒天培地⇨同サブロー培地⇀1193

サブロー培地 Sabouraud medium，Sabouraud dextrose agar(broth) ［サブローグルコース寒天培地］ フランスの皮膚科医サブロー Raymond J. A. Sabouraud(1864-1938)によって考案された真菌の分離・同定に用いる培地．その組成(エモンス Emmons の改良培地)は，蒸留水1Lにブドウ糖20g，ペプトン10g，(固形培地の場合は)寒天17gを加え，pH6.9とする(原法の処方はブドウ糖40g，pH5.6)．この培地に抗生物質を添加して分離・選択培地としても用いられる.[324]

左房 left atrium；LA⇨同左心房⇀1188

左方移動 shift to left，left shift 末梢血好中球において，核分葉数が少ない好中球の割合が増加すること．すなわち桿状核球の増加や後骨髄球，骨髄球の出現が起こることであり，重症の感染症などでみられる．ドイツの血液学者アーネット Joseph Arneth が，好中球の核の分葉数と疾患の間に関係性を見いだそうと試みた際，用いた表において，分葉数ごとの好中球の個数を左から右に向かって分葉数が増すような順に記載したことに由来する.[656] ⇨参好中球増加症⇀1034

左房拡大⇨同左房肥大⇀1194

左房径⇨同左房内径⇀1193

左房室口⇨同僧帽弁口⇀1827

左房室弁 left atrioventricular valve⇨同僧帽弁⇀1826

左房調律 left atrial rhythm 正常な場合では心臓の拍動リズムは洞結節によって調律されるが，何らかの原因によって左房筋の一部の電気的興奮が，心臓のリズムの歩調取りをしている状態．心電図のⅠ，aV_L，V_5，V_6誘導で，陰性P波を示す．臨床的意義は不明であり，特に治療の必要はない.[1432]

左房内径 left atrial dimension(diameter)；LAD ［左房径］ 左心房の内腔径で，左房拡大，左房負荷の定量的指標となる．心エコー法により，胸骨傍左室長軸断面，心尖部四腔断面にて，左房の前後径，上下径，内外側径が測定される．左房内径のうち，特に前後径は必ず測定される値で，左室長軸断面図やMモード心エコー図で計測する．大動脈弁レベルでの左房内径は左室収縮末期に測定し，値は2-4cm(成人)である．僧帽弁疾患などで左房内径は拡大する．心房細動患者では，左房内径が拡大するほど脳卒中のリスクが高くなる.[1575]

左房内血栓 left atrial thrombus 心房細動，僧帽弁狭窄症，僧帽弁置換術後，拡大した左心房など左心房内の血流がうっ滞する状況で形成される．脳塞栓など塞栓症の危険性が高い．血栓形成の好発部位である左心耳内は，経胸壁心エコーでは検出が困難な場合があるため経食道心エコーが有用である．また血栓形成前状態として左心房内もやもやエコーの存在が重要である．僧帽弁狭窄症に合併することがある可動性のあるボール状の血栓は，僧帽弁口に血栓が嵌頓し突然死の原因となるため緊急の手術対象となる.[1417]

左房粘液腫 left atrial myxoma 臨床的に最も多く遭遇する良性の原発性心臓腫瘍(心エコー図検査の0.1%)である粘液腫のうち，左房にみられるもの．多くは散発性であるが，常染色体優性遺伝をとるカーニー

Carney 症候群(黒子，心臓粘液腫，皮膚粘膜粘液腫，青色母斑などを特徴とするラムLAMB症候群や，母斑，心房粘液腫，粘液性神経線維腫，そばかすを示すネイムNAME症候群と呼ばれていた病変)もある．心房中隔心内膜(神経)組織から発育するために左心房が75%，次いで右心房に多い．病理学的には短い茎を有し，表面は通常内皮で覆われた半透明の腫瘍で，内皮細胞に類似した紡錘形細胞よりなり酸性ムコ多糖が細胞周囲にみられる．腫瘍の大きさや発生部位と可動性により諸症状を示す．主要症状は息切れで，僧帽弁口狭小化・閉鎖不全による僧帽弁膜症様症候，僧帽弁口への腫瘍叩打音，腫瘍片または表面の血栓による塞栓症状，発熱，赤沈促進，体重減少，貧血，免疫グロブリン増加などといった体質的徴候を示す．[439] ⇨参粘液腫→2285

左房肥大　left atrial dilatation, left atrial enlargement［左房拡大］　左室機能障害による左室拡張末(終)期圧上昇，僧帽弁狭窄症などによる左室流入障害，心房中隔欠損症などの容量負荷といった要因により左房が拡大した状態．左房拡大が進行し電気的リモデリングが起こると心房細動が出現しやすくなる．心房細動は左房内血栓を形成し，脳梗塞や心筋梗塞などの原因となる．心電図上では左房性Pとして表れ，また胸部X線写真では左第3弓の突出や気管分岐部の拡大などを認める．直接的には左房径，左房容積を心エコー，CT，MRIなどで計測し判断する．[143]

サポーター　supporter　弾性包帯の一種で，関節の支持・制動と保護を目的とする，伸縮性のある軟性の装具．[216]

サポーターストッキング　support stocking⇨同弾性ストッキング→1945

サポートシステム　⇨参ソーシャルサポート《看護管理における》→1829

ザホルスキー病　Zahorsky disease⇨同突発性発疹症→2156

サマーキャンプ　summer camp　もともとはボーイスカウトなどで行われていた野外での集団活動を，長期慢性疾患患者の治療，教育に応用したもの．主として糖尿病，喘息，心臓病などの子どもを対象に行われる．短期間とはいえ，同じ疾患をもつ者同士が一緒に学び生活することによって，互いの理解を深め，励まし合いながら成長していくことができる．また，日常生活の管理の仕方や食事療法，運動療法などの知識を身につけるよい機会ともなる．[1631]

さまよえるユダヤ人症候群　⇨同ミュンヒハウゼン症候群→2775

さむけ⇨同悪寒→402

サムス　Crawford F. Sams　アメリカの陸軍軍人，医師(1902-94)．イリノイ州セントルイス生まれ．1918年，陸軍に入隊し，1925年，ワシントン大学医学校入学，1929年に医学博士号取得．1945年10月より1951年5月まで連合国軍最高司令官総司令部(GHQ)公衆衛生福祉局長として，占領期日本の医療福祉政策，行政に貢献．1948年に大佐より准将に昇格．回想録『Medic』(1958)の一部は『DDT革命』(1986)として邦訳出版された．[246]

鮫皮様皮膚⇨同粒起革様皮膚→2935

挫滅縁⇨同挫滅輪→1194

挫滅症候群　crush syndrome［挫傷(ざしょう)症候群，圧迫症候群，圧挫症候群，クラッシュ症候群］　クラッシュ外傷 crush injury とは四肢が持続的に圧迫された結果生じる局所的な骨格筋の損傷であり，挫滅症候群 crush syndrome とは局所のクラッシュ外傷によって全身状態が悪化した状態．外傷による筋肉の融解により筋肉組織内に存在する乳酸やミオグロビン，またカリウムなどの電解質が血管内に流入して惹起される．1995(平成7)年の阪神淡路大震災では，挫滅症候群を発症した372名中50名が死亡し，2005(同17)年のJR福知山線脱線事故の傷病者でも本症が問題となった．[1077,1254]

挫滅腎　crush kidney［圧挫腎］　圧傷，熱傷，過度な運動，飢餓，頻回の筋肉注射などが原因で筋組織の圧潰または挫滅をきたした，圧挫症候群 crush syndrome (病理形態像を表す語としては急性尿細管壊死)でみられる腎の病理組織学的変化をいう．特徴として腎尿細管内にミオグロビンを含む色素円柱と下部尿細管の変性がみられる．症候としては，発熱，筋肉痛，嘔気・嘔吐，急激な乏尿に続き無尿となる．治療は透析療法が中心となる．[858]

挫滅輪　abrasion ring［挫傷輪，挫滅縁，表皮剝脱輪］　銃弾が体内に射入する際，創口(射入口)辺縁の皮膚に生じる輪状の擦過傷もしくは挫滅傷のこと．弾丸が直角に射入した場合，挫滅輪は射入口をほぼ均等の幅(2-4 mm)で同心円状に取り巻く．死亡例における挫滅輪は死亡直後には不明瞭で識別しにくいが，死後経過に伴う乾燥のためしだいに暗褐色革皮様となり明瞭化する．このような状態になると乾燥輪ともいわれる．[548] ⇨参汚染輪→406，射創→1358

左右識別障害　left-right disorientation⇨同左右障害→1194

左右障害　right-left disorientation［左右識別障害］　ゲルストマン Josef Gerstmann (1888-1969，オーストリアの精神神経科医)により命名された障害で，ゲルストマン症候群(手指失認，左右障害，失算，失書)の症状の1つでもある．身体失認の一種でもあり，身体の左右が区別できない状態である．軽症者では自己の身体の左右は区別できるが，検者の身体や衣類の左右だけがわからない，という場合がある．身体空間の障害だけでなく，外空間の左右の判断障害も伴うことがある．[413] ⇨参ゲルストマン症候群→935

左右分離換気　differential lung ventilation；DLV　左右気管支に別個に挿管し，別々の人工呼吸器で異なった条件で換気すること．左右の肺のコンプライアンスが異なるときに行う．病変の少ない肺ほど過剰に空気が入りやすく，肺の過膨張から血流量が低下し，換気血流比のミスマッチになり，Pa_{O_2}(動脈血酸素分圧)低下の原因となるためである．[423]

坐浴　sitz bath, sitzbath, hip bath⇨参部分浴→2568

サラセミア　thalassemia　ヘモグロビンを構成するグロビンをコードしている遺伝子(DNA)からグロビン鎖合成までの段階で異常をきたし，グロビンの合成が減少または欠損した遺伝性疾患の総称．α サラセミアは α 鎖の合成異常，β サラセミアは β 鎖の合成異常がみられる．症状はヘテロ接合体では軽く，ホモ接合体では重篤になりやすい．小球性低色素性貧血，標的赤血球，黄疸，肝脾腫，骨痛，身体発育異常，下腿潰瘍，骨の変形，輸血によるヘモクロマトーシスなど多彩な症状がみられる．α サラセミアは東南アジアやアフリカ西海岸，β サラセミアはイタリアやギリシャで多い．地中海に多いので，地中海貧血ともいわれる．血清鉄，血清フェリチンは正常または増加する．余剰になったグロビン（α サラセミアでは β グロビン，β サラセミアでは α グロビン）は赤芽球，赤血球内に析出し無効造血，溶血をきたす．Hb Bart's（γ_4），Hb H（β_4）が出現すれば α サラセミア，Hb F, Hb A_2 の増加，Hb A の減少または消失があれば β サラセミアと診断する．治療は，重症例に摘脾，輸血，鉄キレート剤による鉄除去などが対症的に施行される．今後は遺伝子治療が実施されるものと予想される．[1038] ⇒参中間型サラセミア→1985

サラセミア様症候群 thalassemia-like syndrome グロビン合成や構成アミノ酸数に異常がみられる異常ヘモグロビン（Hb）症で，その原因遺伝子がサラセミア遺伝子ではない先天性溶血性貧血の総称．ヘモグロビンレポア（Hb Lepore），遺伝性高ヘモグロビンF症，ヘモグロビンコンスタントスプリング Hb constant spring が代表的な疾患である．ヘモグロビンレポアは δ 鎖と β 鎖遺伝子が交差した融合遺伝子によって産生される異常 Hb であり，N 末端が δ 鎖，C 末端が β 鎖のアミノ酸配列を示す．遺伝性高 Hb F 症は，正常では生後はほとんど産生が停止する Hb F が生後も産生され続ける疾患である．ヘモグロビンコンスタントスプリングは α 鎖が 172 個のアミノ酸（正常は 141 個）で構成されている異常 Hb 症である．いずれの疾患もまれである．[1038]

サラゾスルファピリジン salazosulfapyridine ［スルファサラジン］ サルファ剤の一種．体内でアミノサリチル酸とスルファピリジンに分解される．炎症性腸疾患，特に潰瘍性大腸炎の治療に用いられており，また抗炎症鎮痛薬で十分な効果が得られない関節リウマチにも用いられている．サルファ剤，サリチル酸に過敏な症例，低出生体重児，新生児には使用禁忌である．副作用として，軽いものでは消化器症状や関節痛，顆粒球減少，発疹，脱毛などがみられ，重篤な場合にはスティーヴンス・ジョンソン Stevens-Johnson 症候群，再生不良性貧血，無顆粒球症などがみられる．リウマチに用いる場合は小腸で溶解されるので，錠剤をかまないよう指導する．[1212] 商サラゾピリン，アザルフィジン EN

サリヴァン Harry Stack Sullivan アメリカの新フロイト Freud 学派の精神医学者（1892-1949）．人間の感情的体験やパーソナリティ，あるいは行動はその人間の対人関係からのみ理解できるとした．人間の理解は，パーソナリティをもった観察者が相手とかかわることなしには不可能であると考え（関与しながらの観察），それが精神科医の役割であるとした．後年，クラーマン Gerald L. Klerman の対人関係療法の基礎となった．[488]

サリチリズム salicylism⇒同サリチル酸中毒→1195

サリチル酸中毒 salicylate poisoning, salicylism ［サリチリズム］ サリチル酸は鎮痛・解熱作用を有する刺激性の薬物で，悪心・嘔吐，上部消化管出血，めまい，頭痛，耳鳴，精神錯乱，聴力障害，霧視，呼吸性アルカローシス，高熱，低血糖，代謝性アシドーシス，発汗，過呼吸，脱水，心不全，不整脈，脳浮腫，脳障害，痙攣，幻覚，昏睡，呼吸障害などの中毒症状を起こす．血漿中サリチル酸濃度と中毒症状には相関性がある．サリチル酸の致死量は 5-15 g．治療法は早急な催吐，吸着剤（活性炭）による胃洗浄，下剤，アルカリ性強制利尿薬の投与，血液透析，ビタミン K の投与，代謝性アシドーシスの補正，冷却などの対症療法を行う．[1579]

サリチレート salicylate サリチル酸塩，エステルの総称．サリチル酸ナトリウムは解熱・鎮痛薬として，サリチル酸メチルは香料，刺激融和剤，サリチル酸エチルは香料，サリチル酸フェニルは日焼け止めクリームやオイルのほか，鎮痛薬，解熱薬，腸内防腐薬としても使われる．[1559]

サリドマイド奇形 thalidomide anomaly 睡眠薬サリドマイド（α-phthalimidoglutarimide）を母親が妊娠中に服用したことによって起こる児の奇形．特徴的な症状は四肢低形成，特に上腕の無形成またはアザラシ肢症．その他の異常として耳介奇形，難聴，心・腎・腸管奇形なども報告されている．胎児が薬剤の影響を受ける時期を感受期というが，サリドマイドについては最終月経から 34-51 日と算定されている．日本では 1958（昭和 33）年から 1962（同 37）年まで販売され，約 1,200 例が発生したといわれ，正式に認定されただけでも 300 例をこえる．[1631] ⇒参アザラシ肢症→147

●サリドマイド奇形

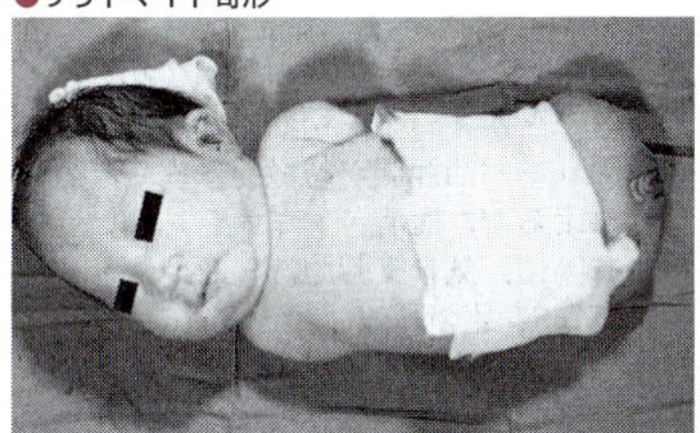

（写真提供　日暮眞先生）

サリドマイド事件 サリドマイドは，1957 年に旧西ドイツで開発された鎮痛・催眠作用を有するアミド属睡眠剤．副作用が少なく，持続効果が期待できるということで，1960 年前後に多用された．しかし妊娠初期（受胎 21-36 日）に服用すると，奇形児（サリドマイド児，アザラシ肢症）が多く生まれることが判明し，大きな社会問題になった．奇形は四肢骨の短縮を主とし，上肢では上腕および前腕骨欠損のため，手が直接肩についている．その後，発生する奇形と薬剤の因果関係が立証され，わが国では 1962（昭和 37）年に薬剤の製造が中止された．サリドマイド奇形児は，全世界で約 4,000 人，日本では約 300 人といわれている．ただし，こうした「負の歴史」の一方で，1990 年代に多発性骨髄腫へのサリドマイドの有効性が確認され，わが国でも 2008（平成 20）年に標準的な治療効果が不十分，もしくは再発した多発性骨髄腫の治療薬として製造・販売が承認された．[1451]

砂粒小体 psammoma body ［砂腫］ ヘマトキシリンないしエオジン好性の，同心円状，層板状構造物あるいは無構造物質で，局所的なカルシウム代謝異常によるカルシウム沈着．卵巣（漿液性嚢胞腺癌）や甲状腺（乳頭

さ

癌），肺癌，乳癌などの乳頭状構造を呈する腺癌のときに組織内および細胞診標本内にしばしばみられる．また，髄膜腫でも認められる．[967]

サリン中毒 sarin poisoning，GB poisoning　サリンは有機リン系の神経毒の1つで，コリンエステラーゼ阻害作用を有する揮発性物質．曝露するとアセチルコリンの蓄積によるコリン作動性受容体の過剰刺激が起こる．中毒症状として，発汗，流涙，呼吸障害，縮瞳，運動神経系を介する不随意攣縮，全身の痙攣，骨格筋力低下などを呈する．中枢神経系症状としては頭痛，めまい，意識混濁などがみられる．重症の場合は呼吸筋麻痺による窒息死をもたらす．解毒薬としてアトロピン硫酸塩水和物およびプラリドキシムヨウ化物が併用される．推定致死濃度は100 mg/m^3．[1579]

サルコイドーシス

sarcoidosis ［**類肉腫，ベニエ・ベック・シャウマン病，ベック類肉腫，ベック病**］

【概念・定義】 肺および眼，皮膚など，副腎以外の諸臓器に**非乾酪性類上皮細胞肉芽腫**をきたす原因不明の全身性疾患．原因は不明であるが，類上皮細胞を伴った肉芽腫がみられること，気管支肺胞洗浄液中にTリンパ球，マクロファージの浸潤がみられることなどから，Ⅳ型アレルギー反応の関与が推測されている．臓器別罹患頻度は，胸郭内（肺門および縦隔リンパ節，肺）95％以上，表在リンパ節10-50％，眼40-50％，皮膚15％の順．

【診断】 多くの場合は無症状で，集団検診の胸部X線検査で発見されることが多い．病初期には**両側肺門リンパ節腫脹**と縦隔リンパ節腫脹が特徴的にみられる．確定診断は生検によるが，血清アンギオテンシン変換酵素やリゾチーム高値，**気管支肺胞洗浄液**中のリンパ球増加とCD 4^+/CD 8^+ 比の高値なども診断に有用．

【治療】 80-90％の症例は発症2年以内に自然治癒し，進行性は5％にすぎない．進行性の場合には副腎皮質ホルモン剤が使用される．[1438] ⇒参Ⅳ型アレルギー〔反応〕→11

サルコイドーシスの看護ケア

【ケアの考え方】 無症状ならば病気の自然経過を見守るが，肺病変の進行，心臓病変，機能障害を伴う中枢神経病変，点眼薬で改善しない活動性眼病変，美容上問題となる皮膚病変，持続する高カルシウム血症（あるいは尿症）では治療が開始される．一般的にステロイド剤が必要とされるため，治療の必要性と薬物の副作用，予後などを十分に説明し，納得して治療に臨めるように支援する．

【観察のポイント】 ①肺サルコイドーシス：進行すると持続性の咳嗽，喘鳴，発熱，呼吸困難，体重減少などがある．これらの症状に注意する．②眼サルコイドーシス：ぶどう膜炎や網膜静脈炎が多く出現する．視力低下，羞明，霧視，飛蚊症などの症状がある．治療が不十分であると進行し，同時に緑内障，白内障，網膜障害などの合併症が起こり，ときには失明することもあるため，治療の継続による適切な管理が必要．③心臓サルコイドーシス：本症の死因の2/3以上は心病変によるため，予後を左右する要因と考えられている．動悸，不整脈，心電図異常所見（心室性期外収縮，房室ブロック，脚ブロックなど）に注意し，異常の早期発見に努める．④神経サルコイドーシス：病変部位により顔面神経麻痺，痙攣，意識障害，運動失調など多彩な神経症状がある．患者の自覚症状をよく聞き，症状の観察を行う．⑤皮膚サルコイドーシス：結節性紅斑，皮膚サルコイド，瘢痕浸潤などがある．皮膚病変の有無を十分観察する．⑥骨サルコイドーシス：関節痛を伴う腫脹では，苦痛の緩和を図る．

【ケアのポイント】 原因不明の多臓器疾患であるため，患者の不安は大きくなる．患者の訴えをよく聞いて，病気や療養生活について正しい知識を提供する．家族にも理解と協力が得られるように支援する．服薬管理，定期受診，日常生活を含めた自己管理の支援が必要．[1398] ⇒参サルコイドーシス→1196

サルコイド結節 sarcoid nodule ［サルコイド肉芽腫］ サルコイドーシスは壊死を伴わない類上皮細胞性肉芽腫の形成を特徴とする，原因不明の全身性疾患である．近年アクネ菌 *Propionibacterium acnes* などによる感染の関与が指摘されている．肺，ぶどう膜，皮膚が主に侵される．ラングハンス Langhans 型巨細胞を伴う，非乾酪性類上皮細胞性肉芽腫をサルコイド結節ともいう．サルコイドーシスで出現するが，ハンセン Hansen 病，3期梅毒，クローン Crohn 病などでも類似病変を認める．[925] ⇒参サルコイドーシス→1196，類上皮細胞肉芽腫→2963

サルコイド心 cardiac sarcoidosis ［**心臓サルコイドーシス**］ 類上皮細胞による非乾酪壊死性肉芽腫の形成が多臓器にわたってみられる疾患であるサルコイドーシスによって引き起こされる心病変．原因は不明．心障害には心臓にサルコイド病変があるために生ずる場合と，サルコイドーシスの肺病変によって生じる肺高血圧症による場合とがある．サルコイドーシスの20％に心筋病変を伴うが，臨床的な心筋症を生ずる例はサルコイドーシス症例の5％程度にすぎない．心臓にサルコイド病変がある場合には房室ブロックをはじめとする不整脈がみられ，心筋症による心不全を生ずる場合もある．急死の原因ともなるが，一般的に慢性に経過し，ステロイドが有効な場合がある．[1204] ⇒参サルコイドーシス→1196

サルコイド肉芽腫⇒同サルコイド結節→1196

サルコイド反応 sarcoid reaction　肉芽腫の一区分．類上皮細胞による肉芽腫を形成する反応であるが，結核やヒストプラスマ症などの慢性炎症にみられるチーズ様の乾酪壊死巣は形成されないもの．肉芽腫組織は小型で融合傾向も少ないが，星状体やシャウマン Schaumann 小体といった封入体を含有した巨細胞が特徴的．ヘルパーT細胞の浸潤が主体とされているが，その原因は不明である．サルコイドーシスでは，全身諸臓器にこのような肉芽腫病変を認める．[531]

サルコウィッチ試験 Sulkowitch test ［**エス試験**］ 尿中カルシウム量の半定量試験法．尿中カルシウムをシュウ酸緩衝液でシュウ酸塩として析出させ，尿中カルシウム濃度を判定し，間接的に血清カルシウム濃度を推定する．成績は尿の濃度，他の尿中成分に影響を受けるうえ，同一検体での定量法による値と比較すると相関の程度が低い．そのため尿中カルシウム量のおおまかなスクリーニングに用いられる．サルコウィッチ

Hirsh W. Sulkowitch はアメリカの医師(1906 生).[858]

サルコシン sarcosine；Sar ［*N*-メチルグリシン，*N*-メチルアミノ酢酸］ CH_3NHCH_2COOH. 分子量 89.09. 動植物組織に含まれ，クレアチンをアルカリ加水分解すると検出される．コリン，ベタインの代謝中間生産物だが，サルコシンの生体内の役割についてはよくわかっていない．*N,N*-ジメチルグリシンからジメチルグリシンデヒドロゲナーゼによって，酸化的に脱メチル化されることで生成される．また，サルコシンデヒドロゲナーゼで酸化的脱メチル化されてグリシンに変換される．この反応を介して，シトクロム系，さらには酸素へと電子を伝達する．[1559]

サルコメア sarcomere⇨同筋節《横紋筋の》→797

ざる状認知症⇨同まだら認知症→2738

猿手 ape hand，simian hand 高度の正中神経麻痺の場合，母指の屈曲障害が生じて母指は伸展位をとり，他の指と同じ面に位置するようになる．この状態で母指球が萎縮すれば猿手になる．尺側の三指が屈曲できる．猿の手に似た状態になることからこの名がある．[369]

●猿手

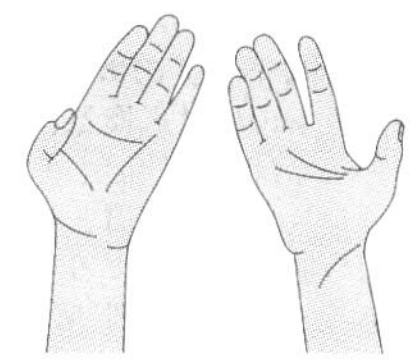

サルファ剤 sulfa drug ［スルファニルアミド剤］ スルホンアミド構造を有する化学療法薬の総称．パラアミノ安息香酸と拮抗して葉酸の生合成を阻害し，静菌的に抗菌効果を示す．グラム陽性球菌，グラム陰性球菌，グラム陰性桿菌に有効．戦後は赤痢の特効薬として多用されたが，耐性菌が蔓延したため現在では単剤での使用頻度は低く，持続性サルファ剤であるスルファメトキサゾール(SMX)がST合剤に配合されている．[204,1304]

サルベージ合成⇨参デノボ合成→2068

サルモネラ症 salmonellosis サルモネラ *Salmonella* 菌属による感染症を総称してサルモネラ症といい，チフス性疾患(敗血症)と急性胃腸炎(食中毒)とに大別される．このように判然と分けられない症例も少なくなく，チフス性疾患あるいは急性胃腸炎から骨髄炎，胆嚢炎，関節炎などを続発するものもある．ヒトに腸チフス症を発症させるサルモネラはチフス菌 *Salmonella* Typhi，サルモネラ・パラティフィ *S*. Paratyphi-A,B,C およびセンダイ *S*. Sendai である．腸チフスの多くは，輸入感染症である．急性胃腸炎の原因菌は，サルモネラ・ティフィムリウム *S*. Typhimurium，サルモネラ・エンテリティディス *S*. Enteritidis などである．菌に汚染した鶏卵が原因の発症例が多く，潜伏期の多くは 8-24 時間であるが，数時間から 3-4 日くらいまでの幅がある．症状は腹痛を伴う下痢，発熱，嘔吐などである．通常，3-5 日で治癒に向かうが，幼児や高齢者では菌血症を併発し，重篤化することがある．治療は抗生物質投与，補液など．サルモネラ菌は熱や酸に弱いという性質をもつことから，これらによる滅菌処理が最も有効な予防手段である．[1234,936]

サルモネラ食中毒 Salmonella food poisoning 代表的な感染型食中毒．サルモネラ *Salmonella* の血清型 *S*. Typhimurium，腸炎菌 *S*. Enteritidis，サルモネラ・コレレスイス *S*. Choleraesuis などによって起こる．サルモネラに汚染された食物，サルモネラ症のニワトリの卵などで菌が増殖し，これらの食品を摂取して感染し，10-72 時間の潜伏期をおいて発熱，頭痛，急性胃腸炎などの症状を起こす．[324] ⇨参サルモネラ〔属〕→1197

サルモネラ〔属〕 *Salmonella* 腸内細菌科に属する細菌．グラム陰性の無芽胞桿菌で，鞭毛をもつ．サルモネラ・エンテリカ *S. enterica* とサルモネラ・ボンゴリ *S. bongori* の 2 菌種があり，前者には亜種として I，II，IIIa，IIIb，IV，VI の 6 つが分類されている．ヒトや動物に種々の病原性を有する．ヒトに病原性を示すのは亜種 I および IIIa のサルモネラである．O 抗原と H 抗原の組み合わせで多数の血清型が分類されている．ヒトに全身性の感染症である腸チフス，パラチフスを起こすグループ(チフス菌 *S*. Typhi，パラチフス A 菌 *S*. Paratyphi A など)と，急性胃腸炎(サルモネラ食中毒)を起こすグループ(腸炎菌 *S*. Enteritidis，サルモネラ・ティフィムリウム *S*. Typhimurium など)がある．前者はヒトからヒトへ感染が起こる．このグループの菌は患者または保菌者がその感染源で，後者の菌は広く家畜などの動物が保有し，食肉・卵などの食品中で増殖した菌を摂取することによって食中毒が起こる．[324] ⇨参サルモネラ症→1197

サレルノ医学校 Scuola Medica Salernitana イタリアのサレルノに設立された医学校で，伝説的には 9 世紀ころ成立したとされるが，実際の起源は明らかでない．10 世紀末から初期サレルノ医学の時代が始まり，11 世紀後半にはコンスタンティヌス=アフリカヌス Constantinus Africanus がアラビアの伝統医学を伝え，同じ世紀の末から盛期サレルノ医学の時代に入る．このころコフォン Cophon の著といわれる『ブタの解剖』が教科書として用いられるようになった．12 世紀ルッジェーロ Ruggero Frugardi によって外科学書が著され，外科学の進歩に貢献する．またトロトゥラ Trotula de Ruggiero をはじめとする女医が登場して，産科や婦人科を担当するようになった．12 世紀末から後期サレルノ医学の時代に入るが，モンペリエ医学校やボローニャ大学の台頭によって 13 世紀には衰退を余儀なくされた．『サレルノ養生訓』という韻文の書物はサレルノ医学校の伝統に即するすぐれた啓蒙書で，14 世紀にミラノあたりで成立したという説が有力である．[982]

サワガニ fresh-water crab，*Geothelphusa dehaani* 淡水産のやや小型のカニで清流に生息し，食用になる．ウェステルマン肺吸虫，宮崎肺吸虫の第 2 中間宿主となりうる．[288]

さわり魔⇨同フロッター→2597

酸 acid 解離によってプロトンを与えることのできる化合物もしくはイオンをいう．元来，酸味を呈し，青色リトマス紙を赤変し，塩基を中和するものを酸と呼んでいた．1887 年，アレニウス Svante A. Arrhenius (1859-1927) は水素を有し，水に溶解すると水素イオンと陰イオンに解離する物質を酸と定義．さらに1923年にブレンステッド Johannes N. Brønsted(1879-1947)とローリー Thomas M. Lowry(1874-1936)は不溶性の酸や水以外の溶媒で取り扱う酸を不都合なく説明するために，現在の酸を定義した．[1559] ⇨参アルカリ→186

残遺てんかん residual epilepsy 器質性脳病変によって，のちにその器質性変化がてんかん源性をもつようになり，てんかんを発症するもの．外傷性てんかん，脳血管性障害によるもの，脳炎，髄膜炎などに続発するてんかんなどがある．症候性てんかんの範疇に入ると考えてよい．[1318]

三遺伝子雑種 trihybrid 3種の形質についてヘテロ接合である個体．また，3種の遺伝子対が異なる親から生まれた子孫を指すこともある．[368]

産院 maternity clinic 妊産婦や新生児の診療やケアを行う医療施設．「医療法」においては病院と同様に20人以上の患者を入院させるための施設を有するものをいう．しかし，助産を行っている医療施設(診療所，助産所を含む)の総称として用いられることも多い．[746] ⇨参助産所→1489

三陰交(さんいんこう) Sanyinjiao 下腿内側にして内果の上約4横指(3寸)，脛骨後縁の骨際にある足の太陰脾経の第6番目の経穴をいう．足の太陰脾経・厥陰肝経および少陰腎経の交会するところから命名された．主治症は男女生殖器疾患．特に「婦人の三里」と称して婦人科疾患(生理不順，月経困難症，帯下，下腹痛など)や骨盤位(逆子)，冷感症，関節リウマチなどに効果がある．古典では三陰交も合谷(ごうこく)〔穴〕とともに，妊婦に刺鍼する際は，堕胎の恐れがあるとして慎重に行うよう説いている書も多い．[123]

産衛学会⇨同日本産業衛生学会→2221

三塩化ビニル⇨参トリクロロエタン中毒→2164

三塩化メチルベンゼン trichloromethyl benzene⇨同ベンゾトリクロリド→2648

酸塩基平衡 acid-base balance 血液や体液の酸と塩基が正常なバランスを保っている状態およびその調節作用のこと．pH(水素イオン濃度)で表される．成人の体内では代謝の結果，1日約1万3,000 mMの炭酸ガスが生じる．炭酸ガスは体液中では炭酸になるので酸として働く．また，炭酸以外の酸(乳酸など)も体内で産生されるので，体液pHは強く酸性に傾くように想像される．しかしpHはほとんど変動せず，ほぼ一定(pHa = 7.4±0.05)に保たれる．これは，水素イオン濃度を乱すような酸やアルカリが体内に生じても，それにあまり影響されないように調節する機構があるためで，この調節作用によって酸塩基平衡が保たれている．[1213]

酸塩基平衡障害(異常)

acid-base balance disturbance(disorder)

【定義】 人体は血液のpHが7.4前後に維持されているが，この正常範囲をはずれた状態．二酸化炭素の排出が一次的に障害されている場合を**呼吸性酸塩基平衡障害**(異常)，その他を**非呼吸性(代謝性)酸塩基平衡障害**(異常)に大別する．酸塩基平衡障害(異常)に関して以下の用語が重要である．血液のpH7.4以下と低下している場合を酸血症(アシデミア acidemia)，pH7.4以上と上昇している場合をアルカリ血症(アルカレミア alkalemia)と呼ぶ．また血液のpHを低下させる原因となる状態を**アシドーシス**，血液のpHを上昇させる原因となる状態を**アルカローシス**と呼ぶ．

【病態生理】 腎の近位尿細管では大量の水素イオン分泌と重炭酸イオン産生が，遠位尿細管では尿のpH決定などの水素イオン排泄調節が行われている．腎での酸排泄は，①尿の酸性化，②リン酸イオンなどの滴定酸の排泄および，③アンモニウムイオンの排泄の3つの機序によって行われている．アンモニウムイオンは近位尿細管でアンモニアを大量に産生しうることから，酸排泄の調節機構においてアンモニウムイオン排泄は主要な役割を担っている．腎組織が障害されるとネフロン数が減少し，酸排泄，重炭酸イオン産生は低下する．血中重炭酸イオンは糸球体濾過値が25 mL/分以下にならないと減少しないが，これは残存ネフロンの代償によると考えられる．さらに糸球体濾過値が低下するとアンモニア産生が減少し総酸排泄は減少する．通常，尿の酸性化能は末期まで保たれている場合が多いとされている．[1610]

酸塩基平衡障害の看護ケア

【アルカローシスに対するケアのポイント】 呼吸性アルカローシスの身近なものには過換気(過呼吸)症候群によるものがある．多くは心因性のものであるが，糖尿病性ケトアシドーシスなどの代償としてアシドーシスになることや，肺の機能不全によるものもあるので，鑑別する必要がある．過換気(過呼吸)症候群に対しては，音や光刺激の少ない環境の整備と安全を確保し，安静を保ち，不安の軽減を図る．紙袋による再呼吸法の介助をしたり，長期的にはストレス軽減への援助を行う．代謝性アルカローシスは，嘔吐による電解質の喪失によるものが多く，症状の観察，環境整備，罨法などを行い，安全・安楽を図る．

【アシドーシスに対するケアのポイント】 アシドーシスに特徴的なバイタルサイン(呼吸促進，クスマウル Kussmaul呼吸，呼吸衰弱，頻脈，不整脈，血圧低下など)の観察を行い，脳圧亢進症状(頭痛，悪心・嘔吐，うっ血乳頭)の観察，意識障害の有無，程度を観察する．呼吸性アシドーシスに対しては，呼吸管理(気道確保，酸素投与，呼吸刺激薬投与，人工呼吸管理)に伴う看護ケアが必要．吸引，ネブライザー，肺理学療法の実施や医師の指示による酸素投与の濃度や流量の管理が重要となる．代謝性アシドーシスに対しては，基礎疾患の治療とともに，アルカリ製剤による治療が行われるため，適切な輸液管理を行い，輸液による副作用症状(浮腫，高血圧，心不全，肺水腫，電解質異常，血栓性静脈炎，感染症など)に注意をはらう．[430] ⇨参酸塩基平衡障害(異常)→1198，アルカローシス→187

酸化 oxidation 狭義には，酸素と反応して酸化物をつくること．また，水素を失うこと．広義には，化合物が電子を失うこと，すなわち構成原子の原子価が大きくなることをいう．酸化(電子を奪われる)が起こると一方では還元(電子を与える)が必ず起こる．生体内では，数多くの有機化合物，無機化合物の酸化還元反応が行われる．[1559] ⇨参還元→587

酸化LDL oxidized LDL 酸化変性を受けたLDL(低密度リポタンパク質)．酸化LDLは脂質蓄積の機序としてその役割が重要視されている．本来のLDL経路で取り込まれないLDLは血中に長く停留するため，血管壁での変性(酸化変性)の機会が増加する．血管壁で酸化されたLDLはスカベンジャー scavenger 受容体によってマクロファージに取り込まれ，マクロファージは泡沫化して動脈硬化や黄色腫を形成する．LDLの酸化はLDLが動脈内膜と接することで生じる．[987]

サンガー Margaret Sanger アメリカの産児制限運動家(1879-1966)．第二次世界大戦前，ニューヨークの下町で看護師として働く中で，多くの移民女性が，望まない妊娠のため闇の堕胎手術により亡くなるのを見て，1912年に産児制限 birth contorol 運動を開始した．「避妊」そのものがタブーの時代，1914年には避妊情報誌『The Woman Rebel(女性反逆者)』を発刊し啓発運動を始めた．産児制限相談所も開設し，違法として告発されるが多くの支持者を得た．のちに，現在の国際人口学会，国際家族計画連盟，ニューヨークのマーガレット=サンガーセンターなどの設立に尽力した．[271]

サンガー法《核酸の一次構造決定》 Sanger method ［ジデオキシ塩基配列決定法，チェーンターミネーター法］ サンガー Frederick Sanger とクールソン Alan R. Coulson によって開発されたDNAの塩基配列決定法．鋳型となる一本鎖DNAにプライマーをアニール(加熱して分離したものを冷却し，再結合させる)させて，プライマーの3′-OH末端から5′→3′方向にクレノー Klenow 酵素を用いて，相補的DNAを合成させるが，このとき，基質dNTPに少量のジデオキシヌクレオチドを混ぜるのがこの方法のポイント．例えば，ジデオキシATP(ddATP)を加えると，伸長中のDNA鎖末端へdATPの代わりに取り込まれるが，ddATPには糖の3′の位置にOH基がないため，次にくるヌクレオチドはホスホジエステル結合を形成できず，鎖の伸長は停止する．ddATPはある確率で取り込まれるので，実際にはいろいろな長さの反応生成物ができる．この反応をddCTP，ddGTP，ddTTPについても行い，ポリアクリルアミドゲルに流すと，反応生成物DNAは階段状のバンドとなり，塩基配列を読み取れる．[1559]

酸化硫黄⇨同硫黄酸化物→216

産科医の手 obstetrician's hand ［助産師型手］ 血圧計のマンシェットを上腕に巻き，最大血圧よりやや低めに内圧を上昇させると，手に特徴的な強直性痙攣が起こることがあり，このときの手つきのこと．筋収縮のために手関節は屈曲し，母指は内転して，手指は中手指関節で屈曲，指間関節では伸展する独特な形を呈する．血清中遊離カルシウム濃度の低下により筋肉の痙攣が起きテタニーと呼ばれているが，産科医の手はこの際の重要な徴候(トルソー徴候の1つ)．テタニーを起こす疾患としては，甲状腺機能低下症や過換気症候群や原発性アルドステロン症などがあげられる．[509] ⇨参トルソー徴候(現象)→2169

産科学 obstetrics 受精前数か月，受精から分娩・産褥までの母児の生理と病理を研究する学問領域．[1465] ⇨参婦人科学→2555

酸化還元酵素⇨同オキシドレダクターゼ→403

酸化還元反応 oxidation-reduction reaction ［レドックス反応］ 2つの物質間で互いに電子の授受が起こる反応．通常，酸化と還元は同時に起こり，一方が電子を奪われ酸化されると，もう一方が電子を受けて還元されるので，これをまとめて酸化還元反応と呼ぶ．生体内では多数の酸化還元反応が行われており，その反応を触媒する酵素も多数に存在している．[1559]

参加観察法 participant observation⇨参エスノグラフィー→360

産科鉗子 obstetrical forceps 児頭を娩出するための産科特有の鉗子．金属製で鉗子柄，牽引鉤，接合部と鉗子窓を有する鉗子匙からなる．左葉と右葉をそれぞれ母体の左側と右側に挿入し，いきみとともに牽引する．ネーゲレ Naegele 鉗子は低在ないし出口部で使用する．キーラン Kielland 鉗子は高在ないし児頭回旋鉗子で用いられたが，現在はあまり使用されない．パイパー Piper 鉗子は骨盤位において後続児頭の娩出に用いる．[998] ⇨参鉗子分娩(遂娩)→606

産科救急 obstetric emergency 妊娠・分娩の経過中に起こる救急疾患と診療の総称．搬送される産科救急症は通常，重篤であるが，その基礎疾患は限られており，発症時期と主要症状などからおおよその基礎疾患を絞り込むことが可能である．妊娠に特有な疾患として常位胎盤早期剝離，前置胎盤，羊水塞栓症，妊娠高血圧症候群，子癇などがあり，産科ショック，産科DIC(播種性血管内凝固)，多臓器不全に陥る危険性がある．ほかに流早産関連，胎児異常や妊婦の重篤な内科外科合併症，薬物中毒，外傷なども含まれる．母体と胎児の双方の安全を確保する必要があり，新生児救急の状況に応じて早期の母体搬送が必要となる場合がある．[657]

三角関係《家族内の》 triangular relationship 通常両親と1人の子どもの間に起きる硬直した三者関係のパターンを指す．両親が対立し合っていて，それぞれが無意識に子どもを自分の味方になるように求める．そのために，子どもはどのような反応をしても片方の親から非難される立場に追い込まれてしまう．子どもは忠誠心の葛藤のなかで硬直する．[1166]

三角筋 deltoid muscle 肩関節を包む三角形を呈する筋．鎖骨外側1/3，肩峰および肩甲棘より起こり，前部・中部・後部の筋束を構成して，上腕骨体中央の外側表面(三角筋粗面)に停止する．腕神経叢に由来する腋窩神経(C_5，C_6)支配．上肢や肩関節の安定に重要な役割を果たし，主として肩関節の屈曲，外転，伸展の運動に働く．しばしば筋肉注射が行われる部位であり，通常肩峰より2-3横指下方の外側部に行われる．[1063]

三角巾⇨同三角布→1199

三角測量⇨同トライアンギュレーション→2159

山岳ダニ熱⇨参ロッキー山紅斑熱→3002

山岳病⇨同高山病→1007

三角布 triangular bandage, sling ［三角巾］ 布帛(はく)帯(木綿の正方形の布)を対角線で2分させるか折りたたんで三角形にした包帯材料の一種．頭部の創の清潔や安静を目的に用いることもあるが，主に上肢の骨折，肩関節の脱臼の応急処置や治療中の部位の固定および安静，脱臼予防を目的に用いる．上肢に用いる場合，①まず前腕を体幹につけたまま肘関節を屈曲させ，肘関節の延長上に三角布の90度角の部分(図のA)を合わせる，②三角布の上部で患側の肩を包み，もう一方(三角布下部)を健側の腋窩を通らせ，背部に回して両端を背部で結ぶ，③Aは肘を包み込むようにし，端

●三角布

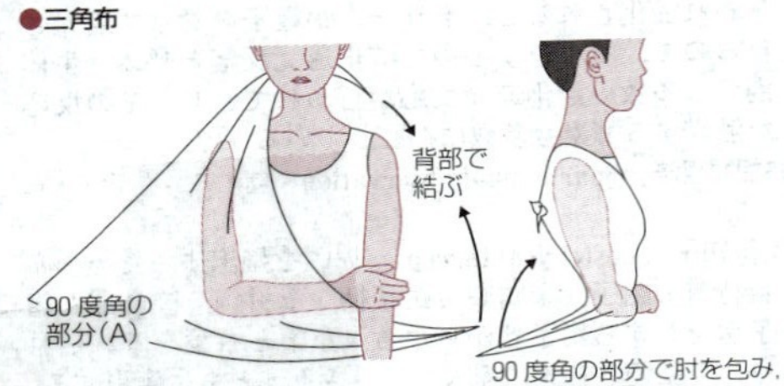

鈴木篤ほか編:JJNスペシャルNo.39 ドレッシングと包帯法, p.60-61, 医学書院, 1994

をまとめて結ぶか安全ピンで固定する.[731]

三角弁法⇨同テニソン法→2068

三角法⇨同トライアンギュレーション→2159

産科結合線 obstetric conjugate⇨同産科的真結合線→1200

酸化酵素 oxidase⇨同オキシダーゼ→403

三果骨折 trimalleolar fracture⇨同コットン骨折→1114

産科ショック obstetric shock 妊娠,分娩中に発生する産科的要因によって引き起こされた妊産婦のショック状態のこと.出血性ショックと非出血性ショックに分けられる.主に異常出血や肺塞栓によって顔面蒼白,四肢の冷感,頻脈,冷汗などを認め,チアノーゼ,呼吸不全,血圧低下,末梢循環不全を呈する.播種性血管内凝固症(DIC)を合併することが多い.治療は原因となる疾患の除去と,抗ショック療法,抗 DIC 療法である.[1323]

酸化錫(すず)吸入塵肺(じんぱい) tin oxide pneumoconiosis⇨同錫(すず)肺症→1638

酸化セルロース oxycellulose, oxidized cellulose [オキシセルロース] 手術中の止血に用いる材料の1つで,綿やガーゼを酸化した白色ないし淡黄色の綿状,ガーゼ状の物質.これに含まれるポリアンヒドログルクロン酸 polyanhydroglucuronic acid がヘモグロビンと親和性をもつ.血液に触れると速やかに膨張し,暗褐色ないし黒色の粘着性のかたまりとなり,出血面に密着し止血を行う.トロンビンと併用するとトロンビン活性が阻害される.市販品にサージセル・アブソーバブル・ヘモスタット®などがある.[485]

酸化池 oxidation pond [ラグーン,安定池] 有機性廃水を酸化分解,沈殿分離させるための施設で,水中に好気性微生物を浮遊させ,その働きにより下水浄化を行う池(槽).酸化池で進行する反応は好気性生物処理,浮遊生物法なとど呼ばれる.酸化池には,排水の負荷と水深により,高率池,好気性池,通性池,嫌気性池がある.[960]

産科聴診器 obstetrical stethoscope⇨同トラウベ聴診器→2160

産科的触診法⇨参レオポルド手技→2974,子宮底高→1253

産科的真結合線 obstetric true conjugate [産科結合線] 仙骨の上縁(岬角の中央)と恥骨結合の後面(恥骨後隆起)を結ぶ線.この線の長さは骨盤入口の最も短い径であり,平均約 11.5 cm.胎児が通過する*骨産道*における*前後径*として,経腟分娩が可能か否かを診断するために,産科学で特に重要である.真結合線は生体では直接計測することはできないので,X 線による診断が一般的である.[1044] ⇨参骨盤→1115,骨産道→1106

酸化的脱アミノ反応⇨参脱アミノ反応→1917

酸化的リン酸化 oxidative phosphorylation 電子伝達系の酸化還元反応によって遊離されるエネルギーを用いて,ADP と無機リン酸から ATP を合成する反応.真核細胞内のミトコンドリア内膜や原核細胞の形質膜で行われており,好気的呼吸によるエネルギー産生の根幹となる反応である.[1559]

酸化バナジウム vanadium oxide⇨同五酸化バナジウム→1096

酸化物質 oxidized substance 他の元素と酸素の化合物,あるいは水素を奪われた物質.[987]

酸化防止剤⇨同抗酸化剤→1004

産科麻酔 obstetric anesthesia 妊産婦,褥婦,胎児を対象とした麻酔.帝王切開術の麻酔,妊娠中の手術の麻酔,胎児手術の麻酔,分娩時麻酔(無痛分娩)などが含まれる.常に母児にとって安全性の高い方法が必要とされる.そのため一般的な麻酔の知識に加え,妊娠に伴う母体の生理的変化と胎児生理の特別な知識が必要とされる.[1323]

酸可溶性タンパク質 acid soluble protein⇨同ウロムコイド→334

残感覚 after impression, after perception 刺激後も引き続きしばらく残る感覚.例えば残存視覚など.[1230]

三環系抗うつ(鬱)薬中毒 tricyclic antidepressant poisoning 三環系抗うつ薬にはイミプラミン塩酸塩,アミトリプチリン塩酸塩,アモキサピン,クロミプラミン塩酸塩などがある.中毒症状として口渇,発汗,視覚調節障害,便秘,起立性低血圧,不整脈,心停止,筋の協調障害,腎不全,妄想,痙攣,眠気,倦怠感などや不眠,不安を起こす.まれに一過性の胆汁閉塞性黄疸を起こすこともある.通常は投与中止または神経抑制薬(アスピリン,フェノチアジン系薬剤など)投与によって症状は消失.[1579]

暫間固定法 temporary splinting 歯周病で歯周組織が破壊され歯の支持を失うと,歯の動揺が生じる.歯の動揺を防ぐために歯と歯の固定を一定期間行い,各歯の咬合力を分散させ安静を図る方法.最終固定までの代替固定,動揺の著しい歯の歯周基本治療や歯周外科後の固定などに行われる.金属線レジン結紮法(バルカン Barkann 法),金属線レジン充塡固定法(A-スプリント),接着性レジン固定法(エナメルボンディングレジン固定法),矯正治療用装置(ホーレー Hawley 型)固定法などがある.[434] ⇨参歯周疾患の固定法→1281

暫間被覆冠 temporary crown⇨同テンポラリークラウン→2089

暫間補綴(てつ)冠 temporary crown⇨同テンポラリークラウン→2089

残気 residual air 最大呼出努力をしても,まだ肺に残っている空気のことで,その肺気量を残気量 residual volume という.残気量は年齢,性,体型に依存し,肺気腫,慢性気管支炎,気管支喘息などの疾患で増加する.肺線維症などの拘束性換気障害時や胸膜胼胝,*胸郭成形術*後では低下する.これらの低下は,肺の弾性特性が関与するためと考えられる.[141] ⇨参残気率→1203,残気量→1203

三脚杖 tripod cane [三点杖] 脚部が3点に分岐した杖.T 字杖に比して基底面積が広く,より安定感が得られるが，T字杖よりやや重く，扱いにくい．通常は歩行バランスが改善するまでの練習過程で利用されることが多い．[81]

産業安全研究所⇨同労働安全衛生総合研究所⇀2993

産業医　industrial physician，occupational health physician　職場での健康管理体制の中心となって，産業保健活動を行う医師．「労働安全衛生法」において規定されている．事業者は医師のうちから産業医を選任すべきことが決められている．常時50人以上の従業員のいる事業所に選任の義務があり，1,000人(特定の有害物質を扱う職場では500人)以上の事業所では専属の産業医の選任が義務づけられている．さらに2,000人をこえる場合には2名の産業医を選任することとなっている．産業医には産業保健活動に関する医学的専門性が求められており，「労働安全衛生規則」第14条の2に示される一定の要件をもつ医師のみがなることができる．産業医の職務は「労働安全衛生規則」第14条，第15条に規定されている．健康診断の実施およびその結果に基づく労働者の健康保持のための事後措置，労働者の健康に関すること，および作業環境，作業，健康の諸管理に関すること，および衛生教育，事業主などに対する勧告，衛生管理者などへの指導および助言，月1回以上の職場巡視，労働者の健康障害発生防止の措置，衛生委員会などの委員としての出席などである．[1603]

産業医学　occupational medicine，occupational health　労働者の健康を守ることを目的とする医学．有害因子の生体影響，作業態様による負担，健康障害の予防，労働現場での作業環境管理，作業管理，健康管理などの実践的活動方法の研究など多岐にわたる．この学問を職種に適応し，労働者の健康を守る実践活動を中心とした内容を指す言葉として産業保健が用いられる．[1603]　⇨参産業保健⇀1202

産業医学総合研究所　National Institute of Industrial Health；NIIH⇨同労働安全衛生総合研究所⇀2993

産業医・産業看護全国協議会　日本産業衛生学会が主催する集会の1つ．春に行われる日本産業衛生学会総会に対して，産業医部会，産業看護部会および産業衛生技術部会を中心に秋に行われる．産業保健の実務に携わるさまざまなスタッフが集まり，互いに情報の交換と研修を行う．[1603]

産業衛生　industrial hygiene⇨同産業保健⇀1202

産業カウンセラー⇨同職業カウンセラー⇀1470

産業看護　occupational health nursing　2005(平成17)年4月，日本産業衛生学会産業看護部会総会において，「産業看護とは，事業者が労働者と協力して，産業保健の目的を自主的に達成できるように，事業者，労働者の双方に対して，看護の理念に基づいて，組織的に行う，個人・集団・組織への健康支援活動である」と定義された．ここでいう産業保健の目的とは，①職業に起因する健康障害を予防すること，②健康と労働の調和を図ること，③健康および労働能力の保持増進を図ること，④安全と健康に関して好ましい風土を醸成し，生産性を高めることになるような作業組織，労働文化を発展させることとされ，また看護の理念とは，健康問題に対する対象者の反応を的確に診断し，その要因を明らかにして，問題解決への支援を行うものであるとし，その支援に際しては，相手を全人的に捉え，その自助力に働きかけ，気持ちや生きがいを尊重することが求められる，とされている．人を労働に適合させ，労働を人に適合させるための支援である．[553]

産業看護師⇨参産業看護職⇀1201

産業看護職　occupational health nurse　産業保健サービス提供者として，産業医，衛生管理者，衛生推進者，作業環境測定士，臨床検査技師，栄養士など多くの職種と協働して産業保健活動を行う保健師，看護師，准看護師の総称．1996(平成8)年の「労働安全衛生法」の改正により，事業者に対し医師または保健師による保健指導を行う努力義務が明示され，2006(同18)年の「労働者の心の健康の保持増進のための指針」により，メンタルヘルスケア担当者として産業看護職が位置づけられたが，法的規定はまだない．現在，日本には約1万人の産業看護職がいるといわれている．日本産業衛生学会産業看護部会では1998(同10)年より，看護師，保健師の免許をもち，一定以上の実務経験を有する者で，日本産業衛生学会産業看護部会が認めた教育を受けた者から「日本産業衛生学会産業看護師」の登録を開始しており，2009年3月現在，全国で1,391名登録されている．また，産業看護関連分野専攻大学院修士課程および博士課程前期修了者も登録申請することができる．産業看護職は相手を全人的にとらえ，自主性を尊重し，自ら気づき，自分で行動がとれるように支援することが重要であり，産業保健活動の3管理といわれる，健康管理・作業管理・作業環境管理を，産業保健チームで協同して行うことが期待されている．特に，心の健康問題の予防と早期発見，心の健康の保持・増進，心の健康問題を有している労働者の職場適応・職場復帰などメンタルヘルス対策において，産業保健チームの一員として重要な役割を担っている．また，過重労働による健康への影響を予防するための対策にも，産業保健スタッフ，職場の労働衛生担当者などとともに活動することも期待されている．業務としては，健康教育や健康相談，健康診断(問診，事後指導など)が多く実施されている．[553]　⇨参産業保健師⇀1202

産業歯科医　occupational dental physician，occupational dentist　「労働安全衛生法」の一部改正〔2006(平成18)年〕により，企業の事業責任者は，政令で定める規模の事業所ごとに，厚生労働省令によって歯科医師のうちから産業歯科医を選任して歯科領域の健康管理などを行わせることとなった．産業歯科医の資格は，現行の産業医の基準とまったく同様で，日本歯科医師会主催の認定産業歯科医講習会の受講を修了し，有効な認定証を保持する者，保健衛生領域での労働衛生コンサルタント試験合格者あるいは歯科大学において歯科・口腔保健学科担当の専任教授，准教授，もしくは講師(常勤の)である者，あるいは過去にそれらの常勤職であった者．企業における業務は，「労働安全衛生法」の改正によって法的根拠のもとに今後は活動が展開されるが，背景にはわが国における急速な高齢化の進展ならびに疾病構造の変化が認められるようになってきているため，歯科保健の重要性が増加していることがある．実務の内容は，企業定期健診における歯科・口腔健診の参画ならびに歯科・口腔保健指導，相談などが中心となる．[24]　⇨参産業医⇀1201

産業社会学　industrial sociology　産業を構成している

事業所およびその労働者，事業所を取り巻く種々の社会的環境を対象とした社会学の一分野．主な課題としては，職場の人間関係や職場集団，管理者の統制力，事業所の組織や制度，労働組合，労使関係，事業所と外社会との関係などを多角的視点で研究すること．[1015]

産業精神保健　mental health in industry　労働や職場，企業における精神医学的な問題に関して，その障害の予防や治療を行うこと．かつては産業精神衛生といわれ，産業に関連した精神障害の予防に重点がおかれていたが，産業精神保健では，その対象を病人だけではなく健康な労働者の精神健康の保持向上および予防を目的とすることに概念が拡大された．近年は，コンピュータを使用した労働が原因で生じるテクノストレス症候群や，経済不況を背景にした人員削減などにより就労者に長時間の労働，責任範囲の拡大などがもたらされ，過重な負担から精神的疾患(うつ病など)の増加が生じており，特にうつ病および自殺予防に重点をおいた対応が求められている．[1106]

産業廃棄物　industrial waste　［産廃］　事業活動で排出される廃棄物のうち，①燃えがら，②汚泥，③廃油，④廃酸，⑤廃アルカリ，⑥廃プラスチック類，⑦その他(紙くず，木くず，繊維くず，動植物性残渣，ゴムくず，金属くず，ガラスくずおよび陶磁器くず，鉱砕，建設廃材，動物の糞尿，動物の死体，煤塵，産業廃棄物を処分するために処理したもの)が「廃棄物の処理及び清掃に関する法律」で産業廃棄物に規定されている．その処理は排出事業者の責任であり，生活環境保全のために処理法や処理施設の基準が定められている．このうち，毒性，爆発性，感染性などヒトの健康や生活環境に被害を及ぼす恐れがあるものを特別管理産業廃棄物として，通常の産業廃棄物よりも厳しく規制されている．産業廃棄物の再資源化率は 51.9% で一般廃棄物の 19.6% よりも高いが，総排出量(約 4 億 1,850 万トン)は一般廃棄物の約 8 倍で，最終処分廃棄物として 5.7% ほど(一般廃棄物は 13.9%)が埋め立てられている〔2006(平成 18)年度〕．最終処分場の全国平均残余年数は 15.5 年で，厳しい状況である．ヒトの健康や生活環境に対し有害性の高い廃棄物の処理法，産業廃棄物総量の削減，不法投棄対策，廃棄物の国内処理の徹底が懸案となっている．[1603]

産業廃水　industrial wastewater　［工業廃水，工場廃水］　工場や事業場などの産業活動で使用したことにより不純物，有害物質などで汚染され，不要となり排出された水．産業廃水が河川などの公共用水域に流入すると，公共用水域の水質を損なうとともにヒトの健康に対して有害な場合がある．そこで「水質汚濁防止法」により公共用水域への排出水の排水基準が設定され，生活環境にかかわる汚染状態と健康にかかわる有害物質について許容限度が規定されている．すべての事業場に適用される．有害物質の地下浸透も禁止され，地下水質の保全も図られている．[1603]

産業疲労　industrial fatigue　［労働疲労，作業疲労］　疲労とは休息を求める感覚を伴う生理的活性の低下した状態をいい，産業現場で生ずる疲労を産業疲労という．疲労を放置すれば生産性の低下や疾病への抵抗力減弱につながるため，産業保健においては労働者の疲労状態の把握とその蓄積防止を担っている．近年の産業界では古典的重筋肉労働など作業強度の大きい労働が減る一方，軽作業，単調繰り返し作業，デスクワークなど静的作業や精神的作業など作業強度の小さい労働が多くなった．これら異なる種類の労働がもたらす疲労はその性格が異なる．前者で起こる肉体的疲労は十分な栄養と休養，睡眠をとることで比較的回復しやすいが，後者で起こる静的筋疲労，精神的疲労の回復は緩徐であり，蓄積しやすく，回復には適度な運動や気分転換などが必要とされる．現代の産業疲労は回復しにくく，蓄積しやすいものが増えており，産業保健活動において疲労の管理の重要性が増している．[1603]

産業保健　industrial health　［産業衛生］　職場で働く人びとの健康を維持し，増進させるための諸活動．労働の場(職域)では一般生活の場である地域社会よりも有害な環境にさらされることが多く，有害環境による健康障害(職業病)を予防することが産業保健の主な目的であった．このため作業環境の管理，作業方法の管理および健康管理のいわゆる三管理が活動の中心であった．現在では産業構造や就労年齢構成の変化から，健康増進活動〔トータル・ヘルス・プロモーション(THP)〕の重要性が増してきている．なお「労働安全衛生法」により，事業所で産業保健活動を行う職種として衛生管理者や産業医などが定められているが，産業看護職は法的な位置づけが待たれている．[405] ⇒参労働衛生→2994

産業保健師　occupational health nurse　保健師の資格を有し，職域において労働者の健康を守ることを目的として産業保健活動に携わる者．法律上，通常の保健師との違いや作業場での選任の規定や資格に関する決まりはない．産業保健スタッフの中にあって直接労働者と接する機会が多いので，疾病をもつ労働者の健康管理，健康相談，すべての労働者の健康の維持および増進に対する健康教育，啓発活動など，健康に関する専門的な相談相手として，また，社会復帰への援助なども含め産業医とは異なる看護職ならではの仕事を受け持っている．近年，産業技術の急速な高度化，情報化に伴う職場環境の変化により，健康問題も多様化してきているが，より深い専門技術者としての保健師の活躍が期待されている．なお，日本産業衛生学会産業看護部会では産業看護職継続教育システムにのっとった産業看護基礎コースをへた産業看護師の登録制度を行っており，その資質の保持のために，実力アップコースカリキュラムでの単位取得を課している．[1603] ⇒参産業看護職→1201

産業保健推進センター　occupational health promotion centers　独立行政法人労働者健康福祉機構により，2003(平成 15)年度までに 47 都道府県すべてに設置されており，地域産業保健センターの活動の協力・支援を行っている．勤労者の健康確保を図るため，産業医，産業看護職，衛生管理者などの産業保健関係者を支援し，事業主などに対し職場の健康管理への啓発を行う産業保健活動の一層の活性化を図る拠点である．産業医学，労働衛生工学，メンタルヘルス，労働衛生関係法令，カウンセリング，保健指導の専門スタッフが健康管理，健康教育など産業保健活動全般に関する相談に応じており，通常，保健指導は看護職が担当している．センターとしては窓口相談，実地相談，情報の提供，研修(産業保健関係者対象の研修，講師の紹介など)，広報・啓発(事業主，労務管理担当者などが対象のセミナー)，調査研究，助成金の支給，地域産業保健センターの支援を業務としている．相談などは無料．[553]

産業保健センター　occupational health center　小規模事業所における産業保健活動の一層の活性化を図るために設置された施設．1993(平成5)年より地域産業保健センターと都道府県産業保健推進センターが設置されている．前者は労働者数50人未満の小規模事業所に対する産業保健サービスを充実させるために国(厚生労働省)が郡市区医師会に委託して運営され，健康指導，健康相談などを行っている．後者は前者の運営の協力，支援，産業保健サービスに関する専門的相談と情報提供，広報啓発，産業医などの研修，調査研究，助成金支給などを行うために都道府県医師会の協力を得て，独立行政法人労働者健康福祉機構が運営する．全国で，地域産業保健センターは347か所，都道府県産業保健推進センターは47の都道府県に設置されている．[1603]

産業保健連絡協議会　occupational health liaison council　行政，医師，事業者といった立場の異なる人たちが，産業保健に関する情報を交換し当該地域の産業保健活動の推進を図ることを目的として，都道府県地域単位および地区単位で，都道府県労働基準局あるいは労働基準監督署，産業保健推進センターあるいは地域産業保健センター，都道府県あるいは郡市区医師会，および事業者団体とで構成される団体．[1603]

残気率　residual volume/total lung capacity ratio　最大呼出したあとに肺内に残る肺気量を残気量といい，その全肺気量に対する百分比をいう．一般に，若年者では20-35%，老人で40%であるが，加齢にしたがい上昇する．慢性肺気腫を代表とする慢性閉塞性肺疾患では，全肺気量が増加するが残気量の増加のほうが大きい現象がみられるため残気率は上昇する．拘束性障害では残気量が減少するが，全肺気量がより減少する場合に残気率は上昇する．[141]

残気量　residual volume；RV　［RV］　最大呼気位において肺内に残存する肺気量．閉塞性換気障害により，残気量が増大し，ガス交換効率が低下する．閉塞性換気障害の程度を表す指標となる．[953]　⇨参肺気量〔分画〕⇀2333

残気量測定　measurement of residual volume　残気量(RV)は，RV = FRC(機能的残気量) − ERV(予備呼気量)，すなわち完全に呼出してなお肺内に残るガスの量で表されるので，スパイログラムからは直接得られない．RVとFRCは一般に同時に測定される．したがって残気量測定には次の方法がある．①呼吸計を用いる肺内窒素ガスの洗出法，②既知の濃度のヘリウムガスを被検者の肺内ガスで希釈して算出する方法，③ボディボックスを用いてボイルの法則により算出する体プレチスモグラフ法．[893]

酸形成能　acidifying ability　血液・体液の水素イオン濃度の恒常性を維持するため，生体内での酸産生または負荷により過剰となった水素イオンを尿へ排泄させる働きを指す．尿への酸の排泄は，重炭酸イオン(HCO_3^-)の再吸収とアンモニウム塩および滴定酸の排泄によりなされる．これらの酸排泄障害は代謝性アシドーシスをもたらす．[858]

酸血症　acidemia⇨参アシドーシス⇀149

酸欠症⇨同酸素欠乏症⇀1210

酸欠則⇨同酸素欠乏症等防止規則⇀1210

参考〔菌〕株　reference strain　日常の微生物検査・研究などに対照として利用する菌株をいう．[324]

残効性　residual effectiveness　［残留効果］　ヒトの場合は，疾病治療の目的で，特定の薬剤の投与を受け，薬効を得て治癒の目的を達成したあとの状態で，投与した薬剤の効果が残存している，あるいは持続的に示されている状態をいう．多くは持続効果をあらかじめ期待していない場合を示し，結果によっては予期していない効果，すなわち余剰効果で，副作用の発生や症状の増悪傾向さえ出現することがある．生活環境中では，例えば農薬の散布などの，期待していなかった残効性による栽培環境からの局所環境汚染や，生体内への侵襲結果としての催奇性などもある．[24]

酸好性癌　acidophilic carcinoma　［酸好性腺癌，エオジン好性〔腺〕癌，好酸性癌］　下垂体前葉原発の悪性腫瘍で，細胞質が好酸性を示すもの．脂肪質内に多数のミトコンドリアがみられる．成長ホルモンやプロラクチンを産生するものが多い．[967]

酸好性腺癌　acidophilic adenocarcinoma⇨同酸好性癌⇀1203

産後うつ(鬱)病　postpartum depression　［産褥うつ(鬱)病］　一般的に出産後3か月以内に発病するうつ病性障害で，有病率は非産褥期の女性のものと比較して高く，褥婦のうち約10%に発現する．症状はうつ病と大差はないが，育児に対する過度な不安，焦燥感が強く，経過はやや遷延する傾向が強い．産褥期の急激な神経内分泌学的変化の関与が推定されている．特に分娩直後にマタニティブルーズを経験した褥婦は産後うつ病に罹患する危険が高い．一方，母親として担う新たな役割，育児負担，家族関係における葛藤の顕在化，予期せぬ出来事との遭遇といった社会心理学的要因も関係している．中等度から重症の産後うつ病の治療の第一選択は抗うつ薬で，母乳哺育の場合では断乳指導が必要になる．自責感から母子心中に至る場合があるので，注意を要する．児との愛着など母子関係に対する影響があるため，母子保健領域での早期発見のためのスクリーニングと専門的治療導入が必要である．[320]　⇨参マタニティブルーズ⇀2738

産後ケア事業　1995(平成7)年，旧厚生省児童家庭局が「子どもにやさしい街づくり事業」の一環として開始した事業で，出産後の一定期間，産後のケアや指導が必要な母子が助産所に入院できるというもの．実施主体は市町村であるが，実際のサービスは助産所に委託された．このサービスを提供することにより，母親が子どもを産み育てる喜びや楽しみを感じることができることを目指している．助産所では，母体の管理・生活指導・乳房管理・沐浴や授乳などの育児指導，育児相談などのサービスが受けられる．原則として利用可能期間は7日まで．[271]

産後出血　postpartrum hemorrhage　経腟分娩による正常分娩では，胎児娩出後から胎盤娩出までの分娩第3期とその後2時間以内に，胎盤剥離面と産道の損傷部による出血を認める．その総量は500 mL未満(日本産科婦人科学会)とされ，500 mL以上の場合は弛緩出血などの異常出血の可能性がある．しかし，出血量は多胎妊娠の場合や分娩様式によって異なってくる．[1323] ⇨参弛緩出血→1236

サンゴ状結石 coral calculus ［**鹿角状結石**］ 増大した腎結石が腎盂・腎杯を完全に埋めつくす状態．多くは感染性結石．腎臓部の単純 X 線撮影だけで腎盂像にあたる影像がみられる．[474]

産後精神障害 postpartum psychiatric disorder, postpartum psychosis 産褥期(産後約 8 週)に認める精神障害．女性ホルモンをはじめとしたホルモンバランスの変化や生活環境の変化，慣れない育児へのストレスなどが要因としてあげられる．マタニティブルーズと産褥期精神病〔産後うつ(鬱)病，神経症状態，非定型精神病様状態〕がある．マタニティブルーズは産褥 3-10 日に発症する一過性の軽度抑うつ状態で，2 週間程度で寛解する．産褥期精神病の多くは産褥 1 か月以内に，不眠，不安，気分変調，食欲不振などの初発症状がみられ，精神科医への相談や治療が必要となる．[1323] ⇨参マタニティブルーズ→2738，産後うつ(鬱)病→1203

産後精神病 postpartum psychosis⇨同産褥精神病→1206

散剤 powder 「日本薬局方」の製剤総則には，「散剤は，医薬品を粉末又は微粒状に製したものである．本剤を製するには，通例，有効成分をそのまま，又は有効成分に賦形剤，結合剤，崩壊剤若しくはそのほかの適切な添加剤を加え，適切な方法で粉末又は微粒状とする」と定義されている．また，必要に応じて着色剤，芳香剤，矯味剤などを加えることができ，適当なコーティング剤などで剤皮を施すことができる．剤形の特性として，症状に応じ投与量の調整が可能であり，乳幼児，高齢者でも服用できる．また，錠剤，カプセル剤と比較して吸収がよいので作用発現が速い．一方，苦味，刺激性，不快臭の強い医薬品には不適であり，飛散性，付着性，凝集性が大きいなどの欠点がある．[530]

散在性 diffuse⇨同播種(はしゅ)性→2368

散在性硬化症 disseminated sclerosis⇨同多発性硬化症→1924

三叉神経 trigeminal nerve ［**第 5 脳神経**］ 第 5 脳神経で，感覚性線維(太い感覚根)と運動性線維(細い運動根)を含む混合性脳神経．12 対の脳神経の中で最も太く，皮膚(頭部および顔面)と粘膜(口腔，鼻腔，副鼻腔，眼瞼，角膜，歯槽など)の感覚にかかわり，筋(咀嚼筋および口腔や咽頭の小筋)の運動も支配する．感覚根，運動根はともに橋の外側から脳を出る．感覚根は前方で半月神経節(三叉神経節)を形成し，ここから前方に眼神経(V_1)，上顎神経(V_2)，下顎神経(V_3)の 3 枝を出す．V_1は上眼窩裂を通り眼窩に進入し，V_2は頭蓋底(蝶形骨)の正円孔を，V_3は卵円孔を通って頭蓋を出る．運動性線維(運動根)は三叉神経節には入らず，V_3に加わり卵円孔から頭蓋を出て，4 対の咀嚼筋(咬筋，側頭筋，外側翼突筋，内側翼突筋)と鼓膜張筋，口蓋帆張筋などに分布する．[1044] ⇨参顔面の感覚→656，上顎神経→1426，半月神経節→2407

●顔面，頭頸部の皮膚分節

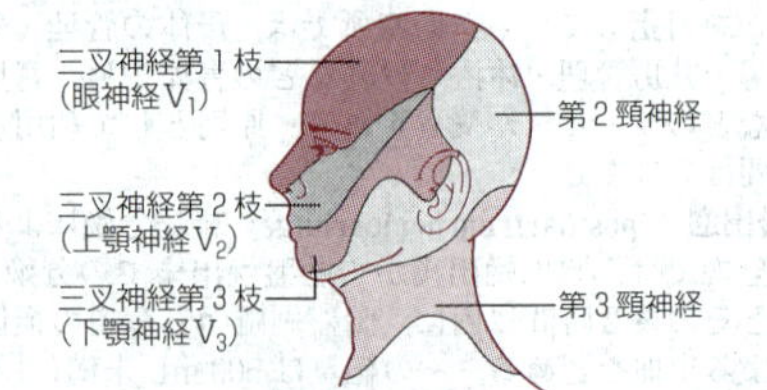

長沼芳和：ペインクリニック 神経ブロック法 第2版，p.35，図1，医学書院，2000

三叉神経核 trigeminal nucleus 三叉神経(V脳神経)の神経核で，特殊内臓性運動核(起始核)と，一般体性感覚核(終止核)の 2 つの要素で構成される．特殊内臓性運動核は鰓弓筋(鰓弓由来の横紋筋)の運動にかかわるニューロンを指す．①三叉神経運動核は橋の中部にあり，運動核から起こる線維は外側に走って三叉神経の運動根となり，下顎神経(V_3)に入り，第 1 鰓弓由来の鰓弓筋である咀嚼筋群(咬筋，側頭筋，内側・外側翼突筋)や鼓膜張筋などに分布する．②三叉神経感覚核は三叉神経に含まれる感覚性(求心性)線維が終止する神経核で，中脳，橋，延髄にまたがり，主感覚核，脊髄〔路〕核，中脳〔路〕核の 3 つに大別される．1) 主感覚核：三叉神経終止核の大きな領域を占め，延髄から橋にわたって存在する．頭部や顔面の皮膚，結膜，鼻腔や口腔の粘膜など頭頸部における識別性触覚や固有感覚(深部感覚)を伝える感覚線維が終わる．2) 脊髄路核：感覚核の下方の部分で，頭部の痛覚，温度覚などを伝える感覚線維が終わる．3) 中脳核：感覚核の上方で，頭部，特に主として咀嚼筋，顎関節，歯，歯肉などの深部感覚を伝える．ちなみに，主感覚核と脊髄核に終止する感覚性ニューロンは三叉神経節の偽単極ニューロンであるが，中脳核では中脳核ニューロン自体が偽単極の知覚ニューロンとなっている．この中脳核ニューロンの側枝は三叉神経運動核にシナプス(接合)していて，咀嚼運動を調節している．[1044] ⇨参脳神経核→2303

三叉神経節 trigeminal ganglion⇨同半月神経節→2407

三叉神経節ブロック⇨同ガッセル神経節ブロック→531

三叉神経痛 trigeminal neuralgia, prosopalgia ［**フォザーギル神経痛**］ 三叉神経の分布領域に放散する刺すような疼痛発作を特徴とする病態．本態性のものと症候性のものがあるが，両者の区別は必ずしもはっきりしない．この神経痛は，神経の変性または圧迫によって生じる．第 1 枝の神経痛は眼の周囲および前頭部に痛みを生じる．第 2 枝の場合は上口唇，鼻，頬部に痛みを生じる．第 3 枝では同側の舌および下口唇に痛みをきたす．疼痛は数秒間続くものが群発して生じ，各発作は数時間続くこともある．カルバマゼピンなどが有効なこともあるが，無効の場合はガッセル Gasser 神経節ブロック，ガンマナイフなど脳外科的治療を考える必要がある．[1527] ⇨参有痛性チック→2854

三叉神経ブロック trigeminal nerve block 三叉神経痛が末梢性のものか頭蓋内に原因があるのかの鑑別診断，三叉神経痛の治療，三叉神経領域の手術の麻酔として行われる．末梢枝ブロックとガッセル神経節(三叉神経節)ブロックに分けられる．末梢枝ブロックには三叉神経第 1 枝のブロックである前頭神経ブロック(眼窩上神経ブロック)，さらに末梢の神経のブロックである眼窩上神経ブロックと滑車上神経ブロック，第 2 枝のブロックである上顎神経ブロック，そのさらに末梢の神経のブロックである眼窩下神経ブロック，第 3 枝のブロックである下顎神経ブロック，そのさらに末梢の神経のブロックである頤神経ブロックがある．末梢枝ブロックは最も末梢の神経枝から行うことを原則とし，効果が不十分な場合には徐々に中枢側の神経枝をブロックする．顔面の深部まで針を刺入する上顎神経ブロック，下顎神経ブロックや卵円孔を穿刺するガッセル神経節ブロックはX線透視下に確認しながら行うと安全に施行できる．まず2% リドカインなどの局所麻酔薬を0.3-0.5 mL 注入してブロックの効果と合併症の有無を確認し，約20分後にアルコールを同量注入する．アルコールのかわりに，熱で神経を変性させて伝導を遮断する高周波熱凝固法を用いてもよい．熱の効果は局所にとどまり，遠隔の神経に影響を与えることはなく，また電気刺激を行うことにより，針が神経を正確に捉えているかを確かめることもできる．合併症としては，出血，血腫，アルコール神経炎，視力障害，複視，味覚障害，眼瞼下垂，角膜潰瘍やくも膜下腔への薬剤注入による他の脳神経麻痺などがある．[1403] ⇨参ガッセル神経節ブロック⇀531，眼窩上神経ブロック⇀572，下顎神経ブロック⇀467

三次救急医療施設 the third grade facility for emergency medicine わが国の救急医療体制は，労働災害と交通事故の急増に対して，1963(昭和38)年，旧自治省消防庁が消防法の一部改正によって救急車による負傷者の救急搬送体制と，1964(昭和39)年，旧厚生省が24時間体制で救急車による患者を受け入れる救急告示医療機関を制定したことに始まる．その後，救急搬送傷病者として外傷以外の急病患者と重症患者が増加し，医療機関の患者受け入れ拒否が社会問題化したため，休日・夜間の患者受け入れ体制を外来治療について行う初期救急医療機関，入院手術を行う二次救急医療機関，二次救急医療機関では治療困難な重症患者を24時間体制で治療する三次救急医療機関に分類した．三次救急医療機関のうち県と厚生労働省が指定した救命救急センターは原則として三次医療圏で人口100万人に1か所，各都道府県1か所として設置．しかし，近年ではこの原則によらず時間的，空間的に救急医療が不足している場合ならば救命救急センターが設置されている．さらに，救命救急センターの中でも広範囲熱傷，切断肢の再接着，急性中毒などさらに高度な治療を行う高度救命センターも設置されている．2009(平成21)年現在の救命救急センター数は196か所，そのうち23か所が高度救命センターとして整備されている．なお，救急搬送手段として1998(平成10)年に回転翼航空機(ヘリコプター)が加えられ，2001(平成13)年より厚生労働省の事業で傷病者発生現場に医師が赴くドクターヘリコプター制度も発足した．[891]

三次元画像 three-dimensional image，three-D image 三次元のものを奥行き感をもって立体的に二次元面に表示した画像．ホログラフィーなど光学的方法が試みられていたが，今日では画像のデジタル化とコンピュータ技術による三次元画像処理が主流となっている．CT，MRIで最もよく利用され，病変の立体的把握，周辺組織との相対的関係や空間的認識による正確な診断，治療計画，手術シミュレーションなどのほか，臨床研修，教育システムへの応用も行われている．[264]

三次元再構成 three-dimensional reconstruction CT撮影で，2 mm スライスのように細かく断層像を撮影し，コンピュータ上で三次元像に再構成する方法．主に頭蓋骨早期癒合症の術前モデリングで用いられる．造影剤を注入後，同様に撮影して脳血管を三次元構成する方法も普及しており，術前のイメージに貢献している．[1017]

三次元超音波検査法 three-dimensional ultrasonography ［3D超音波］ 超音波像を三次元的に再構成し，心臓の内部，胎児，腫瘍などの様子，形，動きを立体的に表示するもの．画像情報を得る方法は，探触子を一定の速さで移動しながら像を得るものと，磁場を用いて角度や位置を知り三次元的な位置情報を得るもの，探触子に多列の素子を配置するものが使われている．前者では，産科領域を主な対象とする専用の探触子も作製されている．[955]

三次元放射線治療 three-dimensional radiation therapy 三次元放射線治療計画に基づいて，体の横断面以外からのビームも駆使して，三次元空間的に安全かつ効果的に行う放射線治療．[577] ⇨参高精度三次元放射線治療⇀1024，三次元放射線治療計画⇀1205

三次元放射線治療計画 three-dimensional radiation therapy planning CTで得られたボリュームデータをもとにした，腫瘍や周囲のリスク臓器の三次元情報を利用し，身体の横断面以外からのビームも用いて，安全かつ効果的に放射線治療を行う治療計画のこと．[577] ⇨参高精度三次元放射線治療⇀1024，三次元放射線治療⇀1205

三次構造《タンパク質の》⇨同タンパク質の三次構造⇀1955

三次性(視床下部性)副腎皮質機能低下症 tertiary(hypothalamic)-adrenocortical insufficiency⇨同続発性副腎皮質機能低下症⇀1839

三次治癒 tertiary healing，healing by third intention ［第3期癒合，肉芽性治癒，遅延一次閉鎖］ 汚染がひどく感染の危険性が高いと考えられる創傷に対して，まずは開放創のまま数日おき，創が清浄化され感染が制御されるのを待ってから，縫合閉鎖する方法で治癒すること．鋭い刃物で切離した汚染のない創を縫合した場合にみられる一次治癒が望めないときに目指す治癒形式であるが，閉鎖時期を適切に選択すれば，一次治癒とほとんど変わらない治癒創が得られる．また，肉芽が自然に盛り上がり，表皮が増生することでみられる二次治癒よりも早期に回復することができる．[543]

三指つまみ three-jaw chuck pinch 母指，示指，中指の指先で物を把持するつまみ動作のこと．握りが手全体を使うのに対し，母指とそれ以外の指で物を把持することをつまみという．[824]

三枝ブロック trifascicular block ［三束ブロック］ 心臓の刺激伝導系でありヒスHis束から下行している脚を右脚，左脚前枝，左脚後枝の3本と考え，それぞれの枝に完全あるいは不完全ブロックがある場合をいう．計算上8通りの組合せが考えられるが，心電図で判読可能なのは，①3本とも完全ブロック(すなわち完全房室ブロック)，②完全右脚ブロック＋左脚前枝ブロック＋Ⅰ度またはⅡ度房室ブロック，③完全右脚ブロック＋左脚後枝ブロック＋Ⅰ度またはⅡ度房室ブロック，④完全左脚ブロック＋Ⅰ度またはⅡ度房室ブロック，の4通りである．交代性脚ブロックも三枝ブロックの

一種と考えられる.[1180]

三重項状態　triplet state　電子軌道において，スピン量子数をSとしたとき，多重度は2S＋1で表され，この多重度が3のとき，つまりS＝1の状態をいう．通常，基底状態では一重項状態で，分子の励起状態において三重項を生じる．三重項状態から基底状態に遷移する際の発光がリン光であり，また三重項状態は光化学反応に関与していることが多い.[1559]

三重水素　tritium⇨同トリチウム→2165

三種混合ワクチン　triple vaccine　3種類の感染症に対して同時に免疫を与えることを目的につくられた予防接種液．現在わが国で使用されているのはジフテリアトキソイド，百日咳ワクチン，破傷風トキソイドを混合したDPTワクチンのみ．他に麻疹，ムンプス，風疹に対する新三種混合ワクチン(MMRワクチン)も開発され，1989(平成元)年4月から使用されたが，副作用が問題となり，1993(同5)年に中止された．DPTワクチンは安全性が高く，それぞれのワクチンを単独で接種するよりも効果が大きいことから，乳幼児の定期接種として用いられている.[1631]　⇨参混合ワクチン→1140，DPTワクチン→44

三主徴　triad　［三徴候］　ある疾患に特徴的な3つの徴候をいう．例えば，振戦，固縮，無動はパーキンソンParkinson病の三主徴．また仙痛，発熱，黄疸は胆石症の三主徴で，これを特にシャルコーの三徴Charcot triadという.[543]

算術平均　arithmetic mean　［加算平均，相加平均値］　一般的にいう平均値のことで，各標本の値の和を標本数で割った値．a_1，a_2，a_3，…，a_nのn個の数値があったとすると，$(a_1+a_2+a_3+\cdots+a_n)/n$のこと．対立するものとして，積の$1/n$乗である幾何平均がある.[467]

参照物質⇨同標準物質→2489

産褥うつ(鬱)病⇨同産後うつ(鬱)病→1203

産褥〔期〕　puerperium，postpartum　産褥とは，元来，出産のときに産婦が用いた寝床を指した．産褥期とは，胎盤娩出後2時間の分娩第4期が終了してから，分娩中に解剖学的・生理学的に変化した生殖器と全身状態が非妊時の状態に回復するまでの期間(通常6-8週間)とされている.[271]

産褥血栓性静脈炎　puerperal thrombophlebitis　主に下肢にできた静脈血栓に感染が合併したもの．妊娠中や分娩直後から6-8週間(産褥期)は血液の凝固能の亢進，増大した子宮による静脈の圧迫，分娩後の安静などにより下肢静脈の血流が停滞しやすく，さらに産褥感染症による血管内皮の傷害，帝王切開術による血管壁損傷は無菌的な炎症を起こし，静脈内に血栓が生じやすくなっている．分娩後数日から1週間後くらいに発生することが多い．表在性のものでは静脈の怒張がみられ，圧痛に一致して静脈内血栓を索状に触れる．深在性のものでは特徴的な所見はなく，下腹部痛や側腹部痛がみられることがある．妊娠・産褥期では表在性のもののほうが多い．診断は臨床所見と各種画像検査による．予防は下肢挙上，弾性ストッキングの着用，早期離床，早期の歩行である．治療は抗生物質の投与，抗凝固療法などである.[1323]　⇨参産褥静脈血栓(塞栓)症→1206

産褥後期出血　late puerperal bleeding　分娩後24時間以内の早期出血に対してそれ以降の異常出血のことで，産褥晩期出血ともいう．早期出血に比較して大量出血をきたすことは少ない．胎盤，脱落膜の一部残留によることが多い．子宮復古不全の際に胎盤剝離面の血栓脱落によることもある．まれに分娩時の産道・子宮損傷によることもある.[998]　⇨参産後出血→1203

産褥骨盤内感染症　puerperal pelvic infection　産褥期子宮内腔に凝血塊や卵膜遺残が残留すると子宮内感染が生じやすい．子宮内膜・筋層炎から子宮傍結合組織炎，付属器炎へと広がり，骨盤内感染症が発症する．産褥熱の主因となる．治療には抗菌薬投与を行い，感染源があれば除去する．骨盤腹膜炎からダグラスDouglas窩膿瘍を形成することもある.[998]

産褥子癇(しかん)　puerperal eclampsia　分娩直後から6-8週間の間(産褥期)に発生する子癇発作．例外なしに妊娠高血圧症候群が先行する．発作の発生率は出産予定日に近いほど高く，産褥子癇発作のほとんどが分娩後24時間以内に発生する.[1323]　⇨参子癇(しかん)→1235

産褥子宮内膜炎　puerperal endometritis　子宮腔内に滞留した悪露に経腟的細菌感染が起こって生じる子宮内膜炎．産褥3-5日に多発し，38℃以上の発熱や下腹痛を伴い，悪臭のほか血性悪露の滞留がみられる．起炎菌は黄色ブドウ球菌，大腸菌，連鎖球菌，バクテロイデス嫌気性菌が多い．産褥熱の原因として最多である．安静，抗生物質投与，消炎鎮痛薬，子宮収縮薬を併用し，子宮内容物除去を行う.[1323]　⇨参産褥熱→1207

産褥静脈血栓(塞栓)症　postpartum venous thromboembolism　［分娩後静脈血栓症］　産褥1日から1週間，褥婦の下肢に発症する表在性または深部静脈の血栓や塞栓のこと．表在性静脈血栓は痛みや腫脹を伴う血栓性静脈炎を起こしやすく，また深部静脈血栓の場合，妊産婦死亡の主要原因となる肺血栓塞栓症を発症するリスクがある．妊娠中は血液凝固能が亢進し，下大静脈の圧迫や妊娠中や分娩後の安静によって血流が停滞しやすくなっている．さらに，産褥感染症による血管内皮の損傷や帝王切開術による血管壁の損傷から無菌的な炎症が起こり，静脈内に血栓ができやすい状態になっているために，産褥期は非妊娠時と比較して血栓症を合併しやすい状態にある．高齢で肥満のある褥婦，帝王切開術後に多く発生するので，予防が重要である．分娩中あるいは帝王切開術中からの下肢挙上や弾性ストッキングの装着，早期離床と歩行が効果的である.[1323]　⇨参産褥血栓性静脈炎→1206

蚕蝕(さんしょく)**性角膜潰瘍**　corneal rodent ulcer　［モーレン〔角膜〕潰瘍］　角膜輪部に沿って角膜浸潤と周辺部角膜潰瘍を生じる．原因は不明．まれに角膜穿孔を起こす．治療は，ステロイド剤の局所投与および内服のほか，外科的には角膜表層移植や結膜切除が行われる.[888]

産褥精神病　puerperal psychosis　〔D〕Wochenbettpsychose　［産後精神病］　分娩数500-1,000回に1名の割合で急性発症するまれな精神病．発病時期は通常分娩後2-3週間以内が多い．抗生物質の開発されていない20世紀初頭までは感染症による症状精神病がこの類型に含まれていた．今日では，経過観察から大半は精神病性の特徴を伴う双極性障害ないし大うつ病性障害と診断される．症状は多彩で特徴的な病像(ころころ変わる水銀様と表現される)を示し，躁病性興奮，幻覚・妄想状態，夢幻錯乱などの状態像に区分できる．母子双方に実害のリスクが高いので母子分離を行う．精神科専門医による緊急入院治療が必要な場合が多い．抗精神病薬，気分安定薬などの薬物療法が主体となるが，奏効しない場合や緊急性の高い状況では無痙攣性電気痙攣療法が有効．予後は良好であるが，次回妊娠では妊娠中からの管理分娩が望まれる．[320]

三色説 trichromatic theory⇨同ヤング・ヘルムホルツ学説→2845

産褥早期離床 early ambulation in puerperium 産褥期に過度の安静をとると，血栓性静脈炎や子宮内膜炎などの産褥性器感染症のリスクが上昇する．その発生を予防するために，産褥早期から自立歩行を開始し軽度の運動を勧めること．[998]

産褥体操 puerperal exercise，puerperal calisthenics (gymnastics) 産褥期に分娩後の心身の回復を目的として行う体操．妊娠や分娩によって伸展した腹壁や産道周囲の筋肉の回復を促す．運動することにより，①血液循環を良好にし血栓症の予防や乳汁分泌を促進する，②悪露の排出や子宮収縮を促す，③軽い筋肉痛や疲労の回復，④気分転換や健康感が得られるなどの効果もある．分娩当日は深呼吸から始め，足の運動，首の運動，腕の運動，骨盤傾斜運動，腹筋運動などを組み合わせて進めていく．異常分娩，出血多量，合併症などがある場合は無理に行わない．効果は数か月後に現れるため，目的をよく理解し継続して実施することが大切．[1352]

産褥熱 puerperal fever 産褥期に子宮およびその付属器などに細菌感染が起こって生ずる熱性疾患．分娩後24時間から10日以内に2日間以上38℃をこえる発熱がある場合と定義される．産褥熱は産褥骨盤内感染症が主であるが，産褥骨盤外感染症も原因となりうる．感染には分娩介助者の手指や器具などを介しうるため，滅菌の徹底により産褥熱の発生や母体死亡率が低下する．予防的抗菌薬投与も有効と考えられる．[998]

産褥有痛性白股(はくこ)腫 puerperal phlegmasia alba dolens 産褥血栓静脈炎が大腿静脈に発生して血栓を生じ，その部分が腫脹して浮腫となり皮膚が蒼白となったもの．妊娠・産褥期に生じることが多く，下肢の激しい疼痛を伴い，発熱，頻脈，倦怠感，白血球増加を呈する．[1323]

三次予防 tertiary prevention 予防医学の段階の1つで，疾病の安定・回復期に，合併症の発生を予防し，障害された機能のさらなる低下を防止し，回復や苦痛の軽減を図るもの．リハビリテーションなどの機能回復のための医療や，手術の治療後の長期的な管理がある．[904] ⇨参一次予防→251，二次予防→2213

三心房心 cor triatriatum，triatrial heart⇨同三房心→1214

酸親和性⇨同好酸性→1006

散水濾床(ろしょう)法 sprinkler filter method，trickling filter method 生物膜法による下水浄化法の1つ．槽内に外径0.5-2.0 cm程度の天然(砕石など)または合成樹脂製物体(プラスチックなど)を充塡し，溶存酸素を与えた汚水を通過させ，表面にできる生物膜により有機性浮遊物質や溶存物質を吸着または酸化分解させる方法．下水の処理量では，活性汚泥法に劣る．[960]

算数障害 mathematics disorder，disorder of arithmetical skills ［算数能力障害］ 学習障害の一種．知的能力は平均的に保持されており，非常に不適切な学校教育を受けたという理由もないのに，算数力が特異的に障害されているもの．代数学や微積分学などのような，より抽象的な数学力よりは，むしろ加減乗除のような基本的計算力の習得が損なわれている．[756]

算数能力障害⇨同算数障害→1207

酸性アミノ酸 acidic amino acid グルタミン酸，アスパラギン酸，クエン酸のように酸性の側鎖をもつアミノ酸のこと．生合成後にタンパク質の修飾によって生じるγカルボキシグルタミン酸，システインの誘導体である*S*-カルボキシメチルシステインやシステイン酸も含まれる．カルボキシペプチダーゼA,Bやペプシンなどの活性中心を担い，カルシウム結合タンパク質ではカルシウム結合部位を形づくる．[1559]

酸性雨 acid rain 化石燃料の燃焼で生じる硫黄酸化物や窒素酸化物およびこれらが酸化した硫酸・硝酸塩などが大気中に取り込まれて生じるpH 5.6以下の雨をいう．欧米では，湖沼や土壌の酸性化による森林生態系や魚類に深刻な影響を与え，国境をこえた国際問題となっている．眼や皮膚を刺激するなど，人体への影響もみられる．環境省の酸性雨対策調査によると，わが国の降雨のpHは欧米とほぼ同程度(pH 4台)で推移しており，1983(昭和58)年以降大きな変化はみられない．東アジア諸国から風によって運ばれる汚染物質も関係していると考えられ，総合的な対策を目的として，環境省を中心に東アジアの酸性雨研究の専門家からなる「東アジア酸性雨モニタリングネットワーク(EANET)」が設立された．主な活動は酸性雨モニタリング，データ収集・評価・保管，測定の精度管理，技術支援と研修などであり，現在13か国が参加している．[119] ⇨参酸性降水→1207

酸性化 acidify ある物質に酸が加えられて酸性になること，また酸になること．[258]

酸性化血清試験 acidified serum test⇨同ハム試験→2393

酸性加水分解酵素欠損症 acid hydrolase deficiency 遺伝子の変更によって，あるポリペプチド(リソソームに局在する酵素)の合成に異常が生じ，それによってリソソーム物質代謝に障害をきたした疾患をいう．したがって，酵素タンパクの異常，異常抑制物質の存在，補酵素の欠乏，賦活因子の欠如のいずれかが一次性障害となる．[858]

酸性降水 acid precipitation，acid rain，acid snow 硫黄や窒素酸化物などが大気中に取り込まれて生じた，通常pH 5.6以下の雨や雪などの降水をいう．酸性の降下物は主に雨であるので，酸性雨とほぼ同義．降雪なども含まれるので正確には酸性降水という．[119] ⇨参酸性雨→1207

酸性色素 acidic dye ［陰イオン性色素］ 組織や細胞の染色に用いる色素のうちで負に帯電したもののこと．正に帯電していることが多い物質(タンパク質など)に結合して染まる．ライトグリーン，エオジン，オレンジG，酸性フクシンなどがある．[142] ⇨参塩基性色素→374

酸性食品 acidic food 体内に固定酸根を残すような食

品を酸性食品という．食物製品を焼いて灰化したものを水に溶かしたものが酸性を呈する．魚肉，鳥肉，牛肉，卵，精白米などがある．ベルグ Berg とローゼ Rose は酸性食品をとるとタンパク質の栄養効率を減じて健康によくないとした．しかし，岩波の研究によれば酸性食品をとった場合，尿への非尿素性窒素排泄がアルカリ食品をとった場合より若干増加するが，これがただちにタンパク質の栄養効率を下げるといえるかどうか問題であり，ことにアシドーシスを起こすようなことはないと証明している．[987] ⇒参アルカリ性食品→186

酸性乳 acid milk ［**酸乳**］ 健康乳児のほか，低出生体重児などの耐容性の低い児に対して安全な食事として用いられる，牛乳を乳酸発酵させた，または乳酸を加えた食品．乳酸による，菌繁殖抑止，消化液分泌促進，カルシウム吸収の促進などを認める．[1631] ⇒参アシドフィルス乳→149

酸性尿症 aciduria 先天性のアミノ酸代謝異常であるシスチン尿症や血清尿酸量の増加(体内での尿酸過剰生成か腎での排泄障害による)により，尿の pH が 6.5 以下になることをいう．[858]

酸性粘液 acid mucin 上皮細胞などから分泌され，ムチン(糖タンパク質)を含む粘性の高い液体のうち，酸性基を有する物質．シアル化されたシアロムチンや硫酸基を有するスルホムチンが代表である．コンドロイチン硫酸やヒアルロン酸(軟骨などに含まれる)とともに，アルシアンブルー染色で陽性となる．[477] ⇒参ムチン→2788，粘液→2285

三成分説⇒同ヤング・ヘルムホルツ学説→2845

酸性ホスファターゼ acid phosphatase；ACP ［**酸性リン酸分解酵素，酸性モノホスファターゼ**］ ホスホモノエステラーゼの一種．リン酸エステルを酸性下で加水分解する酵素．ヒト前立腺，赤血球，肝臓，脾臓などで存在し，タンパク質や核酸中の末端リン酸基を加水分解するのに用いられている．欠損症が知られ，出産前診断などの臨床検査項目の１つとして利用されている．また，動物のみでなく植物，細菌もこの酵素を有している．阻害薬には 2-ヒドロキシカルボン酸，フッ素イオンなどがある．[1559]

酸性ホスファターゼ測定 acid phosphatase assay ［**ACP 測定**］ 酸性ホスファターゼは，pH 4-6 の酸性溶液中でリン酸モノエステルを加水分解する酵素．前立腺組織に大量に含まれるほか，赤血球，白血球，血小板，肝・胃・腸など全身の組織および細胞中に含まれている．血清中の酸ホスファターゼの中の L-酒石酸によって活性が阻害される前立腺酸性ホスファターゼ(PAP)は，前立腺癌で値が上昇するため，前立腺癌の診断の補助として測定される．基準値 14.0 IU/L/37℃ 以下．[258]

酸性マルターゼ欠損症 acid maltase deficiency；AMD ［**ポンペ病，糖原病Ⅱ型**］ グリコーゲン代謝異常をきたす遺伝性疾患(糖原病)で，常染色体劣性遺伝形式をとる．原因はリソソームの酸性マルターゼ欠損である．1932 年，ポンペ Johannes Pompe によって報告(ポンペ病)された．全身性糖原病で乳児において生後 2-3 か月は正常であるが，進行性に筋弛緩，反射の欠損，著明な心肥大が出現し１歳までに死亡する．診断は肝，筋の酵素的定量によって決定する．近年，新しい治療薬(アルグルコシダーゼアルファ)が開発され，期待されている．[987]

酸性ミスト acid mist 三酸化硫黄，アンモニアなどの気体が大気中の水蒸気と化合して，硫酸や硝酸などの微粒子を含んだ pH 5.6 以下のミストを特に酸性ミストという．光化学スモッグの要因物質ともいわれる．酸性ミストを吸入すると粘膜・眼・気道を刺激し，また身体の化学的異常を起こす．酸性雨を広義にとらえた場合，酸性ミストも含まれる．[119] ⇒参酸性雨→1207

酸性モノホスファターゼ⇒同酸性ホスファターゼ→1208

酸性薬傷 acid burn，acid injury ［**酸損傷**］ 強い酸に接触したために生じる組織障害．薬傷の重症度は酸の種類，接触時間，範囲によって決まる．強酸ではタンパク質の凝固壊死から厚い痂皮をつくるため，一般的に深部組織への影響は少ない．救急処置は受傷部位を大量の流水で十分洗浄し，その後は熱傷に準じた治療を行うが，水疱がある場合は切開したのちに中の液体を排出させ，酸が残らないよう注意する．[485] ⇒参アルカリ性薬傷→186

酸性溶血試験 acid hemolysis test⇒同ハム試験→2393

酸性リン酸分解酵素⇒同酸性ホスファターゼ→1208

三尖弁 tricuspid valve；TV ［**右房室弁**］ 心臓の房室弁で，右の心房と心室間にあり，弁尖が 3 部(前尖，後尖，中隔尖)からなる．線維輪から起こり腱索を介して右心室の乳頭筋と結ばれる．右心室から右心房への血液の逆流を防止する．[452]

三尖弁開放音 tricuspid opening snap 三尖弁の開放時に発生する比較的高調な心音．音量は僧帽弁開放音よりも小さいことが多い．第 4 肋間胸骨左縁付近で聞こえる．吸気性に増大することが多い．[546] ⇒参房室弁開放音→2670

三尖弁狭窄症 tricuspid stenosis；TS，tricuspid valve stenosis 右心房と右心室の間の三尖弁の開口部が機械的あるいは器質的に狭くなった状態で，弁膜症としてはまれな疾患であり，特に単独の病変としてみられることはまれである．原因として，以前はリウマチ性で僧帽弁膜症，大動脈弁膜症の合併を伴うものが最も多かったが，最近では三尖弁置換術後の人工弁の狭窄例もある．他にカルチノイド症候群や感染性心内膜炎，リブマン・サックス Libman-Sacks 心内膜炎などがある．症状としては，心拍出量が減少するため倦怠感や易疲労感が出現する．また，頸静脈怒張，浮腫，肝腫大などの所見が認められる．聴診では，拡張期雑音はやわらかくて持続が短く，吸気により増強されることが僧帽弁狭窄の雑音との違いである．[301] ⇒参弁膜性心疾患→2654

三尖弁挙上転位術 ⇒同ハーディ手術《エプシュタイン病》→2324

三尖弁形成術 tricuspid annuloplasty；TAP ［**三尖弁輪形成術**］ 中等度以上の三尖弁閉鎖不全をきたす症例に対する術式で，体外循環下に行う．拡大した三尖弁輪を縫縮する方法が一般的で，前尖と後尖の弁輪を約 2/3 周，輪状に縫縮するディヴェガ DeVega 法や，交連部を縫縮するケイ Kay 法がある．[105]

三尖弁置換術 tricuspid valve replacement；TVR 人工弁(生体弁，機械弁)を用いて体外循環下に三尖弁を置換する手術．三尖弁閉鎖不全は通常は僧帽弁膜症などに起因する二次性の弁輪拡大であり三尖弁輪形成術で修復しうることが多い．高度の閉鎖不全や狭窄症に対しては弁置換術(主として生体弁)が行われる．[105] ⇨参三尖弁形成術→1208

三尖弁閉鎖症 tricuspid atresia；TA 先天的に三尖弁が無形成で，右房と右室の間に直接の連絡がない心奇形をいい，全先天性心疾患中，1-2% を占める．右房に還流した血液はすべて卵円孔または心房中隔欠損を通って左房に入り，ここで肺静脈血と混合する．混合した血液は左室に入って体循環と肺循環に分かれるので，体動脈血と肺動脈血の酸素飽和度は等しい．本症はⅠ-Ⅲ型に分類される．Ⅰ型は大血管転位を伴わないもので，a．中隔欠損のないもの(肺動脈閉鎖)，b．小さい中隔欠損を伴うもの(肺動脈狭窄)，c．大きい中隔欠損を伴うもの(肺血流増加)の3型にさらに分けられる．Ⅱ型は完全大血管転位を伴い，心室中隔欠損の大きさによってさらにa．肺動脈閉鎖，b．肺動脈狭窄，c．肺血流増加と分けられている．Ⅲ型は修正大血管転位を伴うもので，きわめてまれ．最も多いのはⅠb型で，肺血流量は少なく，動脈血酸素飽和度はきわめて低い．Ⅰc型やⅡc型のように肺血流量が増加している場合は心不全が重要な症状となるが，それ以外の型では出生直後よりチアノーゼがみられ，無酸素発作を起こす．ほとんどの症例が，生後6か月以内に重症無酸素発作または心不全で死亡する．治療は，肺血流量減少例ではシャント手術，増加例には肺動脈絞扼術を行い，心室間交通の少ないものにはそれを拡大するような姑息的手術が行われる．[582]

三尖弁輪形成術⇨同三尖弁形成術→1208

酸素 oxygen ［O］ 原子記号O，原子量＝15.9994．単体は無色無臭の気体．酸素分子は二原子分子(O_2)．生体内では電子受容体としてエネルギー生産に関与し，また，活性酸素として白血球の殺菌作用などの現象に関与している．酸素の生体内への運搬は，脊椎動物においては，ヘモグロビン，ミオグロビンによって行われており，ミオグロビンは筋肉内での酸素の貯蔵にも関与している．また，緑色植物では光合成によって，水分子から酸素分子をつくることができる．[1559]

残像 afterimage 網膜に光刺激が加わったとき，その刺激が消失しても，しばらく同じところに見えている感覚．残像の明るさや色が見たときと同じである陽性残像と，明るさが逆転し補色に見える陰性残像とに分けられる．残像試験は，これを利用し両眼視機能を検査するものである．[1601]

三層構造《胆囊壁の》 three layered structure 超音波検査において，胆囊壁は内腔から高エコー，低エコー，高エコーの三層構造として描出される．第1層(内腔側)は粘膜と粘膜固有層に，第2層は固有筋層に，第3層(最外側)は漿膜と漿膜下層に相当．[1395]

三層痰 trilaminar sputum ［粘液性漿液性膿性痰］ 喀痰の主な構成要素は，口腔，鼻腔，気管支などの粘膜からの分泌物で，呼吸器疾患の中でも化膿性炎症を伴うびまん性汎細気管支炎，肺化膿症などの疾患では白血球の残骸である膿性痰が生じ，多量に出現すると蓄痰が2-3層に分かれる状態がよくみられる．肉眼でも粘液性，漿液性，膿性に見分けることができ，一般に上の層は泡沫粘液性，中央の層は漿液性，下の層は粘液膿性に分かれ，これを三層痰という．[141]

三相波 triphasic wave 脳波の一種．肝性脳症の際に特徴的にみられ，嗜眠状態，せん妄状態，半昏睡の時期に出現しやすい．基線の上下を交替する3つの成分(陰-陽-陰，もしくは陽-陰-陽)から構成される．血中アンモニアの濃度と関連することが多い．[310]

酸素運搬 oxygen transport 赤血球中に存在するヘモグロビンによって酸素が運搬されること．肺で酸素に触れたヘモグロビンは，これを取り入れてオキシヘモグロビンとなり，酸素が不足した組織で酸素を放出する．このため，組織への酸素供給は，吸入酸素濃度，肺機能，血中酸素容量，組織血流量などによって規定される．[656]

酸素解離曲線 oxygen dissociation curve；ODC ［**酸素飽和曲線，ヘモグロビン酸素解離曲線**］ 縦軸に血液ヘモグロビンの酸素飽和度(%)，横軸に酸素分圧(mmHg)を示すことによって表されるもので，酸素供給機能を知ることができる．グラフはS字状の曲線を呈する．生体での酸素運搬と受け渡しに重要な意味をもつ．曲線の形状はヘモグロビンの50% が酸素と結合する状態での酸素分圧(P_{50}：half saturation pressure)で表され，さまざまな因子によりその形状は変化する．[1213] ⇨参酸素解離曲線に影響する因子→1209

●酸素解離曲線

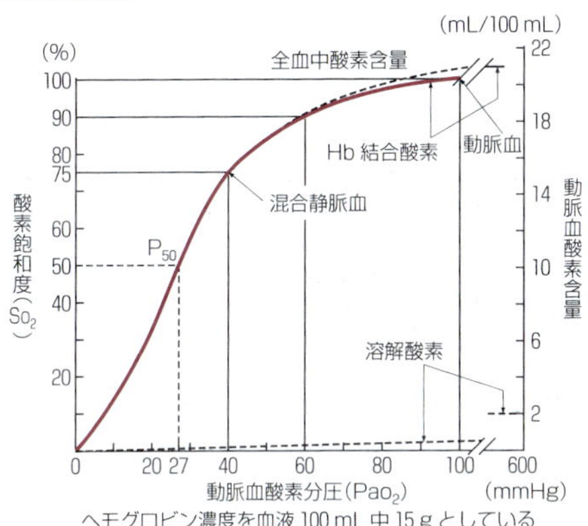

ヘモグロビン濃度を血液 100 mL 中 15 g としている

酸素解離曲線に影響する因子 factors influencing oxygen dissociation curve 酸素解離曲線を右方移動(P_{50}を増加)させる独立因子には，温度の上昇，水素イオン濃度の上昇(pH の低下)，Pco_2の上昇がある．左方移動は，上記の独立因子が反対方向に偏位した場合や，メトヘモグロビン，一酸化炭素ヘモグロビンの存在の一次反応として認められる．その他の因子は，2,3-DPG (2,3-ジホスホグリセリン酸 diphosphoglycerate)の増減を介して酸素解離曲線を移動させる．若い赤血球，動脈血酸素欠乏症(慢性肺疾患など)，静脈血酸素含量低下(貧血など)，虚血性心疾患，ピルビン酸キナーゼ pyruvate kinase 欠損症などでは2,3-DPG の増加を介して右方移動し，老齢赤血球，保存血，ヘキソキナーゼ hexokinase 欠損症などでは2,3-DPG の低下により左方偏位する．[1213]

酸素化ヘモグロビン　oxygenated hemoglobin；HbO_2　［オキシヘモグロビン］　酸素と可逆的に結合したヘモグロビン．4個のヘムの各鉄原子に1分子の酸素が結合したもの．鮮紅色を呈し，脱酸素ヘモグロビン(暗赤色)や酸化ヘモグロビンとは異なる．[1213]

酸素化ミオグロビン　oxygenated myoglobin；MbO_2　［オキシミオグロビン］　筋肉(特に赤筋)中に存在する血色素．50% 飽和度を与える酸素分圧(P_{50})はおよそ5-6 mmHg であるので，低い酸素分圧でも酸素化されており，筋肉内では酸素の貯蔵として働く．筋肉中での含量は量的に少ないので(例：心筋では4 mg/組織重量)，酸素予備としての役割は小さい．[1213]

酸素含量　oxygen content　血液 100 mL 中に含まれる酸素量のことで，動脈血酸素含量の場合は，ヘモグロビン(Hb)，動脈血酸素飽和度(Sa_{O_2})，動脈血酸素分圧(Pa_{O_2})によって規定され，以下の計算式で求められる．酸素含量(mL/100 mL) = $1.34 \times Hb \times Sa_{O_2}/100 + 0.003 \times Pa_{O_2}$．[141]

酸素吸入療法　oxygen inhalation therapy　［酸素療法］　大気中の濃度を上回る濃度の酸素を供給し，低酸素状態を改善するために行う治療法．原則として動脈血液ガス分析結果に基づき医師が投与方法，量を決定するが，通常は 70 Torr(mmHg)以下の場合に適応となる．医療施設内では中央配管システムや酸素ボンベを用いるが，在宅酸素療法では酸素濃縮器や携帯用(小型)酸素ボンベを用いる．投与方法には，酸素マスク(単純フェイスマスク，ベンチュリー，リザーバーバッグつき)のほか，酸素カニューレ，酸素テントなどがある．酸素は支燃性が強いため，受療者の近くで火気やアルコールなどの可燃性物質を扱ってはならない．また，低酸素状態軽減または悪化の有無を経時的に観察する．特に，慢性呼吸不全患者に酸素療法を不用意に施行すると，炭酸ガスレベルの急上昇(CO_2 ナルコーシス)を招き，意識障害など重篤な症状を引き起こし，最悪の場合死に至ることがあるため，酸素吸入中のバイタルサインの観察は欠かせない．[731]　⇒参在宅酸素療法→1164，高圧酸素療法→970，CO_2 ナルコーシス→36

三束ブロック　trifascicular block⇒同三枝ブロック→1205

酸素欠乏　oxygen deficiency，oxygen depletion　［酸素不足］　高地や病気(肺・心疾患)で組織への酸素供給が障害された状態．これに対する生体反応は，低酸素の程度や曝露時間により異なる．酸素欠乏の発生する時間経過により3つのタイプに分類される．①急性低酸素症：急激に発症する呼吸器疾患や飛行機内での急激な圧力低下など，②急速開始の低酸素症：例えばケーブルカーでの上昇，③慢性低酸素症：高地長期滞在，慢性肺疾患．飛行機やケーブルカーなどで受動的に移動した場合より，徒歩で能動的に高地へ登ったほうがより低酸素に耐えることができる．酸素不足によって起こる種々の生理的障害を高山病といい，食欲低下，眠気，息切れ，頻脈，頭痛，耳鳴，感情鈍麻(多幸症)などがある．[1213]　⇒参酸素欠乏症→1210

酸素欠乏症　anoxia，hypoxia，atmospheric hypoxia　［酸欠症，低酸素血症，低酸素症］　相対的ないしは全体的な酸素欠乏状態をいい，局所性のものと全身性のものとがある．呼吸器系への不十分な酸素供給に基づいて起こる低酸素症で，人体で酸素消費量が最も多い脳の機能低下を特徴とする．酸素欠乏事故は全産業部門に発生し酸欠症と呼ばれているが，鉱山業，建設業などの地下作業，化学工業や石油工業のタンク内作業などで多くみられる．それらの酸素欠乏の原因は，空気中の酸素の消費，酸素含有量の少ない空気の噴出，空気以外の気体による置換に分けられる．症状は個人差があるが，初発もしくは軽度の段階では頭痛，悪心・嘔吐，筋力低下，判断力低下，重症の段階では意識消失，チアノーゼ，痙攣，さらには呼吸停止・心停止をきたす(表)．治療は通常の救急処置を行うが，軽症では安静，保温，新鮮空気あるいは酸素吸入，重症では気道確保・酸素吸入，呼吸停止，心停止では救急蘇生法を行う．厚生労働省では発生防止のため「酸素欠乏症等防止規則」〔1972(昭和47)年〕を制定している．[912]

●環境中酸素濃度と症状

酸素濃度	症状
12-16%	脈拍，呼吸数の増加．精神集中に努力がいる．細かい筋作業がうまくいかない．頭痛．吐き気．耳鳴り．
9-14%	判断力が鈍る．発揚状態．不安定な精神状態．刺傷などを感じない．酩酊状態．当時の記憶なし．体温上昇．全身脱力．チアノーゼ．
6-10%	意識不明．中枢神経障害．けいれん．不規則な呼吸．チアノーゼ．
6-10%の持続またはそれ以下	昏睡→呼吸緩徐，けいれん，呼吸停止．数分後心臓停止．

労働省安全衛生部労働衛生課編：新衛生管理［管理編］中央労働災害防止協会，1989

酸素欠乏症等防止規則　Ordinance on Prevention of Oxygen Deficiency　［酸欠則］　土木，建築，食品工業など，空気中酸素の消費ないし酸素含有量の少ないガスの流入，置換などにより酸素欠乏症を招く恐れのある危険作業を対象に，その発生防止措置を規定した規則．ヒトが正常な機能を維持するのに必要な空気中酸素濃度の下限は 16% であり，これ以下では酸素欠乏症を呈し，さらに低濃度では短時間に死亡する危険がある．そこで産業現場での酸素濃度を 18% 以上とすることや酸素欠乏症の発生防止のための措置(酸素濃度の測定と保守，換気，保護具などの使用，作業主任者の選任など)が規定されている．[1603]

酸素効果比⇒同酸素増感比→1211

酸素効果《放射線の》　oxygen effect　酸素分圧により放射線の効果が異なることをいう．低酸素状態(<3 mmHg)では光子(X線，γ線などの放射線)の効果が減弱する．光子の同じ線量で発現する酸素による影響は，低酸素化で大気中の3倍程度抵抗性になる．[52]　⇒参酸素増感比→1211

酸素需要量　oxygen requirement　［酸素要求量，酸素必要量］　単位時間当たりの筋運動を行うときに生体が必要とする酸素の量．酸素需要量＝運動期と回復期に消費される酸素の総量－平常でも必要とされる酸素の量．数値的には酸素消費量とほぼ同じ．[1213]　⇒参酸素消費量→1210

酸素消費量　oxygen consumption；OC　［$\dot{V}_{O_2}$］　身体の有酸素代謝経路によって消費される単位時間当たりの酸素量〔mL/分：STPD(標準状態)〕．血液側から計測する酸素消費量($\dot{V}O_2$)であり，血流量に動静脈酸素含有較差を乗じて算出する．$\dot{V}O_2 = \dot{Q} \times (CaO_2 - C\bar{v}O_2)$．[1213] ⇨参酸素需要量→1210

酸素親和性 oxygen affinity ヘモグロビンの酸素の結合のしやすさを示す量．ヘモグロビンの酸素飽和度が50% になる酸素分圧(P_{50}：ヒトの健常血では26.7 mmHg)で評価する．ヘモグロビンの酸素親和性が増すと酸素解離曲線は左方(上方)移動し，P_{50} は低下する．[1213] ⇨参酸素解離曲線に影響する因子→1209

酸素増感比 oxygen enhancement ratio；OER ［**酸素増感率，酸素効果比**］ 放射線の線質による低酸素に対する生物学的影響を比較するために用いられる指標．放射線は同一吸収線量において低酸素と酸素に富む状態では効果が異なる．これを生物学的に同一の効果を示す線量である等効果線量を細胞，組織，器官などを対象に実験的に求め，低酸素で得られた等効果線量を分子に，酸素に富む状態で得られた等効果線量を分母にして求める．放射線の線エネルギー付与(LET)に関係し，高LETでは小さく，低LETでは大きい．つまり高LETである炭素線，中性子線では酸素の影響が少なく，低LETであるX線，γ線，陽子線では酸素の影響が大きい．[52] ⇨参酸素効果《放射線の》→1210，線質→1761

酸素増感率⇨同酸素増感比→1211

酸素抽出率 oxygen extraction ratio；EO_2 局所または全身において，血液中から除去(抽出)される酸素量の比率．動静脈酸素含量較差を動脈血酸素含量で除した値．生体全体では約0.25であるが，局所では各臓器(組織)の活動性と局所血流量によりそれぞれ値が異なる．心臓は最大の値を示し約0.75．[1213]

酸素中毒症 oxygen poisoning 高濃度の純酸素を長時間吸入することによって起こる胸部不快感，咳，悪心，呼吸困難などの症状．時間がより長くなると，肺うっ血や肺水腫，呼吸不全により死亡することもある．新生児網膜障害や気管支肺形成障害なども酸素中毒症の1つである．[953]

酸素電極 oxygen electrode ［**クラーク電極**］ ポーラログラフィーの原理に基づく酸素濃度・分圧を測定するための電極．白金電極(陰極)と銀/塩化銀電極(陽極)より構成され，電解液(KCl)に浸され，ポリプロピレン膜で覆われている〔クラーク Leland C. Clark Jr.(1918-2005)が考案〕．両電極間に負荷された約 −600 mV の印加電圧により両極間に電流が流れ，その強さはポリプロピレン膜を介して拡散してきた酸素分圧に比例する．[1213]

酸素テント oxygen tent 患者の頭部または上半身をテントで覆って，高流量の酸素を流す酸素吸入方法．テント内酸素濃度を40-50% に保ち，炭酸ガス濃度を1% 以下にするために，最初は15 L/分の流量が必要で，約20分経過したら10-12 L/分に落とすことができる．患者の看護のためにテント内に入る場合には，テント内酸素濃度は低下するので，酸素流量を15 L/分で10-20分流す必要がある．酸素濃度測定器で，連続的に酸素濃度を測定することが望ましい．テント内での火災防止のため患者をはじめ，看護，面会する人にも，禁煙，電気器具やカイロの使用禁止を徹底させる．高流量の酸素を必要とし患者看護の際にも不便であるので，最近ではしだいに使用されなくなってきた．[1403]

酸素当量 oxygen equivalent⇨同換気当量→575

酸素とヘモグロビンの結合 combination of oxygen and hemoglobin 酸素はヘモグロビンを構成している二価の鉄原子(Fe^{2+})と結合する(酸素化 oxygenation)．鉄原子が酸化 oxidation されて三価(Fe^{3+}：メトヘモグロビン)になると，酸素との結合能は消失する．1分子のヘモグロビン(分子量は約6万4,500)は4 mol の酸素(22.4 L × 4)と結合でき，したがって1 g のヘモグロビンは計算上1.39 mL の酸素と結合できる．ヘモグロビンの一部に不活性型のものがあるので，実測値は1.34 mL(フュフナー Hüfner の数)．[1213]

酸素濃縮器 oxygen concentrator 空気中の成分から酸素を選択的に取り出すもので，はじめ透過型(膜型)濃縮器が開発され普及したが，得られる酸素濃度が約40% と割合が低いため，その後，吸着型濃縮器が開発され普及した．これは低流量で約90% 酸素を得られるが，加湿の必要がある．しかし電源さえあれば，どこででも用いることができ，在宅酸素療法に有用．[1443]

酸素鼻腔カニューレ oxygen nasal cannula ［**経鼻腔酸素カニューレ，鼻腔酸素カニューレ**］ 両鼻孔にカニューレの挿入部分を入れ，酸素を気道に供給する方法．一般に使用されているカニューレの材質はポリエチレンが多い．1-6 L/分の酸素流量で24-44% の酸素濃度が得られる．利点は不快感が少なく，体動が自由で食事摂取や会話ができること，欠点は高濃度の酸素吸入をしようとすると鼻粘膜への気流の刺激が強く不快感が生じてしまうことや，口呼吸すると効果が得られないこと．方法：①酸素流量計を酸素ボンベまたは中央配管のアウトレットに接続する，②酸素流量計にカニューレチューブを接続する，③両鼻孔にカニューレの先を挿入する，④カニューレチューブを絆創膏で頬に止め，両耳に掛けて，後頭部で固定する，⑤医師より指示された酸素流量を流す，⑥患者の呼吸その他の状態を観察する．ポイント：酸素には引火性があるので火気厳禁とし，近くに可燃物を置かないようにする．[109]

酸素必要量 oxygen demand⇨同酸素需要量→1210

酸素負債量 oxygen debt⇨同最大酸素負債量→1162

酸素不足 oxygen lack⇨同酸素欠乏→1210

酸素分圧 partial oxygen pressure；PO_2 ［PO_2］ 酸素を含む気体または液体中の自由酸素分子によって生じる圧．酸素分圧較差が酸素を移動させる駆動力となる(拡散)．[1213]

酸素飽和曲線 oxygen saturation curve⇨同酸素解離曲線→1209

酸素飽和度 oxygen saturation；SO_2 狭義では，血液中における正常ヘモグロビンの総量のうち，酸素を結合しているヘモグロビンの割合．$SO_2(\%) = [HbO_2]/([Hb]+[HbO_2]) \times 100$ で表される．[1213] ⇨参動脈血酸素飽和度→2131

酸素ボンベ oxygen bomb 酸素ガスの入った鋼鉄製の耐圧容器．通常14.7 MPa〔150気圧(kg/cm^2)〕の高圧に圧縮された酸素が充塡される．ボンベの安全性を維持するために3年ごとの耐圧試験が義務づけられている．また，ボンベの使用，保管においては倒れないように架台や柵を設けた箱など転倒防止策を講じる必要がある．容量6,000 L，1,500 Lのボンベは設置型タイプで，500 Lボンベは患者搬送の際など移動時に用いる．このほかに在宅酸素療法患者などが用いる携帯用の小容量のものもある．ボンベ上部には開閉栓と吹き出し口があるが，吹き出し口に減圧装置つき圧力計を装着し，噴出する気体の圧力を調整して用いる．残気量の計算方法は，ボンベ内の酸素の量(L)＝ボンベ容量(L)×残気圧(MPa)×10.197である(圧力計がMPa表記の場合)．2002年，圧力計はすべてPa(パスカル)表示に統一されたが，医療現場には旧来のkg/cm^2表示のものもあり，注意が必要．圧力表示がkg/cm^2の場合，ボンベ内の酸素の量(L)＝ボンベ容量(L)×残気圧(kg/cm^2)となる．[731]

酸素マスク oxygen mask 医師の指示により酸素を供給するために使用するプラスチック製，ゴム製などのマスクで，炭酸ガス放出用の小さな孔があいている．酸素マスクを用いた療法には，単純フェースマスク法，リザーバーバッグつきマスク法，ベンチュリーマスク法などがある．①単純フェースマスク法：8-12 Lの酸素流量で25-45%の酸素濃度を得ることができるが，顔に密着させないと効果がない．②リザーバーバッグ法：5-10 Lの流量で50-99%の高濃度の酸素を得ることができる．リザーバーバッグが1/2以上膨らんでいることを確認する．③ベンチュリーマスク法：ダイリューター(希釈装置，酸素濃度別に色分けされている)の交換により，呼吸パターンに左右されず，2 Lずつ酸素を増量することで，ダイリューターの種類により24-50%の酸素を供給することができる．ダイリューターを正しく接続する必要がある．酸素マスク療法の欠点は，圧迫感があって不快，食事ができない，気道分泌物を除去するのに不自由，材質によりかぶれることがあるなどである．[109] ⇨参酸素吸入療法→1210

酸素要求量 oxygen demand⇨同酸素需要量→1210

酸素流量計 oxygen flow meter 麻酔器から流れる酸素の流量を測定・調節する装置．いろいろなタイプの流量計があるが，現在ではvariable orifice型のロタメータ rotameterが多く用いられている．流量計の下端(ガスの上流側)にある流量調節弁をあけると，先が太くなっているガラス管内をガスが流れ，流量に応じて回転しながら上下する浮子bobbinの上端の位置で流量を読む．ボールの浮子の場合にはその中心で読む．浮子に働く圧力は，浮子と管壁の間隔，ガスの粘稠度および密度の影響を受ける．流量計はガスの種類別に目盛りが刻まれているので，他のガスに同じ流量計を使用することはできない．目盛りは1気圧，25℃での1分間の流量を示す．誤作動を防ぐために，酸素流量計は日本工業規格により，麻酔器の一連の流量計の向かって最右端に取りつけてある．また酸素流量計の調節ノブは，他の医療ガスの調節ノブの形と区別されている．[1403]

酸素療法 oxygen therapy⇨同酸素吸入療法→1210

残存癌 residual carcinoma(cancer) 手術後にも組織内に取り残されて残存している癌をいう．摘出手術による除去が不完全であったり，放射線療法や化学療法などの治療後にも根治されずに残ってしまったもの．[967]

残存機能 residual function 何らかの理由により機能障害が生じた場合，残された発揮できる機能のこと．残存機能は使用しないと低下していくため，残存機能の維持，向上を目的としてリハビリテーションを行うことが重要である．[562]

残存歯 remaining tooth⇨同現在歯→949

残存視覚 residual vision 視覚刺激が終わっても短期間(数〜数十m/秒)刺激が続いているように感じられること．[1230] ⇨参残像→1209

酸損傷 acid injury⇨同酸性薬傷→1208

残存性歯根囊胞 residual radicular cyst⇨同残留囊胞→1215

三胎 triplets ［品胎］ 同一の妊娠において3人の胎児が存在する場合をいう．自然妊娠でも1/6,400(1/80^2)の発生率があるとされるが，排卵誘発による過剰排卵で生じることが多く，また過去においては体外受精で多数個の胚を移植した場合に多く起こった(現在は個数の制限がなされている)．母児にとってハイリスク妊娠であり，発生予防に努める．[998] ⇨参多胎妊娠→1916

三炭糖 triose ［トリオース］ 炭素数3個の最も小さい分子量の糖質．アルドースとしてD-グリセルアルデヒドおよびL-グリセルアルデヒド，ケトースとしてジヒドロキシアセトンがある．生体内では，解糖系の中間代謝物として生じるが，多くはリン酸とエステル結合している．[1303]

三段脈 trigeminy ［三連脈］ 正常な心臓の収縮(同調律性収縮)が2回続いたあとに期外収縮が1回の割合で連続して出現する脈拍のこと．まれに1：2の割合で出現する場合もある．[1180] ⇨参二段脈→2214

酸中毒 acid poisoning 有毒な酸(洗剤の中に含有されている塩酸，硫酸，硝酸，リン酸など)を経口摂取することによる中毒．治療は大量の牛乳・水・卵白・卵などを飲ませて胃内の酸を希釈したのち，胃洗浄を行う．催吐やアルカリによる中和は禁忌．皮膚・眼接触時には，即座に大量の水で洗浄する．[1579] ⇨参アルカリ中毒→186

三徴候 trilogy⇨同三主徴→1206

産痛緩和のケア pain relief during labor and delivery 分娩時の子宮収縮，軟産道の開大，骨盤壁や骨盤底の圧迫，会陰の伸展などによって生ずる疼痛を緩和することを目的として行う．産痛の緩和方法には，①情報提供による不安の軽減，②呼吸法，③弛緩法(リラクセーション)，④イメージトレーニング，⑤皮膚刺激(陣痛発作時の腹部・腰部マッサージ，鼠径部や仙骨部の圧迫，温罨法，タッチング)，⑥体位，⑦気を紛らわすこと，⑧入浴，足浴，⑨アロマテラピー，⑩麻酔薬投与などさまざまな方法がある．麻酔薬投与による麻酔分娩以外は，産婦が主体的に実行できるものである．ラマーズ法，アクティブバース，ソフロロジー法，自律訓練法，気功，水中出産などは前述の①-⑧の要素を取り入れた産痛緩和の自己コントロール法であり，主体的な分娩や産痛緩和に効果がある．看護者は産婦が行うこのような自己コントロール法をサポートし，場合によってはリードしながらケアをする．また，陣痛や分娩進行状況をアセスメントし，膀胱や直腸を空虚にするために排泄を促す，睡眠や休息，水分補給や食べやすい食事の工夫など，産婦の基本的ニードを快適に整え，体力の消耗を防ぐことも重要である．その結果，分娩進行も促進され産痛緩和につながる．産痛緩和ケアの基本となるものは産婦の精神的な安定であり，看護者の励ましや声かけ，受容的なケアが大切である．産痛をより増強させる因子として，不安や身体の緊張，疲労などがある．分娩の進行や行われる処置などに関しての事前の説明は，不安の解消につながるとともに分娩に対する意欲も前向きとなりやすい．産婦が主体的に行うさまざまな自己コントロール法は，妊娠中からの分娩準備教育として行われることが必要であり，分娩時に実施するためには，妊娠中の練習を通して身につけておくことが大切である．[1352] ⇨参分娩第1期→2611，分娩第2期→2611，マッサージ《看護ケア》→2739

暫定診断⇨同仮診断→553

サンディング《作業療法の》 sanding 作業療法の一種目．木工作業の紙やすりかけの動作のみを取り出して作業療法の訓練に使用される．設定により脳血管障害の片麻痺上肢の機能訓練として，板の角度を調整することで肩関節の可動域訓練として，ブロックへの重量負荷の調整にて上肢，体幹の筋力増強訓練として使用されることが多い．[786]

三点杖 tripod cane⇨同三脚杖→1200

三点歩行 three-point gait 両側に松葉杖を使用した歩行方法の一種．患側下肢と両側松葉杖を同時に出し，次に健側下肢を前方に出す歩き方．歩行速度，安定性がよい．[249] ⇨参同時三点歩行→2108

サンドイッチサイン《超音波の》 sandwich sign 腹部超音波検査で，腫大した腸間膜リンパ節が上腸間膜動静脈を取り囲みサンドイッチ様の像を呈すパターン．悪性リンパ腫で認められやすい．[955]

サンドイッチ症候群⇨同マネジャー病→2742

散瞳 mydriasis ［**瞳孔散大**］ 瞳孔が生理的な大きさよりも開いている(散大した)状態．虹彩に放射状に走行する瞳孔散大筋が収縮するか，瞳孔縁を囲んで輪状に走行する瞳孔括約筋が弛緩することによって起こる．生理的には，暗所で光刺激が減少したときに生じる現象．検査や治療のため，副交感神経遮断薬や交感神経刺激薬の点眼によって散瞳させることもある．動眼神経麻痺や外傷，急性緑内障発作によっても散瞳する．[1601] ⇨参縮瞳→1388

産道 birth canal 胎児が分娩時に下降し通過する経路．骨産道とその内側にある軟産道とに分類される．[1323]

三頭筋 triceps 3つの筋頭をもつ筋のこと．骨格筋は起始と停止(または付着)を区別する．起始は近位の動かない骨から起こり，停止は遠位にあり，動くほうの骨につく．起始にはしばしば筋頭があって筋腹に移行し，筋尾となって腱で終わる．三頭筋(上腕三頭筋，下腿三頭筋)のように筋が複数の起始をもつものは，ほかに二頭筋(上腕二頭筋)，四頭筋(大腿四頭筋)などがある．上腕三頭筋は内側頭，外側頭，長頭という3つの筋頭をもつ上腕にある伸筋である．[636] ⇨参上腕三頭筋→1466

三動作歩行 three-motion gait⇨同常時二点支持歩行→1437

産道損傷 injuries of birth canal 分娩時，胎児が産道を通過するときに起こる，軟産道の裂傷．主なものは子宮頸管，腟壁，会陰の裂傷である．さらに骨産道損傷もあり，主なものは恥骨結合離開と尾骨骨折である．[1323]

散瞳薬 mydriatics 眼底検査や白内障などの手術前に用いる瞳孔を広げる(散瞳)ための薬．瞳孔を縮瞳させる瞳孔括約筋は副交感神経，散大させる瞳孔散大筋は交感神経により支配されている．このため，散瞳薬には副交感神経遮断薬(抗コリン薬)および交感神経刺激薬が用いられる．通常の眼科診療では，両方の作用をもつ点眼剤が広く用いられている．副交感神経遮断薬は調節にかかわる毛様体筋麻痺作用もあり，屈折検査にも用いられる．このため，散瞳するとまぶしくなるとともに近くが見にくくなる．[257]

サンドホフ病 Sandhoff disease ［**GM_2ガングリオシドーシスⅡ型，ガングリオシドーシスⅡ型**］ ヘキソサミニダーゼA・Bの欠損によってGM_2ガングリオシドが蓄積する先天性代謝異常疾患．生後3-4か月頃までは正常に発育するが，次第に筋緊張低下，痙攣が現れ，知的障害も明らかになってくる．眼底に桜実紅斑 cherry red spotが認められる．予後は不良で3歳くらいで死亡．確定診断は白血球や皮膚培養線維芽細胞のヘキソサミニダーゼAとBの欠損を証明することによる．ヘキソサミニダーゼAの欠損はテイ・サックス Tay-Sachs病といわれる．[1631] ⇨参テイ・サックス病→2048

サントリーニ管 Santorini duct⇨同副膵管→2542

サントリオ Santorio Santorio イタリアの医師，パドヴァ大学理論医学教授(1561-1636)．ガリレオ Galileo Galilei(1564-1642)らの影響を受け，人体生理の研究を計画．人間の座れる大きな秤をつくって1日の摂食量，排泄量，体重変化を記録し，皮膚や肺から無意識のうちに失われる水分の量〔不感発汗(蒸散)量〕を計算．さらに睡眠や労働などの活動状態の違いによる不感発汗量の差を調べ，1614年『De statica medicina(医学静力学)』として発表した．これは代謝に関する定量的研究の先駆とされている．また，目盛りつき体温計などの医療器具の開発も熱心に行った．[983]

酸乳 acid milk⇨同酸性乳→1208

残尿〔感〕 residual urine，feeling of residual urine 排尿した直後膀胱に残っている尿を残尿といい，正常では10 mL以下である．尿道狭窄，膀胱頸部疾患，前立腺肥大症，神経因性膀胱などによる排尿障害があると残尿量が増加する．実際に残尿がなくとも残尿があるような感じ，あるいは排尿後のすっきりしない感じを残尿感と呼ぶ．膀胱炎や結石などによる膀胱刺激症状の1つである．残尿の有無あるいは残尿量の測定には，経腹的超音波診断が侵襲が少なく有用である．残尿が次第に増加すると尿閉の状態になる．[353]

産婆 traditional birth attendant；TBA 助産師の旧称．出産を助け，褥婦や新生児の世話をすることを業とする女性のこと．江戸時代には，産婆が母性看護の領域を担当し職業として確立はしていたが，当時の社会的地位は低かった．1874(明治7)年「医制」の公布により，産婆は「40歳以上で，婦人・小児の解剖生理および病理の大意に通じ所就の産科医が発行する実験証書を所持するものに免状を与える」と規定された．その後，1947(昭和22)年の「助産婦規則」発令によって，助産婦という名称に変更され，2002(平成14)年の「保健婦助産婦看護婦法施行規則」の一部改正により助産師となった．[271]

サンバーン⇨同光線皮膚炎→1026

産廃⇨同産業廃棄物→1202

三杯試験⇨同三杯分尿法→1214

三倍体　triploid　ヒトは半数体(n)当たり23本の染色体をもつことから，その3倍の染色体数($3n$)である69本の染色体をもつ場合をいう．倍数性 polyploidy の異常に分類される．自然流産胎児の調査研究により明らかにされたが生産児の報告もあり，その場合，高度の奇形がみられる．水頭症，脳梁欠損など中枢神経系の異常のほか，先天性心疾患，嚢胞腎などの内臓奇形が観察される．また外表奇形としては虹彩欠損，耳介変形，停留精巣などを認める．[1293]　⇨参半数体→2412

三杯分尿法　three-glass test　［三杯試験］　バレンタイン Valentine 試験とステイミー Stamey の三杯分尿法とがあり，両者は異なる検査法である．前者は男性患者の血尿または膿尿による混濁尿がみられる場合の病巣部位の推測に用いられ，二杯分尿法とほぼ同じ臨床的意義があるが，3個のカップに順次採尿する点が異なる．最初のカップは前部尿道，2番目は後部尿道および膀胱頸部，3番目は膀胱あるいはそれより上位の病変を反映する．後者は前立腺炎と尿道炎を区別するために考案された方法．最初10 mL程度の尿を採取(第1尿)後，約200 mLの排尿をさせ，その終末時に尿を採取(第2尿)する．前立腺マッサージ後に約10 mLの尿を採取(第3尿)する．第1尿に白血球，細菌が証明され，第2尿に異常がなければ尿道の炎症であり，第1尿に異常がなく，第2尿に白血球，細菌が証明されれば膀胱または上部尿路に感染があることが示唆される．第1尿，第2尿に異常がなく，第3尿に白血球，細菌が証明されれば前立腺炎である．[533]　⇨参二杯分尿法→2217，混濁尿→1142

三胚葉腫　tridermoma⇨同奇形腫→678

産婆規則　1899(明治32)年に制定された法規．これにより，それまで各地方にゆだねられていた産婆の資格や業務内容，免許取得方法，産婆名簿登録，禁止事項，学校や養成所の基準などがはじめて全国統一された．しかし，この法規には業務内容などの詳細な規定はなく，主に罰則規定であった．その後，1947(昭和22)年に「助産婦規則」と改められ，翌年「保健婦助産婦看護婦法」の制定によって廃止された．[271]

散発性⇨同孤発例→1125

散発性甲状腺腫　sporadic goiter⇨同地方病性甲状腺腫→1980

三半期　trimester　［トリメスター，妊娠三半期］　妊娠期間は3期，すなわち三半期に分類される．わが国では妊娠初期は妊娠15週6日まで，中期は妊娠16週から妊娠27週6日まで，末期は妊娠28週以降とする．アメリカ式の分類では第1期 first trimester は妊娠13週6日，第2期は妊娠14週0日からと時期が異なっているので注意を要する．[998]

三半規管　three semicircular canals　内耳の迷路骨包内にあり前庭とともに平衡をつかさどる3つの半環状の管．外側(水平)半規管，後(垂直)半規管，前(垂直)半規管よりなり，骨半規管のうちに膜半規管を入れている．3つの管は互いにほぼ直角をなし，前・後半規管は垂直で頭蓋矢状面に対し45度の角度をなし，外側半規管はドイツ水平面(耳介眼窩下平面)に対し30度後ろに傾いている．半規管の一端は膨大して膨大部をなし，前・後半規管の膨大部でないほうの2端が合わさって総脚をなす．膨大部の内部には稜という隆起があり，ここには支持細胞と有毛細胞があって，クプラというゼラチン様物質に包まれている．有毛細胞は感覚細胞で前庭細胞終末が分布している．身体に回転が起こり角加速度が半規管に加わると，内リンパ流動が起こりクプラを偏倚させ感覚細胞を刺激する．[347]　⇨参半規管→2406

産婦　perturient woman，a woman in labour　分娩中の女性のこと．分娩とは，胎児およびその付属物が陣痛および腹圧によって産道を通って母体外へ娩出されることをいう．はじめて分娩する女性を初産婦，妊娠22週以降の分娩経験者を経産婦という．満15歳以下の初産婦を若年初産婦(欧米では15歳以下としていることが多いが，日本では身体的成熟度と社会的・心理的成熟度を考慮し，広義に19歳以下と定義している文献も多い)，満35歳以上の初産婦を高年初産婦という．5回以上の経産婦を頻産婦という．[271]

三分がゆ(粥)　病人食の分類での軟食の1つ．全がゆ3に対し重湯7の割合で混合したかゆ．[987]　⇨参かゆ(粥)食→548

産婦人科直腸診⇨同直腸診《産婦人科の》→2023

散布度⇨同ばらつき→2396

サンプドレナージ　sump drainage　サンプドレーンを用いて行うドレナージのこと．サンプドレーンは二重構造で外套(とう)の管壁には多数の側孔があり，吸引により組織や凝固物が吸着されないようになっている．内套の先端には孔があり，空気や液を注入することができ，持続的に陰圧をかけて吸引することもできる．内套が2本となっているものもある．サンプドレーンは一般的には体腔のドレナージに使用されることは少なく，胃・腸管などの管腔臓器内に留置され，イレウスにおける消化管内の減圧に用いられることが多い．[1403]

サンプリング　sampling　［標本抽出］　標本調査では，母集団からいくつかの個体(標本)を選んで測定するのが一般的であり，この標本を選ぶことをサンプリング(抽出)という．サンプリングは母集団の性質を反映するように行う必要があり，何らかの主観によって標本を選ぶ有意抽出法と，主観を入れない無作為抽出法などの方法がある．[467]

サンプリングポイント⇨同サンプルボリューム→1214

サンプルボリューム　sample volume　［サンプリングポイント］　超音波検査でドプラ信号などを測定するために設定される領域．超音波パルス幅とビーム幅で決定され，小さいほど狭い領域の評価ができるが，信号が弱く検出しにくくなる．[955]

算法⇨同アルゴリズム→192

三房心　cor triatriatum，triatrial heart　［三心房心］　左房内腔が線維筋性隔壁により上下二腔に分割される奇形で，アンドラル Gabriel Andral(1829)によりはじめて記載された．発生率は先天性心疾患の0.1-0.4%，軽度の男性優位がある．上(背側)腔 upper chamber は肺静脈の全部または一部の還流を受け，左心耳を含む下(腹側)腔 lower chamber との間に連絡口をもつこともたないこともある．後者では上腔，下腔は心房中隔欠損孔または卵円孔を経て右房への交通を確保する．右房内に遺残する右側静脈洞弁が隔壁様に見える例を

●三房心

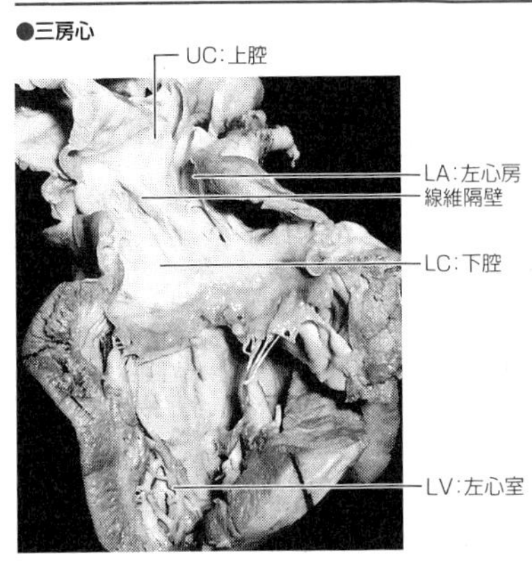

右房型三房心と呼ぶこともあるが，多くは二腔形成にまで至らず，単なる静脈洞弁遺残と診断するのが正しい.[319]

サンボーン型基礎代謝測定装置 Sanborn metabulator ［無水式基礎代謝測定装置］ エネルギー代謝・基礎代謝の測定に用いられる装置．蛇腹状のドラムに酸素を満たし，被検者と閉鎖循環回路で結合して単位時間に摂取された酸素量(mL/分)を測定する．その消費量から基礎代謝率を算出することができる．比較的簡易に測定できるので広く用いられている．サンボーンはメーカー名.[893]

酸味 sour taste，sourness 4基本味のうちの1つ．酸，特に水素イオンが受容器を刺激して生じる.[842]

三面鏡コンタクトレンズ three-mirror contact lens ［スリーミラーレンズ］ 細隙灯顕微鏡検査の際に装着して用いるレンズ．眼底後極部，周辺部および隅角の観察が可能な3枚の接触型のレンズがついている．より精密な眼底検査が可能だが，観察野が狭い．点眼麻酔後，角膜保護剤をつけ眼球表面に装着して，細隙灯顕微鏡で観察する．使用後は感染防止のため，洗浄，消毒が必要である.[257]

酸溶血試験⇨同ハム試験⇀2393

残余窒素 residual nitrogen；RN ［非タンパク窒素］ 血液もしくは血清の除タンパク後に残る窒素を含む種々の物質の総称で，尿酸，尿素窒素(BUN)，クレアチニン，クレアチン，アンモニアなど．これらは主に腎臓から排泄されるため，この物質の血中濃度は主として腎機能の指標として利用される.[851]

残余窒素定量法⇨同非タンパク窒素定量法⇀2457

残余的機能⇨参ルボー⇀2968

散乱線⇨同散乱放射線⇀1215

散乱《超音波の》 scattering 超音波は，波長より小さい物体に当たると，一定方向ではなく多方向に反射または回折して散らばる性質をもち，これを散乱と呼ぶ．散乱波のなかで特に探触子側に返ってくるものは後方散乱と呼ばれ，超音波画像作成に利用されている．健常者の肝臓や脾臓などの臓器を構成する組織は微細で，波長より小さいため，超音波検査で表示される臓器の内部エコーの多くは散乱波により構成されている.[955]

散乱《放射線の》 scattering X線，電子線，中性子線，荷電粒子などの電離性放射線が身体内あるいは物質中で，構成原子の原子核や軌道電子との相互作用によって進行方向を変えられる現象をいう.[1127]

散乱放射線 scattered radiation ［散乱線］ 電離放射線が物質と相互作用した結果，生じた放射線を指す．X線，γ線の場合は主にコンプトン散乱により散乱線が発生する.[1144] ⇨参散乱《放射線の》⇀1215，コンプトン散乱⇀1145

三里 Sanli ［足三里，手三里］ 一般に三里というと足の三里を指すことが多いが，手にも存在する(手の三里あるいは手三里)．足の三里は，膝関節前外側にして脛骨の上端，膝蓋靱帯の外縁から下3寸にある経穴で，足の陽明胃経の36番目．慢性消化器疾患，高血圧，ノイローゼ，坐骨神経痛，半身不随をはじめ，古来より長寿穴および疾病予防のツボとして一般に広く用いられる．特に足三里への灸は万病に効くともいわれ，活用されてきた．手三里は手の陽明大腸経の10番目，前腕外側部のおよそ上1/4のところにあたる．頭痛，はれ物，蓄膿症，脳貧血，半身不随などに用いられる.[123]

産瘤 caput succedaneum 出生時に新生児の児頭先進部にできるやわらかい腫瘤．狭い産道を通過する際，また吸引カップの圧力によってもできる．滲出液が骨膜上に貯留し骨縫合をこえた腫瘤となる．数日で消退する.[715] ⇨参頭血腫⇀2102

残留塩素 residual chlorine，excess chlorine 塩素は水の消毒に使われる物質で，自然界の水の中には存在しない．上水および下水，工場排水を塩素消毒した際に水中に残留する塩素．消毒のために塩素要求量以上の塩素を加えることで検出できる．水中では，残留塩素は遊離型塩素と結合型塩素に大別され，殺菌能力に差がある．水道やプールには残留塩素が含まれていることが法律で義務づけられ，水1L中に遊離型は0.1 mg以上，結合型は0.4 mg以上とされる.[912]

残留効果 residual effect⇨同残効性⇀1203

残留囊胞 residual cyst ［残存性歯根囊胞］ 根尖病巣を有する歯牙に対する治療で，歯牙のみが抜去され歯根囊胞が残留した病態，あるいは歯根肉芽腫から囊胞を発生した病態をいう．治療は顎骨に発生した囊胞に準じる.[42]

残留農薬 residual pesticide，pesticide residue 農薬の使用は農作物の栽培に必要なものであるが，食品中に残留し人体に有害な影響を与える可能性があるため，2003(平成15)年から残留基準値が決められている．さらに2006(同18)年，一定の量をこえる農薬が残留する食品の販売を原則禁止する「ポジティブリスト制度」が施行された．一方，実際の食生活上で食される残留農薬の量を調査し，食品の安全性の確認，決められた残留基準の妥当性を検証するために，1991(同3)年からマーケットバスケット方式による農薬の1日摂取量調査を行っており，その結果によると国民の実際の農薬摂取量は許容1日摂取量(ADI)に比べると大幅に低い.[1465] ⇨参農薬汚染⇀2313

残留膿瘍 residual abscess ［遺残膿瘍，再発膿瘍］ 手術後に関連して創内に病原微生物が残っていたために，同じ部位に膿瘍が再発すること．腹膜炎手術後の横隔膜下膿瘍，ダグラス Douglas 窩膿瘍などがある．弛緩熱，膿瘍形成部位の疼痛を呈し，ダグラス窩膿瘍ではテネスムス(裏急後重)になることがある．小さなものでは保存的療法(抗生物質投与，局所冷罨法)で治癒するが，ある程度の大きさのものは手術的に排膿を図ることが必要である．[304]

残留放射線 remnant radiation，residual radiation 放射性同位元素による環境汚染や体内摂取あるいは皮膚汚染に対し，処理あるいは洗浄・排泄後も環境や体内に残留する放射性同位元素あるいは放射線．[1127]

三類感染症 category Ⅲ infectious diseases⇨㊂感染症新法→633

三連構造 triad ［三つ組］ 横紋筋のＺ線に一致して存在する構造．中央の横行小管(Ｔシステム)とそれに両側から接する筋小胞体の終末槽によって形成される．横行小管は細胞膜が陥入したものであり，細胞膜の興奮が横行小管にある電位依存性カルシウムイオン(Ca^{2+})チャネルの立体構造変化を起こし，それが筋小胞体の膜状にあるライアノジン受容体の立体構造変化を引き起こす．次に，その構造変化が筋小胞体からのCa^{2+}放出を促し，筋収縮を起こす．[97] ⇨㊂興奮収縮連関→1056

三連子⇨㊐トリプレット《ヌクレオチドの》→2167

三連脈 trigeminy⇨㊐三段脈→1212

産論 ［子玄子産論］ 賀川玄悦〔1700-77(元禄13～安永6)〕が1765(明和2)年に著した『子玄子産論』のこと．子玄とは，玄悦の字(あざな)．玄悦は，近江の出身で京都に出て古医方を修め，貧しい妊婦を自宅で養い病状と術を研究し『産論』4巻にまとめた．巻一：妊娠編，巻二：分娩編，巻三：産褥編，巻四：産椅・鎮帯論からなる．その中で注目すべき功績に，正常胎位の発見がある．従来，胎児は子宮内で頭を上に位置し分娩が始まると下になると考えられていたが，背面倒首(後ろ向きで頭が下)を自己の経験から述べた．鎮帯論では，腹帯で腹部を緊縛することの害を説き使用を禁じた．また，自ら考案した産科手術の中で，回生術(難産の際母体を救う方法)と鉤胞(胎盤を娩出させる方法)は，秘術として具体的方法を公開しなかった．玄悦の功績は，その子孫や弟子に受け継がれ賀川流産科として発展した．[332] ⇨㊂賀川玄悦→471

さ

し

死 death［死亡］ 生物学的に心臓，肺，脳の3臓器すべてが永久的かつ不可逆的に機能停止した状態がヒトの死である．有機的に統合された個体が，健康な状態からその個体を構成する細胞すべてが機能を失う一過程で，その人の社会的構成単位としての生命が絶えること．物質代謝機能の停止，刺激反応性や運動性の消失を伴い，代表的所見として心拍動の停止，自発呼吸運動の停止，瞳孔の散大がみられる（いわゆる三徴候説）．この状態が15-30分持続すると個体の死と判断し，認定される．また，ヒトの脳幹を含めた脳すべての機能が不可逆的に廃絶した状態を脳死と呼ぶ．1985（昭和60）年に厚生省（現厚生労働省）が定めた「脳死判定基準」に従い脳死を人の死と認め，1997（平成9）年制定の「臓器の移植に関する法律（臓器移植法）」第6条によって定義されている．[1415] ⇨参脳死→2299，脳死判定→2300

屎⇨同大便→1901

次亜塩素酸塩剤中毒 hypochlorites poisoning 次亜塩素酸塩剤は食品や飲料水，医療器具の殺菌消毒薬として用いられるほか，家庭用漂白剤や住宅用洗浄剤などに含有されている．経口摂取により，咽頭や喉頭の浮腫，嘔吐，腹痛を起こし，重症ではチアノーゼ，血圧下降，呼吸窮迫，意識消失などをきたす．吸入すると，気道粘膜の刺激および疼痛，咳，肺浮腫などが現れる．治療は大量の牛乳および卵白の投与や塩類下剤による毒物の除去，排泄促進を行う．[1579]

ジアシルグリセロール diacylglycerol；DG，DAG［ジグリセリド］ グリセロール（グリセリン）の脂肪酸エステルのうち，脂肪酸基2個が結合しているもの．その結合位置により，1,2-ジアシル型と，1,3-ジアシル型とがある．前者はリン脂質やトリグリセリド生合成の中間体として重要．また，ホルモン刺激伝達の二次メッセンジャーとしても重要で，細胞膜結合型ホスホリパーゼCが増殖因子などの細胞外の刺激物質によって活性化され，この酵素が膜に少量含まれるホスファチジルイノシトールを分解．この反応で一時的に生成されたジアシルグリセロールはプロテインキナーゼCを活性化する．[1559]

ジアステレオ異性体⇨同ジアステレオマー→1217

ジアステレオマー diastereomer［ジアステレオ異性体］ 立体異性体のうち，鏡像異性体を除いたすべての異性体をいう．それぞれ内部エネルギーが異なるため，物理的・化学的性質も互いに異なる．[1559]

ジアゼパム diazepam 1960年に合成された，中力価型で長期作用型のベンゾジアゼピン系抗不安薬．大脳辺縁系に特異的に作用して馴化・鎮静作用を示し，他に筋弛緩作用や抗痙攣作用も有する．経口剤の血中濃度半減期は27-28時間．経口剤には錠剤，散剤，シロップがあり，神経症やうつ（鬱）病などでの不安，緊張，抑うつ，脳脊髄疾患に伴う筋痙攣，疼痛や，麻酔前投薬の適応を有する．注射剤は神経症に加え麻酔，アルコール依存症，分娩時などでの不安，緊張，抑うつのほか，てんかん様重積状態での痙攣抑制に用いる．坐薬は，小児の熱性痙攣やてんかんでの痙攣発作に投与される．[204,1304] 商セルシン，ホリゾン

ジアゼパム中毒 diazepam poisoning ジアゼパムはベンゾジアゼピン系抗不安薬・抗痙攣薬・鎮静薬であり，代表的な睡眠薬でもある．長期間，大量に使用すると精神的依存（習慣性）および身体的依存（耽溺性）を起こす．急激に投与を中止すると，せん妄，振戦，不眠，不安，幻覚，妄想などの禁断症状が出るため，中止の際は徐々に減量．大量摂取による中毒症状として，眠気，ふらつき，頭痛，構音障害，不眠，焦燥感，霧視，複視，肝障害，動悸，過敏症，口渇，悪心・嘔吐，食欲不振，腹痛，便秘，下痢，脱力感，筋緊張低下症状，白血球減少，徐脈などがみられる．治療は，催吐・胃洗浄・吸着剤などによる毒物の除去，強制利尿による排泄促進を行う．[1579]

ジアゾ試薬⇨参ジアゾ反応→1217

ジアゾ反応 diazo reaction［エールリッヒ反応］ ジアゾ基を有するジアゾ化合物を中間体として，芳香族アミンから種々の化合物が生じる反応．主にジアゾニウム塩，すなわちジアゾ試薬を用いる反応のことをいい，尿中のタンパク質分解産物の検出法である．尿に試薬を加えて色調の変化をみるが，タンパク質分解産物が存在すれば紅色を呈し，正常尿では変化しない．現在ではほとんど行われない．[362]

指圧 acupressure 手指あるいは器具を用いて体表の特定の部位に持続した圧を加えること．あんまから発達したもので主にツボ（経穴）を押す．人間の身体内部には全身に「気」がめぐっていて，体内の気の流れの滞りや失調から身体の不調や疾患が起こると考える東洋医学によっている．気の流れは経絡と呼ばれ，特定の臓器（臓腑）に深くかかわっており，十二正経では肺→大腸→胃→脾→心→小腸→膀胱→心包→三焦→胆→肝→肺と環状に気が循環している．気の状態の乱れは，ある特定部位の皮膚表面に反応として現れるといわれており，皮膚上にある身体の特定部位に対応したポイントがツボ（経穴）と呼ばれる．世界保健機関 World Health Organization（WHO）で規定されているものだけでも350以上ある．指圧は，それらのツボを刺激し，気の流れを整えようとするものである．慢性疼痛，頭痛，筋肉痛，肩こり，腰痛などに効果的．禁忌と一般的注意は，ほぼマッサージと同様．マッサージは皮膚の上から直接行うが，指圧は衣服の上から行うことが多い．[539] ⇨参マッサージ→2739，リラクセーション→2946

指圧痕 digital impression，digital marking［脳回圧痕］ 頭蓋骨単純X線撮影で認められる頭蓋骨の脱灰所見．あたかも粘土を指で押したような像として認識される．脳が急速に発育する小児期で2歳頃から観察され，4-8歳頃に最も強くなる．特に頭蓋骨癒合症では著明にみ

られ，頭蓋内圧亢進が著明な際にも認められる．[1017]

指圧療法　finger pressure therapy，digital compression therapy　機械器具を使用せず手指をもって体表を押圧し，自然治癒力を高め，疲労を除去して健康を増進，あるいは疾患を治す療法をいう．大正時代，古法あんまや柔道の活法，導引などを行っていた療術師の人びとが，欧米のオステオパチーやカイロプラクティックなどといった近代手技療法を取り入れ，それに独自の経験的な手技療法を加えて成立させたといわれている．指や手掌，ときには肘あるいは膝などによって1点に加えられた圧の生理的な効果を期待し，点状に治療部位を刺激する．垂直圧，持続圧，精神集中が三原則．指圧点は鍼灸に用いる経穴(けいけつ)に多くは一致する．手技法は，矯正，圧迫，運動に大別される．[123] ⇨参スポンディロセラピー→1655

ジアテルミー　diathermy ［**高周波電気療法，透熱療法**］　超短波，マイクロ波，ラジオ波などの高周波電流を生体に流すことにより組織内温度を局所的に上昇させる方法で，外科手術におけるメスの代用として開発された．最近では，内視鏡や穿刺針を介してマイクロ波やラジオ波を流す方法が確立し，消化管出血の止血や肝細胞癌の治療にも応用されている．また，超短波を流すことにより深部を加温する治療を透熱療法と呼ぶ．

ジアニシジン　dianisidine ［**ビアニシジン，ジアミノパラジメトキシジフェニル，ジメトキシベンジジン，ダイアニシジンベース**］「特定化学物質障害予防規則」(特化則)の特別管理物質．白色の葉状結晶で空気中に放置しておくと酸化されて紫色となる．アルコール，エーテルに可溶，水に難溶，染料中間体．局所作用として接触皮膚炎を起こす．ジアニシジンは化学的な構造がベンジジン(発癌性が認められている物質)に似ており，動物実験で腫瘍をみた例があるので製造許可物質に指定された．[1360] ⇨参特定化学物質障害予防規則→2143

シアヌルアミド⇨同メラミン→2806

シアヌロトリアミド⇨同メラミン→2806

シアノアクリレート　cyanoacrylate　無色透明で液状の接着剤．生体に付着すると微量の水分で急速に重合し，硬化して接着する．生体に対する適合性はよく，特別な副作用は認められていない．創面に少量を塗付して接着する．胃静脈瘤などの止血を図るために血管内に注入することがある．代表的な市販品にアロンアルファ A® がある．[485]

シアノーゲン⇨同シアン→1219

シアノコバラミン　cyanocobalamin⇨同ビタミン B_{12}→2454

ジアノッティ・クロスティ病　Gianotti-Crosti disease ［**ジアノッティ病，乳児丘疹性先端皮膚炎**］　小児期にみられ，B型肝炎ウイルス(HBV)の感染後に，ウイルスに対する炎症反応が原因で生じる皮膚病変で，四肢の伸側，両頬などに左右対称に紅色あるいは皮膚色の丘疹が多発する．ときに微熱やリンパ節腫大など軽度の全身症状を伴い，また黄疸や肝腫大が認められることもある．なお症状がみられた時点ではHBVは体内から消失していることが多く，感染による免疫反応の乱れが生じた場合に反応性の皮膚病変がみられるものと考えられている．特徴的な皮疹の分布と性状の確認，血清中の肝逸脱酵素値，HBVマーカーなどにより診断する．発疹が現れた時点で感染に対する免疫が成立していると考えられ，皮膚病変も通常1か月以内に消失する．HBV感染によるキャリア化や慢性肝炎発症の際には病状に応じた治療が必要になる．[1073,1462]

ジアノッティ病　Gianotti disease⇨同ジアノッティ・クロスティ病→1218

ジアミノパラジメトキシジフェニル⇨同ジアニシジン→1218

シアリダーゼ(ノイラミニダーゼ)欠損症　⇨同シアリドーシス腎症→1218

シアリドーシス　sialidosis ［**サクランボ赤色斑・ミオクローヌス症候群**］　リソソーム酵素であるシアリダーゼ(α-N-アセチルノイラミニダーゼ)の一次的欠損によって全身臓器の細胞にシアル酸含有糖タンパクや，シアル酸含有オリゴ糖が蓄積する常染色体劣性の遺伝性疾患．白血球または培養線維芽細胞中のシアリダーゼの異常を証明することで診断される．臨床像により2型に分類される．1型はサクランボ赤色斑・ミオクローヌス cherry-red spot-myoclonus 症候群とも呼ばれ，10歳頃より視力低下が出現し，眼底にサクランボ赤色斑 cherry-red spot が認められる．ミオクローヌス，小脳失調，痙攣を呈し，緩徐に進行するが，骨格異常や肝脾腫はない．進行性ミオクローヌスてんかん症候群に属する．2型は1型よりも重症で，乳幼児期に発症．ガーゴイル顔貌，肝脾腫，骨変形，精神運動発達遅延，痙攣，小脳失調などを呈する．サクランボ赤色斑やミオクローヌスも出現する．[716] ⇨参ミオクローヌスてんかん→2761

シアリドーシス腎症　nephrosialidosis ［**シアリダーゼ(ノイラミニダーゼ)欠損症**］　シアリダーゼ(リソソーム性ノイラミニダーゼ)の欠損によりシアリルオリゴ糖の蓄積が起こり，腎障害を合併した疾患．常染色体劣性遺伝病で，リソソーム酵素やリソソーム酵素の活性化因子および安定化タンパク質の遺伝的異常により，その酵素に対応する基質がリソソーム内に蓄積して起こるリソソーム病の一種．[858]

シアリル Le^x-I 抗原　sialyl-Le^x-I antigen；SLX antigen，sialyl Lewis^x antigen；CSLEX　肺，大腸，乳腺，膵臓などの腺癌細胞が産生する2型糖鎖抗原の腫瘍マーカーで，モノクローナル抗体を用いて検査される．SLXは，本抗原を測定する試薬キットの商品名．基準値は38 U/mL以下で，肺腺癌，膵癌，大腸癌，卵巣癌，胃癌，肝癌などで高値になる．肺癌，乳癌，卵巣癌などの血管内皮細胞への接着にシアリル Le^x 系統の糖鎖が主役を演じて転移を促進するとされることから，陽性癌患者の予後は不良．なお，消化器系の良性疾患での偽陽性率はきわめて低いが，慢性肺疾患で高値になることがある．[1125]

シアリル Tn 抗原　sialyl-Tn antigen；STN antigen，sialyl Tn antigen ［STN］　ムチン型母核糖鎖のグループに属する癌関連の糖鎖抗原の1つで，卵巣癌，大腸癌などの腫瘍マーカーになる．基準値は45 U/mL以下で，卵巣癌，子宮頸癌，胃癌，大腸癌，膵癌，胆道系癌，肺癌などで高値になる．良性疾患で偽陽性になることは少ないが，卵巣嚢胞，胆石症，呼吸器疾患で高値になることがある．[1125]

シアリルルイス A⇨参SPan-1→108，KMO-1→73

シアリルルイス X⇨参シアリル Le^x-I 抗原→1218

シアリン酸⇨同シアル酸→1219

し

四アルキル鉛中毒予防規則　Ordinance on Prevention of Tetraalkyl Lead Poisoning　労働衛生関係法規の1つで，1972(昭和47)年に制定された．四アルキル鉛(四メチル鉛，四エチル鉛，1メチル・3エチル鉛，2メチル・2エチル鉛，3メチル・1エチル鉛，これらを含むアンチノック剤)について，製造混入段階における危険防止措置，装置の修理業務，タンク内作業や残滓物の取り扱い，ドラム缶の取り扱い，労働衛生保護具の使用，健康診断，作業主任者の選任などが規定されている．[1015] ⇨参四エチル鉛中毒→2888

シアル酸　sialic acid；SA　［シアリン酸］　糖タンパク質の1つでノイラミン酸のアシル誘導体の総称で，30数種類ある．多様な生理作用をもち，細胞の表層に多く存在し，細胞膜の安定化や膜の陰性荷電の発現などに寄与している．さらに多彩な生理機能，例えば細胞どうしの接着などにも関与している．[1617]

ジアルジア症　giardiasis⇨同ランブル鞭毛(べんもう)虫症→2912

シアログラム　sialogram　［唾液腺造影図］　唾液腺に造影剤を逆行性に注入し形態変化を検査する唾液腺造影法で撮影されたX線写真．通常，油性ヨード造影剤の油性ヨード化ケシ油脂肪酸エチルエステルをステノンStenon管(耳下腺管)またはワルトンWharton管(顎下腺管)開口部より注入し，前後，側面の撮影を行い診断する．導管の拡張，欠損や造影剤の漏洩などにより唾石や炎症，腫瘍などの診断に用いる．[736]

シアロ糖脂質　sialoglycolipid⇨同ガングリオシド→583

シアン　cyanogen　［ジシアン，シアノーゲン，オキサロニトリル］　①「水道法」,「水質汚濁防止法」などで厳重に規制を受けている有害物質．シアンイオンには遊離型シアンイオンと錯塩型シアンイオンとの2種類があり，両者を総称して全シアンと呼ぶ．遊離型シアンイオンの毒性は錯塩型シアンイオンの毒性に比べて1,000倍以上といわれる．シアンイオンの発生源としてはメッキ工場，アクリルニトリル工場，溶鉱炉などがある．水質基準0.01 mg/L以下〔無機シアン化合物(錯塩およびシアン酸塩を除く)〕．②化学的には別名ジシアン，シアノーゲン，オキサロニトリルとも呼ばれる．N≡C−C≡N，融点 −27℃，沸点 −21.2℃，比重0.95，水，アルコール，エーテルに溶ける．特異臭のある気体．燻蒸剤に用いられる．溶鉱炉や石炭ガス燃焼時にも発生する．シアン中毒の症状は，シアンが細胞内のチトクロム酸化酵素の鉄(Fe^{3+})と結合し，細胞の分子酸素の利用が阻害され，最も敏感な脳細胞の機能が失われ，大量吸入ないし摂取では即座に意識障害がみられる．低量曝露では，頭痛，流涎，動悸，虚脱，昏睡，呼吸停止へと進む．治療は，亜硝酸アミルの吸入，3%亜硝酸ナトリウム10 mLの静注が行われる．[1360] ⇨参シアン化合物→1219，シアン中毒→1219

シアン化合物　cyanide，prussiate　［青酸化合物］　青酸化合物ともいう．青酸をシアンというのは，ギリシャ語のKuanos，つまり青色の鉱物という言葉に由来する．写真，冶金，メッキなどの工業用，柑橘類の果樹の殺虫薬として，またシアンガス(シアン化水素)が倉庫・船舶などの燻蒸剤として用いられる．さらに，青梅・杏仁などはシアン配糖体を含有するため，しばしば中毒事故例がみられる．代表的な化合物として，シアン化カリウム(青酸カリ)やシアン化ナトリウム(青酸ソーダ)などの金属シアン化物があり，酸と反応してきわめて毒性の高いシアン化水素となる．中毒機序はシアン化イオン(CN^-)がミトコンドリアのシトクロムオキシダーゼの金属と結合し，ミトコンドリアにおける細胞内呼吸反応を阻害し，生体に対して呼吸麻痺などの強い毒性を示す．[929] ⇨参シアン中毒→1219，シアン→1219

シアン化合物中毒⇨同青酸化合物中毒→1669

シアン化水素中毒　hydrogen cyanide poisoning　シアン化水素は沸点26℃で気温が高いときは気体であり，アーモンド臭をもつ．致死量は50 mgで，青酸塩(シアン化カリウム，シアン化ナトリウム)に比べ4-6倍毒性が強く細胞内呼吸阻害作用がある．高濃度の吸入により，30秒以内に顔面紅潮，頭痛，頻呼吸，めまいを生じ，10分以内に振戦，昏睡を起こし死亡する．経口摂取では中毒作用は少し遅くなる．治療には解毒薬(亜硝酸アミルの吸入，亜硝酸ナトリウム，チオ硫酸ナトリウム水和物の静注)の投与および酸素吸入が行われる．[1579] ⇨参シアン中毒→1219

シアン中毒　cyanide poisoning，hydrocyanism　［青酸中毒］　青酸中毒ともいわれ，シアン化カリウム(青酸カリウム)，シアン化ナトリウム(青酸ソーダ)などのシアン化合物の経口摂取ないし吸入による中毒．青酸含有の配糖体を含む杏仁(成分アミグダリン)などの摂取による中毒も多い．中毒の初期症状は組織中毒性低酸素症を起こし，低濃度では目，鼻，のどに対して強い刺激があり，高濃度になると呼吸促進，心悸亢進，痙攣，昏睡などを起こす．その機序はシアノ基が3価の鉄を含むシトクロムオキシダーゼと結合して，細胞呼吸を阻害する．シアンは水溶液では強いアルカリ性を示し，酸と反応すると有毒なシアン化水素を発生する．遊離シアンは倉庫，船舶などの燻蒸に大量に使用され，しばしば中毒を起こすことがある．治療には解毒剤(亜硝酸アミルの吸入，亜硝酸ナトリウム，チオ硫酸ナトリウムの静注)の投与および酸素吸入が行われる．[929] ⇨参シアン化合物→1219，青酸化合物中毒→1669

シアンメトヘモグロビン　cyanmethemoglobin　ヘモグロビン(Hb)濃度測定の際に用いられるHb誘導体の1つ．Hbそのものは不安定な物質のため，血液に薬物を加えて安定なHbの誘導体に転換し，光電比色計で測定する．これを用いた方法は，1964年の国際標準化委員会で採用され，最も普及している．[1131]

シアンメトヘモグロビン法⇨参ヘモグロビン定量法→2633

肢位　position，posture，attitude　体部間の位置関係．厳密な定義はなく，体位，姿勢，構えなどと混用されている．骨関節の障害に関連して関節を固定する際に拘縮や強直をきたすことが予想されるとき，または関節固定術を実施するときには日常生活動作に比較的便利な肢位が選ばれる．これを良肢位(機能肢位，便宜肢位)という．例えば膝関節では10-15度の屈曲位が歩行，階段昇降に便利である．その他の良肢位は，肩関節：外転40-60度(屈曲，回旋は手が顔に届く角度)，肘関節：屈曲90度(前腕は回内・回外中間位)，手関節：背屈10-20度，股関節：屈曲20-30度(内外転中間位，外旋0-10度)，足関節：背底屈0度．[398] ⇨参体位→1857，姿勢→1293

自慰 masturbation, onanism ［マスターベーション，オナニー，手淫］ 他者との性交によらず，性器を自分で刺激して性的快感を得ること．思春期以降，過度にならなければ性的発達の過程として生理的なもの．問題行為ととらえて厳しくしかったり禁止したりすると，子どもは罪悪感や劣等感を覚え逆効果となる．屋外で友だちと遊ばせるなどひとりになる時間をできるだけ少なくし，他の健全な事柄に興味を向けさせることが大切．[1631]

ジーヴァカ⇨同耆婆(ぎば)→702

ジーヴ症候群 Zieve syndrome ［高脂血性溶血性黄疸症候群，ジーブ症候群］ アルコールの大量摂取後に起こる症候で，黄疸，高脂血症，溶血性貧血を三主徴とし，腹痛を訴える．アルコール飲用中止により正常化する．溶血亢進の原因として，リゾレシチンの関与が考えられる．ジーヴ Leslie Zieve はアメリカの医師(1915-2000)．[1395]

シーエーアイ computer assisted(aided) instruction；CAI コンピュータを使用した教育方法．映像，写真，イラスト，音声などを利用したマルチメディアのソフトウエアを教材として使用する．1人1台のパソコンを操作し，個人ごとに自己学習方式で学ぶことができる．各自の理解度に応じて自分のペースで学習を進めることができるため，学習効果が高いといわれている．最近はインターネットを利用した e ラーニングへの発展が進みつつある．[1341]

詩歌療法 poetry therapy 詩をつくり，読み，聞く行為の中に生まれてくる精神作用を治療に役立てようとする療法．1960 年代からアメリカにおいて発達し始めた．詩作行為はカタルシスや欲求の代償的充足をもたらすばかりでなく，葛藤の解決や行動様式の変容をもたらす作用をもっている．自己と他者，患者と治療者間の交流が精神療法としての多くの意義をもっている．近年，わが国固有の俳句療法や連句療法が注目され，臨床治療への応用が盛んになっている．[1025] ⇨参芸術療法→859，音楽療法→417

シーケンスアナライザ sequence analyzer DNA 塩基配列やタンパク質のアミノ酸配列など，直鎖状分子の配列を読み取る自動解析装置．[800]

肢異常 dysmelia 胎生期の四肢の部分形成不全．四肢の欠損，または短縮を呈する．アザラシ肢症は上肢の部分形成不全．[147] ⇨参アザラシ肢症→147

姿位振戦⇨同姿勢振戦→1293

シース sheath 刀剣などの鞘(さや)の意．血管造影を行う際に，カテーテルを挿入する前にあらかじめ血管内に挿入する管腔状の器具．カテーテルは通常このシースの中を通過させる．カテーテルの操作や交換を容易にし，挿入部の血管損傷を防ぐ役目を果たす．[150]

シーソー眼振 seesaw nystagmus 1 Hz の周期で一側の上方に偏位した眼球は上転・内旋し，他眼の下方に偏位した眼球は下転・外旋する．中脳網様体の障害でみられ，原因としては腫瘍，外傷，血管障害，多発性硬化症などがある．[369]

シーソー呼吸 paradoxical(seesaw) breathing 上気道になんらかの閉塞がある場合，吸気時に甲状軟骨が下方に動くとともに鎖骨上窩が陥没し，腹部は膨隆する．また，呼気時にはこれとは逆に頸部から胸上部は膨隆し腹部が陥没する．このような呼吸運動をいい，これを認めた場合，舌根沈下，異物などによる上気道の閉塞が考えられるため，ただちに口腔内，咽頭内の観察が必要である．[591]

シータ 「θ」の項目を見よ

シートベルト損傷 seat belt injury 自動車事故で，シートベルトを装着している運転手あるいは同乗者に生じる外傷をいう．3 点式シートベルトによる損傷は，次の 3 種類に分類できる．①ショルダーベルト部分によるもの：鎖骨骨折，肋骨骨折，鎖骨下動脈および頸動脈損傷，脾損傷，肝損傷など．②腹部のラップベルト部分によるもの：腸管損傷(多くは回腸，まれに S 状結腸やその他の腸管)，腸間膜損傷，腰椎損傷，膵十二指腸損傷，腹部大動脈損傷など．最近，エアバッグの普及により典型的なシートベルト損傷は減少している．[1175]

シーネ⇨同スプリント→1653

シーパップ⇨同持続的気道陽圧法→1301

シーハン症候群 Sheehan syndrome ［分娩後汎下垂体機能低下症，下垂体壊死，分娩後下垂体壊死］ 1937 年にシーハン Harold Leeming Sheehan (1900-88 年，イギリスの病理学者)が記載報告した症候群で，分娩時の大出血や循環虚脱によって起こる下垂体の梗塞性壊死に基づく下垂体前葉機能低下症．臨床症状としては分娩時に大出血やショックをみた例で，産褥期に初発症状として乳汁分泌の停止と乳腺の急速な退行がみられる．産褥期を過ぎても月経が再発来せず，恥毛や腋毛の脱落，第二次性徴の退化がみられる．このような性腺機能低下症のほかに，甲状腺機能低下症の症状として皮膚乾燥，耐寒性低下，便秘，副腎皮質機能低下症の症状として低血圧，全身倦怠，精神的不活発，低血糖などの臨床症状が現れる．下垂体の壊死巣の部位や大きさによって症状の程度はさまざまであり，不完全型を呈することも多い．栄養状態もさまざまで，やせは必ずしも多くない．治療としては欠落しているホルモンの補償を行う．[1047]

ジーブ症候群⇨同ジーヴ症候群→1220

ジーブ病⇨同毛巣瘻(ろう)→2818

シーベルト sievert；Sv ［Sv］ 放射線防護に使用される等価線量，実効線量の単位．記号は Sv，1 Sv = 1 J/kg である．電離放射線による被曝線量評価に用い，同じ吸収線量でも生物効果は放射線の種類，組織・臓器などによって異なり，それらを補正した線量単位である．等価線量 H_T は放射線 R に照射された組織・臓器 T の平均吸収線量 $D_{T,R}$ に放射線荷重係数 W_R を考慮して積算した値である．また等価線量に身体のすべての組織・臓器の荷重係数 W_T を考慮して積算したものが実効線量 E である．[1144] ⇨参実効線量→1312

シーボーム報告 Seebohm Report 1968 年，イギリス社会福祉制度の改革を目指して，シーボーム卿 Sir Frederick Seebohm を委員長とする「地方当局ならびに関連対人社会サービス委員会」が公表した報告書のことで，委員長シーボーム卿の名前をとってこう呼ばれる．中心課題は，「すべての人びとが利用できるコミュニティに根ざした，そして家族本位のサービスを与える地方自治体の新しい部局の設置」の勧告で，①全国各段階の評議会が単一の法則的委員会に責任を負う統一

し

的社会サービス部を設置すること，②すべての年齢およびハンディキャップを含む者の居宅ならびに収容保護を統合的に取り扱うことである．これにより1970年には，地方当局社会サービス法が制定され，1971年より実施された．特徴はクライアント処遇を統合理論的立場から援助展開し，困窮の予防やコミュニティ内のボランティア活動との統合的努力を行うソーシャルワーカーの養成を意図した点にある．[457] ⇨参バークレー報告→2322

シーボルト Philipp Franz Balthasar von Siebold ドイツの医師，博物学者，民俗学者(1796-1866)．標準ドイツ語読みはジーボルト．江戸後期に長崎オランダ商館医として来日し，日本に西欧の医学，科学知識，文化を伝えると同時に，西欧に日本の自然産物，文化，民俗風習などを紹介し日本研究家としても著名．祖父の代よりヴュルツブルク大学の医学教授を務めた名門家系に生まれ，1820年に同大学医学部卒業．東洋研究のためにオランダにおもむき，オランダ領東インド陸軍病院外科少佐に任命されてジャワに渡り，さらに1823(文政6)年，オランダ商館医として長崎に入港．医師としての活動のほか，オランダ政府からは貿易拡大のための市場調査，すなわち日本の自然産物，国民性，制度，政治，文化などについての総合的な学術調査を要請されていた．それまでのオランダ商館医と異なり当時一流の医学の技能と科学知識をもったシーボルトの滞在する出島には，着任早々多くの日本人が集まり知識を摂取しようとした．来日の翌年には特に許されて長崎東郊の鳴滝に塾舎(鳴滝塾)を設け，高良斎，二宮敬作，美馬順三，岡研介，高野長英，小関三英ら多くの日本人医師に医学を教えた．この際，臨床実践を通じて診療だけでなく西洋薬の化学製法と使用法，西洋外科技法も教えた．天然痘予防のためのジェンナーJenner方式の牛痘接種の術式や，眼科においても光学的光彩切除術を教え，その際に使用する散瞳薬の知識を伝えた．また，弟子たちにオランダ語でのレポートを課して日本の産物や文化に関する情報とサンプルを集めたほか，鳴滝近辺の動植物などを採集．1826(文政9)年の江戸参府の途上では日本各地の多数の医師や本草学者と交流し，相互に知識や資料を交換しあった．1828(文政11)年，こうして集めた資料，物品を箱詰めして帰国予定の船に載せていたときに台風で難破．積荷の中から将軍家の奥医師・土生玄碩から散瞳薬との交換に受け取った葵の紋服や，伊能忠敬作成の日本地図など幕府の禁制品がみつかったところから，シーボルトは国外追放となり，関連した多くの日本人が処罰された．これをシーボルト事件という．帰国後，オランダ・ライデンにて日本で収集した資料整理にあたり，こうした資料のうち植物標本はライデン大学植物標本館に，民俗資料はライデン国立民俗博物館に保存されている．1858(安政5)年に日蘭通商修好条約が締結され，シーボルト事件の処分が免責となり，その翌年に再来日し幕府の外交顧問となった．その後，ドイツ・バイエルンに帰り，大著『日本Nippon』(1832-58)，『日本植物誌Flora Japonica』(1835)，『日本動物誌Fauna Japonica』(1835-50)を通じて，西欧社会に日本の文化と自然を紹介した．なお，長崎滞在中に日本人女性(たき)との間に生まれた娘のイネは医師として活躍し，ドイツ帰国後の結婚により生まれた息子のアレキサンダーは外交官として日本に滞在し文化財の収集に努めた．父子2代にわたるシーボルトコレクションは江戸後期から明治初期日本の文化と自然を伝える貴重な資料である．[983]

ジーメンス siemens；S ある物体の電気のコンダクタンス，すなわち伝導率を表す単位(S)．国際単位系(SI単位)で定められ，1オーム(Ω)の電気抵抗をもつ物体のコンダクタンスを，1ジーメンス(S)という．コンダクタンスが1Sの物体に1ボルト(V)の電圧が加えられると1アンペア(A)の電流が流れる．[153]

シールド⇨同遮蔽(しゃへい)→1360

子音 consonant 声帯から発せられた音は，喉頭に続く付属管腔(咽頭，口腔，鼻腔など)に共鳴し，咽頭筋，舌，口唇などの運動により付属管腔の形が変化して語音がつくられる．語音は母音と子音とに分けられる．子音は呼気の通路に狭窄部や閉鎖部をつくり発声することで生じる．音のつくられる場所により口唇音(m，p，b行)，歯茎音(t，d，s，z行)，口蓋音(k，g行)などに区別される．また構音の方法により破裂音，摩擦音，通鼻音，破擦音，弾音に，声帯振動を要するか否かによって有声音，無声音に分けられる．[347] ⇨参母音→2658

死因 cause of death 死の原因．心拍動・呼吸・脳の機能が，全面的に不可逆的停止をきたすとき，この原因となった傷病名や症候群名を指す．「臓器の移植に関する法律」(1997)によって，脳死が加えられた．内因死(病死や自然死)と外因死(不慮の事故や災害死，自殺や他殺など)に大別される．複数の傷病で，1つひとつが致死的な場合を競合死因，1つひとつは致死的ではないが共同すると死因になる場合を共同死因という．直接死に至らしめた疾病や損傷を直接死因または致命傷といい，その原因を原死因という．WHOでは原死因を，①直接に死亡を引き起こした一連の病的事象の始まりとなった疾病または損傷，②致命傷を生ぜしめた事故または暴力の事実，と定義している．[473]

死因学⇨同タナトロジー→1921

死因統計 mortality statistics by cause of death 死亡に関する届出に従って国民の死亡の種類(死因)を整理し，年間の死亡原因の動向を統計的に集計したもの．日本では死因統計を専門的にまとめる特定の機関は存在しないが，厚生労働省が行う人口動態調査に基づいた人口動態統計をその基本としている．この調査は1872(明治5)年より行われており，出生，死亡，死産，婚姻，離婚という人口の動態を計量的に把握し，公衆衛生における基礎資料となっている．日本の死因・疾病統計は，WHOが定める「疾病及び関連保健問題の国際統計分類International Statistical Classification of Diseases and Related Health Problems(ICD)」に基づいており，現行の分類は2006(平成18)年より，第10回修正国際疾病分類2003年版(ICD-10，2003)が適用されている．[1415]

死因の競合 〔D〕Konkurrenz des Todesursaches ［競合死因］ 致死的な損傷が複数あり，死因をいずれかに特定しがたいような場合，それらの損傷は互いに競合関係にあるといい，そのような死因を競合死因という．死に対してどの損傷が主導的な役割を演じたかを確定しなければならない場合がある．加害者が単独であればあまり問題になることはないが，加害者が複数で，彼らが被害者に与えた損傷が被害者の死に対して競合関係にある場合，いずれの損傷が主導的役割を演じたかの判断は重要である．損傷と疾病，疾病と疾病とが競合関係にある場合もある．[473]

死因の共同⇨同共同死因→765

ジーンバンク　gene bank⇨同遺伝子バンク→261

死因分類　classification of cause of death　ある一定の基準により死因を割りふる方法．このような分類によって死因の単位が明確になり，かつ調査成果の相互比較が可能になる．WHOの国際疾病分類(ICD-10)が1995(平成7)年より採用されている．これには，個々の疾病を約130項目にまとめて簡略化した分類が使用され，分類コードは5桁の数字で表されている(例：18200は乳幼児突然死症候群，20105は煙，火および火炎への曝露)．[473]

死因別死亡率　mortality according to causes of death, cause specific death rate　各死因ごとの死亡率．その集団の疾病構造，特にどのような疾病による死亡が多いかの指標となる．わが国では悪性新生物の死亡率が最も高く，次いで心疾患，脳血管疾患である．また，死亡診断書の記載事項を集計した毎年の数値が厚生労働省から人口動態統計の一部として発表される．死因の分類には世界保健機関(WHO)が作成した国際疾病・傷害および死因統計分類(ICD-10)が用いられる．死因別死亡率＝(死因別死亡数/人口)×10万[467]

視運動性眼振　optokinetic nystagmus；OKN　［OKN］　頭が動いたときに網膜の映像のぶれを防ぐために誘発される無意識の眼球運動で，動く物体を注視するために必要な生理的眼振の1つ．小脳や後頭葉の障害では緩徐相に異常がみられ，脳幹の障害では緩徐相・急速相がともに異常を示す．視運動性眼振検査法の1つの視運動性眼振パターン検査optokinetic pattern(OKP) testは，縞模様の円筒スクリーンの内側に被験者を座らせ，等角加速度により視刺激の速度を増減させ，視運動性眼振を連続的に記録し，パターンとして分析する方法．OKP検査で得られたパターンは既知の病的パターンに当てはめて分類．臨床ではOKN検査より簡便に行える．[1569]

視運動性反射　optokinetic reflex　視覚に関連した反射の1つ．対象物を注視する際には，両眼の黄斑部にたえず対象物を捕らえ続ける必要があり，随意的な眼球運動に加え，不随意的にも眼球運動をコントロールする反射弓が存在する．網膜から視神経を経由する求心路から大脳視覚野(17・18・19野)を経たのちに，遠心路として視放線を経て中脳，橋に存在する眼筋支配神経核に向かい，眼球運動が不随意的に行われる．[310]

シェイクテスト　shake test⇨同羊水振盪(とう)試験→2871

シェイピング　shaping　行動療法で条件づけを行う一技法．新しい行動を学び修得する目的で，バイオフィードバックによって，自律的反応を促進あるいは抑制していく．段階を追って学習を進め，徐々に基準を厳密なものとして，期待すべき反応が出現するまで続けられる．

シェーカー法　Shaker exercise⇨同頭部挙上→2128

シェーグレン症候群

Sjögren syndrome　［乾燥症候群］

【概念・定義】 **涙腺および唾液腺の分泌障害**を主症状とする外分泌腺の慢性炎症性疾患．自己免疫病に分類される．自己免疫性疾患に合併して起こる二次性のものと合併のない一次性のものがある．合併する疾患としては関節リウマチ，全身性エリテマトーデスが多い．40-60歳代の女性に多く認められる．

【病態生理】 組織学的には唾液腺，涙腺の小葉内にリンパ球が浸潤し，導管周囲に集合して生じた腺組織の線維化と導管壁の拡張，破壊がみられる．

【症状・診断】 主に①**眼乾燥**症状で，シルマーSchirmer試験で5分間に5mm以下が陽性，またローズベンガル色素試験スコア3以上で乾性角結膜炎が証明される，②唾液の減少による**口腔乾燥**症状で，ガム試験で10分間10mL以下で分泌低下，耳下腺造影によるりんごの木像(主管および分岐管壁外に造影剤が層状に漏洩した状態)がみられる．

【治療】 **対症療法**が中心で局所に対しては点眼，うがいなどを行い，人工涙液，人工唾液などを投与する．活動性が高い症例には**副腎皮質ホルモン剤**投与の適応となる．シェーグレンHenrik S. C. Sjögrenはスウェーデンの眼科医(1899-1986)．[98]　⇨参乾性角結膜炎→618

シェーグレン症候群の看護ケア

【看護のポイント】 シェーグレンSjögren症候群は，40-60歳代の女性に多く発症し，他の自己免疫性疾患を合併している二次性のものと，合併していない一次性(原発性)のものがある．症状は病型によって異なるが，外分泌腺(涙腺，唾液腺，腟分泌など)の機能障害による乾燥症状が最も多く，皮膚，呼吸器，消化器，腎などにも症状がみられる．治療は対症療法が中心となり，活動性の高いものにはステロイド剤が使用されるが，完治することは難しい．そのため患者は苦痛や不安などを抱えて生活しており，他の自己免疫性疾患を合併している場合は，さらに増強することとなる．また，周囲(家族，職場)にも理解されにくく，孤独感を感じることもある．患者の苦痛や不安を少しでも軽減できるよう訴えをよく聞き，症状に対する適切なケアを指導するとともに，精神的に支援することも重要であり，患者自身が疾病に対する正しい知識をもち，受容できるように援助する．

【看護の実践】 ①眼乾燥：人工涙液，角膜治療薬を使用する．角膜上皮障害の可能性を考慮して防腐薬の入っていない点眼剤の使用を勧める．ただし開封したら早めに使用する．また症状が強い場合，蒸発予防にドライアイ保護用眼鏡の使用や涙道への涙の排泄を抑制する手術などもある．②口腔乾燥：人工唾液，含嗽剤，口内保湿・湿潤ジェルなどの使用を勧める．あめなどは齲歯(うし)になりやすいので控えるようにする．口腔内の清潔を保つため歯みがきを励行する．食事は乾燥したものは食べにくいので調理形態の工夫が必要．ムスカリンM_3受容体刺激薬，利胆薬，漢方薬などの内服薬も使用される．薬物アレルギーの皮膚症状の頻度が高いので，皮膚状態の観察を行うようにし，ステロイド剤を服用している場合，自己判断で中止することがないように指導する．[599]　⇨参シェーグレン症候群→

1222

シェーグレン・ラルソン症候群 Sjögren-Larsson syndrome シェーグレン Karl G. T. Sjögren(1896-1974, スウェーデンの医師)およびラルソン Tage K. L. Larsson(1905-98, スウェーデンの科学者)により報告された生下時より発症する先天性疾患群で, 魚鱗癬様紅皮症とともに知的障害, 痙性四肢麻痺, 網膜色素変性を伴う. 常染色体劣性遺伝で, 関連各科の専門医による診察と治療が必要. 原因不明. 皮疹は軟膏外用により一過性に改善する. 生命予後はよいが, 難治性で日常生活での手厚い看護を必要とする.[531]

シェーデ胸郭成形術 Schede thoracoplasty 胸壁胸膜が著しく肥厚した慢性膿胸に対し, 肋骨を含む肋間筋, 胸膜, 肋間神経などをすべて切除することにより, 膿胸腔の縮小と胸郭の拡大をはかる胸郭成形術. 考案当時には効果的な方法とされていたが, 胸壁の骨支持が完全に失われるなどの問題点があり, 現在では行われていない. シェーデ Max Schede はドイツの外科医(1844-1902).[141] ⇨参胸郭成形術→750

シェードガイド shade guide 歯を修復したり, 既製の人工歯と同じ素材で作製された色見本. 修復材料や人工歯を選択する際に, 色調の参考にする.[1310]

●シェードガイド

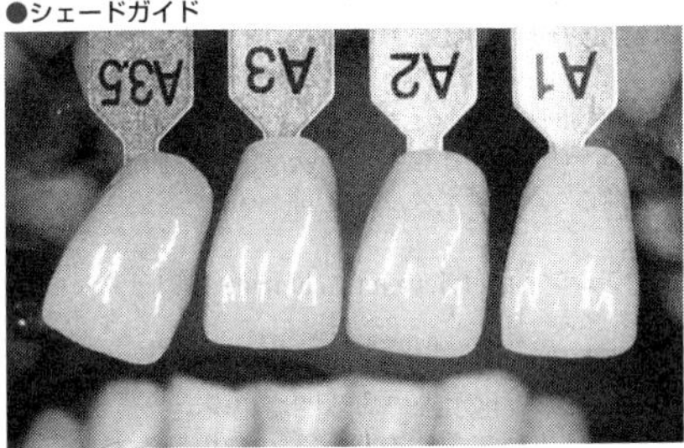

シェーバー病⇨同アルミニウム肺→196

シェービング⇨同剃毛(ていもう)→2054

シェーンバイン試験 Schönbein test [シェーンバイン・パーゲンステッヘル試験] シアン(青酸)を検出する予備試験. 試料を酒石酸酸性として加温し, 発生するシアン化水素(青酸ガス)を硫酸銅水溶液で湿潤したグアヤク脂試験紙に接触させ, その青変を調べる. 本反応は他の酸性ガスであるハロゲン, 硝酸, クロルピクリンなどによっても陽性となるので注意する必要がある.[929] ⇨参シアン→1219, シアン中毒→1219

シェーンバイン・パーゲンステッヘル試験 Schönbein-Pagenstecher test⇨同シェーンバイン試験→1223

シェーンライン・ヘノッホ紫斑病 Schönlein-Henoch purpura [**ヘノッホ・シェーンライン紫斑病, アレルギー性紫斑病, アナフィラクトイド紫斑病**] 皮膚の微小血管を病変の場とする壊死性血管炎. 不定の関節痛や腹痛を伴い, 発症の1-3週間前に上気道感染が先行してみられ, その後突然に主として下肢に丘疹性の紫斑を多数認める. ときに腹痛, 嘔吐, 血便などの消化器症状や, タンパク尿, 血尿などの腎臓症状を認める. 幼児期から学童期に好発. 出血症状は重篤なことが多いが一般に予後は良好. ときに腎不全に至る例もあるため慎重な定期的腎機能チェックが必要. 腎障害がなければ6週までには消退し, 障害は残らない. 細菌感染(特にβ溶血性連鎖球菌が多い), あるいは食物や薬剤などの原因によって生じたIgA免疫複合体が血管に沈着, 障害を生じるためとされる. 十分な安静を保ち, 止血薬や血管強化薬, ときに副腎皮質ホルモン内服も行う. シェーンライン Johann Lukas Schönlein はドイツの医師(1793-1864), ヘノッホ Eduard Heinrich Henoch はドイツの小児科医(1820-1910).[531]

ジエチルエーテル⇨同エーテル→351

ジエチルスチルベストロール diethylstilbestrol ; DES エストラジオール(E_2)と同等の強さのエストロゲン作用を有する合成ホルモン. 臨床的には前立腺癌の治療薬として用いる.[998]

ジエチレングリコール中毒 diethylene glycol poisoning [**ジグリコール中毒**] ジエチレングリコールは無色無臭の粘稠性の液体で, 溶剤, 潤滑剤, タバコ給湿剤, 防凍剤, プラスチック原料などとして広く用いられる. 体内に取り込まれると, 肝障害や腎障害などの中毒症状を引き起こす. 症状としては悪心・嘔吐, 下痢, 腹痛, 消化管内出血, 頭痛, 肺出血, 腹部痙攣, 腰部痛, めまい, 眠気, 意識混濁, 多尿, 乏尿, 無尿, 黄疸, 徐脈, チアノーゼ, 呼吸緩徐, 体温下降, 尿毒症などを起こす. エチレングリコールに比べ腎毒性が強い. 治療は水による胃洗浄, 酸素吸入などを行う. ナトリウムとカルシウムを含む薬物の投与は避ける.[1579]

シェッツ眼圧計 Schiötz tonometer 圧入眼圧計の1つで, 棒状のおもりによってできる角膜の変形の程度によって眼圧を測定する. 患者を仰向けに寝かせ, 点眼麻酔後, 可動杆を角膜の中央に置いて, 目盛りを読む. シェッツ Hjalmar A. Schiötz はノルウェーの眼科医(1850-1927).[480] ⇨参眼圧計→564, 圧入眼圧計→159

ジェット遅滞⇨同非同調症候群→2461

ジェネリック医薬品 generic drug [**後発医薬品**] 新薬(先発医薬品)の独占的販売期間(有効性, 安全性を検証する再審査期間および特許期間)が終了した後に発売され(後発), 新薬と有効成分, 効能・効果, 用法・用量が同一である医療用医薬品. 新薬の長年にわたる臨床使用経験(有効性, 安全性など)を踏まえて開発されるため, 開発コストが低く, 患者に対し低価格での提供が可能で, 高齢化社会を迎え国民医療費の増大が予想される中, 安価で新薬と同等の質を確保した医薬品の供給を通して国民負担の軽減に資するものであり, また, 医薬品市場の競争を促進し, 医薬品価格の抑制に寄与するメリットがあるものと期待されている. なお, 後発医薬品の普及が進んでいる欧米では, 商品名でなく, 有効成分の一般名 generic name による処方がなされているため, ジェネリック医薬品と呼ばれるようになった.[628]

ジェネレーター 〔radionuclide〕generator [**カウ**] 半減期の長い親核種を置いておき, 親核種が崩壊して生ずる半減期の短い娘核種を化学的に分離抽出する装置. 内部には親核種を吸着させたイオン交換樹脂やアルミナ(酸化アルミニウム)のカラムがあり, これに生理食塩水などを通して娘核種だけを溶出する. カラム内の娘核種が一度完全に溶出されても, 一定時間経過すると放射平衡による親核種の崩壊により再び娘核種が生じてくるので, 親核種が減衰するまで繰り返し使用できる．ジェネレーターから娘核種を抽出する操作をミルキングというが，この操作が乳牛から繰り返して牛乳をしぼり出すのに似ていることに由来．またミルキングとの関連でジェネレーターのことをカウ(乳牛)ともいう．装置は小型で運搬可能であり，ジェネレーターを用いることで病院内にて短半減期の核種をいつでも使用できる．核医学用にも多くのジェネレーターが開発されているが，現在国内で販売されているのはモリブデン 99 (^{99}Mo) (半減期 66 時間)-テクネチウム 99 m (^{99m}Tc) (半減期 6 時間)，ルビジウム 81 (^{81}Rb) (半減期 4.6 時間)-クリプトン 81 m (^{81m}Kr) (半減期 13 秒)の 2 つだけである．ポジトロンエミッション断層撮影(PET)に使用する陽電子放出核種のジェネレーターも開発されており，アメリカではすでに使用されている．[737] ⇨参ミルキング→2776，過テクネチウム酸ナトリウム(^{99m}Tc)→536，娘核種→2787

ジェノグラム genogram 家族員の年齢，生年月日，死亡年月日，居住地，職業，学歴，婚姻・離婚年月日などに加えて，健康問題，その他特記すべき行動などを書き込む家族図．また，家族員同士のつながり，家族史的に意味深い出来事や，生活を変える出来事，その他の重要な事柄を図にしるす試みである．家族員の健康状態，既往歴，すでに死亡した人についても何の病気で何歳のとき死亡したか，などについて記述する．このような出来事を詳述することは，社会的な文脈に現在の家族の問題を位置づけるための助けとなる．かくされた事柄を理解するための有益な糸口となることもある．[1166]

ジェファーソン骨折 Jefferson fracture ［**環椎破裂骨折**］ 頭部を強打し環椎に軸圧がかかったときに発生する．前弓と後弓の複数箇所で骨折するが，脊柱管内に転位することは少なく，脊髄障害はまれ．頭部外傷がある場合は，項頸部痛や頸部の運動制限に注意する．単純 X 線検査のほか CT 検査が有用．頭蓋直達牽引やハローベストで保存的に治療することが多い．[436] ⇨参環椎骨折→642

ジェル・クームス分類 Gell and Coombs classification⇨同クームス分類→813

シェルター shelter 隠れ場や避難所，収容施設の意味をもつ．看護領域ではドメスティック・バイオレンス(DV)の被害者が一時的に保護を受ける場やホームレスの一時収容施設がなじみが深い．公的機関だけでなく，民間機関が運営するものもある．[1195] ⇨参ドメスティックバイオレンス→2159，ホームレス→2687

ジェルリエ病 Gerlier disease⇨同首下がり病(症候群)→820

ジェレー試験 Gellé method⇨同外耳道加圧検査→436

シェロング試験 Schellong test ［**シェロング・ストリソワー現象，体位変換試験**］ 起立性低血圧，神経調節性失神などの診断のため，ベッドサイドで行える簡便な自律神経機能検査．被検者に能動的に起立をさせ，安静臥位の血圧と比較する．10 分間安静臥位としたあとに，数回血圧，脈拍を測定し安定したことを確認する．その後に被検者は起立し，立位のまま 1 分間隔で 10 分程度血圧，脈拍を測定する．起立後に 20-30 mmHg の血圧低下があれば異常と判断する．その際，通常脈拍増加はなく，血圧低下に伴い脈拍が増加した場合は脱水などの要素も考慮する．[310] ⇨参自律神経失調症→1498，起立性低血圧→787

シェロング・ストリソワー現象 Schellong-Strisower phenomenon⇨同シェロング試験→1224

支援 support 一般に他者を支え，助けることをいう．人が人生において危機に遭遇したとき，個人を取り巻く周囲の人びととの支援的人間関係が，その人を支える重要な存在となることが指摘されてきた．また個人がもつ他者との直接的・間接的なつながりが，日常生活でのストレスや健康に及ぼす影響を緩和する作用をもつとされている．そのような作用をもつ人とのつながりが，ソーシャルサポートと呼ばれている．ハウス James S. House によると，支援には，①情緒的支援(共感，親しみを示すなど)，②道具的支援(直接的な世話や金銭貸与など)，③情報的支援(課題の克服につながる情報，手段・方法の提供など)，④評価的支援(当事者の自己評価を助ける適切な情報提供)の 4 種類の行動がある．支援の場や提供者としては当事者を取り巻く家族，親戚，友人，近隣・地域住民などの自然発生的支援，保健所，福祉事務所，通院・通所施設などの専門職から受ける公的支援，ボランティア団体，当事者グループなどからのインフォーマルな支援がある．[486] ⇨参ソーシャルサポート→1829

ジェンウェー斑点 Janeway spot，Janeway lesion 感染性心内膜炎の約 1/3 の症例でみられる皮膚病変の 1 つ．手掌および足底の径 5 mm 以下の不規則な出血性の小斑点で，無痛性である．原因は疣贅片による塞栓．ジェンウェー Edward G. Janeway (1841-1911) はアメリカの医師．[143] ⇨参オスラー結節→405，感染性心内膜炎→635

四塩化アセチレン acetylene tetrachloride⇨同1,1,2,2-テトラクロロエタン→1

四塩化炭素腎症 carbon tetrachloride nephropathy ハロゲン化脂肪族炭化水素である四塩化炭素による腎症．四塩化炭素は主に工業用有機溶剤，殺虫薬として用いられ，トリクロロメチル・フリーラジカル trichloromethyl free radical を生じ，さらに脂質過酸化物やホスゲン phosgene を産生する．ホスゲンは親電子性をもつためタンパク質，脂質および核酸と結合することにより細胞毒性をもつ．これら活性酸素の産生，膜の過酸化，親電子性物質が細胞にとって重要な物質と結合することなどから腎障害を生じる．[214]

四塩化炭素中毒 carbon tetrachloride poisoning ［**テトラクロロメタン中毒**］ 四塩化炭素は常温では無色透明の液体でわずかに甘い特異臭をもつ．経口摂取や蒸気の吸入により，頭痛，腹部仙痛，脱力感，錯乱，めまい，昏迷，運動失調，霧視，食欲不振，悪心，低血圧，嘔吐，肝障害，腎障害，呼吸困難，意識消失，クローヌス性および強直性痙攣などの中毒症状を起こす．慢性アルコール中毒患者は四塩化炭素中毒になりやすい．経口摂取による中毒の一般的処置としては胃洗浄と塩類下剤により薬物の除去・排泄促進が行われる．吸入による中毒では補助呼吸や酸素吸入が必要なことがある．アドレナリンは不整脈を誘発するため禁忌．皮膚や眼に対しては強い刺激性を有し，発赤，痛みの症状を起こす．眼に入った場合は水で数分間注意深く洗い，皮膚についた場合は多量の水と石けんで洗う．[1579]

ジェンダーアイデンティティ ⇨同性的アイデンティティ→

1699

ジェンダーステレオタイプ　gender stereotype　性別に関する固定観念という意味で，男女どちらかの性別に，より当てはまると思い込まれている，あるいは信じられている心理的・行動的特性のこと．身体的特質，社会的役割や規範などから形成される．例えば「女性は理数系の問題に弱い」といった思い込みや，「男性は会社で仕事をし，女性は家庭で家事をするもの」という固定的役割分担意識など．

ジェンダー役割⇨同性役割⇀1709

ジェンドラシック手技⇨同イェンドラシック手技⇀216

ジェンナー　Edward Jenner　イギリスの医師(1749-1823)．グロスター州バークレイの牧師の子として生まれる．1770年，21歳のときロンドンに出て，当時外科医・博物学者として有名なハンター John Hunter に師事．1773年に郷里バークレイに帰って開業した．天然痘はウイルスによって起こる感染症であるが，当時世界的に流行を繰り返して，その著しい伝播力と高い致命率(約30%)により甚大な惨禍をもたらしていた．「牛痘にかかった人は天然痘にかからない」という言い伝えを実証するため牛痘にかかった乳しぼりの手の痘疱の膿を，1796年5月14日，フィップス James Phipps 少年の腕に接種を試みた．そして，接種により感染して痘疱のできること，治癒後に天然痘を接種しても感染しないことを確認．さらに観察と実験を重ねて1798年に「牛痘の原因と効果に関する研究」と題する論文を発表し，牛痘種痘法の有効性と安全性を示した．73歳のとき脳出血により死去．牛痘種痘法は世界的に広く用いられ，天然痘の制圧に著しい貢献をした．1980年，この牛痘種痘法の計画的普及により WHO は「世界より天然痘を根絶させた」と宣言．1つの感染症を根絶させるという最初の輝かしい例となった．牛痘種痘法はすべてのワクチンの原点であるとともに予防医学の原点でもある．なお WHO の天然痘根絶計画に世界で用いられた種痘ウイルスは牛痘ウイルスに近縁関係のあるワクチニアウイルスであった．[408] ⇨参種痘⇀1402

塩から味⇨同塩味⇀386

耳オキシメーター　ear oximeter　動脈血酸素飽和度を非侵襲的に測定する器械．通常，動脈血酸素飽和度を測定する際は動脈血の採血が必要であるが，これは耳たぶもしくは指趾にプローブ(探触子)を装着するのみで測定できる．プローブは発光部分とセンサーで構成されている．発光部分は赤色光と赤外光を発し，これらの光が指先などを透過したものをセンサーで測定する．血液中のヘモグロビンは酸素との結合の有無により赤色光と赤外光の吸収程度が異なるので，センサーで透過光を測定して分析することにより動脈血酸素飽和度を測定することができる．[1591] ⇨参パルスオキシメーター⇀2400

塩胡椒像⇨同salt and pepper appearance⇀106

ジオプトリー　diopter；D　［屈光度］　レンズの屈折力の単位．D と表す．媒質の屈折率 n と焦点距離 f の比 n/f で表される．レンズの焦点距離をメートル単位で表したときの逆数．空気中では D = 1/f(メートル)．[1230]

磁化　magnetization　電気，磁石など磁物によって誘導される磁気分極のこと．すなわち単位量当たりの磁気モーメント．[18]

自我

ego

【概念】自我とは身体(下部構造)とは離れて，意識，思考，行動に際して精神機能をつかさどるもの，さらには人格の中枢機関のこと(上部構造)．一般には自分自身を形成するもの，自己そのものの同義語として使用される．自己は他者の存在を前提として出現し，個々人の自我は他者の自我との対立，差異によって個性，独自性，主体性の発生源となる．日常生活の次元では，例えば身体的美醜，経済的格差(下部構造)に起因する感情，考え方，金銭感覚，嗜好，関心の違い(上部構造)などは自己主張，自己防衛としての自我の発露といえる．

【精神医学や心理学での自我】オーストリアの精神分析学者**フロイト** Sigmund Freud(1856-1939)は，人間の内部の**エス** es(イド ido，つまり本能や衝動)が外部環境(他者，自然，社会など)と接触するときに発生するものとして自我という考え方を示した．フロイトのいう自我とは，自分と社会や他人との関係がスムーズに適合するように調節する役割をもった意識操作のことである．フロイトの精神分析理論によれば，人間の心的構造は，①原始的な本能や衝動であるエス(無意識のレベルを支配している)，②快感原則に左右されるエスを制御しようとする自我(意識のレベルをコントロールしている)，そして，③社会のルール，道徳観，倫理観をもって本能的エスを抑え，自我に命令を発する理性そのものといった**超自我** super-ego の3つに分けられる．私たちの日常は，エスからの本能的欲求と超自我からの規制がたえず衝突して進行しているが，自我は，エスと超自我の中間に位置して両者の調整を果たす心的装置(意識のあり方)のことである．

【哲学や思想からみた自我】哲学として最初に明確な自我の概念を打ち立てたのはデカルト René Descartes (1596-1650，フランスの哲学者)である．デカルトは「われ思う，故にわれあり」と述べ，疑えない真理として，考える主体としての自己(精神)を定式化した．しかし，自己を唯一絶対の存在とするデカルト的な近代的自我は，自己中心的，孤立的であるために独我論に陥り，悪しき観念論の典型として退けられる．たしかに，信頼に足りるのは「考えている自分」だけとするデカルト的自我では，まず他者存在の認識すら不可能であり，現実の生活では多くの人間との会話，交流が成立しているにもかかわらず，社会や共同性成立の可能性が説明不可能となってしまう．このことがデカルト的自我の抱える困難となっている．そうはいっても，カント Immanuel Kant(1724-1804，ドイツの哲学者)によるデカルト的自我「われ思う，故にわれあり」に対する批判は「意識の単なる形式にすぎない」というにべもないものであるが，カントにしたところで，超越論的自我と称して「自我の実体は知り得ぬもの」と退けているくらいであるから，最初に自我を哲学的テーマとし，それ以前の封建的暗黒から個々人の自我を解放し，個人の権利，自由，所有意識(近代市民主義や基本的人権の基礎となったが，反面，自我の先鋭化は個々人の孤立を深めた)を目覚めさせたデカルトの優秀さはいささかも損なわれるものではない．その証拠に，意識としての自我は，その後も継続的なテーマとなって多くの哲学者による考察がなされている．しかし，自我は他者認識，つまり私たちが現実の生活で営んでいる他者との交流を説明できなければ空論に過ぎない．その閉塞を打ち破るべく，自我に関する新しい局面は，精神医学者から哲学者に転じた**ヤスパース** Karl Theodor Jaspers (1883-1969，ドイツ)に至って開かれる．ヤスパースはデカルト以来の「純粋自我」という考え方を放棄する．自我を自己意識と同一視するヤスパースの考え方では，下部構造としての身体，上部構造としての意識，前意識，無意識，エス，自我，超自我などの区別は無意味となって，自己は，①**能動性**(自分が何かに関与し，行動している感覚)，②**単一性**(自分は１つであるという感覚)，③**同一性**(時間が経過しても自分は連続しているという感覚)，④**境界性**(自分と他者，自然，社会は区別されるという感覚)の，現実社会に即して４つのテーマに分解され，孤立した近代的自我からの回復を目指し，自我と他我との相互承認，さらには共同主観性への基礎づけがなされた．

【自我と精神疾患とのかかわり】 現在では多くの精神疾患が４つのヤスパース的自我から説明されている．例えば，自分自身で感じ，考えているという実感を失った「離人症」や，自分の思考・感情がだれかに操られているとする「させられ体験」は「自己の能動性」の障害ととらえることができる．自分が自分でないなど自我の同一性を失った「解離症状」は「自己の単一性」の喪失と解釈できる．また，エリクソン Erik H. Erikson (1902-94，アメリカの精神分析家)は，自己の同一性，すなわち**アイデンティティ**(自己が一貫して連続しているとする主体的な感覚のこと)という概念を用いて，青年期の自我形成を「自分とは何か」「自分はどこから来て，どこに行くのか」という問題としてとらえ，近代的自我の崩壊以降の自我の不確かさ，不安定さに起因する現代人特有の孤独，孤立，不安の様相を描写した．自我の喪失感は現在に至るまで連綿として絶えることなく，昨今流行の「自分探し」や「自分らしさ」の自分などもその延長線上にあり，エリクソンのアイデンティティ概念や，ヤスパース的な自我の単一性，同一性，境界性を手掛かりに解読することが可能といえよう．[488]

シカール・コレ症候群 Sicard-Collet syndrome⇨同コレ・シカール症候群→1135

視蓋 optic tectum ［中脳蓋］ 大まかには中脳水道レベルより背側部分で，顕著な構造物である四丘体(左右の上丘と下丘)の上の部分で哺乳類では上丘ともいわれ，主に動物体の追尾，眼球運動に関与．[1043] ⇨参上丘→1430，下丘→473，脳幹→2293

耳介 auricle，pinna 外耳のうち，耳の形をつくる耳介軟骨を含む部位．音の集音，増幅に関しての役割が多少あり，方向感覚に役立っている．[98]

●耳介

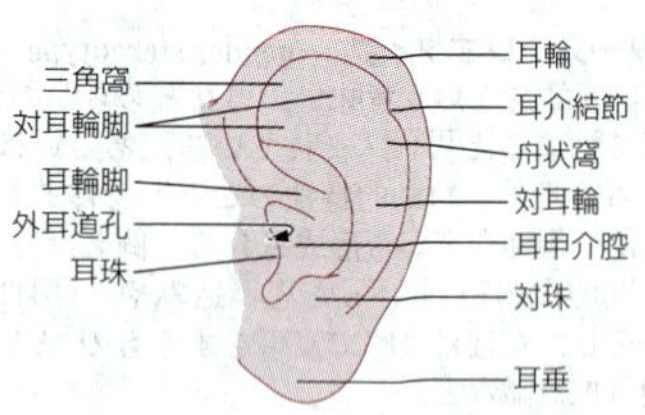

歯科医学 dentistry，odontology 歯・顎・口腔の形成異常，疾患，障害の診断・治療・予防を行い，喪失した歯およびそれに関連のある組織を代わりのもので補う学術と定義され(国際歯科連盟，1969)，その目的に向けて基礎的・臨床的研究・開発を行う学問．歯科基礎医学分野には口腔解剖学，口腔病理学，口腔微生物学，口腔生理学，歯科薬理学，口腔生化学，歯科理工学などがあり，臨床歯科医学分野には総合歯科医学，口腔外科学，歯周療法学，歯内療法学，保存修復学，冠橋補綴学，有床補綴学，咬合学，歯科麻酔学，歯科放射線学，口腔診断学，歯科矯正学，小児歯科学，予防歯科学，歯科医療管理学などがある．[830]

耳介奇形 malformation of auricle 小耳症のほか，耳介が側頭面から著しく立っている立ち耳(聳立耳)，耳介と同一の組織が他の部位に存在する副耳，耳介上前部が側頭部皮下に埋没した埋没耳などがある．ときに下顎骨発育不全や他の奇形を合併．乳児期の軽度の立ち耳などは圧迫で治ることもあるが，通常は手術的治療を行う．[1569] ⇨参外耳奇形→435

●耳介奇形

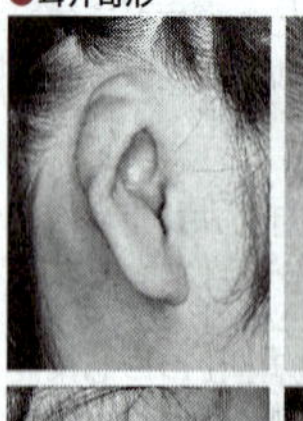
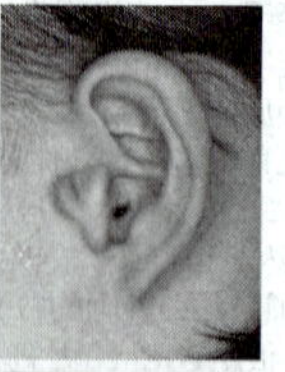
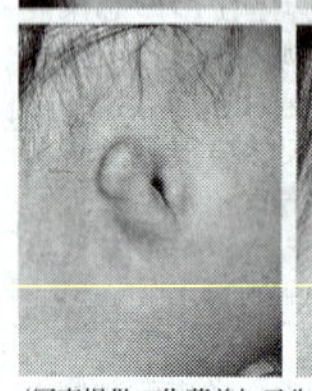
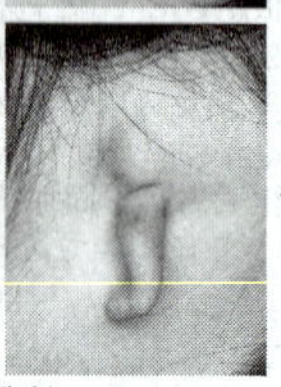

①②③耳介のいろいろな奇形
④外耳道閉鎖を合併している

(写真提供 佐藤美知子先生)

耳介血腫 otohematoma，othematoma 耳介に鈍的な衝撃が加わり，耳介軟骨と軟骨膜の間が離開して軟骨膜下に血液が貯留したもの．柔道，レスリング，ラグビーなどでの発症が多い．他覚的所見として，耳介上半部外側のやわらかい波動を伴う腫脹を認める．自覚的には軽度の疼痛，熱感がある．治療は16-18ゲージ針で穿刺したあと，圧迫固定する．再貯留したり受傷後時間が経過し血腫が血餅化している場合は切開し，内容物を除去．いずれも無菌的に行う．未治療で放置したり感染を生じると耳介は変形し，いわゆる柔道耳とか相撲耳(ボクサー耳 boxer ear)といわれる．[1569]

耳介欠損⇨参小耳症→1435

歯科医師 dentist，dental physician 歯科医学・医療に関連する疾病の予防，治療ならびに公衆衛生の普及を責務とする医療従事者．職務などに関しては「歯科医師法」により規定されている．資格は，歯科大学あるいは大学歯学部を卒業し，厚生労働省管轄の歯科医師国家試験に合格し，歯科医籍登録を完了した者であり，歯科診療・治療に従事するには，所定の卒後臨床研修(1年)を修了する必要がある．医療施設従事歯科医師数は2008(平成20)年の調査で9万9,426名.[24] ⇨参歯科医師法⇀1227

自我異質性 ego-dystonic，ego alien ［自己異和性，自我異和性］ 行動や思考，衝動，欲求，態度などの精神現象が，その人の自我の規範と一致しない，あるいは統合的人格と調和しないこと．つまり，その人自身の体験とは異なるものとして体験され，かつばかばかしく不合理であると認識されること．特定の恐怖症や社会恐怖では，特定の状況，行動，あるいは対象に対する不合理で自我異質的な恐怖が存在しており，強迫性障害でみられる強迫症状や強迫行為は自己異質的である.[724] ⇨参自我親和性⇀1232

自我異質性同性愛 ego-dystonic homosexuality ［自我異和性同性愛］ 性的見当識を同性愛から異性愛へ変えたいという永続的な欲求をもちながらも，実際には異性を性の対象とできない同性愛．つまり，異性愛が自我親和的であるのに対して，同性愛は自我異質的であるため，自我の規範と一致せず，その人の統合的人格と調和しない．したがって，同性愛という行為自体にいつも苦痛と不合理さがつきまとう．DSM-Ⅳ-TRでは同性愛は精神障害としないが，ICD-10では「自我違和的な性の方向づけ」のものに限り，精神障害とみなしている.[724] ⇨参同性愛⇀2111

歯科医師法 Dentists Act 1948(昭和23)年に「医師法」と同じ経緯で制定された，歯科医師の職務，資格全般に関して規定した法律．歯科医師が高度な専門的知識および技能をもって歯科医療ならびに保健指導をつかさどることにより，公衆衛生および国民の健康な生活を確保することを目的とし，歯科医師に対して，その資格を厳格に定め，歯科医師業務に関して必要かつ適切な規制をする．歯科医師は，医師とならんで国民保健上重要な役割を担っていることから，「歯科医師法」も「医師法」と同様な内容が多い．「歯科医師法」に特有なものとして，歯科医師国家試験，臨床研修，歯科医業，死亡診断書に関する条文がある.[1415] ⇨参医師法⇀232

耳介聳立(しょうりつ)⇨同立ち耳⇀1917

自家移植 autotransplantation ［自己移植］ 同一個体内で組織または臓器を移しかえること．皮膚移植，甲状腺(亜)全摘時の副甲状腺移植，大伏在静脈を用いた冠動脈-大動脈バイパス術などがよく行われる.[485]

自家移植片 autograft ［自己移植片］ 自家移植に用いられる組織または臓器の部分.[485] ⇨参自家移植⇀1227

紫外線 ultraviolet〔light〕; UV，ultraviolet ray(radiation) ［化学線，UV］ 波長が10-400 nmの電磁波で，太陽光線の約5%を占める不可視光線．波長によりUV-A(320-400 nm長波長紫外線)，UV-B(290-320 nm中波長紫外線)，UV-C(190-290 nm短波長紫外線)に分類される．UV-Aは深達性で色素沈着やしわなど皮膚老化の原因となる．UV-Bは日焼けによる炎症を起こし，発癌作用がある．UV-Cは強い殺細胞作用と発癌作用があるが，オゾン層で吸収されるため地表には到達しない．化学的作用が顕著なことから化学線ともいう.[850] ⇨参短波長紫外線⇀1958

紫外線角膜症⇨同雪眼炎⇀1730

紫外線感受性 uviosensitive，sensitivity to ultraviolet light ［UV感受性］ 細胞への紫外線照射の効果の程度．紫外線照射によりDNA上にピリミジン二量体，ピリミジン(6-4)付加体などが生成され，DNA複製の阻害や突然変異を引き起こす．これらは，光回復，ヌクレオチド除去修復，複製後修復などの機構により修復される．紫外線感受性はDNA損傷の起こりやすさと損傷修復機構の状態に影響される.[1225]

紫外線殺菌法 disinfection with ultraviolet beam 人工的につくり出した紫外線を利用する殺菌法．日本薬局方に定める照射滅菌法の1つ．分子励起によって分子が不平衡状態および反応性増大状態になり，微生物の核タンパクに構造変化を起こし微生物を死滅させる．器具の表面殺菌，空気・水への直接照射による殺菌に用いられるが，包装されたものの殺菌は不可能．紫外線殺菌は20世紀はじめから行われてきたが，殺菌力の弱さや透過性の低さによりその用途はごく限られたものであった．最近，スイスのブラウン・ボベリー社が出力200 mW/cm^{2}の強力なランプを開発し，その用途が見直されつつある.[1403]

紫外線遮蔽(しゃへい)**膜** ultraviolet screen，sun screen 化粧品の一種として紫外線を遮断する目的で開発された外用剤で，光老化，発癌の予防や光線過敏症患者に用いられる．散乱剤(酸化亜鉛，二酸化チタン，タルク，カオリンなど)と吸収剤(硫酸キニーネ，パラ安息香酸など)がある．紫外線の一部領域であるUVBに対する遮光効果の程度はsun protection factor(SPF)＝塗布部位の最小紅斑量minimal erythema dose(MED)/非塗布部位のMEDで表示され，UVAの皮膚作用を防止する指標としてPA(protection factor of UVA)が表示される.[1367]

紫外線障害 health disorder due to ultraviolet light 紫外線の過剰または欠乏により起こる健康障害．紫外線は可視光線より波長が短い側に連続する電磁波で，可視光線に近いほうからA，B，C紫外線(UVA，UVB，UVC)と呼ばれる．UVAは皮膚に日焼けを起こす程度で重い健康障害を起こさないと考えられている．波長310 nmよりも短いUVB，UVCは，皮膚に紅斑や水疱形成を起こす．さらに，表皮細胞のDNAに損傷をきたし，その修復過程の誤りにより皮膚癌が起こることがある．また，眼に対しての健康障害として角膜炎が起こるが，電気溶接作業を保護眼鏡をせずに行って生ずる電気性眼炎，雪上作業での雪による紫外線反射が加わって起こる雪眼炎として知られる．オゾン層破壊物質(フロンなど)によるオゾン層の減少に伴う地表への紫外線到達量の増加によって，皮膚癌と白内障の発生が増えることが危惧されている．一方，日照時間の少ない地方においては，紫外線への照射時間の不足に伴うビタミンDの活性化不良から，くる病が発生することがある.[1603]

紫外線皮膚紅斑量 erythema dose 光により引き起こされる皮膚の炎症である紅斑を指標とした量．このうち最小の皮膚紅斑を引き起こす光の量を最小皮膚紅斑線量minimum erythema dose(MED)という．皮膚のタイプにより皮膚炎の起こりやすさの感受性が平均より上，平均，平均より下の3種類に分けられ，個人差がある.[52] ⇨参紫外線⇀1227，紫外線療法⇀1228

紫外線療法 ultraviolet therapy 皮膚科で行われている紫外線療法は，UVB(中波長紫外線)とPUVA(ソラレン長波長紫外線)である．PUVAはソラレン投与ののち，UVA(長波長紫外線)を照射する方法で，ソラレンの投与経路によって外用，内服，バス(入浴)の方法がある．PUVAは種々の難治性皮膚疾患に有用性が認められている治療法であり，乾癬，類乾癬，掌蹠膿疱症，菌状息肉症，悪性リンパ腫，慢性苔癬(たいせん)状粃糠(ひこう)疹，尋常性白斑に保険適用されている．また，311-312 nmに分布する非常に幅の狭い波長を用いたナローバンドUVBが開発され，ソラレンを使用せず簡便に紫外線療法が可能となった．[1500] ⇨参光線療法→1026

耳介低位 low-set ear 耳輪の頭蓋からの起始部が低い位置にあること．基準とする高さは外眼角と外後頭隆起を結ぶ線．18トリソミー，クルーゾンCrouzon症候群，ウィリアムズWilliams症候群，羊膜索症候群など染色体異常や奇形症候群にみられ，その他の症状と組み合わせて診断する際の指標となる．[1631]

耳介凍傷 frostbite of auricle，ear frostbite 長時間低温にさらされていると耳介に凍傷を生じ，耳介の浮腫・発赤などが起こる．高度の場合は軟骨壊死を生じ，耳介が変形することもある．[451] ⇨参凍傷→2110

耳介軟骨 auricular cartilage 耳介を形成している弾性軟骨．耳介軟骨の枠組みの上に皮膚が覆い，複雑な隆起や陥凹をつくっている．[451]

耳介軟骨膜炎 auricular perichondritis 耳介の打撲，熱傷，凍傷，中耳の手術後，昆虫刺傷などによる細菌感染が原因となる炎症．感染菌は緑膿菌，ブドウ球菌が多い．しかし原因不明の特発性のものもある．症状は耳介の圧痛，熱感，自発痛．耳介は発赤，腫脹し波動を呈する．さらに病状が進行すると膿瘍を形成する．治療は初期には，冷罨法，抗生物質による治療を行い，耳介が腫脹したら波動がある部位を穿刺して黄色漿液性あるいは膿性の貯留液を吸引し，圧迫固定する．膿瘍となった場合は切開排膿を行う．治癒が遷延すると軟骨の壊死により，治癒後に耳介の変形をみることがある．耳介血腫，自己免疫疾患である反復性耳介軟骨膜炎との鑑別が必要である．[887]

耳介(輪)慢性結節性軟骨皮膚炎 chondrodermatitis nodularis chronica helicis ［ビンクラー病］ 耳輪上部ないし対輪に生じる有痛性の約1 cm大の結節．鱗屑や痂皮が付着し，剝離後には潰瘍を形成．外傷や外的刺激による真皮結合組織の慢性炎症反応であり，寒冷により増悪する．原則として，軟骨変化は伴わない．男性で，特に中年以降に多い．治療は，副腎皮質ホルモン剤の外用や局注による．[531]

自我異和性⇨同自我異質性→1227

自我異和性同性愛 ego-dystonic homosexuality⇨同自我異質性同性愛→1227

歯科衛生士 dental hygienist 1948(昭和23)年に誕生した歯科医療職種．歯科医師の指導のもとに，歯科疾患の予防および口腔衛生の向上を図るために，齲蝕(うしょく)，歯周疾患などの歯科疾患の予防処置，歯科診療の補助・介助，保健指導の4つの業務を行うことができる．歯牙および口腔疾患の予防処置としては，①露出歯面および正常な遊離歯肉縁下の付着物・沈着物の機械的操作による除去，②歯面および歯肉への薬物の塗布があげられている．歯科衛生士になるには，歯科衛生士学校などを卒業後，歯科衛生士国家試験に合格し，厚生労働大臣の免許を受けなければならない．[830]

自家感作性皮膚炎 autosensitization dermatitis ［自家(己)湿疹化］ 限局性の湿疹病変(原発巣)の急性増悪に続発して全身性に発現する散布疹．漿液性丘疹や紅斑，膿疱，小水疱が多発してみられる．原発巣としては接触性皮膚炎，うっ滞性皮膚炎，貨幣状湿疹が多い．瘙痒を伴い，ときに発熱や倦怠感などの全身症状を伴うこともある．原発巣での組織破壊物や細菌代謝産物などの血行性散布によるアレルギー反応が原因ではないかと考えられている．[531]

自家感染《寄生虫の》 autoinfection ある種の寄生虫が宿主体内で虫卵や幼虫を産生し，それらが体外に排出されずに宿主体内で発育し寄生すること．[288]

歯科技工士 dental technician，dental laboratory technician 歯科医師の指示のもとに喪失した歯を補う床義歯(局部義歯，総義歯)，架工義歯(橋義歯)などの欠損補綴物，齲蝕(うしょく)(むし歯)や外傷によって失われた歯の硬組織欠損を補う歯冠修復物，ならびに骨折や顎骨の手術などの口腔外科治療のための副子や固定装置，歯列不正や咬合不正の矯正治療用の装置などの作製を業務とする歯科医療の一職種．歯科技工士になるには，歯科技工士国家試験に合格し，厚生労働大臣の免許を受けなければならない．[830]

自我機能 ego-function フロイトS. Freud(1856-1939)は，エス(欲動)と超自我という精神内界や外界現実との間での葛藤を調整する防衛的な機能を自我機能と称した．しかし，その後ハルトマンH. Hartmann(1894-1970)によって，健康な自我を観察すれば，精神内界の葛藤，すなわちエスからも超自我からも独立した，自由な自我の機能があることが指摘されるようになった．このような自立した自我の積極的能動性を自律的自我(知覚，記憶，思考，運動，言語など)とし，自我心理学において人格の中枢機関として各精神機能の統合のために働いている自我が概念化された．[1586] ⇨参自我→1225

自我境界 ego boundary 自己と外界(非自己)の境界のこと．この定義については哲学において詳細な議論がある．精神医学では，一部の精神障害(主に統合失調症)の患者にみられる思考伝播(自分の思考が外部や周囲の他者に伝わってしまう)，思考奪取(自分の思考が他者に抜き取られてしまう)，作為体験(自分の思考や行動が他者にあやつられる)など，自分の思考や行動の自己所属性の感覚が薄れた精神症状を説明するためにしばしば用いられる．このような症状を示す患者を「自我境界が失われた状態である」などと表現することがある．[693]

歯科矯正科 orthodontics 歯列不正や不正咬合の診断・治療を行う歯科医療の一専門分科．歯科矯正治療は歯，顎，顔面のどこの異常によって生じた咬合異常かを診断(矯正診断)し，診断に基づく治療目標，治療方針に従って進められる．咬合異常には上顎前突，下顎前突，上下顎前突，開咬，過蓋咬合，交差咬合などがあり，これに歯列弓形態異常あるいは個々の歯の位置異常を伴っている．また原因(先天的あるいは後天的な顎骨を含めた頭蓋顔面諸組織の発育異常，これら組織間の不均衡や不調和，口腔悪習癖など）の解明も重要で，顎顔面の正常な発育を阻害する原因を取り除き，新たに生じる阻害因子を未然に取り除くことも考慮される．唇顎口蓋裂に伴う咬合異常，外科的顎矯正手術が必要な顎変形症などの治療には，口腔外科，小児科，小児歯科などとのチームアプローチが行われる．[830] ⇨参矯正歯科→760

歯科矯正装置⇨同口腔内矯正装置→991

志賀潔 Shiga Kiyoshi 明治から昭和にかけての細菌学者〔1870-1957（明治3〜昭和32）〕．宮城県出身．1886（明治19）年上京し，翌年帝国大学医科大学（現東京大学医学部）入学，1896（同29）年に同校を卒業．のちに伝染病研究所に入って北里柴三郎のもとで細菌学研究に従事し，1897（同30）年，赤痢菌を発見．志賀の名にちなんで *Shigella dysenteriae* と名づけられた．1901（明治34）年ドイツに渡り，エールリッヒ Paul Ehrlich について免疫学を専攻，化学療法薬の研究を行いトリパンロートを発見．1914（大正3）年には北里柴三郎に従って北里研究所の創設に尽力し，同所で研究に従事．のち朝鮮総督府医院長，1929（昭和4）年，京城帝国大学総長，翌々年退任して北里研究所顧問となった．勲一等叙勲．文才にもひいで，晩年は郷里仙台で自適の生活を送った．[586]

視角 visual angle 視標の両端から網膜上の像を結ぶ点に引いた2線のなす角．視力は2つの点を2点として見分けられる最小視角で表されている．[1601]

視覚 visual sense, vision 可視光線を感じることによって，外界の物体の形や色認識を行う感覚のこと．視力，視野，色覚，光覚などを含む．狭義に視力のみを指すこともある．[1601]

死学⇨同タナトロジー→1921

痔核

hemorrhoid

【定義】直腸下部および肛門静脈叢のうっ血によって生じる静脈瘤で，内痔核と外痔核とに分けられる．

【病態】内痔核は肛門管の歯状線より上方の**直腸静脈叢**から発生し，小さなものでは排便時の出血，大きくなって肛門外に脱出すると肛門括約筋に絞扼されて疼痛を起こす．腫脹，脱出がひどくなると還納不能となり激痛を生じる．外痔核は歯状線より下方の**肛門静脈叢**から発生し，通常は無痛性で出血も軽度であるが，血栓を生じると激しい疼痛を起こす．

【治療】消炎鎮痛薬の内服，坐薬，軟膏が用いられる．また入浴，坐浴により肛門部を清潔に保ち，便秘には緩下剤を使用し，正しい排便習慣をつけることも症状の軽減に役立つ．保存的治療で改善がみられない場合には，ミリガン・モルガン Milligan-Morgan 法，ゴムバンド結紮法などにより痔核を切除する．看護上の注意としては，排便時にいきんだり，長時間座位をとらないように指導する．特に妊娠時は便秘しやすく痔核発生頻度が高いため，妊婦への指導が重要．[485]

●内痔核・外痔核の発生部位

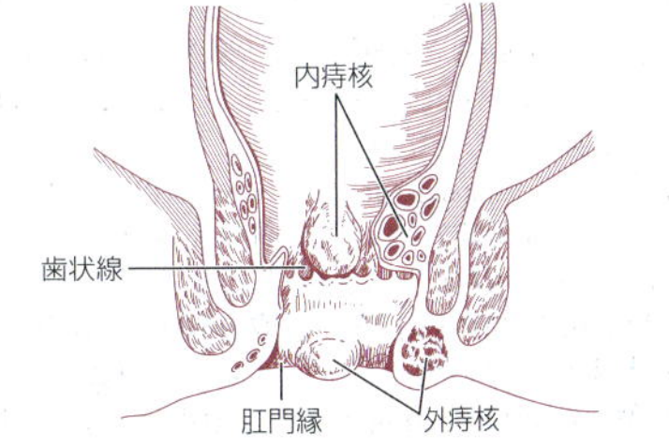

痔核の看護ケア

【ケアのポイント】観察ポイントは，便の性状，排便時の出血や疼痛の有無，痔核や肛門周囲の皮膚の状態，滲出液の有無などである．治療方法や，手術前後にかかわらずケアのポイントは，排便のコントロール，栄養管理，疼痛の軽減，肛門周囲の清潔保持である．診察時には，心身の緊張を解くための声かけや体位保持，羞恥心やプライバシーへの十分な配慮が必要である．患者指導の重要なポイントは排便のコントロールで，今までの日常生活様式を見直し痔核発生のリスク要因を明確にし，その人に見合った予防策を立てて指導することが大切である．日常生活行動への一般的な指導ポイントは，以下のとおり．①規則正しい排便習慣：排便時間を決め，努責を禁止し排便時間を短く（できる限り3分以内に）する，②規則正しい食習慣：朝食を必ずとる，過食，過飲をしない，③バランスのとれた食事を心がけ，十分な食物繊維をとり，辛いものは控える，④肛門周囲を清潔に保つ：シャワー浴や洗浄器つき便座で肛門周囲を洗浄する，⑤長時間の立位や座位を避け，適度な運動をする，⑥効果的なストレスの発散，⑦薬は正しく使用する：坐薬や飲み薬は用法用量を守って使用する，⑧早めの受診：発熱，下血，肛門痛，腹部膨満感，腹痛，嘔気などの腹部症状が持続したり，便秘や下痢，便柱が細い状態が続く場合は早めに受診をする．[1383] ⇨参痔核→1229

視覚器 visual organ, organ of vision 光を感受して電気的信号に変換する器官で，眼窩におさめられている．視覚器の主要な部分は眼球で，その構造はしばしばカメラにたとえられる．副眼器（眼球付属器）である眼瞼，結膜，涙器，眼筋なども含まれる．内眼筋は瞳孔のサイズとレンズの厚みの調節にかかわり，外眼筋は眼球運動にかかわる．[154] ⇨参眼球→576

視覚障害

disturbance of vision, visual disturbance 視覚に関する機能の障害全般をいう．視力，視野，色覚，光覚，調節，両眼視などの障害を含む．視覚障害者 visually impaired person とは，主に視力や視野に障害を有する人をいう．[651]

視覚障害者への看護ケア

【看護への実践応用】急性期の治療は原因疾患に応じて薬物療法，点眼剤，安静療法，レーザー治療法，手術療法がある．ここでは緑内障と網膜剝離について解説する．緑内障では縮瞳薬（ピロカルピン塩酸塩）や交感神経薬，炭酸脱水酵素阻害薬（アセタゾラミド）などの点眼剤により眼圧下降が図られる．手術療法では，強膜を切除して房水を流出させるトラベクレクトミーや虹彩嵌置術などが行われる．網膜剝離では，手術療法が中心となる．裂孔閉鎖の治療に光凝固などがあり，網膜の復位促進には，強膜短縮術，強膜内陥術，硝子体手術などが行われる．観察のポイントは，緑内障では眼圧上昇徴候として眼痛や眼のかすみの増強の有無，頭痛，悪心・嘔吐の有無，視力低下の程度，電灯の周囲に虹の輪（虹視症）が見えるなどや他覚症状として眼瞼浮腫，散瞳・瞳孔反応の有無などである．網膜剝離の場合は，剝離した部分に視野の欠損が生じ，それが中心に及んでくると視力も障害されるので，視力障害の程度の変化や見えにくい箇所の確認などに留意する．**【ケアのポント】**緑内障では，交感神経が興奮することにより散瞳や高血圧となり眼圧を上昇させる要因になる．眼圧の上昇を予防するために，ストレス，疲労を避け休息や睡眠を十分にとる，排便時の努責を避けるために緩下薬による排便コントロール，塩分やコーヒーなどのカフェインの過剰摂取を避ける，糖尿病，高血圧の管理などの指導を行う．網膜剝離では，視野欠損や視力低下が突然起こるため，患者は予後に対する不安を抱きやすいので，精神的支援が必要である．また，危険回避ができにくい状況にあるので環境整備を行い，危険因子の除去を図る．体動や眼球運動による網膜剝離の進行を防ぐため，発症後は安静とし，両眼帯を装着し，網膜剝離がかなり改善された時点で手術を行う．手術後の合併症として感染，炎症，眼内タンポナーデ物質の使用による眼圧上昇がある．炎症や眼圧上昇に伴い眼痛，頭痛，吐き気などの症状に注意する．網膜の復位を助けるために，臥床時にうつむき用安楽枕を用いて腹臥位を保持する場合がある．起座位や歩行時にも頭部を下向きのうつむいた状態で保持するように指導する．視覚障害を代償する情報の提供方法の工夫では，聴覚・触覚を活用し，誤解による事故を予防する．徐々に視力障害の生活に適応できるように日常生活行動の活動範囲を広げ，社会復帰に向けて，触覚を用いた点字の利用，盲導犬や白杖の利用方法，音声変換ソフトによるパソコンの使用方法など，職能訓練を系統的に行っていけるよう専門施設との連携を図り，社会資源の活用を促していく．[201] ⇨参視力障害→1500，視覚障害→1229

自覚症状　subjective symptom，rational symptom　［**愁訴，病訴**］　患者が自ら異常に気づく愁訴をいう．程度や数には個人差が大きく，また疾病によって出現時期が異なり，初期には自覚症状に乏しい場合もあるが，きわめて重要な診断の情報となる場合が多く，現病歴の中にも記載される．[1070]

視覚性失読　visual alexia　［**純粋失読**］　文字の視覚的読みに関する選択的障害．自発語，復唱，言語理解などの音声言語ならびに書字能力は保たれる．視覚に限局した読みの障害で，手のひらに文字を書く，あるいは書かれた文字をなぞるといった触覚や運動感覚を介した場合には読みが成立する．主に左後頭葉内側面と脳梁膨大部の複合的病巣と考えられる．[617]

視覚性失認　visual agnosia　失認 agnosia とは，要素的感覚障害や一般的精神機能の障害には帰着できない，一定の感覚路を通しての対象の認知障害である．視覚性失認の場合は，聴覚路あるいは体性感覚路を通しては対象を認知できるが，視覚路を通しては対象を認められない．すなわち，鈴を見ても何かわからないのに，音を鳴らせば鈴とわかる．主に後頭葉病変により生ずる．[617]

視覚性認知障害⇨同視空間失認→1259

視覚性反射てんかん　visual reflex epilepsy⇨同光感受性てんかん→2430

視覚中枢　visual center，optical center　眼の動きや瞳孔反射などの反射活動の中枢は被蓋前域，上丘を含む脳幹にある．形，色，それらの動きなどの知覚の中枢は大脳皮質のブロードマン Brodmann の脳地図の 17 野，18 野，19 野にある．[1230] ⇨参視中枢→1305，ブロードマン野→2594

視覚皮質　visual cortex　後頭葉内側面の鳥距溝周辺にある視覚機能に関する大脳皮質．ブロードマン Brodmann の脳地図の 17-19 野に相当する．網膜の上半分からの視覚情報は鳥距溝の上縁に，下半分の情報は鳥距溝の下縁，視床の同側外側膝状体からの視覚伝導路の一部である視放線を通じて達する．[1230] ⇨参視覚領→1230

視覚野　visual area⇨同視覚領→1230

視覚誘発電位　visual evoked potential；VEP　視覚刺激を与えたときに，視覚領域である後頭部から得られる誘発電位のこと．[1230]

視覚誘発電位検査　visual evoked potential test；VEP test　網膜より脳の視覚領に至るまでの総合的な機能を，後頭部の電位の変化として調べる検査．視覚誘発電位とは，視覚刺激を与えたときに，視覚領域である後頭部に起こる電位の変化のこと．この検査は黄斑部より視神経を経た視路の変化や多発性硬化症，視神経疾患の診断に用いられる．[258]

視覚領　visual area，optic area　［**視覚野**］　視覚に関連する大脳皮質の領域を指し，後頭葉の一次視覚野をはじめ，後頭葉，頭頂葉，側頭葉の連合野も含む．網膜に入る視覚情報は間脳の外側膝状体を経由して，後頭葉（鳥距溝周囲）の一次視覚野皮質（ブロードマンの 17 野）に入る．網膜→外側膝状体→一次視覚野皮質への投射には網膜局在の再現性が高く，精細な点対点の対応関係がみられる．これらの視覚情報は二次視覚野皮質（18，19 野＝後頭連合野）に送られ，その中を順次移動していく間に，選択性の高い特徴（色，形のパターン，立体構造，空間情報，対象の動きなど）が分別・抽出されて，それぞれ別の連合野（頭頂連合野や側頭連合野など）に送られる．これらの連合野では，多数の視覚情報を統合し，認識，記憶，学習，判断などの高次機能が営まれる．側頭連合野（ブロードマンの 20，21，36，38 野）では色や形などの視覚パターンの認知，識別などに関与し，頭頂連合野（7，39，40 野）では立体構造，対象の運動などの空間認知にかかわる．側頭連合野の破壊では色覚障害，画像失認，相貌失認を招き，頭頂連合野の破壊では空間認知の障害，縁上回（40 野）や角回（39 野）の破壊は失読や失書となる．視覚系に関する機能は，動物実験などを通して，皮質領域の中では最も解析が進んでいる．[1044] ⇨参後頭葉→1045，大脳皮質→1896，視覚連合野→1230

視覚連合野　visual association area　視覚の高次中枢領域．従来，大脳皮質後頭葉の内側面後部に存在する鳥距溝に沿って存在する第一次視覚野（ブロードマン Brodmann 分類の第 17 野）を取り囲む第 18 野と第 19 野と考えられていた．しかし，最近の研究によると，頭頂葉の第 39 野と第 40 野（下頭頂小葉）および側頭葉

し

の第20野と第21野なども重要な視覚連合野と考えられるようになった．眼球運動，視覚印象の心理学的な解釈(冷たい色など)や他の情報との統合などに重要と考えられている．[154] ⇒参視覚領→1230，ブロードマン野→2594

視覚路 visual pathway 視覚受容器である網膜から，視覚野である後頭葉に伝導する経路のことで，視神経，視索，視放線の総称．視覚路の損傷部位により視野障害のパターンが異なるため，損傷部位の同定に役立つ．[1017]

歯科健康診査 dental health examination，dental checkup 健康診査は，住民を対象に疾病や異常の早期発見，リスクの早期発見による疾病などの発生予防のため，保健所や自治体が行う健康診断のことで，その一環として歯科健康診査がある．市町村が実施する1歳6か月児歯科健診，3歳児歯科健診(「母子保健法」第12条)，妊産婦・乳幼児の歯科健康診査(同第13条)のほか，成人歯科健診，歯周疾患検診(「健康増進法」第19条の2)などが実施されている．従来は幼児の齲蝕対策が中心であったが，近年は歯周疾患にも重点を置くようになり，成人・高齢者に対する歯科保健事業の推進が図られるようになった．[760]

自家骨移植《脳外科での》 autogenous(autologous) bone grafting 脳圧亢進などに対する外減圧術の施行後，保存していた自家骨を移植すること．通常，急性硬膜下血腫や急性脳腫脹を伴う例で行われる．骨の保存法としては，大腿部などに埋没させることもあるが，通常は滅菌し，冷凍保存している．[1017]

自家骨髄移植 autologous bone marrow transplantation；auto-BMT 前もって自己の骨髄を採取し液体窒素などで凍結保存しておき，悪性腫瘍に対して大量の抗癌剤投与や化学療法，強力な放射線療法を施行後，保存していた自己の骨髄を移植すること．悪性リンパ腫，乳癌，精巣腫瘍などの悪性腫瘍において，通常の治療よりはるかに強力な化学療法を行う際の骨髄救済方法として考え出された．対象となる悪性腫瘍の患者は，骨髄転移がないことと治療に感受性があることが必要．抗癌剤や放射線治療の許容量は骨髄障害があるため一定の制限があるが，自家骨髄移植を用いることにより，通常の化学療法より大量の抗癌剤を使える利点がある．白血病でも行われることがあるが，同種骨髄移植に比べ再発率が高い．[1372] ⇒参骨髄移植術→1107

自家(己)湿疹化 autoeczematization⇒同自家感作性皮膚炎→1228

歯牙腫 odontoma ［オドントーマ，硬性歯牙腫］ 歯を構成する組織〔エナメル質，ゾウゲ(象牙)質，セメント質，軟組織〕からなる腫瘤状の組織奇形をいう．これらが不規則に配列し歯の形態を示さないものを複雑性歯牙腫，多数の歯牙様物の集合からなるものを集合性歯牙腫という．過誤腫であり真の腫瘍ではない．治療は摘出である．[42]

自家(己)消化 self digestion，autodigestion⇒同自家融解→1234

自我障害 disturbance of ego 〔D〕Ichstörung 自分の存在を知り精神活動を統合する自我意識の障害．ヤスパース Karl Jaspers(1883-1969)は自我意識として，①能動性(精神活動が自分のものである)，②単一性(現在の自分は1つである)，③同一性(昔の自分と今の自分が同一である)，④外界に対する自分(自他の区別)の4つをあげた．能動性意識が障害されると，自己の体験に実感が伴わず周囲の対象がいきいきと感じられない離人症，活動の主体性が失われ外から支配されると感じる作為体験を生じる．単一性意識の障害では，内部に分身をもつ二重自我，外にもう1人の自分の存在を感じる二重身(ドッペルゲンガー Doppelgänger)になる．同一性意識の障害では，過去と現在が不連続になり，独立した人格が入れ替わる二重人格(継時的二重人格)，多重人格(解離性同一性障害)を生じる．外界に対する自分が希薄になると，外と内，自他の区別がつかなくなり，周囲の無関係な出来事にふりまわされたり，自我漏洩症状(自己臭恐怖，思考伝播など自分から何かが外へ漏れ出ていく病的体験)，憑依現象(キツネつきなどのつきもの妄想)が起こる．統合失調症にみられるが，境界性パーソナリティ障害，てんかん，解離性障害(ヒステリー)などでも出現する．[1205,1228]

自家静脈バイパス移植術 autogenous(autologous) vein bypass grafting 主に動脈閉塞に対して自己の静脈(主に下肢の大伏在静脈)を用いて血行再建を行う手術．多くは冠動脈や下肢の閉塞性病変の治療手段として行われる．[105] ⇒参A-C バイパス術→23

自家植皮⇒参植皮術→1483

歯科助手 dental assistant 歯科診療の補助をする職種をいうが，法的に定められた職種ではない．したがって，その業務内容も定められていないが，診療の介助(器械・材料の準備，後処置，保管，充塡物や印象材の練和など，口腔外で行う法的に規制されていない業務)，受付，書類・帳簿の記載などが業務範囲として考えられる．日本歯科医師会は歯科助手資格認定制度として，歯科助手訓練基準に沿った教育を受けた者に対して歯科助手資格認定証を交付している．[830]

四ヶ所ヨシ Shikasyo Yoshi 南米，東南アジア，日本で活躍した看護師．1910(明治43)年北海道に生まれる．旧姓吉村．樺太(現サハリン)に移住し，札幌松華高等女学校に入学．看護師を志願したが家族に反対され上京．1929(昭和4)年に東京府立中野療養所付属の看護師養成所に入学．思想問題に巻き込まれたことから国内での就職を断念し，ブラジルで看護師として働く．帰国後も台湾，フィリピンで勤務し，四ヶ所市次と結婚．ポルトガル語が話せたためマカオにあった陸軍の機関に勤務，ジャワ作戦には看護師隊を組織した．戦後帰国し結核療養所で働いたが，看護中心の老人ホームの必要性を感じ，1954(同29)年療養所を開設して高齢者を収容した(芙蓉会第一病院)．1963(同38)年には芙蓉会第二病院を開設．これらは民間でははじめての施設であった．伝記に『花と星と海と―四ヶ所ヨシの歳月』(芙蓉会，1996)がある．[1236]

自我心理学 ego psychology 心的現象や心的機能のすべてを，個人の経験と観察によってとらえられる自我との関係において記述し解明しようとする心理学．フロイト Sigmund Freud に始まり，アンナ=フロイト Anna Freud，ハルトマン Heinz Hartmann，フェダーン Paul Federn，エリクソン Erik H. Erikson がここに含まれる．一方，無意識に焦点を当て，フロイトが考えた心的装置内の対象関係を重視したクライン

Melanie Klein に代表される対象関係論は自我心理学と対比されるものである.[488]

歯科診療所 dental clinic 「医療法」ならびに「歯科医師法」に準拠し，患者の収容施設を伴わない診療施設，あるいは19床以下の入院施設を伴う診療施設を指し，歯科医師が診療を行う施設．歯科診療所の設立は歯学部を卒業し，歯科医師国家試験に合格した者が厚生労働省に歯科医籍登録を行い，歯科医師免許を取得し，所定の臨床研修を修了した者が開設地の保健所を経由して都道府県知事に施設の開設を申請する．歯科医師のみが歯科診療所の開設者資格を有する.[24] ⇨参歯科医師法→1227，医療法→285

自我親和性 ego-syntonic 行動や思考，衝動，欲求，態度などの精神現象が，その人の自我の規範と一致し，統合的人格と調和すること．つまり，その人個人の自我にとって容易に受け入れられ，違和感を生じないこと.[724] ⇨参自我異質性→1227

耳下腺 parotid gland 大唾液腺(耳下腺，顎下腺，舌下腺)の中で最大の腺，重さは約25-30 g．腺体は頂点を下にした三角形を呈し，耳介直下から下顎角にかけての皮下組織中にある．導管の耳管腺管は長さ約4-5 cmで咬筋の表面を走り，筋の前縁で頰筋を貫通して頰粘膜の耳下腺乳頭(上顎：第2大臼歯の位置)で口腔前庭に開口．耳下腺の唾液は漿液性で比較的さらさらしており，唾液アミラーゼのプチアリンに富む．副交感神経(舌咽神経)と交感神経の調節を受ける．唾液腺の中で特に炎症，腫瘍が好発．大唾液腺から分泌される唾液の量は1日でおよそ1,500 mLになる.[1044] ⇨参唾液腺→1908，大唾液腺→1884

耳下腺炎 parotitis 耳下腺の炎症のこと．耳下腺は3つの大唾液腺のうち最も炎症を起こしやすく，主なものには，①流行性耳下腺炎(おたふくかぜ)，②急性化膿性耳下腺炎，③反復性耳下腺炎がある．①流行性耳下腺炎：主に幼小児が罹患し，ムンプスウイルスによる感染．14-21日の潜伏期ののち，疼痛，軽度の発熱，全身倦怠に続き，急激に耳下腺が腫脹する．罹患後には，高い免疫が得られる．②急性化膿性耳下腺炎：耳下腺の逆行性細菌感染により生じるもので，一側耳下腺の腫脹とステノン Stenon 管開口部よりの排膿をみる．③反復性耳下腺炎：年に数回の一側あるいは両側耳下腺の有痛性腫脹をきたすもので，主に小児に発症する.[98]

耳下腺炎性聾(ろう) mumps deafness ［ムンプス難聴］ ムンプスウイルスの感染によって起こる流行性耳下腺炎の合併症で，耳下腺炎の発症後，高度の感音難聴をきたすことをいう．ウイルス血症によるウイルス性迷路炎が原因である．小児期に生じると成長して一側の難聴に気づくこともある．罹患時に平衡失調，めまいなどを伴うこともある.[98] ⇨参耳下腺炎→1232

耳下腺管 parotid duct ［ステノン管］ 耳下腺の排泄管で耳下腺の前部より口腔内へ開く長さ約7 cmの管．耳下腺を出て咬筋を横切り，頰筋を貫いて，頰筋と口腔粘膜の間を斜めに走行し，上顎第2大臼歯に面する頰粘膜にある耳下腺乳頭に開口する．ステンセン Niels Stensen(Stenon はラテン形)はデンマークの解剖学者(1638-86).[98]

耳下腺癌 parotid gland cancer 耳下腺腫瘍の約2割を占め，40-60歳代に好発する．症状は耳下腺の腫脹で，進行例では顔面神経麻痺，疼痛をきたす．組織学的には腺癌，粘表皮癌，腺様嚢胞癌が多く，他にも扁平上皮癌，多形腺腫内癌，腺房細胞癌，未分化癌などがみられる．診断は超音波，CT，MRIを用い，症例により吸引細胞診を行う．治療は手術で，悪性度の低い小腫瘍には顔面神経保存耳下腺全摘術を行い，進展度により顔面神経を犠牲にした耳下腺全摘あるいは拡大全摘を行う．顔面神経再建術を加えることもある.[736]

耳下腺後部症候群⇨同ヴィラレー症候群→311

耳下腺混合腫瘍 mixed tumor of parotid gland⇨同多形〔性〕腺腫《耳下腺の》→1913

耳下腺腫瘍 tumor of parotid gland，parotid neoplasm 耳下腺に生じる腫瘍．良性腫瘍の多くは多形腺腫で，その他に単純腺腫，嚢胞性腺腫，血管腫，嚢腫，ワルチン Warthin 腫瘍などがある．悪性腫瘍は腺癌が多く，その他に扁平上皮癌，悪性混合腫瘍などがある．良性腫瘍が悪性に変化して生じたものが多い．耳下腺腫瘍の悪性・良性の鑑別には，X線造影法，超音波，CT，MRIなどが有用．治療は摘出手術が第一選択．腫瘍摘出に際しては，悪性腫瘍で顔面神経の切断を余儀なくされる場合以外は，顔面神経の解剖学的知識に基づき，神経を保存する.[451] ⇨参唾液腺腫瘍→1909

耳下腺摘出術 parotidectomy 耳下腺は顔面神経が通る平面で浅葉と深葉に分かれる．耳下腺摘出術には浅葉のみを摘出する浅葉摘出術と，深葉もあわせて摘出する全摘出術がある．手術法は，腫瘍の位置により顔面神経主幹を確認する方法と，末梢から確認する方法がある．良性腫瘍の場合は，顔面神経を剝離，保存し，周囲の腺組織とともに腫瘍を摘出する．悪性腫瘍の場合は，顔面神経を合併切除する場合も多い.[736]

歯科専門医制度 system for dental specialists 2002(平成14)年の医療広告の規制緩和により，広告可能な専門医資格を認定する団体の外形基準が策定された．医師・歯科医師の専門性について，各団体が認定する資格名について広告が可能となり，2009(平成21)年7月現在で，医師53，歯科医師4(口腔外科専門医，歯周病専門医，歯科麻酔専門医，小児歯科専門医)，看護師26である．各学会とも5年以上の会員で，症例数，口頭試問などを設定し，一定の水準に到達しない場合は専門医として認可をしていない．基準は以下の5項目である．①患者に担当歯科医師の歯科医療背景を開示する．②歯科医療の質の向上を図る．③国民の要求するセカンドオピニオンの参考に資する．④歯科医師の医療に対する努力目標を提示する．⑤歯科研修制度の指導医資格条件として指定する.[434]

自家造血幹細胞移植 autologous hematopoietic stem cell transplantation 自家骨髄移植と自家末梢血幹細胞移植は，ともに自己の造血幹細胞を利用した移植であるため，一括して自家造血幹細胞移植と称する.[1372]

地固め療法 consolidation therapy 急性白血病の初回療法により完全寛解に入ったのち行う治療法．完全寛解に入ると白血病細胞は体内で10^9個以下になるが，ここで治療をやめると再発が起こる．このため，さらに強力に白血病細胞を減らす目的で多剤併用化学療法を数回繰り返して行う.[1495] ⇨参寛解導入療法→568，維持療法→242

歯科鋳造 dental cast 入れ歯のフレームや金属冠など補綴(てつ)物を製作する際に，高熱で溶かした金属を鋳型に流し込む方法を用いる．高い精密性を要求されるので，まず製造しようとする物体をワックスで製作し，それを鋳型材に埋没して加熱によりワックスを焼却して鋳型を作製する．この鋳型に溶かした金属を流し込むが，歯科鋳造は，すべてこの方法(ロストワックス法)による．[1310]

自家中毒症 autointoxication⇨同アセトン血性嘔吐症→155

シガテラ中毒 ciguatera poisoning シガテラ毒(シガトキシン，マイトトキシン，スカリトキシンなど)を含む魚を食べることにより生じる非細菌性の食中毒．大型魚ほど毒性が強く，肝臓をはじめとする臓器および精巣の毒性が高い．ノコギリダイやヒラマサなど300種以上のカリブ海・南大西洋産の新鮮魚や冷凍魚が原因．しかし，なぜ有毒となり，散発的に中毒が起きるかは不明．特徴的な症状は，下痢，嘔吐，四肢および口周の皮膚のしびれ，脱力，全身のかゆみ，疼痛．また，冷たい水が口や咽頭の表面では熱く感じるといった温度覚異常が起こることもある．特有の治療法はいまのところないが，致命率は低く，対症療法により数日で軽快する．[543] ⇨参毒魚中毒→2140

自我同一性⇨同自己同一性→1270

自我同一性危機 identity crisis⇨同アイデンティティクライシス→133

志賀毒素 Shiga toxin 志賀赤痢菌 *Shigella dysenteriae* serotype 1および志賀毒素産生大腸菌 Shiga toxin-producing *Escherichia coli*(STEC)が産生するタンパク毒素．細胞のタンパク合成を阻害する．神経毒性，血管毒性，腸管毒性がある．[324]

志賀毒素産生大腸菌 Shiga toxin-producing *Escherichia coli*；STEC⇨参O 157 感染症→91

歯科特定療養費制度⇨同歯科保険外併用療養費制度→1233

自我の強さ ego strength 精神分析理論の自我心理学(人間の心的機能や心的現象を自我との関係性でとらえる立場)では，自我の強さ，弱さが心理的疾患状態や心理的健康を規定していると考える．ベラック L. Bellack はこうした自我の機能として，自律的機能，自我を助ける適応的退行，現実検討，判断，外界と自己に関する現実感，防衛機能などをあげている．[488]

自我の発達 ego development，development of ego 自我 ego は，フロイト Sigmund Freud(1856-1939)が用いた精神分析学における概念で，意識，無意識，前意識から成立し，イド id と超自我 superego を結びつけるものである．身体的活動，知覚，認知，現実検討などの機能を有し，自我の発達とは身体的な発達が強く関与する．フロイトは，自我の発達とイドに発するリビドーの発達との間にどのような関係があるのかを精神性的発達で説明している．これは通常「口唇期」「肛門期」「男根期」「性器期」の4段階に区別され，リビドーの欲求が特定の身体部位に発現する順序で推移することを示す．また，「男根期」と「性器期」との間の期間を「潜伏期」と称することがある．各時期の推移は漸次的で画然と区別されるものではない．これに社会的・文化的視点を加え，発展させたのがエリクソン Erik H. Erikson(1902-94)で，人間を身体的・精神的・社会的・文化的・歴史的存在として多面的にとらえ，その統合の主体としての自我を重視し，自我の発達を8つに分け，漸成論的心理社会的発達を論じた．さらに，ハルトマン Heinz Hartmann(1894-1970)は，個体の環境に対する適応という概念に着目し，自我の概念を体系化し，自律性自我の発達過程について考察した．これは生物学的な成熟とともに，生後の環境との相互作用を通し，個体は経験，記憶，習慣，自動化，同一化などによる学習によって，社会的人格の主体として発達していくとした．また，母子関係の視点から自我の発達をみたマーラー Margaret S. Mahler(1897-1985)は，乳幼児が母親から心理的に自立していく過程を分離個体化理論として論じた．これは「正常自閉期」「共生期」「分離-個体化期」に分けられ，「分離-個体化期」にも情緒的対象恒常性が獲得されるまで「分化期」「練習期」「再接近期」があるとした．[1099] ⇨参自我→1225，エリクソンの8発達段階→368

歯牙発生⇨同歯の発生→2319

歯科パノラマX線写真撮影法 panoramic dental radiography ［パノラマX線撮影法］ 上下顎の歯列や歯周組織全体を1枚のフィルムに撮影する方法．回転パノラマ方式(回転断層方式)と口内線源方式(体腔間方式)とがある．①回転パノラマX線写真(写真参照)：一般的に用いられ，三円複合軌道方式と楕円軌道方式とがあるがその差は少ない．撮影に際しては，患者が身につけている金属類，義歯，眼鏡などははずしてもらう．対咬関係を明らかにするためにロールワッテ(ロール状の綿)などをかませる．②口内線源パノラマX線写真：X線発生装置を口腔内に設定し，X線を外頬部に設定したフィルムに照射する撮影法である．上下顎のいずれか，外頬の左右の半側面の撮影フィルムが得られる．[434]

●歯科パノラマX線写真

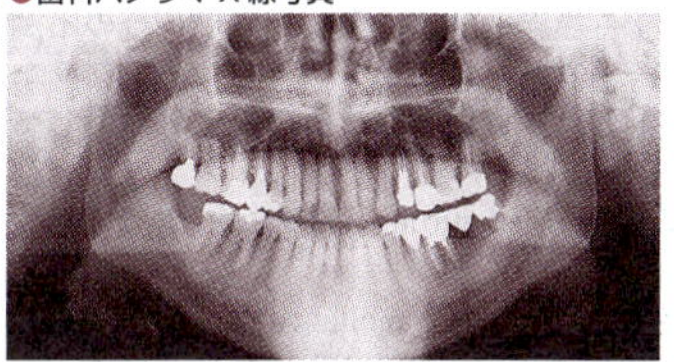

歯牙フッ素症 dental fluorosis⇨同歯のフッ素症→2319

歯科法医学 forensic dentistry(odontology)，dental jurisprudence ［法歯学］ 歯科医学に関連がある刑法上あるいは民法上の紛争(歯科医師と患者の間の医療事故にかかわる紛争など)や各種の裁判事例において，提出された歯および口腔に関係のある証拠・資料を歯科医学の専門的知識に基づき検査・検討して，解決のための知見を提示することができるように検査法などを研究する分野．また，身元不明の遺体や白骨化した遺体の顎や歯列の状態，歯の治療履歴などから個人識別をするのもこの分野の研究対象．[830]

自我防衛機制⇨同防衛機制→2658

歯科保険外併用療養費制度 ［歯科特定療養費制度］ 保険外併用療養費制度とは，2006(平成18)年の「健康保険法」の改正により，従来の「特定療養費制度」を見直し，引き継いだもの．評価療養と選定療養に大きく分けられる．評価療養とは，保険適用前の先進医療(従来の高度先進医療)や新薬など，保険給付の対象とすべきか否かについて評価が必要な療養として厚生労働大臣が定めたもの．選定療養とは特別な病室(差額ベッド)や予約診療，時間外診察，200床以上の病院の紹介なしの初診・再診，制限回数をこえる医療行為，180日をこえる入院，歯科関連では，前歯部の材料差額，金属床総義歯，小児齲蝕(うしょく)の治療後の継続管理など．いずれの療養を受けた場合でも，その療養の基礎部分については保険外併用療養費を保険給付として支給される．[434]

歯科保存学　conservative dentistry，operative dentistry　齲蝕(うしょく)や歯周疾患に罹患した歯や外傷によって損傷された歯を保存して，その機能・形態を回復させることを目的とする臨床歯科医学の一分野で，保存修復学，歯内療法学，歯周病学の総称．保存修復学は歯の硬組織疾患または異常を修復するための方法およびその基礎となる理論の研究，歯内療法学は歯髄および根尖歯周組織疾患の診断，治療，予防に関する研究，歯周病学は歯周組織(歯肉，歯槽骨，セメント質)の疾患の発症機序・疫学・治療・予防に関する基礎ならびに臨床的研究を行い，さらに，それぞれの分野における治療用器材や薬剤の改良，治療終了後のメンテナンスなども研究対象とされる．[830]

歯科補綴(てつ)学　prosthodontics，prosthetic dentistry，dental prosthetics　臨床歯科医学の一分野で，歯，顎骨，口腔の軟組織の欠損を人工物で補塡して，その機能と形態を回復させるための基礎的研究，検査，診断，術式などの臨床的研究を行う部門．さらに，咀嚼機能の回復・維持には咬合・顎機能に関する形態学，生理学，補綴物の生体に及ぼす影響，補綴物作製に関する理工学的研究も重要な研究課題．歯冠補綴，架工義歯学，局部床義歯学，総義歯学の分野がある．また，顎顔面欠損に対する顎顔面補綴，顎関節症や咬合の不調和に対するオーラルリハビリテーション，インプラントによる補綴など，多様化した社会の要望に対応して総合的な研究が行われている．[830]

歯科補綴(てつ)装置　prosthetic appliance⇨同歯科補綴(てつ)物→1234

歯科補綴(てつ)物　prosthetic appliance　［歯科補綴(てつ)装置］　からだの組織欠損を補うことを補綴というが，歯科では古くから歯冠の欠損を歯冠補綴(歯冠修復)により，歯の欠損を義歯により補綴(欠損補綴)する技術が発展した．歯冠補綴物には歯冠を部分的に被覆する部分被覆冠と全部を被覆する全部被覆冠(全部鋳造冠，前装鋳造冠，ジャケット冠など，ポストクラウン)がある．欠損補綴物にはブリッジ(固定性ブリッジ，半固定性ブリッジ，可撤性ブリッジ)と有床義歯(部分床義歯，全部床義歯)がある．そのほか顎補綴などに用いられる特殊な補綴物がある．[1310]

歯科麻酔　dental anesthesia，dentistry anesthesia　歯および顎，口腔の手術，処置など歯科領域で必要とされる局所麻酔あるいは全身麻酔をいう．通常の歯科治療においては局所浸潤麻酔，伝達麻酔が用いられる．その他，治療の内容および歯科治療恐怖症などに対して笑気などを用いた吸入鎮静法や静脈内鎮静法，静脈麻酔が併用されることもある．[608]

自家末梢血幹細胞移植　autologous peripheral blood stem cell transplantation；auto-PBSCT　悪性リンパ腫や白血病，乳癌，精巣腫瘍などの治療に用いられる治療法の1つ．大量の抗癌剤による化学療法後，顆粒球コロニー刺激因子(G-CSF)を投与すると，通常，骨髄にしかない造血幹細胞が末梢血液に動員される．その造血幹細胞を成分分離装置で採取し凍結保存しておく．白血病などの同種骨髄移植と同様の強力な抗癌剤や全身照射を行い，凍結した末梢血幹細胞を患者本人に点滴で戻す．輸注した幹細胞は自己の骨髄に生着し，増殖後，血液細胞に分化する．同種骨髄移植や同種末梢血幹細胞移植に比べ，血球回復は7-10日と非常に速やかで，拒絶や移植片対宿主病(GVHD)もなく安全性は高いが，再発は多い．自家骨髄移植に比較すると患者が手術を受ける必要もないため，負担は軽い．移植後の汎血球減少期も短く，無菌室も不要であるなど長所が多いので，現在では自家骨髄移植よりこの方法が選択されることが多い．[1372]　⇨参骨髄移植術→1107

自家融解　autolysis　［自己溶解，自家(己)消化，自己分解］　後期死体現象の1つであり，死体の酵素の作用で身体構成成分が嫌気的に変化・分解される現象．死亡後体内の各種酵素は遊離し適当な条件を得ると活性化するようになり，一方，組織細胞は生命力を失って自己酵素に対する防御能力を失い，結局，活性化した自己酵素によって分解される．[613]

歯科用X線装置　dental X-ray equipment　歯やその支持組織の撮影用に製作されたX線装置．照射ヘッドは小型で，自由に移動でき，必要な位置や角度に設定できる．通常は管電圧60 kVp，管電流10 mA程度の装置が多い．指示用コーンのついた照射孔前方には中心孔を照準とし，当該歯に焦点を当て，歯面間距離が20 cmのショートおよび40 cmのロングコーンがある．制御装置には電源スイッチ，表示灯，一次電流計，タイマースイッチなどがある．[434]

歯科用アマルガム　dental amalgam⇨同アマルガム→176

歯科用エアタービン　dental air turbine　エナメル質やゾウゲ(象牙)質など歯質を切削するための回転切削装置．モーターを用いる電気エンジンと比べて高速回転のため，切削能力は非常に高く，患者の受ける苦痛，不快感も少ない．圧縮空気の力でタービンを回転させ，ダイアモンド切削工具などを毎分15万-60万回転させ，フェザータッチで硬いエナメル質を削る．低速の力(トルク)が必要な場合を除いて，歯の切削に最も頻繁に用いられる．切削性能に優れたエアタービンの開発によって，歯を切削する治療が増加したといわれる．[1369]

歯科用合金　dental alloy　歯科補綴(てつ)や歯科矯正に用いる合金には，高い耐蝕性，適切な機械的性質(強さ，硬さ，伸びなど)が求められ，精密な加工に適していなければならない．鋳造用合金には金，銀などの貴金属合金と，ニッケルクロム，コバルトクロムなどの非貴金属合金がある．[1310]

歯科用セメント　dental cement　歯冠修復物の合着のほか，仮に歯の欠損部を埋めたり，歯周包帯など多用途に用いられる．粉と液体を練り合わせ(練和)硬化させる．用途により，リン酸亜鉛セメント，カルボキシレートセメント，グラスアイオノマーセメント，亜鉛華ユージノールセメントなどがあり，重合硬化する接

着性の高分子材料をレジンセメントと呼ぶ.[1310]

歯科用探針 dental explorer ［エキスプローラー］ 触診に用いる歯科検査用具の1つ. 齲(う)蝕の程度, ゾウゲ(象牙)質のかたさや知覚過敏, 根管孔の探索, 歯冠修復物の適合性などの検査に用いる. 形態として単屈曲探針, 複屈曲探針, 有鉤探針, 無鉤探針などがある.[434]

歯科用ユニット dental unit 歯科治療に必要な器械を一式まとめて, 一構成単位(ユニット)とした歯科診療用器械. 治療いす(チェア)と組み合わせたものが大部分で, 装備品は, ブラケットテーブル, エアウォーターシリンジ, 排唾器, バキュームセット, エアタービン, 電気エンジン, 超音波スケーラー, スピットン(洗口器具), コップ台, X線フィルム台などである.[434]

歯科用レーザー laser for dentistry Laserは, light amplification by stimulated emission of radiationの頭文字を合成した用語で,「放射の誘導放出による光の増幅」と定義されている. 歯科用レーザーは組織内部透過型レーザーと組織表面吸収型レーザーとに分類される. 前者はNd：YAG(ネオジムヤグ)レーザー, 半導体レーザー, He-Ne(ヘリウムネオン)レーザーがあり, 後者はCO_2レーザー, Er：YAG(エルビウムヤグ)レーザーなどがある. 組織内部透過型レーザーは高出力で組織の凝固や蒸散などに適し, 低出力では疼痛軽減, 創傷治癒促進などに用いられる. 一方, 組織表面吸収型レーザーは, 組織の蒸散や切開に応用されている. その用途により, 歯周ポケットや歯周膿瘍などの焼灼や蒸散, メラニン色素の除去, 歯石除去(スケーリング)や窩洞形成に用いられることもある.[434]

磁化率効果 magnetic susceptibility effect MRIにおいて磁化率(磁気分極の起こりやすさ)の異なる物質が近接すると磁場が不均一となり, 位相が乱れ, 信号が低下すること. 磁化率効果に敏感な撮像法は, 鉄, 石灰化, 血液中のデオキシヘモグロビンの検出に向く. 空気との境界面などでのアーチファクトともなる. 静磁場強度が強いほど強くなる.[8]

自我漏洩(ろうえい)症候群 egorrh〔o〕ea syndrome ［**自己漏洩(ろうえい)性症状**］ 自分から何かが外へ漏れ出ていく病的体験全般を指す. 本態は自我障害であると考えられる. 自己臭恐怖, 自己視線恐怖, 思考伝播, 寝言恐怖, 独語妄想, 醜形恐怖などもこれにあたる. 統合失調症, 神経症, 境界例などにみられ, 対人恐怖, 強迫, 妄想, 伝播体験などの表現型をとることもある.[360]

歯冠 tooth crown, dental crown 歯はエナメル質に覆われた歯冠とセメント質に覆われた歯根からなる. 臨床的には, 歯の口腔内露出部分(臨床歯冠)をいう.[1369]

子癇(しかん) eclampsia ［**子癇(しかん)発作**］ 妊娠高血圧症候群の妊婦によって, 妊娠20週以降にはじめて痙攣発作を起こしたもので, てんかんや二次性痙攣が否定されるものをいう. 発作時期により, 妊娠子癇, 分娩子癇, 産褥子癇に分類される. 脳血管の攣縮(スパズム)と脳浮腫によって発症すると考えられている. 脳出血, 肺水腫, 腎不全, 播種性血管内凝固症(DIC), 心不全などの重度の合併症を伴い, 胎児が死亡することもある. 子癇発作を起こす前に頭痛, 胃や右上腹部の痛み, 目がちかちかするといった症状がみられる. 本症が疑われる場合は, 室内を暗くして安静にする. 発作時は, 気道確保後, 薬物療法(硫酸マグネシウム, ジアゼパム, フェノバルビタールなどの鎮痙薬)で痙攣を抑える, 合併症の有無を確認する. 母体が安定したら, 胎児, 胎盤を速やかに娩出する. 繰り返す子癇発作の場合, 母体は予後不良である.[1323]

耳管 auditory tube 〔L〕tuba auditiva ［**エウスタキオ管**］ 中耳の鼓室と咽頭をつないでいる長さ約3.5 cmの管. 上部1/3は骨壁, 下部2/3は軟骨壁. 鼓室内の気圧が外界の気圧(大気圧)と等しくなるように調節する役割を担う. 咽頭の耳管開口部は通常閉じた状態にあるが, 食物や唾液を飲みこむ(嚥下する)ときに開口する(口蓋帆挙筋と口蓋帆張筋の収縮). この瞬間に鼻腔内の気圧(大気圧)と鼓室内の気圧が等しくなる. 高速エレベーターで感じる耳の違和感は, 高度により外気の気圧が急激に低下するが鼓室内の気圧は低地のままであるため, 鼓膜が外側に引っ張られて起こる現象. このとき唾を飲みこむと耳管開口部が開いて, 鼓室と外界の気圧が等しくなり, 鼓膜の位置が戻って違和感はなくなる. 成人の耳管は鼓室から咽頭に向けて斜め下方に走るが, 小児の耳管はほぼ水平に走るため, 咽頭からの感染が鼓室に波及しやすく, ちょっとしたかぜでも中耳炎を併発しやすくなる. また, 耳管開口部周囲の耳管扁桃が腫脹して耳管開口部を塞ぐことがある.[1044] ⇒参中耳→1987

時間意識障害 〔D〕Zeitbewusstseinsstörung 時間体験の病理を指す. これはさまざまに変容を被りうることが知られており, ①時間の流れが緩慢になったように感じる時間緩慢現象, ②逆に時間の流れが普段より迅速になったように感じられる時間加速現象, ③時間体験の現実感の希薄化ないし消失, ④既視感, ⑤未視感などがある. ①, ②は脳の器質性疾患に伴うことが多いが, うつ(鬱)病や躁病でも認められる. ③は主に離人症において体験され, ④, ⑤はさまざまな原因で生じ, 健常者でも疲労時などには起こりうると考えられている. 解離性障害の特殊型ともみなしうる場合がある.[296] ⇒参既視感→681, 未視感→2766

弛緩因子 relaxing factor 筋の収縮を抑制し弛緩させる因子. 血管平滑筋に作用する内皮細胞由来弛緩因子, 内臓平滑筋に作用する非アドレナリン作動性非コリン作動性神経から放出される一酸化窒素(NO)など. カルシウムイオン(Ca^{2+})の再取り込みを行っている筋小胞体のCa^{2+}ATPaseも弛緩因子.[97]

耳管咽頭口 pharyngeal opening of auditory tube 鼓室前壁より前下方に走る耳管の咽頭側の開口部であり, 上咽頭側壁に開口する. 耳管の通気度や鼓室内の滲出物の有無などを調べる耳管通気法では, 耳管咽頭口より鼓室内に空気を送り込み, オトスコープにて通気音を聞く.[451]

耳管炎 salpingitis, eustachitis ［**耳管カタル**］ 耳管粘膜の炎症. 鼻炎, 急性副鼻腔炎, 上(鼻)咽頭炎, 扁桃炎などの波及によって起こり, 炎症後に耳管狭窄をきたすことがある. 難聴, 耳閉塞感, 自分の話し声が耳に響いて大きく聞こえる自声強聴などの症状が現れる. 治療は, 原因疾患の治療を行い, 炎症が治まってから耳管通気法を行う.[451]

耳管開放症 open tube, patulous eustachian tube 耳管

は通常閉鎖しているが，耳管が常に開放した状態にある疾患をいう．特徴的な症状として，高度の自声強聴(自分の話し声が耳に響いて大きく聞こえる現象)がある．難聴はなく，あっても軽度．原因は不明のことが多いが急激な体重減少も一因となる．治療は放置するか耳管内へのベツォルド Bezold 薬(サリチル酸 1，ホウ酸 4 の粉末)またはプロタルゴール液の噴射，電気焼灼，テフロン注入などが行われる．[98]

時間加重平均濃度 time-weighted average；TWA 作業環境における許容濃度の概念の 1 つで，濃度とその持続時間の積の和を 1 日の作業時間で除した値．週 5 日，1 日 8 時間労働したとして，1 週間の総労働時間 40 時間有害物質に曝露することを考慮して設定された．この数値以下であれば，大多数の労働者は悪影響がみられないと判断される．有害物質に対する感受性は個人差が大きいので，労働者の健康を守るためには，労働環境中に存在する有害物質への平均曝露濃度が時間加重平均曝露濃度を十分に下まわることが求められる．[1603] ⇨参許容濃度→785

耳管カタル tubal catarrh⇨同耳管炎→1235

弛緩期⇨同心室拡張期→1548

弛緩期血圧⇨同最低血圧→1166

耳管機能検査法 tubal functional examination 耳管機能を測定する検査．滲出性中耳炎の診断や鼓室形成術の術前検査として用いられる．耳管通気法(カテーテル通気法，ポリッツェル Politzer 法，ヴァルサルヴァ Valsalva 法)と，外耳道，鼓膜，耳小骨の音響インピーダンスを測定するインピーダンスオージオメトリーがある．[98]

耳管狭窄症 tubal stenosis, stenosis of eustachian tube 耳管から中耳腔への換気が悪くなるような耳管機能障害をきたした病態．鼓室内の圧調整が円滑に行われなくなると，耳管狭窄の結果，中耳腔が陰圧となり，長期に持続する場合は鼓室内に貯留液を生じ滲出性中耳炎となる．原因として，鼻副鼻腔炎や上咽頭の炎症が耳管粘膜に波及した場合，耳管筋(口蓋帆張筋，口蓋帆挙筋など)の機能不全，耳管の異常により耳管が正常に開かない場合，アデノイドや上咽頭腫瘍などで耳管咽頭口が圧迫されている場合などがある．症状は耳閉塞感，自声強調，難聴，耳鳴などを訴える．治療は上咽頭の原因疾患の治療，耳管自体に原因がある場合は耳管通気法を行う．難治性のものには鼓膜に鼓室換気チューブを挿入留置することもある．[887]

弛緩訓練 心身症や神経症などでみられる不適応行動に対する行動療法的アプローチの 1 つで，心身をリラックスさせる弛緩訓練によって不適応行動をコントロールし，適応行動を強めるよう働きかける．筋電図や脳波(α 波)を患者に呈示し，心身状態を調整するよう働きかけるバイオフィードバックの技法も盛んに用いられている．⇨参リラクセーション訓練→2946

時間研究⇨同タイムスタディ→1903

時間見当識 temporal orientation 〔D〕Zeitliche Orientierung 一定の状況において，現在が時間的にいつ頃であるのかを見当づける識別能力のこと．時間，場所，状況などについての見当識は，それぞれ別々に障害されうるが，場所に比べると時間のほうがより障害されやすい傾向がある．時間見当識が障害されると，現在の年月日，曜日，時刻などが混乱してわからなくなる．病的であるかどうかは，何月であるかがわからなくなる程度が 1 つの目安となる．[296]

死《看護における》 death 死は個体が生の状態からその喪失へと漸次的に移行する連続的過程であるため，その理解にはさまざまな切り口が存在する．血圧が下がり呼吸が徐々に浅くなる身体的死，孤独感や疎外感を感じる精神的死，地位や名誉・人間関係を失う社会的死，死生観や死後の世界を思いながらの宗教的死などがあげられる．1960 年頃までは個人の死は，心臓・肺・脳の不可逆的な機能停止によってもたらされる心臓死として明らかだったため，医学的にも社会的にも混乱は生じていなかったが，近年の医学の進歩により人工呼吸器が普及し，脳は機能していないが身体は生きているという脳死状態に陥るケースが増えてきた．そのため従来は神の領域といわれていた人の死を，人間自身が判定するという状況を生み出した．わが国においても 1997(平成 9)年に「臓器移植法」が施行されたが，医学的にも社会的にも多くの課題が残されている．また個体死＝個人の死ではなく社会的存在としての死の側面もある．例えば，家族などがその人の死を受け入れるための援助(グリーフケア)が必要となる場合などである．このように死を全人的にとらえることは看護を考えていくうえでたいへん重要である．[718]

歯冠修復 crown restoration ［歯冠補綴(てつ)］ 歯冠とは，エナメル質で歯頸部周囲のゾウゲ(象牙)質またはセメント質まで被覆し，口腔に露出した部分をいう．齲(う)蝕，咬耗，外傷性破折で歯冠の一部または全部が欠損し，審美的あるいは機能的障害を生じた場合に，人工的修復物で臨床的に正常な形態や機能が営めるように回復させること．部分的修復法にはレジン修復，インレー修復，一部被覆冠があり，歯の全体を修復するには全部被覆冠などがある．[434]

弛緩出血 atonic bleeding, atonic hemorrhage 分娩第 3 期以降の胎盤娩出前後の子宮収縮不良による異常出血(500 mL 以上)のこと．子宮筋の収縮不全により，胎盤剥離部位の止血機序が阻害されて起こる性器出血である．原因は巨大児，多胎妊娠，羊水過多などによる子宮の過伸展，微弱陣痛による子宮筋の疲労，子宮筋腫などの子宮の疾患，胎盤や卵膜，凝血塊などの子宮内遺残物，膀胱や直腸の充満，分娩が急速に進行した場合などである．[1323] ⇨参産後出血→1203

子癇(しかん)性尿毒症 eclamptic uremia 子癇(妊娠高血圧症候群によって起こった痙攣発作)の際に糸球体濾過値(GFR)が低下して尿毒症に至った病態をいう．子癇に伴う重要な合併症としてその約 6% に腎不全をきたすとする報告があるが，このような合併症は，妊娠高血圧症候群の重症度にかかわらず発症しうる．これらは一般的に血管内皮細胞障害によるものとされる．妊娠高血圧症候群においては高血圧，タンパク尿，高尿酸血症，糸球体濾過値の低下をきたし，病理学的には糸球体腫大，糸球体内皮細胞の腫大，空胞化，血栓形成を認めたり，巣状糸球体硬化症様病変をきたすことがある．[214] ⇨参妊娠高血圧症候群に伴う腎症→2266

弛緩性便秘⇨参便秘症→2652

弛緩性麻痺 flaccid paralysis(palsy) 筋緊張低下を伴った運動麻痺をいい，痙縮を伴った運動麻痺は痙性麻痺という．痙性麻痺が上位ニューロン(一次運動ニューロン)の障害によるものであるのに対し，弛緩性麻痺は下位運動ニューロン(二次運動ニューロン)の障害による．弛緩性麻痺の特徴は筋緊張は減弱または低下し，腱反射も減弱ないし消失する．脊髄前角障害ないし末梢神経障害によって起こる．上位ニューロン障害でも，急性発症の場合，初期に弛緩性麻痺をみることがあるが，のちに痙性麻痺となる．[475]

耳管通気検査 tympanic insufflation，tubal inflation 耳管咽頭口より空気を鼓室内に入れ，耳管の通気度，鼓室内の滲出物の有無などを調べる検査．オトスコープにて通気音を聴取し，診断・治療に用いる．ポリッツェル Politzer 法，ヴァルサルヴァ Valsalva 法，カテーテル通気法がある．[451] ⇨参ヴァルサルヴァ法→309，カテーテル通気法→536

耳管通気法 tympanic insufflation⇨同カテーテル通気法→536

時間的加重⇨参加重→496

時間的サブトラクション temporal subtraction 異なる時間に引きつづいて得られた画像のサブトラクション処理．デジタル・サブトラクション・アンギオグラフィー digital subtraction angiography(DSA)で造影剤注入前後の複数の画像からサブトラクションによって新しい造影像を得る方法．[264] ⇨参サブトラクション法→1193，デジタルサブトラクションアンギオグラフィー→2063

時間的線量配分 time-dose fractionation，time dose relationship 時間と線量を効率的に配分することにより癌治療の効果を上げること．その例が，低酸素細胞の再酸素化を促すための分割照射法で，治療効果の増強または晩期障害の危険度を下げる目的で1日線量を2回に分けて治療する過(多)分割照射であり，再増殖の危険度を下げる目的で照射期間を短縮して行われる加速過分割照射があげられる．[52]

時間的促通 temporal facilitation 刺激を反復して与えているうちに，しだいに刺激に対する反応性が大きくなってくること．シナプス伝達の時間的加重による現象．[1274]

時間的分散 temporal dispersion 末梢神経伝導検査において，電気刺激した神経線維間の伝導速度がばらつくことにより複合筋活動電位または複合感覚活動電位の持続時間が延長する現象のこと．脱髄性疾患の際に認められやすいが，健常者でも認めることがある．[310]

歯間乳頭 interdental papilla ［乳頭部歯肉］ 口腔前庭側(唇・頰側)から見ると歯と歯の間に存在する三角形の歯肉．前歯部，臼歯部ではその大きさが異なるが，歯周病の初発部位になりやすい．歯間乳頭を近心または遠心から見ると，それぞれ2つの山が唇・舌側に並んだ形態を示し，2つの山のくぼみをコル col(鞍部)と呼んでいる．[434]

時間尿量 urine volume per hour 1時間当たりの尿量．代謝産物の排泄に25-30 mL以上は必要で，これ以下の尿量は乏尿と呼ばれ，急性腎炎や尿路通過障害，脱水などが疑われる．[1181]

弛緩熱 relaxation heat 筋の弛緩による熱で，主に筋が外部に対して行った仕事が弛緩のときに熱として観測されるもの．収縮がもとに戻る際には回復熱が発生するが，弛緩熱はその際に産生される別の余分な熱である．[97] ⇨参初期熱→1469

趾間白癬(はくせん) trichophytia interdigitalis⇨参足白癬(はくせん)→150

時間分解能《超音波の》 temporal resolution 超音波検査では，1秒間に複数枚の画像を表示させている．心臓のような動きの速い臓器では，1枚当たりの画像を作成する所要時間が短いほど，詳細な動きの情報を得ることができる．この1枚当たりの時間を時間分解能といい，一般的には1秒間に表示される画像の枚数(フレーム数)の逆数になる．例えば，1秒間に30枚の像で表示される場合，時間分解能は33ミリ秒となる．[955] ⇨参空間分解能《超音波の》→810，コントラスト分解能→1143

耳管扁桃 tubal tonsil ［エウスタキオ扁桃］ 耳管咽頭口周囲のリンパ組織が発達したもの．免疫学的防御機構が存在し，中耳炎の防御に関係していると考えられる．動物実験で粘膜免疫応答が認められている．肥大により耳管狭窄や滲出性中耳炎の原因になることもある．難治性の耳管扁桃肥大が原因の滲出性中耳炎の治療には，内視鏡下で肥大扁桃組織の鉗除(鉗子による除去)も行われる．咽頭扁桃肥大と合併することが多い．[887]

弛緩縫合 relaxation suture⇨同減張縫合→956

時間放射能曲線 time-activity curve；TAC 臓器内の放射能強度の経時的変化を示したグラフで，臓器への放射性同位元素(RI)の摂取や排泄の状態，循環時間などが測定できる．核医学における基本的な解析法の1つで，脳，心，肝，腎などの検査で広く行われている．以前は小型の検出器を体表から当てて実時間で測定していたが，現在ではシンチカメラを用いて画像をデータ処理装置に連続収集し，あとから画像上に関心領域 region of interest(ROI)を設定して，その部分の時間放射能曲線を作成することが多い．[737]

子癇(しかん)**発作** eclamptic seizure⇨同子癇(しかん)→1235

歯冠補綴(てつ) crown prosthetics⇨同歯冠修復→1236

弛緩末期⇨同拡張末期→486

耳管隆起 tubal elevation 上咽頭の外側壁で下鼻甲介後端の高さに耳管咽頭口があり，その上部にある隆起のこと．耳管咽頭口は前唇と後唇によって囲まれ，脂肪組織だけでなく耳管軟骨内側板となっているため隆起している．耳管隆起と咽頭後壁との間の陥凹を咽頭陥凹(ローゼンミュラー Rosenmüller 窩)という．[887] ⇨参鼻腔→2433

敷石像 cobble stone appearance クローン Crohn 病の診断基準の1つで，X線，内視鏡で認められる腸病変．腸管粘膜に縦走する潰瘍が多発し，その潰瘍の間にある粘膜が5-10 mm大の半球状に隆起し集合した状態で，丸石を敷きつめた外観に類似していることからこういわれる．[1392] ⇨参クローン病→843

色円柱 color column 視覚野における，同じ色に反応する細胞が集まって形成している円柱(コラム)構造のこと．[1230]

自記オージオメトリー self-recording audiometry ［ベケシー型オージオメトリー］ 押しボタンを被検者が操作することにより検査音が増強減弱する装置を用いて行う聴力検査．連続周波数方式と固定周波数方式があり，使用される装置はベケシー Békésy 型オージオメーターともいう．被検者は音が聞こえている間は応答用スイッチを押し，聞こえない間は離す．スイッチが押されている間，減衰器は音が弱くなる方向に回転し，スイッチを離すと逆回転して音が強まる．このような音に対する変化がペン書きで自動記録され，鋸歯状波形として描かれる．記録された波形・振幅は，補充現象の有無，難聴の鑑別（ジャガー Jerger によるⅠ-Ⅴ型の分類）などに用いられる．ベケシー Georg von Békésy はハンガリー生まれのアメリカの聴覚生理学者（1899-1972）．[451]　⇨参聴力検査→2020

●ジャガーの分類

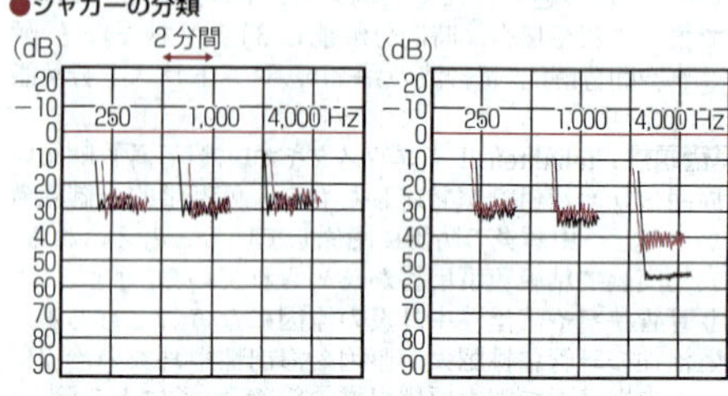

a. ジャガーⅠ型　b. ジャガーⅡ型

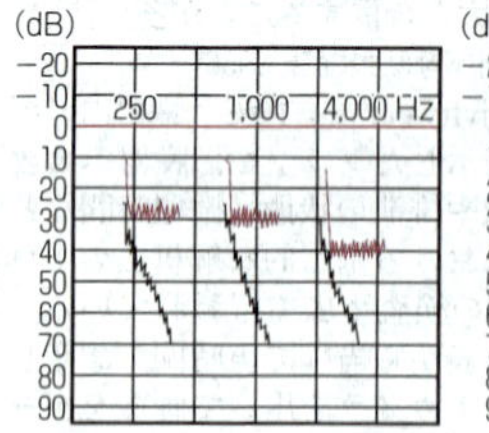

c. ジャガーⅢ型

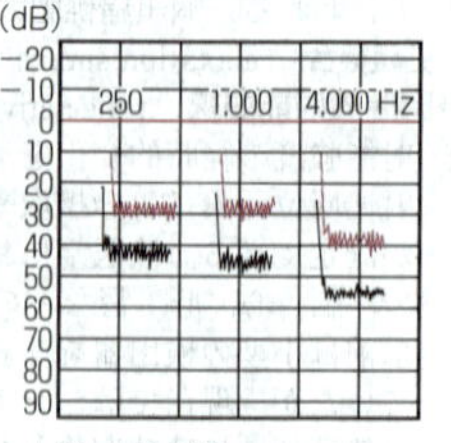

d. ジャガーⅣ型

黒線は連続音，赤線は断続音

色覚　color vision (sense)　色は色相，彩度，明度によって決まるが，それらを感じる感覚を指す．赤，緑，青色光の強さによって反応する視物質をもつ網膜錐体によるものとされている．[1601]

色覚異常　dyschromatopsia, color vision defect　［先天性色覚異常］　色の識別能力の異常をいう．大部分は遺伝による先天性であるが，視神経疾患や網膜疾患などによる後天性もある．先天性は主として網膜錐体の異常により，1色覚，2色覚，3色覚に分けられ，また，赤，緑，青の基本3色覚の異常により，それぞれ1型，2型，3型に分けられる．先天性は生まれつきその色の世界に慣れているため，他の人に指摘されない限り症状を自覚して受診することはないが，後天性は色覚の異常を自覚して受診する．[975]　⇨参1色覚→2，2色覚→3，異常3色覚→235

色汗症　chromhidrosis, chromidrosis　汗が着色する現象．アポクリン色汗症とエクリン色汗症がある．アポクリン色汗症は汗に含まれるリポフスチンにより黄色になる．エクリン色汗症は摂取した色素や薬剤が汗の中に分泌されて生じる．[652]

死期顔貌⇨同ヒポクラテス顔貌→2478

磁気共鳴画像⇨同MRI→83

磁気共鳴血管撮影⇨同MR アンギオグラフィー→84

磁気共鳴スペクトロスコピー　magnetic resonance spectroscopy；MRS　［MR スペクトロスコピー］　NMR における化学シフトの大きさと信号強度から，生体内の分子の種類，成分などを調べる方法．ATP（アデノシン三リン酸）や PCr（クレアチンリン酸）などのエネルギー代謝関連物質の分析ができる ^{31}P スペクトロスコピーや，^{1}H スペクトロスコピーなどの臨床応用が試みられている．[264]　⇨参化学シフト→466

磁気共鳴断層撮影法⇨同MRI→83

色彩失認　color agnosia　色の弁別，すなわち色彩の認知障害．言語の意味としての色の知識は保たれているにもかかわらず，実際に色の識別が正しくできない（例：ミカンの塗り絵で，ミカンは橙色と理解しているが正しく橙色を塗ることができない）．なお，色覚そのものは正常で，色の照合なども正常であるが，色名の呼称が障害される場合や，色に関する言語面の理解が障害される失語性の色名障害なども，色彩失認と関連した状態である．損傷部位としては，有線野（一次視覚野），両側後頭葉，脳梁，色彩に関する言語領域の組み合わせが考えられる．[413]

磁気シールド⇨同磁気遮蔽（しゃへい）→1238

色視症　chromatopsia　健常者では無色に見える物が，ある色彩を帯びて見える後天的な病的状態．赤視症，緑視症，青視症，黄視症などがある．原因はヒステリーなど精神的要因から白内障術後や網膜疾患などの器質的要因，アルコールや薬物などの中毒までさまざまである．[975]

色失認　color agnosia　視力や視野など視覚能力に問題がないのに，脳の高次機能が障害されることによって視覚対象の色が認知できないこと．実際に見た色の違いや濃淡は判別できるが，その色名を言えなかったり，同一系統の色を同一と認識できない．[975]

色弱　color anomaly⇨同異常3色覚→235

磁気遮蔽（しゃへい）　magnetic shielding　［磁気シールド］　MRI で強い磁場の影響は，距離を離すことによって軽減できるが，距離を離す十分なスペースがないときに厚い鉄板などで囲み磁気を閉じ込めること．[264]

色情狂⇨同色情症→1238

色情症　erotomania　［色情狂，被愛妄想，エロトマニア］　色情症（エロトマニア）には2種類の意味がある．第1は，性欲亢進症（男子色情症をサティリアーシス satyriasis と呼び，女子色情症をニンホマニア nymphomania と称する）の意味で，性愛的な行動や空想に夢中になった状態を指す．第2はフランス精神医学に語源をもち，恋愛妄想，被愛妄想の意味で用いられる．[1269]

色素　pigment　体内で産生される有機色素物質．メラニン色素が代表的なものの1つで，メラニンの量，分布はヒトの皮膚や毛の色調を左右する．[979]

色素異常症　disorder of skin color　ヒト皮膚の色はメラニン量により決まり，メラニンの増減により皮膚が色素異常を生じる疾患をいう．メラニンの増加による異常としては色素沈着があり，増加したメラニンが表皮に存在すれば褐色になり，真皮では紫灰色になる．一方，メラニンが減少すれば色素脱失となり，皮膚は白色となる．メラニン以外にも，ビタミンA前駆物質を含有する脂肪色素のカロチン，胆汁色素の主成分であるビリルビン，鉄貯蔵に関与する色素タンパク体のヘモジデリンなどもその過剰な皮膚への沈着により，特

有の色調を呈する.[531]

色素円柱 pigmented cast 尿細管内で形成される円柱状の物質で，物質に取り込まれる赤血球などの細胞成分の色素が反映されて見えるもの．細胞成分の色素によりさまざまな種類がある．例えば色素円柱の1つである赤血球円柱の破壊が著明な場合，赤血球の細胞膜は不明瞭となり，オレンジ色もしくは赤色を呈する顆粒状の円柱を形成する．これをヘモグロビン円柱と呼び，色素円柱に含む．その他，ミオグロビン尿でも同様の所見を呈することがある．またビリルビンやメラニンを含有する色素円柱もときに尿沈渣中に認められることがある.[214]

色素希釈試験(法) dye dilution test；DDT ［指示薬希釈法］ 肺動脈または末梢血管から色素を注入し色素希釈濃度の変化を色素希釈曲線として記録・分析し，色素注入部から記録部までの間の循環動態を検査するもの．これにより異常循環(短絡，逆流，狭窄など)の有無と程度を知ることができ，心臓弁膜症や先天性心疾患の診断，手術適応の決定に利用されるほか，心拍出量，肺血流量，循環時間，短絡量，逆流量などの血行動態も検査できる．色素希釈度の測定にはキュベット濃度計を用いる観血法(キュベット法)と，耳オキシメーターを使用する非観血法とがある．使用する色素にはエバンスブルー，クマシーブルー，インドシアニングリーン(ICG)などがあるが，最近はICGが使用されることが多い.[1591] ⇨参心拍出量測定→1597，ICG試験→64

色素血管性母斑症 phacomatosis pigmento-vascularis 皮膚真皮の毛細血管発育異常による単純性血管腫と，神経堤由来の色素細胞の発生分化異常による青色母斑・扁平母斑などさまざまな色素性母斑とが一部重なりあって併存する疾患．合併する母斑の種類により4型に分けられているが，いずれも遺伝形式は明確ではない．Ⅰ型(Adamson-Best型)：単純性血管腫と疣状色素母斑，Ⅱ型(高野-Körger-土肥型)：単純性血管腫と青色母斑，Ⅲ型(小堀-戸田型)：単純性血管腫と扁平母斑，Ⅳ型：単純性血管腫と青色母斑および扁平母斑．Ⅱ型の青色母斑(蒙古斑)と単純性血管腫との組み合わせ例が最も多い.[531]

色素嫌性腺腫 chromophobe adenoma ⇨同嫌色素性腺腫→951

色素細胞 pigment cell ［メラノサイト，メラニン細胞，メラニン形成細胞］ メラニン melanin を産生する細胞で，メラノサイトと呼ばれている．外胚葉系組織である神経堤から発生し，そののち，皮膚では表皮基底層と毛包に定着する．皮膚以外では口腔内・鼻腔内などの粘膜，脳軟膜・脳幹・内耳などの中枢神経系，網膜色素上皮にも分布している．数は，皮膚1 mm^2 当たり平均1,000-2,000個であり，部位により差がある．顔面に多く，腹・殿部には少ない．人種間で数に差はなく，白色人種，黄色人種，黒色人種など人種間の皮膚色の違いは，産生されるメラニンの量・質の違いによる．チロシナーゼを代表とするメラニン産生関連の酵素をもっているため，アミノ酸の1つであるチロシンを基質として細胞内に取り込み，メラニンを産生することができる.[979] ⇨参メラニン→2805，チロシン→2027

色素細胞母斑 pigmental cell nevus ［色素性母斑，母斑細胞母斑，境界母斑］ 胎生期の神経堤に由来する母斑細胞からなる，皮膚の先天的な良性腫瘍性の形成異常．小型のものは俗にほくろと呼ばれる．成人ではだれも数個の母斑細胞母斑を有し，生理的変化といえる．組織上，母斑細胞の存在部位が表皮と真皮の境界部にある境界型，真皮と境界部に存在する複合型，真皮のみに存在する真皮内型の3型に分ける．悪性黒色腫の発生母地ともなりうる.[531]

色素試験 dye test；DT ［セービン・フェルドマン色素試験］ トキソプラズマ症の免疫的血清学的診断法の1つで，本症の血清反応では最も信頼度が高い．本法はアルカリ性メチレンブルーに染色されるトキソプラズマ増殖型虫体が，アクセサリーファクター accessory factor(補体)下で抗血清作用を行うと青染されなくなる性質を利用している．1948年にセービン Albert B. Sabin とフェルドマン Henry A. Feldman によって考案された.[304]

色素指数 color index；CI ［血色素指数，ヘモグロビン指数］ 被検血液の赤血球数当たりのヘモグロビン濃度を，正常血液と比較するために用いられる指数．CI＝ヘモグロビン濃度(g/dL)/赤血球数/10^6(/μL)×3.2によって求められる．基準値は1.1以上を高色素性，1以下を低色素性とする．ウィントローブ Wintrobe の平均赤血球指数の1つである平均赤血球ヘモグロビン濃度 mean corpuscular hemoglobin concentration (MCHC)と同様の意義をもつが，現在ではほとんど使われなくなっている.[656]

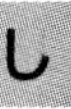

色素失調症 incontinentia pigmenti ［ブロッホ・ザルツバーガー症候群］ 1926年スイスの皮膚科医ブロッホ Bruno Bloch(1878-1933)により命名された母斑症の1つで，主に女児にみられる先天異常疾患．X連鎖優性遺伝で，男児では死産や流産など致死率が高い．散発例と家族発症例がある．生後数日以内に全身に紅斑を伴う水疱を生じ，水疱が消退すると疣状角化性丘疹となり，しだいに線状や渦巻き状の特異な灰色〜褐色の色素沈着を残す．2-3歳頃より退色が始まる．皮膚症状のほか，中枢神経系(知能障害や痙攣など)，眼(白内障や斜視など)，歯，骨，頭髪などの合併異常を伴う．治療は対症療法による．生命予後はよい.[531]

色素親和性 chromophilic 検査目的で行う細胞・組織・微生物などの染色法において，それらが容易に染色，識別されやすいこと．逆に染色されにくいことを色素嫌性という.[531]

色素親和性細胞 chromophil cell ［好色素細胞］ 下垂体前葉のホルモン分泌細胞には好酸性細胞，好塩基性細胞，色素嫌性細胞の3種類があり，前2者を指す．かつては下垂体腺腫の分類によく用いられたが，現在では産生するホルモンの種類による分類が主流のため，あまり用いられなくなった.[142] ⇨参下垂体前葉→501

色素性乾皮症 xeroderma pigmentosum；XP 常染色体劣性形式で遺伝する光線過敏症．紫外線性DNA損傷の修復障害があるため紫外線に高感受性となる．わが国での頻度は5万人に1人とまれではあるが，日光過敏症状を呈する患者(特に小児)をみた場合は鑑別疾患として重要．激しい日焼けを繰り返したあと，露光部皮膚が乾燥し小色素斑が徐々に増加する．紫外線ケアを怠ると高率に皮膚癌が発生．30%の症例では原因不明の精神運動発達遅延，難聴などの脳神経症状が進行する．遺伝的に異なるA-G群，バリアントの8つのサブタイプに分類されるが，わが国では皮膚症状，神経症状ともに重篤なA群が過半数を占める．確定診断は患者皮膚を用いた相補性試験でなされる．患者は生涯にわたり紫外線防御，外出時のサンスクリーンの使用が必要である．皮膚科，小児科，整形外科，眼科，耳鼻科など多科がチームを組んで患者ケアにあたる．[1509] ⇨参光線過敏症→1025，皮膚癌→2469

色素性基底細胞癌 pigmented basal cell carcinoma，pigmented basalioma 日本人の基底細胞癌では黒色調を呈することが圧倒的に多いので，「色素性」と名がつけられている．悪性黒色腫との鑑別が必要．組織学的には，腫瘍巣内に色素伝達障害性メラノサイトや間質内には貪食されたメラニンを含有する組織球であるメラノファージが多数認められる．色調が黒色を示す以外，基底細胞癌として臨床や組織に特徴的な所見はない．[531] ⇨参基底細胞癌→694

色素性蕁麻疹(じんましん) urticaria pigmentosa⇨同肥満細胞症→2480

色素性接触皮膚炎 pigmented contact dermatitis⇨同リール黒皮症→2917

色素性母斑 pigmented nevus⇨同色素細胞母斑→1239

色素性痒疹 prurigo pigmentosa 1971(昭和46)年に長島正治により報告された皮膚病で，激しい瘙痒を伴う紅色丘疹や浮腫状紅斑が繰り返し出現し，しだいに網目状の色素沈着を呈する．思春期の女性の上背部，胸部，項部に好発．原因は不明であるが，糖尿病や衣服の刺激，ダイエットとの関連が指摘されている．治療は，ジアフェニルスルホンやミノサイクリン塩酸塩などの内服．[531]

色素性緑内障 pigmentary glaucoma 白人に多く，日本ではまれな緑内障の病型．名前のとおり，角膜裏面，隅角，水晶体，虹彩など房水と接するあらゆる部位に色素が散布される緑内障．原因は虹彩形状の異常によるもので，周辺虹彩が水晶体側に凸なため，虹彩が動くたびに毛様小帯と虹彩色素上皮がこすれ，色素が散布される．散布された色素は線維柱帯に入り，房水流出障害を起こして眼圧上昇を起こす．発症年齢は20-30歳，男性，近視眼に多くみられる．色素散布がみられるものの，眼圧が上昇せず色素性緑内障に至っていない前段階を色素散乱症候群と呼ぶ．[975]

色素増多 chromatosis⇨同色素沈着→1240

色素脱失症 depigmentation ［色素低下］ 皮膚の色調異常を主徴とする疾患は色素異常症と総称する．そのなかには，色素低下症，色素増加症，色素沈着症があり，先天性と後天性に分類される．色素脱失症は，正常状態よりも皮膚にメラニン量が少ない色素低下症であり，以下のような疾患を含む．先天性疾患としては，眼皮膚白皮症，ヘルマンスキー・プドラック Hermansky-Pudlak症候群，チェディアック・東 Chédiak-Higashi症候群，フェニルケトン尿症，まだら症，ワルデンブルグ Waardenburg症候群，結節性硬化症，脱色素性母斑，無色性色素失調症．後天性疾患としては，尋常性白斑，サットン Sutton 白斑，フォークト・小柳・原田 Vogt-Koyanagi-Harada症候群，老人性白斑，白髪，炎症後白斑などである．それぞれの原因となる遺伝子や因子が徐々に明らかになってきている．そのなかには，メラニン産生にかかわる酵素，増殖因子とその受容体，メラノソーム melanosomeの膜タンパクと構造タンパク，メラノソーム輸送にかかわるタンパク，メラニン関連転写因子などが含まれる．[979] ⇨参色素異常症→1238

色素沈着 pigmentation ［色素増多］ 皮膚や組織に色素が沈着することをいい，主にメラニンの増加による．メラニンが表皮に存在すれば褐色になり，真皮では紫灰色になる．分布によって，限局性とびまん性のものとに分けられ，前者は先天性と後天性に分かれ，後者は副腎皮質刺激ホルモン(ACTH)の分泌増加によることが多い．カロチン(黄色)，ビリルビン(黄疸にみられる黄色)，ヘモジデリン(黒褐色)，銀などの金属でも，その過剰沈着およびメラニンとの複合によりそれぞれ特有の色素沈着をきたす．[531]

色素低下 hypopigmentation⇨同色素脱失症→1240

色素内視鏡検査 dye-endoscopy，chromoendoscopy 経内視鏡的に色素を散布または噴霧し，粘膜表面の微細な凹凸，色調の変化や機能を，色素の特性を利用して内視鏡的に観察する検査．現在では消化管疾患の病態生理の解明や微細診断に欠かせぬ方法となっている．原理から，①コントラスト法，②染色法，③反応法，④蛍光法に分類される．それぞれ主な色素と検査目的は，①インジゴカルミン：病変の微細な凹凸や病変部と正常粘膜の境界を際立たせる，②メチレンブルー：腸上皮化生や潰瘍中心陥凹の診断，③ルゴール：食道癌，異型性の診断，④コンゴーレッド：胃粘膜萎縮境界の診断，⑤フェノールレッド：ヘリコバクター・ピロリ *Helicobacter pylori* の胃内感染，分布の把握，⑥アクリジンオレンジ：粘膜面の血液循環状態の観察，などがある．[1440,790]

色素尿 pigmenturia ミオグロビン，ヘモグロビンにより着色された尿をいう．前者は横紋筋融解症，挫滅症候群や薬物性・先天性酵素欠損症などが原因となり認められる．後者は異型輸血による血管内溶血などによることが多い．ミオグロビン，ヘモグロビンは腎毒性を有するためこのような色素尿を呈する場合は，急性腎不全をきたす危険性があり注意を要する．試験紙法では尿潜血が陽性であるが，尿沈渣を観察すると赤血球はほぼ認められないのが特徴．[214]

色素排泄機能試験 肝機能検査の1つ．肝細胞における色素排泄能(速度)を測定し，慢性肝炎，肝硬変，体質性黄疸などの診断に役立てる．通常はインドシアニングリーン(ICG)を静脈注射し，15分後の血中ICG濃度から血中停滞率と血中消失率を計算．従来は，ブロムスルファレイン(BSP)排泄試験も行われた．これはBSPを投与して30，45分後の色素を測定して肝機能を検査する方法だが，まれにショックなどの副作用がみられたため，最近はあまり行われない．[90]

色素斑 pigment macule，pigment freckle，pigmented spots 原発性の皮疹の1つで，正常皮膚色が変化して褐色，黒褐色，黒色，青色，黄色などさまざまな色調を呈する斑．母斑など先天性の場合と後天性に生じるものがある．多くは表皮のメラニン色素増加に起因するが，一部にヘモジデリンやカロチン，金属などの皮膚への沈着でも生じる．[531]

色素変性 pigmentary degeneration 生体内に色素が病的に沈着することを指す．生理的な色素量が過剰になる場合，沈着部位が異常な場合あるいは病的状態で出現する場合がある．体内で生成される内因性の場合には，原因は物質の過剰生産や分解代謝の障害であり，色素の具体例としてはヘモジデリン，リポフスチン，ビリルビン，メラニンなどがあげられる．体外からの外因性のものとしては，吸入性の炭粉，ある種の金属などがある．[748] ⇨参色素沈着→1240

色素類脂質⇨同カロチノイド→563

色素レーザー dye laser 高エネルギー光(レーザー)の1つで，黄色光．蛍光色素を溶媒に溶かして色素濃度を変えることにより波長を選択する．ヘモグロビンに効率よく吸収されて深部に到達する．この吸収率の違いを利用して，毛細血管拡張性疾患(酒皶，クモ状血管腫)や血管腫(赤あざ)の治療に有効．[531]

ジギタリス効果《心電図上の》 digitalis effect on ECG ［ST 盆状降下］ ジギタリス服用患者にみられる心電図所見で，迷走神経亢進状態を反映するような徐脈と，ST の盆状低下を認める．その他，QT 時間の短縮所見などもみられるが，これらはジギタリスの本来の薬理作用であるため，これらの所見があることとジギタリス中毒とは別である．[1432]

ジギタリス製剤 digitalis preparation ヨーロッパ原産のジギタリス属植物の葉由来の強心配糖体，およびその誘導体の製剤．古くから強心利尿薬として用いられている．作用機序は，ナトリウム-カリウム ATP アーゼ(Na^+/K^+-ATPase)を阻害することにより，細胞内へのナトリウム貯留を介したカルシウムイオン(Ca^{2+})の増加である．細胞内 Ca^{2+} 増加が心筋収縮力を増強させ，二次的に血圧上昇，利尿，浮腫の軽減などを生じる．植物から安定した品質を確保することが困難なため，近年は純粋成分であるジゴキシンなどが種々の剤形に加工されている．頻脈性の心房細動・粗動，発作性上室性頻脈，慢性心不全などに投与される．血中濃度の治療域が狭く，ジギタリス中毒で不整脈などを生じる．[204,1304]

ジギタリス中毒 digitalis intoxication ジギタリスの薬用成分はゴマノハザク科ジギタリス属の多年草の葉の部分から抽出され，強心配糖体のジギトキシン digitoxin，ギトキシン gitoxin などを含んでいる．現在では化学的に強心薬として合成されている．ジギタリス中毒は血中濃度が有効濃度を超えて中毒域に達するか，低カリウム血症など相対的にジギタリス感受性が高まった状態のときに発症する．食欲不振，悪心・嘔吐などの消化器症状や中枢神経症状(小児では中枢神経抑制，高齢者では精神症状)を呈し，洞房ブロック，房室ブロック，発作性心房性頻拍(特にジギタリス中毒に特徴的なブロックを伴う PAT with block)，心房細動，心室頻拍などの不整脈を生じる．治療としては，血中ジギタリス濃度を測定し心電図をモニターしながら，まずジギタリス製剤の中止，低カリウム血症の補正を行う．大量経口摂取の場合は，水または牛乳で胃洗浄を行ったのち，塩類下剤を注入する．不整脈が出現した場合は，プロプラノロール塩酸塩，プロカインアミド塩酸塩，リドカイン塩酸塩などを適切に使用する．[479,1593]

児戯的爽快 silly cheerfulness 子どもじみた，ばかげた爽快さの状態．これといって嬉しがることもないのに嬉しそうにニコニコとしていて，何かあると場にそぐわない形でゲラゲラ笑うというような状態で，いかにも内容がなく，人格水準の低下や浅薄であるという印象を与える．統合失調症(特に破瓜型)や脳器質疾患によくみられる．[999]

識別関数⇨同判別関数→2421

色盲⇨同2 色覚→3

磁気モーメント magnetic moment 磁石などの周囲につくられる磁場では，常に正(+)と負(−)の磁荷が両極に同じ量ずつ対をなして現れる．この負極から正極に向かうベクトル量，すなわち磁場の強さを磁気モーメントと呼ぶ．磁荷の大きさを m，正負両極の距離を l とすると，磁気モーメント(M)は $M = m \times l$ となる．[258]

嗜虐性愛⇨同サド・マゾヒズム→1191

子宮 uterus ［子壺］ 膀胱の後方，直腸の前方に位置し，扁平な西洋ナシの形をした平滑筋からなる空洞器官．外側は腹膜，内腔は粘膜で覆われている．子宮はその中に受精卵を着床させ，発育させて胎児を排出する器官であり，卵が着床しなかった場合にはその内膜を月経として排出する．大きさは成人で長さ約7-8 cm，最大幅 4 cm とほぼ鶏卵大である．胎児を育成する子宮体部と胎児の通過管である子宮頸部の 2 つの部分に大別することができる．子宮体部はエストロゲンの標的器官であり，思春期前は小さく，頸部との比率は1：1であるが，初経開始後は増大し，その比率は 2：1 となる．子宮上端の最も幅の広い部分は子宮底といい，その両側に卵管が付着している．子宮頸部は子宮の下方の細い部分で，その下半分は腟腔に突出しており，子宮腟部という．子宮体部の内腔(子宮腔)は扁平な逆三角形をしており，子宮頸部の内腔は子宮頸管となる．子宮頸管の下端は外子宮口であり，未産婦では円形で小さいが，経産婦では分娩のため横裂し，口唇状となる．この場合，子宮口を前唇，後唇に分けることができる．子宮体部の組織は内側から子宮内膜，子宮筋層，子宮外膜に分けることができる．子宮内膜は子宮内腔を覆う粘膜で，機能的には筋層に接する基底層と内腔側の機能層に分けられる．子宮筋層は子宮壁の大部分を占める平滑筋層である．縦走，斜走，輪状などの走行をとり，筋線維の一部は卵管，子宮円索，基靱帯，仙骨子宮靱帯などと連結している．子宮体部の最外層は腹膜の一部である子宮外膜によって覆われており，子宮前壁の外膜は解剖学的内子宮口の高さで前方に反転して膀胱子宮窩を形成し，膀胱の底部から前腹壁腹膜に移行する．また，子宮後壁は後腟円蓋部で反転して直腸子宮窩(ダグラス窩 Douglas pouch)を形成する．左右は子宮体前後の腹膜が合して子宮広間膜に移行する．子宮頸部の内腔にある頸管内には多くの斜走するひだがあり，頸管腺がある．外子宮口では子宮頸管内膜が子宮腟部粘膜に移行しており，扁平円柱上皮接合部という．子宮は主として内腸骨動脈から分岐した子宮動脈によって血液が供給される．また，子宮への神経は骨盤神経叢の分枝である子宮腟神経叢や内臓神経，卵巣動脈神経叢からの経路がある．(図参照⇒生殖器→1675，卵管→2902)[550]

子宮悪性中胚葉性腫瘍⇨同子宮癌肉腫→1243

子宮位置異常　displacement of uterus, malposition of uterus　子宮支持装置である骨盤底にある筋肉群と，筋膜，隔膜の緊張力や子宮懸垂装置である基靱帯，仙骨子宮靱帯，膀胱子宮靱帯，子宮広間膜，子宮円靱帯といった子宮を保持している装置が緩んだり，子宮が周囲組織と癒着を生じたりして子宮の位置や形態異常が起こったもの．子宮位置は子宮の骨盤腔内の位置と子宮頸軸，腟軸に対する位置により決定される．子宮は通常，小骨盤腔の中央に位置するが，膀胱充満時に少し左へ移動するとともにやや後傾する．子宮内膜症や炎症などの病的な原因で癒着や腫瘍による圧迫が加わると，前後，左右，上下へと移動する．支持組織が弛緩すれば，子宮下垂や子宮脱となる．なお子宮頸と腟軸に対する子宮の位置を子宮姿勢という．[1510]

子宮円索⇨参子宮→1241

子宮外妊娠　ectopic pregnancy⇨同異所性妊娠→241

子宮下垂　descent of uterus, hysteroptosis　正常な子宮位置よりも下方に偏位し，子宮頸部は腟内にとどまっているもの．これに伴い腟の下垂，脱出が合併する．子宮脱と同一の病態．外子宮口が両坐骨棘を結ぶ線より下降した場合をいう．出産や外科手術などにより骨盤底の支持装置に欠陥が生じると発症する．排尿障害などの症状を伴うときにはリング状のペッサリー挿入，さらに根治療法として子宮脱手術を行う．[1510]　⇨参子宮脱→1252

子宮下節　lower uterine segment⇨同子宮下部→1242

子宮下部　lower uterine segment　［子宮下節］　陣痛の開始に伴い伸展して薄くなる子宮峡部の部分．解剖学的内子宮口と組織学的内子宮口の間に相当する．子宮下節ともいわれる．[998]　⇨参子宮→1241

子宮下（深）部帝王切開術　lower segment cesarean section　子宮壁を切開し胎児を娩出させる方法の1つ．膀胱を剝離し子宮下部（峡部）を切開することで子宮切開部位の出血量が少なく，術後の癒着が少ない．近年一般的になっている切開法の1つである．[1323]

子宮癌

uterine cancer

【定義】子宮に発生した扁平上皮癌，および腺癌．子宮頸部より発生する子宮頸癌 uterine cervical cancer と子宮内膜より発生する子宮体癌 uterine corpus cancer がある．両者の発生比率は，かつては圧倒的に子宮頸癌が多かった（9：1）が，2005（平成17）年の日本産科婦人科学会の調査では約5：5と子宮体癌の比率が増加しつつある（浸潤癌のみ）．婦人科悪性腫瘍による死亡数〔人口動態統計2007（同19）年〕は，卵巣癌4,467人が最も多く，子宮頸癌，子宮体癌の順（頸癌＋体癌の合計4,078人）となっている（部位不明を含めた子宮癌の全死亡数は5,622人）．そのため早期発見を目的とした子宮癌検診が行われており，2007年には年間に約350万人が受診し，要精密検査率は約1%，癌検出率は0.05%であった．人口対10万人の子宮癌年次死亡率は1950（昭和25）年には19.7であったが，2007年では8.7へと減少している．

【子宮頸癌】〔**定義**〕子宮頸部の扁平上皮と円柱上皮の境界付近（扁平円柱上皮接合部）より発生する癌．組織学的には扁平上皮癌（80%），腺癌（5-10%），腺扁平上皮癌に分類される．**ヒトパピローマウイルス** human papilloma virus（HPV）の関与が大きいことからウイルス癌と考えられている．HPVは性交により感染するため，初期性交年齢が若いこと，不特定多数との性交は発癌のリスク因子となる．好発年齢は30-50歳代（ピークは50歳）．〔**症状**〕原発病巣では**不正性器出血**（性交時接触性出血），進展・転移病巣では頻尿，血尿，排便障害，下血，下肢痛，鼠径リンパ節腫大など．〔**診断**〕コルポスコープ下の狙い組織診，頸管内膜の擦過細胞診によって確定診断される．臨床進行期分類は，0期：上皮内癌，Ⅰ期：癌が子宮頸部に限局（Ⅰa期：微小浸潤癌，Ⅰb期：Ⅰa期以外のⅠ期），Ⅱ期：腟または子宮傍組織に浸潤するもの（Ⅱa期：腟壁浸潤を認めるが子宮傍結合織には浸潤していないもの，Ⅱb期：子宮傍組織浸潤の認められるもの），Ⅲ期：腟への浸潤が高度であるかまたは子宮傍組織浸潤が骨盤壁に達するもの．Ⅳ期：膀胱または直腸への直接浸潤あるいは遠隔転移があるもの．〔**治療法**〕**子宮全摘術**，リンパ節郭清を中心とした手術療法，放射線療法，化学療法が主体．5年生存率は，Ⅰa期95%以上，Ⅰb期80%，Ⅱ期60-70%，Ⅲ期40%，Ⅳ期10-20%である．

【子宮体癌】〔**定義**〕子宮体部内膜に発生する癌．**エストロゲン**の長期持続刺激による子宮内膜細胞の異常増殖に起因し，子宮内膜症から子宮体癌が発生する．好発年齢は50歳代（75%は閉経後に発症する）．〔**症状**〕初期症状は不正性器出血，帯下の増加，下腹部痛など．〔**診断**〕確定診断は子宮内膜組織診による．臨床進行期分類は，0期：子宮内膜異型増殖症，Ⅰ期：癌が子宮体部に限局（Ⅰa期：子宮内膜に限局，Ⅰb期：浸潤が子宮筋層の1/2以内，Ⅰc期：浸潤が子宮筋層の1/2を超える），Ⅱ期：子宮体部または頸部に及ぶ癌（Ⅱa期：頸管腺のみをおかす，Ⅱb期：頸部間質浸潤がある），Ⅲ期：癌が子宮外に広がるが小骨盤腔を超えていない，または所属リンパ節転移がある，Ⅳ期：癌が小骨盤腔を超えているか，明らかに膀胱または腸粘膜をおかすもの．〔**治療法**〕ホルモン療法，放射線療法，化学療法，**子宮および両側卵巣卵管摘除**と後腹膜リンパ節郭清など．5年生存率は，Ⅰ期90%以上，Ⅱ期80%弱，Ⅲ期60-70%，Ⅳ期20%強である．[996]

子宮癌の看護ケア

【看護への実践応用】治療は円錐切除術，子宮全摘術などの手術療法が基本であり，癌の進行状態によって放射線療法や化学療法も行われる．いずれにしても患者・家族に治療の必要性や予後などを十分に説明し，納得してもらうことが必要．観察のポイントは，初期の癌では不正性器出血（性交時の接触出血）の有無，帯下の量・性状であり，進行癌や浸潤が広範囲になると出血量や帯下の悪臭が増し，疼痛，尿路障害，直腸障害を併発しやすくなるため，それらの症状の有無や程度を確認する．手術療法では，手術様式により侵襲も異なるが，子宮の摘出により隣接する膀胱や直腸神経を損傷することがあるので，術後は排尿・排便障害の有無を観察する．排尿障害を合併することも多く，その場合は膀胱訓練などが行われる．また，広範囲にリンパ節や卵巣も摘出した場合には，リンパ浮腫および卵巣欠落症状（更年期様症状）の有無を観察する．化学療法，放射線療法では，悪心・嘔吐，食欲不振，下痢などの消化器症状，白血球減少による免疫力低下，脱毛，皮膚障害などの副作用がみられるため，合併症や二次感染の予防を行う．体力の消耗を避け，栄養状態の維持，改善を図る．

【ケアのポイント】癌の告知では死の不安，子宮摘出では女性機能の喪失感や卵巣摘出による卵巣欠落症状からの情緒不安，性生活への不安などが強いため，患者の気持ちを十分に受けとめ，精神的ケアに留意する．また，夫やパートナーに対しても理解と協力が得られるように支援する．[1352] ⇨参子宮全摘出術の看護ケア→1253，子宮癌→1242

子宮癌肉腫 carcinosarcoma of uterus ［**子宮悪性中胚葉性腫瘍，子宮中胚葉性混合腫瘍**］ 子宮内膜由来の癌腫と平滑筋や間質細胞由来の肉腫の混合腫瘍．上皮性の腺癌と非上皮性の肉腫が混合し，多くは子宮内腔に突出したポリープ様のやわらかい腫瘤となる．5年生存率は25-30%．手術療法が第一選択だが，進行例では放射線療法，化学療法を併用する．[996]

子宮奇形 uterine malformation 子宮は胎生期に左右2本のミュラー管が癒合して発育する．この発生過程において，癒合ないし発育，発達の異常で生ずる奇形．腟奇形を合併することが多い．癒合不全では重複子宮や双角子宮，中隔子宮，弓状子宮などを生じる．発育不全では子宮欠損症，痕跡子宮など，ミュラー管の片側の異常では単角子宮，副角子宮を生じる．腟の異常を合併して月経血が貯留する場合は，周期的に下腹痛を起こす．不妊や習慣流産，不育症，早産，分娩障害などの原因になることもあり，必要な場合は子宮形成術を行う．[998] ⇨参重複子宮→1382

子宮基靱帯 cardinal ligament of uterus⇨同基靱帯→686

子宮鏡 hysteroscope ［**ヒステロスコープ**］ 子宮内腔を観察する内視鏡．硬性鏡とファイバースコープ(軟性鏡)がある．硬性鏡は手術操作可能のものが開発され，ヒステロスコープ下手術に使用される．ファイバースコープは粘膜下筋腫，ポリープ，内膜癌の診断に外来でも使用可能である．超音波断層法を併用することもある．[998]

子宮鏡検査 hysteroscopy ［**ヒステロスコピー**］ ファイバースコープ(軟性鏡)などのヒステロスコープを用い，子宮内腔を観察する検査方法．粘膜下筋腫，ポリープの診断や子宮内膜癌の進展などの評価に重要な役割を果たす．[998]

子宮峡部 uterine isthmus 解剖学的内子宮口と組織学的内子宮口(産科的内子宮口)の間の部分をいう．妊娠時に伸展し子宮下節(下部)を形成し，分娩時には子宮頸管，腟管とともに胎児の通過管となる．[550] ⇨参子宮→1241，卵管→2902

子宮筋腫

uterine myoma ［**子宮線維筋腫**］

【概念・定義】子宮平滑筋成分から発生する良性腫瘍．性成熟期の女性の20-30%に存在するといわれている．単発性もしくは多発性のかたく境界明瞭な大小さまざまの腫瘍で中心に筋腫核を有する．発生部位により**漿膜下筋腫，筋層内筋腫，粘膜下筋腫**に分類される．超音波断層法やMRIで診断される．

【症状】過多月経(特に粘膜下筋腫)，月経困難症と骨盤内臓器の圧迫による下腹痛，腰痛，頻尿，便秘などが発生するが，まったく無症状のことも多い．妊娠子宮に存在するときには流早産などの妊娠異常や妊娠により変性した子宮筋腫による疼痛，微弱陣痛などの分娩時の異常を生じる(**子宮筋腫合併妊娠**)．

【治療】状態に応じて経過観察，ホルモン療法，手術療法から選択．手術療法には子宮筋腫核出術による子宮温存治療と子宮摘出術がある．GnRHアゴニスト治療を閉経前1-2年に行われることがあるが，閉経期に移行しない限り，再発の可能性がある．[996]

子宮筋腫の看護ケア

【看護への実践応用】治療は症状に応じて鎮痛薬やホルモン剤，貧血改善薬，止血薬などが投与され，症状が強い場合には子宮や筋腫の摘出が行われる．子宮摘出を望まない場合は，子宮動脈塞栓術 uterine artery embolization(UAE)が行われることもある．観察のポイントは過多月経や不正性器出血，月経時の下腹痛や腰痛，持続日数，筋腫が大きい場合には圧迫症状(排尿困難，頻尿，便秘)，貧血症状の有無などである．過多月経や月経困難による苦痛の軽減を図り，筋腫の増大により生じる異常の早期発見に努める．貧血がある場合は貧血改善のための食事指導を行う．また妊娠の可能性に対する不安をもちやすいので，正確な情報を提供する．

【ケアのポイント】子宮筋腫は良性腫瘍であるが，症状の強さや治療期間の長さから癌の疑いをもちやすいので，疾患についての十分な説明を行い，患者の症状の訴えや不安を十分に聞く．また夫やパートナーの理解と協力が患者の精神的支えとなることを説明する．子宮のみの摘出では卵巣機能に影響はなく，女性らしさに変化がないこと，卵巣欠落症状が起こらないことを本人，夫やパートナーに説明する．[1352] ⇨参子宮全摘出術の看護ケア→1253，子宮筋腫→1243

子宮筋腫核出術 myomectomy ［**筋腫核出術**］ 子宮筋腫の患者で挙児希望のある場合に行われる子宮を温存する術式．子宮筋腫は核として存在するので，どのように大きくてもどの部位の筋腫でも子宮を温存して筋腫のみを核出しうる．正常の筋層(カプセル状)を切開して筋腫核の一部を露出し，これに糸をかけて引っぱりながら周囲の筋層から剥離して核出する．従来は開腹手術が行われていたが，粘膜下筋腫はヒステロスコープ下手術，その他は腹腔鏡を利用した手術が実施されるようになった．[998]

子宮筋腫合併妊娠 子宮筋腫がある状態での妊娠で，流早産や分娩時の異常が生じることがある．30歳以上の妊婦に多くみられる．筋腫の位置や大きさは超音波断層法やMRIによって容易に観察できるが，筋腫の軟化や子宮形の変化で位置が移動し不明になることがあり注意が必要である．子宮内膜に筋腫核が突出する粘膜下筋腫が大きくなると，胎位異常，胎盤位置異常，微弱陣痛，常位胎盤早期剥離や弛緩出血を起こしやすく，流早産となったり，胎児圧迫奇形を伴うことがある．また，筋層内筋腫，粘膜下筋腫が胎盤と接して存在する場合，胎盤娩出時に大量出血をきたすことがある．子宮下部の筋腫や骨盤内嵌頓筋腫では胎児下降が不可能となるので帝王切開分娩をする．筋層内筋腫，粘膜下筋腫の妊娠中の核出は大出血，早産，子宮破裂の危険があり通常は子宮筋腫核出術は行わない．[996]

子宮筋層 myometrium 子宮壁の大部分は平滑筋層からなり，縦走，斜走，輪状の走行をとる．筋線維の一部は卵管，子宮円索，基靱帯，仙骨子宮靱帯などと連結している．妊娠時には主に平滑筋細胞の肥大により子宮は増大する．またオキシトシンとプロスタグランジンによりそれぞれの受容体を介して子宮筋は生理的に収縮する．[550] ⇒参子宮→1241，陣痛→1587

子宮筋層炎 myometritis 子宮筋層とは子宮壁の大部分を占める平滑筋層であり，主に細菌による子宮内膜炎の波及が子宮筋層に及んだ状態．子宮内膜炎と同様に，下腹痛，子宮体部圧痛，出血などの症状を伴う．治療は起炎菌を同定し，抗菌薬および消炎鎮痛薬を投与する．[996]

子宮筋層内膜炎 endometrial myometritis 子宮内膜炎とこれが波及した結果の子宮筋層炎とが共存している状態．[996]

子宮腔 cavum uteri⇒参子宮→1241

子宮腔上部 portio supravaginalis⇒参子宮→1241

子宮腔内ポリープ intrauterine polyp⇒同子宮ポリープ→1258

子宮腔癒着症⇒同アッシャーマン症候群→158

子宮頸延長 cervical elongation 子宮下垂や子宮脱において合併することが多い子宮頸部の延長．[1510]

子宮頸管 uterine cervical canal ［頸管］ 子宮頸部の内腔を頸管という．外子宮口が入り口で内子宮口の部位までが相当する．非妊娠時は長さ約 2.0 cm であるが，妊娠により延長する．頸管内膜は円柱上皮で，頸管腺からは頸管粘液が分泌される．子宮ゾンデや子宮鏡のファイバースコープは通過できる．子宮内操作を行うときは頸管拡張が必要になる．妊娠中に頸管が短縮することがあるが，早産徴候であり，注意が必要である．[998] ⇒参子宮頸管粘液→1245

子宮頸癌 uterine cervical cancer 子宮は頸部と体部に大別されるが，子宮頸部に原発した癌を指す．組織学的分類では，扁平上皮癌，腺癌，腺扁平上皮癌，未分化癌に大別される．90% は扁平上皮癌，10% は腺癌で，その他はごくまれ．進行の程度をみるには国際臨床進行期分類(FIGO 分類)が一般に用いられている．初期症状は不正性器出血が最も多い．診断は初期の癌では細胞診やコルポスコピーによる狙い組織診で行う．また，進行癌の場合は CT や MRI などの画像診断を行う．性交による生殖器ヒトパピローマウイルス感染が主な要因．進行の程度により子宮頸円錐切除術，拡大子宮全摘出術，広汎性子宮全摘出術と骨盤リンパ節郭清あるいは放射線療法を行う．また，進行癌で，あらかじめ化学療法を行い腫瘍を縮小してから手術を行う，いわゆるネオアジュバント化学療法 neoadjuvant chemotherapy が近年行われつつある．化学療法としてはプラチナ製剤の動脈内投与やプラチナ製剤を主体とした多剤併用静脈内投与療法などが用いられる．治療成績は 5 年生存率で示される．0 期はほぼ 100% である．Ⅰ期は約 85% であるが，Ⅰa 期は 90% 超で，初期発見が大事なことがわかる．Ⅱ期は約 65%，Ⅲ期は約 40%，Ⅳ期は約 15% で進行により治療成績は低下する．手術療法と放射線療法による予後には大きな差はない．[996] ⇒参子宮頸癌・体癌細胞診→1245，子宮癌→1242

子宮頸管炎 uterine cervicitis ［頸管炎，子宮頸内膜炎］ 子宮頸部および子宮腟部の微生物感染による炎症で，急性と慢性のものがある．急性のものは発赤，浮腫と接触出血，悪臭を伴う帯下，下腹部の重圧感や疼痛，瘙痒感が出現することがあるが，無症状に経過することも多い．腟炎の波及によることが多い．起炎菌は淋菌，クラミジア，トリコモナス，ウイルス，真菌などである．子宮頸は充血により肥大し，ナボット Naboth 腺の開口部閉鎖によるナボット嚢胞がみられることもあり，内膜の著明な外反を伴う．治療は，局所に感受性のある抗生物質を用いた化学療法を行う．[996]

子宮頸管開大曲線 cervical dilatation curve⇒同フリードマン曲線→2579

子宮頸管拡張器 cervical dilator, uterine dilator ［頸管拡張器］ 子宮頸管の拡張を目的に子宮腔内に挿入する器具．子宮腔内操作，人工妊娠中絶の際の子宮内容除去術や，子宮口閉鎖時の帝王切開分娩後に使用される．金属製のヘガール Hegar 型(短)とシュレーダー Schroeder 型(長)の拡張器，およびコンブの茎根を原材料とするスティック状のラミナリア桿が一般的に用いられる．ヘガール型とシュレーダー型にはそれぞれ 1-20 までの先端の直径の異なるものが用意されている．子宮口がかたいときは頸管の熟化を図るため，ラミナリア桿やラミセル®などの子宮頸管熟化剤を複数本あらかじめ挿入して拡張を図っておく．これらは 12 時間以上の挿置で 2-3 倍の太さになる．[996]

子宮頸管拡張術 cervical dilatation ［頸管拡張術］ 子宮頸管拡張器を用いて人工的に子宮頸管を拡張する方法．人工妊娠中絶の際の子宮内容除去術や子宮内膜組織診のための前操作，子宮口閉鎖時の帝王切開分娩後に行われる．マルチン Martin 鉗子もしくはミュゾー Museux 鉗子などの子宮頸把持鉗子で頸部を把持固定後，子宮ゾンデで子宮頸管と子宮腔の方向と長さを確認し，ヘガール Hegar 型やシュレーダー Schroeder 型の金属製拡張器をゆっくり挿入する．拡張器は番号順(細いものから)に麻酔下に挿入．急速に頸管を拡張させるため，頸管裂傷や子宮筋層の穿孔をきたさないよう注意が必要である．ラミナリア桿やラミセル®などを挿入する緩徐拡張法は，無麻酔下での操作が可能．[996]

子宮頸管狭窄 cervical stenosis 子宮頸管炎や子宮頸裂傷などが原因で子宮頸管が狭小化した状態．月経困難症，子宮留膿症，不妊症などの原因になる可能性がある．治療を要する場合は，子宮頸管拡張を行う．[1510]

子宮頸管形成術 tracheloplasty ［エメット手術］ 分娩時の子宮頸管裂傷部が瘢痕化するなどして，不妊，習慣流産や早産の原因になっていると考えられる場合に，裂傷部を切除し頸管を修復する手術．[998]

子宮頸管上皮 uterine cervical epithelium 子宮頸管の内面を覆う上皮．1 層の円柱上皮で，頸管腺構造をとる．外子宮口周囲で重層扁平上皮へと移行する(移行帯)．頸管上皮が外子宮口から外反すると，その部分は血管により赤色に見え，子宮腟部びらんといわれる．頸管円柱上皮は卵巣ホルモン(エストラジオール，プロゲステロン)に反応して周期的変化を示すが，出血はしない．外子宮口周辺の頸管腺の分泌物が貯留したものがナボット小胞(卵)nabothian follicle である．[998]

子宮頸管成熟　ripeness of cervix ［熟化］ 子宮頸部が妊娠後半になり徐々に軟化，短縮(展退)，薄化し，頸管が開大すること．子宮頸部はコラーゲンを多く含むが，妊娠中はコラーゲン量が徐々に減少し，コラゲナーゼや白血球エラスターゼなどの活性が上昇する．こうしたコラーゲン分解能の亢進により，頸管が軟化し，分娩時の開大が可能となる．[550] ⇨参ビショップスコア→2444

子宮頸癌・体癌細胞診　まず，綿棒などで子宮腟部，頸管内腔，あるいは専用細胞採取器具で子宮腔を擦過または吸引し，子宮頸部ないし子宮体部の細胞を得る．次にスライドグラスに塗布して固定，通常パパニコロー Papanicolaou 染色を行って細胞を顕微鏡下に検査，観察する．細胞診の結果は5段階に分類される．クラスⅠ：正常細胞のみ．クラスⅡ：癌あるいは異型細胞は認めないが炎症などによる変化がある．クラスⅢa：異型細胞を認める．軽度ないし中等度異形成が存在することが多い．クラスⅢb：異型の程度が強く高度異形成が考えられる．上皮内癌が見つかることもあり，精査を要する．クラスⅣないしクラスⅤ：癌の存在が示唆される．癌の進行期の判断は細胞診からは難しく組織診などの検査を必要とする．子宮頸癌細胞診の採取は容易であるが，体癌細胞診は患者の苦痛を伴ったり，採取が困難なこともある．[998] ⇨参子宮頸癌→1244，子宮体癌→1249，細胞診→1172

子宮頸管展退　effacement of cervix 分娩開始前に始まる子宮頸部の成熟過程を調べるためのパラメーターの1つであり子宮頸部の短縮と菲薄化を示す．子宮頸部の成熟度は子宮口開大度，頸管展退度，児頭の位置，頸管の硬度，子宮口の位置で表現される(ビショップ Bishop スコア)．[1323]

子宮頸管妊娠　cervical pregnancy ［頸管妊娠］ 異所性妊娠(子宮外妊娠)の1つで子宮頸管内に妊娠が成立した場合を指す．頸管は狭く筋肉組織が少なく伸展性に乏しい．したがって妊娠初期ないし中期に出血，下腹痛などの症状が出現し，流産する．出血，診断は妊娠反応と超音波断層法でなされる．頸管部の筋組織は疎で収縮力は弱いため，流産後あるいは手術処置後に止血が困難で，大出血をきたすことがある．子宮全摘を余儀なくされることもある．手術操作を回避して，メトトレキサート(MTX)投与により妊娠組織の壊死を図る選択肢もある．[998] ⇨参異所性妊娠→241

子宮頸管粘液　cervical mucus ［頸管粘液］ 子宮頸管の粘膜上皮から分泌される粘液で，排卵期には精子を受け入れ，排卵期以外には精子の進入を妨げる．排卵期が近づくとエストロゲンの働きによって頸管粘液の分泌が増加し，その性状も変化するため，精子は子宮内に進入しやすくなる．排卵後にはプロゲステロンによって頸管粘液分泌が抑制され精子の進入を妨げる．[1510] ⇨参子宮頸管粘液検査→1245

子宮頸管粘液検査　cervical mucus test；CM〔T〕 ［頸管粘液検査］ 頸管粘液の分泌はエストロゲンでコントロールされる．卵胞から分泌されるエストロゲン量は排卵の3日前頃から急速に高まり，頸管粘液の分泌量は増加し，性状は透明となり，牽糸性(粘液の伸び)も高まる．検査としては，ツベルクリン用注射筒で頸管粘液を吸引し，定量をスライドグラス上にたらして，牽糸性を測定，乾燥させてシダ状の結晶を観察する．粘液量0.3 mL 以上，牽糸性6 cm 以上，シダ状結晶形成を認めれば排卵が近いと判断できる．[998] ⇨参子宮頸管粘液性交後試験→1245

子宮頸管粘液性交後試験　postcoital test ［ヒューナー試験，性交後試験］ 数日の禁欲後，推定排卵日の1-2日前に性交を行い，3-4時間以内に子宮頸管粘液を採取してその中の精子の状態を400倍の倍率で鏡検する．子宮頸管粘液が排卵直前の正常状態(量，牽糸性，シダ状結晶形成が良好)にあり，視野内に運動精子を認める場合を陽性と判断する．本試験は免疫性不妊の診断を主体とするが，子宮頸管因子や男性因子も関与する．陰性の場合には再度検査を行う．また，抗精子抗体検査を行うこともある．精子数が少ない場合には，排卵直前の子宮頸管粘液を採取してスライドグラス上にとり，これに少量の精液を接触させて境界面における精子の挙動を観察する子宮頸管粘液精子スライド上試験(ミラー・クルツロック Miller-Kurzrok 試験)を行う．[1301] ⇨参子宮頸管粘液検査→1245

子宮頸管粘液精子貫通性　sperm penetrability through cervical mucus 精子が子宮頸管粘液に進入し，これを通り抜けることができる能力．通常，子宮頸管粘液性交後試験や子宮頸管粘液精子スライド上試験により判定される．精子の不通性は精子運動能力の障害あるいは免疫性不妊の存在を意味する．[1301] ⇨参子宮頸管粘液性交後試験→1245

子宮頸管粘液精子スライド上試験　⇨参子宮頸管粘液性交後試験→1245

子宮頸管(口唇)放射状切開術　hysterostomatomy 子宮口全開大前(通常8 cm 以上の開大)に急いで胎児を娩出させること(鉗子分娩，吸引分娩)が必要な場合に，放射状に外子宮口周囲(子宮口唇)をはさみで切開すること．切開する際は膀胱，子宮動脈と直腸の損傷に注意を要する．[1323]

子宮頸管縫縮術　cervical cerclage ［頸管縫縮術］ 子宮頸管無力症と診断された妊婦または妊娠中期に，陣痛を伴わず子宮口が開大した場合に，早産防止のために頸管を縫縮し，子宮口の開大を防止する手術．シロッカー Shirodkar 手術かマクドナルド McDonald 手術が行われる．多胎妊娠の早産予防のために行う場合もある．[998] ⇨参子宮頸管無力症→1245，シロッカー手術→1503，マクドナルド手術→2731

子宮頸管ポリープ　cervical polyp ［頸管ポリープ］ 子宮頸管粘膜の限局性増殖により，腟腔内または外子宮口外にまで有茎性に発育した腫瘍．ほとんどが良性で，接触出血，異常帯下が主症状だが無症状のことも多い．腟鏡診により診断するが，組織診により子宮内膜ポリープ，粘膜下筋腫分娩，子宮体癌など悪性腫瘍との鑑別を要する．治療はポリープ摘出術を行う．[996]

子宮頸癌マーカー　uterine cervical cancer marker SCC 抗原(squamous cell carcinoma related antigen，扁平上皮癌関連抗原)と CEA(carcinoembryonic antigen，癌胎児性抗原)が代表的なマーカーである．CEA は扁平上皮癌では陽性率は低い．[998] ⇨参腫瘍マーカー《女性性器癌の》→1410，腫瘍マーカー→1410

子宮頸管無力症　uterine cervical incompetence ［頸管無力症］ 妊娠中期以後に，子宮収縮や多胎の原因なしに子宮口が進行的に開大あるいは子宮頸管が展退する病態．習慣流早産の原因となる．初産婦の場合は妊娠中期の内診が必要である．近年，経腟超音波断層法により，子宮開大前に頸管長の短縮(展退)と内子宮の開大およびこれらへの胎胞の侵入を観察できるようになり，早期診断が可能となった．妊娠中に子宮頸管の開大を認めたら，子宮頸管縫縮術を行う．[996]

子宮頸管裂傷　cervical laceration　分娩の際に起こる子宮頸管の裂傷．原因には子宮口全開大前の過強陣痛や骨盤位牽出術，鉗子・吸引分娩などによる児頭の急速な下降，頸管の過度あるいは急激な伸展(巨大児，反屈位など)，頸管異常(高年初産などの伸展不良，瘢痕など)などがある．裂傷が大きいときには，胎児娩出直後に多量の出血を認め，特に3時と9時方向の裂傷では子宮動脈枝が断裂して大出血となる．止血のために頸管裂傷縫合術を行う．[996]

子宮頸癌ワクチン　cervical cancer vaccine　［HPVワクチン］　子宮頸癌組織よりヒトパピローマウイルス *Human papillomavirus*(HPV)が検出され，癌発生の初期段階をHPVがプロモートすることが明らかにされたことより，HPV感染予防のために開発されたワクチン．HPVは性交渉により感染するため，ほとんどの女性は子宮頸癌のリスクをもつ．日本では年間約7,000人が子宮頸癌と診断され，約2,500人が死亡し，特に20-30代女性での発症が増加していることから，ワクチンの認可が待望されてきた．HPVワクチンには，予防ワクチン(HPV未感染女性に接種してHPV感染・子宮頸癌発症を予防する)と，治療ワクチン(前癌病変を含む子宮頸癌患者に対する免疫治療ワクチン)があり，予防ワクチンの接種は海外ではすでに実施されているが，治療ワクチンは実用化のめどが立っていない．予防ワクチンとして，HPV 16/18の2価ワクチン(サーバリックス®)と，HPV 16/18に尖圭コンジローマの原因ウイルスであるHPV 6/11を加えた4価ワクチン(ガーダシル®)が厚生労働省に申請され，前者は2009(平成21)年9月現在厚生労働省薬事・食品衛生審議会の薬事分科会で承認が決まっている．

子宮頸上皮内腫瘍　cervical intraepithelial neoplasia；CIN　［CIN］　子宮頸部扁平上皮癌の前癌病変である異型性と上皮内癌の総称．悪性度により，CIN 1，2，3(それぞれ軽度，中等度，高度の異形成)，上皮内癌に分類される．特有の症状はなく，検診時に発見されることが多い．確定診断はコルポスコピー下の狙い組織診で行うことが一般的である．[996]

子宮頸スミア　cervical smear　綿棒あるいは専用細胞採取器具を用いて子宮頸部の細胞や分泌物，微生物を採取し，細胞診や微生物検査を行うこと．一般的には，子宮頸部の細胞診そのものを指す．擦過または吸引して頸部の細胞を得る．スメアともいう．[996] ⇨参子宮頸癌・体癌細胞診→1245

子宮形成術　hysteroplasty，metroplasty　［ストラスマン手術，ジョーンズ・ジョーンズ手術］　元来2本のミュラー管からなる子宮は，さまざまな奇形を生じるため，子宮奇形に対する修復手術が必要になる．これを子宮形成術という．単頸双角子宮や高度の弓状子宮に対しては，子宮底部に横切開を加え，子宮腔を開放し，中隔を切除し，内膜，筋層，漿膜を縫合閉鎖するストラスマン Strassman 手術が行われる．高度の単頸双角子宮や双頸双角子宮に対しては，子宮接合部を楔状に切除して縫合閉鎖するジョーンズ・ジョーンズ Jones & Jones 手術が行われる．中隔子宮に対してはヒステロスコープ下中隔切除術も行われる．[998]

子宮形成不全症　uterine aplasia⇨同子宮無形成症→1258

子宮頸内膜炎　endocervicitis⇨同子宮頸管炎→1244

子宮頸部　uterine cervix　子宮は体部と頸部に二分される．組織学的内子宮口を境界として下方部分を頸部と呼ぶ．頸部をさらに腟腔に突出している部分の子宮腟部，上方の子宮腟上部とする．[998] ⇨参卵管→2902

子宮頸部異形成　uterine cervical dysplasia　子宮頸部の前癌病変で，重層扁平上皮または化生扁平上皮の一部または全層にわたって種々の程度の異型を示す細胞が出現する．異型には，細胞質に対して核が大きい，核型が整わない，核質の増大などがある．コルポスコピー下の狙い細胞診で確定診断を行うことが一般的である．近年，ヒトパピローマウイルス(HPV)感染との関係が注目されており，軽度から中等度の場合は経過観察し自然消失を待つことが多いが，高度の場合は上皮内癌の場合と同様に円錐切除などの治療を行う．[996] ⇨参子宮頸上皮内腫瘍→1246

子宮頸部癌⇨同微小浸潤癌→2443

子宮頸部鉗子　cervical tenaculum forceps　［子宮腟部鉗子］　子宮腟部を把持あるいは挟鉗(きょうかん)し牽引する鉗子．先端部分の形状により単鉤(マルティン Martin 鉗子，塚原式鉗子など)，双鉤(ミュゾー Museux 鉗子)，のこぎり状(セゴン Ségond 鉗子)，リング状鉗子，屈曲鉗子などがある．子宮内操作，子宮頸部操作時に使用．[998]

●単鉤鉗子

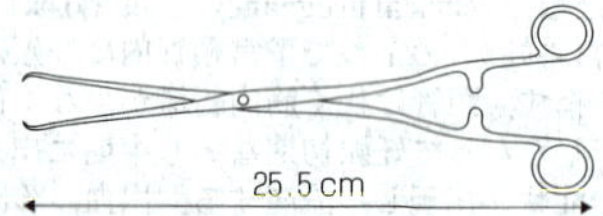

子宮頸部筋腫　uterine cervical myoma　子宮頸部に発生する筋腫．大きいものでは，周囲臓器への圧迫症状，排尿・排便障害，頻尿，月経過多などを伴い，不妊のほか経腟分娩困難となることがある．[996]

子宮頸部上皮内癌　intraepithelial carcinoma of uterine cervix　上皮癌としての形態学的特徴を有する悪性細胞が子宮頸部扁平上皮に存在するが，基底腔をこえた間質浸潤はない状態をいう．子宮頸上皮内腫瘍(CIN)のCIN 3に相当し，高度異形成の細胞が認められる．子宮頸部円錐切除術か生検組織診を行って診断する．微小浸潤が存在するときは単純子宮全摘手術を行う．頸管腺に発生する子宮頸部上皮内腺癌も同様に診断，治療する．ともに細胞診で発見され不正出血を認めることもあるが，多くは無症状である．[996] ⇨参子宮頸上皮内腫瘍→1246

子宮頸部腺癌　adenocarcinoma of cervix　子宮は解剖学的に子宮頸部と子宮体部に分けられるが，子宮頸部より発生した癌を子宮頸癌という．このうち，子宮頸部腺癌は主に外子宮口近くの頸管腺に発生する癌で，子宮頸癌全体の約10%を占める．癌が進行して，子宮頸部と隣接する腟や子宮内膜に浸潤した状態で発見され

ることが多く，扁平上皮癌と比較して化学療法の有効性も低く，予後も不良である.[996]

子宮頸部の腺扁平上皮癌 adenosquamous carcinoma of cervix 子宮頸癌における組織学的分類で，腺癌と扁平上皮癌の両要素を含む子宮頸部癌．扁平上皮癌に特徴的なケラチン真珠の形成をみない場合は腺上皮様癌と呼ぶ．子宮内膜癌との鑑別のため内膜組織診を必要とする.[996] ⇨参子宮頸癌⇀1244

子宮血腫 hematometra⇨同子宮留血症⇀1258

子宮欠損症 uterine aplasia⇨同子宮無形成症⇀1258

子宮口 uterine os 子宮腔が子宮頸部において腟に開口し，連絡する部分を指す．子宮腟部の先端は外子宮口と呼ばれるのに対して子宮体部との境界は内子宮口という．分娩時には10 cmまで開大する.[998]

子宮口開大曲線 cervical dilatation curve⇨同フリードマン曲線⇀2579

子宮口拡張法 hystereurysis⇨同メトロイリーゼ⇀2803

子宮広間膜 broad ligament〔of uterus〕［広靱帯，子宮広靱帯］ 骨盤腹膜のうち，子宮表面を包み骨盤壁に達する部分をいい，前葉と後葉からなる．上端は卵管を取り巻き，卵管を超えて卵巣提索として骨盤壁に達し，この中を卵巣動静脈が走る．下方は卵管間膜となり，卵巣の子宮側において卵巣固有靱帯を形成し，卵巣をほぼ子宮に固定し，さらに延長して子宮円索(円靱帯)となる.[550]

子宮後屈 uterine retroflexion 子宮頸部と子宮体部がなす角度の表現で，体軸が頸軸に対して後方(背側)に屈曲している状態を指す．子宮後屈自体に病的な意義はないが，子宮内膜症などで後方の直腸と癒着している場合などもある.[998] ⇨参子宮姿勢(傾・屈)⇀1247

子宮口唇切開術⇨参子宮頸管(口唇)放射状切開術⇀1245

子宮広靱帯⇨同子宮広間膜⇀1247

子宮支持組織(帯) uterine supporting tissue 子宮は骨盤内のほぼ中央部に位置し，骨盤内臓器と直接・間接的に連絡，支持されている．主要なものは子宮支帯と呼ばれる各種靱帯で，前方左右の子宮円靱帯，左右側方の基靱帯，後方左右の仙骨子宮靱帯が主要である．ほかにも左右の広間膜，卵巣固有靱帯や前方の膀胱子宮靱帯，尾側では腟がある．これらの弛緩によって子宮下垂，子宮脱が生じうる.[998] ⇨参子宮支帯⇀1247

子宮姿勢(傾・屈) 子宮の姿勢を表現する用語として傾と屈がある．傾は腟管に対する子宮頸の傾きで，前傾ないし後傾と表現される．屈は子宮頸に対する子宮体の軸がつくる角度で，子宮の屈曲を前屈ないし後屈で表す．前傾前屈の頻度が最も高く，後傾後屈がそれに次ぐ．内診で診断できるが，子宮ゾンデ診や超音波断層法も利用される.[998]

子宮支帯 uterine retinaculum ［子宮傍結合組織］ 子宮は骨盤内で各種靱帯で支持固定されその位置を保っている．子宮支帯は子宮支持装置の主要なもので，主なものとして前部は膀胱子宮靱帯，前上方は子宮円索，側方は基靱帯，後方は仙骨子宮靱帯である．子宮支帯の機能不全は子宮下垂や子宮脱をきたす.[998] ⇨参子宮支持組織(帯)⇀1247

子宮周囲炎 parametritis⇨同子宮傍結合組織炎⇀1258

子宮収縮 uterine contraction 子宮平滑筋に，子宮収縮物質〔プロスタグランジン(PG) E_2，$PGF_{2\alpha}$，オキシトシン〕や，その受容体，およびその分解酵素の発現が関与して収縮作用が起こる．PGE_2，$PGF_{2\alpha}$は，脱落膜，羊膜，子宮筋細胞で産生されるが，これらを産生させる物質としてインターロイキン(IL)-1βなどのサイトカインが関与している．妊娠37-42週になると子宮収縮は徐々に周期的となり，収縮に痛みが伴いはじめる．最初は，間欠的に突っ張る程度だったのが，だんだん強度と頻度を増していく．子宮の有痛性の定期的な収縮が10分周期となった時点で，陣痛発来となる.[1510] ⇨参陣痛⇀1587

子宮収縮曲線 uterine contraction curve⇨同陣痛曲線⇀1587

子宮収縮計測法 uterine contraction monitoring 妊娠子宮の収縮の有無，強さ，周期を測定することは，分娩や早産予防などに重要である．正確には子宮内にカテーテルを挿入して測定するが，臨床的には実施困難である．通常行われる外計測法は，腹壁を触診して子宮底部を確認し，トランスデューサーを装着する．子宮収縮による腹壁の緊張が電気刺激として変換できる部位にベルト固定し，連続的にモニターする．収縮の強さは相対的であるが，周期性を含め長時間の連続測定が可能である．胎児心拍計測と同時に実施されることがほとんどである．子宮収縮と胎児心拍は記録紙に印刷されると同時に，観察室などにリアルタイムで送信されることが多い.[998]

子宮収縮負荷試験 contraction stress test；CST⇨同オキシトシン負荷(チャレンジ)試験⇀403

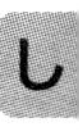

子宮収縮薬 oxytocic，uterotonic 子宮平滑筋を収縮させる薬剤．オキシトシン，プロスタグランジン(PG)類($PGF_{2\alpha}$，PGE_2，PGE_1)と麦角アルカロイドがある．オキシトシン，$PGF_{2\alpha}$，PGE_2は陣痛の誘発・促進と分娩後の子宮収縮，PGE_1は治療的流産における妊娠中絶時の陣痛誘発，麦角アルカロイドも分娩後の子宮収縮の目的で使用される.[998]

子宮収縮抑制薬 tocolytic agent 切迫流産や切迫早産の場合に，子宮収縮を抑制するために投与する薬．交感神経のβ_2受容体を刺激して子宮収縮を抑制するが，心筋のβ_1受容体も刺激するために動悸や頻脈がみられる．イソクスプリン塩酸塩(経口)とリトドリン塩酸塩(経口，静注)が使用される．硫酸マグネシウムの点滴静注も行われることがある．プロスタグランジン合成阻害薬(アスピリン，サリチル酸，インドメタシン)は，胎児動脈管の早期閉鎖が報告され，妊婦への投与は中止．副作用は動悸，頻脈，肝機能障害などがあり，イソクスプリン塩酸塩に動悸，頻脈が強くみられる.[998] ⇨参切迫流産⇀1740

子宮収縮輪 retraction ring⇨同収縮輪⇀1370

子宮消息子 uterine sound ［子宮ゾンデ］ 子宮頸管，子宮内腔の位置，方向，長さなどを知るために用いる診療器具(ゾンデ)．外科消息子に比べ，長さ約30 cmと長く，直径も1 mmないし2 mmと太く屈曲性である．子宮頸管長，子宮傾，子宮腔長(標準は7 cm)を知るほか，子宮腔の癒着，異物〔子宮内避妊具(IUD)など〕，粘膜下筋腫の有無の探索にも有用である．超音波断層法の併用は，操作が安全になり情報量が増える．妊娠中絶手術を除き，妊娠子宮には禁忌である.[998] ⇨参ブジー⇀2552

子宮漿膜下筋腫　uterine subserous myoma⇨参子宮筋腫→1243

持久性訓練　endurance training ［持久性トレーニング］ 可能な限り長時間疲労せずに，身体運動を維持する能力である持久力の向上を目的とした訓練．持久力は，筋骨格系に関連した筋持久力と呼吸・循環系に関連した全身持久力に分けられる．前者を高めるには，最大筋力の 30-40% の負荷で筋が疲労するまで運動を実施することが推奨され，後者を高めるには，20-30 分間の持続した有酸素運動を行うことが適当とされている．[349] ⇨参エアロビクス→342

持久性トレーニング⇨同持久性訓練→1248

子宮性無月経　uterine amenorrhea　子宮内膜の異常による無月経．子宮が欠損する場合，子宮の発育不全で内膜が機能しない場合，子宮内腔の癒着(アッシャーマン Asherman 症候群)などがある．子宮を摘出した場合も該当する．十分量のエストロゲンとプロゲステロンを同時に投与しても消退出血が生じないことにより診断されるが，腟欠損や処女膜閉鎖，また妊娠中でも見かけ上消退出血を認めないが，子宮性無月経ではない．経腟超音波で子宮の有無や子宮内腔の状態を観察することも参考になる．[998]

子宮線維筋腫　fibromyoma of uterus⇨同子宮筋腫→1243

子宮腺筋症　uterine adenomyosis⇨同腺筋症→1753

子宮前屈　uterine anteflexion⇨同前屈子宮→1754

子宮前傾　uterine anteversion⇨同前傾子宮→1755

子宮穿孔　uterine perforation　子宮内操作時に誤って子宮壁を貫通する損傷を生じた場合をいう．子宮消息子(ゾンデ)，子宮内膜生検キュレット，妊娠内容除去術のキュレットや胎盤鉗子などの器具による．子宮内避妊器具(IUD)挿入時やヒステロスコープ検査，手術時などにも起こりうる．非妊娠子宮では内腔の拡張がないとき，これら器具の先端が 7 cm 以上子宮腔に入った場合は穿孔を疑う．産褥子宮では，子宮の大きさ以上に入ったときに疑う．子宮内操作を行う場合，あらかじめ内腔の大きさや位置，方向を把握したうえで，超音波モニター下に行うことにより穿孔の発生を予防する．穿孔に気づかないと骨盤内臓器の損傷や感染により大事に至るため，注意が必要．小穿孔のときは保存的に処置し，抗生物質投与などで経過をみることがある．穿孔が大きく，特に骨盤内臓器に損傷が疑われるときは開腹ないし腹腔鏡で穿孔部や損傷臓器の有無を精査し，必要な修復を行う．ドレーンを留置することもある．修復後には抗生物質の投与を行う．[998]

子宮双合圧迫法　bimanual compression of uterus ［双合圧迫］ 分娩後の子宮弛緩出血に対する用手的処置．片方の内診手で子宮腟部を把持し，もう一方の手で腹壁上から子宮体部をはさみ，恥骨側に子宮全体を圧迫し物理的に圧迫止血する．子宮破裂や頸管裂傷では無効であり，実施前に除外する必要がある．[998]

持久走能力　endurance running ability　運動に対する持続性の能力は，全身の持久性の客観的な評価を基準とする．特に走行能力に関しては，通常はトレッドミルを使用して有酸素運動 aerobic exercise を評価する．トレッドミルでは，走行あるいは歩行に傾斜あるいは加速の負荷を加えて，変化する所見を測定する．被検者が示された条件に追従できなくなった時点 all out で検査を終了し，このときの酸素摂取量を最大酸素摂取量 maximal oxygen intake($\dot{V}O_2max$)としてトレーニングの強度の指標とする．この値から，消費エネルギーを計算し，さらに心拍数との関連で，年齢に応じた安全水準を設定するが，時間に従った安全域内の負荷量を個人の持久走能力として評価する．通常は最大酸素摂取量の 40% の運動量を最適運動強度の基準とする．[24]

子宮ゾンデ　uterine sound⇨同子宮消息子→1247

子宮ゾンデ診　uterine sounding⇨同ゾンデ診→1851

糸球体　glomerule, glomerulus　血液濾過が行われ，糸球体濾液(原尿)がつくられる腎の構成成分．主に腎皮質に認められ，片腎に約 100 万個存在．外観は球状を呈しており，直径は約 200 nm．糸球体血管極において 1 本の輸入細動脈を介し糸球体に血液が流入し，濾過後 1 本の輸出細動脈から糸球体外に流出する．その間はボウマン Bowman 嚢によって網状の糸球体係蹄がその内部に包み込まれる．糸球体係蹄は，輸入細動脈から分岐した数本の毛細血管よりなり，その血管-血管間にはメサンギウム細胞が存在し全体として糸状の塊をなす．これらの血管壁は内皮細胞，糸球体基底膜，上皮細胞から構成され，この血管壁を介して血液の濾過が行われる．一方，ボウマン嚢はボウマン嚢上皮よりなり，濾過されたあとの糸球体濾液は尿細管極において尿細管へ流出する．[214] ⇨参腎小体→1558

四丘体⇨参視蓋→1226，上丘→1430，下丘→473

糸球体炎　glomerulitis　正確には糸球体のみに炎症が存在し，周囲の尿細管，間質には炎症所見が認められない場合を指すが，現在は一般的に糸球体炎と糸球体腎炎はほぼ同義的に使用される場合が多い．[214] ⇨参糸球体腎炎→1249

糸球体外メサンギウム　extraglomerular mesangium；EGM　輸出細動脈，輸入細動脈と緻密斑 macula densa に囲まれて存在するメサンギウム細胞であり，糸球体内に存在する糸球体内メサンギウム細胞と区別される．機能としてはアンギオテンシンなどの血管作動性物質により収縮したり，細胞外基質の産生，さらに貪食能を有することが知られているが，その他，周囲の塩素(Cl)イオン濃度や浸透圧などの変化に対応した尿細管・糸球体間の刺激伝達にも重要な役割があると考えられている．[214]

糸球体過剰濾過説　glomerular hyperfiltration〔theory〕 アメリカのブレンナー Brenner らにより 1982 年に発表された説で，1 糸球体当たりの濾過量の増加が糸球体硬化を促進しているとする説．慢性腎不全の終末期における腎機能悪化の経過中は，ほぼ直線的に糸球体濾過量が減少するという不可逆的な過程をたどる．腎不全の進行因子としては，高血圧，特に糸球体内圧上昇，糸球体肥大，高タンパク食，高リン食，高脂血症，タンパク尿，間質性腎炎，糸球体内凝固亢進，増殖因子などの機序が働いていることが判明している．糸球体過剰濾過説はこのような不可逆的な腎不全の進行機序を血行力学的に説明したもので，ネフロン数の減少，高タンパク摂取，糖尿病などの原因でネフロンの機能が亢進し，過剰濾過を引き起こすとその糸球体は傷害されて硬化，廃絶をきたし，その結果，残存糸球体にはよりいっそうの血行力学的負荷がかかり，硬化がさらに進行するという悪循環が形成されるというもの．現在まで基本的には正しいと信じられているが，その課程において糸球体内の血圧上昇の関与も大きいとされている．[858]

子宮体癌 uterine corpus cancer ［子宮内膜癌］ 子宮内膜の癌．日本や欧米では子宮頸癌が最近減少しつつあるのに対し，子宮体癌は増加しつつある．組織学的には内膜型腺癌，腺扁平上皮癌，淡明細胞癌，漿液性腺癌に分類される．子宮体癌の85-90% は内膜型腺癌で，次いで腺扁平上皮癌が約10%，その他の組織系はごくまれである．内膜型腺癌は高分化型(grade 1)，中分化型(grade 2)，低分化型(grade 3)に分けられるが，予後およびプロゲストーゲンへの反応性と相関する．grade 1の腺癌は一般に予後がよく，限局的に発育し，プロゲストーゲン療法に対して反応性が高い．grade 3は予後が悪く，浸潤性の発育を示し，プロゲストーゲンに対する反応性は低い．腺扁平上皮癌とは腺癌と扁平上皮癌が混じり合っている癌をいい，予後は内膜型腺癌のgrade 2，3と等しい．漿液性腺癌は悪性度が高く，早期から腹膜播種を生じ，予後不良．危険因子は，肥満，未産，第1度無月経，閉経遅延，乳癌既往，高血圧，糖尿病，閉経後のエストロゲンのみの投与，乳癌の治療薬であるタモキシフェンクエン酸塩の2年以上の投与などがある．子宮体癌の症状として，不正性器出血があり，80-90% の症例に認める．子宮内膜生検(組織診)で診断する．45歳以上，子宮体癌のハイリスク群に属する女性は積極的に内膜細胞診によるスクリーニングを行う．また，閉経後では経腟超音波で子宮内膜が5 mm以上の場合も注意が必要である．治療は病期により単純ないし広汎子宮全摘除術と骨盤リンパ節郭清を行う．その他，化学療法や放射線療法を行う場合もある．[996] ⇨参子宮内膜増殖症→1256，子宮癌→1242

子宮体癌マーカー uterine corpus cancer marker 子宮体癌に特異性が高く臨床的に有用なマーカーはない．CA 125(carbohydrate antigen 125，糖鎖抗原125)などが高くなることがあるが，二次的な変化と考えられる．[998] ⇨参腫瘍マーカー《女性性器癌の》→1410，腫瘍マーカー→1410

糸球体基底膜 glomerular basement membrane；GBM ［GBM］ 糸球体係蹄壁の構成成分で糸球体上皮細胞と内皮細胞の間に介在する．電子顕微鏡所見では上皮細胞および内皮細胞側にそれぞれ低電子密度層があり，外側より外透明層 lamina rara externa，緻密層 lamina densa，内透明層 lamina rara interna と呼ばれる3層構造をなす．高分子を物理的に通過させない機構，すなわちサイズ選択性障壁 size selective barrier と，陰性に荷電した物質は同分子量でも通過しにくいといういわゆる荷電選択性障壁 charge-selective barrier の両方の機能を有す．厚さはヒトで約2,500 Å(オングストローム＝約250 nm)．[214]

糸球体近接細胞⇨同糸球体傍細胞→1251

糸球体限外濾過係数⇨同糸球体濾過係数→1251

糸球体硬化症 glomerulosclerosis 腎糸球体が硬化する病態．硬化は病理学的な概念で，細胞外基質(糸球体基底膜やメサンギウム基質を構成するⅣ型コラーゲンやラミニンなどからなる)の異常蓄積，および糸球体の正常構造の破壊を伴った状態を指す．病巣はエオジン好性，トリクローム染色で青色に染まり，PAS(パス)・PAM(パム)染色陽性である．初期から中期にかけては，巣状分節状糸球体硬化症 focal and segmental glomerulosclerosis(FSGS，FGS)の形をとるが，進行すれば全節性(球状)硬化に陥る．臨床的に本疾患の原因は，免疫異常，代謝障害，血行動態的異常，先天性など，多岐にわたる．原発性に発症することもあるが，さまざまな疾患に続発することも多い．続発性のものとしては，肥満，AIDS，ネフロン数の減少に伴う場合が有名である．[1503]

糸球体疾患⇨参糸球体症→1249

子宮退縮 uterine retraction⇨同子宮復古→1257

糸球体出血 glomerular hemorrhage 腎糸球体における炎症が激しく，糸球体血管の破綻により赤血球がボウマン Bowman 嚢内に漏出しているさまをいう．壊死性，半月体形成性の糸球体腎炎などで認められることがある．[214]

糸球体症 glomerulopathy ［糸球体障害］ あらゆる糸球体障害(疾患)の総称．糸球体障害の発症には免疫学的機序，高血圧に伴う血行動態的変化，糖尿病をはじめとした代謝異常などが関与し，さらに進展機序として発症機序にかかわらない共通の機序が存在するとされる．糸球体障害の進展に伴い，糸球体の肥大と硬化が認められるようになるが，これには主にサイトカインやホルモンなどの影響を受けたメサンギウム細胞増殖と，それに引き続く細胞外基質の増加という一連のメサンギウム細胞障害が関与している．その一方で糸球体高血圧が生じることにより機能的に残存した糸球体が代償的に機能亢進状態に陥り，これがさらに残存糸球体数を減少させるという悪循環の形成が考えられている．さらに尿細管の萎縮や間質の線維化，細胞浸潤に代表される尿細管間質病変も糸球体障害に少なからず関与していると考えられている．[214]

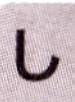

糸球体障害 glomerular injury⇨同糸球体症→1249

糸球体腎炎

glomerulonephritis；GN

【概念・定義】 持続的に**タンパク尿**および(あるいは)**血尿**を呈し，ときに**糸球体機能障害**(糸球体濾過値の低下)，ナトリウムの排泄障害(浮腫，高血圧など)がみられる糸球体疾患．

【病態生理】 糸球体とは，腎臓の中にある微細な(直径0.2 mm程度)構造で，糸のように細い血管が球状に集まりボウマン Bowman 嚢(糸球体嚢)で包まれている．糸球体腎炎とは糸球体に炎症が起こっていること．

【分類】 一次性(原発性)と二次性(続発性)，さらには急性と慢性に大きく分類される．一次性は原因が不明なもの，二次性は糖尿病，高血圧，膠原病などの腎病変として腎炎が認められるものである．一次性(原発性)糸球体腎炎は，臨床上，さらに，①急性糸球体腎炎症候群，②急速進行性糸球体腎炎症候群，③反復性あるいは持続性血尿(無症候性血尿，タンパク尿)，④慢性糸球体腎炎症候群，⑤ネフローゼ症候群，に分類(臨床症候群による原発性糸球体腎炎の分類，WHO，1995)される．

【急性糸球体腎炎症候群】〔**症状**〕A群β溶血性連鎖球

菌による**溶血性連鎖球菌感染後糸球体腎炎**がその代表で，1-6 週間の潜伏期のあとに，血尿，タンパク尿，乏尿，浮腫，高血圧，腎機能低下などを示す．半数の人には症状がなく，症状がある場合には浮腫や血尿が出現する．さらに，尿量の低下，腎機能が低下するに伴い血圧が上昇する．また，急性腎不全に進行することもあるが，自然治癒率が高く，小児で 90%，成人では 50-80% で寛解する．ネフローゼ症候群など別の種類の腎疾患が生じる場合があり，慢性糸球体腎炎症候群に移行することもある．〔**診断**〕尿検査でタンパク尿や血尿，硝子円柱や顆粒円柱の増加を認め，血液検査で尿素窒素とクレアチニンの濃度の上昇，白血球増加，補体価の低下，ASO(抗ストレプトリジン O 抗体．連鎖球菌に対する抗体価)の上昇が認められる．連鎖球菌感染の有無は，咽喉粘液の培養で確認されると，急性糸球体腎炎症候群の診断に役立つ．確定診断するには，腎生検が必要であり，組織の状態(糸球体の細胞増殖，間質線維化など)をみて，原因，病気の進行度，予後を把握し治療方針を決定する．〔**治療**〕急性糸球体腎炎症候群の大半は特定の治療法はない．腎機能が回復するまで，タンパク制限，塩分制限を主とした食事療法が必要である．浮腫が著明な場合や胸水の貯留などが認められた場合は利尿薬を投与し，高血圧症の合併があれば，降圧薬による治療が必要である．急性糸球体腎炎症候群と診断がついた時点で細菌感染が持続していれば抗菌薬の投与を行う．

【急速進行性糸球体腎炎症候群】〔**症状**〕急速進行性糸球体腎炎症候群 rapidly progressive glomerulonephritis (RPGN)は，急激に発症し，急速に**急性腎不全**に陥ることがある．脱力感，疲労感，発熱が初期症状である．進行が速く，数か月で腎不全に進行することがある．末期腎不全にまで進行した場合は，尿毒症による食欲減退，悪心・嘔吐や尿量低下による肺水腫，うっ血性心不全による呼吸苦が出現する．〔**診断**〕尿検査にてタンパク尿，血尿，硝子円柱，顆粒円柱の増加を認め，血液検査にて尿素窒素とクレアチニンの濃度の上昇が認められる．診断するには，RPGN の主な原因である **ANCA** (抗好中球細胞質抗体 anti-neutrophil cytoplasmic antibody)や**抗基底膜抗体**に代表される自己抗体測定，膠原病や悪性疾患の精査を行う．また，肺出血を合併することがあるグッドパスチャー Goodpasture 症候群も原因となる．確定診断するには，腎生検が必要であり，組織の状態(糸球体の細胞増殖や半月体形成の有無，間質線維化など)をみて，原因，病気の進行度，予後を把握し，その後の治療方針を決定する．〔**治療**〕RPGN の治療は，活動性のある感染症や消化管出血などがないことを確認し，可能な限り早期に免疫抑制薬の投与を開始する．通常，最初の 3 日間に高用量のステロイド剤を経静脈的に投与し(ステロイドパルス療法)，その後，内服薬に切り替える．ステロイド剤以外の免疫抑制薬を投与する場合もある．初期(数週間から数か月以内)に治療を受けた場合は約半数で腎機能が維持されるが，末期腎不全に至り，透析治療が必要となることもある．

【慢性糸球体腎炎症候群】〔**症状**〕**メサンギウム増殖性糸球体腎炎**(IgA 腎症含む)，膜性増殖性糸球体腎炎，さらに膜性腎症や巣状糸球体硬化症などに代表され，血尿，タンパク尿などの異常所見，高血圧などを呈し，腎機能障害が進行する．タンパク尿が著明となりネフローゼ症候群を合併した場合は，浮腫は著明となり，胸水や腹水の貯留を認めることもある．慢性糸球体腎炎症候群の中で最も頻度が高いのは **IgA 腎症**で，感冒罹患後に赤～茶色の尿(肉眼的血尿)を繰り返すことが特徴である．末期慢性腎不全に進行した場合は，かゆみ，疲労感，食欲減退，悪心・嘔吐などの尿毒症症状や，尿量低下に伴う肺水腫，うっ血性心不全を合併し呼吸苦が出現する．〔**診断**〕一般に尿検査にて尿タンパク，尿潜血が検出され，慢性糸球体腎炎症候群が疑われる．確定診断するには腎生検が最も重要な検査であり，慢性糸球体腎炎症候群の組織像を把握することは，原因，病気の進行度，予後，その後の治療方針を決定するうえで必要である．慢性糸球体腎炎症候群は表に示すように組織像から原発性と続発性に分類される．〔**治療**〕慢性糸球体腎炎症候群には，IgA 腎症，膜性腎症，膜性増殖性腎炎などさまざまな腎炎があるが，これらは，原因は違っても免疫異常，凝固系異常，高血圧など共通の異常を伴っていることが多い．主な治療は血圧のコントロールを中心とした薬物療法(主に降圧薬，抗血小板薬，副腎皮質ホルモン剤，抗凝固薬)と食事療法がある．降圧薬のアンギオテンシン変換酵素阻害薬(ACE-Ⅰ)とアンギオテンシンⅡ受容体拮抗薬 angiotensin Ⅱ receptor blocker(ARB)は，尿タンパクを減少させ，腎保護効果があり積極的に使用する．〔**食事療法**〕タンパク制限(0.8 g/kg/日以下)を中心とした食事療法を施行するが，高血圧を併発している場合には，塩分制限(5-7 g/日)も行う．また，肥満を伴う場合はカロリー制限を行い，ダイエットさせる必要がある．[963]

●慢性糸球体腎炎症候群を示す主な糸球体腎炎の組織像による分類

原発性	続発性
1. 微小変化型	1. 全身性エリテマトーデス
2. 巣状糸球体硬化症	2. 糖尿病性腎症
3. 膜性腎症	3. dense deposit 糸球体腎炎 (膜性増殖性糸球体腎炎Ⅱ型)
4. メサンギウム増殖性糸球体腎炎 IgA 腎症 非 IgA 腎症	4. アミロイドーシス
5. 慢性増殖性糸球体腎炎	5. 慢性肝疾患に伴う糸球体腎炎
6. びまん型硬化性糸球体腎炎	6. 遺伝性腎炎 アルポート症候群

糸球体腎炎の看護ケア

【看護上の問題】 急性糸球体腎炎では，血液を濾過している糸球体が障害されるため，尿量減少による体液量の過剰や浮腫が起こる．また，高血圧，電解質異常もきたすため，これらを悪化させないようにするための食事管理が必要となる．急性・慢性糸球体腎炎ともに，尿毒症症状としての食欲不振や倦怠感が起こることもある．しかし慢性糸球体腎炎では症状がないことが多く，受診中断が問題となる．

【看護ケア】 急性糸球体腎炎では体液量の過剰を防ぐことが重要．観察事項としては，水分出納量，体重，浮腫，尿量の観察が必要である．急性・慢性糸球体腎炎ともに，食事制限が必要であり，塩分制限とタンパク質過剰摂取をひかえる．また尿毒症症状への早期の対応に努める．慢性糸球体腎炎では，受診を継続し，腎機能低下の予防のために，感染や過労を避けるような

日常生活を送るように指導する.[306] ⇨参糸球体腎炎→1249

糸球体選択指数 glomerular selectivity index ネフローゼ症候群においてその原因疾患の鑑別に用いられる指数. IgG のような大分子タンパク質(分子量約 16 万)と, 小分子タンパク質であるトランスフェリン(分子量約 9 万)を用い, 尿タンパク中の IgG とトランスフェリン(Tf)のクリアランス(C)比で表したもの. C_{IgG}/C_{Tf} = (尿中 IgG × 血清 Tf)/(血清 IgG × 尿中 Tf)で計算される. この値が 0.2 以下, つまりより分子量の小さなトランスフェリンが分子量の大きな IgG に比し尿中に多く排泄される場合, 選択性が高いと表現され, 特に微小変化型ネフローゼ症候群がその代表疾患である.[214]

糸球体内高血圧 intraglomerular hypertension [糸球体内高濾過圧] 何らかの原因で糸球体障害が生じると, 残存糸球体ではそれを代償するために糸球体が肥大し濾過面積を増大させ, さらに糸球体内圧を上昇させることにより単一ネフロン当たりの濾過が増大する結果, 糸球体全体の濾過量を維持しようとする変化が生じる. このように糸球体血圧が上昇した状態を糸球体内高血圧(糸球体内高濾過圧)といい, 主に輸入細動脈の拡張によって生じる. この内圧は輸出細動脈の収縮によりさらに高まる. このような状況は残存糸球体の硬化を助長させ, さらに腎機能は悪化することとなる.[214]

糸球体内高濾過圧⇨同糸球体内高血圧→1251

糸球体尿細管均衡 glomerulo-tubular balance 腎臓においては糸球体濾過量〔(値); GFR〕の変化に応じて, 尿細管におけるナトリウムイオン(Na^+)と水の再吸収量を変化させ, 細胞外液量を一定に保とうとする. このような糸球体と尿細管の両者の関係をいう. 実際, 正常な状態であれば GFR が増大すれば尿細管再吸収量が増加するように調節され, 脱水には陥らない.[214]

糸球体尿細管バランス⇨同定比率再吸収→2053

糸球体嚢⇨同ボウマン嚢→2682

糸球体嚢胞症 glomerulocystic disease 小さな嚢胞が多発し, 嚢胞内に圧排された糸球体を認める疾患群で, 1986 年にバーンスタイン Jay Bernstein によって糸球体嚢胞を主体とする腎疾患として定義され, 嚢胞性腎疾患の 1 つの病型として位置づけられた. 先天性糸球体嚢胞腎では糸球体嚢胞腎症 glomerulocystic kidney disease, 遺伝性奇形症候群に伴う糸球体嚢胞腎, 異形成腎に伴う糸球体嚢胞腎に大別. 後天性としては溶血性尿毒症症候群, 進行性全身性硬化症やウェゲナー Wegener 肉芽腫症に伴う例もある.[214]

子宮体部 corpus uteri⇨参子宮→1241

子宮体部帝王切開術 corporeal vertical cesarean section⇨同古典的帝王切開術→1123

糸球体傍細胞 juxtaglomerular cell; JGC [糸球体近接細胞, 傍糸球体細胞] 傍糸球体装置 juxtaglomerular apparatus(JGA)は糸球体輸出細動脈, 輸入細動脈, 糸球体外メサンギウム細胞および緻密斑 macula densa から構成される. 輸入細動脈末端部には, 内部に顆粒を含んだ糸球体傍細胞が存在し, レニンを産生する.[214] ⇨参腎小体→1558

糸球体傍装置⇨同傍糸球体装置→2668

糸球体傍複合体 juxtaglomerular complex⇨同傍糸球体装置→2668

糸球体輸出細動脈 efferent arteriole [輸出管] 腎糸球体の毛細血管の血液を集めて, 尿細管周囲毛細血管に送り出す血管. 糸球体では血液から尿を濾過し, 尿細管に流し込む一方で濾過の終わった血液を輸出細動脈に通し, 尿細管周囲の毛細血管へと送る.[174]

糸球体癒着 glomerular adhesion 糸球体上皮細胞が何らかの機序により糸球体基底膜から剝離した場合, 元来糸球体上皮細胞は増殖能をもたないことから, それに対する防御・修復機転として, 増殖・肥大したボウマン Bowman 嚢上皮細胞と癒着しようとする. こうした現象を糸球体癒着という. 癒着部位の係蹄は虚脱したり硝子様物質が沈着し, 癒着した部位からの糸球体濾液(原尿)の間質への漏出により, さらに糸球体硬化に進展するとされる.[214]

糸球体輸入細動脈 afferent arteriole [輸入管] 腎糸球体の毛細血管に血液を送る血管. 腎臓の動脈は, 葉間動脈から弓状動脈となり, そこから皮質表面に向かって放射状に走る小葉間動脈を出し, それがさらに糸球体に向かう輸入細動脈となる.[174]

糸球体濾液 glomerular filtrate [原尿] 腎臓には心拍出量の約 1/4 の血液が流れ込み, さらに糸球体では血漿流量の約 20% が濾過される. この濾過された液体のこと. 糸球体濾液(原尿)の量は通常, 1 日で約 160 L に達する. このような濾過は糸球体毛細血管内静水圧, ボウマン Bowman 嚢内静水圧, 糸球体血管内外における血液と原尿間の膠質浸透圧差などによって規定されている.[214]

糸球体濾過圧平衡 glomerular filtration pressure equilibrium 糸球体濾過において有効濾過圧 effective filtration pressure は次のようになる. 有効濾過圧＝糸球体毛細管腔内圧－ボウマン嚢内静水圧－血漿膠質浸透圧, で表されるが, 輸出細動脈側では血漿タンパク質が濾過されないため, 血漿膠質浸透圧は次第に上昇し, ついにはほぼ圧平衡に達して 0 mmHg となり糸球体における濾過は停止する. この現象を濾過圧平衡と呼ぶ.[214]

糸球体濾過係数 glomerular ultrafiltration coefficient [糸球体限外濾過係数] 糸球体濾過量と有効な濾過圧との比例係数. すなわち, 単一糸球体濾過量 single nephron glomerular filtration rate (SNGFR) = Kf × ($\Delta P - \Delta\pi$)で表される. ここで, Kf は糸球体濾過係数, ΔP は糸球体毛細血管内外の静水圧差, $\Delta\pi$ は糸球体毛細血管内外の膠質浸透圧差. さらに, Kf = k(糸球体毛細血管各所における水の透過性) × s(有効濾過面積)で示される.[214]

糸球体濾過値 glomerular filtration rate; GFR [GFR] 腎の糸球体毛細血管基底膜によって, 単位時間当たりにどれだけの血漿成分が濾過されるかを示す値で, 腎機能検査に用いられる. イヌリンやチオ硫酸ナトリウムなど糸球体毛細血管基底膜を自由に通過でき, かつ尿細管で再吸収や分泌されない物質のクリアランス値を求めることで得られる. また 18 歳以上の日本人については, 血清クレアチニン濃度と年齢と性別から日本腎臓学会が決めた計算式あるいはノモグラムを用いて GFR を推定できる. 基準値は 90-150 mL/分/1.73 m^2 で, 1.73 m^2 は標準的な体型(170 cm, 63 kg)の体表面積. 推定 GFR=194 × 血清クレアチニン値$^{-1.094}$ × 年

齢$^{-0.287}$×(女性の場合0.739).[1181]

子宮脱 uterine prolapse, metrocele 子宮は子宮を支持する靱帯および骨盤底の筋群により骨盤に固定されている．これら組織の保持力低下，弛緩により，子宮は下垂し，さらに子宮の一部(部分子宮脱)あるいは全部(完全子宮脱)が腟の外に脱出することをいう．通常，腟壁，膀胱，直腸の下垂あるいは脱出を伴う．脱出に伴う不快感のほかに排尿障害や排便障害を併発することもあり，治療の対象になる．治療としてはペッサリーによる保存的治療もあるが，子宮脱手術を行うこともある．[998] ⇨参子宮下垂→1242

子宮脱手術 operation of uterine prolapse, operation of metrocele 子宮脱を矯正するための手術で，従来はハルバン・ドレリー Halban-Doléris 総合手術が行われ，膀胱底形成術，前腟壁縫縮術，後腟壁縫縮術さらに円靱帯短縮-腹壁固定術，肛門挙筋縫縮術が加えられた．腟式子宮全摘出術を行い，基靱帯，円靱帯，仙骨，子宮靱帯の断端結合縫縮を加える術式もある．最近ではメッシュを用いた低侵襲手術も行われる．[998] ⇨参子宮脱→1252，ドレリー手術→2170

子宮単純全摘出術 simple total hysterectomy⇨同単純子宮〔全〕摘出術→1940

子宮断端部癌 stump cancer of uterus 子宮腟上部切断術では子宮腟部が残存する．残された子宮頸部から癌が発生することがあり，通常は子宮頸癌(扁平上皮癌)であることが多い．[998]

子宮腟脱⇨参子宮脱→1252

子宮腟部 portio vaginalis uteri⇨参子宮→1241

子宮腟(頸)部円錐切除術 conization of cervix ［**ストルムドルフ手術，シュトルムドルフ手術，円錐切除組織診，コーンバイオプシー**］ 子宮腟部および頸部の腫瘍性病変に対する診断および治療的手術として行われる術式．頸管内部を頂点とし子宮腟部を底面とする円錐状に腟部および頸部を切除する．病変部分から十分離れた部位にメスまたは電気メスあるいはレーザーなどで切開を加える．従来はストルムドルフ Sturmdorf 縫合が行われたが，切断面の止血が十分であれば切り放しにすることが多くなった．切除組織の連続切片を作成し，悪性度を評価する．基底膜下への浸潤の有無を確認することが重要で，微小浸潤以上の病変があれば，追加手術が必要となる．上皮内癌以下であれば，診断と同時に治療となる．術後数日以内の分娩後出血には注意をする．[998]

子宮腟部拡大鏡診 colposcopy⇨同コルポスコピー→1134

子宮腟部仮性びらん cervical pseudoerosion⇨同子宮腟部びらん→1252

子宮腟部鉗子 uterovaginal forceps⇨同子宮頸部鉗子→1246

子宮腟部上切断(摘出)術 supravaginal amputation of uterus, supravaginal hysterectomy 子宮摘出術の1つで，子宮体部の下端で子宮を切断し，頸部を残存させ，子宮体部の大部分を摘出する術式である．手術操作は単純子宮全摘術と比べて頸部を切断しないため，尿管損傷などのリスクが低いという利点があり，頸部周辺に癒着が強固な場合に選択されることがある．しかし，残存した子宮頸部に癌が発生する可能性が残される．[998] ⇨参子宮摘出術→1253，子宮全摘出術の看護ケア→1253

子宮腟部組織採取器 ポケット部と鋭利な刃の先端部分からなり，子宮腟部の小組織を採取する器具．コルポスコピーと併用して，最強病変部をねらう必要がある．採取部位から少量の出血をみることがあるが，腟タンポンで止血され，縫合処置が必要になることはまれである．[998] ⇨参コルポスコピー→1134

子宮腟部組織診 biopsy of portio vaginalis ［**パンチバイオプシー**］ 子宮腟部細胞診でクラスⅢ以上やコルポスコピー(子宮腟部拡大鏡診)検査で異常を認めたときに，子宮腟部より組織を一部切除して採取する生検方法．採取器具の性状からパンチバイオプシーと呼ばれることもある．組織診により異型上皮，上皮内癌，微小浸潤癌，浸潤癌の判別が行われる．コルポスコピーと同時に行って，最も進行が疑われる病変部位から組織を採取することが望ましい．[998] ⇨参子宮腟(頸)部円錐切除術→1252

子宮腟部びらん uterine cervical erosion ［**腟部びらん，子宮腟部仮性びらん**］ 通常，子宮頸管内は単層円柱上皮，外子宮口から外の部分(腟部分)は単層円柱上皮と重層扁平上皮だが，エストロゲンの作用により腟に近づくとともに円柱上皮が増殖し，外反してびらん状に見えるものをいう(偽性びらん)．エストロゲンが豊富な新生児期，思春期から成熟期，妊娠時にみられる．ほとんどが無症状で，外反の程度が強いと性交時出血(接触出血)をきたすことがある．出血に感染を併発することもあり，感染を併発した場合は抗生物質の腟内投与を行う．無症状ならば治療を必要としない．[1510] ⇨参偽性びらん→689

子宮腟部びらん(扁平上皮円柱上皮)移行帯 squamocolumnar transformation zone of cervical erosion ［**扁平円柱上皮境界**］ 子宮腟部びらんは，外子宮口周囲の子宮腟部表面がびらん状に見える状態を指す．子宮腟部の上皮は腟からの延長で扁平上皮で覆われるが，性成熟期の女性では，頸管側から円柱上皮が増殖して子宮口から外反することが多い．扁平上皮円柱上皮境界から外子宮口に向かった円柱上皮部分がびらん状に見えるのであって，実際のびらんではない(仮性びらん)．この境界部分の化生上皮部分を移行帯といい，子宮頸癌の好発部位でもある．[998] ⇨参子宮→1241

子宮腟部びらん焼灼(しょうしゃく) cauterization of cervical erosion 子宮腟部びらんは出血や帯下増加などの症状があるときに処置を要する．その方法としてびらんの焼灼があり，電気凝固法，レーザー療法，凍結療法がある．いずれも病変を焼灼するため，病変部分の組織検査が不可能であり，事前に悪性を否定する必要がある．[998]

子宮腟部びらん電気凝固法 electrocoagulation of cervical erosion 子宮腟部びらんを高周波電流により凝固，壊死させて除去する方法．侵襲は少ないが病理組織を確認できないので，癌を否定しておく必要がある．[998]

子宮腟部びらん冷凍療法 cryosurgery of cervical erosion 子宮腟部びらんの治療法の1つ．液体窒素を冷媒として用い，冷却した金属製プローブをびらん部に接触させ，冷凍，壊死により除去する．比較的簡便で後出血も少ない．[998]

子宮腟部びらんレーザー療法 laser surgery of cervical erosion 子宮腟部びらんに対してCO_2レーザーなどレーザーによってびらん部を蒸散する方法．侵襲は少ないが病理組織検査ができないので術前に癌を否定し，術後も経過を追う必要がある．[998]

子宮腟部扁平円柱上皮接合（境界）部⇨参子宮腟部びらん（扁平上皮円柱上皮）移行帯→1252

子宮中胚葉性混合腫瘍⇨同子宮癌肉腫→1243

子宮長 length of fundus uteri⇨同子宮底長→1253

子宮直腸脱⇨参子宮脱→1252

子宮直腸瘻（ろう） uterorectal fistula 子宮後壁と直腸前壁との間の瘻孔．子宮後壁の癌が直腸へ（または逆に直腸前壁の癌が子宮に）浸潤して起こる．子宮癌，直腸癌の放射線治療後や，子宮摘出時の手術損傷，分娩時損傷でも起こりうる．いったん発生すると自然治癒は困難で，比較的小さな瘻孔のときは抗生物質治療後に瘻孔を周囲組織を含めて切除し縫合閉鎖する．大きい場合はあらかじめ人工肛門を設置する必要も生じうる．[998] ⇨参子宮膀胱瘻（ろう）→1258

子宮底 uterine fundus，fundus uteri⇨参子宮→1241，子宮底高→1253

子宮底高 fundal height，height of fundus uteri 外診で子宮の大きさを簡易に評価するための表現．恥骨結合上縁から子宮底までの高さを，臍の位置，または剣状突起下縁から横指（指の幅）で表現する．妊娠子宮においては子宮底高，すなわち子宮の大きさの変化で胎児発育を推定する．産褥子宮では子宮復古の状態を評価する．分娩後は臍高から1日ごとに1横指ずつ低下するのが標準．正確には超音波断層法による．[998] ⇨参子宮復古→1257，子宮底長→1253

子宮底長 fundal length，length of fundus uteri ［子宮長］ 子宮の大きさを表現する用語で，子宮筋腫などで腫大した子宮にも用いるが，通常，妊娠中と産褥期に測定する．腹壁表面に沿った恥骨結合上縁から子宮底までの長さ（cm）をメジャーを用いて測定する．同時に腹囲も計測する．正確には超音波計測によるが，子宮底長の増加は胎児の成長程度を推定する資料になる．分娩後は子宮復古の状態を示す．単胎において，妊娠週数より子宮底長が大きい場合は，羊水過多や子宮筋腫合併などの異常が示唆される．[998] ⇨参子宮底高→1253，子宮復古→1257

子宮底輪状マッサージ法 胎児・胎盤娩出後に子宮筋の収縮を促進するために子宮底をマッサージすること．胎児・胎盤娩出後，子宮腔は空虚になって子宮収縮が起こり，出血は減少するが，子宮筋が良好な収縮をしなくなり（子宮弛緩症），胎盤剥離部の断裂血管や子宮静脈洞からの大出血をきたすものを弛緩出血という．子宮腔内に出血や凝血塊が貯留すれば子宮底は上昇し，子宮底の圧迫により血液が噴出する．子宮弛緩症によるこの弛緩出血に対して行われるのが，オキシトシンやメチルエルゴメトリンマレイン酸塩など子宮収縮薬の投与と，子宮底の輪状マッサージである．

子宮摘出術

hysterectomy 子宮を摘出する手術手技の総称．方法は各種ある．腟上部切断術は子宮体部を切除し，子宮腟部は残存させる．腟部を含めて切除する単純子宮全摘出術には腹式，腟式および腹腔鏡下手術がある．子宮癌のために周囲組織を含めて摘出する術式としては，その規模の順に，拡大子宮全摘出術，広汎性子宮全摘出術，超広汎性子宮全摘出術がある．[998]

子宮全摘出術の看護ケア

【看護への実践応用】一般的なケアは単純な腹式手術に準じる．子宮全摘術では隣接する排尿神経を傷害することが多いので，術後の排尿障害の有無を注意深く観察する．留置カテーテル抜去前に膀胱訓練を行って尿意の観察をし，留置カテーテル抜去後は水分摂取を多くし，自然排尿を促す．必要に応じて残尿測定が行われる．創部の観察に加え，性器出血の有無も観察する．また，一般的な合併症予防として深呼吸，痰の喀出，早期離床を促す．食事は排ガスを確認後，流動食から開始する（術後24時間くらい）．子宮全摘時に卵巣の摘出も行われた場合は，卵巣欠落症状についての指導とその症状の観察をする．

【ケアのポイント】患者の不安で特徴的なものは，女性性の喪失，性生活，排尿障害，羞恥心であり，これらの不安は女性としての生き方や人生観にも影響を及ぼす．また，患者の精神的な支えとして夫やパートナーの理解と協力を得るようにする．これらのことを踏まえて，精神的な援助および適切な情報の提供を心がける．[1352] ⇨参子宮摘出術→1253

子宮動脈 uterine artery 左右の内腸骨動脈から分岐し，子宮の両側で広間膜内を走行し，広間膜内の尿管の上を交差して子宮に接近し，内子宮口の高さで上行枝と下行枝に分かれる．子宮への血流は，卵巣固有靱帯などを通じ卵巣動脈からも一部供給されるが，子宮動脈がメインである．子宮筋層内で分岐し，内膜近傍ではコイル動脈を形成する．子宮全摘術では子宮動脈を切断する必要があるが，その際は尿管損傷に注意する必要がある．[998] ⇨参子宮動脈塞栓術→1253

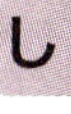

子宮動脈塞栓術 uterine artery embolization；UAE ［UAE］ X線透視下に大腿動脈から逆行性に子宮動脈にカテーテルを挿入し，ポリビニルアルコールなどの塞栓物質を注入する方法．子宮からの大出血を止めるために用いられたが，最近は子宮筋腫や子宮腺筋症の治療に用いられる．血流を遮断することで筋腫は縮小し，症状の軽快も期待できる．不妊や流早産のリスクを考えると，挙児希望のある患者には推奨できない．[998]

子宮内外同時妊娠 heterotopic ectopic pregnancy，combined pregnancy 子宮内と子宮外の妊娠が同時に成立した状態．子宮と卵管の同時妊娠が多いが，子宮内妊娠が正常な経過であると，診断がつきにくく，処置が遅れることがあるので，注意を要する．[998] ⇨参異所性妊娠→241

子宮内腔癒着症⇨参アッシャーマン症候群→158

子宮内口⇨同内子宮口→2180

子宮内死亡胎児娩出法 expulsion of dead fetus 子宮内で胎児の死亡が確定した時点で速やかに児を娩出させるには，妊娠12週までは子宮内容除去術，それ以降の週数では子宮口の拡張処置をしたあと，プロスタグランジン E_1 にて分娩を誘発し児を娩出させる方法がとられる．死亡した胎児を長い間子宮内に残しておくと，母体が播種性血管内凝固症（DIC）などの血液凝固障害をきたす危険がある．[1323]

子宮内胎児感染 intrauterine infection of fetus⇨参経胎盤感染→864，子宮内胎児死亡→1253，流産→2937

子宮内胎児死亡 intrauterine fetal death；IUFD ［胎児

死亡，IUFD〕 妊娠週数に関係なく分娩前に子宮内で胎児が死亡すること．胎児の心音，心拍動などの生命徴候が消失する．娩出後に生命徴候がみられない場合も含まれる．妊娠10か月に最も多くみられる．原因は妊娠高血圧症候群，過期妊娠，糖尿病，感染症など母体由来のもの，染色体異常，胎児水腫，双胎間輸血症候群など胎児由来のもの，前置胎盤，胎盤早期剝離，臍帯結節など胎盤，臍帯由来のものなどがある．妊娠初期の流産を引き起こすもののほとんどは，胎児死亡の原因となる．妊娠初期はほとんどが無症状で妊娠中期(16週)以降では胎動の消失，不正性器出血，下腹部痛などを認める．死亡確認後，速やかに児を娩出させることが必要である．[1323]

子宮内胎児死亡原因 cause of intrauterine fetal death (IUFD) 子宮内胎児死亡は，母体，胎児，胎児付属物の何らかの異常によるが，原因不明なことが多い．妊娠初期では流産と同義でもあり，胎児の染色体異常や奇形の頻度が高い．妊娠後半期では妊娠高血圧症，糖尿病，心疾患などの母体合併症による母体側の原因が5-10% を占める．染色体異常，奇形，非免疫性胎児水腫，子宮内成長遅延，子宮内胎児感染など胎児側に原因があるものは約35% といわれる．胎児付属物側のうち胎盤による原因としては前置胎盤，常位胎盤早期剝離，胎盤機能低下などがある．そのほか臍帯原因としては臍帯下垂・脱，臍帯断裂，強度臍帯巻絡，臍帯真結節，臍帯卵膜付着，臍帯圧迫，単一臍動脈などがある．羊水原因としては羊水過多症，羊水過少症，羊水感染など，卵膜原因としては前・早期破水(と感染)，羊膜バンドなどが列挙される．[998]

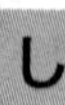

子宮内胎児診断法⇒同出生前診断→1401

子宮内胎児発育遅延 intrauterine growth retardation；IUGR 〔**胎児発育遅延，IUGR**〕 胎児の発育を阻害する因子によって在胎週数に相当する胎児の発育程度(体重)よりも低い状態．発生頻度は全妊娠のおよそ8-10% であり，胎児死亡および周産期死亡の主な原因となる．胎児の全身が小さい均衡型(対称性)と，児頭は正常であるが体幹部が小さい不均衡型(非対称性)の2つに分類される．[1323]

子宮内タンポン充塡法 intrauterine tamponade 出産後の弛緩出血など子宮腔内への出血が止血困難な場合，緊急避難的に用いられる方法．子宮腔内に長ガーゼを可能な限り多量に充塡し，物理的圧迫により止血を図る．子宮内感染，子宮収縮阻止の可能性があり長時間持続することは避ける．[998] ⇒参腟内タンポン→1975

子宮内反症 uterine inversion 子宮内膜が外側に反転し，内壁が腟内外または外陰に脱出した状態．子宮底の陥没を伴い下垂反転するものもある．きわめてまれな疾患で，ほとんどは分娩第3期に起こる．特別な原因なしに発症することが多いが，癒着胎盤の臍帯牽引やクレーデ Credé 胎盤圧出法などでも起こる．虚脱と出血が主症状だが，急性貧血やショックで死亡することもあり，救急処置を要する場合もある．治療は用手的に還納を試み，不可能なら開腹手術的整復，さらには子宮摘出などを行う．[998]

子宮内避妊器具 intrauterine device；IUD，intrauterine contraceptive device；IUCD 〔IUD，IUCD〕 子宮内腔に挿入して避妊を図る，着脱可能な器具．主として受精卵の着床を阻止する．素材はプラスチック，その他の高分子重合体で，リング状のものと子宮内で羽状に広がるものがある．月経直後に挿入するが，子宮穿孔に注意する．IUDの尾部にひもがついたものは，ひも先端を外子宮口から2cm ほど腟内に出るようにすることで位置を確認でき，取り外すときもひもを牽引するだけで容易．女性の意思のみで実行できることが特徴で，避妊効果も比較的高い．挿入直後の周期に不正出血や帯下の増加，月経困難症，過多月経が発生することがある．IUDの子宮腔内位置は超音波検査でも確認できる．通常2-3年で交換する．[998] ⇒参避妊法→2465

子宮内膜 endometrium 子宮内腔を覆う粘膜で，子宮内腔側の機能層と筋層側の基底層からなる．機能層表面は円柱細胞に覆われ，内側には腺組織，間質細胞，間質基質がある．子宮内膜はエストロゲン，プロゲステロンの周期的分泌に従って変化し，月経期，増殖期，分泌期と周期的変化を示す．月経が開始すると出血とともに子宮内膜は剝離脱落し，基底層のみを残すだけとなる．その後，卵胞からエストロゲンが分泌されると子宮内膜増殖を開始する．この期間は周期14日目の排卵日まで続き，卵巣からみると卵胞期，子宮内膜からみると増殖期と呼ぶ．増殖期初期の子宮内膜は厚さ3mm 程度で，腺管は直線状で数も少ない．増殖期中期では内膜は厚さを増し，腺管も迂曲蛇行が認められる．増殖期後期では内膜の厚さは10mm をこえ，腺管の迂曲蛇行が著しくなる．内膜円柱上皮の核は腫大し，間質の細胞も大きくなる．排卵を契機に卵巣は黄体期に入りプロゲステロンを分泌し，子宮内膜は分泌期に変わる．排卵から1週間ほどの分泌期前期では腺上皮に特徴的変化がみられる．上皮細胞の核の下方にグリコーゲンに富んだ核下空胞が認められ，基底膜側から管腔側に核が押し上げられた形態をとる．やがてグリコーゲンは管腔側に移行し分泌され，腺管はグリコーゲンで満たされ，核は基底側に戻る．この変化はプロゲステロンにより受精卵の発育や着床に備えたものと解釈される．分泌期後期では腺上皮には大きな変化はみられないが，間質側に浮腫がみられるようになり，偽脱落膜化細胞も認められる．分泌期末期にはプロゲステロンの分泌が急減し，子宮内膜の血管にも変化が起こり，血液の供給が止まり，子宮内膜は基底部分を残し壊死し，はがれ落ち月経になる．子宮内膜の重要な機能は受精卵の着床の場となることである．着床はタイミングが重要で，月経周期において分泌期の限られた時間のみに起こりうる．この時期を implantation window(着床の窓)と呼ぶ．[998] ⇒参子宮内膜超音波断層像→1256，コイル〔状〕動脈→967

子宮内膜萎縮 endometrial atrophy 子宮内膜の増殖はエストロゲン分泌に依存する．エストロゲンが欠乏ないし欠失するときに，内膜組織が萎縮する状態をいう．閉経後変化としての萎縮は生理的といえる．両側卵巣摘出後，ゴナドトロピン放出ホルモン(GnRH)アゴニスト投与時にも起こる．ピル(経口避妊薬)の長期服用や内膜への手術操作による瘢痕化(アッシャーマン Asherman 症候群)でも発生する．カウフマン Kaufmann 療法(エストロゲン→エストロゲン-プロゲステロンの周期的治療)が奏効することがある．[998]

子宮内膜炎　endometritis　子宮内膜の炎症で，腟からの上行性感染の場合が多い．特に流産や産褥，異物の存在(子宮内避妊器具など)が誘因になりやすく，子宮内操作を行うことで発生のリスクがあがる．症状は下腹痛，子宮に一致した圧痛，膿性帯下増加がみられる．異物があれば除去し，抗菌薬，消炎鎮痛薬を投与する．炎症の後遺症として卵管開口部が閉鎖し，不妊の原因になることもある．[998]

子宮内膜癌　endometrial cancer⇨同子宮体癌→1249

子宮内膜間質肉腫　endometrial stromal sarcoma　［子宮内膜肉腫］　子宮内膜の間質細胞に類似した細胞からなる肉腫で，異所性成分を含まない．筋層とその脈管を侵襲し，子宮外へ進展しやすい．子宮腔内にポリープ状腫瘍をつくることもある．高倍率の10視野に核分裂像が10以上のものは悪性度が高い．初発症状は不正性器出血，疼痛などで，治療は手術療法が中心である．[998]
⇨参子宮肉腫→1256

子宮内膜機能層⇨参子宮内膜→1254

子宮内膜細胞吸引法　endometrial aspiration cytology　子宮内膜増殖症や内膜癌の検診に用いる細胞採取法の1つ．側壁に孔のあるチューブを子宮腔内に挿入し，シリンジで吸引し内膜細胞を採取する．[998]

子宮内膜細胞診　endometrial cytology⇨同子宮内膜スメア細胞診→1256

子宮内膜試験掻爬(そうは)　endometrial curettage⇨同子宮内膜生検→1256

子宮内膜周期　endometrial cycle⇨同周期性子宮内膜変化→1365

子宮内膜症

endometriosis；EM　［エンドメトリオーシス，外性子宮内膜症，異所性子宮内膜症］

【概念・定義】子宮内膜組織が本来あるべき子宮内腔以外のところ(異所性)に存在し，増殖する疾患．内膜症組織は子宮内膜と同様に**エストロゲン**により増殖するため，エストロゲン依存性疾患といわれる．骨盤内の腹膜表面(腹膜病変)，卵巣の囊胞病変(卵巣チョコレート囊胞)，ダグラス Douglas 窩病変，病変部とその周囲や臓器間の癒着病変が主なものである．ほかに肺，虫垂，直腸，尿管，膀胱など，さまざまな部位に発生する．生殖年齢の女性の5-10% にみられ，不妊症の患者では40-50% と高頻度となる．初経前の女子にはまれで，閉経後に発生することも少ない．かつて外性子宮内膜症と内性子宮内膜症という分類が用いられたが，現在，子宮内膜症とは前者を指す．後者は子宮筋層内に内膜症組織が存在する**子宮腺筋症**であり，子宮内膜症とは区別される．

【病態生理】未解明な部分が残されているが，月経時に血液と同時に子宮内膜細胞が卵管を通じて腹腔内に逆流して局所に着床し，異所性に発育するという逆流説(移植説)が有力である(図)．ほかに，胎生期の体腔上皮に由来する腹膜上皮や漿膜上皮が刺激を受けて内膜組織に化生するという体腔上皮化生説もあり，月経血に含まれる何らかの因子が関与すると考えられる．また胎生期に子宮内膜に分化する能力をもった細胞が別の組織に迷入し，エストロゲン刺激により増殖分化するという迷入説もある．いずれの説においてもエストロゲンの存在が必須であり，内膜症組織の増殖にはインターロイキン1(IL-1)などの**サイトカイン**も関与すると考えられ，免疫能の異常も存在することが示唆されている．

●子宮内膜症の発症(逆流説)

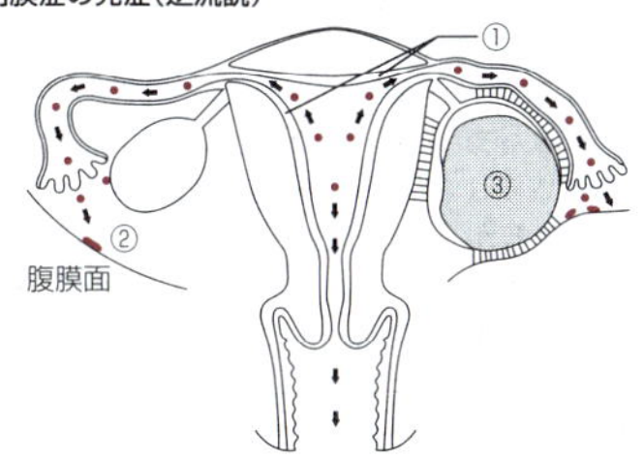

①はがれた子宮内膜が卵管を逆流する　②子宮内膜が卵管から腹膜面に落ちて増殖，出血　③卵巣内部に子宮内膜が増殖すると，たまった血液をもとに囊腫を形成することもある

【症状】月経痛(下腹部痛，腰痛など)が主症状で，年齢とともに増悪する．月経時以外，特にエストロゲンが増加する排卵期の下腹部痛，腰痛，頭痛も高頻度にみられる．ダグラス窩に病変がある場合，排便痛や性交痛を認める．不妊を主訴とすることも多い．肺子宮内膜症では月経随伴性気胸が主訴となる．

【診断】月経困難症などの症状に加え内診による圧痛(ダグラス窩，付属器領域など)，子宮腟部移動痛により臨床的に診断され，卵巣囊胞を有するものでは超音波検査，MRIなどの画像診断がなされる．腫瘍マーカーではCA 125が軽度ないし中等度の上昇を示す．CA 19-9が上昇することもある．確定診断は腹腔鏡による．

【進行期分類】子宮内膜症の進行期分類には，1996年改訂のアメリカ生殖医学会による**新R-AFS分類**が用いられる．腹腔内所見によりⅠ-Ⅳ期に分類される．腹腔鏡未施行例にはビーチャム Beecham 臨床進行期分類が適用される．

【治療】患者の年齢や挙児希望の有無，症状(疼痛)の程度によって治療法は異なる．疼痛に対しては対症療法的に非ステロイド系消炎鎮痛薬，低用量ピル，黄体ホルモン製剤を投与し，痛みの軽減を図る．病変組織に対しては薬物療法，手術療法を行う．ダナゾールやGnRH(ゴナドトロピン放出ホルモン)アゴニストを投与する薬物療法が第一選択だが，根治性に乏しい．挙児希望や機能温存，**卵巣チョコレート囊胞**がある場合は，腹腔鏡手術による病変部の除去が望ましい．手術療法の前後に薬物療法を併用することもある．卵巣チョコレート囊胞は悪性化(卵巣癌への移行)の頻度が1% 程度あるとされ，治療法の選択に留意しなければならない．[998]

子宮内膜症の看護ケア

【看護の実践】子宮内膜症の治療にはホルモン療法や手術療法などがあるが，それぞれの副作用や合併症について十分に理解し，挙児希望の有無を確認し，自分に合った治療法を選択できるように支援する．月経時の下腹部痛や腰痛，過多月経，消化器症状(悪心・嘔吐，排便痛)，性交痛，貧血症状などの有無を聴取し，日常生活への影響を把握する．子宮内膜症の患者は月経困難症状が強いため，保温，適度な運動，食生活の改善や鎮痛薬の適切な内服の方法などを指導し，疼痛や苦痛の緩和，除去に努める．

【ケアのポイント】 治療は妊孕(にんよう)性や性生活にも影響を与えるため，パートナーと十分に話し合い，治療の協力が得られるように支援する．不妊の可能性や疼痛，苦痛などから女性性の喪失，自尊心の低下をきたすこともあるため，十分な説明と心理的なケアにも留意する．[1124] ⇨参子宮内膜症→1255

子宮内膜症進行分類 classification of endometriosis 子宮内膜症の進行分類には，ビーチャム Beecham 分類，アコスタ Acosta 分類などが用いられていたが，現在ではアメリカ生殖医学会の R-ASRM 分類が主に使用される．[998] ⇨参R-ASRM 分類→101

子宮内膜症性嚢胞 endometriotic cyst⇨同チョコレート嚢胞→2025

子宮内膜症性卵巣嚢胞 endometrial ovarian cyst⇨同チョコレート嚢胞→2025

子宮内膜スメア細胞診 endometrial smear cytology ［子宮内膜細胞診］ 子宮内膜増殖症や内膜癌のスクリーニングまたは不正出血などの診断のために行われる検査法．子宮内膜細胞吸引法かエンドサイトなどによる擦過で内膜細胞を採取する．採取した細胞はスメア(塗抹)状にスライドグラスに塗りつけ，固定，染色後，細胞診が行われる．[998]

子宮内膜生検 endometrial biopsy ［子宮内膜試験搔爬(そうは)］ 子宮内膜細胞診で異常があるなど，子宮内膜増殖症あるいは子宮体癌を疑ったときに実施する検査．ポケット式キュレットにより原則 4 方向から内膜を採取する．異所性妊娠や胎盤遺残などが疑われるときにも実施することがある．[998] ⇨参子宮内膜スメア細胞診→1256，子宮内膜増殖症→1256，子宮体癌→1249

子宮内膜増殖症 endometrial hyperplasia 子宮体癌の前癌病変で，組織学的には嚢胞性腺増殖症，腺腫性腺増殖症，異型増殖症に分類できる．それぞれの組織型の癌化率は，0.4%，20-30%，60-80% といわれている．高度の細胞異型を伴う腺増殖，腺管細胞の多層化・乳頭性増殖，腺管の密集などにより子宮内膜が肥厚する．間質内への浸潤があれば腺癌へ移行する．エストロゲンの過剰や持続分泌による長期の内膜刺激が一因で，閉経前後に多発する．第 1 度無月経の長期持続，多嚢胞卵巣症候群では若年者にも発生する．治療法の選択は患者の年齢，挙児希望の有無，組織型を考慮して決定する．嚢胞性腺増殖症は癌化率は低いため経過観察．腺腫性腺増殖症は，子宮内膜の全面搔爬と，ヒステロスコープで体癌と異型増殖症を除外したうえで，若年で無排卵の場合は排卵誘発をし，その他の場合は周期的黄体ホルモン療法を施行する．異型増殖症は全面搔爬とヒステロスコープで体癌を除外して子宮全摘を行うが，挙児希望者には黄体ホルモン大量維持療法を行う．[996]

子宮内膜搔爬(そうは) ⇨参子宮内容除去術→1256，子宮内膜生検→1256

子宮内膜超音波断層像 ultrasonogram of endometrium 経腟超音波断層法により，正常子宮内膜の性状などを観察することができる．月経期では 3 mm 前後であるが，増殖期では厚さを増し，排卵期には 10 mm 程度になる．分泌期になるとややエコーが増強する．粘膜下筋腫やポリープが存在すれば描出される．閉経期以降では菲薄化し線状を呈する．[998]

子宮内膜肉腫⇨同子宮内膜間質肉腫→1255

子宮内膜日付診 endometrial dating 子宮内膜は月経周期に応じた形態変化を示し，周期の日付に対応した内膜所見がある．不妊症患者の中には内膜生検を行うと月経周期の日付に対して形態の所見が遅れるものがある．卵巣機能および子宮内膜に対する作用，内膜の反応性などに問題があると考えられる．[998]

子宮内膜ポリープ endometrial polyp 子宮内膜が有茎性に増殖してポリープ状に子宮腔に突出したもの．単一のものと多発性の場合がある．症状はほとんどない．超音波検査でポリープが疑われたときの確定診断，また，粘膜下筋腫との鑑別診断は子宮鏡検査で行われる．月経時に剝離，消失することもあるが，不妊や不育の原因になる可能性があり，子宮鏡下手術で切除することもある．[998]

子宮内容除去術 dilatation and curettage；D & C ［子宮内容搔爬(そうは)術，D & C］ 自然流産，人工妊娠中絶，胎盤遺残などでの子宮内容物の除去や，子宮内膜癌などでの子宮疾患の診断，治療のために行う手術．子宮頸管を拡張したうえで，胎児成分，胎盤，子宮内膜などを除去する．子宮疾患の診断，大量の遷延する子宮出血の止血，妊娠性の子宮内容物の排出(人工妊娠中絶)では，子宮ゾンデ診で子宮腔内の長さ，方向を確認したのち，ヘガール Hegar 拡張器などで頸管拡張を行ったうえで，胎盤鉗子，キュレットで子宮内容を採取，除去する．必要により病理検査を行う．産婦人科手術として高頻度に実施されるが，術中子宮穿孔，術後出血，頸管無力症などの合併症もあることを忘れてはならない．[998]

子宮内容搔爬(そうは)術 dilatation and curettage；D & C⇨同子宮内容除去術→1256

子宮内留悪露症⇨同悪露子宮内停滞留→417

子宮肉腫 uterus sarcoma 子宮の悪性間質性腫瘍で，平滑筋とともに各種の中胚葉由来組織から発生する．子宮体部に発生する悪性腫瘍のうち 5% 以下とごくまれな疾患．癌肉腫，平滑筋肉腫，子宮内膜間質肉腫に大別される．癌肉腫には骨，軟骨，横紋筋などを含む異所性癌肉腫(悪性中胚葉性混合腫瘍)も含まれる．平滑筋肉腫は細胞密度，核の多形成，核分裂像などで良性の平滑筋腫と区別される．子宮内膜間質肉腫は先の 2 つに比べ，さらに頻度は少ない．症状は，帯下増加や不正出血で血中 LDH が上昇することがある．治療は子宮全摘出術，付属器切除にリンパ節切除も加える．進行例，再発の場合，抗癌剤による化学療法やホルモン療法も行われるが，予後は不良である．[998] ⇨参子宮癌肉腫→1243，子宮内膜間質肉腫→1255，子宮平滑筋肉腫→1258

子宮粘膜下筋腫 myoma uteri submucosum⇨参子宮筋腫→1243

子宮発育不全症 uterine hypoplasia 形状は正常な子宮であるが全体として子宮体部の小さい場合で，超音波断層法による計測で子宮底幅 3 cm 以下，体部前後径 2 cm 以下，長さ 5 cm 以下のもの．症状としては，極端に発育が悪い場合は無月経，軽度の場合は過少月経や希発月経などの月経障害をみる．治療には，カウフマ

ン Kaufmann 療法などのホルモン剤投与が行われる.[998]

子宮破裂 uterine rupture ［妊娠子宮破裂］ 分娩時に妊娠子宮の体部あるいは頸管部が破裂すること．裂傷が筋層の一部分にとどまり漿膜に達しない不全子宮破裂と，全層に及び子宮腔と腹腔が通じる全子宮破裂がある．原因として最も多いのは子宮の瘢痕性破裂で，既往に帝王切開，筋腫摘出，子宮形成術がある場合に，縫合部の薄化した瘢痕部が強い陣痛や陣痛促進薬の使用によって破裂する．まれではあるが，妊娠中期以降，陣痛発来以前に自然破裂が起こりうるので注意する．児頭骨盤不均衡，胎位異常，回旋異常，産道異常などが伴っている場合，陣痛促進薬の使用あるいは自然の陣痛でも，過強になると子宮筋が過度に伸展して破裂することがある．また産科操作(鉗子・吸引分娩，胎児圧出)や交通外傷によっても生じる．症状は通常，疼痛と出血であり，大量の子宮出血により母体はショック状態になる．全子宮破裂の場合には胎児が腹腔内に脱出し死亡する．ごく少数だが無痛性，無症候性のことがある．治療は開腹による胎児・胎盤の娩出，裂傷部の形成と，筋層の縫合(2 層程度)である．損傷が著しく出血のコントロールが困難な場合は，子宮全摘出術が行われる.[998]

子宮肥大 uterine hypertrophy 子宮の腫瘍性変化や子宮筋細胞の増殖ではなく，個々の子宮筋細胞の肥大による子宮の増大を示す．妊娠子宮の肥大が相当する．非妊娠時は 70-90 g であるものが，妊娠末期では 1,000 g を超える．産後肥大は完全にもとに戻らないことがあり，経産婦の子宮は肥大傾向がある．子宮筋腫，子宮腺筋症，子宮内膜癌などを除外する必要がある.[998]

子宮副角 rudimentary horn of uterus ［副角］ ミュラー管は元来 2 本あり，発生途中で子宮角は左右 2 本ある．通常は癒合して子宮は 1 つになるが，一側のミュラー管が発達し，片方が痕跡的に存在することがある．これが副角(痕跡副角)である．副角内に子宮内膜が存在すると月経時に腹痛を起こす．発達した子宮腔と交通している場合は症状が出ないこともある.[998]

子宮副角妊娠 rudimentary horn pregnancy ［副角妊娠］ 子宮奇形で副角(痕跡副角)が存在する場合，受精卵が遊走して副角に達し，妊娠することがある．妊娠前に子宮副角の存在が確認されていないと診断に苦慮することがある.[998] ⇨参子宮奇形→1243

子宮付属器 uterine appendage ［付属器］ 子宮に付属する臓器のことで，卵巣と卵管を総称していう．内診では両者を区別できず，炎症や腫瘍がある場合，付属器炎，付属器腫瘍などと診断する．付属器切除では卵巣と卵管を同時に切除する.[998]

子宮付属器炎 uterine adnexitis ［付属器炎］ 子宮の付属器である卵巣および卵管の炎症．子宮から卵管を通り，さらに卵巣に及ぶ上行性感染が主であるが，結核や虫垂炎からの下行性感染で発生することもある．原因菌としてはクラミジア・トラコマチス *Chlamidia trachomatis*，淋菌が多いが，大腸菌，ブドウ球菌，連鎖球菌，嫌気性菌，結核菌など多彩である．卵巣膿瘍，卵管留水症，卵管留膿症，ダグラス Douglas 窩膿瘍，骨盤腹膜炎などの病態を示し，周囲組織との癒着を続発することも多い．下腹部痛や付属器領域の圧痛を主症状とする．急性期には発熱，CRP 上昇，白血球増加を認めることがある．原因菌に応じた抗菌薬投与を行う．付属器の癒着などにより不妊症の一因となりうる.[998] ⇨参卵管炎→2902

子宮付属器摘出術 adnexectomy ⇨同子宮卵管卵巣摘出術→1258

子宮復古

involution of uterus ［子宮退縮］ 妊娠および分娩によって変化した子宮が後陣痛により妊娠前の状態に回復すること．子宮復古により子宮胎盤剥離面の血管断面を圧迫して止血することができる．産褥期に血性の悪露(産褥中の子宮腔内から排出される分泌物)が 2 週間以上続く場合には子宮復古不全を疑う.[1323] ⇨参子宮復古不全→1257

子宮復古促進のケア

【ケアのポイント】 分娩後，母体が非妊時の状態に戻ることを復古という．経時的に全身状態とともに子宮復古状態が産褥日数とみあって順調に復古しているか観察する．観察のポイントは，子宮底長，子宮硬度，悪露の性状と量，後陣痛の有無などである．

【ケアの実際】 子宮復古促進のためには，膀胱や直腸の充満を避ける．分娩後には膀胱が充満している場合でも自覚しない場合があるので留意する．また，早期離床を促し歩行や産褥体操により悪露を速やかに排出することも子宮復古促進に役立つ．直接授乳の早期開始は母子の絆の形成を促すとともに乳頭の吸啜刺激により下垂体後葉からオキシトシンが分泌され子宮筋を収縮させ子宮復古を促す．腹帯の着用も妊娠分娩時に緩んだ腹壁や骨盤を固定し母親に安心感を与えると同時に子宮復古促進によいといわれる．子宮がやわらかく，まったく触れない場合には，子宮収縮不良の原因を解明し対処する．子宮筋腫の合併のほかに，胎盤や卵膜の一部が遺残している場合があり，大出血や感染症を引き起こす可能性があるので注意を要する．また遷延分娩や頻産婦，多胎分娩や巨大児，羊水過多や難産などの場合なども子宮筋の収縮不全をきたす．指示により子宮収縮薬を投与する場合もある．腹壁上の子宮底に手を置き円を描くようにマッサージする輪状マッサージが用いられることがある．悪露に悪臭などがあり感染が疑われたり，多量の出血や凝血の排出がある場合には速やかに報告することや，外陰部の清潔を保てるようにするなど褥婦のセルフケア能力向上にむけた教育も行う.[271] ⇨参子宮復古→1257，子宮復古不全→1257

子宮復古不全 subinvolution of uterus 分娩後に子宮の縮小化，内膜再生が遅れる状態．子宮収縮を妨げる明らかな原因を認める器質性復古不全と，原因のない機能性復古不全の 2 種類がある．器質性の原因としては胎盤や卵膜などの胎児付属物の遺残，悪露の滞留，子宮筋腫の合併，子宮内感染がある．機能性の原因としては妊娠中の子宮の過伸展状態(多胎，巨大児，羊水過多)，微弱陣痛，子宮収縮抑制薬の長期使用，非授乳，母体の疲労，母体の高齢などがあげられる．子宮底の高さ，内診，超音波断層法で診断する．過剰の長期の悪露，感染による悪臭悪露，発熱，圧痛などの症状がみられる．治療は原因疾患の治療，子宮収縮薬投与，

感染の治療，子宮底マッサージなどである.[1323] ⇨参子宮復古→1257

子宮平滑筋肉腫 uterine leiomyosarcoma ［子宮類線維腫］ 子宮平滑筋細胞から発生する肉腫．内診や超音波，MRIなどの画像診断では子宮筋腫と鑑別が難しいことがある．腫瘍は筋腫と比べてやわらかく割面も一様ではないが，肉眼では筋腫変性と区別しにくいこともある．顕微鏡検査での400倍強拡大で，①核分裂像が10視野に10以上，②核分裂像が5-10で細胞異型が高度の場合に診断される．放射線療法や化学療法は効果があがりにくく，手術療法が選択される．5年生存率は約25%とされる.[998]

子宮傍結合組織 parametrium⇨同子宮支帯→1247

子宮傍結合組織炎 parametritis ［子宮周囲炎］ 子宮内膜炎や筋層炎が子宮傍結合組織に及んだ状態．さらに炎症が広がれば骨盤腹膜炎を起こす．下腹部の疼痛，内診時の子宮周囲の圧痛，子宮移動痛がある．白血球増加やCRPの上昇も伴う．抗生物質，消炎鎮痛薬により保存的な治療を行う.[998] ⇨参骨盤内炎症性疾患→1118

子宮膀胱脱⇨参子宮脱→1252

子宮膀胱瘻(ろう) uterovesical fistula ［膀胱子宮瘻(ろう)］ 子宮内腔と膀胱腔の間が瘻孔によって交通した状態．尿が経腟的に漏出したり，月経時に血尿がみられたりする．炎症を繰り返すこともある．先天的なものもあるが，子宮癌，膀胱癌，およびその放射線治療後に生じるものが多い．帝王切開などの子宮手術の術後に生じることもある．治療は，開腹または腹腔鏡下手術により膀胱を子宮から剝離後，瘻孔とその周囲組織を十分に切除したうえで修復する．術後には，膀胱に留置カテーテルを置き，子宮内腔にもドレーンを置くか，月経をゴナドトロピン放出ホルモン(GnRH)アゴニストで閉止し，局所の安静を保つこともある.[998] ⇨参子宮直腸瘻(ろう)→1253

子宮ポリープ uterine polyp ［子宮腔内ポリープ］ 子宮腔内に存在する子宮内壁から発生した腫瘤．子宮筋腫，子宮体癌，子宮肉腫，胎盤遺残組織，内膜組織(子宮内膜ポリープ)などが含まれる．有茎性に発育して茎部が延長し子宮口外に出ることがある．直径5 mm以上のものは超音波断層法により認められる．不正出血の原因となりうる.[996]

子宮マッサージ uterine massage 胎児あるいは胎盤娩出後，子宮収縮が不十分な場合，子宮を収縮させるため経腹的，用手的に子宮底から子宮下部に向けて行うマッサージ．子宮体部を輪状にマッサージする.[998]

子宮無形成症 absence of uterus, uterine aplasia ［子宮形成不全症，子宮欠損症］ 先天的に子宮が欠損しているもの．胎生期におけるミュラー管の分化発育障害であり，腟の上部2/3の無形成を伴う.[998] ⇨参子宮奇形→1243，マイヤー・ロキタンスキー・キュスター・ハウザー症候群→2728

子宮有茎性筋腫 pedunculated uterine leiomyoma ［有茎性子宮筋腫］ 漿膜下子宮筋腫が子宮外に大きく伸びたもの．大網血管などにより栄養されることがある.[998] ⇨参有茎性漿膜下子宮筋腫→2849

子宮・卵管・上腟部形成過程 卵管，子宮および腟上部は2本のミュラー管に由来する生殖管から形成される．生殖管の体腔に開口する部分は卵管采となる．卵管の反対側は他側と癒合し子宮管となり子宮を形成する．生殖管下端は洞腟球と接合し，両者はやがて管状になり腟が形成される.[998]

子宮卵管造影法 hysterosalpingography；HSG, uterosalpingography ［卵管造影法，HSG］ 主として不妊症の卵管通過性を調べる目的で行うX線検査法．子宮の位置や発育状態，子宮腔の輪郭，形，卵管の走向，通過障害，子宮内腫瘍の診断などに用いられる．注入器を外子宮口から子宮頸管まで挿入し，ヨード化油類または水溶性ヨード造影剤を5-10 mL注入してX線撮影を行い，子宮内腔を描出する．さらに卵管へ流入させ卵管口から腹腔内へ漏出させることにより卵管の通過性をみる．前処置として膀胱・直腸内容を空虚にしておく．最小のX線被曝量で診断することが重要で，とくに感染，妊娠初期には禁忌である．造影剤によるヨウ素アレルギーに注意する．油性造影剤を用いる場合，肺塞栓を起こす可能性があるので月経の直前，直後を避ける.[264]

子宮卵管卵巣摘出術 hysterosalpingo-oophorectomy ［子宮付属器摘出術，付属器摘出術］ 子宮摘出と同時に卵管と卵巣(付属器)を摘出する術式．付属器摘出は一側または両側のことがある．子宮，卵巣，卵管の悪性腫瘍では両側付属器摘出が原則である．年齢などにもよるが子宮筋腫などの良性腫瘍の手術では，一側の付属器を残すことがある.[998] ⇨参子宮摘出術→1253，子宮全摘出術の看護ケア→1253

子宮留血症 hematometra ［子宮血腫］ 子宮腔内に血液がたまった状態．血液の状態は，通常は無菌で，赤褐色もしくは暗褐色で粘性がある．原因は，子宮頸部の閉塞であり，先天的に子宮頸部，腟口が閉塞している場合と，手術などの結果，後天的に子宮頸部や腟に癒着を生じて閉塞を起こす場合がある．閉塞の結果，月経血の流出が困難となり発症する．症状は骨盤内の臓器を圧迫し，便秘が生じたり，尿道を圧迫して尿閉や膀胱を圧迫して頻尿になることもある．細菌感染を起こして子宮留膿症に移行した場合は薬物療法が施され，癒着剝離を行い，貯留血の排泄を促す.[1510] ⇨参潜伏月経→1792

子宮留膿腫 pyometra⇨同子宮留膿症→1258

子宮留膿症 pyometra ［子宮留膿腫］ 子宮頸管の萎縮や感染により子宮頸管が狭窄ないし閉塞して，子宮内腔に分泌物が貯留し，そこに子宮内感染が生じ，子宮腔内に膿状の分泌物が貯留した状態．卵管留膿腫(症)を伴うことも少なくない．閉経後女性に多くみられる．遷延する下腹痛と発熱を主症状とし，膿状帯下をみることもある．内診，子宮消息子でおおよその診断がつくが，超音波断層法やMRIなどの画像診断により診断精度が上がる．治療には頸管拡張を行い，子宮腔内を洗浄，ドレーンを留置する．膿汁に対して感受性のある抗生物質の投与を行う.[998]

子宮類線維腫 uterine fibroid tumor⇨同子宮平滑筋肉腫→1258

歯鏡 dental mirror 歯科治療時に使用される平面または凹面鏡で，口腔内を見るために長い柄がついている．通常，鏡の直径は20 mmで，鏡の柄に対する角度は45度である．直視しにくい歯面を鏡の反射光で細部を

観察したり，舌や頬粘膜などの動きを抑制するなど，治療や観察に使用される.[434]

耳鏡 ear speculum, auriscope 外耳や鼓膜，さらに鼓膜を通して中耳耳小骨を観察する際に用いられる漏斗状の器具．さまざまな大きさ，形があり，光源やレンズがついているものもある．外耳道は彎曲しているため，耳介を後上方に牽引して外耳道がまっすぐな状態になるようにして耳鏡を挿入するが，骨部外耳道に当たると疼痛を起こすので，入れすぎないように注意する.[98] ⇨参オトスコープ→408

磁気療法 magnetotherapy 磁気により発生する磁場が生体に作用し疾病の改善があるという前提で，ネックレスや皮膚に貼付したりする磁気治療器などを利用して行われる民間療法．磁気には生物学的な作用として不明な点も多いが，科学的に立証されたものはない.[1594]

嗜銀〔細胞〕腫⇨同カルチノイド→558

嗜銀性細胞⇨同銀親和細胞→797

嗜銀線維⇨同細網線維→1176

死菌ワクチン inactivated vaccine, killed vaccine ［不活化ワクチン］ 病原ウイルスをホルマリンや加温などで不活化してワクチンとしたもの．これを接種し，構成タンパク質に対する抗体をつくらせる．抗体産生には1回の接種では不十分で複数回の接種が必要となる．また抗体持続も生ワクチン接種後よりは短く，数年ごとの追加接種が必要となる．日本脳炎ウイルス，A型肝炎・B型肝炎ウイルス，狂犬病ウイルス，インフルエンザウイルスのほか，細菌ワクチンとして百日咳ワクチンが不活化ワクチンとして使用されている．B型肝炎ワクチンは微生物の精製感染防御抗原物質のみを含むが不活化ワクチンとみなされている.[1113]

軸圧骨折 axial compression fracture⇨同圧迫骨折→159

軸移動テスト pivot-shift test ［ピボットシフト試験］ 膝関節の前方不安性を評価するための検査．前十字靱帯機能不全膝に対し検者が患者を膝屈曲位とし，外反，下腿内旋ストレスを加えながら屈曲位から伸展位へと近づけていったときに，前十字靱帯断裂があると脛骨の関節面が前方に亜脱臼する現象をピボットシフト現象という.[1121]

死腔 dead space, respiratory dead space 呼吸系の全体積のうち，血液とのガス交換に関与しない部分，例えば血流や気道のない肺胞の容積のことをいい，その量を死腔量 dead space volume（$\dot{V}_D$）という．終末細気管支より中枢部分の気道系で占められる容積を解剖学的死腔量といい，ファウラーの方法 Fowler method により測定される，健常者では約150 mL 程度であり，一回換気量（V_T）のうち死腔の占める割合を死腔率といい，基準値は約30%．血流のない肺胞により構成される死腔を肺胞死腔という．肺胞死腔量と解剖学的死腔量を加えたものを生理学的死腔量と呼ぶ.[1213] ⇨参生理学的死腔→1710

死腔換気 dead space ventilation 吸気のうち，鼻腔から咽頭，気管，気管支，細気管支および肺胞に至る気道の空気の一部はガス交換を行うことなくそのまま呼出される．このようなガス交換にあずからない部分を死腔という．死腔のうち鼻腔から細気管支に至る直列に並んだ気道は解剖学的死腔 anatomical dead space と呼ばれ約140 mL．また構造上は肺胞であるが換気血流比不均等分布によりガス交換が妨げられて死腔様効果を示す部分を肺胞死腔 alveolar dead space といい，解剖学的死腔と肺胞死腔を加えたものが生理学的死腔 physiological dead space で，健常者で約150 mL.[141]

視空間失認 visuospatial agnosia ［視覚性認知障害］ 外的な対象の空間内での視覚的な認知の障害．左右一側空間にある対象が無視される半側空間無視，複数対象の位置関係がわからない視覚性失見当，三次元の物体が平面に見えてしまう立体視障害などが含まれる．これらは頭頂-後頭葉を中心とする脳後方病変により生ずることが多い.[413]

視空間認知障害⇨同空間失認に対する看護ケア→809

軸索 axon ニューロンの細胞体から伸びる突起で，髄鞘をもつ有髄線維ともたない無髄線維がある．その神経細胞の起始円錐から始まる軸索突起は，その起始部近くから神経膠細胞から分化した被膜に覆われている．この被膜は中枢神経では希突起膠細胞，末梢神経ではシュワン Schwann 細胞に由来．末梢神経の髄鞘は連続的ではなく，規則正しい間隔で中断し，この部分はランヴィエ Ranvier 絞輪と呼ばれる構造で被膜が切れ込んでおり，受容器から脊髄へ，逆に脊髄から筋へとインパルスを素早く伝達するために跳躍伝導という重要な伝達方式を担う．軸索・被膜間を連結している細胞膜は延長を続けて，軸索の周りにこれを中心にらせん状に巻きつき，層状の構造をつくる．これは髄鞘と呼ばれ，脂質とタンパク質が交互に規則正しく層状に配列し，この物質はミエリンと総称される．軸索突起の終末部は無鞘，無髄となり，細かく分かれて終末分枝をつくる．これにより神経細胞や他の受容細胞の間にシナプスをつくり，刺激を伝達する．軸索突起の長さは神経系の部位で異なる.[1009] ⇨参神経細胞→1524

軸索丘⇨同軸索小丘→1259

軸索再生 axonalregeneration⇨同神経再生作用→1524

軸索小丘 axon hillock ［起始円錐，軸索丘］ 神経細胞の細胞体から軸索に移行する部位のこと．その続きは軸索初節部であり，軸索となる．多極神経細胞の場合，軸索小丘は軸索の起始部として狭くなり円錐形状を呈する．ここは細胞体の一部として考えられているが，細胞体で通常みられるニッスル Nissl 小体が欠失していることが特徴である．電子顕微鏡所見でも，粗面小胞体の著しい減少が確認されている．この部位から軸索へ移行するに従って神経細線維，神経細管が増加する傾向がある．小型神経細胞の場合，上記の軸索小丘の特徴は不明瞭である.[636] ⇨参神経細胞→1524

軸索反射 axon reflex 皮膚の感覚神経の軸索側枝が血管にも達しており，皮膚刺激により感覚神経に生じたインパルスが側枝を通じて逆方向に血管に伝わり，皮膚血管を拡張させる反射のこと.[226]

軸索反応 axonal reaction⇨同軸索変性→1259

ジグザグ皮膚切開術 zigzag skin incision 皮膚切開において，自然にできるしわの方向に沿った切開が瘢痕が目立たないため理想的である．これを利用し，部分的にしわに沿った部分があるジグザグの切開を用いる方法をいう.[147]

軸索変性 axonal degeneration ［軸索反応］ 神経細胞から出る長い突起を軸索といい，何らかの原因により軸索に生じる変性．血流障害，炎症，中毒，代謝障害などにより軸索が切断されると，切断部位より遠位部に向かい徐々に変性が進むものをウォーラー Waller 変性と呼ぶ．この変性は細胞体方向へも多少とも波及する．これを順行性変性 anterograde degeneration とも呼び変性は近位ほど強い．これとは逆に筋萎縮性側索硬化症などの錐体路では遠位部のほうが変性が強く，病変があたかも遠位部から逆行するようにみえるため逆行性変性 dying back degeneration と呼ぶ．軸索退縮球 axonal retraction ball とは脳梗塞巣の周囲にみられる赤く丸い構造物で，切断された軸索が腫大したもの．軸索切断時，ミエリンも同時に崩壊するが，その後，基底膜に沿いミエリンの再生が起こる．末梢神経では再生されたミエリンに沿い神経再生が起こる．[609] ⇨参ウォーラー変性→321

軸索輸送 axonal transport 細胞内で合成もしくは外部から細胞内に取り込んだ物質が，細胞体から軸索内を通って終末に輸送されること．また，逆方向の輸送もある(逆行性軸索輸送)．[1274] ⇨参逆行性軸索輸送→711

軸集中効果 radial accumulation effect 細い血管内を血液が流れるとき，赤血球は中心部に集まり，血管壁近くは血漿のみが流れる現象．このため体内循環では血漿より赤血球のほうが平均して流れが速く，見かけの粘性率が低下する．また毛細血管では分枝部分で血管壁の血漿が多く流れ込むため，ヘマトクリット値が小さくなる．[229] ⇨参ファレウス・リンドクビストの効果→2508

軸性遠視 axial hypermetropia 調節休止時の眼に入ってくる平行光線が網膜の後方に像を結ぶ屈折状態を遠視といい，成因別に軸性と屈折性に分類される．眼軸長が角膜や水晶体の屈折力に比べて短いときに起こる遠視をいう．[975]

軸性近視 axial myopia 調節休止時の眼に入ってくる平行光線が網膜の前方に像を結ぶ屈折状態を近視といい，成因別に軸性か屈折性に分類される．眼軸長が角膜や水晶体の屈折力に比べて長いときに起こる近視をいう．[975]

軸性視神経炎 axial optic neuritis 球後視神経炎のうち病変が視神経の中心部に近いものをいう．視神経鞘のみに炎症をきたす視神経周囲炎に対して用いられた用語のようだが，基本的に両者の概念は異なり，軸性視神経炎という用語が現在用いられることはほとんどない．[1153]

軸旋⇨同回旋→442

軸椎 axis ［第2頸椎］ 環椎(第1頸椎)の回旋の軸をなす椎骨で第2頸椎を指す．椎体の前上面から柱状の歯突起を上方に突出し，環椎前弓内にはまり込むことが特色である．歯突起の後方は強力な環椎横靱帯で支えられる．頸椎の回旋運動の多くの部分は，この環軸関節において軸椎の上で環椎が回ることにより行われる．同時に頭部の回旋，伸展，屈曲を可能にしている．[1421]

軸椎関節突起間骨折 fracture of neural arch of axis ［外傷性軸椎すべり症，ハングマン骨折，首つり骨折］ 軸椎骨折の1つで，両側の椎弓根が骨折し椎体と椎弓が離開するのが特徴．外傷性軸椎すべり症とも呼ばれる．絞首刑で類似の骨折が生じることが知られており，ハングマン骨折の呼称がある．交通外傷時にフロントガラス，ダッシュボードなどへの前額部強打は本骨折を引き起こしやすく，顔面損傷や前額部挫傷などの場合は，本骨折を念頭において頸椎X線写真でチェックする．骨折が疑われればCT撮影を追加で行う．脊髄損傷の合併は少なく，疼痛は後頭頸部痛が主体である．ハローベスト装着による外固定で保存的に治療することが多いが，骨癒合しても不安定性を生じれば，脊椎固定術を行う．ハローベスト装着中は緩みによる濁音やピン刺入部の感染に注意する．[1480] ⇨参ハローベスト→2404

軸転位 axial dislocation 軸を中心とする回転性変位のこと．長管骨あるいは指趾骨の骨折部において上骨片の骨軸に対し適当な角度をもって横転した状態を軸転位という．通常は上下の骨片の片側骨皮質は連続している．[398]

シグナル伝達 signal transduction ［細胞情報伝達］ 外部環境や他の細胞からの刺激が，細胞の代謝や核内での遺伝子発現に影響を与えるまでの生化学的な情報伝達のことをいう．細胞外シグナル伝達を担う分子には，ホルモン，サイトカインおよび神経伝達物質などがあり，細胞内シグナル伝達分子には，cAMP，Ca^{2+} に代表される二次メッセンジャー，Gタンパク質やRasタンパク質(*ras* 遺伝子によってコードされる)に代表される多くのタンパク質群がある．[800]

軸偏位 axis deviation 心電図上の電気軸(平均QRSベクトル)は心臓の軸と同様に右上から左下に向かっているが，これが右下から真下へと縦向き(右軸偏位)になったり，逆に軸が横向き(左軸偏位)になったりすること．正常な電気軸は0～＋90°である．[1432]

●軸偏位

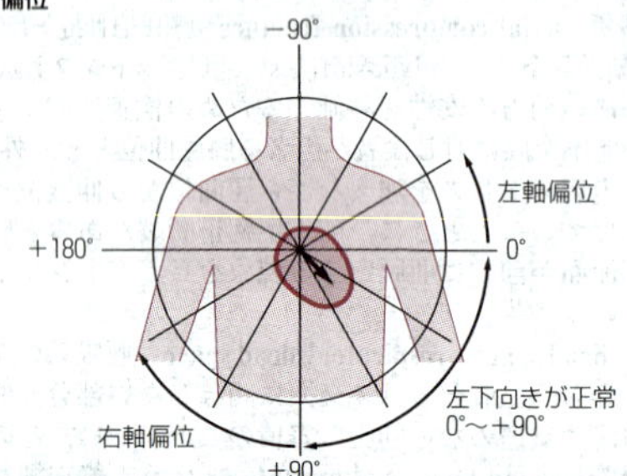

シグマ 「σ」の項目を見よ

シグモイドスコープ sigmoidoscope ［S状結腸鏡］ 通常の大腸内視鏡(コロノスコープ)と異なり，S状結腸または下行結腸までの観察を目的につくられた内視鏡．大腸癌は下行結腸までの左半結腸に発生することが多いため以前は大腸癌のスクリーニング検査の目的に使用されていたが，現在では大腸内視鏡検査が普及しており，使用頻度は減少している．[1440,790]

シクラミン酸塩⇨同チクロ→1969

ジグリコール中毒⇨同ジエチレングリコール中毒→1223

ジグリセリド⇨同ジアシルグリセロール→1217

シクロオキシゲナーゼ ⇨同脂肪酸シクロオキシゲナーゼ→1339

シクロオキシゲナーゼ欠乏症 cyclooxygenase deficiency

日本を含めて10数例の報告がある．4家系に家族内発生を認めており，常染色体優性遺伝と考えられている．この酵素が欠損すると，アラキドン酸から血小板凝集を引き起こすトロンボキサンA_2が産生されなくなり，血小板機能異常を認め，出血傾向を呈する．臨床症状は目立たないこともあるが，皮膚，粘膜を中心とする軽度〜中等度の出血症状が主体．血小板数は正常であるが，出血時間の延長を認め，アラキドン酸による血小板凝集の欠如とトロンボキサンアナログ(STA_2，U 46619)などによる血小板凝集を認めれば本症を疑う．通常は治療の必要はないが，出血時あるいは出血予防に血小板輸注が行われる．一部の症例ではデスモプレシン酢酸塩水和物(DDAVP)が有効なこともある．[1481] ⇨参血小板シクロオキシゲナーゼ欠損症→915

シクロスポリン　cyclosporin；CYA,CsA　免疫抑制薬であり，真菌培養液から分離された11個のアミノ酸で構成される環状ポリペプチド．T細胞活性化に関与するカルシニューリンに結合してその活性化を阻害し，T細胞からのインターロイキン(IL)-2の産生を抑制して強力な免疫抑制作用を発揮する．1980年代には副腎皮質ステロイドホルモンとの併用により，臓器移植の成績向上に大きく寄与した．腎・肝・心・肺・膵・骨髄移植での拒絶反応抑制に加え，ベーチェット Behçet病やネフローゼ症候群などの膠原病，重症・難治性の尋常性乾癬，再生不良性貧血，アトピー性皮膚炎などに使用される．吸収時に胆汁分泌や食事の影響を受けやすく個人差が大きいので，血中トラフ値測定で投与量を調節し，過量や低用量投与を回避する．吸収安定を目的として開発されたマイクロエマルジョン化製剤(経口剤)も発売されている．肝薬物代謝酵素CYP 3 A 4で代謝され，CYP 3 A 4およびP糖タンパクの阻害作用を有するため，併用薬剤に注意．[204,1304] 商ネオーラル，サンディミュン

シクロスポリン腎症　cyclosporine nephropathy　［シクロスポリン腎毒症］　心臓，肝臓，膵臓，腎臓などの移植後や，乾癬，ベーチェット Behçet病，ネフローゼ症候群に対する免疫抑制薬として使用されるシクロスポリンにより生じた，急性および慢性の腎障害を指す．血清クレアチニン値の上昇および糸球体濾過値(GFR)の減少が認められるため，特に腎移植後においてはしばしば拒絶反応との鑑別が困難となる．急性障害の主因は輸入細動脈の血管収縮によるもので，病理組織学的には尿細管病変が主に認められるのに対し，慢性障害は血管病変と間質の縞状線維化を特徴とし不可逆性病変となることが多い．また糸球体障害として溶血性尿毒症症候群(HUS)，巣状糸球体硬化症(FGS)病変をきたすこともある．予防的には血中濃度を測定することにより投与量を調節することが重要．[214]

シクロスポリン腎毒症⇨同シクロスポリン腎症→1261

ジクロフェナクナトリウム　diclofenac sodium　アリール酢酸誘導体の酸性非ステロイド系抗炎症・鎮痛薬(NSAIDs)．アリール酢酸系薬はジクロフェナクをはじめとするフェニル酢酸系と，インドメタシンなどのインドール酢酸系に大別されるが，ジクロフェナクはインドメタシンよりも強力なプロスタグランジン生合成阻害作用をもち，速効性で強力な解熱・鎮痛・消炎作用を示す．経口剤，坐薬は関節リウマチ，変形性関節症，手術後などでの鎮痛・消炎のほか，急性上気道炎の緊急解熱に適応をもつ．点眼剤は白内障手術後の炎症症状や合併症に適応があり，ゲルやローション，テープなどの外用剤は変形性関節症や肩関節周囲炎，筋肉痛などで消炎・鎮痛に用いる．経口剤は海外でライ Reye症候群との関連性を示す報告があり，小児ではインフルエンザなどのウイルス性疾患への投与を避ける．[204,1304] 商ボルタレン

シクロヘキサノール　cyclohexanol　［ヘキサヒドロフェノール，ヒドロキシシクロヘキサン］　樟脳に似た臭気のある液体．フェノールをニッケルの存在下で150-200℃に加熱しながら水素添加して合成させる．水に難溶．比重0.96，蒸気密度3.5，融点24℃，沸点161℃，蒸気圧0.1 kPa(20℃)，引火点68.2℃，爆発範囲2.4-12%．ゴム，樹脂，染料，油脂などの溶剤，合成中間体として用いられる．皮膚，粘膜を刺激する．吸収されると麻酔作用がある．また肝臓，腎臓をおかすことがある．経皮吸収される．「有機溶剤中毒予防規則」(有機則)の第2種有機溶剤，作業環境管理濃度25 ppm.[1360] ⇨参有機溶剤中毒予防規則→2848

シクロヘキサノン　cyclohexanone　［アノン，ケトヘキサメチレン，ピメリンケトン］　$C_6H_{10}O$，強いハッカ臭(アセトン類似臭)を有する無色の液体．シクロヘキサノールの酸化で得られ，かなり安定であるが，過マンガン酸カリウム($KMnO_4$)酸化でアジピン酸に酸化される．水に難溶．比重0.95，蒸気密度3.4，沸点156℃，蒸気圧0.52 kPa(20℃)，引火点44.0℃，発火点420℃，爆発範囲1.1-9.4%．セルロイド，硝化綿(ニトロセルロース)などの高沸点溶剤，染色の安定剤，洗浄剤，ナイロン，有機薬品の原料に用いられる．皮膚，粘膜を刺激する．吸収されると麻酔作用があり，また肝臓，腎臓をおかすことがある．経皮吸収される．「有機溶剤中毒予防規則」(有機則)の第2種有機溶剤，作業環境管理濃度20 ppm.[1360] ⇨参有機溶剤中毒予防規則→2848

シクロヘキシトール　cyclohexitol⇨同イノシトール→272

シクロヘキシミド　cycloheximide　［アクチジオン］　カビの一種であるストレプトマイセス・グリセウス *Streptomyces griseus* が産生する分子量281.35の抗生物質．真核細胞の60 Sリボソームに結合して翻訳過程を阻害し，タンパク質合成阻害作用をもつ．催奇形性やDNA毒性が強いため治療用医薬品ではないが，動物や細胞の実験試薬として使用されている．農薬としても使用されるが残留毒性の危険があり，現在ではその用途は減少している．pH 7以上の水溶液中で分解する．[1058]

シクロホスファミド　cyclophosphamide；CPA　［CPA］　アルキル化剤の主要薬物．ナイトロジェンマスタード系に属する抗悪性腫瘍薬であり，生体内で活性化されたのち，悪性腫瘍細胞のDNA分子内のグアニンにアルキル基を結合することによりDNA鎖を切断し，細胞周期とは無関係に細胞の増殖，分裂を阻害する．また免疫抑制作用も有し，造血幹細胞移植の前治療に使用される．経口剤と注射剤があり，通常は他の抗悪性腫瘍薬と併用され，多発性骨髄腫，悪性リンパ腫，乳癌を中心としたさまざまな悪性腫瘍に用いられる．抗癌剤特有の悪心・嘔吐，骨髄抑制，脱毛などの副作用が生じやすい．大量投与あるいは長期内服では，代謝

産物によって出血性膀胱炎などの泌尿器系障害を生じることがあるため，補液やメスナとの併用を行う．ペントスタチンとの併用で心毒性による死亡例が報告されており併用禁忌.[204,1304] 商エンドキサン

シクロホスファミド・パルス療法　cyclophosphamide pulse therapy　免疫抑制作用を有するアルキル化剤であるシクロホスファミドを間欠的に投与する療法．全身性エリテマトーデス(SLE)によるループス腎炎，特にびまん性増殖性腎炎や膜性腎症ではネフローゼ症候群を呈することが多く，大量のステロイド剤投与によってもその改善が得られず難治性を呈することがある．そのような際に月1回の割合で大量静脈内投与が行われる．副作用には出血性膀胱炎，悪性腫瘍の発症，易感染性などがあるが，発生頻度は比較的低いとされる．難治性ループス腎炎以外にも中枢神経(CNS)ループス，ウェゲナー Wegener 肉芽腫症，血管炎症候群などにも行われることがある.[214]

ジクロルメタン中毒　dichloromethane poisoning　［**塩化メチレン中毒**］　ジクロルメタン(塩化メチレン)は非爆発性，ほぼ不燃性で揮発性の無色の甘い芳香をもつ液体で，塗料の除去剤，医薬品やフィルム製造，抽出剤，低沸点有機溶剤，洗浄剤，冷媒などに用いられる．蒸気は有害であり，主に呼吸器より吸収されるが排泄も早い．液体の揮発ガスに曝露されると，急性中毒として粘膜刺激症状や麻酔作用を生じ，めまい，吐き気，四肢の知覚異常，昏睡ないし酩酊状態を認める．また反復曝露により幻視，幻聴を認めることがある．治療は，経口時には毒物の除去(催吐，胃洗浄，活性炭または下剤の投与)を行い，吸入時には酸素投与を行う．皮膚や眼に接触すると炎症を引き起こすことがある．皮膚に付着した場合は直ちに多量の水と石けんで洗い流し，眼に入った場合は流水で15分間以上洗眼する.[1579]

ジクワット中毒　diquat poisoning　ジクワットは非選択型除草剤の1つで構造的にはパラコートと同じアルキルビピリジウム塩に分類．中毒症状もパラコート中毒とほとんど同じであるが，毒性は低く，パラコート中毒の特徴的症状である肺線維症はほとんどみられない．急性腎不全，肝障害，肺水腫を起こす．治療は胃洗浄，小腸洗浄，血液透析などを行い，ステロイド剤のパルス療法，グルタチオン，ビタミンEなどの併用投与を行う.[1579]

歯群　dentition⇨同歯列→1502

時系列データ　time series data　時間の経過に伴って変動する現象を記録したもの．血圧，24時間記録した心電図，定期採血による検査値などがこれにあたる．一時点のデータの絶対値よりも，健康状態や健康リスクの把握に有用である可能性が指摘されている．時系列に沿って表される変動には，循環的変動，特定の傾向をもつ変動，不規則変動などがある.[467]

刺激性下剤　irritant laxative, stimulant cathartic　腸粘膜に直接作用し，腸管の運動，特に長軸方向の蠕動を促進させる下剤．ヒマシ油，オリーブ油などの小腸性下剤と，フェノールフタレイン系誘導体，アントラキノン系誘導体，ジフェノール誘導体などの大腸性下剤がある．作用が強く下痢を誘発するので，大腸性下剤は便秘に処方される.[167]

刺激性皮膚炎⇨同毒物性皮膚炎→2150

刺激説《発癌の》　irritation hypothesis　正常な細胞が外部から慢性的刺激を受けることによって腫瘍細胞となり癌が発生するというウィルヒョウ Rudolf L. K. Virchow の説．彼は「病的腫瘍」(1863-67)の中で，腫瘍の増殖は，細胞内の増殖中枢への慢性的刺激が原因とした．この刺激説は，山極勝三郎，市川厚一のウサギの耳にタールを塗り続けたコールタール発癌の成功〔1915(大正4)〕などに大きな影響を与えたといわれている.[967] ⇨参発癌因子→2377

刺激伝導系　stimulus conduction system　［**興奮伝導系**］　心筋線維のうちの特殊心筋で構成されていて，心臓の収縮リズムを維持しているシステムである．洞房結節と房室刺激伝導系(房室結節，ヒス His 束，左脚と右脚，プルキンエ Purkinje 線維)からなる．洞房結節で発生した興奮を左右の心室筋に伝導する.[452]

●心臓の刺激伝導系

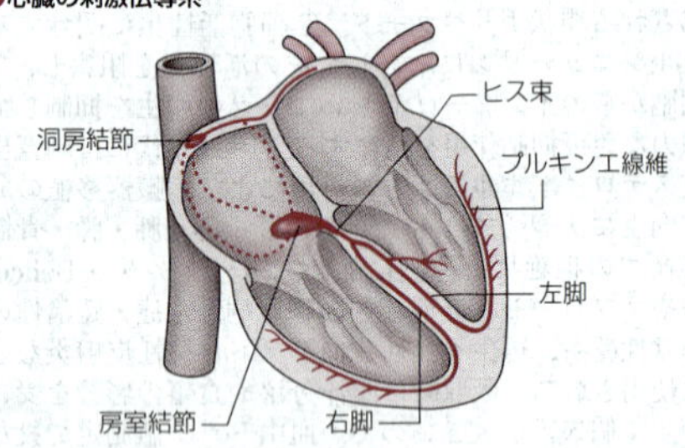

刺激伝導障害　conduction defect　心臓の刺激伝導系は，洞〔房〕結節で生成された電気的興奮を心房，房室結節，脚，プルキンエ Purkinje 線維，心室へと伝えていく一連の特殊な線維筋からなる系である．このいずれかの部位に形態学的あるいは機能的な異常が生じると，伝導時間が延長したり伝導途絶が起こったりする．この異常を総称して刺激伝導障害という．障害部位により，①洞房ブロック，②房室ブロック，③脚ブロックに分かれる．原因として心筋梗塞や心筋炎，心臓腫瘍，ジギタリス，電解質失調などがあり，原因別に治療が行われる．薬物療法や人工心臓ペースメーカーの埋め込みが行われる.[1180] ⇨参刺激伝導系→1262

死化粧⇨同エンゼルメイク→381

止血　hemostasis, control of hemorrhage　出血を止めること．血管，血小板，凝固因子の3つの要素がかかわっている．出血すると，まず血管収縮が起こり血流を遮断しようとする．さらに血小板が血管の損傷部位に粘着し，血小板が活性化される．その後，血小板からADP，トロンビンが放出され，血小板は凝集を起こし血小板血栓がつくられる．また血管内皮下組織が露出することにより，内因系・外因系の凝固因子が活性化され，最終的にはフィブリノゲンがフィブリンとなり，強固な血栓がつくられ止血に至る．止血を行うには，まず出血部位と出血血管が動脈か静脈かを確認し，動脈であればその結紮を試みる必要がある．緊急の場合は圧迫止血を試みる．出血の原因が，血小板減少や凝固因子の低下と考えられるときには，それらの補充が必要なこともある.[1481]

止血鉗子　hemostat, hemostatic clamp　［**止血用鉗子**］　外科手術の際，出血を止めるために用いられる鉗子．

血管をはさんで固定できるよう留め金がついたものもある．有鉤のコッヘル Kocher 鉗子，無鉤のペアン Péan 鉗子，小さい組織用のモスキート(ハルステッド Halsted)鉗子，深部組織用の細長いケリー Kelly 鉗子などがある．[485]

●止血鉗子

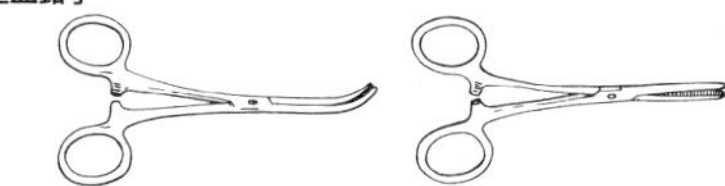

止血帯 tourniquet 四肢の大量出血の場合，出血を抑制するために出血部より近位上部をしばる幅の広い布のことをいい，緊急時に用いられる．生命を脅かす状況で，より安全な方法がないときに限り用いる．[1481]

止血法 hemostatic technique 出血を止める方法をいい，一時的止血法と永久的止血法に分けられる．一時的止血法は，緊急時の応急止血法で，方法には，出血部位を直接手で圧迫する直接的圧迫法，出血部位に近い中枢側(心臓に近い部位)に止血帯を巻き強く締める止血帯法，出血部位より中枢側の動脈を圧迫して血流を遮断する間接的圧迫法がある．過度な加圧や長時間の圧迫は，うっ血，組織壊死，神経麻痺などの合併症につながる危険性があるため注意を要する．圧迫中は圧迫時間を記録するとともに，末梢動脈の触知や冷感，チアノーゼの有無など循環状態を観察する．また，四肢の出血に対し直接的圧迫法を用いる場合は，出血部位を心臓より高い位置に挙上することで，損傷部位の血流を減少させ止血を容易にする．永久的止血法は，手術的止血法とも呼ばれ，臓器損傷などによる内出血の場合に行われる血管結紮，血管縫合などがある．食道や胃からの出血には，内視鏡や専用のチューブを用いて止血する方法もある．[926] ⇨参出血→1394，包帯法→2681

止血用鉗子⇨同止血鉗子→1262

シゲラ〔属〕 *Shigella* ［赤痢菌］ 腸内細菌科の細菌．グラム陰性の無芽胞桿菌．鞭毛をもたない．細菌性赤痢の原因菌．属名にこの菌を発見した細菌学者の志賀潔(1870-1957)の名前がつけられた．経口摂取した赤痢菌が大腸粘膜上皮細胞に侵入・増殖し，隣接した細胞に伝播して炎症が拡大，その結果血液・粘液・膿を伴った便(赤痢)を排出する．赤痢は霊長類に起こりうるが基本的にはヒトの感染症．少量の菌量でも感染を起こしうる．シゲラ・ディセンテリアエ *S. dysenteriae*(A 群赤痢菌)，フレクスナー菌 *S. flexneri*(B 群赤痢菌)，ボイド菌 *S. boydii*(C 群赤痢菌)，ソンネ菌 *S. sonnei*(D 群赤痢菌)の 4 菌種が分類されており，A・B・C 群にはそれぞれいくつかの血清型がある．シゲラ・ディセンテリアエの血清型 1(別名，志賀菌)は志賀毒素 Shiga toxin をもつ．[324]

試験管内発癌 *in vitro* carcinogenesis ［形質転換法］ 試験管内で培養されている正常もしくは正常類似の細胞を発癌物質，ウイルス，放射線などにより悪性もしくは悪性類似の細胞に変化させること．原因物質の評価に用いる実験法．形質転換法ともいう．[470] ⇨参実験癌→1310

始原菌⇨同古細菌→1096

子玄子産論⇨同産論→1216

試験紙法 dipstick test, dip and read test セルロースに酵素などの試薬を含ませた試験紙に被検液を浸すと，液体中の成分と試薬が反応して色調の変化が起こる．変化した色調を色調表と比較し判定する．主に尿定性検査に使用されており，pH，糖質，タンパク質，潜血，ケトン体，ビリルビン，ウロビリノゲン，亜硝酸塩，比重，白血球エステラーゼ，ビタミン C などの検出に応用されている．操作が簡単で多くの情報が得られる検査で，臨床的にも重要．[90]

歯原性混合腫瘍 odontogenic mixed tumor 2005 年の WHO 分類では「歯原性上皮で歯原性外胚葉性間葉を伴い，硬組織形成をみるもの，あるいはみないもの」と定義されており，エナメル上皮線維腫，腺様歯原性腫瘍，石灰化歯原性囊胞などがある．[42]

歯原性腫瘍 odontogenic tumor 歯の形成に関与する組織に由来する腫瘍の総称．歯が形成され，萌出する顎骨内を中心に，まれにその周辺口腔軟組織に形成される．通常，臨床症状は腫瘍の発育が比較的緩慢で経過が長く，初期には自覚症状を欠くことが多い．良性腫瘍がほとんどであるが，悪性腫瘍もみられる．腫瘍の発育に伴って顎骨の膨隆や吸収・破壊，歯の萌出遅延，転位，動揺などが生じる．各腫瘍は特徴的な X 線像を呈することが多い．治療は腫瘍の種類と臨床症状により異なるが，通常，腫瘍摘出，下顎骨骨切除術，上顎骨切除術などが行われる．歯原性悪性腫瘍では化学療法，放射線療法の効果が一般に低い．[535]

始原生殖細胞 primordial germ cell⇨同原始生殖細胞→951

歯原性線維腫 odontogenic fibroma 成熟した線維性基質の増殖からなり，その中に非活動性と思われる上皮成分が種々の程度にみられる良性腫瘍．上皮成分に乏しい型(単純型)と上皮成分に富む型(複合型あるいは WHO 型)があり，前者は歯小嚢由来，後者が歯根膜由来と考えられ，線維性成分が多く，異型セメント質，類骨，ゾウゲ(象牙)質などの硬組織をみることがある．顎骨中心性に発生するが，まれに骨周辺性にもみられる．中心性は下顎大臼歯部に多く上顎はまれで，20 歳以下の若年者に多い．発育は緩慢で無痛性に骨を膨隆させ，歯の欠如や埋伏を伴うことがある．X 線所見で境界明瞭な単胞性，あるいは多胞性の透過像を示す．周辺性は下顎が多く臨床的に線維性エプーリスに類似し，上顎前歯部にもみられる．骨形成線維腫，非歯原性線維腫などとの鑑別が必要となる．治療は切除手術を行い，必要に応じて再建術を行う．[535]

歯原性肉腫⇨同エナメル上皮肉腫→364

歯原性粘液腫 odontogenic myxoma 歯原性非上皮性腫瘍であり顎骨内に発生する．発育は緩慢で顎骨の無痛性膨隆として発見される．画像診断では石けん泡状あるいは蜂巣状の X 線透過像を認める．組織学的には被膜をもたず，その発育は浸潤性である．そのため単なる摘出では再発が多く，治療には顎切除が必要となる．[42]

歯原性嚢胞 odontogenic cyst ［歯性嚢胞］ 歯を形成する歯原性上皮に由来，歯の形成，萌出，あるいは歯の萌出後の炎症性疾患に関連して，顎骨内と歯の萌出領域軟組織にみられる嚢胞の総称．前者を発育性嚢胞，後者を炎症性嚢胞に分類．発育性嚢胞には小児・成人の歯肉嚢胞，原始性嚢胞，含歯性嚢胞，萌出嚢胞，側方歯周嚢胞，腺性歯原性嚢胞がある．炎症性嚢胞には歯の慢性根尖周囲炎による歯根嚢胞，慢性歯周囲炎による歯周嚢胞などがあり，口腔内には歯根嚢胞が最も多い．[535] ⇨参顎骨嚢胞→478

試験切除術　exploratory excision⇨同生検→1667

試験穿刺　exploratory puncture　穿刺針を用い，体腔内，各臓器，腫瘍内など，あらゆる部分の貯留液あるいは組織や細胞を採取すること．病変部または病変部と思われる部位を穿刺し，採取材料の性状を調べることは，疾患の診断と治療を決定するうえで重要な意義をもつ．[1070]

試験分娩　trial of labor　児頭骨盤不均衡の疑いがある場合に，緊急帝王切開術の準備を行い，分娩経過を観察しながら経腟分娩が可能かどうか判定すること．陣痛が規則的になり子宮口全開大に近づいたとき，特に破水後に児頭が骨盤内に嵌入しない場合，固定しても進行しない場合，分娩第1期で12時間，第2期で3時間を経過しても児頭の下降がない場合に試験分娩の限界と判定する．[1323] ⇨参児頭嵌入(かんにゅう)→1322

自己　self　自我は身体を欠いた自己意識のことであるが，自己は意識のみならず身体も含め，自らが自分のことを対象(客体)として得られるイメージ(像)のこと．または，自己は行為する主体のことでもあるが，自己は単独で形成されるものではなく，社会や他の人間とのかかわりにおいて形成されるものでもあり，他者からの評価，他者に抱かれているイメージは自己の鏡像ともいえる．[488] ⇨参自我→1225

自己愛性パーソナリティ障害　narcissistic personality disorder　「精神疾患の診断・統計マニュアル DSM-Ⅳ-TR」では多軸方式の診断システムが用いられており，その第2軸パーソナリティ(人格)障害の中の10タイプに含まれる．認知，感情，行動のあり方が大きく偏り固定化したため，非適応的になっている状態で，誇大性，賞賛されたいという欲求，共感の欠如の広範な様式であり，成人期早期に始まる．主な症状としては，自己の重要性に関する誇大な感覚，権力，成功，才能，美しさ，理想的な愛の空想にとらわれている，自分が特別であり，他の特別な人たちにしか理解されない，または関係があるべきだと信じている，特権意識，過剰な賞賛を求める，自分自身の目的を達成するために他人を利用する，尊大で傲慢な行動または態度，共感の欠如などがあげられる．[363]

自己愛的人格　narcissistic personality　カンバーグ Otto F. Kernberg は，自己愛的人格の中核をなす誇大自己は次の3つの要素から成り立つとした．①実際に親からほめられたり，かわいがられたりするという現実の自己愛の満足，②実際の満足の不足を代償する，こうありたいと思う理想的な自己，③自分に対して全能の力をもち，自分をほめ，賛美してくれる理想的な親像，である．このような病的な自己愛が肥大して構造化されたものが自己愛的人格であるとしたカンバーグの理解は，コフート Heinz Kohut が，正常な発達段階がある段階で自己愛に固着してできあがるものが自己愛的人格である，としていることと微妙に異なっている．自己愛的人格においては現実感覚が希薄で，全能感を傷つけるような苦痛な現実は否認，回避され，誇大自己があたかも満たされるような錯覚の中にいることが多い．[363] ⇨参自己愛性パーソナリティ障害→1264

自己アレルギー疾患　autoallergic disease⇨同自己免疫疾患→1271

自己暗示　autosuggestion　感情や考えを間接的な方法により無意識のうちに意図した方向に変化させる暗示を，自分でコントロールして行う方法．暗示は一般的に他者によって行われる場合が多く，催眠と類義に扱われることがある．自己暗示の1つとして自律訓練法があり，日常生活の多様な場面で行うことのできるセルフコントロール法として多く用いられている．[578]

自己移植⇨同自家移植→1227

自己移植片⇨同自家移植片→1227

自己一致　self-congruence⇨同一致→256

自己イメージ　self-image　［セルフイメージ］　自分が自分自身をどのように見ているか，身体的特徴，性格，価値観，能力などを含めた自己の認識のこと．オトゥール Anita W. O'Toole とウェルト Sheila R. Welt は『Interpersonal Theory in Nursing Practice：Selected Works of Hildegard E. Peplau(邦題：ペプロウ看護論-看護実践における対人関係論)』の中で「自己イメージは，記憶や空想をもとに思い描いた自分自身についての心像であり，それは外界に投影もしくは伝達される．イメージとは一般に，人が他者からどのように見られたいかの表象であるため，実際の他者からの見られ方や評価とは必ずしも合致しない」と述べている．[1118]

自己異和性⇨同自我異質性→1227

嗜好　preference　特定の食物などに対する個人の好みのこと．食物の場合，栄養均衡面には関係なく，それぞれの選択があるが，個人のこのような嗜好は感覚的な要素が多分に含まれており，栄養素を主体とする食物以外でもいわゆるコーヒー，タバコ，香味や刺激を有する独特なものを嗜好品と呼んでいる．加齢や罹患疾病によって，個々の嗜好傾向は異なってくる場合も往々にしてある．これは個体の感覚の変化や受容体としての生理的な変化による場合が多い．[24]

歯垢　dental(bacterial) plaque　［デンタルプラーク，プラーク，バイオフィルムプラーク］　歯の表面のペリクル pellicle(唾液中の糖タンパクの薄膜)上に細菌が付着，増殖したもので，細菌とその産生物からなる．プラーク，バイオフィルムプラークと呼ばれる．歯面に強く付着し，含嗽(うがい)では除去されない．プラークは70-80％の微生物叢と，残りの20-30％が代謝産生物で構成されている．1g当たり10^{11}個以上の微生物が存在し，その数は口腔清掃の程度により個人差が大きい．プラークによる組織破壊には次の2つがある．直

●バイオフィルムプラークの形成

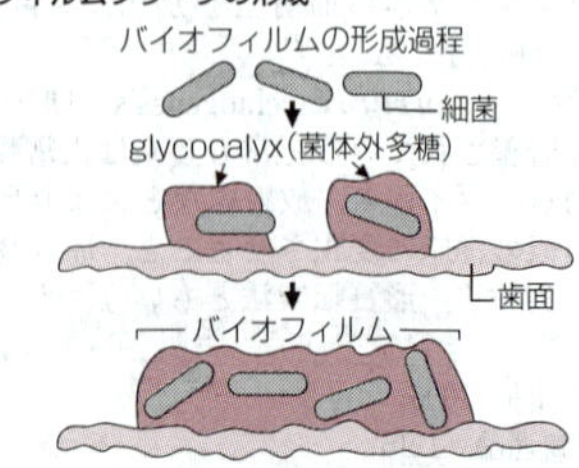

●バイオフィルムの形成〔走査型電子顕微鏡(SEM)像，×5,000〕

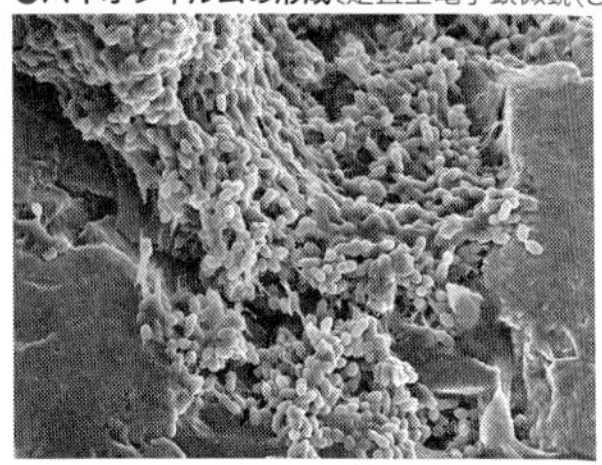

接作用として，歯周病原細菌が産生する酵素(コラゲナーゼなど)や毒素(エンドトキシン)が歯周組織を破壊する．間接作用として，歯周病原細菌の産生物が歯肉に炎症を発症させ，免疫応答(プラークが抗原，歯周組織が抗体)を誘発して歯周組織の侵襲が強くなっていく．[434]

思考 thinking 人間の精神機能の中心的な働きで，ものとイメージ，イメージと概念，観念と観念を結びつける内的行為のこと．ヒトでは思考はそのほとんどが言語を介して行われる．想像，推論，理解，意思決定，概念形成などその働きは多彩である．モノとモノとの関係を言語化することなく瞬時に判断する直観的思考や，出来事を複雑な言語的概念を駆使して詳細に検討する分析的思考などがある．思考の進行過程を思路といい，思考の途絶，連合弛緩，観念奔逸など思考プロセスの異常を思路障害という．[488] ⇨参思考障害→1266

視紅 visual purple⇨同ロドプシン→3003

耳垢(じこう) cerumen, ear wax 外耳道に痕跡的に存在するアポクリン汗腺から生じる黄色ないし褐色の脂性分泌物．剥脱表皮，塵埃(じんあい)などと混じって生じる．耳垢の外耳道への過剰な分泌や栓塞は聴力低下をきたし，感染を助長する危険性がある．[451]

思考迂遠(うえん) circumstantiality 思考障害の1つ．ある出来事について述べるとき，適当なことと不適当なことを分離させることができないため，表現がまわりくどくて，必要以上に枝葉末節にこだわり，話が冗長になり，なかなか結論に達しない．統合失調症，粘着気質，てんかんや脳器質障害など慢性の脳障害のほか，高齢者にもみられる徴候である．[686]

思考可視 thought seeing 〔D〕Gedankensichtbarwerden ［考想可視］ 自分の考える内容が文字で見える病的現象．外に見えることも内に浮かぶこともあり，考想可視ともいう．1908年ハルベイ K. Halbey が思考化声になぞらえて記載した．思考化声に比べてはるかにまれな症状で，多くは統合失調症の進行した時期にみられる．文字ではなく映像で見える現象は視覚表象といい，過去の思い出が見える記憶表象，こうなりたい場面をイメージで思い浮かべる空想表象などがあり，その大半は外ではなく内部空間に生じる仮性幻覚である．[1205,1228]

耳硬化症 otosclerosis 多くは両側，ときには一側の内耳の骨迷路の骨増殖が生じ，特にアブミ(鐙)骨底が卵円窓周囲骨と硬化を起こし，伝音難聴を起こす．遺伝する場合もある．難聴の発現は一般に11-30歳の間で認められ，騒音下でかえってよく聞こえるという，ウィリス錯聴 Willis paracusis がみられることがある．また鼓膜所見は正常のことが多いが，耳硬化症は女性に多く，罹患率は男性の1.5倍．この病態は妊娠によって悪化することがある．聴力像は伝音難聴で，2,000 Hz 付近の骨導閾値が上昇して聴力図にくぼみが生ずる，カーハルトの陥凹 Carhart notch を認めることがある．聴力を改善させるためには，アブミ骨手術が有効．[98]

思考化声 thought hearing 〔D〕Gedankenlautwerden ［考想化声，思考反響］ 自分の考える内容が声となって聞こえる病的現象．シュナイダー Kurt Schneider (1887-1967)は統合失調症の診断に重要な一級症状の中に，思考化声，行為批評，話かけと応答という3つの形式の言語幻聴をあげた．思考化声は4段階で進展する．第1段階は，思考の能動性が希薄になり意識にとりとめなく繰り返し浮かんでくる自生思考．第2段階は，考えが自分自身の声になる考想聴取で，はじめははっきりとは音声化されておらず，考えとも声ともつかない仮性幻覚の形で現れ，次第に聴覚性を帯びる．思考が感覚性を帯びる経緯は，背景思考の前景化，不確かな思考を声に変換する確認強迫など諸説がある．第3段階は，考えを知らず知らず自分でしゃべってしまうという運動性である．体験の自己所属性が希薄になり，思考が無縁化し主体を離れて外部空間に定位する現象．第4段階は，自分の考えることをだれかがしゃべる，考えが他人の声で聞こえてくるような他者性である．この初期にはだれとも特定できない他者であるが，主体はそこによく知る人(家族，上司，主治医など)の声色や癖をつけ加え，具体的な他者に仕立てあげる．思考化声はこのような段階を経て感覚性，運動性，外部空間性，他者性を獲得し，統合失調症に特有な幻聴に発展する．[1205,1228]

持効型インスリン long-acting insulin ［持効型溶解インスリンアナログ］ インスリンの構造の一部を置換したインスリンアナログ製剤．中間型インスリンと比べ注射後ゆっくりと血中に移行し，作用持続時間が長い，効果のピークをつくらない，24時間以上，安定した血糖値を維持できるといった特徴をもつ．インスリンの基礎分泌を補う目的で用いられ，主に就寝前や朝食前の1日1回の皮下注射でよく，患者のQOLを改善する．製剤としてインスリングラルギン，インスリンデテミルがある．⇨参中間型インスリン→1985

持効型溶解インスリンアナログ long-acting insulin analogues⇨同持効型インスリン→1265

思考過程(思路) train of thought 〔D〕Gedankengang ドイツ古典精神病理学の方法論として，思考の病理は思考の道筋(思路)，思考内容，思考体験に分けて論じられる．すなわち思考過程(思路)とは，概念と概念の連想(連合)がどのように生成され，話の脈絡が維持されるのか，あるいは解体しているのかに注目した観察である．統合失調症の場合，その連合が結びつきを失い(連合弛緩〔D〕Assoziationslockerung)，やがて支離滅裂なものとなる(思考滅裂 Zerfahrenheit)．場合によって，思路が病的体験の影響で間欠的に停止させられたかの状態をみる(思考途絶 Denksperrung)が，これにより一言の言葉も発しえない状態のときには，思考内容が言語のシステムから離れすぎた(言語危機 Sprachkrise)といったように，むしろ思考体験の障害と不可分な問題ととらえる．言語がその最低限の概念をも維持できない状態まで解体する一方，生産的に発せられる場合もある(言葉のサラダ Wortsalat)．器質性精神病の場合にもよく似た現象を認めることがあるが，見当識障害の存在をもって意識の障害の現れとみなし，同様の支離滅裂な状態をみても呼称が異なる(思考散乱 Inkohärenz，錯乱 Verwirrtheit)．また器質性精神病，特に認知症の場合には概念の連合がひどく遠回りをして核心に戻れないようす(迂遠 Umständlichkeit，冗長)が観察されることも多い．また，うつ病の場合には概念の連合に時間がかかり(思考制止 Denkhemmung)，躁病の場合には目まぐるしく展開する(観念奔逸 Ideenflucht)．[1107] ⇨参思路→1502

耳垢(じこう)鉗子　ear forceps　耳垢を除去するために用いる鉗子．[451]

●耳垢鉗子

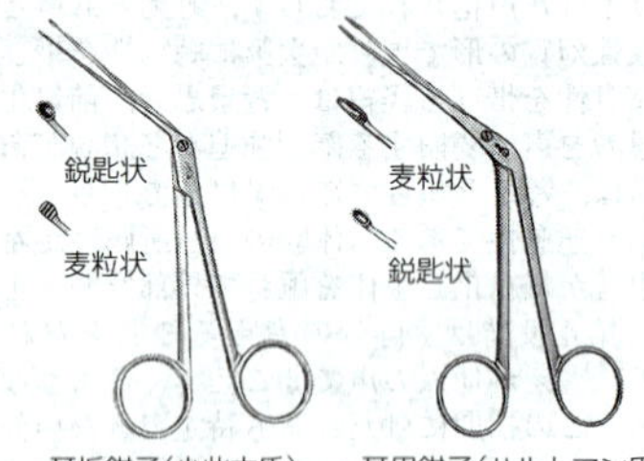

耳垢鉗子(小此木氏)　耳用鉗子(ハルトマン氏)

視交叉　optic chiasm；OC　［視神経交叉，OC］　左右の視神経が頭蓋内で交差し，線維の一部が対側へ移行する部位をいう．脳底にあり，下垂体柄の直前に位置する．視交叉では，網膜の内側半(鼻側)からの神経線維だけが交差する．[154] ⇨参間脳→648，視神経→1289

思考察知　〔D〕Gedankenverstandenwerden　［考想察知］　自分の考えが他者に知られるとする体験を指し，統合失調症自我障害の一型である．自らの思考が外にもれ伝わるのに力点がおかれれば思考伝播とし，他者に知られるのに力点がおかれれば思考察知と記述されるが，前者がより直接的な体験であるのに比し，後者はより多元的な現象であるともいえる．すなわち，自我の周辺または表層にあって，他者に知られてかまわないものであれば，おおよそ思考察知の対象とはならず，私的なプライバシーに属し他者に知られたくないものほどその対象となる．患者の表現としては「テレパシーで気持ちをさぐられる」などと訴えるが，英語圏では適切な訳語はなく mind reading の語をあてることが多い．統合失調症の病期が進んで欠陥状態になると，こうした初期的症状はみられなくなる．[1107] ⇨参思考伝播→1267

思考散乱　incoherent thinking　意識が混濁した状態でみられる思考内容のまとまりのなさ．思考過程(思路)において1つの連想と次の連想との意味の関連性が消失し，全体として思考の一貫性を欠いている．症状精神病でみられる．[488]

自絞死　suicidal ligature strangulation　自為による絞死をいい，自殺である．自絞死はまれで，その死への過程で頸部を圧迫する力が弱まっても，ひもがゆるまない状態でないと起こりえない．そのためには索状物が巻絡された状態であることや索状物に結び目をつくったり，索状物がゴムのように弾力性があることなどが条件であるので，そのような状態にあったかどうか注意しなければ他殺を誤認することがある．[1331]

歯垢指数《グリーン・バーミリオンの》　debris index；DI，Greene-Vermillion index⇨同口腔清掃指数→990

思考障害　disturbance of thought，thought disorder　思考障害には，内容の異常，形式の異常，体験様式の異常がある．①思考内容の異常としては妄想がその代表である．迷信は誤った内容の信念であるが，正しい知識によって訂正可能であり，妄想と異なる．②思考形式の異常は思考過程(思路)の障害であり，思考の進行速度が遅くなる思考制止，それと対照的に観念が次々にわき起こる観念奔逸，思考の進行が急にとだえてまた始まる思考途絶，思考の連合が乱れ話の脈絡がなくなる滅裂思考，話がまわりくどくなる思考迂遠などがある．③思考の体験様式の異常は，自らの思考の主観的体験の仕方に障害があるもので，強迫観念や作為思考(させられ思考)などがある．強迫観念は，繰り返し生じる不合理な考えであって，振り払おうとしても振り払えずに本人が苦しむ．作為思考は，自らの精神内界に生じた考えであるにもかかわらず，それを他者に考えさせられていると体験する．強迫観念や作為思考では考えが自生的に生じ，強迫観念には思考の自己所属性が十分保たれているのに対し，作為思考では能動性の自覚が消失し被影響性の自覚が強い．思考吹入，思考奪取，思考察知，思考伝播なども作為思考と近縁の思考障害と考えられる．また感情的に強調され，他の思考に優先している固定観念を優格観念(支配観念)という．優格観念は狂信者にみられるほか，うつ(鬱)病者の持続する自殺念慮や，亡くなった家族の思い出が頭を離れないといった正常な思考としてもみられる．[686]

耳垢(じこう)除去　removal of cerumen　耳垢を除去すること．外耳道に耳垢が過剰にたまり，外耳道を閉塞した場合は，耳垢鉗子，異物鉤，綿棒，吸引管などで除去する．耳垢が外耳道内でかたく固まった場合は，炭酸水素ナトリウム(重曹)1，グリセリン5，精製水10の比率で処方した耳垢水を用いて軟化させてから除去する．[98] ⇨参耳垢(じこう)栓塞→1267

耳垢(じこう)水　cerumenolytic agent　外耳道内のかたく固まった耳垢をやわらかくして，除去を容易にするための点耳薬．炭酸水素ナトリウム(重曹)1，グリセリン5，蒸留水10の割合で処方する．繰り返して点耳し，耳垢がやわらかくなってから耳洗で洗い流すか，あるいは吸引で除去する．痛みを与えずに耳垢を除去する処置法である．[887]

思考吹入　thought insertion　［考想吹入］　自分のものではない考えが外界から自分の精神内界に入ってくると感じる病的体験．思考の体験様式の異常の1つ．自らの考えが自己所属性を失い，他者性を帯び，それが吹き込まれるという作為体験として意識される．シュナイダー Kurt Schneider はこの症状を統合失調症の第一級症状の1つとして重視した．[686]

指向性　directivity　超音波探触子が，一定方向の超音波のみを受信(受波)または送信(送波)する能力．受波については，指向性が高いほど一定の方向からしか受信できないが，低い場合は広い領域からの受信が可能となる．送波については指向性の低い探触子(振動子)から発射された超音波は急速に広がっていくが，高いものは広がりにくい．[955]

思考制止 inhibition of thought ［思考抑制］ 思考の内容に異常はないが，思考がゆっくりとしか進行しない思考過程の障害．着想も乏しくなり，判断にも時間がかかる．うつ(鬱)病の基本症状の1つで，躁状態にみられる観念奔逸の対義語．思考制止のある患者は，話のテンポが遅く，質問に対する反応も遅くなり，考えが頭に浮かばない，頭の働きが鈍くなったなどと訴える．不可逆的な記憶障害がみられる認知症とは異なり，また思考の進行が途中で突然とぎれてしまう統合失調症の思考途絶とも異なる．[686]

歯口清掃 oral cleaning⇨同口腔清掃→990

耳垢(じこう)腺 ceruminous gland ［耳道腺］ 外耳道に存在し，汗腺が変化した糸球状腺で，アポクリン様の分泌様式をとると考えられている．水性の汗ではなく，脂性の耳垢を分泌する．[451]

歯垢染色液 disclosing solution⇨同歯垢染め出し液→1267

耳垢(じこう)栓塞 impacted cerumen ［耳垢(じこう)塞栓］ 外耳道に耳垢が過剰にたまり，外耳道を閉塞すること．耳垢鉗子，綿棒，ピンセット，異物鉤，吸引管などで除去する．これらを用いても完全に除去できない場合は，炭酸水素ナトリウム(重曹)1，グリセリン5，精製水10の比率で処方された耳垢水を用いて軟化させてから除去する．耳垢水を数回点耳したのちに生理食塩水などを用いて吸引または耳洗浄を行うと，容易に耳垢が除去できる．[98] ⇨参耳垢(じこう)除去→1266

思考阻害⇨同思考途絶→1267

耳垢(じこう)塞栓 ceruminal impaction⇨同耳垢(じこう)栓塞→1267

歯垢染め出し液 plaque disclosing solution ［歯垢染色液］ 歯の表面に付着した歯垢(プラーク)を染め出す色素剤．歯垢の付着状況が確認しやすくなるため，患者のブラッシング指導の際に使われる．染色剤に使われる色素は，フロキシンB(食用赤色104号)など．また2色性歯垢顕示剤は，ショ糖を含む間食の摂取頻度が高いと青染歯垢として観察できるもので，齲蝕発病リスクを評価するのに適している．また青染歯垢部位の歯垢を除去して歯面を乾燥すると初期齲蝕が観察されることが多い．[1369] ⇨参プラークコントロール→2570

思考奪取 thought withdrawal ［考想奪取］ 自分の考えが他人や何らかの外力によって抜き取られてしまうと感じる病的体験．思考の体験様式の異常の1つ．自らの思考の能動性が失われ，自己以外のものによって左右されていると自覚する作為体験の1つであり，考えは外部に抜き取られるという感じで消失し(思考奪取)，そしてすぐにつくられた新しい考えが出現する(作為思考，思考吹入)．シュナイダー Kurt Schneider はこの症状を統合失調症の第一級症状の1つとして重視した．[686]

死硬直⇨同死体硬直→1303

思考伝播 broadcasting of thought ［考想伝播］ 自己の考えが他者に伝わっていると感じる病的体験．思考の体験様式の異常の1つ．思考伝播は考えが浮かんだ途端にそれが自己の外の世界に知られているという直接的体験であり，患者が幻聴や妄想に基づいて伝わっているはずだと解釈したものではない．また思考奪取にみるような被影響性の自覚が欠如している．シュナイダー Kurt Schneider はこの症状を統合失調症の第一級症状の1つとして重視した．[686]

思考途絶 blocking of thought ［思考阻害］ 思考の進行が自らの意思とは無関係に急にとだえてしまう現象．統合失調症でみられる思考過程の異常の1つ．話の途中で急に黙り込み，間もなく止まったところからまた話し始める．言語表出が一時的に停止するだけではなく行動の途絶を伴うことも多い．主観的には，ひとりでに考えがとまる，考えがとめられる(作為体験)，考えが抜き取られる(思考奪取)，幻覚によってじゃまされるなどと体験されている．[686]

思考反響 thought hearing⇨同思考化声→1265

嗜好品 favorite food からだにとって必要な栄養素を摂取するためでなく，嗜好を満足させるために飲食するものを指し，タバコ，アルコール，コーヒー，茶などが含まれる．タバコは動脈硬化，特に冠動脈疾患の重大な危険因子であるとともに肺癌，胃潰瘍との関連がある．アルコールはどのアルコール飲料も成分はエチルアルコールで栄養素はほとんど含まれていないが，1gで7kcalの高エネルギーで，多量摂取は肥満の原因となり限界を超えればからだに弊害をもたらす．1日適正飲酒量は日本酒で1-2合，ビールで300-600mL程度といわれる(個人差がある)．コーヒー，紅茶，緑茶は健康に対する影響はほとんどないが，コーヒーの多飲の場合はカフェインの影響(下痢，頭痛，動悸など)がみられることがある．消化性潰瘍や心筋梗塞に関与しているといわれている．嗜好品は生活の楽しみの1つであり，どのようなものを，どのように愛用するかを考え，過度にならないよう配慮することが大切である．[987]

耳後部切開法 postauricular incision, retroauricular incision 切開の手法の1つ．耳介後方の付着部または付着部に沿いやや後ろにメスを入れる．主に慢性中耳炎の手術療法である鼓室形成術，中耳根治手術などで行われる．[451]

思考奔逸 flight of ideas⇨同観念奔逸→648

思考滅裂 incoherence of thought 思考が全体としてまとまりを欠き，概念形成や思考結合が乱れたり常識をはずれた奇妙なものとなったりすること．統合失調症でみられる思考過程の異常の1つ．統合失調症ではさまざまな精神機能の連合弛緩がみられるが，思考における連合弛緩の典型が思考滅裂である．言葉同士の結びつきだけではなく，表象と意味の連合も障害される．極端な場合には，まったく了解のできない無意味な言葉の切れはしの羅列(言葉のサラダ)がみられる．[686]

思考抑制⇨同思考制止→1267

自己炎症性症候群 autoinflammatory syndrome⇨同ベーチェット病→2622

自己概念 self-concept, self conception 自分の身体や特性，能力，価値観などを自分自身がどのように認知し，評価しているのかという自分自身の見方や考え方．自己概念は，生まれたときには存在せず，他者との関係を通して形成され発達する．[859]

自己関係づけ self reference 自分の周囲のさまざまな出来事を自分に関係していると感じること．人は日常的に自己関係づけを行っている．例えば，志望大学の合格がわかった直後に，町の人がみな自分に視線を投げかけていると感じたりすること．自己関係づけの程度が強くなると，関係念慮，関係妄想と呼ばれる症状としてとらえられる．社会恐怖などの不安障害でもみられ，被害，妄想，迫害妄想の一部としてもみられる．さらに，誇大妄想でもみられる．[488]

自己観察⇨同内省⇀2184

自己管理行動 self-management behavior 個人の価値観に基づく生活の自律性が，慢性疾患などによって阻害されるのを最小限にし，その症状や病状をコントロールするため，患者自身がマネジメントして食事や服薬などを自分自身で行う養生法．[1574] ⇨参有能感⇀2855，自律的動機づけ⇀1499，自律性支援⇀1499

ジゴキシン中毒 digoxin poisoning ジゴキシンはジギタリス強心配糖体の一成分で，強心薬および不整脈治療薬として用いられる．摂取1時間以内で作用し，速やかに尿中に排泄され蓄積作用はほとんどない．中毒症状として，消化器症状(食思不振，悪心，嘔吐，下痢)，循環器症状(不整脈，頻脈，徐脈，心室細動，低血圧)，眼症状(視覚異常，黄視，緑視，複視)，精神神経症状(めまい，頭痛，錯乱)，過敏症(発疹，蕁麻疹，紫斑，浮腫)などが現れる．推定致死量は10 mg．治療法は，胃洗浄・塩類下剤などで毒物の除去・排泄促進を行い，リドカイン塩酸塩またはフェニトイン，プロプラノロール塩酸塩の静注による心室性不整脈の治療を行う．[1579]

自己凝集反応 autoagglutination ［自己血球凝集］ 患者の血清中に自己抗体が存在すると，赤血球の凝集反応を起こす．すなわち自己の血清によって自己の血球が凝集する現象のこと．特定の疾患に伴って現れる赤血球凝集素を寒冷凝集素といい，これも自己抗体の一種．[860]

死後経過時間 postmortem interval，time after death 死体が，ある時点で死亡後どのくらい時間が経過しているかを示す．体温の下降程度，角膜の混濁度，死斑や死体硬直の発現程度などを検討し，死体の置かれていた環境や死因を考慮して死後経過時間を推定する．[613]

自己血球凝集 autohemagglutination⇨同自己凝集反応⇀1268

自己血輸血 autologous blood transfusion，autotransfusion 手術時の輸血に，術前に採取貯蔵した自己の血液(貯血法，希釈法)，あるいは術野から回収した血液(回収法)を輸血する方法．同種血輸血による輸血後肝炎や輸血後 GVHD などの輸血副作用を回避する目的で行われる．特に，まれな血液型や不規則抗体により適合血の確保が困難な場合に有用である．[860]

自己限局性 self-limited 治療を受けなくとも治まる過程を経る疾患の傾向．[543]

自己顕示欲 ［顕示欲］ 自分が他人からよく見られたいという欲望，さらに自分を実際以上に見せかけて認められようとし，自分が体験可能である以上に体験しようという欲求．仮象と真実とを混同する欲求であり，ヒステリー性格の中心因子とも考えられている．一般的に虚栄心が異常に強い顕示欲性格の人に多い．シュナイダー Kurt Schneider が分類した精神病質人格の中の一類型である自己顕示者はこの顕示欲が非常に強く，衝動的に嘘をついたり(自慢性)，芝居をして周囲の注目を浴びようとするが内容は空虚で真実性に乏しい(虚言性)とされる．

自己顕示欲者⇨同顕示型精神病質者⇀951

自己検診法 self-examination 乳癌など体表の悪性腫瘍に対し，自ら行う検診法．外観を観察することで異常をチェックする視診と，体表に直接触れて硬結の有無などをチェックする触診を組み合わせて行う．[117]

自己抗原 autoantigen 自己がもつ抗原で，自己抗体産生を誘導することがある．生体は通常は自己の身体成分に対して免疫寛容になっているが，この状態が破綻すると，自己抗原に対して免疫反応を起こすようになる．これが自己免疫疾患である．[1439] ⇨参自己免疫疾患⇀1271

自己抗体 autoantibody 生体内に存在する自己抗原に対する抗体のこと．生体は自己抗原に対して寛容状態となっているために，自己抗体はほとんど産生されない．しかし，自己免疫疾患では寛容状態が破綻しているために自己抗体が過剰に産生される．臓器特異性の点より，臓器特異的自己抗体と臓器非特異的自己抗体とに大別される．前者には抗赤血球抗体，抗アセチルコリン受容体抗体，抗 TSH 受容体抗体などがあり，後者には抗核抗体，抗ミトコンドリア抗体，リウマトイド因子などがある．[1438] ⇨参自己免疫疾患⇀1271

自己抗体検査 autoantibody test 自己の身体の構成成分に対する抗体を検出する検査．免疫反応は外界からの有害な侵入物に対する生体の防御機構だが，免疫機構の異常のために自己の身体の構成成分に対する抗体(自己抗体)が産生されることがある．自己抗体が原因となる疾患を自己免疫疾患と総称．代表的な疾患は膠原病(関節リウマチ，全身性エリテマトーデス，皮膚筋炎，全身性硬化症など)，バセドウ Basedow 病や橋本病などが知られている．自己免疫疾患では，対応する抗原を用いて，抗原抗体反応により自己抗体を検出する．[90]

死後硬直 postmortem rigidity，rigor mortis⇨同死体硬直⇀1303

自己効力感 self-efficacy ［セルフエフィカシー］ ある行動について，自分にはそれを行うことができるという自己の能力認知．バンデューラ Albert Bandura (1925生)によって提唱された概念．人の行動は，「その行動を行えばよい結果を得ることができる」という結果予期と，「自分にはその行為ができる」という効力予期によって生起し，特に後者の自己についての効力予期，すなわち自己効力感は，人の行動選択に重要な役割を果たす．自己効力感が高く認知されたときの行動特徴として，①社会的状況の中で克服努力が大きい，②積極的に多大の努力を払おうとする，③積極的に課題に取り組む，④最終的な成功を期待する度合いが大きい，⑤葛藤状況を長期的に耐えることができる，⑥自己防衛的な行動が減少する，⑦予期的な情緒喚起の程度が緩和される，という7つがあげられている．[980] ⇨参社会的学習理論⇀1346

自己混合リンパ球反応 autologous mixed lymphocyte reaction；AMLR 同一個体のリンパ球を混合した際に

し

みられる弱い増殖反応のこと．通常，異なる個体のリンパ球を混合して培養すると，強いリンパ球増殖が起こり，これを混合リンパ球反応という．これはT細胞が抗原提示細胞上のMHC(およびそこに結合したペプチド)を認識して起こす反応である．身体の中には自己を認識するT細胞も少数存在することから，これらが自己を認識して活性化されると考えられる．[1439] ⇨参混合リンパ球培養法→1140

自己視線恐怖 〔D〕Eigenblicksphobie 自己の視線が，鋭すぎる，きつすぎる，いやらしいなどのために周囲の人を不快にしたり傷つけたりしていると悩む恐怖症．ほとんどが青年期に発症し，対人恐怖症に含められることが多い．重症になると妄想と区別がつかず，妄想性障害(パラノイア)とされることもある．わが国での報告例が多いので，しばしば日本文化との関連も論じられている．[918]

自己実現 self-actualization, self-realization 本来は有機体が生命を拡大強化していく生命過程を指す．精神医学では，1人の人間が潜在的にもっている才能を最大限に発揮し，自己の役割を達成し，よりいっそう人格の統合を実現しようとする過程をいう．マズロー Abraham H. Maslow(1908-70)によれば，人間にはより完全な存在になろうとする基本的傾向があるとされる．[170]

自己臭症 self-odor disorder 〔D〕Eigengeruchsphobie ［体臭恐怖症］ 自分の身体の一部，または全身から特有の(いやな)においが漏れ出ており，それが周囲にいる人(たち)に不快を与え，その結果，その人(たち)にさげすまれ忌避されると確信し，自らもすまないという自責的な気持ちになる病態．これだけのにおいが自分のからだから出ているのだから，何らかの病気か障害があるに違いないと確信し，ドクターショッピングを繰り返す場合もある．においの種類は，おならや便・性器のにおい，口臭などさまざまで，患者自身が何のにおいかよくわからないと答えることもある．多くが10歳代後半に発症するが，30歳以降に初発することもまれではない．経過と予後はさまざまであるが，神経症レベルの病態で，20歳代後半には消失するものが多い．しかし，長期にわたり自己臭症が続いたり，統合失調症に移行する例が一定数存在する．[918]

自己主張訓練⇨同アサーショントレーニング→146

自己受容 self-acceptance 自分自身の中に生じる感情や反応などを含め，自己をありのままに受け入れること．自己受容には，自分が大切にされているという感じや価値ある存在であると感じられることが大切になる．アメリカの看護学者ウィーデンバック Ernestine Wiedenbach(1900-98)は自己受容を「一個人が自分自身を一人の人として，また，考え，感じ，機能を発揮し続ける存在として尊重すること」と定義した．また，その著書『Clinical nursing：A helping art(邦題：臨床看護の本質-患者援助の技術)』の中で，個人の尊重に重きをおいた人間の本質に関する4つの仮説を提示し，「自己を知ること self-awareness と，自己を受容すること self-acceptance とは，一個人としての統合性と自己価値 self-worth の形成にとって欠くことのできないものである」と述べている．カウンセリングの過程では，カウンセラーに受容されることによってクライアントは安心感や自信をもち，自己を開いて自己受容できるようになる．[1118]

自己受容感覚⇨同固有感覚→1129

自己所属感⇨同自己所属性体験→1269

自己所属性体験 experience of being mine 〔F〕sentiment d'appropriation au moi ［自己所属感］ ヤスパース Karl Jaspers は自我意識を，①能動性の意識，②単一性の意識，③同一性の意識，④外界と他人に対するものとしての4標識に分類したが，そのうち能動性の意識は，知覚，表象，思考，行為など精神活動を自分が行っているのだという実行意識と，それが自分のものであるという自己所属性をもつとした．通常の精神活動では特に感じることはなく，この意識が低下すると離人感や疎隔感が出現してくる．[360]

自己身体部位失認 autotopagnosia 視覚的に自分の身体部分について呼称し，指示することができないこと．両側性の場合は頭頂葉〜後頭葉に広く病変が及ぶ．一側性の場合は左大脳半球の病変で出現するといわれている．[441] ⇨参身体失認→1582

自己診断 self-diagnosis 個人の健康上の問題について医師の指導や援助を得ずに自分で診断を下すこと．[543]

死後生殖 posthumous assisted reproduction 夫の死後，凍結保存してあった精子を用いて妻の卵子と体外受精させる生殖方法．日本産科婦人科学会はこの死後生殖の実施を禁止しているが，法的規制はない．[1323]

自己責任の原則 principle of self-responsibility⇨同過失責任主義→496

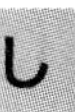

自己像 self-image 一般に，心理学的に自分を問題にするとき，行為する主体としての自分と，対象としての自分を区別し，前者を自我，後者を自己と呼ぶ．その場合，身体的，感情的，観念的，人格的，社会的，民族的などのさまざまな部分を総合した比較的恒常的に自己と認められるもの全体を自己像という．自分を問題にする場合の二重概念の重要性を指摘した重要な人物ではウィリアム=ジェームズ William James(1842-1910)があげられ，その後も多くの論者が基本的に同様な枠組みで考えている．しかし，自己は自我に含まれるとしたり，意識・無意識を含む心の中心として自己を考える見解もある．[277]

自己相関 autocorrelation 時系列的なデータの内部相関のこと．時系列的なデータ $x(t)$ において，ある時点 t における値 $x(t)$ とその k 時間後の値 $x(t+k)$ の間の相関．自己相関を求めることにより，時間的経過による内部構造の変化を示すことができる．[467]

自己像幻視 autoscopic hallucination⇨同二重身体験→2212

自己疎外 self-alien, self-alienation 心理学，精神医学の分野で用いるときは，自我異質的 ego-dystonic と同義で形容詞的に使用され，欲求・感情・観念・行動などの精神現象がその個人の自我と対立し，自我と非親和的であり，受け入れられにくい状態にある事実を表す．逆に自我に受け入れられる場合は，自我親和的 ego-syntonic であるという．自我 ego と自己 self をそれぞれ主体と客体という意味で用いるならば，自己疎外的 self-alien というほうが適切ともいえる．フロイト Sigmund Freud(1856-1939)らによって，欲動の抑圧や症状に対する態度を説明する概念として用いられている．[277] ⇨参自我異質性→1227

自己損傷性皮膚炎⇨同自傷性皮膚炎⇀1287

自己中毒忌避説 horror autotoxicus theory ［**自己中毒の恐怖**］ 免疫反応がなぜ自己に反応しないのかを説明しようとする学説．エールリッヒ Paul Ehrlich (1854-1915)らにより20世紀の初頭に提出された．その後，自己免疫疾患の存在が明らかになり，正常では自己に対する無反応性は確かに存在するが，これが破綻すると自己免疫疾患が起こることが明らかになった．[1439]

自己中毒の恐怖 horror autotoxicus⇨同自己中毒忌避説⇀1270

自己調節硬膜外鎮痛⇨参患者自己管理鎮痛法⇀606

自己調節授乳 self-regulating schedule⇨同自律授乳⇀1497

自己調節能 autoregulation 動脈血圧がある範囲内で変動しても，血流量はほぼ一定に保たれる現象．各臓器の循環は神経性，液性の調節を受けているが，このような外因性の調節機構とは無関係に，血管そのものに存在する機構．腎臓，脳，心臓などで認められ，その機序として筋原説，代謝説，組織圧説があげられる．[1403]

自己直面法 self-confrontation 精神分析ないし精神分析的精神療法において，無意識のなかに抑圧された物事に自己が気づく方向に介入する治療法の1つ．自己の症状形成や行動パターンに影響をもち続ける病因的状況や病因的葛藤を発見し，それを言語化することを助ける技法．そのことで自分自身の価値・信念・行動の不一致，あるいは自分自身の個人的方式と，重要な他者のそれとの不一致を認識したり，それに対する不満を直視することによってそれまでに習得した病的な行動様式に変容を起こさせる技術．この過程は，明確化，直面化，解釈の一連の治療的接近の繰り返しのなかで，患者に「そら，それもあなたを苦しめていたものですよ!」や「そら，またそのことが出てきましたね!」を何度も再体験せねばならない．「自我に直面化」させる徹底操作を通して，効果的因子が再発見される．[999]

篩骨(しこつ) ethmoid bone 鼻腔上面，眼窩外側壁，前頭蓋窩上面などの構成に関与する一対の骨．空気を含む海綿状の骨(含気骨)で，前頭骨の左右の眼窩板の間で蝶形骨の前方に位置し，上面(篩骨の篩板)は前頭蓋窩に面する．篩板の小孔(篩孔)には嗅神経が通過する．前頭蓋窩の前方中央に鶏冠と名づけられた突起が認められる．この突起に大脳鎌の前端がつく．正中は鼻中隔の構成に関与する．篩骨の中には篩骨洞(蜂巣)と呼ばれる複数の小さな空洞(副鼻腔)があり，上・中鼻道と連絡している．[744]

指骨骨折 finger fracture⇨同指節骨骨折⇀1295

趾骨骨折 toe fracture⇨同趾節骨骨折⇀1295

篩骨(しこつ)**洞** ethmoidal sinus ［**篩骨**(しこつ)**蜂巣**］ 篩骨蜂巣とも呼ばれる副鼻腔の1つ．前篩骨洞と後篩骨洞に分けられる．上方は前頭葉の頭蓋底，側方は眼窩内壁および内上壁まで延びている．前篩骨洞は中鼻道へ，後篩骨洞は上鼻道へ開口する．(図参照⇒副鼻腔⇀2545)[451] ⇨参篩骨(しこつ)⇀1270，前頭洞⇀1789，上顎洞⇀1426

篩骨(しこつ)**洞鼻内手術** endonasal ethmoidectomy 上顎洞経由，鼻内，鼻外からの3方法がある篩骨洞に対する手術のうちの1つ．鼻内手術は，鼻鏡を用いて鉗子，鋭匙(えいひ)，ノミなどを使用し，中鼻道から篩骨胞や中鼻道側壁を削除し篩骨洞に到達する．さらに篩骨蜂巣の隔壁を削除後，病的粘膜を除去して篩骨洞を開放し，鼻腔との交通を広げる手術である．他の方法(経上顎洞手術，鼻外手術)に比べて手術侵襲は少ないが，視野は狭い．現在では内視鏡や顕微鏡，モニターなどを用い術野を拡大して行うことが一般的である．[887]

指骨の連結 phalange and joint 手と足の指(趾)〔節〕骨は基節骨，中節骨，末節骨からなる．母指のみ中節骨がない．したがって合計14個の骨からなる．各基節骨と中節骨間の顆状関節を中手(足)指節関節(MP関節)と呼び，屈曲-伸展および内転-外転を行う．その末梢部の各指節骨間の関節を指節間関節〔近位指節間関節(PIP関節)，遠位指節間関節(DIP関節)〕と呼び，蝶番(ちょうつがい)関節として屈伸運動を行う．[1266]

篩骨(しこつ)**蜂巣**⇨同篩骨(しこつ)洞⇀1270

篩骨(しこつ)**漏斗** ethmoidal infundibulum 篩骨蜂巣の上縁の前方内側部は狭まりながら下方に貫く管状の篩骨漏斗となる．鉤状突起と篩骨胞に囲まれ下端は半月裂孔に通じ，上顎洞と連絡する．[736]

事後テスト post test 実験研究において，実験操作が終わったあとに試行するテスト．[446]

自己同一性 self-identity 〔D〕Ichidentität ［**エゴアイデンティティ，自我同一性**］ エリクソン Erik H. Erikson (1902-94)によって定義された精神分析的自我心理学の基本概念．エリクソンの用法では，同一性 identity という用語と同義語に用いられる場合もあるが，厳密には，両者は区別されるべきとされている．同一性とは他者とは違う「真の自分」「自分であること」「自己の存在証明」などを意味する．さらに，①自己の単一性・連続性・不変性・独自性の感覚，②そうした感覚のもと，一定の対象や集団との間で是認された役割の達成と共通の価値観の共有を介して得られる連帯感を経験できることで，安定した自己価値や肯定的な自己像をもてることを意味する．こうした過程は，出生以来，両親，兄弟姉妹をはじめとする対人関係のなかで社会化され，分化と統合を繰り返しながら，自我発達を推進する．同一性の構成要素を具体的にみると，①性的同一性(男性・女性という性別)，②社会的同一性(日本人としての自分)，③職業的同一性(医師としての自分)，④家族的同一性(どういう家庭の自分)，⑤倫理的同一性(道徳的な自分)，⑥宗教的同一性，などの複数の同一性がある．そして自我同一性とはこれらのそれぞれの同一性を統合する人格的同一性をいう．さらに，内省的に体験されるこのような統合的な自己に対応して「自己同一性」が，それぞれの同一性を統合する自我の統合機能に対応して「自我同一性」の概念が用いられる．自己同一性の発達は人格の発達を意味するものであり，第2の個体化の行われる思春期・青年期の発達課題である．[999] ⇨参アイデンティティ⇀133

自己同一性危機 identity crisis⇨同アイデンティティクライシス⇀133

自己同一性形成 self-indentity formation 自己同一性とは一定の集団内における自己の役割の達成などによって確立される肯定的自己像．すなわち，子どもの時代に親から教えられてきたことを同世代や社会のものと比較して自分の知的・身体的成長を認識しながら自分自身を築いていくこと．自己同一性が形成されるのは思春期であるが，この時期には各分野の急速な発達がみられるのでそれらを統合することが重要な課題となり，いろいろな価値観や役割，言動を取捨選択しながら成人としての自己同一性を確立する.[1631]

自己洞察 self-awareness, self-insight これまでと異なった苦痛のない状況や自己の精神的状態の解消を望みながら，無意識のうちに生じていたことであるためになかなか気づきえなかった状況や精神状態についての新しい見方や発見が，治療者の解釈や転移などの解明の過程を通じて生じる，意識化され，言語化される過程．したがって，自己洞察とは，精神療法においては問題解決に際しての解決法の1つとして考えられる.[999]

自己統制⇨同セルフコントロール→1744

自己疼痛管理⇨参患者自己管理鎮痛法→606

自己導尿法 self catheterization 用手排尿で排尿されないときや，残尿や失禁の多いときに，自分でカテーテルを用いて導尿を行う方法．脊髄損傷患者が尿路障害を伴う場合に排尿の自立を目的に行うことが多い．高齢者などでは介護者が行う場合もある．自己導尿を行うには，導尿の体位もしくは座位がとれること，導尿のカテーテル操作が可能な手指の機能があることが必要．体幹の柔軟性と座位バランスのあること，手指の把持操作と巧緻性があり，心理的には自己導尿を受け入れていることが重要．最近では，外出時にも携帯できるタイプのカテーテルが開発されている.[818]

仕事肥大⇨同機能性肥大→700

死後のケア⇨同死後の処置→1271

死後の処置 postmortem care 〔死後のケア〕 医師による死亡の判定後に，看護者によって遺体に施される行為のこと．遺体を清潔に保ち，死によって起こる外観の変化を最小限にする目的で行われる．エンゼルケアとも呼ばれる．主な方法は，①家族や親しい人びとが末期の水を口元に差し，悲しみの時間を十分にもつ，②治療のために装着された点滴，チューブ類をとりはずす，③全身を湯で清拭(湯灌)する，④腹部を圧迫し，排便・排尿を十分に行う，⑤体腔(鼻腔，口腔，腟，肛門)に脱脂綿と青梅綿を詰める，⑥好みの衣装を着せる．着物の場合は，襟合わせを逆(左前)に，紐は縦結びにする，⑦手足の爪を切る，⑧ひげ剃りや薄化粧(エンゼルメイク)をする，⑨手を組ませる，⑩瞼を閉じ，顔の上に白布をかける，という手順で行われる．湯灌，綿充塡，縦結び，白布などは，仏教の臨終行儀がもとになっている．これら一連の行為には，看護者が故人の死を悼み，哀悼の意を伝える意味も含まれ，グリーフケアの一環であるとも認識されている．最近では，エンバーミングを専門家に依頼する場合もあり，処置の方法は変わりつつある.[1067] ⇨参エンゼルケア→381，エンゼルメイク→381

自己敗北性人格 self-defeating personality⇨同マゾヒズム的性格→2737

自己破壊衝動 self-destructive drive, self-destructive impulse 〔D〕Selbstdestruktionstrieb フロイトS. Freud (1856-1939)は，人間には生の本能(エロスEros)と死の本能(タナトスThanatos)とが併存すること，そして生の本能は結合によってより大きな統一体をつくることを目的とし，死の本能は結合を分解し，ついには死に至らしめることを目的とすると説いた．死の本能を生の本能の指導下において，外界への攻撃に用いれば，生命は維持されるが，両者の平衡が破られて不調和になると，もし死の本能が優勢となれば病的現象を生じ，個体は死に至る．すなわち，死の本能は自己破壊衝動となる．臨床的には，人生早期に愛情剝脱体験をもつ若者が，高まった愛情希求にも共感が得られず生の本能にエネルギーを注ぎ込んでくれるはずの愛の対象に失望と怒りを抱くとき，死の本能と失望や怒りが結びつく．さらに見捨てられ不安により愛情対象が自己の身体の一部としてみなされる場合があるが，死の本能と失望や怒りが結びついたものが自己の身体に向けられ，自己破壊衝動となる．その典型例の1つが手首自傷症候群である.[999] ⇨参自殺→1275

自己発生⇨同自然発生→1297

自己評価 self-esteem, self-assessment その人が自分自身をいかに認識しているかにかかわる個人概念やその人自身についてのイメージや評価．その人のもつ身体，性格，能力，目標，個人的価値が含まれる．それには対人関係が問題になり，肯定的な自己評価は幼少期からの安定した信頼関係のもとで生じてくるものである．幼少期からの人間関係で心の外傷体験があると，自己評価が崩れやすい傾向がある.[999] ⇨参自己概念→1267

自己評定法 self-rating questionnaire⇨同質問紙法→1320

自己不確実者 強迫性を表しながら，その中心軸である極度の良心性と決断不能性によって特徴づけられる人格異常者．ペトリロビッチN. Petrilowitschは，自己不確実性のもっと踏み込んだ基本的心性として強迫者の過度の良心性を強調した(1964)．あらゆることを理解し，肯定しようとすることは実際の生活を不能に追いやる．自己不確実者のもつ過度の良心性は実際の生活場面では，優柔不断・決断不能として現れ，内面的には常に良心との葛藤に悩むことになる.[999] ⇨参自信欠乏型精神病質者→1290

自己不全感⇨同不全感→2558

自己分解⇨同自家融解→1234

自己弁温存手術⇨同僧帽弁形成術→1827

死後変化 changes after death⇨同死体現象→1303

自己防御(衛)的攻撃性 constructive aggression 脅威行動に対して自己防衛や保護のためになされる自己主張(擁護)的行動．フラストレーションの反応として抑圧，退行，逃避，合理化，投影，同一視，攻撃などがあげられるが，これらは程度が軽ければ正常生活における緊張除去に役立っている．フラストレーションの状態を攻撃の方向と反応の型という2側面から分析する方法に絵画欲求不満テストがある．攻撃の方向には，①外罰的方向，②内罰的方向，③無罰的方向がある．反応の型としては，①障害優位型，②自己防衛型，③要求固執型がある．自己防衛型攻撃では妨害された個人の防衛が強調される．妄想患者では自己の攻撃性を外部に投影して，妄想に基づく報復や自己防衛的攻撃性が起こりやすい.[999]

自己免疫疾患 autoimmune disease 〔自己アレルギー疾患〕 自己に対する過剰な免疫応答の結果生ずる病態の総称．臓器特異的自己免疫疾患と臓器非特異的自己免疫疾患とに大別される．ウィッテブスキーErnst Witebskyは自己免疫疾患の条件として，①自己抗体あるいは自己感作リンパ球を証明できる，②病変部に対応する自己抗原を同定できる，③この自己抗原を動物に免疫することにより，自己抗体の産生を証明できる，④この動物にヒトの疾患と同様の病理組織学的変化がみられる，⑤この免疫動物の血清あるいはリンパ球を用いて同様の疾患を移入できる，の5つをあげた．しかし，これらの条件をヒトに当てはめることはできないため，マッケイ Ian R. Mackay とバーネット F. Macfarlane Burnet は，①1.5 g/dL 以上の高γグロブリン血症がある，②自己抗体の存在を証明できる，③免疫グロブリンの沈着を病変部位に証明できる，④副腎皮質ホルモン剤が有効である，⑤しばしば他の自己免疫疾患を合併する，などをヒトの自己免疫疾患の条件としてあげている．[1438] ⇨参自己抗体→1268

自己免疫性アジソン病 autoimmune Addison disease⇨同自己免疫性副腎疾患→1272

自己免疫性下垂体炎 autoimmune hypophysitis ［**リンパ球性下垂体炎**］ 自己免疫性下垂体炎の組織所見は，橋本病と類似したリンパ球の浸潤や濾胞形成と線維化を伴う慢性炎症が特徴である．下垂体前葉炎，下垂体後葉炎およびその両者の並存がある．前葉炎はリンパ球性下垂体前葉炎，後葉炎はしばしば視床下部漏斗部から下垂体系にかけても炎症所見を認めることから，リンパ球性漏斗下垂体後葉炎と呼ばれる．組織所見や経過から自己免疫性と考えられるが，下垂体組織に対する現行の自己抗体検査ではこれが証明されない場合が多い．[1047]

自己免疫性肝炎 autoimmune hepatitis；AIH 慢性の炎症性肝疾患で，原因は不明であるが，自己肝に対する免疫反応の持続が肝細胞障害の原因と考えられている．若年から更年期の女性に多い．厚生労働省の定めた診断基準は次の点をあげている．主要所見として，①持続性または反復性の血清トランスアミナーゼ活性上昇，②血清γグロブリン値が2.5 mg/dL 以上または免疫グロブリン(Ig)G 値が2,500 mg/dL 以上，③自己抗体の陽性，④IgM 抗 HA 抗体陰性，HBs 抗原陰性かつ抗 HBc 抗体陰性または低力価，⑤C 型肝炎ウイルス(HCV)関連マーカーが原則として陰性．副所見として，①発熱，関節痛，発疹，②自己免疫疾患の合併，③検査所見〔赤血球沈降速度亢進，C 反応性タンパク(CRP)陽性〕．組織学的所見として，著明な形質細胞浸潤と肝細胞壊死所見が目立つ活動性慢性肝炎ないし，肝硬変を認める．他の自己免疫疾患との合併も多いことも特徴．治療は免疫抑制薬，特にプレドニンが著効を示すが，組織学的寛解が得られるまで治療は持続することが基本で，不用意な中止は再燃をきたす．[1395] ⇨参ルポイド肝炎→2968，肝細胞膜特異抗原→602

自己免疫性睾丸炎 autoimmune orchitis⇨同自己免疫性精巣炎→1272

自己免疫性甲状腺疾患 autoimmune thyroid disease；AITD 自己免疫機序によって生じる甲状腺疾患の総称．具体的には，橋本病，バセドウ Basedow 病，阻害型抗 TSH 受容体抗体による甲状腺機能低下症がある．自己抗体や細胞性免疫異常などによって引き起こされる．自己抗体としては，抗 TSH 受容体抗体，抗サイログロブリン抗体，抗甲状腺ペルオキシダーゼ抗体が主要であり，バセドウ病は抗 TSH 受容体抗体によって惹起される．橋本病は，細胞性免疫異常による甲状腺組織破壊が主な原因であり，抗甲状腺抗体の出現は二次的なものと考えられる．バセドウ病眼症も自己免疫的機序によるが，その自己抗体は明らかでなく，細胞性免疫の関与が重要と考えられている．出産を契機として発症する自己免疫甲状腺疾患は，出産後自己免疫性甲状腺症候群または分娩後甲状腺炎と呼ばれている．その他，インターフェロンやアミオダロン塩酸塩の投与によっても発症する場合がある．[26]

自己免疫性心筋炎 autoimmune myocarditis 心筋に対する自己免疫機序により惹起される心筋障害．自己免疫性心筋炎の動物モデルが作製され，ウイルス性心筋炎の遷延化と拡張型心筋症化にも自己免疫機序の関与が示唆されている．[1365]

自己免疫性膵炎 autoimmune pancreatitis；AIP 自己免疫の関与が強く疑われる膵炎．自己免疫性疾患，膠原病に合併することが多く，シェーグレン Sjögren 症候群での膵障害は，外分泌腺に対する自己抗体による膵実質障害と考えられている．また膵管狭窄型慢性膵炎は，自己免疫機序が発症に関与していると推定されている．自己免疫疾患の治療に使われるステロイドによる膵炎との鑑別が問題になる．[1395]

自己免疫性精巣炎 autoimmune orchitis ［**特発性肉芽腫性精巣炎，自己免疫性睾丸炎**］ 精子に対する自己抗体によるものと考えられている病態で，乏精子症あるいは無精子症となる．病理組織学的には，精巣の小血管壁と精細管周辺に索状の免疫グロブリンと補体の沈着を認める．精巣外傷の既往があることが多い．[353]

自己免疫性胆管炎 autoimmune cholangitis；AIC ［**自己免疫性胆管障害**］ 新しい疾患概念で，自己免疫性肝炎と原発性胆汁性肝硬変(PBC)の混合型あるいは抗ミトコンドリア抗体陰性でかつ PBC に一致した組織所見を示す病態をいう．病因は不明であるが，胆管破壊には胆管上皮細胞に対する自己免疫性反応の関与が考えられている．[1395]

自己免疫性胆管障害 autoimmune cholangiopathy⇨同自己免疫性胆管炎→1272

自己免疫性副腎炎 autoimmune adren〔al〕itis, hypernephritis 特発性アジソン Addison 病(特発性副腎萎縮)の原因と考えられる疾患．特発性アジソン病は原因不明の副腎皮質萎縮を呈することから特発性と呼ばれたが，最近ではこの病因は自己免疫機序の関与する自己免疫性副腎皮質炎と考えられている．副腎は萎縮し小さく，組織学的に初期にはリンパ球，形質細胞，単球の著明な浸潤があり，リンパ濾胞を形成して橋本病に似た組織像となり，末期には広範な線維化，実質細胞の変性壊死を呈する．特発性アジソン病の患者血清中には抗副腎抗体も存在し，自己免疫機序の存在を示唆する．[284,383]

自己免疫性副腎疾患 autoimmune adrenal disease ［**自己免疫性アジソン病**］ 自己免疫とは自己の正常な身体構成成分に対して免疫反応が起こることで，自己免疫疾患とは身体構成成分と特異的に対応した抗体・免疫担当細胞によって引き起こされる機能的・器質的障害を有する病態．副腎での副腎皮質の萎縮をきたす自己免疫機序による自己免疫性副腎炎を表し，特発性アジソン Addison 病の原因であると考えられている．[284,383]

自己免疫性溶血性貧血

autoimmune hemolytic anemia；AIHA ［**免疫性溶血性貧血**］

【概念・分類】 赤血球に対する自己抗体が産生されるため，赤血球が正常（120 日）よりも早い時期に破壊されることで発症する**後天性溶血性貧血**である．自己抗体ができる原因としてウイルス感染などにより作られた抗体が赤血球と交差反応を有するようになること，免疫学的寛容の破綻などの自己免疫の関与が考えられている．基礎疾患として，自己免疫疾患，リウマチ性疾患，リンパ増殖性疾患，免疫不全症，腫瘍，感染症などがある．自己抗体が反応する至適温度によって温式と冷式に分けられる．赤血球と赤血球抗体が体温と同じくらいの 37℃ で結合するものを温式自己免疫性溶血性貧血 warm type autoimmune hemolytic anemia（温式 AIHA）という．温式 AIHA に血小板減少を合併するとエバンス Evans 症候群となる．37℃ 以下で結合するものを冷式と呼び，29℃ 以下（4℃）で結合する場合がほとんどである．冷式は発作性寒冷ヘモグロビン尿症 paroxysmal cold hemoglobinuria（PCH）と寒冷凝集素症 cold agglutinin disease（CAD）に分かれる．また経過によって急性と慢性に，さらに病因によって特発性と原因疾患が存在する続発性に分類される（表）．先天性および後天性溶血性貧血を含めたすべての溶血性貧血の約半分は温式 AIHA であり，CAD 4%，PCH 1% である．

【病態生理】 ①温式 AIHA は IgG 抗体または補体が赤血球膜に結合し，マクロファージがこれを認識し細網内皮系で赤血球が崩壊される**血管外溶血**が主体の疾患である．② PCH でみられる二相性溶血素（ドナート・ランドシュタイナー Donath-Landsteiner 抗体）は IgG に属し，低温で赤血球膜に結合して補体を活性化させ，赤血球に穴をあけ溶血を起こす（**血管内溶血**）．③ CAD でみられる寒冷凝集素は IgM 抗体に属する．IgM が赤血球膜に結合すると補体が活性化され赤血球膜が破れ溶血する（血管内溶血）．また，脾臓においても軽度であるが貪食される（血管外溶血）．

【症状・診断】 発症の仕方は緩徐なものから急激なものまでさまざまである．溶血のため貧血，黄疸，脾腫を認め，溶血が急激に進行すると動悸，呼吸困難，心不全となる．冷式では寒冷曝露によりレイノー Raynaud 症状，貧血の増強がみられ，ヘモグロビン尿をみる．また，溶血に伴う検査所見，造血能亢進の所見は次のとおりである．①溶血に伴う検査所見：クームス Coombs 試験陽性，乳酸脱水素酵素（LDH）高値，間接ビリルビン優位の黄疸がみられ，さらに血管内溶血が主体の病態ではヘモグロビン尿，ヘモジデリン尿，ハプトグロビン値やヘモペキシン値の減少がみられる．CAD では寒冷凝集素，PCH ではドナート・ランドシュタイナー抗体が陽性となる．②造血能亢進の所見：末梢血では網赤血球が増加し，球状赤血球，多染赤血球がみられ，骨髄では赤芽球過形成がみられる．そのほか原因疾患の検査所見，例えば全身性エリテマトーデスでは抗核抗体，抗 DNA 抗体などが陽性，悪性リンパ腫が原因であると可溶性インターロイキン 2 受容体などが高値となる．

【治療】 温式では副腎皮質ホルモンを投与する．効果がないときは脾臓を摘出（摘脾）し，シクロホスファミド，アザチオプリンといった免疫抑制薬を投与する．摘脾をすると全身性エリテマトーデス（SLE）に移行しやすいとの報告もある．冷式は副腎皮質ホルモンが無効のことが多いので，溶血を防ぐために，まず寒冷刺激を避けることが第一である．[1038]

●自己免疫性溶血性貧血

温式	温式自己免疫性溶血性貧血	1. 特発性 2. 続発性：SLE，慢性リンパ性白血病，悪性リンパ腫，癌	IgG 抗体，（IgG＋補体）抗体，補体に対する抗体，その他
冷式	寒冷凝集素症	1. 特発性 2. 続発性：悪性リンパ腫，マイコプラズマ肺炎，伝染性単核球症	IgM 抗体（寒冷凝集素）
	発作性寒冷ヘモグロビン尿症	梅毒，ウイルス感染	ドナート・ランドシュタイナー抗体（二相性溶血素）

●自己免疫性溶血性貧血の病態と検査所見

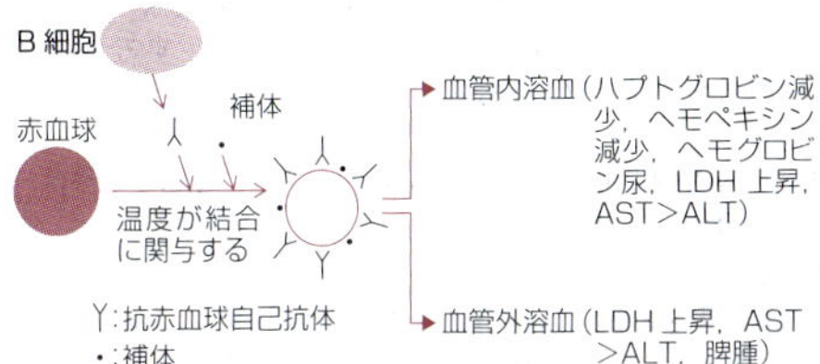

赤血球に対する抗体，補体が 37℃，37℃ 以下で赤血球と結合する．その結合した抗体の性質によって血管内溶血か血管外溶血をきたす

自己免疫性溶血性貧血の看護ケア

【看護への実践応用】 溶血がどのような自己抗体および原因疾患により発生しているかによって，治療法や観察およびケア，指導のポイントも異なる．温式自己免疫性溶血性貧血（IgG 誘導免疫性溶血性貧血），冷式自己免疫性溶血性貧血（IgM 誘導免疫性溶血性貧血）があり，冷式はさらに発作性寒冷ヘモグロビン尿症と寒冷凝集素症に分類される．

【ケアのポイント】 貧血の程度はさまざまであるが，観察とケアのポイントは溶血性貧血の症状（動悸，息切れ，頭痛など）である．貧血が著しい場合は，心不全を合併することもあるため，呼吸困難や不整脈などにも注目する．また，重症の溶血性貧血および溶血発作が認められるときは，輸血（赤血球濃厚液や洗浄赤血球）が行われるため投与時の観察を行う．軽い貧血の場合は，治療を必要としないこともあるが，症状の増悪防止のために日常生活指導を行う．温式については，副腎皮質ホルモン療法に合併する満月様顔貌，尋常性痤瘡，多毛などボディイメージの変化を伴う副作用があるため，薬への抵抗感や不安から内服が不規則となることもある．疾患や治療および副作用に関する理解が十分に得られるような精神面のサポートが重要である．この疾患は通常は外来フォローが中心となるため，定期的な受診および体調不良時には早めの受診をするなど，日常生活上の指導が重要である．副腎皮質ホルモン療法は，長期の内服になることや病状に合わせて漸減することを説明し，服薬量を守ることや中断しないように指導する．冷式については，副腎皮質ホルモン剤が無効なことも多いため，寒冷を避けるような生活指導を行う．温式，冷式ともに続発性の場合は，基礎疾患(全身性エリテマトーデス，リンパ系腫瘍，ウイルス感染症など)に対するケアを行う．[61] ⇨参自己免疫性溶血性貧血⇀1273

自己免疫性卵巣炎 autoimmune oophoritis ［**自己免疫性卵巣不全**］ 自己免疫機序による卵巣機能不全．早発卵巣不全 premature ovarian failure(POF)は40歳未満で高ゴナドトロピン・低エストロゲン血性の続発無月経をきたす症候群であり，最も重篤な排卵障害による卵巣性無月経といえるが，その病因の1つとして自己免疫性卵巣炎が想定されている．病理学的には卵巣へのリンパ球浸潤に特徴づけられる．実験的に，生後3日目のマウスの胸腺を摘除すると，卵巣炎，精巣炎，甲状腺炎，胃炎，唾液腺炎などが発症し，ヒトでも自己免疫性卵巣炎は発生しうると考えられるが，現在のところ卵巣に限局したものは知られておらず，アジソン Addison 病(原発性慢性副腎皮質機能低下症)や多腺性自己免疫症候群 autoimmune polyglandular syndrome などの自己免疫性疾患の一分症として存在するものがわかっているだけである．[845] ⇨参自己免疫性精巣炎⇀1272

自己免疫性卵巣不全 autoimmune ovarian failure⇨同自己免疫性卵巣炎⇀1274

自己免疫反応⇨参自己免疫疾患⇀1271

自己誘発性血尿 self-induced hematuria 本人により尿道や膀胱に何らかの物質が挿入されたことによって与えられた外的物理的刺激が原因で生じた血尿．一般的に精神的な障害を有する患者であることが多い．[214]

事後要因研究 ex post facto research 事後に，過去にさかのぼって従属変数とかかわっている独立変数の因果関係性について検討し，従属変数を説明できうるような要因を究明していく研究法．[446]

自己溶解⇨同自家融解⇀1234

自己溶血 autohemolysis 自己の血清により自己の血球が溶血される現象．全血を37℃で48時間放置後の自然溶血の状態を観察する自己溶血試験は，解糖系赤血球酵素異常症のスクリーニングに有用である．G-6-PD欠損症ではアデノシン三リン酸(ATP)またはグルコースの添加により溶血が改善する．ピルビン酸キナーゼ欠損症ではATPは有効であるが，グルコースは無効．[437]

自己漏洩(ろうえい)**性症状**⇨同自我漏洩(ろうえい)症候群⇀1235

歯根 tooth root 歯のセメント質に覆われた部分で，歯周靭帯(歯根膜)と呼ばれる線維を介して歯槽窩内に維持されている．臨床的には，歯の歯槽骨内にある部分を指す(臨床歯根)．歯根の数は，通常，切歯，犬歯，小臼歯では1本(単根)だが，上顎第1小臼歯では約50%が2本の歯根をもち，上顎大臼歯は3根，下顎大臼歯は2根が平均的である．[1369]

歯根齲蝕(うしょく) root caries⇨同根面齲蝕(うしょく)⇀1146

歯根吸収 root resorption 歯根のセメント質およびゾウゲ(象牙)質の吸収のこと．乳歯から代生歯への交換時期にみられる乳歯の歯根吸収は生理的吸収である．また，永久歯では加齢によっても歯根吸収がみられる．病的要因によってみられる歯根吸収には，歯周病の骨破壊が進行した歯根尖の破壊・吸収，過度の外力や外傷性咬合，腫瘍や嚢胞によるもの，矯正治療中の矯正力によるもの，などがある．[760]

歯根切除術 root amputation，root resection ［**歯根切断法**］ 大臼歯の保存不可能な歯根を切除して歯を保存する治療．複数根の1根が根彎曲，根管閉鎖，歯内療法器具の根管内破折などで通常の治療が不可能な場合にその1根だけを切除，あるいは歯周疾患で根分岐部病変の処置として最も病変が進んだ1根を切除し病巣の除去，プラークコントロール，そして咬合を併せ考えて歯を保存する．[535]

歯根切断法⇨同歯根切除術⇀1274

歯根尖肉芽腫 dental granuloma⇨同歯根肉芽腫⇀1274

歯根掻爬(そうは)**術** apical curettage 歯根尖部歯周組織の病巣を観血的に露出させて掻爬・除去して歯を保存する方法で，通常の歯内療法では良好な結果が得られないときに行う．歯根尖切除と異なり，感染病巣内に存在して根尖部がそのまま保存されるため炎症が再燃することがある．根管充塡材が根尖孔より溢出し病変の治癒を妨げている場合，歯根が短小で歯根尖切除により歯の動揺が生じる恐れがある場合などに適応される．[535] ⇨参歯根切除術⇀1274

歯根肉芽腫 radicular granuloma，periapical granuloma ［**歯根尖肉芽腫**］ 失活歯の歯根尖部の肉芽組織病巣．根尖部歯槽膿瘍の治療過程で，壊死組織を貪食した脂肪顆粒細胞が次第に肉芽化して生じる．画像診断では根尖部に肉芽腫の大きさに一致した境界明瞭な類円形の透過像がみられる．治療は歯内療法が第一選択でほとんど治癒するが，無効な場合は歯根尖切除術または抜歯を行う．[42]

歯根分割法 root separation 根分岐部病変を除去する処置法．歯内療法を行ったのち，歯冠を中心から分割し，根間中隔部(槽間中隔部)を掻爬し，歯根をそのまま保存する(図)．歯間離開度が比較的大きい下顎第一臼歯が適応である．術後，歯冠修復を必要とするので，修復物は，根間中隔部へ歯間ブラシなどの清掃器具が容易に到達できるようにする．歯内治療時に髄床底を穿孔した場合にも適用される．[434] ⇨参根分岐部病変⇀1146

●**歯根分割法(ルートセパレーション)**

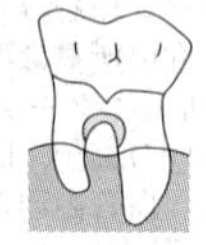
根間中隔部に病変があり，フラップ手術などにより除去する

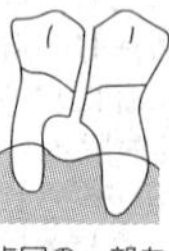
歯冠の一部を切断したあと，根の形態を整理する

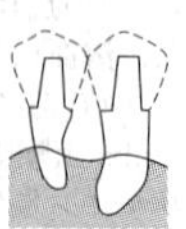
固定を兼ねた補綴物を装着する

歯根膜 periodontal membrane，periodontal ligament 歯根部と歯槽骨との間にあるコラーゲン性結合組織線維で両者の付着と牽引を行う．セメント質と歯槽骨の生物的活性を維持し，血管，リンパ管を通して栄養を供給し，老廃物を排出する．三叉神経の経路で圧の触覚や味覚，疼痛などの知覚を伝える．歯根膜の幅は，

年齢，歯の位置などにより変化するが0.25 mm 前後である.[434]

歯根膜負担(支持)義歯 tooth-supported denture 義歯にかかる咬合圧のすべてを支台歯が負担する形式の義歯．固定性ブリッジ，半固定性ブリッジやテレスコープ式の二重冠を用いた可撤性ブリッジなどがある.[1310] ⇨参ブリッジ→2582

視細胞 visual cell，rod and cone cells ［光受容細胞］網膜に存在し光を受容して電気信号に変換する神経細胞．ヒトなど脊椎動物には，薄暗い所で明暗を感知する杆体 rod，および明るい所で色の感覚に関与する錐体 cone がある．錐体は網膜の中心窩付近に杆体は周辺部に多く偏在する．また視細胞は外節と内節に分化し，外節に密に存在する扁平な嚢にはロドプシンなど視物質を含んで光-電位変換を行い，内節は細胞の代謝をつかさどる.[299]

視細胞層 visual cell layer，neuroepithelial layer 網膜を構成する10層のうち，脈絡膜側から2層目にあたり，光受容器である錐体と杆体からなる.[566]

視差運動 parallactic motion 近づいてくるものを左右の眼で見たとき，あるいは物体に近づいていくとき，対象物の網膜像のずれにより，三次元空間での前後の動きをとらえる．このような対象物の運動.[1230]

視索 optic tract 視神経のうち視交叉より後方の中枢側の部分．左右の視索は，それぞれ左右眼から半分ずつの視神経線維を含む．大部分の視神経線維は外側膝状体に入り，ここで網膜からの視神経線維は終了する．約10% は外側膝状体に入らず，中脳の視蓋前域に向かって走行し，対光反射経路を構成する.[566]

視索上核 supraoptic nucleus，nucleus supraopticus hypothalami 視床下部で室傍核と並ぶ重要な核で，線維を下垂体後葉に送る役割を担っている．神経分泌の行われている核でバソプレシンやその他のニューロペプチドを分泌している.[1017]

自殺

suicide

【概念・定義】 語義どおりにいえば，自ら(sui)を殺す(cide)こと．しかし，特定の制度・文化・習慣のもとで行われる自殺と，意識・知能の障害によって行われる自殺類似の行為とは区別する必要がある．梶谷は「自殺とは，その行為の結果を予測しつつ，自ら意図して自らを殺す行為である」と定義している．自殺が行われる原因には，自殺を準備する自殺傾向と直接の動機がある．**自殺傾向**は生来の素質のうえに成長過程が加わって形成されていくものである．自殺は企図されても，未遂の場合と既遂の場合とがある．未遂者は一般に女性に多く，高齢者よりも青年期に多い．**精神障害者**が自殺する例で多いのは，抑うつ状態，統合失調症，神経症性障害などであるが，**代謝内分泌疾患**で精神症状を呈する場合の自殺も多い．自殺の徴候としては「睡眠障害」「食欲障害」「抑うつ気分」などがあげられる．

【疫学】 日本では1998年以降現在まで自殺者数は毎年**3万人**をこえ，深刻な社会問題となっている．年齢別では1998年に急増した50歳代の自殺者は2004年以降は減少傾向にあるのに対し，同じく1998年に急増し全自殺者数の1/3以上を占めている60歳以上の自殺者はいまだに増加傾向にある．自殺の男女比は2.5：1で男性に多い．自殺の動機は「病苦・老衰苦」40-50%，経済的困窮25-35%，家庭問題，職場問題と続く．

【予防的対応】 自殺はさまざまな要因が複雑に絡み合って生じるため，その予防には心理的・医療的・社会経済的視点からの包括的な取り組みときめ細かな対応が重要となる．自殺企図者の大多数に何らかの精神疾患が認められ，また生前には身体症状を訴えて精神科以外の医療機関を受診することが多い．したがって，医療の現場においては常に**うつ(鬱)病**を念頭において診療にあたる必要があり，うつ状態にある人を早期に発見し，早期に治療することが何より重要である．もし**希死念慮**が認められれば心療内科や精神科の受診歴を確認し，心の悩みに共感を示しながら十分に耳を傾ける．自殺しても何も解決しないなどと，患者の希死念慮を批判しない．問題解決の手助けなど具体案をともに考え，信頼関係を構築したうえで孤立無援ではないことを伝え，自殺しない約束をとり交わす．また，うつ病からの回復期には自殺企図の危険性が高いのでスタッフ間の連携を密にする．家族には危機時の対応窓口，医療機関などを紹介しておく.[1255] ⇨参自傷〔行為〕→1286

自殺企図

attempted suicide，suicide attempt ［自殺行為］ 自己の生命を絶とうとする行為．アイゼンバーグは自殺を孤独の病と指摘したが，**孤独**や**孤立・喪失体験**は，自殺の要因として重要．自殺の心理的機制としては，①自己への攻撃性，②葛藤状態からの逃避，③アピールの機制の3つがある．特にアピールの機制は，親や社会への抗議や，隣人に助けを求める孤独の訴えである．自殺の影響は，自殺が1件生じると最低でも平均6人が深刻な影響を受ける．WHO(2000年)によると，自殺者の40-60% は自殺する前の月に受診しているが，その多くは精神科医ではなく一般医であった．日本で救急病院に搬送された死に至る可能性の高い手段による自殺未遂者の調査(1994年)では，75% に何らかの精神障害が認められている．ただし，自殺者のうち自殺未遂既往者は，男性13.5%，女性28.6%(2008年)である．自殺と関連する精神科疾患は，気分障害，アルコール依存症，統合失調症，パーソナリティ障害などで，特に，アルコール依存症と気分障害の並存では自殺リスクが高い.[69]

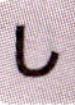

自殺企図のケア

自殺企図とは，自殺という行為の実行を指し，自殺未遂と自殺既遂が含まれる．自殺企図のケアは，年齢，自殺手段，重症度，動機や背景，地域や施設特性といった要因により異なるが，とりわけ重要なことは，患者に関する情報収集と再自殺の危険性の判断である．①情報収集のポイント：自殺企図歴，身元や保護者，精神科治療歴の有無の確認である．自殺企図者に占める未治療の精神病の割合や，精神科治療歴を有する割合からみると，精神疾患特にうつ病や統合失調症に誘発された自殺企図も少なくない．②再自殺の危険性の判断：過去に自殺未遂歴を有する自殺既遂者はきわめて多く，精神疾患の早期診断・治療と再自殺企図の危険性を判断するために精神科医に診察を依頼する．必要に応じて厳重な監視や抑制が必要となる場合もあり，自殺企図につながる過剰な与薬を控え，危険な行動を誘うような環境をさける配慮をする．自殺念慮を軽減させるための介入方法は，問題点の明確化や患者の苦悩への共感を示すことを原則として集学的にアプローチする．[1167] ⇨参精神療法→1687，自殺企図→1275

自殺行為⇨同自殺企図→1275

自殺対策基本法 Basic Act on Suicide Prevention 日本での年間自殺者数は1998(平成10)年以降，毎年3万人を超えている．この事態を受けて2006(同18)年に施行された法律．ちなみに2008(同20)年の自殺者数は警察庁調べで3万2,249人．自殺者は中高年に多く，原因は多い順に健康問題，経済・生活問題，家庭問題，職場・勤務問題，男女問題，学校問題などである．「自殺対策基本法」の内容は，①自殺防止に関する調査研究，情報収集の推進，②自殺企図者が受診しやすい医療体制の整備，③自殺ハイリスク者の早期発見と発生回避，④自殺未遂者と自殺者の親族に対する精神的なケアの充実，⑤「いのちの電話」など自殺防止活動を担う民間団体への支援などである．

自殺対策のための戦略研究 Japanese Multimodal Intervention Trials for Suicide Prevention；J-MISP ［**自殺防止対策戦略研究**］ わが国の自殺率の低減に効果的な支援方法を開発するために，厚生労働科学研究費の支援を受けて財団法人精神・神経科学振興財団が研究実施団体となり，平成17年度から平成21年度まで行われる2つの多施設研究の総称．1つは，地域における自殺率を抑制するための「複合的自殺対策プログラムの自殺企図予防効果に関する地域介入研究」で，もう1つは自殺未遂者の自殺企図再発を防止するための「自殺企図の再発防止に対するケースマネジメントの効果：多施設共同による無作為化比較研究」．前者の研究では，自殺死亡率が長年にわたって高率な地域において，一次予防から三次予防までのさまざまな自殺予防対策を組み合わせた新しい複合的自殺予防対策プログラムを介入地区で実施し，通常の自殺予防対策を行う対照地区と比較して，自殺企図(自殺死亡および自殺未遂)の発生に効果があるかどうかを検討するもの．後者は救急医療施設に搬送され入院となった自殺未遂者に対して，試験介入としてケースマネジメントや情報技術を利用した情報提供を行い，試験介入が通常介入と比較して自殺企図再発の防止に効果を有するか否かを検証．開発された介入方法が，今後の政策立案に直接的に寄与することが期待されている．[153]

自殺防止対策戦略研究⇨同自殺対策のための戦略研究→1276

自殺率 suicide rate 人口10万人当たりの自殺者数のこと．リンゲル Erwin Ringel(1966)は，自殺既遂者の多くが何らかの精神疾患に罹患していながら適切な治療を受けていなかったことが多くみられることから，自殺率がその国の精神保健水準の指標の1つになると述べている．WHO(2009年)によると，日本は自殺率23.7で世界第8位．自殺者の男女比は，どの文化圏でも2-3：1と男性が多いことが知られている．日本の自殺率年次推移では，第二次世界大戦後に3つの増加期〔1955-59(昭和30-34)年，1983-87(同58-62)年，1998(平成10)年以降〕がある．性・年齢階級別の自殺率を年次別にみるとその時期の特徴がわかる(図)．1950(昭和25)年には青年期と老年期の2峰性を示し，1970(同45)年からは青年期の山がなくなり老年期にかけて増加し，2003(平成15)年には男性にのみ50歳代と老年期をピークとする2峰性となっている．1998(同10)年以降の特徴は，年間自殺者数が3万人をこえたこと，自殺動機で第1位の健康問題に次いで経済・生活問題が急増し，30-40代男性にも影響が広がってきたことがあげられる．1998年以降では男性自殺率と失業率との相関が認められている．自殺予防は精神保健分野での課題であるが，フィンランド，スウェーデン，オーストラリア，アメリカ，イギリスなどの国では1990年代から自殺予防対策やうつ病対策が取り組まれている．日本では2006(同18)年に「自殺対策基本法」が成立し，自殺防止対策がなされている．[69] ⇨参自殺→1275，自傷〔行為〕→1286

時差ぼけ jet lag⇨同非同調症候群→2461

死産 stillbirth 死亡した胎児が妊娠12週以降に分娩されること．自然死産と人工妊娠中絶による人工死産がある．[998] ⇨参周産期死亡→1368，流産→2937

死産証書 medical certificate of stillbirth，stillbirth certification 「死産の届出に関する規程」により，死産の届出書に添える書類で，自然死産では妊娠12週以降の死児の分娩の介助をした医師や助産師，人工死産では人工妊娠中絶手術を行った医師が作成・交付する．自ら介助・検案をしないで作成することは法に抵触する．また，証書の交付の求めがあった場合には正当な事由がなければ拒んではならない．様式と記載内容は「死産届書，死産証書及び死胎検案書に関する省令」に決められている．男女別，母の氏名，妊娠週数，死産があった日時，体重，胎児死亡の時期，死産のあった場所，病院や助産所などの種別，単胎・多胎の別，自然・人

●性・年齢(5歳階級)別自殺率の年次比較

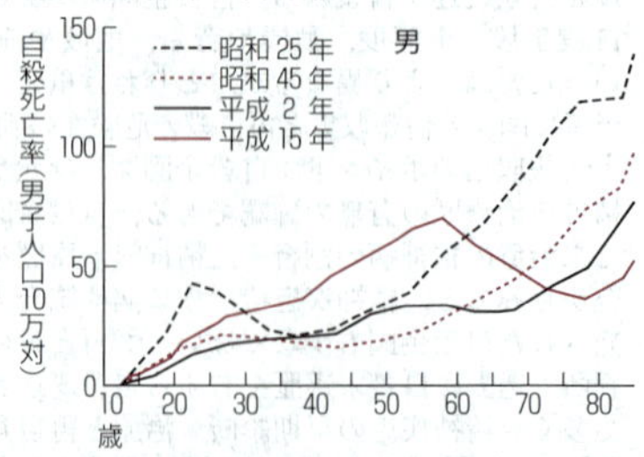

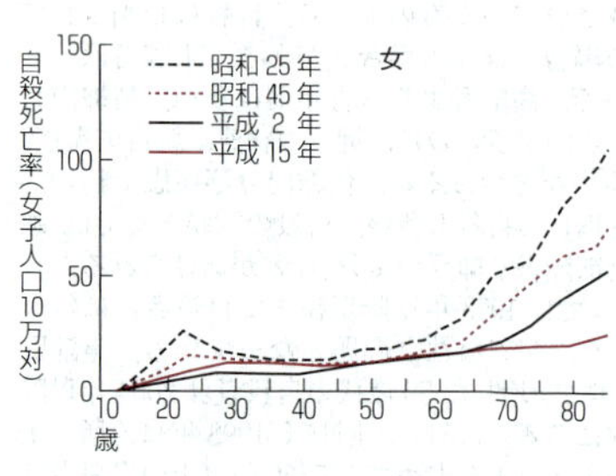

厚生労働省「自殺死亡統計の概況 人口動態統計特殊報告」より

工死産(「母体保護法」によるものとよらないもの)，死因，胎児手術の有無，解剖の有無などを記載する．記載内容は，死産統計の基礎資料とされる．[1135]

嗜酸性⇨同好酸性→1006

資産調査 ［資力調査］ 公的扶助(生活保護)を受給するための申請者に対し，「生活保護法」第4条の補足性の原理に基づき収入や扶養義務者の状況，貯金や債権の有無・家族中の健康状態などとともに行われる資産の詳しい調査をいう．「救貧法」以来の各国における公的扶助の歴史では，ミーンズテスト means test の名のもとに実施されていたが，対象者に屈辱感がつきまとうとして批判されてきた．イギリスでは1966年に資産調査を廃止，貯金の一定水準までの保有を認め，利子分のみを所得として認定するように収入控除と資産保有の大幅な増大を認めた．アメリカでは最近まで貧困者に対して警察的権限を行使していたが，全国に広がる公民権・福祉権運動によって急激に変わりつつある．わが国でも公的扶助が権利として保障されるためには，資産調査の方法を改革する必要がある．[457] ⇨参生活保護法→1663，公的扶助→1036，ミーンズテスト→2761

死産の届出 stillbirth notification，register of stillbirth 「死産の届出に関する規程」により，死産の実情を明らかにし母子保健の向上を図るために行われる届出．妊娠12週以降における出産後，心臓拍動，随意筋の運動，呼吸のいずれをも認めない死児の出産があった場合，立ち会った医師または助産師の作成した死産証書または検案医師の作成した死胎検案書を添え，死産届書を7日以内に父，母，同居人，立ち会った医師，助産師，その他の立ち会い者の順の届出義務者が市町村長に届け出なければならない．様式は「厚生労働省令」で定められている．通常，死産届書の右側に死産証書(死胎検案書)が印刷され，用紙は市町村役場に常備されている．[1135]

死産率 stillbirth rate 出生数と死産数を合わせた出産数(年間出産数)1,000件に対する比率．死産は自然死産と人工妊娠中絶による人工死産に分けられる．死産率＝(年間死産数/年間出産数)×1,000．[1323]

死指⇨同ライル死指→2893

ジシアン dicyan⇨同シアン→1219

四肢外傷 injury to extremity 外力による四肢の損傷のことをいい，骨，関節，軟部組織の損傷に分類される．四肢の長管骨には血管や神経が併走しているため，循環障害，運動知覚麻痺を合併することがある．損傷形態は，骨では骨折，関節では捻挫，脱臼，軟部組織では挫創，挫滅のほか，特殊なものとしてデグロービング degloving 損傷(手指がベルト，ローラーに巻き込まれて皮膚が手袋状に剝奪)があげられる．骨折と脱臼の症状は，受傷部の疼痛，腫脹，変形である．また，骨折部を他動的に動かすと骨折端同士がすれる轢音が聴取でき，診断の一助となる．開放創では受傷後6時間以内に創処置を実施する．骨折治療の原則は早期の整復固定である．これにより，二次損傷を抑止することで種々のケミカルメディエーター(化学伝達物質)の放出を防ぎ，炎症部位を最小限にできる．ひいては機能予後の改善，治療期間の短縮につながる．患肢末梢において脈拍触知低下と爪床再充血時間延長があれば，血管損傷が疑われ，緊急手術の対象となる．[742]

四肢間反射 interlimb reflex⇨同前肢-後肢反射→1761

獅子顔貌 lion face，leontiasis ［獅子面(顔)，骨性獅子顔］ びまん性に生じた丘疹，潰瘍，結節などにより著しく顔貌が変形し，獅子の顔のような外観を呈するもので，特にらい腫型のハンセン Hansen 病や，梅毒その他の皮膚疾患にみられる．[304]

歯式 dental formula 記号を用いて歯種とその部位を表現する方法．歯式には多くの種類があるが，わが国で最も一般的に用いられているのは，歯の種類を表すアルファベット(乳歯)あるいはアラビア数字(永久歯)と，上下顎左右側を表す縦および横の線を組み合わせて記述するジグモンディ Zsigmondy システム(1861)である．国際的には WHO/FDI(国際歯科連盟)の二桁表示法がある．永久歯では10の桁を1(上顎右側)，2(上顎左側)，3(下顎左側)，4(下顎右側)で表し，1の桁をジグモンディの数値で示す．乳歯では10の桁を5(上顎右側)，6(上顎左側)，7(下顎左側)，8(下顎右側)で表し，1の桁をジグモンディの数値で1-5で示す．[1369] ⇨参FDI(国際歯科連盟)方式《歯式表示》→50

●歯式

ジグモンディ方式

(乳歯列)

上顎

右	E	D	C	B	A	A	B	C	D	E	左
	E	D	C	B	A	A	B	C	D	E	

下顎

A:乳中切歯　B:乳側切歯　C:乳犬歯　D:第1乳臼歯
E:第2乳臼歯

(永久歯列)

上顎

右	8	7	6	5	4	3	2	1	1	2	3	4	5	6	7	8	左
	8	7	6	5	4	3	2	1	1	2	3	4	5	6	7	8	

下顎

1:中切歯　2:側切歯　3:犬歯　4:第1小臼歯　5:第2小臼歯
6:第1大臼歯　7:第2大臼歯　8:第3大臼歯

FDI方式

(乳歯列)

上顎

右	55	54	53	52	51	61	62	63	64	65	左
	85	84	83	82	81	71	72	73	74	75	

下顎

(永久歯列)

上顎

右	18	17	16	15	14	13	12	11	21	22	23	24	25	26	27	28	左
	48	47	46	45	44	43	42	41	31	32	33	34	35	36	37	38	

下顎

視色素 visual pigment⇨同視物質→1336

耳式体温計⇨同鼓膜体温計→1127

視軸 optic axis ［視線］ 注視する視対象(固視点)と網膜中心窩を結ぶ線．健常眼では，左右の視線が共同して固視点を向き，両眼視を可能にする．[566]

四肢再接着 limb replantation 切断された四肢に対して血管や神経，骨，筋肉，腱などを解剖学的に再接合・縫合する手術．手術用顕微鏡下に直径1mm以下の動静脈，神経を縫合し，可能であれば機能的再建にも努める．受傷から再接着までの阻血時間と切断四肢の状態が再接着率を決定する．切断四肢はできる限り清潔な操作により生理食塩水で浸したガーゼで保護し，ビニール袋に入れ，可能であれば氷などで直接あたらないように冷却して医療機関まで持参することが必要である．[1077,1254] ⇨参再接着→1160

支持細胞⇒同セルトリ細胞→1744

四肢切断

amputation of limbs

【概念・定義】 切断 amputation とは，四肢の一部が骨の途中で切離された場合をいい，関節の部分で切離されたものを離断 disarticulation と呼んでいる．切断部位は上肢切断と下肢切断に大きく分けられるが，切断レベルの名称は，解剖学的部位により下腿切断 trans-tibial（TT）amputation，大腿切断 trans-femoral（TF）amputation，前腕切断 trans-radial（TR）amputation，上腕切断 trans-humeral（TH）amputation などと国際義肢装具連盟（ISPO）で統一された用語を用いて表記する．

【疫学】 切断の発生率は国，地域により異なり，ヨーロッパ諸国では，人口 10 万人当たり 20 人前後，男女比は 1.3-6.1：1 で男性が多い．わが国では，全国規模の調査はないが地域レベルの調査から推定すると，人口 10 万人当たり 6.2 人，男女比は 4.3：1 とされており，ヨーロッパ諸国よりかなり少ない．上肢・下肢切断比では，ヨーロッパ諸国では 1：2-5 と下肢に多い傾向にあるが，わが国では 7：3 と上肢に多い特徴がある．これは，わが国の上肢切断に手指の切断を含むためであり，上肢切断の 78% を指切断が占めている．下肢切断の内訳では，下腿切断が 47%，大腿切断が 37% で，下肢切断全体の 84% を占めている．切断時の平均年齢は，欧米では 70 歳前後であり，わが国でも切断時年齢の大半が 60 歳以上と高齢化傾向を示している．

【原因】 切断の原因には，①外傷およびその後遺症（複雑骨折，熱傷や凍傷による機能的予後不良例，血管損傷による壊死），②感染疾患（ガス壊疽，慢性化膿性骨髄炎など），③四肢の悪性腫瘍，主として肉腫，④**末梢循環障害**（バージャー Buerger 病，閉塞性動脈硬化症，動脈血栓症，糖尿病など），⑤先天性奇形，などがある．従来，切断は労働災害や交通事故などの外傷，四肢の感染症，悪性腫瘍などを原因とするものが多かったが，最近では整形外科的手術療法や抗生物質の開発，化学療法の進歩によって大きく減少し，それに代わり糖尿病や閉塞性動脈硬化症など末梢循環障害を原因とした切断が増加してきている．先進国では下肢切断の原因の大半を末梢循環不全が占め，その中の 20-60% が糖尿病によるとされている．わが国でも同様の傾向を示し，下肢切断の 70% 以上が末梢循環障害によるものであり，そのうち 90% 以上は閉塞性動脈硬化症と糖尿病によるものである．一方，上肢切断の原因では，外傷性切断が 95% 以上と圧倒的に多く，そのうちの 70% 以上を労働災害が占め，末梢循環障害によるものは少ない．近年，労働災害や交通事故の減少に伴って上肢切断の発生率は下降傾向にある．

【治療】 切断部位は義肢装着訓練を念頭に入れて可能な限り遠位部とし長断端を残すことを原則とするが，切断原因や断端部の状態，年齢，合併症の有無，精神状態なども加味して総合的に決定される．特に，末梢循環障害による切断の多い高齢者の場合，切断肢の循環障害の程度や全身合併症，体力，精神状態など，切断後の生活全体を総合的に判断して切断部位を決定する．小児の場合は，骨長成育の抑制や過成長を防ぐために，できるだけ成長軟骨を残す離断術を選ぶことが望ましい．切断術では義肢適合に良好な切断端形成を図るために，筋肉の処理や神経，血管の処置を適切に行う．術後管理は，全身管理，断端管理，早期義肢装着訓練の 3 つに大きく分けられる．全身管理としては，原疾患の治療，廃用性症候群の予防，心理的問題などへの対応などである．**断端管理**の目標は，義肢装着に適した良好な断端を早期に獲得させることである．現在行われている方法として弾性包帯による固定 soft dressing，セミリジッド・ドレッシング semi-rigid dressing，環境コントロール法，**切断術直後義肢装着法**，切断後早期義肢装着法などがある．これらの方法を切断端の状態や全身状態，義肢の適応などを考慮して選択する．中でも切断術直後義肢装着法は，創の治癒や断端の成熟が早期に獲得でき，術後の断端痛や幻肢痛が抑制されるために，切断術後早期に離床，訓練が開始できる方法として推奨されている．短所としては術後の創チェックができないことである．

【合併症】 切断後の合併症としては，術後早期は皮膚創部の壊死，皮膚縫合部の遷延治癒，感染，浮腫，切断された手足が残っているかのような感覚である幻肢や痛みを伴う幻肢痛，断端部が圧迫刺激されたときに痛みを発する断端神経腫などがある．回復期や維持期の合併症として多いのは，義肢装着による断端部の擦過傷や水疱形成，皮膚のかぶれなどである．原因は，断端とソケットの適合不良であることが多い．[513]

四肢切断者の看護ケア

【ケアのポイント】〔切断術前・術直後〕全身状態の管理，精神的なケアが中心となる．外傷に伴う切断術の場合は，切断部以外に外傷性ショックなど全身状態の変化に対して注意深い観察を行う．事故による切断術直後は，通常の術後ケアと同時に精神的サポートが重要となる．予期しない切断による四肢喪失に伴うボディイメージの混乱をきたした患者に対して共感的態度で接し，その悲嘆や苦悩を傾聴するように努める．必要な場合，医師と相談して心理的カウンセリングや薬物などを用いる．疾病などにより切断を余儀なくされた患者や家族に対しては，その心理的衝撃や不安を受け止め，受容に向けた心理的支援を行う．その場合，術前に切断術に関する正確な知識の提供を行うことや，ピアカウンセリングなどにより切断術後の具体的な生活イメージを図れるように支援することも心理的支援として効果的である．身体部分に関しては，切断の原因となる疾病の術前管理を適切に行う．切断術後に義肢装着訓練の適応があれば，四肢の筋力向上や関節可動域の拡大が図れるように術前訓練を行う．術直後は，全身状態に影響を及ぼす基礎疾患があればその悪化や合併症の出現に注意しながら，術創部からの出血状態，循環障害，感染，創痛，幻肢痛などについて観察する．全身状態が安定すれば，積極的に離床を図り，セルフケアの早期自立に向けて働きかける．〔回復期・維持期〕①回復期：切断端の成熟に向けたケアと関節拘縮予防としての適切な肢位の保持，四肢と体幹の筋力強化訓練，日常生活基本動作訓練を行う．患者の早期の日常生活動作の自立や断端部ケア，義肢装着や管理方法の技能獲得に向けてチームアプローチにより支援を行う．②維持期：「身体障害者福祉法」「障害者自立支援法」に基づいた諸サービスの効果的な利用法，身体障害者手帳や障害者年金などの申請や就労情報，障害者スポーツ活動や患者会などの紹介など，円滑な社会適応に向けて社会資源の活用に関する情報提供や精神的支援を行う．[513] ⇨参四肢切断→1278

四肢切断術 amputation and disarticulation of limbs 四肢においてすべてまたは一部を切断し，除去すること．悪性腫瘍，難治性感染や末梢血管閉塞性疾患によって壊死に陥った四肢など，温存不能な病変をきたした四肢に対して行われる術式．切断部位の選択には原因疾患，年齢，性別，義肢学的機能，社会的・職業的条件を考慮して決定する．[1121]

支持組織 supporting tissue 骨や軟骨のようにきわめてかたい構造となり，身体を支える骨格を構成する組織のこと．結合組織の1つであり，基本構築は細胞成分，線維成分，基質成分からなる．骨は骨細胞の周囲を膠原線維が層板状に密に取り囲み，層板構造を足場としてムコ多糖類基質とリン酸カルシウム，炭酸カルシウムなどのカルシウムアパタイトが沈着して強度を強めている．かたいだけでなく，ゆがみにも強く折れにくいのは，層板状の膠原線維がコンクリート中の鉄筋のような役割をしているからである．一方，軟骨では軟骨細胞を囲む基質に富み，コンドロイチン硫酸などムコ多糖類を大量に含み，骨より柔軟性に富んだ構造をつくっている．線維成分の種類や量によって外観や性質が異なり，硝子軟骨(細い膠原線維を含む．肋軟骨，気管軟骨など)，線維軟骨(膠原線維に富む．椎間円板，恥骨結合など)，弾性軟骨(弾性線維に富む．耳介軟骨，喉頭蓋軟骨など)の3つに分けられる．人体で最もかたい組織は歯のエナメル質で，96% が無機質である．しかし，エナメル質の中には膠原線維の層板構造が含まれないため，衝撃により破切しやすい．[1044] ⇨参結合組織→910

脂質 lipid タンパク質，糖質に対応する言い方で，生体を構成する主要成分．水に溶けにくく，エーテル，クロロホルムなどの有機溶媒に溶ける．生体内では，皮下および内臓周囲の脂肪組織を構成してエネルギー源となる中性脂肪，生体膜および神経組織を構成しているリン脂質やコレステロールなどがある．[1334]

脂質《妊娠中》 lipid during pregnancy 妊娠後期には胎児を栄養するためと自身のエネルギー貯蔵のため脂肪を蓄積する．そのため血漿コレステロール，遊離脂肪酸，中性脂肪が上昇する．[1323]

支質 stroma⇨同間質→604

脂質異常症

dyslipidemia ［**高脂血症，高リポタンパク血症**］

【概念】総コレステロールおよびトリグリセリドが正常範囲を超える状態を高脂血症と呼び，日本動脈学会から高脂血症診断基準が出されていたが，動脈硬化性疾患の研究の進展に伴い，診断基準の見直しが行われ，総コレステロールのかわりにLDL(低密度リポタンパク質)コレステロールとHDL(高密度リポタンパク質)コレステロールの基準値がそれぞれ別個に設定された．重要な脂質異常である低HDLコレステロール血症をも「高脂血症」と呼ぶのは適切でないということから，疾患名が2007(平成19)年に脂質異常症に置き換えられることとなった(ただし，高コレステロール血症や高トリグリセリド血症を一括して高脂血症と称することは差し支えない)．

【診断・治療】脂質異常症は**動脈硬化性疾患**を発症させることから管理が重要で，2007年の動脈硬化性疾患予防ガイドラインでは脂質異常症の診断基準が示され，LDLコレステロール140 mg/dL以上を**高LDLコレステロール血症**，HDLコレステロール40 mg未満を**低HDLコレステロール血症**，トリグリセリド150 mg/dL以上を**高トリグリセリド血症**としている．また，脂質異常と診断された場合の管理目標として以下のことがあげられている．①LDLコレステロールについては，一次予防(冠動脈疾患をまだ発症していない場合)では，高LDLコレステロール血症以外の危険因子(加齢，高血圧，糖尿病，喫煙，冠動脈疾患の家族歴，低HDLコレステロール血症)の数に応じて低リスク群(危険因子0)ではLDLコレステロール160 mg/dL未満，中リスク群(危険因子1-2)では140 mg/dL未満，高リスク群(危険因子3以上)では120 mg/dL未満をそれぞれ管理目標値としている．また二次予防(冠動脈疾患の既往がある場合)ではLDLコレステロールを100 mg/dL未満とする管理目標値が設定された．②HDLコレステロールについては一次予防・二次予防の別なく主として生活習慣の改善により40 mg/dL以上を目標として管理する．③トリグリセリドについては背景因子を十分に考慮し，特に低HDLコレステロール血症を伴う場合は厳格に管理し，150 mg/dL未満を目標とする，とされている．いずれの場合も，まず生活習慣の改善を図ったのち，薬物治療の適応を考慮するとされている．[987]

脂質異常症の看護ケア

【ケアのポイント】ケアの目的は，動脈硬化性疾患の発症や進行を予防することにある．そのためには食事，運動，禁煙など規則正しい生活について指導することが必要となる．食事療法：過食や食行動の偏りを見直すことであり，1日3食を規則的に摂取する，よくかむ，摂取量を調整する(腹八分目にする)，食物繊維を先に食べる，などである．また夜食や夜遅くまでの飲酒は中性脂肪を上げるため，就寝前2時間は飲食を控える．適正なエネルギー摂取の方法としては，野菜や果物，大豆製品，青魚などを積極的に取り入れ，脂肪分や糖質の過剰摂取を避ける．外食をする場合は，メニューを選択するように指導する．脂質異常症の中には，①コレステロールが高いとき，②中性脂肪が高いとき，③両者が高いとき，がある．①の場合は動物性脂肪の制限をし，植物油を使用する．②の場合は糖質によるカロリー制限をする．③の場合は動物性脂肪と糖質の制限をするよう指導する．食事療法の効果は体重に現れてくるため，毎日体重測定をするなど体重の自己管理を促す．運動療法：中性脂肪の低下やHDL(高密度リポタンパク質)コレステロールの増加作用が期待できる．ウォーキングなどの有酸素運動を毎日30分以上続けること，少なくとも週3回は行うなど，一定の運動を継続することが必要である．禁煙：喫煙によりHDLコレステロールを減少させてしまうことや，虚血性心疾患，脳血管疾患の誘因となる観点からも禁煙が重要であることを指導する．生活習慣を改善しても脂質異常症の改善がみられない場合や遺伝性の場合には薬物療法を行うため，確実な服薬指導が必要である．年1回は健康診断を受け，脂質異常の指摘があったときは症状がなくても専門医に相談し，適切な指導や動脈硬化の精密検査を受けることを勧める．食生活を中心とする日常生活の改善には家族の理解と協力が大きく，患者のサポート体制をつくる必要がある．[974] ⇒参脂質異常症→1279

事実婚主義 de facto marriage, cohabitation 婚姻届を提出しなくても，事実上夫婦としての生活関係が成立していれば有効な婚姻であると認めること．一方，婚姻届の提出という法律上の手続きをもって婚姻の成立とする法律婚主義に対する用語．事実婚の場合，社会保障制度を利用できる．内縁の場合には，婚姻届を出したくても出せない事情がある場合をいうことが多いのに対し，事実婚の場合には，本人たちの意思で婚姻届を出さない関係をいう場合が多い．1980年代後半から，戸籍制度に対する男女差別などへの疑問から夫婦別姓の実践や事実婚を選ぶカップルが増えている．[271]

脂質コントロール食 lipid control food⇒参低脂肪食→2048

脂質所要量 daily fat allowance 1970(昭和45)年から厚生労働省(旧厚生省)が策定していた栄養所要量の指標の1つ．推奨すべき脂質所要量は，年代別，性別，生活活動強度別に脂肪エネルギー比率として示されている．食事摂取基準の第6次改訂では，18歳以上の者については総エネルギー量の20-25% が望ましいとした．動物・植物・魚類由来の脂肪の摂取割合を4：5：1程度，脂肪酸組成では飽和脂肪酸・一価不飽和脂肪酸・多価不飽和脂肪酸の摂取比率はおおむね3：4：3が目安とされた．また多価不飽和脂肪酸のうち，リノール酸，アラキドン酸などが属するn-6系脂肪酸とリノレン酸，エイコサペンタエン酸(EPA)，ドコサヘキサエン酸(DHA)が属するn-3系脂肪酸の摂取比率は4：1程度が目安であるとされている．多価不飽和脂肪酸は体内で有害な過酸化脂質を生成することから，その摂取に際してはその除去に働く抗酸化成分(ビタミンC，Eおよびカロチン)の同時摂取が推奨されている．なお，2005(平成17)年からは，「日本人の食事摂取基準(2005年版)」(2010年までの5年間使用)が厚生労働省から公表され，脂質の食事摂取基準が適用されている．それによると，総エネルギー摂取量に占める総脂肪の割合(脂肪エネルギー比率)は男女とも18歳以上29歳以下では20% 以上30% 未満(下限-上限)，30歳以上69歳以下では20% 以上25% 未満(下限-上限)を目標量として設定しているほか，飽和脂肪酸，n-6系脂肪酸，n-3系脂肪酸，食事性コレステロールについてそれぞれ目安量や目標量の食事摂取基準が示されている．[987]

脂質生成 lipogenesis ［**脂肪生成**］ 脂肪酸の生合成は細胞質で行われる．パルミチン酸が他のすべての長鎖飽和および不飽和脂肪酸の前駆体であり，マロニルCoAと反応し，他の脂肪酸につくり変えられる．必須脂肪酸であるリノール酸，α-リノレン酸は生成できず，食事として摂取する必要がある．[1334]

脂質性組織球症 ⇒同ハンド・シュラー・クリスチャン病→2416

脂質代謝検査 test for lipid metabolism 脂質代謝検査は次の2つに大別される．①先天性脂質代謝異常症では，多くはリソソーム酵素の先天性欠損に基づく脂質の蓄積をもたらす．このような疾患での生化学的診断法として，蓄積脂質を同定する脂質分析と，リソソーム酵素がヒト細胞外液ならびに白血球，羊水細胞，組織などに広範囲に分布することから，これらの試料を用いて行う酵素診断がある．②血清中の脂質には，コレステロールエステル，遊離コレステロール，中性脂肪，リン脂質のほかに少量の遊離脂肪酸が含まれている．これらを定量ならびにリポタンパク質の分子密度，表面荷電，溶解性，抗原性などの性質を応用して分析する．[987]

脂質蓄積症 lipid storage disease ［**リピドーシス，臓器脂質症**］ 臓器中に脂質が蓄積する症候群．ゴーシェGaucher病とニーマン・ピック Niemann-Pick 病が知られている．ゴーシェ病は家族性に発病する比較的多くみられる疾患で，糖脂質の分解に必要な酵素であるグルコセレブロシダーゼの欠損により起こる．このため糖脂質であるグルコセレブロシドが網内系に沈着し，肝脾腫，リンパ腫，骨髄障害がみられる．ニーマン・ピック病はリン脂質であるスフィンゴミエリンを分解するスフィンゴミエリナーゼとスフィンゴミエリンのホスホコリンを水解するリソソーム酵素活性を欠く遺伝性疾患で，スフィンゴミエリン沈着による肝脾腫，骨髄障害や神経障害がみられる．[987] ⇒参ゴーシェ病→1073，ニーマン・ピック病→2204

脂質二重層 lipid bilayer 細胞膜は主としてホスファチジルコリンとホスファチジルエタノルアミンの二重層で構成され，これらリン脂質は脂肪酸からなる疎水性部分とリン酸基からなる親水性部分をもつ鎖状の形態をなす．リン脂質の二重層は，表面に親水性のリン酸基が，内部に疎水性の脂肪酸が配置される．この基本膜構造にさまざまのタンパク質が入りこみ，あたかも北極に浮かぶ氷山のごとき様相を示す．[1335] ⇒参細胞膜→1175

脂質尿症 lipiduria ［**脂肪尿**］ ネフローゼ症候群において認められる病態．尿沈渣の偏光顕微鏡検査でマルタ十字 Maltese cross と呼ばれる重屈折性脂肪体 double refractile lipid body，卵円形脂肪体 oval fat body として認められるのが特徴．[214]

支持的作業療法 supportive occupational therapy ［**心理支持的作業療法**］ 作業がもたらす心理的効果を期待するもの．心理支持的作業療法ともいわれる．作業を通し，不安，緊張，興奮，抑うつなどの感情を発散，解消させ，障害の認識，受容を促し，障害克服への意欲をもたせることに役立つ．[786]

支持的精神療法 supportive psychotherapy ［**支持療法，簡易精神療法**］ 患者の自我機能を支えることによって，その防衛，適応機能の維持，再建，強化を目指す精神療法のこと．精神療法，すなわち治療者と患者の間の精神的な交流を介して心身の障害を治療する方法には，治療機序によって暗示的，受容的，説得的，指示的，洞察的などいくつかに分類することができるが，それらのうち支持を中心とするものをいう．[187]

四肢認知障害 acroagnosis, acrognosis ［**先(肢)端失認**］ 多くは四肢の感覚障害のために自身の手足の位置感覚が障害され，手足の感覚がなくなったようになってしまう状態．末梢神経炎などで生じることが報告されている．最近はあまり用いられない．[296]

指趾粘液囊腫　digital mucous cyst⇨同粘液囊腫⇀2286

指示の実行度⇨同服薬順(遵)守⇀2551

四肢末端短縮症　acromesomelic dysplasia　[遠位中間肢異形成症]　四肢の中間肢節短縮が著明な低身長症の1つ．常染色体劣性遺伝で，短縮した手，ぶ厚い指，扁平で角張った足を特徴とするが，顔貌は正常である．手の尺骨遠位部に形成不全があり，橈骨は橈骨頭の後方脱臼によって橈骨の彎曲を伴う．さらに中手骨，中足骨，指趾骨も短縮している．⇨参低身長症⇀2050

四肢麻痺　tetraplegia，quadriplegia　両側上下肢の麻痺．痙性四肢麻痺と弛緩性四肢麻痺がある．痙性四肢麻痺は，左右の錐体路が近接している脳幹部や上位頸髄病変による両側錐体路障害で生じる．脳血管障害，脳・頸髄腫瘍，外傷による頸髄損傷などが原因である．弛緩性四肢麻痺は，下位運動ニューロン障害や筋障害で生じる．多発神経炎，脊髄性進行性筋萎縮症，多発筋炎，進行性筋ジストロフィー症，重症筋無力症などが原因となる．脳血管障害による片麻痺のエピソードが繰り返されて結果的に四肢が麻痺した場合は両側性片麻痺と呼ぶことが多い．[1160]

獅子面(顔)　facies leontia⇨同獅子顔貌⇀1277

指示薬　indicator　滴定，濃度測定などに使用する試薬のこと．例としてリトマス，フェノールフタレインなどがある．[20]

指示薬希釈法⇨同色素希釈試験(法)⇀1239

耳珠　tragus　耳介軟骨の一部で外耳道前壁開口部付近で突出している部分をいう．[98]

趾手移植⇨同足趾(そくし)・手指移植⇀1833

歯周炎⇨参慢性歯周炎⇀2752

四十肩⇨同五十肩⇀1097

歯周基本治療　initial preparation，initial therapy　[歯周初期治療]　歯周病の病原因子を排除して，歯周組織の病的な炎症状態をある程度改善し，その後の歯周治療〔歯周外科治療，最終補綴治療，疾病管理(歯周病管理 supportive periodontal treatment；SPT)など〕の効果を高め，成功に導くための基本的な初期治療．内容はモチベーション(治療への動機づけ)，プラークコントロール，スケーリング，ルートプレーニング，咬合調整，抜歯などが主なものである．[434]

歯周形成外科手術　periodontal plastic surgery⇨同歯肉歯槽粘膜形成術⇀1329

歯周疾患　periodontal disease　[歯周病]　歯周病ともいい，歯肉，歯槽骨，歯根膜，セメント質の歯周組織に発症する病変の総称．歯周病は大別して歯肉炎と歯周炎に分類され，その他に非炎症性疾患として外傷性咬合がある．大多数は口腔内局所のプラーク由来の細菌による炎症とその免疫反応である．また生体防御機能とも関連し，宿主の感受性により罹患しやすい人としにくい人とが明らかになってきた．生活習慣病にも位置づけられ，環境因子にも大きく左右される．メタボリックシンドロームの因子である喫煙，肥満，糖尿病などは，歯周病を悪化させることが証明されてきた．歯周病と全身疾患，すなわち糖尿病，動脈硬化，肺炎，低体重児出産などでの炎症性サイトカインや歯周病原細菌の関与が解明され，ペリオドンタルメディシン(歯周医学)という用語も定着してきている．最近では遺伝子の分子生物学的研究も進歩し，遺伝子による歯周病の病態像も明らかになってきた．それらの研究成果を総合すれば，歯周病は局所因子である歯周病原細菌による感染症であるが，生体宿主の反応，環境因子，遺伝子などさまざまな因子が加わる多因子性疾患である．歯周病の代表的疾患は慢性歯周炎(成人性歯周炎)で，成人の約80％がこの範疇に入る．その他，侵襲性歯周炎があり，若年時(10代)に発症したり，難治性歯周炎などがこの範疇にみられる．治療の基本はプラーク(バイオフィルムプラーク)を除去することで，セルフケアとしてはプラークコントロールの確立のために，日常生活にブラッシングを定着させることである．歯周病は糖尿病と同じく慢性感染症であることから，歯科医師，歯科衛生士リコールシステムを用いた定期的チェックによるメインテナンスが必要．[434]

歯周疾患の固定法　periodontal splinting of teeth，periodontal splint　固定とは，歯周組織が破壊され二次性咬合性外傷による歯の動揺を抑制するために歯と歯を連結すること．咬合力を分散して歯周組織に安静を与え，咬合性外傷の発生防止や改善を行う方法．固定には暫間固定法と最終固定とがある．暫間固定法は高度に動揺がある歯を一定期間安静にし，その間に咬合性外傷の軽減を図り，歯周基本治療や歯周外科治療などの治療効果を高めて，歯周組織の健康を回復する方法．最終固定は，長期間使用する固定法で，暫間固定後，最終的に行う処置．作製にあたっては，二次齲(う)蝕の発生，歯質の破折，固定装置の破損，歯周病の進行などに十分注意し，術後のメインテナンス〔歯周病管理 supportive periodontal therapy(SPT)〕を行う必要がある．[434]　⇨参暫間固定法⇀1200，メインテナンス《歯周疾患治療後の》⇀2794

歯周疾患要観察者　gingivitis for observation；GO⇨同GO⇀54

歯周初期治療　initial preparation⇨同歯周基本治療⇀1281

歯周組織　periodontal tissue，paradontium　歯の支持組織を総称し，歯肉，セメント質，歯根膜，歯槽骨から構成されている．[434]

歯周組織の再生療法　regenerative therapy for periodontal tissues　組織再生では健常細胞を疾病部位に誘導し，細胞レベルで歯周組織の再生をはかる．再生療法には，①細胞(幹細胞 stem sell)，②細胞足場 scaffold，③細胞の分化増殖を調節するサイトカイン(増殖因子)が必要である．ES細胞(胚性幹細胞)移植は，ヒトの受精卵が胎児になる以前の胚盤胞の細胞を疾病部位へ注入する方法であるが，生殖細胞のため，倫理面で多くの規制がある．歯科領域では，人工材料を組み合わせたハイブリッド型の再生組織工学 tissue engineering 的手法が用いられている．歯周病での歯槽骨の喪失部位に人工骨移植(ヒドロキシアパタイト，βリン酸三カルシウムなど)を用い，骨の再生を行う．またGTR(guided tissue regeneration)法(組織再生誘導法)やエムドゲイン®ゲルなどを用いて歯周組織の再生誘導治療が行われている．[434]　⇨参GTR法⇀54，エムドゲイン®ゲル⇀367

歯周組織再生誘導法　guided tissue regeneration⇨同GTR法⇀54

歯周膿瘍　periodontal abscess　歯周ポケット内に発症する限局性化膿性感染で膿瘍を形成したもの．急性と慢性とがあり，前者は歯根膜と歯槽骨を破壊し，膿の貯留を呈する状態で疼痛がある．後者は歯周ポケットからの排膿で，疼痛は少ない．咬合性外傷や感染に対する抵抗の弱い糖尿病患者での発生率が高い．急性歯周膿瘍は切開，排膿により疼痛は軽減する．[434] ⇨参歯肉膿瘍→1330

歯周病　periodontal disease⇨同歯周疾患→1281

歯周病学　periodontics, periodontia, periodontology　臨床歯科医学の専門分野の1つ．歯周疾患の発生機序，疫学，治療，予防に関する基礎的ならびに臨床的研究を行う部門．従来，歯周疾患の治療は歯面の付着物や沈着物の除去，病的歯周ポケットの改善など病変を悪化・進行させる局所の環境を整えることに重点がおかれていたが，近年，歯周疾患によって破壊・吸収された歯周組織を再生させて，歯周組織を再構成することを目的とした研究が重視されている．[830]

歯周病管理　supportive periodontal therapy；SPT⇨同メインテナンス《歯周疾患治療後の》→2794

歯周病原細菌　periodontopathic bacteria⇨同プラーク微生物叢《歯周病の》→2571

歯周包帯　periodontal bandage⇨同サージカルパック→1147

歯周ポケット　periodontal pocket ［盲嚢］　歯周病に罹患すると病理的に歯肉溝が深化し接合上皮が破壊され，歯肉の付着位置が根尖方向に移動し，ポケットの形成が行われる．ポケット形成には3つの場合がある．①歯肉ポケット(仮性ポケット)：歯肉がセメント-エナメル境(CEJ)より歯冠側へ向けて増大し歯肉溝が深化した場合，②骨縁上ポケット：隣接する歯肉線維，歯根膜，歯槽骨頂の破壊，吸収により接合上皮(上皮付着)が根尖側へ移動しポケットが形成される．ポケット底は歯槽骨頂より歯冠側に位置する，③骨縁下ポケット：接合上皮が破壊され，歯槽骨頂より根尖側に位置する場所でポケット形成が行われる．[434] ⇨参歯肉溝→1329

●歯周ポケットの分類

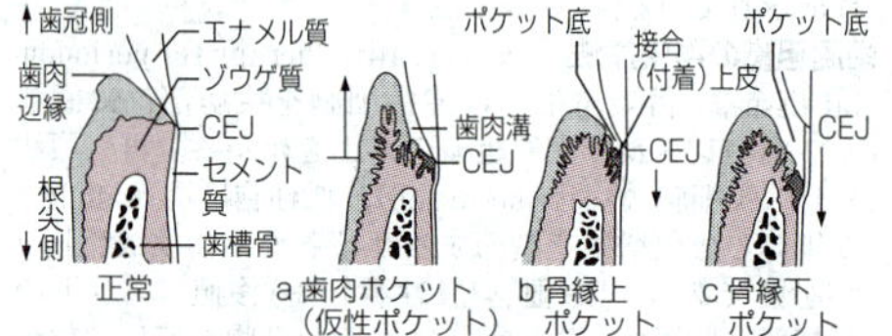

歯周ポケットの深さ　depth of periodontal pocket, periodontal probing depth；PD　歯周ポケットとは，歯周病で歯肉溝底部が炎症組織の破壊によりセメント-エナメル境(CEJ)から根尖方向に深部進行した空隙をいう．ポケットの深さの測定には，通常は目盛り(mm)つきプローブを用いて，歯肉縁から歯面に沿ってプローブを保持しながらポケット底部に抵抗を感じるまで，静かに挿入する(図)．プローブを歯軸に平行に保ちながら20-30gの荷重をかけて，頰・舌の遠心，中央，頰・舌の近心の6点法で計測する．ポケットの深さが3-5mmを軽度歯周炎，4-7mmを中等度歯周炎，7mm以上を重度歯周炎とする．[434] ⇨参プロービング→2594

●歯周ポケットの深さ

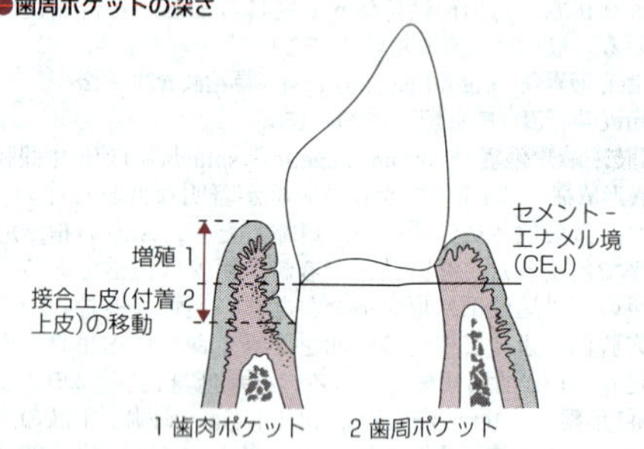

歯周ポケット搔爬(そうは)術　periodontal pocket curettage ［歯肉縁下搔爬(そうは)術，盲嚢搔爬(そうは)術］　歯周ポケット内壁の炎症病巣と，プラーク付着，歯石沈着している汚染セメント質(内毒素)をキュレット型スケーラーで搔爬，除去し，根面の滑沢化により根面と歯肉内壁面とに新しい付着をはかり，ポケットを消失させる術式．[434] ⇨参根面デブライドメント→1146

歯周ポケット探査　periodontal pocket probing⇨同プロービング→2594

嗜酒症⇨同飲酒癖→293

耳出血　ear bleeding, otorrhagia　多くは外傷によるものであり，外耳道・鼓膜外傷や頭蓋骨骨折，顎関節突起骨折によるものなどがある．また腫瘍などによる血性耳漏のこともあるので注意が必要である．[98]

思春期　puberty　心理的にも肉体的にも小児が若年成人に成長・発達する移行期．心理的には独立した個人として徐々に成長し始め，感情的に親離れをし，ときに親と対立する．異性に対して最も興味をもつ時期で性衝動も強い．視床下部下垂体よりゴナドトロピンの分泌が高まり性腺(精巣，卵巣)からの性ホルモンの分泌が増加し，第二次性徴の出現と生殖機能の成熟が起こる．男児では10歳頃より精巣容量の増大から始まり順に恥毛，腋毛，髭が生える．女児では8歳頃より乳房腫大が始まり順に陰毛，初経が発来．性ステロイドホルモン分泌亢進により身体的成長は著しく，骨成熟を伴った身長増加スパートが認められる．思春期の身体的発現には個人差，人種差が認められる．[715]

思春期の発来機序　mechanism of onset of puberty　思春期発来のためにはまず副腎皮質の成熟(adrenarche)が起こり，それに引き続いて視床下部-下垂体-性腺系が成熟して卵巣から性ステロイド分泌が開始すること(gonadarche)が必要である．思春期に始まる第二次性徴において，他の徴候よりも陰毛の発生が先行するのは，adrenarcheにより副腎性アンドロゲン〔デヒドロエピアンドロステロン(DHEA)とその硫酸塩DHEA-sulfate(DHEA-S)，アンドロステンジオンなど〕の分泌が性腺からの性ステロイド分泌に先立って上昇するためである．その後，視床下部のゴナドトロピン放出ホルモン(GnRH)の律動的分泌が開始し，下垂体前葉からのゴナドトロピン〔黄体形成ホルモン(LH)と卵胞刺激ホルモン(FSH)〕分泌が増加する．これにより女児では卵巣の顆粒膜細胞からエストロゲンが産生され，男児では精巣の間質細胞(ライディッヒ Leydig 細胞)

から主にテストステロンが産生され，第二次性徴が急速に進むことになる．adrenarche，gonadarche ともに，視床下部の成熟が起こって副腎皮質刺激ホルモン放出ホルモン corticotropin-releasing hormone（CRH）と GnRH の産生・分泌システムが作動開始することが必要であり，思春期の発来は視床下部の成熟によってもたらされるといえる．いわゆる性中枢 sex center（sexual center）は視床下部に存在し，思春期の発来は性中枢の稼働開始ともいえる．[845]

思春期外来 adolescent outpatient 10-20 歳前後の男女を対象とし，性の問題や心身に伴う治療・相談を専門とする外来．主に婦人科，精神科，内科，小児科の相談内容が多い．日本では 1962 年に群馬大学の婦人科外来内に思春期外来が設置されたのが最初．[49] ⇨参思春期病棟⇀1283，思春期⇀1282

思春期危機⇨同青春期危機⇀1672

思春期甲状腺腫 adolescent goiter 思春期に認められるびまん性甲状腺腫大．形状が大きいだけで病態を認めない．若い女性に好発．超音波像では均一な内部構造を示すびまん性に増大した甲状腺を認める．甲状腺に対する自己抗体は検出されない．長い経過を経て慢性甲状腺炎へ移行する場合があるため，定期的な観察が好ましい．[783] ⇨参単純性甲状腺腫⇀1940

思春期心性 psychology in adolescence 児童期から青年期の間にある時期を思春期ないしはプレ青年期と呼び，10 歳から 17,8 歳くらいまでがその時期に該当するが，この時期の心のありようのこと．特徴は，①準拠集団が家族から同世代の友人に変化していく，②第二次性徴の発現に伴い性衝動が喚起され，それが不安や行動の異常に結びつくこともある，③第二次性徴の発現の遅速による身体成熟の遅速が優越感や劣等感に結びつくこともある，④子どもからおとなへの過渡期であるために自我が揺らぎやすい，そのため「他者による評価」を大きく気にし始め，「他者の眼差し」に過剰に敏感になる，⑤同じ理由で自我の揺らぎを最小限にとどめようと試みる結果，理想的な自画像に対して過剰に同一化を果たそうと試みたり，あるいは反動形成などによる「悪い自己」を演じたりすることもある，⑥仲間集団の凝集性が高まり，特に社会の規則・家族の規則に対して反抗的な態度を示すこともある（第一反抗期）が，その多くはそれを通して自我の成熟に結びつくきっかけになることもあるなどがあげられよう．しかし現代社会における思春期の臨床的な問題点としては，①幼児期での親子関係がそのまま思春期にまでもちこされ，いわば自己愛優位な心性を示すものが増えてきていること，②その原因として，少子化，情報化社会の進展に伴って，子どもは親を「権威ある存在」とみなすより，自らの欲求を充足してくれる対象ととらえるように変化してきたこと，③それゆえ，家族や仲間集団内での自己愛損傷体験は容易に，親や仲間集団への攻撃行動に結びつく可能性のあること，④そのような攻撃性を示さない場合には，他者との接触を避けようとする「回避性」，自らの秩序世界からの逸脱を嫌う「強迫性」，それら双方が崩壊した際に出現する「境界性」など，パーソナリティ障害のような像を示すことが指摘されている．他方，現代社会での性に関する抑制の解除は思春期での性行動を誘発し，緊急避妊や性感染症の問題を増加させている．同一化すべき社会規範の欠如に基づくという見方もできるが，現代での思春期は，その強められた自己愛的心性から，ダイレクトに欲望充足に向かう短絡性を身につけているものといってよい．1970 年代以降，日本の社会は大きく変化したといわれるが，それにつれて思春期像もまた大きく変化しているのも事実である．欲望充足への衝撃性と，その挫折時の自己愛損傷の激しさの二面性を併存しているのが現代の思春期心性の特徴．[730]

思春期スパート adolescent spurt⇨同成長スパート⇀1698

思春期早発症 precocious puberty，pubertas praecox ［**早発思春期，性的早熟，性早熟症，中枢性思春期早発症**］二次性徴の発現が著しく早期に生ずる病態．女子では乳房の発育と初経によって判定が容易であるが，男子では外性器系の発育の状態の把握が困難な場合も多い．性的成熟は若年化してはいるが，8-10 歳以前に二次性徴が発来する場合は病的なものを疑う．脳腫瘍などの原因で生ずることもあるが，大部分は原因不明の特発性である．真性思春期早発症（特発性，続発性），仮性思春期早発症（副腎性，性腺性），部分的思春期早発症（陰毛性，乳房性）などに分類される．そのほか，性ホルモンの投与や甲状腺機能低下症，肝腫瘍などでもみられることがある．病態によっては内分泌治療が効果的な場合もある．[1431]

思春期早発症《男子》 precocious puberty 男児の二次性徴が通常より早期に発現する病態．9 歳未満に精巣，陰茎，陰嚢の増大や陰毛の発生などがみられれば本症を考える．病因は中枢性の障害によることが多い．半数に頭蓋内 hCG（ヒト絨毛性ゴナドトロピン）産生腫瘍がみられる．その他の中枢神経腫瘍，脳炎，外傷などによるものと，一部原因不明の特発性もある．一方，中枢性以外の疾患では多くは先天性副腎皮質過形成で，まれに男性ホルモン分泌副腎腫瘍などがみられる．[1431]

し

思春期遅発症⇨同遅発思春期⇀1979

思春期妊娠 adolescent pregnancy 日本産科婦人科学会では 20 歳未満の女性の妊娠としているが，13 歳以上 16 歳未満の妊娠と細かく定義するものもある（ハフマン Huffman 分類）．ここでは 13 歳未満の妊娠を若年妊娠，16 歳以上 20 歳未満の妊娠をハイティーン妊娠と分類する．[1510]

思春期発達異常 abnormal pubertal development 性腺（精巣，卵巣）刺激により性ホルモン分泌が始まる思春期には，第二次性徴の出現とともに生殖機能が成熟し，著しい身体的成長を認めるが，そうした正常な発達が阻害または早期に出現した状態．思春期遅発症，思春期早発症，思春期異性的早発症がある．[1510]

思春期病棟 adolescent inpatient unit 10-20 歳前後の思春期段階にある男女を入院対象とし，精神や身体疾患の治療，社会復帰への支援を目的とした病棟を指す．主にメンタルヘルスや精神疾患の領域で設置されていることが多い．[49] ⇨参思春期心性⇀1283，青春期危機⇀1672

自助 self-help⇨同セルフヘルプ⇀1744

視床 thalamus 広義には視床下部を除く間脳のすべて，すなわち視床上部，背側視床，腹側視床をいう．狭義には背側視床を指す．狭義の視床は視覚，聴覚，味覚，一般体性感覚（温痛覚，触覚）などの情報を大脳皮質へ中継する左右一対の大きな楕円形の核群である．第3脳室の側壁の大部分を形成し，大きさは長さ4 cm，幅1.5 cmくらいで，前核群，背内側核，腹外側核群，内側膝状体，外側膝状体，髄板内核，網様核など多数の核から成り立つ．各種の感覚情報を中継するほか，大脳皮質運動野や連合野，情動に関与する辺縁系などにも投射する．[154] ⇨参間脳→648

刺傷⇨同刺創→1298

市場　market⇨同マーケット→2724

耳茸(じじょう)⇨同耳たけ→2771

視床下核　subthalamic nucleus　［ルイ体］　視床の腹方で内包脚の内側面に接するように存在する，機能的には錐体外路系に属する神経核．視床の腹側部，あるいは大脳基底核の1つに含めることがあるが，線維連絡，位置関係から後者とすることが多い．ニューロンは多くの樹状突起をもち，ほとんどは投射ニューロンであることがラットで示されている．大脳皮質の運動領域から体部位局在性に興奮性入力を受けるほか，淡蒼球外節から最も多くの抑制性入力を，また視床からも入力を受けている．出力は淡蒼球の内節と外節および黒質網様部に興奮性出力線維を送っている．出血，血管閉塞などにより一側性に障害されると，淡蒼球内節，黒質への神経連絡が絶たれ視床への制御が低下するため，片側バリスムと呼ばれる損傷側と反対側の上肢または下肢を打ちつけるような激しい異常な不随意運動が生じる．[1043] ⇨参錐体外路系→1622

歯状核赤核淡蒼球ルイ体萎縮症　dentato-rubral-pallido-luysian atrophy；DRPLA，dentatorubral-pallidoluysian atrophy；DRPLA　小脳歯状核遠心系と淡蒼球遠心系の病変を特徴とする常染色体優性遺伝性神経変性疾患．トリプレットリピート triplet repeat 病の1つで，わが国は欧米に比べて多い．常染色体12番短腕に位置するDRPLA遺伝子内のCAGリピートが，正常では3-36リピート程度のものが49-88リピート程度に延長している．世代を経るにしたがって発症年齢が若年化する表現促進現象が認められるが，これは親のリピート数よりも子どものリピート数が増大することによる．発症年齢は小児期から成人期まで幅広いが，同一の家系内にあってもその発症年齢に依存して臨床像が大きく異なる．発症年齢が20歳未満の場合，てんかんやミオクローヌスと呼ばれる不随意運動を示す症例が多く，40歳以降に発症する例では，歩行時のふらつきなどの小脳失調を主症状として舞踏病様不随意運動が加わってくる．20-40歳に発症する例では上記2つの中間型を呈する．頭部MRIでは小脳・脳幹の萎縮を認め，長期例では白質のびまん性のT_2高信号域を認める．末梢血白血球を用いた遺伝子診断にて確定診断を行う．[716]

糸状角膜炎　filamentary keratitis　角膜表面に隆起性に生じる糸状物がみられる角膜炎．原因は，ドライアイなどの眼表面の乾燥，長期閉瞼などによる角膜上皮脱落機構の障害，上輪部角結膜炎，流行性角結膜炎などの炎症による．患者は異物感を訴えることが多く，糸状物を除去すると症状は軽減する．[888]

視床下部　hypothalamus　間脳の一部で，第3脳室の外側壁下部および底部を形成している．第3脳室面では視床下溝によって背側視床と分けられている．底部の外表面には下垂体に続く漏斗，その後方の灰白隆起，さらに後方にある一対のふくらみである乳頭体などがある．個体の内部環境を維持する自律機能や情動反応に関与する．具体的には，下垂体の統御をはじめ水分代謝，食物摂取，体温，生殖機能，生体リズムなどの調節を行っている．また，視床下部は神経分泌によって下垂体からのホルモン分泌をも支配しており，この系を視床下部-下垂体系と呼ぶ．すなわち，視床下部の室傍核，視索前野の神経核，および漏斗核(弓状核)は，下垂体の前葉(腺性下垂体)に分布する下垂体門脈系に線維を送り，それぞれの核でつくられた放出ホルモン(または放出抑制ホルモン)をその線維終末から血液中に分泌する(または抑制する)．このホルモンは前葉の腺細胞を刺激して各種の前葉ホルモンの分泌を促す．一方，視床下部の視索上核と室傍核は下垂体後葉(神経性下垂体)に線維を送り，それぞれの核でつくられた後葉ホルモンをこの線維を通じて後葉内の毛細血管へ直接分泌する．[154] ⇨参間脳→648

●視床下部

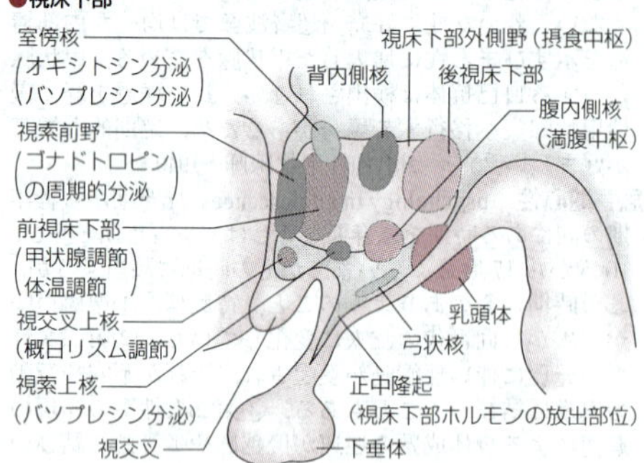

視床下部外側野　lateral hypothalamus；LHA　摂食中枢がある視床下部の領域．視床下部腹内側核(満腹中枢)とともに，摂食行動の調節中枢として知られている．[1230]

視床下部-下垂体系　hypothalamo-hypophyseal system　［間脳-下垂体系］　神経系と内分泌系からなる異なる2種の複合体である．視床下部-下垂体前葉系と視床下部-下垂体後葉系に分かれる．視床下部-下垂体前葉系は，神経細胞が視床下部の弓状核などにあり，軸索末端は正中隆起部の下垂体門脈系の第一次毛細血管周辺部に存在する．正中隆起部の軸索末端から分泌される視床下部ホルモンは数種あり，下垂体前葉細胞にホルモン放出因子あるいは抑制因子として作用する．視床下部ホルモンには黄体形成ホルモン(LH)と卵胞刺激ホルモン(FSH)の分泌を促進するゴナドトロピン放出ホルモン(GnRH)，甲状腺刺激ホルモン(TSH)の分泌を促進するTSH放出ホルモン(TRH)，副腎皮質刺激ホルモン(ACTH)の分泌を促進するコルチコトロピン放出ホルモン(CRH)がある．成長ホルモン(GH)に対しては分泌を促進するGH放出ホルモン(GRHまたはGHRH)と分泌を抑制するソマトスタチンがある．プロラクチン(PRL)に対しても分泌を促進するプロラクチン放出ペプチドと抑制する抑制因子(主にドパミン)がある．視床下部-下垂体後葉系は，視床下部の視索上核および室傍核に神経細胞を有し，下垂体後葉に軸索末端をもつ系である．この系はホルモン(バソプレシンとオキシトシン)を視床下部の神経細胞で合成，軸索で運搬，そして末端のある下垂体後葉から血管中に分泌する．[1047]

視床下部-下垂体-甲状腺系 hypothalamo-hypophysial-thyroid axis 甲状腺ホルモン分泌のダイナミズムに関与するセミクローズドの調節系．寒冷刺激など神経系からの入力は，視床下部の甲状腺刺激ホルモン放出ホルモン(TRH)に集約され，下垂体門脈を経て下垂体前葉に伝えられ，TRH によってその分泌を調節された甲状腺刺激ホルモン(TSH)は大循環を経て甲状腺に達し，甲状腺ホルモン〔サイロキシン(T_4)，トリヨードサイロニン(T_3)〕分泌を調節する．分泌された甲状腺ホルモンは逆に下垂体に作用し，TSH の分泌に抑制をかける．[1260]

視床下部-下垂体-性腺系 hypothalamo-pituitary-gonadal system 性腺ホルモン分泌のダイナミズムに関与する調節系．視床下部で産生されたゴナドトロピン(性腺刺激ホルモン)放出ホルモン(GnRH)は下垂体門脈血流に乗って下垂体前葉に達し，ゴナドトロピン分泌細胞の受容体に結合し，これを刺激する．刺激されたゴナドトロピン分泌細胞は卵胞刺激ホルモン(FSH)，黄体形成ホルモン(LH)分泌を刺激し，FSH は男性では精巣のセルトリ Sertoli 細胞を刺激して精子形成能を刺激し，女性では卵巣内の卵または卵胞の発育，成熟を促進させる．LH は男性では精巣の間質細胞(ライディッヒ Leydig 細胞)に働きかけてテストステロンの合成と分泌を刺激し，女性では卵巣の黄体を刺激してエストロゲン(卵胞ホルモン)，プロゲステロン(黄体ホルモン)の合成と分泌を刺激する．性腺からは中枢へのフィードバック機能があり，テストステロンはゴナドトロピン分泌細胞からの LH 分泌に抑制的に作用し，セルトリ細胞から分泌されるインヒビンというホルモンがゴナドトロピン分泌細胞での FSH の分泌を抑制する．女性における性中枢へのフィードバックはもう少し複雑であり，月経終了後 14 日頃よりエストロゲン分泌がピークに達すると，エストロゲンの正のフィードバック作用により下垂体のゴナドトロピン分泌細胞からの LH の急激な分泌増加が生じ，これによって排卵が起こる．[1260]

視床下部-下垂体-副腎系 hypothalamic-pituitary-adrenal system 視床下部から分泌される視床下部ホルモンは下垂体前葉に作用し，さらに下垂体前葉ホルモンは副腎皮質に作用しホルモン分泌の調節を行う．さらにこのホルモンが視床下部ホルモン分泌に直接作用する．このような視床下部，下垂体，副腎皮質からなる階層的なホルモン調節系のこと．[1230]

視床下部-下垂体-門脈系 hypothalamo-hypophyseal-portal system 大部分の内分泌器官の活動は下垂体前葉から分泌されるホルモンによって調節される．下垂体前葉ホルモンは視床下部ホルモンの刺激性，あるいは抑制性放出ホルモンから調節を受ける．さらに視床下部ホルモンは末梢内分泌腺ホルモンの血漿濃度に調節されて放出される．このように視床下部-下垂体-門脈系の血流によって下垂体前葉に運ばれる，ホルモンの分泌を調節する系のこと．[1230]

視床下部-下垂体-卵巣機能 hypothalamo-pituitary-ovarian function 正常な月経周期をつかさどるための，視床下部-下垂体-卵巣系で作られる機能環の働きのこと．月経周期の卵胞期初期から中期に，下垂体からの主として卵胞刺激ホルモン(FSH)の作用により卵胞が発育する．卵巣では顆粒膜細胞由来のエストラジオール(E_2)が産生されはじめる．E_2 のフィードバック機構により，ゴナドトロピン放出ホルモン(GnRH)を介したゴナドトロピン分泌が抑制される．卵胞期後期になると，成熟卵胞から分泌される E_2 が増加する．主席卵胞(FSH によって発育を始めた数個の卵胞のうち，成熟し排卵に至る 1 個の卵胞のこと．FSH 受容体が最も多い)の卵胞径は 1 日約 2 mm の速度で増大する．E_2 が上昇を開始してから約 6 日後，急峻に増加した E_2 のピークに一致して，視床下部の GnRH 抑制系が解除され，下垂体からのゴナドトロピン分泌が急激に増加する(LH サージ)．LH サージ開始の 24-36 時間後，ピークの 10-12 時間後に排卵が起こる．排卵後に残った顆粒膜細胞と卵胞膜細胞が肥大増殖し，排卵後 24-29 時間で黄体となり，排卵の約 4 日後で黄体化は完了する．排卵後 8-9 日には黄体に多数の毛細血管が進入してステロイドホルモンの産生が増加し，第 2 の E_2 のピークができる．妊娠が成立しなかった場合には，排卵後 10-11 日で黄体機能は衰え，排卵後 14-16 日で黄体(ルテイン細胞)は脂肪変性し，その作用期間を終える．黄体由来のステロイドホルモンが低下することにより，下垂体へのネガティブフィードバックがなくなり，月経発来の 1 日前から血中 FSH が増加し，新しい性周期へ向けて卵胞発育が始まる．同時に，子宮内膜腺細胞の分泌活性と間質の浮腫状変化が消失して内膜は萎縮し，月経が発来する．[1510] ⇨参月経周期→908，卵巣周期→2908

視床下部症候群 hypothalamic syndrome 視床下部は第 3 脳室底を中心としたごく限局された領域に位置し，内分泌機能，自律神経機能，体温調節，摂食，飲水，睡眠，情動行動など多くの機能の中枢が存在する．このため，何らかの原因で視床下部に病変を生じると，これらの機能障害が視床下部症候群として種々の組み合わせで出現する．原因としては視床下部をおかす腫瘍性疾患が最も多いが，頭部外傷，治療目的の放射線照射，ヒスチオサイトーシス X(組織球増殖症 X)やサルコイドーシスなどの肉芽腫，結核，その他の髄膜脳炎などもその原因となりうる．その他，器質性疾患の存在が明らかでなく特発性と分類されるものもあり，また，神経性食思不振症や心因性多飲症などを広義の視床下部症候群として加えることもある．治療は視床下部機能障害の原因の除去と欠落機能に対する対症療法，そしてホルモン補償(補充)療法である．予後は病因の種類と広がりによる．[1260] ⇨参間脳症候群→648，視床下部ホルモン→1286

視床下部浸透圧受容器 hypothalamic osmoreceptor 視床下部外側野に存在し，血漿浸透圧濃度上昇に反応する受容器．飲水行動を起こす．[851]

視床下部性肥満症 hypothalamic obesity 視床下部の正中線より底部の破壊によって生じる肥満．この部には満腹中枢と呼ばれる腹内側核が存在し，その破壊により動物は満腹感を感じることなく食べ続けて肥満に至る．最近は腹内側核に隣接する室傍核や弓状核の破壊でも肥満が生じることが明らかになっている．視床下部障害が肥満中枢からその近傍の性機能中枢に及ぶと，肥満に性器発育不全を伴う視床下部障害となる．これをフレーリッヒ Fröhlich 症候群という．遺伝性肥満に分類されるバルデー・ビードル Bardet-Biedl 症候群などには，この部分に器質性病変は認められない．[1260]

視床下部性無月経　hypothalamic amenorrhea　［**中枢性無月経**］　視床下部の病変によりゴナドトロピン放出ホルモン（GnRH）の分泌が障害され，二次的に下垂体からのゴナドトロピン〔黄体形成ホルモン（LH）および卵胞刺激ホルモン（FSH）〕分泌不全が生じ，結果的に卵巣機能が障害されて無排卵となり，無月経をきたしている病態．視床下部に器質的疾患を有するものと有しないものに分けられ，それぞれ，器質性および機能性視床下部性無月経と呼ぶ．過度なダイエットによる体重減少性無月経や，神経性食思不振症，ストレスなどに伴うものは機能性視床下部性無月経である．原発性無月経や続発性無月経，第１度無月経や第２度無月経の原因となる．血中ゴナドトロピン値とエストロゲンが低値であり，GnRH 負荷試験でゴナドトロピンは良好に反応することにより診断される．治療としては挙児希望があればクロミフェンクエン酸塩投与，GnRH 律動的皮下投与，ゴナドトロピン療法などによる排卵誘発，挙児希望がなければカウフマン Kaufmann 療法が行われる．下垂体性無月経と合わせて中枢性無月経と呼ばれる．[845] ⇨参低ゴナドトロピン性性腺機能低下症→2047，下垂体性無月経→501

視床下部性やせ⇨同間脳るい痩（そう）症候群→649

視床下部ホルモン　hypothalamic hormone　視床下部の神経細胞で産生され，その神経終末から下垂体門脈血中に分泌され，下垂体前葉の細胞に作用し，下垂体前葉ホルモンの分泌を調節するホルモンの総称．副腎皮質刺激ホルモン放出ホルモン（CRH），甲状腺刺激ホルモン放出ホルモン（TRH），ゴナドトロピン放出ホルモン（GnRH），成長ホルモン放出ホルモン（GRH または GHRH），ソマトスタチン（成長ホルモン放出抑制ホルモン）などがある．多くはペプチドであることが同定された．これらのペプチドは，下垂体前葉ホルモンの分泌を調節するのみならず，神経系や腸管にも分布することが明らかになり，神経伝達物質としての役割も果たしていると考えられる．[1047] ⇨参下垂体ホルモン放出ホルモン→502，下垂体ホルモン放出抑制ホルモン→502

視床下部漏斗⇨同漏斗→2993

糸状灸⇨同艾炷（がいしゅ）→437

糸状菌　filamentous fungus，mold　［**カビ（黴）**］　糸状（フィラメント状）の細長い構造体，すなわち菌糸を形成する真菌．[324]

糸状菌検査法　fungus examination　［**真菌検査法，KOH 法**］　白癬菌に属する糸状菌を同定する検査．手技が容易な直接鏡検法によるのが一般的．糸状菌は通常，皮膚の角層に存在するので，角層をメスないしはさみで採取したり，あるいは鱗屑，痂皮，頭髪，爪などを用いたりする．採取した病巣の一部をスライドグラスにのせて 10-30% の KOH（水酸化カリウム）溶液を 1-2 滴滴下し，カバーグラスをかぶせて顕微鏡で観察．KOH 法ともいう．隔壁のある菌糸と分節胞子がみられる．そのほか，培養によるスライド培養法や紫外線を用いたウッド灯検査などもある．[531]

糸状菌性舌炎　glossophytia　皮膚白癬を引き起こす糸状菌（トリコフィトン *Trichophyton* 属，ミクロスポルム *Microsporum* 属，エピデルモフィトン *Epidermophyton* 属）の感染によって発症する舌炎．頻度は低いが急性白血病などの血液疾患や抗癌剤投与により顆粒球が著減した状態でまれに発症する．黒色舌と同義語で使用される場合もある．黒色舌は，抗生物質やステロイド剤の長期使用後に，舌乳頭が肥大，増加して表面が黒色に変化する状態で，メラニン産生菌であるバクテロイデス・メラノゲニカス *Bacteroides melaninogenicus* によって黒色を呈するとされている．[184] ⇨参黒毛舌→1093

自傷〔行為〕　self mutilation　自分の身体の一部を自ら傷つける行為．自殺目的の場合もあるが，単に自らを傷つける目的であることも多い．妄想に基づく統合失調症，てんかんのもうろう状態などでみられるほか，境界性パーソナリティ障害ではストレスを契機に罪悪感に基づいて自傷行為，特に手首自傷を反復することが思春期女性に多くみられ，手首自傷症候群と呼ばれる．

耳小骨　auditory ossicles，ear ossicles　中耳の鼓室内にある小さな３つの骨．形状から，ツチ（槌）骨，キヌタ（砧）骨，アブミ（鐙）骨と呼ばれ，聴覚の伝音系として働く．ツチ骨は鼓膜に，アブミ骨は前庭窓（内耳の入口）に付着．３つの耳小骨は互いに靱帯で連結して一体となり，前ツチ骨靱帯と後キヌタ骨靱帯を軸として振り子のように運動する．外界の音波が鼓膜を振動させると，その振動は耳小骨の振子運動によりアブミ骨側の前庭窓に伝わり，内耳の液体を振動させる．すなわち，耳小骨は空気の圧変化（音波の振動数）を正確に内耳の液体の振動数に変換するテコの役割をしている．しかし，液体を振動させるには空気を振動させるより大きなエネルギーが必要であるため，前庭窓の面積は鼓膜の約 1/20 と小さくなり，鼓膜の受ける圧が約 20 倍に増強されて伝えられるようになっている．耳小骨につく小筋，鼓膜張筋（三叉神経支配）とアブミ骨筋（顔面神経支配）は，過激な振動が内耳に伝わらないように，それぞれ鼓膜とツチ骨，アブミ骨と前庭窓の位置関係を調節している．ツチ骨とキヌタ骨は第１鰓弓のメッケル Meckel 軟骨に由来し，アブミ骨は第２鰓弓のライヘルト Reichert 軟骨に由来．[1044] ⇨参中耳→1987，聴覚器→2003

耳小骨筋反射検査⇨同アブミ（鐙）骨筋反射検査→172

耳小骨伝導　ossicular conduction　鼓膜に伝わってきた音の振動エネルギーが耳小骨（ツチ骨，キヌタ骨，アブミ骨）を介して音圧が約 22 倍に増大し内耳に伝えられること．[1230]

耳小骨連鎖　ossicular chain　ツチ骨，キヌタ骨，アブミ骨の３つの耳小骨が互いに関節で連合し，振動の連鎖を形成していること．鼓膜振動は耳小骨連鎖を経て内耳に伝えられる．[451]

自浄作用　self-purification　［**自然浄化作用**］　河川・湖沼・海洋などの水域や土壌に人為的に加えられた汚濁物質が，時間の経過とともに自然にその濃度を減少させ，もとの清浄な状態を回復する作用．機序は希釈・拡散・沈殿などの物理的作用，酸化・還元・吸着・凝集などの化学的作用，および藻類，原生動物などの水

中の生物によって分解される生物的作用がある.[119]

視床・視床下部性てんかん thalamic and hypothalamic epilepsy ［**仮面てんかん**］ 最近ほとんど用いられなくなった用語．視床下部に由来する自律神経発作と同義．6 & 14 Hz 陽性棘波(6 & 14 Hz positive spikes)がみられるとして，ギブス Gibbs(1951)によって提唱されてきた．現在，1つの独立した臨床カテゴリーとして認められていない.[1318]

視床手 thalamic hand 視床の障害により，開眼していてもなおかつ手指を一平面上に並べて伸展できない病態．閉眼させるとこの傾向はさらに強くなる．しばしば手指はアテトーゼ様の不随意運動を伴う.[369]

視床障害 ［**視床痛**］ 視床は間脳に分類され，ほぼ第3脳室の両側を占めており，全身のさまざまな感覚情報を統合して大脳に伝える中継点としての機能，脳幹網様体からの連絡を受けて，大脳皮質に広く線維を投射し，意識を覚醒させる機能，大脳皮質，基底核，視床下部などの相互連絡にかかわる機能などを有する．脳血管障害などで視床に病変が起こると障害の反対側では，疼痛刺激を与えると不快感と激痛を訴える．この痛みは痛覚過敏(刺激が止まったあとも痛みを感じる痛覚刺激に対する自覚的反応が鋭敏な状態)で，視床の過剰反応によるとされている．代表的な視床障害は視床症候群(デジュリン・ルシー Dejerine-Roussy 症候群)であり，これは病巣と反対側の感覚障害と，耐えがたい異常な自発痛(灼熱痛，視床痛)，不全片麻痺，運動失調，同名半盲からなるもので，視床膝状体動脈の出血，閉塞が原因とされている.[683] ⇨参視床→1283

視床症候群⇨同視床変性→1288

自傷性皮膚炎 dermatitis factitia, factitious dermatitis ［**壊疽**(えそ)**性紅斑，自己損傷性皮膚炎**］ 人工的に自分の皮膚を傷つけることによって生じた皮膚炎をいい，皮膚に発現した精神障害である．患者は突然に紅斑やびらん，潰瘍などの皮疹が生じたと訴えるが，皮疹の分布は手，特に利き腕の届く範囲に多い．爪や刃物，薬物など患者の使用する材料や道具およびその方法により皮疹は多彩．患者との対話から，精神的基盤(ヒステリーなど)の解明とその解決が重要．必要があれば精神科医の診察も行う.[531] ⇨参自殺→1275

指掌蹠(しょうせき)**紋分析** analysis of palm print of hands ヒトは，すべて民族の違いによって，指紋や掌皺の遺伝形質のパターンが異なっており，個々に終生不変という特徴を有している．指掌蹠紋分析のもととなった指紋に関する研究は1880年のフォールズ Henry Faulds(イギリスの医師，1843-1930)による科学雑誌『Nature』での発表であるといわれている．例えば黒人は7型，東洋人は7-9型，白人は9-11型などと分類されている．このパターンの差による形態構造分析によって，個人識別が可能となっている．多くは犯罪の追及に際して証拠としての価値があり，さらに，多胎児の卵生診断，先天的障害児の補助診断などの分野で疾病診断にも利用される．また，親子関係の判定などにおける介助的情報としても利用可能である.[24]

糸状線維腫⇨同軟性線維腫→2200

糸状体⇨同菌糸体→796

矢状断 sagittal section 人体の背腹方向にのびる正中面に平行する断面，またはそのMRIやCT再構成像.[264] ⇨参矢状面→1288，冠状断→612

糸状虫仔虫 microfilaria⇨同ミクロフィラリア→2765

糸状虫症 filariasis⇨同フィラリア症→2515

糸状虫症盲 オンコセルカ症(回旋糸状虫症)の症状の1つで，ミクロフィラリア(フィラリア仔虫)がしばしば眼に移行し失明した状態．ミクロフィラリアは眼組織のどの部位へも侵入するため，さまざまな眼症状が出現する可能性があるが，失明は最も重大な症状である.[288] ⇨参オンコセルカ症→418

視床枕(ちん)**核** pulvinar ［**後核**］ 内側および外側膝状体の背側にあり，視床後面から後方部へ突出する大きな灰白質のかたまり．枕核は霊長類でよく発達しており，前核，内側核，外側核，下核に区別される．枕核には上丘浅層，視蓋前域，皮質視覚領(第17-19野)からの線維が終わる．また，後外側核と同様に，膝状体外視覚伝導路としての特徴があり，反対側半視野の情報を上丘浅層から受け取って一次視覚野(17野)および二次，三次視覚野(18,19野)，前頭眼野(8野)に送っている．視覚領への投射線維は，17野ではⅢ-Ⅰ層に，18,19野ではⅣ,Ⅲ,Ⅰ層に終止する．内側，外側，下枕核は前頭葉，側頭葉および後頭葉連合領野へそれぞれ投射し，視床連合核として視覚の統御機構，視覚パターン弁別に関係すると考えられている．感覚性失語症で，ウェルニッケ Wernicke 中枢に障害がある患者では，枕核に強い変性が認められる．サルでは枕核の破壊で視覚弁別の能力が低下する.[1043] ⇨参視床→1283

視床痛 thalamic pain⇨同視床障害→1287

視床動物 thalamic animal 中枢神経系が視床と終脳の間で離断され，視床を含む下位中枢の機能は保たれている動物．固縮や脳反射の亢進を伴う.[1230]

視床特殊投射系 thalamic specific projection system 視床ではすべての感覚がそれぞれの視床核を介して大脳へ中継されるが，それらのうち特殊感覚情報の中継を行う特殊核群から皮質への投射系.[1230] ⇨参非特殊投射系→2462

歯状突起骨折 odontoid〔processus〕fracture ［**歯突起骨折**］ 軸椎歯突起骨折のことで，頸椎骨折全体の10%前後を占める．多くは頭部に対する過度な屈曲の力が加わる結果として発生．診断には開口位X線写真およびCT，MRIが有用．アンダーソン L.D. Anderson により3型に分類され，基部骨折では手術が必要な症例もある.[1017]

糸状乳頭 filiform papillae, papillae filiformes⇨参舌→1301，舌乳頭→1739

茸状(じじょう)**乳頭** fungiform papillae ［**茸状**(じょうじょう)**乳頭**］ 舌の表面は小突起のある粘膜で被覆され，この突起を乳頭といい，乳頭の中には味覚を認知する味蕾がある．味蕾の中で茸状乳頭は舌尖に多く分布し，きのこ状で頭部は丸く半球状を呈する．味蕾の先端にある味孔から食物の味成分が味蕾に入り，味細胞で甘味の味覚情報を獲得し大脳の味覚野へと伝達する.[434] ⇨参舌→1301，舌乳頭→1739，葉状乳頭→2870

市場の失敗 market failure 市場の機能が最適な資源配分を実現できない状況をいう．われわれが生活する現代社会において，市場機能は資源の最適分配や効率的利用の方法としてかなり有効な役割を果たしているが，その成果は完全なものではない．市場が寡占化したり市場環境に不確実性が増してきた場合には，市場機能は限界を有することになる．市場が最適な資源配分に失敗する要因として，以下の5つがあげられる．①情報の非対称性と不確実性：現実の社会では，消費者が完全な情報をもっていることは保証されていないことからもわかる．②外部効果：ある経済主体がコストや便益を意識することなしに，他の経済主体に何らかの影響を与えること(例えば，鉄道や高速道路が整備されたことにより，利用者である輸送業者に発生する輸送費が逓減し，近隣の農家が生産する農作物の価格が下がり，都市部の消費者が満足を得るといったこと)．③規模の経済による自然独占：生産量に関する規模の経済の問題であり，鉄道，電気，ガスなど巨額な初期投資が必要なサービスは規模の経済が生まれ，自然に独占が成立する．④公共財：消費に関する競合性および排除原則が機能しない財であり，そこでフリーライダー free rider(便益を享受しながら対価を支払わない者)問題が生じる．⑤所得分配問題：所得配分は市場機能が最適な解を提供できない領域である．なぜなら，市場での行動で最初の段階でそれぞれ貧富の差があるからである．[868]

篩(し)状板 lamina cribrosa, cribriform plate ［強膜篩状板］ 眼球後方で視神経束を貫通させている強膜内層1/3の網目状構造の部分．網目状の多孔性の薄膜になっていて，視神経線維束がこの小孔を通過する．篩状板通過後，無髄の視神経線維は有髄化する．[566]

視床非特殊投射系 thalamic nonspecific projection system ⇨同非特殊投射系→2462

糸状ブジー filiform bougie ［誘導ブジー］ 高度な尿道狭窄で，通常の金属ブジーでは挿入困難あるいは危険な際に使用するブジー．細い〔3-5 Fr(フレンチ)〕ブジーで，まずこのブジーで狭窄部を通過させ，根もとのネジに金属ブジーを接合して，糸状ブジーをガイドに順次太い金属ブジーで狭窄部を拡張していく(ルフォール Le Fort 操作)．また狭窄部に1本の糸状ブジーがスムーズに入らないときは，複数の糸状ブジーを挿入し，中の1本が通過すればこれに金属ブジーを接合して上記操作を行う方法もある．[353]

視床変性 thalamic degeneration ［視床症候群］ 視床の神経細胞の変性によって起こる片麻痺や知覚障害，運動失調，自発痛などが起こる状態．両側性に変性が起こると認知症が出現し，視床性認知症と呼ばれるが，代表的疾患として，クロイツフェルト・ヤコブ Creutzfeldt-Jakob 病(CJD)などがある．[609] ⇨参視床下部症候群→1285

矢状縫合 sagittal suture 左右の頭頂骨の間で頭蓋の前後(矢状方向)に走る縫合．矢状縫合と前方の冠状縫合との交点をブレグマ bregma，後方のラムダ縫合との交点をラムダ lambda といい，頭蓋計測の基準点として重要．新生児では頭蓋骨の間が広く開いていて，ブレグマ，ラムダなどの領域は結合組織性の線維膜で覆われ頭蓋泉門といわれる．前頭骨と頭頂骨で囲まれる泉門を大泉門，頭頂骨と後頭骨で囲まれるのを小泉門と呼ぶ．大泉門は生後1.5-2年で，小泉門は6か月～1年で閉じる．[1044] ⇨参頭蓋→2094

市場メカニズム market mechanism 物の価格は，需要と供給とのバランスによって決まるという一般産業界の価格決定の基本的しくみ．自由な市場においては，需要が多く供給が少なければ価格は高騰し，逆に需要が少なく供給が多ければ価格は低下する．保健医療サービスにおける価格の決定はこのようなメカニズムにゆだねられているわけではない．[415]

矢状面 sagittal plane 人体の断面の1つ．前方からの「矢が身体を貫通する面」という意味で，身体を左右に分ける平面を指す．正中で分ける面を正中矢状面，正中を通らない矢状面を傍矢状面という．人体では，冠状面(前額面)や横断面(水平面)と直角に交わる．CT や MRI 検査においては，患者の体位を変えることなく矢状面の断面も描出することができ，病変の立体的把握を容易にしている．[1044] ⇨参解剖学的肢位→455

糸状疣贅(ゆうぜい) verruca filiformis 俗にいぼといわれるもので，DNA ウイルスの一種であるヒト乳頭腫ウイルス(HPV)感染による糸状の丘疹．単発あるいは集簇して認められる．比較的若年者の指趾や手に好発するが，特に顔面や頸部では乳嘴状，糸状の形態をとることが多い．悪性化はしないので治療は美容的見地から行う．液体窒素などの冷凍凝固法による治療では施行後の色素沈着に注意する．[531]

自助具 self-help device 上肢の筋力の低下，関節可動域制限ならびに把握動作やつまみ動作などの手指の巧緻動作障害によって生じた日常生活動作の遂行能力低下を代償するための道具．[81]

自助グループ(集団) self-help group ⇨同セルフヘルプグループ→1744

シシリー=ソンダース Dame Cicely Mary Saunders イギリスの内科医．癌末期患者の苦痛の緩和に取り組み，聖クリストファーホスピスを設立，ホスピス運動の創始者といわれている(1918-2005)．裕福な実業家の家庭に生まれる．病む人に献身したいとナイチンゲール看護学校で看護師になるための訓練を受けるが，背骨の痛みが原因で訓練を継続できなくなり看護師への夢を断念する．その後，医療ソーシャルワーカーとなり，聖トマス病院に勤務．病院で，苦痛や苦悩を抱え，孤独なまま死にゆく人たちを見て，癌末期患者の痛みを和らげ，精神的にも支えとなるような医療の必要性を感じ，33歳から医学を学び始め，1957年，医師の資格を得た．痛みの発生機序と麻薬の作用について研究していた聖メアリー病院付属医学校薬理学部のハロルド=スチュワート Harold Stewart 教授のもとで，癌末期患者の痛みの緩和に取り組み，経口モルヒネ剤ブロンプトンカクテルの4時間ごとの投与によって，癌特有の痛みをコントロールすることに成功した．1967年，在宅ケア，施設ケアに加えてホスピスケアに従事する人たちの教育・研究機能を併せもつ聖クリストファーホスピスを設立．愛情に満ちたケアが重要であると説いた．このような考え方がホスピス運動として世界各地に広がっていった．1997年に来日し，東京と大阪で「ホスピスケアの理念と実践」と題して記念講演会が開催され，“Hospice as Bridge Builder(橋を架ける者としてのホスピス)”，つまり「ホスピスが人と人，場所と場所をつなぐ架け橋となって，心の交流を生み出す」ことを繰り返し述べた．後半生は末期患者の苦痛の緩和に力を注ぎ，2005年，聖クリストファーホスピスで亡くなった．[621] ⇨参ブロンプトンカクテル→2603，聖クリ

ストファーホスピス→1666

支持療法⇨同支持的精神療法→1280

試視力表 visual acuity test chart⇨同視力表→1500

視診 inspection 診察者の目をもって視覚的に患者状態を観察すること．診察の聴診，打診，触診などに対して用いられる．身体の診察で最初に行われるものであり，全身を観察したのち，局所の観察に移る．[1070]

四診 four examinations 漢方医学には望診(ぼうしん)，聞診(ぶんしん)，問診，切診(せっしん)と呼ばれる診察法があり，これらを四診という．望診は，視覚によって患者の状況を把握する診察法で，現代医学の視診にあたる．舌診もこれに相当する．聞診は聴覚や嗅覚などを通じて行う診察法である．問診は患者や家族などから，患者の愁訴をはじめ，家族歴，既往歴，現病歴などを知ることをいう．また，切診は医師が手を患者の身体に直接触れて診察することをいう．脈診や腹診がその代表であり，経穴上の反応をみる診察も含まれる．[752] ⇨参舌診→1736，脈診→2772，腹診→2537

耳鍼(じしん) auricular acupuncture 中国の鍼療法の1つである．フランスのノジェP.Nogierがフランスの民間療法を体系化したとされる療法とは異なるといわれる．内臓体表反射と同様に，内臓や身体の一部に疾患が発症すると耳介上の一定部位に反応点が現れる．この耳介の皮膚面の反応は，圧痛点あるいは皮膚の電気抵抗減弱点として検知し，それが即診断となり治療点となる．短鍼あるいは皮内鍼，円皮鍼(リング鍼)などを用いて10-20分間の置鍼を行ったり，また1週間ほど留鍼する場合もある．[123]

児心音 fetal heart sound ［胎児心音］ 母体の腹壁を介して聴取される胎児の心音．妊娠12週でほぼ100%聴取できる．心拍数を測定し，徐脈，頻脈，不整脈の有無をチェックする．正常心拍数は120-160/分で，規則正しいリズムを有している．従来はトラウベTraube聴診器が用いられたが，現在は分娩時に胎児の状態を観察，評価するために超音波ドプラ法で腹壁を通して経時的に測定する．分娩時には子宮収縮に合わせて変化する胎盤循環を反映し，胎児の自律神経が反応して変動する．胎児心拍モニタリングは胎児心拍数の連続的な変化を記録してそのパターン(胎児心拍数基線，基線細変動，周期性変化)から胎児機能不全(胎児ジストレス)の診断を行う．一過性徐脈decelerationのことを通常は児心音低下といい，児の状態，胎盤循環が悪化していることが多く，急速遂娩検討の判断材料になる．胎児が元気であること(well-being)の指標であり，出生後の新生児の状態を予測するための重要な情報となる．[245] ⇨参分娩監視装置→2609，胎児機能不全→1868，一過性徐脈→254

持針器 needle holder，needle carrier，needle forceps ［針鉗子］ 針を保持して，縫合を行うための器具．先端部は針をはさんでしっかりと固定できるように歯型がついていて，嘴(し)部と呼ばれている．丸針でも角針でも滑ることなく保持できるように，握る部分にも止め金具がある．マッチューMathieu型，ワグナーWagner型，マッソンMasson型，ヘガールHegar型などがあるが，皮膚・腹壁などの表在部での縫合には，一般にマッチュー型やワグナー型がよく用いられる．深部での縫合には長いヘガール型が用いられる．最近では確実性を増すために針を保持する部分に工夫が加えられ，嘴部咬合面の滑り止めにチタニウムなどの超硬金属を使用したダイヤモンドチップ式のdiamond-jaw needle holderと呼ばれる持針器が普及している．[1403]

持針器縫合⇨同持針器結び→1289

持針器結び instrumental tie ［持針器縫合］ 手術における縫合時，手だけでなく持針器も使って行う糸結び法．助手のいない小手術などで多用される．[1246]

耳真菌症⇨同外耳道真菌症→436

視神経 optic nerve；ON ［第2脳神経］ 第2脳神経として網膜の視覚情報を脳に導く神経．網膜は遠隔刺激の光を視細胞(神経細胞ではない)で受容して統合処理し，視覚情報として視神経〔節〕細胞の軸索を通して脳に伝える．この軸索の集合が視神経で，眼球後部から出て眼窩の奥の視神経管を通って頭蓋腔に入る．ちなみに，視神経の出る部位の網膜はいくぶん凹んでいて視神経陥凹といい，視細胞を欠いている(マリオットMariotteの盲点)．左右の視神経は下垂体直前で視〔神経〕交叉を形成し，視索となり上行して，間脳の視床(外側膝状体)や中脳蓋の上丘に入る．視床に入る情報は視床から大脳皮質(後頭葉の視覚野，視覚連合野)に送られ，形や色が認識される．中脳に入った情報は対光反射などの反射反応にかかわる．視交叉では，網膜の内側半分(鼻側)からの線維だけが交差して対側の視索に入る．すなわち，右視野からの情報は左大脳半球の視覚野に，左視野からの情報は右半球の視覚野に入る．左右の視覚野の情報は統合処理されて立体的な視覚情報として認識される．網膜の原基は発生初期に間脳の壁が突出して形成される．このため，網膜は脳の一部であり，視神経を取り囲む脳髄膜のくも膜下腔には脳脊髄液が満たされている．頭蓋内の脳脊髄液圧が高まると，その影響は眼球後面にまで及び，網膜を障害することがある．[1044] ⇨参視覚器→1229，網膜→2820，眼球→576

視神経萎縮 optic nerve atrophy 視神経の軸索が変性萎縮し，視神経機能を消失した状態．視神経乳頭は白く退色し，視力低下や視野に異常をきたす症状が現れる．視神経乳頭の所見により次のように分類される．①先天性，外傷・圧迫，脱髄，循環障害を原因とし，視神経乳頭は白く境界も鮮明で，生理的陥凹を伴い網目状の篩状板が見える単性視神経萎縮，②うっ血乳頭や乳頭炎症後に生じ，乳頭は白いが境界が不鮮明な炎症性視神経萎縮，③緑内障性の陥凹が見られる緑内障性視神経萎縮，④網膜色素変性などが原因で乳頭が黄色く見える網膜性視神経萎縮，などがある．[258]

視神経炎 optic neuritis 比較的若年女性に多く，視力低下，中心暗点などがみられる炎症性疾患．視神経の脱髄が主原因と考えられ，海外では約半数は多発性硬化症に移行するとされるが，わが国では特発性が多い．自然回復のある疾患だが，両眼性の場合や早期の回復を希望する際には，ステロイドパルス療法が選択される．[1153]

視神経管 optic canal 蝶形骨小翼にある直径約5 mm，長さ約10 mmの管腔で，中頭蓋窩と眼窩腔を交通する．視神経，眼動脈，交感神経が通る．[566]

視神経管隆起 elevation of optic canal 蝶形骨洞にみら

れ最後部副鼻腔内に出現する骨壁隆起で視神経を含んでいる.[98]

視神経欠損 coloboma of optic nerve, optic disc coloboma ［乳頭欠損，視神経コロボーマ，乳頭コロボーマ］ 胎生期の眼杯裂の閉鎖不全によって起こる先天異常．閉鎖不全の部位と程度によってさまざまな病像を示し，虹彩，毛様体，脈絡膜，水晶体の欠損を伴うこともある.[1153]

視神経交叉⇨同視交叉→1266

視神経孔撮影法⇨同視束管撮影法→1299

視神経膠腫 optic glioma, optic nerve glioma 視交叉部に発生する良性腫瘍．徐々に進行して失明に至ることがある．小児によくみられ，しばしば斜視を伴う.[651]

視神経コロボーマ optic disc coloboma⇨同視神経欠損→1290

視神経脊髄炎症候群 optic neuromyelitis⇨同デビック病→2069

耳神経節 otic ganglion 耳下腺からの唾液分泌の調節にかかわる副交感神経線維の中継神経節(自律神経節)．節前線維は延髄の下唾液核から起こり，舌咽神経(第9脳神経)に入り，耳神経節でニューロンを代え，その節後線維は耳下腺に分布する．頭蓋底(蝶形骨)の卵円孔の直下で，下顎神経(←三叉神経)の内側に接する小さな神経節．耳神経節には下顎神経の運動性線維や交感神経線維も入るが，通過するだけである.[1044] ⇨参自律神経系→1498，副交感神経→2530

視神経乳頭 optic disk, optic papilla 網膜の神経節細胞線維が集まり，視神経が始まる部分．黄斑の鼻側約4 mm に位置し，正常の場合，直径約1.5 mm で縦長の楕円形．この部位には視細胞がないので，これに相当する盲点(マリオット Mariotte 盲点)が視野に存在する．視神経乳頭の硝子体面は周辺部が隆起し，中央が陥凹している．そのほぼ中央を網膜中心動脈および静脈が通る.[566]

視神経乳頭陥凹 excavation of optic nerve head, optic disc cupping ［乳頭陥凹，生理的乳頭陥凹］ 視神経乳頭の中央部にみられるくぼみ．陥凹の周囲の乳頭辺縁部を視神経線維が走行している．緑内障で視神経が障害されると視神経線維が減少し，視神経乳頭陥凹の拡大がみられる．初期の緑内障では自覚症状がないため，健診で視神経乳頭陥凹の拡大を指摘され，眼科を受診して緑内障と診断されることが多い.[1153]

自信欠乏型精神病質者 ［D］selbstunsichere Psychopath ［自信欠乏者］ シュナイダー Kurt Schneider (1887-1967)の精神病質人格の類型の1つ．内的な不安定性と自己不全感が共通の特徴であるが，さらに敏感者と強迫者の2亜型に分けられる．敏感者は，体験に対する印象能力は強いが感情を外に発散することができず，体験を抑制的に処理するので，自分自身に対して過度に良心的・倫理的になり，敏感関係妄想を発症しやすい．強迫者は持続的な罪責感や不全感にとらわれ，失敗を恐れ，完全癖に陥り，強迫性障害を発症しやすい.[1269] ⇨参強迫性パーソナリティ障害→768，敏感者→2502

自信欠乏者 ［D］Selbstunsichere⇨同自信欠乏型精神病質者→1290

磁図 magnetography ［心磁図］ 体内の活動電流によって生じる微弱な磁界を計測したもの．超伝導の研究により，SQUID(超伝導量子干渉素子)磁力計が臨床に用いられてから生体各部の磁界が計測されるようになった．実用化されているものとして心磁図，脳磁図，肺磁図があり，心磁図は不整脈や虚血性心疾患の診断に，脳磁図はてんかんや感覚器の障害部位の判定に，肺磁図は塵肺の早期発見などに役立つ.[1070] ⇨参脳磁図→2299

歯髄 dental pulp ゾウゲ(象牙)質で囲まれ，歯髄腔を満たしている組織で，血管，リンパ管，神経線維などが内蔵されている．中胚葉の歯乳頭から発生した疎性結合組織で，突起の多い歯髄細胞や線維芽細胞が多く存在し，その他，ゾウゲ芽細胞(ゾウゲ質を形成する)，コラーゲン線維などが含まれている．髄室を満たすものを冠部歯髄，根管内を根部歯髄，髄室角を歯髄角という．歯髄は胎生期と同様な性状で疎性組織のため炎症が波及しやすく，外来刺激に対しては第二ゾウゲ質(歯髄を防御する)を形成する．加齢により萎縮，変性などの退行性変化が生じやすく，血液や神経組織が狭小な根尖孔から連絡しているために代謝障害や循環障害が起こりやすい.[434]

耳垂 lobule ［耳朶(じだ)］ 耳介下端のやわらかい部位(俗にいう耳たぶ)．耳介奇形のなかには，耳垂が先天的あるいは後天的に消失している耳垂欠損や，耳垂が2つに割れている耳垂裂などがある.[98]

歯髄炎 pulpitis 歯髄に起こる炎症．大部分が齲蝕に起因する細菌感染であるが，破折や温熱刺激，化学刺激によって起こる場合もある．ゾウゲ(象牙)細管を通して根尖歯周組織から上行性血行を介して歯髄へ感染することもある．①歯髄充血：齲(う)蝕病巣からの細菌感染，歯の外傷，歯の切削時の温熱的刺激，歯科治療時の薬剤やレジン重合液などによるもので，一過性の誘発痛があるが自発痛はない．②急性単純性歯髄炎：齲蝕病巣からの細菌感染，または化学的・物理的刺激によるもので，一部性と全部性歯髄炎に分ける．一部性は自発痛が間欠的で限局しているのに対し，全部性は疼痛が持続性で放散性である．放置しておくと化膿性炎に移行する．処置は抜髄．③急性化膿性歯髄炎：齲蝕病巣からの細菌感染で単純性歯髄炎から移行する．また慢性歯髄炎から急性化する場合もある．一部性と全部性とがあり，両者とも激しい自発痛と拍動性疼痛がある．その他，一部性の疼痛は限局性で間欠性であるのに対して，全部性の疼痛は放散性で持続性である．特に温熱刺激に対して過剰に反応し，咬合痛，打診痛がある．いずれも齲蝕による齲窩は大きく，抜髄処置が行われる．④急性壊疽性歯髄炎：急性化膿性歯髄炎から継発することが多く，歯髄がタンパク質分解酵素を産生する細菌で壊死に陥る．持続性の疼痛で拍動性と放散性を呈し，温熱刺激での反応が著しく，所属リンパ節の圧痛や腫脹がみられる．処置は抜髄．⑤慢性閉鎖性歯髄炎：歯髄に慢性炎症が持続し，露髄のない状態で経過している慢性齲蝕病巣に細菌感染が生じ歯髄を刺激する．症状はほとんどみられない．処置は抜髄．⑥慢性潰瘍性歯髄炎：大きな齲窩に細菌感染があり，自発痛はないが食物残渣の貯留などで疼痛を感じる．露髄潰瘍面を触診すると疼痛があり易出血性である．抜髄する．⑦慢性増殖性歯髄炎：歯髄息肉

(ポリープ，増殖し膨隆した歯肉のこと)があり，潰瘍性歯髄炎から継発して発症し，潰瘍面からの肉芽様茸状歯髄が齲窩を覆っている．若年者の歯(乳歯，大臼歯など)に多くみられる．自発痛はないが食片貯留などで易出血と疼痛がみられる．ポリープ除去後，抜髄する．⑧歯髄壊死：細菌感染でなく，外傷，化学的刺激，歯髄循環障害などで壊死に至ったもの．湿性と乾性壊死に分けられ，自発痛や打診痛はみられない．抜髄する．⑨歯髄壊疽：歯髄が壊疽の状態で細菌感染し，腐敗した状態．根尖周囲組織へと病変が波及している．自発痛はないが咬合痛や温熱痛を生じることがある．処置は抜髄，場合によっては抜歯する．[434] ⇨参歯髄疾患→1291

歯髄結石 pulp stone⇨同ゾウゲ(象牙)質粒→1811

歯髄結節 pulp nodule⇨同ゾウゲ(象牙)質粒→1811

歯髄疾患 〔dental〕pulp disease 歯髄組織に発症する疾患の総称．大部分が齲(う)窩を介しての細菌刺激に由来し，その他，化学的刺激(修復材料，レジンモノマー，リン酸塩など)，温熱刺激(窩洞の窩底と歯髄が近接している場合，知覚過敏などのゾウゲ細管を介しての刺激など)がある．病態像は歯髄炎の項を参照．[434] ⇨参歯髄炎→1290

歯髄処置 treatment of dental pulp 外的刺激により，歯冠の破折や齲(う)蝕で歯髄が感染した場合に行う治療法．歯髄の保存療法と除去療法とに分類される．歯髄の保存療法には，①歯髄鎮静療法：深在性齲蝕や窩洞形成部位に鎮痛・消炎作用のある薬剤を貼付して，経過観察する待機療法，②覆髄法：1)直接覆髄法(歯髄に薬剤を直接貼付)，2)間接覆髄法〔歯髄刺激を遮断し，第二ゾウゲ(象牙)質の形成を促進させる〕，③歯髄切断法：1)生活歯髄切断法(歯冠部歯髄に感染が限局し，根管歯髄は感染していないので保存する方法)，2)失活歯髄切断法(薬剤で歯髄を失活，乾屍させ，制腐的に保存する方法)，④抜髄法：直接抜髄法(麻酔下で歯髄除去を行う方法)，2)間接抜髄法(薬剤で失活させ歯髄除去を行う方法だが，ほとんど行われていない)，⑤感染根管治療：感染歯髄がゾウゲ質の内壁にまで浸及している場合に，根管内壁の感染菌や有機質を除去し，根尖部病変の治癒をはかる．[434] ⇨参覆髄法→2543，断髄法→1944，抜髄法→2383

歯髄診断法 pulp diagnosis 歯髄の臨床的健康の有無を検査し，その状態を判断する方法．医療面接で過去の自発痛や誘発痛の有無，視診や触診，打診(化膿性歯髄炎＋)，X線診(歯根膜肥厚，破折など)，齲(う)窩の電気抵抗値(15 kΩ以下：露髄)などがある．その他，電気診では，歯髄充血や急性単純性歯髄炎では正常歯髄より閾値は低下するが，急性化膿性歯髄炎では閾値が高くなる．温度診では，歯髄充血や急性単純性歯髄炎で冷刺激に強く反応するが，急性化膿性歯髄炎では温熱刺激で疼痛が増幅される．さらに必要に応じて麻酔診(患歯の同定や鑑別)や切削診(エナメル-ゾウゲ質境を切削し，疼痛の有無を判定)などを行うこともある．[434]

歯髄切断法 pulpotomy⇨同断髄法→1944

歯数異常 anomaly in number of tooth 正常の歯数(乳歯20本，永久歯32本)より多い場合と少ない場合，歯数異常という．過剰歯は，上顎前歯部や臼歯部に多い．歯数不足の大部分は永久歯列で，欠如の傾向は智歯，第2小臼歯，上顎側切歯，下顎中切歯に多く，犬歯，第1大臼歯の欠如はまれ．歯数の不足は，部分的無歯症と全無歯症に区別される．[1369]

指数関数 exponential function $y = e^{ax+b}$ で表される関数．指数部分の $ax + b$ が正の方向に大きくなるにつれて，y は加速度的(ねずみ算的)に大きくなり，逆の方向の値をとるにつれて限りなく0に近づく．対数関数の逆関数．[467]

指数弁 counting fingers；CF，numerus digitorum；n.d. 視力検査において，0.1の視標を50 cmの距離で判別できない場合の視力の表現方法．眼前に示された手指の数を数えられれば指数弁といい，50 cm/指数，50 cm/n.d.などと表記する．さらに視力が悪い場合，眼前で手を動かし，動きの方向がわかれば手動弁といい，m.m.(motus manus)と表記する．[480] ⇨参光覚弁→981

ジスキネジア⇨参二相性ジスキネジア→2214

シスター・カリスタ=ロイ⇨同ロイ→2987

シスター・ドーラ Sr.Dorothy Wyndlow Pattison イギリス国教会所属の牧師の娘として生まれる(1832-78)．幼い頃から看護に関心を抱き，1864年には修道会に入り，看護活動を開始．翌年からバーミンガム近郊のウォルソール病院にて，産業革命に伴う産業災害の犠牲となった多数の市民の看護に携わった．[1236]

シスター・ヘレン⇨同ヘレン→2640

シスタチオナーゼ欠損症 cystathionase deficiency⇨同シスタチオニン尿症→1291

シスタチオニン合成酵素欠損症 cystathionine synthase deficiency⇨同ホモシスチン尿症→2714

シスタチオニン尿症 cystathioninuria ［シスタチオナーゼ欠損症］ 先天性代謝異常疾患で，尿に多量のシスタチオニンの排泄がみられる．シスタチオニンはメチオニンの中間代謝物であり，シスタチオナーゼによりシステインとホモセリンに分解される．大量のビタミンB_6投与でシスタチオニン尿は消失するが，投与を中止すると再び出現する．本症ではシスタチオナーゼの異常により補酵素ピリドキサールリン酸(PLP)との結合が低下し，多量のPLPを必要とするものと考えられる．[987]

シスタチンC cystatin C；Cys-C 全身の臓器で一定量産生される小分子タンパク質(分子量1万3,000)で，腎糸球体から濾過されて，ほとんどが近位尿細管で再吸収される．シスタチンCの血中濃度は糸球体濾過量glomerular filtration rate(GFR)の指標となり，GFRが低下するとその血中濃度は上昇する．血清クレアチニン(Cr)値に比して鋭敏で，早期の腎障害の発見に適しているとされる．また筋肉量の影響を受けないので，体格が年々大きく変化する小児では特に有用である．[954]

シスチン cystine ［3,3′-ジチオビス(2-アミノプロピオン酸)］ $C_6H_{12}N_2O_4S_2$，分子量240.30．2分子のシステインが酸化されて結合したもの．イオウを介して結合しているので，この結合様式をジスルフィド結合という．還元されるとシステイン2分子になる．羊毛，爪，毛髪，角などのケラチンを主成分とするタンパク質に多く含まれている．タンパク質の高次構造保持に重要な役割を果たしている．水への溶解性が低く，しばしば尿路結石を形成する．[930]

シスチン結石症 cystine urinary lithiasis, cystine stone 尿路結石のうち約2%を占め，シスチンの代謝異常(シスチン尿症)によって生じる常染色体劣性遺伝疾患．中性アミノ酸であるシスチンのほかにリジン，アルギニン，オルニチンが尿中に増加・排泄される．シスチンは尿中で溶けにくく，特に尿のpHが低い場合(酸性尿)は容易に結石を形成する．結石は肉眼的には黄褐色で，カズノコのような様相を呈し，単純X線撮影では写りにくい．尿のアルカリ化および，ペニシラミン，グルタチオンの服用にて結石の発生を抑えることが可能．[474]

シスチン症 cystinosis ［シスチン蓄積症］ シスチン結晶が細網内皮系を中心とした諸臓器に蓄積する常染色体劣性遺伝疾患．原因は不明．シスチン蓄積とファンコニ Fanconi 症候群様の症状を呈する．次の三病型に分類される．①乳児型(腎型)：最も重症で，早期に腎不全となる．進行性尿細管機能障害，糸球体障害を認める．②思春期型(中間型)：腎障害は軽く，進行も緩やか．10歳代に発症．③成人型(良性型)：腎障害はなく，シスチン蓄積を角膜，骨髄，白血球のみに認める．[1631] ⇨参シスチン尿症→1292

シスチン腎症 nephropathic cystinosis 常染色体劣性遺伝形式をとるリソソーム病の一種．その原因はリソソーム膜輸送の異常にあり，乳児期に腎症状で発症し，多飲，多尿，脱水，アシドーシスやファンコニ Fanconi 症候群を呈する．尿細管にシスチンの蓄積が増加するにつれ，糸球体，間質病変が進行し，腎不全に至る．10歳前後に腎移植の適応となることが多い．[214]

シスチン蓄積症 cystine storage disease⇨同シスチン症→1292

シスチン尿症 cystinuria ［家族性シスチン尿症］ 尿中にシスチンを大量に排出，加えて二塩基性アミノ酸であるリジン，アルギニン，オルニチンの排出増加を認める常染色体劣性遺伝疾患．シスチン，リジン，アルギニン，オルニチンの尿細管での再吸収障害および腸管での吸収障害に基づく．10-20歳代に多発し，シスチンの大量尿中排泄により生じる尿路結石による尿管閉塞，尿管疼痛，尿路感染症状を呈する．Ⅰ型，Ⅱ型，Ⅲ型に分類される．生命予後は良好．[1631]

システイン cysteine；Cys, C 含硫アミノ酸の一種．システインのSH基は反応性が高い．このSH基同士が結合したものがシスチンであり，タンパク質の高次構造に重要である．生体内ではメチオニンから生合成可能なので非必須アミノ酸に分類される．[1479]

システム思考 systems thinking ［システムズアプローチ］ ものごとを諸要素の相互かつ複雑にからみ合って成り立っているシステムとしてとらえ，システムを構成する特定の要素を単独で取り出して取り扱うのではなく，あくまでも全体との関係性において考え解決を図ろうとするスタイル．本来複雑である全体を，要素に還元して説明する分析的思考と対立する．[1508] ⇨参一般システム理論→257

システムズアプローチ⇨同システム思考→1292

システム理論⇨同一般システム理論→257

システムレビュー systems review ［系統別再調査］ 問題志向型システム problem-oriented medical system〔POS(POMS)〕において，対象者のアセスメントをするとき，過去から現在までの病歴や生活歴などを聞くが，そのあとで身体的状況を臓器別に系統的に診察して，問題を整理すること．[415]

ジステンパーウイルス distemper virus ［イヌジステンパーウイルス］ パラミクソウイルス科のモルビリウイルス *Morbillivirus* 属に属する．麻疹ウイルスに近縁のウイルスでイヌに病原性を有する．[1113]

シスト cyst ［嚢子］ 嚢子ともいう．原虫の形態の1つで，皮嚢した状態で運動性がない．環境変化への抵抗力が強く感染性があり，他の宿主へ伝播する．[288] ⇨参原虫［類］→955

シストキャリア cyst carrier⇨同嚢子保有者→2301

ジストニア dystonia ［ジストニー］ 神経学的症状の1つで，筋緊張の異常に亢進した不随意運動．手足，舌，体幹などをゆっくりねじり，あるいはねじった姿勢を一定時間保つ．脳性麻痺，遺伝性捻転ジストニア，抗精神病薬(ハロペリドールなど)の急性副作用の際に多くみられる．大脳基底核の線条体(尾状核，被殻)の病変や機能障害によって起こると考えられている．[389]

ジストニー⇨同ジストニア→1292

シスト保有者 cyst passer⇨同嚢子保有者→2301

ジストマ distoma 吸虫類に属する寄生虫の俗称．肺吸虫を肺ジストマ，肝吸虫を肝ジストマと呼ぶことがある．[288]

シストメトリー cystometry 排尿機能を動的にとらえる検査法を尿流動態検査といい，その検査法の1つ．膀胱知覚の有無，注入量の増加に対する膀胱壁の反応(不随意収縮の有無，コンプライアンスの変化，最大容量)や排尿筋収縮力の強弱などを知るための検査で，特に神経因性膀胱の診断に有用．経尿道的に8-10Fの2ウェイカテーテルを膀胱内に挿入し，一定の速度(一般的には30-50 mL/分)で水または炭酸ガスを注入していき，体外に置いた圧量トランスデューサーを経由して圧力変化を記録する．1872年にシャッツ Schatz が腹腔内圧測定を試みる際に偶然みつけた方法とされ，はじめての測定装置は1882年にモス Moss とペラカーニ Pellacani により考案・実用化された．[118] ⇨参膀胱内圧測定法→2666

シス・トランス検定 cis-trans test⇨同相補性試験→1828

ジストロフィン dystrophin 骨格筋の細胞膜を内側から支えているタンパク質．分子量427 kDa(キロダルトン)．その遺伝子はX染色体短腕(Xp 21)にある．このタンパク質に異常があると筋肉の構造や機能に異常が出現．デュシェンヌ Duchenne 型筋ジストロフィー(DMD)はこの欠損．[930]

シスプラチン cisplatin ［CDDP］ 抗癌剤である白金製剤の代表的薬物．白金，塩素，アンモニアとの化合物で，癌細胞の遺伝子DNAとの結合でDNA鎖を切断し，DNAの合成および癌細胞の分裂・増殖を阻害する．濃度依存性に高い腫瘍縮小効果を示す．ただし副作用も強く，腎毒性が問題となるほか骨髄抑制や嘔吐などの消化器症状も著しい．肺癌，精巣腫瘍，前立腺癌，卵巣癌，膀胱癌，頭頸部癌，骨肉腫を含む幅広い適応を有し，他の抗悪性腫瘍薬と併用されることが多い．動注用製剤は，肝細胞癌に対する肝動注療法のみに適応．[204,1304] 商ブリプラチン，ランダ

シスプラチン腎症 cis-platinum(cisplatin) nephropathy 抗癌剤として用いる白金製剤のシスプラチンによる尿細管間質腎症．多くは一過性であるが，近位尿細管細胞内に高濃度にシスプラチンが蓄積されることにより尿細管壊死をきたし，ときに急性腎不全に至る．合併症として低マグネシウム血症，低カリウム血症，低カルシウム血症が認められることがある．予防的に水分負荷，利尿薬の投与などが行われる．[214]

ジスメトリー⇨同測定異常《小脳症状の》→1834

ジスルフィド架橋⇨同ジスルフィド結合→1293

ジスルフィド結合 disulfide bond ［S-S 結合，ジスルフィド架橋］ 異なるタンパク質どうしや，1つのタンパク質の分子内で形成される架橋であり，システイン残基の SH 基 2 分子が共有結合により S-S 結合を形成する．遺伝子はタンパク質に翻訳されたあと，リン酸化，ジスルフィド形成，糖の付加などの修飾を受けてはじめて機能することが多い．タンパク質のジスルフィド結合は，タンパク質の立体構造の形成と保持に重要な役割をもつ．[362]

姿勢 attitude, posture 骨格筋の収縮運動による運動機能の中でも，頭部・体幹および四肢の位置と形状を，主に重力と関連して適切に保つ静的な機能．体幹の骨格筋の働きが大きい．[1230]

刺青⇨同入墨(いれずみ)→288

児性愛⇨同小児性愛→1448

死生観 view of life and death 生きること，およびその延長上にある死に対する個人の考え方や受けとめ方．「人は何のために生まれてきたのか」「死んだらどうなるのか」をはじめ，「人生はいかに生きるべきか」や「最期をどのように迎えたいのか」についての各自の考えや価値観をいう．死生観には宗教や文化が大きく影響を与えている．キリスト教では死は罪からの解放であり，天国で神とともに生きる希望へとつながっていく．日本人の死生観は神道，仏教，儒教などの影響を受け，複合的に形成されているといわれている．[251]

自生観念 autochthonous idea⇨同自生思考→1293

耳性顔面神経麻痺 otogenic facial palsy 中耳炎の頭蓋外合併症．主に炎症による顔面神経管の侵蝕と，中耳炎手術時の副損傷により起こる．[451] ⇨参中耳炎合併症→1987

自声強調 autophony 自分の声が耳に強く響いて大きく聞こえる自覚症状．耳管狭窄症，滲出性中耳炎，耳管開放症，耳管閉鎖不全症などで訴えられる．自声強聴ともいう．[887]

姿勢訓練 postural exercise 異常姿勢を矯正することや異常姿勢の進行を可能な限りとどめることを目的として行われる訓練．姿勢保持は，骨，靱帯，筋などの運動器と固有感覚，視覚，前庭器などの感覚器とそれらを統合する中枢神経系の働きにより行われるため，いずれかの機能異常や機能不全により異常姿勢をきたすと考えられる．これらを評価したうえで，短縮した筋・靱帯の伸張，関節可動域の改善，過緊張を起こした筋のリラクセーション，筋力や筋緊張の調整などを行い，ときに姿勢矯正用鏡を利用して姿勢の改善を図る．[349]

自生思考 autochthonous thought ［自生観念］ 過去の苦い思い出，将来への不安，いつかこうありたい希望など，意図しないとりとめのない考えが，意識に次々と繰り返し浮かんでくる現象．ウェルニッケ Carl Wernicke(1848-1905)の用語．自我の能動性意識が障害され，思考が自我のコントロールを逃れてひとりでに浮かび上がる自動症の一種．自分では止められない，いつの間にかついそれにとらわれてしまう束縛感を伴う．主に統合失調症の初期や回復期にみられるが，日常の睡眠前，疲労時などにもある．[1205,1228]

姿勢時振戦⇨同姿勢振戦→1293

歯性上顎洞炎 odontogenic maxillary sinusitis 歯の疾患に起因する上顎洞炎．起因歯のある片側に発症し，篩骨洞に及ぶことがある．原因は主に上顎洞底に近接する大臼歯，小臼歯などの根尖病巣，辺縁性歯周炎，根管治療中の器材の溢出，抜歯時の洞底穿孔や歯の迷入など．症状は通常，原因歯の炎症症状に続き，数歯にわたる打診痛，歯肉頬移行部の腫脹，圧痛，片頭痛，前頭痛，眼窩・眼痛などがみられ，鼻閉，鼻粘膜の発赤，腫脹，悪臭を伴う膿性鼻漏が特徴．慢性は急性に比べて症状が不明瞭である．診断は問診，鼻内所見，疑わしい歯の打診痛や違和感，X 線検査はオルソパントモグラフィー，後頭前額撮影，ウォーターズ撮影で患側の上顎洞の透過性の低下，あるいは不透過像，CT などで洞粘膜の肥厚をみる．治療は上顎洞洗浄と抗生物質の投与，原因歯の根管治療，あるいは抜歯などの処置，症状により上顎洞根治手術を行う．[535] ⇨参急性副鼻腔炎→739

姿勢振戦 postural tremor ［姿位振戦，姿勢時振戦］ 一定の姿勢を保ったときに現れる振戦で，例えば両手の示指を胸の前で互いに接しない程度に近づけて水平に向かわせるようにすると，示指がフェンシングをするように互いに揺れ動く．また，座位で踵を上げ爪先立ちの姿勢をとらせると，頸が左右や前後に揺れるといったものである．[579]

耳性髄液漏 cerebrospinal〔fluid〕otorrhea ［脳脊髄液性耳漏］ 髄液(脳脊髄液)が硬膜や骨の欠損部を経て耳から頭蓋外へ流出する状態で，側頭骨骨折や頭蓋底骨折のときにみられる．骨切線が骨迷路を横断して生じることが多い．[98] ⇨参脳脊髄液漏→2305

雌性前核 female pronucleus ［女性前核］ 卵子に精子が進入し受精が成立すると，卵子は第二減数分裂を終了し第二極体を放出する．それと並行して卵子由来の雌性前核と雄性前核が形成される．体外受精では 2 つの前核を顕微鏡で観察して受精の確認を行う．[998] ⇨参受精卵→1393

自生体 autosite 体幹の一部が結合した双胎児(接着双生児)で，双方の発育が異なる場合，形態上正常で自立して生存しているほうの胎児．もう一方の小さい胎児(寄生体)は生存条件を自生体に依存している．[1631] ⇨参寄生体→688

姿勢調節 posture control, postural adjustment 身体位置や姿勢，運動時のバランスを保つために，さまざまな感覚器を働かせながら骨格筋の収縮運動により代償的あるいは予測的に調節すること．[1230]

耳性頭蓋内合併症 otogenic intracranial complication 中耳炎や内耳炎の経過中に，周囲の骨を破壊して連続的に直接感染を起こす場合，あるいは骨炎から骨の間隙の血管を介して頭蓋内に感染が波及したもの．硬膜外膿瘍，硬膜静脈炎および血栓症（S 状静脈洞は頻度が高く，その他，上・下錐体静脈洞），化膿性髄膜炎，脳膿瘍（側頭葉，小脳）がある．これらの頭蓋内合併症は骨の破壊を伴う真珠腫性中耳炎で起こることが多い．発熱，頭痛，悪心・嘔吐などがみられる．耳性頭蓋内合併症が疑われる場合には，血液検査，髄液検査，CT，MRI などの画像検査を早期に行う必要がある．抗生物質の早期使用により現在では発症頻度は高くはないが，非典型的な症例もあり念頭におくべき疾患である．治療は中耳根治術により原因となっている病変部を完全に除去し，血栓除去や排膿術も適宜用いる．強力な抗生物質による治療を十分に行う．[887]

耳性脳膿瘍　otogenic brain abscess, brain abscess of aural origin　耳性頭蓋内合併症の 1 つで，中耳炎，特に真珠腫により髄膜感染を起こして発生することが多い．大脳側頭葉または小脳に発生するが，側頭葉の発生が多い．全身症状としては，発熱，頭痛，軽度の項部硬直などがみられる．局所症状として，側頭葉膿瘍では，健忘性失語症，片麻痺，視力障害などがみられる．小脳膿瘍では，中枢性眼振，運動失調，脳圧亢進などが現れる．治療は，十分な化学療法とともに膿瘍へのドレナージ，膿瘍摘出などを行う．[98]

歯性嚢胞⇨同歯原性嚢胞→1263

姿勢反射　postural reflex　［**体位反射**］　姿勢を維持しようと無意識に全身の筋肉をコントロールする反射．平衡が乱れたときに重力に抗して，前庭器官，深部感覚，皮膚感覚，視覚などの感覚器が誤差を検出し，自動的に姿勢を調節，安定させようとする不随意の反射機構．緊張性迷路反射，対称性頸反射，非対称性頸反射が代表的．検査手技としては，被検者を押しその反応を見る push test と，被検者の両肩を後方に引っ張る pull test がある．障害のある被検者は姿勢が維持できず転びそうになる．障害される代表的疾患としてパーキンソン Parkinson 病，進行性核上性麻痺などがある．[310]

姿勢反応　postural reaction　姿勢を保つ，運動時のバランスをとるために生じる姿勢反射，ならびに頭部のコントロール，寝返り，起き上がり，座位でのバランスと平衡，立位や歩行での姿勢を保つのに関与する反応のこと．つまり姿勢反射と立ち直り反応，平衡反応の三者を含む概念を姿勢反応と呼ぶ．主には，重心の予期せぬ変化に対する反応のことであり，フィードバック型のメカニズムによってコントロールされる．前庭器，視覚，固有受容器などの感覚受容器はバランスを失ったことを検出し，速度や質量，方向を特定する反応を引き起こす．[824]　⇨参姿勢反射→1294

歯性病巣感染　dental (odontogenic) focal infection　主に慢性の歯性感染巣（辺縁性歯周炎，根尖性歯肉炎）から遠隔臓器に感染病巣を発症する病態をいう．歯性感染巣の細菌や毒素に対する抗体の抗原抗体反応が原因とされている．関節リウマチ，心内膜炎，掌蹠膿疱症などが二次病変とされている．治療は原病巣の除去と二次病変の治療．[42]

歯性扁桃周囲炎　odontogenic peritonsillitis　歯に起因した化膿性炎症が口蓋扁桃の周囲組織に波及した蜂巣炎．上下顎智歯周囲炎，下顎顎炎，下顎大臼歯の抜歯後感染からの継発症として生じることが多い．顔貌の腫脹などはあっても軽度であるが，著しい開口障害と嚥下痛があって，食物摂取が困難になり，38-39℃ の発熱を認める．患側の口蓋扁桃周囲組織は著しく発赤・腫脹し，口蓋垂が健側に圧排される．治療は，抗生物質投与，安静，栄養補給，膿瘍形成に対しては切開を行い，症状軽快後に原因の処置を行う．[535]

耳性めまい　aural vertigo　［**内耳性眩暈**(げんうん)，**末梢性眩暈**(げんうん)，**前庭性めまい**］　めまいは内耳病変のほか小脳・脳幹の障害，高血圧，心疾患などさまざまな要因で出現．耳性めまいは回転性であることが多く，ときに吐き気・嘔吐や耳鳴・難聴などの蝸牛症状を合併するが，意識障害や第 8 脳神経以外の脳神経症状は認めない．[1569]

歯石　dental calculus, odontolith　プラークの石灰化したもの．歯肉縁より上に存在する歯石を歯肉縁上歯石（唾石），下に存在する歯石を歯肉縁下歯石（血石）という．歯石は無機質が約 90%，有機質が約 10% で，リン酸カルシウムを主成分とし，ヒドロキシアパタイト，リン酸オクタカルシウム，ウィットロカイト，ブルシャイトなどが含有されている．歯肉縁上歯石は灰白色，灰黄色で，歯石の石灰化が唾液由来といわれる．歯肉縁下歯石は歯に強固に付着し，暗褐色，灰緑色を呈し，石灰化が血液由来といわれる．歯肉炎，歯周炎の局所原因として重要な因子である．[434]　⇨参スケーリング→1638，ルートプレーニング→2966

耳石⇨参平衡斑→2617

歯石除去　scaling⇨同スケーリング→1638

歯石除去器　scaler⇨同スケーラー→1637

耳癤(せつ)　furuncle of external auditory canal　［**急性限局性外耳炎**］　外耳道炎の 1 つ．外耳道外側の軟骨部皮下に存在する耳垢腺，皮脂腺の細菌感染症．主症状は腫脹，疼痛，耳漏で，特に疼痛は耳介，耳珠の圧迫，牽引によって増強する．起因菌はグラム陽性菌，特に黄色ブドウ球菌が多い．治療は，ゴットシュタイン Gottstein 圧迫タンポン法，抗生物質，鎮痛薬の投与などを行う．膿瘍形成時は切開が行われる．[211]

肢節運動失行　limb-kinetic apraxia　［**神経支配失行**］　熟練していた手指運動が拙劣化する巧緻運動障害で，通常，病巣の反対側の手にみられる．明らかな麻痺はない．最も高次の運動障害であるという説と最も低位の失行であるという説がある．動作の円滑さが失われ，行為は不器用になる．病巣としては，前運動野が重視されている．神経支配失行とも呼ばれる．[413]

指節間関節　interphalangeal joint；IP joint⇨同IP 関節→68

施設間変動　interlaboratory variation　臨床検査の測定値が病院間で差があり，そのばらつきの程度をいう．同一試料を各種の医療機関の検査室で測定し，得られた測定値のばらつきの程度を調べることで判明する．かつて個々の病院の検査データはその病院のみで利用されていたが，最近は各種の検診，複数の病院への受診，インターネットの普及により検査データが医療施設間で相互に利用される時代となり，施設間変動のばらつきが問題となる．各施設の測定値が標準的な値に近い測定値を提供できれば施設間変動は小さくなることが実証されている．[263]　⇨参外部精度評価→454

指節骨　phalanx　手指および足趾節をつくる骨のこと．末節骨，中節骨，基節骨という 3 つの指節骨からなるが，母指および母趾は他の指とは異なり 2 つの指節骨

(末節骨および基節骨)しかもたない.[450] ⇨参IP 関節→68

指節骨骨折　phalangeal fracture(hand)　[**指骨骨折**]　指の基節骨，中節骨，末節骨の骨折．回旋変形や側方転位などの遺残変形を残さないよう注意が必要で，開放性損傷以外の骨折はまず徒手整復を行い，十分な整復と固定性が得られない場合に観血整復，内固定を考慮する．内固定法にはキルシュナー Kirschner 鋼線固定法や小スクリュー固定法などがある．また，早期の可動域運動が拘縮の危険性を減少させる．末節骨骨折は圧挫によって生じることが多く，しばしば爪下血腫を伴う．また，末節骨骨折では爪が副子の役割を果たすので可能な限り残すようにする.[807]

趾節骨骨折　phalangeal fracture(foot)　[**趾骨骨折**]　足趾の基節骨，中節骨，末節骨の骨折．足趾へ重量物を落下させたときや，つまずいてかたいものに足趾を衝突させたときなどに，直達外力によって発生する．母趾では基節骨が最もよく骨折する．転位のない骨折はテーピングをして荷重させることが可能であるが，テーピングは痛みが沈静化するまで 2-4 週間続ける．徒手整復で整復位が得られない場合はキルシュナー Kirschner 鋼線固定法が選択される.[807] ⇨参テーピング→2057

施設サービス　in-facility service　介護保険による介護給付の 1 つで，種々の事情により居宅での生活や介護が困難な場合に，その状況に応じた施設に入所して受けるサービス．サービス利用には，介護サービス計画(ケアプラン)の作成が必要であり，要介護状態区分に応じた給付が受けられるが，応分の自己負担も必要．サービス提供施設には，介護老人福祉施設(特別養護老人ホーム)，介護老人保健施設，介護療養型医療施設(療養病床，老人性認知症疾患・療養病棟)がある．提供されるサービスは施設の設置目的により異なるが，主に，食事・入浴・排泄等の世話，体位変換，リハビリテーション，趣味，娯楽などである．介護療養型医療施設は，2012(平成 24)年に廃止される予定で，現在，全国に約 38 万床ある療養病床は 15 万床とし，医療ニードの高い患者に限り受け入れ，医療ニードの低い患者の受け皿として，在宅，ケアハウス，老人保健施設が考えられている.[1451] ⇨参在宅サービス→1164

施設症　institutionalism⇨同ホスピタリズム→2701

肢切断者　amputee　外傷や壊死，悪性腫瘍の手術などにより四肢の一部またはそれ以上を失った人.[485]

施設福祉　institutional welfare　地域福祉ないしは在宅福祉に対置される援助の方法で，福祉ニーズをもつ人を入所施設に入所させて保護・養護することをいう．近年ノーマライゼーションの理念の普及とともに，脱施設化など施設福祉をめぐる基本理念とその実践のあり方が問われている．しかし，障害者，高齢者，児童分野などの施設福祉の形態はまだ継続されている.[457] ⇨参地域福祉→1964，在宅福祉サービス→1165

指節癒合症　symphalangism　先天性に指節が互いに癒合して強直する疾患．一般に近位指節間 proximal interphalangeal(PIP)関節に発現し，遠位指節間 distal interphalangeal(DIP)関節，中手指節 metacarpophalangeal(MP)関節には異常は認められない．発生的には短指症と関連を有すると考えられ，指関節の分化の障害によるもので遺伝性がきわめて高く，数代にわたる家族発生についての報告も少なくない．両側性に発生することが多く，母指以外の全指に発生することもある．単独に発生することもあるが，他の奇形を合併することも多く短指症，合指症を合併する．治療としては機能障害も著明でないので，そのまま放置してよい．症例に応じて骨切り術による良肢位固定を考慮する.[147] ⇨参短指(趾)症→1938，合指症→1008

視線　visual line⇨同視軸→1277

脂腺⇨同皮脂腺→2440

視線維放線　occipitothalamic radiation⇨同視放線→1341

自然回復　spontaneous recovery　病気になった患者が，医師による治療を行うことなしに回復すること．ウイルス感染症などに多くみられる．この場合，医師は十分な観察と必要に応じて患者の苦痛を除くなどの対症療法を行う必要がある.[543]

脂腺癌　sebaceous gland carcinoma　皮脂腺より生じるまれな癌．臨床的には黄色調の結節を呈し，組織上，胞体の明るい異型の脂腺細胞の増殖を認める．高齢女性の眼瞼縁に開口する脂腺であるマイボーム腺に生じることが多い．リンパ節転移も生じる．ミュア・トール Muir-Torre 症候群では脂腺癌をはじめ各種の脂腺系腫瘍が生じ，大腸癌などの内臓悪性腫瘍を伴う.[531]

自然寛解　spontaneous remission　もともと精神科領域で用いられていた用語で，特に医療を加えることなく病勢が静止あるいは一時的に回復した状態．現在は精神科領域以外でも広く用いられ，何らかの治療を行うことなく，疾患の自覚的・他覚的症状や検査所見などが一時的に好転し，ほとんど鎮静，正常化することをいう．悪性腫瘍では悪性黒色腫，絨毛癌，腎癌，悪性リンパ腫などで知られている.[117]

自然環境保全法　Nature Conservation Act　1972(昭和 47)年の旧環境庁設置を機に，国土全般にわたる自然環境保全の基本方針を明らかにすることを目的に制定された法律．第 1 条では，「広く国民が自然環境の恵沢を享受するとともに，将来の国民にこれを継承できるようにし，もって現在及び将来の国民の健康で文化的な生活の確保に寄与することを目的とする」と規定している．1993(平成 5)年，「環境基本法」が制定され，条文の一部が「環境基本法」に移行された.[960] ⇨参環境基本法→580

死戦期　death struggle，agonal stage　何らかの死因となりうる要因が作用した生体が死に至るまでの期間．特に死への過程で死直前ないし死の瞬間を指す．この間，生命を維持するだけの循環動態はあるものの，脳，腎臓，肝臓などの重要臓器の機能を維持することはできず，最終的には死に至る．顔貌は死相を呈し，脈拍や血圧も徐々に低下していく．呼吸はあえぐような，雑音が多く頻度の高い形態をとり，死戦期呼吸(チェーン・ストークス呼吸 Cheyne-Stokes respiration)と呼ばれる．死戦期は死に至るさまざまな要因や個人差によって長短がある．なお，死戦とは死の過程もしくは死の瞬間を表し，死は苦痛の過程であるという観念から用いられた廃語である.[1415]

自然気胸　spontaneous pneumothorax　[**特発性気胸**]　明らかな胸膜を損傷する原因(外傷性あるいは医原性)や疾患が認められずに，胸膜腔に空気が貯留する状態．

明らかな原因を認めなくても，よく調べるとさまざまな原因があることが多い．最も多いのは肺尖部の囊胞(ブラ)やブレブで，他に慢性閉塞性肺疾患(COPD)，月経随伴などがある．長身の若年成人男性に多発する．多くは突然に一側性の胸痛，呼吸困難を伴って発生するが，無症状のこともある．重いものを持ち上げた瞬間に起こることが多い．胸部X線検査で胸膜腔に空気が存在することで診断される．CT検査などで原因を調べる．多量の空気があるときには穿刺し空気を抜く(脱気)．ブレブがあり再発を繰り返すときは，手術によりブレブを切除する(胸腔鏡下肺囊胞切除術)．[953]

視線恐怖 scopophobia 多くの場合,「人から見られているように感じ緊張して，動きがぎこちなくなってしまう」というような状態をさす．しかし自己視線恐怖や森田正馬(1874-1938)のいう正視恐怖と同義に使用されていることもある．自己指線恐怖は，自己の指線が，きつすぎる，いやらしいなどのために周囲の者を不快にしたり傷つけたりしていると悩む病態であり，正視恐怖は，他人の指線に対する恐怖感に加えて「人の目をまともに見ることができないのをふがいなく思う」病態である．さらに視線恐怖が，上記の状態すべてを表す総称として使用されることもある．実際，臨床的には，上記のいくつかの状態が混在することもまれではない．どの状態に重心をおくにせよ，視線恐怖は青年期に発症し，対人恐怖症の範疇に入る神経症と診断される場合が多い．重症度により，人見知りといわれる程度のものから，妄想性をおび統合失調症や妄想性障害(パラノイア)とされるものまである．[918] ⇨参正視恐怖《森田の》→1670，自己視線恐怖→1269

指(趾)尖合指症 syndactyly，acrosyndactyly 2本または2本以上の指趾が癒合したものを合指症という．指(趾)先部のみ癒合しているものを指(趾)尖合指症といい，絞扼輪症候群の範疇の疾患で，遺伝性を認めない．数本の指(趾)が指(趾)先部で互いに融合して塊状を生じ，基部は分離して間にトンネル状開窓をみる．指(趾)の各所に絞扼輪が認められ，指(趾)先部欠損の所見をみるものも多い．治療としては指(趾)先部における癒合の切離，合指症の分離，加えて絞扼輪に対するZ形成などが行われる．[147] ⇨参絞扼(こうやく)輪症候群→1063，合指症→1008，先(肢)端合指(趾)症→1775

自然抗体 natural antibody 明らかな抗原の侵入に依存せずに自然に体内で産生される抗体．そのアイソタイプは主にIgMであることが多いが，IgGやIgAのこともある．ヒト血液型の抗A抗体，抗B抗体はIgMタイプの自然抗体である．[1439]

自然災害⇨参集団災害→1376

自然史 natural history 自然界に存在する現在あるいは過去の現象すべての体系的な観察，記述を指し，歴史的な側面では系統，進化，生物地理，生物環境，成因などが含まれ，実証的な側面では生態学，生理学，発生学，古生物学などが含まれる．弁証法的には発展する自然を歴史的にとらえたマルクス主義(自然はヒトの意識・思想とは別に存在し，社会の発展は自然の過程)での概念も示されているが，医学領域では，病原性微生物を含めたあらゆる有機体の自然発生から消滅に至るまでの時系列的な現象の経過を意味する．ヒトに関しては，あらゆる疾病の発病から現在に至るまでの状況を客観的に研究・分析し把握した所見や事象を指す．また，個人に関しては，その誕生から死亡までの疾病に関連する部分での経過を意味する．将来的には社会学(認知，障害を含む)，情報科学，自然哲学などがおのずから含まれるであろう．[24]

自然死 natural death 内因死の1つ．死因の概念は大きく内因死と外因死に区別され，内因死は病死と自然死に分類される．このうち自然死とは，狭義には疾患を伴わない老衰による死をいい，老化に伴って細胞や組織の機能が低下し，恒常性の維持が不可能となったことが原因である死を指す．しかし広義には，老衰は加齢に伴う代謝，免疫，回復能力の低下から起こる病死(脳卒中や多機能不全など)とも受け取ることができ，これらの症候が顕著でない場合，病死との境界は不明瞭である．このため，自然死は病死とほぼ同義とする考え方もあり，純粋な老衰による死はまれであるといえる．[1415]

事前指示 advance directive⇨同アドバンスディレクティブ→164

脂腺腫 sebaceoma，adenoma sebaceum ［脂腺上皮腫］ 脂腺分化を示す良性皮膚腫瘍．臨床的には中高年の顔面，頭部に好発し，黄橙色から紅色の結節を呈する．病理組織所見では成熟脂腺細胞と脂腺導管への分化を伴い，基底細胞様の腫瘍細胞増殖を特徴とする．治療は外科的に切除する．腫瘍が多発する場合はミュア・トール Muir-Torre 症候群を疑う．[356]

自然出産 natural delivery⇨同自然分娩→1297

耳洗〔浄〕⇨同外耳道洗浄→436

自然浄化作用⇨同自浄作用→1286

脂腺上皮腫 sebaceous epithelioma⇨同脂腺腫→1296

自然食品 natural food 人工的な肥料，調味料，香料，色素，防腐薬などを用いていない食品．[987]

耳洗水銃 ear irrigator 外耳道異物の摘出，あるいは耳垢栓塞の際に用いる器具．体温に温めた生理食塩水を筒状の部分に入れ，先端部分から勢いよく噴出させることにより異物や耳垢を洗い流す．[451]

●耳洗水銃

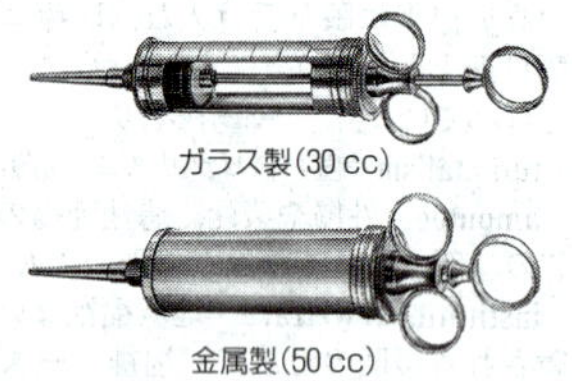

(図提供 永島医科器械株式会社)

自然選択説⇨同自然淘汰→1297

指尖体積変動記録法 finger plethysmography⇨同指尖プレチスモグラフィー→1297

自然治癒良能 capacity of spontaneous cure 疾病を治癒させるために，人体に自然に備わっている能力．免疫力などが含まれる．[543]

自然治療 naturopathy ［自然療法］ 自然にある空気，水，日光，温熱などを利用して，生体のもつ免疫力や自然治癒力を高めることで疾病を治療すること．薬物などを用いて治療する人工療法に対する概念．具体的には，自然の澄んだ空気を吸い，自然から得られる水を飲んで，日光を十分に浴びながら，温暖な環境下で過ごすことにより，必要に応じて温熱療法やマッサージなども利用しながら，薬を使わずに病気やけがの治療を行うもの．[543]

指尖つまみ finger tip pinch つまみ動作の1つで，母指と示指の先で細いものをつまむこと．先端つまみともいう．[824]

自然的腎隔絶 autonephrectomy ［オートネフレクトミー］ 尿路結核でみられる尿管の完全閉塞による腎機能の廃絶・腎萎縮をきたした状態で，尿所見は一見正常である．まれに腎臓がほぼ吸収されることもある．同症経過中に生じる尿管・腎杯・腎盂の乾酪組織や瘢痕組織による閉鎖により起こる．[474]

自然的清掃 natural cleaning⇨同口腔自浄作用→989

事前テスト⇨同予備テスト→2885

自然淘汰 natural selection ［自然選択説］ 生物進化の過程で，自然環境に最もよく適合した個体が生き残り種が保存されやすいのに対し，不適合な個体は排除されるとの学説．種が内在性にもつ適合性の大きさは遺伝的な変動の大きさと直接関連すると考えられる．[368]

自然毒食中毒 animal and plant toxin food poisoning 食中毒において，細菌や化学物質によらず，真菌類を含む動植物によるものをまとめて類別したもの．動物性と植物性に分けられる．動物性としてはフグ毒が最も多く，ほかにシガテラ毒魚，貝毒(バイ貝，アサリ)などもある．植物性では，毒キノコや毒草が主で，その他，青酸配糖体，アルカロイド，樹脂，カビなどがあげられる．2008(平成20)年の届出件数は，152件(食中毒全体の11.1%)，患者数は387人(1.6%)，死亡数は3人(75%)であった．発生件数に対する死亡数が多く，例年，数人ずつの死亡が発生しており，決して軽視できない食中毒である．[543]

自然突然変異 natural mutation ［偶発突然変異］ 突然変異のうち自然な状態下で起こるもの．人為的に誘発される変異(誘発突然変異)と対比される．自然変異は10^{-5}～10^{-8}の確率で発生すると推定されている．DNA複製のエラーと損傷DNAの修復時のエラーが原因となる．[368] ⇨参突然変異→2155

自然排便法 natural evacuation of stool 逆行性に行う浣腸や洗腸などの人為的な操作を加える強制排便の方法と対比する言葉として用いられ，肛門または消化管のストーマ口から自然な方法で排便すること．排便のメカニズムは食物を摂取した刺激で胃・結腸反射が起こり，結腸に蓄積されていた糞便が下行結腸下部から直腸に送られ便意を催す．直腸が糞便によって伸展されると骨盤神経を介して蠕動運動が誘発され，この刺激が仙髄に伝えられると延髄の排便中枢からの刺激で内・外肛門括約筋が弛緩して，排便を促す．そのときに外肛門括約筋は便が急速に排出するのを防ぐために一過性に収縮する．直腸癌の根治手術など直腸切除手術では，ストーマが造設されるため上記のような排便を調節するメカニズムが遮断され，不定期で不随意な排便になる．術後はストーマ用の採便袋(パウチ)を装着し，排便をコントロールして生活する．ストーマをつくらない場合でも肛門に近い部位の手術の場合は，1日に10数回と不定期で頻回な排便になる．1回に多量な便を排出させる強制的な排便の方法もあるが，自然に任せた排泄の方法を自然排便法という．[942] ⇨参排便機構→2352

自然破水(膜) spontaneous rupture of membrane 自然に羊膜が破れて羊水が漏出すること．その時期により，前期破水(陣痛前)，早期破水(分娩第1期前)，適時破水(分娩第2期)，遅滞破水(排臨)がある．正常破水は子宮収縮による羊膜腔内圧の上昇によって起こる．羊膜絨網膜炎は前期破水の一因となる．[1323] ⇨参破水→2370

自然発生 spontaneous generation, abiogenesis ［偶然発生，自己発生］ 無生物から生命体が発生することの総称．他の生物を起源とせずに生物が発生すること．[543]

自然発生癌 spontaneous tumor 遺伝的要因・個体差を排除するために遺伝的に均一な実験動物がよく用いられる．近親交配により継代維持されている実験動物にみられるような，発癌物質を与えなくても発症する各種の癌を指す．動物や系統によって異なる．[470]

自然発生説⇨同偶然発生説→811

指尖プレチスモグラフィー finger plethysmography ［指尖体積変動記録法］ プレチスモグラフィーとは，血液の循環によって変化する臓器や体部，四肢の部分体積(容積)の変動を測定記録する方法．四肢の近位静脈に生じた血栓性閉塞や慢性静脈不全の診断に有用で，非侵襲的であり，比較的費用がかからず，患者の協力も最小ですむ．指尖プレチスモグラフィーでは，血液の循環によって変化する指の体積の変動を測定記録する．[1070] ⇨参容積脈波→2873

自然分娩 natural delivery ［自然出産］ 分娩誘発や子宮収縮薬などによる促進，人工破膜，無痛分娩などの人工的手段を加えない，自然経過による正常な経腟分娩で，理想的な分娩と考えられる．集約化，集中管理による分娩の対極にある．自宅分娩などもその範疇にある．分娩経過中には予測困難な事態もありうるため，十分なバックアップ体制が必要であり，実現は容易ではない．[998]

自然放射線 natural radiation⇨同バックグラウンド放射線→2378

脂腺母斑 sebaceous nevus ［類器官母斑，器官母斑］ 脂腺，表皮，アポクリン腺の増殖性変化に，結合組織の異常などさまざまな皮膚の成分が関与した母斑で，頭や顔に好発．臨床的には生下時に黄色調の扁平あるいはやや隆起する脱毛巣としてみられ(第1期)，経過とともに隆起し，黄褐色色調の疣贅状局面を呈する(第2期)．加齢とともに基底細胞癌や汗腺系，毛包系腫瘍，有棘細胞癌など種々の良性および悪性の上皮系腫瘍が発生する，広い意味での前癌病変(第3期)である．可能な限り速やかに切除すべきである．[531]

自然免疫 natural immunity, innate immunity ［先天免疫］ 抗原の侵入以前から自然に身体に備わっている免疫機構．リンパ球が主体である獲得免疫(適応免疫)に対する言葉．好中球，単球，マクロファージ，樹状細胞などの食細胞にはトール Toll 様受容体(Toll-like receptor；TLR，Toll はドイツ語で「狂った」の意味)と呼ばれる一群のいわゆる danger signal(生体に危険性を示す物質から出るシグナル)を感知する受容体が発現し，この受容体が活性化されることにより食細胞が活性化されてⅠ型インターフェロンなどの抗菌物質が産生されるようになる．これが danger signal を発する細菌やウイルスに対する防御反応であり，これらの一連の反応を自然免疫反応という．獲得(適応)免疫反応よりも原始的な反応．TLR はリンパ球上の抗原受容体とは異なり，抗原特異的認識をするのではなく，おおまかなパターン認識をする．したがって，TLR が媒介する自然免疫反応は，抗原特異的ではなく，一度出会った抗原を記憶するという免疫記憶をもたない．[1439] ⇨参獲得免疫→487

指尖容積脈波　finger plethysmography　指先の血管の容積の変化を記録したもの．心拍と同じリズムで増減する血液の容積の経時的な変化を脈波として記録する．インピーダンス法，光電容積脈波法などの測定法がある．[618,438] ⇨参プレチスモグラフ→2590

自然陽転　natural positive conversion　細菌やウイルスなどによる感染や予防接種などにより，その個体に特異的抗体が産生され，それにより血清学的反応(梅毒血清学的反応など)が陽性になったり，細胞性免疫により皮膚反応(ツベルクリン反応など)が陽性になる現象を陽性転化というが，特に自然感染によるものを自然陽転という．[388]

自然流産　spontaneous abortion，miscarriage　人工的操作によらない妊娠 22 週未満の妊娠中絶と定義される．妊娠 12 週未満のものは早期流産，それ以降を中期流産ということもある．頻度は全体で 15% とされるが，35 歳未満で 10% 以下，35 歳以上で 15% 以上，40 歳以上で 20% 以上と母体年齢による変化がある．原因は胎児染色体異常が過半数とされる．自然流産の多くは胎嚢が確認されても，胎児心拍が検出できない．胎児心拍数確認後に流産に陥ることも 1-3% 程度ある．[998] ⇨参枯死卵→1097

自然療法⇨同自然治療→1296

シゾイドパーソナリティ障害　schizoid personality disorder　特徴的な症状は，孤立しており，非社会的である点で，他者と親密になることに無関心で，喜びや怒りといった感情を表すこともなく，冷たく，よそよそしく見える．失調型パーソナリティ障害にみられる認知的および知覚的歪曲がない．したがって，コンピュータや数理的なゲームのような機械的または論理的な課題を好んで行う．ときにうつ(鬱)病を発症することがあり，また，失調型，妄想性および回避性パーソナリティ障害と同時に起こることが多い．この障害を自閉性障害の軽症型，アスペルガー Asperger 障害と鑑別することは非常に困難．[1347] ⇨参失調型パーソナリティ障害→1316

刺創　stab wound，penetrating wound，puncture(d) wound　［刺傷，刺入創］　細長い先端のとがった硬体(刺器)を長軸の方向に刺突してできた創をいう．ナイフ，包丁類など先端がとがった刃のあるもの，きり，アイスピック，ドライバー，洋傘の先端など，先端はとがっているが刃のないものなどが成傷器になる．傷口(創口，刺入口)は成傷器断面の形を反映し，ナイフのようなものでは楔形となり，刀背(峰)に相当する創端は Y 字状や円鈍になり，挫砕，表皮剝脱を伴うことが多い．刃側では，創端は鋭いが，刀を抜くときに方向がずれると「人」や「イ」の形状になることが多い．刺器が棒状，針状であれば刺入口は紡錘状になる．両刃の刃器では，創端はいずれも薄く鋭い．外表の傷口に比して傷の深さ(創洞，刺創管という)が深く，管状になっているのが特徴的．刺創管の深さから凶器の長さがわかることがある．軟骨や肝などの実質臓器を刺創が貫くときは，刺創管断面は成傷器断面の形をよく表現することがある．創が突き抜けた場合(貫通刺創)は出口を刺出口という．創口が狭く小さいのに創洞は深く内部に達するため，大血管や重要臓器を傷つけやすく，感染もしやすく，致命的になることが多い．失血，空気栓塞，出血した血液などを吸引しての窒息，両側性気胸，感染などが死因になる．刺創は自為，他為ともに多いが，災害や事故もまれではない．自為では通常，自分の手の届く範囲に傷があるが，他為では場所は一定しない．災害，事故ではガラス破片，折れた木の枝などが原因になる．刺創と射創(銃から発射された弾丸による創)は類似するので鑑別が必要．[1410] ⇨参射創→1358，創《法医学における》→1826

死相学⇨同タナトロジー→1921

歯槽硬線　lamina dura，alveolar hard line　歯根を取り囲む薄い骨を固有歯槽骨と呼び，放射線学的に X 線不透過性を示すために，歯槽硬線といわれている．固有歯槽骨は歯根膜へと通過する神経や血管の開口部が篩状に貫かれていることから篩(し)状板ともいわれ，病変の状態によって歯槽硬線が肥厚したり消失したりする．[434] ⇨参白線→2362

歯槽骨炎　alveolar osteitis　上顎骨歯槽突起部，下顎骨歯槽部に限局した化膿性炎症．齲蝕(うしょく)に継発した根尖性歯周炎あるいは歯周病罹患歯の歯周ポケットから波及して発症する．急性と慢性があり，急性歯槽骨炎は激しい歯痛，刺激痛，歯牙の挺出感，動揺が患歯と両隣在歯にわたってみられ，周囲歯肉の発赤，腫脹を認めるようになり，次第に骨膜下膿瘍，歯肉膿瘍を形成する．発熱，所属リンパ節の腫脹をみる．やがて慢性化すると膿瘍は自壊して歯瘻を形成するが，自覚症状の軽減をみる．また増悪すると顎骨炎，顎骨周囲炎，口底炎，歯性上顎洞炎などに移行する．慢性歯槽骨炎は自覚症状が軽度，あるいは欠くことが多く，他覚症状も軽度の打診痛か違和感程度であることが多い．X 線所見は急性では歯根尖周囲の透過性の亢進や歯根膜腔の拡大をみるが，慢性では根尖周囲透過像やそれに連続する歯根膜腔の拡大をみる．治療は消炎療法，抗生物質の投与を行い，急性炎症の消退を待って原因歯を治療する．[535]

歯槽骨吸収　alveolar bone resorption　［**垂直性骨吸収《歯槽骨の》，水平性骨吸収《歯槽骨の》**］　上・下顎骨で歯槽を構成し，歯を支持している部分を歯槽骨といい，固有歯槽骨と支持歯槽骨とに分けられる．歯槽骨は，他の骨組織と同様にたえず吸収と再生が生じ，改造(リモデリング)が繰り返されている．歯周組織の炎症(プラーク)や咬合性外傷などの刺激で吸収が生じ，一方では治療によっては再生も起こる．このような状況下でも生理的骨吸収と病的骨吸収とがみられ，病的骨吸収は歯周炎でみられる水平性，垂直性の骨吸収である．水平性骨吸収は，両隣在歯のセメント-エナメル境(CEJ)より平行に吸収がみられるもので，垂直性骨吸収は，歯周炎や咬合性外傷でその部位にのみ角度のある斜めの吸収がみられるものである．[434] ⇨参骨吸収→

1104

歯槽骨骨折 fracture of alveolar bone⇨同歯槽突起骨折→1299

歯槽骨削除法 alveolectomy⇨同歯槽骨整形術→1299

歯槽骨整形術 alveolectomy, alveoloplasty ［**歯槽骨削除法, 歯槽堤整形術**］ 歯槽骨部に生じた骨鋭縁や骨隆起を削除して整形する手術で，抜歯後の歯槽骨吸収不全による鋭縁より生ずる疼痛や機能障害の改善，義歯装着時における疼痛の除去，安定確保を目的に行われる．その他の適応症としては即時義歯装着時の抜歯窩鋭縁の整形としても行われる．[608]

歯槽堤形成術⇨同顎堤形成術→487

歯槽堤整形術 alveoplasty⇨同歯槽骨整形術→1299

歯槽突起骨折 fracture of alveolar process ［**歯槽骨骨折**］ 上顎の歯槽突起(歯の植立している部分)における骨折．前歯部に好発する．原因としては外力が歯や歯槽に加わり起こるもので，症状としては歯槽骨の変位，歯の破折や脱臼，脱落，歯肉や口唇の損傷，歯列異常，咬合不全がみられる．治療法としては骨折に対して整復固定法(観血的，非観血的)や歯を用いての暫間固定，症状に応じて歯への治療，軟組織損傷への創傷処理を行う．術後は咬合，咀嚼などの刺激を避け，安静にすることと感染予防に努めることが大切である．[608]

歯槽膿瘍 alveolar abscess 急性歯槽骨炎により歯槽部に生じた膿瘍をいう．歯槽部の粘膜下あるいは骨膜下に生じる．治療は原因歯の処置，膿瘍の消炎手術および抗菌薬による化学療法．[42]

歯槽膿漏症 alveolar pyorrhea ［**辺縁性歯周炎**］ 辺縁性歯周炎の俗称．以前は学術的にも一般の人びとの間でも広く使われていたが，疾患の経過中にみられる病的歯周ポケットからの排膿を表現した症状名であり，病名としては不適当とされ，これまで学術的病名として辺縁性歯周炎と若年性歯周炎(歯周症)の2つに分けられていた．しかし，一般的用語として現在も広く用いられている．[830] ⇨参慢性歯周炎→2752

シソーラス thesaurus 自然語を分類・整理した辞典．似かよった言葉を整理するために，同義語，類義語，上位語，下位語，反義語，対義語などに分類されている．これが使えると，コンピュータにおける情報検索のときのヒット率が向上する．つまりデータベースの検索で，検索単語として登録されていない言葉でも検索が可能となるため使いやすくなる．しかしシソーラスづくりには大変な労力と時間が必要となるため，頭文字一致，末尾文字一致，中間一致，不完全一致などのコンピュータ処理により，検索効率を向上させる方向もある．[256]

持続陰茎勃起症 priapism ［**プリアピズム**］ 性的興奮や性欲とは無関係に勃起が長時間持続する状態．通常の勃起とは違って陰茎海綿体のみ膨張しかたくなるが，亀頭と尿道海綿体は膨張せず比較的やわらかい．陰茎静脈系の流出障害であり，血液疾患(白血病など)や悪性腫瘍(陰茎転移)などが原因にあげられるが，原因不明の場合も少なくない．強い痛みや排尿困難を伴い，時間が経つと海綿体が線維化し，血栓が形成され，勃起不全となることが多い．治療は陰茎海綿体内の血液をドレナージし，陰茎を弛緩させるが，治療後に勃起不全になることも多い．[474]

持続型インスリン long-acting insulin ［**長時間型インスリン**］ 従来の持続型インスリンは皮下からの吸収が不安定であった．そこでインスリンのA鎖21番のアスパラギンをグリシンに，かつB鎖C末端に2個のアルギニンを付加したインスリングラルギンが開発されわが国でも使用されている．また同様のインスリンアナログであるインスリンデテミルも発売になった．これらの製剤は皮下で結晶化されゆっくり吸収される．そのためインスリン作用のピークをもたず24時間にわたりほぼ一定の作用を示す．インスリン基礎分泌補充に適している．[991] ⇨参速効型インスリン→1847，中間型インスリン→1985

視束管撮影法 radiography of optic canal ［**視神経孔撮影法，レーゼ・ゴールウィン撮影法**］ 検査側を下にした側臥位で，矢状面とフィルム面の角度を12度にし，顔面を52-55度外旋，傾斜させ，X線中心はフィルムに垂直に入射し視束管を撮影する方法．視束管は蝶形骨小翼先端に小円形像として描出される．[264]

持続感染 persistent infection ウイルス感染後，長期間にわたってウイルスを排除できずにウイルスが存続することをいう．潜伏感染 latent infection，慢性感染 chronic infection，遅発性感染 slow infection がある．潜伏感染は，ヘルペスウイルスのように，急性感染後治癒，もしくは不顕性感染に終わりウイルスは検出できなくなるが，神経節に移行し再活性化された場合には皮膚症状を起こす．慢性感染は，B型肝炎のように，初感染後長期間にわたってウイルスを排出していく．遅発性感染は，初感染後長い潜伏期を経て発症し，進行性変性性中枢神経疾患として死に至る．麻疹ウイルスと亜急性硬化性全脳炎の関係が知られている．[1113] ⇨参潜伏感染→1792

持続吸引式胸腔ドレナージ chest drainage with continuous suction 胸腔ドレナージの効率を上げるため，ドレーンに持続的に陰圧をかけて排気・排液を促す方法．空気漏れが持続し肺が膨張しない気胸，出血や膿が十分に自然排液できない場合に有効．[232] ⇨参胸腔ドレーン→753

持続吸引法 continuous suction drainage 消化管や胸腔など体腔内にチューブを留置し，持続的に液体やガスを吸引，排除する治療法．腹部膨満，鼓腸(ガスが貯留し腹部が膨隆した状態)などの緩和，組織摘出部からの滲出液の除去，胸腔からの空気の排除，肺や心臓の拡張不全の防止などを目的とする．持続吸引器には電動ポンプ，吸引配管に連結した吸引びんを陰圧として使用するタイプが多い．吸引器の作動状況に留意し，排液量，排液の性状の観察が必要となる．[177]

持続筋⇨同緊張筋→800

持続牽引法 continuous traction 数日から数週間にわたってベッド上で持続的に行われる牽引手技．疼痛性疾患，外傷などに対して主に入院して行われる．長期間に及ぶため牽引力は最小限にとどめることになる．ベッド上安静期間に生じる廃用の防止が必要．[820]

持続硬膜外麻酔法 continuous epidural anesthesia 麻酔を長時間持続させるために，硬膜外腔にカテーテルを挿入し局所麻酔薬や麻薬を注入する方法．長時間の手術の麻酔や，術後鎮痛に用いられる．低濃度局所麻酔薬は治療的神経ブロックや無痛分娩などに用いられる

(持続硬膜外鎮痛)．ツーイ Tuohy 針で硬膜外腔を穿刺したあと，カテーテルを挿入する．局所麻酔薬や麻薬を間欠的に投与したり，バルーン型インフューザや微量注入用ポンプを用いて持続投与する．カテーテルの長期間留置では感染の危険があるため，清潔な操作が必要である．[1403] ⇨参硬膜外麻酔法→1058

耳側コーヌス temporal conus，temporal crescent 近視眼で視神経乳頭の耳側にみられる黄白色変化．眼軸長の延長，つまり眼球壁の伸展の結果，眼球鼻側にある視神経の耳側網脈絡膜が牽引されて薄くなり，強膜が三日月状に透見されてくる．また，まったく別の意味で，耳側最周辺部の視野も耳側コーヌスと呼ばれる．[1153] ⇨参コーヌス→1074

持続静脈内インスリン注入療法 ⇨同少量インスリン持続注入療法→1465

持続伸張 prolonged stretching 筋を他動的に伸張し，伸ばしたままの姿勢を保持すること．中枢性の麻痺における筋緊張亢進に対して，持続性のある筋緊張抑制の効果がある．[824]

持続睡眠療法 continuous sleep treatment 〔D〕Dauerschlaf-kur わが国では1922(大正11)年，下田光造により行われ，主にうつ(鬱)病の治療に用いられた．催眠薬物スルホナールなどを1.5-2.0 g/日食後服用，3.0 g/日をこえない範囲で，15-20時間/日の睡眠を維持するように増減，2-3週で終了する治療法をいう．発熱，タンパク尿，発疹があれば中止する．より安全性の高いフェノチアジン誘導体が開発され，1965年を境に過去のものとなった．[1062]

持続性血液濾過法 ⇨同持続的血液濾過法→1301

持続性甲状腺刺激物質 long-acting thyroid stimulator；LATS バセドウ Basedow 病患者における血中の甲状腺刺激物質の1つ．1956年にアダムス D. Adams らにより発見された．あらかじめ ^{131}I を投与していたマウスに患者血清を注射すると甲状腺より ^{131}I の放出が起こる．作用が甲状腺刺激ホルモン(TSH)より長いことから LATS と命名された．LATS 陽性患者血清をあらかじめ甲状腺組織浮遊液で処理すると LATS は失活．しかし LATS 陰性のバセドウ病患者血清を加えると，失活はもはや起こらない．このような患者血清には LATS を保護する作用を有する LATS-protector が含まれていると考えられている．現在この検査はほとんど行われていないが，これらの研究成果がのちの TSH 受容体抗体の発見につながった．[385] ⇨参甲状腺刺激免疫グロブリン→1016，甲状腺刺激ホルモン受容体抗体→1015，甲状腺刺激抗体→1014

持続性光線反応 persistent light reaction ⇨同慢性光線性皮膚炎→2751

持続性心室頻拍 sustained ventricular tachycardia；SVT 心室頻拍(VT)のうち，持続時間が30秒以上の場合(30秒以下でも血圧低下が著しく，ただちに洞調律化が必要な場合は持続型に含める)のもの．これに対して3拍以上持続するが，30秒以内に自然停止するものを非持続性心室頻拍(non-sustained VT)という．頻拍中，同じ形の QRS 波形が連続するものを単形性といい，そうでないものを多形性と呼ぶ．通常多形性 VT は頻拍周期も QRS 波形とともに変化し，QT 延長に伴う場合はトルサード・ド・ポアント torsade de pointes 型 VT と呼ばれる．単形性持続性 VT であるが多種類の波形のある場合は複数単形性 VT という．QRS 波形数と頻拍の起源数は必ずしも一致しないため，最近は単源性，多源性という用語は使用されなくなってきている．[1432]

持続性腎置換療法 continuous renal replacement therapy；CRRT 間欠的血液浄化法に対して，主に集中治療領域において行われる持続的血液浄化法を指す．持続的血液濾過 continuous hemofiltration (CHF)，持続的血液透析 continuous hemodialysis (CHD)，持続的血液濾過透析 continuous hemodiafiltration (CHDF) などがこれに含まれる．これらは，緩徐に行われるため循環動態に与える影響が少なく，簡便な装置を用いベッドサイドで施行可能な点が特徴．[214]

持続性心房静止 persistent atrial standstill ⇨同持続性心房停止→1300

持続性心房停止 persistent atrial standstill ［持続性心房静止］ 体表心電図ならびに心内心電図において心房脱分極波が認められず，また心房内圧測定において a 波を欠き，心房電気刺激に際して心房筋の興奮が失われている状態が心房全体で持続的にみられる状態．ほかに一過性，部分的などの病態が報告されている．洞不全症候群の類縁疾患だが，心房刺激に対し心房興奮がない点で鑑別される．病理学的には，洞不全症候群は洞結節かその周辺の異常であるのに，持続性心房停止は炎症あるいは変性が心房筋全体に及んでいる例が多い．[1180]

持続脊髄くも膜下麻酔法 continuous spinal anesthesia くも膜下腔にカテーテルを挿入して，局所麻酔薬を注入することにより脊髄くも膜下麻酔を持続させる方法．くも膜下腔に細いカテーテルを留置し，必要に応じて麻酔薬を注入する．長い麻酔時間が得られ，血圧低下も少ない．神経障害や感染の危険があるため最近はあまり用いられなくなった．[1403] ⇨参脊髄くも膜下麻酔→1717

持続脱気《気胸の》 continuous drainage of air 中等度程度(虚脱度50%)までの気胸の処置．患側第2肋間から太めの注射針により胸腔チューブを挿入しドレナージを行う．逆流防止にハイムリック Heimlich 弁，滲出液が多いときはポシェット型を着ける．瘻孔に漏れがなければ4日程度で自然閉鎖し，日にほぼ2% ずつ改善する．漏れが続くときは持続吸引器で −10〜−30 cmH_2O の陰圧をかけて瘻孔自然閉塞か，胸腔内に癒着促進薬を注入．施行にあたっては，気胸の再発，緊張性気胸，血気胸，肺水腫などの発生に注意．[1443]

持続注入 continuous infusion 薬液を持続的に投与すること．通常，自動輸液ポンプを用いて一定の速度で注入する方法がとられる．注入経路は目的に応じて静脈内や動脈内などであるが，体動や長期間の使用に十分に耐えられるように確保する必要がある．持続注入にはいろいろな応用法がある．例えば，微量ずつ正確に注入する必要がある強心薬や低出生体重児への静脈内持続点滴注入法，悪性腫瘍患者の腫瘍部につながる動脈にカテーテルを留置して抗癌剤を注入する方法，硬膜外腔に持続硬膜外カテーテルを留置し，麻酔薬を間欠的または持続的に注入して鎮痛を得る方法などがある．[927]

持続注入器 constant infusion pump 1薬剤単独または複数の薬剤の混合液を，一定の速度で一定量を持続的に注入する機器．悪性腫瘍の治療としての腫瘍栄養動脈内，腹腔内への抗がん剤投与に使用されるほか，疼痛緩和や痙性麻痺の軽減を目的として，麻酔，ペインクリニック，緩和医療領域では硬膜外腔内，くも膜下内への鎮痛薬，局所麻酔薬，抗痙攣薬などの持続投与が行われている．電動式，ディスポーザブルのバルーンタイプ，シリンジタイプなど数種ある．[133] ⇨参輸液ポンプ→2859

持続的関節他動運動⇨同CPM→36

持続的気道陽圧法 continuous positive airway pressure breathing；CPAP，continuous positive pressure breathing；CPPB ［持続的陽圧呼吸法，CPAP，シーパップ］ 自発呼吸の状態で，肺容量が最も小さい呼気終末にも陽圧が付加されている呼吸様式．肺水腫に伴う酸素化能障害の際に最も適しており，人工呼吸器に限らずマスクにより行うことも可能．肺水腫により引き起こされる浮腫およびこれに伴い発生する無気肺は陽圧をかけることによって呼吸面積の増大，肺血管外水分量の低下などにより酸素化能が改善する．[469] ⇨参終末呼気陽圧→1383

持続的携帯型腹膜透析⇨同CAPD→33

持続的血液濾過透析 continuous hemodiafiltration；CHDF 血液浄化療法 blood purification therapy は，肝不全や腎不全に代表される代謝や排泄の障害により蓄積した物質や水分を除去する治療方法であり，一般には慢性腎不全患者に対する維持透析として用いられる．しかし，循環動態が不安定な状況では，短時間での急激な体外循環に耐えることが困難であり，このため集中治療領域では，体外循環を緩徐に行う代わりに施行時間を24時間に延長して効率を補う持続血液浄化療法が行われている．血液浄化には血液透析 hemodialysis と血液濾過 hemofiltration があり，併用するものが血液濾過透析 hemodiafiltration である．施行に際してはブラッドアクセスとして，ダブルルーメンカテーテルを中心静脈(大腿，内頸，鎖骨下など)に挿入する．抗凝固薬(ヘパリン，低分子ヘパリン，ナファモスタットメシル酸塩)と透析・濾過膜〔PMMA(ポリメチルメタクリレート)，PAN(ポリアクリルニトリル)，PS(ポリスルホン)，CTA(セルローストリアセテート)，PA(ポリアミド)〕は病態に合わせて選択する．[1498] ⇨参PMX→96，血液浄化療法→889

持続的血液濾過法 continuous hemofiltration；CHF ［持続性血液濾過法，連続血液濾過］ 血液浄化法の一種で，緩徐に持続的に血液濾過(HF)を行う方法．血行動態の不安定な状態に対しても有効であり，ベッドサイドでも施行しうる．中心静脈(大腿静脈，内頸静脈や鎖骨下静脈)にダブルルーメンカテーテルを挿入しブラッドアクセスとすることが多い．除水，電解質の補正，中分子量物質の除去，サイトカインの除去が可能で，全身状態の悪い多臓器不全，急性腎不全，重症急性膵炎，心疾患などの循環器系合併症を有する症例に使用される．しかし低分子量物質の除去という点からは持続的血液濾過透析(CHDF)には劣る．[214] ⇨参持続的血液濾過透析→1301

持続的呼気終末陽圧呼吸⇨同終末呼気陽圧→1383

持続的自己管理腹膜透析(灌流)⇨同CAPD→33

持続的尿道カテーテル法⇨同尿道留置カテーテル→2256

持続的腹膜透析法⇨同CAPD→33

持続的陽圧呼吸法⇨同持続的気道陽圧法→1301

持続熱⇨同稽留熱→877

持続脳室ドレナージ continuous ventricular drainage 脳室にシリコンなどのチューブを留置し，脳室内の髄液を体外に排出する方法．脳室内出血に対する水頭症予防を目的に行われるほか，シャント機能不全やシャント感染の際に髄液排出の目的で行われる．[1017]

持続排菌者 chronic carrier 細菌に感染し，その分泌物や排泄物などにより体外に病原菌が排出され続けている状態の患者をいう．まったく無症状であったり，潜伏期の場合は本人も気づかず，他人に感染を起こす可能性がある．また疾患によっては，回復期や病後の一定期間，患者の隔離が必要とされるものもある．通常は，肺結核や腸チフスなどの患者に対して用いられる語．[304] ⇨参慢性保菌者→2759

持続皮下インスリン注入療法 continuous subcutaneous insulin infusion；CSII インスリン療法の1つ．腹壁皮下に針を留置して，インスリン注入ポンプにより24時間持続的にインスリンを注入する方法．通常は超速効型インスリンを使用．インスリン注入は携帯用注入ポンプを用いて，健常者の膵のインスリン基礎分泌に相当する持続的な基礎注入と，食後の追加分泌に相当する毎食前の追加注入を行う．インスリンの分割皮下注射でも血糖のコントロールの困難な例に用いられることが多い．[418]

持続勃起症 priapism ［陰茎強直症，陰茎硬直症］ 性的興奮によらず，陰茎が持続的に勃起する病的状態．血液疾患では，白血病や悪性リンパ腫の患者にみられることがある．陰茎内の血行障害や中枢神経系の異常により起こるとされている．[1495]

自尊心 self-esteem，self-respect 人が，自分自身がもっていると考えている価値と能力の感覚・感情．自己に対する評価感情で，自分自身を基本的に価値あるものとする感覚．また，他人の干渉を排除しようとする心理・態度．[321]

舌 tongue ［舌(ぜつ)］ 口腔底にある筋性の構造で，表面を粘膜で覆われ，咀嚼や嚥下，構音，味覚，粘膜の感覚にかかわる器官(図)．舌の上面(舌背)に逆V字状の分界溝があり，前方部分を舌体，後方の1/3を舌根，舌の先端を舌尖という．分界溝の中央の凹み(舌盲孔)は発生初期に甲状腺が頸部に向けて陥入を開始した部位．舌の粘膜は重層扁平上皮からなる．舌体の上面にある突起を舌乳頭といい，糸状乳頭，茸状乳頭，有郭乳頭，葉状乳頭がある．糸状乳頭は舌体に広く密集し，表層は角化して白く見える．舌のザラザラした感触はこの角化した糸状乳頭による．茸状乳頭，有郭乳頭，葉状乳頭は角化せず，味蕾を備えていて味覚を感じる．舌根の粘膜には乳頭はなく，リンパ小節が多数集まって舌扁桃を形成(咽頭扁桃輪)．舌の下面は薄い粘膜で覆われ静脈が透けて見える．口腔底の舌下小丘には顎下腺管と舌下腺管が開口．舌を構成する複数の筋(舌筋)はすべて横紋筋(随意筋)で，その運動は同側性に舌下神経の支配を受ける．舌の発生は前方2/3が第1鰓弓(さいきゅう)(三叉神経支配)に由来し，後方の1/3が第3鰓弓(舌咽神経支配)に由来．このため，痛覚，温度覚，触覚などの体性感覚は，舌の前方2/3は三叉神経，後方1/3は舌咽神経がかかわる．一方，味覚(特殊感覚)は舌の前方2/3は顔面神経，有郭乳頭を含む後方1/3は舌咽神経があずかる．味覚には塩味，酸味，甘味，苦味，旨味の5種類がある．[1044] ⇨参味覚伝導路→2763，有郭乳頭→2847，味蕾(みらい)→2776

●舌背面(舌上面)

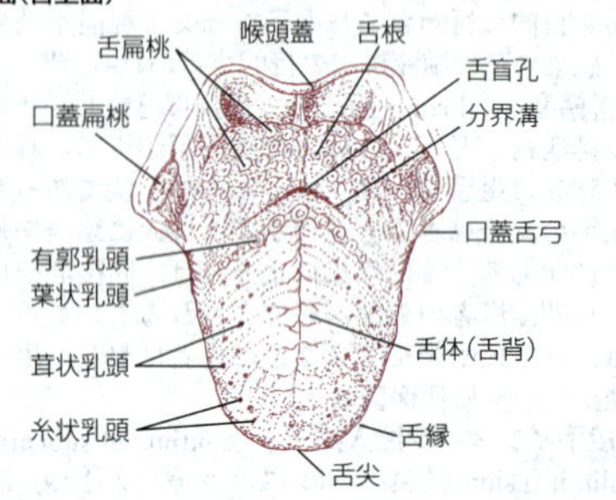

耳朶(じだ)　earlobe⇨同耳垂→1290

死体　cadaver，corpse　生命活動が不可逆的に停止したあとのからだ，すなわち屍(かばね，しかばね)のこと．医学では，解剖などにより死体から無数の情報を得ることができる．[543]

耳帯　ear band　耳介や耳周囲，中耳も含めた感染症などの際の薬剤塗布，あるいは術後の感染予防のため耳介全体を覆う目的に用いるもの．基本的には三角形の布(三角布)にひもをつけてつくったものなど，種々の耳帯が考案されている．[887]

痔帯　hemorrhoidal zone　［痔輪］　内肛門括約筋のある部位の粘膜は盛り上がって痔帯(痔輪)と呼ばれる．粘膜上皮は重層扁平上皮となり，粘膜下には下直腸静脈叢(痔静脈叢)が，さらに外側に内肛門括約筋，外肛門括約筋がある．痔帯下部は皮膚と同様の構造をした皮膚帯をなす．[399] ⇨参肛門の構造→1061

自体愛　autoeroticism　性の欲望が他者，外界に向かわず，自己の身体に向けられた状態．つまり，指をしゃぶる，自分の性器を刺激する(自慰)，自分の姿を鏡に映して恍惚とするなど，快感と満足の源泉が自分の身体にある状態．正常な発達では，自他の未分化な乳児期の初期にもみられるが，おとなになってから自体愛がみられるなら，成熟した対象愛の状態からの退行といえる．性愛の対象が得られない場合の代償行為であることもあるが，もし状況によらず自体愛に専念するなら，統合失調症や性障害のような病気を疑う必要がある．[1269]

死体遺棄罪　abandonment of a dead body，charge for abandonment of a cadaver　死体，遺骨，遺髪または棺内に蔵置されたものを損壊，遺棄または領得する行為に対する罪を指し，刑法第190条の規定により3年以下の懲役に処せられる罰則がある．死体に対する礼意を失しないことを目的としている．この条文で遺棄とは通常の埋葬と認められない方法で死体などを放棄する行為を指し，死体とは死亡した人の身体のことで，死亡した胎児も含まれる．[1547]

死体解剖　autopsy　人体の構造や機能，もしくは疾患の病態や死因を解明するために行われる．主として「死体解剖保存法」に基づいて行われ，3種類の解剖がある．①系統解剖：正常の形態や構造を解明することや，医学教育を目的とする．②病理解剖：疾患の解明を目的として，疾患の進行度，治療の適切性，治療効果，死因などが究明される．③法医解剖：犯罪もしくはその疑いのある場合に，死因，創傷，病変，成傷器の種類，死後経過時間などを解明すること(「刑事訴訟法」に基づく司法解剖)や，自殺，災害，感染症，食中毒などで死因を解明すること(行政解剖)を目的とする．[477] ⇨参病理解剖→2496，ゼク→1726

死体解剖資格認定　authorization for qualification of autopsy　人の死体解剖に関し相当の学識技能を有する医師・歯科医師その他の者で，厚生労働大臣が死体解剖の執刀者として適任であると判断し「死体解剖保存法」第2条に基づき認定するもの．通常，死体の解剖をしようとする者はあらかじめ解剖しようとする地の保健所長の許可を受けなければならないが，本資格認定を受けた者は保健所長の許可を要さずに死体を解剖することができる．本資格は人体解剖に密接な関連を有する教育研究機関で相当数の解剖執刀・補助などに従事したのち資格申請し認定される．[1547]

死体解剖保存法　corpse autopsy and preservation law　死体(死胎を含む)の解剖および保存ならびに死因調査の適正を期し，医学・歯学の教育または研究に資することを目的として1949(昭和24)年に制定された法律．解剖する人の資格(同第2条)，遺族の承諾，病理解剖(同第7条)，監察医の検案，解剖と医務院の設置(行政解剖と監察医務院または死因調査所など)(同第8条)，系統解剖(身体の正常な構造を明らかにする医学の大学で行う解剖)(同第10条)，犯罪に関係する異状の届出(同第11条)，死体の保存および取扱上の礼意(同第20条)などを規定した法律．[1410]

肢帯型筋ジストロフィー症⇨参筋ジストロフィー症→796

死体検案　post-mortem examination　死因の不詳な死体，外因による死亡など病死や自然死以外の死亡事例で，「医師法」第21条の規定により異状死体の届出が警察署になされると，検察官や司法警察員の検視担当官が検視を行い，死体の状況を調査する．次に検視担当官の立ち会いのもと，医師は死体の外表を細かく観察，検査する．これを検死という．検死結果をもとに死亡時刻推定，死因，死亡の種類，創傷の有無や程度，その他の事項の医学的判断を行う．これを死体検案といい，医学的判断を死体検案書に記載する．外表検査で死因が判明しないときや，より詳細な事項が必要な場合は監察医や法医学者による解剖検査が行われる．死体を「診察する」との意でも用いられている．[1135] ⇨参検案書→936

死胎検案書　inspection report on dead fetus，stillbirth certificate based on post-mortem examination　母の不明な嬰児死体が発見され，医師が検案・解剖して死産児と判断したとき，あるいは死産児の分娩に立ち会わなかった医師や助産師が検案し作成する書類で，死産証書に代わるもの．母が不明の場合，警察官は死胎検案書を添え，遅滞なく発見地の市町村長に届け出なければならない．様式は「厚生労働省令」で定められている．死産児ではなく，生産児が死亡したと判断されれば，医師または助産師が異状死体の届出を行い，警察，検察の死体検視ののち，医師による検死・検案が行われ，法律に定められた届出義務者が出生証明書を添え，命名し，出生届を行い，次いで死胎検案書を添え，死亡届を行わなければならない．[1135]

死体検案書⇨同検案書→936

死体現象 postmortem appearance，postmortem changes，changes following death ［**死後変化**］ 死体に現れるすべての現象．死直後より比較的早期に現れる現象を早期死体現象，比較的後期に現れる現象を後期死体現象というが，その区別は厳密なものではない．早期死体現象には死体冷却，血液就下，死斑，乾燥，死体硬直があり，後期死体現象には化学的崩壊，自家融解，腐敗，動物による損壊，他物体との接触による損壊，火葬，骨化および骨の崩壊などがある．ミイラ化や死蝋など死後変化の停止した状態(永久死体)も死体現象の1つである．[613]

死体硬直 cadaveric rigidity ［**死後硬直，死硬直**］ 心肺停止後2-3時間前後に出現する早期死体現象の1つで，筋肉が収縮しかたくなること．一般的には下顎や頸部の関節周囲の筋肉の硬直から始まり，しだいに全身に広がり心停止後4-7時間前後で全身の筋肉に達し関節の屈曲・伸展が困難になる．心停止後半日前後で硬直は最高となり，死後2日前後から筋肉の弛緩が始まる．これを硬直の寛解といい，心停止後2-7日前後で全身筋肉が寛解する．死体硬直の進行速度や進行する部位の順序は温度や死体の置かれていた状況により大きく左右され，例えば即死などで死亡と同時に死体硬直が生じることもあるが，死体の死後経過時間推定の参考となるほかに，本現象が死体現象であることから心肺停止患者の救急搬送要否の目安とされることもある．発生機序には諸説あるが，筋肉中のグリコーゲン減少と乳酸増加によりATP再生が障害されて筋収縮が進行するという説が有力である．[1547]

支台歯 abutment tooth ［**鉤歯，維持歯**］ 部分床義歯などの補綴装着を維持(保持)，支持，把持する支台となる残存歯．支台歯には鉤(クラスプ)が設置され，義歯にかかる力をすべて支えるため大きな負担がかかる．このため支台歯は，義歯の維持と安定，着脱の容易さに適正な歯根形態であるほか，過重な負担に耐えられる健常な支持組織であることが求められる．[1310]

死胎児症候群 dead fetus syndrome ［**死亡胎児残留症候群**］ 子宮内で死亡した胎児(稽留流産，双胎一児死亡などによる)から分泌される組織トロンボプラスチンが母体の血液内に流入することで，母体に播種性血管内凝固症(DIC)などの血液凝固障害を起こした状態のこと．胎児死亡後，約5週間以上経過した場合に起こりやすい．[1323]

姿態常同 stereotyped posture いつまでも同じ姿勢を保つ状態で，意思発動性の障害のために起こるものは主に統合失調症，特に緊張型でみられる．カタレプシーや蝋屈症もその例．最近はあまりみられなくなった．[579]

耳帯状疱疹 herpes zoster oticus⇨同耳ヘルペス→1338

死体腎 cadaver kidney 腎移植の目的で，死体から摘出された腎臓をいう．提供される腎は欧米では死体腎の占める割合が70-90% であるが，わが国では30% 程度．死体の腎の提供は法律的な条件にかなうものでなければならず，さらに医学的条件が考慮される．死亡前はほぼ健全であり，事故死など急性死により提供される腎が望ましい．既往歴に糖尿病，高血圧症などの全身性疾患，または悪性腫瘍，感染症を有するものは不適当．心停止後，腎摘出までの温阻血時間は60分以内が妥当であり，ユーロ・コリンズ Euro-Collins 液などによる腎保存が必須．死体腎による腎移植の成績も，免疫抑制薬の進歩により，生体腎での成績に近づきつつある．[474]

肢体不自由児 crippled children 身体障害児(者)の範囲には，①肢体不自由，②視覚障害，③聴覚平衡機能の障害，④音声機能，言語機能咀嚼機能の障害，⑤心臓，腎臓，呼吸器，膀胱または直腸，小腸，免疫機能の機能の障害の5区分がある．肢体不自由は上肢・下肢・体幹機能の著しい障害で，治療による回復の見込みがなく，かつ永続する身体障害をいう．肢体不自由認定には関節可動域，徒手筋力検査，ADL評価が基本とされる．肢体不自由児(者)は肢体不自由のある児童(成人)の総称とされる．東京大学の高木憲次(1889-1963)による造語といわれ，非差別的表現である．IQ 35以上とし重症心身障害児とは区別している．[795]

肢体不自由児施設 institutes for physically disabled children 上肢・下肢または体幹の機能の障害がある児童を治療するとともに，将来，自活ができるように，日常生活指導および職能指導などを行う施設．「医療法」の規定による病院としての設備機能のほか，機能訓練や日常生活指導に必要な設備を有している．また一般病棟のほか重度の肢体不自由児を処遇するための重度病棟や通園部門，母子入園部門を併設している施設もある．なお，病院に収容することを必要としない児童でも，家庭での介護が困難な児童に対しては，肢体不自由児療護施設が設けられている．[321]

肢体不自由者 physically disabled person，crippled person 発生原因のいかんを問わず，四肢や体幹に永続的な障害があり，そのままでは生業を営むうえで，支障をきたす恐れのある者．これらには，起立や歩行のように，主に下肢や平衡反応にかかわるもの，書写や食事のように，主に上肢や目と手の協応動作にかかわるもの，物の持ち運び，衣服の着脱，排泄のように肢体全体にかかわるものがある．[683]

肢体容積計⇨同プレチスモグラフ→2590

死体冷却⇨同死冷→1502

私宅監置 精神科病院がなく，精神衛生に対する思想も普及していなかった時代には，精神障害者の多くは医療や看護を受けることもできず，人目をはばかって個人の家などに閉じ込められていた．このように自分の家に座敷牢などをつくり，そこに閉じ込めることをいう．1900(明治33)年に「精神病者監護法」が公布されたが，同法では，すべての精神病院は警察の管轄下におかれ，私宅監置は合法とみなされていた．1950(昭和25)年の「精神衛生法」によって，はじめて病院以外の場所に精神障害者を収容することを禁じるまで，実に長い間，このようなことが一般に行われていた．[1451]

私宅監置制度 精神病患者を医療ではなく行動制限を行うために，私宅，あるいは同じ敷地内に物置や小屋をつくって閉じ込め，生活させることを私宅監置という．

私宅監置は，1900(明治33)年に制定された「精神病者監護法」によって法的に認められ，制度化した．1910(同43)年から1916(大正5)年にわたって私宅監置の全国調査が行われ，1918(同7)年に『精神病者私宅監置ノ実況及ビ其統計的観察』を発表した．調査を実施した精神科医の呉秀三は，その悲惨な私宅監置の状況を見て「我邦十何万ノ精神病者ハ実ニ此病ヲ受ケタル不幸ノ外ニ，我邦ニ生マレタル不幸ヲ重ヌルモノト云フベシ」と精神障害者に対する国の姿勢を厳しく糾弾した．これによって「精神病院法」が1919(同8)年に制定されたが，精神病院の設置は進まず，この私宅監置は，1950(昭和25)年の「精神衛生法」が成立するまで，法的に容認されていた.[1118] ⇨参精神病者監護法→1684，精神病院法→1684

自宅療養　home therapy　自宅での療養を中心とした治療法．医療施設への入院に比べ高度で濃厚な医療を行うことはできないが，患者の日常生活に即した治療が可能である．病気の回復期には，社会復帰の前段階として自宅療養が行われることが多い．他方，特に高齢者では在宅であることが，生活の質の維持，精神状態の安定に有効とされる.[1594]

シダ状結晶　fern leaf pattern⇨参子宮頸管粘液検査→1245

舌なめずり皮膚炎⇨同口舐め病→816

舌の奇形　tongue malformation　先天異常として舌小帯短縮症，舌強直症，先天性巨舌症，無舌症，小舌症，舌癒着症，分葉舌，溝状舌，正中菱形舌炎などがある．舌の舌体部は第1鰓(さい)弓由来の一対の外側舌隆起と無対舌結節を原基として，舌根部は第2鰓弓由来の底鰓節を原基として生じる．舌奇形の多くは，これらの舌の形成過程で異常が生じて起こる．舌小帯短縮症で機能障害を伴う場合は舌小帯切除術を行う.[887]

シタラビン　cytarabine　［アラ-C，アラビノシルシトシン，シトシンアラビノシド］　化学名は1-β-D-arabinofuranosylcytosine(アラビノースとシトシンとの化合物)で，核酸構造類似体．DNA合成障害の阻害とともに，細胞内リン酸化を受け，これがウイルスDNAに組み込まれ増殖ができなくなる．ヘルペスウイルス，アデノウイルスに効果があるといわれている．局所に使用する場合が多く，全身投与はあまり行われていない.[1113]

肢端異常感覚　acroparesthesia，acrodysesthesia　［先端感覚異常，先端錯覚感，肢端知覚異常］　異常感覚については，錯感覚，パレステジア，ジセステジアなど，感覚についての日本語の基準が明確に決められていないため，このように種々の呼び方がある．四肢先端部，特に手掌から手指にかけてのしびれ，異常感覚，こわばりなどを特徴とし，夜間に強く，更年期の女性に多い．末梢神経障害，末梢循環障害(血管攣縮など)，自律神経障害などの原因が考えられているが，原因不明のことも多い.[1527]

肢端紅痛症　erythromelalgia　［皮膚紅痛症，先端紅痛症］　血管内圧の上昇，末梢血管の拡張などを主徴とする中年に好発するまれな疾患．四肢末端に発症し，運動，発熱，気温などによる皮膚温上昇により，四肢先端部に灼熱痛・発赤などを伴う発作が起こる．原発性に起こるものと，高血圧症や糖尿病，関節リウマチなどの基礎疾患に続いて起こる続発性のものがある．原発性は慢性的で難治性．発症の機序は不明.[1527]

肢端色素沈着症　acropigmentation⇨同網状肢端色素沈着症→2817

肢端チアノーゼ⇨同先端チアノーゼ→1775

肢端知覚異常⇨同肢端異常感覚→1304

肢端疼痛症　acrodynia　［先端疼痛症，ピンク病，フェール病］　乳幼児にみられるまれな疾患．四肢の疼痛のほかに浮腫やピンク色の斑を認め，深紅色の斑状丘疹が頬や鼻，ときに全身にみられることがある．多発神経炎や興奮，感情鈍麻が交代するという精神症状を呈し，倦怠感も訴える．原因として水銀との関係が疑われたこともあるが不明である.[1631]

肢端肥大症⇨同先端巨大症→1775

時値⇨同クロナキシー→845

ジチオスレイトール　dithiothreitol；DTT　［クリーランド試薬，ジチオトレイトール］　分子量154.24の還元剤．タンパク質の酸化を最小限に抑えることで酵素活性を保持する働きをするため，緩衝液などに広く用いられる．また薬理学や生化学研究にも応用される.[362]

ジチオトレイトール⇨同ジチオスレイトール→1304

シチジル酸　cytidylic acid⇨同シチジン一リン酸→1304

シチジン　cytidine；Cyd　リボヌクレオシドの1つで，五炭糖のリボースに結合する塩基部分にピリミジン誘導体であるシトシンをもつ．RNAの構成成分.[800]

シチジン一リン酸　cytidine monophosphate；CMP　［シチジル酸］　$C_9H_{14}N_3O_8P$．分子量323.20．シトシンという塩基にリボースという糖が結合したシチジンに，リン酸が1個結合したもの.[930]

シチジン三リン酸　cytidine triphosphate；CTP　$C_9H_{16}N_3O_{14}P_3$，分子量483.16．シチジンのリボースの5′位のヒドロキシル基にリン酸が3個結合したもの．RNA合成の直接の前駆物質.[930]

七島熱　Shichitou fever　［二十日熱］　伊豆七島で冬季に発生する急性発疹性熱性疾患．タテツツガムシ(恙虫) *Leptotrombidium scutellare* によって媒介される，オリエンチア属の一種 *Orientia tsutsugamushi* を病原体とするツツガムシ(恙虫)病の七島型である．患者は幼小児に多く，発熱のほか発疹，リンパ節腫脹などの症状もみられるが，ほとんどは軽症で予後もよい.[304]

七分がゆ(粥)　病人食の分類での軟食の1つ．全がゆ7に対し重湯3の割合で混合したかゆ.[987] ⇨参かゆ(粥)食→548

市中感染　community-acquired infection　通常の社会生活環境で生じる感染で，風疹，麻疹，A型肝炎，肺炎などがある．院内感染(病院感染)に対比する用語．このうち肺炎は特に市中肺炎と呼ばれる．市中肺炎の原因となる菌種は生活環境や患者背景(年齢，基礎疾患，飲酒，喫煙，免疫抑制薬服用，低栄養など)により異なる．予防は，ワクチン接種，インフルエンザ流行期に人ごみを避ける，うがいや手洗いの励行．近年，高齢者の増加，感染防御能が低下した宿主の増加にもかかわらず，医療の進歩により在宅療養の可能な患者が増加し，市中肺炎患者の約80％が何らかの基礎疾患を有するとされる．肺炎の起炎微生物は，若年ではマイコプラズマ *Mycoplasma* が多く，クラミジアニューモニエ *Chlamidia pneumoniae* は30-60歳代に罹患数のピークがある．高齢者は肺炎発症のリスクファクターであり，起炎微生物は肺炎球菌，インフルエンザ菌，肺炎桿菌，モラクセラカタラーリス *Moraxella catarrhalis*，インフルエンザウイルスの頻度が高い．[378]

視中枢 visual center 視覚の中枢で，第一次視覚中枢(外側膝状体，上丘)と第二次視覚中枢(後頭葉)があるが，通常は後者を指す．後頭葉の第17,18,19野が相当し，視路は第17野に終わる．18,19野は視覚情報処理に関与しており，視覚連合野と呼ばれる．[566] ⇨参視覚中枢→1230

次中部着糸型 submetacentric ［次中部動原体型］ 動原体(セントロメア centromere)が染色体の中央と末端部のほぼ中間に位置する染色体．染色体の短腕，長腕のそれぞれの長さは異なる．現在ではGバンド分染法などにより，個々の染色体の識別が可能である．[1293] ⇨参セントロメア→1790

次中部動原体型⇨同次中部着糸型→1305

死徴 postmortem phenomena 医学的な死の判定基準は，三徴候(心臓の停止，呼吸の停止，瞳孔反射の停止)をもって行われる．その後，体温低下，硬直，腐敗が進行するため，解剖時に遺体で観察されうる死の徴候(死徴)としては，以下の項目がある．死冷，死後硬直，死斑(血液が重力で低位部に沈下する現象，指圧により消失することで出血と区別)，死臭，自己融解，腐敗，ガス発生(腐敗性気腫)，腹部膨大，藍赤色死斑(一酸化炭素中毒のとき)，緑色死斑(硫化物中毒のとき)など．[477] ⇨参死の徴候→1332

紙徴候 Froment paper sign⇨同フロマン徴候→2601

市町村保健師 community health nurse⇨参保健師→2690

市町村保健センター municipal health center ［保健センター］ 1978(昭和53)年度から厚生省(当時)が第一次国民健康づくり対策として健康づくりの基盤整備などを基本施策として展開していく中で，その施策の1つとして全国の市町村に設置が始められた．従来，保健所が公衆衛生活動を担う最先端の機関として重要な役割を果たしていたが，急速な高齢化の進展および疾病構造の変化に伴い，多様化，高度化しつつある対人保健分野における保健需要に対応するため，このセンターの整備が推進されている．各市町村地域住民に対し，健康相談，保健指導および健康診査などの地域保健に関して必要な事業を行うことを目的とする施設であり，地域保健に関して住民に身近で利用頻度の高い対人保健サービスを総合的に行う拠点である．「地域保健法」において，「市町村は，市町村保健センターを設置することができる」とされており，その数は2007(平成19)年3月現在で2,710か所となっている．[1285] ⇨参保健所→2693

弛張熱 remittent fever 感染症などでみられる熱型の1つ．1日の体温の温度差が1℃以上ある高熱で，かつ最低温度でも平熱にならないものをいう．熱型の多くが弛張熱で，敗血症，化膿性疾患，ウイルス性感染症，悪性腫瘍などでよくみられる．[33]

膝位 knee presentation 胎児の腰部や足が先進している骨盤位の分類の1つであり，児の膝が先進している状態．頻度は骨盤位の1%．両膝が先進している状態を全膝位，片膝のみが先進している状態を不全膝位という．[1323]

歯痛 toothache，odontalgia 歯の硬組織疾患(主に齲蝕)によって生じる歯の痛みは，ゾウゲ(象牙)細管を介した刺激によるもの，歯髄そのものの炎症によるもの，および根尖周囲，歯根周囲の炎症によるものがある．硬い組織の中に血管が充満する歯髄の構造は脳と同じで，血管神経の出入り口である細い小孔(根尖孔)を除いて密閉されているため，歯髄そのものがいったん炎症を起こした場合には内圧が高まり，その内圧によって炎症が増大してさらに内圧が高まる．このために，身体の痛みの中でも，とくに激烈で，拍動性の痛みが長時間続く．歯の硬組織疾患のほか，歯髄炎，歯周組織炎，急性根尖性歯周炎，急性化膿性歯槽骨炎，急性化膿性顎骨炎などにより歯および歯周組織の疼痛を生じる．歯および歯周組織に起因するこの原発性歯痛のほか，①全身疾患に関する歯痛，②反射性歯痛(歯に分布する神経の経路にある疾患のために反射的に起こる歯痛)，③放射性歯痛(隣接する臓器の疾患を歯痛として感じるもの)，④三叉神経痛がある．[1369]

耳痛 earache，otalgia，ear pain，aural pain 耳の病気自体により生じる一次性のものと，耳部には原因の認められない二次性のものがある．一次性耳痛は耳介，外耳道，中耳の病変に起因し，耳癤(せつ)，外耳道炎，急性中耳炎などが多い．二次性耳痛は関連痛，投射痛とも呼ばれ，三叉神経，顔面神経，舌咽神経，迷走神経などに関連した部位の疾患に起因するため，鼻，口腔，喉頭，側頭下顎関節などを精査する必要がある．[451]

室温 room temperature ［室内気候］ 部屋の中の温度のことをいい，太陽からの輻射熱，壁や天井から伝わる熱，すきま風や換気扇により移動する熱などの外部からの熱と，部屋の内部の対流や伝導による熱，人や照明器具からの放熱，冷暖房器具による熱や気流，湿度などの影響を受ける．室内の快適な有効温度は気流0.5 m/秒で冬は19±2℃(湿度40-60%)，夏は22±2℃(湿度45-65%)．春・秋はこの中間程度である．冷房使用時は外気温との差を5℃以内にする．また，病室においては，室温だけでなく，さまざまな要因が体感温度に影響を及ぼす．患者の個人差，病室の構造や方角，外気候の状態を踏まえ室温や掛け物の調整を行う．[557]

失音楽 amusia 音楽はリズム知覚と楽音知覚，楽音知覚を情動に転化する能力より成り立つが，学習されたこれらの音楽能力のいずれかの障害．音楽の受容能力の障害であり，聴覚失認の一種でもある感覚性失音楽，歌ったり口笛を吹いたり楽器を演奏したりすることのできない表出性失音楽，楽譜の失読失書にあたる純粋型に大別される．責任病巣として十分に確立されたものはないが，表出性失音楽では右半球損傷との関連が示唆される．[617]

膝窩 popliteal fossa 膝後面のくぼみのこと．内側は半腱様筋と半膜様筋，外側は大腿二頭筋に囲まれる．また下内側は腓腹筋内側頭，下外側は腓腹筋外側頭でつくられる．膝窩動脈は前・後脛骨動脈に分かれる．坐骨神経は膝窩部で総腓骨神経と脛骨神経に分かれる．[1266]

膝蓋腱⇨同膝蓋靭帯→1306

膝蓋腱支持ギプス patellar tendon bearing(PTB) type cast ⇨同膝蓋腱部荷重ギプス→1306

膝蓋腱反射 patellar tendon reflex；PTR，patellar reflex

［大腿四頭筋反射，膝現象］　健常者でもみられる脊髄反射の1つ．膝蓋の下をたたくことで大腿四頭筋の伸張反射が起こり，膝関節が伸展する．脊髄(L_2-L_4)の前角のα運動ニューロンを反射中枢とする反射弓で発生する．反射弓より上位の障害では腱反射は亢進し，反射弓および筋肉の障害では減弱する．[1565]

膝蓋腱部荷重ギプス　patellar tendon bearing(PTB) type cast　［PTB型ギプス，膝蓋腱支持ギプス］　骨折部に直接荷重がかからないようにしたギプス．下腿の骨折(脛骨・足関節骨折)や足関節炎疾患に使用され，下腿や足関節を免荷する際に用いられる．膝蓋腱，脛骨顆および脛骨結節を支点として患部を免荷するため，骨癒合する前からギプス装着下での歩行が可能である．[1557]

膝蓋骨　patella, knee cap　大腿四頭筋腱内にある種子骨であり，大腿骨とともに膝蓋大腿関節を形成する．外観は下面に膝蓋靱帯(大腿四頭筋腱の遠位部に相当する)を付着させ，三角形をしている．膝蓋靱帯と大腿四頭筋の牽引方向が膝蓋骨を支点に屈曲していることから，大腿四頭筋収縮時にはやや外方へ引かれる．膝蓋骨関節面は膝屈曲角度が大きくなるにつれて徐々に下方が接し，最大屈曲時には大腿骨顆部(内側顆と外側顆)の間にはまり込む．この圧縮応力は屈曲角度が大きくなるにつれて増大する．若年女性では，膝蓋骨が外方に亜脱臼を起こしやすい場合があり，膝蓋骨亜脱臼症候群と呼ばれる．[1266]

膝蓋骨高位　patella alta　膝蓋骨が正常の位置より高位，つまり近位に位置した状態を示す．膝関節X線側面像から，膝蓋腱の長さ(LT)に対する膝蓋骨の最長の対角線の長さ(LP)の比(LT/LP)を求め，この値が1.2以上だと膝蓋骨高位と診断する(インソール・サルヴァーティ Insall-Salvati 法)．また，簡易的に膝関節30度屈曲位におけるX線側面像にて膝蓋骨下極が顆間窩の屋根〔ブルーメンザート線 Blumensaat line (BL)〕より上方にある場合も膝蓋骨高位を疑う．習慣性膝関節脱臼，膝蓋骨軟化症，習慣性関節水腫，大腿四頭筋断裂，膝蓋腱断裂，脳性麻痺などにみられる．[150]

膝蓋骨骨折　fracture of patella　膝関節内骨折で最も多い骨折．膝蓋部前面からの直達外力による星状骨折と大腿四頭筋の筋力の介達外力による横骨折に分けられる．転位が小さいものはギプスなどで固定する保存的治療が，骨折端が離開し転位の大きい症例では手術的治療が適応となる．手術は，膝蓋骨のワイヤー締結法やキルシュナー鋼線とワイヤーによる圧迫固定法が行われる．まれに粉砕骨折の重度のものに対し膝蓋骨摘出術が行われる．[795]

膝蓋骨脱臼　dislocation of patella　膝蓋骨脱臼は①先天性発育異常のため先天的に膝蓋骨が脱臼する先天性脱臼，②スポーツ，外傷による初回脱臼を指す外傷性脱臼，③外傷性脱臼の放置や大腿骨外顆の破壊・麻痺，高度の外反膝などにみられる常に脱臼している恒久性脱臼，④外傷性脱臼後に起こる膝のある一定肢位で常に脱臼する習慣性脱臼に分類される．習慣性脱臼は膝関節の構造上の素因が重要であり，初回脱臼後に軽微な外傷で反復性の脱臼(反復性脱臼)を生じる．機能障害の強いものは手術療法の適応．手術法には多数の方法があり，大別すると関節包形成術，筋形成術，膝蓋靱帯付着部移動法がある．[795]

膝蓋骨軟化症⇒同膝蓋軟骨軟化症→1306

膝蓋靱帯　patellar ligament　［膝蓋腱］　大腿四頭筋は膝蓋骨を介し，脛骨前面の脛骨粗面に付着する．そのうち膝蓋骨下端から脛骨粗面までの間は強力な扁平線維組織からなり，その扁平線維組織を膝蓋靱帯という．(図参照⇒膝関節の靱帯→1308)[874]

悉皆(しっかい)調査⇒同全数調査→1770

膝蓋跳動　patellar tap ; PT, patellar floating, ballottement of patella, floating patella　［跳動膝蓋骨］　膝関節の関節液の診察法．膝関節内に液体が貯留している場合，膝蓋骨と大腿骨顆部との間に液体が介在するため，膝蓋骨を押すと浮遊感を感じる．左膝の場合，膝の近位から右手で膝蓋上嚢部を末梢に押し，膝蓋骨前面を左手の母指と示指で大腿骨顆部に向かい押して検査する．貯留する液体としては関節液と血液がある．血液の場合は膝関節内のすべての構成要素(骨，靱帯，半月板，関節包)のいずれかに損傷があることを，関節液が貯留している場合は関節炎，感染などの炎症を意味する．[874]

●膝蓋跳動

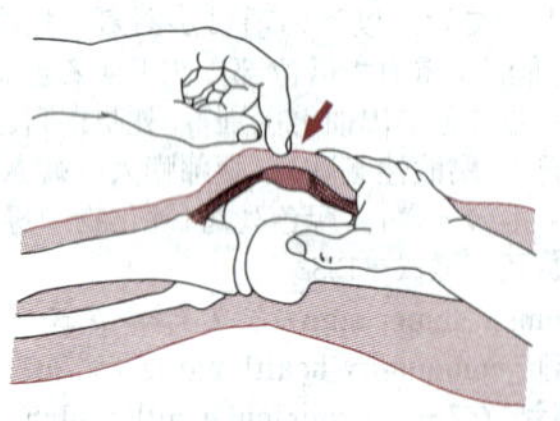

失外套(とう)症候群　apallic syndrome　〔D〕apallisches Syndrom　クレッチマー Ernst Kretschmer (1888-1964)が1940年に最初に記載した症候群で，脳の外套(大脳)の全体的機能の広範な遮断状態．眼球運動や嚥下・咀嚼(そしゃく)運動以外の随意的な運動は認められず，発語もなく，まったく無動・無言の状態で，除脳硬直姿勢，吸引・把握反射などの原始反射がしばしば認められる．睡眠・覚醒リズムはいちおう保たれ，意識障害はないと思われる．広範な大脳の病変によって起こる．よく似た状態に無動性無言症があるが，これは1941年にケアンズ Hugh Cairns らによりはじめて記載されたもので，意識の障害を伴い，大脳深部や脳幹の病変による．[579]

膝蓋軟骨軟化症　chondromalacia patellae　［膝蓋骨軟化症］　膝蓋大腿関節痛と膝蓋軟骨に病変を認める疾患を総称した病態．原因として外傷性やアライメント異常などがあげられ，好発年齢は15-30歳で女性に多い．軽症例では関節軟骨の軟化や亀裂，線維化を認め，進行すると関節軟骨の欠損を認めるようになる．膝蓋骨を大腿骨に圧迫した際の軋轢音や疼痛の誘発がみられ，内側への可動性が制限されることもある．X線にて軟骨下骨の硬化像や膝蓋大腿関節の不適合を認めることもあるが，最終的な診断は関節鏡による．治療は疼痛が主症状であれば消炎鎮痛薬を使用し，膝蓋骨装具や大腿四頭筋のストレッチや筋力訓練などを行う．保存療法で症状が軽快しない場合は膝蓋大腿関節面の除圧のために外側膝蓋支帯の切離や脛骨粗面前方移動術などが行われる．[807]

し

失快楽症⇨同無快感症→2778

膝窩動脈 popliteal artery 大腿動脈から連続し，内転筋腱裂孔から始まる動脈．ひらめ筋腱弓下で，前・後脛骨動脈に分かれる．本流の後脛骨動脈は下腿後側を下行し，内果の後方を回り足底に入る．前脛骨動脈は腓骨頭近傍で骨間膜を貫通し，下腿前側に出て下行し足背に至る．膝窩動脈からは腓腹動脈と膝関節動脈網が分かれる．[1266]

膝窩動脈絞扼(こうやく)**症候群** popliteal artery entrapment syndrome 膝窩部の組織や腫瘍により膝窩動脈が絞扼され血流が障害された結果，下腿以下の虚血性損傷が生じる症候群．虚血性症状として5P徴候〔pain(疼痛)，paleness(蒼白)，pulselessness(動脈拍動消失)，paresthesia(知覚異常)，paresis(運動麻痺)〕が生じる．[874]

膝窩動脈損傷 injury of popliteal artery 大腿動脈の末梢で前脛骨動脈および後脛骨動脈に至る部位の動脈が膝窩動脈であり，その部位の損傷をいう．大腿骨顆上骨折，脛骨顆部骨折などに合併することがある．動脈損傷による血行不全の徴候としては，末梢部蒼白，冷感，脈拍欠如，皮膚変色などがある．膝窩動脈損傷による末梢循環不全では100% 壊死に陥るため，早期診断，早期治療が必要．[1249]

膝窩嚢腫 popliteal cyst ［ベーカー嚢腫］ 膝関節の関節包が後方に膨隆して膝窩部に形成した嚢腫，または膝窩部の滑液包が腫大して形成した嚢腫の総称．滑液包由来のものも膝関節腔と交通していることもある．関節リウマチなどの慢性炎症性疾患で発症することが多い．膝窩部の重圧感，鈍痛，腫脹，屈曲制限が生じ，穿刺にて黄色透明な液が引ける．排液されると症状は消失するが再発が多い．手術的加療を行うこともある．ベーカー Baker 嚢腫ともいう．[874]

●膝窩嚢腫(膝 MRI 矢状断像)

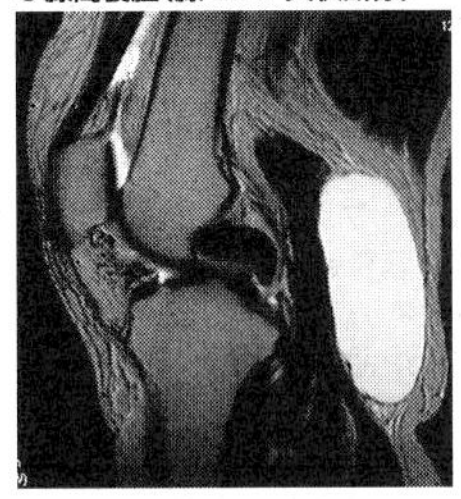

膝窩リンパ節 popliteal node 膝窩動静脈の周囲に存在するリンパ節群．下腿の大血管に沿う深リンパ管と小伏在静脈に沿って上行する浅リンパ管からリンパ流を受け，大腿動静脈に沿ったリンパ管を経て深鼠径リンパ節に至る．[1221]

実感温度 effective temperature；ET⇨同実効温度→1312

室間孔《脳の》 foramen interventriculare, interventricular foramen⇨参脳室→2299

疾患修飾性抗リウマチ薬 disease modifying antirheumatic drug；DMARD ［DMARD，ディーマード］ 関節リウマチでは，免疫異常から関節の炎症と関節破壊進行が生じる．抗炎症・鎮痛作用を期待して投与される非ステロイド性消炎鎮痛薬や副腎皮質ステロイドホルモンに対し，病態本態である免疫異常を抑制する薬物が疾患修飾性抗リウマチ薬(DMARD)と称される．DMARDには免疫調節薬として金チオリンゴ酸ナトリウムなどの金化合物，ブシラミンなどのSH基剤も含まれるが，主要薬剤はメトトレキサートをはじめとする免疫抑制薬であり，さらに最近ではインフリキシマブやエタネルセプトなどの生物学的製剤も加わり，これらはいずれも強力な作用を示す．ただしDMARDは一般に遅効性で，効果発現までに2週間から3か月程度の投与が必要となり，診断確定後早期からの投与が推奨される．[204,1304]

失感情症 alexithymia ［アレキシサイミア］ アレキシサイミア alexithymia の訳語として用いられるが，誤解を招きやすい用語であり，感情言語化困難症状と理解するのがよい．アレキシサイミアは潰瘍性大腸炎や消化性潰瘍などのように心理的要因によって症状が動揺しやすいとされる身体疾患患者の臨床的観察からつくられた概念である．主な特徴として，①感情機能が制限されている，②想像活動が貧困である，③自分の感情を適切な言葉で表現できない，④深い心理内面を対象とする精神療法の良好な適応になりにくい，などがあげられる．一時期，日本では神経症と心身症を区別する精神面の特徴であるかのようにいわれたが，実証的なデータはない．自記式質問票による評価が提唱され多くの論文が出たが，今日，臨床面で有用な概念として残っているとはいいがたい．[1434]

膝関節 knee joint 大腿骨，脛骨，膝蓋骨からなる関節で，脛骨大腿関節と膝蓋大腿関節に分けられる．腓骨は直接的には膝関節には関係しない．脛骨大腿関節では，大腿骨内側顆と外側顆の形状が凸面なのに対して，脛骨上端は平坦に近い凹面を形成している．骨性の支持としては非常に不安定だが，関節包，靱帯，筋などの軟部組織により支持される．主な靱帯は内側側副靱帯，外側側副靱帯，前十字靱帯，後十字靱帯の4つであり，膝関節運動を誘導している．これらの靱帯損傷では運動破綻を引き起こす．関節面には半月板があり内側半月と外側半月に分けられ，関節面の適合性向上や関節内圧均等化，衝撃吸収などの作用をもつ．膝関節運動時には半月も移動して，不十分な骨性支持を支える．膝関節の運動は屈曲と伸展，外旋と内旋に分けられる．屈曲と伸展時には軸の周りを大腿骨の内・外側両顆がころがるような運動とともに互いの関節面を滑り，滑りところがりの複合運動をしている．膝蓋大腿関節面は，大腿骨内側顆・外側顆間と膝蓋骨との間に形成される．大腿四頭筋の運動時にこの関節の圧迫力は大きくなり，膝関節の屈曲と伸展運動の運動効率を高める重要な役割を担う．[1266]

膝関節の靱帯 ligaments of knee joint 膝関節は股関節などの球関節と異なり，軟骨接触面での安定性はほとんどないため，いくつかの強固な靱帯と膝周辺に付着する筋により安定性を保っている．側方安定性を主に保つ靱帯として内側に内側側副靱帯，外側に外側側副靱帯があり，前後方安定性を主に保つ靱帯として前十字靱帯，後十字靱帯がある．[874]

膝関節炎 arthritis of knee joint 膝関節に炎症が生じた場合の総称．病理学的には滑膜組織が炎症の主体となる．一般的に関節液の貯留，滑膜の増生を伴う．膝関

●膝関節の靱帯

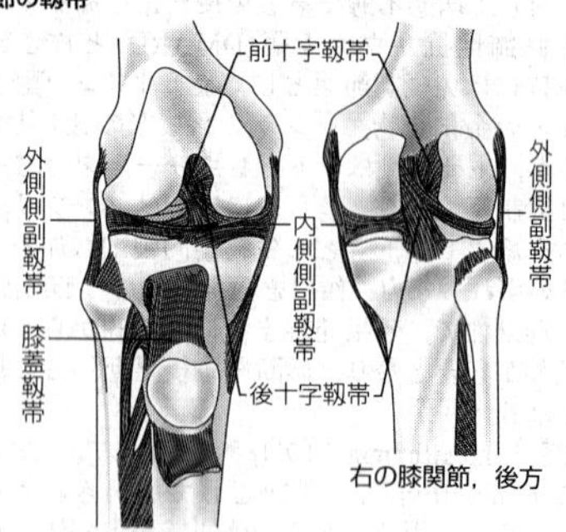

節炎を生じる疾患として，外傷性関節炎，変形性関節症，関節リウマチ，痛風・偽痛風などの結晶誘発性関節炎と化膿性・結核性関節炎などがある．[874]

膝関節拘縮 stiff knee 関節拘縮とは関節の軟部組織に原因があり，関節可動域の低下をきたした状態．膝関節拘縮の原因としては，ギプス固定，膝関節周辺の骨折などの外傷，変形性関節症，関節リウマチなどの膝関節炎，下肢麻痺などがある．治療は関節可動域拡大訓練などの理学療法，CPM による関節可動域拡大，麻酔下に徒手的関節授動術，観血的関節授動術として関節を切開して拘縮の原因となる組織を切離・切除する場合と，関節鏡視下に行う場合がある．[874]

膝関節全置換術 total knee arthroplasty (replacement)；TKA (TKR) ［人工膝関節全置換術］ 1950 年代に開発された膝関節内側・外側関節面と膝蓋大腿関節面のすべてを人工関節で置換する手術法．当初使用された人工関節は蝶番型関節で，膝関節の生理的運動である回旋運動機構を有していなかったため構造的に無理があり，緩みや人工関節周囲の骨折が生じた．この問題を解決すべく 1970 年代はじめより非蝶番型の人工膝関節が開発された．これは膝関節の回旋運動を拘束しないことから非拘束式人工膝関節とも呼ばれている．その後，人工関節における細部の改良と手術手技の進歩に伴い術後成績は飛躍的に向上し，現在では末期膝関節障害に対する確立した手術法とされている．術後の疼痛，関節安定性，歩行能力の点で著しい改善が期待でき，関節可動域においても 130 度程度の屈曲が獲得できる．本手術の適応は関節リウマチ，変形性膝関節症が主であり，その長期成績は安定している．問題点は人工関節の緩みや遅発性感染であるが，この問題の解決のため，現在でも人工関節の材質，デザイン，加工法，摺動面のデザイン，手術手技の改良が続けられている．[1300]

膝関節痛 gonalgia ［膝痛］ 膝関節の痛みで，それを生じる代表的疾患として外傷，腫瘍，膝関節炎，変形性関節症，末梢神経障害，離断性骨軟骨炎，膝蓋軟骨軟化症などがある．[874]

膝関節半月板切除⇨同半月板切除術→2408

膝関節離断術 disarticulation of knee, exarticulation 膝関節で切断すること．義足としては膝義足を装用する．[874] ⇨参関節離断術→628

膝間代（しつかんたい） patellar clonus ［膝クローヌス］ 検者が被検者の下肢を伸展させ，膝蓋骨を足のほうに急に押し下げると，大腿四頭筋に律動的な不随意筋収縮が生じ，膝蓋骨が上下に反復性に動く現象．腱反射が著明に亢進しているときに認められ，病的反射である．同様の現象は，足クローヌスでも認められる．[707]
⇨参錐体路症状→1623

●膝間代

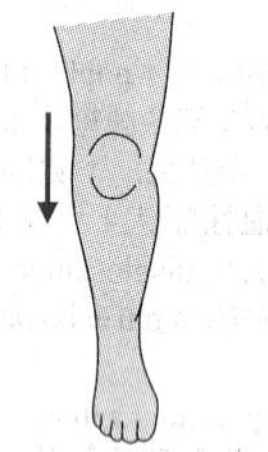

疾患分類 disease classification その疾患が大きく分けてどの部位ないし項目（消化器系疾患，循環器系疾患など）によるものか分類するもので，医療統計の基本となる．現在は，WHO が分類した ICD-10（「疾病および関連保健問題の国際統計分類第 10 回修正」International Statistical Classification of Diseases and Related Health Problems, 10 th Revision）が頻繁に用いられる．[477] ⇨参医療統計→284，国際疾病・傷害および死因統計分類→1086

疾患への逃避 flight into disease 〔D〕Flucht in die Krankheit 自我の防衛機制の 1 つ．適応困難な状況や，欲求不満や葛藤に由来する不安への防衛として現実から病気へ逃避すること．ヒステリーの転換症状が生じる背景には疾患への逃避が隠れているとされる．不安から逃れることができるという無意識的，心理的満足感という一次利得と，病気だということで周囲からの関心，注目や同情が集まるという現実的な二次利得（会社や学校へ行かなくてよい，家族が手厚く看護してくれるなど）とが得られる．疾患への意図的な逃避は詐病として区別される．[581]

湿球温度 wet-bulb temperature 乾球温度計の球部に蒸留水で湿した布を巻き，水を蒸発させた状態で測定した温度．湿球面からの蒸発はそのときの湿度と気流に影響されるので，球部に一定の気流を与えて測定する．大気が水蒸気で飽和している場合には湿布の水は蒸発できず，湿球温度は乾球温度に等しい．大気が水蒸気で飽和していない場合には水は湿布から蒸発し，球部は冷却されて低温となり，その程度は大気の水蒸気の飽和度に関係する．[1360]

湿球黒球温度指標 wet-bulb-globe temperature；WBGT 温熱環境の四温熱因子を考慮に入れた総合温熱指標の 1 つ．簡便で実用的であるため，高温労働環境の総合温熱指標として広く使用されている．わが国の「高温の許容基準（日本産業衛生学会）」にも用いられ，次式で計算する．①室内もしくは室外で日光照射のない場合［WBGT = 0.7 × NWB + 0.3 × GT］，②室外で日光照射のある場合［WBGT = 0.7 × NWB + 0.2 × GT + 0.1 × DB］．NWB (natural wet-bulb temperature)：自然気流に曝露したままで測定された湿球温度（強制通気せず，熱輻射を防ぐための球部の囲いはしない）．GT（globe thermometer temperature）：径6インチの黒球温度．DB（dry-bulb temperature）：熱輻射源からの直接の影響を防ぎ，自然気流は損なわないように球部を囲ったもので測定された乾球温度．[1360]

膝胸位 knee-chest position 胎児の腰部や足が先進している骨盤位のときに，胎児の自然回転を促す母体の姿勢（体位）．台上にひざまずいて前胸部を台につけてうつぶせになり殿部を挙上する．妊娠30週以降の骨盤位の妊婦に適応となる．通常は，膝胸位を15分保ったのち，側臥位になり胎児の自己回転を促す．[1323] ⇨参胸膝位→756

失業保険法⇨参雇用保険→1130

失禁 incontinence⇨参尿失禁→2249

失禁ケア⇨同コンチネンスケア→1142

漆喰（しっくい）腎 mortar（cement）kidney まれにみられる腎結核の末期状態で，結核病変の乾酪空洞が融合して結核性膿腎症を呈したのち，さらに内容が濃縮・石灰化したもの．[474] ⇨参自然的腎隔絶→1297

シック試験 Schick test ［シック反応］ ジフテリアに対する免疫の有無を調べる検査．ジフテリア毒素を前腕皮内に注射して4日後の注射局所の反応（発赤・硬結など）により，ジフテリアに対する抗毒素の存在を調べる．ジフテリア抗毒素をもつ場合はこの反応が陰性となる．シック Béla Schick はアメリカの小児科医（1877-1967）．[388]

シックデイ sick day 糖尿病患者が感染症や消化器疾患などに罹患し，相対的あるいは絶対的インスリン欠乏状態が増悪して血糖コントロールが乱れた状態．一般にインスリン必要量が増加するが，食事の摂取がまったくできない場合には経口血糖降下薬やインスリン注射量の減量を要することもある．[418]

シックハウス症候群 sick house syndrome 微量の室内の汚染化学物質に対し敏感に反応し，集中力の低下，不眠，視力障害，倦怠感，頭痛，関節痛，咽頭痛，筋肉痛，微熱，腹痛などの多彩な症状を示す一群の病気．化学物質過敏症の1つとされるが，ある特定の室内でのみ症状が出現する点が異なるともされている．原因物質には，建築材料や家具から発散されるホルマリンや有機溶剤，衣類やじゅうたんなどに含まれる防燃剤や可塑剤，重金属やその他の環境汚染物質があげられている．通常の中毒量よりはるかに微量で発症し，病態として免疫学的異常，精神神経学的反応，心因反応などがあげられているが，特定できていない．予防・治療は，室内空気の完全な清浄化によるが，厚生労働省による総合対策が2000（平成14）年から始められ，表の13物質についての室内濃度指針値が決められた．ビル居住者に起こる同様の症状をシックビル症候群というが，原因として化学物質以外の要因も含めていうこともある．[1465,1618] ⇨参化学物質過敏症→469

●室内濃度指針値

ホルムアルデヒド	0.08 ppm
トルエン	0.07 ppm
キシレン	0.20 ppm
パラジクロロベンゼン	0.04 ppm
エチルベンゼン	0.88 ppm
スチレン	0.05 ppm
クロロピリホス	0.07 ppb 小児の場合は 0.007 ppb
フタル酸ジ-*n*-ブチル	0.02 ppm
テトラデカン	0.04 ppm
フタル酸ジ-2-エチルヘキシル	7.6 ppb
ダイアジノン	0.02 ppb
アセトアルデヒド	0.03 ppm
フェノカルブ	3.8 ppb

（厚労省医薬食品局調べ 2003年5月現在）

シック反応⇨同シック試験→1309

シックビル症候群⇨参シックハウス症候群→1309

膝クローヌス⇨同膝間代（しつかんたい）→1308

しつけ《衣服着脱の》 child training 基本的生活習慣の1つである衣服の着脱行動を習慣形成するための指導や訓練．着脱行動が自立するのは幼児期であり，そのための運動機能や知的発達の程度，子どもの興味を理解しながら習慣形成を行っていく．1歳頃から衣服に興味を示し，靴下や靴を脱ごうとする．2歳頃には自分で衣服を脱ぐ子どもが多くなる．3歳頃から大人の手だすけを得ながら衣服を自分で着脱できるようになり，5-6歳頃には一人での着脱行動が確立する．[188] ⇨参基本的生活習慣→705

しつけ《清潔の》 child training 基本的生活習慣の1つである清潔行動を習慣形成するための指導や訓練．清潔行動の自立は健康を維持しながら社会生活を送るための重要な幼児期の発達課題である．乳児期から沐浴などで身体を清潔に保つことによる気持ちのよさを感じさせる．2歳頃から模倣が盛んとなるため，手洗い，歯みがき，洗顔を大人がやってみせ，子どもが一人でできない部分は手だすけする．歯みがき，うがい，洗顔などが一人で行えるようになるのは4歳頃，入浴時に自分で身体を洗えるようになるのは5歳頃である．[188] ⇨参基本的生活習慣→705

失血死 bleeding to death, death from exsanguination 短時間の多量の出血によって死亡すること．成人の場合，循環血液量の20-30% 程度が失われるとショック状態となり，直ちに適切な治療を行わないと死亡する可能性がある．すなわち，体重60 kgの人で約1-1.5 Lの血液が失われるとこの状態となる．さらに，循環血液量の50%（体重60 kgの人で約2.5 L）が短時間の間に失われると，ほぼ即死の状態となる．心臓の破裂・損傷，比較的太い動脈や大静脈の損傷などによって起こることがある．[543]

失血性貧血 hemorrhagic anemia ［出血性貧血］ 出血により発症する貧血．出血が外傷などによる急性出血であれば正球性正色素性貧血となる．消化器系の癌や潰瘍などによる慢性出血が続く場合は小球性低色素性貧血（鉄欠乏性貧血）となる．急性出血では輸血を，慢性出血では原因の精査と鉄剤の投与を行う．[1038]

実験 experiment 理論や仮説を検証するために，すなわち1つあるいは複数の要因がある結果の特性値に及ぼす影響を解明するために，研究者が人為的に関連する要因の条件を制御して，それによって生じる現象を観測し測定する方法．因果関係を検証するために最も有効な研究手法で，他の研究者や研究機関によっても同一条件を再現することができるため，再・追試が可能である．また条件を規則的に変化させることによって法則性の解明も容易になる．研究者が制御したわけではないが，喫煙者と非喫煙者というように，ある要因について異なった水準の曝露を受けている集団が存在する場合を natural experiment（自然の実験）という．[917]

実験疫学　experimental epidemiology　対象者に働きかけを行い，その影響をみることによって疾病の発生とその要因との関係を明らかにする研究方法．対象者に働きかけをいっさいせずに観察のみを行う観察疫学と相対する．対象者を数群に分け，それぞれに投薬その他の働きかけをする割付試験，新薬の薬効の評価で，偽薬と真薬を用いて対象者も観察者もどの群に属するかをわからないようにして効果を比較する二重盲験法などがある．割付試験のうち無作為に対象者を群別するものを無作為割付試験という．こうした試験で得られた結果により，例えば高血圧患者に降圧薬を投与することで脳卒中の死亡率を減少させるなどの効果を上げている．得られた結果は観察疫学のものより信頼度が高いとされるが，対象者の同意を得にくい欠点がある．個体単位の動物実験を実験疫学と呼ぶことがある．[467]

実験癌　experimental cancer　動物実験レベルにおいて発癌を生じさせることができるような一連のプロセス，すなわち特定の薬剤，物理的刺激，病原体感染，人工的な免疫低下状態，その他の負荷によって発生した癌を指す．通常の動物における実験癌の発生に関しては いくつかの過程が存在し，イニシエーター initiator としての物質，プロモーター promoter に相当する物質を操作して，最終的に発癌を起こすような形の一連の実験結果が必要であり，イニシエーターやプロモーターがそれぞれ個々に作用しても必ずしも発癌状態は出現しない．[24]

実験群　experimental group　実験を行うとき，得られる結果がほんとうにある特定の要因の効果によるものであることを保証するために，可能な限りすべての条件を等しくした集団を2つつくり，一方の集団には検証したい要因について処理を行い，もう一方の集団には処理を行わず，両群間で観測した結果を比較することによって要因の影響を調べようとすることがある．そのとき処理を行う集団を実験群，条件を一定のままにしておく集団を対照群（統制群 control group）と呼んで区別する．[917]　⇨参対照群→1876

実験計画　experimental design　測定時の系統誤差を小さくするために，測定者，測定に用いる機材その他の条件がかたよらないように，あらかじめ組み合わせを考えて測定を行うこと．こうした方法を用いることで，誤差は測定の誤りと偶然誤差（偶然のばらつき）の和に限りなく近づく．[467]

膝現象　knee jerk⇨同膝蓋腱反射→1305

実験腎炎⇨同実験的糸球体腎炎→1310

実験心理学　experimental psychology　自然科学的なモデルに則して，コントロールされ，追試可能な実験計画に基づいて行った実験から得られたデータによって，一般的な心理学的な法則を導き出す学派．古くから心理学は実験心理学として発達してきたが，現代ではこれに対する臨床心理学，異常心理学などの方法が優勢になりつつある．[1269]

実験精神病　model psychosis⇨同モデル精神病→2826

実験的アレルギー性脳脊髄炎　experimental allergic encephalomyelitis：EAE　［実験的自己免疫性脳脊髄炎］　実験的にラットなどの動物に抗原を感作させて生じる脳脊髄炎白質のホモジネートをアジュバントとともに，動物に注射することにより引き起こされ，多発性硬化症との類似性が検討されている．狂犬病ワクチンの精製が不十分であった時代に，脳成分混入によるワクチン接種後脳脊髄炎を引き起こしたが，同様の機序によるものと考えられている．[505]

実験的高血圧　experimental hypertension　1934 年ゴールドブラット Harry Goldblatt（1891-1977，アメリカの病理学者）らはイヌの両側腎動脈をクリップで締めつけることにより血流を悪くするとともに，片方の腎臓を除去することによって高血圧になることを示した（Goldblatt 腎）．のちにラットでは片方の腎臓を除去することなしに，片方の腎臓の動脈を締めつけることだけで高血圧になることがわかった．腎血管性高血圧 renovascular hypertension（RVH）解明の先駆けであり，この実験によりレニン・アンギオテンシン系の研究が発展した．[1417]

実験的糸球体腎炎　experimental glomerulonephritis　［実験腎炎］　動物に人為的に作製した糸球体腎炎の総称．ヒトに生じる糸球体腎炎のメカニズムや病態の詳細を解析する目的で病原体，化学物質，遺伝子などを動物に導入したり，特殊な環境下で何らかのきっかけを与えて作製する．抗原抗体反応に基づく免疫複合体が関与することが多いが非免疫的機序による実験腎炎もある．腎臓の糸球体を異種動物に感作して得た血清を注射して発生した馬杉腎炎が最初で，これまでさまざまな種類のヒト糸球体腎炎の性格を有する実験腎炎が作製され，IgA 腎炎のモデルとなる抗 Thy-1 腎炎，慢性腎症のモデルとなるヘイマン Heymann 腎炎がある．非免疫機序による実験腎炎には初期糖尿病モデルとなるストレプトゾトシン腎症，進行性腎不全モデルとなる 5/6 腎摘腎症などがある．また，全身性エリテマトーデスなど特定の疾患に合併した腎炎を自然発症する動物モデルも存在．[563]

実験的自己免疫性脳脊髄炎　experimental autoimmune encephalomyelitis⇨同実験的アレルギー性脳脊髄炎→1310

実験的糖尿病　experimental diabetes　糖尿病動物には，実験的操作により糖尿病状態を引き起こすものと，自然発症糖尿病動物がある．これらの動物は糖尿病の発症，進展，合併症などの研究に用いられる．実験的操作により糖尿病状態にする方法は，古典的には膵摘，アロキサン投与，ストレプトゾトシン投与などがあり，近年では遺伝子工学的手法を用い，例えばグルコキナーゼノックアウトマウスやインスリン受容体ノックアウトマウスが作製され研究に利用されている．また自然発症糖尿病動物には BB ラット，KDP ラット，GK ラット，NOD マウス，KK マウスなどが知られている．[418]

失見当識

disorientation　〔D〕Desorientiertheit　［見当識喪失，見当識障害］

【概念・定義】 自分はなぜ今ここにいるのか，といった自らについての基本的な見当づけが障害される状態．

具体的には，**時間，場所，自分の置かれた状況，周囲の人物**などがわからなくなる．程度はさまざまで，時間(年月日，時刻)のみがわからなくなることもあれば，時間も場所もわからなくなることもある．多少とも自分の置かれた状況についての理解が侵されていることが多い．失見当識は**健忘症候群**において認められることが多く，前向性健忘(記銘力障害)と関連は深いが，その程度と必ずしも比例するとは限らない．失見当識がある場合，自分の状態についての病識が十分でないことも多い(広義の病態失認)が，ある程度自覚できる場合には，**当惑傾向**を示すこともある．**作話**を伴うこともまれではない．統合失調症などでみられる**二重見当識**(妄想と現実が共存するために，両方の世界にまたがって生活すること)は失見当識の特殊型と考えることもできる．

【原因】脳器質性障害，解離性障害，症状精神病，認知症(アルツハイマー Alzheimer 病，脳血管性認知症)，統合失調症などでみられる．

【治療】失見当識に対する根本的な治療法はないが，進行を抑えるためにアルツハイマー型認知症治療薬のドネペジル塩酸塩が使われることがあり，失見当識改善のためのリハビリテーションとして**現実見当識訓練**(リアリティ・オリエンテーション)や音楽療法なども行われる．[296]

失見当識の看護ケア

【看護への実践応用】失見当識のある患者は，自分が今いる場所と日時，他者と自分との関係，周囲の状況などを認識する能力が低下しており，不安が強まったり混乱しやすい．したがって，ありのままの本人を受け止め共感的態度で接するようにする．あいづちをうったり，うなずきながら傾聴したり，温かい態度で接し，本人の不安を軽減するかかわりをしていく．見当識を補う工夫として，大きなカレンダーや文字盤の見やすい時計を用意し一緒に日時を確認したり，生活の中に季節を感じるものを取り入れ，メリハリのある規則正しい生活が送れるようにしていく．また，なるべく本人の行動を促しながら，セルフヘケアへの援助を行う．リアリティ・オリエンテーションなどで見当識を強化する療法を行うほか，患者と関係するスタッフ，家族が機会あるごとに声かけをして，患者の注意力，認知，思考，判断能力を刺激する．[928] ⇨参失見当識→1310

実験動物 experimental(laboratory) animal 文部科学省の基本指針により「動物実験等のために研究機関等における施設で飼育し，又は保管している哺乳類，鳥類およびは虫類に属する動物をいう」と定義されている．広義では両生類，魚類もしくは非脊椎動物も含まれる．実験における公平性のため比較することが容易な，遺伝的に均一かつ特定の病原菌をもたない specific pathogen free(SPF)動物が多く使われる．[470]

実験病理学 experimental pathology 病理学の一分野．古くは人体病理学と対をなし，主として実験動物における人工的または自然発症の疾患の解明を行い，その成果を人体に応用することを目的としていた．近年は細胞培養や器官培養，ヌードマウス可移植株などによりヒト由来の細胞組織を直接研究するようになってきた．またヒト疾患における遺伝子の異常を再現した遺伝子操作動物による疾患研究も行われている．[470]

失語

aphasia

【概念・定義】脳の限局病巣によって，末梢性の聴覚障害，運動障害，および一般的な知能・精神障害がないのに，言語の理解および表出が障害されたもの．1861年にブローカ Pierre P. Broca(1824-80，フランスの外科医)が，主として言語表出が障害された失語症の症例を発表し，その責任病巣が左下前頭回の後1/3(ブロードマン Brodmann の脳地図の44野)にあることを指摘した．次いで1874年にウェルニッケ Karl Wernicke(1848-1905，ドイツの精神科医)は，ブローカ型と異なり言語了解障害が顕著な失語患者を報告し，その責任病巣が左上前頭回の後1/2(ブロードマンの脳地図の22野)にあると考えた．その後の研究によって，**ブローカ失語，ウェルニッケ失語**のほか，全失語，伝導失語，失名辞失語(健忘失語)，および超皮質性失語(運動型，感覚性，ならびに混合性)などが記載され，それぞれに特徴的な言語症状が確認されている．カーテス Andrew Kertesz によれば，各失語型に共通する失語の特徴は，①**喚語障害**(失名辞)，②**錯語**(字性および語性)および，③**口頭言語了解障害**の三症状を併せもつことである，という．[1042]

失語の看護ケア

【ケアの考え方】患者を理解しようとするとき，最も重要なことは「何を考え，何を思っているか」を知ることである．これは通常，言葉によるやりとりによって伝達されたり，あるいは非言語的な表情やしぐさによって伝達される．人は話すことで，わかり合えた喜びや理解してもらえない不快さや苦しさなど，人としてのさまざまな感情がわきあがり，社会生活に適応しながら生きていく．しかし，言語表現ができなくなった患者は，「思いや考え」を伝達し合うことが困難になる．言語障害をもつ患者のこうした苦悩を看護師は理解し，わかり合えるようになることの原理を導きだすことが必要となる．

【看護の実践】言語障害は失語症と構音障害に分けられる．失語症は，言語の表現と言語の理解の両方，あるいは片方の障害をもっている状態である．さらに，脳の言語領域と利き手運動領域は接近しているため，利き手側半身麻痺の症状をもつことが多い．脳の急性期症状が安定したら，ただちに理学療法士と言語聴覚士によってリハビリテーションが開始される．訓練では，初期はかなりの集中力(話せないことへの受容ができないため)を要するので，疲労と混乱が強くみられる．病室環境は，癒しの場としての目的をもち，看護師による励ましややさしさを提供する．表情の緊張感がとれてきたら，徐々にコミュニケーションの残存能力を確かめる．書字ではどのくらいの能力が残されているか(利き手が麻痺のため，反対側の手で書くことになるのでかなり不器用)，ボディアクションと顔の表情を利用して，どのくらいの意思伝達ができるかを確かめる．こうして言語を補佐するために言語以外の方法をくふうし，患者が「思いや考え」を積極的に伝えることができるよう導いていく．失語症の中には，聴覚的言語理解障害，すなわち人の話の内容が認知できない(意味がまったくわからない)障害もある．生活は全介助し，手

指(脳の手の運動領域の刺激)の動作を積極的に取り入れ，巧緻性動作へと進める．この状態に対しては，言語的訓練は心に傷を受けるので実施しないほうがよい．構音障害は，咽頭，喉頭，舌など(舌下，迷走，顔面の各神経)の運動障害のために不明瞭な言語になる．ろれつがまわらない，子音が不明瞭，発語スピードが遅いなどの状態である．ケアとしては，各神経の作用している口腔内のマッサージや運動を促進し，発声コントロールを行うなどがある．ほかに発声が唐突になったり，とぎれたり，声の大きさが変化する運動失調性のものと錐体外路性の障害がある．看護師は患者に対し，自己コントロールを基礎として人とコミュニケーションをとることの重要性を認識させ，積極的に社会適応ができるように助ける．

【ケアのポイント】 こうした障害をもつ患者は，話すことにコンプレックスをいだき，閉じこもりがちになる．患者の「思いや考え」が伝わったときにはしっかり受けとめ，伝わったことを評価しながら，話すことへの意欲を低下させないよう，あたたかく励ます．また，家族などにも十分説明を行い，患者の心に傷をつけない配慮ができる家族の絆を育むための援助を行う．[1388] ⇒参失語→1311

失行

apraxia　麻痺，失調，不随意運動などの要素的な感覚運動障害では説明できない，一定の目的に沿った習熟運動が障害された状態．失行では，意欲があり，物が何であるかという対象の認知は保たれているにもかかわらず，実際の物品使用が不能であったり，言語命令や道具を見ることによるパントマイムができなかったりする．リープマン Hugo Carl Liepmann(1863-1925，ドイツの精神科医)は，失行を，肢節運動失行 limb-kinetic apraxia，観念運動失行 ideomotor apraxia，観念失行 ideational apraxia に分類した．失行は，多くの場合，左半球(優位半球)損傷後，特に頭頂葉病変後にみられる．行為の自動性，意図(随意)性の解離がみられることもその特徴である．服がうまく着られない着衣失行，立方体の透視図がうまく描けない視覚構成障害である構成失行も，失行に含められることがある．[413] ⇒参観念失行→648，観念運動失行→647，肢節運動失行→1294

失行の看護ケア

【看護への実践応用】 失行とは，運動器官に問題がなく，また，どのような運動を行うのかを認識できているにもかかわらず，要求された行為が正しくできない状態．代表的なものに，観念失行，観念運動失行，肢節運動失行がある．観念失行は，道具や物品の使用が正しく行えない状態で，はさみで紙を切る，歯ブラシで歯をみがくというようなことができない．頭頂葉領域の病変によるといわれる．観念運動失行は，バイバイやおいでおいでなどの信号動作，何かをするまねをして身振りで意味を伝える動作ができない状態．観念運動失行が口腔や顔面に生じたものを口腔顔面失行と呼び，舌打ちや口笛を吹くなど，口腔や顔面を用いて行う信号動作が困難となる．左頭頂葉の病巣が重要視される．肢節運動失行は，ボタンをかける，スプーンを使うなど，手指で行う熟練しているはずの行為を上手にできない状態で，前頭葉運動前野の損傷により生じる．いずれも日常生活行動の自立を阻害する．

【ケアのポイント】 道具の使用が困難な場合は，観察により，道具使用のどの過程(道具の選択，道具の把持，道具の使い方)に障害があるのかを把握し，手順を統一して，看護者が声をかけたり，本人が確認できるよう手順を図で示す．また，入院中は，家庭で使い慣れた道具を持ってきてもらって使用する．可能であれば，実際の生活場面で道具を使う前に，ジェスチャーで動作を繰り返し練習してもらうようにする．信号動作は，看護者の示す動作を繰り返して模倣するように促す．[108] ⇒参失行→1312，高次脳機能障害→1008

実効温度　effective temperature；ET　［**感覚温度，実感温度，等感温度**］ 気温・湿度・気流の 3 つの温熱因子を組み合わせて 1 つの尺度で表そうとした総合温熱指数．静止した(無風)，飽湿(気湿 100%)の空気温度 t(℃)と同一の温感を与える空気を実効温度 t(℃)ET としている．乾球温度，湿球温度，気流を測定し，実効温度図表より求める．実効温度には輻射熱が考慮されていないので，輻射熱を考慮する必要のある場所では，乾球温度の代わりに黒球温度を用いた修正実効温度が使われる．[1360] ⇒参修正実効温度→1374

実効感覚騒音レベル　effective perceived noise level；EPNL ⇒同EPNL→47

実行機能障害⇒同遂行機能障害→1615

失行性失書　apraxic agraphia　失行 apraxia のために生じる書字障害．失書 agraphia のうち，文字形態がまったく実現されず保続 perseveration の強いものや，要素的な部分は書けても形態が拙劣で，書字の運動表出プロセスに異常があれば失行性の要因が高い．[413]

実効線量　effective dose　ICRP(国際放射線防護委員会)1990 年勧告での用語であり，1977 年勧告での実効線量当量に相当する．身体の放射線被曝が均一または不均一に生じたときに，被曝した臓器，組織で吸収された等価線量を相対的な放射線感受性の相対値(組織荷重係数)で加重して，すべてを加算したもの．各臓器または組織に確率的影響が発生する確率は，その臓器，または組織における線量当量に比例すると仮定しており，その比例定数はそれぞれ異なる．もし照射が身体すべての組織に対し不均等であれば，異なる臓器に伴うそれぞれの死のリスクを考慮して障害を評価しなければならない．そのために ICRP が定めた値である．次式で算定される．H_E(実効線量) = $\Sigma W_T \times H_T$，$H_T = \Sigma W_R \times D_{T,R}$．$W_T$ は組織荷重係数，H_T は等価線量．W_R は放射線荷重係数．$D_{T,R}$ は組織，臓器 T について平均された放射線 R による吸収線量．単位はシーベルト(Sv)で表される．[18] ⇒参実効線量当量→1312

実効線量当量　dose equivalent limit，effective dose equivalent　臓器または組織が放射線照射を受けると，組織ごとに受ける影響は異なる．全身的な共通の尺度での線量〔生物的な効果を考慮した値：単位はシーベルト(Sv)〕に換算して健康障害を評価する必要がある．ある組織 T が放射線照射を受ける場合に癌や遺伝的影響のような障害(リスク)が発生する確率は，その組織における線量 H_T に比例すると仮定される．不均等照射の場合は組織の受けた線量 H_T と特有の感受性に基づく比例定数(組織荷重係数 W_T)を使用し，組織が放射線照射を受けたためのリスクを算出し，放射線を受けた全組織について足し合わせることにより，全身に対する実効的な線量当量(H_E)が算出される．$H_E = \Sigma W_T \times H_T$．ここで$W_T$は荷重係数，$H_T$は年平均線量当量，単位はSv．ただし全身の均等照射では50 mSvが勧告値．ICRP(国際放射線防護委員会)1990年勧告では実効線量と名称が変更された．線量限度は1年間につき50 mSv，5年平均で20 mSv/年．緊急作業では100 mSv.[18] ⇒参実効線量→1312

実効線量当量限度 effective dose-equivalent limit，effective dose limit ある臓器に対する平均された吸収線量〔単位はグレイ(Gy)〕に対して放射線の種類による発癌性で重みづけをした値を等価線量〔単位はシーベルト(Sv)〕という．さらに全身に均等に照射した場合，各臓器の癌のできやすさで等価線量にさらに重みづけし，それぞれを足し合わせることにより個体単位での値である実効線量(Sv)となる．実効線量を用いて防護の単位とする．国際放射線防護委員会は1990年の勧告で，職業人として計画被曝の線量限度を5年間の平均値が20 mSv/年とし，2007年の同勧告では線量拘束値(1-20 mSv/年)などが追加された.[52]

執行猶予者保護観察法 law for probationary supervision of persons under suspension of execution of sentence 保護観察に付された者の遵守事項，保護観察の方法・運用の基準などを定めた法律.「刑法」第25条の2を受けて保護観察付執行猶予の制度として定められた．1954(昭和29)年の「刑法」一部改正(法57号)によって再度の執行猶予者への保護観察の強制のほかに，裁判所の裁量によることも定められている．プロベーション制度に似て，監督・援護とともに好成績者の仮解除，保護観察期間中にさらに罪をおかすなどの成績不良者の執行猶予取消制度をもっている.[457]

失語症検査 test for aphasia 失語症の存在やその症状，さらには失語型やその重症度を検討するための検査．失語の存在が疑われる場合に行われ，検査としては，標準失語検査standard language test of aphasia (SLTA)がしばしば使用される.[413]

失錯行為 parapraxis 意図に反して思いがけず出現する行動や行為．言い違え，書き違え，読み違え，聞き違え，度忘れなどの行為もこれに入る．フロイト Sigmund Freud(1856-1939，オーストリアの精神科医)は，抑圧されていた無意識の願望が浮かび上がってくることにより失錯行為が生じると考え，これを観察し分析することで，自らの精神分析の妥当性の検証を試みた.[413]

失算 acalculia 脳の器質的障害によってみられる計算の障害．左角回の障害(ゲルストマン Gerstmann 症候群)などによってみられる算数のシンボル，記号などの理解ができないもの(狭義の失算)，左側頭葉-後頭葉の障害による数字の失読により計算ができないもの，右半球後部の障害による視空間失認に伴い暗算は可能だが筆算ができないもの(準空間的失算)に分類される.[195]

実時間表示⇒同リアルタイム表示→2915

十指指紋法 一指指紋法とともに，犯罪捜査での指紋照合の際に警察で採用されている個人識別の方法．例えば，犯罪の被疑者では十指の指紋すべてが採取される．指紋は隆線の形状から弓状紋，蹄状紋，渦状紋などに分けられるが，その出現率や隆線数によってそれぞれ指紋価という点数が与えられている．例えば渦状紋がどの指に発現しているか，さらには渦状紋が上流であるか，あるいは中流，下流であるかにより7，8，9などの指紋価が定まる．それらの指紋価を，示指(人差し指)，中指，環指(薬指)，小指，母指(親指)の順に並べ，万・千・百・十・一の5桁の数字を付して分類し，現場指紋の検証に供される．定型的な弓状紋，蹄状紋，渦状紋に属さない変体紋などは，個人識別上の価値がきわめて高いことから指紋価は9となる.[920] ⇒参一指指紋法→255

実質 parenchyma⇒参実質器官→1313

実質器官 parenchymal organ ［充実性器官］ 内部がその器官特有の細胞で隙間なく詰まっている器官を実質器官，または充実器官と呼び，肝臓，脾臓，腎臓，副腎などがある．対照的に腸管，血管，尿管，膀胱のような管状の器官を中空器官と呼ぶ.[1044]

実質細胞 parenchymal cell 実質器官を構成している細胞．肝臓の肝細胞のように，その器官(肝臓)特有の機能を担う細胞を(肝臓の)実質細胞という．肝臓には，血管系や結合組織系を構成する細胞群も含まれるが，これらの細胞群はどの臓器にも含まれるという意味で(肝臓の)実質細胞とはいわない.[1044] ⇒参実質器官→1313

実質性出血 parenchymatous bleeding 細動静脈からの毛細血管性出血．動脈性出血や静脈性出血のように特定の位置から出血するのではなく，一定の広さをもつ面からわき出るように出血するものをいう．肝臓，腎臓，脾臓などの実質臓器からの出血によくみられる.[1403] ⇒参実質臓器損傷→1313

実質臓器損傷 injury of parenchymal organ それぞれの臓器に特有な細胞の集合で充実した臓器を，管腔臓器に対し実質臓器という．肝臓，腎臓，脾臓，肺，膵臓，甲状腺などがあり，これらの臓器が損傷した場合は，出血は毛細血管性出血の形をとる.[1403] ⇒参実質性出血→1313

膝十字靱帯 cruciate ligament of knee⇒同十字靱帯→1368

実習指導 clinical instruction ［臨床実習指導］ 看護学実習の学習過程を効果的にするための学生に対する指導・評価．広義の実習指導は，実習内容の構築，企画運営を含む．実習内容の構築とは，各看護学の教育内容に基づく実習の達成目標の設定，目標達成に向けての教育内容の吟味，効果的な実習方法の選択および評価内容と基準，評価方法の決定などが含まれる．また企画運営には，実習目標達成に向けて実習が実際に円滑に展開できるために，実習目標，内容に適切に対応した受け持ち対象の選択と対象への説明と同意を得ること，実習内容に対応したオリエンテーション，カンファレンスの指導などの教育計画の立案，人的・物的な環境条件の整備，関連各所への連絡調整などが含まれる．狭義の実習指導とは，看護学実習の場で学生に直接的な指導を行うことを指す．受け持ち対象に適切な看護ケアが実施できるよう，対象の状態をアセスメントし，看護診断，看護介入の計画立案過程を指導することや，対象にとって安全で安楽な看護が実施できるように支援するとともに，その成果を適切に評価できるよう指導する．こうした過程の中から学生の体験が看護としてどのような意味をもつものか学生自身が発見し，さらなる学習への動機づけが得られるように支援する．学生が効果的に看護学を修得できることを目的に多様な方法を用いながら指導するには，実際の看護に精通した知識と経験を活用し，対象者の看護ニーズに応えつつ，学生及び実際の場の状況に柔軟にかつ適切に対応することが必要とされる．広義に実習指導を行う者としては，看護教員と臨地実習指導者，看護管理者および学生の実習にかかわるすべての看護職があげられる．[268] ⇒参看護学実習→591

実習指導者　clinical instructor　［臨床実習指導者］　臨床現場において看護学実習の指導を担当する看護職，教員をいう．1949(昭和24)年，保健婦助産婦看護婦学校養成所指定規則が制定された当時から必要な実習は，実習指導者が担当することが明記されていた．1989(平成元)年の改正で，実習指導者の資格条件は，看護婦等学校養成所の運営に関する指導要領に「担当分野について相当な学識経験を有するもの，必要な研修を受けたもの」と記されたものの，必要な研修の内容や教育期間は多様であった．1996(同8)年には，指導要領が改正され，看護師養成所の実習を受け入れる病院の中でも，基礎看護学と成人看護学実習を受け入れる「主たる実習病院」の実習病棟には「研修を受けた実習指導者が2名以上配置されることが望ましい」という規定が盛り込まれた．実習指導者が看護基礎教育の質向上に果たす役割は大きい．一方，実習指導者講習会の定員には限度があり，かつ看護の人材の不足を背景に，実習病院に所属する看護師を講習会に派遣することが困難な状況にある．また実習指導者は，専任で行う場合と，他の業務(看護師長，主任看護師，スタッフなど)と兼任の場合がある．それぞれ実習指導の役割と責任の範囲は異なるが，この活動を有効にするためには，指導者自身が看護実践を適切に行う能力と，看護場面を通して具体的に学生に教育できる能力が必要である．[268] ⇒参看護学実習→591

実習指導者講習会　保健師・助産師・看護師養成所または准看護師養成所の実習施設で実習指導の任にある者，またはこれらの施設の実習指導者となる予定の者に対する講習会のこと．「看護師等養成所の運営に関する指導要領について」〔厚生労働省通知，2003(平成15)年3月26日〕によれば，実習指導者となることのできる者は担当する領域について相当の学識経験を有し，かつ，原則として必要な研修を受けた者であること，と定義されている．さらに，実習生が実習する看護単位には，実習指導者が2名以上配置されていることが定められている．この規定にある必要な研修の内容を規定するものが1994(同6)年に厚生省(当時)が都道府県知事に通知した「都道府県保健婦助産婦看護婦実習指導者講習会実施要綱」である．「保健婦養成所，助産婦養成所，看護婦養成所の実習施設で実習指導者の任にある者または将来これらの施設の実習指導者となる予定の者に対して，看護教育における実習の意義および実習指導者としての役割を理解し，効果的な実習指導ができるよう，また，看護婦2年課程への通信制の導入に伴い，通信制の特性および学生の特徴を理解し，教育的配慮ができるように必要な知識・技術を習得させること」という目的が示されているほか，講習会の運営主体(都道府県またはこれに準ずるもの)，期間(原則8週間，240時間)，受講対象者(実習指導者の任にある者，予定者)，受講者数(原則40名以上)，教育内容，施設設備，教育担当者の資格などが示されている．この基準を満たすものであると認められると国は予算の範囲で補助を行う．実習指導者は1967(昭和42)年の「保健婦助産婦看護婦学校養成所指定規則」の改正で明記されて以来，看護基礎教育の重要な教育方法である臨地実習の質に関与する存在としてその重要性が増している．都道府県や都道府県看護協会，看護系大学など教育機関などが運営主体となって講習会を開催している．実習指導者は看護組織の中で一時的に担う役割で固定したものではないため，継続して養成することが必要であるが，養成定数は十分とはいえない状態が続いている．また，実習指導者講習会修了者だけではなく，看護スタッフ全員が実習指導にあたっている実情がある．このため，施設内，教育機関，看護協会などがさまざまな短期的な研修を行い補完教育を行っている．[1513]

湿潤環境理論　theory of moist wound healing　被覆材で創を閉鎖し，湿潤環境を保つことで，創傷の治癒が促進するという考え方．湿潤環境によって，顆粒球やマクロファージ，サイトカイン，上皮細胞増殖因子などを保持でき，細胞の増殖に適した環境を維持できることから，従来の創を消毒して乾燥させ痂皮をつくる方法よりも早く創を治癒させることができる．創傷被覆材の使用により外部からの菌の侵入を防ぐとともに細菌増殖を抑制，疼痛緩和を可能にする．湿潤環境理論に基づく治療環境を形成するためのドレッシング材が1980年以降，開発されている．⇒参ポリウレタンフォームドレッシング→2715，ハイドロコロイドドレッシング→2346

失書　agraphia　［書字不能］　四肢の運動機能が保たれているにもかかわらず，後天的に書字のできなくなった状態．発達障害によるものは除外する．通常，失語症などの言語の障害に基づくもの，構成失行によるもの，観念運動失行によるもの，運動疾患に伴う機械的失書，純粋失書に分類される．このうち純粋失書は，失語や失行を伴わず失書のみがみられる状態で，左前頭葉損傷，左角回損傷の回復期，左視床損傷などでみられる．[195]

虱(しつ)症　phthiriasis⇒同シラミ症→1496

実証　excess pattern(syndrome)　漢方医学的病態概念の1つ．基本的に体格がよく体力があり，病気に対する抵抗力が強い人，または状態のこと．実証は陰陽においては陽であることが多く，これを陽実証という．一般に外見上は体格ががっしりして筋肉の発達がよく，顔色は赤みがかって暑がりで活動的，声が大きく張りがある，胃腸が丈夫で食欲が旺盛，疲れにくい，などの傾向がある．病気になったときの闘病反応が強く，攻撃的な治療(発汗させる，下痢をさせる，など)に耐えうる．[537] ⇒参虚実→781，虚証→781，陽証→2869

膝状鑷子(せっし)　ear nose and throat forceps；ENT forceps　［耳用ピンセット，鼻用ピンセット］　耳鼻咽喉科診療で一般に用いられる鑷子(ピンセット)．鑷子を持つ手が視野および額帯鏡からの反射光の直進を妨げないように，把持部と鑷子の先端を一直線にせず，段差や屈折をつけてある．長さ，大きさに種々の形状が

し

あり，先端も有鉤と無鉤がある．[887]

湿疹 eczema ［**皮膚炎**］ 外界からのさまざまな刺激に対して，生体は直接的ないしアレルギー機序を介して反応する．その結果，皮膚において主に炎症反応として表現された状態のことを湿疹という．かゆみを伴い，紅斑，丘疹，および落屑，痂皮など多彩な症状を呈する．生体側は健康な状態やアトピーなどの各種アレルギー状態など多彩な準備状態を呈する．また外来刺激としては花粉，化学物質，細菌，真菌，ダニなどがある．[531]

失神 syncope, syncopal attack, faint 脳循環不全による一過性の意識消失で，脳虚血，代謝障害による．筋緊張低下，姿勢保持不能に至る．持続はきわめて短時間．意識消失も数秒から，ごく短い分単位．ときに，間代性の痙攣がみられる．失神には，血流を妨げる狭窄，閉塞，迷走神経反射性，頸動脈性，心臓性，起立性低血圧，胸腔内圧上昇，代謝性などがある．[1318]

湿疹化 eczematization 他の皮膚病変に続発する湿疹，あるいは湿疹様の皮疹が二次的に発現すること．[531]

膝神経節 geniculate ganglion 顔面神経は橋の後縁を出て内耳道に入り，さらに顔面神経管へと外側に走る．顔面神経管内で顔面神経の走行が外側方から後方へほぼ直角に曲がる部位があり，顔面神経膝と呼ぶ．ここには膝神経節と呼ばれる小さな紡錘形のふくらみがあり，顔面神経の中で感覚を受けもつ中間神経の偽単極性の細胞が存在する．それらの末梢性の突起(線維)は鼓索神経として舌の前2/3に分布する味蕾からの味覚を支配したり，大錐体神経として軟口蓋の粘膜の感覚を支配している．[154]

膝神経節ヘルペス geniculate herpes 膝神経節に潜伏していた帯状ヘルペスウイルスが，免疫力低下状態で再燃して主に外耳に帯状疱疹と末梢性顔面神経麻痺を生じる．炎症による浮腫が隣接する第8脳神経に波及し聴覚・平衡覚障害を呈したり，外耳道部の神経痛をきたすこともある．外耳道・耳介部の帯状疱疹，顔面神経麻痺，難聴，めまいなどの三徴を呈した場合，ラムゼー=ハント Ramsay Hunt 症候群という．[707]

膝神経痛 geniculate neuralgia⇨同ハント神経痛→2417

湿疹三角形《湿疹症状の》 eczema triangle 湿疹反応の症状の過程を表したもの．湿疹反応の症状は多彩で経時的に変化する．急性期には浮腫性の紅斑から丘疹，小水疱，膿疱を形成し，痂皮や鱗屑を生じて治癒する．これらの所見は単一または混在して認められ，さらに刺激が慢性化すると皮膚の肥厚や苔癬化を生じ，色素沈着や脱失を伴い，慢性期の湿疹反応を示す．[531]

●湿疹三角形(湿疹反応の症状)

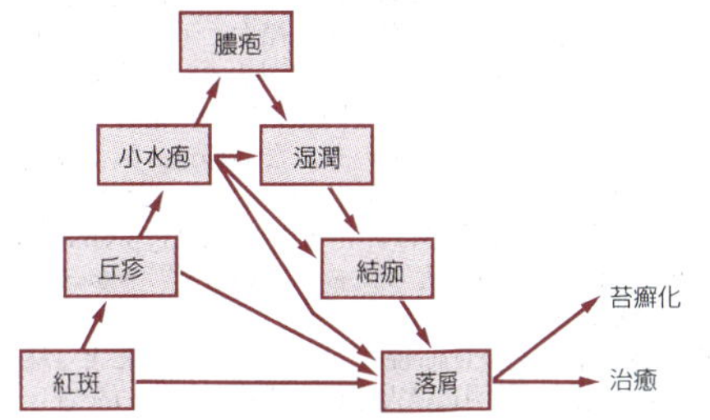

湿疹性膿痂疹 eczematous impetigo 小児顔面，主として口囲，鼻孔の湿疹が黄色ブドウ球菌などの細菌による二次感染が原因で，びらんや黄色痂皮を付着して膿痂疹状となったもの．また逆に伝染性膿痂疹が掻破により湿疹化することも多い．治療として，抗生物質内服と副腎皮質ホルモン剤の外用を併用して行う．[531]

湿疹様外耳道炎 eczema auris⇨同外耳道湿疹→436

失声 aphonia, aphony, voicelessness ［**発声不能症**］ 声が出せなくなる状態．器質性と機能性がある．前者では声帯の炎症，腫瘍，瘢痕などが原因で声帯が振動しない．後者はヒステリーなどの解離性運動障害で認められやすい．この場合，失語や構音障害と異なり，患者には症状を説明できるような器質的疾患がない．通常，青年期，特に少女に多く，人格や対人関係に障害が認められることがある．[451] ⇨参ヒステリー性失声症→2446

実性暗点 positive scotoma 暗点のうち，見えないことを自覚する暗点．網膜病変などでは実性暗点となりやすい．反対の意味の言葉として虚性暗点がある．だれもがもつ虚性暗点の代表がマリオット Mariotte 盲点である．[1153]

湿性咳嗽 productive cough ［**湿性咳**］ 痰を伴う咳．気道から痰を取り除き，換気を改善する作用がある．気道感染があるとき，深呼吸をしたり，横隔膜や肋間筋の収縮を伴う強制呼出をすると，気道内分泌物が気道粘膜を刺激し湿性咳嗽を誘発する．気道内の粘液を溶解する作用のある粘液溶解薬を使用すると，痰の喀出が容易となり気道刺激が減少する．また気道分泌物を減少させるには，抗コリン薬が有効である．[953]

湿性脚気(かっけ) wet beriberi ビタミン B_1 欠乏に伴う症状．脚気には乾性と湿性があり，心症状(脚気心)を主体とする場合を湿性脚気という．脚気心(多動性心不全 hyperkinetic heart failure)の形をとり，臨床的には心悸亢進，呼吸困難，肝腫大，浮腫がみられ，収縮期心雑音が聞かれる．急性循環不全を起こす重病型を衝心脚気と呼ぶことがある．乾性脚気は多発性神経炎を主体とする場合をいう．[987] ⇨参脚気(かっけ)→525，脚気(かっけ)心→525

湿性丘疣(きゅうゆう)⇨同扁平コンジローマ→2653

湿性胸膜炎 wet pleurisy⇨同滲出性胸膜炎→1555

湿性嗄声 gargley voice, wet hoarseness 咽頭に食塊が残留しているときなどに聞かれる，痰がからんだようなガラガラした声．「アー」ないしは「エー」と声を出してもらうとわかりやすい．食事を食べ始める前と食べ始めてからで声が変わったら，咽頭に食塊が残留している目安になる．咽頭に残留している食塊があふれて誤嚥する危険性が強くなるため，空嚥下か咳嗽を促し，咽頭の残留物を除去(湿性嗄声を認めなくなったことを確認)してから食べることが望ましい．食事後も湿性嗄声がみられないか確認をする．[1573]

湿性耳垢(じこう)⇨同軟性耳垢(じこう)→2200

湿性咳⇨同湿性咳嗽→1315

湿性膜 wet type membrane ［**ウェット膜**］ 無菌水，生理食塩液で湿潤化した膜のこと．通常，内部を純水で満たした状態で出荷されるタイプの透析器(ダイアライザー)の透析膜を指す．血液との親和性を高めた親水性の透析膜素材では中空糸が膨張する可能性があり，一部の透析器では乾性膜(ドライタイプ)となる．透析準備の過程で透析器内の気泡を容易に除去することが可能であり，グリセリンなどの膜保護剤を使用していないため，乾性膜に比べて洗浄しやすい．しかし，寒冷地での冬期の使用に際して凍結に注意する必要があり，乾性膜用の自動プライミング装置に適応しにくいなどの問題点がある．[563]

湿性ラ音　**moist rale**　［**断続性ラ音，クラックル**］　現在の肺の聴診法の記載では，肺で聴取される副雑音は，連続性ラ音(従来の乾性ラ音 dry rale)および断続性ラ音(従来の湿性ラ音 moist rale)に大別される．後者はさらに粗な断続性ラ音(水泡音)coarse crackle と密な断続性ラ音(捻髪音)fine crackle に分けられる．断続性ラ音(湿性ラ音)は，肺炎，肺水腫，心不全などの肺胞が滲出液で充満する病態や，間質性肺炎，肺線維症などの肺胞が虚脱する病態で聴取される．[141]　⇨参捻髪音→2288，ラ音→2893

膝装具　**knee orthosis**　大腿部から下腿部に及び，膝関節の動きをコントロールするために装着する装具の総称．主に膝関節の安定性と膝の痛みの軽減，動きの制限などを目的に用いられる．種類としては，膝折れに対する膝軽度屈曲位での膝固定装具や，膝靱帯の外傷治療に用いるもの，変形性膝関節症の治療用のものなどがある．[1202]

疾走発作　**running fit**　［**遁(とん)走発作**］　てんかんの自動症の1つとして，まれにみられるが，一般には心因性のものがほとんど．その際には，従来の遁走より疾走と表現するほうがよい．ヒステリー性のもので，ある一定期間，徘徊・放浪し，健忘を残すものがよく知られている．[1318]

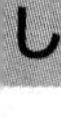

実存的精神療法　**existential psychotherapy, logotherapy**　［**実存療法**］　フランクル Viktor E. Frankl(1905-97)の実存主義的人間学説に基づく精神療法をいう．フランクルは，人間を身体的，心理的，精神的次元の統一的全体としてとらえ，中でも精神的次元の優位性を重視している．人間には，精神的次元の意味への意志 will to meaning が不可欠であるが，これが満たされないと実存的欲求不満が生じ，高じると実存神経症が発症する．実存神経症の治療には，精神的次元の対話が必要とされるが，これをロゴセラピーという．その代表的治療技法として，逆説志向 paradoxical intention と反省除去 dereflection がある．[348]　⇨参ロゴセラピー→3000

実存分析　**existential analysis**　精神医学者フランクル V. E. Frankl(1905-97)が第二次大戦後に提唱した学説．人間存在の基盤として責任性と倫理性に着目しながら，人生の意味と価値を分析していくところから実存分析の名がつけられ，この治療理念として結実したのがロゴテラピーである．フランクルは人間観における生物学主義，心理学主義，社会学主義といった一元論的見方を極力排除することによって，自らの次元論的存在論を構築した．それによると，身体的なもの，心理的なもの，精神的なものは，統一的・全体的な人間存在の各次元であり，これら3つの次元が多様な統一をなしているところに人間存在の本体がある．つまり人間は，精神的実存として，心身の有機体に対して何らかの態度をとる自由をもち，その自由に対する責任を負っているというのである．[1586]

実存療法　**existential therapy**⇨同実存的精神療法→1316

ジッター　**jitter**　Jitter は小刻みにゆれる意味で，単筋線維電位潜時の微小変動のこと．同一の運動単位に属する2本の筋線維の活動電位を記録すると，測定するたびに筋線維の発射潜時が変動する現象．主に神経筋接合部における伝達時間が時間的にずれるためとされる．ジッターの増大は重症筋無力症で出現しやすいが，運動ニューロン疾患やミオパチーでも認められる．[707]

実体顕微鏡⇨同立体顕微鏡→2926

実地解剖学⇨同応用解剖学→397

失調⇨同運動失調症→336

失調型脳性麻痺　**ataxic cerebral palsy**　脳性麻痺は，受胎から新生児(生後4週以内)までの間に生じた脳の非進行性病変に基づく，永続的なしかし変化しうる運動および姿勢の異常．障害のタイプから痙直型，アテトーゼ型，失調型，混合型などに分類される．このうち小脳障害に由来するものを失調型という．小脳の器質的病変に基づくもののほかに，小脳以外の錐体路系，錐体外路系などに重複病変をもつ例も多い．純失調型と痙直やアテトーゼを合併した混合型がある．乳児期低緊張であることが多く，失調は，初期には目立たないが，運動発達段階が進むにつれ明瞭化する．痙直型両麻痺と混合である場合は，精神発達遅滞の合併が多く，歩行困難．小脳障害のみならば，失調性だが歩行は可能．小脳虫部の障害が中心であれば体幹動揺が強く，小脳半球障害が中心であれば四肢の協調運動障害が強い．眼振もみられる．発話速度の低下，不明瞭な構音などの発声言語障害を伴うことがある．[1241]

失調型パーソナリティ障害　**schizotypal personality disorder**　特徴的な症状は，周囲で起きた出来事に間違った解釈や異常な意味づけをし，関係念慮を抱きやすいことであり，この様式は成人期早期から認められる．独特で風変わりな思考をもつため，中にはカルト(異教)や不思議な宗教的習慣，超自然に熱中している者もいる．しかし，そのこと自体よりも，不安や抑うつ(鬱)，ストレス反応性の精神病性のエピソードで医療機関を受診することが多く，半数以上にうつ病の既往があるといわれる．また，シゾイド，妄想性，回避性および境界性パーソナリティ障害と同時に起こることがかなり多い．統合失調症の患者の家族に多く認められることから，統合失調症との遺伝学的関連が示唆されている．一般人口の約3%にみられると報告されている．[1347]　⇨参シゾイドパーソナリティ障害→1298

失調感情障害　**schizoaffective disorder**　［**分裂感情障害，分裂情動性(型)障害**］　統合失調症と重篤な感情障害(気分障害)の両症状をもつ障害．青年期に多く，病前の機能は良好な水準にある場合が多い．その症状は急性に出現し，特別な誘因が存在する傾向にある．予後も統合失調症と感情障害の中間に位置するが，病前歴の乏しさ，潜行性の発症，誘発因子の欠如，精神病症が優勢，若年の発症，寛解のみられない経過，統合失調症の家族歴が予後不良の指標になるといわれている．わが国やドイツ語圏では非定型精神病 Atypische Psychose という概念でとらえられている．[761]　⇨参統合失調症様障害→2105

失調性言語　**ataxic speech**　小脳性運動失調による構音障害．言語は著明に障害され，個々の単音の発音は正常であるが，多音節の構音では音節の開始が唐突で爆発性であり，語音の強さも不ぞろいで個々の音節のリズムが不規則で遅く断綴性となり，さらに先行する音節の影響が次の音節に残ってしまう.[579] ⇨参断綴(だんてつ)言語⇀1949

失調性呼吸 ataxic breathing ［**麻痺性呼吸，髄膜炎性呼吸，ビオー呼吸**］ 異常呼吸パターンの一型．終末期の呼吸状態で，組織障害が延髄の呼吸中枢まで及んだことを示す．正常呼吸は，一定の周期と深さで規則的に行われるが，失調性呼吸では不規則となり，あえぎ呼吸を経て呼吸停止に至る．重症の脳血管障害，脳炎，脱髄疾患などで出現.[707] ⇨参チェーン・ストークス呼吸⇀1966

質調整生存率⇨同QALY⇀99

失調性歩行 ataxic gait 運動失調は随意運動の協調が障害された状態であり，通常は脊髄性失調，迷路性失調，小脳性失調などに分類される．脊髄性失調のときの歩行は，脚を大きく前外方に踵から先に投げ出すようにしながら，足が地面に着く際にたたきつけるようにして，ふらふらと動揺しながら歩くのが特徴．迷路性失調では歩行に際して障害側のほうに次第にからだが傾き，歩行の方向がずれていく．小脳性失調では動揺性の歩行を示し足を左右に広げ，まるで酔っぱらいのように，よろよろと千鳥足でジグザグに揺れながら歩くのが特徴的.[579]

膝痛⇨同膝関節痛⇀1308

質的研究 qualitative research 人間の経験を記述し解釈した結果として，社会のあり方や人間の経験を理解・洞察して，観念論・認識論の立場から現象を知り，理解しようとする研究．実在論と観念論という異なる立場のなかで，質的研究は観念論の立場に立つ．つまり実在論が，知識を一般的に容認された多数派の考え方とみなし，研究の視点も客観化可能な現象の時間的経過を記述し，説明し，予測することにあるのに対して，観念論は，外的な物質世界は人間の認識と主観を通してのみ理解されるとし，研究の視点は，一般に容認されていない少数派の考え方を尊重し，研究者自身が現象の中に身を置き，対象とのかかわりを通して新しい見方・考え方を発見することを目的としている．質的研究手法は多くあるが，看護研究において一般的に使われる手法としては，エスノグラフィー ethnography，現象学 phenomenology，解釈学 hermeneutics，行動生態学 ethology，グラウンデッドセオリー grounded theory，エスノメソドロジー ethnomethodology などがある.[446] ⇨参数量的研究⇀1634

湿度 humidity ［**気湿**］ 空気中に含まれる水蒸気の量．体温調節に影響を与える温熱因子の1つ．気温が同一でも湿度によって温度感覚は影響される．水蒸気量の表し方には絶対湿度と相対湿度があり，空気 1 m^3 中の水蒸気量を重さ(g)で表したのが絶対湿度，ある時点の気温の飽和水蒸気量に対する実際の水蒸気量の割合を表したのが相対湿度．一般に湿度というときには相対湿度を示す．アスマン Assmann 通風乾湿計や毛髪湿度計などで測定する.[1360] ⇨参相対湿度⇀1820，絶対湿度⇀1737

失読 alexia ［**読字不能**］ 視力が保たれているにもかかわらず，後天的な大脳の病変によって生じる書字言語の理解の障害で，通常は音読障害を伴う．自発書字や書き取りは比較的保たれていることが多い．先天性の読字障害，疲労によるもの，眼球運動の失行によるものなどは除外する．患者は個々の文字を認知することはあるが，意味をもつ統一体として認知はできない．左頭頂葉の損傷で生じるゲルストマン Gerstmann 症候群の一症状，あるいは失語の部分症状(失語性失読)として出現することが多いが，単独に出現することもまれにある(純粋失読)．純粋失読では，話す，聞くなどの口頭言語の障害はほとんどみられず，書字もほとんど正常であるが，読むことのみ著明に障害される．読めない字の字画をなぞる「なぞり読み」は可能である.[195]

失読失書 alexia with agraphia 失読を伴う失書で，患者は読み書きができず，読んで聞かせても理解できない状態．左頭頂葉の損傷で出現し，ゲルストマン Gerstmann 症候群に伴うことが多い．通常，読みでは仮名の理解に障害が強く漢字の理解は比較的よいが，失書は両者とも著しいことが多い．左側頭葉の損傷において，日本語の漢字の読み書きに比較的選択的な障害を示す例が報告されている．失読失書に対し失読を伴わない失書もあり，文字を読んで聞かせれば理解可能である.[195]

湿度測定法 hygrometry 空気中の湿度の測定には，湿球・乾球の2つの温度差によって湿度を測定するアスマン Assmann 通風乾湿計，吸湿性機材の収縮を利用した毛髪湿度計，空気の熱伝導率の差による電気抵抗式湿度計などが用いられる.[1360] ⇨参アスマン通風乾湿計⇀153

嫉妬パラノイア⇨同オセロ症候群⇀405

嫉妬妄想 delusion of jealousy 〔F〕délire de jalousie 配偶者ないしパートナーが，自分にかくれて浮気をしているに違いないと確信する内容の妄想．男女ともにみられ，相手をたえず監視して行動を制限し，ときには暴行，被害妄想，実子否認にまで発展することがある．脳器質疾患，アルコール症，妄想性障害，統合失調症，うつ(鬱)病，てんかん，パーソナリティ障害などにみられる．患者は身体，心理，社会面に何かしら負い目をもつことが多く，アルコール症では性欲が亢進しながら目的を果たせない性的不能(逆説性障害)から説明される.[1205,1228] ⇨参アルコール妄想症⇀191，クレランボー症候群⇀841

室内気候⇨同室温⇀1305

膝内障 internal derangement of knee joint 膝関節は複雑な構造をしており，内・外側半月板，内・外側側副靱帯，前・後十字靱帯などの構成体をもつ．これらを含めた膝関節を構成する組織および関節周辺の組織が，外傷が何らかの形で関与して損傷され，膝関節の機能障害を生じた疾患の総称で，MRI，関節鏡などにより正確な診断がつくまでの一時的な病名である．膝関節の半月板損傷，靱帯損傷，滑膜ひだ障害，離断性骨軟骨炎，滑膜性骨軟骨症，膝蓋軟骨軟化症，膝蓋骨大腿骨不適合症などが含まれる.[874]

室内塵(じん)《**アレルゲン**》 indoor dust⇨同ハウスダスト⇀2359

失認

agnosia

【概念・定義】平常より熟知しているはずの物や人を，感覚刺激を通じて**認識する能力の全面的あるいは部分的喪失**で，脳の巣症状 focal sign(特定部位の神経障害により出現する症状)として出現．要素的な感覚障害，精神症状，言語障害によっては説明されない．失認は狭義には外界の対象の**認知障害**に用いられるが，事物の占める空間や自己の身体に関して用いることもある．このような状態は諸感覚において出現し，聴覚失認，視覚失認，嗅覚失認，味覚失認，触覚失認，身体失認として分類される．聴覚失認は側頭葉症状，視覚失認は後頭葉症状，触覚失認と身体失認は頭頂葉症状として出現する．左頭頂葉の巣症状としてゲルストマン Gerstmann 症候群(手指失認，左右障害，失書，失算)が知られている．失認は失行 apraxia と密接な関連がある．

【診断】日常生活の詳細な観察と，標準高次視知覚検査，脳画像検査，聴力検査所見などから診断する．

【治療】作業療法をはじめとして認知機能を高めるために，さまざまなリハビリテーションが行われているが，まだ有効な方法は確立されていない．[195] ⇨参失行→1312

失認の看護ケア

【失認の種類と症状】失認とは，基本的な感覚機能が保たれているにもかかわらず，見たもの，聞いたもの，さわったものが何であるのか呼称したり，意味を想起できない状態．それぞれ，視覚失認，聴覚失認，触覚失認という．視覚失認は，見ただけでは物の名前を言うことはできないが，それに触れると名前を言うことができる．ただし，意味するところ(道具であれば使い方)はわからない．例えば，はさみを提示されたとき，呼称することはできないが，手にとると呼称することができるものの，それが紙を切るものだと想起できない．一般的な物の認知は可能であるが，親しい人の顔を見ただけでは誰なのかがわからない状態を相貌失認という．相貌失認では，声をかければ誰なのかすぐにわかり，その人に関する知識は保たれている．また，よく知っているはずの風景を見てもどこかわからずに道に迷うという場合は街並み失認という．これらの障害は，後頭頭頂葉，後頭側頭葉の損傷により生じる．聴覚失認は，広義には音は聞こえるがそれが何の音なのかわからない状態を指し，狭義には言語以外の環境音や音楽を認知できない状態を指す．側頭葉の損傷により生じる．触覚失認は，一側の手で触ったものが何であるのかわからない状態で，頭頂葉の損傷により生じる．

【看護への実践応用】障害を生じているモダリティー(感覚の種類)に対して，訓練室に限らず生活の中でも直接的に刺激を与え，注意を喚起する．視覚失認の場合は，実物，写真，図を見せて，呼称や意味の想起を促す．相貌失認では，顔のパーツや続柄・間柄，雰囲気，声の特徴など，顔以外の要素を利用する．街並み失認では，わかりやすい目印を用いる．聴覚失認の場合は，ベッドサイドで断続的に環境音や音楽を流す．また，同時に良好な他の感覚モダリティーを活用する．視覚失認の場合は，触覚や位置覚，聴覚を利用する．[108] ⇨参失認→1317，高次脳機能障害→1008

失認・失行 apractognosia グルンバウム Grunbaum が提唱し，その後エカン Hécaen らが用いた概念で，三次元的な図形を描いたり，いくつかの部品により図形を構成するなどの空間的要因の大きい課題遂行の障害をいう．主として右頭頂・後頭・側頭葉損傷によって生じる．構成失行とほぼ同義．[195] ⇨参構成失行→1023

湿熱滅菌 moist heat sterilization 湿熱による滅菌法．最も汎用されているものは高圧蒸気滅菌装置(オートクレーブ)を用いた高圧蒸気滅菌法．通常 121℃ で 20 分行われる．高温高圧水蒸気に耐える広範囲な物品の滅菌に用いられる．[324] ⇨参乾熱滅菌法→647

質の管理 quality control；QC，quality management［QC］ 生産されるものやサービスの内容が組織にとって，また顧客にとって満足のいく内容かどうかを常に監視すること．それには 2 つの視点がある．①内部視点 internal view：組織のスタンダードやつくられた目標を満たすこと．②外部視点 external view：消費者の価値や期待を達成させること．看護では，提供するサービスの内容やサービスを提供する人材，設備に視点を当てて管理する．[415] ⇨参TQM→114

質の評価 quality evaluation 看護においては，提供されたケアサービスについて，その品質を査定すること．方法としては構造 structure，過程 process，結果 outcome に分類して評価する．ドナベディアン Avedis Donabedian による質の評価方法がよく知られている．構造の評価では財政，施設，設備，備品，マンパワー，職員に対する継続教育や訓練などがある．過程の評価では，ケアやサービス自体が対象となる．結果の評価としては，提供したサービスが患者の健康度，安楽度，満足度などにどのように影響したかをみる．ドナベディアンはアメリカの医療経済学者(1919-2000)．[415]

質の保証 quality assurance；QA ［クオリティアシュアランス，QA］ 提供されたサービスについてのあらゆる結果を正当とされている基準と照らして評価し，サービスの質を落とさないこと，また最善の達成度を目指して活動し続けることをいう．費用，受診のしやすさ，応対などもサービスの質に含まれる．[415]

膝反張⇨同反張膝→2415

シッフ Hugo Schiff ドイツの化学者(1834-1915)で，イタリアで活躍した．アルデヒドの検出に用いられるシッフ試薬(赤色の塩基性フクシン溶液に亜硫酸ガス飽和水溶液を加えて脱色したフクシン)を考案した．シッフ試薬にアルデヒドを加えると赤紫色に変化するという反応を応用したものが多糖類の証明に用いられるパス periodic acid Schiff(PAS)反応(パス染色)である．[1531] ⇨参パス反応→2372，シッフ塩基→1318

シッフ塩基 Schiff base ［アゾメチン］ 第 1 級アミン($-NH_2$)がアルデヒド($-CHO$)やケトン($>C=O$)と反応する際に生じるイミン($-N+H=C=$)の総称．アルデヒドから生成されるものをアルミジン，ケトンから生成されるものをケチミンと呼ぶ．シッフ Hugo Schiff はドイツの化学者(1834-1915)．[362]

湿布剤 medicine for stupe，fomentation 水溶液などの物理作用で，深在性の充血や炎症を消退させる皮膚外用療法の 1 つ．重ねた布地に浸して用いる．なお粉末剤を多量に含む固体の外用剤であるパップ剤もほぼ同様に用いられる．[531]

失文法　agrammatism　語彙は比較的保たれているが，語彙を文法的に正しく配列する統語能力に障害がみられること．名詞や動詞を主体とした単純な構造の文章を使用する傾向がみられ，電文体ともいう．文中の助詞，助動詞の脱落，動詞などの活用の障害などがみられる．運動性失語においてしばしば認められる．自発語のほか，復唱や書字言語にも生じる．[195]

疾病⇨同傷病⇀1457

疾病学　病気の原因を追究して，病気に伴い身体の中でどのような変化が生じているのかを明らかにして，疾病の成り立ちを理解する学問領域．これを基盤に病気の予防に貢献するという応用も担う．[477]　⇨参国際疾病・傷害および死因統計分類⇀1086

疾病恐怖　nosophobia，pathophobia　〔D〕Nosophobie　病気にかかることを極度に恐れる神経症性障害の一種．実際にはかかっていないのに病気ではないかと恐れる，現にかかっている病気が実際以上に重症と思い込む，精神病や癌などの遺伝を受けていると恐れる場合などがある(ライル John A. Ryle)．最近では時代を反映して癌恐怖，AIDS恐怖が多い．症状が単独で現れる場合は恐怖症であり，執拗な身体症状を伴う場合は心気症．患者は安心を求めて次々と病院を受診する傾向がある．[170]

疾病構造　disease structure in a population　人口に発生する疾病，人口がかかえている疾病の状況のことで，疾病分類による疾病ごとの罹患率や有病率が指標となる．死因構成と異なり，死亡と関連しない疾患も対象となる．年齢や性別によって発生する疾患は異なる．公衆衛生上の施策の策定，評価に用いる．[467]

疾病自然史　natural history of diseases　個体に発生した疾病の罹患の状況から，症状・診断・経過・治療ならびに予後までを客観的に観察した経過の記録であり，疾病の罹患の状態ならびに変動経過を具体的に把握することを可能にするもの．また，記載条件および内容を一定に設定することによって，疫学・疾病統計資料としての活用も可能となる．一方，疾病そのものの自然史は，その疾病発生後に治療をまったく加えない状態あるいは治療開始前までの経過を意味する場合もあるが，通常は疾病の時系列的全経過を指す．[24]

疾病素質⇨同素因⇀1803

疾病体験　illness experience　病気を体験してから回復に至る過程のこと．スックマン Edward A. Suchman によると，次の5段階からなる．①症状を経験する，②病者役割をとる，③医療機関と接触をとる，④依存的立場をとる(患者となる)，⑤回復するまたはリハビリテーションを終了する．①の段階では，何らかの症状を経験し，どこかおかしいと気づき状況改善を試みる．症状がある事実を認め，たすけを得る努力を始めるか症状の否認(健康への逃避)をやめる．②の段階では疾病を確信し治療の必要を認め，助言，指図，裏づけなどを求める．病者として行動する許可を得，通常の義務から解放される．その結果，病者役割の受容あるいは否認のいずれかが起こる．③の段階では専門家の助言を求める．権威者が疾病を同定し正当と認め病者役割は真正のものとなる．通常，援助を求め病気や医療者の権威や治療計画を素直に受け入れるが，ここで否認が起こると病院や医師を変えたりする．④の段階では治療を受ける人は「患者」となり，専門家による治療を受け入れる．従属的な立場にある患者は，医療を受け入れつつ相反する感情から治療や医療関係者，疾患そのものを否定する場合もある．患者はこの段階では，情報と情緒的サポートを求める．最後の⑤の段階で，患者は病者役割をとるのをやめ，回復に向けて努力する．

疾病統計　statistics of disease　国民の疾病構造を明らかにして，今後の健康政策の資料とするために実施される調査．国民生活基礎調査による有病率，有訴者率，通院の状況，健康状態，患者調査による入院および外来受療率，退院患者の平均在院日数，病院報告による平均在院日数などがある．一部地域のものであるが，疾病登録による癌・循環器疾患の罹患や，結核・感染症サーベイランスのデータも広義には疾病統計の一部．[467]

疾病逃避　flight into illness　精神分析学の用語．ヒステリー神経症〔解離性(転換性)障害〕にみられる．疾病により種々の利得が得られるので病気に逃げ込んだようにみえるところから命名された．一次利得と二次利得とがある．前者は内的葛藤が症状に転換されるので患者は直接葛藤に苦しめられなくなることをいう．後者は病人になることにより同情，保護，休養などが得られる状態をいう．後者はヒステリーに限らず多くの疾患や病態でみられる．[170]

疾病登録　disease registry　疾患の罹患率や有病率を求めるために，疾患の罹患を登録すること．わが国では，医療機関ごとの登録を集計して地域ごとの登録とするのが一般的．登録により集まった情報は，その疾病の予防や治療，患者管理の参考となる．わが国では感染症の届け出，集計が全国で行われている．癌，循環器疾患，難病などの特定疾患でも行われているが，一部地域に限られていたり，登録率が低いなどの問題がある．[467]

疾病特徴的⇨同病徴的⇀2491

疾病発生の多要因説　multi-factorial theory of disease onset　概して疾病の発生は個別の水準や単一の条件下では成立せず，複数の要因によって成立するとする説．個々の宿主の条件の有無にかかわらず，侵入側が単一経路や単一側面のみ有していると，疾病発生の条件が整わないことになり，発生がみられないというのが根拠．疾病発生の機構に関しては，原因と結果の間に，感染症では原因物質の侵入・曝露があり，その他の疾病では遺伝要素，あるいは生理・代謝要素，その他の要因ならびにリスクなどが複雑に混じり合っている．このような多様な要因を経過して閾値を超えれば，結果的には疾病の発現・経過となるわけである．さらに疫学的な考証を加える場合には情報から結果に至る間に各種のバイアスも存在するので，これらの部分に対しても実証が必要となってくる．多くの場合，複数の要因に関しての解明は分子生物学の進展によって相当可能になってきているが，実験的には証明できていない部分も残されている．[24]

疾病否認　denial of illness　［症状無関知］　脳病変がある場合，麻痺，盲，聾，失語，失読などの症状があっても否認したり，症状に無関心になることがある．左片麻痺の場合に約30-60%に出現(バビンスキー

Joseph F. F. Babinski)．両側後頭葉の障害では視力がまったく失われるが(皮質盲)，患者は目が見えないことを否定することがあり，アントン Anton 症候群と呼ばれる.[170] ⇨参病態失認→2491

疾病分類 classification of diseases 疾病，傷害，死因の分類．疾病構造，死因構成の分析に用いる．わが国では世界保健機関(WHO)が作成している「疾病・傷害および死因統計分類」(ICD)を用いるのが一般的．1995(平成 7)年からは改正第 10 版(ICD-10)が用いられている.[467] ⇨参国際疾病・傷害および死因統計分類→1086

疾病利得 gain from illness(disease) 病的症状によって心理的あるいは現実的満足が得られる状態をいう．一次疾病利得は葛藤に対して自我が心理的な満足を得る場合をいい，二次疾病利得は症状によって現実の生活上の利益が得られる場合をいう．ヒステリー症例において用いることが多い．「患者の症状に疾病利得がある」という評価は慎重になされなければ，不適切な治療につながりやすい.[1434] ⇨参ヒステリー→2446

質保証計画 Quality Assurance Program；QAP 一般に認められている基準に照らして，行われた医療の質と効率を評価する目的で，病院の診療録を再監査する機構のこと.[415]

字づまり視力 cortical vision；CV 下にいくに従って小さくなっていく視標を並列に配した，いわゆる通常の視力表を用いて測定された視力．視標を 1 つずつ見せて測定する「字ひとつ視力」に対する用語で，幼児や高齢者では，字ひとつ視力で測定したほうがよい視力が得られることがある.[651] ⇨参字ひとつ視力→1334

悉無律(しつむりつ) all-or-none law ［**全か無かの法則，ボウディッチの法則**］ 神経細胞や筋細胞などの興奮性細胞における活動電位の発生の法則．一定の値(閾値)以下の脱分極性刺激では，活動電位は起こらず，刺激が閾値を超えた場合に，刺激の強さや量とは無関係に一定の大きさの活動電位が発生すること．細胞が臨界値(膜電位)を超えて脱分極すると，全か無かの自己再生的な電位変化(活動電位)が発生する．このときの膜電位を閾膜電位と呼ぶ.[97]

失明 blindness, loss of sight 医学的には光覚が消失したものをいう．社会的失明とは，社会生活を送るのに困難な状態といえるが，個人の社会活動と社会の状況によって変化する．世界保健機関(WHO)の分類では，矯正視力 0.05 未満を失明と定義している.[651]

失名辞失語 anomic aphasia ［**名辞性失語**］ 名辞(言葉で表現できるものやこと)を使用する能力の障害．構音の障害はなく，文法の異常もないが，物品名が呼称できず，迂遠な言いまわしで物品の用途を言ったりする．健忘失語における中核的な症状である．失名辞失語は言語野のさまざまな病変で起こる.[617] ⇨参喚語困難→594

失明者更生施設 rehabilitation center for persons with visual disabilities 「身体障害者福祉法」第 5 条第 1 項に定められている更生援護施設の 1 つで，失明者を入所させ更生に必要な知識・技能および訓練を与える施設．1948(昭和 23)年，「国立光明寮設置法」の施行により国立光明寮として全国で設置が始まり，1950(同 25)年，「身体障害者福祉法」の施行により失明者更生施設となった．視覚障害の手帳をもち，自立歩行や日常生活のリハビリテーションが必要な者が対象．訓練には主に，①コミュニケーション訓練：記録や情報の収集・伝達を行えるようにするための点字や音声ワープロなどの訓練，②日常生活技術訓練(TDL 訓練)：整容，食事，衛生など身のまわりの諸技術，調理や家事など日常生活全般の適応能力の向上を目的に行う訓練，③歩行訓練：視覚障害者が単独で安全に歩行できることを目標に行う訓練で，それぞれのニーズや能力に応じて，次のように段階を分けて訓練を行う．1)屋内歩行：白杖を使わずに屋内を歩行する訓練，2)屋外歩行 1(基礎)：白杖の操作，住宅街などを歩く訓練，3)屋外歩行 2(市街地)：市街地や繁華街を歩く訓練で，4)応用歩行(交通機関)：電車やバスなどを利用して目的地に行く訓練，などである．施設の利用は市町村を通して申し込み，面接・診断のうえ選考会議で決定される.[457]

質問紙法 questionnaire ［**自己評定法**］ 印刷された質問文に対して「はい・いいえ」，あるいは「1(まったく当てはまらない)～6(非常に当てはまる)」といった選択肢にそって回答する．街頭などで行われるアンケートなどと形式は類似しているが，心理学的アセスメントとしての質問紙法は，信頼性と妥当性が検討されている点でそれらとは区別される．簡便なため，多数の対象者に同時に実施することが可能で，決められた質問項目に対してあらかじめ設定された選択肢で回答するため，客観性の高い方法でもある．このような特性から介入効果の判定や異なる対象者の得点の比較に適している．しかし，回答者の読解能力に問題がある場合には実施できず，意識的，無意識的に自分の回答をゆがめることもでき，時間の経過とともに回答が変動する可能性もある.[578]

実用基準法 reference method ［**二次基準測定操作法**］ 実用基準法の名称は国際標準化機構(ISO)の規格が制定されて，二次基準測定操作法となった．生体成分を正確に測定し，その正確さを日常検査法まで伝達する測定体系で一次基準測定操作法(絶対基準法)に次いで正確な方法．生体成分を正確に測定し，その正確さを日常検査法まで伝達する測定体系を校正の階層段階 traceability chain と呼び，最も正確に測定できる方法を一次基準測定操作法とし，この方法によって値づけされた標準物質が一次キャリブレータである．二次基準測定操作法の校正用標準物質としては一次キャリブレータを用い，日常検査法の正確さの評価，そして常用標準物質の値づけの方法として利用する.[263]

実用手 useful hand 脳卒中片麻痺の上肢運動能力を実用性で判断するとき，具体的な指標はないが，実用手，補助手，廃用手の 3 つに分類される．実用手とは，日常生活活動，生活関連動作において健側の手とともに使用しても十分に使用でき，支障をきたさないレベルとなった手をいう.[786]

失立失歩⇨参失立発作→1320

失立発作 astatic seizure てんかんの全般発作の亜型で，短い脱力発作，転倒発作のこと．突然に尻もちをついたり，膝が曲がって転倒する．姿勢を保つ筋の緊張が発作的に低下または消失するために転倒する．これに対して，失立は転換ヒステリーの症状の 1 つで，1 人で立てない状態であり，歩けないという失歩と併せて，失立失歩として観察される．失立は心因性に生じ

るものであり，失立発作とは区別される.[1263] ⇨参転倒発作→2087

膝両顆置換術 duocondylar〔knee〕replacement 膝関節(大腿脛骨関節)のうち，内側あるいは外側関節面(コンパートメント)のどちらか一方のみ置換する手術法を単顆関節置換術 unicondylar knee replacement(UKA)というが，それに対して内・外側コンパートメントを同時に置換する手術法を膝両顆置換術という．現在では膝両顆置換に加え，膝蓋大腿関節面も同時に置換されることが多いため，人工膝関節置換術と呼ばれることが多い.[1300] ⇨参膝関節全置換術→1308

室料差額⇨同差額ベッド→1179

質量作用の法則⇨参解離定数→462

質量分析装置 mass spectrometer 荷電によってイオン化した粒子の流れを荷電数と質量の差異によって分画し，物質の成分を同定したり定量する装置.[258]

質量分析法⇨同マススペクトログラフィー→2736

指定医療機関 designated medical institution 保健医療関連の法律(「精神保健福祉法」「感染症予防法」「生活保護法」その他の多くのもの)，公的保険(「労働災害保険」など)などの該当疾病類，また，予防関連の各種法律に基づく健康診査(乳幼児，高齢者など)，予防接種(インフルエンザワクチンなど)を，患者・対象者に公費による受診，治療を行い，定められた条件を満たしているもののうち，都道府県，市町村あるいは国の出先機関による認可を得た医療機関．公費医療の内容に関しては全額負担から一部負担まで，それぞれの法律の規定によって異なっている．その他，地方自治体が特定の疾病に対する治療費助成事業の一環として条件を満たした医療機関を指定している場合や，任意の医療団体が特定の予防・治療事業に対して指定医療機関を設定する場合もある．さらに，生命保険会社の健康診査，企業の健康管理の一環としてのドック式健康診査に対する医療機関の指定など，多くの状況がある.[24]

指定感染症 assignation diseases 既知の感染症であり，感染症予防法において一〜三類に指定されていない感染症および新型ヒトインフルエンザにおいて，症状の重症度や感染力から入院対応や消毒などの対物措置の実施が必要になったときに，政令により期間限定(1年間)で指定できる感染症．これらの患者を診察した医師はただちに保健所長に届けることが義務づけられている.[1356] ⇨参感染症新法→633

時定数 time constant 変動が始まってから一定の状態に達するまでに要する時間．大きいほど変化に時間がかかることを示す．薬剤投与後の血中濃度などが最大から半分になるのに要する時間を表す半減期は時定数の一種.[467]

指定難病⇨同特定疾患→2144

指定病院 designated hospital 一定の条件を満たしている国公立以外の精神科病院を，国公立病院に準拠する施設として使用する制度．「精神保健福祉法」第19条の8で，都道府県知事は，国，都道府県その他の地方公共団体以外の者が設置した精神科病院であって厚生労働大臣の定める基準に適合するものの全部または一部を，その設置者の同意を得て，都道府県が設置する精神科病院にかわる施設として指定できるとしている．かつての代用精神病院に相当するもの.[1451]

している ADL performance ADL 病棟や家庭など日常生活の場面で行っている ADL(日常生活動作)．「できる ADL」を「している ADL」へシフトするには，クライアントが獲得した ADL を看護師が生活の場にいかに組み込むかによるところが大きい.[799] ⇨参する ADL→1656，できる ADL→2062，ADL→23

ジデオキシ塩基配列決定法 ⇨同サンガー法《核酸の一次構造決定》→1199

至適 pH⇨同最適 pH→1166

至適温度 optimal temperature ［最適温度］ ①暑からず，寒からずという，快適で作業効率の低下をまねかない温度感覚を伴う温度をいう．至適温度は作業強度によって異なり，軽作業に比べて，大きな筋肉作業では冷却力を要するため低下する．その他，飲食物，季節，年齢，性別，民族などによっても異なる．②細菌や微生物の培養などが行われる最適な温度.[1360]

シデナム Thomas Sydenham 17世紀のイギリス・ロンドンの臨床医(1624-89)．臨床観察に基づく病気の経過と症状の自然経過記録を集積し，病気の種 species morborum を識別，その近接因を確定し，実践的な治療法を探ろうとした．自然治癒力を重視して多剤療法を批判したが，一方で鉄剤や水銀剤などの化学薬剤も使用し，キナ樹皮をマラリアの特効薬として推奨．流行病の発生に環境因子の関与を強調するヒポクラテス学説を復活させた．痘瘡，猩紅熱，麻疹，赤痢，梅毒などの流行病，痛風，水腫，舞踏病，ヒステリーなどの詳細な臨床記録が残されている.[983]

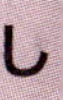

シデナム舞踏病 Sydenham chorea ［**小舞踏病，リウマチ性舞踏病，若年性舞踏病**］ 急性だが良性のリウマチ熱の約10%に合併して生じる舞踏病の1つ．通常，小児に発症し，中でも少女に多くみられる．A群溶血性連鎖球菌によるリウマチ熱発症後，他の症状がすべてよくなったのちに始まるが，脳とその周囲組織の血管へ炎症が波及することが原因となって起こる．舞踏病の特徴である四肢や顔の踊っているような不随意運動は睡眠中には起こらず，眼の筋肉以外にはどこでも起こり，発症から2週間は増悪するが，その後一定の状態を保ち徐々に減弱し，おおむね10週間前後で軽快する．しかし，ときに6-12か月続くこともある.[397] ⇨参舞踏病→2565

シデロソーム siderosome 電子顕微鏡で確認できる鉄を含む高密度の粒子が凝集してできた顆粒で，光学顕微鏡ではヘモジデリンと呼ばれるものに一致．ヘモジデリンは主としてヘモグロビンの鉄に由来し，マクロファージに貪食された赤血球やヘモグロビンがリソソームで分解される過程で生じる．またベルリンブルー染色をすることで鉄イオンを組織学的に確認できる．ちなみに一般的には血清中の鉄はトランスフェリンと結合している.[266] ⇨参ヘモジデリン→2633

自転車エルゴメーター bicycle ergometer⇨同エルゴメーター→370

時点有病数 point prevalence ある集団の，ある時点である特定の疾病をもつ人の数を時点有病数，この数をその集団全体の人数で除したものを時点有病率という．率は通常1,000人対で表す．罹患が多いほど，罹病期間が長いほど，時点有病数(率)は大きくなる．一般に有病数と同義であるが，ある一定期間内に疾病にか

かっていた人数を表す期間有病数と対比するために，時点有病数という.[467] ⇒参点有病率→2089

時点有病率⇒同点有病率→2089

指導案⇒同授業計画案→1388

児童委員 child welfare volunteer 児童および妊産婦の生活および環境の状態を常に把握し，保護・保健，その他福祉に関して援助および指導をするとともに，児童福祉司または福祉事務所の社会福祉主事の職務に協力する役割を担う民間奉仕家．市町村におかれ，「民生委員法」による民生委員が自動的に児童委員となってこの職を兼ね，行政と住民の間のパイプ役を担っている．任期は3年．児童委員のうちから都道府県知事または指定都市の長が児童福祉に関する事項を専門に担当する児童委員として主任児童委員を選出し，厚生労働大臣が委嘱．児童委員の職務内容は要保護児童等の実情把握および相談・指導，児童相談所や福祉事務所等への連絡通報，関係機関への意見具申，児童の健全育成のための地域活動などである．2000(平成12)年の「児童虐待防止法」施行に伴い今後，児童委員と主任児童委員の役割はいっそう重要度を増すと考えられる.[457]

自動運動 active movement, active exercise 身体各部位を抵抗なく随意的に関節の動きを伴って動かす訓練方法．ただし，姿勢や肢位によって重力が抵抗となるものも自動運動に含める．関節拘縮の予防，関節のスムーズさの獲得，筋収縮の協調性向上，筋の固有受容器への刺激などの目的に行われる.[249]

児頭応形機能 molding of fetal head ［応形機能］ 児頭は回旋しつつ，産道を通過するが，産道の抵抗を受けて骨重などにより頭部断面積が最小になるような変形が起こり，産道通過が容易になる．回旋異常や産道に対して児頭が相対的に大きいときに起こりやすく，この機能は児の頭蓋骨が柔軟で，骨縫合が緩やかなために可能となる．児頭は産道に応形し，頭頂方向に引き伸ばされた状態で分娩となるが，出生後数日で復元する.[998]

自動介助運動⇒同介助自動運動→440

児頭回旋 rotation of fetal head 分娩中の児頭が，骨盤入口部に進入して娩出するまで，腹圧と子宮収縮により回旋しながら受動的に下降すること．第1回旋は骨盤入口部へ矢状縫合が横で進入し屈位となり，後頭部が先進する．第2回旋は骨盤闊部で先進部が母体の前方(恥骨側)へ回旋する．第3回旋では骨盤峡部，出口部にて後頭結節を支点として反屈する．第4回旋では肩が骨盤入口で横から，峡部，出口部にて第2回旋の逆回転で縦となる.[1323]

児頭回旋異常 anomaly of rotation ［回旋異常］ 分娩時に児頭の第1，第2回旋が正常に行われない状態．第1回旋の異常とは，骨盤入口部での胎児の姿勢(胎勢)が，顎を胸から離し，頭が後ろに反った反屈位(頭頂位，前頭位，額位，顔位)となるもの．第2回旋の異常とは，通常先進する後頭が母体の前方に向かうところを，後方(背中側)に向かいながら回旋していく後方後頭位や，縦長の骨盤峡部で矢状縫合が横径に一致してそのままとどまり，第2回旋が進まない低在横定位となるものである．また，分娩初期に横長の骨盤入口部で矢状縫合が縦径に一致して児頭がとまり，第1，第2回旋が行われない高在縦定位がある.[1323] ⇒参低在横定位→2048

児頭下降度 descent of fetal head 分娩の進行を評価する1つの指標として，児頭の下降度を用いる．児頭先進部の位置で表し，坐骨棘を基準とすることが多い(station)．児頭が骨盤入口部にあるときはstationはマイナスでSt-3などと表現する．児頭が固定すれば，±0で，+3であれば低在から出口である.[998] ⇒参フリードマン曲線→2579

児童家庭支援センター children and families support center 1997(平成9)年の「児童福祉法」の改正に伴い創設された施設．「児童福祉法」第44条の2により，地域の児童の福祉に関する問題につき，児童，母子家庭その他の家庭，地域住民その他からの相談に応じ，必要な助言・指導を行うとともに児童相談所や児童福祉施設などとの連絡調整その他の援助を総合的に行うことを目的とする施設，と規定されている．児童養護施設などに付設され，児童福祉司の任用資格を有する者が，相談担当員としておかれているが，その施設の独自な活動，客観性，守秘義務などの点で論議されており，今後の充実・発展が期待されている.[457]

児頭嵌入(かんにゅう) engagement of fetal head 分娩に先立って児頭が骨盤内に進入すること．児頭の最大横径が骨盤入口部を通過し児頭が固定した状態である．腹壁から触診して児頭の下半球面を触れなければ嵌入とする．内診では，頭頂が両坐骨棘レベルに達していれば児頭は嵌入している．嵌入しない場合は児頭骨盤不均衡の可能性がある.[998]

児童期⇒同学童期→487

児童虐待 child abuse ［幼児虐待，小児虐待］ 児童の養育に責任のある親，または義理の親や代理の親などの保育者が，その児童に対して，愛情の欠如や育児に関する無知などが原因となり，故意に暴力を加える行為のこと．それにより，児童の心身の健康は損なわれ，情緒障害や多数の外傷がみられる結果となる．これらの児童のことを被虐待児 battered child という．虐待には，身体的虐待 physical abuse，心理的虐待 emotional abuse，性的虐待 sexual abuse，保護の怠慢や拒否(ネグレクト neglect)などがある．被虐待児は，養育環境から分離し保護することによって一時的な症状は改善するが，虐待が長期間にわたると人格形成に深い影響を及ぼす．また，虐待する親には，自分自身が虐待を受けた経験をもつ人が多いことも知られており，虐待の連鎖といわれている.[414] ⇒参ネグレクト→2275

児童虐待の防止等に関する法律 Act on the Prevention, etc. of Child Abuse⇒同児童虐待防止法→1323

児童虐待防止センター 児童虐待を防止し，子どもと家族への援助を行うために関係機関・専門家のネットワークの形成などを目的として設立された民間団体．全国に先駆けて，1990(平成2)年大阪での「児童虐待防止協会」，1991(平成3)年東京の「子どもの虐待防止センター」設立以降，全国各地に広がりつつある．各団体には福祉，保健，医療，心理，法律の専門家などが参加．主な活動は電話相談，地域の関係機関への紹介・通告，早期発見や防止のための啓発活動など．虐待の前段階か早期の段階での電話相談が多いとされ虐待防止の役割は大きいが，法的権限がなく，地方公共団体との具体的な連携強化が期待されている.[456] ⇒参児童

虐待防止法⇀1323，児童虐待⇀1322

児童虐待防止法 Child Abuse Prevention Act ［児童虐待の防止等に関する法律］ 児童虐待が児童の人権を著しく侵害し，その心身の成長および人格の形成に重大な影響を与えることを考慮して，児童の虐待を禁止および防止を促進する目的で，2000(平成12)年に制定された．18歳未満の子どもへの，①身体的な暴行，②わいせつな行為，③食事を与えない，世話をしないなど保護の怠慢，④心理的に傷つける言動，を虐待と定義している．児童に対する虐待の禁止，児童虐待の予防および早期発見，児童虐待にかかわる通告，その他の児童虐待の防止に関する国および地方公共団体の責務，児童虐待を受けた児童の保護および自立の支援のための措置などを定めている．1933(昭和8)年に一度制定されていたが1947(同22)年「児童福祉法」が制定され廃止された．2000(平成12)年に制定，施行されたものは社会的弱者である子どもの命と人権を最優先にする制度がいっそう具体化，拡充された内容となっている．2007(同19)年に2度目の改正が行われ，児童の権利利益の擁護に資することが目的に追加された．そして，国や地方公共団体の責務として，児童虐待を受けた児童などに対する「医療の提供体制の整備」，「児童虐待を受けた児童がその心身に著しく重大な被害を受けた事例の分析」が加えられ，安全確認の努力義務が安全確認義務となり，虐待が疑われるとき，都道府県知事は保護者に対し子どもを同伴して児童相談所などへ出頭要求できるようになった．また，一時保護や同意による施設入居の場合も，保護者に対し，子どもとの面会や通信を制限でき，面会や通信のすべてが制限されている場合，保護者に，子どもの身辺へのつきまといや付近でのはいかいを禁止する命令ができるようになった．[321] ⇨参児童福祉法⇀1326

自動胸骨圧迫心マッサージ器 automatic chest compressor 電源を使用せず，圧縮酸素や圧縮空気を動力源として機械的に胸骨圧迫心マッサージを行う装置で，人工呼吸の機能も組み込まれている．少人数のときや長時間にわたる胸骨圧迫心マッサージを行う場合に有用．また，機械式であるため用手的心マッサージと比較し，圧迫回数や圧迫の強さも一定に保たれる．成人を対象とし，小児や乳幼児・新生児および胸部外傷の疑いがある場合には禁忌．[1159]

四頭筋セッティング訓練 ⇨同大腿四頭筋等尺性収縮訓練⇀1883

自動屈折計 auto-refractometer⇨同オートレフラクトメーター⇀398

児頭径線 diameter of fetal head 児頭の大きさを表現する数値．前後径は眉間と後頭結節間の距離，大横径(BPD)は左右頭頂骨結節間の距離，小横径は左右冠状縫合間の距離，大斜径はオトガイ(頤)の先端と後頭間の最大距離，小斜径は後窩(後頭結節の後方の陥凹部)から大泉門中心に至る距離をそれぞれ表す．[998]

児頭計測 craniometry, measurement of head circumference of infant 超音波装置を用いて母体の腹壁を通して胎児の頭の大きさなどを測定すること．大横径(BPD)や前後径(OFD)，頭周囲長などの測定値がある．BPDは透明中隔腔と四丘体槽が描出される頭部横断像で最大径を測定する．児頭計測値の順調な増加は

●胎児の頭蓋

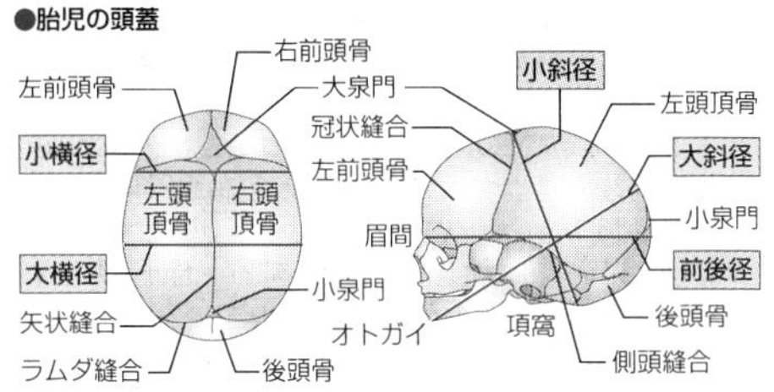

堤治，定月みゆき：系統看護学講座 専門分野Ⅱ 母性看護学2 第11版，p.152，図3-5，医学書院，2008

脳の順調な発育を示すため，児の胎内発育の評価ができる．体幹計測値，大腿骨長などとあわせて胎児推定体重を算出することができ，重要な胎児情報となる．しかし児頭計測値の急速な増大は水頭症，頭蓋内出血，脳奇形などを示唆し，増大がみられない場合は先天性サイトメガロウイルス感染症や染色体異常などを示唆する．また，頭部は胎児の身体のうちで最も大きい周囲径をもつため，分娩機序に大きな影響を与え，骨盤計測値とあわせて分娩方法の選択の参考となる．[245] ⇨参児頭骨盤不均衡⇀1324

自動血圧計 automatic sphygmomanometer 圧迫帯を自動的に電動ポンプで加圧し，血圧を測定する装置．測定原理については，聴診による血圧測定と同様に上腕動脈上に聴取されるコロトコフ Korotkoff 音を利用したマイクロホン型と，脈圧による動脈壁の振動のパターン変化により認識するオシロメトリック型とがある．いずれも多数の装置が開発され市販されている．簡便であるが誤差が生じると指摘されているため，水銀圧力計を同時使用して検定，較正することが望ましい．[1070] ⇨参コロトコフ音⇀1138

自動血球計数器 automatic cell counter ［全自動血球計数器］ 血球を分別して自動計測する機器．単項目を測定する機器と多項目測定機器があり，現在では，赤血球，白血球および血小板数，赤血球指数，白血球分類，血球粒度分布などを一括して測定する機器が普及している．測定原理としては光学的検出法と，電気抵抗法あるいは静電容量の変化を検出する電気的検出法があるが，電気抵抗法が主流．フローサイトメトリー法により白血球分類や網赤血球の解析を行う機器もある．自動血球計数器の普及により，用手法による血球算定はルーチン検査としてはほとんど行われなくなった．[1131]

児童憲章 「児童に対する正しい観念を確立する」ために定められた社会的協約．1951(昭和26)年5月5日，内閣総理大臣が招集した児童憲章制定会議において宣言され，「日本国憲法」の精神に従い，「児童は人として尊ばれる」など，児童福祉の理念3原則と，児童の権利としての12か条が具体的に規定されている．戦後，児童の権利が保障されにくい環境下で，戦前の児童観(大人の所有物など)を正し，児童福祉の理念を明確にした点で大きな意義をもつ．法律ではないが現在もわが国の児童福祉の理念として重要な位置にある．[456] ⇨参児童福祉法⇀1326

児童健全育成対策 要保護児童の対策以外の広く一般の家庭にある児童を対象として，児童の可能性を伸ばし身体的・精神的・社会的に健全な人間形成に資するた

め生活環境条件の整備，児童とその家庭に対する相談援助などの対策を行うことを目的として立案された施策．次の時代を担う児童が心身ともに健やかに育成されることは，児童の生涯の基礎をつくるとともに国民全体の福祉の基礎でもある．1947(昭和22)年の「児童福祉法」制定以前は，児童の育成はもっぱら教育の仕事とされ，児童福祉は「貧困・虐待・非行・母子家庭・妊産婦等要保護児童の福祉」に限定されていた．「児童福祉法」の制定により，児童の健全育成は児童福祉の全体目標として明確に規定された．さらに今日では急激な経済・社会事情の変化，特に核家族の進行，都市化の進展，農山村事情の変化などによって，家庭における児童養育機能の低下，児童の生活環境の悪化，住民相互の連帯意識の希薄化などの児童養育上の種々の問題が起きており，これらの問題を解決するためにも児童の育成対策が必要である．主な事業内容としては放課後児童クラブの新・増設，民間児童館などへの助成がある．また，青少年を対象とした非行防止活動なども推進されている．[457]

自動現像機 automatic〔film〕processor X線フィルムの現像から乾燥までを自動的に行う装置．挿入口に入れられたフィルムはローラーで送られながら現像，定着，水洗のタンクを通り，最後に乾燥されて明室に取り出される．全行程は30-90秒以内に完了する．[264]

児童権利宣言 Declaration of Rights of Child 1924年の「児童権利宣言」(ジュネーブ宣言)において，「児童は，身体的・精神的に未熟であるため，その出生の前後において，適当な法律上の保護を含めて，特別にこれを守り，かつ，世話することが必要であり，また人類は，児童に対して，最善のものを与える義務を負うものである」とその責任を宣言し，承認された．その後1948年の「国連世界人権宣言」の中の児童についての規定をより具体化したものとして，1959年に現行のものが採択された．「すべての児童が幸福な生活を送りかつ自己と社会の福利のために，この宣言に掲げる権利と自由を享受することができるように」また「両親，個人としての男女，民間団体，地方行政機関および政府がこれらの権利を認識し，原則を守り，権利を守るよう努力することを要請する」と本文10条にわたってまとめている．[321]

児頭高在⇒参骨盤腔区分→1117

児童厚生施設 children's recreational facility 「児童福祉法」第7条に規定された児童福祉施設の1つ．児童に健全な遊び場を与えて，その健康を増進し，また，情操を豊かにすることを目的としている．児童遊園や児童館，児童センターなどがある．この施設には，児童の遊びを指導するものがおかれ，遊具による遊び，音楽，舞踊，遠足などの指導をするとともに，子ども会，母親クラブなどの児童福祉のための地域組織活動の拠点としての機能をもっている．[321]

児頭骨盤不均衡 cephalopelvic disproportion；CPD ［児頭骨盤不適合，CPD］ 骨盤と児頭の大きさに不均衡があり，分娩の進行が妨げられる状態．母体身長が150 cm以下(特に145 cm以下)の場合，子宮底長が36 cm以上で巨大児であることが疑わしい場合，子宮が腹壁から大きく突出している場合などに強く疑う．分娩前の児頭骨盤不均衡の診断は外診所見，X線骨盤計測，超音波による児頭計測，内診所見を参考に行われる．帝王切開術の絶対適応である．[1323]

児頭骨盤不適合⇒同児頭骨盤不均衡→1324

児頭固定 head fixation 児頭が骨盤入口部に嵌入して，腹壁を触診して児頭を上下に移動させることができない状態．一方，児頭が小さいときには嵌入しても内診したときに浮上する．通常，初産婦では妊娠36週頃から固定を自覚する．経産婦では陣痛開始直前に児頭が固定する．[1323]

児頭採血 fetal scalp blood sampling 分娩経過中に胎児の状態を評価するために児頭から採血を行う．破水後ないし人工破膜を行い腟鏡により児頭を展開し，無菌的に胎児頭皮の毛細血管からの血液滴を採取し，pH，$Paco_2$(動脈血炭酸ガス分圧)およびPao_2(動脈血酸素分圧)を測定する．pHが7.15ないし7.2以下のときはアシドーシスが存在すると考え，急速遂娩の適応となる．分娩第2期において異常心拍パターンが発現し，急速遂娩の必要性の有無を判断する場合に行われる．pH値はアプガーApgarスコアなどの児の状態とよく相関するが，侵襲性や手技の煩雑性があり，最近ではあまり実施されない．[998] ⇒参臍帯血液ガス分析→1161

児童指導員 instructor for children 「児童福祉法」に定める児童福祉施設のうち入所施設に従事している職員で，児童福祉施設最低基準の資格要件についての定めを満たしている者のこと．児童福祉施設のうち入所施設に従事している職員には，児童の生活指導を行う職責があるとされている．児童福祉施設の従事者の男女比は女性が8割強で圧倒的であるが，児童指導員については男性が7割を占め，主として男性の従事職種となっている．配置については児童福祉施設最低基準に定められているが，具体的配置基準については，厚生労働事務次官通達による措置費交付基準のなかの職員定数表に毎年明記される．施設種別，また施設規模と配置人数によってその職務は異なるが，通常は生活指導計画の立案，会議運営，内部の連絡調整，対外的折衝，児童のグループ指導，ケースワークなどを行う．単に男性が指導員，女性が保育士として採用され，ほぼ同様の職務内容の場合もあり，検討課題の1つである．また入所児童の質的変化，地域社会の福祉ニーズの変化に対応した処遇の展開，施設内でのリーダーシップの必要など，その実践的・理論的資質の向上とスーパーバイザーとしての役割を果たしうる力量をつけることが求められる．[457]

自動視野計 automatic perimeter 内蔵されたコンピュータによって，視標提示，固視監視，解析を自動的に処理する視野計．静的視野測定をするタイプが一般的．[480] ⇒参視野計測→1356，静的視野計測→1700

自動視野計測 automated perimetry⇒同静的視野計測→1700

耳頭症 otocephaly ［耳頭体］ 下顎が形成されず欠損し，顔面下部に癒着もしくは接近した耳を認める先天性奇形．単眼症を伴う．[1631]

自動症 automatism てんかん発作の一型．複雑部分発作のうち，単純な意識減損を示すものと，何らかの動作を伴う自動症がある．側頭葉起源のものが多く，その他前頭葉性のものもある．運動の形には，食べる動作，歩行，表情，身振り，発声などさまざまで，複雑な組み合わせもみられる．海馬，扁桃核の発作発射による．一方，発作後に自動症がみられることがあり，発作の経過によって分類され，発作後自動症と呼ばれる．[1318]

児童自立生活援助事業 「児童福祉法」の改正に伴い，地域の相談支援体制の強化に関する事項として設置が起案されたもの．教護院の名称を「児童自立支援施設」と改め，「都道府県は，義務教育を終了した児童自立支援施設を退所した児童等の社会的自立を促進する事業として，法定化する．共同生活を営みながら相談等の日常生活上の援助や生活指導を行う措置をとることができるものとし，当該事業を児童自立生活援助事業とする」とし，児童家庭支援センターの設置促進も含まれる．[457]

児童心理学 child psychology 人間のライフサイクルの最初期である乳児期，幼児期などの発達を研究する学問．現在では，生涯を研究する発達心理学の中に吸収されている．[1269]

自動制御学⇨同サイバネティックス→1168

児童精神医学 child psychiatry ［小児精神医学］ 乳幼児期から青年期までの幅広い年齢の子どもを対象とする精神医学の一領域．小児の精神障害の成因，症状，診断，治療などについての研究および臨床を行う．常に身体的・精神的発達を考慮し，親，友人，学校，社会，文化などの幅広い視野から，精神障害を理解していく必要がある．特に，自閉症などの広範性発達障害をはじめ，発達に関連した精神障害への理解が重要である．[9]

耳道腺⇨同耳垢(じこう)腺→1267

自動総合健診システム auto multiphasic health testing and services；AMHTS⇨同多項目検診システム→1914

児童相談所 child guidance center 1947(昭和22)年制定の「児童福祉法」第15条に基づく児童福祉の専門機関．18歳未満のすべての子どもを対象とし，都道府県および政令指定都市には最低1か所以上設置されている．子ども本人，家族，学校，地域住民などからの，親の病気による養育困難や非行，障害など子どもにまつわる養護相談，保健相談，障害相談，非行相談，育成相談に対応し，子どもとその家族がもてる力を発揮し，子どもが心身ともに健やかに育つよう支援することが目的である．近年，児童虐待相談などの増加が目立ち，2004(平成16)年の「児童福祉法」改正により，効率的かつ効果的な支援を目指して，市町村が一義的に児童家庭相談に応じることが明記された．これにより児童虐待への対応について児童相談所は，市町村の後方支援に重点をおきながら，緊急時の一時保護や児童福祉施設の措置権などを行使するなどして重症事例に対応し，再統合までを考慮に入れたプログラムを実践するなど専門的な機関として，各関係機関との連携のもと，充実・強化されることになった．[1048] ⇨参児童福祉法→1326

耳頭体⇨同耳頭症→1324

児頭大横径 biparietal diameter；BPD ［大横径，BPD］ 胎児の左右頭頂骨外面間の最大径．頭蓋骨外側から対側の頭蓋骨外側までの距離である．超音波胎児計測のパラメーターの1つで，妊娠週数，分娩予定日，児推定体重の算出に用いる．[1323] ⇨参児頭径線→1323

自動体外式除細動器 automated external defibrillator；AED ［AED］ 非医療者である一般市民でも使用できる体外式除細動器．略語のAEDは，現在広く一般に認知されている．突然死を招く心室細動や無脈性心室頻拍などの不整脈を自動的に検知し，電気ショックを与えるもの．駅や空港などの公共施設，病院の待合室，ショッピングモールなど多数の人が往来する場所に設置されている．使用方法は，心肺蘇生の必要な傷病者のもとにAEDを持ってきて，電源を入れる(蓋を開けるだけで電源の入る機種もある)．その後はAEDの音声によるガイダンスに従って，パッドを袋から取り出し，胸部を露出させた傷病者の前胸部と，左側胸部に貼る．AEDが自動的にリズムの解析をし(解析ボタンを押すよう指示する機種もある)，音声指示に従ってショックボタンを押す．なお，パッドを貼る間，および音声による「離れて」の指示があるまでは胸骨圧迫，人工呼吸の心肺蘇生を中断しないようにする．⇨参心肺蘇生法→1596

児童手当 child allowance 家庭生活の安定に寄与し，次代の社会を担う児童の健全な育成および資質の向上に資することを目的として支給される手当．2000(平成12)年の「児童手当法」改正後は，6歳の3月31日(就学前)までの児童を養育し，生計を同じくする父または母などに第1・2子は5,000円，第3子以降の児童には1万円が支給される〔2002(同14)年度〕．母子家庭，父子家庭，生活保護を受けている家庭には月額2,000円が加算．受給にあたっては所得制限があるが，以前よりは大幅に緩和されている．[457]

児童統合失調症 childhood schizophrenia 〔D〕kindliche Schizophrenie ［小児統合失調症］ 児童期に発症する統合失調症．この名称を12歳以下で発症する症例に用いるという説もあるが，必ずしも定義は明確ではない．18歳以前に発症した統合失調症を早期発症統合失調症，13歳以前に発症した統合失調症を超早期発症統合失調症と呼ぶこともある．この時期の統合失調症の特徴として，①男子に多い，②潜在性発症の割合が多い，③神経発達的な異常が多い，④不適応的で，奇妙な病前性格が多い，⑤抗精神病薬治療に抵抗する，⑥予後不良，⑦症状の分化が乏しい，⑧統合失調症の家族歴が多い，といった点があげられている．以前は，自閉症を児童統合失調症の一型とする考え方があったが，現在は，自閉症は発達障害に属するものとして区別されている．[1330]

自動能《心臓の》 cardiac automaticity(automatism) ［心自動能］ 心臓が自らリズムをつくり出し，心収縮を規則正しく行う能力．心臓には自らリズムをつくり出す部位として洞結節，房室結節，ヒスHis束-プルキンエPurkinje系がある．生理的な状態では洞結節がリズムをとっているが，交感神経の刺激やカテコールアミン刺激はリズムを速め，迷走神経の刺激やアセチルコリン刺激は逆に遅くする．[226]

児童の権利に関する条約 Convention on the Rights of the Child ［子どもの権利条約］ 1924年の「児童の権利宣言」(ジュネーブ宣言)の精神を踏まえ，子どもの権利の包括的保障を実現するために1989年に国連総会で全会一致で採択された条約．「子どもの権利条約」と称されることもあるが，日本での公式名称は「児童の権利に関する条約」で，前文と54条からなる．第1条で子どもを18歳未満のすべての者と規定し，すべての子どもが生命への固有の権利を有することを確認し，生存と発達を最大限に保障しなければならないとして，教育を受ける権利をはじめ子どもに保障されるべき諸権利を包括的に規定している．特に意見表明権，表現の自由，思想・良心・宗教の自由，集会・結社の自由などの市民的権利は，保護対象者としての子どもへと子ども観を転換したものとして注目される．わが国は1994(平成6)年4月に批准し，世界で158番目の批准国となった．[457]

児頭排臨 appearing of fetal head ［排臨］ 分娩第2期に入り胎児が下降して，陣痛発作時に児の先進部が陰裂の間から見え，陣痛間欠時には腟内へ後退して見えなくなる状態．通常2-3回反復後に発露となる．[1323] ⇨参発露→2387

児頭発露 crowing of fetal head⇨同発露→2387

自動ピペット autopipette 一定体積の液体をとるための器具をピペットといい，採取する必要量を設定することにより自動的に液を吸引排出する装置．[1070] ⇨参ピペット→2477

児童福祉司 child welfare officer 「児童福祉法」第11条により都道府県に配置された児童相談所におかれる児童専門のケースワーカー(要国家資格)．児童相談所長の命を受けて児童の保護・相談および専門的技術に基づいて必要な指導を行うなど，児童の福祉の増進に努めることを職務とする．その職務は児童相談所長が定める担当区域によって行うものとし，相談区域内の市町村長に協力を求めることができる．担当区域は「児童福祉法施行令」第7条によれば，要保護児童の数や交通事情などを考慮し，人口10万から13万を標準として定められる．身分は地方公務員たる事務吏員または技術吏員である．[457]

児童福祉施設 child welfare institution 1947(昭和22)年に制定された「児童福祉法」によって規定された児童福祉のための施設で，助産施設，乳児院，母子生活支援施設，保育所，児童厚生施設，児童養護施設，知的障害児施設，知的障害児通園施設，盲ろうあ児施設，肢体不自由児施設，重症心身障害児施設，情緒障害児短期治療施設，児童自立支援施設，児童家庭支援センターとされている．これらの施設に入所している児童が，明るく衛生的な環境で，心身ともに健やかに社会に適応するよう育成されることが保障されるよう，設備および運営についての最低基準が設けられている．[321]

児童福祉審議会 child welfare council 「児童福祉法」第2節第8条(設置および権限)，第9条(組織)に基づき児童・妊産婦および知的障害者の福祉について調査審議を行う都道府県知事の付属機関．市町村では任意設置であり，国におかれたものを中央児童福祉審議会という．「児童福祉法」では，児童相談所が子どもを施設に措置(あるいは措置停止あるいは措置解除)するには，児童福祉審議会の意見を聞いて，その了解を得る必要がある．その理由は，①子どもの権利を擁護するための適正手続きの確立，②措置にまつわるオンブズマン機能を第三者機関に担わせる，③児童には児童福祉司・心理判定員などはいても，児童の権利を擁護する弁護士に相当する人物がいない，④親などによる強制引き取りに施設が対応できる，⑤児童相談所の機能強化・専門性の向上が図れる(厚生労働省説明)，などである．2001(平成13)年の中央省庁等改革に伴い中央児童福祉審議会は，厚生労働省の社会保障審議会に統合された．[457]

児童福祉法 Child Welfare Act 児童(18歳未満)の基本的人権を尊重し，心身ともに健やかに生まれ，かつ育成されるように，国および地方公共団体が保護者とともに責任を負うことを規定した児童についての根本的・総合的な法律で，1947(昭和22)年に制定された．それ以前の「少年教護法」「児童虐待防止法」「母子保護法」などの児童福祉面では部分的規定であったが，それを総合立法化したもの．すべての児童を対象としたもので，心身ともに健やかに育成されることを目的とした画期的な法律であり，児童福祉の公的責任を明確にし，児童福祉施設の種類や，児童福祉審議会の設置および権限，児童相談所・福祉事務所および保健所がそれぞれ法律施行に関して必要な業務を行うことを規定している．またこの法をもとに各種の小児保健対策が行われてきた．[321]

自動腹膜透析装置 automated peritoneal dialysis device；APD device 主として夜間に自動的に腹膜透析を実施するための装置．自動腹膜透析(APD)では夜間に数回の透析液交換が可能となるため日中の透析液交換回数が減少あるいは不要となり，液交換に伴う感染の機会が減少し，患者のQOLも飛躍的に向上する．また，液交換の回数を増やさずに1日当たりの透析液量が増加するため，溶質除去や除水能を向上させることも可能となる．その反面，装置の使用中は移動が拘束され，長時間の停電時には使用不可能となる．また，APDの合計接続時間が短いと1バッグ当たりの貯留時間が短縮して，中分子以上の溶質除去能が低下する可能性がある．[563] ⇨参腹膜透析→2550

児頭浮動 floating of fetal head 児頭が骨盤入口上に存在し，固定していないため，外診手によって児頭を押し上げうる状態．通常，初産婦では満期になると児頭は固定し，浮動する場合は胎児骨盤不均衡(CPD)の存在を疑う．経産婦では，分娩開始まで浮動のことがある．[998]

児童扶養手当法 child rearing allowance law 父母が婚姻を解消した児童，父が死亡した児童，父が一定の廃疾の状態にある児童，父の生死が明らかではない児童など，父と生計を同じくしていない児童について母がその児童を監護するとき，また母がいないなどにより母以外の者がその児童を養育するときに，その母または養育者に対し児童の心身の健やかな成長に寄与することを趣旨として国が支給する手当．児童には18歳未満の者のほか，20歳未満で一定の障害の状態にある者が含まれる．児童が日本国内に住所を有しないとき，または父または母の死亡について公的年金給付が受けられるときなどについては支給されない．受給には養育者の所得制限がある．[457]

自動分析装置 automatic analyzer ［オートアナライザー™］ 定量検査において，試料の導入→反応試薬の分注→反応→反応結果の検出→計算処理→結果の打ち出しまでを自動的に行う装置．このうち化学成分の測定に用いられるものを自動化学分析装置という．多数の検体について，多種類の成分を短時間に精密に測定することができる．反応過程の原理からフロー(連続流れ)方式，ディスクリート(分離独立)方式，フィルム方式がある．[556]

自動歩行反射 automatic walking reflex, placing & stepping ［**足踏み反射，ステップ反射，舞踏反射**］ 健常新生児にみられる原始反射の1つ．児を両脇の下から支えて立たせ，例えば右足に重心をかけてやると左足を前に踏み出し，その左足に重心をかけてやると次に右足を歩行するときのように踏み出す．早産児では在胎34週頃から出現し在胎37週にはっきりとしてくる．正期産児では生後2-3日から出やすくなり，生後2-4週間で急速に消失していく．生後2か月過ぎても消失しないときは，何らかの中枢神経系の異常を考える．[254] ⇨参原始反射→952

児童養護⇨同養護→2867

児童養護施設 child protection home, children's home 保護者のいない児童，虐待されている児童，その他の環境上養護を要する児童を入所させて養護し，併せてその自立を支援することを目的とする，「児童福祉法」第7条に定められている児童福祉施設の1つ．入所者は原則として1歳から18歳までで，環境改善や就職など，入所理由が解消すると退所する．廃止された「救護法」および「児童虐待防止法」における孤児院を「児童福祉法」では養護施設と呼び，1997(平成9)年に自立支援の機能を充実させ，虚弱児施設も統合し児童養護施設と名称を改めた．[457]

耳毒性 ototoxicity ［**聴器毒性**］ 内耳神経(第8脳神経)または聴覚，平衡器官感覚細胞に障害を与える物質．耳毒性薬剤として，アミノグリコシド系の抗生物質，アスピリン，キニーネ，ある種の抗癌剤などがある．[98]

シトクロム⇨同チトクロ〔ー〕ム→1977

シトクロムA⇨同チトクロ〔ー〕ム *a*→1977

シトクロムB⇨同チトクロ〔ー〕ム *b*→1977

シトクロム *c* 酸化酵素(オキシダーゼ) ⇨同チトクロ〔ー〕ム酸化酵素→1978

シトクロム系⇨同チトクロ〔ー〕ム系→1978

シトシン cytosine；C,Cyt 核酸の構成成分となるピリミジン塩基の1つ．DNA中においてグアニンと3個の水素結合を介し塩基対をつくる．脱アミノされウラシルを生じたのち代謝される．[800]

シトシンアラビノシド cytosine arabinoside⇨同シタラビン→1304

歯突起⇨参軸椎→1260

歯突起骨折⇨同歯状突起骨折→1287

シドニー分類⇨参胃炎→216

シトラール citral $C_{10}H_{16}O$，分子量152.24．無色の液体のモノテルペンで，イネ科オガルカヤ属の精油中に含まれる．[1559]

シトルリン citrulline $C_6H_{13}N_3O_3$，分子量175.19．構造上はアミノ酸であるが，タンパク質の構成成分にはならない．尿素やアルギニンの合成経路における中間体．[930] ⇨参シトルリン血症→1327

シトルリン血症 citrullinemia ［**高シトルリン血症**］ 1日あたり1-2gのシトルリンが尿中に排泄され，血漿および脳脊髄液中にシトルリンが高濃度を示す疾患で，常染色体劣性遺伝と考えられる．シトルリンとアルギニノコハク酸は，尿素合成に用いられるべき窒素を含み，代謝終末産物としての窒素の担体として役だっている．本症の患者がアルギニンを摂取すると，シトルリンの排泄が増加する．同様に，安息香酸を摂取させるとアンモニアがグリシンに変換され，次いで馬尿酸に変換される．[987] ⇨参成人型高シトルリン血症→1679

シトロバクター〔属〕 *Citrobacter* 腸内細菌科の細菌．グラム陰性無芽胞桿菌で，鞭毛をもつ．ヒトや動物の腸管内に常在し，環境中にも広く分布．日和見感染症(尿路感染症・敗血症など)を起こす．シトロバクター・フロインディ *C. freundii*, *C. diversus* などの種がある．[324]

シナール cumulative index to nursing and allied health literature；CINAHL⇨同CINAHL→35

歯内歯 dens in dente ［**重積歯，内反歯，嵌入(かんにゅう)歯**］ 歯の形成異常で，歯冠部歯質(エナメル質)が歯髄腔内に陥入した状態．内エナメル上皮が歯乳頭内に侵入，増殖することにより生じ，陥入部から歯髄への感染が起こりやすい．歯根が未完成のうちに，歯髄壊死などが生じる．主に上顎の前歯(発症頻度0.3%)に発現し，側切歯に多くみられる．[434]

耳内切開法 endaural incision ［**耳内法**］ 経外耳道的に鼓室内部を観察するときの切開法．耳小骨連鎖再建術，アブミ骨手術などに利用される．[451]

耳内法⇨同耳内切開法→1327

シナハマダラカ *Anopheles sinensis* ハマダラカ亜科の一種で，やや大型で翅に黒白の斑，脚に白斑があり，日本でもごく普通にみられる．成虫は夜間に吸血し，幼虫は水田や沼で発育する．三日熱マラリアを媒介する．[288]

シナプス synapse 神経細胞が情報伝達のために，互いに接触している特定の部位．イギリスの神経生理学者シェリントン Charles S. Sherrington(1857-1952)によって，機能的形態的連結が果たされている部位として1897年に命名された．オーストラリアの生理学者エックルス John C. Eccles(1903-97)は，一方向に興奮または抑制作用が伝達される場で，機能的に分化した接触部位としている．通常は，神経細胞(神経単位，ニューロン，神経元)と他の神経細胞との結合部位で，インパルスの伝達を行う場所を指すが，必ずしも神経細胞同士ではなく，神経細胞と他の組織(例えば筋の運動終板や支配臓器細胞間)などにもシナプスが用いられる．神経細胞はシナプスのギャップ結合を介して直接電気的に信号を他の細胞に伝える(電気的シナプス)か，自らの細胞質で産生した伝達物質を開口分泌で放出し，化学的に標的細胞を発火させる(化学的シナプス)かの2つの方法でインパルスを伝達する．化学的シナプスの構造は，インパルスを運んできたシナプス前線維のシナプス前膜とインパルスを受容するシナプス後ニューロンのシナプス後膜との間に形成される．シナプス前膜とシナプス後膜は10-20 nmのシナプス間隙を介して対峙している．シナプス前膜と後膜は，一般の細胞膜と同様の厚さ7-10 nmの単位膜である．シナプス前終末内には，通常，ミトコンドリアとシナプス小胞(直径20-65 nm)が含まれている．シナプス前膜と後膜の一部では，電子密度の高い物質に裏打ちされて

●シナプス

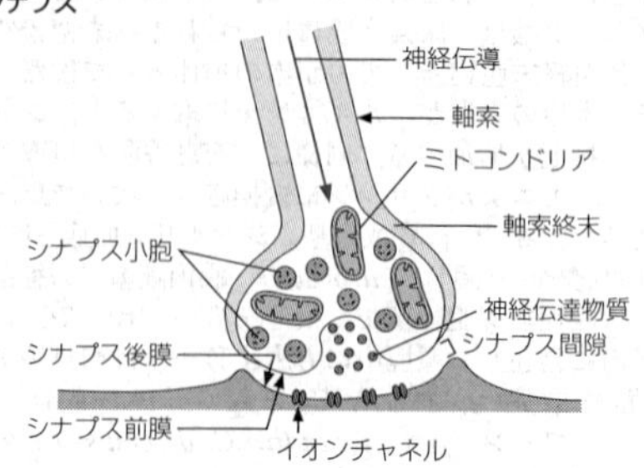

いる部分，つまり活性帯が肥厚部として認められ，これらを総称して形態的にはシナプス複合体と呼ぶ．[636] ⇨参神経終末→1525

シナプス可塑性　synaptic plasticity　特定のシナプスにおいて高頻度に刺激が加えられたり，適当な組み合わせの刺激が加えられることによって，その後シナプスにおける伝導効率が変化する現象．記憶の基本メカニズムと考えられている．[1230]

シナプス下膜　subsynaptic membrane⇨同シナプス後膜→1328

シナプス間隙　synaptic cleft　シナプスにおいて，シナプス前膜とシナプス後膜にはさまれる空間．[1230]

シナプス競合　synaptic competition　シナプス前終末がシナプス後細胞とシナプスを形成するときに，複数のシナプス前終末が1個のシナプス後細胞とシナプスをつくろうとして競合し，シナプスを形成できなかった終末が退行する現象．終末が退行した神経細胞が細胞死を起こすこともある．[1274]

シナプス後細胞　postsynaptic cell　シナプス伝達のうえでシナプス前細胞から放出されるの伝達物質を受ける受容体が存在するシナプス間隙の後方の細胞．[1274] ⇨参シナプス後膜→1328，シナプス前細胞→1328

シナプス後電位　postsynaptic potential；PSP　［シナプス電位］　シナプス前細胞からの伝達物質の放出を受容体が受け，イオンチャネルの透過性が変化することにより生じるシナプス後膜の電位．興奮性(脱分極)と抑制性(過分極)がある．[1274] ⇨参シナプス後膜→1328，シナプス後細胞→1328，神経伝達物質→1530

シナプス後膜　postsynaptic membrane　［後シナプス膜，シナプス下膜］　シナプス間隙を介して伝達物質の受容を行う側の細胞膜．軸索終末とシナプス接合部のニューロンや筋線維の細胞膜の部分．伝達物質の受容体が多く存在する．[1274] ⇨参シナプス→1327

シナプス後抑制　postsynaptic inhibition　抑制性ニューロンとシナプスを形成したシナプス後ニューロンが，抑制性シナプス後電位により抑制を受けること．[1274]

シナプス小胞　synaptic vesicles　シナプス神経終末部に多数存在する直径 40-120 nm の球形や楕円形の小胞．内部にノルアドレナリン，アセチルコリンなどの神経伝達物質を含む．神経終末の脱分極に伴い，シナプス小胞が終末部に移動し，開口分泌エキソサイトーシスが起こり，小胞内部の神経伝達物質がシナプス間隙に放出される．[707] ⇨参シナプス→1327，神経伝達→1530，化学伝達物質→468

●シナプス小胞

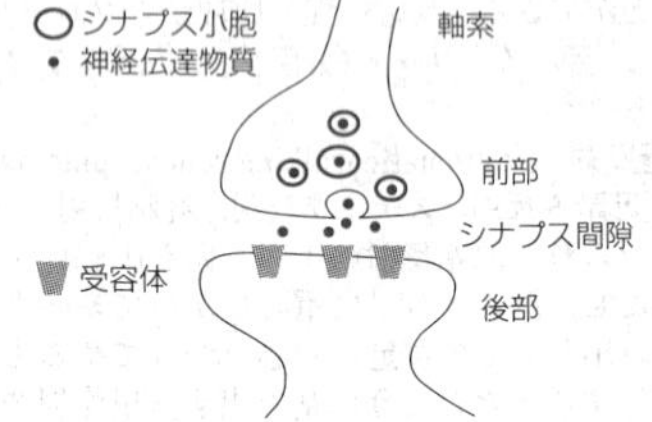

シナプス切断変性　trans-synaptic degeneration⇨同経ニューロン変性→869

シナプス前細胞　presynaptic cell　シナプス伝達において，シナプス後細胞の受容体に結合する伝達物質をシナプス間隙に放出する，シナプス前終末側の細胞．[1274]

シナプス前電位　presynaptic potential　細胞体からの活動電位が伝播してシナプス前終末が脱分極し，あるいはさらにほかの細胞からの電位的修飾を受けて発生したシナプス前終末の電位．[1274]

シナプス前膜　presynaptic membrane　シナプスは，シナプス前膜をもつシナプス前部(神経終末側)，シナプス間隙，シナプス後膜(次の接続ニューロンの細胞膜)に区別される．シナプス前膜側にはミトコンドリア，シナプス小胞，グリコーゲン顆粒が含まれ，シナプス小胞がシナプス前膜の近くに特に密集してシナプスの活性体と呼ばれる電子密度の高い構造を示すことがある．いろいろな状況証拠から，この部位がシナプスの化学的伝達が行われている場であろうと推定される．[636] ⇨参シナプス→1327

シナプス前抑制　presynaptic inhibition　シナプス前終末に存在する受容体に抑制性伝達物質が結合し過分極させることにより，シナプス前電位の脱分極が減少し，シナプス前終末からの興奮性伝達物質の放出量が減少すること．その結果シナプス伝達は抑制される．シナプス前細胞が抑制性の場合は脱抑制になる．[1274]

シナプス遅延　synaptic delay　細胞体からの活動電位がシナプス前終末に伝播してからシナプス後電位が発生するまでの時間．0.5 ミリ秒程度．[1274]

シナプス電位　synaptic potential⇨同シナプス後電位→1328

シナプス電流　synaptic current　シナプス電位を膜電位固定法で記録したもの．シナプス電位を発生する電流成分．[1274] ⇨参シナプス後電位→1328

指南力⇨同見当識→956

死に至る段階　the stages on death and dying　［死の段階］　キュブラー=ロス Elisabeth Kübler Ross がその著書『“On Death and Dying”邦題「死ぬ瞬間」』の中で述べている死を受容するための段階．第1段階：否認と隔離，第2段階：怒り，第3段階：取り引き，第4段階：抑うつ(鬱)，第5段階：受容，に分類されている．人は自らの死に直面したとき，防衛本能としてその現実を否認し，自分とは関係ないものとして隔離しようとする．しかし否認という段階が維持できなくなると怒り・憤り・羨望，恨みなどの感情に変化する．次に生という自らの希望がかなわないことを認識し始めると，何らかの犠牲を払ったり，よい行いをすることなどによって事態を延期できるのではと考え，神や医療者などに対し取り引きをしようとする．例えば「この病気を治してくれるのなら二度と人を恨んだりしません」と神に祈ったりするのである．もはや自分の病気を否認できず，病状が悪化の一途をたどりだすとすべての感情は喪失感にとって代わられ抑うつ状態に陥る．この状態には反応抑うつと準備抑うつとの2種類あると述べている．すべての段階を必ず通過するものではないが，最終的には自分の運命を受け入れ死を受容する．これを受けわが国では，アルフォンス=デーケン Alfons Deeken による患者・家族の悲嘆のプロセス12段階が看護研究などでよく用いられる．また柏木哲夫はこれを受け，末期患者の心理プロセス(日本人の場合)を打ち出している．[718]

歯肉エレファンチアージス gingival elephantiasis⇨同歯肉線維腫症→1330

歯肉炎 gingivitis 歯周炎とともに歯周病の1つの病型．歯肉に炎症が限局し，アタッチメント(歯槽骨や歯根膜)の破壊，喪失のないものをいう．症状は歯肉の発赤，腫脹，出血，仮性ポケット(歯肉ポケット)の形成，口臭などである．浮腫性，炎症性，線維性に増殖性変化を伴えば増殖性歯肉炎へと進行する．また，歯肉縁に限局した壊死や潰瘍形成がみられれば急性壊死性潰瘍性歯肉炎へと進行する．歯肉炎の治療は，主にブラッシングによる口腔清掃である．日本歯周病学会による歯周病分類システム(2006)では，以下のように整理されている．①プラーク性歯肉炎：1)プラーク単独性歯肉炎，2)全身因子関連歯肉炎(萌出期関連歯肉炎，月経周期関連歯肉炎，妊娠関連歯肉炎，糖尿病関連歯肉炎，白血病関連歯肉炎，その他の全身状態が関連する歯肉炎)，3)栄養障害関連歯肉炎(アスコルビン酸欠乏性歯肉炎，その他の栄養不良が関連する歯肉炎)，②非プラーク性歯肉病変：1)プラーク細菌以外の感染による歯肉病変(特殊な細菌によるもの，ウイルス感染によるもの，真菌感染によるもの)，2)粘膜皮膚病変(扁平苔癬，類天疱瘡，尋常性天疱瘡，エリテマトーデス，その他)，3)アレルギー性歯肉病変，4)外傷性歯肉病変，③歯肉増殖：1)薬物性歯肉増殖症，2)遺伝性歯肉線維腫症．[434] ⇨参歯周疾患→1281

歯肉縁下搔爬(そうは)術 subgingival curettage⇨同歯周ポケット搔爬(そうは)術→1282

歯肉炎指数 gingival index；GI 歯肉の炎症の部位と程度を示す指数．歯肉辺縁部を遠心・近心・頰(唇)・舌(口蓋)側の4部位に分け，プロービング(プローブによる歯肉辺縁の擦過)を行い評価，判定を行う．GIの評価基準は0：炎症は認められない．1：軽度の炎症．わずかな色調変化．プローブによる歯肉辺縁の擦過により出血なし．2：中程度の炎症．表面の光沢か，発赤，浮腫，腫脹が認められる．歯肉辺縁の擦過により出血が認められる．3：高度の炎症．著明な発赤，腫脹，自然出血の傾向が認められる．あるいは潰瘍形成が認められる．(Löe H, Silness J：Periodontal disease in pregnancy. Acta Odontologica Scandinavica, 21：533,1963より)．評価指数＝評価値の合計/被検歯面数で算出する．(原著では診査対象歯が図の6歯に限定されていた)．[434]

●歯肉炎指数(原著の診査対象歯)

6 2	4
4	2 6

歯肉癌 gingival cancer, carcinoma of gingiva ［歯肉粘膜癌］ 上下顎歯肉に発生する癌腫．舌癌に次いで多く，口腔癌の約20%を占める．組織型は扁平上皮癌が多い．解剖学的な位置関係から早期に顎骨に浸潤し，上顎では上顎洞に進展することもある．また下顎では下歯槽神経に進展しオトガイ(頤)神経領域の知覚異常を呈することもある．治療は外科的摘出と放射線治療が有効．[42]

歯肉溝 gingival sulcus, gingival crevice 歯と遊離歯肉に囲まれた空隙で，その底部は接合上皮(付着上皮)と接している．臨床的基準値として歯肉溝の深さは2.0 mm前後とされている．歯肉溝にプラークが付着すると歯周病の初発部位となり，歯肉の発赤，腫脹が生じ，病変が歯肉溝から接合上皮へと深化し歯周ポケットを形成する．[434] ⇨参歯肉溝滲出液→1329，付着上皮→2559，歯周ポケット→1282

歯肉溝滲出液 gingival crevicular fluid；GCF 歯肉溝や歯周ポケットからの滲出液．歯肉の血管から体液(組織液)が漏出し，歯肉溝やポケット内から滲出する液体．滲出液量は歯肉の血管の透過性の亢進や刺激の程度と関係し，歯肉炎症の増加とともに増量する．歯肉の炎症程度や治療効果の判定に用いる．ペーパーストリップスを一定時間，歯周ポケット内へ挿入し，ストリップスの液量を測定する(電気的GCF測定器ペリオトロン®)．生化学・細菌検査では，滲出液中のコラゲナーゼ，リゾチーム，エラスターゼ，ラクトフェリン，アスパラギン酸アミノトランスフェラーゼ，サイトカイン，内毒素，抗体価などを測定し，歯周組織の破壊程度や病変の活性度を予知する．[434]

歯肉歯槽粘膜形成術 mucogingival surgery；MGS ［歯周形成外科手術］ 歯肉歯槽粘膜部位の形態異常に対して，これを外科手術で改善し，歯周病の再発を防止し，プラークコントロールのしやすい口腔内環境を確保する手術の総称．現在は歯周形成外科手術という用語に変わりつつある．浅い口腔前庭，小帯(上・下唇，頰，舌)の高位付着，歯肉退縮(歯根露出)，付着歯肉幅が狭いなど，歯周治療に悪影響を与える形態因子を外科手術で改善し，口腔内の清掃性を高め，歯周病の再発を予防する．主な術式は小帯切除術，歯肉弁側方移動術，遊離歯肉(上皮下結合組織)移植術，歯肉弁根尖側移動術，歯肉弁歯冠側移動術，口腔前庭拡張術などがある．[434]

歯肉腫 epulis⇨同エプーリス→366

歯肉出血 gingival bleeding(hemorrhage) 歯肉からの出血．局所的には歯肉炎，歯周炎，歯冠周囲炎あるいは外傷が原因となる．全身的には血小板の異常(特発性血小板減少性紫斑病)，凝固因子の異常(血友病)，血管の異常(ビタミン欠乏症)，線溶系の異常〔播種性血管内凝固症候群(DIC)〕，悪性腫瘍(白血病，肝癌)などがあげられる．[42] ⇨参口腔出血→990

歯肉整形術 gingivoplasty；GP 歯周外科の一術式で，歯肉の形態異常(プラーク付着による炎症，薬物投与の結果など)を生理的な歯肉形態に改善する方法．歯肉に停滞する食片の流れを改善し，プラークコントロールのしやすい歯肉形態をつくり出す目的で行われる．歯肉切除術と同時に行われる場合が多く，ロール状の歯

肉，棚状の歯肉，不整な辺縁歯肉などが適応となる．[434] ⇒参歯肉切除術→1330

歯肉切除術 gingivectomy；GE 歯周外科術式の1つ．歯周ポケットの減少や除去を目的として歯肉組織の切除および除去を行い，臨床的に健康で生理的な歯肉形態にする手術．ポケットの除去は確実に行われるが，手術部位の付着歯肉の消失が起こるため適応が限られ，歯肉増殖症に使用される．[434] ⇒参歯肉整形術→1329

歯肉線維 gingival fiber 歯肉固有層に存在する線維．主成分はコラーゲン線維(60%)．他に線維芽細胞，神経，基質が35%を占める．その他，肥満細胞，単球，マクロファージが存在する．機能として，①付着歯肉を歯面や歯槽骨に付着固定させている，②上皮付着を歯面に密着させている，③歯の支持安定に寄与している．[434]

歯肉線維腫症 gingival fibromatosis ［**歯肉象皮症，遺伝性(特発性)歯肉過形成症，特発性歯肉増殖症，歯肉エレファンチアージス**］ 歯肉が非炎症性に広汎に肥大する疾患で，遺伝性疾患と考えられている．遺伝的発症に関する家族歴の聴取が診断に有効．治療は必要に応じて歯肉切除を行うが再発する場合が多い．[42]

歯肉増殖症 gingival hyperplasia ［**歯肉肥大症**］ 広範な歯肉の増殖を示す疾患．原因として不良な口腔衛生状態，抗痙攣薬であるフェニトイン，降圧薬であるカルシウム拮抗薬(ニフェジピン)や免疫抑制薬の有害事象によるものがあげられる．治療の基本は口腔衛生指導であるが，薬剤が原因と考えられるものは減量や薬剤の変更を考慮する．[42]

歯肉象皮症 gingival elephantiasis⇒同歯肉線維腫症→1330

歯肉息肉⇒同歯肉ポリープ→1330

歯肉退縮 gingival retraction 歯の周囲の組織は，歯のセメント-エナメル境直下に結合織性に付着し，これより歯冠側には，上皮付着と歯肉溝が歯を取り囲んでいるが，この周囲組織の付着が根尖側に移動し，歯根が露出するようになった状態をいう．歯根ゾウゲ(象牙)質が露出し，冷水，空気，酸によってしみるような痛みを感じることがある．歯垢の付着があると痛みが減じるが，痛みを理由に口腔清掃を怠ると，脱灰が進み，歯根面の齲蝕になりやすい．加齢変化，不適切なブラッシングなどでもみられるが，歯周疾患による付着の喪失が主因．付着の喪失が著しい歯周炎の部位は，歯肉の炎症性増殖のために外見上は歯肉退縮はないが，歯肉縁下歯石の除去などにより，しばしば著しい歯肉退縮をきたす．歯の偏位，矯正治療などでも著明な歯肉退縮が起こることがある．治療の要不要は，主に患者の審美的判断による．[1369]

歯肉粘膜癌 cancer of gingival mucosa⇒同歯肉癌→1329

歯肉膿瘍 gingival abscess, gumboil 急性辺縁性歯周炎あるいは根尖性歯周炎により歯肉に生じた膿瘍をいう．歯槽膿瘍よりも限局した意味をもつ．治療は原因歯の処置，膿瘍の消炎手術および抗菌薬による化学療法である．[42] ⇒参歯周疾患→1281

歯肉剝離掻爬(そうは)手術 flap operation；Fop ［**フラップ手術**］ 歯周外科手術の1つ．歯肉弁を剝離して，根面，歯槽骨に付着している炎症性肉芽組織や沈着している縁下歯石，セメント質の内毒素(リポ多糖)を除去し，根面を滑沢にする処置．歯周ポケットの除去と同時に歯肉や骨形態を整え，歯肉弁をもとの位置に戻し，再付着 reattachment を図る．歯肉弁を剝離するために，根面，歯槽骨を明視野で見ることができ，器具の操作(ルートプレーニング)を容易にすることができ，術後出血や疼痛が少なく歯肉退縮も少ない．長時間を要するため，手術操作には熟練を要する．[434]

歯肉肥大症 gingival hypertrophy⇒同歯肉増殖症→1330

歯肉弁移動術 sliding flap operation 歯肉退縮や歯根露出に対して歯肉弁を移動させ，もとの位置に被覆する手術法．主に歯周形成外科手術(歯肉歯槽粘膜形成術)で行われ，歯肉弁を根尖側，歯冠側あるいは側方に移動させ，歯根面を被覆する方法．付随的に口腔前庭の拡張や付着歯肉幅の増大につながる．外科的処置による埋伏歯や嚢胞，腫瘍の摘出，上顎洞瘻の閉鎖などに応用される．[434] ⇒参歯肉弁歯冠側移動術→1330，有茎歯肉弁移植→2849

歯肉弁歯冠側移動術 coronally positioned flap；CPF 歯冠側へ歯肉弁を移動させ，露出した根面を被覆する術式．付着歯肉の幅がある場合は単独で行うが，付着歯肉の幅が十分でない場合は遊離歯肉移植や上皮下結合組織移植後，付着歯肉の幅を得たのち，本法を行う．[434]

歯肉弁側方移動術 laterally positioned flap；LPF ［**側方歯肉弁移動術**］ 有茎移植の1つで，歯肉が退縮し歯根露出している部位に隣在歯の辺縁歯肉から側方に歯肉弁を移動させて，露出根面を被覆する方法．1歯の根面が単独に露出している歯面の被覆に用いる．[434] ⇒参有茎歯肉弁移植→2849

歯肉ポリープ gingival polyp ［**歯肉息肉**］ 慢性単純性歯肉炎の結果生じる，歯肉に基底面をもつ有茎の炎症性反応性増殖組織で，基底面歯肉の上方に半球状，球状あるいは不規則な円形の突出物としてみられる．辺縁が鋭利な残根に接する歯間乳頭部に生じることが多い．治療は原因の除去と増殖したポリープの切除を行う．[535] ⇒参エプーリス→366

ジニトロフェノール中毒 dinitrophenol poisoning ジニトロフェノールは木材防腐薬，染料の原料，試薬，指示薬として使用される．経皮吸収性があり蓄積性をもつ．悪心，胃痛，発汗，呼吸困難，不安，発熱，皮膚紅潮，皮膚炎，チアノーゼ，酸素欠乏などの急性中毒症状を呈する．慢性中毒では腎障害，肝障害，白内障を起こすことがある．推定致死量は約1g．治療は胃洗浄，塩類下剤の投与による毒物の除去・排泄促進と酸素吸入などの対症療法を行う．皮膚に接触すると強く刺激し発赤，水疱を生じる．皮膚に付着した場合は付着部または接触部を20%アルコール溶液でよくふき，石けん水と水でよく洗い流す．[1579]

ジニトロベンゼン dinitrobenzene *o*-，*m*-，*p*-の3異性体がある．ベンゼンと発煙硝酸または濃硝酸，濃硫酸の混液と加熱すると，主に*m*-異性体を生じる．*m*-異性体は融点90℃の微黄色針状晶で，有機合成・染料の原料として主に*m*-フェニレンジアミンの製造に用いる．*o*-異性体は融点118℃の無色板状晶，*p*-異性体は融点173-174℃の無色針状晶．「消防法」による危険物第5類に指定されている．染料，顔料の原料となる．吸入や皮膚吸収による急性中毒ではメトヘモグロビン血症を起こし，灼熱感，頭痛，チアノーゼ，脱力感，めまい，息苦しさ，吐き気，嗜眠などがみられる．また肝障害を起こす．[1360]

死に水⇨同末期の水⇀2739

刺入創⇨同刺創⇀1298

死にゆく患者　dying patient⇨同末期患者⇀2738

死にゆく患者のケア　nursing care for dying patient　死にゆく患者は，身体的苦痛(疼痛，呼吸苦，全身倦怠感など)，精神的苦痛(不安，抑うつ，怒りなど)，社会的苦痛(経済的問題，家族関係上の問題など)，霊的苦痛(生きる意味への問い，死後の世界についての問いなど)といったさまざまな苦痛を有している．そのような患者に対し，できるだけ苦痛を軽減し，やすらかな死が迎えられるよう，積極的な症状マネジメントや，本人の希望を尊重し安楽を提供する日常生活の援助，傾聴することを中心とした精神的ケアを行う．本人へのケアと同時に家族に対するケアも重要であり，家族が患者を看取るための援助や，家族の予期的悲嘆に対する援助を行う．死にゆく患者やその家族へのケアを行うにあたっては，看護師，医師，臨床心理士，ソーシャルワーカー，宗教家などによるチームアプローチが必要である．このようなケアに携わる者には，患者や家族が気持ちを表出しやすい態度，患者や家族の意思を尊重する姿勢，そして自らの死生観を意識化することが求められる．[251]

死にゆく子ども　dying children　死を迎える子どもの多くは，自分の病気，治療，予後などについて周囲から多くのことを察知し，だれにも知らされていなくてもこの病気の終着駅が死であることを理解するようになり，いずれ死を迎えることを知っていく．終末期には，特有の症状による苦痛も重なり，自分の身体と避けられない死への疑問は大きくなっていく．ガードナー Gardner は，死にゆく子どもの基本的な権利として，①真実を知る権利，②死ぬことへの思いや考えを共有する権利，③可能な限り残りの日々を全うする権利，④死への準備に参加する権利の4つをあげ，子ども主体で死を迎えることを考える重要性を示した．死にゆく子どもの最善の利益を尊重し，子ども自身が死の準備を整えられるよう，医療従事者は保護者や子どもと話し合いを重ねることが求められる．[239] ⇨参死⇀1217，死の概念の発達⇀1332

屎尿(しにょう)　night soil，human waste　［糞尿］　人間の尿と大便およびその混合物の総称．人間は成人で1日平均1.15Lの尿と200gの大便を排泄する．通常は下水処理場および浄化槽において処理される．しかし単独浄化槽については処理できず，くみ取りを実施し屎尿処理場で処理している．下水道未普及地域については2001(平成13)年改正の「浄化槽法」により，合併浄化槽の設置を義務づける方針となった．[960]

屎尿(しにょう)**浄化槽**⇨同浄化槽⇀1428

屎尿(しにょう)**処理**　night soil treatment　［糞尿処理］　屎尿処理の方法は水洗法(浄化槽水洗式と放流水洗式)とくみ取り式とに大別される．2006(平成18)年の統計結果では，水洗化人口は総人口の89.7%であり，増加傾向にある．内訳は浄化槽水洗化率24.1%，公共下水道水洗化率65.5%．くみ取り式(非水洗化)率は10.3%である．くみ取り屎尿および浄化槽汚泥の処理量2,610万5,000kLのうち，屎尿処理施設または下水道投入により99.4%が適正処理されている．海洋投棄処分量は1.5%と年々減少している．近年，海洋汚染防止のため廃棄物の海洋投棄を陸上処理に転換することが世界的流れであり，屎尿もすべて陸上処理するように施設整備が進んでいる．[960]

死ぬ権利　Right to Die　最近の医療の進歩により救命処置や生命維持治療が医療現場において広く行われるようになった結果，植物状態やそれに近い状態になった患者が回復の見込みがないままに延命されうる事例が増加した．その結果，人間としての尊厳を失った形で生命維持処置を続けることに対する社会的疑問や，延命だけのために苦痛を伴う処置を行うことに対して患者が拒否，すなわち尊厳死を希望する社会的状況も少なからず認められるようになってきた．この場合，医師が患者側の意思を尊重して，医療として行う延命処置の中止やさらに積極的な致死手段をとった場合には，何らかの法的問題が発生する可能性がある．もっとも，このようないわゆる死ぬ権利の問題はその起源は医療の起源にまでさかのぼるとみられる．しかし1976年3月31日，植物人間となっていたカレン Karen Ann Quinlan の尊厳をもって死ぬ権利を求めていた父親(養父)に対し，アメリカ・ニュージャージー州の第二審裁判所は世界ではじめて，死ぬ権利を許容した．それ以降，患者は死ぬ権利を有するか否かをめぐって活発に議論されるようになった．この場合にいわゆる安楽死を正当化するための法的根拠は，患者には自己決定権があり，医師はインフォームド・コンセント(説明と同意)を行ったうえで治療法を選択すべきで，人間には生きる権利が認められている以上，死ぬ権利も有しているという点にある．一方，これを否定する立場からは，いかなる状況であれ，患者の生命を第三者が断ち切ることにつながる処置は殺人になる，自己決定権は死ぬ権利を含まない，とする見解が出されることが多く，容易に解決しがたい困難な問題をはらんでいる．[1331] ⇨参尊厳死⇀1851，患者の自己決定権⇀608，カレン裁判⇀562

シネアー・アシャー症候群　Senear-Usher syndrome　［紅斑性天疱瘡(てんぽうそう)］　落葉状天疱瘡の亜型．小型の水疱が顔面，胸背部などの脂漏部位に多発し，破れるとびらんを呈し，痂皮が付着する．顔面の皮疹は蝶形で，全身性エリテマトーデス(SLE)に似る．粘膜疹はまれ．組織像は表皮浅層に棘融解性水疱の形成がみられ，蛍光抗体法による所見では，表皮細胞間に免疫グロブリンや補体の沈着を認める．患者血清中に抗表皮細胞間物質抗体や抗核抗体を証明する．副腎皮質ホルモン内服が奏効．生命予後は良好．シネアー Francis Eugene Senear(1889-1958)はアメリカ，アーシャー Barney Usher(1899-1978)はカナダの皮膚科医．[531]

シネキア⇨同癒着⇀2861

ジネブ　zineb　［N,N′-エチレンビス〔ジチオカルバミン酸〕亜鉛］　ジチオカルバメート系の農薬．引火点90℃，発火温度149℃，水に不溶．ピリジンに可溶．殺菌薬(野菜，雑穀，果物，牧草)やゴムの添加物などの用途がある．曝露で皮膚炎，結膜炎，鼻炎，咽頭炎，気管支炎などを起こす．ジネブ中に不純物や分解生成物として，催奇性，発癌性のあるエチレンチオウレアを含

んでいる.[1360] ⇨参マネブ→2742

視能矯正 orthoptics ［視能訓練］ 斜視，弱視に対して行われる治療法．眼鏡装用や眼遮閉法，同時視訓練など保存的方法で視機能を回復させる.[257]

子嚢菌〔門〕 Ascomycota 有性生殖形として子嚢胞子をもつ真菌群．病原真菌が所属する他の分類群(門)としては，接合菌 Zygomycota，担子菌 Basidiomycota，不完全菌 Deuteromycota(Fungi imperfecti)がある.[324]

視能訓練⇨同視能矯正→1332

視能訓練士 orthoptist；ORT 1971(昭和46)年に制定された「視能訓練士法」に基づいて，所定の課程(大学卒業後は1年，養成課程では3年)を修了した者で国家試験合格者に与えられる免許．斜視，弱視に対する視能矯正や関連する検査を眼科医師の監督下で施行できる.[24]

子嚢胞子 ascospore 子嚢菌 Ascomycota の主要な生殖器官である子嚢 ascus と呼ばれる袋状構造内で形成される有性胞子．通常は1つの子嚢に8個の胞子が生じる.[324]

死の概念の発達 development of perception of dying 子どもの死に対する理解は大人のそれとは異なり，時間の概念，記憶，思考などの認知発達や言語発達に伴って死の概念がつくられていく．5歳以下の幼児は死の不可逆性を理解できず，一時的な眠りや別れととらえる．5-9歳の時期は，何かの罰として死が与えられるかのようにとらえたり，死は悪魔や怪物かのような理解を示したりするが，死が必ず自分にも訪れるものだとはまだ考えられない．10歳を過ぎると，死は永遠の別れで，だれにでもふりかかるものであると理解できるようになる．そして，死の不動性，不可逆性，普遍性を理解できるようになってようやく，死が人生の一過程にあり，死による喪失についても理解できるようになる．また，身近な人などの死に遭遇したとき，死そのものへの恐怖や不安，死別によって見捨てられることへの不安，周囲の雰囲気などからも，子どもは死をとらえようとする.[239] ⇨参死→1217，死にゆく子ども→1331

死の三徴候 triad of death 心停止，呼吸停止，脳幹機能の停止をいう．個体としてのヒトの死は，臨床的にこれらの状態に基づき判定されている．具体的には，①脈拍がない，②心拍動を聴取できない，③自発呼吸を認めない，④瞳孔が散大し，対光反射を認めない，ことを確認する．これら臓器の機能は互いに連携して生命活動を維持しており，ある臓器が停止すると他臓器も次第に機能停止となるが，人工心肺などの発達によって心・肺機能の喪失が必ずしも個体死とはいえない場合もある．また，脳機能が個体の本質であるため，脳死をもって個体死とみなすという概念もある.[1070] ⇨参死の判定→1332，脳死判定→2300

死の四重奏 deadly quartet 1989年にカプラン N.M. Kaplan が，高血圧症，耐糖能異常(高インスリン血症)，上半身肥満，高中性脂肪血症を合併する病態を死の四重奏と命名し，心筋梗塞のリスクが3-4倍あることを示したもの．現在はメタボリックシンドロームに抱合されている.[1618] ⇨参メタボリックシンドローム→2798

死の受容プロセス process of accepting death 死を宣告されたり，死を自覚した人が死に至るまでにたどる心的過程．精神科医であるキューブラー=ロス Elisabeth Kübler Ross は臨死患者とのインタビューから，患者は死に至る病であると知ってから次のような5つの心理的段階を経るとした．①死を認めようとしない「否認と隔離」の段階，②自分の運命や他者に対して怒りをいだく「怒り」の段階，③神や医師などに対して，なにかを行うことを誓うので命を救ってほしいと取引をしようとする「取引」の段階，④近い将来大切な人と別れなければならないという準備的悲嘆から抑うつ的になる「抑うつ」の段階，⑤抑うつや怒りの感情もなく静かに死を受け入れる「受容，解脱(デカセクシス)」の段階．すべての人がこの5段階を順序どおりにたどって受容に至るわけではないが，死にゆく人の心理状態を理解するうえでの助けとなるモデルである．キューブラー=ロスはスイス生まれのアメリカの精神科医(1926-2004).[251] ⇨参キューブラー=ロス→746

死の準備教育 death education ［デスエデュケーション］「死を教える」「死に学ぶ」ことを指すが，そのままデスエデュケーションということが多い．わが国では1980年代，アルフォンス=デーケン Alfons Deeken，谷庄吉，その他の人々により紹介された．生ある者は必ず死を迎えるが，人間が互いの存在を尊重して「ともに生き合う」ことを目指すものである．古代ギリシャでは，宴会の席で「メメントモリ(死を忘れるな)」といって必ずどくろがまわされたという．近代科学文明の発達をもってしても逃れることのできない死への恐怖のたかまりからデスエデュケーション，生き学，死生学，サナトロジーといった新しい学問体系が生まれてきた．死をタブー視する時代から今や死について語る時代へと人々の意識も大きく変わろうとしている．死の準備教育は究極的には人間としての自己の死生観が問われることでもある．したがって，一般社会の人々はもちろんのこと，死に直面することの多い看護師や医師にとって，ターミナル期にある患者のケアの質をたかめ，QOL を支えていくうえで死の準備教育は欠くことができない．現在，死の準備教育に関する多くの書物が出版されるとともに，「死の臨床研究会」「ホスピスケア研究会」「生と死を考える会」などさまざまな研究会が生まれ，人間らしく尊厳をもって生き，死に向かう心を多くの人々が学ぼうとしている.[1451]

死の段階 stage of dying⇨同死に至る段階→1328

死の徴候 sign of death 死亡を予期するためのしるし．身体的に観察できる生命徴候の停止のうち，心停止，呼吸停止，瞳孔散大・対光反射消失を死の三(大)徴候という．死亡の根拠は，心臓・肺・脳すべての不可逆的な機能停止によって規定される．また日本における脳死の判定では，以下の点が規定されている(臓器移植法，1997)．①深昏睡，②自発呼吸の消失，③瞳孔が固定し，瞳孔系が左右とも4 mm 以上，④脳幹反射(対光反射，角膜反射，毛様脊髄反射，眼球頭反射，前庭反射，咽頭反射および咳反射)の消失，⑤平坦脳波，⑥聴性脳幹反応の消失(第2波以降の消失).[1067]

死の灰 death ash⇨同放射性降下物→2671

死の判定 death certification，diagnosis of death 従来，ヒトの死は，心拍動の停止(心機能の停止)，呼吸の停止(肺機能の停止)，瞳孔散大・対光反射停止(脳機能の停止)がそろった時期とされてきた(三徴候説). 循環機能, 呼吸機能, 脳機能のいずれかが永久的・不可逆的停止に陥れば残る二者の不可逆的停止も当然起こる. しかし呼吸管理に関する技術の進歩により, 脳幹を含む全脳の機能が不可逆的に停止しているにもかかわらず, 心機能停止に陥らない状態を維持することができるようになった(脳死状態). そのため死とは何かをめぐり議論が起こった. 臨時脳死及び臓器移植調査会(脳死臨調)の議論を経て, 1997(平成9)年6月「臓器移植法」が成立し, 同年10月同法が実施され, 1999(平成11)年2月に同法に基づく脳死状態での臓器摘出と臓器移植がはじめて行われた. 厚生省(当時)の脳死の判定基準(厚生省令第78号)には前提条件, 除外例, 判定基準, 時間経過がある. 前提条件として, ①器質的脳障害により深昏睡および無呼吸をきたしている症例, ②原疾患が確実に診断されており, それに対し現在行いうるすべての治療をもってしても, 回復の可能性がまったくないと判断される症例, がある. 除外例として, ①小児(6歳未満), ②脳死と類似した状態になりうる症例(急性薬物中毒, 低体温, 代謝・内分泌障害), がある. 判定基準として, ①深昏睡, ②自発呼吸の停止, ③瞳孔固定, ④脳幹反射の消失, ⑤平坦脳波, がある.[613] ⇨参脳死判定→2300

ジノプロスト dinoprost 子宮収縮薬であるプロスタグランジン $F_{2\alpha}$ の一般名. 子宮平滑筋に対して収縮作用をもち, 陣痛誘発・促進, 分娩促進, 分娩後子宮収縮, 術後腸管蠕動亢進に使用するほか, 治療的流産に用いることもある. 胎児機能不全(胎児ジストレス)や子宮破裂などを監視するとともに, 不整脈, 嘔吐, 気管支痙攣の副作用に注意する.[1078] 商グランディノン ⇨参子宮収縮薬→1247

ジノプロストン dinoprostone⇨同プロスタグランジン E_2→2596

死の本能 death instinct, death drive⇨同死の欲動→1333

死の欲動 death impulse 〔D〕Todestrieb ［タナトス, 死の本能］ フロイト Sigmund Freud (1856-1939) が, 1920年に「快感原則の彼岸」において提出した概念. 生の欲動と死の欲動という相対する本能が存在し, それらは互いに均衡を保ちながら, 建設的なエネルギーを生み出している. この生の欲動と死の欲動との均衡が破れるときに, 死の欲動は自己破壊衝動として現れ, 精神障害が発症するとされた. なお, クライン Melanie Klein (1882-1960) やメニンガー Karl A. Menninger (1893-1990) はフロイトの理論を踏襲しているとされているが, この理論について精神分析学派の中でも賛否両論がある.[878]

死の臨床⇨同ターミナルケア→1852

歯胚 tooth germ 歯の原基のこと. エナメル器, 歯乳頭, 歯小嚢を合わせて歯胚と呼ぶ. ヒトの乳歯は, 胎生6週頃, 歯槽頂に一致する部位の口腔上皮最下層が陥入し帯状に増殖して歯堤を形成する. 歯堤は乳歯萌出の予定部位にあたる. 歯堤は上皮細胞の増殖によって蕾状に成長して歯胚となる. 歯胚の上皮性部分をエナメル器と呼ぶ. エナメル器の下層では間葉細胞が密集部を形成して歯乳頭となり, エナメル器と歯乳頭は間葉組織由来の歯小嚢に包まれる. やがて, 歯乳頭はゾウゲ(象牙)質と歯髄を形成し, エナメル器はゾウゲ質の外層にエナメル質を形成し歯冠をつくり(鐘状期), 歯小嚢は歯周組織(歯肉, 歯根膜, セメント質, 歯槽骨)の一部を形成する. 象牙永久歯の歯胚は, 鐘状期後期(胎生16週頃)に乳歯胚の舌側に歯堤を伸ばして代生歯堤となり, 代生歯胚(永久歯胚)が形成される.[760]

支配観念⇨同固定観念→1121

支配の法則⇨同優劣の法則→2858

磁場強度 magnetic field strength ［静磁場強度］ 磁場(磁界)の強さで, 単位はテスラ(T, 1テスラは1万ガウス). MRIでは, 磁石の強さを指し, 臨床では0.3-3T程度のものが使われている. 一般には磁場強度が強いほど高価で, 画質がよくなる.[8] ⇨参3テスラMRI→5

自発眼振 spontaneous nystagmus 何も刺激を与えていないときにみられる眼振. 反対に視覚刺激や前庭刺激を与えたときにみられる眼振を誘発眼振と呼ぶ. 誘発眼振は生理的にみられるものも多いが, 自発眼振は病的である. 先天眼振や前庭障害の患者でみられる.[1153] ⇨参眼振→616

自発言語 spontaneous speech 失語症において, 聴覚性の復唱や視覚性の音読などと異なり, 特に外部からの情報によらずに自ら考えたことを自発的に述べる発語のこと. 文字化する場合は自発書字という. 運動性失語症(群)で障害される.[277]

自発サッケード spontaneous saccade 注視点を急速に他の点へ移動させるときにみられる眼球運動(サッケード)を, 特に目的物もないのに自発的に行うこと. 覚醒時にもレム睡眠時にも観察される.[1230] ⇨参衝動性眼球運動→1445

自発睡眠 spontaneous sleep 薬物などを使わずに, 自然に生じる睡眠のこと. 睡眠は脳波パターンで各ステージ(Ⅰ～Ⅳ, REM)に分類できる.[1230]

自発性 initiative 外からの励起 stimulate なしに自ら活動を起こすこと. 前頭葉破壊, 通過症候群, 認知症, 慢性期の統合失調症などではこれが障害される. 緊張型統合失調症の昏迷状態ではこれが極端に障害され, ほとんど動かない状態となってしまう. うつ(鬱)病でも障害されているように見える場合があるが, 主観的には行動しようという意欲自体はもっていながら内的抵抗により抑制されているように体験されるので, 制止 inhibition という. 躁病では逆に亢進しており, ある種の性格の人でも平均よりは高まっていることが観察される.[277]

自発性欠乏 lack of spontaneity⇨同意欲減退→279

自発性発射⇨同自発放電→1333

自発痛 spontaneous pain 機械的刺激(運動, 体位変換, 圧迫など), 物理的刺激(寒冷など)のような意図的な刺激が原因ではなく, 自然に起こる痛み.[485]

自発発火⇨同自発放電→1333

自発放電 spontaneous discharge ［自発性発射, 自発発火］ 刺激入力がない状態で神経細胞が自発的に発火, つまり活動電位を発生すること.[1274]

紫斑 purpura, peliosis 鮮紅色あるいは紫紅色を呈する斑で, 真皮の毛細血管からの出血による. 色調は出血の解剖学的位置や時間経過により異なる. 原因はアレルギー性紫斑病や全身性エリテマトーデス(SLE)などの血管炎, 白血病や特発性血小板減少性紫斑病などの血液成分の異常，およびエーラース・ダンロス Ehlers-Danlos 症候群などの結合組織異常や老人性紫斑などの血管壁の脆弱性による．ガラス圧法により紅斑と鑑別する．直径 3-5 mm 未満の小型のものは点状出血 petechia，それより大きいもので 2 cm までのものを斑状出血 ecchymosis という．[531]

死斑 postmortem lividity, livor mortis 死後，循環を停止した血液は重力により低位部に移動する(血液就下)．この結果，死体の低位部にあたる皮膚が，集まった血液で斑状に着色する現象．一般に死後 2-3 時間で著明となる．死斑の色調は一般的に紫赤色から暗赤紫色である．死斑は死体の低位部体表の非圧迫部に発現するもので，床や着衣などで圧迫されている部位では血管が圧平されているので死斑は生じない．また，軽微な死斑を特徴とするものに失血死がある．[613] ⇒参早期死体現象→1808

篩板(しばん) cribriform plate, lamina cribrosa 前頭骨鼻部の篩骨切痕にはまり後端は蝶形骨隆起の先端に接するほとんど水平にある薄い骨板．[736]

児斑⇒同蒙古(もうこ)斑→2815

紫斑計 petechiometer 毛細血管抵抗を測定する機器．皮膚(鎖骨下あるいは前腕内側)に陰圧をかけ，出現する紫斑の数または紫斑が出現する最小陰圧を測定する．フォン=ボルベリ von Borbely 紫斑計，佐藤紫斑計などがあるが，注射器と漏斗(径 20 mm)を用いた簡易測定器(加藤・上林法)もある．[1131]

紫斑病性腎炎 purpura nephritis ［ヘノッホ・シェーンライン紫斑病性腎炎］ 血管性紫斑病罹患後，約 20-80% に合併する腎炎．好発年齢は 4-8 歳で，80% が 1 か月以内，95% が 3 か月以内に発症する．腎の病理組織ではメサンギウム領域に IgA 免疫複合体の沈着を認め，IgA 腎症と類似点が多い．腎症状は多くの場合，血尿単独や血尿＋軽度タンパク尿であり，自然治癒し予後は良好．しかしまれではあるが，高度タンパク尿を呈し，腎機能障害や高血圧を伴う急性腎炎症候群＋ネフローゼ症候群となることがあり，適切な治療を要する．その際には，治療法決定と予後判定のために腎生検を施行する．[1580] ⇒参血管性紫斑病→901

市販薬⇒同一般用医薬品→258

慈悲院 casa da misericordia ［慈悲の家，慈悲屋］ 16 世紀後半から 17 世紀初頭，長崎などで寄付金品により運営されたミッション系の施設．状況に応じて男性および女性の養老院，療病院または貧民救済院というものがあり，そこで精神的救済および肉体的治療，看護，救護が行われた．それらの慈悲事業に携わることにより，キリスト教徒たちは「隣人」を救済しながら自己の錬磨に励み，より信仰深い人生を送ろうとした．その精神を表す misericordia の訳語として，仏教の「慈悲」を選び，このような施設を慈悲の家や慈悲屋と呼んだ．「Iifija(慈悲屋)」はイエズス会が 1603(慶長 8)年に長崎で刊行した『日葡辞書』にも次のように記載されている．「Iifiya： ミセリコルヂヤの家，または，修道院付属の救護所(hospital)」．[1433]

耳鼻咽喉科心身症 psychosomatic disorders in otolaryngology 日本心身医学会の定義によれば，心身症とは「身体症状を主とするが，その診断や治療に心理的因子についての配慮が特に重要な意味をもつ病態」とされている．耳鼻咽喉科では，咽喉頭異常感症，心因性難聴，心因性失声症，咽喉頭神経症などがある．[451]

耳鼻科用鑷子(せっし) aural forceps 耳鼻科で使用される彎曲した細い先端をもつ鑷子．[485] ⇒参鑷子(せっし)→1734

字ひとつ視力 angular vision；AV 視標を 1 つずつ見せて測定した視力．通常の視力表を用いて測定する「字づまり視力」に対する用語で，幼児や高齢者では字づまり視力よりもよい視力が得られることがある．[651] ⇒参字づまり視力→1320

ジヒドロキシアデニン結石症 2,8-dihydroxyadenine(DHA) lithiasis⇒同APRT 欠損症→26

ジヒドロテストステロン dihydrotestosterone；DHT 遊離テストステロンが細胞内に取り込まれたあと，5α 還元酵素の作用によって変換されたホルモン．胚形成時における男性化および思春期における男性の二次性徴の発達に必須な男性ホルモンと考えられ，アンドロゲン作用，タンパク同化作用をもつ．半合成類縁体のスタノロンは乳癌治療などに用いられている．[334]

慈悲の家⇒同慈悲院→1334

慈悲屋⇒同慈悲院→1334

視標 optotype 視力や視野検査に用いられる注視目標．わが国ではランドルト Landolt 環が用いられることが多い．[480] ⇒参ランドルト環→2911

視(指)標追跡検査 eye tracking test；ETT 眼球運動の 1 つである視標(指標)追跡機能を評価する検査．小脳機能の評価に使用されることが多い．水平に移動する視標を追跡しながら電気眼振計を用いて眼球運動を測定する．健常成人では滑らかな正弦波を描くが，小脳障害がある場合は滑らかでなくなる．[310]

ジピリダモール負荷 dipyridamole stress 核医学検査や心エコー法における薬物負荷方法の 1 つ．ジピリダモールには冠血管拡張物質であるアデノシンの血液濃度を上昇させる働きがある．すでに酸素不足に陥っている心筋虚血領域ではアデノシン，水素イオン(H^+)，二酸化炭素，カリウムイオン(K^+)などの冠状動脈の拡張作用をもつ代謝産物が産生され，冠状動脈は十分拡張した状態になっている．したがって，産生が増加したアデノシンは正常領域の冠動脈を拡張させ血液灌流量を増加させるため，虚血領域の灌流量が減少する盗流(スチール steal)が生じて心筋虚血が誘発されると考えられている．運動負荷が困難な場合でも心筋虚血の評価が可能である．ジピリダモールで誘発された心筋虚血には拮抗作用のあるアミノフィリン水和物投与で対処する．アデノシン三リン酸二ナトリウム水和物は気管支収縮や徐脈を生じるので，気管支喘息，房室ブロック，洞不全症候群へジピリダモールの使用は避ける．[1182]

シビルミニマム civil minimum 社会保障のあり方について国が果たすべき役割概念の延長として地方自治体がその地方の特色のなかで果たすべき役割を意味する．第二次世界大戦後のイギリスで社会保障に関する報告書で示されたナショナルミニマムという考え方に示唆されて主張された和製英語で，美濃部東京都知事時代(1967-79)に行政計画を策定する場合の 1 つの基準とされたもの．大都市の住民に欠かすことのできない生活の最低限の水準を意味し，地方自治体が市民生活に対して保障しなければならない最低限度の行政公準ということ．この主張はもともとわが国のナショナルミニマムがあいまいであったり，あるいはそれが具体化されるにしても低位に定められ，都市住民の最低限の生活との間に乖離が生じる点に着目し，地方自治体がその住民にふさわしい最低限の生活水準を設定し，その確保を先導的に行うことによりナショナルミニマムの引き上げを図るという意味も含まれ，単に経済的側面だけではなく教育，保健，医療，住宅，社会福祉，その他，住民生活にかかわりのあるすべての行動分野ごとに立てられている．[457] ⇨参ナショナルミニマム→2193

しびれ

numbness

【概念】患者からよく聞かれる訴えであるが，その言葉には多彩な内容が含まれる．いわゆる異常感覚だけでなく感覚の低下，痛覚過敏などの症状もしびれという言葉で表現されていることが多いので，しびれの内容を正確に知る必要がある．そのためには，問診で患者により具体的な表現を求めることも必要である．「じんじんする」「ビリビリする」「チクチクする」「正座のあとのような感じ」「1枚皮をかぶったような感じ」「熱い」「痛い」など，しびれはさまざまな表現に置き換えられる．また，ときに運動麻痺や意識障害をしびれとして訴えることがある．

【分類・病態】鑑別疾患のためにしびれを生じる病巣部位で分類する．①末梢神経レベルでの障害のうち**多発ニューロパチー**によるしびれは両側四肢にほぼ対称性に出現し，末梢へいくほど障害が強い，いわゆる手袋靴下型分布を示す．障害のない部位との境界は不明瞭．しびれの分布が，ある末梢神経の支配領域に一致している場合には，単ニューロパチー，あるいは多発単ニューロパチーを考える．②**神経根障害**によるしびれは障害神経根の支配するデルマトーム(皮膚分節)に一致して出現する．また，神経根障害では放散痛を合併することが多い．③**脊髄障害**による感覚障害は病変部位によっていくつかのパターンに分類される．あるレベル以下の全感覚消失を伴うときは脊髄横断性病変の可能性が高い．あるレベル以下の温痛覚が障害され触覚，深部覚が正常の場合には，前脊髄動脈支配領域の病変を考える．逆に深部覚が障害され，表在覚が保たれているときは，後索の病変を考える．運動麻痺と反対側の温痛覚障害があるときは脊髄半側障害(ブラウン=セカール Brown-Séquard 症候群)である．いわゆる宙つり型の温痛覚障害があれば，脊髄灰白質病変が疑わしい．病変が延髄レベルにあると，同側の顔面と反対側の体部に感覚障害がみられる．延髄から橋下部にかけての病変では，反対側の顔面，頸部，上肢，上肢体幹部に分節性の感覚障害が出現することがある．上部脳幹の障害では反対側の顔面，体部に感覚障害がみられる．視床の後腹側核には反対側体部からすべての体性感覚が収束しているので，比較的小さな病変でも強い感覚障害をきたすことがある．また，視床の障害ではヒペルパチーと視床痛を生じることがある．ヒペルパチーは，痛覚鈍麻などの感覚障害がある側で強い刺激により誘発される持続性の，きわめて不快な，焼けつくような疼痛である．これに対し視床痛では自発的な疼痛であり，ピリピリ，チクチクと表現されることが多い．視床より高位の大脳病変では，温痛覚，振動覚は障害されない．頭頂葉皮質の障害では，いわゆる皮質性感覚障害が出現する．

【治療】原因疾患の治療をまず考えることが重要だが，実際の臨床では，とりあえず対症療法を行いながら原因の精査を進めることがしばしばある．治療薬としては，比較的症状が軽い場合はビタミン製剤，トコフェロール酢酸エステルなど，糖尿病性ニューロパチー，アルコール性ニューロパチーなどで疼痛が強いときにはメキシレチン塩酸塩，非ステロイド系消炎鎮痛薬，抗不安薬，抗うつ薬，抗てんかん薬を使用する．その他に，神経ブロック，γナイフ，脊髄・大脳に対する電気刺激手術などの治療方法がある．[369]

しびれの看護ケア

【ケアのポイント】しびれは「じんじんする」「皮を1枚かぶったような感じ」などと表現され，こうした感覚障害があることは不快であり，日常生活のさまざまな場面で支障をきたすことを理解する．①頸部に病変がある場合は，首の前屈・後屈位，首だけでの振り向き，首を回す運動などは避ける．就寝時は首までかかる大きめの枕で，首が前・後屈しない高さのものを使用する．また，②腰部に病変がある場合は腰を曲げて物を拾ったり，不適切な姿勢を長時間続けることによりしびれが増強するため，腰に負担のかかる姿勢は避ける．就寝時はかためのマットレスで，膝に枕を入れ屈曲して休むよう指導する．③感覚障害により温度や痛覚に対する反応が鈍くなるため，入浴の際はしびれがない部位で温度を確認してから入るように指導する．温罨法や冷罨法をする際は定期的に皮膚の状態を確認し，熱傷や凍傷に注意する．上肢に感覚障害がある場合は，物をつかんだり細かな指の動きができないため，食器の種類や材質を状態にあわせるなどの工夫が必要である．下肢の感覚障害の場合は，擦過傷や打撲の危険があるため，靴下と運動靴を使用し，車いすやいすなどへ移動する際は十分注意する．また，しびれが増強したり範囲が広がった場合は，医師や看護師に知らせるように指導する．[1210] ⇨参しびれ→1335

しびん⇨同尿器→2246

痔フィステル⇨同痔瘻(じろう)→1502

渋江抽斎 Shibue Chuusai 江戸末期の考証学者，弘前藩(津軽藩)江戸屋敷の医師〔1805-58(文化2～安政5)〕．弘前藩医の渋江家6代目．経学の師は市野迷庵，狩谷棭斎で，医学の師は伊沢蘭軒・池田京水．1847(弘化4)年，近習医に昇進し，同時に幕府医学館の講師に就任した．『医心方』の復刻に尽力し，『経籍訪古志』を著す．弘前藩江戸屋敷の医師の宿直日記『直舎伝記抄』を遺した功績は大きい．宿直医官の日記は全国的にみてもきわめて珍しい．江戸で流行したコレラに罹患して死亡．[1368] ⇨参考証派→1019

ジフェンヒドラミン中毒 diphenhydramine poisoning ［**塩酸ジフェンヒドラミン中毒**］ ジフェンヒドラミン塩酸塩はエタノールアミン系のヒスタミンH_1受容体拮抗薬(抗ヒスタミン薬)で，蕁麻疹，アレルギー性鼻炎，瘙痒などのアレルギー症状の治療に用いられる．また最近では睡眠改善薬として使用されている．5歳以下の子どもが150 mg摂取すると痙攣を起こし，500 mg摂取で死亡．成人の推定致死量は25 mg/kg．外用では皮膚に過敏反応．過剰内服投与の症状は，嘔吐，下痢，めまい，頭痛，霧視，溶血性貧血，ぜんそく性発作，循環虚脱，痙攣，ひきつけ，昏睡などがみられる．治療は，胃洗浄，活性炭含有の塩類下剤などによる毒物の除去・排泄促進と酸素吸入，保温と安静などの対症療法を行う．[1579] ⇨㊂抗ヒスタミン薬中毒→1052

指腹つまみ　finger pulp pinch　つまみ動作の1つで，母指，示指，中指の指腹を使って物をつまむ動作．[824]

視物質　visual substance　［視色素］　視細胞にある杆体の外節に含まれている光を感じる感光色素．杆体の視物質はロドプシンで，視紅ともいう．ロドプシンはビタミンAのアルデヒド(酸化誘導体)であるレチナールとオプシンが結合したものである．[1230]

ジフテリア　diphtheria　ジフテリア菌 *Corynebacterium diphtheriae* の感染症で，飛沫感染する．潜伏期は1-10日(通常2-5日)で，菌は鼻腔，咽頭，喉頭に感染し，鼻ジフテリア，咽頭ジフテリア，喉頭ジフテリアを発症する．感染部位で増殖した菌は灰白色の偽膜を形成し，外毒素を産生．鼻ジフテリアはかぜ症候群様症状で発症し，血液を混じた鼻汁となり，鼻孔や上口唇のびらんがみられる．咽頭ジフテリアは発熱，咽頭痛，嚥下痛，倦怠感などで発症し，偽膜による呼吸困難が出現．喉頭ジフテリアでは偽膜による気道狭窄のために嗄声となる(真性クループ)．偽膜形成が声門や気管支に進展すると気道閉塞を生じ死亡する危険性がある．外毒素で末梢神経麻痺や心筋炎などが生じることもあり，心筋炎は1-2病週および4-6病週に出現して突然死の原因となる．病変部位からジフテリア菌を分離し同定するか，PCR法などでジフテリア菌の遺伝子を検出して診断．現在，わが国においては，ワクチン接種が普及したことで患者数は極端に少なくなっている．治療は毒素に対する抗毒素療法と抗菌薬による除菌が基本．ジフテリアは「感染症法」では，2類感染症に分類．[288]

ジフテリア後心筋炎　postdiphtheritic myocarditis　［ジフテリア性心筋炎］　ジフテリア菌の産生毒素により生じる心筋炎．早いものでは1-2週間で，遅いものでは3-4週間後に発症する．ジフテリアの20%程度でみられる．強い倦怠感，顔色不良などの症状のほか，不整脈，腹痛，肝腫大，肺のうっ血などの心不全症状を伴う．回復に向かっていても，突然心停止をきたすことがある．[378]

ジフテリア後麻痺　postdiphtheritic paralysis　〔D〕postdiphtherische Lähmung　ジフテリア罹患後10日～3か月を経て生じる運動麻痺をいう．ジフテリア菌 *Corynebacterium diphtheriae* が産生する菌体外毒素による多発性筋炎と考えられている．心筋炎(発症後2-3週頃)では心筋，刺激伝導系，血管運動神経がおかされ，軟口蓋麻痺(発病後3週頃)では鼻声，嚥下障害が起こり，眼筋麻痺(5週頃)では眼の調節障害を，横隔膜麻痺(5-7週頃)では呼吸困難をきたす．また，四肢麻痺(6-10週頃)が起こることもある．これらの麻痺は2-3週で消失することが多いが，呼吸筋や心筋麻痺は致命的であることも少なくない．原疾患，ジフテリアの治療としては安静を保持し，シック Schick 試験陰性の場合は早期に抗毒素血清の大量投与を行う．抗生物質療法はペニシリンGなどを用いる．麻痺に対しては硫酸ストリキニーネ注射，口蓋粘膜下生理食塩液注入，麻痺部位の運動訓練を行う．[378]

ジフテリア性潰瘍　diphtheritic ulcer　熱傷や，擦り傷から侵入したジフテリア菌が皮膚で増殖し，打ち抜いたような潰瘍形成を呈する．皮膚にジフテリア菌による潰瘍がみられた患者のうち，20%は鼻咽頭のジフテリアを合併．皮膚だけのものは，症状が軽度で本人の自覚が少ないにもかかわらず，感染源になっている場合がある．[378]

ジフテリア性偽膜　diphtheritic pseudomembrane(membrane)　［ジフテリア膜］　ジフテリア菌は患者の咽頭，気管および鼻腔の粘膜に感染し粘膜上皮細胞の間で純粋培養状に増殖し，フィブリン，白血球，細菌などからなる偽膜をつくり，外毒素を産生する．この偽膜をジフテリア性偽膜といい，無理にはがそうとすると容易に出血する．重症例では偽膜部の壊死を起こし悪臭を放つ．偽膜の気道への波及を監視し，気道狭窄症状が強い場合は気管内挿管や気管切開を要する．[378]

ジフテリア性クループ　diphtheritic croup　喉頭ジフテリアなどの場合にみられる偽膜形成による気道狭窄症状で，犬吠(けんばい)様の咳嗽，嗄声，吸気性呼吸困難，喘鳴が特徴．苦悶状で死に至ることもあり，気管内挿管や気管切開を要する．広義には，クループとは粘膜の壊死を伴わず線維素性偽膜を生ずる線維素性喉頭炎で異常呼吸音や咳を伴う状態を意味する．[378] ⇨㊂クループ→832，真性クループ→1562

ジフテリア性心筋炎　diphtheritic myocarditis⇨㊐ジフテリア後心筋炎→1336

ジフテリア毒素　diphtheria toxin　ジフテリア菌 *Corynebacterium diphtheriae* が産生する外毒素．分子量6万2,000のタンパク毒素で，ヒトの細胞のタンパク合成に必須のペプチド伸長因子 elongation factor 2(EF 2)をADPリボシル化することにより，タンパク合成を阻害する．ジフテリアにおいては，感染部位で産生され，血中に入って副腎，心筋，末梢神経などに作用して，血圧低下，心筋麻痺，手足の運動麻痺などを起こす．[324]

ジフテリア・百日咳・破傷風混合ワクチン　⇨㊐DPTワクチン→44

ジフテリア・百日咳・破傷風予防接種　DPT vaccination⇨㊐DPTワクチン→44

ジフテリア膜　diphtheric membrane⇨㊐ジフテリア性偽膜→1336

ジフト法　ZIFT method⇨㊐前核期胚卵管内移植→1751

渋味　astringent taste　［収斂(しゅうれん)味］　4基本味には含まれない．代表的な渋味物質はタンニンで収斂性の味である．[842]

シフラ21-1　CYFRA 21-1⇨㊐サイトケラチン19フラグメント→1167

しぶり腹⇨㊐裏急後重(りきゅうこうじゅう)→2921

四分子体　tetramer⇨㊐四量体→2889

四分表⇨㊐2×2分割表→3

自閉　autism　［自閉性］　1911年にブロイラー Eugen Bleuler が両価性，感情障害，連合弛緩とともに統合失調症の基本症状としてあげ，「内面生活の相対的，絶対的優位を伴う現実からの遊離」とされている．統合失調症の特徴的な症状と考えられており，ミンコフスキー Eugene Minkowski は，「現実との生ける接触の喪失」と表現し，自閉には貧しい自閉と豊かな自閉があるとしている．このように，自閉は統合失調症の症状を意味する言葉であるが，その後，1943 年にカナー Leo Kanner が幼児期早期に発症する，独特の対人関係の障害を有する病態に早期幼児自閉症(今日の自閉性障害)という病名をつけた．それ以来，自閉症はカナーの報告した幼児期の障害を意味するようになった．それゆえ，自閉(性)と自閉症は区別されなければならない．[1330] ⇨参自閉症→1337

耳閉感 feeling of fullness in ear，fullness of ear ［耳閉塞感］ 耳管狭窄症，滲出性中耳炎など，外界と鼓室内圧の調整が円滑に行われないときに多く訴えられる耳の閉塞感．外耳道に耳垢，異物，液体などが密着，充満し，外耳道内を閉塞したときにも生じる．メニエール Ménière 病，突発性難聴などの内耳性疾患でも訴えることがある．[887]

自閉症 autism ［自閉性障害，小児自閉症，早期幼児自閉症］ 1943 年，カナー Leo Kanner によって早期幼児自閉症として報告された発達障害の 1 つ．症状は以下の 3 つの特徴をもつ．①社会性の障害，②コミュニケーションの障害，③反復性，儀式的異常行動，固執性．具体的に列挙すると以下のようなものがみられる．視線が合わない，分離不安の欠如で気づかれることが多い．言葉の遅れがみられ，会話が成り立たない，質問をそのまま返事する反響言語(オウム返し)，独語，他人の手を持って欲しいものをとらせるクレーン現象がみられる．気に入ったものや同じ行動を繰り返すなどのこだわりがあり，変化や新しいことが苦手で抵抗を示す．相手の感情が理解できず適切な反応ができないため，集団行動がとれない．幼児期には多動が目立つことがある．大きな運動の遅れはないが，指先の微細な運動は苦手で不器用なことが多い．特定の音をいやがり耳をふさぐ，偏食，特定のものや光をじっと見入るなど知覚の過敏性がある．圧倒的に男児に多い．病因は明らかではないが脳の器質的異常によるとされ，双胎や同胞発症も多く遺伝性の要因が重視されている．早期療育が有効で，行動異常に対しては薬物治療を行うことがある．[262] ⇨参アスペルガー障害→153，自閉→1336

自閉症児施設 nursing institution for autistic children 「児童福祉法」による児童福祉施設の 1 つ．第 1 種(医療型)と第 2 種(福祉型)とがある．第 1 種は，医療を含む特別な療育が必要な自閉症を主な症状とする小児，第 2 種は第 1 種以外で施設入所が必要な症状の児童が対象．自閉症者は全国で 12 万人ほどがいると推定され，障害のなかでも治療が難しいといわれてきた．しかし法律上では障害者として認められず，社会生活困難や就労困難な状況にあっても福祉サービスや年金の対象とされなかった．1994(平成 6)年「障害者基本法」の改正時に付帯決議として自閉症が広汎性発達障害の 1 つとして付記されたことにより，従来の自閉症児のために設立されていた施設が児童福祉施設として位置づけられた．[457]

紙幣状皮膚 paper money skin 肝疾患が原因で生じる皮膚病変の 1 つとしてみられることが多いが，健常者にみられることもある血管拡張．顔面，胸，背，両側上腕外側に多発し，紙幣(ドル紙幣)を透かしたときにみられるような紅褐色調の不規則な血管模様を呈する．自覚症状はない．女性ホルモン代謝異常による皮膚の血管異常とされるが，その本態は不明である．[531]

自閉性⇨同自閉→1336

自閉性障害 autistic disorder⇨同自閉症→1337

耳閉塞感 feeling of fullness in ear⇨同耳閉感→1337

自閉的精神病質 〔D〕autistische Psychopathie⇨同アスペルガー障害→153

嗜癖 addiction 〔D〕Sucht 本質は，薬物に関係する種々の問題があるにもかかわらずその薬物の使用を続ける，ということで示される認知，行動，身体にわたる異常．具体的には薬物をやめようと思ってもやめられない，日常の時間の多くが薬物摂取のために費やされ，社会活動，仕事などが制限されてしまう，またそれらのことを自分で知っているにもかかわらず使用を続ける，という状態．歴史的に嗜癖は麻薬を中心として研究されていたため，古典的な概念では強い精神依存と強烈な身体依存，つまり耐性形成，離脱症状(禁断症状)で構成されると考えられていた．1957 年の WHO の嗜癖性薬物専門委員会では，嗜癖は①著明な身体依存，薬物摂取の願望(精神依存)が形成されていること，②大きな社会的弊害があること，と定義．しかし，強い精神依存を形成し，社会的弊害も明らかなコカインや覚醒剤は身体依存を形成しにくく，定義にあてはまらない．そこで身体依存よりも精神依存を重視すべきという考えから「依存 dependence」という用語が推奨されることとなった．成因としては生物学的・心理学的・社会的要因が相互に作用して形成されるものと考えられている．生物学的要因としては脳の報酬系の関与が重要な役割を担っているとされている．治療は根本的な薬物療法はない．患者の自覚を促し，自ら断薬する意志をもつことを援助することが重要．その回復を支持するという意味で自助グループがあり，アルコールの場合は AA(Alcoholics Anonymous，匿名酒害者会)，断酒会，他の薬物の場合 DARC(Drug Addiction Rehabilitation Center)，NA (Narcotics Anonymous)などがある．[547] ⇨参依存→247

死別反応 bereavement 愛する人の死に対する反応．DSM-Ⅳ診断基準では，この反応は，予測され文化的に容認されるものであり疾患ではないが精神医学的な関与が必要となる可能性がある状態であるとして，「疾患」の項とは別に特別に設けられた「臨床的関与の対象となる可能性のある他の状態」の項に分類されている．うつ(鬱)病に特徴的にみられる症状を示すことがあり，不眠または食欲低下のような随伴症状のために精神科を受診することがあるが，死別の 2 か月後に症状がなお存続している場合，あるいは著しい精神運動抑制・病的無価値感などの一定の症状を示す場合を除き，大うつ病性障害(うつ病)とはみなされない．[1115]

死への過程 dying process 生から死への転化は連続的に経過し，必ずしも明確な一線が引けるものではなく，また必ずしも突然に起こるものでもなく，生から死へ向かう過程が進行することによって生物から無生物への転化が起こり，自然へと還元されていく過程が進行する．細胞死は生きている過程でもみられ(心筋梗塞など)，細胞分裂によって生きるために必要な細胞が確保されている限り，個体としての生は維持される．死とは通常は個体死，人間の全体としての死を意味するが，細胞死から臓器の死，そして全体の死へと進行していくことが一般的である．ただし逆の方向もある(脳死の場合の臓器摘出など)．したがって，どこからを個体死というのかは医学的にも法律的にも議論されることが多く，はたして脳という器官の死をヒトの死といってよいかどうか，という問題については今なお議論の余地を残している．わが国では1997(平成9)年に「臓器移植法」が公布，施行され，移植を前提とする限りにおいて，脳死判定により個体死とみなすことが承認されるようになった．その条文中では移植を前提とした脳死判定は，本人や遺族の承諾のもとでのみ肯定されているが，一般的に脳死がヒトの死であるかについては言及を避けている．[1331]

シベリアダニ熱⇨同北アジアダニ媒介性リケッチア症→690

ジベルバラ(薔薇)色粃糠(ひこう)疹 pityriasis rosea Gibert ［**ジベルバラ色疱疹状皮膚炎，バラ色粃糠(ひこう)疹**］ 粃糠様落屑を伴う紅斑が多発，散在する炎症性角化症の一種．軽度の感冒様症状のあと，体幹部にやや大型の落屑性紅斑が出現する原発疹と，原発疹の出現1-2週間後，爪甲大までの卵円形の落屑性紅斑が体幹四肢に多発し，その長軸は皮膚の割線(ランゲル Langer線)方向に配列する．ウイルス感染説，薬疹説などあるが，原因は不明．自覚症状は欠くか，あるいは軽度の瘙痒を呈する．通常1-2か月程度で自然治癒する．治療は対症的に行う．[531]

ジベルバラ色疱疹状皮膚炎 ⇨同ジベルバラ(薔薇)色粃糠(ひこう)疹→1338

耳ヘルペス herpes zoster oticus ［**耳帯状疱疹**］ 水痘・帯状疱疹ウイルス感染を原因とした外耳の帯状疱疹，顔面神経麻痺と第8脳神経症状(耳鳴，難聴，めまいなど)を主症状とする疾患．ラムゼー=ハント Ramsay Hunt症候群と呼ばれる．治療は抗ウイルス薬，副腎皮質ホルモン剤，循環改善薬，ビタミンB剤などの投与を行う．高度の顔面神経麻痺の場合は顔面神経減荷術を行うこともある．[211] ⇨参ハント症候群→2417

四辺形ソケット quadrilateral socket 大腿義足の代表的なソケット．体重はソケット後縁の坐骨受けで支持する．四辺形の形状は機能的役割をもち，筋の機能を損なわないように筋の走行に一致するチャネル(溝)がある．[81] ⇨参大腿切断→1883

ジベンツアントラセン dibenzanthracene 環境にも存在する芳香族炭化水素の一種で，ヒトには主に喫煙を通じて摂取される．実験動物における発癌作用や，培養細胞における変異原物質であり，大量投与におけるラットの胎児毒性も指摘されている．ただし，ヒトへの直接影響に関する確実なデータはない．[1468]

死亡 death⇨同死→1217

脂肪異栄養症 lipodystrophy⇨同リポジストロフィー→2934

脂肪萎縮性糖尿病 lipoatrophic diabetes ［**脂肪組織萎縮性糖尿病**］ 皮下，腹腔内，腎周囲の脂肪組織の著明な萎縮と，インスリン抵抗性非ケトン性糖尿病，高脂血症，基礎代謝の高値を特徴とする症候群．遺伝が関与することが多く，全身の脂肪萎縮を認めるもの，四肢や体幹の脂肪萎縮をみるものがある．[418]

脂肪壊死 steatonecrosis, fat necrosis ［**脂肪組織壊死**］ 脂肪組織が外傷，圧迫，循環不全，炎症，変性のため壊死に陥ることがある．ときにウェーバー・クリスチャン Weber-Christian病，種々のリンパ腫，深在性エリテマトーデス，その他の膠原病などの全身性疾患の一部として現れることがある重要な症候．背景疾患について十分精査する必要がある．改善・治癒後に陥凹を残しやすい．[95]

脂肪円柱⇨参円柱→382

脂肪化 fatty change, pimelosis 脂肪が細胞内または細胞間結合組織に生理的状態を逸脱して過剰に蓄積した状態を指す用語．通常，原因とは関係なく包括的な形態学的表現として用いられる．脂肪出現，脂肪沈着，脂肪変態 fatty metamorphosis および脂肪浸潤 fatty infiltration などの用語は脂肪化という概念の中に含まれる．[748] ⇨参脂肪変性→1342

司法解剖 judicial autopsy 殺人事件の被害者など犯罪(「刑法」犯)に関連する死体，もしくはその疑いのある死体について行われる解剖．「刑事訴訟法」に規定されており，警察官や検察官が裁判官の許可を受け法医学の専門医師などに嘱託する形で実施される．死因を判定するだけでなく，創傷の状況から凶器の種類や成傷機序を明らかにしたり，死後経過時間を推定したり，身元不明の死体ならその個人識別を行うなど，死体所見を通して犯罪の立証につながるさまざまな情報を得るという重要な役割を担っている．このため解剖にあたっては全身の創傷を詳細に記録し，頭蓋腔・胸腔・腹腔内をすべて開検し，薬毒物検査や組織学的検査などを十分に行う必要がある．司法解剖の結果は鑑定書として報告され，犯罪捜査や裁判における証拠資料として用いられる．[548] ⇨参異状死体→236，法医解剖→2658，行政解剖→760

死亡確認⇨同死亡宣告→1341

脂肪褐色素 lipofuscin pigment⇨同消耗色素→1464

脂肪顆粒細胞 fat granule cell 脂肪顆粒を多く有する細胞の総称．中枢神経系では，神経組織の破壊性病変や脱髄の際に，貪食能力をもった小膠細胞 microglia が，変性した髄鞘などを貪食して脂肪顆粒細胞(一種の泡沫細胞)となる．腎臓では，尿細管上皮由来の脂肪顆粒細胞は特に卵円形脂肪体と呼ばれ，大きさ10-40 μm，形は円形，楕円形，不定形を呈し，脂肪顆粒の含有量が多い場合は細胞の辺縁にはみ出し，偽ロゼット様の形状を示すことがある．無染色では，小さい脂肪顆粒は黒色または褐色調の光沢を，大きい顆粒は黄色調の光沢を呈している．[477]

脂肪肝 fatty liver 肝に中性脂肪が増加した病態．組織学的に脂肪滴を認める範囲が小葉の1/3以下の場合には，単に脂肪沈着とするとの定義もあるが，本質的な差ではない．理論的には，肝細胞の中性脂肪の合成亢進と脂肪酸酸化の低下およびリポタンパク分泌の低下により生ずると考えられるが，実際にはこれらの因子が複雑に関与していると推定される．原因は，過栄養(肥満)，糖尿病，飲酒が多いが，高カロリー輸液や飢餓に起因する例もある．特殊なものとして，テトラサイクリン系抗生物質の投与や急性妊娠性脂肪肝 acute fatty liver of pregnancy (AFLP)がある．前者はタンパク合成障害に基づくアポタンパク合成障害が原因とされている．後者は遺伝的に規定されたある特定の酵素異常が関与するとされており，妊娠後期に発症し肝不全に陥る予後不良の病態．通常の脂肪肝では，肝腫大以外に特別な自他覚症状はない．検査上は軽度のアミノトランスフェラーゼの上昇を認め，アルコール性ではγ-GTPの上昇が顕著となる．診断には超音波検査が有用で，肝の輝度が増し高輝度肝 bright liver となる．治療は原因を排除すること．従来は脂肪の沈着は可逆的でアルコール性以外は線維化をきたさないと考えられてきたが，近年，非飲酒者であるにもかかわらずアルコール性肝障害に類似した組織像を示す脂肪肝の存在が明らかにされ，脂肪肝をアルコール性と非アルコール性に分け，後者を非アルコール性脂肪性肝障害 nonalchoholic fatty liver disease（NAFLD）と一括する新たな疾患概念が提唱されている．NAFLDの大部分は最軽症例の単純性脂肪肝であるが，これに未解明の第2の因子が加わると炎症が惹起され，肝細胞の風船化やマロリー Mallory 体，さらにアルコール性肝障害類似の線維化が出現すると推論されている．この炎症の加わった病態を非アルコール性脂肪肝炎 nonalchoholic steatohepatitis（NASH）という．[279] ⇨参非アルコール性脂肪性肝炎⇀2424

脂肪吸引法 suction lipectomy ［吸引脱脂術］ 余分の皮下脂肪を吸引して除去する手術法．美容を目的に行われ，特に下腹部，殿部，大腿の皮下脂肪過多例に対して行われる．皮膚小切開より細いカニューレを挿入し，陰圧をかけて吸引する．[1246]

脂肪吸収 fat absorption 脂肪吸収は，トリアシルグリセロールを構成する脂肪酸により異なる．通常の食事脂肪は長鎖脂肪酸である．長鎖脂肪酸の吸収では，トリアシルグリセロールが脂肪酸およびβモノアシルグリセロールに加水分解され，胆汁酸塩などと複合ミセルを形成する．拡散により，小腸粘膜で吸収，上皮細胞内で再びトリアシルグリセロールに合成され，主としてカイロミクロンの形でリンパ管を経て胸管から静脈に入り体内各部へ運ばれる．中鎖脂肪酸は食品中にほとんど存在しないが，化学的に合成されたものは，水中で分散し胆汁酸塩を必要とせず，遊離型のままで直接門脈系に移動し，長鎖脂肪酸より吸収が速やかである．肝疾患で胆汁の分泌が不足し，複合ミセルを形成しにくい状態など消化吸収に障害がある場合，臨床的に意義がある．[1334]

脂肪筋腫 lipomyoma ［脂肪粘液腫］ 筋肉細胞と脂肪細胞から形成される良性の腫瘍．[987]

脂肪形成肉腫⇨同脂肪肉腫⇀1342

脂肪細胞 adipocyte, fat cell 皮下脂肪組織や内臓脂肪組織に存在する細胞で，油滴は1つに癒合し，核や細胞質を圧迫する独特の形状をとる（白色脂肪細胞）．白色脂肪細胞の細胞膜にはインスリン受容体と糖の輸送担体（トランスポーター）があり，血糖上昇時にインスリンが分泌されると積極的に血糖を取り込み，中性脂肪として細胞内にたくわえる．この脂肪は必要に応じて，糖に変換されて血中に放出されエネルギー源となる．内臓脂肪組織や皮下脂肪組織は栄養状態に左右される（貯蔵脂肪）が，関節や骨髄の脂肪は栄養状態と関係しない（構造脂肪）といわれる．脂肪細胞からはレプチン leptin やアディポネクチン adiponectin などの生理活性物質（ホルモン）が分泌されている．レプチンは視床下部ニューロンに働いて，摂食を抑制するように作用する．すなわち，貯蔵エネルギー量が潤沢にあるときには，摂食を抑制して肥満を防ぐ働きをしているという．また，アディポネクチンには食欲を抑制する作用はないが，主に小型の脂肪細胞から分泌され，インスリン感受性を高めたり，脂肪を燃焼させたり，血管障害を抑制する作用を持つ．しかし，肥満や脂肪細胞の肥大がおこるとアディポネクチンの分泌は減少する．このため，アディポネクチン欠乏や高インスリン血症に陥る肥満へと進行しないことが重要．脂肪細胞には白色脂肪細胞のほかに褐色脂肪細胞がある．褐色脂肪細胞はミトコンドリアに富むために褐色に見え，多数の細かい油滴をもつ細胞である．熱発生効率が高く，冬眠する動物などによく発達している．ヒトでは胎児期や新生児には体重の2-5%を占めているが，成人ではほとんどみられない．[1044] ⇨参褐色脂肪組織⇀530，脂肪組織⇀1341

脂肪酸 fatty acid 天然の脂質の加水分解により得られる炭化水素のモノカルボン酸．食品中に含まれる脂肪酸のほとんどは炭素数が偶数で直鎖の一塩基酸であるが，奇数鎖，分枝鎖のものや水酸基，炭素環を有するものなども存在．炭素鎖長により，炭素数2-4を短鎖脂肪酸，炭素数5-10を中鎖脂肪酸，炭素数11以上を長鎖脂肪酸に分類することがある．炭素鎖が飽和の場合を飽和脂肪酸，二重または三重結合を含む場合を不飽和脂肪酸という．天然の不飽和脂肪酸の立体構造はほとんどがシス型である．体内で合成できないアラキドン酸，リノール酸，リノレン酸は食物から摂取する必要があるので，必須脂肪酸という．[1334]

脂肪酸回路 fatty acid cycle 脂肪酸の酸化経路（β酸化）のこと．脂肪酸のβ位を酸化して，アシルCoA（脂肪酸アシル-補酵素A複合体）からアセチルCoAを取り出し脂肪酸アシルの炭素を2個ずつ減らし，最終産物もアセチルCoAとなる酸化経路である．[362]

脂肪酸シクロオキシゲナーゼ fatty acid cyclooxygenase ［プロスタグランジンエンドペルオキシドシンターゼ，シクロオキシゲナーゼ］ アラキドン酸に2分子の酸素を導入してプロスタグランジンG_2（PGG_2）を合成する反応を触媒するオキシゲナーゼで，哺乳動物のいろいろな組織に存在する膜結合性糖タンパク質である．また，PGG_2からプロスタグランジンH_2（PGH_2）への変換をも触媒する．これらの反応にはヘムを必要とする．[402]

脂肪織炎 panniculitis 組織学的に脂肪組織および脂肪細胞の変性，壊死を特徴とする炎症性細胞浸潤のこと．臨床的には単発ないし多発する数cmまでの皮下結節を呈する．圧痛もあり，ときに潰瘍化，瘢痕化．脂肪織炎を示す疾患には，関節痛や発熱を伴い，ベーチェット病やサルコイドーシスの皮膚症状としてみられる結節性紅斑や原因不明のウェーバー・クリスチャン Weber-Christian 病，ステロイド長期投与によるステロイド後脂肪組織炎などがある．そのほか外傷性に生じる場合もある．[531] ⇨参脂肪組織炎⇀1341

死亡時刻 hour of death 医学的には，心臓（循環），肺（呼吸），脳の三大機能が永久的に停止した時刻．しかし，人工的に前二者の機能を保持した脳死状態については，法的脳死判定基準に基づいて，第2回の脳死判定終了時をもって死亡時刻とする．心臓死した死体には，死亡直後から時間の経過とともにさまざまな変化(死体現象)がみられるが，それらを指標にすることで，死亡時刻不明の死体についてもその推定が可能となる．具体的には体温降下，死斑，死体硬直，角膜の混濁などの発現の程度をもとに死後経過時間を推定する．しかし，死体の置かれていた状況や周囲の環境の違い，個人差，死因の違いなどにより死体現象の出方にはかなりの差が生じ，その差は時間を追うごとに拡大するので，必然的に死後時間が経過すればするほど，推定死亡時刻の幅は大きく設定せざるをえない．[548] ⇨参死の判定→1332

視放射 optic radiation⇨同視放線→1341

脂肪腫 lipoma 成熟脂肪細胞類似の細胞よりなる良性腫瘍．軟部腫瘍で高頻度のものの1つ．脂肪組織があればどこでも発症するが体幹や頸部の皮下腫瘍としてみられることが多い．肉眼的には黄色で被膜を有し出血や壊死は通常みられない．組織学的には小型で均一な成熟脂肪細胞が小葉構造を呈し周囲を圧迫するように発育している．細胞異型や核異型はみられない．脂肪腫が悪性化したものを脂肪肉腫と呼ぶ．[470]

脂肪腫症 lipomatosis⇨同リポマトーシス→2935

脂肪腫性腎炎 lipomatous nephritis ［腎盂脂肪腫，腎洞脂肪腫症］ 腎実質の炎症や水腎症などによる腎実質の萎縮に伴って脂肪組織が増加，沈着した状態．腎臓に進行性の脂肪変性が生じた良性の病変である．腎盂に好発し，腎盂や腎杯を圧迫する．腎盂脂肪腫，腎洞脂肪腫症などとも呼ばれることがある．[1610] ⇨参リポマトーシス→2935

脂肪受容器 liporeceptor 食欲中枢説の1つで，血液中の脂肪酸濃度をモニターすると考えられていた受容器．実際には存在せず，脂肪酸の化学受容器を意味している．[1230] ⇨参脂肪定常説→1342

脂肪除外体重 lean body mass；LBM ［除脂肪体重］ 脂肪以外の部分は脂肪除外体重(LBM)といい，骨格筋，骨格，その他の組織に分けられる．その他の組織は水分が多くを占め，LBMは体タンパク質量とよく相関するとされタンパク質栄養状態のよい指標とされている．体タンパク質は生体全体の約40%を占め，そのうち3/4は骨格筋にあり，残りは肝などの内臓に存在している(内臓タンパク質)．また，LBMは生体機能面から実際に機能を有している体細胞部と，機能を有していない細胞外部に分けられる．脂肪は全体重の約20%を占めている．熱量にすると全体の約70%を占めている．[987]

死亡診断書 death certificate, certificate of death 死亡届に添付される書類で，人の死亡を医学的に証明する書類．通常，死亡届の右側に死亡診断書(死体検案書)として印刷され，市町村に常備されている．病気，事故，中毒，自殺企図後遺症，その他の原因で診療中の患者が，その疾病や傷害で死亡したときに，医師，歯科医師により作成される．臨終に立ち会っていなくても，診療中の疾患，傷害での死亡で，最終診察後24時間以内であればそのまま作成，交付できるが，それ以上経過していれば，異状死体の届出ののち，あらためて診察，検案のうえ，死亡診断書(死体検案書)を作成，交付することになる．求めがあった場合には，正当な事由がなければ交付の必要があり，また，無診察での作成，交付，虚偽記載は法に抵触する．「医師法」と「歯科医師法」の施行規則に書式と記載内容の規定がなされている．個々人の私権を抹消する書類であり，元本は法務局で保存され，公衆衛生や死因統計の基礎資料，各種保険での死亡証明にも利用されるので，死因は国際疾病分類に準拠し，正確な記載が望まれる．病死や自然死以外の死亡，また診療中以外の原因での予期せぬ死亡の場合は，治療期間の長短にかかわらず，所轄警察署に異状死体の届出が必要．[1135] ⇨参死亡届→1342，検案書→936

脂肪髄 fatty marrow⇨同黄色骨髄→390

脂肪髄膜瘤 lipomeningocele ［脊髄脂肪腫］ 潜在性二分脊椎の1つ．脊髄円錐に続く脂肪腫で脊髄係留症候群 tethered cord syndrome をきたす．無症状のこともあるが，身長の伸びる時期に tethering(船のいかりと同様，皮下の脂肪腫に脊髄末端が癒着し，引っぱられる状態)，膀胱直腸障害や歩行障害，足の変形などをきたし，不可逆的な変化を示すこともある．治療の主たるものは untethering である．[1017]

脂肪性肝硬変 fatty cirrhosis ［栄養性肝硬変，三宅のF型肝硬変］ 栄養性肝硬変，アルコール性肝硬変などと同義語とされ，三宅分類のF型肝硬変に相当する．これらの名称からもわかるように，原因は栄養性，特にアルコール過剰摂取または低栄養と考えられている．脂肪性肝硬変の形態発生機序としては，アルコールや代謝産物(主にアセトアルデヒド)により間葉系細胞が直接刺激され線維化が進行すると考えられている．グリソン Glisson 鞘および小葉中心部から狭い線維の形成が始まり，隣接するグリソン鞘と中心静脈を線維が結んで小葉を細分する型をとる．そのため比較的小型で均一な再生結節(1-3 mm大)形成に至り肝硬変となる．結節間の線維性間質の幅は狭く，小結節性肝硬変 micronodular regular cirrhosis といわれる肉眼的特徴を示す．中心静脈は間質内に埋没し，静脈閉塞病変を伴う．アルコール性の場合，好中球浸潤も特徴の1つであり，また禁酒により結節が大型化することもある．[748] ⇨参アルコール性肝硬変→189，壊死後性肝硬変→356

脂肪性器性異栄養症 dystrophia adiposogenitalis⇨同フレーリッヒ症候群→2589

脂肪性器性不全症 dystrophia adiposogenitalis⇨同フレーリッヒ症候群→2589

脂肪性下痢 fatty diarrhea 脂肪の消化・吸収が障害されたことにより，下痢便中に多量の脂肪がまじっている状態．泡が多く脂ぎった便塊は水に浮揚し，悪臭を認める．体重減少や栄養障害を伴う．胃・小腸切除後や，盲係蹄症候群，慢性膵炎，閉塞性黄疸，セリアック病，慢性炎症性腸疾患および腸リンパ管拡張症，無βリポタンパク血症などで認められる．[839] ⇨参脂肪便→1342

脂肪制限食 fat restricted diet⇨同低脂肪食→2048

死亡生残表⇨同生命表→1709

司法精神医学 forensic psychiatry ［裁判精神医学］ 裁判，捜査，鑑定など，司法手続きに関与する精神医学の一領域．その主要な機能は，刑事事件の被告人，被疑者の精神状態を鑑定し，刑事責任能力や訴訟能力を評価する刑事精神鑑定や，契約，遺言，証言，弁論など，市民として法律行為を行う能力(行為能力)があるかどうかを評価する民事精神鑑定を行うことである．つまり，精神医学者の立場から，対象者の精神医学的診断，精神能力の有無や程度などを司法官に教示する役割を演じる．なぜなら，法律によれば，精神障害がはなはだしく，事物の是非善悪が判断できない場合は心神喪失といい，刑事的には責任無能力，民事的には制限行為能力(改正前の「民法」の行為無能力)や被後見人(改正前の「民法」の禁治産者に相当)とみなされる．また，その障害の程度が著しいが，まだ完全には消失していない程度は心神耗弱といい，刑事的には限定責任能力，民事的には被保佐人(改正前の「民法」の準禁治産者に相当)などとみなされるからである．なお近年では，精神障害者の治療の法的側面，矯正，保護などの科学や，医療行為の法的意味(患者の自己決定権，インフォームド・コンセント，医療過誤，強制治療)などを論じる学問を司法精神医学に含めることもある．[1269]

脂肪生成⇨同脂質生成→1280

脂肪性腹水⇨同乳び(糜)腹水→2238

視放線 optic radiation ［**視線維放線，視放射**］ 放線冠のうち，後頭葉の主に鳥距溝の周辺皮質に向かって広がる部分で，一次視覚野と外側膝状体および二次視覚野と視床腹外側核，視床枕核を相互に結ぶ神経線維よりなる．視放線には一部，視覚野から上丘など視床以下の核への出力線維も含まれる．視放線は錐体路，体性感覚路，聴覚路などと部分的に近いため，この部位の障害は運動障害や感覚障害を伴う同名半盲を示すことがある．網膜局在があるため，障害部位と視野欠損する部位には一定の関係がある．[1043] ⇨参内包→2191，視覚領→1230

脂肪線維腫 adipofibroma，lipofibroma 多数の脂肪細胞をもつ結合組織からなる線維性の良性新生物．[485]

死亡宣告 notice of death ［**死亡確認，死亡判定**］ 蘇生する可能性がほとんどない時点をもって，医師により死亡が判定されること．また，死の判定を身内に伝えること．生命活動の停止は，死の三徴候をもって判定される．従来，日本では心停止を重視してきたが，生命維持装置の発達や「臓器移植法」の成立(1997)で，脳死の判定をもって個体の死を規定する考えもでてきているが，社会的合意には至っていない．[1067]

脂肪染色 fat stain 組織中の脂肪を検出するための特殊染色法．スダンⅢ・Ⅳやオイルレッドなどの染色液を使用する．ただし通常のホルマリン固定パラフィン切片では標本作製過程で組織中の脂肪はほとんど溶け出してしまうので，脂肪の検出はできない．脂肪染色を行う場合は凍結切片などの特殊な標本作製法を行う必要がある．[142]

脂肪栓塞症 fat embolism⇨同脂肪塞栓症→1341

死亡選択遺言 患者自らの意思によって，疾病が治癒困難と判定されたとき，延命のための積極的な治療は行わないことを医師との間で取り決め明文化すること．アメリカにおける生命維持装置取りはずしをめぐるカレン裁判は有名で，この裁判以来，カリフォルニア州で「自然死法」が制定され，延命治療すなわち最終的に生命維持装置を取りはずすことに生前から医師と患者が同意文書を交わす法制化がなされた．[543] ⇨参リビングウィル→2931，安楽死→212，尊厳死→1851

脂肪塞栓症 fat embolism ［**脂肪栓塞症**］ 非乳化した脂肪滴が毛細血管や細動脈に侵入し閉塞をきたした状態で，多くは長管骨骨折などの外傷や骨の手術後に認められる．静脈内に多量に侵入すると，血中脂肪は肺で最初に捕捉されるため重篤な肺脂肪塞栓を起こす．大循環系に侵入すると，受傷後数日の潜伏期をおき脳脂肪塞栓を起こし，いずれも急死することが多い．発熱，頻脈のほか肺脂肪塞栓では呼吸器症状を認め，脳脂肪塞栓では意識障害に陥る．治療は対症的に呼吸・循環管理，また副腎皮質ホルモン薬投与などを行う．

脂肪組織 adipose(fatty) tissue 脂肪(主に中性脂肪)を蓄える脂肪細胞が密集している組織で，疎線維性結合組織の1つ．皮下脂肪は皮下組織にある脂肪組織，内臓脂肪は内臓の周囲や腸間膜に沈着した脂肪組織．一般にヒトの脂肪組織を構成するのは白色から黄色を呈する白色脂肪組織で，細胞内に単一の大きな油滴を形成する白色脂肪細胞で構成される(単房性)．幼児では全身にほぼ一様な脂肪層を形成するが，成人では性ホルモンにより脂肪のつき方に男女差が生じて，特徴的な男女の体型が生まれる．白色脂肪組織はエネルギー代謝に関係して活発に活動しているため毛細血管が発達し，大量の血液を入れている．このため，過剰な肥満は心臓に負担をかけることになる．また，大量の脂肪組織を外科的に切り取ることも容易には行われない．白色脂肪細胞は，①糖から中性脂肪を生合成する機能と，②中性脂肪を脂肪酸とグリセリンに分解・放出する機能を併せもつ．脂肪分解にはホルモン感受性リパーゼが関与し，その働きをもつホルモンにはアドレナリン，ノルアドレナリン，グルカゴン，副腎皮質刺激ホルモン(ACTH)などがある．一方，インスリンはこれらのホルモン作用を阻害する．脂肪組織には白色脂肪組織のほかにミトコンドリアに富むために褐色に見える褐色脂肪組織がある．熱発生効率が高く，冬眠する動物などによく発達している．ヒトでは胎児期や新生児期を過ぎるとほとんどみられなくなる．[1044] ⇨参内臓脂肪→2185，皮下脂肪→2429，脂肪細胞→1339

脂肪組織萎縮性糖尿病⇨同脂肪萎縮性糖尿病→1338

脂肪組織壊死⇨同脂肪壊死→1338

脂肪組織炎 panniculitis，steatitis 脂肪組織に生じる炎症の総称．脂肪組織は毛細血管が豊富で，軽い刺激でも反応して炎症を起こしやすく，脂肪壊死を伴うと肉眼的に石けん様物質の沈着をみ，硬結を触れる．組織学的にはマクロファージなどの組織球系細胞が多数出現し，脂肪滴を貪食して，泡沫細胞あるいは泡沫状細胞質を有する多核巨細胞(黄色腫細胞)となる．[1299] ⇨参脂肪織炎→1339

脂肪組織切除術 lipectomy 腹部や大腿部などの皮下の脂肪組織を外科的に切除すること．高度の肥満症に対して用いられる．[485]

死亡胎児残留症候群 retained dead fetus syndrome⇨同死胎児症候群→1303

脂肪沈着 fatty deposition⇨同脂肪変性→1342

脂肪沈着症 lipomatosis⇨同リポマトーシス→2935

脂肪沈着性偽性肥大 pseudohypertrophica lipomatosa 脂肪が沈着することで，組織が肥大したように見える現象．筋ジストロフィー(デュシェンヌ Duchenne 型，ベッカー Becker 型に特徴的)では，筋萎縮にもかかわらず，ふくらはぎ(下腿二頭筋)が太くなる偽性肥大が観察される．ふくらはぎのほか，肩の筋，頰筋，舌筋にもみられる．[477] ⇨参筋ジストロフィー症→796

脂肪定常説 lipostatic theory 体内の総脂肪量を感知するシステムが正常な視床下部に存在し，視床下部領域にある満腹中枢が血中遊離脂肪酸の濃度を感知することによって総脂肪量を一定にしようとして摂食が調節される，という考え方．1953 年にケネディ Gordon C. Kennedy らが提唱した．視床下部障害のため過食となった動物と正常の動物を共体結合(互いの血流が交流するようにすること)させると，正常の動物側は摂食をやめ，死に至るという実験結果から，動物が体重を一定に保持するうえで，毎日脂肪の合成と分解が均衡しているという事実に基づいたものである．[334]

脂肪滴 lipid droplet，fat droplet 細胞質の中に脂肪がたまり滴状になった状態．小さなものから大きなものまである．その成因は大きく分けて，①細胞傷害により脂肪の代謝が滞り細胞内にたまった場合，②逆に栄養過多で細胞内の脂肪が増加している場合がある．ちなみに脂肪細胞の中は脂肪が充満しているが，これは脂肪滴とは呼ばない．[142] ⇨参脂肪変性→1342

死亡統計 mortality statistics ある地域で収集される死亡届などから作成した死亡に関する統計のこと．当該地域の保健医療状態を示す最も基礎的な資料となる．わが国では，年次別の死亡総数，死亡率のほか，年齢別・性別・都道府県別・死亡場所別・死因別などの死亡統計資料が人口動態統計として公表されている．[1211]

死亡届 death registration，obituary notice 人が死亡した際に，親族などの届出義務者がその事実を市区町村役場に届け出ること．わが国では「戸籍法」により，出生・死亡・婚姻・離婚の届書が定められている．死亡については，発生発見日から 7 日以内(国外で死亡した場合はその事実を知ってから 3 か月以内)に，親族，同居者，土地・家屋の管理人などによって市区町村長に届けられなくてはならない．死亡届に基づき，人口動態調査死亡票が作成される．死亡届には，死亡日時や場所，死亡者の属性のほか，医師が作成交付した死亡診断書(もしくは死体検案書)として，死亡の原因，死因の種類の情報が記載される．死因の分類は，WHO の「第 10 回修正国際疾病，傷害および死因統計分類(ICD-10)」に基づく．[1211] ⇨参死亡診断書→1340

脂肪軟骨ジストロフィー lipochondrodystrophy⇨同ハーラー症候群→2325

脂肪肉芽腫 lipogranuloma ［リポイド肉芽腫］ 脂肪組織の炎症性変化．脂肪細胞の変性・壊死によって，脂肪を貪食するマクロファージや類上皮細胞が出現して形成される．[356]

脂肪肉腫 liposarcoma ［脂肪形成肉腫］ 脂肪芽細胞の増殖による悪性軟部腫瘍の 1 つ．悪性軟部腫瘍の中で約 15% と発現頻度が高い．無痛性の腫瘍を認める．40 歳以降の成人男性の大腿，後腹膜，体幹に好発する．さまざまな病理組織像を示し，その特徴により高分化型，粘液型，円形細胞型，多形型，混合型に分類される．特に円形細胞型と多形型は予後不良のことが多い．治療は腫瘍の摘出であり，広範囲切除術が行われる．

脂肪尿⇨同脂質尿症→1280

脂肪粘液腫⇨同脂肪筋腫→1339

脂肪嚢胞 fatty cyst 細胞の代謝障害で，細胞内に蓄積した脂肪滴 lipid(fat) droplet が融合して細胞質全体を占めるようになる．このような脂肪変性の終期像として，細胞自体も融合して脂肪嚢胞を形成する．アルコール性肝障害における脂肪肝でみられることがある．[477]

死亡の宣告 dying declaration，pronouncement of death 医師が患者の死亡の判定を行い，死亡が確認された場合には確認した時刻(死亡時刻)とともに遺族などに伝えること．心臓死の場合は通常，瞳孔散大，対光反射消失，心音消失，呼吸音消失によって判定される．ほかに，脳死の場合の判定があり，通常判例に従って行われる．このとき宣告された時刻は死亡診断書または死体検案書に記載される．[543]

脂肪肺炎⇨同リポイド肺炎→2933

死亡配偶者精子授精⇨参死後生殖→1269

死亡判定⇨同死亡宣告→1341

死亡表⇨同生命表→1709

脂肪分解酵素 lipolytic enzymes⇨同リパーゼ→2929

脂肪便 steatorrhea 糞便中に多量の脂肪がまじっているもの．膵疾患や閉塞性黄疸など，小腸での脂肪の消化・吸収障害をきたすような疾患で認められる．消化・吸収が不良のため，便は全般に脂肪で白くギラついている．便中脂肪定量にて 7 g 以上あれば確定診断され，膵外分泌不全では 40 g 以上になることもまれでない．[839] ⇨参脂肪性下痢→1340，吸収不良症候群→721

脂肪変性 fatty degeneration ［脂肪沈着］ 脂肪が細胞内に病的に出現した状態を指す．細胞内での中性脂肪の代謝経路である，酸化的リン酸化の障害により脂肪滴が沈着する．脂肪沈着は細胞傷害時の最も一般的な反応である．原因には化学物質(クロロホルムやアルコール)による細胞傷害や，重症貧血，糖尿病などの病態があげられる．同時に中性脂肪の過剰な産生が関与している場合が多い．肝臓が主な代謝場所であるため，脂肪沈着は肝臓に生じる頻度が高い．[748] ⇨参脂肪化→1338

脂肪抑制法 fat suppression MRI の撮像法の 1 つで，脂肪の信号を抑制する撮像法．脂肪の有無の確認や脂肪の存在により検出しにくい病変を検出するのに用いる．ケミカルシフトを利用するもの(CHESS)，水脂肪分離(Dixon)法などがある．[8]

死亡来院 dead on arrival；DOA ［来院時死亡，DOA］ 患者が心肺停止状態で病院に搬送されてくること．もともとは，アメリカの救急隊員の間で用いられた俗語で，わが国でも医療関係者の間で広く用いられていたが，現在は来院時心肺停止〔CPA(CPAOA)〕と表現されることが多い．こうした患者が搬送されてきた場合，医師は通常，蘇生処置を行うが，蘇生ができなかった場合には，死亡を確認したのちに死体検案書を作成する．ただし，その患者を 24 時間以内に診察しており，かつその死因が明らかに診療中の疾病によるものである場合には，死亡診断書を作成する．[543] ⇨参来院時心肺停止→2890

死亡率 mortality rate，death rate ある時間的区間において発生した死亡数を，対象集団の総観察人時間(対象人口と時間的区間の積和)で割ったもの．その時間的区間中は人口が一定と仮定すれば，単位時間当たりの死亡発生の起こりやすさを示すハザードの推定値となる．累積死亡率や年齢調整死亡率などとの区別のため，粗死亡率ともいう．通常，1年間を単位時間として人口1,000対で表示されるが，特定死因の死亡率など死亡の発生頻度が小さな場合には人口10万対で表示する．また，対象集団の人数が時間的区間内で変化する場合には，中央時点の人口(時間的区間が1年間のとき，年央人口と呼ぶ)に時間的区間をかけて，総観察人時間とすることも多い．対象人口の年齢構成の違いによる影響を除くため，年次推移や国・地域間の比較では，年齢構成を基準人口とした年齢調整死亡率を用いる．[1211] ⇨参粗死亡率→1845

ジホスファチジルグリセロール⇨同カルジオリピン→558

ジホスホグリセリン酸ムターゼ異常症　2,3-diphosphoglyceromutase deficiency　赤血球酵素異常による先天性溶血性貧血の一種．ジホスホグリセリン酸(DPG)ムターゼはラポポート・リューベリング Rapoport-Luebering 回路の酵素であり，1,3-DPG から 2,3-DPG を生成する反応に関与している．本酵素の欠乏や欠損により赤血球内の 2,3-DPG が著しく減少する．その結果，ヘモグロビンの酸素親和性が増大して赤血球増加症をきたす．溶血の程度は症例によって異なる．[1038] ⇨参赤血球酵素異常症→1731

歯磨剤　dentifrice⇨同歯みがき剤→2393

しみ⇨同肝斑→650

シミター症候群　scimitar syndrome⇨同三日月刀症候群→2763

シミター徴候　scimitar sign⇨同三日月刀症候群→2763

シミュレーション　simulation　本来は模擬実験を意味する言葉で，あるシステムのモデルを作成して実験を行うこと．一般的にコンピュータを用いる支援指導の一方法をいうことが多い．指導を行う側は，学習，思考，問題解決などの過程を事前に分析する．学習する側は，与えられた基本的情報をもとに現実に起こる可能性のある状態についてシミュレーションし，調べることができる．医学教育では模擬患者，ロールプレイ，模型，視聴覚教材，computer-assisted instruction (CAI)，patient management problems (PMP) などが利用されている．[258]

シミュレーションラボ⇨同スキルズラボ→1636

嗜眠(しみん)　lethargy　意識障害の一種．意識障害は通常，単純な意識障害と複雑な意識障害に分類されるが，単純な意識障害は意識の清明性の障害で，一般に意識混濁と呼ばれる．意識混濁の程度には，ぼんやりした明識困難状態から完全な意識消失である昏睡まである．嗜眠は昏睡ほどではないがかなり強い意識混濁で，強い刺激により多少とも覚醒するが，刺激がなくなるとすぐもとに戻ってしまう状態をいう．[579]

シムス位　Sims position⇨同半腹臥位→2419

シム培地⇨同SIM 培地→107

耳鳴　tinnitus, ear ringing　［耳なり］　外界からの音刺激がないにもかかわらず，一側または両耳に聞こえる音の感覚．患者のみが感じる自覚的耳鳴と，自分以外の人でも聴取できる他覚的耳鳴がある．自覚的耳鳴は，さまざまな耳疾患に伴い，耳管性，外耳道性，中耳性，内耳性，聴神経性，中枢神経性耳鳴などに分類される．具体的な疾患としては，音響外傷，メニエール Ménière 病，耳硬化症，老人性難聴や，鼓膜に接するような(あるいは外耳道を閉塞するような)耳垢で生じることが多い．他覚的耳鳴は，血管の拍動音，重症の貧血，耳周辺または脳底の動静脈瘤などによる血管性耳鳴や，耳小骨筋や口蓋帆張筋の攣縮雑音などによる筋性耳鳴に分けられる．耳鳴の検査法には，患者が表現する擬声語的な音の性状などを聞き出す自覚的表現による評価，耳鳴と同じ周波数に聞こえる音を探すピッチマッチ法，ラウドネス(音の強さ，大きさ)を調整するラウドネス法，患耳に純音あるいは帯域雑音を聴取させて耳鳴が消える点を求めるマスキング法などがある．[887]

ジメチルケトン⇨同アセトン→155

ジメチルホルムアミド中毒　dimethylformamide poisoning；DMF poisoning　ジメチルホルムアミドは無色の液体で，各種ポリマーの溶剤，合成皮革の処理，ポリアクリロニトリル系繊維の防糸溶剤などに使用される．経皮・経気道吸収され，皮膚や前眼部粘膜の刺激性がある．高濃度急性曝露ではのどの刺激，悪心・嘔吐，倦怠，しびれ，黄疸などがみられる．揮発性があり，肺から体内に吸収されやすい．主にジメチルホルムアミドを常時取り扱う作業従事者にみられる．慢性曝露においては消化器系障害，肝障害を引き起こす．加熱すると一酸化炭素を発生するので注意が必要である．中毒時には，原因物質を確認し，患者を早急に医療機関に送り，適切な治療を行う．[1122]

ジメチル硫酸中毒⇨同硫酸ジメチル中毒→2937

しめつけ病⇨同スクィーズ〔病〕→1636

ジメトキシベンジジン⇨同ジアニシジン→1218

下田の執着性格　immodithymic charactor of Shimoda　1930(昭和5)年頃，下田光造(1885-1978)によって同定された躁うつ(鬱)病の病前性格．熱中性，凝り性，徹底性，几帳面，責任感旺盛などの人格特徴を示す．下田によれば，躁うつ病患者の8-9割が病前執着性格を示すという．執着性格の者はこのような人格特性のゆえに，知らず知らずのうちに感情疲労状態に陥り，その極において躁状態やうつ状態が生じると考えられた．この病前性格類型は，提唱当時わが国ではあまり注目されなかったが，1960年代にドイツの精神医学者テレンバッハ Hubertus Tellenbach (1914-94) がうつ病の病前性格として提唱したメランコリー親和型性格と人格特徴が類似していたことから，その後ようやく注目を浴びるようになった．[693] ⇨参執着気質→1377

シモナール帯(索)　Simonart band⇨同羊膜バンド→2878

しもやけ⇨同凍瘡→2116

指紋　fingerprint　手指末節部の指腹における皮膚隆線の紋様(小さな溝と隆起で形成される紋理)を指紋という．紋様を形成しない無指紋もまれに存在するが，たとえ一卵性双生児であっても同一の皮膚紋理は2人と存在しないこと(万人不同)，および同一人での皮膚紋理の形状は終生変化しないこと(終生不変)から，犯罪捜査や個人識別の際に，指紋は DNA 鑑定と並んで最有力な方法とされている．形状的には弓状紋，蹄状紋，渦状紋に大別されるが，日本人の約半数は円形や渦巻状の線で構成されている渦状紋をもつ．犯罪捜査では，

指紋を12の特徴点に分類して照合の判定基準としている.[920]

指紋採取 fingerprinting 犯罪捜査において，目にみえない潜在指紋を採取するには，指腹からの分泌物(皮脂など)に微細粉末(アルミニウム粉末)や蛍光色素を付着させて，可視化する方法(粉末法)や液体法，気体法などの化学処理が行われる．登録や個人識別のための指紋採取は，指紋用黒色インクを指腹に塗布して圧着捺印させる方法が一般的である．近年では，DNA鑑定と組み合わされることもある.[920]

シモンズ病 Simmonds disease ［下垂体性悪液質］ 1914年シモンズ Morris Simmonds(1855-1925，ドイツの病理医)により報告された．るい痩 wasting と下垂体前葉萎縮が認められる疾患で，汎下垂体機能低下症を指す．シモンズのこの報告により下垂体機能低下症にはるい痩が必発するとの考えが一時定着し，臨床上混乱を招いた．1937年シーハン Harold L. Sheehan は多数の症例について臨床症状と病理解剖所見を明らかにし，下垂体疾患とるい痩とは直接の因果関係のないことを明らかにした.[1047] ⇨参汎下垂体機能低下症→2405

視野 visual field 1点を固視した状態で同時に見ることのできる範囲．正常の場合，外側下方が最も広く，内側上方が最も狭く，色別では白，青，赤，緑色の順に狭くなっていく．視野異常は視野狭窄と暗点とに大別される.[1601]

シャ〔ー〕ガス病 Chagas disease⇨同アメリカトリパノソーマ病→181

ジャーゴン失語 jargon aphasia ［ジャルゴン失語］ ジャーゴンというのは，まったく意味のわからない発語のことで，失語症の特定のタイプ(ウェルニッケ Wernicke 失語)でしばしば認められる現象．意味のとれる語や明らかに特定の言い違え(錯語)とわかる発語に混じってジャーゴンが認められる場合もあるが，自発語のほとんどがジャーゴンで占められることもある．この場合には言語的疎通はきわめて困難となる．ほとんどジャーゴンのみからなる発話を示すような失語をジャーゴン失語という．個々の語は残存しているが文意の不明な意味性ジャーゴン，まったく意味不明の語からなる語新作ジャーゴンなどがある．こうした状態が持続する場合には，病変は左半球のみならず両半球に及んでいることが多い.[296] ⇨参ウェルニッケ失語症→319

シャーピー線維 Sharpey fiber ［シャーペイ線維］ 骨膜を骨質に固定する膠原線維．骨の外表面を覆う骨膜は外層の線維性被膜とその下にある骨芽細胞を含む疎性結合組織層からなる．シャーピー線維は，この線維性被膜から骨質の表層に直交するように進入し，骨膜を骨質に強靱に固定している．シャーピー線維の数は骨の部位により著しく変動し，特に頭蓋骨には多い．また，長骨の筋や腱の付着する部位では局所的にシャーピー線維の密度が高くなっており，関節運動の際に起こる張力に耐えられるようになっている．シャーピー William Sharpey はスコットランドの解剖学・生理学者(1802-80).[1612] ⇨参骨膜→1120

シャーペイ線維 Sharpey fiber⇨同シャーピー線維→1344

シャールの法則 Charles law⇨同シャルルの法則→1361

シャーレ 〔D〕Schale ［ペトリ皿］ 細菌培養や組織(細胞)培養に使用する培養用無菌ディッシュ容器．90 mm径のほかに35 mm径，60 mm径，24穴型などの円形の透明プラスチック製もしくはガラス製もある．培地に用いられるのは，発育用の栄養成分を含む培養液や栄養成分を含む寒天である．細菌や細胞は37℃，恒温孵卵器内の条件下で成育する.[677]

斜位 heterophoria，phoria ［潜伏斜視］ 両眼視をしているときは，両眼ともまっすぐ向いて正位だが，片眼を遮閉すると遮閉された眼の視線が上下あるいは左右に偏位する状態．偏位の方向で外斜位，内斜位などに分類される．両眼視で常に眼位ずれがある斜視とは異なり，両眼視機能は正常.[1153]

シャイエ症候群 Scheie syndrome ［ムコ多糖体蓄積症 I S型］ ムコ多糖体蓄積症の1つ．ムコ多糖体蓄積症とは酸性ムコ多糖体の代謝に関するリソソーム酵素の欠損により，全身の組織にムコ多糖体が蓄積して発症する遺伝性代謝疾患であり，欠損酵素の種類で分類される．本症候群は，α-L イズロニダーゼの欠損により生じる常染色体劣性疾患であるが，ハーラー Hurler 症候群とは症状が異なる．これは，第22番の染色体に存在する α-L イズロニダーゼの遺伝子座に複数の異常対立遺伝子のホモ接合体で異なった症状を呈するためと考えられる．全身的には関節拘縮，骨変形，肝脾腫，大動脈弁閉鎖不全，難聴が認められるが，知的障害は生じない．他は眼科的に進行性の角膜混濁，網膜色素変性，緑内障を発症する.[987] ⇨参ムコ多糖体蓄積症→2783，ハーラー症候群→2325

ジャイカ⇨同国際協力機構→1085

斜位《胎児の》⇨参胎位→1857

シャイ・ドレーガー症候群 Shy-Drager syndrome シャイ George M. Shy (1919-67)およびドレーガー Glenn A. Drager(1917-67)が1960年に起立性低血圧，尿失禁，無汗，陰萎などの自律神経症状と眼球運動障害，虹彩萎縮，筋強剛，共同運動障害を示す2症例を報告し，その1例の剖検所見で，脊髄の自律神経中枢である中間外側核に細胞が減少していることを記載した．その後シュワルツ G. A. Schwartz は1967年に自験4症例を記載し，この症候群をシャイ・ドレーガーの起立性低血圧症候群 orthostatic hypotension syndrome of Shy-Drager と呼んだ．脳髄および仙髄部にある中間外側核細胞に脱落があり，自律神経症状はこの部の細胞またはこの部の細胞から出る自律神経の節前線維の障害によるものと考えられている．40-50歳代に発症し，緩慢に進行．男性に多く，同胞発生はない.[853] ⇨参多系統萎縮症→1913

シャウカステン view box 〔D〕Schaukasten ［X線フィルム観察箱］ X線写真読影を容易にするための観察箱．光源は一般に昼光色蛍光灯を用い，光を均等化する乳白ガラスとその支持部分からなっている．フィルム1枚を観察するものから，200枚程度のフィルムを移動させながら連続的に観察できるものまである.[264]

シャウマン小体 Schaumann body スウェーデンの医師シャウマン Jörgen N. Schaumann(1879-1953)が発見した求心性層状の石灰化小体．種々の肉芽腫性疾患でみられるが，特にサルコイドーシスの際によく観察され，肉芽腫(類上皮細胞結節)中に存在する多核巨細胞の中に封入体として認められる．星状小体とは別の

ものだが，両方同時に認められることもある.[142] ⇨参肉芽腫→2205

社会医学 social medicine 従来の基礎医学ならびに臨床医学の分野から派生・発展して生じた保健・医学を含む領域を指す．法医学，衛生学，公衆衛生学を中心として進展している広い分野の領域で，過去に存在した概念である社会医学の意味からはさらに拡大した広範囲な領域．地域保健学，地域医療学，産業保健学，人類生態学，環境保健学，保健社会学，保健栄養学，疫学，保健教育学，保健経済学，保健福祉学，保健政策学などが含まれ，地域，産業ならびに環境領域に密接した形での保健・医療の管理ならびにケアのすべてを含む．おのおのの部分での地域・産業社会のヒトならびに環境・経済を包括した事象の時系列領域を踏まえており，社会現象に対する総括的な予防医学を基底とする広範囲な保健・医療に関する学問領域.[24]

社会化 socialization 個人が，所属するあるいは新たに所属していこうとする社会の一員と認められるために，他の人々との相互作用を通して，その社会の価値観や規範，信念，言語，行動様式などを学習し，自己のパーソナリティを発達させていく過程．単に社会的な行動を学習していくだけでなく，その社会で容認される個々の型をつくりあげていくことである．社会化とは元来，子どもが社会の一員となる，すなわちおとなとなる訓練のプロセス，あるいはおとなの行動をモデルとした子どもの学習過程と考えられてきた．しかし社会の複雑化に伴って，おとなであっても社会の変化に適応していく新たな行動様式を身につけることが必要となり，成人の社会化という概念も注目されるようになっている．社会化に注目する学問領域は，社会学をはじめ心理学，文化人類学などさまざまであり，最近では学際的な研究への取り組みが注目されている．なお精神科領域では，現実世界の要求に対して自己の欲求を調節しながら適応していく過程をいう.[1346]

社会活動促進事業 在宅老人福祉対策事業の一環として行われ，高齢者の豊富な知識や経験を生かし多様な社会活動に積極的な参加を促し，老後の生活を豊かにすることを目的とする．老人クラブ活動などのほかに，能力に応じた就労の機会確保などの情報提供も行い，都道府県や市町村などが，活動内容に応じて助成を行っている．活動内容は多岐にわたり，住民の自発的で自主的な意思による社会貢献活動，非営利団体の社会サービス供給事業などがある.[457]

社会環境 social environment さまざまな社会現象に関連する事象を対象とし，特に自然環境，生活環境，労働環境などの環境要因のうち，対人間関係が主体となる環境を中心とする領域で，宗教，教育，階層，保健・医療から，グローバリゼーション，ジェンダーgender，ITなどの現代に不可欠な部分まで広範囲に含む．個人のおかれている社会的な立場，状況，上下関係ならびに人間関係のもとで派生してくる種々の問題は負荷として常時存在し，多くは社会的構造の変化やゆがみを引き起こす．さらに人間関係の崩壊をきたす場合もあり，相互不信や阻害観念の成立など，劣悪な社会環境より派生する問題が多く示されている．したがって，地域社会，産業社会ではこれらの根本的な諸問題に対して，地域努力，企業努力を払うとともに，さらに未来を想定した改善・進展計画などを立案し，実行すべく努力がなされている.[24]

社会恐怖 social phobia ［社交恐怖，社交不安障害］ 人々から注目を集めるような状況に対し，恐怖や不安を感じること．恐怖のため人との付き合いや外出を避けるようになる．このような社会的状況としては，集会参加，人前での発言，会食，友人との外出などがある．アメリカ精神医学会のDSM-Ⅳ-TR，国際分類のICD-10の診断基準にこの病名が記載されている.[1435]

社会経験 social experience 社会における実務経験・対人経験，さらに活動内容などを含む社会的実践．近年の看護・医学教育の掲げる全人医療においては，社会経験を積むことの重要性が増している.[1465]

社会事業 social work ［社会福祉事業］ 貧困者の生活救済および福祉の向上，健全な社会の構築を目的とした組織的な事業のこと．この用語が一般的に用いられたのは，ほぼ1920年代以降であり，第二次世界大戦終結後に社会福祉もしくは社会福祉事業の用語が一般化するまでの約30年間．事業の歴史的な先行形態は慈善事業・感化救済事業などで，中核部分は貧困者の社会的救済事業であった．慈善事業段階の救貧事業とは対照的に，ある程度貧困の社会性が認識され，貧困問題に対する社会的・組織的対応が要請されるようになった時代の表現である.[457] ⇨参社会福祉→1347

社会事業調査⇨参社会調査→1346

社会スキル訓練 social skills training；SST⇨同社会適応訓練→1346

社会生活技能訓練 social skills training；SST⇨同ソーシャルスキルトレーニング→1829

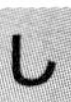

社会精神医学 social psychiatry 精神障害の発生，経過，治療，予防などに影響を及ぼす社会的要因を多角的に研究する精神医学の一領域．社会システムや文化的背景にも言及する．地域精神医学，家族精神医学，学校精神医学，職場精神医学，疫学精神医学，司法精神医学などが対象領域に含まれる．地域精神医学は病院中心の精神医療から地域中心の精神医療を目指し，精神障害の発生予防と早期発見，早期治療，慢性患者の社会復帰訓練などに取り組んでいる．家族精神医学では家族全体を1つの治療単位とみなし，それぞれの理論に基づいて家族療法が行われている．学校精神医学と職場精神医学では学生や企業人の精神保健向上のためのさまざまな対策が図られている．疫学精神医学は精神障害の発生率や有病率に影響する宿主要因，病因，環境要因を検討するが，特に環境要因の研究は社会精神医学の重要な課題である．司法精神医学や矯正精神医学は犯罪や社会病理現象を取り上げ，社会精神医学に関係している．社会精神医学的研究は古くからその必要性が認められてきたが，現代社会にあっては特に必要性の高いもので，例えば，薬物依存，いじめや自殺，過労死，介護疲労などの問題を考えるとき，宿主要因のみならず共同体とのかかわりの中で生じる諸要因の検討は必要不可欠なものとなる.[660]

社会体系 social system 政治権力および経済活動の様式や性格に基づいて，全体社会を特徴づけようとするときの用語．社会学における概念で，どのように規定し分析するかについてはさまざまな学説と理論が展開されている．社会体系は均衡状態を維持する傾向を仮定されているため，安定しかつ制度化されていなければならない．パーソンズ Talcott Parsons は『社会体系論』(1951)で，「複数の行為者間の相互作用の体系」と定義，おのおのの行為者は役割を担いながら相互に関係しているとしたうえで社会体系の分析には役割が重要な単位とした．行為者の行為は動機づけを通して行われるが，この際，行為者は逸脱行動を起こす可能性がある．このため社会体系が均衡を維持していくためには，行為者に社会化と社会統制が作動しなければならない．社会化は重要な文化的シンボルがパーソナリティシステムによって内面化され，社会システムのなかで役割を演ずるための動機や技能を獲得し，学習やパーソナリティの成長に付随する緊張や不安を和らげる過程である．社会統制は，地位と役割が緊張や葛藤・逸脱を減ずるように組織化される方法であり，具体的には，①制度化，②予期された行動から逸脱しないような人間のサンクション，③緊張を和らげたり相互作用を規制する儀礼的活動，④広範な逸脱性向と因習的パターンの外部で許す安全弁的な構造，⑤逸脱を再強制・再社会化しようとする再統一的構造，⑥命令を実行できるような権力の集中と強制力などがあげられる．[457]

社会調査　social research, social survey　安田三郎・原純輔によれば「一定の社会または社会集団における社会事象を，主として現地調査によって直接に観察し記述(および分析)する過程である」と定義されている．根拠は，①社会学にデータを提供すると同時に，他の社会学におけるデータ収集の役割も果たす(社会政策学のための労働者賃金調査など)，②社会学および社会諸科学の研究のために行われるほかに行政的あるいは営利的な実践的目的のために行われるものも含む(新聞社の行う世論調査など)，③データ収集の過程のみならずその次に続く分析の過程をも包含すること，などである．また今日の社会調査をその歴史から概観し，4つの系譜に分類し考察してその根拠としている．この4つの系譜分類は，1)歴史的に最も古い系譜として行政目的の統計調査があげられ，センサスと呼ばれるものの流れである．古くは紀元前数千年の昔にエジプトや中国の人口調査が行われており，近代的には1790年のアメリカに始まるといわれている．その後，全国調査を原則とするに至り，1930年代には標本調査法が確立．調査項目が増加し，単一の国税調査が各種のセンサスに分化した過程と並行する，2)2番目に古い系譜は社会事業的目的をもった調査で，社会踏査の流れである．1770年囚人の待遇改善を目的に行われたイギリス人ハワードの監獄調査に始まり，20世紀のアメリカにおけるピッツバーグ調査やスプリングフィールド調査など，社会踏査が頻繁に行われるようになった．方法的には統計調査に終わらず面接による質的記述的方法や質問紙法を用い，しだいにあらゆる方法を併用するようになり社会踏査の方法的特色をなしている，3)3番目の系譜は，営利機関がサービス的・営利的目的のために行う世論調査や市場調査である．世論調査は，19世紀末，ニューヨークのヘラルドトリビューン紙が大統領選挙の模擬投票を行ったのが起源とされ，市場調査はアメリカのカーチス出版社が出版関係の調査を実施したのが始まりである．これらの流れは無計画な自記式調査に始まりしだいに計画性を備え，クォータ法という優位選択法となり，戦後に無作為抽出法へと経緯した，4)4番目の系譜は，研究的目的のための調査で，社会学が哲学的思弁法から実証的な社会科学となった1920年代からは，社会調査はデータ収集として重要な方法となった．第1の系譜からは統計的方法を，第2の系譜からは面接法や事例研究法を，第3の系譜からはクォータ法，パネル調査法，態度調査法，尺度作成法などを取り入れ現地調査に役立てている．おのおのの系譜は目的が異なるがゆえに異なった流れを構成し方法上で独自性をもってはいないが，相互の関連・影響は大きいことから，これらのすべてを総括して社会調査と広く考えられている．[457]

社会的圧力　social pressure　集団や他者の設定する標準や期待の背後にあって，個人の行動に影響(同調もその一形態)を及ぼす力の総称．これは同調に対する正のサンクション(是認・賞賛など)と非同調に対する負のサンクション(否認・懲罰など)からなっている．これらは必ずしも客観的なものである必要はなく，行為者に認知されているだけで効果をもつ．[457]

社会適応訓練　social adaptation training　[社会スキル訓練]　身体障害者や精神障害者の社会復帰を促進するために，日常生活および社会生活上必要な知識や技能を習得，向上させるための学習訓練．行動療法と社会的学習論を基盤にしている．肢体不自由者に対する補装具の着用訓練，視覚障害者に対する点字やパソコンの技能習得訓練，歩行訓練，オストメイト(人工肛門保持者)に対するストーマ管理の訓練などがある．また，精神障害者に対する訓練としては，仕事に対する集中力や持久力，対人能力，環境適応能力を高めるための訓練があり，これらは精神障害者社会適応訓練事業として協力事業所で行われる．[108]

社会的学習理論　social learning theory　バンデューラ Albert Bandura(1925年生)によって提唱された概念．バンデューラは，人の行動が社会とのかかわりを通して生起することを実験的研究によって明らかにした．当初バンデューラが用いた社会的学習という言葉には，学習の様式が社会的であることと，学習の内容が社会的であることの両方が含まれていた．その後より広い意味で社会的学習理論という言葉を用い，現在では人間の行動を包括的に説明するための理論として用いられている．社会的学習理論では認知過程が重視され，その中で自己効力感という新しい概念がつくり出された．また，この自己効力感を形成する要因として，観察学習(モデリング)が注目された．[980] ⇒参自己効力感→1268

社会的寛解　social remission　各種の精神障害において患者が薬物療法を継続し，心理・生活面への支持，援助を受けながらも，社会生活を送るうえで支障をきたさない程度まで症状が改善している状態を指す．実際に統合失調症者の回復の程度の表現として用いられることが多い．従来，統合失調症の転帰は症状改善の程度によって完全寛解，不完全寛解，軽快，不変，悪化(未治)，死亡などに分けられるが，不完全寛解は症状が安定し，ある程度の社会生活が可能な状態を指しており，社会的寛解に相当する．薬物療法などの治療技術が向上し，地域リハビリテーションが拡充され，社会復帰施設が整備されるにつれて社会的寛解率は上昇する傾向にあるといわれる．[660]

社会的行為 social action 人は社会的な存在である．一般に社会的行為というと他者に直接的に影響を与えるような行為を指すように考えられるが，われわれが思考すること自体がすでに社会的な価値基準である文化によって影響されている．人と人との間にはその関係性を成立させる共通の価値規範が潜在しており，それにのっとる形で行動が成立した際，それを社会的行為と呼ぶ．一見非社会的な行動であっても，その人の過去の経験や将来展望が彼を取り巻くさまざまな社会的な要因に影響されているものであり，就職したくても就職先がないなどの経済的な要因や，対人関係の軋轢(期待構造に抵触することによって起こりやすい)など，必ずしも個人のみの要因に帰せられるものではない．患者との対処も同様であり，看護が社会的な行為と呼ばれる理由の1つには，それが優れて文化に即した，しかも互いの期待構造が円滑に機能するように行われるはずの行為であるからである．看護者は患者が患者役割をよくわきまえて行動することを期待するが，それは決して病院の，ないしはその看護者の規範に沿うことを患者に要求するものではなく，相互に互いの要求がどのようなものであるかを理解し合い，しかもそれが患者の健康増進につながる結果となったときに，はじめて看護は社会的行為になったといえる．[730]

社会的孤立《看護診断》 social isolation NANDA(北米看護診断協会)の看護診断の領域12(安楽)類3(社会的安楽)に分類される診断ラベル．「自分自身がもたらしているにもかかわらず，他者によって強いられたものであり，否定的で脅威となる状態であると思い込んでいる孤独」と定義づけられている．[980]

社会的コンピテンス social competence ［社会的有能性］ 比較的新しい概念であり，さまざまな領域で研究が進められつつある．統一した定義はないが，社会的場面で効果的に他者と相互作用する能力を表す．子安増生によると，社会的コンピテンスはソーンダイクE. L. Thorndikeの社会的知能social intelligenceに起源がある．[980]

社会的支援 ⇨同ソーシャルサポート《看護管理における》→1829

社会的資源 social resources ソーシャル・ニーズを充足するさまざまな物資や人材の総称．一般的には，個人や集団の欲求を充足するために必要な資源のことをいうが，看護・福祉の領域においては，看護・福祉ニーズを充足するために活用される保健・医療・福祉施設，各種の関係機関，諸制度，設備・備品や人のもつ技能・知識，人や集団，ボランティアの協力など有形・無形のハードウエアなどを総称していう．現在は社会が多様化しており，福祉分野においてもさまざまなニーズに素早く適切な対応ができるよう，諸制度や人材など社会的資源の整備・開発が求められている．[457]

社会的動機づけ social motivation 動機づけとは行動科学で用いられる表現で，ある行動を生じる内的機制(mechanism)を表す．したがって社会的動機づけとは，ある特定の目標に向かって社会文化的影響に由来する動機や誘因に従って行動を起こさせることである．[1118]

社会的入院 medically unnecessary hospitalization 通院の不便，在宅介護の不備などの理由により，医学的には入院の必要性がなくなったにもかかわらず，長期にわたり入院が継続すること．わが国では，福祉施設の不足から病院が要介護者の長期収容施設として機能してきた事情があり，相当数の社会的入院者がいるといわれる．[325]

社会的有能性⇨同社会的コンピテンス→1347

社会的欲求 social needs 社会生活を営むべき主体である社会的動物としての人間の心的な欲求．ヒトが生まれながらにもつ生理的欲求と対をなす．他者の存在や集団とのかかわりにも左右され，その内容はさまざまである．マズロー Abraham Maslow(1908-70)が唱えた欲求階層説の一部をなすものであり，「基本的な欲求」「安全」「愛情」「所属・承認」「自己実現」のように階層をなして展開されていくものと考えられている．しかし，例えば入院を余儀なくされている患者が自分の病気の予後について不安をもつとすれば安全にかかわる欲求の問題となるし，自分の能力が病気や障害によって喪失するのではないかと感じれば，愛情や自己実現の欲求の問題からも検討する必要がある．また長期入院による仕事上・学業上の遅れは所属感の問題としてとらえることができるし，医療費の増加の不安は，健康なときに無意識的に予定されていた自己実現を妨げるものとしてもとらえることができる．特に精神科看護領域では，患者が異性の看護者に転移を起こすこともあるが，それは患者の幼少期の愛情や所属・承認への欲求が，親的な役割を果たしている看護者に退行的に向けられたものである場合も多い．疾患の質や程度によって患者の社会的な欲求はさまざまな制限・阻害を受けるが，患者の不満や過剰な依存が社会的な欲求のどの部分に起因するのかを考え直してみることによって，不満を解消することも可能である．[730] ⇨参欲求体系理論→2885

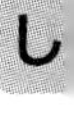

社会的リハビリテーション social rehabilitation 機能障害や低下した能力，あるいは物理的，経済的，法的，心理的障害を解消し，社会参加の機会均等を保障する．医学的リハビリテーション，職業的リハビリテーション，教育的リハビリテーションの基礎となる．WHOの医学的リハビリテーション専門委員会の報告(1968年)によれば，障害者が家族，地域社会に適応できるよう援助をする．経済・社会的な妨げを取り除くことによって，社会的統合や再統合を達成するための取り組みのこと．[683]

社会病質⇨参精神病質者→1684

社会病理 social pathology, social malaise 20世紀初頭から，アメリカの社会学者，心理学者，精神分析学者により，浮浪者，少年非行，犯罪，家族解体，自殺など社会的異常が機能的に研究されてきた．1960年代の近代合理主義批判の波の中で，社会病理の考え方も消退し始めたとされる．しかし，いじめ，少年非行，薬物乱用，宗教犯罪，新情報手段を用いての新たな犯罪手口の出現など，社会学者，心理学者とともに犯罪精神医学者による社会病理的研究課題への取り組みが急増している．[691]

社会福祉 social welfare ［ソーシャルウェルフェア］ 高齢者，障害者，児童(未成年)，生活困窮者などに対し，自立した生活を保障・支援するための社会的な制度やサービス．広義には，「日本国憲法」第25条に明記された健康で文化的な最低限度の生活を送るためのすべての施策を指し，狭義には，社会保障制度の一部門としての社会福祉八法に基づく諸制度をいう．[1103] ⇨参社会福祉八法→1349

社会福祉協議会　Council of Social Welfare ［社協］ 1951（昭和26）年制定の「社会福祉事業法」第74条に基づき，①社会福祉を目的とする事業に関する調査，②総合的企画，③連絡調整および助成，④普及および宣伝，⑤健全な発達を図るための事業，⑥活動への住民の参加，などを目的として設立された社会福祉法人で，地域福祉を推進するための公益的・自立的組織．1962（同37）年に全国社会福祉協議会により「社会福祉協議会基本要項」が制定され，「住民主体」の原則のもと，市町村を社会福祉協議会組織・活動の基本単位として，都道府県，全国とを系統的に積み上げる民間の組織団体として位置づけられた．1992（平成4）年に策定された「新・社会福祉協議会基本要項」では，①地域社会における住民組織と公私の社会事業関係者などにより構成，②住民主体の理念に基づき，地域の福祉課題に取り組み，だれもが安心して暮らすことのできる地域福祉の実現，③住民の福祉活動の組織化，社会福祉を目的とする事業の連絡調整，および事業の企画・実施，④市区町村，都道府県，指定都市，全国を結ぶ公共性と自主性を有する民間組織，と位置づけられた．さらにオンラインの開発育成，ボランティアセンターの強化が期待され，1993（同5）年「ふれあいネットワークプラン21」構想を策定し，それらをさらに見直して，1996（同8）年には「新ふれあいネットワークプラン21」構想が策定された．「介護保険制度」の円滑な実施や「成年後見制度」の補完，地方分権の推進，社会福祉法人による不祥事の防止などを目的に2000（同12）年に制定された「社会福祉法」により，地域福祉の推進役として市町村社会福祉協議会が明確に位置づけられ，都道府県社会福祉協議会の役割は社会福祉事業従事者の養成・研修および社会福祉事業の経営指導・助言を行うこと，市町村社会福祉協議会の相互の連絡および事業の調整などである．その結果，社会福祉協議会は，住民福祉活動の推進という側面と，住民が安心して地域社会で暮らせるためのサービスの委託事業を行うという2側面をもつことになった．[1451]

社会福祉士　certified social worker；CSW　1987（昭和62）年に制定された「社会福祉士及び介護福祉士法」による国家資格．名称独占の資格（資格をもたない者は社会福祉士の名称を使用できないが，業務を行うことはできる）で，業務独占の資格（資格をもたない者は名称の使用も業務の遂行もできない）ではない．専門的知識および技術をもって，身体上もしくは精神上の障害があること，または環境上の理由により日常生活を営むのに支障がある者の福祉に関する相談に応じ，助言，指導その他の援助を行うことを業とする者をいう．具体的には児童福祉法関係施設，身体障害者福祉法関係施設，生活保護関係施設，社会福祉法関係事業所，売春防止法関係施設，知的障害者福祉法関係施設，老人福祉法関係施設，母子及び寡婦福祉法関係施設，医療法関係施設などで相談・援助業務を行う．社会福祉士になるには，①福祉系大学（4年）で指定科目を履修する，②福祉系短大（2-3年）を卒業し1-2年間の実務経験をもち短期養成施設・通信課程（6か月）を修了する，③児童福祉司，身体障害者福祉司，知的障害者福祉司，老人福祉指導主事，査察指導員を5年以上経験する，④一般大学（4年）を卒業し一般養成施設・通信課程（1年以上）を修了する，⑤一般短大（2-3年）を卒業し1-2年間の実務経験をもち一般養成施設・通信課程（1年以上）を修了する，⑥4年間の実務経験をもち一般養成施設・通信課程（1年間）を修了する，などをしてから国家試験に合格し厚生労働大臣の免許を取得する．[540] ⇨参介護福祉士→433

社会福祉士及び介護福祉士法　Certified Social Workers and Certified Care Workers Act　社会福祉士は，専門的知識および技術をもって高齢者や障害者の福祉に関する相談に応じ，助言，指導，援助を行う．介護福祉士は，専門的知識および技術をもって高齢者や障害者の介護を行い，あるいは介護の指導を行う．これらの資格を定めてその業務の適正を図ることを目的とした法律で，1987（昭和62）年に制定，2007（平成19）年に改正された．資格と取得方法，国家試験，資格の登録業務，義務（誠実義務，信用失墜行為の禁止，秘密保持，福祉保健医療サービス関係者との連携，自己の資質向上）および名称独占などを定めている．[1101]

社会福祉事業⇨同社会事業→1345

社会福祉施設　social welfare facility　社会福祉関係の施設の総称．生活困窮者，児童，高齢者，障害者など自立が困難な人々を対象に，諸サービスを提供する施設など．「生活保護法」にいう救護施設，更生施設など，「児童福祉法」にいう乳児院，母子生活支援施設，児童養護施設，知的障害児施設など，「老人福祉法」にいう養護老人ホーム，特別養護老人ホームなど，「身体障害者福祉法」にいう身体障害者更生施設，身体障害者療護施設など，「知的障害者福祉法」にいう知的障害者更生施設，知的障害者授産施設などが含まれる．[321]

社会福祉事務所⇨同福祉事務所→2536

社会福祉主事　social welfare officer　「社会福祉法」第18条に規定された，社会福祉サービスに関する地方公共団体の長の補助機関．都道府県および市は必置であり，町村は任意設置．身分は地方公務員たる事務吏員または技術吏員で，「社会福祉六法」（「生活保護法」「児童福祉法」「母子及び寡婦福祉法」「老人福祉法」「身体障害者福祉法」「知的障害者福祉法」）に定める援護・育成または更生の措置に関する事務を行い，知事または市町村長の執行を補助することを職務とする（ただし都道府県の社会福祉主事の場合は，「老人福祉法」「身体障害者福祉法」は含まれない）．資格は20歳以上で，大学などで，①厚生労働大臣の指定する社会福祉関連の科目を履修し卒業した者，もしくは，②厚生労働大臣に指定された養成機関や講習会を修了した者，③厚生労働大臣の指定する社会福祉事業従事者試験に合格した者，④①-③に掲げる者と同等以上の能力を有する者として厚生労働省令で定める者，となっており，福祉事務所や児童相談所の指導主事および現業員の共通する基礎的資格として考えられている．[457]

社会福祉センター　地域住民（児童から高齢者までのあらゆる人々）を対象にし，社会福祉その他の生活向上の場を与え，それによって福祉の増進を図ることを目的として，市町村によって設置された総合的センター．主な事業は，①民生委員による心配ごと相談などの各種相談事業，②教養，文化，レクリエーションまたはクラブ活動などの場所提供など．1960年代から地域活動の拠点としての必要性が叫ばれ，センターが設置され始め，1966(昭和41)年からは，国民年金特別融資の対象施設となった．そのため，地域住民が気軽にセンターを利用できるように，施設利用費は適正廉価を旨としている．[1451]

社会福祉八法　［福祉八法］ 1989(平成元)年，「今後の社会福祉のあり方について―健やかな長寿・福祉社会を実現するための提言」がなされ，市町村の役割重視，在宅福祉の充実，福祉サービス分野における民間事業者の参入などを含めた，福祉・保健・医療サービスの有機的連携のもと，サービスの提供が求められた．それを受けて，1990(同2)年に社会福祉関係の8法〔従来の福祉六法，すなわち「生活保護法」「老人福祉法」「身体障害者福祉法」「精神薄弱者福祉法(現「知的障害者福祉法」)」「児童福祉法」「母子及び寡婦福祉法」のうち，「生活保護法」を除いた5法に，「社会福祉事業法(現「社会福祉法」)」「老人保健法(現「高齢者の医療の確保に関する法律」)」「社会福祉・医療事業団法」を加えたもの．同年の「老人福祉法等の一部を改正する法律」(福祉八法改正)により改正〕を指す．主な内容は，①在宅福祉サービスを社会福祉事業として位置づけ，②在宅・施設両方のサービスの実施権限を市町村に集中させ，③老人保健福祉計画の策定を市町村に義務づけるなどで，これ以降，市町村を中心に福祉行政や老人保健福祉の基盤整備が進められることになった．[1451]

社会福祉法　Social Welfare Act　1951(昭和26)年に「社会福祉事業法」として制定され，2000(平成12)年5月，「社会福祉法」に改正された．いわゆる福祉八法〔「児童福祉法」，「身体障害者福祉法」，「知的障害者福祉法」(現「知的障害者福祉法」)，「老人福祉法」，「母子及び寡婦福祉法」，「高齢者の医療の確保に関する法律」(現「高齢者の医療の確保に関する法律」)，「社会福祉・医療事業団法」(現「独立行政法人福祉医療機構法」)〕の1つ．社会福祉は「憲法」第25条に明記されており，社会福祉やサービスにより，国民のだれもが健康で文化的な最低限度の生活を，社会的にも個別的にも保障されている．憲法の精神にのっとり「社会福祉法」では，①福祉事務所，社会福祉審議会，社会福祉主事などに関する規定，②各種社会福祉法人の業種や事業主体に関する規定，③社会福祉協議会や共同募金など地域福祉に関する規定，④福祉サービスの情報提供や利用者の権利保護システムなど，が規定されている．具体的には福祉人材センター，福利厚生センター事業をはじめ，福祉サービスに対する苦情解決などが図られている．

社会福祉法人　social welfare juridical person　1951(昭和26)年制定の「社会福祉事業法」〔2000(平成12)年「社会福祉法」に改正〕により，「社会福祉事業を行うことを目的として，この法律の定めるところにより設立された法人」と定義される．制度の公共性と純粋性を確立するために国や地方公共団体は補助金を助成し，税制上の優遇措置をしている．その反面，名称の独占，定款の必要事項の記載，記載事項の整備，理事・監事の厳選，資産の確保，強い指導監督，役員の解職勧告，法人の解散命令の処置など民法上の公益法人に比べて設立運営に厳格な規則が加えられている．社会福祉事業の主なものには，救護施設・更生施設(「生活保護法」)，乳児院・母子生活支援施設・児童養護施設・知的障害児施設・児童自立支援施設など(「児童福祉法」)，養護老人ホーム・特別養護老人ホーム・軽費老人ホーム(「老人福祉法」)，障害者支援施設(「障害者自立支援法」)などがある．[1451]

社会福祉六法　［福祉六法］ 社会福祉関連の基本的な6つの法律．①「生活保護法」，②「児童福祉法」，③「身体障害者福祉法」，④「知的障害者福祉法」(旧精神薄弱者福祉法)，⑤「老人福祉法」，⑥「母子及び寡婦福祉法」(旧：母子福祉法)を指す．はじめの3つは昭和20年代に成立し，福祉三法と呼ばれていたが，昭和30年代にあとの3つが加わり六法となった．1990(平成2)年には，21世紀の高齢社会到来に対応した社会福祉制度構築のために社会福祉関係八法の改正が行われた．八法は上記②-⑥に，⑦「社会福祉法」〔2000(同12)年に社会福祉事業法を改称〕，⑧「高齢者の医療の確保に関する法律」〔2006(同18)年に「老人保健法」を改称〕，⑨「独立行政法人福祉医療機構法」〔2002(同14)年に社会福祉・医療事業団法を改称〕を加えたもの．福祉に関係した法律としてこのほかに，「障害者基本法」〔1970(昭和45)年成立〕「精神保健及び精神障害者福祉に関する法律」〔1995(平成7)年に精神保健法を改称〕「社会福祉士及び介護福祉士法」〔1987(昭和62)年成立〕，「介護保険法」〔1997(平成9)年成立〕，「発達障害者支援法」〔2004(同16)年成立〕，「障害者自立支援法」〔2005(同17)年成立〕などがある．[1101]

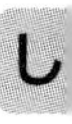

社会復帰　return to community　一般社会から離れて生活していた者が，再び一般社会に参加すること．医療的には心身に障害をもった者が，急性期からの治療やリハビリテーションを受け，身体的自立または，社会的資源の利用や周囲の介助を受けながら家庭や施設において，主体的な生活を営むことができる，あるいは社会的な不利益がないような社会参加を可能とすることを指す．最近の目標は柔軟で多様化し，その人のレベルに即した社会復帰が考えられるようになっている．また，社会参加という言葉が多く使われるようになり，病状の回復だけを目指すのではなく，患者やその家族の生活の質の向上や余暇の充実を図り，より人間らしい生き方が追求されている．これらの実現のために，職業訓練などの社会復帰に備えたプログラムが組まれる．[683]

社会復帰施設⇨**同**中間施設→1985

社会保険　social insurance　①国民が直面する事故，災害などによる損害の補償や，生活を保障するための所得給付制度であり，法律に基づき，加入が強制される．1)年金給付，2)疾病給付，母性給付，3)労働者災害(補償)保険制度，4)失業給付，5)介護保険制度がある．勤労者，国民一般を被保険者とし，保険料を拠出し，疾病，老齢，障害，死亡などの生活上の事故の発生に対して，生活困窮状態に陥ることを防止するために給付を行うことを目的とする．年金は，老齢・障害・遺族年金の形で給付されるが，それらは厚生年金，国民年金，共済組合，船員組合で積み立てたものが支払われる相互扶助的なもの．疾病給付の主なものは傷害手当，母性給付は組合員が分娩したときに払われる出産手当．労働者災害(補償)保険制度には，業務災害時に支払われる業務災害給付と通勤時の災害に対する通勤災害給付とがある．失業給付は，「雇用保険法」に基づき失業時に支払われるもの．介護保険制度は，高齢者介護を社会全体で支えることを目的とし，要介護者などに保険給付が行われる．保険料はいずれも，国家，事業主，国民がそれぞれ負担し，従来の保険という考え方から保障という形に変わりつつある．②医療保険制度は，社会保険と国民健康保険に大別．社会保険は会社や官庁，学校などの職場で働く人が被保険者であり，同種の職業者によって保険集団を形成する職域保険．政府管掌健康保険，日雇特例被保険者の保険，組合管掌健康保険，船員保険，各種共済組合管掌の保険，自衛官などの保険などがある．保険組合が保険者になる場合もある．国民健康保険の被保険者は社会保険の被保険者を除く自営業者や無就業者などの人．[1451]

社会保険審査制度　examination system of social insurance　社会保険被保険者の資格や標準報酬，または保険給付に関する処分に不服がある場合に，審査請求および再審査請求を行うことができる制度のことで，「社会保険審査官及び社会保険審査会法」に基づく．この業務を担当する者を社会保険審査官といい，社会保険審査会は厚生労働省に置かれている．[1451]

社会保険診療　medical service on social health insurance　社会保障の1つとして，主に政府が運営し国民が強制加入となる保険制度に基づいて提供される医療．わが国では，1961(昭和36)年に，すべての国民が公的医療保険に加入する国民皆保険体制が整備された．[1581]

社会保険診療報酬支払基金　Social Insurance Medical Fee Payment Fund　1948(昭和23)年制定の「社会保険診療報酬支払基金法」により設置された特殊法人〔2003(平成15)年より民間法人〕．医療給付を行っている各種組合健康保険，政府管掌保険などの各保険者に代わって診療担当者(医療機関)への迅速かつ適正な支払いを代行すると同時に，診療担当者より提出された診療報酬請求書(レセプト)の審査を行い，給付の適正化を推進する機関として設立．その後，医療保障制度の充実と進展に伴い取り扱い業務は拡大され，退職者医療関係業務，老人保健および介護保険関係業務，公費負担の諸制度にかかる医療費の審査および支払いのすべてを代行している．本部(東京都港区新橋2-1-3)のほか，各都道府県に47事務所を設置しており，保険者および診療担当者の代表，学識経験者などからなる審査委員会が設けられ，レセプトの審査にあたる．[1451]

社会保障　social security　貧困を救済し，最低生活の確保と生活の安定化を保障する公的制度をいう．1935年のアメリカの「社会保障法」にて公式に用いられ，わが国では1946(昭和21)年の「日本国憲法」第25条においてはじめて社会保障という言葉が使用された．大きく分けると所得保障，医療保障，社会福祉の3つになるが，その中身としては公的扶助(「生活保護法」を主体として生活，住宅，医療，介護，教育，生業，出産，葬祭の8扶助)，社会福祉(母子，児童，身障者，高齢者を対象とした公費補助給付)，社会保険(医療，年金，雇用，労働災害)，医療・公衆衛生(学校保健，産業保健，地域保健，環境保健の領域)，さらに関連事業として住宅対策や雇用対策があげられる．[1356]

社会保障審議会　Social Security Council　社会保障や人口問題などに関する重要事項を審議するための審議会．2001(平成13)年中央省庁再編に伴い厚生労働省が設置され，厚生科学審議会，労働政策審議会，医道審議会，薬事・食品衛生審議会，独立行政法人評価委員会，がん対策推進協議会，中央最低賃金審議会，労働保険審査会，中央社会保険医療協議会，社会保険審査会などとともに設置された．同審議会には，下記の5つの分科会がある．①統計分科会：統計の総合的企画，調査・研究，統計の改善・整備などに関する事項の調査審議．②医療分科会：「医療法」の規定に関する事項の処理．③福祉文化分科会：「児童福祉法」「身体障害者福祉法」「社会福祉法」に関する事項の処理．④介護給付費分科会：「介護保険法」「介護保険法施行法」に関する事項の処理．⑤医療保険保険料率分科会：「健康保険法」「船員保険法」などに関する事項の処理．[157]

社会保障制度審議会　アメリカの社会保障調査団のアドバイスにより1949(昭和24)年に設立された内閣総理大臣の諮問機関．社会保障制度のあり方について大所高所の見地から調査審議し，内閣総理大臣をはじめとする関係各大臣に勧告，建議などを行う任務，権限をもっていた．厚生労働省の審議会の1つであったが，中央省庁などの再編に伴い2001(平成13)年に廃止され，機能は「社会保障審議会」に引き継がれた．[1451] ⇨参社会保障審議会→1350

社会保障負担率　税収の国民所得(家計所得)に対する割合の租税負担率，医療保険や年金のための社会保障(社会保険料)負担の国民所得に対する割合のこと．1988(昭和63)年では9.2%だったのが，1998(平成10)年には11.7%，2006年度には14.6%と上昇しているが，スウェーデンなどの福祉国家の水準に比較すればまだ低い．[457] ⇨参国民負担率→1093

社会保障法　Social Security Act　①アメリカで1935年に制定された法律で，社会保障という用語がはじめて用いられた．この法律は老齢年金や失業保険など所得保障の分野で世界に強い影響を与えた．②わが国にはこの名称の法律はないが，社会福祉，社会保障に関連する法律全般を指す場合もある．[1101] ⇨参社会福祉六法→1349

ジャガイモ中毒　potato poisoning⇨同ソラニン中毒→1850

社会療法　social therapy　精神障害者の人間性，社会性を回復させ，社会復帰ができる能力を身につけるための治療的アプローチ．社会療法の考え方は，施設症 institutionalism やホスピタリズムなど小社会としての精神病院が入院患者に及ぼす影響についての研究から発展している．したがって社会療法では，精神科病院の環境が治療的に作用することを重視し，精神科病院を社会化する方向を打ち出している．そして，精神科病院が開放的で地域とのつながりをもつことのできる環境にあってはじめて，患者は地域で生活していく能力を高めていくことができると主張している．社会療法の中には，作業療法をはじめデイホスピタル，ナイトホスピタル，環境療法，管理療法，治療共同体，患者自治活動などが含まれる．[1118]

斜角筋　scalene〔muscle〕　頸椎横突起から起こり上位

肋骨(第 1-2 肋骨)に停止する筋群．肋骨を引き上げて胸郭を広げる吸息筋として働く．前斜角筋，中斜角筋，後斜角筋，最小斜角筋などがこれにあたる．また前斜角筋と中斜角筋および第 1 肋骨間の三角形の隙間を斜角筋裂孔(斜角筋隙)といい，鎖骨下動脈や腕神経叢が貫通している．また肺尖，胸膜頂の保護の役目も果たしている．[744]

斜角筋間法 interscalene nerve block ［**斜角筋間腕神経叢ブロック，腕神経叢ブロック斜角筋間法**］ 腕神経叢に局所麻酔薬を浸潤させる腕神経叢ブロックの 1 つの手法．腕神経叢ブロックには，通常は斜角筋間法，鎖骨上窩法，腋窩法の 3 つの手法がある．斜角筋間法は，効果範囲が不十分になりやすいこと，副作用や合併症が起こりやすいことなどから用いることは少なく，鎖骨上窩法と腋窩法が多用されている．適応は肩から上肢の痛み，末梢血行障害や上肢の手術麻酔である．腕神経叢は，主に第 5 頸神経から第 1 胸神経で構成され，胸鎖乳突筋の後方にある前斜角筋と中斜角筋の間(斜角筋間裂溝)を走行し鎖骨と第 1 肋骨の間を通り抜け腋窩へと向かう．斜角筋間法は，第 6 頸椎の高さが刺入点となる．用いる局所麻酔薬は 10-40 mL で，作用を延長させるためにアドレナリンを添加することもある．神経損傷，血管穿刺，局所麻酔薬中毒，硬膜外腔やくも膜下腔への誤注入や横隔神経麻痺やホルネル Horner 徴候などが起りうる．斜角筋間法では気胸は起こりにくい．[951] ⇨参腕神経叢ブロック→3010

斜角筋間腕神経叢ブロック interscalene brachial plexus block⇨同斜角筋間法→1351

斜角筋症候群 scalenus syndrome 胸郭出口症候群の 1 つで，前斜角筋と中斜角筋間で腕神経叢が圧迫され，肩から腕にかけてのしびれをきたす神経障害．保存的に改善しない症例で手術を考慮するが，痛みや橈骨動脈の拍動など十分な精査を要する．手術には斜角筋切離を行うことが多い．[1017]

しゃがみ込み《ファロー四徴症における》 squatting ［**蹲踞**(そんきょ)］ 乳児期後半以降で歩行開始後のファロー Fallot 四徴症患者にみられる症状で，一定の身体活動後，しゃがみ込む姿勢をとること．これにより体血管抵抗を上昇させて心内での右左短絡を減少させ，動脈の酸素飽和度を上げる一種の防御反応と解釈されている．[107]

遮眼器 〔eye〕occluder ［**遮眼子**］ 視力検査表を用いて行う検査時に片側の眼を覆う器具で金属製もしくはプラスチック製のものがある．眼を開けた状態で静かに片側の眼をそっとふさぐように当てる．複数の被検者が対象となる場合は，被検者ごとに器具をアルコール綿で拭くなどして感染を防ぐ．[976]

遮眼子⇨同遮眼器→1351

遮眼書字検査 vertical writing test 平衡機能検査の一種で上肢の偏倚の検査法．被検者をいすに掛けさせ，からだを机に触れないように筆記用具を持たせ，3-5 cm 大の文字を，全長 15-20 cm で縦書きさせる．まず開眼で 1 行，次いで遮眼で数行書かせる．左右それぞれ 10 度以上の偏位を異常とする．定方向性の偏書は迷路障害に出現することが多く，失調文字(不調和で支離滅裂な文字)は小脳障害，振戦文字(ふるえている文字)は脳幹障害で出現．[1569]

社協⇨同社会福祉協議会→1348

視野狭窄 contraction of visual field 通常，片眼の視野は外方 90-100 度，下方 70 度，内方および上方 60 度程度あるが，これが何らかの障害で狭くなった状態をいう．全体的に視野が狭くなった状態を求心性視野狭窄と呼ぶ．視野狭窄のパターンから眼疾患もしくは頭蓋内疾患の病巣を類推することもでき，緑内障では鼻側視野狭窄がみられやすく，下垂体腫瘍では両耳側半盲などがみられる．[1153]

試薬 reagent ［**化学試薬**］ 一定の規格を満たす純度をもつ化学薬品．ある物質に特異的な化学反応を示すので，臨床化学検査においてその物質を同定したり，研究のために合成したりするときに用いる．日本工業規格(JIS)によって純度の高い順から特級，1 級と分類され，さらに標準試薬や特殊試薬などの規格がある．取り扱いは試薬の種類によって異なる．通常，冷暗所に密封した状態で保存し，空気や熱・光など外部の影響から遮断するよう注意を払う．毒性のあるものや発火性の高いものは法によって取り扱い規則が定められている．[258]

ジャクー関節炎 Jaccoud arthritis⇨同ジャクー病→1351

ジャクー病 Jaccoud disease ［**リウマチ熱後関節炎，ジャクー変形，ジャクー関節炎，慢性リウマチ熱後関節炎**］ 骨破壊を伴わない関節炎を呈する病態．X 線検査上，骨びらんを伴わないスワンネック変形，尺側偏位などを伴うことが特徴で，主として全身性エリテマトーデス(SLE)でみられる．関節リウマチとの鑑別には，X 線上の骨びらんの有無が重要．[1438] ⇨参関節リウマチ→627，全身性エリテマトーデス→1767

ジャクー変形 Jaccoud deformity⇨同ジャクー病→1351

弱結核性浸潤⇨同エピツベルクローゼ→365

弱酸 weak acid 弱電解質の酸，つまり電離度がごく小さい酸をいう．例えばリン酸(H_3PO_4)，酢酸(CH_3COOH)，炭酸(H_2CO_3)，硫化水素酸(H_2S)，ホウ酸(H_3BO_3)などがこれに分類される．[1559]

弱視

amblyopia, lazy eye

【概念・定義】視力の発達には，両眼の網膜に鮮明な像が得られることが必要だが，視覚の発達期である乳幼児期に，検眼鏡的検査では器質的病変がみられないものの，正常な視力の発達を阻害する何らかの要因により，片眼あるいは両眼の視力低下をきたすものをいう．**医学的弱視**とも呼ばれる．それに対して何らかの器質的疾患があって両眼の矯正視力が 0.04-0.3 未満のものを教育的社会的弱視といい，弱視治療の対象とはならず，弱視教育，弱視学級への対象となる．通常，弱視とは弱視治療の対象となる医学的弱視を示すことが多い．原因により**形態覚遮断弱視，斜視弱視，微小斜視弱視，不同視弱視，屈折異常弱視**がある．形態覚遮断弱視は，先天性白内障，角膜混濁，先天性眼瞼下垂，あるいは長期間の眼帯使用などが原因で先天性あるいは生後早期から視性刺激が遮断されたことにより起こったもの．視性刺激遮断の感受性は生後 2 か月頃から 2 歳頃までが最も高く，この頃に視覚が遮断されると弱視になりやすい．斜視弱視は，斜視になっている眼が使われないために起こったもの．微小斜視弱視は，ごく小さい眼位ずれを伴う斜視に随伴して起こったもので，斜視弱視の1つ．不同視弱視は，左右眼の屈折度が2D(ジオプトリー)以上の差があり，屈折度の強いほうの眼にみられるもの．屈折異常弱視は両眼ともに強い屈折異常があり，未矯正のままで両眼とも視力の発達しなかったもの．

【疫学】 発生頻度は人口の2.0-2.5％といわれている．

【病態生理】 視覚は出生直後から両眼の網膜に視覚刺激が与えられることにより発達していくが，発達途中に阻害する要因があると視力障害が起こる．動物実験によると，出生直後の動物に人工的に視覚遮断を行うと網膜の神経節細胞層の変性や外側膝状体の変性を起こすことといわれている．視覚遮断の程度が軽度であれば，このような器質的変化を伴わない回復可能な弱視となる．

【症状】 一眼あるいは両眼の視力低下を示す．斜視を伴うものは固視異常，両眼視機能の異常がみられることがある．

【診断】 はじめに器質的疾患の除外診断を行い，その後，調節麻痺薬点眼後の屈折検査，視力検査，固視検査，眼位検査，両眼視検査により弱視の種類を診断する．

【治療】 治療の基本は屈折矯正．調節麻痺薬点眼後に屈折異常がみられる場合はそれに基づき屈折矯正を行い，眼鏡あるいはコンタクトレンズを装用．斜視を伴う場合は屈折矯正のほか，健眼を遮閉して弱視眼を使わせる治療が行われる．**遮閉法**にはアイパッチや眼帯による完全遮閉法と，遮閉膜やアトロピン硫酸塩水和物の点眼などによる不完全遮閉法がある．不同視弱視の場合も屈折矯正だけで弱視眼の視力向上がみられなければ遮閉法が行われるが，両眼視を壊し，斜視をつくることがあるので十分注意する．すべての弱視において早期発見，早期治療が重要である．[975]

弱視の看護ケア

【ケアのポイント】 弱視には，眼疾患があり両眼の矯正視力が0.04-0.3未満の教育的・社会的弱視(ロービジョン)と，器質的異常はないが視力の発達が抑制された状態の医学的弱視の2つがある．ここでは医学的弱視の看護ケアについて述べる．視力は8歳頃に完成するが，この時期までに何らかの原因で眼が使われないと視力が発達しない．弱視は適切な治療や訓練により良好な視力を獲得できることが多く，早期発見，早期治療が重要である．弱視治療には，本人だけではなく，家族の協力が不可欠である．

【看護の実践】 ①正確な検査結果を得るためには，対象が小児であり，集中力が長く続かないことを考慮して，短時間で検査を終わらせることが必要である．患児が検査途中で飽きたり，疲労したりしないように，待ち時間や受診時間を考慮する．②体動が激しいと予測される乳幼児の場合は，バスタオルなどで患児の四肢を包み，頭部を両手で押さえて検査を介助する．短時間で検査ができるよう，事前に必要物品等を整えておく．検査中は患児の呼吸状態や表情の変化に注意する．家族には不安をいだかせないよう，検査の必要性と方法について適切に説明する．③健眼の遮閉訓練中は，弱視側の眼のみによる生活になるため，集中力の低下や，訓練自体を嫌がることがある．家族を含めて，訓練や眼鏡，目薬の必要性を十分説明する．④検査の事前準備として調節麻痺薬を自宅で点眼する場合，正しい点眼方法と使用上の注意を家族に説明し，理解を得ることが必要である．顔面紅潮や発熱など副作用出現時は，ただちに点眼を中止して，病院へ連絡するように指導する．⑤言葉でうまく表現できない小児の場合，検査や診察で十分な所見が得られないこともあるのでコミュニケーションを図り信頼関係を築くことが重要である．患児と家族に，これから何の検査をするのか，どのくらいの時間がかかるのか，痛みを伴うのかなどを説明する．また，検査終了まで，患児を飽きさせないようキャラクターグッズなどを使用し，上手に検査ができたらほめるようにする．⑥家族が患児の将来や視力予後などに不安をもっていることがあるため，家族からの訴えを十分に聞く時間をつくり，必要な場合，社会福祉サービスについて情報を提供する．[1284] ⇨㊫弱視→1351

尺側 ulnar aspect 身体の部位の方向を表す解剖学的用語．前腕の尺骨側(小指側)を指す．手根の内転は手を尺側に曲げる運動である．前腕の橈骨側(母指側)は橈側という．[1044]

尺側手根屈筋 flexor carpi ulnaris〔muscle〕; FCU 上腕骨内側上顆から起こる上腕頭と，尺骨近位半分の後面から起こる尺骨頭の2つの起始をもつ．上腕頭は肘関節の屈曲の補助をする．両頭は一体化し，その腱は手関節尺側前面を通って豆状骨，有鉤骨，第5中手骨底とその付近に停止する．その走行から手関節の尺屈方向(小指側)への掌屈作用をもつ．また小指を強く外転するときにも緊張する．小指外転筋が起始とする豆状骨を中枢側に引き下げることで筋収縮を起こしやすく，橈側手根屈筋と共同して手関節の純粋な掌屈を可能にする．尺骨神経支配．[873] ⇨㊫前腕前側の筋→1802

尺側手根伸筋 extensor carpi ulnaris〔muscle〕; ECU 上腕骨外側上顆から起こる上腕頭と，尺骨中央部から起こる尺骨頭の2つの起始をもつ．上腕頭は肘関節伸展の補助をする．両頭は一体化しその腱は手関節内側背面を走行して第5中手骨底に停止する．その走行から手関節尺屈と背屈の作用をもつ．また尺屈と掌屈作用をもつ尺側手根屈筋と共同して純粋な尺屈を，橈屈と背屈作用をもつ長・短橈側手根伸筋と共同して純粋な背屈を可能にする．橈骨神経支配．[873] ⇨㊫前腕後側の筋→1801，尺側手根屈筋→1352，長橈側手根伸筋→2017

尺側皮静脈⇨㊫上腕の静脈→1467

尺側偏位 ulnar drift ［尺側偏倚］ 中手指節間関節(MP関節)で母指を除く4指の基節骨が中手骨の尺骨側に偏位し，指が尺側に傾く変形．関節リウマチの罹病に伴いみられることが多く，関節包の弛緩，内在筋・屈筋・伸筋のバランスが崩れて発症すると考えられている．MP関節の掌側脱臼を伴うことが多い．[1448]

尺側偏倚⇨㊐尺側偏位→1352

ジャクソン型痙攣 Jacksonian seizure 身体の一部，例えば一方の手・顔面・足などからクローヌス性痙攣が始まり，漸次，手・顔面・半身などの他の部位へと波及していく痙攣(てんかん性マーチ)．これは，てんかん発射が隣接している皮質運動野をさらに興奮させて起こる．一般に，広い運動野をもつ手や顔面から始まる．また発作後に，痙攣を起こした身体の部分に，ある一定時間，麻痺が持続することがある．ジャクソン John H. Jackson はイギリスの神経科医（1835-1911）．[707] ⇨参ジャクソンてんかん→1353，てんかん→2075，トッド麻痺→2155

ジャクソンてんかん jacksonian epilepsy ジャクソン John H. Jackson（1835-1911）は，大脳中心前・後回をてんかん性放電が拡延していくとき，その部位の機能表現である四肢の運動発作，体感覚発作が解剖学的に移行していくのを観察した（1881）．これがジャクソン痙攣と呼ばれるようになった．この発作の病因に，中心溝前後の脳回病変，例えば，腫瘍，血管奇形などがみられ，症候性てんかんとなるものをジャクソンてんかんという．前，後ローランドてんかんともいわれる．痙攣発作は間代性で，同側を伝い反対側に移行するが，患者の意識は保たれる．ジャクソンのマーチ jacksonian march といわれるゆえんである．[1318]

ジャクソン・パーカー分類 Jackson-Parker classification 1944年にジャクソン Henry Jackson とパーカー Frederic Parker により提唱されたホジキン Hodgkin 病の病理組織分類．傍（側）肉芽腫，肉芽腫，肉腫に分類される．臨床像および予後との関連が乏しく，現在は用いられていない．[1464]

ジャクソン=リース法 Jackson Rees method ジャクソン=リース回路を用いて行う麻酔法．ジャクソン=リース回路は，アイヤ Ayre により考案されたTピース回路の変形であり，バッグ，蛇管，酸素など新鮮ガスが流入できるようになっているコネクターからなる．中に弁を含まないため呼吸抵抗が小さく，軽量である．乳児や新生児の麻酔で用いられることがある．ジャクソン=リース回路は成人の用手的人工呼吸にも用いられる．アイヤ Philip Ayre，ジャクソン=リース Gordon Jackson Rees はいずれも英国の麻酔科医．[485]

●ジャクソン=リース回路

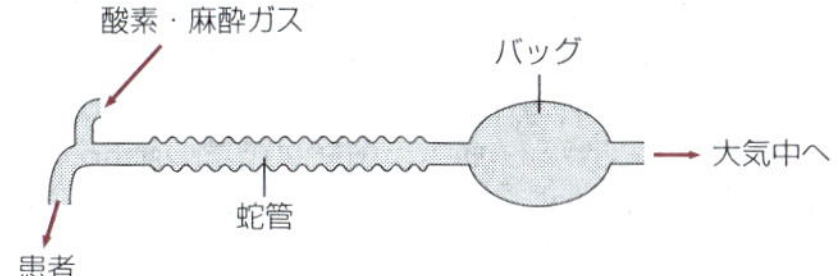

尺度 scale ［スケール］ ある属性を表現するように構成された数の体系あるいは集合．いわゆる「ものさし」．測定値をある1つの測定尺度上に配置された尺度値と考えると，その測定値が意味する制約によって以下の4つの水準が考えられる．①名義尺度：他と区別し，分類を主目的とする．数値は意味をもたない．②順序尺度：順序づけを主目的とする．数値の大小の順序だけ意味をもつ．③間隔尺度：任意の原点と単位をもち，一定間隔に目盛られた尺度．④比率尺度：絶対0点を原点にもち，そこから任意の一定単位で目盛られた尺度．尺度はその水準によって用いることのできる数学的操作が異なる．[980]

弱毒株 attenuated strain⇨同弱毒生ワクチン→1353

弱毒生ワクチン attenuated live vaccine ［弱毒株，生ワクチン，生菌ワクチン］ 感染性を保持し毒性の弱い病原体をワクチンとしたもの．弱毒化したウイルスを接種し生体内で増殖させることにより細胞性免疫と液性免疫を誘導し，免疫持続は比較的長く維持される．細胞性免疫は早期に誘導され，抗体は接種2-3週後に検出されるようになる．ポリオワクチン，BCGワクチン，麻疹ワクチン，風疹ワクチン，ムンプスワクチン，水痘ワクチンなどが生ワクチンとして使用されている．[1113]

弱毒変異ウイルス attenuated virus⇨同弱毒変異株→1353

弱毒変異株 attenuated mutant ［弱毒変異ウイルス］ 単一のウイルス株とはいってもすべてのウイルス粒子がまったく同一の遺伝形質をもつものではなく，ウイルスが増殖していくうちには遺伝子の変化とともにその性質も変化する変異株が出現する．ウイルス増殖のための細胞を変えたり，温度を変えることにより，病原性が低下し，抗体をつくらせる抗原性を保持した変異株を得ることができる．これが弱毒変異株でワクチン株として使用される．[1113]

灼熱痛 burning pain⇨同カウザルギー→462

若年型糖尿病 juvenile-onset type diabetes；JOD ［若年性糖尿病］ 古典的には，若年者に発症した糖尿病は糖尿病性ケトアシドーシスをきたしやすく，若年性糖尿病と呼ばれた．しかし現在では糖尿病の分類上，若年型糖尿病という用語はなく，1型糖尿病にほぼ相当する．[418] ⇨参1型糖尿病→2

若年性悪性貧血 juvenile pernicious anemia 20歳未満の若年者にみられ，内因子欠乏が原因の貧血．2歳以下の症例は内因子の先天性分泌障害，10-20歳の症例は成人型と同じ自己免疫機序が関与していると考えられている．治療は悪性貧血と同様．[1038] ⇨参悪性貧血→142

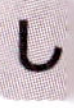

若年性一側上肢筋萎縮症 juvenile muscular atrophy of unilateral upper extremity ［平山病］ 1959年，平山惠造によって報告された疾患で，当初はわが国からの報告が主であった．最近では諸外国からも報告されている．一側上肢遠位部，手と前腕の筋萎縮や筋力低下を呈する疾患で10歳代から20歳代前半の男性に好発する．一側の上肢がおかされ手指の力が弱くなる．このため握力が低下し指が伸ばしにくくなり，箸の使用，書字などに支障をきたす．ときに両側性のことがある．寒冷時に手がかじかみやすくなる寒冷麻痺や，指を伸ばしたときの細かい不規則な振戦が認められる．発病後数年間は症状が進行するがその後自然に停止し，生命予後は良好．しかし，手指の運動は支障をきたし，重症例では手指の機能はほとんど廃用状態となる．脊髄造影検査で，頸部前屈時に頸椎硬膜管の前方への圧排とこれに伴う脊髄の圧迫所見が認められることから，このような頸部前屈時の頸髄圧迫の繰り返しによる頸髄前角細胞障害によって症状が出現，進行すると考えられている．発病後早期に頸椎カラー着用により頸部の屈曲を制限することで進行を停止し，一部の症例では症状の改善が得られる．[1156]

若年性円背 juvenile round back⇨同若年性脊柱後彎（わん）症→1354

若年性黄色肉芽腫 juvenile xanthogranuloma ［非ランゲルハンス細胞性組織球症，母斑性黄色内皮腫］ 非ランゲルハンス Langerhans 細胞性組織球症の代表で，ランゲルハンス細胞の特徴をもたない組織球が増殖する一連の疾患群．帯黄色の結節は黄色腫に類似し，組織学的には，組織球に混じて泡沫細胞巣が形成されており，不定形，異物型あるいはツートン Touton 型多核巨細胞が出現することも特徴．乳幼児に単発あるいは少数出現することが多いが，多発することもある．通常は就学前に自然消退する．成人に同様皮疹が出現することもある．[588] ⇨参ランゲルハンス細胞組織球症⇀2904，肉芽腫⇀2205

若年性関節炎⇨同若年性特発性関節炎⇀1354

若年性関節リウマチ　juvenile rheumatoid arthritis；JRA⇨同若年性特発性関節炎⇀1354

若年性亀背⇨同若年性脊柱後彎(わん)症⇀1354

若年性血管線維腫　juvenile angiofibroma　若年性線維腫症の1つで，主に思春期から若年成人の男性の鼻咽腔に発生する腫瘍様病変．鼻閉，鼻出血，耳管閉塞などを起こす．進行して周囲の骨を破壊すると眼球突出や視力障害，顔の変形をきたす．腫瘍は膠原線維に富むかたい組織で，壁の薄い小血管が多数認められる．血管は分岐が不規則でスリット状のものや拡張した海綿状のものが混在し，勃起組織に類似している．血管の間の組織には粘液変性や硝子変性を生じる．ほとんど若年男性に発生し，病変内の血管内皮や間質細胞にはアンドロゲン受容体を有していることから男性ホルモン依存性の病変と考えられている．家族性大腸腺腫症の患者に発生することがあるが，*APC* 遺伝子の変異は認められていない．進行すると完全切除が困難で再発する．放射線療法や化学療法も併用されるが，放射線療法後に肉腫が発生することがある．まれに自然退縮する．[80] ⇨参若年性線維腫症⇀1354

若年性黒色腫　juvenile melanoma⇨同紡錘形細胞母斑⇀2679

若年性進行性脊髄性筋萎縮症　juvenile progressive spinal muscular atrophy⇨同クーゲルベルク・ヴェランダー病⇀810

若年性脊柱後彎(わん)症　juvenile kyphosis　［ショイエルマン病，若年性円背，若年性亀背］　13-17歳の思春期に発生する構築性脊椎後彎．1921年にショイエルマン Holger W. Scheuermann により，X線上少なくとも3椎以上の変化を有し，多くは胸椎部，一部は胸・腰椎移行部にみられ，しかも1椎当たり5度以上の前方楔状変化を有するものと定義された．胸椎の円背と腰椎前彎が目立ち，しばしば疲労を訴える．背部痛は長時間の立位と同一姿勢により増強し臥位により軽快．原因として胸椎における生理的後彎，機械的因子，血行障害などが重複して発症するものと考えられている．X線像では脊椎椎体に多発性の楔状変形を認める．[1448]

若年性線維腫症　juvenile fibromatosis　小児や若年者に特有の線維腫症で，9疾患ある．①頸線維腫症，②石灰化腱膜線維腫(若年性腱膜線維腫)，③鼻咽腔血管線維腫(若年性血管線維腫)，④乳児指趾線維腫症，⑤乳児(デスモイド型)線維腫症，⑥脂肪線維腫症，⑦筋線維腫症，⑧若年性硝子化線維腫症，⑨乳児線維性過誤腫．[80] ⇨参線維腫症⇀1747

若年性糖尿病　juvenile diabetes mellitus⇨同若年型糖尿病⇀1353

若年性特発性関節炎　juvenile idiopathic arthritis；JIA　［若年性関節炎，若年性関節リウマチ，JIA］　16歳以下の小児に発症する，6週間以上持続する原因不明の慢性関節炎．以前は若年性関節リウマチといっていたが，近年は若年性特発性関節炎(JIA)と呼ばれている．全国に約1万人の患者がいると考えられ，男児よりも女児に多く発症する．初期には関節炎による疼痛，関節可動域制限による生活障害，成長障害が起こり，慢性期には関節破壊，拘縮による関節変形のため自立した日常生活が困難となる．国際リウマチ学会は以下の7系に分類することを提案している．①全身型関節炎：2週間以上続く高熱を伴い，一過性の非固定性紅斑，全身性リンパ節腫脹，肝または脾肥大，漿膜炎などを合併する関節炎．②少関節炎：発症6か月以内に1-4か所の関節に限局する関節炎．全経過を通して4関節以下の関節炎である持続型少関節炎と，発症6か月以降に5か所以上に広がる進展型少関節炎に分かれる．③リウマトイド因子陰性多関節炎：発症6か月以内に5か所以上の関節炎が出現し，リウマトイド因子陰性のもの．④リウマトイド因子陽性多関節炎：発症6か月以内に5か所以上の関節炎が出現し，リウマトイド因子陽性のもの．⑤乾癬性関節炎：乾癬を伴った関節炎．⑥筋腱付着部炎関連関節炎：関節炎，筋腱付着部炎で以下の2項目以上を伴うもの．仙腸関節の圧痛，脊椎の炎症性疼痛，HLA(ヒト白血球抗原 human leukocyte antigen)-B27陽性，1および2親等内のHLA-27関連疾患，虹彩毛様体炎，8歳以上での発症．⑦その他の慢性関節炎．検査所見では診断に特異的なものはなく，赤血球沈降速度亢進，CRP上昇を認め，関節炎が持続すると貧血が進行する．リウマトイド因子，HLA-B27，抗核抗体が陽性であれば病型分類上の補助所見となる．X線像では早期には特異的な所見は認めないが，炎症が持続すると骨，関節の破壊像が出現する．治療は，早期に炎症を鎮静化し関節機能障害の進行を予防する．非ステロイド系抗炎症薬(NSAIDs)を第一選択として開始し，重篤な関節外症状を合併したり，骨・関節症状が継続する場合は病型に応じて副腎皮質ホルモン，抗リウマチ薬，免疫抑制薬を併用する．抗TNF(腫瘍壊死因子 tumor necrosis factor)製剤や抗インターロイキン-6(IL-6)製剤などの生物学的製剤も臨床応用されている．筋力，関節可動域の維持，体力保持・増進のために，早期より理学療法も行う必要がある．[642] ⇨参スチル病⇀1641

若年性認知症　juvenile dementia　64歳以下で発症する早発型の認知症のこと．65歳以上で発症する遅発型は老年期認知症という．若年性認知症は初老期認知症(40-64歳での発症)と若年期認知症(18-39歳での発症)に分けられる．若年性認知症の有病率は人口10万対32人で，65歳以上の老年期認知症の人口10万対7,000-8,000人と比べ極端に少ないが，2009(平成21)年5月現在での日本の若年性認知症者数は3.8万人と推計されている．若年性認知症の原因にはアルツハイマー Alzheimer 病，脳血管性認知症，アルコール性認知症，頭部外傷性認知症，レビー Lewy 小体病，前頭側頭型認知症があげられている．記憶がつながらない，できていたはずのことができなくなる，当たり前のことが当たり前ではなくなるといった焦燥感，不安，周囲の無理解に患者や家族は苦しめられる．高齢期に発症する認知症よりも，本人が体験する苦痛や困難は大きく，また患者は一家の大黒柱であることも多いため家族は容易に経済的な苦境に陥り，介護，公的支援の未整備が社会問題となっている．医療側に求められる課題は若年性認知症の早期診断，悪化予防法の確立である．⇨参認知症⇀2269

若年性パーキンソニズム juvenile parkinsonism；JP 一般に40歳未満に発症したパーキンソン Parkinson 病を若年性パーキンソニズムというが，この多くは家族性であり，いくつかの遺伝子が見つかってきている．典型的なパーキンソン病の経過をとらず，歩行障害で発症することが多く，L-ドパ(レボドパ)が著効する．症状の日内変動や薬による不随意運動を伴いやすい．[1268]

若年性白内障 juvenile cataract 明確な定義はないが，一般に40歳未満で起こる原因不明の白内障を指す．[1250]

若年性鼻咽腔血管線維腫⇨同鼻咽頭線維腫⇀2426

若年性肥満 juvenile obesity 若年期(小児期)の肥満には良性肥満，悪性肥満，症候性肥満の3つが含まれる．良性肥満は乳幼児期に発症し2歳を過ぎるころからは軽度肥満で経過するもので動脈硬化促進に関係しない．悪性肥満は幼児期以後に肥満しはじめ年齢が進むにつれて肥満が増悪傾向を示し，一般に大柄で，動脈硬化に関係する．症候性肥満は基礎疾患が原因であり身長の伸びが正常に比べて悪いのに体重が増加し，知的障害，小奇形といった異常を伴うことがある．[987]

若年性舞踏病 juvenile chorea⇨同シデナム舞踏病⇀1321

若年性胞巣状横紋筋肉腫 juvenile alveolar rhabdomyosarcoma 主に小児期や青年期に横紋筋に生じる腫瘍．四肢に発症することが多いが，体幹，頭頸部にもみられる．腫瘍が胞巣状に増殖し，予後は不良．[1631]

若年妊娠 pregnancy in adolescence⇨参思春期妊娠⇀1283

若年発症成人型糖尿病⇨同MODY⇀83

若年ミオクロニーてんかん juvenile myoclonic epilepsy；JME ［衝撃小発作］ 国際抗てんかん連盟 International League Against Epilepsy(ILAE)の分類・用語委員会による「てんかんおよびてんかん症候群の分類」(1989)では，てんかんを，①局在関連性(焦点性，局所性，部分性)てんかんおよび症候群，②全般てんかんおよび症候群，③焦点性か全般性か決定できないてんかんおよび症候群，④特殊症候群に大別．②は，さらに1)特発性(年齢に関連して発病する)，2)潜因性あるいは症候性，3)症候性に細分されている．若年ミオクロニーてんかんは特発性全般てんかんに属し，ILAEの記載は以下のとおり．思春期前後に発病し，単発あるいは反復する非律動性の不規則な両側ミオクロニー攣縮 jerk を特徴とし，両側上肢に強く現れる．攣縮の結果，いきなり転倒する場合もある．意識障害は認められない．遺伝することがあり，性差はない．全般性強直間代発作もしばしばみられ，それよりはまれだが頻度の低い欠神発作を合併することもある．発作は覚醒したあとすぐに起こりやすく，断眠によって誘発されることが多い．発作間欠時および発作時脳波は，全般性で不規則な速い棘・徐波および多棘・徐波を示すが，脳波の棘波と攣縮の間の位相の相関はまったく一致するものではない．患者は光感受性を示すことが多い．薬物治療が適切であれば結果は良好．遺伝子座については第6染色体短腕(P)に見いだされている．このてんかんに相当する症例を1867年に最初に報告したのはヘルピン Théodore Herpin であるが，詳細に研究して，ヘルピンの使った衝撃という用語に敬意を表して，衝撃小発作と1957年ヤンツ Dieter Janz が命名．発症年齢はヤンツによれば12-18歳で，全てんかん患者の4-6%にみられるという．薬物治療の第一選択はバルプロ酸ナトリウム．[1539]

若年網膜分離症 juvenile retinoschisis ［先天性網膜分離症］ X染色体劣性遺伝を示す，両眼性，進行性の遺伝性疾患で，男性にのみ発症．ほぼ全例に中心窩の分離がみられ，比較中心暗点のため視力は0.2-0.4程度．感覚網膜の神経線維層で分離するとされ，周辺部網膜にも発症する．合併症には，硝子体の牽引による硝子体出血，網膜外層や分離のないところにできた裂孔による網膜剝離がある．[1309]

若年緑内障 juvenile glaucoma ［遅発型発達緑内障］ 小児期から青年期に発症した緑内障のことで，現在では発達緑内障の遅発型に相当．乳児緑内障に対する言葉として使用されていた．[975] ⇨参発達緑内障⇀2385

芍薬 Paeoniae Radix，peony root 生薬の1つ．基原はボタン科シャクヤクの根．成分としてペオニフロリン paeoniflorin，オキシペオニフロリン oxypaeoniflorin などを含む．伝統的作用は収斂，緩和，鎮痙，鎮痛作用．腹部膨満，腹痛，筋肉痛などに用いる．薬理作用として，鎮痙作用，ヘキソバルビタール睡眠時間の延長，血管拡張作用，抗潰瘍作用，抗アレルギー・抗炎症作用などが知られている．最近，高プロラクチン血症におけるプロラクチン低下作用が注目されている．副作用として，まれに脱力感の訴えをみる．代表的処方は芍薬甘草湯(しゃくやくかんぞうとう)，桂枝加芍薬湯(けいしかしゃくやくとう)，四逆散(しぎゃくさん)，柴胡桂枝湯(さいこけいしとう)など．[492]

芍薬甘草湯(しゃくやくかんぞうとう) shakuyakukanzoto 医療用漢方製剤の1つ．突発的に生じる筋肉攣縮を伴う各種の疼痛治療に用いる．臨床的には四肢の痛み，腰痛，月経痛，尿路結石などの仙痛発作に対して，体質の虚実にかかわらず頓用として用いることが多い．カンゾウ含有量が多く，偽アルドステロン症に伴う低カリウム血症，血圧上昇，まれに横紋筋融解症，不整脈や心不全などの副作用が出現するため注意が必要．出典：『傷寒論』．構成生薬：シャクヤク，カンゾウ．[115] ⇨参甘草⇀639，偽〔性〕アルドステロン症⇀687

借用理論 borrowed theory 他の学問領域で開発された理論を看護の理論を構築するために一時的に借りてきたもの．そのものでは看護の実践には適合しがたいが，それらを借用することによって，看護独自の理論の構築に至ったものも多く，看護学の構築の初期段階においてみられた．[446]

雀卵斑⇨同夏日斑⇀496

視野計 perimeter ［ペリメーター］ 見える範囲(視野)を測定する装置．動的視野計と静的視野計に大別される．前者は視野全体と暗点の形状を表すのに有利で，後者は感度を測定でき，特に中心視野の測定に有利である．[257] ⇨参視野計測⇀1356

斜頸 torticollis，wry neck ［首曲がり］ 先天性，あるいは後天性の原因により頭部が斜め一側に傾斜した状態で，多くの場合回旋を伴う．先天性筋性斜頸が最も多く，その他に骨性・リンパ性・瘢痕性・眼性・耳

●斜頸

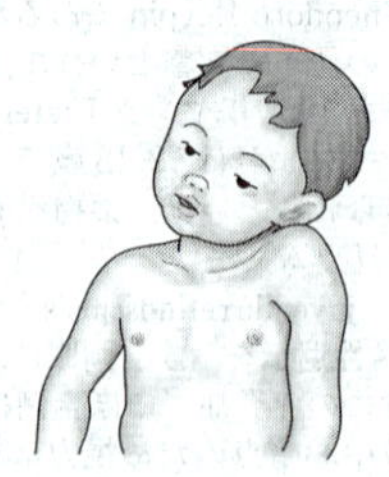

性・神経性斜頸がある．原因別に，装具による支持や固定，温熱治療，外科的治療などを行う．[1448]

視野計測　perimetry ［視野検査］ 視野を測定する検査．視標を移動させて見え始める点を答えさせる動的測定と，静止した視標の明るさを変えて光の感度を求める静的測定に大別される．通常の動的視野検査はゴールドマン Goldmann 視野計，静的視野検査はコンピュータ内蔵の自動視野計が用いられる．中心部を精密に測定する場合は自動視野計が感度がよく有用である．[480]

瀉血(しゃけつ)　bloodletting, phlebotomy　治療を目的として血液の一部を体外に排除すること．静脈穿刺によって 200-500 mL 程度を取り除く．多血症に対して血液の粘稠度を低くする目的や，うっ血性心不全など心臓代償機能不全の改善を目的に行われる．[860] ⇨参刺絡〔法〕⇀1496

し

視野欠損　visual field defect　正常では見えるはずの視野の一部が完全に欠けた状態．網膜，視神経，頭蓋内視路のいずれの病変でも起こりうる．網膜病変では出血，変性，網膜剝離などのある部位に対応する視野が欠ける．視神経炎では中心暗点がみられることが多く，頭蓋内病変では，障害部位によって同名半盲，四半盲，異名半盲などさまざまな視野欠損がみられる．[1153]

ジャケット固定　fixation jacket　装具またはギプスにより作製され，体幹を支持するためにからだのまわりにつける被覆をジャケットといい，これを用いて脊柱を固定すること．高度の側彎症や脊椎カリエスによる変形に対し，脊柱を支持または動きを制限するときに用いられる．[1448] ⇨参脊柱後彎(わん)症⇀1722

視野検査　perimetry⇨同視野計測⇀1356

社交飲酒家　social drinker ［節度ある飲酒家］ アルコールを摂取しても適切な範囲にとどめ，健康や仕事，家庭・社会生活などに影響することはなく，付き合い程度ならば「少しはいける口」という人を節度ある飲酒家という．多くの人は毎日飲酒することはなく，祝い事や社会的な行事など，何らかの機会に飲酒するのが一般的である．このような人を社交飲酒家という．社交的な飲酒といえば，付き合い程度の酒を飲むことで，たいていだれかと一緒に飲み，社会的に容認された慣習に従っているものをいう．しかし，社交飲酒家は必ずしも節度ある飲酒家とは限らない．例えば，ラテン系諸国などでは，祭りに興じて酒をあおるように飲むことがあり，あげくは暴力沙汰になることすらある．これはアルコールの薬理作用に基づくというよりも，むしろ社会の期待と黙認のうえでの行為といえよう．社会的な規範や期待に沿った行為といえども，アルコールをきわめて大量に摂取すれば，生命に危険が及ぶことはいうまでもない．また，たとえ適切な量であっても空腹時に全量を急激に飲酒すれば，急性アルコール中毒を招く危険性がある．最近では，社交飲酒家よりも，健康を損なわず他人に害を及ぼさないという意味で，節度ある飲酒家 moderate drinker という言葉がよく用いられている．[302]

社交恐怖　social phobia⇨同社会恐怖⇀1345

遮光格子⇨同グリッド⇀829

蛇(じゃ)**咬症**⇨同蛇咬症(だこうしょう)⇀1914

社交不安障害　social anxiety disorder；SAD⇨同社会恐怖⇀1345

ジャコビー線⇨同ヤコビー線⇀2843

瀉剤⇨参補剤⇀2695

斜視

strabismus, squint, heterotropia

【概念・定義】 両眼の視線が同じ目標物に向かず，片方の眼が目標物とは別の方向を向いている眼の位置の異常，いわゆる顕性に出てくる眼位ずれをいう．外見的には眼位ずれを示すが，他に両眼視機能の異常や弱視を伴う症候群．乳幼児期は両眼視および視力など重要な視覚の発達時期であり，この時期に斜視が発症した場合，両眼視機能の異常を起こす可能性があるため，早期発見，早期治療が必要．眼球運動に制限がなく向き方向により斜視角に差がない**共同斜視**と，眼球運動制限があり向き方向で斜視角に差がみられる**非共同性斜視**(いわゆる**麻痺性斜視**)がある．眼位ずれの方向による分類では**内斜視，外斜視，上斜視，下斜視，回旋斜視**がある．頻度による分類では，常に斜視の状態である恒常性斜視，ときどき斜視になる間欠斜視，規則正しく斜視になる周期斜視がある．

【病態生理】 原因は単一のものではなく，眼筋の欠損や線維化，付着部異常などの解剖学的異常，眼筋麻痺，輻湊，開散などの神経支配異常，融像機能異常や欠如などの両眼視機能異常，片眼の視力障害，屈折や調節の異常，脳障害，中枢神経障害，遺伝などさまざまなものが関係して起こると考えられている．他の眼疾患が根底にあって斜視を呈している場合もあるため，斜視以外の眼疾患の除外診断も重要．麻痺性斜視がある場合は，原因となる他の全身疾患や脳疾患などに対して治療を行う．

【症状】 抑制や網膜対応異常などの両眼視機能異常，固視の異常，斜視による一眼の視力低下，複視などがみられる．

【診断】 はじめに他の眼疾患の除外診断を行う．眼位の検査，眼球運動検査，調節麻痺薬点眼後の屈折検査，視力検査，両眼視機能検査，固視検査を行い，斜視の種類を診断する．

【治療】 目的は，眼位の矯正，両眼視の獲得，視力の改善である．特に内斜視では硫酸アトロピン点眼による調節麻痺薬での屈折検査を行い，遠視による調節因子がある場合は眼鏡装用，調節因子がなければ手術治療を行う．外斜視では斜視角が大きく，斜視の頻度が高く，両眼視機能の低下がみられる場合は手術治療を行うなど，斜視のタイプにより治療法を選択することが必要．また弱視が存在する場合は，健眼を遮閉して弱

●斜視の種類

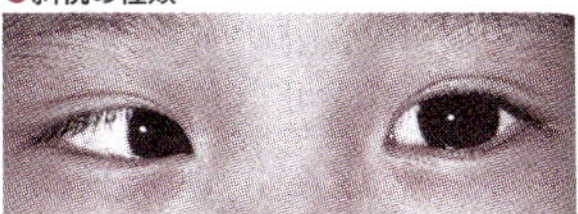
右眼内斜視

右眼外斜視

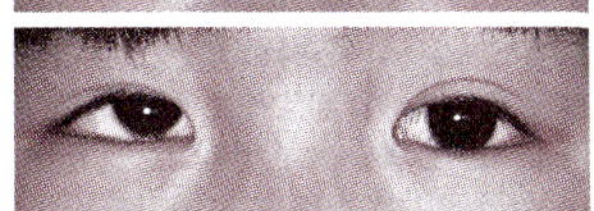
右眼上斜視

視眼を使わせる遮閉治療を行う．麻痺性斜視は，原疾患治療後に眼位ずれが残って固定した場合，複視に対するプリズム眼鏡装用や眼位矯正のための手術を行う．[975]

斜視の看護ケア

【ケアの考え方】 斜視の治療法には，屈折矯正，視能矯正訓練，手術がある．外来では，定期的に通院しながら検査をし経過をみていく．乳幼児，低学年児，心身障害児の場合，協力を得ることが難しいので決して怒らず，ほめながら検査を行う．また，動物の絵を用いた視力表やおもちゃなどを見せたときの行動を観察するなど年齢に応じた検査法を選択する．手術が適応となった場合は，外来で視力検査，眼位を調べる固視検査，眼球運動検査，屈折検査，および全身検査が行われる．斜視手術は，成人では局所麻酔，小児では全身麻酔で行われることが多い．

【術前の看護】 ①現病歴，既往歴，年齢，疾患や手術に対する受け止め方，生活習慣，バイタルサイン，アレルギーの有無，術式などの情報収集を行う．②小児の場合，精神の安定を図り，安全に過ごせるよう，家族の付き添いを考慮する．また，家族の不安にも対処し，十分なオリエンテーションを行う．③術前は禁飲食となるが，小児の場合は誤って飲食してしまう恐れがあるのでベッド周囲に飲食物をおかないようにする．

【術後の看護】 ①出血や流涙が落ち着いたら，眼帯をはずすが，眼球運動に伴う痛みがある場合，両眼を眼帯で閉眼し安静が保てるようにする．②両眼を安静にしても痛みが強い場合，冷罨法や医師の指示で鎮痛薬を投与する．③点眼は，本人または家族が清潔な方法で確実に行えるように指導する．創部の腫脹が落ち着いたら，両眼で物を見ることを心がけるよう促す．④手術翌日から，創部をぬらさなければ入浴は可能である．⑤退院後の日常生活に制限はないが，運動や通学については医師の許可が必要であることを説明する．⑥出血や激しい痛みなどの異常を感じたときは，早めの受診を促す．[1092] ⇨参斜視→1356

斜視角 angle of squint, angle of strabismus 眼球の偏位(眼位ずれ)を定量的に表したもの．斜視眼回旋点と固視目標を結んだ線と，斜視眼の視線のなす角度を多角的斜視角，大型弱視鏡で同時視が成立したときの斜視角を自覚的斜視角という．プリズム遮閉試験やプリズム反射試験で測定した場合はプリズムジオプトリー(⊿)を，大型弱視鏡を用いた場合は度(°)を，角膜反射法を行った場合は mm で表す．換算はおよそ 1 mm = 7° = 14 ⊿．[480]

斜視眼 squinting eye 斜視で，目標物を見ていないずれているほうの眼をいう．[975]

車軸関節 pivot joint, trochoid joint 可動関節の型の1つ．関節の形態は，関節の中心位置を占める長軸性の骨性部分と，これを輪状に囲みその周囲を動く輪の役割をする骨・靱帯部分とが向き合う形式のものである．一方の関節面が他方の関節面に対して車軸のように回旋する運動のみをもたらす一軸性の関節．肘関節の近位，上橈尺関節が車軸関節にあたり，橈骨は，橈骨頭の中心と尺骨の茎状突起の内側を結ぶ線を軸として回転する．橈骨頭の周囲を尺骨の橈骨切痕と輪状靱帯が取り囲む．[1421] ⇨参関節の種類と機能→620

斜視視能矯正 orthoptics ［オルソプティクス］ 斜視患者に対する手術以外の治療法．健眼遮閉法や両眼視獲得訓練などによって固視，眼位などの視機能を改善させる．[257]

斜視弱視 strabismic amblyopia 片眼の斜視に伴い，斜視眼の視力が低下しているもの．感受性期間内に斜視があると，中心窩に明瞭な像が投影されず，そのために斜視眼の視力は発達せず弱視になる．治療は健眼遮閉による視力改善，眼位矯正には手術が必要となる．[975]

射出口 exit hole 銃弾が身体内を貫通する際，弾丸の出口部にできる創口のこと．射入時に弾丸が変形したり，弾丸とともに骨片が射出するため，射出口は射入部(射入口)に比べて大きく，形状は星形や不整形であることが多い．しかし，銃口を体表面に近接させて撃った場合(接射)や強力な破壊力をもつ銃器を使用した場合には，射出口のほうが射入口より小さく，その形状も円形に近くなることがある．[548] ⇨参射創→1358，射入口→1359

射出線量 exit dose 人体に放射線を照射したとき，その放射線は反対側から射出する．入射面と反対側の皮膚表面の線量をいう．[18]

射精 ejaculation, seminal emission 男性尿道から精液が射出される現象．性的な刺激が加わると脳や脊髄の勃起中枢が興奮し，副交感神経の働きで陰茎に供給する動脈血流量が増加し，陰茎海綿体が弛緩して血液が流入・貯留される．同時に陰茎から流出する静脈系に閉鎖が生じ血液がプールされることにより勃起が生じる．性的な刺激が加わり続けることで，精液が前立腺部尿道に排出され，膀胱頸部括約筋が閉鎖されることにより精液の膀胱への流出が阻止される．その後，交感神経系の機能によって尿道にたまった精液が尿道を通して射出される．[474]

射精液 ejaculate 射精により射出された精液．精液は，精子・精漿，前立腺および尿道球腺の分泌物の混合液からなる．射精直後は不均一に白濁しているが，15-20 分経過すると均一化して液状となる．[474]

射精管 ejaculatory duct 精液を射出する導管で，前立腺を貫通して後部尿道に開口する．男性ではウォルフ管(中腎管)は精細管と連絡して，精巣上体管，精管，射精管および精嚢に分化する．精子を輸送する精管は膀胱底で精管膨大部を形成したのち，急激に細くなって精嚢の排出口と合流し，射精管となって前立腺を貫通して尿道に至る．射精は交感神経の興奮により起こる．ちなみに，陰茎の勃起は副交感神経の興奮により起こる．[1044] ⇒参精路→1711

射精痛 painful ejaculation 射精に伴う後部尿道から会陰部にかけての疼痛．感染や結石などによる前立腺や精嚢および尿道などの炎症が原因となることが多い．痛みは，不快感程度のものから激痛を伴うものまであり，基礎となる疾患の程度に左右される．[474]

射精不能 failure of emission and ejaculation 男性の性機能障害の一種．一般に男性の性交が完遂されるためには，性欲の亢進，勃起，射精とそれに伴うオルガスムの一連の流れが必要であるが，そのうちの射精が起こらなくなった状態のこと．マスターズ William Masters (1915-2001)，ジョンソン Virginia Johnson (1925 生)，カプラン Helen S. Caplan によると，男性の機能障害は，①勃起不全(インポテンス)，②早期射精，③射精不全に分けられ，射精不能はこの 3 番目にあたり，器質的・機能的勃起不全と密接なかかわりをもつ．高齢の男性では勃起不全を呈しやすいので，必然的に射精不能も多い．若年者では心因性勃起不全に基づくことが多く，治療の対象となる．なお，精液が出ないという点では，精液が膀胱内に逆流する逆行性射精と似ているが，区別しなければならない．[730]

射創 firearm injury, firearm wound, gunshot wound ［銃創］ 銃弾によってできる損傷のこと．弾丸が体内にとどまるものを盲管射創，体内を通過して体外に射出するものを貫通射創という．銃弾による直接的組織破壊と，ショック波による一時的空洞形成が原因で起こる組織破壊が加わる．通常，射創は開放性の損傷として生じるが，弾丸が皮膚をかすめたりはね返ったりした場合には溝状の擦過創や皮下出血などがみられる．弾丸の射入部(射入口)では弾丸の作用に加えて，射撃距離が近くなるほど火薬の爆裂や爆風の影響を受けるため，それに基づく所見の違いから遠射・近射・接射を区別することができる．射入した弾丸は体内でトンネル状の創洞(射創管)を形成するが，必ずしも直線状とは限らず，特に骨との衝突があると射創管は屈曲し，その経路はきわめて複雑になる．射出部(射出口)は通常射入口よりも大きいが，接射の場合にはその逆の傾向となる．[548] ⇒参汚染輪→406，挫滅輪→1194，射入口→1359

車窓眼振⇒同鉄路性眼振→2067

斜台骨折 clivus fracture 交通外傷などで起こる骨折で，硬膜外血腫をきたすこともある．きわめてまれな外傷であるが近年報告がある．通常は頸髄損傷なども合併し，致死的なことが多い．[1017]

斜台部脊索腫 clivus(clival) chordoma 斜台に原発する脊索腫を指す．比較的良性で緩徐な発育を示すが，全摘出が困難なことがあり，予後はやや悪いとされている．脊索腫の男女比は 3：2 で男性に若干多く，全脳腫瘍の 0.2-0.8% を占める．[1017]

遮断⇒同途絶→2154

遮断麻酔⇒同伝達麻酔→2085

視野沈下 depression of visual field 視野内の感度が低下した状態．正常視野と比較して，大きな視標や高輝度の視標は見えるが，小さい視標や低輝度の視標は見えない．[1153]

ジャックナイフ位 jack-knife position 股関節を強く屈曲し，殿部を高く上げ，頭側と下肢側を低くした腹臥位のことで，ジャックナイフを「へ」の字状に開いた形に似ていることからこの名称がある．肛門部，仙骨部の手術に応用される．胸腹部，下腹部に強い圧迫が加わるため，呼吸，循環，特に下大静脈圧迫による静脈還流減少に注意．[485] ⇒参特殊体位→2141

しゃっくり hiccough, hiccup ［吃逆(きつぎゃく)］ 横隔膜の不随意性間代性痙攣によって生ずる症状．吸気が急激に声門を通るため，閉塞した声門が特有の音を発する．原因として，横隔神経の中枢性病変による刺激や，頸・胸部疾患による刺激，腹部疾患による刺激で反射的に生ずるもの，一過性のもの(乳児哺乳後，炭酸飲料摂取後など)などがある．[1019] ⇒参横隔膜痙攣→388

尺骨 ulna 前腕の内側(小指側)に位置する骨で，上端が大きく，下端(尺骨頭)が小さい．上端での深い切れ込みである滑車切痕は上腕骨滑車との間で腕尺関節をつくる．この切痕の後上方へは肘頭が，下部から前方へは鉤状突起が突出する．鉤状突起の前方側下方に尺骨粗面があり，上腕筋の停止部となる．下端の尺骨頭は橈骨と下橈尺関節をつくる．小指側に茎状突起がある．尺骨頭は手根骨とは関節をつくらず，間は線維性の関節円板で隔てられている．(図参照⇒ IP 関節→68)[1308] ⇒参肘関節→1986

尺骨骨幹部骨折⇒同尺骨骨折→1358

尺骨骨折 ulna fracture ［尺骨骨幹部骨折］ 尺骨が単独に骨折すること．しかし，尺骨は両端で橈骨と接合しているので橈骨骨折を合併することが少なくない．また尺骨近位部骨折では，橈骨の中枢端脱臼を合併するモンテジア Monteggia 骨折であることが多いため，診断に注意を要する．[1469] ⇒参モンテジア骨折→2832

尺骨静脈 ulnar veins 〔L〕venae ulnares⇒参尺骨動脈→1359

尺骨神経 ulnar nerve 〔L〕nervus ulnaris 腕神経叢の 1 つ．内側神経束から起こり，内側二頭筋溝から内側上腕筋間中隔の背側を下行する．内側上顆後ろの尺骨神経溝を経て前腕前面に達し，分岐しながら前腕下半で背側枝および掌側枝に分かれ，手背枝および手掌に分布する筋枝・皮枝を出す．(図参照⇒腕神経叢→3009)[1527] ⇒参筋皮神経→803，正中神経→1697，橈骨神経→2106

尺骨神経管症候群 ulnar tunnel syndrome ［ギヨン管症候群］ 尺骨神経管は内側は豆状骨，外側は有鉤骨鉤，基底部は掌側手根靭帯からなる狭い管腔で，この管腔内で尺骨神経が慢性の圧迫や絞扼を受けて麻痺が出現したもの．原因はガングリオンが最も多いが，大工仕事などで手掌部に反復性の外傷が加わったり，手根骨の骨折などによっても生じる．症状は環小指掌側の尺骨神経領域の知覚障害，手指の内外転障害，骨間筋の萎縮など．治療は手掌部に機械的な刺激が加わらないように注意させ，ガングリオンなど圧迫性の要因が強い場合は手術を行う．[1469]

尺骨神経ブロック ulnar nerve block 上肢末梢神経ブロックの 1 つで，前腕内側と手掌内側の知覚を遮断する方法．肘を約 30 度屈曲させ，上腕骨内側顆溝を触知し，3-5 mL の局所麻酔薬を注入する．通常は腕神経叢ブロックが不十分なときに補う目的で行われ，単独で

行われることはほとんどない.[485] ⇨参正中神経ブロック→1697

尺骨神経摩擦性神経炎 friction neuritis of the ulnar nerve ⇨同肘部管症候群→1999

尺骨神経麻痺 paralysis of ulnar nerve, ulnar nerve palsy 尺骨神経は腕神経叢の内束から分枝し，腋窩，上腕内側，肘部管，前腕尺側を走行し，尺骨神経管（ギヨン Guyon 管）を通って手掌に入るが，手内在筋の多くを支配しているため，麻痺が生じると小指球や骨間筋の萎縮，鉤爪指変形が出現する．また，骨間筋の筋力低下による指の内外転障害，母指内転筋の筋力低下によるフロマン Froment 徴候が生じる．感覚障害は小指と環指尺側に生じる．麻痺の原因としては，絞扼性神経障害（肘部管症候群，尺骨神経管症候群），骨折による圧迫などの閉鎖性損傷と切創・挫滅創などの開放性損傷がある.[1469] ⇨参肘部管症候群→1999

●尺骨神経麻痺

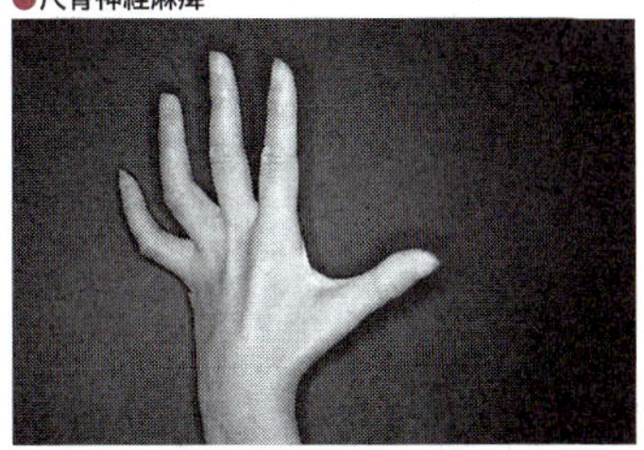

尺骨頭⇨参尺骨→1358

尺骨動脈 ulnar artery 前腕尺側を通る動脈で，上腕動脈の終枝の1つ．上腕動脈は肘窩で尺骨動脈と橈骨動脈に分かれる．尺骨神経および尺骨静脈とおおむね伴行し，手根部で屈筋支帯の上をこえて手掌に達し，浅掌動脈弓と深掌枝に分かれる．注意深く行えば手根部で尺側手根屈筋腱の外側（解剖学的正位で）に拍動を触知できる．橈骨動脈にカテーテルを挿入する場合，尺骨動脈の血流が十分であることを確認するためにアレン Allen のテストを行う．手が白くなったのを確かめてから尺骨動脈の圧迫を解除し，5秒以内に手掌に赤みが戻れば尺骨動脈の血流は正常とみなされる．尺骨静脈は同名の深静脈で，おおむね2本が吻合しながら尺骨動脈に沿って走る．手から還流する静脈血は，深部では尺骨静脈と橈骨静脈を経て上腕静脈に連なる.[1044]

ジャテーン手術 Jatene operation 完全大血管転位症に対する根治手術の1つで，大血管レベルでの血流転換を目的とする．上行大動脈と主肺動脈を同じレベルで切離して肺動脈中枢端に両側冠動脈を再建したあとに大動脈末梢端と吻合する．次いで大動脈中枢端には大動脈の前方に授動した肺動脈末梢端を吻合する（ルコント Lecompte 変法）．心房・心室中隔欠損孔を伴う場合には別に縫合閉鎖する.[105] ⇨参大血管転位→1865，セニング手術→1740，ラステリー手術→2895

斜頭蓋⇨同斜頭症→1359

斜頭症 plagiocephaly ［斜頭蓋］ 頭蓋骨のラムダ字縫合が左右非対称的に早期閉鎖するために頭蓋の形がねじれるもの．冠状縫合の早期閉鎖もみられると頭蓋のねじれは著明となる.[1631]

●ジャテーン手術（ルコント変法）

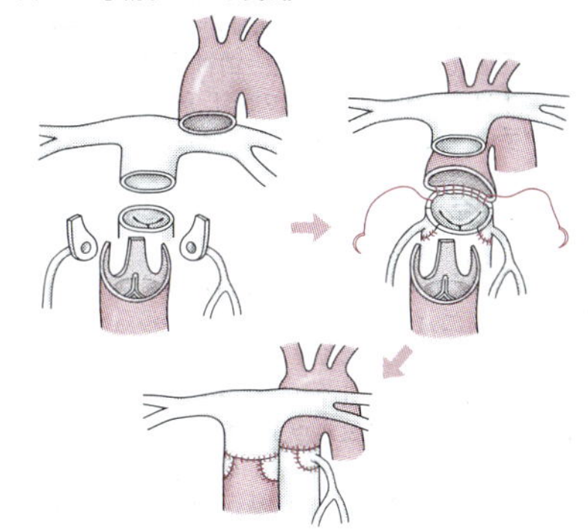

Lecompte Y. et al: Anatomic correction of transposition of the great arteries. J Thorac Cardiovasc Surg 82:629-631, 1981より改変

ジャドキンス法 Judkins technique 冠動脈造影法の1つで，左右冠動脈造影のための特有なカーブをもったカテーテルを大腿動脈から経皮的に挿入する方法．1967年，アメリカの放射線科医ジャドキンス Melvin P. Judkins（1922-85）が確立した.[582]

蛇毒 snake venom ［ヘビ毒］ 毒ヘビが有している毒で，ヘビの種類により成分が異なるが，ガラクトース，マンノース，グルタミン酸，リジン，ヒスチジン，アセチルコリン，セロトニンなどをはじめとして多くの成分が含まれており，また酵素タンパク質なども多く含まれている．神経毒作用，壊死作用，出血作用，溶血作用，凝固阻止作用などがある.[288]

射入口 entry hole 銃弾が身体内に射入する際にできる創口のこと．性状は発射距離によって異なる．①遠射：円形または楕円形で，辺縁に輪状の擦過・挫滅輪および弾丸表面のさびや油の付着（汚染輪）がみられる．②近射：遠射の所見以外に射入口周囲の皮膚には火傷，煤煙の付着，未燃焼火薬粒の嵌入などがみられる．③接射：爆発ガスの影響により大きな星型の破裂創となる．また銃口が皮膚に強く打ちつけられた場合，銃口部の印象が残されることがある．なお，衣服を貫通していると汚染輪や火薬の付着などの皮膚所見はなくなるか弱くなる.[548] ⇨参射創→1358，射出口→1357

射乳反射 milk ejection reflex 乳児が乳首に吸いつくことにより反射的に乳汁が分泌されること．吸啜による乳頭刺激により下垂体後葉からオキシトシンが分泌され，乳腺の筋上皮細胞に作用して収縮し乳汁の分泌が促進される.[1323]

ジャネ Pierre Janet 20世紀前半のフランス精神医学の巨匠（1859-1947）．弟子にエイ Henri Ey がいる．ジャネの主要な貢献は有名な2つの論文である．①精神衰弱とヒステリー論：過去の精神活動の反復にすぎない心理自動症（症例：仕事の過労と母親の臨終の苦悶に臨む少女が母の屍を蘇らそうと懸命に努力するうち夢中遊行の発作に襲われ，完全に母の臨終を再演，自分を見失う行動を示す）が生活全般にみられる病的形態（精神衰弱）と，精神活動の一部だけが自動化し狭小化した状態（ヒステリー）とに分けた．前者は強迫観念，恐怖，チック，離人症へと移行していった．②階層論：一般の精神活動と自動症的活動を8段階に分け下

位の反射動作，知覚的動作から，社会個体的，知的，確実と意志，反省的，理性的傾向と昇り，最後に実験的創造へ上昇していくとした．精神病は心的構造が解体し低い水準まで退行したものとした．[1062]

ジャネッタ手術 Jannetta operation⇨同神経減圧術→1522

ジャバ⇨同Java→71

ジャパン・コーマ・スケール Japan coma scale；JCS⇨同JCS→71

斜鼻 twisted(crooked) nose 鼻背が斜めに曲がっているもの．外傷により外力が側面から加わった場合に多い．[736]

ジャビル・ランゲ=ニールセン症候群 Jervell-Lange Nielsen syndrome ［イェルヴェル・ラング=ニールセン症候群，聾(ろう)心症候群］ 先天性QT延長症候群の1つで，1957年にノルウェーの心臓専門医ジャビル Anton Jervell とランゲ=ニールセン Fred Lange-Nielsen により報告された．本症候群はQT延長症候群に先天性聾を伴う常染色体劣性遺伝疾患で，心電図上QT時間延長に伴いトルサード・ド・ポワント torsades de pointes と呼ばれる多形性心室頻拍，心室細動による失神発作，突然死などを起こす(聴力正常で常染色体優性遺伝形式をとるものはロマノ・ワード Romano-Ward 症候群)．原因遺伝子は *KCNQ1* または *KCNE1* のホモ接合体で，心筋細胞の外向き電流 I_{Ks} の減少により活動電位持続時間およびQT時間が延長する．まれな疾患であるが，先天性聾の小児の1％にQT延長症候群が認められるといわれる．聾児に対する心電図検査はスクリーニングとして必須であり，また失神や突然死の家族歴の有無の確認も必要である．[221] ⇨参遺伝性QT延長症候群→261，ロマノ・ワード症候群→3005

煮沸消毒法 disinfection in boiling water 100℃で15-30分煮沸処理して消毒する方法．多くの病原性微生物はこの方法により死滅するが，抵抗性の高い芽胞やウイルスなどは残存する．かつては手術器具の消毒に広く用いられたが，消毒効果が不十分であることから，現在では食器の除菌など限られた範囲で用いられている．[485]

シャフリングベビー shuffling baby ［いざり赤ちゃん］ シャフリング shuffling とは「いざる」すなわち，座ったまま進むという意味であり，「いざり赤ちゃん」と訳す．乳児期に下肢の筋トーヌスが軽度に低下し，腹ばいや寝返りなどの腹位を嫌い，座った姿勢のまま移動しようとする．つかまり立ちや歩行などの立位の発達が遅れるが，ほとんどが1歳半〜2歳の間に歩行を開始し，その後の発達は正常．ロブソン Robson が最初に報告した．[1352]

遮蔽(しゃへい) shield, protective barrier ［シールド］ 放射線の通過を妨げること，または妨げる目的で用いる物体の総称．用いる物体の種類は阻止する放射線の種類によって異なる．γ線やX線には鉛などの重金属やコンクリート，電子線には鉛を用いる．X線撮影室や放射線治療室の壁面では外部への放射線の漏洩を防ぐ目的で鉛を含有する建材を用いたり，通常よりもコンクリートを厚くしたりしている．また鉛ガラスによる衝立の設置や鉛入りのゴムや合成繊維を用いた防護衣の着用により作業者は放射線被曝を防いでいる．[292]

遮蔽(しゃへい)効果⇨同マスキング効果→2736

遮蔽(しゃへい)格子⇨同グリッド→829

遮閉試験 cover test ［覆い試験］ 斜視の基本的検査法．遮閉・遮閉除去試験，交代遮閉試験などがあり，斜視の有無や眼球偏位の方向と性質を検査する．[480] ⇨参斜視→1356，遮閉・遮閉除去試験→1360

遮閉・遮閉除去試験 cover-uncover test 斜視の検査法．遮閉試験の1つ．一定の目標を両眼で固視させ，片眼を遮閉し融像を除去する．固視していた眼を遮閉すると，遮閉していないほうの眼が動くのが観察される．この場合，遮閉したほうが固視眼で，遮閉していないほうが斜視眼となる．これを他眼についても行う．遮閉されていない眼が不動ならば眼位のずれはなく，内方向へ動けば外斜視，外方向へ動けば内斜視，上方向へ動けば下斜視，下方向へ動けば上斜視となる．[480] ⇨参斜視→1356，遮閉試験→1360

遮閉療法 occlusion therapy 弱視治療の1つ．健眼を眼帯などで遮閉して弱視眼を積極的に使用させ，視機能の改善を図る．程度に応じて遮閉時間を変える．[257]

斜偏倚 skew deviation ［斜偏視］ もともとは眼球が一側は上外斜位，他側は下内斜位を呈する場合に用いられていたが，最近では左右眼球の上下へのずれを意味するようになった．一般に病変は下方に位置する眼球側の脳幹にあり，発症時が最も高度で，徐々に軽症化する．[1268]

斜偏視⇨同斜偏倚→1360

ジャマ⇨同JAMA→71

シャム双生児 Siamese twin ［癒合双生児，接着双生児］ 一卵性双生児同士が癒合した結合双胎のかつての呼称．現在この語は不適切な言葉であるとして使用されていない．[1631]

シャムベルゲル Caspar Schamberger ドイツの外科医(1623-1706)．1649(慶安2)年，長崎の出島オランダ商館医に赴任．翌年10か月の江戸滞在中に幕府の高官を診療する．通詞の猪股伝兵衛がまとめた彼の体液論や薬品，外傷の治療法などに関する報告書によって，日本でのオランダ外科術に対する関心は高まり，いわゆる「カスパル流外科」の原点となった．日本における紅毛流外科の最初の流派とされている．出生地ライプツィヒに戻ってからは大商人として活躍する．その長男は医学の教授および大学の学長となる．[1433]

シャムレージ sham rage⇨同みかけの怒り→2763

斜面牽引法 inclined plane traction 斜面による重力を利用して行われる牽引手法の1つ．腰椎疾患に対しては，頭部を斜面台の下方に置いて骨盤部を牽引する．現在，行われることは少ない．[820] ⇨参グリソン牽引法→829

斜面テーブル⇨同ティルトテーブル→2056

赦免妄想 delusion of amnesty⇨同恩赦妄想→419

視野抑制⇨同抑制《視野の》→2882

斜乱視 oblique astigmatism 乱視には屈折力の最も強い強主経線と最も弱い弱主経線があり，強主経線が90度および180度以外の斜め方向にあるもの．[975]

シャルコー関節 Charcot joint⇨同神経障害性骨関節症→1526

シャルコー三徴候 Charcot triad 脱髄疾患の代表である多発性硬化症の症状として眼振，企図振戦，断綴言語の三徴候が1868年にシャルコー Jean M. Charcot

(1825-93)により提唱されたが，現在その診断価値は少ない．またこれらは小脳疾患などにもしばしば認められる．むしろマールブルグ三徴候 Marburg Trias のほうが出現する．[1062]

シャルコー脊椎　Charcot spine⇨同神経障害性脊椎症⟶1526

シャルコー病　Charcot disease⇨同筋萎縮性側索硬化症⟶789

シャルコー・マリー筋萎縮症　⇨同シャルコー・マリー・トゥース病⟶1361

シャルコー・マリー・トゥース病　Charcot-Marie-Tooth disease；CMT disease ［**シャルコー・マリー筋萎縮症，進行性神経筋萎縮症**］ 末梢神経の遺伝性変性疾患の1つで，小児期に発症し，緩徐進行性の下肢・大腿部1/3以下の筋萎縮を特徴とする(逆シャンペンボトル型筋萎縮，あるいはコウノトリの足様筋萎縮と表現される)．筋萎縮に伴う下肢の運動障害，歩行障害を主症状とするが，軽度の知覚障害も伴う．進行すれば上肢にも筋萎縮をみる．最近では，遺伝性運動知覚ニューロパチー hereditary motor sensory neuropathy(HMSN)としてデジュリン・ソッタス Dejerine-Sottas 病などを含めて臨床的分類が見直され，単一疾患ではなく1つの疾患群と考えられるようになってきているが，さらに遺伝子異常の解析からは多彩な遺伝子の異常が報告されており，異なった遺伝子異常から類似の臨床症状を呈する疾患群のモデルとして注目されている．[1527]

シャルコー・ライデン結晶　Charcot-Leyden crystal　気管支喘息患者の喀痰中にみられる小さな結晶構造物で，タンパク質の一種．ピラミッドを底辺で2個重ね合わせた端のとがった菱形をなす．好酸球の破壊産物が結晶したものとされている．シャルコー Jean M. Charcot はフランスの神経科医(1825-93)，ライデン Ernst V. von Leyden はドイツの内科医(1832-1910)．[953]

ジャルゴン失語⇨同ジャーゴン失語⟶1344

シャルドンカテーテル　Shaldon catheter　1961年にシャルドン Stanley Shaldon らが開発した緊急，または一時的に血液透析を行うためのブラッドアクセスとして静脈内に留置するカテーテル．テフロン製で外径3 mm，長さ15-30 cm で透析に必要な血流を得るために先端部は複数の小孔を有している．ガイドワイヤーを用いて脱血，返血用に2本のカテーテルを挿入する必要がある．大腿静脈に挿入することが多く，同側に挿入する場合には先端位置を少しずらして留置するが，もう1本を別の血管に留置してもよい．使用後はヘパリン加生理食塩液を充填することにより繰り返し使用できる．[563]

シャルルの法則　Charles law ［**ゲイ=ルサックの法則，シャールの法則**］ 圧力が一定のとき，気体の体積は絶対温度に比例するという法則で，1787年シャルル Jacques A. C. Charles が発見した．気体の体積を V，絶対温度を T，正の定数を k とすると，以下の式によって表される．$V=kT$(k は比例定数)　$T=273+t$(℃)．これは温度 T_1 体積 V_1 の気体が温度 T_2 体積 V_2 に変化するときに，$T_1/V_1=T_2/V_2$ が成立するということである．[1360] ⇨参ボイルの法則⟶2658

斜裂⇨同葉間裂⟶2866

シャント　shunt ［短絡］ ①心房・心室中隔欠損や動脈管開存症などの先天性心疾患において，異なった循環系に血行上の交通を有する状態．②水頭症，腹水などに対して設置される短絡路のように脳室と腹腔内，あるいは腹腔内と静脈などの交通のない2点を結ぶ通路．③血液透析療法で使用される透析用シャントのように動脈と動脈近傍の表在静脈を接続して動脈血液を直接静脈に還流させる短絡路．静脈内の血流量が増加するため，透析に必要な大量の脱血が静脈から確保できる．[563]

シャント合併症　shunt complication ［**短絡管合併症**］ 主にシャント機能不全，シャント感染，シャントによる髄液過剰排泄(オーバードレナージ)などが認められる状態．二分脊椎に伴う水頭症でこの頻度が高いとされているが，どの水頭症に対しても合併症は存在する．[1017]

シャント機能不全　shunt dysfunction ［**短絡管機能不全**］ シャント手術(通常は脳室腹腔短絡術)において何らかの理由でシャントの機能が失われた状態をいう．シャント機能不全が生じる部位としては脳室管，シャントバルブ内，腹腔管などで閉塞あるいは通過障害が生じる．脳室管では先端に脈絡叢組織や脳室壁が癒着し側腔を閉塞することで髄液の流入の妨げとなる．いわゆるオーバードレナージにより生じるスリット様脳室に合併することが多い．シャントバルブ内ではバルブの機械的な破損やタンパク質の沈殿による閉塞がシャント機能不全の原因になる．腹腔管の場合は腹腔内の炎症によりシャントチューブの癒着が生じたり，機械的にシャントが腹腔より逸脱，また，腹腔内臓器の圧迫や腹圧によりシャントチューブからの髄液の流出が妨げられたりしてシャント機能不全が生じる．[1080] ⇨参シャント合併症⟶1361

シャント腎炎　shunt nephritis　水頭症の治療で留置される脳室から心房や血管系へのシャントチューブ感染による糸球体腎炎．腹水の治療で留置される脳室-腹腔シャントチューブ感染も含まれる．主に表皮ブドウ球菌(コアグラーゼ陰性ブドウ球菌)の持続感染により産生された抗体や免疫複合体，補体の活性化などにより出現した免疫複合体が原因で生じる．発熱が先行した後にタンパク尿，血尿，浮腫が出現し，ときに低補体血症やネフローゼ症候群をきたすこともある．病理組織上はびまん性増殖性，または膜性増殖性の糸球体腎炎像を呈する．感受性のある抗生物質の投与で改善しない場合，シャント除去が必要．[563]

シャントビリルビン血症　shunt bilirubinemia　シャントビリルビンとは，成熟赤血球中のヘモグロビンのヘムに由来せず，骨髄赤血球造血において新生赤血球の破壊や赤芽球の脱核などのヘムと，非赤血球成分で肝などのヘムタンパク代謝に由来するものをいう．体内で生成されるビリルビンのうち約20% を占める．この割合が増加した場合をシャントビリルビン血症といい，悪性貧血，先天性ポルフィリン血症，サラセミアの40-80% はこの病態を示す．また原発性シャント高ビリルビン血症という家族性のまれな疾患もある．間接型高ビリルビン血症を示す溶血性貧血などとの鑑別が必要．[1395]

シャント率　shunt index(rate)；$\dot{Q}s/\dot{Q}_T$ ［**短絡率**］ 本来通るべき経路を通らず，手前で短絡路に流れる(シャント)量が本来の流量に比して占める率．左心-右心間や体循環-肺循環間の短絡の程度を示す指標の1つ．また，肺でのガス交換において，無気肺，拡散障害などの原因で血流はあるがガス交換が行われなくなった部分をシャントという場合があり，シャント血流量($\dot{Q}s$)と全肺血流量($\dot{Q}_T$)の比($\dot{Q}s/\dot{Q}_T$)をシャント率という．[485]

ジャンパー膝(ひざ)　jumper knee　膝におけるスポーツ障害の1つで，ジャンプ，ダッシュなどの運動を繰り返すことにより，大腿四頭筋，大腿四頭筋腱，膝蓋骨，膝蓋靱帯，脛骨粗面に至る膝伸展機構に生じた過労性overuse障害．膝蓋骨直下の膝蓋靱帯部，大腿四頭筋の膝蓋骨付着部に運動時痛を生じる．特にハードル競走やバスケットボールのように急激な停止，方向転換を繰り返すスポーツを行っている人に生じやすい．組織学的には膝蓋靱帯内部に生じた微小断裂と，それに伴う炎症性変化としてとらえられ，靱帯の変性・石灰化がときに認められる．[1448] ⇨参使いすぎ症候群→2036

シャンプー　shampoo⇨同洗髪→1791

ジャンブリング現象　jumbling of object　歩行，かけ足などで頭部が揺れたときに注視対象物が動揺して見える状態．1941年ダンディーDandyにより報告された．両側前庭機能高度低下例，一側の急激な前庭機能低下例にみられる．ダンディーWalter Edward Dandyはアメリカの神経外科医(1886-1946)．[211]

主因　main cause　主たる原因．医学では疾病を生じさせる主な原因や死亡の直接の原因となった疾患のこと．関連する語に従因，誘因がある．[477] ⇨参病因→2484

手淫　self abuse⇨同自慰→1220

獣愛　bestiality 〔D〕Bestialität　[**獣姦，動物性愛，動物嗜愛**]　動物との性行為を空想したり実行したりすることによって性的興奮と満足を得ること．アメリカ精神医学会の診断基準の旧版では，性障害の中のパラフィリア(性的倒錯)の1つとしてあげられている．キンゼイA. C. Kinsey(1894-1957)が男性の性行動調査をした時代には牧畜を行う農村地帯にかなり高率にみられたが，都市化の進行に従って臨床場面で出会うことはまれとなった．[1269]

シュヴァイツァー　Albert Schweitzer　[シュバイツァー]　神学者，音楽家，文化哲学者，医師(1875-1965)．1921年までドイツ領であったカイザースベルクKaysersbergでルター派の牧師の長男として生まれ，シュトラスブルク大学で神学と哲学を修めたが，フランス領赤道アフリカ住民の病苦と医師を求める訴えを知り，30歳から医学を学んで医師となり，1913年，妻を伴い赤道アフリカのガボン共和国ランバレネLambarénéに赴き，病院を建て，医療に従事した．第一次大戦終了後の1924年，再びアフリカに渡り，病院を復興，没するまで医療奉仕活動を続けた．1952年ノーベル平和賞を受賞，54年にはオスロで「現代における平和の問題」と題した記念講演を行い，核実験禁止と核兵器の撤廃を訴えた．アフリカでの医療と伝道に献身したことで評価が高い．一方，原住民を「兄弟」と呼んだが，ヨーロッパ人が兄でアフリカ人が弟というヨーロッパの文化的価値観を捨てきれなかった．著書に『水と原生林のはざまで』『文化哲学』などがある．[621]

週当たりクリアランス　weekly clearance　クリアランスとは血液中から体内中の物質が除去される割合を示す指標で，単位時間当たりに物質を除去するために必要な血液流量で表す．通常，腎臓での尿や各種代謝産物の除去量の指標として用いられ，腎臓で濾過されてほとんど再吸収されない内因性物質であるクレアチニン(Cr)により算出してmL/分やL/日で表示．透析療法におけるクリアランスは血液透析では透析効率が高く，mL/分で算出される．一方，腹膜透析療法では時間当たりの除去量が少なく，透析を行わない時間帯を有する治療モードも存在することから，1週間のクリアランスを合計して，L/週で表示．残存腎機能がある場合には腹膜透析によるクリアランスと腎でのクリアランスを合計して表示する．安定した腹膜透析療法を継続するためには週当たりクリアランスは60 L/週以上必要とされる．[563] ⇨参腹膜クリアランス→2550

従圧式換気　pressure preset ventilation　患者の気道内圧があらかじめ設定された一定の圧に達すると，吸気相から呼気相に切り替わる方式の人工換気の方法．[1019] ⇨参従圧式人工呼吸器→1362

従圧式人工呼吸器　pressure-limited respirator, pressure preset ventilator　人工呼吸器(人工換気器)の分類で，患者の気道内圧があらかじめ設定された一定の圧に達すると，吸気相から呼気相に切り替わる方式の人工呼吸器をいう．患者の気道抵抗が増大している場合やリークがある場合には十分な換気量が得られない欠点がある．現在では神経・筋疾患を原因とする呼吸不全以外には，ほとんど用いられていない．[1019] ⇨参従量式人工呼吸器→1386

シュヴァルツ・ヤンペル・アベルフェルド症候群　Schwartz-Jampel-Aberfeld syndrome⇨同シュヴァルツ・ヤンペル症候群→1362

シュヴァルツ・ヤンペル症候群　Schwartz-Jampel syndrome　[**軟骨異栄養性筋緊張症，シュヴァルツ・ヤンペル・アベルフェルド症候群，シュワルツ・ヤンペル症候群**]　まれな常染色体劣性疾患．特異顔貌を伴う永続性のミオトニア(筋強直)，軟骨ジストロフィーによる骨格変形，低身長を3主徴とする疾患．ミオトニアなど3主徴は生下時からはっきりするわけではなく，1-2歳からはっきりし，ゆるやかに進行するが，小児期以降には増悪はみられないという．ミオトニアにより眼瞼裂狭小，固く小さくすぼめた口，固い表情などを伴う特異顔貌を呈し，全身筋の緊張があり，筋電図でミオトニアを呈する．全身の関節拘縮による運動制限がみられる．大腿骨頭骨端異形成，骨盤の異形成がみられる．知能は正常域．最近，線維芽細胞の成長因子(FGF 2)の共受容体として働くパールカンPerlecanというヘパラン硫酸プロテオグリカンの遺伝子異常によって起こることが明らかになった．[1256] ⇨参ミオトニー→2762，低身長症→2050，関節拘縮→624

縦位　longitudinal(vertical) presentation⇨参胎位→1857

充盈(じゅうえい)**像**⇨同充満像撮影法→1384

自由開業医制　freedom to open practice system　医療機関の開設や開業に公的な規制を加えることなく，一定の条件を満たせば自由に開業を許可する政策．長い間わが国の医療制度の原則であったが，医療機関の極端な偏在を生んだ反省から1985(昭和60)年の「医療法」改正で病院に関しては医療計画に基づいて開設や増床に

規制が加えられるようになった.[325]

縦隔気腫 mediastinal emphysema 縦隔内に空気が貯留した状態. 原因は気管支喘息や自然気胸によって肺内の空気が漏れるものと，食道や気管の損傷によって縦隔臓器に漏れるものとがある. 診断は，胸部X線検査で縦隔陰影の外側に縦隔と平行に線状陰影があること，あるいはCTスキャンで縦隔内に気体を認めることによる. 前胸部圧迫感，胸内苦悶感があり，皮下気腫が頸部，顔面に移行することがある. 治療は原因疾患に対して行う. 原因が治癒すれば，縦隔気腫は比較的容易に吸収される.[953]

縦隔鏡⇨参縦隔鏡検査⇀1363

縦隔鏡検査 mediastinoscopy 縦隔病変の診断が困難なとき，全身麻酔下に胸骨上部の体表面を切開して縦隔鏡を挿入し，直視下に前縦隔を観察し組織を採取する検査. CT，MRI，超音波診断の進歩により，縦隔鏡検査の適応は少なくなってきているが，縦隔のリンパ節生検，縦隔腫瘍生検の目的で行われる. また，嚢胞性疾患や小型の胸腺腫の摘出などの治療にも行われることがある.[1019]

縦隔巨大リンパ節過形成 mediastinal giant lymph node hyperplasia⇨同キャッスルマン病⇀712

縦隔血腫 mediastinal hematoma 縦隔内に出血を生じ凝血塊をつくった病態. 外傷や手術による血管損傷が原因となる. 症状は出血の程度によるが，胸痛，呼吸困難などの圧迫症状を呈する. 胸部X線写真で縦隔拡大を認める. 治療は，出血が少量で症状が軽度であれば保存的治療とするが，大量出血や圧迫症状がある場合は緊急手術を行う.[1019]

縦隔甲状腺腫 mediastinal goiter ［胸腔内甲状腺腫］ 甲状腺全体あるいはその一部が縦隔内に位置しているもの. 頻度は低いが縦隔腫瘍の1つで，通常，上縦隔に認められる. 組織型のほとんどは良性の腺腫であるが，悪性の報告もある. CT，MRIや，ヨード131(^{131}I)甲状腺シンチグラム，タリウム201(^{201}Tl)シンチグラムが診断に有用である.[1019]

就学時健康診断 physical examination of preschool child 「学校保健安全法」第11条に基づき，市町村の教育委員会が実施する小学校就学予定者に対する健康診断. 検査項目は，「学校保健安全法施行令」に以下のように定められている. ①栄養状態，②脊柱および胸郭の疾病および異常の有無，③視力および聴力，④眼の疾病および異常の有無，⑤耳鼻咽喉疾患および皮膚疾患の有無，⑥歯および口腔の疾病および異常の有無，⑦その他の疾病および異常の有無. 診断の結果などにおいて再検査もしくは詳細な検査が必要な場合は，その旨を就学時健康診断票に記載することになっている.[321]

縦隔腫瘍 mediastinal tumor 縦隔内に生じた腫瘍の総称で，心臓，大血管，気管，気管支，食道から発生した腫瘍は含まない. 腫瘍には良性と悪性がある. 胸腺腫瘍，神経性腫瘍，胚細胞腫瘍(奇形腫はこのうちに含まれる)，先天性嚢腫，悪性リンパ腫，胸腔内甲状腺腫などがある. 胸腺腫瘍，神経性腫瘍，奇形腫の頻度が高い. 症状は，腫瘍が周囲臓器に圧迫，浸潤すると生じ，主に咳，痰，胸痛，呼吸困難，上大静脈症候群などがみられる. 良性腫瘍の場合は無症状のことが多い. 大きさと局在を胸部X線写真，CT，MRIなどの画像で診断し，針生検などで組織学的に確定診断を行う. 治療は，良性腫瘍，悪性腫瘍とも基本的に手術が第一選択とされる. 悪性リンパ腫や手術不能な悪性腫瘍では組織型に応じた化学療法や放射線療法が選択される.[1019]

周郭胎盤 circumvallate placenta 画縁胎盤(周縁が堤状に隆起した白色輪のある胎盤)の白色輪の隆起がさらに高くなり，中心に向かって反転した胎盤. 特別な異常を起こさず臨床的意義に乏しい.[998]

縦隔洞炎 mediastinitis 縦隔内に発生した炎症. 原因は縦隔の損傷であり，義歯の誤嚥，気管支鏡・胃食道内視鏡検査による損傷，病変が縦隔に及ぶ気管支癌，食道癌の縦隔穿孔などがある. 隣接臓器の炎症の波及として，肺や胸膜，縦隔リンパ節の炎症，後咽頭膿瘍，頸部リンパ節炎などがあり，他に結核性疾患の波及，敗血症の伝播などがある. 急性のものが多く，その症状は発熱，胸骨後部の激痛，嚥下痛がある. 食道穿孔があるときは縦隔・皮下気腫が頸部から顔面にみられる. X線検査では縦隔上部の拡大，輪郭が不鮮明な気縦隔を認めることがある. まず原因に対する治療を行い，続いて縦隔の膿瘍から排膿するための開胸手術，さらに強力な化学療法を行う.[953]

縦隔ヘルニア mediastinal hernia(herniation) 肺の一部が縦隔の薄い部位から対側の胸郭内に突出する現象. 肺の臓側胸膜と縦隔胸膜を伴って突出する. 好発部位は前上縦隔および後下部縦隔の心臓後部である. 圧力の高い方から圧出する場合は，緊張性気胸，限局性肺気腫，緊張性肺嚢胞があり，一方，圧力の低い部分に他方から進展する場合には，萎縮による無気肺，肺の線維性萎縮，肺の発育不全などがある. それぞれの原因疾患に対して治療を行う.[953]

就学猶予(免除) postponement of school attendance 「学校教育法」により，保護者は，義務教育の年齢に達した子女は就学させなければならない. しかし病弱・発育不全，その他やむをえない事由(少年院への入院や日本語能力の欠如など)のため就学困難と認められる者の保護者に対しては，市町村の教育委員会は監督庁の定める規定により就学義務を猶予または免除することができる.[1006]

縦隔リンパ節郭清 mediastinal lymphadenectomy, mediastinal lymph node dissection 悪性腫瘍の摘出手術では，原発部位を含む臓器の切除とともに，所属リンパ節の摘出が行われる. このうち，肺癌と食道癌では所属リンパ節が縦隔に存在するため，このリンパ節の摘出を縦隔リンパ節郭清という. 局所の根治性を高めるための重要な手技で，周辺脂肪組織を含めて，リンパ節をひとかたまりに取り除くことが基本. わが国の肺癌の標準術式は，肺門・縦隔リンパ節郭清を含めた肺葉切除または肺全摘術で，縦隔リンパ節郭清を行うことが完全切除の必要条件とされている.[1019]

自由下肢骨 skeleton of free inferior limb 下肢の骨のうち骨盤を構成して体幹と結合している下肢帯(寛骨)を除き，自由に運動のできる大腿骨より末梢の骨を指す. 大腿骨，膝蓋骨，下腿の脛骨と腓骨，足根骨(7)，中足骨(5)，指骨(14)を指す.[1266] ⇨参足の骨⇀148，自由上肢骨⇀1372

舟窩(しゅうか)性梗塞⇨同ラクナ梗塞⇀2894

臭化メチル剤中毒 methyl bromide poisoning 臭化メチルは玄米，輸入小麦や土壌などの燻蒸剤として使用され，主としてこれらの作業に従事している者にみられる中毒．皮膚および呼吸器から吸収され，中枢神経に作用し，軽症では悪心・嘔吐，頭痛，めまいなどの自覚症状を訴え，重症になると抑うつ症，知覚異常，心臓障害，肺水腫などを起こす．治療は新鮮な空気のあるところへ移動させ，酸素吸入．服用の場合は，胃洗浄後に活性炭および硫酸マグネシウムの注入．[1122]

獣姦⇨同獣愛→1362

臭汗症 bromhidrosis, osmidrosis 汗が臭うこと．アポクリン臭汗症とエクリン臭汗症がある．アポクリン臭汗症は思春期以降の男女の腋窩や外陰部に出現する．アポクリン汗腺から分泌された汗の成分が細菌により分解されてにおいが強くなる．[652]

習慣性アンギナ⇨同慢性扁桃炎→2759

習慣性嘔吐 habitual vomiting ［常習性嘔吐］ 精神的緊張や気に入らないことがあるたびに嘔吐が起こるもの．甘やかされて育ったわがままな小児に多くみられる．身体的異常や栄養不良による発育障害などは認められず，自律神経失調，情緒不安定に関係する心因性嘔吐の一種と考えられる．治療は鎮静薬，鎮痙薬を使用するほか，両親の過保護を改め，小児に積極性と自立心を身につけさせるようにする．[1631] ⇨参アセトン血性嘔吐症→155

習慣性顎関節脱臼 habitual luxation of temporomandibular joint ［再発性顎関節脱臼］ 顎関節包や顎関節周囲の靱帯の弛緩，延長，筋の脆弱化，顎関節の変形などにより，わずかな刺激や外力で顎関節が脱臼しやすくなったもの．下顎頭が側頭骨の下顎窩から脱出して関節結節をこえる前方脱臼が多い．片側性または両側性に発生することがある．口を閉じることができなくなり，疼痛，唾液分泌過多症，発語障害などを生じ，早急な脱臼整復を必要とする．脱臼整復後も容易に再脱臼を繰り返すことがあり，観血的整復法が用いられることがある．[642]

習慣性早産 habitual premature delivery 連続3回以上，自然早産を繰り返すこと．頸管無力症など原因が母体側にあることが多い．[1323] ⇨参習慣流産→1364

習慣性脱臼 habitual dislocation ［反復性脱臼］ 関節が小外力または日常動作に伴う軽微な力で反復して脱臼すること．近年では反復性脱臼 recurrent dislocation と呼ばれることが多い．好発部位は膝・肩・肘・顎関節．初回の脱臼は通常の外傷性脱臼であるが，その後は軽微な外力によって起こる．これは初回の脱臼によって関節包の弛緩・拡張，骨頭・関節窩の欠損・剥離，筋肉・腱の剥離・延長などが生じ，それらの修復が不十分なためである．治療法は非観血的療法では難しく，腱の移動，関節包の縫縮，骨移植などの観血的療法が選択される場合が多い．[1448]

習慣性便秘⇨同常習性便秘→1438

重感染 superinfection ［菌交代症］ 細菌，ウイルス，原虫，寄生虫，真菌，その他の病原性微生物の感染を受け，感染症を発症している状態で，さらに引き続いて他の種類の病原性微生物の感染を重複して受けた状況を指す．薬剤耐性菌による菌交代現象も一種の重感染．通常は抵抗力の弱化，免疫性の低下，薬剤耐性の変化などがみられ，重症化し治癒の困難さをきたす場合もある．HIV（ヒト免疫不全ウイルス）とC型肝炎あるいは結核症との重感染などは最近の大きな問題となっている．[24] ⇨参菌交代現象→794，重複感染→1382，日和見感染→2496

習慣流産 habitual abortion 自然流産を3回以上繰り返した場合をいう．偶発の可能性もありうるが，流産を起こす原因疾患が存在することが多い．自己免疫性リン脂質抗体陽性，子宮頸管無力症，子宮奇形，転座型などの染色体異常，黄体機能不全によることが多い．なお，流産を2回繰り返した場合は反復流産という．[998]

臭気 odor⇨同悪臭→139

臭気強度⇨同においの強さ→2205

周期性一側てんかん型放電 periodic lateralized epileptiform discharge 周期性に出現する異常脳波波形の1つで，器質性脳病変が存在する大脳半球に，1 Hz 前後の割合で周期的に反復して出現する高振幅鋭波または棘波を指す．脳血管障害（脳出血・梗塞）によって出現することが多く，本波形の出現に伴いしばしば焦点運動発作が起こる．[1619,421]

周期性うつ（鬱）病 periodic depression 〔D〕periodische Depression 躁うつ病は，経過中に少なくとも一度は躁病相を示す双極型と，うつ病相のみで経過する単極型との2亜型に分類される．単極型はさらにうつ病相を1回のみ示すものと周期的に反復して示すものとに分けられる．周期性うつ病は，これらのうち周期的に反復してうつ病相のみを示す型を指す．もっとも周期的とはいっても間隔は規則正しいわけではなく，通常不規則である．症状としては，憂うつ感，思考・行動の抑制，意欲低下，興味の低下，不安，睡眠障害，食欲低下などを示す．治療には抗うつ薬，無痙攣性電気痙攣療法などが用いられる．[1115]

周期性嘔吐症 cyclic vomiting⇨同アセトン血性嘔吐症→155

周期性過眠過食症 periodic hypersomnia and hyperphagia 1日の大半を眠っているかうつらうつらしている日が，3日から3週間くらい続くことが年に1度以上起こる周期性傾眠症に過食症状が伴ったもの．本質的には周期性傾眠症と変わらず，その亜型と考えられる．発病は通常13-20歳の男性にみられ，傾眠傾向と過度の摂食が発作的に生じて3-4日から1か月程度続く．平均6か月くらいの周期で再び発作を繰り返す．発病の誘因は不明であり，発症前は肉体的ならびに精神的に正常である．最初にドイツの精神科医クライネ Willi Kleine が報告し，アメリカの神経科医レヴィン Max Levin が症例数を増やしてまとめたため，クライネ・レヴィン Kleine-Levin 症候群とも呼ばれる．過食とともに抑制がとれ性的な逸脱行為がみられることもある．わが国の周期性傾眠症は食欲が低下する症例のほうが多い．20歳代に入ると発作は減少し，やがて自然に消失するため，予後は良好である．[857] ⇨参周期性傾眠症→1365，クライネ・レヴィン症候群→822

周期性緊張病 periodic catatonia レオンハルト K. Leonhard の分類で nonsystematic schizophrenia（非定型統合失調症）のサブタイプの1つとされる精神病．無動症状にときどき過動症状が断続的に挿入される急性エピソードで特徴づけられる．エピソードとエピソードの間は完全に寛解する．[1110]

周期性傾眠症 periodic somnolence 典型的には数日から1週間前後持続する過眠状態のエピソードを繰り返す疾患で，間欠期はまったく正常である．発症はほとんど10歳代であり，男性に好発する．成人期には自然に治癒することが多い．傾眠状態のときは昼夜を通じて横になり，眠気があり日中十分な覚醒状態が得られないが，排泄のときには自然覚醒し，失禁はない．刺激を加えれば食事，応答は可能である．覚醒時には明瞭な意識の混濁はないが，横になったまま動かない状態となることが多い．一般的に食欲は低下するが，ときには過食を示すものもあり，そのような例では性的逸脱行為がみられることがある．脳波は間欠期はまったく正常であるが，傾眠期には基礎律動の徐波化と徐波の混入が認められる．臨床神経学的には異常は認められない．しかし，成長ホルモンの分泌と睡眠との関連に異常を認める報告や間脳下垂体負荷テストで過剰反応が認められることなどから間脳-下垂体系の機能異常が推定される．ナルコレプシー，特発性中枢過眠症など他の過眠症や，精神疾患に伴う過眠や心因性過眠症との鑑別診断が必要である．メチルフェニデート塩酸塩や向精神薬を用いることがあるが，有効な治療法は確立されていない．[857]

周期性血小板減少症 cyclic thrombocytopenia ある周期をもって血小板が減少する病態で，ときに血小板減少が著明となり紫斑がみられることもある．発症頻度は低く，年齢は37歳以上と中年以降であることが多い．周期は必ずしも一定しないが，21-39日の間にあることが多い．血小板減少時には骨髄巨核球は減少していることが多く，血小板寿命は正常であった．副腎皮質ホルモン剤，摘脾は無効なことが多く，一般に生命にかかわるような高度な血小板減少はまれ．重症例では，血小板輸注を行う．病態は明らかでないが，血小板産生の調節機構に異常があるのではないかと考えられている．[1481]

周期性好中球減少症 cyclic neutropenia，periodic neutropenia 常染色体優性遺伝の先天性顆粒球産生異常として知られ，好中球エラスターゼ遺伝子(*ELA2* gene)の変異が認められる．通常，小児期に発見されるが，成人になってから発症する後天性の例も存在する．末梢血の好中球数が周期的に変動し，その平均変動期間は21±3日間である．したがって周期性好中球減少症が疑われる場合には複数回の末梢血検査が必要である．造血幹細胞レベルの異常で全系統の血球産生が変動するが，好中球の寿命が最も短いため，その変動は特に顕著となる．軽度の好中球減少の時期と著しい好中球減少(100/μL)の時期を繰り返している．好中球減少が著明な時期は易感染性となり，リンパ節腫脹を伴う口腔潰瘍，口内炎，咽頭炎を起こすほか，肺炎や慢性歯周炎がしばしば起こる．多くの症例は顆粒球コロニー刺激因子(G-CSF)に反応するが，好中球減少の周期がなくなるわけではなく，その周期を短縮し感染症のリスクを減少させるという効果がある．生命予後は比較的良好であるが，1割程度の症例に致死的な感染症を併発する．[1377] ⇨参遺伝性好中球減少症→263

周期性呼吸⇨同チェーン・ストークス呼吸→1966

周期性子宮内膜変化 cyclic endometrial change ［子宮内膜周期］ 性周期に従って，子宮体内膜構造が変化すること．性周期は，ホルモン分泌の周期的変化，卵巣機能の周期的変化，子宮や乳腺の周期的変化，そして性行動の周期的変化として現れる．月経が終了し，卵巣で原始卵胞が発育する卵胞期に，卵胞から分泌されるエストロゲンにより子宮内膜は増殖し，機能層を形成する．排卵後の卵巣黄体期に相当する時期には，黄体から分泌されるプロゲステロンにより子宮内膜の分泌活動が刺激され，血管分布も増加し，らせん動脈が発達する．妊娠が成立しないと，黄体からのホルモン分泌が低下し，子宮内膜機能層が脱落する．[1335]

周期性四肢運動障害 periodic limb movement disorder；PLMD ［夜間ミオクローヌス症候群，睡眠時ミオクローヌス］ 睡眠中に周期的(周期20-90秒)に繰り返して現れる常同的な四肢，特に下肢の不随意運動(母趾の背屈，足関節の背屈，膝関節の屈曲，股関節の屈曲など)．この運動の持続時間は0.5-5秒であり，ミオクローヌスのそれよりも長いことから，最近では周期性四肢運動障害との名称が使われる．この運動は覚醒反応をもたらすことがあるが，患者自身がこの運動に気づいていることは少ない．安静時に下肢に異常感覚が生じるために入眠が妨げられるむずむず脚症候群(下肢静止不能症候群)の患者では，ほとんどに睡眠時ミオクローヌスが合併する．[751] ⇨参下肢静止不能症候群→495

周期性四肢麻痺 periodic paralysis 発作性に四肢の麻痺を反復して起こす症候群で，遺伝性のものと症候性のものがあり，単一疾患ではない．発作時の血清カリウム値によって低カリウム性，正カリウム性，高カリウム性に分類されるが，遺伝性では後二者は同じ遺伝子異常であることがわかり，現在では低カリウム性と高カリウム性に分類されることが多い．わが国では，若い男性に甲状腺機能亢進症に伴って起こる症候性の低カリウム性周期性四肢麻痺が最も多い．低カリウム性周期性四肢麻痺の臨床症状は，遺伝性と症候性で差はない．通常は下肢より弛緩性麻痺を生じるが，呼吸筋麻痺や脳神経支配筋の障害はほとんどみられない．麻痺は夜間，早朝に起こりやすく，運動や炭水化物を多く摂取したあとに生じることが多い．麻痺は2-3日で回復することが多いが，重症例で発作頻度の高いものでは筋力低下を生じる例もある．中等度のものでは30歳以降発作が減少し，40-50歳頃で症状が消失することが多い．遺伝性の低カリウム性周期性四肢麻痺は若年発症が多く，男性に多い．遺伝性の高カリウム性周期性四肢麻痺はきわめてまれな疾患で，10歳代での発症が多く，性差はない．早朝に15分～1時間持続する発作であることが多く，重症度は多様．寒冷，ストレス，妊娠，カリウム負荷などが発作を誘発する．非発作時のカリウム値は正常であるが，発作時は高カリウムとなり，心電図変化が現れる．治療は血清カリウム値の補正を行う．低カリウムであればカリウム，アセタゾラミドなどを経口投与，また，高カリウムであればグルコン酸カルシウムの静注やβ受容体刺激薬を経口投与する．症候性の場合は原疾患の治療が有効である．[369] ⇨参家族性周期性四肢麻痺→514，低カリウム血性周期性四肢麻痺→2044

周期性躁病 periodic mania 躁うつ(鬱)病は，経過中に少なくとも一度は躁病相を示す双極型と，うつ病相のみで経過する単極型との2亜型に分類される．双極型はさらに経過中に躁病相とうつ病相の両病相を示すものと，躁病相のみを1回または周期的に反復して示すものとに分けられる．周期性躁病は，これらのうち周期的に反復して躁病相のみを示す型を指す．もっとも，躁病のみの患者はきわめてまれで，ほとんどはうつを伴う双極性である．また，周期的とはいっても間隔は規則正しいわけではなく，通常不規則である．症状としては，高揚した爽快気分，易刺激性，多弁多動，睡眠障害，性欲亢進などを示す．治療には気分安定薬，抗精神病薬などが用いられる．[1115]

周期性同期性放電　periodic synchronous discharge；PSD　脳波において0.5-2 Hz間隔で繰り返す棘波あるいは徐波の周期的な左右対称性の波形のこと．臨床的なミオクローヌスに一致して認められることもあり，代表的疾患としてクロイツフェルト・ヤコブ Creutzfeldt-Jakob 病，無酸素脳症，ヘルペス脳炎などがあげられる．[310]

周期性乳腺変化　mammary gland change associated with menstrual cycle ［乳腺周期］ 性周期に伴う乳腺の周期的変化をいう．月経後の卵胞期ではエストロゲンにより乳管の延長と肥厚が起こり，排卵後の黄体期ではプロゲステロンによる乳腺の発達を促す．[1335]

周期性不機嫌症　periodic dysphoria　てんかん患者における挿間性精神症状の1つであり，特別な原因なしに，またはささいな誘因で，不機嫌，爆発，いらいらなどの気分変動をきたす状態．この状態のもとでは，さまざまな衝動行為，問題行為を呈することがあり，女性の場合は月経周期との時期的関連が認められることもある．持続期間は数日程度であることが多いが，症状はしばしば反復する．[1619,421]

周期性浮腫　cyclic edema⇨同特発性浮腫→2149

周期性無呼吸　periodic apnea，cyclic apnea　新生児の多くは生後24時間を過ぎると呼吸休止がみられ，呼吸パターンが不規則になる．このうち呼吸休止が20秒以内で徐脈やチアノーゼを伴わない場合を指し，早産児に多いが成熟児でも認めることがある．特に治療は必要としない．逆に呼吸停止が20秒以上や徐脈，チアノーゼを伴う場合は無呼吸発作と呼ばれる．[254] ⇨参新生児無呼吸→1572

周期性卵巣変化　cyclic ovarian change　性周期に伴う卵巣の変化．月経が終了すると卵巣は卵胞期に入る．この時期に，下垂体前葉から分泌される卵胞刺激ホルモン(FSH)と黄体形成ホルモン(LH)により，原始卵胞から発達した複数の胞状卵胞から1個の優位卵胞が選択され，成熟してグラーフ卵胞となる．LHサージに引き続き卵丘・卵母細胞複合体が腹腔内に排出される(排卵)．排卵後，卵巣に残った卵胞の顆粒細胞と卵胞膜細胞はLHの作用で黄体細胞に分化し，黄体を形成し，性ホルモンであるエストロゲンとプロゲステロンを合成，分泌する．性ホルモンは子宮内膜を機能化し，受精卵の着床に備える．妊娠が成立しないと，黄体のホルモン産生は抑制され，黄体は退化して線維性の白体となる．妊娠が成立すると，胎盤から分泌されるヒト絨毛性性腺刺激ホルモンにより，妊娠黄体として性ホルモンを分泌する．[1335]

臭気物質⇨同におい物質→2205

宗教妄想　religious delusion　誇大妄想の1つ．「自分は神の子である」というような宗教的内容の妄想．「自分は神の預言を伝えに来た」という預言者妄想のかたちをとることもある．[488]

秋季レプトスピラ症　autumnal leptospirosis⇨同秋疫(あきやみ)レプトスピラ症→136

重金属　heavy metal　厳密な定義はないが，金属元素の中で高密度(比重4-5以上)のものを重金属とし，それ以下の軽金属と区別して総称する．軽金属より元素数が多く，多くは工業用として汎用される．金，銀，白金などの貴金属や，ウラン，プルトニウムなどの核燃料物質もある．重金属の多くは生体内に蓄積される．特にカドミウム，クロム，水銀およびそれらの化合物は毒性が強いため，重金属汚染として公害病や鉱毒事件を引き起こした．[182,56]

重金属腎症　heavy metal nephropathy　経口・経静脈・経気道などの経路から体内に侵入した重金属により発生する腎機能障害．多くの重金属が比較的強い腎毒性を有するが，腎排泄型の金属や体内に蓄積しやすい金属ほど毒性が強い．主たる障害部位は尿細管であるため，障害が軽度の場合には，尿糖，アミノ酸尿，タンパク尿，多尿など尿細管機能障害に由来した症状が出現するが，毒性が高度の場合，急性腎不全やネフローゼ症候群などの多彩な腎障害を惹起する．特にカドミウムは腎排泄性であり，高濃度に体内に蓄積．水銀や鉛の蓄積性は低いものの腎臓が主な排泄経路であり，長期間の曝露により腎障害を生じやすい．[563]

重金属中毒　heavy metal poisoning　重金属(密度が4-5 g/cm^3 以上の金属，一般には鉄以上の比重のもの)による中毒．鉛，水銀，カドミウム，クロム，マンガン，ベリリウム，ヒ素などが原因となる．水俣病(有機水銀)およびイタイイタイ病(カドミウム)は公害病として世界的に知られている．[1593] ⇨参水俣病→2769，イタイイタイ病→247

自由空気電離箱　standard air chamber　放射線の照射線量測定用電離箱(空気箱)のうち全国の標準となるもの．産業技術総合研究所に設置されている．[292] ⇨参電離箱→2090

醜形恐怖症　dysmorphophobia　自らの身体の一部または全部が他覚所見に見合わないほどに醜いと訴える症状を醜形恐怖症状と呼び，それが症状の中心となる疾患を醜形恐怖症と呼ぶ．顔では，顔全体が醜い，鼻の形がゆがんでいる，皮膚に穴があいていて醜いなど，体型では，骨格が変である，頭が大きいなどが訴えられる．「実際はそれほど醜いわけではないとわかっているが醜いように思えてしかたがない」と述べるのが典型的な醜形恐怖症状であり，周囲がどのように説明しても「間違いなく醜い」と訴える場合は醜形妄想と呼んだほうがよい．醜形恐怖症状や醜形妄想は統合失調症患者の症状の一部として出現することがあり，中高年ではうつ病に伴って認められることもある．近年の診断基準では身体醜形障害や妄想性障害身体型に含められることが多いが，醜形恐怖症と同一であるとは考えず，診断基準ごとの細かい記載を重視して適用すべきである．[1434] ⇨参身体醜形障害→1582

舟形頭蓋　scaphocephaly　頭蓋縫合早期癒合症の1つ．矢状縫合の早期癒合により頭囲の拡大が全体に起こらず，頭の前後径が過度に長くなり，頭蓋の幅が相対的に小さくなった頭の形をいう．いわゆる舟形の頭で，頭蓋縫合早期癒合症のうち最も多い．[196]

充血 hyperemia 局所の血流，特に動脈血流の増加した状態．細動脈が拡張し，局所への酸素分圧の高い動脈血補給が増加するため肉眼的に局所は発赤を示す．炎症や運動量増加で起き，結膜炎における眼瞼結膜の発赤は身体所見で観察される充血の代表的変化．うっ血は静脈還流低下による静脈血流の増加(停滞)によって起こる受動的な変化であるが，充血は炎症などに対する能動的な変化．[1468] ⇨参うっ(鬱)血→328

住血吸虫症 schistosomiasis 熱帯や亜熱帯地域に多くみられる日本住血吸虫，マンソン住血吸虫，ビルハルツ住血吸虫などによる寄生虫感染症．中間宿主の巻貝から水中に出た幼虫(セルカリアという)が経皮的にヒトに感染．成虫は血管内に住み虫卵を産生する．虫卵は粘膜を刺激して肥厚させ肉芽腫を形成したり，血管内で塞栓を起こす．住血吸虫は膀胱や肝，腸管などの細血管内に寄生し，症状は感染部位による．診断は糞便(日本住血吸虫症とマンソン住血吸血症)や尿(ビルハルツ住血吸虫症)検査により卵を同定する．プラジカンテルの経口投与が有効とされる．予防は，人糞や尿の適正な廃棄処理，各住血吸虫の中間宿主となる淡水産巻貝の駆逐が効果的．[288] ⇨参日本住血吸虫症→2222，マンソン住血吸虫→2759，ビルハルツ住血吸虫→2500

終結コドン⇨同終止コドン→1368

終結配列 termination sequence DNAの複製や転写の終結する部位にある特異な塩基配列．[437]

重瞼(じゅうけん)**術** double eyelid operation いわゆる「ひとえまぶた」を「ふたえまぶた」にする手術．眼の印象をやさしくしたい，大きくしたい，はっきりさせたいなどの希望により整容的手術が行われる．術式は埋没法と切開法に大きく分けられる．前者は手技が簡単であるが，ときに重瞼線が消失するという欠点がある．後者は手技が面倒で傷痕が残るという欠点はあるが，効果が確実で，脱脂術を要するような症例にも適する．[1246]

重瞼(じゅうけん)**線** double eyelid line 二重瞼(まぶた)の上眼瞼にできる皮膚の折り返し線．[1246]

集権的マネジメント centralized management 組織における権力や意思決定が中央の上層部のみに集約している状態．看護部組織でいうと看護部長が病棟運営の内容すべてを意思決定するマネジメント方法．組織としての意思決定は速いが，トップが不在になると意思決定が滞る．[415] ⇨参分散的マネジメント→2605

重合IgA polymeric IgA 免疫グロブリンIgAがJ鎖を介して二量体となったもの．粘膜上皮細胞の側底部に発現するポリIg受容体に結合して，この複合体が上皮細胞の輸送小胞に取り込まれ，上皮細胞の内腔側に輸送される(トランスサイトーシス)．その後，ポリIg受容体が膜表面でプロテアーゼで限定分解を受け，ポリIg受容体の一部(分泌成分，S成分)がIgA二量体に結合したまま，重合IgAは内腔側に放出される．これが分泌型IgAで，乳汁などに豊富に含まれる．[1439]

重合IgM polymeric IgM 免疫グロブリンIgMがJ鎖を介して五量体となったもの．重合IgMは粘膜上皮細胞の側底部に発現するポリIg受容体に結合して，上皮細胞の輸送小胞に取り込まれ，上皮細胞の内腔側に輸送される(トランスサイトーシス)．その後，ポリIg受容体が膜表面でプロテアーゼにより限定分解を受け，ポリIg受容体の一部(分泌成分，S成分)がIgM五量体に結合したまま，重合IgMは内腔側に放出される．[1439]

集合管 collecting tubule 腎臓の機能をつかさどる最小単位であるネフロンと腎乳頭を結ぶ管．腎尿細管の最後の部分に相当し，遠位尿細管と結合する．腎内の深さから皮質部，髄質外側，髄質内側の3つに区別され，髄質内側集合管は乳頭管に接続する．主な機能は水とナトリウム(Na)調節作用で，濾過されたNaの約5%が集合管で再吸収される．集合管に抗利尿ホルモンであるバソプレシンが作用すると水透過性が亢進して利尿が抑制され，副腎皮質から分泌されるアルドステロンが作用すると，Naが体内に再吸収されて水やNa調節が行われる．[563]

重合酵素⇨同ポリメラーゼ→2718

集光照射法 convergent beam radiation therapy 放射線治療のうち運動照射法の1つで，立体的に照射する照射技術．深部X線装置を用いた時代，皮膚反応が治療の制約となったため，病巣を中心にビームを振子状やらせん状に運動させ，皮膚に過剰な線量が照射されないようにして，病巣に十分治癒線量を投与するよう工夫された照射法．現在の定位放射線照射法のうち，ライナックサージャリーと同様の方法．[471] ⇨参回転照射法→446，直線加速器→2022

集合性歯牙腫 compound odontoma ［複合性歯牙腫］ 歯原性混合腫瘍である歯牙腫の一型．歯を形成する硬組織が腫瘍状に増殖した病変で過誤腫と考えられ，大小不同で不定形の歯牙構造物の集合塊からなる．10-20歳代にみられ，性差はない．上顎前歯部，次いで下顎前歯部に好発する．多くは無症状であるが，永久歯の萌出を妨げ歯の埋伏の要因になることがある．X線所見では，X線透過帯に囲まれた大小不同，不定形をした多数の歯牙様構造の不透過像のかたまりを認める．治療は摘出である．埋伏歯がある場合，若年者では埋伏歯を歯科矯正治療で誘導萌出させることがある．[535] ⇨参歯牙腫→1231

重合体 polymer⇨参高分子→1056

自由行動下血圧 ambulatory blood pressure monitoring；ABPM⇨同携帯型自動血圧測定→864

重合奔馬リズム(律動) summation gallop ［融合奔馬調律］ 拡張早期奔馬音と心房性奔馬音が時期的に重なって1つの心音を形成することをいう．それぞれが単独に存在する場合より重篤な心不全状態の際に現れやすい．[546] ⇨参奔馬調律→2723

集合無意識⇨同普遍的無意識→2569

集合リンパ小節 aggregated lymphoid nodules⇨同パイエル板→2327

醜語症⇨同汚言症→404

重鎖 heavy chain；H chain ［H鎖］ 通常は，免疫グロブリンを構成する2種類のポリペプチド鎖のうち，分子量の大きなものを指す．分子量は5万-7万．ジスルフィド結合によりL鎖と結合し，さらにこれが2組会合することにより，2本のH鎖，2本のL鎖からなる免疫グロブリンができる．μ，γ，α，ε，δの5種類があり，免疫グロブリンのクラスを決め，それぞれが

IgM，IgG，IgA，IgE，IgD となる．これ以外に，複数のポリペプチドからなるタンパク質の場合，高分子量鎖のことを H 鎖ということがある．[1439] ⇨参L 鎖→79

重鎖遺伝子 heavy chain gene⇨同H 鎖遺伝子→63

周細胞 pericyte⇨同外膜細胞→456

重鎖病 heavy chain disease⇨同H 鎖病→63

シュウ酸塩結石 oxalate calculus⇨同シュウ酸カルシウム結石→1368

シュウ酸塩尿 oxaluria⇨同高シュウ酸尿症→1010

シュウ酸カルシウム結石 calcium oxalate calculus ［シュウ酸塩結石］ 尿路結石の 1 つで，シュウ酸カルシウム一水化物（鉱物名 whewellite）からなる表面が桑実状で黒褐色を呈するものと，シュウ酸カルシウム二水化物（鉱物名 weddellite）からなる表面がギザギザした黄褐色を呈するものがあり，両者の混合結石もある．シュウ酸カルシウム結石は原発性高シュウ酸尿症や腸性高シュウ酸尿症などの比較的まれな疾患でみられるが，特に基礎疾患のない場合でも多くみられる．尿路結石の約 80% はカルシウム含有結石で，その大半はシュウ酸カルシウムを何らかの割合で含んでいる．本結石の成因に関しては，尿中のシュウ酸とカルシウムの濃度が大きく関与していることはまちがいないが，最近の報告では尿中カルシウムよりもむしろ尿中シュウ酸の濃度が大きく関与していると考えられている．さらに通常の尿はシュウ酸カルシウムの過飽和状態であるため，尿路結石の抑制因子や促進因子も関与していると考えられている．[1244]

周産期 perinatal period 出産前後の期間のことで，生存可能な妊娠 22 週に始まり，出生後 7 日未満までをいう．出生後 28 日以内までの期間とするものもある．[998]

周産期医学 perinatology，perinatal medicine 周産期（妊娠満 22 週から出生後 1 週までの期間）における母体，胎児，新生児の解剖学，生理学，病理学と，診療に関する学問分野．[1465]

周産期医療システム perinatal care system⇨同周産期医療体制→1368

周産期医療体制 organization of perinatal care ［周産期医療システム］ 周産期とは分娩周辺期（分娩前～生後 7 日以内）という意味であり，この時期の母体と胎児，新生児を対象とした医療体制のこと．分娩前とは胎児の母体外生存が可能な時期を指しているが，最近では低出生体重児に対する医療の進歩により生存が可能な妊娠週数がより早まっている．現在は国際疾病分類（ICD-10）により「周産期とは妊娠満 22 週に始まり生後 7 日に終わる」と定義されている．低出生体重児や病的新生児のみを対象とした新生児医療より，分娩前から妊婦と胎児を管理し，出生後も継続的に治療，看護する周産期医療のほうが治療効果や予防効果が期待できる．このため，わが国では 1984（昭和 59）年度より，従来の NICU（新生児集中治療室）の設置に対する補助に加え，妊産婦と胎児のために設置する MFICU 補助制度を設けた．1996（平成 8）年度からは周産期医療協議会の設置，周産期医療情報センターの設置，関係者の研修，搬送体制の確立に向けた調査，研究からなる周産期医療システムを整備し，その中核となる総合周産期母子医療センターへの運営費補助が設けられた．これにより，周産期医療を実施しうる施設が整備されることとなったが，施設が円滑に医療を実施できるかどうかは，周産期医療体制の整備にかかっている．体制として重要になるのは，組織，妊産婦搬送システム，情報伝達システムなどであり，徐々に整備されてきている．[1352]

周産期死亡 perinatal death 妊娠 22 週以降の胎児死亡（死産）と出生後 7 日未満の新生児の死亡を合わせたもの．児側の主な原因は，「周産期に発生した病態」「先天奇形，変形および染色体異常」である．[1323]

周産期死亡率 perinatal mortality rate，perinatal morbidity ［周生期死亡率］ 1 年間の出産数 1,000 件に対する周産期死亡数の比率．周産期死亡率＝周産期死亡数/（出生数＋妊娠満 22 週以降の死産数）× 1,000．[1323]

終止コドン termination codon ［ターミネーションコドン，読み終わり暗号，終結コドン］ mRNA からタンパク質への翻訳の際に，タンパク質合成の終了を指令するコドン（遺伝暗号）．核 DNA より転写された mRNA では UAA，UAG，UGA が，ミトコンドリアでは UAA，UAG に加えて AGA，AGG が終止コドン．[437] ⇨参ナンセンスコドン→2200

十字靭帯 cruciate ligament ［膝十字靭帯］ 脛骨大腿関節間の靭帯で側面から見ると十字をなすためにこの名があり，前十字靭帯と後十字靭帯がある．前十字靭帯は脛骨の前顆間区から起こり大腿骨外側顆内側面につく．大腿骨に対する脛骨の前方転位を防ぐ．後十字靭帯は脛骨後顆間区外側から起こり大腿骨内側顆外側部に付着する．大腿骨に対する脛骨の後方転位を防ぐ．前十字靭帯の損傷は，スポーツ外傷として近年非常に注目を浴びており，荷重時の非接触損傷により生ずる．内側半月，内側側副靭帯との合併損傷を起こすことも多く，unhappy triad（不幸な三徴候）と呼ばれる．後十字靭帯は，脛骨前面の打突などで損傷を生じる．両靭帯とも膝関節の滑り・ころがり運動といった微妙な運動に関与しているため，どちらかが損傷すると膝関節の正常な運動が破綻する．[1266] ⇨参膝関節→1307

十字靭帯損傷 injury of cruciate ligament ［十字靭帯断裂］ 膝関節の十字靭帯には前十字靭帯と後十字靭帯がある．前十字靭帯損傷はスポーツ外傷としてジャンプ着地，急停止時の非接触損傷により生じ，靭帯の断裂音を認め，膝くずれを起こす．内側半月，内側側副靭帯との合併損傷を起こすことも多い．後十字靭帯損傷は脛骨前面の打突などで生じる．両靭帯とも膝関節の滑り・ころがり運動に関与しているため，どちらかが損傷すると膝関節の正常な運動が破綻し，跛行を起こす．[1266]

十字靭帯断裂 rupture of cruciate ligament⇨同十字靭帯損傷→1368

集シスト法 concentrative method for cyst ［集嚢子法］ 便や喀痰などの患者検体からシスト（嚢子）を集める方法．便が検体であればホルマリンエーテル法などが行われる．[288]

充実性癌 solid carcinoma⇨同単純癌→1940

充実性器官 solid organ⇨同実質器官→1313

充実性腫瘍 solid tumor 肉眼的発育様式による腫瘍の分類で，腫瘍を構成する組織（実質，間質）が密に増殖，充満した腫瘤を形成しているもの．嚢胞を形成するものは嚢胞性腫瘍という．[80]

充実性卵巣腫瘍 solid ovarian tumor⇨同卵巣充実性腫瘍→2908

自由終末 free nerve endings⇨同自由神経終末→1373

収縮期 systole⇨同心室収縮期→1550

収縮期圧⇨同心室収縮期圧→1550

収縮期圧較差 systolic pressure gradient 収縮期における圧力の差で，大動脈弁狭窄症では大動脈弁の狭窄により左心室-大動脈，肺動脈弁狭窄症では肺動脈弁の狭窄により右心室-肺動脈間に圧較差を生じる．閉塞性肥大型心筋症では心室壁の肥厚により左心室-左室流出路間に圧較差を生じる．心臓カテーテル検査で測定するが，2か所での測定もしくはカテーテルの引き抜き中の圧測定により記録，評価する．[618,438]

収縮期圧容積面積 systolic pressure-volume area；PVA 縦軸を左室圧，横軸を左室容積とした圧-容積座標上で，左心室が1回の収縮により発生する総機械的エネルギーを面積として求めるもの．収縮期圧容積面積(PVA)は圧-容積ループ内の面積(一回仕事量)と収縮期末のポテンシャルエネルギーとの和で表される．このPVAを用いることにより，化学エネルギーから機械的活動へのエネルギー変換のプロセスを解析し，心臓の収縮効率などを評価できる．[582] ⇨参圧容積関係→160

収縮期過剰心音⇨同収縮期クリック→1369

収縮期逆流性雑音 systolic regurgitant murmur ［全収縮期雑音，汎収縮期雑音，逆流性収縮期雑音］ 房室弁あるいは中隔欠損孔を介して高圧系から低圧系へ血液が逆流することによって生じる雑音．高調性でⅠ音直後から生じ，Ⅱ音まで持続するか，あるいはⅡ音を越えて続くことが特徴．房室弁逆流と心室中隔欠損の際に生じる．[546] ⇨参収縮期雑音→1369

収縮期クリック systolic click ［収縮期過剰心音，クリック《心音の》］ 僧帽弁逸脱に特徴的な収縮中期から収縮後期に聞こえる過剰心音．[546] ⇨参駆出音→815

収縮期血圧 systolic blood pressure；SBP⇨同最高血圧→1156

収縮期高血圧 systolic hypertension 収縮期血圧のみが140 mmHg以上を示し，拡張期血圧が90 mmHg未満のものをいう．通常，収縮期血圧は年齢とともに上昇する．拡張期血圧も若年者では年齢とともに上昇するが，高齢者では大動脈壁弾性の低下により拡張期血圧は低下する．そのため，高齢者では収縮期高血圧を認めることが多い．[104] ⇨参高血圧症→993

収縮期雑音 systolic murmur；SM ［収縮性雑音，SM］ 収縮期すなわち心室が収縮するときに聴取される心雑音．駆出性雑音と逆流性雑音に分類される．駆出性雑音では心室から大血管への，逆流性雑音では心室から心房への血流によって生じる．両心雑音とも雑音発生部位の血流速度を反映する．[546]

収縮期時相 systolic time interval；STI ［収縮時間，STI］ 左室の収縮性をみる指標で，駆出前期 preejection period(PEP)と駆出時間 ejection time(ET)の比から求めることができる．ETは大動脈弁のMモードの大動脈弁開放開始時間から閉鎖点までの時間であり，心機能低下例では短縮する．PEPは心電図Q波の開始から大動脈弁開放開始点までの時間であり，この時相は変容期と呼ばれる心室の電気的興奮開始から機械的収縮開始までの遅延時間と等容性収縮時間からなり，心機能低下例では等容性収縮時間が延長することによりPEPは延長する．ET，PEPはともに心拍数と逆相関するため，両者の比をとりPEP/ETを用いる．PEP/ETは左室駆出率に逆相関し，左室収縮能が低下するとその値は大となる．基準値はPEPが80-100 msec，ETが270-310 msec，PEP/ETが0.28-0.41である．[1591]

収縮期性心尖陥凹 systolic retraction ［陰性心尖拍動］ 胸部診察の際に，通常の心尖拍動とは逆に，収縮期に心尖部が陥凹することを触知あるいは視診できる所見．健常者でもみられることがあり，これだけで異常とはいえない．収縮期に肋間だけではなく，肋骨自体も陥凹する場合は収縮性心膜炎の所見とされる．1902年，マッケンジー James Mackenzie(1853-1925，イギリスの医師)によって最初に記載された．[143] ⇨参収縮性心膜炎→1369

収縮期前方運動《僧帽弁の》 systolic anterior motion of mitral valve；SAM Mモード心エコー図において，僧帽弁前尖が収縮期開始直後に心室中隔へ向けて異常前方運動を開始し(僧帽弁収縮期膨隆)，拡張期開始直前に元の位置へ戻る動きをいう．閉塞性肥大型心筋症に特徴的な所見．[87] ⇨参肥大型心筋症→2451

収縮後期雑音 late systolic murmur 収縮期の後半に生じⅡ音に達するような雑音で，しばしば雑音の開始にクリックを伴う．ほとんどが非リウマチ性で僧帽弁逸脱が原因のことが多い．[546] ⇨参収縮期雑音→1369

収縮時間⇨同収縮期時相→1369

終宿主 definitive host，final host ［固有宿主，終末宿主］ 成虫や生殖体などの寄生体が有性生殖過程を行う場となる宿主動物をいう．固有宿主ともいう．ヒトは，蟯虫，住血吸虫などヒトに寄生する寄生虫の終宿主である．[543] ⇨参中間宿主→1985，保虫宿主→2706，宿主→1388

収縮終期心室容積⇨同収縮末期心室容積→1370

収縮性 contractility 筋肉の収縮に際しての活性化の程度，または張力(心室においては内圧)発生能力のこと．一定の初期長をもつ筋肉(心筋または骨格筋)において，発生張力を増強させる作用または一定の後負荷に対する短縮速度を増加させる作用のこと．カテコールアミンやカルシウムは収縮性を増加させる．[582] ⇨参心筋収縮性(力)→1517

収縮性雑音⇨同収縮期雑音→1369

収縮性心膜炎

constrictive pericarditis ［ピック病《心膜炎》，慢性収(緊)縮性心膜炎］

【定義】 心膜の線維瘢痕化，肥厚，石灰化，癒着により，心拡張が障害される疾患．ピック病ともいい，チェコの医師ピック Friedel J. Pick(1867-1926)が報告した．しばしば**急性心膜炎**から，数か月から数年の長期を経て本症へと移行する．原因には，特発性，細菌性，結核性，真菌性，ウイルス性，膠原病，腫瘍，放射線療法，尿毒症，外傷があげられるが，原因不明(特発性)の場合が多い．中年男性に多い．

【症候】 静脈圧上昇，頸静脈の怒張，腹水，肝腫大などを認める．進行すると，呼吸器症状がみられることもある．

【診断・治療】心電図所見ではQRS波の低電位とT波の平低あるいは陰転化が認められる．胸部X線写真では**心膜石灰化像**が特徴的な所見．拡張中期から終期にかけての拡張障害が起こるため心内圧曲線はdip and plateau（急峻な陥凹ののち平坦）といわれる特異的な波形を示す．早期の**心膜切除術**が有効．[640]

収縮性心膜炎の看護ケア

【看護への実践応用】心拡張不全のために，頸静脈怒張，肝腫大，腹水，浮腫などの静脈うっ血の症状をきたす．内科的治療として，心拍出量を維持しつつ静脈圧を下げるため，利尿薬と強心薬の投与を行う．バイタルサインの変動と水分出納のバランスを確認し，体重測定を毎日行い，循環動態の変調に注意し，呼吸困難，頸静脈怒張，腹部膨満感，浮腫の有無など症状の観察を行う．食事面では，塩分と水分の制限の必要性を説明し，患者の協力を得る．また重症化すると，低タンパク血症をきたすこともあるため，栄養士と食事内容の検討を行う．収縮性心膜炎は進行性疾患であるため，症状の進行にともない呼吸困難（労作時），腹水貯留に伴う腹部膨満感，食欲不振，倦怠感が増強する．そのため苦痛に応じて，酸素投与や安楽な体位の工夫など，安静が得られるように身のまわりの援助を行う．食事内容について医師や栄養士と調整を行う．腹水貯留に対しては，腹囲の計測を行い，苦痛時は腹水穿刺を行う．その際，急激な除水はショックを招くことがあるため，バイタルサインの測定を行い血圧低下，顔面蒼白，皮膚冷汗などの症状に注意する．また腸管浮腫も起こってくるため，便秘に傾きやすく，下剤での排便コントロールを行う．

【ケアのポイント】症状の進行とともに患者の苦痛も増し，入院も長期化してくる．ストレス，不安，死への恐怖などをいだくため，患者や家族への精神的サポートも重要である．患者や家族の訴えを傾聴し，感情の表出を促し，苦痛に対しては早期に対処が行えるよう介入する．また家族に対しても，病状の理解ができるようにかかわり，患者を精神的にサポートできるよう介入する．根本的には，心膜切除術などの外科的治療を行わない限り，予後不良であり，患者・家族が受容できるように援助する．[359] ⇨参収縮性心膜炎→1369

収縮帯壊死 contraction band necrosis；CBN⇨同筋原線維変性→794

収縮タンパク系 contractile protein system 横紋筋では細いフィラメントと太いフィラメントを構成し，収縮とその調節にかかわるタンパク質群．ミオシン（分子量約50万），アクチン（分子量4万2,000），トロポミオシン（分子量7万），トロポニン（分子量約8万）．トロポニンはT，I，Cの異なる3個のサブユニットからなる複合体である．[97]

収縮中期駆出性雑音 midsystolic ejection murmur 心室から大血管への駆出血流によって生じる雑音．半月弁の最大開放時点から始まり，Ⅱ音の前に終わる．漸増後漸減し，ダイヤモンド形の波形を示す．器質的半月弁狭窄や駆出血液量増大に伴う相対的半月弁狭窄で生じる．[546] ⇨参機能性〔心〕雑音→699，収縮期雑音→1369，漸増漸減性雑音→1771

収縮中期クリック・収縮後期雑音症候群 midsystolic click-late systolic murmur syndrome 収縮中期クリック（収縮中期過剰心音）とそれに続く収縮中期ないし後期逆流性雑音とからなる心雑音で，僧帽弁逸脱症の聴診所見をいう．[546] ⇨参収縮期クリック→1369，収縮後期雑音→1369，僧帽弁逸脱症候群→1826

収縮中期半閉鎖 mid-systolic closure 閉塞性肥大型心筋症の超音波Mモード像で，開いている大動脈弁が収縮中期に一時的に閉じるような動きをするもの．僧帽弁の収縮期前方運動とともにこの疾患の診断に重要とされる．[955] ⇨参肥大型心筋症→2451

収縮末期心室容積 end-systolic ventricular volume ［**収縮終期心室容積，心室収縮終期容積**］ 心室収縮期の最終過程の心室内容積のこと．この時期の心室容積が最小となる．[226]

収縮輪 retraction ring ［**子宮収縮輪，生理的収縮輪**］ 陣痛開始後の子宮収縮により厚くなった子宮体部筋層と，陣痛による伸展および児頭圧迫により菲薄化した子宮下部筋層との境界にリング状の段差ができた状態．生理的なものであるが，通常は腹壁上からは触れない．病的になったものはバンドルBandl収縮輪という．[1323] ⇨参バンドル収縮輪→2417

重症型先天性魚鱗癬（ぎょりんせん）⇨同道化師様胎児→2101

重症患者監視装置 ICU patient monitoring system, monitoring apparatus for sick patient 刻々と状態が変化する重症患者のため，各種モニターでの経時的な監視による病態の把握とこれに基づいた患者管理の必要性から，バイタルサインのモニターとして心電図，血圧，呼吸，循環モニターとして中心静脈圧，その他スワン・ガンツカテーテル，動脈血酸素飽和度などを組み合わせて監視する装置．[1436]

●重症患者監視装置のモニター

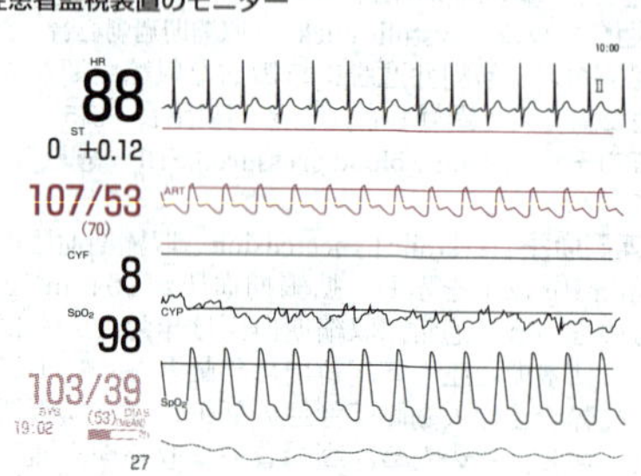

図のモニター画面には，上より脈拍，観血的動脈圧，中心静脈圧，SpO_2，非観血的動脈圧，呼吸回数が表示されている

重症感染症 severe infection 感染症とは，微生物が侵入し増殖した結果生じる宿主の反応が，病的な程度に達して臨床症状が現れた状態をいう．その程度が強い場合が重症感染症である．重症の程度は，その宿主の免疫能と，微生物の病原性と，それらがおかれた環境の相互関係によって異なる．従来，重症感染症は敗血症と類義と考えられたが，現在，後者には明確な定義が存在するため，必ずしも同義ではない．[1411]

重症急性呼吸器症候群 severe acute respiratory syndrome：SARS ［SARS，サーズ］ 急速に38℃以上の高熱，咳，息切れ，呼吸困難などの呼吸器症状が起こり，胸部X線写真で肺炎様の浸潤陰影または呼吸窮迫症候群（RDS）の所見（スリガラス状陰影）を示す新興感染症．2002年11月に中国，広東省で発症した患者が最初といわれている．起因病原体は新型のコロナウイルスであるSARSコロナウイルスに確定された．症状には頭痛，悪寒・戦慄があり，食欲不振，下痢，意識混濁などの症状を伴うことがある．両側多発性の斑状陰影に進展して重症化し，死亡することが多い．上記症状があり，SARS患者に接触したか，伝播確認地域への旅行歴がある場合に本症の可能性が高い．血液検査ではアラニン アミノ トランスフェラーゼ(ALT)，クレアチンキナーゼ(CK)の上昇をみることがあるが，白血球の増加はみられないことが多い．血清中のSARSウイルス抗体検査あるいは血液，気道分泌物，糞便中にSARSウイルスの遺伝子断片を検出するが，検出されないこともあり，WHOの症例定義に基づき「疑い例」「可能性例」として診断する．治療にはオセルタミビルリン酸塩，リバビリンなどの抗ウイルス薬，ステロイド療法が用いられるが効果は明らかではない．隔離と対症療法が主となる．[953]

重症筋無力症

myasthenia gravis；MG ［MG］

【概念】 骨格筋の**神経筋接合部**後シナプス膜に存在するニコチン性アセチルコリン受容体に対する自己抗体(**抗アセチルコリン受容体抗体**)によって神経筋接合部における神経筋伝達が障害され易疲労性を伴う筋力低下，その日内変動を呈する自己免疫疾患．

【疫学】 有病率は人口10万人当たり5.1人で，1：2で女性に多い．女性では20-30歳代に多く，男性では50-60歳代に多い．胸腺腫合併の頻度は男性で32%，女性で20%であるが，特に30-50歳代の男性に多い．

【症状と診断】 外眼筋，眼瞼挙筋の筋力低下のために間欠的な複視，眼瞼下垂などの**眼症状**で始まることが多い．顔面筋，咽頭・喉頭筋の障害による構音・嚥下障害，頸部や四肢近位筋，呼吸筋群の筋力低下により種々の運動障害，呼吸障害を呈する．筋力低下は反復使用により増強(疲労)し，安静や休息により改善することが多い．外眼筋のみに症状が出る**眼筋型**と全身の筋群に症状が出る**全身型**に分けられる．診断は，複視，眼瞼下垂，特徴的な分布を示す筋力低下，症状の変動と易疲労性といった病歴と身体所見に加えて，抗アセチルコリン受容体抗体の上昇(全身型の約85%，眼筋型の50%)，**テンシロン試験**(エドロホニウム塩化物 edrophonium chrolide の静注)による症状の改善(写真)，反復神経刺激試験による筋のM波の振幅が減少する漸減 waning 現象などを参考に行う．

【合併症】 胸腺過形成，胸腺腫を伴うことが多く，胸部CTやMRIで胸腺の検索が必要である．橋本病(慢性甲状腺炎)や関節リウマチなどの自己免疫疾患を合併することがあるのでこれらの検索も必要である．

【治療】 病型によって胸腺摘除術，ステロイド剤や抗コリンエステラーゼ薬投与などが行われる．免疫抑制薬投与，血漿交換，免疫グロブリン大量静注療法が行われることもある．感染症，手術などのストレスを契機にクリーゼという急激な症状の悪化をきたし，呼吸管理が必要となることがある．[1156] ⇨参テンシロン試験→2084

●テンシロン試験

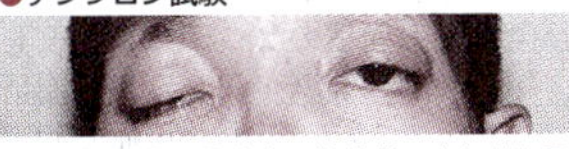

エドロホニウム塩化物の静注前．右に強い両側の眼瞼下垂を認める

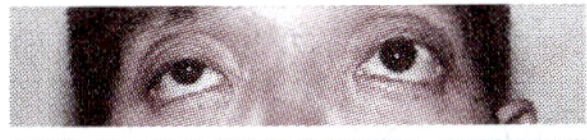

エドロホニウム塩化物の静注後．両側の眼瞼下垂の著明な改善を認める

重症筋無力症の看護ケア

【看護実践への応用】 重症筋無力症は，眼瞼下垂や複視などの眼症状や，四肢筋の脱力と易疲労性，嚥下困難や構音障害などの球症状，呼吸困難感などの呼吸器症状などを主訴とし，日内変動があることが特徴の自己免疫性の疾患である．治療は病型によって胸腺摘出や抗コリンエステラーゼ薬やステロイド剤を組み合わせる，あるいは血漿交換，免疫抑制薬を用いるなどがある．重症筋無力症の看護は，症状の程度と変動を観察し，セルフケアレベルに応じた日常生活援助と生活上の工夫を中心に行う．患者が症状に応じた日常生活を送れるよう，筋脱力や易疲労性の日内変動を把握して，症状に応じた日課の組み立てをする．薬物療法による症状のコントロールが日常生活に大きく影響するため，使用する薬剤の機序や副作用などについて説明し，症状に応じて正しく服用できるように指導する．また，症状の最も悪い状態に合わせて身のまわりの物の配置を工夫したり，必要な補助用品(車いす，ポータブルトイレなど)を準備しておく．特に，球症状が強い場合には，抗コリンエステラーゼ薬の薬効の現れる時間に食事をとるように内服時間を調整し，嚥下しやすい食事の形状や食材の選択，食事をとるときの姿勢などを工夫し，環境を整える．ときに，感染や精神的ストレス，過労，手術や出産などの誘因によって症状が急激に悪化し，重篤な球麻痺や呼吸筋麻痺を生じるクリーゼと呼ばれる状態に陥ることがある．この場合は，気道確保，気管内挿管，人工呼吸器装着など救命処置が必要となることがあり，的確な緊急時対応が求められる．急激な症状悪化とさまざまな処置を受ける患者のショックや不安に対し，病状や処置に関しての説明をして，不安を軽減するようにかかわることも重要な役割である．

【ケアのポイント】 重症筋無力症は難病(医療費公費負担助成対象の特定疾患)に指定されており，経済的側面のみならず，日常生活援助などに関しても社会資源の活用を調整する必要がある場合がある．[1265] ⇨参重症筋無力症→1371

重症筋無力症クリーゼ myasthenia gravis crisis 全身型の重症筋無力症の患者が，感染症や外傷，妊娠・分娩，手術などのストレス，禁忌薬の使用，治療薬の飲み忘れや過剰服用などを契機に急激な筋力低下をきたし，呼吸困難となった状態をクリーゼという．生命を危険にさらすほどの症状の増悪で，集中治療室における全身管理が必要となる．抗コリンエステラーゼ薬過剰服用によるコリン作動性クリーゼ cholinergic crisis と不十分な治療で生じる筋無力症(性)クリーゼ myasthenic crisis がある．クリーゼと判断されたら，直ちに気管挿管，人工呼吸器の装着を行い呼吸・循環状態を管理しながら治療を行う．テンシロン試験が明らかに陽性の場合には筋無力症クリーゼと判断できる．テンシロン試験の結果がはっきりしない場合には，コリン作動性クリーゼとの鑑別のために抗コリンエステラーゼ薬を一時中断して経過をみながら判断する．クリーゼの原因として最も多いのは感染症の合併である．ストレプトマイシン硫酸塩，ポリミキシンB硫酸塩などのアミノグリコシド系抗生物質は神経筋接合部のアセチルコリン受容体に作用し，症状を増悪させるために禁忌である．筋無力症クリーゼでは，抗コリンエステラーゼ薬，ステロイド剤投与，さらには，血漿交換，免疫グロブリン大量静注療法などが施行される．[1156] ⇨参テンシロン試験→2084，筋無力性クリーゼ→806，コリン作動性クリーゼ(クリーシス)→1132

舟状骨　scaphoid bone，navicular bone　手根骨および足根骨に同名の骨が存在．手根骨における舟状骨は手関節橈側に位置し，橈骨，大・小菱形骨，有頭骨，月状骨と関節を形成．手の舟状骨にみられる疾患のほとんどは骨折で，偽関節となることが少なくない．足根骨における舟状骨は足根骨内側に位置し，第1・第2楔状骨，立方骨，距骨と関節を形成．舟状骨内側には後脛骨筋が付着している．舟状骨内側に約15%の発生頻度で外脛骨といわれる小骨片がみられ，しばしばスポーツ活動などによりこの部に疼痛が発生する．[339]

舟状骨骨折　scaphoid fracture，fracture of navicular bone　手根骨骨折の全体の約8割を占め，ほとんどが転倒して手関節を強制背屈した際の受傷．症状は手関節部の腫脹，疼痛，snuff box(長母指外転筋と長母指伸筋間のくぼみ)の圧痛．2方向撮影のX線検査ではこの骨折を認めにくいため見逃されやすいので，診断には斜位像撮影も必要．舟状骨は栄養血管の分布の関係から，近位骨片の血行が障害されやすいことと可動性が大きいことにより，1割程度が骨癒合を得られず偽関節となると報告されている．偽関節化したり靱帯損傷を伴った場合，手根不安定症に陥る．骨癒合を得られない場合は骨移植手術などの偽関節手術を行う．足根骨における舟状骨骨折は比較的まれである．[339]

自由上肢骨　skeleton of free superior limb　上肢の骨は，体幹に連結する上肢帯とそれに続く自由上肢骨からなる．上肢帯は肩甲骨および鎖骨からなり，自由上肢骨は，上腕骨，尺骨，橈骨，手根骨(8個)，中手骨(5個)および指骨(14個)からなる．[1063] ⇨参手の骨→2068，自由下肢骨→1363

重症心身障害児　severely mentally and physically disabled children ［重度心身障害児］「児童福祉法」で定められた，重度の知的障害および重度の肢体不自由が重複している児童をいう．つまり知能指数は35以下で，身体障害の程度が1級もしくは2級(寝たきりまたは座れる程度)で18歳未満である．医学的診断名ではなく法律上の定義である．原因には，出生前の原因(先天性風疹症候群，脳奇形，染色体異常など)，出生時・新生児期の原因(分娩異常，低出生体重児など)，周産期以後の原因(脳炎，てんかんなど)などがある．[540]

重症心身障害児施設　institution for severely mentally and physically disabled children　「児童福祉法」第43条の4に規定された，重度の知的障害および重度の肢体不自由が重複している児童を入所させて，保護するとともに，治療および日常生活の指導をすることを目的とする施設．児童の福祉のために必要な児童福祉施設の1つである．[321]

舟状頭蓋　scaphocephalus⇨同舟状頭症→1372

舟状頭症　scaphocephaly，scaphocephalia ［舟状頭蓋］矢状縫合の早期癒合の結果として長く幅の狭い形状の頭蓋骨発達障害で，前頭・後頭領域の代償性の突出がある．転覆したボートに似ていることからこう呼ばれる．頭蓋骨癒合症の中で最も頻度が高く，知能障害の合併を多く認める．[369]

重症度評価　evaluation of severity　全身状態を把握し，診療の方向性を決定するために必要な評価．救急や急性疾患，慢性疾患それぞれに重症度判定があり，治療や処置の緊急性の有無の判定，選択に用いる．実際には，①体位，姿勢，②バイタルサイン(意識，脈拍，血圧，呼吸，体温)から判定することが多く，それに血液検査，画像診断が加わる．[1070]

重症度分類　classification of severity　疾患の重症度を判定する因子を含んだ分類．意識障害のグラスゴー・コーマ・スケールGlasgow coma scale(GCS)，外傷の外傷重症度スコアinjury severity score(ISS)，高血圧のWHO分類など，症候や疾患に固有の分類がある．また，くも膜下出血に対するハント・コスニックHunt and Kosnikの分類と国際学会(WFNS)分類，フィッシャーFisherの分類のように1つの疾患についても，異なる視点から複数の分類が存在する．重症度の分類は，個々の患者の予後の推定や治療の選択のみならず，集団間で比較・検討を行う際の統計処理にも有用．[1544]

重症妊娠悪阻　severe hyperemesis gravidarum　つわり症状が悪化し嘔吐を繰り返し，脱水，飢餓状態となった妊娠悪阻の状態が，乏尿，体温上昇，胃液の消失により高度の脱水状態から電解質のバランスを崩し，代謝性アルカローシスとなり，最終的には脂肪分解の亢進によるケトン体の蓄積により代謝性アシドーシスなどを伴う栄養障害により体重減少が著明で，治療が必要となる病態．長期にわたる嘔吐と経口摂取不良は，ビタミンB_1欠乏によるウェルニッケWernicke脳症(意識障害，眼振，小脳失調をきたす難治性の病態)を合併する場合がある．治療法は，入院し，絶食のうえ，点滴による水分と電解質，ビタミン類を補給することである．また心身の安静を促し，ストレスを軽減することも大事である．母体の危険が高いときには，人工妊娠中絶も考慮される．[1323] ⇨参妊娠悪阻(おそ)→2265

重症熱傷　severe burn　熱傷重症度の判定には，面積，深度，部位，年齢，気道熱傷の合併などを総合して行うアルツArtzの基準と熱傷指数burn index(BI)がある．熱傷指数は，熱傷深度と面積の2つから重症度を判定できる指数で，第3度熱傷面積＋第2度熱傷面積×1/2で計算され，おおよそ10-15以上が重症と判定される．また，アルツの基準では，①第2度(病変が真皮に及ぶ)で受傷面積が体表面積の30%以上，②第3度(皮下熱傷)で受傷面積が体表面積の10%以上，③顔面，手，足，会陰の熱傷，④気道熱傷の合併，⑤軟部組織の損傷や骨折の合併，などが重症とされる．広範囲熱傷とも呼ばれ，高度救命救急センターなど専門治療のできる医療機関への搬送が望ましく，入院による全身管理が必要．なお熱傷面積は「9の法則」により算出する．[1364] ⇨参熱傷→2278

重症複合型免疫不全症 severe combined immunodeficiency；SCID ［SCID］ T細胞に分化障害があり，B細胞やNK細胞にも機能異常を伴う複合型免疫不全症の一群．生後数か月より下痢，発育障害，間質性肺炎などの重症感染症に罹患する．病原体としては，化膿菌，細胞内寄生菌，ウイルス，真菌，原虫とあらゆる微生物がある．病型は5型(表)に分類されるが，どの型でも同様の症状を呈する．移植が現時点での唯一の根治療法であるが，ヨーロッパでは一部の病型で遺伝子治療が試みられている．[601] ⇨参複合型免疫不全症→2530

自由神経終末 free nerve ending ［自由終末］ 皮膚の真皮上層，特に乳頭層に分布し，一部が細い枝になって表皮内に入る感覚神経線維である．メルケル Merkel 細胞に付着するとともに，ときにランゲルハンス Langerhans 細胞とも接触がみられる．無髄線維でC線維が痛覚，痒覚に関与する．終末から遠心性に神経伝達物質のサブスタンスPや血管の拡張に関与するカルシトニン遺伝子関連ペプチド calcitonin gene-related peptide(CGRP)が放出され，神経原性炎症を惹起したり，ケラチノサイトやランゲルハンス細胞の機能調節に関与することが，近年明らかになった．[778]

就寝時 before sleep, at bedtime⇨同h.s.→62

重心線 center of gravity line ヒトの重心から地球の中心に向かう仮想の直線のことで，体の重さが最もかかる部位を表す．なお，ヒトの重心は成人の立位姿勢において足底から身長の55-56% の高さである第2仙骨のやや前方にある(小児では相対的に成人より高位にある)．[824]

重心動揺計 stabilometry 重心位置の移動を計測することにより，起立姿勢時の平衡機能を検査するもの．明るく静かな場所で被検者に重心動揺計に乗ってもらい前方2-5 m先を注視させる．また閉眼の場合も調べる．30-60秒間の重心の移動をX-Y記録計で描き，その移動範囲や偏奇から平衡障害の有無を類推する．[893]

重心動揺検査 stabilometry 平衡機能検査のうち，立直り反射検査の1つで，直立姿勢での身体の動揺を重心動揺計で記録する検査．被検者の足圧中心の動きを圧力変換器で検出する．通常は開眼，閉眼いずれも60秒間行う．平衡障害の程度の把握と治療やリハビリテーション効果の経時的観察に用いる．他の平衡機能検査と併せて障害部位診断にも用いる．[98]

●重心線

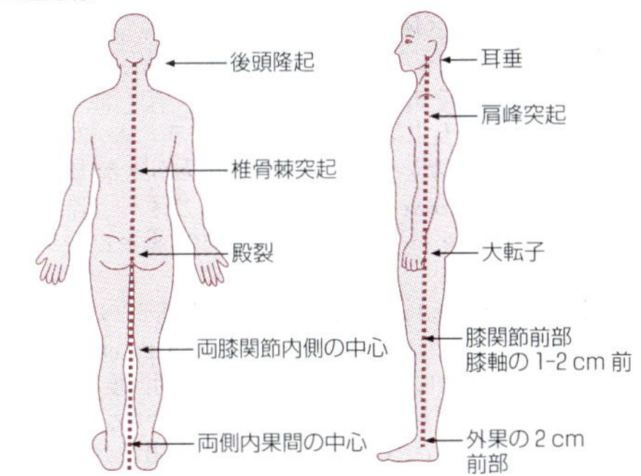

前後：耳垂 ― 肩峰 ― 大転子 股関節前方 ― 膝関節前部 膝蓋骨後面 ― 外果2 cm前部

左右：後頭隆起 ― 椎骨棘突起 ― 殿裂 ― 両側膝関節内側の中心 ― 両側内果間の中心

就寝前服用⇨同vdS→118

重錘⇨同砂嚢→1192

自由水クリアランス free water clearance ［C_{H_2O}］ 自由水 free water とは溶液中の液量から体液と浸透圧の等しい溶液を引いた残りの溶液を指し，溶質を含まない純粋な水．体液で産生された過剰な浸透圧物質は自由水で希釈されて血漿浸透圧が一定に保たれているが，低張の輸液などにより体内の自由水が過剰となると尿中に排泄され，自由水によって血漿浸透圧と等しい等張尿が薄まって尿の浸透圧は低下する(低張尿)．このとき尿中に排泄された自由水を除去するために必要な血液流量を自由水クリアランス(C_{H_2O})といい，溶質を含まない溶液の排泄量で表される．実際には分時尿量から浸透圧物質を除去するために必要な血漿流量，すなわち浸透圧クリアランス(尿浸透圧/血漿浸透圧×尿

●重症複合型免疫不全症(SCID)の分類

疾患名	責任遺伝子	遺伝子座	末梢血リンパ球数		
			T	B	NK
1. サイトカインのシグナル伝達系 (γcおよびγcに会合する分子)					
1) X-SCID	*γc*	Xq13.1-q13.3	⬇	N/↑	⬇
2) JAK3欠損症	*JAK3*	19p13.1	⬇	N/↑	⬇
3) IL-7Rα欠損症	*IL-7Rα*	5p13	⬇	N/↑	N
2. TCR, BCRからのシグナル伝達系					
CD45欠損症	*CD45*	1q31-32	⬇	N/↑	↓
3. 抗原受容体再構成系					
1) RAG 1/2欠損症	*RAG1/RAG2*	11p13	⬇	⬇	N
2) Artemis欠損症	*Artemis*	10p	⬇	⬇	N
3) Omenn症候群	*RAG1/RAG2*	11p13	N/↓	⬇	N/↑
4. 代謝酵素					
ADA欠損症	*ADA*	20q13.2-13.11	⬇	↓	↓
5. 造血幹細胞					
reticular dysgenesis	?	?	⬇	⬇	⬇

久間木悟：重症複合型免疫不全症，小児内科 36(11)：1744-1749，2004

し

量)を引いて次のように算出する．C_{H_2O}＝尿量－(尿浸透圧/血漿浸透圧×尿量)．[563]

自由生活性アメーバ free-living ameba 湖沼，プール，下水などの水中で生活しているアメーバで，他の生物に寄生しなくても生活環が成り立つもの．ネグレリア *Naegleria* 属，アカントアメーバ *Acanthamoeba* 属，ハルトマン *Hartmannella* 属のある種のアメーバによる髄膜脳炎，アカントアメーバ属による角膜炎などが報告されている．[288]

周生期死亡率 perinatal morbidity⇨同周産期死亡率⇀1368

修正実効温度 corrected effective temperature；CET 乾球温度の代わりに黒球温度を用いた実効温度のこと．実効温度には輻射熱が考慮されていないため，直射日光などの輻射熱源にさらされる場合や，周壁の温度が気温と等しくない場合などに用いられる．気温，湿度，気流の温熱指数の三要素に輻射熱を加えることになるので，より人間の感覚に近い値が得られる．[1360] ⇨参実効温度⇀1312

修正大血管転位 corrected transposition of great arteries；corrected TGA ロキタンスキー Carl von Rokitansky(1875)により記載された奇形．正常位心室 d-loop ventricles の右室から大動脈，左室から肺動脈が起始するＤ型完全大血管転位(d-CTGA)が逆位心房に合併すると，血流は逆位左房→右室 d-loop right ventricle →大動脈，逆位右房→左室 d-loop left ventricle →肺動脈と生理的に正常化する．また逆位完全大血管転位 inverted CTGA が正常位心房 situs solitus atrialis，逆位心室 inverted ventricles (l-loop ventricles)に合併すると，右房→逆位左室 l-loop left ventricle →肺動脈，左房→逆位右室 l-loop right ventricle →大動脈とやはり生理的血流となる．この両者を生理的修正大血管転位 physiologically corrected CTGA と呼ぶ．先天性心奇形の 1-1.4%，男性優位の発生をみる．成人期まで生存しうるが，エプシュタイン Ebstein 奇形(形態学的右室側)，心室中隔欠損，房室ブロックや右心不全の合併が多い．大血管が外観上完全転位の位置をとりながら，形態学的左室が右前，右室が左後に位置することにより心房→心室血流が心臓内で交差して生理的血流路が確保される奇形を解剖学的修正大血管転位 anatomically corrected CTGA (逆位もありうる)と呼び分ける．[319] ⇨参完全大血管転位⇀636

●修正大血管転位

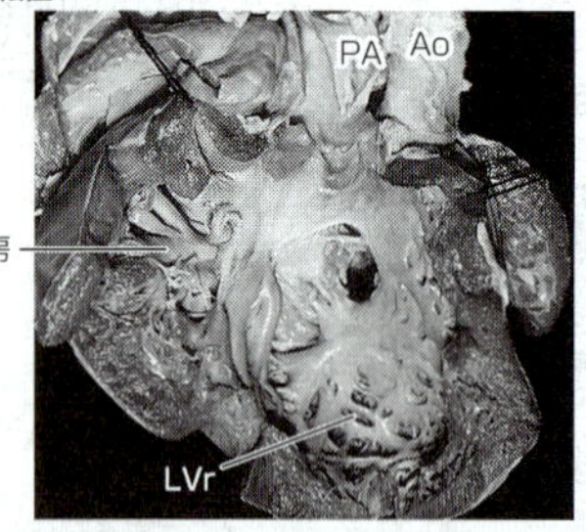

LVr:右心房と連結する右側の形態学的左心室
PA:肺動脈幹
Ao:大動脈

集積 cluster 特定の症例が一定期間にある場所において集中的に発生すること，発生件数は予期されるレベルを超える場合と超えない場合がある．[564] ⇨参流行⇀2936

重積 invagination, intussusception ①ある組織の一部がその組織または他の部分へ陥入すること．代表的な疾患は腸重積症．重積の範囲が広い，ポリープや腫瘍がある，腸閉塞の原因となっているなどの場合には手術が行われる．②発作が治まらず徐々に重症化すること．気管支喘息重積発作 status asthmaticus，てんかん重積発作，片頭痛重積発作など．[485] ⇨参腸重積症⇀2013，喘息発作重積状態⇀1772

集積回路⇨同IC《コンピュータの》⇀65

重積歯⇨同歯内歯⇀1327

集積線量 cumulative dose ［蓄積線量］ 短期間ごとに計測された放射線被曝線量を合算して，長期間の被曝線量として集積した量．熱ルミネセンス線量計(TLD)やフィルムバッジなどは集積線量の測定器である．[18]

十全大補湯(じゅうぜんたいほとう) juzentaihoto 医療用漢方製剤の１つ．主として慢性諸病の全身衰弱に用いる．漢方医学では，気血ともに虚となった状態で(気血両虚)，脈と腹力がともに弱く皮膚の艶がなく，貧血，食欲不振，皮膚枯燥，るい痩などを目標に用いる．臨床的には，病後，術後あるいは慢性疾患などで疲労衰弱をきたしている場合，諸貧血病，産後の衰弱，痔瘻などに用い，長期療養後の微熱などにも応用される．偽アルドステロン症，ミオパシー，肝機能障害などの副作用に注意．出典：『和剤局方』．構成生薬：オウギ，ケイヒ，トウキ，ジオウ，シャクヤク，センキュウ，ニンジン，ジュツ，ブクリョウ，カンゾウ．[1287] ⇨参気虚⇀677，血虚⇀906，人参(にんじん)⇀2264

臭素 bromine；Br ［Br］ 元素記号 Br．原子番号 35．原子量 79.904．融点 −7.25℃，沸点 59.5℃．刺激臭を有する赤褐色の液体．非金属性元素の単体として常温で液体である唯一のもの．眼，皮膚，気道に対して腐食性．蒸気やフュームを吸入すると喘息様反応，肺水腫を起こすことがある．許容濃度 0.1 ppm〔日本産業衛生学会，2008，アメリカ産業衛生専門家会議(ACGIH)，2008〕．「毒物及び劇物取締法」劇物．[182,732]

愁訴 complaint⇨同自覚症状⇀1230

銃創 bullet wound⇨同射創⇀1358

重曹⇨同重炭酸ナトリウム⇀1377

縦走潰瘍 longitudinal ulcer 炎症性腸疾患の１つであるクローン Crohn 病に特徴的とされる所見．クローン病の診断に際しては肉眼所見が重要とされており，縦走潰瘍は臨床的には内視鏡や小腸造影，注腸造影検査，病理学的には切除標本の肉眼観察で確認できる．クローン病の診断基準において，敷石像 cobblestone appearance，非乾酪性肉芽腫 non-caseating granuloma とともに主要所見に位置づけられている．縦走潰瘍は，小腸で腸間膜付着部にみられ，大腸では 2-3 条が腸管に平行に走る．特に腸間膜側の長い縦走潰瘍は小腸によくみられ，わが国のクローン病に特徴的といってもよいほどであるが，欧米ではこの所見はあまり強調されていない．縦走潰瘍の潰瘍底には裂溝 fissuring がよくみられる．裂溝もクローン病に特徴的な所見である．裂溝が高度になり他の腸管や臓器に穿通すると瘻孔を形成する．[748] ⇨参クローン病⇀843，炎症性腸疾患⇀

379

重曹注射療法 parenteral injection of sodium bicarbonate アシドーシス性疾患，メニエール Ménière 病のめまいなどに全身性の制酸薬として用いられる重曹，すなわち炭酸水素ナトリウム($NaHCO_3$)を利用した注射療法．静脈注射または点滴として用いられることが多い．[211]

重層扁平上皮 stratified squamous epithelium⇨参上皮組織の名称と機能⇀1456

従属栄養菌 heterotrophic bacterium (microorganism) ［**他家栄養菌**］ 有機化合物から炭素の大部分を得る微生物をいう．CO_2のみを炭素源としてすべての細胞成分を合成できる菌を自力(独立)栄養菌 autotrophic bacterium (microorganism) といい，従属栄養菌と対比される．[324]

縦足弓 longitudinal arch⇨同縦アーチ⇀1920

従属人口指数 ratio of dependent population ［**扶養負担係数**］ 年齢構造指数の1つで，年少(0-14歳)人口と老年(65歳以上)人口の合計を従属人口といい，従属人口を生産年齢(15-64歳)人口で割り，100を掛けた値を従属人口指数という．わが国の従属人口指数は2007(平成19)年で，53.9である．従属人口指数は先進国では45-55で，年少人口の割合が多い発展途上国では70以上の高値となる．[1211]

収束的妥当性 convergent validity 構成概念妥当性を検証するための系統的な分析の補助として進められる方法に，多特性(多方法マトリックス)による分析がある．ある同一の特性を測定する方法は，1種類に限らず複数の測定方法によっても同様な結果が得られることが確認されなければならず，これを収束的妥当性といい，構成概念妥当性を示すたすけになる．一方，違うと考えられる特性については，それぞれを特定できると考えられる測定具によって別々にうまく識別されなければならず，これを弁別的妥当性という．[980] ⇨参妥当性⇀1921，構成概念妥当性⇀1022

従属標本 dependent samples 標本が対になっているなど，何らかの関連のある形になっているもの．同一人物に対する複数回の測定などがその例である．[446] ⇨参独立標本⇀2152

従属変数 dependent variable⇨参変数⇀2646

臭素痤瘡(ざそう) bromide acne⇨同臭素疹⇀1375

臭素酸カリウム中毒 potassium bromate poisoning 臭素酸カリウムは水溶性の白色結晶で，分析試薬として用いられるほか，コールドパーマ第2剤に2-5% 含まれる．服毒後間もなく悪心・嘔吐，下痢などが生じ，めまい，頻脈，血圧降下が起こる．急性腎不全，肝障害，末梢神経障害，不可逆性の聴力障害を呈することもある．コールドパーマ第2剤は，臭素酸ナトリウム(パーマネント液中6-10% 含有)も混合使用している．治療は一般的処置のほか，血液透析，チオ硫酸ナトリウム水和物静注が有効である．[1122]

臭素酸中毒 bromic acid poisoning 臭素酸は無色で刺激臭のある液体で，乳化剤や酸化剤として使用される．蒸気が還元性物質と反応して火災になる．ヒトの推定致死量は経口の場合1gとされている．強い酸化作用による溶血とメトヘモグロビン血症を起こし，眼，粘膜，皮膚の刺激症状，悪心・嘔吐，腎障害などの症状が現れる．治療は催吐薬，下剤の投与，胃洗浄，強制利尿など．[1122]

臭素酸ナトリウム中毒⇨参臭素酸中毒⇀1375

臭素疹 bromoderma ［**ブロム疹，臭素痤瘡**(ざそう)］ 臭素(臭化カリウム，臭化ナトリウム)内服による薬疹．毛包一致性炎症性痤瘡(ざそう)様丘疹や膿疱が被髪頭部や頬に好発する臭素痤瘡 bromide acne，結節状になる結節性臭素疹 bromoderma tuberosum がある．臭素薬(ブロム剤)は現在ではほとんど用いられない．[1382]

住宅扶助 housing allowance 「生活保護法」第11条に規定されている8扶助(生活，教育，住宅，医療，介護，出産，生業，葬祭)の1つ．困窮のため最低限度の生活を維持することのできない者に対して，住居および補修その他，住宅の維持のために必要なものを給付する．[457]

集団X線撮影検査 mass survey radiography ［**集団間接撮影**］ 胸部，上部消化管，下部消化管，乳房などを対象としたX線検査の集団検診．肺結核や肺癌，胃癌，乳癌の発見を目的に行われる．間接撮影が一般的だが，直接撮影，CR，CTなども利用されている．検診の精度管理が大切である．[264]

集団医学 comprehensive medicine 医学を1つの特性，あるいは個々の集団としてとらえた場合には，その領域での包括的な概念を指す．また，地域あるいは産業領域で個体を集団のなかで位置づけた場合には，これらの集団を対象とした予防医学および臨床医学の概念ならびに領域を指すこともある．集団医学のカテゴリーは衛生学，公衆衛生学に包括されているが，具体例としては，集団健診医学，農村医学，生命保険医学などが，集団医学の範疇に入る．集団の水準での保健・医療の観察・研究の手技に用いられるものは，疫学などがある．[24]

集団遺伝学 population genetics 集団の遺伝的構成を研究する学問の領域で，自然集団における遺伝子頻度を推計し，それに影響する要因を検討する．そのために数理モデルを組み立てることが多い．[368]

集団間接撮影 mass miniature radiography⇨同集団X線撮影検査⇀1375

集団感染 mass infection ある集団で，病原体，感染経路，宿主感受性の3条件がそろっている場合に，短期間に多数の患者が発生する状態をいう．これには集団の人口や人口密度，経済的貧困，モラルなどの社会的要因，衛生状態，病原体の浸淫度(地方的流行の状態)などの環境的要因，上下水道普及率，ワクチン普及率などの公衆衛生学的対策の達成度などが影響する．上水を介した腸管感染症，病原菌で汚染された飲食物の摂取による食中毒，その他，インフルエンザ，結核，結膜炎などがある．[378]

集団寄与危険度割合 population attributable risk〔percent〕; PAR ［**集団寄与リスク割合**］ 集団における，リスク要因曝露と関連する疾病発生を示す指標．リスク要因への曝露によって，その集団でどのくらい疾病が過剰発生しているかを示すため，地域対策などにおいて重要な指標となる．%で表すことが多い．曝露者と非曝露者の総観察人時間をP_eとP_u，曝露者と非曝露者が混在する集団全体での総観察人時間を$P_t(=P_e+P_u)$，また曝露者，非曝露者，集団全体での発生率をそれぞれR_e，R_u，R_tとするとき，集団寄与危険度割

合%は，

$$PAR\% = \frac{R_t - R_u}{R_t} \times 100 = \frac{P_e(R_e - R_u)}{P_t \cdot R_t} \times 100$$

となる．曝露のために集団全体で過剰に発生した疾病量 $R_t - R_u$(集団発生率差 population rate difference または集団過剰発生率 population excess rate)を，集団全体の発生率 R_t で割る形になっている．他に曝露の影響をみる指標として，曝露者と非曝露者の発生率の差(発生率差 rate difference = $R_e - R_u$)，比(発生率比 rate ratio = R_e/R_u)のほか，発生率差を曝露者の発生率 R_e で割る相対過剰発生割合 relative excess incidence(曝露者における寄与割合 attributable fraction，病因割合 etiologic fraction ともいう)がある．[1211] ⇒参寄与危険度→773

集団寄与リスク割合⇒同集団寄与危険度割合→1375

集団訓練 mass training 個別訓練と対置する訓練で，創作活動，レクリエーション，体操などが含まれる．主にリハビリテーションスタッフの指導により，複数の患者(利用者)に対して同時に実施するため，患者個々人に対しては十分な評価，訓練を実施することが難しい反面，患者(利用者)同士でのコミュニケーションが広がる，参加意欲が向上するなどの長所がある．[1550]

縦断研究 longitudinal study ［縦断的研究］ 被験者の変化を経時的に測定していく研究方法．パネル調査と繰り返し調査がある．パネル調査では，同一の回答者に対して時間間隔をおいて同じ質問をすることによって，回答の変化をとらえようとするもの．この場合の回答者のことをパネルと呼び，ある程度の因果関係の検証が可能．一方，繰り返し調査は同一の集団から毎回異なった人々を選び，時間間隔をおいて調査を実施することによって，その集団の時間的変化をとらえようとするもの．しかし，繰り返し調査では集団全体の変化は把握することが可能であるが，その中の個人の変化をとらえることはできない．[980] ⇒参横断研究→393

集団検診 mass medical examination 集団健診の範疇で，特定な部位に限定した検診であり，目的はその部位をターゲットとする予防，早期発見である．地方自治体が，「地域保健法」に準拠した内容で行っているが，個々の自治体によって範囲の広い項目が選定されている場合もある．通常は各種癌検診(胃癌，大腸癌，肺癌，子宮癌，乳癌)，結核検診，骨密度検診などが含まれている．腹部超音波検査や眼底検査なども含まれている場合が多い．職域においては「労働安全衛生法」ならびに職業病予防関連の法令に準拠し，健康障害の可能性のある作業環境下における作業従事者，特定の物質の取り扱い作業従事者，危険物取り扱い作業従事者を対象としておのおのの法定の取り扱い物質に対して行われている．対象者の人数が多ければ，集団検診の形がとられている場合が多い．[24] ⇒参集団健診→1376

集団健診 mass health examination 集団を対象として，健康管理ならびに疾病の予防・早期発見の目的で臨床的なスクリーニングの手技を用いて，医師による診察を含む各種の検査を，個々を対象として集団的に施行する健康診査．地域においては地方自治体が主催して住民集団を対象として，健康保持ならびに増進を目的として「地域保健法」および各種の健康管理関連の法令に準拠した形で実施し，定期的に成人健診，高齢者健診ならびに乳幼児健診，その他の特定部位の検診を定期的に行う健診を指す．健診項目，内容，対象者群の一例を表に示した．職域では「労働安全衛生法」およびその他の労働衛生管理関連の法令に準拠した形で事業所が主催し，従業員を対象に職業病予防，労働衛生管理の目的で施行する健診を指す．また，学校においては「学校保健安全法」に基づき学校医ならびに地域医師会の協力で定期的に施行している法定内容に基づく各種の診察，検査が含まれる．[24] ⇒参健康診査→945

●地方自治体で地域住民に対して提供している集団健診の具体的な内容(神奈川県三浦市の例)

健診項目			健診内容	対象者
成人			血液・血圧・診察・眼底・心電図・介護予防健診など	40 歳以上
			肝炎ウイルス	成人健診受診者で今まで受診したことがない方
	オプション	前立腺癌検査	PSA 腫瘍マーカー(血液検査)	成人健診受診者で希望者
		ヘリコバクターピロリ菌	血液検査	
肺癌			X 線検査(間接撮影)	40 歳以上
			痰の検査	肺癌検診受診者のうち希望者
胃癌			X 線検査(間接撮影)	40 歳以上
大腸癌			検便　便潜血反応	40 歳以上
子宮癌			頸部検診 問診・内診	30 歳以上の女性
乳癌			マンモグラフィー・視触診問診	30 歳以上の女性
結核			X 線検査(間接撮影)	15-39 歳
歯科			歯科健診　歯ぐき(歯周病)の健診	事前申し込みは必要ありません

(70 歳以上，65 歳以上で老人医療受給者証保持，生活保護対象，市民税非課税の方達に関してはオプション健診を除いて費用は減免される)

集団災害 mass disaster ［大規模災害］ 少数の限られた地域での被害にとどまらず，多数の広い地域において多大な人的・物的被害が同時期に発生すること．自然災害(地震，津波，台風，洪水など)，人為災害(大型交通事故，爆発事故，テロリズム，原子力災害など)，混合型災害の3つに分類される．人的・物的被害への対処(需要)が，その地域の処理能力(供給)を上回り，周辺地域からの援助を要する状況である．医療に関するWHOの定義では，地域に救急医療の許容量をこえて傷病者が発生した場合をいい，日常の医療で処理できる規模のものは含まない．[1465]

重炭酸塩 bicarbonate ［炭酸水素塩］ 重炭酸イオン(HCO_3^-)の塩．胃酸を中和する制酸剤として用いられている．体内では，二酸化炭素の95%が重炭酸塩として存在し，食物をかむと分泌される刺激唾液にも多く含まれている．[362]

重炭酸〔塩〕緩衝系 bicarbonate buffer system⇨同炭酸-重炭酸〔塩〕緩衝系→1937

重炭酸過剰症⇨同代謝性アルカローシス→1874

重炭酸欠乏症⇨同代謝性アシドーシス→1874

重炭酸ナトリウム sodium bicarbonate ［重曹］ 重炭酸塩の1つで化学式は$NaHCO_3$．医薬品としては，胃酸過多に対して制酸薬として使われる．ただし胃酸が中和されたときに発生する二酸化炭素の泡が胃を刺激し，さらなる胃液の分泌を促進することが知られている．また，ナトリウム(Na)の過剰摂取につながることがある．点滴剤はアシドーシスの対症療法に用いられる．分解しやすい性質から，食品添加物のふくらし粉としても調理に使われる．[362]

集団実効線量 collective dose equivalent ［集団線量当量］ 集団の放射線被曝による癌などの確率的影響を評価する場合に用いる．集団の各個人の被曝線量をすべて加算して求めた線量をいう．単位は人・シーベルト(Sv)．[292]

集団心理療法 group psychotherapy⇨同集団療法→1377

集団精神療法 group psychotherapy⇨同集団療法→1377

集団接種 mass vaccination ある集団を対象に，集団免疫を高めて感染症の流行を防ぐ目的で実施される予防接種．予防接種は対象とする感染症の世界的状況に伴い，予防接種対象疾患の変化ならびにまれながら起こりうる副反応(健康被害)に対する国民の意識を反映して，集団防衛から個人防衛へ，義務接種から勧奨接種へと変わってきた．また事故予防に有利であり，個人別のサービスも可能なので，集団接種から個人接種へと変化してきている．現在の集団接種はBCGとポリオ生ワクチン，三種混合(DPT)の2期〔二種混合(ジフテリア，破傷風)〕．[378] ⇨参集団予防接種→1377

集団線量 collective dose⇨参集団実効線量→1377

集団線量当量⇨同集団実効線量→1377

縦断的研究⇨同縦断研究→1376

集団ヒステリー mass hysteria, epidemic hysteria ヒステリーが集団単位で起こること．学校，宗教思想的集団など，密な関係にある仲間同士の活動中にみられやすい．例えば催し物，ゲーム，集会，寮生活，集団旅行などである．集団全体が一体感を強め，被暗示性が高まった状態になったとき，発端者があるヒステリー症状を呈すると，同様の症状が他の構成員に，無意識下に模倣され広がっていく．ヒステリーの症状には失立，失歩，失声，痙攣など運動機能障害様症状を呈する転換性症状や，失神，もうろう，興奮などの意識障害様症状を呈する解離性症状がある．[1435] ⇨参転換性障害→2077，解離性障害→461

集団免疫 herd immunity 特定の感染症の発症阻止，撲滅のために多人数の集団に予防接種を行い，特異的免疫を獲得させること．痘瘡ワクチンの全世界的投与により，痘瘡が完全に撲滅されたのがその例．[1439] ⇨参集団接種→1377

集団予防接種 mass immunization 集団防衛を優先する時代には，短時間に能率よく予防接種を行うためにとられた方式．しかし1994(平成6)年の「予防接種法」の改正では，個別・勧奨接種の考えが打ち出された．現在では自分自身の感染症予防のために予防接種するという個人防衛の考え方に基づいて，健康状態がベストのときに，かかりつけ医による個別接種が行われている．ただしポリオワクチンは，地域内一斉接種による早期完了が望ましいので，通常，春と秋に集団予防接種の形で，生後3か月から18か月の間の乳幼児を対象に市町村が実施している．ポリオワクチンのほかにBCGも集団で行っている市町村もある．[1328] ⇨参個別予防接種→1126

集団力学⇨同グループダイナミックス→832

集団療法 group therapy ［集団精神療法，グループセラピー，集団心理療法］ 治療のために集団を組織し，治療スタッフと患者，または患者同士の交流によって，精神機能や行動改善を図る治療法．組織される患者には，異なる問題を抱える不均一集団と，同じ問題に悩む均一集団があり，精神疾患以外にもアルコール依存患者の断酒会，喫煙，肥満，薬物依存，うつ(鬱)病，癌，心臓疾患などのクライエント(患者)が対象とされる．精神分析療法，来談者中心療法，認知療法，行動療法などの立場から，グループでのレクリエーション療法，作業療法，音楽療法，絵画療法などが実施される．個人精神療法とは異なり，参加者の集団への帰属感，体験や気持ちの共有，共感，支持などの交流を通して治療効果を図る．[488] ⇨参入院集団精神療法→2225，外来集団精神療法→460

執着気質 immodithymia ［執着性格］ 下田光造(1885-1978，精神科医)が記載した双極性躁うつ(鬱)病の病前気質(1932)．クレッチマー Ernst Kretschmer(1888-1964，ドイツの精神科医)の循環気質に対する批判から生まれた．その基本特徴は感情の経過の異常にあり，一度起こった感情は時間とともに冷却することなくその強度を持続し，むしろ増強する傾向をもつ．これに基づく性格標識としては，仕事熱心，凝り性，徹底的，正直，几帳面，強い正義感や義務・責任感，ごまかしやズボラができないなどで，したがって他者から確実な人として信頼され，模範的な人物としてほめられることが多い．こういった人物は過労の状況においても，その感情持続性のために休養に入ることができず，自らの疲労に抵抗して活動を続ける結果，躁状態あるいはうつ状態を発症するとされる．この執着気質は，のちにテレンバッハ Hubertus Tellenbach(1914-94)の提唱するメランコリー型性格との類似点が指摘され，再評価された．平沢は執着気質が双極性躁うつ病に，メランコリー型性格が単極性うつ病の病前性格にそれぞれ対応することから，前者の特徴を熱中性，後者のそれを几帳面に求めている．[298,78]

執着性格 immodithymic character⇨同執着気質→1377

集中ケア認定看護師 certified nurse in intensive care⇨参認定看護師→2273

集中〔深層〕面接 intensive〔in-depth〕interviewing エスノグラフィーやグラウンデッドセオリーなどの質的研究に用いられる面接法で，時間や場所・質問内容などをあらかじめ決めたうえで，会話をしながら面接を行う方法．[446]

集中治療室 intensive care unit；ICU ［集中治療部，ICU］ 重症患者を一か所に収容し治療と看護を行う病

し

院の中央診療部門．麻酔科学や人工呼吸器などの進歩とともに外科手術後の呼吸循環管理を中心として1970年代から設置が始まった．近年では高度な人工呼吸管理，心肺補助装置，血液浄化法などを駆使した多臓器不全の集学的治療が行われている．また対象疾患に応じて専門分化され冠疾患集中治療室 coronary care unit (CCU)，脳卒中集中治療室 stroke care unit (SCU)，新生児集中治療室 neonatal intensive care unit (NICU)，母体胎児集中治療室 maternal fetal intensive care unit (MFICU)，外科集中治療室 surgical intensive care unit，熱傷集中治療室 burn care unit，救命救急センター集中治療室などがある．[1026]

集中治療部⇨同集中治療室→1377

集中的グループ体験⇨同エンカウンターグループ→372

舟底足変形 **rocker-bottom foot** 通常みられる足底部の縦軸アーチが消失し，前足部と後足部が挙上して中足部が最も低い位置をとり，舟の底のように足底に突出した変形．距骨が底屈位に固定したまま前足部が背屈されるため，距骨頭の背側に舟状骨が位置した状態を呈する．先天性内反足の治療過程で不適切なギプス固定や強引な尖足の矯正により生じることが多いが，炎症性扁平足・外傷性によるものもある．軽度の際は自然治癒するためあまり問題にならないが，重症例では尖足位に戻したあと後方解離術を行う．[1448]

充塡剤⇨同接合剤→1733

充塡量《透析時の》 **priming volume** 透析器(ダイアライザー)が血液回路に接続された状態での回路内の液量．穿刺針接続部をはじめ，生理食塩液ライン，抗凝固ライン，血液ポンプチューブ圧モニターライン，動・静脈側のドリップチャンバー，ダイアライザーなど血液回路を構成するすべての回路内液量を合計する．通常の血液透析回路では回路が約200 mL，ダイアライザーが約100 mLで，充塡量はおよそ300 mLとなる．[563]

自由度 **degree of freedom；DF, d.f.** 統計的な仮説検定，適合度検定で用いられる用語．d. f.もしくはDFと略すことが多い．確率分布において，正規分布からχ(カイ)2乗分布，t分布，F分布などが導かれるが，サンプル数から1を引いた値が自由度となる．サンプル数が大きな数となる場合，サンプル数と自由度にほとんど差がなくなるが，サンプル数が小さな数の場合は大きな差となる．[1206]

舟頭症 **scaphocephaly** 骨癒合症の中でも最も多い疾患．矢状縫合の早期癒合により前頭部が前方へ突出する．80％は男児に発症する．[35] ⇨参頭蓋縫合早期癒合症→2097

柔道整復 **reposition by Judo** ［接骨，整骨］ 骨折，脱臼，打ち身，捻挫などに対し，応急的および医療補助などの目的により，その回復を図るために行う施術をいい，これを業とする者を柔道整復師という．柔道整復師になるには一定の知識・技能を修得したのち，都道府県知事が行う試験に合格し免許を受ける．柔道整復師は応急手当を除いて，医師の同意を得たとき以外は骨折や脱臼の治療を行うことはできない．[1448] ⇨参柔道整復師→1378

柔道整復師 **judo therapist, osteopath** ［接骨医］ 「柔道整復師法」〔1970(昭和45)年制定〕には「都道府県知事の免許を受けて，柔道整復を業とするものをいう」と規定されている．柔道整復とは，外科手術によらず経験によって，もみ治療，副木，ギプス，塗布薬を用いて，骨折，打身，捻挫，脱臼などを治療することで，民間療法の「ほねつぎ」に相当する．なお，応急手当を除き，医師の同意を得たとき以外は，骨折や脱臼の治療は行ってはならないことになっている．[904] ⇨参柔道整復→1378

雌雄淘汰⇨同性淘汰→1701

柔道耳 **cauliflower ear** 耳介皮下にできた血腫が線維化して生じる変形．カリフラワー状の凹凸を呈することからカリフラワー耳とも呼ばれる．柔道や相撲，ボクシングなどで血腫を形成しやすいことからこの名前がある．[1246] ⇨参カリフラワー耳→554

終動脈 **terminal artery, end-artery** 動脈の形状からつけられた名称で，周囲の動脈との間に吻合を作らず，単独で毛細血管網を形成する動脈を終動脈という．終動脈の閉塞(血栓 thrombosis，塞栓症 embolism)が起こると当該動脈の支配領域の組織に壊死 necrosis，すなわち死滅を招く．興味深いことに，人体の臓器には，終動脈系をとるものが少なくない．例えば脳，網膜，肺，肝臓，腎臓などにみられる．なお，心臓の冠状動脈も吻合が少なく側副路の血流もわずかなため終動脈に類する．塞栓などで冠状動脈の閉塞が急激に進行する場合には，側副路の新生が間に合わず，当該支配領域の心筋梗塞を起こすことになる．一方，終動脈の利点として，癌などの場合に，①隣接した領域への血行性の転位が少ない，②隣接した領域の損傷を最小にして，当該終動脈の支配領域のみを摘出することが可能，などがあげられる．[1044]

シュードキドニーサイン **pseudo-kidney sign** 超音波像でみられる異常像で，肥厚した消化管壁の低エコー部とその内容によってつくられる中心の高エコー部が腎のエコー像に似ているためこう呼ばれる．消化管の悪性腫瘍で認められる．[955]

重篤⇨同危篤→697

重篤複合免疫不全マウス⇨同SCIDマウス→106

重度心身障害児⇨同重症心身障害児→1372

重度心身障害者 **severely mentally and physically disabled person** 心身に重い障害があり，基本的な日常生活が全般的または部分的に直接介助する必要があり，行動面において常時注意と指導が必要な人．また心身の障害に常時，注意と治療的看護が必要．明確な定義はないが，制度的サービスの利用において，身体障害者手帳の級数あるいはIQ等により基準が定められている．[1006]

重度身体障害者 **severely physically disabled person** 「身体障害者福祉法」〔1949(昭和24)〕により身体障害者手帳の交付を受けた者で，同法施行規則別表の1級または2級の障害のある者をいう．また重症身体障害児は，「児童福祉法」〔1947(同22)〕または「知的障害者福祉法」〔1960(同35)〕により療育手帳の交付を受け，その障害の程度がAの1またはAの2と判定された者をいう．医療費助成，補装具・日常生活用具交付または貸与，手当支給，日常生活支援などの福祉サービスが受けられる．[540]

重度精神〔発達〕遅滞 **heavy mental retardation**⇨同重度知

的障害⇀1379

重度知的障害 severely retarded ［**重度精神〔発達〕遅滞，絶対精神遅滞**］ 古典的には，成長しても言語をほとんどもつことなく，万事に介助を要して自立困難と考えられ，5歳以上の精神年齢に発達せず，または知能指数 intelligent quotient(IQ)25以下で，通常の学校教育を享受できない知的レベルにある者．知的障害における頻度は約5％程度とみられている．「重度知的障害」「白痴」は廃語で，WHOのICD-8およびAAMD 1973年改定版以来，最重度精神〔発達〕遅滞 profound mental retardation と表現されている．知能の発達が先天的に障害されている者は，知能の遺伝子の正規分布の偏りにかかわる生理的知的障害と，病的な要因による病理的知的障害に分けられた．前者はIQが70前後の境界型知能程度であり，奇形などの障害を併存しない．後者はIQ 70以下である者が多く，染色体異常，代謝異常，感染症などの要因に基づき，心奇形その他を併存させることが多い．なかでもIQが30に満たないものを重度知的障害と呼んだ．現在，精神〔発達〕遅滞の呼称も廃止され，知的障害と呼んでいる．原因疾患は，①小頭症，ダウン Down 症候群，フェニルケトン尿症，ガラクトース血症，クラインフェルター Klinefelter 症候群のような内因性のもの，②先天性梅毒，先天性風疹，放射線障害のような胎児性の障害，③出産時の低酸素症，出産時の頭蓋内出血，脳炎，脳腫瘍，頭部外傷のような出生後の障害の大きく3つに分けられる．重度の知的障害の場合，新生児期での吸乳反射(口唇探索反射)が弱く，また口蓋裂などのような奇形を伴うために気づかれることが多いが，最近では出生前診断でわかることもある．[730]

シュードモナス・エルギノーザ *Pseudomonas aeruginosa* ［**緑膿菌**］ シュードモナス *Pseudomonas* 属の代表的な種．グラム陰性ブドウ糖非発酵の好気性桿菌．水・土壌など自然界に広く分布し，ヒトの腸管内にも常在．病院環境中にも分布し，院内感染の重要な原因菌の1つ．熱傷，呼吸器感染症，尿路感染症，敗血症，外科術後感染症など日和見感染症の原因となる．黄緑色の水溶性色素(ピオシアニン pyocyanin)や蛍光性黄褐色の色素(ピオベルディン pyoverdin)を産生する．多くの抗菌薬に耐性であるが，抗緑膿菌性βラクタム系抗菌薬(ピペラシリンナトリウム，セフスロジンナトリウム，セフォペラゾンナトリウム，セフタジジム水和物，イミペネム・シラスタチンナトリウム合剤など)や抗緑膿菌性のアミノグリコシド系抗菌薬(ゲンタマイシン硫酸塩，トブラマイシンなど)，ニューキノロン系抗菌薬に感受性がある．[324]

シュードモナス感染症 *Pseudomonas* infection 数種類のグラム陰性菌であるシュードモナス *Pseudomonas* 属のうち，特に緑膿菌(シュードモナス・エルギノーザ *P. aeruginosa*)による感染症．日和見感染症の代表的なもので，院内感染症の起炎菌として最も重要な菌種の1つ．緑膿菌は自然環境の水や土壌に広く分布するとともに，ヒトや動物などの腸管内にも常在．病原性そのものは低いが，抗生物質に耐性を示すことから，抗生物質による濃厚な化学療法が行われている患者の喀痰，糞便，表在性の創傷などから高頻度に検出されるようになり，感染防御能が低下した宿主では，呼吸器感染症，尿路感染症，菌血症，心内膜炎，骨髄炎などの原因となる．[378] ⇨参緑膿菌感染症⇀2946

シュードモナス〔属〕 *Pseudomonas* グラム陰性のブドウ糖非発酵の好気性桿菌．極単毛性の鞭毛をもつ．水中や土壌など自然環境中に広く分布．植物や動物に病原性を示し，緑膿菌のようにヒトに日和見感染症を起こす菌種もある．シュードモナス・エルギノーザ *P. aeruginosa*，シュードモナス・フルオレッセンス *P. fluorescens*，シュードモナス・プチダ *P. putida* などが臨床材料から多く分離される菌種である．[324]

住肉胞子虫 *Sarcocystis* 中間宿主として種々の動物の筋肉内にシスト(嚢子)を形成し，終宿主の腸管粘膜上皮細胞で有性生殖を行うコクシジウム亜綱に属する原虫で，いくつかの種がある．ヒトはヒト肉胞子虫 *Sarcocystis hominis*(以前はヒトイソスポーラ *Isospora hominis* といわれていた)の終宿主となる．[288] ⇨参イソスポーラホミニス⇀246

十二経脈 12 meridian circulation 体内をめぐる人体生命の活動に最も重要な気血の運行通路(経絡)のうち，基本的な12本の経脈をいい，正経または十二正経とも呼ばれる．十二経脈には一定の法則に従って気血が全身を循環するためのシステムが構築されている．つまり，手の太陰肺経から手の陽明大腸経→足の陽明胃経→足の太陰脾経→手の少陰心経→手の太陽小腸経→足の太陽膀胱経→足の少陰腎経→手の厥(けつ)心包経→手の少陽三焦経→足の少陽胆経→足の厥陰肝経までめぐり，再び肺経に戻るというものである．この循環は1日に50回繰り返されるといわれる．[123]

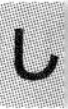

十二指腸 duodenum 小腸の口側端で胃の幽門に続く．およそ12横指の長さ(25-30 cm)があることからこの名がある．C字形をなし，膵頭部を右側から囲んでいる．上部(第1腰椎の右側)，下行部，水平部(下部，第3腰椎の高さ)，上行部に分けられ，上部と下行部の移行部を上十二指腸曲，下行部と水平部との移行部を下十二指腸曲という．上行部は空腸に連なり，移行部(十二指腸空腸曲)は第2腰椎左側に位置し，十二指腸提筋(トライツ Treitz 靱帯)という平滑筋で腹大動脈に固定されている．十二指腸の大部分は間膜をもたず，前壁は腹膜で覆われるが，後壁は後腹壁に付着している．上部は肝臓に接し，間膜(小網の一部)があり，輪状ひだを欠き，放射線学では球部 bulbus という．下行部の後内側壁には十二指腸縦ひだがあり，ここに大十二指腸乳頭があって総胆管と膵管が胆膵管膨大部をつくって開く．また，大十二指腸乳頭の上方2-3 cmのところに小十二指腸乳頭があり，ここに副膵管が開くことがある．十二指腸粘膜は小腸のほかの部と同様に，絨毛と腸陰窩(リーベルキューン Lieberkühn 腸腺)をもつが，大十二指腸乳頭より近位では，粘膜下組織に十二指腸腺(ブルンネル Brunner 腺)があることが特徴である．ブルンネル腺からは粘液と酵素原のペプシノゲン(PGⅡ)を含むアルカリ性の液が分泌される．[399] ⇨参十二指腸腺⇀1380

十二指腸の間膜 mesenterium of duodenum 十二指腸は通常は後腹壁に癒着しているので間膜をもたないが，胃に続く上部にのみ肝十二指腸間膜をもち，肝臓と胃の小彎を結ぶ小網の一部をなす．肝十二指腸間膜は網嚢孔の縁をつくる．網嚢とは腹膜腔のうちで胃の後側

にあたる部分をいう．[399] ⇨参胃間膜→221，小網→1464

十二指腸液　duodenal juice　十二指腸には十二指腸腺(ブルンネル Brunner 腺)があり，この腺から分泌される濃厚なアルカリ性粘液のこと．膵液，胆汁とともに胃からの酸性内容物を中和し，膵液中の消化酵素の至適 pH にすることにより十二指腸粘膜を強酸性の胃液から保護する．分泌はムチンの形で行われ，水分子を包合しゲル状の粘液になり上皮を覆って保護する．ムチンの分泌は十二指腸粘膜の刺激で起こり，コリン作動性の刺激や，化学的・物理的刺激によって促進される．[842]

十二指腸液検査　examination of duodenal juice，duodenal juice analysis　膵液分泌機能，胆汁分泌機能，さらに膵管閉塞，胆道閉塞などの病変を調べる検査．十二指腸ゾンデは，先端に金属球のついたゴム製の細い管で，これを患者に飲んでもらい，十二指腸液を採取する．最初に流出するものが A 胆汁(胆管胆汁)で，次に 25% 硫酸マグネシウムを注入して胆嚢からの B 胆汁(胆嚢胆汁)，最後に肝臓からの C 胆汁(肝胆汁)が排出される．各胆汁から肝・胆道疾患の診断情報を得る．[90]

十二指腸液採取法《メルツァー・リオン法による》　collection method of duodenal juice　胆汁の流出状態，色調，濃度の観察，沈渣中物の鏡検，細胞診，細菌検査，薬物感受性の検査など肝・胆道疾患の診断，治療のため，ゾンデを挿入し胆汁を採取する方法．方法：①胃管と同様 40 cm まで十二指腸ゾンデを飲む，②胃内に入っていれば立位で徐々に示標 55 cm まで飲む，③右側臥位になり，示標 65 cm まで，全体を 30-60 分かけてゆっくり飲む．65 cm に達したら注射器で内容物を吸引し，弱アルカリ性の黄金色透明液であれば，ゾンデが十二指腸に入ったことになる，④胆管胆汁(A 胆汁)を試験管に流入させる，⑤ 25% 硫酸マグネシウム 40 mL を注入し暗黄褐色の胆嚢胆汁(B 胆汁)をとる，⑥ B 胆汁排出後，希薄黄金色の肝管胆汁(C 胆汁)を採取して終わる．ポイント：①挿入中は，読書，音楽などで気分転換を図る，②試験管は体位より低い位置に置く，③硫酸マグネシウムは体温程度に温めて注入する，④吐き気，嘔吐，唾液分泌に対処するため，膿盆を用意する．[109] ⇨参メルツァー・リオン法→2807

十二指腸炎　duodenitis　十二指腸粘膜に，発赤，びらんなどを認めた場合の診断名．球部のびらん，発赤は過酸状態で生じることが多い．重症の場合は下行脚にまでびらんが及ぶことがある．組織学的には胃上皮化生を認める頻度が高い．びらんの場合では炎症性細胞浸潤が認められる頻度が高い．主な症状としては，心窩部痛，悪心・嘔吐などが多いが無症状のこともある．ヘリコバクター・ピロリ *Helicobacter pylori* の除菌後の一過性の過酸状態で引き起こされることもあるが，その場合の臨床症状は軽微なことが多い．治療は酸分泌抑制薬の投与が中心．[1307]

十二指腸潰瘍　duodenal ulcer；DU　主に十二指腸球部における潰瘍であり，大きく，単発潰瘍(前壁に多い)，接吻潰瘍(前後壁あるいは小彎と前壁の相対する 2 個の潰瘍)，線状潰瘍，その他に分類される．高頻度(>90%)にヘリコバクター・ピロリ *Helicobacter pylori* の感染を認める．ヘリコバクター・ピロリ陰性の場合はクローン Crohn 病の十二指腸病変，ゾリンジャー・エリソン Zollinger-Ellison 症候群，薬物性の潰瘍，癌の浸潤などを疑うが，頻度は低い．胃集団検診での発見率は 0.93% で，男女比は約 2.5：1，発症のピークは 30 歳代である．ヘリコバクター・ピロリが胃前庭部中心に感染している場合には胃酸分泌が保たれており，その胃酸の影響を受けて十二指腸球部に胃上皮化生が生じる．すると，そこにヘリコバクター・ピロリが感染して粘膜障害を起こすため，胃酸に対する粘膜防御能が低下した際にストレスなどが誘因となって発症すると考えられている．したがって，萎縮の進んだ高齢者よりは若年者に多くなる．症状としては，空腹時の心窩部痛，悪心・嘔吐がある．空腹時痛は食事摂取で軽快するが，それはセクレチンにより分泌促進された十二指腸液によって胃酸が十二指腸内で中和されるためである．重篤な場合には出血をきたして，吐血や下血を呈することがある．穿孔する頻度は胃潰瘍よりも高い．治療は，出血性潰瘍の場合には，まず内視鏡的に止血処置を行い，全身管理に努め，必要に応じて輸血を考慮する．薬物性の場合であれば，使用薬剤を中止し，プロトンポンプ阻害薬などの胃酸分泌抑制薬を投与する．ヘリコバクター・ピロリ陽性の場合にはヘリコバクター・ピロリの除菌を行い，潰瘍が治癒するまで胃酸分泌抑制薬を投与．ヘリコバクター・ピロリの除菌は十二指腸潰瘍の再発の予防に最も有効な手段である．[1307]

●十二指腸潰瘍の内視鏡像

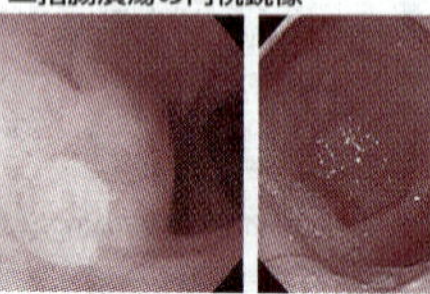
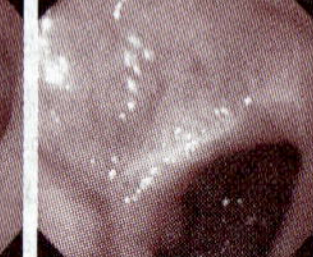

単発潰瘍　接吻潰瘍　線状潰瘍

十二指腸潰瘍穿孔　perforated duodenal ulcer　［穿孔性十二指腸潰瘍］　十二指腸潰瘍が進展し穿孔を起こすもので，若年者に多く発症する．ストレスや酸刺激が原因の消化性潰瘍で，突然の腹痛を訴え嘔吐を伴うこともある．多くは腹腔内に面する十二指腸球部に発生するため，腹部 CT で腹腔内遊離ガス像 free air がみられる．最近は H_2 受容体拮抗薬，プロトンポンプ阻害薬 proton pump inhibitor (PPI) などの優れた制酸薬の開発により，軽度の症状のものは保存的治療が行われる．持続胃内容吸引のほか，外科的には穿孔部単純閉鎖とともに，大網充塡術，腹腔鏡下手術など侵襲の軽度な術式が試みられている．

十二指腸腺　duodenal gland　［ブルンネル腺］　十二指腸の上部と下行部(主として大十二指腸乳頭より口側)の粘膜下組織にある管状胞状腺．多数の導管で腸陰窩に開く．タンパク質分解酵素であるペプシンの酵素原であるペプシノゲン(PG Ⅱ)と粘液を含むアルカリ性の液を分泌し，胃から十二指腸に入ってきた酸性のび(糜)汁を中和するように働く．[399]

十二指腸穿孔　duodenal perforation　消化管穿孔の中で最も頻度が高く，十二指腸潰瘍が原因の場合が最も多い．他に，悪性腫瘍，上腸間膜動脈閉塞，異物なども原因となる．十二指腸潰瘍の場合，穿孔しやすいのは前壁潰瘍である．突然の腹痛で発症し，腹膜炎を合併しやすい．発症 2-12 時間後に一時的に症状が軽快して，診断を困難にさせることがある．突然の腹痛患者で，立位での胸部 X 線写真で横隔膜下にフリーエア free air の存在が確認されれば消化管穿孔を疑い，本症をまず念頭におく．立位が不可能な場合には，左側臥位での腹部 X 線写真を撮影するが，CT 検査が可能な場合には非常に有効である．フリーエアが認められなくても，腹部の触診で筋性防御を認めれば診断できることが多い．治療は，腹膜炎が限局している場合には，持続的な胃液吸引と胃酸分泌抑制薬と抗生物質投与を中心に保存的に治療できるものもあるが，腹膜炎が重篤な場合は，手術にて大網充塡などによる穿孔部の閉鎖，腹腔内洗浄を行う．手術適応の判断は迅速かつ的確に行う．[1307] ⇨参十二指腸潰瘍→1380

十二指腸虫症 最初に十二指腸内で病原寄生虫が発見されたためにこの名がつけられたが，その後，主に小腸上部から中部に寄生することが確認され，現在では鉤虫症と呼ばれる．ヒトに感染する主な鉤虫はズビニ鉤虫 *Ancylostoma duodenale* とアメリカ鉤虫 *Necator americanus*.[288] ⇨参鉤虫症→1034

十二指腸提筋 suspensory muscle of duodenum⇨同トライツ靭帯→2160

十二指腸乳頭 duodenal papilla 十二指腸下行部の後内側壁には十二指腸縦ひだがあり，その下端近くにある粘膜隆起を大十二指腸乳頭(ファーター乳頭 papilla of Vater)という．総胆管と膵管が通常は胆膵管膨大部をつくってここに開口する．この部にオッディ Oddi 括約筋がある．その上方数 cm のところにはしばしば小十二指腸乳頭が存在し，ここに副膵管が開く．(図参照⇒膵臓→1619，胆管→1931)[399]

十二指腸乳頭形成術 duodenal papilla plasty⇨同乳頭形成術→2235

自由入院 「精神保健福祉法」の範疇に入らない入院の形態で，一般疾患の患者と同様，精神障害者の入退院が法により規定されていない入院の方法．精神障害者が自らの意志で行う入院をいう．1987(昭和 62)年に改正された「精神保健法」(現「精神保健福祉法」)では「精神科病院の管理者は，精神障害者を入院させる場合においては，本人の同意に基づいて入院が行われるように努めなければならない」(第 22 条の 3)としている．この「任意入院」の考えの導入が「精神衛生法」からの最大の改正点である．[1451] ⇨参医療保護入院→285

終脳 telencephalon, endbrain 間脳や中脳を含まない狭義の大脳に相当する脳の著しく大きく発達した部分で，脳の前上端部を占める．大脳縦裂によって左右の大脳半球に分かれる．大脳半球の表面には多くの溝や回がある．特に深い溝(中心溝，外側溝，頭頂後頭溝など)によって大脳半球を前頭葉，頭頂葉，後頭葉，側頭葉および島の各部に分ける．発生学的には翼板から生じる部分で，前脳胞の前壁が前外方に突出してできた終脳包に由来し，古皮質である嗅脳，線条体に属する大脳核，海馬体などの原〔始〕皮質，さらに外套の大部分を占める新皮質とに分かれる．[636]

集囊子法 concentrative method for cyst⇨同集シスト法→1368

重拍脈 dicrotic pulse⇨同複脈→2551

重拍脈波 dicrotic wave⇨同重複脈→1382

周波数 frequency；f 繰り返されている現象における単位時間当たりの繰り返しの数．単位はヘルツ(Hz)．すべての波は一定の波長をもって振動しているが，この単位時間(1 秒)当たりの振動数を周波数という．電磁波の周波数は速度・波長と関係が深く，周波数(υ)と波長(λ)には，$\upsilon\lambda = C (= 3 \times 10^3$ m/秒)の関係がある．この場合 C は光速度であり，波長が長い場合には周波数は低くなり，短い場合には周波数は高くなる．例えば，700 nm の波長の電磁波は可視光線の赤色部で，その周波数は 4.3×10^{14} Hz である．音波についても同様に周波数，速度，波長の関係が成り立つ．この場合は C は音速で，生体ではおよそ 1,530 m/秒となる．[955]

周波数スペクトル spectrum 超音波の信号を高速フーリエ変換(FFT)法などで周波数解析し，グラフなどで表示したもの．信号の周波数ごとの分布がわかりやすくなる．[955]

周波数帯域幅 frequency band width 超音波検査で用いる超音波探触子や回路などの周波数特性をもつ系が無理なく扱うことのできる周波数の幅．最大応答の $1/\sqrt{2}$(− 3 dB)になる上限と下限の周波数の差で与えられる．この幅が大きいものを広帯域，小さいものを狭帯域と呼ぶ．[955]

シューハルト切開 Schuchardt incision ［側腟切開］ 骨盤位牽出術や腟式手術において，経腟操作を容易にするために行われる腟壁の切開．会陰部の 5 時方向ないし 7 時方向から切開を加え後腟円蓋付近まで延長する．侵襲性が大で，出血量も多くなるため，行われることは少なくなった．側腟切開 paravaginal incision ともいう．シューハルト Karl A. Schuchardt(1856-1901)はドイツの外科医．シュヒャルト，シューカルトとも表記される．[998]

終板《運動神経の》 endplate⇨同運動終板→336

終板電位 endplate potential；EPP 神経筋接合部において，運動神経線維の興奮により筋肉の終板部位に生じた脱分極性の電位．[1274] ⇨参神経筋接合部→1521

終板伝達⇨同神経筋伝達→1521

周皮細胞肉腫 perithelial sarcoma⇨同悪性血管外(周)皮腫→139

周皮腫⇨同血管外皮腫→898

獣皮様母斑 giant hairy nevus, bathing trunk nevus 生下時より体幹，四肢の大部分を占める広範囲の先天性巨大色素性母斑．剛毛を伴うことが多いので，獣皮様母斑といわれる．大きさも多くは径 20 cm をこえる．水着の位置に好発．悪性黒色腫発生の可能性も高い．ときに脳神経系にも色素性母斑を合併(神経皮膚黒皮症)．治療は切除術や植皮術，凍結療法などが行われるが，広範囲にわたるため非常に困難なことが多い．[531]

重複 duplication 1 つの遺伝子が複数の遺伝子に複製されて DNA に組み込まれること．重複によりもととなった遺伝子の機能を保ちながら複製された遺伝子を改変し，新たな機能をもつ遺伝子をつくり出せる．遺伝子の重複は生物の進化に重要であると考えられている．[437]

重複癌 double cancer 異なる臓器に原発性の悪性腫瘍が複数個存在する場合や，同一の臓器に異なる組織型の悪性腫瘍が独立して存在する場合をいう．同時性のことも異時性のこともある．同一臓器内に同じ組織型の腫瘍が多発する場合は多発癌として区別する．重複癌と多発癌を併せて多重癌と呼ぶが，重複癌のみを多重癌と定義することもある（地域癌登録など）．重複癌には発癌の要因が異なる臓器に作用して発生する場合と，個体の素因（先天的遺伝子異常）が原因で発生する場合がある．[80]

重複感染 multiple infection 同じ臓器が2種以上の病原体または同一病原体の異なった型に感染すること．正常菌叢の常在菌のうち薬剤に抵抗性の菌が優位を占め，これによって新しい感染症が現れる重感染（菌交代症）と同義で使う場合もある．HIV感染症とC型肝炎ウイルス（HCV）感染症やB型肝炎ウイルス（HBV）感染症との重複感染が治療上問題となっている．C型肝炎では進行が速く，B型肝炎ウイルスとの重複感染例では肝障害，肝機能増悪が高率に認められる．[378] ⇨参重感染→1364

重複記憶錯誤 reduplicative paramnesia ここと同じ病院がもう1つある，先生と同じ先生がもう1人いる，といった奇異な訴えをする特殊な追想錯誤．逆に，ここは自分の家とそっくりだが別にもう1つほんとうの自分の家がある，ここにいる妻は妻にそっくりだがほんとうの妻はもう1人別にいる，といった表現をすることもある．健忘症状を伴うこともあるが必発ではない．カプグラ Capgras 症状との関連が問題になっており，自他意識理解障害の一型と考える立場もある．右半球損傷および前頭葉損傷の役割が重視されている．[296] ⇨参カプグラ症候群→544

重複子宮 double uterus ミュラー管の癒合不全により，子宮腔が左右に2つある子宮奇形．重複腟などの奇形を合併することもある．[998]

重複肢症 dimelia ［重複手，重複足，鏡像手］ 四肢が重複する奇形．一肢のみのことも，上肢あるいは下肢に限定することも，四肢に及ぶこともある．[111]

重複手⇨同重複肢症→1382

修復手術⇨同再建外科→1155

重複腎盂⇨参重複腎盂尿管→1382

重複腎盂尿管 double kidney and double ureter, double renal pelvis and ureter 1つの腎臓に2つの腎盂腎杯系を有し，それぞれの腎盂が尿管を有する先天異常で常染色体優性遺伝とされ，頻度は0.6-0.8％ほどである．完全重複腎盂尿管と不完全重複腎盂尿管に分類される．完全重複腎盂尿管は，中腎管から尿管芽が2本発生することによって生じる．上半腎と下半腎から出た尿管が途中で交差し，融合することなく膀胱まで走行し，膀胱ではそれぞれ別の尿管口を有し，上半腎から出た尿管は下内側に，下半腎から出た尿管は上外側に開口する．膀胱尿管逆流，尿管瘤，尿管異所開口などを伴うことがある．不完全重複腎盂尿管は，中腎管から発生した1本の尿管芽が途中で2本に分岐することによって生じる．上半腎と下半腎から出た尿管が途中で融合し，1本になって膀胱に至る．尿管の蠕動運動に協調性がなく，融合部に異常がある場合，尿流停滞の原因となる．[1244] ⇨参ワイゲルト・マイヤーの法則→3006

重複人格 multiple personality⇨同多重人格→1915

重複足 dipodia⇨同重複肢症→1382

重複大動脈弓 double aortic arch 胎生期に通常左右のどちらかが消失する第4鰓弓動脈が，ともに発育して形成される左右2本の対称的な大動脈弓で，食道，気管をはさみ込んで血管輪 vascular ring を形成する．左第5鰓弓動脈が第4弓とともに遺残すると，大動脈弓に短い側管ないし二重腔を形成するまれな奇形となる．これも小規模な重複大動脈弓と呼べるが，血管輪は形成しない．[319] ⇨参血管輪→905

●重複大動脈弓

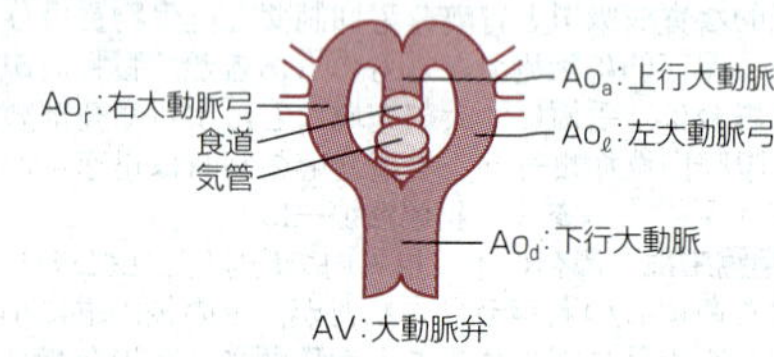

重複腟 vagina duplex, double vagina ［双腟］ 腟管が左右2つ存在する状態．腟管は，左右のミュラー管が癒合し，通常は癒合部が消失して1つの腟管となるが，癒合部が残存すると2つの腟管が存在することになる．腟閉鎖などの合併がなければ機能的障害はなく，本人も気づかないことがある．重複子宮など子宮奇形を伴うことが少なくない．[998] ⇨参子宮奇形→1243，重複子宮→1382，腟中隔→1975

重複尿管⇨参重複腎盂尿管→1382

重複歩 stride⇨同ストライド→1647

重複母指 duplicated thumb 多指症の1つで母指が2本ある先天異常．遺伝性が認められる．中手指節間関節（MP関節）から分岐する基節型，指節間関節（IP関節）から分岐する末節型，またまれにではあるが三指節母指などがある．ワッセル H. D. Wassel はこれを7型に分類している．[1246]

重複脈 dicrotic pulse ［二重脈，重拍脈波］ 動脈波は上行脚と下行脚からなり，上行脚から大動脈弁閉鎖に伴う切痕までが収縮期に相当し，切痕から次の圧波形の立ち上がりまでの下行脚が拡張期に相当する．切痕のあとの第2の隆起を重複波と呼ぶが，その重複波が増大したもの．[618,438]

十分量 sufficient quantity⇨同q.s.→99

習癖 habit 通常は，神経性習癖，習癖異常といった表現が用いられる．習癖異常の概念はあいまいであり，それを狭義に解して，指しゃぶり，爪かみ，その他の身体をいじる癖に限局する考え方がある一方，より広義に解して，悪夢，夜驚などの睡眠問題，吃音，緘黙などの言語問題，食思不振，過食などの食事問題，指しゃぶり，爪かみ，自慰などの身体玩弄癖などをまとめて取り扱う考え方がある．DSM-Ⅳでは常同症/性癖障害の代わりに，常同運動障害という病名を用いることとしているが，ここには，手を振ったり，身体を揺すったり，頭を打ちつけたり，物を口に入れたり，皮膚をつまんだり，自分の身体を打ったりというような，外見上，衝動的で反復的，非機能的な運動行為が含まれる．ここに習癖異常の一部は含まれるが，必ずしも同一の概念ではない．[1330]

習癖障害 habit disorders ［常同性運動障害］ 多くは小児期にみられる，外見上目的のない反復性の行動をいう．駆り立てられているように見え，手をふるわせたり頭を打ちつけたりするような非機能的な運動で，生活活動が著しく妨げられる．明確な概念規定が困難なため，この用語は使用されなくなってきている．[756] ⇨参常同症→1445

習癖除去装置 habit breaking appliance ［タングガード］ 口腔習癖(タングスラスト)によって生じる顎の発育不良や不正咬合の治療・予防のために用いる矯正装置．指しゃぶり，弄舌癖，舌突出癖などの口腔習癖は，反復する力が歯・歯列に加えられることによって顎の発育不良や前歯部開咬などの歯列不正をまねく．本装置は，舌側弧線に上顎前歯から口蓋に向けて金属製の枠型をはめ，舌の器械的な前方突出を防ぐ効果がある．[760]

●習癖除去装置

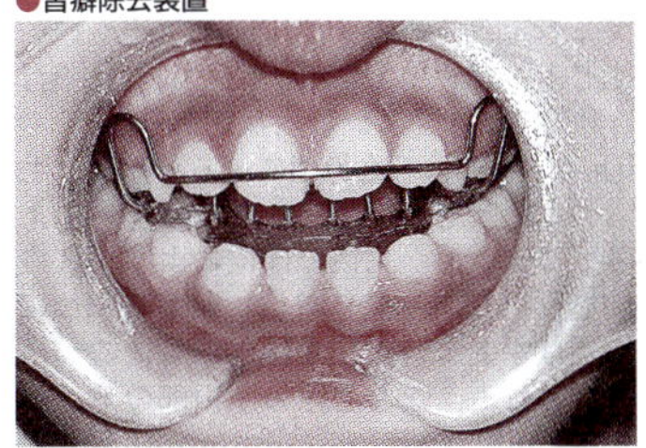

周辺機器 peripheral device コンピュータ本体にある中央処理装置(CPU)とつないで用いるプリンター，CRT，外づけドライブなどのハードウェアの総称．[258]

周辺虹彩切除術 peripheral iridectomy 閉塞隅角緑内障に対する手術法の1つ．観血的に虹彩周辺部を切除し，前房と後房の間にバイパスをつくる手術．極度に前房が浅い例や角膜混濁が強い例などレーザーによる虹彩切開術が困難な例に対して行われることが多い．[257]

周辺虹彩前癒着 peripheral anterior synechia；PAS 隅角の毛様体小帯から線維柱帯にかけて虹彩根部が癒着している状態．さらに癒着が進行すると，虹彩が角強膜移行部の内皮と癒着し細隙灯顕微鏡で観察できる．虹彩毛様体炎，内眼手術，外傷などのあとにみられる．癒着が広範囲になると房水の流出障害を起こし，眼圧上昇の原因となる．[1130]

周辺視野 peripheral visual field 視野の周辺部．固視点より30度以内を中心視野と呼び，30度からはずれた周辺部の視野を周辺視野と呼ぶ．[299]

周辺視〔力〕 peripheral vision 黄斑部から離れた網膜での視力や視機能のこと．中心窩の中心視力と比べてかなり低く，色相弁別能も低いが，短波長に対する感度は高い．[1309]

周辺《超音波像の》 adjacent zone 超音波検査像において腫瘤や臓器に接している部分．(図参照⇨外側陰影→443)[955]

周辺部ぶどう膜炎 peripheral uveitis⇨同中間部ぶどう膜炎→1986

周辺抑制 surround inhibition⇨同側方抑制→1840

終末運動緩徐 bradyteleocinesia⇨同運動終了遅延→336

終末感染 terminal infection 次の2つの意味がある．①癌や慢性進行性の疾患の末期に急性の感染症を合併した状態．末期感染ともいう．②複数種の動物宿主に感染性をもつ病原微生物による感染症の感染が，ある特定の宿主で終息すること．終末宿主と呼ぶ場合もある．例えば狂犬病ウイルスは野生動物がウイルスの病原巣となっており，これらの動物の唾液が感染源となり，直接またはイヌなどを介してヒトへの感染が起こる．そのヒトから他のヒトへ，あるいは他の動物への感染はない．この場合，感染したヒトが終末感染と呼ばれる．[378]

終末期医療⇨同ターミナルケア→1852

終末器官 end-organ 感覚神経線維の終末とその付属組織．主なものに真皮や皮下組織などに分布するマイスネル Meissner 小体，ルフィニ Ruffini 小体，パチニ pacinian 小体といった終末神経小体がある．[1230]

終末期看護⇨参ターミナルケア→1852

終末呼気圧 end-expiratory pressure ［呼気終末圧］ 呼気終末時の気道内圧のこと．単位は cmH_2O または mmHg．自発呼吸下の気道内圧は，吸気相で陰圧，呼気相で陽圧となり，呼気終末は0 cmH_2O となる．陽圧人工呼吸器の基本的換気パターンは，吸気相で陽圧となり肺内に送気し，呼気時は大気圧に開放し肺自身の収縮力により排気するため，呼気終末で0 cmH_2O となる．[1019] ⇨参終末呼気陽圧→1383

終末呼気陰圧⇨参終末呼気圧→1383

終末呼気炭酸ガス濃度 fractional concentration of end-tidal CO_2；F_{ETCO_2} ［**呼気終末二酸化炭素濃度，呼気終末炭酸ガス濃度**］ 呼気の終わりの部分の二酸化炭素濃度のこと．健常肺ではこの部分の圧換算値が動脈血二酸化炭素分圧に近似する．呼気ガスを採取して非侵襲的，連続的，簡便に測定が可能なため，主に人工呼吸管理中の生体情報モニタリング項目の1つとして用いられている．[1019] ⇨参終末呼気炭酸ガス分圧→1383

終末呼気炭酸ガス分圧 end-tidal CO_2 partial pressure；P_{ETCO_2} ［**呼気終末二酸化炭素分圧，呼気終末炭酸ガス分圧**］ 呼気の終わりの部分の二酸化炭素分圧のこと．各肺胞から呼出されるガスのうちの肺胞気二酸化炭素分圧 P_{ACO_2} の加重平均である．動脈血二酸化炭素分圧 Pa_{CO_2} にほぼ等しい値となるため，Pa_{CO_2} に代わる非観血的指標として用いられる．[1019]

終末呼気陽圧 positive end-expiratory pressure；PEEP ［**ピープ，PEEP，呼気終末陽圧換気，持続的呼気終末陽圧呼吸**］ 気道に抵抗を加えることにより，呼気終末の気道内圧を陽圧に保つ呼吸管理法．通常，自然呼吸もしくは一般の人工呼吸(間欠的陽圧換気 intermittent positive pressure ventilation；IPPV)では，呼気終末の気道内圧は平圧になる(zero end-expiratory pressure；ZEEP)が，呼気終末にも持続的に一定の陽圧をかけて末梢肺胞領域の虚脱を防ぎ，ガス交換能を改善させる．急性呼吸窮迫症候群 acute respiratory distress syndrome(ARDS)や重症心不全，重症肺炎など，肺胞腔が滲出液で充満し，シャント様効果によって肺胞気-動脈血酸素分圧較差 alveolar-arterial oxygen difference($A{\text -}aD_{O_2}$)が開大するタイプの低酸素血症をきたす場合は，通常の高濃度酸素投与が奏効しないため，PEEPを必要とする場合が多い．広義には，自発呼吸時の持続的終末陽圧呼吸 continuous positive airway pressure(CPAP)も含めることがある．欠点として，高い気道内圧を維持するために圧損傷をきたしやすいことや，胸腔内圧を高めるため静脈還流が減少して血圧が低下

することなどがあげられる.[141]

終末細気管支⇨参細気管支→1150

終末宿主⇨同終宿主→1369

終末消化⇨同膜消化→2730

終末消毒　terminal disinfection　間接接触感染症患者が死亡したり，治療を行って回復したあとなどに行う器具や部屋の最終的な消毒．通常，きわめて感染力の強い疾患の場合にのみ行われる.[485]

終末槽　terminal cisternae　［末端槽，末端膨大部］　骨格筋において，筋小胞体が横行小管に接して嚢状にふくらんだ部分．両側から横行小管に接し三連構造(三つ組)をつくり，脱分極に反応し筋小胞体から細胞内にカルシウムイオン(Ca^{2+})を放出する.[97]

充満期⇨同心室充満期→1550

充満欠損　filling defect⇨同陰影欠損→289

充満像撮影法　［充盈(じゅうえい)像］　胃や大腸をバリウムで充満させて輪郭を描出するX線検査．胃の造影ではバリウム250-300 mLを服用させ，大腸の場合は直腸から逆行性にバリウムを注入し，体位変換をさせながら撮影する．消化管の辺縁の状態，とくにニッシェ，陰影欠損，壁硬化，変形の観察にすぐれる．粘膜法，圧迫法，二重造影法などと併用される.[264]　⇨参胃充満造影法→233，消化管造影法→1424

就眠儀式　sleep ceremony　就寝時に行われる強迫行為であり，患者はこの行為を行わなければ眠れない．例えば，ベッドの周囲に特定の順序で特定の位置にマスコットを置くなどの行為であり，この行為が完遂されるまでに1時間以上を要することもまれではない.[751]

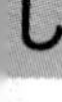

住民健(検)診　地方自治体が地域住民に対して行う健康診査のこと．一般的な疾病発見や生活管理・指導まで含んだ内容の場合は健診，特定の疾病の早期発見を主眼とした場合は検診の用語が用いられる場合が多い．健診の代表的なものには，メタボリックシンドローム予防のための特定健診，検診には各種癌検診や「感染症法」に基づく結核検診がある.[1451]　⇨参健康診査→945

住民参加　community participation　地域の住民が自治の主体であることを自覚して，自ら地域政治に参加する運動や制度として，主に社会学，政治学領域からとらえられており，そのあり方は変遷している．わが国では1960年代，高度経済成長に伴って生じた深刻な生活公害によって，住民が行政への変革を求める住民運動が多発した．このことは，行政への批判的参加の役割を果たすこととなった．1970年代には，大都市自治体で住民参加の制度化が進んだが，経済の低成長，行政の合理化，私生活主義の浸透に伴い，その活動は形骸化した．しかし，1980年代には，その形骸化を危機的に受けとめた新しい住民参加として，行政職員が住民とともに地域の公共財を見なおすなどの活動が局地的に行われており，住民参加の第2段階の動きであるといえる．看護学領域において住民参加は，地域社会の構成員としての住民が，自らの健康，福祉，地域社会などに責任を負う過程と定義されている．近年は，健康の概念が疾病の有無ということだけでなく，自己実現としての健康など，主観的な視点からも述べられている．また，健康に関連する行動には地域の環境や文化が大きく影響する．地域で自分たちの健康をまもり高めていく，つまりヘルスプロモーションのプロセスでは，行政からの一方的な指導や教育ではなく，当事者としての住民が意思決定をし，地域での活動を展開することが重要であり，それが住民参加の意味である．その活動のなかでは，行政や専門家と住民の関係は，単にサービス需給関係ではなく，地域での問題解決と健康水準の向上を一体となって進めていくものであるといえる.[1023]

羞明(しゅうめい)　photophobia　まぶしいという自覚症状．点状表層角膜症，白内障など光が乱反射するときのほか，さまざまな角結膜疾患，炎症性疾患などでも自覚することがある.[1153]

従命自動　command automatism　〔D〕Befehlsautomatie　［命令自動］　他者の言語的指示に無批判，自動的に従って行動する現象．緊張病症状に含まれ，統合失調症においてまれにみられる．他に催眠状態や薬物の影響下でも生じる．特殊型として，他者の言葉や行動をそのまま自動的にまねする反響症状がある.[199]

終毛　terminal hair　［硬毛］　毛の型による分類で，毛髄と毛皮質をもつ毛．ヒトは出生時，全身は軟毛により覆われている．この軟毛が生後，部位により一定の時期を経て毛髄を獲得し，色素を増して硬毛(終毛)に変わる．この期間は頭毛では生後1年以内であるが，陰毛では思春期とされる．なお男性の頭頂部の毛は加齢とともに再び軟毛に戻る.[531]

絨毛癌　choriocarcinoma　絨毛細胞から発生する癌．女性10万人に0.1程度かそれ以下のまれな疾患．組織学的には胎盤絨毛表面を覆う合胞細胞とラングハンスLanghans細胞に類似した異型細胞の破壊性・増殖性病変で絨毛形態を認めないものをいう．妊娠後に発生する妊娠性絨毛癌がほとんどで，胞状奇胎後に発生するものが40%，自然流産後が40%，正常分娩後が20%，その他妊娠中絶後にも発症する．まれに妊娠に関連しない非妊娠性絨毛癌もあり，女性の卵巣や男性の精巣から発生する胚細胞性腫瘍と他癌の分化異常により絨毛癌様となったものがある．診断は，基礎体温高温期の長期持続の確認，血中ヒト絨毛性ゴナドトロピン(hCG)の測定，超音波断層法，胸部X線写真，骨盤血管造影，脳CTなどを総合して(絨毛癌診断スコア)行う．画像上病変を認める場合に臨床的絨毛癌と呼ぶが，組織学的診断ができない場合や化学療法を先行させる場合は，絨毛癌診断スコアによって絨毛癌か侵入奇胎かを臨床的に診断する．治療は，血中hCGを腫瘍マーカーとする，メトトレキサート，アクチノマイシンD，エトポシドなどを併用する化学療法が奏効することも多いが，病理学的検査で診断がつく場合は手術療法，肺転移などには放射線療法も行う.[998]　⇨参絨毛上皮腫→1385

絨毛間腔　intervillous space　胎盤内において，基底脱落膜と絨毛膜板より発育した絨毛とに囲まれた空間．ここに母体の動脈血が流入し，母体側から栄養物，酸素などが胎児側に送られる．胎児側からは老廃物，二酸化炭素などが流入し，交換される.[1323]

絨毛癌診断スコア　choriocarcinoma diagnostic score　妊娠，流産，胞状奇胎後にヒト絨毛性ゴナドトロピン(hCG)が上昇する存続絨毛症の中で，画像上病変を認める場合に臨床的絨毛癌もしくは臨床的侵入奇胎と呼ぶ．手術によって病変を摘出できる場合は病理学的検

●絨毛癌診断スコア

スコア (絨毛癌である可能性)		0 (〜50%)	1 (〜60%)	2 (〜70%)	3 (〜80%)	4 (〜90%)	5 (〜100%)
先行妊娠*1		胞状奇胎	−	−	流産	−	満期産
潜伏期*2		〜6か月	−	−	−	6か月〜3年	3年〜
原発病巣		子宮体部 子宮傍結合織 腟	−	−	卵管 卵巣	子宮頸部	骨盤外
転移部位		なし・肺 骨盤内	−	−	−	−	骨盤外 (肺を除く)
肺転移巣	直径(mm)	〜20	−	−	20-30	−	30〜
	大小不同性*3	なし	−	−	−	あり	
	個数	〜20	−	−	−	−	20〜
尿中hCG値(IU/mL)		〜10^3	10^3-10^4	−	10^4〜	−	−
BBT*4 (月経周期)		不規則・一相性 (不規則)	−	−	−	−	二相性 (整調)

合計スコア
- 4点以下……臨床的侵入奇胎あるいは転移性奇胎と診断する
- 5点以上……臨床的絨毛癌と診断する

＊1 直前の妊娠とする
＊2 先行妊娠の終了から診断までの期間とする
＊3 肺陰影の大小に直径1cm以上の差がある場合に大小不同とする
＊4 先行妊娠の終了から診断までの期間に少なくとも数か月以上続いてBBT(基礎体温)が二相性を示すか，あるいは，規則正しく月経が発来する場合に整調とする．なお，整調でなくともこの間に血中hCG値がカットオフ値以下であることが数回にわたって確認されれば5点を与える

日本産科婦人科学会・日本病理学会編：絨毛性疾患取扱い規約 第2版，金原出版，1995

査で診断をつけるが，それが不可能な場合や化学療法を先行させる場合には，絨毛癌診断スコアによって絨毛癌か侵入奇胎かを臨床的に診断する．[454]

絨毛採取⇨参出生前診断→1401

絨毛採取生検 chorionic villi biopsy, chorionic villus sampling；CVS 出生前診断の方法の1つで，妊娠8-12週に，経腟ないし経腹超音波のモニター下に，経頸管的に絨毛を採取する．染色体異常や遺伝性疾患を診断することができる．羊水細胞と比べ，絨毛細胞は早期に十分量を得ることが可能であるが，羊水穿刺より流産率が高い．[998] ⇨参出生前診断→1401

絨毛上皮腫 chorioepithelioma 絨毛上皮細胞由来の腫瘍性病変の総称．悪性のものが絨毛癌である．[998] ⇨参絨毛癌→1384

絨毛性腱鞘(しょう)炎 villous tenosynovitis ［**腱鞘(しょう)巨細胞腫〔瘍〕**］ 従来，腱鞘巨細胞腫，黄色肉芽腫，良性滑膜腫といわれていた類腫瘍性病変で腱鞘に発生した巨細胞腫瘍と考えられていたが，ジャフェH. L. Jaffe，リヒテンシュタインL. Lichtensteinらにより，組織球性の細胞の過形成による良性の肉芽腫で色素性絨毛結節性滑膜炎pigmented villonodular synovitisと同様の疾患であることが示された．[1448]

絨毛性甲状腺刺激ホルモン ⇨参ヒト絨毛性甲状腺刺激ホルモン→2462

絨毛性ゴナドトロピン chorionic gonadotropin⇨同ヒト絨毛性ゴナドトロピン→2462

絨毛性疾患 trophoblastic disease 絨毛上皮細胞に由来する腫瘍性病変，すなわち胞状奇胎(全胞状奇胎，部分胞状奇胎，侵入胞状奇胎)，絨毛癌，胎盤部トロホブラスト腫瘍(placental site trophoblastic tumor；PSTT)，存続絨毛症の総称である．血行性転移がみられる．発生には人種差があり，欧米人に比べ日本や東南アジアの女性に多い．わが国での発生率は徐々に低下している〔1983(昭和58)年の約5/10万人から1997(平成9)年には約0.68/10万人〕．腫瘍細胞からヒト絨毛性ゴナドトロピン(hCG)が分泌されるため，hCG値は腫瘍細胞数に比例し腫瘍マーカーとして治療効果の判定に役立つ．治療は化学療法が有効であり，メトトレキサート，アクチノマイシンD，エトポシドなどの抗癌剤により，侵入奇胎で95%以上，絨毛癌で80%以上が治癒．[998]

絨毛性腫瘍 trophoblastic tumor 絨毛細胞由来の腫瘍性病変の総称．現在では胞状奇胎は奇形の一種としてとらえられるようになり，絨毛癌とこれらを総称して絨毛性疾患という呼び方が一般的である．[998] ⇨参絨毛性疾患→1385

絨毛《胎盤の》 villi, villus ヒトの胎盤は血絨毛型胎盤に分類され，母体の血液と胎児の細胞が直接接触する構造をとる．水耕栽培の球根の根(絨毛)と水(母体血)の関係に類似．ただし胎盤では，母体血を入れるプール(絨毛間腔)の壁と絨毛の表面は胎児由来の単層の上皮細胞である栄養膜合胞体層で覆われている．絨毛では合胞体層の内側をさらに栄養膜細胞層が裏打ちし，その内部の間葉性結合組織中に胎児の毛細血管を入れている．このため胎児血と母体血は直接触れることはなく，これらの組織をはさんで物質の交換を行う(酸素⇄炭酸ガス，栄養物⇄老廃物)．胎児血と母体血の間にある組織は胎盤関門といわれ，物質の通過や免疫機能の制御にかかわる．胎齢4か月頃から絨毛上皮の栄養膜細胞層は徐々に退化し始め，胎児の血管が直接合胞体層に近接するようになる．この時点で，胎盤関門を構成する組織は栄養膜合胞体層と胎児血管の内皮細胞

のみとなり，物質交換の効率は上がる．確かに血絨毛型胎盤は物質輸送の点では最も効率のよいシステムであるが，同時に免疫防御機構の面では最もリスクの高い構造となっている．また，栄養膜合胞体層と細胞層は妊娠の維持や胎児の発育にかかわる種々のホルモン（ヒト絨毛性ゴナドトロピン，エストロゲン，プロゲステロンなど）を産生している．[1044] ⇨参栄養膜⇀349，栄養膜合胞体層⇀349，栄養膜細胞層⇀349

絨毛膜 chorion 胎児，臍帯，羊水を包む膜である卵膜の構成要素の1つ．卵膜は羊膜，絨毛膜，脱落膜の3層からなる．胎児由来で，胎盤の胎児面を覆う繁生絨毛膜および羊膜を覆う平滑絨毛膜がある．[1323]

絨毛膜羊膜炎 chorioamnionitis ［羊膜絨毛膜炎］ 腟内の常在細菌が脱落膜→絨毛膜→羊膜の順に上行し，細菌感染の防御因子が過剰反応（炎症）を示した状態．子宮収縮，頸管熟化，前期破水を引き起こす．切迫早産の最大の原因である．[1323]

終夜睡眠ポリグラフィー all night polysomnography；PSG，over night polysomnography 脳波，筋電図など複数の現象を同時に記録し生体の働きを調べるポリグラフィーで，睡眠に関連した複数の生体現象を一夜の睡眠を通して記録するもの．睡眠深度を反映する脳波に加えて，レム睡眠，ノンレム睡眠の判定のための眼球運動とオトガイ（頤）筋筋電図，呼吸状態のモニター用の口腔・鼻の空気の流れや腹部・胸郭の呼吸運動と動脈血の酸素飽和度，さらに心電図，体温，前脛骨筋筋電図，食道pH，陰茎勃起などを適宜組み合わせて用いる．PSGによって得られた入眠までの時間，一夜の全睡眠時間，ノンレム睡眠，レム睡眠の量と出現パターン（睡眠構築），中途覚醒の回数・時間，睡眠深度変化，体動などに基づいて睡眠の性状が客観的に判定でき，睡眠の質を正確に把握できる．不眠症，ナルコレプシー，睡眠時無呼吸症候群，レストレスレッグ症候群，夜驚症，悪夢，夢中遊行，てんかんなど睡眠と関連した多くの障害の診断に活用されている．[581] ⇨参睡眠ポリグラフィー⇀1632

重要他者 significant others その人にとって大事な人．身内．[1166]

収容保護 対象者を施設に入所させることによって保護するという社会福祉分野の用語．その対象者を地域社会環境の外圧から守りながら，一定の生活水準を維持するための物品やサービスを提供し，外圧によって損なわれた能力の回復を待つこと，あるいは回復を促す機能をいう．地域社会からある程度閉ざされ，同時に多数の対象者を処遇することのできる入所施設は，保護機能を確実に集中的・能率的に実施しうる反面，一定のスケジュールに従った規格化された単調なものになり，個性的な生活は否定されがちである．収容保護を行う施設として「生活保護法」上の保護施設，「売春防止法」上の婦人保護施設などがある．「生活保護法」においては生活扶助は被保護者の居宅で行うことが原則であるが，居宅では保護の目的が達せられないとき，または被保護者の希望があったときに適応される．[457]

集落⇨同コロニー《細菌の》⇀1138

集落抽出法 cluster sampling ［群団抽出法］ 無作為標本抽出法の1つで，例えば，児童を対象とした調査で，対象とする小学校を無作為抽出し，抽出された小学校の児童全員を調査対象とするもの．母集団を小集団clusterに分けて，対象とする小集団をいくつか無作為抽出し，抽出された集団に属する全員を調査対象（標本）とする．抽出された集団の中からさらに無作為に対象を抽出する多段抽出法とは異なる．小集団内の差に比べ，小集団間の差が大きいことが多いために，単純無作為抽出法に比べてバイアスが入る可能性は大きい．しかし，抽出された小集団の全員が調査対象となることから，調査がしやすいという利点がある．[467] ⇨参単純無作為抽出法⇀1943，無作為抽出⇀2784

集卵法 egg concentration method，concentration technics for parasites in feces 寄生虫感染者の大便に比較的少数しか含まれていない寄生虫卵を集める方法．寄生虫感染症の診断は体外に排泄される虫卵を顕微鏡で観察し判定する必要があり，検査方法には大便の直接塗抹法，肛門周囲に産みつけられた蟯虫卵をセロハンテープに付着させるセロハンテープ法，集卵法が用いられる．雌1匹当たりの産卵数が少ない寄生虫の虫卵検査では，直接塗抹法などでは虫卵検出率が低いため，虫卵を糞便夾雑物と分離させて集卵したのちに鏡検する必要がある．遠心沈殿集卵法と浮遊集卵法とがあり，寄生虫卵の特性（形態，比重，薬品に対する抵抗性など）に応じて適した方法を選ぶ．遠心沈殿集卵法は，吸虫卵や条虫卵など比重の高い寄生虫卵の検出に用いる．ホルマリン・エーテル法，AMSⅢ法，Tween 80®-クエン酸緩衝液法などがあり，糞便夾雑物は試薬とともに浮上して糞便層をつくり，虫卵は沈渣中に沈殿する．原虫の嚢子やオーシスト（接合子嚢）の検出も可能である．浮遊集卵法は，飽和食塩水（比重1.200）や33％硫酸亜鉛液（比重1.18）を用い，鉤虫卵や東洋毛様線虫卵のような比重の低い虫卵の検出に用いる．[533]

重粒子線治療⇨同高エネルギー粒子線照射療法⇀974

重量覚⇨同重量感覚⇀1386

重量感覚 sense of weight ［重量覚］ 抵抗感覚の一種で，物を持ったときの重さの感覚のこと．重量は皮膚，筋，関節に刺激が加わり，体性感覚器や固有感覚器が興奮することにより発生する．2個の物体の重量を比較する心理実験では，感覚の最小強度が生ずるのに必要な最小重量δSと基準量Sとの比は一定である．[1230]

従量式人工呼吸器 volume-limited respirator（ventilator） 人工呼吸器（人工換気器）の分類で，あらかじめ設定された一回換気量に達すると，呼気相から吸気相に切り替わる方式の人工呼吸器をいう．近年使用されている人工呼吸器のほとんどがこのタイプである．[1019] ⇨参従圧式人工呼吸器⇀1362

重量認知 barognosis 体性感覚の一種で，皮膚，筋，関節に加わった刺激情報だけでなく，視覚情報も加わり，物の重さを判断，推測する能力．側頭葉病変によってこの認知能力が障害されることが知られている．[1230]

重量モル濃度 osmolality 浸透圧の濃度表現の1つで，溶媒（水）1kg当たりの溶質をモル数で表した濃度（mol/kg）．一般に，溶液1L中に溶けている溶質のモル数をモル濃度（mol/L）というが，これは容量モル濃度のことで重量モル濃度と区別して使われる．[258]

重力受容器 gravity receptor 内耳，関節，腱，筋肉にある特殊化した受容器および神経終末．重力の方向，重力加速度などの刺激を受容し，大脳に体位，平衡，重力方向，上下方向の感覚を与える．[1230]

ジューリング疱疹状皮膚炎 Duhring dermatitis herpetiformis ［デューリング病，疱疹状皮膚炎］ 浮腫性紅斑が関節伸側や腰殿部に多発し，紅斑上の辺縁には小水疱が環状に配列する水疱性皮膚疾患．瘙痒が著しいため，搔破してびらんや痂皮を形成する．免疫グロブリンのIgAが真皮乳頭部に顆粒状に沈着し，しばしばグルテン過敏症を合併．青年期に好発し，慢性に経過する．全身状態はよい．DDS(ジアフェニルスルホン)の内服が奏効する．わが国では比較的まれ．ジューリングLouis Adolphus Duhring(1845-1913)はアメリカの皮膚科医．[531]

ジュール joule；J ［J］ MKS単位系におけるエネルギーまたは仕事の単位．1JはCGS単位系の10^7 erg(エルグ)に相当．$1\,J = 1\,kg \cdot m^2/s^2 = 1\,N \cdot m$(ニュートンメートル)である．例えば1kgの物体を垂直に1m持ち上げる場合，地球の重力加速度は$9.8\,m/s^2$なので，9.8Jの仕事量となる．イギリスの物理学者ジュールJames P. Joule(1818-89)にちなんで名づけられた．[258]

収斂(しゅうれん)剤 astringent 皮膚または粘膜組織の収縮，細胞膜透過性の減少により，分泌や出血などを抑える薬剤．[113]

自由連想 free association 精神分析療法を実施する際の基本的な方法．患者は寝いすに仰臥して，頭に浮かぶことを取捨選択せずに言葉にして治療者に伝える，つまり自由に連想するという方法である．そのとき治療者は患者の背後に位置するいすにかけて，患者の連想を傾聴する．このような方法をとることによって患者の無意識内容が意識にのぼりやすくなると理解されている．[187]

収斂(しゅうれん)味⇨同渋味⇀1336

酒害相談 酒の害，すなわちアルコール依存などによる問題飲酒で苦悩している本人，家族，職場の関係者などからの相談に応じる援助活動．断酒ができないでいる人に向けての働きかけも含んでいる．相談行動を起こすのは，本人よりも，問題飲酒に悩まされている家族の場合が多い．酒害相談は，保健所や専門医療機関，あるいは断酒会で行われている．特に断酒会では，例会とならんで，酒害相談は組織運営の中心的な活動となっている．[1118] ⇨参断酒会⇀1939

手関節 wrist joint，carpal joint 手根部(俗にいう手首)には8個の骨が2列に並ぶが，この部における以下の3つの関節の総称．①橈骨下端と近位手根列の3つの骨(舟状骨，月状骨，三角骨)がなす橈骨手根関節．②各手根骨の間(狭義の手根間関節)もしくは手根骨の近位列と遠位列の間(手根中央関節)を指す手根間関節．③近位手根列の三角骨と豆状骨の間の豆状三角骨関節．手根部の運動は主として橈骨手根関節と手根中央関節とで行われる．屈曲(掌屈)，伸展(背屈)，内転(尺屈)，外転(橈屈)と，これらを順次行うことにより分回し運動(円運動)が可能となる．[755]

手関節固定術 wrist arthrodesis 手関節の化膿性・結核性関節炎，関節リウマチ，変形性関節症などにより生じた痛みの改善，関節不良肢位拘縮の矯正，および腕神経叢損傷など重篤な神経麻痺での手関節の安定化を目的に手術的に固定する術式．20-30度背屈，やや尺屈位で固定．疼痛の改善，安定性が獲得できるが，運動性が喪失する欠点がある．[1087]

手関節作動(駆動)式把持装具 wrist-driven flexor hinge splint 動的手関節装具の1つ．装着して手関節を伸展すると各手指関節は屈曲し，物をつかむ肢位をとり，手関節を屈曲すると各手指関節は伸展位をとる．この手関節からの同期運動を利用し把持が可能となる装具をいう．ランチョRancho型，エンゲンEngen型などがある．[81] ⇨参長対立装具⇀2015

手関節脱臼 dislocation of wrist 手関節は橈骨および手根骨によって形成されているが，橈骨と手根骨間または手根骨間関節で脱臼したもの．骨折を伴わない脱臼はきわめてまれであり，ほとんどが手根骨の一部が脱臼するか橈骨骨折を伴う脱臼骨折となるかのどちらかである．手関節部の腫脹，疼痛，変形を生じる．脱臼は徒手または観血的に整復する．[339]

手関節背屈装具 cock-up wrist hand orthosis 手関節を軽度背屈位に保つ静的な装具．橈骨神経麻痺による下垂手，関節炎や疼痛回避のため安静や固定を目的に用いられている．[81]

●手関節背屈装具

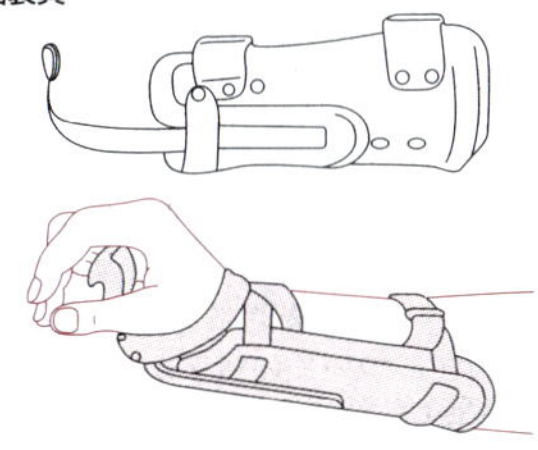

内西兼一郎(日本整形外科学会・日本リハビリテーション医学会監)：義肢装具のチェックポイント 第5版，p.171，図257，医学書院，1998

手関節背屈副子⇨同カックアップスプリント⇀525

主観的データ subjective data 看護研究においては，問題志向型診療記録の叙述的経過記録(SOAP)におけるS(subjective data)に相当する．主観的データは通常患者との面接を通して得られ，患者自身の言葉によって表現された考え，意見，感情，症状の訴えなどである．この情報に含まれるものには，患者のものの見方や感情，考え方などがある．これは直接観察することができず，尋ねることによって明らかにすることができるものである．例えば「胸がどきどきする」「眠れない」など．[597] ⇨参客観的データ⇀711

主記憶装置 main memory ［メインメモリー，内部記憶装置］ コンピュータの電気回路機構内に内蔵された記憶装置．演算・制御装置などと直接的に情報をやりとりする．[258]

主気管支 main bronchus，primary bronchus ［一次気管支］ 気管から左右に分かれて，肺に空気を送る太い通路．右主気管支は左主気管支に比べて太く，長さは短く，第5椎体の高さ付近で右肺に入る．左主気管支は右主気管支より長く，大動脈弓の下を通り，食道，胸管，下行大動脈の前を通り，さらに分岐して上下葉に通じる．主気管支は気管下端の気管分岐部で左右に分かれるが，分岐角中心が左に傾斜しているため，右主気管支は気管からまっすぐに伸びる．そのため気管異

物は右主気管支に入りやすい．[953] ⇨参気管支→669，気管支樹→671

酒客嫉妬妄想⇨同アルコール妄想症→191

授業計画案 lesson plan，syllabus planning ［指導案，シラバス，教案］ 通例，指導案あるいは教案とも呼ばれ，学習活動の内容と教師の活動の流れを記述したもの．指導案は大学においてはシラバス syllabus と呼ばれ，近年の日本においても大学における授業計画案が重要視されるようになってきた．授業計画案は明治期の小学校においては，日本に移入されたヘルバルト Herbart 学派の教授段階説に基づいて定型化した授業計画が一般化し，予備，提示，観念連合，応用，総合というような形式的な段階説は，その本来の意図を離れて日本の授業の基本的な構造として現代にまで至っている．総合学習の展開とともに現在，これまでの授業計画案のあり方が問われている．[32]

授業設計 instructional design 1時間単位の教案を含む年間計画，学期の計画，ひとまとまりの時間数や単元計画までをも含む授業計画を意味する．授業の計画は，各学年ごとに教科の内容を卒業までにこなす計画案として描く場合もある．学校においてそれは，「学習指導要領」として教科を中心とした教科書の内容を学習するような形となっている．他方，学習者にとっては教える側の論理ではなく，卒業までにどのような能力が身につくのかという能力発達の原理から学習の活動を計画することが大切になる．授業設計は一方的に教科や学科の内容を消化するという論理ばかりではなく，学ぶ側の論理からその系統性や学習能力の発達の構造が描かれるべきであり，最終的にその教育が目指すねらいや目的の妥当性についての哲学が重要である．[32]

熟化 ripening⇨同子宮頸管成熟→1245

縮合 condensation 2個以上の分子，または同一分子内の2つ以上の部分が新しい結合をつくる反応．複数の分子間で起こる縮合を分子間縮合，同一分子内の縮合を分子内縮合という．縮合を利用した重合を縮合重合という．縮合には一般に反応助剤として縮合剤が加えられる．[362]

宿主 host その体内もしくは体表に他の生物を寄生させている生物のこと．寄生した生物が有性生殖を行う宿主を終宿主もしくは固有宿主といい，無性生殖期や幼虫期に寄生する宿主を中間宿主という．[288] ⇨参保虫宿主→2706

粥腫⇨同アテローム→163

宿主《遺伝子操作の》 host 遺伝子操作においては，特定の遺伝子を組み込んだプラスミドやファージなどを受け取り増殖させるための細胞をさす．大腸菌株，酵母，哺乳動物やニワトリなどの培養細胞が利用されている．[800]

粥腫切除術 atherectomy⇨同アテレクトミー→163

粥腫塞栓性腎疾患 atheroembolic renal disease⇨同アテローム塞栓性腎疾患→164

宿主特異性 host specificity 各寄生虫は特定の宿主のみで発育あるいは生殖する場合が多い．このような性質をいう．[288] ⇨参宿主→1388

粥腫破損 plaque fracture⇨同粥腫崩壊→1388

粥腫崩壊 plaque rupture ［粥腫破損，線維粥腫破裂，プラーク破綻］ 通常，冠動脈内膜に生じた肥厚性病変〔粥腫（プラーク plaque）〕は線維性被膜 fibrous cup や血管内皮細胞で覆われて血液と接触しない．肥厚性病変が線維性被膜の断裂により血管内腔と連続し，血液と接触した状態をいう．破綻に引き続き生じる血栓により冠動脈が閉塞し，不安定狭心症や急性心筋梗塞など急性冠症候群 acute coronary syndrome（ACS）の発症のきっかけとなると考えられている．肥厚性病変はコレステロールエステルなどの脂質とマクロファージやT細胞などの炎症性細胞に富み，菲薄な線維性被膜で覆われる黄色調の強いプラーク（軟性プラーク soft plaque）であり，タンパク質分解酵素や血管収縮物質などが関与して被膜の破綻につながると考えられている．粥腫崩壊は他の血管でもみられるが，冠動脈で病的意義が高い．[1182]

宿主要因⇨同個体要因（属性）→1100

粥状潰瘍 atheromatous ulcer ［かゆ（粥）状潰瘍］ 粥状硬化症（アテローム性動脈硬化症 atherosclerosis）の部分像として出現する病変．粥腫，血腫，石灰化，骨化などとともに複合病変 complicated lesion を形成する．粥状硬化症の進行した状態であり，非可逆的な進行性病変である．合併症としてコレステロール塞栓による虚血，梗塞などの循環障害あるいは動脈瘤破裂をきたすことがあるので臨床的に重要である．[748] ⇨参アテローム性動脈硬化症→163，動脈硬化症→2132

粥状硬化性動脈瘤 atherosclerotic aneurysm⇨同アテローム硬化性動脈瘤→163

縮小条虫症 rat tapeworm infection ［L］hymenolepiasis diminuta 本来はネズミの寄生虫である縮小条虫 *Hymenolepsis diminuta* の感染症．ヒトが偶然に幼虫を保有している中間宿主を経口摂取すると感染し，小腸上部で成虫となる．成虫は50-80 cm の大きさで，下痢や腹痛などの消化器症状を認めることもあるが，無症状の症例が多い．中間宿主はノミや甲虫などの昆虫である．[288]

粥状動脈硬化症 atherosclerosis⇨同アテローム性動脈硬化症→163

縮瞳 miosis ［瞳孔縮小］ 瞳孔括約筋の収縮や瞳孔散大筋の弛緩によって瞳孔が縮小した状態．光による対光反射やある種の薬剤によって生じることがある．[1601] ⇨参散瞳→1213

熟痘（じゅくとう）⇨同真痘（しんとう）→1590

縮瞳薬 miotics 瞳孔を小さくする薬．縮瞳にかかわる瞳孔括約筋は副交感神経支配のため，副交感神経作動薬（コリン作動薬）の塩酸ピロカルピンなどがこれにあたる．緑内障の治療にも用いられる．[257]

宿便 fecal impaction 大腸内の通過時間遅延により，水分が吸収されてかたくなった糞便．一般に食物は摂取後24-72時間で糞便として排泄される．しかし，大腸疾患による器質的な通過障害，代謝疾患，中枢神経系疾患，入院などストレスから副交感神経抑制などで腸蠕動運動低下が生じて便秘になると，腹部膨満感，腹痛，食欲不振，集中力の低下，不眠などが生じる．そのため排便回数や間隔，便の性状，腹部の触診，腸動音などを観察し，水分摂取や食物繊維を多く含む食事摂取，適度な全身運動，腹部マッサージにより自然排便を促す．必要時は内服，坐薬，浣腸の使用，摘便を行う．[447] ⇨参便秘症→2652

熟眠障害 disorder of restorative sleep 翌朝の起床時にぐっすり眠ったことによる爽快感を伴わないことを特徴とする不眠症の一類型．夜間の中途覚醒回数の増加と覚醒後の再入眠の障害によることが多い．[751]

縮毛 frizzled hair, curly hair 一種の先天性あるいは後天性の毛幹異常であり，毛幹の断面は正円ではなく，毛包自体が皮内で彎曲しているために生じる．ヒト頭毛の形状や走向は人種的に変化に富む．なお本症状は黒人には正常であるが，日本人では異常とされる．いわゆるちぢれ毛．先天性の銅代謝異常によるメンケス Menkes 症候群などでもみられる．[531]

受血者 blood recipient 輸血患者．供血者の血液を輸血される患者．交差適合試験によって供血者赤血球に対する受血者の血清の適合性などを確認してから輸血を行う．[860]

主効果 main effect 要因配置法によって得られる要因の効果のこと．要因配置法では，2つ以上の独立変数それぞれの主効果と，独立変数間の交互作用を同時に分析することができる．[980] ⇒参相互作用効果→1814

受攻期 vulnerable period いったん興奮した心筋細胞は，外からの電気的刺激が加わっても，その刺激に対して電気的反応が起こらない時間が存在する(不応期)．その直後のわずかな刺激でも興奮する時期を受攻期という．心房筋，心室筋いずれでも存在するが，特に心室筋では心室細動や心室頻拍のきっかけになるので重要となる．心電図ではT波の頂点付近から下行脚にかけての約30 msecの範囲とされる．この範囲で心室性期外収縮と認める場合，R on Tと呼び，特に心筋梗塞の急性期には危険性の高い期外収縮と考えられている．[1432]

手根管 carpal tunnel, carpal canal 手関節の掌側中央で手根骨と横手根靱帯により囲まれた管腔をいい，この中を正中神経，深指・浅指屈筋腱各4本ずつと長母指屈筋腱が走行している．正中神経はこの部でしばしば圧迫を受け，手根管症候群を生じる．[339]

手根間関節 intercarpal joint 各手根骨間の平面関節で，関節表面は硝子軟骨で覆われ，強力な靱帯で補強されている．掌側に横手根靱帯が存在し，手根管を形成している．手根間関節のうち，豆状骨と三角骨の間の関節を豆状骨関節と呼び，舟状骨，月状骨，三角骨，豆状骨の近位手根列と，大菱形骨，小菱形骨，有頭骨，有鉤骨の遠位手根列との間の関節を手根中央関節という．手根中央関節は手関節運動の背屈-掌屈80-90度，尺屈-橈屈30-40度に関与している．[1308] ⇒参手関節→1387

手根管症候群

carpal tunnel syndrome

【概念・定義】手根管内で**正中神経**が圧迫されることにより発症する絞扼性神経障害．正中神経支配領域の知覚障害と運動障害を病態とし，**絞扼性神経障害**の中では最も頻度が高い．手根管は手関節部掌側にあり，手根骨と強靱な横手根靱帯により構成される．その中に正中神経が9本の屈筋腱とともに走行しているため解剖学的には絞扼障害にさらされやすいと考えられる．

【病因と疫学】原因は約半分が不明(特発性)である．手を過度に使用することにより生じる非特異的炎症のほか，糖尿病，関節リウマチ，人工透析，甲状腺機能低下症，ホルモン療法，妊娠などによる特異的炎症，さらに橈骨遠位端骨折，腫瘍による直接圧迫などが絞扼の原因となる．手根管症候群は50歳代半ばを中心に40-60歳代に発症することが多く，男女比は1：2-5と女性に多い．男性では年齢が高くなるほど増加する傾向がある．

【症状】知覚障害は主に母指，示指，中指，環指の橈側にみられるしびれとチクチクした痛みを特徴とする．また同部の夜間痛を訴えることが多い．運動障害としては，**母指球筋の萎縮**が生じるために母指の掌側外転と対立運動の障害を認める．

【診断】診断基準に関して明確なものはなく，臨床所見と補助診断を総合的に判断して診断する．症状が軽微なものや非典型的な症状を呈するものは，診断に苦慮することが多い．誘発テストの中ではファーレン Phalen テスト〔手関節を手掌側に曲げること(掌屈)で手根管内圧を上昇させ，正中神経領域のしびれ感を誘発または増強させる〕の感度は61%，ティネル Tinel 様徴候(手関節の掌側で正中神経がある部位を軽くたたくと，主に示指に放散痛を生じる)は74%と報告されている．補助診断法は，神経伝導検査などの電気生理学的検査のほか，画像診断としてMRIや超音波検査などが有用である．

【治療】保存的治療としては，装具療法やステロイド剤投与(注射)などが行われる．軽症例では，手根管を開放しなくてもしびれ感や疼痛の改善が得られる場合が多い．手術療法として，観血的に直視下で正中神経を除圧する方法と，関節鏡視下で除圧する方法がある．関節鏡視下での除圧術は低侵襲ではあるが，正中神経損傷などの重篤な合併症報告もあり，十分な習熟が必要である．高度な母指球筋萎縮を生じ母指対立障害を伴う例では，母指対立再建術も同時に行う．[1126]

手根管症候群の看護ケア

【ケアのポイント】日常生活の中で，しびれ感や疼痛がいつ起きて増強するのか，また母指対立障害や母指球筋萎縮で箸が使いにくい，ボタンがとめにくいなどの症状がないか観察する．保存的治療では，ステロイド剤注射，装具療法がある．装具は，夜間帯にしびれ感が強くなることが多いため，夜間帯に装着させる．手根管開放術後は，手指のしびれ感の程度，疼痛，創部の状態，感染徴候などを観察する．手術後もしびれ感が残存する場合がある．長期透析，糖尿病，甲状腺機能低下症患者に発症することがあり，正中神経領域のしびれ感には注目して観察する必要がある．また，手の使いすぎが手根管症候群の原因とも考えられているため，関節に余分な力がかかり，無理な姿勢での反復性運動を続けないなど予防的な指導も有効である．[1384,65] ⇒参手根管症候群→1389

手根骨 carpal bone 2列をなす8個の短骨からなっている．近位列は舟状骨，月状骨，三角骨および豆状骨よりなる．遠位列は大菱形骨，小菱形骨，有頭骨および有鉤骨よりなり，第1～第5中手骨と関節する．手根骨の列は掌側凹の手根溝を形成し，手根管の背側壁をなす．[755] ⇒参手関節→1387

手根骨骨折 fracture of carpal bone 直達外力または手関節捻挫などの介達外力によって生じる8個の手根骨

のいずれかの骨折で，その約8割が舟状骨に発生．手根骨の大きさや並びの複雑さから単純X線写真では診断が難しいことが多い．[339]

手根中手関節⇨同CM関節→35

手根部化骨数 骨成熟の程度(骨年齢)を判定する基準となる手部の骨核数．骨の成熟過程では管骨の骨端軟骨や手根骨などの立方骨の化骨(二次骨化)が認められるが，この形態的成熟は，乳児期から思春期後期まで徐々に進行する．よって手根部化骨数は骨成熟の程度すなわち骨年齢を客観的に評価する指標となる．骨年齢を促進させる働きをもつのは，成長ホルモン，甲状腺ホルモン，性ホルモンである．[1053] ⇨参成長→1697，骨年齢→1115

酒皶(しゅさ)性痤瘡(ざそう) acne rosacea ［第2度酒皶(しゅさ)］ 酒皶の第2度に分類される病変で，第1度でみられる毛細血管拡張に加え，紅色丘疹・膿疱などがみられる．角膜炎や結膜炎を合併することがある．原因は不明であるが，毛包虫，ビタミン欠乏，内分泌異常，ストレスなどの関与が推測されている．難治性で慢性の経過をとる．治療は尋常性痤瘡に準じ，毛細血管拡張には電気分解やダイレーザーが奏効する．[1367]

酒皶(しゅさ)鼻 brandy nose⇨同鼻瘤〔腫〕→2498

酒皶(しゅさ)様皮膚炎 rosacea-like dermatitis 口囲・頷部・頬部に酒皶様の紅色丘疹，膿疱が多発し，びまん性の紅斑や落屑を伴う皮膚炎で，口囲に病変が限局するものを口囲皮膚炎と呼ぶ．通常，顔面に対し，副腎皮質ホルモン外用剤を長期使用したために発症する．瘙痒や灼熱感を主訴とし，皮膚萎縮を伴うこともある．中年女性に好発．治療は副腎皮質ホルモン外用を直ちに中止し，テトラサイクリン系抗生物質や抗ヒスタミン薬の内服を行う．副腎皮質ホルモン外用を中止すると数週〜数か月の間は，皮膚症状がいったん増悪することがある．[531]

授産施設 sheltered work institution 身体上もしくは精神上の理由または世帯の事情により，就業能力の限られている要保護者に対して，就労または技能の習得のために必要な機会および便宜を与えて，その自立を助長することを目的とする保護施設．「生活保護法」「社会福祉事業法」「身体障害者福祉法」「知的障害者福祉法」「精神保健及び精神障害者福祉に関する法律」に基づいて生業扶助を主たる目的として設置されており，入所型と通所型がある．[457]

主治医 attending physician 特定の患者に責任をもって治療にあたる医師．病院においては医療チームの責任者として，個々の患者に対する診療方針を立て，チームメンバーとともに治療にあたる．地域においては「かかりつけ医」あるいは「ホームドクター」と呼ばれ，患者サイドに立ったプライマリヘルスケアを担うとともに，一部は一般科診療のみならず専門科にも対応している．近年，高齢者への介護問題を見すえて，医療・保健・福祉の連携を軸とした地域ケアシステムにおいても重要な役割を期待されている．アメリカでは家庭医 home doctor，イギリスでは一般医 general practitioner(GP)と呼ばれる．[1465] ⇨参かかりつけ医→471，プライマリドクター→2572，家庭医→534

手指衛生⇨同手指消毒→1390

手指義手 finger prosthesis, artificial finger 手指切断で欠損した指に，手関節機能や残指の断端機能を利用した小さいソケットを装着したもの．作業用義手としてではなく，主に装飾用として使用され，材質の種類によっても本来の指に類似したものが作製可能となっている．[81] ⇨参義肢→681

●母指欠損症例に対する手指義手

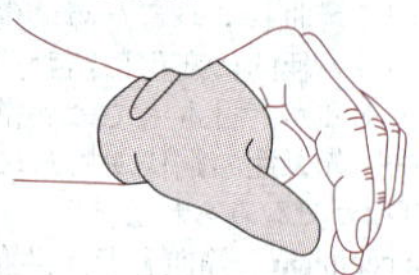

中島咲哉(日本整形外科学会·日本リハビリテーション医学会監)：義肢装具のチェックポイント 第6版，p.103，図110，医学書院，2003

主軸症状 axial symptom 〔D〕Achsensymptom 1921年にドイツの精神科医ホッヘ Alfred E. Hoche により，進行麻痺の症状発生(起原)の説明に用いられた言葉で，辺縁症状と対をなす．進行麻痺の主軸症状は，広汎な大脳皮質の破壊によって生じる脳機能低下，すなわち認知症(知能障害)であり，これに対して，躁・うつ(鬱)状態，統合失調症様状態，意識障害などのように，認知症を取り巻いて病像にいろどりを与える副次的症状を辺縁症状と呼ぶ．進行麻痺は，主軸症状としての認知症を特色づける辺縁症状の有無や程度によって，認知症型，誇大型，抑うつ型，激越型，統合失調症型などの臨床類型に分けられるが，いずれも末期には認知症型に移行．すなわち主軸症状は，診断上，その疾患の本質的な症状を意味する．[1539]

手指屈曲反射⇨参ホフマン反射→2714

手指屈筋反射⇨同ワルテンベルグ反射→3008

手指硬化症⇨同強指症→756

種子骨 sesamoid bone 手や足の関節部で腱内・靱帯内あるいは関節包周囲に存在する小骨で，腱の作用方向を変え，腱に加わる荷重を緩和する．てこの支点作用となって筋の作用効果を高める作用をもつ．膝蓋骨もその1つ．第1中足骨や第1中手骨に存在する種子骨はしばしば疼痛の原因となる．[339]

手指失認 finger agnosia 個々の指に対する呼称や指示ができず，手指の区別や選択ができない状態．多くは，母指や小指よりも中央の3指に顕著に現れることが多い．また，軽症型では患者自身の手指については正答できても，検者の手についてはまったくできないことがある．手袋の個々の指の呼称ができないこともある．以前は身体失認の部分現象と考えられたが，失語などとの関連も考えられている．ゲルストマン Gerstmann 症候群を構成する一症候でもある．[413]

樹枝状角膜炎 dendritic keratitis ［樹枝状角膜潰瘍］ 単純ヘルペスウイルスが角膜上皮で増殖した病態で，特徴的な枝分かれ状の形態をきたす．患者は異物感，羞明，また病変が瞳孔領にかかると視力低下を訴える．アシクロビル眼軟膏が有効であるが，再発性の疾患である．[888]

樹枝状角膜潰瘍 dendritic corneal ulcer⇨同樹枝状角膜炎→1390

手指消毒 hand disinfection ［手指衛生］ 医療機関における感染防止のための手指衛生(手洗い，手指消毒)は日常〔的〕手洗い，衛生〔学〕的手洗い，手術部位手洗いの3種類で，日常看護者として使用される手指衛生は前者の2種類である．汚染度が低い日常の看護行為においては，流水と石けんによりもみ洗いをする．日常〔的〕手洗いに対して衛生〔学〕的手洗いは，消毒薬を用いて通過菌叢 transient flora の除去を目的としているために手指消毒とも呼ばれる．方法には2種類あり，スクラブ法は流水と手指消毒薬により手洗いを行い，手洗い後はペーパータオルまたは乾燥機で手指を乾かす．ラビング法はアルコールベースの速乾性の擦り込み式手指消毒薬を用い，必要量の消毒薬を擦り込みながら同時に乾燥させる．アルコールベースの速乾性手指消毒方法は医療従事者による手指消毒のコンプライアンスを高めやすい方法として高く評価されている一方，芽胞に対しては効果が期待できないだけでなく，手が有機物に汚染されている場合は効果が減弱するという欠点がある．[1629] ⇨参手洗い→2040

樹枝状白血球 dendritic leukocyte⇨同樹状細胞→1392

手指切断 amputation of digit 外傷により切断される場合と，糖尿病などの血行障害で手指が壊死に陥りやむなく切断する場合がある．外傷による切断で切断指の状態がよい場合は血管縫合により再接着できる．それが不能な場合は指断端をアルミホイルやポリウレタンの創傷被覆材などを用いて皮膚形成を待つ方法，骨を短くして皮膚を縫合する方法，植皮により被覆する方法などで治療する．[339]

手指の把持機能訓練 holding function training of wrist and finger 上肢と手指の基本的な動作は，①目的物に手を伸ばす，②つかむ(つまむ)，③運ぶ，④はなす，⑤定置する，の5動作があげられる．末梢神経損傷や脳卒中，脊髄損傷などで手指の機能の障害をもった患者に対し，主に作業療法の一環として②のつまむ，握るなどの手指の機能を再獲得するために施行する訓練．必要に応じて手指の装具を装着して練習を行うことがある．[786]

侏儒症⇨同低身長症→2050

手術衣⇨同術衣→1394

手術看護認定看護師 certified nurse in perioperative nursing⇨参認定看護師→2273

手術患者用ベッド postoperative bed 手術後患者のために準備されたベッド．手術部位や術式，麻酔の方法，患者の年齢，術後の状態などにより用意する物品やベッドメーキングの方法は異なるが，患者の安全・安楽を第一に考え準備することが重要．一般的には，手術創からの出血や嘔吐物，排泄物などの汚染に備えてゴムシーツやビニールシーツを敷き，その上をシーツで覆う．保温のため，湯たんぽや電気毛布を用意することもある．[485]

手術後照射法⇨同術後照射法→1398

手術後腸閉塞症 intestinal obstruction after operation⇨同術後イレウス→1397

手術後の看護ケア 手術直後(おおよそ術後24-48時間)は，生体に手術による侵襲が加わり恒常性維持機能が乱され，生命の危険が高い．この時期は何よりも患者の安全を守るための看護が優先され，循環や呼吸の確保，術後痛，術後出血に対する援助が重要．それ以降は，術後合併症(呼吸器合併症，循環器合併症，消化器合併症，骨格・筋力低下，皮膚障害など)の予防，術後疼痛の緩和，栄養管理，早期離床による回復機能の促進に対する看護を行う．また回復期には，清潔の保持，栄養，食事摂取などの日常生活への援助，筋力の回復をたすけるリハビリテーションプログラムの実施，手術によってボディイメージの変容が起きている患者などに対する心理面への援助を行う．[927] ⇨参手術前の看護ケア→1391，手術直前の看護ケア→1391

手術室《広義の》 surgical suite，operating suite いくつかの手術室(狭義のオペレーティングルーム)と，それに付属する滅菌室，手洗い場，回復室，麻酔準備室，器材室などがある区域．[485]

手術室の消毒 disinfection of operating room 手術室の清潔管理は基礎，日常清掃，大掃除，緊急時の4段階に分けて考えるとよい．基礎，日常清掃ではていねいな物理的清掃とともに，4級アンモニウム塩や両性界面活性剤を用いて清拭消毒を行う．これに加えて，定期的に0.1% グルコン酸クロルヘキシジン水溶液などを用いた高圧薬液噴霧が行われる．ホルムアルデヒドガスや紫外線殺菌灯なども用いられる．[485]

手術死亡率 operative mortality 手術が原因となって起こる死亡数が全手術数に占める割合．特に術後30日以内の死亡数が全手術数に占める割合を手術直接死亡率という．[485]

手術承諾書⇨参同意書→2093

手術前照射法⇨同術前照射法→1402

手術前の看護ケア ［術前看護］ 身体的，精神的に最良の状態で手術を受けられるように，術前に看護師，主治医，麻酔科医などによって患者や家族に対して行うオリエンテーションや処置を指す．具体的には，①手術に向けての身体状態の改善(栄養状態，呼吸状態，循環状態など)，②身体の清拭または入浴，爪切り，口腔内ケアの実施，③特に手術部位を清潔に保つ(場合により剃毛や除毛剤を使用)，④手術後に生じる生活上の制限に対する準備(体位変換の練習，排尿・排便訓練など)，⑤合併症予防のための方法と訓練(呼吸訓練，吸入やネブライザーなど)，⑥一般的には浣腸，下剤の与薬，禁飲食の指示，⑦種々の術前検査結果の整理，⑧手術前の不安や恐怖に対する援助，⑨不安の強い場合，前日に睡眠薬を与薬，⑩執刀医からの説明，手術室看護師や麻酔科医による術前訪問，などが一般的項目である．[927] ⇨参手術直前の看護ケア→1391，手術後の看護ケア→1391

手術直前の看護ケア 一般に手術当日の術前に行われるケアをいう．手術当日，手術室入室までに行われるケアは，①バイタルサインの測定，②洗面，③眼鏡，コンタクトレンズ，指輪，時計，義歯があればはずす(義歯をしたまま手術室に搬入する場合もあるので事前に確認しておく)，④術衣に着替える，⑤排尿や浣腸など指示された処置の実施，⑥麻酔前与薬の施行，⑦手術室持参物品の確認(カルテ，X線写真など)，⑧手術室への移送，手術室看護師への申し送り，⑨家族を待合室に案内，などを行う．[927] ⇨参手術前の看護ケア→1391，手術後の看護ケア→1391

呪術的思考 magical thinking 呪術とは超自然的な存在や神秘的な力に働きかけて，種々の目的を達成しようとする意図的な行為を指し，未開・文明社会を問わず，あらゆる社会にみられる．善意の意図による白呪術と邪悪な意図による黒呪術とに分けられる．わが国では「まじない」「まじなう」という言葉が一般的であり，神仏または神秘的威力によって災禍を免れたり，起こしたりすることを祈ることをまじなうという．この点で呪術はシャーマニズム shamanism に近い．一方，英語の magical thinking は「魔法の力」に近く，2-7 歳の子どもにみられ，全能の神的思考で，まだ現実検討能力が十分発達していない時期に，外界が自分の思いどおりになると思うもので，疾患としては統合失調症や強迫性障害にみられることがある．[1539]

手術部位感染　surgical site infection；SSI　［SSI］　手術操作を加えた部位に発生する感染症のこと．院内感染の1つ．創感染ともいう．手術切開部位の創感染だけでなく，手術侵襲の加わった深部臓器の感染，手術後に体腔に発生した感染も含まれる．手術部位感染(SSI)分離菌としては黄色ブドウ球菌が最も多く，コアグラーゼ陰性ブドウ球菌，腸球菌，緑膿菌が続き，最近ではメチシリン耐性黄色ブドウ球菌(MRSA)，多剤耐性菌，真菌などの検出が増えている．SSI を引き起こす微生物の病原巣は，患者自身の内因性細菌叢，手術室環境，医療従事者，院内の感染病棟からの伝播が想定されている．糖尿病，喫煙(ニコチンにより創部の末梢循環が障害されて創傷の治癒が妨げられる)，全身的なステロイド投与，肥満，高齢，低栄養状態，血液製剤の輸血をされている患者が SSI のハイリスク群とされる．　⇨参創感染→1806

手術部位感染予防　prevention of surgical site infection　手術処置に関連して手術部位表層部位と深部に発生する手術部位感染を予防するために行う，術前準備や術後処理，術中手技などの対策．術前剃毛は行わず，除毛が必要な場合には医療用電気クリッパーを使用する．手術消毒を行う前に切開部位とその周囲を洗浄し，汚染を取り除く．0.5% クロルヘキシジンアルコールまたは 10% ポビドンヨードを用い，消毒は切開部位から外側に向かって同心円状に行う．消毒の範囲は追加切開や切開の延長に対応できる範囲とする．術者および助手は手から肘の上まで石けんと流水で手洗いを行い，その後肘の上まで擦式手指消毒薬を用いて手指消毒を行う．手術室の空調管理を適切に行い，手術室に入るスタッフは最小限に制限する．手術で使用する器具は適切な洗浄消毒滅菌処理されたものを使用する．一次閉鎖された手術創は，適切な保温，湿潤環境が維持できるフィルムドレッシング材を用いる．ドレッシング材の交換を行う場合や手術部位に接触する場合には，処置の前後に手指消毒を行い清潔な(未滅菌でよい)手袋を使用する．閉鎖されていない切開創のドレッシング材を交換する場合には，無菌操作で行う．手術部位感染サーベイランスにより，自施設における手術部位感染対策の有効性を客観的に評価する．[564]　⇨参創感染→1806，手術部位感染→1392

手術野消毒法　disinfection of operating field　手術野を無菌状態に近づけるために行う消毒法．皮膚表面付着微生物や汚染の除去，常在菌叢の減少，残存常在菌叢への持続的殺菌効果を目的とする．一般的にはグルコン酸クロルヘキシジン，ポビドンヨードなどを塗布する方法が用いられる．厳重な無菌状態が必要な場合は術野をブラシ洗いしたあと，消毒薬塗布を行う．1時間をこえる手術ではサージカルドレープを貼布し，深層に残った菌が皮膚表面に出現するのを防止する．[485]

手術用顕微鏡　operation microscope　マイクロサージャリーに用いる顕微鏡．立体視できるよう双眼となっている．本体はスタンドに懸架されていて，フットペダルで倍率変化やピント調整ができるようになっているものが多い．観察用ビデオ装置および 35 mm カメラなどが装備される．[1246]

手術用ドレープ⇨同サージカルドレープ→1147

手術用レーザー　surgical laser⇨同レーザーメス→2973

手掌　palm，vola　いわゆる「てのひら」のことで，手で物をつかむときに物と接触する部分．物に触れる部位である表皮は厚く，皮膚はその下の手掌腱膜と線維組織で密に連絡して可動性は少なく，物がつかみやすい構造になっている．手掌，特に手指先端は知覚の受容器が密に存在している．[339]

手掌オトガイ(頤)反射　palmomental reflex　母指球の皮膚をこすった際に同側のオトガイ(頤)筋が収縮する反射．健常者でも出現することがあるが，錐体路障害や前頭葉障害のときに亢進する．[1268]

手掌・口症候群　cheiro-oral syndrome⇨同手口(てくち)感覚症候群→2062

手掌紅斑　palmar erythema　手掌の母指球や小指球を中心に生じる潮紅局面で，通常は左右対称性に分布．自覚症状はなく，炎症性変化は伴わない．原因として最も多いのは肝硬変や肝癌などの慢性の肝疾患である．その他，妊娠後期，肺疾患，全身性エリテマトーデス，皮膚筋炎などでもみられ，健常者にもみられることがある．家族性に生じる場合もある(遺伝性手掌紅斑 erythema palmare hereditarium)．エストロゲンの過剰もしくは肝臓の機能障害による不活化不全による毛細血管拡張症と考えられている．[235]

手掌黒癬(こくせん)⇨同黒癬(こくせん)→1091

樹状細胞　dendritic cell；DC，interdigitating cell；IDC　［**相互関連細胞，樹枝状白血球**］　リンパ節の T 細胞領域に存在し，クラスⅡ主要組織適合遺伝子複合体(MHC)分子を表出して，未反応 CD 4$^+$ T 細胞に抗原をきわめて有効に提示する細胞．[987]　⇨参抗原提示→996

手掌靱帯　volar ligament　手関節部より手掌に扇状に広がった結合組織で，中枢では長掌筋腱につながっている．この組織より手掌の真皮層や中手骨に線維性の連絡(縦走・横走線維)があり，手掌の皮膚の可動性を少なくして物を把持しやすいようにしている．[339]

手掌足底角化症⇨同掌蹠(しょうせき)角化症→1440

樹状突起　dendrite　神経細胞からは 1 本の軸索と数本の樹状突起と呼ばれる突起が出ている．軸索はその神経細胞の情報を他の神経細胞に伝える方向に働くが，樹状突起は他の細胞からの情報をその細胞に伝える方向に働く．[1527]　⇨参神経細胞→1524

手掌の筋　palmar(volar) muscles of hand　18(短掌筋を入れて 19)の手内筋がある．このうち手掌には 15 の筋がある．母指の基部の隆起(母指球)と小指の基部の隆起(小指球)があり，その隆起を形成する筋をそれぞれ母指球筋と小指球筋と呼ぶ．母指球筋には，短母指外転筋，短母指屈筋，母指対立筋および母指内転筋がある．小指球筋には短掌筋，短小指屈筋，小指外転筋および小指対立筋がある．その他，中手骨間に 4 つの虫

様筋と第1・第2・第3掌側骨間筋がある.[755] ⇨参手背の筋⇀1405

受診行動 consultation behavior 「咳が止まらない」「痛みが続く」「眠れない」など，体調の不具合を自覚し，本人の意志または家族などの勧めで医療機関に出かけ，医師による診察を受ける行動．しかし，「病気だと思わなかった」「病名を知るのが怖い」「時間がない」などを理由に体調の不具合を自覚しても受診行動に至らないことがある．特に精神科の場合は，本人だけでなく，家族にとっても診断名がつけられることへの恐怖や抵抗が強く受診行動に至らない，または，治療計画を受け入れられず未治療のまま中断してしまうケースも多くある．そのため，本人だけでなく，家族に対しても受診行動への支援が必要となる.[859]

受信者動作特性分析 receiver operating characteristic analysis⇨同ROC 分析⇀104

主膵管⇨同膵管⇀1613

酒精⇨同スピリット⇀1652

受精 fertilization 配偶子である卵子および精子は，それぞれ母・父由来の遺伝情報の半分ずつをもつ．これら2種類の細胞が融合して接合子を形成し，遺伝情報が完全なものとなる現象を受精と呼ぶ．また，ヒトを含む哺乳動物では，卵子は受精直前には第2減数分裂中期で停止しているが，受精に際して受精カルシウム反応が起こることによりこれが再開・完了し，さらにその後の体細胞分裂が開始することとなる．さらに受精過程においては，他の精子の進入を防ぐために透明帯がその性質を変える透明帯反応が起こる．なお，卵子を主体にした場合の表現は受精であり，また精子を主体とした表現は授精である.[1301] ⇨参受精カルシウム反応⇀1393

受精の機構 mechanism of fertilization 雄性配偶子(精子：DNA n)と雌性配偶子(卵子：DNA n)とが接合して，新しい個体(DNA $2n$)の発生を開始することを受精という．卵は排卵直前に第1減数分裂を完了して(二次卵母細胞または卵娘細胞)，第2減数分裂中期の状態で排卵される．排卵時に，二次卵母細胞は透明帯と放線冠(数層の顆粒層細胞)に取り囲まれている．一方，射出精子はそのままでは受精することができない．雄性生殖管系が分泌する糖タンパク質の膜に覆われており，これを除かないと先体反応を起こすことができない．女性の生殖管内では数時間でこの膜がとれ，受精が可能となる(受精能獲得)．受精は主に卵管膨大部で起こる．したがって，腟内に射出された精子は子宮を経て卵管を遡上する間に受精能獲得処理を受ける．精子は卵細胞に受精するまでに，①放線冠，②透明帯を突破して，③卵細胞膜と癒合しなければならない．放線冠や透明帯を突破するために，先体に含まれる加水分解酵素やタンパク質分解酵素を分泌する(先体反応)．先体反応には透明帯の精子受容体物質(ZP 3)などが関係するという．精子と卵母細胞の細胞膜が癒合し，精子が中に入る(精子進入)と，④その刺激で二次卵母細胞は第2減数分裂を完了して卵子(DNA n)となる．半数体の卵子の核を雌性前核という．⑤精子頭部も膨潤して雄性前核を形成し，⑥雌性前核と雄性前核は第1卵割を開始する．通常，卵には受精時に1精子のみを受け入れる多精拒否機構がある．精子進入直後にカルシウムイオンの流入により卵母細胞の表層顆粒が細胞膜に癒合し，内容物が細胞外に分泌される．この物質により透明帯が変性し，さらなる精子の進入を妨げる．また，透明帯のZP 3には種特異性があり，種間交雑を起こさないようになっている.[1044]

受精カルシウム反応 fertilization-induced intra-oocytoplasmic calcium reaction 受精過程において精子細胞膜が卵子細胞膜と融合すると，精子から供給される因子(sperm factor)によりイノシトール三リン酸が産生される．これが卵子細胞質内に存在するカルシウムプールからの周期的カルシウム放出を誘起する．これが受精カルシウム反応であり，生理的には減数分裂過程の再開を惹起し，さらに卵子細胞膜の直下に存在する表層顆粒の開口分泌に引き続き透明帯反応を起こすことにより，多精子受精防止にも働く.[1301] ⇨参受精⇀1393，透明帯反応⇀2134，先体反応⇀1773

受精体⇨同接合体⇀1733

受精能 fertility⇨参受(授)精能獲得⇀1393，受(授)精能期間⇀1393，先体反応⇀1773

受(授)精能獲得 capacitation 射出直後の精子は受精能がないが，卵管内で一定時間の経過で受精能を獲得する変化をいう．精子先体域を覆う糖タンパク質やリン脂質が卵管上皮との相互作用により剥脱していく現象が本態と考えられる．試験管内でも適切な環境を与えれば獲得される.[998] ⇨参先体反応⇀1773

受(授)精能期間 fertile period ［妊孕(にんよう)期］ 受精可能な時期．精子は約2-4日生存し，卵子は約12-24時間生存できるといわれている．つまり排卵前2-3日から排卵後1日までの期間で妊娠が可能となる.[1510]

主成分分析法 principal component analysis 基準とする変量のない場合の多変量解析の一法．ある問題に関連する要因を $z_1 = a_1x_1 + a_2x_2 + a_3x_3 + a_4x_4$ のように一次式にまとめて取り扱う方法であり，何かを総合的に判定したいときに有効．z_1 を第1主成分，a_1～a_4 を固有ベクトルと呼ぶ.[980]

受精卵 fertilized ovum ［妊卵］ 精子の前核(雄性前核)と卵子の前核(雌性前核)が融合し新しい核をもった細胞．受精が完了すると卵割(細胞分裂)が始まる.[1323]

酒石酸エルゴタミン中毒 ergotamine tartrate poisoning 酒石酸エルゴタミンは片頭痛治療薬に含まれる薬物で，大量誤飲による急性中毒症状として，悪心・嘔吐，下痢，体表面の冷感，疲労感，しびれ感を呈する．症状が進むと，頭痛，めまい，痙攣，昏迷，幻覚，精神錯乱，意識消失を呈し，死に至る．長期投与で激しい末梢血管の収縮により四肢の壊死を起こすこともある．治療は，催吐または胃洗浄，吸着剤と塩類下剤の投与による毒物の除去．痙攣時には四肢を温める.[1122] ⇨参麦角中毒⇀2377

主訴 chief complaint；CC，present complaint；PC 患者が受診してきた主要な理由．多くの場合，医師からの最初の問いかけに対する返答が主訴となる．患者自らが感じている変化が多いが，健康診断後の異常値の精査など，自覚していない場合も主訴となりうる．受診理由が複数で，相互に関連がない場合は主訴も複数となる．ただし主訴を診断名と考えてはならず，病名は原則として用いない.[1070]

腫大⇨同腫脹⇀1394

し

受胎調節　conception control, contraception　妊娠，出産を望むか否かにより，計画的に妊娠することや，避妊して受胎を抑制すること．経口避妊薬，子宮内避妊器具(IUD)，コンドーム，ペッサリーなどを用いた避妊法を有効に活用する．[1323] ⇨参家族計画→510

受胎調節実地指導　family planning services　受胎調節実施指導員による家族計画の相談やペッサリーなどの避妊具を使用する受胎調節の実施指導．母体保護法第15条に基づき，医師のほかに，都道府県知事の認定する講習を修了した助産師や保健師・看護師は，就業地の保健所に申請書を提出し，指導票の交付を受け受胎調節の実地指導を行うことができる．ただし，子宮内避妊具(IUD)など子宮腔内で用いる避妊具の挿入は，医師でなければ行ってはならない．[271]

主体的学習　independent learning　看護の学習(思考・活動)を，自己の純粋な動機において自ら積極的に行うこと．主体的学習能力は，看護基礎教育課程の卒業生に期待される重要な特性の1つ．主体的学習を促進するための教授方略には，コンピュータ，マルチメディアなどを利用した個別学習支援システムが発達してきた．多様な入学動機や価値観をもつ学生の個別性を考慮し，看護の学習を動機づけ，看護職への志向を促進する教授-学習方略により，主体的学習の姿勢ははぐくまれる．今日，チュートリアル教育といわれる少人数グループでの自己学習と討議を中心とする教育方法が実践されている．これは，問題解決型学習(PBL；problem based learning)の学習方法を基本とし，主体的学習によって進められる．[1473]

シュタイデリ症候群　Steidele syndrome⇨同大動脈弓離断(遮断)症→1890

主題統覚検査　thematic apperception test；TAT　[絵画統覚検査，TAT]　多様な受け取り方が可能な場面を描いた絵(TAT図版)を用い，被検者が空想した物語から，内面の問題や人格特性を把握する投影法検査．登場人物がどのような欲求をもち，欲求が満たされないストレス状況をどのように主体的に解決する物語がつくられるかにより，被検者の適応能力，対人認知，価値志向が評価できる．また，親や同胞との未解決な葛藤が明らかになることもあり，物語の解釈を治療的に用いることもできる．TAT図版には，マレー Henry A. Murrayらの作成したハーバード版と，戸川行男らの作成した日本版があり，子ども用に動物を主人公にしたCAT(children's apperception test)も用意されている．[1316]

手段的日常生活動作⇨同IADL→64

腫脹　swelling　[腫大]　炎症などが原因で，組織や器官が腫れあがることであり，全身に現れるものと，特定の部位にのみ現れるものがある．組織内における水分もしくは血液成分の過剰な貯留または増加による．炎症の四大徴候(腫脹，疼痛，発赤，発熱)の1つ．炎症のほか細胞増殖による腫瘍(おでき)でも腫脹が生じる．[477]

術衣　operating gown, surgical gown　[手術衣]　手術を行う際に医師や看護師が身につける滅菌された衣服のこと．木綿製のものを消毒して使うことが多いが，最近では不織布製のディスポーザブルタイプのものもある．[485]

恤救(じゅっきゅう)規則　明治政府のもとに公布された唯一の救貧法．家族制度や隣保相扶の共同体による相互扶助を前提とし，救護対象者の範囲は極度に制限されていた．明治政府は従来の幕府や藩の救貧制度を廃止し，救貧は国家の基本的な政治体制それ自体および国家財政にもひびく問題であることを理由に地方官の専断を禁じ，一窮老の扶助に至るまですべて太政官の決裁を要するとした．ただし北海道についてのみ北辺新開の要地であることを理由に，1873(明治6)年，開拓吏による「北海道并州賑恤規則」の布達を承認したにすぎなかったが，1874(同7)年，滋賀県より120余名の窮民救助申請が出されたのを契機に，政治的考慮から太政官達第162号として布達された規則．前文で，「済貧恤窮は人民相互の情誼によるべく，放置しえぬ者のみをこの規則により救助してよい」とし，本文で「極貧独身・労働不能の70歳以上の者，障害者，病人，13歳以下の児童に一定限度の米代を支給する」旨を定めたもので，まったくの慈恵的・制限扶助主義的な劣悪な救貧法であった．明治期に3度にわたる改正案が出されたがどれもならず，ようやく1929(昭和4)年の「救護法」の制定により1931(同6)年末限りで廃止された〔「救護法」施行は1932(同7)年〕．[457]

出血　hemorrhage, bleeding　赤血球を含む血液成分が血管腔から流出すること．血液は開口部や皮膚の損傷部を通じて体外に流出したり，体腔，臓器内，組織間腔など体内に流出することもある．動脈性，静脈性，毛細血管性などに区分され，血液の色調，量，出血源を記載しなければならない．その他の区別に，破綻性出血と漏出性出血，外出血と内出血があり，また出血の大きさにより点状出血，斑状出血，血腫に区別される．特定の臓器，組織，体腔での出血を吐血，喀血，血胸などという．[1481] ⇨参止血→1262

出血型白皮症⇨同ハーマンスキー・パドラック症候群→2325

出血傾向⇨同出血性素因→1395

出血時間　bleeding time；BT　直接皮膚に切創あるいは穿刺創をつくり，湧出する血液を30秒ごとに濾紙に吸い取り，血液が付着しなくなるまでの時間を出血時間という．その測定法には，再現性などが優れたものとしてテンプレート・アイヴィー Template-Ivy法やシンプレート SimplateⅡ®法がある．上腕に血圧計のマンシェットを巻き40 mmHgの圧を加え，前腕屈側に型板 templateや型刃 Simplate®を用いることにより一定の浅い傷をつくり，止血までの時間を測定する．出血時間に最も影響を与える因子は血小板で，延長は血小板減少あるいは，血小板数が正常では，血小板機能異常(先天性：血小板無力症など，後天性：尿毒症，アスピリンその他の抗炎症薬の服用など)あるいはフォン=ヴィルブランド von Willebrand病によることが多い．基準値は2-8分．耳朶，足底，指先などを穿刺するデューク Duke法(基準値1-3分)も行われるが，信頼，再現性，感度の点では前2法に劣る．[1481] ⇨参デューク法→2070

出血性胃炎　hemorrhagic gastritis　急性胃炎により，粘膜面からの出血を呈した状態．診断には上部消化管内視鏡検査が有用．出血の程度は，内視鏡観察でヘマチンの付着が認められる程度から，吐下血をきたす程度までさまざまである．いずれもプロトンポンプ阻害

薬や H_2 受容体拮抗薬を中心とした薬物療法に反応がよい.[1072]

出血性黄疸　hemorrhagic jaundice　［レプトスピラ性黄疸］　黄疸出血性レプトスピラ *Leptospira interrogans* serovar *icterohaemorrhagiae* を病原とする急性感染症で，主にドブネズミ，クマネズミが保菌．保菌動物の腎臓に保有されたレプトスピラが尿中に排泄され，汚染された水や泥土が感染源となり皮膚や粘膜から血中に入る．5-10 日の潜伏期を経て悪寒を伴った高熱を発し，頭痛，悪心・嘔吐，筋肉痛，眼球結膜の高度の充血，出血傾向，タンパク尿などを伴って発病し，約半数の患者で黄疸が出る．致命率は 5-30% とかなり高い．予防にはワクチンが有効で，流行地では流行血清型の死菌ワクチン接種を行う．わが国ではワイル病秋疫(A，B，C)混合ワクチンか，これより一種以上のレプトスピラを除いたワクチンを使用する．治療にはストレプトマイシン硫酸塩が最も有効，次いでゲンタマイシン硫酸塩が効く．早期使用が著効を示す.[378] ⇒参黄疸出血性レプトスピラ症⇀394

出血性骨嚢胞　hemorrhagic bone cyst⇒同単純性骨嚢胞⇀1940

出血性ショック　hemorrhagic shock　循環血液量減少性ショックの1つ．ショックとは，末梢組織における酸素代謝異常に起因する細胞や組織の機能障害と定義される．血圧の低下をもってショックと診断しては遅きに失するが，臨床上はなお有用である．本病態は，血圧＝心拍出量×末梢血管抵抗，心拍出量＝一回心拍出量×心拍数，そして心拍出量規定因子は前負荷，心収縮力，後負荷であることにより説明される．出血により循環血液量(前負荷)減少，一回心拍出量が低下する．生体は心筋収縮力増加，心拍数増加そして末梢血管抵抗上昇により代償し，組織灌流圧(血圧)を維持する．体液移動による代償も加わる．しかし，循環血液量減少が代償機転の限界を超えたとき，血圧低下を示すショックを呈する．外傷性ショックの原因の 80% は出血．治療原則は，①止血，②初期輸液(39℃ のリンゲル液 1-2 L の急速静注)，③輸血である．循環の安定化は，バイタルサイン，意識レベル，酸塩基平衡，尿量，血中乳酸値などで総合的に判断する．初期輸液療法により循環の安定化を得なければ，放射線的または外科的治療に進む.[833] ⇒参循環血液量減少性ショック⇀1413

出血性膵炎　hemorrhagic pancreatitis　高度の出血性壊死を示す急性膵炎の重症型．肉眼的には暗紫赤色を呈し，組織学的には実質および脂肪壊死に加え，膵周囲脂肪組織にまで出血が及ぶものまである．多臓器機能不全(MOF)をきたして死に至ることもある．治療は原因の除去と膵の安静，膵外分泌機能の抑制，感染症対策が基本で，その他 MOF，播種性血管内凝固症候群(DIC)に対する全身管理が必要.[1395]

出血性素因

hemorrhagic diathesis, bleeding tendency　［出血傾向］

【概念・定義】 外傷を受けたおぼえがなく自然に出血し，しかも止血しにくく出血を繰り返すこと．正常の止血は，血管，血小板，凝固・線溶系の3つの因子により複雑に調整されているため，これらの要素のうちどれかに障害が起こると出血性素因が生じることになる．先天性のものと後天性のものに分類されるが，日常遭遇するものは後天性のものが圧倒的に多い．

【病態生理】 止血は，まず傷害された血管が収縮することから始まる．血管内皮が傷害を受けると，露出したコラーゲンに血漿タンパク質であるフォン=ヴィルブランド因子 von Willebrand factor が結合し，次いで血小板膜表面に存在するフォン=ヴィルブランド因子の受容体である血小板膜糖タンパクⅠb が結合し(血小板粘着)，さらに血小板は活性化され血小板凝集が起こる．これを血小板を中心とした一次止血(血小板血栓)という．しかし，この血栓は脆弱で外力により簡単に剝離される．また，血管内皮の傷害により凝固系も活性化され，最終的にはフィブリノゲンがフィブリンとなり，さらに第ⅩⅢ因子により強固なフィブリン網が形成され**二次止血**(凝固血栓)が完成する．凝固系の活性化と同時に線溶系も活性化され，強力な線溶作用のあるプラスミンがつくられ，余分なフィブリンは分解されてフィブリン分解産物(FDP)となり，過剰に血栓が形成されないようにコントロールされている．これらの止血機構に異常が起きた場合に出血性素因がみられるようになる．したがって，その病態は多岐にわたる．

【出血性素因をきたす疾患】 血管壁の異常では，頻度が高いのは女性に多くみられる単純性紫斑病と老年性紫斑病である．小児期に主にみられることが多いヘノッホ・シェーンライン Henoch-Schönlein 症候群は，紅斑，関節痛，腹痛，血尿などの急性症状がみられる．先天性の疾患では，常染色体優性遺伝であり，思春期早期に皮膚や粘膜の毛細血管拡張と鼻出血で発症し徐々に増悪する遺伝性出血性毛細血管拡張症(オスラー Osler 病)などがある．血小板の異常としては，血小板減少症と血小板機能異常症がある．前者は，末梢での血小板破壊が亢進して起こる特発性血小板減少性紫斑病(ITP)などと，骨髄での血小板産生低下による再生不良性貧血，急性白血病，抗癌剤など薬剤起因性などがある．後者は，先天性の血小板無力症，ベルナール・スーリエ Benard-Soulier 症候群などがあり，後天性では尿毒症や異常タンパク血症などがある．凝固異常では，先天性の血友病 A，血友病 B，フォン=ヴィルブランド病などがある．また，後天性ではビタミン K 欠乏によりビタミン K 依存因子である第Ⅱ, Ⅶ, Ⅸ, Ⅹ因子が減少して出血症状をきたすことがよく知られている．混合して異常をきたす代表的疾患として**播種性血管内凝固症〔候群〕**(DIC)がある．

【症状】 出血症状が主体で，出血の大きさによりいくつかの分類がある．点状出血は直径 1 mm 前後の出血斑であり，四肢，特に伸側部に多くみられる．紫斑は直径 1-10 mm の大きさがあり，主として体幹ときに四肢にみられるものであり，溢血斑は血管外に広がる比較的大きな出血のことをいう．さらに出血症状が全身に広がったものを全身性出血という．点状出血や紫斑を認めたときには，血管あるいは血小板の異常を考える．溢血斑は，高度の血小板減少，凝固因子の異常あるいは血管の破綻のときにみられる症状．全身性出血は，DIC のときにみられる．一般に，血管や血小板の異常がある場合には**表在性出血**が主体であり，凝固因子の異常の場合は関節腔，筋肉，臓器内出血など**深在性出**

血が主.

【診断・検査】病態が多岐にわたり，診断のための検査が重要になる．出血性素因の検査としては，最初に血小板数を調べる．血小板数が正常の場合には，血小板粘着能，血小板凝集能など血小板機能検査を行う．また，血管壁の異常が疑われるときには，毛細血管抵抗試験(ルンペル・レーデ Rumpel-Leede 法)を行う．血友病など凝固因子の異常は，プロトロンビン時間(PT)や活性化部分トロンボプラスチン時間(APTT)などの検査で判断．さらに，個々の凝固因子を調べることもある．DIC では，血小板減少のほかに血管内にフィブリン血栓が形成され，それを溶かすために線溶系が活性化されフィブリン分解産物(FDP)が高値となる．

【治療】出血性素因はさまざまな原因で起こることを理解する必要がある．早急に治療しなければ死に至るものから，放置しておいても支障がないものまで多岐にわたる．出血性素因を認めたときには，表に示したようなスクリーニング検査を行い原因を明らかにして適切に治療を行うことが大切．[1481]

●出血性素因のスクリーニング検査

分類	血小板数	出血時間	PT	APTT	フィブリノゲン	FDP
血管性紫斑病	正常	延長	正常	正常	正常	正常
血小板減少症	減少	延長	正常	正常	正常	正常
血小板機能異常症	正常	延長	正常	正常	正常	正常
フォン=ウィルブランド病	正常	延長	正常	正常 or 軽度延長	正常	正常
血友病	正常	正常	正常	延長	正常	正常
播種性血管内凝固症候群	減少	延長	延長	延長	正常 or 減少	減少

出血性素因の看護ケア

【看護への実践応用】止血機構の障害のため，明らかな原因がなくても出血し，止血が困難な状態が全身的に認められる．その成因が，①血管障害，②血小板の減少または機能低下，③血液凝固障害，④複合型，に分類されることを理解することで，出血しやすい部位を予測し，重篤な合併症を予防する．観察のポイントは，患者の訴えをよく聞くとともに，日常生活の援助時や診療介助，検査，処置など，あらゆる機会に注意深く観察することである．

【ケアのポイント】成因や基礎疾患によりケアのポイントは異なり，点状皮膚出血，斑状出血，口腔内出血，鼻出血，性器出血，眼球結膜出血，眼底出血，肺出血，消化管出血，頭蓋内出血，関節内出血など全身に及ぶため，適切なフィジカルアセスメントに基づくケア，指導を行う必要がある．出血部位や程度によっては，重篤な状態になることもあるため，出血時は，速やかに的確な処置を行うことで止血を図るとともに，失血に伴う障害の予防や改善を図る．また，出血はその多少にかかわらず，患者や家族に不安と恐怖をもたらし，苦痛を伴う場合はさらに不安や恐怖が増大する．そのため，患者や家族が，症状をどのように受け止めているかを把握し精神面のケアを行う．[175] ⇒参出血性素因→1395

出血性大腸炎

hemorrhagic colitis

【概念・定義】種々の原因で大腸に生じた炎症により下血をきたす疾患．通常は，赤痢菌，サルモネラ *Salmonella*，カンピロバクター *Campylobacter*，病原性大腸菌などによる感染性大腸炎や薬剤関連性腸炎を指すことが多い．〔**赤痢**〕ヒトからヒトへ経口感染し，潜伏期間は 3 日以内で，発熱，下痢，嘔吐，腹痛を伴うしぶり腹，粘血便をきたす．発展途上国からの帰国者などから患者が多く発生している．感染力がきわめて強く，少量の菌でも感染する．〔**サルモネラ腸炎**〕，ニワトリ，ブタ，ウシなどの汚染肉を摂取することにより生じる．潜伏期間は 8-48 時間で，発熱，腹痛，嘔吐，粘血便などで発症する．症状が強い場合は絶食にして，輸液を行う．1 週間ほどで回復する．〔**カンピロバクター腸炎**〕家畜の汚染肉を介して経口感染する．潜伏期間は平均 5 日で，発熱，腹痛，嘔吐の他に粘血便が混じることがある．4-7 日間ほどで症状は改善する．〔**腸管出血性大腸菌感染症**〕腸管出血性大腸菌が大腸に感染して毒素を産生し，出血性の下痢と重篤な合併症を起こす大腸炎．好発年齢は乳幼児，高齢者であり，1996(平成 8)年にはわが国で爆発的発生がみられた．その後，毎年約 1,500 例が報告されている．季節的には夏期に多いが，冬期でも患者は発生する．タンパク毒素であるベロ毒素(VT)を産生する大腸菌は 8 割余りが **O 157** 血清型に属する．本菌はウシやヒトなどの糞便からの経口感染で潜伏期間は平均 3-5 日．確定診断は便検体から O 157 などを分離する．水様性下痢と腹痛で発症し，重症例では鮮血を大量頻回に排出する．発症後 1 週間頃，患者の約 10% に①赤血球が破壊されることによる貧血(溶血性貧血)，②血小板減少症，③急性腎不全などからなる**溶血性尿毒症症候群** hemolytic uremic syndrome(HUS)が続発する．血小板減少や溶血性貧血，尿量減少，血尿，タンパク尿などで気づく．意識障害を随伴することも多く，重篤例では痙攣，昏睡に陥る．HUS の約 3% は死亡する．

【治療】腸炎に対しては安静と水分の補給，消化しやすい食事の摂取を勧める．経口摂取が不可能な重症患者には輸液を行う．HUS 患者では，無尿時の腹膜透析や溢水の管理，血圧のコントロールが重要．抗菌薬の有効性については一定の見解が得られていないが，発症早期に 3-5 日間の使用とし，漫然とした長期投与は避ける．HUS や脳症の治療は別に行う．死亡率は HUS 症例の約 3%．薬剤起因性出血性大腸炎は，抗生物質(広域合成ペニシリンなど)による報告がほとんどだが，非ステロイド系抗炎症薬 nonsteroidal anti-inflammatory drugs(NSAIDs)での報告もある．腹部仙痛，下痢，下血など急性腹症として薬剤服用後数日で発症する．しかし NSAIDs では服用後発症までの期間が長い傾向にある．出血性大腸炎の発症機序は，いまだ解明されていない．原因薬剤の投与を中止し，次いで絶食をして腸管の安静を図る．激しい腹痛と脱水症状が強い場合には，入院加療を行うこともある．脱水に対しては補液を行う．[886,705]

出血性大腸炎の看護ケア

【看護への実践応用】血便による出血は状態が急変する

こともあるため，血便の回数や量，意識状態，バイタルサインに変化がないか注意する必要がある．観察のポイントは，排便回数，便の性状などの排便状況や，腹痛，発熱，悪心・嘔吐，貧血症状，脱水症状の有無などの把握である．また，患者自身が出血の徴候がないか確認できるように便の性状や腹部症状について指導し，異常の早期発見と適切な対応ができるようにしておく．炎症や出血部位の改善や，腸管の安静を保つために，絶食や適切な輸液管理，十分な休息が必要である．症状改善後は，消化・吸収のよい食事から開始となる．入院前の食生活について情報を収集したうえで，状態に合わせて食物繊維，脂肪，刺激物が少ない消化のよい食事について指導する．血便が持続するときには，患者や家族は不安や緊張を抱きやすい．病状や処置の必要性について説明し，不安や緊張が和らぐよう働きかけることが必要である．[1337] ⇨参出血性大腸炎→1396

出血性脳梗塞 hemorrhagic cerebral infarction 脳血流低下により脳組織が虚血性壊死を生じ，さらにその部位に出血が重なったもの．まず脳血管が閉塞することによって虚血性壊死を生じ，その後閉塞血管の再開通や側副血行によって壊死組織に再灌流をきたし，破綻した血管より出血する．再灌流の頻度は塞栓性梗塞に高いので，出血性脳梗塞の大部分は脳塞栓症によって生じ，その中でも心原性脳塞栓が大部分を占める．その他，静脈洞血栓症や播種性血管内凝固症候群(DIC)などで起こることもある．発症の時期は，脳梗塞発症数日以内の急性期と2-3週後の亜急性期に生じることが多く，二相性のピークを呈する．急性期には，塊状の血腫を生じることが多いのに対して，亜急性期のものは，点状，小斑状の出血をきたすことが多い．治療は抗浮腫薬の投与が主体となり，抗凝固療法は一時中止する必要がある．[899]

出血性肺炎 hemorrhagic pneumonia 肺炎の病理肉眼組織学的所見のこと．肺胞内に現れた滲出物による分類のうち，出血を伴う肺炎をいう．激烈な肺炎の際に認められ，血管の傷害が強いために起こる．[1019]

出血性肺腎病 hemorrhagic pulmonary-renal disease⇨同グッドパスチャー症候群→819

出血性鼻茸 bleeding(hemorrhagic) nasal polyp 易出血性の鼻たけの総称．鼻中隔，鼻前庭，下鼻甲介，中鼻甲介の鼻腔側壁などから，種々の大きさで有茎性に腫脹したもの．思春期以降の女性に多い．組織学的には拡張した血管からなる炎症性あるいは出血しやすい良性の腫瘍性の組織像で，血管腫であることが多い．大きなものでは鼻腔を閉塞する場合もある．治療は鼻用寒係蹄(絞断器)による摘出手術などで，軟骨膜も含め切除する．多くは鼻内から摘出可能であるが，術中の大量出血には十分な注意が必要．鼻・副鼻腔悪性腫瘍も類似の症状や所見を呈することがあるので，摘出標本は病理組織検査を行うことが必要である．[887] ⇨参鼻たけ→2389

出血性びらん hemorrhagic erosion びらんとは口腔から肛門管に至る消化管をはじめとする管腔臓器における粘膜層，角膜上皮層および皮膚表皮層における浅い壁欠損を指す．例えば胃では粘膜筋板をこえないで粘膜内欠損にとどまる場合を胃びらんという．その発生には小動脈の攣縮状態，うっ血，脂肪，その他の塞栓による循環障害説，細菌性あるいは毒物性障害説などがあげられている．びらん部位での小血管の破綻により出血を伴う場合を出血性びらんと呼ぶ．[748] ⇨参潰瘍→458

出血性貧血 bleeding anemia⇨同失血性貧血→1309

出血性膀胱炎 hemorrhagic cystitis 主に小児にみられる血尿を主体とした膀胱炎で，アデノウイルスによるものが多いとされている．尿沈渣で膿尿は認めず，培養でも一般細菌が検出されない．また抗アレルギー薬の内服でも同様に血尿を主体とした膀胱炎が生じることがある．[353]

出血性メトロパチー(子宮病) metropathia haemorrhagica 子宮内膜からの出血が続く状態．子宮内膜増殖症や子宮内膜癌が原因になっていることが多く，精査が必要である．[998] ⇨参不正子宮出血→2555

出血性緑内障 hemorrhagic glaucoma⇨同血管新生緑内障→901

出血発作 hemorrhagic attack, raptus hemorrhagicus 突然発現する激しい大量の出血，またはその症状．[943]

出血量測定法 blood loss estimation, blood loss measuring 手術中などに，患者の体内から失われた血液の量を測定する方法．手術室などの管理された場所での出血は，ガーゼに吸収させたり，直接吸引して集め，量を測定し合計する．出血量を実測できないときは，臨床症状，血圧，脈拍，血算のデータなどから推定する．体内の全血液量は体重の約1/13で，その90%が体内を循環し，残りの10%は肝臓や脾臓などに蓄積されている．循環血液量の10-15%の出血(体重60 kgとして500-700 mL)では血圧は正常に保たれるが，立ちくらみ，皮膚冷感，不安感などの症状がみられる．15-25%(700-1,000 mL)の出血では四肢末梢の冷感，蒼白に加え，血圧低下，脈拍促進，乏尿がみられる．25-35%(1,000-1,500 mL)の出血では不穏，呼吸数増加，120拍/分以上の頻脈，収縮期血圧90 mmHg以下などがみられる．血色素値(ヘモグロビン値；Hb)は約400 mLの出血で1 g低下する．[485]

術後イレウス postoperative ileus ［術後腸閉塞，手術後腸閉塞症，術後腸管麻痺］ 術後合併症として生じるイレウスで，麻痺性イレウスと癒着性イレウスがある．一般に手術侵襲や麻酔などで術後に腸管の運動麻痺が起こるが数日で回復する．これが遷延し，イレウス状態になった場合が麻痺性イレウスである．排ガスの停止，腸雑音の消失，腹部膨満などの症状を認める．イレウス管による拡張腸管の減圧，早期離床，温湿布，蠕動運動促進薬の投与，輸液管理など保存的治療を行う．それに対して腸管癒着によって通過障害を生じた場合を癒着性イレウスという．この際，単純性イレウスと血行障害を起こす複雑性(絞扼性)イレウスの鑑別が重要で，単純性イレウスは保存的療法を，複雑性イレウスは緊急手術の適応となる．[711]

出口部鉗子分娩⇨参鉗子分娩(遂娩)→606

出口部狭窄⇨同骨盤出口部狭窄→1118

術後回復液 postoperative recovery solution ［4号液］ カリウムを含まないか，あるいは含んでも低濃度で，ナトリウム濃度も低い低張性複合電解質液．術前の絶飲食や術中の出血・発汗で脱水状態にある術後患者や，

し

カリウム貯留の可能性がある患者への水分・電解質補給に用いる．ソリタ®-T 4 号などの製品がある．

術後合併症　postoperative complication　手術後に手術が原因となって発生した病態．手術直後から2日目までの急性期には急性循環不全，分娩後出血など，3-6日目までの回復期には術後感染症，肺合併症，縫合不全，多臓器障害など，1週間から1か月目までの安定期にはイレウス，肝機能障害などというように，術後の期間によりさまざまな合併症が生じる．十分な術後管理を行い発生を予防すること，また早期に発見，治療することも重要．[485]

術後気管支炎　postoperative bronchitis　手術の数日後に起こる気管支炎．咳，痰，発熱などの症状がみられる．気管支肺炎を起こすと，前記に加え喘鳴や呼吸困難を生じ，全身状態が悪化する．治療は一般の気管支炎，気管支肺炎と同様，抗生物質の投与，酸素吸入などを行う．[485]

術後気管支瘻(ろう)　postoperative bronchial fistula　肺切除後合併症の1つで，気管支断端の瘻孔が原因で気管支胸膜瘻を発症した病態のこと．術後7日以内の早期に発症するものは，断端縫合糸の緩みなどの技術的要素によるものが多い．一方，1か月以上経過してから発症するものは，断端部の感染などが原因となる．膿胸を併発すると予後不良である．症状は，体位変換に伴う激しい咳や痰が認められる．胸部X線写真で胸腔のニボー niveau 形成や胸腔穿刺による無制限な空気吸引がみられ，気管支ファイバーにより瘻孔部位を確認する．治療は胸腔持続吸引あるいは再手術を行う．[1019]

術後急性混乱⇨同術後せん妄→1398

術後急性腎不全　postoperative acute renal failure　開心術や大血管および腹部の大手術での術中の予期しない出血や，細胞外液の大量の喪失により出現する急性腎不全の総称．出血や体液喪失により循環状態は不安定となり，腎血流量が減少して腎前性の急性腎不全を呈する．通常，乏尿となり，感染症や薬物の影響で腎不全の程度は増悪．輸血や輸液によって速やかに体液量を補正すると腎機能は早期に回復することが多いが，体液喪失の程度が著明な場合や高度の循環不全を呈すると腎実質障害が進行して腎不全が改善せず，透析療法が必要な場合もある．[563]

術後血胸　postoperative hemothorax　手術後，胸腔内に出血が持続する病態で，術後胸腔内合併症の1つ．肺切除後には通常，ある程度の出血をみるが，1時間に150-200 mL 以上出血が持続する場合は再開胸し止血を要する．肋間動脈，気管支動脈，胸膜癒着剝離面などからの出血が多い．[1019]

術後出血　postoperative bleeding　手術中の止血が不完全であったり，血管の結紮糸が弛緩または脱落して起こる出血．手術前に血液凝固阻止薬を服用していた場合や，大量に輸血した場合に起こることもある．血圧低下，脈拍数増加，皮膚蒼白，チアノーゼなどに注意し，出血性ショックの徴候がみられたら直ちに適切な処置を行う．特に胸腔，腹腔，頭蓋内の出血では，手術創を再び開いて結紮し直すことも多い．[485]

術後照射法　postoperative irradiation　［**手術後照射法，後照射法**］　手術によって肉眼的腫瘍を取り除いたあとに，残存しうる顕微鏡レベルの腫瘍細胞を除去する目的で行う放射線治療．通常は45-55 Gy 程度の中等度の線量を腫瘍床あるいは所属リンパ節領域を含めて照射するもので，予後は比較的よい．肉眼的腫瘍残存がある場合は60 Gy 以上の高線量を必要とし，さらに予後も悪い．[1007]

術後食　postoperative diet　手術後の患者のために用意される食事．手術侵襲からの回復には十分な栄養補給が必要であり，経口的に摂取することが最も望ましい．食事の開始時期や内容は手術の大小，部位，術式，術後の経過によって異なるが，おおむね消化管の手術では水分，流動食，三分がゆ(粥)，五分がゆ，七分がゆ，全がゆ，常食の順に，消化管以外の手術では五分がゆ，全がゆ，常食と上げていくことが多い．なお，絶食期間中は高カロリー輸液などで栄養を補給する．[485]

術後膵炎　postoperative pancreatitis　外科手術を契機に発症する急性膵炎の総称．発症因子としては，膵実質，膵管または膵血管系の損傷，膵管への胆汁または腸液の逆流などの手術操作に直接関連したものと，ショック，敗血症など全身状態に起因した膵血流障害，高カルシウム血症，術中術後に使用した薬物などの全身的因子に関連したものとが考えられる．診断は急性膵炎のそれと特に変わりはない．できる限り早期に診断し，膵炎の程度に応じた治療を行うことが重要である．術後高アミラーゼ血症は大部分が唾液腺由来のアミラーゼ上昇に起因するものであり，アイソザイムを測定するなどして鑑別する必要がある．[1401]

術後性頬部嚢胞⇨参上顎嚢胞→1427

術後性上顎洞嚢胞　postoperative maxillary cyst⇨参上顎嚢胞→1427

術後精神障害　postoperative mental disorder　［**術後精神病**］　手術後に出現するいろいろな精神症状の総称．心理的要因による精神症状，身体状況の悪化による精神症状，種々の薬剤による精神症状，潜在していた症状の顕在化による精神症状など，種々の要因で発症する．術後せん妄が代表的で，ほとんど一過性で通常は数日で消失する．しかし中には，せん妄以外の遷延化する精神症状もあり，治療上・社会上の問題を有する．例えば高齢者では認知症の増悪や顕在化，小児では行動，情緒，発達に影響を及ぼすことなどである．このような状況での精神看護の基本的姿勢は支持的態度をとることである．よく状況を観察し，患者の話を聞き，現状を伝え，励まし，ともに頑張ることを保証するという姿勢が大切である．[1412]　⇨参ICU 症候群→65

術後精神病　postoperative psychosis⇨同術後精神障害→1398

術後せん妄　delirium in post operative patients　［**術後急性混乱，術後不穏状態**］　手術をきっかけにして起こる精神症状であり，術後の意識清明期を経た患者が，術後1-3日目に急に不穏状態に陥ったり，興奮したり，幻覚，妄想状態を起こすことをいう．高齢者や侵襲の大きな手術(食道癌根治術や開心術など)，ICU 入室，術前の不安が強い場合などで発症しやすい．特徴的な随伴症状として睡眠・覚醒リズムの障害(不眠，症状が夜間に悪化する，昼夜の逆転現象)がみられる．発症様式と経過から認知症との鑑別が可能である．術後せん妄は発症が急激で発症時期が特定しやすいのに比べ，認知症は緩徐に長期間かけて症状が出現することが多い．症状は数時間〜数日持続したあとに消失し，後遺症を残さないことがほとんどである．予防には，手術侵襲を可能な限り軽減し合併症を発症させないこと，また誘発因子を減少させることが重要である．具体的なケアとしては，術前の十分な説明と患者の納得，家族との面会などを通して不安の軽減，睡眠・覚醒リズムの調整などを図る．術後早期からの体動や離床の促進も効果的である．[171]

術後脱毛症　postoperative alopecia ［圧迫性脱毛症］ 全身麻酔下に行われた長時間の手術後や，意識不明の状態のあとに生じる限局性の三日月型ないし不整型の脱毛巣．ときに潮紅などの炎症性変化を伴う．外力により生じる外傷性脱毛の一種で，圧迫による毛根の血液循環障害をきたし，毛幹ないし毛根の損傷が原因で脱毛する．特に後者の場合は毛髪の再生は困難なこともある．[531]

術後腸管麻痺　postoperative paresis of intestine⇨回術後イレウス→1397

術後腸閉塞⇨回術後イレウス→1397

術後乳び(糜)胸　postoperative chylothorax⇨参乳び(糜)胸→2237

術後尿閉　postoperative urinary retention 術後に起こる尿閉．原因として，①麻酔薬や鎮痛薬の影響，②骨盤腔内手術操作による神経原性，③尿道痛，④仰臥位での排尿の不慣れ，⑤前立腺肥大や尿道狭窄による器質的尿路閉鎖などが考えられる．多くは一過性で1回ないし数回の導尿で改善するが，持続的膀胱カテーテルの留置，恥骨上膀胱穿刺を必要とする例もある．[485]

術後尿路感染症　postoperative urinary tract infection 術後，感染に対する抵抗性の減弱，臥床や排尿筋機能不全による尿の停滞，カテーテル留置などが誘因となり，腎臓，腎盂，尿道，膀胱などの尿路に発症する感染症．感染経路は，外陰部，尿道，前立腺などの感染が上行性に波及して発症する場合が多い．予防には術後の早期離床，外陰部の清潔に留意する．カテーテル留置症例では早期抜去を心がける．管理としては閉鎖式カテーテルの使用，カテーテルに触れる前後の手洗い，尿流が停滞しないように尿バッグの位置に配慮することなどが重要．[378]

術後膿胸　postoperative empyema 手術時の汚染，化膿性肺疾患病巣からの波及，深部軟部組織からの感染の波及などによって発症する化膿性胸膜炎のこと．[1019]

術後肺炎　postoperative pneumonia 大手術後に発生する肺炎．原因は手術中の温度管理が低温にすぎた場合や，麻酔薬の気道内刺激，気道内にある分泌物の喀出不全，吐物の誤嚥，血行性感染などがある．予防は原因を除去することであり，特に術後の気道内分泌物の喀出を促進し，頻回の体位変換，早期離床などを行う．治療は可能な限り起炎菌を確定し，有効な抗生物質療法を行うとともに，肺炎の悪化を防ぐため，上記の予防法を行う．[953]

術後肺合併症　postoperative pulmonary complication 手術に引き続き，または手術後間もなく手術が原因あるいは誘因となって発生した肺疾患のこと．術後無気肺，肺塞栓，肺水腫，肺炎，急性呼吸窮迫症候群 acute respiratory distress syndrome(ARDS)などの肺病変がある．乳び胸，血胸，胸水貯留，膿胸などの胸腔内合併症や気管支瘻を含む場合と含まない場合がある．[1019]

術後不穏状態⇨回術後せん妄→1398

術後ヘルニア⇨回瘢痕ヘルニア→2410

術後無気肺　postoperative atelectasis 手術後，麻酔薬の抑制効果によって，肺組織の含気量の減少(虚脱)が起こることで生ずる無気肺であり，術後合併症の1つ．術後，患者に何度も深呼吸と咳をさせて肺胞内に空気を入れ，気道内分泌物を排除して予防する．[953]

術後盲管(盲係蹄(けいてい))症候群　⇨参盲係蹄(けいてい)症候群→2815

術後腕神経叢麻痺　postoperative brachial plexus palsy 術中の上腕の外転外旋によって腕神経叢が圧迫されて起こる麻痺．術中・術後に発症する上肢の神経障害の1つ．予防は良肢位の保持であり，上肢の外転を90度以下にする，外転した腕を外旋しない，外転した腕と反対側に頭を向けないなどに注意する．多くは知覚脱失や運動障害が起こり，通常6か月以内に回復するが，ときに永続的障害が残ることがある．[485]

出産　birth，delivery ［胎児娩出］ 胎児および付属物が母体から娩出されること．出産は通常22週以後の分娩をいうが，出生(生産)と死産の両者を含む．出産方法には経腟分娩と帝王切開がある．[998]

出産育児一時金　「健康保険法」第101条，第114条によって，被保険者が出産をしたときに支給される公的手当金(1児ごとに35万円)．正常出産は病気とみなされず，定期検診や出産のための費用は自費扱いとなる．異常出産では健康保険が適用され，療養の給付を受けることができる．多生児の出産では，胎児数分だけ支給されるため，双生児では出産育児一時金は2人分となる．[457]

出産後自己免疫性甲状腺炎　postpartum autoimmune thyroiditis⇨回出産後自己免疫性甲状腺症候群→1399

出産後自己免疫性甲状腺症候群　postpartum autoimmune thyroid syndrome ［出産後自己免疫性甲状腺炎］ 甲状腺機能は正常に保たれているが潜在的に自己免疫性甲状腺疾患を有する妊婦が，出産後に一過性破壊性甲状腺炎や一過性甲状腺機能低下症，または恒常的な甲状腺機能亢進症や低下症に至るもの．妊娠時にみられる免疫抑制機構が，出産後にリバウンドして免疫異常を生じることが原因と推定されている．甲状腺自己抗体，特にミクロソーム抗体が高いような潜在的自己免疫性甲状腺疾患患者に発生が多い．[783]

出産歯　natal tooth 一般的に乳歯は生後6か月くらいから萌出するが，出生時にすでに萌出している歯のこと．萌出時期が半年間程度早まったり遅れたりすることは正常の範囲内であることがほとんどである．歯の萌出順序は，下顎乳中切歯が最初に萌出するが，中には乳歯の早期生歯や過剰歯のこともある．授乳に支障がなければ，不用意な抜歯はしないように注意する．[760]

出産時体重⇨参出生体重→1401

出産準備教室　antenatal classes 保健所や出産施設で開催されている母親学級や両親学級，おばあちゃん・おじいちゃん学級のこと．妊娠・出産・育児に関する知識や技術の指導を行う．また，家庭訪問や電話相談も行い継続的なケアを提供し，母親が心身ともに十分な準備を整え，積極的で満足のいく出産ができるように援助する．自発的な育児仲間づくりに向けた取り組みも導入されている．[271]

出産前診断 antenatal diagnosis⇨同出生前診断→1401

出産手当金 maternity allowance 被保険者または各種共済組合員が分娩した場合において，分娩前後の一定期間内に労務に服さなかったことによる所得の喪失または減少を補うため支給される．国民健康保険では任意給付であるが，健康保険・船員保険および共済組合では法的給付．健康保険被保険者は，分娩前42日(多胎分娩の場合は98日)および分娩後56日分につき支給され，額はそれぞれの法律の定めるところによる．共済組合の場合の支給額は，俸給の日額の2/3×1.25相当額．[457]

出産扶助 maternity aid 「生活保護法」第11条に規定されている8扶助(生活，教育，住宅，医療，介護，出産，生業，葬祭)の1つ．出産に際して経済的理由から人として当然受けるべき最低の出産保護を受けられない者が対象．扶助の範囲として，①分娩の介助(分娩料)，②分娩前後の処置(沐浴料)，③脱脂綿，ガーゼ，その他の衛生材料などの支給である．立法当時は居宅出産を原則とし，金銭給付を主としていたが，入院の必要があるときには8日以内を限度として認められていた．今日では施設分娩・居宅出産のほか，予定していた施設で分娩できない場合など，それぞれの事情で特別基準の設定を認めている．[457]

し

出産前小児保健指導 prenatal visit ［プレネイタルビジット］ 1992(平成4)年，厚生省(現厚生労働省)児童家庭局長・母子衛生課長より，各都道府県・政令市・特別区に対する出産前小児保健指導実施要領の通知によって，モデル事業として開始されたプレネイタルビジット事業のこと．1991(平成3)年，厚生省児童家庭局長が設置した私的懇談会「これからの母子医療に関する検討会」が提言した「出産前小児保健指導」に基づいている．目的は，妊娠後期にある妊婦およびその家族が，産婦人科医と連携した小児科を受診し，育児に関する母子保健指導を受け，育児不安を軽減させ，乳幼児の健全な発育を促すことにあり，従来の母親学級の機能を補完することにある．出産前小児保健指導事業に関するガイドラインでは，プレネイタルビジットは prenatal obstetric visit(妊婦が産婦人科医を訪問することを意味し，わが国の妊婦検診に相当する)と prenatal pediatric visit(出産前に小児科医を訪問し，育児などの保健指導を受けることを意味する)の両者があるが，わが国の事業としてプレネイタルビジットというときには出産前小児保健指導を意味することがうたわれており，その意義について，①母子関係が不安定な場合には，救急や時間外での受診率が高く，受診時の月齢も早いことなどの指摘から，安定した母子関係を築き，あるいは安定した母子関係を築くことの困難が予想される場合に，小児科医が出産前より育児の相談に応じることは意義がある，②出産前に小児科を訪れることは，今後の母親やその家族のよき相談相手を見つけるためのよい機会ともなる，③小児科医にとっては両親の社会的背景や家庭環境を理解するよい機会となり，医師と患者との良好な信頼関係を築くことができる，④正常成熟児に対する育児不安の解消に大きな役割を果たすことが期待されることなどが明記されており，既存の保健事業と出産前小児保健指導との関わり，産婦人科医と小児科医の役割についても具体的に述べられている．[457]

出生 live birth ［生産］ 妊娠週数にかかわらず，出産時または出産後，呼吸，心拍動，臍帯拍動あるいは自発的筋収縮などの生命徴候を認める児の出産．WHOでは，妊娠22週以降，または体重500g以上，あるいは身長25cm以上の生児の出産としている．出生率のときの出生は妊娠12週以後とする．[1323] ⇨参死産→1276

出生後性別判定 postnatal sex determination 通常は出生時に外性器を観察して性別を判定するが，外陰所見で半陰陽などが疑われ，判定が不可能なときに行われる方法．超音波断層法による内性器の検索で子宮，卵巣の有無は参考になる．家族歴から先天性副腎過形成などの遺伝性疾患の除外も行う．必要な場合は児の血液を採取して性染色体を検査する．FISH(fluorescence *in situ* hybridization)法(蛍光色素で標識した遺伝子プローブを用いたハイブリダイゼーション)などによるY染色体の検出は短時間で実施可能である．性染色体のモザイクも存在しうるので注意する．[998]

出生コホート birth cohort 疫学において，共通の特性をもった集団をコホートと呼び，出生年など出生時期を同じくする集団を出生コホートという．他に，居住地域を同じくする集団である地域コホート，職業を同じくする集団である職業コホートなどがある．もとはローマ時代の軍隊の単位を示し，同じ土地出身の同じ年齢からなる歩兵の集団をコホートと呼んだ．[1211]

出生時性別不明 genital ambiguity of birth⇨参性別判定→1706

出生時先天代謝異常検査 newborn screening for inborn errors of metabolism ［遺伝疾患スクリーニング］ 乾燥血液濾紙を材料とした先天代謝異常疾患の検査．早期発見により早期に治療を開始し心身障害の発生を防ぐことを目的とする．日本では1977(昭和52)年からマススクリーニングが開始され，現在はフェニルケトン尿症，メープルシロップ尿症，ホモシスチン尿症，ガラクトース血症，クレチン症，先天性副腎過形成の6つの疾患について公費負担で行われている．採血時期は生後5-7日目とされるが，母乳やミルクを飲み始めて少なくとも3日以上経過したあとに採血を行う．採血は児の足踵を穿刺し血液を濾紙に吸着させて行う．近年，タンデムマス法により，さらに20種類の先天代謝異常疾患のスクリーニングが同一採血量で可能となり，実用化が近い．[432] ⇨参ガスリー法(検査)→505，新生児マススクリーニング→1572

出生証明書 birth certificate 出生届とともに市町村役場に提出する書類で，医師，助産師などが作成する．人口動態統計などの作成のもととなる．わが国の国内で出生した場合，出生届を生まれた日を含めて14日以内に出生地の役場の戸籍係に届け出る義務があり〔「戸籍法」1947(昭和22)年，第49条〕，その際に添付する(同，3項)．書類様式は厚生労働省令で定められており，①子の氏名，性別，②出生年月日・時・分，出生場所，体重，身長，③単胎か多胎か，多胎の場合は出産順位，④母の氏名，妊娠週数，⑤母の出産した子の数，

⑥証明書作成の年月日と作成者の氏名と住所を記載する．国外での出生の場合，3か月以内に必要書類を在外公館へ直接届け出るか本籍地の戸籍係へ郵送する．[294]

出生性比　sex ratio at birth　出生時における男女の数の比率をいう．通常，女児の数を100としたときの男児の数で表す．男女の比率は理論的には同率であるはずだが，実際には100：105-106となっており，男児のほうが多い．[1352]

出生前小児科学　prenatal pediatrics　出生後に発症する疾患の中に，出生前にその起源を有するものがある．したがって，小児科は出生前にまで関心をもつべきだという概念．遺伝子病，染色体異常，胎芽病，胎児病が含まれ，遺伝相談，羊水診断，妊娠中絶など，社会的，倫理的に重要な事項が多い．[270]

出生前診断　prenatal diagnosis　［**出産前診断，胎児診断，子宮内胎児診断法**］　胎児が重篤な疾患に罹患している可能性がある場合に，精度の高い診断情報を得て，出生前に診断すること．先天異常（染色体異常や遺伝病，奇形）が主な適応疾患である．この方法にはスクリーニングを目的とした母体血清検査と，診断を目的とした羊水穿刺，絨毛採取，臍帯穿刺などがある．超音波検査はどちらの目的でも行われる．母体血清検査は妊娠15週頃に採血して胎児や胎盤でつくられるαフェトプロテイン（AFP），ヒト絨毛性ゴナドトロピン（hCG），非結合型エストリオール（uE_3），インヒビンAを単独であるいは組み合わせて測定し，神経管閉鎖不全や21トリソミーを検出するもの．超音波検査は形態・動態評価に適しており，妊娠12週以降に脳や心臓などの各臓器と外表の奇形，および浮腫や羊水量を診断するのに用いる．羊水穿刺は妊娠16週頃に施行し，羊水上清で生化学的測定（先天代謝異常の蓄積物質）と，培養した胎児細胞で染色体検査，酵素活性測定，DNA診断をする．ビリルビン，肺サーファクタント成分，感染マーカーなどの測定が必要なときにも羊水を採取する．絨毛採取は当初，羊水よりも早期に診断できることから導入されたもので，妊娠10週頃にカテーテルで吸引した絨毛を染色体検査，酵素活性測定，DNA診断に使用する．また，妊娠第3三半期に染色体検査が必要な場合で，羊水穿刺や臍帯穿刺ができないときにも絨毛は採取される．臍帯穿刺は妊娠18週以降に胎児から採血し，染色体異常や感染症，溶血性疾患などの診断と，胎内治療の評価のために行う．これらの診断検査は超音波ガイド下に施行されるが，感染や流産などを引き起こすことがある．診断検査の対象は，スクリーニング陽性者，染色体異常のリスクが高いもの（35歳以上の妊婦，染色体異常保有者，同胞が罹患者），遺伝病の保因者などである．出生前診断に際しては遺伝カウンセリングが重要であり，検査の目的や意義，方法，合併症，診断後の対応などについて十分に説明する必要がある．[968] ⇨参先天異常→1778，ダウン症候群→1908，神経管→1521

出生体重　birth weight　在胎週数にかかわらず出生後はじめて測定された体重のこと．体重は体液バランスの影響を受けるため出生後の状態が安定していれば1時間以内に測定する．出生体重によって，4,000g以上を巨大児，2,500g未満を低出生体重児，1,500g未満を極低出生体重児，1,000g未満を超低出生体重児と呼び区分される．また，当該在胎週数の標準体重の90パーセンタイルを超える場合を不当重量〔児〕heavy for gestational age (dates)〔infant〕(HFD)，10パーセンタイル未満の場合を不当軽量〔児〕light for gestational age (dates)〔infant〕(LFD)という．出生体重と身長が当該在胎週数の標準体重の10-90パーセンタイルにある場合は，相当体重〔児〕appropriate for gestational age (dates)〔infant〕(AGA，AFD)，ともに下回っている場合は不当軽小〔児〕small for gestational age (dates)〔infant〕(SGA，SFD)として区分される．[138] ⇨参低出生体重児→2049，極低出生体重児→777，超低出生体重児→2016

出生届　registration of birth，birth report　出生に関する法的に定められた届出，またはその公的書類（「戸籍法」第49～第59条）．出産に立ち会った医師・助産師またはその他，出産に立ち会った者が「出生証明書」を作成し，出生後14日以内（国外での出生は3か月以内）に届け出なければならない．届出義務者は，原則として父親または母親で，嫡出でない子の出生の届出は母親が行う（同法第52条）．届出先は，出生したときの本籍地，届出人の所在地または出生地の市町村長．出生届が受理されると，母子健康手帳に出生届出済証明がなされる．[271]

出生マーク　birthmark　出生時の児に認められる母斑，紅斑，児斑などの総称．児斑は自然に消退するが，血管腫やポートワイン母斑は治療を必要とすることがある．[998]

出生率　birth rate，natality，fertility rate　［**普通出生率**］　一定期間の出生数の人口に対する割合．人口1,000人当たりの年間の出生児数の割合をいう．正確には合計特殊出生率といい，1人の女性が生涯で産む子どもの数の平均を示す数値のこと．合計特殊出生率にはその年の出生率を示す期間合計特殊出生率と，その世代の出生率を示すコホート合計特殊出生率がある．出生率の数値算出方法は，妊娠が可能とされる15-49歳の全女性を調査対象として，各年齢層ごとに子どもの出生数を，女性人口で割って出生率を算出し，さらにそれを合計して生涯の出生率を算出する．この数値が2.08を下回ると人口が減少するとされている．人口が増減しない出生率を置き換え水準という．わが国では2008（平成20）年の期間合計特殊出生率が1.37となっており，少子化が重大な社会問題となっている．[1053] ⇨参人口再生産→1540，合計特殊出生率→993

出生歴　birth history　胎児期の異常（妊娠経過）や母体合併症，分娩様式，在胎週数，アプガーApgarスコア（分娩後の仮死の程度），出生体重，出生時の異常の有無などについての経過のこと．[1352]

術前オリエンテーション　⇨参手術前の看護ケア→1391，手術直前の看護ケア→1391

術前看護⇨同手術前の看護ケア→1391

術前矯正治療　presurgical orthodontic treatment　骨格性の咬合異常，顎変形症などの改善を目的に行う外科的矯正治療において，手術後の咬合をより安定させるために手術前に行う矯正治療．X線規格写真分析をもとに模型上でのシミュレーションを行い，術後の位置や状態を予測する．術前矯正治療では1年-1年半程度かけて歯や顎を移動させる．手術後に顎間固定を1か月ほど行い，その後行う矯正治療を術後矯正治療という．[760]

術前検査 preoperative examination 患者が手術の侵襲に耐えうるか，合併症はないかなど，手術適応の有無や全身状態の評価などのために行われ，術中・術後の患者の身体状態と経過を予測する資料として用いられる．検査の内容は，身長，体重，BMI(体格指標)などの身体状態，アレルギーの有無，血液・尿検査，血液生化学所見，心電図検査，X 線検査，呼吸機能検査などである．[927]

術前照射法 preoperative irradiation ［手術前照射法］ 癌の手術施行前に行う放射線治療．腫瘍の縮小化や手術中の癌細胞の播種の軽減化を図り，安全に手術を行えるようにするとともに，この期間に真に手術可能かを見極めるなどの利点がある．照射線量は 40 Gy までの中等度線量が選択される．この程度の線量では正常組織障害はほとんど起こらない．これ以上の線量を投与した場合や，照射後 3 週間以上手術までに時間をあけると術野に線維化が発生して手術困難になる．[1007]

術中照射 intraoperative irradiation ［開創照射］ 手術中に全身麻酔下で 1 回大線量を電子線で照射する放射線治療法．対象は外部照射や小線源治療の対象になりにくい放射線抵抗性癌で，しかも周囲が放射線障害を受けやすい正常組織に取り囲まれているもの．癌病巣の形状，浸潤範囲をあらかじめ把握したのち，手術中露出された病巣を視診，触診によって確認後，照射筒を使って 1 回大線量の電子線を照射する．照射筒の大きさ，形状は病巣の形により，電子線のエネルギーは病巣の厚さにより決定．術中照射は決まった深さまでしか到達しない電子線の特徴を利用したもので，この利点は，可視下に照射野を設定できることによる正確な照準，正常組織を手術的操作により照射野からはずすことにより重篤な障害の回避，電子線の深部率を利用した病巣背後に存在する正常組織の障害の回避，1 回大線量照射による病巣への大きな照射効果，手術単独と同じ入院期間であるなど．[1144]

術中照射法 intraoperative irradiation 悪性腫瘍を手術によって摘出できても，微視的残存細胞が疑われる場合や明らかな肉眼的残存がみられた場合に，その場で腫瘍床や残存腫瘍に限局して電子線を照射すること．従来は手術室から放射線治療室への搬送に労力を要したが，手術室用に移動式の電子線発生装置が開発されている．[1007]

術中迅速診断 intraoperative frozen section diagnosis, intraoperative rapid diagnosis ［術中病理診断，術中迅速病理診断］ 術中に患者の臓器を摘出あるいはその組織の一部を切除して行われる病理学的検査．手術での切除範囲や術式を決定するために行われる．摘出組織を急速に凍結後，薄切，固定，染色して凍結切片を作製し，病理医が検鏡する．15-30 分の短時間で診断ができる．病変の良悪性や癌の播種や転移の有無，病巣が完全切除されたかどうかなどを調べる．通常の永久標本に比べて標本の質が劣る，などの問題がある．[3,992]

術中迅速病理診断⇨同術中迅速診断→1402

術中胆管(胆囊)造影法 intraoperative cholangiography⇨同術中胆道造影→1402

術中胆道造影 intraoperative cholangiography ［術中胆管(胆囊)造影法］ 開腹手術中に胆管に直接造影剤を注入し，胆管を描出する方法．通常は胆管内の遺残結石の確認を目的に行われるが，胆道系の閉塞や狭窄，腫瘍の検出にも有用．[279]

術中超音波検査法 intraoperative ultrasonography 手術中に超音波検査を行うこと．術野で直接走査するため良好な画像が得られ，体外走査では難しい部分の詳細な検索，術中操作の手助けとして用いられる．[955]

術中電解質輸液 perioperative electrolyte transfusion 大量出血を伴わない低侵襲手術時に用いられる輸液．循環血液量と組織間液の減少に対する細胞外液(水分・電解質)の補給，代謝性アシドーシスの補正などに用いる．主にブドウ糖加酢酸リンゲル液が用いられる．大量出血時には術中電解質輸液のみでの循環動態の改善・維持は望めない．

術中病理診断⇨同術中迅速診断→1402

術中モニタリング intraoperative monitoring 脳神経外科手術をより安全に行うため各種モニターを行うこと．脳波(EEG)や血管内圧など術中の通常モニターのほか，神経に刺激を加えその反応をとらえる体性感覚誘発電位，脊髄誘発電位などがある．[196]

術直後義肢装着法 immediate postoperative prosthetic fitting；IPPF 切断術の直後，断端部にギプスを巻き，採型したソケットを用いた仮義肢を作製し，取り付ける方法．術後早期からの義肢装着での起立・歩行練習を可能とし，早期の社会復帰を可能とするという長所をもつ反面，創治癒不良が予測される症例では断端面の状態を確認できないという短所もある．[81]

シュッツ束 bundle of Schütz⇨同背側縦束→2341

出眠時幻覚 hypnopompic hallucination 深夜ないしは早朝のレム睡眠と覚醒の移行期に体験される幻覚であり，多くは幻視である．ナルコレプシー患者に限らず，慢性の睡眠障害をもつ患者ではときおり体験される症状である．[751] ⇨参入眠時幻覚→2240

出力装置 output device CRT(陰極管)やプリンターなど，コンピュータの情報を文字や画像として表示する装置．人や機械が読み取れるような形式に変換する．ディスプレイやプリンターなどがある．[258]

シュテルンベルグ Carl Sternberg ［スタンバーグ］ オーストリアの病理学者(1872-1935)．ドロシー=リード Dorothy M. Reed(1874-1964)とともに，ホジキン Hodgkin 病(悪性リンパ腫の 1 つ)の病理組織学的特徴であるリード・シュテルンベルク Reed-Sternberg 細胞を報告した．[983]

シュテルンベルグ巨細胞 Sternberg giant cell⇨同リード・シュテルンベルグ細胞→2916

シュテルンベルグ細胞 Sternberg cell⇨同ホジキン細胞→2697

種痘 vaccination 天然痘(痘瘡)予防を目的に天然痘ワクチンを接種すること．わが国における種痘の歴史は，福岡秋月藩医緒方春朔〔1748-1810(寛延元～文化 7)〕が中国清時代の医書『医宗金鑑』を精読し，1789(寛政元)年の天然痘大流行のときに人痘接種法を施行したことに始まる．緒方春朔は天然痘の痂皮を粉末にし，鼻孔に入れる鼻乾苗法(旱苗法)を行った．1795(同 7)年に成功の結果を『種痘必順辨』として出版．次いで陸奥国(現青森県)のロシア語通詞中川五郎治〔1768-1845(明和

5～嘉永元)〕が蝦夷(現北海道)でロシアの軍艦の捕虜となり，シベリア滞在中にジェンナー Edward Jenner の牛痘種痘法を学び，ロシア語の種痘法書を入手して1812(文化9)年帰国，北海道松前藩で種痘を行い成功した．五郎治の持ち帰った本は，通詞馬場佐十郎によって和訳され，1820(文政3)年『遁花秘訣』として出版．天然痘は当時「天花」といい，「遁花秘訣」は天花を遁れる方法という意味．1823(同6)年に来日したシーボルト Philipp F. B. von Siebold(1796-1866)は種痘を試みたが，牛痘漿のウイルスが死滅していて失敗．佐賀藩主鍋島直正の要望により，オランダ商館医モーニケ Otto Mohnike(1814-87)が1849(嘉永2)年にインドネシアのバタビア(現在のジャカルタ)から牛痘痂を取り寄せ，種痘が成功した．これは人痘接種の鼻乾苗法の知識を活用．その後種痘法は速やかに日本全国に普及し，江戸末期の蘭医学の隆盛の基礎を確立する．この普及の速やかさは，緒方春朔の人痘接種，中川五郎治の松前藩での種痘，馬場佐十郎の『遁花秘訣』の出版，シーボルトの種痘法の教授など種痘の知識の普及によるところが大きい．そして今日に至っては，世界的な天然痘根絶計画によって1980年 WHO(世界保健機関)が天然痘の根絶を宣言，それ以降種痘は行われなくなった．[503] ⇨参予防接種→2886

受動移入試験⇨同受動感作→1403

受動感作 passive sensitization ［**受身感作，受動移入試験**］ 正常個体にすでに感作されている個体から血清，抗体またはリンパ球などを移入(投与)することにより，同じ免疫性あるいは過敏症を感作されていない(正常)個体に起こすこと．プラウスニッツ・キュストナー反応などがある．[388]

受動喫煙 passive smoking, involuntary smoking ［**二次喫煙，間接喫煙**］ 喫煙者の喫煙により，非喫煙者がタバコの煙に曝露する意思がないにもかかわらず曝露すること．曝露には，喫煙者が吐き出す煙(主流煙)と，タバコが燃えて出る煙(副流煙)があり，副流煙のほうにより毒性の強い物質が含まれる．受動喫煙の慢性化が呼吸機能障害，肺癌などの原因となることが明らかになるにつれ，公共施設，企業，レストランなどでの禁煙化や分煙化が進んでいる．[1211]

主動筋 prime mover 求心性の収縮により関節運動を起こす複数の筋肉(動筋)のうち，関節運動を行うために主として作用する筋のことで，ある関節のある方向の運動に関与する主たる筋のこと．筋肉には形態学的，運動学的，筋線維，運動単位による分類があるが，主動筋は運動学的な分類である．関節運動に補助的に作用するものを補助筋といい，動筋と逆方向に働くものを拮抗筋という．[824] ⇨参動筋→2100

受動血球凝集反応⇨同受身赤血球凝集反応→323

受動攻撃性パーソナリティ障害 passive-aggressive personality disorder 成人期早期に始まり，社会的および職業的状況において適切な行為を求める要求に対する拒絶的な態度と，受動的な抵抗の広範な様式である．習慣的に憤り，拒否的，反抗的であり，しばしば権威ある人物に対して，ささいなきっかけから非難する．過度に両価的であり，他者への依存と自己主張の願望に強い葛藤がある．また，自信に乏しくすべてにおいて悲観的である．こうした受動攻撃的傾向が柔軟性なく非適応的で，著しい機能障害や主観的な苦痛を引き起こしている場合のみ障害とされる．[404]

種痘後脳炎 postvaccinal encephalitis 種痘(痘瘡ワクチン接種)後2-3週間前後のうちに発症する脳炎．発熱，頭痛，髄膜刺激症状，運動麻痺，意識障害，痙攣などの症状を呈し，病理学的には脱髄，血管周囲の円形細胞浸潤などがみられる．発症はまれであるが，致死率は発症者の30-40% と高い．原因は不明．[899]

種痘所 ［**お玉ケ池種痘所**］ 江戸に設けられた牛痘接種の施術所．1849(嘉永2)年，オランダ商館医オットー=モーニケ Otto G. J. Mohnike によってもたらされた牛痘接種法は，効果の確実なこと，副作用の少ないことによって，各地の医師の注目するところとなり，半年を経ずして全国各地(京都，大坂，福井など)に除痘館の開設をみるに至った．一方，江戸においては幕府の医育機関である医学館が牛痘法に反対していたので，除痘館の開設は大幅に遅れた．1857(安政4)年6月，下谷練塀小路の大槻俊斎宅に伊東玄朴や林洞海らが集まって協議し，幕府に開設願いを提出，翌年正月許可がおりた．江戸在住の83名の蘭方医と，西洋薬種商神崎屋源蔵の援助によって580両余りの建設資金を調達して1858(同5)年，神田にお玉ケ池種痘所を開設．しかしその半年後に，神田相生町から起こった大火によって焼失したが，銚子の豪商浜口梧陵の寄付によって再建の見込みが立ち，玄朴邸の隣接地に仮小屋を建てて再開．1860(万延元)年，幕府は種痘所を官の直轄とし，大槻俊斎を頭取に任命した．同時に財政的なてこ入れを行って種痘を続け，併せて分担を定めて蘭方医学を教授した．1861(文久元)年，西洋医学所と称することになり，種痘，解剖，教育の3科に分かれて名実ともに西洋医学の教育機関になった．1863(同3)年には西洋の2文字を省いて単に「医学所」と呼ぶことに改められた．以後幾多の変遷を経て，今日の東京大学医学部へと発展した．[1259] ⇨参医学所→218，医学校→220

種痘疹 vaccinal eruption, vaccinia ［**種痘性湿疹**］ 痘瘡予防ワクチンのワクシニアウイルス接種(種痘)の副作用を原因とした異常発疹の総称．ワクシニアウイルスは痘瘡ウイルスと同じ抗原性を有するが，その病原性は弱い．接種部位の丘疹に始まり，種痘周辺には小水疱や小膿疱などの副痘を生じ，自己接種で離れた部位にも発疹が及ぶ．その他，種痘性湿疹，汎発性種痘疹，種痘性中毒疹などがみられることもある．現在，種痘は行われていないので種痘疹はみられない．[531]

受動性アナフィラキシー passive anaphylaxis ［**受身アナフィラキシー**］ 同種細胞親和性抗体を含む抗血清を同種の正常個体に投与し，受動的に感作させ，一定時間を経たのちに抗原を投与すると起こる反応(アナフィラキシー反応)のこと．[505] ⇨参アナフィラキシー〔反応〕→168，アナフィラキシーショック→167

種痘性湿疹⇨同種痘疹→1403

受動性充血 passive hyperemia⇨同うっ(鬱)血→328

受動性人格 passive personality⇨同無力性人格→2791

受動性免疫療法⇨参受身免疫→323

受動皮膚アナフィラキシー反応 ⇨同受身皮膚アナフィラキシー反応→323

受動免疫 passive immunization⇨同受身免疫→323

し

受動輸送 passive transport ATP(アデノシン三リン酸)などのエネルギーを使わないで行われる物質の生体膜輸送形式．代表的なものとして拡散がある．能動輸送に対する用語．[1335] ⇨参能動輸送→2309

種痘様水疱症 hydroa vacciniforme 1862年，バザンBazinにより報告された種痘様小水疱が多発する光線過敏症．ポルフィリンやアミノ酸代謝に異常はなく，原因は不明．臨床的には日光曝露部である前頬部，鼻背，耳介，手背に水疱を形成し，痂皮化して治癒するが，あとに小陥凹を残す．角膜炎，角膜混濁を合併することがある．春から初夏にかけて発症，増悪し，冬に軽快を繰り返す．幼児期に発病し，思春期頃には自然治癒する．一部の症例ではエプスタイン・バー(EB)ウイルス感染の関与も示唆されている．[531]

シュトリュンペル・ウェストファル病 Strümpell-Westphal disease⇨同偽性硬化症→687

シュトリュンペル〔脛骨〕現象 Strümpell sign，tibialis sign of Strümpell 下肢を強く伸展した状態で挙上させるとき，足背屈と内反が出現する現象．連合運動の1つであり，錐体路障害による運動麻痺の際にみられる．シュトリュンペルErnst Adolf G. G. von Strümpellはドイツの神経学者(1853-1925)．[838]

シュトリュンペル橈骨現象 Strümpell phenomenon⇨同橈骨現象→2106

シュトリュンペル病 Strümpell disease⇨同急性流行性白質脳炎→742

シュトルムドルフ手術 Sturmdorf operation⇨同子宮腟(頸)部円錐切除術→1252

シュナイダー癌腫 schneiderian carcinoma⇨同総排泄腔癌→1823

シュナイダー試験 Schneider test ［採点検査法］ 心不全または循環不全が疑われるとき，運動負荷試験などによりそのときの脈拍数や血圧の変化を測定し，循環機能の状態を知るために行う検査方法で，アメリカの医師シュナイダーEdward Christian Schneiderが考案(1920)したもの．安静臥位の脈拍数，起立時の脈拍数，体位変化による脈拍数，血圧の変化，運動後の脈拍数，脈拍数の変化，回復時間をそれぞれ点数化する．基準値は11-18点．9点以下となった場合は心臓の作業能力の低下があると考える．現在では用いられていない．[1019]

シュナイデル癌⇨同総排泄腔癌→1823

シュニッツラー転移 Schnitzler metastasis ［ダグラス窩転移］ 癌が，女性では直腸子宮窩(ダグラスDouglas窩)，男性では膀胱直腸窩に播種性に転移して結節を形成したもの．腹腔内に散布された胃癌などの癌細胞が，立位あるいは仰臥位で最も低位となる部位に播種することで形成される．直腸診で触知することが可能で癌の進行度の指標とされる．シュニッツラーJulius Schnitzler(1865-1939)はオーストリアの外科医．[80]

授乳 breastfeeding 母親が児に母乳を飲ませること．通常，出生後10-12時間で開始するが，可能ならより早期を勧めることもある．約3時間間隔で行うが，児の欲求に対応して間隔は適宜増減するという考えもある．授乳量はおよそ日齢×80 g/日とされるが個人差がある．乳頭の吸引刺激により下垂体から放出されるプロラクチンは母乳の産生を促進し，オキシトシンは子宮収縮を刺激し子宮復古に効果的である．授乳は栄養学的に優れた母乳を与えるのみならず，心理的にも母児関係によい影響をもたらす．[998] ⇨参離乳→2928，断乳→1951

授乳禁忌 contraindication to breast feeding 乳汁ないし授乳を介して児への感染リスクの高い場合，または服用中の薬物が乳汁中に分泌される場合は授乳を禁忌とする．感染症としては，HIV(ヒト免疫不全ウイルス)，ヒトT細胞白血病ウイルス，サイトメガロウイルス，B型肝炎ウイルスや乳房の単純ヘルペスウイルスなどによるものがあげられる．薬物では，麻薬類(アンフェタミン，コカイン，ヘロイン，マリファナなど)，抗精神病薬類〔ベンゾジアゼピン系薬物，炭酸リチウム，三環系抗うつ(鬱)薬など〕は好ましくない．放射性物質，抗癌剤も同様である．授乳禁忌の場合，患者に説明して乳汁分泌を止める．[998]

授乳指導 breastfeeding instruction，lactation instruction ［母乳育児指導］ 新生児や乳児に対して，母乳または人工栄養で必要な栄養を与える方法について指導すること．授乳方法で最も理想的なのは，母親の乳房から直接母乳を吸わせること(母乳育児)であるが，状況や必要に応じて混合栄養，人工栄養などの方法があり，それぞれの特徴や利点，欠点などをよく説明し，母親がその母児にとって最適な栄養法を選択できるように支援することが大切．内容には，①母児の授乳前の準備(おむつ交換，手の清潔，乳房の準備，人工栄養の場合は人工乳の準備など)，②授乳間隔，授乳回数および1回の授乳時間，③母親の姿勢や児の抱き方，④乳首の含ませ方，離し方，人工栄養の場合は哺乳びんでの飲ませ方，⑤授乳後の児の排気方法と寝かせ方などがある．授乳は母子相互作用を体験する大切な機会であるため，母親の意思や考え方を尊重した指導を行い，母児がゆったりとした気持ちで授乳に専念できるように環境を整えることが必要．[1352]

授乳性無月経 lactation amenorrhea 授乳により下垂体からプロラクチンが分泌され，その影響で下垂体からの卵胞刺激ホルモン(FSH)と黄体形成ホルモン(LH)放出が低下する．その結果，卵巣のホルモン分泌や排卵が抑制され無月経が続く．乳汁分泌が活発な間は無月経が続くが，授乳中でも排卵が起こることはあり，この期間の避妊の必要性がないとはいえない．授乳を停止するとプロラクチン分泌が低下しゴナドトロピンの分泌が正常化，排卵が起こり月経が再開する．[998] ⇨参乳漏性無月経→2243，プロラクチン→2602

主任介護支援専門員⇨同主任ケアマネジャー→1404

主任ケアマネジャー ［主任介護支援専門員］ 主任介護支援専門員(通称，主任ケアマネジャー)は，2006(平成18)年の「介護保険制度」改正により新設された資格．居宅介護支援事業所，地域包括支援センター(設置必須)で業務に従事する．今後，増えるであろうターミナルケア，認知症，虐待，困難事例への対応を視野に入れ，ハイレベルのケアマネジメント能力が求められる．その役割を担う目的で主任ケアマネジャーが位置づけられた．主任ケアマネジャーの資格取得は，一定の経験(3つの受講資格，原則ケアマネジャー従事期間5年以上)を積み，認められた者が，都道府県による研修を受講終了し，実践的な知識と技術を認定される．主任ケ

し

アマネジャーは「介護保険法」と他の保健・医療・福祉関係者との連携や，地域のネットワークづくり，一般ケアマネジャーへの助言，困難事例への支援・対応判断・指導など，ケアマネジメント力や質の向上を図ることを目的としている．困難事例検討会，研修会の開催などを通して，要介護者への適切なサービス提供につなげる．[773]

ジュネーブ条約 Geneva Conventions ［**国際赤十字条約，赤十字条約**］ 1864年にスイスのジュネーブで締結された国際赤十字条約のこと．1863年にデュナン Jean Henri Dunant（1828-1910）の提唱で世界16か国が参加して国際会議を開催，「人道，博愛」を基本理念として規約をつくり，翌年12か国が調印し，国際赤十字の成立をみた．10か条よりなり，負傷者はもとより，看護人や病院のスタッフなどの救助にかかわる人たち，戦時病院などの施設や資材などは中立として国際レベルで保護することを主旨としている．[1567]

ジュネーブ宣言 Declaration of Geneva 1948年スイスのジュネーブで開催された世界医師会 World Medical Association（WMA）第2回総会においてヒポクラテスの誓いを現代に即した形で策定し，医師のあるべき職業上の倫理・道徳について制定したもの．1968年（シドニー），1983年（ベニス），1994年（ストックホルム）に修正がなされ，2005年，2006年にもWMAの委員会で小改正がなされている．内容は，医師の業務を通じて職業的人間性の確認を示したもので，医学と，その対象となる人間のあり方についての関連が具体的に示されている．類似の名称で，1924年に国際連盟の総会で制定された「児童の権利に関するジュネーブ宣言」があり，こちらは世界のすべての児童に対し身体面・精神面における発達介助，生活援助，危難救済の優先性，搾取からの保護，才能育成に関しての保障を示している．原文はWMAのホームページにて閲覧が可能．[24]

シュバイツァー⇨同シュヴァイツァー⇀1362

手背の筋 dorsal muscles of hand 手背には第1～第4背側骨間筋がある．母指を示指に強く引き寄せると，母指と示指の間に第1背側骨間筋が形づくる隆起が現れる．その他，中手骨間に第2・第3・第4背側骨間筋がある．[755] ⇨参手掌の筋⇀1392

シュバッハマン症候群 Shwachman syndrome ［**シュワックマン症候群，シュバッハマン・ダイアモンド症候群**］ 膵外分泌機能不全，汎血球減少，骨幹端異形成などを呈する疾患で，常染色体劣性遺伝形式をとる．染色体7q11に存在するSBDS（Shwachman-Bodian-Diamond syndromeの頭文字をとった）遺伝子が原因遺伝子であることがポジショナルクローニングで同定されている．そのタンパクは細胞質および核に認められるが，特に核小体に多く存在するので，その機能はRNA代謝に関与すると考えられる．新生児期より短い肋骨など骨の異常があるが2-3歳になってはっきりと現れてくる．膝，大腿骨近位などの骨幹端異形成が特徴的である．低身長も1-2歳ごろからはっきりしてくる．膵臓外分泌組織は脂肪に置き換わり，機能不全から脂っぽく悪臭のある軟便がみられる．骨髄の機能不全として，好中球減少が多く認められるが，顆粒球，血小板，赤血球の減少もよく認められ，特にこの3系統とも障害されると，予後が悪く，敗血症，骨髄系統の白血病などが死因となる．[1256] ⇨参膵機能不全⇀1613，汎血球減少症⇀2407，骨幹端異形成症⇀1103

シュバッハマン・ダイアモンド症候群 Shwachman-Diamond syndrome⇨同シュバッハマン症候群⇀1405

シュピーグラー・フェント類肉腫 Spiegler-Fendt sarcoma ⇨同皮膚リンパ球腫⇀2477

主ビーム primary beam⇨同一次線⇀250

シュピールマイヤー・フォークト病 Spielmeyer-Vogt disease⇨参神経セロイドリポフスチン症⇀1529

守秘義務 duty of confidentiality 医師，看護師などの医療従事者は，職務上知りえた秘密を他人に漏らしてはならない（刑法第134条，刑事訴訟法第149条）．違反すると刑事罰を受ける．ただし，医療担当官庁への報告，法定届出事項，相手が患者の近親者，患者本人が同意している場合などは除外．刑事・民事事件において，警察官による取り調べ，検察官による取り調べ，裁判所における証言でも，守秘義務を行使できる（民事訴訟法第197条）．[473] ⇨参匿名性⇀2152，インフォームド・コンセント⇀304

主婦湿疹 hand eczema ［**手湿疹**］ 水仕事の多い主婦に好発する手の湿疹様変化．水，洗剤や機械的な刺激により皮脂膜が減少し，皮膚のバリア機能が低下したところに，洗剤や食材などによるさまざまな接触皮膚炎が加わることにより生じる．手指や手掌に乾燥，紅斑，小水疱，びらん，落屑などの湿疹性変化を生じ，慢性の経過により角質肥厚，亀裂を生じる．治療は保湿薬を用い，炎症を認める場合にはステロイド外用を行う．日常生活では手袋で手の防御を行い，原因となる物質を避けるなどの対処を行う．[193,1008]

シュ（ス）プレンゲル奇形⇨同シュ（ス）プレンゲル変形⇀1405

シュ（ス）プレンゲル病 Sprengel disease⇨同シュ（ス）プレンゲル変形⇀1405

シュ（ス）プレンゲル変形 Sprengel deformity ［**シュ（ス）プレンゲル病，シュ（ス）プレンゲル奇形**］ 先天的に左右の肩甲骨のどちらかが正常より高い部位に位置する疾患．1891年にドイツの外科医シュプレンゲル Otto G. K. Sprengel（1852-1915）により報告された．通常胎生3か月までに下降する肩甲骨原基が胸郭上部まで降りてこないために生じる．後ろから見ると頸部から肩にかけての輪郭が非対称であり，患側の肩は高く後頭部に接して見える．頸椎の異常や側彎症，斜頸などの先天異常を合併することが多い．軽症例では放置するが，重症例では手術的治療が行われる．[673] ⇨参先天性肩甲骨高位症⇀1781

●シュ（ス）プレンゲル変形
（左側）

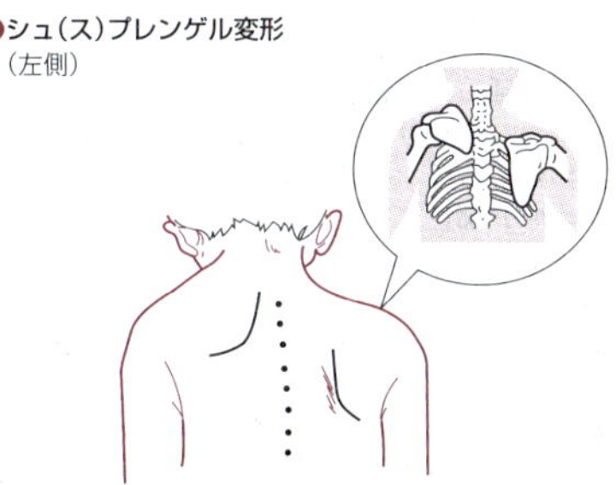

し

シュミット症候群　Schmidt syndrome　自己免疫性の副腎皮質不全症と甲状腺機能低下症を合併した症候群．1926年，シュミット Martin B. Schmidt がアジソン Addison 病とリンパ球性甲状腺機能低下症を併発した症例を報告した．中年女性に多く，遺伝的背景が高い．しばしば1型糖尿病や原発性卵巣機能低下症，重症筋無力症を合併し，多腺性自己免疫症候群 polyglandular autoimmune syndrome の2型の1つとして認められる．甲状腺機能障害が軽度な場合は副腎皮質ホルモン剤の投与のみで甲状腺機能が正常化することがあるが，強い甲状腺機能低下症を伴う症例には甲状腺ホルモン剤の併用療法を行う．[783]

シュミット探膿針　Schmidt puncture needle　［**上顎洞探膿針，上顎洞穿刺針**］　上顎洞穿刺の際に用いる特殊な針．膿汁吸引用のピストンが接続されており，洗浄時には取りはずし洗浄管を接続する．[736] ⇨参上顎洞穿刺→1426

シュミット・ランターマン裂溝（切痕）　Schmidt-Lanterman cleft　［ランターマン切痕］　末梢神経の髄鞘にみられる円錐状の断裂部．電顕的観察から髄鞘層構造の解離により出現するものと考えられている．[899] ⇨参髄鞘（しょう）→1616

寿命　〔natural〕duration of life，life span，life time　生物，特にヒトにおける出生から死亡までの生存期間を指す．集団における平均的な寿命の算出は生命表の作成・解析によって行われる．その時点の年齢別死亡状況が今後も変わらないと仮定したとき，各年齢の生存者が平均的に今後どのくらいの期間生きるかを表すのが各年齢における平均余命．また，0歳の平均余命を平均寿命といい，集団の保健水準の総括的指標とされる．わが国の平均寿命は昭和初期までは男女とも50年に満たなかったが，戦後は毎年伸び続けて，今では男79.29年，女86.05年〔2008（平成20）年現在〕と，世界有数の長寿国となっている．また近年，自立日常活動を指標とした健康寿命が考案されている．[1211] ⇨参平均余命→2616，平均寿命→2615，健康寿命→944

シュミンケ癌　Schmincke carcinoma　［**鼻咽頭癌**］　鼻咽頭癌は東南アジアや中国南部に多く，エプスタイン・バーウイルス Epstein-Barr virus（EBV）感染と密接に関連しているとされる．角化型扁平上皮癌，非角化型扁平上皮癌，未分化癌などが発生するが，後二者が大部分を占める．未分化癌は，細胞異型の目立つ腫瘍細胞の間に反応性のリンパ球が多数介在する組織像からリンパ上皮癌とも呼ばれる．このうち，癌細胞が明瞭な胞巣を形成して間質との境界が明瞭なものをルゴー Regaud 型，癌細胞がびまん性に増殖してリンパ球と混在するものをシュミンケ Schmincke 型というが，これらはしばしば腫瘍内で混在している．シュミンケ型はその組織像から悪性リンパ腫と誤認されることがある．癌の転移によるリンパ節腫脹を主訴に受診することが多いが，原発部位の同定が困難なこともまれではない．放射線治療に感受性が高く，鼻咽頭に限局する癌は予後良好だが，進行すると両側の頸部リンパ節転移や頭蓋底浸潤を生じ，予後不良となる．[80] ⇨参リンパ上皮腫→2957

シュモール結節　Schmorl node　［**軟骨小結節**］　椎間板の髄核が椎体終板の抵抗減弱部を破り椎体内に侵入して形成された軟骨結節．名称は1926年にこの所見をはじめて報告したシュモール Schmorl の名に由来．単純X線側面像で脊椎椎体の上縁，下縁に反応性の辺縁骨化を伴った凹みとして観察される．椎間板ヘルニアの一種であるが多くは無症状である．X線撮影で偶然発見されることが多く，一般には病的意義に乏しい．シュモール Christian G. Schmorl（1861-1932）はドイツの外科医．[515]

樹木画テスト　tree test⇨同バウムテスト→2359

腫瘍　tumor　［**新生物**］　個体の細胞が生体の構造や機能を維持するための調和を逸脱し，自律性に過剰な増殖を続けて形成される病変．増殖する腫瘍細胞を腫瘍実質，腫瘍細胞の周囲にあってこれを支持する組織を腫瘍間質という．多くの腫瘍は腫瘤を形成するが白血病のような非腫瘤形成性の腫瘍もある．腫瘍はその由来する細胞から上皮性腫瘍と非上皮性腫瘍に，また臨床的観点からは個体に対する影響が局所的で生命に危険のない良性腫瘍と，周囲組織に浸潤し転移や播種を形成して致死的な病態を生じる悪性腫瘍とに分けられる．悪性腫瘍のうち上皮性のものを癌腫，非上皮性のものを肉腫と呼ぶ．腫瘍の発生には，化学物質，物理的因子（機械的刺激，放射線，紫外線），ウイルスなどの外因子（環境因子）と年齢，性，人種，生活習慣（嗜好，食生活），遺伝的素因などの内因子が関与しており，これらの因子によって細胞の遺伝子に異常が蓄積して腫瘍が発生する多段階発癌の機序が明らかになってきた．[80] ⇨参腫瘍実質→1408，腫瘍間質→1407，多段階発癌→1916

腫瘍の移植　transplantation of tumor　［**異種移植**］　腫瘍組織あるいは腫瘍由来の培養細胞を実験動物に植えつけ，生体内における腫瘍の増殖や進展様式，また治療に対する反応性などをみるために行う実験的研究方法の1つ．分子標的薬剤の開発，抗癌剤の有効性の評価，癌転移モデルの作製などに用いられ，癌の研究に欠かせない手法．移植の種類には，同種・同系移植（マウス由来の腫瘍細胞を通常のマウスに移植）や，異種移植（ヒト由来腫瘍細胞をヌードマウスあるいは SCID マウスなどの免疫不全マウスに移植）などがある．このほか，動物を用いた癌研究には発癌研究があり，発癌性物質投与や癌ウイルス感染による化学発癌モデル，ウイルス発癌モデル，あるいは癌遺伝子や癌抑制遺伝子の遺伝的改変を行って腫瘍発生が起きやすい動物個体を作製するトランスジェニック動物モデルやノックアウト動物モデルなどが広く用いられて，発癌のメカニズム解明が試みられている．[602,992] ⇨参実験動物→1311，同種移植→2109，同系移植→2100

腫瘍の自律性　autonomy of tumor　［**自律性増殖**］　通常の再生組織はもとの状態に戻るとそれ以上増殖しないが，悪性腫瘍は，生体内における調和を逸脱し，他の調節因子からの制約を受けることなく無制限，無秩序に増殖し続ける．このような性質を自律性増殖という．自律性増殖により周囲の組織や臓器は圧迫，破壊され機能を失っていく．浸潤や転移などとともに悪性腫瘍の最も重要な特徴の1つである．[602,992]

腫瘍の潜在的生長期⇨同腫瘍潜伏期→1409

受容　acceptance　来談者中心療法などにおける治療者の基本的な態度．患者の言動について批判したり，論

し

評したりせずに，患者の語ることをあるがままに受け入れていくこと．患者があることをしたい(例：夫と離婚したい)と述べた場合，その行動を許容するのではなく，そうした気持ちがあることを認めること．[488]

腫瘍悪性度 tumor grade, tumor malignancy 患者の予後に対する腫瘍の生物学的あるいは臨床的影響の程度をいい，悪性度の高い腫瘍の予後は不良．悪性度を規定する因子には，腫瘍細胞の異型度，分化度，発育速度，発育様式，浸潤や転移のしやすさなどがある．これらをもとに個々の患者の腫瘍の悪性度を推定して治療法の選択や結果の比較，予後の推定などを行う．一般に細胞が高異型度，低分化度で，発育が速く，浸潤性が高く，転移のある腫瘍は悪性度が高い．[80]

腫瘍遺伝子 oncogene⇨同発癌遺伝子⇀2377

腫瘍ウイルス tumor virus ［発癌ウイルス，癌ウイルス］ 腫瘍をつくる一群のウイルス．ニワトリ白血病ウイルス，トリ肉腫ウイルスが発見されて以来，ヒトに関連する以下の腫瘍ウイルスが知られている．DNA 腫瘍ウイルスでは，ヘパドナウイルス科(B 型肝炎ウイルスと肝細胞癌)，パピローマウイルス科(ヒトパピローマウイルスと子宮頸癌)，ヘルペスウイルス科〔エプスタイン・バー Epstein-Barr (EB) ウイルスとバーキット Burkitt リンパ腫，上咽頭癌〕，RNA 腫瘍ウイルスでは，フラビウイルス科(C 型肝炎ウイルスと肝細胞癌)，レトロウイルス科(ヒト T 細胞白血病ウイルスと成人 T 細胞白血病)が知られている．[1113] ⇨参オンコウイルス⇀418

腫瘍エコー tumor echo 超音波断層像において，腫瘤様にとらえられるエコーの総称．[955]

腫瘍壊死因子 tumor necrosis factor；TNF ［TNF］ TNF ファミリーに属するサイトカインであり，TNFα と TNFβ がある．TNFα はマクロファージなどによって膜貫通型タンパク質として産生され，のちに細胞外領域で限定分解を受け，可溶型としても存在する．TNFβ はリンホトキシン α とも呼ばれ，リンパ球などによって可溶型タンパク質として産生される．いずれも TNF 受容体(TNFR)に結合することで，これを発現する細胞にアポトーシスを誘導する．TNFα に対するモノクローナル抗体は，クローン Crohn 病や関節リウマチに対する治療薬として臨床応用されている．[656]

腫瘍学 oncology 腫瘍の生物学的な概念や臨床的な診断法，治療法などを研究対象とする学問で，生物学，化学，病理学，薬学，臨床医学，看護学，遺伝学，疫学などあらゆる分野の研究方法が応用される．近年，病理学や分子生物学を中心とする研究によって発癌の機序や腫瘍の特異的形質が明らかにされつつあり，臨床的には画像診断学の進歩による早期病変の発見，治療や，分子標的治療のための新しい抗癌剤の開発など種々の領域で腫瘍学の発展が期待されている．[80] ⇨参オンコロジー⇀419

腫瘍核医学 tumor nuclear medicine 核医学的手法により腫瘍の診断や治療を行う医学分野．広義には腫瘍に対する放射性同位元素(RI)内用療法やインビトロ *in vitro* 検査による腫瘍マーカーの測定も含まれるが，狭義には腫瘍シンチグラフィーによる腫瘍の診断を意味する．[737] ⇨参腫瘍シンチグラフィー⇀1409

腫瘍間質 tumor stroma 腫瘍内に存在して腫瘍実質(腫瘍細胞)の間隙を埋め，これを支持する組織のこと．実質に栄養分を供給する血管を含む結合組織であることが多い．一般に癌腫は腫瘍間質に富んでかたく，肉腫は腫瘍間質に乏しくやわらかい．腫瘍間質のほとんどは生体の正常組織に由来するが，その誘導と形成には腫瘍実質が密接に関係している．また腫瘍の実質と間質は相互に作用し合って腫瘍内の環境を調節し，これが腫瘍の自律性増殖や浸潤，転移などの要因になっている．[80] ⇨参腫瘍実質⇀1408

腫瘍関連抗原 tumor-associated antigen；TAA 腫瘍細胞の中には，正常組織にはほとんど存在しない腫瘍特異抗原，ウイルス抗原，胎児性抗原や分化抗原などを細胞表面に有したり，分泌することがある．この抗原は腫瘍の発生，増殖に伴い量的に増加する．これを腫瘍関連抗原と呼び，腫瘍の診断，治療効果，経過観察などに用いる．癌胎児性抗原(CEA)，α フェトプロテインなどが有名．[1372]

受容器 receptor ［受容体，レセプター］ 特定の刺激に対して特定の種類の反応を引き起こすように感受するタンパク質からなる構造体．細胞膜上，細胞質内あるいは核内に存在するものに分けられる．[1274]

受容器電位 receptor potential 受容器に刺激が加わった際に受容器で発生する膜電位変化のこと．通常，脱分極性である．感覚終末などで発生したものを，特に起動電位という．[1274]

需要供給曲線 demand and supply curve⇨同需要曲線と供給曲線⇀1407

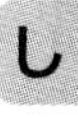

需要曲線と供給曲線 demand curve and supply curve ［需要供給曲線］ 一般に，縦軸に価格をとり，横軸に需要量をとって表される曲線を需要曲線，縦軸に価格，横軸に供給量をとって表される曲線を供給曲線という．財を需要する消費者の立場で考えてみると，人々が財を購入するときに考慮する基準は，価格やその人の可処分所得額，好み，他の財の価格などさまざまである．これらの要因のもとで購入しようとする数量を需要量といい，需要量に影響を及ぼす要因を価格のみとして，その他の条件をすべて一定と仮定すると，このときの需要量は価格の関数として表すことができる．この価格と需要量との関係をグラフにしたものが需要曲線で，一般的には右下がりとなる．ある商品の価格が下がると新しい買い手が生まれ，あるいはより多く消費者がその商品を買うようになることを示している．消費者は財の価格を見て購入量を決めることが多い．したがって，市場としても価格が低いほど全体量が増大するといえる．企業すなわち生産者の立場で考えてみると，財を生産して販売するときに，その財が市場でいくらで取り引きされているか，他の財の価格はいくらか，その財の生産原料などの生産要素の価格はいくらか，設備はどうか，生産技術はどうかなどを広く考慮して販売量を決定することが一般的．このような要因のもとでの生産者の販売量を供給量という．多くある影響要因の中で，供給量に影響を与える要因は価格のみで，その他の条件はすべて一定として考えると，需要曲線同様に，供給量は価格の関数としてグラフで表すことができる．このグラフを供給曲線といい，右上がりの曲線として示される．価格が高くなれば供給量が増加していくことになる．すなわち企業は，財の価

格をみて財の供給量を決めることが多い．価格が高いほど，より多くの財を供給しようと行動する．需要曲線(D)と供給曲線(S)を同じグラフ上に表すと，その交点は，市場均衡を表すことになる．すなわち，均衡価格(E)のもとで需要と供給は一致することになる．以上が需要曲線と供給曲線の経済学的な記述であるが，医療においては経済学の前提が適用されることは限られており，現実にはこのとおりには考えられないことも多いので注意が必要である．[868]

●需要曲線と供給曲線

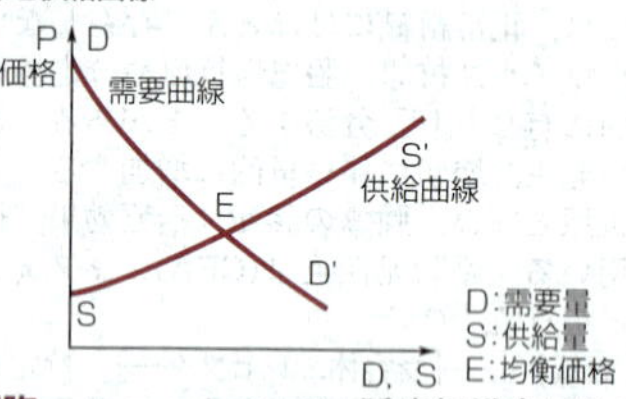

腫瘍巨細胞　tumor giant cell　腫瘍組織内にみられる多形性の著しい大型の腫瘍細胞で，奇怪な形の巨大な核や複数の核(多核)をもつ．多くは低分化あるいは未分化な癌や肉腫だが，良性腫瘍にみられることもある．またほとんどが巨細胞で構成される腫瘍もある．[80]

腫瘍形成　tumorigenesis, oncogenesis ［**腫瘍発生**］ 組織内に腫瘍が形成，誘発されること．癌遺伝子，癌抑制遺伝子などの遺伝子異常や，放射線や化学物質による発癌などが知られている．[117] ⇨参発癌→2377

腫瘍血管⇨同腫瘍脈管→1410

腫瘍血管形成因子　tumor angiogenesis factor ［**腫瘍脈管形成因子**］ 腫瘍の増殖につれ，栄養する血管も増える．腫瘍細胞から分泌され，血管内皮細胞の分裂を促し，新生毛細血管形成を促進する可溶性因子のこと．[196]

腫瘍原性　oncogenicity ［**癌原性**］ 腫瘍を発生させる能力があることをいう．これには，放射線，紫外線，腫瘍ウイルス，化学発癌物質など多くのものが知られている．[967] ⇨参発癌因子→2377

腫瘍抗原⇨同新生抗原→1563

腫瘍再発

recurrence of tumor　治療により臨床的に腫瘍が完全に取り除かれたのちに，再び同種の腫瘍組織が生じる現象．手術部位や放射線照射部位からの限局性の再発は**局所再発**，他部位にみられる場合は**転移性再発**と呼ばれる．治療によっても取り残しが明らかな場合，その後の経過中に取り残した部分の腫瘍病巣が増殖し，再び臨床症状を示すようになった際は**再燃**と呼ばれる．再発とは区別され，多発癌も除外される．再発は悪性腫瘍でよくみられるが，良性腫瘍でも腫瘍組織の取り残しがあった場合は再燃しうる．再発までの期間には長短があり，腫瘍の生物学的悪性度以外の何らかの因子が関連すると推測されている．[967] ⇨参再発癌→1168

腫瘍再発時の看護ケア

【看護の実践】 再発・転移時の治療は，主に腫瘍の進行度や患者のクオリティ・オブ・ライフ quality of life (QOL)に応じて，根治的治療あるいは症状緩和を目指す姑息的治療が行われる．再発・転移時には主要臓器の機能低下や治療が繰り返し行われることによって多くの合併症が出現する場合がある．開腹手術時には腹膜癒着による手術時間の延長や術後腸管麻痺，化学療法時には慢性的な貧血や口内炎治癒の遅延などの症状発現を早期に予測して，苦痛の軽減を図る．また，腫瘍の再発・転移時は，患者の心理社会的側面にも留意してかかわる．

【ケアのポイント】 再発・転移時の患者は，原因を自責したり，治癒の見通しに対する不確かさや自らの生と死を再認識することから，患者の思いを受けとめ，疾患に対する考えや情報をともに整理し，介入を図る．また，たび重なる治療費の負担に加え，社会的役割を思うように遂行できない状況も予測され，社会的側面からも現在の問題点を明らかにして，再発・転移後の生活を再構築できるように促す．[1351] ⇨参QOL→99，腫瘍再発→1408

腫瘍細胞　tumor cell　腫瘍組織の実質を構成する細胞で，良性と悪性がある．良性腫瘍は，形態，機能ともによく分化し，発生母細胞に類似する．悪性腫瘍も同様の傾向はあるが分化の程度はより低く，発生母細胞を推定できないことも多い．悪性腫瘍細胞は良性と比較すると，一般に核が大きく，核・細胞質比が大きい．核は濃染性で，核小体が大きく，あるいは複数みられる．細胞質の好塩基性は強い．核分裂数が多く，しばしば異常核分裂像がみられる．[967]

腫瘍細胞塞栓　tumor cell embolus ［**癌細胞塞栓，腫瘍塞栓**］ 癌などの腫瘍細胞が血管内に浸潤または遊離し，血行性に下流の血管を閉塞させる病態．例として肝癌の門脈浸潤や，腎癌の下大静脈内浸潤から遊離した腫瘍細胞が肺動脈へと達し肺塞栓を生じるものなどがある．[255]

主要死因　primary cause of death　人口動態などの統計学で用いられる，主要な死亡原因のこと．総務省で統計が行われており，現在，日本の主要死因の第1位は悪性新生物である(全死亡の約30％を占める)．次いで心疾患，脳血管疾患と続き，これら三大生活習慣病で総死亡の60％近くを占めている．第4位は肺炎(10％余)．[477] ⇨参死因統計→1221

受容失語　receptive aphasia⇨同感覚失語〔群〕→570

腫瘍実質　parenchyma of tumor　腫瘍は増殖の主体である実質とその間を埋める間質とから構成され，腫瘍実質は腫瘍細胞そのものであり，腫瘍組織の本質的な成分．腫瘍実質は増殖のために必要なものをすべて間質を介して宿主であるヒトの身体に依存している．間質は腫瘍としての性質はなく，一般組織の間質と同様の細胞から構成されている．[967]

腫瘍周囲浮腫　peritumoral edema　腫瘍周囲の正常組織において，毛細血管の内圧上昇や透過性の亢進により，腫瘍周囲間質および細胞内の水分量が増加し浮腫を呈すること．CTで腫瘍本体の周囲に低吸収域としてMRIのT_2強調画像にて高信号域として描出される．良性腫瘍に比べ，悪性腫瘍や転移性腫瘍に強く認められる．[196]

腫瘍状石灰沈着症　tumoral calcinosis　軟部組織に無痛性結節性腫瘤を形成する，成因不明の石灰沈着症．主として股関節，肘関節，肩関節などの大関節周囲の軟部組織に好発し，腫瘍と間違えやすい軟部病変の1つ．腫瘤は被膜に囲まれ石灰化物質のほか，クリーム様液を満たしていることもある．10-20歳代の比較的若年男性に好発する．単純X線検査にて軟部の石灰化陰影として認められる．血液尿生化学検査ではカルシウム代謝異常は認められないことが多い．組織学的には，結節状の石灰沈着巣が線維性組織で囲まれている像が認められる．通常，無痛性で関節運動障害を生じることはないが，臨床症状を呈する場合は，摘出術を行う．[1412]

腫瘍シンチグラフィー tumor scintigraphy 腫瘍に集積する性質のある放射性同位元素(RI)を投与して腫瘍を陽性描画する核医学検査．腫瘍全般に対しては腫瘍親和性物質 tumor seeking agent である ^{67}Ga-citrate(クエン酸ガリウム)と ^{201}Tl-chloride(塩化タリウム)が用いられる．また褐色細胞腫や神経芽細胞腫に対しては ^{131}I-MIBG(メタヨードベンジルグアニジン)が使用される．その他，RI標識した腫瘍に対するモノクローナル抗体や各種の新薬が開発されている．このうち特に ^{18}F-FDG(フッ素18フルオロデオキシグルコース)は腫瘍への集積率が高く，またポジトロンエミッション断層撮影(PET)を用いることで高い解像力も得られるのでその有用性が高い(FDG-PET)．^{18}F-FDGは2005(平成17)年より市販され，院内にサイクロトロンを設置しなくても使用できるようになったため，今後さらに普及するものと思われる．モノクローナル抗体では，B細胞非ホジキン Hodgkin 悪性リンパ腫の表面抗原であるCD 20に対する抗体を ^{111}In(インジウム111)で標識した ^{111}In-抗CD 20抗体(イブリツモマブ・チウキセタン)が2008(同20)年から市販された．これは ^{90}Y(イットリウム90)-抗CD 20抗体によるB細胞非ホジキン悪性リンパ腫のRI内用療法の適応判定のために用いられる．[737] ⇨参ガリウムシンチグラフィー→552，塩化タリウム(^{201}Tl)→374，フッ素18フルオロデオキシグルコース→2561

腫瘍進展度 staging of tumor ［病期分類］ 局所あるいは全身における腫瘍の広がりを示す指標のこと．国際的にはTNM分類により表現されるが，わが国では「がん取扱い規約」による進展度分類も用いられる．TNM分類におけるT(tumor)因子は原発巣の大きさや周囲組織への浸潤の程度，N(node)因子は局所リンパ節転移の程度，M(metastasis)因子は遠隔臓器への転移の有無を表すが，各臓器ごとにT，N，Mの詳細は個別に定められている．TNM分類やがん取扱い規約分類に基づいて腫瘍の病期が分類され，病期に基づいて予後予測や治療方針の決定が行われる．TNM分類に基づいて胃癌を例にとると，原発腫瘍の広がりが粘膜内にとどまり，リンパ節転移や遠隔転移がない場合T1N0M0，病期ⅠAとなる．また原発腫瘍が胃壁をこえて腹膜面に及び，リンパ節転移が16個以上認められる場合はT3N3M0，病期Ⅳと記載される．[602,992] ⇨参病期→2487

腫瘍随伴症候群⇨同傍腫瘍性症候群→2678

腫瘍性イレウス⇨同腫瘍性腸閉塞→1409

腫瘍制御線量 tumor cure dose；TCD⇨同治癒線量→2000

腫瘍性腸閉塞 tumor ileus ［腫瘍性イレウス］ 腸管壁に生じた癌や肉腫などの腫瘍により，腸内容の通過が妨げられて起こる単純性イレウス．好発部位は回腸，結腸，直腸で，通常，激しい痛みはみられない．治療は腫瘍を含む腸管を切除し，腸吻合を行う．腫瘍の切除ができない場合には，姑息的手術として腫瘍より口側の腸管に人工肛門を造設したり，腫瘍の前後の腸管を吻合し(バイパス手術)，腸閉塞症状を取り除く．[485]

腫瘍性動脈瘤 neoplastic aneurysm 脳血管内で腫瘍細胞が閉塞を起こし，血管壁に浸潤したあと再開通することで，脆弱化した血管壁が膨隆して生じる仮性動脈瘤 pseudoaneurysm．[196]

腫瘍性ポリープ⇨同腺腫様(性)ポリープ→1763

腫瘍潜伏期 latent period of cancer ［腫瘍の潜在的生長期］ 発癌物質に曝露後，あるいは癌細胞が発生後，臨床的に認められる腫瘍になるまでの期間をいう．前者の例では，ヒトT細胞白血病ウイルス1型感染後から臨床的に白血病が認められるまでの期間である．[602,992] ⇨参腫瘍→1406

腫瘍線量 tumor dose ［病巣線量］ 放射線治療の標的である悪性腫瘍に投与，吸収される線量で，組織型や腫瘍の大きさによって要する線量は異なる．一般に悪性度が進行すればより大量の線量を必要とする．[1007]

腫瘍塞栓 tumor embolus⇨同腫瘍細胞塞栓→1408

主要組織適合遺伝子複合体 major histocompatibility complex；MHC⇨同MHC→81

主要組織適合抗原 major histocompatibility antigen；MHC antigen ［MHC抗原］ 主要組織適合遺伝子複合体によりコードされる抗原系．構造と機能の違いからクラスⅠ，クラスⅡ抗原に分類される．クラスⅠ抗原はヒトではHLA-A，-B，-C領域で支配され，全身の臓器，組織に発現され，クラスⅡ抗原はヒトではHLA-DR，-DQ，-DP領域で支配され，B細胞，マクロファージ，活性化T細胞などに発現されている．これらの分子はT細胞受容体と相互作用する免疫応答に重要な役割を果たし，臓器移植に際しては最も強い拒絶反応を引き起こす．疾患感受性との関連も知られている．[1615]

受容体⇨同受容器→1407

受容体アッセイ receptor assay 血中に微量に存在するホルモンや自己抗体の測定法の1つ．それぞれのホルモンや自己抗体が結合する生体内の受容体を用いて測定する．従来はホルモン濃度の測定にも利用されたが，現在では，主としてバセドウ Basedow 病の原因の抗TSH受容体抗体の測定に用いられる．[90]

受容体病 receptor disease ［レセプター病］ 細胞が特定の物質を認識するのは受容体の働きによるが，受容体の機能異常が原因となっている疾患のこと．ホルモン受容体異常症，ホルモン不応症はその典型であるが，そのほかサイトカインや神経伝達物質を認識する受容体，免疫グロブリンの部分を認識する受容体，主要組織適合抗原に結合した抗原を認識するT細胞受容体，低密度リポタンパク質(LDL)を結合するLDL受容体などの異常によって生じるさまざまな疾患がある．これらにはホルモン受容体と同様，その遺伝子異常によって起こる先天性のもの(家族性高コレステロール血症など)と，体細胞レベルでの受容体の遺伝子異常(機能性甲状腺腫など)，細胞膜受容体に結合する血中自己抗体によるもの(重症筋無力症など)などがある．[1260]

腫瘍致死線量⇨同治癒線量→2000

主要注視眼位 cardinal gaze position 健常眼が向く右，

左，右上，右下，左上，左下の6方向の主要な眼位のこと．第3(動眼神経)，第4(滑車神経)，第6(外転神経)の脳神経が支配する外眼筋の作用による．[1601]

腫瘍中和試験⇨同ウィン試験→315

腫瘍治癒線量 tumor cure dose, tumor control dose；TCD ⇨同治癒線量→2000

需要と供給⇨参需要曲線と供給曲線→1407

腫瘍特異抗原 tumor-specific antigen；TSA 腫瘍細胞(癌細胞)にのみ出現し，正常細胞に決して認められない抗原．実際には何らかの分化抗原や胎児性抗原ならびに他の癌でも認められる腫瘍関連抗原は多いが，腫瘍に真に特異的といえる抗原は少ない．例えば前立腺性酸性ホスファターゼ(PAP)は，他の腫瘍や健常者では認められず，前立腺癌に特異的に認められる．[1372]

腫瘍内出血 intratumoral hemorrhage 脳腫瘍組織内に出血が生じる病態．頭蓋内実質性腫瘍の3-10% に認められる．原因の多くは，腫瘍内血管閉塞あるいは血管壁への腫瘍浸潤と考えられ，悪性腫瘍に多い．出血量に関しては，急激に神経症状を増悪させCTで明瞭に描出される可視出血では，緊急腫瘍摘出術を必要とすることがある．CTでははっきりせず，腫瘍摘出後の組織学的検討により観察される微視出血がある．[196]

腫瘍内浸潤リンパ球 tumor-infiltrating lymphocyte；TIL 腫瘍組織内に浸潤した宿主リンパ球のこと．腫瘍に対する特異性と腫瘍への集積性をもつことから，腫瘍免疫療法のエフェクター細胞として注目されている．腫瘍内に浸潤したリンパ球をLAK療法の場合と同様にインターロイキン2(IL-2)とともに数日間培養して細胞を増殖させてから，再び患者に投与する細胞免疫療法が試みられている．抗腫瘍効果の増強を目的として，サイトカイン遺伝子などを導入する遺伝子治療との組み合わせも検討されている．また，腫瘍内浸潤リンパ球が認識する抗原の解析は，癌特異抗原の特定にも結びついている．[939] ⇨参LAK療法→75

腫瘍発生⇨同腫瘍形成→1408

受容-表出混合性言語障害 mixed receptive-expressive language disorder 言語理解および言語表出に著しい遅れがあり，標準化された検査でも言語理解および表出性言語の発達に著しい遅れがあるものを指す．この障害のために，学業や職業の達成，社会的コミュニケーションが著しく妨げられている．精神遅滞が存在するとき，それを考慮しても想定する言語理解・発語のレベルを下回る場合にこの診断がつけられるが，広汎性発達障害が存在する場合にはこの診断はつけられない．[209] ⇨参発達性言語障害→2384

腫瘍崩壊症候群 tumor lysis syndrome ［腫瘍溶解症候群］ 腫瘍細胞の増殖が盛んな時期に，化学療法や放射線療法などで，急速な細胞崩壊が生じるために起こる症候群．細胞内物質が大量に放出されるため，高尿酸血症，高カリウム血症，高リン血症，高カルシウム血症などの生化学的異常をきたす．ときに尿酸塩，リン酸塩などの尿細管沈着のため腎機能障害を起こす．また腫瘍細胞の産生する液性因子が関与することもある．[117]

腫瘍崩壊症候群に伴う腎障害 tumor lysis syndrome related renal dysfunction ［崩壊性腎障害］ 悪性腫瘍に対する化学療法や放射線療法後に生じた腫瘍細胞の融解や尿酸，リンなどの細胞内代謝産物が大量に放出されて出現した腎機能障害．造血器腫瘍やリンパ系腫瘍などの増殖能の高い腫瘍で出現することが多いが乳癌や大腸癌でも発症することがある．腫瘍細胞の融解や崩壊に伴い尿酸産生が増加して尿酸塩が，リンやカルシウムの大量放出に伴いリン酸カルシウムが大量に出現して腎糸球体や尿細管に沈着することにより腎機能障害が出現，進行する．また，高カリウム血症などの電解質異常も認められる．既存の腎機能障害がある場合や脱水の存在により腎機能は急速に増悪して急性腎不全に至ることもある．[563]

腫瘍マーカー tumor marker ［癌マーカー］ 腫瘍細胞が産生したり，腫瘍の存在によって生体が反応してつくる物質で，それを同定して検出することが癌の存在や種類，進行度などを判定する指標になるもの．αフェトプロテイン(AFP)，癌胎児性抗原(CEA)，糖鎖抗原CA 19-9，前立腺特異抗原(PSA)などが代表的．抗体を使って血清中の濃度を免疫血清学的に測定することが多いが，尿，乳頭分泌液，頸管粘液などを検体としたり，病理組織標本で免疫組織化学的に同定することもある．また，白血球分化抗原のように細胞膜上の抗原をフローサイトメトリーで検出したり，腫瘍関連の変異遺伝子や遺伝子産物を広義の腫瘍マーカーとして検査することもある．腫瘍マーカーは臨床的には，癌の診断の補助，経過観察，再発のモニターなどとして用いられる．[1125]

腫瘍マーカー《女性性器癌の》 tumor marker of cancer of female genitalia organ 女性性器癌では各種の腫瘍マーカーが知られ，有用性の高いマーカーの組み合わせもある．陽性率は腫瘍により異なるが，およそ30-90% 程度である．卵巣癌では，上皮性腺癌のCA 125(糖鎖抗原125)，CA 19-9，性索間質系腫瘍のCA 125，性ホルモン(エストロゲン，アンドロゲン)，胚細胞腫瘍のAFP(α-フェトプロテイン)，CEA(癌胎児性抗原)，SCC抗原(扁平上皮癌関連抗原)，CA 19-9などが代表的である．子宮頸癌ではSCC，CEAがあるが子宮体癌では特異的なものはない．絨毛癌ではHCG(ヒト絨毛性ゴナドトロピン)およびHCG-βが重要である．絨毛癌，卵巣癌では治療前後の測定で治療効果や予後判定，再発の診断に使用される．子宮頸癌でも再発の早期診断に役立つことがある．[998] ⇨参腫瘍マーカー→1410

腫瘍脈管 tumor vessel ［腫瘍血管］ 腫瘍組織の栄養血管(通常は静脈)であり，宿主の既存血管から誘導あるいは新生される．上皮性悪性腫瘍の場合，基底膜を破壊して浸潤性増殖を始める段階になると，腫瘍は腫瘍脈管や間質を誘導し加速度的に体積が増加する．腫瘍脈管の密度は腫瘍の悪性度の指標となる．腫瘍脈管の新生には血管内皮増殖因子vascular endothelial growth factor(VEGF-A)などが関与しており，近年，肺癌や大腸癌などでVEGF-Aを標的とした治療が臨床応用されつつある．[3,992]

腫瘍脈管形成因子⇨同腫瘍血管形成因子→1408

腫瘍免疫 tumor immunity⇨同癌免疫→654

受容野 receptive field 1本の感覚神経線維とその支配を受ける受容器からなる感覚単位が，刺激を受容しうる空間的な広がりをもつ部位．[1230]

し

腫瘍溶解症候群⇨同腫瘍崩壊症候群⇀1410

腫瘍類似疾患 tumor-like disease 炎症(肉芽，肉芽腫)，線維化，石灰化，再生，過形成などで生じる病的な細胞増殖や過剰な物質の沈着などで腫瘍状の結節を形成したものをいう．また，過誤腫(器官の誤った発育で生じる)や異所性組織，胎生期器官の遺残なども臨床的に腫瘍様の形態をとりうる．[3.992] ⇨参偽腫瘍⇀684，過誤腫⇀493

手浴 hand bath ［ハンドバス］ 洗面器など温水を入れた水槽に手を入れて洗うこと．食事前や排泄後など日常生活習慣を維持し，汚れやにおいを除去して爽快感を与え，皮膚，末梢の循環改善，二次感染の予防を図る．方法：①からだをベッドの片側に寄せ，防水布とバスタオルを敷く，②40℃くらいの湯を入れた洗面器を置き，手を湯につけたあと，石けんでよく洗う，③湯を換えて石けん分を落とす，④水分をふきとってマッサージをし，爪を切る，⑤体位を換えて，反対側の手も同様に行う．ポイント：①湯の温度は季節，好みを考慮する，②安定した体位や洗面器の安定に留意する，③起座できれば，オーバーベッドテーブル上で行う．[109]

シュラー・クリスチャン病 Schüller-Christian disease⇨同ハンド・シュラー・クリスチャン病⇀2416

シュラー撮影法 Schüller projection 聴器，乳突蜂巣の単純X線撮影法の1つ．腹臥位または側臥位で検査側を下にし，矢状面をフィルム面に平行にした状態で行う．X線中心は頭側から尾側に25-30度傾斜させて撮影する．乳様突起，下顎関節などの観察にすぐれている．[264]

●シュラー撮影法

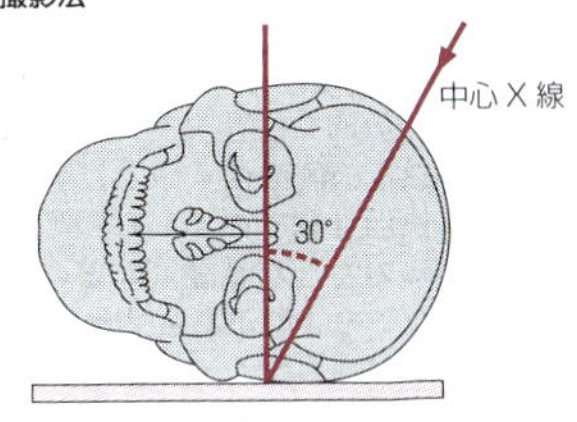

腫瘤 tumor ［はれもの］ 日常的にはしこりやはれものと表現される．原因に関係なく，からだや臓器の一部に周囲組織とは異なった成分が塊を形成し，占拠性病変として認められたもののことをいう．大きさ，かたさはさまざま．[3.992]

腫瘤形成型(性)膵炎 tumor forming pancreatitis 慢性膵炎の一病型．膵癌との鑑別診断が重要．診断にはCT，腹部超音波，超音波内視鏡，内視鏡的逆行性膵管造影などが用いられる．血液検査では膵酵素の上昇に加え，CA 19-9などの膵癌関連腫瘍マーカーが高値を示すこともある．本症と確実に診断されれば，治療は基礎疾患である慢性膵炎の治療に準じるが，閉塞性黄疸，十二指腸狭窄症状や強い疼痛を伴う例では，外科的治療が必要となる．[1401]

受療行動 care-seeking behavior 自分自身では対応できない身体的問題が生じたときに，それを取り除くために受診をする行動．宗像恒次はシーソーモデルを用いて，保健行動の促進と抑制のメカニズムを明らかにしている．受療行動は，「痛みや苦痛を取り除きたい」という動機と，病気が発見されることへの恐怖や，金銭的・時間的負担のバランスによって生じる．動機よりも負担感が大きくなってしまうとシーソーは傾き，行動は実行されないまま潜在化してしまう．[980]

受療率 rate of receiving medical care 指定した調査日に，医療施設で受療した人口10万人当たりの患者数．わが国の受療率は「患者調査」から推定される．現在，患者調査は3年に1回実施され，全国の病院，一般診療所，歯科診療所から層化無作為抽出した医療施設において，10月のある指定された1日(退院患者については9月)に利用した全患者を対象に医療施設側から調査する．患者調査では，外来患者数が調査日の天候に左右される，医療施設で受診しない疾病の状況はわからないなど注意すべき点もあるが，わが国の傷病の様子を示す重要な資料となっている．2005(平成17)年の全国の入院受療率は1,145，外来受療率は5,551．受療ではなく有病の状況を患者側から調査するものとしては国民生活基礎調査(大規模調査年における健康票・介護票)がある．[1211]

シュルツェ式胎盤娩出 Schultze mechanism⇨参胎盤剝離様式⇀1899

シュルツェマダニ *Ixodes persulcatus* 雌が3.5×1.7 mm，雄はそれよりも小型のダニ．主にユーラシア大陸の北部に分布し，日本でも北海道や東北地方，本州山岳地帯にみられ，特に北海道ではダニ刺咬症の大部分がシュルツェマダニによる．ライム病を媒介する．[288]

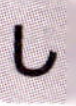

シュルツ・カールトン現象 ⇨同シュルツ・シャルルトン消退現象⇀1411

シュルツ・シャルルトン消退現象 Schultz-Charlton phenomenon ［シュルツ・カールトン現象，猩紅熱(しょうこうねつ)血清消退現象］ 猩紅熱患者に補助的に行う診断法で，皮内に猩紅熱回復期血清あるいは猩紅熱毒素に対する抗毒素を注射すると，その部分の発疹が消退する現象．抗原抗体反応により患部の毒素が抗毒素に反応して中和される(毒素中和反応)．現在はほとんど行われない．シュルツ Werner Schultz とシャルルトン Willi Charlton はともにドイツの医師．[1631]

シュレム管 Schlemm canal 線維柱帯を通過した房水が流入する扁平な管で，強膜深層にあり，角膜輪部全周を取り巻いて存在している．前房側を内壁，強膜側を外壁と呼ぶ．シュレム管に流入した房水は集合管を経て上強膜静脈へ流れ，眼外へ排出される．シュレム Friedrich Schlemm はドイツの解剖学者(1795-1858)．[566]

シュワックマン症候群 Shwachman syndrome⇨同シュバッハマン症候群⇀1405

シュワルツ・バーター症候群 Schwartz-Bartter syndrome ⇨同抗利尿ホルモン分泌異常症候群⇀1065

シュワルツマン現象 Shwartzman phenomenon ［シュワルツマン反応］ ウサギの皮内に内毒素液を注射し，24時間後に同じ液を静注すると，皮内注射局所に激しい出血壊死が生じることを局所シュワルツマン反応といい，2回とも静注すると全身臓器の出血，腎皮質壊死が起こることを全身シュワルツマン反応という．ともに血管・血液凝固障害がその本態で，全身シュワルツマン反応はヒトの敗血症における播種性血管内血液凝固症候群(DIC)の実験モデルとして使われている．シュワルツマン Gregory Shwartzman はアメリカの細菌学者(1896-1965)．[324]

シュワルツマン反応 Shwartzman reaction⇨同シュワルツマン現象→1411

シュワルツ・ヤンペル症候群 Schwartz-Jampel syndrome ⇨同シュヴァルツ・ヤンペル症候群→1362

シュワン細胞 Schwann cell ［鞘(しょう)細胞］ 末梢神経線維において，有髄神経，無髄神経の別なく，軸索を包む特殊な外胚葉性細胞のこと．神経線維の保護や栄養に関与し，末梢神経線維を切断した場合には，増殖して断端をつなぎ近位断端から神経線維が再生，伸長するのを誘導する．シュワン Theodor Swann はドイツの生物学者(1810-82)．[636] ⇨参髄鞘(しょう)→1616，神経細胞→1524

シュワン鞘(しょう) Schwann sheath ［神経鞘(しょう)］ 末梢神経軸索の周囲にシュワン細胞(神経鞘細胞)によってつくられた鞘(刀のさやのような覆い)．神経突起(軸索)の直径が1 μm 以下の場合，シュワン細胞は単純に軸索をその細胞質に包み込む．それ以上の太い軸索では原則としてシュワン細胞の細胞膜がぐるぐると軸索を取り巻いて，ミエリン鞘(髄鞘)を形成する．前者の細胞性被膜をシュワン鞘もしくは神経鞘といい，髄鞘を伴う後者を有髄性のシュワン鞘という．末梢神経では，髄鞘を有する神経線維を有髄神経線維，ないものを無髄神経線維という．しかし，いずれの場合も軸索の最外層は細胞性被膜のシュワン鞘で覆われている．唯一シュワン鞘で覆われていないのはランヴィエ Ranvier 絞輪の部位である．末梢神経系では神経鞘はシュワン細胞から形成されるが，中枢神経系では希突起膠細胞(オリゴデンドロサイト)が神経鞘細胞を形成する．[636] ⇨参神経細胞→1524

手腕振動障害 hand-arm vibration syndrome⇨同局所振動障害→775

純音聴力検査 pure tone audiometry 音叉による検査と，オージオメーター(聴力検査装置)を用いた検査に大別される．音叉による検査は，音叉を駆動して耳もとで聞かせることにより，難聴の有無を容易に知ることができる検査で，ウェーバー Weber 試験，リンネ Rinne 法，シュワバッハ Schwabach 法などがある．現在一般に行われているのは純音を電気的に発振するオージオメーターによる検査で，125 Hz，250 Hz，500 Hz，1,000 Hz，2,000 Hz，4,000 Hz，8,000 Hz の各周波数の音を用いて，気導聴力と骨導聴力を測定する．[98] ⇨参気導聴力検査→696，骨導聴力検査→1114

順化 acclimatization ［適応］ 環境の変化によって，その変化に対処すべく，生体に合目的的な変化が生ずるが，そのうち順化とは個体の一生の間に生ずる変化をいう．気候の変化に対し，発汗や皮膚の血流を変化させたり，高地に移住したときに赤血球数を増やしたりする生体の変化がみられる．この生体変化が永続的で遺伝的な変化を伴い子孫に伝わる場合は適応 adaptation と呼んでいる．[1618] ⇨参順応→1416

順化熱 acclimatization fever 生物がその地域の環境，特に気候，季節や地理的条件に適応した性質をもつように持続的に順応変化することを順化といい，その順応する際にみられる発熱のこと．例えば熱帯地方に行って生活し始めて，熱帯性気候に適応していくときに，人によって発熱が認められることがあることをいい，一般に体温調節障害のためとされている．[1278]

順化培地⇨同ならし培地→2197

循環顆粒球プール circulating granulocyte pool；CGP 顆粒球系幹細胞は，骨髄で顆粒球コロニー刺激因子(G-CSF)などの刺激により，骨髄芽球→前骨髄球→骨髄球→後骨髄球へと分裂しながら成熟する．後骨髄球からは分裂能がなくなり，成熟型である桿状核球と分葉核球となる．数日間骨髄にとどまり(貯蔵プール)，その後骨髄の血管洞をくぐり抜けて末梢血に流出する．末梢血中に流出した好中球の約半分は辺縁顆粒球プールといわれる肝臓，脾臓，血管内壁などに滞留し，残りの半分が末梢血中を巡回している．この巡回している顆粒球を循環プールという．辺縁顆粒球プールと循環顆粒球プールは自由に交換し，動的平衡を保っている．循環顆粒球プールでの存在時間は約半日で，組織に遊走後数日でアポトーシスにより死滅する．[1377] ⇨参顆粒球交代率→554

循環管理 management of circulation 患者の循環動態を把握し，循環血液量の異常，心機能障害，不整脈，血管の障害などを治療して，血液の臓器灌流や末梢循環を安定させること．意識状態，末梢の冷感，発汗，チアノーゼ，ショック，脱水，うっ血，高血圧などの症状や所見を観察し，血圧，脈拍，心拍，末梢循環，心電図，動脈圧，心拍出量，肺動脈圧，肺動脈楔入圧，中心静脈圧，尿量，体重，血液ガス分析，血液電解質検査，心臓超音波検査，放射線画像検査などの指標を参考にする．[911]

循環気質 cyclothymia，cyclothymic temperament 〔D〕 Zyklothymie クレッチマー Ernst Kretschmer(1888-1964)が主張した躁うつ(鬱)病の病前気質．現実に没入する傾向があり，開放的で，社交的，情が深く，親切で，角のない，自然な，刺激に一致した表情や身体運動を特徴とする．快活で動きの多い軽躁型，実際的な現実主義者あるいはのんきな諧謔家などの形をとる同調型，および沈うつ型の3型がある．[1115] ⇨参分裂気質→2613

循環気質的人格 cyclothymic personality クレッチマー Ernst Kretschmer(1888-1964)は，躁うつ(鬱)病には社交的，善良，親切，親しみやすいという共通した特徴のある循環気質 cyclothymia を示すものが多いことを見いだした(1921)．循環気質の中には，快活でユーモアがあり，活発，性急で陽気に傾くタイプと，物静かで柔和，陰気に傾くタイプとの両極がある．これらの気質的特徴を有する者を循環気質的人格と呼ぶ．また，この循環気質は太り型の体型と密接な関係があるといわれている．[404]

循環機能不全⇨同心不全→1599

循環虚脱 circulatory collapse ［心血管虚脱］ 循環血液量減少や不整脈などの原因により，比較的急激に血圧低下や意識消失などの循環不全または循環停止をきたす状態．血液量減少性ショックに類似している．[582]

循環血液量 circulating blood volume 体内を循環している血管系の血液量のことで，体重のおよそ7-8% である．循環血液量が増加すると血圧が上昇する．[226]

循環血液量過多症 hypervolemia 体内の循環血液量が

し

異常に増加した状態をいう．多血症でもともと増加している場合と，二次的に輸血や輸液により起こる場合がある．負荷が心臓にかかることから心不全，肺水腫を発症する場合がある．[1495] ⇨参赤血球増加症→1732

循環血液量減少 hypovolemia 循環血液量とは体内を流れる血液量のことであり，その減少は具体的に血漿の減少を指す．出血または体液喪失(脱水，重症熱傷，サードスペース形成，敗血症，嘔吐，下痢，利尿薬や血管拡張薬の投与)によって出現し，心拍出量および血圧が低下する．血液量が10-20% 減少すると，頻脈，脈拍微弱，尿量減少，発汗・冷汗，皮膚・顔面蒼白，肉体的・精神的虚脱などの臨床症状が出現し，患者は，倦怠感，めまい，立ちくらみ，口渇，嘔気などを自覚する．出血の場合は，速やかに出血源を検索し，止血操作を行うことが重要である．一方，体液喪失で，かつ血管透過性が亢進している場合には原因治療に加えて大量の輸液を必要とする．体液喪失であっても血管透過性亢進がない嘔吐，下痢では大量輸液を必要とすることはまれである．[549]

循環血液量減少性ショック hypovolemic shock，oligemic shock ［低血液量性ショック］ ショックとは急性に全身性循環不全が起こり重要臓器の機能維持が破綻するという病態であるが，その中で血液が体外や体内に急速に失われるために起こるもの．外傷，手術時大出血，産科的出血，大動脈瘤破裂，消化管出血(胃潰瘍出血，食道静脈瘤破裂など)などでは，出血性ショックと呼ばれる．また明らかな出血がなくても高範囲熱傷，汎発性腹膜炎，重症膵炎などでは，血管透過性亢進により血球成分は失われずに血漿成分のみが失われる体液喪失性ショックが起こる．また激しい嘔吐，下痢により消化液の多量な喪失，熱中症による高度脱水によっても起こる．症状の特徴は5P(脈拍微弱 pulselessness，冷汗 perspiration，蒼白な皮膚 pallor，呼吸数増多 pulmonary insufficiency，虚脱 prostration)と称されている．緊急処置を行いながらショックの原因を迅速に診断し原因の治療，除去を行う．併せて低容量補充のために病態に合わせた適切な輸液，輸血を行うことが重要である．[573] ⇨参心原性ショック→1535，低容量性ショック→2054

循環血液量増加 hypervolemia 体液量の増加を指し，通常はナトリウムの増加を伴う．ナトリウムイオン1 mEq の過剰で体液量は7.2 mL 増加する．体内のナトリウム排出は，レニン・アンギオテンシン・アルドステロン系により腎臓で調節されている．循環血液量の減少，腎血流量の減少によりレニンが分泌され，最終的にはアルドステロンにより遠位尿細管におけるナトリウムの再吸収が促進され体液量が増加する．体液量の増加により，血圧の上昇を認めるが，心機能の低下した状態では，膠質浸透圧より静脈静水圧の方が高くなり，組織内の水の回収が不可能となりうっ血性心不全を発症する．多くは利尿薬が有効であるが，本質的には原因疾患の治療が重要である．[549]

循環血漿量⇨同血漿量→917

循環抗原 circulating antigen 血流中に出現した感染病原体の排泄物や分泌物の成分および病原体の構成成分などのこと．例えば，熱帯マラリア原虫から血漿中に放出される histidine rich protein Ⅱ(HRP-2)は，熱帯熱マラリアに特異的な循環抗原である．この抗原を検出することは各種の診断に有用である．また，抗原抗体反応で複合物を形成し，それが種々の臓器に沈着し新たな障害を発生することがある．[288]

准看護師 assistant nurse 都道府県知事の免許を受けて，医師・歯科医師または看護師の指示を受け，傷病者または褥婦の療養上の世話，または診療の補助を行うことを業とする者をいう．「保健師助産師看護師法」の規定する教育を受けて，准看護師試験に合格した者が准看護師の資格を取得する．准看護師と看護師の定義で法律上異なる点は，医師・歯科医師または看護師の指示を受けるということだけで，業務の内容は同様となっている．[321]

准看護師教育課程 准看護師は「保健師助産師看護師法」では「都道府県知事の免許を受けて，医師，歯科医師又は看護師の指示により」看護師の行う業(看護師でなければ行うことができない仕事)を行うものと定義され，その教育課程(カリキュラム)は，基礎科目105時間以上，専門基礎科目385時間以上，専門科目665時間以上，臨地実習735時間以上の講義と実習で編成されている．2008(平成20)年現在，准看護師養成課程は合計265(1学年定員1万2,853名)，そのうち高等学校衛生看護科としての准看護師養成課程が21(1学年定員1,060名)である．准看護師は，看護婦養成では充足できないほどの看護マンパワー不足を補う目的で，1951(同26)年から開始された制度で，発足当初より教育内容の問題や業務範囲，労働条件などさまざまな問題を含んでおり，1996(平成8)年，厚生省(当時)は21世紀の早い段階で准看護師制度を廃止する方針を表明した．これに伴って社会の医療ニーズ，看護の質向上と准看護師の看護師資格取得への移行教育が検討され，2004(同16)年に，准看護師移行教育が実施された．10年以上業務に従事している准看護師は，2年課程の通信制教育〔現行の看護師2年課程(通称進学コース)と同等の教育内容〕で必要な単位が認定されれば看護師国家試験を受験できることとなった．2006(同18)年現在の准看護師従事者数は41万人を超えており，移行教育が始まったとはいえ，准看護師と看護師という「看護を行う2つの職種」をめぐる看護の質，教育の質と資格にまつわる問題はいまだに解決に至っていない．[1513]

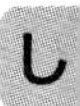

准看護師試験 准看護師の業務を行うのに必要とされる一定水準の知識および技能を認定するために，都道府県知事が行う試験．受験資格は，①文部科学大臣の指定した学校において2年間の看護に関する学科を修めた者，②厚生労働大臣の定める基準に従い，都道府県知事の指定した准看護師養成所を卒業した者，③看護師国家試験の受験資格を有する者，④外国の看護師学校を卒業し，または外国において看護師免許を得た者のうち，看護師受験資格には該当しない者で，厚生労働大臣の定める基準に従い，都道府県知事が適当と認めた者，となっている．[321]

瞬間殺菌法⇨同超高温殺菌法→2011

瞬間死 immediate death⇨同瞬間心臓死→1414

循環時間 circulation time 血液が血管内のある一定部位から他の一定部位まで流れるのに要する時間．血流速度に反比例する．心血管系の異常や血液循環状態の異常を知る目的で測定される．[226]

循環障害 circulatory disturbance 広義では浮腫，うっ血，充血，出血，血栓，塞栓，虚血，梗塞，側副血行路，ショックなど，血流やリンパ流の異常をきたす病態の総称で，病理学の総論的用語でもある．狭義の循環障害は特に臨床的事項を意味することが多く，主として血流低下とそれに伴う細胞・臓器障害を指す．狭義の循環障害には血栓・塞栓などによる動脈血の血流低下に伴う虚血や，その最終結果である細胞・組織壊死である梗塞，心臓拍出量低下による心不全，静脈血の還流障害によるうっ血，血管壁破綻による出血，大量出血に伴う出血性ショックなどが含まれる．狭義の循環障害には局所的なものと全身的なものがあり，虚血・梗塞や出血は局所的，心不全やショックは全身的である．うっ血は局所的な場合と全身的な場合(うっ血性心不全)の両者がある．[1468]

瞬間心臓死 acute cardiac death ［瞬間死］ 予期せぬ急死の中で，心血管疾患が原因で心臓が突然停止したものを心臓突然死という．発症から24時間以内の死亡を心臓突然死というのに対し，数分から1時間以内の経過で死亡に至る場合を瞬間心臓死と呼ぶことが多い．原因として多いのは，冠動脈疾患，心筋症，心臓弁膜症などがあげられるが，心臓が停止する直接の原因は心室細動，心室頻拍という致死的不整脈が大多数を占める．[1253] ⇨参心臓突然死→1579

循環性人格 cyclothymic personality⇨同情動性人格異常→1445

循環精神病 circulatory psychosis⇨同双極性障害→1810

循環赤血球量測定 determination of circulating erythrocyte volume 患者赤血球をクロム51(^{51}Cr)で標識し静注後，採血して循環赤血球量を求めることができる．真性多血症などの絶対的多血症と，ストレス多血症などの相対的多血症との鑑別に有用．[1615]

循環中枢⇨同血管運動中枢→898

循環調節 cardiovascular regulation 血液の循環の恒常性と組織灌流を十分維持するための調節．循環調節は1つの因子で行われているのではなく，ペイジPageのモザイク説によると神経性，体液性，腎性因子や血管系の組織構築，組織由来因子などによるといわれている．これらの因子が相互に関連して自動調節系を形成している．神経性調節においては頸動脈洞と大動脈弓に分布する大動脈圧受容器にかかる圧刺激により交感神経系，副交感神経系やバソプレシン系が血圧を調節する．体液性においてはレニン・アンギオテンシン・アルドステロン系が主な役割を果たしている．[226]

循環病質人格 cycloid personality⇨同情動性人格異常→1445

循環モニター circulation(hemodynamic) monitor 患者の循環動態を把握するために連続的に循環状態を表示，記録する監視装置の総称．重症患者の管理に必須である．循環動態のモニタリングには，心電図，血圧，肺動脈圧，中心静脈圧，心拍出量などがあるが，最も頻用されているのが心電図モニターである．血圧には観血的測定法と非観血的測定法がある．観血的動脈圧測定は，末梢動脈に直接カテーテルを留置して，カテーテルから伝わる圧を圧トランスデューサーで電気信号に変え，血圧と動脈圧波形を連続的にモニターする．非観血的動脈圧測定は，カフを巻いて自動的に血圧を測定する．肺動脈カテーテル(スワン・ガンツSwan-Ganzカテーテル)は，肺動脈および心拍出量を測定できる．最近では，センサー部を動脈カニューレに接続することにより連続的に心拍出量を測定する連続的動脈圧心拍出量モニターがある．そのほか混合静脈血(中心静脈血)酸素飽和度など新しいパラメーターも登場している．[1621]

●循環動態のモニターの指標

前負荷	
左室拡張末期径	40-56 mm
下大静脈径	7-15 mm
中心静脈圧	8-12 mmHg
肺動脈楔入圧	12-18 mmHg
後負荷	
収縮期血圧	≧90-100 mmHg
平均血圧	≧65 mmHg
全身血管抵抗	800-1,500 dyne·秒/cm^5
心収縮力	
心係数	2.5-4.5 L/分·m^2
拍出量	50-60 mL/beat
左室仕事係数	30-100 g·m/m^2
心拍数	60-100/分
冠動脈灌流圧	
(拡張期血圧－中心静脈圧)	＞60 mmHg
組織酸素代謝	
胃粘膜細胞内pH	＞7.30
血清乳酸値	＜2 mM/L
混合静脈血酸素飽和度	＞70%
酸素運搬量($\dot{D}O_2$)	＞600 mL/分·m^2
酸素消費量($\dot{V}O_2$)	≒170 mL/分·m^2
尿　量	≧0.5 mL/kg/時

篠澤洋太郎(日本救急医学会監)：標準救急医学 第4版，p.206，表10-6，医学書院，2009

春季カタル vernal conjunctivitis, spring catarrh アレルギー性結膜炎の重症型で，慢性の経過をとる．通常，両眼性．アトピー体質の20歳以下の若い男性に多く，春から夏にかけて症状が悪化し，これを繰り返す．従来は10歳を過ぎると症状は軽くなり，自然に治癒することが多かったが，アトピー性皮膚炎を合併することが多くなった最近では，20歳代でも強い症状がみられる例もある．強い瘙痒感と眼脂が主な自覚症状．他覚的には，上眼瞼結膜に石垣状の乳頭増殖がみられる．眼瞼結膜が主体の眼瞼型，輪部結膜(角膜に接する部分の眼球結膜)が主体の輪部型と，眼瞼結膜と輪部結膜の両方に炎症がみられる混合型とに分類される．重症例では角膜上皮障害を生じる．抗アレルギー薬やステロイド剤，免疫抑制点眼剤が用いられる．アレルゲンの大部分はハウスダストとされる．[651]

準禁治産 quasi-incompetence ［被保佐］ わが国の「民法」では2000(平成12)年までは，心神耗弱者，聾唖者，盲者および浪費者は準禁治産者としてこれに保佐人をつけることができ，準禁治産者は特定の法律行為をするには保佐人の同意を得なければならないとしていた．禁治産の場合と異なり，準禁治産については精神病質(人格障害)，嗜癖者も対象となっていた．2000年の「民法」改正に伴い，禁治産・準禁治産制度は廃止され，「成年後見制度」が導入された．禁治産者は被後見人，準禁治産者は被保佐人となり，新たに被補助人という

区分がつくられた.[691] ⇨[参]禁治産⤍799

純系 pure line 近親交配を重ねることによって得られる実験動物の系統. すべての遺伝子がホモ接合となっており, 同一の遺伝的背景をもつので個体差による影響を除外できる.[368]

純型性腺形成異常症 pure gonadal dysgenesis ［**真性性腺形成異常症, 純粋性腺異形成**］ 生殖細胞を欠如する索状の性腺, 女性型のミュラー Müller 管分化(卵管, 子宮, 腟の発育), 女性型の外性器を有することで特徴づけられる症候群の中で, 低身長, 外反肘, 翼状頸などのターナー Turner 症候群においてみられる身体的特徴を有さないもの. 片側が索状性腺, 他方が低形成の精巣を有するものは混合型性腺形成異常症とされる. 種々の核型を示すことから 46,XX gonadal dysgenesis (46,XX streak gonad syndrome)のように核型をつけることが多い. 46,XY の純粋型性腺形成異常症はスワイヤー Swyer 症候群と呼ばれる.[845] ⇨[参]ターナー症候群⤍1852

順行性刺激 orthodromic stimulation 細胞体→神経終末あるいは中枢から末梢へ向かう伝導を起こす刺激.[1274]

順行性伝導 orthodromic conduction 樹状突起から細胞体へ, または神経細胞体から軸索終末へ向かうインパルス(活動電位)の伝導.[1274]

順行性変性 orthograde degeneration⇨[同]ウォーラー変性⤍321

準広汎(拡大単純)子宮全摘出術 semiradical hysterectomy ⇨[同]拡大子宮全摘出術⤍483

準根治的照射 semi-radical irradiation 腫瘍の大きさ, 進展範囲, 周辺正常組織の耐容線量などにより, 根治の可能性が根治的照射に比べて劣る照射のこと.[1007] ⇨[参]根治的照射⤍1142

純再生産率 net reproduction rate；NRR ある集団で, 1人の女性が一生涯のうち何人の女児を産むかを表す指標が再生産率で, 生産年齢(15-49 歳)までの死亡率を考慮しない総再生産率(gross)と, 考慮する純再生産率(net)がある. 総再生産率は, 期間合計特殊出生率を女児だけについて求めた値となる. 純再生産率の算出には, 女性の年齢別出生率, 出生性比のほかに, 年齢別死亡率の情報も必要となる. 純再生産率が1未満であれば人口は減少し, 1を超えると増加する. 2007(平成19)年現在, わが国の純再生産率は 0.64 と 1 を大きく下回っている. 15-49 歳までの各年齢を i としたとき, 純再生産率は以下の式で計算される.[1211] ⇨[参]総再生産率⤍1814

$$\sum_{i=15}^{49}\left(\frac{\text{母の年齢が}\ i\ \text{歳の女児の出生数}}{i\ \text{歳の女性人口}}\times i\ \text{歳の女性の累積生存確率}^{*}\right)$$

* 女性の生命表における年齢 i の定常人口/10 万人

準市場 quasi markets ［**疑似市場**］ 医療や福祉といった準公共財である社会サービス領域で, 量的, 質的に供給し, 公正に分配するために規制緩和や民営化あるいは市場メカニズムを導入しようとするもので, その流れの中で対人サービス, 特に医療や福祉における対人サービスで市場メカニズム導入を決定づけたのが準市場 quasi markets の考え方である. イギリスでサッチャー Thatcher 政権での規制緩和, 民営化, 民活導入といった動きの対象は公営企業から始まったが, 1988 年頃から医療, 福祉, 教育などの分野に規制緩和などの導入が行われる段階に入ってきた. 医療や福祉といった準公共財である社会サービス領域での市場メカニズムの導入は, 公的財源で行政にかわって消費者あるいは消費者の代理人(エージェント)がサービスの供給者を選択し, 公共部門にかわって競争主体がサービスを供給するというもので, この仕組みを quasi markets という. 「quasi」つまり疑似という言葉が「市場」の前につく理由は, 規制緩和の結果, 公共部門がこれまでのように国民のニーズに応える意欲も能力もないものではなく, いくつかの点で市場に近いものになってきたのであるが, いくつかの点では市場のシステムとは異なっているためである. 具体的には, ①サービスの供給の問題ではサービス提供者間の競争が存在し, 民間と公的部門が独立した経済主体として活動し, 消費者の獲得競争をしていること, ②サービス需要の問題では純粋な市場とは異なり, 購買力は金銭で示されるのではなく, 公的資金などの形をとっていること, ③サービス内容は消費者が自ら決定することができず, 例えば福祉の領域であれば, ケアマネジャーやかかりつけ医がエージェントとしてその利用者に必要な需要を決定し, その効果をモニターして評価することになる, などがあげられる. したがって準市場は供給, 需要, 調整の3点で, 純粋な市場とは異なるといえる.[868]

準実験 quasi-experiment 対象を処理条件に無作為に振り分けることができないか, 対照群を設定できない実験. ただし結果の内的妥当性をかためるため, 研究者は独立変数を操作し, ある程度コントロールを行う方法. 実験的操作を加える点では実験研究と同じであるが, コントロールの程度が実験研究よりも緩やかである点が異なる. 実験研究の三条件(①実験的操作, ②コントロール, ③無作為化)のうち実験的操作は行うがコントロールと無作為化のどちらか一方, あるいはその両方が欠けている場合を準実験という. 準実験の長所はより実際的で実施する可能性が高いことである. その反面, 対照群をもたず, 無作為化がなされていないために, たとえ変数間の関係は支持されたとしても因果関係の推定には限界がある.[597] ⇨[参]真の実験⤍1595

逡(しゅん)**巡創**⇨[同]ためらい創(傷)⤍1928

順序尺度 ordinal scale 対象のもつある属性に関して, 順序づけが行われる場合に用いる尺度. この場合, 問題となるのは測定値間の順序であり, その間隔には何の意味も含まれていない. 数の特徴としては同一性と順序性を備え, 数学的操作としては中央値, パーセンタイル値, 順位相関などの算出が可能. 成績順位, ものの好き嫌いの順序などがこれにあたる.[980] ⇨[参]尺度⤍1353, リッカート尺度⤍2926

純粋運動性片麻痺 pure motor hemiplegia 錐体路に限局した障害であり意識障害, 皮質症候, 感覚障害などを認めず, 対側の不全片麻痺のみを呈するもの. ラクナ梗塞の中で最も多く認められる.[899]

純粋語唖⇨[同]発語失行⤍2382

純粋語聾(ごろう) pure word deafness⇨[参]語聾(ごろう)⤍1137

純粋失読 pure alexia⇨[同]視覚性失読⤍1230

純粋自律神経不全症　pure autonomic failure　起立性低血圧をはじめ広汎な自律神経障害を呈し，成人に発症し慢性に経過する予後良好の症候群．独立した疾患であるかどうかは議論があるが，レビー Lewy 小体病の一表現形とする考えもある．交感神経節後線維の障害が原因といわれ，体性神経（運動，感覚）は障害されない．この点で，同じく自律神経障害を主徴とするが交感神経節前線維の障害でパーキンソニズムや小脳失調などを合併する多系統萎縮症とは異なる．臨床的には起立性低血圧以外に排尿障害，頑固な便秘，陰萎（インポテンス），発汗低下などがみられる．多系統萎縮症の初期と鑑別を要することが多いが，血液中ノルアドレナリン濃度が著明に低下，MIBG 心筋シンチグラフィーで心筋への集積が著明に低下などは，本疾患を示唆する所見と考えられている．根治的治療法は現在なく，起立性低血圧に対して昇圧薬を用いるなど対症療法がなされる．[576]

純粋水分欠乏性脱水　pure water dehydration　体液が喪失する脱水症のうち，ナトリウム（Na）の喪失を伴わずに体内の水分のみが喪失して生じた脱水．血中 Na 濃度や血漿浸透圧は高くなり，口渇感が初期から出現．体液が細胞内から細胞外に移動するため，循環血液量は比較的維持され，水分欠乏の程度に比べて脱水症状は軽度であることが多い．飲水不足や多量の発汗，腎臓からの水利尿などが原因で出現．頻度は低く，通常は Na の欠乏を伴う水分欠乏性の割合が高い脱水を指すことが多い．[563]

純粋性腺異形成⇨同純型性腺形成異常症→1415

純粋直観　intuition　［直観，直証］　1 つの認識能力または要素として思惟に対立する作用．意識の感覚であるとか，意味や真実の感覚，感情の感覚などである．質的研究では，対象の内面の状態を把握・解釈する手段として重要なもの．[446]

純粋培養　pure culture　［純培養］　1 種類の細胞集団のみを含む培養．2 種類以上を含む場合を混合培養という．[324]

純粋無動症　pure akinesia　歩行，書字，会話などの反復運動の加速とすくみ足を主徴とし，筋固縮や振戦がなく，レボドパが無効であるもの．男女差はあまりなく，すべて孤発例．発症年齢は 32-73 歳，平均 61.5 歳で，一般に中年以降に潜行性に発症し，緩徐に進行．臨床症候は加速歩行，すくみ足，小字症，立位・運動時の後方突進現象，矛盾性運動などが前景にたち，経過とともに眼球運動障害（91%），開瞼失行（29%），頸部ジストニア（29%），嚥下障害（24%）などが出現．画像所見は加齢変化程度で，SPECT や PET で前頭葉や線条体の血流低下の報告がある．当初，純粋無動症と思われていた症例の中には経過中に眼球運動障害，項部ジストニア，認知症症状などを呈し，臨床的にも病理学的にも進行性核上性麻痺と診断される症例もあることがわかってきた．しかし，両者が共通の疾患群かどうかはまだ解決されていない．治療はすくみ足に対してドロキシドパを使用するが，効果は一過性または不確実である．[899]

純水濾過係数　pure water permeability　透析療法で用いられる透析器（ダイアライザー）を介して血液側から除去される水分量（透水性）を評価する係数．濾過係数 $Lp = V_F/T_F \times TMP \times A$ (mL/時・m²・mmHg) の式で算出され，値が高いほど単位時間当たりに大量の除水が可能となる〔V_F：濾過された時間で得られた濾液量(mL)，T_F：濾過時間(時)，TMP：膜に加えた圧力により得られた膜間圧力差(mmHg)，A：有効膜面積(m²)〕．例えば，2.0 m² の面積のダイアライザーに 100 mmHg の圧力差を加えて 4 時間の透析療法を実施した結果，最終的に 2,400 mL の濾液が得られた場合には，膜の濾過係数（Lp）は以下のように算出される．

$Lp = 2{,}400 \div (4 \times 100 \times 2) = 3.0$ (mL/時・m²・mmHg)[563]

純赤芽球癆　pure red cell aplasia；PRCA⇨同赤芽球癆（ろう）→1714

純赤血球無形成症　pure red cell aplasia；PRCA⇨同赤芽球癆（ろう）→1714

順天堂　蘭方医の佐藤泰然が開いた私立病院，西洋医学塾で，現順天堂大学に発展した．順天とは中国古典の「天道に順う」の意味．長崎から戻った泰然が江戸両国薬研堀に蘭学塾（和田塾）を開いた 1838（天保 9）年を創始の年としている．1843（同 14）年，藩主堀田正睦の知遇を得て下総国（現千葉県）佐倉に移って順天堂を設立．泰然は蘭書を翻訳して蘭方外科を学び，これを実地の臨床外科診療に生かした．名声を慕って全国から門人が集まり，この門人たちが明治初頭の日本における西洋医学の移入，受容，制度的定着の中心となっていった．門人の 1 人である山口舜海は泰然の養嗣子となり佐藤尚中と称し，1873（明治 6）年に東京下谷練塀町に私立病院を開設．1875（同 8）年には湯島に移転し，私立総合病院順天堂医院となった．この後，順天堂医学専門学校（1943），順天堂医科大学（1946）を経て順天堂大学医学部（1952）となり，2010（平成 22）年からは 4 学部と 6 つの大学附属病院を備えた健康総合大学・大学院になる．[983]　⇨参佐藤泰然→1191，佐藤尚中（たかなか）→1191，佐藤進→1190

順応　adaptation　同じ強さの刺激が感覚器に持続して加わると主観的感覚の強さが次第に減少して，ある一定値に近づくこと．場合によっては感覚が，消失することもある．[1230]　⇨参順化→1412

純培養⇨同純粋培養→1416

準備運動　warm-up　目的とする運動の開始前に行う軽度の全身運動．目的は交感神経系を活発化させ循環器・呼吸器の準備，また関節や筋肉などをほぐし，運動器系への急激な負荷への耐容能力を向上させることである．[1594]　⇨参整理運動→1710

純物質⇨同化学物質→469

準閉鎖性（閉塞性）ドレッシング材　semi-occlusive dressing　水や細菌を通さず空気や水蒸気は通す，創面を覆う粘着性フィルム材．創面の閉鎖によって外部汚染を防ぎ，創面の湿潤と皮膚の乾燥を維持する．しかし滲出液が多いと液漏れし，皮膚は浸軟し準閉鎖性も失われる．[977]　⇨参ポリウレタンフォームドレッシング→2715

瞬目反射　blink reflex　［まばたき反射］　眼球周辺の刺激によって反射的に眼瞼を閉じる現象．急に眼前に物体が近づいたとき，強い光に照らされたとき，眼周辺への刺激，大きな音による外耳道の刺激などで起こる．片側への刺激であっても両眼瞼が閉じる．求心路は視

神経または三叉神経で遠心路は顔面神経．眼瞼反射も瞬目反射ということがある．[899] ⇨参眼瞼反射→588

瞬目麻酔 lid akinesia ［アキネジー］ 浸潤麻酔の1つで，閉瞼の抑制を目的とする．眼輪筋を支配する顔面神経をブッロクし瞬目（まばたき）できなくする．眼科手術前に行われる．[257]

準夜勤務 evening shift 看護は24時間継続して行われる点から，病棟における看護師の勤務体制として，日本看護協会看護師部会は，原則として3交替勤務とするよう示している．その時間的区分は通常，8：00-16：00を日勤，16：00-0：00を準夜勤，0：00-8：00を深夜勤としている．これにより看護業務の継続性が保障されている．[321]

順流 forward flow 血管本来の方向の流れ．動脈では心臓から出る方向の血流，静脈では心臓に返る方向の血流をいう．[955]

除圧⇨参体圧の分散→1856

女医 female〔medical〕doctor⇨参医疾令（いしつりょう）→230

ショイエルマン病 Scheuermann disease⇨同若年性脊柱後彎（わん）症→1354

証 pattern, syndrome 西洋医学では「病名」を診断するのに対し，漢方医学では「証」を診断する．患者の自覚症状および徴候を，漢方医学の生理・病理概念（陰陽，虚実，寒熱，表裏の八綱，気・血・水，五臓六腑など）を用いて認識し，互いに関連を有する症候をまとめたものをいう．また，生薬レベルでその生薬の適応する主要症候をとらえ，それを証と呼ぶこともある．最終的には，ある特定の処方の適応病態，すなわち○○湯証という判断を下す（例えば黄連解毒湯証など）．この判断に基づき実際にその処方を用いて治療効果が認められて初めて，患者は○○湯証であったと確定する．処方が無効であった場合は，病態把握を見直し証を再考する．病名とは異なり，最終的に証は処方そのものの指示を与えるものになっている．証は一度確定しても固定的なものではなく，時間の経過，あるいは治療によっても変化する．このため，証の変化に対応して処方を修正する必要がある．[508] ⇨参気血水→679

昇圧アミン vasopressor amine 窒素（N）を含む有機化合物（アミン）のうち，生体内で血圧を上昇させる作用をもつ生理活性物質および薬物．交感神経を刺激し，末梢血管を収縮させて血圧を上昇させるものと，心筋に直接働くものとに分けられる．ノルアドレナリン，ドパミン塩酸塩，ドブタミン塩酸塩，イソプレナリン塩酸塩，エフェドリン塩酸塩などがある．[485] ⇨参カテコールアミン→536

昇圧中枢 vasoconstrictor center ［血管収縮中枢］ 循環を調節する中枢神経系のこと．循環は神経性の調節も受けており，代表的なものは大動脈圧受容器反射．頸動脈洞や大動脈弓に存在する圧受容器からの情報は求心性線維を介して延髄にある昇圧中枢である孤束核に伝達される．そこで統合され交感神経系や副交感神経系へと指示が出され血圧が調節される．[226]

昇圧反射 pressor reflex⇨同昇圧反応→1417

昇圧反応 pressor response ［昇圧反射］ 受容器もしくは求心性神経への刺激により，血管運動中枢が興奮し，交感神経性血管収縮線維の発射頻度が増加し，動脈血圧が上昇する反応．例として化学受容器を介する反応がある．[226] ⇨参降圧反射→970

上位運動ニューロン upper motor neuron；UMN 中心前回（大脳皮質の運動領あるいはブロードマンBrodmannの脳地図の4野）に細胞体をもち，錐体路（皮質脊髄路）あるいは皮質延髄路を構成して脊髄前角または延髄に終わるニューロン．[1230]

上位運動ニューロン障害 upper motor neuron lesion 上位運動ニューロンは，皮質脊髄路（錐体路）と皮質延髄路，皮質橋路，皮質中脳路などの皮質核線維をいう．上位運動ニューロン障害では，痙性麻痺を呈し，深部反射は亢進し，足クローヌスを起こしやすく，病的反射が出現するが筋萎縮は生じない．[899] ⇨参運動ニューロン疾患→339

上位型腕神経叢麻痺 upper-type paralysis of brachial plexus 腕神経叢は第5,6,7,8頸髄神経根と第1胸髄神経根により形成されているが，そのうち第5,6頸髄神経根または第5,6,7頸髄神経根が障害されたものをいい，エルプErb麻痺とも呼ばれる．前者では肩関節の屈曲・外転・外旋，肘屈曲が不能となり，後者では加えて手関節の背屈力が低下する．感覚障害の範囲は両者とも上肢外側で，人によって中指までの範囲の感覚が障害される．なお，現在では上位型（エルプ）麻痺，下位型（クルンプケ）麻痺という用語はほとんど使用されていない．[1087] ⇨参エルプ麻痺→370

上衣細胞 ependymal cells 脳室，中脳水道，脊髄中心管をほぼ単層性に覆って上衣を構成するグリア細胞の一種．脳室に面した側に細胞接着構造が発達している一方で，脳実質側には基底膜構造はなく，上衣細胞の突起が脳実質へ向かって伸びるという特徴を有する．脳脊髄液を産生する脈絡叢の表面を覆う脈絡叢上皮とは連続的に移行しているが，形態学的にも機能的にも両者は区別される．上衣細胞に由来する脳腫瘍が上衣腫である．[1589] ⇨参神経膠細胞→1523

上位自我 superego⇨同超自我→2012

上衣腫 ependymoma ［脳室上衣（皮）腫］ 脳室上衣細胞に由来する神経膠腫の一種で，脳室，脊髄，馬尾に発生．小児期に好発し第4脳室発生が多い。成人ではテント上および脊髄に多い．境界明瞭で発育は緩徐だが全摘出率は低く，腫瘍残存がある場合は再発は避けられない．悪性型では髄液播種率が高い．症状が出たときには腫瘍がかなり大きくなっていることが多い．テント上の発生例では進展していった部分の大脳欠損症状を，第4脳室発生例では非交通性水頭症による頭蓋内圧亢進症状を呈する．治療は腫瘍摘出と残存腫瘍に対する放射線治療が行われる．小児例（5歳以下）の予後は不良である．[475]

使用依存性ブロック use-dependent block⇨同頻度依存性ブロック→2504

常位胎盤 normally implanted placenta 子宮体部に付着している胎盤，すなわち正常位置にあるもの．通常は子宮底の内膜に付着している．[998] ⇨参低位胎盤→2041，前置胎盤→1775

常位胎盤早期剝離 early separation of placenta, abruptio placentae 胎盤は位置異常がない場合，通常，胎児の娩出後，子宮壁から剝離し娩出される．常位胎盤早期剝離は妊娠中ないし分娩中の早期に胎盤の剝離が起こることで，発生率は約0.5%とされる．剝離部における出血は凝血塊をつくり，次第に大きくなるために胎盤の剝離が進行し，それにより出血量は増加する．悪循環のため，胎児死亡さらに母体死亡の原因となりうる．原因不明の場合が多いが，妊娠高血圧症候群においては発生リスクが高い．腹痛，圧痛，持続性子宮収縮，子宮壁の板状硬などが発生．外出血のない場合が多いが，子宮内出血によりショック状態に陥ることがある．超音波断層法により胎盤分娩後出血を確認し診断する．原則として緊急の帝王切開分娩が必要となる．広範な子宮出血により子宮筋層内に血液が浸潤し，これらの血液の凝固により母体のフィブリノゲンが消費され，しかもトロンボプラスチンの豊富な絨毛成分が母体血中に入るために播種性血管内凝固(DIC)が発生しやすい．子宮筋の損壊により分娩後の弛緩出血も多く，子宮摘出が必要になることがある．鑑別は前置胎盤で，常位胎盤早期剝離が内出血で痛みを伴うのに対して，前置胎盤は外出血で大きな痛みは伴わない．[998] ⇨参前置胎盤→1775，子宮破裂→1257，胎盤早期剝離→1899

上位脳幹圧迫　upper brainstem compression　テント切痕より離れたテント上部(上位脳幹)より下方向に圧迫が加わると，まず間脳が障害され，次いで中脳，橋，延髄へと障害が及んで死に至る．障害が現れる経過をみると，この上位脳幹の圧迫で網様体の障害が起き，意識レベルがJCS-200まで低下する．瞳孔は小さく対光反射はある．錐体路障害が両側に出現し，痛みに対し除皮質姿勢ないし除脳姿勢を示してくる．この時点は適切な対応により回復可能な時期である．[196] ⇨参テント切痕ヘルニア→2088

上位離断脳　cerveau isole　中脳もしくは中脳と橋の間を離断された動物の脳．一般に中脳を離断された動物は，死に至ることはなく自発的に呼吸するが，非反応性で瞳孔に異常(通常は散大)をきたし，脳波は持続性ノンレム睡眠パターンを呈する．これに対し，延髄と脊髄の間が離断された下位離断脳では脳波は覚醒パターンとノンレム睡眠パターンが交互に現れる．[196]

小陰唇　labia minora　大陰唇の内側にある左右二葉の弁状皮膚ヒダ．前端は2つに分かれ陰核を包み，上方は陰核包皮，下方は陰核小体となる．色素沈着はみられるが，汗腺は乏しく陰毛は認めない．皮脂腺は豊富で分泌物は剝落表皮とともに恥垢を形成する．男性の陰茎皮膚に相当する．[998] ⇨参外陰→424

上咽頭　epipharynx　［鼻咽頭］　咽頭の3つに分けられた部分のうち最も上方に位置する部分．鼻腔よりつながり前方は後鼻孔で境され，後方は第2頸椎前面である．上方は頭蓋底と接している咽頭円蓋で，下方は軟口蓋の高さまで．後壁は小児期にはアデノイドの発達をみる．側壁には下鼻甲介の高さで耳管隆起があり耳管咽頭口が開口する．[701] ⇨参中咽頭→1983，下咽頭→462

上咽頭癌　epipharyngeal carcinoma　上咽頭に発生する悪性腫瘍．扁平上皮癌が多いが未分化癌や悪性リンパ腫などもある．アジア人種に頻度が高く，最近はEB(エプスタイン・バー Epstein-Barr)ウイルスとの関係も研究されている．上咽頭を閉塞して，鼻症状や滲出性中耳炎を初発症状とするが，脳神経症状や頸部リンパ節腫脹から発見されることもある．主に放射線治療を行う．[98]

上咽頭収縮筋　superior pharyngeal constrictor muscle　咽頭筋のうち外層の輪状筋で，機能的に収縮筋である．迷走神経支配を受ける．口腔側壁の各所より起こり，中咽頭を包んで後方へ回り，大部分は頸椎前面の咽頭縫線に終わるが，一部は頭蓋底と腱膜でつながる．[451]

上咽頭線維腫⇨同鼻咽頭線維腫→2426

漿液　serous fluid　心臓，肺，腸管は，終生動き続けている器官である．このため，周囲の組織との摩擦を少なくするために特別な構造を備えている．それぞれの臓器は薄い袋状の膜構造(漿膜)に包まれ，その袋の中に摩擦を少なくするように少量の液体を入れている．この潤滑油として働くのが漿液で，漿膜から分泌されている．漿膜はそれぞれ心膜，胸膜，腹膜といい，2枚の漿膜の間のスペースを心膜腔，胸膜腔，腹膜腔という．各臓器の表面を直接包んでいるものを臓側漿膜，反転して心囊壁，胸壁，腹壁につくものを壁側漿膜という．反転する部位は，心臓では大血管の基部，肺では肺根の基部，腸管では腸間膜の基部(腸間膜根)である．正常な状態では，漿液の量は最小必要量に限られる．しかし，肺癌や腹腔内臓の癌が胸膜や腹膜に転移した場合には，大量の漿液(胸膜水，腹膜水)が分泌され，肺や腸管の機能に支障をきたすことがある．[1044] ⇨参漿膜→1459

漿液性炎　serous inflammation　急性滲出性炎の1つで，炎症刺激によって充血した血管からフィブリノゲンを含まない液性成分の漿液が滲出した状態．滲出液が体腔内に貯留した漿液性胸膜炎，漿液性腹膜炎や，滲出液が間質に貯留した状態である声門水腫などが代表的．身近な例として熱傷，虫刺され，蕁麻疹，皮膚に生じる水疱などがある．炎症の原因が除去されて滲出液が吸収されれば，痕跡を残さず治癒する場合が多い．[1340] ⇨参急性滲出性炎症→731

漿液性胸膜炎　serous pleurisy⇨同滲出性胸膜炎→1555

漿液性滲出液⇨参漿液性炎→1418

漿液性髄膜炎⇨同無菌性髄膜炎→2781

漿液性腺癌　serous adenocarcinoma　［漿液性囊胞腺癌，悪性漿液性腫瘍］　主に成人女性(40-65歳)の生殖器(卵巣，卵管，子宮内膜)，まれに腹膜に発生する腺癌の一型．卵巣では卵巣癌の約40%を占め，症状発現時には約2/3の症例が両側性の病変を有している．また頻繁に腹腔内へ進展していることから，腹膜など他臓器の漿液性腺癌からの卵巣転移との鑑別が問題となる．組織学的には，好塩基性の細胞質を有する癌細胞の乳頭状増殖が特徴的で，充実性増殖や腺管状・囊胞状増殖をさまざまな程度に混じる．他の組織型である明細胞腺癌，類内膜腺癌との混在もしばしばみられる．卵巣漿液性腺癌においては，腫瘍の進展度，組織学的異型度や，腹膜播種の有無，性状が予後との関連において重要．卵管原発癌はほとんどが漿液性腺癌．子宮内膜では，漿液性腺癌は比較的まれであるが，通常型の癌(エストロゲン依存性の類内膜腺癌)と比較して，予後不良の癌として位置づけられている．[1577,992] ⇨参卵巣癌→2906

漿液性痰　serous sputum　痰の性状による種類を表す用語．さらさらとした透明な水様性の痰のこと．発生機序として肺毛細血管透過性の亢進があり，肺水腫や肺

胞上皮癌などで認められる.[1019]

漿液性嚢腺腫 serous cystadenoma ［良性漿液性腫瘍］ 卵巣の良性腫瘍の1つで，子宮や卵管には通常みられない．肉眼的には液体成分(粘液性のこともある)を入れた単数あるいは複数の嚢胞からなり，異型のない卵管上皮または卵巣表層上皮に類似した円柱上皮に裏打ちされる．20% が両側に発生．腫瘍が大きくなるまでは症状に乏しく，検診で発見されることもある.[1577,992] ⇨参卵巣腫瘍→2908

漿液性嚢胞腺癌 serous cystadenocarcinoma⇨同漿液性腺癌→1418

漿液性網膜剥離⇨同滲出性網膜剥離→1556

漿液腺 serous gland 粘度の低いさらさらとした漿液を分泌する腺．成分はタンパク質が多く，一般に酵素に富む．漿液を分泌する漿液細胞は，球形の核と立方形から円錐形の暗調で豊富な細胞質とからなり，腺腔は狭いのが特徴である．漿液腺の例として耳下腺，膵臓外分泌部などがある.[778] ⇨参粘液腺→2286，混合腺→1140

小円筋 teres minor, teres minor muscle 棘下筋に一部覆われて肩甲骨後面の外側縁から起こり，三角形に収束しながら外方に向かい，上腕骨大結節の後縁に付着する筋．腋窩神経の枝に支配され，上腕骨を外旋しかつ内転させる作用がある．棘上筋，棘下筋，肩甲下筋とともに回旋腱板を構成する.[1546] ⇨参回旋腱板→442

小円形細胞浸潤 small round cell infiltration 炎症刺激の加わった組織において，リンパ球や形質細胞など小型で円形の炎症細胞が浸潤した状態．ウイルス感染や慢性炎症が存在することを示す組織学的所見の1つ．なお，小円形細胞性腫瘍という診断名での小円形細胞は，リンパ球様の腫瘍細胞からなるが，腫瘍の種類を特定できない細胞という意味で使われている．いずれの場合も可能な限り細胞を具体的に特定して，その名称を使用することが望ましい.[1340]

消炎酵素薬 anti-inflammatory(antiphlogistic) enzyme preparation 炎症部位の細菌が産生するタンパク質や細胞壁の多糖体などを分解し，消炎作用を発現する酵素製剤．タンパク質分解酵素にはプロナーゼ，セラペプターゼ，ムコ多糖類分解酵素にはリゾチーム塩酸塩，DNA 分解酵素としてはデオキシリボヌクレアーゼなどがあり，手術・外傷後や副鼻腔炎などの腫脹の寛解，喀痰の粘性低下，創傷面の壊死組織の除去などに働く.[204,1304]

消炎鎮痛薬⇨同非ステロイド系抗炎症薬→2447

焼痂 eschar 熱傷によって壊死した皮膚．第3度熱傷では皮膚全層，ときには皮下組織，筋，骨まで損傷が広がり，創表面は蒼白ないし褐色の羊皮紙状を呈し，のちに革状にかたくなる．このかたい革状となった壊死組織をいう.[1246]

昇華 sublimation ［美化作用］ 一般的には，性欲動や攻撃性などの本能的欲求を目標からそらして，社会的に好ましく価値のある芸術活動，知的研究，スポーツなどに向けることをいう．ただし厳密にいえば，フロイト Sigmund Freud(1856-1939)は，昇華はもっぱら部分欲動，すなわち性的興奮の倒錯的要素に関係しているのであって，成人の健康で成熟した性的欲動は対象にはならないとしている．しかし，フロイトの著述自体に多分にあいまいさが残ることも指摘されている.[277]

消化 digestion, peptization 生体が摂取した食物を栄養物として体内に吸収するために，消化器の中で吸収可能な最小単位へと変換するさまざまな生理作用のこと．腸管の内外にある腺の助けを借りて，より小さい分子に分解することによって行われる．消化は食物を細かく砕いて溶かす機械的消化や消化酵素によって加水分解などを行う化学的消化によって行う.[842]

障害学⇨同障害論→1423

生涯学習 lifelong learning 1976年のユネスコ総会における「成人教育の発展に関する勧告」では，生涯教育と生涯学習が併記されていたが，1985年のユネスコ国際成人教育会議の学習権宣言で明確となった学習者中心の教育概念．生涯にわたり知識や技術，経験を継続的に積み上げ，自らを高め人間的・職業的に発達し，新たな問題提起や改善を試みながら，よりよい社会をつくり上げていく努力をする学習過程．生涯学習は生涯教育の考え方から発展的に誕生しているが，これにはアメリカのハッチンス Robert M. Hutchins(1899-1977)の「学習社会論 The Learning Society」(1968)における「人間のもつ生涯にわたり学習し続ける本性としての能力があること」の考えや，生涯教育を生涯学習とリカレント教育(社会人の大学などの教育機関を利用した教育)の2つに分けて，その概念を明確にした1973(昭和48)年の経済協力開発機構(OECD)の CERI(教育研究革新センター)発表の報告書などが影響を与えている．看護界においては，古くはナイチンゲール「看護覚え書」の記述，国際看護師協会(ICN)の看護の定義にみられるように，専門職として職業水準の向上にとって必要な学習である．わが国においては，看護教員や看護管理者教育などが先駆けとなって卒後教育の取り組みがあり，1992(平成4)年に厚生省(当時)の「看護職員生涯教育検討会報告書」で多様な分野の生涯教育と潜在看護師などのリカレント教育の必要性がうたわれている．1996(同8)年に日本看護協会は専門看護師と認定看護師制度を発足させ，特定領域のスペシャリスト教育の制度が確定した．看護の生涯教育は，専門看護師や認定看護師，認定看護管理者という認定制度によるもの，看護教育や臨地実習指導者講習会，救急救命士など国が教育内容を規定した講習会，呼吸療法士や糖尿病療養指導士など専門分野の学会が認定する資格取得に関する研修会などがある．このほか，看護継続教育として各施設が行う院内教育や日本看護協会や看護基礎教育機関が主催する短期的な研修会も看護職の生涯教育に含まれる.[268] ⇨参生涯教育→1420，リカレント教育→2920

障害基礎年金 disability basic pension 国民年金被保険者で，病気や外傷により一定の障害が残ったときに支払われる年金．従来，国民年金における障害年金と障害福祉年金，厚生年金における障害年金はそれぞれ別々の制度であったが，1986(昭和61)年から，それらを一括してすべての成人障害者に原則として障害年金が支給されることになった(国民年金は障害基礎年金，厚生年金は障害厚生年金)．初診日において厚生年金保険や共済組合に加入していた人は，原則として障害基礎年金に，報酬比例の障害厚生年金や障害共済年金が

上乗せ支給される．受給資格は，①初診日の前々月までに保険料納付済期間(免除期間を含む)が加入すべき期間の2/3以上あること(ただし特例として初診日前の1年間に保険料の未納期間がない場合)，②障害認定日(初診日から1年半を経過した日またはそれ以前で症状が固定した日)に障害の程度が1級または2級に該当すること，③20歳前に障害者になった場合は20歳に達したときに障害の程度が1級または2級に該当している(この場合は本人の所得制限がある)こと，のいずれかに該当する場合．障害基礎年金の支給額はその障害の等級により一定の額が定められている．18歳未満の子どもがいる場合はそれに加算される．[1451]

障害給付⇨同廃疾給付→2337

生涯教育　lifelong education　人々に学齢期のみならず生涯にわたって，人間の統合的な発達を促す教育の機会を提供する考え方とその教育制度のこと．この用語が世界で広く使われ始めたのは，1965年にパリのユネスコ本部でラングラン Paul Lengrand を議長として開催された第3回成人教育推進国際委員会の会議からである．ラングランらの理念は「人の全生涯にわたって教育機会を提供する」というもののほかに，「統合的な教育」などもあげている．公的な意味合いをもつ教育のこの考え方は，わが国において1971(昭和46)年の中央教育審議会答申に反映され，教育の施策として打ち出された．生涯教育はその後，新しい教育の理念のとらえ方，実状は個人学習が中心となる考え方などの視点から論議がされ，現在は生涯学習の語を多用するようになってきている．この経過の中で2つの用語は同義語としてとらえる考え方もある．[268]　⇨参生涯学習→1419，リカレント教育→2920

障害児福祉手当　welfare allowance for disabled child　20歳未満の在宅の重度障害者に対し，その障害のために生ずる特別の負担の軽減を図ることを目的に支給される手当．精神または身体に重度の障害を有する児童に対して支給することにより，これらの者の福祉の増進を図ることを目的としている．都道府県知事，市長(特別区の区長を含む)，福祉事務所を管理する町村長により認定され支給される．支給対象は20歳未満で障害等級1級および2級に該当する障害児の一部(重度の障害の状態にあり，日常生活において常時介護を必要とする者)と療育手帳Aの知的障害のうち，おおむね知能指数20以下の者，精神・血液・肝機能などで前記と同等の障害をもつ者とされている．[457]

障害者　disabled person　「障害者基本法」〔2004(平成16)年改定〕において障害者とは「身体障害，知的障害または精神障害があるため，継続的に日常生活または社会生活に相当な制限を受ける者」(第2条)と定義され，すべての障害者は「個人の尊厳が重んぜられ，その尊厳にふさわしい生活を保障される権利」を有し，「社会を構成する一員として社会，経済，文化その他あらゆる分野の活動に参加する機会を与えられ」，「障害を理由に差別されることはない」とされている．「身体障害者福祉法」〔1949(昭和24)年公布〕では，視覚障害，聴覚障害，平衡機能障害，音声・言語障害，肢体不自由，内部障害(心臓，腎臓，呼吸器，膀胱，大腸，小腸，免疫など)のいずれかを有する者を身体障害者とし，「精神保健福祉法」〔1950(同25)年公布〕では，統合失調症，精神作用物質による急性中毒またはその依存症，知的障害，精神病質その他の精神疾患を有する者を精神障害者と呼ぶ．[1550]

障害者基本法　Basic Act for Persons with Disabilities　1970(昭和45)年，日本における障害者の自立および社会参加の支援などのための施策に関する基本的な事項を定めた「心身障害者対策基本法」が，1993(平成5)年に全面改正され「障害者基本法」となった．基本的理念として，すべての障害者に対し，個人の尊厳にふさわしい処遇の権利，社会，経済，文化など，あらゆる分野の活動への参加の機会を提供することを掲げ，障害者基本計画の策定および国会への年次報告の提出の義務，「障害者の日」の設定などを規定した．2004(同16)年に法律の目的，障害者の定義，基本的理念などにかかわる部分を含む大幅な改正が行われ「何人も，障害者に対して，障害を理由として，差別することその他の権利利益を侵害する行為をしてはならない」ことが基本的理念として明記された．その他に，医療給付，施設入所，在宅支援，重度障害者の保護，教育，雇用促進，施設整備，資金貸し付け，住宅確保，経済的負担軽減，文化的諸条件の整備などについて定められている．[540]　⇨参心身障害者対策基本法→1560

障害者雇用義務《一般事業主の》　1960(昭和35)年に制定された「身体障害者雇用促進法」が1976(同51)年に抜本改正され，事業主の雇用義務が努力義務から法的義務となり，1987(同62)年の改正では，知的障害者(条文では「精神薄弱者」)を対象に含め，「障害者の雇用の促進等に関する法律(障害者雇用促進法)」となった．1992(平成4)年には雇用の促進に加え，雇用の安定および職業リハビリテーション対策の推進を内容とする改正が行われた．この法律の目的は，障害者の雇用義務などに基づく雇用の促進などのための措置，職業リハビリテーションの措置などを通じて，障害者の職業の安定を図ること．事業主に対しては，障害者雇用率に相当する人数の身体障害者，知的障害者の雇用を義務づけ，障害者の雇用に伴う事業主の経済的負担の調整を図り，障害者を雇い入れるための施設の設置，介助者の配置などに助成金を支給することを定め，障害者に対しては，地域の就労支援関係機関において障害者の職業生活における自立を支援することを定めている．[540]　⇨参障害者の雇用の促進等に関する法律→1421

障害者雇用促進法　⇨同障害者の雇用の促進等に関する法律→1421

障害者職業カウンセラー　vocational rehabilitation counselor　［**職業リハビリテーションカウンセラー，職業復帰カウンセラー**］　1960(昭和35)年に制定され1997(平成9)年に改正された「障害者雇用促進法」による国家資格．独立行政法人高齢・障害者雇用支援機構により運営される障害者職業センター(障害者職業総合センター，広域障害者職業センター，地域障害者職業センター)に設置され，職務内容は，①各種検査などにより障害者の職業能力を把握し，職業リハビリテーション計画を策定する，②職業選択の支障となる問題を解決し，職業リハビリテーション計画を実現するための助言，指導を行う，③就職した障害者の職場への適応を妨げる諸問題を解決するための職場適応指導を行う，④事業主が障害者を円滑に受け入れ，職場への適応を図るための援助を行うなどである．障害者職業カウンセラーになるには，厚生労働大臣が指定する試験に合格し，かつ厚生労働大臣が指定する講習を修了した者，その他厚生労働省令で定める資格を有する者でなければならないと定められている．[540] ⇨参障害者職業センター⇀1421，職業カウンセラー⇀1470

障害者職業センター vocational rehabilitation center for people with disabilities 障害者の職業生活における自立を促進するために設けられた施設．次の3種の総称でもある．①障害者職業総合センター：職業リハビリテーションに関する調査研究，障害者雇用に関する情報活動，障害者職業カウンセラーの養成・研修などを行う，②広域障害者職業センター：広域にわたり系統的に指導・援助を必要とする障害者に対する職業評価，職業指導などを行う，③地域障害者職業センター：障害者に対する職業評価，職業指導，職業準備訓練などを行う．障害者職業総合センターは全国で1か所設置され，障害者職業センターの中核的役割を担う施設．広域障害者職業センターは医療施設などとも連携し，障害者の職業能力を開発し，職業リハビリテーションサービスを提供する施設．地域障害者職業センターは，地域と密接な関係をもちながら職業リハビリテーションサービスを提供する．[457]

障害者自立支援法 障害者の自立生活を支えることをねらいに，障害者の種別にかかわらず，サービスを利用するための仕組みを一元化した法律であり，2006(平成18)年に施行された．「障害者及び障害児がその有する能力及び適性に応じ，自立した日常生活又は社会生活を営むことができるよう，必要な障害福祉サービスに係る給付その他の支援を行い，もって障害者及び障害児の福祉の増進を図るとともに，障害の有無にかかわらず国民が相互に人格と個性を尊重し安心して暮らすことのできる地域社会の実現に寄与すること」を目的に，従来の支援費制度に代わり，障害者に費用の原則1割負担を求め，障害者の福祉サービスを一元化し，保護から自立に向けた支援をする法律である．具体的には，①給付の対象者は身体障害者，知的障害者，精神障害者および障害児である，②給付の手続きは，市町村などに申請し，審査会の審査および判定に基づき，障害程度区分の認定を受ける．障害福祉サービスを利用した場合，市町村はその9割を支給し，残り1割は利用者(障害者)が負担する(所得に応じて上限を設ける)，③地域生活支援事業として，市町村または都道府県は，障害者などの自立支援のための事業(相談支援，移動支援，日常生活用具，手話通訳などの派遣，地域活動支援等)を行う，④障害福祉計画として，市町村および都道府県は，障害者等の提供体制の確保に関する計画(障害福祉計画)を定める，⑤費用負担については，市町村は自立支援給付の支給に要する費用を支弁する，都道府県は上記費用の1/4を負担する，国は上記費用の1/2を負担する，となっている．問題点として，所得保障のないまま，利用者が1割負担すること，従来の支援費制度で受けていたサービスがこの法律で維持されるか，精神障害者が自己負担増になることなどがあげられている．[129]

障害者の権利宣言 Declaration on the Rights of Disabled Persons 障害者の基本的人権の宣言かつこれらの権利の保護や障害者問題に関する共通する指針を世界に示すものとして，1975年，第30回国際連合総会にて決議されたもの．「障害者」という言葉は，先天的か否かにかかわらず，身体的または精神的能力の不全のために，通常の個人または社会生活に必要なことを確保することが自分自身では完全にまたは部分的にできない人のことと定義されている．障害者はできる限り，自立への援助，医学的・心理学的および機能的治療，ならびに医学的・社会的リハビリテーション，教育，職業教育，訓練リハビリテーション，介助，カウンセリング，職業斡旋，また経済的社会的保障，人権の保障などを受ける権利を有することなどが宣言されている．[321]

障害者の雇用の促進等に関する法律 law on promoting employment and other opportunities for persons with disability ［**障害者雇用促進法**］ 障害者の雇用対策は，1960(昭和35)年に「身体障害者雇用促進法」が制定され，身体障害者の雇用が中心的な課題となっていたが，1976(同51)年に改正され「雇用率制度」が事業主の法的義務となり，雇用納付金制度が発足．1987(同62)年に「障害者の雇用の促進等に関する法律」(障害者雇用法)に名称変更され，対象者は身体障害，知的障害または精神障害があるため，長期にわたり生活に相当な制限を受けまたは職業生活を営むことが著しく困難な者とされ，目的は広く障害者の職業生活の安定を図ることにおかれた．改正の特徴は対象が身体障害者から知的障害者および精神障害者を含む障害者全般に拡大されたこと．基本理念としてノーマライゼーション，障害者の職業人としての自立への努力，事業主の責務，国および地方公共団体の責務がうたわれ，雇用対策として雇用率(国および地方自治体非現業2.1%，現業2.1%，民間1.8%，特別法人2.1%)と雇用納付金の制度などが定められている．[457]

障害者の自立支援 2005(平成17)年，障害者が地域で暮らせる社会，自立と共生の社会の実現を目指すという理念のもと，「障害者自立支援法」が成立した．主なポイントは，①障害者の福祉サービスの一元化，サービス提供主体を市町村に一元化，②利用者本位のサービスに再編成，③就労支援の抜本的強化，④支給決定の透明化，明確化，⑤安定的な財源の確保である．安定した財源を確保するため，費用の1/2を国が負担するなど，国の責任強化をうたっているものの，利用者も応分の負担が求められる．従来は所得に応じた応能負担であったものが，応益負担いわゆる定率1割負担となり，障害者の負担が増した．一方，就労支援の抜本的強化についても，もともと就労が難しい障害者が多いうえに，受け入れ企業も少なく，通所施設も使用料と食費が請求されるところが多く(全収入の40%を占めるといわれる)，働く意欲をなくしたり，自己負担金を払えず通所施設の利用をやめざるをえない者が少なくない．これまで，障害者施設への補助金は登録人数に応じて支払われていたが，利用率や利用日数に応じて支払われることになるので，経営困難に陥り，中止や廃止を余儀なくされる施設もある．そのうえ地域格差も拡大している．障害児施設では，成人施設が見つからないため，18歳以上の利用者が残り続け，18歳未満の障害児の利用が難しくなっているのに加え，18

歳以上の障害者でも20歳まで障害年金が支給されないので，それまでの経費負担が増大する．障害者の自立支援といわれながら，「無実の罪で服役している者に，保釈金を払えというようなもの」という指摘もある．2006(同18)年，同法は見直されたが，抜本的な見直しでないため，理念と現実が大きく乖離し，障害者の自立を大きくはばんでいる．[1451]

障害者福祉　welfare for the disabled　身体障害者，知的障害者，精神病者などを含む心身障害者に対して行われる総合的な施策と実践の総称．心身障害者は，心身を略して障害者と習慣的に用いられている．障害は医学的・生理学的現象で，本人の人格や選択とは無関係な個人的属性であるが，現実には教育や就職の機会を狭めたりする社会的不利として障害者に降りかかっている．このような問題解決のために，生理学上の問題を個人の不幸に転化せしめる社会一般の偏見や弱者をより不利にする競争社会の仕組みに対して，障害者が障害という人間の属性ゆえに生活の危機に見舞われないよう，予防的・社会治療的に介入する施策とその実践行動を行うことを基本理念としている．[457]

障害受容

acceptance of disability　事故あるいは病気などで身体的機能の障害を生じたとき，自己の障害の客観的な状態およびそれに関連するさまざまな条件を心から容認し，それを自己の本来の姿であると認め，受け入れながら社会生活を営むこと．あきらめでも居直りでもなく，現実の状況をあるがままに認識し，そのうえでなお自己肯定的である状態，また障害に対する価値観の転換でもある．恥の意識や劣等感を克服して能動的で建設的な生き方を目指すことでもある．障害受容に影響する要因として，①知的能力，②障害原因，③予後，④障害の程度と性質，⑤障害前の社会適応，⑥障害前性格，⑦家族の態度，⑧障害者同士および地域との交流，などがあげられる．障害受容の過程は，ショック，回復への期待，混乱と苦悩，適応への努力，適応(受容)へと進む．いずれにしても，障害を受容していくには価値観の転換が必要である．転換をもたらすものとして，ライト Beatrice A. Wright は次の4つの側面をあげている．①自分が失った価値以外にもっと多くの価値が存在することに気づく，②障害はあっても人間としての価値が低下するものではないことに気づき，障害を正しくみつめる，③ボディイメージのみにとらわれず，外観よりもむしろ内面的なもの(やさしさ，努力，責任感など)が，人間の価値を高めるという認識がもてる，④評価基準を他人や世間一般におくのではなく，自分自身におくこと，である．[321]

障害受容への看護ケア

【ケアのポイント】　障害の受容には価値観の転換が必要であるが，そのプロセスは患者ごとに多様である．医療者が一方的に障害受容を促すことは，価値観の転換を押しつけることになりかねない．むしろ，試行錯誤や紆余曲折を経て，患者が自らの状態を納得するに至る自己受容のプロセスを見守る姿勢が必要である．

【情緒的支援ネットワークの構築】　障害の受容は患者自身による自己受容だけでは完結せず，医療スタッフ，家族，友人との相互作用による情緒的支援ネットワーク，患者同士の情報交換(ピア・サポート)，さらには職場やコミュニティによる社会的受容が不可欠である．看護師は，患者自身のみでなく，家族や周囲の人が患者の障害を受容できるよう配慮し，ピア・サポートに参加することの効果を紹介するなど配慮して，情緒的支援ネットワーク構築のためのアドバイスを行う．可能なら事務スタッフの協力を得て，患者のニードに沿った公的福祉関連情報を提供する．[346]　⇨参障害受容→1422

障害調整生存率⇨同健康寿命→944

傷害電流　current of injury，injury current　［**損傷電流，負傷電流**］　神経や筋の一部が損傷したときに，正常な部位との間に生じた電位差によって発生する電流．損傷した部位は細胞膜のナトリウム-カリウム(Na-K)ポンプの機能が障害され，静止状態で膜内外の分極状態が不十分となるため，正常な部位に対してマイナスになり，傷害部位から正常部位に向かって電流が流れる．心筋梗塞ではこの傷害電流が感知され，STの変化として表される．[485]

傷害電流《心筋における》　injury current　心筋梗塞などで傷害された心筋組織と健常部の正荷電との間に生じる電流で，組織表面は傷害時に電気的に負荷電となり，それが心筋組織の一部に限定される場合に生じる．健常心筋組織は静止期には全表面が正荷電であるので電流は生じない．しかし，心筋の拡張期には傷害部から健常部に電流が流れ(拡張期傷害電流)，収縮期には健常部から傷害部に電流が流れる(収縮期傷害電流)．心筋虚血時の心電図でST上昇・下降の機序の説明に用いられる用語．[221]

障害年金　disability pension，invalidity pension　1986(昭和61)年の年金制度の改正により，国民年金の加入者だけでなく20歳前の障害者についても支給されることになった障害者基礎年金のこと．国民年金では，すべての成人が一定程度以上の障害の状態となった場合に，原則として障害基礎年金を受給できる．厚生年金の被保険者の場合は，1級または2級の障害よりも軽い障害者には障害基礎年金は支給されないが，厚生年金独自の3級の障害厚生年金または障害手当金が支給される．公的年金制度は，いわゆる世代間扶養の仕組みを基盤として，高齢者の老後の生活を支えることが役割であるが，現代の少子・高齢化問題のなかで，給付方式が見直されている．[457]

障害福祉年金　1959(昭和34)年制定された「国民年金法」で設置された，国庫より支給される(無拠出制)福祉年金の1つ．拠出制年金が発足する1961(同36)年以前の経過的措置として，規定年齢に満たず拠出年金が受けられない人で，日常生活が営めない重度障害者(「国民年金法」の1級障害者)に支給された．重度障害者にとっては唯一の収入源でもある．1986(同61)年に改正され障害基礎年金に移行．[1451]

傷害保険　catastrophic health insurance　損害保険の1つで，被保険者の不慮の事故による傷害に対して，その医療費や療養中の所得を補償する．支払いの限度額，対人や対物に対する損害賠償もともに補償するものなど，契約内容によりさまざまである．[1410]

障害補償　disability compensation benefit　［**障害補償給付**］　「労働者災害補償保険法」に基づく災害補償の一

種．業務上の傷病が治ったときに身体に障害が残った場合，障害の程度に応じて支給される金銭給付．被災労働者の稼得能力喪失の補完・ねぎらいを目的としている．業務上の傷病には通勤途上の災害も含まれ，治ったときとは，症状が固定しそれ以上の治療効果が期待できなくなった場合をいう．「労働基準法」に基づく「労働者災害補償保険法」では，障害等級が1級から7級までの障害については障害補償年金が支給され，8級から14級までの障害については障害補償一時金が支給される．障害の程度の判断は厚生労働省令で定める障害等級表による．なお年金についてはスライド制を適用する．[457]

障害補償給付⇨同障害補償→1422

障害老人自立度判定基準 ⇨同障害老人の日常生活自立度(寝たきり度)判定基準→1423

障害老人の日常生活自立度(寝たきり度)判定基準 ［障害老人自立度判定基準］ 在宅，施設などの現場において共通に使用できる，何らかの障害を有する高齢者の基本的な日常生活に着目した自立(寝たきり)の程度の判定基準．「寝たきり老人ゼロ作戦」の効果的推進や「老人保健福祉計画」における寝たきり老人数の推計，サービス需要量の把握などのために，寝たきりの概念を統一することを目指して1991(平成3)年に公表された．判定基準は，移動能力を中心とした生活の自立に焦点を当て，生活自立(ランクJ)，準寝たきり(ランクA)，寝たきり(ランクB・C)に区分されている．ランクJは自力での外出可能，ランクAは屋内での生活の自立，ランクBは屋内の生活でも介助を要するが食事や排泄は車いすなどによる座位，ランクCは1日中ベッド上で過ごす状態を指す．介護保険制度が実施され要介護認定の各種アセスメント指標が利用されるようになったが，高齢者の状態像を簡易に把握できる基準として併記して利用され続けている．[524]

●障害老人の日常生活自立度(寝たきり度)判定基準

生活自立	ランクJ	何らかの障害などを有するが，日常生活はほぼ自立しており独力で外出する 1．交通機関などを利用して外出する 2．隣近所へなら外出する
準寝たきり	ランクA	屋内での生活は概ね自立しているが，介助なしには外出しない 1．介助により外出し，日中はほとんどベッドから離れて生活する 2．外出の頻度が少なく，日中も寝たり起きたりの生活をしている
寝たきり	ランクB	屋内での生活は何らかの介助を要し，日中もベッド上での生活が主体であるが座位を保つ 1．車椅子に移乗し，食事，排泄はベッドから離れて行なう 2．介助により車椅子に移乗する
	ランクC	1日中ベッド上で過ごし，排泄，食事，着替において介助を要する 1．自力で寝返りをうつ 2．自力では寝返りもうたない
期間		ランクA，B，Cに該当するものについては，いつからその状態に至ったか 年　月頃より (継続期間　年　か月間)

＊判定にあたっては補装具や自助具などの器具を使用した状態であっても差し支えない．

1991(平成3)年11月18日老健第102-2号厚生省大臣官房老人保健福祉部長通知

障害論 disability studies ［障害学］ 1980年に世界保健機関(WHO)より発表された国際疾病分類の補助分類である国際障害分類International Classification of Impairments, Disabilities, and Handicaps(ICIDH)が障害モデルとしてこれまで長く用いられてきた．すなわち，解剖的，生理的，心理的な機能や構造の何らかの喪失や異常を指す機能障害impairment，そして機能障害が原因となり，ある活動を人間として正常な方法で行う能力に何らかの制限や欠如を有する状態を指す能力低下disability(能力障害)，さらに機能障害や能力低下の結果として，社会との関係で個人が(性，年齢，文化的因子などからみて)正常な役割を果たすことに制限を被った状態である社会的不利handicapの3つの次元からとらえた障害構造である．その後，2001年にICIDHの改訂版としてICF(International Classification of Functioning, Disability and Health，国際生活機能分類)がWHOにより採択された．ICFには2つの部門があり，それぞれ2つの構成要素からなる．生活機能と障害(第1部)は，心身機能body functionsと身体構造body structures，および活動activitiesと参加participationの2つの要素から，背景因子(第2部)は環境因子environmental factors，および個人因子personal factorsの2つの要素からなる．従来のICIDHが身体機能の障害による生活機能の障害(社会的不利)を分類するという考え方が中心であったのに対し，ICFはこれらに環境因子という観点を加え，例えば，バリアフリーなどの環境を評価できるように構成されている．[1550] ⇨参ICF→64

消化液 digestive juice, peptic juice 消化腺から消化管内腔に分泌され，消化，吸収を助ける液．唾液，胃液，膵液，腸液など消化酵素を含む成分，胆汁など消化酵素は含まずに酵素の働きや吸収を助ける成分，リゾチーム，分泌型IgA抗体など抗菌作用のある成分などが混合している．[307] ⇨参消化酵素→1427

上顆炎⇨同上腕骨上顆炎→1466

小下顎症 mandibular micrognathia 胎生期の顎，特に下顎骨の発育障害による小顎症．ピエール=ロバンPierre Robin症候群に特徴的にみられる．[1631]

消化管 digestive tract 口から肛門までの連続した1本の管からなり，自然の状態で，体内にエネルギー源を取り込むための唯一の器官である．口腔，咽頭，食道，胃，小腸および大腸からなる．消化管壁は粘膜，筋層，漿膜(または外膜)の3層をなす．粘膜は粘膜上皮，粘膜固有層，粘膜筋板からなる．粘膜上皮は口腔，咽頭，食道および直腸下端では重層扁平上皮，胃と腸の大部分では単層円柱上皮で，上皮が粘膜固有層や粘膜下組織に陥入して腺を形成する．粘膜固有層は細胞の多い結合組織で，毛細血管に富む．粘膜筋板は平滑筋層である．粘膜下組織は粘膜と筋層を結ぶ疎性結合組織で脈管が網目をつくり，動静脈吻合や粘膜下神経叢がある．筋層は食道上部までと直腸下端に横紋筋があるほかは平滑筋からなり，通常は内層は輪走筋，外層は縦走筋で，両者の間には筋層間神経叢がある．消化管の外層は，腹膜(漿膜の1つ)で覆われている場合は漿膜下組織結合組織と中皮(腹膜腔に面する上皮)からなる．腹膜のない場合は外膜結合組織で隣接する器官につながっている．消化管粘膜は外部物質(食物，飲み物など)と直接接触するため，免疫防御系が発達しており，リンパ小節(リンパ球の集塊)やそれらが集合したパイエル板や扁桃などが粘膜上皮下に多数認められる．また，粘膜を覆う粘液にもγ-グロブリン(IgA)が含まれている．[399]

消化管アミロイドーシス gastrointestinal amyloidosis アミロイドタンパクの沈着により，消化管が運動障害や消化吸収などの機能障害をきたすもの．沈着するアミロイドタンパクの違いによりAL(アミロイドL；免疫グロブリンL鎖断片を含む)型とAA(アミロイドA)型に分けられる．従来，基礎疾患がない原発性といわれたもののほとんどはALで粘膜筋板以下に塊状に沈着する．小腸のひだの肥厚や粘膜下腫瘤様隆起を認め，消化管運動能障害に基づく臨床症状をきたす．一方，慢性の炎症性疾患に続発して起こるAAは粘膜固有層に顆粒状に沈着し微細顆粒状隆起として認められ，嘔気，下痢，体重減少などの症状をきたす．また長期透析によりβ_2-Mアミロイドが沈着することにより消化管障害をきたすことがある．[1227.1359]

消化管アレルギー gastrointestinal allergy ［胃腸管アレルギー］ 特定の食品や薬物を摂取後，2-3時間以内に現れる過敏反応．悪心・嘔吐，腹痛，下痢，消化管粘膜の充血，浮腫などの症状がみられる．発疹，発熱，喘息様症状を伴うこともあり，重篤な場合はアナフィラキシーショックを起こす．治療は対症療法が行われるが，アレルゲンを同定し予防を図ることも重要．幼小児ではしばしば牛乳に含まれる乳糖の非吸収による過敏反応(乳糖不耐症)として発症し，仙痛，嘔吐，下痢，呼吸困難，好酸球増多などの症状を呈するが，成長すると軽快することが多い．[485]

消化管外吸収⇨同外部吸収→453

消化管間質腫瘍 gastrointestinal stromal tumor；GIST 消化管に発生する粘膜下腫瘍のうち，紡錘形細胞の交錯する束状増殖からなる間葉系腫瘍 gastrointestinal mesenchymal tumor(GIMT)は平滑筋と神経細胞への分化の有無により，①平滑筋細胞への分化を示す smooth muscle type，②神経細胞への分化を示す neural type，③平滑筋・神経細胞への分化を示す combined type，④いずれの細胞にも分化が認められない uncommitted type(GIST)に分類されている．GISTの多くはc-kit，CD 34陽性でありカハール Cajal 介在細胞由来と考えられている．胃に最も多発し，食道に発生することは少ない．5 cmをこえる症例は悪性度が高いとされる．治療は原則的には外科的切除が第1選択であり，リンパ節転移の頻度が低いことから基本的には部分切除が行われている．最近，KIT陽性のGISTに対してイマチニブメシル酸塩の投与が保険適用となり，切除不能例や再発例を中心に投与されている．[1227.1359]

消化管間葉性腫瘍⇨同胃腸間葉性腫瘍→252

消化管重複症 intestinal duplication⇨同腸管重複症→2006

消化管出血 gastrointestinal bleeding，gastrointestinal hemorrhage ［胃腸管出血］ 食道から肛門までの腸管内の出血で，出血源，出血速度や背景となる原因疾患で徴候が異なる．食道静脈瘤破裂，胃・十二指腸潰瘍出血など上部消化管(トライツ靱帯より口側)を源とする大量出血では吐血，急速に血液が腸に運ばれると下血，タール便，黒色便などの症状を示す．大腸癌，潰瘍性大腸炎などに起因する下部消化管出血では血便(新鮮血かこれを混入する有形あるいは下痢便)を呈するが，少量の場合は便潜血反応検査で確認しないとわからないもの(潜血)もある．[711]

消化管出血シンチグラフィー gastrointestinal bleeding scintigraphy 消化管からの出血の有無やその部位について診断を行う核医学検査．^{99m}Tc-RBC(テクネチウム99 m標識赤血球)や^{99m}Tc-HSA-D(ヒト血清アルブミン)ないしは^{99m}Tc-コロイドが用いられ，出血部位から消化管内に流出した放射性同位元素(RI)を検出する．出血の検出感度は高く，^{99m}Tc-RBCや^{99m}Tc-HSA-Dでは0.1-0.2 mL/分，^{99m}Tc-コロイドでは0.01 mL/分以上の出血があれば検出可能．経時的に撮影すればおおよその出血部位は推定できるが，正確な部位診断は困難．[737]

●消化管出血シンチグラフィー

小腸出血の^{99m}Tc標識赤血球による出血シンチグラフィー

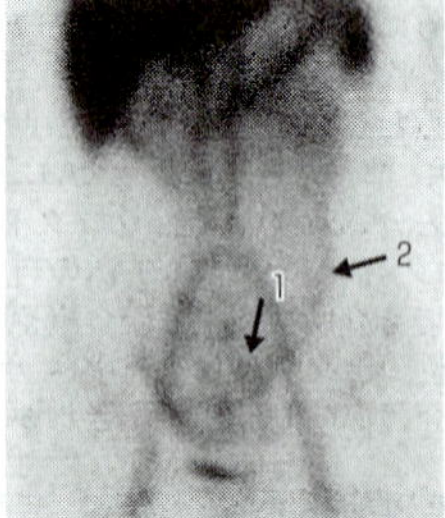

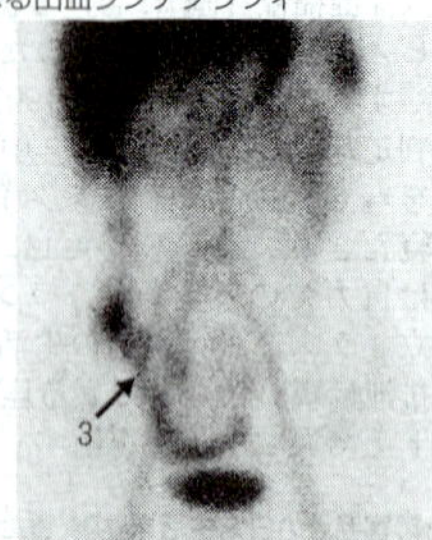

RI投与2時間後の腹部骨盤正面像(左)では骨盤中央部(矢印1)と下行結腸からS状結腸(矢印2)に軽度の異常集積がみられる．6時間後の腹部骨盤正面像(右)では回腸遠位部から回盲部，上行結腸に強い異常集積(矢印3)がみられる．6時間後の撮影の少し前に再出血したと思われ，出血部位は回腸遠位部と推測される．

消化管造影法 gastrointestinal radiography 消化管のX線造影検査は食道から直腸に至る各部位ごとに造影手技は異なる．一般には充満法，粘膜法，圧迫法，二重造影法などが行われ，X線透視下にスポット撮影する．造影剤は硫酸バリウムを用い，穿孔が疑われる場合などにはヨード製剤(低浸透圧性造影剤やアミドトリゾ酸ナトリウムメグルミンなど)を用いることもある．前処置として，上部消化管検査では絶食が必要であり，注腸造影法では残渣の少ない注腸食の摂取，下剤投与，浣腸，腸洗浄などを行う．また，微細病変を描出したり，器質的変化と機能的変化を鑑別するためには，検査前に抗コリン薬を注射することが多い．[264] ⇨参充満像撮影法→1384

消化管内ガス gas in intestine，intestinal gas 消化管内腔のガスのこと．口から食物と一緒に飲み込んだ空気と，未消化の食物に発生した腸内細菌により主に大腸内でつくられるガスからなる．健常者の小腸にはほとんど存在しない．[307] ⇨参腸内ガス→2017

消化管囊胞⇨同腸囊胞→2018

消化管閉塞 intestinal obstruction⇨同イレウス→287

消化管ポリポーシス gastrointestinal polyposis 胃や腸

などの消化管にポリープが多数(100個以上)認められる病態をいう．家族性大腸ポリポーシスは大腸全域に腺腫性ポリープが多発し，高頻度に腺癌を合併．胃，十二指腸，小腸にもしばしばポリープが多発．常染色体優性遺伝形式をとる．特殊型として，骨腫，軟部腫瘍などを合併するガードナー Gardner 症候群や中枢神経系の腫瘍(多くは神経膠腫)を合併するターコット Turcot 症候群がある．他には，食道から大腸まで広範に過誤腫性ポリープがみられ，口唇，口腔粘膜，四肢末端に色素沈着が認められるポイツ・ジェガース Peutz-Jeghers 症候群や，直腸とS状結腸などに過誤腫性ポリープが多発する，主として小児に発症する若年性ポリポーシス，過形成性ポリープが胃から直腸に多発するクロンカイト・カナダ Cronkhite-Canada 症候群などがある．[1234,936]

●消化管ポリポーシスの内視鏡像

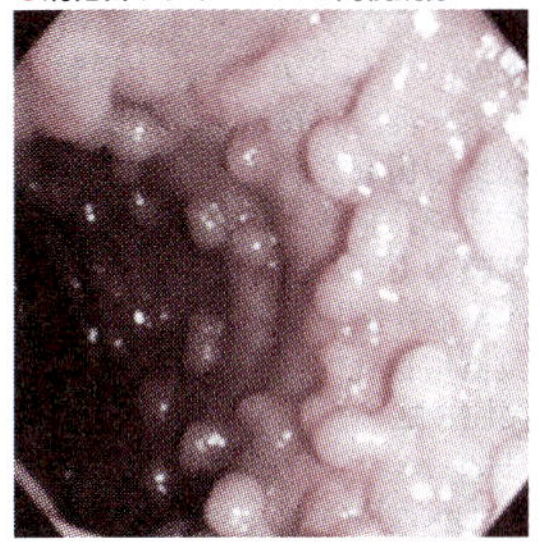

消化管ホルモン gastrointestinal hormone；GI hormone, gut hormone ［GIホルモン，胃腸ホルモン］ 消化管で産生されるホルモンの総称．消化管ホルモン分泌細胞は腺を形成せず消化管粘膜に散在している特徴がある．消化管運動や消化液の分泌調節，消化管粘膜の増殖などの作用がある．セロトニン，ヒスタミンなどのアミン系以外はペプチドホルモン．そのアミノ酸配列の類似性から，ガストリン-コレシストキニン(CCK)ファミリーやセクレチン-グルカゴンファミリーといったファミリー(族)を形成しているものがある．同じファミリーに属するホルモンは一部共通した作用をもつ．多くは中枢神経系にも存在し，脳-腸管ペプチド brain-gut peptide と呼ばれる．この際にはホルモンとしてだけでなく神経情報伝達物質として働く．歴史的には，1902年，ベイリス William M. Bayliss(1860-1924)とスターリング Ernest H. Starling(1866-1927)が十二指腸粘膜中に膵外分泌刺激物質の存在を認めセクレチンと名づけた．これが最初に発見されたホルモンであり，内分泌学の歴史は消化管ホルモンから始まったといえる．[991]

消化管ホルモン産生腫瘍 gut hormone producing tumor 消化管ホルモン分泌細胞の過形成や腺腫．過剰になるホルモンによりそれぞれ特徴ある症状を示す．代表的なものにガストリン産生腫瘍，WDHA 症候群(ヴェルナー・モリソン Verner-Morrison 症候群)，ソマトスタチン産生腫瘍，カルチノイド腫瘍などがある．[991] ⇨参ソマトスタチン産生腫瘍→1849

消化器系心身症 psychosomatic disorders of digestive system 潜在的な精神的ストレスや生来の性格によって，消化器臓器の主として機能的な異常を生じる病態．神経性食思不振症，過食症，食道アカラシア，汎発性食道痙攣，消化性潰瘍・機能性胃腸症(functional dyspepsia)，胆道ジスキネジー，過敏性腸症候群，呑気症などがあげられる．[972]

消化器内視鏡手術 endoscopic surgery of digestive organs, endoscopic surgery on a digestive organ 消化器疾患に対する古典的な開腹手術に相対する用語として，腹腔鏡を用いた手術を指すことが多い．腹腔鏡は手術部位の観察に用い，複数本の処置具を別の小切開創(ポートと呼ぶ)から挿入して手術を行う．古典的な手術に比べて侵襲が少なく，手術創が小さく，美容的にも優れる．食道疾患には，開胸の代わりに胸腔鏡を用いることもある．広義には消化管の腔内に挿入した内視鏡と，鉗子孔から挿入する処置具を用いて行う病変切除，病変焼灼，止血，切開，異物除去，拡張，ドレナージ，ステント挿入などの治療を含めて，消化器内視鏡観察下に行う治療の総称で，最近はむしろこの意味で用いられることが多い．[392] ⇨参内視鏡手術→2180

消化吸収機能検査 absorption test 各種栄養素の消化吸収機能を調べる検査の総称．最も基本的な方法として出納試験(バランススタディ)があり，これはタンパク質や脂質の消化吸収試験で，経口投与量と吸収されずに糞便中に排泄される量の差によって消化吸収率を算出する．このほかに経口投与された物質の血中または尿中出現量から消化吸収機能を判定する方法もある(D キシロース試験，乳糖負荷試験など)．[1181]

浄化空洞 clean cavity ［開放性治癒］ 肺結核の空洞性病変が，気管支と通じたままに孔を残して治癒したもの．空洞内壁は重層扁平上皮細胞で覆われ，潰瘍面がなくなるため，感染源ではなくなる．[1019]

上顎癌 maxillary cancer, cancer of upper jaw 上顎洞に発生する悪性腫瘍．扁平上皮癌が多いが腺癌，肉腫などもまれにある．症状は発生部位にもよるが，初期には一側性の鼻閉，悪臭のある鼻汁，鼻出血など一側性副鼻腔炎のような症状を呈する．腫瘍が大きくなって上顎洞骨壁を破壊すると，隣接組織の圧迫症状，すなわち頬部腫脹，神経痛様疼痛，歯痛，流涙，眼球突出，複視などを引き起こす．多様な症状を示すため，病期によっては診断に時間を要する．また，上顎洞という骨壁に囲まれた部位に発生するので，早期に診断することが困難である．頸部リンパ節転移は比較的遅い．X線検査，特に超音波検査，CT，MRIによる骨破壊所見の有無は癌の早期発見だけでなく，進展度，進展範囲を診断するうえで有用である．手術，放射線療法，化学療法の三者併用療法を行う．[887]

上顎骨 maxilla, maxillary bone 上顎を形成する1対の骨で，上面は眼窩下壁，内面は鼻腔側壁を形成し，下面は左右の口蓋突起が合わさって口蓋となり，口腔の天井を形成．前頭骨，頬骨とはそれぞれ前頭突起，頬骨突起で接する．上顎の歯列を入れる歯槽突起を備える．上顎洞は上顎骨体内部にある空洞で，副鼻腔の中では最も大きく，前後径約34 mm，上下径約33 mm，幅約23 mm．洞内は粘膜で覆われており，上顎洞裂孔(半月裂孔)で中鼻道と交通している．上顎洞底部，特に歯槽の部分では境界の骨性の隔壁がきわめて薄いため，歯髄炎や歯周炎が悪化して上顎洞に波及し，歯性上顎洞炎を生じやすい．また，鼻腔粘膜の炎症が上顎洞に波及することもある．上顎洞の底部は開口部の半月裂孔より下方に位置するため，炎症による滲出液などはしばしば洞内に貯留する．[1044] ⇒参副鼻腔→2545

小顎症　**micrognathia, micrognathism**　顔面頭蓋に比較して顎骨部分が小さい顎変形症で，通常下顎骨が上顎骨に比べて著しく小さいものの総称．下顎骨体部，下顎枝部，あるいは両者が小さいもの，オトガイ(頤)の劣成長を伴うものがある．咬合は臼歯部では後方(遠心)でかみ，前歯の過蓋咬合となり上顎前歯が突出した感がある場合，あるいは下顎前歯が開咬し下後方にある場合がある．前者では下顔面が短縮し下顎角部が小さい，後者では下顎が後方にあってオトガイの発育が悪く，オトガイ隆起の発育不良な顔貌を呈する．顔貌と口腔機能の不調和をきたし，関節部への力学的負担を受けやすく顎関節症などの症状をもつものが多い．原因は先天性と後天性に分けられ，前者ではピエール=ロバン Pierre Robin 症候群，第1・第2鰓弓症候群などがあり，後者では下顎骨劣成長によるものが多く，外傷性などがみられる．治療は外科的矯正治療により，咬合を改善し口腔機能と顔貌の調和を図る．[535] ⇒参顎後退症→477，小下顎症→1423

上顎神経　**maxillary nerve**　三叉神経(第5脳神経)は半月神経節を経て眼神経(V_1)，上顎神経(V_2)，下顎神経(V_3)の3枝に分かれる．第2枝上顎神経(V_2)は感覚性神経線維のみで構成される．正円孔を通過して頭蓋腔の外に出て，分岐して顔面頰部の皮膚(鼻背を除く下眼瞼から上唇までと側頭部内側)や上顎の歯槽(歯髄と歯根膜)，さらに粘膜(下眼瞼，鼻腔後部，口蓋，上顎洞)に分布し，これらの領域の感覚情報(痛覚，触覚，温度覚)にかかわる．脳硬膜にも分布する．主な終枝は頰骨神経，眼窩下神経，上歯槽神経叢，口蓋神経，硬膜枝．[1044]

上顎神経ブロック　**maxillary nerve block**　上顎神経に局所麻酔薬を作用させて，上唇，頰，上顎，鼻翼の無痛を得る麻酔法．三叉神経痛，ことに第2枝神経痛による顔面痛と上歯痛の治療として用いられる．ブロックの方法として，耳珠軟骨前縁より前方3 cm，頰骨弓下縁尾側5 mm を刺入点とした外側口腔外接近法が最もよく使用されているが，他にも前外側頰骨弓下接近法，前外側頰骨弓上接近法，経眼窩接近法がある．局所麻酔薬や神経破壊薬を用いる以外に，高周波熱凝固による除痛法もある．[485]

上顎切除術　**resection of maxilla (upper jaw), maxillectomy**　［上顎摘出術］　上顎腫瘍に対する手術療法で，腫瘍の進展範囲により上顎部分切除術，上顎全摘出術に分けられる．上顎部分切除術は，顔面に傷をつけずに犬歯窩粘膜に切開を加え，骨壁を削開して上顎洞に入り，腫瘍部とともに上顎骨を部分切除する．上顎全摘出術は，顔面皮切を加え，上顎骨を全摘出する．皮切の範囲は腫瘍の及んだ部位によって異なり，種々の方法がある．腫瘍が眼窩部に及んでいる場合は眼球摘出が必要なこともあり，著しい欠損をきたす．[451] ⇒参上顎部分切除術→1427

上顎前突症　**maxillary protrusion**　上顎が下顎よりも著しく前方に突出・変位し，上顎前歯の水平的被蓋距離が正常より大きい咬合異常を示す顎変形症．上顎歯槽部のみが前方へ突出した歯槽性と上顎骨全体が突出した骨格性に分けられる．いわゆる「出っ歯」といわれる状態で，上下歯列の関係が上顎歯列に対し下顎が後方にある遠心咬合，下顎前歯が正常より深くかみこむ過蓋咬合を伴うことが多く，上口唇突出感が強い．上顎の突出構成は上顎骨の過成長，下顎骨の劣成長，上顎前歯の強い唇側傾斜，下顎前歯の強い舌側傾斜，これらの合併した型に分けられる．治療は歯槽性では歯科矯正治療，補綴治療のみでも可能であるが，骨格性では外科的矯正治療が必要となる．[535]

上顎摘出術⇒同上顎切除術→1426

上顎洞　**maxillary sinus；MS**　［ハイモア洞］　鼻腔と交通する骨内洞である副鼻腔の1つ．上顎洞は1対の上顎骨体の中にあり，鼻腔の外下方に位置する．鼻腔と連絡する自然口は中鼻道の半月裂孔にあり，ときにはその後部に副口があることがある．上顎洞の容積は10-15 mL もあり，副鼻腔の中で最も大きい．上顎洞底は上顎の小・大臼歯の根尖と非常に接近し，ときには穿孔しているため，歯髄炎や歯周炎が上顎洞に波及する歯性上顎洞炎を生じやすい．上顎洞は鼻前庭を経て鼻腔に続くため，鼻腔粘膜の炎症が上顎洞粘膜に波及しやすく，炎症による滲出液が洞内に貯留しやすい．開口部が洞底より高い位置に存在するため，貯留液の排泄には不利であり，慢性炎症の原因となる．[1612] ⇒参副鼻腔→2545，上顎骨→1425

上顎洞アスペルギルス症　**aspergillosis of maxillary sinus**　上顎洞内にアスペルギルス *Aspergillus*(真菌)が侵入し，乾酪性の黒褐色や暗緑色の菌球をつくる疾患．症状として悪臭のある鼻汁，頰部腫脹などがみられ，CT などで骨破壊をみることもある．治療としては，手術と抗真菌薬の投与を行う．[514]

上顎洞血瘤腫　**blood boil of maxillary sinus**　上顎洞内の炎症に起因する出血や血栓の形成，線維増生，新生血管などが原因で悪循環となり血管腫様の偽腫瘍を形成したもの．症状としては，一側性鼻汁，鼻閉，鼻出血などがみられる．CT などで上顎骨の圧排像を認めるが，骨破壊などの悪性像はない．治療は上顎部分切除術に準じ血瘤腫を除去する．[514]

上顎洞根治手術　**radical operation of maxillary sinus**　上顎洞炎の手術の1つ．歯肉と口唇粘膜の境に歯列と平行に骨膜に至る切開を入れ，顔面骨部(犬歯窩)の骨膜を剝離して骨面を露出させる．ノミ，骨鉗子などで眼窩下神経を損傷しないよう洞骨壁を除去し，上顎洞を開いたのち，粘膜を完全に剝離除去する．このとき中鼻道の膜様部の粘膜も洞粘膜に続けて除去し，中鼻道との交通路を広げる．次いで下鼻道の骨壁を除去し，交通をつけ対孔をつくり，分泌物の排泄，洞洗浄，上皮化を促す．[514]

上顎洞試験穿刺法　**exploratory puncture of maxillary sinus**　上顎洞内の膿汁の有無，性状を診断する方法．患者を座位の状態にして下鼻道に麻酔してからシュミット Schmidt 探膿針を用いて上顎洞へ穿刺し，膿汁を確認する．症例により下鼻道中央と上顎洞を交通させ，上顎洞内を洗浄することも可能．[514]

上顎洞穿刺　**〔exploratory〕puncture of maxillary sinus**　副鼻腔のうち上顎洞に貯留液が存在する場合に診断を

兼ねて検査する方法．太い金属針（シュミット Schmidt 針）を下鼻道から上顎洞骨壁を通して上顎洞に穿刺する．[98]

上顎洞穿刺針⇨同シュミット探膿針⇀1406

上顎洞洗浄法 antral lavage 上顎洞内の粘液や膿汁などの貯留液を洗浄し，排出する目的で行う治療方法の1つ．洗浄方法には自然孔洗浄と上顎洞穿刺洗浄とがある．金属製の洗浄管は中鼻道の自然孔に挿入するか穿刺針にゴム管を接続し，生理食塩水などで静かに洗浄する．洗浄液は膿盆に受けさせ，液の性状や混入した浮遊物から洞内の状態を判定する．洗浄後に薬液を注入し，治療を行うこともある．[887]

上顎洞探膿針⇨同シュミット探膿針⇀1406

上顎洞排泄機能検査 functional test of maxillary antrum ［副鼻腔排泄機能検査］ シュミット Schmidt 探膿針を用いて造影剤を上顎洞内に注入し，その排泄状態を時間とともに観察する検査法．ある程度の上顎洞内の線毛運動機能や粘膜の状態が推定できる．[514]

上顎洞鼻内手術 endonasal maxillary sinus surgery 上顎洞炎，術後性上顎嚢胞に対する手術の1つ．鼻内から内視鏡を用い，中鼻道から上顎洞の膜様部，自然孔周囲の粘膜や骨を除去し，大きく排泄口を設置し，さらに下鼻道の側壁から粘膜や骨を除去し，対孔設置と呼ばれる大きな排泄路をつくる．最終的には病的上顎洞粘膜を保存し，上顎洞には中鼻道と下鼻道への大きな通気と排泄を図り，病的上顎洞を治癒させる術式．[887] ⇨参上顎洞根治手術⇀1426

上顎肉腫 maxillary sarcoma 上顎洞に生じる悪性腫瘍．上顎悪性腫瘍は癌腫がほとんどであり，肉腫は少ない．[451]

上顎嚢胞 maxillary cyst 副鼻腔，特に上顎洞の自然孔の狭窄や閉鎖などにより，洞内の分泌物が充満し，骨壁を圧迫して生じた嚢胞．分泌物の内容により粘液嚢胞，膿嚢胞に分類される．ほとんどは上顎洞の根本手術後の再生上皮により生じる術後性上顎洞（頬部）嚢胞で，ほかに自然孔の閉塞のために生じるものもある．症状は経過が緩慢であるため，進行してから出現することがほとんど．治療は嚢胞粘膜除去を行い，鼻内と交通をつける．[514]

上顎部分切除術 modified maxillectomy 上顎骨の一部を部分的に切除する術式．適応は，一般的には鼻腔側壁あるいは上顎洞の限局性の腫瘍，あるいは比較的浸潤傾向の少ない癌である．術前の画像診断で腫瘍の進展範囲を確認しておくことが必要である．比較的侵襲の少ない手術で，視力，構音，咀嚼機能を維持できる可能性があり，顔面の皮膚切開が行われず QOL が保てる．全身麻酔下に行われる．[887] ⇨参上顎切除術⇀1426

小角膜 microcornea 角膜径が 10 mm 未満のものをいう．眼球全体の大きさは正常だが，角膜および前眼部が小さい先天異常で，両眼性の場合も片眼性の場合もある．通常は遠視を伴う．両眼性の場合には眼振がみられることがあり，視力は不良である．[566]

消化酵素 digestive enzyme（ferment） 消化にかかわる酵素の総称で，その作用は一般的に加水分解である．細胞内消化にかかわるものと消化腺から分泌されるものがある．タンパク質，炭水化物，脂質，核酸を基質にするものにそれぞれ，プロテアーゼ，カルボヒドロラーゼ，リパーゼ，リボヌクレアーゼがある．[402]

消化障害⇨同消化不良⇀1428

消化性潰瘍 peptic ulcer 消化管の粘膜が欠損した状態であり，組織学的には組織欠損が粘膜筋板をこえるものをいう．これに対して，粘膜のみの欠損はびらんと称される．好発部位は胃と十二指腸球部で，それぞれ胃潰瘍，十二指腸潰瘍と呼ばれる．病因は主にヘリコバクター・ピロリ *Helicobacter pylori* 感染や消炎鎮痛薬（NSAIDs）による粘膜傷害であり，これに胃酸やペプシンによる消化作用が加わって潰瘍が発生する．シェイ Shay の天秤図説（図）に象徴されるように，ヘリコバクター・ピロリ，胃酸，ペプシン，タバコ，ストレスなどの粘膜攻撃因子とプロスタグランジン（PG），ヒートショックプロテイン（HSP），増殖因子（GF），粘液，粘膜血流などの防御因子のバランスが崩れた場合に胃粘膜傷害が惹起され，潰瘍が形成されると考えられている．しかし，胃潰瘍の 94%，十二指腸潰瘍においては 99% でヘリコバクター・ピロリが陽性であること，またヘリコバクター・ピロリ除菌により消化性潰瘍の再発が大幅に低下することから，ヘリコバクター・ピロリ感染が消化性潰瘍の最も重要な病因と考えられている．次に多い病因は NSAIDs ／アスピリンで，高齢化社会に伴い種々の骨関節変性疾患や血管閉塞予防などのため服用する機会が多くなり，これに起因する潰瘍が増加しつつある．症状としては心窩部痛，嘔気，嘔吐などがあり，空腹時に増強する痛みは典型的とされている．しかし，まったく無症状の潰瘍もまれではなく，特に NSAIDs 潰瘍ではその頻度が高いため注意を要する．合併症で最も多いものは出血で，コーヒー残渣様の吐血やタール便（下血）がみられる．胃潰瘍では吐血，十二指腸潰瘍では下血を呈する傾向がある．大量の急性出血ではショック状態に陥るため，緊急の処置が必要となる．また，少量の慢性出血では，貧血の進行により立ちくらみ，易疲労感などの症状を呈する．繰り返す潰瘍により胃変形や幽門狭窄，十二指腸狭窄をきたすと食物の排出が障害され，嘔吐，食思不振，体重減少などがみられることがある．[765,680] ⇨参胃・十二指腸潰瘍⇀232

●消化性潰瘍のメカニズム（Shay の天秤図説）

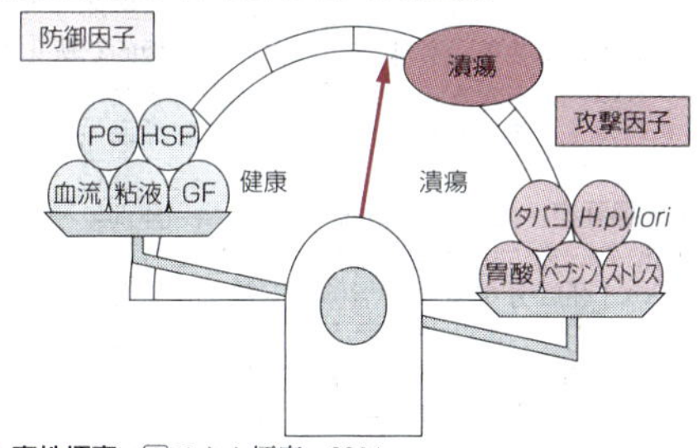

小窩性梗塞⇨同ラクナ梗塞⇀2894

消化槽 digester chamber ［消化タンク，嫌気性消化槽］ 高濃度の有機性排水や汚泥，屎尿（しにょう）などを好気的・嫌気的に分解することを消化といい，それら一定の処理空間・設備のこと．代表的なものとして，汚泥の容積を減少したり安定化させ，水との分離性の促進を目的として嫌気的に分解する(嫌気的処理法)メタン発酵法嫌気性消化槽がある．近年，発生するメタンガスを利用して発電機を作動する例もある．[912]

浄化槽 septic tank ［屎尿(しにょう)浄化槽］ 水洗便所の汚水を処理するための施設として下水道とともに普及した設備．水洗便所の汚水だけを処理する単独処理浄化槽と，水洗便所汚水と台所汚水などの生活雑排水をあわせて処理する合併処理浄化槽とがある．[960]

松果体(腺) pineal body 松果体は第3脳室後上縁の正中線上に存在する重量0.1-0.2gの小さな松かさ状の内分泌臓器である．組織学的には，内分泌機能を有し小葉構造を示す松果体細胞と，間質成分である神経膠細胞とから構成されている．また，松果体の内分泌機能としてメラトニンを産生することはよく知られている．メラトニンは抗性腺刺激作用を有するが，近年，催眠物質としても注目されている．松果体の主な病変は腫瘍であり，松果体腫 pinealoma，奇形腫 teratoma，神経膠腫 glioma などが発生する．このうち松果体腫は組織像が精巣の精上皮腫 seminoma に類似し，小児では性的早熟をきたすことがあり，注目されている．[1047]

消化態栄養剤⇨同成分栄養剤→1706

松果体細胞 pineal cells 脳の視床後部に存在する内分泌器官である松果体 pineal body を構成する主な構成細胞．少数の神経細胞様突起を有する細胞体からなり，概日リズムを調節するホルモンであるメラトニンの生産と分泌を行う．魚類や両生類では脳と強い連続性をもち，光受容機能をもった神経組織としての性質がみられるが，哺乳類では光受容機能は消失し，内分泌器官となっている．[477] ⇨参メラトニン→2805

松果体腫瘍 pinealoma まれな腫瘍で，いろいろと異論のある腫瘍である．松果体実質細胞由来の松果体細胞腫 pineocytoma およびその低分化型の松果体芽腫 pineoblastoma がある．前者は成人に，後者は小児に多い．松果体細胞腫は，組織学的悪性所見に乏しく，発育は緩徐で石灰化像を示すことが多い．松果体芽腫は悪性腫瘍で，高率に転移播種を起こし，放射線治療を行っても2年以上の生存は少ない．[196] ⇨参胚細胞腫瘍→2337，松果体部腫瘍→1428

松果体石灰化 pineal calcification 第3脳室の後上部にある松果体が石灰化した状態．CT や X 線単純写真によって観察できる．松果体は頭蓋内で生理的石灰化を示すものの1つだが，小児で石灰化がみられたり，成人でも大きく濃い石灰化があれば松果体腫瘍の可能性が疑われる．[264]

松果体部腫瘍 pineal region tumor 松果体部に発生する腫瘍の総称．松果体自体から発生するもののほか，胎児の3胚成分をもつ奇形腫や，精巣・卵巣由来の腫瘍も発生しやすい．全脳腫瘍の3.1%，小児脳腫瘍の13.6%を占める．松果体部腫瘍では，上下丘の圧迫により上方注視麻痺パリノー(Parinaud 徴候)や中脳水道圧迫による水頭症の症状で発見されることが多い．化学療法(シスプラチン)が比較的効果を示すが，悪性のものもある．[196] ⇨参胚細胞腫瘍→2337，松果体腫瘍→1428

松果体ホルモン pineal hormone 松果体に特有なホルモンとしてメラトニンがあり，抗性腺作用，下垂体からのプロラクチンや成長ホルモンの分泌を促進する働きを担う．メラトニン合成は光刺激によって抑制されるため，哺乳類において視交叉上核を介しての体内生物時計の制御に重要な役割を果たしていると考えられている．ヒトにおいてもメラトニンの尿中排泄は昼間に低く，夜間に高い．[334] ⇨参メラトニン→2805

消化タンク digester tank⇨同消化槽→1427

浄化値⇨同クリアランス→826

消化不良 dyspepsia，indigestion ［消化障害，不消化］ 種々の原因により食物の適正な消化吸収が障害された状態．腹痛，腹部不快感，下痢，脂肪便などがみられ，慢性の場合には栄養吸収障害に伴う体重減少，貧血，舌炎，浮腫などがみられる．胃炎，胃潰瘍，膵炎など器質的疾患を有する場合と，器質的異常を伴わない機能性消化不良，その他に薬物性などがある．[765,680] ⇨参吸収不良症候群→721，胃酸過多症→226

消化不良性中毒症 dyspeptic intoxication 急性消化不良症で嘔吐，下痢が重症化し，チアノーゼなどの循環障害や痙攣などの神経症状を呈するに至ったもの．直ちに水分・電解質補給のため輸液を開始し，2-3日して症状が落ち着いたら母乳または薄めたミルクを少量与え，徐々に通常の量に戻していく．必要に応じて止痢薬，抗生物質，強心薬による薬物療法も行う．なお，消化不良という言葉はドイツ医学の用語からきており，近年は使用されず，胃腸炎ということが多い．循環障害を伴う重症な消化不良が消化不良性中毒症であるが，胃腸炎という診断にはこのような重症を区別する病名はない．[1631]

小窩裂溝填塞(てんそく)法 pit and fissure sealing⇨同予防填塞(てんそく)法《齲蝕(うしょく)の》→2887

上眼窩裂 superior orbital fissure 頭骨の底部に位置する蝶形骨の大翼と小翼との間の列隙．眼神経(三叉神経の第1枝)，動眼神経，滑車神経，外転神経および上眼静脈などが通過して中頭蓋窩の前部から眼窩に至る．上眼窩裂やその周囲に異常が生ずるとここを通過する神経が障害され，さまざまな麻痺症状を呈する．[744]

上眼窩裂症候群 superior orbital fissure syndrome 上眼窩裂付近の病変により，上眼窩裂を通る動眼神経，外転神経，滑車神経，三叉神経第1枝，眼静脈が傷害を受け，複視，眼瞼下垂などの症状を呈する症候群．治療はおのおのの原因疾患による．[791]

小眼球症 microphthalmos 両側または片側の眼球が小さい先天異常．眼球が少し小さいものから，数 mm のものまでさまざまなものがある．合併症にはぶどう膜欠損，白内障，第一次硝子体過形成遺残などがある．他の眼異常を伴わないものは，真性小眼球症 nanophthalmos という．[1601]

上眼瞼 palpebra superior，upper eyelid うわまぶたのこと．表面は皮膚，後面は眼瞼結膜からなり，眼球を保護している．開瞼，閉瞼，瞬目運動などの他に種々の分泌腺をもち，機能している．[566]

上眼瞼挙筋 levator palpebrae superioris ［眼瞼挙筋］ 上眼瞼にある筋肉で，上眼瞼を挙上し開瞼する働きをもつ．動眼神経支配．総腱輪から始まり，上直筋の前方を通って上瞼板に付着する．眼輪筋の拮抗筋である．[566]

小顔症 microprosopia 顔面が異常に小さいか，発育異常のみられる病態．胎児の頃にすでに認められる．[1631]

傷寒論(しょうかんろん)　Shang Han Lun　中国の後漢末期(3世紀初)に張仲景が著したとされる医書．古くは『張仲景方』と称され，急性熱性病を論じた部分と，その他雑病を論じた部分に分かれていた．現伝の『傷寒論』は前者に由来．本書では腸チフス様の感染症を進行状況によって6つの病期に分け，主として治療法と，複合生薬処方による診断法とが記してある．わが国では江戸中期に本書を最重要視する古方派が起こり，以後日本漢方の主流となった．[586]

笑気⇨同亜酸化窒素⇀147

笑気吸入鎮静法　inhalation sedation with nitrous oxide and oxygen(laughing gas)　通常20-30%の低濃度笑気(亜酸化窒素)を酸素に混合して(笑気酸素混合ガス)鼻マスクから吸入させて，グーデルGuedel基準の麻酔深度第1期において歯科治療，処置を行う．目的は治療に対する不安，緊張，恐怖心，不快感を和らげること．局所の処置などで除痛が必要なときは，局所麻酔の併用が原則である．[608]

蒸気吸入法　steam inhalation　気道・気管内に湿潤を与えたり，気道・気管内の消炎，鎮痛を目的に，吸入器を用いて液体(薬液を含む)を蒸気にして吸入させる方法をいう．激しい咳，気道の炎症，痰の喀出困難に効果がある．薬物として，抗生物質のほか喀痰溶解薬，1-2%炭酸水素ナトリウム液などが用いられる．蒸気にする水は1回80-120 mLで，吸入は約10-15分間行う．蒸気の温度は37-38℃が適している．蒸気で噴霧できる粒子は大きいので(3 μm以上)，肺胞まで薬物を到達させることはできない．肺胞まで薬物を到達させる目的や，気道に大量の湿度を与える場合は，ウルトラソニックネブライザー(超音波ネブライザー)を用いる．[109]　⇨参吸入⇀744

瘴気(しょうき)**説**　miasmatic theory　［ミアズマ説］　古代，ヒポクラテスHippocrates(紀元前460頃～357頃)時代の疫病の原因に関する説．瘴気とは熱病を起こさせる山川の悪気．彼は宇宙間におけるいろいろな現象の変化，例えば彗星の出現や，地震・洪水などが起こったあとに疫病が発生することが多いのは，その際に空気が汚されて不良となり，これを吸入するので疫病が起こると考え，この空気をミアズマmiasma(瘴気)と呼んだ．このミアズマ説は長い間多くの人びとに信じられていた．特にマラリアの原因については近世までこれが信じられていた．[378]

上気道　upper airway　呼吸器系の鼻腔から喉頭までの部分をいい，咽頭，扁桃を含む．気管を含むこともある．空気を肺へ送るとともに，吸気中の粗大粒子を濾過し，加温，加湿する役割をもつ．上気道は感染や炎症を生じやすく，急性感染症はかぜ症候群と呼ばれる．下気道へ炎症が拡大した場合は気管支炎や肺炎などの重大な合併症になることがあるので注意を要する．[953]

上気道炎　upper respiratory inflammation　上気道とは喉頭を境にして上の部分，鼻腔，咽頭，扁桃，喉頭のこと．上気道に起こる炎症のうち扁桃炎を除いたものの総称．上気道の急性感染症はいわゆるかぜとよばれ，鼻汁，咽頭痛，嚥下時痛などの局所症状のほかに，発熱，関節痛，倦怠感などを伴う．[701]

上気道感染　upper respiratory infection；URI⇨同URI⇀117

上気道閉塞　upper airway obstruction　鼻腔，咽喉頭や舌，扁桃腺の疾患などにより気道が閉塞されることで，臨床的には甲状輪状靭帯より上の閉塞．意識障害時の舌根沈下，舌咽喉頭の腫瘍，炎症性浮腫，異物による気道閉塞，外傷(咽頭・上部気管損傷)などによって起こる．いびきのような音が聞こえ，極端な努力呼吸を呈し，吸気時に腹部が上昇し胸部が下がり，呼気時にはその逆になるシーソー呼吸や，吸気時に喉頭隆起(のどぼとけ)が下がり，胸骨上窩，鎖骨上窩や肋間が陥凹する陥没呼吸がみられる．意識がある場合に完全閉塞が起こると苦悶様顔貌を呈し，声が出なくなる．治療は頭部後屈法，下顎挙上法などにより気道を確保する．これら用手的気道確保で改善しない場合，舌根沈下に対してはエアウェイを用いたり気管内挿管を行う．異物による場合，吸引，指拭法，背部叩打法，胸骨圧迫法，ハイムリック法を用い異物を除去する．これらが困難な場合，甲状輪状靭帯穿刺あるいは切開を行う．[250]

小規模生活単位型特別養護老人ホーム　⇨同ユニットケア⇀2861

小規模多機能型居宅介護事業　2005(平成17)年の「介護保険法」改正により創設された地域密着型サービスの1つ．定員25人を上限とし，「通い」を中心としつつ，利用者の要望や希望に応じて随時「訪問」や「泊まり」を組み合わせてサービスを提供する．[85]　⇨参地域密着型サービス⇀1964

小規模多機能サービス　厚生労働省高齢者介護研究会によってまとめられた報告書『2015年の高齢者介護』において提案された，高齢者が可能な限り在宅で暮らすことを実現するための新しい介護サービス体系の1つ．特徴は，高齢者が安心して地域での生活が送れるよう，地域に密着した拠点を中心に，通所，入所，ショートステイ，訪問介護といったサービスが高齢者の日常生活と連携し，365日・24時間切れ間なく一体的・複合的に提供されることにある．サービス拠点は利用者の生活圏内，すなわち地域の小・中学校区ごとに置かれることが望ましいとされ，その地域の事情や利用者のニーズに応じて，多彩なサービスを独自に組み合わせて行う．こうした新しい在宅介護サービスのあり方は，これからの高齢者の在宅生活を支援する重要な拠点になると考えられる．[144]

蒸気滅菌法　steam sterilization　湿熱(水蒸気)によって菌体成分であるタンパク質，その他に作用して不可逆的変化を起こし，その結果，微生物の生活力を奪って生存を不可能にする滅菌法．オートクレーブを用いる高圧蒸気滅菌法(2気圧，121℃)が広く用いられている．煮沸や常圧蒸気による加熱では細菌芽胞を短時間に殺すことはできないので，他に適当な方法がない場合に限り実施すべきである．[378]　⇨参高圧蒸気滅菌⇀970

焼却　incineration　ごみ処理法の1つで，可燃性の廃棄物質を700-1,000℃の温度域で燃焼することにより処理することをいう．設備によっても若干異なるが，処理後は大半は排気ガスとなり，少量の焼却残渣(灰分，混入した不燃物)も残る．「廃棄物の処理及び清掃に関する法律」の改正により，有害なダイオキシン類の発生抑制などを主目的に廃棄物焼却の禁止規定が盛り

込まれ，焼却施設の処理基準，屋外焼却禁止，簡易焼却炉の使用禁止などの関連の法律，条例は厳しくなっている.[912]

上丘　superior colliculus　中脳蓋にある四丘体の上半部にあたる1対の高まりで，発生学的に中脳胞の翼板から分化した領域．主として視覚，特に視覚運動反射にかかわるため視蓋と呼ばれるが，体性感覚，聴覚にも関係する．細胞に富む層と線維が主体の層とが交互に並び，7層構造を示す.[1043] ⇨参下丘→473，視蓋→1226

小臼歯　premolar ［双頭歯］ 犬歯と大臼歯の間に位置する歯．上下顎にそれぞれ4歯ずつ合計8歯ある．第1小臼歯(9歳頃萌出)と第2小臼歯(12-13歳頃萌出)がある．上顎では，近遠心的幅径がやや狭く2つの咬頭をもち，下顎小臼歯の歯冠は断面がほぼ円形で3つの咬頭をもつものもある．上顎小臼歯の歯根は，扁平で隣接面の中央部が溝状にくぼんでおり，第1小臼歯では根尖部が2根に分かれているものもある．下顎小臼歯の歯根は断面が円形で単根である.[1369]

小球性貧血　microcytic anemia　平均赤血球容積(MCV)は通常89-99 fL(フェムトリットル)であるが，これよりも小さい(80 fL以下)赤血球が多数みられる貧血症のこと．通常は赤血球内のヘモグロビン(血色素)量も減少しているため，小球性低色素性貧血という．小球性であるかどうかの判定は次の計算式から算定する．平均赤血球容積(MCV)(fL)＝ヘマトクリット値/赤血球数(10^6)×10．MCVが80 fL以下を小球性貧血といい，代表的な疾患が鉄欠乏性貧血である.[1038]

し

上級日常生活動作　advanced activities of daily living；AADL ［拡大日常生活動作，AADL］ 仕事やスポーツ，ゲームなどの娯楽，趣味，周囲の人々とのコミュニケーションなどの社会・文化的活動のこと．本来，リューベン D. B. Reubenらが提唱した在宅の高齢者の身体的・社会的機能の評価指標の1つで，日常生活動作の中でも生活の質(QOL)に深くかかわる．基本的日常生活動作，中間(手段)的日常生活動作の上位に位置づけられる．⇨参ADL→23

小胸筋　pectoralis minor〔muscle〕 大胸筋の下層にあり，第2-5肋骨前面から起こり外上方に走って肩甲骨の烏口突起につく．肩甲骨の引き下げ，下方回旋，外転の作用があり，また肩甲骨が固定されている場合は肋骨を挙上させる．支配神経は内側・外側胸筋神経(第7頸神経〜第1胸神経 C_7〜Th_1)．腋窩動脈と腕神経叢幹の後半部分は，この筋のすぐ後方で烏口突起下に位置する.[1308]

状況対応理論⇨同状況的リーダーシップ→1430

状況的リーダーシップ　situational leadership ［状況対応理論，SL理論］ リーダーシップを発揮しようとする場合，常に効果的な手法が存在するのではなく，そのときの状況に応じてリーダーシップスタイルや意思決定の方法などを使い分けるのが最も効果的であるとする考え方．状況とは，リーダーの特性や課題に対する熟練度，構成員の意欲・能力や課題に対する成熟度，課題達成までに与えられた時間，組織文化などを指しており，さまざまな状況に応じて最適な手法を選択すると効果が高いとしている.[352] ⇨参リーダーシップ→2915

上強膜炎　episcleritis　強膜表層の炎症で，扇状あるいはびまん性に上強膜血管の拡張，蛇行がみられる．自覚症状として充血，眼痛がみられる．ステロイド剤の点眼治療をするが，よくならない場合は，非ステロイド系抗炎症薬の内服を併用する．一過性の場合が多く，良性であるが再発性のことが多い．強膜炎とは異なり，角膜炎や虹彩毛様体炎などを合併することはまれ.[651]

掌屈　palmar flexion，volar flexion　手関節を手掌側に屈曲させる運動．参考可動域の角度は0-90度.[1546] ⇨参底屈→2044

情景的幻視　scenic hallucination 〔D〕szenenhafte Halluzination ［場面幻覚］ さまざまな情景や場面が色鮮やかに見える幻視．外因精神病(器質性精神病，症状精神病，中毒性精神病)で，せん妄などの意識障害を伴うときにみられることが多い.[768] ⇨参夢幻状態→2782，夢幻様状態→2783

衝撃小発作⇨同若年ミオクロニーてんかん→1355

衝撃側挫傷(ざしょう)　coup injury lesion　頭蓋内損傷の脳挫傷に関するもので，外力の作用部位と同側に生じる脳の損傷をいう．損傷した脳表面は細かい点状出血の集簇としてみられる．外力作用部位に生じた頭蓋骨のたわみや陥没骨折の骨片などにより脳表面が直接損傷されることで生じる．鈍体凶器で頭部を打撃されたときにみられることが多い．一方，反対側の損傷を対側挫傷という.[1135] ⇨参対側挫傷(ざしょう)→1881

条件刺激　conditioned stimulus；CS　本来そのもの自体では反応を起こさない刺激が，生体にとって快あるいは不快な感情(情報的価値)が付加され，反射的に反応が誘発されるようになることを条件反射といい，このときの刺激のこと．例えば，ベルを鳴らすことで唾液を分泌するようになるパブロフ Pavlovの条件反射において，ベルの音が条件刺激である.[1230] ⇨参無条件刺激→2785

条件性回避反応　conditioned avoidance response ［条件性逃避反応］ 条件づけのなかで，不愉快な苦しい刺激を避けるために，またそのような刺激が起こるのを防ごうと意識的あるいは無意識的に回避するように学習された反応.[1585]

条件性逃避反応⇨同条件性回避反応→1430

条件詮索反射聴力検査　conditioned orientation reflex audiometry；COR-audiometry ［COR-audiometry］ 幼児聴力検査の1つ．1-3歳の幼児に適した聴力検査で，興味のあるもののほうへ振り向く詮索反射を利用．幼児の左右前方に人形などとスピーカーを設置し，一側スピーカーから音を出すと同時にその側の人形などを照明する．これを繰り返すと幼児は音を聞いただけでその側へ振り向くようになる．その動作より周波数ごとの純音聴取閾値を求める.[1569]

条件づけ　conditioning　古典的条件づけとオペラント条件づけの2種類がある．前者は，パブロフ Ivan Petrovich Pavlov(1849-1936)の実験が有名である．犬に食べ物を与えると(無条件刺激)，唾液を分泌する(無条件反応)．一方，食べ物を与える時同時に音刺激(条件刺激)を与え続けると，食べ物を与えなくても唾液の分泌が起こる(条件反応)．オペラント条件づけの例としては，マウスがレバーを押すと食べ物がもらえるようにすると，その行動をとる確率が増えるといったものである.[1585]

条件適合理論 contingency theory ［**コンティンジェンシー理論，条件理論**］ 1970年代以前の古典的管理論や人間関係論は，組織にとって普遍的に有効な原則，要因を追求してきた．それに対し，条件適合理論は，有効な組織はその組織のおかれた環境や条件に依存するという相対主義の立場をとる．加護野(1988)によれば，その特徴は次の4つである．まず，組織構造や組織過程などの条件要因が組織の存続にどのくらい重要な機能を結果としてもたらすかを重視し，実証分析を可能にしたこと．次に，組織内の個人や集団には注目せず，組織を全体としてとらえる全体論的視点をもつこと．3つ目に，組織がどのように変わるかというダイナミックな視点はもたず，静学的な比較分析が展開されたこと．4つ目に，実証研究を蓄積し中範囲理論を志向したことである．実証研究の代表的なものとして，条件要因を環境の不安定性ととらえたもの(バーンズとストーカー Tom Burns and G. M. Stalker，1961)や，環境の不確実性ととらえたもの(ローレンスとローシュ Paul Lawrence and Jay Lorsch，1967)などがある．また，リーダーシップ理論における条件適合理論では，フィードラー Fred E. Fiedler(1967)に代表されるように，効果的なリーダーシップはリーダーのおかれた環境に依存するという考え方を示す．フィードラー(1967)は，地位に付随するパワー，課題の構造，リーダーとメンバーとの関係性の適切な組み合わせを環境要因と考え，それらが生産的な成果を上げるリーダーシップ能力を規定すると考えた．[401]

条件反射(反応) conditioned reflex；CR ほとんどあるいはまったく反応することがなかった刺激に対して，反射が形成されることを指す．ある刺激(条件刺激)と反応を引き起こす刺激(無条件刺激)との組み合わせ刺激を繰り返すことにより獲得することが多い．具体的には，ベルを鳴らすことで唾液を分泌するようになるパブロフ Pavlov の条件反射がある．この場合には，ベルの音が条件刺激であり，えさは条件刺激がなくとも常に唾液を分泌する生得的な反射であるため無条件刺激である．また，多くの種類の体性感覚，内臓感覚および他の神経活動の変化を条件反射として生じさせることが可能である．特に内臓反射の条件づけは，バイオフィードバックと呼ばれる．[1230] ⇨参バイオフィードバック→2329

条件抑制 conditioned suppression 条件刺激により条件反射が形成されたあとに，他の刺激を同時に与えた場合，無条件刺激(えさなど)を常に伴わないように繰り返すと，条件刺激のみで反射が認められるにもかかわらず，同時刺激で条件反射が消失するようになること．[1230] ⇨参条件刺激→1430

条件理論⇨同条件適合理論→1431

症候 symptom and sign 病変あるいは患者の状態の主観的な証拠．または，患者によって認識される身体あるいは精神状態の変化および一般的な訴え．医師が患者を診察して見いだす客観的徴候は sign(徴候)という．[1070] ⇨参症状→1439，徴候→2010

消光⇨同クエンチング→814

症候学 symptomatology 症状について，その前兆から発症に至るまで系統的な議論を取り扱う医学の一分野．実際の診察の手技や進め方も症候学に含む．[1070]

症候学的方法 symptomatic method 腹痛や発熱など，患者の訴える症候を手がかりとして診断を進める方法．可能性のある疾患(仮説診断)の数を少なくしていく過程として，病態生理学的あるいは臨床疫学的なアプローチがある．病態生理学的とは，身体構造に関する知識や生理的メカニズムにのっとり，症候を呈している病態や疾患を多数想起すること．また臨床疫学的とは，同じ症候を有する患者群について，これまで得られている情報に基づいて考慮すべき疾患の可能性を予測し，ランクづけをすること．[1070]

上行脚重複隆起脈 anadicrotic pulse 動脈圧波形の上行脚の1か所もしくは数か所に隆起を認めること．[618,438] ⇨参動脈圧脈波→2130

症候群 syndrome ［**症状群**］ 複数の症状や徴候および検査所見の組み合わせによって特徴づけられる病態の名称．病名の一種．特定の病因や病理学的所見と対応しない場合や，またはそれらが不明の場合でも症候学的に定義される．単一の病因による場合もあるが，異なった病因による疾患が同じ症候群に属する場合も多い．[328]

上行結腸 ascending colon 右腹部を上行する大腸の部分．右腸骨窩で盲腸に続き，肝臓右葉下面の右結腸曲で横行結腸に連続する．長さ約20 cm．上行結腸には腸間膜がなく，前壁は腹膜で覆われるが，後壁は後腹壁に付着する．[399] ⇨参結腸→927

小口症 microstomia 先天性あるいは後天性に生じる口裂の形態異常で，著しく口裂が小さいもの．先天性小口症は胎生期の形成異常によるが，多くは後天性のもので，その原因は熱傷，外傷，腫瘍，炎症などによる組織欠損や瘢痕拘縮，癒着などである．症状はそれらの影響により口唇の伸展性が著しく不良になり開口障害も生じる．[608]

症候性高血圧 symptomatic hypertension⇨同二次性高血圧症→2209

症候性頭痛 symptomatic headache⇨同二次性頭痛→2210

症候性精神病 symptomatic psychosis⇨同症状精神病→1439

症候性低身長症 symptomatic nanism 骨の成長，歯の発生，性器発育の欠損を伴う低身長症．現在ではあまり用いられない概念．[1260]

症候性てんかん symptomatic epilepsy ［**続発性てんかん，器質性てんかん**］ てんかんを病因で分類した際に，脳の疾患や脳以外の疾患による障害が起因となって起こるてんかんのこと．中枢神経系に既知の障害あるいは推定される障害をもつとみなされる．原因疾患として，頭部外傷，脳梗塞，脳腫瘍，脳出血，髄膜炎，脳炎，脳奇形，先天性の代謝障害などがある．てんかんの発作型を診断し，脳波の検査，頭部CT，MRI検査などから原因疾患を診断する．治療は，てんかん発作に対する薬物療法と，原因疾患の治療が行われる．なお，国際抗てんかん連盟(ILAE)の分類・用語委員会による「てんかんおよびてんかん症候群の分類」(1989)では，大分類のための2つの区分が採り入れられている．第1の区分は，全般発作をもつてんかんを全般てんかん，部分発作あるいは集点発作をもつてんかんを局在関連性，部分性あるいは集点性てんかんとして区別したこと．第2の区分はこれらを，病因が明らかなてんかんである症候性(続発性)てんかん，原因の明らかでないてんかんを特発性(原発性，潜因性)てんかんとしてさらに分類したことである．症候性局在関連性てんかんとして，側頭葉てんかん，前頭葉てんかん，頭頂葉てんかん，後頭葉てんかんなどがあり，症候性全般てんかんとしては非特異病因によるものと，特異症候群によるものとがある．前者に属するものとして，早期ミオクロニー脳症，サプレッションバースト(異常脳波パターンの1つ)を伴う早期乳児てんかん性脳症があり，後者に属するものとして，奇形，先天性の代謝障害が証明されるあるいは疑われる疾患がある．[1539]

上行性伝導路 ascending tract 脳幹脊髄の伝導路のうち上行するもので，主として感覚線維がこの伝導路を走っている．脊髄後根からの上行性伝導路には，脊髄後索路，脊髄視床路および脊髄小脳路がある．脳幹の上行性伝導路には，内側毛帯，聴覚伝導路，脊髄視蓋路，内側縦束および視覚伝導路がある．[899]

上行性テントヘルニア upward tentorial herniation ［逆行性テントヘルニア］ テント下腔に腫瘍や出血が生じ，テント下腔の圧が高くなると，尾側から頭側に向けテント切痕内に小脳の一部(上部小脳虫部)が陥入することがある．これを上行性テントヘルニアという．また，後頭蓋窩腫瘍や出血による非交通性水頭症に対し，脳室ドレナージを行うことにより引き起こされることもある．[196]

症候性鼻出血 symptomatic epistaxis (nasal bleeding) 原疾患が明白な鼻出血のこと．片側性の鼻出血が多い．主な原疾患には，局所的な原因として腫瘍・外傷などがあり，全身的な原因として高血圧・動脈硬化などの循環器系疾患，白血病・血友病などの血液疾患がある．[451]

症候性肥満症 symptomatic obesity ［二次性肥満］ 肥満の分類(表)の1つ．成因の立場から肥満は単純性肥満(本態性肥満)と症候性肥満(二次性肥満)に分類できる．すなわち原因疾患のない単純性肥満に対し，肥満が他の基礎疾患に基づくか，あるいは肥満がその疾患の一症状であるものをいう．代表的疾患には次のものがある．①ローレンス・ムーン・ビードル Laurence-Moon-Biedl 症候群：下半身肥満，知能低下，低身長，多指，性器発育不全がある．②プラダー・ウィリ Prader-Willi 症候群(HHHO 症候群)：筋緊張低下，知的障害，性器発育不全，低身長があり，糖尿病もみられる．[991]

●肥満の分類

Ⅰ．本態性肥満(単純性肥満)
Ⅱ．二次性肥満(症候性肥満)
 1．内分泌性肥満
  Cushing 症候群
  インスリノーマ
  甲状腺機能低下症——粘液水腫
  Stein-Leventhal 症候群
  性腺機能低下
  偽性副甲状腺機能低下症
 2．遺伝性肥満(先天異常症候群)
  Laurence-Moon-Biedl 症候群
  Alström 症候群
  Biemond 症候群Ⅱ
  Prader-Willi 症候群
  Morgagni 症候群
  Klinefelter 症候群
  multiple X chromosomes
  Carpenter 症候群
  Edwards 症候群
  Turner 症候群
 3．視床下部性肥満
  間脳腫瘍
  頭部外傷後遺症
  視床下部炎症性疾患
  白血病の浸潤
  血管障害
  間脳症候群
  Fröhlich 症候群
  empty sella 症候群
  Kleine-Levin 症候群
 4．前頭葉性肥満
  前頭葉腫瘍
  前頭葉ロボトミー
 5．薬物
  フェノチアジン系薬剤
  シプロヘプタジン塩酸塩
  副腎皮質ホルモン
 6．その他
  Pickwick 症候群
  adipositas dolorosa(Dercum 病)

津田謹輔(井村裕夫ほか編)：内分泌・代謝病学 第4版，p.411，表33-2，医学書院，1997

上行性網様体賦活系 ascending reticular activating system ⇨同脳幹網様体賦活系→2295

上行大動脈 ascending aorta 大動脈を構成する4部位(上行大動脈，大動脈弓，胸大動脈，腹大動脈)の1つ．左心室の大動脈口から上方へ出る大動脈が大動脈弓になるまでの部分をいう．大動脈弁(半月弁)の反対側の起始部には3つの小さな大動脈洞があり，この大動脈洞から上行大動脈は左右の冠〔状〕動脈を分枝する．大動脈弁から上方に向かい，第2肋軟骨の上縁近くで右方へ曲がると大動脈弓となる．[452]

昇汞(しょうこう)中毒 ⇨同塩化第二水銀中毒→373

上喉頭神経ブロック superior laryngeal nerve block 局所麻酔薬によって喉頭粘膜の知覚を遮断する麻酔法．上喉頭神経内枝は下咽頭の知覚を支配するため，気管支鏡や気管挿管に伴う機械的刺激に対する有害反射を抑制する目的でブロックが施行される．両側頸部で舌骨の大角と甲状軟骨の上角の中点でブロック針を刺入し，靱帯に当たる感覚が得られたところで局所麻酔薬を注入する方法と，両側梨状陥没に局所麻酔薬を噴霧あるいは塗布する方法などがある．[259]

猩紅熱(しょうこうねつ) scarlet fever，scarlatina A群溶血性連鎖球菌による感染症で，小児期に多くみられる急性伝染性疾患．5-10歳の小児の感染率が高く，生後間もない乳児に感染することは少ない．小学校などで集団発生をみることがあり，学校感染症の第3種その他の1つとされている．上気道からの飛沫感染がほとんどだが，菌に汚染された食物や食器を介して経口的に感染することもあり，さらに皮膚の創傷や粘膜に溶血性連鎖球菌，ブドウ球菌などが感染して起こる場合もある．皮膚，粘膜から感染する場合を創傷性猩紅熱という．2-4日の潜伏期があり，まず急な高熱と咽頭痛を伴い，次に咽頭粘膜，扁桃の発赤・腫脹から嚥下痛をきたす．1-2日たつと，かゆみを伴う直径1-1.5 mmの紅い発疹が全身に広がるが，口の周囲だけは発疹がなく蒼白となる(口囲蒼白)のが特徴．この頃，舌乳頭が発赤，腫大してイチゴ状に見えるイチゴ(苺)舌もみられる．発疹は3-5日たつと消退し，続いて落屑がみられる．ペニシリン系抗生物質による治療で，2-3日で症状は消退するが，溶血性連鎖球菌が根絶されるにはさらに1-2週間を要する．[1631]

猩紅熱(しょうこうねつ)血清消退現象 ⇨同シュルツ・シャルルトン消退現象→1411

猩紅熱(しょうこうねつ)腎炎 scarlatinal nephritis A群溶血性連鎖球菌(溶連菌)による猩紅熱を発症後2-3週間で生じる急性糸球体腎炎で，溶血性連鎖球菌毒素に対する免疫複合体が糸球体に沈着して生じた溶血性連鎖球菌感染後糸球体腎炎 poststreptococcal acute glomerulonephritis (PSAGN)の一型．浮腫，高血圧，タンパク尿・血尿や円柱などの尿沈渣の異常を特徴とするが，症状が軽微である場合には軽度のタンパク尿のみを認

し

めることもある．成人より猩紅熱に罹患しやすい小児に多くみられ，通常1-2週間で治癒する場合が多い．ときに慢性腎炎に至ることがある．治療は一般の急性糸球体腎炎に準ずる．[563]

猩紅熱(しょうこうねつ)**性アンギナ**　scarlatinal angina　A群β溶血性連鎖球菌による猩紅熱に伴う化膿性咽頭炎で，咽頭炎症状，発熱のほか皮膚発疹を伴う．副鼻腔炎や中耳炎などの化膿性合併症，リウマチ熱や急性糸球体腎炎などの非化膿性合併症を起こす．咽頭分泌物による経気道感染であり，抗生物質による治療と合併症の予防・治療に努める．[501]

猩紅熱(しょうこうねつ)**性中耳炎**　scarlatinal middle otitis　猩紅熱に続発する合併症の1つで，A群β溶血性連鎖球菌の産生する毒素による中耳炎をいう．[501]

猩紅熱(しょうこうねつ)**舌**⇨同イチゴ(苺)舌→248

上鼓室　epitympanum attic　鼓膜の内側の腔を鼓室という．鼓室を上・中・下の3つに分けたときの最も上の部分で鼓膜弛緩部より上方を指す．上鼓室にはツチ(槌)骨頭やキヌタ(砧)骨体部など耳小骨の多くが存在し，構造も複雑で外耳道からの十分な観察や清掃が不可能な場所もあるため，慢性中耳炎などの際，この部に炎症や肉芽の形成などが起こりやすい．[98]

上鼓室化膿症　attic suppuration　中耳炎のうち主病変が上鼓室にあるもの．中鼓室との境界は外耳道天蓋よりも上部にあたり，前庭窓の上縁，顔面神経管で境される．上鼓室にはツチ(槌)骨の骨頭とキヌタ(砧)骨の体部があり，靭帯や粘膜のひだなどにより構造も複雑で，炎症性の病変のために狭くなると，換気・貯留液の排出困難となり炎症が長引くことがある．鼓室の陰圧により鼓膜の内陥をきたし，ここから真珠腫が生じることもある．[887]

踵(しょう)**骨**　calcaneus, heel bone　足根骨のなかで最大で最も強固な骨である踵の骨．前後に長く扁平で，後部は球根状を呈している．その上方は距骨と，前方は立方骨と関節面を形成．後部の踵骨隆起には踵骨腱(アキレス腱)が付着．[1546]

踵(しょう)**骨腱**　heel cord⇨同アキレス腱→138

踵(しょう)**骨骨端炎**　calcaneal apophysitis　［**踵**(しょう)**骨骨端症，セバー病**］　10歳前後の男子にみられる骨端症．歩行時の踵部痛を訴え，跛行を呈する．ときに安静時の痛みを訴えることもある．単純X線写真像では踵骨後方の骨端部に不整な濃淡像を認める．スポーツなどによる，踵骨部とアキレス腱付着部への機械的刺激過多により発症すると考えられており，運動量の軽減を指導する．踵部への荷重を軽減させる足底板などの装具療法を行うこともある．予後は一般に良好で，骨端線の閉鎖後は正常な踵骨の形態に発育する．[1546]

踵(しょう)**骨骨端症**⇨同踵(しょう)骨骨端炎→1433

小骨盤　pelvis minor, lesser pelvis　［**真骨盤**］　骨盤の後方の岬角(こうかく)，外側方の分界線，前方の恥骨結合を結ぶ線より下の部分を指す．上部の大骨盤より骨性に富み，鉢状の骨格が腔を覆う．後壁は仙骨および尾骨，側壁および前壁は恥骨，坐骨からなる．消化管と尿路の下部および内生殖器を入れる．分娩時の産道となるため，女性ではその形や大きさが重要となる．小骨盤の入口を骨盤入口(上口)，出口を骨盤出口(下口)という．[1266] ⇨参骨盤→1115

小骨盤腔区分⇨同骨盤腔区分→1117

錠剤　tablet⇨参内服薬→2189

小柴胡湯(しょうさいことう)　shosaikoto　医療用漢方製剤の1つ．慢性肝炎，亜急性ないし慢性の気道感染症，リンパ節炎，慢性胃腸障害などに使用．漢方医学では，発熱時は主に弛張熱と胸脇苦満(きょうきょうくまん)，無熱時は胸脇苦満を使用目標とする．臨床的には，上記疾患に罹患した体質中等度の者で，肋骨弓下部の腹筋緊張が強く，食欲低下傾向のあるときに用いる．副作用として，間質性肺炎，偽アルドステロン症，ミオパシー，肝機能障害などに注意．インターフェロン製剤投与中の患者，肝硬変(血小板数10万/mm^3以下など，疑いを含む)，肝癌の患者には禁忌．間質性肺炎による死亡例の報告があるため，服用後に発熱，咳嗽，呼吸困難などが現れた場合には服用を中止し，ただちに医師に連絡するよう患者に注意を促す．出典：『傷寒論』，『金匱要略』．構成生薬：サイコ，ハンゲ，オウゴン，タイソウ，ニンジン，カンゾウ，ショウキョウ．[161] ⇨参胸脇(きょうきょう)苦満→752，柴胡→1155

常在糸状虫　*Mansonella perstans*　熱帯アフリカ，南米，西インド諸島に分布．成虫は数cmでヒトやサルの深部結合組織中(特に腸間膜根部，腎周囲組織，後腹膜内組織)に寄生し，胸腔内や心嚢に寄生することもある．幼虫のミクロフィラリアは昼夜ともに血中に出現するが周期性はなく，一般に無症状．ヌカカ類によって媒介される．[288] ⇨参フィラリア症→2515

常在微生物叢　indigenous microbial, indigenous microbial flora　［**正常微生物叢，ミクロフローラ**］　ヒトを含む動物の皮膚，鼻腔・口腔，腸管など外界に接する部位には，常に一定の微生物群が定着して宿主と共生しており，これを常在微生物叢という．通常はこれらの微生物により生体に異常を生じることはなく，外来の別種の微生物が侵入することへの防御の役割も果たしている．何らかの原因で本来無菌の部位に微生物が侵入したり，微生物が常在する部位でも通常ではみられない微生物が侵入し増殖を始めると，生体は病的異常をきたす．[501]

鞘(しょう)**細胞**⇨同シュワン細胞→1412

小細胞型未分化癌　small cell type undifferentiated carcinoma⇨同小細胞癌→1433

小細胞癌　small cell carcinoma　［**未分化小細胞癌，小細胞型未分化癌**］　組織学的に診断される，未分化かつ高悪性度の上皮性悪性腫瘍の一型．癌細胞は小型(小リンパ球3個未満の大きさ)で，細胞質が乏しく，裸核状と表現される．気管支，肺での発生が多いが，消化管など，種々の臓器に発生しうる．癌細胞に神経内分泌顆粒を有する例が多く，クロモグラニン chromogranin，シナプトフィジン synaptophysin などを高頻度で発現している．副腎皮質刺激ホルモン adrenocorticotropic hormone(ACTH)や抗利尿ホルモン antidiuretic hormone(ADH，バソプレシン)などの異所性ホルモン産生能を有することもある．[1577,992]

小細胞腫瘍⇨同悪性間葉腫→139

小細胞肺癌　small cell lung carcinoma⇨同肺小細胞癌→2338

常在流行⇨同地方病的流行→1980

省察的実践　reflective practice⇨同リフレクティブプラク

し

ティス→2932

硝酸銀中毒⇨同銀中毒→800

焼死 death by fire 生存している状態で火災に罹災して死亡したもの．火災では死因となるいろいろな現象が発生し，その結果，同時的・競合的作用によって死亡するのが焼死である．すなわち，①火炎の直接影響(火傷)，②一酸化炭素の吸入(CO 中毒)，③空気中酸素の欠乏(窒息)，④有毒ガス，青酸ガスなど(中毒)，⑤破壊家屋による損傷などがある．焼死の外表所見にみる生活反応には皮膚の発赤，紅斑，水疱，壊死周囲組織の血管網や炭化部分と健常皮膚組織間の発赤などがある．その他，気道内の黒色煤片の付着，血液中の一酸化炭素ヘモグロビン濃度や鮮紅色の死斑および諸臓器の色調も重要所見である．また，高熱による死体の一般的変化には拳闘家姿勢，皮膚の亀裂，腹壁の破壊，硬膜外に熱凝固した血液塊(燃焼血腫)，皮膚が噴火口状を呈した焼疱などがあり，これらの所見は火災前にすでに死亡していた死体でも同様に認められる．[1271]

上肢 upper extremity, upper limb 体幹の頸部から突出した構造 extremities で，上肢帯と自由上肢とから構成される．上肢帯は自由上肢を体幹に結合する構造で，肩甲骨と鎖骨からなり肩を形成する．自由上肢は上腕，前腕，手首(手根)，手からなる．四足動物の前肢に相当するが，直立二足歩行をとるヒトの上肢は体重の支持から解放され，肩，肘，手根，手のそれぞれの関節可動域が広がり，かつ，手の指が発達している．母指が他の 4 指と対立する位置関係に動けることから，つまむなどの微細な運動やしっかり握る運動が可能となった．「手は人間が最初に手にした道具である」といわれるゆえんである．こうした上肢の進化は脳の発達と深く関連している．ただし，発達段階での“はいはい”(四つん這い)や転倒時に手をつく保護伸展などには，前肢としての機能を保っている．上肢の骨格の構成を図に示す．[1044] ⇨参上肢帯→1436

●上肢の骨(右腕)

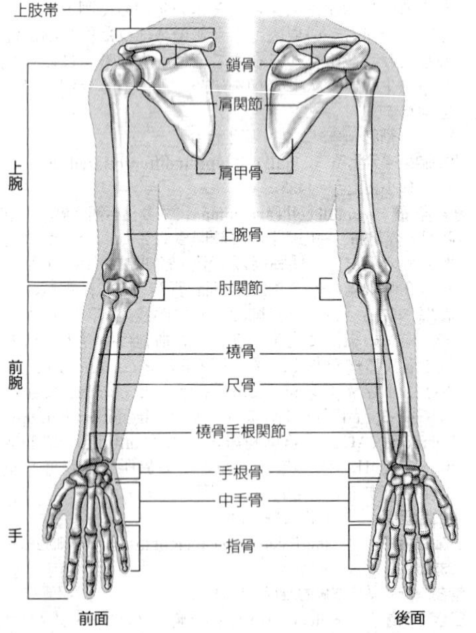

硝子円柱⇨参円柱→382

少子化 declining birthrate, low birthrate 出生数の低下により，国全体として子どもの数が減少することを指す．わが国では 1973(昭和 48)年以降，合計特殊出生率が減少し，1975(同 50)年には 2 を割り込むようになり，2005(平成 17)年には 1.26 と最低となったが，その後 3 年連続して上昇し，2008(同 20)年には 1.37 となった．長期的に人口を維持できる水準(2.07)を下回ったことにより，総人口の減少，人口高齢化の進行が予想され社会的に深刻な問題が起きている．少子化の要因として未婚・晩婚化がいわれていたが，結婚後の出生ペース減少もみられており，国レベルでの対策の展開が急がれる．[516] ⇨参高齢化社会→1066

硝子化⇨同ヒアリン変性→2424

上耳介筋 superior auricular muscle, auricularis superior 耳の 3 外筋の 1 つで，側頭部の筋膜に始まり，薄い平坦な腱に収束して，耳介上面の耳介軟骨に終わる．顔面神経側頭枝支配を受け，耳介を上方へ引く働きをする．[98] ⇨参後耳介筋→1007

小指外転筋《手の》 abductor digiti minimi muscle 小指球の尺側縁を走行している筋．豆状骨，屈筋支帯から起こり，第 5 基節骨骨底に停止する．尺骨神経(C_8〜Th_1)が支配しており，小指の外転に作用する．[670] ⇨参手掌の筋→1392

上肢義肢 upper extremity prosthesis 上肢の切断者に用いられる義肢(義手)．肩甲胸郭間離断や肩関節離断には肩義手，上腕切断には上腕義手，肘関節離断には肘義手，前腕切断には前腕義手，手関節離断には手義手，手根中手関節離断には手部義手など，いずれも断端長に応じた義手がある．装飾用，作業用などの用途に応じ，能動式，電動式，空圧・油圧式，ハイブリッド方式がある．[81] ⇨参上肢切断→1435

小指球 hypothenar eminence 手掌部の尺側にみられる筋性のかたまりを呼ぶ．手掌腱膜から移行する小指球筋膜が小指外転筋，短小指屈筋，小指対立筋の小指球を構成する筋群を被覆し，第 5 中手骨に付着することにより小指球区画が構成される．また短掌筋は小指球区画にはないがその浅層にあり，手掌のくぼみを深くして物を握るのをたすける．これらの筋群は尺骨神経の支配を受け，小指球の萎縮は尺骨神経麻痺の特徴的所見．[1546] ⇨参母指球→2697

上肢骨 arm bone, bone of upper extremity 上肢帯と自由上肢骨から構成される上肢の骨格の総称．上肢帯は自由上肢を体幹に結びつける装置で，肩甲骨と鎖骨がそれにあたる．一側の自由上肢骨は上腕骨(1)，尺骨(1)，橈骨(1)，手根骨(8)，中手骨(5)，手の指骨(14)から構成される．8 つの手根骨の配列は，近位列橈側から，舟状骨，月状骨，三角骨，豆状骨，遠位列橈側から大菱形骨，小菱形骨，有頭骨，有鈎骨となる．[1044] ⇨参自由上肢骨→1372

硝子形質 hyalin⇨同ヒアリン形質→2424

硝子腫⇨同膠様稗(はい)粒腫→1064

小視症 micropsia ものの大きさが実際よりも小さく見える症状．中心性漿液性網脈絡膜症が典型的で，他に黄斑浮腫やヒステリーなどでもみられる．[1309]

小指症 microdactylia 手足の指が異常に小さい発育障害．特に足母趾にみられる場合は，常染色体優性遺伝疾患である進行性化骨性筋炎が疑われる．[1631] ⇒参短指(趾)症→1938

小肢症 micromelia ［ナノメリア］ 体幹に比べ四肢が不均衡に短いか，または小さいもの．軟骨無形成症や骨幹端軟骨異形成症，エリス・ファン=クレフェルト Ellis-van Creveld 症候群などにみられる．[1631]

小耳症 microtia, microtic ear 耳介が先天的に小さく変形しているものの総称．高度なものでは耳介が欠損．日本人の発症率は1万人に1人程度で，男性にやや多く，遺伝的素因は小さいと推定される．症状は，耳介のほか起源(第1，2鰓弓)を同じくする他の部位にも現れ，ときに下顎骨発育不全，顔面神経不全麻痺がみられる．外耳道狭窄や閉鎖を合併することも多く，伝音難聴がみられることがあるが内耳の形態と機能はほとんどの例で正常である．治療としての再建術は通常，耳の大きさが成人に近くなる6-10歳頃に行う．外耳道閉鎖がある場合は，鼓室形成術を先に行う．耳介軟骨の代用には感染や外傷の危険を避けるため主に自家肋軟骨が用いられる．手術は数回に分けて行うこともある．予後および生活上の注意としては，再建耳介は安定しており激しい運動にも耐えられるが，再建材料の露出や感染は早期に治療して変形を残さないようにする．[1569] ⇒参耳介奇形→1226

小字症 micrographia 書字をさせると小さな文字しか書けない症状．書き始めは普通の大きさだが，書き進むにつれて小さな文字になっていく．パーキンソン Parkinson 症候群でみられるもので，手の筋硬直，無動が原因とみられている．

上矢状静脈洞 superior sagittal sinus 〔L〕sinus sagittalis superior；SSS 硬膜静脈洞の一部で，大脳鎌の上縁に沿って走る．左右の大脳半球の表在静脈系からの静脈血が注ぐ．また，くも膜下腔を流れた脳脊髄液がくも膜顆粒を経由して上矢状静脈洞に流入する．上矢状静脈洞の静脈血は横静脈洞，S状静脈洞を経て内頸静脈に注ぐ．[1044] ⇒参硬膜静脈洞→1059，脳の静脈→2291

上矢状静脈洞血栓症 superior sagittal sinus thrombosis；SSST 上矢状静脈洞は大脳鎌付着部に存在し，後方で直静脈洞と横静脈洞に合流する．大脳皮質の大部分を灌流してきた血液を受け入れる．この上矢状静脈洞の閉塞により，脳梗塞，脳浮腫，頭蓋内への出血，頭蓋内圧亢進などを呈するものをいう．原因は，従来多かった副鼻腔炎，乳様突起炎，髄膜脳炎などの感染性のものと，妊娠，外傷，抗リン脂質抗体症候群，経口避妊薬などの非感染性のものと特発性のものに分類される．初発症状は主に，頭痛，嘔吐，意識障害，うっ血乳頭などの頭蓋内圧亢進症状，全身痙攣および片麻痺など．失語，失行など大脳皮質局在症状で発症することもある．頭部造影CTで，静脈洞内に造影剤の充満しない欠損像(エンプティ・デルタ・サイン empty delta sign)がきわめて特徴的．また，頭部MRIは血流の変化や血栓そのものも撮像でき有用．血栓化した静脈洞は，T_1，T_2強調像ともに高信号として認められる．確定診断は血管造影による静脈洞の造影不良などだが，最近ではMR静脈造影やCT静脈造影により静脈系の描出が可能となり，これらの方法により診断が行われるようになってきている．治療は，頭蓋内圧亢進に対してグリセロールを使用．血栓症に対しては抗凝固薬が第一選択薬であり，ヘパリン製剤で開始しワルファリンカリウムへとつなぐ．対症的に抗痙攣薬の投与も必要．[899]

小指伸筋 extensor digiti minimi〔muscle〕 上腕骨外側上顆および指伸筋の筋膜の尺側(小指側)から起こり，指伸筋とともに末梢へ走る．前腕遠位部で次第にその腱から離れ，小指伸筋固有の腱鞘に入る．手背で2本に分かれ，指伸筋腱と合流し指背腱膜を形成する．総指伸筋とともに小指を伸展させる筋であるが，小指を伸展させる固有の筋であるため，他指を曲げた状態で小指のみを伸展させることができる．神経支配は橈骨神経(第6-8頸神経 C_6-C_8)である．[1308] ⇒参前腕後側の筋→1801

常磁性造影剤 paramagnetic contrast agent 最も一般的に使われているMR造影剤で，ガドリニウム(Gd)の化合物が代表的．製剤としてはイオン性と非イオン性のものがある．静注後，血流から細胞外液に分布し，造影剤によって緩和時間が短縮されることにより造影効果を示す．腎から速やかに排泄される．[264] ⇒参緩和〔現象〕→661，造影剤→1803

上肢切断 upper limb amputation 労働災害，交通災害，戦傷などの外傷が原因となって上肢切断となる例が多く，特に指切断が7割を占めている．解剖学的に区分された切断レベルでの名称があり，肩甲胸郭間切断，

●上肢切断の部位による分類と測定の基本となる部位

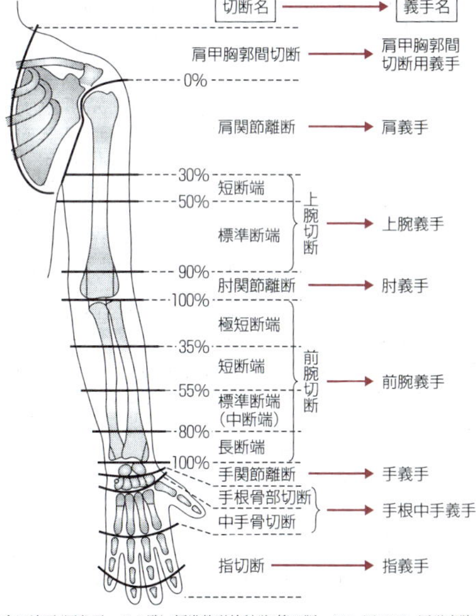

内田淳正(国分正一ほか監)：標準整形外科学 第10版，p.171，図13-25，医学書院，2008

し

肩関節離断，上腕切断，肘関節離断，前腕切断，手関節離断，手根骨部切断，中手骨切断，指切断に分類される．[81]

上肢装具 upper extremity orthosis(brace) 上肢に用いられる装具の総称．従来，骨折などの固定用として使用されていたが，現在では材質も幅広く，目的に沿っていろいろな装具，スプリントが用意されている．[81]

硝子体 vitreous body，corpus vitreum 水晶体と網膜の間にあるゼリー状の透明体で，眼球容積の7割を占める．眼球壁を眼房水とともに内側から支えて，眼球の内圧保持などに関係する．無血管組織で，栄養は網膜の血管，毛様体から受ける．網膜と全面で軽く癒着している．後部硝子体面は膠原線維が密集した硝子体皮質を形成する．大きな機能は，眼球内の光の通過路としての透明性の維持である．[154] ⇨参眼球→576

上肢帯 shoulder girdle，pectral girdle ［肩甲帯］ 体幹の胸郭に自由上肢を連結する構造で，腹側の鎖骨と背側の肩甲骨とからなる．肩甲骨の関節窩は上腕骨頭と肩関節をつくり，肩峰の内側端は鎖骨の外側端と肩鎖関節を形成する．肩関節の運動は肩甲骨の運動によって支えられている．肩甲骨は胸郭の背面に位置して，胸郭の上を滑るように動くことができるが，肩甲骨と胸郭(肋骨)との間にはやわらかい結合組織があるのみで滑膜性の関節はない．一方，鎖骨の内側端(鎖骨頭)は胸骨との間に胸鎖関節を形成して，胸郭と直接連結している．このため，体幹と連結している上肢帯は鎖骨頭のみとなり，肩甲骨の動きの支点は鎖骨頭となる．[1044] ⇨参上肢帯の筋→1436

上肢帯の筋 muscles of shoulder girdle 上肢帯(肩甲骨，鎖骨)と上肢(上腕)の運動にかかわる骨格筋群で，腕神経叢の支配を受ける．上肢帯の筋は3群に大別できる．①体幹から起こり上肢帯に至る筋(僧帽筋，前鋸筋，菱形筋，肩甲挙筋，小胸筋，鎖骨下筋)，②体幹から起こり上腕骨に至る筋(大胸筋，広背筋)，③上肢帯から起こり上腕骨に至る筋(三角筋，棘上筋，棘下筋，肩甲下筋，大円筋，小円筋，烏口腕筋)．①群の筋は肩甲骨の運動(挙上・低下，前進・後退，回旋)にかかわり，②・③群の筋は肩関節の運動(屈曲・伸展，外転・内転，外旋・内旋など)にかかわる．ヒトの肩関節は，体重の支持から解放されて可動範囲が広くなったが，その反面，関節窩が浅く，上腕骨頭の逸脱が起こりやすい不安定な構造である．このため，③群の中で上腕骨の骨頭周辺に停止している4筋(棘上筋，棘下筋，肩甲下筋，小円筋)の腱が肩関節包を取り囲むように配置して肩関節を補強している(回旋腱板)．[1044] ⇨参回旋腱板→442，腕神経叢→3009，上肢帯→1436

硝子体液化 vitreous liquefaction，syneresis 加齢に伴い，硝子体のゲル構造が生化学的変化によって失われ，液体となる現象のこと．硝子体は思春期頃から加齢による変性が始まる．液化に伴い変性凝縮した硝子体線維が浮遊し，その影が網膜面に投影され，飛蚊症を自覚することがある．[1250]

硝子体基底部 vitreous base 鋸状縁をはさんで前方1-2 mm，後方2-3 mm，網膜と毛様体扁平部，硝子体で構成される帯状の部分を指し，網膜と硝子体が最も強く癒着している．[566]

硝子体虚脱 vitreous collapse 完全な後部硝子体剝離が起こり，硝子体が前方に移動して収縮した状態．[1250]

硝子体腔 vitreous cavity 水晶体後面，網膜，毛様体に囲まれた硝子体が存在する空間．[566]

硝子体腔タンポナーデ intravitreal tamponade⇨同眼内タンポナーデ→647

硝子体混濁 vitreous opacity 硝子体は透明組織であるが，その透明性を失って混濁したもの．後部硝子体剝離による生理的なものと，出血や炎症などによる病的なものがある．その混濁の形や程度により，飛蚊症やさまざまな視力障害が起こる．細隙灯顕微鏡により混濁の状態が観察される．[1250]

硝子体手術 vitreous surgery ［閉鎖式硝子体手術］ 強膜につくった小さな切開創から器具を挿入して閉鎖環境下で行われる硝子体内での手術の総称．硝子体出血，増殖網膜症，黄斑円孔，網膜剝離，穿孔性眼外傷，眼内炎など，硝子体内および硝子体側から網膜側へのアプローチが必要なさまざまな疾患が対象となる．近年，次々と手術装置や器具の開発，手技の改良が加えられ，手術時間の短縮やより低侵襲での手術が可能となっており，その適応も増えている．[257]

硝子体出血 vitreous hemorrhage 硝子体のゲル内に出血を生じた状態．症状としては飛蚊症のほか，突然，軽度から高度の視力低下をきたす．原因は糖尿病網膜症，網膜静脈閉塞症，網膜裂孔，外傷などさまざまである．原因に対する治療を行う．[1250]

硝子体切除術 vitrectomy ［ビトレクトミー］ 硝子体を切除する手術のこと．硝子体出血や混濁に対して行われるが，現在では硝子体手術とほぼ同義語．[257] ⇨参硝子体手術→1436

硝子体脱出 vitreous loss 眼外傷や白内障手術で創口から硝子体が脱出した状態．牽引により網膜剝離を生じることがあるので，十分に切除したうえで創を縫合する必要がある．[1250]

硝子体動脈 hyaloid artery 胎生期の眼の血管で，胎生5週後半に胎生裂から眼杯腔に入り，水晶体血管膜を形成する血管と眼杯内板を栄養する血管に分岐する．妊娠9か月には消退し，クローケ Cloquet 管として痕跡をとどめる．[566]

硝子体動脈遺残 persistent hyaloid artery 正常の場合，出生時には消退している乳頭から水晶体後面に向かう硝子体動脈の全部または一部が残存したもの．多くは視神経乳頭上や水晶体後面に混濁した組織片として認められ，通常視力障害はない．[566]

硝子体内注射 intravitreal injection ［硝子体内注入］ 硝子体内へ薬剤を注射すること．眼内の感染症に対して抗菌薬，炎症に対してステロイド剤を用いる．網膜剝離の手術後にガスやオイルを注入することがあるが，この場合は通常，硝子体内注入という．[257]

硝子体内注入⇨同硝子体内注射→1436

硝子体膜 vitreous membrane 硝子体の表面の膠質線維が密になって膜状に見える部分．前部硝子体膜と後部硝子体膜がある．[566]

硝子体網膜ジストロフィー vitreoretinal dystrophy ［硝子体網膜変性］ 硝子体ゲル構造に特徴的な変化を示し，異常な網膜硝子体癒着や網膜分離症など網膜硝子体に異常を示す一連の遺伝性疾患．先天性網膜分離症，ワグナー Wagner 症候群，スティックラー Stickler 症候群，ゴールドマン・ファーブル Goldmann-Favre 症候群，家族性滲出性硝子体網膜症などがある．[1250]

硝子体網膜変性 vitreoretinal degeneration⇨同硝子体網膜ジストロフィー→1436

硝子体網膜癒着 vitreoretinal adhesion 硝子体と網膜の癒着．生理的に網膜硝子体の癒着の強い部分として，硝子体基底部，視神経乳頭周囲，網膜血管，黄斑部などが知られている．病的な状態では，網膜格子状変性や糖尿病網膜症の増殖組織に強い癒着を生じ，網膜裂孔や牽引性網膜剝離の原因となる．[1250]

小指対立筋《手の》⇨参手掌の筋→1392

上室性期外収縮 supraventricular extrasystole；SVPB, supraventricular premature beat ［**心房性期外収縮**］ 刺激生成の異常による不整脈の1つ．基本調律（洞調律）の心周期より早期に生じる興奮波のこと（期外収縮）．上室性期外収縮には心房から発生する心房期外収縮と，ヒス His 束より近位の房室接合部から生じる房室接合部期外収縮がある．器質的疾患のない健常者にもしばしば認められ，加齢，ストレス，疲労，飲酒，喫煙，コーヒー過量摂取などが誘因となる．心電図所見として，洞調律のP波とは異なるP波が洞調律周期よりも早期に出現する．引き続くQRS波は基本調律のそれとほとんど変わらないが，期外収縮が先行する心収縮に近く発生し，刺激が心室の相対不応期に伝導すると心室内変行伝導を起こしてQRS波は変形する．出現頻度は低くても自覚症状の強い例，頻発していても症状のまったくない例など，自覚症状の個人差は大きい．治療の適応は，自覚症状が強い場合，心房細動，心房粗動，発作性上室性頻拍などのトリガーになる場合，急性心筋梗塞や心筋症で上室性期外収縮が頻発する場合などである．[221]

上室性頻拍 supraventricular tachycardia；SVT ［SVT］ 刺激生成の異常による不整脈（正常洞調律以外の調律）の1つ．洞結節，心房筋，房室結節と房室接合部より上位で発生する3拍以上連結の頻拍の総称．発作性上室性頻拍（房室回帰性頻拍，房室結節リエントリー性頻拍，心房内リエントリー性頻拍，洞結節リエントリー性頻拍），心房頻拍，心房細動，心房粗動が含まれる．房室回帰性頻拍は興奮旋回経路に心室を含んでいるが，心室頻拍ではなく上室性頻拍に分類される．通常，上室性頻拍という用語は発作性上室性頻拍を指すことが多いが，これは頻拍中に心電図上P波とQRS波との関連や，逆行性伝導のP波が不明確な場合に便宜的に用いられる用語とみなされるべきである．[221] ⇨参頻脈→2505

上室性補充収縮 supraventricular escaped beat 心臓の刺激伝導系において，上位の刺激生成頻度が低下して徐脈となったときに下位自動能により補充される心収縮（心拍）を補充収縮といい，房室結節および接合部，ヒス His 束から発生するものを上室性補充収縮という．通常，上室性補充収縮は徐拍周期より長い周期で後続する，QRS幅が正常（0.12秒以内）の1心拍を指すが，徐脈が持続すると補充収縮が連続して発生する．これを補充調律という．正常な心臓では洞結節の細胞の発火頻度が最も高く（60-80/分），ペースメーカーの役割を果たしているが，その活動が低下したり停止したりすると，下位中枢がペースメーカーの役割を果たすので極端な徐脈や心停止にはならない．洞不全症候群 sick sinus syndrome による心停止，洞房ブロック発現時や徐脈頻脈症候群の頻脈停止時によくみられる．自動能とは，特殊心筋が，刺激伝導系からの刺激がなくても，自発的に電気的興奮を引き起こすことをいう．[221] ⇨参補充収縮→2700

消失肺 vanishing lung⇨同進行性気腫性嚢胞→1542

硝子滴変性 guttate vacuolar degeneration⇨同ヒアリン滴変性→2424

硝子軟骨 hyaline cartilage ［**ヒアリン軟骨，ガラス軟骨**］ 軟骨組織の1つで，青みがかった乳白色を呈し，弾力性に富む．軟骨細胞は数個のグループをなして散在し，基質はコンドロイチン硫酸などのムコ多糖類に富み，膠原線維の量は比較的少ない．身体の中で最も多く存在する軟骨で，呼吸の気道系（鼻，喉頭，気管，気管支など）の軟骨，肋骨と胸骨を連結する肋軟骨など骨格の一部をなしている．また，骨の関節面をおおう関節軟骨は関節での骨の摩擦を軽減する．さらに，長骨の骨端軟骨も硝子軟骨であり，骨端軟骨の増殖が続く間は骨が伸長し，身長が伸びる．およそ20歳前後で増殖が停止すると身長の伸びもなくなる．硝子軟骨は加齢により基質の石灰化が起こりやすく，特に肋軟骨は石灰化に伴い骨折しやすくなる．[1044] ⇨参弾性軟骨→1945，線維軟骨→1749，軟骨→2198

常時二点支持歩行 always two-point support gait ［**三動作歩行**］ 片麻痺がある患者の歩行によく用いられる，杖を1本用いた歩行様式の1つ．健側で杖を持ち，杖―患側―健側（まれに逆の場合もある）の順に出し，常に2点で身体を支えている．三動作歩行ともいう．[824] ⇨参三点歩行→1213

硝子膜《肺胞の》 hyaline layer⇨同ヒアリン膜→2424

照射 irradiation ［**放射線照射**］ X線など放射線を人体や対象物に当てること．X線はその透過性を利用し，人体内部の臓器の密度差で臓器の形態を描出し，診断に利用されている（X線撮影，X線透視装置，X線CT）．腫瘍組織にX線，放射線を照射し，癌治療が行われる．これは放射線の殺細胞効果と，正常細胞のほうが腫瘍細胞よりも放射線障害からの回復が早いことを利用している．医療関係ではその他，加熱滅菌，ガス滅菌のできない器具に対しては放射線殺菌が行われている．また種子，苗などの植物に照射し，突然変異を起こさせ，有用な品種改良を行うことや，農産物，食品に照射し，発芽防止や，滅菌することで保存性を高めるなど農業や食品分野にも利用されている．[18]

上斜位 hyperphoria 片眼を遮閉されるなどで両眼の融像が崩れた際，視線が上下に偏位する状態．右上斜位のときに，左眼を遮閉し，右眼で固視をすると左下斜位となる．同じことを意味することが多いが，通常，上斜位のほうで表記される．[1153] ⇨参斜位→1344

照射距離 radiation distance 放射線源から対象までの距離のことで，外部照射の場合，距離が離れるとビームは放射状に広がるので，線量率，線量分布，分布の均等性が変わる．[1007]

上斜筋 superior oblique muscle；SO ［SO］ 外眼筋の1つで滑車神経支配．総腱輪からはじまり，滑車によって反転して，眼球の外上方で強膜に付着する．正面視の状態（第1眼位）では下転と内旋，外転の眼球運動に関与する．視軸に対して51度内転した方向に走行しているため，51度内転した位置でこの筋が収縮すると眼球は純粋に下方に動く．読書に使われる筋肉であることから，reading muscle の別名がある．[566]

上斜筋腱鞘(しょう)症候群 **superior oblique tendon sheath syndrome** ［ブラウン症候群］ 上斜筋の伸展障害のため眼球運動障害をきたす症候群．主に内転時の上転障害をきたす．もともとは先天性の異常によるものを指していたが，現在はさまざまな原因で同様の病態が生じることがわかり，先天性ブラウン Brown 症候群，後天性ブラウン症候群に分けられる．先天性のものでも自然回復があるが，上下斜視が著明な場合には手術を考慮することもある．後天性では，炎症性のものであれば消炎を図り，それ以外は症状に応じて手術を考える．[1153]

上斜筋麻痺 superior oblique palsy⇨同滑車神経麻痺→529

焼灼(しょうしゃく)⇨同焼灼(しょうしゃく)術→1438

焦灼灸(しょうしゃくきゅう) 〔total〕burning moxibustion 有痕灸の1つ．モグサ(艾)を用いて，施灸する部位の皮膚を焼き切る目的で行う．鶏眼(魚の目)や疣(いぼ)の上に，かたくひねったモグサで施灸する．癰(よう)，疔(ちょう)などの疾患のほか，イヌやネズミ，毒虫やヘビなどによる咬傷，また打撲・裂口局部への施灸法としても用いられるという．[123] ⇨参有痕灸(ゆうこんきゅう)→2851

焼灼(しょうしゃく)術 cauterization ［焼灼(しょうしゃく)法，焼灼(しょうしゃく)］ 熱・電流や化学薬品を用いて，組織を破壊あるいは切除する方法．熱，電流によるものは電気外科の範疇に入る．また化学薬品は強硝酸銀やグルタールアルデヒド，トリクロル酢酸などを用いて，異物肉芽腫やウイルス性疣贅などの治療に利用．[531]

焼灼刀(しょうしゃくとう) cautery knife 組織の切開と出血を防ぐための焼灼を同時に行う高周波電流を用いた手術用メス．構造は電気メス装置本体，メス先の電極，患者の身体に装着する対極板からなっている．感電や熱傷の危険があるので，使用の際には十分に注意する．[485]

焼灼(しょうしゃく)法 cautery⇨同焼灼(しょうしゃく)術→1438

上斜視 hypertropia 斜視の一種で，両眼で1つのものを固視したとき，一眼は固視するが，もう一眼は上転位をとる状態をいう．[975]

照射線量 exposure dose 媒質中に入射した放射線の量を，空気を電離する潜在能力で表す．光子により空気質量 Δm から開放された全電子が空気中で完全に止まるまでに空気中で生成するイオンの全電荷を ΔQ としたとき $\Delta Q/\Delta m$ として定義する．1C(クーロン)/kg = 3,876 R(補助計量単位レントゲン)の関係がある．[1007]

照射野 field size, irradiation field 外部放射線治療において，標的に照射する際の具体的照射範囲のこと．照射装置の照射口に絞りがあり，自由にXY軸の大きさを変えることができる．最近は多葉コリメータ multileaf collimator(MLC)によって標的の形状に合わせた設定が可能となった．[1007]

照射用固定方式 immobilization system 放射線治療は加速器から放射線が照射されるので，標的を含む人体が動くと，腫瘍に十分な放射線が投与できず，周辺の正常組織が不要な被曝を受けることになる．そこで人体の動きを可能な範囲で固定する用具や方法が考案され，熱可塑性の固定具(シェル)，定位固定装置，キャスト Cast などがある．[1007]

照射録 irradiation record 放射線診療における照射記録．「診療放射線技師法」第28条で，「診療放射線技師は，放射線を人体に対して照射したときは，遅滞なく厚生労働省令で定める事項を記載した照射録を作成し，その照射について指示をした医師又は歯科医師の署名を受けなければならない」とされ，具体的には「診療放射線技師法施行規則」第16条で，①照射を受けた者の氏名，性別，年齢，②照射の年月日，③具体的な照射方法，④指示を受けた医師または歯科医師の氏名，指示の内容，を記載することが定められている．[264]

茸腫 polypus⇨同ポリープ→2715

常習飲酒家 habitual drinker 国際的な定義はないが，わが国では1985年のアルコール性肝障害の全国集計に用いた定義を一般的に用いている．その定義では飲酒量が1日に日本酒平均3合以上で5年以上飲酒を続けている人を指す．なかでも1日5合以上の飲酒を10年以上続けている人を大酒家という．常習飲酒によりアルコール線維症が生じ，飲酒継続により肝硬変へと進展する．[1395]

上縦隔 superior mediastinum 胸郭の中央部に位置する縦隔のうち，第4胸椎の下端と胸骨角を結ぶ面より上方の部分．気管，食道，大動脈弓と胸骨舌骨筋および胸骨甲状筋の起始部を含む．上縦隔に発生しやすい疾患には，胸腔内甲状腺腫，胸腺腫，神経性腫瘍などがある．[953]

常習性嘔吐 habitual vomiting⇨同習慣性嘔吐→1364

常習性高体温症⇨同本態性高体温症→2722

常習性便秘 habitual constipation ［習慣性便秘，直腸性便秘］ 慢性便秘のうち，器質的な原因がみられない機能性便秘をいう．腸蠕動の低下により起こる弛緩性便秘，蠕動の亢進によって起こる痙攣性便秘，便意の低下によって起こる直腸性便秘に分けられる．弛緩性便秘は，便秘症の中で最も多いタイプであるが，蠕動低下により便の大腸での貯留時間が延長するために便の水分が失われてかたくなり，ますます貯留時間が延長する悪循環を生じる．治療は，大腸粘膜を刺激する下剤の投与のほか，便通を促進する食物繊維の摂取や十分な水分摂取を行う．痙攣性便秘は精神的ストレスが原因で，過敏性大腸炎の一種とも位置づけられ，下痢と便秘を繰り返すことが多い．最も有効な治療はストレスの除去である．直腸性便秘は，便意があってもトイレに行けずがまんする習慣をもつうちに便意が低下するもので，タクシーの運転手など職業性のもののほか，最近では多くの人にみられるようになってきた．生活指導が重要となる．[543] ⇨参便秘症→2652

成就指数 achievement quotient；AQ 学校において教育を受けた児童・生徒の学習可能性に対する学習効果を表す指標．［成就指数(AQ)＝学力偏差値/知能偏差値×100＝教育指数(EQ)/知能指数(IQ)×100］とされており，100は知能相応の学力，それ以上は学習効果が高いこと(オーバーアチーバー)，それ以下は学習効果が低いこと(アンダーアチーバー)を示している．知能の高さにより成就指数が影響を受けないよう，［修正成就指数＝個人の教育指数/同じIQの者の平均教育指数×100]として評価する方法が検討されている．また，[成就値 achievement score＝学力偏差値－知能偏差値]で算出される．[1146] ⇨参学力検査⇀491，成就年齢⇀1439

小手症 microcheiria，microchiria 手が異常に小さい先天奇形．手全体のバランスは正常．しばしば骨，筋肉の発育障害や他の奇形を伴う．[1631]

成就年齢 achievement age；AA 個々人の教育的発達レベルを年齢で表したもので，標準化された学力検査で測定し，暦年齢の基準点と比較して算出される．また，知能検査の結果から推測される被検者が当然達成すべき学業成績と，実際の学業成績の差は成就値 achievement score という．[578] ⇨参精神年齢⇀1683，発達年齢⇀2385

娘(じょう)腫瘍 daughter tumor ［**娘腫瘍，衛星結節，娘結節**］ 原発巣から派生した形態的・組織学的に原発腫瘍と同種の腫瘍．一般的には原発巣に接している腫瘍のことをいう．娘腫瘍に対して，原発腫瘍のことを母腫瘍と呼ぶこともある．乳癌などでみられる．[1531]

小循環 lesser circulation⇨同肺循環⇀2338

症状 sign and symptom 病的な身体変化の表現．患者自身によって表現される自覚症状(症候 symptom)と，他者によって観察される他覚症状(徴候 sign)がある．疼痛や全身倦怠感などは自覚症状で，医師の診察によって見いだされる身体所見は他覚症状である．自覚症状は患者の主観的な表現であるため，注意深く問診することによって内容を吟味する必要がある．[328] ⇨参症候⇀1431

床上安静 bed rest ［**絶対安静**］ 手術後や症状により治療目的でとられる安静度の1つ．ベッドや寝床上に行動を制限することで安静を図る．原則として終日仰臥している絶対安静と違い，トイレ歩行のみ可能であったり，短時間の起座が許可されたりすることもある．エネルギー消費量を基礎代謝に近い程度まで抑えたり，心負荷を最小にとどめ，身体の回復を図ることを目的としている．[1542] ⇨参安静度⇀204，安静臥床⇀204

症状群 symptom-complex⇨同症候群⇀1431

硝子様血栓 hyaline thrombus⇨同ヒアリン血栓⇀2424

症状精神病 symptomatic psychosis 〔D〕symptomatische Psychose ［**症候性精神病，身体に基礎をおく精神病，随伴精神病**］ 脳疾患以外の身体疾患に起因して発症した精神障害の総称で，身体疾患の脳への関与は二次的．脳の障害による器質性精神病と，物質の使用により誘発される中毒性精神病とともに外因性精神病に包括される．基礎疾患のいかんにかかわらず，外因反応型と呼ばれる共通した症状が出現．急性期ないし亜急性期には，せん妄，もうろう状態，アメンチア，錯乱などの意識障害を中心に，幻覚，妄想，感情障害などが加わる．回復期に健忘症候群や過敏情動性衰弱状態が出現することがある．基礎疾患の治癒に伴い精神症状は消失するが，脳に器質的変化を及ぼすほど重症化すると認知障害や人格変化などを残す場合がある．基礎疾患は感染症(インフルエンザ，肺炎，チフス，マラリアなど)，内分泌疾患(甲状腺機能亢進症・低下症，クッシング Cushing 症候群，アジソン Addison 病など)，代謝障害性疾患(ウィルソン Wilson 病，肝性脳症，尿毒症，糖尿病，ペラグラ，ウェルニッケ Wernicke 脳症，水中毒，抗利尿ホルモン分泌異常症など)，血液疾患(悪性貧血，白血病など)と広範囲にわたる．術後精神病や人工透析に伴う精神障害を含める場合もある．基礎疾患に対する治療が基本だが，精神症状には抗精神病薬，抗うつ(鬱)薬，抗不安薬などを対症療法として用いる．[768] ⇨参外因反応型⇀426

上昇停止症候群 meta pause syndrome ライバルや後輩の昇進，関連会社への出向や配置転換など，職業上の出世，成功に限界を感じ，やる気をなくしたり無気力になったりする中高年者(多くは男性)にみられる危機的な心理状態．青年期以来，自分なりに努力し，年齢を重ねるにつれ地位や収入も上がり，社会的な力も高まり，家庭生活も豊かになり，この状況がずっと続くという思い込み(上昇志向型)の一方で，年齢とともに出世や能力の限界，あるいは病気，体力の低下などの身体的な衰えなどによってくつがえされざるをえなくなったことに対する中高年者の心の揺らぎ，あるいは心身症，心気症など精神的ストレスと深くかかわったうつ(鬱)病，アルコール依存症，消化性潰瘍などの身体変調をきたす．[321]

床上動作(活動) bed activities 日常生活活動の一部として床上で行われる動作．具体的には，寝返り，起き上がり，座位，四つばい(保持，移動)，膝立ち(保持，移動)，いざり動作，移乗などがあげられる．[349]

茸状(じょうじょう)乳頭 fungiform papillae⇨同茸状(じじょう)乳頭⇀1287

上小脳脚 pedunculus cerebellaris cranialis(superior)，superior cerebellar peduncle⇨参小脳脚⇀1454

上小脳動脈 superior cerebellar artery；SCA 〔L〕arteria cerebelli superior⇨参小脳の動脈⇀1453

上小脳動脈症候群 superior cerebellar artery syndrome ［**上部橋外側症候群**］ 障害側の小脳失調と対側の顔面を含む温痛覚障害，めまい，悪心・嘔吐，構音障害を呈する症候群．症例により，一側または両側の軽度難聴や障害側のホルネル Horner 徴候，口蓋ミオクローヌスを伴うことがある．上小脳動脈は脳底動脈終末端直前から分岐し，中脳外側または橋上部の外側，小脳半球上面を支配する．上小脳動脈の閉塞により，小脳半球，小脳歯状核，上小脳脚および中小脳脚，下丘，脊髄視床路，外側毛帯，内側毛帯の一部が障害される．原因としては，心原性脳塞栓症が多い．[899]

床上排泄 excretion on bed 運動機能の障害や老いによる衰弱などで，ベッド上での生活を余儀なくされた場合に必要となる．介助にあたっては，性別や体型，排泄障害の程度などに応じてさし込み式，洋式，ゴム製など便器を選択し，タイミングを合わせながら腰部を挙上し援助する．患者の羞恥心に配慮したケアが求められる．失敗しても叱ったり，命令的な態度をとらず，常に温かい態度で接することが大切である．[927] ⇨参便器⇀2642

ショウジョウバエ〔属〕 vinegar fly，*Drosophila* 節足動物門，昆虫綱，双翅目に属する小型のハエ．キイロショウジョウバエ，クロショウジョウバエなどがある．交配が容易で世代交代が早く，交配により容易に多数の子孫が得られることから遺伝学，分子遺伝学，発生学などの研究によく用いられる．また，幼虫の唾液腺染色体は非常に大型であり，遺伝子解析などにも利用

しやすい.[1221] ⇨参染色体→1764

硝子〔様〕変性⇨同ヒアリン変性→2424

茸(じょう)状泡沫　foam in mushroomshape　［泡沫キノコ］　鼻腔・口腔から漏出し鼻口部周囲に付着するキノコのような形をした微細で消えにくい白色ないしピンク色の泡沫のこと．溺水の経過中に気管支内に侵入した水と空気および気管支内粘液が肺内で激しく混和・膨隆し鼻や口から出てくるもの．比較的新しい水中死体にみられれば溺死の有力な診断根拠となるが，同様の泡沫は高度の肺水腫や重症てんかん発作，頸部圧迫のときにも出現することがある.[1547]

小静脈　venule，small vein⇨同細静脈→1157

症状無関知⇨同疾病否認→1319

常食　ordinary diet　［普通食］　病人食の形態的分類の1つで，固形食をいう．経口栄養法には全身の栄養状態を改善し，自然治癒力を増大させるための一般食と，疾病治療の直接的手段として患者の病態，栄養状態などに基づき医師の発行する食事箋により供される特別食がある．一般食も特別食もそれぞれ常食，軟食〔全がゆ(粥)，七分がゆ，五分がゆ，三分がゆ〕，流動食，ミキサー食の形態で提供される.[987] ⇨参軟食→2199，流動食→2938

小人(しょうじん)症⇨同低身長症→2050

上唇小帯　superior labial frenulum，frenulum of upper lip　上顎歯槽突起粘膜と上唇内側正中部に付着している縦に走る粘膜のひだ．小帯の中には結合組織の線維が存在し上唇，頬の可動を制御する働きがある．上唇小帯は口腔内の小帯の中では最も大きく，付着位置により義歯の安定を障害することもある．また歯槽頂をこえる付着異常が存在すると上顎前歯正中離開を引き起こす．(図参照⇨口腔→988)[608] ⇨参下唇小帯→498

上唇小帯異常　abnormal frenulum of upper lip　［異常上唇小帯］　上唇小帯の付着位置の異常，短小，あるいは肥大としてみるが，その多くは付着位置の異常である．上唇小帯は出生時，口蓋乳頭と連続しているが，発育とともに退縮して上唇と左右中切歯間の歯槽粘膜に残り，歯の萌出などで歯槽突起が発育して低位となるが，ときに歯槽頂付近の高位に付着したままになる．口蓋乳頭に連続している場合，両側中切歯の離開の原因となる．また外傷などでは変形，短縮して口唇の運動を抑制する．子どもでは歯みがき時に小帯を傷つけ，成人では上顎前歯部を含む床義歯装着時に義歯の安定が妨げられることがある．治療は，障害をみるときのみ小帯切離移動術，小帯切除術，小帯延長術を行う.[535]

小腎杯　minor renal calyx，minor calices，calices renales minores　腎臓の中央内側面の腎門部に位置する大腎杯から腎錐体部の間の腎杯で，腎杯と円錐部で構成される．腎臓で生成された尿は8-12個くらいの腎乳頭 renal papilla を通って8個程度の小腎杯に排出され，2-3個の大腎杯に集められて腎盂に注がれ，尿管に送られる.[563] ⇨参腎杯→1595

上水道　water works，water supply　水道によって安全で良質な水道水を安定的に供給確保し，国民健康を保持するための最も基本的な基盤整備．河川などからの取水，導水，施設での浄水，送水，配水の経過を経て公共的に供給されている．現在水道を利用している人々は，2008(平成20)年，全国で1億2,789万人となり総人口の97.4%と欧米並みである．しかし，東京都の普及率100%に対して熊本県は85.7%にとどまっており，地域格差の解消が課題である.[960]

少数巨大ネフロン症　oligomeganephronia，oligomeganephronic renal hypoplasia　慢性腎不全を伴う先天性腎形成不全の一型．腎臓は小さくネフロンの数は少ないが，ネフロンを構成する腎組織(糸球体，尿細管，傍糸球体装置など)に増殖がみられる．新生児期より食思不振，嘔吐，体重増加不良，貧血，尿濃縮力障害，GFR(糸球体濾過値)低下，代謝性アシドーシスなどを認める.[1631]

情性欠如型精神病質者　affectionless psychopath　〔D〕Gemütlose　［無情者，情性欠如者］　ドイツの精神医学者シュナイダー K. Schneider(1887-1967)による精神病質人格の一類型．情性欠如者は自己中心的で人間的な温かな感情を欠き，良心，悔悟，同情，憐れみ，羞恥の念を欠く．そこで，殺人，強姦，強盗などの凶悪犯罪に赴くことが多く，重大犯罪者の典型的な性格とされる．なお，アメリカ精神医学会の診断分類(DSM-Ⅳ)では反社会性パーソナリティ障害者に相当.[1269]

情性欠如者⇨同情性欠如型精神病質者→1440

小精神療法　small psychotherapy　系統立てられた理論と技法に基づいて行われる長期間にわたる精神療法に対して，より簡潔で短期間ですむ精神療法の総称．わが国の精神医学者笠原嘉によって提唱された概念.[187]

脂溶性ビタミン　fat-soluble vitamin　水に溶けにくく，油に溶けやすいビタミンの総称．主なものにはビタミンA，ビタミンD，ビタミンE，ビタミンKがある．過剰に摂取すると人体に害を及ぼすことが知られている．また，ビタミンQ(ユビキノン)，ビタミンF(必須脂肪酸)などを脂溶性ビタミンに含むこともある.[402]

焦性ブドウ酸　pyroracemic acid⇨同ピルビン酸→2500

小青竜湯(しょうせいりゅうとう)　shoseiryuto　医療用漢方製剤の1つ．主として水様性鼻汁，水様性喀痰を呈するものに用いられる．これらの症状は，漢方医学ではもともと水毒のある人にみられるとする．臨床的には，体力が中等度の人で泡沫水様性の喀痰や水様性鼻汁，くしゃみなどを伴い，喘鳴，咳嗽，呼吸困難，鼻症状などがある場合に用いられる．気管支炎，気管支喘息，鼻炎，アレルギー性鼻炎，感冒などに応用される．麻黄が主薬となっているこの処方は，胃腸の弱い人や食欲不振，悪心などのある場合では慎重な投与を行い，服用後の不眠，発汗過多，頻脈，動悸，全身脱力感，精神興奮などの出現に注意が必要．アルドステロン症，ミオパシー，低カリウム血症のある患者には禁忌．出典：『傷寒論』，『金匱要略』．構成生薬：マオウ，シャクヤク，サイシン，カンキョウ，カンゾウ，ケイヒ，ゴミシ，ハンゲ.[752] ⇨参麻黄→2729，水毒→1625

掌蹠(しょうせき)角化症　palmoplantar keratosis　［手掌足底角化症］　先天性あるいは後天性に，手掌や足蹠のびまん性ないし限局性の角質増殖を主症状とする疾患の総称．先天性掌蹠角化症の多くは遺伝性．遺伝性掌蹠角化症は多くの病型があり，臨床症状の違いや随伴症状の有無により細かく分類されている．遺伝的には常染色体優性遺伝と常染色体劣性遺伝があり，優性遺伝には，トスト・ウンナ Thost-Unna 型，フェルナー Vörner 型，グライター Greither 型，断指趾型，点状角化症，線条角化症などがあり，劣性遺伝にはメレダ Meleda 病，パピヨン・ルフェーヴル Papillon-Lefèvre 症候群などがある．後天性では湿疹，白癬，梅毒などの疾患にみられるほか，尋常性魚鱗癬などの遺伝性疾患に続発することもある．また内臓悪性腫瘍に合併することもある．治療は対症療法で，外用療法やスキンケアが中心となる．[1560] ⇨参先天性掌蹠(しょうせき)角化症⇀1782

掌蹠(しょうせき)膿疱症 palmoplantar pustulosis；PPP, pustulosis palmaris et plantaris；PPP 膿疱症の一種で，手掌や足底の角化性紅斑局面に粟粒大～米粒大までの無菌的膿疱が集簇，多発を繰り返す疾患．ときに体幹や四肢に膿疱が播種状にみられることもある．膿疱の内容は好中球が主で，1週間ほどで乾燥して痂皮となる．約10％に骨・関節症状を認める．原因は同定されていないが，病巣感染，歯科金属アレルギーが病因として考えられている．長期にわたり寛解，再発を繰り返すものが多い．[213]

小切開低侵襲冠〔状〕動脈バイパス術 ⇨同低侵襲 A-C バイパス術⇀2050

小線源照射療法⇨同密封小線源療法⇀2768

常染色体 autosome 細胞がもつ染色体のうち，性染色体以外の染色体を指す．正常なヒト体細胞は22対(44本)の常染色体と2本の性染色体(X と X，または X と Y)をもつ．[368]

常染色体異常 autosomal aberration, autosome abnormality 染色体異常は常染色体異常と性染色体異常に大別される．常染色体はヒトには22対あり，その数の増減や構造の異常(染色体の欠失，逆位，転座など)により重大な先天奇形や知能障害が生ずる．主なものは，21トリソミー(ダウン Down 症候群，21番染色体が3本ある)，18トリソミー(18番染色体が3本ある)，13トリソミー(13番染色体が3本ある)，ネコ鳴き症候群(5p症候群，5番染色体短腕の部分欠損)，4p症候群(4番染色体短腕の部分欠損)，18q症候群(エドワーズ Edwards 症候群，18番染色体長腕の部分欠損)，18p症候群(18番染色体短腕の部分欠損)，13q症候群(13番染色体長腕の部分欠損あるいは環形成)，プラダー・ウィリー Prader-Willi 症候群(15番染色体長腕の部分欠損)などであるが，分析技術の進歩によりその他の常染色体異常による障害が多数見つかっている．[1485]

常染色体遺伝 autosomal inheritance 常染色体上に存在する遺伝子が支配する形質の遺伝様式．相同染色体上の対立遺伝子の発現に優性劣性の差があるときにはメンデル Mendel の法則に従った形質発現がみられる．常染色体による遺伝は性別による影響を受けない．[368]

常染色体優性遺伝⇨参常染色体遺伝⇀1441

常染色体優性〔遺伝〕多発性嚢胞腎 autosomal dominant polycystic kidney disease；ADPKD 多くの臨床症状を呈する症例が成人であったため，従来は成人型嚢胞腎と分類されていた疾患で，まれに小児でもその発症が認められることから，その遺伝形式をとって常染色体優性〔遺伝〕多発性嚢胞腎と分類された．*PKD1*，*PKD2* といった責任遺伝子が判明している．腎の皮質や髄質に大小さまざまな球形または不整形の嚢胞があり，各嚢胞は独立しておらずネフロンとの交通性がある．頻度は3,000人に1人ほどで，腎外の臓器の異常としては脳動脈瘤，心臓弁膜閉鎖不全，大腸憩室が多く，肝臓，膵臓，脾臓などにも嚢胞が発生する．通常は30-50歳代に発症し，臨床症状は血尿，側腹部痛，消化管の圧迫症状などで高血圧症を伴うこともあり，腎障害は徐々に進行する．[1244] ⇨参常染色体劣性〔遺伝〕多発性嚢胞腎⇀1441，嚢胞性腎疾患⇀2312

常染色体劣性遺伝⇨参常染色体遺伝⇀1441

常染色体劣性〔遺伝〕多発性嚢胞腎 autosomal recessive polycystic kidney disease；ARPKD ［乳児型嚢胞腎］ ほとんどが小児期に発症することから従来は小児型嚢胞腎と分類されていたが，成人の症例も認められることからその遺伝形式をとって常染色体劣性〔遺伝〕多発性嚢胞腎と分類された疾患で，責任遺伝子は6p21.1-p12に存在すると報告されている．腎は本来の形態を維持しているが腫大しており，小さな嚢胞が腎全体に放射状に配列しており，ネフロンとの交通性はない．嚢胞腎全体の約1/3を占め，頻度は6,000-1万4,000人に1人といわれ，先天性肝線維症を合併することが多い．0-10歳までには発症し，巨大な腹部腫瘤が認められ，ほとんどが幼小児期に腎不全に陥る．本疾患に特徴的なことは，髄質尿細管の拡張 medullary ductal ectasia(MDE)であり，新生児ではこの MDE に巨大な海綿腎(拡張した集合管)を伴い，腎は正常の10-15倍の大きさで，高度なものでは生後数日以内に腎不全で死亡することが多い．1-2歳時に腎は著明に縮小し，4-5歳で大きさは一定となり，幼児期，学童期では MDE に皮質内の散在性小嚢胞を伴う．表面が平滑不整で比較的大きな腎腫瘤を触知し，小児期の早い時期から腎不全が進行し，高血圧，うっ血性心不全，肝脾腫大を伴って死亡することが多い．青年期では MDE のみで，髄質海綿腎 medullary sponge kidney(MSK)と混同され，先天性肝線維化症 congenital hepatic fibrosis (CHF)を伴い，当初腎障害は軽度であるが30-40歳代に腎障害は進行し，食道静脈瘤の出血や腎不全などで死亡することが多い．[1244] ⇨参常染色体優性〔遺伝〕多発性嚢胞腎⇀1441，嚢胞性腎疾患⇀2312

常染色体劣性多発性嚢胞腎⇨参嚢胞腎症⇀2312

上前腸骨棘 anterior superior iliac spine 寛骨の一部をなす腸骨の代表的突出部．体表からも触知可能なため，下肢長計測や姿勢を評価するうえでのランドマーク(基準点)となっている．大腿筋膜張筋，縫工筋の起始をなす．恥骨結節との間に鼠径靱帯を形成する．(図参照⇨骨盤⇀1115)[1266]

小前庭腺 lesser vestibular gland⇨同スキーン腺⇀1634

小泉門 posterior fontanel〔le〕, small fontanel ［後泉門］ 新生児の頭蓋骨では骨化が完成していないために骨と骨の間が結合組織性膜でつながっている．このような部位を泉門という．泉門には左右両側の頭頂骨を結ぶ矢状縫合の後端と後頭骨との間にみられる小泉門，矢状縫合の前端と前頭骨との間に位置する大泉門，その他に前側頭泉門，後側頭泉門がある．出産直後の新生児の頭蓋が変形するのはこれら泉門のためである．新生児の小泉門はほぼ示指頭大で，日本人の場合，生後2-3か月程度までに閉じるとされる．[744]

焦燥〔感〕 irritability ［易刺激性］ 周囲からの刺激に対する耐性が低下し，内面で「いらいら」感じること．これに運動興奮が伴うと激越という．焦燥はうつ(鬱)

病，薬物依存からの離脱症状，アルコール依存症，統合失調症(初回エピソード)などでみられる．[488]

踵足(しょうそく)　talipes calcaneus, pes calcaneus　［**鉤**(かぎ)**足**］　足関節が背屈位に固定され底屈制限をきたした状態をいう．尖足の反対の変形を呈する．脊髄性小児麻痺などによる麻痺性，瘢痕性，先天性，アキレス腱断裂後などにみられる外傷性のものがある．足部全体が背屈位をとるものと前足部は底屈しているものがあり，後者は特に踵凹足 pes calcaneoexcavatus と呼び，踵足に足底筋の拘縮・収縮が加わることによって生ずる．[1546]　⇨参尖足⇀1772

消息子　sound⇨同ブジー⇀2552

小足症　micropodia　足が異常に小さい先天奇形．一般に骨，筋肉の発育障害や他の奇形を伴っていることが多い．[1631]

踵足(しょうそく)**歩行**　calcaneal gait　［**踵**(しょう)**歩行**］　踵足変形(鉤足変形)やアキレス腱断裂時にみられる歩行．前足部の蹴り出しの力が弱く足底全体が同時に離床し，同時に接床する．変形が高度の場合には前足部が先に離床する状態となる．[1546]　⇨参踵足(しょうそく)⇀1442

紙様胎児　fetus papyraceus⇨参圧縮胎児⇀158

消退出血　withdrawal bleeding　エストロゲンとプロゲステロンの合剤の投与または内因性のエストロゲンが作用している場合，プロゲステロン製剤単独投与でも子宮内膜は分泌期像を示す．しかし，これら外因性のホルモンが血中から消失すると，月経と同様に子宮内膜は剝離脱落し子宮出血，すなわち消退出血が起こる．消退出血の有無は，ホルモン投与に対する子宮内膜の反応性の有無をみるもので，無月経の検査の1つである．[998]　⇨参第1度無月経⇀1853，第2度無月経⇀1854，子宮性無月経⇀1248

上大静脈　superior vena cava；SVC　［SVC］　体循環静脈の1つで，上半身(頭部，頸部，胸部，上肢)から静脈血を集める．上行大動脈の右側に位置し，胸骨の右縁に沿って下行し，右第3肋軟骨の高さで右心房に入る．右第1肋軟骨内側後方で，左・右腕頭静脈が合する．[452]

上大静脈狭窄⇨参上大静脈症候群⇀1442

上大静脈症候群　superior vena cava syndrome；SVCS　［**上大静脈閉塞症候群，SVCS**］　上大静脈が外部からの圧迫や血管内閉塞により，心臓への血液の還流障害をきたして，頸部，顔面，上肢にうっ血を生じる症候群．原因には，右上葉肺癌で右傍気管支リンパ節や前縦隔リンパ節に転移した場合に多い．その他，縦隔腫瘍，慢性線維性縦隔炎，胸部大動脈瘤などがある．上大静脈の閉塞により上半身の静脈圧が上昇し，静脈うっ滞が起こり，頸部，顔面，上肢に浮腫，皮膚静脈の拡張が起こる．症状が進行すると脳うっ血症状として，頭痛，めまい，視力障害，難聴，失神発作などが起こる．側副血行路が奇静脈あるいは胸壁静脈に形成される．治療，予後は閉塞している原因の除去が可能か否かによる．肺癌によるものは手術困難なことが多く，予後も不良である．放射線療法や化学療法が有効な場合には軽快する．[953]

上大静脈閉塞症候群⇨同上大静脈症候群⇀1442

上大静脈-右肺動脈吻合術⇨同グレン手術⇀841

小帯切除術　frenectomy　口腔に存在する上唇小帯，下唇小帯，頰小帯，舌小帯の位置や形態の付着異常により機能的障害をきたしている場合に行われる形成手術．これらの異常は前歯正中離開や歯周疾患，哺乳，構音，咀嚼などの機能障害，義歯装着不良を引き起こす．手術法としては切除術，伸展術，移動術などがある．[608]

承諾書⇨同同意書⇀2093

床脱落膜　basal decidua⇨同基底脱落膜⇀694

条虫症　cestodiasis, cestode(tapeworm)infection　［**サナダムシ症**］　条虫の成虫あるいは幼虫の感染症で，ヒトは成虫感染の場合は終宿主，幼虫感染の場合は中間宿主である．条虫の成虫はサナダムシとも呼ばれ，頭節，頸部，未熟片節，成熟片節，老熟(受胎)片節からなり，虫種により数mm～数mまでの大きさとなる．ヒトに感染する成虫では，日本海裂頭条虫，広節裂頭条虫，大複殖門条虫，無鉤条虫，有鉤条虫などが代表的で，消化管に寄生し症状は軽度の下痢，腹痛程度である．幼虫感染としてエキノコックス(多包虫，単包虫)症，有鉤囊虫症，マンソン孤虫症などがよく知られており，幼虫が寄生する組織や器官が障害されて症状が出現する．成虫感染よりも幼虫感染のほうが重篤となる．[288]

象徴　symbol　主として一定の抽象的な事象を示すのに役立っているもの，または心象など．例えば鳩が平和の，白が純潔の象徴であるなど．精神分析療法では夢などに現れる象徴の分析を介して，無意識の解明を進めることがある．[187]

小腸　small intestine　胃の幽門部から回盲部まで約7mある管状器官(生体では筋緊張があるためやや短縮する)で，十二指腸，空腸，回腸に分けられる．周囲を大腸に囲まれる．消化管の最も長い部分で消化および栄養素の吸収を行う．口側から尾側にかけて口径は細くなる．空腸と回腸は腸間膜に付着しているので腸間膜小腸ともいう．腸間膜が後腹壁に付く部位を腸間膜根といい，長さ約15cmで線状を示す．腹腔内の中央を占める．[399]　⇨参小腸粘膜⇀1443

小腸の脈管　vascular system of small intestine　小腸の動脈は十二指腸近位部が腹腔動脈の枝である上膵十二指腸動脈(腹腔動脈→総肝動脈→胃十二指腸動脈→上膵十二指腸動脈)で栄養されるほかは，上腸間膜動脈の枝で栄養される．上腸間膜動脈は腹大動脈から前方に出る無対性の枝で，腸間膜の中を通って枝分かれしながら小腸に達する．上腸間膜動脈から出て小腸に分布するのは，下膵十二指腸動脈，空腸動脈(数本)，回腸動脈(数本)，回結腸動脈で，互いの間には吻合が多い．また，上・下膵十二指腸動脈の間，回結腸動脈と右結腸動脈(上腸間膜動脈の枝で上行結腸に分布)の間にも吻合がある．小腸壁では粘膜下組織と筋層間に脈管網が発達し，ここから出た枝がそれぞれ粘膜および筋層に分布する．粘膜下組織には動静脈吻合がよく発達し，粘膜の血流量を調節している．粘膜下組織から出た細動脈は粘膜固有層に達し，絨毛の上皮下に毛細血管の網目をつくり，吸収された栄養素(脂肪を除く)はこれに入る．小腸の静脈は腸間膜内を動脈に逆行し，上腸間膜静脈を経て門脈に入る．小腸のリンパ管は絨毛の中心乳び(糜)管に始まる．ここには吸収された脂肪がカイロミクロン(リポタンパク質の小滴)として入る．小腸壁を出たリンパ管は動脈に沿って逆行し，腸リンパ本幹から乳び槽を経て胸管に連続する．このリンパ管は，脂肪の吸収時にはカイロミクロンを多く含む白い乳びを入れているので乳び管とも呼ばれる．腸間膜には多くのリンパ節が存在するが，上腸間膜動脈に沿って存在するものを上腸間膜リンパ節という．[399]

小腸−胃反射 entero-gastric reflex 十二指腸の伸展や化学的刺激により胃液分泌は促進され，胃の蠕動は抑制される．十二指腸と上部空腸に酸，脂肪分解物，高張液が存在すると胃酸分泌は抑制される．[842]

象徴化 symbolization 一定の象徴によって，特定の事象を置き換えて表現する心的機制のこと．精神分析療法では，患者にいかなる象徴化が働いているかを組織的に解明して，治療に役立てようとする．[187]

上腸間膜静脈 superior mesenteric vein；SMV 胃の一部，小腸および大腸の近位部の血流を集める静脈．右腸骨窩に起始し，膵頭の後ろで脾静脈と合して門脈になる．上腸間膜静脈に注ぐのは，右胃大網静脈，膵十二指腸静脈，空腸静脈，回腸静脈，回結腸静脈，右結腸静脈，中結腸静脈で，同名の上腸間膜動脈の枝に伴行する．[399] ⇨参下腸間膜静脈→524

上腸間膜動脈 superior mesenteric artery；SMA ［SMA］ 腹大動脈の無対性の臓側枝で，腹腔動脈の下から起こり，分岐して全小腸，大腸の近位部および膵臓に血流を供給する．分枝は右側に出る枝が下膵十二指腸動脈，回結腸動脈，右結腸動脈，中結腸動脈で，左側に出る枝が空腸動脈（数本）と回腸動脈（数本）である．それぞれ隣接する動脈の間，および上膵十二指腸動脈（腹腔動脈の枝）と下膵十二指腸動脈間，中結腸動脈と左結腸動脈（下腸間膜動脈の枝）との間に吻合がある．[399]

上腸間膜動脈血栓症 ⇨同腸間膜動脈血栓症→2008

上腸間膜動脈症候群 superior mesenteric artery syndrome ⇨同キャストシンドローム→711

上腸間膜動脈造影法 superior mesenteric arteriography ⇨参腸間膜動脈造影法→2008

上腸間膜動脈塞栓症 ⇨同腸間膜動脈塞栓症→2008

上腸間膜リンパ節 superior mesenteric lymph node 上腸間膜動脈の分枝に沿って分布するリンパ節．膵臓後面に位置し，輸入管は回結腸リンパ節，右結腸リンパ節，中結腸リンパ節などであり，輸出管は腸リンパ本幹の形成を担っている．[1212] ⇨参下腸間膜リンパ節→524

小腸鏡検査 ⇨同小腸内視鏡検査→1443

小腸結腸炎 enterocolitis ⇨同腸炎→2001

冗長思考 circumstantial thinking ［迂遠（うえん）思考］ 思考形式の障害の1つで，要点と周辺的な枝葉末節の区別ができず，回り道をしながらやっと目標に到達するような思考過程．てんかんでしばしばみられる．思考滅裂とは異なり，目的表象，すなわち何について話しているかという意識はいちおう保たれている．観念奔逸もまとまりに欠ける点で似ているが，新しい目的表象が次々にわき出るのに対し，冗長思考では逆に目的表象をなかなか転換できない．[277] ⇨参迂遠（うえん）→320

小腸−大腸反射 entero-colonic reflex 小腸に内容物が入ることにより迷走神経を介して大腸運動が促進され大蠕動が引き起こされる．交感神経を介する小腸−大腸抑制反射もある．[842]

象徴的相互作用 symbolic interaction ［シンボリック相互作用］ 人間の自我の意識は社会的相互作用のなかから生じる．自我と社会の関係は，象徴（シンボル）を介してのコミュニケーションプロセスである．自我の意識は，①他者の社会的役割から自分自身の像を描く，②他者の反応を予測する，③自分自身に対してあるもの（出来事・状況・他者など）がもっている意味に従って行動する．このような思考や行動を通して人びとは継続的に社会的リアリティーを形成していく．このような考え方が，象徴的相互作用である．グラウンデッドセオリーやゴフマン Erving Goffman の演劇的分析などの研究法に反映している．[446]

小腸内視鏡検査 small intestinal endoscopy，enteroscopy ［小腸鏡検査］ 小腸を観察する内視鏡検査．近年，カプセル内視鏡やダブルバルーン内視鏡など小腸鏡検査の進歩はめざましく，これまで観察が困難なため「暗黒の臓器」といわれていた小腸の詳細な観察が可能となった．カプセル内視鏡は検査は容易であるが，狭窄などが予想される場合は停留の可能性があり禁忌とされる．ダブルバルーン内視鏡は観察だけではなく，内視鏡を介する組織生検や止血，狭窄部の処置なども可能である．特に原因不明の消化管出血では小腸内視鏡検査は診断，治療にきわめて有用である．[1440,790]

小腸粘膜 mucosa of small intestine 消化管の他の部位と同様に，上皮，粘膜固有層，粘膜筋板よりなり，粘膜下組織で筋層に結合している．小腸の粘膜を表面から見ると輪状ひだ（粘膜下組織以内の粘膜が腸内腔を輪のように取り巻く突出を形成したもの，ケルクリング Kerckring 弁ともいう）と腸絨毛（粘膜固有層が芯になって上皮で覆われた指状突起）があり，栄養素の吸収表面積を著しく増大させている．絨毛の間には粘膜固有層に管状の陥入があり，腸陰窩（リーベルキューン Lieberkühn 腸陰窩）という．また，十二指腸の粘膜下

●小腸粘膜

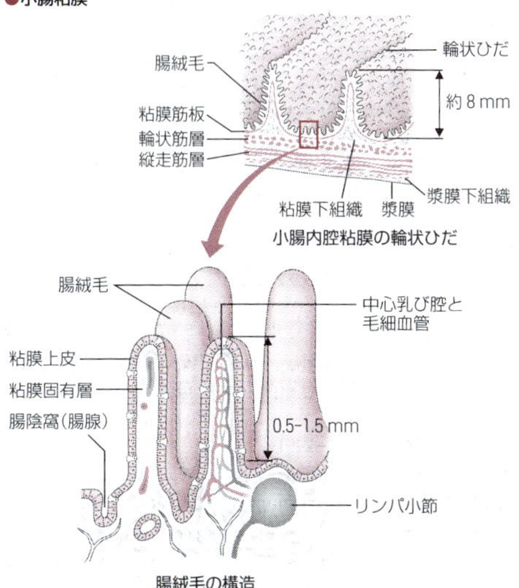

し

組織には十二指腸腺(ブルンネル Brunner 腺)があり，回腸の粘膜には集合リンパ小節(パイエル Peyer 板)がある．[399]

情緒障害児 emotionally disturbed child わが国では情緒障害児という言葉は，1961 年に「児童福祉法」が改正され，情緒障害児短期治療施設が設置されるようになった時期から児童福祉行政上の用語として使用されるようになった．中央児童福祉審議会の情緒障害の定義では，「人間関係のあつれきその他の情緒的葛藤に起因する行動異常」とある．通常は，習癖異常，不登校，緘黙などの非社会的問題や，非行などの反社会的問題を含むが，その概念にはあいまいなところがあり，自閉症を情緒障害に含めることもある．このため，わが国の児童精神医学の領域ではあまりこの用語は用いられない．しかし，ICD-10 では，「小児精神医学では伝統的に小児期と青年期に特異的に発症する情緒障害を成人型の神経症性障害から区別してきた」と述べており，「小児期に特異的に発症する情緒障害」という項目を設けて，そのなかに「小児期の分離不安障害」「小児期の恐怖症性不安障害」「小児期の社会性不安障害」「同胞葛藤性障害」といった診断名をあげている．[1330]

情緒障害児短期治療施設 short-term treatment facility for children with emotional disturbance 「児童福祉法」第 43 条の 5 に規定された児童福祉施設の 1 つ．虐待による心理的外傷が強い児童やひきこもりなどで治療が必要な児童など軽度の情緒障害を持つ，12 歳未満の児童を短期間入所，または保護者のもとから通わせて，その情緒障害を治すこと，さらに退所した者について相談，その他の援助を行うことを目的とする施設．[321]

情緒性発汗⇨同精神性発汗→1682

焦点 focus, focal point ［フォーカルスポット］ ① X 線管の陽極で電子が衝突し X 線を発生するところ．焦点物質として，耐熱性，X 線発生効率の面からタングステンが用いられる．②超音波診断装置の焦点．音響レンズまたは電子的に遅延回路を用いて焦点を結ばせる．③体外衝撃波結石破砕装置における衝撃波の焦点．[264]

焦点感染 focal infection⇨同病巣感染→2491

焦点距離 focal length 平行光がレンズにより屈折され集束されて集まる位置(焦点)からレンズまでの距離．眼鏡ではレンズの度数は，焦点距離(m)の逆数で，レンズの屈折力を表すジオプトリー(D)という単位を用い，凸レンズはプラス，凹レンズはマイナスで表記する．[1130]

小転子 lesser trochanter, trochanter minor 大腿骨近位部の後内側に位置する円錐形の骨性隆起であり，大腿骨近位部外側にある大転子とともに大腿骨転子部を形成．小転子と大転子の間には，転子間稜という稜線があり，小転子，大転子，転子間稜には筋が付着する．小転子部には股関節を屈曲させる腸腰筋が付着．[1546] ⇨参大転子→1888

焦点症状⇨同病巣症状→2491

焦点てんかん focal epilepsy⇨同部分てんかん→2568

常伝導電磁石 resistive magnet 超伝導に対し，常伝導状態で電磁ソレノイドに直流大電流を通して比較的弱い磁場を得る電磁石．MRI 装置に用いられる．電気抵抗により熱が発生するので水を用いて冷却する．[264] ⇨参超伝導電磁石→2017

焦点発作 focal seizures ［部分発作，局所発作］ 国際抗てんかん連盟 International League Against Epilepsy (ILAE)の分類・用語委員会による「てんかん発作の臨床・脳波分類」(1981)では，てんかん発作を部分(焦点，局所)発作と全般発作(痙攣性あるいは非痙攣性)に大別．部分発作(焦点発作)とは，一般に初発する臨床症状および脳波変化が一側大脳半球の一部に限定された神経細胞系の興奮を指し示すところの発作．発作時に意識の減損があるかないかによって最初に分類される．意識減損がないときには，その発作は単純部分発作として分類．意識減損があるときには，複雑部分発作として分類．意識減損が最初の臨床症状であることもあれば，また単純部分発作から複雑部分発作へと進展することもある．意識減損を有する患者に行動の逸脱(自動症)が起こることもあれば，部分発作が終結することなしに全般運動発作に進展することもある．意識減損とは，気づき方(自覚性)と反応性(応答性)によって外来刺激に正常に反応する能力が失われることと定義される．部分発作(焦点発作)は次の 3 つの基本的グループの 1 つに分類されうる．①単純部分発作：運動徴候を呈するもの(運動発作)，体性感覚あるいは特殊感覚症状を呈するもの(感覚発作)，自律神経症状あるいは徴候を呈するもの(自律神経発作)，精神症状を呈するもの(精神発作)．②複雑部分発作：最初から意識減損を有するもの，単純部分発作で始まり意識減損に移行するもの．③部分発作から全般性強直間代痙攣(GTC)に進展するもの：単純部分発作から GTC へ進展するもの，複雑部分発作から GTC へ進展するもの(単純部分発作で始まるものを含む)．[1539]

照度 illuminance 平面状の物体に光が当たったとき，単位面積当たりに照射された光束 luminous flux に等しい．国際単位はルクス(lx)．1 lx は 1 m^2 の面積に 1 ルーメン(lumen；lm)の光束が均一に照射されたときの表面の照度．⇨参ルクス→2967，照明→1464

衝動 impulse, impulsion, drive ①一般的な意味における衝動性：結果を予測しないで無鉄砲に行動する傾向で，社会的に受け入れられない行為をおかそうとするもの．②心理学：本能的にある言葉や行為を促す内部欲求で，通常，欲求を遂げるまでは不安感や切迫感を伴う．③生理学：神経線維の活動電位，インパルス．[1558]

情動 emotion, affect ①一般的に感情を指す．②心理学：喜怒哀楽などの一時的な強い感情の高まりで，表情や行動の変化のほか，発汗，動悸，呼吸促迫などの自律神経症状も伴う．[1558] ⇨参感情→610

常同言語 〔D〕Sprachstereotypie 相手の意図や状況にかかわらず，一見意味のない言葉や言い回しを自動的に言い続けること．常同症の 1 つで，それが言語面に現れたもの．統合失調症の緊張型，重度の知的障害，脳炎，ピック Pick 病などにみられる．[277] ⇨参常同症→1445

小瞳孔 microcoria 生まれつき瞳孔径が小さい先天性小瞳孔のほか，虹彩後癒着や糖尿病などのために，散瞳薬を点眼してもあまり散瞳しないときにも小瞳孔と表現される．[1153]

衝動行為 impulsive act〔ion〕〔D〕impulsive Handlung

知性や意志のコントロールのない突発的な行為で，予期できず，動機も明らかでないようなもののこと．知的障害，てんかん，パーソナリティ障害などでみられる．統合失調症でも似た現象はみられるが，よく聞いてみると幻聴に支配された行動である場合がある．他の例でも厳密にいえば本人にはそれなりの理由のようなものがある場合もあるが，臨床的には，状況から予期されない突発的で激しい行為は，広い意味でこのようにいわれることがある．治療的対処は，薬物療法も含めて困難なことが多い．[277]

情動洪水法⇨回フラッディング⇀2577

常同行動⇨回常同的行為⇀1446

情動指数⇨回EQ⇀47

常同姿勢　stereotyped attitude　〔D〕Haltungsstereotypie　［常同態度］　常同症が姿勢に現れたもので，同じ姿勢を不自然に継続している状態をいう．多くは統合失調症の緊張型や内面の貧困化した陳旧例にみられるが，高度の知的障害や脳炎，ピック Pick 病のような認知症疾患にも現れることがある．極端な場合には，ほとんど無動となることがある(緊張病性昏迷など)．[277]

情動失禁　affective incontinence　［感情失禁(麻痺)］　通常は情動の変化を引き起こさない程度のわずかな刺激によって泣き出したり，笑い出したりする現象．同じように不随意に泣き顔や笑い顔になってしまうが，それに対応する感情の変化がない強制笑いや強制泣きとは違って，感情の変化を伴うことが特徴．器質的な神経疾患のほか，内因性精神病，神経症などでもみられる．[1009]

小頭症　micrencephaly，microcephaly，microencephalon，microcephalia　［小脳〔髄〕症］　頭部および脳が正常域より異常に小さい先天奇形の1つ．多くの場合，前頭部の発達が悪いが，顔面の発達は正常．脳そのものの先天奇形や退行変性を伴う．[196]

常同症　stereotypy　ある一定の行動や言語，姿勢，思考などが，意味や目的をもたずに同じ形で何度も繰り返されること．統合失調症の緊張型の急性期や，残遺型統合失調症，記憶・計算・言語などの高次皮質機能障害，重度の知的障害，脳幹障害などの脳器質疾患患者などに現れる．いったんとった姿勢を続けるものを常同姿勢〔D〕Haltungsstereotypie，特定の運動を反復するのが常同運動 Bewegungsstereotypie，意味のない言語や言い回しを繰り返すのを常同言語 Sprachstereotypie という．[1200]

情動障害　emotional disturbance　喜び，驚き，怒り，悲しみなど，急激に起こり一過性である感情の動きが情動であるが，情動や情緒という用語は，さまざまな文脈の中で使用される．①一過性に生じた反応性の強い感情を情動と呼ぶ狭義の立場からすると，情動失禁，情動麻痺が情動障害である．②教育の分野では，身体的，知能的に欠陥はないが，家庭，学校，近隣で生じたストレス，心理的葛藤により感情面での適応に支障をきたし，不適応行動を呈した場合に包括して情緒障害という．ヒーリー William Healy によると，個人の生命活動全体の流れがかき乱されて生じる状態が情動障害であり，それは青少年の非行の原因となる．③児童精神医学の分野では，分離不安障害，恐怖症性不安障害，社会不安障害，同胞葛藤症など，小児期にみられる神経症的な病態を情緒障害 emotional disorders に含めている(ICD-10)．④統合失調症でみられる感情平板化や感情の両価性，気分障害 mood disorder でみられる抑うつ(鬱)気分や気分高揚などは，感情の異常であるが，より生物学的な意味での情動の異常を含んでいると述べることができる．[686]

常同性運動障害　stereotypic movement disorder⇨回習癖障害⇀1382

衝動性眼球運動　saccadic eye movement　注視点を素早く変えるときにみられる共同性眼球運動で，網膜の中心窩で固視するために行われる．これに対し，動く目標を眼で追うようなゆっくりとした眼球運動を滑動性追従運動という．[1601] ⇨参眼球運動⇀577，滑動性追従運動⇀532

情動性人格異常　affective personality disorder　［循環病質人格，抑うつ(鬱)人格，循環性人格］　病因論や経過の面から気分障害〔躁うつ(鬱)病〕と関連し，気分障害の軽症な表現型と想定される人格の偏り．症状論的には，軽症の抑うつ症状を長期にわたり断続的に示す気分変調性気質 dysthymic temperament と，軽症の抑うつ症状と軽躁的症状とを長期にわたり繰り返す循環気質 cyclothymic temperament，易怒的な傾向が目立つ易怒性気質 irritable temperament，軽躁的症状のみを長期にわたって示す強力性気質 hyperthymic temperament がある．境界性パーソナリティ障害もここに含める学者がいる．これらの人格類型が気分障害と強く関連することを示す所見が，長期経過研究，臨床遺伝学的，精神生理学的，精神内分泌学的，精神薬理学的研究から得られている(アキスカル Hagop S. Akiskal)．歴史的には，気分障害と関連するこれらの人格類型に関する記述は19世紀にさかのぼる．ドイツの精神医学者クレッチマー Ernst Kretschmer(1888-1964)はこれら人格類型を循環気質と呼称し，気分障害との関連を理論化した．これら人格類型の一部(気分変調性気質，循環気質)は，気分障害との強い関連性から，近年の国際診断分類では人格の異常(パーソナリティ障害)ではなく気分障害に分類されている．[693] ⇨参粘着気質⇀2287，気分障害⇀703

情動性脱力発作⇨回カタプレキシー⇀522

衝動性追従眼球運動　saccadic pursuit，saccadic eye movement　衝動性眼球運動 saccade とは，空間のある一点から他の一点に眼球を移動させて，像を中心視野にもってくる眼球運動をいい，追従眼球運動 pursuit とは空間で動く目標を目で追い続けるために必要な，滑らかな眼球運動のこと．小脳，脳幹，大脳，大脳基底核などさまざまな中枢神経の病変で追従眼球運動の滑らかな動きが障害されることを衝動性追従眼球運動という．[1009]

情動性発汗　mental sweating⇨回局所性多汗症⇀775

床頭台　bedside cabinet　患者の石けん，歯ブラシ，コップ，ちり紙などの日用品や手回り品などを収納するキャビネット．ベッドサイドに置き，患者が使いやすいように機能的に工夫されている．スライドテーブルを出して食事用テーブルとして使用できる．収納しやすくキャスター付きで移動しやすいものがよい．台の面積は 50 × 40 cm 程度で，ベッド枠より 20 cm くらい高い位置に患者がベッドの上から引き出すことの

できる引き出しとその下に戸棚がある.[557]

常同態度⇨同常同姿勢⇀1445

情動中枢 emotion center 感覚神経系からの入力を受けて，怒り，恐れ，歓喜，快感や不快感などの感情の激しい動き(情動)を発する中枢のこと．大脳辺縁系，視床下部などに広く分布し，快感を生ずる報酬系と不快感を生ずる嫌悪系(懲罰系)に大きく分けられる.[1230]

常同的行為 stereotyped behavior 〔D〕Bewegungsstereotypie ［常同行動］ 同じ動作を目的もなく何度も繰り返す行為を意味し，主に統合失調症から不安障害圏での問題である場合と，自閉症やその他の神経疾患でみられることがある．精神病理学的な意味での強迫行為に関してはアメリカの精神医学者サルズマン Leon Salzman(1915 生まれ)が『“The obsessive personality” 邦題「強迫パーソナリティ」』の中で「強迫スペクトラム」という概念を提唱し，不安障害圏から主にうつ(鬱)病圏までの間での不安からの防衛として採用される行為，と規定している．不安障害の場合には潜在する不安への防衛的対処として洗浄強迫や確認強迫という明確な行動として発現しうるが，前うつ病の状態では自分独自の秩序性や独自の役割性に過剰にこだわるという生活全般を支配する形で機能しているという．ドイツの精神病理学者テレンバッハ Hubertus Tellenbach (1914-94)はうつ病者での秩序性への過剰なこだわりを「封入性」と呼び，そこからの逸脱がもともと潜在する不安を呼び起こすために，逸脱への予防のために秩序世界の維持に強迫的にこだわらざるをえないものと考えた．他方，統合失調症や自閉症のような疾患での常同的な行為は「常同症」と呼ばれ，無意味で複雑な行為が繰り返されることを意味する．これらの場合には常同症に加えて，衒奇(げんき)症(目標はあるが奇妙で誇張した運動の反復)，同じ姿勢の維持，ろうのような屈曲性，緊張病型の無反応，人形のような従順さ，反響言語(おうむがえし)，反響行為などのさまざまな運動症状を示し，総合して「カタトニー」と呼ばれる．うつ病圏での常同性に関してはSSRIなどのセロトニン再取り込み阻害薬や抗不安薬，統合失調圏の常同的行為にはハロペリドールなど，ドパミン受容体遮断薬などによる治療が有効であるとされる.[730]

衝動テスト⇨同ソンディテスト⇀1851

情動てんかん affective epilepsy 〔D〕Affektepilepsie 反射てんかんの分類の1つ．ブラウン=セカール Brown-Séquard は反射興奮性の増大している中枢が末梢からの求心性刺激に反応して痙攣が発現すると考えた．その求心性刺激の刺激源となるものに①感覚性，②運動性，③精神運動性，などが考えられ，またおのおのの混合型もある．よって①-③のどの刺激源に対しても，情動てんかんの可能性はある．また精神的，情動的因子の介在の濃厚なものはヒステリー発作との判別がむずかしい.[14] ⇨参反射てんかん⇀2411

情動鈍麻⇨同感情鈍麻⇀614

情動脳 emotional brain 怒り，恐れ，喜び，悲しみなど，突然引き起こされる一時的で急激な感情を情動といい，大脳辺縁系や視床下部によって調節されている.[1230]

情動はんらん療法⇨同フラッディング⇀2577

小動物幻覚 zoopsia⇨同小動物幻視⇀1446

小動物幻視 zoopsia, zooscopy 〔D〕Tiervision ［小動物幻覚，動物幻視］ アルコールの過量摂取によって発生する器質性精神病の1つである振戦せん妄で，最も典型的に出現する幻視．壁，床，布団上，皮膚上，空中などにネズミ，クモ，アリ，ウジムシなどの小動物や虫あるいはこびとが活発に動き回るのが見える，ときには実物大に見えることもある．鮮明で現実感が強いので，患者は幻視の対象を手で払いのけようとすることがある．コカイン中毒や脳脚幻覚症でも出現.[768] ⇨参振戦せん妄⇀1576

小動脈 arteriole, small artery⇨同細動脈⇀1166

少糖類⇨同オリゴ糖〔類〕⇀414

消毒 disinfection 病原性微生物を化学的・物理的方法で殺滅すること．滅菌と違い消毒だけではすべての微生物を死滅させることはできないが，方法によっては死滅させることもある．化学的方法にはアルコール類，重金属塩，芳香族化合物，ハロゲンその他の酸化剤，石けん，色素などがあり，物理的方法には加熱，光線照射，濾過などがある.[259] ⇨参滅菌法⇀2801

消毒剤⇨同消毒薬⇀1446

消毒薬 disinfectant ［消毒剤］ 病原性微生物に対して殺菌効果がある薬剤．生体に使用するもの(防腐薬 antiseptics，殺菌薬 germicides)と，環境や器具に使用するものとに区別される．消毒薬は微生物の種類と量に合ったものを，濃度，接触時間，作用温度，有機物の影響などを考慮して選択することが重要である．手術野の消毒に最も適した消毒薬は，グルコン酸クロルヘキシジン，グルコン酸クロルヘキシジンアルコール，ポビドンヨード，希ヨードチンキとされている.[259]

消毒用エタノール ethanol for disinfection アルコール類の消毒薬．グラム陽性菌・陰性菌，結核菌，緑膿菌などに有効であるが，芽胞には無効.[259]

衝突癌⇨同衝突腫瘍⇀1446

衝突腫瘍 collision tumor ［衝突癌］ 近接して発生した異なる細胞からなる2つの腫瘍が，発育する過程で結合したもの．癌腫と肉腫で起こることが多い.[485]

小児ICU pediatric intensive care unit；PICU⇨同PICU⇀95

小児海綿状変性症 infantile CNS spongy degeneration⇨同カナヴァン病⇀538

小児型呼吸 puerile respiration 一回換気量の少ない小児では呼吸数を多くして換気を補うため，成人より強い頻回の呼吸音が聞かれる．これを小児型呼吸といい，小児ばかりでなく運動後の成人などでもみられる状態である.[1019]

小児科病棟 pediatric ward ［小児病棟］ 15 歳以下の小児を対象とした病棟．入院患者の疾患は，血液疾患，悪性腫瘍，心疾患，腎疾患，神経疾患，内分泌疾患など多種多様であり，外科疾患の術前・術後管理が行われることもある．したがって病棟スタッフには小児疾患に関する幅広い知識と技術が要求される．感染性疾患は小児入院患者に占める割合が高く，このような患者も同一の病棟で管理される場合もあり，院内感染対策には十分な配慮が必要．また小児は成長発達の途上にあり，特に長期入院を要する小児に対しては，適切な養育環境を提供すべきである．遊びの場は必要であろうし，年長児はむしろひとりになれる静かな場を好むかもしれない．学童以上の患者には学習の機会を与える必要がある．入院生活における精神的負担を緩和するような心理的ケアも提供されることが望ましい．[314]

小児癌

childhood cancer 小児に起こる悪性腫瘍の総称．医学的には腫瘤性のもののほか肉腫，白血病などを含み，小児の死亡原因の1つとして重要．最も多いのは白血病で全体の約1/3を占め，脳腫瘍，神経芽細胞腫，悪性リンパ腫，網膜芽細胞腫，ウィルムス Wilms 腫瘍，骨腫瘍，軟部腫瘍などがこれに続く．[1631]

小児癌の看護ケア

【ケアのポイント】癌診断時から治療中，治療終了後，死の転帰をとる場合など，治療の段階に合わせて行われる．治療中は，使用される抗癌剤や治療自体の特徴を把握し，副作用の予防と異常の早期発見に努める．検査や治療には，痛みや苦痛を伴うものが多いので，治療終了後に心的外傷後ストレス症状を呈することがある．その予防のためにも，治療中に患児の身体的な痛みや恐怖などのストレスを最小限に抑えるように治療環境を整える．日常生活では，病気をしていない子どもと同じように成長発達支援を行う．患児に病名などの説明をするのか否か，する場合の状況，説明後のフォロー体制などは，保護者と十分に話し合って行う．兄弟姉妹を含めた家族も治療や予後などについて不安を抱えているので，十分に情報を提供し支援する．治療終了後は，晩期障害や二次癌の有無，成長に伴って生じる心理社会的問題についてなど定期的なフォローアップが必要となる．[1630] ⇨参小児癌⇀1447

小児看護 child and family nursing, pediatric nursing 成長発達過程にある子どもを対象として，健康の保持・増進，疾病の予防，健康障害の回復のために，あるいは健康障害をもちながらもその子らしくいきいきと生活することができるように，適切な情報を収集・分析し，既存の知識や技術を活用・発展させて，家族を含め援助すること．子どもは自らの心身の異常を訴えることが少なく，しかも状態が急激に変化するので，症状や行動を十分に観察し，訴えを読み取って，必要な援助を判断し実践することが重要で，そのためには専門的な学習の蓄積と実践での経験が必要とされる．また，生活に関連したさまざまな援助が求められたり，検査や処置の際には発達段階を考慮した適切な実施方法が求められたり，小児看護は多くの人手と時間を必要とする．[79]

小児看護専門看護師 certified nurse specialist in child health nursing⇨参専門看護師⇀1796

小児乾燥型湿疹 dry type of infantile eczema ［**局面性苔癬**(たいせん)**様落屑**(らくせつ)**性湿疹，乾燥型小児湿疹**］ 主に体幹にみられる毛包一致性の粟粒大小丘疹が多発するもので，鳥肌のような外観を呈し，表面は乾燥して粃糠様鱗屑を伴い，瘙痒がある．幼小児の項部・肩・背・胸・腰・殿部に好発する．秋から冬にかけて好発し，春に寛解する傾向がある．治療はスキンケアが中心．[381]

小児期の性同一性障害 gender identity disorder in childhood 生物学的な性 sex と心理・社会学的な性別 gender の認識が必ずしも一致せず，さまざまな形での不一致，混乱を起こすこと．男児では女児の服を好む，女児の遊びに入りたがるなどの異なった性へのあこがれと，自分のペニスが汚い，乱暴で荒々しい遊びを嫌悪するなどの自分の性への不快感がある．9：1と男児に多いとされているが，これは男児の女性行動のほうが問題にされやすいという文化的背景によるものと考えられる．治療は性の方向づけそのものを変えることではなく，患児の苦悩を軽減し，周囲の子どもからいじめられるなどの体験を予防することに重点をおく．[1200]

小児期反復性腹痛⇨同臍仙痛⇀1160

小児期崩壊性障害 childhood disintegrative disorder 2–3歳までは正常発達を遂げた子どもが，突然多動となり獲得していた能力が比較的急速に喪失していくもの．以下の5つのうち少なくとも2つに著しい喪失がみられる．①表出性または受容性言語，②対人的技能または適応行動，③排便または排尿の機能，④遊び，⑤運動能力．[1200]

小児虐待⇨同児童虐待⇀1322

小児救急看護認定看護師 certified nurse in pediatric emergency nursing⇨参認定看護師⇀2273

小児急性白血病 acute leukemia in children FAB (French-American-British) 分類では骨髄中の芽球化率が全有核細胞の30% 以上(新 WHO 分類では20% 以上)の場合を急性白血病と規定している．ミエロペルオキシダーゼ(MPO)染色陽性の芽球が芽球全体の3% 未満の場合は急性リンパ性白血病(ALL)，3% 以上の場合は急性骨髄性白血病(AML)と診断される．AML のうち未分化型や単球性，巨核芽球性の場合は MPO 陰性なので，白血病細胞の免疫学的マーカーにより ALL と鑑別する必要がある．ALL のうち B 前駆細胞性は約80%，T 細胞性は10%，残りは B 細胞性などが占める．主な治療法としては化学療法や造血幹細胞移植があるが，年齢や初発時白血球数，遺伝子異常，治療反応性などの所見を考慮し行うべき治療法が決定される．小児 ALL では約80%，AML では約60% の長期生存が得られるようになっている．[314] ⇨参小児白血病⇀1450

小児外科 pediatric surgery 一般に15歳以下の小児を対象に，外傷，奇形，疾病などの外科的処置やケアを行う専門科をいう．小児は疾病や入院による不安，恐れ，情緒障害に加え，手術自体や麻酔についても恐怖を抱き，大きなストレスにさらされている．看護師は，術前・術後に現れる患児の反応に対して精神的，肉体的にできる限りのケアを行い，両親に，また話してわかる年齢であれば患児にも，処置の内容，目的，予後についてわかりやすく説明して理解を得，不安を和らげるよう努める必要がある．[1631]

小児血液像 blood picture of children 小児期においては成人と異なる血液像を認める．赤血球は新生児期にヘモグロビン(Hb) 15 g/dL 程度と高値であり，生後3か月頃より Hb 9-11 g/dL 程度と低値となる．その後は思春期にかけて次第に増加し，成人の基準範囲に近づいていく．白血球数は出生後は成人よりも多く，次第に減少し，10歳くらいで成人と同様の値となる．白血球分画も年齢により大きく変化する．生後1日は好中球の割合が多いが，生後1か月から2歳頃まではリンパ球が60% 程度で，好中球は 30% 程度となり，5-6 歳頃より好中球優位となる．血小板数は新生児期には基準下限が10万/μL 程度と低めであるが，以降は成人と同様の基準範囲となる．[659]

小児結核 infant tuberculosis，tuberculosis of children 結核菌の感染による慢性伝染性疾患．成人の結核と比べ，大部分は初感染結核症またはそれに引き続いて起こる病変で，感染源は同居家族のことが多い．乳児では比較的急性の経過をとり，血行性播種による粟粒結核症，結核性髄膜炎が成人より多く，また乾酪性肺炎を起こしやすい．治療を早期に強力に行えば全治が可能．通常はイソニアジド(INH)にリファンピシン(RFP)またはエタンブトール塩酸塩(EB)を併用して1年間経口投与する．重症の場合はこれに加えてストレプトマイシン硫酸塩の筋注を4か月間(はじめの4週間は連日，以後は週2回)行う．結核性髄膜炎には強力な抗結核療法を行い，プレドニゾロンを1か月間経口投与する．小児は感染・発病率が高いので予防が何より重要．感染源からの隔離とBCG 接種のほか，ツベルクリン自然陽転後6か月～1年間はイソニアジドの予防内服を行う．[1631] ⇒参肺結核症→2334

小児結節 vocal code nodule in children 声帯結節のうち特に幼児・学童に起こるものを指す．声の乱用が原因となるため，男子に多い．小児であるため沈黙を保つことが難しく，保存的治療の効果は乏しいが，変声期に自然治癒する場合もあり治療はそれまで待ってもよい．[701] ⇒参声帯結節→1695

小児混合医療施設 children's medical institution ①大人と子どもが混在している医療施設．②異なる発達段階の子どもが混在している医療施設．③小児に関する複数の診療科が混在している医療施設．[1243]

小児歯科学 pedodontics，pediatric dentistry 発育期の小児の口腔の疾患や異常を対象とする臨床歯科医学の一分野．小児の歯科疾患の治療にあたっては，成人の治療のような形態・機能の回復だけでなく，成長発育に伴う顎・顔面の発育，歯の発育，歯列・咬合の発育など咀嚼器官の形態的ならびに機能的変化に関する基礎的な研究を基盤にして，患児の年齢に対応した治療法や予防法を開発・確立し，口腔領域が正常に発育し，正常な機能を獲得できるように誘導することを目的とする．[830]

小児湿疹 eczema infantum 乳幼児期における湿疹の総称．あまりはっきりした定義はなく，使用する人により多少ニュアンスが異なる．帷子は真性小児湿疹(①乳児顔面・頭部急性湿疹，②間擦性湿疹)，小児脂漏性湿疹，小児慢性湿疹，小児乾燥型湿疹の4型に分類している．三木は乳幼児湿疹のうち接触皮膚炎，脂漏性湿疹などと明らかに診断できるものを除き，さらにはっきりしたアトピー性皮膚炎や小児乾燥型湿疹を除いたものを小児湿疹としている．[809]

小児自閉症⇒同自閉症→1337

小児症 infantilism ［インファンティリズム］ 精神およびからだの成長や発達が抑制され，からだが未成熟のままで停止する状態の総称．現在ではあまり使用されない語．[1631] ⇒参セリアック病→1743

小児神経症 neurosis of children ［小児ノイローゼ］ 心理的な問題(心因)が原因となって精神的または身体的な機能の障害が生じ，それが持続している状態．複雑多彩な状態像を示す．ある体験，現象が心因となるには，その人の性格，養育環境および現在の生活環境，身体要因などが重要なかかわりをもつ．小児の場合，発達途上で人格が未発達なため，精神症状より身体症状や行動異常の形をとりやすく，成人で認められるような神経症特有の心理機制を明確に把握することや，状態による類型化は困難である．また，発生しやすい症状が年齢によって異なる，環境の影響を受けやすいなどの特徴がある．神経症が自分にかかるストレスを自覚し，不安などの表出が強いのに対し，心身症は，発症や経過に心理・社会的因子の関与が考えられるものの，身体の器質・機能的障害を認める身体疾患であるため，ストレスの自覚や表出に乏しいという違いがある．しかし，小児では上述のように神経症に身体症状を伴いやすいため，心身症と神経症の鑑別が難しい．具体的には不登校，攻撃的行動，選択緘黙，ヒステリー，強迫神経症，恐怖神経症，心気神経症(心気症)，心因性チック，神経性習癖(指しゃぶり，爪かみなど)，分離不安障害，不安神経症，夜驚症，抜毛症，食行動異常などがある．不安が強いときには抗不安薬などの薬物療法も併用されるが，子どもの不安や心理的葛藤を解消するための精神療法，遊戯療法，家族カウンセリングが治療の中心である．強迫神経症には行動療法が行われることもある．[1241] ⇒参心身症→1559

小児鍼(しん)〔**法**〕 contact needle，contact acupuncture〔esp for children〕 幼小児に行う鍼(はり)療法．軽度に接触，摩擦，切皮して生じる皮膚刺激効果により，治療あるいは予防，健康保持などを目的とする．小児鍼法のうち最も一般的な手法である接触鍼法をはじめ，摩擦鍼法，切皮鍼法などがある．使用される鍼には，毫鍼(ごうしん)のほか，古代九鍼を応用した特殊な鍼や，近年になって考案された振子鍼，三角鍼，車鍼，かき鍼，ローラー鍼など種々の形状のものがある．[123]

小児ストロフルス strophulus infantum 乳幼児の四肢伸側，体幹に小さい膨疹が多発し，充実性小丘疹となる．かゆみが激しく，ときに発熱や食思不振，睡眠障害を伴う．夏に好発し，虫刺に対する過敏反応が原因と考えられており，食事との因果関係が証明される例はまれ．治療は，抗ヒスタミン薬の投与，局所的にはステロイド軟膏などが用いられる．昆虫刺咬の防止に努めるとともに，爪を短く切り，指先を清潔に保つように指導する．[381] ⇒参ストロフルス→1650

小児性愛 pedophilia ［児性愛，幼児愛］ 思春期前の小児に対して性的な欲望を感じるもので，性障害(性対象の異常，性嗜好異常)の一種．対象となる小児は同性のことも異性のこともある．小児から得られる快感が成熟した異性の与える満足をこえる真性の小児性愛と，適切な性対象が得られない高齢者や少年，知的障害者の代償性小児性愛とがある．小児性愛者はわいせつ誘拐や地位的強姦(女児が13歳未満のときは子どもの合意があっても「刑法」上強姦罪に問われる)を行うこともある．思春期以後の未成年者に対する性的欲望はニンフォレプシア nympholepsia と呼ばれ，社会的，道徳的には非難されるが，性心理的な異常や性障害とはいえない．[1269]

小児生活習慣病 lifestyle-related diseases in childhood

生活習慣病は，「生活習慣がその発症に深くかかわる疾患」(公衆衛生審議会成人病難病対策部会，1996)と提唱され，発生予防に重点がおかれている．小児生活習慣病は，子どものときからの生活習慣に左右されると考えられ，①小児期にすでに生活習慣病に罹患しているもの：糖尿病，消化性潰瘍，虚血性心疾患など，②生活習慣病が潜在しているもの：主に動脈硬化，③生活習慣病の危険因子がみられるもの：小児肥満，小児高血圧症，小児脂質異常症(高脂血症)など生活習慣病の予備軍，に分類される．増加要因としては，①脂肪，肉類の摂取量の増加，②夜型の生活習慣(夜食の習慣)，③朝食の欠食，④日常的な身体活動の減少(運動不足)，⑤ストレスの増加があげられる．子どもの生活習慣の改善支援を行うためには，子どもの主体性を尊重しながらこれまでの食習慣を改め，運動習慣を身につけさせるとともに，家族，地域，学校，医療の連携が重要である．[616] ⇨参小児肥満症→1451，小児成人病→1449

小児精神医学 child psychiatry⇨同児童精神医学→1325

小児成人病 adult disease of children 小児生活習慣病と同義に用いられるが，疾病対策に重点がおかれた場合に主に用いられている．[616] ⇨参小児肥満症→1451，小児生活習慣病→1448

小(幼)児性欲説⇨同性心理的発達論→1687

小児喘息

childhood asthma

【定義】小児期にみられる**気管支喘息**．気管支喘息は気管支の広範な狭窄による発作性の**呼気性呼吸困難**で，心血管系の異常によらないものと定義される．アレルゲン(家塵，ダニ，カビ，ペットの毛など)，大気汚染物質，気象の変化，感染，精神的・身体的ストレスなどが誘因となり，**肥満細胞**から気管支平滑筋を収縮させる化学物質が遊離される結果，発症する．

【疫学】小児の気管支喘息の頻度は約3%．患児の60%が2歳までに，90%が5歳までに初発する．また患児の50-80%に家族歴にアレルギー性疾患を認めるといわれている．

【症状】前駆症状として鼻汁，くしゃみ，鼻咽頭の瘙痒感があり，喘鳴と咳嗽で始まり呼気性呼吸困難をきたすため，起座呼吸となる．年間数回までの発作と長い間の間欠期を示すものから，たえず症状があってときにさらに重い発作をみるものなど発作型はさまざまである．30-50%が15歳頃までに寛解するが，約10%は成人喘息に移行する．[1631]

小児喘息の看護ケア

【観察のポイント】看護上重要なことは病状の把握である．年少児では実は重症であっても軽症にみえたり，泣いてぐずっているように思うこともあるが，呼吸数と呼吸の仕方，うなり声に注意する．呼気性呼吸困難は呼気延長があり，呼気時にうなる．発作の持続時間を知っておくこと，発作の誘因，発作が起こってからの治療についても把握することが大切．

【ケアの実践】急性発作時の治療は次のように進むが，喘息治療薬の薬理作用の知識も備えておくべきである．①吸入療法：気道内に直接気管支拡張薬を入れるため効果が速い．生理食塩水またはクロモグリク酸ナトリウムに少量の気管支拡張薬を混ぜて吸入．1時間に2回の吸入で十分な効果が得られなければ，気管支拡張薬の内服を行う．②気管支拡張薬の内服：テオフィリンやβ刺激薬を使用する．③皮下注射：アドレナリンの皮下注射を行う．④点滴静注：発作が続くと患児は低酸素のためアシドーシスに傾くことと，脱水状態にあるために補液を行う．さらに症状によっては気管支拡張薬を加えるが，一般に10-15分かけて静脈内に入れる初期静注のあとに維持量を点滴．この場合，すでに経口でどのような薬剤が使用されていたかを確認して用量を決めなければならない．⑤酸素吸入療法：酸素の供給は合理的ではあるが，気管の狭窄が続き，不安，興奮の状態ではマスクもテントも嫌がり，かえって不穏を高める結果となる．状態によって使用するが，加湿酸素を用いる．

【ケアのポイント】治療中は常に患児の状態を観察し，使用中の薬剤の副作用や中毒症状に注意．吸入療法中はミストが吸入されているかどうかを見ながら患児を安心させるように励ます．この疾患は反復し慢性経過をとるので，患児や家族に対して日常生活の指導，援助が必要．主治医とともに薬剤の使用法，吸入療法の方法，薬剤の副作用や過剰用量の危険性について説明する．アレルゲンが決定した場合，原因と考えられる因子との接触を減少させるための環境づくり，減感作療法を行う症例ではその意義や目標，治療目的としての運動の方法，呼吸法などを指導する．心因性のものについては特別な注意が必要で，精神療法を行っている患児については心理療法士やケースワーカーとも連携してその家族も援助する．[1631] ⇨参小児喘息→1449

小児専門病院 child special hospital，children's special hospital 子ども医療センターと同様，周産期医療・小児医療の専門施設として高度・専門的な医療を提供する施設として用いる場合と，小児に特有な疾患の診断や治療に特化した施設として用いる場合とがある．役割や機能は子ども医療センターと同様である．[1243] ⇨参子ども医療センター→1123

小児統合失調症⇨同児童統合失調症→1325

小児糖尿病 diabetes in children，diabetes mellitus in childhood 小児における糖尿病の大部分は1型(インスリン依存型)糖尿病であるが，近年は成人に多い2型(インスリン非依存型)糖尿病も増えてきている．1型糖尿病は膵臓β細胞の機能異常によりインスリンの分泌が減退して生じる．発症は急激で，数週間から数か月のうちに口渇，多飲，多尿，多食，やせなど特有の症状が出そろう．また風疹や流行性耳下腺炎などのウイルス感染がきっかけとなり，糖尿病性昏睡を起こして気づかれることも少なくない．易感染性，成長障害が認められ，経過とともに白内障，網膜炎，動脈硬化，糖尿病性腎症に陥ることがある．治療はインスリンの皮下注射と，成長を考慮した食事療法を行う．一方，2型糖尿病は遺伝に肥満，過食などが加わって発症するものと考えられ，インスリンの分泌減退は比較的軽度である．治療は食事療法および適度な運動療法を行い，ほとんどの場合インスリン注射は必要ない．[1631]

小児ネフローゼ症候群 nephrotic syndrome in children 大量のタンパク尿(1日3.5g以上)，低タンパク血症，脂質異常症，浮腫を認める腎疾患の総称．主要な病態は糸球体基底膜から尿中への大量のタンパク質漏出と，それによる低タンパク血症である．2-6 歳の男児に多く，1 年間に小児 10 万人に対して約 5 人の発症率．原発性ネフローゼ症候群(原因が明らかでないもの)と続発性ネフローゼ症候群(原因や基礎疾患の明らかなもの)に分類され，原発性ネフローゼ症候群では組織分類により微小変化型，メサンギウム増殖性腎炎，巣状分節性糸球体硬化症，膜性増殖性腎炎，膜性腎症などがみられる．小児のネフローゼ症候群の 90% は原発性であり，そのうち約 80% は微小変化型．肉眼的血尿，高血圧，腎機能低下，低補体血症を伴う場合やステロイド治療に反応しない場合は，微小変化型以外の病型の可能性が大きく，腎生検が必要である．[1580] ⇨参ネフローゼ症候群→2283

小児ノイローゼ childhood neurosis⇨同小児神経症→1448

小児の栄養 nutrition in childhood 小児の栄養は年齢的，身体的発育に応じてその所要量が変化する．同年齢であっても体格の相違によって必要エネルギー量を考慮しなければならない．成長の速度は乳児期，学童期，思春期ごとに異なり，それぞれの時期での適切な糖質，脂質，タンパク質，ミネラル，ビタミンなどの食事摂取基準が定められている．これらは一人ひとりを対象とした過不足のない，よりよい栄養状態の維持と健康増進を目標とした食事摂取基準を基本とする．[1084,270]

小児のジギタリス療法 digitalis therapy in children ジギタリスは心筋の収縮力を増加させる作用があり，うっ血性心不全，末梢循環不全に使用され，ショックに対しては蘇生術と併用される．ジゴキシンはジギトキシンに比べて即効性で，排泄も速く，もし中毒症状が出現しても，投薬を 24 時間中止すればほとんど消失するので，小児科領域ではジゴキシンが最もよく使用される．剤型がシロップ，散，錠，筋注，静注と多いことも小児には使用しやすい．経口投与での使用法は飽和量の 1/4 を 12 時間おきに投与し，次いで維持量に移行．維持量は飽和量の 1/4 を 1 日量として，それの 1/2 ずつを 1 日 2 回投与する．低出生体重児では飽和量の 1/5 が維持量の 1 日量．筋注の場合は経口量の 3/4，静注では経口量の 2/3 として計算．飽和中および維持量に移行する時期には入院させて副作用の出現に十分注意することが重要．副作用は嘔気・嘔吐，不整脈，徐脈などであるが，うっ血性心不全では，疾病そのものによる嘔気・嘔吐を伴うことがあるので，区別が難しい．体重 1 kg 当たりの経口飽和量は，1,500 g 未満の極低出生体重児 0.01-0.02 mg/kg，1,500-2,500 g の低出生体重児 0.02-0.04 mg/kg，生後 1 か月までの新生児 0.04-0.06 mg/kg，生後 1 か月をこえた体重 10 kg 未満の乳幼児 0.06-0.08 mg/kg，体重 10-20 kg の小児 0.04-0.06 mg/kg，体重 20 kg 以上の小児 0.04 mg/kg(ただし 1.5 mg をこえない)．[1631]

小児肺炎 pneumonia of children 特徴として罹患年齢による原因菌や病像の違いがある．肺炎球菌による肺炎では成人にみられる大葉性肺炎は少なく，気管支肺炎の形をとることが多い．病理学的には，乳幼児までは間質性肺炎が多く，進行して肺胞炎を合併．原因となるウイルスは RS ウイルス，パラインフルエンザ 3 型または 1 型ウイルス，原因菌は大腸菌，黄色ブドウ球菌，クラミジアトラコマチスが主．学童期以降になると病理像は肺胞炎を呈し，インフルエンザウイルス，マイコプラズマ，グラム陽性球菌，肺炎球菌，ブドウ球菌，連鎖球菌，肺炎クラミジアが原因．一般的な症状としては発熱，咳嗽，呼吸困難，顔面蒼白，頻脈などがあげられるが，小児の場合，発熱の程度と肺炎の重症度とは必ずしも一致しない．また新生児，乳児では重症になりやすく，痙攣，嘔吐，下痢など呼吸器以外の症状を示すことが少なくない．ウイルス性肺炎やマイコプラズマ肺炎では呼吸困難や打聴診でのラ音を認めないこともある．治療は原因菌に感受性のある抗生物質を投与し，脱水がみられたら輸液を，呼吸困難には酸素吸入を行う．看護にあたっては肺膿瘍，膿胸，髄膜炎などの合併症予防に注意が必要．[1631]

小児白血病 infantile leukemia, leukemia in children 小児期に発生する悪性腫瘍の代表的な疾患で約 1/3 を占める．わが国の 19 歳未満の年間発生頻度は 100 万人当たり約 30 人といわれる．造血前駆細胞に複数の分子異常が蓄積することで白血病細胞が生じ，分化・成熟がある段階で停止しクローン性に増殖した病態と考えられている．白血病細胞は主に骨髄で増殖し正常造血を障害するが，肝臓，脾臓，リンパ節，中枢神経，精巣，皮膚などの全身諸臓器に浸潤しうる．このため認められる症状も多彩であるが，初発時に多いものとしては，発熱，貧血(倦怠感，顔色不良)，出血傾向(皮下出血，鼻出血)，骨関節痛などがあげられる．症状や理学所見から白血病が疑われた場合には，まず末梢血液検査を行う．血球数や血液像の異常，LDH の上昇などに注意すべきであるが，診断を確定するためには骨髄穿刺を行う必要がある．また白血病では病型により治療法がまったく異なるため，正確な病型診断が必須．病型は急性リンパ性白血病(ALL)が約 70%，急性骨髄性白血病(AML)が約 25% を占め，慢性骨髄性白血病(CML)は 3% とまれ．慢性リンパ性白血病(CLL)は小児ではみられない．病型診断後にはリスク診断を行う．初発時の年齢，白血球数，白血病細胞の染色体・遺伝子異常，実際の治療に対する反応性などから再発のリスクを予測し，それに基づいて層別化された治療を実行する．つまり高リスク群には予後改善のために強力な化学療法が必要であり，低リスク群には副作用を軽減すべく強度を弱めた化学療法が行われる．わが国におけるほとんどの小児白血病患者に対しては，プロトコル治療が行われていると考えられる．無作為割付比較試験を含むプロトコル治療を多施設共同治療研究として行うことで，多数例を対象に解析可能となり，より優れた治療法の開発につながる所見を見いだすことが可能となる．[314] ⇨参小児急性白血病→1447

小児ばね指⇨同強直母指→764

小児ばら疹 roseola infantum⇨同突発性発疹症→2156

小児斑⇨同蒙古(もうこ)斑→2815

小児伴性低γグロブリン血症 X-linked infantile hypogammaglobulinemia (agammaglobulinemia) ［X 連鎖低γグロブリン血症，ブルトン型無γグロブリン血症］ 抗体欠乏症に含まれる先天性免疫不全症の一型．血液中の免疫グロブリンがすべて著明に減少する．末梢血中の B 細胞は欠損し，骨髄，リンパ節では形質細胞がみられない．患者は男児に限られ，母親からの移行抗体が消失する生後 6 か月頃から重症化膿性感染を反復する．

エンテロウイルス感染症の遷延重症化もみられる．Pre-B 細胞から B 細胞への分化が障害されている．本症の遺伝子欠陥は X 染色体長腕(Xq 21.3-22)にあることが明らかにされており，胎児診断も可能となった．治療は免疫グロブリンの定期的補充である．最近は投与量を多くして，投与前の IgG 濃度を 400-500 mg/dL に維持することにより感染症に罹患する頻度を減少させ，慢性呼吸障害の発症をある程度予防することが可能となった．[601] ⇨参無γグロブリン血症→2778

小児肥満症 obesity in childhood 肥満とは「単に体重が増加したものでなく，過剰に脂肪組織が蓄積した状態」と定義される．成因は成人期における肥満とは差異が存在する．肥満はエネルギー消費量＜エネルギー摂取量が成り立つ場合に生じてくることは明白であるが，成人期には上記の条件が単純に成立するが，小児期においては成長に必要なカロリーが考慮される必要がある．小児期の肥満で医学的管理が必要であり，減量に伴い，耐糖能障害，脂質代謝異常，高尿酸血症，脂肪肝，睡眠時無呼吸症候群などが改善する状態のものを肥満症とし疾患単位としてとらえる(表)．肥満小児の日常生活の質についての考慮点として，学校生活での支障や心理的問題の現れを参考項目として取り上げている．これら参考項目は成人の肥満症診断基準には考慮されておらず，小児肥満症の特有の成長発達を見据えた考え方となっている．[1084,270] ⇨参肥満〔症〕→2480

●小児肥満症の判定基準

肥満症の診断：
5 歳 0 か月以降の肥満児で下記のいずれかの条件を満たすもの
・A 項目を 1 つ以上有するもの
・肥満度が 50%以上で B 項目を 1 つ以上有するもの
・肥満度が 50%未満で B 項目を 2 つ以上有するもの

A．肥満治療が特に必要となる医学的問題
・高血圧
・睡眠時無呼吸など肺換気障害
・2 型糖尿病，耐糖能障害(HbA1c の異常な上昇)
・腹囲増加または臍部 CT で内臓脂肪蓄積

B．肥満と関連の深い代謝異常など
・肝機能障害(ALT の異常値)
・高インスリン血症
・高コレステロール血症
・高中性脂肪血症
・低 HDL コレステロール血症
・黒色表皮症
・高尿酸血症
〔肝障害の場合は超音波検査で脂肪肝を確認する．TG(中性脂肪)と IRI(インスリン)は早朝空腹時採血〕
肥満度を下げても改善がない場合は，これらの所見は肥満によるとは考えない．

参考項目：身体的因子および生活面の問題(2 項目以上の場合は B 項目 1 項目と同等とする)
・皮膚線条，股ずれなどの皮膚所見
・肥満に起因する骨折や関節障害
・月経異常(続発性無月経が 1 年半以上持続する)
・体育の授業などに著しく障害となる走行，跳躍能力の低下
・肥満に起因する不登校，いじめなど

朝山光太郎ほか：小児肥満症の判定基準，肥満研究8(2)：97，2002より改変

小児病棟 children's ward⇨同小児科病棟→1446

小児貧血 anemia of children 小児では一般に，ヘモグロビン量 10 g/dL 以下，赤血球数 350 万 mm^3 以下を貧血とみなすが，年齢により基準値の変動が激しく，特に乳幼児の場合はヘモグロビン量 10 g/dL 以下であっても正常なことがあるので注意を要する．小児貧血の原因としては，新生児期には新生児溶血性疾患，出血，感染症，乳児期には鉄欠乏症，慢性感染症，鉤虫症，白血病が考えられる．軽度ないし中等度の貧血では症状が現れにくく，重症になると顔面や眼瞼結膜などの蒼白，頻脈，機能性心雑音が認められる．[1631] ⇨参貧血→2502

小児副鼻腔炎 sinusitis in children 小児にみられる副鼻腔炎をいう．小児の副鼻腔の発育は，以下のとおり．①上顎洞：新生児では眼窩下内側に，小豆大の空洞があるのみだが，2-8 歳頃に急速に拡大し，青年期に完成．②篩骨蜂巣(篩骨洞)：新生児でもすでに相当発達しており，6 歳頃までにはほぼ形態が整う．③前頭洞：6 歳頃より急速に発育し，青年期に完成．④蝶形骨洞：トルコ鞍下方に位置し，6 歳頃まで円形だが，以後急速に発育し不規則な形態となる．小児副鼻腔炎の症状は，鼻漏，鼻閉などの成人副鼻腔炎の諸症状とほぼ同様だが，自覚的に訴えることが少ないので注意を要する．一般に罹患率は年少児のほうが高い．手術を要することは少なく，アレルギーやアデノイドなどと合併している場合を除いては自然治癒が期待できる．難治例では，扁桃摘出術やアデノイド切除を行う．[514]

小児腹壁遠心性脂肪萎縮症 lipodystrophia centrifugalis abdominalis infantilis 皮下脂肪の萎縮，消失をきたす病態で，下腹部，鼠径部から皮下脂肪組織の消失が始まり遠心性に拡大，上腹部ときには胸壁まで広がる．3-4 歳以下の幼児に多い．皮下脂肪組織の炎症が先行し，萎縮ないし壊死に至ったものとされるが，原因は不明．数年で進行が停止し，病巣辺縁部の発赤や鱗屑は自然消退して軽快傾向を示す．有効な薬剤はない．[213]

小児への身体的虐待 physical abuse of child 児童虐待 child abuse の 1 つ．「児童虐待防止法」〔2000(平成 12)年〕によれば，生命，健康に危険のある身体的暴行と定義されている．1874 年のマリー=エレン Mary Ellen 事件をはじめとして，19 世紀後半から 20 世紀半ばにかけて欧米で問題として最初に顕在化した虐待は身体的虐待であった．わが国では現在でも身体的虐待が虐待の大多数を占める．[209] ⇨参被虐待児症候群→2432，児童虐待→1322，小児への性的虐待→1451

小児への性的虐待 child sexual abuse 思春期前の子ども，つまり幼児，小児などへの性的刺激，性的接触，性交，凌辱などの総称．小児性愛者による犯罪行為の場合と，親や同胞などの近親者による児童虐待の場合がある．性的虐待の被害児は心的外傷(トラウマ)を受け，成人後に多重人格障害，解離性障害，心的外傷後ストレス障害(PTSD)，パーソナリティ障害，抑うつ症状，犯罪・非行，親殺しなどの精神病理症状や問題行動を示すことがある．現代において特に注目されている現象の 1 つである．[1269] ⇨参児童虐待→1322

小児への無視 neglect of child 児童虐待 child abuse の 1 つ．「児童虐待防止法」〔2000(平成 12)年〕では，保護の怠惰や拒否により健康状態や安全を損なう行為と定義づけられている．[209] ⇨参被虐待児症候群→2432，児童虐待→1322，ネグレクト→2275

小児麻酔　pediatric anesthesia　小児を対象とした麻酔．各年齢層における解剖学的・生理学的特徴を十分に踏まえ，小児特有の疾患や薬物に対する反応を考慮したうえで行う．小児は成人に比べて種々の合併症を起こしやすい．[485]

小児麻痺　infantile paralysis⇨参脳性麻痺→2304，急性脊髄前角炎→735

小児慢性特定疾患　specific pediatric chronic diseases　小児の慢性疾患は長期にわたる治療が必要なため，医療費負担も高額となる場合が多く，結果として小児の健全な育成に対して障害を生じる可能性がある．それゆえにまず1968(昭和43)年に，厚生省(当時，現厚生労働省)によって，未熟児養育医療のなかで先天性代謝異常に対する医療給付が開始．以後，血友病，小児癌などが範疇に加えられ，1974(同49)年に小児慢性特定疾患治療研究事業として統括され現在に至る．概要は，小児慢性疾患のうち，治療が長期にわたる特定疾患の治療・研究を実施し，同時に患者家族の医療費負担の軽減を図るため，指定医療機関で受けた入院・通院にかかる医療費の一部または全額を公費負担とする．対象者は地域における小児慢性特定疾患に罹患している原則として18歳未満の小児であるが，18歳の時点で給付を受けている場合は20歳未満まで受給が可能．対象疾病は，悪性新生物，慢性腎疾患，喘息，慢性心疾患，内分泌性疾患，膠原病，糖尿病，先天性代謝異常，血友病を含む血液疾患ならびに神経・筋弛緩など，約500疾患が含まれるが，専門医師の意見書による審査や疾病ごとに設けられた審査基準により，対象疾患の診断を得ても事業給付対象とならない場合もある．[24]

●小児慢性疾患治療研究事業対象疾患のあらまし

疾患区分	疾患名
悪性新生物	白血病，小児癌など
慢性腎疾患	ネフローゼ症候群，慢性糸球体腎炎など
慢性呼吸器疾患	気管支喘息，気管支拡張症など
慢性心疾患	心室中隔欠損，ファロー四徴候症(内科的治療のみ)
内分泌疾患	甲状腺機能亢進症，成長ホルモン分泌不全性低身長症など
膠原病	若年関節リウマチ，スチル病など
糖尿病	1型糖尿病(若年性糖尿病)など
先天性代謝異常	軟骨異栄養症，シスチン尿症など
血友病など血液・免疫疾患	血友病，悪性貧血など
神経・筋疾患	ウエスト症候群，リー脳症など
慢性消化器疾患	胆道閉鎖症(先天性胆道閉塞症)，肝硬変など

小児慢性特定疾患対策　control measures for specific chronic disease of children　小児の慢性疾患の医療費を公費により援助する制度．小児の慢性疾患での長期の治療，医療費の高額負担は，児童の健全な育成を阻害し，家族および関係者の負担は大きなものとなるため公費によって医療費の補助などを行う．申請は市区町村または保健所の窓口で受け付けている．各都道府県，指定都市では，小児科，内科などの専門医師などにより構成される小児慢性特定疾患対策協議会を設置し，対象疾病の判定，治療期間などの検討を行っている．対象とされる疾患は先天性代謝異常，糖尿病，血液疾患，小児癌，喘息，慢性腎疾患，慢性心疾患，内分泌疾患，膠原病，神経・筋疾患で満18歳未満(一部の疾患は20歳未満)に適用される．[1631]

小児慢性特定疾患治療研究事業　research into treatment for specific child chronic diseases　小児慢性疾患のうち治療が長期にわたる特定疾患の治療方法の研究，医療の確立，医療費負担の軽減などの対策のための研究促進事業．対象となる疾病は，悪性新生物，慢性腎疾患，ぜんそく，慢性心疾患，内分泌疾患，膠原病，糖尿病，先天性代謝異常，血友病など血液疾患，神経・筋疾患，慢性消化器疾患の11疾患群〔2005(平成17)年4月〕で，入院治療に要した費用については，社会保険の給付額を控除した額が国・都道府県により負担される．[457]

小児薬用量　medicamentous dose for children　小児に使用する薬物の適切な用量．算定は小児の成長，発達を考えた発達薬理学から論理的に行われるのが理想的であるが，個人差や個々の薬物の薬物動態を考慮して最適な用量を決めることは困難なので，一般には年齢や体重，身長，体表面積から計算した値を用いる．体表面積は身長と体重から求められるが，煩雑なためアウグスベルガー Augsberger の式がよく用いられる．またフォン=ハルナック von Harnack は，成人量を1としたときの各年齢の薬用量を表のように示した．しかし，抗生物質や強心薬など，成人量から算定できない薬剤もある．[1631]　⇨参アウグスベルガーの式→133

●小児薬用量(フォン=ハルナック)

年月齢	3か月	6か月	1歳	3歳	7歳6か月	12歳	成人
薬用量	1/6	1/5	1/4	1/3	1/2	2/3	1

小児用点滴セット⇨同輸液セット《小児用》→2858

少年鑑別所　juvenile detention center　20歳未満の少年が犯罪を犯した場合(軽微な事件は除く)に，今後の方針を決めるために家庭裁判所の決定によって収容される施設．収容期間は平均3週間で，施設では，心理テスト，行動観察，面接，身体検査など，すなわち医学，心理学，社会学，教育学などを用いて今回の犯罪原因の解明と診断および今後の健全な成長を促すための適切な処遇方針などを調査する．その結果は家庭裁判所に送付され，審判やその後の処遇に活用される．[669]

少年期　minors　発達的にみると児童期(学童期)，思春期，青年期を含む広い年齢層を意味する．法律的には，「少年法」および「民法」では20歳未満(「児童福祉法」では18歳未満)が対象といえる．この時期の発達課題を総称すれば，身体的な変化に加え，家族からの精神的分離と周囲の友人たちとの関係性の形成への移行を経て，相互的・対等な人間関係を修得する時期である．したがって家族(遺伝的な負因も含む)，学校，社会などのかかえている問題が発達上のバイアスとして顕在化しやすい．精神的な問題としては，不登校，強迫行為，強迫神経症，摂食障害，対人恐怖症，自己臭妄想，アパシー，統合失調症の発症，パーソナリティ障害の顕在化など，多くの事象を指摘することができるが，その原因は単純なものではなく，個人，家族，学校，地域，社会規範(若者文化を含む)などとの関係性からみていかなければならない．近年特に問題になっている非行や少年犯罪の増加あるいはニートや引きこもりの問題についても広い視点での判断が必要である．[730]

少年非行 juvenile delinquency 非行は広義にはその社会で非道徳的，反社会的とみなされる行為すべてを指すが，一般には成人が法に反するとみなされる行為をした場合には犯罪という用語を使い，未成年が同様の行為をした場合には非行という用語を使う．「少年法」によれば，20歳未満のものを「少年」と呼び，14歳以上で罪を犯した少年を「犯罪少年」，14歳未満で刑罰法令に触れる行為があった少年を「触法少年」，そして20歳未満で保護者の正当な監督に服しない，あるいは自己または他人の徳性を害する行為をするなどの性癖があって，将来，罪を犯し，または刑罰法令に触れる行為をするおそれのある少年を「虞犯（ぐはん）少年」としている．行政的にはこれらを総称して「非行少年」と呼んでいる．犯罪少年は主として家庭裁判所でその処遇が判断される．家庭裁判所では少年についてさまざまな情報を集め，アセスメントを行う．この段階で少年鑑別所に少年を送致し，さらに詳細な情報を得ることもある．これらの情報に基づいて，家庭裁判所はその少年を少年院や児童自立支援施設に措置したり，保護観察処分にしたり，不処分にしたりする．触法少年と14歳未満の虞犯少年は児童相談所で処遇が決定される．ここで，アセスメントをしたのちに，指導や助言をしたり，児童自立支援施設や養護施設に措置したりする．少年院や国立の児童自立支援施設措置が適当と判断された場合には，家庭裁判所へ送致する場合もある．14歳以上20歳未満の虞犯少年は罪の程度などによって，児童相談所に送致される場合と家庭裁判所に送致される場合がある．関連する代表的な法律は，「刑法」「道路交通法」などである．また広義の非行に該当するものとして，犯罪行為ではないが，少年警察活動要綱などによって，警察による補導の対象とされている不良行為がある．例えば，家出，無断外泊，不純異性交遊，シンナーなどの薬物乱用，飲酒，喫煙，けんか，たかり，物品持ち出し，怠学，いたずら，凶器所持，不健全娯楽，深夜徘徊などである．これらの行為を行う「不良行為少年」のうち，先に述べた虞犯の規定に該当するごく一部のケースが虞犯少年となる．非行はその時代とともに，発生する誘因，非行の内容，年齢層，男女比などが変化している．家庭環境，居住地域の環境，所属する集団の性質，個人の知的水準やパーソナリティなど，さまざまな観点から述べられるが，どのケースにおいてもこれらの多くの要素が複合的に影響しているといえる．非行少年に対する処遇は，処罰よりも矯正的色彩が強いので，教育的アプローチや心理療法的アプローチが盛んに取り入れられている．[209] ⇨参非行→2435

少年法 juvenile law 罪をおかした少年，性格・環境に照らして将来罪をおかす恐れのある少年などに対する性格の矯正や環境の調整に関する保護処分，少年の刑事事件に対する特別な取り扱い，少年の福祉を害する成人の刑事事件の特別扱いを目的とした法律．1922（大正11）年制定，1948（昭和23）年全面改正．1997（平成9）年に発生した「酒鬼薔薇聖斗」事件その他，近年の少年犯罪の凶悪化・残忍化やその増加に伴い，「少年法」の新たな改正が社会的論議の対象になっている．また，少年の自白の信憑性や証拠法則の採否など，少年審判の捜査・裁判のあり方について論議され，2000（平成12）年11月，14-15歳の年少少年にも刑事処分を適用できるなどの改正が行われた．[473]

小脳 cerebellum 第4脳室を隔てて，橋および延髄の背側部にある巨大な膨隆部で，上方は大脳によって覆われる．小脳は中央部の虫部と左右の小脳半球からなり，上小脳脚，中小脳脚，下小脳脚の3対の脚により中脳，橋，延髄と連なっている．表面には多数の小脳溝が横走し，それをはさんで隆起した小脳回がある．小脳は小脳溝の特に深い切れ込みによって片葉・小節，前葉，後葉の3葉に分けられる．皮質（灰白質）と髄質（白質）からなり，皮質は分子層，プルキンエ Purkinje 細胞層，顆粒層からなる．髄質の深部には小脳核（歯状核，球状核，栓状核，室頂核）がある．小脳の機能は随意運動の協調に関与する．内耳からの平衡感覚の絶対的位置の感覚情報や筋紡錘，腱紡錘からの固有感覚情報を統合し，全身の筋が互いに協調して働けるよう筋の緊張や力の入れ具合など，時々刻々の情報を調節する役割を担う．[636] ⇨参小脳脚→1454，脳→2291

小脳の動脈 cerebellar arteries 小脳を養う動脈血は椎骨-脳底動脈系の3本に由来する．尾側から，①後下小脳動脈：左右の椎骨動脈から分岐し，延髄の背外側部と小脳の後下部に分布．血栓による梗塞は延髄に起こりやすい．種々の神経路の障害を招き，特徴的な症状を示す〔延髄外側症候群（ワレンベルグ Wallenberg 症候群）〕．②前下小脳動脈：橋下縁で脳底動脈から分岐し，小脳下面の前部に分布．③上小脳動脈：橋上縁の後大脳動脈が分かれる直前で脳底動脈から分岐し，小脳上面に分布．脳幹や小脳を養った静脈血は主に後頭蓋窩の硬膜静脈洞に注ぎ，内頸静脈に入る．[1044]

小脳圧迫円錐 cerebellar pressure cone⇨同小脳ヘルニア→1455

小脳炎 cerebellitis 中枢神経系をおかすウイルス脳炎の1つで，小脳をおかすもの．急性に小脳性失調症などの小脳症状をきたす．小児では水痘ウイルスが原因のことが多く，成人ではエプスタイン・バー Epstein-Barr（EB）ウイルスが多い．[1009]

小脳回 cerebellar folia 小脳表面に平行に走る細かい多数の小脳溝によってできる脳回で，多数みられる．小脳溝のあるものは深く落ち込み，これらにより小脳半球と虫部はいくつかの部分に区分され，それぞれ対応するように名称がつけられている．半球-虫部の対応する名称は，前葉では，対応する半球なし-小脳小舌，中心小葉翼-中心小葉，四角小葉-山頂，後葉では，単小葉-山腹，上半月小葉-虫部葉，下半月小葉-虫部隆起，二腹小葉-虫部錐体，小脳扁桃-虫部垂，片葉小節葉では片葉-小節．[1043] ⇨参小脳皮質→1455，小脳半球→1454

小脳核 cerebellar nuclei 小脳髄質にある神経細胞集団．ヒトでは歯状核，栓状核，球状核，室頂核の4核（栓状核と球状核を併せて中位核という）が外側から内側に配列し，室頂核は正中部位で第4脳室の背側に位置する．歯状核は最も新しい核で，小脳前核からの興奮性入力と小脳半球から抑制性入力を受ける．栓状核および球状核は古く，背側副オリーブ核から興奮性入力と小脳傍虫部帯から抑制性入力を受ける．室頂核は最も古く，内側副オリーブ核から興奮性入力と小脳虫部から抑制性入力を受ける．小脳核への興奮性入力はすべて苔状線維の側枝で，これらの入力により小脳核ニューロンは高い背景的電位活動を示す．小脳核ニューロンのこの背景的電位活動は小脳皮質のプルキンエ Purkinje 細胞からの抑制性入力により抑えられながら，その興奮を脳幹に伝える．[1043]

小脳鎌　cerebellar falx　大脳鎌と同様に正中面に存在し，小脳の両半球間に入る脳硬膜の板．大きさは個体差があるが，上は内後頭隆起から，下は大後頭孔に至るまでの後頭骨内面の正中線，内後頭稜についている．[636] ⇒参小脳テント→1454

小脳脚　cerebellar peduncle　小脳と脳幹をつなぐ大きな神経束で，上・中・下小脳脚の3対からなる．このうち，上小脳脚(結合腕ともいう)はほとんどが小脳核からの出力線維の束であるが，一部，上小脳脚の表面を前脊髄小脳路が逆行して小脳の前葉に至る入力線維を含む．出力線維は小脳赤核路と小脳視床路からなり，これらの線維は腹内側方へ進み，中脳の下丘レベルで大部分が上小脳脚交叉を形成し，対側の赤核に終わるほか，さらに上行して対側の視床の外側腹側核群，前腹側核群に至る．上小脳脚を通らない出力線維が前庭神経核，網様体，橋核，少量脊髄にも投射する．中小脳脚(橋腕ともいう)は最も大きな小脳脚で，橋小脳路を形成する．そのほとんどが橋核から起こり，小脳小節を除く反対側の小脳半球に向かうが，虫部皮質に向かうものは両側性に投射する．中小脳脚には一部，小脳の室頂核から起こり，橋網様体に至る遠心性線維が含まれる．橋核小脳路の軸索は小脳に入って苔状線維となり，顆粒層でロゼット rosette を形成して顆粒細胞の樹状突起と興奮性のシナプス結合を形成する．下小脳脚(索状体ともいう)は主に脊髄および延髄からの求心性線維(索状体線維)が多数集まっており，脊髄からは筋感覚，関節の感覚などの固有感覚に関する線維が，延髄からは下オリーブ核からの線維が通る．このほか，網様体小脳路，三叉神経脊髄路核からの線維，外弓状線維が含まれる．さらに前庭神経核および前庭神経節からの求心性線維と，小脳から前庭神経核へ至る少量の遠心性線維(傍索状体線維)が下小脳脚内を走行する．[1043] ⇒参小脳皮質→1455

小脳橋角部腫瘍　cerebellopontine angle tumor；CPA tumor　小脳橋角部に発生する脳腫瘍を示す．聴神経鞘腫が9割以上を占め，そのほか髄膜腫などもある．[791] ⇒参前庭神経鞘(しょう)腫→1777

小脳系平衡障害　cerebellar dysequilibrium　平衡機能障害のうち中枢系平衡障害に属し，中枢神経系(前庭神経核～脳幹，小脳，大脳)の障害によって起こるものの一部．原因は小脳出血や小脳梗塞，椎骨脳底動脈循環不全症など．その症状は，末梢性めまいと異なり，ほとんどは非回転性(動揺性)めまいで，閉眼によって増悪しないことが多く，長時間持続性．ただし小脳出血では激しい回転性めまいとなる．その他の随伴症状として，末梢性めまいのように動悸，冷汗を伴うことは少なく，また，めまいが頭位の影響を受けることも少ない．[1550] ⇒参めまい→2804

小脳溝　cerebellar fissures　〔L〕fissurae cerebelli ⇒参小脳回→1453

小脳腫瘍　cerebellar tumor　小脳に発生する腫瘍．星細胞腫が多くみられ，小児に多い．嘔吐，歩行障害など特有な症状を示す．[791]

小脳〔髄〕症⇒同小頭症→1445

小脳性運動失調症　cerebellar ataxia　小脳の障害のために運動の正確さや円滑さが欠けた状態のこと．臨床症状としては構音器官の協調運動障害に基づく構音障害や，手や足を思ったところにもっていくことの障害(測定障害)，拮抗筋間の筋力不均衡に基づくスムーズな運動の障害(decomposition)，素早い回外回内運動の繰り返しのように拮抗筋の素早い変換運動の拙劣(dysdiadochokinesis)，等尺収縮時の筋張力の動揺，振戦あるいは動作時振戦，筋トーヌスの低下，左右のスタンス(歩隔)を広くとり両手でバランスをとるように歩く特徴的な歩行(失調性歩行)，スムーズな眼球運動の障害や眼振などが認められる．[1009] ⇒参運動失調症→336

樟脳(しょうのう)中毒　camphor poisoning　樟脳はクスノキ科の植物の精油からつくられる半透明白色の芳香性物質で，防虫薬や医薬品として用いられる．消化管からの吸収が速く，誤飲後5-90分で中毒症状が現れる．6-8時間観察しても症状が出現しなければ中毒の心配はない．中枢神経系全般に興奮作用を示すが，特に大脳皮質に作用して痙攣を起こす．延髄の呼吸・血管運動中枢に対しても興奮作用がある．粘膜刺激作用もある．胃洗浄，塩類下剤投与などの急性中毒の処置を行う．痙攣にはジアゼパムを静注する．[1122]

小脳虫部　vermis cerebellum　解剖学的には，小脳は大きく分けて中央の虫部と，その左右にある小脳半球からなる．小脳虫部は小脳の中心部，第4脳室の背側部に位置しており，この部分が障害されると主として失調性の歩行障害が出現する．(図参照⇒小脳半球→1455)[1527]

小脳テント　cerebellar tentorium　〔L〕tentorium cerebelli　脳の硬膜の一部が大脳の後頭葉と小脳との間に水平に入り込んで形成される構造．小脳半球の上面を覆い，その上に後頭葉をのせている．文字どおりテントのように後頭蓋窩の屋根になっているが，前内側は自由縁で，深い切れ込みのテント切痕をつくり，脳幹(中脳，橋など)を通している．テントの頂は前後に直静脈洞に沿って大脳鎌に連なり，後方で内後頭隆起に付着している．左右の外側縁は後頭骨の横洞溝(横静脈洞の圧痕)に沿って付着し，前縁は側頭骨の錐体上縁沿いに付着し，蝶形骨の後床突起に至る．[1044] ⇒参大脳鎌→1895，テント切痕ヘルニア→2088

小脳半球　cerebellar hemisphere　小脳には大脳縦裂のような左右の半球に分ける溝はなく，正中部分はくびれて狭く(小脳谷)，虫部を形成している．小脳半球はこの虫部を挟むように両側に大きく広がった部分．表面には平行に細かい多数の小脳溝が半球と虫部を貫くように横方向に走り，これにより小脳回が形成されている．部位によって小脳溝は水平裂や第一裂のように深く切れ込み，これらにより小脳半球は小葉に分かれている．水平裂と前方の後上裂の間に上半月小葉(第一脚)が，後上裂と第一裂の間に単小葉が，第一裂の前方には四角小葉と小さな中心小葉翼がみられる．後方で

し

は水平裂と後方下面にある第二裂の間には下半月小葉(第二脚)と二腹小葉が，第二裂と後外側裂の間に小脳扁桃が，後外側裂の前方には小さな片葉が区分されている．これらの区分に対応するように虫部も別名で区分されている．また，第一裂より前方を前葉，第一裂と後外側裂の間を後葉，その前方を片葉小節葉に大別される．系統発生学的に片葉小節は最も古く，原始小脳と呼ばれ，前庭神経と密接に関係している．前葉は古小脳と呼ばれ，固有受容器からの刺激を脊髄小脳路によって受け，筋緊張や関節の動きを調節している．後葉は新小脳と呼ばれ，皮質橋路に続く橋小脳路を受けて大脳皮質の関与する巧妙な運動の制御のほかに，視覚，聴覚，体性感覚などの情報を受けて，感覚の統合機能を果たしているといわれている．[1043] ⇨参小脳回→1453

●小脳半球

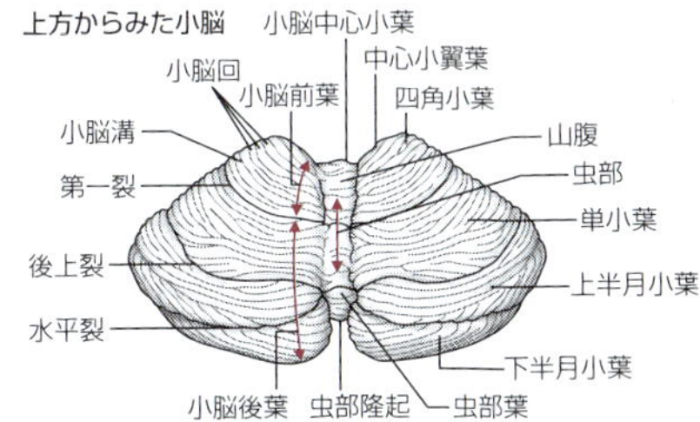

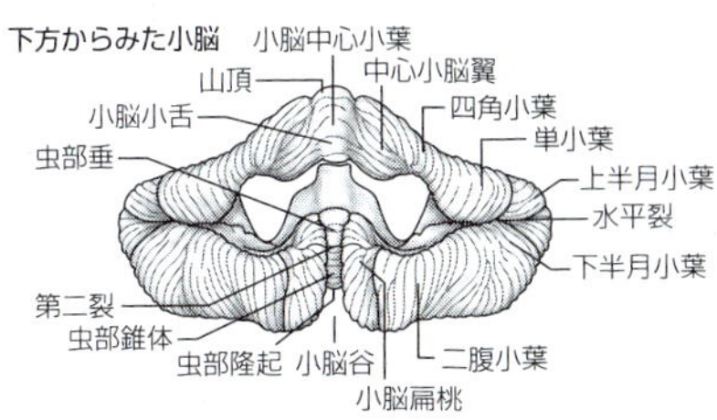

小脳皮質 cerebellar cortex 小脳表面を横方向に走る多数の小脳溝と小脳回からなる．厚さ約1mmの灰白質層で，表層から分子層，プルキンエPurkinje細胞層，顆粒層と明瞭な3層に分かれる．分子層は少数の籠細胞と星状細胞，プルキンエ細胞の樹状突起と顆粒細胞の軸索である平行線維からなる．プルキンエ細胞層にはその細胞体が一列に並んでいる．顆粒細胞層には無数の小型の顆粒細胞と少数のやや大きいゴルジGolgi細胞が存在する．入力系は3系統あり，1つは興奮性の苔状線維で，橋核，小脳前核から起こり，その終末は顆粒細胞層で小球(ロゼット rosette)を形成する．この小球に複数の顆粒細胞とゴルジ細胞の樹状突起およびゴルジ細胞の軸索がシナプス結合し，小脳糸球を形成する．顆粒細胞の軸索は分子層に上行し，分子層内で分岐して平行線維となり，小脳回の長軸にそって延び，長軸方向と直角に広がる複数のプルキンエ細胞の樹状突起を貫きながら興奮性シナプス結合を形成する．2つ目はオリーブ小脳路を形成する登上線維で，プルキンエ細胞の樹状突起にからみつくようにして興奮性シナプスを結合する(なお，籠細胞の軸索は横方向に延び，複数のプルキンエ細胞体を包むように取り囲み，抑制性シナプスを形成する)．3つ目は小脳内に広く投射するモノアミン作動性入力で，このうちセロトニン含有線維は縫線核から起こり顆粒層内に終始し，ノルアドレナリン含有線維は青斑核から起こり小脳皮質前層に終止する．出力系は，小脳核群から起こる．皮質からのプルキンエ細胞の軸索が一部の例外を除き，小脳核のニューロンに抑制性シナプスをつくり，出力を制御している．[1043] ⇨参小脳脚→1454

小脳皮質出力系 cerebellar cortical output system 小脳の顆粒層に分布する苔状(たいじょう)線維，延髄の下オリーブ核からと登上線維からの入力刺激が小脳皮質で統合され，プルキンエPurkinje細胞の軸索を介した出力インパルスとなり，脳幹に伝わる系．抑制性作用をもつ．[1230]

小脳ヘルニア cerebellar herniation ［小脳圧迫円錐］ 1917年，クッシングHarvey W. Cushingによりはじめて記載された，小脳半球の下内側部が大後頭孔を通って下方に移動するもので，一側のことも両側のこともある．小脳の腫瘍や出血などによるほか，前頭葉の病巣や脳全体の腫脹などにより起こることもあり，ヘルニアによる延髄の圧迫により生命の危険が大きい．[1009] ⇨参脳ヘルニア→2311

小脳扁桃ヘルニア cerebellar tonsillar herniation⇨同大〔後頭〕孔ヘルニア→1866

蒸発残留物 evaporation residue, total suspended solid 特定の液体を加熱あるいは圧縮して蒸発させたときに，蒸発に用いた容器に残存する残渣や液状物，固形物の類を指す．概して液体に対して溶解度の低い固形成分が含有されている溶液を蒸留したときに多くみられる．通常は水中に浮遊したり溶解したりして含まれている物質の成分や総量を表現するのに用いる．例えば蒸発残留物に関する水道水質基準は1992(平成4)年の厚生労働省令でカルシウム，マグネシウム，シリカ，ナトリウム，カリウムなどの塩類および有機物で500 mg/L以下と定められているが，通常の水道水では200 mg/L以下である．[24]

蒸発性熱放散 evaporative heat dissipation 高温環境において，蒸発により生体から生体を取り巻く環境へ熱が伝達されること．蒸発する水分量で熱放散量は決まる．これに対し，伝導，対流，放射による熱放散は，非蒸発性熱放散と呼ばれる．[229]

上皮 epithelium 身体や体内の腔所(体腔)の表面あるいは血管，消化管などの管腔の内表面を覆う組織を上皮と呼び，下層組織の保護，吸収，粘液やホルモン，酵素分泌作用や感覚などをつかさどる．上皮組織は上皮細胞と呼ばれる細胞が密に結合してできており，細胞間物質はほとんど存在しない．上皮細胞の形態は扁平，立方，円柱の3つに分類され，さらに上皮が1層であれば単層上皮，2層以上重なっていれば重層上皮という．[1546]

上皮円柱⇨参円柱→382

上皮下結合組織移植 subepithelial connective tissue graft；SCTG 遊離歯肉移植が歯肉上皮を含めて根面に移植を行う方法であるのに対し，結合組織片を採取し受容側へ移植する方法を上皮下結合組織移植という．歯槽粘膜上皮と結合組織移植片の両者から血液供給を得ることができるので，遊離歯肉移植に比べて術後の

後戻り(歯肉退縮)が少なく，色調もパッチワーク状になりにくい.[434] ⇒参遊離歯肉移植術→2857

上鼻甲介 superior turbinate, superior concha 鼻腔の外側壁の一部で蝶篩陥凹と上鼻道の間にある隆起．前後に長い平行な内腔に突出する3個の鼻甲介のうちのいちばん上のもの.[514] ⇒参鼻腔→2433

上皮細胞 epithelial cell 上皮組織を構成している細胞．上皮組織の種類により細胞の配列や形状が異なる．上皮細胞の特徴の1つは極性をもつことで，皮膚の表皮では外表面と基底側の極性が，中空器官の上皮細胞には管腔側と基底側の極性がある．このため，管腔面と基底面の細胞膜は特殊な分化をしており，腸管上皮細胞の微絨毛，気管上皮細胞の線毛，近位尿細管の基底陥凹などがそれに該当する．また，細胞同士が密に配列しているため，細胞間には細胞接着装置や指状細胞間連結が発達して，細胞間の機械的固定や，物質透過の調節などにかかわっている．基底面では，基底膜を介して結合組織と対面している.[1044] ⇒参上皮組織の名称と機能→1456，細胞接着装置→1173

上皮細胞成長因子 epidermal growth factor；EGF ［上皮成長因子，上皮増殖因子］ 上皮系細胞をはじめ種々の細胞に対し増殖・分化促進作用をもつ，53個のアミノ酸からなるペプチド．雄マウスの顎下腺から，新生マウスの上皮細胞の増殖を促進する物質として発見された．発生過程における上皮細胞の増殖やケラチン化，あるいは傷ついた上皮細胞の再生，修復に関与している．ヒト尿中に存在する胃酸分泌抑制物質であるウロガストロンはEGFの代謝産物と考えられている.[991]

消費者中心主義⇨同コンシューマリズム→1141

消費者保護運動⇨同コンシューマリズム→1141

上皮腫 epithelioma⇨同上皮性腫瘍→1456

小脾症 microsplenia 脾臓が正常の1/2〜1/3に萎縮した状態．加齢，消耗性疾患，悪性腫瘍，飢餓などによる.[1464]

上皮小体⇨同副甲状腺→2531

上皮小体癌⇨同副甲状腺癌→2531

上皮小体機能亢進症⇨同副甲状腺機能亢進症→2531

上皮小体機能低下症⇨同副甲状腺機能低下症→2532

上皮小体腺腫⇨同副甲状腺腺腫→2533

上皮小体ホルモン⇨同副甲状腺ホルモン→2533

消費性凝固障害 consumption coagulopathy 血小板と凝固因子が消費されて減少するためにみられる凝固異常(出血)症状．播種性血管内凝固症候群(DIC)，巨大血管腫，大動脈瘤などでみられる.[1131]

上皮性腫瘍 epithelial tumor ［上皮腫，エピテリオーマ］ 腫瘍を発生母地により分類した場合，上皮から発生した腫瘍を上皮性腫瘍という．発生母地としては腺上皮(胃，大腸など)，重層扁平上皮(表皮，食道など)，尿路上皮(膀胱，尿管など)が代表的．腫瘍の良・悪性は区別されない．精巣や絨毛より発生する精上皮腫や絨毛癌，体腔を覆う中皮(髄膜，滑膜，中皮)由来の腫瘍は，厳密には非上皮性腫瘍に分類される.[1577,992] ⇒参非上皮性腫瘍→2444

上皮成長因子 epidermal growth factor；EGF⇨同上皮細胞成長因子→1456

上皮増殖因子 epidermal growth factor；EGF⇨同上皮細胞成長因子→1456

上皮組織の名称と機能 epithelial tissue 体表面や中空臓器の内腔面を覆っている細胞の配列を上皮組織という．隣接する細胞は接着装置で密に結ばれており，細胞間隙は非常に少ない．上皮細胞の管腔側に細胞膜の突出(微絨毛，不動毛)や線毛(動毛)を備えているものもある．上皮組織の基底側は基底膜に裏打ちされており，基底膜を介して深層の結合組織に向き合っている．ただし慣例として，血管やリンパ管(循環系)の内腔上皮を内皮，心膜腔・胸膜腔・腹膜腔などの体腔の内腔上皮(心膜，胸膜，腹膜)を中皮という．上皮組織の構造は細胞の形や配列により区別される(表，図).[1044] ⇒参上皮細胞→1456

●上皮組織の構造

単層扁平上皮	血管，リンパ管の内皮など
単層立方上皮	腎臓の尿細管，脳の脈絡叢など
単層円柱上皮	胃・腸管系，生殖輸管系(精管・卵管)など
多列上皮	気管・気管支系
移行上皮	尿管，膀胱，尿道
重層扁平上皮	表皮(角化上皮)；口腔，咽頭，食道，肛門管，腟(粘膜上皮)
また，上皮の機能により区別されることもある	
被蓋上皮	体表や中空器官(腸管，血管など)の内腔面をおおい，保護作用と物質輸送作用にあたる
吸収上皮	腸管などで物質の吸収にあたる
分泌上皮	腺を構成して物質の分泌にあたる(腺上皮)
感覚上皮	内耳の有毛細胞(聴覚，平衡覚)，舌味蕾の味細胞(味覚)，網膜の視細胞(視覚)など 嗅上皮の嗅細胞は嗅覚を感じる神経細胞である

●上皮組織

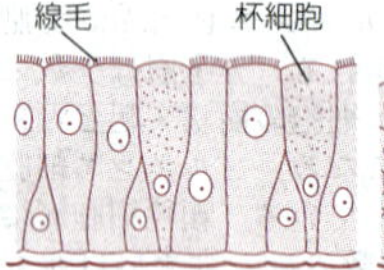

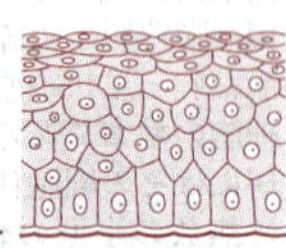

上皮電位 epithelial potential ［経上皮電位］ 一層から多層の細胞からなる上皮組織に覆われた器官での，経上皮的に起こる電位変化をいう．例えば上皮性ナトリウムチャネルを介するナトリウム吸収の際にもみられ，この機構は哺乳類の大腸，集合管，汗腺などでみられる.[842]

上鼻道 superior nasal meatus 上鼻甲介と中鼻甲介の間の空間(気道)のこと．副鼻腔のうち，後篩骨洞と蝶形骨洞は蝶篩陥凹に開口し，上鼻道へ交通する．(図参照⇒鼻腔→2434)[451]

上皮内癌 carcinoma (cancer) *in situ*；CIS, intraepithelial carcinoma ［前浸潤癌，CIS］ 上皮性悪性腫瘍のう

ち，癌細胞が発生母地である組織の上皮内に限局して増殖し，基底膜破壊や間質浸潤のみられないものを指す．皮膚(ボーエン Bowen 病)，子宮頸部，食道，膀胱，乳腺などにおける上皮内癌，非浸潤癌は疾患概念として定着している．[1577,992] ⇨参非浸潤癌→2444

上皮内腺癌 adenocarcinoma *in situ* ［ep 癌］ 腺癌は上皮細胞の癌化で始まるが，この上皮組織内(基底膜まで)の局所にとどまるきわめて早期の癌．粘膜内癌(m 癌)と混同されがちだが，粘膜内癌は，癌細胞が基底膜をこえ粘膜内の間質に浸潤している状態の早期癌(粘膜筋板をこえない)．[64] ⇨参上皮内癌→1456

上皮内リンパ球 intraepithelial lymphocyte；IEL 腸管上皮細胞層内に存在するリンパ球(intestinal-IEL)で，そのほとんどが T リンパ球．$\alpha\beta$ 型 T 細胞受容体を発現するものと $\gamma\delta$ 型 T 細胞受容体を発現するものが半数ずつある．$\alpha\beta$ 型のものは CD 8 $\alpha\alpha$ ホモダイマー(同一の 2 つのサブユニットによって構成されるタンパク質分子)を発現する．その機能は不明な点が多いが，生体防御の最前線に位置することから，外界からの異物の侵入を防ぐとともに，免疫調節作用をもっていると推測されている．[1439] ⇨参T 細胞受容体→116

上皮付着 epithelial attachment 付着上皮と歯のエナメル質とが接着している上皮性結合組織の様式．ゴットリーブ Bernhard Gottlieb(1886-1950)が細胞的結合様式について，歯肉が歯の表面からはがれるのを防止する機序を命名した(1921)．歯根膜のコラーゲン線維の結合とともに歯と歯肉の接着機構である．[434] ⇨参付着上皮→2559

傷病 injury and disease ［疾病］ 通常けがなどによる外傷，創傷，挫傷ならびに感染症を含むすべての疾病を総称して傷病という表現が用いられる．一方，この言葉は医療保険関連での「傷病手当金請求」「傷病治療期間」などの表現でも使用されている．また，「傷病者」は災害時の状況下で使用され，「傷病兵」は戦時下の用語．医療統計上の表現としては，例えば，何らかの外傷・疾病をもっている患者の世帯が全世帯に占める割合を「傷病世帯率」として数値で示している．[24]

傷病世帯率⇨参傷病→1457

傷病手当金 sickness and injury allowance 健康保険から支給される現金給付のうち，被保険者が傷病のため労務不能となり，給与を受けられない期間の所得損失を補塡する目的のもの．労務不能 4 日目より，1 日につき標準報酬日額の 6 割が 1 年 6 か月を限度に支給される．[325]

商品名《医薬品の》 trade name，proprietary name 商品を市販する際，販売者がその商品につける名や登録商標をいう．医薬品には，物質を示す一般名のほか，製薬会社ごとにつけられた商品名がある．商品名の欧文表記は大文字で始め，右上に®をつけて示す．医師は商品名または一般名で処方する．例えばジェネリック(後発)医薬品を使用するには，一般名で処方するかジェネリック医薬品の商品名で処方する必要がある．[543] ⇨参一般名《薬物の》→257，ジェネリック医薬品→1223

上部橋外側症候群⇨同上小脳動脈症候群→1439

小(少)腹 lower abdomen 漢方医学の用語で，下腹部のこと．臍より下の部分は臍より上の部分より小さいので，このように呼ばれる．[950] ⇨参大腹(たいふく)→1901，臍下(さいか)→1148

●漢方医学における腹部の呼称

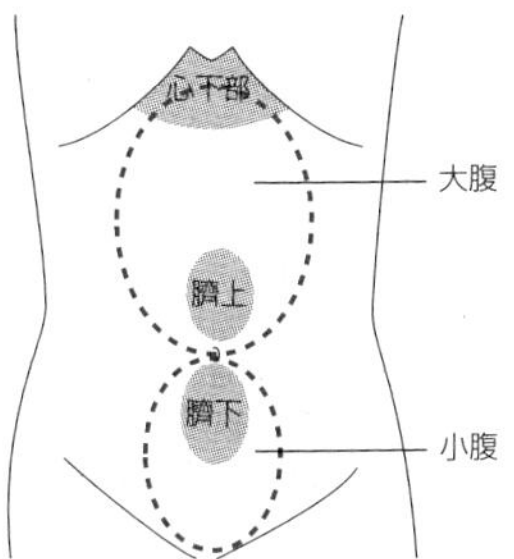

小(少)腹鞕満(しょうふくこうまん) lower abdominal fullness 漢方医学の用語で，下腹部に膨満感があり，さらに軽く按圧(指などで押す)した際に抵抗と圧痛のあることをいう．抵抗，圧痛はしばしば前腸骨棘と臍を結ぶ線上に認められる．漢方医学的には「瘀(お)血の腹証」といわれ，大黄牡丹皮湯(だいおうぼたんぴとう)，桂枝茯苓丸(けいしぶくりょうがん)などを用いる目標となる．[950] ⇨参瘀(お)血→404

小(少)腹不仁 ［臍下不仁］ 漢方医学における腹部所見の 1 つ．下腹部の正中に緊張が欠けている部分があり，圧迫すると腹壁が容易に陥没し，指が腹壁に入る状態．臍下(さいか)の腹力が臍上の腹力に比べ明らかに弱い場合にみられる所見である．通常，圧痛や自発痛は認めない．これは腹圧の低下を背景に，白線 linea alba の下部における緊張低下と腹直筋の相対的な緊張亢進からなる．腎虚を示す腹証であり，下半身の衰えを考え，高齢者では足腰が弱っていると考える．胃腸が丈夫であれば八味地黄丸(はちみじおうがん)が適応となる．[1283] ⇨参腎虚→1513，八味地黄丸(はちみじおうがん)→2376

上腹部痛⇨同心窩部痛→1510

上腹壁ヘルニア epigastric hernia ［白線ヘルニア］ 腹壁ヘルニアの一種で，上腹部の白線上に発生するもの．左右腹直筋鞘の癒合部にある血管裂口から，腹膜前脂肪組織や大網が脱出する．大部分は無症状であるが，白線上の皮下にエンドウ豆大ないし指頭大の腫瘤が触れることで診断される．治療はヘルニア腫瘤上を切開し，脂肪組織やヘルニア嚢の摘除，白線の縫合を行う．[485] ⇨参腹壁ヘルニア→2548

上部消化管 X 線検査⇨参消化管造影法→1424

上部消化管出血⇨参吐血→2153，消化管出血→1424

上部消化管内視鏡 upper gastrointestinal endoscope⇨同パンエンドスコープ→2405

上部消化管内視鏡検査 upper gastrointestinal endoscopy ［食道胃内視鏡検査］ 食道および胃・十二指腸など，上部消化管の異常の有無を内視鏡によって調べる検査．内視鏡には硬性鏡と軟性鏡(ファイバースコープ)があるが，現在では硬性鏡は用いられていない．消化管内腔の観察のほかに，カメラやビデオでの記録・生検，さらにはポリープ切除なども行うことができる．[1181] ⇨参パンエンドスコープ→2405，胃内視鏡検査→269，胃ファイバースコープ→273

上部消化管ファイバースコープ検査 upper gastrointestinal fiberscopy 食道および胃・十二指腸など，上部消化管の異常の有無をファイバースコープによって調べる検査．ファイバースコープは，透光性と柔軟性を利用して多数の細いグラスファイバーからつくられている．消化管内腔の観察のほかに，カメラやビデオでの記録，生検，ポリープ切除なども行うことができる．[1181]

小舞踏病　chorea minor⇨同シデナム舞踏病⟶1321

上部尿路閉塞性疾患⇨参尿路閉塞性疾患⟶2261

少分割照射法　hypofractionation　放射線治療において，通常分割照射より1回線量を増量して少ない分割回数で照射する方法．通常は1回2 Gy(グレイ)で20-30回を要するところを1回1.5〜数倍の線量でより少ない分割回数で照射する方法．悪性黒色腫などの抵抗性腫瘍や前立腺癌のX線治療，肺癌，肝臓癌の粒子線治療で試みられている．生物学的には通常分割法より正常組織の遅発障害性が高いといわれている．[1007]

上吻合静脈　superior anastomotic vein⇨同トロラールの静脈⟶2171

傷兵院　1906(明治39)年「廃兵院法」によって，日露戦争の傷痍軍人の介護と保護を目的に設置された廃兵院が，傷痍軍人の名誉を傷つける呼称であるという理由から，1934(昭和9)年「傷兵院法」と改正されると同時に改称された施設のこと．傷痍軍人のなかでも重症者の収容と保護が主たる目的とされ，終身扶養と医療の提供が行われた．この法令は1946(同21)年，連合国軍最高司令官総司令部(GHQ)により，軍人であるがために一般国民が困窮している折に差別的に優遇されることは義に反するという観点から「軍事扶助法」などとともに廃止され，傷痍軍人の救済は「生活保護法」などによって行われることとなった．[457]

情報開示　information discovery, disclosing information　情報公開制度は，開示を請求する者からの請求に応じて，政府や地方公共団体が保有する公文書を義務的に開示することが目的である．しかし，行政情報には個人に関する情報や，公共の利益に関する情報が含まれていることから，行政情報の開示を請求する開示請求権とそれ以外のプライバシーなどの権利，利益または公益との調和を図るため，公開原則の例外として非公開情報の範囲を必要最小限かつ明確に定める必要がある．非開示情報としては，第三者情報としての個人情報および法人情報や行政上の秘密がある．[625]

情報科学　information science　シャノンClaude E. Shannonによる通信理論，ウィーナーNorbert Wienerによるサイバネティックス(制御の理論)，さらにチューリングAlan M. Turingやノイマン John von Neumannによる計算機理論の根底に流れるのが情報という共通概念である．これらを統一的に扱う学問として情報科学が誕生し，これは機械や生体，人間社会における情報の発生や伝達，収集，蓄積，処理についての一般原理を探求する学問であるとされる．換言すると情報科学とは情報理論の確立と情報現象の解明ということになる．したがってそれが関与する範囲はきわめて広く，工学，医学，社会科学全般にわたる．例えば，通信機器，自動制御機器，コンピュータなどの理論，遺伝情報，脳科学，生物における適応行動の解明，心理学，認知科学，生体情報処理など人間における情報処理機構の解明，人間社会における言語やコミュニケーションあるいは学習などの解明，そして文化，社会，経済など集団としての人間行動の解明など多岐にわたる．[864]

情報格差⇨同デジタルデバイド⟶2064

情報化社会　information society　情報，知識が財や物よりも優位とされる社会．知的生産を主軸とするわが国の経済構造の変革に，情報処理と通信技術の革命的発達が果たした役割は大きい．かつて安全確実な海運，鉄道および郵便という総合的な社会制度の確立による，とりわけ遠隔地との意思伝達基盤は社会資本の確立に寄与すること大であった．現代のコンピュータとインターネット技術の総合的発達は，主として情報交換の高速化，大容量化，広域化を飛躍的に拡大した．一方，無秩序な情報流通拡大による尊厳保持の危機が懸念されている．情報化による経済発展の陰に，情報獲得が不可能な者への配慮，市場の複雑性，不確実性への配慮も社会の危機管理の立場から併せて問われる．20世紀は機械工業化による資源消費の社会，21世紀は資源還元の社会といえる．限りある資源を有効に使い，自然界と人間生活が調和したエコロジー(生態系維持)社会の創造が緊急の課題である．組織的で利便と安全に調和のとれた情報化は，人類の生存と福利の基本的課題である．政府は2010年を当面の達成目標とする新情報化戦略の筆頭項目に医療改革を掲げている．経済性を加味した医療の質と安全性の確保，疾病の予知，予防へのICT(情報コミュニケーション技術 information and commuication technology)の適用が課題である．[103]

情報管理　information management　もとは図書館学で使われていた言葉で，膨大な文書情報の体系づけを行い，情報の散逸防止や検索を目的に管理する方法論であった．しかし管理がコンピュータで行われるようになり，その能力向上に伴って管理の本来の目的である膨大な情報の中から必要な情報を最適な形で取り出す技術，ならびに取り出した情報をわかりやすく提供することにより意思決定を支援する技術も意味するようになった．[1576]

情報管理者　information system manager　情報システムの管理責任者．コンピュータ内の情報の信頼性・安全性を確保し，情報を適切に利用できるように，情報セキュリティー管理システム(ISMS)の基準と適合性を評価する制度があり，個人情報保護法も制定されている．[258]　⇨参個人情報保護法⟶1098

情報公開　disclosure of information　日常生活において多様な意味で使用されている．「情報公開法」(正式名称「独立行政法人等の保有する情報の公開に関する法律」と「行政機関の保有する情報の公開に関する法律」の2つ)における情報公開は，国民の知る権利に基づき，主権者である国民の信託を受けて活動を行う政府が主権者に対する説明責任の観点から，政府情報を公開していくことを意味し，民間企業によるディスクロージャーなどは含まれない．「情報公開法」や「情報公開条例」で用いられる広義の情報公開には，政府の裁量により行われる「情報提供制度」，私人の開示請求権の行使を前提としない情報公表が義務づけられている「情報公表義務制度」，開示請求権の行使に応じて行われる「情報開示請求制度」が含まれる．なお，国公立病院の医療過誤訴訟における証拠としてカルテを開示させるため

に情報開示請求が利用されている.[625]

情報交換用米国標準コード⇨同アスキーコード→151

情報コミュニケーション技術 information and communication technology；ICT⇨同IT→69

小胞子菌〔属〕⇨同ミクロスポルム〔属〕→2765

情報システム管理者 information systems director 病院や保健・健康管理施設で利用される保健統計や人口などの情報を総合的に管理することを情報システムといい，そのデータ処理業務全般に従事しながら管理する者.[258]

情報処理 information processing ［コンピュータ処理］ データの収集，並べかえ，編集，記録，修正・削除，バックアップ，検索，伝送，コピー，印刷などの一連の行為をいう．一般にこれらの大量処理はコンピュータを使って行われることになり，効果的に行うためには，画像・音声などのマルチメディアに対応した入出力装置，高速の演算処理装置，大容量の記憶装置，速い通信機器などのハードウエアが必要．また，これらの機器の能力を引き出すためのオペレーティングシステム(OS)，効率的な処理手順をコンピュータに指示するための開発言語，コンパクトかつ高速に記憶装置にアクセスするためのデータベースシステム，操作性に優れたユーザーインターフェイスなどのソフトウエア群も大切．最近では，セキュリティを確保するための個人認識，暗号化・復号化も重要な情報処理の1つとなってきた.[256] ⇨参データ処理→2056

小胞性変性⇨同空胞変性→812

小胞〔性〕輸送 vesicular transport 細胞内で分泌タンパク質や貪食したものなどを移動させる場合，小さな袋に入れて輸送することがある．この袋を輸送小胞といい，輸送小胞が関与する細胞内の物質輸送を小胞〔性〕輸送という．輸送小胞は細胞膜やゴルジ Golgi 体などの膜が出芽することによりつくられる.[930]

小胞体 endoplasmic reticulum；ER 細胞質にある細胞小器官の1つで，扁平な袋が重なり合った構造や，細管が網目状に組み合った構造をとっている．小胞体の表面にリボソームが付着した粗面小胞体と，付着していない滑面小胞体に区別する．電子顕微鏡により確認が可能である．粗面小胞体は分泌性タンパク質の合成と貯蔵に関係し，滑面小胞体は脂質の合成，電解質の調節，解毒作用(薬物の処理)などに働いている．粗面小胞体で合成されたタンパク質(酵素，ホルモンなど)はゴルジ Golgi 装置に運ばれ，それぞれの行き先に応じて振り分けられ，分泌顆粒や小胞にパックされる．ついで各種の細胞小器官(リソソーム，ミトコンドリア，核など)へ運ばれたり，細胞外へ分泌される．膵臓などの消化酵素分泌細胞では粗面小胞体が著しく発達している．一方，副腎などのステロイドホルモン分泌細胞ではステロイド(脂質の一種)を産生するための滑面小胞体が豊富である.[1044] ⇨参粗面小胞体→1850

小胞体ストレス endoplasmic reticulum(ER) stress 何らかの理由で小胞体におけるタンパク質の成熟がうまく行われず，異常なタンパク質が小胞体内に過剰に蓄積し，細胞機能が障害された状態．小胞体は分泌タンパク質，膜タンパク質の成熟(折り畳み；フォールディング)，細胞内カルシウムの貯蔵に関与する細胞内小器官である．タンパク質の合成を抑制するなどして小胞体負荷を軽減するための防御機構も存在するが，小胞体ストレスが過剰な場合や長時間にわたる場合は，異常なタンパク質を除去できず細胞死(アポトーシス)が誘導される．神経変性疾患(アルツハイマー Alzheimer 病やパーキンソン Parkinson 病，脊髄小脳変性症)をはじめ，さまざまな疾患の発症に大きな影響を与えるという報告が相次ぎ，注目されている.[576]

情報抑圧⇨同抑圧遺伝子→2880

情報理論 information theory だれでも知っている事象は情報としての価値は低く，逆にほとんど知られていない場合はその価値は高い．これを事象の発現頻度をもとに情報量としてエントロピーで表現し，情報伝送での情報圧縮や誤差制御の基礎理論となったシャノン Claude E. Shannon の理論を核として発達した理論．広義には暗号理論も含まれる.[1576]

上方輪部角結膜炎⇨同上輪部角結膜炎→1465

踵(しょう)歩行⇨同踵足(しょうそく)歩行→1442

小発作 petit mal；PM ［定型欠神発作，ピクノレプシー］ 大発作 grand mal に対する概念として，短時間で終止する小型発作全般の意味に用いられてきた．このため広義には，欠神発作，ミオクロニー発作，強直発作，脱力発作を含む全般性・局在性の短時間の意識消失を伴う発作群が含まれる．一方，狭義の小発作(純粋小発作)とは，欠神発作 absence(突然に意識消失・動作停止が出現し数秒〜数十秒持続する全般発作)を示すとするのが一般的である．しかし，現在の国際てんかん分類には小発作の記載はなく，その用語の使用に慎重を期す必要がある.[1619,421]

小発作重積状態 petit-mal status ［欠神発作重積状態］ 小発作が次々に反復して起こるか，あるいは長時間にわたり遷延することによって，意識が完全に回復しない状態が持続すること．てんかん重積状態 status epilepticus の類型の1つであり，複雑部分発作重積状態とともに非痙攣発作重積状態に分類．現在の国際てんかん分類には小発作 petit mal の記載はなく，また小発作という用語は狭義には欠神発作 absence を示すとするのが一般的であるため，欠神発作重積状態 absence status という用語の使用がより望ましい.[1619,421]

漿膜 serous membrane 〔L〕tunica serosa 体腔(体内にある閉鎖された空間)の内張りをしている薄い膜構造．体腔には心膜腔・胸膜腔・腹膜腔があり，それぞれ心臓・肺・腸管を包むように位置している．これらの臓器を直接おおっている漿膜の部分を臓側漿膜(臓側板)，体腔壁をおおっている部分を壁側漿膜(壁側板)という．漿膜は臓器により心膜・胸膜・腹膜と呼ばれる．また，心臓・肺・腸管は絶えず動いている臓器であるため，周囲の組織との摩擦を少なくするために，臓側漿膜と壁側漿膜との間には漿膜から分泌される小量の漿液が含まれている.[1044]

漿膜炎 serositis 胸膜など体腔の内面を覆う漿膜に生じた炎症．それぞれの体腔内に胸水などの滲出液を伴うことが多いが，軽症であればやがて吸収される．液量が多い場合，フィブリン析出や治癒過程での線維化によって癒着を起こした場合は内部にある臓器の機能に影響を及ぼす．原因は感染症，悪性腫瘍の播種などである．全身性エリテマトーデス systemic lupus erythematosus(SLE)などの膠原病では多発する場合がある．家族性発作性多漿膜炎（家族性地中海熱）はわが国ではまれ．[1340] ⇨参胸膜炎⇀771，腹膜炎⇀2549，心〔外〕膜炎⇀1509

漿膜細胞腫⇨同中皮腫⇀1999

小脈　pulsus parvus　指で測定した脈拍の拍動の大きさを示す．測定者の指が被検者の脈の拍動で小さく振幅する状態．心拍出量が減少した状態で出現することがある．[976] ⇨参大脈⇀1903，脈拍⇀2772

静脈　vein　心臓へ向かって血液を還流する血管．毛細血管から細静脈になり，次第に合流して太い静脈となる．静脈では太い静脈に注ぐ静脈を枝でなく，根 tributaris という．体循環では最終的に上大静脈と下大静脈に集められ右心房に注ぐ．肺循環では肺静脈が左心房に入る．一般的には，二酸化炭素（CO_2）濃度の高い静脈血を入れている．例外として，肺静脈と胎生期の臍帯静脈には酸素（O_2）濃度の高い動脈血が流れる．静脈は動脈に比べ，壁が薄いが，柔軟で伸展性が高い．また，静脈間の吻合に富む．このため血管容積が著しく増しても，内圧はほとんど変化しない．全血液量の約 50-70% が静脈系に存在している（動脈内血液量は約15%）．静脈の系統は身体の浅部（皮下）を走る浅静脈（皮静脈）と，深部にある深静脈に大別される．深静脈は動脈に伴っている（伴行静脈）ので動脈と同名で呼ばれる（同名静脈）．一方，皮静脈は皮膚など表層の領域を流れた血液を集めて心臓に還流するため，動脈とは独立した走行をとる．また，脳と腹腔内臓でも，静脈は動脈とまったく違った走行をとる（硬膜静脈洞系，肝門脈系）．四肢の皮静脈（上肢の橈側皮静脈，下肢の大伏在静脈など）は数か所で深静脈と交通しているが，最終的には四肢のつけ根で深静脈（腋窩静脈，大腿静脈）に合流する．静脈には血液の逆流を防ぎ，重力に抗して血液を心臓に向かって送るための弁がある．特に四肢の静脈に発達しており，下肢からの還流には静脈弁に加えて，骨格筋の運動収縮（筋ポンプ）や伴行する動脈の拍動の圧も静脈の還流を促進している．静脈弁は上・下大静脈，肝門脈の静脈，および脳，内臓（腎臓，肝臓，肺など）の静脈にはない．また，静脈壁の構造は変化に富んでおり，動脈のような明らかな三層構造（内膜，中膜，外膜）は多くの静脈ではみられない．[1044] ⇨参v⇀118

静脈圧　venous pressure；VP　［VP］　循環血液が静脈壁に及ぼす静脈の内圧のこと．基準値は末梢静脈圧 6-12 cmH_2O，中心静脈圧 4-10 cmH_2O である．中心静脈圧は，内頸静脈，腋窩静脈，大腿静脈などの末梢静脈から穿刺し，先端を上大静脈または横隔膜上の下大静脈に留置した中心静脈カテーテルで測定される．中心静脈圧はショックや脱水など循環血液量の減少で低下し，静脈のうっ血や心不全で高くなる．中心静脈圧測定は循環動態の把握および輸液管理などに有用である．[255] ⇨参中心静脈圧⇀1991

静脈圧測定法　measurement of venous pressure　静脈の内圧を測定する方法で，一般的には中心静脈圧を測定する．通常は上大静脈と右房の境にカテーテルを留置し，それを液体で満たされたチューブにつなぎ圧トランスデューサーと接続して連続モニタリングする方法や，三方活栓付きのマノメーターに接続し，三方活栓を中心静脈の方向に開いて静脈圧によるマノメーター内の液面上昇の高さを測定する方法がある．正常は 4-10 cmH_2O．[618,438] ⇨参中心静脈圧⇀1991

静脈うっ（鬱）血　venostasis，venous congestion⇨同うっ（鬱）血⇀328

静脈うっ（鬱）滞性皮膚炎⇨同うっ（鬱）滞性皮膚炎⇀330

静脈うっ（鬱）滞網膜症　venous stasis retinopathy　網膜中心静脈閉塞症のうち，虚血や出血が少なく静脈のうっ滞が主な病型をいい，視力予後は比較的よい．また，内頸動脈狭窄による網膜動脈の血流低下が起因となって生じる網膜症を指す場合もあり，これは血管新生緑内障を併発しやすく，予後は悪い．[1309]

静脈炎　phlebitis　静脈壁の炎症のこと．反復する静脈穿刺，静脈注射，静脈内カテーテル留置，外傷などにより生じ，疼痛，発赤，腫脹などの症状がみられる．罹患部にはしばしば血栓を伴う（血栓性静脈炎）．[1466] ⇨参血栓性静脈炎⇀925

静脈角　venous angle　［ピロゴッフ角］　内頸静脈と鎖骨下静脈の合流点．左右に存在し左静脈角には胸管が，右静脈角には右リンパ本幹がつながっている．この部分にはリンパ節が多数ある．癌がリンパ行性に静脈角のリンパ節に転移した場合，ウィルヒョウ Virchow 転移という．ピロゴッフ Nikolai I. Pirogoff はロシアの外科医（1810-81）．ウィルヒョウ Rudolf L. K. Virchow はドイツの病理学者（1821-1902）．[452]

静脈確保　establishment of intravenous line　薬剤投与，輸液および輸血ルート，また経口摂取不可能な患者や術前・術後の栄養状態改善のための高カロリー輸液のルートとして用いることを目的に，金属針またはテフロン製の留置針などを静脈内に挿入すること．末梢静脈，または中心静脈を直接穿刺し，カテーテルを挿入し静脈を確保する．実施に際しては挿入時の直接合併症（血・気胸，随伴動脈損傷，カテーテルの先端位置異常），長期カテーテル留置に伴う合併症（組織反応，血栓形成，感染など）に留意する．[1222]

静脈管　venous duct　〔L〕ductus venosus　［アランチウス静脈管］　胎児循環に特徴的な血管の1つ．臍静脈（胎盤から酵素と栄養物に富む血液を胎児に運ぶ）と胎児の下大静脈とを結ぶバイパスの役割をする血管．静脈と静脈をつなぐ血管として静脈管と呼ばれる．胎児発生の過程で，血管系，特に静脈系は周囲の臓器の発生，成長により心臓への還流路がしばしば変更される．臍静脈は胎生第4週頃には直接胎児の心臓（静脈洞）に還流していたが，第5週以降成長してきた肝臓に取り込まれ，肝臓内の類洞を経て心臓へ還流するようになる．しかし，第3か月以降の胎児の成長は著しく，臍静脈の血液量が増加すると，肝臓内に血流の流れやすいルート（短絡路）がつくられてくる．血流が増えると短絡路は太くなり，しだいに肝臓の背側に移動し，ついには肝臓の外で臍静脈と下大静脈とを直接つなぐ血管（静脈管）となる．誕生後は内腔が閉塞し，索状の静脈管索となる．[1044] ⇨参胎児循環⇀1869，臍帯静脈⇀1162

静脈還流　venous return　心臓から駆出された血液が静脈系を介して心臓へ戻ってくること．①心臓から与えられた毛細管圧「後ろからの力 vis a tergo」に主に依存しているが，②心室の収縮拡張による周期的に吸引される「前からの力 vis a fronte」，③呼吸による胸腔内の陰圧，④静脈内血液量，静脈トーヌス（抵抗），組織圧などによって決定される．さらに，⑤頸動脈洞，大動脈弓の圧受容器による反射による静脈の収縮も関与している．[226]

静脈還流量 venous return volume 単位時間に上下の大静脈を経て右心房に戻ってくる血液の量．定常状態において心拍出量に等しい．[259] ⇨参静脈還流→1460

静脈系 venous system, venation 毛細血管網からの血液を集めて心臓へと送り返す血管系のこと．その壁の基本構造は内膜，中膜，外膜からなるが，その構築は動脈とは大きく異なっている．静脈系の中でも，構造上の差異により細静脈，小静脈，中等大静脈，大静脈に分類される．細静脈は毛細血管に続く静脈で，総横断面積は他の静脈と比べ大きいので，この部分での血液の貯留機能は最も大きい．この静脈を容量血管という．小静脈や中等静脈は内臓や四肢に分布する静脈であり，静脈弁をもっており血液の逆流を防止する．[226]

静脈血管腫 venous angioma 血管由来の腫瘍の1つで，1層の内皮細胞とその外側の平滑筋成分により構成される血管壁からなる正常の静脈に近い構造を有する．痙攣発作で発症することが多く，頭痛や頭蓋内出血などの症状があるが，無症状のことも少なくない．ときに静脈成分のほか，動脈に似た厚い血管壁が混在する動静脈性血管腫 arteriovenous malformation もある．[1009]

静脈血採取法 collection method for venous blood sample ［血液採取］ 通常，肘静脈から採取するが，同部位からの採取が困難な場合は，腕のより末梢部の血管(手背静脈など)や外頸静脈，下肢の静脈から採取することもある．静脈穿刺は，上腕をゴム製チューブで最小血圧程度の強さで緊縛し，アルコールやグルコン酸クロルヘキシジン(ヒビテン®)などの穿刺部消毒液が乾いてから行う．採血用針は，通常21Gまたは22Gを使用．臨床検査のために採血する場合，検査成績への影響を避けるため，過度のうっ血や溶血の防止に留意する．うっ血を最小限とするため，緊縛は1-2分以内とする．溶血を起こさせないためには，採血器具の血液に接する部分が乾燥していること，内径の小さい針を使用しないこと，血液の移し替えなどに伴う機械的刺激を避けることが重要．真空採血管を用いる場合には，血液の逆流による汚染・感染を避けるため，滅菌採血管を使用し，ホルダーをディスポーザブルまたは消毒後に再利用可とする．また，採血の途中で駆血帯を緩めないようにし，採取した血液が管内の針に触れないように採血管を保持する．抗凝固薬などの添加剤入り採血管では，採血後，直ちにゆっくり転倒混和しておく．静脈血採取の特殊な場合としては，特定の臓器からの分泌物質を検査するため，カテーテルなどを用いて臓器に近い合流前の静脈から血液を採取することもある．[328]

静脈血栓症 venous thrombosis ［下肢静脈血栓症］ 静脈内に血栓が形成された状態．循環障害を起こし，しばしば炎症(血栓性静脈炎)を伴う．圧迫などによるうっ血，凝固亢進状態，血管内皮の障害などが原因となる．深部静脈血栓症と表在静脈血栓症があり，前者では左腸骨静脈，下腿深部静脈，膝窩静脈，鎖骨下静脈，上大静脈，後者では大伏在静脈に好発．症状は腫脹，疼痛，圧痛，チアノーゼ．重要な合併症は肺塞栓症であり，発生予防の目的で抗凝固療法が行われる．[1131] ⇨参血栓性静脈炎→925

静脈こま(独楽)音⇨同こま(独楽)音→1126

静脈撮影像⇨同静脈造影像→1462

静脈雑音⇨同こま(独楽)音→1126

静脈周囲炎 periphlebitis 静脈外膜周囲結合織の炎症．静脈炎から波及したり，静脈と隣接する組織からの炎性細胞が浸潤して生じる．[439]

静脈収縮 venoconstriction 静脈血液の還流量を調節するために起こる静脈壁の収縮．静脈血は主に四肢骨格筋の運動による筋肉ポンプで心臓へと還流されるが，静脈壁も動脈と比べ著しく薄いが平滑筋層をもち，収縮して静脈還流にかかわっている．[255] ⇨参静脈還流→1460

静脈性嗅覚検査 intravenous olfaction test ニンニク臭のあるプロスルチアミン(アリナミン®)注射液を肘静脈に注入して，非経鼻投与での嗅覚が存在するか否かを検査する嗅覚検査法の1つ．アリナミン注射液2mLを20秒かけて肘正中静脈に注入後，患者がアリナミン臭を感じるまでの時間(潜伏時間)と，においが消失するまでの時間(持続時間)を測定する．正常では潜伏時間は7-9秒，持続時間は50-90秒．[514]

静脈性梗塞 venous infarction 静脈が閉塞し周囲の組織に虚血性壊死を引き起こしたもの．静脈における血栓はもっぱら閉塞性で，赤血球の混入が多く赤色血栓と呼ばれる．軽度の静脈血栓により誘発される症状には紅斑，浮腫，静脈瘤性潰瘍などがあるが，全身臓器では下肢に起こる大腿静脈などの血栓症のほか，肺塞栓症，肺梗塞などがみられる．中枢神経系では硬膜静脈洞血栓症，皮質静脈血栓症，脊髄の静脈血栓症などがある．原因疾患は主として脱水，多血症，播種性血管内凝固症候群(DIC)，分娩後，経口避妊薬，硬膜動静脈奇形などの凝固亢進を起こしやすい病態．[1009]

静脈性充血 venous hyperemia⇨同うっ(鬱)血→328

静脈性腎盂造影法⇨同経静脈性腎盂造影法→860

静脈性胆嚢胆管造影法⇨同経静脈性胆嚢胆管造影法→860

静脈性尿路造影⇨参腎盂造影法→1507

静脈性尿路造影法⇨同経静脈性尿路造影法→860

静脈性蔓状血管腫 venous racemous hemangioma⇨同蔓(つる)状血管腫→2039

静脈切開 venotomy, phlebotomy, venesection⇨参静脈穿刺→1461

静脈穿刺 phlebotomy, venepuncture 血液の採取・輸血などを目的に静脈を経皮的に穿刺すること．血液検体の吸引，瀉血の施行，薬剤投与，静脈内輸液の開始，生体のある部分や組織のX線検査のための造影剤の注射などの目的で行われる．穿刺方法は目的や使用物品の違いによってさまざまであるが，一般的には以下のように行われる．①使いやすい静脈を選ぶ．通常，前腕の外側か手背または前肘窩にある静脈をさぐり，穿刺部位の中枢側の腕を駆血帯で巻き，静脈を怒張させる．②穿刺部位を70％アルコール綿で消毒し十分に乾燥させ，部位周囲の皮膚を引っぱって静脈が動かないようにする．③鋭くかたいスタイレット，またはやわらかいプラスチックカテーテルのついたカニューレ，もしくは注射器を30度の角度で保持する．針の先を血流に向けてまっすぐにして静脈穿刺を行い，皮膚から

し

じかに静脈内に針を進める．④先端が皮下の組織を貫通したような抵抗を感じたら，針もしくはスタイレットを皮膚とほとんど平行に保ち，慎重に静脈の内腔に進めていく．〔**ケアのポイント**〕感染を防ぐために無菌操作が必要である．また，挿入部位の消毒用にはヨード，ポビドンヨード，エチルアルコールが用いられるが，ヨードを使用する場合はアレルギー歴がないかどうかを患者にまず確認する．静脈に針先を挿入しやすくするためには患者にこぶしを握ってもらい，静脈を怒張させてみる．もし，そのようにできない場合には，穿刺部位より数cm中枢寄りの部分に駆血帯を巻くとよい．針またはスタイレットが静脈に入ったら駆血帯を緩める．正確な挿入・留置のためには習熟が必要で，素早く巧みに針を挿入すると患者にとって痛みが少ない．一般に，腕の伸側は皮膚がかたく，血管が動きやすいので，屈側で行う．[1481]

静脈叢 venous plexus 静脈が複雑に吻合して形成される構造．静脈の内腔が不規則に拡張して洞様を呈することがある．鼻腔粘膜の粘膜下層には静脈叢がよく発達していて，肺に入る空気の温度や湿度の調節に関与する．特に，鼻中隔下部のキーセルバッハ Kiesselbach 部位の静脈叢は損傷しやすく，しばしば鼻出血を起こすこととなる．臨床的には門脈圧亢進時に食道静脈叢，直腸静脈叢に静脈瘤が形成されやすい点に注意．[1044]

静脈造影像 venogram ［**静脈撮影像**］ 造影剤を静脈内に注入してX線撮影を行い得られた像のこと．静脈疾患（静脈瘤，静脈血栓，静脈炎など）に際し，静脈の狭窄や拡張の程度を評価する．[582]

静脈洞 venous sinus 脳の血管系の構成要素の1つ．硬膜の2葉間の多くは頭蓋骨にある間隙で頭蓋骨の内面に接し，頭蓋内の血液を集めて内頸静脈に血液を送る．局所解剖学的には横静脈洞，上矢状静脈洞，下矢状動脈洞，直静脈洞，後頭静脈洞，海綿静脈洞などがある．[1527]

静脈洞型心房中隔欠損症 sinus venosus atrial septal defect；ASD-Sv ［**中枢型心房中隔欠損症**］ 静脈洞に位置する心房中隔欠損症（ASD）．このうち上大静脈と心房の接合部直下に位置するものを上洞型 superior caval ASD といい，ワグスタッフ William W. Wagstaffe (1867) によりはじめて記載された．欠損孔に上大静脈

●静脈洞型心房中隔欠損症

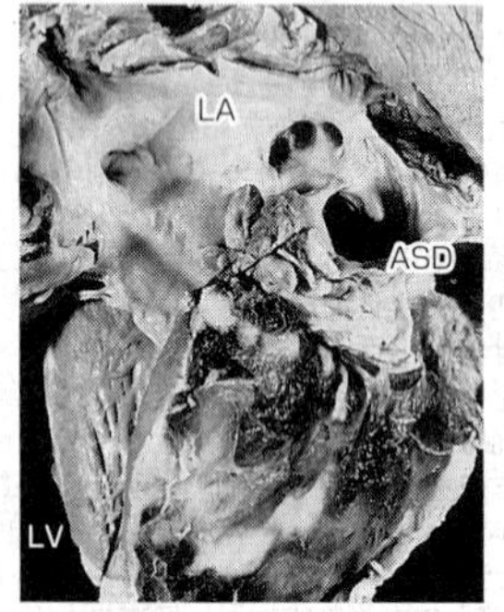

ASD:静脈洞型(下洞型)
LA:左房，LV:左室

または肺静脈の1本が騎乗することがある．下大静脈と心房の接合部に位置するのが下洞型 inferior caval ASD で，下大静脈が欠損孔に騎乗することがある．卵円窩型 ASD が後方に延長して下洞型 ASD と合併することもある．短絡血流は通常左→右方向をとり，臨床症状は卵円窩型 ASD と同様である．[319] ⇨参心房中隔欠損症→1604

静脈怒張 venous dilatation 一般的には静脈が拡張・蛇行した状態のことで，静脈圧の上昇をきたす病態に基づく．肝疾患では，門脈圧亢進症の場合に，腹壁静脈の怒張をきたす．側副血行路が腹側腹膜や肝鎌状靱帯部に発達してくると，腹壁の臍部から剣状突起や肋骨縁へと放射状に伸び，蛇行した血管としてみられる．[1395]

静脈内緊急投与 intravenous bolus injection ［**ボーラス**］ 迅速な効果を得るために，短時間に薬剤を静脈内に投与すること．この投与法により薬剤の血中濃度は急速に上昇するが，その効果をねらって用いることがある反面，それによって強化されうる副作用の発現にも十分に注意する必要がある．したがって，静脈投与用薬剤には，静脈内緊急投与を行うのに適したもの，行ってもよいもの，行ってはならないもの，がある．静脈内緊急投与を行う場合は，薬剤の血中濃度を短時間で上昇させなければならないとき，ショック，呼吸・心停止，致死性不整脈などに対する救命処置など緊急の効果が必要なとき，薬物濃度をまず一定以上にし，その後，維持量投与に切り替える場合の最初の投与などがある．また，脱水を改善する場合や，高血糖の場合に，比較的速い速度で比較的大量の点滴投与を行うことがある．[543]

静脈内持続点滴注入法 continuous intravenous infusion, continuous drip infusion 静脈内に薬剤を数時間以上かけて持続的に点滴し注入すること．通常，静脈内に留置針を入れ，そこにつないだ点滴セットのラインから薬剤を投与する．点滴セットは比較的多量に投与する場合の成人用と少量投与する場合の小児用セットがある．それぞれ滴下部分で，1秒に1滴の速度に調節すると，成人用（1 mL=15滴）では4 mL/分，小児用（1 mL=60滴）では1 mL/分の点滴投与ができるようになっている．より正確に投与する場合には，滴下でなく，精密持続点滴装置（輸液ポンプ）を用いて注入するのがよい．[543]

静脈内注射 intravenous injection；IV 静脈内に薬液を注入すること．静脈内に注射針を挿入し，針またはその針をはずして内筒だけ残したものにつないだ管から薬液を注入する．末梢静脈は容易に注射針を挿入できるため，末梢静脈内注射を行うことが多いが，長期にわたって注射を続ける場合や高カロリー輸液など浸透圧の高い薬剤を投与するとき，あるいは輸血などを行うために十分に太い血管が必要であるにもかかわらず末梢血管が膠原病などのために細くて太さが確保できないような場合などには，中心静脈内注射を行う．中心静脈内注射の場合は，注射針の内部に挿入したカテーテルだけを残して針をはずし，カテーテルによって注入する．投与方法は，短時間の急速投与も，長時間かける点滴投与もある．投与目的は，水分・循環血漿量の維持，電解質補正と維持，薬物投与，栄養補給

と管理など.[543]

静脈内注射の介助 静脈内注射は静脈内に薬液を直接注入する方法で，経口的に薬物を補給できない場合や，静脈内注入用の薬物を用いる場合に行う．吸収過程を経ずに直接体循環に入るので作用発現が速いが，作用持続時間が比較的短い．方法：①使用物品と準備の手順は皮下注射に準ずるが，駆血帯や肘枕などを準備する．注射針は 21-22 G を用いる，②前腕の正中静脈，尺側皮静脈が一般的に使われる．この場合，肘窩部に肘枕を当て駆血帯をしめ，患者に母指を中にして握るよう説明する，③注射器の内筒を引き，静脈血の逆流を確認後，駆血帯をはずし，薬液を静かに注入後抜針し，アルコール綿で止血する，④記録，報告する．ケアのポイント：皮下注射に準ずる．血中薬物濃度が急激に上昇するため薬効性が速いので，注射後の薬効発現状態の観察が重要．[927] ⇨参皮下注射→2429

静脈内注入 intravenous infusion 静脈内に薬液を注入すること．静脈内に注射針を挿入し，針またはその針をはずして残した内筒またはカテーテルにつないだ管から薬液を注入する．末梢静脈内注射と中心静脈内注射があり，投与時間は，短時間の急速投与から長時間をかけての持続点滴投与までさまざま．投与目的は，水分・循環血漿量の維持，電解質補正と維持，薬物投与，栄養補給と管理など．本来は静脈内に注入すべき薬剤が静脈内に入らず周辺組織に漏れた場合は，薬効が乏しくなったり作用時間が遅れたりするので静脈内に確実に注入する必要がある．特に抗癌剤などの場合は，周辺組織に漏れると組織が壊死するものもあるので注意が必要．静脈内に確実に投与するためには，注入前，管に陰圧をかけて血液の逆流を確かめる．[543] ⇨参静脈内注射→1462，静脈内持続点滴注入法→1462，静脈内緊急投与→1462

静脈内ブドウ糖負荷試験 intravenous glucose tolerance test；IVGTT ［経静脈ブドウ糖負荷試験］ 腸管の因子を除外して直接膵 β(B)細胞を刺激し，耐糖能およびインスリン分泌予備能を検査する方法．20 g のブドウ糖を 2 分間で静脈注射し，反対側の血管より 5-15 分間隔で採血し，血糖値の推移より k 値(1 分当たりの血糖減少率)を算出して耐糖能を評価する方法．[418]

静脈内輸液投与 intravenous fluid administration 静脈内に目的に応じた溶液を注入投与すること．主な目的としては，水分・循環血漿量の維持，電解質補正と維持，薬物投与，栄養補給と管理などがあるが，緊急時ただちに静脈内薬物投与を可能とする静脈ライン確保のために，ライン内を凝固させない程度のわずかな流量の輸液を持続することもある．輸液の際には多くの場合，四肢の静脈に翼状針や留置針を挿入し，通常，血液と等しい浸透圧の溶液を点滴投与する末梢静脈輸液法が用いられるが，高カロリー輸液のために高浸透圧の溶液を投与する場合や，輸液が長期に及ぶ場合には中心静脈にカテーテルを挿入して行う中心静脈輸液法が用いられる．輸液では当然のことながら滅菌した器具を用いるが，ラインの確保や投与の際には，感染が起こらぬよう十分な注意が必要．特に，長期にわたる中心静脈輸液ではカテーテルからの感染の可能性が高くなるので，細心の注意が必要．また，輸液量や速度は，脱水，心不全，腎不全など，患者の状態によって適切な値が大きく異なる．不適切な量・速度での点滴投与は患者の死に直結するため，十分な検討が必要となる．[543] ⇨参静脈内注射→1462，静脈内持続点滴注入法→1462，静脈内緊急投与→1462

静脈内留置針 needle〔and cannula〕for peripheral intravenous cannulation ［静脈留置針］ 継続的な輸液・輸血や随時に薬剤の静脈内投与・採血をする経路を確保しておくため，静脈内に一定期間留置しておくための注射針またはカニューレ．穿刺後，針を抜いて外套カニューレを血管内に残すようなカニューレ型静脈内留置針が主に用いられる．翼状針も用いられるが長期使用には適さない．[328]

静脈波⇨同静脈拍動→1463

静脈拍動 venous pulse ［静脈波，静脈脈拍］ 右房圧が静脈系に逆行性に伝わる拍動で，右房との間に静脈弁のない内頸静脈の拍動が頸静脈波の記録に用いられる．a 波は右房の収縮，c 波が三尖弁閉鎖に伴う血流の一時的阻止，v 波が三尖弁開放時点を示す．[618,438] ⇨参頸静脈波→861

静脈抜去術⇨同ストリッピング→1648

静脈弁 venous valve 静脈内に間隔をおいて複数存在する小さな弁で，血液の逆流を防止している．四肢の静脈に多くみられる．心臓に向け，重力に抵抗して行われる血液の還流を助ける機能の 1 つを担う．[452]

静脈弁不全症 venous insufficiency 静脈の内膜には一定間隔で静脈弁を形成しており血液の逆流を防止している．この静脈弁が機能せずに血液の逆流を生じた状態．下肢の静脈弁不全は，立位・座位時に下肢静脈うっ滞，静脈圧上昇をきたし下肢静脈瘤の原因となる．症状としては下肢倦怠感，浮腫，疼痛が現れ，進行すれば血栓性静脈炎や，うっ滞性皮膚炎による皮膚の色素沈着，硬化，皮膚潰瘍をきたす．治療は弾性ストッキングや弾性包帯の着用，下肢静脈瘤に対しては硬化療法，高位結紮術，静脈抜去術(ストリッピング)などが行われる．[255]

静脈ポンプ venous pump⇨同筋肉ポンプ→802

静脈麻酔 intravenous anesthesia 静脈内に注入することにより行う全身麻酔法．小手術や，短時間の検査時の麻酔として用いられることがある．プロポフォールを用いれば迅速な導入と，円滑な麻酔維持，短時間での覚醒が可能である．ガス麻酔薬を用いず，静脈麻酔や麻薬のみで行う麻酔を全静脈麻酔という．[163]

静脈麻酔薬 intravenous anesthetic 静脈内に注射して効果が得られる全身麻酔薬．バルビツール酸誘導体(チアミラール，チオペンタール)，ケタミン，プロポフォール，ジアゼパム，ミダゾラムなどが用いられている．バルビツール酸誘導体は主として導入に用いられる．ケタミンは体表の痛みに対して鎮痛作用をもつが，頭蓋内圧上昇を起こす．単独で用いると 10-30% に不快な夢，幻覚などの望ましくない精神反応が起こる．プロポフォールは麻酔導入のほか，麻酔維持にも用いられる．覚醒は速やかである．注入時の血管痛，呼吸抑制，循環抑制などの副作用をもつ．[163]

静脈脈拍⇨同静脈拍動→1463

静脈瘤 varix ［静脈瘤結節］ 静脈の血流量の増加や弁機能不全により血液の流れが障害され，静脈が拡張・蛇行した状態．加齢，遺伝，妊娠，肥満，立ち仕事，外傷，炎症などが誘因となって起こる一次性静脈瘤と，深部静脈血栓症などに続発する二次性静脈瘤とがある．一次性静脈瘤のうち最も多いのは大伏在静脈に発生する下肢静脈瘤で，他に門脈圧亢進による食道静脈瘤，精索静脈叢に起こる精索静脈瘤などがある．直腸静脈の一部が拡張する痔核も静脈瘤の1つ．治療は，一次性の場合は硬化療法や静脈の結紮，下肢静脈瘤では静脈抜去術(ストリッピング)が有効であるが，二次性の場合は表在静脈からの静脈還流が重要であるため，これらの方法は禁忌．[485]

静脈瘤結節⇨同静脈瘤→1463

静脈瘤症候群　varicose veins syndrome　下肢の静脈瘤や静脈うっ滞が原因の静脈の循環障害により生じる皮膚症状の総称．静脈圧の上昇により，赤血球や血漿成分が血管外に漏出し，うっ血性紫斑，色素沈着，浮腫などを引き起こす．皮膚は板状にかたくなり，外的刺激に弱くなる．そのため，湿疹病変や下腿潰瘍を形成しやすくなる．血流のうっ滞を防ぐため，長時間の立ち仕事を避けることや足の高挙，弾性包帯の使用などを指導する．[1560] ⇨参うっ(鬱)滞性皮膚炎→330

静脈留置針⇨同静脈内留置針→1463

静脈露出　cutdown　観血的な静脈確保法．皮膚を切開し静脈を直視下に露出させ，カテーテルを静脈に挿入する方法で，カットダウンと呼ばれる．ショック状態で静脈が虚脱している，皮下脂肪が多く穿刺静脈がはっきりしない，高齢者で血管の硬化が強く穿刺不可，新生児で静脈確保が困難など，確実な静脈確保が必要で経皮的静脈確保が困難な場合に適応となる．切開部位としては，頸部では外頸静脈，上肢では橈側・尺側皮静脈，下肢では大伏在静脈などが用いられる．[1133] ⇨参静脈確保→1460

照明　lighting　室内などを明るくする方法で，窓からの採光による自然照明と人工照明によって得られる明るさのこと．目的は，視作業を容易にして作業効率の向上，作業安全の確保，職場管理の徹底，作業士気の向上など作業能率の増進と疲労の軽減を図ることにある．患者が生活する場では休息や安心，安全を考慮した照明が必要．作業などの種類とそれに必要な標準照度がJIS(日本工業規格)において定められている．この基準によると病室は50-100ルクス(lx)，ベッドでの読書時は150-300(lx)，救急処置や注射などの作業には500-1,000(lx)が適当とされている．[557] ⇨参照度→1444

照明灯　illuminator　診断や治療の際に，全身・局部または腔内に光を当てるための器具．照明灯のうち，特に手術時に使用されるものに無影灯がある．[259] ⇨参無影灯→2778

消滅放射線　annihilation radiation⇨同陽電子消滅線→2876

睫毛(しょうもう)　eyelash, cilium　［まつげ］　まつげのこと．上下の眼瞼縁前縁にある2列にはえる毛．細かなゴミが目に入らないように作用している．[566]

小網　lesser omentum　〔L〕omentum minus　肝臓と胃〜十二指腸上部との間にある間膜を小網という．ちなみに，胃と横行結腸との間にある間膜は大網という．胚発生の第3週に，前腹壁と前腸後部を結ぶ腹側胃間膜の中に前腸後端から肝臓が発生してくる．このため，腹側胃間膜は肝臓をはさんで腹壁側と前腸側に分けられる．この前腸側の間膜が小網に相当．前腸後部はその後，胃と十二指腸上部に分化することにより，間膜の名称が肝胃間膜，肝十二指腸間膜となる．肝十二指腸間膜の中を門脈，固有肝動脈，総胆管，神経などが肝臓へ向かう．[1044] ⇨参十二指腸の間膜→1379，腹膜→2548，網嚢→2819，大網→1903

消耗色素　wear and tear pigment, waste pigment　［**リポフスチン，脂肪褐色素，加齢色素**］　細胞質内に見られる黄茶色の微小な色素顆粒のこと．細胞質内では核周囲に散在する．脂質やリン脂質がタンパク質と結合したものとされているが，単一の物質ではなくリゾチームによる消化の遺残物ではないかといわれている．加齢や消耗性疾患によって増加する傾向があるが，これらに無関係なこともある．この色素の沈着によって細胞が傷害されることはない．心筋，肝細胞，骨格筋，平滑筋，副腎皮質，神経細胞などによく観察される．[1485]

睫毛(しょうもう)**脂腺**⇨同ツァイス腺→2030

睫毛(しょうもう)**重生**　distichiasis　正常の睫毛の後方に，マイボーム腺の開口部に一致してもう1列，余分な睫毛が生えている先天異常．異常マイボーム腺が異常な睫毛の毛根に連なっている．角膜上皮障害の原因となりうる．[1601]

消耗症　marasmus, athrepsia　［**無栄養症《小児》，マラスムス**］　高度な栄養失調症で，標準体重の60%以下の状態を指す．顔面，体幹，四肢の脂肪の消失，皮膚の高度な組織弾力性の減退，皮膚蒼白を呈する．体温の低下や徐脈などの機能異常が起こり，感染に対する抵抗力，食事に対する耐容力の低下を示す．治療は原疾患の治療が必要であり，ほかにタンパク同化ホルモン投与，輸血を行うことがある．また食事は，低下した耐容力に応じた少量の摂取から始め，段階的に増量していく．[987] ⇨参発育不全→2376

消耗神経症⇨同燃えつき症候群→2824

睫毛鑷子(しょうもうせっし)　cilia forceps, epilation forceps　眼瞼内反や睫毛乱生などで睫毛が角膜に接触しているとき，それを抜くための器具．結膜嚢内の異物除去に用いることもある．[257]

睫毛腺　ciliary gland⇨同モル腺→2830

小網組織⇨同細網組織→1176

睫毛(しょうもう)**徴候**　ciliary sign　眼輪筋筋力低下の診察法．強く閉眼するように指示すると，非麻痺側のまつげは外からその先端しか見えなくなる．まつげが見えると本症候を陽性とし，同側の眼輪筋の筋力低下と診断する．[1268]

消耗熱　hectic fever　［**日晡**(にっぽ)**熱**］　体温が1日に1℃をこえて上下する変動幅の非常に大きな発熱で，夕方に激しい悪寒を伴って体温が上昇し，夜間に著しい発汗とともに体温が下降するという特徴がある．このため栄養失調状態になりやすく，からだが消耗して体力が弱ってしまう発熱である．慢性敗血症状態，特に結核の経過中にみられる．[1278]

睫毛(しょうもう)**乱生**　trichiasis　［**さか〔さ〕まつげ**］　睫毛の内反などの不整により，その一部が角膜に触れ，流涙や異物感などを引き起こす状態．角膜混濁や視力低下を引き起こすこともある．治療は睫毛抜去や睫毛根の電気分解などの手術が行われる．[1130]

掌紋　palm print, palm pattern　手掌の皮膚にみられる

模様(溝と稜で形成される線状の紋理)．指紋と同様に，掌紋も万人不同であり，かつ同一人では終生不変であることから，指間紋，母指球紋，小指球紋などと部位ごとに分類されて，個人識別に用いられる．現在，掌紋は全国の警察組織で指紋と同様にデータベース化され，犯罪捜査では自動識別システムで判別される．[920]

止痒薬　antipruritic　かゆみを抑える薬剤．内服では抗ヒスタミン薬が主に用いられる．外用では抗ヒスタミン薬のほかにステロイド薬や局所麻酔薬，メントール，非ステロイド系抗炎症薬などが用いられる．[113]

生薬　crude drug　天然物に簡単な加工を加えた薬物素材．生薬の組み合わせにより漢方薬がつくられる．日本で用いられる漢方生薬の約90％が植物由来であるが，石膏や滑石(かっせき)などの鉱物性や，セミの抜け殻である蝉退(せんたい)，ニカワ質の阿膠(あきょう)といった動物性の生薬もある．薬物学書の祖『神農本草経(しんのうほんぞうけい)』では，生薬を上中下の3種類に分類している．上薬は健康増進などの不老長寿の効用をもち，人参，甘草，胡麻，桂枝がその代表である．中薬は，虚弱体質などの体質改善を目的としたもので，黄耆(おうぎ)，葛根，麻黄，芍薬などが含まれる．下薬は病気を治すもので，副作用が生じやすく長期間の連用は不可とされ，大黄，附子はその代表である．生薬の性質には体を温めるもの(熱性，温性)と体を冷ますもの(寒性，涼性)があるとされ，四気と呼ばれる．また，生薬の味は，酸，苦，甘，辛，鹹(かん)(塩辛い)に分類され，五味と称する．このような性質および味は，各生薬の効能と関連すると考えられ臨床に応用される．[508]　⇨参神農本草経(しんのうほんぞうけい)→1595，漢方薬→653

小葉⇨参肺小葉→2339

小葉癌　lobular carcinoma　［小葉腺癌，浸潤性小葉腺癌］　乳腺構造の単位である乳腺小葉内の輸出管の起始部にある腺胞上皮細胞から発生した悪性腫瘍．頻度は10％以下と低いが，しばしばびまん性の腫瘤を形成．[485]

小葉間胸膜炎　interlobular pleurisy⇨同葉間胸膜炎→2865

小葉間結合織⇨同グリソン鞘(しょう)→829

小葉性糸球体腎炎⇨同分葉性糸球体腎炎→2612

小葉性肺炎　lobular pneumonia⇨同巣状肺炎→1817

小葉腺癌⇨同小葉癌→1465

小葉中心壊死　centrilobular necrosis，perivenular necrosis　［中心帯壊死］　肝臓の中心静脈近傍の壊死を指す．ただし，肝臓の組織を考えるうえで従来の小葉構造という単位でなく，ラパポート A. M. Rappaport が提唱したように血流の方向と生理機能の面から解釈したほうが種々の病変の成立を説明しやすく実用的と思われる．すなわち肝動脈と門脈を有し，微小環境での血流源となるグリソン Glisson 鞘同士を結ぶ線およびその近傍をゾーン1，この線から遠く離れる中心静脈近傍領域をゾーン3，中間をゾーン2とする．ゾーン1は最も血流がよくグリコーゲン合成，糖新生，タンパク質代謝が行われる．一方，ゾーン3はグリコーゲン貯蔵，脂質代謝，薬剤や化合物の代謝に関与しているが，最も血流が悪く低酸素状態に弱い領域である．したがって酸素供給減少をもたらす循環不全，クロロホルム中毒，ゾーン3で代謝される薬剤などが，中心静脈周囲に生じる小葉中心壊死の原因となる．組織学的には肝細胞の凝固壊死，細胞消失による細網線維の虚脱，リンパ球浸潤などがみられる．[748]

小葉中心性肺気腫　centrilobular emphysema　［細葉中心型肺気腫］　肺気腫の分類の1つ．小葉ないし細葉中心に出現する．外界からの異物がつきやすい呼吸細気管支を中心に破壊が生じ，病変の進展とともに融合拡大していき，粗大気腫性嚢胞を形成するものをいう．換気の悪い S^1，S^2，S^6 領域にできやすい．長年の喫煙によりタンパク質分解酵素が，抗タンパク質分解酵素(α_1 アンチトリプシンなど)の保護作用よりも優位になるために，肺胞破壊が起こる．CT の普及により画像診断が容易となった．[1019]

聳立(しょうりつ)耳　protruding ear⇨同立ち耳→1917

少量インスリン持続注入療法　continuous low-dose insulin infusion　［持続静脈内インスリン注入療法］　糖尿病性昏睡時などで血糖コントロールを目的に，少量のインスリンを持続的に静脈内に投与する治療法．通常 0.1 U/kg/時の速効型インスリンの投与が基本で，血中インスリン濃度は 100 μU/mL ほどに維持される．[418]

上輪部角結膜炎　superior limbic keratoconjunctivitis；SLK　［上方輪部角結膜炎］　上方の角膜，球結膜，角膜輪部などにみられる慢性炎症．上輪部に限局した充血と結膜の肥厚がみられる．中高年の女性に多く，原因は不明．涙液減少や甲状腺機能異常との合併もみられることがある．[651]

省令　ministerial ordinance　各省の大臣が，主任の行政事務について，法律もしくは政令を施行するため，または法律もしくは政令の特別の委任に基づいて，それぞれの機関の命令として発するもの．「国家行政組織法」により，省令には，法律の委任がなければ，罰則を設け，または義務を課し，もしくは国民の権利を制限する規定を設けることができない(同第12条第3項)．通常は施行令ならびに施行規則が付随．法律の順序としては上位より憲法，法律，政令，内閣府令，省令，規則，条例となる．省令は政令の手続きや必要な項目を定めており，細部は規則に含まれる．例えば法律である「医師法」は，医師の資格を制定するものであり，省令は医師国家試験に関する必要な細目を定めている．一方，「医師法施行令」には医師免許の申請や登録に関する事項を定めている．[24]

条例　ordinance，act　地方自治体の議会の議決に基づいて制定される法形式で，法律の範囲内で制定されるもの．「日本国憲法」第94条により付与された自治立法権に基づいて地方公共団体が国家法とは別に定めるもので当該地方公共団体内でのみ効力を有し，国が定めた法律に違反してはならない．都道府県条例，市町村条例などがある．法律の順序としては上位より憲法，法律，政令，内閣府令，省令，規則，条例となる．地方公共団体は，義務を課し，または権利を制限するには，法令に特別の定めがある場合を除くほかは条例によらねばならないことが「地方自治法」第14条に規定されている．[24]

症例研究⇨同ケーススタディ→878

症例検討会⇨同CC→34

症例対照研究⇨同患者対照研究→607

症例報告　case report　ある疾病患者についての経時的な症状，病態の変化や検査・治療記録などを報告し，

し

その疾病そのものや治療法などについての検討を行うこと．報告される患者は1人のことも複数のこともある．症例が数多く得られる疾病の場合は十分な証拠に基づく標準化された診断・治療が可能であるが，非常にまれな疾病の場合は，症例報告がその診断・治療のためのほとんど唯一の手がかりとなることもある．[543]

小濾胞性腺腫　microfollicular adenoma⇨同胎児性腺腫→1871

小彎(わん)⇨参胃→213

上腕関節　glenohumeral joint　［肩甲上腕関節］　肩関節のことで，関節窩と上腕骨頭からなる多軸性の球関節．[1087]　⇨参肩関節→521

●上腕関節

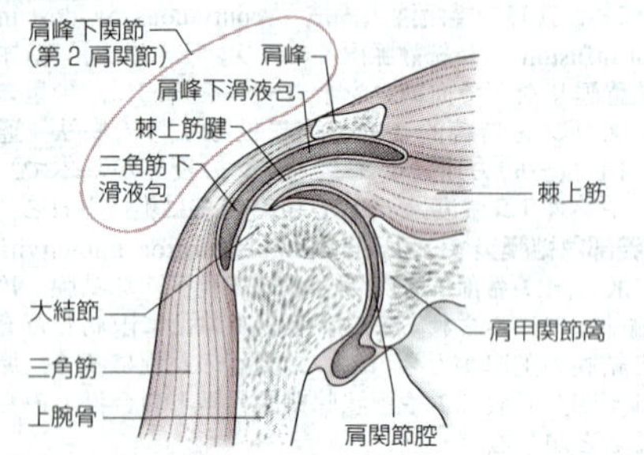

上腕義手　above elbow (transhumeral) prosthesis　上腕切断(30-90％の断端長)に用いられる義手．構造により殻構造と骨格構造があり，目的により装飾用義手，作業用義手，能動義手がある．全面接触式の差し込み式や吸着式ソケットが一般的．日常生活で必要な手の機能を最大限に集約し，最小限の手先具で賄おうとする能動義手の機能性を有効に利用し，手先の機能，形態を高めるための手先具交換式義手が多く処方されている．[81]

上腕筋　brachial muscle　上腕の屈筋の1つで，肘関節の屈曲に作用する．上腕骨前面の下2/3から起こり，扁平で上腕二頭筋の深層を下行して尺骨粗面で停止する．筋皮神経(C_5，C_6)と外側は橈骨神経(C_7)の支配を受ける．[670]

上腕骨外側上顆炎　lateral humeral epicondylitis，external humeral epicondylitis　［テニス肘，テニスエルボー］　上腕骨外側上顆には手関節と指の伸筋，回外筋が付着しているが，これらの筋群の使いすぎにより筋付着部の微小断裂，変性が起こり，肘の外側部に疼痛を生じる疾患．テニスプレイヤーにしばしばみられるのでテニス肘ともいわれるが，日常生活動作での使いすぎにより40歳代の主婦に多発．治療は疼痛を誘発する手関節の動作を極力避けて安静を保つことが最も重要で，肘関節のやや末梢にバンドを巻くのも有用．ステロイド剤の局注も状態により用いられる．手術はほとんど必要としない．[1087]

上腕骨顆上骨折　supracondylar fracture of humerus　［顆上骨折］　上腕骨内・外顆の直上での骨折で，5-12歳の小児に多発し，肘伸展位で手をついた際に発症することが多い．肘関節部の腫脹，疼痛，変形を生じる．最も重篤な合併症はフォルクマン Volkmann 拘縮で，早期発見，早期治療が必須．また橈骨神経や正中神経の麻痺を伴うことがあるが，多くは自然回復する．治療は骨折部に転位がなければそのままギプス固定，転位があれば徒手整復してギプス固定，または牽引法により整復・固定する．これらにより整復できない場合は観血的に整復するが，これを要することは少ない．整復後の後遺症としては内反肘が多い．[1087]

上腕骨頸部骨折⇨同上腕骨外科頸骨折→1466

上腕骨外科頸骨折　fracture of surgical neck of humerus　［上腕骨頸部骨折］　上腕骨の大・小結節の直下で上腕骨が骨折したものをいい，手を伸ばして転倒した際にみられる．高齢者に頻発し，肩関節の腫脹，疼痛，上肢挙上不能となる．多くはカラーアンドカフ固定で治癒するが，大・小結節骨折で転位の大きいものは手術治療が必要．[1087]

上腕骨骨幹部骨折　fracture of shaft of humerus　上腕骨の骨幹部での骨折で，直達外力により生じるものと，捻転力が上腕骨に作用した場合に生じるらせん骨折とがある．後者は腕相撲，投球動作で起こることがある．合併症として橈骨神経麻痺を伴うことがある．らせん骨折ではU字型スプリントまたは機能装具による保存療法を，横骨折と転位の大きいらせん骨折では観血的治療を行う．[1087]

上腕骨上顆炎　humeral epicondylitis　［上顆炎］　上腕骨顆部の上には内外側に2つの突出部(上顆)があり，内側上顆には円回内筋と屈筋群が，外側上顆には回外筋と手関節・指伸筋群が付着している．これらの筋群の使いすぎにより筋付着部の微小断裂，変性が起こり，肘の内側または外側部に疼痛を生じる疾患をいう．内側上顆炎は手関節掌屈動作をする仕事に従事する人とテニス，野球選手に多くみられる．手関節掌屈時に肘内側の痛みが生じる．外側上顆炎については上腕骨外側上顆炎を参照．治療は疼痛を誘発する手関節の動作を極力避けて安静を保つことが最も重要で，肘関節のやや末梢にバンドを巻くのも有用．ステロイド剤の局注も状態により用いられる．手術はほとんど必要としない．[1087]　⇨参上腕骨外側上顆炎→1466，野球肘→2837

上腕三頭筋　triceps brachii muscle，triceps muscle of arm　上腕の伸筋の1つ．上腕骨後面の内側頭と外側頭，長頭(肩甲骨の関節下結節を起始)の3頭からなり，ともに尺骨の肘頭に停止する．肘関節の伸展に作用する．長頭は肩関節伸展にも作用する．橈骨神経(C_6～C_8)の支配を受ける．[670]

上腕三頭筋反射　triceps reflex　三頭筋の付着する尺骨の肘頭の上を反射用ハンマーでたたくことにより，三頭筋が収縮し前腕が伸展する反射．被検者は上肢を屈曲・伸展の中間位とし，座位では膝の上にのせるか，検者の手で支えて行う．反射弓は求心路，遠心路とも橈骨神経にあり，反射中枢は下部頸髄(C_6～C_8)である．逆説三頭筋反射は肘頭を叩打することにより，逆に前腕が屈曲するもので，これは三頭筋反射の反射弓が障害されている場合，例えば第7,8頸髄の損傷などでは，叩打により三頭筋に拮抗する二頭筋の収縮が起こる．[1009]

小腕症　microbrachia　先天性の発達障害の1つで，腕が異常に小さいもの．[1631]

上腕静脈⇨参上腕の静脈→1467

上腕切断　above-elbow amputation；AE　上腕骨レベル

での上肢の切離のこと．機能的に断端長により，以下の型に分けられている．①上腕短断端：上腕が30-50% 残存し，回旋可動域は健側の約1/2．装着する義手のソケットは短い断端をはさみ込むような形をとる必要がある．②上腕標準型断端：上腕が50-90% 残存し，回旋可動域は健側の約1/2．標準型の上腕義手が処方される．③上腕長断端：上腕が90-100% 残存し(肘関節離断を含む)，上腕部の回旋性能はほぼ正常に近い範囲である．[1550] ⇨参上肢切断⇀1435

小彎(わん)短縮⇨参線状潰瘍⇀1763

上腕動脈 brachial artery 腋窩動脈と連続する上肢の主動脈であり，大円筋下縁より始まり橈骨動脈と尺骨動脈に分岐するまでの間をいう．途中，3本の枝(上腕深動脈，上尺側側副動脈，下尺側側副動脈)が出ており，上腕と肘関節の周辺に分布している．肘窩で脈拍を触れることができ，ここは血圧測定時に利用される．[670]

上腕二頭筋 biceps brachii muscle, biceps muscle of arm 上腕の屈筋の1つで，肘関節の屈曲と前腕の回外に作用する．起始部は2つあり，長頭は肩甲骨の関節上結節，短頭は肩甲骨の烏口突起から起こる．下行するとともに2つが合して筋腹を形成する．停止部も2つに分かれ，1つは橈骨粗面に付着し，もう1つは上腕二頭筋腱膜となり前腕筋膜の上内側に放散している．上腕部前面の最も浅い層に位置しており，肘関節を屈曲したときにいわゆる力こぶをつくる筋である．筋皮神経(C_5～C_6)の支配を受ける．[670] ⇨参上腕の神経⇀1467

上腕二頭筋反射 biceps reflex 上腕の腱反射の1つ．手技は被検者の前腕をやや回内し，肘関節を伸展・屈曲の中間位として力を抜かせ，被検者の二頭筋の腱の上に検者の母指を当て，反射用ハンマーでこれをたたく．陽性の場合は二頭筋の収縮による前腕の屈曲が起こる．二頭筋はまた前腕を回内する働きももっているので前腕は軽く回内運動を起こす．亢進している場合は前腕の収縮運動が増強し，手首や指の屈曲，母指の内転も起こる．また，反射を起こす反射誘発領域も拡大．この反射の求心路は中部頸髄神経であり，遠心路は筋皮神経．反射の中心は第5および第6頸髄．[1009]

上腕の静脈 brachial vein 〔L〕venae brachialis 上腕の深層(深静脈)と浅層(皮静脈)を走る2系統からなる．上腕静脈(深静脈)は骨と筋からの血流を受け，上腕動脈の両側に沿って2本になって連絡しながら走り，腋窩静脈に移行．皮膚を養った血流は皮下組織の静脈(皮静脈)に集められ，上腕では外側の橈側皮静脈や内側の尺側皮静脈に連なる．橈側皮静脈は鎖骨の外側端で腋窩静脈に注ぎ，尺側皮静脈は上腕の中頃で深層に入り，上腕静脈もしくは腋窩静脈に注ぐ．前腕からの皮静脈は，肘窩でH状，M状，N状などを呈して吻合して肘正中皮静脈を構成し，橈側皮静脈や尺側皮静脈に連絡．肘正中皮静脈は臨床的に採血部位として重要．[1044]

上腕の神経 nerves of arm, brachial nerve 腕神経叢を構成する神経の中で5つの主要神経と2つの皮神経が上肢に入る(腋窩神経，橈骨神経，筋皮神経，正中神経，尺骨神経と，内側上腕皮神経，内側前腕皮神経)．このうち，上腕の運動と感覚に関係する神経は5種類である．①腋窩神経：三角筋と小円筋を支配し，上腕上部外側領域に皮枝を出す．②筋皮神経：上腕の屈筋(烏口腕筋，上腕二頭筋，上腕筋)を支配し，皮枝は前腕橈側へ．③橈骨神経：上腕の伸筋(上腕三頭筋，肘筋)を支配し，上腕下部外側領域と後部領域に皮枝を送る．④上腕内側皮神経：上腕内側領域に分布．上腕内側領域には，第2胸神経の枝(肋間上腕神経)も分布する．⑤交感神経節後神経：主に正中神経に混じって上腕に入り，上腕動脈を介して，血管系と皮膚に分布し，血管，汗腺，立毛筋を調節する．正中神経，尺骨神経，前腕内側皮神経は上腕を通過して，前腕と手の筋，皮膚，血管にかかわる．[1044] ⇨参腕神経叢⇀3009

ショートステイサービス short-term stay at care facility, respite care ［短期入所生活介護］ ショートステイは2000(平成12)年から「介護保険法」で居宅サービスの1つに位置づけられ，短期入所生活介護という．デイサービス(日帰り介護)，ホームヘルプサービス(訪問介護)とともに在宅福祉を支える三本柱の1つで，短期間要介護者などを施設に預け，介護者の負担を軽減するサービス．介護者が病気などの身体的理由，冠婚葬祭などの社会的理由，旅行，休息などの私的な理由によって一時的に介護することが困難な場合，在宅で療養している寝たきり老人，虚弱老人，認知症高齢者らを介護者に代わって，一時的に指定介護老人福祉施設(特別養護老人ホーム)や老人福祉施設(養護老人ホーム)などに入所させ，日常生活上の援助(入浴，食事提供など)および機能回復訓練を行う．なお短期入所療養介護については，介護老人保健施設，介護療養型医療施設に空床があればおおむね1週間程度利用可能である．1989(平成元)年から，夜間の介護が難しい，おおむね65歳以上の認知症高齢者などに対するナイトケア事業が開始された．公的サービスとしては市町村が実施主体となっている．[1451]

ショートデイケア short day care ［精神科ショートケア］ 保険診療により病院・診療所などで行われる精神科デイケアの一形態．デイケアが6時間を基準としているのに対し，3時間を基準とした短時間のプログラムとなっている．精神障害者の生活が医療機関中心から地域社会中心へ，さらに社会復帰を促進する目的で新たにつくられた支援のあり方．長時間の活動への参加が困難もしくは自信がもてない，体調不良や生活状況などの要因で1日の参加が困難となった場合も，短時間であるため柔軟にリハビリテーションが受けられるようになった．[241] ⇨参デイケア⇀2045

ショーファー骨折⇨同運転手骨折⇀335

ショープ乳頭腫 Shope papilloma 野生のワタオウサギに発生する乳頭腫．1933年，アメリカの病理学者ショープ Richard E. Shope が，アイオワ州で捕獲された「角のあるウサギ(horned rabbit)」に注目し紹介した．パポバウイルス科パピローマウイルスによって起こされ，ヒト，イヌなど他種動物にもみられる．乳頭腫組織を接種することによって他個体にも発生する．腫瘍が消退した個体では，血中にウイルスに対する中和抗体が出現し，再接種に抵抗性となる．しばしば悪性化し，扁平上皮癌を生じる．[1071,604] ⇨参乳頭腫⇀2235，棘細胞癌⇀774

ショール液 scholl solution 主に小児科領域においてファンコニ Fanconi 症候群などの尿細管性アシドーシスの治療で用いられる溶液で，水1Lにナトリウム90

し

g，クエン酸14gを溶解するといずれの濃度も1,000 mEq/Lに調整される．1日当たりの投与量は50-70 mLで，低カリウム血症を合併する場合，クエン酸カリウムを混合することもある．最近では錠剤も発売されている．[563]

ジョーンズ　Agnes Elizabeth Jones　1832年11月10日に陸軍中佐の娘として生まれる．5歳のときモーリシャスに移り，1843年にイギリスに戻った．1853年頃には看護を一生の仕事にする決心をしたらしく，ドイツのカイザースベルトで看護の勉強をしている．1862年ナイチンゲール学校で訓練を受け，その後グレートノーザン病院の主任看護師として派遣された．1864年にはリバプールにあるブラウンロウ救貧院の看護体制を改善するために派遣されたが，過労のため発疹チフスにかかり，1868年に亡くなった．ナイチンゲールの6人の弟子の1人．[1236]

ジョーンズ・ジョーンズ手術　Jones & Jones operation⇨同子宮形成術→1246

ジョーンズの基準　Jones criteria　A群β溶血性連鎖球菌感染症に続発した小児の自己免疫疾患であるリウマチ熱(RF)を初発時に診断する際の基準で，アメリカのジョーンズT. Duckett Jones(1899-1954)により提唱され，1965年に採用された．大症状としてリウマチ熱の五主徴である心炎，多関節炎，舞踏病，輪状紅斑，皮下結節が，小症状には発熱，関節痛，リウマチ熱の既往またはリウマチ性心疾患の存在があり，検査所見では赤沈の亢進，CRP反応陽性，白血球増加，心電図上PR間隔の延長の4項目が存在．リウマチ熱の診断は先行する溶血性連鎖球菌感染症後3-4週間の潜伏期を経て発症することから，最近のA群溶血性連鎖球菌感染(猩紅熱，咽頭培養陽性，抗ストレプトリジンOや他の連鎖球菌性抗体価の上昇)の証拠に加えて，大症状2つ，あるいは大症状1つと小症状2つを認めた場合に確定する．ただし，小舞踏病と長期間経過した軽度の心炎を合併する場合には先行感染から長期間が経過しており，溶血性連鎖球菌感染症の証拠がなくても本症と診断可能である．鑑別診断としては白血病，全身性エリテマトーデス，細菌性心内膜炎，川崎病，薬物性・外傷性関節炎などがあり，これらの疾患は病歴や臨床検査で鑑別可能．全身性の若年性関節リウマチ(RA)は急性に発症してリウマチ様心病変を合併する場合があることからRFと混同されるが，先行する溶血性連鎖球菌感染がなく，関節症状も経過も長い点で区別される．[563]　⇨参リウマチ熱→2918

ジョーンズ・モート反応　Jones-Mote reaction　［皮膚好塩基球性過敏症］　表皮下への好塩基球の浸潤を組織学的特徴とする遅延型アレルギー反応の1つ．抗原を皮内注射し再感作すると，24時間後に腫脹が最大となり，48時間後には消退する．[505]

除外食事　elimination diet　食物アレルギーの対策として，食事から特定の食品を計画的に順次除いて原因となる食品を見つけだし，明らかになった原因を食事から除去する方法．原因食物の除去で症状が改善する例は少なくないが，患者に無理な負担や栄養障害を引き起こすこともあるため，血液検査のみに頼った安易な食物制限は避けるべきであり，正確な診断と必要最低限の除去が重要である．[505]　⇨参除去食試験→1469，食物アレルギー→1485

除外診断　diagnosis by exclusion　積極的に診断を支持するような症状や徴候，検査所見が得られにくい疾患において，鑑別すべき諸疾患を消去法により除外していき診断に至ること．例として，器質的な異常の存在がすべて否定されることによって機能的な異常と診断されるような場合があげられる．[328]　⇨参鑑別診断→652

初回通過効果　first-pass effect　経口投与後，消化管から吸収された薬物が門脈および肝臓を経て全身循環に入る過程で，小腸粘膜や肝臓で酵素により代謝され，全身循環に到達する薬物量が減少する現象．小腸から吸収された薬物を含む血液は最初に門脈を通り肝臓に流入したあと，全身に分布するため，小腸や肝臓での代謝を受けやすい薬物では初回通過効果が大きく，生体内利用率が低い．[785]　⇨参生体内利用率→1695

初回透析症候群　first dialysis syndrome　［透析器過敏性症候群］　未使用の透析器(ダイアライザー)を用いて実施した血液透析中に発生する種々の症候の総称で，透析開始直後に出現した蕁麻疹，皮膚瘙痒感，鼻汁，流涙，血管性浮腫，呼吸困難などの症状を指す．通常ダイアライザーを再使用している場合に滅菌で使用されるエチレンオキサイドガスが血液中のタンパク質と反応して産生された免疫グロブリンE(IgE)抗体によるⅠ型アレルギーであるアナフィラキシー反応が原因と考えられているが，アレルギー反応が関与しない非特異型もある．ダイアライザーの十分な洗浄でも回避できないことがあり，対策としてはダイアライザーを再使用しないこと．なお，アンギオテンシン変換酵素(ACE)阻害薬服用中にポリアクリロニトリル膜の1つであるAN 69膜を使用して透析を行うと同様の症状が出現することがある．[563]

除感作　desensitization⇨同脱感作→1917

初感染　primary infection　生体が微生物の侵入を初めて受け感染することをいい，結核菌や梅毒スピロヘータなど一部の微生物では特定の侵入部位に特異な病巣(初感染巣)ができる．[501]

初感染結核症⇨同一次結核症→249

初感染巣　primary lesion　［ゴーン初期変化群］　感染症において宿主に侵入した病原性微生物が最初に定着して増殖した病巣のこと．例えば肺炎桿菌であれば気道に，大腸菌であれば胆道や尿路に形成されやすい．この語はどの病原性微生物でも使えるが，特に結核菌の初感染巣を指すことが多い．大部分は肺の胸膜下に出現して乾酪壊死に陥る．そこから結核菌が波及した肺門リンパ節も乾酪壊死に陥り，初感染巣と合わせて〔結核〕初期変化群と呼ばれる．この時期は一次結核症の段階で，ツベルクリン反応は陽性．健常者ではこの状態から治癒して病巣は石灰化あるいは瘢痕化するが，抵抗力が弱い小児では進展する場合がある．歴史的にはゴーン Anton Ghonが小児結核症の剖検例を検討したことに由来して，ゴーン巣あるいはゴーンの結核初期変化群という呼び方もある．[1340]　⇨参原発巣→962

初期齲蝕(うしょく)　primary caries, initial caries　［白斑病変］　エナメル質の目視可能な初期変化を初期齲蝕と呼び，学校健診などでは要観察歯と判断して，治療においても切削せずに再石灰化処置をとることが推奨されている．近年，欧米においては，初期齲蝕のうち，

し

湿潤下では観察されないが，局所を乾燥したときにエナメル質の変化が肉眼的に観察される段階のものをさらに細分化して診断し，再石灰化を促して観察することが提唱されている．再石灰化療法としては，フッ化物の塗布，洗口のほか，唾液分泌を促し，食事の頻度を減らし，口腔清掃を徹底させる方法がとられる．ただし，わが国には初期齲蝕の再石灰化療法を推奨するガイドラインはなく，切削して金属やプラスチックを詰めることも少なくない．[1369]

初期救急医療施設 primary emergency facility ［**一次救急医療施設**］ わが国の救急医療体制を整備する中で二次，三次救急医療施設とともに設定されている施設．通常，入院を必要としない軽症救急患者に対する初期医療を外来診療によって行う医療施設を指し，その多くは診療所が担っている．[1077,1254]

初期屈曲角 initial flexion angle 大腿義足のソケットを取り付ける際につける屈曲角．大腿義足のアライメントでは股関節を屈曲位にすることで大殿筋やハムストリングスを伸張させて，立脚期の大殿筋の筋効率を上げることが可能となる．さらに過度な腰椎前彎を避けることができる．下腿軸に対してソケットの初期屈曲角を，短断端であれば15-30度，標準断端は5-15度，長断端は0-5度(後方へ傾斜)にする．なお，股関節屈曲拘縮がある場合は各角度を考慮する必要がある．また，下腿義足では膝伸展を円滑にする目的で初期屈曲角をつける．[81] ⇨参アライメント→183

初期計画⇨同治療計画→2026

初期経験 early experience ［**初期刺激づけ**］ 胎児期や出生直後，あるいは乳幼児期などの特定の時期に得た刺激体験のうち，個人の成長後の生活や行動に多大な影響を及ぼすもののこと．個人の身体的発育や生理的機能のみならず，知覚や動機づけ，そのほか心理・社会的側面に大きく影響を残す．初期経験に関する研究では，動物行動学者ローレンツ Konrad Zacharias Lorenz (1903-89) の刻印づけの実験が有名である．出生直後に母鳥と離したカモのヒナと生活していると，そのヒナたちは彼を親だと勘違いして後ろをついて回るようになったという研究で，これは刷り込みとも呼ばれている．

初期血尿 initial hematuria ［**排尿初期血尿**］ トンプソン Thompson の2杯分尿法(トンプソン2杯試験法)により採尿した場合，排尿の初期(第1杯尿)に最も濃い血尿がみられるものを指す．第1杯尿が濃い血尿を呈し，第2杯尿は血尿がみられないか第1杯尿に比較して薄くなる．外尿道括約筋から外尿道口の間の前部尿道に原因があると推定される．[30] ⇨参全血尿→1755

初期硬結 initial sclerosis 梅毒トレポネーマ *Treponema pallidum* の感染症である梅毒の一症状．梅毒の臨床症状による分類4期のうち，第1期に相当．感染3週前後の第1潜伏期のあとに生じる皮疹で，菌侵入部位に認める．男性では冠状溝，亀頭，包皮，尿道口，女性では陰唇，陰核，尿道口，腟，子宮腟部に多く発生する．単発もしくは多発性のかたい丘疹で，やがて中央が浅く潰瘍化する(硬性下疳)．[1560]

初期刺激づけ early stimulation⇨同初期経験→1469

初期症状 initial symptom⇨同アウラ→134

初期接触⇨同早期接触→1808

初期内転角 initial adduction angle 大腿義足のソケットを取り付ける際につける内転角．大腿の軸に対してソケットの初期内転角を標準5度に設定する．内転角をつけることで，大腿骨が内転位に保持されて中殿筋の筋効率を上げ，義足立脚期での体幹の安定性が得られる．短断端ではレバーアームを大きくして，中殿筋の筋収縮を確保するために10度近くに増やすこともある．[81] ⇨参アライメント→183

初期熱 initial heat 筋肉が収縮弛緩するときに産生される熱．等尺性収縮では，活性化熱，維持熱，弛緩熱の3つの段階に分けられる．[97] ⇨参回復熱→454

初期脳卒中 incipient stroke⇨同一過性脳虚血発作→254

初期評価 first evaluation 治療開始時の患者の身体機能，精神機能，高次脳機能，社会的背景，身のまわり動作の介助量などの状況確認をすること．初期評価から治療方針や目標を決定していく．[562]

除去⇨同切除→1734

徐棘徐波 slow spike and wave ［**遅棘徐波，緩徐性棘波，鋭徐波**］ 年齢依存性の難治てんかんの一種であるレノックス・ガストー Lennox-Gastaut 症候群に認められる特徴的な発作間欠期脳波所見の1つ．8-12 Hz の鋭波に続いて，広汎性に認める2 Hz 前後(1.5-2.5 Hz)の高振幅徐波が組み合わさったもの．鋭徐波(複合)と呼ばれることが多い．[1241] ⇨参レノックス・ガストー症候群→2980

除去食試験 elimination diet test 食事から特定の食品を計画的に順次除き，食物アレルギーの原因となっている食品を明らかにするための試験．病歴聴取などを十分に行い，明らかに疑わしい食物がある場合，その食物を食事から除去した食事を2週間続け，症状の変化と食事内容を日記形式で記録する．除去試験により症状が改善した場合，可能なら負荷試験を行って原因物質の確定を行うとともに，その後の耐性が得られた(原因食物を摂取してもアレルギーを起こさない)か否かを経過観察する．[505] ⇨参除外食事→1468，食物アレルギー→1485

除去率 extraction ratio, reduction rate 血液中の物質が肺や腎臓からの除去に加えて，透析療法などの治療により体内から体外に除去される割合．(除去前の濃度－除去後の濃度)÷除去前の濃度×100(%)の式により計算される．透析療法における除去率は透析前後での血液中濃度の減少率を表し，(透析開始時の血中濃度－終了時の血中濃度)÷透析開始時の血中濃度×100(%)の計算式で求めることができる．透析療法により測定した物質がすべて除去された場合の除去率は100%で，まったく除去されなかった場合には0%となる．しかし，この計算式は除去前後の体液が変化しないことが前提となるため，通常，体内からの除水も同時に行う血液透析では除水に伴う物質の除去も加わって実際の除去率は算出値より大きい値となる．そのため，総タンパクやヘマトクリット値による補正が必要となる．[563]

除菌 sterile filtration 液体や気体中の微生物をフィルターなどで除去すること．方法として，化学的に微生物の細胞膜やタンパク質に作用して殺菌することや，特殊な繊維でふき取り微生物をかき取る方法などがある．[259]

耳浴 ear instillation 外耳道炎，中耳炎の治療で抗生物質，あるいは副腎皮質ホルモン剤の点耳液を外耳道に注入し，数分後にこれを清拭する方法．外耳道や鼓室粘膜の殺菌，浮腫の改善を目的とする．薬剤の中には耳毒性をきたすものもあるため，中耳炎の場合は特に注意が必要である．[211]

職域精神保健　occupational mental health　産業保健活動のうち労働者に対する精神保健的支援活動(メンタルヘルス活動)を指す．内容は，メンタルヘルス不全状態に陥った労働者への対応と，健常者のメンタルヘルス保持増進がある．近年，職業構造が大きく変革し，機械化の導入により身体的負担が軽減された一方で単調作業による人間疎外感，機械操作の自動化やOA化などのコンピュータ中心の労働形態が増え，人的交流や共同作業の希薄さ，融通がきかない正確さが要求され，時間に追われる作業も多い．こうした現代の職域では，仕事に関する強い不安，悩み，ストレスを訴える労働者が6割をこえ，労働者の精神的ストレスが増大している．精神障害などが原因となった労働災害についての請求件数，認定件数とも増加傾向にあり，労働者の自殺者数も年間8,000-9,000人ある．こうした職域における精神保健的支援活動の必要性が高いことを受け，厚生労働省は有効な実施を推進するために2006(平成18)年に「労働安全衛生法」第70条の2第1項に基づく指針として，「労働者の心の健康の保持増進のための指針」を策定している．[1603]

職域保険　occupational health insurance　[被用者保険]　「健康保険法」による健康保険のこと．1961(昭和36)年，国民皆保険が達成されて以来，わが国の医療保険制度はサラリーマンなど企業(事業者)に勤めている人(被用者)を対象とする職域保険と，地域保険とに分かれている．職域保険は被用者保険であり，組合管掌健康保険(700人以上の被保険者を有する場合)，全国健康保健協会管掌健康保険，共済組合保険(国家公務員共済組合，地方公務員等共済組合，日本私立学校振興共済事業団)，船員保険がある．これに対し，自営業者，5人未満の事業所に勤めている人，無職の人対象の地域保険は1つの行政集団が保険集団となり，国民健康保険が該当する．[157]

食育　dietary education　[食教育]　「食」は生きるうえでの基本であり，知育，徳育および体育の基礎となるべきものである．食育とは，さまざまな経験を通じて「食」に関する知識と「食」を選択する力を習得し，健全な食生活を実践することができる人間を育てることである．あらゆる世代の国民に必要なものであるが，子どもたちに対する食育は，心身の成長および人格の形成に大きな影響を及ぼし，生涯にわたって健全な心と身体をつちかい，豊かな人間性を育んでいく基礎となる．「食育基本法」〔2005(平成17)年〕には，その目的と関係者の責務，食育推進基本計画の作成，基本的施策，食育推進会議について示されている．[816]

食塩　sodium chloride　塩化ナトリウム(NaCl)の慣用名．日本では海水から製塩法によって分離される．市販品には通常，塩化マグネシウム，硫酸マグネシウムなどが含まれている．調味料の塩としてほとんどの料理に利用されるが，摂取しすぎると高血圧の要因となる．[362]

食塩感受性高血圧　salt-sensitive hypertension　[ナトリウム依存性高血圧]　食塩負荷に対して昇圧反応を認める高血圧症．減食塩食を続けたあとに，高食塩食を摂取させ，血圧上昇がみられたものを食塩感受性ありと判断するが，診断基準は報告によって異なる．また，動物における高血圧発症モデルとしてダールDahl食塩感受性ラットが実験に用いられることがある．[104]

食塩欠乏症候群　low salt syndrome⇨同低塩症候群→2042

食塩制限食　salt-restricted diet⇨同減塩食→937

食塩負荷試験　salt loading test　食塩を投与してその効果をみる検査法．投与方法は経口法と経静脈法に大別されるが，例えば，経口食塩負荷試験では食塩量10-12g食を3日間摂食とし，1日尿中ナトリウム排泄量を250 mEq/Lに保ったあとの24時間尿を集め，そのアルドステロン量を測定する方法があり，この試験では，正常ではアルドステロン量は1日10 μg以下に抑制されるが，原発性アルドステロン症では1日12 μg以上の排泄がみられるとされる．また経静脈法では，バソプレシン分泌刺激試験として2.5%高張食塩水を体重1 kg当たり0.25 mL投与し，血漿静脈圧を上昇させたうえで血中バソプレシン濃度を測定する方法がある．[1260]

触感覚　tactile sensation(sense), touch sensation　[触覚]　皮膚を軽く触れたときに感じる感覚．機械的受容器のうち比較的順応の速い皮下の触受容器で感知する．[1274] ⇨参機械受容器→665

職業　occupation　生計を立てるため日常的に従事している業務，仕事．医療においては，病歴の一部として聴取する必要があり，また治療内容の制限を要する場合がある．危険物(毒性・感染性)の取り扱い，職場環境，過重労働，精神的ストレス，不規則な勤務時間など，業務内容が疾患の原因または増悪因子と関連する場合も多い．[328] ⇨参職業病→1472

食教育⇨同食育→1470

職業カウンセラー　vocational counselor　[産業カウンセラー]　産業職種のなかで，メンタルヘルス(心の健康)や人間関係の問題をはじめ，個人生活との適応の問題など職場のさまざまな相談に対して，心理学的手法を用い，働く人たちが自らの力で問題解決にあたることができるように援助することを主たる業務とするカウンセラーのこと．1992(平成4)年度から社団法人日本産業カウンセラー協会が行う技能審査が労働大臣(当時)によって認定され，労働省公認の産業カウンセラー養成制度が発足．資格は3段階に分類され，初級は大学卒業，中級は大学院修士課程修了，上級は大学院博士課程修了が基礎資格．1993年度から中級産業カウンセラーの試験が実施されている．初級産業カウンセラーは主に個人を対象にして心の健康や人間関係の問題について予防的援助活動を行うのに対し，中級産業カウンセラーはさらに治療的カウンセリング技能をもち，管理監督者訓練や初級産業カウンセラーの教育訓練にもあたる．産業カウンセラーは人格・識見・技能についてバランスのとれた人間であること，カウンセラーとして職業上の倫理観を身につけていることが必要．[457] ⇨参障害者職業カウンセラー→1420

職業癌　occupational cancer　ある特定の職種に従事し，その職種に特有の発癌因子に職業上曝露されて生ずる悪性腫瘍．職種および発癌因子により発生しやすい部位や組織型が対応するものが多い．発癌因子が細胞に突然変異を起こすことにより発癌すると考えられている．「労働基準法施行規則」第35条において業務上疾病と認定する基準が示されており，職業癌についても特定の発癌物質，特定の作業工程，特定の業種と，それらに対応する癌の種類が定められている．しかし，実際には作業過程における発癌因子が特定できない場合もあり，また非職業癌との区別も困難な場合が多い．臨床的，病理的に非職業癌との区別はなく，治療法や予後にも差はない．疫学的に非職業癌に比べて発症が若年齢側に偏る．発癌因子が明確な場合には特定部位を対象とした定期健康診断などにより早期発見が可能であり，また原因除去により予防が可能な癌であるともいえる．離職後に発癌する例もあるので，国が費用を負担して健康診断を実施する健康管理手帳制度がある．[1603]

職業感染防止　prevention of occupational infections in health care　医療従事者が患者ケアや処置を通して，感染性物質に曝露し，感染することを職業感染といい，院内感染に含まれる．医療従事者は感染のリスクが高く，逆に患者や他のスタッフに感染を伝播する可能性がある．そのために，医療者の自己責任でまた医療機関としても組織的に職業感染防止のための対策の整備が必要である．対策としては職員教育，針刺し，切創の防止，職員防護衣の充実，結核対策，ワクチン接種のほか，職員の曝露時や針刺し時の対応と経過観察，支援体制が含まれる．[740]

職業起因性疾病　work related disease⇨同業務上疾病→772

職業起因性能力障害　occupational disability　職業起因性疾病や労働災害を負った労働者がそれら職業性健康障害によって失った生体の能力のこと．「労働者災害補償保険法」により業務上疾病（労働災害）と認定された場合には，労働者が損失した能力に応じて障害等級が決定され，保障がなされる．[1603]

職業訓練　vocational training(exercise)　障害により従来の職場復帰が困難になった人，または障害はあるが就職を希望する人を対象とし，職業技術を習得し一般就業につなげる訓練．「職業能力開発促進法」に基づき設置されている障害者職業能力開発校で実施される．入学が許可されるには，障害の症状が固定し，就業の意欲があり，職業的自立が可能と判断されることが必要．[786] ⇨参職業的リハビリテーション→1472

職業訓練校　vocational training school　「職業能力開発促進法」〔1969（昭和44）〕に基づき設置された職業能力を開発する学校で，都道府県が運営する職業能力開発校（技術専門校）などと国（独立行政法人雇用・能力開発機構）が運営するポリテクセンター（正式名称：職業能力開発促進センター）などがある．在職中に雇用保険に加入していた人が，求職中に失業給付金をもらいながら資格や技術を身につけるための学校．入学条件は失業保険の手続をしていて就職する意志があること，失業保険の受給期間中であること，また学校によっては年齢制限，試験，面接がある．訓練内容は管理・事務系，機械系，電気・電子系，情報・通信系，化学系，介護系，居住系，デザイン系などで，訓練期間は3か月～2年．また認定職業訓練校とは，事業主などが国の定める訓練基準に適合するものとして知事の認定を受け，事業所に就職して仕事をしながら職業に必要な知識，技能を習得しようとする労働者を養成する施設をいう．[540]

職業神経症　occupational neurosis　［職業性神経症］　主に手技を必要とする職業従事者に，その活動を不可能にする症状が職業活動中に出現する場合をいう．神経症を体験の種類，または発病の機会によって分類したなかに書痙や痙攣などがある．症状は，職業によるというよりはむしろ，神経症的な葛藤の表出の代わりとする考えがある．職場ストレスと関連した心身症や災害神経症などとの区別があいまいであり，最近はこの用語の使用を避ける傾向がある．[1106]

職業性アレルギー　occupational allergy　特定の職業に従事している人に，その職業で扱っている物質が抗原となって起こる疾患．職業性喘息，接触性皮膚炎，アレルギー性鼻炎，結膜炎，過敏性肺〔臓〕炎などがある．これらは，刺激物，アレルギー性粒子，工業過程での蒸気の吸入といった職業環境に多くあるアレルギー性物質にさらされることによって誘発される．原因物質としては，化学薬品，農薬，洗剤，こんにゃくの舞粉や小麦粉などの動・植物性抗原などがある．原因物質によって，これらの症状を引き起こすメカニズムは異なる．アレルギー性の多くは，IgE（免疫グロブリンE）が関与するⅠ型アレルギー反応によるものであるが，IgGが関与するⅢ型アレルギー反応によるもの，T細胞が関与するⅣ型アレルギー反応によるものなどもあり，これらが混合し複雑な病態を呈する．一般のアレルギー症状と同じため，病状の聴取を十分に行い，診断をつけることが重要．抗原となっている原因物質にさらされることがなければ，理論上，症状が出現しないため，治療の第1は原因の除去であり，職場での配置転換などを行う．[505] ⇨参職業性アレルゲン→1471

職業性アレルゲン　occupational allergen　特定の職業に従事している人に，職業性喘息，接触性皮膚炎，アレルギー性鼻炎，結膜炎などのアレルギー症状を起こす抗原物質．小麦粉（製パン業者），ラテックス（医療従事者），シイタケ胞子（農業従事者），木材粉塵（製材業者）など多数の原因物質がある．病状の聴取，放射性アレルゲン吸着試験 radioallergosorbent test（RAST），皮内反応，誘発試験などにより特定する．これらのアレルゲンに触れることがなければ症状が改善するため，因果関係がはっきりしたら配置転換などを行う．[505] ⇨参職業性アレルギー→1471

職業性頸肩腕障害　occupational neck-shoulder-arm disorder　職業上の作業により上肢に過度の負担がかかり，頸部や肩甲部，上腕，前腕，手，手指に疲労が蓄積し，凝り，だるさ，痛みなどの症状を呈する筋骨格系の障害のこと．上肢を挙上する作業，頸部や肩の筋肉や関節にとって構造的に不自然な動作となる作業，動きが少なく同じ姿勢が続く作業，作業密度が高い作業，単純反復作業などで起こりやすい．これらの作業は作業強度は小さいが静的筋緊張を伴い筋肉の血行も悪く疲労回復が遅れる．また，関節や腱などは鍛練効果が期待できず過度の使用で痛めやすいなどの理由による．VDT作業，精密工作作業，レジ作業，キーパンチ作業などで起こりやすいことが知られている．予防体操や軽症のうちの作業負担軽減，作業時間制限などが有

効.[1603]

職業性健康障害 occupational health disorder 傷害，疾病を問わず労働に存在する要因が原因となって起こる健康障害．疾病発症に至らない生体恒常性の乱れから死亡までを含む最も広い概念．ただし，職業に関連しない日常生活が原因となる疾病やいわゆる私病は含まない.[1603]

職業性歯科疾患 occupational dental disease メッキ工場やバッテリー工場など酸を扱う職場における酸蝕症が職業性歯科疾患として知られているが，菓子製造業における菓子屋齲蝕，ガラス吹工の歯の磨耗症，金属粉塵の歯への沈着，高熱乾燥環境における歯肉炎や口内炎なども職業性歯科疾患である．また，鉛，水銀，銅などの金属，ヒ素，フッ素，リンなどの無機物，アニリン，ベンゾールなどの有機物を扱う職業で，全身的中毒症状が口腔症状として観察されることも多い.[1369]

職業性神経症⇒同職業神経症→1471

職業性喘息 occupational asthma 職場に存在する抗原や刺激物質の曝露により発症する喘息様症状を有する呼吸器疾患．原因となる刺激物質は多数あり，小麦粉喘息(穀物，小麦)，薬局喘息(薬剤)，コンニャク喘息，木材喘息などがある.[953]

職業性難聴 occupational deafness 職業が原因となり発症する慢性的な難聴の疾患名．原因は騒音のみでなく，化学物質(水銀，リン，鉛など)，高気圧などもあるが，一般には作業騒音による強大音，あるいは短時間では影響を受けない程度の騒音でも，繰り返しまた習慣的に聞いていると不可逆的な難聴をきたす．工場，作業場，鉄道などの職業に関連した環境で生じ，勤務年数に比例して増強する．最初4,000 Hz付近の音域が選択的に障害され，オージオグラム上，へこみを示す．この形をC^5ディップ(dip)と呼び，職業性難聴の特徴とされている．進行するとより高音域の周波数の音も聞こえにくくなり，さらに中音域，低音域にも広がる．症状は初期には耳閉感，耳痛，耳鳴であるが，さらに難聴を自覚する．難聴をきたしてからは治癒しにくい．騒音発生源に対する考慮，耳栓や耳覆いなどの使用，定期的な聴力検査の実施など，騒音に対する予防とともに，急性の難聴には積極的な治療も必要である.[887] ⇒参C^5ディップ→32，騒音性難聴→1804

職業性皮膚疾患⇒同職業性皮膚障害→1472

職業性皮膚障害 occupational dermatosis ［**職業性皮膚疾患**］ 職場で扱う物質・生物・植物，あるいは作業環境などの職業上の因子によって生じる皮膚障害の総称．取り扱う化学物質などとの接触または吸入，圧迫や摩擦といった外的刺激などによって生じる皮膚疾患で，生体のアレルギー反応や一次性の刺激，物質の毒性・発癌性などが原因となる．その結果，接触性皮膚炎，化学熱傷，痤瘡，色素異常，感染症，皮膚腫瘍，放射線皮膚障害，凍傷などが生じる．原因となる物質の特定が重要.[381]

職業性膀胱癌 occupational bladder cancer(carcinoma) 化学物質の接触・曝露を受けて発生する膀胱癌．1895年レーンRehnらはアニリン染料工場，特にフクシン工場の労働者に膀胱腫瘍の発生が多いことを発見し，化学物質βナフチラミンが特に強い発癌物質であることを明示した．ボイランドBoylandは芳香族アミンおよびトリプトファンの代謝物質が発癌性を有すると唱えている.[474]

職業前作業療法 prevocational occupational therapy 障害者の職業リハビリテーションの過程において，職業選択，職業訓練に入る前に，だれもが身につけていなければならない基本的な作業習慣，作業能力などを作業療法士が評価，訓練することであり，就労の準備性を探り，職場復帰や就労に向けての基本的能力を高めるための援助を行うこと．職業前作業療法では，身体機能と精神機能を合わせた作業課題を遂行し評価を行う．身体機能面は，①身体測定，②生理学的機能，③運動機能などの状態．精神機能面は，①思考力，②問題解決能力，③環境適応能力，④記憶力，集中力，持続力などがある．知能として，知識に対する推理，判断，考察を加えることのできる能力があげられる.[786]

職業せん妄 occupational delirium ［**作業せん妄**］ せん妄出現時に，例えば，田植えの動作，魚をとる動作，パソコンを扱う動作，主婦が掃除をしている動作などその患者の職業に関連した行動がみられるもの．せん妄時には外界を錯覚的に認知して，場面的な幻視などの異常体験に支配された行動をするが，これらは生活体験に基づくために，行動にも日常的な行為が出現しやすいと考えられている.[1106]

職業的慢性放射線障害 occupational chronic radiation injury, occupational radiation damage 数十年前の放射線の利用に関する知見が少ない時代に比較的多く認めた障害．放射線科医師や診療放射線技師などの電離放射線を利用する業務従事者が数年から数十年の長期にわたって相当量の放射線を被曝し続けたことが原因で起こる．全身被曝の場合は骨髄の造血障害による白血球減少，貧血，血小板減少が，局所被曝の場合は性腺への被曝による不妊，眼の被曝による白内障，皮膚の被曝による皮膚萎縮や異常角化，びらん，潰瘍などを起こす．しかし，放射線に関する知識の普及と放射線の安全性に関する法令整備により最近はほとんど報告がない.[292]

職業的リハビリテーション vocational rehabilitation 医学的リハビリテーション，教育的リハビリテーション，社会的リハビリテーションと同じくリハビリテーションの一専門領域．障害者が職業につき，社会的自立を図ることを目標とする．「障害者の雇用の促進等に関する法律」を基盤とするものであり，障害者の職業指導，職業訓練，職業紹介などに関するサービスをいう．これらはハローワーク，障害者職業能力開発校などの公共職業能力開発施設，障害者職業センターなどの関連機関，施設において実施されている.[786] ⇒参職業前作業療法→1472

職業被曝 occupational exposure 放射線業務従事者の被曝．電離放射線を用いる職業の人や電離放射線施設内で働く人々が，業務上受ける放射線被曝である．具体的には医療施設での医師，診療放射線技師，看護師，事務職員の被曝や，教育および研究施設，原子力発電所，農業・工業用照射施設での被曝，非破壊検査従事者の被曝が該当する.[292] ⇒参放射線防護→2676

職業病 occupational disease(illness) 疾病のうちその成立機序に職業への就労が原因となるものの総称．しかし一般に起こる疾病と，症状，検査所見，治療法，予後など臨床医学的には違いはない．職業病が発生する共通点は，職業医学的にみて労働者に疾病を起こす何らかの不備が労働に存在することである．病気や疾病という範疇を指すので，通常，事故による負傷は除かれる．職業起因性疾病とほぼ同義と考えられるが，劣悪な労働環境や過酷な労働条件であった時代に多くみられた典型的中毒症状や塵肺などといった職業起因性疾患の中でも職業上の因子への曝露と疾病が特異的である疾病をいうことが多い．また，典型的症状を呈するものを扱うことから，原因となる職業要因と疾病の因果関係が明確であるものが多い．労働災害や業務上疾病と異なり，法律的な用語ではない．[1603] ⇒参塵肺(じんぱい)症→1596

職業評価 vocational evaluation ［**職能評価**］ 障害者の就業可能性，就業援助のために作業療法士が行う職業評価は，本人の身体的，心理・精神的，社会的機能のほか，その人の作業活動や環境などを含んでいる．評価の視点は本人の抱える障害の問題点が身体的か精神的かにより異なってくる．[562]

職業復帰カウンセラー⇒同障害者職業カウンセラー→1420

職業リハビリテーションカウンセラー ⇒同障害者職業カウンセラー→1420

食行動異常

eating disorder ［**摂食障害，摂食行動異常**］

【概念・定義】 食行動の異常を主症状とする種々の障害をいう．神経性食思不振症，神経性過食症，異食症，反芻性障害などがある．**神経性食思不振症**は思春期の女性に好発し，やせ願望や肥満恐怖により摂食量が低下し，著しい低体重に至り，種々の身体・精神症状を生じる．**神経性過食症**は思春期から青年期の女性に好発し，過食のエピソードを繰り返しては，体重増加を防ぐため自己誘発性嘔吐や下剤を乱用するが，神経性食思不振症ほどやせない．異食症は栄養にならない物質(土，絵の具のかすなど)の摂食が持続するもので，反芻性障害は吐き戻しを繰り返す．これらは幼児期および小児期に生じやすい．このほか，統合失調症，知的障害，認知症で多くの食行動異常がみられる．

【診断】 DSM-Ⅳ-TR あるいは ICD-10 の摂食障害の診断基準に基づく．

【治療】 神経性食思不振症や神経性過食症の治療において，まず病気について正しい知識を得させ，治療への動機づけをして治療へ導入する．そして行動療法や認知行動療法により摂食行動と体重の正常化，不合理な認識と身体像の障害を修正していく．さらに精神療法によって根底にある実存的問題に目を向けさせ自己同一性の確立を促す．この間，身体や精神状態に応じて薬物療法，経鼻腔栄養，高カロリー輸液などを併用したり，そのほか，必要に応じて家族療法や集団精神療法を行う．[512]

食行動異常の看護ケア

【ケアの考え方】 食行動の異常は摂食行動の障害の総称で，主に神経性食思不振症 anorexia nervosa，神経性過食症 bulimia nervosa，人が普通食べない栄養価のない土，紙，毛などを食べる異食症 pica などがある．臨床上多くみられるのは神経性食思不振症と神経性過食症である．神経性食思不振症では極端なやせ願望や体重の増加を強く恐れ，自己の体重や体型に対してゆがんだ認識をもち，自ら厳しい摂食制限を課す．神経性過食症では大量の食べ物を短時間に摂取し，その後，体重増加を避けるために自己誘発性嘔吐，下剤や利尿薬の乱用などを繰り返す．両者は，若い女性に多くみられる．根本的な原因は明らかではないが，生物学的要因，心理的要因(家庭，学校，職場での人間関係の問題，母親からの分離の問題，成熟に対する恐怖など)，人格の脆弱(ぜいじゃく)性，社会・文化的要因が複雑に関与して発症すると考えられている．また，パーソナリティ障害，不安障害，抑うつ(鬱)状態を合併していることが多い．治療は，電解質の補正や栄養状態の改善を目的とした身体的な治療(点滴や高カロリー輸液)，行動療法(体重設定や食事制限など)，認知行動療法，家族療法，精神療法，また薬物療法などを組み合わせて行う．過度な摂食制限や自己誘発性嘔吐により生命に危険を伴う低体重，電解質異常，身体合併症が認められる場合，また自殺の危険性が高い場合は，入院治療を必要とする．

【看護の実践】 ①患者の生育歴，身体症状(消化器症状，腹部症状，浮腫，皮膚の乾燥，電解質，総タンパク，貧血，体重，無月経など)，精神症状〔不安，うつ状態，感情表出の仕方，希死念慮(きしねんりょ)など〕，家族関係，社会環境の情報収集を行い，アセスメントする．②過度な摂食制限や自己誘発性嘔吐により，危機的な電解質異常や身体合併症が起きている場合は，早急に身体管理への対応を行う．精神状態に混乱を生じている場合は，精神科へのコンサルテーション，薬物療法などの介入を検討する．③患者，家族がこれまでの経過をどのようにとらえ，現在，どこまでの回復を期待しているのか明確にする．④治療目標は，患者，家族を含めて話し合い，共有する．⑤患者，家族との話し合いを定期的に行い，現状と目標達成を確認し，治療や看護ケアの方向性を明確にする．⑥どのようなときに食行動に変動がみられるのかを患者と家族とともに振り返る．⑦行動療法を行う場合には目標を明確にして，本人が段階的に達成感を得られる計画を患者，家族とともに検討する．⑧目標の達成や修正の必要性について定期的にミーティングを開き，確認していく．⑨患者にかかわるすべての家族をまじえて，定期的に家族療法を行い，家族ダイナミクスの修正を試みる．

【ケアのポイント】 患者の病識が乏しく，治療に対し強い抵抗を示すことが多いため，患者と家族の治療への動機づけが重要である．医療スタッフが治療目標を一方的に決定せず，患者，家族との話し合いの中で治療目標を共有する．また，治療が長期化することが多く，医療スタッフと患者や家族との信頼関係を築くことが重要となる．[859] ⇒参食行動異常→1473

食後過血糖 postprandial hyperglycemia ［**食事性高血糖**］ 空腹時高血糖は主に肝からの糖放出亢進に基づくが，食後過血糖は消化管からの糖質吸収増加や肝の糖放出増加と糖取り込み低下，末梢組織(主に筋肉)での糖取り込み低下により起こると考えられている．現在，食後過血糖を抑制する薬剤として α グルコシダーゼ阻害薬(α-GI)が使用され，アミラーゼやスクラーゼなどの二糖類水解酵素を競合拮抗的に阻害し，腸管内での糖質の消化吸収を遅らせることにより，食後の急激な血糖上昇を抑制する．[334]

食後急峻(きゅうしゅん)**高血糖**　oxyhyperglycemia ［**急峻**(きゅうしゅん)**高血糖**］ 糖認容力が低下して，糖負荷試験時や食後に一過性の血糖の上昇が目立つが，すぐに血糖が正常化する病態．胃切除症候群や甲状腺機能亢進症で認められることが多い．[418]

食後性低血圧　postprandial hypotension ［**食事性低血圧**］ 食後に生じる低血圧のこと．食事のあとには，内分泌系，神経系や血液動態に変化が生じる．例えば，膵からの分泌や種々の消化管ペプチドの放出が起こる．これらのあるものは直接に，または自律神経を介して循環器系に働く．内臓の血流は著しく増加するが，健常者では全身血圧にはほとんど変化がない．これは交感神経の活性化により調節されているためである．しかしパーキンソン Parkinson 病やシャイ・ドレーガー Shy-Drager 病の患者のように自律神経障害がある場合には，食後に血圧が低下，起立位をとるとさらに著明に低下し，この状態は食後数時間持続．タンパク質や脂肪の摂取では軽いが，グルコースでは血圧の低下が大きい．患者に対しては食事の量や回数への指導が大切．炭水化物の大量摂取は避け，少量の食事を規則的にとることが必要で，アルコールは禁止．カフェインやインドメタシンが有効とされる．[1009]

食後服用　内服薬の用法で食事摂取後に服用すること．一般に，食事後30分程度たってから医薬品を服用する．医薬品の経口投与による消化管などへの有害事象の防止や飲み忘れを防ぐなどの観点から，一般に食後服用が多い．消化管異常症状の改善を目的とした消化薬，消化管に対する刺激性の強い薬，空腹時に比べ食後の吸収率が高い薬などでは，食直後とされる場合がある．[530] ⇨参ndE→87

食細胞⇨同貪食細胞→2173

食札　diet card　医師により指示された食事を患者に正しく配膳するために，患者1人ずつに用意されている札で，食膳において使用する．食事の種類や形態により札が色分けされるなど間違いが起こらないように工夫がなされ，病室およびベッド番号，患者氏名，食事制限の内容などが記入されている．配膳の前に，食札が指示どおりであること，食事が食札どおりであることを確認する．食事がすみ食事量などの観察が終われば，食札は食膳から取り出して規定の所に置く．[560]

食作用　phagocytosis ［**貪食作用，ファゴサイトーシス**］ 細胞がその内部に粒状物質を取り込むこと．細菌などの微生物や細胞片，組織成分などを細胞内に取り込んだのちに分解・処理する生体の重要な防御作用の1つ．食細胞 phagocyte がこの作用を行い，哺乳類ではマクロファージと好中球である．細胞膜を変形して細胞外の物質を囲むように取り入れて膜で包まれたファゴソーム phagosome を形成．ファゴソームはリソソームと結合してファゴリソソーム phagolysosome を形成してリソソーム酵素により消化される．食細胞表面には免疫グロブリン IgG，Fc 受容体あるいは補体受容体が存在し，細菌表面に免疫グロブリンや補体が結合していると貪食能が亢進する．これをオプソニン効果といい，細菌表面の免疫グロブリンや補体は貪食を受けやすくする働きがあり，これらをオプソニンという．[1225] ⇨参飲作用→292

食事介助　help for eating　食行動(食物を摂取する際に必要となる行為)に何らかの問題があり，自分で食事ができない人に食事ができるよう手助けすること．食行動には，①食事の姿勢を保つ，②食物を目で確かめる，③食器，箸，スプーンなどを持つ，④咀嚼する，⑤嚥下するなどがある．したがって，これらのうちいずれかの食行動に問題があるときには，食事介助が必要になる．介助を行う際は，対象の身体状態，精神状態，嗜好などを十分に把握したうえで援助の必要性を明らかにし，援助の必要な部分に対してその対象が，自分自身で摂取している状態に近づくように最も適した方法で行うことが重要になる．[894] ⇨参摂食行動→1735

食事指導　dietary instruction　糖尿病，高血圧，脂質異常症(高脂血症)などの生活習慣病，腎疾患などの治療や予防，あるいは健康の維持，増進を目的として，食事内容や食生活の改善が必要なクライアントに対し，新しい食習慣を主体的に獲得し，それを継続できるように行われる教育活動をいう．クライアントは個人または集団で，健常者から疾患や症状を有する人までさまざまである．指導内容として，エネルギー摂取量や各栄養素の摂取量(目安量)，および1日に必要な食品の種類，量の具体的な提示，栄養素のバランスを踏まえて食べる方法(調理，味つけなど)や献立作成の実際なども含める．看護上のポイントとしてはクライアント自身が食事についての学習の必要性を感じ，治療の主体が自分自身であることを自覚したうえで，セルフコントロールできる能力を養えるように援助していく．多くの場合，家族も含めて行う必要があるが，キーパーソンの把握など事前のアセスメントが成功のカギを握る．[731] ⇨参食事療法→1475，栄養指導→348

食事性アレルギー⇨同食物アレルギー→1485

食事性高カルシウム血症　dietary hypercalcemia　生理的に食事中に含まれるカルシウムが吸収されて血清カルシウムが上昇した状態．小腸からのカルシウム吸収は摂取量の25-30%であり，摂取量の増加につれて増加するが，10 mg/kg/日以上の摂取量では吸収率は低下し，吸収量はプラトーを形成する．摂取後血清カルシウムは上昇傾向を示すが，速やかに正常範囲に低下する．[987]

食事性高血糖　alimentary hyperglycemia⇨同食後過血糖→1473

食事性五炭糖尿　alimentary pentosuria⇨同食事性ペントース尿症→1474

食事性蕁麻疹(じんましん)　ingesta urticaria　食物の摂取によって起こる蕁麻疹．原因の過半数は魚介類で，次いで，鶏卵，肉類の順に多い．魚介類ではアジ，サバ，カニ，エビ，タコ，貝類が多い．成人より乳幼児に顕著．食物抗原が明らかである場合にのみ，その食物を除去することが望ましい．[381]

食事性低血圧　postprandial hypotension⇨同食後性低血圧→1474

食事性貧血　nutritional anemia⇨同栄養性貧血→348

食事性ペントース尿症　alimentary pentosuria ［**食事性五炭糖尿**］ 果物などを多量に摂取したときにLキシルロースやLアラビノースが尿中に排泄される疾患で，臨床症状はペントース尿以外に何もない．したがって検尿でたまたま発見される．病因はLキシルロースをキシリットに転換するLキシルロース還元酵素の欠損と考えられ，常染色体劣性遺伝である．無症状のため治療の必要はない．[987]

食事摂取基準 Dietary Reference Intakes；DRIs⇨参日本人の食事摂取基準⇀2222

食事箋 dietary recipe 入院中の患者に対して食事内容を指示するために用いられるもので，医師または栄養士がアセスメントを行い医師が選択，指示する．摂取カロリー量，タンパク質，脂肪，糖質，塩分などの摂取量を指示するとともに，経口食，非経口食の区別，経口食では，一般食として常食(固形食)，軟食〔全がゆ(粥)，七分がゆ，五分がゆ，三分がゆ〕，流動食の区別なども指示する．その他，特別食，検査食などを指示する場合も用いる．[987]

食事動作 self-feeding activity ①食物を把持する，②口に運び入れる，③咀嚼する，④嚥下するなどの一連の動作に分けられる．スプーン，フォーク，はしを使用して食物をすくい口に運び，器を固定して器から飲むなどの動作が困難な場合には補助具(自助具)を用いる．補助具の種類としては，はしの代用のスプーン，フォーク，スポーク(先端がフォーク状のスプーン)などや，柄を握れないときの各種のホルダー，肩と肘の関節可動域が制限されている場合は腕支持器を使用する．[818]

食事動作援助機器 assistive feeding device⇨同食事動作の自助具⇀1475

食事動作の自助具 self-help feeding device ［**食事動作援助機器**］ 手指の可動域制限と把持力低下を補うための食事用具や固定に配慮した食器のこと．具体的には太い柄や回転式のスプーンやフォーク，滑り止めマット，フードガード付き皿などがあり，障害の程度，必要性に応じて工夫されている．[81]

食思不振 anorexia⇨同食欲不振⇀1486

食習慣 food habit，dietary habit 食事に関する行動のうち，長い期間反復して行っている，あるいはそうすることが決まりになっている事柄．食品の種類や量，調味料，調理法，嗜好，食事時間・回数・場所，食器などが，国，地域，民族，文化，宗教などの影響により異なる．同じ食材でもその国々で調理法が異なるなど，価値ある伝統的・文化的なものもあるが，食塩摂取量の地域差などは循環器疾患の発症率に影響するなど，健康の維持，増進の観点から改善すべき食習慣もある．[731] ⇨参食事指導⇀1474，生活習慣⇀1661

食習慣《子どもの》 food habit 生活習慣のうち，食べることに関するもの．子どもにとって健康的な食習慣を形成することは発達課題として重要なもので，特に幼児の食習慣は学童期以降の長期的な食習慣の基盤となる．子どもの食生活において重要なことは，①成長・発達に応じた適切な量の栄養素を摂取すること，②その社会に適した食事行動を身につけることである．食事行動の自立は基本的生活習慣の5項目のうちの1つであり，幼児期の発達課題の1つになっている．乳児期は乳を吸うことと満足感とが結びつき，嚥下，咀嚼(しゃく)の発達により固形食の摂食機能を獲得する．1歳頃から手先の運動が発達するため，自分で食物をつかんだり，スプーンやコップを使うことができるようになる．3歳半から4歳頃にはだいたい一人で食事ができるようになる．[188] ⇨参基本的生活習慣⇀705

食事誘発性熱産生 diet-induced thermogenesis；DIT ［**特異動的作用，DIT，TEF**］ 食物摂取に伴いエネルギー代謝が亢進する現象．栄養素の種類によって異なり，タンパク質摂取後は特にこの反応が強く，100 kcalのタンパク質摂取によって十数時間にわたり30 kcalの代謝亢進を呈する．糖質や脂質の場合の摂取熱量に対する割合はそれぞれ6%，4%程度にすぎない．食物が吸収されることに用いられるエネルギーやアミノ酸が肝臓で脱アミノされる反応に伴う熱産生であると考えられている．[229]

触受容器 tactile receptor，touch receptor 触覚を感知する皮下の機械的受容器で順応が速いもの．マイスネル Meissner 小体，メルケル Merkel 盤，パチニ Pacini 小体などがある．[1274]

食事療法 diet therapy，dietetic treatment 疾病治療のための適正栄養量を摂取させるように食品構成や献立を作成，調理し，病人に提供する療法．食品を材料としてこれを経口的に摂取，消化，吸収することにより栄養素を摂取する．[987]

触診的打診法 palpatory percussion 診察手技の1つで，打診の際に身体をたたいたときに感じる振動を，手や指の軽い圧力を利用して評価するもの．皮下に触れる臓器の状態や腫瘤の存在などを知ることができる．[328]

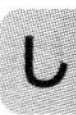

触診法 palpation ［**指先触診法**］ 診察者が患者の身体各部を手指先のみでさわってその状態を知る診察法の1つ．腹部領域によく用いられる．通常の触診法では，医師は患者の右側に位置し，まず手掌全体を当てて緊張状態や内部臓器の表面の性状を知ったのち，手指先の腹の部分を垂直に当て細かく診察し，特に深部の圧痛などを知る．[1070]

食生活改善 improvement of dietary habit 1985(昭和60)年，当時の厚生省は国民一人ひとりが食生活改善に取り組むよう「健康づくりのための食生活指針」を，1990(平成2)年には個人の特性に応じた具体的な食生活の目標として，性，年齢階級別など対象特性別の指針を策定した．さらに近年，増加する生活習慣病予防のために食生活の改善がますます重要となり，栄養の過剰摂取予防の観点から「許容上限摂取量」が設定された．2000(同12)年には文部科学省，厚生労働省，農林水産省の連携により「食生活指針」および「食事バランスガイド」(http://www.mhlw.go.jp/bunya/kenkou/eiyou-syokuji.html を参照)が策定され，これにより「栄養・食生活の目標」として栄養素の摂取レベルや知識・態度・行動レベル，環境レベルでの具体的な目標が定められた．さらに「健康日本21」の栄養・食生活分野の推進のために，管理栄養士の資質の向上，食生活改善推進員などのボランティア組織の支援，外食でのヘルシーメニューの提供，学校などの給食施設における適切な栄養管理と栄養教育が求められている．[1465]

食前⇨同A.C.⇀21

食前服用 内服薬の用法で食事を摂取する前に服用すること．一般に，食事をする30分程度前に医薬品を服用する．医薬品の経口投与による消化管などへの有害事象の防止や飲み忘れを防ぐなどの観点から，一般に食後に服用する場合が多いが，医薬品の特性により，その効果を最大限に発揮するなどの目的で食前とされている場合がある．漢方薬や経口糖尿病薬などでは，一般に食前とされている場合が多い．[530]

褥瘡

pressure ulcer, pressure sore ［床ずれ］

【概念・定義】 皮膚局所に**持続的圧迫**が加わり，皮膚や深部組織が**非可逆性の虚血性壊死**に陥った状態．自立的体位変換ができない患者の**骨突出部**である仙骨部，外果，踵部，大転子，腸骨稜部に好発する．

【予防的ケア】 拘縮のある患者では褥瘡好発部位以外にも骨突出部が現れるので，患者ごとに**骨突出部位をチェック**する必要がある．**低栄養状態**は浮腫による循環障害をきたして発症リスクを高めるとともに創治癒を遅らせる．入院・入所時にはブレーデンスケールや，厚生労働省の診療計画書の危険因子（基本的動作能力，病的骨突出，関節拘縮，栄養状態低下，皮膚の湿潤，浮腫）を参考にして**発症リスクを評価**する．発症リスクの高い患者には，必要に応じて体圧分散寝具の使用，体位変換，皮膚の湿潤コントロール（吸水性の高い紙おむつの使用），皮膚のずれ回避（30度以下のギャッチアップ）などの予防対策を実施する．**栄養状態**はヘモグロビン11 g/dL以上，アルブミン3.5 g/dL以上（治療中では2.5 g/dL以上）を保つようにする．

【発生後の創傷ケア】 骨突出部位に**紅斑**，**紫斑**，**びらん**，**潰瘍**が出現したら褥瘡が発症したと考える．真皮深層以下に壊死が及んだ褥瘡は慢性の経過をとりながら治癒へと向かう．**〔褥瘡の治癒過程〕**細胞生物学的に創傷治癒過程を，壊死物質が残存する**炎症期**，肉芽形成が起こる**増殖期**，創収縮と上皮化が起こる**上皮化期**に大別する．臨床的には褥瘡創面の色調の変化に基づいて，黒色壊死組織が固着する**黒色期**，壊死組織が残存する**黄色期**，肉芽が形成される**赤色期**，上皮化が進む**白色期**に病期分類し，各病期の治療目標を設定する．**〔各期の治療方針〕**黒色期と黄色期は**壊死組織の除去**と**感染制御**を行い，肉芽組織が形成されるための環境づくり（wound bed preparation）を行う．赤色期と白色期には創面の適切な**水分バランス**を保ちながら**肉芽形成**と**上皮化**が進む環境を整える．壊死組織は感染の温床となるばかりでなく，異物を除去しようとする炎症反応を惹起して肉芽形成を妨げる．したがって，黒色期，黄色期では壊死組織を外科的にデブリドマンし，抗菌作用をもつ外用剤を使用する．外科的デブリドマンが行えない患者には酵素を用いた化学的デブリドマンを行う．赤色期には肉芽形成促進作用をもつ外用剤を使用する．**〔良好な肉芽形成と上皮化に向けて〕**肉芽形成には**適度な湿潤環境**が適している（moist wound healing）ことは科学的に証明されている．創の圧迫や細菌の過剰増殖［critical colonization（細菌の臨界的定着）］は炎症反応を惹起し，滲出液の増加と滲出液中の創治癒を遅滞させる生理活性物質や活性酸素の産生を亢進させる．**創の浸軟**はこのような状態を反映したものである．他方，**創の乾燥**は創のコラーゲンを変性させ，白色調の不良肉芽や創辺縁の堤防状隆起を生じさせる．すべての病期に使用可能な外用剤や創傷被覆材は存在しないので，創の状態を見きわめて適切な治療を行うことが重要である．**創の清浄化**は生理食塩水や水道水で十分に加圧洗浄することにより達せられるので，原則として消毒薬を使用する必要はない．[102] ⇒参ブレーデンスケール→2588，体位変換→1858，体圧分散寝具→1856

褥瘡の看護ケア

①何よりもまず褥瘡（床ずれ）をつくらないことである．骨突出部など筋，脂肪組織の少ない部位に好発するので，体位変換をスケジュールに基づいて規則的に行い，また体圧分散寝具の使用や補助具（枕など）を用いて同一部位の圧迫を避ける．②皮膚の状態に応じて，清拭，保湿，乾燥，マッサージなどスキンケアならびに創部ケアを頻回にていねいに行う．③衣類，寝具は吸湿性のよいものを用い清潔に保つとともに，感染予防の目的で陰部，殿部などのケアをていねいに行う．④栄養状態改善の目的で，栄養摂取量，飲水量の増加に努める．⑤できてしまった褥瘡には，創部感染を予防するために消毒時は清潔操作に努める．⇒参褥瘡→1476

褥瘡の要因

risk factor for pressure ulcer ［褥瘡危険要因］ 個体危険要因と環境・ケア危険要因がある．褥瘡そのものの直接的な要因は持続性圧迫による阻血性壊死であり，一定の場所に一定以上の圧力が一定時間以上加わり続けることにより，局所皮膚の血流が途絶え，阻血性の壊死が生じて発症する皮膚潰瘍である．200 mmHg以上の持続性圧迫が2時間以上加わると皮膚に

●褥瘡創面の病期分類と治療目標

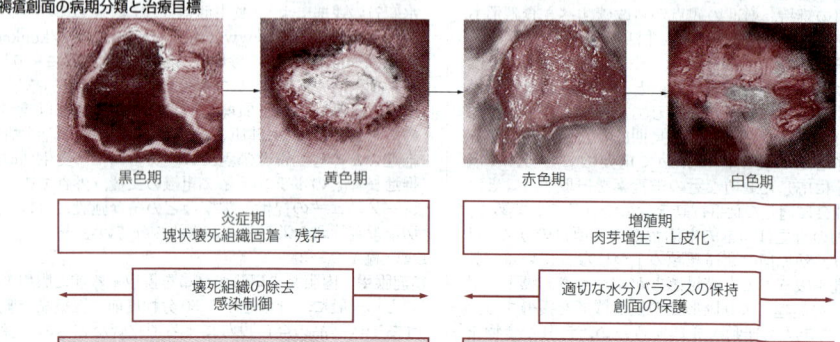

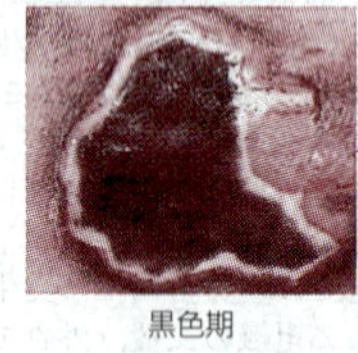
黒色期

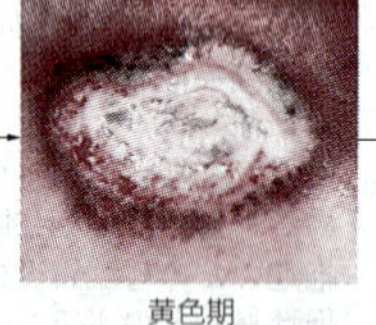
黄色期

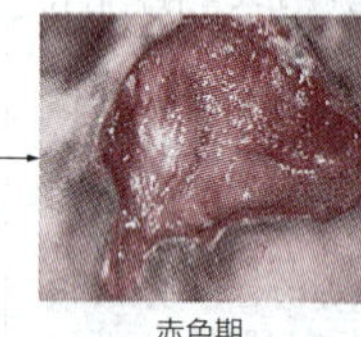
赤色期

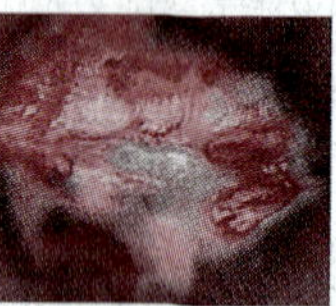
白色期

黒色期・黄色期	赤色期・白色期
炎症期 塊状壊死組織固着・残存	増殖期 肉芽増生・上皮化
壊死組織の除去 感染制御	適切な水分バランスの保持 創面の保護
肉芽形成のための環境づくり	肉芽形成促進のための環境づくり

は壊死が生じる．さらにその周囲の組織には，せん断応力(ずれの力)や引っ張り応力が加わり，その持続時間，頻度により発生するとされている．健常者であれば，持続的な圧迫で痛みやしびれを自覚し，寝返りなど無意識の体位変換で自発的な除圧がなされるが，知覚神経障害，運動障害，意識障害などが存在すると自発的除圧を図れなくなる．個体要因として自立能力低下，病的骨突出，関節拘縮，栄養状態の低下(アルブミン 3.5 g/dL 未満は要注意)，浮腫，多汗，尿・便失禁があり，皮膚の湿潤は，ずれの力が増加し，皮膚そのものの耐久性を少し低下させる要因となる．環境・ケア要因としては，体位変換の頻度・方法，体圧分散寝具の選択的利用，頭部挙上や座位保持など臥床位以外の体位持続時間，スキンケアの状態，栄養補給状態，リハビリテーションの状態，介護力の程度があげられる．褥瘡は発生しないようにすることが重要で，これらの要因をアセスメントし，その人に合わせた予防的ケアをすることが重要となる．[1554]

褥瘡危険要因⇨同 褥瘡の要因⇀1476

褥瘡状態評価法 DESIGN pressure ulcer assessment tool DESIGN ［DESIGN，デザイン］ 日本褥瘡学会が，褥瘡の重症度判定をするだけでなく褥瘡治癒過程を数量化して，治療への介入や創面の変化をモニタリングできることを目指して開発した褥瘡状態評価ツール．DESIGN 褥瘡重症度分類用では，創面評価の 6 項目，depth (深さ)，exudate (滲出液)，size (大きさ)，inflammation/infection (炎症/感染)，granulation tissue (肉芽組織)，necrotic tissue (壊死組織) の頭文字を組み合わせたもの．評価方法は，各項目が軽度の場合はアルファベットの小文字(d,e,s,i,g,n)，重度になると大文字(D,E,S,I,G,N)で表し，pocket(ポケット)が存在する褥瘡には末尾に-P を付加する．経過評価用は各項目が数量化されており，2008 年に改訂された DESIGN-R では，深さの数値は重み値に関係せず，深さ以外の 6 項目の総点 0-66 点で評価し，数値が大きいほど重症度が高いことを示す．経過評価の採点の時期は 1 週間に 1 回が目安とされる．[1174] ⇨参 褥瘡⇀1476

褥瘡性潰瘍 decubitus，decubitus ulcer，pressure sore，bed sore ［**圧迫壊死，圧迫〔性〕潰瘍**］ 自力で動くことのできない寝たきりの患者にみられる．長時間の圧迫による阻血性壊死が真皮から皮下脂肪，筋肉，骨組織まで及んだもので，褥瘡の第 2-4 度に分類される．臨床的には皮膚全層の壊死により黒色を呈している．最近の保存的治療で肝要なことは，①消毒薬は生体細胞も傷害するため生理食塩水または水で洗浄する，②壊死組織を除去する．壊死組織は細菌の温床になるため外科的(ハサミ，またはメス)または化学的(壊死組織溶解作用のあるバリダーゼ®，ブロメライン軟膏®など)に早期に除去する，③湿潤状態を保持する．湿潤状態が創傷を早期に治癒に向かわせることが最近の研究で判明した．湿潤状態を維持するのに種々の創傷被覆材(ハイドロコロイド，アルギン酸塩繊維，ハイドロファイ

●DESIGN-R(2008 改訂版褥瘡経過評価用)

DESIGN-R 褥瘡経過評価用

カルテ番号(　　　　　)
患者氏名(　　　　　)

						月日	/	/	/	/	/
Depth 深さ 創内の一番深い部分で評価し，改善に伴い創底が浅くなった場合，これと相応の深さとして評価する											
d	0	皮膚損傷・発赤なし	D	3	皮下組織までの損傷						
	1	持続する発赤		4	皮下組織を越える損傷						
	2	真皮までの損傷		5	関節腔，体腔に至る損傷						
				U	深さ判定が不能の場合						
Exudate 滲出液											
e	0	なし	E	6	多量：1 日 2 回以上のドレッシング交換を要する						
	1	少量：毎日のドレッシング交換を要しない									
	3	中等量：1 日 1 回のドレッシング交換を要する									
Size 大きさ 皮膚損傷範囲を測定：［長径(cm)×長径と直交する最大径(cm)］											
s	0	皮膚損傷なし	S	15	100 以上						
	3	4 未満									
	6	4 以上　16 未満									
	8	16 以上　36 未満									
	9	36 以上　64 未満									
	12	64 以上　100 未満									
Inflammation/Infection 炎症／感染											
i	0	局所の炎症徴候なし	I	3	局所の明らかな感染徴候あり(炎症徴候，膿，悪臭など)						
	1	局所の炎症徴候あり(創周囲の発赤，腫脹，熱感，疼痛)		9	全身的影響あり(発熱など)						
Granulation 肉芽組織											
g	0	治癒あるいは創が浅いため肉芽形成の評価ができない	G	4	良性肉芽が，創面の 10%以上 50%未満を占める						
	1	良性肉芽が創面の 90%以上を占める		5	良性肉芽が，創面の 10%未満を占める						
	3	良性肉芽が創面の 50%以上 90%未満を占める		6	良性肉芽が全く形成されていない						
Necrotic tissue 壊死組織 混在している場合は全体的に多い病態をもって評価する											
n	0	壊死組織なし	N	3	柔らかい壊死組織あり						
				6	硬く厚い密着した壊死組織あり						
Pocket ポケット 毎回同じ体位で，ポケット全周(潰瘍面も含め)［長径(cm)×短径(cm)］から潰瘍の大きさを差し引いたもの											
p	0	ポケットなし	P	6	4 未満						
				9	4 以上　16 未満						
				12	16 以上　36 未満						
				24	36 以上						
						合計					

部位［仙骨部，坐骨部，大転子部，踵骨部，その他(　　　　　)］

バー，ポリウレタンフォーム，ハイドロポリマーなど）またはサランラップ®が有用である．全身的には栄養状態の改善を行い，予防として体圧分散寝具などを用いて体位変換を常時行うことが大切である．[1367] ⇨参褥瘡→1476

褥瘡における体圧の除圧⇨参体圧の分散→1856

褥瘡予防の 90 度ルール 90-degree rule〔for prevention of pressure ulcer〕 褥瘡発生予防のための基本的座位姿勢．股関節と膝関節，足関節をそれぞれ 90 度に保つ姿勢．股関節，膝関節，足関節を 90 度に保つと，褥瘡のできやすい仙骨部ではなく，骨突起がなく支持面積の広い大腿後面に圧力がかかり，褥瘡の発生を予防できる．[485]

褥瘡予防のギャッチアップ 頭側半分の角度が変更ができるように設計されたベッド（ギャッチベッドまたはギャッチ機能つきベッド）で頭側を挙上すること．褥瘡の予防には 30 度以下が適切であり，30 度以上では身体がずり落ち，摩擦，ずれが起こり，かえって褥瘡を発生させる要因になりやすい．ただし，ギャッチアップはアメリカの外科医ギャッチ Willis D. Gatch（1878-1954）が考案したベッドを使った頭部挙上という意味であり，和製英語（日本国内でしか通用しない慣用表現）である．[485]

褥瘡予防のプッシュアップ wheelchair push-ups（for prevention of pressure ulcer） 車いすなどで座位のときに，座っている面や肘掛けなどに両腕をついて自力で身体を持ち上げ，殿部を浮かすこと．長時間座位でいる際には定期的に行うことで，殿部に持続的に体圧がかかることを避け，褥瘡発生を予防する効果がある．[485]

し

食中毒 food poisoning 経口的に摂取された飲食物による健康障害の総称．原因は細菌が多く（細菌性食中毒），他にウイルス，寄生虫，動植物の自然毒，化学物質などがある．細菌性食中毒は機序により，①食品中で細菌が産生した毒素による毒素型と，②生菌の増殖侵入による感染型に分かれ，③体内で増殖した菌が毒素を産生する中間型を加えることもある．一般に急激な胃腸症状を呈し，一部病原菌以外は対症療法中心となる．胃腸以外の症状ではボツリヌス菌での神経麻痺，病原性大腸菌の溶血性尿毒症，サルモネラ菌の腸管外感染が特徴的．[501]

食中毒の予防 prevention of food poisoning 化学性食中毒，自然毒食中毒については正しい知識をもったうえで，疑わしいものは口にしないことが鉄則．加工食品などでは，製造・保管・流通の各工程の厳重な管理が必要といえる．細菌性食中毒については，食前加熱が無効なものもあり，まず細菌を一定数以上に増やさないことが肝要である．具体的には「清潔（原因菌などをつけない）」「迅速（つくったらすぐ食べる）」「熱管理（食前加熱や冷凍・加熱保存）」が 3 原則とされている．[543]

食道 esophagus 咽頭から胃に至る消化管の部分．長さ約 25 cm．咽頭に続いて第 6 頸椎の高さ（喉頭の輪状軟骨下縁の後ろ）に始まり，脊柱の前方で縦隔を下行し，横隔膜の食道裂孔を貫いて腹腔に入って左に曲がり，第 11 胸椎の左前方で胃の噴門に続く．上切歯から噴門までの長さは約 37-40 cm である．食道は食物の通過時以外は前後に圧平された管で，入口部（輪状軟骨部），気管分岐部（第 5 胸椎の高さ）の後ろ，および横隔膜貫通部では内腔がやや狭くなっている（生理的狭窄部位）．食道の壁は消化管の他の部位と同様に粘膜，筋層，外膜の 3 層からなる．粘膜には数条の縦ひだがあり，非角化性重層扁平上皮で覆われている．上皮下には粘膜固有層，次いで粘膜筋板がある．粘膜下組織には固有食道腺という唾液腺に似た管状胞状腺（粘液腺）がある．また，食道下端部の粘膜固有層には，食道噴門腺という管状腺（粘液腺）がある．筋層は内輪層と外縦層の 2 層で，上部は横紋筋からなるが，中部で次第に平滑筋に置換され，下部は平滑筋のみからなる．食道の最外層は外膜で，疎性結合組織で周囲の縦隔の結合組織に続いている．食道下部の粘膜には静脈がよく発達しており（食道静脈叢），門脈系と奇静脈系（上大静脈に注ぐ）の交通路として重要である．また食道下部は癌の好発部位とされる．特に食道-噴門移行部は粘膜上皮が重層扁平上皮から単層円柱上皮へ急激に変わるため原発性癌の発生率が高い．[399]

食道の生理的狭窄部 physiological narrowing of esophagus 食道は全長を通じて同じ太さではなく，以下のような 3 か所の生理的狭窄部が存在する．①上狭窄部（食道入口部）：輪状筋上端部，下咽頭収縮筋，粘膜下静脈叢が狭窄に関与している．②中狭窄部（気管分岐部の高さ近く）：大動脈弓と左主気管支の前方からの圧迫によって生じている．③下狭窄部：横隔膜の食道裂孔を通過する部位で生じ，門脈系と奇静脈系の接点にあたる．[1212]

食道アカラシア⇨同アカラシア→136

食道胃形成術⇨同噴門形成術→2611

食道胃静脈瘤 esophagogastric varices 門脈圧が亢進すると，左胃静脈，後胃静脈，短胃静脈を介する門脈への流入が障害され，逆にスダレ様静脈を介して大循環静脈系へ流入する．この結果，食道あるいは胃上部の粘膜下層を主座とする静脈が拡張・蛇行し，瘤状に隆起した連続血管走行として認められるもの．原因として最も多いのはウイルス性慢性肝炎，アルコール性肝障害による肝硬変症．胃静脈瘤は食道静脈瘤より破裂の頻度は低いが血流量が多く破裂した場合は止血困難である．[184] ⇨参食道静脈瘤→1481，門脈圧亢進症→2833

食道胃内視鏡検査 esophagogastroscopy⇨同上部消化管内視鏡検査→1457

食道異物 swallowed foreign body, esophageal foreign body ［**誤嚥**(ごえん)**異物，嚥下異物**］ 症状を訴える消化管異物としては最も頻度が高い．食道の 3 か所の狭窄部のうち輪状軟骨に圧迫される食道入口部に起こりやすく，頸胸部の違和感，嚥下痛，嚥下不良，出血などが症状となる．幼小児ではおもちゃ，コインなど手に触れる日用品が多いが，成人では魚骨，肉片などの食物，あるいは義歯，歯科治療器具などの食道への迷入が多い．形状的にブリッジつきの義歯異物，PTP（press-through-pack）シート入り薬剤などは食道穿孔の原因となり，さらに食道が漿膜を欠くことから容易に縦隔洞炎へ進展する危険があるため注意を要する．ボタン電池は粘膜に微小電流が流れ腐食するため直ちに除去が必要である．またコインなど円形の異物であっても食道の 1 か所にとどまっている場合は粘膜の圧迫壊死を招くことがあり，早期に除去すべきである．

内視鏡による除去が試みられることが多いが，幼小児におけるコインの除去では膀胱留置カテーテルを試みることもある．[734] ⇨参気道内異物→696

食道炎 esophagitis 何らかの原因により食道の粘膜が炎症を起こし，びらんや潰瘍を生じた状態．最も多いのは胃液，十二指腸液などの消化液の食道内逆流によって発症する逆流性食道炎で，胃酸の逆流による酸性食道炎と腸液の逆流によるアルカリ性食道炎に分けられる．胸焼けや胸骨後部痛，食物停滞感，下咽頭違和感などの症状が出現する．ほかに，急性咽頭炎や縦隔洞炎の波及や刺激性食物，食道異物，化学薬品の誤飲などが原因となる非特異性食道炎や真菌，梅毒，ヘルペスなどの感染が原因となる特異的食道炎がある．全身性進行性硬化症(PSS)などの膠原病やクローン Crohn 病，プランマー・ヴィンソン Plummer-Vinson 症候群なども原因となる．[184]

食道音声 esophageal voice ［**食道発声，食道発音**］ 喉頭全摘出術によって発声機能が失われた患者の発声法の1つ．手術によって気道と食道を分離したため，新しく再建された食道と下咽頭によって発声音源を獲得することで，無喉頭音声の1つ．術後の下咽頭-食道の接合部の粘膜を，食道内に飲み込み押し込んだ空気を，げっぷを利用した逆流気流によって振動させ，音を発生させる．[887]

食道癌

esophageal carcinoma

【概念・定義】 食道に発生する悪性腫瘍のうち，上皮から発生するもの．病理組織学的には，扁平上皮癌，腺癌，腺扁平上皮癌，類基底細胞癌，腺様嚢胞癌，未分化癌がある．ほかに，頻度は低いが悪性リンパ腫，肉腫，悪性黒色腫などの非上皮性食道悪性腫瘍も存在．癌の浸潤が粘膜層にとどまり，リンパ節転移がないものが**早期食道癌**，癌の浸潤が粘膜層にとどまるものは**食道表在癌**と定義されている．

【疫学・病態生理】 60歳代の男性に多く，わが国では男性の死亡原因の第6位で，毎年約1万5,000人が罹患している．人口10万人当たりの年間発生は男性15人に対し女性は2人．日本人では食道癌の90％以上が扁平上皮癌であるが，欧米では**扁平上皮癌**の割合が低下してきており，食道・胃接合部付近の腺癌が多いのが特徴．違いの原因は明らかではないが，1つは禁煙による癌発症予防効果が扁平上皮癌のほうが高いことがあげられている．アメリカではわが国より禁煙が進んでおり，白人に比べて喫煙率が高い黒人では扁平上皮癌の罹患率がより高いことが示されている．また，逆流性食道炎が原因とされるバレット Barrett 食道の罹患率がアメリカのほうが多いことも理由にあげられる．わが国での食道腺癌は数％と少ないが，**逆流性食道炎**は増加傾向にあり，これに伴い**食道腺癌**も徐々に増加傾向にある．食道癌は，食道や口腔，咽頭などに多発したり，**食道壁内転移**をきたすことも多く，他の消化管癌に比べリンパ節転移をきたしやすい．また，食道は他の消化管臓器と異なり漿膜を有していないため，比較的周囲に浸潤しやすいことなどから，進行が早く発見が遅れやすい．癌化の原因としては，強い酒，タバコ，熱い飲食物，香辛料の強い食事による慢性的刺激などが考えられている．バレット食道からは高率に食道腺癌が発生する．

【症状】 初期は多くの場合，無症状．症状があっても多くは食道違和感などの不定愁訴に近い．癌の増殖に伴い，食道がしみるような感じや胸がチクチクする感じを自覚することもある．その後は食事がつかえる，体重が減る，背中が痛む，咳が出る，声がかすれるなどの症状を認めるようになる．食道癌と診断された時点では，嚥下困難や嚥下痛が存在することが多い．半数で体重減少を認める．病変が進行すると呼吸困難，咳嗽，嗄声を自覚するようになり，胸骨後部，背部，右上腹部などの痛みを自覚する場合もある．

【診断】 身体所見：早期癌の場合はそれに伴う身体所見はほとんどない．進行癌では，ときに右もしくは左の鎖骨上部リンパ節腫大を認める．反回神経麻痺による嗄声を認めることもある．画像所見：最も多用される検査は食道造影と内視鏡検査．食道造影は硫酸バリウムを飲みX線撮影を行う方法で，比較的簡便に癌による食道の狭窄，変形を描出することができるが，早期癌の診断は難しい．内視鏡は食道造影とともに診断に有用だが，癌による狭窄が著しい場合には全体像を把握することは困難である．扁平上皮癌細胞は正常細胞と比較してグリコーゲンが少なく，**ヨード(ルゴール)**を用いた染色で褐色に染色されないため早期癌の診断にも有用である．内視鏡検査時に行う生検による病理学的診断が確定診断となる．食道癌の深達度診断は進行期を決定して治療方針を検討するために重要である．深達度診断や周囲リンパ節への転移を評価するために超音波内視鏡検査も施行される．また周囲組織への浸潤やリンパ節，遠隔臓器への転移の有無を診断し，進行期を診断するためにはCTが有用である．PETはCTによる判断が困難な転移巣の評価に有用で2006(平成18)年4月から保険適用の検査となった．

●食道癌の内視鏡像

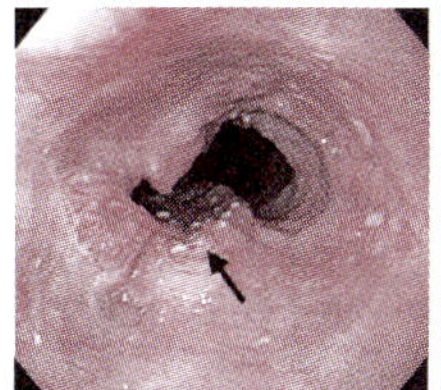

A：通常観察

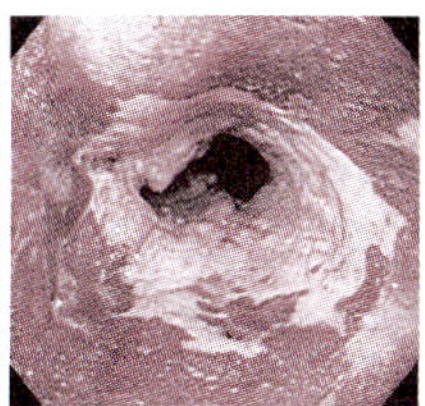

B：色素内視鏡(ヨード液散布)

通常観察(A)でも矢印で示した部位に中央が陥凹し，周囲が隆起した異常所見を認める．ヨード散布像(B)ではヨードに染色されない異常粘膜が広範に広がっていることがわかる．

【治療】 粘膜面にとどまる転移のない早期癌では，**内視鏡的粘膜切除術(EMR)**により治療可能．放射線療法やレーザー治療も行われる．早期癌より進行し他臓器への浸潤のない癌に対しては，手術を主体として放射線療法・化学療法を組み合わせた**集学的治療**が行われる．旧来の食道癌の手術は非常に侵襲が大きく，比較的低い生存率と高い術後合併症発症率・術死率が問題となってきた．近年は手術法の改善により手術合併症と死亡率の割合は著明に減少している．化学放射線療法(chemoradiotherapy；CRT，放射線と抗癌剤の同時併用療法)は，手術に劣らない生存率が近年報告されている．このため，手術可能な病期においてもCRTを積極的に行い食道の温存を試みる施設も増加している．放射線単独療法は，扁平上皮癌で手術適応にはならない局所進行例や高齢者，心機能障害などで耐術能に問題のある患者に主に行われ，手術のような重篤な合併症・手術死が起こらないメリットがある．治癒不能な進行例では嚥下困難・嚥下痛などの症状改善にも放射線単独療法は有効．遠隔転移や他臓器への浸潤のある食道癌の治療は化学療法が主体となる．扁平上皮癌は比較的化学療法の反応性がよく，**フルオロウラシル**，**ドセタキセル水和物**の単独あるいは**シスプラチン**と併用される．治療困難で狭窄の著しい食道癌では，食事摂取の改善を目的としてステントが留置される．食道癌は消化管癌の中でも予後は不良で，全体での5年生存率は1970(昭和45)年にはわずか4%であった．現在では改善しているが10%台にとどまっている．統計的に転移，浸潤以外の予後不良因子として，BMIの10%以上の減少，嚥下困難，大きな腫瘍，高齢，リンパ節転移が証明されている．[184] ⇨参早期食道癌→1808

食道癌の看護ケア

【ケアのポイント】 食道癌による通過障害をきたし，経口摂取が不十分となり低栄養，脱水症状がみられることがある．そのため，栄養管理を行う必要がある．食道癌の治療には手術療法，化学療法，放射線療法があり，単独もしくは併用して行われる．①手術療法：開胸・開腹術の場合は特に，急性期の呼吸・循環管理が重要である．心電図などモニター管理を行い，呼吸・循環動態の変化を早期に発見し対応する必要がある．また，呼吸器感染症予防のため口腔清保を行うとともに，廃用症候群や褥瘡予防のため定期的な体位変換や早期離床を行う．回復期では疼痛コントロールを行いながらADL拡大を図る．そして，造影検査で縫合不全がないことが確認されると経口摂取が開始される．頸部周囲の術操作のため，反回神経麻痺や喉頭挙上不全による誤嚥をはじめとする嚥下障害をきたしやすいので，むせなどの観察や誤嚥予防が必要である．また，胃管再建術や結腸再建術の場合，胃の噴門機能が消失するため食物の逆流による誤嚥性肺炎をきたしやすい．そのため，就寝時も上体挙上位をとる必要がある．この体位は，退院後も継続する．食事指導では，胃の貯留機能が消失しているため1回の食事摂取量を少なくし，食事回数を1日5-6回として必要エネルギー量を摂取することを説明する．②化学療法：使用する抗癌剤の副作用の発現時期を理解し，予防と効果的な介入を行う．主な副作用として，急性・遅発性の悪心・嘔吐，食欲不振，口内炎，骨髄抑制，神経障害，脱毛がある．③放射線療法：食道炎や皮膚障害が起こりやすい．食道炎予防には，治療早期から十分咀嚼してから嚥下し，食道通過時の物理的刺激を最小限にとどめるようにする．皮膚障害に対しては，着衣による摩擦を軽減させる工夫が必要である．[794] ⇨参食道癌→1479

食道癌の内視鏡分類　endoscopic classification of esophageal cancer　内視鏡的に癌の浸潤が粘膜下層までにとどまっていると推定される表在型(早期癌)0型と，固有筋層以深への浸潤と推定される進行型に分類される．さらに表在型食道癌は，0-Ⅰ型(表在隆起型)，0-Ⅱ型(表在平坦型)，0-Ⅲ型(表在陥凹型)の基本病型に分類され，さらに，0-Ⅱ型は，0-Ⅱa(軽度隆起型)，0-Ⅱb(平坦型)，0-Ⅱc(軽度陥凹型)に細分される．一方，進行型食道癌は，1型(隆起型)，2型(潰瘍限局型)，3型(潰瘍浸潤型)，4型(びまん浸潤型)，5型(分類不能型)，に分類される．[1295,790]

食道逆流⇨同胃内容逆流→269

食道鏡下食道拡張術⇨同内視鏡的食道拡張術→2181

食道鏡下ブジー拡張法⇨同内視鏡的食道拡張術→2181

食道狭窄部　esophageal constriction　全長約22-25 cmの食道には3か所の生理的狭窄部が存在する．①第1狭窄部：輪状軟骨狭窄部とも呼ばれる．食道の起始部にあたり輪状軟骨の高さで門歯より約15-16 cmのところにあたる．食道異物症の好発部位．②第2狭窄部：大動脈狭窄部あるいは気管支狭窄部と呼ばれる．食道と大動脈の交差する高さで門歯より約23-25 cmのところにあたる．③第3狭窄部：横隔膜狭窄部とも呼ばれる．横隔膜を通過するところで門歯より約36-38 cmのところにあたる．[701]

食道憩室　esophageal diverticulum　食道壁の一部が嚢胞状に外側に突出した状態で，表面は粘膜に覆われている．食道壁の弱い部位に内圧が加わり発生する内圧性憩室と，食道壁の周囲組織の炎症，癒着，瘢痕性収縮などにより壁が脆弱になり生じる牽引性憩室がある．ツェンカーZenker憩室は，食道入口部の輪状咽頭筋を貫き，粘膜層，粘膜下層が背側へ袋状に飛び出した状態で，咽頭圧と輪状咽頭の弛緩のバランスがとれない結果生じた圧出性憩室．食道中部憩室(ロキタンスキーRokitansky憩室)は，結核などの炎症で気管分岐部のリンパ節が瘢痕化し食道が牽引される結果生じる真性憩室．横隔膜上憩室は，横隔膜のすぐ上に発生し，通常はアカラシアや食道痙攣などの食道運動の乱れと関係があると考えられている．憩室は通常無症状であるが，まれに大きくなり，嚥下痛，嚥下困難，食物の停滞感，逆流や嘔吐を引き起こす．治療は通常必要ではないが，場合によっては外科的に切除することが必要である．[184]

食道形成術　esophagoplasty　食道壁を形成する手術．先天性または瘢痕性の食道狭窄に対して行われる縦切開を横に縫合し狭窄を修復する手術で，先天性の食道欠損に対して行われる頸部食道形成術，食道癌の手術後に行われる食道再建術などがある．[485]

食道痙攣　esophagism, esophageal spasm　食道内の筋肉の調和のとれていない不規則な収縮による痙攣で，狭心症に類似した胸痛や首，顎，背中に放散する痛みを生じる．原因は不明だが，極端に熱いものや，冷たいもので誘発されやすい．男性より女性に多い．食道造影で数珠玉状に不規則に収縮する食道がわかると診断は確実である．食道内圧検査も有用．急性の胸痛には狭心症と同様にニトログリセリンが有効である．カルシウム拮抗薬も発症予防に使用される．[184]

食道腫瘍　esophageal tumor　食道に発生する腫瘍性病変で，良性腫瘍と浸潤，転移をきたす悪性腫瘍に分けられる．さらに，発生母地の違いから上皮性腫瘍と非上皮性腫瘍に分けられる．食道の良性腫瘍で頻度の高いものは上皮性腫瘍の乳頭腫，非上皮性腫瘍で粘膜下に発生する平滑筋腫，顆粒細胞腫，脂肪腫などがある．平滑筋腫の頻度が最も高い．通常，症状のない良性腫瘍は治療する必要はないが，悪性の可能性を否定できないものや，サイズが大きく通過障害などをきたしたものは治療の対象となる．悪性腫瘍で最も頻度の高いものは扁平上皮癌．欧米では食道腺癌の頻度が高まってきている．非上皮性の悪性腫瘍としては食道肉腫や悪性リンパ腫，悪性黒色腫などがある．[184]

食道上皮内癌 carcinoma in situ of esophagus 食道粘膜は粘膜上皮，粘膜固有層，粘膜筋板，粘膜下層より構成される．食道癌の中で癌が粘膜上皮にとどまるものが食道上皮内癌で，他の消化管癌に比べ食道癌は早期よりリンパ節転移をきたしやすいが，上皮内癌では転移を認めず，非侵襲的な内視鏡的粘膜切除術で完治可能．粘膜固有層下部まで浸潤した癌で，粘膜筋板に接したものは 5-10% の頻度でリンパ節転移を認めるようになる．[184] ⇨参早期食道癌→1808

食道静脈瘤

esophageal varices

【概念・定義】 肝臓には動脈と**門脈**，2 系統の流入血管が存在する．門脈は胃，小腸，大腸，膵臓などの内臓からの静脈が肝臓内へ流入する経路で，毛細血管まで分岐したのち再び集合・合流して肝静脈として大循環（下大静脈）へ合流する．門脈血流は肝臓流入血液全体の 70-80% を占める．何らかの理由で門脈血流が妨げられ**門脈圧**が亢進して，血液が行き場を失うと，血液は抜け道を求めて肝臓のまわりの大循環に短絡して流れていく（図）．この肝臓を迂回し上大静脈への**副血行路**として食道静脈叢が拡張・蛇行した状態が食道静脈瘤．門脈圧が亢進する疾患としては**肝硬変**，特発性門脈圧亢進症（IPH），肝外性門脈閉塞症，日本住血吸虫症，バッド・キアリ Budd-Chiari 症候群などがある．わが国では食道静脈瘤の 90% 以上は肝硬変の合併症として発生．食道静脈瘤の血管壁は炎症や圧の上昇で菲薄化して破綻し，大量出血をきたしやすいので臨床上問題となる．

●食道静脈瘤の発生する血行状態

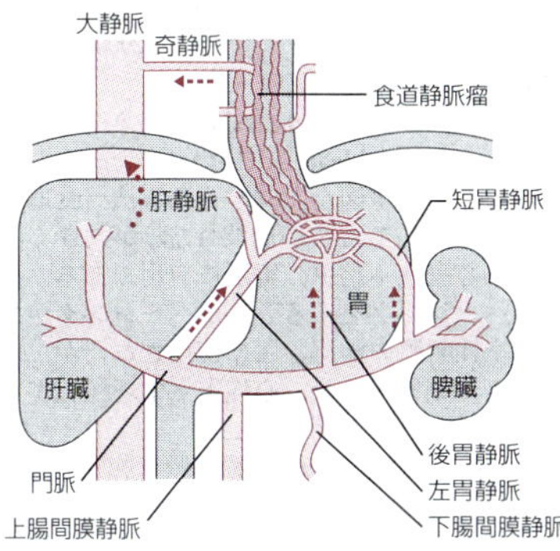

何らかの理由で門脈圧が亢進し，肝内血流が妨げられると血液は左胃静脈，後胃静脈，短胃静脈などの側副血行路に集中し奇静脈を経由して大循環に戻ろうとする．この結果，経由血管である食道壁の静脈が腫脹，蛇行して静脈瘤を形成する．

【症状】 出血をきたさない限り静脈瘤自体の症状はない．通常は肝硬変が原因であるので肝硬変と診断されている場合には常に食道静脈瘤の発生に注意を払う必要がある．破綻，出血すると大出血をきたしやすく出血性ショックに至ることが多い．また，血流低下で肝機能がさらに低下して肝不全に陥る場合もある．大量に吐血してはじめて発見されることもある．

【診断】 診断に X 線検査はあまり有用ではなく，内視鏡検査が必須．内視鏡検査では食道静脈瘤の占拠部位や形態，基本色調，発赤所見，出血所見，粘膜所見を内視鏡所見記載基準に基づいて記載する．記載状況により**静脈瘤破裂**の危険度を知ることができる．すなわち，形態が大きくなり，色調が青くなり，発赤所見は高度なほど出血の危険が高まる．内視鏡検査のほかに，造影 CT 検査，血管造影検査も肝臓の周囲の血液の流れを知るために有用である．

【治療】 治療は，静脈瘤が破綻出血した場合の緊急治療と，破綻前に行う予防的治療の 2 つに分かれる．〔**緊急治療**〕まず，全身の状態を保つために輸液，輸血などを必要に応じて行う．それと同時に，出血源確認のために緊急内視鏡検査を行う．破綻場所が確認されたら**内視鏡的静脈瘤結紮術**（EVL）や**内視鏡的硬化療法**（EIS）などの内視鏡的治療を行い止血する．内視鏡的治療が困難な場合には，ゼングスターケン・ブレークモア Sengstaken-Blakemore（SB）チューブのバルーンを食道内でふくらませ，食道を内側から圧迫して止血を試みる．この場合も止血後に，残存静脈瘤の治療が必要となる．〔**予防的治療**〕通常は F_2（連珠状の中等度の静脈瘤）以上の青色静脈瘤や発赤所見のある静脈瘤，緊満し短期間で増大する静脈瘤は破綻や出血の危険が高いとされ，予防的治療の適応となる．欧米では β **遮断薬**の内服投与がなされるが，わが国では通常は EIS や EVL などの内視鏡的治療を 1-2 週ごとに数回繰り返して行い静脈瘤を消滅させる治療が選択される．この場合も，数年後再発の可能性があるので定期的に内視鏡検査を行う必要がある．[184] ⇨参門脈圧亢進症→2833

食道静脈瘤の看護ケア

【看護への実践応用】 看護のポイントは症状の早期発見，破裂時のケア，破裂予防のケアの 3 点である．多くの場合，基礎疾患に肝硬変がある．未破裂の静脈瘤は無症状であり，定期健診の際に発見される場合が多いが，破裂を完全に予防できる治療は未確立である．破裂を疑う前駆症状には悪心，胃部不快，胸やけ感などがある。破裂した場合，大量の吐血・下血，血圧低下および出血性ショックをきたし，肝硬変が進行している場合は肝不全死に至る危険性が高くなる．①意識レベル，バイタルサインの観察を行い，迅速に対応するとともに，肝硬変に伴う全身状態の変化に注意する必要がある．②吐血時は，吐物を誤嚥しない姿勢をとらせ吸引を行う．大量出血時の緊急処置としてゼングスターケン・ブレークモア Sengstaken-Blakemore（S-B）チューブが経鼻的に挿入される．胃・食道バルーンに空気を入れて圧迫止血を試みるが，バルーンの圧が低いと止血効果は乏しく，圧が高いと食道粘膜に潰瘍や壊死を生じるため，医師の指示のもと適切に圧力管理を行う．患者は唾液を飲み込むことができないため頻回の吸引が必要であり，咽頭違和感，胃痛，食道圧迫感，呼吸苦など苦痛の強い状態になる．また，全身状態が安定したのちに施行される内視鏡的止血術や，再出血がないことが確認されるまでの間は絶飲食，ベッド上安静になるため，つらさを十分配慮して身のまわりのケアを行う．患者・家族は出血により恐怖心もいだくため，メンタルケアも必要である．③静脈瘤の診断時および止血の得られた回復期は，再破裂を疑う症状の観察や破裂予防の指導を患者・家族に行う．食事はやわらかい物とし，刺激物，飲酒は避け，魚の骨などには注意する．咳や嘔吐による胸腔内圧の上昇を避けるため，かぜをひかないように感染予防に努める．排便時の努責は腹圧上昇をまねくため，下剤などで便通をコントロールする．貧血症状や黒色便をはじめとした出血や破裂を疑う症状があれば，早期に受診行動がとれるよう説明する．[1064,476] ⇨参食道静脈瘤→1481

食道静脈瘤直達手術　direct operation (approach) for esophageal varices　食道静脈瘤に対する外科的治療法のうち，食道静脈瘤に直接侵襲を加える手術療法．胃上部および食道下部で消化管壁に流入する小血管を〔結紮〕切離し，消化管を一度離断し再吻合する．これにより消化管壁内外から静脈瘤へ至る血液供給路がなくなり，静脈瘤の消滅を図ることができる．代表的なものとしては，経胸食道離断術，経腹食道離断術，胃上部切除術，ハッサブ Hassab 手術（腹部食道胃上部血行遮断術）などがある．静脈瘤自体には触れず，門脈系の静脈を体循環系の静脈と吻合して門脈圧を低下させる〔選択的〕シャント手術に対比して，直達手術と呼ばれる．長期にわたり静脈瘤再発が少ないため，以前は食道胃静脈瘤の第一選択治療法にあげられていたが，内視鏡的治療法の出現により施行数が著減した．[485]

食道静脈瘤破裂　rupture of esophageal varix　門脈圧が亢進し，門脈系から体循環系への側副血行路が発達することによって形成された食道静脈瘤が破綻した状態．原疾患は肝硬変症が多いが，バンチ Banti 症候群，日本住血吸虫症，バッド・キアリ Budd-Chiari 症候群でも起こる．静脈瘤が破裂すると大量の上部消化管出血となり，出血性ショックから死に至ることもまれではない．内視鏡検査は出血の診断や予測のために不可欠で，さらに治療にも利用できる．静脈瘤の発赤所見 R-C (red color) sign 陽性の場合，破裂の危険性が高い．治療としてはゼングスターケン・ブレークモア管 Sengstaken-Blakemore tube による圧迫止血や内視鏡的食道静脈瘤硬化療法，結紮術および経皮経肝的静脈塞栓術などがある．[275]

食道造影法　esophagography　硫酸バリウムを用いて食道を造影するX線検査．食道のみを対象とする精密検査と，上部消化管ルーチン検査の一部として行われる場合がある．X線透視をしながら，充満像，粘膜像，二重造影像をさまざまな方向からタイミングよくスポット撮影する．[264]

食道挿管検知器　esophageal detector device；EDD　気管挿管を実施した際に気管チューブの位置が適正である（食道挿管になっていない）ことを確認する器具の1つ．バルブ部を圧迫変形させた（つぶした）状態で気管チューブに接続する．バルブから手を離してすぐにふくらめばチューブは気管内に入っている．気管チューブが食道内にあると，EDDの吸引によって食道の管腔がつぶれる，もしくは食道組織がチューブ先端に接触しバルブは再膨張しない（陽性）．食道挿管は致命的であるため，疑われたらただちに気管チューブを抜去し，再挿管ができるまでバッグバルブマスクによる換気を行う．[938] ⇨参気管挿管の確認→675

食道損傷　esophageal injury　内視鏡や食道異物などにより食道壁に傷ができる機械的損傷と，酸，アルカリなどの薬品を誤飲することによって食道壁に腐食性変化が起こる化学的損傷がある．外傷によって単独で食道損傷が起こることはまれである．機械的損傷は受傷早期でかつ軽度であれば一次的に修復が可能．化学的損傷で慢性期に強い狭窄を呈するものは食道再建術が必要となる．[1270] ⇨参特発性食道破裂→2147

食道-唾液腺反射　esophago-salivary reflex　食道下端に刺激が与えられたときに求心性迷走神経が刺激されて起こる唾液の反射性分泌をいう．[842]

食道内圧検査法　measurement of esophageal intraluminal pressure, esophageal manometry　食道の生理的機能，すなわち胃内への食物の輸送と逆流阻止が正常に行われているかを，食道の内圧を測定することで調べる検査．圧変換器のついたカテーテルを食道に挿入し，休息時および嚥下時の圧を食道の各部位で測定．アカラシアでは休息時の下部昇圧帯の圧の上昇がみられるほか，汎発性食道痙攣，全身性硬化症などの診断にも役立つ．[1181]

食道発音　esophageal speech⇨同食道音声→1479

食道発声　esophageal speech⇨同食道音声→1479

食道閉鎖式エアウェイ　esophageal obturator airway；EOA, esophageal gastric tube airway；EGTA　［ラリンジアルチューブ］　EOAマスクタイプとEGTA型食道閉鎖式エアウェイ，EOA咽頭カフタイプの3種類あり，いずれも声門下に至る気道の確保ができなくて，陽圧換気時に胃内容が逆流するのを防ぐために，カフつきチューブで食道を閉鎖する構造となっている．EOAマスクタイプとEGTA型はフェイスマスクに食道チューブが接続しており，前者はチューブにバッグを装着しチューブ近位部の側孔から換気する構造で，後者はマスクから換気する構造となっている．EOA咽頭カフタイプはWBチューブの項参照．[1616] ⇨参WBチューブ→121，ラリンジアルマスク→2900

食道閉鎖症⇨同先天性食道閉鎖症→1783

食道無弛緩症　esophageal achalasia⇨同アカラシア→136

食道誘導　esophageal lead　電極のついたチューブを食道内に挿入して心電図を記録する誘導法．食道の前面に左房が接しているため心房波（P波）が大きく記録されるので，心室性不整脈の鑑別に有用である．さらにそこからペーシングをすると心房ペーシングができるため，上室性頻脈の治療などに使用されたが，最近はカテーテルが細径化され，心臓電気生理検査が容易になったため使用頻度は低下した．[1432]

食道裂孔　esophageal hiatus　横隔膜は胸腔と腹腔の間にある膜状の筋肉で，呼吸運動に大きな役割を果たす．食道が横隔膜を貫く孔を食道裂孔という．食道と胃との境（食道・胃接合部）は正常では横隔膜下2-3cmの腹腔内にある．食道裂孔を通って胃の一部が胸腔内に存在する状態が食道裂孔ヘルニア．[184] ⇨参食道裂孔ヘルニア→1482

食道裂孔ヘルニア　esophageal hiatal hernia　［裂孔ヘルニア］　横隔膜は胸腔と腹腔の間にある膜状の筋肉で，

呼吸運動に大きな役割を果たしている．横隔膜を貫く臓器である食道と胃との境(食道・胃接合部)は通常は横隔膜下 2-3 cm の腹腔内にある．食道が横隔膜を貫く孔が食道裂孔で，食道裂孔を通って，腹腔内にあるべき胃の一部が胸腔内へ脱出した状態を食道裂孔ヘルニアといい，横隔膜ヘルニアの 95% を占める．食道裂孔ヘルニアには，先天的に食道が短いため胃が胸腔内に引き上げられた短食道胸胃 short esophagus と，後天的に食道胃接合部とともに胃が胸腔内に入った鉗子滑脱型ヘルニア sliding hernia，食道胃接合部は腹腔内にとどまり，胃のみ胸腔内に入った傍食道型ヘルニア paraesophageal hernia，および混合型がある．頻度は鉗子滑脱型が 80% を占める．後天的ヘルニアは高齢者に多く，加齢に従って身体組織が緩むとともに食道裂孔も緩んで食道裂孔ヘルニアとなった場合が多い．亀背による腹圧亢進も食道裂孔ヘルニアの誘因となる．その他，食道裂孔ヘルニアの原因には喘息や慢性気管支炎などの慢性の咳嗽性疾患や肥満による腹圧上昇がある．軽症例では自覚症状がない場合もあるが，重症になると，胸焼け，胸痛，つかえ感などの症状が出現する．診断には硫酸バリウムによる X 線造影，内視鏡が通常は用いられる．逆流性食道炎を併発している場合が多く，プロトンポンプ阻害薬(PPI)などの酸分泌抑制薬が奏効する場合もあるが，重症例では外科的治療が必要となる．脱出している胃を腹腔内に引き戻し，開大している食道裂孔を縫縮する．食道周囲に胃底部を全周性に巻きつけるニッセン Nissen 法，亜全周性のトゥーペ Toupet 法，ドール Dor 法，噴門部を正中弓状靱帯に縫合するヒル Hill 法などがある．最近では腹腔鏡下にニッセン法や内視鏡的逆流防止手術も行われている．[184] ⇒参食道裂孔→1482

職能評価⇒同職業評価→1473

触媒　catalyst　特定の化学反応を起こすべき物質系の中に比較的少量存在し，自身は反応の前後で変化せず，反応速度を変え，あるいは反応を開始させ，あるいは可能ないくつかの反応のうちの 1 つを選択的に進行させて生成物の種類を変える役目をする物質．触媒がもつ作用(触媒作用)自体を指す場合もある．触媒は，自発的に起こりうる反応の反応速度を増加させる．[362]

職場教育　on-the-job training；OJT　［オンザジョブ・トレーニング，OJT］　経営体で行われる従業員教育のうち，実際の職務に必要となる知識や技能を職場で直接習得させるために行われるもの．職場を離れて，例えば座学などで基礎知識を習得させるオフザジョブ・トレーニング off-the-job training(OFF-JT)と区別して用いる．わが国のように職歴形成が個別組織内に封鎖される傾向の強い場合には OJT の果たす意義は大きくならざるをえない．看護臨床現場教育の中では看護師としての成長を目的とした OJT は重要で，効果的に行うには段階的学習・指導，課題割り当てなどが必要である．新人の不安を解消しサポートするプリセプターシップも OJT の 1 つである．[1039] ⇒参オンザジョブ・トレーニング《看護における》→419

職場不適応症　maladaptation to job　昭和 40 年代後半から一般化してきた用語で，単に職場に適応できないということだけでなく，その原因，あるいは年代によっても表面化する症状は異なる．戦後のわが国の経済復興は，職場内の伝統的な人間関係や価値基準を変え，その結果，旧態依然に仕事をしていた中高年層が変化についていけなくなったのが第一次職場不適応である．シフニオス Peter E. Sifneos の「テクノ不安症候群(テクノストレス症候群)」は，急速に OA 化が進んだ職場での主に中高年の不適応を表している．それと並行して，若年層では「モラトリアム青年」「青い鳥症候群」「シンデレラコンプレックス」などと表現され，職場という枠組みに沿った行動を期待される状況が「自分に合わない」と感じ，職業生活そのものが成立しにくい状況も出現するに至った．職業生活では必然的に「ある役割」を果たすことが期待されるが，ドイツの精神病理学者クラウス Alfred Kraus は自己と役割の過剰な同一化を「役割依存性」と指摘している．強迫的に「役割・秩序」にこだわり，それが配置転換や昇進などで崩壊すると，うつ(鬱)病発症のきっかけになるもので，中高年層に多い．若年層では逆に自我が未熟なために「役割」を引き受けることに困難さを感じるケースも増えている．期待される役割が重荷になってしまい，1 つの職場に数か月以上勤務できない，短い期間に転職を繰り返す，定職にはつかず短期間だけ労働する，といった人格の基盤に回避性が高い就業形態における問題として職場不適応症が指摘される場合もある．回避性が高いだけに転職や退職に大きな葛藤を示さないのが特徴である．また，人間関係や職場，賃金への不満などが引きがねになることもあり，原因はさまざま．対人恐怖症や頭痛など心理的，身体的な問題をかかえたり，欠勤，飲酒，ギャンブルへの逃避などがみられることもある．[730]

植皮術　skin grafting　［皮膚移植術］　一次縫合ができない大きな皮膚欠損部を，他の部位または他の生体から採取した皮膚で覆う外科的移植術．通常，重傷熱傷などに生体包帯として用いる以外は，自己の移植片を用いる自家植皮術を行う．移植片を採皮部から切り離して移植する遊離植皮術と，茎を介して皮下組織を移植する有茎植皮術がある．遊離植皮術は，採皮片の厚さにより真皮全層を含めて用いる全層植皮と，真皮の一部を含めて用いる分層植皮に大別される．また，植皮片の形状によりシート植皮，メッシュ植皮，パッチ植皮に分類される．分層植皮の場合は植皮刀を用い採皮する．植皮後は，タイオーバー法，包帯圧迫法などで植皮片を固定する．[213]

食氷症　pagophagia　［氷食症］　大量に氷を噛み砕いて食べたり，冷たい飲み物を飲む，あるいはその衝動を抑えられない病態．土や糊，粘土などをかじる異常な食行動のうちの 1 つ．鉄欠乏性貧血でみられることがあり，鉄剤を投与することによりこの行動は消失する．鉄欠乏で起きる理由は不明である．[1038] ⇒参異食症→238

食品　food　自然界に存在する動植物を調理，加工し摂取可能な状態にしたもの．主にエネルギー源として，また食事内容を豊かにするためや嗜好を満たすために摂取する．[987]

食品アレルギー⇒同食物アレルギー→1485

食品異物　foreign body in food　不良な食品の中に含まれるヒトの健康に適さないものをいう．内因性異物と外因性異物とに分けられる．内因性としては，異常増殖した常在微生物，フグや毒キノコなどに含まれる自然毒，放射性物質があり，外因性としては，外来の細菌，カビ，寄生虫，農薬などの生産・製造過程で混入した化学物質，食品添加物などがある．[543]

食品医薬品局⇨同アメリカ食品医薬品局→181

食品衛生〔監視〕 food sanitation〔inspection〕［**食品保健**］飲食物，食品添加物，器具，容器，包装などによって起こる健康障害を防止し，ヒトの健康維持に努め，公衆衛生の向上を図ること．わが国では，「食品衛生法」に基づいて，厚生労働省が行政の側から食品衛生の管理を行っている．また，食品衛生学は，環境衛生学，産業衛生学，予防医学と並んで，衛生・公衆衛生学の主要分野の1つでもある．[543]

食品衛生法 Food Sanitation Act わが国で食品衛生行政を行うための基本となる法律．1947(昭和22)年に施行され，厚生労働省が所管しており，第一線機関は保健所である．医薬品を除くすべての飲食物，食品添加物，器具，容器，包装などの衛生管理，食品関連業者の管理・指導，さらに，食品衛生監視制度や食中毒の処理について定めている．2003(平成15)年，「食品安全基本法」の制定に伴い，大幅に改正された．[543]

食品汚染 food contamination 食品本来の成分でない物質が，食品に付着したり混入したりすること．病原性微生物，有毒物質による食品汚染は健康障害につながる．[543]

食品規格委員会 Joint FAO/WHO Codex Alimentarius Commission；CAC［コーデックス委員会，CAC］FAO/WHO合同食品規格計画(Joint FAO/WHO Food Standards Programme)の実施機関として，1962年に，FAO(国連食糧農業機関)とWHO(世界保健機関)が合同で設立した国際政府間組織．コーデックス委員会(CAC)ともいわれる．目的は国際食品規格の策定を通じて，消費者の健康を守るとともに，公正な食品貿易を確保すること．CACが策定した食品規格は，WTO(世界貿易機関)の多角的貿易協定のもとで，国際的な制度調和を図るものとして位置づけられ，各国はその規格に基づいた措置をとることが求められている．174か国1機関(欧州共同体)が加盟し，わが国は1966(昭和41)年の加盟以来，総会や関係する各部会などに代表を送り積極的な対応を行っている．2009年9月現在，CACは執行委員会，事務局，10の一般問題部会，11の個別食品部会，1つの特別部会と，6つの地域調整部会からなる．コーデックス食品規格基準は，国際貿易および国内の食品行政の点から重要である．[1170]

食品群 food group 現在何千種類もの食品が存在し，これらを体系的に認識するために原材料や含有されている栄養成分，さらに形態や消費者の利用目的などにより食品が類別され，いくつかの群に整理されている．これらを食品群という．食品の分類方法には多くの方法があるが，最も基本的なものが日本食品標準成分表による18群の区分で，それぞれの食品群には含有する栄養成分に特徴がある．このほかに国民栄養調査(18群)，厚生労働省の6つの基礎食品(6群)，糖尿病の食品交換表(4群6表＋調味料)，香川式(4群)，三食食品群(3群)があり，それぞれ利用者の目的によって使用される．[987]

食品交換表 food exchange list 糖尿病患者の食事療法を医師・栄養士が指導しやすく，患者に理解されやすくするために日本糖尿病学会が出版している小冊子．日常使用されている多くの食品を，主な含有栄養素により6群(穀類・いも類，果実類，魚介・肉・卵・チーズ・大豆，牛乳・乳製品，油脂，野菜類・きのこ・海藻類)に分類し，各群の食品で含まれるエネルギー量を80 kcalを1単位として，各食品1単位相当量の目安を重量(g)で示したもの．同一群内の食品は，同じ単位であれば互いに交換して食べてよいこととなり，変化に富んだ食事を楽しめるように工夫されている．糖尿病腎症の患者には別に専用の食品交換表が作成されている．[418]

食品構成 food constitution 1日に必要とする栄養素量を充足するために必要な食品の種類を選択し，その分量を算出し，食品の主要成分の類似している食品をグループごとにまとめて示したもの．[987]

食品添加物 food additives 食品の加工・保存の目的で，食品に添加，混和，浸潤，その他の方法によって使用するものをいい，天然添加物と化学合成品に大別される．天然添加物については厳しい規制は行われていないが，化学合成品については，「食品衛生法」により食品衛生調査会の答申を受け厚生労働大臣が指定したものでなければ，製造，加工，輸入，使用，販売のみならず，貯蔵や陳列すらしてはならないと定められている．2009(平成21)年現在，指定添加物393，既存添加物419，天然香料612，一般飲食物添加物72が指定されている．[543]

食品媒介感染症 food-borne infections［**食品媒介性伝染病**］飲食物を介して病原菌がヒトからヒトへ伝播して発症する感染症．食中毒と異なり少ない菌量でも生じ，原因菌は食物の介在なく伝播することもある．ただし感染型食中毒起因菌であるカンピロバクター *Campylobacter* のように，少量の菌でも感染しやすく他者への感染拡大も起こりうる菌種が明らかになり，細菌性食中毒との境界は従来の法定伝染病を除きあいまいになってきている．症状は胃腸症状のほか，起因菌によっては徐脈など腸管外症状を伴い，治療としては抗生物質や抗毒素の投与，腎不全，ショック，壊死性腸炎などの合併症対策に努める．[501]

食品媒介性伝染病⇨同食品媒介感染症→1484

食品標準成分表⇨同日本食品標準成分表→2222

食品分析 food analysis 食品中の各成分，水分，タンパク質，脂質，炭水化物，食物繊維，灰分などの一般成分ならびに無機質，ビタミンなどの微量成分，さらにアミノ酸組成，脂肪酸組成のほか，呈味成分，色素などについて，これらが試料食品中にどれだけ含まれるかを調べること．[987]

食品保健⇨同食品衛生〔監視〕→1484

食品保健指導士 food quality adviser［アドバイザリースタッフ］多種多様な健康食品が流通する中，「保健機能食品制度」〔2001(平成13)年4月〕施行にあたり，食品成分の栄養機能，摂取の必要性などについて専門的知識を修得し，正しく提供できるアドバイザリースタッフ(管理栄養士，薬剤師など)の確保が必要とされ，「食品保健指導士」が認定されることになった．食品保健指導士は，財団法人日本健康・栄養食品協会が行う食品保健指導士講習会を受講し，認定試験に合格した者が認定される(認定期間5年，更新制)．修得する知識は，①関連法規(「食品衛生法」，「薬事法」，「健康増進法」など)，②保健機能食品などの栄養素や栄養成分に関する有効性，安全性，③生活習慣病とリスク低減・除去，④栄養状態の評価・判定，⑤食品の保健機能とリスク管理，⑥健康増進と食品の健康強調表示，⑦臨床栄養学・臨床生理学など多岐にわたる．2001(同13)年10月より運用が開始され，2006(同18)年9月現在757名の食品保健指導士が活躍している．[1170]

植物検疫　plant quarantine，plant protection ［**植物防疫**］ わが国の植物に被害をもたらす植物病の病原菌や病害虫の海外からの侵入を防ぐために，海港や空港で輸入植物の検査および必要な処置を行うこと．これを特に国際植物検疫の輸入検疫といい，輸出検疫として輸出物に対して外国の要請に応じて行う検疫も国際植物検疫に含まれる．さらに，国内での病害虫の蔓延防止のために行う国内植物検疫も広義の植物検疫に含まれる．「植物防疫法」と「国際植物防疫条約」に基づいて，農林水産省植物防疫所が行っている．[543]

植物状態　vegetative state　広範で重篤な脳障害にもかかわらず，間脳と脳幹の機能は保たれている状態．この状態では睡眠と覚醒のサイクルは保たれ，呼吸や循環機能も正常に維持されている．しかし，昏睡状態にあり，内的・外的な認識機能は失われ，反応しない．植物状態はある程度回復することもあるが多くは持続的で，約2週間経過しても改善がなければ回復は難しい．一方，脳幹を含む脳全体が障害され不可逆的に機能を消失した場合が脳死である．[1009] ⇨参脳死→2299

植物神経系　vegetative nervous system⇨同自律神経系→1498

植物性機能　vegetative function ［**自律性機能**］ 筋肉収縮や神経活動など個体の移動等に関する機能を動物性機能といい，呼吸・循環，消化・吸収・代謝，内分泌など，それ以外の機能を植物性機能という．しかし，植物でも運動するものもあれば，感覚機能をもつものもあり，この分類は使われなくなってきた．植物状態は，一般に随意的運動能力を完全に消失した状態をいうが，生命維持に直接影響しない中枢神経系が広汎に障害された場合に生じる．[1335] ⇨参動物性機能→2129

植物性血球凝集素⇨同フィトヘマグルチニン→2513

植物性食品　vegetable food　穀類，芋デンプン類，砂糖類・菓子類の一部，油脂類の一部，種実類，マメ類，野菜類，果実類，キノコ類，藻類など．果実や種実，芽，葉，葉状体，茎，根，カサなどを食用とするもの．[987]

植物性タンパク質　vegetable protein　植物性食品由来のタンパク質．最近，植物性タンパク質について血清脂質に対する影響が注目されている．大豆タンパクを摂取することによって高コレステロール血症の改善がみられている．これはタンパク質摂取と同時に植物性の脂肪がかなり加わることによるP/S比(多価不飽和脂肪酸/飽和脂肪酸比)の変動があることが推定されている．[987]

植物性油脂　vegetable fat and oil　主に植物種子から得られる脂肪油．性質から乾性油，不乾性油，半乾性油に分類される．植物性油脂として，ヤシ油，パーム油，カカオバターなどがある．不けん(鹸)化物として植物ステリンを含むのが特徴．[987]

植物防疫⇨同植物検疫→1485

植物防疫法　Plant Protection Act　病害虫の海外からの侵入を防止するための植物防疫制度を定めた1950(昭和25)年施行の法律．WTO(世界貿易機関)のSPS協定(衛生植物検疫措置の適用に関する協定)の受諾により1996(平成8)年に改正された．[543] ⇨参植物検疫→1485

食糞　coprophagia，coprophagy　異食症 pica の一種として自分の糞便を食べるという行為．重度知的障害や認知症にみられる．異性の糞便を食べる場合があるが，これは食欲の異常ではなく，性倒錯としてとらえられる．[756] ⇨参異食症→238

食胞⇨同ファゴソーム→2507

職務内容説明書⇨同ジョブディスクリプション→1494

職務満足　job satisfaction　組織で働く人びとが，与えられた職務内容にどのくらい満足しながら働いているかということ．企業などではそれを調べることを職務満足度調査という．施設によっては人事管理に生かす目的で積極的に看護師の職務満足度調査を行っている．職務満足が得られず次々と職場を変える，あるいは転職する人を，跳び回るという意味でジョブホッパー job-hopper という．[415]

植毛　hair transplantation ［**植毛術**］ 瘢痕性脱毛や若年性脱毛症などの頭髪や睫毛，眉毛などの消失に対し，毛髪を移植して美容的に脱毛を修復すること．遊離植毛術としては毛髪を1本ずつ移植する単一毛植毛術，何本かの毛髪を含んだ全層皮膚を挿入移植する皮膚柱植毛術などがある．有茎植毛術としては局所皮弁植毛術や血管柄つき島状皮弁植毛術，動脈皮弁植毛術などが行われている．[213]

植毛術　hair transplantation⇨同植毛→1485

食物アレルギー　alimentary allergy，food allergy ［**食事性アレルギー，食品アレルギー**］ 特定の食物抗原を摂取することで免疫特異反応が引き起こされて生じる過敏症．気管支喘息，蕁麻疹，アレルギー性鼻炎，血管神経性浮腫，皮膚炎，瘙痒症，頭痛，迷路炎，結膜炎，嘔気・嘔吐，下痢，幽門痙攣，仙痛，緊張性便秘，粘液性大腸炎，肛門周囲湿疹などをきたす．これらの疾患や症状はときに致命的な結果を招くことがある．原因はIgE(免疫グロブリンE)を介する障害とIgEを介さないものの2つに分かれる．IgEを介するものには肥満細胞の脱顆粒が生じる場所や範囲に応じて多彩な症状を呈する．原因物質は主にタンパク性物質であり，ピーナッツ，豆類，魚介類，卵，牛乳，小麦などが多い．症状は食物摂取後5-30分以内に起こるのが通例．IgEを介さないものとしては牛乳や大豆の摂取による胃腸管食物過敏症があり，生後1週～3か月の乳児にみられることが多い．原因食物摂取後1-8時間後に嘔吐，下痢，便潜血がみられ，原因除去後72時間以内に症状の改善がみられる．診断は末梢血の好酸球増加，血清IgE値の上昇，放射性アレルゲン吸着試験 radio-allergosorbent test(RAST)，詳細な食事記録や除外食事，皮膚試験，胃腸管の生検などによる．[505]

食物〔経口〕負荷試験⇨同食物誘発試験→1486

食物形態　state of food　常食，軟食，半流動食，流動食など食物の形状をいう．常食とは一般に健常者が食べている固形食，軟食とは主食が全がゆや七分がゆで，副食も常食よりやわらかくなっているもの．半流動食は，主食が五分がゆや三分がゆ，一分がゆで，副食も水分の含有量が多めで糊状になっているもの．流動食は，主食も副食も水分含有量が非常に多く液状になっているもの．食物形態がやわらかくなればなるほど，1回の食事における水分量が増し，栄養素やエネルギーの摂取量は少なくなる．[894] ⇨参常食→1440，軟食→2199，流動食→2938

食物繊維　dietary fiber；DF　ヒトの消化酵素で消化されない食物成分と定義され，植物細胞の難消化性多糖が広く含められていた．動物性食品中の食物繊維をも含める考え方も一般的になった．人間の消化酵素では加水分解を受けがたく，大腸では一部またはその大部分が腸内細菌によって加水分解を受ける．セルロース，ヘミセルロース，ペクチン様物質などの多糖類と非多糖類であるリグニンからなっている．食後血糖上昇抑制作用，血中コレステロール低下作用が認められている．食物中の食物細胞壁の多糖類やリグニンは，哺乳類の酵素では消化されず食物繊維を構成している．[987]

食物テスト　food test　実際に食べ物を用いて嚥下機能を評価する方法．ティースプーン1杯のプリン(3-4 g)などを摂食，空嚥下の追加を指示し，30秒観察する．評価は，判定不能(口から出す，無反応)，1a(嚥下なし，むせなし，湿性嗄声または呼吸変化あり)，1b(嚥下なし，むせあり)，2(嚥下あり，むせなし，呼吸変化あり)，3a(嚥下あり，むせなし，湿性嗄声あり)，3b(嚥下あり，むせあり)，3c(嚥下あり，むせあり，湿性嗄声なし，口腔内残留あり)，4(嚥下あり，むせなし，湿性嗄声なし，口腔内残留あり，追加嚥下で残留消失)，5(嚥下あり，むせなし，湿性嗄声・呼吸変化なし，口腔内残留なし)である．評価の4以上であれば合計3回施行し，最も悪い嚥下を評価する．3以下の場合は誤嚥が疑われる．[1573]

食物網⇨同食物連鎖→1486

食物誘発試験　〔oral〕food challenge〔test〕［**食物〔経口〕負荷試験，経口誘発試験**］　食物アレルギーの診断方法．症状のみられない時期に疑わしい食物を少量から食べさせ，症状が発現するかどうか経過観察する．アナフィラキシーショックを起こす危険性があるため，入院設備のある専門医のもとで実施する．[309] ⇨参食物アレルギー→1485，誘発試験→2855

食物連鎖　food chain［**食物網**］　自然界に存在する各種の生物体が，その相互の生存を目的として共存する場合の環境を場として大きな循環を中心とした一種の連鎖反応のこと．連鎖は植物(生産者)から始まり，草食動物(一次消費者)，肉食動物(二次消費者)，大型肉食動物(三次消費者)という形でつながっていく．高次になるほど大型生物となり，個体数は反比例して少なくなってくる．また，生食連鎖，腐食連鎖という区分もあり，生食連鎖では，緑色植物→草食動物→小型肉食動物→大型肉食動物のプロセスで，生きているものを食べる流れである．実際には食べられないまま終わる動植物がほとんどのため，生食連鎖より腐食連鎖のほうが主流で，有機堆積物→動植物→バクテリアや菌類→腐食者→肉食動物の流れで，生食連鎖で使われなかった物質(例：落ち葉，小枝，根，幹，動物の遺骸)は，腐食連鎖をたどる．これらの物質は細菌や菌類などによって分解され，複雑な有機物は無機物に還元される．さらにこの無機物は植物に利用され，再び生食連鎖や腐食連鎖へ利用されていく．しかし生食連鎖のほうが直接理解が容易なので，一般に食物連鎖の概念ではこのほうが印象が強いものとなっている．[24]

食養　食事に注意して，健康の増進を図ったり病気の治療をしたりすること．漢方医学では，各種食材にも生薬と同様に効能効果があると考え，そうした目的で病態に応じて食材を用いる．薬膳はその応用である．養生に関しては，江戸時代の貝原益軒による『養生訓』が有名であるが，飲食について，飲食に節度をもって多食を慎み，腹八分にすること，胃腸の強弱によって食べ物を選んで食べる，食後に動くことなどが記載されている．[1497] ⇨参養生→2869

食欲　appetite　食物を摂取したいという欲求のこと．成因として，糖定常説(血糖値の変化が関係しているという説)，脂肪定常説(脂肪酸の濃度が関係しているとする説)，温度定常説(体温の変化が関係しているとする説)などがある．いずれにしても，食欲をつかさどる中枢は間脳の視床下部にある食欲中枢である．ここには食行動を起こさせる摂食中枢と食行動を停止させる満腹中枢があり，この2つのバランスによって食欲は調節されている．また，食欲は食物に対する視覚，嗅覚，聴覚などの感覚，嗜好，周囲の環境，そのときの気持ちなど社会文化的，心理的状態によって影響される．[894] ⇨参食欲中枢→1486，摂食中枢→1736，満腹中枢→2760

食欲増進薬　appetite stimulant agent　食欲不振の対症療法として投与される，食欲を刺激，増進させる薬物の総称．[1212]

食欲中枢　appetite center　摂食行動を促進する摂食中枢と，抑制する満腹中枢からなり，前者は視床下部外側部，後者は腹内側核に存在する．一方の活動が上昇すれば，他方の活動は抑制されるという相反的な活動性によって，食欲を調節している．[1230] ⇨参摂食中枢→1736，満腹中枢→2760

食欲不振　anorexia［**食思不振，アノレキシア，無食欲**］食物に対する欲求が減退した状態．消化器疾患などの症状の1つとして現れる症候性のものと，特定の疾患がないのに起こる心因性のものとに分けられる．症候性の場合は原疾患の治療を行う．心因性の場合は，適切な食事指導を行うと同時に，原因の究明が必要となる．特に小児では食事の強要，厳しいしつけ，情緒的不安，遊びに熱中しているなどの理由から食欲不振に陥ることが多い．食事の内容や与え方を工夫し，運動を十分にさせ，落ち着いた環境で規則正しい生活を送れるようにすることが大切．[1631] ⇨参神経性食思不振症→1527

食糧自給率　food self-sufficiency rate　特定の集団(国家あるいは地域)を対象に，十分な食料(食糧需要)をどの程度までそこで生産・供給が可能であるかを示した割合．大きい区分では品目別食糧自給率と総合食糧自給率(生産額によるもの，消費カロリーによるもの)の2つの評定方法がある．わが国における食糧自給率は2008(平成20)年度で消費カロリーによるものでは41%であり，生産額によるものでも65%まで減少してきている．残りの部分は輸入に頼っており，人口比で眺めた場合，世界最大の食糧輸入国である．先進国群における食糧自給率は，その国の経済状態との関連で各種の評価が可能であるが，どのような指標であっても，おおむね漸次上昇傾向が示されている．総合食糧自給率はフランス，アメリカでは100％をはるかに越えており，ドイツ，イギリスなどでも70％以上である．これに反し，基幹産業が整備されていない開発途上国では，評価はその国の民力・民度との関連で示されており，国家資力の不足により必要な食糧の輸入が十分でなく，常時，食糧供給の問題が引き起こされている．[24]

書痙 writer's cramp, scrivener's palsy, graphospasm ［書字痙攣，吃書(きっしょ)］ 手を他の目的に使用するときには何ら支障はないが，書字動作においてのみ誘発される局所的なジストニア．書字のときには手指，手首，肘，肩などに異常な筋活動が生じ，書字動作が妨害されてしまう．同様の現象として，タイプを打つときや，楽器演奏のときのみに限って生じる不随意運動があり，これらをまとめて職業性痙攣と呼ぶことがある．[369]

初経 menarche ［初潮］ 生まれてはじめての月経のこと．一般的に10-14歳で起こることが多いが，早い場合で6歳前後，遅い場合で16歳以降で起こる例もある．通常，10歳未満での初経は早発月経といわれ，低身長の原因になる恐れがあり，16歳以降の場合は遅発月経といわれ，無月経症の恐れがある．いずれの場合も医師による診断を受ける．月経が始まっても1-2年間は周期が不規則で排卵もないため(無排卵月経)，妊娠は成立しない．初経を迎える前から，乳房や女性生殖器の発達，陰毛の発生(第二次性徴)が始まっており，初経の約1年前後は，子どもの体型からいわゆる女性らしい体型へと急激に変化する時期でもある．欧米人は日本人に比べて初経が発生する時期が早い．[1510] ⇨参原発無月経→963，第二次性徴→1894

初経(初潮)教育 care of menarche⇨同初経指導→1487

初経指導 care of menarche ［初経(初潮)教育］ 初経を迎える前に不安を取り除き，身体の変化をスムーズに受け止めることができることを目的とした指導のこと．わが国の平均初経年齢は12歳前後であり，小学校高学年の女子を中心に行われることが多い．初経は思春期女子における第二次性徴の1つであり，初経の受け止め方は女性性や母性性に影響を及ぼすことが多い．初経に対する不安や嫌悪感は知識不足に起因することが多く，事前に十分な知識をもたせることが必要．そのためには，初経指導が学校や家庭において科学的で感性あふれる性教育の一環として行われることが望ましい．内容としては，月経のメカニズムや手当ての仕方，月経時の不快症状への対応や生活の工夫などがあげられる．[1352] ⇨参月経教育→908

所見 findings 診察，検査，解剖などを通して明らかになった診断および治療に重要な観察結果．正しい方法で系統的な診察を行う必要がある．身体所見・局所所見などの診察所見は整理され，必要があれば診断の確定および鑑別診断を目的として臨床検査が新たに追加される．[153] ⇨参診察法→1547，身体診察法→1584

女権拡張思想・運動⇨同フェミニズム→2520

除睾術 orchi〔d〕ectomy⇨同精巣摘除術→1693

助酵素⇨同補酵素→2694

徐呼吸 bradypnea 一回換気量に変化はないが呼吸数が12回/分以下に減少した状態．徐呼吸に対して呼吸数が24回/分以上に増加した状態を頻呼吸という．[953]

除細動 defibrillation, cardioversion 心房細動，心房粗動，心室細動などの頻脈性不整脈を解除し洞調律に復帰させること．胸郭外部から心臓部位に電極をあて，あるいは心腔内からカテーテル電極を用いて直流通電をする電気的除細動と，抗不整脈薬を使った薬物的除細動がある．心房細動，心房粗動を除細動するときはR波を検知して除細動のタイミングを調節し心室細動を誘発しないようにする．緊急的な電気的除細動を行う必要があるのは，心室細動，血行動態が不安定な心房細動，心房粗動，上室性頻拍，WPW (Wolff-Parkinson-White，ウォルフ・パーキンソン・ホワイト)症候群に伴う偽性心室頻拍などである．[1311] ⇨参電気的除細動→2079

除細動閾値 defibrillation threshold；DFT 除細動に成功する通電エネルギー量の最小値．除細動閾値を規定する主たる要因は電極間のインピーダンス(電圧と電流の比，すなわち電流の流れにくさを表す量)である．抗不整脈薬にはインピーダンスを上昇させるものが多い．心室細動の持続時間が長いと除細動閾値が上昇し，除細動に反応しにくくなる．[1311]

除細動器 defibrillator ［直流除細動器］ 心室細動，心房細動，心房粗動，心室頻拍，上室頻拍などの不整脈を起こしている心臓を整脈(洞調律)に回復させる目的で使用する医療機器．胸壁を介して，もしくは直接心筋に一定の高圧直流電流を極短時間通電させる．医師が用いる手動式のほかに，救急救命士が用いる半自動除細動器や非医療従事者(市民)にも使用が認められている自動体外式除細動器(AED)がある．心室細動以外の不整脈に対しては心電図との同期機能を備えた機器が必要．[1159]

助産院 maternity center, midwifery home 「医療法」にのっとり助産師が管理し，健康で経過が正常な妊婦が出産する施設を助産所 midwifery center といい，一般には助産院とも呼ばれる．助産師が扱うお産は法律によって，合併症がなく，妊娠中の経過に大きな異常がない場合に限られている．逆子(骨盤位)，前回帝王切開，頻産婦などの場合は，母子の生命に危険が伴うため，緊急時に対応可能な病院での出産が勧められている．助産院は，妊婦の健康診査，相談，指導，産後の1か月検診，入院分娩，自宅出産の介助，乳房ケア，母乳・育児の相談，乳児健診，家庭訪問，家族計画の相談・指導，出産準備などを行う．助産所の開設者は嘱託医師を定めておかなければならない．戦後，自宅出産は施設に移動するようにとの指導があり，助産所の助産師は助産院という施設をもつようになった．しかし，分娩場所が自宅から病院に変わり，助産院の必要性は減少傾向にある．病院と助産院，医療機関をうまく連携させるために，病院の中に助産師が自由に出入りできる環境をつくることが重要である．[1170] ⇨参助産所→1489

助産外来 midwifery clinic 院内助産システムの1つ．病院内に設置された助産師外来部門のこと．分娩前は妊産婦に対する保健指導や妊婦健診のみならず，超音波診断機器を用いて妊娠の経過を観察したり，ハイリスク妊産婦に対しては精神的なケアを行ったり，分娩後は乳房外来を設けて離乳食，搾乳，卒乳，断乳指導から育児までを支援したり，妊娠，分娩，産褥から退院後の育児までのすべての期間を通じて相談に応じるなどの活動を行う．助産師によるこれらの活動は医療チーム内での権限と責任の委譲を基本とするスキルミクスの一環と位置づけられている．⇨参院内助産院(所)→302，スキルミクス→1636

助産学　midwifery　助産師の業務に関するすべての学問体系．従来，助産師は正常な妊娠・分娩・産褥期のケアを提供してきたが，現在ではプライマリヘルスケアのチームメンバーとして，思春期から更年期，老年期に至るすべての女性の健康問題にかかわっている．科学的根拠に裏づけされた高度な知識と技術をもってあらゆる女性とその家族にケアを提供するため，助産学は社会科学・人文科学・自然科学のすべての領域にまたがる学際的学問であるといえる．[271]

助産過程　midwifery process　助産の知識体系と経験に基づいて，対象のニードに的確に応えるために，クライアントの問題を明確にし，計画的にケアを実施・評価する系統的・組織的活動のプロセス．対象についての情報収集，問題の明確化，ケア計画の立案・実施・評価というプロセスからなる．クライアントの社会的・心理的背景も理解したうえで，家族も含めたメンタルヘルスケアを忘れてはならない．助産過程の基礎には，助産診断学や助産技術学がある．[271]　⇨参看護過程→591

助産管理　management and administration of midwifery　より質の高い助産ケアを提供するための，人的・物的環境や条件を整えること．クライアントがより安全で満足のいくお産ができる環境とケアを提供し，助産師も満足のいく仕事ができるように環境を整えることを目的とする．助産管理には，①人の管理，②物の管理，③業務管理，④経営管理，がある．助産業務管理では，妊産褥婦・新生児・家族などへの効果的・経済的支援活動が，組織的・機能的に実践できるようにする．[271]

助産技術学　midwifery techniques　助産師に求められる，基本的な「対人関係の技術」「助産過程を展開する技術」「生活援助技術」「健康教育と保健指導の技術」のこと．①母子の観察技術，②妊娠・分娩・産褥期の正常な経過に向けた援助技術，③産婦-助産師関係確立の技術，が同時に展開できなければならない．また，正常な経過を予測する助産診断技術，援助に必要な情報収集・査定・計画・評価に基づき理論的に裏づける技術，妊娠・出産の多様性という特性から個別性を考慮した技術提供が求められる．[271]

助産師　midwife　「保健師助産師看護師法」第3条に規定された「厚生労働大臣の免許を受けて，助産又は妊婦，じょく婦若しくは新生児の保健指導をなすことを業とする女子」のこと．免許は，看護師教育および助産師教育終了後に国家試験に合格した者に与えられる．WHOでは，①母性に対する業務，②児に対する業務，③家庭と地域に対する業務，と助産師の業務内容を明確にしている．妊娠・出産・産褥期のケアおよび新生児のケアができること，異常の早期発見と救急処置ができることが最適条件．近年では，思春期から更年期までの女性の健康問題に対する援助やメンタルヘルスケア能力も求められている．[271]

助産師型手　midwife's hand⇨同産科医の手→1199

助産師教育制度　midwifery education system　わが国の現在の助産師教育は，原則，看護師教育を修了したあとに助産師教育を行う制度になっている．現在の制度になったのは，第二次世界大戦後の連合国軍最高司令官総司令部(GHQ)の主導によって保健婦・助産婦・看護婦の三職種を統合して1つの免許制度にしようとする動きがあり，「保健婦助産婦看護婦令」〔1947(昭和22)年〕を経て「保健婦助産婦看護婦法」〔1948(同23)年〕が制定されてからである．それ以前は，わが国の助産師教育は看護の教育を受けず直接，助産の教育を受けるダイレクトエントリー型の教育であった．「保健婦助産婦看護婦学校養成所指定規則」〔1949(同24)年〕では助産婦学校への入学資格は看護婦国家試験受験資格をもつ者，修業年限1年となったが，1951(同26)年に修業年限が6か月以上と改正され，1963(同38)年に修業年限1年の保健婦助産婦合同課程が発足した．しかし実態は，その後保健婦助産婦合同課程の学校は減少し，ほとんどの助産婦学校は修業年限1年の教育を行っていた(法的には6か月以上のまま)．2001(平成13)年，名称が助産師と変更された．看護系大学の増加とともに助産師教育は大きく変化した．4年間で保健師，助産師，看護師の三職種の養成を行う統合カリキュラムによって，助産師教育は実質的に講義，実習時間の短縮を余儀なくされ，助産師教育の質の低下が問われるようになった．そうした動きの中で，天使大学助産研究科(専門職大学院，2004)にわが国初の大学院教育による助産師養成が誕生した．その後，2009(同21)年までに大学院教育(2年課程)9校，大学専攻科・別科(1年課程)10校がスタートし，わが国の助産師教育は看護師教育を終えたあとのより高度な専門職教育へと変換しつつある．その動きは2009(同21)年の「保健師助産師看護師法」大幅な改正〔2010(同22)年施行〕によって，さらに促進されることになる．改正内容は看護師の基礎教育を「大学」を基本としたこと，保健師および助産師の教育年限を6か月以上から1年以上に延長したことである．このことによって，わが国の助産師教育は大学卒業後，1年以上の大学専攻科・別科または大学院教育に移行することとなる．[238]

助産師国際倫理規約　1993(平成5)年に，国際助産師連盟International Confederation of Midwives(ICM)が制定した倫理規定．女性を人として認め，すべての人びとに正義を，そしてヘルスケアへのアクセスにおける平等を求めるものである．「助産の人間関係」「助産の実践」「助産師の専門職上の責任」「助産の知識と実践上の向上」の4項目で倫理的配慮を明記し，助産師は教育・実践・研究を通して，女性の健康と権利をまもり，世界中の女性・乳幼児・家族へ提供するケアの質を向上させなければならないことが規定されている．[271]

助産師国家試験　national licensure examination for midwives　助産業務を実施するにあたり，一定の知識や技能の水準に達していることを認定するための国家試験．受験資格は，看護師国家試験に合格した者，または看護師国家試験の受験資格を有する者であって，さらに次のいずれかに該当する者．①文部科学大臣の指定した学校において6か月以上助産に関する学科を修めた者，②厚生労働大臣の指定した助産師養成所を卒業した者，③外国の助産師学校を卒業し，または外国において助産師免許を得た者で，厚生労働大臣が前二号に掲げる者と同等以上の知識および技能を有すると認めた者.[271]

助産施設 birth center, maternity home 「児童福祉法」第36条で指定された助産のための施設．母子保健上必要があるにもかかわらず，経済的理由により入院助産を受けることができない妊産婦が入所し，助産を受けることができる．助産施設には，第一種：「医療法」の病院である助産施設と，第二種：「医療法」の助産所である助産施設の2種類がある．このうち助産所とは，助産師が業務をなす場所であり，「妊婦，産婦又はじょく婦10人以上の入所施設を有してはならない」と規定されている(「医療法」第2条).[271] ⇨参助産所→1489

助産所 birth center, maternity home 「医療法」第2条で，「助産所とは，助産師が公衆又は特定多数人のためその業務(病院又は診療所において行うものを除く)を行う場所をいう」と規定．また「助産所は，妊婦，産婦又はじょく婦10人以上の入所施設を有してはならない」とされている．助産所は，助産師が管理者でなければならない.[271] ⇨参助産施設→1489

助産診断 midwifery diagnosis 助産学の知識と経験をもとに個々のニードに応じたケアを提供するため，ケア対象者の身体的・心理的・社会的要因をはじめ，すべての健康を阻害する要因を総合判断すること．助産師の実践活動の根拠となる臨床判断の過程である．1989(平成元)年，「保健婦助産婦看護婦学校養成所指定規則」のカリキュラムが改正され，「助産診断学」という科目が新しく設定されたことにより助産診断という用語が広く使用され始めた．その後，周産期における助産診断類型の開発が試みられ試論が提示されている．助産診断はまだ確立したものではなく，今後のさらなる検討が期待されている.[271]

初産婦 primipara はじめて分娩を経験しようとしている女性．妊娠22週以降の出産を経験したことがない女性，すなわち妊娠の経験を問わない．P-0ないし0-Pと略号で記される.[998] ⇨参経産婦→857

助産婦規則 midwife rule 1899(明治32)年に制定された「産婆規則」が1947(昭和22)年に一部改正され，名称変更されたもの．産婆の資格の統一を図り，適切な業務のできる産婆を増やすために制定された全国的な規則．免許取得の資格要件・業務範囲・業務開始および業務停止届の義務・罰則などについて規定されている．看護関係職種のなかで，助産婦が最も早く身分が確立された．「保健婦助産婦看護婦法」(現保健師助産師看護師法)が制定されたのを機会に1948(昭和23)年に廃止.[271]

助産婦養成所指定規則 1947(昭和22)年に成立した「保健婦助産婦看護婦令」により制定された．助産婦養成所には，助産婦(現助産師)の専任教員をおき，助産婦教育課程には社会学や公衆衛生の授業も取り入れ，従来の分娩そのものだけでなく出産前後の保健指導にも重点をおいた．修業年限は1年以上で，分娩取り扱いは学生1人につき5例以上と規定された．その後の改正で，分娩取り扱い10例以上〔1949(同24)年〕，修業年限6か月以上〔1951(同26)年〕となった．最近の改正では，教育内容の充実，統合カリキュラム(助産師および看護師)の提示，教育体制の充実などがあげられた．現在は「保健師助産師看護師学校養成所指定規則」となった．なお，2009(平成21)年7月に「保健師助産師看護師法」が改正(翌2010年4月施行)．資質向上を図るため，修業年限は6月以上から1年以上に延長された.[271]

助産録 midwives' record 「保健師助産師看護師法」第42条の規定で，分娩介助をした助産師は，助産に関する事項を助産録に記載し，5年間は保存しなければならない旨が記されている．記載事項については省令第34条で以下のように定められている．①妊産婦の氏名，年齢，住所，職業，②分娩回数および生死産別，③妊産婦の既往歴およびその経過，④今回の妊娠経過，所見および保健指導の要領，⑤妊娠中の医師による健康診断受診の有無，⑥分娩場所および年月日時分，⑦分娩の経過および処置，⑧分娩異常の有無，経過および処置，⑨児の数および性別，生死別，⑩児および胎児付属物の所見，⑪産褥の経過および褥婦，新生児の保健指導の要領，⑫産後の医師による健康診断の有無，を記録する.[271]

女子顔面黒皮症 female facial melanosis⇨同リール黒皮症→2917

書字痙攣⇨同書痙→1487

書字錯語⇨同錯書→1182

除脂術 defatting ①美容目的で，腹部や殿部，大腿などの脂肪を減量する手術．切開法と吸引法がある．②皮弁移植ののち，移植した皮弁の皮下脂肪を除去する手術．移植した皮弁がそのままでは厚すぎる場合に行う.[1246]

書字障害 dysgraphia, writing disturbance 書字に関する障害．書字については自発書字，書き取り，模写能力について調べることが必要である．錯書 paragraphia と呼ばれる文字選択の障害がしばしば認められる．一般には失語性失書，構成失書，失行性失書，純粋失書に分類される．失語性失書 aphasic agraphia は失語症状の部分症状で，失語型によりその症状は異なるが，自発書字と書き取りが障害され，写字は保たれる．構成失書 constructional agraphia では視空間構成障害により，文字という形態に構成できない．失行性失書 apraxic agraphia は文字形態の実現が失行のために困難となる．純粋失書 pure agraphia は失語，失行，失認を伴わず，文字の形態の再現ができない例である．まったく意味不明の語を書き出すジャルゴン jargon 失書もある(ジャルゴンとは「わけのわからない言葉」の意味)．左角回は文字の視覚情報の連合にかかわっており，同部位の損傷により失読失書が生じると考えられている．ただし日本語の場合，かなと漢字では脳内の処理過程が異なる可能性が指摘されている.[617]

女子深在性紫斑 purpura profunda ［デヴィス紫斑］女性の四肢の真皮深層の血管がおかされるために生じるもので，1から数個の自覚症状のない出血斑．単純性紫斑に含まれると考えられ，原因不明．紫斑は1-5cm程度，類円形で，辺縁は不明瞭．2-4週で自然消退する．全身的に出血傾向を認めず，凝固異常など検査結果に異常を認めない.[381]

書字不能⇨同失書→1314

除脂肪体重 lean body mass；LBM⇨同脂肪除外体重→1340

処女膜 hymen 腟と腟前庭を境界する膜状の結合組織で，両面ともに重層扁平上皮で覆われる．通常は輪状ないし有孔性であるが，閉鎖している場合は月経血の流出が妨げられ腟留血腫などをきたす．[998] ⇨参処女膜痕→1490

処女膜強靭 hymenal rigidity 処女膜の結合組織が，性交により破れないほど厚くかたい状態．外科的に切除あるいは切開する．[998]

処女膜痕 hymenal caruncle 処女膜は初回の性交により断裂する．さらに性交，出産によりその処女膜の遺残(処女膜痕)は腟口周辺部に膜状ないし大小の突起物として存在する．[998]

処女膜閉鎖 hymenal atresia 通常は輪状あるいは有孔性の処女膜が，完全に腟口をふさいでいる先天的な異常．思春期以降に無月経，腟留粘液症や腟留血症を生じる．処女膜を外科的に切開する．[998]

女性オルガズム障害 female orgasmic disorder 通常の性的興奮のあとのオルガズム(性的な絶頂感)の遅延，欠如が反復しているもの．発症の仕方で生来型と獲得型，状況との関連から全般型と状況型，病因から心理的要因によるものと混合性要因によるものに分けられる．女性オルガズムの抑制は以前の呼称．[168] ⇨参オルガズム障害→414

女性解放思想・運動⇨同フェミニズム→2520

女性外来 women's health clinic(center) 女性外来とは，女性医師が十分な時間をかけて1つの科に限定せず，女性特有のすべての疾患を診療対象とする部門のこと．プライバシー保護の観点から，診察から治療までの一連のプロセスをすべて女性の医師，看護師が担当する施設もある．「女性特有の症状だが，何科に受診すればいいのかわからない」「受診したいけど恥ずかしい」「男性医師には話しにくい」などの女性患者の悩みに応える形で，2001(平成13)年5月に鹿児島大学第1内科に設置されたのが最初である．以前の女性外来は，主に中高年女性の更年期障害，すなわち卵巣機能の低下，廃絶(閉経)について検査，診断し，ホルモン補充療法(HRT)などを行う部門を指していた．⇨参性差医療→1668

女性化症候群⇨参精巣性女性化症候群→1693

女性〔仮性〕半陰陽 female〔pseudo〕hermaphroditism 性染色体が女性型(XX)で卵巣と女性内性器を有するが，胎児期のアンドロゲン曝露により外性器の男性化がみられる場合をいう．陰核の肥大が著しく，後方陰唇の癒合がみられることもある．原因の多くは先天性副腎性器症候群で，胎児副腎の酵素欠損でアンドロゲンが産生されることによる．まれではあるが母体のアンドロゲン産生による男性化胚細胞腫や母体へのアンドロゲン投与も原因となる．[998] ⇨参男性〔仮性〕半陰陽→1944，真性半陰陽→1574

女性化乳房 gynecomastia ［ギネコマスチア］ 男性の片側もしくは両側の乳腺が肥大化した乳房．腫瘤の自覚でみつかることが多い．胸の痛みを伴うこともある．原因は女性ホルモンの比率が男性ホルモンの比率を上回るために生じる．思春期に起こる女性化乳房は珍しくなく，自己治癒型で，通常は数か月後には消失する．ほかに，男性の更年期に生じるもの，肝障害などによる内分泌や代謝異常によるもの，薬物性によるものなどがある．女性ホルモン製剤，強心薬のジギタリス製剤，降圧利尿薬，降圧薬，抗結核薬，抗潰瘍薬，抗アレルギー薬，抗痙攣薬，消化管運動賦活薬，向精神薬などが知られており，女性化乳房の原因と考えられる場合，代替薬への変更で改善する．男性乳癌との鑑別が難しい場合があり，マンモグラフィーや超音波で悪性が否定できない場合は，病理学的アプローチにて診断する必要がある．クラインフェルター Klinefelter 症候群で女性化乳房がみられることがある．[898]

女性化副腎腫瘍 feminizing adrenal tumor 副腎腫瘍，特に副腎皮質から発生する腫瘍のうちの10～20％は何らかのステロイドホルモン分泌能を有すると考えられている．このうち女性ホルモンを分泌して，女性化乳房や乳汁分泌などを呈するものを女性化副腎腫瘍と呼ぶ．女性化を生ずる腫瘍の多くは悪性腫瘍(癌)である．男性化副腎腫瘍もまれな腫瘍であるが，女性化副腎腫瘍はさらに発生頻度は低い．[1431] ⇨参副腎性器症候群→2540

女性性器癌 female genital cancer 女性の外陰部，腟，子宮，卵管，卵巣に発生した悪性腫瘍の総称．最も多いのは子宮癌(約80％)，卵巣癌(約15％)であり，外陰癌，卵管癌，腟癌はいずれも数％で非常に少ない．子宮癌は発生部位によって子宮頸癌と子宮体癌に分類される．頸癌のほうが多く，子宮癌における割合は60％程度．欧米諸国と比較してわが国では子宮体癌と卵巣癌の発生頻度は低かったが，最近は急速に増加する傾向がみられている．[1352]

女性性器結核 female genital tuberculosis 性器に単独に発生することはまれで，肺の初感染巣から続発して発症することが多い性器結核．かつては卵管や子宮内膜の病巣が不妊症の一因として重要であったが，肺結核の減少とともに頻度は減った．骨盤内臓器の癒着や結節性病変で原因不明の場合は結核を鑑別，除外する必要がある．[998]

女性生殖器 female genitalia，female reproductive organ 内性器と外性器からなる．内生殖器は一対の卵巣，卵管と子宮，腟である．外性器は外陰を形成し，恥丘，陰核，大陰唇，小陰唇，腟前庭に開口するバルトリン Bartholin 腺なども含まれる．[998]

●女性生殖器

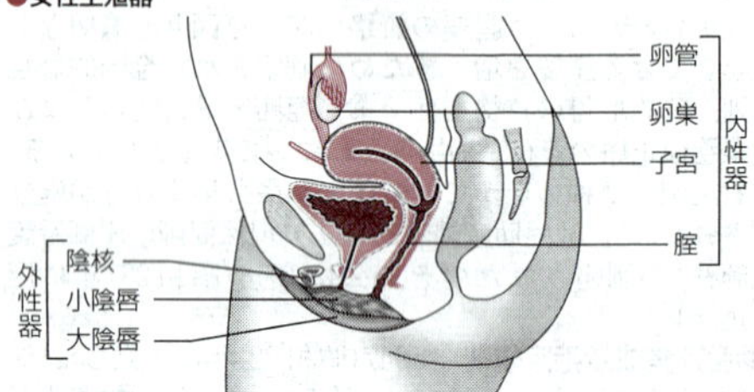

女性性成熟⇨同性成熟《女性の》→1688

女性前核 female pronucleus⇨同雌性前核→1293

女性ホルモン female sex hormone 雌性動物の第二次性徴を発現させ，生殖機能の維持にかかわるステロイドホルモン．ヒトでは卵胞ホルモンを指し，エストロン(E_1)，エストラジオール(E_2)，エストリオール(E_3)

などがあり，これらをエストロゲンと呼ぶ．分泌器官は主に卵巣だが，副腎，精巣，胎盤からも分泌される．思春期の第二次性徴の発現，月経周期の成立にかかわり，妊娠中の乳汁分泌の準備や妊娠の維持，分娩の準備などに関与する．代謝は肝臓で行われ，抱合型エストロゲンとして尿中に排泄される．[1510] ⇨参エストロゲン⇀358

ジョセフ病 Joseph disease⇨同マシャド・ジョセフ病⇀2733

除草剤中毒 herbicide poisoning フェノール系，フェノキシ系，アニリン系，陽イオン系などの除草剤もしくは枯葉剤の経口摂取，経皮・経気道吸収による中毒．経口摂取の場合は，胃洗浄，催吐薬の投与を行う．パラコートなど種類によってはきわめて毒性の強い物質を含むものもあり，嚥下困難，咽頭絞扼感，灼熱性の胃痛，下痢などの重篤な症状がみられる．原因除草剤を確認したうえで，直ちに医療機関を受診させ，毒物に応じた特異的な治療を行う．[1122] ⇨参パラコート中毒⇀2395

除タンパク法 deproteinization 主に血液中の化学成分を定量・分析する際，タンパクが妨害するような測定法を利用する場合，これを取り除くための操作を指す．タンパクの荷電と反対のイオンと結合させて難溶性沈殿物を形成する方法，酸やアルコールでタンパクを凝固する方法などがあり，目的成分によって使い分ける必要がある．現在の各種測定法では，目的成分を特異的に検出できる酵素法や免疫学的方法が主に用いられ，除タンパク操作を必要としない直接分析法が主流を占める．[263]

処置 treatment⇨同治療⇀2025

初潮⇨同初経⇀1487

絮(じょ)沈反応⇨同ラモン沈降素反応⇀2900

触覚⇨同触感覚⇀1470

触覚失認 tactile agnosia 末梢での表在感覚，深部感覚，温度覚などの異常がないにもかかわらず，閉眼下で物品を手で触れても素材も形もわからず認知できない状態．頭頂葉，特に下頭頂小葉から中心後回の損傷が考えられている．触覚失認は一般に損傷の反対側の手に生じる．[413]

触覚小体 tactile corpuscle 皮膚などで数個の触覚細胞が集まり，神経線維がその間に入り接触する感覚神経終末をいう．ヒトでは手掌や足底の真皮乳頭，口唇や乳頭の皮膚，陰茎，陰核などに分布するマイスネル Meissner 小体とほぼ同義として用いられる．他に水鳥の嘴皮膚および舌に分布するグランドリー Grandry 小体などがある．[778] ⇨参マイスネル小体⇀2727

触覚盤 tactile meniscus⇨同メルケル盤⇀2807

食間服用 内服薬の用法で空腹時に服用すること．食事をしている最中に医薬品を服用するのではなく，食後2時間程度して食物が消化され，胃が空になったときに医薬品を服用する．漢方薬などでは一般に食間服用が多い．[530]

ショック

shock ［**急性循環不全状態，脊髄性ショック**］

【概念・定義】「生体に対する侵襲あるいは侵襲に対する生体反応の結果，重要臓器の血流が維持できなくなり，細胞の代謝障害や臓器障害が起こり，生命の危機にいたる急性の症候群」と定義される．

【病態生理】 近年，循環障害(血液，血管，心臓)の要因による新しいショックの分類が用いられるようになり以下の4つに大別される．①**循環血液量減少性ショック**：循環血液量減少を要因とし，出血，脱水，腹膜炎，熱傷など．②**血液分布異常性ショック**：血管抵抗の低下を要因とし，アナフィラキシー，脊髄損傷，敗血症など．③**心原性ショック**：心臓の傷害で心拍出量が低下し，心筋梗塞，弁膜症，重症不整脈，心筋症，心筋炎など．④**心外閉塞・拘束性ショック**：心臓には傷害がないが，周辺臓器の影響により心拍出量が低下し，肺塞栓，心タンポナーデ，緊張性気胸などである．

【診断】 収縮期血圧 90 mmHg 以下が多い．血圧低下により，脈拍微弱，意識障害，不穏，無尿などを認め，反応性の交感神経緊張により頻脈，顔面蒼白，冷汗，末梢冷感を呈する．しかし，血液分布異常の場合は末梢が温かく，発赤を示す．さらに，組織虚血により代謝性アシドーシスとなる．

【治療】 脳機能確保を前提に，救急処置として循環動態の安定化と必要に応じて呼吸機能の改善を図った後，病態固有の治療が進められる．[672] ⇨参アナフィラキシーショック⇀167，循環血液量減少性ショック⇀1413

●ショックの病態生理

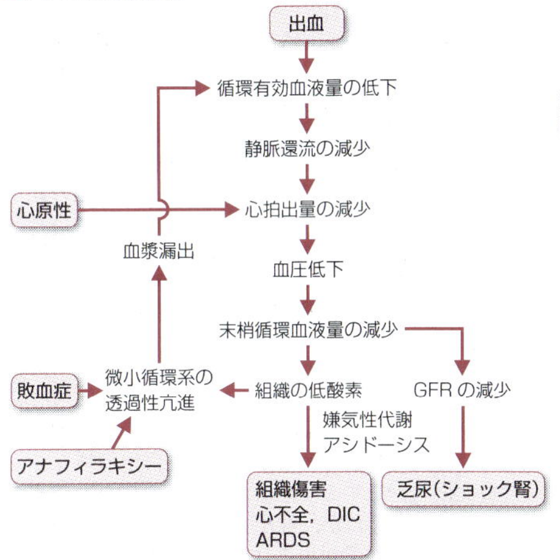

ショックの看護ケア

【看護の実践】 ①救命処置の準備と介助：重度のショック状態で呼吸と循環機能が失われている場合は，速やかに一次および二次救命処置が実施できるように準備と介助を行う．血圧低下時には，ショック体位を保持し静脈還流量を増加させる．多くの場合，動脈血酸素分圧(Pa_{O_2})の低下を伴うためただちに酸素投与を開始する．急性呼吸不全を認める場合は，気管挿管による人工呼吸管理の準備も行う．同時に全身状態を観察し，ショックの原因および重症度，緊急度をアセスメントする．観察のポイントは，心電図や観血的動脈圧などのモニタリング，血液ガス分析，意識状態，末梢循環状態，水分出納バランス，出血量，バイタルサイン，頸静脈怒張の有無，ショックの五徴候(蒼白，虚脱，冷汗，脈拍触知不能，呼吸不全)の有無と程度などである．②治療の準備と介助：ショックの原因により治療が異なるため，それぞれに応じた物品の準備や処置の介助を行う．循環血液量減少性ショックでは，大量輸液のために，太い留置針を用いて2か所以上に末梢静脈路を確保する．出血が原因の場合は，出血部位の適切な処置による止血が重要．外出血では圧迫などの止血法を実施し，臓器損傷などによる内出血では緊急手術も念頭におき準備する．心原性ショックでは循環動態に作用する薬剤や，大動脈内バルーンパンピングなど補助循環装置の準備も必要となる．敗血症性ショックでは感染巣を同定し処置するとともに，細菌培養を行い適切な抗菌薬を投与する．アナフィラキシーショックでは原因物質の除去を第一とし，大量輸液や薬剤(アドレナリン，ステロイド剤)の投与，また気管支収縮や咽頭浮腫を伴う場合は，気道確保の準備を行う．ショックによる急激な病状の変化は，患者や家族にとって心理的なストレスとなるため，現状や治療，処置について十分に説明し，不安の軽減に努める．また，多くの検査や侵襲的な処置は身体的な苦痛を伴うため，患者の訴えを傾聴し，必要に応じて鎮静・鎮痛薬の投与を考慮する．[926] ⇨参ショック→1491

ショック《高齢者の》 shock in elderly 高齢者では臓器機能の加齢変化や，多くの基礎疾患を有しているため，侵襲や疾病の発症に伴いショックに陥りやすい．加齢に伴う変化には，動脈硬化，高血圧，腎機能障害，肺換気能の低下，ヘモグロビン値の低下などがあり，血圧調節機構や体液量調節機構も一般的に低下している．ショックの初期治療は若中年者と同様である．高齢者では心拍数，呼吸数，体温，意識状態などの生体反応がショックの病状に反映されにくく，治療経過の観察には注意が必要である．さらにせん妄の発症により看護への抵抗が認められたり，心機能，腎機能，肝機能などの低下が存在するため，十分な治療ができないことがある．また，感染症(特に肺炎)，褥瘡，筋力低下，低栄養，うつなどの合併により入院は長期にわたり，廃用症候群の進行が起こり要介護状態に陥る可能性が高い．[583]

ショック指数 shock index 脈拍数(回/分)/収縮期血圧(mmHg)の式で算出される指数．本来，出血性ショックの重症度判定をするために急性の出血量を推測する指標の1つであったが，現在ではショック全般の重症度判定の指標として利用されている．脈拍数，収縮期血圧はそれぞれおおむね出血量との相関関係があるといわれているが，出血量以外にも多くの因子に影響される．その影響を排除しようとして，脈拍と血圧の比を指数とみなした．基準値は0.54±0.03といわれるが，1.0以上をショックの指標とすることもある．1.0は循環血流量の23%，1.5は33%，2.0は43%の出血を示唆する．これは，平均的成人男性(体重60 kg，循環血液量5 L)の場合，それぞれおよそ1.0 L，1.5 L，2.0 Lの出血に相当．出血量の増加に伴い指数も増加する正の相関関係があるが，出血量が2.0 Lを上回ると心停止に向かうため，逆に低下する．[750]

ショック腎 shock kidney 外傷や大きな手術などによる出血や急性循環不全，あるいは敗血症性ショックが原因で出現する腎機能障害．血圧低下に伴い腎血流量が低下して腎前性の急性腎不全が出現するが，輸血や輸液などにより循環不全が改善すると腎機能は前値まで回復する．高度の循環不全状態が遷延すると腎皮質の組織傷害により腎実質性の急性腎不全に進行して，循環動態が回復しても腎機能は前値まで回復しないこともある．[563]

ショック体位 shock position 仰臥位で両下肢挙上を維持する体位である．循環血液量減少性ショックや血液分布異常性ショックなどの前負荷減少に対し，静脈還流増大による心拍出量の改善を図る．ゆえに，前負荷増大を認める心原性ショックなどでは禁忌である．また，骨盤骨折でも両下肢挙上による動揺が危険である．一方，トレンデレンブルグ(頭低足高)体位では循環動態が安定しないばかりか，横隔膜挙上による換気障害や頭部傷害での頭蓋内圧亢進などが指摘されている．ショック体位は必須ではなく，病態を見定める必要がある．[672] ⇨参トレンデレンブルグ体位→2171

ショック肺 shock lung 出血性ショックの初期に起こる，肺での酸素の取り込み能力の急激な低下による低酸素血症を起こす肺障害．成人呼吸窮迫症候群の原因の1つになる．胸部疾患の明らかな既往がないのに，ショックに伴い急性呼吸困難(呼吸促迫)，肺うっ血，無気肺などが起こる．[953]

ショックパンツ shock pants, medical-antishock-trousers；MAST, pneumatic antishock garment；PASG ［マストスーツ，抗ショックズボン］ ズボン全体を空気で加圧することができるもの．骨盤骨折に対して静脈圧より腹腔内圧を上げることで，静脈からの出血を抑制する．また圧迫により重症骨盤骨折の安定性を得る．プレホスピタルでは搬送時間が20分以内の都市部での有効性は認められていない．プレホスピタルから装着してきたショックパンツをプライマリサーベイ中は継続する．骨盤X線はショックパンツを装着したままで撮影する．セカンダリサーベイで除去するが，1回に一部分ずつ徐々に減圧する．ノンレスポンダーのときは，装着したまま血管造影室や手術室へ移動する．体幹穿通外傷，横隔膜損傷，呼吸不全，妊娠3か月以上の患者には禁忌．以下の合併症のため使用が制限されつつある．①不適切な減圧によるショック，②コンパートメント症候群，③乳酸アシドーシス，④ミオグロビン尿症，⑤呼吸障害，⑥高カリウム血症，⑦脳浮腫．[627] ⇨参骨盤骨折→1117

食血細胞 hemophage ［血球貪食細胞］ 血球を貪食する細胞で多くは組織球とマクロファージである．炎症，特にウイルス感染や悪性リンパ腫が原因となり，過剰に産生されたサイトカインによって，血球貪食が起こる．この状態を血球貪食症候群と呼ぶ．[266] ⇨参血球貪食症候群→906

職権保護 「生活保護法」第25条にうたわれている職権による保護の開始および変更についての規定．生活保護は，基本的には保護を必要とする本人(要保護者)あるいはその扶養義務者などの申請に基づいて開始されるが，要保護者が衰弱などにより自ら申請できない，扶養義務者に虐待されているなどの急迫した状況にあると判断された場合には，職権を行使して保護することができる，というものである．具体的には，①保護の実施機関は，要保護者が急迫した状況にあるときは，速やかに職権をもって保護の種類，程度および方法を決定し，保護を開始しなければならない，②保護の実施機関は，常に，被保護者の生活状態を調査し，保護の変更を必要とすると認めるときは，速やかに職権をもってその決定を行い，書面をもってこれを被保護者に通知しなければならない，③町村長は，要保護者が特に急迫した事由により放置することができない状況にあるときは，速やかに職権をもって第19条第6項に規定する保護(応急的な処置として必要な保護)を行わなければならないとしている．[457]

ショットガンサイン shotgun sign 閉塞性黄疸の超音波像でみられる所見で，肝門部の門脈とそれと同程度に拡張した総胆管が併走しているもの．その様子が二連銃(ショットガン)に似ている．[955]

ショットガン徴候⇨[同]parallel channel sign→93

ショットガン治療 shotgun therapy 病因が特定できなくとも，幅広い有効性を示す物質を大量に短期的に投与する治療法の通俗的な表現で，実際に行われることは少ない．また概してこうした治療法は，副作用の頻度や重症度が高い．[1594]

除鉄療法 iron reduction therapy 慢性肝炎に対する治療法の1つで，瀉血や鉄制限食によって体内から鉄を減少させることによってトランスアミナーゼを低下させ炎症の程度を抑制するもの．慢性C型肝炎では鉄過剰の状態となっており，鉄イオンが2価から3価になるときに生じるフリーラジカルが肝細胞膜障害を引き起こし，肝障害の原因になること，さらには，DNA障害から癌化に関与することが想定されている．[60,279]

ショ糖 sucrose ［サッカロース，スクロース］ D フルクトースと D グルコースの重合した二糖類で，サトウキビ，サトウダイコンに多量に含まれる．甘味料として多く用いられている．[987]

ショ糖不耐症 sucrose intolerance ［遺伝性果糖不耐症］ 遺伝性果糖不耐症ともいい，ホスホフルクトアルドラーゼの欠損による果糖の代謝障害で，常染色体劣性遺伝の形式をとる．フルクトース1リン酸が体内に蓄積し，グリコーゲン分解と糖新生を阻害する．わずかな量でも果糖やショ糖を摂取すると発汗，振戦，錯乱，悪心・嘔吐，腹痛，ときに痙攣や昏睡を伴う低血糖を起こす．果糖の摂取を続けるとリン酸とグルコースの尿中への喪失を伴う近位尿細管性アシドーシスを起こすことがある．肝硬変，知的障害が発生することもある．患者は砂糖を含む甘いものや果物を極度にきらうことで身を守っている．その結果として，齲歯はまったくみられない．診断は乳児期の症状の発見と尿中の果糖の存在により推測される．そして肝生検による酵素欠損の証明，あるいは果糖を250 mg/kg 静注後血中グルコースの減少を証明する．細胞のDNAゲノムの直接解析による診断，酵素をコードする変異遺伝子のヘテロ接合保因者の同定も可能になってきた．治療は，食事から果糖，ショ糖，ソルビトールの除去である．果糖で誘発された低血糖発作はグルコースで治療する．[987] ⇨[参]遺伝性フルクトース不耐症→264

ショ糖分解酵素欠損症 sucrose deficiency⇨[同]イソマルターゼ欠損症→247

ショ糖密度勾配遠心分離 sucrose density gradient centrifugation 溶液中の高分子成分を分離，精製，分析する密度勾配遠心分離法の1つで，密度勾配形成媒体にショ糖を用いるもの．分離すべき高分子溶液を重層して遠心分離すると，重い分子は速く，軽い分子は遅く沈降するので，この沈降係数の差から分子量を推定する．[800]

ショ糖溶血試験 sucrose hemolysis test⇨[同]砂糖水試験→1190

初乳 colostrum 分娩後，産褥2日目頃までに分泌されるやや混濁した黄白色の乳汁．成熟乳に比べ電解質とタンパク質の含有量が多く，初乳球と呼ばれる脂肪球を含む．初乳中には免疫グロブリン(IgA)が多く含まれ，各種抗原に対する抗体を含む．酸やタンパク質分解酵素に抵抗性であり，免疫能の未熟な乳児の腸管を感染から防御する．非特異的抗菌作用を有するラクトフェリンも豊富である．食菌能を有し，炎症を抑制する効果があるリンパ球やマクロファージも含まれる．[998] ⇨[参]成熟乳→1672

初妊婦 primigravida；G-0 はじめて妊娠した女性．G-0ないし0-Gと略号で記される．Gはgravida(妊婦)．2回以上妊娠している女性を経妊婦 multigravida という．[998] ⇨[参]経産婦→857

除脳 decerebration 脳を除去するかあるいは中枢神経をあるレベル(脊髄延髄間，延髄・中脳，あるいは間脳より上位の脳)で切断すること．[1230]

除脳硬直⇨[同]除脳固縮→1493

除脳固縮 decerebrate rigidity ［除脳硬直，去脳固縮］ 脳幹を中脳のレベルで切断して上位脳の機能を遮断した場合などにみられる，四肢の強直性伸展，上肢の内転，著明な下肢の足底屈など伸張反射が亢進して全身の抗重力筋の緊張が高まった状態のこと．脳出血，脳腫瘍，脳血栓などが原因となり，昏睡患者にみられやすい姿勢の変化．[1230] ⇨[参]除皮質硬直→1494

●除脳固縮

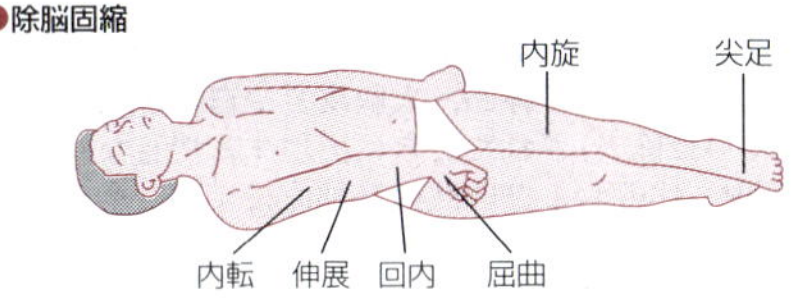

除脳動物 decerebrate animal 実験的に中脳の四丘体下縁より上位で大脳を除去した動物や，そのやや下位で切断を行った動物．除去された部分の脱落症状とともに切断部位の下位の中枢神経の機能も調べられる．除脳固縮を示す．[1230] ⇨[参]除脳固縮→1493，脱落症状→1920

徐波 slow wave 国際脳波・臨床神経生理学連合 International Federation of Societies for Electroencephalography and Clinical Neurophysiology(現在，国際臨床神経生理学連合と改称)の『臨床神経生理検査指針の用語集』によれば，徐波はアルファ(α)波より長い持続，すなわち1/8秒以上の持続をもつ波と定義されている．具体的には，1/4秒より長い持続をもつデルタ(δ)波と，1/4～1/8秒までの持続をもつシータ(θ)波とを指す．ちなみに，アルファ波は1/8～1/13秒の持続をもつ波で，速波 fast wave はアルファ波よりも短い持続，すなわち1/13秒より短い持続をもつ波をいう．徐波は覚醒状態にある健常成人の閉瞼安静時脳波にはほとんど出現しないが，乳・幼・小児期の脳波や，健常成人でも睡眠時の脳波にみられる．病的状態では，てんかん，脳腫瘍，脳血管障害などの脳器質性疾患，意識障害，低酸素状態，低血糖などの脳機能障害の際にも出現.[1539] ⇨参脳波→2310

ショパール関節 Chopart joint ［**横足根関節**］ 舟状骨，踵骨，距骨頭による距踵舟関節と，踵骨と立方骨のなす踵立方関節を一緒にして，横足根関節またはショパール関節という．距骨と舟状骨間は関節の内側，踵骨と立方骨間は外側にある．ショパール関節は外力の方向によって柔軟になったりかたい構造になったりすることが可能な関節である．足部の切断時にこの関節を用いる場合がある.[1266] ⇨参足根間関節→1832，足の関節→148

徐拍⇨同徐脈→1495

徐波睡眠 slow-wave sleep；SWS⇨同ノンレム睡眠→2317

初発患者⇨同一次患者→248

初発感染⇨同一次感染→249

初発症状 primary symptom 患者によってはじめて認識される，疾患の主観的状態．医療者が最初に患者に認める症候をいう場合もある.[153]

初発尿意 first desire to void；FDV ［**最小尿意，FDV**］ 膀胱に徐々に尿がたまっていき，はじめて感じる尿意のこと．膀胱内容積が150 mLくらいのときに感じる．膀胱が充満(400 mLくらい)すると強い尿意を感じる(最大尿意).[851] ⇨参最大尿意→1162

初発白内障 incipient cataract 加齢白内障は混濁の程度により，初発白内障，未熟白内障，成熟白内障，過熟白内障に分類される．この進行度による臨床的分類の初期の状態をいう．典型的な所見としては，水晶体赤道部の皮質に楔状の混濁を認める.[1250]

ジョバネッティ食 ⇨同ジョルダーノ・ジョバネッティ食→1495

除皮質硬直 decorticate rigidity ［**皮質除去固縮**］ 中脳レベルより上位の錐体路，大脳皮質や白質が広範に障害(あるいは除去)されたときに出現する特有な硬直性姿勢反射．体幹および四肢の筋硬直により，全身が硬直し，頸を立てた姿勢を保つ固縮状態．肘と手関節，手指は屈曲し，肩や上肢は内転して胸郭につけている．下肢は膝および足首で伸展し内転位をとる．重篤な代謝性脳症などにみられる.[299] ⇨参除脳固縮→1493

●除皮質硬直

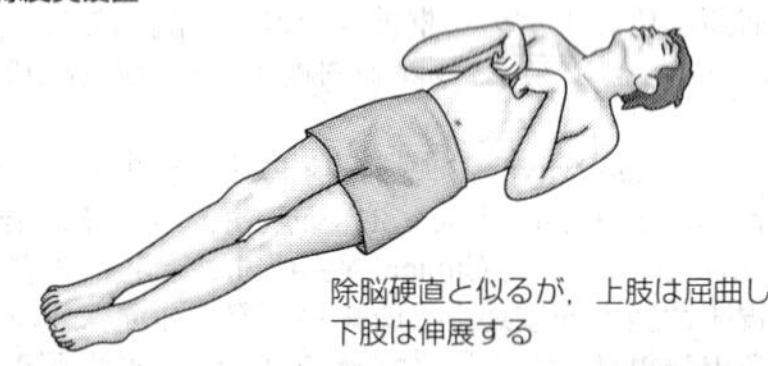

除脳硬直と似るが，上肢は屈曲し，
下肢は伸展する

諸病源候論(しょびょうげんこうろん) Zhu Bing Yuan Hou Lun 610年，中国隋の煬帝の命によって，巣元方らが編纂した病理，病因，病態に関する医書．全50巻．文字どおり，もろもろの病気の原因と症候を，全67門，1,726の項目にわたって論じてあり，古代より六朝時代を通じて中国人が得た病気に関する経験と解釈の集約といえる．以後，中国伝統医学における疾病分類法の規範となった.[586]

ジョブ症候群 Job syndrome⇨同高IgE症候群→968

ジョブディスクリプション job description ［**職務内容説明書**］ 組織の中でそれぞれの役割をもった人材がどのような役割機能があり，また職務権限は何かを明文化したもの．組織図上の職位それぞれには必ず特定の職務が伴うもので，それを明らかにしておくことは大切である．業務遂行上の規則を列挙した職務規定とは異なる.[415]

ジョブホッパー⇨参職務満足→1485

処方監査 medication checkup 調剤は，処方箋に記載されている情報に基づき薬剤という形で具体化されるが，その際に処方箋に記載された内容が適正であることを確認すること．内容に疑義が発生した場合には，それに対して回答が得られたのちに調剤を行う．「薬剤師法」第24条では「薬剤師は，処方せん中に疑わしい点があるときは，その処方せんを交付した医師，歯科医師又は獣医師に問い合わせて，その疑わしい点を確かめた後でなければ，これによつて調剤してはならない」と規定されている．したがって，薬剤師は，処方監査を行うために，薬事関係諸法規，薬学的知識(各医薬品の用法・用量，適応症，薬物相互作用)，病態生理，調剤内規などに精通していなければならない．なお，疑義照会後は，確認した調剤行為の内容を記録に残し，ほかの薬剤師にもわかるようにしておかなければならない.[530]

徐放剤 sustained release preparation 不溶性または難溶性物質を利用し，薬物の拡散あるいは溶解を制御して，少ない投与回数で一定時間，一定量を連続的に放出し，血中濃度を維持する目的で設計された製剤．ただし，内服後，上部消化管を通過して下部消化管を経由し，体外に排泄されるため，24時間以上の徐放性をもたせたとしても期待できる時間には限度がある．①ワックス・マトリックス wax matrixes製剤：疎水性，親水性の放出抑制物質である基剤のマトリックス中に薬物を分散させ製したもので，マトリックスから，またはその崩壊により徐々に薬物が放出される錠剤〔例：テオフィリン(徐放錠)，モルヒネ硫酸塩水和物(徐放錠)〕，②グラデュメット gradumets型製剤：多孔性の不溶性プラスチックマトリックスに包含された薬物が消化管液に拡散して放出されるタイプの錠剤(例：徐放性鉄剤).[530]

徐放性 sustained-release 徐々に成分を放出すること．放出を調節し，作用が持続するようにつくられた薬剤を徐放性製剤と呼ぶ．これを用いると，例えば1日3回服用していた薬剤を1回の投与ですませることができる．徐放性製剤は消化管の異なる部位で吸収されるように薬剤に特殊な処理を施している．最近では，カルシウム拮抗薬，モルヒネ硫酸塩水和物などさまざまな薬剤がある.[259]

処方箋 prescription，recipe；Rp 医師，歯科医師，獣医師が治療のために使用する医薬品について，薬剤師に調剤すべき内容を記載した指示書．記載すべき事項は，①患者の氏名，年齢，②薬名，分量，用法用量，③発行年月日，使用期間，④病院または診療所の名称および所在地または医師，歯科医師，獣医師の住所，⑤発行した医師の記名押印または署名などであり，「医師法施行規則」第21条で定められている．なお，麻薬施用者が麻薬を使用する場合は，上記記載事項のほかに麻薬施用者免許番号と，院外処方箋の場合は患者の住所を記載しなければならない.[1344]

処方箋の保存期間 retention period of prescription 処方箋の保存は「薬剤師法」第27条により「薬局開設者は，当該薬局で調剤済みとなった処方せんを，調剤済みとなった日から3年間，保存しなければならない」と規定され，調剤が完了した処方箋は調剤した薬局において，業務記録として一定期間保存する．また，調剤するにあたっては，変更した医薬品名や照会事項とその回答の内容など調剤に関するあらゆる情報を調剤録に写し取り，この調剤録も，最終に記入した日から3年間保存しなければならない(「薬剤師法」第28条，「同施行規則」第16条)．麻薬処方箋も一般の処方箋と同様に3年間保存(「薬剤師法」第27条)．また，血液製剤など特に感染症を起こす危険性の大きい医薬品に関する記録は20年間の保管が義務づけられている(「薬事法」第68条，厚生労働省通知医薬発第0515017号)．保存期間が過ぎた処方箋や調剤録などは個人情報の機密保護の観点から，焼却などの一括処置を講じることが望ましい.[530]

処方箋医薬品 prescription drug ［要指示医薬品］ 2005(平成17)年4月の「薬事法」改正まで要指示医薬品の語が用いられていたが，処方箋医薬品と改称．薬局開設者または医薬品の販売業者は，医師，歯科医師または獣医師から処方箋の交付を受けた者以外に対して，正当な理由なく販売・授与してはならないもの，とされている．調剤用薬などを除く医療用医薬品の多くは処方箋医薬品として指定され，医療用医薬品の適正使用が図られることとなった.[1493] ⇨参医薬品→278，医療用医薬品→286

徐脈 bradycardia ［徐拍］ 50/分未満に低下した心拍数のこと．洞調律の徐脈を洞〔性〕徐脈という．徐脈は睡眠中や，平時の運動選手などでは生理的にみられる．洞不全症候群や房室ブロックなどの病的状態でも徐脈はみられるが，整・不整には関係なく，また徐脈という言葉も病名ではない.[221]

徐脈性不整脈 bradyarrhythmia 心臓の刺激伝導系における自動能の低下，伝導の遅延あるいは途絶によって発生する不整脈(心拍数が50/分以下)．主なものに洞不全症候群(洞徐脈，洞停止，洞房ブロック，徐脈頻脈症候群)，房室ブロック，脚ブロック，分枝ブロック，徐脈性心房細動がある．心臓が有効な収縮を行うことが不可能となり，血液の駆出が数秒滞ることで脳虚血に陥り，めまい，失神，痙攣をきたす(アダムス・ストークス Adams-Stokes 発作)．また，長期の徐脈による主要臓器への血流不全により，易疲労感や倦怠感を訴えたり，うっ血性心不全を呈することもある．徐脈性不整脈には基礎疾患により慢性に経過するものと急性に発現するものとがある．急性の徐脈を原因とする突然死は全体の約15％を占める．発作時心電図，ホルター Holter 心電図，電気生理学的検査に基づいて，発生機序の解明と的確な診断により治療法が決定される．徐脈性不整脈に対する最も確実な治療法は心臓ペーシング(電気的刺激を外部から加えること)である.[221]

徐脈頻脈症候群 bradycardia-tachycardia syndrome；BTS，brady-tachy syndrome；BTS ［交代性徐脈頻脈症候群］ 洞不全症候群のうちのⅢ型のこと．1972年ルーベンスタイン Rubenstein らは洞不全症候群を，Ⅰ型：原因不明の持続性洞徐脈，Ⅱ型：一過性あるいは持続性の洞停止を呈するもの，Ⅲ型：心房性頻脈性不整脈を伴う洞徐脈と分類した．Ⅲ型の徐脈頻脈症候群では，発作性の心房細動(最多)，心房粗動，上室性頻拍が自然停止する際に長い心停止(洞停止)を生じる．心電図上でも頻拍と徐脈が認められ，心房性頻脈の停止後に洞停止が認められる．この洞停止が長いとアダムス・ストークス Adams-Stokes 発作などを生じやすい．治療には心臓ペースメーカーを用いることが多い．また，近年のペースメーカー治療では十分な心拍を確保するのみならず，心房中隔をペーシング(電気的刺激を外部から加えること)することで発作性心房細動の発生自体を抑制する試みがなされている.[221] ⇨参洞不全症候群→2128，オーバードライブサプレッション→399

所要栄養量 recommended daily allowance；RDA⇨同栄養所要量→348

ジョリー小体 Jolly body⇨同ハウエル・ジョリー小体→2359

ジョルダーノ・ジョバネッティ食 Giordano-Giovannetti diet；G-G diet ［ジョバネッティ食］ 1960年代，イタリアのジョルダーノ Giordano とジョバネッティ Giovannetti により相次いで考案されたタンパク質の制限を中心とした腎疾患の食事療法．プロテインスコアの高い低タンパク食品とデンプン製品を主体とした低タンパク質で高熱量の特殊食品を用いた食事療法により尿毒症の改善を認めたことに由来し，当初，慢性腎不全に対する低タンパク食はジョバネッティ食とも呼ばれた．急性・慢性の腎不全ではタンパク質の過剰な摂取が腎糸球体の硬化を促進して腎機能の悪化を促進する要因の1つとなる．食事中のタンパク質を制限することによりタンパク尿の減少や腎機能悪化の進展抑制効果が得られ，透析療法への導入を遅延することも可能となる．さらに，腎不全で蓄積する窒素成分やリン，カリウムなどの電解質もタンパク質の制限に伴って摂取量を抑制できるため，尿毒症状や電解質異常などの合併症の管理上有効な対策となる．日本腎臓学会のエビデンスに基づくCKD診療ガイドライン2009では糸球体濾過量(GFR)による病期ごとにエネルギー，タンパク質，食塩などの基準を提示している．ステージ1，2(GFR 60以上)で，タンパク質0.8 g/標準体重/日，ステージ3(GFR 30-59)では0.6-0.8 g/標準体重/日，ステージ4，5(GFR 29未満)では0.3-0.6 g/標準体重/日が推奨される．タンパク含有量が制限された治療用特殊食品の使用も有効な方法となるが，低タンパク質はエネルギーの欠乏から栄養障害をきたしやすく，0.6 g/標準体重/日未満の低タンパク食ではエネルギー不足の場合にタンパク異化亢進の危険性が高くなる.[563]

初老期うつ(鬱)病 presenile depression ［更年期うつ(鬱)病，退行期うつ(鬱)病］ 初老期，退行期，更年期の定義は明確ではないが，初老期とはおよそ男性は55歳から，女性では50歳から65歳未満を指すものと考える．この時期に初発する単相性うつ病は初老期うつ病，退行期うつ病，更年期うつ病などと呼ばれる．初老期うつ病が独立した疾患かどうかについては，さま

ざまな論議があり結論は出ていない．臨床症状は身体的不定愁訴で始まり，しだいに不安，焦燥感，抑うつ気分，うつ病性妄想を示すものが多いとされる．身体的誘因は過労，感染症，失明，難聴，閉経，卵巣機能の低下，外傷，手術，中毒などがあげられ，精神的誘因は環境の急変，例えば家族との離別や死別，職場の配置転換，昇進，転職，退職，失職，家の新築，破産，その他の失敗などが指摘されている．経過は単相性で慢性化しやすい．[660] ⇨参老年期うつ(鬱)病→2996

初老期精神病 presenile psychosis 初老期に初発した精神障害を，若年期のものと区別して初老期精神病と呼ぶ場合があるが，初老期固有の独立した疾患とする根拠は乏しい．機能的精神障害としては妄想性精神病，初老期うつ(鬱)病があり，器質的精神障害としては初老期認知症がある．初老期妄想性精神病では人格が比較的よく保たれるという点が特徴的ではあるが，持続する妄想や幻覚体験のためDSM-Ⅳ-TR(精神疾患の診断・統計マニュアル)分類の妄想性障害，あるいは統合失調症妄想型に該当することが多い．初老期認知症は，以前は老年期発症の認知症とは別個のものと考えられていたが，神経病理学的に差異が認められないため，近年はともにアルツハイマーAlzheimer型認知症とされ，発症年齢によって65歳を境に早発性と晩発性に病型分類される．[660] ⇨参初老期認知症→1496

初老期認知症 presenile dementia およそ65歳以前に発症する認知症の総称．一次性のものとして，アルツハイマーAlzheimer病，ピックPick病，クロイツフェルト・ヤコブCreutzfeld-Jakob病などが含まれ，二次性のものとして，脳動脈硬化，感染，中毒，外傷などで発生するものがある．初老期認知症は，介護保険の特定疾病に含まれるため，第2号被保険者(40歳以上65歳未満)でも保険給付を受けることができる．[488] ⇨参老年認知症→2997

初老期妄想症⇨同退行期パラノイア→1866

ジョンソン Dorothy E. Johnson アメリカのジョージア州生まれ．行動システム理論を中核とする看護モデルを提案した理論家(1919-99)．ナイチンゲールFlorence Nightingale(1820-1910)の看護論のみならず，社会学，心理学，民族学を基盤としている．人間を，愛着，所属，依存，攻撃，摂取，排泄，性，発達などの相互に関連したサブシステムをもつ行動システムとしてとらえた．看護上の問題が生じてくるのは，サブシステム，もしくは，システムの構造や機能に混乱があるからか，あるいは行動機能のレベルが最良のレベルより低い状態にあるからで，そのバランスの回復と維持のため適切な看護を展開する．ジョンソン行動システム理論は，看護の実践，教育，研究にも広く受け入れられている．[1166]

シラー試験 Schiller test ［シラー・ヨード検査］ 子宮頸部，ときに腟壁の異常の存在および範囲を確認する検査．ヨウ化カリウムまたはヨード水溶液を子宮頸部ないし腟壁に塗布すると，グリコーゲンを含む正常な上皮は暗茶褐色に染まるが，異常な上皮はグリコーゲンを含まず，暗茶褐色に染まらない．非染色部位を病変部位と考える．ただし炎症や潰瘍の場合にも染まらないことがあり，必ずしも悪性を示すものではない．シラーWalter Schillerは，アメリカの婦人科医・病理学者(1887-1960)．[998]

シラー・ヨード検査 Schiller iodine test⇨同シラー試験→1496

しらが gray hair⇨同白毛症→2365

白髪⇨同白毛症→2365

白菊会 自分の遺体を医学教育や医学の発展のために献体することを目的につくられた任意団体の名称．医科大学における人体解剖実習の教材として自分の遺体を無報酬，無条件で死後献体することを目的に，1955(昭和30)年，藤田恒太郎指導下に設立された．2004(平成16)年，「白菊会本部」が「白菊会連合会」に改組され，加盟大学は9大学12学部．献体の申し込みは日本篤志献体協会，篤志解剖全国連合会もしくは最寄りの医科大学，歯科大学で行う．入会は配偶者および肉親(同居・別居を問わず血のつながりのある人)の同意が必要で，献体の申し込みをすると献体登録がなされ，会員証(献体登録証)が発行される．献体登録者(会員)が死亡した場合には献体登録大学に連絡し，遺体の引き取り日時や手順を打ち合わせる必要がある．通夜や告別式などの葬儀は通常どおり行うことができる．一般に，遺骨は1-2年後に返還され，献体者のために毎年各大学で慰霊祭が行われている．[1451]

刺絡［法］ micropuncture 広義の瀉血を意味する．皮膚や毛細血管から三稜鍼(鍼体は円く，三隅のある鍼先が三角の特殊形状の鍼)などを用いて微量の血液を採取し，その出血作用によって生じる生体反応を応用した疾病治療を目的とする．刺絡の種別には，一般瀉血，静脈刺絡のほか，体表上の細絡(浅層の毛様血管)に対する細絡刺絡，皮膚に切刺する皮膚刺絡がある．皮膚刺絡には，体幹，四肢，顔面などに行う乱刺法と，手足の先端，頭頂，鼻頭などの末端に行う末端刺絡がある．刺絡は古来より身体内の瘀血(おけつ)を除く手法としても用いられている．[123] ⇨参吸角療法→716

しらくも⇨同頭部白癬(はくせん)→2129

しらこ(白子) albino⇨同白皮症→2364

白子(しらこ)眼底 fundus oculi albinoticus 遺伝的に全身のメラニン色素が欠如あるいは減少する白子症の眼底所見．網膜色素上皮や脈絡膜の色素が減少あるいは欠如することにより，網脈絡膜血管がはっきりと透見でき，眼底が赤く見える．視力障害や羞明感を自覚し，眼振がみられることもある．[975] ⇨参眼白子症→616，白皮症→2364

白子症⇨同先天性メラニン欠乏症→1787

シラバス syllabus⇨同授業計画案→1388

シラミ louse シラミ目Anopluraに属する寄生性昆虫．ヒトやその他の哺乳類に寄生して吸血し，回帰熱や発疹チフスなどの感染症を媒介することもある．ヒトに寄生するシラミにはコロモジラミ，アタマジラミ，ケジラミがあり，いずれも強い瘙痒を起こすシラミ症の原因となる．[288] ⇨参アタマジラミ→157，ケジラミ→881，コロモジラミ→1138

シラミ寄生症 pediculosis⇨同シラミ症→1496

シラミ症 phthiriasis ［シラミ寄生症，虱(しつ)症］ シラミ寄生による皮膚疾患．頭ジラミ症と毛ジラミ症が代表的疾患．前者は小児や女性に多く，学童間の流行もある．無症状のこともあるが，掻破により湿疹化して滲出物で頭髪が固まる．後者は性行為感染症の一種で，陰毛，腋毛に寄生して刺咬部に一致した灰白色点状物となる．瘙痒は激しい．両疾患ともに治療は，剃毛やクロタミトン軟膏，フェノトリンパウダーを患部に塗布．[531]

紫藍症⇨同チアノーゼ→1961

尻上がり現象 hip-raising phenomenon in prone position, hip-flexion associated with knee-flexion 大腿直筋の短縮により生じる現象．腹臥位で膝関節を他動的に屈曲させていくと，ある角度で膝の屈曲は制限され，それ以上屈曲を強制すると股関節が屈曲して殿部が持ちあがる大腿四頭筋拘縮症に特有の現象．小児期での大腿直筋への注射により生じることが多かったが現在はまれ．[1087] ⇨参大腿四頭筋拘縮症→1883

●尻上がり現象

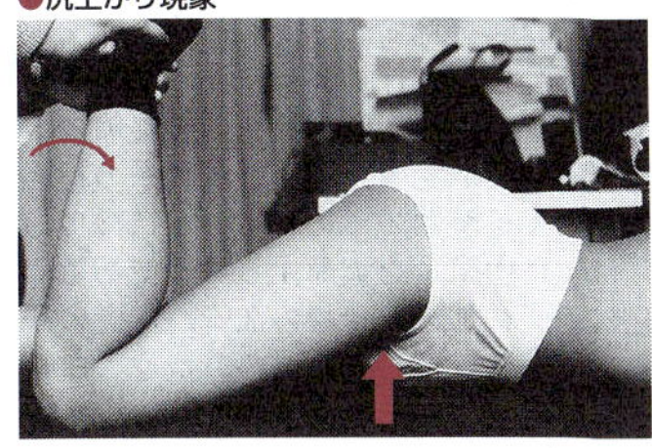

シリカ肉芽腫 silica granuloma⇨同ケイ素肉芽腫→864

シリコ〔ー〕ン silicon, silicone ①ケイ素(Si)，原子番号14，原子量28.0855，非金属元素，高純度のケイ素は半導体素子として用いられる(silicon)．②有機ケイ素(Si)化合物の重合体を総称したもの(silicone)．分子構造はシロキサン結合-Si-O-Si-O-からなっており，ケイ素(Si)原子にさらにアルキル，アリル基などが結合している．重合度の小さいものはシリコン油，重合度の比較的大きいものに橋掛けしたものがシリコンゴム，網状構造になったものがシリコン樹脂である．元素であるシリコン silicon と高分子化合物であるシリコン silicone の混同に注意．後者をシリコーンと呼んで区別することもある．[1360] ⇨参ケイ素→863

シリコーンインプラント silicone implant 体内に埋め込まれる人工埋入材料の1つで純度を高めた医療用のシリコーン．ソフトタイプとハードタイプがある．長期使用が可能で安全性が高いとされ，隆鼻術や豊胸術などに広く用いられてきた．近年，訴訟問題からアメリカやわが国では製造が自主規制されている．[1246]

シリコーンオイル silicone oil 網膜剝離の手術で行われる眼内タンポナーデの際に用いる充塡物質．硝子体切除後に網膜の復位を図るため硝子体内に注入する．吸収されない特性をもつため，後日抜去する必要がある．前房へ流出すると眼圧上昇をきたす．[257]

シリコーン肉芽腫 silicone granuloma 異物に対する肉芽腫反応である異物肉芽腫の一種．美容形成目的で皮下に入れたシリコーンを中心に，かたい反応性肉芽腫を形成したもの．無症状のことが多い．同様の病態を起こすものとしてパラフィン，刺青，ベリリウムなどがある．治療として外科的に異物の除去を行う．[213] ⇨参ケイ素肉芽腫→864

自律訓練法 autogenic training；AT 心身症，神経症の治療に用いられる暗示療法の1つで，自己催眠によって全身の筋群を弛緩させることにより心身の健康を得ようとする治療技法．治療目的だけでなく，ストレス解消，疲労回復，健康増進を目的として一般にも行われている．以下の7段階の言語公式からなる．①背景公式(気持ちが落ち着いている)，②第1公式(左右の手足が重い)，③第2公式(左右の手足が温かい)，④第3公式(心臓が規則正しく鼓動している)，⑤第4公式(呼吸が楽になっている)，⑥第5公式(お腹が温かい)，⑦第6公式(額が涼しくて心地よい)．まず，背景公式で気持ちが落ち着いたら，軽く目を閉じ，6つの言語公式を順に，声には出さずに頭の中で繰り返す．これに自律性修正法，自律性中和法などを組み合わせて訓練を進める．ドイツの精神科医シュルツ J. H. Schultz (1884-1970)によって1932年に体系化された．

自律呼吸 autonomous breathing 延髄内に存在する呼吸リズム形成神経機構，いわゆる呼吸中枢にさまざまな受容器により感知された情報が求心性入力として伝わり，呼吸性出力が決定される．この経路は脳の上位中枢活動とは無関係に作動しているところから自律呼吸と呼ばれる．[1213]

自立支援 self-reliance support 目標概念であり，障害者や高齢者などが日常生活や職業生活だけでなく，文化的生活，その他の地域社会での生活を含めた自立生活を目指すうえでさまざまな部門が多面的な角度から生活全体を支援する互助や公的なサポートをいう．[683]

自立支援医療⇨同育成医療→223

自律授乳 self-regulating feeding ［**自律哺乳，自己調節授乳**］ 乳児の欲求に基づいて授乳する方法．乳児が空腹を感じて母乳をほしがるときに，ほしがるだけ与える．ドイツ医学の時代には，時間を決め，例えば3時間ごとの授乳(規則授乳)が推奨された．戦後にアメリカ文化が導入されてからは，欲求に応じた自律授乳のほうがより生理的で心理的安定にもつながるとされ，次第に一般化した．ユニセフと WHO(世界保健機関)による共同声明では，母乳育児を成功させるための10か条として“Encourage breastfeeding on demand”と記されている．自律授乳をしていても，健康な乳児では生後1-2か月はおよそ2-3時間ごとに6-10回/日，生後3-4か月以降はおよそ4時間ごとに5-6回/日のほぼ一定の間隔と回数に収束する．いつまでも授乳間隔が一定しない場合には，母乳不足に留意する．[813,1198]

自立《障害者における》 independence 自立とは，自分の能力で日常生活や社会生活が営めること．すなわち他者の手助けがなくともひとり立ちして生活を送れる状態で，身体的あるいは精神的な障害を有していても，機能回復訓練や社会生活訓練・職業リハビリテーションなどの支援によって独力で生活を営めるようになることを意味する．厚生労働省の障害者プラン(1995-2002)7項目の中に，障害者の社会的自立の促進や地域社会でともに生活することが重点施策としてあげられている．施策を実現するためには障害者が優先入居できる住宅整備，働く場や活動の場の確保，障害年金問題を含む所得保障，医療・福祉サービスの充実などが必要とされている．さらに障害者の自立と社会参加を促進するには，社会の誤解や偏見を是正し人びととの心のバリアを取り除いていくことが重要とされている．[486]

自律神経過反射 autonomic(autonomous) hyperreflexia

第5ないし第6胸髄以上の高位脊髄損傷者にみられ，自律神経系の麻痺が原因でさまざまな症状が出現．麻痺域からの刺激がおのおのの髄節の神経反射を刺激して高血圧発作を発現したり，非麻痺域の血管拡張による頭痛，発汗，潮紅，鼻閉や，迷走神経を介しての徐脈，さらに悪心，胸内苦悶を伴うこともある．代償尿意または代償便意ともいわれるように，直ちに導尿，排便を行う必要があり，放置すると脳出血や眼底出血を起こす可能性もある．[818]

自律神経機能検査 autonomic nervous function test 自律神経系は交感神経と副交感神経よりなるが，互いに関連する複雑な系である．それぞれの神経に対して種々の検査法が行われる．薬物を用いる検査としては，①アドレナリン試験，②ピロカルピン試験，③アトロピン試験，④ノルアドレナリン試験がある．また理学的検査には，①アシュナー眼球圧迫試験，②頸動脈洞圧迫試験，③皮膚描画法，④寒冷血圧試験，⑤体位変換試験，⑥シェロング起立試験があり，電気的検査ではマイクロバイブレーションが使われている．[893]

自律神経系 autonomic nervous system；ANS ［ANS，**植物神経系**］ 心筋や内臓，分泌腺，血管などの平滑筋を支配する神経系で，体内環境の恒常性の維持に働いている．その構成は遠心性経路（運動性），求心性経路（感覚性），脳・脊髄の神経細胞群，自律神経節からなる．自律神経系は交感神経と副交感神経に大別され，多くの内臓では，両者は拮抗的に働いている．交感神経系（胸腰系）は第1胸髄～第3腰髄の側角（中間外側核）から起こり，副交感神経系（頭仙系）は脳幹（動眼神経，顔面神経，舌咽神経，迷走神経の神経核）と第2-4仙髄（中間外側核）から起こる．脳・脊髄から出る遠心性線維は，体性神経系では直接，標的組織に投射して迅速な伝達をする．しかし，自律神経系では①自律神経節でシナプス接合によりニューロン（神経細胞）を交代して，②ゆっくりとした伝達をしている．神経節に入る線維を節前線維（節前ニューロン），出る線維を節後線維（節後ニューロン）と呼ぶ．節前線維は有髄線維が多いが，節後線維は無髄で細く伝導速度も遅い．また，1つの節前ニューロンは神経節で20-30個の節後ニューロンにシナプスしていて，体性神経系に比べ広い領域の自律機能を支配している．交感神経系の神経節は脊柱両側で交感神経幹を形成する．副交感神経系の神経節は臓器の近傍もしくは臓器の中にあるのが特徴である．副交感神経は主に内臓系を調節する神経である．一方，交感神経は内臓に加え，全身の血管，皮膚の汗腺，立毛筋にも分布している．このため，全身の血管や皮膚へ分布する特殊な構造を構築している．求心性経路としての臓性感覚は，臓器感覚（飢餓，渇き，悪心，便意，尿意，性欲など）と内臓痛覚で，これらの感覚のニューロンは，脊髄神経節と脳神経節（迷走神経の下神経節など）にある偽単極性ニューロンである．[1044]

⇨参交感神経幹→984，迷走神経→2793，大内臓神経→1894

●自律神経と支配器官

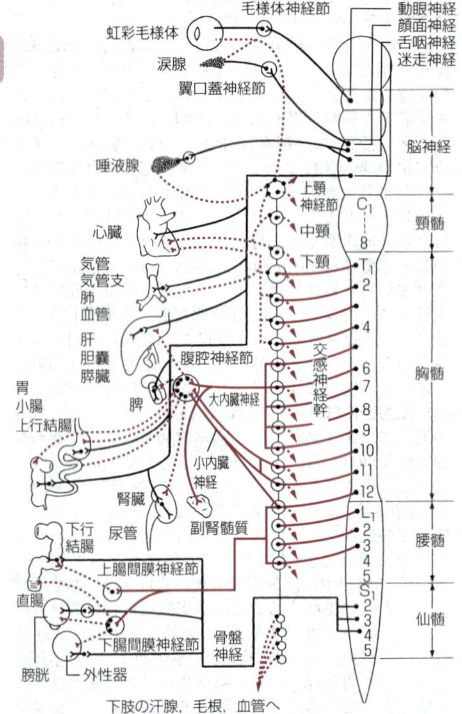

越智和典：臨床検査技術学6 生理学 第4版，p.27，図3-2，医学書院，2004

●交感神経の遠心性経路

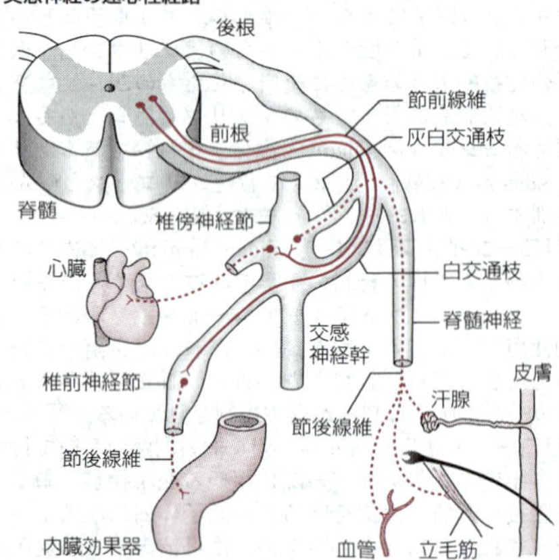

自律神経失調症 autonomic imbalance 神経系は体性神経系（脊髄神経系）と自律神経系とに大別され，前者は身体各部の運動・感覚に関与し，後者は内臓の運動や腺の分泌，発汗などに関与している．このため，前者を動物神経系，後者を植物神経系と呼ぶこともある．自律神経系はさらに交感神経系と副交感神経系からなり，この2つの系が相互補完的に作用し，またさらにもう1つの重要な内部環境維持作用を有する内分泌系が関与して，無意識的に体内の各種内部環境を維持している．これらの系のバランスが乱れたときに種々の

精神的・身体的症状が出現し，これを通常，自律神経失調症と呼んでいる．症状としては倦怠感，頭重感，のぼせ感，めまい感，四肢の冷え，動悸，息切れなど多彩で，心身症，更年期障害，うつ(鬱)病などとの鑑別は必ずしも容易ではない．このような自律神経失調症には器質的原因はないが，これとは別に器質的原因を有する自律神経ニューロパチーがあり，両者を区別して考える必要がある．[1527] ⇨参不定愁訴⇀2563

自律神経中枢 autonomic nervous center 生命維持に直接関与する循環中枢，呼吸中枢，嚥下中枢，嘔吐中枢など自律機能を調節する統合中枢が集中する脳幹，体温調節中枢など内部環境の恒常性維持にかかわる視床下部がある．自律神経節前線維を出力する脊髄と脳幹は，自律神経系の第一次中枢といわれ，これはさらに上位中枢である視床下部，大脳辺縁系などから調節を受けている．交感神経の場合，脊髄側角が第一次中枢，脳幹が上位中枢となる．[1230]

自律神経ニューロパチー autonomic neuropathy 純粋なものはまれな疾患で，1〜数週で種々の自律神経障害(起立性低血圧，無汗症，嘔吐，便秘，下痢，膀胱アトニー，インポテンス，涙や唾液分泌障害，瞳孔異常，胃酸酸度減少など)による症状が出現するもの．運動神経・感覚神経伝導速度，髄液には異常はみられない．なお自律神経機能の異常は他のニューロパチーを伴う疾患，例えば糖尿病，ギラン・バレー Guillain-Barré 症候群，アルコール性ニューロパチー，アミロイドニューロパチー，急性間欠性ポルフィリア，ライリー・デイ Riley-Day 症候群，ボツリヌス症，ファブリー Fabry 病などでもみられる．[1009]

自律神経発作 autonomic seizure 自律神経系に関係する症状を主徴とする発作．てんかんの発作型の国際分類では，自律神経症状を示す単純部分発作 simple partial seizures with autonomic symptoms or signs として分類される．発作は間脳-下垂体または側頭葉に由来すると考えられ，本発作のみが出現する場合と，複雑部分発作に先行するなど他の発作型に随伴して出現する場合とがある．症状としては，悪心・嘔吐，腹痛，頭痛，胸部不快感，頻脈，顔面紅潮ないし蒼白，発汗，立毛，尿失禁などのさまざまな自律神経症状が発作性に出現．発作間欠期脳波の 14 & 6 Hz 陽性棘波との関連が指摘されている．[1619,421]

自律性 autonomy 意識的随意的な制御を受けずに活動する性質．[528]

自律性機能 autonomic function⇨同植物性機能⇀1485

自律性機能性甲状腺結節 autonomously functioning thyroid nodule；AFTN 自律的にヨードを取り込み，甲状腺ホルモンを産生する結節．^{123}I シンチグラムにおいて集積増加像，すなわち hot lesion または warm lesion を示す．甲状腺中毒症をきたした場合にはプランマー Plummer 病と呼ぶ．特に結節が単発の場合には中毒性腺腫 toxic adenoma，多発の場合には中毒性多結節性甲状腺腫 toxic multinodular goiter と呼ばれる．腺腫様甲状腺腫の一部の結節が長い年月の間に過形成を生じたもの．甲状腺結節細胞の甲状腺刺激ホルモン(TSH)受容体に変異があり，TSH の結合がなくても常時活性化されているという報告もある．ヨード欠乏地域に多い疾患で，わが国ではまれ．治療には，手術，放射性ヨード治療，エタノール注入などがある．[385]

自律性支援 autonomous support 適切な情報提供をし，個人の価値観を尊重し，健康行動に対する責任能力をもつよう励ます関係性を重視した支援．デシ Edward L. Deci らの自己決定理論では，この自律性支援は価値観の内在化(自己決定感の促進)に必要であるとしている．[1574] ⇨参自律的動機づけ⇀1499，有能感⇀2855

自律性増殖⇨同腫瘍の自律性⇀1406

自律〔性〕《人間の》⇨参オートノミー⇀398

自律性膀胱 autonomous bladder 仙髄の排尿中枢または仙髄・膀胱反射弓を形成する神経の障害で起こり，膀胱と脊髄の線維連絡が断たれた状態．原因は腫瘍，外傷，炎症，脊椎破裂など．効果的な排尿筋の収縮は起こらず，膀胱壁内神経叢の興奮により小さな部分的な筋群の収縮は起こるが，有効で力強い持続的な排尿筋収縮はみられない．膀胱内圧は高く，尿滴下がみられる．残尿量は多い．咳や努責による失禁がみられる．尿意を欠き自発的に排尿できないので，尿排泄は通常，手で膀胱を圧迫したり，規則的な間隔で腹圧をかけて膀胱を空にする．導尿を行うこともある．水腎症や尿路感染を合併しやすい．[1009]

自律的動機づけ autonomous motivation 課題に関する興味や価値づけから行動を始発し，維持する力をもつ動機づけ．個人(患者)の中へ自律的動機づけを生じる，課題への価値の内在化は，重要他者(医療者)からの自律性支援が不可欠とされている．[1574] ⇨参自律性支援⇀1499，有能感⇀2855

自立《発達論における》 independence 語義的には，independence は独立を意味し，他に依存していないこと，自立的なことを意味する．また，生存の欲求や感情的な欲求を満たすために他人に要求したり依存したりしないことを意味するが，人ははじめから自立性を備えているのではなく，乳児期には母親にすべてを依存している．発達論の観点では，マーラー Margaret S. Mahler が母子の観察に基づいて，幼児が正常な自閉期，正常共生期を経て，段階的に母親からの分離と境界線の形成を進行させ，自立性，知覚，記憶，認知，現実吟味の進歩を獲得していく過程を分離-個体化理論として提示した．このように，分離-個体化を達成し，母親と自分が，安定した関係をもちながらも独立した存在とみなせるようになることで，自己同一性や性同一性形成への道が開かれる．自立はこのような相互関係の中で段階的に獲得されるものであり，親の過保護や過干渉は依存的な共生関係をもたらし，自立を阻害してしまう．[1316]

自律哺乳 self-demand feeding⇨同自律授乳⇀1497

支離滅裂 incoherence 〔D〕Zerfahrenheit 思路障害の1つで，個々の要素のつながりと統一性が欠け，脈絡がたどれず，全体としてまったく理解できないような状態をいう．目的表象，すなわち何について話しているかという階層的主題群の統一性が失われていると表現することもできる．ドイツ語圏では意識混濁がある場合は〔D〕Inkohärenz(思考散乱と訳している)と呼んで区別している．[277] ⇨参思考滅裂⇀1267

糸粒体⇨同ミトコンドリア⇀2768

試料 specimen⇨同標本⇀2495

死力 force against to death 〔必死の力〕 概念として

は，死んでもよいという覚悟で出す力，あるいは，出すことのできるありとあらゆる力を指す．生理的には，生体細胞活動すべての部分の停止状態に近い状況，すなわち死に直面した状態にあるときに，その状態から脱却しようとする生体の反応能力を示す．生体防御反応の極限の状態は多面的で，生体の意識から生じる自己生存の継続への敢闘力，これは主として精神的気力あるいは活力による生への願望が基底となっており，一方，内分泌系や自律神経系を主軸とする生理反応がある．実際には，このような多面的領域を主軸にして，生体防御反応が疾病の修復や外傷による損失を補う形で働く．実証例としては，癌の末期患者に対しての周囲からの生命継続に関する保持，励ましに延命効果がみられることは認められており，実験動物での失血，ショック実験で，循環血液量を極端に減少した条件下では自律神経系を介しての血管の収縮現象が認められ，減少した循環血液量を補佐する作用が観察されている．しかし，閾値 threshold をこえた形での失血条件では，限界に達すると血管の収縮反応は途絶え，動物は死亡する．[24]

視力 visual acuity，vision 視対象を見る能力のこと．2つの点または線を分離して識別する能力として量的に表す．[1601]

視力障害

visual impairment

【定義】 先天性あるいは後天性に視力が低下した状態．原因はさまざまであるが，先天性のものとして先天白内障，先天緑内障，小眼球症，網膜芽細胞腫，未熟児網膜症，先天眼振などがあり，後天性のものとしては近視，遠視，乱視，老視などの**屈折異常**のほか，**ぶどう膜炎**，網膜色素変性症，網膜剝離，角膜疾患，視神経疾患，緑内障，白内障などの各種眼疾患や眼外傷，心因性によるものなどがある．

【徴候・症状】 患者の主訴としては，かすんで見える，霧がかかって見える，見えなくなったなど表現はさまざまであるが，そのような主訴がいつどのように起こったのか，どのくらい続いたのかなどを把握することが大切である．また，小学生の女児に多い心因性の視力障害は，視覚器官に異常がある器質的なものではなく，何らかの精神的，身体的ストレスが原因となって視力が低下した状態で，治療としては心因を明らかにし，除去することが大切で，保護者や担任教諭，養護教諭の協力によって視力が回復することが多い．しかし，眼科領域だけでは解決できない場合もあり，精神科医の協力を必要とする場合もある．[651]

視力障害の看護ケア

【看護への実践応用】 人間は外界からの情報の 80% を目から得ているといわれている．そのため，視力障害が日常生活および心理・社会面に与える影響は非常に大きい．視力障害といっても必要とされる援助内容は個人差が大きく，発症の経過や予後，視力障害の程度や自覚症状，片眼か両眼か，年齢や心理状態，家族のサポート体制などによって異なる．

【ケアのポイント】 視力障害のある患者は，転倒や打撲をおこしやすいので，廊下には物を置かないようにし，水などがこぼれた際はすぐにふき取るなどの環境整備を徹底する．表示は，大きな文字やコントラストの明確な色使いにするとわかりやすい．また，患者にはオーバーテーブルにキャスターがついていて動くことや前かがみになった際に手すりや扉に頭をぶつけないことなど危険についてあらかじめ説明し，ゆっくり行動するよう心がけてもらう．視力低下や視野狭窄が著しい場合は，日常生活の自立度に合わせた援助方法を患者とともに決定する．例えば，歩行介助や食事介助，入浴介助などである．また，文字によるコミュニケーションがとれないこともあるので説明を詳しくしたり，必要な書類を代読したりすることも必要となる．視力回復が困難となった患者は障害の程度により，恐怖感や絶望のために通常の精神状態を保てなくなることがある．特に全盲の場合，患者が障害を受け入れるためには，相応の時間が必要となるので，家族を含めて医師やソーシャルワーカーなどと協力し，受容過程に添った援助を行う．[1324] ⇒参視力障害→1500

資力調査⇒同資産調査→1277

視力表 visual acuity chart ［試視力表］ 視力測定のための視標を標示した表．わが国では，ランドルト Landolt 環またはかな視標が用いられる．測定する距離により遠距離用と近距離用がある．[480]

痔輪⇒同痔帯→1302

シリング型白血病 Schilling leukemia⇒同急性単球性白血病→736

シリング三時相説 〔D〕Dreiphasentheorie nach Schilling 1933 年，ドイツの血液学者シリング Viktor Schilling(1883-1960)が感染症の経過に伴う白血球の変化を 3 相に分けたもの．①闘争相：疾病に対して闘争するという意味で，好中球が増加，核左方推移，好酸球とリンパ球減少をみる．②防御相：身体の防御能が高まっている時期で，マクロファージが増加する．③治癒相：好中球が減少し，リンパ球・好酸球は増加，核左方推移は正常に復する．[501]

シリング試験 Schilling test ［ビタミン B_{12} 吸収試験］ ビタミン B_{12} の吸収能の検査法．1953 年，アメリカの血液学者シリング Robert F. Schilling(1923 生)により考案された．悪性貧血とその他の巨赤芽球性貧血の鑑別に使用される．放射性コバルト同位元素で標識したビタミン B_{12} を経口摂取させ，尿中に排出されたビタミン B_{12} の量を測定することにより吸収率を求める．基準値は 10-30%．5% 以下を吸収障害とする．悪性貧血や胃切除後では，内因子を標識ビタミン B_{12} と同時に投与すると吸収率は正常化する．[442]

シルエットサイン silhouette sign X 線写真で水濃度の陰影が相接しているとき両者の境界が不鮮明になること．胸部 X 線診断において肺病変の部位や質的診断に有用なサイン．例えば心右縁のシルエットは，右中葉の肺炎や無気肺などの病変によって輪郭が消失する(シルエットサイン陽性)．しかし，右下葉では病変部と心臓が離れているため消失しない．[264]

ジルコニウム zirconium；Zr ［Zr］ 周期表第 4 族の光沢ある銀白色の金属．元素記号 Zr．原子番号 40．原子量 91.224．密度 6.51 g/cm^3，沸点 4,377℃，融点 1,852℃．耐食性が強く，酸，アルカリに対して安定で，ほとんどの化学物質と反応しないこと，耐熱性にも優れていることから，医療機器や電子材料に使用されている．疾患との関連ではアレルギー性機序による異物肉芽腫の原因物質として知られる．また，ジルコニウムは中性子を最もよく通過させる金属であるため，原子炉ではウラン燃料棒の被膜（燃料被覆管）として使用されている．

シルダー病 Schilder disease⇨同広汎性硬化症→1050

ジルチアゼム塩酸塩 diltiazem hydrochloride 非ジヒドロピリジン系のカルシウム（Ca）拮抗薬で，冠血管，末梢血管の血管平滑筋および虚血心筋において，細胞内へのCa^{2+}流入を抑制することにより，心筋虚血改善および降圧作用を示す．比較的緩徐な降圧作用を示し，ニフェジピンに比べ反射性交感神経興奮を起こすことが少ない．肝臓で代謝され，生物学的半減期は約4.5時間．経口剤は狭心症，異型狭心症，軽～中等症の本態性高血圧症に適応を有し，注射剤は不安定狭心症に加え，上室性頻脈性不整脈，手術時の異常高血圧などにも適応．[204,1304] 商ヘルベッサー

ジル=ド=ラ=トゥレット症候群 Gilles de la Tourette syndrome；GTS⇨同トゥレット障害→2136

シルバー 110 番 1987（昭和62）年度より国庫補助として創設された高齢者総合相談センターの別称．[457] ⇨参高齢者総合相談センター→1068

シルバー症候群 Silver syndrome ［シルバー・ラッセル低身長症］ 子宮内発育遅延（IUGR）をきたしたのちに出生し，生後も成長障害の持続，相対的頭囲拡大，逆三角形の顔貌，への字口，耳介低位，小顎症，第5指短縮，内彎指，左右非対称の身体所見（左右上下肢の長さが異なる），低身長を呈する．1953年にシルバーSilverが報告し，1954年にラッセルRusselが同様の疾患を報告した．多くは孤発例で原因遺伝子は不明．乳児期は高い声，哺乳障害，低血糖を認めることがあり要注意．関節拘縮や鼠径ヘルニア，尿道奇形を伴うこともある．知能障害は認めない．シルバーHenry K. Silverはアメリカの小児科医（1918-91），ラッセルAlexander Russellはイギリスの小児科医（1914生）．[715] ⇨参ラッセル・シルバー症候群→2897

シルバー人材センター Silver Human Resources Center おおむね60歳以上の高齢者が，生きがいをもって地域社会に参加できるように，高齢者の就労ニーズに応じ，かつ日常生活に密着した臨時的・短期的な就労機会を提供する自主的な組織．前身は高齢者事業団．基本的には市町村単位で設置．発足当初は，自治体からの委託で清掃や駐車場の管理など軽作業の肉体労働が多かったが，近年，人生経験や育児経験をいかして保育や介護分野への就労が注目されている．[1451]

シルバーマーク Silver Mark 社団法人シルバーサービス振興会が，民間企業が提供する高齢者対象の福祉サービス事業の振興を支援し，良質のサービスを育成して利用者に普及させる趣旨から制定されたもので，品質が一定の基準を満たしていると発行されるマーク．訪問介護サービス，訪問入浴介護サービス，福祉用具貸与サービス，福祉用具販売サービス，在宅配食サービスなどに対して発行される．[1361,1031]

シルバーマン・アンダーソンスコア Silverman-Anderson score⇨同シルバーマンスコア→1501

シルバーマンスコア Silverman score ［リトラクションスコア，シルバーマン・アンダーソンスコア］ 新生児の呼吸窮迫の観察法の1つで，1956年にアメリカの小児科医シルバーマンWilliam A. Silverman（1918-2005）が発表した．シーソー呼吸（胸腹運動），肋間腔の陥凹，剣状突起部の陥凹，鼻腔の拡大，呼気時のうめき（呼気性呻吟）の5項目を評価する．各項目を0-2の3段階で評価し，点数の合計によって重症度を判定．合計得点が高くなるほど重症となり，2点以上の場合に呼吸窮迫があると判定し，5点以上は死に至る危険性があり，呼気性呻吟には特に注意が必要である．[1631] ⇨参アプガースコア→170

●シルバーマンスコア

徴候	スコア		
	0	1	2
胸壁と腹壁の動き	同時に上昇	吸気時に胸部の上昇が遅れる	シーソー運動*
肋間の陥没	なし	軽度	著明
剣状突起下の陥没	なし	軽度	著明
鼻翼呼吸	なし	軽度	著明
呻吟	なし	聴診器で聴取可能	聴診器なしで聴取可能

* 呼吸時に腹壁が上昇し胸壁は下がる．

合計点数	0-1点	2-4点	5点以上
判定	正常	呼吸窮迫	重篤

シルバー・ラッセル症候群 ⇨同ラッセル・シルバー症候群→2897

シルバー・ラッセル低身長症 Silver-Russell dwarfism⇨同シルバー症候群→1501

シルビウス水道 sylvian aqueduct⇨同中脳水道→1998

シルビウス裂 fissure of Sylvius⇨同外側溝→443

ジルベール症候群 Gilbert syndrome ［ジルベール病］ 非抱合型ビリルビンが上昇する体質性黄疸の1つ．血清ビリルビンは最高5 mg/dLまで上昇するが，黄疸を認めない軽度上昇例が多い．肝におけるグルクロン酸抱合能の先天的異常が原因と考えられている．自覚症状はほとんどなく予後も良好．フェノバルビタールの投与でビリルビン値は低下．1907年にフランスの内科医ジルベールNicolas A. Gilbert（1858-1927）により報告された．[279] ⇨参高ビリルビン血症→1052，黄疸→392，クリグラー・ナジャール症候群→827

ジルベール病 Gilbert disease⇨同ジルベール症候群→1501

ジル=ベルネ逆流防止術 Gil-Vernet antirefluxing procedure 原発性膀胱尿管逆流に対する手術法の1つ．膀胱を開き，左右の尿管口の間に横切開を入れ，粘膜を上下に剝離したうえで，左右の尿管口部の三角部および利尿筋を中央に寄せ，切開した粘膜を縦縫合し，結果的には左右の尿管口を中央側に寄せる形になる．両側に膀胱尿管逆流がある場合には手技が容易であり，よい適応である．ジル=ベルネJose Maria Vila Gil-Vernetはスペインの泌尿器科医（1922生）．[474]

シルマー試験 Schirmer test 涙液分泌量を測定する検査．5×35 mmの長方形の濾紙の一端を，端から5 mmで折り曲げる．これを無麻酔で下眼瞼結膜と球結膜の間に入れて，涙液で濡れた濾紙の長さを測定する．第1法では，このままの状態で放置して5分後に測定

し，10 mm 以上は正常，5 mm 以下は分泌機能低下と判定する．第2法では，綿棒などで鼻腔粘膜を刺激して，2分後に測定する．10 mm をこえれば正常とする．シルマー Otto W. A. Schirmer はドイツの眼科医(1864-1917)．[480]

死冷 postmortem cooling 〔L〕algor mortis ［**死体冷却**］ 死後の体温低下のことで，早期死体現象の1つ．死亡すると体内での物質代謝は消失して熱産生も止まるので，死体の体温は物理的原則に従って周囲の温度と等しくなるまで冷却し続ける．[613]

事例研究⇨同ケーススタディ→878

指令説 instructive theory⇨同鋳型説→220

シレジアバンド Silesian belt(band) 大腿義足の懸吊(つり上げ固定)をする懸垂補助装置のこと．吸着式または全面接触式ソケットに対して用いられる．ソケットの大転子の部分から後面を回り，健側の大転子と腸骨稜の間を通りソケットの前面の中央に取り付けられる．ソケットの回旋を防ぐことはできるが，懸吊作用は不十分である．[834] ⇨参サスペンション→1188

指列 ray of digit 指尖より中手骨までの縦列をいう．通常，母指列，示指列，中指列，環指列，小指列がある．指が基節骨まで高度に挫滅された場合などは，中手指節間関節で切断するより，指列ごと切除したほうが美容的，機能的に優れることも多い(指列切断)．また，母指欠損の場合，示指列を母指の位置に移行して機能再建を図ることもある(指列移行)．[1246]

歯列 dentition ［**歯群**］ ヒトの歯は，隣接する歯とすべて互いに接触し，相互に力を分散しあいながら一体として機能する．この歯の連なりを歯列という．ヒトの歯は，乳歯では上下顎それぞれに10本ずつ，永久歯では16本ずつ歯槽突起上にアーチ形に並んでいる．乳歯列，混合歯列，永久歯列の天然歯列のほか，失った歯のある歯列を欠損歯列，それを補綴したもの，あるいは人工の歯を並べたものを人工歯列という．[1369]

痔裂⇨同裂肛→2977

歯列弓 dental arch ヒトの歯は，咬み合わせの面から見ると，上顎では半楕円形状に，下顎では放物線形状に並んでおり，この歯列が形づくる弓状(アーチ状)の連なりを指す．この連なりは，歯根の植立方向と咬合による負荷と調和して安定している．そのため，いったん歯の位置移動や欠損があると，歯列全体の安定性が損なわれる．[1369]

歯列矯正装置⇨同口腔内矯正装置→991

視路 visual pathway 視覚に関する神経経路のこと．網膜から視神経，視交叉，視索，外側膝状体，視放線を介して後頭葉の視中枢に至る．[566]

思路 flow of thought 〔D〕Gedankengang 一般に思考の障害を考えるとき，思考の進み方と内容とに分けて論じられるが，前者のことをいう．思考形式という言い方をすることもある．思路障害には，思考制止，粘着，観念奔逸，支離滅裂，思考散乱，冗長(迂遠)思考など，疾患や病態によってさまざまなものが知られている．[277] ⇨参思考→1265

シロアリ駆除剤中毒 termiticide poisoning シロアリ駆除の代表的薬剤はクロルデンだが，1987(昭和62)年に製造・使用が禁止され，現在は使われていない．肺のみならず皮膚，粘膜からもよく吸収され，脂肪組織に蓄積される．生物学的半減期は長い．中枢神経刺激作用，痙攣惹起作用，酵素阻害作用がある．原因物質を確認し，患者を早急に医療機関に送り，毒物に特異的な治療を行う．クロルデンの使用禁止後，有機リン系のクロロピリホスが使用されるようになった．亜ヒ酸も特にイエシロアリの駆除のために使用されてきた．1998(平成10)年に発生した和歌山毒入りカレー事件はこの亜ヒ酸が混入されたことに起因する．[1122] ⇨参クロルデン中毒→848

歯瘻(ろう) dental fistula ［**歯フィステル**］ 急性あるいは慢性に経過した歯性感染症の結果生じた瘻孔．口腔内に発生したものを内歯瘻，口腔外に発生したものを外歯瘻という．[42] ⇨参外歯瘻(ろう)→440

死蝋(しろう) adipocere 死体現象の1つ．死体変化の進行が途中で停止したもので永久死体に属す．死体の置かれた環境条件により，死体成分が化学的分解や化学変化によって固体の脂肪酸あるいはその化合物に変化した状態．死蝋の色は類白色で，石けんのような硬度をもち，質はもろい．[613] ⇨参ミイラ化→2761

耳漏 otorrhea, aural discharge 外耳孔から液が分泌する状態．外耳道湿疹，外耳道炎，中耳炎などで生じることが多い．中耳内病変や化膿性中耳炎の性質の判別に大きな役割を果たす．アレルギー性体質や外耳道湿疹による耳漏は漿液性，中耳炎によるものは粘液性，外傷以外に悪性腫瘍も疑われる血性，主に外耳道癤による悪臭を伴う膿性などがあり，脳脊髄液を含むこともある．[98]

痔瘻(じろう) anal fistula ［**痔フィステル**，**肛門痔瘻**(じろう)，**肛門部瘻**(ろう)］ 肛門陰窩を原発口として直腸肛門管と交通する後天性の瘻管のこと．肛門陰窩から細菌が侵入，肛門腺に感染巣として膿瘍を形成，さらに炎症が隣接組織に波及(肛門周囲膿瘍)し，皮膚などに自潰あるいは切開排膿後に瘻孔(続発口)を形成する(図)．瘻管の走行はさまざまで走行により治療法が異なる．持続的，間欠的な分泌物，膿の排出のための下着の汚れなどを主訴とする．瘻孔が閉鎖し，膿の再貯留が起こって再び膿瘍を形成すると腫脹，疼痛，発熱などを認める．自潰，排膿を繰り返し，瘻管は複雑化する．小児の痔瘻は新生児〜乳児期初期に発症し，90% は男児で，多くは1歳前後までに治癒する．成人では自然治癒しないので手術の適応となる．[711]

●**痔瘻の分類(隅越ら)**

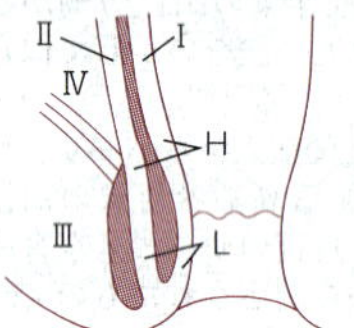

Ⅰ：粘膜または皮膚と内肛門括約筋との間の腔
Ⅱ：内・外肛門括約筋の間の腔
Ⅲ：肛門挙筋下腔
Ⅳ：肛門挙筋上腔
H：歯状線より上方(近位)
L：歯状線より下方(遠位)

脂漏性角化症 seborrheic keratosis ［**基底細胞棘細胞腫**，**脂漏性疣贅**(ゆうぜい)，**老人性疣贅**(ゆうぜい)］ 高齢者の脂漏部位(顔面，頭部，背部など)に好発する，最も頻度の高い表皮角化細胞の良性腫瘍．60歳代では80%，80歳以上ではほぼ100% の人にみられる．老化の象徴となるため，特に女性では精神的にマイナスの影響を及ぼすことがある．臨床像が褐色から黒色調の腫瘍であるため，しばしば悪性黒色腫や色素細胞母斑，基底細胞癌などとの鑑別が問題となる．また，多数の脂漏性角化症をもつ高齢者は，それに紛れて発生する悪性黒色腫や基底細胞癌に気づくのが遅れがちとなるので要注意．ダーモスコピー検査がこれらの鑑別診断に役立つ．なお，脂漏性角化症が急激に多発してかゆみを伴うときは，内臓悪性腫瘍の合併が疑われる(レーザー・トレラー Leser-Trélat 徴候)．治療は，液体窒素による凍結療法，炭酸ガスレーザーが手軽であり好まれるが，鑑別が難しいときは外科的切除を行い，病理組織学的に診断を確定する必要がある．[945]

脂漏性湿疹 seborrheic eczema⇨同脂漏性皮膚炎⇀1503

脂漏性軟瘤⇨同ケラトアカントーマ⇀934

脂漏性皮膚炎 seborrheic dermatitis ［**脂漏性湿疹**］ 被髪頭部，前額髪際部，眉毛部，眼瞼部，眉間，鼻翼，耳前部，口囲，腋窩，鼠径部，陰部など皮脂の分泌の多い部位(脂漏部位)に好発する，慢性の皮膚炎．瘙痒は軽度で黄色調の鱗屑痂皮を伴う紅斑が主体．乳幼児期と中年以降に多く認められる．皮膚の常在菌であるマラセチア・フルフル *Malassezia furfur* が発症に関与していると考えられている．乳幼児期にはアトピー性皮膚炎に類似し，中年以降は乾癬に類似した症状を呈するため，鑑別が必要．治療はステロイド外用剤が基本．[727]

脂漏性疣贅(ゆうぜい) seborrheic wart⇨同脂漏性角化症⇀1502

しろそこひ⇨同白内障⇀2363

シロッカー手術 Shirodkar cervical cerclage ［**シロトカー手術**］ シロッカーにより考案された子宮頸管縫縮術で，頸管無力症による流産・早産防止のために行われる．内子宮口の高さで子宮頸部粘膜下にナイロン製などの非吸収性バンド(3-5 mm 幅)を円周状に通して子宮口を縫縮閉鎖する．妊娠中期に子宮口が開大した場合や多胎妊娠の早産予防にも用いることがある．満期になり分娩が開始したときに抜去する．シロッカー Vithalrao N. Shirodkar はインドの産婦人科医(1899-1971)．[998] ⇨参子宮頸管縫縮術⇀1245，マクドナルド手術⇀2731

シロトカー手術 Shirodkar cervical cerclage⇨同シロッカー手術⇀1503

白なまず⇨同尋常性白斑⇀1558

しわ線 wrinkle line 体表にできるしわの線．これに沿って切開線をおき皮膚切開を行えば，瘢痕が目立ちにくい．[1246]

仁⇨同核小体⇀481

塵埃(じんあい) dust⇨同浮遊粉塵(じん)⇀2570

塵埃(じんあい)**感染** dust infection ［**飛塵**(じん)**感染，間接空気感染**］ 空気感染の一種で，病原体を媒介する飛沫や分泌物がちりやほこりとともに飛塵となって空気中に浮遊し感染源となるもの．病原体を含む喀痰や唾液のしぶきが，衣類や寝具・床面などに付着後乾燥して舞い上がり，微小塵埃となりそれを吸い込むことで感染する．乾燥に強い結核菌 *Mycobacterium tuberculosis*，ジフテリア菌 *Corynebacterium diphtheriae* などがこの型の感染を引き起こす．[909]

塵埃(じんあい)**計** dust counter, coniometer 空気中の塵埃(粉塵)の濃度を測定するために用いられる計器．測定方法には質量濃度測定法と相対濃度指示法がある．前者は粒径ごとに捕集した塵埃を濾紙ごと秤量して絶対重量を測定する．後者は粉塵が浮遊した状態のままで計測する光散乱方式の相対濃度計(デジタル粉塵計)などがあり，質量濃度換算係数から質量を求める．作業環境測定では両者併用して測定するが，「労働安全衛生法」などの規定により2年以上第1管理区分が続く作業環境のよい作業場では，労働基準監督署長の許可を得て相対濃度計のみの測定でもよいとされる．[1019]

塵埃(じんあい)**細胞** dust cell ［**肺胞大食細胞**］ 肺胞内に存在するマクロファージのことで，空気とともに入ってきた塵埃や異物を貪食し，処理を行っている．肺の慢性うっ血の際に，漏出した赤血球やその分解産物のヘモジデリンを貪食している場合は心不全細胞(心臓病細胞)と呼ばれる．喀痰細胞診の際は，塵埃細胞の有無により，検体が下部気道由来の細胞を含む適切な検体であるか否かの判断材料になる．[372] ⇨参心不全細胞⇀1600，肺胞マクロファージ⇀2354

心アミロイドーシス cardiac amyloidosis ［**心筋アミロイドーシス**］ 免疫グロブリンの重合したアミロイド線維が，心筋，冠動脈，弁膜に沈着して心障害を生ずるものを呼ぶ．原発性(老人性，家族性)，続発性(骨髄腫や膠原病など)のいずれの場合においてもみられる疾患．病理学的には心筋内血管壁や心筋間質にアミロイド沈着を認める拘束型心筋症の病態を呈するもの，心筋や心外膜にアミロイドが沈着することで心室壁の進展性が低下して収縮性心外膜炎に類似の病像を示すものなどがある．刺激伝導系も高率におかし，伝導障害，調律異常の発生が多くみられ，アダムス・ストークス Adams-Stokes 発作や急死例の報告もある．治療抵抗性の心不全が進行し，死因の 1/3 を占める．心アミロイドーシスと確定診断されると予後は非常に悪い．治療としてアミロイドタンパク前駆体の生成を抑制するメルファランやプレドニゾロン，またアミロイド沈着を溶解・減少させるジメチルスルホキシド(DMSO)，コルヒチンなどを用いるが，多くを期待できない．ジギタリス中毒をきたしやすいことも特徴で，使用に際しては十分な注意が必要．[1204] ⇨参アミロイドーシス⇀178

腎アミロイドーシス renal amyloidosis ［**アミロイド腎，腎アミロイド症**］ 種々の臓器や組織にアミロイドが沈着することをアミロイド症(アミロイドーシス)といい，腎臓にアミロイドが沈着し惹起された腎障害を腎アミロイドーシスという．腎臓は肉眼的に腫大し，組織上は主にメサンギウムや係蹄壁にアミロイドの沈着が認められるが，尿細管・血管系などの間質へもしだいに広がる．主要症状はタンパク尿と腎機能障害で，約半数でネフローゼ症候群を呈する．予後不良で組織診断確定後の平均生存期間は1年未満といわれている．[68]

腎アミロイド症⇨同腎アミロイドーシス⇀1503

腎アンモニア産生 renal ammoniagenesis アンモニアは血液中から近位尿細管細胞に吸収されたグルタミンにより生成され，主な代謝経路はミトコンドリアにある．まず特殊な輸送体によりグルタミンがミトコンドリアに輸送され，グルタミナーゼにより脱アミノ化されてグルタメートとなり，このときアンモニアが生成される．グルタメートはグルタメート脱水素酵素によりさらに脱アミノ化され，アンモニアとαケトグルタレートが産生される．[68]

寝衣⇨同病衣→2484

腎閾値 renal threshold 以下の2種に分類される．①吸収閾値：糸球体で濾過されたNa^+，Cl^-，K^+，HCO_3^-，Ca^{2+}，無機リン(P_i)やその他の電解質，ブドウ糖，アミノ酸などを尿細管において再吸収できる量が最大となったとき，当該物質が尿中に現れる濃度．②排泄閾値：尿細管より分泌できる物質の量が最大となったとき，当該物質が尿中に現れる濃度．[68]

腎異形成⇨同腎形成不全→1528

寝衣交換 change patient's clothing ［病衣交換］ 汗，皮脂，垢など皮膚からの分泌物や，薬品，食べ物のしみといった生活上生じるよごれの付着した寝衣を交換すること．汚染された寝衣をそのままにしておくと，湿気から冷たさや不快感を生じ，付着物が化学変化して悪臭を放つため，常に清潔で乾燥しているよう管理することが重要である．意識障害，運動機能障害を有する患者，重症・手術後・小児などの患者で，自分で衣服の脱着ができない場合には他者により寝衣交換が行われる．患者の安全，安楽をまもるため，準備を整え，手ぎわよく行う．プライバシーに配慮する．半身不随の患者の場合は，衣服を健側から脱がせ，患側から着せる．[109]

人為災害⇨参集団災害→1376

腎移植 renal transplantation 提供者(ドナー)から移植した腎により，廃絶した腎機能を置換し代行させる治療法．末期腎不全の最良の治療法として確立している．ドナーにより生体腎移植と死(献)体腎移植に分けられる．欧米では死(献)体腎移植が大部分であるのに対し，わが国では多くは生体腎移植．1997(平成9)年に日本臓器移植ネットワークシステムが発足し，死体腎移植が円滑に行われるようになった．ドナーによる成績は，生着率の高い順に兄弟姉妹，両親，無血縁者，死体腎．ドナーと患者(レシピエント)間の組織適合検査は重要で，リンパ球交差試験が陽性であれば移植は禁忌．腎移植後の免疫抑制薬としては，シクロスポリン，タクロリムス水和物，アザチオプリン，ミゾリビン，副腎皮質ホルモンなどが用いられる．拒絶反応治療薬としては，ステロイド，抗リンパ球グロブリン(ALG)，CD3抗原に対するモノクローナル抗体(ムロモナブCD3)，グスペリムス塩酸塩などが用いられる．拒絶反応は発生時期によって，超急性拒絶反応，急性拒絶反応，慢性拒絶反応に分けられる．その他の合併症として感染症，腎障害，肝障害，悪性腫瘍などがあげられ，レシピエントは免疫抑制下にあり，感染症，中でもニューモシスチス肺炎，サイトメガロウイルス(CMV)肺炎などはしばしば致命的．腎移植は抗ウイルス療法や免疫抑制の進歩などにより生存率と生着率は向上し，社会復帰率も高く，透析療法と比較して高い生活の質(QOL)が得られている．[474]

腎移植後再発性腎炎 recurrent glomerulonephritis after renal transplantation ［腎移植後糸球体腎炎］ 移植後腎症の1つで原疾患再発によるもの．移植後腎症には腎提供時ドナーがすでに伝播する可能性のある病原体を有していたことに起因する持ち込み腎炎と，移植後に発症した *de novo* 腎炎がある．最も再発率が高いのは巣状糸球体硬化症で30％前後．移植術直後より多量のタンパク尿が出現することが多く，移植術後1年以内に末期腎不全に至るものもある．ほかに再発する可能性のある腎炎としては膜性腎症，IgA腎症，膜性増殖性糸球体腎炎(Ⅰ・Ⅱ型)，紫斑病性腎炎，全身性エリテマトーデス(SLE)，溶血性尿毒症症候群などがある．治療は拒絶反応を抑える免疫抑制薬のほかに，腎炎としての治療が必要となる．[68]

腎移植後糸球体腎炎⇨同腎移植後再発性腎炎→1504

腎位置異常 renal dystopia⇨同腎〔臓〕転位→1579

人為的過誤 human error⇨同ヒューマンエラー→2483

人為的修飾 artifactual modification 測定操作過程で起こる意図しない成分の変化のこと．人為的操作による変化．[258]

新犬山分類 new Inuyama classification for chronic hepatitis ［犬山分類］ 慢性肝炎のわが国独自の組織診断基準．1979(昭和54)年に愛知県犬山市で肝疾患を専門とする医師のシンポジウムが開かれ犬山分類が設けられたが，その後再検討され，1996(平成8)年に新犬山分類が報告された．特徴は，壊死，炎症と線維化の程度を，それぞれgrading(活動性)とstaging(線維化)に分け，スコアにより評価したことである．gradingは活動性の程度をA0からA3までの4段階に，stagingは線維化の程度をF0からF3まで分類のうえ，肝硬変のF4を加え5段階に表示した．[279,1395] ⇨参ヨーロッパ分類→2880，HAIスコア→56

心因 psychogenesis 伝統的に精神障害の原因は心因，内因，外因に分けられる．心因とは，心的外傷や葛藤などの心理的要因が精神障害の原因である場合，その要因を指していう言葉．心因によって引き起こされた精神障害を，心因反応あるいは異常体験反応という．特定の体験を心因と認めるための条件として，ヤスパース Karl Jaspers(1883-1969)があげた以下の3つはよく知られている．①原因となる体験がなかったらこの状態が起こらなかったと思われること．②体験とその状態との間に理解しうるような関連があること．③体験がなくなればその状態がやむこと．精神分析では，心因を単なる外傷体験としてとらえるだけでなく，独特な理論で構造化し，それによって症状決定の意味を説明しようとする．臨床現場では，さまざまな精神疾患の発症や悪化の誘因まで含めた広い意味で用いる場合もある．[277]

深陰茎背静脈 deep dorsal vein of penis 陰茎海綿体や亀頭からの血液の還流を受け，バック筋膜 Buck fascia の下層，陰茎背面の正中で2本の陰茎背動脈の間を走行し，恥骨の下を通り，前立腺静脈叢(サントリーニ静脈叢 Santorini plexus)に注ぐ静脈のこと．血流が豊富なので前立腺全摘術，膀胱全摘術の際，この静脈の処理が重要で術中出血量の多寡に大きく関与する．[1244]

心因性嘔吐 psychogenic vomiting ［神経性嘔吐］ 心的ストレスやうつ(鬱)状態など種々の心理的要因によって吐きけ・嘔吐の持続する状態．一般に腹痛はなく，便通異常も伴わない．吐きけが主体で嘔吐をほとんど伴わないもの，激しい嘔吐を頻繁に繰り返すもの，治療中に摂食障害(拒食症，過食症)へと移行していくものなど何種類かの病態がある．嘔気・嘔吐は何らかの原因により，延髄にある嘔吐中枢が刺激されて起こる．

ここに刺激が加わると胃の出口が閉ざされ，反対に胃の入口が緩む．同時に横隔膜や腹筋が収縮して胃を圧迫し，胃の内容物が排出される．緊張や不安など心的要因が大脳皮質を介して嘔吐中枢を刺激する．嘔吐中枢の感受性は個人差が強く，嘔吐のきっかけは条件反射化されやすい．[184] ⇒参胃腸神経症→252

心因性巨大結腸症⇒同遺糞症→275

心因性健忘 psychogenic amnesia ［ヒステリー性健忘］ 不快な苦しい心的体験のあと，その期間のことを思い出せない健忘状態．ヒステリー性健忘ともいい，解離性ヒステリーの一型．機序として心因性に抑圧の防衛機制が働いている．自然に回復することが多いが，積極的には麻酔分析（アミタール面接）が用いられる．程度が強いと全生活史健忘として現れることもある．[1263]

心因性失声 psychogenic aphonia⇒同ヒステリー性失声症→2446

心因性視野狭窄⇒同円筒状視野→383

心因性ショック psychogenic shock 診察や検査で原因となる器質的な異常が認められないのに心因的な異常でショック状態を呈すること．例えば，ヒステリー，過換気症候群など．[259]

心因性精神病⇒同心因反応→1505

心因性多飲症 psychogenic polydipsia ［強迫多飲症］ 強迫観念にかられて多量の水分を摂取し続けることによって招来する病態．口渇，多尿，多量の低張尿を呈するため，尿崩症との鑑別が必要となる．[1260]

心因性難聴 psychogenic hearing loss 器質的病変がないにもかかわらず，精神的な原因によって起こる聞こえの障害．純音聴力検査では難聴を示すが，聴性脳幹反応は正常であることより診断が可能である．治療は心理学的療法を行う．[211] ⇒参難聴→2201

真陰性の予測値⇒同陰性予測値→298

心因性発熱 psychogenic fever ［神経熱］ 外傷や炎症など器質的疾患である外因性疾患，あるいは統合失調症のような内因性疾患によらずに，心理的や精神的な原因による神経症や心因反応として発熱をきたすこと．環境，学校や職場での人間関係などにより心理的ストレスを生じ，性格的因子とあいまって発熱症状をきたす．例えば，登校拒否の子どもが朝に一過性の発熱をきたすことなどがあてはまる．[1278]

心因性無月経 psychogenic amenorrhea ［ストレス性無月経］ 卵巣機能と月経周期は視床下部から分泌されるゴナドトロピン放出ホルモン（GnRH）によりコントロールされている．種々のストレスが大脳中枢に影響して GnRH 分泌に障害が起こる．その結果，ゴナドトロピン分泌不全を起こし卵巣機能が低下して無月経を生じる．就職，転職などの環境の変化，失恋，離婚，死別などの精神的ストレス，受験勉強，人間関係などの精神疲労が原因になりうる．多くは第1度無月経であり，ストレスの解消により自然に月経の回復をみることもあるが，必要によりカウフマン Kaufmann 療法（ホルモン補充療法の1つ）を行う．クロミフェンクエン酸塩の投与により排卵誘発を行うこともある．[998]

心因反応 psychogenic reaction ［心因性精神病，反応精神病］ 精神的に重大な出来事を体験し，引き続いて一過性の精神病状態をきたす場合をいう．主として個人の側に問題がある場合と，環境の側に問題がある場合とに二分する．原因となる体験より時間的にあとで，原因となる体験が治まれば速やかに消失する．心因反応には，強い情動を伴う体験によって反射的に低次な非個性的反応をきたす原始反応（爆発反応，驚愕反応，パニック反応など）と，個人の人格がからみ合ってより複雑で個性的な反応をきたす人格反応（誇大妄想，敏感関係妄想，抑うつ反応など）がある．なお，一定の人格をもった人に特有の反応を起こさせる体験を鍵体験という．神経症と心因反応を区別することは容易ではないが，心因反応では人格の統合が乱れ現実離れしていることが多い．[769]

腎盂 renal pelvis, kidney pelvis ［腎盤］ 腎臓内で生成された尿の最終的な集合部位で尿管上端にある．腎小体（糸球体，ボウマン Bowman 嚢）と尿細管を合わせてネフロンといい，ここで生成された尿は集合管に集まる．集合管はさらに集まってピラミッド型の腎錐体を形成する．この尖端が腎乳頭で，集合管が合した乳頭管が開口していて，尿は小腎杯へ放出される．小腎杯は1側の腎に約10個あり，数個ずつ合わさり2-3個の大腎杯となり，さらに大腎杯が合一して腎盂となる．腎杯と腎盂の尿容量は8 mL で，腎盂は腎門下方から外に出て，腎臓下端の高さで尿管となる．腎盂と尿管の移行部に腎盤括約筋がある．[1519] ⇒参尿管→2244

腎盂拡張症 pyelectasis, pyelectasia 腎盂内圧が上昇し腎盂・腎杯が拡張した状態．腎盂出口や尿管などの尿路に生じた通過障害のため，腎乳頭から腎杯内へ分泌された尿が停滞して腎盂が拡張する．このうち腎機能障害が認められず腎盂の拡張のみを示した状態を腎盂拡張症と呼び，広義の水腎症に含まれる．腎盂内圧上昇が長期にわたると血流障害により腎実質は萎縮し，腎機能障害を伴う．これが狭義の水腎症．尿路通過障害には器質的な原因や機能的な原因があり，代表的なものに前者の場合は異常血管や結石，腫瘍など，後者の場合は尿管の機能不全や神経因性膀胱などがある．[68]

腎盂癌 renal pelvic cancer, renal pelvic carcinoma 腎盂・腎杯の上皮に発生する癌で，組織学的にはほとんどが移行上皮癌であるが，まれに扁平上皮癌のこともある．好発年齢は50歳以上で男性に多い．尿管や膀胱に，癌が同時に，あるいはときを異にして発生することが多い．主要自覚症状は無症候性肉眼的血尿．診断では腎盂造影，超音波検査，CT，MRI などの画像診断のほか尿細胞診も有効．第1の治療法は根治的手術としての腎尿管全摘除術＋膀胱部分切除術．転移がある場合は抗癌剤による化学療法や放射線療法も行われる．組織学的に分化度の高いものは予後良好で，未分化のものは予後不良．有茎性で非浸潤性のものは予後良好で，筋層または腎実質まで浸潤しているものは予後不良．[118] ⇒参腎盂腫瘍→1506

腎盂間質逆流 pyelointerstitial backflow（reflux） 腎杯や腎錐体の直接裂傷により起こる尿の逆流現象．逆行性尿管カテーテル挿入時，特に急性腎盂腎炎患者において，腎乳頭の直接貫通により起こることがある．[68]

腎盂鏡 pyeloscope⇒同腎盂尿管鏡→1507

腎盂形成術 pyeloplasty ［腎盂尿管形成術］ 水腎症を伴う腎盂尿管移行部通過障害に対する手術法．主に，①内視鏡下腎盂切開術 endopyelotomy，②腹腔鏡下腎盂形成術，③開放手術の3方法がある．①内視鏡下腎盂切開術：原理は経皮的に造設した腎瘻から，または経尿道的に挿入した内視鏡の観察下で切開刀で狭窄部位を切開する方法．②腹腔鏡下腎盂形成術：腹腔鏡を用いて経腹的または後腹膜的到達法にて腎盂尿管移行部に達し，狭窄部および拡大した腎盂を切除し，縦切開を加えた尿管を縫縮した腎盂に縫合する方法．③開放手術：主に2つの方法がある．1)腎盂と尿管を切断せず腎盂壁で皮弁をつくり尿管に移植する方法(クルプ・スカルディノ Culp-Scardino 法など)，2)腎盂と尿管の病変部を切除して新たに腎盂と尿管を吻合する方法(アンダーソン・ハインズ Anderson-Hynes 法など)．[118] ⇒参腎盂尿管移行部通過障害→1507

腎盂結石　renal pelvic stone(calculus)　腎盂に存在する結石であり，通常，腎盂結石，腎杯結石，腎実質結石の総称．結石は腎砂と呼ばれるごく小さいものから，腎盂・腎杯を完全に埋め尽くすサンゴ状結石までいろいろな大きさや形のものがある．[118] ⇒参腎結石症→1534

腎盂脂肪腫⇒同脂肪腫性腎炎→1340

腎盂周囲嚢胞　peripelvic cyst⇒同傍腎盂嚢胞→2679

腎盂腫瘍　renal pelvic tumor　腎腫瘍の7-16%を占め，男性に多い．組織学的にはほとんどが移行上皮癌で，扁平上皮癌，良性乳頭腫もみられる．肉眼的に乳頭状腫瘍と非乳頭状腫瘍に大別できる．尿管や膀胱にも同様の腫瘍を発生しやすく，肺，肝臓，リンパ節などへの遠隔転移もみられる．無症候性血尿を呈し，ときに腎盂・腎杯の拡張を腫瘍による尿の通過障害により生じる．診断は尿細胞診，腎盂撮影などのX線検査などで行う．治療は腎・尿管全摘除および膀胱部分切除術を行う．[474] ⇒参腎盂癌→1505

腎盂腎炎

pyelonephritis

【概念・定義】細菌感染による腎実質および腎盂・腎杯の炎症．経過から急性と慢性に分けられ，原因から原発性と続発性に，感染経路から**血行性**と**尿路逆行性**に分類される．起炎菌はグラム陰性桿菌がほとんどで，大腸菌 *Escherichia coli*，クレブシエラ属 *Klebsiella*，プロテウス属 *Proteus*，エンテロバクター属 *Enterobacter*，シュードモナス属 *Pseudomonas*，セラチア属 *Serratia*，シトロバクター属 *Citrobacter* などが一般的であり，ときにエンテロコッカス・フェカリス *Enterococcus faecalis* によるものがある．まれな急性腎盂腎炎の1つに**気腫性腎盂腎炎**があり，腎実質および腎盂・腎杯にガスが発生し，組織の壊死を起こして生命にかかわる．多くは乳糖発酵性細菌感染を起こした糖尿病患者にみられる．**黄色肉芽腫性腎盂腎炎**は慢性腎盂腎炎の1つで，腎機能低下を伴う腎腫大が特徴．腎周囲組織との癒着・被包化がみられ，腎実質組織は泡沫状組織球やリンパ球および形質細胞からなる多発性の肉芽腫に置き換わる．

【疫学】アメリカでは1年間に約25万例が発症し，その結果10万例以上が入院を必要とする．男性に比べ女性では約5倍の患者数．妊娠女性の1-2%にみられ，切迫早産や低出生体重児の原因となっている．80%以上の急性腎盂腎炎は大腸菌による．

【病態生理】原発性では多くが原因不明で，続発性では先天性奇形，膀胱尿管逆流，尿路閉塞性疾患などによる尿流停滞に起因することが多い．急性腎盂腎炎は敗血症や腎膿瘍に，慢性腎盂腎炎は慢性の腎機能低下に至ることがある．危険因子として，細菌感受性が高く，免疫能が低下している状態があり，年齢的には新生児や高齢者，背景疾患には糖尿病，鎌状赤血球症，移植や悪性腫瘍に対する化学療法や放射線療法，HIV 感染，ステロイド治療などがあげられる．

【症状】急性腎盂腎炎では突然の悪寒戦慄，高熱などの症状で始まり，悪心，嘔吐もしばしばみられる．局所症状として腰痛，背部痛があり，膀胱炎症状を伴うこともある．慢性腎盂腎炎では通常無症状であるが，ときに急性増悪し急性症状を呈することもある．高齢者の急性腎盂腎炎では発熱を認めないことがあり注意を要する．

【診断】尿検査により膿尿，細菌尿や血尿を証明し，確定診断は尿培養による起炎菌の同定による．尿検体は尿路中の常在菌が混入するのを防ぐため中間尿を用いる．続発性腎盂腎炎の原因特定には，**腎臓超音波**，**腹部CT**，**経静脈的尿路造影**が用いられる．

【治療】急性腎盂腎炎および慢性腎盂腎炎の急性増悪期には強力な化学療法を行う．外来治療では**フルオロキノロン系抗生物質**の経口投与が第一選択で，複雑な症例や重症例には尿培養による感受性が明らかになるまでニューキノロン系，ペニシリン系，アミノグリコシド系抗生物質の静脈投与を行う．尿路閉塞が明らかな場合は原因を解除する．通常は2-5日で症状は改善され，抗生物質の静脈投与を経口投与に切り替えてさらに10-14日間治療を継続する．[68]

●急性腎盂腎炎の危険因子

年齢	免疫不全状態	尿路閉塞
新生児	糖尿病	結石
高齢者(60歳以上)	鎌状赤血球症	前立腺肥大
腎臓の解剖学的/機能的異常	移植	神経因性膀胱
多発性嚢胞腎	ステロイド治療	妊娠
馬蹄腎	悪性腫瘍	その他
二重尿管	化学療法	不適切な抗生物質使用
尿管瘤	放射線療法	抗生物質耐性細菌感染
膀胱尿管逆流	HIV 感染	
異物		
尿カテーテル		
結石		

腎盂腎炎の看護ケア

【看護上の問題】腎盂腎炎では，高熱による発汗や食欲不振，倦怠感，腰背部痛(患側，まれに両側)による苦痛がみられる．また，抗生物質の点滴や内服薬投与が確実に行われることが重要である．

【ケアのポイント】日常生活の援助としては，発汗や倦怠感により清潔が保てないことから，清拭などの清潔保持への援助が必要となる．腰背部痛については痛みの観察や，疼痛による活動の制限がある場合は移動など活動に対する支援を行う．また薬物療法が確実に行われるよう，患者へ服薬の必要性の説明や点滴管理が重要となる．[306] ⇒参腎盂腎炎→1506

腎盂腎逆流　pyelorenal backflow(reflux)　尿路の圧迫により逆行性腎盂造影や排泄性尿路造影時に認められる

現象．腎盂腎逆流には，①腎盂尿細管 pyelotubular 逆流，②腎盂腎洞 pyelosinus 逆流，③腎盂リンパ管 pyelolymphatic 逆流，④腎盂静脈 pyelovenous 逆流，⑤腎盂間質 pyelointerstitial 逆流がある．[68]

腎盂腎洞逆流 pyelosinus backflow(reflux) 円蓋の破裂により腎洞内に尿が流入したり，腎杯内圧上昇により円蓋粘膜が直接尿を吸収して腎洞内へ尿が流入することをいう．いずれの場合も腎洞内のリンパ管により尿は吸収され，腎盂リンパ管逆流となる．[68]

腎盂性腎嚢腫⇨同腎杯憩室⇀1596

腎盂洗浄 renal pelvic irrigation 血尿・混濁尿などや，カテーテルの閉塞がみられる際に行う洗浄法．尿管皮膚移植術や腎瘻術などでカテーテル類を側腹部から腎盂に留置した場合や，尿管カテーテルを膀胱鏡的に腎盂にまで挿入して留置した場合に，生理食塩液または抗生物質を混ぜた生理食塩液を3-7 mL くらい注入して行う．その際，無菌的操作が必要．[474]

腎盂造影法 pyelography ［腎盂尿管造影］ 造影剤を用いて，泌尿器系，特に腎盂を描出する撮影法．腎盂の腫瘍，結石の検出，狭窄や拡張の原因探索などのために行われる．造影剤の投与経路により，経静脈性，逆行性(内視鏡的に尿管，腎盂に造影剤を注入する)，経皮的順行性(腹壁から超音波ガイド下に腎盂を穿刺し造影剤を注入)の3つに分けられる．[8] ⇨参経静脈性腎盂造影法⇀860

腎うっ(鬱)血⇨同うっ(鬱)血腎⇀328

腎盂内圧 intrapelvic pressure 腎盂内の圧力のことで，通常，腹膜内圧や膀胱内圧よりやや高い値を示す．尿管カテーテルを挿入して測定すると11 mmHg 前後で，経皮的穿刺により測定すると6.5 mmHg．尿路結石などで腎盂出口の閉塞が起こり尿流が障害されると，腎盂内圧は20-25 mmHg に上昇し，疼痛時には50-70 mmHg にも達する．慢性水腎症の場合には経過とともに低下傾向を示す．[68]

腎盂尿管移行部狭窄症 UPJ stricture⇨同腎盂尿管移行部通過障害⇀1507

腎盂尿管移行部通過障害 ureteropelvic junction obstruction；UPJ obstruction ［腎盂尿管移行部狭窄症］ 尿管の生理的狭窄部の1つである腎盂と尿管の移行部で尿の輸送が障害される現象をいう．胎生期の尿管発達異常に基づく先天的な場合が多いが，結石や炎症などに引き続いて後天的に起こることもある．腎臓から尿管への尿の輸送が障害されるため，腎盂および腎杯が拡張し水腎症を呈する．治療としては，狭窄部を切除し腎盂尿管を形成する腎盂形成術が行われることが多かったが，近年，内視鏡を用いて狭窄部を内側より切開・拡張する方法(内視鏡下腎盂切開術)も行われるようになった．なお，腎実質の萎縮が顕著で腎機能の回復が期待できない場合は，患側腎を摘除することもある．[30] ⇨参尿路閉塞性疾患⇀2261

腎盂尿管癌 renal pelvic and ureteral cancer 腎杯，腎盂，尿管粘膜を覆う移行上皮から発生する癌．50歳以上の男性に多く，膀胱に同時に多発することもあり，これを乳頭腫症 papillomatosis と一括する．大部分は移行上皮癌であるが，扁平上皮癌や腺癌もまれにある．症状は無症候性血尿が多く，側腹痛がこれに次ぐ．尿管狭窄を起こすと腎部に圧痛を伴う．診断は腎盂造影での陰影欠損，細胞診，膀胱鏡，CT によりなされる．治療は腎尿管全摘除術 total nephroureterectomy および膀胱部分切除術 partial cystectomy で，放射線療法や化学療法も併用される．[68]

腎盂尿管鏡 pyeloureteroscope ［腎盂鏡，腎臓鏡］ 尿管から腎盂・腎杯内までを観察するための上部尿路用の内視鏡．硬性鏡 rigid scope と軟性鏡 fiberscope があり，軟性鏡は手元のレバーを操作することにより先端部が屈曲可能であるため，腎内を観察するのに適している．結石の破砕・摘出や腎盂尿管移行部狭窄症などの治療手段として，またX線検査で異常が見いだされない尿細胞診陽性例や腎出血患者の精査手段として応用されている．[30]

腎盂尿管形成術⇨同腎盂形成術⇀1505

腎盂尿管造影⇨同腎盂造影法⇀1507

腎盂尿細管逆流 pyelotubular backflow(reflux), intracanalicular backflow(reflux) ［尿細管内逆流］ 主に2つの意味がある．①排尿性膀胱尿道造影や逆行性腎盂造影時に著しい膀胱尿管逆流〔現象〕(VUR)を認めた場合，腎盂・腎杯を満たした造影剤が集合管内へ流入して放射状の陰影をなす現象．②通常，腎乳頭管の開存を保持している因子が，誤って手術により除去され，腎乳頭管の閉塞に至り骨盤内の静水圧が上昇して起こる逆流現象．その因子とは，腎乳頭管開存部の付着や円蓋の腎乳頭に対する側壁の拘縮である．[68]

腎盂リンパ管逆流 pyelolymphatic backflow(reflux) 逆行性腎盂造影時に造影剤が腎盂・腎杯からリンパ管へ逆流する像として見える現象．同様の現象は①腎盂静脈 pyelovenous 逆流，②腎盂尿細管 pyelotubular 逆流，③腎盂腎実質 pyeloparenchymatous 逆流が認められる．[68]

腎盂瘻(ろう)術 pyelostomy 経皮的に腎実質の外側縁から腎盂に到達する腎瘻術に対して，腎実質の外側縁を介さず直接腎盂に到達する方法．[30]

心エコー図⇨参心エコー法⇀1507

心エコー法 echocardiography ［超音波心エコー法，UCG，心臓超音波法］ 超音波エコー法による心臓検査．超音波は20 kHz 以上の高い周波数の音波で，人間の耳には聞こえない．心エコー法はこの超音波を用いて心臓の構造や動きを評価する検査法で，循環器疾患の診療に必須である．利点は，非侵襲的に繰り返し検査が行える点である．断層心エコー法，ドプラ法，Mモード法，コントラスト法などがあり，それぞれ目的に応じて使い分ける．三次元(3D)画像や局所心筋収縮の同期性を評価する方法など新技術が開発され，実用化されている．心エコー法は左心室壁や弁運動の評価，心内腔径や壁厚，血流の計測，異常血流の検出などが可能で，虚血性心疾患，弁膜症，心筋症，心臓腫瘍，心嚢液貯留などの診断，評価を行うことができる．[1575] ⇨参超音波検査法⇀2001

心炎 carditis 心臓(心筋，心内膜，心外膜)の炎症で，通常は感染が原因のことが多い．発熱，胸痛，不整脈，心不全が生じる．心炎の種類としては，その部位により心内膜炎，心筋炎，心外膜炎などがあり，炎症の部位により症状も異なる．[382]

腎炎 nephritis 腎性の腎炎と腎後性の腎炎に大別され，前者には糸球体腎炎と間質性腎炎が，後者には腎盂腎炎がある．糸球体腎炎は腎糸球体における炎症性疾患であり，1987(昭和62)年に提唱された日本腎臓学会の臨床症候分類では，①急性糸球体腎炎(症候群)，②急速進行性糸球体腎炎(症候群)，③反復性あるいは持続性血尿症候群(無症候性血尿，タンパク尿)，④慢性糸球体腎炎(症候群)，⑤ネフローゼ症候群の5型に分類．また腎生検により得られた病理組織からの形態学的分類では，光顕標本から微小変化型，巣状分節状糸球体腎炎，膜性腎症，メサンギウム増殖性糸球体腎炎，管内増殖性糸球体腎炎，膜性増殖性糸球体腎炎，半月体形成性糸球体腎炎，硬化性腎炎に分類．蛍光染色上の病型としてIgA腎症があり，電子顕微鏡ではじめて診断できる病型には足突起病や菲薄基底膜病，デンスデポジット病 dense deposit disease などがある．病因による分類では免疫複合体型腎炎や抗糸球体基底膜抗体型腎炎など．間質性腎炎とは腎組織のうち尿細管間質に炎症細胞浸潤を認めるもの．間質浮腫を特徴とする急性型と間質線維化を特徴とする慢性型に大別され，病因により薬物性，免疫学的機序によるもの，多発性骨髄腫などの造血臓器障害に伴うもの，重金属中毒，低カリウム血症などの代謝性疾患，サルコイドーシスなどの肉芽腫症などに分類．[68]

腎炎惹起性免疫反応 nephritogenic immune reaction 腎炎惹起性抗体により起こる免疫反応．腎炎惹起性抗体には腎細胞由来のものや尿細管基底膜に対する抗体，腎外抗体などがある．腎外抗体としては，ペニシリン系の抗生物質やセファロスポリン，フェニトインなどの薬剤が免疫複合体を形成し，腎組織に沈着して免疫反応を起こしたり，外来由来の物質と相似性を有する自己細胞に対する抗体が形成され免疫反応を起こすことがある．[68]

新エンゼルプラン 少子化のいっそうの進行や女性の社会進出など，子どもを取り巻く環境変化に対応するために，1994(平成6)年，旧文部，厚生，労働，建設の4大臣合意により「今後の子育て支援のための施策の基本的方向について(エンゼルプラン)」が策定され，旧大蔵，厚生，自治の3大臣合意により「緊急保育対策等5か年事業」の一環として「当面の緊急保育対策などを推進するための基本的考え方」が出された．そして1999(同11)年，「少子化対策基本方針」が決定されるとともに，旧大蔵，文部，厚生，労働，建設，自治の6大臣合議により「重点的に推進すべき少子化対策の具体的実施計画」，いわゆる「新エンゼルプラン」として2004(同16)年までの目標値が設定された．「新エンゼルプラン」では，保育サービスなど子育て支援サービスとして低年齢児の受け入れ枠の拡大，多様な保育サービスの推進，放課後児童クラブの推進などがある．また母子保健関係施策として，周産期医療ネットワークの整備，不妊専門相談センターの整備，小児救急医療支援の推進が盛り込まれている．2002(平成14)年度から「待機児童ゼロ作戦」がスタート．また同年，合計特殊出生率の低下を受け，「男性を含めた働き方の見直し」や「地域における子育て支援」「社会保障における次世代支援」「子どもの社会性の向上や自立促進」を主な内容とする「少子化対策プラスワン」がとりまとめられた．2003(同15)年には「次世代育成支援対策推進法」が策定され，地方公共団体と従業員301人以上(平成23年4月1日以降は101人以上)の企業の事業主に対して，次世代育成支援に向けた具体的な行動計画の策定と届け出を義務づけられた(300人以下は努力義務)．[1451]

腎円柱⇨参円柱→382

心音 cardiac(heart) sound 聴診によって聴取できる心臓から発せられる音のこと．Ⅰ音，Ⅱ音，Ⅲ音，Ⅳ音，駆出音，開放音，クリック音，その他の過剰心音と心雑音とに分類．Ⅰ音は主として僧帽弁と三尖弁の閉鎖音よりなる．Ⅱ音は大動脈弁の閉鎖音．Ⅲ音は拡張早期に左房から左室へ急速に流入する血液による心筋の振動の音．Ⅳ音は心房収縮によって前収縮期に認められる振動音．[226]

心音図検査法 phonocardiography；PCG ［PCG］ 聴診によって得た情報を特殊な機器を用いて波形として記録する検査法．マイクロホンで微弱な心音を拾い，それを増幅して記録する装置を使う．装置はマイクロホン，フィルター(濾過器)，増幅器および記録機で構成される．記録部位は，心尖部，第4ないし第5肋間胸骨左縁，第3肋間胸骨左縁の3か所を基本とする．他に所見があれば，その最強部位(心音，心雑音)を追加記録する．[546]

進化 evolution 生物は連続的に常に少しずつ変化し，時間経過とともに新しい種が形成され，下等から高等へ，また単純一様から複雑多様へと発展するとの考え方．19世紀になりラマルク Jean-Baptiste P. A. Lamarck(1744-1829)やダーウィン Charles R. Darwin(1809-82)らは科学的根拠に基づいて進化論を展開した．生物における遺伝的変異の累積と環境要因による自然淘汰(適者生存)の相互作用があらゆる生物進化のための基本要素であると考えられている．[368]

塵芥(じんかい) refuse garbage ちりや芥(あくた)などを指し，一般的にはごみといわれている．「廃棄物の処理及び清掃に関する法律」では，ごみは廃棄物の一種(定義は示されていない)とされ，その目的に「廃棄物の排出を抑制し及び廃棄物の適正な分別保管，収集，運搬，再生，処分等の処理をし，並びに生活環境を清潔にすることにより，生活環境の保全及び公衆衛生の向上を図ること」があり，それに基づき収集，運搬，処分されている．河川塵芥は堆肥，燃料として再利用される例もある．[912]

侵害刺激 noxious stimulus ［有害刺激］ 身体に害を与えるか，その可能性をもった刺激．すべての刺激は，非常に強くなると侵害的となり痛みを生ずる．[229]

侵害受容器 nociceptor 侵害刺激により興奮する受容器．本体は自由神経終末で機械的な侵害刺激のみに応じる機械的侵害受容器と，機械的，熱的，化学的などすべての侵害刺激に応じる多様式(ポリモーダル)侵害受容器とがある．痛覚受容器は侵害受容器の1つ．一過性受容器電位(TRP)チャネルが関係することがわかってきた．[1274] ⇨参痛覚受容器→2034

腎外傷⇨同腎損傷→1581

腎外腎盂 extrarenal pelvis 腎外に位置する大きな腎盂に腎実質が付着するような状態を呈するもので，腎盂が腎実質にかぶさらない部で，尿管移行部までの部分．大腎杯が独立した管腔となって腎実質に入ることもある．先天性のものが多く，水腎症に多くみられる．腎外腎盂が大きい場合，二次的感染症，結石形成など

を起こしやすい.[474]

腎外性レニン extrarenal renin 腎外で産生されるレニンのこと．レニンは主に腎糸球体の傍糸球体装置 juxtaglomerular apparatus(JGA)の輸入細動脈末端部に存在する糸球体傍細胞内に顆粒として存在し，血圧の低下などを契機として血中に分泌されるが，一部は脳や心臓，子宮などの腎以外からも産生される.[68]

腎回転異常⇨同回転異常腎⇀446

心外閉塞・拘束性ショック obstructive shock 心囊(のう)液貯留で心臓の拡張が障害されたり，胸腔内圧の上昇で中心静脈が圧迫されたりして，心臓外で閉塞が生じ，急性の全身性循環障害が起こること．心臓外での血管閉塞や圧迫による病態であり，心筋梗塞などの直接の心筋障害による狭義の心原性ショックとは区別される．原因は緊張性気胸，心タンポナーデ，収縮性心膜炎，肺塞栓症などがある．頸静脈怒張は有力な所見である．直ちに緊急の救命処置 VIP，すなわち ventilation(換気)，infusion(補液)，pump(循環)の確保が行われる.[1348] ⇨参ショック⇀1491

心外膜 epicardium ［臓側心膜］ 心筋の外側を覆う漿膜．上方の大血管基部，静脈端で，胸骨や横隔膜に心臓を固定している狭義の心膜(壁側心膜)に連続する．心房後壁より，心筋とは別に発生し，速やかに心筋表面を覆う．中皮細胞下の粗な結合組織層には血管，リンパ管が豊富で，多量の脂肪細胞を含む.[439]

心〔外〕膜炎 pericarditis ［心包炎，心囊炎］ 心〔外〕膜の炎症による症候群．心内膜に炎症を起こす場合は心内膜炎と呼ぶ．経過により急性心外膜炎，亜急性心外膜炎，慢性心外膜炎に分類される．心筋炎，心内膜炎，胸膜炎を合併することもある．原因としては，ウイルス，細菌，真菌による感染性，悪性腫瘍によるもの，全身性エリテマトーデス(SLE)などの膠原病によるものがある．また，原因不明の特発性のものもある．症状としては，胸痛，呼吸困難，発熱などを呈する．聴診では，心膜摩擦音を聴取する．心電図では広範囲の誘導で ST 上昇がみられる．心エコー，胸部 CT などで心膜腔に心膜液貯留が認められる．心膜液の貯留を伴わないものは乾性心膜炎と呼ばれる．心膜液が急激に大量に貯留すると心タンポナーデを引き起こし危険である．心タンポナーデの徴候(頻脈，血圧低下，奇脈など)の出現があれば，心膜腔穿刺を行って心膜液を排液する．一般的な治療は原因疾患により異なるが，胸痛に対しては非ステロイド系抗炎症薬，ステロイド剤などを用いて治療する.[1313]

心外膜マッピング epicardial mapping 心外膜面から心電図を記録する方法．従来は手術時に電極を心臓外膜面に接触させ記録していたが，近年季肋部から穿刺し，心外膜腔にカテーテルを挿入して行う方法も検討されている．一部の心室頻拍は心外膜表面に興奮起源あるいは興奮回路があることが推定されており，その診断治療に有用性が期待されている.[1432]

腎カウンターバランス renal counterbalance 1922 年ヒンマン Hinman によって提唱された概念．一側の腎臓に尿路の閉塞が長期にわたって継続すると，萎縮して腎機能も低下する．代わりに対側の腎臓は代償性肥大が起こり腎機能を維持しようとする．尿路閉塞を解除しても，閉塞があった腎臓の萎縮はあまり改善せず，機能回復も明らかではなかった．しかし，尿路閉塞を解除すると同時に対側の代償性肥大の生じた腎臓を摘除すると，閉塞のあった腎臓の萎縮は著明に改善し，腎機能の回復も著しかった．このことから，閉塞解除後の腎機能の回復の程度は，両側の腎臓の機能の和によって決定されるとした.[1244]

腎芽球体⇨同腎小体⇀1558

人格 personality ［パーソナリティ］ ある人物のその人らしさを示す概念．英語の personality の訳．personality がラテン語のペルソナ persona(役者のつける仮面)に由来することから，それは他人から見られている外観であり，また自分のつけている仮面である．すなわち，人格とは，人間の中にある何かではなく，人間が示す何かと考えたほうがよい．character の訳である性格が内面的な特性を示す一方，人格というと道徳的意味合いを帯びるので，性格や人格ではなくそのままパーソナリティとして用いられることが多い．パーソナリティの定義は多種多様であるが，フロイト Sigmund Freud(1856-1939)は，パーソナリティをエス(本能的欲求)と自我，超自我の 3 つの機能で構成されるとみなした．すなわち，「～したい」など無意識的なエスと，「～してはならない」など内在化されたしつけに由来する超自我と，「～しよう」という意志としての自我が，どうバランスをとるかでその人らしさが表れると考える.[769] ⇨参性格⇀1659

人格異常⇨同パーソナリティ障害⇀2323

人格化⇨同擬人化⇀686

人格検査 personality test⇨同性格検査⇀1659

唇顎口蓋裂 cheilognathopalatoschisis, cleft lip and palate ［口唇・顎・口蓋裂］ 胎生期の上顎突起，内側鼻突起，口蓋突起の癒合不全による唇裂，顎裂，口蓋裂を合併した裂奇形をいうが，広義では唇裂，顎裂，口蓋裂の総称として用いられる．片側性と両側性がある．癒合不全が広範であるため哺乳障害のほかに，咽頭炎，中耳炎を併発しやすい．治療は総合的に哺乳指導，口唇形成，口蓋形成，言語治療，咬合不全に対し長期の一貫した計画的治療が行われる．臨床心理，言語治療，形成外科と口腔外科，歯科矯正，補綴などのチーム診療が必要である.[535]

真核細胞 eukaryotic cell 核膜によって周囲の細胞質と境界された核(真核)をもった細胞．原核細胞にはみられない細胞小器官や細胞内部の膜構造をもつ．アメーバなどの一部の微生物，すべての高等生物にみられる.[1225]

人格障害 personality disorder⇨同パーソナリティ障害⇀2323

真核生物⇨参真核細胞⇀1509

心拡大 cardiac enlargement ［心拡張］ 心臓の肥大と内腔が拡大すること．胸部 X 線写真での心陰影の拡大を指すことが多いが，心エコーで再評価することが好ましい.[549]

心拡張⇨同心拡大⇀1509

心拡張期⇨同心室拡張期⇀1548

人格統合 integration of personality 人は，自我として概念化された部分によって，その人の置かれている環境に対して適切に反応し，かつ当面している課題を処理していく．具体的には，自我が生じた緊張を取り去り，己の内外の現実を吟味して性格の恒常性を維持するように働いているといわれている．人格統合とはその中で，外界との調和のもとに，内界の欲求をできるだけ満足させようとする働きで，知覚機能と執行機能とがある．前者は自分の内界と外界の現実を観察し，認識する働きで，後者は知覚，統合したものを実際に行動に移す働きである．人格統合機能の発達した自我をもった人は，衝動的，即時的な欲求の充足を図らずに適切にがまんすることができ，過度に良心的であったり，理想主義的な面もなく，罪悪感にかられて必要な欲求を抑えるようなこともないという．[724]

人格変化　personality change　人格とは道徳的側面をも含めた総合的な人間特性であり，人格変化とはその人が以前もっていた特徴的な人格様式の変化．つまり，その人の環境や自分自身に関する感じ方，関係の仕方，あるいは考え方のパターンに関した明確な変化のこと．通常，人格変化が起こると病的過程のため，人格水準，社会適応能力ともに低下する．人格変化によってよくみられる症状には，感情の不安定さ，脱抑制，攻撃性の亢進，無気力，疑い深さ，あるいは妄想様観念などがある．種々の精神障害でみられ，解離性障害で起こる一時的な交代人格や憑依状態，あるいは統合失調症で起こる無為，自閉，無関心，感情の平板化，思考の貧困化などの陰性症状に伴う，慢性で不可逆的な人格変化も従来は範疇とされていた．また認知障害にしばしば関連し，上記の人格変化に加えて病前の人格傾向の尖鋭化（例えば，倹約家が欲張りになるなど）が認められることも多い．人格変化を起こす可能性のある状況あるいは身体疾患には，破局的体験後や精神科的疾病後，そして中枢神経系腫瘍，頭部外傷，脳血管疾患，ハンチントン Huntington 舞踏病，てんかん，AIDS，全身性エリテマトーデスなどの自己免疫疾患，甲状腺機能低下症などの内分泌疾患，種々の神経疾患，あるいは疼痛や筋力低下を伴う慢性的な身体疾患などがあるとされている．[724]

腎過誤腫　renal hamartoma　［腎血管筋脂肪腫］　腎より発生した良性腫瘍で，血管，筋，脂肪成分が過剰に増殖して腫瘤を形成したもの．40歳以上に発症し，女性にやや多く，両側発生の頻度は約20%．臨床的な特徴として，結節性硬化症（ブルヌヴィーユ・プリングル Bourneville-Pringle 病）に合併することが多い．症状として，肉眼的血尿時に腎出血によるショック状態がみられることがある．CT検査では，腫瘍内にCT値の低い脂肪成分が混在しているのが特徴であるが，脂肪成分が少ない腫瘍では腎細胞癌との鑑別が困難．治療は保存的な処置が優先するが，片側腎に発生して悪性腫瘍と鑑別がつかない場合や大きな腫瘤では手術的に摘除する．[30]　⇨参過誤腫→493

腎芽細胞腫　nephroblastoma⇨同ウィルムス腫瘍→315

腎芽腫　nephroblastoma⇨同ウィルムス腫瘍→315

腎下垂⇨同遊走腎→2853

新型インフルエンザ　novel influenza，new strain of influenza　高病原性鳥インフルエンザ（H5N1型）などのように，ヒトからヒトへと感染しやすい型へ変異したウイルスを病原体とするインフルエンザ．ヒトが免疫を獲得していないことから急速な蔓延が懸念される．インフルエンザウイルスはA，B，Cの3型に分けられるが，新型インフルエンザへと変異して広範囲な流行（パンデミック）を引き起こすのはA型のみである．これはA型インフルエンザウイルスでは粒子表面の赤血球凝集素（ヘマグルチニン：HA）とノイラミニダーゼ（NA）の抗原構造が変化し，宿主の細胞膜表面のウイルス受容体に結合しやすくなるために，トリ，ウマ，ブタ，ヒトなどに感染しうることによる．鳥類で感染サイクルが成立するものを鳥インフルエンザというが，変異により新しく亜型が出現するとヒトへの感染性を獲得し，新型インフルエンザに対する免疫をヒトがもたないために，ヒトからヒトへの爆発的な感染が引き起こされ，パンデミックを呈することになる．日本でも2009（平成21）年4月にメキシコ，アメリカを発端とする豚インフルエンザ〔ブタ由来インフルエンザ swine-origin influenza A（H1N1）〕患者が発生し，喘息患者や腎機能障害患者への感染による重篤化が懸念された．⇨参新興感染症→1537，鳥インフルエンザ→2164，豚インフルエンザ→2558

新型軽費老人ホーム⇨同ケアハウス→851

新型ツツガムシ病　new type tsutsugamushi disease　春または秋から冬にかけて流行するツツガムシ（恙虫）病で，症状として発熱，頭痛，関節痛，リンパ節腫脹，肝脾腫などがあり，刺し口を認める．古典型ツツガムシ病よりも一般に軽症である．アカツツガムシ以外のツツガムシによって媒介される．日本各地の草原，人家近くなどで発生している．[288]　⇨参ツツガムシ病→2037

心カテーテル検査　cardiac catheterization　肘や大腿などの静脈あるいは動脈からカテーテルを挿入し，心臓腔内にカテーテルを進めて疾患や血行動態を検査する方法で，本来は血液ガスと心内圧曲線を分析することが目的であった．しかし，最近では医療技術の進歩のみならずX線撮影装置と造影剤の改良によって，より安全で簡単に心臓血管造影法が施行可能になったことから，循環器分野では有力な診断・治療法として確立された．現在では本検査法により，心臓内血液ガス分析，心臓内圧曲線分析，選択的心臓血管造影法，色素希釈法，熱希釈法，心筋バイオプシー，心筋スキャニングのほか，心カテーテルを応用した心機能の評価法，ヒス束心電図および心房・心室ペーシングによる不整脈の診断法，カテーテルを利用した心疾患の治療（経皮的冠血管形成術，冠動脈内血栓溶解療法，経皮的弁形成術，バルーン心房中隔切開術，カテーテルアブレーションなど）が可能である．右心系を評価・検査する右心カテーテル法と，左心系を評価・検査する左心カテーテル法がある．[582]　⇨参右心カテーテル法→326

腎化膿症　nephropyosis⇨同膿腎症→2303

心下痞鞕（しんかひこう）　漢方医学における腹部所見の1つ．心窩部がつかえて，触診すると硬く抵抗のあるもの．もともと胃が弱い場合と，本来は弱くないが一時的に弱まっている場合とがある．前者には人参湯（にんじんとう）など，後者には半夏瀉心湯（はんげしゃしんとう）などの瀉心湯類を用いることが多い．心窩部につかえ感のみがあり，圧痛や他覚的な心下部の抵抗がないものを，心下痞あるいは心下痞満という．[1283]

心窩部　epigastric region⇨同鳩尾（きゅうび）→746

心窩部痛　epigastralgia　［上腹部痛］　心窩部を中心と

した疼痛で，胃・十二指腸疾患，肝・胆道疾患，膵疾患，虫垂炎初期などで出現する．心筋梗塞などの心・血管系疾患でもみられることがある．特に胃・十二指腸潰瘍でみられることが多く，食事摂取との関連がしばしば観察される．膵疾患では持続性の疼痛であることが多い．放散痛の部位やどのような随伴する症状があるかが鑑別上に重要．[839] ⇨参胃潰瘍→218，十二指腸潰瘍→1380

腎カルブンケル renal carbuncle ［腎癰(よう)］ 血行性感染による腎実質，特に外側の皮質あたりに小膿瘍が集合し，周囲に炎症性結合組織の増殖を伴った限局性病変で，他部位の化膿巣からの感染の形で発症．原因菌の多くはグラム陽性球菌(黄色ブドウ球菌)．急性症状としては発熱，腎部(側腹部)の痛みがあり，ときに敗血症症状を呈する．また圧痛を伴う腫瘤を側腹部に触れるようになる．超音波やCT検査により，膿瘍部が描出される．早期であれば化学療法が奏効するが，穿刺あるいは切開により排膿が必要となることが多い．[474]

腎癌⇨参腎腫瘍→1556

針鉗子⇨同持針器→1289

腎間質線維化 renal interstitial fibrosis 糸球体の硬化とともに末期腎不全へ進行するほぼすべての腎疾患がたどる最終像といえる病理形態像．炎症と組織障害の結果，浸潤細胞や腎組織自体からⅠ型およびⅢ型コラーゲン，フィブロネクチンなどの細胞外基質の産生が亢進し組織に沈着することによって線維症へと進行し，腎の正常な形態と機能が失われていく．[1610]

腎奇形 renal malformation ［先天性腎疾患］ 腎の先天性の異常で，数および大きさの異常，形態の異常，位置の異常の3つに大きく分けられる．数，大きさの異常としては後腎組織そのものが欠如しているときには腎無発生となり，原基組織はあったが腎の形成に至らなかったものは腎無形成となる．形成したが発育不全で大きさが小さいときには腎低形成という．形態の異常としては，腎の発生の途中で左右に偏位せずに互いに接着した融合腎があり，できあがった形で馬蹄鉄腎，融合性骨盤腎(ケーキ腎，ランプ腎)，交差性融合腎(S型腎，L型腎)と称される．位置の異常としては胎生期に回転しながら正常位に達しない回転異常腎や腎の上昇が起こらない腎転位がある．これらの異常は何らかの症状がない限り，発見されることはほとんどない．[474]

心悸亢進 cardiopalmus⇨同動悸→2099

参耆(じんぎ)剤⇨参補剤→2695

腎希釈能 renal diluting ability 腎による水，体液浸透圧の調節能．体液水分量の過剰により細胞外液の浸透圧が低下すると，この変化が視床下部の浸透圧受容体で感知され，抗利尿ホルモン(ADH)分泌が抑制される．その結果，血漿ADHが低値となり，集合管での水再吸収が抑制され，過剰な水が自由水として排泄されることにより浸透圧は正常に戻る．[68]

心気症 hypochondriasis ［心気障害］ 広く心気状態を意味することもあるが，一般には心気神経症の意味に使われる．WHOの国際疾病分類(ICD-10)では繰り返し身体症状を訴え，いかなる身体的基盤もないという医師の保証にもかかわらず，執拗に医学的検索を求め続ける身体表現性障害の1つとして記載された．患者は重篤で進行性の身体疾患(例えば癌やリウマチ)に罹患しているとおびえており，隠れていると信じ込んでいる疾患を明らかにするための検査を求める．あるいは正常な外見であるにもかかわらず患者は醜いと思い込み苦しむ．醜さを直すための手術を求めることも多い．男性・女性両方にみられ，経過は慢性的．治療は困難であったが，薬物療法や認知行動療法の有効性が報告されるようになった．なお，同じ身体表現性障害の1つである身体化障害の患者は苦しい痛みやしびれなどの症状そのものを取り除いてほしいと望む点で異なる．[581]

心気障害 hypochondriac disorder⇨同心気症→1511

心機図 mechanocardiogram 心臓の拍動に伴う血行動態の記録で，脈波(頸動脈波，頸静脈波)と心尖拍動図を，心音図，心電図と同時記録したもの．心機能や血行動態の指標となる．[618.438]

心起電力ベクトル⇨同心ベクトル→1601

腎機能異常(低下) renal dysfunction 腎臓は，①タンパク代謝産物(尿素，クレアチニン，尿酸など)の尿中排泄，②内分泌機能，③水・電解質，酸塩基平衡の維持などの生理作用を有する．これらの機能が低下した状態を腎機能異常(低下)と呼ぶ．腎機能は各ネフロンの働きを総合したものであり，各ネフロン，すなわち腎血管，糸球体，近位尿細管，ヘンレHenle係蹄，遠位尿細管により異なった機能をもつため，それらを選択的に検査する部位別の腎機能検査がある．腎機能検査は大きく分けて，左右腎機能を合わせた機能を検査する総腎機能検査と，左右の腎機能を別に評価する分腎機能検査がある．総腎機能検査には，①腎血管機能検査，②糸球体機能検査，③近位尿細管機能検査，④遠位尿細管機能検査などがある．腎血管機能検査にはパラアミノ馬尿酸を用いた腎循環血漿量(RPF)や腎血流量(RBF)検査，腎動脈造影などが含まれ，腎機能異常によりRPFやRBFは低下を示す．糸球体機能検査には糸球体濾過値(GFR)や血中尿素窒素(BUN)および血清クレアチニン(s-Cr)などの指標があり，特に内因性のクレアチニンを用いて計算されたものは内因性クレアチニンクリアランス(Ccr)と呼ばれ，血清クレアチニンおよび性別，年齢より計算される推定GFR(e-GFR)も指標となる．腎機能異常ではGFRやCcrは低下し，BUNやs-Crは上昇．近位尿細管機能検査にはフェノールスルホンフタレイン(PSP)排泄試験や尿中β_2ミクログロブリン(β_2 mG)，NAG(*N*-acetyl-β-D-glucosaminidase)の測定がある．腎機能異常ではPSPの排泄が25%以下に低下し，近位尿細管で再吸収されるβ_2 mGは増加し，NAGも排泄が増加．遠位尿細管機能検査にはフィッシュバーグFishberg〔濃縮〕試験やアンモニウム負荷による尿酸性化能試験などがあり，腎機能異常により濃縮力や酸性化能の低下がみられる．一方，分腎機能検査には，インジゴカルミンを静注して行うインジゴカルミン排泄試験や尿管カテーテルによる分腎尿採取，レノシンチグラフィー，静脈性腎盂造影などがある．[68]

腎機能検査 renal function test ［総腎機能試験］ 腎臓は，糸球体での限外濾過機能，尿細管での再吸収・分泌機能をもち，また内分泌臓器としてレニン，プロスタグランジン，エリスロポエチンなどの産生機能や，

ビタミンDの活性化機能を有し，生体の恒常性の維持に重要な役割を果たしている．そのため，腎機能の検査にはさまざまな種類がある．腎血流量はパラアミノ馬尿酸ナトリウムクリアランス，糸球体濾過値はクレアチニンや尿素，イヌリンなどのクリアランス，糸球体障害は尿中アルブミン，トランスフェリンの定量や血尿検査，尿沈渣によって推定できる．近位尿細管機能は尿細管排泄極量，尿細管再吸収極量，フェノールスルホンフタレイン(PSP)試験，尿中*N*-アセチル-β-D-グルコサミニダーゼ，α_1ミクログロブリン，β_2ミクログロブリンの定量によって，また遠位尿細管機能は濃縮試験，希釈試験によって，さらに酸塩基平衡調節機能は尿酸性化能試験によって評価できる．[1181]

心機能検査法 cardiac function test 心機能を評価する検査法には侵襲の少ない非観血的検査と観血的検査がある．非観血的検査としては血圧測定，胸部X線検査，X線CT，MRI(核磁気共鳴画像法)，心電図，心音図，心機図，心臓超音波検査(心エコー)，核医学検査などがある．観血的検査としては心カテーテル検査による造影検査，内圧検査，電気生理学的検査などがある．観血的検査は必ずしも最終診断とは限らず，互いに補完しあっている．原則としてまず非観血的検査を行い，侵襲の強い観血的検査は必要最小限にとどめる．[1591] ⇨参心エコー法→1507，心カテーテル検査→1510

腎機能障害 renal dysfunction 腎機能が低下し，腎がタンパク代謝老廃物を有効に排泄できなくなった状態をいう．日または週の単位で腎不全に陥るものを急性腎不全といい，月または年の単位で腎不全に陥るものを慢性腎不全という．原因により，腎前性(脱水，出血，低血圧などによる腎血流減少が腎の機能性障害を起こしたもの)，腎性(腎前性負荷の長時間持続による腎虚血，腎毒性物質，劇症型腎実質疾患による腎の器質的障害を起こすもの)，腎後性(尿路閉塞によって尿生成が障害されるもの)に分類される．[1550] ⇨参腎不全→1600

腎機能《妊娠中》 renal function during pregnancy 妊娠中に分泌されるホルモンにより腎血流量が増加し腎臓が肥大する．また非妊時に比べ妊娠初期から，糸球体濾過率が50%上昇し，末期まで高い状態である．そのため尿素窒素，血清クレアチニン，尿酸値は低下する．[1323]

心機能不全⇨同心不全→1599

腎機能不全 renal insufficiency⇨同腎不全→1600

心機能分類《NYHA の》⇨同NYHA 心機能分類→89

心基部 base of the heart ［**心底**］ 第2肋骨の真下に位置する心臓の上端部で，身体の右側に向いている．主として左心房の後面からなるが，一部は右心房後面および大血管の近位部より構成されている．心尖部とは正反対の部分にあたる．[202,487]

心気妄想 hypochondriacal(hypochondriac) delusion 実際には身体疾患に罹患していないにもかかわらず，何らかの病気にかかっていると確信する妄想．あるいは，身体部分の不調を病気の徴候であると主張し，検査を繰り返して異常がないと言われても納得しない．うつ病にみられることが多く，うつ病患者に共通する否定的な考え方が自己の健康面に表れたものと考えられる．うつ病そのものが改善すると，心気妄想も消えることがほとんど．統合失調症にみられる場合は，自分が病気であるとする内容の幻聴を根拠としていたり，体感幻覚や影響体験と結びついた理解困難でグロテスクな内容であることが多い．[199]

鍼灸 acupuncture and moxibustion 鍼灸は中国で発祥した物理療法の一種で，鍼や灸を用いて体表から刺激を与えることによって，苦痛の緩和や本来のホメオスタシスを回復させて疾病の治療や予防，また健康の維持や増進を目的として行われてきた治療法である．鍼灸の起源ははっきりしていないが，春秋・戦国時代(BC 770-BC 221 頃)には初期の体裁が整えられたと考えられている．鍼灸の発展過程は医療器具としての鍼の変遷をたどることによってうかがうことができる．最も古い鍼は石塊を磨きあげた砭石(へんせき)であり，のちに金属製の九鍼(きゅうしん)へと発展した．九鍼には皮膚などへの擦過・圧迫を主目的とするもの，皮膚を切開し排膿や瀉血などを主目的とするもの，皮膚や筋肉内に刺入することを主目的とするものがあり，これらがさらに発展したものが現在の鍼である．最も広く使用されているのは毫鍼(ごうしん)である．わが国に鍼灸が伝来したのは5-6世紀頃とされ，その後，日本独自の発展を遂げた．切皮時の痛みを少なくするために考案された鍼管は，日本で創作されたものである．灸はヨモギを原料とした艾(もぐさ)を皮膚の上で燃焼させる治療法であり，皮膚に瘢痕を残す有痕灸と残さない無痕灸とに分類される．鍼灸の刺激部位は，最初痛いところがそのままツボとされたが，気血の通路である経絡(けいらく)の理論の発展とともに，経絡の走行上のツボである経穴(けいけつ)を刺激して全身に気血を巡らせ，その過不足を整えることに焦点が当てられるようになった．現在では伝統的な考え方だけでなく，脊髄分節やトリガーポイントなどの現代医学的見地から治療を行う場合が少なくない．鍼灸には，自律神経調整作用，生体防御賦活作用，鎮痛作用，循環改善作用，心身のリラクセーション作用などが確認されているが，その効果発現には個人差が大きい．近年では鍼は世界的に普及し，欧米ではランダム化比較試験のような方法を用いた臨床研究が行われ，その効果を検証しようとする動きが広がっている．[490] ⇨参有痕灸(ゆうこんきゅう)→2851，無痕灸(むこんきゅう)→2784

深吸気量⇨同最大吸気量→1160

新救貧法 New Poor Law イギリスにおける「救貧法」は1531年に始まり，「エリザベス救貧法」など改正が何度もなされ，1948年の「国民扶助法」の成立をもって終了した．その間，1834年に改定されたものを従来の「救貧法」と区別してこう呼ぶ．「救貧法」は貧民に対する懲罰，就労や定住の強制，救援の抑制，救済と保護などを内容とする制度で，1601年の「エリザベス救貧法」から，1782年の「ギルバート法」の制定までが近代社会福祉制度の範囲とされ，ドイツなど各国に導入された経緯がある．17-18世紀にかけ，これらの改正の過程で院外救済，手当制度の導入という人道主義化が図られたが，1834年の「新救貧法」は全国統一施策・劣等処遇・労役場(ワークハウス)再建を三原則として制定し，人道主義化は後退し，基本的人権や社会権の認識はなかった．その後形を変えながら1948年の「国民扶助法」成立まで残存し，わが国の「恤救(じゅっきゅう)規則」1874(明治7)年や「救護法」1929(昭和4)年にも影響を与えた.[457] ⇨参エリザベス救貧法⇀369，ギルバート法⇀788

腎虚 kidney deficiency 漢方医学的病理概念の1つ．腎には，親から受け継いだ「先天の気」という生命エネルギーを貯蔵する機能があり，成長，発育，生殖，老化の統御を行うとともに，水分代謝，骨代謝や中枢神経系，内分泌機能，呼吸機能の一部を担うとされている．この腎の機能の低下した状態を腎虚という．老化や慢性疾患によって腎虚の状態になることも多い．症状としては，脱毛，耳鳴りのほか，下半身の種々の症状，例えば生じる腰痛，下肢痛，頻尿などの排尿障害，性欲低下，勃起障害などがある．腹診上，小腹不仁，小腹拘急(こうきゅう)，臍下正中芯を腎虚の所見とする．腎虚の代表的処方として八味地黄丸(はちみじおうがん)がある.[965] ⇨参小(少)腹不仁⇀1457，正中芯⇀1696，八味地黄丸(はちみじおうがん)⇀2376

鍼響(しんきょう) sensation due to the needle⇨同得気⇀2140

心胸郭比 cardiothoracic ratio；CTR ［CTR，心胸比］ 胸部単純X線検査から心拡大の評価をする指標の1つ．心最大横径を胸郭最大径で除することにより求められる．成人では50%以下が正常となる．ただし，撮影体位や呼吸停止位などさまざまな撮影条件が影響することを念頭におく必要がある．また，左室内腔の評価をしているわけではない．心嚢(膜)液貯留でも拡大するため読影に注意を要する.[1591]

●心胸郭比

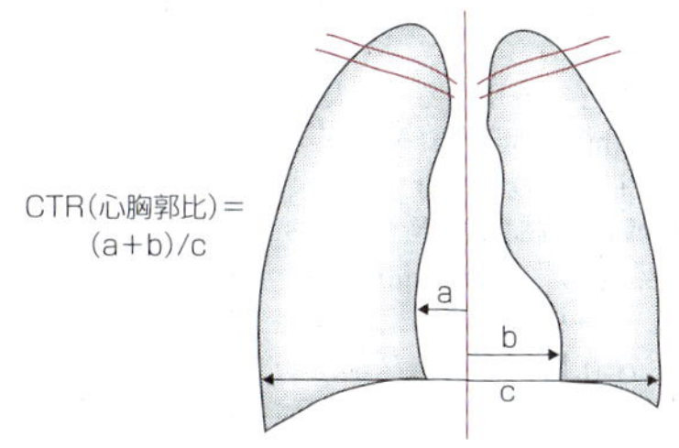

心胸比⇨同心胸郭比⇀1513

腎虚血時間 renal ischemic time ［腎乏血時間，腎阻血時間］ 腎への血流がとだえる腎虚血に陥った時間をいう．腎虚血が生じると通常5-6分で尿タンパクが現れ，虚血が高度な場合には，1時間程度経過すると腎不全に陥ることがある．一般には腎移植の際にドナーから摘出された腎臓の虚血にさらされている時間を指すことが多い.[68]

伸筋 extensor 矢状面上の運動で関節を伸ばす筋の総称．屈筋が拮抗筋となる．体肢では背側の筋群を広義の伸筋と呼ぶことが多い.[636] ⇨参屈筋⇀816

心筋 cardiac muscle 心臓を構成している筋肉．心筋は横紋筋の構造をとるが不随意筋で，自律神経系の調節を受ける．心筋細胞は中央に核と筋形質をもち，その周囲に横紋を形成する多数の筋原線維と豊富なミトコンドリアを含んでいる．心筋線維は個々の心筋細胞が長軸方向に連なった配置をとり，骨格筋のような合胞体 syncytium を形成しない．隣接する心筋細胞の隣接面は，心筋線維の長軸を横切る横線(介在板)として観察され，ギャップ・ジャンクション(結合)が発達している．ギャップ結合は心筋細胞間の刺激伝導の効率を高めている．個々の心筋細胞には自律収縮能があるが，心臓全体としては固有の刺激伝導系によって律動が統合されている．このため，心臓に入るすべての神経を切断しても，しばらくは心臓の律動を維持することができる．刺激伝導系は特殊に分化した心筋細胞(プルキンエ線維 Purkinje fiber)で構成されている．心臓全体の一連の律動は右心房内面の洞房結節が発信源となり，左右の心房に広がり，房室結節，房室束(ヒス His 束)を経由して左右の心室に伝えられる．洞房結節は心臓活動の歩調とり(ペースメーカー pacemaker)と呼ばれる．ただし，生体で種々の環境に応じて心筋の運動が速まったり緩やかになるのは，自律神経系(交感神経，副交感神経)により刺激伝導系が調節されていることによる．ちなみに心筋に対して，交感神経は促進的に，副交感神経(迷走神経)は抑制的に働く．心筋は冠状血管系によって養われている.[1044] ⇨参ヒス束⇀2445，ギャップ・ジャンクション⇀712，刺激伝導系⇀1262

心筋アミロイドーシス⇨同心アミロイドーシス⇀1503

心筋イメージング myocardial imaging⇨同心筋血流像⇀1515

心筋炎

myocarditis

【概念・定義】 臨床的にも病理学的にも心筋の炎症と定義される．頻度は，剖検例で0.15%(日本人での報告)，15歳以上の突然死例のうち8.6%(イギリスでの報告)が心筋炎であったといわれている．オーストラリア人での報告では，心臓突然死をしたと思われる成人(35歳以下)で剖検によって心筋炎と診断されたものが12%であった．一方，無症候性心筋炎は非心臓死剖検例の0.6%といわれていることから，心筋炎は無症状で経過する例から急性心不全をきたして致死的になる例まで，その病状はさまざまな程度で含まれていると考えられる．病因はウイルスなどの感染によるもの，薬物によるもの，アレルギーや自己免疫によるものなどが指摘されているが(表)，最も多くみられるのはウ

●心筋炎の分類

病因分類	組織分類	臨床病型分類
ウイルス	リンパ球性	急性
細菌	巨細胞性	劇症型
真菌	好酸球性	慢性(遷延性)
リケッチア	肉芽腫性	(不顕性)
スピロヘータ		
原虫，寄生虫		
その他の感染症		
薬物，化学物質		
アレルギー，自己免疫		
膠原病，川崎病		
サルコイドーシス		
放射線，熱射病		
原因不明，特発性		

急性および慢性心筋炎の診断･治療に関するガイドライン，Circulation Journal，68(4)：1234，表3，2004

イルス感染後心筋炎である．ヒトでの心筋の持続的炎症は**拡張型心筋症**，拘束性心筋症または急性心不全(劇症型心筋炎)をもたらすことになる．発病初期に心筋生検を実施できれば組織診断をもとに心筋炎と診断できるが，組織像が検出されなくても心筋炎の除外根拠にはならない．病理所見は診断や予後，治療選択決定にも有用である．劇症型心筋炎(定義的には血行動態の破綻を急激にきたし，致死的経過をとる急性心筋炎)は，外国からの報告では約10% でみられるといわれ，明らかなウイルス感染の前駆症状としての発熱，3日以内の急激な心筋炎発症様式とその後，進行性に心不全症状(補助循環装置または高用量の昇圧薬が必要なほど)をきたすものである．

【症状・徴候】 発熱などのかぜ症状で始まり**心不全症状**が引き続いて起こり，その他，胸痛，伝導異常による心ブロックや**不整脈**が出現する．心嚢液貯留がみられる場合もある．

【診断】 心不全症状に先行するかぜ症状の有無，身体的心不全症状(心拍異常，不整脈，奔馬調律)，心電図異常(致死性・非致死性不整脈，ST-T 異常，異常Q波，低電位差)，心エコー図による壁運動低下所見や壁肥厚，心嚢液貯留が特徴的所見である．生化学的には心筋トロポニン T の検出，CRP 上昇，白血球増加などを参考にして診断する．胸部 X 線写真では**肺うっ血像**がみられる．その他，MRI による T_1 強調像にてガドリニウム造影で炎症部位に一致した増強効果がみられるとの報告があり，心筋生検の部位決定に有用との報告がある．生検にて確認された心筋炎の1年後死亡率は 20% で，4.3 年後死亡率が 56% と報告されている．巨細胞性心筋炎はリンパ球性心筋炎に比較しても予後不良で5年生存率は 20% 以下である．巨細胞性心筋炎患者の多くは自己免疫機序の関与が示唆されている．

【治療】 急性期には**薬物療法**〔利尿薬，カテコールアミン，ホスホジエステラーゼ阻害薬，α型ヒト心房性ナトリウム利尿ペプチド(hANP 薬)，抗不整脈薬〕，体外式ペースメーカーが用いられ，心原性ショックまたは低心拍出状態では大動脈内バルーンパンピング intra-aortic balloon pumping(IABP)や，経皮的心肺補助装置 percutaneous cardiopulmonary support(PCPS)が必要となる場合がある．ステロイド治療や免疫グロブリン療法が選択される場合があるが，ウイルス性心筋炎についてはその有効性は確立していない．[382]

心筋炎の看護ケア

心筋炎は何らかの原因により心筋組織に病変を起こす疾患の総称であり，ウイルス感染や薬物障害によるものが多い．初期症状としては頻度が高い順に，発熱，胸痛，咳嗽，呼吸困難，動悸，頭痛，悪心，失神などがある．病態的には軽症の場合から致死的な転帰をとる劇症型心筋炎など緊急の処置，治療を必要とする場合がある．

【急性期のケアのポイント】 急性期には心膜炎や心不全，伝導障害などの不整脈を起こすため，集中治療室またはそれに準じた病棟で管理し持続的な監視，安静による心負荷軽減を図り，バイタルサインや全身状態の観察，自覚症状の観察を行う．長期間の安静や酸素療法により，患者は苦痛や重症感，ストレスの増強を伴う．安静の必要性を説明し，具体的に期間や行動範囲を示し，安静の状況に応じた身のまわりの援助をする．致死的な転帰をとる劇症型心筋炎では数時間単位で悪化し，ショックおよび心不全，重症不整脈，心膜炎による心タンポナーデを併発する．心不全の対策として，①動脈圧ライン，スワン・ガンツ Swan-Ganz カテーテルによる血行動態の観察，②水分出納バランスの管理，③薬物療法(強心薬，カテコールアミン系薬剤，利尿薬，血管拡張薬など)，④大動脈内バルーンパンピング intra-aortic balloon pumping(IABP)，経皮的心肺補助装置 percutaneous cardiopulmonary support (PCPS)による心肺補助を行う．重症不整脈への対策として，①連続的な心電図モニタリング，②致死性不整脈に対する抗不整脈薬の投与や除細動の実施，③徐脈に対する一時的ペーシングや薬物療法があり，処置や治療が迅速に行えるように準備が必要である．その他の合併症としては感染症や血栓塞栓症がある．また，ステロイド剤が投与される場合は副作用に留意する．

【慢性期のケアのポイント】 慢性期には炎症が持続し心不全症状が遷延するもの，左室機能障害が残り拡張型心筋症様病態を呈するものがあり，長期的な管理を必要とする．心不全のコントロールを中心に生活指導を行い退院後の生活を支援する．[679] ⇒参心筋炎→1513

心筋円周短縮速度 **velocity of circumferential fiber shortening；Vcf** 〔**円周方向短縮速度《心室筋の》**〕 左室の収縮能を示す指標で，左室造影や M モード心エコー図から計測できる．左室内径の拡張末期径(Dd)，収縮末期径(Ds)，駆出時間(t)から，$2\pi(\mathrm{Dd}-\mathrm{Ds})/t$ (cm/sec)の式で求められる．駆出時間は大動脈弁エコーの開放開始から閉鎖終了までの時間を測定することにより求められる．本指標を壁運動異常のある冠動脈疾患などへ適用することは困難である．[1575]

真菌学 **mycology** 真菌 fungus に属する微生物を対象とする生物学の一分野．[324]

心筋活動電位⇒同心電図検査→1589

真菌感染〔症〕 **fungal infection** 〔**真菌症**〕 真菌によって起こる感染症．通常，真菌感染症は感染部位に基づいて，深在性真菌症，深部皮膚(皮下)真菌症，表在性(浅在性)真菌症の3つのカテゴリーに大別されている．[324]

心筋灌流 **myocardial perfusion** 心筋組織に血液が流れ込み，酸素やエネルギー源を供給して代謝産物を搬出する状態．血液が十分供給されていない状態を灌流障害という．臨床的には非観血的な方法として，血液に混じた物質の存在を心筋組織で測定して灌流状態を評価する．核医学検査として $^{13}NH_3$-PET (^{13}N 標識のアンモニアによる陽電子放射断層撮影 positron emission tomography)，^{201}Tl(タリウム 201)や ^{99m}Tc-TF(テクネチウム 99 m-テトロホスミン)などを用いる SPECT (シングルフォトン・エミッション・コンピュータ断層撮影 single photon emission computed tomography)，ガラクトース・パルミチン酸混合物などの造影剤を用いる心エコー法，ガドリニウム・ジエチレントリアミン五酢酸 gadolinium diethylenetriamine pentaacetic acid(Gd-DTPA)などを造影剤として用いる核磁気共鳴法などがある．また動物実験では，摘出した心臓に血液を供給した状態で実験を行う装置としてランゲンドルフ Oskar Langendorff の摘出心灌流法が 1895 年に発表され，その後種々の改良が加えられている．[1182]

真菌球 **fungus ball** 肺の既存の空洞，特に肺結核治癒後の空洞などの中に，アスペルギルス *Aspergillus* などが二次的に侵入し発育して形成する球体．これはアスペルギルスが層状配列を示す菌糸塊で，空洞内にほぼ遊離した状態で球状に存在する．症状は無症状のことも多いが，血痰，喀血，全身倦怠感などがみられる．胸部X線写真は特徴的で円形，楕円形の菌球陰影と，これを取り巻く薄い含気層がみられ，三日月状 air crescent となることがあり，ハロー halo サイン，メニスカス meniscus サインなどと表現される．菌球はしばしば体位により位置が移動する．喀痰の培養，血清抗体で診断する．治療は症状や残存肺機能により異なるが，空洞内への抗真菌薬注入，外科的切除などが行われる．[1019] ⇨参菌球→791，アスペルギルス症→153，肺アスペルギルス症→2326

心筋虚血プレコンディショニング **ischemic〔myocardial〕preconditioning** 心筋をあらかじめ短時間の虚血にさらしておくと，その後の長期間の虚血により発生する心筋傷害が軽減する現象で，1986年マリー C. E. Murry らが動物実験で発見した．動物実験において，虚血による心筋細胞壊死の抑制や虚血性不整脈の抑制が観察されている．ヒトの場合，心筋梗塞の前に生じる梗塞前狭心症では心不全の合併が少なく，予後良好であるといわれている．機序は短時間の心筋虚血により産生されたアデノシンなど(ブラジキニン，ノルアドレナリン)が細胞内プロテインキナーゼCの活性を介し，細胞膜にあるアデノシン三リン酸(ATP)依存性カリウムチャネル(K_{ATP})の開口により心筋保護作用が生じると考えられている．また細胞膜ではなく，ミトコンドリアに存在する K_{ATP} の開口が重要との考えもある．[1182]

心筋血流イメージング⇨同心筋血流像→1515

心筋血流シンチグラフィー **myocardial perfusion scintigraphy** 心筋の血流分布を画像化する核医学検査で，シングルフォトンエミッションコンピュータ断層(SPECT)にて撮影することが多い．放射性医薬品は塩化タリウム(^{201}Tl-chloride)が以前から用いられている．最近では ^{99m}Tc-MIBI と ^{99m}Tc-テトロホスミン(tetrofosmin)も使用されるが，^{201}Tl-chloride と異なり再分布の評価はできない．検査法には，安静時に放射性同位元素(RI)を静注する安静時法と，運動負荷や薬物負荷を行った状態でRIを投与する負荷時法があり，後者のほうが虚血の検出感度は高い．検査前は絶食させ，内臓への血流増加による相対的な心筋血流の減少を防ぐ．[737] ⇨参塩化タリウム(^{201}Tl)→374，運動負荷心筋血流シンチグラフィー→340，負荷心筋シンチグラフィー→2525

●心筋血流シンチグラフィー

陳旧性心筋梗塞の^{201}Tl安静時心筋血流SPECT
(上段：短軸断像，下段：長軸矢状断像)

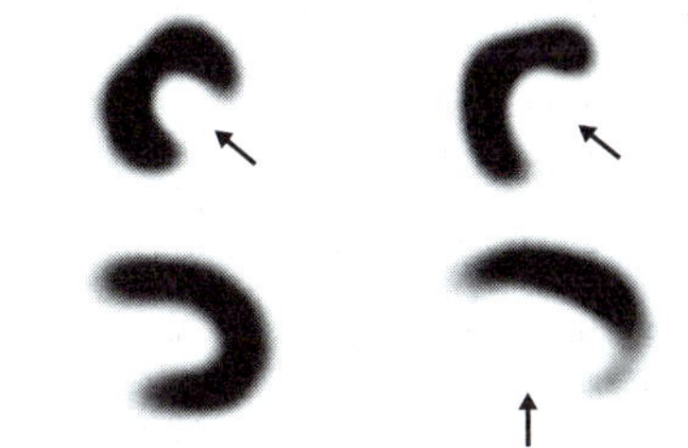

側壁から下後壁に広範な集積欠損(矢印)がみられる．

心筋血流像 **myocardial perfusion imaging；MPI** ［**心筋イメージング，心筋血流イメージング**］ 核医学検査で放射性薬剤を用いて描出される心筋の血流分布像．運動負荷または薬剤負荷像，再分布像，再静注像，安静時像を撮像し，心筋虚血や梗塞心筋，心筋バイアビリティ viability(生存力)を評価する．主にプラナー planar(平面)像とSPECT(single photon emission computed tomography)像がある．前者は自然な状態の画像で多方向から撮像可能．主に正面，左前斜位45度および左側面像を用いている．しかし，肝など他臓器との重なりや，正常心筋と梗塞心筋の重なり，心筋全体をくまなく観察できない，などの欠点から後者のSPECT像が主流となっている．1検出器にてデータ収集を180度ないし360度で行う．多検出型SPECT装置を用いれば高感度かつ高分解能画像が得られる．心筋体軸横断断層像を作成し，心筋長軸面垂直断層像・短軸面断層像・心筋長軸面水平断層像を再構成する．心筋血流イメージング製剤として放射性薬品の^{201}Tl(タリウム201)および^{99m}Tc(テクネチウム99m)製剤(^{99m}Tc-MIBI，^{99m}Tc-テトロホスミンなど)がある．さらに$^{13}NH_3$(^{13}N標識のアンモニア)や$H_2{}^{15}O$(^{15}O標識の水)などを用いたポジトロン断層撮影法(PET)は定量的に心筋血流像をイメージングすることが可能．[1040]

心筋血流〔量〕 **myocardial blood flow** 心臓の冠循環系血管のある断面を一定の時間に通過する血液の容積のことで，mL/minで表される．心筋血流の解析には核医学検査が行われる．放射性薬剤を投与し，シンチレーションカメラで撮像することによって心筋血流分布像が得られる．^{201}Tl(タリウム201)および^{99m}Tc(テクネチウム99m)製剤などの心筋血流製剤は心筋血流に比例して心筋に摂取される．この心筋摂取は心筋血流との比較において2mL/min/gまでの範囲で良好な相関を認める．ただし，反応性充血およびアデノシンやジピリダモール投与で血流が増加した状態では，心筋血流製剤の心筋摂取は頭打ちになり過小評価となる．また心筋血流製剤の心筋摂取には，心筋血流とともに心筋抽出比も関与する．心筋血流量の定量化は$^{13}NH_3$(^{13}N標識のアンモニア)や$H_2{}^{15}O$(^{15}O標識の水)などを用いたポジトロン断層撮影法(PET)により可能．[1040]

真菌検査 **examination of fungus** 真菌感染症の診断において，検査材料から真菌を検出することが大切．皮膚などの検体は新鮮標本の鏡検により真菌の胞子や菌糸が認められるし，喀痰や膿などのグラム染色標本で真菌が観察されうる．培養にはサブローブドウ糖寒天 Sabouraud glucose agar をはじめ真菌用，真菌選択用の培地も用いられる．深在性真菌症の場合は検査材料から起炎真菌の培養がむずかしいこともあり，真菌の壁構成成分であるβ-D-グルカンや真菌の代謝産物の測定，抗原検出や抗体検査なども併用されるようになった．[1615]

真菌検査法⇨同糸状菌検査法→1286

し

心筋梗塞 myocardial infarction；MI ［MI］ 【概念・定義】冠状動脈の閉塞により血流が途絶え，心筋組織の酸素欠乏と栄養遮断によって心筋が壊死に陥った状態．冠動脈の粥腫の崩壊と血小板凝集，血栓形成による閉塞のほか，冠攣縮や血栓塞栓などが原因となることもある．発症から入院までの間に**心室性不整脈**で死亡するケースが多い．CCU（coronary care unit，冠疾患集中治療室）での不整脈管理や早期の**再灌流療法**により病院内死亡率は5-10% に低下している．高齢化に伴い死亡数は増加しているが，年齢調整死亡率は増加していない．冬季，早朝に発症しやすい．【診断】次の５つから診断する．①症状：突然に生じる激しく持続する胸痛であるが，症状のない無痛性心筋梗塞もある．②心電図：梗塞部位に一致した誘導で経時的には先鋭化したＴ波増高，ST 上昇，幅の広く深い異常Ｑ波出現．③血液検査：急性期には心筋逸脱酵素であるCK（クレアチンキナーゼ），AST，LDH，ミオシン軽鎖，トロポニンＴ，トロポニンＩなどの上昇，白血球増加やCRP 上昇といった炎症反応．④心エコー検査：梗塞部位に一致した壁運動異常を認める．⑤冠動脈造影検査．②においてはST 上昇，Ｑ波出現を認める貫壁性梗塞，Ｑ波がなくST 変化と心筋逸脱酵素の上昇を示す非Ｑ波梗塞に分ける．⑤では再灌流療法を適応のある時期に行うことが大切で，責任冠動脈病変の確定を行う．合併症としては，**重症不整脈**（心室細動，心室頻拍，房室ブロックなど），ポンプ機能低下による**心原性ショック**や**心不全**，**心破裂**（自由壁破裂，心室中隔裂孔，乳頭筋断裂）などがある．[1314]

●心筋梗塞時の心電図

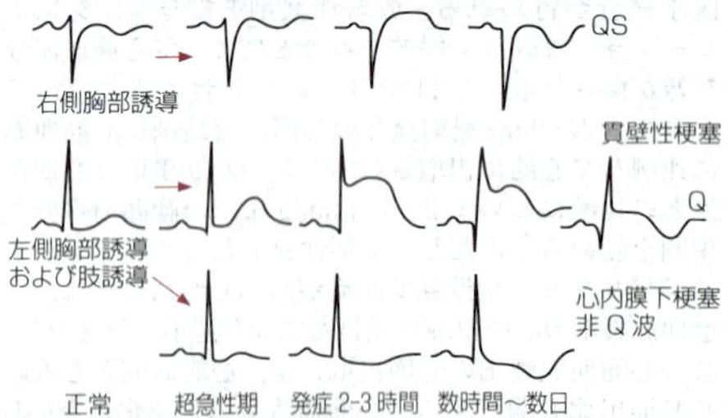

心筋梗塞の看護ケア 【ケアのポイント】急性心筋梗塞発症後 12 時間以内（6 時間以内が golden time）に，心筋壊死を軽減するために迅速に再灌流療法〔血栓溶解療法，経皮的冠動脈拡張術（PTCA），大動脈内バルーンパンピング（IABP）など〕を行う．まず経静脈的血栓溶解療法を行うが，血栓溶解薬投与前に禁忌でないことをチェックする．その後，冠動脈造影にて冠動脈の狭窄や閉塞部位が確認できたらPTCA を，心原性ショックを合併しているときはIABP を行う．再灌流療法後は，血圧，脈拍，呼吸，心筋マーカーのチェック，胸部Ｘ線，心電図，心エコー検査などを行い，不整脈や心不全，心原性ショックの併発に注意するとともに，薬物療法，輸液，酸素投与を行いベッド上安静とする．リハビリテーションは重症度により異なるが，早期の日常生活，社会生活への適応と再発や合併症の予防を目的に運動療法，食事療法を開始する．運動療法は患者の状態に応じて運動負荷量を処方し，軽い運動から始め徐々に負荷量を上げていく．食事では塩分，糖分，脂質のとりすぎに注意するよう栄養指導を行う．【ケア上の留意点】退院前に患者・家族と十分に話し合い，毎日適度な運動を行い，暴飲暴食を避けてバランスのよい食事をとり，禁煙と確実な服薬を守り，ストレスを避け，規則正しい生活を送るよう指導する．[506] ⇨㊜心筋梗塞→1516

心筋梗塞後症候群 postmyocardial infarction syndrome ［**梗塞後心膜炎，ドレスラー症候群**］ 急性心筋梗塞の発症後，通常 2-10 週間後に発熱，胸痛，心膜炎，心囊液貯留，肺臓炎，胸膜炎，胸水貯留，まれに関節炎が出現する症候群をいう．提唱者の名をとってドレスラー Dressler 症候群とも呼ばれる．発症機序として障害心筋を抗原とする自己免疫反応が考えられている．再発しやすく，頻度は 4% 以下とされている．白血球増多，赤血球沈降速度の上昇およびCRP の増加を認める．心エコー図では少量ないし中等量の心囊液貯留を認めるが，心タンポナーデをきたすことはまれ．治療は非ステロイド系抗炎症薬（アスピリンなど）が奏効するが，効果のないときは副腎皮質ホルモン剤を使用する．再発を恐れるあまり不安やうつ状態に陥ることがあるので，状況に応じた薬物投与のほか病状を経時的に注意深く観察し，心配ないことをよく説明し精神的サポートに努める．[55]

心筋梗塞前症候群 preinfarction syndrome ⇨㊐切迫心筋梗塞→1739

心筋骨格筋形成術 cardiomyoplasty ［**広背筋被覆術，左室被覆術**］ 重症心不全患者に対する自己の骨格筋収縮を利用した循環補助法．患者自身の広背筋を栄養血管，支配神経を温存した有茎グラフトとして背中から胸郭内に挿入し心臓に巻きつけたのち，ペースメーカーシステムにより心拍動同期で電気的に駆動し低下した心室機能を補助する．一時期，欧米を中心に臨床応用が行われ有効性が認められたが，長期的効果には制限があり現在は中断されている．[1501] ⇨㊜広背筋→1050，心臓ペースメーカー→1580，骨格筋→1103

心筋再灌流 myocardial reperfusion ⇨㊐再灌流《心臓の》→1149

心筋再灌流障害 myocardial reperfusion injury ⇨㊐再灌流傷害《心筋の》→1149

心筋再生手術 regenerative surgery of heart failure 重症心不全に対して，細胞移植や組織工学の手法を用いて心機能を改善する手法．内科的治療が奏効しないほど重症化した心不全に対する治療法として，補助人工心臓や心臓移植などの置換型治療が有効である．しかし，これら重症心不全に対する置換型治療はドナー不足や免疫抑制，合併症など解決すべき問題が多く，すべての重症心不全患者に対する普遍的な治療法とはいいがたい．これらの問題を解決しうる治療法として，心筋再生治療の研究が進められている．すでに自己の組織から単離した骨髄単核球細胞や，血管内皮前駆細胞，骨格筋筋芽細胞，間葉系幹細胞などを心臓に直接注入し移植する臨床研究が，日本をはじめ多くの国々で開始されている．これら細胞移植による心機能改善のメカニズムは，骨髄由来細胞の心筋細胞への分化も一部で報告されてはいるが，多くはリモデリングによる心拡大の抑制，サイトカイン分泌もしくは移植細胞による血管新生効果に起因すると考えられている．機能不全に陥った心臓には，心筋細胞に分化しうる細胞を移植するのが究極的な治療法であり，多分化能を有するES細胞 embryonic stem cell に対する期待は依然として高いが，臨床応用までには奇形腫の形成，倫理的問題，免疫拒絶など多くの問題を解決する必要がある．さらに，細胞を直接心臓に注入する方法では，移植細胞の流出や心臓への定着が問題となる．それらを解決する方法として，温度感応性培養皿を用いて細胞間接合を保持したまま細胞シートを作製する技術を応用し，シート状にした細胞を心臓表面に貼りつけることで効率よく移植する方法も試みられている．[720] ⇨参ティシューエンジニアリング⇀2048，細胞工学⇀1171

心筋挫傷(ざしょう)　myocardial contusion　［**鈍的心損傷，非穿通性心損傷，心創傷**］　心臓外傷のうち自動車事故，重量物による前胸部打撲など鈍的外力により生じた心臓の損傷．心外膜下や心内膜下に限局する出血から広汎なものまで程度はさまざま．多くは無症状で経過するため，他の胸壁外傷や肺損傷に目を奪われ見落とされることもある．心挫傷の75％に胸壁の外傷があると報告され，診断の手がかりとなる．心臓超音波検査や心筋逸脱酵素(CPK，AST，LDH)の評価が診断に有用．心破裂を生じた場合は致命的になることが多い．[1620]

心筋酸素消費量　myocardial oxygen consumption；$M\dot{V}O_2$　心筋が収縮することにより消費する酸素量で，心筋張力と収縮性により決まる．心筋におけるエネルギー産生(ATP産生)はほとんどが好気性代謝により酸素を消費して合成されるので，酸素消費量がわかれば心筋エネルギー消費量がわかる．[226]

心筋脂肪変性　myocardial steatosis⇨同虎斑心⇀1125

心筋収縮　myocardial contraction　心筋の正常の収縮は単収縮であり，反復刺激を加えても骨格筋のように強縮は起こらない．これは心筋の不応期が長いことによる．しかし筋の初期長が収縮力に関係している点では骨格筋と同じである．心筋は個々の細胞が機能的合胞体をつくっており，1か所が興奮するとその興奮は心筋全体に広がり，常に最大収縮を引き起こす．[226]

心筋収縮性(力)　myocardial contractility　心筋の収縮に際しての活性化の程度，すなわち張力(心室においては内圧)発生能力をいう．心筋切片標本では，張力-長さ関係 tension-length relation や張力-短縮速度関係 force-velocity relation などが心筋収縮性の評価に用いられる．心室においては，収縮末期圧-容積関係 end-systolic pressure-volume relation(ESPVR)の勾配であるE_{max}や張力-短縮速度関係から得られるV_{max}が収縮性の指標とされるが，臨床では便宜的に左室駆出率や心拍出量曲線が心筋収縮性を反映する指標として用いられる．前負荷と後負荷が同じであれば，心筋収縮性が高いほど一回拍出量および駆出率が増加する．[582]

心筋症　cardiomyopathy；CM，myocardiopathy　［CM］　心筋が障害される疾患の総称．2006年のアメリカ心臓協会の委員会報告では，「心筋症はしばしば遺伝的であるさまざまな原因による不適切な心筋の肥大あるいは拡大を通常(しかし常にではない)示す，機械的あるいは電気的機能障害を伴う心筋の不均一な疾患の集団である．心筋症は心臓に限局しているあるいは全身の系統疾患の一部であり，しばしば心血管死あるいは進行性の心不全関連の機能障害をきたす」と定義された．拡張型心筋症，肥大型心筋症，拘束型心筋症，不整脈原性右室心筋症，分類不能の心筋症の5つの病型に，病因の明らかな特定心筋症を加えた分類が用いられてきたが，新たに遺伝性 genetic，混合性 mixed，後天性 acquired の3つの病型に大きく分類され，肥大型心筋症や不整脈原性右室心筋症は遺伝性として，拡張型心筋症は混合型に分類された．[46,1005]

真菌症　mycosis⇨同真菌感染〔症〕⇀1514

心筋障害　myocardial damage　心電図などでT波の異常がみられたとき心筋障害と呼ぶが，心電図所見からその障害の原因は特定できない．一般に心筋の虚血，代謝異常や変性，炎症などに伴って心電図上，非特異的STあるいはT部分の異常として現れる．[382]

心筋心膜炎　myopericarditis　［**心膜心筋炎**］　心膜炎に心筋炎を併発した病態．通常，心筋炎が主であれば心膜心筋炎 perimyocarditis とも呼ばれる．ウイルス性心膜炎は心膜下心筋をおかすことが多い．[1365]

真菌性角膜炎　fungal keratitis⇨同角膜真菌症⇀489

心筋生検　myocardial biopsy　［**心内膜心筋生検，心生検，心筋バイオプシー**］　X線透視下で，先端に生検鉗子のついたカテーテルを用いて心筋の一部組織の採取を行い，心筋疾患の組織学的診断を行う方法．右室心内膜心筋生検と左室心内膜心筋生検がある．心移植後の拒絶反応の評価や心筋炎，特発性心筋症，二次性心筋症などの診断に用いられる．[1005]

真菌性髄膜炎　fungal meningitis　真菌が原因の髄膜炎で，クリプトコッカス *Cryptococcus* によるものが最も多い．HIV感染症のような免疫障害状態にある人ではクリプトコッカス髄膜炎が，脳外科的な処置を受けた人ではカンジダ *Candida* による髄膜炎が発生しやすい．髄液検査で外見透明か軽度混濁，圧の上昇，単核細胞数が多核細胞数よりも多い細胞数増加，タンパク質増加，糖低値を示す．症状として発熱，頭痛，悪心・嘔吐などがあるが，真菌性髄膜炎に特異的なものはない．髄液から原因となる真菌を分離して，あるいは抗原を検出して診断．抗真菌薬を単剤であるいは複数を組み合わせて投与するが，免疫不全患者では治療期間が長くなることがある．[288] ⇨参真菌感染〔症〕⇀1514

真菌性腟炎⇨参カンジダ腟外陰炎⇀604

真菌性動脈瘤　mycotic aneurysm　［**感染性動脈瘤**］　真菌によって生じる動脈壁の限局性の拡大．大動脈または動脈壁における局所細菌感染症部位に発生する．感染性心内膜炎により発症することが最も多い．[202,487] ⇨参細菌性動脈瘤⇀1153

真菌性脳炎　mycotic encephalitis，cerebral fungal infection　［**脳真菌症**］　真菌感染による脳実質の炎症．脳クリプトコッカス症，脳アスペルギルス症，脳カンジダ症などがあり，脳膿瘍を形成する場合もある．免疫抑制薬の使用やAIDSの増加により増えてきている．[682]

真菌性毛瘡　mycotic sycosis⇨同寄生菌性毛瘡⇀687

心筋線維症　myocardial fibrosis　心筋に広範に線維化

が起きている状態．心筋症，心筋炎，弁膜疾患，虚血性心疾患など種々の心疾患によって発生する．初期には拡張能の低下がみられるが，進行すると収縮能，拡張能ともに低下する．[1005]

心筋層　myocardium　心臓壁の心内膜と心外膜の間に存在する筋層で，心筋線維からなる．心室の心筋層は心房よりも厚く，動脈血を全身に拍出する左心室の心筋層が最も厚い．心内膜と心筋層の間には特殊な心筋線維が広がり，洞房結節から発せられる周期的な興奮を心筋全体に伝える(刺激伝導系)．[1311]

真菌中毒症⇨同マイコトキシコーシス→2726

心筋張力　myocardial tension　心筋の収縮はアクチンとミオシンの結合により起こるが，この相互作用は細いフィラメント(アクチンフィラメント)に存在するタンパク質であるトロポニンとトロポミオシンによって調節されている．筋が引き伸ばされているほど発生張力は大きくなり，また静止時の筋長が長いほど収縮力は強くなるという特性をもっている．[226]

真菌毒⇨同マイコトキシン→2726

心筋バイオプシー⇨同心筋生検→1517

伸筋反射　extensor reflex⇨同伸展反射→1590

心筋不全　myocardial failure　心筋の収縮拡張機能の低下を意味するが，通常は細胞内機序による心筋収縮機能低下を指すことが多い．一般に心不全は心筋の収縮機能低下と同義として理解されることが多い．しかし，臨床的に心不全徴候を示すにもかかわらず心筋収縮機能が正常である例が心不全患者の約30％に認められ，その原因として左室拡張機能障害の存在が考えられている．逆に，明らかな心筋収縮不全が存在するにもかかわらず心不全症状がみられない症例も存在し，これは生体の代償機序によるものと考えられる．したがって，心筋不全と心不全とは同一ではない．[582]

心筋ブリッジ　myocardial bridging　［冠〔状〕動脈ブリッジ］　心臓の外表面を走行する壁外血管である冠状動脈の一部分(通常20-30 mm)が心筋内に埋没している状態．左前下行枝に生ずる場合がほとんどで，右冠動脈や回旋枝ではまれ．心拡張期には正常内径を呈し，収縮期に心筋線維により圧迫されるため，冠動脈内径の狭小化をきたす．そのため，動脈硬化性病変と間違わぬよう注意すべきである．心筋ブリッジは通常，血行動態的には影響はないが，収縮期の内径狭小化が著しい場合には虚血発作を生じうる．高血圧性心疾患，肥大型心筋症，大動脈弁狭窄症などの肥大心筋に比較的よく観察される．[55]

心筋変性　myocardial degeneration　代謝障害により傷害を受けた心筋にさまざまな物質が沈着，蓄積する状態を指す．心筋線維間や血管に沈着し二次的に心筋細胞の萎縮や消失を伴う場合も広義の心筋変性といわれる．具体的にはリポフスチン沈着，脂肪変性，石灰化，ヘモジデリン(血鉄素)沈着などがある．変性は傷害された細胞や間質に現れるさまざまな変化の総称で，一般的にはまだ回復可能な状態を指すが，心筋変性にはアミロイドーシスのように進行性で予後不良なものも含まれる．[748]

心筋保護　myocardial protection　心筋梗塞発症時にアンギオテンシン変換酵素(ACE)阻害薬またはアンギオテンシンII受容体拮抗薬(ARB)を投与して心筋を虚血から保護すること．または，心臓外科手術での心肺停止時に心筋保護液を灌流させて心筋細胞の傷害を防ぐこと．しかし心筋細胞は心疾患，心臓手術，加齢などにより減少すると回復することがないため，近年は細胞生物学的な手法を駆使した再生医療によって心筋を補塡する心筋保護の試みもなされている．[177]

心腔内穿刺法　cardiac puncture　［**心臓穿刺，心注**］　心停止状態に対する心蘇生法の一手技．1990年代前半まで行われたことがあったが，有効性がなく害が多いために現在では実施されない．注射器にカテラン Cathelin 針をつけて，胸骨左縁第4肋間(第3，第5肋間でも可能)を穿刺し，左心室腔内に薬剤(アドレナリン，塩化カルシウムなど)を直接投与する方法．心腔内に針先が刺入されているかは，血液の逆流で確認する．緊急の場合には左心室腔内を確実に穿刺しているか，確認が困難なことも多い．[1620]

心腔内超音波検査法　intracardiac ultrasonography　血管造影時などに，カテーテル型の探触子を用いて心腔内より走査する手法．体外走査に比べて，より鮮明な心内腔や心筋の超音波像などが得られる．[955]

新宮凉庭(しんぐうりょうてい)　Shinguu Ryoutei　江戸時代後期の京都の蘭方医[1787-1854(天明7～嘉永7)]．鬼国山人と号す．医師新宮道庵の長男として丹後由良(現京都府宮津市)に生まれる．江戸で漢方医学を学んだのち，長崎におもむきオランダ医学を学んだ．1819(文政2)年，京都で開業．さらに，1839(天保10)年，南禅寺門前に学塾「順正書院」を設立，8学科に分けて系統的な医学教育を行い門弟を養成した．多くの医書や蘭書を所有しており，『窮理外科則』『血論』『解体則』など多くの翻訳書を出版した．経済感覚にも優れており，南部藩の財政改革を行ったほか，越前藩松平家にも融資を行い財を成した．順正書院の遺跡は今も料亭順正として残り，凉庭所蔵の医学書100余冊は京都大学に寄贈され保管されている．[983]

腎クリアランス　renal clearance⇨同クリアランス→826

腎クリアランス試験⇨参クリアランス試験→826

心グリコーゲン蓄積症　cardiac glycogen storage disease　先天的に酵素が欠損するために，貯蔵型糖質であるグリコーゲンが蓄積する先天性グリコーゲン代謝異常症のうち，心臓においても異常に蓄積する疾患．特に，細胞内リソソームの酵素(α-1,4-グルコシダーゼ)の欠損に起因するII型糖原病(ポンペ Pompe 病)でみられることが多い．[1005]　⇨参酸性マルターゼ欠損症→1208

シングルコンポーネントインスリン　single-component insulin⇨同モノコンポーネントインスリン→2827

シングルフォトンエミッションコンピュータ断層撮影法　single photon emission computed tomography；SPECT　［**単光子放射コンピュータ断層撮影法，スペクト，SPECT**］　体内に注入したテクネチウム99 m (^{99m}Tc)，ヨウ素123 (^{123}I)，タリウム201 (^{201}Tl) などの放射性核種から放射される光子(γ線やX線)を検出して断層像を得る方法．検出器(シンチカメラ)を被写体の周囲に180度ないしは360度回転させて32-128方向からの投影像を撮影し，収集画像をコンピュータで再構成して横断像を得る．そのデータから冠状断像や矢状断像も作成できる．最近は撮影時間を短縮するために検出器を2-4個もった装置が普及している．脳や心筋の検査に広く

用いられている.[737] ⇨参エミッションコンピュータ断層撮影法→367

シンクロサイクロトロン synchro-cyclotron 加速器の一種. 直流磁場を用いて荷電粒子を渦巻き軌道運動させ, 高周波の電場で荷電粒子を加速するサイクロトロンの一種. 高周波の周波数を変調することにより荷電粒子を高エネルギーまで加速できるようにしたサイクロトロンで, より効率よく高エネルギー陽子線などを加速し, 陽子線治療装置の加速器として用いられている.[1144] ⇨参加速器→510, サイクロトロン→1154, 陽子線治療→2869

シンクロトロン⇨参加速器→510

神経圧痛点 tender point⇨同ヴァレイ圧痛点→309

神経移行術 nerve transfer, nerve transposition ［神経移動術］ 神経麻痺に対する治療法で, 2つの意味をもつ. 1つは神経再建術のうち, 腕神経叢根引き抜き損傷や広範な神経欠損において, 神経縫合術や神経移植術によりその機能を直接再建できない場合に, その神経が元来もっている機能を失っても障害の少ない神経を修復を要する神経に移行・縫合して機能の再建を図る術式で, 代表的なものに肋間神経移行術がある. もう1つは, 神経の走行上に問題がある場合に, その解決に神経の連続性を保ったまま元来の位置から別な位置に移動する術式で, 肘部管症候群の治療法の1つとしての尺骨神経前方移行術がある. 最近は後者に対しては移行術の代わりに移動術を用いることが多い.[1087]

神経移植法 nerve grafting 神経移植は2つの意味をもつ. 1つは純粋に末梢神経を移植することで, 通常は足趾の腓腹神経が使われる. もう1つはパーキンソン Parkinson 病治療に行われつつある胎児由来神経幹細胞移植がある.[196]

神経移動術⇨同神経移行術→1519

神経因性疼痛⇨同神経障害性疼痛→1526

神経因性膀胱

neurogenic bladder ［**神経原性膀胱, 神経障害膀胱**］

【概念・定義】 膀胱, 尿道を支配している神経系の障害によって生じる**排尿障害**の総称. 正常では膀胱に運ばれた尿は一定時間, ある一定量貯留され(蓄尿), 充満を感じ, 排尿しようとすると, 苦労や努力なしに自由意志で尿を排出し(排尿), しかも残尿はない. 蓄尿の場合には膀胱の排尿筋は弛緩し, 尿道の括約筋は収縮する. 一方, 排尿の場合は膀胱の排尿筋は収縮し, 尿道の括約筋は弛緩する. この排尿筋と尿道括約筋が互いに協調することによって排尿機構が保たれている.

【分類】 膀胱の排尿筋は主として, 副交感神経である骨盤神経が作用し, 膀胱頸部, 前立腺尿道部には交感神経である下腹神経が働き, 外尿道括約筋には体性神経である陰部神経が作用している. これらの末梢の求心性(知覚)・遠心性(運動)神経線維は脊髄で反射弓を形成し, その腰・仙髄部は下位排尿中枢と称される. 排尿は大脳・脳幹部の上位排尿中枢によっても調節されている. このようにさまざまな神経作用により, コントロールされているので, 障害された神経部位で, 無抑制, 反射性, 自律性, 知覚麻痺性, 運動麻痺性の5型に分類される(**ラピデス Lapides の分類**).

【無抑制神経因性膀胱】 ［**病因**］大脳皮質排尿中枢およびその遠心路の障害で, 排尿反射に対する高位よりの制御が不完全のために起こる. 脳血管障害, 脳腫瘍やその遠心路の病変(外傷, 多発性硬化症, 二分脊椎症など)が病因となる. ［**症状**］頻尿, 尿意急迫, 尿失禁などで, 蓄尿障害が主体. ［**診断**］膀胱内圧測定で, 膀胱容量の増加とともに不随意性の排尿反射(収縮)が起こる. ［**治療**］腫瘍や一部の血管障害は治療可能であるが, 多くの場合は原因を取り除くのは困難なので, 対症療法を行う. 不随意の膀胱収縮を減少させ, 膀胱容量を増加させるため, 抗コリン薬や膀胱平滑筋に弛緩作用のある薬剤を投与する.

【反射性神経因性膀胱】 ［**病因**］仙髄排尿反射中枢より高位で, 上位排尿中枢に至るまでの運動・感覚神経が完全に損傷された場合に起こる. 脊髄損傷が最も多い. ［**症状**］排尿は不随意的反射的に行われ, 尿意はない(反射性尿失禁). 膀胱排尿筋と外尿道括約筋との協調がなく, 尿線は中断. ［**診断**］仙髄排尿反射中枢より末梢に障害がないので, 球海綿体反射は正常. 膀胱内圧測定で不随意性の排尿反射がみられる. ［**治療**］反射性尿失禁に対しては抗コリン薬や膀胱平滑筋に弛緩作用のある薬剤を投与. 仙腰髄支配領域への刺激によって, 排尿反射を誘発させて排尿する方法もある.

【自律性神経因性膀胱】 ［**病因**］仙髄排尿中枢と膀胱との知覚および運動経路がともに障害された状態で, 骨盤外傷, 脊髄腫瘍骨盤内手術などで起こる. ［**症状**］尿意も排尿に必要な排尿筋の収縮も欠如している. ［**診断**］膀胱内圧測定では尿意なく, 残尿の程度はさまざまで, 膀胱容量は増加する. 会陰部の知覚がなく, 球海綿体反射は消失する. ［**治療**］排尿は下腹部を手で圧迫する用手排尿により行う. 括約筋の緊張が保たれている場合は間欠的自己導尿が有効. 不可能な場合はカテーテルを留置することがあるが, 高率に尿路感染を生ずるので, 十分な管理が必要.

【知覚麻痺性神経因性膀胱】 ［**病因**］仙髄排尿中枢の知覚路または仙髄排尿中枢と上位中枢の間の知覚線維に障害があると生じる. 脊髄癆や悪性貧血, 多発性硬化症, 糖尿病などにみられる. ［**症状**］尿意が低下, または欠如. 膀胱は過伸展し, 残尿は著明に増加. ［**診断**］膀胱容量増加に伴う内圧の上昇はほとんど認められない. 会陰部の知覚がなく, 球海綿体反射は消失. ［**治療**］コリン薬, コリンエステラーゼ阻害薬の投与. また間欠的自己導尿を指導する.

【運動麻痺性神経因性膀胱】 ［**病因**］脊髄から膀胱への運動路に障害があると生じる. 小児麻痺, 二分脊椎症などでみられる. ［**症状**］膀胱知覚は障害されないので, 尿意はあるが, 排尿がうまく開始できない. 尿線は細

●神経因性膀胱の各病型の特徴

病型	不随意収縮	尿意	膀胱容量	残尿量	会陰部皮膚感覚	球海綿体反射
無抑制	＋	＋	やや↓	－	＋	＋
反射性	＋	－	→	＋	－	⧺
自律性	－	－	↑	⧺	－	－
知覚麻痺性	－	±～－	↑↑	⧺	±～－	－
運動麻痺性	－	＋	↑	＋～⧺	＋	－～＋

岸洋一：イラスト泌尿器科, p.215, 文光堂, 1990

く，弱い．〔**診断**〕膀胱内圧測定では正常に近いが，膀胱容量，残尿量は症例によって異なる．会陰部の知覚は保たれる．〔**治療**〕コリン薬の投与．反応が悪ければ，間欠的自己導尿を指導する．[474]

神経因性膀胱の看護ケア

【看護への実践応用】神経因性膀胱とは，膀胱・尿道の支配神経が先天的あるいは後天的な障害によって引き起こされる下部尿路(膀胱・尿道)の機能障害である．症状には排尿困難となる排尿障害，頻尿・尿失禁などの蓄尿障害がある．排尿ケアでは，尿路感染を予防し腎機能を保持し，QOL を低下させないことが大切である．

【ケアのポイント】〔**排尿障害**〕排尿障害による清潔間欠自己導尿法(CIC)の適応は①高圧膀胱による続発性の腎・上部尿路障害の予防，②溢流性尿失禁，③慢性的な残尿に伴う膀胱炎である．CIC の導入に際しては，①基礎疾患の状態，内服薬，残尿量，身体機能などの身体面，②疾患や CIC の受け止め方などの心理面，③家族や学校，職場など，サポート体制などの社会面をアセスメントしたうえで導入を検討する．CIC 導入時は，個々に適したカテーテルを選択し，患者あるいは介助者が実施可能な方法で指導する．CIC が継続できるように，手技を簡便にする工夫など日常生活に即した方法を患者・家族とともに検討していく．日常生活の指導として①飲水量の確保(1,500 mL 程度)，②外陰部の清潔保持，③ CIC に伴う痛み，発熱，血尿，尿混濁著明等がみられたときの相談方法などがあげられる．留置カテーテル挿入患者のケアのポイントは①観察(尿量，尿の性状，発熱の有無，疼痛など)，②カテーテルの屈曲や閉塞の有無，③感染予防(外陰部の清潔保持，飲水量の確保，カテーテルから蓄尿袋までの閉塞した管理など)，④スキンケアなどである．〔**蓄尿障害**〕頻尿，尿意切迫，尿失禁などの症状があり，排尿日誌を活用し排尿パターンを知ることが大切である．排尿回数，一回排尿量，尿漏れの有無，日常生活動作(ADL)，住宅環境，経済面をアセスメントし，排泄ケア用品(尿器，手すり，パッド，オムツ，装着型集尿器など)を上手に活用し QOL を低下させない工夫をしていく．また，排尿日誌を活用しドライタイムの検討，あるいは尿と皮膚の接触を短時間にするなど予防的スキンケアに努めることが重要である．[511] ⇒参神経因性膀胱→1519

神経インパルス　nerve impulse　神経線維を，全か無〔か〕の法則 all or none law に従い伝導する神経細胞の活動電位のこと．[1274] ⇒参活動電位→532

神経栄養因子　neurotrophic factor　神経細胞に働いてその分化，生存を助けるタンパク因子．代表的なものが神経成長因子．末梢神経では後根神経節細胞，交感神経節細胞に存在する．中枢神経では，前脳基底野にあるコリン作動性ニューロンなどの生存と軸索の成長，さらには分化，再生に不可欠なタンパク質である．各標的組織で生成·分泌され，神経終末にある受容体と結合して取り込まれ，細胞体に運ばれて作用する．[97] ⇒参神経成長因子→1528

神経栄養性萎縮　neurotrophic atrophy　血管運動神経の障害により生じる骨格筋に生じる神経原性萎縮で，栄養供給障害に基づくものと考えられている．[609]

神経疫学　neuroepidemiology　種々の神経疾患を個々の患者について研究するのではなく，患者を集団として扱い，その集団のもつ種々の要素，属性の度数分布などを研究することにより，疾患の成り立ちを，環境，気候，習慣，年齢などの面から研究する学問．それらと疾患の因果関係を明らかにするとともに，さらに予防に役立てるのが目的．例えば，脳血管障害，多発性硬化症，各種変性疾患をはじめ，神経系感染症，神経をおかす毒物による中毒など，対象となる神経疾患の範囲は広い．[1009]

神経外胚葉　neuroectoderm　神経系の原基は外胚葉に由来する．ヒト胚の外胚葉内では神経板の形成が誘導され，神経板から神経管が形成される．神経管背側の細胞は移動して神経冠(神経堤)となり，神経冠は末梢神経系となる．神経管は中枢神経系を形成する．[1011]

神経外胚葉性腫瘍　neuroectodermal tumor　胎児の神経管(外胚葉由来)と呼ばれる部分の内腔を覆う細胞(神経上皮)が，神経細胞とグリア細胞に分化し脳がつくられる．脳実質内の固有の細胞は，この神経細胞とグリア細胞の 2 種類しかなく，これらから発生する腫瘍を神経外胚葉性腫瘍という．グリア細胞由来の神経膠腫 glioma が代表．[196]

神経解剖学　neuroanatomy　他の実質臓器と異なり，中枢神経系は単一な臓器とはいえず，部位により複雑な形態と多彩な機能を有し，特徴的な働きをする種々の核や諸中枢とそれらを連絡する線維群よりなる．中枢神経系以外にも末梢神経は全身に分布し，生体の感覚・運動・植物機能などをつかさどる．このように多彩な神経系を扱う解剖学の呼称で，解剖学や神経科学の中でも重要な位置を占める．神経構造をマクロ・ミクロレベルで研究するだけではなく，神経免疫学など他の神経科学の手法も取り入れて進歩している．[1009]

神経化学　neurochemistry　神経系研究の中で神経の生物化学の問題を扱う学問．神経疾患の病因に関連した研究が多く，近年急速に発展し，例えば酵素異常，代謝異常，電解質異常などと神経疾患の関連や筋肉疾患などへのアプローチは遺伝子解析や生化学的な面から解明されてきた．髄液の生化学的研究も同様．[1009]

深径覚　depth perception　立体視，遠近感といった空間の奥行きを認識する感覚のこと．中枢神経機能により融像されて単一視される像には，両眼の間の距離の分だけずれがあり，このずれによって深径覚が生じる．[1601]

神経芽細胞　neuroblast　成熟するとニューロンに分化して神経機能をもつようになる胎児期の胚細胞．未熟な神経細胞といえる．神経芽細胞には増殖能のない中枢神経系のものと，増殖能をもつ末梢神経系(交感・副交感神経)のものとがある．近年，胎児ばかりでなく，成人の脳にも分裂能をもつ神経幹細胞の存在が明らかになった．神経幹細胞の発生過程を解析することにより，神経芽細胞の特徴がより明らかになると期待される．神経芽細胞の悪性腫瘍として神経芽細胞腫(神経芽腫)がある．[1044] ⇒参神経芽腫→1520

神経芽細胞腫　neuroblastoma ⇒同神経芽腫→1520

神経芽腫　neuroblastoma　［**神経芽細胞腫**］　胎生期の神経冠細胞由来のカテコールアミン産生腫瘍．多くは 3 歳までに発生し，10 歳以降ではまれ．副腎および頸部，縦隔，後腹膜，骨盤腔内の交感神経節に発生し，遠隔転移は骨，骨髄，肝，リンパ節，皮膚に生じやすい．臨床症状は遠隔転移がなく原発腫瘍が小さい限局例では無症状で偶然の機会に発見されることもあるが，実際には大きな原発腫瘍あるいは遠隔転移を伴って発症することが多い．このような進行例では不機嫌，活気のなさ，発熱などの全身症状を認めるほか，腫瘤による局所症状として，腹部膨満，眼球突出，骨痛などを呈する．腫瘍マーカーとしては尿中バニリルマンデル酸（VMA），尿中ホモバニリン酸（HVA），血清ニューロン特異的エノラーゼ（NSE）があげられる．また小児腫瘍の画像診断では，MIBG シンチグラフィーが神経芽腫に特異性が高く，診断に有用．病期診断は各種画像診断と手術所見を考慮して行われる．病理組織診断により神経芽腫の診断が確定されるが，病理組織分類は予後予測因子としても重要である．治療として外科的摘出術，シクロホスファミドやシスプラチンなどを key drug とした化学療法が行われ，放射線治療も有効．予測される予後に応じて適切な治療を選択する必要があるが，年齢 1 歳以上，病期Ⅲ・Ⅳの進行例，N-*myc* 遺伝子の増幅，未熟な病理組織像などは予後不良因子．全体としての治療成績は改善しているが，発症時 1 歳以上で遠隔転移を伴う例の長期生存率は 30-50% であり，まだ十分とはいえない現状である．[314]

神経下垂体 neurohypophysis ［**下垂体後葉**］ 下垂体は，機能的，構造的，発生学的に異なる腺下垂体と神経下垂体よりなる．神経下垂体は，第 3 脳室底の視床下部の突起に由来し，細胞や血管とともに多くの無髄神経を含む．この無髄神経線維は視床下部の視索上核と室傍核の神経分泌細胞の神経線維で，これらの細胞に産生される抗利尿ホルモン（ADH，バソプレシン）オキシトシンなどの後葉ホルモンを後葉に移動し蓄積する．抗利尿ホルモンは血圧を上昇させ，尿細管からの水分の再吸収を促進して抗利尿作用をもつ．オキシトシンは平滑筋，特に子宮の収縮を刺激する．[1009]

神経管 neural tube，neural canal 神経溝が深くなり，両側の神経ひだが盛り上がり中央で癒合して，管状物が発生する．これが神経管で，脊椎動物の発生初期の神経胚の時期に発生し，中枢神経系の原基となる．[998]

神経冠 neural crest⇨同神経堤→1530

神経眼科学 neuro-ophthalmology 神経科学と眼科学とを結び付けた眼科学の一分野．1947 年，アメリカのウォルシュ Frank. B. Walsh が臨床眼科学を提唱して以来，わが国でも学会が組織されている．[1465]

神経・眼・皮膚症候群⇨同スタージ・ウェーバー奇形→1639

神経頰窩（きょうか） neurobuccal pouch⇨同ラトケ囊胞→2898

神経筋疾患 neuromuscular disease 末梢神経，筋肉，あるいは神経筋接合部をおかす疾患の総称．臨床症状としては，末梢神経障害では感覚障害を呈するほか，筋疾患，神経筋接合部疾患では筋力低下などをきたす．遺伝性，炎症性，中毒性など種々の原因が含まれる．診断は病歴聴取，家系調査，神経学的診察，血液検査（クレアチンキナーゼなど）のほか，電気生理学的検査（神経伝導検査，筋電図，神経筋接合部疾患では反復刺激試験），神経筋生検などの特殊検査による．[1009]

神経筋接合部 neuromuscular junction ［**筋神経接合部**］ 運動神経終末と骨格筋線維膜の運動終板とのシナプス形成部位．運動神経終末からはアセチルコリンが放出され，運動終板に存在するアセチルコリン受容体と結合することにより筋肉が興奮し，筋収縮が引き起こされる．[528]

神経筋促通法 neuromuscular facilitation technique⇨同ファシリテーションテクニック→2507

神経筋単位 neuromuscular unit⇨同運動単位→338

神経筋伝達 neuromuscular transmission ［**終板伝達**］ 神経筋接合部において伝達物質のアセチルコリンが放出され，筋線維の受容体を介して運動終板から骨格筋へと興奮が伝えられていく過程．[1274] ⇨参神経筋接合部→1521，運動終板→336，終板電位→1381

神経筋紡錘 neuromuscular spindle 筋肉の伸び縮みの変化に対する受容器で，骨格筋内にあり紡錘状を呈している．3-10 本，長さ 0.8-5 mm ほどの通常の横紋筋線維よりずっと小さい横紋筋線維（紡錘内線維）が一群となり被膜に覆われている．環らせん形終末と散形終末の 2 種類の求心性神経線維をもち，γ 運動線維によって支配される．[1486]

神経系 nervous system ヒトを含む脊椎動物の神経系は中枢神経系（脳と脊髄）と末梢神経系とから構成されるネットワークである．神経系の基本単位（神経単位：ニューロン）は個々の神経細胞で，細胞体と 2 種類の突起（樹状突起 dendrite と軸索 axon）とからなる．中枢神経系（脳と脊髄）では，細胞体が集合している部位は灰白質と呼ばれ，表層に集積している皮質（大脳皮質，小脳皮質）と，島状に分布する神経核とがある．神経線維（軸索）が多い部位は白質または髄質と呼ばれる（大脳髄質，小脳髄質）．また，神経細胞と神経線維が入りまじった構造を網様体（脳幹網様体など）といい，呼吸，循環，意識など基本的な生命活動の調節にかかわっている．一方，末梢神経系は，脳，脊髄と身体の各部位を結ぶ神経線維の束からなり，構造や機能の面から 3 つの分類法がある．①脳神経系（脳から出る 12 対の神経）と脊髄神経系（脊髄から出る 31 対の神経），②運動性神経系（遠心性神経：中枢からの信号を末梢の効果器に伝える神経）と感覚性神経系（求心性神経：末梢の刺激信号を中枢に伝える神経），③体性神経系（意識的な骨格筋の運動や識別性の感覚にかかわる神経）と自律神経系（意識にのぼらない内臓の平滑筋や腺などの調節にかかわる神経）．自律神経には交感神経と副交感神経がある．また，末梢の神経細胞の集まりは神経節（脊髄神経節，交感神経節）という．通常，肉眼解剖などで目にする末梢神経は，神経線維（軸索）が数十～数百本も集まった神経束で，結合組織性の膜（神経上膜，神経周膜，神経内膜）に包まれ，さらに，髄鞘（ミエリン鞘）をもつ有髄線維が多い．これらの神経束には必ず運動性と感覚性の神経線維が含まれ，中枢と末梢の間に双方向の信号伝達が行われている．内臓へ投射する神経束では，運動性自律神経（交感神経，副交感神経）と感覚性神経が含まれる．また，体壁や四肢に投射する神経束には，運動性体性神経（骨格筋の運動）と感覚性体性神経（皮膚感覚，筋紡錘や関節などの感覚）に加え，血管運動性神経（交感神経）が含まれている．[1044] ⇨参神経組織→1529，神経細胞→1524，自律神経系→1498

神経血管減圧術 neurovascular decompression 主に顔面痙攣および三叉神経痛に対する手術．近年これらの

●神経系概観

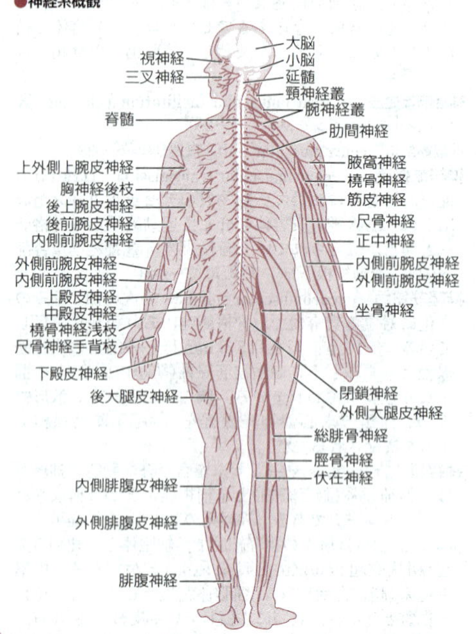

齋藤基一郎ほか：目で見る人体解剖，p.299，廣川書店，1990

●中枢神経(脳・脊髄)および末梢神経

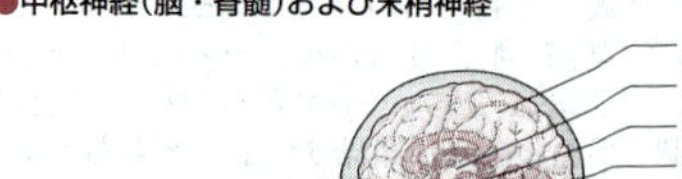
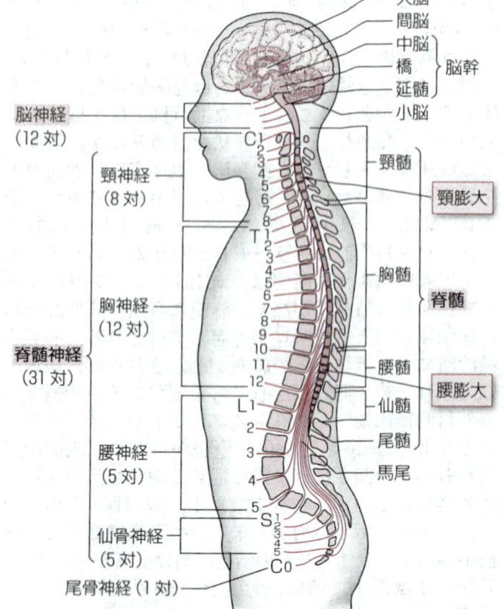

＊脊椎骨の番号と脊髄神経の番号とは1つずつずれる

疾患の病因として後頭蓋窩内の神経根に対する動脈圧迫が多いことがわかり，顕微鏡下に動脈による神経圧痕を呈する部位を減圧する方法(後頭蓋窩神経血管減圧術)が普及してきている．合併症としては聴力障害や顔面神経麻痺などがある．[1017] ⇨参顔面神経減圧術→655

神経血管つき遊離皮弁　neurovascular free flap⇨同神経血管柄つき皮弁→1522

神経血管柄つき皮弁　neurovascular flap　［神経血管つき遊離皮弁］　知覚を得る目的で，栄養動静脈に加え神経も茎に含めた皮弁．動静脈吻合，神経吻合を行うことにより遊離皮弁とすることもできる．足底や坐骨部などの荷重部位に褥瘡形成予防の目的で用いられることが多い．[1246]

神経血管柄つき遊離筋肉移植術　neurovascular free muscle transplantation⇨同血管柄つき筋肉移植術→904

神経元⇨同神経単位→1529

神経減圧術　decompression of nerve　［ジャネッタ手術］　三叉神経痛と顔面痙攣のほとんどの症例，また舌咽神経痛，斜頸，めまいなどの一部の症例は，血管による脳神経の圧迫が原因とわかってきた．後頭下開頭を行い，顕微鏡下に圧迫している責任血管を神経から離し減圧することで症状が消失する．ジャネッタ P. J. Jannetta により報告されたのでジャネッタ手術ともいわれる．[196]

神経原性壊疽(えそ)　neuropathic gangrene⇨同足穿孔症→1833

神経原性筋萎縮症　neurogenic muscle atrophy　筋肉には一次的な原因はなく，筋を支配する下位運動ニューロンに障害があるために生じる筋萎縮症．筋萎縮は成因からこのほかに筋肉そのものに異常があって萎縮が起こる筋原性萎縮と，筋肉を長時間使用しないために起こる廃用性筋萎縮がある．筋は脊髄前角細胞よりリズミカルなインパルスを絶えず受けており，これが筋の栄養やトーヌスを維持するのに必要で，前角細胞や末梢神経の障害でこの刺激が断たれると筋は萎縮する．神経原性筋萎縮は筋原性萎縮と異なり，通常は四肢遠位部に強いことが多い．また知覚障害を伴ったり，筋線維束攣縮をみることもある．筋固有収縮反射は減弱あるいは消失することが多く，血中クレアチンキナーゼやアルドラーゼはほぼ正常．針筋電図ではユニットの数は減少し高振幅長持続となり，最大収縮時の干渉波形成が悪い．筋生検では群性萎縮がみられる．筋萎縮性側索硬化症(ALS)，多発性ニューロパチー，クーゲルベルク・ヴェランダー Kugelberg-Welander 病などにみられる．[1009] ⇨参筋萎縮症→789

神経原性腫瘍　neurogenic tumor　神経構成要素(神経線維，神経節)に由来する腫瘍．中枢神経系を除いた部位に発生する末梢神経由来の神経鞘腫，神経線維腫，神経芽腫群腫瘍(神経芽腫，神経節神経芽腫，神経節細胞腫)などを含む．中枢神経系に発生する腫瘍は通常含まれない．[1071] ⇨参神経線維腫→1529，神経芽腫→1520

神経原性ショック　neurogenic shock　［神経ショック］　血管平滑筋を支配する交感神経系が突然遮断されることにより出現する血圧低下のこと．外傷や血管障害に伴う脊髄横断損傷や脳幹部損傷，脳死，脳幹部腫瘍など，中枢神経系の重度の障害に合併する．交感神経系の遮断は，末梢血管抵抗を低下させ，血圧低下が出現する．通常は，反射性頻脈が生じにくく，徐脈となるのが特徴である．皮膚は温かく乾燥する．血管迷走神経反射もこの範疇に含まれる．通常のショックの治療のほかに，アトロピン硫酸塩水和物の投与が行われる．

頸椎損傷が疑われる場合，頸部保持を行いながら気道を確保する必要がある．[549]

神経原性膀胱⇨同神経因性膀胱→1519

神経原線維変化 neurofibrillary tangle；NFT ［**アルツハイマー神経原線維変化**］ 光顕的には炎状あるいは渦巻状を呈する神経細胞の細胞質内に認められる線維状の病的変化．電顕的には二本の線維がからみ合った構造物として観察され，微小管結合タンパクであるタウタンパクが線維化し沈着したものと考えられている．神経原線維変化の増加に伴い神経細胞の数が減少する．神経原線維変化の量は認知症の程度と相関がある．通常，加齢性に出現するが分布が限局し量も少ない．一方，病的状態としてはアルツハイマー病やアルツハイマー型老年認知症，進行性核上性麻痺，脳炎後パーキンソン病などでみられ，ダウン Down 症候群でも多量に出現するとされる．[609]

神経溝 neural groove ［**原始溝，原溝**］ 脊椎動物の神経発達過程で共通してみられる，神経板の正中部分に陥入してできる頭尾方向の溝．溝の両側が盛り上がり神経管になる．[998]

神経膠細胞 glia cell，neuroglia cell ［**グリア細胞**］ 神経細胞（ニューロン）とともに，神経組織を構成する主要細胞の1つ．突起の多い細胞で，突起は連なって網をつくり，この網の穴に神経細胞が位置する．神経膠細胞は神経細胞に対し，支持，栄養，保護と絶縁の役割を果たしている．中枢膠細胞には星状膠細胞（アストロサイト），希突起膠細胞（オリゴデンドロサイト），小膠細胞の3種類と，脳室にある上衣細胞がある．末梢神経膠細胞には鞘細胞（シュワン Schwann 細胞）と神経節膠細胞（衛星細胞，外套細胞）がある．[636]

神経膠細胞腫 glioma⇨同神経膠腫→1523

神経膠腫 glioma ［**神経膠細胞腫，グリオーマ，グリア細胞腫**］ 中枢神経系の神経膠細胞（グリア細胞）に由来する悪性腫瘍で，全脳腫瘍の中で最も多い（約30%）．神経膠細胞には星状膠細胞，稀突起膠細胞，上衣細胞などがあり，これらから発生する腫瘍はおのおの星状細胞腫，稀突起神経膠腫，上衣腫などと呼ばれる．病理組織的な所見に基づいた分類はさらに細分されるが，WHO では臨床的悪性度も併せてグレードⅠ-Ⅳに分類（表）．グレードⅠが最も良性で，グレードⅣが最も悪性．悪性神経膠腫とはグレードⅢ，Ⅳの腫瘍をいう．星状細胞腫群が神経膠腫の80% を占める．生存期間中央値はグレードⅠで8-10年，Ⅱで7-8年，Ⅲで約2年，Ⅳで1年未満とされている．神経膠腫の多くは浸潤性，進行性に発育するために治療が困難である．[475]

●神経膠腫の病理組織分類と悪性度（WHO）

大分類	細分類	WHO グレード
星状細胞系腫瘍	毛様細胞性星状細胞腫	Ⅰ
	上衣下巨細胞性星状細胞腫	Ⅰ
	多形黄色星状細胞腫	Ⅱ
	びまん性星状細胞腫	Ⅱ
	退形成性星状細胞腫	Ⅲ
	膠芽腫	Ⅳ
稀突起膠細胞系腫瘍	稀突起神経膠腫	Ⅱ
	退形成性稀突起神経膠腫	Ⅲ
上衣細胞系腫瘍	上衣腫	Ⅱ
	退形成性上衣腫	Ⅲ
脈絡叢系腫瘍	脈絡叢乳頭腫	Ⅰ
	脈絡叢癌	Ⅲ

神経膠腫症 gliomatosis ［**大脳膠腫症**］ 一側大脳半球あるいは両側大脳半球の広範な範囲のびまん性神経膠腫で，小脳・脳幹へも浸潤するもの．一般的特徴として，①腫瘍域のびまん性腫大（ただし割面では肉眼的構築はほぼ正常に保たれる），②神経膠細胞の浸潤性増殖，③組織学的には神経組織（特に神経細胞や軸索）の破壊は軽度だがミエリンの崩壊が著明，がある．免疫組織検査の GFAP（glial fibrillary acidic protein）が陰性であることから，かつては WHO 分類では由来不明の神経上皮腫瘍として扱われていたが，現在の WHO 分類では星細胞性腫瘍に分類されている．[196]

神経膠症⇨同グリオーシス→826

神経向性ウイルス neurotropic virus ［**向神経性ウイルス**］ ウイルス感染はウイルスタンパク質と細胞の受容体との結合が最初のステップであり，特異的に結合する．ウイルスが感染するためにはこの受容体を発現している細胞でなければならない．このような神経細胞に親和性のあるウイルスを神経向性ウイルスという．中枢神経系に伝播する経路としては，ウイルス血症から中枢神経系に伝播する経路と，末梢神経からの伝播が考えられる．ウイルス血症を介して感染するウイルスは，エンテロウイルス，麻疹ウイルス，ムンプスウイルス，ポリオウイルス，日本脳炎ウイルスなどが代表的．一方，単純ヘルペスウイルス，狂犬病ウイルスは末梢神経系を介して中枢神経系に感染していく．[1113]

神経膠束 glial bundle 下位運動ニューロンを侵す常染色体劣性遺伝疾患であるウェルドニッヒ・ホフマン Werdnig-Hoffmann 病において見出された脊髄神経根の病変で，グリア線維の充満したアストロサイトの突起が脊髄から神経根に向かって束をなして形成されたものを指す．当初は同疾患に特異的で一次的な病因であると考えられていたが，その後陳旧性脊髄灰白質炎や筋萎縮性側索硬化症などにも見出され，現在ではアストロサイトの非特異的な二次的反応とみなされている．[1589] ⇨参グリア原線維→825，グリオーシス→826，アストログリア細胞→152

神経興奮性検査 nerve excitability test；NET 顔面神経検査の1つ．電極を用いて耳下部皮下に位置する顔面神経を経皮的に種々の強さで電気刺激し，顔面表情筋の収縮を肉眼的に観察しながら筋収縮を起こす閾値を測定する．閾値を健側，患側で比較し，差があるかどうかで神経変性の有無を判定する．[211]

神経根症 radiculopathy 脊髄神経根の圧迫によって障害された神経根に起因する症状で，神経根部の疼痛と神経根の走行に沿った放散痛，感覚障害，筋力低下，筋萎縮などをきたす．椎間板ヘルニア，椎間孔付近の骨棘による圧迫が原因のことが多い．[1156]

神経根切断 rhizotomy，radicotomy 疼痛や痙性麻痺の寛解を目的に脊髄神経根を切断する手術．脊髄神経前根切断術と脊髄神経後根切断術がある．[196]

神経根痛⇨同根性疼痛→1141

神経根引き抜き損傷 root avulsion〔injury〕 ［**根引き抜き**］ 腕神経叢，ときに腰神経叢を形成する脊髄神経根にみられる神経の損傷様式で，ほとんどは腕神経叢損傷でみられる．頸部が障害側の反対方向に屈曲し，肩が引き下げられることにより腕神経叢に強い牽引力が加わると，それを形成する脊髄神経根・根糸が脊髄より離断し，神経孔から引き抜ける損傷で，第7，第8頸髄神経根と第1胸髄神経根に生じやすい．この場合，自然回復が期待できないのみでなく，直接神経を修復することも不可能なため，再建には肋間神経や副神経を用いた神経移行術や腱移行術が行われる．[1087] ⇨参腕神経叢損傷→3009，引き抜き損傷→2432

神経根ブロック　root block，nerve-root block ［**脊椎傍ブロック，傍脊椎ブロック**］　頸椎，胸椎，腰椎および仙骨において，椎間孔より脊柱管から出た脊髄神経の神経根に直接またはその周囲に，局所麻酔薬とステロイドの混合液を注入して行う神経ブロック．頭部から下肢までの当該神経が関連した各疼痛を軽減させる目的で行われる．造影剤の併用により診断にも用いられる．[259]

神経再支配　reinnervation　傷害を受けた神経細胞の軸索が再び成長して，筋肉などの効果器に再接続して神経支配を回復すること．[1589]

神経再生作用　neuroregeneration ［**軸索再生**］　神経軸索の障害後に再び突起伸展が起こり軸索が再生すること．末梢神経でみられる．[1274]

神経細線維⇨同ニューロフィラメント→2243

神経細胞　nerve cell，neuron　神経組織を構成する主要細胞．細胞体と2種類の突起〔樹状突起と軸索(神経突起)〕をもつ，著しく多様な形態を示す細胞である．発生学的，形態的，機能的に独立した単位からなり，ニューロン neuron(神経単位，神経元)と呼ばれる．個々の神経細胞がもっている突起の数，長さ，太さ，分岐の形態などは，ニューロンの種類(運動性，感覚性，自律性)やその存在する場所によって異なる．突起が1本しかないものは，〔偽〕単極性ニューロン，両側に向かって1本ずつあるものは双(両)極性ニューロン，3本以上あるものは多極性ニューロンと呼ぶ．通常，樹状突起は細胞体の延長したものとみなされ，樹状突起と軸索突起の間には明瞭な形態学的相異がある．スペインの神経解剖学者カハール Santiago Ramón y Cajal (1852-1934) の動的極性 dynamic polarization の学説に基づけば，インパルス(活動電位)は樹状突起または細胞体で受け取られ，統合されたあとに軸索を遠心的に伝わりシナプスを介して他の細胞に伝達されるという基本的な概念がある．軸索は走行の途中，ランヴィエ Ranvier の絞輪でシナプスを形成したり，かなりの数の側枝を出して分岐する．軸索は遠位にいくに従って細くなり，微細な分岐を繰り返しながら神経終末を形成する．神経細胞は軸索の長短から2つの型に分類できる．長い軸索をもち，神経核間を連絡するゴルジ Golgi I 型神経細胞と，短い軸索をもち局所的回路形成に関与するゴルジII型神経細胞である．[636] ⇨参神経単位→1529

●神経細胞

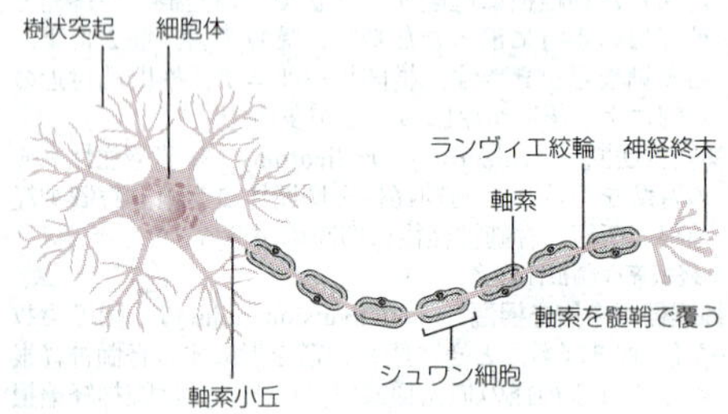

神経耳科学　neuro-otology，neurotology　聴覚神経学と平衡神経学を含めて神経耳科学という．[451]

神経刺激装置　nerve stimulator　電気的に神経を刺激する装置．末梢神経を経皮電極で間接的に刺激するか，あるいは針電極で直接的に刺激することにより，神経の支配領域の筋肉の反応をみる．外傷による神経切断の確認，手術時の神経モニター，筋弛緩薬モニター，神経ブロックを行う際によく用いられる．[267] ⇨参神経インパルス→1520，神経ブロック療法→1532

●神経刺激装置とブロック針

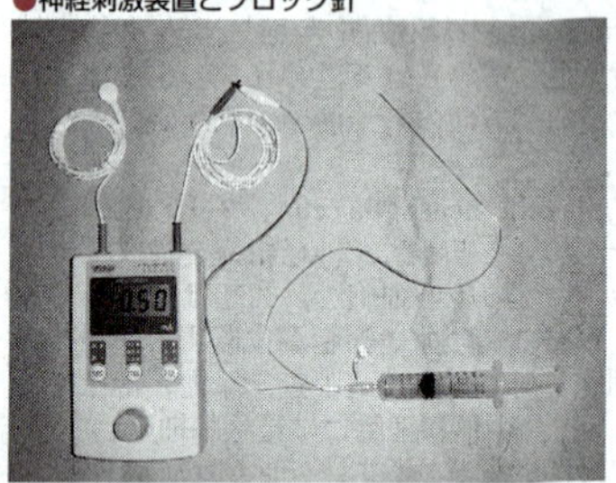

神経質傾向⇨同ヒポコンドリー性基調→2479

神経質症　〔D〕Nervosität　森田正馬(1874-1938)は，神経症をヒステリーと神経質に大別した．その後，高良武久(1899-1996)は神経質というより，神経質症の用語を提唱した．しかしこれには異論があり，森田神経質といわれることが多い．森田によると神経質は，自己内省が強く，発展欲が旺盛な性格傾向，いわゆるヒポコンドリー性基調をもつ人が，常に自己の不快や病感を気にかけてくよくよ悩む．そして，何らかの契機により死の恐れ，疾病の恐れ，不快感覚の恐れ，葛藤の苦痛に対する恐れなどにより，種々の主観的虚構性をおびた症状を生じ，精神交互作用や自己暗示により，ますます症状が増悪していく状態をいう．患者は知能障害や感情鈍麻などを示さず，自己の病的状態に対して反省判断の能力をもち，症状の発生機転は正常心理学的にも十分理解できる性質のもので，了解可能である．この神経質には森田療法がきわめて効果的である．[512]

神経質性格⇨同ヒポコンドリー性基調→2479

神経支配失行　innervatory apraxia⇨同肢節運動失行→1294

神経遮断薬⇨同抗精神病薬→1023

神経遮断薬性悪性症候群⇨同悪性症候群→141

神経遮断薬誘発性急性アカシジア　neuroleptic-induced acute akathisia ［**静止不能**］　抗精神病薬などのドパミン D_2 受容体遮断薬による急性の錐体外路性副作用の1つで，じっとしていられず歩きまわる，下肢のむずむず感，いらいらなどの症状を示す．抗コリン薬やベンゾジアゼピン系薬物が有効で，一過性可逆性である．[1592]

神経遮断薬誘発性急性ジストニア　neuroleptic-induced

し

acute dystonia 抗精神病薬などのドパミン D_2 受容体遮断薬によって起こる急性の錐体外路性副作用の1つ．頸部や四肢などの筋群に持続的な筋緊張が現れ，捻転運動が起こる．眼球上転，舌の突出，痙性斜頸などを伴う．抗コリン薬が有効で，一過性可逆性である．[1592]

神経遮断薬誘発性遅発性ジスキネジア neuroleptic-induced tardive dyskinesia⇨回遅発性ジスキネジア→1979

神経遮断薬誘発性パーキンソニズム neuroleptic-induced parkinsonism 抗精神病薬による最も一般的な錐体外路性の副作用で，静止時に増悪する振戦，筋固縮，無動を3徴候とする．無動には，仮面様顔貌，歩行時の上肢の運動の減少，運動開始困難などの症状が含まれる．病態生理には，黒質線条体系ドパミンニューロンの末端がある，尾状核におけるドパミン D_2 受容体の遮断が関与している．抗コリン薬やアマンタジン塩酸塩により治療する．[1592]

神経終末 nerve ending ニューロンの連なる神経の遠位ニューロンの遠位端をこう呼ぶが，神経線維の種類により独特な構造がある．遠心性の運動神経の場合は，神経筋接合部で軸索突起は髄鞘をなくして分枝・膨大した楕円形の終末をつくり，筋細胞膜側は陥凹して終末部をはめ込んだ形になる．神経終末の膜は50-100 nm の間隔で筋細胞側のシナプス後膜に向かい合う．神経終末はアセチルコリンのシナプス小胞を含み，一方の筋細胞膜側のシナプス膜は複雑なひだをつくって表面積を増加させ，ここにアセチルコリン受容体を備え，刺激伝達を行う．平滑筋，腺細胞などを支配する自律神経系の終末も無髄で平滑筋や腺細胞などに相対し，シナプス小胞を含むが運動神経ほど明確なシナプス構造はみられない．一方，求心性の知覚線維の終末は樹状突起に当たるもので，表皮のメルケル Merkel 小体，真皮乳頭のマイスネル Meissner 小体，皮下深部のファーター・パチニ Vater-Pacini 小体，ゴルジ Golgi 小体，筋紡錘体などの特殊な構造を有す．[1009]

神経腫症 neuromatosis ［多発性神経腫］ 神経腫が多発した状態．MEN(多発性内分泌腺腫症 multiple endocrine neoplasia) 2b 型では粘膜に神経腫が多発し，消化管に神経節神経腫症 ganglioneuromatosis を生じる．[272] ⇨参神経線維腫症→1529

神経腫性象皮病 elephantiasis neuromatosa 神経線維腫に合併する皮膚症状．象の皮膚に似た四肢の外観を示すことから名づけられた．[196]

神経腫瘍学 neurooncology 神経系の腫瘍に対する疫学，神経病理学，手術適応および術式，化学療法，放射線治療などを総合して研究すること．最近では分子生物学も含め，遺伝子発現の主座の研究および治療法にも及ぶ．また動物実験により遺伝子を組み込み，腫瘍を誘発するなどの研究も含まれ，神経系腫瘍に関するすべてを対象とする．[196]

神経循環系虚弱症⇨回神経循環無力症→1525

神経循環無力症 neurocirculatory asthenia ［**神経循環系虚弱症，身体表現性自律神経機能不全**］ 神経症に基づく自律神経系を中心とする異常で，器質的な心疾患がないにもかかわらず動悸，胸痛，息切れ，めまいなどの症状を呈する．[1011] ⇨参心臓神経症→1578

神経症

［ノイローゼ］

【定義・概念】 古い時代の名残りの名称であり，心因性に起こる心身の反応で，機能障害を症状とする．1980年アメリカ精神医学会が発表した「精神障害の診断・統計マニュアル第3版(DSM-Ⅲ)」では，心因性疾患を意味する「神経症」という用語が廃止された．心因性ばかりか外因性，内因性も廃止された．理由はいかなる精神疾患も3つの成因(どんな小さいものでも)を考えねばならないので，成因を分類する意味がないというもの．古い名称とはいえ，例えば患者への説明などに今なお用いられている．また，不安や強迫などの心因性，内因性と思われたものについても，脳に局在する部位，例えば扁桃腺(海馬近傍)の萎縮などといった人間のコミュニケーションを操作する部位の変化などが関与することが明らかになってきた．このような変化は精神療法の前後でも認められ，急速に増えつつあり，注意しなければならない．DSM-Ⅲでは不安が病の中心をなしている疾患が分類され，不安障害という新しいカテゴリーにまとめられた．DSM-Ⅳでは不安障害，身体表現性障害，虚偽性障害，解離性障害に分類されている．ICD-10では「神経症性」という用語で残され，例えば「神経症性障害，ストレス関連障害，身体表現性障害」といった障害の主要なグループにより分類され，厚生労働省はじめ各施設，機関や公文書はおおかたこの分類を使用している．

【恐怖症性不安障害】 通常この障害は危険ではない．外部の状況や対象によって不安が誘発される．軽い落ち着きのなさがみられ，「自制心を失う」「気が狂ってしまう」ことへの二次的な恐怖があり，自らそれらを否定しても不安は軽減しない．この中には「人前で話すなど社会状況で注目の的になるのではないか？」「恥ずかしい行為をしてしまうのでは？」という顕著な恐怖もあり，動悸，振戦，発汗，緊張などの身体症状を経験，特に赤面は高率である．**パニック(恐慌性)障害**は高度の広場恐怖患者にその典型がみられ，比較的予後は良いとされているが，心気症やうつ病に移行する場合，未解決の無意識的葛藤が根底にあると考える．**特定(個別的)恐怖症**は不安の一時的発現で，高所恐怖，動物恐怖，閉所恐怖，試験恐怖，単一恐怖．これらの妄想性障害，心気障害への移行に十分注意する．**全般性不安障害**は全般的で持続的であるが仕事の責任，経済問題，家族の病など日常的なこと(環境)で発症することが多い．症状は落ち着きのなさ，過敏・緊張感，易疲労性，集中困難，易刺激性，睡眠障害(入眠困難，熟眠感がないなど)であり，経過は慢性で治療期間は6-12か月ではあるが一生にもなりうるので注意したい．

【強迫性障害】 強迫は気になって仕方がない，払おうと思っても繰り返し頭に浮かぶ状態で，強迫観念と強迫行為(手洗い，数へのこだわり，額が左右対称でなければ気がすまない，その他の儀式的な行為)に何時間もかけたり，ときおり決断不能と緩慢さが結びつく．手洗いの儀式は女性に，反復のない緩慢さは男性に多い．強迫反芻とうつ病は密接に関連し大うつ病が1/3ともっとも多い．

【適応障害】 主観的苦悩と情緒障害の状態で通常の社会

的行為を妨げ，重大な生活上の変化に適応できないときに発生する．症状は多彩で抑うつ気分，不安，心配（またはその混合），および現状の中で対処し，計画することができない．本人は暴力を起こしそうになるが，そうなることは滅多にない．小児では夜尿症，幼稚な話し方，指しゃぶりのような退行現象がしばしばあり，それが持続する場合（遷延性抑うつ反応）を除いて通常6か月をこえることはない．**解離性（転換性）障害**は外傷性出来事，堪えがたい問題，障害された人間関係と密接に関連している．転換とは広く使われる言葉で，解決できない葛藤により生じた不快な感情を身体症状に置き換える心理機制で，転換ヒステリーと以前は表現した．

【治療】上記の疾患にすべて精神療法（支持的，分析的，行動療法的など）を施行．不安性障害には安定薬を主に，強迫性障害とパニック障害には抗うつ薬（強迫性障害には行動療法も），解離性障害には統合失調症に用いる薬を少量から始めることをすすめたい．ただし症状にもよるが各疾患とも2,3種類の薬剤の処方にとどめ，それ以上の薬の投与は控えることが望ましい．[1062]

神経症の看護ケア

【看護への実践応用】神経症は，その症状や病理によっていくつかの診断名に分けられ，それぞれ治療や看護に違いがある．治療は，主として精神療法と抗不安薬を中心とする薬物療法の二本立てで行われる．神経症の看護に共通して大切なのは，症状や訴えをなくすことに焦点を当てるのではなく，症状が患者のセルフケアにどのような影響を及ぼしているかをアセスメントし，援助することである．セルフケアへの援助を通して，患者が生活や自分自身を振り返り，本質的な問題に気づいていくことを支える．そして症状をもちながら日常生活をおくれるように援助する．患者は，どのように生活を組み立てれば安定して過ごせるか，不安やストレスが生じたときにどのように対処できるかなどについて考え，学ぶ．看護者はそれを支援し，できたことを認めながら，患者が自己コントロール感や自己評価を高めていけるようにかかわる．また患者には，強迫的な手洗い行為による皮膚疾患など，その症状から二次的に身体に影響が及ぶことがある．身体的自覚症状による苦痛は，器質的な問題でなくても，患者にとっては実際の体験である．これらに対し，具体的に身体的ケアを行うことで，身体への影響や苦痛を軽減していくことも重要である．

【ケアのポイント】患者はさまざまな症状を示し，それによる苦痛を執拗に訴えることが多い．そのため看護者は否定的な感情を抱くことがあるが，患者の症状や訴えにのみとらわれるのではなく，背後にある葛藤を十分に理解する必要がある．看護者は自分に生じる感情を意識しつつ，患者の気持ちや考えに関心を向けて，患者のもつ苦悩を共感的に理解しようとする姿勢をもち続けることが大切である．また患者は，感情を抑圧し十分に表現できないことで，症状や対人関係上の問題が生じやすい．看護者は，日常生活のかかわりの中で，患者の話や訴えをよく聴き，患者が安心して感情を言語化し，表現できるように援助する．[1532] ⇨㊇神経症→1525

神経鞘（しょう）⇨同シュワン鞘（しょう）→1412

神経障害性骨関節症　neuropathic osteoarthropathy　［シャルコー関節］　中枢神経障害や末梢神経障害に伴い，関節の破壊や変形を生じる疾患．糖尿病，脊髄空洞症，脊髄癆などの疾患において，痛覚や深部知覚などの関節周囲の体性感覚が障害されると，関節の正常な防御機能が低下し，著しい関節破壊，変形，関節水腫などが起こる．顕著な他覚所見にもかかわらず無痛性のことが多く，屈曲拘縮や可動域制限がないことが特徴．X線像では，高度な関節の破壊像と骨増殖性変化が混在し，病的骨折が認められることがある．治療は，装具や松葉杖による免荷，関節固定術などが行われる．[642]

神経障害性脊椎症　neuropathic spondylosis　［シャルコー脊椎］　脊髄癆，脊髄空洞症，糖尿病などの神経組織の病変により痛覚，深部感覚などが障害され，脊椎の破壊や変形が生じる疾患．失調歩行や筋力低下などが出現するが，疼痛は通常伴わない．椎間板や椎間関節が破壊されると，脊椎すべり，側彎などの変形が生じる．X線像では骨破壊と骨増殖が同時にみられる所見が特徴的．骨破壊による脊椎不安定性，あるいは脊柱管内に生じた骨増殖による脊髄や馬尾の圧迫のために麻痺が生じることがある．[1469]

神経障害性疼痛　neuropathic pain　［神経因性疼痛］　末梢または中枢神経の障害または機能異常によって引き起こされる痛みと定義され，代表的なものとして，三叉神経痛，帯状疱疹後神経痛，糖尿病性末梢神経障害，癌の神経叢への浸潤，肺癌術後の開胸後痛などがある．神経圧迫による場合には，圧迫，傷害された神経線維の支配領域に分布し，疼痛部位に組織障害はみられない．末梢神経障害による場合には，手袋・靴下型の神経障害性疼痛となる．痛みの性状は，焼けるような（灼熱痛），締めつけられるような，刺されたような，電気が走るような（電撃痛），などと表現される．通常，痛みを起こさない衣服の接触刺激で痛みが起こるアロディニア allodynia と呼ばれる現象や痛覚過敏，感覚低下などの異常感覚を伴うことが多い．通常はモルヒネが効きにくいとされ，鎮痛補助薬や神経ブロック，鍼灸などの非薬物療法も試みられている．[872,400]

神経障害膀胱⇨同神経因性膀胱→1519

神経鞘（しょう）**腫**　neurilemoma　神経鞘すなわちシュワン Schwann 細胞から発生する腫瘍．被膜をもつ緻密な細長い核をもった紡錘状細胞よりなり束状に配列する．核がしばしば柵状に平行に配列する．このような配列を観兵式状配列 palisading と呼ぶ．発生部位は皮膚・脳神経に多く，皮膚では単発に末梢神経に沿って腫瘍を形成．脳では聴神経に発生するものが大部分で，小脳橋角部に発生することが多い．[196]

神経上皮嚢胞　neuroepithelial cyst⇨同コロイド嚢胞→1137

神経上膜・周膜縫合　epi-perineurial suture　末梢神経の神経吻合に用いられる縫合法．末梢神経幹はいくつかの神経束を束ねた形態となっており，その最も外の膜を神経上膜という．また神経束の外周を神経周膜という．断端の神経の神経上膜を通した糸を，さらに神経周膜にかけ，神経束を相対させる．7-0から9-0無傷針つきナイロン糸を使用して縫合する．末梢神経縫合では，神経上膜・周膜縫合により1-2本の主要な神経束を接合させ，さらに神経上膜縫合を追加するのが望

ましいといわれる.[688]

神経上膜縫合　epineurial suture　末梢神経の神経縫合に用いられる縫合法. 7-0から9-0無傷針つきナイロン糸を使用して，両断端の神経上膜を相対させて縫合する. 末梢神経縫合では神経上膜縫合が適応で，縫合の際は手術用顕微鏡下に，両断端の神経束の配列を合わせるように行う.[688]

神経ショック　neural shock⇨同神経原性ショック→1522

深頸神経叢ブロック　deep cervical plexus block　頸神経叢の深部の知覚や運動神経を遮断する麻酔法. 頸部や肩の手術の際に用いられる. 頸部にて乳様突起と第6頸椎横突起を目印にして第2・第3・第4頸椎の横突起を触知し，ここから深部に針を穿刺する.[485]

神経心臓性失神　neurocardiogenic syncope　交感神経，副交感神経系の調節異常による失神. 多くは起立時に出現する. 立位に伴う下肢への血液貯留は静脈還流量を低下させ，左心室容積を減少させる. 左室容積の減少により交感神経が活性化するため，起立直後は頻脈となり左心室が過剰に収縮する. 心室の過収縮は左心室のメカノ受容体(機械受容器)を刺激し，中枢神経を介して交感神経の抑制と副交感神経が活性化する. これにより徐脈，血管拡張が起こり失神に至ると考えられている. 診断にはティルト tilt 試験(傾斜台を用いる試験)が有用である.[549] ⇨参血管抑制性失神→905

神経伸張テスト　nerve stretching test　神経に伸展力が加わるよう身体の一部を他動的に動かすことで，痛みや神経症状を誘発するテスト. 腰椎椎間板ヘルニアの診断において重要. 腰仙部神経根を伸展させるラゼーグ Lasègue テスト(仰臥位で膝を伸展させたまま他動的に股関節を屈曲)，上位腰神経根を伸展させる大腿神経伸展テスト(腹臥位で膝を90度屈曲した状態で股関節を他動的に伸展)が代表的.[1469] ⇨参ラゼーグ徴候→2896

神経心理学　neuropsychology　〔D〕Neuropsychologie　心理現象と脳の関連を研究する学問. 主要な方法論は，局在性の脳損傷によるさまざまな症状の臨床観察で，失語，失行，失認，巣症状としての精神症状などが対象になる. 初期にはそもそも局所に対応する特異的な症状なるものが存在するかという議論に始まり，各病巣と症状の対応関係の記載を経て，現在ではその蓄積された知見を基盤として，脳が全体としてどのように活動し心理現象を産生しているかの探究が大きな課題となっている. 最近では新たな方法論として機能的脳画像が加わり，従来の知見を補完，発展する形で，正常脳の機能の解明が進められている. 神経心理学はその性質上，あらゆる方向への発展性をもつが，特にリハビリテーション医学への応用が期待されている.[1475]

神経髄芽〔細胞〕腫⇨同髄芽腫→1613

神経衰弱　neurasthenia　アメリカの神経精神科医ベアード George M. Beard(1839-83)が1869年に提唱した. 疲労感を中心とし，筋肉痛，めまい，不眠，頭痛などの身体症状，いらいら感，注意や集中力の低下などの精神症状を呈する状態. 心身の疲労をきたす出来事，感染症などの身体疾患，外傷のあとなどに続いて起こる. 統合失調症の初期や寛解期に出現することもある. 以前は，広く精神障害を表す状態像として，診断書などで安易に使用される傾向があった. WHOの国際疾病分類では「他の神経症性障害」の中に神経衰弱として診断名が載っている.[1435] ⇨参無力性人格→2791

心係数　cardiac index；CI　［心〔臓〕指数，心拍出係数］体表面積1 m^2 についての心拍出量. 心機能の評価に用いられる. 心係数＝心拍出量(L/分)/体表面積(m^2)で求め，正常な場合は3.1-3.5 L/分/m^2.[259]

腎形成異常　renal dysplasia, anomaly of renal development　腎原基，尿管芽，後腎胚種質が発生時とその後にわたり正常に発達しないことで，腎分化によりもたらされた発達時のすべての異常および正常な腎発達をとげなかったすべての構造異常を意味する. 腎形成異常のうち頻度が高いものは尿管口の位置異常，尿路奇形，腎の嚢胞変性. 最重症例では腎機能を有さず，膀胱とつながる開存尿管をもたないが，一側性では無症候. 多くの異常は散在性であり，家族性の異常は少数.[68]

神経性嘔吐　nervous vomiting⇨同心因性嘔吐→1504

神経性過食症　bulimia nervosa　［神経性大食症，大食症］1979年にイギリスのラッセル G. Russellが，自己抑制できない過食の衝動，過食後の自己誘発性嘔吐，あるいは下剤乱用を示し，肥満に対する病的恐怖を示す患者を神経性過食症 bulimia nervosa と命名した. 一方，アメリカの精神医学会は1980年にDSM-Ⅲの診断基準で，過食のエピソードを頻回に生じ，その後，嘔吐や下剤の乱用，翌日の摂食制限，不食などにより体重増加を防ぎ，自己評価が体重や体型に過度に影響を受け，過食後に自己嫌悪，無気力感，抑うつ気分，自己卑下を伴う1つの症候群を過食症 bulimia と命名した. その後，1987年のDSM-Ⅲ-Rでラッセルの神経性過食症 bulimia nervosaの名称が採用され，今日のDSM-Ⅳ-TRに至っている.[512]

神経生検　nerve biopsy　［末梢神経生検］　末梢神経の一部を局所麻酔後に切り取り，これを主に光学顕微鏡または電子顕微鏡で検索して疾患の診断に役立てる検査法. 通常は腓腹神経などが選ばれる. これにより髄鞘や軸索の変化，血管周囲のアミロイドの沈着や，シュワン Schwann 細胞内の封入体などの異常な物質の沈着がわかり，各種の末梢神経疾患などを中心に種々の疾患の診断に役立つ.[1009]

神経生検像⇨同オニオンバルブ→408

神経性高血圧　neurogenic hypertension　神経系が関連した高血圧のこと. 種々のストレスが原因となって血圧が上昇するが，中枢性に交感神経が刺激されると血管平滑筋が緊張して血管が収縮し，血圧が上昇する. 同時に副腎が刺激されカテコールアミン類(アドレナリン)の分泌が起こり，心拍出量が増加して血圧の上昇に関与する.[226]

腎形成索　nephrogenic cord　中胚葉由来の縦隆線で，時間の経過とともに前腎，中腎，後腎に分化. 前腎は胎生24日頃に腎形成索の頸領域に出現し，28日頃には消失するが，外側にある前腎管の尾側がウォルフ管 Wolffian duct となる. 中腎は胎生28日頃に出現するが，索状物であり2か月頃に消退. 後腎がヒトでは機能を有する腎となる. 胎生28日頃に後腎の原基が中腎の尾側に認められ，3-3.5か月で完成.[68]

神経性食思不振症　anorexia nervosa　［神経性食欲不振症，神経性無食欲症］　思春期から青年期の女性に好発.

身体像の障害，強いやせ願望や肥満恐怖のために不食や摂食制限などの摂食行動異常を生じ，短期間に著しいやせに至り，無月経，徐脈，低体温などの身体症状を呈す．そして極度のやせにもかかわらず病識に乏しく，病院受診を拒み，治療に抵抗を示す．厚生労働省特定疾患神経性食思不振症調査研究班の診断基準は，①標準体重の −20% 以上のやせ，②食行動の異常(不食・大食・隠れ食いなど)，③体重や体型についてのゆがんだ認識(体重増加に対する極端な恐怖など)，④発症年齢が 30 歳以下，⑤無月経，⑥やせの原因となる器質性疾患がないなどの 6 項目からなる．ただし，最近では 30 歳以上の発症例も珍しくなく，年齢制限はない．原因について，身体・心理・社会的要因が複雑にからみ合って生じるものと考えられ，治療として，精神療法，行動療法，身体療法などが患者の状態に応じて組み合わされて行われている．DSM-Ⅳ-TR では神経性食思不振症は，摂食制限型と過食/排出型に分けられる．[512]

神経性食欲不振症⇨同神経性食思不振症→1527

仁形成体⇨同核小体形成体→481

神経性体温調節　neural thermoregulation　体温調節には，体性神経系，自律神経系および内分泌系が関与し，前 2 者によって体温調節すること．内分泌系よりも反応が速い．体性神経系は骨格筋のふるえにより熱産生を増す．自律神経系は褐色細胞などの代謝系効果器，循環系，汗腺などを調節し，非ふるえ熱産生，体表からの熱放散，体内での熱の移動などにより体温を調節する．[229]

神経性大食症⇨同神経性過食症→1527

神経成長因子　nerve growth factor；NGF　成長因子のなかで神経に作用するものとして最初に発見された因子．分子量約 26 kDa(キロダルトン)のタンパク質．現在では数種類が確認されている．一部のニューロン，特に末梢交感神経細胞に作用して，分化・成長などに重要な役割を果たしている．[930]

神経成長因子受容体　nerve growth factor (NGF) receptor　神経成長因子の特異的受容体の一群．哺乳類の特定の神経組織に局在し，交感神経節ニューロン，知覚神経節ニューロンおよび前脳基底野コリン作動性ニューロンなどの細胞膜上に分布する．受容体は高親和性と低親和性の 2 タイプに分類される．低親和性受容体は細胞質ドメインには特徴的なシグナル伝達構造をもたない．高親和性受容体は細胞質ドメインにチロシンキナーゼ領域をもち，Trk A，Trk B，Trk C がファミリーをつくる．[97]

神経性調節　neural control　神経支配を受けた細胞の活動が，神経の活動により調節されること．[97] ⇨参化学調節→467

神経性頻尿⇨同膀胱神経症→2665

腎形成不全　renal hypoplasia　［異形成腎，腎異形成］腎の形成過程での異常によるもので，腎無発生，腎低形成，腎異形成，嚢胞性腎異形成がある．腎無発生はウォルフ Wolff 管や尿管芽の発生異常や，後腎組織の欠損や障害により引き起こされる．腎低形成は，腎組織は成熟しているが，ネフロン数が少ないことにより，腎が小さい病態．腎異形成は，後腎組織の分化異常であり，コラーゲン線維や平滑筋に囲まれた原始集合管が存在することが特徴である．その他，後腎組織由来の異所性軟骨などが存在する．臨床的には低形成を含む異形成腎がほとんどで，多くが尿管の異所開口，尿管瘤，尿道閉塞などを伴う．プルーン・ベリー prune-belly 症候群(腹壁筋欠損，停留精巣，腎尿路異常が三徴候)においても種々の異形成腎がみられる．[353] ⇨参形成不全腎→862，腎形成異常→1527

神経性分泌　neurosecretion⇨同神経分泌→1532

神経性無食欲症⇨同神経性食思不振症→1527

神経生理学的アプローチ　⇨同ファシリテーションテクニック→2507

神経節　ganglion　末梢神経系のうちで神経細胞の集合からなるこぶのような膨らみのこと．神経節には感覚神経節と自律神経節の 2 つのグループがある．前者は脊髄神経節，三叉神経節などで，節内には求心性線維の起始となる偽単極性または双極性ニューロンがあり，通常はシナプス結合はない．後者の自律神経節には交感神経幹神経節，毛様体神経節などがあり，シナプス結合によりニューロンを変える場所となっている．この節への入力線維を節前線維といい，シナプス後の細胞の出力線維を節後線維という．[636] ⇨参交感神経幹→984

神経節芽細胞腫　ganglioneuroblastoma　［節芽細胞腫］4 歳半くらいまでの小児にみられる交感神経索由来の腫瘍．神経芽腫と神経節細胞腫の中間型とされ，発生部位は胸部，腹部が多い．[1009]

神経節細胞　ganglion cell，gangliocyte　中枢神経系(脳・脊髄)以外の末梢神経系で，神経細胞(ニューロン)が集まっている部位を神経節といい，この中にあるニューロンを神経節細胞と呼ぶ．感覚性神経節細胞と自律性神経節細胞に分けられる．感覚性神経節細胞には，脊髄神経節・三叉神経節の偽単極性感覚ニューロンや，感覚器の神経節細胞がある(網膜視神経節細胞，らせん神経節，前庭神経節)．一方，自律性神経節には，交感性神経節や副交感性神経節があり，これらの神経節細胞は自律神経系の節後ニューロンに当たる．節後ニューロンには節前線維がシナプス結合をする．[636]

神経節遮断薬　ganglionic blocking agent　自律神経節に作用してシナプス伝達を遮断する薬物．その作用機序より脱分極性と競合的遮断薬に分類．前者にはニコチン，コニインなど，後者にはヘキサメトニウム，ペントリニウム(四級アンモニウム構造)，メカミラミン塩酸塩，トリメタファン，テトラエチルアンモニウムなどがある．臨床的には高血圧や胃潰瘍の治療に応用されたこともある．副作用のため現在は使用されない．[838]

神経節腫　ganglioma，ganglioneuroma　分化したシュワン Schwann 細胞と神経細胞よりなる良性の病変．後縦隔や後腹膜に好発し，大部分が 10 歳以下の小児に発生．線維性の被膜を有する境界明瞭な大きな腫瘤で，組織学的には束状に増殖する紡錘型シュワン細胞の間にかなり成熟した神経細胞 ganglion cell が散在する．神経細胞は完全に成熟した細胞ではなく，外套細胞とニッスル Nissl 小体を欠いている．[196]

神経切除(断)術　neurectomy　痙直性麻痺に伴う筋緊張を除去するため，または神経原性疼痛に対する除痛目的で末梢神経を切除する手術法．痙性尖足に対する脛骨神経切除術(シュトッフェル Stoffel 手術)や，股関節

内転拘縮に対する閉鎖神経切除術(ゼーリッヒ Selig 手術)が代表的な手術法である.[1469]

神経セロイドリポフスチン症 neuronal ceroid lipofuscinosis；NCL 神経細胞を中心に自家蛍光を発するリポフスチン顆粒の蓄積を特徴とするリソソーム病の1つ.発症時期と経過により，幼児型(サンタヴォリ・ハルチア Santavuori-Haltia 病)，遅幼児型(ヤンスキー・ビールショウスキー Jansky-Bielschowsky 病)，若年型(シュピールマイヤー・フォークト Spielmeyer-Vogt 病)および成人型(クフス Kufs 病)などに分類されている.症状は視力障害，てんかん発作，知的障害などで，成人型では進行性ミオクローヌスてんかん，運動失調，錐体外路症状および認知症などを認める.近年遺伝子異常の解明が進み，病態が少しずつ明らかにされてきた.診断には，直腸生検，皮膚生検材料で，電顕による特有の封入体の同定が必要.予後は発症10年前後で死亡することが多い.有効な治療法は確立されていない.[899]

神経線維腫 neurofibroma ［線維神経腫］ 正常神経の構成成分である神経線維，シュワン細胞，線維芽細胞，膠原線維が束状に増殖した線維性腫瘤.末梢神経に多発するものは皮膚に色素斑(カフェオレ斑)を呈し，視神経腫瘍，頭蓋骨や脊椎の形成不全などの合併を認めることがある.また皮膚症状に乏しく，両側の聴神経腫瘍や髄膜腫を特徴とするものもある.[1011] ⇨参神経線維腫症→1529，レックリングハウゼン病→2977

神経線維腫症 neurofibromatosis；NF 神経線維腫症は8型(NF 1-8)に分類される.NF 1は神経線維腫症1型と呼ばれ，多発する神経線維腫と色素斑が特徴で，レックリングハウゼン Recklinghausen 病と呼ぶ.NF 2は神経線維腫症2型と呼ばれ，両側性に生じる前庭神経鞘腫が主徴.NF 3は存在せず，NF 4は神経線維腫以外に血管腫を合併.NF 5は分節性の神経線維腫症で限局して神経線維腫とカフェオレ斑が多発.これはNFの関連疾患を含め遺伝的モザイクと考えられる.NF 6は家族性にカフェオレ斑のみを生じ中年期を過ぎても神経線維腫をみない.NF 7は神経鞘腫症と呼ばれ，神経鞘腫が多発しNF 1やNF 2とは異なる病態である.NF 8はNF 1-7に分類されないもの.以上8型以外に，身体の一部の分節に色素斑のみを生じる限局性のカフェオレ斑と，身体の一部の分節に神経線維腫のみが多発する限局性多発性神経線維腫，そしてびまん性神経線維腫のみの症例というNFの関連疾患がある.[272] ⇨参レックリングハウゼン病→2977

神経線維肉腫 neurofibrosarcoma フォン=レックリングハウゼン von Recklinghausen 病である神経線維腫の悪性化したもの.[196]

神経叢 plexus of nerves 神経根あるいは末梢神経が複雑に吻合して形成する神経線維の集合をいう.頸神経叢，腕神経叢，腰神経叢，腹腔神経叢がその代表.[196]

神経束縫合 funicular〔nerve〕suture 神経断裂例に対して，手術用顕微鏡下に神経両断端を新鮮化し，損傷前の各神経束の対応関係をできるだけ維持させることを目的に行う神経縫合法.縫合には8-0～9-0ナイロン糸を使用.縫合方法には，①神経上膜縫合，②神経周膜縫合，③神経上膜・周膜縫合があり，神経束のパターンにより最適な方法を選択する.①は神経上膜のみ縫合する方法で，単一の神経束で構成される神経縫合に適している.②は神経周膜のみ縫合する方法で，数個の神経束を包含する神経で神経上膜が縫合部に巻き込まれない場合に適している.③は神経上膜から神経周膜に糸を通して神経束を接合する方法で，神経上膜が縫合部に巻き込まれる可能性を有する場合に適している.神経断面の観察により神経束の数，大きさ，位置関係を把握して治療法を選択していく.神経欠損が大きく接合部での緊張が強い場合には，神経移植を考慮する.[1028] ⇨参神経上膜縫合→1527，神経上膜・周膜縫合→1526

神経組織 nervous tissue 神経細胞と神経膠細胞(グリア細胞)の集団からなる組織で，中枢神経系と末梢神経系から構成される.中枢神経系の神経細胞(ニューロン)は，脳では特定の場所に集合して，神経核(大脳核，小脳核，脳幹の脳神経核など)を構成し，大脳や小脳の表面では層構造をなして皮質をつくる.また，脊髄では全長にわたり中心部に脊髄柱(前柱，後柱など)を形成する.肉眼観察では，神経核，皮質，脊髄柱などは灰白色を呈するので灰白質という.一方，灰白質以外の部位は白色に見えるので白質という.ここにはニューロンの軸索である有髄神経線維の束が走る.灰白質と白質が混在し，網状構造を呈する部位を網状体といい，脳幹(延髄，橋，中脳)によく発達している.末梢神経系では，主として神経線維(有髄・無髄神経線維)が束になって走っている.ところどころで，局所的にニューロンが集合して神経節を形成する.脊髄神経節，三叉神経節などと呼ばれる.グリア細胞はニューロン軸索の被膜(神経鞘，髄鞘)を形成して活動電位の伝導に重要な役割を果たしたり，ニューロンの栄養や環境の整備にかかわり，神経回路網を構造的に支えている.中枢神経系の血管-脳関門にもグリア細胞がかかわっている.[636]

神経単位 neuron ［神経元，ニューロン］ 神経系の機能をつかさどっているのは神経細胞で，1個の神経細胞体とそこから出る突起(軸索突起と樹状突起)からなり，この形態的・機能的単位をいう.神経細胞どうしは，その突起によってシナプスを介して結合しており，おのおのの細胞から生じた刺激を他の細胞に伝えたり，受けたりしている.このように，刺激を伝達することで神経機能が成り立っている.刺激の伝達には，電気的伝達と化学的伝達がある.電気的伝達は，突起の膜を電解質が出入りして生じる膜の脱分極によって伝え，化学的な伝達は，刺激の伝わりを神経伝達物質に変換して伝える.神経細胞の突起の数による分類では，単極・双極(突起が2本)・多極(突起が多数)に分けられる.大部分の細胞は多極性.神経細胞の機能的な分類では，命令を送る遠心性の運動神経細胞，末梢から中枢への刺激を受け取る求心性の感覚性神経細胞，神経細胞間の相互関係を調節している神経細胞間神経細胞などがある.[1486]

神経痛

neuralgia

【概念・定義】 特定の末梢神経支配領域に**疼痛が発作性，反復性に出現**する状態.通常はその支配領域の運動，感覚，反射などの神経学的所見に異常は認められず，発作を誘発する**発痛点** trigger point が認められることが特徴．

【原因】疼痛の原因として，明らかな病変や基礎疾患がない場合を特発性または本態性神経痛としてきたが，近年の画像診断の進歩により，**血管圧迫**などに起因した二次的なものが多く認められるようになり，神経痛は**症候の一部**と考えられるようになってきている．

【分類と症状】代表的なものに三叉神経痛，舌咽神経痛，肋間神経痛，坐骨神経痛がある．①**三叉神経痛**：三叉神経支配領域における発作性かつ反復性の**電撃痛**．三叉神経第2枝と第3枝に多く認められ，第1枝はまれ．痛みを誘発する特定の領域がしばしば認められ，口唇，鼻翼，歯肉などへの機械的刺激により痛みが出現．症候性の原因疾患としては，腫瘍，動静脈奇形，帯状疱疹後遺症などがある．また蛇行した動脈により三叉神経が圧迫され痛みが生じることもある．②**舌咽神経痛**：舌咽神経の支配領域の神経痛で，舌根部，口蓋扁桃，耳，顎関節に**穿刺様の疼痛**が放散．血管による神経根への圧迫が主な発症機序として考えられている．痛みは嚥下，会話，咳嗽などによって誘発される．③**肋間神経痛**：特定の肋間神経の支配領域に沿って痛みが出現．咳や深呼吸によって痛みが誘発される．**帯状疱疹**に伴うものが多い．④**坐骨神経痛**：坐骨神経の走行部および支配領域に出現する痛みで，殿部，大腿後面，下腿，足背などに痛みが放散．多くの場合，腰椎椎間板ヘルニアや変形性腰椎症による第5腰髄あるいは第1仙髄の神経根の圧迫による．

【治療】**薬物療法**では非ステロイド系鎮痛薬(NSAIDs)，カルバマゼピン，抗うつ薬などが用いられる．また末梢神経・神経節・神経根への**ブロック法**や，血管圧迫例に対しては外科的に**神経血管減圧術**が行われる．[1011]

神経痛の看護ケア

神経痛は神経の走行に沿った激しい痛みであり，刺すような，切り刻まれるような，あるいは灼熱感のような痛みが発作性，反復性に起こるものである．原因が不明な特発性のもの(特発性神経痛)と，原因が明らかな症候性のもの(症候性神経痛)がある．

【観察のポイント】原因にかかわらず痛みの部位，程度，持続時間，発作性，反復性かに加えて誘発因子の有無をみる．三叉神経痛は顔に冷風が当たったり，歯みがきのときに，また坐骨神経痛は動作時に誘発されやすい．痛みの発作を誘発するような行動(食事，会話，洗顔，ひげそり)や体位などを観察し，その動作を避けるように指導する．また誘因となるような有害な刺激を減らせるように，患者とともに日常生活を考える．痛みは主観的なものであり，患者の性格やそのときの精神状態，環境に大きく影響される．したがって痛みのある患者には，共感的に訴えを聞き，誘発因子を考慮しながらかかわる．また，いつ起こるかわからない痛みに対する不安も強くもっているため，精神的支援も行う．痛みに対しては抗てんかん薬や鎮痛薬，必要に応じて精神安定薬を服用する．神経痛の種類により薬剤は異なるが，一般には副作用の少ない薬剤から開始し，痛みの程度などをみながら徐々に強い薬剤に変更していく．薬剤の服用については薬剤の名称，量，目的，服用回数，副作用について説明する．

【ケアのポイント】痛みのないときなどに，自己判断で薬剤の服用を中止しないように指導する．あわせて，継続して治療を受けることの重要性も説明する．[1069] ⇨参神経痛→1529

神経痛性筋萎縮症　**neuralgic amyotrophy**　［**腕神経炎，パーソネイジ・ターナー症候群**］　腕の神経をおかす良性の多発性単神経炎 mononeuropathy multiplex で，腕神経炎 brachial neuritis ともいう．初発症状は一側または両側の腕に限局する強い痛み．疼痛が治まると上腕の1つまたは複数の神経に支配される筋の萎縮と筋力低下が出現．支配神経領域にしばしば反射減弱と感覚障害を伴う．筋力低下を伴い主に近位筋をおかす場合には，特に治療をしなくても数週で完全に治る．遠位の筋力低下が強い場合には治まるまで1年以上もかかる場合があり，遠位筋の筋力低下と萎縮が恒久的になる場合もある．脳脊髄液は正常．[1009]

神経堤　**neural crest**　［**神経冠**］　神経ひだが突出して形成される細胞の集団で，神経管と表皮の間に位置し，神経冠ともいわれる．[998] ⇨参神経ひだ→1531

神経伝達　**neurotransmission, neural transmission**　神経線維を神経インパルスが伝導し，さらにシナプス伝達を介して，情報が他の神経や筋に伝わること．[1274]

神経伝達機能イメージング　**neurotransmission functional imaging**　脳内シナプスにおける神経伝達物質の合成，神経受容体，再取り込み部位などを定量，画像化する手法．^{11}C(炭素 11)，^{18}F(フッ素 18)などのポジトロン放出核種，^{123}I(ヨウ素 123)などシングルフォトン核種で標識された神経伝達物質の前駆体，神経受容体やトランスポーターなどに親和性のあるトレーサーを用いて測定する．代表的神経伝達機能であるドパミン系シナプスを例にとると，^{18}F-L-ドパ(FDOPA)を用いてドパミン合成能(シナプス前機能)，^{11}C-*N*-メチルスピペロン(NMSP)を用いてドパミン受容体(シナプス後機能)を測定することができる．パーキンソン Parkinson 病や多系統萎縮症，進行性核上性麻痺などパーキンソン症候群の診断，病態評価などに利用される．[1488]

神経伝達物質　**neurotransmitter, nerve transmitter substance**　神経細胞間や神経筋接合部での情報伝達を行う化学的な神経刺激伝達物質の総称．これらの物質は中枢または末梢神経系にある神経細胞の軸索の末端部である神経終末のシナプス小胞内に含まれている．刺激に反応してシナプス前膜側から放出され，シナプス溝を横切り標的神経細胞のシナプス後膜の特定の受容体と結合することによって情報を伝達する．今日，神経伝達に関与すると考えられる伝達物質や伝達を修飾する物質は百数十種以上になり，それぞれのニューロンにおける産生と放出，標的細胞における受容とその細胞内伝達，個々の伝達物質の働きなどをめぐって詳細な研究が行われている．神経伝達物質には標的細胞を興奮または抑制する作用があり，アセチルコリン，ノルアドレナリン，アドレナリン，ドパミン，セロトニン，グリシン，γアミノ酪酸，グルタミン酸，サブスタンスP，エンケファリン，エンドルフィンなどがある．[636] ⇨参シナプス→1327

神経伝導試験　**nerve conduction test**　神経を皮膚の上から1 ms，10 mA で電気刺激して，その神経が支配している筋が収縮するか否かを視診により判定するもので，ウォーラー Waller 変性を最も早く教えてくれる検査法である．損傷部の中枢での電気刺激に対しては筋収縮がみられないが，末梢刺激では収縮がみられる一過性局在性伝導障害（ニューラプラキシー neurapraxia）と，いずれの刺激でも収縮がみられない軸索断裂 axonotmesis や神経断裂 neurotmesis の鑑別に有用．また，神経支配の破格や二重支配の存在の探知にも有用．[1087]

神経伝導速度 nerve conduction velocity 神経軸に沿って活動電位が伝導する速度．伝導速度は直径に比例するため，太い神経ほど速く，また無髄神経よりも有髄神経のほうが格段に速い．毎秒 1-100 m 程度．末梢神経では運動神経伝導速度と感覚神経伝導速度の 2 種類が検査法として用いられる．運動神経伝導速度は運動神経の 2 点の刺激によって得られた筋電位（M 波）の潜時差で 2 点間距離を算出する．感覚神経伝導速度は感覚神経を末梢部で刺激し中枢部で活動電位を記録するか，中枢部を刺激し末梢部で記録し，刺激点と記録点の距離から算出する．神経伝導速度は脱髄性疾患で特に低下する．[97]

神経毒 neurotoxin 神経組織は種々の物質によって障害を受けやすい．物質によって侵略部位・臨床症状は広く異なるが，有名なものとしてはボツリヌス菌，破傷風などの細菌のほか，有機水銀（水俣病），キノホルム（スモン），有機リン（農薬およびサリン），テトロドトキシン（フグ毒）などがある．[1527]

神経内視鏡 neuroendoscope 脳室，脊髄腔，などに対して，細い内視鏡を挿入しその構造をチェックしたり，内視鏡下にバイオプシー手術を行ったりする際に使用する内視鏡の総称．脳室鏡がその代表的なもの．[196]

神経内臓蓄積病 neurovisceral storage disease 神経系の重要な構成物質である，脂質，糖質，アミノ酸などの代謝をつかさどる酵素に先天的な欠損があり，欠損酵素の基質あるいはその前駆物質が神経系に蓄積することにより発症する一連の疾患．神経系だけでなく肝臓などの内臓にも同様の物質の蓄積を認めることが多いのでこう呼ばれる．脂質症（リピドーシス），ムコ多糖症，アミノ酸代謝異常，白質ジストロフィーなどがある．典型的には小児期に発症し，知的障害などを伴うことが多いが，臨床像には大きな幅があるものもある．眼底にチェリーレッドスポット cherry red spot といわれるさくらんぼ様の赤色斑を認める場合にはスフィンゴリピドーシスやムコ多糖症など，骨格系の異常を認める場合にはムコ多糖症や糖タンパク代謝異常症などを考える．MRI，CT などで大脳皮質にびまん性の脱髄所見を認める場合には，白質ジストロフィーなどを考える．欠損酵素が知られているものについては，その酵素の活性低下ないし欠損を証明することによって診断する．[1009]

神経内分泌学 neuroendocrinology 神経系と内分泌系の発生的，機能的な関連を解明する研究分野．以前は，神経系による内分泌機能調節が研究の中心であった．視床下部放出因子の下垂体門脈への放出を介して，中枢神経系が下垂体ホルモンを分泌調節する機序が研究され，その後，副腎髄質ホルモンや膵島ホルモンの神経性調節が研究された．さらに神経と内分泌の両方の性質を有する器官の存在が明らかとなった．また，ソマトスタチンのように同一物質が神経細胞で産生されたり，内分泌細胞で産生される場合のあることが明らかとなり，細胞間情報伝達物質として総括されるようになった．一方，ホルモンが脳をはじめ神経の機能にどのような影響を及ぼすかも研究の対象となっている．[1047]

神経熱⇨同心因性発熱→1505

神経胚 neurula 脊椎動物（原索動物も含む）で，神経板が形成されてからその閉鎖融合により神経管が形成されるまでの初期胎児期の胚をいう．神経管は中枢神経系の原基で，頭側端が拡張して前脳胞，中脳胞，後脳胞となり，ほかの部分から脊髄がつくられる．[998]

神経梅毒 neurosyphilis スピロヘータ *Spirochaeta* の一種のトレポネーマ・パリダム *Treponema pallidum* が神経組織に侵入することで起こり，未治療の場合，感染してから長い潜伏期を経て発症する．臨床的に 4 型に分けられる．①無症候型：感染 2 年以内の髄液のみ異常（ワッセルマン Wassermann 反応陽性，髄液内細胞増多，グロブリン反応陽性など）を認め，髄膜のみおかされ無症状．②髄膜・血管型：感染 5-10 年，脳実質の変化は二次的で小範囲，病変の部位により脳梅毒，脊髄梅毒と呼ばれる．③実質型：感染 10-25 年，変性梅毒といい進行麻痺，脊髄癆が含まれる．④先天型：感染者の母体からスピロヘータの感染により起こる．頻度は乳児のごくわずか．生後間もないものは奇形，肝脾腫，鼻炎，聾と中枢神経症状がみられることがあり，予後不良．10-15 歳の若年性のものは知能障害と漸次人格偏位となる．治療はペニシリン系製剤を中心に抗生物質が用いられる．骨髄細胞数は速やかに正常化するがワッセルマン反応その他は回復しにくい．もし細胞数値が減少したりワッセルマン反応が低下したらば期間をおいて再度実施してもよい．[1062]

神経剝離術 neurolysis 神経の連続性は保たれているが周辺組織との癒着や圧迫因子により麻痺が生じている場合に，麻痺の回復を促進する目的で神経の圧迫や絞扼を開放する手術法．神経幹の周囲を遊離させて圧迫をとる神経外剝離が多いが，神経束間の癒着を除去するための神経内剝離が行われることもある．[1469]

新形発生 cenogenesis ［変形発生］ 新しい種が発生するのではなく，すでに存在する種の中で一部変形したものが発生すること．新たな外的環境に対する適応などの場合にみられるものをいう．[543]

神経板 neural plate 妊娠 5 週頃，中胚葉から脊索が形成されたのちに，咽頭膜と原始結節の間の外胚葉が肥厚したもの．頭尾方向に延長，成長する．神経板の正中部分が陥入して，神経溝となる．[998]

神経ひだ neural fold 神経板が陥入して神経溝ができるが，その外側がひだ状に盛り上がったもの．さらに突出すると神経堤となる．[998]

神経皮膚炎 neurodermatitis⇨参慢性湿疹→2752

神経皮膚黒色症 neurocutaneous melanosis ［メラノーズニューロキュタネ，メラノブラストーゼ症候群］ 皮膚のみならず脳脊髄の軟膜にも胎生期の神経堤由来とされる色素細胞が分布，増殖する非常にまれな先天性疾患．皮膚にはびまん性色素増加，巨大な色素性母斑，扁平母斑，脳脊髄軟膜にはメラノサイトが増殖し，脳実質にも及ぶ．皮膚症状として巨大な獣皮様母斑と，播種状に多発する小型の色素性母斑よりなり，特有の臨床症状を呈する．中枢神経症状としては頭痛，痙攣などの脳圧亢進症状，巣症状，精神障害などがある．中枢神経症状などより予後は不良．皮膚，軟膜からの悪性黒色腫の発症をみることがある．広範にわたる色素性母斑があり，かつ中枢神経症状が発現する際は本症を疑い，神経学的な精査が必要．[213]

神経フィラメント　neurofilament；Nf⇨回ニューロフィラメント→2243

神経ブロック療法　nerve block therapy　薬物によって神経の伝導路を遮断する方法．主なものに，硬膜外ブロック，三叉神経痛の治療に用いられる三叉神経ブロック，頭部・頸部・上肢の血行障害，顔面の帯状疱疹，顔面神経麻痺に対して行われる星状神経ブロック，下肢の血行障害に対して行われる腰部交感神経ブロックなどがある．一般には局所麻酔薬が使用されるが，永久的な鎮痛効果を得る目的でエチルアルコールやフェノールなどの神経破壊薬を用いることもある．[485] ⇨参ペインクリニック→2621，ペインコントロール《がんにおける》→2621

神経吻合術⇨回神経縫合術→1532

神経分泌　neurosecretion　［神経性分泌］　神経細胞は，通常シナプスを介して神経伝達物質により他の神経細胞に情報伝達を行うが，直接血管系に神経伝達物質を分泌する情報伝達様式ももつ．これを神経分泌という．下垂体後葉ホルモンは視床下部の神経細胞で合成され，血中に分泌される．また，視床下部の神経細胞は軸索を下垂体門脈系の第一次毛細血管叢に投射し，種々の視床下部ホルモンを神経分泌する．神経分泌は神経系と内分泌系をつなぐ役割ももつ．[1335]

神経分泌顆粒　neurosecretory granule(substance)　視床下部の室傍核，視索上核などの神経細胞は分泌機能を有しており，この神経細胞内に含む顆粒のこと．粗面小胞体で分泌物(オキシトシン，バソプレシンなどのホルモンを含む)の前駆物質がつくられ，ゴルジ Golgi 野で顆粒状になり，軸索を通って下垂体後葉に運ばれ，血液中に分泌される．電子顕微鏡では 100-200 nm の暗調球形の顆粒として認められる．[1009]

神経ベーチェット症候群　neuro-Behçet syndrome　1937年，トルコの皮膚科医ベーチェット Hulusi Behçet (1889-1948)がはじめて報告したベーチェット症候群は，口腔粘膜のアフタ性潰瘍，皮膚の結節性紅斑様皮疹や皮下の血栓性静脈炎，外陰部の有痛性潰瘍，眼のぶどう膜炎などからなる全身病であるが，全体の 10-25% では神経系もおかされる．これを神経ベーチェット症候群という．20-30 歳代の男性に多く，再燃と軽快を繰り返して慢性に経過し，予後は不良．神経症状は病期や重篤度により違いがあるが，痙性麻痺，知覚障害，眼振，運動失調，仮性球麻痺などが多い．精神症状としては，せん妄や意欲減退，無関心，抑制欠如，多幸などの人格変化や認知症がみられる．ときに幻覚，妄想や抑うつ(鬱)などが出現することもある．髄液検査では軽い細胞増加やタンパク質増加がみられる．原因は不明で，増悪期にはステロイド剤が使用される．[579]

神経ペプチド　neuro-peptide　神経細胞が産生するペプチドの総称で，神経伝達物質あるいは神経調節物質，神経修飾物質としてはたらく．視床下部・下垂体ホルモン，消化管ホルモン，モルヒネ様ペプチド(エンドルフィン，エンケファリン)，抗利尿ホルモン(バソプレシン)，末梢ホルモン(アンギオテンシン，インスリン)，サブスタンスPなど 100 種類に及ぶ神経ペプチドが知られている．[97]

神経縫合術　nerve suture，neurorrhaphy　［神経吻合術］　外傷などによって神経が断裂した際に行われる手術．受傷してから手術までの期間が短いほど，また患者の年齢が若いほど機能の回復率が高い．手術は顕微鏡下で行い，細い糸を用いて断端を正確に縫合する．周囲組織との癒着を防ぐため，接合部を脂肪組織でくるむ．[259]

神経放射線学　neuroradiology　脳脊髄など中枢神経疾患を主な対象とする放射線医学の臨床専門分野．CT，MRI などの新知見が今日の診断，治療に寄与し，疾患本態の解明や疾患分類の整理，再編にも貢献している．[264]

神経母斑　neuronevus　神経症状が眼や皮膚の母斑と合併している疾患の総称で，胎生期に生じる神経節と間葉系の先天異常によるもの．症状はさまざまであるが，通常次の疾患が含まれる．①神経線維腫症 neurofibromatosis またはフォン=レックリングハウゼン von Recklinghausen 病，②フォン=ヒッペル・リンダウ von Hippel-Lindau 病，③結節性硬化症 tuberous sclerosis，④スタージ・ウエーバー Sturge-Weber 病，⑤血管拡張性失調症 ataxia telangiectasia またはルイ=バール Louis-Bar 症候群．[1009]

神経ホルモン調節　neurohormonal regulation　中枢神経系は，神経系の中枢として生体調節に関与するとともに，視床下部を介して内分泌系と協調する．視床下部は，大脳辺縁系や中脳網様体と連絡し，その支配を受けている．また，視床下部ホルモンは下垂体ホルモンの放出を調節している．[1486]

神経ボレリア症　neuroborreliosis　スピロヘータの一種 *Borrelia burgdorferi* の感染により起こる疾患でマダニ類によって感染し，ライム Lyme 病とも呼ばれる多彩な神経症状を呈する．ライム病はⅠ-Ⅲ期に分けられるが，神経症状はⅡ期にみられ，亜急性ないし慢性の髄膜炎症状が出現し，頭痛，項部硬直が起こる．また集中力障害，感情不安定，記憶障害など脳症状が出ることもある．脳神経麻痺では顔面神経麻痺が最も多く，これは一側のことも両側のこともある．約 1/3 の患者に末梢神経障害がみられ，感覚障害，運動障害のほかに強い根痛が起こることもある．Ⅱ期が過ぎてⅢ期に入っても，関節炎，皮膚炎とともに，慢性・亜急性の脳炎症状が残り，精神症状や巣症状を呈する．髄液にはリンパ球を主とする細胞増加がみられる．治療は経口または静注で抗生物質を使用する．ペニシリン系抗菌薬，テトラサイクリン塩酸塩，エリスロマイシンなどが有効．[1009] ⇨参ライム病→2892

神経有棘赤血球症　neuro-acanthocytosis；NA　表面に棘状突起を有する赤血球が出現する異常は，棘(とげ)を意味するギリシャ語の acantha から有棘赤血球増加症 acanthocytosis といわれる．この赤血球の異常は種々の疾患でみられるが，このうち神経疾患を伴うものを神経有棘赤血球症(NA)といい，チックやジストニーなどの運動障害，近位・遠位筋の萎縮や脱力，人格変

し

化または認知障害を主徴とする．神経疾患を示すNAにはバッセン・コーンツヴァイク Bassen-Kornzweig症候群，有棘赤血球舞踏病 choreaacanthocytosis（レヴァイン・クリッチュリー Levine-Critchley 症候群），家族性低βリポタンパク血症 familial hypobetalipoproteinemia，ハラーフォルデン・シュパッツ Hallervorden-Spatz 病などがあげられる．[1009]

神経らい neural leprosy らい菌の慢性感染(ハンセン Hansen 病)は末梢神経と皮膚その他全身をおかすもので，病型は多彩であるが，特に神経の肥厚，知覚障害，皮膚の栄養障害を主症状とするものをいう．尺骨神経，耳神経などの索状・結節状肥厚，知覚過敏・消失，潰瘍，二次感染，筋肉萎縮，さらに進むと肢端の崩壊を起こす．[501]

心血液プールシンチグラフィー cardiac blood pool scintigraphy 血液内に停滞する性質のある放射性同位元素(RI)を投与し，心内腔や大血管の形態，機能を評価する核医学検査．ラジオアイソトープ血管造影法に引き続いて行われることが多い．心電図同期をかけて1画像を数十ミリ秒で高速収集し，それを数百心拍にわたり繰り返し，同じ収縮周期の時相の画像を時間方向に加算すると心臓の1収縮周期の連続画像が得られる(平衡時法)．その画像から心臓の壁運動の評価や駆出率測定ができる．放射性医薬品には ^{99m}Tc-RBC(テクネチウム 99 m 標識赤血球)や ^{99m}Tc-HSA-D(テクネチウム 99 m ヒト血清アルブミン)が用いられる．[737] ⇨参 平衡時マルチゲート法⇀2617，心電図同期〔心〕血液プール像⇀1589

●心血液プールシンチグラフィー

^{99m}Tc 標識赤血球による胸部左前斜位像の心電図同期心血液プールシンチグラフィー(正常例)

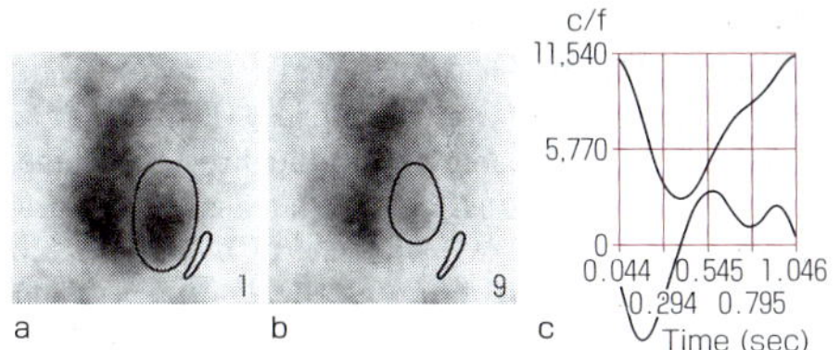

拡張末期像(a)，収縮末期像(b)，左心室内腔の時間放射能曲線(c)．楕円で囲まれた左心室内腔は収縮末期像でよく収縮している．時間放射能曲線のカウント数は左室内腔容積に比例するので，これから駆出率を算出できる．下段の曲線は左心室内腔容積曲線の微分曲線．

腎結核 nephrotuberculosis，renal tuberculosis 結核菌が肺などの初期感染巣から血行性に腎臓に感染して生じる腎臓病であり，かつてはわが国で多くみられた．病巣は皮質から徐々に広がり，腎臓全体に感染が及びうる．病巣が腎杯や腎盂に及べば膿尿がみられ，尿管狭窄による水腎症がみられることもある．全身症状としては倦怠感，易疲労感，微熱，盗汗などがみられる．血液検査では赤血球沈降速度が亢進し，炎症反応(CRP)が陽性となり，ツベルクリンは通常は強陽性となる．尿中の結核菌を，尿沈渣のチール・ネールゼン Ziehl-Neelsen 法で染色したり，遺伝子増幅検出法を用いることにより証明できる．肺結核に準じた治療を行う．イソニアジド(INH)，リファンピシン(RFP)，ストレプトマイシン硫酸塩(SM)，ピラジナミド(PZA)などの抗結核薬の多剤併用療法が基本になる．[1503]

腎血管炎 renal vasculitis 腎の動脈系に生じる血管炎の総称．主な疾患には，大動脈炎症候群，結節性多発性動脈炎，ウェゲナー Wegener 肉芽腫症，アレルギー性肉芽腫性血管炎，全身性エリテマトーデス(SLE)，悪性関節リウマチ，混合性クリオグロブリン血症，薬物性血管炎などがある．葉間動脈より細い動脈では，病理学的に血管壁に炎症性細胞が浸潤し，血管壁の破壊やフィブリノイド変性をきたすことを特徴とする壊死性血管炎であることが多い．[858]

腎血管狭窄症 renovascular stenosis 腎動脈の主幹部または分枝に狭窄病変が生じた状態をいう．腎血管に狭窄が生じると，腎の灌流圧が低下し，傍糸球体細胞からレニンが過剰に分泌され，高血圧を呈する．狭窄病変の原因により粥状硬化症，線維筋性過形成，動脈炎，解離性大動脈瘤に分類され，部位により片側性狭窄，両側性狭窄あるいは主幹部狭窄，分枝狭窄に分類される．症状は高血圧によるものが主体．診断には血管造影検査による腎血管狭窄の確認と，その狭窄が高血圧の原因であることの証明が必要．治療はバルーンカテーテルによる腎動脈拡張術(経皮経管腎血管形成術)で治療される症例が増加しており，また降圧薬の投与など内科的治療による血圧コントロールも可能になってきている．[858]

心血管虚脱 cardiovascular collapse⇨同循環虚脱⇀1412

腎血管筋脂肪腫 renal angiomyolipoma；AML⇨同腎過誤腫⇀1510

腎血管硬化症 nephroangiosclerosis 腎血管系病変に基づく血行障害の結果，糸球体や尿細管の萎縮と間質結合組織の増生をきたし，腎が硬化性の病変を生じたものを指す．主な血管病変の存在する部位によって，①動脈性腎硬化症：全身の動脈の粥状硬化症の一部分症として腎の主幹動脈およびその分岐動脈に粥状硬化をみるもの，②良性腎硬化症：小葉間動脈以下の細動脈に硝子化および内膜肥厚をみるもの，③悪性腎硬化症：悪性高血圧症患者にみられる腎病変で，腎の小・細動脈に硬化性病変をみるものに分類される．[858]

腎血管性高血圧 renovascular hypertension 腎動脈の狭窄により腎血流が低下し，レニン分泌が亢進し，アンギオテンシン，アルドステロンの産生が亢進することで生じる高血圧．腎動脈狭窄の原因としては，粥状硬化，線維筋性異形成，大動脈炎症候群，大動脈解離などによる．身体所見では腹部，背部に血管雑音を聴取する．検査所見では血漿レニン活性が高値を示すことが多い．腎動脈狭窄の診断のために腎動脈造影，造影CT，MRA，レノグラムが有用である．治療としては経皮的腎動脈拡張術を行う．[618,438]

腎血管性疾患 renal vascular disease，renovascular disease 腎硬化症，腎性高血圧，腎梗塞，腎静脈血栓などの総称．腎性高血圧がその代表的なもので，これには腎実質性高血圧，腎血管性高血圧，腎移植後高血圧などが含まれる．[858]

腎血管造影 renal angiography ①動脈造影，②静脈性腎盂造影，③点滴静注腎盂造影がある．①動脈造影：腎動脈の数，走行，病変の有無，腎内血行動態を知ることができ，腎血管性高血圧，腎腫瘍，動脈瘤，動静脈瘻，奇形，移植腎の選択などに有用．②静脈性腎盂造影：腎の形態，腎盂・腎杯の形態から瘢痕，拡張，欠損像，腫瘍による圧迫などの多くの情報が得られる．③点滴静注腎盂造影：静脈性腎盂造影より多くの造影剤を使用するため，尿路排泄系の造影が強化され，腎機能低下時にもおおむね鮮明な像を得ることができる．[858]

心血管造影法 cardioangiography⇨同血管心臓造影法→901

腎血管抵抗 renal vascular resistance 腎臓内の血管抵抗のこと．輸入細動脈と輸出細動脈の抵抗が大きいので，血圧はこの前後で急速に下降する．糸球体毛細血管の内圧は約 40 mmHg であり，毛細血管内圧としては異例に高いので，糸球体濾過が有効に行われる．尿細管周囲毛細管の内圧は約 15 mmHg と低いので再吸収に有利．[851]

心血行力学 cardiohemodynamics⇨同血行力学→910

腎血漿流量⇨同腎循環血漿量→1557

腎結石症

nephrolith, kidney calculus(stone)

【概念・定義】 尿路結石は尿路にできる石のような凝固物で，尿中に存在するある種の晶質を主体として構成されており，結石の存在部位により腎盂結石，腎杯結石，腎実質結石に分類され，これらを総称して腎結石という．

【疫学】 男女比は 2.5：1 で男性に多い．発症のピークは 40 歳代．尿路結石を含む年間有病率は近年増加傾向にあり，発症年齢のピークも高年齢化している．

【病態生理】 腎結石の形成には数多くの因子が関与しており，結石の種類も数多くみられる．腎結石生成因子として，①尿流停滞，②尿路感染，③長期臥床や骨折，④薬剤と食事，⑤内分泌・代謝障害などがあげられる．尿流停滞状態においては流動している尿よりも晶質や基質が析出しやすく，結石の形成や成長を促進させやすいと考えられる．尿路感染ではある種のブドウ球菌や緑膿菌，肺炎桿菌などが産生する尿素分解酵素によりアンモニアが産生され，尿のアルカリ化が起こり，アルカリに不溶性のリン酸塩などが析出しやすくなる．また長期臥床状態では骨の異化作用に伴い尿中のカルシウム，リン排泄が増加し，体動減少による尿流悪化が結石形成の原因となる．ある種の薬剤(アセタゾラミド)では尿アルカリ化を促進しカルシウム排泄量の増加，クエン酸排泄低下などをきたし，結石形成を促進する．また**活性型ビタミン D 製剤**はカルシウム尿症を引き起こす可能性がありリスクとなりうる．結石形成に対する食事の影響として脂肪や動物性タンパク質摂取量，カルシウム摂取量などと結石形成に強い相関があるとの疫学的事実がある．また背後に存在する**内分泌代謝疾患**にも十分注意を払う必要があり，原発性副甲状腺機能亢進症，特発性カルシウム尿症，クッシングCushing 症候群，腎尿細管性アシドーシスなどのほか尿酸，シュウ酸，シスチンなどの代謝障害が存在する場合もある．

【症状】 結石が腎杯頸部や腎盂尿管移行部に嵌頓しているときを除き，腰背部の鈍痛程度であり無症状のこともある．結石の下降に伴い腎盂内の急激な圧上昇により激痛(**腎仙痛**)を生じる．その際しばしば嘔気・嘔吐，冷感などの症状がある．一般に血尿を認めるが顕微鏡的血尿であることが多い．

【診断】 臨床経過と理学的所見に加え，近年では外来で手軽に超音波検査が施行できるため迅速な診断が可能である．超音波検査では結石の有無と介在部位，水腎症の有無が診断できる．腹部単純 X 線検査は不可欠であり，結石成分により X 線の透過度が異なることから結石の質的診断が可能なことがある．尿酸結石は X 線ではほとんど描出されない．排泄性尿路造影は通過障害の程度を評価するために必須の検査である．上記で十分な評価ができない場合や腎盂尿管腫瘍との鑑別が困難な例では逆行性尿路造影や腹部 CT が施行される．

【治療】 治療は病態の程度に応じて選択される．仙痛発作に対してブチルスコポラミン臭化物など副交感神経抑制薬を使用する．その他，非ステロイド系抗炎症薬，非麻薬性鎮痛薬などが使用されることもある．排石が期待できる上部尿路結石の大きさは長径 10 mm，短径 6 mm 以下といわれている．尿量を増加させるための水分摂取促進，運動を奨励する．尿酸結石やシスチン結石では経口薬剤による溶解療法が試みられる．尿酸結石では尿酸過剰産生を抑えるためにアロプリノールの投与が行われ，重曹内服などで尿のアルカリ化が図られる．近年では疼痛回避などの理由から比較的小さな結石でも待機療法とせずに**体外衝撃波結石破砕術**(ESWL)が施行されることも多い．ESWL は機器の進歩に伴い，原則的に通過障害のない腎結石のすべてが適応となる．また ESWL 単独治療ではなく経皮的腎結石摘出術や経尿管的腎結石摘出術との併用もよく用いられ，特に砕石困難なシュウ酸カルシウムやシスチン結石に有用とされている．上記のような機器の進歩により腎結石の除去のみを目的とする開放手術は施行されなくなってきている．[615]

腎結石症の看護ケア

【看護上の問題】 保存的治療や，体外衝撃波結石破砕術 extracorporeal shock wave lithotripsy (ESWL)，経皮的腎尿管砕石術 percutaneous nephro-ureterolithotripsy (PNL)，経尿道的尿管砕石術 transurethral ureterolithotripsy (TUL) などの積極的治療が行われるが，治療に対する理解が不十分だと，不安や治療への非協力につながる．仙痛発作がある場合，疼痛による冷汗，苦痛が問題となる．また，家族歴，既往症，不適切な水分摂取や食生活などが再発のリスクファクターとなる．

【看護ケア】 治療に対する理解を得るために，病態，症状，治療に対する患者の理解の程度を確認しながら説明を行う．鎮痛薬使用時は効果の観察を行う．また再発予防のために，家族歴，既往症，現病歴について確認をする．尿量を保つために，水分は 2 L/日以上とるように勧める．夕食から就寝までは 4 時間はあけるように話し，食事は次の内容を推奨する．①動物性タンパク質の過剰摂取制限(1.0 g/kg/日，動物タンパク比 50%)，②一定量のカルシウムの適正摂取(600-800 mg/日)，③シュウ酸(ほうれんそう，チョコレートなどに多く含まれる)の過剰摂取の制限，④塩分の過剰摂取の制限(10 g/日以下)，⑤炭水化物の適正摂取(穀物摂取の勧め，砂糖の過剰摂取の制限)，⑥脂肪の過剰摂取の制限，⑦クエン酸(果物や野菜に多く含まれる)の適正摂取の勧め．[306] ⇨参腎結石症→1534

腎欠損 renal agenesis 腎臓の欠損で，両側性の腎無発生と片側性の腎無発生(先天性単腎症)とがある．後者の場合，反対側が代償的に肥大し，十分機能することができる．[474]

腎血流短絡⇨同腎シャント→1554

心血流プール⇨同心電図同期〔心〕血液プール像→1589

腎血流分布 renal blood flow distribution 健常者の腎に流れる血流量(RBF)は，1-1.3L/分で，心拍出量の約20％に当たる．全腎血流量の大部分(80-90％前後)は，傍髄質部以外の皮質を流れる腎皮質血流量であり，それ以外は傍髄質部糸球体を流れる血流量と真性直細血管を流れる血流を合計した髄質血流量である．[858]

腎血流量 renal blood flow；RBF 一定時間内に腎臓血管内を流れる血液流量で，心拍出量の20-25％に相当する流量がある．臨床的には，パラアミノ馬尿酸ナトリウムクリアランスによって測定した腎循環血漿量(RPF)をヘマトクリット値(Ht)で補正して算出する．RBF = RPF/(1 − Ht)．基準値は0.7-1.3L/分/1.73 m^2 で，1.73 m^2 は標準的な体型(170 cm，63 kg)体表面積を表す．直接的には電磁流計を腎静脈または腎動脈に装着して測定する．[1181] ⇨参腎循環血漿量→1557

親権 child custody，parental authority 法律上のすべての親子であることの重要な効果の1つ．親権とは，親が保護を必要とする成年(満20歳)に達しない子を配慮すること．親権の内容は，第1に独立の社会人としての社会性を身につけるため，子を監督・保護(監護)し，精神的発達を図る配慮(教育)をすること，第2に子に財産があるとき，その財産を管理をしたり，子の財産上の法律行為に関して代理や同意を与えること(財産管理)，第3に子の生活費や養育費の経済的負担(経済的扶養)を負うなどの扶養をすることである．上記第1の子の監護教育(身上監護権)の内容としては，①居所指定権(「民法」第821条)，②懲戒権(「民法」第822条)，③職業許可権(「民法」第823条)，④第三者に対する妨害排除権，⑤身分上の行為の代理権がある．近年，児童虐待が社会問題となり，親権の内容である②の懲戒権も必要な範囲をこえると親権の乱用となり，親権を喪失する原因になる．なお，親権者が懲戒権の必要範囲をこえる暴行を加えたり，傷害を子に負わせたりすると，暴行罪，傷害罪として刑事罰が課せられる．「児童虐待防止法」は，医師，保健師などに児童虐待の早期発見の努力義務を課し(同法第5条)，児童相談所に通告しても守秘義務違反を問わないこととした(同法第6条第3項)．したがって，小児科医師などは，児童虐待を発見したら児童相談所に通告すべきである．本当に保護を必要とする児童を救うため，児童相談所の権限を強化し，家庭へ介入することの検討が必要である．[625]

新健康フロンティア戦略 国民の健康寿命(健康に生きられる人生の長さ)を伸ばすことを目標とする政府の10か年戦略．2007(平成19)年，内閣官房長官主宰の「新健康フロンティア戦略賢人会議」によってまとめられた．内容は，①子どもの健康力，②女性の健康力，③メタボリックシンドローム克服力，④がん克服力，⑤こころの健康力，⑥介護予防力，⑦歯の健康力，⑧食の選択力(家族そろっての食事や肥満の防止)，⑨スポーツ力，⑩家庭力・地域力(残業などの低減，放課後児童クラブの実施など)，⑪人間活動領域拡張力(身体障害者の外出頻度の拡張など)，⑫医薬品や医療の研究開発力などの各項目について，達成の実績値をポイント化することによって進捗状況をわかりやすく表示する試み．

心原性ショック cardiogenic shock ［**心臓ショック**］ 心臓の拡張・収縮能が急激に障害されることにより心拍出量が低下し出現するショックのこと．心筋梗塞などの虚血性心疾患，心筋炎，急性の弁膜症，不整脈，心タンポナーデなどが原因となる．全身への十分な酸素供給が不可能となり，放置すると高率に死に至る状態となる．[549]

心原性脳塞栓症 cardiogenic embolism 心臓または主幹動脈内にできた血栓が剝離し，血流を介して脳に至り，脳血管(前・中・後大脳動脈，脳底動脈，椎骨動脈)を閉塞させることで引き起こされる脳梗塞．急激な片麻痺，失語，失行，失認，半盲などの巣症状を呈する．脳塞栓症を起こす塞栓子は，心臓内，頸部動脈，大動脈弓(動脈-動脈塞栓)などの血栓が剝離したものであり，最も頻度が高いのは心原性脳塞栓症である．原因となる心疾患は，リウマチ性心臓弁膜症(僧帽弁狭窄症が最多)，心房細動，壁在血栓を有する心筋梗塞，感染性心内膜炎などであり，心疾患を有する者は心原性脳塞栓症のハイリスク群となる．心原性脳塞栓症による脳卒中(ブレインアタック)の発作は，昼夜を問わず急激に起こる．塞栓子により脳血流が閉塞，途絶すると，血液運搬されるブドウ糖と酸素が供給されなくなり，脳組織はエネルギー代謝障害に陥る．一般に，脳血流量が正常の30％に低下すると，不完全梗塞となって虚血梗塞部位の機能が障害され，10-20％以下になると組織学的に不可逆性の変化(梗塞)が生じる．診断はCT，MRIによってなされる．急性期には脳圧降下薬が用いられる．t-PA(組織プラスミノゲンアクチベータ)などの血栓溶解薬は出血性梗塞を誘発するおそれもあるが，開通効果が期待できる．しかし，虚血壊死に陥った脳組織の血行が自然再開通すると(約30％)，梗塞巣内に多数の小出血斑や血腫を生じ，出血性脳梗塞へと移行する．初回発作後，数日から数週以内に再発することがあり，再発例は予後が悪い．⇨参脳塞栓症→2306

人権宣言 Declaration of the Rights of Man 人間および市民の権利宣言で，狭義には，法のもとの自由と平等などを謳った「フランス人権宣言」〔人と市民の権利の宣言(1789年8月26日)，革命後のフランス国民議会で採択〕を指すが，現在は，これをもとに人権および自由を尊重し確保するために，すべての人民とすべての国とが達成すべき共通の基準を宣言した「世界人権宣言」(1948年12月10日，第3回国連総会で採択)が相当する．この宣言において，人類の尊厳と，平等で譲ることのできない権利を承認することが，世界の自由，正義および平和の基礎であるとし，基本的人権，人間の尊厳および価値，男女の同権についての信念を再確認するとともに，いっそう大きな自由のうちで社会的進歩と生活水準の向上とを促進することが，すべての人民とすべての国が達成すべき共通の基準であるとしている．[1415] ⇨参世界人権宣言→1712

人口 population 地理的区域やその他の特性によって

定義された集団を構成する人間の数のこと．その数量的把握には，ある一時点における状態の把握である「人口静態統計」(国勢調査)と，時間的区間における出生・死亡・死産などの事象発生数を把握する「人口動態統計」がある．2005(平成17)年の国勢調査によれば，わが国の人口は1億2,777万人，その年の人口動態統計によれば，出生数は106万件，死亡数は108万件と，出生数と死亡数の差である自然増加数はマイナスとなり，1年間で約2万人減少したことがわかる．なお，標本調査から集団全体について統計学的推論を行う場合には，population という語は，標本 sample に対して母集団と訳される．また，研究対象集団 study population というように，単に集団を意味する場合もある．[1211]

腎口 nephrostoma，nephrostome 線毛を有す漏斗の形をした腎の開口部のこと．ここから前腎および中腎の排泄管が体腔につながる．[858]

人口10万対死亡率 death rate per 100,000 population 死亡率は人口1,000対(1,000人年当たり)で表示されることが多いが，特定死因による死亡率など，死亡の発生頻度が小さな場合には人口10万対で表示する．「率」の名のとおり，正確には10万人年当たりの死亡人数を示すため，時間単位の指標となる．しかし，ほとんどが/年(1年間当たり)のため時間の単位表示を省くことが多い．[1211]

人工アブミ(鐙)骨 artificial stirrup⇨同代用アブミ(鐙)骨→1903

し

進行胃癌 advanced gastric (stomach) cancer 胃に発生する上皮性悪性腫瘍のうち，粘膜下層をこえて癌細胞が浸潤している状態．形態学的にボールマン Borrmann 分類(1型：腫瘤形成型，2型：限局性潰瘍形成型，3型：潰瘍浸潤型，4型：びまん浸潤型，5型：分類不能型)に準じて分類される．組織学的には90％以上が腺癌であり，その分化度により分化型および未分化型に分類される．転移・進展形式としては，漿膜浸潤，腹膜播種，血行性肝転移，リンパ節転移がある．腹膜播種により直腸子宮窩(ダグラス Douglas 窩)に転移した状態をシュニッツラー Schnitzler 転移，卵巣に転移した結果生じる卵巣腫瘍性病変をクルーケンベルグ Krukenberg 腫瘍と呼ぶ．また，リンパ節転移のうち左鎖骨上窩リンパ節への遠隔転移をウィルヒョウ Virchow 転移と呼ぶ．検査には胃透視または内視鏡検査が有用で，診断には生検組織診が行われる．また，深達度診断には超音波内視鏡検査が有用．腫瘍マーカーでは CEA や CA 19-9 などがある．転移・進展部位の検索には腹部超音波検査，胸部X線検査および胸腹部CT検査が行われる．治療は外科的切除または化学療法，およびその両者が併用される．[1072] ⇨参ボールマン分類→2688

進行胃癌の肉眼分類⇨同ボールマン分類→2688

人工栄養法 artificial alimentation 母乳以外の乳汁で乳児を育てること．母乳分泌不足，授乳障害，母乳禁忌などの身体的理由，あるいは母親の就業といった社会的理由などにより母乳が与えられないときは，人工栄養での授乳を行う．わが国では調製粉乳が主に用いられるが，最近では成分も母乳に近くなり，また消化吸収のよいものに改善されて品質が向上したため，母乳栄養児に比べて人工栄養児の発育が劣ることはなくなった．しかし，母子関係の確立や母性の獲得など心理面ではやや問題もあるとされており，安易に人工栄養を選択することは勧められない．なお，やむをえず人工栄養となった場合には，母子関係は母乳だけで形成されるものではなく，乳児を抱き，語りかけ，あやし，世話をすることによっても十分はぐくめるものであることを説明し，母親を力づける心理的ケアが不可欠である．[1631]

唇口蓋裂 cleft lip and palate 唇裂および口蓋裂 cleft palate のこと．両者はともに胎生期の顔面縫合線の融合不全により起こる顔面の奇形であるため，通常，生下時に気づかれる．顔面破裂の大部分を占め，黄色人種に多い．また家族性に高率に出現する．症状として機能不全には吸乳力不足による栄養障害と言語障害を認める．手術的に形成したのち言語訓練を行う必要がある．かつて使用された兎唇は差別用語．[701]

人口学 demography 人口を研究対象とする学問領域．歴史的には人口の数量的把握から始まり，出生率・死亡率や年齢構造の分析，将来人口の予測など統計学的な人口分析の手法が開発されている．また，人口の数量的分析のみならず，社会学的・経済学的な側面と人口との関連を研究する分野も重要な領域となっている．[1211]

人工獲得免疫⇨参獲得免疫→487

腎硬化症 nephrosclerosis 腎動脈硬化症による腎実質の虚血性障害のため，糸球体の硝子化，尿細管萎縮や拡張，間質の線維化などが生じ，腎機能が障害された状態．老人性腎硬化症と高血圧性腎硬化症に分類され，前者は必ずしも高血圧や極端な腎機能障害を伴わず経過は一般的に緩慢で，良性腎硬化症 benign nephrosclerosis と呼ばれる．後者でも特に，著明な高血圧，急速に進行する腎機能障害を呈するものは悪性腎硬化症 malignant nephrosclerosis と呼ばれ，病理学的に腎血管の障害が強く血管の壊死を伴う．治療は一般の動脈硬化症に準じた危険因子(高血圧，肥満，糖尿病，脂質代謝異常，喫煙，ストレスなど)対策が考慮される．[30] ⇨参高血圧症→993

人工肩関節全置換術 total shoulder arthroplasty；TSA ［肩関節全置換術］ 肩関節の再建手術の1つ．肩関節骨折や外傷，脱臼後の変形性肩関節症，関節窩損傷を伴う骨頭壊死，関節リウマチなどで肩関節が変形，破壊されて可動域が高度に制限され，通常の治療が困難な場合に行われる手術術式．上腕骨骨頭および肩甲骨臼蓋を同時に置換する術式だが，臼蓋が健常に保たれて

●人工肩関節

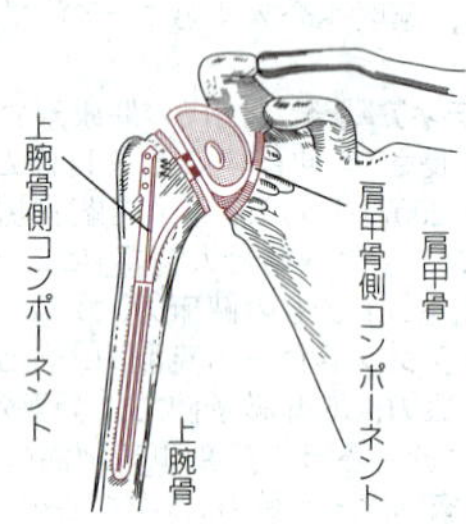

いれば人工骨頭置換のみが適応となる．素材は，上腕骨骨頭側がチタンにセラミック樹脂を組み合わせたものや，ニッケル，クロム，モリブデン合金製，肩甲骨側は金属の枠内に高密度ポリエチレン(HDP)などの合成樹脂製の関節面が形成されている．[216]

人工癌 artificial cancer⇨同誘発癌→2855

人工換気⇨同機械的人工換気→665

人工換気法 artificial ventilation⇨同人工呼吸法→1539

人工関節 artificial joint 高度に障害された関節機能の再建術に用いられる人工物．その歴史は古く19世紀末の象牙による人工関節までさかのぼるが，現在の確立された人工関節としては1950年代末のチャンレー J. Charnley による低摩擦人工股関節が最初である．その後バイオメカニクスの研究と工業技術の進歩とともに急速に発展している．人工関節の素材にはさまざまな変遷があるが，現在では金属(コバルト・クロム合金など)対プラスチック(超高分子量ポリエチレン)による組み合わせが最も多い．ポリエチレンには磨耗が避けられず，ポリエチレン磨耗紛による人工関節周囲の骨溶解が問題であるとされ，セラミック対金属や金属対金属の人工関節も開発されている．人工関節と骨との固定には，当初骨セメント(メチルメタクリレート)が使用されたが，1970年代より骨セメントを使用せず金属を直接骨に密着させ，金属表面に加工された微小な凹凸や網目構造に周囲から骨組織を侵入させて固定するセメントレス人工関節も使用されている．現在ほとんどの関節で人工関節が使用されており，良好な成績が得られている．[1300]

人工関節置換術 total joint replacement, artificial joint replacement 高度に破壊された関節を切除し，人工関節で再建する手術法．股・膝関節で最も多用され，肩・肘・足・指関節などでも行われる．対象になる疾患は関節リウマチ，変形性関節症，関節近傍の骨壊死や骨腫瘍，その他の関節機能の荒廃をきたす疾患である．確立された治療法であり，その術後成績は良好であるが長期的な問題として，人工関節の磨耗，人工関節周囲の骨溶解，緩みなどがあるため本手術の適応は一般に高齢者とされている．これらの合併症に対しては再置換術も行われている．その他，重大な合併症として遅発性感染を含む術後感染がある．[1300]

新興感染症 emerging infectious disease WHO(世界保健機関)の定義では「かつては知られていなかった，この20年間に新しく認識された感染症で，局地的に，あるいは国際的に公衆衛生上の問題となる感染症」のこと．2003年3月にその存在が明らかになったSARS (severe acute respiratory syndrome, 重症急性呼吸器症候群)，同じく2003年に発生したH5N1型の高病原性鳥インフルエンザ，2009年に発生した新型の豚インフルエンザをはじめ，ラッサウイルス(ラッサ熱)，ロタウイルス(下痢)，レジオネラ・ニューモフィラ(肺炎，ポンティアック熱)，エボラウイルス(エボラ出血熱)，カンピロバクター・ジェジュニ(腸炎)，大腸菌O-157：H7(出血性大腸炎，溶血性尿毒症症候群)，ヘリコバクター・ピロリ(消化性潰瘍)，C型肝炎ウイルス(肝炎)，クロストリジウム・ディフィシレ(偽膜性腸炎)などが代表的な新興感染症．グローバリゼーション，すなわち交通機関の発達によるヒトと物の大量，短時間での移動がこうした感染症の発生，流行の一因となっている．ちなみに再興感染症 re-emerging infectious disease とは「その発症が一時期は減少していたが，再び注目されるようになった感染症」のことで，結核やマラリアなどが該当する．⇨参再興感染症→1156，鳥インフルエンザ→2164，豚インフルエンザ→2558

人工肝〔臓〕 artificial liver 人工的に肝機能の一部分を代行する補助装置．吸着(活性炭，イオン交換樹脂)，透析・濾過(PAN膜)といった物理化学的原理を応用した装置と，異種の肝臓や肝細胞など生物材料を用いた装置がある．臨床では前者が用いられる．劇症肝炎などの肝不全の治療として有用視されたが，これのみによる救命率は低く，近年，肝移植への待機期間中の維持手段として注目されている．[279]

人工甘味料 artificial sweetener 化学的に合成された甘味料．ショ糖より少ないエネルギー量で甘味を提供する．糖質系低エネルギー甘味料(マルチトール，ソルビトール，キシリトール，フラクトオリゴ糖，カップリングシュガーなど)と非糖質系低エネルギー甘味料(サッカリン，アスパルテームなど)がある．[987]

進行期うつ(鬱)病⇨同老年期うつ(鬱)病→2996

人工気管 artificial trachea 腫瘍，結核，外傷などで気管管状切除を行った際，切除断端の端端吻合による気管再建術が困難な場合の，気管の代用を目的とした人工材料のこと．ネビル William E. Neville のシリコーン製人工気管(1976)，池田貞雄，松原義人らの桂型人工気管(1979)などが臨床応用されたが，狭窄，感染，虚脱，逸脱など多くの問題があったため現在は用いられていない．再生医療材料を用いたハイブリッド人工気管の研究開発が進められている．[1019]

人工気胸術⇨同人工気胸法→1537

人工気胸法 artificial pneumothorax ［人工気胸術］ 肺結核に対する外科的治療法の1つで，肺を虚脱させることで空洞の縮小を図る．肺結核の外科的療法の初期に広く行われたが，抗結核療法の普及に伴い，現在ではまったく行われなくなった．[1019]

進行期《病勢の》 advanced stage ［進展期，増強期，増悪期］ 疾患の病勢が進行した状態．悪性腫瘍に対して用いられることが多いが，明確に定義された用語ではない．現在，多くの悪性腫瘍では取扱い規約に基づいて病期分類がなされているが，遠隔転移や他臓器浸潤，あるいはそれに準じた進展を示している病期に相当するものを指すことが多い．胃癌や大腸癌などでは，明確に定義された早期癌に対し，早期癌よりも進行した病期のものに用いられることもある．[117]

人工臼蓋 socket 股関節の骨盤側を臼蓋といい，人工股関節置換術の際に臼蓋の再建に用いられるもの．さまざまな種類があるが，最も多く用いられているものは摺動面が超高分子量ポリエチレン ultra high molecular weight polyethylene (UHMWPE) でつくられており，骨セメントにより骨に固定される．またポリエチレンの非摺動面をチタン合金で裏打ちしたものもあり，これらは骨セメントを使用せず，スクリューなどで骨に固定される．単純X線写真上のポリエチレン年間線磨耗量は約0.1 mm程度で，近年ポリエチレン磨耗粉による人工関節周囲の骨溶解が問題にされている．この問題を解決するため，ポリエチレンの材質，滅菌法，保存法の改良が続けられている．また，摺動面が金属やセラミックでつくられた人工臼蓋も一部で使用されているが問題点もあり，長期成績については今後の検討を待たねばならない．[1300]

人工血液 artificial blood ［代用血液，血液代用液，血液代替物］ 人工的あるいは半人工的物質を用いて，ヒトの血液のもつ機能をできるだけ代用させようとしてつくられる物質．特に赤血球の機能を併有する物質を狭義にいうことが多い．血液は酸素運搬体としての機能のほかに種々の血液学的・免疫学的・生化学的機能を有し，これらの機能のいくつかは人工産物で，ある程度代用することができる．例えば白血球の抗菌作用は抗生物質で，血小板の止血作用は止血薬で，血漿の膠質作用は代用血漿でそれぞれ補うことができる．酸素と炭酸ガスの運搬体として合成物質を使用するもので，フルオロカーボンなどが研究されており，すでに一部では臓器保存や臨床応用が試みられている．[259]

人工血管 synthetic vascular graft, artificial blood vessel ［代用血管］ 血管の代用として使用されるもの．素材により，①ポリエステル製，②多孔質テフロン(expanded polytetrafluoroethylene；ePTFE)製，③生体材料製(ヒト，動物由来)，④これらを組み合わせたものがある．最近では組織工学を用いた人工血管が開発されつつある．[1487]

人工血漿増量剤 artificial plasma, plasma substitute ［人工コロイド溶液］ ヒト血漿成分の代用となる人工的，半人工的な物質．血漿成分はタンパク質などの膠質とナトリウムなどの無機塩類などの晶質からなるが，一般的には前者の膠質液を指す．出血などによる急激な循環血漿量低下を防ぐために主に血漿の代用として使われるほか，膠質浸透圧を上昇させ脳浮腫の治療に使用される場合もある．製剤方法により以下の3つに大別される．①ヒト血漿製剤(ヒト血清アルブミン，ヒト血漿タンパク)，②動物タンパク由来製剤(ゼラチン修飾液)，③植物由来製剤(高分子・低分子デキストラン，デンプン由来剤)．現実の血漿成分は凝固因子，グロブリンなど多彩な構成要素からなるため，これらの代用物はあくまで一時的なものである．[1594]

し

人工腱 artificial tendon 本来，人工腱は腱の代用物として開発されたものである．現在，シリコンやダクロンを素材とする人工腱が使用されているが，これらは組織に無反応であり，人工腱と骨・腱との縫合部の固定性は得られないが周囲組織と癒着が生ずることなく，人工腱周囲に腱鞘類似の組織が形成される．このため本来の人工腱としてではなく，指屈筋腱損傷部へ一時的に挿入し，偽腱鞘を形成させるためのスペーサー spacer として使用されている．通常，二次的腱移植は約3か月後に行われる．[1300]

人工腱索 artificial chordae tendineae, artificial chordae 僧帽弁形成術において腱索の延長や断裂を修復する目的で用いられるポリテトラフルオロエチレン polytetrafluoroethylene(PTFE)製の糸．生体内ではコラーゲン線維に覆われて生体の腱索ときわめて類似した性状になる．[932] ⇒参僧帽弁形成術→1827

人口構成 structure of population ［人口構造］ 人口においては，単にその集団における人数のみならず，ある属性をもった者の人数や割合を知ることも重要となる．代表的な属性は，性別と年齢で，性別・年齢別の人口構成を人口学的基本構造と呼び，それに基づき人口ピラミッドが作成される．[1211] ⇒参人口ピラミッド→1545

人口構造⇒同人口構成→1538

人工喉頭 artificial larynx 喉頭全摘出術後に発声機能を失った場合に，喉頭以外の音源を用いて発話するための代用音声の1つ．音声の獲得方法に喉頭の代わりに使用する機器．人工喉頭には笛式人工喉頭と電気喉頭の2種類がある．笛式人工喉頭(いわゆるタピア Tapia の笛)は，管の途中に薄いゴム膜があり，空気が流れると振動して音が出るようになっている．気管口から呼気圧，つまり息を吐き出して振動音を出し，その振動音を管で口腔内に導いて構音，発声する．呼気圧の調節によって声の高さの調節が可能であり，熟練者では自然で明瞭度の高い発話ができる．軽量で習得もあまり困難ではない．電気喉頭は，音源となるバイブレーターの部分を，発声が明瞭になる頸部の位置を捜し，その部位に当てて発声をする．音声習得までに時間はかからないが振動の周波数が固定されているため，機械的で抑揚のない音声に聞こえる．[887]

人工硬膜 artificial dura mater 頭部外傷や脳・脊髄手術によって硬膜の欠損が生じた場合に，欠損部を補うため用いられる人工的につくられた硬膜．かつてはシリコンやテフロンから合成されたものや，死体の硬膜を特殊処理したヒト乾燥硬膜が使用されていた．しかし，後者で，一部業者のずさんな硬膜処理によるクロイツフェルト・ヤコブ病感染が問題となったため，新たにゴアテックス®製の硬膜が開発され広く用いられるようになった．[259]

人工肛門 artificial anus 腸内容物を体外に排出させる目的でつくられる人工瘻の1つ．成人では通常，S状結腸を用いて左下腹部に造設される．人工肛門には，腸管の狭窄，閉塞，炎症，出血，穿孔などの際の一時的処置としての一時的人工肛門と，直腸癌，肛門癌などで直腸切除術を行った場合の永久人工肛門とがある．前者は疾患治癒後に閉鎖されるため，腸管の口側・肛門側両断端を皮膚に開口させる双孔式人工肛門造設術が，後者では口側断端のみ皮膚に開口させ，肛門側断端は摘除するか，閉鎖して腹腔内に埋没する単孔式人工肛門造設術が行われる．患者は精神的，肉体的，社会的にさまざまな問題に直面する．これを支えるためには，術前・術後に十分なストーマケアを行うことが大切である．[485] ⇒参ストーマ→1646

●人工肛門

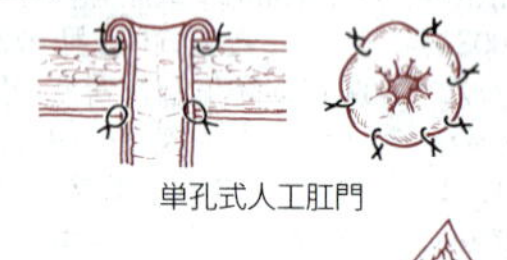

単孔式人工肛門

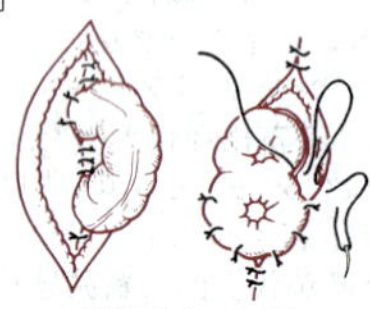

双孔式人工肛門

人工肛門形成術⇨回人工肛門造設術→1539

人工肛門造設術　construction of artificial anus, colostomy ［人工肛門形成術］ 結腸を前腹壁を貫通させて固定し，体表で開口する（人工肛門を造設する）手術．人工肛門は開口部の形状により，単孔式 single barreled type（開口部が1つ）と双孔式 double barreled type（口側腸管と肛門側腸管の2つの開口部を有するもの）とに分けられる．単孔式は，大腸を切断し，口側断端を腹壁に縫着して腸瘻を造設し，肛門側断端は摘除する（腹会陰式直腸切断術など）かあるいは閉鎖して腹腔内に埋没する（ハルトマン Hartmann 手術など）．双孔式は，切断した口側大腸の開口部（人工肛門）と肛門側大腸の開口部（粘液瘻）を同じ位置に造設したもの（2連銃型）と，腸管を切断せずループ状に腹壁より体外に出し，腸管の側壁を開口したもの（ループ型）がある．人工肛門状態となることはボディイメージの大きな変化であり，患者の精神的状態に大きな影響を与える．また，体表に露出する部位や形状が管理の難易度，ひいては日常生活の質に大きく影響する．予定手術では，人工肛門に対する情報提供をはじめとする十分な説明や精神的サポート，また人工肛門をつくる位置をあらかじめ十分に吟味して，おおよその位置を決めておく（マーキング）などの準備が重要となる．[485] ⇨参ストーマケア→1646，人工肛門→1538

人工肛門（膀胱）保持者　ostomate⇨回オストメイト→405

人工股関節置換術⇨回股関節置換→1078

人工呼吸器　mechanical ventilator, ventilator, respirator ［ベンチレーター，レスピレーター］ 呼吸を人工的に行わせ肺換気を行う装置．現在，一般に使用されているのは気管内にチューブを挿入し，陽圧を加えて肺をふくらませる方法で，原理的には従圧式と従量式の2つに分けられる．従圧式は，気道内圧がある一定圧になるまで送気を行うもので，気道内抵抗の変化により換気量も変化．従量式は一定量の送気を行うもので，換気量が一定になるという点では従圧式に勝るが，装置自体は大型かつ高価になる．全身麻酔中の呼吸管理や術後の呼吸不全に際して，今日一般に使用されている．新しい人工呼吸器ではこれらの組み合わせが可能になっており，呼吸状態の変化に対応して多様な呼吸パターンが選択できるようになっている．[259]

人工呼吸器関連感染予防　prevention of ventilator-related infection　人工呼吸器に関連して発生する肺炎などを予防するために行われる対策．使用する呼吸器回路は滅菌または高水準消毒を行う．人工呼吸器に関連した単回使用製品の再利用は行わない．回路内への結露は患者側へ流入しないように除去する．バクテリアフィルターつき人工鼻を使用しているときには，汚染や閉塞が明らかでない限り，回路の交換はしない．周辺機器や手技，操作の管理について，ネブライザーの薬液注入部は熱水消毒（80℃，10分間）または低温滅菌を行う．吸入薬の調製は無菌的に行う．加温加湿器には滅菌水を使う．吸引操作，気管内吸引カテーテル（閉鎖，開放）の前後には手指消毒を行う．単回使用の吸引チューブは1回ごとの使い捨てにする．吸引回路および吸引瓶は当該患者専用とし，蘇生用バッグやジャクソン=リース Jackson Rees 回路は汚染がなくても患者ごとに交換する．気管チューブの選択と経路について，特に禁忌でない限り経口挿管を選択する．カフ上部の貯留物を吸引するための側孔つきの気管チューブを使用する．気管内チューブの抜管時または気管チューブを動かす前にはカフ上の分泌物を吸引，除去する．明らかな上部消化管出血が存在する患者やストレス潰瘍の危険が高い患者では H_2 受容体拮抗薬やプロトンポンプ阻害薬を投与する．経管栄養を行う患者では上体を30-45度挙上した体位で人工呼吸管理を行う．経管栄養を行っていない患者でも上体を挙上するほうがよい．定期的に口腔内清拭を行う．人工呼吸器関連肺炎予防の目的で抗菌薬の全身投与を行わない．[564] ⇨参人工呼吸器関連肺炎→1539

人工呼吸器関連肺炎　ventilator-associated pneumonia；VAP ［VAP］ クリティカルケア領域できわめて高い罹患率を示し，患者死亡の主要因ともなる，気管挿管による人工呼吸開始48時間以降に発症する肺炎を指す．ただし気管挿管，人工呼吸管理前には肺炎のないことが条件である．早期発症型（人工呼吸器装着後3-4日）と晩期発症型に分けられ，それぞれ起因菌が異なる．前者は肺炎球菌，インフルエンザ桿菌，黄色ブドウ球菌などであり，後者は緑膿菌，MRSA（メチシリン耐性黄色ブドウ球菌），エンテロバクター *Enterobacter* などである．発症の機序は，気管挿管チューブのカフ上に貯留した口腔や中咽頭からの分泌物が気道内へ吸引されることによって生じることが多い．症状は，発熱，白血球増加，Pa_{O_2} の低下，胸部X線写真での異常陰影の出現と持続，膿性気道分泌物などであり，加えて肺病変からの直接吸引で細菌が証明されれば確定診断となる．治療は適切な抗菌薬の投与である．予防策としては，適切な体位（頭部の挙上），口腔の清潔，分泌物の持続吸引，吸引時の清潔操作，胃部膨満による気道への逆流を避けることなどがある．[171]

人工呼吸器脳　respirator brain　脳死のあとも人工呼吸器により心肺機能を維持された患者の脳にみられる現象．脳への血流はとだえ，自己融解による死後変化と考えられる高度の浮腫，点状出血，組織融解などがみられる．[196]

人工呼吸法　artificial respiration ［人工換気法，人工通気］ 呼吸停止または呼吸不全に対し，気道内に間欠的に空気または酸素を陽圧で送り込み，肺を膨張させてガス交換を図る方法（陽圧換気法）．人が直接自分の呼気を使って行う方法（口対口人工呼吸法，口対鼻人工呼吸法）と，患者の口および鼻にマスクを当て，用手的に行う方法，人工呼吸器を使って機械的に行う方法がある．人工呼吸器を使う場合には気管内にチューブを挿入し，それを人工呼吸器に接続して行う．人工呼吸を行うときは気道をチェックし，誤嚥した異物や大量喀痰が存在したら，それを除去してから行う．[801]

人工骨　artificial bone　主に骨欠損部に対する補塡材として用いられる人工材料である．生体親和性に富み，骨との結合能を有する生体活性 bioactive 物質であり，ハイドロキシアパタイト hydroxyapatite（HA），βリン酸三カルシウム tricalcium phosphate（β-TCP），A-Wガラスセラミックス apatite-wollastonite glass ceramics（AWG）などがある．このうちHAとAWGには吸収性はないが，β-TCPは移植された骨組織内で経時的に吸収されながら自家骨に置換されるという特性がある．HA と β-TCP はともに良好な骨伝導能を有しているが，これらは単体あるいは複合体として製造され，その形態（多孔体，緻密体），気孔率，気孔径の違いにより特性が異なるさまざまな製品がある．臨床的には骨腫瘍切除後の骨欠損部や人工関節ルーズニング（緩み）時にみられる骨欠損部に対し，単一もしくは自家骨，同種骨と混合して充填される．また近年では，セメントレス人工関節の初期固定の向上を目的として，人工関節金属面に HA と β-TCP を表面加工して用いられている．HA と β-TCP は強度の点でセラミックス特有のもろいという特性がある．一方，AWG は CaO，P_2O_5，MgO，SiO_2 系の結晶化ガラスであり，その機械的強度が皮質骨よりも優れ，荷重部などでも使用できる人工骨である．臨床的には脊椎椎体固定術での人工椎体や椎間・椎弓スペーサーや腸骨採取後の骨欠損に対する腸骨スペーサーとして使用されている．[1300]

人工骨頭　articular head prosthesis　股関節と肩関節で用いられる関節再建材料である．股関節では 1942 年にムーア Austin Moore らによりはじめて用いられ，現在でも高齢者の大腿骨頸部骨折や臼蓋に変化の少ない大腿骨頭壊死の治療に広く使用されている．当初使用された人工骨頭は金属のみからなる一体型構造であったが，その後，骨頭部にポリエチレンと金属のベアリング機構を有するダブルベアリング式人工骨頭が開発され，今日ではほとんどこの機種が使用されている．現在ではさまざまな種類があるが，金属材料はコバルト・クロム合金かチタン合金によるものが多く，長い柄の部分（ステム）を転子部以下の骨髄腔内に挿入して大腿骨に固定する．固定法の点では骨セメントによるものとセメントを使用しないもの（セメントレス）の 2 つのものがあり，年齢と骨質により使い分けられている．肩の人工骨頭でもダブルベアリング構造のものが市場に供されている．[1300]

人工骨頭置換術　prosthetic replacement of femoral head and humeral head　股関節と肩関節において行われる手術法．人工関節置換術が骨頭と臼蓋の両方を置換するのに対し，本法は骨頭（大腿骨頭 femoral head と上腕骨頭 humeral head）のみを切除して人工骨頭で置換する．股関節では高齢者の大腿骨頸部骨折（内側骨折）で骨癒合が期待できない場合，大腿骨頸部偽関節，大腿骨頭無腐性壊死，大腿骨近位部骨腫瘍などの治療として広く行われている手術法であり，これらの治療における術後成績は良好である．変形性股関節症に対する治療として行われた時期もあったが，その治療成績は必ずしも良好ではなく，今日ほとんど行われていない．また，肩関節では上腕骨近位端の粉砕型骨折で骨接合術の困難なものや，上腕骨頭壊死の続発が予測される症例に対して使用されているが，股関節ほど頻繁に行われてはいない．[1300]

人工鼓膜　artificial eardrum　鼓膜に穿孔がある場合，穿孔部に薄い膜を当てて穿孔をふさぎ，聴力の改善の有無をみる目的で用いるもの．穿孔閉鎖には湿潤した綿花，タバコの巻き紙などの薄い紙，ポリ塩化ビニリデンなどの薄膜が用いられる．鼓膜，耳小骨，内耳窓膜の可動性や耳小骨連鎖の有無を調べ，術前に聴力回復の程度を検査する方法を鼓膜穿孔閉鎖試験（いわゆるパッチテスト）という．また慢性中耳炎の聴力改善の目的でゴム膜などが使われることもある．[887]

人工コロイド溶液⇨同人工血漿増量剤→1538

人口再生産　reproduction of population　ある集団において，新たに出生した子どもが成長して次世代の子どもを出生し，またその世代が次世代の子どもを出生すること．その集団における出生力は，出産可能な年齢の女性人口の規模と，女性 1 人が一生で出産する子どもの数で規定される．女性 1 人が一生で何人の女児を産むかを表す指標を再生産率という．純再生産率が 1.0 を上回っていると将来人口は増加し，1.0 を下回っていると減少する．わが国での純再生産率は 2007（平成 19）年現在 0.64 である．[1211] ⇨参再生産率→1158，純再生産率→1415

信号雑音比　S/N (signal-to-noise) ratio；SNR　［S/N 比］ある入力信号（S）を増幅回路で増幅して取り出しても，増幅された信号のほかに雑音（N）が含まれるのが一般的である．この S と N の比を対数で表したものを信号雑音比（S/N 比）といい，デシベル（dB）という数値で表される．S/N 比は大きいほどその品質は良好であり，電気の領域では通信回線や増幅回路の性能や品質を表す数値の 1 つである．入力信号には電力（W）や電圧（V）などがある．いま，信号電力（W）を P_S，雑音電力（W）を P_N とすると，$S/N(dB) = 10 \times \log(P_S/P_N)$ で表される．また，信号電圧（V）を V_S，雑音電圧（V）を V_N とすると，$S/N(dB) = 20 \times \log(V_S/V_N)$ で表される．電流の場合も電圧と同式で扱う．音楽再生装置で音量を大きくすると雑音が聞こえるようになる．これは音楽信号も雑音信号も同じ比率で増幅されるためである．S/N 比の大きい装置ほど音量を上げても雑音が聞こえにくい．ちなみに，音楽 CD 再生装置の S/N 比は約 90 dB，AM 放送は約 50 dB とされている．[822]

信号雑音比《超音波の》　S/N (signal-to-noise) ratio；SNR　［SN 比］　超音波検査による測定信号中の有効信号成分（シグナル signal）と雑音成分（ノイズ noise）の比．この値が高いほど雑音が少なく良好な信号が得られる．[955] ⇨参ノイズ→2291

人工産物　artifact　［アーチファクト］　情報を記録したり，物質や構造を創生したりする際に，偶発的に生成されたもの．特に，CT や MRI 画像などの検査データや実験データに，操作・装置の問題や性能の限界により混入した誤りについてしばしば用いられる．[543] ⇨参アーチファクト《超音波検査の》→129

人工歯　artificial tooth　部分床義歯や全部床義歯などの歯の部分に用いる既製の歯．材質により陶歯，レジン歯などがあり，種々の形態，大きさ，色調の既製品がつくられている．[1310]

人工歯冠　artificial crown⇨同クラウン《歯科における》→823

人工歯根　artificial tooth root，dental implant　［インプラント］　顎骨内に支持，維持を求める欠損補綴（てつ）の支台．骨内に埋め込んで骨と結合させ，歯根の代用とする．これに人工の歯冠を連結して単独インプラント，または支台歯としてインプラントブリッジとする．有床義歯を支えれば，インプラント義歯となる．素材は，現在ではすべてチタニウムであるが，骨細胞との結合や植え込み初期の固定をよくするために，表面性状や形態にさまざまな工夫をした製品が開発されている．[1310]

し

●人工歯根

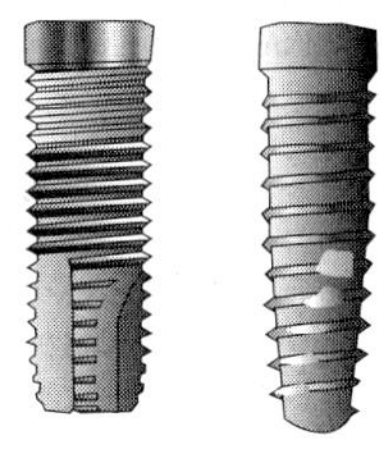

人工死産⇨参人工妊娠中絶→1545

人工膝関節 knee prosthesis, artificial knee joint 膝関節の機能再建を目的として開発された人工関節．当初開発された人工関節は蝶番型関節であったが，術後長期的には緩みや人工関節周囲の骨折が発生するなどの問題が生じたため，現在はほとんどが非蝶番型の表面置換型人工膝関節が使用されている．大腿骨側部品の材質はコバルト・クロム合金またはセラミックで，脛骨側部品はコバルト・クロム合金やチタン合金よりなる．関節摺動面はコバルト・クロム合金またはセラミックと超高分子量ポリエチレンの組み合わせである．人工関節と骨との固定法には，骨セメント固定式とセメントレス固定式の2種類があるが術後成績に大差はない．また後十字靱帯を温存する型と切除する型の2種があるが，両者の優劣については結論が出ていない．加えて，膝関節内側・外側関節面のどちらか一方のみを置換するもの(単顆置換型人工膝関節)がある．現在使用されている機種では手術侵襲と術後可動域の点で利点があり，適応を選べば良好な成績が得られるとされている．なお，高度の動揺性を伴う例や再置換例では回旋運動機構をもつ蝶番型関節が，現在でもときに使用されている．[1300]

人工膝関節全置換術⇨同膝関節全置換術→1308

人工授精 artificial insemination 性交によらず，精液を直接子宮内に注入する方法．場合によっては排卵誘発の治療と一緒に行い，排卵のタイミングに合わせて実施する．精子の条件をよくするため，4日ほど前から禁欲し，授精を行う当日の朝，精液を採取する．通常洗浄，濃縮し運動性の良好な精子を選別調整する．人工授精は，麻酔なしで行うことができ，患者は注入後20分程度ベッド上安静にするだけで帰宅できる．人工授精には，配偶者(夫)の精子を用いる配偶者間人工授精(AIH)と非配偶者(第三者)の精子を使用する非配偶者間人工授精(AID)がある．[998] ⇨参体外受精-胚(配偶子)移植→1861

人工受動免疫⇨参受身免疫→323

信号症状 signal symptom⇨同アウラ→134

人工食道 artificial esophagus, esophageal prosthesis 切除した食道の代替器官や，著しい狭窄に対して食道をバイパスする目的で用いられる円筒状の器物．これまでのものは食物が通過する空間としては機能するが，蠕動運動など内容物を自動的に輸送する機構がないことが大きな問題点で，実際の臨床に応用される機会は少なかった．最近は，再生医療学の発達やロボット工学の応用で，本来の食道組織の発達を促し，一部(またはすべて)を将来的に置換させる工夫や，蠕動運動を自動的に行う工夫が研究，開発されている．[485]

人工心臓 artificial heart, mechanical heart 傷害された心臓の機能を代行する人工臓器．低下した心臓の機能を一時的に補助する補助人工心臓 ventricular assist device(VAD)と，回復不可能な心臓を切除して置き換える完全人工心臓 total artificial heart(TAH)とに分けられる．人工心臓は，血液ポンプ，駆動装置，制御装置，計測装置，エネルギー源から構成されており，耐久性，生体適合性，長期使用可能なエネルギー源，血栓形成・感染の防止などについて研究が重ねられているが，いまだ満足できるものは完成されていない．現在，心臓移植までのつなぎとして，あるいは末期心不全患者など，短期的にのみ用いられている．[485]

人工腎臓 artificial kidney, kidney machine 腎機能を人工的に代行しようとする治療法．腎は窒素代謝産物の排泄や，水・電解質代謝の恒常性の維持，酸塩基平衡の維持などのさまざまな機能を担っているが，腎機能が悪化し生体腎による生命維持が困難になった際には，機能を代行する人工腎による治療が行われる．主な方法としては，透析療法(血液透析，腹膜透析)，血液透析の変法〔血液濾過，血液透析濾過，持続的血液透析(濾過)，血液吸着〕などがある．透析療法には，透析膜に人工膜を利用する血液透析と，腹膜を利用する腹膜透析があり，血液と透析液を透析膜を介して接触させ，拡散と濾過(浸透)の原理により腎機能の異常を是正する．血液濾過は溶質の除去を限界濾過にて行う方法で，血液透析濾過は透析と濾過を同時に行う方法．持続的血液透析(濾過)は急性期の多臓器不全患者などに対し持続的に透析を行う方法で，血液吸着は吸着剤に尿毒素を吸着させる方法．[858]

人工靱帯 artificial ligament 膝関節を主とする関節靱帯損傷の治療に用いる人工物．人工靱帯そのものに永久的な靱帯としての機能を頼る補綴型 prosthetic type (Gore-Tex® 人工靱帯，Dacron® 人工靱帯)，術直後にはその機能を人工靱帯に依存し徐々に人工靱帯周囲に誘導された自家組織により靱帯としての機能を期待する支持組織型 scaffold type(Leeds-Keio 人工靱帯)，さらに自家組織との併用で人工靱帯を使用し自家組織が成熟するまでの間の再建靱帯に加わるストレスの一部分を人工靱帯が担うことを目的とする増強型 stent type(ケネディ・ラッド Kennedy-LAD 人工靱帯)がある．これらは半永久的に関節内に残存し，関節炎を繰り返すなどの問題点もあるため，現在は自家移植が生着するまでの補強として用いられることが多い．[1300]

人工心肺 pump oxygenator, cardiopulmonary bypass; CPB, artificial heart-lung machine 心臓のポンプ機能が停止している間，これに代わって全身の臓器の血液灌流を行い，同時に肺の呼吸機能を代行して血液のガス交換を行う装置．静脈回路，貯血槽，血液ポンプ，酸素化装置(人工肺)，熱交換器，動脈回路，吸引・ベント回路などから構成されている．主に開心術や胸部大動脈瘤手術時の補助手段として用いられ，上下大静脈の静脈血を脱血カニューレを通して人工肺に導いて炭酸ガス排除と酸素添加を行って動脈血化し，血液ポンプを使って動脈に送り込んで全身の循環を維持する．1953年，ギボン John Gibbon が心房中隔欠損症閉鎖術に用いたのが世界初の臨床成功例で，その後，開心術は飛躍的に進歩した．人工肺には，血液中に直接酸素ガスを吹送して血液の酸素化を行う気泡型と，透過膜を介して拡散によりガス交換を行う膜型があり，膜型肺は長時間の使用でも血液成分の損傷や血漿タンパクの変性が少なく，より生理的のため最近は膜型肺が使用されている．血液ポンプにはローラーポンプと遠心ポンプがある．ローラーポンプはラテックス，タイゴン，塩化ビニルなどの弾性をもつチューブをモーターによって回転するローラーがしごいて送血し，同時にチューブが復元するときの陰圧で血液を吸引する．遠心ポンプでは円錐型のポンプヘッドへ流入した血液が，内部の回転コーンと接触することにより粘性を介して遠心力を与えられ駆出される．コーンは駆動装置のマグネットから磁気円盤を介して動力が伝えられ回転する．その他，急性心不全などに対する緊急時補助循環として用いられる経皮的心肺補助法 percutaneous cardio-pulmonary support（PCPS）は遠心ポンプと膜型人工肺を用いた閉鎖型回路の人工心肺であり，これを肺のガス交換能が高度に障害された際の呼吸補助として用いればECMO（体外膜型肺 extracorporeal membrane oxygenation）と呼ばれる．[932] ⇨参膜型人工肺→2729，体外循環→1862，直視下心臓手術→2021

人工蕁麻疹（じんましん） **factitious urticaria** 圧迫や摩擦などの機械的刺激により生じる蕁麻疹のこと．機械的刺激が加わるベルトなどの下の皮膚にかゆみを伴う膨疹を生じ，掻破するとさらに膨疹は拡大．IgE が因子となることもある．原因となる圧迫や摩擦を避けるように指導する．[381]

人工〔膵〕β 細胞 **artificial beta cell**⇨同人工膵臓→1542

人工水晶体 **artificial lens**⇨同眼内レンズ→647

人工水晶体挿入術 **implantation of artificial lens**⇨同眼内レンズ挿入術→647

人工膵臓 **artificial pancreas** ［人工膵島，人工〔膵〕β 細胞］ 生理的な血糖制御を目的に開発された装置．血糖を測定し，血糖の推移を解析するためのコンピュータシステムを用いた制御部門を介して自動的に必要量のインスリンを注入する．糖尿病昏睡の治療や手術時の血糖管理，グルコースクランプ法によるインスリンの感受性評価などに利用されている．[418]

人工膵島 **artificial endocrine pancreas**⇨同人工膵臓→1542

進行性壊疽（えそ）**性鼻炎** **progressive gangrenous rhinitis**⇨同進行性鼻壊疽（えそ）→1544

進行性延髄麻痺⇨同進行性球麻痺→1542

進行性外眼筋麻痺 **progressive external ophthalmoplegia；PEO** 家族性または散発性に外眼筋に進行性の麻痺をきたす疾患であるが，単一のものではなく，いくつかの疾患を含む．発病は小児期のはじめに多いが，中年で起こるものもある．最初は一眼の軽度の眼瞼下垂で始まり，次第に他の外眼筋もおかされるようになるが，内眼筋（瞳孔反射など）が障害されることはまれ．外眼筋の麻痺以外に多くの神経症状（網膜色素変性症，小脳失調，痙性麻痺，ジストニア，難聴，運動ニューロン疾患，末梢神経障害など）を伴う．カーンズ・セイヤー Kearns-Sayre 症候群は外眼筋麻痺のほか，網膜色素変性症，心伝導障害，小脳症状，脳脊髄液中タンパク質増加などを伴うもので，四肢筋力の低下もみられ，筋肉の生検でミトコンドリアの異常がみられ，ゴモリ Gomori のトリクローム染色で赤色ぼろ線維 ragged-red fiber が出現．[1009]

進行性核上性麻痺 **progressive supranuclear palsy；PSP** ［スティール・リチャードソン・オルシェウスキー症候群］ 1963 年，スティール John C. Steele，リチャードソン John C. Richardson，オルシェウスキー Jerzy Olszewski により報告された進行性の神経変性疾患．症状は主として垂直方向の眼球運動障害，仮性球麻痺，構音障害，頸部のジストニー，認知障害，錐体外路症状，小脳症状など．50 歳代で発症するものが多く，急速に進行して 2-3 年で著明に筋固縮により寝たきりとなり，発病後 4-6 年で感染症などの合併症で死亡するものが多い．一見パーキンソン Parkinson 病に似るがこれと異なり，首を後屈した独特な姿勢と垂直方向の眼球運動障害がみられる．また振戦がなく，L-ドパ製剤もあまり有効ではない．淡蒼球，視床下核，視蓋前域，上丘，赤核，中脳被蓋，橋，黒質，青斑核，第 3，第 4 脳神経核，前庭神経核，小脳歯状核の神経細胞の消失や腫脹があり，また広範に神経原線維変化がみられる．一方，大脳皮質，小脳皮質はよく保たれる．[1009]

進行性顔面片側萎縮症 **progressive hemifacial atrophy** ［ロンバーグ病，パリー・ロンベルク病］ 思春期より顔面の片側が萎縮をきたす原因不明の疾患．顔面の傍正中側から皮下脂肪の萎縮が始まり，筋肉さらに骨・軟骨に至る．顔面片側の軟部組織の萎縮が多いが，まれに両側性にみられることもある．重症例では額部などの骨にも陥凹をきたすため，刀で切られたような所見（クーデサーベル変形）を呈する．通常では思春期以降には進行は止まるといわれているので，その頃より変形に対する形成外科的治療を開始し，真皮ならびに皮下脂肪組織の移植を行う．[688]

進行性気腫性嚢胞 **progressive emphysematous bulla** ［消失肺，バニッシングラング］ ブラ（気腫性嚢胞），ブレブ（嚢胞の壁の一部が胸膜になっているもの）が進行性に拡大していく疾患．閉塞性気道狭窄に伴い，単胞性あるいは多胞性の嚢胞が肺内に大きな部位を占めるようになる．このためこの部位の肺紋理（胸部 X 線写真で肺野に認める肺血管の樹枝状陰影）が消失し，あたかも肺組織が喪失したように見えることから，消失肺 vanishing lung ともいわれる．単発性の場合は肺機能障害はほとんどないが，多発性の場合には気腫化と強い肺の換気障害を伴うことが多い．[953]

進行性球麻痺 **progressive bulbar paralysis；PBP** ［進行性延髄麻痺］ 延髄の運動神経核が進行性萎縮によって変性し，脊髄性進行性筋萎縮症や筋萎縮性側索硬化症に伴って生じる麻痺病変．50 歳代以降の中年男性に多く遺伝性に発症．構音，咀嚼，嚥下などの障害を伴い，誤嚥が原因の窒息，呼吸器感染症および麻痺などで死に至る．[791] ⇨参球麻痺→746，仮性球麻痺→505，進行性核上性麻痺→1542

進行性強直性対麻痺⇨同遺伝性痙性対麻痺→262

進行性筋ジストロフィー **progressive muscular dystrophy；PMD** 骨格筋細胞の変性・壊死を主病変とし，進行性の筋力低下をみる遺伝性の疾患．遺伝形式によっていくつかのタイプに分けられている．これらのうちデュシェンヌ Duchenne 型筋ジストロフィーは最も頻度が高く，男児に発症する．筋細胞膜の裏打ちタンパクであるジストロフィンタンパクをコードする X

染色体上の遺伝子異常によるもので，2/3は保因者からの性染色体劣性遺伝により，1/3は染色体上の新しい突然変異により発症する．5歳頃までに発症し，筋の仮性肥大(腓腹筋)，登はん性起立(ガワーズ徴候 Gowers sign)(臥位から立位への移行の際にみられる特異な体勢)や動揺性歩行 waddling gaitがみられる．ベッカー Becker型はジストロフィンタンパクの部分欠損で起こり，進行はデュシェンヌ型に比べて遅い．肢帯型は常染色体劣性遺伝，顔面・肩甲・上腕型は常染色体優性遺伝であり，両者とも軽症例が多い．先天型は常染色体劣性遺伝で10歳前後で死亡する例が多い．[1300]

進行性再発性皮膚線維腫 progressive recurring dermatofibroma⇨同隆起性皮膚線維肉腫⇀2936

人口政策 population policy 人口の抑制あるいは増加を意図して講じる政策的措置のこと．開発途上国における乳児死亡率の低下などによる急激な人口増加の問題，わが国をはじめ先進国における少子化や平均寿命の伸びによる人口の高齢化問題に対処する政策をいう．開発途上国での人口抑制の重要な公衆衛生的政策としては，家族計画・母子保健サービスがある．また，1979年から中国で実施された夫婦1組に子ども1人というわゆるひとりっ子政策は，人口抑制策として有名．[1211] ⇨参人口問題⇀1546

進行性指掌角皮症 keratoderma tylodes palmaris progressiva 利き腕である手指の尖端の主に掌側の皮膚が乾燥して粗糙となり，落屑(らくせつ)，亀裂，光沢，指紋消失をきたす状態をいい，進行性に手掌へと拡大する．手湿疹の一型とされる．若年から中年の女性で，水仕事をする人に多い．水，洗剤，機械的刺激などが誘因のことが多く，冬季に増悪する．外的刺激を避け保湿に努める．[1560] ⇨参主婦湿疹⇀1405

進行性脂肪異栄養症 progressive lipodystrophy⇨同進行性リポジストロフィー⇀1544

進行性小脳性協働収縮異常症 dyssynergia cerebellaris progressiva ラムゼー=ハント Ramsay Huntにより提唱された症候群で小脳失調，ミオクローヌス，小脳性振戦などを特徴とする．ラムゼー=ハントの記載では初発は7-17歳で，小脳失調が1-20年後に起こる．舞踏病，アテトーシス，てんかん大発作や知能低下を伴うこともある．病理学的には後索，脊髄小脳路，歯状核，および上小脳脚，錐体路の変性などが認められる．最近では病理学的に歯状核赤核淡蒼球ルイ体萎縮症，ミオクローヌスてんかん，フリードライヒ Friedreich病，ラフォラ Lafora病，リピドーシスなどのさまざまな疾患に分かれるものと考えられている．ラムゼー=ハント James Ramsay Huntはアメリカの神経内科医(1872-1937)．[1009]

進行性神経筋萎縮症 ⇨同シャルコー・マリー・トゥース病⇀1361

進行性脊髄性筋萎縮症 progressive spinal muscular atrophy 下位運動ニューロンのみをおかす運動ニューロン疾患であり，上位運動ニューロンもおかされる筋萎縮性側索硬化症(ALS)とは異なる．アラン・デュシェンヌ Aran-Duchenne病，ヴュルピアン・ベルンハルト Vulpian-Bernhardt病などがある．いずれも筋萎縮と脱力が主な症状．アラン・デュシェンヌ病は筋萎縮と脱力が上肢遠位部より，またヴュルピアン・ベルンハルト病は上肢帯より始まる．これらの疾患は筋線維束攣縮を認めることが多く，腱反射は消失ないし減弱．しかし感覚障害や膀胱直腸障害はない．経過は非常にゆっくりと進行．根本的な治療法はない．[1009] ⇨参デュシェンヌ・アラン病⇀2070

進行性全身性硬化症 progressive systemic sclerosis；PSS ⇨同全身性強皮症⇀1768

人口静態統計 population census statistics，static statistics of population ［人口センサス］ ある1時点における，集団の人口を把握する統計をさす．時点を決め，悉皆(しっかい)調査で人数を把握する人口センサスが，先進国では実施されている．わが国では，人口センサスとして国勢調査が1920(大正9)年から5年ごとに実施されている．全国を約50世帯からなる国勢調査区に区分して，質問票を配布し，各調査区に任命された国勢調査員が各世帯を訪問し質問票を回収することで，10月1日午前0時時点の日本の人口を把握する．国勢調査からは，全人口のみならず，性別・年齢といった属性別の人口も把握される．[1211]

進行性多巣性白質脳症 progressive multifocal leukoencephalopathy；PML ［進行性多病巣性脳症］ パポバウイルスによって起こるまれな亜急性の脱髄性疾患．多くは細胞免疫不全のある患者(例えば，肺癌や乳癌，白血病，ホジキン Hodgkin病などの患者や免疫抑制薬を使用している患者)が罹患する．最近ではエイズ(AIDS)の場合の日和見感染の1つとして増加している．白質に多巣性で一部融合した脱髄巣を生じ，軽度から中等度の細胞浸潤を伴う．オリゴデンドログリアの核内に好酸性封入体がみられ，パポバウイルスによるこのグリアの破壊が原因と考えられている．臨床症状は病巣部位により多彩．突然発病することが多く，精神症状，運動片麻痺，その他の巣症状が出現．脳神経麻痺，運動失調症，脊髄症状は比較的少ない．髄液は正常のことが多く，脳波では徐波がみられ，CTでは多巣性の低吸収域が，MRIでは同じくT_2強調画像で高信号域がみられる．経過は進行性で数か月で死亡するが，まれに数年の経過をとるものがある．DNA抑制薬を用いるが，効果は不十分．[1009]

進行性多病巣性脳症⇨同進行性多巣性白質脳症⇀1543

進行性淡蒼球萎縮症 progressive pallidal atrophy 淡蒼球の萎縮を主体とし，これに黒質の変性を合併することがあるまれな疾患．20歳以降に発症し，パーキンソニズム，ジストニー，アテトーゼを呈する．原因は不明．パーキンソン Parkinson病に準じた治療を行う．[1009]

進行性頭蓋骨骨折 growing skull fracture ［拡大性頭蓋骨骨折］ 脳が急速に発育している乳幼児期の頭部損傷

●進行性(拡大性)頭蓋骨骨折の起こり方

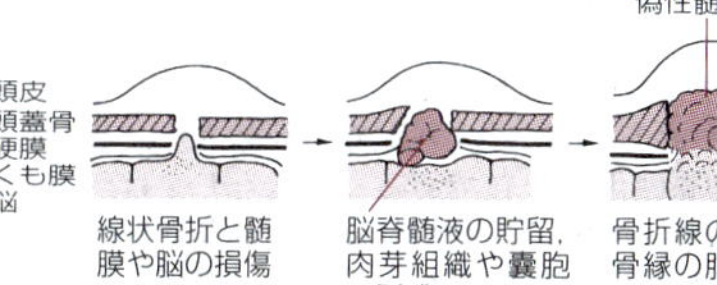

重森稔(山浦晶ほか編)：標準脳神経外科学 第10版，p.257，図288，医学書院，2005

し

に特有なもの．通常の線状骨折が外傷後数週から数か月たって骨折線が拡大し，膨隆部で拍動を触れ，骨折端部が隆起している状態．治療は硬膜の閉鎖を行う．[791]

進行性内耳性難聴 progressive cochlear hearing loss 内耳障害による感音難聴(内耳性難聴)が進行して，さらに高度難聴になっていくものをいう．進行の速度により，①急速に進行するもの：突発性難聴など，②緩徐に進行するもの：多くは遺伝性のもの．常染色体優性遺伝では言語習得後に徐々に進行する．常染色体劣性遺伝では一般に先天性で高度難聴，③自己免疫疾患と関連したもの：変動しつつ進行するもの(結節性多発性動脈炎，コーガン Cogan 症候群など)などに分類される．[887]

進行性鼻壊疽(えそ) non-healing granuloma of nose ［**進行性壊疽**(えそ)**性鼻炎，悪性正中肉芽腫**］ 鼻腔を中心に顔面，口蓋などに進行性の壊死性肉芽腫性の病変を起こす疾患．[514] ⇨参鼻壊疽(えそ)→2427

進行性皮質下性血管性脳症 progressive subcortical vascular encephalopathy⇨同ビンスワンガー病→2504

進行性皮膚硬化症 progressive scleroderma⇨同全身性強皮症→1768

進行性ミオクローヌスてんかん progressive myoclonus epilepsy；PME⇨同ミオクローヌスてんかん→2761

進行性リポジストロフィー progressive lipodystrophy ［**進行性脂肪異栄養症，萎縮性脂肪腫症**］ アリルスルファターゼ A の欠損により，スルファチドの代謝が盛んな脳白質，末梢神経，肝，腎などにスルファチドの異常蓄積をきたす常染色体劣性遺伝疾患．生後約 1 歳から発症するものが多く，四肢，特に下肢の運動障害，筋緊張低下，全身性痙攣，知的障害，視力障害が進行する．検査は白血球，線維芽細胞でのアリルスルファターゼ活性の測定を行う．[987]

人口センサス⇨同人口静態統計→1543

人工臓器 artificial organ 病気や損傷により機能や組織が荒廃してしまった臓器の代替手段として人工的につくられたもの．これらは心臓，肝臓，腎臓などの機能を代行する機械装置的なもの，血管，骨，皮膚などの組織そのものの代行となるもの，血液など体液の代行となるものなどさまざまな形態をとる．その材質や，基本となる研究分野は工学，電気工学，分子生物学，材料工学，組織生体工学など多岐にわたり，幅広い分野の研究者が知識や技術を集積し，開発している．現在，一般に普及しているものとしては，血液透析器や人工関節などが知られている．今後，期待されている分野として，ES 細胞 embryonic stem cell (胚性幹細胞)を応用する再生医学があるが，日本では技術的側面のほか，倫理的問題の面から現在 ES 細胞の使用は基礎研究に限られている．[1415]

人工造腟術⇨同造腟術→1822

腎梗塞 kidney infarction，renal infarction 腎動脈の主部または分枝が閉塞され，その支配領域が壊死に陥り，腎の萎縮・線維化へと進んだ病態．原因として最も多いのが外傷で，他には大動脈瘤，腎動脈瘤，心血管系疾患，動脈硬化症などである．症状としては，急激に発症する嘔気・嘔吐，側腹部痛，発熱などで，梗塞の程度が軽い場合は側副路が形成され，無症状のこともある．腎動脈造影で診断は確定する．[474]

人工塞栓術⇨同カテーテル塞栓法→535

人工太陽灯 artificial sunlight lamp 殺菌効果をもつ紫外線を人工的につくり出す装置で，水銀灯の一種．医療用として光源治療に用いる．[543]

人工多能性幹細胞 induced pluripotent stem cell；iPS cell⇨同iPS 細胞→68

人工知能 artificial intelligence；AI 人間と同様に知識を記憶し，これを処理して問題を解くソフトウエア技術のこと．コンピュータは数値計算を行う機械として登場したが，高い性能が認められるにつれ，人間と同様にいわゆる考える機械として期待されるようになった．医療分野では，特に診断や治療法選択を支援するシステムに利用され，1970 年代には感染症の診断と治療に関するコンサルテーションシステム MYCIN が登場したが，専門医に代わるシステムは現実にはそれほど普及しなかった．その後，医師の意思決定を監視し，不適切な決定に対し警告を発するシステムが開発され，アメリカやヨーロッパでは盛んに導入されて高く評価されるようになった．日本ではおくれをとっているが，最近ではオーダーエントリーシステムに処方の監査をするなどの機能が盛り込まれるようになり，電子カルテの普及に伴って，今後の発展が期待される．[1387]

人工肘関節置換術 artificial elbow joint replacement 強直または破壊された肘関節に行われる再建手術の一方法で，人工物で入れ換える手術法．人工肘関節には運動を屈伸方向のみに制限する蝶番型と屈伸のほかに軽度の回旋も許す非蝶番型があり，蝶番型は合併症も多く近年はあまり使用されず，非蝶番型が使用される．人工肘関節置換に際して対象となる関節面は上腕骨，橈骨，尺骨より形成される腕橈関節，腕尺関節，橈尺関節の 3 関節であるが，腕尺関節置換が最も多く，これに腕橈関節も置換する型とがある．対象となる疾患は，第一に関節リウマチであるが，近年では変形性関節症・外傷性肘関節症などでも行われることがあり，年齢などを加味して慎重に行うべきである．感染症を有する例では禁忌．[1448]

人工中耳 artificial middle ear，implantable hearing aid⇨同植込み型補聴器→318

人工通気 artificial breathing⇨同人工呼吸法→1539

人口統計 population statistics 国や都道府県など一定の地域に住む人の総数に関する統計．一時点における人口静態統計と，時間的区間での人口の変化を示す人口動態統計とに大別できる．わが国では，前者を国勢調査で，後者を人口動態調査で把握している．国際統計としては，人口のほか，平均余命などのデータが『人口統計年鑑 Demographic Yearbook』として，また国・地域数は少ないものの，出生・死亡などの人口動態データが『人口および人口動態報告 Population and Vital Statistics Report』として，国際連合から資料が刊行されている．また，WHO による『世界保健統計年鑑 World Health Statistics Annual』にも各国の人口動態統計データが収録されている．[1211]

人口統計学的要因(属性)⇨同個体要因(属性)→1100

人工透析 hemodialysis；HD 腎不全などの患者に人工腎臓によって純物理化学的に透析を行い，水分，電解質，酸塩基平衡異常や高窒素血症を是正すること．適応症は大別して急性・慢性腎不全，薬物中毒，高度の浮腫および肝疾患．1回につき数時間を要する．常に患者の病歴，使用薬剤，水分や食事の摂取状態，感染，血液の性状(特にカリウム，尿素，窒素，クレアチニンなど)，循環器の状態などを把握することが重要．[474] ⇨参透析療法⇀2116，血液透析⇀890

人工透析装置 artificial dialysis system 水処理装置，透析液供給装置，ベッドサイドコンソール(個人用透析装置)で構成されている．水処理装置で透析液原液の希釈水を作製し，透析液供給装置で透析水，基本剤A原液，重曹B液を希釈混合して透析液とし，ベッドサイドコンソールには血液ポンプ，持続注入器，気泡検知器など透析に必要な機構が組み込まれている．[858]

人口動態 movement of population，population dynamics ある一定の時間的区間における，集団の人口の変動状況のこと．要因には，出生・死亡といった自然動態と，他集団との人口移動による社会動態がある．わが国では毎年，出生・死亡・婚姻・離婚・死産の5項目についての届出に基づいた人口動態統計と，国際人口移動についての法務省の出入国管理統計年報が公表されている．2008(平成20)年の出生数は109万件，死亡数は114万件と，自然動態では1年間で約5万人の減少であった．一方，出入国者による社会増減は，2008(同20)年では約4万5,000人の減少であった(人口推計年報，総務省)．[1211] ⇨参人口動態統計⇀1545

人口動態統計 vital statistics〔of population〕 人口動態調査の結果に基づいた統計．わが国では「戸籍法」などに基づき，指定統計として出生・死亡・死産・婚姻・離婚の5つの事象について，全数が人口動態調査で把握される．各事象が発生すると，届出に基づいて人口動態調査票が市区町村長により作成され，保健所長，都道府県知事を経由して厚生労働大臣に報告される．調査期間は当該年の1月1日から12月31日までで，その結果は毎年「人口動態統計」として公表されるほか，速報・月報も毎月公表されている．日本において発生した日本人に関する事象の集計であるが，日本人の外国における事象，外国人の日本における事象についても参考として掲載されている．[1211]

人工冬眠 artificial hibernation ［冬眠療法］ 自律神経遮断薬を投与すると同時に体温を下げ，主に自律神経と内分泌系に起こる侵襲に対する生体の過剰防御反応を抑制すること．麻酔に似た状態となるため，疾患や障害の治療に応用される．[485]

人工内耳 artificial cochlea 内耳へ永久電極を挿入し，内耳の機能を電子機器にて代行させる装置．音声による言語習得後に両側内耳機能がまったく変性消失して，聾となった患者に対し試みられている．人工内耳には電極を多くするなどの種々の改良が試みられており，近年は高度感音難聴者にも手術効果が期待できるようになっている．[211]

人工乳⇨参人工栄養法⇀1536

人工妊娠中絶 artificial termination of pregnancy ［人工流産］ 手術操作ないし薬物により人工的に胎児およびその付属物を子宮外に排除し，妊娠を中途で終了させること．「母体保護法」指定医が法に則って行う．妊娠12週程度までは子宮内容除去術が行われることが多いが，必要な場合はできるだけ早期に実施するほうがリスクが少ない．12週以降は子宮収縮薬(プロスタグランジン製剤)を使用することが多い．[998] ⇨参妊娠中絶⇀2267

人工肺⇨同膜型人工肺⇀2729

人口爆発 population explosion 急激な人口の増加のこと．特に開発途上国では食料需給や公衆衛生上の大きな問題となり，人口増加抑制のためのさまざまな保健対策が試みられている．[1211]

人工破水 artificial rupture of membrane⇨同人工破膜⇀1545

人工発熱⇨同発熱療法⇀2387

人工破膜 artificial rupture of membrane ［人工破水］ 陣痛誘発，促進または胎児頭皮電極による胎児心拍モニター装着を目的に，人工的に卵膜を破り破水させる手技．分娩中の早期破膜により分娩時間は短縮されるが，子宮内感染や臍帯圧迫による胎児心拍パターンの出現，臍帯脱出(破水後に胎児よりも先に臍帯が産道内に出てしまうこと)などリスクを増大させる可能性がある．[1323] ⇨参自然破水(膜)⇀1297

人工皮膚炎 factitial dermatitis，dermatitis artefacta 精神障害が皮膚を標的として発現している病態(心身症性皮膚疾患)．患者自身は自傷行為を否定する．皮膚病変を主訴に受診することもある．皮膚病変は紫斑・水疱・潰瘍などであり，病変部と周囲健常部との境界が明瞭であること，人工的な形，手の届く範囲にのみ存在することなどが特徴である．精神障害としては人格障害，解離性障害，強迫性障害，うつ病などがある．皮膚炎の治療を行うことで信頼関係を築いてから精神科と併診する．[102]

●人工皮膚炎

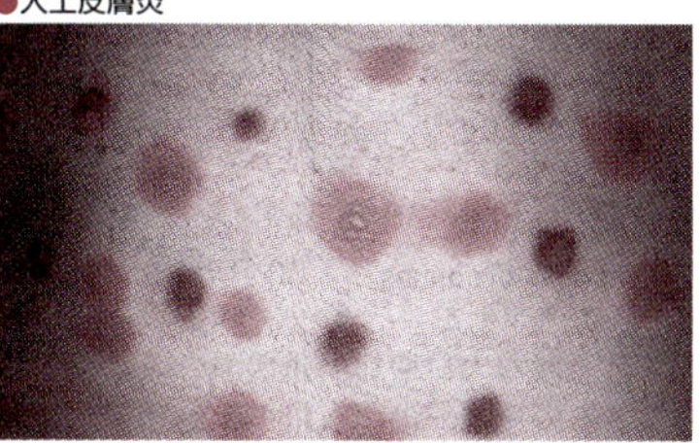

大小の円形紅斑が体幹に均一に分布している．一部に水疱を伴う．

人口ピラミッド population pyramid 集団における性別・年齢別の人口構成の様子を示す図形表示を，その形から人口ピラミッドと呼ぶ．縦軸に年齢階級をとり，各年齢階級の人口(または総人口に占める割合)を男女別に算出し，右に女性について，左に男性について横棒グラフにして，年齢の低いほうから積み重ねる．その集団における出生や死亡の長期的な傾向のみならず，戦争，特定疾患の大流行，丙午(ひのえうま)といった出来事の影響の結果も反映している．わが国では，1950年代までは年齢が低いほど人口が多かったため，裾野が広がったピラミッド型であったが，現在は戦後のベビーブーム期と第二次ベビーブーム期にふくらみをもち，第二次ベビーブーム期以降の年齢層が次第に減っていくひょうたん型をしている．[1211]

人工ペースメーカー artificial pacemaker⇨同心臓ペースメーカー⇀1580

人工弁 prosthetic cardiac valve，artificial valve 荒廃

し

した自己の心臓弁の代用として弁置換術に用いられる人工の弁．機械弁と生体弁(主にブタの大動脈弁，ウシの心膜を使用)とに大別される．機械弁は耐久性の面で生体弁と比べて優れているため広く用いられているが，術後の抗凝固療法が一生涯必要となる．そのため，高齢者，抗凝固療法が困難な患者や妊娠・出産を希望する女性では，生体弁が用いられる．最近，生体弁の使用が多くなっている．[105]

人工放射性同位元素 artificial radioisotope 放射性同位元素(RI)には自然界に存在する天然 RI と人工的につくられた人工 RI がある．人工 RI は原子炉や RI 製造に適するサイクロトロンを用い，原子核に陽子などの荷電粒子や中性子を高速で衝突させ，核反応を起こさせることで製造される．また，半減期の長い親核種の入った装置(ジェネレーター)から娘核種を抽出する方法(ミルキング)でも製造されている．[737]

人工房水 artificial aqueous humor 前房水の組成と同じように調整された液体．白内障手術などの内眼手術時に灌流液として用いられる．[257] ⇨参眼内灌流液→646

進行麻痺 progressive paralysis⇨参梅毒《皮膚科》→2345

人口密度 population density ある一定地域における単位面積当たりの人口数．通常 1 km^2 当たりの人口数で表され，ある国や地域の面積で，その人口を割ったもの．都市化の指標の1つとして用いられる．当該地域に山岳のような住居に向かない地帯を多く含むなど，地理的条件によっては居住可能な地域面積で割って比較することもある．わが国の人口密度は 343 人/km^2〔2005(平成 17)年〕であるが，北海道 72 人/km^2 から東京都 5,751 人/km^2 まで，都道府県別にみると大きくばらついている．国連が推計した大陸別人口密度(2006)では，アフリカ 31 人/km^2，中南米 27 人/km^2，北米 15 人/km^2，アジア 125 人/km^2，ヨーロッパ 32 人/km^2，オセアニア 4 人/km^2 と，アジアの人口密度が高く，オセアニアで低い．[1211]

人口問題 population problems 人口の増減，年齢・性別・地域上の分布の変化などによって生じる社会問題．開発途上国では急激な人口増加，先進国の一部では少子化や長寿による人口高齢化が人口にかかわる問題としてあげられる．これらの人口の変化は，食料需給，就業，家族構成の変化といった，さまざまな社会的問題の基礎的背景となっている．[1211] ⇨参人口政策→1543

人口問題研究所⇨同国立社会保障・人口問題研究所→1094

人工羊水 artificial amniotic fluid 羊水の代用として用いる液体．37℃ に加温した生理的食塩水のほか，これに蒸留水を混ぜて自然の羊水に近づけたもの，または乳酸リンゲル液を用いる．[1323]

人工羊水注入法 artificial amniotic fluid infusion 前期破水後や分娩時の羊水過少，臍帯圧迫，胎児吸引などを予防するために，人工羊水を羊膜腔内に注入する方法．子宮口から子宮内腔にカテーテルを挿入して留置し，点滴セットにより規則的に自然落下させる．破水後の胎児変動一過性徐脈の発生の予防に有効の可能性もある．[1323]

人口予測 population forecast 集団の将来の人口を予測すること．福祉，経済など多くの分野で，施策の計画立案において必要とされる．また，人口および人口構造の変化は，疾病構造や社会保障制度などさまざまなものに影響を与えるため，その将来予測は，保健医療政策においても重要である．2009(平成 21)年のわが国の総人口は 1 億 2,757 万人であるが，国立社会保障・人口問題研究所の「日本の将来推計人口(平成 18 年推計)」によれば，今後人口は長期にわたり減少し，2050 年には 9,500 万人程度になり，その間，年少人口割合は現在の 13.4% から 2050 年には 8.6% へ減少し，老年人口割合は現在の約 22.4% から 39.6% に増加するとしている．一方，国連の世界人口の予測によると，現在の約 68 億人から 2050 年には 91 億人に増加するとされ，国や地域で今後の人口の増減は大きく異なることが予測されている．[1211]

進行流産 inevitable abortion, abortion in progress 切迫流産が進行し自然流産が避けられない状態．通常，子宮出血が増量し，子宮収縮が強く，下腹部痛を伴う．早期に子宮内容除去術を行う．[998] ⇨参切迫流産→1740

人工流産 artificial abortion⇨同人工妊娠中絶→1545

人工涙液 artificial tear 涙液の組成に近いように調整された点眼剤．ドライアイや涙液分泌減少症の症状緩和および角膜炎の治療などに用いられる．[257]

新高齢者保健福祉推進 10 か年戦略 ⇨同新ゴールドプラン→1546

新ゴールドプラン ［新高齢者保健福祉推進 10 か年戦略］ 世界でも類をみない高齢社会への加速とその対応のために，1989(平成元)年に明らかにされた「高齢者保健福祉推進 10 か年戦略」(ゴールドプラン)の進捗状況と全国市町村の老人保健福祉計画の結果を踏まえて 1994(同 6)年，新「高齢者保健福祉推進 10 か年戦略」(ゴールドプラン)として策定された社会福祉政策．基本理念は利用者本位・自立支援，普遍主義，総合的サービスの提供，地域主義．内容は市町村における在宅福祉対策の緊急整備，長寿社会福祉基金の設立，施設の緊急整備，高齢者生きがい対策の推進，長寿科学研究推進 10 か年事業，総合的な福祉施設の整備などであるが，ホームヘルパーや特別養護老人ホームの確保目標，デイサービスセンターやショートステイの施設建設目標の水準を一部上方修正し，さらに認知症老人対策の強化などが加えられている．[457] ⇨参ゴールドプラン 21→1075

腎後性急性腎不全⇨同腎後性腎不全→1546

腎後性腎不全 postrenal failure ［腎後性急性腎不全，腎後性尿毒症］ 結石，腫瘍，凝血，前立腺肥大などによる腎から下部尿路にかけての通過障害，あるいは神経因性膀胱などが原因となり，尿細管内圧が上昇し糸球体濾過値(GFR)の低下，血清尿素窒素(BUN)，クレアチニンの上昇がみられる病態．これらは急性腎不全の病態であるため，通常は腎後性急性腎不全と称されることが多い．症状としては，乏尿，無尿などがみられる．本症のように結石，腫瘍などによる尿路通過障害が原因で生じた乏尿は腎後性乏尿，無尿は腎後性無尿と呼ばれる．片側のみの尿管閉塞では，健側の機能があるために乏尿にはならず片腎性の病態の存在が見過ごされやすい．尿管閉塞の原因を取り除けば腎後性腎不全は速やかに軽快する．[858]

腎後性タンパク尿⇨参タンパク尿→1957

腎後性尿毒症 postrenal uremia⇨同腎後性腎不全→1546

腎後性乏尿⇨参腎後性腎不全→1546

腎後性無尿⇨同閉塞性無尿⇀2620

真骨盤 true pelvis⇨同小骨盤⇀1433

腎固定術 nephropexy 腎下垂症の手術的療法で，症例の多くは女性．普通は腰部斜切開により腎に到達．腎周囲の剝離を十分に行い，腎を本来の解剖学的な位置に戻るように努力する．尿管が屈曲しないように，また腎実質を損傷しないように注意する．代表的な方法としてロウズリー Lowsley 法やデミング Deming 法があるが，最近ではあまり行われない．[118] ⇨参遊走腎⇀2853

腎孤立囊胞⇨同腎囊胞⇀1595

深在性エリテマトーデス⇨参エリテマトーデス⇀369

深在性真菌症 deep (deep-seated) mycosis, systemic mycosis ［**内臓真菌症，全身性真菌症，深部真菌症**］ 生体内に常在する真菌が内因的に，または自然界に生息する真菌が外因的に感染して，さまざまな深部臓器や組織がおかされる感染症．経気道的に感染して肺に初期病変をつくることが多い．いったん発症すると重篤な疾患となることが少なくない．地理的・気候的条件に限定され，病原性が強く健常者にも感染を起こしうる一部の菌種（コクシジオイデス・イミチス *Coccidioides immitis*，ブラストミセス・デルマティティディス *Blastomyces dermatitidis* など）による真菌症を除けば，多くの深在性真菌症は日和見真菌に起因する日和見感染型の疾患である．[324]

深在痛⇨同深部痛⇀1600

深在ネフロン deep nephron⇨同長ループネフロン⇀2020

腎細胞癌

renal cell carcinoma；RCC ［**グラウィッツ腫瘍**］

【概念・定義】 近位尿細管由来の腎悪性腫瘍の1つ．大きさはさまざまで，偽被膜を有し，内部に出血や壊死部位を伴う．腎静脈への腫瘍塞栓を高頻度に認め，まれだが大静脈へ浸潤することもある．肺，リンパ節，骨，副腎，脳，皮下組織への転移を認める．

【疫学】 腎腫瘍の約80-90％を占め，50-60歳を中心に成人に多く，性比では男性は女性の2-3倍．遺伝性のフォン=ヒッペル・リンダウ von Hippel-Lindau **病**や長期透析患者にみられる**後天性囊胞腎**に合併する頻度が高い．**喫煙**や**肥満**が危険因子として確立されており，腎細胞癌の20-30％を占める．約30％は診断時にすでに他臓器への転移が認められ，さらに腎摘除術施行時に腎局所に限局していた症例であっても，その20-30％には将来的に転移が認められる．

【病態生理】 WHO分類では，組織学的に，通常型（淡明細胞型），乳頭型，嫌色細胞型，集合管型などに分類され多彩な形態を示す．腫瘍によるビタミンD（1,25-ジヒドロキシコレカルシフェロール），レニン，エリスロポエチンなどのホルモン分泌により**腫瘍随伴性の病態**を認めることもある．腫瘍随伴症状には高カルシウム血症，高血圧，赤血球増加症，貧血，急性肝機能不全などがある．

【症状】 初期にはほとんどが無症状であり，健康診断などで偶然発見されることが多い．主症状は**血尿，腹部腫瘤，腰背部疼痛**などで，なかでも血尿の頻度が最も高く重要．腎外症状として発熱，貧血，体重減少，高血圧もみられ，このような症例では予後不良のことが多い．

【診断】 一般検査では赤血球沈降速度亢進や，高カルシウム血症，ハプトグロビン上昇，肝機能障害などを呈する．診断は超音波，腎盂造影，CT，血管（動脈）造影などにより行われる．病期診断には腎細胞癌の **TNM 分類**（tumor-node-metastasis classification）が用いられる．

【治療】 原則的には**根治的腎摘除術**を行うが，偽被膜のある小さい癌に対しては**腎部分切除術**が行われることもある．放射線療法，化学療法，性ホルモン療法の有効性は低く，インターフェロンやインターロイキン2（IL-2）を用いた免疫療法が併用される．現在研究段階の治療法として凍結療法，遺伝子治療などがあり，有用性が報告されている．転移性の腎細胞癌はいずれの治療法にも抵抗性．アメリカ国立癌研究所 National Cancer Institute (NCI) の Surveillance Epidemiology and End Results (SEER) のデータによると，5年生存率は，限局性の腎細胞癌で89％，部分的に進行したもので61％，遠隔転移を認める場合は9％と報告されている．[68]

腎細胞癌の看護ケア

【看護上の問題】 腎細胞癌の場合，治療として腹腔鏡下腎摘除術や，部分切除術，腎摘除術が行われるため，手術に伴う問題が生じる．放射線療法，化学療法，免疫療法（インターフェロン，インターロイキン2など）を行うときは，治療に伴う副作用や易感染が問題となる．また，症状がないまま癌を告知されることが多く，予後への不安が大きな問題となる．

【ケアのポイント】 術前は，手術が問題なく行われるための身体的アセスメントや患者家族への説明などが必要となる．術後は，創痛などの苦痛緩和や合併症の予防に努める．腹腔鏡下腎摘除術の場合は回復が早いため，尿量記載などの自己管理の指導を行う．化学療法や免疫療法などの場合は，嘔気，出血傾向などの副作用に伴う苦痛の緩和や感染予防が必要である．これらの身体的ケアと同時に予後への不安なども含めた精神的ケアも重要．[306] ⇨参腎細胞癌⇀1547

診査切除術⇨同生検⇀1667

診察 medical examination 診断および治療の方針を決定するための情報を得たり，疾病の経過や治療の効果などを知る目的で行う医療行為．患者との対話を問診といい，これと身体的な所見を得るための視診・触診・打診・聴診などの方法を組み合わせて行う．[153] ⇨参所見⇀1487，診察法⇀1547，身体診察法⇀1584

診察所見⇨参所見⇀1487

診察法 consultation method 問診から身体所見の把握および局所観察に至るまでの医療行為．患者の訴えを聞きながら睡眠や食欲などについて問診し，全身状態を把握し，身長，体格，発育，栄養状態，精神状態，皮膚の状態，体温，脈拍，呼吸など全身を観察し，身体所見をとらえる．次に頭部，胸部，腹部，四肢などの局所観察をする．全身および身体各部の状態をみる視診，手で触れた感覚によって観察する触診，手で身体のある部分をたたいて，その振動が手に伝わる感覚や音の性質からみる打診，聴診器を用いて身体内部の音を聴取する聴診などがある．[153] ⇨参診察⇀1547，身体診察法⇀1584

診察用具　examination instrument　診察に必要とされる装置または備品．血圧計，聴診器，消毒舌圧子，打腱器，知覚器，圧力計，角度計，眼底鏡，反射鏡，皮膚鉛筆，消毒綿，巻尺，ピン，筆，ペンライトなどさまざまなものがある．[153]

新産児　neonate⇨同新生児⇀1564

新産婆　西洋の教育を受けた産婆．西洋産婆とも呼ばれた．1874(明治7)年頃から，ドイツ式の西洋助産学が導入され，東京では試験ののちに免許状を授与する産婆教授所が1876(同9)年に開設され，新産婆の本格的な教育が開始された．1899(同32)年には新産婆が24人となったのに対し従来の産婆は約8,500人と数のうえでは主流を占めていたが，その後徐々に新旧交代がなされた．新産婆によって，従来の指導や介助法に改良が加えられ，西洋の科学知識に基づくものへと変化することとなった．[271]

腎死　renal death　原因は問わず，腎機能の低下によって血液浄化療法(血液透析療法や腹膜透析療法など)なくして，生命が維持できなくなる状態を指す．[1610]

振子(しんし)運動　pendular movement　[振子(ふりこ)運動]　収縮と弛緩を規則的に繰り返す小腸縦走筋の律動的運動．この運動によって，腸内容の口側および肛門側の両側への往復運動が起こる．腸内容の混和に関与するが，腸内容を移動させる働きはない．ウサギの十二指腸で観察されるがヒトではあまりみられない．[842]　⇨参蠕動⇀1788，分節運動⇀2607

人事管理　personnel management　経営体において，従業員を対象として行われる管理をいう．具体的には従業員の採用，配置，昇進，教育，訓練，賃金，労働時間，安全・衛生，福利厚生などが含まれる．職員や事務労働者の管理を人事管理，工場労働者の管理を労務管理と区別する場合や，前者の目的を労働力の能率的利用，後者の目的を労働者の生活保障として区別する場合もある．さらに両管理の中に単に従業員に対する管理を含める場合と，労働組合対策を意味する労使関係管理(労務管理)を含める場合とがある．[1039]　⇨参労務管理⇀2997

心耳血栓　thrombus of auricular appendix　両心房の上前部から大動脈と肺動脈を左右両側から抱くように突出する小さな円錐形の嚢を心耳という．盲端となり，血流が渦を呈するために血流がうっ滞しやすく，血栓が生じやすい．[202,487]

人事考課　performance rating(appraisal)　仕事の結果や能力の程度，勤務態度などを評価・判定し，それを経営体の従業員の処遇や教育に結びつけること．評価要素としては，業績，管理能力，職務知識，人的資源などがある．病院においても能力主義の考え方がとり入れられるようになり，職能資格制度が採用されているところも少なくない．[1039]

心仕事量　cardiac work load　大動脈へ駆出される血液量と血圧の積で表される仕事量．有効仕事量の効率は心臓ポンプ機能の評価と治療の指標となる．有効仕事量の効率は外的仕事量(大動脈へ駆出される血液量と血圧の積)と化学的エネルギー(心筋酸素消費量)の比によって決まる．冠不全などをもった患者に強心薬を投与すると仕事量が増加すると同時に酸素消費量も増加し，効率の破綻をきたし狭心痛をみることもある．[226]

振子(しんし)照射法　pendulum irradiation　[振子(ふりこ)照射法]　運動照射法の一種で，回転軸を中心としてある角度の範囲内を運動照射する方法．主に体軸からはずれた偏在性の病巣を照射するために用い，振子角度を変えることにより理想的な線量分布を得ることを目的に採用する．[1144]　⇨参回転照射法⇀446，運動照射法⇀337

心磁図　magnetocardiogram⇨同磁図⇀1290

心室　ventricle of heart　心臓の4腔のうち下にある2つが心室で，ここから血液を心臓外に送り出している．左心室と右心室があり，これは心室中隔により分けられている．左心室は大動脈口から上行大動脈，大動脈弓へと続き，右心室は肺動脈口から肺動脈を経て左右の肺に続いている．右心室は心臓の右から前面にかけて位置し，左心室は後下部にある．左心室は全身に血液を送るため右心室より筋層が厚い．[452]

心室異形成　ventricular dysplasia　心室心筋の一部または全体に，脂肪変性や線維化，心筋細胞の脱落などが生じる原因不明の疾患．不整脈原性右室異形成症が代表的で，右心室の拡大や壁運動異常が認められるが，臨床上は不整脈，中でも持続性心室頻拍や心室細動による突然死や心不全が問題となる．不整脈原性右室異形成に左心室病変を合併した症例や，左心室病変のみを有する症例の報告もある．[1005]　⇨参不整脈原性右室異形成症⇀2557

心室逸脱　ventricular prolapse⇨同心室嵌頓(かんとん)⇀1549

心室拡張期　ventricular diastole　[心拡張期，拡張期，弛緩期]　心周期のうち，心拍出が終わって心室筋が拡張(弛緩)し，次の心室収縮が始まるまでの時期を指す．心室への血液流入がまだみられない等容積性拡張期(等容性弛緩期)と，房室弁が開いて血液が心房から流入して充満するまでの流入期(急速流入期，緩徐流入期，心房収縮期)，減速流入期(充満期)とに分けられる．拡張(弛緩)は収縮と交互に行われる．[226]　⇨参心室収縮期⇀1550，心室充満期⇀1550

心室拡張終期圧　ventricular end-diastolic pressure；VEDP　[拡張末期圧，EDP，VEDP]　心臓の拡張期の最終時点での心室内圧のこと．すなわち心室の心筋が収縮を開始する直前の圧．拡張終期容積とともに前負荷の指標．心不全時などでは拡張終期圧が上昇する．[226]

心室拡張終期容積　ventricular end-diastolic volume；VEDV　[拡張終期容積，EDV，VEDV]　拡張期の最終時点での左心室内容量のことで，安静時における健常成人男性の平均は120-130 mL．左室造影で用いられることが多い．造影から得られる情報は平面であることが多いが，それを立体的に見立てる方法(数種類ある)を用いて容積を算出する．心臓の仕事能力を評価する駆出率(一回拍出量/拡張終期左室容積)を求める際に重要な要素となる．心拍出量が低下してくると異尺性自己調節として拡張終期容量を増し，少しの収縮で一回拍出量を維持しようとする．その適応機転が十分でないときに拡張終期圧が上昇してくる．[226]

腎疾患　renal disease，kidney disease　腎臓の病気のことをいい，他の臓器と同様に腫瘍性疾患，炎症性疾患，代謝性疾患，変性疾患，先天性疾患などのあらゆる疾患がある．腎症も腎疾患と同義的に用いられることもあるが，現在では特に腎疾患であって炎症性または血管性病変が主体でないものを指す場合が多い．例えばタンパク尿，浮腫，高血圧，網膜障害などを伴う糖尿病の合併症である糖尿病性腎症や，糸球体係蹄壁のびまん性肥厚を特徴とする膜性腎症などが狭義の腎疾患に含まれる．[1610]

腎疾患の食事療法 diet therapy of renal disease 腎疾患では，①尿タンパク量の減少，②腎機能障害の進行抑制，③尿毒症毒素の蓄積抑制，④電解質異常の改善，⑤酸塩基平衡異常の是正，⑥高血圧の管理，⑦浮腫の改善，などにおいて食事療法が直接的な効果を発揮し，自覚症状の軽減や合併症の抑制も可能となる．以上のうち，①-⑤では主にタンパク制限が，⑥,⑦では食塩制限が適用される．このように腎疾患における食事療法は，主にタンパク制限と食塩制限の2つで構成される．効果的なタンパク質摂取量は0.6 g/kg/日以下と考えられており，この場合にはこのタンパク質が異化されないように，約35 kcal/kg/日という十分な熱量摂取と，質の高いタンパク質摂取が必要．ネフローゼ症候群においてはタンパク負荷を行わず，0.8 g/kg/日程度の軽いタンパク制限を行うことによって，尿タンパク量の減少と低タンパク血症の改善を図る．タンパク質摂取量の評価法としては，24時間蓄尿から尿素窒素出現量を求め，これから摂取量を算出する．食塩摂取量は高血圧に対しては6 g/日程度の制限が効果的であるとされ，食塩摂取量も24時間蓄尿中のナトリウム排泄量から算出可能である．[1610]

心室嵌頓(かんとん) ventricular incarceration ［**心室逸脱**］ 心膜(心嚢)欠損孔 pericardial defect から左室，右室，心尖の全部または一部が逸脱する状態を指す．欠損孔縁が鎌形に逸脱部にくい込むと，逸脱部が復原不能(嵌頓)となり，心筋梗塞様所見を呈することがある．[319]

腎疾患モデル renal disease model 腎臓の疾病の発症や進展の機序，さらに治療法の研究において用いられる疾患モデル．この疾患モデル動物は大きく2つに分けられる．1つは自然発症型腎疾患モデルで，多くは突然変異として発症し，かつ単発のことが大部分であるが，こうした変異を固定化して多数の疾病動物を同じ条件で提供しようとしたもの．腎臓の分野における代表的なものは，全身性エリテマトーデス(SLE)発症マウス，高血圧自然発症ラット，自然発症ネフローゼラット，脂質異常症(高脂血症)ラット，IgA腎症マウスなどがある．第2は腎疾患作成モデルで，ヒトの疾患の解析から，病因として何か疑わしい病原体や，化学物質，遺伝子などを動物に導入したり，まったく別の観点から人間の疾患に類似した状態を惹起させるもの．代表的なものとして，多くの糸球体腎炎(馬杉腎炎，ヘイマン Heymann 腎炎，血清病腎炎など)，糸球体硬化症(腎摘出モデル)，急性腎不全，間質性腎炎など多くのものが用いられている．[1610]

心室機能曲線 ventricular function curve；VFC ［**フランク・スターリング曲線**］ 前負荷の変化に対して心室の出力がどのように変化するかを表した曲線で，サーノフ Stanley J. Sarnoff らにより提唱された心機能評価法．横軸に平均心房圧(または拡張末期圧，拡張末期心筋長)をとり，縦軸に心仕事量をプロットしたときの右上がりの曲線を指す．フランク・スターリング Frank-Starling 曲線の一種と考えてよい．この曲線の右下方への移動は心収縮機能の低下，左上方への移動は心収縮機能の増強と判定される．しかし，心仕事量は後負荷および左室拡張機能によっても影響を受けるため，心室機能曲線は必ずしも収縮性の指標とはいえない．最近では，横軸に左室拡張末期容積をとった前負荷漸増一回仕事量 preload-recruitable stroke work や，心拍出量(一回拍出量)に対する後負荷との関係が用いられている．[582] ⇨参心拍出曲線→1597

心室グラディエント ventricular gradient 心電図の波形分析法の1つで，心室勾配ともいう．心電図でQRS波と基線，およびST-T波と基線によって囲まれる面積を足したものが心室グラディエントである．この際，基線より上向きを陽性，下向きを陰性とする．心室各部の心筋活動電位持続時間が一定ならば，逆現象である興奮と消退が同じ順序で生じ，QRS波とST-T波は逆向きの方向で，基線とつくる面積は同一で心室グラディエントは0となるはずである．しかし，正常心電図のQRS波とST-T波は同方向のことが多く，これは心室各部位の心筋活動電位持続時間に差があることを示している．心室グラディエントとはこの差を表す量のことである．[221]

心室興奮後心房不応期 postventricular atrial refractory period 心房に心室から刺激が逆伝導し，心房に刺激が伝わっても心房が収縮反応しない時期．[226]

心室興奮時間 ⇨同心室内興奮到達時間→1552

心室固有調律 idioventricular rhythm ［**固有心室調律**］ 心室の自動能をもった細胞から発生する心拍数30-40/分の調律をいい，心電図上0.12秒以上のQRS幅を呈する．普段は最も速い自発興奮頻度(レート)をもつ洞結節からの刺激により，この自動能は抑制されているが，何らかの理由で洞結節のレートが低下するか，洞結節は正常に機能していても下方への刺激の伝導が抑制されると，下位中枢の自動能が活動を開始し補充収縮を発生する．補充収縮が連続するものを補充調律といい，心室から発生するものを心室固有調律と呼ぶ．時にレートが60-120/分に異常に亢進することがあり，これを促進型心室固有調律 accelerated idioventricular rhythm という．[221] ⇨参補充収縮→2700，心室性補充収縮→1550

心室細動 ventricular fibrillation；VF ［VF］ 心室から無秩序に発生した多数の電気的興奮によって心室が細かく不規則に震え，血液を拍出できなくなった状態．心電図ではQRS波，T波，P波を認識できず，不規則な心室波を呈する．虚血性心疾患(急性心筋梗塞や狭心症)に伴って発生することが多いが，先天性QT症候群やブルガダ Brugada 症候群(ポックリ病ともいわれ，中高年で突然死を起こす)など特発性の場合もあり，スポーツ時にボールが胸に強く当たって心臓振盪を起こ

●心室細動

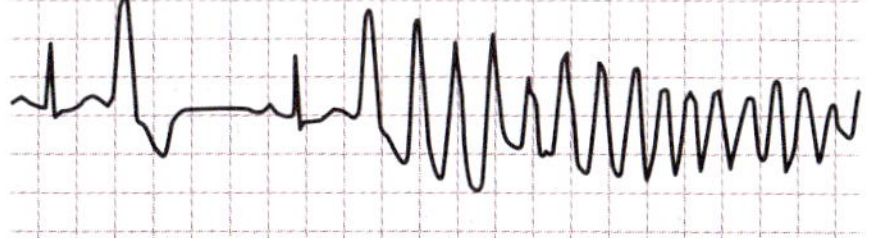

した際にもみられる．血流が途絶すると数秒後にめまい，意識消失をきたし，数分後には心停止に至るため，心室細動が起きたら直ちに心肺蘇生を行うとともに電気的除細動を行う．救命しえた場合には再発予防として原因や誘因の除去，植込み型除細動器(ICD)による治療あるいは抗不整脈薬投与を行う．[221]

腎実質腫瘍　parenchymal tumor of kidney　腎腫瘍を発生部位によって三区別(腎実質，腎盂，腎被膜)したものの1つで，腎実質上皮由来のものであり，発生の80% を占める．良性と悪性とがあるが，ほとんどが悪性．悪性では腎細胞癌(グラヴィッツ Grawitz 腫瘍)と小児にみられるウィルムス Wilms 腫瘍のほか，まれに肉腫がみられる．血尿，疼痛，腎部の腫瘤形成が三大症状であるが，腹部超音波検査などにより無症状で発見される症例が増加している．良性では血管腫・腺腫・線維腫・脂肪腫などがあるが，非常にまれ．[474]

腎実質性疾患　renal parenchymal disease　実質とは通常は結合組織からなる間質に対する語であり，器官自体の機能を営む部分の組織のことをいう．したがって腎においては糸球体や尿細管が実質で，結合組織が間質ととらえられる．このように考えると糸球体疾患と尿細管疾患を指すと考えてよい．[1610]

心室収縮アシナジー⇨同心室壁運動異常⇀1553

心室収縮期　ventricular systole ［心収縮期，収縮期］心周期において，心室筋が収縮を開始して血液が大動脈，肺動脈へと拍出され，大動脈弁が閉鎖するまでの期間をいう．I音のはじめからII音のはじめまでに相当．広義の心室収縮期はさらに等容性収縮期と駆出期に細分される．収縮期には心尖拍動や末梢の動脈で脈が触知される．[226]

心室収縮期圧　ventricular systolic pressure ［収縮期圧］心室が収縮しているときの心室内圧のこと．心室内圧はまず，心室容量には変化なく上昇をはじめ(等容性収縮期)，その後血液を駆出し始める．さらに内圧は少し上昇し収縮は終了する．[226]

心室収縮終期容積　ventricular end-systolic volume；VESV ⇨同収縮末期心室容積⇀1370

心室充満期　filling phase ［充満期］　心室弛緩期(心室拡張期)は等容性弛緩期，流入期，減速流入期に分けられるが，その減速流入期を指す．[226] ⇨参心室拡張期⇀1548

心室充満率　ventricular filling rate　左室拡張特性を示す指標の1つ．左室容積の時間変化，つまり左室容積の一次微分から算出する．左室容積を評価しうる心エコー法，RI アンギオグラフィー，カテーテル法による左室造影を用いて測定可能で，急速流入期と心房収縮期にピークを認める．また，このような一次微分を行わず，拡張期の初期1/3における流入量の全流入量に対する割合を指標として用いることもある．[1575]

心室性期外収縮　premature ventricular contraction；PVC，premature ventricular beat ［PVC］　刺激生成の異常による不整脈(正常洞調律以外の調律)の1つ．予想される心周期より早期に心室から出現する心拍のこと．健常者でも40-55%(90% 以上という説もある)に出現するといわれ，虚血性心疾患や心肥大などの心筋の器質的変化があるとその出現頻度はさらに高くなる．心電図上の特徴として QRS 幅は通常 0.12 秒以上に拡大し，洞調律時の QRS とは異なった形となる．先行する P 波はない．期外収縮をはさむ RR 間隔は心周期の2倍(代償性休止期という)であることが多いが，RR 間隔はそのままで，間に期外収縮が入り込むこともある(間入性)．また期外収縮の刺激が心房へ逆行伝導すると洞周期が乱される(リセットされる)ので休止期は非代償性となる．この際，逆行性 P 波を認めることがある．期外収縮の発生部位が複数ある場合は多源性あるいは多形性心室性期外収縮という．正常収縮と期外収縮が1：1で出現するのを二段脈，2：1で出現するのを三段脈という．心室性期外収縮が3個以上連続して出現する場合は心室頻拍である．原因にはストレス，電解質異常，低酸素血症，心肥大，薬剤の中毒，喫煙，飲酒，刺激物の摂取などがある．鑑別すべき不整脈として，変行伝導を伴った上室性期外収縮や心房細動，副収縮，補充収縮がある．[221] ⇨参心室頻拍⇀1553

心室静止　ventricular standstill ［心室停止］　各種不整脈において心室の電気的収縮が欠如した状態．心電図上は1本の基線のみ．ときにモービッツ Mobitz II 型房室ブロックにみられるように，心房だけ活動を続け P 波のみが周期的に出現するにもかかわらず，心室までの伝導が途絶し，さらに接合部補充収縮や心室補充収縮も欠如する状態．[221]

心室性補充収縮　ventricular escaped beat　洞自動能の抑制，停止あるいは洞自動能の刺激伝導の抑制，途絶により，心室の休止期間が長くなったときに下位自動能が活動して心室を興奮させることを補充収縮という．この下位自動能が心室にあるものを心室性補充収縮という．QRS 波の形は洞調律時に比べて幅広くなる(0.12 秒以上)．補充収縮が連続して出現する場合を補充調律という．心室性では心室固有調律という．自動能とは，刺激伝導系からの刺激なしに特殊心筋が自発的に電気的興奮を引き起こすこと．[221] ⇨参補充収縮⇀2700

心室性奔馬調律⇨同奔馬調律⇀2723

心室粗動　ventricular flutter　致死的な心室性不整脈．心電図上速いレートの連続波動を示し，QRS 波と T 波の区別もつかない点で心室頻拍とは異なるが，心室細動のようにまったく不規則で無秩序なものでもない．その中間型の電気的興奮がやや一定にみえるものに使われる用語であり，現在はほとんど用いられない．[221]

心室中隔　interventricular septum；IVS ［IVS］　心臓の左心室と右心室の間の壁で，右心室に向かって膨隆している．きわめて厚い筋性部が大部分を占め，上部の肺動脈に連なる動脈円錐と，左心室の動脈口に連なる部の間の一部分は薄く膜様となっている(膜様部)．心室中隔欠損 ventricular septal defect(VSD)は先天性にこの膜様部に欠損をみる病態である．[202,487] ⇨参心室中隔欠損症⇀1551

心室中隔形成術　septation ［中隔形成術］　先天性心疾患の単心室症に対する根治手術法の1つ．体外循環を使用して心停止下に，人工布を用いてほぼ半分になるように左右の心室に分割する術式．技術的に困難であり完全房室ブロックの発生も多いため，最近ではフォンタン Fontan 手術が選択されることが多くなっている．[867,1499]

心室中隔欠損兼大動脈弁閉鎖不全症　ventricular septal

defect with aortic regurgitation 肺動脈弁輪直下の高位心室中隔欠損では左側の欠損孔の位置が大動脈弁の右尖または後尖の直下となるため，左→右短絡血流が大動脈弁尖の下半をこする結果，弁尖の変形，下垂を招き大動脈弁逆流を合併する．血流刺激による弁尖表面の微小傷害が感染性弁膜炎を併発して，逆流をいっそう悪化させることもある．[319] ⇨参高位心室中隔欠損症→972

心室中隔欠損症

ventricular septal defect；VSD

【概念・定義】心室中隔の欠損孔により左室と右室間に交通路をもつ奇形で，フランスの医師ロジェー Henri Louis Roger(1879)によりはじめて報告された．**先天性心奇形**の 20% を占め，発生に男女差はない．

【分類】欠損孔の部位により 4 型に分類される．Ⅰ：漏斗(円錐)部中隔型，高位中隔型，肺動脈弁下型，前方型．Ⅱ：膜性部〔周囲〕中隔型，大動脈弁下型．Ⅲ：後方中隔型，共同房室口型．Ⅳ：筋性部中隔型〔中隔上部の平滑部中隔型と，心尖よりの筋稜(肉柱)部中隔型〕．また欠損孔サイズは径 0.5 cm 未満の小型，0.5-2.0 cm の中型，それ以上の大型に区分される．

【症状・予後】小型 VSD は強盛な収縮期心雑音が特徴的，自覚症に乏しく，心電図・胸部 X 線像は正常，心エコー検査で診断可能である．Ⅳ型はロジェー(ロジャー)Roger 病とも呼ばれ，予後良好．Ⅱ型 VSD は 5 歳までに自然閉鎖する例が多く，心エコー検査で中隔膜性部にポシェット pochette 状隆起が検出される．欠損孔を左→右ジェット血流が残存する例では加齢とともに感染性心内膜炎合併の危険が増大する．中型 VSD では収縮期雑音に加えて拡張期ランブル，肺動脈性Ⅱ音分裂，X 線で肺血管影増強がみられるが，カテーテル検査で左→右短絡率 30% 以下，肺／体血流量比 1.5 以下では自覚症はほとんどない．Ⅰ(Ⅱ)型 VSD の大動脈弁逆流合併〔別項参照〕，Ⅱ型で欠損孔に大動脈騎乗をもつアイゼンメンゲル(エイゼンメンジャー) Eisenmenger 病や，経過中に肺高血圧を合併するアイゼンメンゲル複合(症候群)〔別項参照〕ではⅡ音亢進，肺動脈弁逆流，運動時チアノーゼ，血痰の出現，心電図右室肥大，X 線で太い主肺動脈・末梢血管影減退などがみられ，放置すると予後不良となる．大型 VSD では肺動脈・大動脈圧は同等となり，完全型共同房室口症と同様の病像を呈する．大型 VSD の病後，病期の判定には心エコー検査が有用である．

【治療】肺血管抵抗が体血管抵抗の半分以下の VSD は右側よりパッチ閉鎖手術の適応となり，手術予後は良好である．肺高血圧の進行したアイゼンメンゲル病・症候群には保存的に肺動脈幹絞扼(バンディング banding)手術が行われる．VSD は心房中隔欠損(ASD)，動脈管開存(PDA)，大動脈縮窄(CoA)，僧帽弁閉鎖不全(MR)，肺動脈狭窄(PS)または閉鎖不全(PR)，左上大静脈遺残，肺静脈還流異常，大血管転位，肺動脈騎乗など多くの心奇形と合併する．合併奇形を含めて根治的・保存的手術が行われる．[319] ⇨参高位心室中隔欠損症→972，肺高血圧症→2336，アイゼンメンゲル症候群→131

●心室中隔欠損症

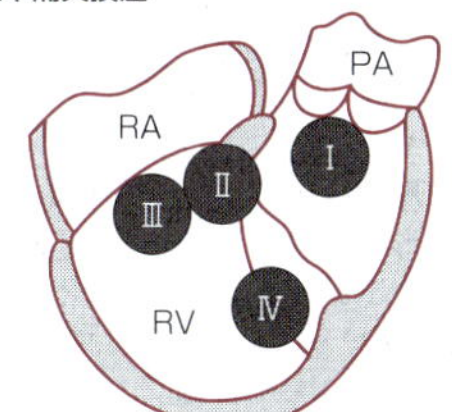

Ⅰ・Ⅱ・Ⅲ・Ⅳ：心室中隔欠損
RA：右房，RV：右室，PA：肺動脈

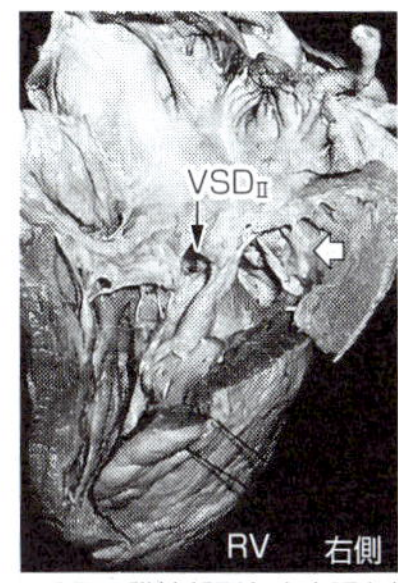

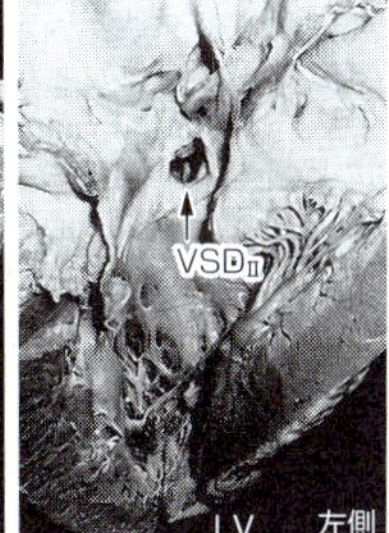

VSDⅡ：膜性部型心室中隔欠損
⇦ 短絡血流衝突域

心室中隔欠損症の看護ケア

【看護への実践応用】欠損孔の自然閉鎖がなければ，原則的に手術適応となる．内科的治療としては，左→右短絡に起因する心不全のコントロールが中心となり利尿薬や強心薬，貧血があれば鉄剤などが投与されるため確実な内服管理が必要である．心不全に対する治療の必要のない欠損孔の小さな乳児では，自然閉鎖を期待し幼児期まで経過観察することが多い．自然閉鎖しない場合は外科的手術となり，手術前より心不全のコントロールや肺血流増加に起因する気道内分泌物に対する呼吸管理が必要である．心不全の臨床徴候として乳児期では，体重増加不良や哺乳力低下，多呼吸，多汗などが多くみられる．哺乳量が十分でない場合や経口摂取によって心不全症状の増悪がある場合は，手術予定になっていても少ない体重では身体力もないため，体重増加目的で，経管栄養チューブを併用する場合もある．哺乳力低下は心不全に起因する多呼吸などによりみられるため，根本的な改善を目指すうえでは手術が必要である．肺血流増加による気道内分泌物が増加しやすく，鼻閉などによりさらに哺乳力低下を助長し，RS ウイルスなどの罹患による細気管支炎の重症化がみられる場合もあるため，冬季は人込みなどを避け，インフルエンザに代表されるような感染に留意するように家族への指導も必要である．また，肺高圧症を合併している症例では，術後に在宅酸素療法が必要な場合もあり，ダウン症の児などに多く見られる．

【ケアのポイント】体重の増加率が少なく，運動面での発達が遅れていても，子ども一人ひとりのペースがあることを伝え，過度な心配にならないように精神的ケアに努める．術後は心不全予防のために水分制限が必要となるが，術後安定してきたら解除となり，退院時には多くの場合，健常児と同様の食生活をおくれることを伝える．正中創について，美容上の問題があった場合は胸骨変形予防のためのバンドや美容形成なども利用できることを伝え，本人や家族に対して不安の軽減を図る．[443] ⇨参心室中隔欠損症→1551

心室中隔欠損を伴う肺動脈閉鎖　pulmonary atresia with ventricular septal defect ［**極型ファロー四徴症，ファロー四徴症兼肺動脈閉鎖**］ 右室からの流出路である肺動脈弁が完全に閉鎖し，心室中隔欠損をまたぐように大動脈が左右心室から起始しているチアノーゼ性の先天性心疾患であり，ファロー四徴症兼肺動脈閉鎖あるいは極型ファロー四徴症とも呼ばれている．肺動脈の形態や肺血流状態はさまざまで，多くの場合は閉鎖した肺動脈弁の末梢側に連続する本来の中心部肺動脈は小さい．肺血流は動脈管開存を通じて維持される場合と，主要体肺側副血行路を通して維持される場合がある．この主要体肺側副血行路は本来の肺動脈と異なり，主として背中の下行大動脈から分岐して肺内に分布する異常血管で高い大動脈圧により肺血流が過剰になり，支配領域の肺高血圧と心不全を引き起こす．主要体肺側副血行路を有する症例では，姑息準備手術としてばらばらに供給されている肺血管を統合する手術(主要体肺側副血行路・肺動脈統合手術 unifocalization)を行ったあと，二期的にファロー四徴症心内修復術を行う．[1501] ⇨参肺動脈閉鎖症→2344

心室中隔穿孔　ventricular septal perforation；VSP ［**心中隔破裂，VSP**］ 急性心筋梗塞後の重篤な合併症の1つで，梗塞発症後1週間以内に発生することが多い．発生頻度は急性心筋梗塞に対する再灌流療法が行われる以前は約2%であったが，近年同治療法が普及してからは0.2%に減じた．側副血行路の未発達例，高齢者，高血圧，血栓溶解療法例に多いとされる．前壁梗塞によくみられるが，後下壁梗塞もまれではない．穿孔部は前壁では心尖部に多く，下壁では心基部に多い．心筋壊死により急激に左右心室の短絡が生じるためしばしば心原性ショックに陥る．新規に胸骨左縁下部にあらい汎収縮期雑音を聴取し，心エコー図検査で穿孔部と左右短絡血流が検出される．スワン・ガンツ Swan-Ganz カテーテルでは右房右室間の酸素飽和度の上昇 step up を認める．内科的治療のみの死亡率は約90%といわれており，すべての症例に外科治療の適応がある．利尿薬，血管拡張薬，カテコールアミンの投与，さらに大動脈内バルーンパンピングを開始してできるだけ早期に手術を行う．[55]

心室中隔肥大　septal hypertrophy ［**中隔肥厚**］ 肥大型心筋症における特徴的所見の1つ．左室後壁に比べて心室中隔が非対称性に肥厚し，拡張期の心室中隔厚/左室後壁厚≧1.3である場合は非対称性心室中隔肥厚 asymmetric septal hypertrophy (ASH)とも呼ばれる．肥大型心筋症と高血圧性心肥大との鑑別に重要な所見であるが，両者の区別がむずかしい場合も多い．また特に心基部中隔の著明な肥厚のために左室流出路が狭窄し，左室内腔と左室流出路の間に圧較差が生じることがある．肥大型心筋症においてこの圧較差が20 mmHg以上の場合には閉塞性肥大型心筋症と診断される．[1511] ⇨参肥大型心筋症→2451

心室停止⇨同心室静止→1550

心室等容拡張期　isovolumetric relaxation phase⇨同等容積性拡張期→2136

心室等容収縮期　isovolumetric contraction phase⇨同等容積性収縮期→2136

心室内圧　ventricular pressure 左右心室内の圧をいう．心室内圧は収縮期に上昇し，拡張期に低下する．[226]

心室内興奮到達時間　ventricular activation time；VAT ［**VAT，心室興奮時間**］ 心室興奮の心内膜面から心外膜面までの伝導時間のこと．心電図上Q波の開始点からR波の頂点までの時間をいう．正常では V_1-V_2 誘導で0.03秒以内，V_5-V_6 誘導で0.05秒以内とされる．左室肥大の診断基準としてVATの延長があげられており，例えば高血圧症による心肥大などで延長する．[221]

心室内刺激伝導障害⇨同心室内伝導障害→1552

心室内伝導障害　intraventricular conduction disturbance ［**心室内刺激伝導障害**］ ヒス His 束から心室内への刺激伝導系は右脚，左脚前枝，左脚後枝により構成され，末梢のプルキンエ Purkinje 線維へとつながっている．心室内伝導障害はこれらの伝導路の伝導遅延や途絶をいう．右脚ブロック，左脚ブロック，左脚前枝ブロック，左脚後枝ブロック，2枝ブロック，3枝ブロックが含まれるが，QRS幅が0.12秒以上でQRS波形が右脚ブロック，左脚ブロックのいずれにも分類できない場合もある．このようなQRSの異常に対して，右脚あるいは左脚よりも末梢のプルキンエ線維を含む心室筋における伝導障害という意味でこの用語を用いることもある(狭義の心室内伝導障害)．2枝・3枝ブロックは，刺激伝導系を右脚，左脚前枝，左脚後枝の3枝と考えた場合の障害を受けた枝の数を表している．2枝ブロックは右脚＋左脚前枝ブロックが最も頻度が高い．3枝すべての伝導が完全に途絶えるとⅢ度(完全)房室ブロックとなる．心電図上認められる脚ブロックの大部分は基礎疾患を有さない健常例と考えられるが，左脚ブロックや狭義の心室内伝導障害は重篤な心筋障害を有する頻度が高いので注意を要する．[221]

心室内変行伝導　aberrant ventricular conduction；AVC ［**心室変行伝導**］ 比較的連結期(先行するQRS波と期外収縮のR波との間)の短い心房期外収縮が心室へ伝導する際，ヒス・プルキンエ His-Purkinje 系の不応期にかかると，心室内の興奮は伝導過程が先行心拍とは異なるために，QRS波形が変化することがある．通常は脚枝の不応期にかかることが多いので，QRS波形は脚ブロック型(機能的脚ブロック)となる．脚枝の不応期は右脚が左脚よりも長いので，右脚ブロック型をみることが多い．先行するRR間隔が長いほど，また連結期が短いほど変行伝導は出現しやすく，QRSの変形が著しくなる．P波が固定困難な場合には，心室性期外収縮との鑑別が重要となる．[1591]

心室破裂　ventricular rupture ［**心破裂**］ 心筋梗塞症急性期の脆弱な心筋組織の破綻から生じる重篤な合併症で，左室自由壁破裂，心室中隔穿孔，乳頭筋断裂がある．発症時期には梗塞発症当日と第7病日の2つのピークが存在する．自由壁破裂の危険因子は70歳以上の高齢女性の初回貫壁性梗塞で，血圧が高く，心電図上ST上昇が遷延し，心エコーで壁薄や心嚢液や心室瘤がみられることである．にじみ出るように出血する oozing 型(滲出型)の破裂はショックに陥る前に診断可能であるため，心嚢ドレナージ後に手術を行って救命できることがあるのに対し，完全に心筋が裂ける

blowout 型(破裂型)では急激な破裂のために致死的となる．心室中隔穿孔は心エコーなどにより診断可能である．頻度は約1％で，穿孔までの期間は平均5日である．自由壁破裂や心室中隔穿孔の場合は早期の手術が必要となる．梗塞後の乳頭筋断裂のために僧帽弁閉鎖不全をきたすことがあり，心エコーで診断可能である．著明な僧帽弁閉鎖不全症は手術適応であり，弁置換術または弁形成術を施行する．[582] ⇨参心室中隔穿孔→1552，乳頭筋断裂→2235

心室頻拍 ventricular tachycardia；VT ［VT］ 心室を起源とする150-200/分の速い調律で，リエントリー，自動能亢進，撃発活動(triggered activity)が原因となっている．特に急性心筋梗塞や心筋症に合併して発生した心室頻拍の予後は重篤で，突然死を引き起こすこともある．心電図上のQRS幅は0.12秒以上で，P波が認められる場合にはQRSとは無関係にそれよりも遅い(長い)周期で出現する(房室解離)．持続性心室頻拍(通常30秒以上持続するか，30秒以内でも血行動態が悪化するもの)，非持続性心室頻拍(3連発以上持続し30秒以内に停止するもの)，トルサード・ド・ポアント torsades de pointes(多形性心室頻拍で非発作時にQT延長を伴うことが多い)，右脚ブロック・左軸偏位型(停止にベラパミル塩酸塩が有効であることが特徴的)に分類される．治療は頻拍を停止させることが何よりも優先され，抗不整脈薬の投与，心臓ペーシング，電気ショック，直流通電による電気的除細動が行われる．心電図所見，基礎疾患，病態，自覚症状よりその危険度を判断する．薬剤以外の治療として植込み型除細動器(ICD)植え込みや不整脈の原因となっている心筋を焼灼するカテーテルアブレーション(焼灼術)も行われている．[221] ⇨参頻脈→2505

●心室頻拍

I

II

心室不応期 ventricular refractory period 心室筋は興奮，すなわち活動電位が発生するとその後しばらくの間は次の刺激に対して興奮しない時期があり，これを不応期と呼ぶ．どのような強い刺激を与えても活動電位が起こらない絶対不応期と，それに続く，通常よりも強い刺激に対してのみ活動電位の起こる相対不応期に分けられる．[226] ⇨参不応期→2521

心室不全⇨同心不全→1599

心室ペーシング ventricular pacing ペーシングとは外部から人工的に電気的刺激を加えて心臓を拍動させること．心室ペーシングでは電極の先端を右心室に置いて通電する．一時的ペーシングは緊急処置で行われ，心停止，完全房室ブロック，徐脈によるトルサード・ド・ポアント torsade de pointes の治療に使用される．永久ペースメーカーは手術的治療により心室ペーシングリードも植え込まれる．ペーシング作動中は，心電図上で幅の狭いペーシングスパイクに続き，幅の広いQRS波形(0.12秒以上)がみられる．近年，心不全の治療目的で左心室と右心室の収縮のずれを補正する両心室ペーシングも行われている．[1311] ⇨参心臓ペースメーカー→1580，心臓ペーシング→1580

心室壁運動異常 ventricular asynergy ［心室収縮アシナジー，局所壁運動異常］ 収縮期に心室壁の一部が収縮しない(無収縮 akinesis)あるいは収縮が低下する(低収縮 hypokinesis)状態を壁運動異常(アシナジー)という．正常の心室壁においては収縮期に全体がほぼ一様に心室内方に向かって収縮運動をするが，心筋梗塞や特発性心筋症などが原因となって心室壁運動異常を生じる．心血管造影法，心エコー図などにより診断される．アシナジーが局所的な低収縮や無収縮を指すのに対し，全体的な収縮低下は全般的低収縮 generalized hypokinesis と呼ばれる．また左右心室の収縮時相のずれは非同期性 asynchrony(dyssynchrony)と呼ばれる．[1162]

心室変行伝導⇨同心室内変行伝導→1552

心室補助人工心臓 ventricular assist device；VAD ［補助人工心臓］ 機能不全に陥った心室の機能を補助する装置．自己心を温存した状態で，心尖部と大動脈の間に人工血管でバイパスを作る．人工心臓(ポンプ)本体が左心室内に挿入される方式(JAIRC)とバイパスの中間にポンプが装置されている方式(Novocor，EVAHEART など)がある．空気駆動またはモーター駆動によって血液を駆出して心室の機能を一時的に補助する．1963年のリオッタ Domingo Liotta らの臨床使用以降，広く用いられている．最近は，図に示したように植込み式のポンプが用いられ，軽・中労働ができ数年以上の長期生存例が得られている．[105] ⇨参人工心臓→1541，心室補助装置→1553

●植込み型補助人工心臓

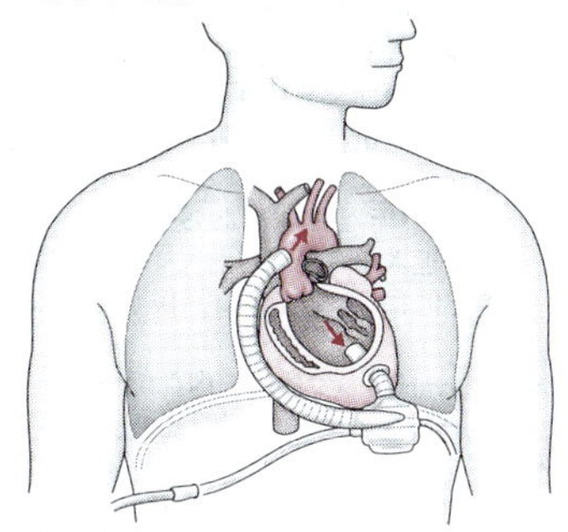

山崎健二(小柳仁監)：心臓外科学-The 21st century, p.39, 図1, 自然科学社, 2001

心室補助装置 ventricular assist system；VAS 機能不全に陥った心室の機能を一時的に補助する装置．自己心を温存した状態で，大血管に脱血と送血を行うカニューレを挿入し，ローラーポンプまたは遠心ポンプによって血液を駆出して心室の機能を補助する．最近では，経皮的にカニューレを挿入するキットが開発されており，迅速な循環補助の開始が可能となっている．[105] ⇨参心室補助人工心臓→1553

心室瘤 ventricular aneurysm；VA ［左室瘤］ 脆弱化した左心室壁が局所的に薄くなり左心室壁が外方へ隆起した状態．多くは心筋梗塞の結果として生じる合併

し

症．心室瘤をもつ患者の約75% は冠動脈多枝病変を有しており，また約80% は前側壁から心尖部に好発する．この部位では血液が停滞するため，血栓を生じやすい．心エコーやCT にて左心室腔の局限性膨隆と壁菲薄化のほかに，この部分に一致した壁の異常収縮(収縮期に突出運動)を認める．心室瘤の症状として，うっ血性心不全，心室性不整脈，塞栓症などがある．内科的治療に抵抗性を認める場合には，心室瘤切除術や冠動脈血行再建術といった手術療法を考慮すべきである．[582] ⇨参梗塞後心室瘤→1028

心自動能⇨同自動能《心臓の》→1325

腎脂肪腫 renal lipomatosis, renal lipoma ［**びまん性腎脂肪腫**］ 腎実質における比較的まれな良性腎腫瘍．由来細胞は確定していないが，腎被膜または間質の脂肪細胞由来と考えられる．中年女性に多く，疼痛を伴うことや血尿がみられることもある．悪性化は証明されていない．血管組織や平滑筋組織が含まれることもある．巨大化した場合などに手術適応となることがあるが，脂肪腫のみの摘出は困難で腎臓摘出が必要となる場合が多い．結節性硬化症においては比較的高率に認められる．腎周囲脂肪腫 perinephric lipoma は腎内の脂肪腫と区別することは困難であるが，腎周囲脂肪組織か後腹膜の近傍の部分から発生すると考えられる．[1610]

腎シャント renal shunt ［**腎血流短絡**］ 腎臓内にシャント，すなわち異なる管腔系間に本来存在しないはずの吻合または交通が存在し，それを利用して内部の体液が1つの腔よりもう一方の腔に流入する現象が生じることをいう．末梢動脈血が毛細管を通過せずに動静脈瘻を経て直接に静脈へ流入する動静脈短絡以外にも，腎生検のあとや外傷などにより生じることがある．[858]

人種 race 身体的特徴(骨格，皮膚の色，毛髪の色，鼻の型などの解剖学的特性，血液型，特定の疾病にかかりやすいなどの生理学的特性)を有する遺伝的に関連のある一群の人々．伝統的には肌の色により白色人種，黒色人種，黄色人種に大別されるが，異人種間の混血などにより分類不能な集団もある．近年，DNA 分析によって遺伝的近さから分類されている．言語，宗教，習慣などの文化による区分は，民族 ethnicity という．[1211]

侵襲 stress, invasion 生体内の内部環境にある程度以上の変化をもたらす外力や外部環境の変化のこと．つまり生体反応を惹起する刺激となるもの．精神的な因子として恐怖，不安，驚愕，また物理的因子として手術，疼痛，創傷，出血，脱水，感染，低酸素症，飢餓，熱傷，放射線などがある．[259]

腎周囲炎 perinephritis ［**腎臓周囲炎**］ 腎実質の炎症が腎周囲組織へ波及したことによる，または腎以外の化膿巣からの血行性もしくはリンパ行性感染による腎周囲の炎症をいう．症状は急性腎周囲炎では高熱，嘔吐など，慢性腎周囲炎では腎部の疼痛などが認められる．診断には超音波，CT が有用で，急性腎周囲炎には広域スペクトル抗生物質を投与する．[858]

腎周囲偽(仮)性嚢胞 perinephric pseudocyst 慢性的な尿溢流が被包化されたものをいう．通常，腎周囲に存在し，ときに水腎症や腎の変位を伴う．原因は尿管結石の嵌頓，尿管への腫瘍の浸潤や圧迫，手術操作時の尿管の損傷や浮腫，外傷など．主な症状は腹痛などで，診断には静脈性・経皮的順行性・逆行性腎盂造影，CT などを用いて尿管の通過障害，尿路からの造影剤の溢流，患側腎が機能していることを示す必要がある．治療は尿管の通過障害に対しては，患側腎の尿のドレナージを行うために経皮的腎瘻造設術を施行し，腎周囲偽性嚢胞そのものに対してもドレナージを行う．[858]

腎周囲血腫 perinephric hematoma 腎周囲の線維被膜，および脂肪組織の血腫をいう．原因は腎外傷(腎挫傷，腎裂傷など)や，腫瘍，血管病変，抗凝固療法に伴うもの，外科手術後の合併症などによる．症状は側腹部痛，腹痛，腫瘤触知あるいは不快感で，検査値としては末梢血，生化学，凝固系などをチェックする必要がある．腹部CT で診断が可能であり，腎茎部損傷を否定したのち血圧が安定していれば保存的に治療．保存療法では血圧が不安定な場合には血管造影を行い，その後の治療法を決定する．[858]

腎周囲膿瘍 perinephric abscess 腎周囲後腹膜腔内の膿瘍．多くは腎膿瘍から波及するが，血行性，リンパ行性のものもある．高度の場合は横隔膜下膿瘍となり腰筋炎を生じる．発熱，疼痛，腰部腫脹などを呈するが，尿所見は正常のことが多い．抗菌薬は到達しにくく，ドレナージを要する．[474]

心周期 cardiac cycle ［**心臓周期**］ 心臓は心房，心室の順で規則正しく収縮を繰り返す．これを心拍動といい，心拍動の周期を心周期という．心房，心室のいずれにおいても収縮期と拡張期とに大別される．心臓の興奮は洞結節から始まり，特殊心筋である房室結節，ヒス His 束，右脚と左脚，プルキンエ Purkinje 線維を通って心室筋まで伝えられる．洞結節には細かいペースメーカー細胞が束状に密集しており電気刺激はここから発せられる．洞から発せられた刺激は心房内を伝導し房室結節へと到達する．この経路は1本の心房間路と3本の房室間路がある．心電図上のP波は左右両心房の電気的興奮を表す．洞結節から発した刺激は，心房の脱分極がすべて終了する前，すなわちP波の終了前に房室結節に到達している．心房からの刺激は房室結合部に至り，特に房室結節において伝導の遅延を生じる．その後ヒス束へと伝わり，右室側にいく右脚と左室側にいく左脚へと伝わる．心室筋の興奮の開始を表すQRS 波の起始部は両脚の最先端に到達した刺激が，ある一定以上の心室筋を脱分極させた時点を表している．左右両脚の末端の分子(プルキンエ線維)は，両心室の心内膜面でネットワークを形成している．プルキンエ線維から心室固有筋に興奮が入ると伝導速度は低下する．[226]

腎住血吸虫症 renal schistosomiasis 人体に寄生して重篤な障害を引き起こす住血吸虫属 *Schistosoma* による感染症．腎臓に関与するものとしてはアフリカでみられるビルハルツ住血吸虫 *S. haematobium* や，アフリカ，南米などでみられるマンソン住血吸虫 *S. mansoni* がある．ビルハルツ住血吸虫は腎静脈中に寄生して，血尿，膀胱炎などを起こす．一方，マンソン住血吸虫は水中で経皮的に感染後，肺に線維症や卵栓塞が生じ，肺気腫や腎障害を起こす．わが国では寄生虫感染者数は少ないが，近年輸入感染症としての危険性が指摘されている．[858]

し

心収縮期⇨同心室収縮期→1550

侵襲性歯周炎 aggressive periodontitis 1999年，アメリカ歯周病学会(AAP)の分類で定義された疾患名．臨床的には全身は健康であるが，歯周炎が急速に進行して歯周組織の破壊(歯槽骨吸収とクリニカルアタッチメントロス)をもたらし，しかも家族内発現(遺伝性)を特徴とする歯周炎．通常はプラークの付着量が少なく，10-30歳代で発症する．歯周病細菌のうちアグレガバクター・アクチノミセテムコミタンス *Aggregabacter actinomycetemcomitans* の存在比率が高く，生体防御機能，免疫応答の異常が認められるなど特殊な歯周炎である．[434]

侵襲率 attack rate ［アタックレート］ 短時間でその影響が発現するような病原体に曝露した人における疾病の発生割合をいう．曝露者における発生割合 incidence proportion と同義であるが，感染症の疫学ではこの語が用いられることが多い．定義からいうと本来は割合 proportion を示すが，率 rate という言葉が使われている．[1211]

真珠腫 pearly tumor⇨同類上皮腫→2963

真珠腫性中耳炎 chronic otitis media with cholesteatoma ［コレステリン腫］ 真珠腫は，病理組織学的に，中耳炎症とは関係なく頭蓋底脳軟膜や中耳腔に表皮芽が迷入して発生する真性真珠腫(真性コレステリン腫，先天性真珠腫)と，慢性の中耳炎で外耳道の上皮が鼓室に侵入して中耳内に生じる仮性真珠腫(偽〔性〕コレステリン腫)がある．仮性真珠腫はさらに，シュラプネル Shrapnell 膜の陥凹から生じる一次性真珠腫と，炎症・外傷による鼓膜の欠損・穿孔から生じる二次性真珠腫に分けられる．中耳に生じた真珠腫は中耳内をふさぎ，これによって生じた酵素が耳小骨などの隣接した骨を破壊する．[451] ⇨参先天性真珠腫→1783

腎腫大 renal swelling 腎臓は長径約11 cm，重さ約150 gの臓器であるが，種々の疾患時に腫大し，その大きさ，重量を増すことが知られている．このような状態をいう．通常は急性期の疾患時に腫大するが，原因はうっ血あるいは浮腫によることが多い．したがって心不全などの全身のうっ血時や著明な低タンパク血症をきたすネフローゼ症候群などでは，腎腫大が認められやすい．[1610]

滲出 exudation 炎症において，血漿成分が血管外へ流出すること．この血管外へ流出したものを炎症性滲出物と呼び，それが局所の組織間隙に貯留し，炎症性浮腫を起こす．炎症における血管の透過性亢進には，炎症性刺激が加わったあと速やかに一過性に起こり1-30分でピークに達して消失する一過性即時反応と，刺激後30分～12時間の間にみられる持続性で反応が強く1.5-5時間でピークに達する遅延性持続反応とがみられる．[1531] ⇨参滲出液→1555

滲出液 exudate，effusion 炎症刺激によって血管透過性が亢進して血管外へと漏出される血漿成分．タンパク濃度が高く，白血球などの細胞成分を豊富に含有．比重が1.018以上であり，漏出液と区別されている．[1531] ⇨参漏出液→2989

滲出液検査 examination of exudate 胸水や腹水など体腔内貯留液の性状の検査．炎症病巣から滲出する液を滲出液といい，通常，比重は1.018以上，タンパク質濃度は4 g/dL以上と濃く，線維素が多い．細胞成分では，急性炎症時には多形核白血球が，慢性炎症時にはリンパ球が，アレルギーでは好酸球が多く認められる．濾出液との鑑別が重要で，滲出液で生化学検査，細胞診，微生物学的検査を行うこともある．[1181]

腎出血 renal bleeding(hemorrhage) 腎からの出血のこと．鏡検により赤血球，または赤血球円柱・顆粒円柱などがみられる．原因としては急性糸球体腎炎，IgA腎症，特発性腎出血，嚢胞腎，腎腫瘍，腎盂腫瘍，腎結石，腎結核，腎動脈瘻などがある．治療は原疾患の治療が原則．[858]

滲出細胞 exudate cell 炎症性滲出物の中の細胞成分で，各種の白血球，大食細胞，巨細胞，赤血球などがある．炎症初期の滲出細胞は多核白血球，後期の滲出細胞は大食細胞，リンパ球が主体．[1531]

滲出性 exudative 細胞や組織から液体や物質が滲出すること．通常，炎症や外傷による刺激の結果として生じる．[1531]

滲出性炎⇨同急性滲出性炎症→731

滲出性胸水 exudative pleural effusion ［胸膜滲出液］ 胸水は滲出液と漏出液に大別される．滲出性胸水の診断基準(ライト Light の基準)では，胸水と血漿のタンパク比率が0.5%以上，乳酸脱水素酵素(LDH)比率が0.6%以上，胸水LDHが血清LDHの基準上限値の2/3以上，の3項目のうち1つでも満たせば滲出液と判断する．滲出性胸水の頻度は約80%で胸膜や肺などの毛細血管の障害によって貯留し，原因疾患は炎症，悪性腫瘍が多い．[494] ⇨参胸水貯留→759

滲出性胸膜炎 exudative pleurisy ［湿性胸膜炎，漿液性胸膜炎］ 胸腔に滲出性の胸水が貯留する胸膜炎．滲出性とは，胸水の液体成分のうち，タンパク質や乳酸脱水素酵素(LDH)濃度が高いものをいう．癌性胸膜炎，結核性胸膜炎，肺炎随伴性胸膜炎，肺梗塞や膠原病に伴う胸膜炎などがある．症状は咳，呼吸困難が主体で，発熱や胸痛が認められることもある．胸部X線写真，患部を下にした側臥位正面X線写真，CT，胸水穿刺などで診断する．治療は原疾患に対する治療を基本とする．場合によりチューブドレナージを行う．[1019]

滲出性結核 exudative tuberculosis 肺結核の病理組織学的分類の1つ．二次結核(病変が進行して初期変化群以外の病変が現れたもの)は増殖性，滲出性に大別される．このうち，細菌性の急性肺炎と同じように肺胞内に滲出が起こり，まだ病変が時期的に乾酪壊死に進んでいない場合，あるいはこの肺炎巣が乾酪壊死を起こし，乾酪性肺炎となった場合をいう．実際には増殖性変化と共存している場合が多い．[1019]

滲出〔性〕素因 exudative diathesis ［滲出性素(体)質，カタル性素質］ 皮膚や粘膜が過敏性反応を示しやすく，物理的・化学的，あるいは生物学的刺激に対して過敏に反応し，滲出性炎症を起こしやすい傾向にあることをいう．チェルニー Czerny が1906年に命名した．家族性に生じることが多く，遺伝性と考えられているが，免疫や食事との関係も検討されている．皮膚では汗疹，湿疹，脂漏，摩擦性びらん，粘膜では口内炎，鼻炎，扁桃炎，気管支炎，腸炎などを起こしやすい．乳児期に一番強く現れ，成人以後はほとんどなくなる．[1531]

滲出性素(体)質⇨同滲出〔性〕素因→1555

滲出性中耳炎　secretory otitis media；SOM，otitis media with effusion；OME　中耳腔に液体の貯留を認める中耳炎．耳管機能不全と関係し，10 歳以下の小児と高齢者に発症する頻度が高く二峰性を示す．症状は難聴，耳閉感，自声強調，耳鳴が多いが，乳幼児で急性感染症を起こせば発熱や耳痛も生じ，不機嫌になる．難聴を訴えることのできない幼小児では，呼びかけに対する応答がない，聞き返しが多い，テレビの音を大きくするなどの状況で推測することができる．難聴は伝音型を示す．鼓膜所見では，鼓膜を通して貯留する液体が橙黄色に透けて見えるが，内陥し貯留したままの小児では，鼓膜に軽度の発赤，血管拡張をみることもある．長期の経過で鼓膜の内陥や癒着をきたすこともあり，放置すると難治性に移行する可能性が大きい．主に耳管機能不全が原因と考えられているが，中耳腔の細菌感染，つまり急性中耳炎が発端であるとされ，アレルギーの関与なども一因と考えられている．診断は耳鏡所見，聴力検査，鼓膜穿刺，インピーダンスオージオメトリー，耳管機能検査，耳の X 線写真，CT，MRI なども有用である．治療は鼓膜穿刺・切開により貯留液を排液し，耳管狭窄に対しては耳管通気法などを行う．難治性の場合は鼓膜換気チューブ留置を行う．全身的には消炎薬，抗ヒスタミン薬，タンパク質分解酵素，14 員環マクロライド系抗生物質の少量長期投与などを行う．[887]

滲出性網膜炎　exudative retinitis⇨同コーツ病⇀1073

滲出性網膜症　exudative retinopathy⇨同コーツ病⇀1073

滲出性網膜剝離　exudative retinal detachment，serous retinal detachment　［**漿液性網膜剝離**］　網膜血管や脈絡膜からの漿液もしくは滲出液が網膜下に貯留することにより生じる非裂孔原性の網膜剝離．原因はさまざまで，炎症性，血管性，色素上皮性，腫瘍性，先天性などがある．[975]　⇨参非裂孔原性網膜剝離⇀2501，裂孔原性網膜剝離⇀2977

滲出性網脈絡膜炎　exudative retinochoroiditis　眼トキソプラズマ症や眼サルコイドーシスなどのぶどう膜炎でみられ，網膜血管炎，網膜の滲出斑，硝子体混濁などの所見を呈する．鑑別疾患として，滲出性網膜炎を呈するコーツ Coats 病がある．これは網膜血管異常が原因で，網膜血管の蛇行や拡張，血管瘤，黄白色の滲出斑がみられる．[1130]

滲出物　exudate　炎症などにより血管から徐々に滲出される液体・細胞，その他の物質を指す．通常は炎症の際に病巣に滲出する液(滲出液)を指す．[1531]　⇨参滲出液⇀1555

進出ブロック　exit block　心臓の電気現象の 1 つ．局所的な電気興奮はあるが，周囲に伝導して進出しない状態．一例として，洞結節の興奮が心房に伝導しない洞房ブロックがある．[766]

腎腫瘍

renal tumor

【概念・定義】腎に発生する腫瘍で，部位により腎実質腫瘍，腎盂腫瘍，腎被膜腫瘍に区別される．ほとんどが悪性腫瘍．腎実質腫瘍は，成人では**腎細胞癌**(グラヴィッツ Grawitz 腫瘍)が，小児では**ウィルムス Wilms 腫瘍**が代表的．腎盂腫瘍は尿路上皮癌が最も多い．

【疫学】発生割合は腎実質腫瘍が 80% 以上，腎盂腫瘍が 7-16%，腎被膜腫瘍はきわめてまれ．腎細胞癌が腎実質腫瘍の 90% を占め，好発年齢は 50-60 歳代，男女比は約 3：1．ウィルムス腫瘍は 6 歳以下の小児にみられ，小児腹部腫瘍の中で最も頻度が高く，両側性は約 5%．

【病因・病理】病因として腎細胞癌，ウィルムス腫瘍ともに遺伝子の異常が検索されているが，明確な所見は得られていない．腎細胞癌は皮質近位尿細管上皮細胞起源と考えられているが，髄質集合管細胞起源の**ベリニ Bellini 管癌**もまれにみられる．またウィルムス腫瘍は腎に迷入した胎生期細胞より生ずるとされる．腎細胞癌の細胞型は淡明細胞，顆粒細胞，嫌色素細胞，紡錘細胞，乳頭状腎細胞に分類される(腎癌取扱い規約による)．腫瘍の多くは皮質に存在し，ほとんどは単発で，静脈浸潤を示すことは少なくなく，また腎静脈，下大静脈さらに右心房内まで腫瘍血栓をみることがある．血行性に肺，骨などに転移する．

【症状】**血尿，腹部腫瘤，疼痛**は古典的三主徴と称されているが，これらの症状がそろうのは進行例であり，**無症候性血尿**が最も重要な症状．健康診断などの画像診断で偶然発見される無症状の症例が増加している．尿路外症状としては発熱，体重減少，貧血，倦怠感などがみられることがあるが，このような例は予後不良．ウィルムス腫瘍では腹部腫瘤以外に症状は乏しい．

【診断】画像診断が主体．超音波断層法が腎の腫瘤性病変のスクリーニングとして有用で，嚢胞性病変と充実性病変の鑑別ができる．腫瘍では腫瘤内部の大小不同の点状エコー像が描出される．腎静脈や下大静脈内の腫瘍血栓の有無も検出できる．CT スキャンまたは MRI にて腫瘍の大きさ，腎被膜，周囲組織への浸潤状態を把握．転移巣の検索には胸部 X 線単純撮影や骨シンチグラフィーが行われる．血管造影は術前に支配血管の分布を知るうえで必要となる．このような検査にて病期(進展度)診断がなされる．病期診断にはロブソン Robson 分類が知られている(表)．

【治療】原発巣に対しては根治的腎摘除術を行う．まず腎茎部に達し，腎動静脈を結紮切断し，腎筋膜(**ジェロタ Gerota 筋膜**)とこれに包まれた腫瘍腎，腎周囲脂肪組織，副腎，腎門部リンパ節を一塊として摘出する方法である．偶然に発見される小さな腫瘍では QOL を考慮して腎部分切除術も行われている．放射線療法や化学療法は転移巣を含め効果は期待できない．インターフェロン(IFN)やインターロイキン 2(IL-2)による免疫療法も注目されているが，奏効率は 20% 程度．予後は手術時の病期による．腎実質内にとどまっている例の 5 年生存率は 70% 前後，腎周囲の脂肪に浸潤する

●ロブソン Robson 分類

Ⅰ期	腫瘍は腎被膜内限局例
Ⅱ期	腫瘍は腎被膜をこえて浸潤するが，ジェロタ Gerota 筋膜をこえない例
Ⅲ期	A. 腎静脈腫瘍血栓を伴う例
	B. 所属リンパ節転移例
	C. A＋B
Ⅳ期	A. 腫瘍はジェロタ筋膜をこえて隣接臓器へ浸潤する例
	B. 遠隔転移を伴う例

が，腎筋膜をこえない例は60% 前後．それ以上の浸潤や転移を示す例の5年生存率はきわめて悪い．ウィルムス腫瘍では外科的療法(経腹的腎摘除術)，化学療法(アクチノマイシンDなど)，放射線療法の併用が基本であり，長期生存が期待できる．[474]

腎腫瘍の看護ケア

【看護上の問題】 腎腫瘍では腎摘除術や部分切除が行われることが多く，手術に伴う問題が生じる．ウィルムス腫瘍の場合は，化学療法や放射線療法を組み合わせた治療を行うため，副作用が問題となる．また，精神面では予後への不安が大きな問題となり，特にウィルムス腫瘍の場合は保護者の精神的問題も生じる．

【ケアのポイント】 術後は苦痛緩和や合併症の予防に努める．腎臓は血流に富んだ実質性の臓器であるため，腎実質に切開を加えると特に出血しやすくなる．そのため，出血の予防と早期発見のための安静保持，バイタルサインのチェックが必要となる．急性腎不全の症状出現にも注意する．ウィルムス腫瘍の場合は予後良好なことが多い旨を，保護者に十分説明する．[306] ⇨参腎腫瘍→1556

真珠様陰茎丘疹 pearly penile papules 良性の血管線維腫の1種で，陰茎冠状溝に沿って粒状の白色丘疹が配列．生理的なものであるので，放置してよい．[1367]

真珠様腫 pearly tumor 真珠のような色と光沢を有する良性の嚢胞状腫瘍で，脳底部の脳軟膜に発生するものと，中耳炎に続発するものがある．組織学的に嚢胞壁は扁平上皮よりなり，内部に角質物質を含有．脳発生は脳脊髄管の閉鎖する時期に表皮芽組織の迷入したもので，非常にまれで発生頻度は全脳腫瘍の1%．中耳発生は慢性炎症の結果，鼓膜由来の上皮細胞が増殖して嚢胞を形成する．[1367]

浸潤癌 infiltrating carcinoma(cancer), invasive carcinoma(cancer) 癌細胞が非浸潤癌の域をこえて浸潤性増殖を示したもの．例えば，扁平上皮の基底膜をこえて増殖，あるいは胃や腸では粘膜下層よりも深層に達して増殖したもの．癌細胞の浸潤の程度については胃・腸・膀胱癌などの深達度分類や子宮頸癌の進行期分類などによってそれぞれ表現されている．浸潤の程度によって予後は異なる．[1531]

腎循環 renal circulation 腎臓を流れる血流のこと．腎臓は心拍出量の約20% の血流を受け，生体内部の恒常性を維持している．腎循環は以下の3つの機序により調節されている．①体液性調節：腎循環はカテコールアミン，レニン・アンギオテンシン系，アルドステロン，抗利尿ホルモン(ADH)などの体液性因子の影響を受けている．②神経性調節：腎神経は主にアドレナリン作動性神経の支配を受け，腎神経の刺激により腎皮質血流量の著明な減少，ナトリウム排泄の減少，レニン分泌亢進などをきたす．③自動調節：一般に血流量は血圧の変動により大きな変化を受けるが，腎では腎動脈圧あるいは灌流血圧が80-180 mmHg の範囲内で変化しても腎血漿流量(RPF)は変化せず，同様に糸球体濾過値(GFR)も比較的一定に保たれる．[858]

腎循環血漿量 renal plasma flow；RPF ［**腎血漿流量，RPF**］ 糸球体で濾過され，尿細管ですべて分泌される物質のクリアランスのこと．パラアミノ馬尿酸(PAH)は90% が除去されるので，PAH のクリアランスは有効腎血漿流量(ERPF)であり，これを除去率(0.9)で除した値，つまりERPF/0.9 がRPF．[851]

浸潤性小葉腺癌⇨同小葉癌→1465

浸潤性増殖 infiltrative growth, invasive growth 膨張性増殖とともに腫瘍の増殖様式であり，腫瘍組織ないし腫瘍細胞が周囲組織の中にしみ込むように増殖する様式．周囲組織の破壊を伴い，境界が不明瞭であり，悪性腫瘍ではこの増殖様式を示す傾向が強い．[1531]

浸潤性導管癌 invasive ductal carcinoma, infiltrating duct carcinoma ［**浸潤性導管腺癌，浸潤性面皰(めんぽう)癌**］ 導管上皮由来の癌と考えられ，癌細胞が一部にでも間質に浸潤しているものをいう．乳癌・膵癌などに認められる．乳癌では原発性悪性腫瘍の8割以上を占めており，乳頭腺管癌，充実腺管癌，硬癌の3型にさらに分類され，症例分布は1：1：2である．[1531]

浸潤性導管腺癌⇨同浸潤性導管癌→1557

浸潤性面皰(めんぽう)癌⇨同浸潤性導管癌→1557

浸潤麻酔 infiltration anesthesia 局所麻酔薬を手術部位そのものに注射して浸潤させ，手術可能な条件を得る方法．狭義の局所麻酔法とされている．小範囲の部分を手術する場合に用いられる．[259]

心象 image⇨同イメージ→278

針状 acicular 植物の葉や結晶などの針のような形態をいう．[943]

腎症⇨参腎疾患→1548

腎昇圧系 renal pressor system 通常は全身の血管収縮および血圧上昇を起こす物質，すなわちレニン・アンギオテンシン系の物質を指す．特にレニン・アンギオテンシン系により産生されたアンギオテンシンⅡは種々の機序により，交感神経系の活性を亢進し，心拍出量の増加と末梢血管抵抗の上昇，またナトリウムと水の貯留から動脈血圧を基準値以上に上昇させる作用を有す．[858]

腎昇圧物質 renal vasopressor material⇨同レニン→2979

針状陰影⇨同スピクラ→1652

寝床気候⇨同病床気候→2490

腎症候性出血熱 hemorrhagic fever with renal syndrome；HFRS ［**流行性出血熱**］ ブニヤウイルス科のハンタウイルス属が原因ウイルスとなる四類感染症の1つ．韓国，中国，ロシア，東欧と広くユーラシア大陸に存在するウイルスで，ネズミ，ラットなどのげっ歯類を介してヒトに感染する．2-4 週の潜伏期ののちに，発熱，倦怠感，筋肉痛とともに出血傾向が認められるようになり，DIC(播種性血管内凝固症候群)，腎不全に至る．[1113]

針状骨 spicula, spicule⇨同スピクラ→1652

身障者用公営住宅 「公営住宅法」に基づく特定目的住宅の1つであり，一般に身体障害者が自立して生活が営めるよう，段差をなくす，手すりをつける，流しの下に車いすが入るようにするなど生活しやすいように工夫された公営の住宅を指すことが多い．身体障害者が生活しやすい住宅を得るための制度としては公営住宅に入居する場合の優遇措置や，自己購入・新築・改築する場合の住居建設資金の融資斡旋を行う制度が設けられている．[1451]

尋常性 vulgar, common 本来の意味は「普通の」または「通常の」．例えば，尋常性痤瘡(いわゆるにきび)などのように主に皮膚科領域で種々の代表的疾患名に使用される語だが，命名された時代にそれらの頻度が高かったことを反映していると思われる.[372]

尋常性乾癬(かんせん) psoriasis vulgaris⇨参乾癬(かんせん)→628

尋常性魚鱗癬(ぎょりんせん) ichthyosis vulgaris⇨参魚鱗癬(ぎょりんせん)→785

尋常性痤瘡(ざそう) acne vulgaris, common acne ［にきび，痤瘡(ざそう)］ 新生児痤瘡，薬剤による痤瘡など多くの痤瘡の中で最も代表的な疾患．一般に痤瘡といえば尋常性痤瘡，すなわちにきびのことを指す．主として思春期に発症し，顔面，胸背部などに毛孔に一致して面皰，紅色丘疹，膿疱などを認め，これらの皮疹が慢性に経過する．発症因子として皮脂分泌の亢進，毛包漏斗部の閉塞，毛包内の常在菌である *Propionibacterium acnes* の増殖が重要.[25] ⇨参面皰(めんぽう)→2814，新生児痤瘡(ざそう)→1567

尋常性天疱瘡(てんぽうそう)⇨参天疱瘡(てんぽうそう)→2089

尋常性膿瘡(のうそう) ecthyma vulgaris, ecthyma simplex ［深膿痂疹，膿瘡(のうそう)］ 伝染性膿痂疹が真皮の浅層まで進行した疾患．小水疱で始まり，膿疱化し，ゆっくりあるいは急速に拡大するとともに深部に進展．そしてカキの殻のように厚く堆積した痂皮を付着する．単発あるいは局所性に多発．深在性の皮膚感染症は連鎖球菌属の *Streptococcus pyogenes* が多いとされているが，ブドウ球菌属の *Staphylococcus aureus* によるものや両者の混合感染のこともある．痂皮下の滲出液の培養とグラム染色を行い，原因菌種の検索をする．治療は抗生物質の全身投与と抗生物質軟膏の外用．衛生状態や栄養状態のよくない環境やHIV感染者，免疫抑制薬を使用している場合に生じるという報告もある.[809]

し

尋常性白斑 vitiligo vulgaris ［白なまず］ 色素脱失を主徴とする難治性の後天性色素異常症．種々の形をした完全脱色素脱失斑で，境界明瞭．原因として自己免疫説，神経因子説，中間代謝産物によるメラノサイト崩壊説が考えられている．症状は，爪甲大くらいまでの類円形の白斑が急性ないしは緩やかに拡大し，融合して不規則地図状になる．通常，その分布によって白斑が広範囲に認められる汎発型，一部に限局する局在型，神経の走行に一致する分節型に分けられる．ステロイド療法，光化学療法などが行われるが，難治性で完全に治癒する例は，局在型を除いてはまれ.[213]

尋常性狼瘡(ろうそう) lupus vulgaris 結核菌感染によって発症する皮膚結核症の一型で，病巣に結核菌を認める真性皮膚結核に含まれる．顔面や頸部に好発し，肺など他の病巣から血行性に皮膚転移して発症するケースが多い．外部からの結核菌皮膚接種でも生じる．中央が瘢痕化した紅斑局面，結節を呈し，融合，拡大する．しばしば潰瘍化する．自覚症状がなく，緩徐に進行する．抗結核薬の投与により瘢痕治癒するが，経過は慢性であり，再発を繰り返す．まれに瘢痕面に癌を発生することがあるので注意する.[1560]

腎小体 renal corpuscle ［マルピーギ小体，腎芽球体］ 腎臓の機能単位であるネフロンのうち，血漿を濾過して水分と小分子物質を尿細管へ導出する部分．腎小体は構造的には，ボウマン嚢 Bowman capsule と糸球体 glomerulus よりなる(図)．ボウマン嚢は単層上皮細胞と基底膜よりなり，尿細管の拡張した盲端にあたる．また，糸球体は糸球体上皮細胞 podocyte，糸球体内皮細胞，メサンギウム細胞という3種類の細胞と糸球体基底膜 glomerular basement membrane(GBM)，メサンギウム基質という2種類の細胞外基質よりなる．腎小体はマルピーギ小体ともいう．マルピーギ Marcello Malpighi はイタリアの解剖学者(1628-94).[1503]

●腎小体

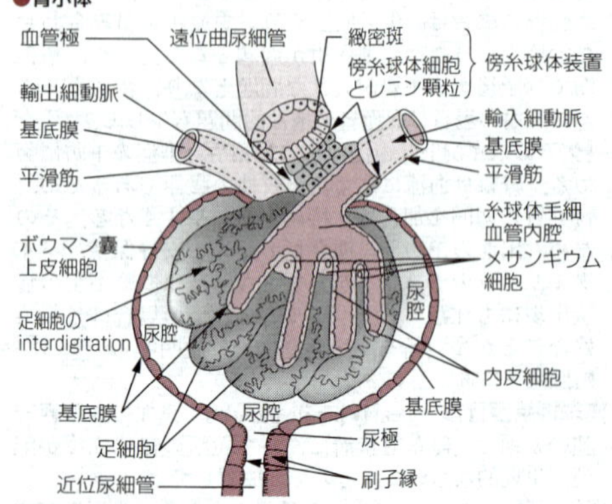

腎上体 suprarenal gland⇨同副腎→2537

腎上体ホルモン⇨同副腎ホルモン→2542

腎上皮円柱⇨参円柱→382

腎静脈 renal vein 腎臓の中で葉間静脈が合してできた静脈で，腎門(腎臓内部への入り口で，くぼんでいる)から腎臓の外に出る．左腎静脈のほうが右の腎静脈より長い．腎静脈の後ろに腹大動脈の直接の枝である腎動脈と尿管がある．左腎静脈は腎動脈の前方を通って下大静脈へ入る．腎動脈は分岐して最終的に1本の輸入細動脈となって糸球体へ入り，多くの毛細血管のループをつくる．このループは通常は1本の輸出細動脈となり糸球体を出る．糸球体の毛細血管は細動脈と細動脈の間に介在している．身体の中でこのような形態をとるのはこの部位だけである．糸球体を出た輸出細動脈のうち，1つは尿細管の周辺で毛細血管となって尿細管を養い，次いで小葉間静脈となる．他の1つは直細動脈となって髄質中を下行して直細静脈となり小葉間静脈へ注ぐ．小葉間静脈が弓状静脈へ，弓状静脈が葉間静脈となり腎静脈となる．ヒトの腎臓の毛細管の面積は尿細管の表面積とほぼ同一の 12 m^2 で，含有する血液は 30-40 mL である.[1519]

腎静脈血栓症 renal vein thrombosis；RVT ネフローゼ症候群などの腎疾患，下肢または骨盤の血栓性静脈炎の波及，腫瘍や大動脈瘤による周囲からの腎静脈への圧迫・湿潤，下大静脈の狭窄，経口避妊薬などの薬剤，血液疾患，外傷，激しい運動後などに続発して急速に腎静脈に血栓が生じて閉塞する病態をいう．特に新生児・幼児では脱水症に伴って生ずることが多い．症状としては慢性の腎静脈血栓症では臨床的・生化学的所見はほとんど認められないが，急性の腎静脈血栓症ではショック，腰痛ないし側腹部痛，乏尿，顕微鏡的血尿，腎腫大，発熱，糸球体濾過値(GFR)の低下などを認め，急性腎不全で死亡することが多い．診断は静脈性腎盂造影を行う．腎静脈が急性に完全閉塞した場合は造影が得られず，腎陰影の腫大がみられる．治療は一側性の場合は腎摘出が考慮されるが，しばしば両側性に起こるため外科的に血栓を除去することは困難なことが多い．そのため基礎疾患に対する治療と並行して内科的に抗凝固薬，血栓溶解剤の投与などが試みられる．[858]

尋常酩酊(めいてい)　ordinary drunkenness⇨同単純酩酊(めいてい)→1943

侵食性潰瘍　phagedena，phagedenic ulcer，rodent ulcer 進行性で急速に周囲に広がり，壊死傾向が強く，深部に達する潰瘍．インド，中近東，地中海沿岸に流行する旧世界皮膚リーシュマニア症にみられ，病原体 *Leishmania tropica* complex の感染初期には顔面や四肢などの露出部に赤色の丘疹が現れ，後期にこの丘疹が皮膚や鼻口腔粘膜に広がり，丘疹が腫瘤を形成して中央部に潰瘍をつくる．潰瘍部分の真皮には食細胞，リンパ球，形質細胞浸潤がみられ，原虫も検出できる．[1531]

心身医学　psychosomatic medicine；PSM　患者のパーソナリティや精神的な葛藤と，それらの心因的役割から疾病へのアプローチをする医学．歴史的には，基礎理論は精神分析や力動的精神医学に根ざしたもの．治療技法としては，精神分析を主体とした心理療法が用いられることが多く，治療の目標としては葛藤の洞察やパーソナリティの成熟が重視されている．[980] ⇨参心療内科→1609

新人教育　new face education　雇用者が新採用者に対して，一定期間実施するオリエンテーション．内容は組織の理念，方針，雇用体制，危機管理システム，人材育成の方針，職場・職業に対する心がまえ，基本的マナーなど，全体に共通するもの(集合教育)のほかに，集団を構成するメンバーに合わせて，小集団を対象とする分散教育がある．いずれも新人ができるだけ円滑に，組織に適応するために必要とされる．病院などの施設での教育期間は，一般に卒後3か月と考えられている．病院付属の看護学校がほとんどであった過去とは異なり，今日では看護学生はさまざまな施設で実習教育を受けている．そのため施設側は，新人看護師がおのおのの施設に合わせた共通の認識と基本的知識の基盤に立つことができるように，一定の教育期間を提供する必要性がある．[1473]

心神耗弱　diminished responsibility　わが国の法律上の用語．精神障害の1つの態様であり，そのため，事物の理非善悪を弁識する能力および，この弁識に従って行為する能力が皆無ではないが，その能力が著しく減退した状態をいう．「刑法」では，心神耗弱者の犯行に対しては刑の軽減を規定し，「民法」では心神耗弱者は被保佐人(かつての準禁治産者)として保佐人をつけることができる．それぞれ，「刑法」上は限定責任能力，「民法」上は限定行為能力に相当する．[691] ⇨参心神喪失→1561，責任能力→1725

心身症

psychosomatic disorder ［精神身体障害］

【概念・定義】日本心身医学会は，心身症を「身体疾患の中で，その発症や経過に心理社会的因子が密接に関与し，器質的ないし機能的障害が認められる病態をいう．ただし，神経症やうつ病など，他の精神障害に伴う身体症状は除外する」と定義している．このように，身体疾患であり，その発生や経過に心理的・社会的因子が大きくかかわっている(心身相関がある)ものを特に心身症という．

【診断】心身症と診断するには2つの条件を満たす必要がある．第1は，身体疾患の診断が確定していることで，明らかな身体疾患がない場合は心身症と呼ばない．第2は，環境の変化に時間的に一致して身体症状が変動することであり，例えば仕事が忙しいときや緊張したとき身体症状や検査所見が増悪することで判断される．**消化性潰瘍**，**気管支喘息**，**潰瘍性大腸炎**などの身体疾患ではこの特徴を有する頻度が高いといわれ，職場が変わるたびに消化性潰瘍が増悪する会社員，試験のたびに下痢や腹痛が増悪する潰瘍性大腸炎の大学生などが典型である．これらから明らかなように，気管支喘息は心身症であるといういい方は不適切であり，この患者の気管支喘息の状態は心身症と判断されるといったほうが適切である．また同じ症例でも，環境が変わるたびに身体症状が増悪する時期と，環境が変わってもほとんど身体症状が変動しない時期があるときは，この患者の気管支喘息の状態は，この時期には心身症の特徴をもつといえばさらに厳密である．

【鑑別診断】心身症と周辺の病態を表に示した．①がすでに説明した心身症である．②は従来神経症に分類されてきたが自律神経症状を呈する心身症ととらえる考え方もある．③は転換ヒステリー，④は心気症や癌恐怖などと診断される．⑤に含めた神経性食欲症は心身症の代表のようにいわれるが，食事をとらないという行動のために，摂食量が減り，るい痩を生じると考えれば，典型的な心身症とは異なる．

【症状】概念と診断から明らかなように，心身症の症状はそれぞれの身体疾患の身体症状である．そして環境の変化に時間的に一致して，身体症状が変動することが重要である．

【治療】まず重要なのは，薬物療法を中心とする身体疾患自体の治療であり，気管支喘息や消化性潰瘍自体の薬物療法は不可欠である．次に精神面の治療であるが，環境の変化と身体症状の変動の関係を患者自身が自覚していないことが少なくない．具体的な生活状況を振り返りながら，環境と身体症状の時間的関係を説明し，精神面に対する治療への導入を図る．そして身体症状の増悪に影響する環境要因を避けるように指導する．現実には環境調整が容易でない場合が多いが，それでも可能な限り患者自身，負荷が少ないと考える方向に調整を図る必要がある．自律訓練法やバイオフィードバック法もしばしば症状を軽減させるのに有用なことがある．治療にあたっては，明らかな身体疾患を有しており，気管支喘息の発作重積や消化性潰瘍の吐血のようにそれ自体が常に重症となる可能性があるため，原則は内科医を中心とする臨床各科の医師が協力するべきである．それを適切な連携のもとで精神科医や心療内科医がサポートすることが好ましい．

【経過】身体疾患自体の重症度や環境の変化がどの程度ストレッサーになっているかなどによって経過はさまざまである．心身症という概念自体の曖昧さも関係し

●心身症と周辺の疾患

①心理社会的要因が関係して身体疾患の身体症状が変動する
気管支喘息の一部，消化性潰瘍の一部
②心理社会的要因が関係して身体の機能障害を呈する
白衣高血圧症，赤面恐怖症，パニック障害，過敏性腸症候群
③他覚所見に見合わない身体の異常(知覚異常，運動障害)を訴える
転換ヒステリーの一部(失立，失歩など)
④実際には存在しない身体の異常があることを心配する
癌恐怖，自己臭症，舌痛症
⑤行動上の問題の結果として身体病変を生じる
咬爪癖，神経性無食欲症
⑥うつ病の身体症状
食欲低下，全身倦怠感，動悸，便秘，下痢，頭痛

て，心身両面を適切にとらえた多数例研究はほとんどない.[1434]

心身症の看護ケア

【看護への実践応用】日本心身医学会の定義によると，心身症とは，身体症状を主とし，その発症や経過に心理社会的因子が密接に関与し，器質的ないし機能的障害の認められる病態を指す．看護ケアにおいても，心理的因子についての配慮が特に重要．心身症の場合，診断や治療においても患者の心理的問題へのアプローチに重点が置かれるため，看護師もチームの一員として同じ目標をもった一貫したかかわりが必要．治療の過程では医師や心理士による心理面接が行われるが，看護師が日常場面を通して知ることのできる患者のパーソナリティや行動，思いなどの情報は患者のもつ問題解決や治療に結びつく重要な手がかりの1つとなる．看護の全人的に患者を捉えるアセスメントの枠組みは，心身症患者の全体像を理解する上で有効である．心理・社会面からの看護介入は，患者の行動面や感情処理における問題解決を促し，身体疾患の治癒に向けても効果が期待される.[980] ⇨参心身症→1559

心身障害児 mentally-physically handicapped child, physically and/or mentally handicapped/disabled children 身体，知的またはその両方の発達あるいは機能に障害があるため，長期にわたり日常生活または社会生活に制限を受ける18歳未満の小児．原因は多岐にわたり，視覚障害，聴覚障害，言語障害，心・肺機能障害，肢体不自由，脳性麻痺，自閉症その他さまざまな先天性・後天性疾患が含まれる．なかでも肢体不自由と知的障害が重複し，かつそれぞれの障害が重度である場合(通常，歩行困難でIQ 35以下)，重症心身障害児と呼ばれる．重症心身障害児だけでも日本で3万人以上いるとされ，そのうち約2万人は在宅で，他は施設入所で，医療的ケアや療育を受けている．障害の区分には，厚生労働省による分類や大島の分類が用いられる．医療技術の向上や障害者自立支援法の施行で，心身障害児を取り巻く環境も大きく変化しつつある.[243] ⇨参重症心身障害児→1372

心身障害児施設 institution for mentally and physically disabled children 「児童福祉法」に基づく心身に障害を有する児童を対象とする施設．肢体不自由児施設，知的障害児施設，知的障害児通園施設，重症心身障害児施設，盲ろうあ児施設，情緒障害児短期治療施設などがある.[321]

心身障害児デイサービス事業 day care service for disabled children ホームヘルプサービス，ショートステイ，デイサービスなどの在宅3本柱を構成するもののうち，デイサービス事業として行われている事業の1つ．心身障害児を対象として行われ，施設に通わせ入浴・食事の提供・機能訓練・介護方法の指導などのサービスを行う.[457]

心身障害児ホームヘルプサービス事業 児童居宅生活支援事業および知的障害者居宅生活支援事業の1つ．重度心身障害児をかかえて生活に苦しむ家庭に対して，週1回以上家庭奉仕員を派遣し，家事や介護などの日常生活への援助を行い，重度障害児の生活の安定に寄与しようとするもの．1970(昭和45)年，旧厚生省より出された通達(厚生省第103号)で運営要項が示された．運営主体は市町村であり，社会福祉協議会などの団体に委託される場合が多い．対象は重度心身障害児の属する低所得家庭で，食事・洗濯・掃除などのほか，各種の助言・指導・相談も行う．費用は所得に応じて負担基準が定められている.[457]

心身障害者授産施設 sheltered work institution for mentally and physically disabled persons 身体障害者，知的障害者および精神障害者のための福祉的就労の場としての授産施設の総称．雇用されることが困難な心身障害者を通所または入所させ，適切な作業指導および生活指導を行い，自立促進，社会参加の促進を図ることを目的としている．入所の基準は，自力または保護者の送迎により通所が可能で日常の身辺処理がおおむねでき，原則として18歳以上(事情により15歳以上)の心身障害者で指導訓練することによって自立の可能性のあること．入所費用として，家庭の収入に応じ，国の基準により福祉事務所が認定した負担金を納める．授産施設には「社会福祉法」に規定される通所授産施設・入所授産施設・福祉工場などがある.[457]

心身障害者対策基本法 Basic Act for Countermeasures Concerning Mentally and Physically Handicapped Persons 心身障害者対策に関する国・地方公共団体の責務を明らかにし，心身障害者の発生の予防に関する施策および医療・訓練・保護・教育・雇用の促進，年金の支給などの心身障害者の福祉に関する施策の基本となる事項を定め，心身障害者対策の総合的推進を図ることを目的として，1970(昭和45)年に制定された法律．ここでの心身障害者とは，肢体不自由，視覚障害，聴覚障害，平衡機能障害，音声機能障害もしくは言語機能障害，心臓機能障害，呼吸器機能障害などの固定的臓器機能障害または，知的障害などの精神的欠陥があるために，長期にわたり日常生活または社会生活に相当な制限を受ける18歳以上の者をいう．1993(平成5)年に改正され「障害者基本法」となった.[321] ⇨参障害者基本法→1420

心身症的反応 psychosomatic responses；PSR ［**心身症的病態**］ ホメオスタシスの維持機能に脆弱性のある人に，心理・社会的なストレスが加わった場合出現しやすい身体・行動上の異常全般を指す．健康であっても，強いストレスが長期間持続すれば発現することも多い．笠原嘉(1928年生まれ)はストレスによる不安(潜在的な不安も含む)が表現形として開花するには，「体験化」「身体化」「行動化」の3つの方向性をとると考えた．「体

験化」はいわゆる神経症(不安障害)として位置づけられ，心身症とは区別される．心身症は「身体化」「行動化」を指し，具体的には消化器系の異常(十二指腸潰瘍・過敏性腸症候群など)，呼吸器系の異常〔気管支喘息の一部，呑気(どんき)症など〕，循環器系の異常(本態性高血圧の一部，虚血性心疾患の一部など)，筋骨格系の異常(筋緊張性頭痛，片頭痛の一部，慢性腰痛の一部など)といった身体的な異常と，不登校や家庭内暴力の一部，摂食障害，抜毛症などの病態を指す．わが国では昭和30年代に九州大学の池見酉次郎(1915-99)によってはじめて心療内科の概念が提唱されたが，当時は精神身体医学の名のもとにセリエ Hans Selye(1907-82)の「汎適応症候群」のようなストレスによる疲弊反応が主な対象になった．当時の心身症的アプローチは精神分析的な方法，学習理論に基づく方法，主にストレスと自律神経系の相関にかかわる観点が主流であったが，その後それらに加えてストレスと内分泌，免疫機能などの関連が重視され，現在では全人的な医療の観点から「疾患をもつ人」をみる視点へと移行している．[730]

心身症的病態⇨同心身症的反応→1560

心身相関　psychosomatic correlation　心とからだが相互に密接に関連し合っていること．すなわち心に何らかの変化が起こると，それに伴って身体的変化が生ずる関係性をいう．心身症が発症するメカニズムを知るうえで心身相関は重要である．

心神喪失　irresponsibility 〔D〕Zurechnungsunfähigkeit　多くの文化で，幼児や狂気の者によってなされた犯罪は常人のそれと同じように処分することは妥当でない，とされてきた．本人は自分の行為に自覚がなく，幼児と同様であるという考えに基づく．近代刑法は，精神医学上の概念を借りて，それを規定した．英米法での「マクノートン・ルール McNaughton rule」では，「犯人が精神の疾患によって分別を欠き，行為の性質を知らず，たとえ性質を知っていてもその悪いことを知らない」場合は免責となる．わが国の「刑法」では，「精神の障害により事物の理非善悪を弁識する能力がないか，またはこの弁識に従って行為する能力のない」場合は心神喪失とされ，刑事上は責任無能力となって無罪となり，「民法」上は行為無能力となって後見人制度を利用することができる．[691] ⇨参心神耗弱→1559，責任能力→1725

心神喪失者等医療観察法　⇨同心神喪失等の状態で重大な他害行為を行った者の医療及び観察等に関する法律→1561

心神喪失等の状態で重大な他害行為を行った者の医療及び観察等に関する法律　［**医療観察法，心神喪失者等医療観察法**］　わが国では，刑罰法令に触れる行為を繰り返す一部の精神障害者の医療は，「精神保健福祉法」による一般精神医療の中で行われてきた．しかし，それらに必要な専門医療制度・施設の整備が求められ，2005(平成17)年，「心神喪失等の状態で重大な他害行為を行った者の医療及び観察等に関する法律」(医療観察法)が施行された．心神喪失などの状態とは，精神障害のために自らの行為の善悪の判断がつかないなど，通常の刑事責任を問えない心神喪失または心神耗弱の状態をいう．まったく責任を問えない場合を心神喪失といい，限定的な責任を問える場合を心神耗弱という．重大な他害行為とは，殺人，放火，強盗，強姦，強制わいせつ(これらの未遂も含む)，傷害にあたる行為を指している．これらの行為を行い，①不起訴処分となった者，②無罪の裁判または刑を軽減する旨の裁判が確定した者，であり，「医療観察法」では「対象者」と呼ばれる．この対象者に対して，検察官が「申立て」を行い，裁判官1人と精神保健審判員(精神科医)1人からなる審判(合議体)によって，本法律による医療の必要が認められた場合，入院決定または通院決定がなされる．この際，精神保健参与員(精神保健福祉士)は，社会復帰に関しての専門的意見を述べることが求められている．「医療観察法」による医療は指定医療機関によって行われ，指定医療機関には，通院医療を担当する指定通院医療機関と，入院医療を担当する指定入院医療機関がある．地方裁判所の合議体の審判により処遇終了の決定がなされるまで指定通院医療機関での医療を継続して受ける必要がある．通院期間を通院前期，通院中期，通院後期の3期に分けて目標を設定し，3年以内(最長5年)に一般精神医療への移行を目指す．また，保護観察所には社会復帰調整官が新設され，対象者の処遇に当初審判から関与し，対象者の処遇終了まで，社会復帰支援ならびに継続的な医療のための精神保健観察を実施する．ただし，病状によっては，裁判所の決定により，2年をこえない範囲で通院期間が延長することや，指定入院医療機関への入院に移行すること，期間満了前に本処遇が終了になることもある．地域処遇を受けている期間中は，原則として，「医療観察法」と「精神保健福祉法」の双方が適用される．保護観察所は，本人や地域の支援者を交えた「ケア会議」を開催するなどして，対象者の地域社会における処遇の具体的内容を定めた「処遇の実施計画」を作成する．処遇実施計画には，対象者一人ひとりの必要な医療，精神保健観察および援助の内容と方法が記載されるほか，病状の変化などにより緊急に医療が必要になった場合の危機介入方法やケア会議の開催予定などが盛り込まれる．地域社会において，これら医療，精神保健観察および援助といった処遇が適正かつ円滑に実施されるためには，社会復帰調整官，指定通院医療機関，都道府県・市町村などが相互に連携し，統一した処遇方針のもとで，それぞれが担う役割を果たしていくことが重要である．指定入院医療機関における入院期間はおおむね1年半を想定し，3か月間の急性期，9か月間の回復期，6か月間の社会復帰期に分類され，それぞれのユニットでセキュリティとアメニティとに配慮した広い空間で治療が行われる．医療の特徴は，専門職種によって，個別に計画的，本格的な多職種チーム医療が行われる．従来の精神医療よりは手厚いマンパワーが確保されているので心理社会的療法を中心に，過度な薬物療法は行われない方針である．対象者の疾病性や生活機能によって，個人と集団のプログラムを組み合わせた個別の治療プログラムを作成し，病識の獲得，他害行為の内省や社会復帰に向けた綿密な治療的アプローチが行われる．自傷他害の危険性や衝動性が高い場合は，常時付き添っての観察や，一連の過程で構成される包括的暴力防止プログラム(CVPPP)が行われる．個室隔離，拘束などの行動制限は最小限の実施になっている．厚生労働省のガイドラインによれば，「医療観察法」下の医療の目標と理念は，対象者の社会復帰の早期実現である．このために，標準化されたデーターの蓄積に基づく多職種チームによる医療提供と，プライバシーなどの人権に配慮しつつ透明性の高い医療を提供することにある．さらに，指定医療機関での医療が，最新の司法精神医療の知見を踏まえた専門的なものとなるように努めることや，精神保健医療，福祉全般の水準の向上を図るものであることが期待されている．なお，指定医療機関は，地域バランスを考慮し，人口500万人当たり1か所程度，全国に24か所設置される予定である．また，指定通院医療機関は，地域の基幹医療機関として，人口100万人当たり2-3か所，県に最低2か所確保される予定であるが，行政，地域住民の理解，協力が得られず，整備は遅れている．[709]

腎シンチグラフィー　renal scintigraphy, kidney scintigraphy　腎に集積する性質をもつ放射性同位元素(RI)を投与し，その形態や機能を評価する核医学検査．腎への摂取や尿中への排泄が速いRIを用いる腎動態シンチグラフィー(レノグラフィー)と，腎への摂取や排泄が遅いRIを用いる腎静態シンチグラフィーがある．腎動態シンチグラフィーは ^{99m}Tc-DTPAや ^{99m}Tc-MAG$_3$ などのRIを静注し，20-30分後まで経時的に撮影する．その際に得られる腎の時間放射能曲線がレノグラム．尿の排泄を促進するために検査前に水負荷を行い，直前に排尿させる．腎静態シンチグラフィーは ^{99m}Tc-DMSAを静注し，2時間以後に撮影する．腎静態シンチグラフィーは炎症性腎瘢痕の検出に有用であり，特に小児で多く用いられる．[737] ⇨参レノグラム→2980

腎腎反射　reno-renal reflex　腎に始まり，腎に終わる神経反射性反応の総称で，関与する神経の経路によって腎内反射と腎外反射の2種に分かれる．前者の代表としては腎動脈の圧の変化と糸球体濾過値(GFR)との関係があげられ，後者としては遊走腎時，すなわち呼吸運動や体動による腎の上下移動が正常な移動範囲をこえて下方に動くときの腎臓の位置と腎血流量の変化があげられる．[1610]

診診連携⇨同医療施設連携→283

親水コンタクトレンズ　hydrophilic contact lens　ソフトコンタクトレンズがこれにあたる．種類によって40-70%の水分を含み，酸素を通すようにつくられている．[257] ⇨参ソフトコンタクトレンズ→1848，含水ゲルコンタクトレンズ→617

腎髄質壊死　renal medullary necrosis⇨同腎乳頭壊死→1594

腎髄質嚢胞症　medullary cystic disease；MCD　[髄質嚢胞腎，MCD]　成人に発症し，腎髄質嚢胞を呈して末期腎不全に至る嚢胞性腎疾患で，常染色体優性遺伝を示すまれな疾患．腎皮質髄質境界部に小嚢胞が多発し腎機能障害は進行性である．以前はネフロン癆 nephronophthisis と同一の疾患群として扱われていたが，現在では遺伝形成，末期腎不全発症年齢，責任遺伝子の位置など，両疾患の違いが明確になっている．臨床経過と腎嚢胞の形態はネフロン癆と共通点が多いが，発症がやや遅く，40歳前後で腎機能障害を指摘され50歳前後で末期腎不全を呈することが多い．腹部超音波などで嚢胞を同定できないことも多く，確定診断前に糸球体疾患として扱われている場合がある．原因遺伝子として少なくとも *MCKD1* と *MCKD2* の2つがわかっている．腎病理所見では髄質嚢胞のほか，糸球体硬化，間質線維化，尿細管萎縮と間質炎を呈する．ネフロン癆とは異なり尿細管基底膜の肥厚はないとされる．高尿酸血症，高血圧，貧血を合併することが多い．家族歴が不明な場合には診断がきわめて困難である．[615]

腎水腫　renal dropsy⇨同水腎症→1618

親水性膜　hydrophilic membrane　主に人工透析に用いられる膜．親水性でぬれると膨張し，高い機械的強度をもつ．再生セルロース膜が使用されていたが，最近では合成高分子系膜が広く用いられている．[259]

親水軟膏　hydrophilic ointment　[バニシングクリーム，水中油型乳剤軟膏]　水と油を乳化剤に混じた外用剤(乳剤性軟膏)のうち，水の中に油を分散させたもの(水中油O/W型)．経皮吸収がよく，水で洗い流せ，冷却作用をもつなどの利点がある．紅斑，丘疹などに用い，びらんや潰瘍などの湿潤面には原則として使用しないが，現在では改良されたものもあり，湿潤病巣に用いられる場合もある．種々の軟膏の基剤となる．[809] ⇨参乳剤性軟膏→2227

●親水軟膏

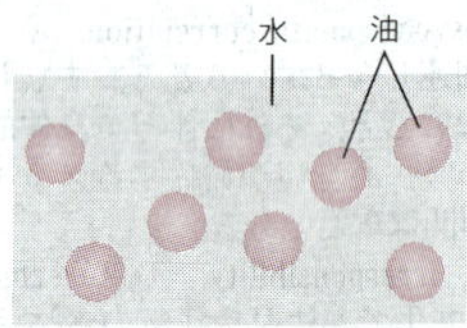

親水軟膏(水中油O/W型)

真性　true, genuine　仮性，偽性，疑似性に対し，真にそうだと認められる状態や疾患．例えば，真性大動脈瘤は動脈壁の3層の壁構造が保たれた動脈瘤であるが，対する仮性(偽性)大動脈瘤では動脈壁が破壊され周囲に血腫が形成されている．[372] ⇨参仮性→505，偽性→687

腎性アミノ酸尿症　renal aminoaciduria　アミノ酸の排泄が増加したものをアミノ酸尿というが，血中のアミノ酸濃度が増加して腎における再吸収の値を超える溢出型と，腎における再吸収の障害による腎型がある．この腎型が腎性アミノ酸尿症で，アミノ酸の運動輸送を規定する遺伝子の異常により再吸収障害をきたすと考えられる．このような異常には，ハートナップ Hartnup 病，シスチン尿症，酸性アミノ酸尿症，プロリン尿症(イミノグリシン尿症)，高βアラニン尿症がある．[987]

新生ウイルス⇨同エマージングウイルス→367

真性球麻痺　true bulbar palsy⇨同球麻痺→746

新生気論　neovitalism　ドリーシュ Hans Driesch(1867-1941)が提唱した生命現象がもつ全体性に関する理論．古代から伝承されている生命論の基底概念である生気論的観念論に対して17世紀頃から提唱された機械論などを包括して，特に物理学的に証明を得られない部分に説明を加えたもの．生体機能を賦活性化する方法，手段に関しての理論的な展開，そのような状況の考え方や概念から構成されている．当時の学会環境では元来唱えられていた生気論に対して，あまり論争にはならなかった．[24] ⇨参人間機械論→2263

真性クループ　true croup　喉頭へのジフテリア菌の感

染により偽膜を形成し，気道狭窄をきたす喉頭気管支炎のこと．特徴的な症状として，吸気性の喘鳴，呼吸困難，犬吠(けんばい)様咳，嗄声がある．2-6 歳の小児に多いが，近年はきわめてまれ．真性クループに対し，ウイルス，アレルギーなどで生じる仮性クループもある．[451]

腎性くる病 renal rickets 腎の異常に由来するくる病．くる病の原因には大別するとビタミン D 作用不全による場合と，腎尿細管からのリン喪失による低リン血症からくる場合とがある．糸球体濾過率が 50% 以上になると 1α ヒドロキシラーゼ活性の低下によりビタミン D 欠乏を呈する．この低下は低カルシウム血症を引き起こし，副甲状腺からの副甲状腺ホルモン(PTH)分泌を刺激する．この結果カルシウムは正常に保たれるが高 PTH 血症による成長軟骨の分化抑制と骨の石灰化障害が生じる．これを狭義の腎性くる病と呼び，小児腎性骨異栄養症の特徴的な病変の 1 つである．一方，尿細管からのリン喪失によるくる病は低リン血症性くる病に分類され，低リン血症の結果骨の石灰化障害が起こり，くる病を生じる．[615] ⇨参くる病→837

真性グロブリン⇨同ユーグロブリン→2849

新生血管黄斑症 neovascular maculopathy⇨同血管新生黄斑症→901

新生血管緑内障⇨同血管新生緑内障→901

心生検⇨同心筋生検→1517

腎生検 renal (kidney) biopsy ［腎バイオプシー］ 腎疾患の確定診断，治療方針を決定する目的で行う検査．約 1 週間の入院が必要で，適応は早朝尿でタンパク尿や血尿を認める場合であるが，潜血尿のみの場合は家族歴で遺伝性腎症を疑う場合以外は適応とはならない．適応疾患は糸球体腎炎，ネフローゼ症候群，間質性腎炎，腎機能障害をきたした移植腎，急性腎不全(薬剤，感染症など)をきたした腎，その他，全身性エリテマトーデス(SLE)，骨髄腫，アミロイドーシス，肝炎ウイルス関連腎炎などの続発性の腎炎を疑う場合である．禁忌は非協力者，片腎，尿路感染を伴う腎，出血傾向，コントロール不良の高血圧，多発性嚢胞腎など．開放腎生検と経皮的腎生検がある．経皮的腎生検が一般的であり，現在は超音波で腎臓を見ながら行うエコー下腎生検が主流であるが，造影剤を投与して透視下で行う場合もある．開放腎生検は出血傾向がある場合，その他の理由で経皮的腎生検が不可能な場合に限られる．エコー下腎生検の実施手順は，枕の上に腹臥位となり(腎臓を背中側にもち上げるため)生検部位の消毒を行ったのち，腎臓をエコー下で見ながら局所麻酔を行う．穿刺位置(腎の下極)が決まったらバイオプティガン(生検針)にて腎生検を行う．生検後は仰臥位にて生検部位を圧迫する形で 6 時間，計 24 時間のベッド上絶対安静が必要である．腎生検後も数日は再出血の可能性があり経過観察が必要．合併症として出血が最も多く，肉眼的血尿が 3.4%，腎周囲血腫 0.6%，まれに凝血塊の尿路閉塞による無尿，腎動静脈瘻，感染などがあり，出血が止まらず腎臓摘出や死亡例は 0.1% 以下．[1628]

腎性降圧因子 renal antihypertensive factor 腎臓から産生される物質で体血圧を低下させる因子を指す．一般的には腎由来プロスタグランジン(PG)で腎髄質の間質細胞で産生されるプロスタグランジン E_2 と遠位尿細管で産生されるカリクレインを指すことが多い．両物質とも血管拡張作用をもち降圧と腎保護に関与している．一酸化窒素(NO)はプロスタグランジンエンドペルオキシド合成酵素活性を増加させることで各種 PG の産生を促している．また血管壁キニン・カリクレイン系の血管拡張作用や腎キニン・カリクレイン系の水・ナトリウム利尿作用にも NO の作用が関与することが示唆されている．[615]

腎性高カルシウム尿症 renal hypercalciuria 腎尿細管におけるカルシウム再吸収能の低下による病態で，特発性高カルシウム尿症のうちの腎漏出型を指す．高カルシウム尿症は通常，以下の①あるいは②を満たすものとされる．①1 日尿中カルシウム排泄量：男性 250 mg/日以上，女性 200 mg/日以上，②1 日尿中カルシウム排泄量：4.0 mg/kg・BW/日または随時尿で 200 mg/g・Cr．高カルシウム尿症の原因として最も頻度が高いのは特発性高カルシウム尿症，すなわち原因疾患がなく血清カルシウムが正常で，尿中カルシウム排泄量が増加している病態である．これは 3 つの亜型，すなわち，腸性カルシウム吸収型，腎カルシウム漏出型(腎性高カルシウム尿症)，骨吸収型に分類される．腎カルシウム漏出型では，血清カルシウムは低めで副甲状腺機能はやや亢進状態にあるが，カルシウム負荷により再吸収能は有意に低下する．治療には遠位尿細管のカルシウム再吸収を増加させ，尿中カルシウム排泄を抑制するサイアザイド利尿薬などが用いられる．[1610]

腎性高血圧症 renal hypertension 腎疾患に由来する高血圧を指し，腎実質性高血圧と腎血管性高血圧に分類される．腎実質性高血圧は，①腎機能低下に伴う水，ナトリウム貯留，②レニン・アンギオテンシン系など腎性昇圧因子の亢進，③プロスタグランジン，カリクレイン・キニン系など腎性降圧因子の減少などが関与する．腎血管性高血圧は，腎動脈狭窄に基づいた高血圧で，腎動脈狭窄によりレニン・アンギオテンシン系活性が亢進し高血圧を呈する．腎動脈の粥状硬化や線維筋性異形成，大動脈炎症候群などが原因となる．[615]

新生抗原 neoantigen, tumor antigens ［ネオ抗原，腫瘍抗原］ 細胞が腫瘍化することにより，その細胞に特異的に新しく現れる抗原．[1225]

腎性呼吸困難 renal dyspnea 呼吸困難の原因が腎機能障害による場合をいう．腎不全のため，二次性に起こる肺水腫が直接原因である．胸部 X 線写真で肺門から両側肺野に蝶形に広がる陰影を認めることがあり，かつてはこれを尿毒症性肺症 uremic lung と称して腎不全に特徴的な所見と考えられてきた．現在では腎不全に特徴的なものではなく，肺水腫によるものと考えられている．[1019]

腎性骨異栄養症⇨同腎性骨ジストロフィー→1563

腎性骨形成異常症⇨同腎性骨ジストロフィー→1563

腎性骨ジストロフィー renal osteodystrophy ［腎性骨異栄養症，腎性骨形成異常症］ 腎不全とその治療に起因して発症する代謝性骨疾患の総称．骨組織形態計測により以下の 5 型に分類される．①線維性骨炎 ostitis fibrosa 型，②骨軟化症 osteomalacia 型，③混合 mix 型，④軽度変化 MIL 型，⑤無形成骨症 adynamic bone disease 型．線維性骨炎は副甲状腺ホルモン過剰状態において骨回転が亢進し骨吸収が優位になることで骨塩量が低下し，線維組織が増加する．骨軟化症は骨芽細胞で形成された類骨の石灰化が障害され類骨が増加した状態で，小児におけるくる病に相当する．混合型は線維性骨炎に類骨の増加が加わった病変を指すが，骨軟化症と異なり破骨細胞の増加を伴っている．軽度変化型は線維組織の増加も類骨の増加も目立たない軽度の骨病変を指す．無形成骨型は近年注目されている病変で破骨細胞，骨芽細胞もほとんどみられず線維組織，類骨組織の増加もなく骨回転が著しく低下している状態で，副甲状腺ホルモンが低値であることが特徴である．上記5型以外に長期維持透析患者でみられる骨嚢胞 cyctic bone lesion や破壊性脊椎関節症 destructive spondyloarthropathy などは β_2 ミクログロブリンを前駆タンパク質とするアミロイド沈着によって引き起こされ，骨関節アミロイドーシスに分類されるが，広義の腎性骨ジストロフィーに含める場合もある．[615]

腎性骨軟化症 renal osteomalacia 慢性腎臓病に関連して発症する骨軟化症をいい，腎性骨ジストロフィーの1型である．腎不全による活性型ビタミンD欠乏状態で類骨骨化が遅延し，類骨の増加を認める．破骨細胞数とその活性が低下し低回転骨を呈し骨形成速度は遅延する．小児においては腎性くる病に相当する病態である．成人の場合，ビタミンD活性化障害のみで本症を発症するのはきわめてまれであり，多くは石灰化前線へのアルミニウムや鉄など微量金属の蓄積が類骨骨化障害の主要な原因となる．症状は重度の骨痛を訴えることが多く，進展すると肋骨，椎体，大腿骨，骨盤などに同時多発性の骨折を認める．治療としては活性型ビタミンDを補充するとともにアルミニウム，鉄など微量金属の沈着が認められる場合は，薬剤，透析液などからの供給がないかを確認し，デフェロキサミンメシル酸塩投与によるキレート除去を行う．[615] ⇨参腎性骨ジストロフィー→1563

新生歯 neonatal tooth 乳歯の正常な萌出時期(生後6か月くらい)より早期に萌出した歯(出生後30日以内)のことをいう．下顎乳中切歯部の萌出をみることが多い．出生時にすでに萌出している出産歯と同様に，乳歯の早期生歯や過剰歯の場合がある．早期生歯では歯冠の石灰化，歯根形成，比較的しっかりした骨植をみるが，過剰歯ではエナメル質石灰化不良や歯根が未熟であることが多い．授乳に支障をきたす場合は，抜去するか歯の切縁を削除する．[760]

心静止 cardiac standstill, asystole 心停止の1つで，心電図上QRS群は認められず基線のみを認める．心臓の電気的活動が心電図上すべて認められないもの．心電図上の波形は1本の直線となる．二次救命処置(ACLS)では，隠れた心室細動を探すため，心電図モニターの電極のはずれ，感度の変更，誘導の変更を試みる．ただちに心肺蘇生を実施しても蘇生率は1-2%と最も低い．[219] ⇨参心停止→1588

新生児 newborn infant, neonate ［新産児］ 出生時から生後4週まで(生後28日未満)の乳児．子宮内の生活から子宮外の独立生活へ適応する過程にある．出生後7日未満の児を早期新生児と呼ぶ．[1631]

新生児の光線療法 neonatal phototherapy⇨同光線療法《新生児の》→1026

新生児B群溶血性連鎖球菌感染症 group B hemolytic streptococcal(GBS) infection in newborn infant ［新生児GBS感染症］ B群溶血性連鎖球菌(GBS)は，好気性グラム陽性球菌の弱毒菌で，腟や直腸の常在菌として妊婦の10-20%が保菌し，新生児に敗血症，髄膜炎などの重症全身感染症をきたすことがある重要な起炎菌である．日齢7日未満に発症する早発型と7日以降に発症する遅発型に分類される．早発型では，肺炎，敗血症，髄膜炎が多い．遅発型では，それに加えて骨髄炎，関節炎などがある．早発型のほとんどが垂直感染によるもので，多くは日齢0に発症し，死亡率も5-8%と高い．初発症状は発熱もみられるが，早発型では呼吸障害や，突然のショックなどで発症することがある．GBS感染症が疑われたら，アンピシリン水和物(ABPC)とアミノグリコシド系抗生物質併用投与が治療の第一選択となる．感染経路の多くが垂直感染であるため，予防策として，妊娠35-37週に妊婦のGBS保菌の有無を検査し，陽性者には分娩時あるいは破水時にペニシリン系抗菌薬を投与する．[572]

新生児GBS感染症 group B streptococcal infection in newborn infant⇨同新生児B群溶血性連鎖球菌感染症→1564

新生児SLE⇨同新生児ループス→1573

新生児異常便 abnormal faeces of newborn infant 新生児にみられる便の異常．血便，下血で多いのは新生児メレナ．ビタミンK投与で改善がみられる．また消化管出血，血液凝固異常でも認める．灰白色便は胆道閉鎖症，新生児肝炎で生じる．[715] ⇨参真性メレナ→1575

新生児胃穿孔 neonatal gastric perforation ［新生児胃破裂，胃破裂］ 胃穿孔(破裂)は，主に未熟児，低出生体重児に認められる．周産期管理の進歩に伴い，発生頻度は低下している．発生機序としては，先天性の胃壁筋層の欠損(胃大彎側前壁)や新生児仮死などによる胃壁の虚血・血流障害，肛門側腸管の閉塞・狭窄や人工呼吸による胃内圧上昇，消化性潰瘍(胃小彎側)などがある．生後3-5日頃，哺乳不良となり，突然，腹部膨満が出現し，汎発性腹膜炎からショック状態(活動性低下，チアノーゼ，四肢冷感，乏尿，呼吸障害)となる．腹部単純X線写真で腹腔内に多量の遊離ガス(フリーエア free air)を認め，消化管穿孔の診断がなされる．胃泡の消失を認めれば，胃穿孔の可能性が高い．直ちに保育器に収容し，輸液，薬剤投与にて呼吸循環動態を安定させたあとに，緊急手術を行う．手術は，穿孔，破裂部周囲組織を切除したのち，同部を縫合閉鎖する．術後，敗血症をきたした場合は，今なお予後不良の疾患である．[1483] ⇨参敗血症→2335，汎腹膜炎→2420

新生児一過性糖尿病 transient neonatal diabetes mellitus 在胎期間に比べて出生体重の少ない児 small for dates に多発する，生後6週間以内に高血糖，尿糖，高度の脱水を呈する疾患．しかし，ケトン尿はほとんどみられない．症状は一過性で数か月の経過で回復し，その後再び糖尿病を発症したという報告はない．成因は不明であるが，膵B細胞の一過性インスリン分泌障害と推定される．[987]

新生児一過性熱 transitory fever of newborn ［渇熱，飢餓熱］ 生後2-5日の健康な新生児に起こる発熱．通常

し

1-3日ほどで解熱し，他に異常はみられない．原因は排泄，発汗，不感蒸泄などによる水分不足や，体温調節機能が未熟なためと考えられている．適切な授乳が行われていれば，特に治療の必要はない．[1631]

新生児胃破裂　neonatal gastric rupture⇨同新生児胃穿孔→1564

新生児陰嚢水腫　neonatal scrotal hydrocele ［新生児陰嚢水瘤］ 精巣固有鞘膜または腹膜鞘状突起腔内に漿液が貯留したもの．交通性陰嚢水腫と精索水腫があり自然消失が多い．[254] ⇨参精索水腫→1669，交通性水瘤→1036

新生児陰嚢水瘤⇨同新生児陰嚢水腫→1565

新生児壊死性腸炎　neonatal necrotizing enterocolitis⇨同壊死性腸炎→356

新生児黄疸計　icterometer⇨同イクテロメーター→223

新生児黄疸の観察　黄疸とは，ビリルビンによる，目に見える皮膚の黄染の意味である．上昇しているビリルビンが直接型であるか間接型であるかにより，原因となる疾患が異なるため確認する．間接型高ビリルビン血症による黄疸はビリルビン代謝の特性から，ほとんどの新生児にみられる．出生後，徐々に血液中のビリルビン値が高まり，日齢2-3で可視的に観察可能な程度となり，以降，日齢4-5頃にピークとなり日齢7-10で消失する．24時間以内に肉眼的な黄疸が出現する(早発黄疸)，黄疸が長引く(遷延性黄疸)，ビリルビン値が正常をこえて高くなる(重症黄疸)場合は病的黄疸ととらえ，治療が必要となる．ただし，遷延性黄疸の中には，母乳性黄疸など治療を必要としない場合もある．観察ポイント：新生児にみられている黄疸の出現時期，進行，黄疸の色調，出現範囲，新生児の活気や異常な症状を観察し，生理的範囲からの逸脱の早期発見，対処を行っていく．血液中のビリルビンが脳血液関門を通過し，脳の組織に沈着した場合をビリルビン脳症(核黄疸)という．後障害予防のためにも，初期症状である，何となく元気がない，筋緊張低下，嗜眠傾向，吸啜反射減弱，モローMoro反射減弱など，新生児の状態の変化を見逃さないことが重要である．また，血液中のビリルビン値の変化をモニタリングする．間接ビリルビンの中でもアルブミンと結合していないアンバウンドビリルビンは，ビリルビン脳症(核黄疸)のリスクを判断するための重要な指標となる．毎日のスクリーニングには，光線療法を行っていなければ，新生児への侵襲が少なく簡便な，経皮的ビリルビンの測定が有用である．[496] ⇨参新生児高ビリルビン血症の看護ケア→1567，新生児高ビリルビン血症→1566

新生児嘔吐　neonatal vomiting　出生後数時間の新生児は淡褐色血液を混じた粘液状のものをしばしば吐く．これは数回授乳を経たあとにはみられなくなる．新生児は下部食道から胃噴門部が未発達なために，哺乳後排気や臥床させることで容易に嘔吐する．このような機能的な原因のほかに，嘔吐は新生児消化器疾患で最も頻繁に認められる症状であり，疾患の種類，部位などによって嘔吐の性質が異なり，診断の目安となる．[767]

新生児鵞口瘡(がこうそう)　baby thrush　粘膜カンジダ症の一型．口腔内常在菌であるカンジダ *Candida* が増殖し，新生児の舌，頬部粘膜，口唇部などに容易に剥離できる白苔を付着する病変．1-2週間で自然治癒する．糖尿病，AIDS，膠原病など免疫力の低下した成人でも，同様の症状がしばしばみられるが白苔の剥離は困難である．治療は抗真菌薬の投与を行う．[1560] ⇨参口腔カンジダ症→989

新生児仮死　neonatal asphyxia ［仮死］ 単に仮死ということもある．第1呼吸開始が遅延したために起こるものであるが，他の原因によるものでも出生時に呼吸循環不全がある状態を指す．青色仮死(チアノーゼ仮死，第1度仮死)と白色仮死(第2度仮死)に分けられる．胎児への酸素供給がなくなると胎児の呼吸は一時的に速くなり次に無呼吸となる．この時点では血圧はむしろ高めで心拍数もやや多く，チアノーゼは著明であるが刺激に反応して自発呼吸が開始される．この状態が第1度仮死．第2度仮死はさらに無酸素状態が続いたときにみられるもので，心拍数や血圧は低下し，呼吸はあえぎ呼吸であるがその後停止して末梢循環が悪くなりそのため蒼白となったもの．仮死状態では直ちに蘇生術を施すことが必要．[1631] ⇨参アプガースコア→170，チアノーゼ仮死→1961

新生児眼炎　ophthalmia neonatorum　新生児に発症する感染性の角結膜炎．出生時の産道通過時に母体から感染する場合と，出生後に感染する場合がある．起炎菌は，淋菌，クラミジア，単純ヘルペスウイルス，黄色ブドウ球菌，緑膿菌などで，その感受性に応じて抗菌薬の点眼や必要に応じて抗菌薬の全身投与を行う．[651]

新生児感染症　neonatal infection　新生児は防御機能が未熟で常在細菌叢も形成されていないため，弱毒・少量の微生物でも感染症をきたしやすい．原因は大腸菌やB群連鎖球菌，ブドウ球菌などであるが，細菌学的環境の変化により変遷してきた．感染の経路として垂直感染は生後1週間以内の発症が多く，経気道感染など水平感染はそれ以降に多い．発症のリスク因子は児の未熟・早産・仮死・低酸素症，分娩時の母親の感染症や保菌，前期破水などがある．[501]

新生児期　neonatal period　出生後28日未満までの期間．このうち出生後7日未満までを早期新生児期と呼ぶ．出生を転機として始まる胎外生活への適応は障害の起こりやすい呼吸および循環の適応が最も重要．新生児死亡率は年々減少しわが国は世界で最低となったが，乳児死亡の約50%を占めており，新生児期がいかに危険に満ちた時期であるかが示されている．[1631]

新生児吸乳(授乳・哺乳)障害　neonatal feeding and sucking disorder　母乳分泌不足や陥没扁平乳頭など，児が吸いにくい母体側の要因と，新生児期に口唇口蓋裂，小顎症，先天性リンパ管腫，後鼻腔閉鎖などの児の解剖学的な構造異常，また中枢神経，末梢神経の異常，脳性麻痺，低酸素性脳症，中枢神経感染症など機能的な異常などによって起こる新生児の授乳，哺乳の障害で，ときに嘔吐をきたす．[767]

新生児巨細胞性肝炎　neonatal giant cell hepatitis　疾患概念は必ずしも一致していないが1977年に暫定診断基準の定められた新生児肝炎のうち，一般的には病理学的に多核の巨大な肝細胞を認めるものをいう．肝内胆汁うっ滞をきたすB型肝炎や先天性胆道閉鎖症(CBA)でも多核巨細胞を認めることがあるがこれらは含まれない．[1395]

新生児クラミジア感染症　neonatal *Chlamydia* infection

感染は子宮頸管にクラミジアトラコマティス *Chlamydia trachomatis* を保菌している母から経産道的に起こる．代表的なものは封入体結膜炎（トラコーマ）と肺炎．未治療の妊婦から出生した児の20-50%が結膜炎を，3-20%が肺炎を発症．結膜炎は生後1-3週間で多くは片眼から発症し両眼性となる．このとき鼻汁や軽度の咳嗽を伴うことがあり，のちに肺炎に進展することがある．肺炎は多くの場合，生後4週以後に発症するが，ときに生後2週でも認められることがある．感染部位での菌の存在を証明（生菌分離，抗原もしくは核酸検出）するか血清特異抗体価を測定して診断する．結膜炎の治療はエリスロマイシン製剤，テトラサイクリン系抗菌薬やレボフロキサシン水和物などの点眼薬や眼軟膏を使用し，マクロライド系抗菌薬を内服．肺炎の治療は乳児肺炎と同じ．妊婦の全例スクリーニングと陽性妊婦の除菌治療が最も重要で有効な予防．[1537] ⇨参乳児クラミジア肺炎→2230，母子感染→2697，トラコーマ→2160

新生児痙攣 neonatal convulsion 新生児期に発症する痙攣の総称．髄膜炎，脳炎，頭蓋内出血，脳梗塞，脳腫瘍，脳血管異常，低酸素性虚血性脳症，先天性脳奇形，先天性感染症などの中枢神経に直接の原因がある場合と，低血糖，電解質異常（低カルシウム血症，低マグネシウム血症，低ナトリウム血症，高ナトリウム血症など），先天性代謝異常症などに起因する続発性のものとがある．新生児痙攣での発作型には，脳波異常を伴う局所間代発作（四肢，顔面，体幹の筋群の反復的律動的運動）や，ミオクローヌス発作（四肢，顔面，体幹の筋群の不規則で単一の速い収縮），脳波異常をあまり伴わない全身強直発作（体幹，四肢，頸部の左右対称な持続的姿勢）や微細発作（不規則に移動する眼球運動，吸啜様運動，水泳様・自転車こぎ様運動など）が多い．治療は，呼吸循環補助により全身状態を安定化させたうえで，原疾患の検索とその治療を行いながら，痙攣に対してはビタミンB_6や抗痙攣薬（フェノバルビタール，ミダゾラム，リドカイン塩酸塩，フェニトイン，ジアゼパム，バルプロ酸ナトリウムなど）を使用する．予後は，原疾患により異なる．[159]

新生児血管腫 neonatal angioma，neonatal hemangioma 新生児期の血管形成異常．皮膚表面からの膨隆のないサーモンパッチ，ウンナ Unna 母斑，ポートワイン母斑などと，皮膚面から盛り上がっている苺状血管腫や海綿状血管腫などがある．サーモンパッチは上眼瞼，眉間，前額正中部，上口唇などに生ずる境界不鮮明な紅色斑で約半数は新生児期に消失する．ウンナ母斑は項部にみられる淡紅色の斑で多くは乳児期に消失する．ポートワイン母斑は隆起していないポートワイン色の斑で，母斑症ではなく単純性血管腫の一種で自然消退しない．苺状血管腫は隆起した表面が顆粒状で，鮮紅色の柔軟な腫瘤を呈しており，はじめは紅色小丘疹あるいは毛細血管拡張性の紅斑であったりしたものが，のちに増大傾向を示す．多くの場合，生後6か月から7歳頃までに消退傾向を示すが，部位や大きさによっては皮膚科的治療の適応となる．海綿状血管腫は真皮下に血管腫が発育したもので暗青色の腫瘤を呈す．自然治癒の傾向が少なく皮膚科的治療を要す．[75]

新生児月経 neonatal menstruation 女児の新生児にみられる性器出血．生後数日間，腟から子宮出血をみたり，薄い乳汁様分泌物が出ることがある．母体のエストロゲンの影響によるもので，特に処置は不要．[1631]

新生児甲状腺機能亢進症 neonatal hyperthyroidism 新生児に発症する一過性の甲状腺機能亢進症．母体にバセドウ Basedow 病の既往や疾病が存在し，経胎盤性に母体から新生児へ移行する甲状腺刺激抗体によって新生児の甲状腺機能が亢進すると考えられる．出産前の母体血中抗 TSH 抗体（TRAb や TSAb）価が発病予測に有用といわれる．重篤な罹患児は，母体内において高心拍数を示し，低出生体重児で脳室拡張，小脳症などを示す．出産後の発育も不良で精神不穏を示し，心肥大，うっ血性心不全，不整脈，黄疸，肝脾腫，血小板減少症を呈することもある．出産後は母体由来自己抗体の減少に伴って症状は軽快するが，抗甲状腺薬などを要する場合もある．母親の甲状腺機能を健常に維持する一方，母親が甲状腺機能亢進症の場合はプロピルチオウラシルを服用させ，その母乳を新生児に投与することが，発病予防に効果的．[783]

新生児甲状腺機能低下症 neonatal hypothyroidism ⇨同先天性甲状腺機能低下症→1781

新生児後頭脱毛 neonatal occipital alopecia ［乳児仮性脱毛］ 乳児の後頭部に生じる脱毛．枕の圧迫や頭を動かす機械的作用によって，生後数週間は休止期毛となっている頭頂部から後頭部の毛髪の脱落が促進されることによって生じる不完全脱毛．自然に回復するので，治療の必要はない．[213] ⇨参枕はげ→2731

新生児行動評価 neonatal behavioral assessment scale；NBAS ［ブラゼルトン新生児行動評価］ 1973年，ブラゼルトン T. Berry Brazelton が考案した新生児行動尺度．新生児と検者との相互作用の中で28項目からなる行動評価と18項目の誘発反応評価を採点して，新生児，早産児，ストレスを受けた児の行動反応を評価．検査は定められた特定の状態（state 1：深い眠りから state 6：啼泣状態）のもとで行われる．[151] ⇨参ブラゼルトン→2575，新生児行動評価表→1566

新生児行動評価表 neonatal behavioral assessment scale 新生児の活動性，運動発達，被刺激性などを評価するための表．新生児の行動や神経学的状態を評価するのに用いられる．実際には自発運動と光・音・皮膚刺激に対する反応，11項目の姿勢反射について評価する．1973年，アメリカの小児科医ブラゼルトン T. Berry Brazelton（1918生）によって開発された．[1631] ⇨参ブラゼルトン→2575，新生児行動評価→1566

新生児高ビリルビン血症

neonatal hyperbilirubinemia ［新生児重症黄疸］ 新生児で血中のビリルビンが生理的な値を超えて高値を示すもので，通常，血清総ビリルビン（TB）値が15 mg/dL以上の場合をいう．血中ビリルビンが3-5 mg/dLを超えると黄疸症状が現れるが，新生児では一過性に黄疸がみられ，これを生理的黄疸という．ビリルビンの約80%は赤血球のヘモグロビンに由来し，残りはミオグロビンなどからのもの．新生児では肝臓のグルクロニルトランスフェラーゼの活性が十分でないため，非抱合型（間接）ビリルビンが血中に増加する．このビリルビンはアルブミンと結合しているが，新生児，特に低出生体重児では低アルブミン血症であるためにアルブミンと結合しない間接ビリルビンがあり，これが組織に沈着しやすく，障害を起こすことになる．脳神経核に沈着したものが核黄疸で，活動力低下，哺乳力低下，さらに重症では振戦，痙攣をきたし，中枢神経後遺症を残すので早期に光線療法や交換輸血を行う．原因は血液型不適合や赤血球酵素異常が主である．抱合型(直接)ビリルビンが増加するものは，子宮内感染や胆道閉鎖などが原因であるが，直接ビリルビンは水溶性で組織障害はみられない．[1631] ⇨参胎児赤芽球症→1871

新生児高ビリルビン血症の看護ケア

【看護への実践応用】 高ビリルビン血症とは，血液中のビリルビン値が正常を超えた状態をいう．間接型ビリルビンが高くなる場合と，直接型ビリルビンが高くなる場合がある．日本人の場合，ほとんどの新生児には，ビリルビン代謝上の特徴から一過性の間接型高ビリルビン血症が生じる．病的な原因を伴わず，治療の必要のない場合がほとんどであるが，生理的なレベルを超える高ビリルビン血症は，重篤な障害を残す場合もあり，十分な観察，生理的範囲からの逸脱の予防，早期発見，対処が重要となる．

【ケアのポイント】 出生前の母体の経過や家族歴，出生時の状況から，高ビリルビン血症のリスク因子をアセスメントする．同時に，現在，児に生じている黄疸が生理的範囲であるか観察を行い，病的な黄疸である場合は，早期に適切な治療が行えるようにする．黄疸の増強因子としては，低アルブミン血症，低酸素症や低血糖，アシドーシス，薬剤の影響，未熟性などがある．また，胎便の排泄が滞ると，腸肝循環によるビリルビン値の上昇を招く．これらのリスクの有無や程度をアセスメント，観察し，必要な介入を行う．また，治療としては，光線療法，交換輸血などがある．それらを開始した場合は，効果的に治療が行え，治療による副作用を予防するためのケアを行う．同時に，両親への病態および治療などに関する適切な情報提供や，不安への対応を行うことも重要である．[496] ⇨参新生児高ビリルビン血症→1566，新生児黄疸の観察→1565

新生児呼吸 neonatal breathing 新生児の呼吸は，産道通過時に胸郭が圧迫されて肺胞内の液体が押し出され，肺に空気が入ることによって始まる．このとき肺や胸は広がって休止期の状態となり，呼気を行うためにはある程度の力を要するが，その力は血液ガスの性状変化，ヘーリング・ブロイエル Hering-Breuer 反射，娩出時の皮膚への刺激，温度の低下などによって生じる．この出生後はじめての呼吸を第1呼吸と呼ぶ．なお胸郭の圧迫により押し出される肺胞液は全体の1/3程度で，残りは呼吸の開始とともに毛細血管やリンパ管から急速に吸収される．新生児は呼吸数が1分間に40-50と成人の約2倍，つまり1回の換気量が少なく，臓器，組織また呼吸調節機能が未熟なために呼吸障害を起こしやすい．看護にあたっては，特に最初の48時間は呼吸の型，数に十分注意し，無呼吸，喘鳴，鼻翼呼吸，胸壁の陥入などがみられたら直ちに医師に連絡する．[1631]

新生児呼吸窮迫症候群⇨参呼吸窮迫症候群→1080

新生児臍帯異常 umbilical disorders in newborn period ［臍肉芽腫，臍ポリープ，臍ヘルニア］ 通常は臍帯の脱落後，底面の肉芽組織に上皮化が生じ，臍となる．しかし感染，臍腸管や尿膜管の残存のために上皮化が障害されると臍肉芽腫，臍ポリープ，臍瘻が生じる．また臍輪の形成が不十分であると腸管が脱出し，臍ヘルニアとなる．[1483] ⇨参尿膜管→2258，卵黄管→2901，先天性臍帯ヘルニア→1782

新生児痤瘡(ざそう) acne neonatorum 厳密には，生後1か月までの新生児期に初発する痤瘡を指すが，実際には生後3か月までに発症するものまでを含める．生後2週間頃から発生することが最も多い．一般に軽症で，生後8か月までには大部分が消失．症状としては，主として顔面に面皰，紅色丘疹，膿疱，硬結，ときに嚢腫形成を認める．胸部や背部に生じることはほとんどない．男女比は圧倒的に男児に多い．[25] ⇨参尋常性痤瘡(ざそう)→1558

新生児室⇨同新生児病棟→1571

新生児死亡 neonatal death 生後4週(28日)未満の新生児の死亡のこと．生後7日未満の死亡を早期新生児死亡，出生後7-28日未満の死亡を晩期新生児死亡という．また，生後1年未満の死亡を乳児死亡，妊娠22週以降の死産と早期新生児死亡を合わせたものを周産期死亡という．新生児の主要死亡原因は先天異常，また呼吸窮迫といった周産期に特異な疾患である．[1211]

新生児死亡率 neonatal mortality〔rate〕 ある集団において1年間に観察された生後28日未満の新生児死亡数を，その期間の出生数で割ったもの．通常，出生1,000対で表す．出生当たりの新生児死亡の割合(累積死亡率)を指し，乳児死亡率と合わせ，集団の衛生保健状態を表す主要な指標として用いられている．また，新生児の死亡は母体の健康状態にも大きく影響を受けるため，集団における母体の健康状況の指標や出産にかかわる保健状態を表す指標の1つとして用いられている．[1211]

新生児斜頸⇨参斜頸→1355

新生児重症黄疸 malignant neonatal jaundice⇨同新生児高ビリルビン血症→1566

新生児重症筋無力症 neonatal myasthenia gravis 重症筋無力症(MG)が新生児に発症したもの．哺乳力や啼泣力の低下，筋緊張低下，モロー Moro 反射の減弱・消失，呼吸障害，眼瞼下垂などを呈する．MGの母親から生まれた児に起こる一過性型と，小児期に発症するその他のMGの総称である若年型の2型がある．一過性型は生後数時間〜3日目頃までに発症し，通常3-4週間以内に自然治癒する．症状が強い場合はネオスチグミンの筋注を行う．若年型はさらに眼筋型，球型，全身型に分けられ，最も多い眼筋型では3歳前後に発症するなど成長とともに症状が出現する．治療には抗コリンエステラーゼ薬(ピリドスチグミン臭化物，アンベノニウム塩化物)の内服，経口ステロイド剤大量療法，ステロイドパルス療法などが行われる．[1631]

新生児集中ケア認定看護師 certified nurse in neonatal intensive care⇨参認定看護師→2273

新生児集中治療室⇨同NICU→87

新生児出血性疾患 hemorrhagic disease of newborn ビタミンK欠乏，Ⅱ・Ⅶ・Ⅸ・Ⅹの凝固因子の活性低下によって起こる新生児の出血の総称．新生児では乳汁と腸内細菌の産生物からビタミンKを得ているが，ビタミンKが胎盤を通らないこともあって生後3日間は十分な量が供給されず欠乏することがある．特に母乳栄養の場合はミルクに比してビタミンKが少なく，また腸内細菌叢はビフィズス菌が主であるためにビタミンKの産生が少ない．症状は生後2-4日頃に突然吐血やタール便，紫斑，臍出血などがみられる．消化管のみに出血する場合を新生児メレナ(真性メレナ)と呼ぶが，血性羊水や母体血を嚥下したものを吐血するのは仮性メレナとして区別する．治療はビタミンK_1またはK_2の使用で治癒するが，重症例では新鮮血の輸血を要することもある．[1631] ⇒参真性メレナ→1575

新生児循環　neonatal circulation　出生と同時に肺循環が加わって，胎児の循環から新生児の循環に移行すること．具体的な変化としては次のようなことが起こる．胎盤剥離により臍帯拍動は生後数分以内に停止し，静脈管は生後5-10分で著しく収縮して1週の終わりまでに機能的に閉鎖する．卵円孔は生後2-3分で機能的に閉鎖する．ボタローBotallo管は生後15-30時間で機能的に閉鎖し，3か月ほどで器質的にも閉鎖する．脈拍は新生児期は120前後で変動が大きく，幼児期には100前後，学童期には90前後となる．出生直後の収縮期血圧は約80 mmHg，生後7日頃には約90 mmHgとなる．[1631] ⇒参胎児循環残存症→1869，胎児循環→1869

真性思春期早発症　true precocious puberty⇒同真性性早熟症→1573

新生児スクリーニング⇒同新生児マススクリーニング→1572

新生児成熟度評価〔法〕　maturity assessment of newborn　産科情報のみに頼らず，胎生とともに成熟していくさまざまな児の徴候を観察し，これに基づいて児の在胎期間を推定する新生児の成熟度の評価法．臨床上実用的かつ信頼性の高い方法は，身体外表所見(皮膚の性状，皮膚色，皮膚の透明度，浮腫，産毛，頭蓋のかたさ，耳介の形，耳介のかたさ，外性器の性状，乳房の大きさ，乳首の形状，足底のしわ)と神経学的所見(姿勢，受動運動，反射)を組み合わせた方法と考えられる．このうち最も代表的な方法はデュボビッツDubowitz評価法である．しかしこの評価法はやや複雑すぎ評価に時間がかかるため極低出生体重児や病児，特に呼吸障害児などでは児の状態が悪化しかねず，また在胎期間の特に短い児についての評価に問題点が指摘されている．そこで，ベッドサイドで容易に判定できる簡便法も報告され，胎児の週数と足底長，眼裂の状態の関係を考慮して在胎26週未満児にも適応可能となった新バラードBallard法も現在広く利用されている．しかしいずれの方法においても，在胎期間に比して小さい児，単胎児より平均体重の少ない多胎児，重症仮死児についての評価は難しい場合がある．成熟度評価の施行時期については，生後30-42時間で検査した場合に最も信頼性が高く，生後48時間以降では評価は不正確になる．[75] ⇒参デュボビッツの評価法→2071

新生児青色斑⇒同蒙古(もうこ)斑→2815

新生児生理的黄疸　physiological jaundice of newborn　出生後2日〜2週間に病的要因なく出現する黄疸．通常生後2-3日に現れ，4-5日目頃をピークとし，1-2週間で消退する．発生機序としては，新生児は生理的に多血であり赤血球寿命が短いためにヘモグロビンの代謝産物であるビリルビンの産生が多いこと，ビリルビンを肝細胞に取り込むYタンパク質が少なく，また肝臓のグルクロン酸抱合の活性が低いこと，腸肝循環が盛んであることなどがあげられている．24時間以内に出現したり，2週間以上たっても消失しない場合は病的黄疸を考える．[1073,1462]

新生児赤血球増加症　neonatal erythrocytosis⇒同新生児多血症→1569

新生児遷延性肺高血圧症　persistent pulmonary hypertension of newborn；PPHN　PPHNとはさまざまな原因によって新生児期の生理的な肺血管抵抗の低下が阻害されて発症する重篤な疾患である．胎児は胎内では肺呼吸が確立していないため，肺血管抵抗が強く肺高血圧の状態であるが，出生時には呼吸の開始，胎盤循環からの離脱など劇的に呼吸循環が変化し，肺血管抵抗および肺の血圧は減少する．これらの過程が障害され肺血管抵抗の減少が起こらない場合，生後の呼吸循環動態が破綻し重篤となる．原因疾患として新生児肺炎や敗血症などの新生児感染症や，新生児仮死に伴う胎便吸引症候群，横隔膜ヘルニアなどが多い．治療としては原因疾患の治療とともに呼吸循環管理による対症療法が必須である．一酸化窒素(NO)吸入による治療や体外膜酸素療法extracorporeal membrane oxygenation(ECMO)などの導入によって，救命率は飛躍的に上昇したが，神経学的後遺症を合併することもあり，早期介入が重要である．[191] ⇒参胎児循環残存症→1869

新生児全身性エリテマトーデス⇒同新生児ループス→1573

新生児全身ヘルペス　neonatal systemic herpes infection⇒同新生児ヘルペス感染症→1571

新生児早発性黄疸　early neonatal jaundice　［早期黄疸］　生後24時間以内に出現する黄疸で，その多くは間接ビリルビン(非抱合型ビリルビン)優位である．原因の多くは溶血によるもので，溶血が盛んな場合には肝臓におけるグルクロン酸抱合能が赤血球の破壊によるビリルビンの産生に追いつかないために間接型ビリルビン値が上昇する．胎内では過剰産生のビリルビンは胎盤を介して母体に移行して処理されるが，出生後には母体で処理されなくなるため急激に黄疸が出現する．溶血の原因として血液型不適合が多く，Rh因子の中のD抗原やABO因子の不適合が多いが，Rh因子の亜型であるRhC，RhE抗原やその他の型不適合が原因となることもある．また血液型不適合以外の原因としては，遺伝性溶血性疾患(遺伝性球状赤血球症，赤血球酵素異常症など)，血管外血液貯留(頭血腫，硬膜外血腫など)があげられる．間接型ビリルビンは脂溶性であり血液-脳関門を通過して神経細胞に沈着しやすいため，ビリルビン脳症(核黄疸)を発症しうる．このため光線療法や交換輸血など早急に治療を開始する必要がある．なお，検査としては総ビリルビン値だけでなく，タンパク非結合型のビリルビンunbound bilirubinを測定し治療を決定することが望ましい．[1073,1462]

新生児鼠径(そけい)ヘルニア⇒参鼠径(そけい)ヘルニア→1841

新生児蘇生法　resuscitation of neonate　仮死の新生児に対する蘇生法のこと．仮死の程度によって方法が異なる．胸骨圧迫(心マッサージ)，インファントウォーマーなどを用いて保温したうえで気道確保，酸素投与，気管内挿管，薬物投与によるアシドーシスの補正，低

血糖の改善などが行われる.[1352]

新生児体温調節 neonatal thermoregulation 健常新生児は出生直後でも体温調節機能をもっているが，調節可能な温度域が狭いので環境に影響されやすく，高体温や低体温となる．新陳代謝，筋肉の収縮は熱産生に，輻射，対流，伝導，蒸発は熱の喪失に働く．熱喪失のほとんどは輻射と対流による．保育器の中の新生児は保育器の壁に向かって熱が奪われ，皮膚に接する空気の湿度が低く，流動が大きいほど対流による熱喪失は大きくなる．環境湿度が50-60% に保たれていれば蒸発による熱放射はわずかであるが，極低出生体重児や超低出生体重児では生後2週間頃まで皮膚からの蒸発が多いので注意が必要．また，生体は低温環境では筋肉の運動や脂肪の分解によって熱を産生させるが，新生児では筋肉運動のふるえはみられず，褐色脂肪の分解によって熱産生を増加させる．低出生体重児は体温調節機能が未熟であるので，低温環境では酸素消費量が増加し，低血糖やアシドーシスを起こし，予後が悪いので保温に注意しなければならない．出生体重2,000 g 未満の児は保育器に収容し，腹壁皮膚温を36-36.5℃ に保つようにする．極低出生体重児や超低出生体重児は生後7-10日間は皮膚からの不感蒸泄が多いので湿度を100% 近くに保つ．成熟児の体温は出生直後母体より少し高い37-37.5℃ であるが，一過性に35℃ に下降し，5-6時間で36℃ 台になる.[1631]

新生児体重減少 neonatal weight loss⇨同生理的体重減少→1711

新生児多血症 neonatal polycythemia ［新生児赤血球増加症］ 新生児のヘマトクリット値が65% 以上，ヘモグロビン値が22 g/dL 以上になった状態．臍帯結紮が遅れた場合，双胎児間輸血の受血児，胎内発育遅延などでエリスロポエチン産生が高まった児で生じる．血液粘度が上がることで組織の灌流血液量は減少して酸素運搬能は低下する．皮膚が紅潮し，末梢性チアノーゼが現れやすい．過粘稠度症候群と称される血栓症，呼吸障害，心不全や，低血糖，黄疸も合併する．ヘマトクリット値が70% 以上に上昇すると部分交換輸血の適応となる.[245] ⇨参交換輸血→985，過粘稠(ねんちゅう)度症候群→539

新生児中毒性紅斑 neonatal erythema toxicum，erythema toxicum neonatorum 新生児に頻度の高い発疹で，早い場合は生後48時間以内に，通常2-4日にみられ2-3日続く．胸，背，殿部に好発する，大小不同，境界不鮮明な鮮紅色斑で，数個ないし多発し，融合することもある．紅斑の中に点状の丘疹ないし膿疱が認められ，内容物は多数の好酸球である．原因不明の一過性反応性皮膚病変で，自然治癒する.[572] ⇨参中毒疹→1996

新生児腸軸捻症⇨参腸捻転→2018

新生児低カルシウム血症 neonatal hypocalcemia 成熟児では血清カルシウム値が8.0 mg/dL 以下，早産児では7.0 mg/dL 以下を低カルシウム血症と定義する．症状の発現時期から早発型と遅発型に分けられる．早発型は生後24-48時間にみられるもので，無症候性のことが多い．低出生体重児，糖尿病の母親から出生した児，仮死など妊娠・分娩時に異常があった児で多く認められる．遅発型は生後1-2週でみられ，テタニー症状(神経・筋の易刺激性と痙攣)，心電図異常を認めることがある．児の副甲状腺機能低下症によることが多い.[1580] ⇨参新生児テタニー→1569

新生児低血糖症 neonatal hypoglycemia，hypoglycemia of newborn 新生児において血糖値が異常に低下したために臨床症状を呈したもの．低血糖の定義となる基準値は，在胎週数や出生体重にかかわらず40-50 mg/dL 以下とする報告が多い．新生児の血糖値は生後2-3時間後に一過性に低下しその後次第に上昇する．原因は糖産生の低下もしくは糖利用の増大がある．低出生体重児，子宮内発育遅延児，早産児，仮死児，糖尿病母体から出生した児では低血糖症を生じやすい．症状は自律神経症状として蒼白，発汗，多呼吸，循環不全，チアノーゼ，また中枢神経症状として易刺激性，筋緊張低下，不活発，哺乳障害，異常な啼泣，嗜眠，痙攣，無呼吸などを認めるが，無症候性の低血糖症もある．治療は予防が重要であり，低血糖症をきたしやすい児では経時的な血糖測定が必要．ブドウ糖の投与と，基礎疾患の治療を行う．適切な治療が行われない場合では中枢神経系に障害を残すことがある.[1074]

新生児低酸素症 neonatal hypoxia，hypoxia of newborn 新生児が何らかの原因で低酸素状態にあるときの総称．多くは分娩中からの低酸素状態が持続した新生児仮死と，出生直後からの呼吸障害によるものであり，仮死蘇生術，酸素投与，人工換気などの治療で早く低酸素状態から児を脱出させる必要がある．低酸素症による代謝障害が一定の限度をこえて進行すると，脳血流の自動調節機能が破綻して低酸素性虚血性脳症の病態が形成され，機能的・器質的な障害をきたしやすい.[75] ⇨参新生児仮死→1565

新生児低体温 neonatal hypothermia，hypothermia of newborn 深部体温(直腸温)で35.5℃ 以下．新生児では褐色脂肪組織での熱合成以外は未発達で，体重あたりの体表面積も大きく体温を喪失しやすい．また未熟性が高い場合，断熱物質としての皮下脂肪がない，皮膚の毛細血管の反射調節機構が未熟などの理由も加わり体温維持が難しい．症状は哺乳不良，活気不良，顔色不良，呼吸障害，無呼吸，徐脈などで，進行すると代謝性アシドーシス，腎不全，血液過粘度症候群，新生児皮膚硬化症に至る.[75]

新生児停留睾丸⇨同新生児停留精巣→1569

新生児停留精巣 undescended testis of newborn infant ［新生児停留睾丸］ 精巣が陰嚢内に確認できず鼠径管内，鼠径管外あるいは腹腔内にとどまっている状態．新生児期の発生頻度は約20%．原因は不明であるが胎児期の内分泌環境の異常が示唆されている.[715] ⇨参停留精巣→2055，移動性精巣→267，精巣固定術→1691

新生児テタニー neonatal tetany，tetany of newborn 新生児期に低カルシウム血症となり，神経過興奮をきたした結果，全身性痙攣や手足痙縮などを起こした状態．生後72時間以内に発症する早発型とそれ以降の遅発型に分けられる．前者は低出生体重，胎内発育遅延，母体糖尿病，新生児仮死，呼吸窮迫症候群などに伴い，生後数分から36時間に好発．後者は低マグネシウム血症や人工栄養に伴う高リン血症が原因となり生後5-10日の間に好発する．その他，新生児一過性副甲状腺機能低下症や副甲状腺機能亢進症の母親から生まれた新生児に起こることがある．症状としては，痙攣(一過性，頻発性)，易刺激性，筋攣縮，振戦，哺乳低下，嘔吐，嗜眠状態，チアノーゼ(喉頭筋の攣縮)がある．治療にはカルシウム製剤の静脈内投与が行われる．[75] ⇒参新生児低カルシウム血症→1569

新生児頭蓋内出血　neonatal intracranial hemorrhage　出生直後の新生児に，ビタミンK欠乏による一過性凝固障害のため起きる頭蓋内出血．低出生体重児に多くみられ，その多くは出生後1-5日に起こりやすい．[196]

新生児頭血腫　cephalohematoma neonatorum ［骨膜下血腫《新生児の》］　出生当時の新生児の頭にしばしば認められる瘤には，産瘤と頭血腫がある．産瘤は頭皮下や頭皮内に出血・浮腫を起こして瘤を形成したもので，触れると硬く波動を認めない．これに対し頭血腫は硬膜下血腫であり，触れると帽状腱膜下血腫のように明らかに波動を認める．頭血腫は，線状骨折を伴うことがあっても，陥没骨折を認めることはまれ．[196]

新生児における交換輸血　exchange transfusion in newborn ⇒同交換輸血→985

新生児・乳児クラミジア肺炎⇒同乳児クラミジア肺炎→2230

新生児乳腺腫脹　mammary gland swelling of newborn　新生児期における一時的な乳腺肥大で，ときに奇乳または魔乳といわれるミルク様分泌があるが，この肥大は自然に消退する．乳腺組織は女性ホルモンの受容体を有し，女性ホルモンに反応して増大する．出生直後の新生児では胎盤由来のエストロゲンとプロゲステロン，胎児由来のプロラクチン濃度が高く，これらの刺激により乳腺が発達する．出生後前者が急速に血中から消失するため，乳腺のプロラクチン感受性が高くなりミルク様分泌が生じることがある．[107] ⇒参奇乳→697

新生児脳室内出血　neonatal intraventricular hemorrhage　早産児や低出生体重児において，循環動態の変動や凝固系の低下，組織血管の脆弱性のため，脳室内の脈絡叢の血管から出血を起こす病態．I-IV度の重症度に分類されている．凝固系が未熟な児で生後の循環動態が変動した場合に，早産児や低出生体重児で生後0-3日の間に起こりやすいとされ，アメリカでは極低出生体重児(出生体重1,500g未満)の約20%に認められたという報告もある．また，成熟児でもビタミンK欠乏や血友病などの凝固系の異常をもつ場合に起こりやすい．脳室内出血により，血糖の変動，血圧の変動，無呼吸発作，痙攣などの神経症状の出現を認め，重篤な場合には，頭蓋内圧亢進症状を呈し，徐脈，低血圧となり死亡に至ることもある．慢性期には，脳室内出血後の脳室拡大，水頭症を呈してくることがあり，脳室内へのリザーバーの留置や，脳室腹腔シャント(VPシャント)が必要となる場合がある．[159] ⇒参脳室腹腔シャント→2300

新生児肺炎　neonatal pneumonia ［一過性肺炎］　母胎内での感染による先天性肺炎と出生後に感染した肺炎の2型に分けられる．先天性肺炎には羊水による子宮内感染，遷延分娩や早期破水などによる産道感染，経胎盤感染などがある．生後2-3日以内に発症し，多呼吸，陥没呼吸，呻吟，チアノーゼなどの症状を示す．出生後に感染した肺炎では，発症は生後3-4日以降で，主として食欲不振，蒼白，体重増加不良などの症状がみられる．乳幼児の肺炎と比較して胸部の理学的所見や発熱が少なく，他疾患との鑑別が難しいので注意を要する．原因病原体は，経胎盤感染ではリステリア，サイトメガロウイルス，トキソプラズマ，羊水感染ではB群溶血性連鎖球菌，ブドウ球菌，大腸菌，クレブシエラ，産道感染ではリステリア，B群溶血性連鎖球菌，単純ヘルペスウイルス，生後感染ではB群溶血性連鎖球菌，ブドウ球菌，大腸菌，クレブシエラ，緑膿菌などが多い．治療は適切な抗生物質の使用と酸素療法．[1631]

新生児敗血症　neonatal sepsis　新生児は健常児でも免疫機能が未発達であるが，特に低出生体重児は基礎疾患，薬物使用，医療処置があるとさらに易感染性は高まり，感染から敗血症に発展しやすい．症状として，生後数日以内の早発型では呼吸窮迫と急速な全身状態悪化，それ以後の遅発型では元気のなさ，体温異常，哺乳力低下や嘔吐などがみられるが，いずれも感染症として非特異的な症状であり，微生物の侵入経路も不明な場合が多い．合併症には髄膜炎，ショック，痙攣，播種性血管内凝固症候群(DIC)，呼吸不全などがあり，特に早発型は死亡率が高い．[501]

新生児肺出血　neonatal pulmonary hemorrhage　肺への出血の型から，間質性，肺胞性，混合性に分けられる．出生第1日目にみられるものは間質性が多く，生後2-3日を経過してから起こるものは肺胞性のことが多い．出血の原因は新生児仮死，感染，凝固異常，低体温，動脈管開存による肺うっ血などであるが，不当軽量児(SFD児)に多い傾向がある．呼吸窮迫を認め，半数に気道出血がある．治療はまず気道確保で，陽圧人工換気を行い，新鮮血輸血，凍結血漿の静注により止血を試みる．動脈管開存によるものはプロスタグランジン生成阻害薬(インドメタシン)で閉鎖を図る．[1631]

新生児肺膨張不全⇒同新生児無気肺→1572

新生児ハイリスク・スクリーニング　screening of high risk newborn　新生児先天性代謝異常マススクリーニング疾患以外の代謝異常を対象としたスクリーニング検査．現行の新生児先天性代謝異常マススクリーニングは，フェニルケトン尿症，メープルシロップ尿症，ホモシスチン尿症，ガラクトース血症などが対象であるが，痙攣や意識障害，筋緊張低下などの症状を有し，マススクリーニング疾患以外の先天性代謝異常が疑われる児に対しハイリスク・スクリーニングを行う．簡易測定法で尿・血中グルコース，アンモニア，ケトン体，乳酸などに異常を認めた場合に尿・血中アミノ酸分析などを行う．[107] ⇒参先天性代謝異常マススクリーニング→1784

新生児稗(はい)粒腫　milia neonatorum　白色ないし黄白色を呈する直径1mmほどの真珠様の丘疹．多くは，新生児の顔面(頬部，額，眼瞼など)，歯齦(上皮真珠腫)，口蓋(エプスタイン Epstein 上皮腫)などに散在してみられる．生後1-2日に出現することが多く，通常は6-7日で自然に消失し，特別な治療を要しない．

新生児剝脱性皮膚炎　dermatitis exfoliative neonatorum ［リッター病，ブドウ状球菌性皮膚剝脱症候群］　生後1か月以内の新生児の顔面(特に口囲や鼻口部)の膿痂疹から続発し，全身皮膚の発赤，腫脹が起こり，水疱が速やかに増大・融合し，びらんとなる．また皮膚が広範囲に剝脱．発熱などの全身症状を伴う．1878年ドイツ

し

の小児科医リッター Ritter が，新生児だけに伝染性に発生する大水疱，表皮剝脱，紅斑からなる疾患を報告したので，リッター病と呼ばれた．しかしその後，新生児以外の発生があることが判明．さらにブドウ球菌による膿痂疹が合併することが多いことがわかり，ブドウ球菌の感染が原因と考えられるようになった．またこの水疱が黄色ブドウ球菌の表皮剝脱素によることが知られてからはブドウ球菌性熱傷様皮膚症候群の一型とみなされている．新生児は母親由来の免疫があるため発症は少ないが，低出生体重児や栄養不良児ではかかりやすく，適切な治療を行わないと死亡することもある．[809]

新生児破傷風 neonatal tetanus，tetanus neonatorum 新生児の破傷風菌による感染症で，大部分が臍帯切断部からの感染．生後 6-14 日で発症し，不安，啼泣，哺乳困難，開口不全，顔面のひきつり(痙笑)に続いて全身痙攣を起こす．チアノーゼや脱水を起こし，24 時間以内に死亡することもまれではない．致命率は 60% をこえる．治療は抗毒素血清，ベンジルペニシリンカリウムの投与，汚染創のデブリドマン，輸液，経鼻栄養を行う．呼吸障害を認める場合は気管挿管が必要．衛生環境の向上によりわが国ではみられなくなったが，開発途上国ではいまだ大きな問題である．[1631]

新生児発達評価 neonatal developmental profile⇨参発達検査→2384

新生児発熱 neonatal fever，fever of newborn 深部温度(直腸温)で 37.5℃ 以上をいう．原因は，温度環境の異常による外因性(直腸温≦皮膚温)と児の異常による内因性(直腸温>皮膚温)がある．前者には夏季熱，着せすぎ，光線療法などの高温度環境が，後者には感染症，脱水，中枢神経系異常(頭蓋内出血，中枢神経系奇形)，甲状腺機能亢進症などがある．症状として，顔面紅潮，多汗，多呼吸，頻脈がみられ，進行すると脱水，代謝性アシドーシス，心不全，痙攣に至る．[75]

新生児皮下脂肪壊死 neonatal subcutaneous fat necrosis⇨同皮下脂肪壊死→2429

新生児皮膚硬化症 neonatal sclerema，sclerema neonatorum ［新生児皮膚硬変症］ 全身状態不良な新生児に生じるびまん性の皮膚硬化症．硬化は生後ごく早期(多くは生後 7 日以内)に，下肢から急速に全身へ拡大する．低出生体重児や先天性心疾患，呼吸器感染症などの合併症をもつ児に生じることが多い．全身状態不良に伴う局所の循環不全や持続する低酸素状態が原因であるとする説，皮下脂肪組織を構成する飽和脂肪酸の率が高いことが原因で寒冷刺激により皮膚硬化を引き起こしやすくなるとする説などがある．治療は全身状態の改善が最優先される．血漿交換が有効であったとの報告もある．[58]

新生児皮膚硬変症⇨同新生児皮膚硬化症→1571

新生児病棟 neonatal unit ［新生児室，未熟児室］ 出生直後から退院までの新生児のケアを行う病棟．病棟運営上，健常新生児だけでなく低出生体重児・病児のケアを行う場合もあり，母児が異室か同室かで対象や位置づけは異なるため，施設によりそのあり方は多様である．[151] ⇨参新生児→1564，母子(児)同室制→2698

新生児貧血 neonatal anemia ヘモグロビン濃度は，出生直後は 19 g/dL と高いが徐々に低下し，約 10-12 週で最低となり，その後も乳児期を通して低値で経過する．したがって健常な新生児においても多少は貧血の傾向がみられ，これを新生児貧血(生理的貧血)という．低出生体重児では赤血球寿命が短いことや造血能が十分でないためにヘモグロビンの低下が強く，早期に出現するので未熟児貧血と呼ぶ．このほか，新生児溶血性疾患や失血によって起こる貧血もあり，失血は生じた時期により胎児期，分娩時，出生後の 3 つに分けられる．胎児期には双胎間輸血症候群，胎児母体間輸血症候群が，分娩時には臍帯断裂，外傷性胎盤出血が，出生後は種々の内出血(頭部血腫，頭蓋内出血，腹腔内出血，副腎出血など)，外出血(臍出血，下血，吐血など)が貧血の原因となる．また出血の原因としては，ビタミン K 欠乏症，血小板異常，遺伝性凝固因子異常，血管内凝固症候群がある．多くの場合，治療を要さないが，ヘモグロビンが 6 g/dL 以下になれば輸血が必要．低出生体重児では 9 g/dL 以下で鉄剤を用いることもあるが，十分な効果は期待できない．[1631] ⇨参貧血→2502

新生児ヘルペス neonatal herpes 新生児の単純ヘルペスウイルス herpes simplex virus(HSV)の感染を指し，きわめて予後の悪い疾患．HSV の 1 型，2 型のどちらも分離されており，成人のウイルス抗体保有率の低下との関係がみられている．感染経路として，経胎盤感染，破水後の上行性感染，産道感染，出生後の水平感染がある．皮膚，口腔粘膜，眼，中枢神経などの限局した部位に症状を示す局在型と，ウイルス血症を起こし，肝，肺，腎，心，骨髄，中枢神経などほとんどすべての臓器がおかされる全身型とがある．後者は，発熱や低体温で発症し，急速に呼吸不全，循環不全が進行し全身状態が悪化し，播種性血管内凝固症候群(DIC)を合併することもある．母体の感染徴候が明らかでなく，児の皮膚に水疱がみられないため，診断が困難であることも多い．治療は抗ウイルス薬のアシクロビルが有効であるが，全身型は生命予後も厳しく，局在型の中でも中枢神経系に感染した場合は後遺症を残す可能性が高い．[572]

新生児ヘルペス感染症 neonatal herpes infection，herpes infection of newborn ［新生児全身ヘルペス］ 主に経産道的にヒトヘルペスウイルスが新生児に感染して起こる激烈な感染症．母親が妊娠末期に初感染して抗体量が十分上昇する前に娩出された場合に最も危険．全身型，中枢神経型，表在型に分類され，多くは生後 3 週間以内に発症．わが国での発症率は出生 0.7/1 万で，全身型が最も多い．発熱，哺乳力低下，皮疹や口腔内粘膜疹などの非特異的な症状で発症する．皮疹は紅斑を伴う直径 1-2 mm の水疱であるが，新生児症例では 1/4 にしか出現しないため診断が難しい．全身のウイルス血症によって肝機能異常，無呼吸，出血傾向をきたし，死亡率は 4% だが脳炎を起こすため後遺症は 81% に残る．治療は，アシクロビルの点滴静注．母親に性器ヘルペス(小水疱やびらん)がある場合，帝王切開が望ましい．[245] ⇨参新生児ヘルペス→1571

新生児訪問指導 visiting guidance for newly born babies 「母子保健法」第 11 条に規定されている基本的な母子保健サービス．市町村長は，新生児に対して育児上必要があると認められる場合には医師，保健師，助産師またはその他の職員を訪問させ，必要な指導を行うものとしている．従来は，主として第1子，妊娠中の母体異常，出生時または出生後に異常のあった新生児や母親，家族が対象であったが，近年では対象を新生児のみならず，自治体によっては乳児へと拡大し，全数実施を目標とする傾向がみられる．訪問指導では，新生児の発育や栄養状態の観察に加え，育児不安，産後うつ(鬱)病，児童虐待の予防と早期発見に向けたスクリーニングや支援も併せて行われるようになってきている．[1352]

新生児マススクリーニング　mass-screening of neonatal period，newborn mass-screening ［新生児スクリーニング］ 治療開始が遅れると重度の心身障害を引き起こすまれな先天性の疾患(代謝異常症，内分泌疾患)について，症状が出現していない新生児期に，すべての対象児にスクリーニング検査を行うことにより，疾病の早期発見と早期治療を可能とすることを目的とした事業．1961年にガスリー Robert Guthrie (1916-95) がはじめて，濾紙にしみ込ませた1滴の血液から，枯草菌を用いる方法でフェニルケトン血症のスクリーニングに成功したのを称えてガスリー法 Guthrie test とも呼ばれる．わが国では，1977(昭和52)年からは厚生省(当時)の母子保健事業として全都道府県で公費により実施されている．通常は，生後4-6日の哺乳開始後の新生児について，足底または手背を穿刺して採血し，濾紙の4か所にしみ込ませて乾燥させ，都道府県の検査センターへ提出．現在，アミノ酸・糖代謝異常症としてはフェニルケトン血症，ホモシスチン尿症，メープルシロップ尿症，ガラクトース血症が，内分泌疾患としてはクレチン症，副腎過形成症(21-水酸化酵素欠損症)が対象疾患．過去には，ヒスチジン血症，神経芽細胞腫も対象とされたが，不要として中止された．受検率はほぼ100%で，精度管理も含めて世界最高レベルといえる．近年，検査法が進歩して，タンデムマス法により20種以上の先天代謝異常症をスクリーニングしようという試みが一部の自治体でなされている．[1198] ⇨参ガスリー法(検査)→505，先天性代謝異常→1784，出生時先天代謝異常検査→1400

新生児ミルクアレルギー　milk allergy in newborn　新生児期に人工栄養ミルクによりアレルギー症状が出現する状態．乳タンパク成分に対するアレルギー反応であるが，IgE 非依存の反応，特に細胞性免疫反応が主体．症状としては，下痢，嘔吐，血便など消化器症状が主体．ときにショックなど重篤な症状を呈する．乳糖やガラクトースなど糖による反応とは区別する．[629]

新生児無気肺　atelectasis neonatorum ［新生児肺膨張不全］ 新生児の肺に空気が入っていない状態．広汎性と限局性がある．広汎性は呼吸窮迫症候群(RDS)(図)や死産でみられ，限局性は片側挿管や抜管，肺炎，横隔神経麻痺，慢性肺疾患などにより肺葉や肺区域に一致してみられる．X線像で不透過像と肺容量減少から診断する．このうちRDSは早産児の代表的疾患で，その治療薬(人工肺サーファクタント)は世界に先駆けてわが国で開発され，新生児死亡率の低下に貢献した．[968] ⇨参呼吸窮迫症候群→1080，肺表面活性物質→2350

●新生児無気肺のX線像

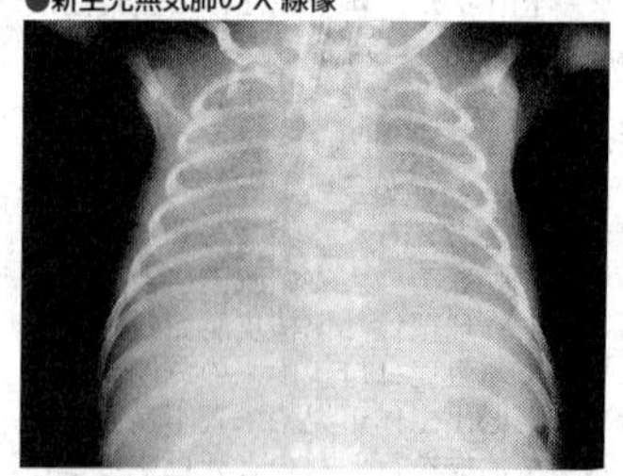

新生児無呼吸　neonatal apnea，apnea〔attack〕of the newborn ［新生児(未熟児)無呼吸発作］ 徐脈(100/分未満)やチアノーゼを伴う呼吸休止(通常は20秒以上)．原因は未熟性，気道閉塞，感染症，薬剤のほか，中枢神経・呼吸器・循環器・消化器・血液・代謝疾患など多岐にわたる．このうち多いのは未熟性によるもので，無呼吸は在胎31週未満で出生した児の40-50%にみられ，生後1-2日に始まって36週頃までに消失する．レム(rapid eye movement；REM)睡眠時に多い．在胎35週以上で出生した児の無呼吸は，原疾患に伴って起きる．気道閉塞は胸壁運動があっても気流の出入りがないもので，鼻孔の聴診や鼻孔に当てた糸の動きから簡単に確認できる．未熟性による無呼吸は除外診断となる．無呼吸により低酸素血症，高炭酸ガス血症，徐脈，低血圧が反復・持続すれば，脳血流が減少して低酸素性虚血性脳障害をきたすことがある．原疾患があればその治療をしながら，無呼吸が反復(2-3/時以上)する場合，または回復に用手換気が必要な場合には，足底刺激，酸素投与や持続陽圧呼吸，薬物療法(アミノフィリンなど)を試みる．これでも改善がなければ，人工換気を行う．未熟性による無呼吸の予後は，適切に対応すれば問題は少ない．[968] ⇨参レム睡眠→2983

新生児(未熟児)無呼吸発作⇨同新生児無呼吸→1572

新生児メレナ　melena neonatorum⇨同真性メレナ→1575

新生児油症　newborn yu-sho　代表的な中毒性胎児障害の一例．カネミ油症は，1968(昭和43)年頃に西日本を中心にみられた事件で，ライスオイル(米ぬか油)中に混入したPCBや多塩化ジベンゾフランによる中毒である．患者である母親が妊娠中にカネミ倉庫(株)のライスオイルを摂取し，かつ1968(昭和43)年以降に分娩した9人のうち死産2例，生産7例があり，全例において皮膚の黒色化，眼瞼浮腫，眼脂増加がみられた．この新生児をいう．[1618]

新生児油性脂漏⇨同乳児油性脂漏→2233

新生児溶血性黄疸　hemolytic jaundice of newborn　新生児に発症する溶血が原因となって引き起こされる黄疸．血液型不適合によるものが多いが，ほかに遺伝性溶血性疾患(遺伝性球状赤血球症，赤血球酵素異常症など)，薬剤，感染によるものがある．症状は黄疸と貧血だが，特に生後24時間以内に出現する新生児早発性黄疸には注意を要する．治療は光線療法や交換輸血が行われるが，血液型不適合による黄疸に対しては免疫グロブリン大量療法が試みられるようになっている(健康保険は未収載)．[1073,1462] ⇨参新生児溶血性疾患→1572

新生児溶血性疾患　hemolytic disease of newborn ［胎児溶血性疾患］ 母子間の血液型不適合，遺伝性球状赤血球症，赤血球の酵素欠損，血色素異常，ガラクトース血症などによって起こるものの総称．最も頻度が高いのは母児間の血液型不適合による溶血で，母体の血中に生じた児の赤血球に対する抗体が，胎盤を通じて胎児の血中に移行し，赤血球の崩壊を促進することにより発症．この場合，高度の溶血性貧血と黄疸がみられ，核黄疸を合併することも少なくない．治療としては光線療法または交換輸血が行われる．[1631] ⇨参血液型不適合妊娠→887，胎児赤芽球症→1871

新生児用コット newborn cot 新生児専用につくられたベッド．コットのもともとの意味はキャンプ用の折りたたみ式簡易ベッドのこと．キャスターがついた金属製のベッドで，看護師が作業しやすい高さになっている．マットレスを入れ，リネンを掛けて用いる．最近は周囲を透明なアクリル製にして，児を観察しやすく，消毒が容易なものもできている．主として新生児室や母児室で使用されるが，母児室では母親がベッドに横になったままわが子を見まもることができる．[1631]

腎性小人症⇨同腎性低身長症→1573

新生児ループス lupus erythematosus of newborn ［新生児全身性エリテマトーデス，新生児SLE］ 全身性エリテマトーデス(SLE)の女性から出生した新生児に認める．ループス様皮疹，溶血性貧血，血小板減少症などの症状の多くは一過性であり母親からの移行自己抗体が消滅するに従い改善するが，抗SS-A抗体・抗SS-B抗体が，経胎盤性に胎児心臓の刺激伝導系を障害し完全房室ブロックを起こすことがある．この場合，治療(ペースメーカー)が必要となる．[422]

腎性水腫⇨同腎性浮腫→1575

真性膵嚢胞 true cyst of pancreas，true pancreatic cyst ［膵真性嚢胞］ 内壁が上皮に覆われた膵嚢胞．成因から先天性，結石や炎症を原因とする貯留性，寄生虫性，腫瘍性などに分類される．腫瘍性嚢胞を除くと小さいものが多く，嚢胞に起因する症状はほとんどない．貯留性嚢胞では基盤である慢性膵炎の症状がみられる．予後は一般に良好．[1401]

真性性腺形成異常症⇨同純型性腺形成異常症→1415

真性性早熟症 true sexual precocity ［真性思春期早発症］ 第二次性徴の早期発現とともに精子の産生または排卵が早期に認められるもの．症状は8-10歳以前に現れることが多い．特別な器質的原因のない特発性早熟，脳腫瘍，脳炎，水頭症などによる脳性早熟，皮膚の褐色色素斑，性早熟，多骨性線維性骨異形成を三主徴とするオルブライト Albright 症候群に分類される．90%は特発性早熟で，骨端融合が早期に起こるため結局はやや低身長となる．脳性早熟は男児に多く，オルブライト症候群は女児に好発．[1631] ⇨参思春期早発症→1283

真性赤血球増加症 erythrocythemia，myelopathic polycythemia ［真性多血症］ 原因不明の骨髄増殖性疾患の1つ．著明な絶対的赤血球増加症が起こり，白血球と血小板増加，脾腫もみられる．診断基準として，A基準：①循環赤血球量(男性36 mL/kg以上，女性32 mL/kg以上)，②動脈血酸素飽和度92%以上，③脾腫，B基準：①血小板40万/μL以上，②白血球1万2,000/μL以上，③好中球アルカリホスファターゼスコア100以上，④血清ビタミンB_{12} 900 pg/mL以上または不飽和ビタミンB_{12}結合能2,200 pg/mL以上があり，A①+A②+A③の場合，またはA①+A②に基準Bのうちどれか2つを満たす場合に本症と診断される．症状は頭痛，めまい，眼症状として結膜充血などがある．瀉血が安全な治療で，1回に400 mLを1-2か月ごとに瀉血する．骨髄抑制薬としてヒドロキシカルバミドがあり，また血栓症予防のためにアスピリンなど抗血小板薬を用いる．合併症は脳血管障害が多く，終末期として白血病や骨髄線維症に移行する．[1495] ⇨参赤血球増加症→1732

腎性赤血球増加症⇨同腎性多血症→1573

真正染色質⇨同ユークロマチン→2849

真性双生児⇨同一卵性双胎→253

真声帯 true vocal cord⇨同声帯→1694

真性多血症 polycythemia vera⇨同真性赤血球増加症→1573

腎性多血症 renal polycythemia ［腎性赤血球増加症］ 何らかの腎疾患が原因で，腎でのエリスロポエチンの産生が増加し，赤血球増加を呈した状態をいう．原因疾患としては，腎細胞癌(約5%の患者に合併する)，腎嚢胞，腎移植後，尿路閉塞をきたす水腎症，尿路結石，尿路感染症などである．治療は可能であれば原疾患の治療を行うが，原疾患の治療が困難で血栓症の危険がある場合には，瀉血(身体から血液を抜き取る処置)を行ってヘマトクリット値を正常化する．[1111]

真性脱落膜⇨同壁側脱落膜→2624

腎性タンパク尿 renal proteinuria 病的タンパク尿は原因疾患によって発生機序が異なり，腎前性タンパク尿，腎性タンパク尿，腎後性タンパク尿に分類される．糸球体あるいは尿細管の障害を原因とするタンパク尿を腎性タンパク尿という．通常，1日尿タンパク量が1.0 g以上の場合，糸球体性タンパク尿が原因であることが多い．糸球体性タンパク尿は，糸球体基底膜のチャージバリア charge barrier(荷電による障壁)とサイズバリア size barrier(径の大きさによる障壁)の破綻によって基底膜のタンパク透過性が亢進して生じる．微小変化型ネフローゼ症候群のように charge barrier のみが障害される場合には，尿中にはアルブミンを主体とする小分子のタンパク質が大量に漏れ出し，1日尿タンパク量が10 g以上に達することもある．size barrier の障害が加わるとグロブリンのような高分子タンパク質も尿中にみられるようになる．糸球体タンパク尿をきたす疾患には，原発性糸球体腎炎，糖尿病性腎症，腎硬化症，ループス腎炎，アミロイドーシス，薬剤誘発性糸球体障害，遺伝性腎疾患などがある．また尿細管性タンパク尿は，尿細管での再吸収能が低下し，糸球体から濾過されたタンパク質を近位尿細管で完全に再吸収できないことが原因で起こる．β_2ミクログロブリン(β_2-MG)は尿細管性タンパクの代表で，間質性腎炎，ファンコニ Fanconi 症候群，急性尿細管壊死などで尿中に多量に排泄される．そのため尿中β_2-MGの測定は，タンパク尿の原因鑑別には有用である．[1111]

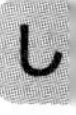

腎性低身長症 renal dwarfism ［腎性小人症］ 慢性腎不全による成長障害をいう．代謝性アシドーシス，栄養障害，貧血，二次性副甲状腺機能亢進症，成長ホルモン(GH)系の異常などの複合的な要因によって起こる．特に成長ホルモン系の異常が成長障害の中心と考えられており，現在では骨端線閉鎖を伴わない慢性腎不全における低身長に対する成長ホルモン補充療法は保険適用になっている．透析導入時にすでに著しい低身長

を呈していると治療効果が得られにくいため，透析導入前の保存期の時点から積極的な治療を行うことが望ましいとされている．[1111]

腎性低リン酸血症 renal hypophosphatemia 血清リン濃度が低下する低リン酸血症の原因が腎にあるものをいう．血清リン濃度の調節は，腸管からの吸収，腎からの排泄，細胞内外の移動などによって行われている．最も重要な調節因子は腎臓での排泄であり，通常は糸球体濾過の90% 以上が再吸収されている．腎からの排泄増加により低リン酸血症をきたしうるものとしては副甲状腺機能亢進症(一次性，二次性)，ファンコニFanconi症候群，尿細管性アシドーシス，くる病などがある．[1610]

真性てんかん genuine(true) epilepsy 〔D〕genuine Epilepsie かつて以下のようなてんかん型すべてを指して用いられた古い誤った用語．すなわち，明らかな脳器質病因あるいは確かな代謝障害をもつとはみなされないてんかんであり，これこそ真のてんかんと信じられたもの．しかし実際には，この中に多くの先天性の代謝障害が証明される，あるいは疑われる疾患による症候性全般てんかんも含まれていた．現在の国際抗てんかん連盟International League Against Epilepsy (ILAE)の分類・用語委員会による「てんかんおよびてんかん症候群の分類」(1989)では，特発性てんかんに相当．特発性てんかんは，年齢に関連して発病し，臨床ならびに脳波特徴をそなえ，遺伝性病因が推定されるてんかんと規定されている．特に以前の真性てんかんに相当するものは特発性全般てんかんで，それに属するものとして年齢順に記載すると，良性家族性新生児痙攣，良性新生児痙攣，乳児良性ミオクロニーてんかん，小児欠神てんかん(ピクノレプシー)，若年欠神てんかん，若年ミオクロニーてんかん(衝撃小発作)，覚醒時大発作てんかんなどがある．[1539] ⇒参特発性てんかん→2149

真性同性愛⇒参同性愛→2111

腎性糖尿病 renal diabetes 血糖値は正常であるにもかかわらず，腎尿細管の異常のために尿糖が排泄される状態．健常者では尿細管のブドウ糖再吸収閾値は170-180 mg/dLとされ，糸球体で濾過された原尿中のブドウ糖は近位尿細管でほとんど再吸収され，尿中には出ない．腎性糖尿病の患者では再吸収能が低下しており，血糖値は正常でも尿中に糖が排泄される．[418]

真性動脈瘤⇒参動脈瘤→2133

腎性尿崩症 nephrogenic diabetes insipidus；NDI 尿崩症とは，抗利尿ホルモン(ADH)とも呼ばれるバソプレシンの分泌，作用の低下により，尿量が1日4L以上，尿比重が1.006以下となった病態をいい，原因により中枢性と腎性に分けられ，バソプレシンの作用部位である腎臓の集合尿細管機能の障害によりホルモン作用が発揮できないものを腎性尿崩症という．腎性尿崩症はさらに先天性と後天性に分けられる．先天性腎性尿崩症は遺伝子異常によるもので，バソプレシン受容体2型(V_2受容体)変異と水チャネルであるアクアポリン2(AQP 2)遺伝子変異のいずれかに相当する．V_2受容体の遺伝子はX染色体q 27-28に存在するので伴性劣性遺伝となるが，今日まで239家系に155種類の変異が明らかとなっている．一方，*AQP2*遺伝子は染色体12 q 13に位置するので，通常，常染色体劣性遺伝としてみられる．*AQP2*遺伝子変異は今日まで19種類見いだされている．先天性腎性尿崩症は生後間もなく発症する．多尿のため脱水になるが，食欲不振，嘔吐や虚脱感などで発見されることが多い．この時期を過ぎると多尿，多飲が主症状となる．尿路感染や水腎症を招きやすい．後天性腎性尿崩症では多尿の程度は軽度である．中枢性尿崩症，心因性多飲症との鑑別には水制限試験，高張食塩水負荷試験における血漿AVP(アルギニンバソプレシン)濃度および腎のAVP反応性を明らかにする．[1047] ⇒参尿崩症→2258

真性半陰陽 true hermaphroditism, intersexuality 同一個体に精細管構造を伴う精巣組織と卵胞を含む卵巣組織を同時に有する病態．半陰陽hermaphroditismは性腺と外性器の性が一致しない個体をいい，女性仮性半陰陽は卵巣を有するが外性器に男性化を認めるもの，男性仮性半陰陽は精巣を有するが外性器やときに内性器に女性化を認めるものである．真性半陰陽では卵巣と精巣の組織が1つの性腺の中に存在すること(卵精巣ovotestis)が多いが，片側に卵巣，他側に精巣組織を含む場合もある．核型は約3/4が46,XXで最も多く，次いで46,XX/46,XYや46,XX/47,XXYなどのY染色体を含むモザイク，46,XYと続く．外性器は判定が困難なもの(ambiguous genitalia)から容易なものまで種々みられる．男性として養育される場合は尿道下裂を，女性として養育される場合は陰核肥大や陰唇癒合を伴うことが多い．ウォルフWolff管やミュラーMüller管の分化の程度もさまざまであり，その分化は同側に存在する性腺の性に依存する場合が多い．性腺の悪性化が数～10% にみられるといわれ，時期をみて摘出し，その後，養育する性に応じたホルモン補充療法を行う．女性として妊娠，出産した症例や男性として精子形成を認め，挙児に至った症例も報告されている．[845] ⇒参仮性半陰陽→506，男性〔仮性〕半陰陽→1944，女性〔仮性〕半陰陽→1490

真性肥大 true hypertrophy 萎縮に対応する現象で，臓器・組織の容積が増大することを肥大といい，実質細胞の肥大増生によって全体の容積を増やすものをいう．これに対し，間質脂肪組織の増加があって実質成分が逆に萎縮している場合は仮性肥大(見かけ上の肥大)と呼ぶ．仮性肥大は進行性筋ジストロフィーの際の腓腹筋にしばしばみられる．[1531]

神聖病 Morbus sacer ［聖なる病］ てんかんepilepsyのこと．古代においてはてんかんは神業による病気と考えられ，このように呼ばれた．ヒポクラテスHyppocratesは「神聖病について」という論文の中で，この病気は自然的原因によると指摘し，神業ではないと主張した．

真性びらん true erosion 子宮腟部の偽性びらんに対する用語．深部まで及ばない浅い潰瘍で，外傷や炎症により上皮に欠損部が生じた状態．[998]

腎性貧血 renal anemia 腎機能の低下に伴って生じる貧血をいう．造血ホルモンであるエリスロポエチン(EPO)は腎臓の尿細管周囲の間質細胞で産生され，骨髄中の赤血球前駆細胞の分化と増殖を促しているが，腎不全進行によるEPOの不足が主要な原因と考えられている．その他，尿毒症物質による造血抑制作用や赤血球寿命の短縮なども増悪因子とされているが，その機序は解明されていない．以前は腎性貧血に対し効果的な治療法がなく輸血療法が主体であったが，わが国では1990年以降，遺伝子組換えヒトエリスロポエチン製剤 recombinant human erythropoietin (rHuEPO) の使用が可能となり，輸血の頻度は激減し腎不全患者の予後も著しく改善した．[1111]

腎性腹水　nephrogenic ascites　腎疾患により生ずる腹水を腎性腹水といい，尿毒症期や透析期の慢性腎不全やネフローゼ症候群の患者にみられる．水，ナトリウム排泄障害による体液量の増加，低アルブミン血症による膠質浸透圧低下が関与し，ほとんどの場合で胸水や浮腫を伴う．ネフローゼ症候群においては成人よりも小児で生じやすい．[615]　⇨参腹水→2542

腎性浮腫　renal edema　［**腎性水腫**］　腎疾患による浮腫．主な機序として，①腎不全の進行によりナトリウム，水の排泄障害，体液量の増加，静水圧の上昇をきたし浮腫を生ずる，②大量のタンパク尿から低タンパク血症をきたし膠質浸透圧が低下することで血管外へ水が漏出し浮腫を生ずる，などがある．糖尿病性腎症では①，②両方の機序が同時に進行するため，しばしば著しい浮腫を生じる．尿毒症期腎不全では著しい体液貯留から心不全を合併し，心性浮腫の因子が加わる．通常は圧迫により圧痕を残す圧痕性浮腫 pitting edema であり，リンパ性浮腫や甲状腺機能低下症によるものと区別される．[615]　⇨参浮腫→2553

新生物　neoplasm, new growth；NG⇨同腫瘍→1406

新性別役割分業意識⇨参性別役割分業→1707

真性ヘルニア　true hernia⇨同ヘルニア→2638

真性包茎　true phimosis　［**皮かむり**］　包皮が長く，包皮口がゾンデで通せる程度できわめて小さいために，亀頭冠状溝まで包皮の翻転が不可能な状態．包皮炎，亀頭炎，排尿困難をきたしやすく，陰茎癌の発生の危険率が高い．治療は背面切開法または環状切除術を行う．[474]　⇨参包茎→2660

腎性無尿症　renal anuria　腎への循環血流量(腎前性)は正常で，腎実質の障害が原因で無尿となった状態．原因としては糸球体障害，尿細管・間質障害，腎血管障害に大別される．糸球体障害としては，急性糸球体腎炎，急性進行性腎炎など．尿細管・間質障害としては，腎虚血(ショック)，腎毒性物質(抗生物質，重金属，造影剤)，腎盂腎炎，尿細管閉塞(尿酸など)がある．腎血管障害としては，血栓などによる腎動脈閉塞，膠原病による血管炎などがある．特殊なものとしては腎皮質壊死，腎髄質乳頭壊死がある．腎前性と比較して尿比重は低く，尿中ナトリウム濃度は高い．透析療法などで腎の回復を待つ．[474]

真性メレナ　true melena　［**新生児メレナ**］　ビタミンK依存性血液凝固因子の減少によって起こる新生児の出血のうち，生後早期に起こる消化管出血を新生児メレナの中の真性メレナという．生後1-4日頃に突然の吐血と血便がみられる．軽症例ではコーヒー残渣様吐物のみで終わる．母体血液や血性羊水を飲みこみ，吐物や便中に混じた場合も児の消化管出血のように見え，これを仮性メレナと呼ぶ．真性と仮性の鑑別にはヘモグロビンF(胎児ヘモグロビン)の有無を調べるアプト Apt 試験が有用である．[572]

真性妄想⇨同一次妄想→251

腎性網膜症　renal retinopathy　［**タンパク尿網膜症**］　慢性腎炎などの腎性高血圧病にみられる網膜症で，若年にみられる血管攣縮性の高血圧性網膜症とほぼ同じ病態．網膜出血，浮腫，硬性白斑，綿花状白斑，ときに乳頭浮腫やまれに漿液性網膜剝離を伴う．[1309]　⇨参高血圧性網膜症→995

真声門⇨同声門→1709

腎性幼体症　renal infantilism　慢性腎不全に合併する性発育障害をいう．慢性腎不全においては，男児では精巣容量の低下を示し，女児では初経が遅れる．血中の性ホルモン値は低値で，LH-RH(ゴナドトロピン放出ホルモン)負荷ではLH(黄体形成ホルモン)の分泌障害を，LH負荷ではテストステロンの分泌低下がみられる．透析療法での改善は見込めず，有効な治療は腎移植である．[1111]

腎石発作⇨同腎仙痛〔発作〕→1576

腎節　nephrotome, nephromere　ヒト発生では胚子の水平面における折りたたみの過程で，中間中胚葉は腹側に移動して体節との連絡を絶つ．この際に体節の両側に形成される細胞集団を腎節という．腎節は側方に成長して内腔を形成する．最初に形成された痕跡的腎節は機能をもたないまま胎生4週の終わりに退化し前腎系は消失する．[615]　⇨参体節→1880

腎石灰化症　nephrocalcinosis　［**腎石灰症，腎石灰沈着症**］　腎集合管などの腎実質にびまん性に石灰化を認める病態をいい，腎杯，腎盂以下の尿路系に結石がみられる尿路結石とは区別される．無症候で偶然発見されることが多い．腎実質の石灰化には尿中カルシウムの排泄増加や尿pH，感染の有無が影響する．原因疾患としては，高シュウ酸尿症，尿細管性アシドーシス，海綿腎，バーター Bartter 症候群などがある．腎の石灰化が進行すると間質の線維化をきたし腎機能の低下を招くこともあるため，原疾患の治療を行い石灰化の進行を抑制する必要がある．[1111]

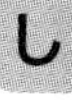

心切開後症候群　postcardiotomy syndrome　［**心膜切開後症候群**］　心臓手術後の4週目頃(数週～数か月後)に起こる胸痛を主訴とする症候群．心膜摩擦音や心囊液貯留を伴うことが多いが，発熱は比較的少ない．心膜内の組織障害に起因する自己免疫反応と考えられており，心膜切開後症候群 postpericardiotomy syndrome とも呼ばれる．[105]

腎切開術⇨同腎切石術→1575

腎石灰症⇨同腎石灰化症→1575

腎石灰沈着症　renal calcification⇨同腎石灰化症→1575

腎切石術　nephrolithotomy　［**腎切開術**］　腎実質を切開して結石を手術的に取り出す方法．腎盂・腎杯の大きな結石や腎盂切石術では摘出が困難な腎杯の結石に対して行う．手術時の血流遮断による阻血時間の短縮や術後出血に対する注意が大切である．[1610]

振戦　tremor　規則的でリズミカルな，多くは関節を中心とした反復運動で，通常，主動筋と拮抗筋が収縮と弛緩を交互に反復することにより起こる．静止時または運動時の出現状態で，静止時振戦，動作時振戦，姿勢時振戦，企図振戦などに分けられる．ほとんどは睡眠時には消失し，覚醒時にも時間的に変動する．静止時振戦はパーキンソン Parkinson 病で典型的にみられ，手指に多く，しばしば丸薬丸め様運動となる．その他，下肢，頭，下顎，口唇などにも出現し，緊張時に悪化し，姿勢時振戦や動作時振戦と違って四肢の動作中は軽減する．姿勢時振戦は正常でもわずかにみられるが，本態性振戦では著しい．これは常染色体優性の遺伝性疾患で頭部や上肢にみられ，下肢には少ない．小脳疾患時には四肢を使うときに強くなる企図振戦がみられる．その他，ウィルソン Wilson 病でみられる羽ばたき振戦があり，甲状腺疾患や赤核障害によるベネディクト Benedikt 症候群でも振戦が出現する．[1009]

腎腺癌 renal adenocarcinoma 現在では使用されない古称．1994 年の Armed Forces Institute of Pathology (AFIP)分類により，腎細胞癌 renal cell carcinoma と名称が変更された．腎細胞癌は，近位尿細管由来の腎悪性腫瘍の 1 つで，腎悪性腫瘍の約 80-90% を占めることから，単に腎癌あるいは腎臓癌ともいう．[1111] ⇨参腎細胞癌→1547

腎前性急性腎不全 prerenal acute renal failure⇨同虚血性急性腎不全→778

腎前性タンパク尿⇨参タンパク尿→1957

腎前性無尿症 prerenal anuria 出血，敗血症，心不全などにより，腎への循環血流量が著明に減少し，無尿になり，尿毒症症状を呈した状態．尿比重の上昇，尿中ナトリウム濃度の低下が認められる．循環血流量の不足に対しては，輸液や輸血を行い，心不全に対しては強心薬や利尿薬の投与を行う．[474]

振戦せん妄 delirium tremens；DTs ［アルコール離脱せん妄，飲酒家せん妄］ 慢性アルコール中毒の患者に起こる急性の反応．アルコールを長期間過度に摂取した人が断酒すると，数日後にせん妄状態が生じる．激しい不安，興奮，錯乱が生じ，小動物などの幻視を伴う．手指や舌の振戦，発熱，頻脈，発汗などの神経症状，自律神経症状を伴う．このように振戦を伴ったせん妄状態に至るので名づけられた．経過は数日間のせん妄を経て睡眠に入り回復するが，予後不良な場合はコルサコフ Korsakov 症候群やウェルニッケ Wernicke 症候群に移行し，死亡することもある．また肺炎，心不全などの身体合併症もみられる．通常，入院治療を要し，静かで刺激のない環境下で，よく観察して自傷や事故を防ぐ．抗精神病薬による鎮静を図り，同時にビタミン B 群の大量療法を行う．せん妄が予想される場合はジアゼパムの予防投与を行う．DSM-Ⅳ-TR，ICD-10 ではアルコール離脱せん妄と呼ばれる．[170] ⇨参アルコール幻覚症→188，リープマン現象→2916

新鮮創 fresh wound 受傷後の経過が短時間で，細菌汚染が避けられ，肉芽組織が出現していない創．一般的に受傷後 6 時間以内のものをいい，一次治癒が期待できる．[259]

腎仙痛 renal colic 腎結石や凝血塊による尿路閉塞に伴う激痛をいう．通常，腎結石が腎杯から尿管に入った際に生じ，軽度の痛みから入院が必要なほどの強烈な痛みまで程度はさまざま．痛みは間欠的に増強し，20-60 分の周期で繰り返すことが多い．結石の移動により痛みの性状と部位は変化する．すなわち腎盂から上部尿管閉塞では側腹部痛と圧痛，下部尿路閉塞では同側精巣や陰部に放散痛がある．嘔気・嘔吐，血圧低下などの自律神経症状を伴うことも多い．[615] ⇨参腎結石症→1534

腎仙痛〔発作〕 renal colic ［結石仙痛，仙痛発作，腎石発作］ 腎盂や尿管の結石が尿流を妨げたり移動するときに生じる仙痛で，側腹部から起こり患側全体の腹部，背部まで広がり，ときには精巣，外陰部まで放散することもある．夜間から早朝にかけて起こることが多い．腎被膜，腎盂，尿管の緊張が高まり，その刺激が自律神経系を介して中枢に伝導され，内臓痛として感知される．強い刺激のため，消化管に分布する自律神経の刺激と混同した消化器症状，例えば悪心・嘔吐やイレウス様の症状などを呈することもある．[1244]

腎全摘(切)除術 total nephrectomy ［根治的(広範囲)腎摘(切)除術］ 主に腎細胞癌を代表とする腎の悪性腫瘍の根治手術で，患側腎をジェロタ Gerota 筋膜を一塊として周囲脂肪組織，副腎，上部尿管とともに摘除する術式をいい，患側腎のみを摘除する単純腎摘除術と区別される．悪性腫瘍の根治手術であることから根治的腎摘除術とも呼ばれる．正中切開または肋骨弓下の山形切開にて腹腔内に入り，腎茎部に到達する経腹式と，第 10 または第 11 肋骨上に切開を加え，肋骨を切除し，胸腔および腹腔を切開し，腎動静脈を処理する経胸腹式などがあり，腫瘍の大きさや位置など症例によって選択される．[30] ⇨参単純腎摘(切)除術→1940

新鮮凍結血漿 fresh frozen plasma；FFP ［凍結血漿，FFP］ 採血した全血から分離した血漿，または成分採血した血漿を 6 時間以内に −20℃ 以下に凍結したもの．血液凝固因子を新鮮な状態で含んでおり，大量出血の際や凝固因子の欠損する血液凝固障害に対して凝固因子を補充する目的や血漿交換の際に置換液の一部として用いられる．有効期間は採血後 1 年間(−20℃以下で貯蔵)とされている．[860]

浸染度後退現象⇨参浸染度前進現象→1576

浸染度前進現象 ［通疫前進現象］ 感染症における疫学関連用語で，感染の多く観察される地域ほど患者の平均年齢が若くなってきていることをいう．これに対して感染の度合いが低くなるほど患者の平均年齢が上昇する事象を浸染度後退現象という．過去に多く使われた表現であり，現在ではほとんど使用されていない．[24]

新鮮尿 freshly voided urine 採取したばかりの尿をいう．検査の目的に応じた種々の採尿法がある．尿は採取してから時間が経過すると，固形成分は溶解し化学成分は変質するので，なるべく早く検査に供することが重要．特に尿沈渣の検査には新鮮尿を使用することが重要．[90]

心尖拍動 apex beat 心臓の拍動に伴って左室心尖部が胸壁に当たるために生じる隆起で，肋間で触知される．正常では左乳頭下，鎖骨中線のやや外側に触知するが，心拡大が生じると左方に移動する．[618,438]

心尖拍動図 apex cardiogram；ACG ［ACG］ 心尖拍動を波形として記録したもの．記録体位は仰臥位と左側臥位とがあり，左側臥位のほうが仰臥位より触知率が高い．A 波は心房音(Ⅳ音)と同時期に生じる振動で，左房収縮により左室へ流入する血液によって左室壁が伸展することで生じる．C 点は収縮期波の立ち上がり開始点で，心電図 R 波の頂点付近に一致する．C 点に引き続いて収縮期波(E 点)，O 点(僧帽弁開放時点よりやや遅れる)，急速流入波(RFW)，緩徐流入波(SFW)

●正常心尖拍動図

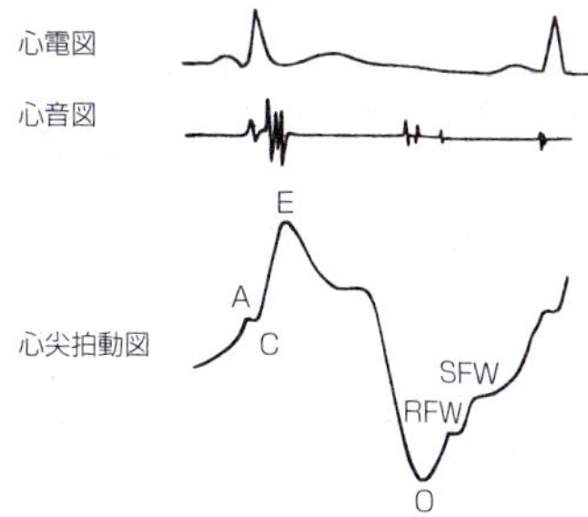

とから成り立っている.[546] ⇨参心尖拍動→1576

心尖部全(汎)収縮期雑音 apical holosystolic murmur 心尖部に最も大きく聞こえる収縮期逆流性雑音.僧帽弁逆流による.[546] ⇨参収縮期逆流性雑音→1369

心尖部肥大型心筋症 apical hypertrophic cardiomyopathy;APH 肥大型心筋症において特に心尖部左室心筋の肥大を主徴とする病型.心エコー法により容易に診断される.左室流出路閉塞をきたすことは少なく,左胸部誘導心電図で巨大陰性T波を呈することが多い.治療やケアは肥大型心筋症に準ずる.[357] ⇨参肥大型心筋症→2451

振戦麻痺 paralysis agitans⇨同パーキンソン病→2320

心像 mental imagery [心的イメージ] 外界からの直接的刺激によらずに,あたかも刺激が存在しているときのような感覚・知覚体験が生じる場合をいう.その存在については多くの議論があり,これを認めない立場もあるが,最近の認知心理学ではむしろ積極的に心像の機能を認める方向にある.五感からむすべての心像が想定されるが,よく研究されているのはとりわけ視覚心像で,心像の回転 mental rotation など心理学的に検証可能な現象も見いだされている.最近の画像賦活研究などによって,次第に脳機能との関連が明らかとなりつつある.[296]

心臓 heart 血液循環を行うポンプの役割を果たすための中空の筋組織.縦隔前下部で左右の肺に囲まれ,横隔膜にのった状態で心膜に包まれている.心臓の後上部は平らで心底と呼ばれ,左前下部はとがっていて心尖と呼ばれている.内層から心内膜,心筋,心外膜の3層からなり,さらに心膜腔をはさんで心囊がある.[452] ⇨参心室→1548,心房→1601,心臓神経→1578

腎臓 kidney 後腹膜腔の左右に存在する暗赤褐色の臓器で,重量は約130gで長径約11cm,短径約5cm,厚さ約3cmのソラマメ形をしている.その上極に存在する副腎とともに脂肪被膜に覆われ,おおよそ第11胸椎から第2腰椎の高さにあるが,左腎は右腎よりやや高い位置にあり,両腎とも呼吸により3-4cm移動する.腎内側の陥凹を腎門と呼び,腎動脈,腎静脈,尿管が出入りする.断面では腎外側の皮質と内側の髄質に分けられる.皮質には毛細血管の塊で尿濾過の首座である糸球体が存在し,それをボウマン Bowman 囊が袋状に覆う.ボウマン囊に濾過された原尿は尿細管を通過するうちにさまざまな物質の再吸収,分泌,濃縮を受けて尿が生成される.尿細管は大きく近位尿細管,ヘンレ Henle 係蹄,遠位尿細管,集合管に分けられ,髄質のヘンレ係蹄部でループを形成したのち,皮質まで戻り糸球体近傍で傍糸球体装置を形成している.1個の腎には約100万の糸球体が存在し,糸球体と尿細管とで成り立つ機能的単位をネフロンという.ネフロンでは24時間,間断なく尿が生成されており,そのときどきの体液循環に応じて有毒物質や老廃物の排出,水電解質管理,酸塩基平衡の維持を行っている.さらに腎には尿生成臓器としてのみではなく内分泌臓器としての側面があり,レニン産生を介するレニン・アンギオテンシン・アルドステロン系の統御や,プロスタグランジン,カリクレイン産生を介して血圧調節を行う.また造血ホルモンであるエリスロポエチン産生を介して骨髄での赤血球産生を促進するほか,活性型ビタミンDの生成を介してカルシウム,リン代謝,骨代謝などに深く関与している.[615]

●腎臓

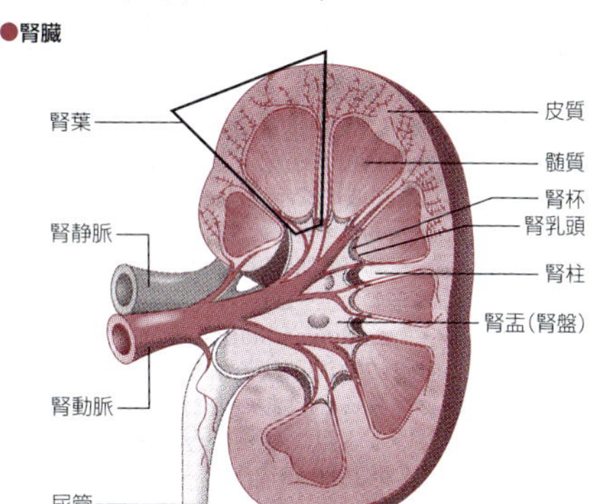

心臓移植術 heart transplantation 脳死患者より摘出した心臓を末期的心不全患者に主として同所性に移植する方法.体外循環下に行われる.1967年,南アフリカの外科医バーナード Christiaan Barnard(1922-2001)によって第1例目が行われた.当初の手術成績は不良であったが,1980年代以降には免疫抑制薬の改良などにより成績の向上が得られた.現在では世界で年間4,000例前後が行われている.[105] ⇨参臓器移植→1807

心臓位置異常 abnormality of cardiac position 心臓全体またはその一部の位置が正常位 situs solitus,不明位 situs ambiguus,逆位 situs inversus で,内臓位と一致しないか,内臓錯位 heterotaxia visceralis と合併した場合の総称.イタリアの解剖学者ファブリキウス Hieronymus Fabricius(1606)によりはじめて記載された.先天性心奇形の3%を占め,男女差はない.胸郭内の位置により右心症(右胸心)dextrocardia,左心症(左胸心)levocardia(内臓逆位または錯位と合併),中心症(中位心)mesocardia に分類される.家族性発症例があり,責任遺伝子は Xq 24-q 27.1 に位置することが確認されている.[319]

心臓核医学 nuclear cardiology, cardiac nuclear medicine 心臓の形態や機能を評価する核医学検査の総称.心筋血流シンチグラフィー,心筋梗塞シンチグラフィー,心血液プールシンチグラフィー,心RIアンギオグラフィー(心ファーストパス法)が以前より行われて

し

いる．最近では，心筋交感神経機能を評価する ^{123}I-MIBG シンチグラフィー，心筋脂肪酸代謝を評価する ^{123}I-BMIPP シンチグラフィーも用いられている．このうち特に重要で，最も多く行われているのは心筋血流シンチグラフィー．中でも運動(薬物)負荷心筋血流シンチグラフィーは狭心症などの虚血性心疾患の検出感度が高く，その診断になくてはならない．また画像検査ではないが，RI 投与後に携帯用の小型検出器(VEST)を心臓部に装着させ，左室駆出率を経時的に測定する検査もある．[737] ⇨参運動負荷心筋血流シンチグラフィー→340，負荷心筋シンチグラフィー→2525

腎臓下垂 nephroptosis⇨同遊走腎→2853

心臓下肺葉⇨同副下葉→2528

腎臓癌⇨参腎腫瘍→1556

心臓監視装置 cardiac monitor，heart monitor 有線または無線により患者の心拍数，酸素飽和度，心電図波形，心内圧波形などを画面に表示する装置．通常モニターと呼ばれる．CCU，ICU などでベッドサイドに設置する場合と，一般病棟でナースセンターなどの装着患者から離れた場所に設置する場合がある．不整脈時や血圧あるいは酸素飽和度が低下した場合，アラーム音を鳴らしたり心電図波形を記録したりできる．[1432]

心臓奇形 cardiac anomaly⇨同先天性心疾患→1783

腎臓鏡 nephroscope⇨同腎盂尿管鏡→1507

心臓血管中枢⇨同血管運動中枢→898

心臓血管ホルモン cardiovascular hormone 心臓，血管で合成され，血中に分泌されるホルモンの総称．ホルモンの影響を受けることはあっても，自らホルモンをつくることはないとされてきた循環器系，中でも心臓でのホルモン合成が 1980 年代に明らかになり，生体調節の新しい局面が開けた．現在までにナトリウム利尿ペプチド群として心房性ナトリウム利尿ペプチド atrial natriuretic peptide(ANP)は心房，脳性ナトリウム利尿ペプチド brain natriuretic peptide(BNP)は心室から分泌される心臓ホルモンとして位置づけられており，また，C 型ナトリウム利尿ペプチド C-type natriuretic peptide(CNP)は血管内皮細胞から分泌される血管局所ホルモンとして，血管平滑筋の弛緩や増殖抑制，ナトリウム利尿作用を有している．[1260]

心臓交感神経⇨同心臓促進神経→1579

心臓サルコイドーシス cardiac sarcoidosis⇨同サルコイド心→1196

心臓死 cardiac death ①心血管疾患や一時的な心臓機能低下が原因となって死亡すること．②脳死に対比して，心拍動の停止をもって死亡とすること．[1253]

心〔臓〕指数⇨同心係数→1527

心臓刺創 stab wound of heart 心臓外傷のうちナイフ，アイスピック，短刀などで心臓を刺すことにより生じた損傷．創の範囲，大きさ，位置により臨床症状は異なる．心室および心房の損傷による出血のためショックや心タンポナーデに陥ったり，冠動脈損傷による急性心筋梗塞，刺激伝導系障害，弁損傷，心室中隔損傷などを生じることもある．重症例では一刻も早く病態を把握し手術を行う必要がある．欧米においては銃創によるものが多い．また，最近は心臓カテーテル検査などに伴う医原性損傷が増加傾向にある．[1620]

腎臓周囲炎⇨同腎周囲炎→1554

心臓周期⇨同心周期→1554

心〔臓〕腫瘍 cardiac tumor，heart neoplasm 心臓に生じた腫瘍のことで，原発性心腫瘍，転移性心腫瘍に大別される．原発性心腫瘍は非常にまれで，75% が良性，25% が悪性である．良性腫瘍の約半数が粘液腫で，他に脂肪腫，横紋筋腫，線維腫，血管腫がある．悪性は心膜中皮腫，横紋筋肉腫，線維肉腫，血管肉腫などで進行が速く予後不良．転移性の場合は周囲臓器に生じた腫瘍が，血行性よりも，直接またはリンパ行性に浸潤しやすい．肺癌と乳癌に生じることが多い．腫瘍により外部から圧迫，虚脱が起こるとショックに陥る．[1627] ⇨参心臓粘液腫→1579

心創傷⇨同心筋挫傷(ざしょう)→1517

腎臓食⇨同腎臓病食→1580

心臓ショック cardiac shock⇨同心原性ショック→1535

心臓神経 cardiac nerve 心臓を支配する神経．迷走神経(副交感神経)の心臓枝と，交感神経の胸部心臓神経が合わさり心臓神経として心臓に分布する．交感神経は，心筋の収縮力，興奮伝導性を高め，また心筋の刺激に対する閾値を低下させる．副交感神経は心収縮のリズムを抑制する．[452]

心臓神経症 cardiac neurosis；CN 動悸，胸痛，息苦しさなどのような心病変を思わせる症状を訴えるにもかかわらず，器質的な心疾患を認めない，いわゆる器官神経症の 1 つ．WHO の国際疾病分類(ICD-10)では心気症と同じく，繰り返し身体症状を訴え，いかなる身体的基盤もないという医師の保証にもかかわらず，執拗に医学的検索を求め続ける身体表現性障害のうち，自律神経の支配とコントロール下にある器官(心血管系，消化器系，呼吸器系など)の身体的障害のような症状を示す「身体表現性自律神経機能不全」に分類されている．動悸，頻脈，胸痛に加えて強い不安感が訴えられる不安神経症タイプのものが多いが，強迫観念を主症状とするもの，心臓心気症型，転換型などがある．診断には心・血管系の器質的な原因を除外する必要がある．多くの患者で心理的ストレスや生活上の困難な問題をかかえている．治療は精神療法と薬物療法が基本．兵士心臓 soldier's heart，ダ=コスタ Da Costa 症候群，神経循環無力症 neurocirculatory asthenia(NCA)などの類似した概念がある．また不安神経症タイプのものは，パニック障害との異同が問題になる．[581]

深層心理学 depth psychology フロイト Sigmund Freud は催眠治療の研究を通して，神経症の症状や行動は意識だけでなく，深層にある無意識によって支配されていると考え，19 世紀末に精神分析学を創始した．したがって初期には精神分析は深層心理学と呼ぶこともあった．フロイトから分派したユング Carl Gustav Jung 派の分析的心理学も，深層心理学と考えられた．その後フロイトは，心はエス(イド：欲動)と自我と超自我の三層から成り立つという構造論へと進展した．それらの 3 つの領域間の力動的な関係によって，神経症はじめさまざまな精神障害や行動障害が生じると考え，精神分析療法を確立した．その際，エスと呼ばれる深層はまったく意識に上らない暗闇の無意識の領域だが，自我と超自我の領域の表層はわれわれが意識できる部分もあるところから，今日の精神分析は深層心理学とは呼ばれなくなってきている．[1339] ⇨参

精神分析→1684，自我→1225

心臓性肝硬変 cardiac cirrhosis⇨同うっ(鬱)血性肝硬変→328

心臓性急死 cardiac sudden death⇨同心臓突然死→1579

心臓性喘息 cardiac asthma ［**心臓喘息**］ 心疾患，特に心不全による肺うっ血や肺水腫に伴って生じる発作性呼吸困難をいう．呼吸困難の状態(喘鳴を伴う)や肺の聴診所見(乾性ラ音)が，気管支喘息に類似している．夜間就寝1-2時間後に発生することが多く，これを発作性夜間呼吸困難 paroxysmal nocturnal dyspnea という．仰臥位になることによって下肢および内臓からの静脈還流が増加し，肺うっ血が増強する結果，呼吸困難が発生するとされる．発作時には循環時間の延長，肺活量の減少，動脈血酸素濃度の低下，静脈圧，右房圧，肺動脈圧の上昇がみられ，重症になると肺水腫で死亡することもある．[1162]

心〔臓〕前胸壁剝離〔術〕⇨同心膜剝離・切除術→1606

心臓穿刺⇨同心腔内穿刺法→1518

心臓喘息⇨同心臓性喘息→1579

心臓促進神経 cardioaccelerator ［**心臓交感神経**］ 心機能を亢進する神経で交感神経が担っており，延髄に中枢があると考えられている．心臓には交感神経が分布しており，交感神経が興奮すると心拍数の増加や心収縮力の増強がみられる．[226]

心臓促進中枢 cardioaccelerator center 心臓の活動(心拍リズム，心筋収縮力，心臓内興奮伝播)を促進する中枢であり，心臓抑制中枢と干渉し合いながら心臓の活動を適当な状態に保つ働きをしている．脳幹に位置しているといわれるが，循環中枢の一部として機能的な局在を示す名称．[226] ⇨参心臓中枢→1579

心臓脱 cardiac ectopia⇨同逸脱心→256

心臓中枢 cardiac center 心臓の機能を調節する最上位の中枢で心臓抑制中枢と心臓促進中枢がある．[226] ⇨参心臓促進中枢→1579

心臓超音波法⇨同心エコー法→1507

腎〔臓〕摘除術 nephrectomy 腎臓を手術的に摘除する方法で腎全摘除術と単純腎摘除術がある．腎臓を摘除するには腎動静脈および尿管を切断して腎実質全体を除去するのが原則．腰部を斜切開して腹膜外に進む方法と，腎腫瘍などの場合のようにはじめに動静脈を処理するために経腹腔的に，さらに経胸腔的に進む方法がある．なお，最近腹腔鏡下で摘除する方法も開発されており，腫瘍，結核，外傷，萎縮腎，膿腎症，結石などの際に行われる．術後は，血圧・脈拍の測定，ガーゼや包帯の汚染度に注意し，全身状態の観察をする．[474]

腎〔臓〕転位 ectopic kidney，renal ectopia ［**腎位置異常，腎偏位，腎変位，変位腎**］ 腎臓の位置異常．正常腎は胎生2か月の終わりに，ほぼ第2腰椎の本来の位置に上昇．この上昇機転が不完全であると腎臓の位置異常となる．単純性腎転位と交差性腎転位に大別される．単純性腎転位は同側上下方向への転位で，腎血管や尿管の長さに異常がみられる．上方すなわち胸部への転位を胸部腎といい，下方すなわち骨盤部への転位を骨盤腎と呼ぶ．交差性腎転位は腎臓が正中線をこえて他側に移行しているもので，癒合性と非癒合性に分けられる．癒合性が圧倒的に多く，塊状腎，S状腎，L状腎，円盤腎，菓子状腎などと呼ばれるものがある．[118]

心臓突然死 sudden cardiac death ［**心臓性急死**］ 突然死とは予期していない突然の病死のことで，急死ともいい，発症から死亡までの時間が24時間以内と定義されている．突然死の中でも特に心臓病に起因するものを心臓突然死と呼んでいる．原因として特に多いのが急性心筋梗塞であるが，心臓が停止する直接の原因は心室細動という不整脈が大多数を占める．[1253] ⇨参突然死→2155，急死→720，瞬間心臓死→1414

腎〔臓〕内逆流 intrarenal reflux 尿流障害により腎盂内圧が上昇すると腎盂から腎実質内に尿が逆流する．この現象を腎臓内逆流といい，通常腎盂内圧が40 cmH_2O以上にならないと起こらないが，新生児期には3 cmH_2O程度でも発生するとされる．逆流の起こる腎杯乳頭では逆流内圧による直接作用と阻血の効果も加わり瘢痕化を起こす．本現象は腎杯乳頭の平坦な凹面 concave 型(複合型)乳頭に生じやすいとされ，この形態が多い上腎杯と下腎杯でみられやすい．[615]

腎〔臓〕内再分布 intrarenal redistribution ［**腎内血流再分布**］ 大量出血やショック状態において腎臓内部では血流の分布が変化する．すなわち体液量減少やナトリウム保持の必要な状況において腎皮質表層の血流が低下し皮質深部と髄質の血流が維持される現象を腎臓内再分布という．動物実験では食塩負荷により皮質表層の糸球体濾過率の増加と皮髄境界部の糸球体濾過率の減少が観察される．本現象の機序はレニン・アンギオテンシン・アルドステロン系による調整や一酸化窒素(NO)の作用などから説明されるが，不明な点も多い．[615]

心臓粘液腫 cardiac myxoma 原発性の良性心腫瘍の中で最も高頻度にみられる良性腫瘍．あらゆる年齢でみられ，男女比はほぼ同等．その75%は左心房に発生し，20%は右心房，心室に生じるものは5%以下である．多くは有茎性で，ゼラチン様の構造をもち可動性である．大きく長細くなると，心拍動に合わせて動き，ときに僧帽弁をこえて左心室にまで脱出する．呼吸困難や動悸，胸痛，倦怠感，発熱などがよくみられる．腫瘍の一部がはがれたり，付着した血栓が遊離して，脳や四肢に塞栓症状を起こすことがある．心エコーにより診断は容易であり，治療は手術による摘出が根治術となる．[1627] ⇨参心〔臓〕腫瘍→1578

腎〔臓〕バンク renal(kidney) bank 慢性腎不全の治療法として唯一の根治療法である腎臓移植手術を推進するために，各地方に設立された非営利法人組織．幹事施設は主として大学または医科大学の泌尿器科あるいは腎臓内科があたることが多い．「臓器移植法」の制定に伴い，腎臓移植希望者の登録および死後の腎臓提供希望者(ドナー)を募集・斡旋する．ドナーは生前にその意志を確認するためおよび移植手術の際に必要となる組織適合検査をあらかじめ実施し記載したドナーカードを所持する．これらの組織は全国ネットワークを形成し，ドナーが発生した際は速やかに最も適合した腎臓移植手術患者の選定にあたる．中心となる社団法人日本臓器移植ネットワークは，ドナーとレシピエントの橋渡しをするだけでなく，各医療施設を総括し，移植手術の諸条件の整備にあたる日本で唯一の組織．全国を3つの支部に分け，専任の移植コーディネー

ターが24時間対応で待機している(http://www.jotnw.or.jp/).[131]

腎臓病学　nephrology　腎臓の機能とともに各種腎疾患や全身性疾患の腎に及ぼす影響の発生機序と病態の理解，診断と治療を専門とする学問．腎は生体の内部環境の恒常性保持を本質的な機能としているので，そのメカニズムの理解が基礎になければならない．また生体の機能と臨床医学の広い知識も要求される．[1610]

心臓病細胞⇒同心不全細胞→1600

腎臓病食　diet for renal disease　［腎臓食］　腎臓病(特に慢性腎臓病)を有する患者に対して提供される食事．食事療法の内容は患者個々の病態で大きく異なるが，共通の目的は，①腎機能低下の抑制，②尿毒症の抑制，③電解質を正常近くに保つこと，④適切な食事療法により栄養状態を保ち患者の生活の質を維持すること，などがあげられる．基本的内容としてはタンパク質制限，塩分制限と十分なカロリー摂取である．低タンパク食は腎臓病の進展抑制，尿毒症の抑制のために必須の内容であり，腎機能低下が進んだ場合には1日0.7 g/kg未満のタンパク質制限が必要となる．この際，食事全体の摂取量減少からカロリー摂取量の低下を招きやすい．タンパク質を制限した分だけ炭水化物や脂質を増やして全体のカロリー摂取量を確保する必要があり，このために治療用特殊食品が活用される．[615]

腎臓病食品交換表　food exchange list for renal disease　腎臓病の低タンパク食事療法を行う際に使用する食品交換表．タンパク質を含む食品群とタンパク質を含まないエネルギー源となる食品群に分けられている．タンパク質を含む食品はタンパク質3gを含む食品重量を1単位として，その食品の正味のグラム数を示している．また1単位当たりの平均エネルギーやナトリウム量，リン含有量なども併記されている．タンパク質を含まない食品ではエネルギー100 kcal当たりの食品の正味グラム数が示してある．タンパク質制限食下において同じ単位数の食品を交換することでタンパク質摂取量を制限したままさまざまな食品を使用できるように工夫されている．[615]

心臓ブロック　heart block　［心ブロック］　心臓の刺激伝導系において電気的刺激の伝導が遅延または途絶されたものの総称．自動能を作り出す洞結節と心房の間の刺激が障害されたものを洞房ブロック(洞不全症候群の一部)，心房と心室の間の時間的遅れをつくる房室結節で刺激が障害されたものを房室ブロック(3種に分類され，重症で永久ペースメーカー植え込みの適応)，心室内の脚で障害されたものを脚ブロックと呼ぶ．心室内の伝導障害を心室内ブロックと呼ぶ．[1114]　⇒参房室ブロック→2670，洞不全症候群→2128

心臓ペーシング　cardiac pacing　［ペーシング］　外部からの人工的な電気的刺激によって，心臓を興奮させる技術一般を指す．洞機能不全症候群，徐脈性心房細動，モビッツ Mobitz 型Ⅱ度房室ブロック，完全または高度房室ブロックなどの徐脈性不整脈に対する植込み型(恒久的)ペーシングと，緊急時や可逆性の高度徐脈に対する一時的な処置としての体外式(一時的)ペーシングに大別される．その他，頻脈性不整脈を停止させるための高頻度ペーシングなどの治療的手技や心臓電気生理学検査時のプログラム刺激なども含まれる．最近では心室内伝導障害・心室の同期不全を有する難治性心不全に対する心臓再同期療法 cardiac resynchronization therapy(CRT)としての両室あるいは左室単独ペーシングや，心室細動を含む致死的心室性不整脈の停止を目的とした植込み型除細動器 implantable cardioverter defibrillator(ICD)も登場し，非薬物治療の重要な位置を占める．[932]　⇒参心臓ペースメーカー→1580，体内式除細動器→1893

心臓ペースメーカー　cardiac pacemaker　［ペースメーカー，人工ペースメーカー］　めまい，失神，心不全症状などを伴う高度房室ブロック，洞機能不全症候群，徐脈性心房細動などに代表される徐脈を起こす疾患群において適切な機能を喪失した本来の心臓の刺激伝導系に代わって心筋を刺激(ペーシング)し，必要な心収縮を発生させるための医療機器．刺激発生装置(ジェネレーター)と電極(リード)で構成される．さらに刺激発生装置は電子回路と電池から構成される．恒久的な使用を前提とした体内植込み式のものと，一時的な使用を前提とした体外式のものがある．植込み式は，通常は刺激発生装置を前胸部の皮下に植え込み，電極を鎖骨下静脈あるいは橈側皮静脈から挿入して，右心房あるいは右心室の心内膜側に留置するが，開胸して電極を心筋の心外膜側に装着することもある．体外式は刺激発生装置を体外に置き，電極を経静脈的に心腔内に留置してペーシングを行う．ペースメーカーの機種は通常アルファベットの大文字3文字で表示される．1文字目はペーシング部位，2文字目はセンシング部位(Vは心室，Aは心房，Dは両方，Oはなし)，3文字目はペースメーカーが自己心拍を感知したときの応答形式(Iは抑制型，Tは同期型，Dはその両者)を示す．例えば，VVIは心室ペーシングを行うが，自己心室波を感知した場合，心室スパイクは抑制される．AAIは心房ペーシングを行うが，自己心房波を感知した場合，心房スパイクは抑制される．DDDは心房・心室ともセンシング，ペーシングを行う．心房・心室とも自己の電位を感知した場合には刺激は抑制され，自己の心房波を感知した場合には，それに同期させて心室ペーシングを行う．その他，患者の身体活動に応じてペーシングレートを上昇させるレート応答機能をもつものも実用化されている．徐脈をきたす原疾患，心房機能の有無，房室伝導障害の有無，患者の活動性などにより適応と機種が決定される．[932]　⇒参心臓ペーシング→1580，体内式除細動器→1893

心臓弁膜症　heart valve disease⇒同弁膜性心疾患→2654

心臓弁膜症細胞⇒同心不全細胞→1600

心臓マッサージ　cardiac massage　心肺停止をきたした傷病者に対して，循環維持のために心臓を外部より圧迫すること．用手的に胸骨の上から胸骨圧迫を行う閉胸式胸骨圧迫心臓マッサージと，外傷などから多発肋骨骨折などが認められ，閉胸式胸骨圧迫心臓マッサージでは十分に循環維持が行えないと判断されたとき，開胸したうえで直接手で心臓を圧迫する開胸式心臓マッサージがある．[1059]　⇒参開胸式心臓マッサージ法→429，胸骨圧迫→754

心臓遊離⇒同心膜剝離・切除術→1606

心臓抑制中枢　cardioinhibitory center　心臓機能を抑制する神経，つまり迷走神経の細胞体の存在するところを指す．迷走神経の細胞体は延髄網様体の迷走神経背側核および疑核に存在する．[226]

心臓予備力⇨同心予備能（力）⇀1607

心臓リハビリテーション

cardiac rehabilitation　1983（昭和58）年に発足した厚生省循環器病委託研究班により，マニュアル化された虚血性心疾患（心筋梗塞，狭心症）に対する包括的なリハビリテーション．わが国では「安全かつ可及的迅速に質の高い社会復帰を行わせるための過程（斎藤宗靖）」を基本理念として，急性期（入院中），回復期（退院～復職まで），維持期（疾患の二次予防目的に生涯継続）の3相にわたって，残存心機能に合わせた身体運動能力獲得，および作業・運動負荷強度の設定，さらに再発予防への患者教育と啓発が併せて行われる．これまで急性心筋梗塞，狭心症，開心術後が適応疾患であったが，2006（平成18）年の診療報酬改訂により，さらに急性発症した心大血管疾患またはその手術後，慢性心不全，末梢動脈閉塞性疾患その他の慢性の心大血管疾患により，一定程度以上の呼吸循環機能の低下および日常生活能力の低下をきたしているものに適応が拡大された．[1550]

心臓リハビリテーションの看護ケア

心臓リハビリテーションとは，虚血性心疾患や心大血管疾患，開心術後（弁置換術，弁形成術，冠動脈バイパス術など）の患者に対して，日常生活に適応できるように身体機能の回復促進と心理面の改善をはかるとともに，冠動脈疾患の再発予防に向けて行われる運動療法，生活指導，栄養指導，内服指導，禁煙指導，カウンセリングなどの包括的なリハビリテーションプログラムを指す．したがって，その効果は身体能力の向上，症状の改善，不安やストレスの軽減，冠動脈疾患の再発および死亡率の低下などである．

【ケアの実際】心臓リハビリテーションは，病期によって3段階に分類される．〔**急性期リハビリテーション**〕急性心筋梗塞発症や開心術後の入院期間を指し，特にリハビリテーション開始時期には，合併症併発の危険性があるため患者の安全を最優先する必要がある．そのため，リハビリテーション実施中にはバイタルサインをはじめ心電図や自覚症状の変化に注意し，患者が安全に段階的に心臓への負荷量を増やし日常生活動作の拡大をはかれるよう援助していく．また，急激な発症で激痛を伴うといった疾患の特性から，患者はストレスや不安を抱きやすい状況にあるため，苦痛や不安の軽減への援助も必要である．さらに，患者が疾患や冠動脈危険因子についての正確な知識を習得し，退院後の日常生活習慣が是正できるよう看護師は他の医療者と連携をとりながら家族を含めて指導していく．退院前には呼気ガス分析を併用した心肺運動負荷試験に基づき，運動の種類，強度，時間および頻度についての運動処方が作成される．〔**回復期リハビリテーション**〕退院後から社会復帰までの期間で，この時期には運動療法による身体活動能力を維持しながら再発予防に向けての新たな生活習慣の獲得が重要となるため，看護師は他の医療者と連携をとりながら，処方された運動量を患者が安全・確実に継続できるように指導する．そのためには，運動療法の目的や効果を説明するだけではなく，患者の特性を考慮した具体的・現実的な目標を設定し，目標達成時にはねぎらいの言葉をかけるなど共感的な姿勢でかかわっていく．一方，過度な運動負荷は，心筋虚血や不整脈などを引き起こすため，心拍数や自覚的運動強度（ボルグBorg指数）を目安に運動の強さを適切に維持するように指導することも重要である．〔**維持期リハビリテーション**〕生涯を通して行われるもので，その大半が在宅で，あるいは地域の運動施設を利用して行われる．患者の自己管理能力が運動や是正した日常生活習慣の継続に関係してくるため，回復期から患者がこれらに興味や関心，新たな発見の喜びといった内的動機づけができるようなかかわりが重要となってくる．同時にこれらの習慣を長期間継続するには，家族を含めた他者からのサポートも欠かせない．[1302]　⇨参心臓リハビリテーション⇀1581

迅速診断法　rapid diagnostic method　手術時に行う病理検査で，組織を採取しその切片を顕微鏡で見て良性か悪性かを鑑別したり，転移の有無を診断し，その後の手術の範囲を決定するのに用いる．摘出試料から凍結法（ゲフリール）により，標本作製を行い，20分前後で診断が可能．[90]

腎阻血時間⇨同腎虚血時間⇀1513

腎損傷　renal injury　［**腎外傷，腎破裂**］　外力により腎臓が損傷を受けることをいう．受傷原因は，交通事故，労働時やスポーツ中の負傷，転倒，銃弾や刺傷などである．打撲によって腎が肋骨や椎骨に激しく衝突し裂傷をきたしたり，肋骨骨折の骨端が刺入することで損傷される．腎生検や経皮的腎瘻造設術に際して起こる医原的損傷もある．腎の損傷の程度により，①被膜内損傷（60-70%），②被膜外損傷（30-40%），③腎茎部損傷（2-3%）に分類．肉眼的血尿は90%にみられるが，血尿の程度は必ずしも損傷の程度とは一致しない．血尿以外に側腹部痛，腹部膨満，嘔気・嘔吐，ショックなどの症状を呈する．診断にはCT，超音波，静脈性腎盂撮影，大動脈・腎動脈撮影などを必要とする．被膜内損傷は，保存的に経過観察でよい場合が多いが，被膜外損傷の約半数および腎茎部損傷では手術を必要とする．できるかぎり腎の保存に努めるが，損傷が高度の場合にはやむをえず患側腎を摘除する．また，血圧下降が続いたり，頑固な血尿，重篤な感染症の合併，腹腔内臓器の合併損傷がある場合にも手術適応となることがある．[30]

腎損傷分類《日本外傷学会》　⇨同日本外傷学会腎損傷分類⇀2219

靱帯　ligament　ひも状もしくは帯状となって平行して走行するか，密に交錯する線維性結合組織の束．組織や骨，軟骨を連結したり，筋を支持する役割をもつ．通常は伸展性はなく，膠原線維性の強靱結合組織で，側副靱帯などのように関節の動きが過剰になるのを防止している．しかし，脊柱の黄色靱帯や項靱帯のように多量の弾性線維を含み弾力に富むものもある．[1421]　⇨参項靱帯⇀1021，脊柱の靱帯⇀1723

身体化　somatization　精神的葛藤に対する防衛機制の1つで，葛藤を身体症状に変換すること．例えば，学校に行きたくない小学生が腹痛を起こすことがこれに含まれる．また『精神疾患の診断・統計マニュアル（DSM-Ⅳ）』では非器質性の身体症状が主体となる精神疾患の一群を身体表現性障害と一括し，その1つが身体化障害(医学的検査によって説明できない悪心・嘔吐，嚥下困難，呼吸困難などの症状を訴えること)である．[488]

腎体外手術⇨同体外腎手術→1862

身体化障害 somatization disorder ［**ブリケ症候群**］ ICD-10，DSM-Ⅳの身体表現性障害の中に含まれる疾患．歴史的にブリケ Briquet 症候群と呼ばれていたものとほぼ同じである．身体医学診察や検査所見では相応するものがみられず，十分説明できない多発性，反復性の身体愁訴である．ICD-10では「主要な病像は多発性で繰り返し起こり，しばしば変化する身体症状であり，通常患者が精神科医を受診するまでに数年間かかる」とある．症状は身体のどの部分でもみられるが，消化器系の感覚(疼痛，おくび，嘔吐，悪心)，および異常な皮膚感覚(瘙痒感，灼熱感，うずき，痛みなど)が最もよくみられると記載されている．女性に多くみられ，性に関する訴えや月経に関する訴えも多い．慢性的に症状が経過するため，その結果，社会的および家族機能まで障害される．相応する身体異常はないという医師の保証を拒否する傾向がある．DSM-Ⅳの基準では，① 30歳で始まり，多数の身体的愁訴が数年間持続，② 4つの疼痛症状，2つの胃腸症状，1つの性的症状，1つの偽神経症的症状などが必要とされるため，診断基準を完全に満たす症例は多くはない．[1607] ⇨参心気症→1511

身体感覚 somesthesia，somatesthesia 皮膚，粘膜，筋，腱，骨膜，関節囊，靱帯などに分布する受容器の興奮が，体性感覚神経を介して中枢に伝えられて生じる感覚．[1230] ⇨参体性感覚→1879

身体計測 anthropometry，somatometry ［**人体計測，生体計測**］ 健康管理や治療効果の判定などを目的として，身長，体重，座高，頭囲，胸囲，腹囲，肩甲横径，骨盤幅，脚長，BMI，各部位筋力など，人体のさまざまな部位をそれぞれ適切な計測器類を用いて測定すること．身体の形態面だけでなく，視力，聴力，筋力，柔軟性，瞬発力，肺活量，体脂肪率など機能面についても行われる．計測機器は，計量法に定められた検定に合格したものを使用し，測定時の条件(計測部位，時刻，衣服，排泄の有無，姿勢など)を一定にする．計測器を正しく操作し，数値は正確に読みとる．脱衣して行う場合は，プライバシーの尊重や保温に配慮する．[109]

人体計測 anthropometry，somatometry⇨同身体計測→1582

身体拘束 physical restraint 本人の意思にかかわらず身体の動きを抑制するために，拘束帯やひもで縛る，介護衣(つなぎ服)を着せる，向精神薬を過剰に服用させ鎮静する，居室などに隔離すること．高齢者における身体拘束は，人権擁護の観点から問題があるだけでなく，QOL(生活の質)を根本から損なう危険性から，2000年の「介護保険法」施行に伴い介護保険施設などでは緊急のやむをえない場合を除いて禁止された．安全を確保する観点から安易に身体拘束を行うことのないように，慎重な判断が求められる．[1174] ⇨参抑制《治療上の》→2882

身体失認 asomatognosia 身体あるいは身体部位を空間的に正しく認知することができない状態で，身体的な空間像(身体図式)の障害と考えられている．失った四肢(の一部)を存在していると感じる幻影肢は脊髄レベルの障害や心因なども病因として想定されている．ゲルストマン Gerstmann 症候群では失書，失算のほか手指失認，左右障害が認められ，なかでも手指失認は身体部位失認障害としての本症候群の中核症状とされ責任病巣は優位大脳半球の頭頂後頭領域とされている．[1444]

身体醜形障害 body dysmorphic disorder；BDD 外見についての想像上の欠陥へのとらわれ．ことに身体部位において「小さい」という異常が存在する場合，患者の心配が過剰であり，臨床的に著しい苦痛，社会的・職業的または他の重要な生活領域における機能の障害を起こしている場合をいう．そのとらわれは，神経性無食欲症の場合に体型およびサイズへの不満がみられるような他の精神疾患例ではうまく説明されない．[999]

身体障害児 physically disabled child 身体に慢性的または永続的な障害をもつ18歳未満の小児．障害の種類は視覚障害，聴覚・言語障害，肢体不自由，内部障害(心臓，肺，腎臓，呼吸器，膀胱，直腸，小腸の機能障害)などに分けられ，「身体障害者福祉法」により身体障害者福祉手帳が交付される．このうち1級，2級を重度身体障害児と呼ぶ．なお，重度の身体障害に重度の知的障害を伴う場合は重症心身障害児として区別している．「児童福祉法」に規定されている医療関係の福祉措置には，定期的な健康診査，相談，療育の指導，療育の給付などがある．指定自立支援(育成)医療機関への入院，補装具の交付など(旧育成医療)は「障害者自立支援法」により行われている．[1631]

身体障害者 physically disabled person 上肢，下肢，体幹などの肢体障害，心臓，呼吸器，腎臓などの内部障害，視覚，聴覚，言語などの感覚障害をもつ人の総称．なお障害は身体障害，知的障害，精神障害に分類される．「身体障害者福祉法」では障害を，①視覚障害，②聴覚障害，平衡機能障害，③音声・言語障害(咀嚼障害を含む)，④肢体不自由，⑤心臓，腎臓，呼吸器，膀胱，大腸，小腸，免疫などの内部障害，に分類している．同法は18歳以上が対象であり，18歳未満は「児童福祉法」の対象となり，身体障害児と呼ぶ．また失行，失認，記憶障害，認知症などはそれ自体は身体障害とは認定されない．上記5種類のうち肢体不自由が最多で身体障害者手帳交付者の約半数を占める．近年は糖尿病や心疾患などが増えたため内部障害者の割合が増加し，視覚障害，聴覚障害，言語障害の割合は減少している．[540] ⇨参身体障害児→1582，身体障害者福祉法→1583

身体障害者更生施設 rehabilitation center for physically disabled person 「身体障害者福祉法」に定められている身体障害者更生援護施設の1つ．入所者の自立と社会経済活動への参加を促進する観点から，更生に必要な治療または指導を行い，およびその更生に必要な訓練を行う．[321]

身体障害者更生相談所 rehabilitation counseling center for the physically disabled 身体障害者の更生援護の利便のため，都道府県が設置している相談・判定機関．「身体障害者福祉法」第11条により都道府県には設置が義務づけられており，指定都市にあっては任意に設置することとされている施設で，同法第10条により規定された身体障害者の福祉に関する次の業務を行う．①市町村の援護の実施に関し，市町村相互間の連絡調整，市町村に対する情報の提供その他必要な援助を行うこと，およびこれらに付随する業務を行うこと②身体障害者の福祉に関し，主として次に掲げる業務を行うこと．1)各市町村の区域をこえた広域的な見地から，実情の把握に努めること．2)身体障害者に関する相談および指導のうち，専門的な知識および技術を必要とするものを行うこと．3)身体障害者の医学的，心理学的および職能的判定を行うこと．4)必要に応じ，補装具の処方および適合判定を行うこととされている．[457]

身体障害者授産施設 sheltered workshop for the physically disabled 「身体障害者福祉法」第31条に基づく身体障害者更生援護施設の一種．身体障害により，一般の事業所に雇用されることが困難である者，または生活に困窮している者を入所あるいは通所させて生活指導を行うとともに必要な訓練を行い，技能の習得と就職を促し自立を促進することを目的とする社会福祉施設．作業種目は一般企業の下請け的なものであり，適性に合致したものとはいいがたく，また施設経営は経済変動に直接の影響を受けやすいなどの問題点がある．利用者の労働は労働法規対象外となっており，雇用契約に基づかないことから福祉的就労ともいわれ，賃金も原則として出来高払いとなっている．利用者の高齢化，障害の重度化傾向のなかで処遇上・運営上の課題も多く，保護雇用の確立が望まれる．[457] ⇨参身体障害者福祉工場→1583

身体障害者障害程度等級表 「身体障害者福祉法施行規則」第5条別表第5号．身体障害の種類別にその重症度が1-7の等級に区分されたもの．障害の種類は①視覚障害，②聴覚または平衡機能の障害(聴覚障害，平衡機能障害)，③音声機能，言語機能または咀嚼機能の障害，④肢体不自由〔上肢，下肢，体幹，乳幼児期以前の非進行性の脳病変による運動機能障害(上肢機能障害，移動機能障害)〕，⑤内部機能障害(心臓，腎臓，呼吸器，膀胱または直腸，小腸，ヒト免疫不全ウイルスによる免疫機能の障害)に分類され，同一の等級において2つの重複する障害がある場合は1級上の級となる．また肢体不自由では7級に該当する障害が2つ以上重複する場合は6級となる．[108]

身体障害者手帳 physical disability certificate, physically disabled person's certificate 「身体障害者福祉法」第15条に規定する身体障害の範囲・程度に該当する者に，本人の申請に基づいて交付される証票．各種の福祉措置の根拠となり，同法に規定されている更生援護が受けられる．都道府県知事の定める医師の診断書を添えた申請に基づき，障害程度などを認定したうえ，都道府県知事または指定都市長が交付する．15歳未満の者の場合はその保護者の申請による．手帳には障害名(傷病名)ならびに障害程度(障害等級区分)などが記載される．手帳の取得により補装具などの福祉用具の給付・更生医療の給付・更生援護施設の利用などの「身体障害者福祉法」上の各種の支援が受けられるほか，税の減免・交通旅客運賃の割り引き制度などが利用できる．重大な変化が生じたとき，または手帳を忘失，毀損したときは申請により再交付され，手帳所持要件に非該当の者または死亡のときは返還(返還命令もありうる)しなければならない．[457]

身体障害者福祉工場 welfare workshop for physically disabled person 「身体障害者福祉法」に基づく施設．重度の身体障害で作業能力はあるが，職場の設備構造や通勤時の交通事情などのために一般企業に雇用されることの困難な障害者に対して，障害に応じて働ける職場を提供し，生活指導と健康管理のもとに健全な社会生活を営ませることを目的としている．運営費に対して公的補助がある．[321]

身体障害者福祉司 welfare officer for the physically disabled 公的なサービスを担う専門職として，「身体障害者福祉法」第11条の2に規定されている身体障害者の更生援護事務を行う者．都道府県においては身体障害者更生相談所に配置することが義務づけられており，その他の市町村は任意設置の規定になっている．身体障害者福祉司は福祉事務所長の命を受け，①福祉事務所員に技術指導を行い，②身体障害者の相談・調査・更生援護の要否，種類の判断，指導およびこれに付随する業務のうち専門的技術を要する業務を行う．身分は地方公務員たる事務吏員または技術吏員である．[457]

身体障害者福祉審議会 advisory council on welfare of the physically disabled 1951(昭和26)年に「身体障害者福祉法」において規定された，身体障害者に関する福祉施策を審議し意見を上申する旧厚生省の諮問機関で，委員は厚生大臣によって任命され，関連諸機関の職員や学識経験者のほか，身体障害者や雇用主などで構成されていた．しかし，2001(平成13)年1月の中央省庁等改革で厚生労働省が発足，それに伴い各種審議会の整理合理化が進められ，身体障害者福祉審議会も廃止された．同時に，それまで身体障害者福祉審議会審査部会に付議されていた．都道府県が障害の認定を行うにあたって疑義がある場合の厚生労働大臣の認定にかかわる諮問(「身体障害者福祉法施行令」第2条)については，新たに設置された疾病・障害認定審査会身体障害認定分科会に付議することとなった．[457]

身体障害者福祉センター welfare center for the physically disabled 身体障害者更生援護施設の1つで1984(昭和59)年に制度化された．「身体障害者福祉法」第31条の2により，「無料又は低額な料金で，身体障害者に関する各種の相談に応じ，身体障害者に対し機能訓練，教養の向上，社会との交流の促進及びレクリエーションのための便宜を総合的に供与する施設」と規定されている．1985(同60)年の社会局長通達により，都道府県，指定都市単位に設置しているA型(人口10万人程度の地域を単位に設置する)と地方単位に設置しているB型(広範囲的利用施設として設置する障害者更生センター)がある．A型は各種の相談に応じ，健康の増進・教養の向上・保健・休養のための施設であり，B型は創作活動，軽作業，日常の生活訓練などを行う施設．[457]

身体障害者福祉法 Act on Welfare of Physically Disabled Persons 身体障害者の自立と社会経済活動への参加の促進，福祉の増進を図ることを目的に1949(昭和24)年に制定された法律．1990(平成2)年の大幅改正を経て，最終改正は2006(同18)年．この法律でいう身体障害者は「身体の障害(視覚障害，聴覚障害，平衡機能障害，音声機能，言語機能および咀嚼機能の障害，肢体不自由，心臓，腎臓，呼吸器などの内部機能障害）がある18歳以上の者で，都道府県知事より身体障害者手帳の交付を受けた者」とされている．身体障害者の診査・更正相談，盲導犬や介助犬，聴導犬などの貸与などが定められているが，2006（同18）年に「障害者自立支援法」が施行されたことに伴い，従来この法律により提供されてきた福祉サービスや更生医療は「障害者自立支援法」により給付されることとなった．[108]

身体障害者療護施設 nursing care home for the physically disabled 身体障害者で常時介護を必要とする者を入所させ，機能の減退を防止するための訓練および治療・養護を行う身体障害者更生施設の1つ．重度身体障害者を長期にわたり入所させ，健全な環境のもとで適切な処遇を行うことを基本方針とする．施設入所者の健康管理，介護，衛生管理，生活指導および医療が主な任務で，診療所機能を備えることになっている．1972（昭和47）年「身体障害者福祉法」第30条に基づいて設置され，1985（同60）年の設置運営要項によって運営されている．[457]

心代償不全⇨同心不全→1599

身体所見 physical finding ［理学的所見］ 通常行われる視診，触診，聴診，打診といった五感を動員した身体診察からの所見や，簡易に測定できる呼吸，脈拍，血圧などから得た患者の身体情報．身体診察は患者と向かい合ったときに常に最初に行う診察行為であり，今後の検査・治療方針を決定するうえでの重要な入り口となる．また介護の現場など，医療測定機器が整備されていない場では，さまざまな疾患の徴候を発見する大切な手技である．[1594]

身体診察法 physical examination 診断のために，身体的な所見を得る方法．視診，打診，聴診，触診をいう．視診では形や色などを，触診では手指を用いて腫瘤の大きさ，抵抗，圧痛，温度などを調べる．打診では，身体をたたきその音の性質から臓器の大きさや位置などを知る．心臓や肺の性状，胸水や腹水の有無，腫瘤の有無，腱反射の有無などがわかる．聴診では，肺の呼吸音，心音，摩擦音，血管の雑音などを聞く．[153] ⇨参診察→1547，診察法→1547，診察用具→1548

身体図式 body schema 自己の身体，具体的には身体各部の大きさ，形，位置に関して各人がイメージしている空間像．元来は脳の局所性病変によって生じる精神機能の障害（巣症状），もしくは神経心理学的な症状として扱われ，身体図式の障害により，病巣部位に関連して両側性あるいは半側性の身体失認症状を示すとされる．両側性身体失認にゲルストマン Gerstmann 症候群があり，手指失認，左右障害，失書，失算がその主症状である．手指失認では，指の種類を認知できなくなり，例えば人差し指を示すよう指示しても違った指を示す，もしくは示せない．左右障害とは，身体の左右の認知ができない状態を示す．また一方，身体図式は，身体像やボディイメージと同義もしくは身体意識との関連において，精神病理学的な概念として扱われる．⇨参ボディイメージ→2710

身体像 body image⇨同ボディイメージ→2710

身体像障害 body-image disorder 身体像は自分自身のからだについての意識された心像 image であり，意識下の現象で身体像を成立せしめる身体図式（自己のからだについてもつ表象ないし空間像）とは区別される．身体像障害の研究は，16世紀フランスの外科医パレ Ambroise Paré（1510-90）の四肢切断後の幻影肢（実在しない四肢などを実在すると感じる現象）の記述に始まる．シルダー Paul Schilder（1886-1940）は1934年に身体知覚障害から，離人症，身体幻覚，統合失調症の異常体験にまでこの現象を拡大し，病因に関しては個体発達における社会化過程の障害とみなした．サス Thomas Stephen Szasz（1920-）は発達論の視点から，自我が対象としての身体に対する支配を確立していく過程に障害があるとした．近年，拒食症における歪曲した理想的自己身体像も身体像障害とみなされている．[1275]

靱帯損傷 ligament injury 靱帯は関節の支持組織の1つとして重要な役割をもつ．関節に生理的運動範囲をこえた外力が加わると，靱帯に伸張，部分断裂，完全断裂などの損傷が生じる．膝・足関節に多く，損傷程度や損傷された靱帯に応じて保存的・手術的治療が行われる．[874]

靱帯断裂 ligamental tear 靱帯の断裂には部分断裂と完全断裂とがある．部分断裂は保存的に治療されるが，完全断裂の場合は断裂した靱帯と断裂から治療までの期間に応じて，保存的もしくは手術的治療が行われる．例えば膝関節の内側側副靱帯の断裂では保存的治療が，前十字靱帯断裂では靱帯再建術が行われることが多い．[874]

身体調整訓練 physical conditioning exercise 長期間の臥床による全身の機能低下（運動器系や特に呼吸，循環器系）に対し，それを改善していくことを目的とした訓練のこと．心理的サポートも行いながら，呼吸練習，関節可動域練習，筋力強化練習，離床，歩行練習などを組み合わせ，日常生活への復帰を図っていく．[349]

身体に基礎をおく精神病⇨同症状精神病→1439

身体の清潔 皮膚，粘膜，毛髪を清潔にし，その機能を円滑に保ち，血液循環を促し，圧迫されている部位に栄養を与え，気分を爽快にすることを含め，生活習慣を維持し，容態を保つことでその人らしさを保つことをいう．清潔方法には，入浴，シャワー浴，洗顔，口腔ケア，全身清拭，部分清拭，陰部ケア，座浴，手浴，足浴，洗髪，その他がある．部分に分けて清潔を行うのは，頭皮，頭髪，全身の皮膚，口腔粘膜，歯，陰部の皮膚および粘膜，臍，耳，鼻，爪である．[109] ⇨参ネイルケア→2275

身体発育の評価 evaluation of growth 身体各部の計測を行い，大量の横断的な観察結果から作成された基準（厚生労働省による乳幼児身体発育値や文部科学省による学校保健統計調査結果などの標準値で，パーセンタイル値で表示）との比較による値の大小，各部の成長の程度，身体各部の釣り合いや栄養状態など形態的な成熟を総合的に判断し評価を行うこと．乳幼児は体重，身長，頭囲，胸囲の計測やカウプ Kaup 指数，学童期以後の子どもはローレル Rohrer 指数や体格指数が用いられる．[375] ⇨参カウプ指数→463，ローレル指数→2999，BMI→29

身体表現性障害 somatoform disorder 身体疾患を疑わせる身体症状を訴えるが，身体疾患や身体に影響を及ぼす薬剤などによっては，その身体症状を説明することができない疾患を総称した病名．アメリカ精神医学会の精神疾患診断分類であるDSM-Ⅳ-TR，WHOの国際疾病分類であるICD-10で使用されている病名．DSM-Ⅳ-TRでは，身体表現性障害を，身体化障害，鑑別不能型身体表現性障害，転換性障害，疼痛性障害，心気症，身体醜形障害，特定不能の身体表現性障害に分類している．ICD-10では，身体化障害，鑑別不能型身体表現性障害，心気障害，身体表現性自律神経機能不全，持続性身体表現性疼痛障害，他の身体表現性障害，身体表現性障害(特定不能のもの)に分類している．従来型の精神科診断名でいうヒステリー，慢性疼痛(心因性疼痛)，心気症(心気神経症)，醜形恐怖症などに相当する．ICD-10では転換性障害は身体表現性障害に含めないなど，DSMとICDでは多少異なっている．身体化障害は，身体的検査でも説明のつかない身体症状が多彩にかつ長期に続き，転換性症状あるいは解離性症状を伴う重症のヒステリーである．転換性障害は，失声，失立，痙攣などいわゆるヒステリーの転換性症状を呈する．疼痛性障害は，訴える身体症状が痛みである．心気症は，自分が重い病気にかかることの恐怖をもち，確証を求めて身体的検索を要求する．身体醜形障害は，外見や身体のわずかな欠陥あるいはまったくみられないことに対して，「醜い」「変だ」と悩む疾患である．身体表現性障害の患者は精神科を受診するよりも，身体的検索や治療を求めて，内科，外科，美容外科，皮膚科，歯科，麻酔科を受診することを好む．身体症状とは別に心理的問題や葛藤を抱えていることが多いが，それにはあまり目を向けようとしない．つまり自分の関心を本当の問題である心理面から無意識に身体にそらすことで，精神のバランスを病的な形で保っているともいえる．[1435] ⇨参身体化障害→1582

身体表現性自律神経機能不全⇨同神経循環無力症→1525

人体病理学 human pathology 人体の疾患および病的状態の本態を追究する学問．病理解剖学や病理組織学などの病理形態学に方法論の主体はあるが，生化学や自然科学によって解明された事実が人体に適用されるかどうかを検討し，さらに形態学的に応用していく．形態学的変化と形態学以外の結果とを総合的に判断し，疾患の機序を解析して診断や治療に貢献する．近年の分子病理学あるいは実験病理学の対概念として人体病理学という言葉が使用されている場合もある．[1531]

身体部位失認 autotopagnosia 1908年，ピック Arnold Pickによりはじめて記載されたもので，自分の身体の部分を指し示したり，その名前を呼称できず，身体模式図を描くことができないこと．患者の身体の一部を触れ，その名称を言わせたり，動かさせたりできない．また，身体の一部の名称を言っても，患者はそれを指し示したり，動かしたりできない．検者の身体の部分も同様に指示したり，呼称できない．顔や人の形を描かせると典型的な例では身体の一部を抜かしたり，小さくしすぎたり，変形させて描いたりし，また人の形のジグソーパズルをつくることもできない．身体部位失認は両側性の現象として起こる．定義と病因は十分確立していない．従来の報告は両側半球に障害がある場合が多く，左半球の障害だけでも出現するが，この場合も広範囲の障害のことが多い．しかし，少なくとも優位半球の頭頂・後頭・側頭葉の障害があることは確かである．[1009]

身体平衡機能検査 balance test, examination of equilibrium 身体平衡の機能について調べる検査で，眼振を含めた眼球運動検査と，身体動揺検査がその主なもの．眼振の検査は，主に自発眼振と誘発眼振の2つの検査に分けられ，前者には眼振の観察や眼振計での記録，後者には温度眼振検査，回転眼振検査がある．また，視覚刺激によって誘発される眼振や眼球運動を検査する方法として，視運動眼振検査や視標追跡検査などがある．身体動揺は重心動揺計などで重心動揺の変化を評価，測定するが，近年では，コンピュータ解析により，重心動揺の揺れの周波数特性の検出や，時間単位での総軌跡長などの測定も可能となっている．[1550] ⇨参平衡機能検査→2616

心濁音界 cardiac dullness 以前は打診による心拡大の評価法とみなされていたが，視診，触診法以上の情報は得られないことがわかったため，現在では用いられていない．[546]

深達性2度熱傷 deep dermal burn ［第2度深達性熱傷］ 第2度熱傷は水疱形成がみられる熱傷で，そのうち深達性は熱傷が真皮層の深層に及んだもの．治癒までに3-4週間を要し，瘢痕拘縮を起こすことがある．感染を起こすと第3度熱傷に容易に移行する．[485] ⇨参第2度熱傷→1854，熱傷→2278

診断 diagnosis 患者を診察して病状や病名を判断すること．病歴，既往歴，家族歴などの問診，身体的な診察，検査などによって得られた理学所見や検査結果，自覚症状や病歴などの所見に基づく医学的判断．通常は診断により疾患名を決定し，適切な処置をするための根拠となる．診断の種類としては，臨床診断のほかに，類似した他の疾患の症候と比較し識別することで判断する鑑別診断や，看護観察，病歴や訴えなどから援助を要する患者の問題を判断する看護診断などがある．[153] ⇨参診断基準→1585

腎単位 nephron⇨同ネフロン→2284

診断感度 diagnostic sensitivity 特定の疾患をもつ患者群に対して検査を行い，あるカットオフ値(判別値)を判定基準として結果を判定すると，大部分の患者は異常(または陽性)と正しく判定されるが，一部の患者は異常なし(または陰性)と誤って判定される．ここで正しく判定された割合を，そのカットオフ値におけるその検査の診断感度という．[258]

診断基準 diagnostic criteria 診断をつける際に重要となる症候や症状の一定のリスト．さまざまな学会から多くのものが提案されており，糖尿病，脂質異常症(高脂血症)，高血圧などの診断基準が代表的なもの．[153]

診断群分類別包括評価 diagnosis procedure combination⇨同DPC→43

診断効率 diagnostic efficiency 特定の疾患を診断する

●診断効率

疾患	検査	患者数
有	異常	a
有	異常なし	b
無	異常	c
無	異常なし	d

目的で検査を行い，あるカットオフ値(判別値)で検査結果を判定すると，表のように4通りに分かれる．この場合そのカットオフ値における診断感度はa/(a + b)，診断特異度はd/(c + d)，診断効率は(a + d)/(a + b + c + d)である．診断効率はカットオフ値のとり方によって変化する．[258]

診断書　medical certificate　［健康診断書］　診断結果を記した証明書．患者の氏名，生年月日，病名のほかに，疾病に伴う患者の行動の制限や社会から受けるべき保護などに関する医師の判断が記載されている．主治医の交付が医師法で義務づけられている．診断結果や予後を記載する健康診断書，診療中の患者が死亡した場合もしくは死亡に立ち会った場合に，死亡の事実を記載する死亡診断書がある．診断書の偽造に対しては刑法で罰せられる．[153]

診断的手術　diagnostic operation　診断の目的で行われる手術．診断的(試験的)開胸術，開腹術，関節切開術などがある．現在は画像診断や内視鏡生検，穿刺細胞診などにより診断が確定できるようになったため，あまり行われることはない．[485]

診断的腹腔洗浄法　diagnostic peritoneal lavage；DPL　腹腔内出血や腹腔内病変の診断目的で，腹腔内に生理食塩水を注入して回収し，その性状，成分を検査する診断手法．臍下2-3 cmの正中線上にカテーテルを留置するが，腹腔穿刺法と腹膜小開腹法がある．穿刺法では局所麻酔下に気腹針を腹腔内に穿刺してダグラスDouglas窩にカテーテルを留置する．開腹法では直視下に腹腔内に留置する．カテーテルから生理食塩水または乳酸加リンゲル液を注入して腹腔内を洗浄し，適度の体位変換ののちサイフォンの原理で回収する．回収洗浄液に血液または腹水の混濁をみれば陽性と診断し，血清アミラーゼが上昇していれば消化管損傷などが診断される．[1515]

診断特異度　diagnostic specificity　特定の疾患を診断する目的で検査を行った場合，その疾患がない患者の中の多くは異常なしと正しく判定されるが，一部は異常と誤って判定される．疾患をもたない患者が異常なしと正しく判定される割合を，その検査の診断特異度という．[258]　⇨参診断効率→1585

診断不明　God only knows；GOK　患者の示す病状の原因をつきとめようとするさまざまな努力にもかかわらず，不確実性が強く，診断がつかない場合に用いるカルテ用語．診断には，病態生理学のみならず，臨床疫学的確率論的な思考も必要となる．[153]

診断別関連群⇨同DRG→44

心タンポナーデ

cardiac tamponade

【定義】心膜腔内に血液や滲出液などの体液が過度に貯留すると，心膜は伸展性に乏しいために内圧が亢進し，**静脈還流障害**や**心室拡張障害**をきたし心拍出量が低下する．この状態を心タンポナーデという．

【症状】心機能障害の発現には貯留液の量と速度が関与し，急激な**心嚢液貯留**ではショック状態に陥る．血圧低下，脈拍の縮小，静脈圧の上昇などを認め，頸静脈怒張，呼吸窮迫，奇脈などが起こり，放置すれば致命的になることも少なくない．

【診断】心エコー法が簡便かつ有用である．

【治療】**急性心タンポナーデ**では**心嚢穿刺**により貯留液の排除を行えば，症状の急激な改善がみられる．ほかに心嚢開窓術，心嚢ドレナージなどが行われる．[1620]　⇨参心嚢開窓術→1595，タンポナーデ→1959

心タンポナーデの看護ケア

【看護への実践応用】心タンポナーデの特徴的な症状にベックBeckの三徴(静脈圧の上昇，血圧低下，心音の減弱)がある．その他にも全身倦怠感，食欲低下，胸部不快感，奇脈，クスマウルKussmaul徴候などを認める．心嚢液が急激に貯留する急性心タンポナーデでは，心外閉塞・拘束性ショックを呈する．急性心筋梗塞や急性大動脈解離などの原因となりうる疾患患者をケアする際には，つねに急性心タンポナーデの可能性を念頭におき，症状の出現を注意深く観察し早期発見に努める．

【ケアの実践】治療は，心膜腔穿刺により貯留した心嚢液を排液すること．穿刺時には，患者が不意に体を動かすと医原性心外傷を引き起こす可能性があり，危険であることを患者に十分に説明し，疼痛時には身体を動かさずに口で告げるように説明する．また，施行中は患者のそばに立ち，手や胸腹部を動かないようにしっかりと固定する．患者の状態を観察するとともに，各種モニターの変化に注意し，異常があれば速やかに医師に報告する．心膜腔穿刺に引き続き心嚢ドレナージを施行する場合もある．ドレナージ中は，血栓形成によるドレーンの閉塞に注意し，必要に応じてミルキングを行う．周囲組織の損傷を予防するために，過度なミルキングは避ける．また，排液の量や性状，指示された吸引圧で持続吸引できているかを定期的に観察する．体動によるカテーテルの抜去を予防するために，ドレーンはしっかりと固定する．処置中は疼痛や拘束感などにより強い不安をいだくため，処置前には患者・家族に，処置の必要性，処置に要する時間などを十分に説明するとともに，患者のそばに寄り添い，コミュニケーションを図り不安の軽減に努める．緊急開胸となる場合もあるため，処置前には開胸セットや救急カート，手術室の空き状況などを確認し速やかに対処できるよう準備する．[926]　⇨参心タンポナーデ→1586，心外閉塞・拘束性ショック→1509

人畜(獣)共通感染症　zoonosis　［人畜(獣)共通伝染病］　脊椎動物とヒトとの間に自然に伝播される感染症で，特に動物の病気のうちのヒトに感染するものをいう．直接伝播として，ウマ脳炎，レプトスピラ症，狂犬病などがある．動物や飲食物媒介の間接伝播では，病原体はウイルス，細菌，寄生虫，リケッチア，真菌のすべてに及んでいる．[288]

人畜(獣)共通伝染病　zoonosis⇨同人畜(獣)共通感染症→1586

シンチグラフィー　scintigraphy　［シンチスキャン，ラジオアイソトープスキャン，シンチスキャニング，フォトスキャン］　人体に放射性物質を投与し，ある特定の臓器や組織に集積した放射性物質が出す放射線を体外から測定することによって，臓器の大きさ，形状，部位，機能などの診断を行う核医学検査法．シンチグラフィーによって得られた画像をシンチグラムという．[876,1488]

シンチグラム scintigram 核医学検査の1つであるシンチグラフィーによって得られた画像. 脳や甲状腺, 唾液腺, 肝, 腎などの臓器や組織に集積した放射性物質から放出された γ 線の分布状態を記録した画像をいう. 放射性物質は経静脈的に, また経口的に投与され, 投与直後から時間的経過(動的状態)を計測したり, 分布が平衡状態に達した時間に撮像したりすることで, 病変の有無や機能評価を行うことができる.[876,1488]

シンチスキャナー scintiscanner 体内の放射性同位元素の分布を測定する装置. 1つの光電子増倍管とコリメーター, シンチレーターから構成される検出器部分と, これと機械的に連動し, フィルムに記録する記録装置などからなる. 検出器に入射した1本の γ 線は電気信号化され, 連動する記録装置によって, 検出した γ 線の数に比例した濃度で, フィルムを感光し画像を得る. 1つの検出器で, 体表をなぞるように検出するため, 広範囲の測定には時間がかかり, 現在ほとんど使われていない. これと検出器の構成要素は同じだが, 複数の光電子増倍管を, ライトガイドを介してシンチレーターに光学的に結合させ二次元の検出面をもつアンガー Anger 型カメラが核医学診断装置として現在は広く使われている.[876,1488]

シンチスキャニング scintiscanning⇨同シンチグラフィー→1586

シンチスキャン scintiscan⇨同シンチグラフィー→1586

シンチチウムトロホブラスト syncytiotrophoblast⇨同栄養膜合胞体層→349

心注⇨同心腔内穿刺法→1518

心中隔破裂 ventricular septal rupture⇨同心室中隔穿孔→1552

身長 height 直立姿勢での身体の床面から頭頂までの垂直距離で, 背丈のこと. 起床時が最大で夕方が最小となる.[153]

伸張運動 stretching exercise⇨同ストレッチング→1650

身長計 stadiometer 被検者を立位とし, 靴を脱いだ状態で足底部を台にのせ, 背部を支柱に当てる. 直立し, 下顎を引いた姿勢にする. 測定プレートを頭頂部に当て, 支柱に記した目盛りを読み測定値とする. 平均身長は20歳の男性170.7 cm, 女性156.5 cm〔2006(平成18)年厚生労働省国民健康・栄養調査〕. 身長は, 筋, 骨格の発達, 発育, 栄養状態とともに治療や検査の際に必要な身体データとして活用される. 近年では身長計測時に体重が同時に測定できる身長体重計も活用されている.[976]

シンチレーション scintillation 可視光線や放射線などの荷電粒子が, 発光する性質をもつ物質(シンチレーター)に当たると, 蛍光もしくは閃光を発する現象. この現象を用いて放射線などを計測することが可能で, 計測にはシンチレーションカウンター scintillation counter を用いる. シンチレーターにはタリウム混合のヨウ化ナトリウム〔NaI(Tl)〕, ヨウ化セシウム〔CsI(Tl)〕, ビスマスゲルマニウムオキサイド(BGO)などの結晶のほか, プラスチックなどが用いられる.[876,1488]

シンチレーションカウンター scintillation counter シンチレーター(放射線が当たると蛍光を発する物質)を利用し, 放射線を計測する装置. シンチレーターから発光した微弱な光を, 光電子増倍管で電子に変え, さらに増幅(およそ 10^6 倍)し, 取り扱いやすい電気信号に変換する. 放射性物質による汚染の有無を検査する機器から臨床検査機器まで, 医療現場で広く利用されている. 検出したい放射線のエネルギーを吸収し, 光として放出されやすく, かつ放出した光を光電子増倍管が受けやすいシンチレーターや光電子増倍管を選ぶ. また, 吸収したエネルギーの強さに比例して強い光を発光するために, 得られた電気信号の波形の高さから, 吸収したエネルギーの分布を知ることができる.[876,1488]

シンチ〔レーション〕カメラ scintillation camera⇨同ガンマカメラ→654

陣痛 labor, labor pain 妊娠, 分娩, 産褥中に生じる自分の意思ではコントロールできない(不随意性の)子宮筋の収縮. 陣痛の強さ(子宮内圧), 陣痛持続時間, 陣痛周期で表示される. 分娩開始前の子宮収縮は前陣痛 prelabor(仮陣痛)といわれ, 自覚されない. 不規則であるが次第に強くなり, 子宮収縮が10分間隔で6回連続するようになったときを分娩開始とし, 分娩第1期の陣痛は開口期陣痛, 分娩第2期の陣痛は娩出期陣痛, 分娩第3期の陣痛は胎児娩出(後産)期陣痛である. 産褥期の不規則な陣痛を後陣痛といい, 子宮復古をもたらす.[1323]

陣痛異常⇨同異常陣痛→236

陣痛開始 onset of labor ［分娩開始］ 妊娠中の疼痛を伴う子宮収縮が10分以内の周期で規則正しくなった場合, あるいは頻度が1時間に6回になった場合をいう. これは子宮の収縮が規則的であることを示す.[1323]

陣痛間欠 interval of labor pain 陣痛発作終了時から次の陣痛発作開始までの時間. 臨床上では陣痛発作と間欠の時間(秒)で, 陣痛の強さを表す. この間に妊婦はリラックスしてエネルギーをたくわえ, 次の陣痛発作に耐える準備をする. 分娩の進行とともに陣痛間欠は短縮する. 分娩第2期の正常な間欠時間は2-3分である.[1323]

陣痛曲線 uterine contraction curve ［子宮収縮曲線］ 陣痛計により, 子宮収縮を電気信号に変換して評価することができる. 縦軸に子宮収縮の強さ, 横軸に時間をとり, 陣痛の周期, 持続時間とともに子宮口開大度, 胎児の下降度をグラフ化したものを陣痛曲線と呼ぶ. 胎児心拍数の記録と合わせて胎児心拍数図・陣痛図〔分娩経過図(パルトグラム partogram)〕という.[998]

陣痛計 tocometer, tocodynamometer 子宮内腔に圧トランスデューサーを設置して子宮内圧を測定することもあるが, 通常は腹壁上から子宮底部に圧トランスデューサーを装着して, 子宮収縮状態をモニターし連続的に記録する. 収縮時間と間欠時間, 収縮の相対的強さが示される. 胎児心拍数を同時にモニターし, 記録したものがパルトグラム partogram(分娩経過図)である.[998] ⇨参胎児監視→1868

陣痛周期 cycle of labor pains 陣痛発作あるいは子宮内圧による極期から次の発作の極期までの時間. 臨床的には発作の開始時期から次の開始時期までの時間.[1323]

陣痛促進法 augmentation of labor pains 原発性あるいは続発性微弱陣痛において, 陣痛促進薬であるオキシトシンまたはプロスタグランジンを静脈注入して子宮収縮を増強し, 陣痛を進行させること. 胎児心拍数と

陣痛をモニターしながら，静脈内持続注入ポンプを使用して行う.[1323]

陣痛発来機序 mechanism of onset of labor pains 分娩 labor が発来するメカニズムは諸説があり，ヒトでは十分に解明されていない．一部動物では，胎児が成熟すると中枢の ACTH(副腎皮質刺激ホルモン)分泌が高まり，副腎のコルチゾール産生を促進，胎盤のプロゲステロン産生低下，エストロゲンが上昇，結果としてプロスタグランジンやオキシトシンの分泌が高まり，陣痛が起こることが明らかになっている．ヒトでも分娩発来時には，子宮筋のオキシトシン受容体数が増加し，下垂体後葉から放出されるオキシトシンによる子宮収縮作用により陣痛が発生する．分娩開始に前後して，プロスタグランジンの分泌も増加する．オキシトシンやプロスタグランジン製剤を投与することによって子宮収縮が惹起されるのはこのメカニズムによるものである．これらの薬剤が陣痛誘発や陣痛促進に使用されるのはそのためである.[998]

陣痛微弱 uterine inertia⇨同微弱陣痛⇀2441

陣痛発作 onset of labor pain 子宮体部の上部筋の持続的収縮．発作中，子宮体部をかたく触れる．分娩進行に伴い陣痛発作時間は長くなる．分娩第 2 期では約 60 秒が正常発作時間.[1323] ⇨参陣痛周期⇀1587

陣痛誘発 induction of labor ［**分娩誘発**］ 自然陣痛発来前に物理的方法や子宮収縮薬の使用により，人工的に陣痛 labor pains を開始させること．適応となるのは，前期破水，妊娠高血圧症候群，胎盤機能不全などで妊娠の継続が望ましくなく，かつ帝王切開による急速遂娩を必要としない場合である．胎児死亡や無脳児など子宮外生活不能児も適応となる．プロスタグランジン製剤やオキシトシンなどの薬剤を使用する方法と，メトロイリンテル，コルポイリンテルなどによる器械的方法がある．しばしば両者を併用する．非生理的に分娩を開始させるため，患者，家族に必要性やリスクを十分説明する必要がある.[998]

陣痛誘発法《器械的》 induction of labor 卵膜や子宮壁を刺激することで内因性のプロスタグランジン，オキシトシン産生を促し頸管の熟化を促進させ，陣痛を誘発させる方法．海草でできたラミナリア桿やメトロイリンテルというゴム球を子宮頸管に挿入して頸管を拡張する方法や，卵膜用手剝離，人工破膜などがある.[1323]

陣痛誘発法《薬剤》 induction of labor 人工的に陣痛を起こす目的で子宮収縮作用のあるオキシトシンまたはプロスタグランジン製剤を点滴静注する方法．インフュージョンポンプを用い，微量から次第に増量し陣痛を誘発する．過強陣痛では，子宮破裂や胎児死亡のリスクがありうるので，胎児心拍数陣痛モニター(分娩監視装置)を使用し慎重に行う．オキシトシンによる収縮パターンは早期から比較的周期的で強いことが多い．最大投与量は 20 ミリ単位/分．プロスタグランジン製剤は不規則で緩やかな収縮から投与を開始することが多い．最大投与量は 25 μg/分.[998]

陣痛抑制・阻止 suppression/inhibition of labor 妊娠 22-37 週未満で，子宮収縮や陣痛が強くなりすぎて胎児に過大な負担がかかる場合に，その原因を除去するとともに，子宮収縮抑制薬(リトドリン塩酸塩，硫酸マグネシウム)を投与して陣痛を抑制したり，阻止したりすること.[1323] ⇨参切迫早産⇀1739

心底⇨同心基部⇀1512

腎低形成 renal hypoplasia⇨同形成不全腎⇀862

心停止 cardiac arrest ［**心拍停止，心肺停止**］ 心室が機械的収縮をしなくなり血液の駆出が止まる状態をいう．この状態では脈拍の触知不能，血圧の測定不能，心音聴取不能となる．心肺停止が確認されたならば，ただちに心肺蘇生法に従い救命処置を実施しなければならない．心停止は心電図上，心室細動(VF)および無脈性心室頻拍(pulseless VT)，無脈性電気活動(PEA)，心静止状態に分類され治療法が異なる.[219] ⇨参心静止⇀1564

●心停止の心電図所見

心室細動(ventricular fibrillation；VF)

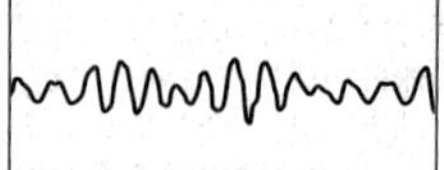

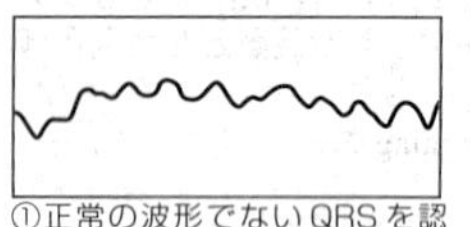

①正常の波形でないQRSを認めず，P，ST，T 波もみられない
②リズムは不規則で，有効な心拍出量はなく心停止である

無脈性心室頻脈(pulsless VT)

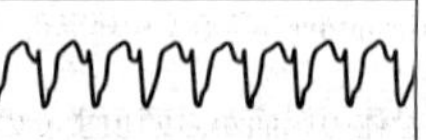

①QRSが連続して現れる
②QRSの前にP波がみられない

電気収縮解離(electromechanical dissociation；EMD)

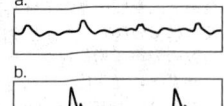

a.

b.

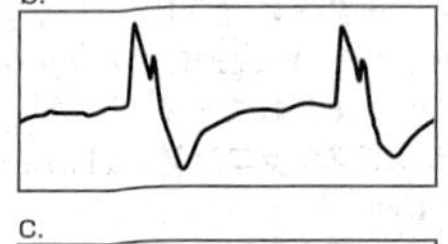

c.

無脈性電気活動(pulseless electrical activity；PEA)ともいう
①心電図上に波形は現れるが脈が全く触知できない
②Cはアシストール(asystole，心静止)と呼ばれ，心室の電気活動が完全に消失している

心的イメージ⇨同心像⇀1577

心的外傷⇨同精神的外傷⇀1682

心的外傷後ストレス障害 post-traumatic stress disorder；PTSD ［**PTSD，外傷後ストレス障害**］ 人間が体験する通常範囲をこえた過酷な体験(拷問，戦争，事故，暴力，災害，殺人の目撃体験など)によって生じる心的な障害であり，その反応には強い恐怖，無力感，または戦慄を必ず伴っている．その結果，外傷体験を反復的に想起し，生々しく再体験し，外傷と関連した刺激の持続的回避と全般的反応性の麻痺を伴い，覚醒亢進症状が持続することを特徴とする．同じ外傷的事件に遭遇してもすべての人に PTSD が発症するわけではなく，素質や人格などの個人的要因，外傷体験の強度，周囲の支援態勢などの要因がからんでいる.[404]

心的外傷後ストレス障害《子どもの》 post-traumatic stress disorder；PTSD ［**PTSD《子どもの》**］ 心的外傷を主因とする継続的・持続的な心身の変化．不安障害の中のストレス性障害に分類される．DSM-Ⅲでは，不安症状が 1 か月以上続くものを心的外傷後ストレス障害といい，被災直後からみられる心的外傷後ストレス反応 post-traumatic stress response(PTSR)とは区別される．①出来事の再体験(フラッシュバックなど)，②回避・麻痺，③過覚醒の三症状を特徴とし，子どもの場合，再体験は遊びの中で表現され，表情の欠如，

つねにおびえるなどの症状で現れる．子どもにとっての外傷的出来事は自然災害や人的災害で，発症には年齢や認知能力，家族，外傷体験の強度などが関与する．欧米ではすでに戦争や虐待との関連で，わが国では近年震災との関連で注目される．治療は精神療法と薬物療法が併用される．[456] ⇨参心的外傷後ストレス反応《子どもの》→1589，不安障害→2510，精神的外傷→1682

心的外傷後ストレス反応《子どもの》 post-traumatic stress response；PTSR ［PTSR《子どもの》］ 心的外傷を主因とするストレス反応．被災直後から出現し，多くは時間経過とともに軽減する．子どもの場合，自然災害や人的災害が外傷体験となりうるが，年齢，認知能力や家族などの環境によりすべての子どもに出現するわけではない．衝撃期，反動期，回復期に分類され，症状が長期化すると心的外傷後ストレス障害 post-traumatic stress disorder(PTSD)に至る場合もある．子どもは状況を訴えにくく反応も見逃されやすいため，観察と PTSD に至らない援助が必要となる．特に自傷行為や身体症状が強いときなどは早めに専門医に相談する必要がある．[456] ⇨参心的外傷後ストレス障害《子どもの》→1588，ストレス反応→1649，精神的外傷→1682

心的葛藤⇨同葛藤→532

人的環境《入院中の》 human environment in-hospital 病人の人的環境には，地域，家庭，学校，職場でのそれまでの日常生活でかかわる人々がいる．入院後は，病院の中で医師や看護師，同室者，多くの医療従事者が加わる．人間関係の場として療養生活に役立つ環境を整えるという観点からは，家族，面会人，同室者，医療従事者との人的環境調整が必要となる．また入院患者にとって病院はプライバシーがおかされやすい．入院生活に関するプライバシーも人的環境を整えるうえで考慮すべき事柄である．[557]

伸展 extension 可動結合で連結する 2 骨間の関節運動の 1 つで，2 骨間の角度が大きくなるような運動のこと．肘関節，膝関節，手や足の指節間関節などにみられる．ただし，肩関節と股関節では腕や大腿を後方に上げる運動(後方挙上)を伸展という．また，手首と足首の伸展は手背や足背の方向に曲げる運動で，背屈ともいう．さらに，頭部と胸腰部の伸展は後方に曲げる運動(後屈)を指す．[1044] ⇨参関節可動域→621，屈曲→816

進展期⇨同進行期《病勢の》→1537

心電気軸⇨同電気軸→2078

心電計 electrocardiograph 心筋細胞が発電する電位を記録したものが心電図で，心電図記録のために使用する機器をいう．両手両足から記録する四肢誘導心電図と，左前胸部に心臓を囲むように 6 点から記録する胸部誘導心電図を合わせた 12 誘導心電図が最も一般的である．1-3 誘導程度の心電図を持続的に監視，解析し異常警報を鳴らすモニター心電計，心筋虚血や不整脈の診断に使う運動負荷心電計，24-48 時間持続的に心電図を記録，のちに不整脈や虚血などを検討するホルター Holter 型長時間心電計，部位診断や伝導解析に優れたベクトル心電計などがある．[1114] ⇨参心電図→1589

伸展(張)受容器 stretch receptor⇨同張力受容器→2020

心電図 electrocardiogram；ECG 〔D〕Elektrokardiogramm；EKG ［ECG］ 心臓の電気的活動の体表面からの記録で，心筋が発電した電気を心電計により記録した波形．12 誘導心電図，モニター心電図，ベクトル心電図，加算平均心電図などがある．12 誘導心電図が一般的で，正常洞調律では心房の電気的収縮を示す P 波，心室の電気的収縮を示す QRS 波，拡張を示す T 波からなる(心房の電気的拡張は QRS 波に含まれることが多い)．ときに U 波を認めることがある．[1114] ⇨参心電図検査→1589，心電計→1589，正常洞調律→1674

●心電図

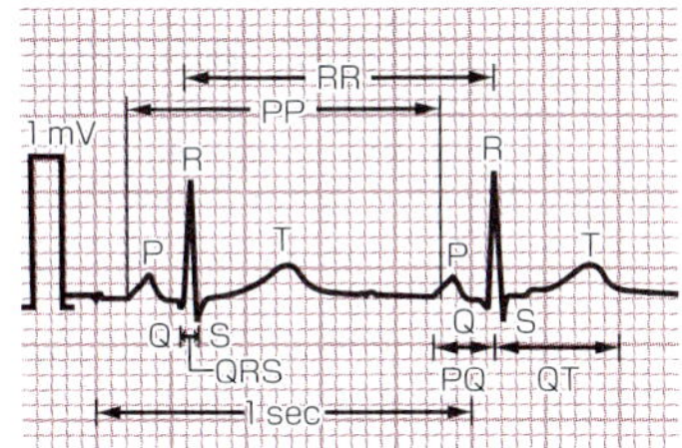

心電図検査 electrocardiography；ECG ［心筋活動電位］ 心筋の機械的収縮に伴って，心筋に電気的興奮が生じ電位分布(心筋活動電位)が形成され，これが体表にも伝わる．この微小な電位変化を記録したものを心電図という．最も普通に行われるのは，12 誘導といわれる安静時の心電図である．これは胸部 6 か所(V_1，V_2，V_3，V_4，V_5，V_6)と四肢に電極を取り付けて，合計 12 (肢誘導：Ⅰ，Ⅱ，Ⅲ，aV_R，aV_L，aV_F)の誘導を記録するもので，循環器疾患のスクリーニング検査として重要．各種不整脈，虚血性心疾患，心室肥大など多様な所見が得られ，ミネソタコードによる記載が標準的に行われる．またそれぞれの用途に応じて，24 時間心電図(ホルター心電図)，運動負荷心電図，心電図モニターなどが行われる．[893]

心電図自動解析法⇨参心電計→1589

心電図同期 RI コンピュータ断層撮像 ECG gated emission computed tomography ［心拍同期心筋 SPECT］ ^{99m}Tc(テクネチウム 99 m)標識心筋血流製剤を静注して行う心臓核医学検査において，同時に心電図に同期させて(心拍同期法)撮像する方法で，心筋血流のみならず，壁運動の同時評価が可能．心電図の R 波を起点として 1 心拍を数十のフレームに等分して画像を収集していく．ジェルマーノ Guido Germano らの開発した解析ソフトである QGS(quantitative gated SPECT，定量的心拍同期心筋 SPECT)を使用するとデータ処理を簡便かつ迅速に施行でき，心筋輪郭の自動抽出により左室駆出率などの心内腔体積指標の算出も行われる．3 D 画像のシネ表示により，局所壁運動の詳細な評価も可能．[1040]

心電図同期心筋 SPECT ECG gated myocardial perfusion SPECT⇨同ゲート SPECT→878

心電図同期〔心〕血液プール像 ECG gated blood pool imaging ［ゲーテッド心血液プール像，心血流プール，マルチゲート心血液プール像］ 放射性物質 radioisotope (RI)を用いた心電図同期心機能検査の一手法．血中での放射性物質濃度が一定となる平衡時(静注後 5-10 分以降)において，心電図R波を起点として数百心拍データ加算による心拍同期収集を行い，得られた1心周期内の心室血液プール像のこと．この心プール像により心室形態(拡大，肥大)ならびに壁運動の異常の検出，心室の心室容積曲線の計測による心機能指標(左室容積，左室駆出率，左室駆出速度，左室充満速度など)の描出が可能である．使用される放射性医薬品は心大血管の描出に適した性質，すなわち血管外に漏出せず循環血液中に均一に分布，停留する性質をもつ^{99m}Tc(テクネチウム99 m)標識赤血球(RBC)または^{99m}Tc標識ヒト血清アルブミン human serum albumin(HSA)が用いられている．[1040]

心電図モニター electrocardiographic monitor(monitoring)；ECG monitor(monitoring) 心電図を連続的に監視すること，または監視する装置．通常，入院患者に小型の送信機を装着し，1誘導の心電図をベッドサイドやナースステーションのディスプレイに常時表示して監視する．不整脈や心筋虚血の診断，術後や急性心筋梗塞などの際の危険な不整脈の早期発見に有用．[1379]

伸展性足底反射 extensor plantar reflex ［足底反射，バビンスキー反射，バビンスキー徴候］ 足底の外側を踵から足指の方向に向け，ゆっくりとこすり，次いで母指側に曲げてこする．全体で1秒ほどの速度がよい．正常では母指が底屈するが，錐体路障害がある場合には逆にゆっくり背屈し，これを伸展性足底反射(バビンスキー Babinski 徴候陽性)という．生後12-16か月以降での出現は錐体路障害の存在を示す．神経学の中でも最も重要なサインの1つ．これを実施するには，患者を仰臥位でリラックスさせ，足底をとがったものでこする．刺激するものはハンマーの柄の先，かぎ，鉛筆や使用ずみのボールペンなどがよい．他の4指の開扇運動を伴い，ときには膝関節や股関節を曲げて引っ込める運動を伴うこともある．[1009] ⇨参開扇徴候(現象)→442

●伸展性足底反射

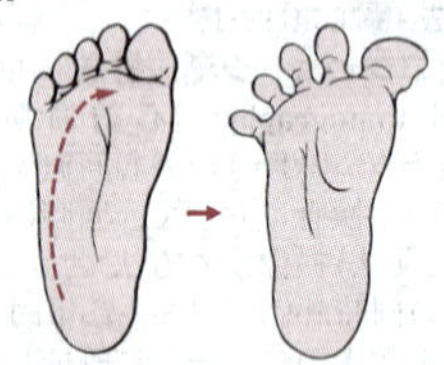

伸展性対麻痺 paraplegia in extension 対麻痺は伸展性と屈曲性に分けられ，このうち伸展筋のトーヌスが優勢な対麻痺のこと．膝を完全に伸展し足は内旋し外反尖足位をとる．バビンスキー Babinski 徴候陽性，足クローヌス，膝クローヌスが出現するが脊髄自動反射は減弱または消失．歩行は鶏歩となる．錐体路の障害はあるが，それ以外の高位中枢からの下行路は保たれているときに起こり，脊髄の不完全な損傷によるもの．これに対し屈曲性対麻痺は通常，より重篤な障害で起こる．[1009] ⇨参屈曲性対麻痺→816

伸展創 stretch wound，traction wound 車両による轢過事故や高所からの転落などの際にしばしばみられ，外力の作用部位から離れた皮膚が牽引・伸展されることによって生じる，皮膚割線に平行する多数の亀裂をいう．さらに強い力が加えられて真皮以下まで大きな亀裂が生じたものは裂創とも呼ばれる．皮膚の比較的やわらかい部位，例えば鼠径部，腋窩部，頸部，脇腹などに形成されることが多い．四肢などが引っぱられるようにして加えられた外力が，他の部位(伸展創部)へ介達外力となり形成されたものであるため，発生した部位への直接の外力によるものとの鑑別を要する．[1331] ⇨参裂創→2978

伸展反射 extension reflex ［伸筋反射］ 伸筋が刺激に対する反射として起こす伸展．抗重力筋に発達していて，重力に抗して姿勢を保つように作用する．重力が下肢の関節を曲げるように作用すると各関節の伸筋が伸ばされ，伸筋内の筋紡錘が興奮して伸筋運動ニューロンに伝えられ，伸筋をさらに収縮させることにより立位を保持する．腱を叩いて起こる腱反射も本質的には伸展反射と同じ．[735] ⇨参下肢腱反射→494

伸展皮弁 expanded flap⇨同前進皮弁→1769

真痘(しんとう) classic smallpox，variola major ［熟痘(じゅくとう)］ 痘瘡(天然痘)の病型の1つで，痘瘡ウイルスの免疫のないヒトが罹患すると重症となる．高熱と全身の皮膚・粘膜の発疹が特徴で，肺炎，眼球炎，意識障害などを併発し，死に至ることもある．WHOは痘瘡根絶計画を実施，功を奏して1980年に根絶宣言をした．[501]

浸透 osmosis 水分子が濃度勾配に従って拡散すること．水の濃度は純粋で最も高く，溶質の濃度と反比例して低下する．[1335]

振動 vibration 物体がある方向に対して周期的にある振幅をもって運動すること．振動のエネルギーは振動の加速度に比例するので，周波数が大きいほど，また振幅が大きいほど強くなる．ある物体の振動は接触する他の物体に伝わる．振動が人体に伝達する場合，全身振動と局所振動があり，職域では振動工具などによる局所振動が問題となるが，一般環境で問題となるのは全身振動である．[1603]

浸透圧 osmotic pressure 膜を境して2つの溶液が接するとき，一方の溶液に膜に透過性のない物質が存在する場合，水が拡散により膜を透過して2つの溶液の水の濃度が等しくなった時点で平衡に達する．その結果，膜に透過性のない物質が含まれる溶液の量が増加し，静水圧差が生じる．この圧差を浸透圧という．[1335]

浸透圧渇中枢 thirst center 口渇を感ずる中枢．血漿浸透圧濃度上昇によって刺激され，飲水行動が促進される飲水中枢の1つ．視床下部外側野に存在する．血漿量によって刺激される渇中枢(飲水中枢)とは別のものである．[851] ⇨参飲水中枢→294，飲水行動→294

浸透圧クリアランス osmolar clearance；C_{osm} 尿に溶質を排泄するのに必要な血漿量．血漿と尿の浸透圧を測定し，そのクリアランス値 C_{osm} = 尿浸透圧 U_{osm} × 尿量 V/血漿浸透圧 P_{osm} を求める．尿浸透圧が血漿浸透圧と等しいときは C_{osm} は尿量に等しい．尿が血漿よりも低張のときは尿量は C_{osm} よりも大きくなる．これは溶質の排泄に必要な水のほかに，溶質をまったく含まない水(自由水 free water)が排泄されるためと考えれば，尿量 V は C_{osm} と自由水クリアランス(C_{H_2O})の和と定義される($V = C_{osm} + C_{H_2O}$)．これより $C_{H_2O} = V - C_{osm}$ と表現され，C_{H_2O} は尿の希釈の程度を示す

指標になる.[851]

浸透圧計測法 osmometry 溶液の浸透圧を測定する方法で，凝固点降下を利用する測定が一般的．凝固点降下とは溶液が凍る凝固点が溶媒の凍る凝固点より低くなる現象をいい，降下する度合いは溶媒に溶け込んでいる溶質の濃度と比例する．また溶質の濃度と浸透圧も比例するので，浸透圧降下度を測定すれば浸透圧が測定できる.[258]

浸透圧勾配 osmotic gradient 腎臓髄質ではヘンレHenle上行脚でのナトリウム(Na)，クロル(Cl)，カリウム(K)再吸収と対向流系によって腎臓髄質深部に向かって間質浸透圧が高くなる．これを浸透圧勾配という．糸球体から濾過された原尿はヘンレ下行脚で溶質移動を伴わない水の再吸収を受け1,000 mOsm/Lまで濃縮される．その後ヘンレ上行脚で水移動を伴わないNa，Cl，Kの能動的再吸収を受け，上行，下行脚が対向流系を形成することにより浸透圧勾配を形成する．集合管ではバソプレシンの作用により水透過性が変化し，浸透圧勾配を利用した水再吸収により尿濃縮が起こる.[615]

浸透圧受容器 osmoreceptor 視床下部内にあり，浸透圧の変化に反応して抗利尿ホルモン(ADH)産生の調節に作用する細胞または器官．中枢神経性浸透圧受容器は視床下部外側野，視索上核，室傍核にあり，末梢性浸透圧受容器は肝門脈系，胃，小腸にある.[851] ⇨参視床下部浸透圧受容器→1285

浸透圧調節 osmotic regulation 血清浸透圧を一定範囲に維持するよう働く生体調節機構．脳の前視床下部に存在する浸透圧受容器が血液浸透圧の変化を認識し，抗利尿ホルモンの分泌と飲水行動の調節を通じて血清浸透圧を正常化させる.[1260]

浸透圧当量⇨同オスモル→405

浸透圧濃度 osmolar concentration 膜に透過性のない物質を浸透圧物質といい，その濃度を浸透圧濃度という．浸透圧は物質のモル濃度，気体恒数，絶対温度に比例し，Osm/Lで表される.[1335] ⇨参容量オスモル濃度→2878

浸透圧薬 osmotic agent 主に脳圧を降下させる目的で投与する薬剤．投与により，ナトリウムやグルコースなどで血清浸透圧を上昇させ，腎機能障害がなければ，血中の過剰な溶質は尿中に排泄される．結果として尿浸透圧が上がり，浸透圧差により尿細管における水の再吸収が妨げられ尿量が増加する．これにより，体循環血液量が減り，脳圧を下げることができる．グリセロール，マンニトールなどが代表的.[196]

浸透圧利尿 osmotic diuresis 浸透圧物質によって浸透圧差が生じ，利尿作用を示す現象．尿細管において浸透圧物質によって浸透圧が上昇すると等張性を保つためにナトリウムおよび水の再吸収が減少し，尿量が増加する．さまざまな病態でみられ，急性腎不全の利尿期，慢性腎不全の多尿期，腎移植後の利尿などでは尿素が原因となる．糖尿病の場合の多尿も近位尿細管にブドウ糖が多量に流出することによる浸透圧利尿である．浸透圧利尿をきたす薬としてD-マンニトール，イソソルビド，グリセリンなどがある.[174]

振動覚⇨同振動感覚→1591

振動感覚 Pallesthesia，vibration sense，vibratory sensation ［振動覚］ 体性感覚の1つ．繰り返される数十～数百Hzの振動刺激によって生じる感覚．パチニpacinian小体とマイスネルMeissner小体がその受容器である．皮膚皮下組織，深部組織のどこでも感受性がある．無毛部の皮膚，特に指先は感受性が高い.[1230] ⇨参振動感覚受容器→1591

振動感覚受容器 receptors for vibratory sensation，vibratory receptor 数十～数百Hzの振動刺激によって生じる振動感覚の受容器．深部にあるパチニpacinian小体と，皮膚の表層にあって数10 Hzの低い振動刺激による粗振動感覚を起こすマイスネルMeissner小体がある.[1230]

浸透〔現象〕 osmosis 半透膜によって濃度の異なる溶液を隔てると，浸透圧の低い低濃度溶液側から浸透圧の高い高濃度溶液側へ溶媒が移動する現象．半透膜は溶媒は通すが溶質を通さないのでこうした現象が起こり，溶媒は半透膜両側の浸透圧が等しくなるまで移動を続ける.[258]

振動公害 vibration pollution 建設作業，工場，道路および鉄道交通などの人為的な事業活動によって発生する地盤の振動による公害で，典型7公害の1つ．振動が家屋やヒトに伝わり，ヒトが直接揺れを感じたり，家屋内の施設や家財が揺れて起こる音や振動などから間接的に振れを感じるなどして，不快感や睡眠妨害を訴える.[1603]

振動子⇨同素子→1842

腎洞脂肪腫症⇨同脂肪腫性腎炎→1340

振動障害 vibration syndrome⇨同振動症候群→1591

振動症候群 vibration syndrome，health disorder induced by vibration ［振動障害］ 振動が身体に伝わって生ずる健康障害．振動障害ともいい，振動が手や腕といった局所に伝わって起こる局所振動障害と，全身に伝わって起こる全身振動障害に大別される．症状の発現には，振動のエネルギーそのものが直接作用した場所に起こる生体影響と振動感覚による精神的な影響とが関与する．産業現場には，振動を利用して工作する装置や工具がある．また作業に伴って振動が発生する場合もある．さらに，乗り物や重機などの運転によっても振動が発生する．産業現場では局所振動障害が主となり，手指の蒼白，しびれ，疼痛からなるレイノーRaynaud現象，手や腕の知覚障害，局所関節の炎症，関節痛，骨増殖を伴う変形や壊死，筋肉痛(こわばり)が起こる．振動を伝わりにくくする防振手袋の着用や，作業時間の短縮，寒冷が発症を強めることから保温が発症予防に有効.[1603] ⇨参振動病→1592

腎動静脈奇形 renal arteriovenous malformation ［先天性腎動静脈瘻(ろう)］ 腎臓内における動脈と静脈の短絡である腎動静脈瘻は，先天性と後天性とに大別できる．外傷，腎生検後，腎手術後などの後天性の原因ではなく，先天性と考えられるものは腎動静脈奇形と称される．さらに腎動脈造影および病理組織所見から，小さな血管が屈曲蛇行する蔓状型と太い血管で嚢様をなし，屈曲蛇行のない動脈瘤型に細分．前者は肉眼的血尿，膀胱タンポナーデ，側腹部痛が主要症状で，後者は腹部血管性雑音，高血圧などの循環器症状が主体．治療としては，異常血管部に対し，ゲルフォーム，エタノール，金属コイルなどによる腎動脈塞栓術が行われ

ている.[474]

浸透度 penetrance ある遺伝子について，同じ遺伝子型をもつ個体の集団で，一定の環境下にその表現型がどのくらいの頻度で観察されるかを表す指標で，遺伝子の表現力の強さを示す．ある優性変異遺伝子をもつすべての個体が遺伝子型から期待される表現型を示せば浸透度は完全であり，そうでなければ浸透度は不完全であるという.[368]

振動病 vibration disease 圧縮空気などを使う振動工具やチェーンソーの振動に起因する障害．林業，鉱山，造船，道路工事の作業員などに発生することがある．症状としてはレイノー Raynaud 現象が古くからよく知られているが，その他，肩，肘，手関節の骨変化による末梢神経障害や脊髄症状，例えば根刺激症状，脊髄空洞症，前角細胞障害による進行性脊髄性筋萎縮症類似の症状などが起こる.[1009] ⇨㊜レイノー現象→2971，振動症候群→1591

振動法 oscillation⇨㊞オッシレーション法→407

腎動脈 renal artery 第1腰椎と第2腰椎の椎間の高さで腹部大動脈から分岐して両側の腎臓へ入る1対の血管．左右の腎動脈は腎静脈の背側を走行し，腎門部でそれぞれ数本の区域動脈に分岐する．腎内で，葉間動脈，弓状動脈，小葉間動脈，輸入細動脈，糸球体毛細血管，輸出細動脈，尿細管周囲毛細血管網を経由して静脈系へ還流する．動脈が2回毛細血管網を介して静脈となるのが特徴.[1112]

腎動脈炎 renal arteritis 通常，血管炎は全身性に起こる疾患であるが，その病変が腎動脈にも及んでいる状態をいう．血管炎は罹患する血管の太さによって分類されており臨床所見も異なる．大血管に炎症が起こる大動脈炎症候群，中ないし小筋型動脈に壊死性血管炎を起こす結節性多発動脈炎，細血管や毛細血管に病変の主座があり抗好中球抗体が陽性を呈する顕微鏡的多発血管炎，ウェゲナー Wegener 肉芽腫症，チャーグ・ストラウス Churg-Strauss 症候群などが原因となる．治療は原疾患によって異なるが，ステロイド剤や免疫抑制薬による治療が主体である.[1111] ⇨㊜腎血管炎→1533

腎動脈狭窄 renal artery stenosis；RAS 腎動脈がさまざまな原因によって狭くなった状態をいう．原因は粥状動脈硬化症，線維筋性異形成，大動脈炎症候群，動脈瘤，動脈塞栓症などである．腎動脈が狭窄し腎血流が低下すると，レニンの分泌が亢進して，腎血管性高血圧と呼ばれる二次性の高血圧を呈する．特に若年性高血圧や，心筋梗塞，糖尿病など血管病変を合併した中高年患者では本病態を疑い，MR アンギオグラフィーなどの画像検査を行う必要がある．治療はステント留置による腎動脈拡張術が主であるが，動脈硬化症や動脈炎の場合は再狭窄を起こしやすい．特に動脈硬化が原因の場合には，カテーテル操作に伴うコレステロール塞栓症という重大な合併症を起こしやすく，ステント留置の意義は乏しい．線維筋性異形成はステント留置の成功率が高く，可能な限り治療を試みるべきである.[1111]

腎動脈血栓症 renal artery thrombosis 腎動脈に血栓が形成され閉塞した病態をいう．原因は外傷性と非外傷性に分けられ，後者には動脈硬化，腎動脈瘤，動脈解離，線維筋性異形成など血管内皮障害を主因とするもの，結節性動脈炎などの血管炎，抗リン脂質抗体症候群，ネフローゼ症候群など過凝固状態を呈する疾患が含まれる．臨床症状と腎機能障害の程度は，閉塞部位と程度に依存し，一般的な身体所見として側腹部痛，発熱，高血圧がみられるが，ごく軽症の場合には症状がみられないこともある．治療は腎機能が維持されている軽症の場合には抗凝固療法のみとされ，両側腎動脈の閉塞や透析療法を必要とする重症の場合には，発症早期にはカテーテルによる血栓除去や局所での血栓溶解療法が有効との報告もある.[1111]

腎動脈造影法 renal arteriography 腎動脈の造影により，動脈相，実質造影，静脈相が連続的に得られ，腎疾患の鑑別に役立つ．選択的腎動脈造影と逆行性腹部大動脈造影による方法がある．いずれもセルディンガー Seldinger 法により，大腿動脈からカテーテルを腎動脈に挿入し，造影剤を注入してX線撮影を行う．原則として前もって腹部大動脈造影で腎動脈の本数と分枝部を確認しておく.[264]

腎動脈塞栓術 renal artery embolization 腎動脈をコイルなどで選択的に塞栓して血流を遮断する方法．腎動脈造影を行い腎損傷，腎出血，腎動静脈瘻の治療として行われる．近年，多発性嚢胞腎で嚢胞が巨大化したとき，嚢胞を縮小する目的で行われることがある.[1112]

腎動脈塞栓症⇨㊜腎動脈血栓症→1592

腎動脈閉塞症 renal artery occlusion 腎動脈の主幹部や分枝が閉塞した病態をいう．原因の多くは塞栓症で，心原性の血栓や動脈硬化性病変から生じたコレステロール結晶，感染性心内膜炎に伴う疣贅(ゆうぜい)が塞栓となる．腎動脈が閉塞した部位は腎梗塞に陥るが，その範囲によって腎機能障害の程度は軽症から透析療法が必要な重症までさまざまである．治療は閉塞の原因となった疾患に準じて行う.[1111]

腎動脈瘤 renal aneurysm 動脈硬化変化で閉塞した vasa vasorum(脈管の血管)部の血管壁が脆弱となり拡張したもの．紡錘状・嚢状など形はさまざま．臨床的にほぼ無症状で，尿路造影の外からの圧迫像，単純X線撮影の卵殻様石灰化などにより発見されることが多い．確定診断は血管造影による．原因には先天的なもの，アテローム硬化症，多発性動脈炎，外傷などがある.[474]

腎毒性 nephrotoxicity 腎機能障害を誘発する性質．腎臓はあらゆる薬剤や金属によって障害を受けるが，①他の臓器と比較し血流が多い，②尿濃縮により物質濃度が高くなりやすい，③腎臓は代謝が盛んで障害されやすい酵素に富んでいるなどの理由がある．その機序には直接障害と免疫学的機序を介するものがあるが，必ずしも明らかでない場合も多い．障害部位としては，間質，尿細管，血管が主である．尿細管の直接障害には，急性尿細管壊死，尿希釈・濃縮力障害など，免疫学的機序を介した障害には尿細管間質性腎炎がある．血管の直接障害には，血管内皮障害やプロスタグランジン合成阻害などによる糸球体血流の低下，免疫学的機序を介したものに血管炎などがある.[1112]

腎毒性急性腎不全⇨㊜急性腎不全→732

腎毒性物質 nephrotoxin，nephrotoxic agent ［ネフロトキシン］ 腎において機能障害や形態変化の原因となる薬物，化学物質，あるいは生物学的物質のこと．腎毒性物質による腎機能障害を中毒性腎症といい，原因不明の腎機能障害を認めたときや，慢性腎不全の増悪を認めたときには最初に疑わなくてはならない病態の1つ．代表的なものに非ステロイド系抗炎症薬(プロスタグランジン合成阻害作用による腎血流低下，急性間質性腎炎，微小変化型ネフローゼ症候群など)，抗生物質(アミノグリコシド系やセファロスポリン系抗生物質による急性尿細管壊死，アムホテリシンBによる腎血流低下や尿細管機能障害など)，抗癌剤(シスプラチンによる急性尿細管壊死など)，抗リウマチ薬(ペニシラミンやブシラミンによる膜性腎症)，漢方薬，ヨード造影剤がある．[1112] ⇨参中毒性腎症→1997

シンドロームX syndrome X ［X症候群］ ①インスリン抵抗性に基づき，高インスリン血症，耐糖能障害，高血圧症，高中性脂肪血症，低HDLコレステロール血症が惹起される病態で，最近はメタボリック症候群と呼ばれている．②狭心痛や運動負荷心電図におけるST低下が認められるにもかかわらず，冠動脈造影にて狭窄を認めない状態．微小血管の循環障害と考えられている．[549]

シンナー遊び⇨同ボンド遊び→2723

シンナー中毒 glue sniffing, thinner poisoning, thinner intoxication シンナーは塗料の粘度を下げるために希釈剤として用いる混合有機溶剤の総称で，一般にはラッカー用シンナーを指す．有機溶剤の主成分はトルエンであるが，他にヘキサン，ベンゼン，ヘプタン，トリクロルエチレンなど多数の化学物質を含み，酢酸エチル，メタノールなどが塗料の種類によって適宜配合されている．これらの吸引により急性症状として，陶酔感とともにリラックスした気分になり，すぐに失見当識が起こり，時間の経過が遅延するとともに，幻視・幻夢状態，沈下感，浮上感，有情化体験など多彩な幻覚が起こる．長期連用による慢性中毒では，無欲症候群 amotivational syndrome が起こり，脳波異常や脳萎縮も起こり，さらには肺，肝，腎，骨髄などの障害がみられる．急性中毒を起こすシンナー遊びでは長時間吸入するため，低酸素や呼吸麻痺で死亡する例がある．かつて10歳代前半の少年少女に乱用され社会問題化していた．シンナーはきわめて強い精神依存が形成されやすく，やめるのに困難が伴う．さらにシンナー依存者は覚醒剤依存に進むことが多い．なおシンナーは「毒物及び劇物取締法」によって規制されている．[674] ⇨参吸入剤中毒→744

心内圧 intracardiac pressure 心臓内の血圧．臨床的にはカテーテル・トランスデューサーシステムや先端に小型圧力計をつけたカテーテルにより測定される．[226]

腎内血流再分布⇨同腎〔臓〕内再分布→1579

心内心音法 intracardiac phonocardiography 心臓や血管から発生する振動を体表面で記録するのではなく，直接心臓や血管の内腔にマイクロホンを付けたカテーテルを挿入して記録する方法．[546]

心内膜下梗塞 subendocardial infarction ［非Q波心筋梗塞］ 心室壁内層(心内膜 endocardium)に限局した非貫壁性の心筋梗塞で病理学的な名称．多くは心電図で異常Q波は完成しないため，臨床的には非Q波心筋梗塞と呼ばれることが多くなった．しかし，非Q波心筋梗塞でも病理学的には貫壁性の心筋梗塞のこともあり，逆に心内膜下梗塞でも異常Q波を呈することがある．診断は，心筋梗塞に特徴的な胸痛，心筋逸脱酵素の上昇，経時的なST-T変化があるにもかかわらず，異常Q波の新たな出現がないことにより確定される．非Q波心筋梗塞は全心筋梗塞症例の約1/4を占め，狭心症や心筋梗塞の既往を有する症例に多くみられる．また，冠動脈病変は多枝病変であり，良好な側副血行路を有する例が多いため，梗塞発症時に心筋壊死を免れる部分が多く，Q波心筋梗塞に比して壊死巣が小さく，ポンプ失調も低率である．しかし，冠動脈に高度の残存狭窄があるため，梗塞後狭心症の合併頻度が高く，再梗塞が起こりやすい．急性期予後は両群とも差がないが，長期的予後は非Q波ではむしろ不良．[55] ⇨参非貫壁性心筋梗塞→2431

心内膜床欠損症 endocardial cushion defect；ECD ［共同(共通)房室管開存症，共同(共通)房室口，房室中隔欠損］ 胎生期における心内膜床形成不全による一次孔型心房中隔欠損(ASD-I)と後方(共同房室管)型心室中隔欠損(VSDp)が合併する奇形で，三尖弁・僧帽弁輪が合体して1つの大型房室弁口を形成する．共同房室口 common atrioventricular orifice(CAVO)または房室中隔欠損 atrioventricular septal defect(AVSD)とも呼ばれる．完全型CAVOでは弁尖は前・後尖，両側尖に分かれ，大型前尖は中央にくぼみをもつ．VSDpの上縁に前尖が腱索付着をもたない遊離型 floating type と短い付着腱索をもつ固定型 anchor type が存在する．付着腱索が多数で，一見左右心室間の「しきり」様のCAVOを中間型 intermediate type と称して，VSDpを欠くかあるいはごく小さい不完全型 incomplete type のCAVO(ASD-I)と区別する．胎生期の構造物の名称を奇形の記載に用いることは適当でないとの主張があり，心内膜床欠損の名称は最近使いにくくなりつつある．[319]

心内膜心筋生検⇨同心筋生検→1517

心内膜心筋線維症 endomyocardial fibrosis；EMF ［EMF］ 拘束型心筋症の一型で，心内膜の線維形成，肥厚を呈し，心室拡張不全を生じる．僧帽弁・三尖弁閉鎖不全を伴った心不全を呈する．好酸球増加を伴うことが多い．〔亜〕熱帯アフリカに多く，原虫や寄生虫による感染や自己免疫性疾患などを病因とする考えもある．[1005]

心内膜切開術 endocardial resection；ERP ［心内膜切除術］ 虚血性心室頻拍症と肥大型心筋症において行われる術式．前者では術前・術中の電気生理学的検査(心外膜・心内膜マッピング)で心室頻拍の発生起源を同定し，その部位の心内膜を切除する．1979年ジョセフソン Josephson やハーケン Harken らによって開発された．後者では心内膜に限局した原因不明の線維化が起こるため，体外循環下に線維化した左室または右室の心内膜を切除して心機能と心室頻脈の改善を図る．1973年にプリジャン Prigent やデュボス Dubost らによって最初に報告された．[105]

心内膜切除術⇨同心内膜切開術→1593

心内膜線維弾性症 endocardial fibroelastosis；ECFE 心内膜層あるいは心内膜層下筋層において，膠原線維や弾性組織の増生による左室肥大と弁膜の肥厚，変形をきたす疾患で，しばしば心拡大および心不全に至る．原発性と左心低形成症候群などの先天性心疾患に続発するものに分けられ，前者は乳幼児期に発症することが多い．周産期の炎症，感染が原因として有力視される．[1005]

心内膜マッピング endocardial mapping 心腔内よりカテーテル電極を用いて心内電位を記録し，不整脈の分析を行う観血的検査法．[766]

浸軟 maceration 角質の含水量が増加し，白色を呈する状態で，間擦部が汗や尿などで湿った状態で放置されることによって生じる．角質のバリアー機能不全を招来し，感染性微生物の侵入門戸となりやすい．またびらん化しやすい．[95]

浸軟児 macerated infant(fetus) 子宮内で死亡した胎児が，羊水や体液による浸潤により自家融解して組織が軟化したもの．第1度と第2度に分類され，第1度は死後1-3日に起こり，胎児表皮のみの変化で，水疱形成や剥離による暗赤色の真皮の露出がみられる．第2度は4日以上経過したもので，変化が深部組織や臓器まで及ぶ．[998]

人肉嗜食⇨㊐カニバリズム→539

侵入奇胎 invasive mole ［破壊性胞状奇胎］ 胞状奇胎の一部が子宮筋層に侵入している状態．肺や腟壁への転移を伴うこともある．CTやMRIなどの画像により診断される．骨盤内血管造影が行われることもある．子宮全摘出による病理診断で確定する．挙児の希望がないときには子宮全摘出術を行い，必要により化学療法を追加する．挙児の希望があるときには温存手術を行ったうえで化学療法を行う．管理方針は胞状奇胎と同様で，化学療法はメトトレキサート，アクチノマイシンDが中心となる．[998] ⇨㊜絨毛性疾患→1385，胞状奇胎→2678

腎乳頭 renal papilla(papillae) 腎錐体の先端で腎実質から腎盂側に突出した部分．片側の腎臓に10-15の腎錐体がある．ミクロでは小腎杯へと移行する集合管の開口部に相当する．[1112]

腎乳頭壊死 renal papillary necrosis ［腎髄質壊死］ 腎乳頭から髄質に及ぶ虚血性壊死をいう．発症機序は明らかではないが，腎毒性のある代謝産物の蓄積，腎血流の低下などが関連していると考えられている．初期症状としては尿濃縮力障害，無菌性膿尿，血尿，高血圧を認めるが，慢性化すると腎機能障害を呈し，腎盂造影で特徴的な輪状陰影を腎杯先端に見る．脱落した乳頭組織片が尿路閉塞を起こし腎仙痛，急性腎不全をきたすこともある．鎮痛解熱薬であるフェナセチンは長期服用にて腎乳頭壊死を引き起こす代表的な薬剤であったが，現在は供給が停止されている．[1112]

進入ブロック entrance block⇨㊐保護ブロック→2695

腎尿管全摘出術⇨㊐腎尿管全摘除術→1594

腎尿管全摘除術 total nephroureterectomy ［腎尿管全摘出術］ 腎盂，尿管に発生した移行上皮癌に対して行われる術式．病側の腎臓から尿管下端の膀胱尿管口まですべて摘除することが原則となっている．尿管を一部でも残すとその部分の再発率が著しく高いためである．しかし，最近では補助療法の発達もあって，部分的に切除する治療が行われる場合もある．[1431]

腎・尿管・膀胱部単純撮影 plain film of kidney, ureter and bladder；KUB ［KUB］ 腹部単純X線撮影とほぼ同義であるが，上限は副腎部まで十分入るように第11胸椎から，下限は恥骨結合下縁までを撮影範囲としている点で異なる．腎臓kidney，尿管ureter，膀胱bladderの頭文字をとり，KUBと呼ばれる．造影剤を用いる撮影においては，比較の意味からまず直前にKUBを撮影しておく必要がある．尿路結石症の診断や経過観察にも必須となる検査法である．[30]

腎尿細管機能不全 renal tubular insufficiency, renal tubular dysfunction ［尿細管機能不全］ 腎臓の尿細管は，糸球体で濾過された原尿中の水分，電解質，タンパク質，アミノ酸，グルコースなどの物質を再吸収あるいは分泌することによって，体液の恒常性を一定に保っている．この尿細管機能がさまざまな疾患で障害され，体内の電解質や酸塩基平衡バランスを維持することができなくなった状態が腎尿細管機能不全である．障害部位や程度によって臨床所見は異なる．原因疾患は，近位尿細管障害を呈するファンコニFanconi症候群，デントDent病，低尿酸血症，ヘンレHenle係蹄および遠位尿細管障害をきたすバーターBartter症候群，ギテルマンGitelman症候群，リドルLiddle症候群，腎性尿崩症，その他，近位または遠位尿細管性アシドーシスなどがある．遺伝性疾患については責任遺伝子の同定も進んでいるが，治療への応用はなされておらず，現時点では対症的な治療が主である．症状が軽度であれば経過観察し，尿中に失った電解質の補正が必要な場合には経口的に補充し，代謝性アシドーシスの補正には炭酸水素ナトリウム(重曹)を投与する．予後は各原因疾患によって異なる．[1111]

腎尿細管性アシドーシス⇨㊐尿細管性アシドーシス→2247

人年 person-year ［パーソンイヤー］ 集団での総観察時間量の単位．総観察時間量は，集団を構成する個々の人における観察時間の総和であり，率を計算するときの分母となる．個々の観察時間の総和をとるほかに，特定の観察期間×平均観察対象人数，特定の観察対象人数×平均観察期間でも求められる．1人を1年間観察した場合は1人年，3年間に平均50人観察した場合は150人年，20人を平均10年間観察した場合は200人年となる．人年のほか，人月person-month，人日person-dayなど，人数×時間の単位をまとめて人時間person-timeと呼ぶ．[1211]

神農(しんのう) Shen nong ［炎帝］ 中国の伝説上の帝王である三皇の一人とされる．炎帝ともいう．姓は姜．牛の頭をしていて角があり，人民にはじめて農耕を教え，また天然物の効用や毒性を自ら体験して定めていったという．農耕，医薬，商業の神としてまつられた．[586]

心嚢 pericardiac sac⇨㊐心膜→1605

心嚢液貯留 pericardial effusion ［心膜液貯留］ 心臓を包む臓側心膜と壁側心膜の間には心膜腔と呼ばれる隙間があり，心臓の保持，心臓の異常伸展の抑制の役割をしている．したがって，正常でも少量(30-50 mL)の心嚢液が貯留している．この心嚢液が，何らかの病因により増加する状態をいう．原因としては，炎症，腫瘍，膠原病などによるものが多いが，原因不明の場合も比較的多い．貯留量が少量であれば，自覚症状もなく緊急の処置の必要もないが，大量に貯留すると心タンポナーデを引き起こし，頻脈，血圧低下などの症状が出るため，心嚢穿刺や心膜開窓術などの心嚢液排液の処置をとる必要がある.[1313]

心嚢炎⇨同心〔外〕膜炎→1509

心嚢開窓術 pericardial fenestration ［心膜開窓術］ 心膜の一部を切除して心嚢内に貯留した液体をドレーンにて体外へ排出させる術式．通常，胸骨下端の剣状突起の裏面より心嚢に到達する経路が用いられることが多い.[105]

深膿痂疹 deep impetigo⇨同尋常性膿瘡(のうそう)→1558

心嚢血腫⇨同心膜血腫→1605

腎濃縮能 kidney concentrating ability 腎臓における尿の濃縮力のこと．糸球体で濾過されたボウマン Bowman 嚢内の糸球体濾過液は，尿細管と集合管で99% 以上が再吸収され，体内の水分量は適正に調節される．糸球体濾過液中の水は，近位尿細管からヘンレ Henle 係蹄の細い下行脚においておよそ 75% が再吸収されるが，主に尿の濃縮，希釈を調節しているのはその後の集合管である．集合管に下垂体後葉から分泌される抗利尿ホルモン(ADH)が作用することで，集合管における水の透過性が上がる．腎髄質はヘンレ係蹄の対向流系により高浸透圧となっているため，尿細管における水の透過性が上がると尿細管内の水が再吸収される．健常者では尿浸透圧を約 50-1,200 mOsm/kg・H_2O の範囲で調節できる．ADH の作用低下，または，髄質浸透圧が低下した場合に尿濃縮力が低下し，多量の低張尿がつくられ，頻尿，夜間尿を認めるようになる．この場合，適正に水分補給を行わないと，自由水が失われるため高張性脱水をきたす．濃縮能を調べる検査としてフィッシュバーグ Fishberg 濃縮試験がある．腎性尿崩症，高カルシウム血症，低カリウム血症，躁病治療薬である炭酸リチウム使用時は，ADH の作用が低下しており腎濃縮能は低下する．また，加齢，腎不全でも腎濃縮能は低下している.[1112] ⇨参腎性尿崩症→1574，フィッシュバーグ濃縮試験→2513，尿濃縮力→2257

心嚢穿刺 pericardiocentesis 臨床症状のある心嚢水貯留患者に対して，ドレナージのために経皮的に静脈留置針などで穿刺する手技．循環動態が不安定である心タンポナーデに対しては第一選択の治療．持続的にドレナージを行う際には，引き続きカテーテルを留置．原則的には心エコー下で，剣状突起と左肋骨弓の交点を刺入部として左肩甲烏口突起方向に穿刺を行う.[587,1430] ⇨参心嚢開窓術→1595，心室破裂→1552

心嚢ドレナージ⇨同心膜ドレナージ→1606

心嚢嚢胞⇨同心膜嚢胞→1606

心嚢剝離術⇨同心膜剝離・切除術→1606

腎嚢胞 renal cyst ［腎孤立嚢胞］ 腎実質内に存在する 1 個から数個の単房性の嚢胞．一般に一側性で，腎臓の下極に存在することが多い．先天的と考えられ，30-60 歳の壮年期に多発．腹部腫瘤・嚢胞による圧迫症状である側腹部痛などを呈する．大きさは直径 1-30 cm 程度，内容は淡黄褐色の透明な液体で数 mL から数 L に及び，巨大な腎嚢胞では腫瘍との鑑別が重要.[474]

腎嚢胞穿刺 puncture of renal cyst 腎嚢胞で圧迫症状があったり，腎機能に悪影響を与えている場合に，治療として嚢胞を体表面より針で穿刺することをいう．通常，超音波ガイド下に穿刺し嚢胞内容を吸引したのち，無水エタノールなどを適量注入して嚢胞の内皮細胞を破壊し再発を予防する．腎細胞癌に合併した二次性嚢胞(全体の 3-5% 程度)もあり，典型的な単純性嚢胞でない場合には吸引した内容液の細胞診検査が必要.[30]

神農本草経(しんのうほんぞうけい) Shen nong ben cao jing 中国最古の薬物学書．1 世紀後半の編纂と推定され，のちの本草学の基本となる書．365 種の生薬(天然物に由来する植物，動物，鉱物)が薬効別に上品(120 種)，中品(120 種)，下品(125 種)に部類されている．上品は長期にわたって服用可能な養命薬で無毒，中品は病気を予防し体力を養う養性薬で有毒なものと無毒なものがあり，下品は毒性が強いが病気を治療するのに有用な治療薬とされる.[1399] ⇨参本草学(ほんぞうがく)→2721

心嚢摩擦音⇨同心膜摩擦音→1606

腎膿瘍 renal abscess 血行性に細菌が糸球体に侵入し，腎に生じた化膿性炎症をいう．起炎菌は大部分が黄色ブドウ球菌 *Staphylococcus aureus* で，他部位の化膿巣からの血行感染による．主として皮質に多発性の病巣を形成し，病変は尿細管に沿って波及し，髄質から腎盂へ達する．炎症が腎被膜外に及ぶと腎周囲炎や腎周囲膿瘍となる．腎以外に化膿性原発巣がみられ，菌血症や敗血症に続発することが多い．なお，小膿瘍が限局性に密集したものは腎カルブンケルといわれる．強力な化学療法を行ったうえで必要に応じて切開排膿し，腎保存が不可能な場合には患側腎を摘除することもある.[30]

真の実験 true experiment 研究者が独立変数をコントロールし，対象を異なる条件に無作為に振り分けて行う実験．真の実験は操作，コントロール，無作為化の 3 つの特性をもっている．操作とは実験対象の少なくとも 1 群に対して何らかの処理を施すことである．コントロールは実験状況に 1 つないしそれ以上のコントロールを施すことである．対照群の利用も含まれる．無作為化とは，実験者は研究対象を対照群と実験群に無作為に振り分けることである．この方法の長所は，変数間の因果関係に関する仮説を検証するうえで非常に有効であること，欠点は実験的操作のできない変数が数多くあることがあげられる.[597] ⇨参準実験→1415

真の得点 true score 測定用具が正確なものであれば必ず得られるであろう仮説的な測定値．測定値は誤差を免れえないものであるから，この値は，およその見当はつけられても，実際に得ることができない.[446] ⇨参信頼性→1607

腎杯 renal caly(i)x, kidney caly(i)x 腎乳頭にかぶさり尿を受けとる部分を小腎杯 minor calyx という．小腎杯が 2-3 個合流し大腎杯 major calyx を形成し，2-3 個の大腎杯が集まり腎盂を形成し尿管へと移行する．すべて移行上皮で覆われている.[1112] ⇨参腎乳頭→1594

心肺圧受容器⇨同容量受容器→2878

心肺移植術 heart-lung transplantation⇨同心肺同時移植→1596

腎バイオプシー⇨同腎生検→1563

腎杯拡張 caliectasis 腎糸球体でつくられた尿は尿細管を通り，腎杯，腎盂，尿管，膀胱，尿道を経て体外に排泄されるが，この過程で尿路通過障害が起こり，尿流が滞って腎杯が拡張した病態をいう．実際は腎杯のみが拡張することはまれで，通常は腎盂や尿管の拡張も伴っている．一般に腎盂・腎杯の形状は人によって異なり，腎杯拡張と診断するためには腎杯の鈍化と拡張が不可欠で，排泄性腎盂造影や腹部超音波検査などで診断する．原因疾患は結石，腫瘍，膀胱尿管逆流，神経因性膀胱，前立腺肥大症，尿道狭窄などさまざまである．[1111]

腎杯憩室 calyceal diverticulum ［腎盂性腎嚢腫］ 腎杯から実質内に突出した嚢胞状空洞で，内面腔は移行上皮からなる．主に腎臓の上極にみられる．憩室腔は丸く平滑で，多くはアズキ大からソラマメ大．無症状であることが多いが，結石による疼痛や血尿で発見されることがある．[474]

腎杯棍棒状変化⇨回腎杯ばち（撥）状変化→1596

塵肺（じんぱい）**症** pneumoconiosis 吸入した粉塵が肺内に集積して生じる線維性増殖性変化を主体とする疾病（肺線維症）．進行すると組織構造の破壊が起こる．一般に進展は緩やかであるが，進行性・不可逆的であり，粉塵曝露中断後に発症する場合もある．原因となる粉塵は有機・無機を問わず非生物体の固体粒子で，フューム（溶融金属が空中で冷えて固体となったもの）も含むが，鉱物粉塵による場合が多い．症状は肺線維症と同じで，二次感染，炎症が起こると咳や喀痰なども伴う．肺機能検査で拘束性・閉塞性換気障害や拡散障害，胸部X線で微細粒状影，融合影，微細網状影，胸膜病変などの線維化，空洞形成など肺組織構造の破壊像がみられる．粉塵の組成によって組織反応が異なり，わが国では原因物質によって塵肺を分類している．遊離珪酸が原因となる珪肺が代表例．石綿線維（アスベスト）の吸入による石綿肺は，胸膜病変が多く肺癌や悪性中皮腫の発症もある．炭鉱での炭塵の吸入による炭坑夫塵肺症がある．塵肺に対しては有効な治療法がないため粉塵吸入を防ぐ予防が大切である．[1603] ⇨参じん肺法→1597，肺線維症→2341

心肺蘇生法 cardiopulmonary resuscitation；CPR ［CPR］ 心臓の拍動が止まり，呼吸が停止（心肺停止）した傷病者に対して，心肺蘇生を行う方法．2005年に国際的なガイドラインが変更され，2006年には日本でのガイドラインも改訂された．以下の流れで行う．①意識の有無を確認，②意識がなければ助けを呼ぶ，③気道確保（両手を使った頭部後屈あご先挙上法・下顎挙上法や経口式エアウェイ，経鼻式エアウェイ，ラリンゲアルマスクなど器具を用いる方法がある），④十分な呼吸があるかどうかの確認，なければ人工呼吸2回を直ちに行う，⑤脈の有無など心停止の有無の確認，⑥呼吸がなく心停止であれば，胸骨圧迫（心臓マッサージ）30回と人工呼吸2回を交互に行う（心臓マッサージの方法：患者の体位を水平，背臥位にし，手掌基部を乳頭の中間に置き他方の手を重ねる．胸壁の厚さの1/3の深さまで押し下げ，その後にもとの位置まで戻す．これを1分間に100回のペースで行う．背部にかたい板を置くと効果が高まる）．これを5セット行い，再び⑤に戻り，繰り返す．乳児の心肺蘇生を医療従事者2人で行う場合は，人工呼吸2回に対して胸郭包み込み法による心臓マッサージ15回を交互に行う．不整脈が原因の場合は，病院外では一般市民でも使用可能なAED（自動体外式除細動器）が有効であり，できる限り蘇生の早期に取り寄せなければならない．医療従事者には心停止の原因を考えた対応が求められ，また小児は成人といくつかの点で異なることに注意が必要．病院内の心肺蘇生では，呼吸や循環を観察するためのモニターや，治療のための医療機器・薬剤を適切に用いなければならない．心肺蘇生が必要な場面で，速やかに適切な対応をするために，近年わが国でも模擬練習のトレーニングコースが行われており，徐々に広がっている．医療従事者は受講しておくことが望まれる．[1281] ⇨参開胸式心臓マッサージ法→429，一次救命処置のケア→249，二次救命処置のケア→2209

心肺停止 cardiopulmonary arrest⇨回心停止→1588

心肺同時移植 heart-lung transplantation ［心肺移植術］ 脳死患者から提供された心臓と肺を同時に移植する治療法のこと．心機能低下を伴う肺移植適応肺疾患，肺高血圧症を伴う先天性心疾患，肺低形成を伴う先天性心疾患などで心不全や呼吸不全を呈し，移植以外の治療法では救命ないし延命の期待がもてない場合が適応．アメリカのスタンフォード大学によって開発され，1981年に最初の成功例が報告された．わが国でも2006（平成18）年4月から保険適用となった．2009（平成21）年1月，大阪大学医学部附属病院で第1例の心肺同時移植手術が行われ，患者は3月に退院した．[1019]

腎杯尿細管逆流 calyco-tubular reflux 腎盂・腎杯から集合管への尿の逆流現象．4歳以下の小児に多くみられ，腎乳頭および集合管に開口する乳頭管の角度の異常が要因とされる．発育とともにほとんどみられなくなることが多い．他に，腎盂造影で造影剤が腎盂外へ溢流する所見についていう場合もある．[1112]

心肺バイパス cardiopulmonary bypass 心臓手術の際に用いられる体外循環装置．血液は上・下大静脈から脱血カニューレおよび回路を通って人工肺に入り，ここで酸素化されて動脈血となる．そして熱交換器を通ったあと，ポンプで患者の動脈内に送り込まれる．[105] ⇨参体外循環→1862，人工心肺→1541，直視下心臓手術→2021

腎杯ばち（撥）状変化 calyceal clubbing ［腎杯棍棒状変化］ 水腎症により腎杯が拡張した状態．尿路閉塞がある場合に静脈性尿路造影を行うと，軽度の場合は腎盂の拡張のみであるが，中等度の場合には腎杯の拡張を認め，通常は凹型の腎杯が凸型になる．この状態をばち状と表現することがある．[1112]

心肺標本 heart-lung preparation 温血動物の心機能に対する薬物の作用を研究する実験方法．上大静脈にカニューレを接続し，血液を一定灌流圧で右心房へ送る．血液は右心房から右心室へ入り，肺動脈から肺へ送られ，人工呼吸器で換気されている肺において血液ガス交換がされる．肺からは左心房へと戻り，左心室へと流入する．左心室からは大動脈へ駆出される．駆出された血液は大動脈に接続されたカニューレより回収され，再び上大静脈へと送られる．心肺標本では，①肺で十分に酸素化された動脈血で心臓が灌流されるため，酸素不足の影響なく，より生理的条件に近い状態で心機能に対する薬物の影響を観察できる，②末梢抵抗または静脈還流量を自由に調節できる，③酸素消費など心筋代謝の変化と心機能との関連を生体に近い状態で観察できるなどの長所がある．イギリスの生理学者スターリング Ernest Henry Starling (1866-1927) が 1914 年に考案した．[226]

心肺部圧受容器 cardiopulmonary baroceptor⇨同低圧受容器→2041

じん肺法 Pneumoconiosis Law 塵肺に関して適切な予防と健康管理を行い，その他必要な措置を講じて，労働者の健康の保持および福祉の増進に寄与することを目的とした法律．事業者に対する塵肺の発生予防のための作業環境管理対策および塵肺健康診断での胸部X線直接撮影による塵肺所見の定義，胸部臨床検査，肺機能検査，合併症の検査などによる病状の迅速かつ正確な把握とそれに基づいた個々の労働者の管理区分の決定，管理区分ごとの粉塵曝露低減のための措置，作業転換，療養，定期健康診断の頻度などが規定されている．塵肺審議会（現労働政策審議会安全衛生分科会，塵肺部会），塵肺診査医や塵肺予防，健康管理のための政府の援助についての規定もある．[1603]

心拍応答型ペースメーカー rate-responsive pacemaker；RRPM 身体活動度に応じて心拍数を変化させる生理的機能をもつ人工ペースメーカー．体動，加速度，分時換気量，QT 時間などをセンサー指標として心拍数が上下する．洞不全症候群，房室ブロックなどで心拍数調節機能が障害されている場合に適応となる．[1379]

心拍出曲線 cardiac output curve 心拍出量と中心静脈圧との関係を示した曲線をいう．中心静脈圧である流入圧の上昇に伴って，心拍出量は急峻に増加し，次いで飽和する．負荷圧としての平均大動脈圧が高くなっても，ある程度までは心拍出量は減少することはないが，それ以上に高くなると徐々に心拍出量の低下をきたす．[226]

心拍出係数 cardiac output index⇨同心係数→1527

心拍出量 cardiac output；CO ［分時拍出量，CO］ 単位時間（1分間）に心臓から拍出される血液の量（L/分）を指す．臨床的には左室からの拍出量のことで，正常では右室心拍出量もこれに等しい．スワン・ガンツカテーテルを用いて熱希釈法により求める方法，指示薬希釈法により求める方法，フィック Fick の原理によって酸素摂取量と動静脈血酸素含有量較差から求める方法，左室造影や CT 画像における1心周期の左室容積変化と心拍数の積から求める方法，エコー・ドプラ法を用いて大動脈血流速と血管断面積の積から求める方法などがある．成人男性の安静時の基準値は 4.5-5.5 L/分で，女性ではこれより 7-10% 少ない．身体労作や感情興奮などで増加し，心不全では一般的に低下していることが多い．心拍出量を体表面積で補正した値を心係数 cardiac index と呼び，基準値は 2.3-4.5 L/分/m^2．[226] ⇨参心係数→1527，分時心拍出量→2606

心拍出量測定 measurement of cardiac output 心拍出量の測定にはフィック Fick 法，熱希釈法，指示薬希釈法，左室造影や CT 画像から求める方法，エコー・ドプラ法を用いる方法がある．フィック法は一定時間内に摂取された酸素量と，肺を通過する前後の血液中の酸素濃度差より，次式によって求められる．心拍出量（L/分）＝{酸素摂取量（mL/分）/［動脈血酸素濃度（vol%）－混合静脈血酸素濃度（vol%）］}÷10 で，基準値は 4-8 L/分である．[1162] ⇨参心拍出量→1597，フィックの拡散法則→2512

心拍出量《妊娠中》 cardiac output during pregnancy 心拍出量（心臓が1分間に拍出する血液量）は妊娠初期から徐々に増加し，妊娠 30 週にピークとなる．その後妊娠末期にかけてやや低下する．心臓に対する負荷は妊娠中に増加するため，心疾患は悪化することが多い．[998]

心拍数 heart rate；HR ［HR］ 心臓が1分間当たりに拍動する回数．安静状態で 60-100 回/分を正常とする．交感神経が刺激されると心拍数は増加し，副交感神経が刺激されると心拍数は減少する．正常では脈拍数に一致するが，不整脈などでは一致しない．[226] ⇨参脈拍数→2773

心拍数基線細変動⇨同胎児心拍数基線細変動→1870

心拍静止期 cardiac diastasis⇨同減速流入期→954

心拍停止 cardiac arrest⇨同心停止→1588

心拍〔動〕 heart beat，cardiac beat ［拍動，脈動］ 心臓が心房，心室の順で規則正しく収縮を繰り返すこと．[226]

心拍動下冠〔状〕動脈バイパス術 off-pump coronary artery bypass grafting beating heart bypass surgery⇨同オフポンプ CABG→410

心拍同期心筋 SPECT⇨同心電図同期 RI コンピュータ断層撮像→1589

心破裂⇨同心室破裂→1552

腎破裂⇨同腎損傷→1581

腎盤⇨同腎盂→1505

針反応 needle reaction 無菌針の皮内穿刺後 24-48 時間に発赤を生じ，ときに中心部に膿疱を形成する反応で，ベーチェット Behçet 病の 60% に認められ，活動性に関連するといわれている．スイート Sweet 病，壊疽性膿皮症でも陽性を呈することがある．[381]

真皮 corium，cutis，dermis，dermal connective tissue ［真皮結合組織］ 密性（稠密）結合組織の代表であるため，一般に真皮結合組織という．膠原線維束（>90% 重量），弾力線維網（<5% 重量），それらを包埋する細胞間基質からなる．細かくは，表皮と付属器を支持栄養する乳頭層，血管系を多数含み透過性亢進の主座になる乳頭下層，真皮の基本機能を担う網状層に分ける．網状層の線維系が下層の脂肪組織へ移行する．膠原線維が張力を，弾力線維が収斂力を発揮して内部諸臓器を収容してヒトの容姿を整える．[179] ⇨参密性結合組織→2768

真皮移植術 dermis grafting，dermal grafting 皮膚表面を除去したあとのいわゆる真皮を遊離移植する手術法．皮膚の陥凹部に埋入し，平坦化させることが主な目的である．利点としては，手術法が簡単で生着しやすく，採取量が多いなどがあげられる．その反面，十分な厚さを得るためには二重，三重に真皮を重ねて移植する必要があり，術後の吸収率が高く，血腫や感染，残存する表皮成分による囊腫形成の危険があるなどの欠点がある．[213]

真皮結合組織⇨同真皮→1597

深腓（ひ）骨神経⇨参下腿の神経→519

新皮質 neocortex⇨同等皮質→2127

腎皮質 renal cortex，kidney cortex 皮髄境界部（弓状動脈）で境された腎実質の外表面部分．皮髄境界部から腎外表へ向かう放射状構造の髄放線と，その間の皮質迷路に分けられる．ミクロでは糸球体は皮質迷路に存在する．[1112]

腎皮質壊死 renal cortical necrosis 原因不明の両側腎皮質の壊死で，重篤かつ予後不良な疾患．病理組織学的には皮質全体(糸球体，尿細管，間質すべて)に凝固壊死を認めるが，髄質には壊死はみられない．腎皮質壊死部と周囲の小動脈にしばしば血栓が認められる．短時間の大量出血(主に分娩時や胎盤剥離，流産など)，敗血症による播種性血管内凝固症候群 disseminated intravascular coagulation(DIC)，熱傷などの際に生じることがある．エンドトキシンの関与が疑われている．[353]

腎皮質尿細管周囲微小循環 cortical peritubular microcirculation 尿細管を取り巻くように存在する毛細血管網には皮質尿細管周囲微小循環と髄質尿細管微小循環があり，尿細管での物質の再吸収や分泌は尿細管細胞とこの循環の間で行われる．皮質尿細管周囲微小循環は，皮質表層の表在糸球体，皮質中層の中皮質糸球体を出た輸出細動脈が分岐して形成する毛細血管網からなり，近位尿細管周囲を取り巻くように分布する．一方，髄質尿細管周囲微小循環は，髄質に近い傍髄質糸球体を出た輸出細動脈が下行直血管となり，髄質外層および内層で分岐して毛細血管網を形成する．[1112]

腎皮質微小痛風結節 cortical microtophus 高尿酸血症，痛風に伴い，腎髄質の尿細管，間質を中心として尿酸塩沈着が起き，尿酸塩の周囲に巨細胞を含む肉芽腫形成を組織学的特徴とする病態を痛風腎(狭義)といい，その肉芽腫を微小痛風結節という．臨床的には，初期に髄質尿細管機能である尿濃縮能が低下し，進行すると腎機能障害が出現する．しかし，この微小痛風結節は，ほとんどが腎生検で多く採取される腎皮質ではなく，皮髄境界部から髄質にかけて形成されるため腎生検標本内に観察されることはほとんどなく，診断根拠にならないとの意見がある．[1112] ⇨参尿酸→2248，痛風腎〔症〕→2036

腎皮髄円柱⇨参円柱→382

腎肥大 nephromegaly，renal hypertrophy 腎臓の容積が大きくなった状態のこと．腎臓の大きさは超音波検査などで測定することが多く，通常は長径 10 cm 前後．急性腎不全，糖尿病性腎症，腎アミロイドーシスでは両側の腎肥大を認め，腎移植ドナーや，手術で片側の腎臓を摘出した場合には残った腎臓が代償性に肥大する．組織学的には糸球体肥大，細胞の腫大，細胞数の増加があると考えられている．片側腎摘出を行った動物モデルでは，肥大腎の重量増加の 3/4 は細胞肥大によるものであり，残りの 1/4 は細胞増生によるものであったとされている．[1112]

真皮内母斑 intradermal nevus⇨参色素細胞母斑→1239

真皮縫合 dermostitch 皮膚縫合に際し用いられる縫合の1つで，真皮を縫合することにより外表の縫合瘢痕を防止する縫合法．一般に縫合糸は抜糸せず埋入させておくため，生体との反応の少ないナイロン糸や生体に吸収される吸収糸を使用する．真皮の浅層に縫合糸をかけると皮膚に触れることもあるため，ほどほどの深さに縫合することが大切．[688]

●真皮縫合

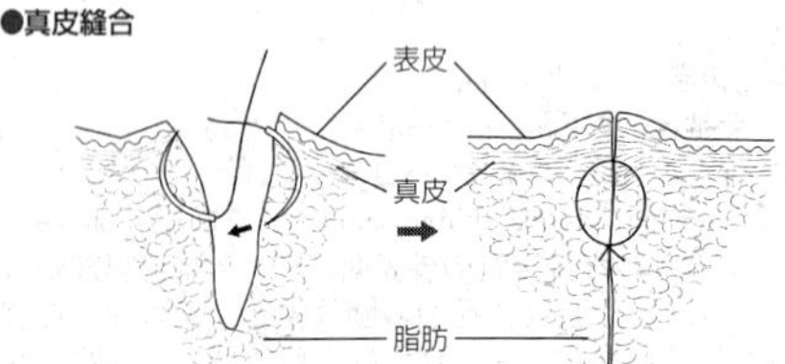

腎被膜腫瘍 tumor of renal capsule，neoplasm of renal capsule 腎実質の外側を包む薄い腎線維被膜，またはさらにその外側を包む腎周囲脂肪組織から発生するきわめてまれな腫瘍．良性腫瘍として脂肪腫，線維腫，粘液腫，嚢腫など，悪性腫瘍として肉腫があるが，中でも平滑筋肉腫が最も多い．尿所見は正常である．[353]

新・病院看護機能評価マニュアル 日本看護協会が 1993(平成 5)年に公表した病院の看護機能を評価するためのチェック項目集．①看護サービスの組織に関する機能，②看護職員の活用に関する機能，③患者サービスに関する機能，④看護サービスの運営に関する機能，⑤看護サービスの質に関する機能，⑥患者個人への看護に関する機能に分類された合計 147 の質問からなる．[415]

深部 X 線治療 deep X-ray therapy 放射線治療において，高エネルギー放射線治療(コバルト治療)導入以前に使用されていた X 線管電圧 250 kV 程度の X 線治療装置を用いた治療．現在では，約 100 kV 以下の表在 X 線治療装置と同様に，これら X 線管を用いた放射線治療装置は過去のものとなっている．[1144]

深部温度⇨同核心温度→481

深部温熱療法 deep heating therapy，deep hyperthermia 深部組織に到達する温熱療法で，疼痛の寛解，知覚過敏や異常の寛解，筋スパスムの寛解，局所の浮腫減退，血行改善と局所栄養の改善などの目的で，理学療法の前処置として行う．高マイクロ波や極超短波によるものがあり，筋の加温に効果的．超音波によるものは境界面効果により，筋と骨の境界の温度を上げる働きがある．[818]

深部加温法 active core rewarming 体温が 30℃ 以下となるような低体温など，速やかに深部体温を上昇させる必要がある場合に行われる．深部体温をモニターしながら，40-45℃ の加湿加温酸素吸入や，38-40℃ の加温輸液，胃洗浄あるいは腹膜灌流を行う．体外循環を行うことにより体温の上昇を図る場合もある．[1407]

深部感覚 deep sensation 体性感覚のうち，表在性の皮膚感覚に対して，身体の深部において感知される自己受容(固有)感覚をいう．具体的には，身体各部の位置や方向の感覚，運動感覚，振動感覚，障害による痛みの知覚などである．これらの情報は筋肉や靭帯・腱・関節・骨膜などに存在する受容器(筋紡錘，ゴルジ Golgi 腱器官，ルフィニ Ruffini 小体，パチニ Pacini 小体，神経の自由終末など)から脊髄を介して反射性に大脳皮質の感覚野に伝えられ，深部感覚が起こる．[1274] ⇨参固有感覚→1129

深部感覚伝導路 pathway for deep sensation，proprioceptive pathway 筋，腱，関節などにある伸展受容器(筋紡錘，腱器官など)から姿勢，運動に関する無意識的，反射的な感覚情報を伝える伝導路．深部感覚を統御している主要な部位は小脳と視床で，小脳へは脊髄より 3 つのルートが知られている．①後脊髄小脳路：下肢領域からの深部感覚の伝導路．第 1 胸髄～第 2 腰髄の間にみられる胸髄核を経由するもので，脊髄の胸髄核，後脊髄小脳路を経て下小脳脚より主に小脳前葉，一部は虫部錐体，虫部垂に至る．②前脊髄小脳路：下半身の深部感覚のもう１つの伝導路．腰髄後角底の中間質外側部の神経細胞が中継し，二次ニューロンは白交連で交差し，対側の前脊髄小脳路を経由して上小脳路より小脳に至る．そこで再度交差し，同側の小脳前葉に終わる．③副楔状束核小脳路：主に上肢，頸部，体幹上部の深部感覚をつかさどり，第１頸髄～第５胸髄に入った後根線維は後索の外側部ないし楔状束を上行し，延髄の副楔状束核に終わる．二次ニューロンは同側の副楔状束核小脳路をなして下小脳脚から小脳に入り，同側の小脳前葉，虫部錐体，虫部垂に終わる．このほか，脊髄オリーブ路-オリーブ小脳路，脊髄網様体路-網様体小脳路も深部感覚の一部を伝えていると考えられている．視床へ向かう深部知覚は皮膚感覚と同様に後索を通り，後索核で中継され，視床の後外側腹側核でニューロンをかえ，皮質体性知覚領に達する．[1043] ⇨参胸髄核⇀758

腎浮球感 renal ballottement 双手診にて腎臓を触診したとき，ちょうど球が浮いているように感じる特有な感触をいう．腎臓は吸気時に下降し側腹部に触れることがある．解剖学的に右腎は左腎よりわずか下に位置するため，右腎のほうが触れやすい．腎腫瘍，腎嚢胞，嚢胞腎では腫大した腎臓が触れることがある．[1112]

深部減衰⇨同エコーの減衰⇀354

深部腱反射 deep tendon reflex；DTR ［**腱反射，筋伸張反射，固有反射**］ 腱反射と同義．筋の伸展反射で，筋の骨付着部近くの腱をハンマーで叩打すると，腱に存在する受容器が刺激を受けて反射的に筋の収縮が起こり，当該筋が収縮することをいう．代表的なものに膝蓋腱反射，アキレス腱反射，上腕二頭筋反射，上腕三頭筋反射などがあり，脳血管障害など錐体路が障害されるときに亢進し，この場合，通常バビンスキー Babinski 反射陽性など病的反射の出現を伴う．若年者では正常でも亢進していることがあり，左右差の有無をみることも重要．[1527] ⇨参伸展反射⇀1590，下肢腱反射⇀494

●深部腱反射の例(膝蓋腱反射)

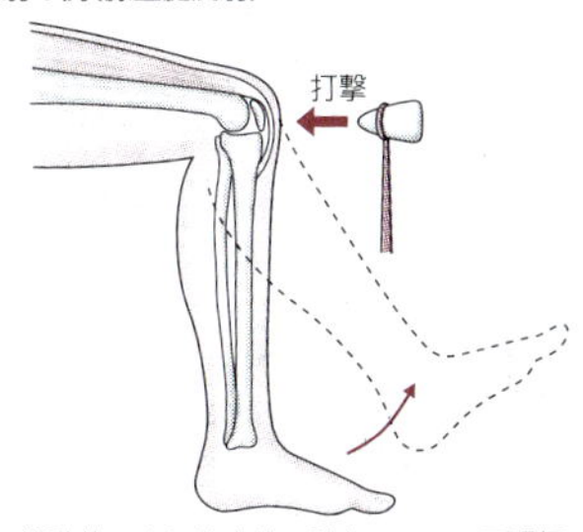

仰臥位，または座位で腱をハンマーで叩打．
座位の場合は片方の足を組んで行う

深部受容器 deep receptor 筋や関節，内臓などにあり，深部感覚をあずかる体性感覚受容器．[1274] ⇨参固有感覚⇀1129，深部感覚⇀1598

深部静脈血栓症 deep vein thrombosis；DVT 主に下肢の深部静脈系が血栓により閉塞し，患肢の腫脹，変色，疼痛，浮腫を呈する疾患．血管内皮の損傷(手術，外傷，膠原病などの血管炎)，血流の停滞(長期臥床，長時間の同一体位の手術など)，血液凝固能の亢進(抗リン脂質抗体症候群，プロテインＣの先天的欠乏症，手術侵襲，進行癌など)などが原因となる．重症例では急激に下肢の腫脹が出現して赤紫色を呈し，静脈還流障害により動脈流入が阻害されて二次的な虚血症状を示すこともある．血液検査での凝固能，カラードプラ超音波，下肢静脈造影，CT，血栓シンチグラフィーなどで診断する．治療は発症後早期であればウロキナーゼの点滴静注による血栓溶解を試みる．さらにヘパリンの持続的全身投与で抗凝固療法を行い，ワルファリンカリウムの内服に切り替える．抗凝固療法では胃潰瘍や脳出血などの出血性合併症に注意が必要である．また，患肢には弾性ストッキングを装着させる．発症から 48 時間以内の，浅大腿静脈より中枢に限局した血栓に対しては血栓摘除術も行われる．早期に適切な治療を行わないと，難治性の皮膚潰瘍や色素沈着などを起こす．胸痛，呼吸困難，血痰などの症状があれば肺塞栓を疑う(下肢深部静脈血栓症の約 10% に合併)．肺塞栓の合併は致命的なため，造影CT，肺血流シンチグラフィーなどで速やかに診断し，血栓溶解療法，観血的塞栓摘除，下大静脈フィルター留置などを行う．[1466] ⇨参血栓性静脈炎⇀925

深部静脈穿刺法 central venous puncture⇨同中心静脈穿刺⇀1992

深部真菌症⇨同深在性真菌症⇀1547

心不全 heart failure, cardiac failure ［**心代償不全，心機能不全，心室不全，循環機能不全**］ 十分な静脈充満圧があるにもかかわらず，心臓の異常によって全身の組織代謝に必要な血液を駆出できない状態をいう．心不全には，①左心不全と右心不全，②急性心不全と慢性心不全，③収縮不全と拡張不全，④低心拍出性心不全と高心拍出性心不全などの分類がある．左心系の機能障害により肺循環系にうっ血のあるものを左心不全，体循環系にうっ血がある場合を右心不全という．左心不全は比較的急性型が多く，疲労，動悸，息切れ，呼吸困難，起座呼吸，肺水腫を生じ，右心不全では静脈怒張，四肢の浮腫，肝腫大，胸水，腹水を生じ，慢性型が多い．右心不全は肺性心や三尖弁疾患などでみられるが，左心不全に続発し，両心不全型の像(肺循環および体循環うっ血)を呈するものも多い．重症度は NYHA 分類で，1 度：身体活動が制限されないもの，2 度：日常生活が軽度に制限されるもの，3 度：中程度に制限されるもの，4 度：著しく制限され安静時にも症状が現れるもの，と 4 段階で表す．原因としては，弁膜疾患，先天性心疾患，虚血性心疾患，心筋疾患，高血圧，心膜疾患，高度の徐脈と頻脈などがある．高心拍出量性心不全を除き，心拍出量の低下，末梢血管抵抗の増大，心室拡張終期容量の増加，拡張終期圧の上昇，心房圧や静脈圧の上昇がみられる．循環時間が延長し，循環血漿量や細胞外液量は増加する．急性左心不全では患者を半座位とし，酸素吸入と利尿薬，血管拡張薬，強心薬の投与を行う．慢性心不全では，安静，食塩制限，強心配糖体，利尿薬，アンギオテンシン変換酵素阻害薬の投与を原則とし，最近では β 遮断薬(カルベジロールなど)の投与も推奨されている．さ

らに，重症例では利尿薬やカテコールアミン(ドパミン dopamine，ドブタミン dobutamine)の静脈内投与，補助人工心臓，心臓移植などが行われる.[1162]

腎不全 renal(kidney) failure；RF，renal insufficiency ［腎機能不全，RF］ 腎機能が低下し，代謝産物の排泄，水・電解質・酸塩基平衡の維持，エリスロポエチンなどの生理活性物質の産生・分泌が阻害され，生体の恒常性が維持できなくなった状態をいう．血清クレアチニン(s-Cre)や血清尿素窒素(SUN)が上昇し，食欲不振，悪心・嘔吐，倦怠感，意識障害などの尿毒症症状，溢水に伴う心不全や浮腫，高カリウム血症，高リン血症，低カルシウム血症，代謝性アシドーシス，腎性貧血をきたす．急速に発症し原因が除去されれば可逆性のある急性腎不全と，数か月から数年をかけて徐々に不可逆的なネフロン数の減少をきたす慢性腎不全に大別される．急性腎不全で発症しても原因が除去されない場合は慢性腎不全へ移行する場合があり，慢性腎不全でも新たな増悪の原因が加わると慢性腎不全の急性増悪を起こす場合がある．急性腎不全の治療は原因除去と血液浄化療法が中心となるが，慢性腎不全の治療は，進行を遅らせるために厳格な血圧コントロール，低タンパク食と減塩食を中心とする食事療法，腎機能増悪因子の排除が必要であり，末期慢性腎不全となれば血液浄化療法や腎移植が必要となる.[1112]

腎不全円柱⇨参円柱→382

心不全細胞 heart failure cell ［心臓病細胞，心臓弁膜症細胞］ 慢性心不全患者で，慢性的に持続する肺うっ血がある場合に出現する血鉄素(ヘモジデリン)を多量に含む球形の細胞．心臓病細胞ともいわれる．肺胞壁血管の破綻によって肺胞内に漏出性出血を生じ，赤血球を貪食した心不全細胞が喀痰の中に証明される.[1162]

深部線量 depth dose；DD 物質内あるいは患者体内の任意の深さ・場所の吸収線量．放射線治療の場合，断りのない限り深部線量は水の吸収線量で，水ファントム内の測定値から，CT画像データを用いて患者個々の体内任意部位の吸収線量をコンピュータ(放射線治療計画装置)を用いた計算で求める.[1144] ⇨参吸収線量→720，放射線治療→2675

深部線量百分率⇨同深部率→1601

深部体温⇨同核心温度→481

深部体温計測法 deep body temperature measurement 通常，温度センサーを体腔内に挿入し深部体温を計測する．直腸にプローブを挿入して計測する直腸温が汎用され，通常，腋窩温より0.5℃程度高い．温度センサーつきバルーンカテーテルを使用することにより膀胱温も容易に測定可能であり，直腸温と高い相関を示す．開心術後や心不全患者などでスワン・ガンツ Swan-Ganzカテーテルが挿入されていれば，カテーテルの温度センサーにより肺動脈血温が測定できる．その他，鼓膜温が最も鋭敏に深部体温を反映しており，赤外線鼓膜体温計など体表から深部の温度を簡易に測定できる深部体温計も開発されている.[1407]

新付着手術 excisional new attachment procedure；ENAP ［エナップ，ENAP，再付着手術］ 歯周外科術式の1つ．メスを用いたポケット掻爬術で，歯肉辺縁から歯周ポケット底へ向けて，メスでポケット上皮内壁の炎症性結合組織を切除する．次いで歯根面セメントに付着，沈着している内毒素(リポ多糖)や歯石をキュレット型スケーラーで除去し，歯根面を滑沢にする．歯根と歯肉を適合させ緊密に縫合し，新付着をはかる方法である．この術式は術後の歯肉退縮の少ない利点があるが，歯肉弁を剥離，翻転しないため，徹底した汚染セメント質の除去が困難である.[434]

深部痛 deep pain ［深在痛］ 腱や筋，関節にある自由神経終末で感知される鈍い深部の痛み.[1274]

人物画テスト draw a person test；DAP 白紙に鉛筆で人物を描画させることによる投影法人格検査．1926年にグデナフ F. L. Goodenough が10歳までの児童を対象にして知能測定を目的として用い，のちに1949年にマコーバー K. Machover が成人をも対象とした人格検査としての人物描画テストを発表した．このテストの基本仮説は「人物像を描く際に，人は身体イメージを含む自己像を描き，身体的表現を通してその人の葛藤や欲求を投影するとともに自我状態をも反映する」という点にある．解釈は，描かれた人物の性別の表し方，大きさ，運動，描線の性状，歪曲と省略，頭・胴・四肢の特徴，その他の身体部分や服装の描き方に対して行われる.[999]

人物誤認 misidentification 〔D〕Personenverkennung 知覚の障害．記憶障害や混乱した状態のため，正しく人を同定することに失敗すること．例えば，アルコール中毒では健忘的人物誤認がみられ，躁病の患者にときおりみられるような，ある人を無遠慮な作法でだれかほかの人の名で呼ぶ大げさな人物誤認，その他に統合失調症にみられる妄想知覚としての人物誤認がある．一般に，①意識障害時の失見当識の状態，②認知症における判断と記憶の障害の状態，③急性精神病の知覚障害の状態などに起こる.[999]

真武湯(しんぶとう) shimbuto 医療用漢方製剤の1つ．体力が低下し，新陳代謝が衰えた人の諸症に用いる．漢方医学的には，水が脾胃に貯留して起こる病態に用いるとされる．脈は沈(深く押し込んで触れる脈)，遅(徐脈傾向)を示し，弱い脈が特徴で，腹証では，腹力は弱く心窩部に振水音を認めるとされる．臨床的には，疲労倦怠感が強く，下痢，めまい感，身体動揺感，心悸亢進などの症状を目標として用いられる．手足が冷えやすく，悪寒を訴えることがある．附子(ぶし)剤の1つ．構成生薬の附子と生姜(しょうきょう)は新陳代謝を振興し，血行を盛んにして身体を温める働きがある．慢性腸炎，慢性腎炎，低血圧症，メニエール Ménière 症候群，脳出血，老人性瘙痒症，諸種の熱病などに応用される．出典：『傷寒論』．構成生薬：ブクリョウ，シャクヤク，ジュツ，ショウキョウ，ブシ.[544] ⇨参脾虚→2433，水毒→1625，附子(ぶし)→2552

深部脳波 depth electroencephalogram；depth EEG ［定位深部脳波，皮質下脳波］ 国際脳波・臨床神経生理学連合 International Federation of Societies for Electroencephalography and Clinical Neurophysiology(現在，国際臨床神経生理学連合と改称)の『臨床神経生理検査指針の用語集』によれば，脳実質そのものの中に埋め込んだ電極による脳の電気活動の記録と定義．また，深部脳波を記録する手技を深部脳波検査法という．なお，脳実質内に埋め込んだ電極を用いた定位的計測によって脳の電気活動を記録したものを定位深部脳波という．

深部脳波を皮質下脳波という場合もある．一般にてんかんの深部脳波において重要な所見は，頭皮上脳波には突発波がみられないにもかかわらず，皮質下諸領域，特に側頭葉てんかんの扁桃核-海馬発作において，扁桃核，海馬などに棘波，その他の突発波が出現することがあること．すなわち，側頭葉内側部に発作発射が初発して限局している相から，側頭葉皮質を中心に前頭頭頂皮質に限局的伝播を示す相を経て，二次性全般化の相へと相的に進展していく．[1539] ⇨参脳波⇀2310

深部脳波記録 deep brain EEG recording 通常の脳波は表在電極からの記録であり，脳全体に広がった興奮をとらえるもので，発作の原因となる部位の特定はしにくい．そこで，例えば側頭葉てんかんなどで，細い電極を脳に刺入し，どこから発作波が出現し，どのように伝播するのかをモニターすること．[196]

深部膿瘍 deep-seated abscess 臓器深部に化膿性炎症が限局的に起こり，好中球より分離したタンパク質分解酵素組織により組織の融解を呈して，そこに膿を満たした腔を生じた状態．時間が経つと膿瘍は次第に肉芽組織を形成する．深部膿瘍の治療としては膿の排出のために外科的あるいは経皮的(超音波ガイド下)に瘻管を導入することがある．[166] ⇨参感染⇀629，敗血症⇀2335

深部皮膚真菌症 subcutaneous mycosis ［皮下真菌症］ 外傷部位などから真菌が感染し皮膚や皮下組織をおかす疾患をいう．スポロトリコーシス，クロモミコーシス，足菌腫，角膜真菌症などの疾患が含まれる．[324]

深部百分率⇨同深部率⇀1601

腎部分切除術 partial nephrectomy 腎の病変部を部分的に切除する術式．腎茎部を露出し腎動静脈を血管鉗子で遮断して，切除部位(病巣部位を含めた腎実質の一部)の腎被膜を剝離し腎実質を切除する．断端の縫合は吸収糸を用いて行う．腎動静脈の遮断は 60 分をこえないことが必要．術後は断端部の出血，尿漏に注意．また 7-10 日間の安静を保ち，感染，血尿の程度に注意する．適応は腎結石，腎杯憩室，腎囊胞，腎結核など，主に良性疾患であるが，径 4 cm 以下の単発腎癌にも積極的に施行されつつある．[474]

深部率 percentage depth dose；PDD，depth dose ratio ［深部線量百分率，深部百分率］ X 線，γ 線，電子線などのビーム中心軸上の物質の深さに対する吸収線量の減弱の割合．放射線治療における深部率として，X 線，γ 線治療の場合は主に組織最大線量比 tissue-maximum (dose) ratio(TMR)が使用され，電子線治療では深部線量百分率 percentage depth dose(PDD)が使用される．[1144] ⇨参深部線量⇀1600

新フロイト派 neo-Freudism フロイト Sigmund Freud (1856-1939)の精神分析があまりにも生物学的だとして，社会的，文化的，対人関係的要因を重視した精神分析学派．つまり，人間性を理解するには生物学的要因より社会的文化的要因のほうが基本的であり，エディプスコンプレックス，超自我の形成，女性の劣等感などは文化的な特性であって普遍的なものではなく，性格の形成，不安の発生，神経症については人間の相互関係が強調され，生活は性的発達の産物とは考えず，性的発達が性格の指標になると主張する．この学派に属する者には，サリバン Harry Stack Sullivan (1892-1949，アメリカの精神科医)，ホーナイ Karen Horney (1885-1952，ドイツ生まれ，アメリカの精神分析医)，フロム Erich Fromm (1900-80，ドイツ生まれ，アメリカの精神分析学者)などがいる．[212]

心ブロック⇨同心臓ブロック⇀1580

新聞徴候 〔F〕signe de journal⇨同フロマン徴候⇀2601

心ベクトル cardiac vector，heart vector ［心起電力ベクトル］ 導出点が心臓から十分離れた部位にあると，その点からみた心起電力は空間的な広がりを無視することができ，単一の電気的二重極とみなすことができる．またこの二重極はベクトルとして扱うことができ，これを心ベクトルという．これは標準肢導出の心電図を理解するときに有用．[226]

腎偏位⇨同腎〔臓〕転位⇀1579

腎変位⇨同腎〔臓〕転位⇀1579

心房 atrium〔of heart〕 心臓の 4 つの部屋のうち，上部に位置する左右の部屋．静脈(大静脈，肺静脈)からの血液を受け入れ下方にある左右心室へ送り出す役割を果たす．右心房は上大静脈，下大静脈，冠静脈洞から静脈血を受け入れ右心室に送り，左心房は肺静脈から肺を還流して酸素に富んだ動脈血を受け入れ左心室に送る．それぞれの静脈からの血液は心室収縮期に心房に入り，心室拡張期に心房から心室へと流入する．心臓の発生をみると胚発生の当初，心房は心室同様，内面に肉柱が発達している．しかし，胚の発生に伴う血流量の増加により右心房では静脈洞の部分が，左心房では肺静脈の基部がしだいに取り囲まれ，右心房と左心房の大部分を占めるようになる．このため，左右心房の内面は平滑で静脈との境がない．発生初期の心房の痕跡は左右の心耳として残っている．また，胎生期の心房中隔には卵円孔があり，下大静脈からの血液(胎盤から戻った酸素に富んだ動脈血を含む)が右心房から直接左心房に入り，全身に送られている．生後，肺呼吸の開始により左心房の血圧が高まり，卵円孔は閉鎖され，卵円窩として残る．[1044] ⇨参血液循環⇀888

心房圧 atrial pressure 左右の心房圧があり，右心房圧は右心室の前負荷，すなわち静脈還流量を反映する．右心房圧は中心静脈圧で評価できる．左心房圧は左室の前負荷であり，左室拡張終期圧，肺毛細血管楔入圧によって評価される．正常な場合，右心房平均圧は 1-5 mmHg，左心房平均圧は 2-12 mmHg．右心不全では右心房圧が，左心不全では左心房圧がそれぞれ上昇する．[1162]

心包炎⇨同心〔外〕膜炎⇀1509

心房音 atrial sound⇨同Ⅳ音⇀11

心房下部調律 low atrial rhythm⇨同冠〔状〕静脈洞調律⇀611

腎乏血時間⇨同腎虚血時間⇀1513

心包血腫⇨同心膜血腫⇀1605

唇縫合 cheilorrhaphy 口唇の先天性披裂や裂傷を修復するために口唇を縫合すること．[485]

新膀胱 neobladder 膀胱全摘除後の尿路変更法の 1 つで，腸管を利用して代用膀胱を形成して尿道端に吻合するもの．腹壁にストーマ(排泄孔)をつくらず，尿道から自然排尿できる QOL の高い手術法である．ただし，括約筋を含めて尿道を温存できる症例にのみ適応となる．高齢者には適応が難しい．一般に回腸を利用することが多く，回腸新膀胱 ileal neobladder と呼ばれ

ている.[1431] ⇒参尿路変更(向)術→2261

心房梗塞 atrial infarction 心房が梗塞に陥った状態.心電図のPR部分の偏位により診断される.急性心筋梗塞の約10%に出現する.単独の心房梗塞は急性心筋梗塞剖検例の3.5%にみられるとされるが,通常は心室の梗塞を伴う.左心房よりも右心房,側壁,後壁よりも心耳に好発し,血栓を形成する.心房壁破裂も起こりうる.心房性不整脈を合併することが多く,心房性ナトリウム利尿ペプチド atrial natriuretic peptide(ANP)の分泌は減少する.右室梗塞を合併すれば低心拍出量症候群を呈する.[55]

心房細動

atrial fibrillation ; Af ［Af, 絶対不整脈］

【概念】心房の興奮収縮が不規則で速い状態を指し,心拍数は毎分130-150の不規則な収縮をする.心房は毎分350以上の刺激を発生するが,その中には,房室接合部を通過しないものがある.心室は入ってくるすべての刺激に対応して収縮することはできず,その収縮は不規則となり,絶対不整脈である.

【疫学】60歳以上の高齢者の1-6%の割合でみられる比較的頻度の高い不整脈である.

【病態生理】心房細動の発生機序として,局所からの巣状興奮と旋回興奮であるリエントリーの2つが,心房細動の発生およびその維持にとって重要である.特に巣状興奮については,アイサゲール Michel Haïssaguerre らによって肺静脈起源が90%であると報告され,現在行われている肺静脈隔離アブレーションの理論的根拠になっている.これに対して心房細動の維持においてリエントリー機序の関与が想定される.心房細動の血行動態上の特徴は大きく分けて心房収縮の消失に伴うものと頻脈に伴うものからなる.洞調律では拡張期にまず心房からの心室への受動的血液流入が起こり,拡張後期に心房収縮による能動的流入が起こる.また,心房細動に伴う頻脈は拡張時間の短縮をもたらし,心室への血液流入の障害に拍車をかける.これら心房細動に伴う血行動態の悪化は病的心においてより顕著となる.基礎疾患として心臓弁膜症,高血圧性心疾患,虚血性心疾患,拡張型心筋症や肥大型心筋症,また呼吸器疾患,甲状腺疾患があげられるが,基礎疾患のない孤発性心房細動も心房細動全体の2.1-15%を占める.

【症状】動悸,胸部違和感,胸痛,息切れなどが多く,一般的には命の危険に直結する不整脈ではないが,心機能が不良の患者においては呼吸困難や起座呼吸といった心不全症状をきたし,またWPW(wolff-Parkinson-White,ウォルフ・パーキンソン・ホワイト)症候群に伴う場合には突然死につながるため注意が必要である.発症の仕方により,発作性心房細動(自然停止する心房細動),持続性心房細動(抗不整脈薬投与やカウンターショックによって洞調律に戻る心房細動),慢性心房細動(抗不整脈薬投与やカウンターショックにても除細動されない心房細動)の3つに分類される.

【診断】検脈や聴診による脈不整が認められれば疑うことができるが,正確な診断には心電図が必要になる.また基礎疾患の有無や心機能を評価するために,甲状腺機能検査を含めた血液生化学検査,心エコー検査,胸部X線写真,ホルター Holter 心電図検査を行う.

【治療】心房細動そのものに対する治療と,合併症の予防としての治療の大きく2つに分かれる.心房細動に対する治療として,レート(心拍数)コントロールとリズム(調律)コントロールがある.前者は,頻脈の心拍数を抑えることで血行動態を良好にし,自覚症状の改善を図る治療で,ジギタリス製剤やカルシウム拮抗薬(ベラパミル塩酸塩やジルチアゼム塩酸塩),β遮断薬を用いる.心拍数を130/分以下にすることで心不全の予防効果があるとされる.一方,洞調律を維持し心房細動を起こさせない治療をリズムコントロールという.主としてナトリウムチャネル遮断薬(ジソピラミド,シベンゾリンコハク酸塩,プロカインアミド塩酸塩,フレカイニド酢酸塩,ピルジカイニド塩酸塩水和物,ピルメノール塩酸塩水和物,プロパフェノン塩酸塩,アプリンジン塩酸塩)やカリウムチャネル遮断薬(アミオダロン塩酸塩)などの抗不整脈薬を用いる方法が主流であったが,近年,カテーテルアブレーションによって心房細動を根治する方法が行えるようになった.これは,多くの心房細動が肺静脈を起源とした期外収縮が引き金になって生じているとする考えから,肺静脈と左心房の間の電気的興奮を離断する(肺静脈隔離アブレーション)ものである.成功率は50-80%であり,新しいマッピングシステムなどを用いるなどして成績を上げる工夫がなされている.さらに心房を迷路のように区切ることによって心房細動を起こさないようにするメイズ手術も行われていた.これらは起きてしまった心房細動に注目した治療であるが,その原因に注目し,心房の負担,リモデリングの軽減を図るアップストリーム治療も行われている.一方で,脳梗塞の1/3はこの心房細動が原因であることも考え,脳梗塞予防の治療も重要であり,ワルファリンカリウム(抗凝固薬)が通常用いられる.アスピリンなど抗血小板薬が用いられることがあるが,心房細動を原因とする脳梗塞予防としてはワルファリンカリウムに比べてその予防効果は劣る.

【ケアのポイント】心房細動のケアとしては,日常生活の指導が中心であり,起こりうる症状とそれに対する対処の指導が重要である.生活上の指導として,飲酒,喫煙,睡眠不足,激しい運動,塩分摂取,肥満,過労,ストレスといった増悪因子を避けることを理解させることである.また,胸部症状の際の,頓服薬内服の必要性の有無に関する指導,さらに生じうる合併症としての心不全症状や脳梗塞症状出現時の救急外来受診の指導,さらには脳梗塞予防目的のワルファリンカリウム内服に関しては併用薬や禁止食材(納豆やクロレラ食品などビタミンKを多く含むもの)に関する指導がケア上重要である.[84] ⇒参心房粗動→1603

●心房細動の心電図

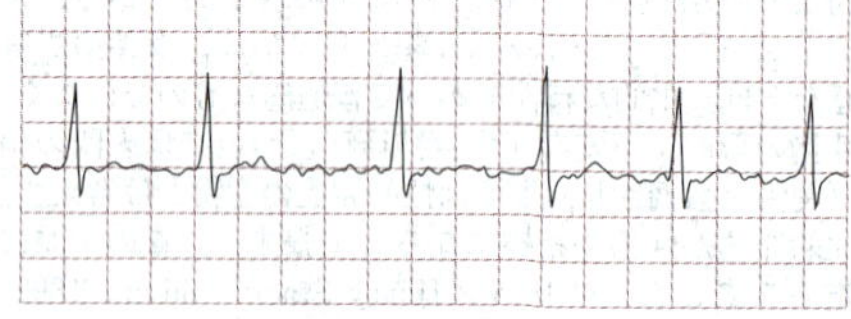

心房細動根治術⇨同ラディアル手術→2897

心房収縮 atrial contraction(kick) 心房は心室拡張終期に能動的に収縮することにより心室拡張終期容積および圧を増加させるポンプ機能をもっている．心室同様，心房はその筋線維長の増加に応じて収縮力を増加させる．心房細動や房室解離でみられるように，心房と心室の収縮がずれを生じ，心房収縮が不適切な時相で行われると有効な心房収縮が失われ，心拍出量は低下し，心房圧は上昇する．[1162]

心房収縮期雑音 atrial systolic murmur⇨同前収縮期雑音→1762

心房腫瘍 atrial tumor，atrial neoplasm 心臓腫瘍のうち，特に心房に生じた腫瘍．原発性良性腫瘍では粘液腫が最も多い．肺癌や乳癌のように心外より浸潤し心房を占拠する転移性腫瘍も含まれる．[1627] ⇨参心〔臓〕腫瘍→1578

心房性期外収縮 atrial premature contraction(beat)；APC，premature atrial contraction；PAC⇨同上室性期外収縮→1437

心房静止 atrial standstill 心電図で心房電位をまったく認めず，心房へのペーシング刺激にも反応しない状態．病理学的には心房筋の広範な変性所見を認め，洞結節を病変の主座とする洞不全症候群とは区別される．[900]

心房性調律 atrial rhythm ［**心房調律，異所性上室調律**］洞結節以外の心房の一部より発生する調律．通常心電図のⅡ，Ⅲ，aVF 誘導でP波が逆転しており，心房や房室接合部から発生して逆行性に下→上へ心房内を広がる．PQ 間隔が 0.12 秒以上のものを特に冠静脈洞調律という．多くは副交感神経緊張と関連した機能性のもので，病的意義は少ない．またⅠや V6 でP波が逆転しているものは左房由来と考えられ，左房調律という．[84] ⇨参冠〔状〕静脈洞調律→611，左房調律→1193

心房性ナトリウム利尿因子 ⇨同心房性ナトリウム利尿ペプチド→1603

心房性ナトリウム利尿ペプチド atrial natriuretic peptide；ANP ［**心房性ナトリウム利尿因子，ANP**］ 心房から分泌されるペプチド性ホルモンで，主に腎臓と血管に働きかけて利尿作用，ナトリウム利尿作用，血管拡張作用，血圧降下作用を示す．ANP には3つの分子型(α，β，γ)があるが，α-ANP が最も強力な作用を有する．レニン・アンギオテンシン・アルドステロン系に拮抗するナトリウム利尿ペプチドファミリー〔ANP，脳性ナトリウム利尿ペプチド(BNP)，C型ナトリウム利尿ペプチド(CNP)〕の発見は心血管内分泌研究に大きな影響を与え，ANP と BNP は心不全の診断だけでなく治療にも使用されている．[1471] ⇨参脳性ナトリウム利尿ペプチド→2304

心房性補充収縮 atrial escaped beat 生理的現象の1つで，心臓を長時間停止させておくまいとする一種の防衛反応であり，房室接合部から発生する収縮をいう．高度の洞性不整脈や期外収縮後の長い休止期あるいは房室ブロックのある際，次の洞結節からの刺激の発生が遅れたときに出現する．[84] ⇨参異所性刺激生成→241，房室接合部補充収縮→2670

心房性奔馬調律 atrial gallop rhythm ［**前収縮期奔馬調律，Ⅳ音性奔馬調律**］ 心不全時に聴取される過剰心音の1つ．通常聴取される心音は，房室弁閉鎖音のⅠ音と半月弁閉鎖音のⅡ音のみである．心不全時には心室の急速流入音であるⅢ音と心房収縮音であるⅣ音が聴取され，また頻脈となり馬が疾駆するような3部ないし4部調律に聞こえるため，奔馬調律という．心房性奔馬調律はⅣ音が聴取される3部調律(Ⅳ音性奔馬調律)をいうが，実際にはⅢ音も同時に聴取される(重合奔馬調律)ことが多く，両者を鑑別できないことも多い．若年者のⅢ音，老年者のⅣ音は，心不全でなくとも聴取できることがある．[1432] ⇨参奔馬調律→2723

心房粗動 atrial flutter；AF ［**AF，鋸歯状波，F波**］ 心房レートが約 300/分(240-440/分)の規則正しい上室性頻拍症と定義される．発作性上室頻拍とは異なり基礎心疾患を有することが多く，健常者に生じることは少ない．下大静脈口と三尖弁輪部を興奮波が旋回するマクロリエントリーによる通常型と，より速い心房レートの非通常型とがある．通常型の心房レートは 280-320/分で，心電図上Ⅱ，Ⅲ，aVF に粗動波と呼ばれる陰性の鋸歯状波(F波)を認め，心房頻回ペーシングで停止可能とされる．一方，非通常型の心房レートは 340-380/分となり，F波は陽性である．このほかに心房レートが 340-440/分と速い心房粗動をⅡ型心房粗動として前2者(Ⅰ型心房粗動)と区別する場合があるが，実際には心房細動に近い性質をもつ．心拍数(心室レート)は房室ブロック(通常2：1伝導あるいは4：1伝導)により決定され，心拍数が多くない場合は無症状のことが多い．頻拍の停止には薬物療法，高頻度心房ペーシング，電気的除細動の3つの方法があり，いずれもあらかじめ心室レートをジギタリス製剤やベラパミル塩酸塩などでコントロールしておくことにより停止効果が高くなる．基礎心疾患がない例ではヴォーン=ウィリアムズ分類のⅠc群抗不整脈薬のほうがⅠa群より催不整脈作用が弱く，有用性が高い．頻拍により血行動態の不安定な場合，電気的除細動が第一選択となる．迷走神経刺激手技，ATP(アデノシン三リン酸二ナトリウム水和物)，ベラパミル塩酸塩には心房粗動の停止効果はない．しかし，房室結節伝導抑制により伝導比を落とし，心室レートの抑制が得られて血行動態的に安定する．またF波が明瞭となるため，発作性上室頻拍との鑑別が容易となり有用である．通常型心房粗動に対する根治治療として，下大静脈-三尖弁輪間の高周波カテーテルアブレーションも有用である．[84] ⇨参リエントリー→2919

●心房粗動の心電図

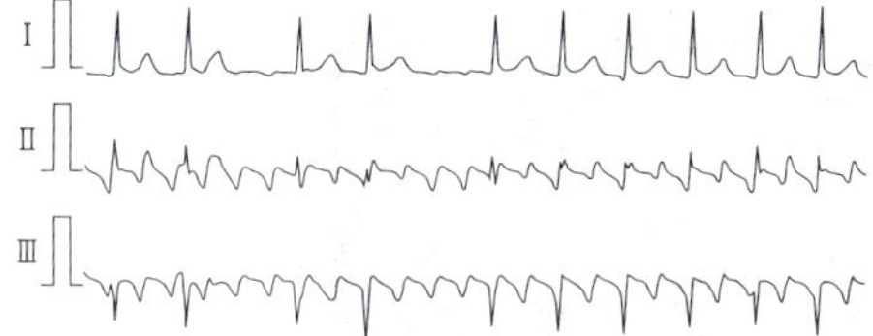

心房中隔 interatrial septum；IAS ［IAS］ 心臓の左心房と右心房の間の壁．心房の頭背側側から心内膜床へ向けて発育する一次中隔と，一次中隔の右側に形成される二次中隔からなる．通常，卵円窩と呼ばれる浅い卵円形のくぼみがみられる．これは胎生期の卵円孔の

し

遺残であり，成人でもときに細隙や小孔がみられる(卵円孔開存)．先天性心疾患で最も多いのが心房中隔欠損 atrial septal defect(ASD)である．主として心発生における二次孔開存であり，卵円窩を中心に欠損し，男性よりも女性に多い．[202,487] ⇨㊜心房中隔欠損症⇀1604

心房中隔欠損症

atrial septal defect；ASD ［ASD］

【概念・定義】 心房中隔の形成不全による欠損孔が左房と右房間の交通路となる奇形．卵円孔の開存はボタロー Leonardo Botallo(1530-87)により記載された．

【分類】 先天性心奇形の 15% を占め，最も頻度の高い卵円窩(二次孔)型 ASD-Ⅱのほか，一次孔型 ASD-Ⅰ，静脈洞型(上洞型，下洞型)，冠〔状〕静脈洞型，心房中隔無形成〔単心房(共同心房)〕型に分類される．

【症状・所見】 原則として左→右短絡のためチアノーゼは示さない．乳幼児期に自然閉鎖することがある．ASD の 1-2% は乳児期に呼吸困難，肝腫大，心拡大を呈するが，多くは思春期まで無症状である．聴診上，胸骨左縁第 2-3 肋間で 2-3/6 度の収縮期雑音とⅡ音の固定性分裂が聴取される．胸部 X 線所見は左→右短絡血量増加とともに右房・右室拡大と，肺動脈影の増大を示す．心電図では不完全右脚ブロック型 QRS，ASD-Ⅰで左軸偏位，肺高血圧や肺動脈弁狭窄を合併すると右室肥大所見が加わる．心エコー検査で，右房・右室の拡大，心室中隔の奇異性運動，短絡血流による血行動態異常が引き起こす僧帽弁変形(逸脱，狭窄)，ASD-Ⅰにみられる弁尖裂隙，肺動脈弁逆流，心エコー検査(**カラードプラ法**)で欠損孔を通過する短絡血流を評価できる．**心カテーテル検査**で右房内酸素飽和度上昇，加齢による肺高血圧合併の増加がみられる．

【治療】 小型 ASD-Ⅱではカテーテルを利用した非開胸的欠損孔閉鎖，直接縫合または**パッチ縫合**は高短絡血流例では肺高血圧の進行前に行う．術後予後は良好である．[319] ⇨㊜卵円窩型心房中隔欠損症⇀2900，一次孔型心房中隔欠損症⇀249，静脈洞型心房中隔欠損症⇀1462

●心房中隔欠損症

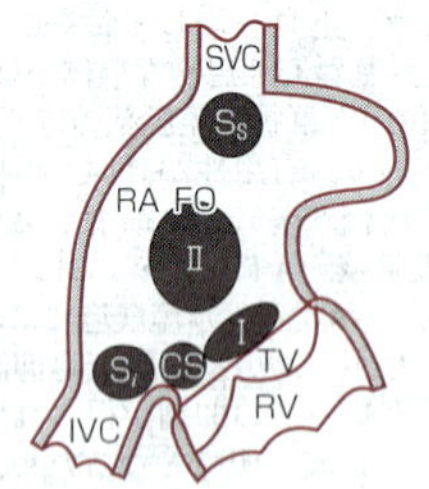

RA：右房　SVC：上大静脈　IVC：下大静脈
TV：三尖弁　RV：右室　FO：卵円窩
Ⅰ：一次孔型　Ⅱ：二次孔型
S_S：上洞型　S_i：下洞型
CS：冠状静脈洞型

●心房中隔欠損心(後方からみた内面)

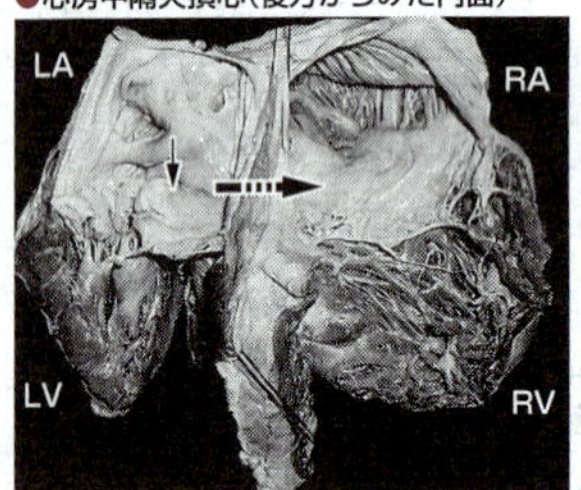

LA：左房　LV：左室　➡ 短絡血流　RA：右房　RV：右室
↓僧帽弁の変形(ASD プラーク)

心房中隔欠損症の看護ケア

【看護の実践応用】 欠損孔の自然閉鎖がなければ，心房間での左→右短絡による心不全が出現する可能性があるが，心房では左右の圧較差が少ないため無症状で経過する場合が多く，成人期以降に心不全が出現することがある．そのため，将来的に出現するであろう心不全に対して，予防的に学童期で手術となることが多い．内科的に治療を要する場合は少なく，無症状で経過したのち，学校の検診などで心電図の異常を指摘され，医療機関に受診してみつかる場合も多い．その際は本人・家族とも突然の心臓病という診断に戸惑いや不安が生じやすいため，疾患はもちろん日常生活に対する十分な説明を行い，不安の軽減に努める．手術を実施する時期が学童期であることから，術前に十分なプリパレーションを行い，子どもに手術に向けての頑張る気持ちをもたせ，かつ不安軽減を図る必要がある．術後は疼痛管理や大きな正中創による美容上の問題などが出てくるため精神的ケアも重要である．手術は近年，欠損孔が小さい場合に心臓カテーテルによって欠損孔を閉じる ASO(Amplatzer® septal occluder，アンプラッツァー閉鎖栓)を行う施設も増えてきている．通常は人工心肺下で行われ，欠損孔を直接閉鎖する術式が多いが，欠損孔が大きく直接閉鎖が困難な場合はパッチを用いて閉鎖する．また心停止を伴わず，電気的に心室細動の状態にして欠損孔を閉じることもある．術後管理では，心不全の出現はみられないことが多いが，術後出血や上室性の不整脈の出現に注意する．また，学童期以降の手術になることが多いため，成人と同様に疼痛管理を行い，早期離床を図り，早期退院を目指す．正中創については皮膚小切開手術で行われることが多く，美容上の問題にも考慮し，女子であればキャミソールを着ても創部が見えない程度の傷となること，より美容的なことを望む場合には美容形成なども利用できることを伝え，本人や家族に対して不安の軽減を図る．[443] ⇨㊜心房中隔欠損症⇀1604

心房中隔二次孔開存症⇨㊐卵円窩型心房中隔欠損症⇀2900

心房調律⇨㊐心房性調律⇀1603

心房内血栓 **intraatrial thrombus** 心房内に形成される血栓．消耗性疾患による血流のうっ滞，心内膜病変などの際に生じることがある．血栓が剥離した場合には塞栓子となりやすい．左心房内の血栓が遊離した場合には脳塞栓症を，右心房内の血栓の場合では肺塞栓症を引き起こすことがある．[202,487]

心房内血流転換手術⇨㊐マスタード手術⇀2737

心房内伝導 **intraatrial conduction** 心房内における心筋の興奮が伝播する様式．洞調律では，右房上端に存在する洞結節から心房興奮が始まり，右房には主に分界稜を上から下に伝導する経路と右房上部を左後方に広がる経路があり，右房全体に興奮が広がる．そして，左房には心房の上縁にあるバッハマン Bachmann 束と呼ばれる太い筋束，心房中隔，および冠静脈洞周囲の3つの経路により興奮が伝導するといわれている．洞結節から房室結節に至る経路を房室間伝導路と呼び，前，中および後の3本の経路が指摘されており，心房内には心室内とは異なり，プルキンエ Purkinje 線維のような特殊心筋による伝導経路は存在しないと考えられている．健常者では洞調律時には約100 msecで心房全体の興奮が終了する．[1432]

心房内ブロック intraatrial block 心房内の刺激伝導異常で，伝導の遅延あるいは途絶をいう．心電図上では幅の広い，あるいはノッチ(切れ込み)のあるP波として現れる．弁膜症などの心房負荷ではP波は幅広くなるが，右房より左房の拡大のほうがその傾向が強い．心房筋の広範な障害や開心術での心房切開後などでは，ときに伝導障害が強すぎて体表面上の心電図でP波として認識されないこともある．[1432]

心房内リエントリー性頻拍 intra-atrial reentrant tachycardia；IART 不整脈のうち，ヒス His 束より上位から発生する上室性頻拍症の1つで，頻度は上室性頻拍症の5%と少ない．心房レートは160-220/分で，PP間に等電位線を認めることが特徴である．P波の波形は洞性P波と異なり，Ⅱ，Ⅲ，aVF 誘導で陽性ないしは陰性のいわゆる異所性P波を示す．リエントリー回路に房室結節を含まないので，頻拍中に房室ブロックを合併した場合でも頻拍は停止せずに持続する．通常では器質的心疾患を有する症例にみられ，特に心房筋の障害はその発生に必須である．重症度は基礎心疾患の程度に左右され，無症状で治療を要さないものから心不全の危険のあるものまで存在する．頻拍発作の停止にはヴォーン=ウィリアムズ分類Ⅰa群の抗不整脈薬が第一選択であり，カルシウム拮抗薬やATP(アデノシン三リン酸二ナトリウム水和物)，あるいは迷走神経刺激手技では停止しない．このことがほかの上室性頻拍との鑑別点となる．一方，心房ペーシングでの停止は可能である．頻拍の予防にはⅠa群薬(ジソピラミドなど)あるいはⅠc群薬(フレカイニド酢酸塩など)が用いられる．最近は高周波通電法によるカテーテルアブレーションによる根治術も可能となってきている．[84]

心房粘液腫 atrial myxoma 心房に発生する粘液腫．原発性良性心腫瘍では最も多い．その75%は左心房に，20%が右心房に発生するとされる．[1627] ⇨参心臓粘液腫→1579，左房粘液腫→1193

心房肺動脈吻合術⇨同フォンタン手術→2524

心房反射⇨同ベインブリッジ反射→2621

心房頻拍 atrial tachycardia 正常な心拍動は右房にある洞結節より起こるが，本症は洞結節以外の心房に起源を有する心拍数100/分以上の調律を指す．機序からリエントリーと自動能異常によるものに大別される．前者を心房内リエントリー性頻拍，後者を異所性または自動能性心房頻拍と呼ぶ．原因として心房に負荷のかかる疾患(弁膜症，高血圧性心疾患，慢性肺疾患)，ジギタリス中毒などがあるが，明らかな基礎心疾患のない健常者でも認めることがある．突然始まる動悸が症状であるが，非持続性のものでは無自覚のことも多い．非持続性で無症状の心房頻拍は通常，治療の対象とはならない．持続性で自然停止しないものは緊急治療の必要がある．動悸症状があり反復する場合は予防的内服治療の対象となる．ストレス，過労，嗜好品といった誘因となるものがあればそれを避けるよう指導する．[1379] ⇨参心房内リエントリー性頻拍→1605，異所性頻拍→242

心房ペーシング atrial pacing 心室ペーシングに対する用語で，電気的刺激により心房を興奮させること．洞不全症候群のような洞結節刺激の異常の治療に用いられる．心房と心室の両者をペーシングすることで，より生理的な血行動態が得られる．心室のみのペーシングに比べ，脳梗塞など血栓塞栓合併症を低下させることが知られている．また，開心術後の心房細動の予防に心房ペーシングの有用性が報告されている．一時的には食道からの心房ペーシングも心房粗動や発作性上室性頻拍症の停止のために用いられる．[1311] ⇨参心臓ペーシング→1580，心臓ペースメーカー→1580

心房補充調律⇨参補充収縮→2700

シンポート symport⇨同共輸送→773

シンボリック相互作用⇨同象徴的相互作用→1443

シンマース病⇨同ブリル・シンマース病→2583

心膜 pericardium ［**心嚢**］ 心臓を包む膜で，心臓を直接覆っている臓側心膜(臓側板)と，その外側にある壁側心膜(壁側板)からなる．両者の間にあるのが心膜腔で心膜液を入れる．心膜には心臓と周囲の臓器との摩擦を減少させ，心臓の位置を保つ働きがある．[1311]

心膜液貯留⇨同心嚢液貯留→1594

心膜開窓術⇨同心嚢開窓術→1595

心膜腔 pericardial cavity 漿膜性心膜の壁側心膜(板)と臓側心膜(板)の2つの重なった膜に囲まれた腔のことで心臓を収めている．心膜腔(壁側心膜と臓側心膜の間隙)には少量の心膜液が分泌され，心膜面を滑らかにして心臓が収縮しやすくしている．壁側心膜の外層は膠原線維性の線維性心膜が覆い，伸展性のないこの膜により，心臓の過度の拡張が制限されている．しかし，心膜の傷害や疾患で心膜腔に心膜液が過剰ににじみ出たり，膿が蓄積すると，心臓の拡張領域が狭められ，心臓を包む圧力は急速に上昇する．[452]

心膜腔穿刺 pericardiocentesis 剣状突起と左肋骨弓の交点から刺入した針を心膜腔まで進め，貯留液(心膜液)を採取，吸引(排液)する方法．心膜液貯留や心膜腔内出血の際に行われる．心膜液の性状から原因疾患を検索することや，心膜液が過剰に貯留する心タンポナーデの解除を目的とする．実施の際は肝臓，冠〔状〕動脈，心筋を傷つけないようエコーガイド下に行われる．また，心室細動などの不整脈を生じたりするので注意を要する．[1311] ⇨参心嚢穿刺→1595，心嚢液貯留→1594，心タンポナーデ→1586

心膜憩室 pericardial diverticulum 縦隔の嚢胞で心膜嚢に似るが，心外膜が嚢状に突出し内腔が心膜腔と直接交通する憩室を形成しているもの．壁側心膜の炎症後などに生じるが先天性のものが多い．胸部X線やCTで発見されることが多いが，無症状であれば治療の必要はない．心膜腔と通じていないものは心外膜嚢腫と呼び区別される．[1313]

心膜血腫 hemopericardium ［**心包血腫，心嚢血腫**］ 血液成分が心膜腔内に貯留した状態．心筋梗塞をはじめとする種々の疾患や外傷のほか，ペースメーカー挿入，カテーテルインターベンションなどの処置に際し，医原性に生じることも多い．心タンポナーデをきたすと重篤となるが，血腫が少量であれば自然に吸収されることもあるので保存的にみることも多い．[1313]

心膜欠損〔症〕 pericardial defect 心膜の全部または一部の先天性欠損で，心臓の全部または一部が心膜〔嚢〕の外に逸脱する奇形．コロンブスM. R. Columbus(1559)が最初に報告した．男性優位の発症がみられ，心膜の単独欠損，心膜と胸膜の欠損，心膜と横隔膜の欠損(心膜腔と腹膜腔の連続)の3種類がある．全欠損では胸部X線透視における心拍時の動きが異常に強いのが特徴的である．小さい欠損孔に心臓の一部(心房，心室)が逸脱して嵌頓することもある．[319] ⇨参心室嵌頓(かんとん)→1549

心膜腫瘍 pericardial tumor 心膜に生じる腫瘍．心膜原発腫瘍としては心膜嚢胞腫，脂肪腫，平滑筋腫，異所性腫瘍，中皮腫，胸腺腫，脂肪肉腫，滑膜肉腫などが知られている．いずれもきわめてまれであるが，最近の画像診断や開胸手術の進歩により，外科手術の対象となることが増えてきている．転移性腫瘍としては肺癌，乳癌，悪性リンパ腫などが多い．[202,487] ⇨参心膜中皮腫→1606

心膜心筋炎 perimyocarditis⇨同心筋心膜炎→1517

心膜切開後症候群 postpericardiotomy syndrome⇨同心切開後症候群→1575

心膜切開術 pericardiotomy 心膜に貯留した液体の排出や心臓手術などを目的として行われる心膜の切開．[105] ⇨参心嚢開窓術→1595

心膜窓 pericardial window 心膜腔内の貯留液排除のために作製した心膜の切開部(窓)のこと．心膜への到達経路として剣状突起下縦切開法と左開胸法とがある．いずれの場合も液体排除後に数日間ドレーンを留置するのが一般的．[105] ⇨参心嚢開窓術→1595

心膜中皮腫 pericardial mesothelioma 心膜中皮の腫瘍で，悪性のものが大部分を占める．臨床的に咳嗽，呼吸困難を伴う心嚢液貯留をきたすことが多い．男女比は2：1といわれ，年齢は幅広い．多くがびまん性に心臓を覆うように発育する．空気に漂う石綿(アスベスト)粒子の吸引が原因として考えられているが，胸膜・腹膜由来の中皮腫ほど関連性は確立されていない．[202,487] ⇨参心膜腫瘍→1606，中皮腫→1999

心膜ドレナージ pericardial drainage ［心嚢ドレナージ］ 心タンポナーデを生じた場合，心膜を介してドレーンを心嚢内に挿入し，心嚢内に貯留した血液などを体外に排出する．経皮的に行う方法と，開胸による方法がある．[1487]

心膜乳び(糜)腫⇨同乳び(糜)心膜症→2238

心膜嚢胞 pericardial cyst ［心嚢嚢胞］ 心膜の奇型の1つ．心膜内あるいは心膜外にあり，中皮により裏打ちされているが，心嚢腔との交通はない．胎生期の融合不全が原因とされる．臨床的に無症状であることが多いが，胸痛，呼吸困難などをきたすことがあり，その場合は外科的切除の対象となる．[202,487]

心膜ノック音 pericardial knock⇨同拡張早期過剰心音→486

心膜剝離・切除術 cardiolysis ［心〔臓〕前胸壁剝離〔術〕，心嚢剝離術，心臓遊離］ 収縮性心膜炎，癒着性の縦隔心膜炎に対して行われる術式．心臓に癒着，肥厚，ときに石灰化した心膜を剝離切除する手術．[105]

心膜摩擦音 pericardial〔friction〕rub ［心嚢摩擦音］ 急性心膜炎で生じる特異性の高い雑音．高調性で引っかくような，こすれるような雑音である．心内起源の雑音より耳に近く聞こえる．典型的な場合には蒸気機関車が走るときのような3拍子の音になる．[546]

蕁麻疹(じんましん) urticaria, hives 紅斑(こうはん)を伴う一過性，限局性の浮腫(膨疹)が出没する疾患．多くはかゆみを伴い，通常，個々の皮疹は24時間以内に跡形なく消退する．発症機序として外来抗原に対するⅠ型アレルギーが広く知られているが，医療機関を受診する蕁麻疹患者では特発性(原因不明)のものが多い．その他，薬剤，感染，疲労などのさまざまな因子が関係することもある．またアナフィラキシーショックに伴う蕁麻疹のように皮膚以外の臓器の症状を伴い，速やかな救命処置を要するものから，症状が皮膚に限局し，積極的な処置は必要としないものまで，緊急性，重症度の幅は広い．治療は原因，悪化因子の回避と抗ヒスタミン薬の内服を中心とする薬物療法が基本であるが，治療内容は病型により異なり，正しい病型診断と重症度の評価が大切である．2005年に日本皮膚科学会から発表された治療ガイドラインでは，蕁麻疹は3群，13病型に分類されている(表)．[1232] ⇨参膨疹(ぼうしん)→2679，血管性浮腫→902，ヒスタミン→2445

●蕁麻疹の分類

Ⅰ 特発性の蕁麻疹(明らかな誘因なく，毎日のように繰り返し症状が現れる)
1. 急性蕁麻疹
2. 慢性蕁麻疹

Ⅱ 特定刺激ないし負荷により皮疹を誘発することができる蕁麻疹(刺激が加わった場合にのみ症状が現れる)
3. 外来抗原によるアレルギー性の蕁麻疹
4. 食物依存性運動誘発アナフィラキシーにおける蕁麻疹
5. 外来物質による非アレルギー性の蕁麻疹
6. 不耐症(イントレランス)による蕁麻疹
7. 物理性蕁麻疹(機械性蕁麻疹，寒冷蕁麻疹，日光蕁麻疹，温熱蕁麻疹，遅延性圧蕁麻疹，水蕁麻疹)
8. コリン性蕁麻疹
9. 接触蕁麻疹

Ⅲ 特殊な蕁麻疹または蕁麻疹類似疾患
10. 血管性浮腫
11. 蕁麻疹様血管炎
12. 振動蕁麻疹(振動血管性浮腫)
13. 色素性蕁麻疹のダリエ Darier 徴候

秀道広ほか：蕁麻疹・血管性浮腫の治療ガイドライン，日本皮膚科学会雑誌115(5)：705，表2，2005

蕁麻疹(じんましん)様苔癬(たいせん)⇨同ストロフルス→1650

心マッサージ板⇨同脊柱板→1723

心脈波曲線 sphygmocardiogram 心臓拍動と動脈脈拍を同時に記録したもの．動脈は主に橈骨動脈が用いられる．[226]

深夜業 night work ［夜業］ 法律上，午後10時から翌日午前5時までの時間帯内の労働をいう．ヒトの生体活動は日中に活発となり夜間に低下するリズムを有している．夜間にあっては，交感神経系の働きが低下し血圧低下，心拍数減少，体温低下といった生体維持機能の低下，運動の俊敏性，正確度の低下といった生理機能の低下，眠気，思考力の鈍麻といった精神機能の低下も起こる．24時間連続操業が必須な職場やサービス業においては，深夜業を行わねばならない場合がある．深夜の勤務は生体リズムと合わず負担が大きいことが知られており，作業関連疾病を増悪する場合もあり，特定の私病をもつ労働者，年少者や妊産婦労働者の健康を守るために，深夜業を制限する法律がいくつかある．また，深夜業の負担を軽減するために交替制勤務体制の採用や深夜勤務明けの休日が必要である．特定業務従事者の健康診断として，一般定期健康診断と同一の項目の健康診断が6か月以内ごとに1回行われている．また1か月当たり4回以上の深夜業従事者に対して自主的健康診断の受診と事後措置が「労働安全衛生法」に規定され，国から受診に要した費用の一部が支払われている．[1603]

深夜勤務　night shift　看護を24時間継続的に行う体制として，3交替制を採用しているところが多い．通常は日勤を8：00-16：00として，夜勤を準夜勤16：00-0：00と深夜勤0：00-8：00とに分ける．夜勤によって看護師の身体的な自覚症状の訴えが多くなり，特に深夜勤務の疲労がかなり強いことは，さまざまな調査により明らかである．夜勤時の休憩，その設備のあり方が重視されている．[321]

親油性⇨同疎水性→1845

腎廱(よう)⇨同腎カルブンケル→1511

心予備能(力)　cardiac reserve ［**心臓予備力**］ 心臓は安静時に必要な心仕事量の数倍の最大仕事能力をもっており，最大仕事能力と日常生活で必要な心仕事量の差を心予備能という．スポーツマンや重労働者などでは生理的な心肥大があり，心予備能は大きい．しかし，心疾患患者では心予備能が低下している．心臓にある程度の負荷がかかっても心予備能がその負荷を上回っていなければ心不全を示さない(代償期)が，負荷が心予備能を上回れば心不全状態となる(非代償期)．[1591]

新予防給付　［**介護予防サービス**］ 2006(平成18)年に開始された要支援者を対象とした介護予防サービス．従来は軽度から重度までの要支援者すべてに要介護と同じサービスが提供されており，それらが軽度の人の状態の改善，悪化防止に必ずしもつながらず，軽度の要介護者が増加する一方だったのを是正することを目的に創設された．「日常生活上の基本動作がほぼ自立しており，状態の維持，改善の可能性が高い」という軽度の状態に即した自立支援と，目標指向型のサービス提供が重視されている．介護給付との大きな違いは，主に通所系のサービスと訪問介護で，福祉用具貸与も用具が限定される．新予防給付の通所系のサービスは，介護報酬を月単位の定額としたうえで，一定期間に利用者の状態が維持，改善された割合が高い事業所を事業所評価加算して評価する仕組みになっている．サービスメニューも共通サービス以外に利用者の選択に応じて運動器機能向上，栄養改善，口腔機能向上の3つのサービスがある．訪問介護は，過剰なサービス提供によって自立を阻害することを避けるために，自力で家事などを行うことができず，家族や他の代替サービスで補えない場合に限定して介護予防サービスを提供している．訪問介護員がすべてを代行してしまうのではなく，料理や掃除，買い物を一緒に行うことによって，残存能力を活用して要介護状態になることを予防するとともに，閉じこもりを防止して生活圏を維持，拡大させる支援を行う．介護予防訪問介護は，要支援1では週1回もしくは2回程度，要支援2では週2回をこえる場合を含めた3段階の月単位の介護報酬が設定されている．福祉用具は医学的見地と適切なケアマネジメントにより必要性が判断される場合は利用が可能である．ケアマネジメントは地域包括支援センターの保健師，介護支援専門員，社会福祉士，経験のある看護師などが行う．介護予防プランの原案作成などの業務の一部を居宅介護支援事業所の介護支援専門員に1名当たり8件を上限として委託できる．[1197]

信頼関係　rapport　患者と治療者の間に築かれる一対一の好ましい人間関係．精神科看護の場面などで重視される．治療者-患者関係は初回の出会いから始まる．相手に関心を示すこと，相手が示した感情に適切に応答することなどにより築きあげる．非言語的アプローチ，言語的アプローチの両者が重要で，前者では相手に正対する，視線の高さを合わせる，相手の話に傾聴しうなずくなどの技法がある．後者では反映のコメント，正当化，尊重を示すなどが大切．[170] ⇨参疎(疏)通性→1847

信頼区間　confidence interval　統計量に基づいて母集団のパラメータを推定するには2つの方法がある．1つは点推定で，1つの値で母数を推定するものであり，もう1つは区間推定といって，一定の信頼率(一般に95%か99%)で，母数平均はどの値とどの値の間にあるかを推定する．ここで得られた区間を信頼区間と呼び，95%信頼区間というときには，例えば100回の標本抽出を行った場合に100個の区間が構成されるが，そのなかで95個の区間に母平均μが含まれると期待してよいことを意味している．[980] ⇨参推測統計学→1621，区間推定→814

信頼性　reliability　①測定の信頼性とは，測りたいものをどのくらい正確に測っているかを示す概念．測定対象が変化しない限り，できるだけ誤差のバラツキの小さい測定が望ましく，信頼性の高い測定といえる．②テストの信頼性は，そのテストの結果の正確性を表す概念であり，測定時期の違いを通じての一貫性はテストの安定性，テスト課題の違いを通じての一貫性は内的一貫性とも呼ばれ，いずれも信頼性の概念で総称される．[980] ⇨参評価者間の信頼性→2486

心理劇　psychodrama　［**サイコドラマ**］ モレノ Jacob L. Moreno(1889-1974)が創始した，即興劇による集団精神療法．患者は舞台に上がって役割を演ずること(ロールプレイング)で，自己の心的葛藤，すなわち役割の葛藤を即興的に表現する．治療者は，今ここで now and here 演じられていることを具体的に取り上げ，洞察や解決，新しい役割の学習へと導く．患者の自発性・創造性が開発されるだけでなく，情緒表出が活発化する．医療のみならず福祉・教育・矯正の各分野において用いられ発展してきた．心理劇の基本的な考え方として，自発性とロールプレイングが重要である．モレノの定義する自発性とは，葛藤や危機に遭遇したときにそれを克服する力，適切な行為を遂行する力のこと．心理劇は患者の自発性を高めることで，問題解決を図る糸口を見いだす．[769] ⇨参ロールプレイン

グ→2998

心理検査 psychological test ［心理テスト］ 個人の心理特性を測定，推察する目的で作成された検査．個人の知能，動機づけ，認知，役割意識，価値観，不安，抑うつ，防衛のメカニズム，そしてパーソナリティなどをおおまかにとらえるのに役立つ．心理検査が検査としての意義をもつためには，妥当性，信頼性，客観性がある程度満足されるものでなければならない．基本的な3タイプは，投影法，質問紙法，知能検査である．投影法は，インクのしみなどあいまいな刺激に対する患者の反応を分析するもので，ロールシャッハ Rorschach テストが代表的．質問紙法は，質問項目群に対する回答を採点し評価する．知能検査は知能を定量的に測定するもので，田中・ビネー Binet 知能検査などがある．その個人を総合的に理解するために，3タイプの心理検査をいくつか組み合わせてテストバッテリーを組むこともある．[769] ⇨参性格検査→1659，質問紙法→1320，知能検査→1978

心理支持的作業療法 supportive occupational therapy⇨同支持的作業療法→1280

心理社会性低身長症⇨同精神社会性低身長症→1680

心理社会的因子 psychosocial factor 疾患の発生，経過，治療過程に影響を与える環境要因の総称．急激に起こる事象(肉親の死，壊滅的災害など)と持続的環境(夫婦の不和，失職状態など)とに区別される．多軸診断を用いる DSM-Ⅳ-TR では第4軸で心理社会的および環境的問題を取り上げ，「一次支援グループに関する問題」「社会的環境に関連した問題」などのカテゴリーによる問題の特定を推奨している．[170] ⇨参ストレッサー→1649，生活上の出来事→1662

心理相談員 psychological counselor 保健所，精神保健福祉センター，病院，カウンセリングルームなど医療や福祉・教育などの分野において，心理学の専門的な知識や技能を用い，不安障害，心身症，問題行動(行動化)，家族問題，学校問題その他の心理的な問題に対処する役割を担う専門家の一般的総称．カウンセラーともいう．大学ないしは大学院の心理学課程を修了していることが前提だが，医師や看護師，保健師，助産師のような国家資格はまだ存在していない．現在は，社団法人日本心理学会認定の「認定心理士」，財団法人日本心理臨床学会認定の「臨床心理士」のように法人認定のものと，日本家族心理学会，日本カウンセリング協会認定の「家族相談士」，日本カウンセリング学会認定の「認定カウンセラー」など学会認定のものがある．特に教育現場では学校での心理相談に応ずるものをスクールカウンセラーと呼ぶ．近年のいじめや不登校など問題の顕在化にしたがって需要が高まり，文部科学省が配置を推進している．[730]

心理測定 psychometrics⇨同精神測定→1682

心理的リハビリテーション psychological rehabilitation 障害をもつ個人への心理的援助を前提とするリハビリテーションの専門領域．医学的リハビリテーション，教育的リハビリテーション，職業的リハビリテーション，社会的リハビリテーションの各領域と密接に関係し重複構造をもつ．障害をもつ個人が心理的問題で不適応に陥っている場合の心理的援助，固有の心理的問題が少ない場合には他のサービスにおける必要な心理的指導もしくは心理的配慮，リハビリテーションサービスを提供するにあたって心理的問題があるかどうかのスクリーニングなどを含んでいる．[108]

心理テスト⇨同心理検査→1608

診療義務 duty on medical examination 診療に従事している医師は，診療の求めに応ずる義務がある(「医師法」第19条)．正当な理由がある場合は，法律上では拒むことができるが，正当な理由とは社会通念に妥当と認められるものと解されている．この義務違反に罰則の定めはないが，医師の良心にゆだねられた重い責任と考えるべきである．[1410]

診療計画 care plan 医師と看護師，そのほか必要に応じて関係職種が協力して策定する，患者に対するケア提供の計画．医師が，病名，病状，治療計画，検査内容および日程，手術内容および日程，入院期間などについて説明する．[153]

診療契約⇨同治療契約→2026

診療所 clinic, medical office ［医院，クリニック］ 「医師法」「歯科医師法」ならびに「医療法」に準拠し，患者の収容施設を伴わない診療施設，あるいは19床以下の入院収容施設を伴う診療施設を指し，医師あるいは歯科医師が診療を行う施設．診療所の設立は医学部あるいは歯学部を卒業し，おのおの該当する国家試験に合格した者が厚生労働省に各医籍登録を行い，医師免許あるいは歯科医師免許を取得し，所定の臨床研修を修了した者が開設地の保健所を経由して都道府県知事に施設の開設申請をする．それぞれの診療所の開設資格者は医師あるいは歯科医師で，運営は「医療法」の規則に従う．[24] ⇨参医師法→232，歯科医師法→1227，医療法→285

診療情報管理 health information management 医療機関において，診療情報を管理，活用する業務．医師の「診療録」だけではなく，医療関連すべての職種の記録や情報を含む．「もの」の管理として，記録の収集，整理，監査，入出管理などがあり，「情報」の管理として，診療記録に基づくデータベース構築，統計業務，要求に応じたデータの集計や分析などがある．診療情報提供や DPC(診断群分類別包括評価)導入などがあり，診療情報管理への関心は非常に高い．これらの業務を担う職種として診療情報管理士がある．[45] ⇨参診療情報管理士→1608

診療情報管理士 health information manager；HIM 診療記録および診療情報を適切に管理し，そこに含まれるデータを加工，解析，編集し活用することにより医療の安全管理，質の向上および病院の経営管理に寄与する職業．かつては診療録管理士と称したが，1996(平成8)年以降この名称に変更．日本病院会が設けた通信教育(基礎課程，専門課程各1年)の受講，または受験認定指定校(大学，短大，専門学校)での必須科目履修により，診療情報管理士認定試験の受験資格が得られる．2005(同17)年から上級位の診療情報管理士指導者の資格認定も行っている．[1418] ⇨参診療情報管理→1608

診療情報提供 診療情報提供とは，大きく「日常診療中の説明(説明文書の交付なども含む)」「診療記録開示」に分類できる．目的はインフォームド・コンセントの推進，情報共有化による医療の質改善や透明性の確保，患者の知る権利の保障などにある．患者，医療界の意識の高まりを受け，2000 年の前後に，日本医師会，国立大学，国立病院などの指針が相次いで制定された．現在は「個人情報保護法」によって個人の権利が明確にされている.[45] ⇨参カルテ開示⇀559，インフォームド・コンセント⇀304

心療内科 psychosomatic medicine 心の原因により身体的な症状が生じる疾病である心身症の診療や研究を行う内科の一分野．自律神経失調症，過敏性大腸炎，摂食障害(神経性食思不振症や過食症)，パニック障害，不眠症などの疾患が取り扱われる．内科と精神科の間に，神経科とともに位置づけられるが，神経科は精神科に近く，心療内科は内科に近い.[543]

診療プロセス process of medical care 診察から検査，診断，治療，治療結果などにわたる医療行為の過程．現在，医療費を最少に抑え，最良の医療結果を得るために，どのように医療資源を組み合わせたらよいかが検討されている(例えばクリティカルパス)．このような動向に伴い，診療プロセスの標準化が求められている.[153]

診療放射線技師 radiologic〔al〕technician(technologist)［放射線技師］ 放射線技師の名称は電離放射線発生装置取り扱い専門職を意味するが，資格としての診療放射線技師は医療機関において放射線を用いて撮影，治療を業務とする医療技術職．以前は業務の多くは医師あるいは歯科医師の範疇であったが，医療の複雑化により専門職として医師または歯科医師の指示のもとに装置を使用して放射線を人体に対して照射する．具体的にはX線など放射線の治療のための照射，X線写真の撮影，放射線を使用しない分野の画像診断(超音波検査，MRI 撮影など)など，多岐にわたる．診療放射線技師の資格は国が定めた短期大学，専門学校，理系大学の診療放射線学に関する学科で3年間以上を修了し，国家試験に合格した者に与えられる．1984(昭和 59)年の法改正以前の「診療エックス線技師」資格は業務内容に一部限定がある.[24]

診療報酬 medical fee schedule 医療を提供した場合に，審査支払い機関である社会保険診療報酬支払基金や国保連合会から対価として医療施設に支払われる医療費をいう．医科・歯科・調剤報酬に分類され，実施した医療行為ごとにそれぞれの項目について定められた点数が加算される「出来高払い制」を基本としている．1点の単価は10円であり，保険医療機関は診療報酬点数に10を乗じた合計額から患者負担分を差し引いた額を社会保険診療報酬支払基金などから受け取る．医療機関の特性により，算定できる点数，項目が異なる．医科診療報酬点数は初診料，再診料，入院基本料などの基本診療料および診療上必要に応じて採用される検査，画像診断，投薬，注射，リハビリテーション，処置，手術などの特掲診療料により構成される．ちなみに介護報酬は1単位10円である.[157]

診療報酬明細書 receipt ［レセプト］ 医療機関が保険者に医療費を請求する書式．医療費の一部(自己負担分)は被保険者(患者)が医療機関に直接支払いをするが，残りは翌月はじめに一括して，国民健康保険団体連合会や社会保険診療報酬支払基金を通じて保険者に請求する．診療報酬明細書(レセプト)には被保険者情報，病名，検査・治療内容が記載されている．医療機関は各患者のレセプトの表紙として総括集計表をつけて提出する．電子メディアによる請求も可能である．1997(平成 9)年6月旧厚生省の通知により，本人，家族，遺族に対してレセプト開示がなされるようになった．開示の申請は保険者に対して行われる.[256]

診療補助行為 ancillary act for medical care 医師・歯科医師の業務は有資格者のみに許された独占業務．保健師，助産師，看護師，診療放射線技師，その他の医療従事者は，それぞれ医師の指示により医療業務を補助する．「保健師助産師看護師法」第5条は「看護師とは，(中略)診療の補助を行うことを業とする者をいう」と定義している．医療行為全般にわたって補助する行為をいう.[1410] ⇨参業務独占⇀773，医療関係法規⇀281

診療要約 summary of medical care 患者の氏名，性別，生年月日，職業，現病歴と既往歴，家族歴，治療内容と経過，転帰などが，一定の方式により系統的にまとめられ記されたもの.[153]

診療録 medical record 臨床現場での「カルテ」を指すことが多いが，法的には「診療録」が正式呼称．「医師法」第24条に，医師は診療をしたときはその事項を「診療録」に記載すること，という記載義務や5年間の保存義務が規定されている．また，同法33条の2には違反に対する罰則規定もあるほど重要事項である．看護記録や他の医療関連記録を含めて，診療の記録であるとして，広義な意味で「診療録」や「診療記録」とされることもあるので注意が必要である.[45] ⇨参診療録管理⇀1609，診療情報管理⇀1608，診療情報提供⇀1608，カルテ⇀559

診療録開示⇨同カルテ開示⇀559

診療録管理 medical record administration 医療機関において，診療記録を管理，活用する業務．「もの」の管理として，記録の収集，整理，監査，入出管理などがあり，「情報」の管理として，診療記録に基づくデータベース構築，統計業務，要求に応じたデータの集計や分析などがある．医師の記録たる「診療録」だけではなく，すべての医療関連情報がその業務範囲にあって，近年では「診療情報管理」と表されることが一般的.[45] ⇨参診療情報管理⇀1608，診療情報管理士⇀1608，診療録⇀1609

診療録管理士 registered medical record administrator；RRA 医療施設において発生する各種診療記録(カルテまたはチャートと呼ばれる病歴，病状の経過，治療内容，手術記録，各種の検査記録など)を当該記録の管理責任者である施設長，院長の指示に基づいて医師や関係者から収集し，一定の方式で整理し，必要時にただちに提供できるように管理し，同時に必要に応じて診療データを集計・分析し，医療の結果やその仕組みを評価，判断して該当部門へ返す仕事を行う職業．1972(昭和 47)年から社団法人日本病院会が診療録管理の通信教育を開始〔1996(平成 8)年からは財団法人医療研修推進財団も参加〕，課程修了者に診療録管理士を認定している．なお同年より診療情報管理士と改称.[1418] ⇨参診療情報管理士⇀1608

心理療法 psychotherapy⇨同精神療法⇀1687

人類遺伝学 human genetics ヒトを対象とした遺伝学の広い研究領域を指す．かつては家族，種族，民族などにおける遺伝性疾患や形質の遺伝様式の究明が中心課題であったが，研究技術の進歩によりヒトの細胞遺伝学や分子遺伝学へと展開し，人類全体がもつ遺伝子構成の解明へと向かっている.[368]

人類学上基線 anthropologic base line⇨同フランクフルト線⇀2578

人類生態学 human ecology ［人間生態学］ 人間について研究する生態学.動植物の生態学とは異なり，環境要因として生物学的要因，化学的要因，物理的要因に加えて社会・文化的要因が関係してくる.そのため，さまざまな立場と方法論があり，歴史的にも社会人類学，博物学，公衆衛生学などの分野からそれぞれの背景をもって提唱されてきた.主に個体群レベルで人間の生存をとらえ，その生業・食物・人口学的側面に関する包括的な研究を行う.人間の生存に関する最も基本的な研究であり，近年の環境問題や人口問題の理解に基本的な知見を提供する学問分野として期待されている.[904]

唇裂 cleft lip ［口唇裂，兎唇，三つ口］ 口唇形成期の顔面突起癒合不全で生じる裂奇形で上唇裂と下唇裂があり，上唇裂は側方唇裂と正中唇裂がある.正中唇裂はまれである.通常，唇裂とは胎生期(6-8 週頃)，上唇を形成する左右上顎突起と内側鼻突起先端(球状突起)の癒合不全による上唇側方裂を指す.原因は上唇の形成原基の3つの中胚葉塊のうち，いずれかが発育不足あるいは欠損して起こるとの説が有力.発生要因として，発症遺伝的要因と環境要因(風疹，油性ビタミン過剰摂取，向精神薬など)，両者相互に関与する多因子遺伝があげられるが，すべてが明らかではない.発生率は唇顎口蓋を含め，わが国では約 500 人に 1 人といわれ，片側性と両側性のうち片側性が多く，左右差では左側に多い.破裂には上唇の一部に限局した不完全破裂と完全破裂があり，赤唇部のみの破裂を第 1 度，口唇皮膚部に達しているものを第 2 度，鼻腔底に達しているものを第 3 度完全破裂といい歯槽裂を合併することが多い.下唇裂は胎生期の下顎突起の癒合不全である.治療は成人に達するまで一貫した計画診療が行なわれ，その中で口唇形成手術を生後 3-5 か月に行う.[535]

唇裂修復術 cleft lip repair 一側または両側の先天的な上口唇の断裂の手術法.唇裂は一般に胎児期の上顎突起と内側鼻突起の癒合不全から起こる.手術の目的は外見上の形成および哺乳力などの機能不全を改善することであり，生後 3 か月を目安に行う.[98]

腎癆(ろう) nephrophthisis，nephrotuberculosis 通常，腎結核症を指す.[186] ⇨参腎結核⇀1533

腎瘻(ろう) nephrostomy 経皮的腎手術や尿路変向を目的として設置されるもの.[186] ⇨参経皮的腎瘻(ろう)造設術⇀873

腎瘻(ろう)**術**⇨同経皮的腎瘻(ろう)造設術⇀873

新老人の会 new elder citizens 2000(平成 12)年に設立.積極的に社会活動に参与している高齢者の集い.初代会長は日野原重明.75 歳以上はシニア会員，75 歳未満はジュニア会員.次世代が健やかに成長するためにわが国の文化や習慣を次世代に伝え，戦争と貧しさや苦境の中から得た体験を伝承し，健やかな第三の人生を感謝して生きる人びとが新しい自己実現を求めて交流し心豊かに晩年を過ごし，国民が真の教養を身につけた生活習慣による望ましい生き方の普及を図ることなどを目的に活動を行っている.[1174]

親和性 affinity⇨同アフィニティー⇀170

親和性《ウイルスの》⇨同向性⇀1022

親和性クロマトグラフィー affinity chromatography ［アフィニティークロマトグラフィー］ 生体分子間の特異的な親和性を利用したクロマトグラフィー.生化学および分子生物学の分野で使われる手法で，酵素をはじめとする種々のタンパク質の精製に必須の技術.例えば，ある酵素を精製する場合，アガロースゲルなどの支持体に目的の酵素に対する基質や補酵素を固定化し，クロマト管(カラム)に充塡する.これに酵素を含む試料を注入すると，酵素は基質と特異的に結合するが，他のタンパク質は結合することなく溶出されるので，きわめて効率よく精製を行うことができる.カラムを洗浄後，塩濃度などを変化させて酵素と基質の結合を弱めれば，目的の酵素のみが溶出してくる.一般的には，支持体をブロムシアンなどで活性化し，アミノ基やヒドロキシル基をもつ化合物を固定化する.[126] ⇨参クロマトグラフィー⇀846

す

髄⇨同髄質⟶1615

膵 α 細胞⇨同膵 A 細胞⟶1611

膵 β 細胞機能　β-cell function⇨同HOMA-β⟶61

膵 δ 細胞⇨同膵 D 細胞⟶1611

膵 A 細胞　pancreatic A cell　［膵 α 細胞］　膵島(ランゲルハンス Langerhans 島)のグルカゴンを分泌する細胞．膵島の周辺部に存在．[418]

膵 B 細胞　pancreatic B cell⇨同膵ランゲルハンス島 B 細胞⟶1632

膵 D 細胞　pancreatic D cell　［膵 δ 細胞］　膵島(ランゲルハンス Langerhans 島)のソマトスタチンを分泌する細胞．[418]

随意運動　voluntary movement　［意図的運動］　意志によって筋肉を動かして行う運動．随意運動は大脳辺縁系で動機が生じ，大脳連合野，大脳基底核などでプログラミングされる．また深部感覚などの感覚情報が小脳へ入力し，運動指令と統合された情報は，小脳から視床を経て入力されたインパルスとして運動野や運動前野に集中して運動の準備状態をつくる．最終的には運動野から運動指令のインパルスが脊髄運動ニューロンに下行して生じる．[1230]　⇨参随意筋⟶1611

随意運動中枢　voluntary movement center　随意運動をコントロールしている大脳皮質連合野として一次運動野，運動前野，補足運動野が知られる．随意運動の調節には，大脳基底核，小脳が関与する．反射中枢以外の脳脊髄ともいえる．[1230]

随意筋　voluntary muscle, volitional muscle　随意運動に関与する筋肉．意志によって動かすことができる．大部分の横紋筋が随意筋で，骨格筋のほか，外眼筋や皮膚筋などが含まれる．[97]

随意血圧　casual blood pressure　［随時血圧，外来血圧］　一般に医療機関の外来診察室において医師により測定された血圧値を指す．外来での随意(随時)血圧は各個人の通常の血圧を表すとは限らないため，家庭における自己測定や 24 時間携帯型自動測定器によって得られた値のほうが信頼性が高い．随意血圧が家庭血圧より高いものを白衣高血圧，家庭血圧のほうが高いものを仮面高血圧と呼ぶ．[618,438]

膵移植　pancreatic transplantation　インスリン依存状態の糖尿病患者に，生理的にインスリンを補充する治療手技として応用されている．摘出した膵を移植する方法(膵腎同時移植されることが多い)と，膵より膵島を分離し，膵島のみを移植する方法がある．膵腎同時移植は，糖尿病性腎不全の治療として有用とされている．[418]

随意〔性〕振戦⇨同企図振戦⟶697

随意性脱臼　voluntary dislocation　外傷によらずに自分の意志により関節の脱臼や整復を繰り返すことができる状態で，通常は疼痛を伴わない．肩関節にしばしば認められ，先天的に過度の関節動揺性がある場合が多いが，精神的な要因がみられる場合も少なくない．[735]

スイート病　Sweet disease　1964 年イギリスの皮膚科医スイート Robert Douglas Sweet により提唱された原因不明の疾患で，敗血症を思わせる高熱，顔・頸部の圧痛のある隆起性紅斑，末梢多核白血球増加，壊死性血管炎を伴わない核破片を伴う好中球の密な浸潤を四主徴とする疾患．紅斑の辺縁に水疱や膿疱を伴うこともある．細菌感染が先行することも多く，また悪性腫瘍や白血病，骨髄異形成症候群などを合併することもある．関節痛，筋肉痛，結膜炎，虹彩毛様体炎，口内炎，陰部潰瘍などを伴うことがあるとされる．検査では赤沈促進，CRP 陽性，白血球増加を認める．治療は抗生物質は無効で，副腎皮質ホルモンの全身投与が著効を示す．[381]

随意排尿　voluntary micturition　意識の命令による排尿．機序はまだ解明されていないが，会陰筋と外尿道括約筋を随意的に弛緩させると，排尿筋が下方へ引っぱられ排尿筋の収縮が起こると考えられる．[851]

水泳肩　swimmer's shoulder　スポーツによる肩障害の1つで，水泳競技において肩関節の過度使用(内転，内旋，外転，外旋)により痛みを発現する．クロール，バタフライによる棘上筋炎または肩峰下インピンジメント症候群，背泳ぎによる肩関節前方亜脱臼，後方亜脱臼などがある．[735]

膵液　pancreatic juice　膵臓から十二指腸内腔に外分泌される液．無色透明で，膵酵素，水，炭酸水素ナトリウムの3因子よりなる．成人では1日 500-2,000 mL が分泌される．弱アルカリ性(pH 約 8.0)で，胃液で酸性にされて送られてきた内容物を中和する．膵酵素にはアミラーゼ，膵リパーゼ，トリプシンなどがあり，十二指腸や小腸粘膜から分泌されるセクレチンやコレシストキニン(パンクレオザイミン)などの消化管ホルモンにより影響される．[307]　⇨参十二指腸液⟶1380

髄液　cerebrospinal fluid；CSF⇨同脳脊髄液⟶2304

髄液圧　cerebrospinal fluid pressure⇨同脳脊髄液圧⟶2305

髄液圧亢進　intracranial hypertension⇨同頭蓋内圧亢進症⟶2096

髄液圧低下症候群　intracranial hypotension syndrome　［低脳脊髄圧，頭蓋内圧低下症］　何らかの原因で髄液圧が低下したときに起こるもの．通常 50-90 mmH_2O またはそれ以下に髄液圧が低下したときに起こり，髄液検査でも髄液が自然に滴下せず注射器で引いてはじめて得られることもある．最も多い症状は激しい頭痛で，座位または立位で悪化し，横臥位で軽快，咳や腹圧を加えると悪化する．頭痛とともに吐き気，ときに嘔吐を伴い，またはめまいを訴える．一側または両側の外転神経麻痺が起こることがある．原因として最も多いのは腰椎穿刺で，穿刺終了後髄液が硬膜外腔に持続的に漏れることが原因．その他，自然または外傷後の髄液性鼻漏，強い脱水，脊髄麻酔，気脳写でも起こる．治療は横になり，頭を低くすることが最も有効．ときには輸液を行ったり鎮痛薬を与える．[1009]

髄液圧波効果⇨同脳脊髄液圧波効果→2305

髄液グロブリン反応 globulin reaction of cerebrospinal fluid 髄液中のグロブリンが増加する疾患の診断のために行う検査．多発性硬化症，髄膜炎，脊髄腫瘍，ギラン・バレー Guillain-Barré 症候群，進行麻痺，脳梅毒などが対象となる．方法は２つあり，①ノンネ・アペルト Nonne-Apelt 反応：試験管に 0.5 mL の試薬(中性硫酸アンモニウム飽和溶液)をとり，これに同量の髄液を重層する．３分以内に境界面が白濁すれば陽性とする，②パンディー Pandy 反応：時計皿に試薬(10% 石炭酸飽和溶液)を約 2-3 mL とり，髄液を辺縁から１滴ずつ静かに滴下．３分後，接触面が白濁すれば陽性とする．いずれの方法もグロブリンに特異的に反応するものではないため，正確には電気泳動法などのタンパク分画法による．[90]

膵液検査 pancreatic juice test, examination of pancreatic juice 膵液を採取し，膵外分泌機能の判定や癌を診断するための検査．通常，パンクレオザイミンやセクレチンなどの膵外分泌刺激剤で刺激したのち，挿入した十二指腸ゾンデで膵液を採取し，液量測定，性状(pH，色調，重炭酸塩濃度)検査，酵素(トリプシン，アミラーゼ，リパーゼなど)の活性測定，細胞診などを行う．[1181]

髄液検査 cerebrospinal fluid examination 脳室系およびくも膜下腔を満たしている脳脊髄液の一部を採取し，その性質を調べて疾患の診断に役立てる検査法．髄液採取法には腰椎穿刺法，後頭下穿刺法，脳室穿刺法があり，通常は前２法を用いる．腰椎穿刺は側臥位で行う．患者は両膝を曲げ，頸部を前屈して脊柱を強く後彎させ，両側腸骨稜を結ぶヤコビー Jacoby 線上にある第４腰椎棘突起を目標に，皮膚を消毒後，第 3-4 腰椎間または第 4-5 腰椎間に穿刺針を正中線をはずさないように刺入．これは成人では脊髄は第１腰椎または第 1-2 腰椎間で終わっているため．6-7 cm 刺入し棘間靱帯や硬膜を貫通する抵抗を感じたら，マンドリンを抜けば髄液が滴下．まず穿刺時と髄液採取後に液圧測定を行い，クエッケンシュテット Queckenstedt 試験によって静脈圧迫による脳脊髄圧の上昇をみる．また得られた髄液で，性状検査(透明度，色調，浮遊物)，細胞数測定，化学的検査(総タンパク質，アルブミン，IgG，IgM，IgA，糖質，塩素，LDH)，細菌，ウイルス検査などを行う．刺入部皮膚の感染や脳腫瘍など，髄液圧の高いことが予想される場合には禁忌．[1009] ⇨参脳脊髄液検査→2305

髄液循環⇨同脳脊髄液循環→2305

髄液耳漏⇨同脳脊髄液漏→2305

膵液性消化 pancreatic digestion 膵液中の消化酵素によって行われる腸内消化．膵液には消化に重要な役割を果たす多くの主要な酵素，および胃酸を中和する重炭酸イオンが含まれている．[842] ⇨参膵液分泌→1612

髄液タンパク定量 determination of cerebrospinal fluid protein 脳脊髄の炎症性疾患や腫瘍，出血などでは髄液中のタンパク質が増加するので，タンパク質の定量を行って診断に役立てる．化学的な発色反応を利用した種々の簡便な測定方法があり，主なものは，ピロガロールレッド法，ベンゼトニウム・クロライド法，キングスベリー・クラーク Kingsbury-Clark 法など．髄液中のタンパク質の基準値は 10-40 mg/dL で血清タンパク質の 1/200 の濃度である．[90]

膵液中の酵素 enzyme in pancreatic juice 消化酵素を含む顆粒は腺房細胞内でつくられ，細胞の開口放出によって分泌される．膵酵素の分泌はまず消化管ホルモンにより調節される．すなわち，上部小腸の内分泌細胞であるＩ細胞から分泌されるコレシストキニンは，腺房細胞などに働き，酵素に富んだ膵液を分泌させる．また，アセチルコリンにも同様の作用がある．膵液中の強力なタンパク質分解酵素は，不活性の前酵素の形で分泌される．トリプシンの前酵素であるトリプシノーゲンはトリプシンおよびエンテロペプチダーゼで，その他の前酵素はトリプシンにより活性化される．膵液中にはそのほか，膵リパーゼ，膵アミラーゼ，ホスホリパーゼ A_2 など消化吸収に重要な役割をもつ酵素を多く含む．[842]

膵液電解質 pancreatic electrolyte 膵液はアルカリ性で高い重炭酸イオン濃度(113 mEq/L)をもち，胆汁，腸液とともに胃酸を中和し，十二指腸内容を pH 6.0-7.0 に保つ．膵液電解質の分泌はまず消化管ホルモンであるセクレチンにより調節される．セクレチンは膵導管細胞に働き，重炭酸イオンを高濃度に含み酵素含量の少ない強アルカリ性の膵液を強力に分泌させる．導管細胞に対するセクレチンの作用は，細胞内 cAMP 濃度を高めることによる．[842]

髄液鼻漏⇨同脳脊髄液漏→2305

膵液分泌 secretion of pancreatic juice 膵液の分泌はまず消化管ホルモンであるセクレチン，コレシストキニンにより調節され，また迷走神経の作用によっても起こる．セクレチンは膵導管細胞に働き重炭酸イオンを分泌させ，コレシストキニンは膵腺房細胞に働き膵酵素を分泌させる．[842]

髄液漏 liquorrhea, cerebrospinal fluid leakage⇨同脳脊髄液漏→2305

膵炎⇨参急性膵炎→733，慢性膵炎→2755

水解 hydrolysis⇨同加水分解→502

髄外腫瘍 extramedullary tumor⇨参脊髄腫瘍→1718

膵外傷 trauma of the pancreas, pancreatic trauma 開放性損傷と非開放性損傷に分類される．わが国では交通事故に起因する鈍的外力によるものが 90% 以上を占める．基本病態は出血と膵液漏出であるが，肝，十二指腸，結腸，大血管，脾臓など他臓器の合併損傷が多く，重篤化する率が高い．診断には CT が第一選択で，主膵管損傷の有無の評価には内視鏡的逆行性膵管造影が有用．非開放性膵損傷は症状が遅れて現れる例が多く，受傷から数日経過後に発見されることもある．外科的治療には止血とドレナージが基本であるが，症例によって膵体尾部切除術，膵管縫合再建術などが追加される．[1401]

水解小体⇨同リソソーム→2924

髄外性形質細胞腫 extramedullary plasmacytoma 骨髄腫細胞が骨髄以外の組織・臓器で腫瘤を形成したもの．鼻腔，副鼻腔，咽喉頭部などの上気道が最も多く，次いで消化管，中枢神経，乳房，甲状腺などさまざまな臓器にみられる．多くの症例は切除ないし放射線照射で軽快するが，多発性骨髄腫に移行する症例も 10-30% 認められる．[1464]

髄外造血 extramedullary hematopoiesis ［異所性造血］ 骨髄以外の臓器(肝臓や脾臓)において血球が産生されること．血球は，胎児期は卵黄嚢や肝臓，脾臓で産生され，出生後は骨髄のみで産生される．しかし，骨髄線維症などでは骨髄で造血できなくなるため，脾臓や肝臓などで血球が産生される．髄外造血では涙滴赤血球が末梢血に認められる．[1038]

膵外分泌機能検査法 exocrine pancreatic function test 通常，パンクレオザイミン・セクレチン試験が用いられ，得られた膵液の液量測定，性状(pH，色調，重炭酸塩濃度)の検査，酵素(アミラーゼ，トリプシン，リパーゼなど)の活性測定を行う．簡易試験としてPFD(pancreatic function diagnostant)試験(*N*-benzoyl-L-tyrosyl-*p*-amionbenzoic-acid：BT-PABA 試験)があり，この試験では膵外分泌酵素αキモトリプシンにより特異的に分解される合成基質BT-PABA(ベンチロミド bentiromide)を経口投与し，その分解産物であるパラアミノ安息香酸(PABA)の尿中への排泄量を測定する．[1181] ⇨参膵内分泌機能検査→1626

膵外分泌腫瘍 exocrine pancreatic tumor 腺房細胞または膵管上皮を発生母地とする膵腫瘍．「膵癌取扱い規約」では漿液性嚢胞腫瘍，粘液性嚢胞腫瘍，膵管内腫瘍，浸潤性膵管癌，腺房細胞腫瘍に分類されている．良性腫瘍はまれで，臨床的に最も問題となるのは膵管癌で，膵癌の大多数を占め，50歳代以上に多くみられる．アルコール，コーヒーの常飲や糖尿病，慢性膵炎などとの関連が注目されている．予後はきわめて不良．[1401]

髄核摘出術 nucleotomy 変性脱出した髄核を手術的に摘出する方法で，椎間板腔の除圧と脊髄神経根の圧迫除去が目的．腰椎では後方から行うラブ Love 法が有名であり，前方から髄核摘出後に固定を加える方法(頸椎や腰椎の前方固定)などがある．最近ではより低侵襲な手術方法として，鏡視下に Love 法を行う内視鏡下椎間板切除術 microendoscopic discectomy(MED)なども試みられている．[735] ⇨参経皮的髄核摘出術→873，ラブ法→2899

髄核ヘルニア⇨同椎間板ヘルニア→2031

髄核融解術⇨同化学的髄核融解術→468

髄芽腫 medulloblastoma ［神経髄芽〔細胞〕腫，メデュロブラストーマ］ 小児の小脳に好発する脳腫瘍．統計で原発脳腫瘍の2.3%，小児腫瘍の15.7%を占める．15歳未満が4.4%で，5-9歳が最も多い．男女比は1.8：1と男性に多い．ほとんどは小脳虫部に発生し，第4脳室，両側小脳半球に浸潤していく．きわめて悪性のため症状の発現・進行も早い．手術による全摘はできず，補助療法として化学療法や放射線療法が行われている．[196]

膵仮性嚢胞 pancreatic pseudocyst 膵臓の外傷や膵炎後に膵液が膵臓の周囲に漏出することによりできる嚢胞．小児では自転車のハンドル外傷後などにみられる．膵液，滲出液が貯留し，膵液が消化液であるために周囲と強い炎症を起こし線維性の被膜をつくる．自然治癒することもあるが，腹痛などの症状があるものや，感染，出血，消化管穿孔などの合併症を伴ったものは，内瘻化や外瘻化(ドレナージ)または摘出術が必要．[208] ⇨参膵外傷→1612

膵管 pancreatic duct ［主膵管，ウィルズング管］ 膵臓でつくられた膵液を十二指腸に運ぶ導管のことで2本存在する．膵臓の左端に起こり，まわりから枝を受けつつ右のほうに向かって走行し，総胆管と合流して十二指腸の下行部に開口している導管を主膵管と呼ぶ．他は副膵管と呼ばれ，膵頭の上部に起こる．これは多くの場合，膵管に合流するが，しばしば独立して主膵管開口部の上方の十二指腸に開口．[60,279]

膵管造影 pancreatography 膵管内に造影剤を注入し，X線撮影を行って膵管の状態を調べる検査法．膵癌，慢性膵炎などの診断に用いる．内視鏡により膵管の十二指腸開口部より造影剤を注入する方法や，手術の際に直接，膵管内に造影剤を注入する方法がある．[60,279]

膵管胆道合流異常症 anomalous arrangement of pancreatico-biliary ductal system ［膵胆管合流異常］ 先天性の奇形で，解剖学的に膵管と胆管が十二指腸乳頭開口部より上流の十二指腸壁外で合流するものと，膵管と胆管が異常な形で合流するものがある．十二指腸乳頭部括約筋の機能が合流部に及ばないため，膵液と胆汁が相互に逆流し，急性膵炎，胆管炎を起こすことが多い．また胆石，胆道癌などの合併頻度が高い．発癌の成因として胆道内に逆流貯留した膵液による刺激が指摘されている．診断は画像的には内視鏡的逆行性膵胆管造影，経皮経肝胆道造影，超音波内視鏡などが有用で，生化学的には胆汁中のアミラーゼ高値を証明することが重要である．治療は本症に伴う合併症に対して行われる．[1401]

水気胸 hydropneumothorax 胸腔内に液体と気体が貯留していること．原因で最も多いのは，自然気胸に胸水を合併する場合で，自然気胸の約15%に認められる．外傷性気胸で血胸を合併する場合もある．診断は胸部X線写真で胸腔に水平線(ニボー)の形成を確認する．すなわち胸腔に水と空気があり，気管支・胸膜瘻の存在を意味する．[1019]

膵機能検査 pancreatic function test 膵臓の外分泌機能と内分泌機能を調べる検査の総称．膵疾患以外に内分泌・代謝疾患や消化器疾患の診断にも利用されている．[1181] ⇨参膵外分泌機能検査法→1613，膵内分泌機能検査→1626

膵機能不全 pancreatic insufficiency 膵実質の破壊を伴うような急性・慢性膵炎，膵管の狭窄あるいは閉塞などに続発して，膵臓より産生・分泌されるホルモン，酵素が著しく減少することにより生じる病態の総称．しばしば栄養吸収障害，食欲不振，上腹部痛，全身倦怠感，体重減少，糖尿病などがみられる．最大の原因としては，アルコール性膵炎があげられる．糖尿病に対してはインスリン治療，栄養吸収障害に対しては消化酵素製剤の投与などが行われる．[60,279]

水胸症 hydrothorax 胸膜腔に漏出液が貯留している病態．原因は肺うっ血，低アルブミン血症，リンパ流の障害などがある．たまっている胸水は滲出液と異なり，タンパク質濃度，比重が低い．[953]

水銀 mercury；Hg ［Hg］ 室温で液体である唯一の金属で強い毒性をもつ．金属水銀，無機水銀，有機水銀に大別できる．金属水銀は常温で唯一の液体金属で，体温計，温度計などの各種計器や電池，水銀灯，歯科用アマルガムなどに使用される．無機水銀は固体であり，塩化第二水銀（昇汞）や酸化第二水銀の使用量が多く，塩化ビニルの触媒やアルカリ電池の電極，試薬などに用いられている．有機水銀は水銀と炭素の結合をもつ化合物の総称で，アルキル水銀化合物，アリル水銀化合物，アルコキシアルキル水銀化合物などがある．元素記号 Hg，原子番号 80，原子量 200.59.[1015]

水銀剤 mercurial 水銀塩の殺菌作用などを用いた薬剤の総称．水銀およびその塩は 12 世紀頃，疥癬の治療に水銀軟膏として用いられ，その後，変質剤，下剤，慢性炎症に対する変質剤，駆梅剤，防腐薬，消毒薬，収斂剤として使用されたが，現在はその毒性のため他の薬剤に代わっている.[1015]

水銀蒸気中毒 mercury vapor poisoning ［**金属水銀中毒**］ アルキル水銀や金属水銀は蒸発しやすいため，水銀蒸気の吸入により，経気道的に吸収される．吸入された水銀蒸気の約 80% は血流に入り，大部分は赤血球で急速に酸化される．約 20% は肺内に貯留する．高濃度曝露により，金属熱様症状および化学性肺炎が生じる．多くの場合，急性の歯肉炎や口内炎を伴う．さらに亜急性・慢性中毒ではエレチスム erethism と呼ばれる異常な興奮を示す精神症状や，振戦，神経症状などがみられることがある.[1015]

水銀疹 mercury eruption 水銀を外用，経口，吸入，注射などによって体内に吸収した結果生じる皮膚および粘膜病変をいう．通常は水銀化合物に感作された人に起こる．また水銀を局所に塗布して生じた局所の皮膚炎は接触皮膚炎とする．多くは全身性接触皮膚炎の形でみられる．間擦部を中心とする小水疱を伴う浮腫性紅斑が特徴．表在性の膿疱を伴うこともある．膿疱が主体のときは急性汎発性発疹性膿疱症ということもある．全身症状として発熱をみる場合もある．水銀接触から発症まで 24 時間前後が多い．10-20 日で症状が改善することが多い．症状が激しい場合にはステロイドの全身投与をすることもある．原因としては体温計破損で水銀蒸気を吸入することによる場合が多い．その他にはアマルガム充塡の際の蒸気吸入，水銀軟膏（アタマジラミに使用）などの外用剤の塗布，チメロサール（ワクチンなどの防腐薬）を含む製剤の注射による場合がある.[809]

水銀腎毒性 mercury nephrotoxicity 水銀中毒には急性と慢性中毒があり，このうち急性中毒として尿細管壊死による急性腎不全，尿毒症がよく知られる．慢性的には近位尿細管の機能異常であるファンコニ Fanconi 症候群や慢性腎不全の原因となることもある．一方，水銀が免疫学的機序を介して免疫複合体性の糸球体腎炎を惹起することが，ヒトでも動物実験でも報告されている.[186] ⇒参水銀中毒→1614

水銀性口内炎 mercurial stomatitis 水銀剤による駆梅療法を受けている患者や水銀を扱う職業の人に現れる疾患で，歯肉縁に硫化水銀沈着による紫灰色の着色を伴う．水銀中毒の初期症状として生じ，歯肉の腫脹，弛緩，発赤がみられ，重症例ではびらんを伴う潰瘍を形成する．患者は粘稠な唾液分泌，口内灼熱感，金属性の味覚などを訴える.[42]

水銀性振戦 mercurial tremor ［**水銀中毒性ふるえ**］ 無機水銀の慢性中毒症状の 1 つであり，企図振戦 intentional tremor（筋肉の随意運動の初期に現れる強直性痙攣）などがみられ，重症化した場合は身体各部まで及ぶ．また手指から始まる細かなふるえによる書字拙劣や姿勢を保つ際に生じる振戦 postural tremor が，ごく軽度のものからかなりはっきりしたものまで高頻度でみられることが多い．軽症の場合には，作業を離れ水銀曝露が軽減すると通常は軽快するが，重症化した例では，程度は軽くなっても企図振戦や手指振戦は長く残存する.[1015]

水銀中毒 mercury poisoning，hydrargyrism，mercurialism 無機水銀化合物起因と有機水銀化合物起因に大別できる．中毒の原因はタンパク沈殿による腐食作用と細胞 SH 基酵素型阻害作用が関係する．金属水銀自体は飲んでも腸管からの吸収度は低いため危険性は少ない．一方，無機および有機水銀は経口的または経気道的に体内に入り，主に腎から，一部は腸管，汗腺，唾液腺，乳腺，毛髪を経て排泄されるため，中毒症状を起こす．急性中毒では化学性肺炎，下痢，腎障害を発症し，亜急性中毒では振戦，タンパク尿などが特徴的．かなり高濃度の慢性曝露では，振戦を伴う顕著な運動失調，情緒不安定，口内炎，歯肉炎，血尿などの症状をみる．アルキル水銀化合物では神経系に対する障害が強い．中毒には，水銀排泄の目的で気管支肺胞洗浄（BAL）やペニシラミンのキレート療法や輸液や血液透析などが用いられる．水銀および無機化合物の管理濃度は水銀として 0.025 mg/m^3.[1015]

水銀中毒性ふるえ mercurial tremble ⇨同水銀性振戦→1614

水銀ネフローゼ mercurial nephrosis 無機水銀は尿細管に作用してスルフヒドリル（SH）系酵素の不活化により再吸収機能を強く抑制する．また尿細管に沈着しその濾過機能を障害するため尿タンパクの出現や腎酵素活性の変化がみられる.[1015]

髄腔 medullary cavity，marrow cavity ［**骨髄腔**］ 骨の中心部にある腔所で，骨髄組織（赤色骨髄）を入れており，造血器官となっている．腸骨の骨幹には広い髄腔が形成され，成長期には活発な造血機能（赤色骨髄）を営むが，成人では脂肪組織に置き換わり（黄色骨髄），造血機能はなくなる．しかし，髄腔のない海綿質で構成される長（管）骨の骨端部や椎骨の椎体，胸骨，肋骨，

●長管骨（大腿骨）の構造にみる髄腔

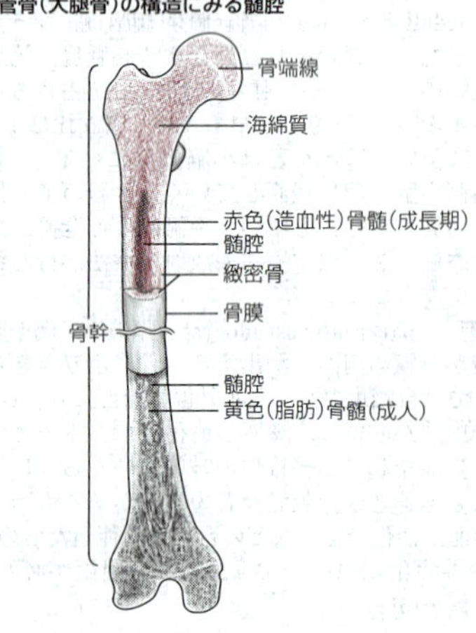

腸骨稜などでは，骨梁の間をうめる骨髄(赤色骨髄)で終生，造血機能が営まれている.[1044] ⇨参骨髄⇀1106

膵空腸吻合術 pancreatojejunostomy 膵液を消化管へ排出させる交通路の形成を目的に膵と空腸を吻合する術式．膵頭部切除後の膵断端との吻合が代表的．空腸の側壁または切離端を用いるかにより端側・端端吻合があり，吻合法は膵断端を空腸内腔に入れる嵌入法と，膵管と空腸粘膜とを縫合する粘膜縫合法に大別される．慢性膵炎に伴う拡張膵管を減圧する目的で施行される場合は，膵管空腸側側吻合がなされる．縫合不全は頻度が高く，重篤な合併症であり，吻合には細心の注意が必要.[1401]

推計学⇨同推測統計学⇀1621

水系感染 waterborne infection ［水系伝染］ 感染経路の1つで，感染症患者の便・尿・吐物で汚染された井戸，水道，川，浴場，プールなどの使用が原因となって伝播するもの．飲用水使用区域に一致した範囲では，男女・年齢を問わず爆発的な流行を引き起こす可能性がある.[501]

水系感染症 waterborne infectious disease ［水系伝染病］ 飲料水となる河川や湖沼などの地表水，地下水，あるいは上水道そのものが病原菌に汚染された場合に認められる感染症．チフス，コレラ，赤痢などの経口感染症，アメーバ赤痢，ワイル Weil 病，寄生虫症などがある．特徴は，①爆発的流行，②給水地域と患者発生地域との一致，③一般に致命率が低い，④性，年齢，職業などに関係なく発生する，⑤季節による影響は少ない，⑥潜伏期からその汚染源を究明できる，など．近年，クリプトスポリジウム *Cryptosporidium* が問題となった.[1169]

水系伝染⇨同水系感染⇀1615

水系伝染病 waterborne epidemic⇨同水系感染症⇀1615

膵血管造影法 pancreatic angiography 選択的腹腔動脈造影，選択的上腸間膜動脈造影が基本で，必要に応じて総肝動脈造影，背側膵動脈造影が追加される．腫瘍性疾患が主な対象となるが，膵癌などは乏血性のものが多く，小病変の診断は容易でない.[264]

水血症 hydremia⇨同水中毒⇀2767

水欠乏性脱水⇨同高張性脱水症⇀1035

遂行機能障害 executive dysfunction ［前頭葉機能障害，実行機能障害］ 言語，動作，認知は，それぞれ比較的独立した高次脳機能に支えられているが，これらの各機能を統括する，脳機能の障害のこと．具体的には意思決定，抽象的思考，セットの変換などの障害である．前頭葉損傷時に多い.[1054]

膵酵素 pancreatic enzyme 消化の過程で膵臓から消化管に分泌される酵素群．膵液中に含まれ，主なものはタンパク分解に働くトリプシンやキモトリプシン，脂質を分解するリパーゼ，核酸分解酵素のリボヌクレアーゼやデオキシリボヌクレアーゼなど.[279]

吸い込み反射⇨同吸引反射⇀714

水剤 mixture 本来は，成分が化学的に結合しないまま混ざり合っていること，すなわち懸濁した状態を意味する．ここから内服用薬剤である水剤，すなわち水に他の薬剤が懸濁している懸濁液剤を指すようになった.[258]

髄索 medullary cord リンパ節の構造の一部．リンパ節は皮質と髄質に分けられる．髄質には髄索と髄洞があり，髄索にはTリンパ球，Bリンパ球，形質細胞および貪食細胞が細網細胞と細網線維の網目の間に存在する．髄洞に存在しているリンパ球は輸出リンパ管を経てリンパ流に入る.[1377]

水酸化カルシウム calcium hydroxide 水に溶けにくい強アルカリ性(pH 12.6)の白い粉末で，組織刺激性が少なく，殺菌作用，有機質溶解作用，硬組織誘導作用や滲出液を阻止する作用などがある．歯内療法で，間接覆髄，直接覆髄，生活歯髄切断，根管充塡，根管消毒などに用いる．治療法に合わせて抗菌薬，硬化剤などを加えて使用されている.[434]

水酸基 hydroxyl group ［OH基，ヒドロキシル基］ アルコール，フェノールのなどの特性基-OH，または遊離の-OH基をいう.[1559]

随時血圧⇨同随意血圧⇀1611

水死体 body found in water，immersed body 水中で発見される死体の総称．おぼれ死んだ死体(溺死体)と死後に水中に入れられた死体がある．死後に水中に遺棄されたとすればただちに殺人や死体遺棄の疑いが生じる．水中死体が発見されると溺死体であるか否かの鑑別が必要になる．外表所見から溺死とそれ以外の死亡を区別することは困難で，解剖検査のうえ，溺死肺，水性肺気腫の存在などの溺死所見や珪藻法などによるプランクトン検査後に死因決定を行う必要がある.[1135] ⇨参溺死(できし)⇀2060，珪藻法⇀863

髄質 medulla ［髄］ 脳，腎臓，副腎，卵巣などの実質臓器は，外層と内部で構造的に著しい違いがみられる．こうした臓器では，外層を皮質，内部を髄質として分けている．これらの皮質と髄質では構造的のみならず機能的にも大きな違いがある．また，骨髄，歯髄，脾臓の赤脾髄と白脾髄などの髄は，中に含まれるやわらかな構造で細網組織の網工と血液細胞など遊離細胞から構成されている.[1044]

髄質の神経線維⇨参脳の髄質の神経線維⇀2291

水質汚濁 water pollution ［水汚染］ 河川，湖沼，海域などの公共水域の水質が低下し，ヒトの健康や水生生物あるいは農作物への悪影響が考えられるようになった場合を指す．水質汚濁は環境保全のうえで大気汚染と土壌汚染と並んで重要な課題であり，防止を目的とした関連法規によって，河川や湖沼，排水などにさまざまな環境基準が設定されている．原因として，洪水や火山の噴火などの自然的原因によるものと，都市下水などの生活排水に含まれる合成洗剤，重金属や工業・農業排水に含まれる農薬など化学物質の流入などの人為的原因がある．特に工業排水によるものは，水俣湾や阿賀野川でみられた有機水銀中毒のようにその影響も大きい.[565]

髄質近接ネフロン⇨同長ループネフロン⇀2020

水質検査 examination of water 生活および産業活動に伴う排水により河川などの水質が汚染されると，環境の悪化のみならず，水道水の水源を汚染し健康被害を引き起こす可能性がある．これらを未然に防ぐために，水源から浄水場，配水施設を経て蛇口に至る各段階で行われる水質の検査．水質検査には，「水道法」〔1957(昭和32)年〕の水質基準で定められたカドミウム，アルキル水銀，PCB(polychlorinated biphenyl ポリ塩化ビフェニル)などの有害化学物質の定量検査のほか,「環境基本法」〔1993(平成5)年〕の環境基準で定められた生物化学的酸素要求量(BOD), 化学的酸素要求量(COD), 溶存酸素量(DO), 浮遊物質量(SS)などの検査, 透明度, 臭気, 味, 色度, 濁度などもある. BODは水中の有機物を好気性微生物によって安定な物質に分解する際に消費された酸素量をmg/Lで表したもの, CODは水中の有機物を過マンガン酸カリウムなどの酸化剤で分解する際に消費される酸素量をmg/Lで表したもの, DOは水中に溶存する酸素量をmg/Lで表したもの, SSは粒径2mm以下の水中に浮遊または懸濁している物質の総量をmg/Lで表したものである.[1169]

髄質孔脳症⇨同孔脳症→1049

髄質性海綿腎 medullary sponge kidney; MSK 胎生期の発達異常による先天性嚢胞疾患で, 腎乳頭部集合管の嚢胞状拡張が特徴. 嚢胞は分葉を単位として腎全体に多発するが個々の嚢胞が大きく成長することはない. 一般に腎機能の低下などが進行することはなく, 予後は良好. 腎盂造影で偶然発見されることが多く, 腎杯に特有なブラシ状像を認める. 大部分は無症状である. 嚢胞状に拡張した部に小結石を合併することが多く, 尿濃縮能や酸排泄能が低下していることがある. 治療は大きくなった結石が尿管に嵌頓すれば超音波破砕法を行う. 感染が認められれば抗菌薬を投与する.[186]

髄質嚢胞腎 medullary cystic kidney⇨同腎髄質嚢胞症→1562

随時尿 random urine, spot urine 検尿には来院時の自然排尿のサンプルを用いることが多く, こうした特別な条件のない尿のこと. 多くの検査はこれで十分目的を達成できるが, 例えば起立性タンパク尿が疑われる際には, 早朝第1尿をサンプルとする必要があり, 1日排泄量(タンパク質, 糖, クレアチニン, Cペプチド)を知りたいときは24時間蓄尿が必要になる.[90]

膵脂肪分解酵素⇨同膵リパーゼ→1633

推尺異常⇨同測定異常《小脳症状の》→1834

推尺過大⇨同測定過大→1834

衰弱胸 phthinoid chest⇨同狭長胸→763

垂手⇨同下垂手→498

水腫⇨同浮腫→2553

水腫性変性 hydropic degeneration [液化変性] 光学顕微鏡的に, 原形質内に水分貯留による小滴が多数発現し, それらが融合して空胞を形成するもの. 粗面小胞体の膜上のリボソームは遊離・遊散する. イオンポンプ機能を維持する細胞膜の代謝機能が障害され, 水分とナトリウムが細胞内に流入し, カリウムの脱出が起こることが主因と考えられる.[1531] ⇨参変性《細胞の》→2647

膵腫瘍 pancreatic tumor, pancreatic neoplasm 膵臓に発生する腫瘍には, 膵癌などの悪性腫瘍と, 膵癌とは性質が異なる膵管内乳頭粘液性腫瘍(IPMN)や粘液性嚢胞腫瘍(MCN)などの嚢胞性膵腫瘍, インスリノーマ, グルカゴノーマなどの内分泌系細胞に由来する膵内分泌腫瘍などがある. 膵癌は大部分が膵管上皮由来の膵管癌であり, 通常, 膵癌といえばこの膵管癌を指す. 膵管内乳頭粘液性腫瘍は, 膵管内に粘液産生性の腫瘍性上皮が発生し, 粘液の過剰産生および腫瘍性上皮の増殖により膵管が拡張して特異な臨床徴候を示す腫瘍であり, 一部に悪性化を示すものが存在. 粘液性嚢胞腫瘍は, 中年女性の膵尾部に好発する, 厚い線維性被膜をもち間質が卵巣様を呈することの多い球形の多房性腫瘍. 膵内分泌腫瘍は, 膵臓に存在するホルモン産生細胞が腫瘍化したもので, 過剰に産生されるホルモン固有の症状を呈することが多い.[60,279]

水腫〔様〕変性 hydropic degeneration⇨同空胞変性→812

髄鞘(しょう) medullary sheath [ミエリン鞘(しょう)] 神経線維のまわりを同心円状に取り巻く筒状の鞘(刀のさやのような覆い)で, 脂質の層とタンパク質の層が交互に重なってできている. 有髄の末梢神経系では, シュワン Schwann 細胞から髄鞘が形成される. 中枢神経系では, 髄鞘は希突起神経膠細胞がつくる. その含有するリポイド成分のために, 髄鞘は白っぽく見える. 末梢神経の髄鞘は, 1-2cmごとにランヴィエ Ranvier 絞輪で分節をつくっている. 髄鞘の厚みは通常2-10 μmである. 多発性硬化症をはじめとする種々の疾患で髄鞘の破壊が起こる.[636] ⇨参神経細胞→1524

髄鞘(しょう)形成障害⇨同髄鞘(しょう)形成不全→1616

髄鞘(しょう)形成不全 dysmyelination, hypomyelinogenesis, hypomyelination [髄鞘(しょう)形成障害, ミエリン鞘(しょう)形成不全] 正常に髄鞘が形成されてこない状態. 代謝異常性の疾患に白質ジストロフィーがあり, 酵素欠損のために髄鞘形成不全を起こすことを主徴とする. 神経系以外の組織にも細胞の異常や蓄積をみることが多く, 遺伝性のことが多い.[1531]

水晶体 crystalline lens 直径約9mm, 前後径4mmの透明な組織で, 虹彩と硝子体の間に存在し, 水晶体嚢, 皮質, 核からなる. 周囲にはチン Zinn(毛様)小帯が付着し, これを介して毛様体につながっている. 主な役割は屈折と調節, そして紫外線の吸収である. 凸レンズの形状をしているが, 虹彩側の面の曲率が大きく, 硝子体面の曲率が小さい前方凸の紡錘状である. 水晶体の前面中心部を前極, 後面中心部を後極という. 水晶体前嚢の嚢直下には水晶体上皮細胞が1層に並んでいるが, この水晶体上皮細胞は赤道部で分化して水晶体線維細胞となる. 水晶体線維細胞は水晶体の中心部に向かって押し込まれ, やがて核は消失するが, 細胞内器官は存在するため, 細胞の代謝は行われる. 水晶体の構成成分は水が66%, タンパク質が33%で, その他, 糖質, 脂質, アスコルビン酸, グルタチオンと無機イオンである. 水晶体タンパク質のほとんどは水可溶性タンパク質のクリスタリンである. 水晶体が混濁した状態が白内障である.[566] ⇨参眼球→576

錐状体⇨参錐状体細胞→1617

水晶体亜脱臼 lens subluxation 後天的にチン Zinn(毛様)小帯の一部が断裂することにより, 水晶体がその正常な位置からずれ, それが瞳孔領にある状態をいう. 鈍的外傷によるものが多いが, 特発性に生じることもある. 白内障, 緑内障, 虹彩炎を合併することもある.[1250] ⇨参水晶体脱臼→1617, 水晶体偏位→1617

水晶体核 lens nucleus, crystalline lens nucleus 水晶体線維が発育とともに水晶体中心部に向かって移動するため, 古い線維細胞が中央に圧縮, 脱水され形成されたもの. 加齢現象によるもので, 25歳くらいから形成が始まる.[1250]

す

水晶体過敏性ぶどう膜炎 phacoanaphylactic uveitis ［**水晶体起因性ぶどう膜炎，水晶体原性ぶどう膜炎**］ 水晶体皮質に含まれる水晶体タンパク質に対する眼内の炎症で，白内障手術後や外傷後に発症することが多い．手術や外傷で水晶体タンパク質が眼内に流出すると多核白血球やマクロファージなどが集まり，これを除去しようと働くために発症する．充血，眼痛，視力低下などの自覚症状を訴え，毛様充血，角膜後面沈着物，前房炎症，硝子体混濁がみられ，眼圧上昇を伴うこともある．水晶体成分の残存が明らかであれば診断は可能だが，確認できない場合は感染性眼内炎も鑑別診断に入れ，前房水や硝子体の細菌学的検査を行う．治療は，水晶体成分が少量の場合はステロイド剤の局所・全身投与を行うが，多い場合や薬剤に対する反応が悪い場合は，水晶体成分の摘出を含めた手術を選択する．[1130] ⇨参ぶどう膜炎→2565

水晶体起因性ぶどう膜炎 phacogenic uveitis⇨同水晶体過敏性ぶどう膜炎→1617

水晶体起因性緑内障 lens-induced glaucoma 水晶体膨化など水晶体の形態変化や水晶体の前方偏位などにより，虹彩後面と水晶体前面との接触が強まり，相対的瞳孔ブロックから閉塞隅角緑内障に至る病態．水晶体膨化は加齢に伴う白内障が原因．水晶体の前方偏位は原因が明らかでない場合も多く，原因が明らかなものとして，外傷のほか，ホモシスチン尿症，マルファン Marfan 症候群，ヴェイユ・マルケザーニ Weill-Marchesani 症候群など遺伝性疾患が原因となる．[975]

水晶体吸引術 phacoaspiration，lens aspiration 白内障の術式で，超音波乳化吸引術などによる核に対する操作が省かれたもの．水晶体核が形成されない若年者や水晶体核がやわらかい場合に対象となる．水晶体核がないため水晶体はほぼ皮質と同じかたさで，灌流・吸引操作のみで除去できる．[1250]

水晶体近視 lenticular myopia 水晶体の屈折力が病的に増すことによって生じた近視のこと．代表的なものでは，核白内障に伴う核近視などがある．[1250]

水晶体原性ぶどう膜炎 lens-induced uveitis⇨同水晶体過敏性ぶどう膜炎→1617

水晶体後線維増殖症⇨同後水晶体線維増殖症→1022

水晶体後囊 posterior lens capsule 水晶体は，透明なカプセル(水晶体囊)に包まれており，このうち硝子体側の後面に相当する水晶体カプセルのこと．[1250]

錐状体細胞 cone cell 網膜には光受容体をもった細胞(視細胞)が2種類ある．杆状体をもつ杆状体細胞(杆体)と錐状体をもつ錐状体細胞(錐体)である．杆状体は明暗の感度が高く，薄暗い光も感知することができる．一方，錐状体は色(赤，青，緑とスペクトラムの異なる3種類の光)を見分け，より微細な構造を識別することができる．光感受性は杆状体に比べると低い．錐状体は網膜の中心部(黄斑，中心窩)に多く分布している．[154] ⇨参杆体(かんたい)→640

水晶体切除術 lensectomy 水晶体を除去する手技全般の総称．特に，硝子体手術用のカッターを用いて行うような先天白内障治療で用いられることが多い．[257]

水晶体前囊 anterior lens capsule 水晶体を包む水晶体囊のうち，虹彩側の前側に相当する部分．前囊から赤道部までは囊直下に上皮細胞が1層存在する．[566] ⇨参水晶体囊→1617，水晶体→1616

水晶体脱臼 lens luxation，lens dislocation 後天的にチン Zinn(毛様)小帯が断裂して水晶体がその正確な位置からずれ，前房内または硝子体内に完全に偏位した状態をいう．原因として鈍的外傷が多いが，特発性の場合もあり，その多くは白内障を伴っている．前房への脱臼は虹彩炎，角膜内皮障害，緑内障を生じるため，摘出手術の適応となる．硝子体内へ脱臼した場合は，無水晶体眼と同じ状態となり，緑内障，眼内炎，網膜浮腫などがある場合以外は積極的な手術適応とはならない．屈折矯正法としては，コンタクトレンズを用いる．[1250] ⇨参水晶体亜脱臼→1616，水晶体偏位→1617

水晶体摘出術 lens extraction⇨同白内障手術→2364

水晶体囊 lens capsule 水晶体を覆う薄い無色透明の膜で，基底膜に相当し，コラーゲンとプロテオグリカンで構成される．囊の厚みは前極，後極部が最も薄く，赤道部が最も厚い．前面を前囊，後面を後囊という．[566] ⇨参水晶体→1616

水晶体囊切開 capsulotomy 超音波水晶体乳化吸引術や水晶体囊外摘出術などの白内障手術時に，器具で水晶体前囊を切開すること．切開器具として，注射針の先端を曲げて用いたり，専用のカプセル鑷子を用いる．[257] ⇨参切囊術→1739

水晶体皮質 lens cortex 水晶体囊の内側，水晶体核周囲の部分を指す．水晶体線維細胞が前極と後極に伸びる長い細胞となり，タマネギ状の規則的な層状構造をなしている．[566] ⇨参水晶体→1616

水晶体偏位 ectopia lentis 水晶体の先天性の位置異常．多くは両眼性で全身異常を伴う．代表的なものに，マルファン Marfan 症候群，ホモシスチン尿症，マルケザーニ Marchesani 症候群などがある．[1250] ⇨参水晶体脱臼→1617

水晶体融解性緑内障 phacolytic glaucoma 外傷あるいは過熟白内障の自然破囊などにより，水晶体に含まれるタンパク質が房水中に遊出し，それに対する反応としてマクロファージが前房内に多数出現する．これらタンパク質およびマクロファージによって線維柱帯が閉塞され，眼圧が上昇する．治療は原因となる水晶体を摘出するのが基本．手術までの間，ステロイド剤が使用されることがある．[975]

水晶体乱視 lenticular astigmatism 水晶体の彎曲が正しい球面をもたないために，平行光線が網膜上の一点に結像されずに起こる乱視のこと．[1250]

髄鞘(しょう)**脱落** demyelinization⇨同脱髄→1918

髄鞘(しょう)**崩壊** myelinoclasis，myelinolysis 髄鞘が変性に陥っていくこと．髄鞘が崩壊するとその構成成分である脂肪物質が分解遊離して脂肪性の分解産物が生じる．崩壊の初期はマルキ Marchi 染色によって最もよく表現され，正常の有髄線維が黄色に染まるのに対して，髄鞘の崩壊産物は黒い球として神経線維に沿って並ぶ．[1531]

水晶様汗疹 crystal rash 俗にいうあせもの一種．発熱や日焼けのあとなどに，体幹や四肢屈側に多発するかゆみや炎症を伴わない無症状な小水疱．表皮角層で汗管が閉塞し，角層下に汗が漏出し水疱を形成する．1-4日で自然に破れ，鱗屑(りんせつ)を残して治癒する．予防としては薄着をする，汗を吸収しやすい下着を着る，

涼しい環境にするなどの対策をとる．[1560] ⇨参汗貯留症候群→154

水腎症 hydronephrosis ［腎水腫，尿腎症］ 尿路の通過障害のために腎盂，腎杯の拡張と腎実質の菲薄化が生じるもの．尿路の通過障害には腎盂尿管移行部，尿管，尿管膀胱移行部，膀胱より下部の尿路のおのおのの先天性または後天性の通過障害がある．代表的なものは腫瘍や結石などの機械的な通過障害であるが，神経因性膀胱や膀胱尿管逆流現象のような機能的なものも含まれる．通過障害部位が腎に近いほど水腎症の程度は短時間に強くなる．一般に上部尿路の通過障害では水腎症は片側性であるが，下部尿路の障害では両側性となる可能性がある．診断は画像診断で容易で，特に超音波検査は非侵襲的であり，まず行うべきである．腎機能が正常の場合は排泄性腎盂造影やCT，MRなどによって原因の検索が行われるが，腎機能の低下している例においては排泄性腎盂造影は避けるべきである．血尿の存在や尿細胞診は尿路系の悪性腫瘍の診断の一助となりうる．治療は原因疾患によって異なることはいうまでもない．先天性の腎盂尿管移行部狭窄で，腎機能の障害があれば腎盂形成術の適応となる．結石では自然排出を待つが，症例によって体外衝撃波砕石術や経尿道的尿管砕石術が施行されることもある．悪性腫瘍に対してはおのおのの進行度によって手術適応，術式が決定される．いずれにしても早期に通過障害を除去し尿流を回復することが重要である．早期の尿流の回復により，多くの場合で腎機能の回復は可能である．[1610]

膵真性嚢胞⇨同真性膵嚢胞→1573

水髄症 hydromyelia⇨参脊髄空洞症→1716

スイス型膝どめ Swiss lock ［スイスロック］ 長下肢装具に用いられる膝継手の1つ．そのロック機能に対する名称．装具の膝継手を伸展させると自動的に伸展位にロックされ，再び屈曲させるには後方にある半月レバーを引き，ロックを解除する．半月レバーは大きく，リングロックよりも操作が行いやすいが，歩行時にロックがはずれることがあり，安全性に問題がある．[834]

スイス型無γグロブリン血症 Swiss-type〔lymphocytopenic〕agammaglobulinemia 現在の先天性免疫不全症の分類では重症複合型免疫不全症の常染色体劣性型と同一の疾患として分類される．詳細は重症複合型免疫不全症を参照．[601] ⇨参重症複合型免疫不全症→1373

スイスロック Swiss lock⇨同スイス型膝どめ→1618

膵生検 biopsy of the pancreas 膵の病理組織学的検査法で，病変組織の一部を採取して行う．膵癌と腫瘤形成性慢性膵炎との鑑別などのために行われる．開腹時の部分切除膵生検(開放性生検)，超音波ガイド下において穿針吸引する穿刺生検(針生検)がある．[1395] ⇨参針生検《超音波ガイド下の》→2398

膵性コレラ pancreatic cholera⇨同ヴェルナー・モリソン症候群→319

彗星徴候⇨同comet tail sign→36

膵性糖尿病 pancreatic diabetes 二次性糖尿病の1つ．膵疾患のために糖代謝異常を伴うもの．インスリンがまったく分泌されないものからインスリンの追加分泌能が低下しているものまで，さまざまな病態がある．代表的疾患としては急性・慢性膵炎，膵腫瘍，ヘモクロマトーシスなどのほか，膵摘除などがあげられる．[418]

水性肺気腫 aqueous pulmonary emphysema おぼれの状況(溺水の吸引)で，大量の水が肺に入り，気道内空気が末梢に押しやられるため肺胸膜下に空気のたまり(気腫)を生じることをいう．溺水の吸引による肺胞内の水分の増加(肺水腫)を水性肺水腫 aqueous pulmonary edema，肺胞の破綻による肺表面にみられる出血を溺死斑という．呼吸運動が激しくなるため，肺内で水と空気が激しく混ざり合い，肺は著しく膨隆し，気管を通り鼻口から茸状泡沫となり出てくる．これらの肺の状態を併せて溺死肺という．[1135] ⇨参溺死(できし)→2060

膵石 pancreatic calculus ［膵臓結石症］ 膵管ないし膵管壁内に埋没した結石で，慢性膵炎の一部の病型にみられる．慢性膵炎では膵液のタンパク濃度を増すため粘性が高くなり，うっ滞してタンパク栓を形成する．これにカルシウムが沈着して形成される．単純X線像では膵の長軸に一致した石灰化像を認める．一部に体外衝撃波結石破砕術が有効な症例があるが，通常は無症状のため，特別な治療はせずに慢性膵炎に準じた治療を行う．[279]

髄節 myelomere 各髄節の前後から出る根糸(細い神経線維束)は束ねられ前根，後根となり，さらに両者が合して脊髄神経となり椎間孔を出る．脊髄神経31対のうち，1対の脊髄神経を構成する脊髄の領域を指す．脊髄の発生に伴う分節性の構造であるが，脊髄内部には髄節を区別する構造はない．[1044] ⇨参脊髄→1715，脊髄神経→1718

垂切後遺症⇨同虫垂切除後遺症→1993

膵切除術 pancreatectomy 膵の一部あるいは全体を切除する術式．慢性膵炎の治療や嚢胞，腫瘍の除去を目的に行われる．膵頭部とともに胃の一部，十二指腸，空腸起始部，胆嚢を一塊として切除する膵頭十二指腸切除術，膵尾部と脾を切除する膵尾側切除術，これらを同時に行う膵全摘術がある．全身麻酔下に施行され，通常，総胆管と上部空腸との吻合による胆道の再建も同時に行われる．術後は糖分や脂肪の少ない食事を心がけるが，膵全摘術ではブリットル型(不安定型)の糖尿病を伴うので，生涯にわたりインスリンと消化酵素薬の補充が必要．[279]

膵線維症 fibrosis of pancreas 膵の間質における線維化は，加齢による軽度のものから外分泌機能が著しく障害される高度のものまである．非代償期に至った慢性膵炎には，膵外分泌細胞が脱落し，膵島が孤立性に散在する高度の線維化をきたしたものがある．また腫瘤形成性膵炎の腫瘤部では，限局的に高度の線維化がみられ，非常にかたく，触診のみからでは膵臓癌と区別できない．先天性の疾患として常染色体劣性遺伝の嚢胞性線維症 cystic fibrosis がある．本症は白人に多くアジア系には少ない．膵をはじめとする全身の外分泌腺が障害され，分泌物が粘稠となる．そのため出生直後には胎便性イレウスや細気管支の閉塞とそれに伴う感染を起こす．膵では膵管分枝の閉塞と膵液貯留のため膵線維化，脂肪浸潤，無数の小嚢胞形成を生じ，荒廃が進む．[279,1395] ⇨参嚢胞性線維症→2313，膵嚢胞→1626

水素 hydrogen；H 原子番号1の元素．2種類の安定同位体(質量数1のプロチウム ^{1}H と質量数2のデュウテリウム ^{2}H)と1つの放射性同位体(質量数3のトリチウム ^{3}H)がある．通常は H_2 となり，無色，無味，無臭の気体．液体水素は宇宙船の燃料として使用される．[126]

水素イオン指数⇨同pH→95

膵臓 pancreas 胃の後方で，上腹部(第2腰椎の高さ)を横走する灰桃色の腺組織．前面のみが腹膜で覆われ(腹膜後器官)，舌状の細長い臓器で，右側から頭部，体部，尾部に大別される．膵頭の膨大部は右端で十二指腸曲部に接し，上腸間膜動・静脈を抱えるようにやや左下方に曲がる(鉤状突起)．細長い膵尾の左端は脾臓に達する．上・下膵十二指腸動脈，脾動脈から動脈を受ける．膵臓は結合組織で覆われ，小葉に分けられている．各小葉は種々の消化酵素を含む膵液を分泌する外分泌腺(腺房)と，ホルモンを分泌する内分泌腺〔ランゲルハンス Langerhans 島(膵島)〕で構成される．膵液を運ぶ導管は多数合流して主導管の膵管となり，膵管は膵頭で総胆管と合流して十二指腸乳頭部で十二指腸に開口する．開口部には括約筋(オッディ Oddi 括約筋)がある．膵液の分泌は十二指腸の腸管ホルモン(セクレチン，コレシストキニン)や副交感神経(迷走神経)の調節を受ける．ランゲルハンス島(約100万個)はインスリン(B細胞)，グルカゴン(A細胞)など血糖の調節にあたる重要なホルモンを分泌する．膵頭の腫瘍により総胆管が圧迫され，さらに閉塞されることがある．この場合，黄疸を招くことがある．[1044] ⇨参膵臓の構造→1619，膵臓の発生→1619

●十二指腸と胆汁・膵液の通路

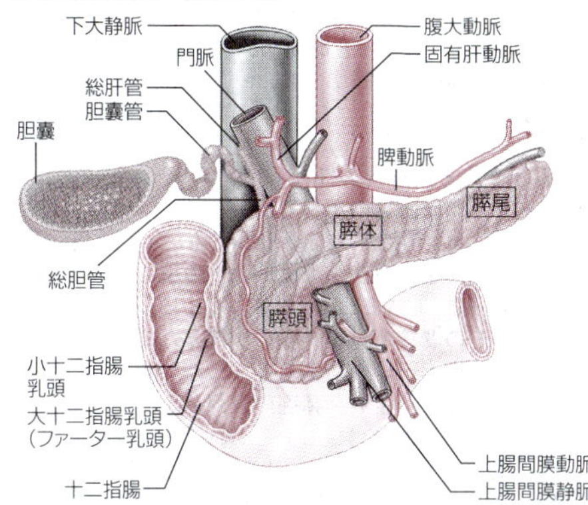

膵臓の構造 structure of pancreas 膵臓は肝臓の次に大きな消化腺で，消化酵素に富む膵液を生成し十二指腸に送る．第1と第2腰椎の前で腹腔の後壁にあり，長さ10-15 cm，幅約5 cm，重量65-100 g．水平に横に長い実質臓器で，表面は薄い結合織で覆われており，前面は壁側腹膜で覆われ，右端の頭部，中央の体部，左端の尾部に区分する．頭部は十二指腸に囲まれ，右下方に突出する鉤状突起があり，前面は胃前庭部，十二指腸球部，横行結腸に覆われ，後面は下大静脈，総胆管，腹大動脈などに接している．体部の前面は網嚢をはさんで胃体部に接し，後面は腹大動脈，下大静脈，上腸間膜動脈起始部に接する．後面上部には脾動脈の通る横溝があり，下面は十二指腸空腸曲部と横行結腸に接している．尾部の左端は脾門部近くに達する．膵臓には主膵管(ウィルズング Wirsung 管)と副膵管(サントリーニ Santorini 管)があり，主膵管は総胆管と合流し大十二指腸乳頭(ファーター Vater 乳頭)に開口する．副膵管の多くは主膵管に合流し，かつ大十二指腸乳頭より2-3 cm 口側にある小十二指腸乳頭に開口する．大多数では主膵管と総胆管が合流し，膨大部(共通管)を形成するが，膨大部を形成しない合流方法や主膵管と総胆管が分離開口する場合がある．共通管が長いと合流異常として種々の疾患の原因となる．膵臓表面を覆う薄い結合織は実質内に入り，多くの小葉に分かれ，小葉間結合織内を膵管，血管系，リンパ管や神経が走行する．膵臓の実質細胞は外分泌細胞と内分泌細胞からなる．外分泌腺は漿液性複合胞状腺で，小腺腔をつくる最小単位を腺房という．外分泌細胞は小腺腔に向かう錐体形を呈し，腺腔側の細胞質内はヘマトキシリン・エオジン染色で好酸性(エオジン濃染)に染色され，膵臓から分泌される酵素タンパク質を含むチモゲン顆粒を多数もつ．基底膜側の細胞質は好塩基性(ヘマトキシリン濃染)に染色され，粗面小胞体とミトコンドリアが豊富に認められる．腺房内の外分泌細胞の表面の一部に沿って数個の立方形から扁平な腺房中心細胞が介在する．腺房中心細胞は導管峡部の上皮の続きであるとされており，分泌顆粒は認められない．10数個の腺房が集まり小葉を形成し，腺房からの導管は集合し小葉間の導管となり，さらに合流し膵管となる．膵液には，消化酵素(トリプシノゲン，キモトリプシノゲン，リパーゼ，膵アミラーゼなど)が含まれている．外分泌組織内に球形を呈した内分泌細胞集団が散在性にあり，これを膵島(ランゲルハンス Langerhans 島)といい，A・B・D・PP細胞から構成されている．[829] ⇨参膵臓の脈管・神経→1620，内分泌腺→2190，外分泌腺→454

膵臓の発生 development of pancreas 膵臓は，胎生5週(胎長3-4 mm)に，のちに十二指腸にあたる内胚葉性前腸の肝窩の反対側やや上方に背側膵臓原基が出現し，遅れて肝窩の下方に腹側膵原基が出現する．ここで腹側膵原基がはじめ1対であり，左側は退化または左右が接合したとするのが三原基説である．腹側膵原基は肝窩の下部と一緒になり総胆管の一部を形成しつつ発育し，胎生6週頃(胎長12 mm)に90度回転し，胎生7週に細長く発育した背側膵原基と融合する．背側膵原基からは膵頭部の上部，膵体尾部が形成され，腹側膵原基より膵頭部の下部(鉤状突起)が形成される．膵原基が融合したときに背側膵原基の導管は，腹側膵原基の導管と接合し主膵管となり，大十二指腸乳頭(ファーター Vater 乳頭)で総胆管と合流し十二指腸に開口する．背側膵原基の十二指腸側の導管は副膵管となり，小十二指腸乳頭に開口する．胎生3か月頃より膵臓を構成している小管の上皮は増殖し，盲端部や側方に充実した細胞集団が出る．それらはしだいに内腔を形成し1層上皮からなる腺房構造となり，周囲から結合織が入り小葉構造が完成する．また同時期に末梢導管の上皮の一部では内分泌細胞になる細胞が増殖する．胎生5か月頃からこの内分泌細胞からなる小細胞塊が増加し，胎生7か月頃より細胞塊内に血管が入り膵島が形成される．背側膵原基内にある膵島の数は，腹側膵原基内にある膵島より多く，B細胞(インスリン分泌)優位であるが，腹側膵原基内にある膵島はPP細胞(膵ポリペプチド産生)が多く，B細胞が少ない．[829]
⇨参膵臓の構造→1619

膵臓の脈管・神経 vascular system and innervation of pancreas 膵臓への血液供給は上膵十二指腸動脈および下膵十二指腸動脈，脾動脈による．上膵十二指腸動脈は腹腔動脈に由来し(←胃十二指腸動脈←総肝動脈←腹腔動脈)，下膵十二指腸動脈は上腸間膜動脈から分かれる．膵頭部前面で上前膵十二指腸動脈と下前膵十二指腸動脈が吻合し，膵頭部後面で上後膵十二指腸動脈と下後膵十二指腸動脈が吻合し，膵頭の前後に弓状の動脈アーケードを形成する．脾動脈(←腹腔動脈)は膵臓の上縁を蛇行して左方へ走り脾臓に至る．この経過中に，膵臓へ多数の枝(膵枝)を出して膵実質を養う(背側膵動脈，下膵動脈，大膵動脈，尾膵動脈)．膵実質の小葉内では細動脈はまず膵島に分布し，その後，腺房間で毛細血管網を形成する．静脈系は動脈系にほぼ対応し，最終的に門脈に合流する．リンパ管は比較的豊富で，小葉間の毛細管から始まり集合して太くなる．膵頭部から膵体部にかけては膵上リンパ節，幽門リンパ節に入り，膵頭部後面では膵十二指腸リンパ節に入り，体部から尾部では腹腔リンパ節に入る．膵の神経系は，交感神経は腹腔神経叢および肝・脾神経叢から，副交感神経は迷走神経が血管に沿って小葉間結合織を走行する．小葉間結合織内には感覚神経の終末である層板小体を認める．膵液の分泌調節においては，体液調節に加え神経性因子として迷走神経が関与している．[829] ⇨参膵臓の構造→1619

す

膵〔臓〕移植 transplantation of pancreas 糖尿病患者に対し，必要なインスリンを補うとともに，糖尿病による各種合併症の進行を阻止する目的で行う治療法．生体ドナーあるいは死体から摘出された健康な膵臓を移植する．血管吻合による膵移植と膵島移植，膵尾部移植に分類される．血管吻合による膵移植の大きな問題点は膵液処理であり，その方法として膀胱誘導法，腸管誘導法，膵管充填法が行われている．拒絶反応に対する免疫抑制薬としてシクロスポリン，プレドニゾロン系薬剤，アザチオプリンの併用が行われていたが，最近ではタクロリムス水和物(FK 506)などの新しい薬剤が使用可能となり，治療成績も向上しつつある．摘出膵の保存時間が30時間をこえると，1年生着率が半分以下に低下する．[279]

膵〔臓〕壊死 pancreatic necrosis 膵酵素が膵を自己消化することにより，膵実質に壊死を起こすもので，急性膵炎の重症型の特徴的な病理像．しばしば出血性となるが，出血の伴わない場合は壊死巣は肉眼的には限局性の黄色斑として観察され，組織像では実質壊死や脂肪壊死が周囲の正常な組織と境界明瞭な punched out necrosis(打ち抜き状壊死巣)として認められる．多臓器障害や感染の合併頻度が高く，死亡率もきわめて高い．早期に治療を開始し，強力に行うことが大切である．[1395]

膵〔臓〕癌

pancreatic cancer, pancreatic carcinoma

【概念・定義】 膵に原発する上皮性の悪性腫瘍を指す．外分泌系と内分泌系の腫瘍に分けられるが，外分泌系が大多数を占める．これと異なる病像を示す内分泌系腫瘍は別に論じられることが多く，膵癌は狭義に外分泌系の悪性腫瘍に用いられる．進行が速く，早期から転移をきたしやすい一方で，特異的な症状やスクリーニングに使用できる特異マーカーに乏しいため早期診断が困難で，予後不良の癌の1つ．

【疫学・原因】 世界的に年々増加しており，わが国でも近年増加傾向にあり，2007(平成19)年の集計では癌死の7.3%，第5位を占める．罹患率は60歳頃から増加し，高齢になるほど高くなる．性差は1.7：1で男性に多い．原因は明らかではないが，外部環境因子として喫煙，食習慣，特に高脂肪食，飲酒，産業関連発癌物質などが示唆されている．

【病理】 発生部位からは膵頭部癌，膵体部癌，膵尾部癌，全体癌に分類される．肉眼的形態からは潜在癌，結節型，浸潤型，囊胞型，膵管拡張型，混合型，その他に分類される．結節型と浸潤型が多く，全体の7割を占める．組織学的には外分泌腫瘍(漿腋性および粘液性囊胞腺癌，膵管内腫瘍，浸潤性膵管癌，腺房細胞癌)と内分泌腫瘍，未分化癌，その他に分けられ，外分泌腫瘍が90% 以上を占め，その中でも**浸潤性膵管癌**が大部分を占める．

【症状】 自覚症状としては，腹痛，黄疸，腰背部痛，体重減少，食欲不振，全身倦怠感を訴える．**黄疸**は総胆管の狭窄や閉塞によるもので膵頭部癌に発生．癌が神経浸潤をきたすと激しい疼痛を訴える．体重減少は食欲低下，悪液質，糖尿病の悪化などに起因．他覚的には，進行例では上腹部に腫瘤を触知する．胆管の閉塞の度合いにより拡張した胆囊を触知する(**クールヴォアジエ Courvoisier 徴候**)．

【検査成績】 胆管閉塞を伴う場合には，血液検査上，ビリルビン，胆道系酵素，アミノトランスフェラーゼの上昇を認める．膵管の閉塞に伴い，アミラーゼ，リパーゼなどの**膵酵素の上昇**を認めることがある．進行癌ではCEA，CA 19-9，DUPAN-2などの腫瘍マーカーが上昇．超音波検査上は周囲との境界不明瞭な低エコー腫瘤として描出されるが，多くは膵管や胆道系の拡張などの間接所見が発見の動機となる．膵は超音波検査では描出不能のことも多く，特に膵尾部癌の診断は困難なことが多い．膵癌の大部分を占める膵管癌は通常は腫瘍性血管に乏しいため，造影CTでは不整な低濃度腫瘤として描出．MRIでは脂肪抑制 T_1 強調画像が有用で，一般に低信号腫瘤として描出．T_2 強調画像は拡張した膵・胆管の描出や囊胞性腫瘍の診断に有用．膵癌の大部分は膵管から発生するため，内視鏡的逆行性膵管造影(ERCP)による膵管所見が非常に重要で，狭窄，閉塞，途絶，尾部膵管の拡張などを認める．これを用いて膵液を採取し，細胞診も行われる．腫瘍自体は乏血性のため血管造影では無血管領域となる．癌浸潤が高度の場合には周囲の血管に狭窄像を認める．

【診断】 初期症状は非特異的であり，スクリーニングに有用な腫瘍マーカーもないため早期診断は難しい．上記の症状を訴えた場合には，膵癌を念頭において検査を進める．

【治療】 切除可能な例は外科的切除が第一選択．その際も放射線療法や化学療法を追加．切除不能例に対しては放射線療法や化学療法を行う．根治不能でも，ステントを用いた内瘻術やバイパス手術，疼痛に対する緩和治療は重要．
【予後】 2001(同13)年の全国集計によると，通常型膵癌の5年生存率は9.3%で，切除した場合には13.1%，非切除例では1% 以下と報告されている．[279]

膵〔臓〕癌の看護ケア

【看護への実践応用】 治療は切除可能な場合は手術療法，切除不可能な進行膵癌の場合は化学療法，放射線療法が行われる．治療前に治療方針，治療による合併症や副作用などを十分説明し理解を得ることが重要となる．観察のポイントは，癌の神経浸潤による腹痛，背部痛，食欲低下，胆管が閉塞した場合の黄疸症状などがあげられる．手術療法では，術後出血，縫合不全，膵液瘻，腹腔内感染などの術後合併症の観察とケアが重要である．循環動態や発熱，腹痛の観察，ドレーン管理，耐糖能障害に対する血糖コントロール，肺合併症予防から早期離床を実施する．膵全摘の場合インスリン，グルカゴンの両方が分泌されないため術後慎重な血糖コントロールが必要となり，退院時にはインスリン自己注射を含めた患者，家族への指導が必要となる．化学療法，放射線療法では，食欲不振，悪心・嘔吐，下痢などの消化器症状，白血球・血小板減少などの骨髄抑制，放射線皮膚炎や放射線宿酔などの副作用が予測される．治療前に予測される副作用と出現時期，程度とその対処方法についてオリエンテーションを実施し，治療後はこれらの症状を観察し，症状出現時には早期に症状コントロールを行うとともに，骨髄抑制時は感染予防などの患者指導を実施していく．
【ケアのポイント】 膵癌は疼痛を伴うことが多く，非ステロイド系抗炎症薬(NSAIDs)やオピオイドなどの鎮痛薬の効果について患者とともに確認し，疼痛コントロールを行うことが重要である．鎮痛薬増量やモルヒネを開始することに対し抵抗感や副作用への不安が強い場合，十分な服薬指導と副作用対策が必要となる．また膵臓癌は早期発見が難しく切除不可能な進行膵癌で発見される場合が多いうえに，たとえ切除可能であっても術後再発率がきわめて高い難治性癌である．術後再発や進行膵癌の速い病状進行に伴う不安，死への恐怖などに対する患者，家族への精神的ケアに留意する．[218] ⇨参インスリン→294，グルカゴン→833，膵〔臓〕癌→1620

膵臓結石症 pancreatic calculus⇨同膵石→1618

膵〔臓〕痛 pancreatalgia, pancrealgia 膵疾患の症状の1つの腹痛で，上腹部あるいは左季肋部より背部へ放散し，短時間で腹部全体へと広がる．上腹部の不快感のような軽度のものから激痛に至るまで痛みの強さはさまざまであり，痛みが高度であるからといって重症であるとは限らない．背臥位で痛みは増し，前屈位で少し軽減する傾向にあり，そのため特徴的な膵臓姿勢と呼ばれる前屈姿勢をとることが多い．[1395]

膵臓ドルナーゼ pancreatic dornase 安定化デオキシリボ核酸製剤．ウシの膵臓から得られる．上気道の炎症や膵嚢胞性線維症などに対して，痰の喀出を容易にするために粘液溶解薬として用いられる．[953]

膵臓病食 diet for pancreatic disease 急性膵炎と慢性膵炎の再燃時には絶食絶飲とする．そのあとは流動食から開始し，脂肪とタンパク質を制限し糖質を中心として，その後，かゆ(粥)食，常食(固形食)と食事内容を上げていく．脂肪は膵外分泌に対する刺激が強いので，膵炎の発病期のみならず回復期にも再燃予防を目的に制限する．タンパク質も脂肪と同様に膵分泌を刺激するため制限するが，膵では活発なタンパク質代謝が行われており，膵炎の回復とともにタンパク質摂取量を増量する．[987]

膵臓ホルモン pancreatic hormone 膵島(ランゲルハンス Langerhans 島)から分泌されるホルモン．主に血糖調節に重要な役割を果たす．A 細胞(α 細胞)は血糖値を上昇させるグルカゴンを分泌．グルカゴンはグリコーゲンをブドウ糖に分解して，血糖を上昇させる．B 細胞(β 細胞)は血糖下降させるインスリンを分泌．インスリンは，末梢組織へブドウ糖を取り込み，グリコーゲン合成酵素を働かせ，肝臓へのブドウ糖貯蔵を促進することにより血糖値を下げる．インスリンを注射すると 2-4 時間後に血糖値は最低になる．D 細胞(δ 細胞)からは外分泌とともにグルカゴンやインスリンなどの内分泌を抑制するソマトスタチンを分泌．F 細胞(ポリペプチド PP 細胞)から分泌される膵ポリペプチドは膵外分泌を抑制するが，確かな生理作用はまだはっきりしていない．[307]

水素化ヒ素 arsenic hydride⇨同ヒ化水素→2429

水素化ヒ素中毒 arsenic hydride poisoning⇨同ヒ化水素中毒→2429

推測統計学 inferential statistics, inductive statistics ［推計学］ 具体的事象の統計的取り扱いのために考え出された，統計理論に基づく方法を統計法といい，取り扱われる集団が未知のときと既知のときとで大きく2つに分けることができる．推測統計学とは前者を指しており，標本調査を行い，標本から母集団の推定を行い，普遍的・一般的な結論を得ることを目的として用いる．後者は集団の特性や状況を数字で表し，問題点の発見や整理を行うことを主な目的としており，記述統計学と呼ばれる．[980] ⇨参記述統計学→684

水素結合 hydrogen bond 1個の水素原子核と，他の分子の非共有電子対との間の静電的相互作用を水素結合と呼ぶ．水素結合は非共有結合の一種で，共有結合に比べきわめて弱い結合であり，1個の水分子(H-O-H)中の水素原子(H)と，他の水分子中の酸素原子(O)の非共有電子対との結合が最もよい例である．可溶性タンパク質は，表面にある分子間の水素結合を水との分子内水素結合に置き換えることによって可溶化している．水素結合はこのほか，水とアルコール間，アルコール2分子間，ペプチド間においても形成され，おのおのの結合を安定化している．[126]

膵ソマトスタチン⇨参ソマトスタチン→1848

膵損傷 pancreatic injury 交通事故，特にハンドル外傷によって発生しやすい損傷であるが，シートベルト着用の義務化によって減少している．膵損傷が起こると，膵液の主成分であるトリプシン，キモトリプシンなどのタンパク質分解酵素が腹腔内に漏出し，膵自体および膵周囲組織を融解し，さらには出血した血腫に感染を起こし敗血症になりやすい．治療については，

す

膵は解剖学的に複雑な血管支配を受け，胆管，膵管が膵頭部で合流して十二指腸に開口するという特殊な構造のために，手術術式が複雑になり，縫合不全などの合併症を発生しやすい．ドレーン周辺の皮膚がびらんを生じた場合には膵液の漏出が始まっている．膵液は白色水様透明であるが，感染が強くなると漏出液はコーヒー色で粘稠性を帯び，甘酸っぱいにおいを発する．このような場合は，吻合した腸管に縫合不全を生じている．膵液が腹腔内に貯留しないようにドレーン管理(確実な吸引)が重要である．[380]

膵損傷分類《日本外傷学会》 ⇨同日本外傷学会膵損傷分類→2219

錐体炎 petrositis⇨同錐体尖炎→1622

錐体外路運動系⇨同錐体外路系→1622

錐体外路系 extrapyramidal system ［**錐体外路運動系**］ 錐体路に対する用語であるが，錐体路と錐体外路は互いに関連し，明瞭には区別できない．もともと臨床分野で用いられていた言葉で，大脳基底核の損傷によって起こる不随意運動や筋緊張異常による運動障害のさまざまな症状が，大脳皮質運動野および内包などの錐体路の損傷による運動麻痺とは異なることからこの用語が使われていた．しかし，錐体外路以外の運動関連領域やそれらの連絡路は複雑多岐にわたっており，錐体外路を明確に定義するのは難しい．[1043] ⇨参運動性伝導路→338

錐体外路症状 extrapyramidal signs ［**錐体外路徴候**］ 皮質脊髄路(錐体路)の障害による運動障害(痙性といわれる筋トーヌスの上昇)と対比して，皮質脊髄路以外の下降性運動路による運動障害(主として不随意運動)のこと．臨床症状としては固縮，舞踏病，アテトーゼ，ジストニー，ヘミバリズム，一部の振戦が含まれる．固縮，ジストニーでは筋トーヌスが上昇するのに対し，舞踏病などでは筋トーヌスが低下．これらの疾患では，黒質，線条体，視床，視床下核などに病変がみられ，主に大脳基底核の障害が原因と考えられている．[1009]

錐体外路徴候⇨同錐体外路症状→1622

錐体杆体(かんたい)ジストロフィー cone-rod dystrophy 羞明を主訴に発症し，網膜の錐体細胞の障害だけでなく杆体細胞も次第に障害されてくる黄斑ジストロフィーの一型．遺伝的要因が関与している．[651]

錐体交叉 pyramidal decussation 〔L〕decussatio pyramidum 延髄下部の腹側部に位置し，錐体路線維のほとんどが交差する部位．交差後は脊髄側索にある外側皮質脊髄路を下行し，全角に向かうが，残りは同側の前索を前皮質脊髄路として下行し，終止部近くで，交差して対側の前角に終わる．[1043] ⇨参錐体路→1622

錐体細胞 pyramidal cell 大脳皮質と海馬に存在する神経細胞で円錐形の形状をしている．大脳皮質では6層の神経細胞層の中で，第3層と第5層にある．第5層の錐体細胞は大型で，特に前頭葉の中心前回(運動野)では短径が35-40 μm，長径が60-80 μm の巨大錐体細胞が出現しベッツ Betz の細胞と呼ばれる．海馬では錐体細胞層に存在する．いずれの錐体細胞も，細胞体の頂点から上方に太く長い尖端樹状突起を出し，細胞基底部からは水平に基底樹状突起を出す．軸索は基底部の中央から1本，頂点とは反対の方向に延びる．特に，中心前回の錐体細胞からの軸索は骨格筋の随意運動にかかわる信号を下位の神経細胞(脊髄の前角運動ニューロンなど)に伝える役割をもち，最も長いものでは仙髄(脊髄の下部)にまで延びている．[154] ⇨参ベッツの巨大錐体細胞→2626

錐体色素 cone pigment 視細胞の1つである錐体に含まれる感光色素で，赤感受性色素，緑感受性色素，青感受性色素がある．ビタミンA誘導体である11-シス *cis* 型レチナールを発光団とするアミノ酸で，視細胞上のタンパク質(オプシン)と結合する．色覚に関与している．[566] ⇨参視細胞→1275

錐体ジストロフィー cone dystrophy 黄斑ジストロフィーの一型で，杆体系視機能が正常に近く保たれ，錐体系視機能が進行性に選択的に障害される遺伝性疾患群．遺伝形式は常染色体優性，劣性，X染色体劣性のすべてが報告され，眼底所見も標的眼底型，網膜色素上皮萎縮型，脈絡膜血管萎縮型，ほとんど異常を示さないものとさまざま．網膜電位図(ERG)の錐体系応答(明順応網膜電図 photopic ERG)や，30 Hz フリッカー ERG が診断に有用である．[1309] ⇨参黄斑ジストロフィー→395

錐体尖炎 petrositis ［**錐体尖端炎，錐体炎**］ 側頭骨内の錐体尖部に炎症を起こしたもの．錐体尖は内耳よりも内側，内耳道よりも前方の部で，含気蜂巣が骨髄と接しているため骨髄炎を起こしやすい．最近では中耳炎の早期に抗生物質の投与が行われるため頻度は減少しているが，糖尿病，白血病での免疫不全，錐体尖部の先天性真珠腫が頭蓋内へ進展したものなどは現在でも慎重な治療が必要である．症状は耳痛，側頭部痛，眼窩部痛，がんこな多量の耳漏，外転神経麻痺，弛張熱，稽留熱があるが必ずしも発熱のないことがあるので注意が必要である．診断は臨床症状に加え，CT，MRI などの画像検査が必須である．急性錐体尖炎は耳性髄膜炎の原因として最も多く，激しい頭痛を起こし，脳神経症状，脳膿瘍，敗血症，静脈洞閉塞，咽後膿瘍などを合併することがある．強力な感受性のある抗生物質の静脈内注射などの保存的治療を行い，治療が無効の場合は中耳根治術などの手術療法が必要となる．[887]

錐体尖端炎 apicitis pyramidalis⇨同錐体尖炎→1622

錐体尖端症候群 petrous apical syndrome 側頭骨岩様部尖端の障害により起こる症候群であり，三叉神経と外転神経の障害が主症状．病巣と同側の眼の後ろの痛みや顔面の半側の疼痛が起こり，また複視も出現．グラデニーゴ Gradenigo 症候群と呼ばれるものとほぼ同じであるが，グラデニーゴ症候群が中耳の感染が波及して側頭骨岩様部尖端の骨炎，骨髄炎に起因するのに対し，錐体尖端症候群は大部分が側頭骨岩様部尖端に発生した腫瘍によるもの．これらにはコレステリン腫，脊索腫，髄膜腫，三叉神経の神経鞘腫，半月神経節の腫瘍，転移癌などがある．外傷，動脈瘤でも起こる．[1009]

錐体電位 cone potential 視細胞は暗いときにその細胞膜のナトリウム透過性が高く，脱分極しているが，光照射時にはナトリウム透過性が減少する結果，過分極する．このような光刺激に対する錐体での過分極性の応答のこと．[1230] ⇨参過分極→545，脱分極→1919

錐体路 pyramidal system ［**皮質脊髄路**］ 大脳皮質から脊髄に下行する系統発生学的に新しい随意運動性の伝

導路(皮質脊髄路).主として皮質運動領野(運動野，運動前野)のV層に位置する錐体細胞から起こり，内包後脚を下行し，中脳の大脳脚中央部を通過し，橋腹側部では橋縦束を形成したのち，延髄の錐体に達する．錐体下部で錐体路線維の大部分は錐体交叉を形成したのち，対側の脊髄側索を外側皮質脊髄路として下行し，主として脊髄前角に至る．また錐体交叉で交差しない錐体路線維は同側の前索を前皮質脊髄路として下行し，終止する脊髄レベルの近くで交差する．錐体路線維の一部は脊髄の前角細胞と直接シナプス結合するものもあるが，大部分は介在ニューロンを介して前角細胞に連絡する．錐体路線維は運動野および運動前野以外に体性感覚野などを含む比較的広い皮質領域からも起こっていることから，運動ニューロン以外の神経細胞の活動にもたずさわっていると考えられる.[1043] ⇨参運動性伝導路⇀338

錐体路症状 pyramidal signs 大脳皮質運動野と脊髄前角の運動ニューロンを結ぶ皮質脊髄路(錐体路)の障害による運動障害．麻痺は，痙性麻痺を呈することが多く筋トーヌスが上昇する．皮質脊髄路は特にヒトの手指の巧緻動作にかかわっているとされ，この経路の障害により遠位筋の動作の巧緻性が障害される．神経学的診察では痙性麻痺とともに麻痺側では手指巧緻性の障害のほか，深部腱反射が亢進し，バビンスキー Babinski 徴候，チャドック Chaddock 徴候が陽性になり，足クローヌスも出現することが多い．皮質脊髄路の運動神経線維は延髄で大部分が交差し(錐体交叉)，反対側の脊髄側索を下行するので錐体交叉より上位の障害では反対側の，それ以下の障害では同側の麻痺が起こる.[1009] ⇨参上位運動ニューロン障害⇀1417

吸玉(すいだま) cupping glass treatment⇨同吸角療法⇀716

膵胆管合流異常⇨同膵管胆道合流異常症⇀1613

水中訓練⇨同運動浴⇀340

水中出産 water birth 温水を利用する出産方法．1960年代，旧ソ連の研究者シャワコフスキー Igor Charkovsky は，水が人間や動物に与える影響を研究し，水がもつ浮力が脳や身体の発達に大きな役割を果たすので，水中で出産するのがよいという結論を発表．その後，この試みがフランスにも伝わり，アクティブバース active birth の一環として，オダン Michel Odent らによって導入された．産婦は，温水の中では浮力を利用し自由に体位を変えリラックスできるので，陣痛の緩和や分娩の促進にも効果があるといわれている．新生児も羊水と同じ環境で生まれることができ，ショックが少ないと考えられている．夫婦一体感，母子・父子の相互作用への効果も大きいといわれている．ただしクレブシエラなどの感染症には注意が必要.[271]

水中油型乳剤軟膏⇨同親水軟膏⇀1562

垂直感染 vertical infection ［垂直伝播］ 感染様式の1つで，母体内の病原性微生物が胎盤を通じて，あるいは分娩時の産道，また授乳時の母乳を通して直接児に感染するものをいう.[501] ⇨参母子感染⇀2697

垂直性共同性注視麻痺⇨同パリノー徴候⇀2399

垂直性骨吸収《歯槽骨の》 vertical resorption of alveolar bone⇨同歯槽骨吸収⇀1298

垂直注視麻痺⇨参注視麻痺⇀1988

垂直伝播⇨同垂直感染⇀1623

垂直被蓋 vertical overbite, vertical overlap⇨同オーバーバイト⇀399

水治療法 hydrotherapy 水の温熱効果・寒冷効果・気泡などによる機械的効果，水中での浮力による体重負荷の減少などを利用して行われる理学療法．温熱効果を主体とした全身浴，座浴，足浴，機械的刺激を加えた渦流浴，バイブラバス(気泡が噴出するもの)，浮力の効果を利用するハバードタンク Hubbard tank などの方法がある.[76] ⇨参運動浴⇀340，渦流浴⇀556，気泡浴⇀704

水槌(つい)**脈** water hammer pulse ［**コリガン脈拍，ウォーターハンマー脈拍，虚脱脈**］ 1回の拍出量が大きく，また末梢抵抗が低下しているため末梢動脈の圧の立ち上がりが急峻で，拡張期には虚脱する特徴的な脈のこと．慢性の大動脈弁閉鎖不全では左室の拡張のため拍出量が大きく，拡張期には左室に戻るためこの脈がみられ，頸動脈の拍動図で示される．ほかに心拍出量が増加する甲状腺機能亢進症，動脈管開存，大きな動静脈瘻，発熱時，貧血，徐脈などでみられる．アイルランドの医師コリガン Sir Dominic John Corrigan (1802-80)が最初に記載した所見.[200]

推定エネルギー必要量 estimated energy requirement；EER 厚生労働省から公表されている「日本人の食事摂取基準(2005年版)」(2010年3月までの5年間使用)に示されているエネルギーの食事摂取基準．推定エネルギー必要量とは，「当該集団に属する人のエネルギー出納(成人の場合，エネルギー摂取量－エネルギー消費量)が，ゼロ(0)となる確率が最も高くなると推定される1日あたりのエネルギー摂取量」と定義される．次の式で算定される．推定エネルギー必要量(kcal/日)＝基礎代謝量(kcal/日)×身体活動レベル．ここで基礎代謝量は次の式で求める．基礎代謝量(kcal/日)＝基礎代謝基準値(kcal/kg 体重/日)×基準体重(kg)． ⇨参日本人の食事摂取基準⇀2222，エネルギー所要量⇀365

水笛音 water-pipe sound⇨同笛(てき)音⇀2060

水滴法⇨同ハンギングドロップ法⇀2406

水田皮膚炎⇨同セルカリア皮膚炎⇀1743

水痘

varicella, chickenpox ［**水疱瘡**］

【概念・定義】 **水痘・帯状疱疹ウイルス**感染が原因の急性熱性発疹性疾患．初感染で水痘が発病し，感染を受けた個体で何らかの原因でウイルスが再活性化すると帯状疱疹になる．このウイルスは水痘が治癒したのちも体内に残留し潜伏しているためである．

【病態】 水痘は全身の皮膚，粘膜に発疹が生じ，個疹は紅斑から丘疹→水疱→膿疱→痂皮の順に経過するが，次々と新しく出現するので，各段階の発疹が同時に認められるのが特徴．伝染力がきわめて強く，感染源は患児の鼻咽腔，水疱内容物で，飛沫および接触感染で伝播．通年性に発病がみられるが，冬から春に多い傾向がある．潜伏期は2-3週間．軽度の発熱と発疹から始まり，発疹は次々に出現し，1つの発疹は前述のような経過をとって3-4日で紅斑から痂皮に進展していく．水疱から膿疱になる頃に中央部が臍状に陥凹し，痂皮に覆われるようになる．被髪部や口腔粘膜，ときに結膜にも出現するが，手掌や足底にはみられないのが普通．最後の発疹が痂皮になると治癒と考えるが，これには2-4週間かかる．児童出席停止期間はすべての発疹が痂皮化するまで．合併症としては脳炎，肺炎，肝炎，二次性細菌感染がある．免疫抑制状態の場合は重症となり死亡することがある．

【診断】2週間ほど前に水痘・帯状疱疹患者との接触歴があること，各段階の発疹が体幹や顔面にあること，かゆみを伴う水疱があることなどを確認できれば，臨床診断として十分である．

【治療】治療は水疱に対して消毒薬を含む軟膏を使用するほか対症療法が行われるが，重症例ではアシクロビルの内服や静注を施行する．他に眼軟膏もある．免疫抑制状態にある児の予防の目的で水痘ワクチンがつくられているが，一般小児にも希望接種される．[1631]

●水痘

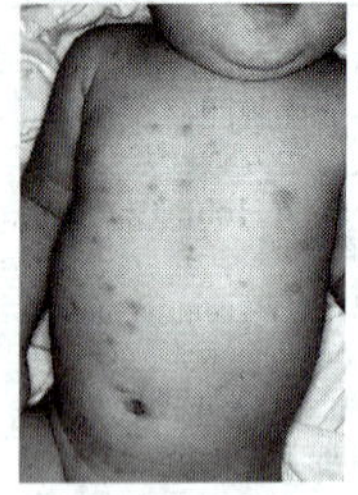

水痘の看護ケア

【看護の実践】水痘は伝染力が強いので，確定診断がされていなくても疑わしい場合には，外来待合室を分離する．一般に全身状態が軽いので家庭での管理が可能であり，皮膚の清潔と栄養，水分補給の指導をする．発熱は必ずあるものではなく，ほとんど気づかない程度のものから38℃以上の高熱をみるものまである．アスピリン投与により激しい嘔吐や痙攣，意識障害を引き起こすとされるライ Reye 症候群を発症することがあるので，解熱薬としては使用しない．発熱がなければ入浴も可能である．また，すべての発疹が痂皮化するまでは出席停止(「学校保健安全法施行規則」第19条，20条)であることを伝える．気管支喘息やアトピー性皮膚炎，ネフローゼ症候群などでステロイド剤を使用している場合，白血病などの悪性腫瘍患者，免疫不全状態の患者が罹患すると重症化しやすい．また，発疹も出血性や壊疽性になりやすく，致死率の高い脳炎や肺炎を合併することがあるので，特に注意が必要である．

【ケアのポイント】全身の皮膚粘膜に新旧混在した発疹をみるので，発疹の状態や部位を観察する．水疱は破れやすく，強い瘙痒感と疼痛を伴うため，その程度を把握する．掻爬するとさらに瘙痒感が増し，膿痂疹や蜂巣炎などの二次感染を起こす危険があるので，予防が重要である．掻爬予防としては，爪を短く切る，手を清潔に保つなどのほか，乳児の場合は綿の手袋(ミトン)などで手を覆うようにする．瘙痒感の軽減には，局所の冷罨法(氷嚢や氷枕などで冷やす)を行う，かゆいところを衣服の上から押さえるように大きくさする，やわらかい布で強くこすらないように清拭し，処方された軟膏を塗布する．また，遊びで気を紛らわすことも有効である．口腔内の発疹が破れると痛みにより食欲が落ちるので，やわらかくて刺激の少ない食べ物を用意し，熱いものや味の濃いものを避ける．食事量の少ないときは，特に水分補給をする．[1184] ⇨参水痘→1623

膵島 pancreatic islets⇨同ランゲルハンス島→2904

膵島アミロイドーシス amyloid deposition in islets 2型糖尿病の膵臓の膵島にアミロイドの沈着がしばしば認められる病態．アミロイドは膵島B細胞でつくられる膵島アミロイドタンパク質と呼ばれるペプチドに由来する．少量のアミロイドは糖尿病でなくても高齢者の膵島にみられることがある．アミロイドが多量に沈着すると膵島機能を悪化させる．このアミロイドの主要構成成分がアミリンで，組織でコンゴーレッド色素で染色される重合ペプチドからなる線維性物質の無構造沈着物である．アミロイドの細胞外沈着は膵島内にのみ認められ，他の全身性アミロイドーシスとは特に関係はない(2型糖尿病の病理学的特徴)．正確な診断には膵の数か所からの組織検査が必要である．アミリンは膵島アミロイドポリペプチド islet amyloid polypeptide(IAPP)とも呼ばれ，37のアミノ酸からなるペプチドで，甲状腺細胞内一部の末梢神経の産物であるカルシトニン遺伝子関連ペプチド calcitonin gene-related peptide(CGRP)との間に構造的類似性がある．[987]

膵島移植 pancreatic islet transplantation 糖尿病患者に対する膵移植の1つで，膵島のみを分離して移植する．血管吻合による膵移植に比べて手技が簡単で安全な方法として，主に実験的に検討されてきたが，近年臨床例も増加しつつある．自家膵島移植，同種膵島移植，異種膵島移植がある．移植部位は筋肉内，門脈内，脾内，腹腔内，皮下などであるが，現在ほとんどの症例で経門脈的に肝内に移植されている．膵島の量的不足，拒絶反応などの問題点があり，臨床的にはまだ十分な成績が得られていない．[279] ⇨参植込み型人工膵島→317

水痘ウイルス varicella zoster virus；VZV⇨参水痘→1623

膵島炎 insulitis NODマウスやBBラットなど1型糖尿病モデル動物，あるいは1型糖尿病の自己免疫性タイプにみられる膵島(ランゲルハンス Langerhans 島)への単核球の浸潤．膵島周囲への浸潤細胞は主にTおよびBリンパ球，マクロファージであり，膵島炎に引き続いて膵β(B)細胞の破壊が起こり1型糖尿病が発症する．[418]

膵島細胞癌⇨同島細胞癌→2107

膵島細胞抗体 islet cell antibody；ICA ［ランゲルハンス島細胞抗体，膵島細胞質抗体］ 膵島(ランゲルハンス Langerhans 島)細胞の細胞質成分に反応する抗体．免疫グロブリン(Ig)Gであり，1型糖尿病患者に高率に認める．膵島細胞抗体自体が膵β(B)細胞を破壊するとは考えられていないが，陽性者では5年以内に1型糖尿病が高率に発症するとされる．[418]

膵島細胞質抗体⇨同膵島細胞抗体→1624

膵島細胞腫瘍 islet cell tumor 膵臓の膵島(ランゲルハンス Langerhans 島)より発生した腫瘍の総称で，多発性内分泌腺腫症1型に関連のあるタイプと関連のないタイプがある．膵臓腫瘍全体の3%以下と推定され，比較的まれな腫瘍．腫瘍にはホルモンを分泌する機能性腫瘍と分泌しない非機能性腫瘍があり，機能性腫瘍では分泌するホルモンによってインスリノーマ，ガストリノーマ，グルカゴノーマ，VIP産生腫瘍(VIPoma)などと診断される.[418] ⇨参膵島腫瘍→1625

膵島細胞表面抗体⇨同膵島細胞膜抗体→1625

膵島細胞膜抗体 islet cell surface antibody；ICSA ［**ランゲルハンス島細胞膜抗体，膵島細胞表面抗体，ICSA**］ 膵島(ランゲルハンス Langerhans 島)細胞の細胞膜に結合する抗体．免疫グロブリン(IgG)であり，1型糖尿病患者に高率に認める.[418]

膵頭十二指腸切除術 pancreatoduodenectomy 膵頭部，総胆管，胃幽門側，空腸起始部，十二指腸を一緒に切除する術式．主な適応は膵頭部，下部胆管，乳頭部，十二指腸の悪性腫瘍である．切除後の消化管再建は，胃と空腸，膵と空腸，肝管と空腸をそれぞれ吻合するが，再建法にはウィップル Whipple 法，今泳法，キャッテル Cattell 法，チャイルド Child 法などがあり，消化管としての機能を温存させるためのさまざまな工夫がなされている．手術侵襲が大きく大量の出血を伴い，合併症発生率が高いが，中でも膵空腸吻合部縫合不全は重症であり，十分な対策が必要である.[1401]

●膵頭十二指腸の切除範囲と再建法

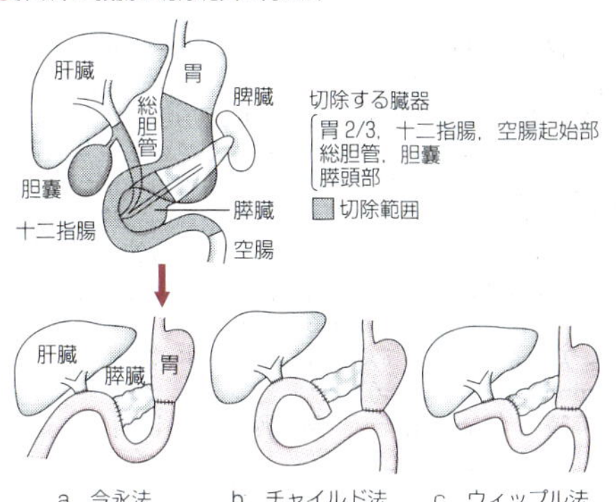

膵島腫瘍 islet cell tumor ［**ランゲルハンス島腫瘍，島細胞腫，ランゲルハンス島細胞腺腫**］「膵に発生し，膵島によく似た組織構築や細胞像を示し，機能的にも各種のペプチドを産生する腫瘍」と一般には定義されている．しかし，膵島以外にも膵にはホルモン産生細胞は散在しているので，最近は膵内分泌腫瘍という名称が推奨されている．また，形態学的に膵島細胞に類似しているもののホルモン過剰分泌のない細胞から構成されている腫瘍(非機能性)も含めることが多い．臨床的にホルモン過剰症の有無により症候性と無症候性に分けられる．β細胞由来で過剰のインスリン分泌による低血糖徴候(ウィップル Whipple の三徴)を呈するインスリノーマ，α細胞に由来してグルカゴン分泌により高血糖を呈するグルカゴノーマ，C細胞由来の過剰のガストリンを分泌してゾーリンジャー・エリソン Zollinger-Ellison 症候群を起こすガストリノーマなどがある．VIP(vasoactive intestinal polypeptide，血管作動性腸管ペプチド)を産生して水様性下痢，低カリウム血症，無酸症など WDHA(watery diarrhea, hypokalemia, and achlorhydria)症候群を呈する VIP 産生腫瘍(VIPoma)，カルチノイド症候群を呈するカルチノイド腫瘍も含まれる．複数のホルモンを産生する腫瘍もある．また，下垂体腺腫など他の内分泌臓器の腫瘍に合併する多発性内分泌腺腫症 I 型の部分症としてもみられる．生物学的には良性・悪性が存在するが，浸潤像がない限り両者の組織学的鑑別は難しい．転移巣の有無が重要となる．インスリノーマの多くは良性であるが，ガストリノーマ，グルカゴノーマなどは悪性が多い傾向がある．また，組織学的所見のみから膵島腫瘍の機能性を診断することも難しく，免疫組織化学的方法が用いられる．治療には，原発腫瘍の摘出だけでなく，抗ホルモン療法が選択されることもある．ランゲルハンス Paul Langerhans はドイツの解剖学者(1847-88).[279,1050] ⇨参膵内分泌腫瘍→1626，膵島細胞腫瘍→1624

水頭症 hydrocephalus, hydrocephaly 脳脊髄液の循環が障害されることにより，頭蓋内に異常に髄液が貯留し，脳室が拡大した状態．通常，頭蓋内圧亢進を伴うが正常圧のこともある．脳室系に閉塞または狭窄をきたして発生する場合を非交通性水頭症と呼び，脳室系とくも膜下腔の交通は保たれているが，吸収地点までの間に循環障害のある場合を交通性水頭症と呼ぶ．頭蓋縫合がまだ閉鎖されていない乳幼児では頭蓋内圧亢進により頭囲の拡大をきたす．頭皮は伸展されて光沢を増し，頭皮静脈は怒張する．両側の眼球が下方を向く落陽現象を認めることがある．水頭症の原因には先天奇形，脳腫瘍，くも膜下出血，髄膜炎など種々の病態があり，治療はシャント手術による過剰髄液の頭蓋外導出が一般的.[475] ⇨参閉塞性水頭症→2619

膵動静脈奇形 arteriovenous malformation of pancreas 膵臓内での動脈系と静脈系が異常短絡吻合したもの．腫瘤形成や血流異常を伴うことがある．どの年代にも起こり，発生部位はやや膵頭部に多い．成因は先天性と後天性(炎症，腫瘍，外傷に伴う二次的変化)に分類される．症状は腹痛と消化管出血が多い．治療は無症状例の場合は多くは経過観察とするが，合併症発生例では動静脈奇形の全摘を目的とした外科的手術，経カテーテル動脈塞栓術などが行われる.[1401]

水痘肺炎 varicella pneumonia 水痘感染によって起こる肺炎で，発疹の出現後，発熱や咳，呼吸困難などがみられる．成人になってから水痘に感染した場合に発症しやすい．免疫不全があるときに水痘に感染すると，重篤になるおそれがある.[953]

膵頭部癌 carcinoma of pancreatic head 膵頭部すなわち，上腸間膜静脈と門脈の左側縁と十二指腸内側縁で囲まれた部分を占拠した膵癌．膵癌の占拠部位では体部や尾部に比べ，頭部が圧倒的に多い．黄疸が最も重要かつ主な症状である．上腹部痛や背部痛を伴い，腫瘍が大きくなると上腹部に触知される．治療は外科的切除(膵頭十二指腸切除術)が根治を期待できる唯一の方法であるが，切除不能例が多く，また切除できたとしても，その予後はきわめて不良である.[1401]

水毒 phlegm-retained fluid 漢方医学において，体内を循環する血液以外の体液一般を水(すい)といい，水毒とは，水の過不足あるいは偏在による病態をいう．病的な状態にある水を痰，飲，あるいは痰飲と呼ぶ．水毒の症状としては，頭痛，めまい，口渇など，局所的体液の代謝異常のほか，鼻汁，痰，消化液，尿，便(下痢など)，浮腫など，各種体液の分泌の過多，過少がある．治療には，茯苓(ぶくりょう)，朮(じゅつ)，沢瀉(たくしゃ)，半夏(はんげ)，麻黄(まおう)などの生薬が用いられる．代表的な利水剤として，五苓散(ごれいさん)などがある．[965] ⇒参五苓散(ごれいさん)→1135

髄内空洞形成 intramedullary cavitation 脊髄に空洞ができる脊髄空洞症は，一般には脊髄実質内に何らかの原因で広範な空洞を形成する状態と理解されているが，まだ成因が特定しておらず定義に混乱がある．脊髄に空洞を形成する疾患には他に，アーノルド・キアリ Arnold-Chiari 奇形，ダンディ・ウォーカー Dandy-Walker 症候群，脊椎破裂，扁平頭蓋底症，頭蓋底陥入症，環椎軸椎脱臼，クリッペル・ファイル Klippel-Feil 症候群などの先天奇形，脊髄髄内腫瘍，脊髄血管奇形，脊髄くも膜炎，脊髄損傷などがある．[196]

髄内出血 intramedullary hemorrhage(bleeding) 外傷，脊髄動静脈奇形などにより起こる脊髄内の出血で，神経根痛，下肢痙性対麻痺，脊髄横断症状が起こる．[1009]

髄内腫瘍 intramedullary tumor ［脊髄髄内腫瘍］ 脊髄腫瘍のうち，脊髄内に発生するもの．全脊髄腫瘍中約11% を占める．星状細胞腫と上衣腫が多く，複数の髄節にまたがっていることが多い．腫瘍による後根侵入帯の刺激により疼痛で始まることがしばしばで，解離性感覚障害，仙部回避 sacral sparing を呈し，また前角に障害が及べばそれによる支配筋の萎縮を示す．症状は脊髄空洞症に類似．ミエログラフィー，CT，または MRI による画像所見が診断上重要．[1009]

す

髄内釘(てい)固定術 intramedullary nailing, intramedullary fixation 長管骨骨折の手術的治療法で，ステンレス製やチタン製の中空釘を，通常は中枢骨端より骨髄腔内に挿入し固定する．手術直後から強固な固定性が得られるため，荷重肢である大腿骨や下腿骨骨幹部骨折に適する．従来の方法に上下の横止めスクリューを追加することにより，より強固な固定性が得られる．[735]

膵内分泌機能検査 endocrine pancreatic function test 膵内分泌機能は膵島にあり，膵島の A 細胞からグルカゴン，B 細胞からインスリン，D 細胞からソマトスタチン，PP 細胞から膵ポリペプチドがそれぞれ分泌される．分泌機能検査は主にインスリンとグルカゴンについて行われている．インスリンは血糖降下作用をもつ体内唯一のホルモンであり，またグルカゴンの主な生理作用は血糖上昇作用であるが，インスリン分泌刺激作用もある．インスリン分泌機能検査として空腹時および食後の血中のインスリン，C ペプチド，1 日尿での C ペプチドを測定．またグルカゴン分泌機能検査として血中のグルカゴンを測定．さらに分泌刺激または抑制試験としては，①経口ブドウ糖負荷試験，②静脈内ブドウ糖負荷試験，③トルブタミド負荷試験，④グルカゴン負荷試験，⑤アルギニン負荷試験，⑥アラニン負荷試験，⑦インスリン負荷試験などがある．インスリン分泌刺激試験として①〜⑤が，抑制試験として⑦が用いられ，グルカゴン分泌刺激試験として⑤⑥⑦が，抑制試験として①②が用いられる．[1181] ⇒参膵外分泌機能検査法→1613

膵内分泌腫瘍 pancreatic endocrine tumor 膵内分泌細胞から発生する腫瘍．膵島はインスリン(B 細胞)，グルカゴン(A 細胞)，ソマトスタチン(D 細胞)，膵ポリペプチド(PP 細胞)を分泌．腫瘍化するとインスリノーマ，グルカゴノーマ，ソマトスタチン産生腫瘍，膵ポリペプチド腺腫(PPoma)となりそれぞれ特徴ある症状を呈する(表)．その他，腫瘍化すると異所性にホルモンを産生し，ガストリン産生腫瘍や VIP 産生腫瘍(ビポーマ VIPoma)も生じる．[991]

水尿管症 hydroureter 先天的または後天的に尿管の拡張している状態をいう．尿管の内圧は蠕動時以外は腎盂内圧と同様に，蠕動時には尿管内圧は腎盂内圧より高くなるが，蠕動で尿が輸送されている限り尿管内圧が腎盂へ波及することはない．尿管の一部に程度の大きい閉塞が生じると，そこより上方の尿管は拡張し内圧も上昇．尿管内圧の上昇が継続すると尿管筋層は萎縮し収縮性を失ってしまい，拡張して延長蛇行を呈し，巨大尿管症といわれることがある．さらに高度になり腎盂に影響を与えたものは水腎水尿管症 hydroureteronephrosis という．[118]

膵嚢腫 pancreatic cyst 膵に原発する上皮性腫瘍であり，比較的まれなもの．膵のどこにでも発生するが，体尾部に多い．一般に漿液性と粘液性に分けられ，前者は悪性化することはまれであるが，後者は悪性化する潜在能をもつともいわれている．[1531]

膵嚢胞 cyst of pancreas, pancreatic cyst 膵に形成される嚢胞性病変の総称．嚢胞壁が上皮で覆われている真性嚢胞と線維性結合組織で覆われている仮性嚢胞に

●主な膵内分泌腫瘍

種類	発生頻度 %	悪性度 %	過剰分泌ホルモン	臨床症状
インスリノーマ	80	10	インスリン	〔初期〕自律神経刺激症状：脱力感・発汗・振戦，ウィップル三徴候：空腹時の中枢神経障害(意識障害)・空腹時低血糖・ブドウ糖投与による意識障害の改善，慢性低血糖：性格変化・異常行動・痙攣，肥満
グルカゴノーマ	若干	80	グルカゴン	糖尿病，皮膚紅斑，舌炎，口内炎，貧血，アミノ酸血症，体重減少
ガストリン産生腫瘍(ゾリンジャー・エリソン症候群)	20	90	ガストリン	著明な胃液分泌亢進，過酸，消化性潰瘍：心窩部痛・吐血・下血・穿孔
ソマトスタチン産生腫瘍	若干	90	ソマトスタチン	糖尿病，下痢，体重減少，胆石症
VIP 産生腫瘍(WDHA 症候群)	若干	50	VIP	三徴：水様性下痢・低カリウム血症・低/無酸症，脱水，脱力感

大別される．真性嚢胞には先天性，貯留性および偽嚢胞性，腫瘍性のものなどがある．先天性嚢胞は膵管の発生異常で，ときに肝や腎の嚢胞症と併発する．貯留性嚢胞は種々の原因による膵管の閉塞によるものであり，偽嚢胞は炎症，壊死および出血のあとにみられるものである．また，腫瘍性嚢胞は，良性の膵嚢胞腺腫と悪性の膵嚢胞腺癌に大別される．仮性嚢胞の大半は膵炎による炎症性のものであり，他に膵外傷に続発して起こるものがある．頻度としては，貯留性嚢胞と仮性嚢胞が高い．診断には腹部超音波，CT が有用．治療は成因，症状によって保存的，経皮的あるいは外科的ドレナージが行われる．[1401]

膵嚢胞腺腫 cystadenoma of pancreas 膵の嚢胞性腫瘍の一種で，漿液性嚢胞腺腫と粘液性嚢胞腺腫に分類される．前者は薄い被膜を有する類球形の腫瘍で，径 2 cm までの小嚢胞が集簇することが多い．後者は厚い線維性被膜をもつ巨大な球形多房性嚢胞で，悪性化する可能性を有している．両者ともにやや女性に多くみられ，体尾部に発生することが多い．大部分は無症状であるが，嚢胞が大きくなると腹痛，腹部の腫瘤を訴える．診断には CT，腹部超音波，MRI，内視鏡的逆行性膵管造影，血管造影などが行われる．良性と確定診断がつけば切除の必要はないが，画像診断での良悪性鑑別は困難であり，外科手術が選択されることが多い．術式としては核出術や癌に準じた系統的切除が行われる．[1401]

膵膿瘍 abscess of pancreas 重症急性膵炎の合併症の 1 つで，細菌を含む膿が膵に貯留した状態．膵炎発症後，感染性膵壊死や感染性膵仮性嚢胞を経て平均 4 週目に発生する．線維性または線維化を伴う炎症性隔壁で囲まれており，壊死組織は少ない．臨床上敗血症を呈することが多く，致死率が高い．診断には CT が有用で，感染の有無の検索には CT または超音波ガイドで膿瘍を穿刺吸引し，細菌培養を行う方法が確実である．治療は通常，開腹のうえ壊死巣を切除しドレナージを行う．[1401]

随伴症状 accompanying symptom, accessory symptom ある疾病に頻繁に合併する症状のこと．[943]

随伴静脈 accompanying vein⇨同伴行静脈→2408

随伴精神病⇨同症状精神病→1439

膵脾リンパ節 pancreaticolienal lymph node 脾動静脈に沿って存在する 10 個前後のリンパ節の集団．膵臓および脾臓からリンパ管を受ける．輸出管は腹腔リンパ節に合流．[60,279] ⇨参肝リンパ節→660

水封式ドレナージ⇨同胸腔ドレーン→753

水夫皮膚⇨同項部菱形(りょうけい)皮膚→1055

水〔分〕過剰 water excess⇨同溢水→255

水分吸収 water absorption 口から摂取される水の量は 1 日約 2 L であるが，唾液(1.5 L)，胃液(2.5 L)，胆汁(0.5 L)，膵液(1.5 L)，腸液(1.0 L)が加わって，体内では多量の水が吸収される．そのうち 90% は小腸(1 日約 8 L)で，残りは大腸で，主として浸透圧差に基づく受動輸送で吸収される．腎臓の糸球体からは約 170 L 濾過されるが，その 99% は尿細管で再吸収される．[851]

水分欠乏性高ナトリウム血症 hypernatremia due to free water loss 血漿ナトリウム濃度が 150 mEq/L 以上のとき，高ナトリウムに比して水が相対的に不足している場合に生ずる病態．正常ではナトリウムが上昇すると，口渇による水分摂取の増加ならびに抗利尿ホルモン(ADH)分泌亢進により血清ナトリウム濃度は正常化する．しかし，水分摂取が不可能な環境(耳鼻科領域の手術，口渇中枢の障害)では水分欠乏性高ナトリウム血症になる．[987]

水分欠乏性脱水症⇨参脱水症→1918

水分再吸収 reabsorption of water 分泌組織から，消化もしくは排泄目的でいったん管腔内に分泌された体液成分が再び血液中に吸収されること．前者は唾液，胃液，腸液を主体とする消化液の再吸収が小腸と大腸で行われる．後者は腎臓での再吸収で，糸球体で濾過された原尿の約 99% の水分とほぼ 100% の糖，アミノ酸，タンパク質を再吸収し再利用している．水分の調節として水分の制限もしくは喪失により血漿浸透圧が上昇すると，視床下部-下垂体後葉系が正常に反応して抗利尿ホルモン(ADH)を分泌する．ADH は集合管細胞の水透過性を増し，水の再吸収量を増加させて尿を濃縮する．[186]

水分出納 water balance ［**水分平衡**］ 水の摂取量と排泄量は同じになるように調節され，体内の水分量は一定レベルに維持されている．食物で 1.2 L，飲水で 1.1 L 摂取され，代謝の結果体内で 0.3 L 生成される．排泄は不感蒸泄で 1.0 L，尿中に 1.5 L，便に 0.1 L 出される．不感蒸泄とは呼吸のときに呼気に含まれる水分と皮膚や粘膜などから蒸発する水分をいう．[851]

水分摂取量測定 water intake measurement 1 日(24 時間)で体内に取り入れた水分量を測定すること．水分を摂取するには経口的な方法と非経口的な方法がある．経口的な方法で水分を摂取している人の場合の摂取量測定は，水，お茶，ジュースなどの飲料水のほかに，食事の際のみそ汁などの量も加えて行う．また，このほかに摂取した食物に含まれる水分や摂取した食物の消化後に吸収された栄養素の燃焼によって生じた水分(代謝水)の量も加えて行う．非経口的方法の場合の摂取量測定は，輸液量を加味する．[894]

水分必要量 water requirement 成人の体重のおよそ 72-75%，新生児では 75-80% が水分といわれている．体内の水分量を一定に保つには，排泄，発汗，呼吸などによって失われた水分を補給する必要がある．さらに小児では基礎代謝量が高く，体重に対して体表面積が大きく不感蒸泄が盛んなため，体重当たりの水分必要量は年少であるほど多くなる．つまり成人の 1 日当たりの生理的水分必要量は 50 mL/kg であるのに対し，学童は 80 mL/kg，幼児は 100 mL/kg，乳児では 150 mL/kg が必要となる．[1631]

水分平衡⇨同水分出納→1627

水平感染 horizontal infection (transmission) ［**水平伝播，糞口感染**］ 感染様式のうち垂直感染でないものをいう．病原体の侵入の仕方により，接触感染(ヒトどうしの直接接触，無生物を介した間接接触を含む)，咳などによる飛沫感染，汚染した媒介物による感染(食品や水による経口感染，および薬剤や血液による感染)，空気感染(飛沫の残留物，塵埃，脱落組織による)，媒介動物による感染に分けられる．[501]

水平細胞 horizontal cell 網膜における光受容にかかわ

る細胞の１つで，視細胞から双極細胞の情報伝達を，側方抑制などの干渉作用によりコントロールする．[1230] ⇨参側方抑制→1840

水平性骨吸収《歯槽骨の》 horizontal resorption of alveolar bone⇨同歯槽骨吸収→1298

水平伝播⇨同水平感染→1627

水平半規管 horizontal semicircular canal ［外側半規管］ 三半規管は前・後・水平(外側)の３つの半規管から構成され，前・後の半規管を合わせた垂直半規管は水平半規管と互いにほぼ直角をなす．半規管は一端が膨大して膨大部をなす．水平半規管はドイツ水平面(耳介眼窩下平面)に対し約30度後方へ傾く．水平半規管は頭部水平面運動の回転角が速度を，垂直半規管は垂直運動の回転角加速度を感知する．[211]

水平被蓋 horizontal overbite, horizontal overlap⇨同オーバージェット→399

水平面 transverse plane, horizontal plane ［横断面，横行面］ 人体の断面の１つ．直立位で，床面に水平な横断面を指し，身体を頭部と尾部に分ける面．矢状面(正中矢状面)や前頭面(冠状面)に直交する面のこと．CTやMRI検査においてはこの面での断層面の写真がよく用いられる．体幹部の横断面の画像は，体幹部を輪切りにしたような像となる．[1044] ⇨参解剖学的肢位→455

水平裂 horizontal fissure ［右肺水平裂］ 右肺の上葉と中葉を分ける深い裂け目をいう．胸部Ｘ線検査で右中肺野に肺門に向かって水平に毛髪状陰影として見ることができる．[953]

水疱 bulla, blister 透明な水様性の内容をもつ直径５mm以上の皮膚の隆起．内容は血清成分，細胞成分からなる．天疱瘡に代表される表皮内水疱と水疱性類天疱瘡に代表される表皮下水疱がある．[1179] ⇨参天疱瘡(てんぽうそう)→2089，水疱性類天疱瘡(てんぽうそう)→1628，表皮水疱症→2493

●水疱

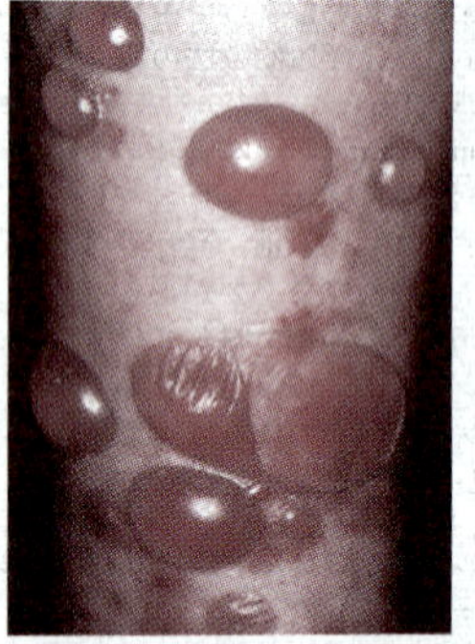

水疱性類天疱瘡患者にみられる大型緊満性水疱

水泡音 bubbling sound, coarse crackle ［水泡性ラ音］ 胸部の聴診時に聞かれる粗い断続性ラ音で，「ブツブツ」「ブクブク」といった大きく低い音．気道内の分泌物が，呼吸に伴って移動するときに発生する．[953]

水疱型先天性魚鱗癬(ぎょりんせん)様紅皮症 bullous congenital ichthyosiform erythroderma ［表皮剥離性角質増殖症］ 多くは生下時より発症し，全身の角質増殖をはじめ，紅潮や水疱および鱗屑形成を主徴とするまれな遺伝性角化異常症．組織学的には顆粒層，有棘層における顆粒変性が特徴的．常染色体優性遺伝形式をとる．原因はケラチンのＫ１ないしＫ10の遺伝子変異．水疱は加齢とともに軽快するが，潮紅，鱗屑の軽快は少ない．レチノイドがある程度有効であるが，長期にわたって投与するため，副作用に注意する．[809]

水疱症 bullosis, bullous dermatosis 水疱を示す疾患のうち，感染症や熱傷のような原因の明らかな疾患を除く疾患群の総称．後天的な自己免疫性機序で生じる自己免疫性水疱症(天疱瘡，水疱性類天疱瘡，ジューリング Duhring 疱疹状皮膚炎など)と先天的な皮膚の脆弱性から生じる各種の先天性表皮水疱症に大別される．[1179] ⇨参天疱瘡(てんぽうそう)→2089，水疱性類天疱瘡(てんぽうそう)→1628，表皮水疱症→2493

水疱性咽頭炎⇨同ヘルパンギーナ→2638

水疱性角膜炎 bullous keratitis⇨同水疱性角膜症→1628

水疱性角膜症 bullous keratopathy ［水疱性角膜炎］ 角膜内皮細胞は，角膜実質に流入する水を排出するポンプ機能をもっている．角膜内皮細胞の減少や，機能異常で角膜が浮腫状となった状態をいう．白内障手術など内眼手術時の角膜内皮への侵襲やフックス Fuchs 角膜内皮変性症など遺伝性の疾患が原因となることがある．高張食塩水などで治療するが，角膜実質浮腫や角膜混濁のために視力低下をきたすことがある．浮腫，混濁，視力低下が改善しない場合は角膜移植術の適応となる．最近では角膜内皮のみを移植する手術も行われている．[888]

水疱性鼓膜炎 bullous myringitis インフルエンザに合併して起こることが多い耳の炎症．ウイルスが原因と考えられている．鼓膜に漿液や血液が貯留して水疱となり，突然激痛が起こる．治療は抗生物質や非ステロイド系抗炎症薬を処方し，水疱を穿刺する．[451]

水疱性熱傷 combustio bullosa⇨同第２度熱傷→1854

水疱性膿痂疹 bullous impetigo 化膿菌の表皮内侵入によって起こる感染症を伝染性膿痂疹といい，臨床所見により水疱性膿痂疹と痂皮性膿痂疹に分けられる．このうち水疱性膿痂疹は黄色ブドウ球菌による表皮浅層に限局する化膿性変化で伝染力が強い．６歳以下に好発するが，成人にもまれに発症．夏に好発し，しばしば集団的，流行性に発症する．虫刺や外傷部位より感染し，紅暈のない小水疱として発症．1-2日で指頭大から鶏卵大の水疱，膿疱となり，びらんを形成．水疱内容の接触により拡散するため，俗に「とびひ」という．黄色ブドウ球菌が角層を貫通し，その表皮剝脱素により細胞接着因子であるデスモグレイン１が分解されて細胞間解離が起こり水疱が形成される．水疱液または，びらん表面の滲出液を用いグラム染色や細菌培養を行う．抗生物質の全身投与と抗生物質軟膏の外用により治療を行う．かゆみがあれば抗ヒスタミン薬または抗アレルギー薬も内服させる．必ず処置前にシャワー浴をさせる．[809]

水泡性ラ音⇨同水泡音→1628

水疱性類天疱瘡(てんぽうそう) bullous pemphigoid 自己免疫性水疱症の一型で，全身(まれに限局)性に出現する比較的大型の緊満性水疱を特徴とする疾患．高齢者に好発．口腔内など粘膜病変は少ない．臨床像は多様性があるが，ありふれたものは緊満性水疱が紅斑の上や紅斑のないところに多数みられる．水疱は破れにくいが，破れてびらんになった場合でも天疱瘡より治りが早い．水疱は表皮下水疱で，基底細胞が基底膜部より解離することにより起こる．蛍光抗体直接法において表皮真皮基底膜部にIgG，補体の線状沈着がみられ，間接法ではIgGクラスの抗基底膜部抗体が検出される．さらに1モル食塩水処理した皮膚(1 M NaCl split skin)では水疱蓋にIgGが沈着する．上皮細胞(皮膚では基底細胞にあたる)と非上皮細胞の接着部(表皮・真皮基底膜部)において，上皮細胞に限局してみられる接着構造のヘミデスモソームに存在する2つのタンパクが類天疱瘡の抗原(BP 180およびBP 230)である．このうちBP 180に対する抗体価がELISA法で測定可能となり，その値が病勢と相関すると考えられている．治療はステロイド剤の全身投与．難治例では免疫抑制薬，血漿交換などを併用．軽症例ではテトラサイクリンやニコチン酸アミド投与が有効なこともある．予後は良好であるが，ときに治療抵抗性のこともある．高齢者がかかるため，投与薬剤による合併症で死亡することもある．ときに内臓悪性腫瘍を合併．[809]

●水疱性類天疱瘡

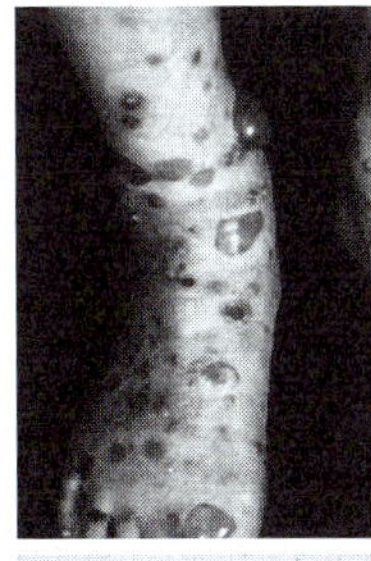

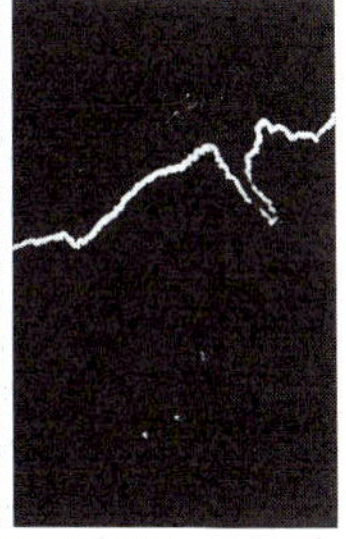

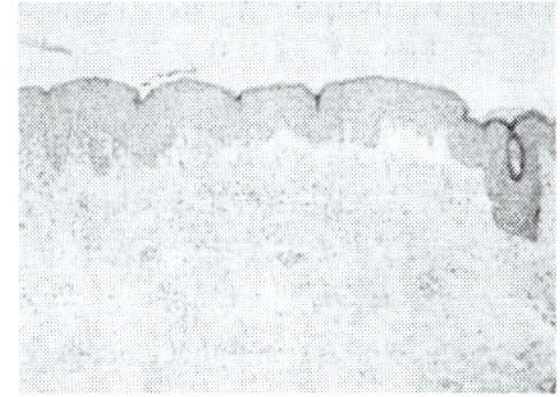

①②
③

①緊満性水疱とびらん
②蛍光抗体法所見．表皮と真皮の境界部にIgGおよび補体が線状に沈着
③組織学的所見．表皮真皮間の水疱(表皮下水疱)

膵ポリペプチド　pancreatic polypeptide；PP　［パンクレアチックポリペプチド］　36個のアミノ酸からなるペプチドで，インスリン，グルカゴン，ソマトスタチンに次ぐ第4の膵ホルモン．コレシストキニン(CCK)に拮抗する作用があり，胆嚢弛緩作用，膵外分泌抑制作用が認められているが，生理作用は明らかでない．膵内外分泌の調節に関与している可能性がある．空腹時血中PP値は加齢とともに上昇する特徴がある．血中PPはタンパク質摂取で分泌が促進される．またPPは迷走神経の影響を強く受け迷走神経の緊張度の指標とも考えられる．[991]

髄膜⇨[参]硬膜→1057，くも膜→821，軟膜《髄膜の》→2203

髄膜炎　meningitis　［脳膜炎］　脳を取り巻く髄膜(くも膜と軟膜)のうち，主として軟膜に炎症が起こるもの．原因病原体により，細菌性(化膿性)，結核性，真菌性，無菌性(ウイルス性)髄膜炎などに分類される．細菌性と結核性髄膜炎の多くは血行性であり，新生児では敗血症を伴う場合が多い．結核性髄膜炎はわが国ではBCG未接種の児にみられる．細菌性髄膜炎の症状は，新生児では特異性が低く，発熱，傾眠，哺乳不良，嘔吐，痙攣，大泉門膨隆などで，乳児期以降ではこれらに加えて，髄膜刺激症候(ケルニッヒKernig徴候，項部硬直)を認める．結核性髄膜炎では，亜急性，慢性の経過をとることも多く，微熱，易疲労性，哺乳不良ののちに，麻痺，意識障害，痙攣などを呈する．無菌性髄膜炎では，発熱，髄膜刺激症候を認めるが細菌性に比べ一般的に軽症．診断には髄液検査が有用(表)．髄液所見により細菌性かウイルス性か，また培養により可能性の高い起炎菌の推定ができる．細菌性髄膜炎の治療は，はじめは患者の年齢における主要な起炎菌をカバーできる抗生物質を使用し，菌が同定されれば感受性のあるものを用いる．脳膿瘍，硬膜下水腫，脳萎縮，脳出血などを合併することがあり，後遺症の合併率も高い．無菌性髄膜炎は一般的には自然経過で治癒し，比較的予後がよい．[572]

●髄膜炎における髄液所見の比較

区分	無菌性髄膜炎	化膿性髄膜炎	結核性髄膜炎
外観	透明	混濁	透明
細胞	軽度増加	高度に増加	増加
単核球/多核球	単核球優位	多核球優位	単核球優位
タンパク	正常〜軽度増加	増加	増加
糖	正常	減少	減少

脇口宏(森川昭廣監，内山聖ほか編)：標準小児科学 第7版，p.344，表14-9，医学書院，2009

髄膜炎菌感染症　meningococcus(meningococcal) infection　髄膜炎菌 *Neisseria meningitis* は健常者の一部が鼻咽頭に保菌しており，無症候性保菌者からの飛沫や接触で感染し，抗体を有さないなどの要因をもつ一部の者が敗血症，次いで急性髄膜炎などを発症する．髄膜炎患者は生後1年目と集団生活をする青年期，季節は冬と春に多く，数時間で致命的になることがあり迅速な診断と治療を要する．この菌を原因とする流行性脳脊髄膜炎は感染症法で定める4類感染症全数把握疾患に分類されている．[501]

髄膜炎菌血症　meningococcemia　髄膜炎菌 *Neisseria meningitis* は保菌者からの飛沫感染により伝播し，まず鼻咽頭感染症として発症することが多い．次いで血液やリンパ液を介して移動し，最終的には脳・脊髄の髄膜，一部は他臓器に転移巣をつくる(髄膜炎菌性髄膜炎，慢性敗血症など)．髄膜炎菌血症とはこの間一時的に血液から菌の同定される状態を指すが，髄膜炎発症者でも菌血症が証明できないこともある．[501]

髄膜炎菌性髄膜炎　meningococcal meningitis⇨[同]流行性髄膜炎→2936

髄膜炎性呼吸⇨[同]失調性呼吸→1317

髄膜炎徴候⇨[同]髄膜刺激症候→1630

髄膜血管型神経梅毒　meningovascular neurosyphilis　梅毒の初期感染から数か月以降に出現する第3期梅毒の病型の1つ．髄膜や血管に感染が波及して症候が出現する．脳圧亢進による頭痛，悪心・嘔吐，脳神経麻痺などがみられる．また血管閉塞による片麻痺，失語，失行のような局所症候，痙攣が出現．髄液の炎症所見，梅毒反応陽性所見により診断される．治療は神経梅毒一般に準じてベンジルペニシリンカリウム投与を行う．無治療にて放置すると，進行麻痺や脊髄癆に進展．[838]

髄膜サルコマトーシス　meningeal sarcomatosis ［**髄膜肉腫症**］ 非上皮細胞性の悪性腫瘍を肉腫(サルコーマ)と呼び，骨，筋肉，結合組織などより発生する．肉腫は増殖が速く，また血行性にも転移する．髄膜に沿って肉腫が進展した状態をこのように呼んでいる．[838]

髄膜刺激症候　meningeal irritation, meningismus ［**髄膜炎徴候，髄膜刺激症候群，髄膜徴候，髄膜症状**］ 髄膜炎，くも膜下出血，脳圧亢進などにより出現する症候．頭痛，吐き気や嘔吐が通常みられる．ときに興奮，羞明，聴覚過敏，錯乱が出現する．診察では項部硬直やケルニッヒ徴候 Kernig sign がみられる．項部硬直では，頸部筋肉が緊張して自動および他動運動に際して疼痛を伴い，他動的に首を屈曲させるときに，強い抵抗が出現する．仰臥位にて股関節屈曲位で膝関節を伸展させようとすると，疼痛と抵抗のため膝は135度以上には伸展しない(ケルニッヒ徴候)．[838] ⇨参ブルジンスキー徴候→2586，ケルニッヒ徴候→936，項部硬(強)直→1054

髄膜刺激症候群　meningeal irritation syndrome⇨同髄膜刺激症候→1630

髄膜腫　meningioma 脳および脊髄を覆う髄膜の細胞から発生する良性腫瘍(まれに悪性化することもある)．全脳腫瘍の約1/5を占める．上矢状静脈洞，大脳鎌，嗅脳溝，大脳半球部に生じやすい．緩徐に進行して圧迫による症状を呈する．頭部造影CTやMRIにより診断される．治療として腫瘍の摘出手術や放射線照射が行われる．[838]

髄膜腫症　meningiomatosis 脳表などに髄膜腫と同様な細胞がべったりと広がっている状態．先天的な異常とみられているが腫瘍ではない．[196] ⇨参髄膜腫→1630

髄膜症　meningism 小児や若年者では，急性感染症に際して，頭痛や項部硬直を伴う髄膜刺激症状を指す．髄液圧の上昇のためであり，髄液には細胞数増加などの異常はない点で髄膜炎と異なる．[838]

髄膜症状⇨同髄膜刺激症候→1630

髄膜徴候　meningeal sign⇨同髄膜刺激症候→1630

髄膜肉腫症　meningeal sarcomatosis⇨同髄膜サルコマトーシス→1630

髄膜脳炎　meningoencephalitis 髄膜炎の典型的症状は頭痛，項部硬直，羞明などの髄膜刺激症状である．脳炎では，痙攣，意識障害や脳局所症状がみられる．ウイルスや細菌による神経組織の感染において，髄膜炎と脳炎の両者の症状が同時に出現するときに髄膜脳炎と診断される．ムンプス，単純ヘルペス，ポリオなどの感染で経験される．[838]

髄膜白血病　meningeal leukemia 白血病の腫瘍細胞が髄膜に浸潤増殖した状態．小児で合併しやすく，症状は癌性髄膜炎と同一である．[838]

髄膜ヘルニア　meningeal herniation⇨同髄膜瘤→1630

髄膜瘤　meningocele ［**髄膜ヘルニア**］ 頭蓋骨もしくは脊椎骨の椎弓欠損部から，髄膜が瘤状に突出した奇形であるが，瘤中に神経組織は含まれない．突出部は皮膚に覆われていることも，あるいは髄膜が露出していることもある．仙骨部の二分脊椎に伴って出現しやすい．この場合には下肢の感覚異常や排尿障害を呈することもある．[838] ⇨参脊髄髄膜瘤→1719

睡眠　sleep 覚醒が周期的かつ一時的に低下する生体現象で，内外の刺激に反応して容易に覚醒水準に戻ることができる．意識やからだの機能が部分的ないし完全に休止している状態で，心身に休息をもたらすとともに，覚醒時の活動を積極的に支えている．ヒトの睡眠はノンレム(NREM)睡眠とレム(REM)睡眠からなり，およそ90分周期で交代して現れる．睡眠深度は睡眠脳波によって判断され，前者はさらに4段階に細分されるが，2歳未満乳幼児では睡眠脳波が未発達で静的睡眠と動的睡眠に分類される．睡眠は，概日(サーカディアン)リズムの制御と，覚醒中に増加する睡眠を促進する内在物質(睡眠物質)の消長によって調節されると考えられている．ヒトの睡眠時間は発達・加齢によって変化し，新生児：12-22時間，6か月児：13-20時間，2歳：13-14時間，5歳：12時間，6-13歳：8.5-10.5時間といわれている．また，4歳頃までは1日に何度も眠る多相性睡眠だが，成長・発達につれて1日1回の単相性睡眠となり，高齢になると再び多相性となる．[299]

睡眠異常　dyssomnia 睡眠の開始と維持，量，リズムなどの障害．睡眠障害国際分類(1990)では睡眠障害そのものが主な病態であり，入眠や睡眠時間の障害，熟眠感のない不眠症や過度の眠気をきたす過眠〔症〕などのうち睡眠障害自体が原疾患であるものを指している．内在因性睡眠障害，外在因性睡眠障害，概日リズム睡眠障害の3群からなる．一方，米国精神医学会(APA)のDSM-Ⅳ-TR(精神疾患の分類と診断の手引き)では，精神障害や身体疾患などを病因としない原発性睡眠障害の1つとし，①入眠や睡眠時間の障害，熟眠感のない原発性不眠症，②過度の眠気をきたす原発性過眠〔症〕，③日中に耐えがたい眠気が繰り返すナルコレプシー，④閉塞型あるいは中枢型睡眠時無呼吸症候群などの呼吸関連睡眠障害，⑤睡眠と覚醒のリズムが崩れる概日リズム睡眠障害の5つからなる．[276]

睡眠覚醒周期　sleep-waking cycle ［**睡眠覚醒リズム**］ 睡眠と覚醒を繰り返すリズム．人間やネズミの睡眠と覚醒のリズムは，環境を一定にしておくと24-25時間の周期で保持される．[1230] ⇨参睡眠周期→1631

睡眠覚醒スケジュール障害　sleep-wake schedule disorder⇨同概日リズム睡眠障害→435

睡眠覚醒リズム　sleep wakefulness rhythm⇨同睡眠覚醒周期→1630

睡眠過剰症　excessive somnolence⇨同過眠〔症〕→547

睡眠関連呼吸障害　sleep related breathing disorder ［**睡眠呼吸障害**］ 睡眠時に限って現れる，または増悪する呼吸障害(無呼吸，低呼吸，上気道抵抗の増大，中枢性肺胞低換気など)の総称．そのような呼吸障害が睡眠を分断する結果，不眠や昼間の過剰な眠気と居眠りを生じさせることが多い．[751] ⇨参睡眠時無呼吸症候群→1631

睡眠呼吸障害⇨同睡眠関連呼吸障害→1630

睡眠時異常行動　dysfunction associated with sleep⇨同睡眠時随伴症→1630

睡眠時驚愕症　sleep terror⇨同夢魔→2790

睡眠時随伴症　parasomnia ［**睡眠時異常行動**］ 睡眠中に起こる望ましくない身体の行動あるいは生理現象の

総称．睡眠，特定の睡眠段階，または睡眠覚醒の移行時に伴う機能障害である．睡眠障害国際分類(1990)では，①睡眠時遊行症や夜驚症(睡眠時驚愕症)を代表とする覚醒の障害，②寝言やびくつきなどの睡眠覚醒移行障害，③悪夢，睡眠麻痺，レム(REM)睡眠行動障害などのレム睡眠関連随伴症，④夜尿や歯ぎしりなど他の随伴症の4群からなる．[276]

睡眠時紡錘波 sleep spindle⇨同紡錘波→2680

睡眠時ミオクローヌス⇨同周期性四肢運動障害→1365

睡眠時無呼吸症候群 sleep apnea syndrome；SAS ［SAS］ 睡眠中に限って持続10秒以上の換気の停止が繰り返し生じる病態．呼吸再開時には激しいいびきを伴うことが多い．呼吸再開に伴い一過性の覚醒が生じるために睡眠が著しく分断され，昼間の眠気と居眠りを自覚することが多い．病態は以下に分類される．①閉塞型：胸腹部の運動が認められるが換気が停止するもの，②中枢型：胸腹部の運動が消失し換気が停止するもの，③混合型：①と②の混在するもの．肥満や軟口蓋・舌・下顎の形態異常のために上気道が狭窄している患者によくみられ，高血圧，心不全，不整脈などの循環器疾患の危険因子であるとされている．治療としては閉塞型では主に経鼻持続腸圧補助呼吸(nasal-CPAP)療法，肥満の改善，アデノイド切除術，扁桃摘出術，口蓋垂軟口蓋咽頭形成術を行う．[751] ⇨参睡眠関連呼吸障害→1630

睡眠遮断⇨同断眠→1959

睡眠周期 sleep cycle 睡眠時における5段階の睡眠相出現のリズム．睡眠は脳波所見から，α波に代わって低振幅徐波が出現する入眠期(Ⅰ)，睡眠紡錘波が出現する軽睡眠期(Ⅱ)，高振幅δ波が現れる中等度から深睡眠期(Ⅲ，Ⅳ)，レム睡眠(Ⅴ)の5段階に分けられる．全段階を一巡するのに1.5-2時間かかり，一夜に4-5回繰り返す．Ⅱが一番長く全睡眠時間の約半分を占める．[1230]

睡眠時遊行症⇨同睡眠遊行障害→1632

睡眠障害

sleep disorder 睡眠に関する障害の総称．不眠症，過眠症，睡眠時間帯の異常，睡眠時随伴症(夜驚症，夢遊症など)を含む概念であり，これらの障害は重複することもある．発現頻度は非常に高く，ほとんどの人が一度は何らかの睡眠障害を経験しているといわれる．原因は多岐にわたり，循環器疾患や呼吸器疾患などの身体疾患や精神疾患，薬物の影響，生活習慣や環境因子などがあるが，原因が特定できないことも多い．原因が明らかな場合はそれに対する治療を行う．生活習慣の改善，薬物治療，精神療法，光療法などを状況に応じて実施する．近年では，睡眠障害は患者の健康を損なうのみでなく，社会生活への影響，交通事故や労働災害との関連が注目されている．⇨参不眠〔症〕→2569，過眠〔症〕→547

睡眠障害の看護ケア

【看護への実践応用】睡眠障害に対する看護アセスメントには，原因や誘因，睡眠状況(睡眠時間，睡眠と覚醒のリズムとパターン，熟眠感の有無)，随伴症状(食欲不振や顔色不良，集中力や注意力，記憶力の低下，情緒不安定，対人交流の減少，活動性や積極性の低下など)がある．原因や誘因を除去あるいは軽減することで，継続した睡眠時間を確保し，熟眠感が得られるようにする．特に睡眠環境を整えることや睡眠を妨げる身体的苦痛の除去，安楽な寝具の選択と体位の保持を行う．不安や心配など心理的な要因の場合は，その気持ちを受けとめ，安心感をもたらすかかわりを行う．また，昼間に適度な活動を促す，長時間の午睡を避ける，十分な光を浴びるなど日中の生活方法を調整する．1日の生活方法を振り返りながら，よい睡眠を得るために生活リズムを整える必要性と方法も説明する．寝る前には，睡眠環境を整える，カフェインなど刺激の強い食べ物や飲み物の摂取を避ける，歯みがきや入浴など日常的に行っていた入眠前の行動を促すことで寝る気持ちを高める．さらに，足浴やリラックスできる心地のよいケアを就床前に提供する．

【ケアのポイント】睡眠の評価には，本人の睡眠に対する満足感も重要であるため，睡眠状況の客観的な観察結果だけではなく，自覚症状の両方から判断する．また，その人固有の健康時の睡眠状態や睡眠障害のタイプを把握し，そのうえで個人に適したケアの実施，睡眠の評価指標の設定を行う．さらに夜間の睡眠のみに注目せず，24時間周期で考え日中の活動内容や方法を工夫する．睡眠を意識しすぎて焦りや不安も高まるため，それらを軽減するリラックスや快適さを増やす．与薬は，薬を使用しないで睡眠を得る方法を試したのちに行うものであり，使用時はその効果や副作用を十分に観察する．[293] ⇨参不眠〔症〕→2569，睡眠障害→1631

睡眠相後退症候群 delayed sleep phase syndrome；DSPS ［睡眠相遅延症候群，概日リズム睡眠障害・睡眠相後退型］ 概日リズム睡眠障害の1つ．望ましい時刻に入眠と覚醒ができず，極端な夜ふかしで朝寝坊となり，これが矯正できないで固定した状態のもの．いったん入眠すればほぼ正常の睡眠がとれるが，社会生活スケジュールとのタイミングが合わず，遅刻や欠勤となり，不登校や就業困難もまれではない．睡眠日誌などで2週間以上続いていることを確認する必要がある．治療にはメラトニン，短時間型睡眠薬などの薬物投与や，高照度光療法などが試みられる．[276] ⇨参概日リズム睡眠障害→435

睡眠相遅延症候群⇨同睡眠相後退症候群→1631

睡眠奪取⇨同断眠→1959

睡眠中枢 sleep center 睡眠に関係する中枢で，脳幹に広く分布している．以前は間脳，中脳の特定部位にあると考えられていた．[1230]

睡眠てんかん 〔D〕Schlafepilepsie ［夜間てんかん］ ヤンツD. Janzの提出した概念．大発作が起こる時刻により，覚醒型，睡眠型，混合型の3つに分類した．このうち睡眠時のみに起こるものが睡眠てんかんと呼ばれ，大半が非器質性であり，遺伝原因は高くない(8%)．バイE. Bayによると，睡眠てんかんの発作の起こる時刻は，覚醒前，入眠直後，深夜とかなり規則的で，生物学的内因性と結びついているという．[14]

睡眠脳波 sleep electroencephalogram 睡眠時にみられる脳波．入眠すると最初に新皮質脳波の徐波パターンを示すノンレム(NREM)睡眠が出現する．これが1.5-2時間続くと新皮質脳波が低振幅速波やα波を示すレム(REM)睡眠が出現し，その後これらは周期的に繰り

返される.[1230] ⇨参脳波→2310

睡眠病 ⇨参ガンビアトリパノソーマ症→650，アメリカトリパノソーマ病→181

睡眠賦活法 sleep activation 脳波検査法の一種．自然睡眠でもよいが，トリクロホスナトリウムのような薬剤を用い睡眠を導入する検査法．覚醒閉眼時の脳波が正常であっても，睡眠により小棘波や陽性棘波が出現しやすくなり，てんかんのような発作性異常の診断に有用.[838]

睡眠ペプチド sleep peptide ［δ睡眠誘導ペプチド］ 9個のアミノ酸残基からなるペプチド．脳や末梢血中に存在し睡眠誘導作用のほか，いくつかの脳機能への修飾作用が報告されているが，その生理的意義は確立されていない.[1260]

睡眠ポリグラフィー polysomnography 人体の生理的現象のパラメーター，例えば脳波，心電図，筋電図，眼球運動，呼吸などを同時に睡眠中に記録する検査．脳波記録からは，覚醒度，睡眠深度，あるいはてんかん棘波の有無が判読される．眼球運動記録やオトガイ(頤)筋電図により睡眠開始やレム睡眠出現が推定される．呼吸運動と呼吸気量は，血液酸素飽和度の記録とともに，睡眠時無呼吸の診断に応用される.[838]

睡眠麻痺 sleep paralysis レム(REM)睡眠と関連した睡眠時随伴症の1つ．四肢，体幹，頭などの随意運動の遂行が不能であるのにもかかわらず，意識が保たれているため，身体を動かそうとして動かせない状態のこと．入眠時型と出眠時(目覚めの直前)型に分けられる．俗に金しばり体験といわれる．強い不安や恐怖を伴うが，眼球運動と呼吸運動は障害されない．1〜数分持続し，自然にまたは外的刺激で消失する．ナルコレプシーの四徴候の1つとして知られるが，入眠時に多くみられる．生活リズムの不規則な思春期，青年期の健常者にも，出眠時に孤発することがある.[276]

睡眠薬 hypnotic, sleeping promoting drug 中枢神経系に抑制的に働き，睡眠を誘発し，それを維持する作用が選択的な薬剤の総称．現在は効果も安全性も高いベンゾジアゼピン系化合物やシクロピロロン系およびイミダゾピリジン系化合物がよく用いられている.[428]

睡眠薬依存 hypnotic dependence バルビツール酸およびアルコール型の依存を示すものが多い．睡眠薬の長期にわたる連用により精神的・身体的依存を形成し，その薬理効果に対する軽度，中程度の耐性上昇が認められる状態をいう．精神的依存では発揚，多幸感から急激に易怒的・攻撃的症状がみられ，使用量が増えると急性中毒を呈す．身体的依存の離脱症状は，軽い場合は不眠，不安，焦燥，手指の振戦，頻脈，血圧下降が，重症な場合は発汗，発熱を伴い，さらに痙攣，せん妄，幻覚，妄想などの精神症状をきたし，錯乱状態になることもある．治療は急性時は呼吸器系の維持に留意しながら，慢性時はベンゾジアゼピン系などの禁断症状を起こしにくい薬物に切り替え，漸減を行う.[1122]

睡眠薬中毒⇨同眠剤中毒→2777

睡眠遊行障害 sleepwalking disorder ［夢遊病，睡眠時遊行症］ 睡眠時随伴症の覚醒障害に属し，ノンレム(NREM)睡眠のうち深い徐波睡眠中に，体動がみられたのに続き，寝具をいじる，寝床に起き上がる，あるいは歩きまわったり走り出すなど，一見目的をもつかのような行動が数分続くこと．4-8歳の小児に多いが，成人にもまれにみられる．通常，一夜の睡眠のはじめの1/3以内で起き，覚醒させることが困難で，覚醒してもしばらく錯乱が残る．エピソード(病相期)中に放尿したり，寝言を言うこともある．翌朝には，想起できないことが多い.[276]

髄様化生 myeloid metaplasia ［骨髄様化生］ 毒性あるいは腫瘍性の病的過程によって骨髄が破壊されて造血が低下した際にみられる髄外造血現象で，リンパ節・脾・肝などに細網内皮系の未分化細胞が出現し，血液細胞を産生して骨髄機能を代償する.[1531] ⇨参髄外造血→1613

髄様癌 medullary carcinoma 上皮性のやわらかい悪性新生物で，腫瘍細胞である実質が充満し，間質成分，特に線維組織はきわめて少量か，あるいはまったく含んでいない．用語として硬癌と対比して用いられることもある．間質にリンパ球の浸潤を伴うことが多い．乳癌や胃癌でみられる．甲状腺ではカルシトニン産生性原発性甲状腺癌をいう．間質にアミロイドの沈着を伴うこともあるのが特徴.[1531] ⇨参甲状腺髄様癌→1017

水様下痢低カリウム血症無胃酸症候群 watery diarrhea hypokalemia achlorhydria syndrome；WDHA syndrome⇨同ヴェルナー・モリソン症候群→319

水溶性軟膏 water soluble ointment ポリエチレングリコールを主成分とするワセリン様の外観と粘稠度をもつ外用剤で，水に溶ける性質がある．分泌物を吸収して，病巣部を乾燥させる作用をもつ．水疱，びらん，潰瘍面に用いられる．ガーゼに2-3 mmの厚さに伸ばし，病巣部に貼布．分泌物を吸収するため，貼布した上からガーゼを数枚重ねて覆い，その上から包帯を巻く．ガーゼの枚数は分泌物の量に合わせて調節する．油紙は使用しない．水分を吸って，すぐに流れ出してしまうのが欠点.[809]

水溶性ビタミン water-soluble vitamin ビタミンの中でも水に可溶性のもので，B群とCに大別される．ビタミンB群には，B_1(チアミン)，B_2(リボフラビン)，B_6，B_{12}(シアノコバラミン)，ナイアシン，ビオチン，葉酸，パントテン酸が含まれる．欠乏症はおのおの，脚気(ビタミンB_1の不足)，口内炎(ビタミンB_2の不足)など．ビタミンC(アスコルビン酸)の主な生理作用は抗酸化作用であるが，コラーゲンの生合成にも関与している．欠乏症は壊血病.[126]

水溶性ヨード造影剤 water-soluble iodinated contrast medium 有機ヨード化合物で，ベンゼン環の六角のうち3か所にヨード原子を結合させている．尿路造影，心・血管造影，造影CTなどに用いられる．非イオン性モノマーがより安全とされているが，即時型や遅延型副作用を起こすことがあるので，インフォームド・コンセントを得，さらに緊急時の処置がとれるよう用意をしておく必要がある.[264]

水様便⇨参泥状便→2049

膵ランゲルハンス島B細胞 Langerhans islet B cell ［膵B細胞］ ランゲルハンスLangerhans島(膵島)は76×175 μmの卵形の細胞体であり，膵尾部に密である．膵島の細胞は，A，B，D，Fの各細胞型に，染色性と形態により分類されている．B細胞は膵島細胞全

す

体の60-70%を占め，最多である．B細胞の機能はインスリンを分泌することで，インスリンはB細胞の小胞体で合成されゴルジGolgi装置に運ばれ，そこで顆粒膜に包まれたB顆粒に組み入れられる．顆粒は細胞膜内面に移動して細胞膜と顆粒膜が融合し，開口放出によって顆粒内のインスリンが細胞外に放出され，毛細血管の内皮細胞窓構造を通って血流に入る．[987]

推理 inference いくつかの前提から結論を導き出すこと．最も重要なことは，前提と結果との間に論理的推理(形式的推理 formal inference)，つまり演繹的推論が成り立つことである．[446]

膵リパーゼ pancreatic lipase ［ステアプシン，膵脂肪分解酵素］ 脂肪を分解する酵素で，膵分泌液中に含まれる．トリアシルグリセロールの第一級エステル結合を加水分解し，脂肪酸を遊離する．カルシウムイオン(Ca^{2+})，コリパーゼ(膵分泌液中に存在するタンパク質)および胆汁酸の存在下で活性が増強される．急性および慢性膵炎などの膵疾患で血中濃度が上昇する．[126]

水和 hydration 水溶液に溶解している分子に水分子が引きつけられること．低分子イオンや親水基をもつ分子は，静電的作用や水素結合により水分子を水和している．また水溶性のタンパク質の表面には親水基が存在するため，水分子が水和している．水和が起こるときには熱の放出あるいは吸収が起こるが，これを水和熱という．[126]

スヴィーテン Gerard van Swieten 古ウィーン学派の創設者(1700-72)．オランダに生まれ，ライデン大学でブールハーヴェ Herman Boerhaave(1668-1738)に臨床医学を学ぶ．オーストリア帝国女帝マリア=テレジア Maria Theresia に招かれて侍医兼図書館長となり，ウィーンの医科大学を制度面，教育面にわたり改革した．ブールハーヴェのライデンでの講義をスヴィーテンが筆記した『箴言注解』(原著はラテン語)は，オランダ語訳を経たのち，坪井信道により文政年間に『蒲爾花歇(ブールハーヘ)の万病治準』として和訳紹介され，わが国の医学に大きな影響を与えた．[983] ⇨参万病治準(まんびょうちじゅん)→2760

スウェーデン式膝装具 Swedish knee cage(brace) 膝関節が10度以上の伸展を有する反張膝の場合に使用する膝の矯正装具．1966年にスウェーデンで開発された．2本の支柱と連結した後方半月からなり，大腿遠位と下腿近位の前面と膝窩部の3点固定の原理で膝の過伸展を防ぐ．膝窩の半月のため，これを装着しての過屈曲動作であるしゃがみこみ，正座は困難である．[834]

●スウェーデン式膝装具

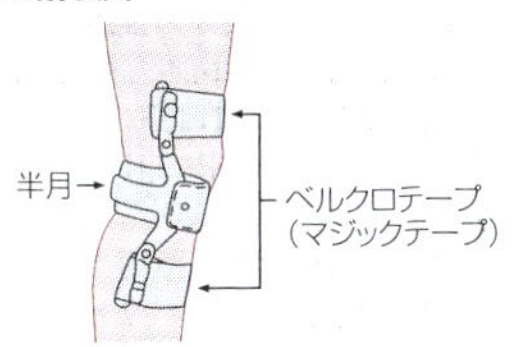

スウェーデンモデル⇨同スカンジナビアモデル→1634

スウォット分析 SWOT analysis⇨同SWOT分析→110

数唱 digit span, digit repetition ウェクスラー Wechsler 式知能検査の下位項目にも含まれる記銘力検査の1つ．数系列を検査者が読み上げたあと，検査者が読み上げたとおりに復唱する順唱と，逆に復唱する逆唱がある．順唱で復唱できる数字の正常範囲は7±2桁，逆唱では順唱より1桁少なくなる．数唱の結果には記銘力とともに，聴覚刺激に対する注意力も反映される．[578] ⇨参ウェクスラー成人知能検査→317

趨(すう)勢変動⇨同永年変動→346

数的萎縮 numerical atrophy 実質細胞の数が減少して起こった臓器・組織の縮小．これに対し，個々の実質細胞の単純な容積の縮小によって起こる臓器・組織の萎縮を単純萎縮という．個々の細胞の容積の縮小には限界があり，萎縮を起こす場合には構成細胞の更新率が低下するので，一般に萎縮は数的萎縮の場合が多い．[1531] ⇨参単純萎縮→1940

ズーデック萎縮 Sudeck atrophy ［ズデック骨萎縮］ 外傷後の骨粗鬆症とも呼ばれる．主として四肢の外傷後に出現．外傷より遠位端に疼痛，腫脹とともに，骨萎縮がみられる．骨のX線写真にて斑紋状に骨質の透過度の増加を観察する．自律神経系の関与が推定されるが，その詳細はまだ不明．反射性交感神経性ジストロフィー(局在性疼痛症候群)とほぼ同義語．ズーデック Paul H. M. Sudeck はドイツの外科医(1866-1945)．[838] ⇨参反射性交感神経性ジストロフィー→2411

スーパーインポーズ法 superimposing method 頭蓋骨の解剖学的な特徴を手がかりとして，死者の生前の写真と重ね合わせることにより，同一人物であるかどうかを推定する方法．腐乱死体や白骨死体の身元確認に使用されている．近年では，コンピュータグラフィックスも応用されているが，一定の限界がある．[920]

スーパーオキシド ⇨同スーパーオキシド〔アニオン〕ラジカル→1633

スーパーオキシド〔アニオン〕ラジカル superoxide radical；$O_2^{\cdot-}$ ［スーパーオキシド，超酸化物］ 活性酸素の1つで，酸素分子O_2がマイナス電子還元を受けた陰イオンフリーラジカル．他の化合物から電子を奪うため高度に反応性に富み，DNA，膜脂質，タンパク質および炭水化物に対して酸化的損傷を与える．スーパーオキシドジスムターゼおよびβカロチン，ビタミンEなどの抗酸化剤により不活性化される．[126]

スーパーオキシドジスムターゼ superoxide dismutase；SOD スーパーオキシドラジカルを過酸化水素に変換する反応を触媒する酵素．スーパーオキシドラジカルを消去することにより，好気性生物を酸化的損傷から防御している．細胞内の種々の画分に存在する．反応中心に金属イオンが存在し，細胞の可溶性画分に含まれるものはCu/Zn-SOD(ホモダイマー)で，ミトコンドリアのものはMn-SODである．[126]

スーパー救急病棟⇨同精神科救急病棟→1678

スーパー抗原 superantigen 多種類のT細胞受容体に結合して多クローン性のT細胞活性化を引き起こす物質．通常，T細胞が抗原を認識する際には，その抗原は抗原提示細胞によりプロセシング(分解)され，抗原提示細胞上のMHC分子上に提示されることが必要であるが，スーパー抗原はプロセシングされずに直接，MHCクラスII分子に結合し，さらにT細胞受容体β鎖に結合する．ブドウ球菌毒素，連鎖球菌毒素，マイコプラズマ産物やウイルスタンパク質の一部などがスーパー抗原をもち，感染者に全身の発疹，発熱，重篤な場合にはショック状態をもたらすことがある．[1439]

スーパーバイザー supervisor 通常，監督者や管理者のこと．狭義には病院などの施設で働く看護職の場合，看護部長と1単位〜数単位を担当する主任看護師との中間に位置する管理者をいうことがある．その責任は，第一義的には管理であり，また，看護単位，病棟および1単位の1集団で働いている看護師に対する臨床上のリーダーシップを含む．

スーパービジョン supervision 患者やクライエントへのケアに従事している者が，より質の高い援助を提供できるようになるために，自分が直面している問題について，専門的な訓練を積んでいる者から指導や助言を受けるプロセス．指導や助言を行う者をスーパーバイザー supervisor，それを受ける者をスーパーバイジー supervisee と呼ぶ．スーパービジョンによって，スーパーバイジーは患者とのかかわりを振り返り気づきを得て，ケアを継続していくことが動機づけられ，また自己の成長が促されていく．一対一で行われる場合と，ケースカンファレンスのように集団を対象に行われる場合がある．[251]

スーパーフィーメイル⇨参性腺形成不全→1689

皺眉(すうび)筋 corrugator supercilii 眼瞼にある筋肉で，前頭骨眉部に終わる．顔面神経側頭枝と頬骨枝によって支配され，眉間に縦じわを寄せるように，眉毛部を内方や下方に引く働きがある．[566]

皺襞(すうへき) fold 体内組織のしわ(皺)とひだ(襞)のこと．しわは，折り返される組織により形成される筋目，へこみであり，手掌や足蹠のしわなどが代表である．ひだは，体内組織にみられるひだ(小腸の輪状皺襞，直腸の横皺襞など)をいう．[1212]

皺襞(すうへき)舌⇨同溝状舌→1011

皺襞(すうへき)中絶 fold defect ［**皺襞(すうへき)の中断**］ 硫酸バリウムと空気の二重コントラストを利用する胃X線診断における二重造影像所見の1つ．進行胃癌の2型または早期胃癌のⅡcにおける陥凹性病変と正常粘膜との境界面に認められる正常粘膜皺襞の急俊な中断像のこと．悪性所見として診断される．一方，良性の胃潰瘍でも認められる粘膜ひだの集中像は潰瘍に特徴的所見であるが，良性病変においては粘膜ひだが中断することはない．[943]

皺襞(すうへき)の中断⇨同皺襞(すうへき)中絶→1634

数量的研究 quantitative research ［**量的研究**］ 間隔尺度および比尺度によるデータを量的データ quantitative data あるいは計量データ(数値データ)といい，これらのデータを用いた研究のこと．一方，名義尺度および順序尺度により表されたデータは質的データ qualitative data あるいは数計データと呼ばれるが，これらの研究も事象のある特性に対して数値を対応させているので，広義の数量化と考えることができる．看護領域で質的データという場合には，本来の統計用語とは異なる意味合いが強く，参加観察やインタビューによる会話や状況を言語的に記述したデータを指しており，これらの内容分析などを行う研究を質的研究と呼んでいる．[980]

頭蓋 「とうがい(頭蓋)」の項目を見よ

スカシガイヘモシアニン keyhole limpet hemocyanin；KLH ヘモシアニンは軟体動物や節足動物などの血液中の青色細胞外呼吸色素(銅タンパク質)のことで，血青素とも呼ばれる．スカシガイから抽出されるスカシガイヘモシアニンは分子量が大きく免疫原性が高いため，免疫操作の際に抗原などのキャリア(担体)として用いられることが多い．[388] ⇨参ヘモシアニン→2633

スカトール skatole ［**3-メチルインドール，βメチルインドール**］ アミノ酸の1つであるトリプトファンから，腸内細菌の分解作用により生成したもの．トリプトファンが多数の腸内細菌によりインドール酢酸に変換され，続いて乳酸菌によりスカトールが生成される．糞便臭のもととなる物質．[126]

スカベンジャー細胞⇨同清掃細胞→1692

スカラー scalar 最初は物理学において使われた概念であり，適当に単位を定めることによって実数で表すことのできる量，すなわち大きさしかない量をスカラー量あるいは単にスカラーという．力のように大きさと方向をもつベクトルなどと区別するための用語．ラテン語の階段，または目盛りを意味する scala に由来している．長さ，時間，温度，質量，電荷などがスカラーである．[904]

スカルパ三角 Scarpa triangle⇨同大腿三角→1882

スカンジナビアモデル Scandinavian welfare model ［**スウェーデンモデル**］ わが国の福祉は欧米諸国からさまざまな福祉モデルを取り入れて今日に至っているが，特に北欧諸国の福祉モデルをこう呼ぶ．スカンジナビア半島に位置する北欧諸国は福祉国家政策が充実していることで有名で，特にスウェーデンは，堅実な産業に支えられて福祉政策を着実に推し進めてきた歴史をもち，障害者に対する差別を取り払おうとするいわゆるノーマライゼーションの先駆的役割を担い，高齢者も含めた在宅福祉の推進にも力を注いできた．福祉政策の充実を国家規模で行ってきたために，税金などの国民負担率が極端に高いという問題はあるものの，福祉政策の根本理念の実践という点において学ぶところは大きい．今後わが国の福祉は，こうした福祉先進国のモデルをこえて，国情に合った国際的にも広く受け入れられるグローバルモデルを模索していくことが必要である．[457]

スキアスコープ skiascope⇨同線条検影器→1764

スキー外傷 ski injury 特徴は，下腿がブーツとビンディングとスキーに一体連結されているため，転倒時にビンディングがはずれない場合に下肢に非常に大きなねじれ力が加わり，骨折，捻挫などを生じること．代表的なものは，足関節踝部骨折，下腿骨骨折，膝関節靭帯損傷のほか，顔面や頭部の挫創など．[735]

スキーン腺 Skene gland ［**小前庭腺，傍尿道管**］ 小前庭腺とも呼ばれ，女性の尿道口側のスキーン管 Skene duct を通して外尿道口の両側に開口し，透明ないし乳白色の液を分泌する．性的興奮により分泌が亢進するといわれる．男性の前立腺と相同である．スキーン Alexander J. C. Skene はアメリカの産婦人科医(1838-1900)．[998] ⇨参バルトリン腺→2401

スキーン管 Skene duct⇨同尿道傍管→2256

スキサメトニウム suxamethonium ［**サクシニルコリン**］ 短時間作用性の脱分極性筋弛緩薬．0.8-1.0 mg/kg を静注すると，頸部から腹筋，四肢にわたる筋線維束攣縮に続いて，1-2分で筋弛緩効果がみられ5-6分で消失する．気管挿管や短時間の手術に用いられる．副作用としては，筋線維束攣縮による筋肉痛や，頭蓋内圧上昇，胃内圧上昇，眼圧上昇，血清カリウム上昇，悪性高熱などがある．特に広範囲熱傷や，上位ニューロン障害による麻痺では高度の高カリウム血症や心停止を起こす可能性がある．反復大量投与により非脱分極性筋弛緩に移行するフェーズⅡブロックを起こすことがある．筋緊張症 myotoniaでは筋強直を起こすので禁忌．肝障害などで肝でのコリンエステラーゼ(ChE)合成の低下している患者や，異型コリンエステラーゼ患者では，作用が長引き遷延性無呼吸を起こす可能性がある．[1403] 商サクシン，レラキシン

杉田玄白 Sugita Gempaku 江戸中期の蘭学者[1733-1817(享保18～文化14)]．江戸生まれ．西玄哲に紅毛外科を学び，1753(宝暦3)年に小浜藩医となる．1771(明和8)年3月4日，前野良沢らと小塚原刑場で腑分けを見学，持参していたクルムス Johann A. Kulmus (1689-1745)の解剖書『ターヘルアナトミア』が事実そのままに精緻であることに驚嘆し，さっそく同志をつのって翻訳を開始．辞書もなく文法も知らず，良沢の長崎で覚えたわずかな単語だけを頼りに3年後に『解体新書』5巻として公刊．この苦労の様子は晩年の随筆『蘭学事始』に詳しい．これをきっかけに江戸の蘭書翻訳が盛んになり，西洋医学導入に拍車がかかった．[654]

スキッドマウス⇨同SCID マウス→106

スキップ病変 Skip lesion ［**飛び石状病変，非連続性病変，区域性病変**］ 病変が，肉眼的あるいはX線，内視鏡的に正常粘膜像を介して離れて存在する場合をいう．クローン Crohn 病や腸結核によくみられる所見であるが，まれには潰瘍性大腸炎でもみられることがある．肉眼的あるいはX線，内視鏡的に異常を認めない部位に，びらんや瘢痕などの病理組織学的な異常があった場合は，厳密な意味ではスキップ病変とは呼べないが，臨床的にはスキップ病変と呼ぶことが多い．[1234,936]

スキナー箱⇨参オペラント条件づけ→410

スギヒラタケ脳症 Sugihiratake mushroom encephalopathy 2004(平成16)年秋に秋田，山形，新潟など日本海沿岸部を中心に多発した原因不明の脳症で，のちにスギヒラタケ(スギモタセ，スギワカイなどとも呼ばれている，一般名 *Pleurocybella porrigens*)の摂取との関連が明らかにされた．腎障害を有する者(透析および非透析患者)にほぼ限定して発症することから，腎障害との関連が推測されている．摂取してから2日～1か月の無症状期を経てから，両足の脱力やふらつき，ろれつ緩慢，手足のふるえなどで発症することが多い．軽症例では自然軽快するが，意識障害や痙攣発作などを呈する場合が多く，死亡率は30-40%．血液検査や髄液検査では特異的な所見はなく，脳MRIでは，基底核や大脳皮質(特に島)直下白質に病変を呈することが特徴．有効な治療法はなく，腎障害を有する者や高齢者はスギヒラタケを摂取しないことが重要である．[576]

スキムミルク skim milk⇨同脱脂乳→1918

スキャッチャードプロット Scatchard plot 結合子と受容体の親和性を求めるためにスキャッチャード George Scatchard (1892-1973)が生み出した解析法．例えば，ホルモンは受容体と結合して作用を発揮する．この受容体の数(capacity)およびホルモンとの親和性(affinity)について調べる場合，細胞表面の受容体(P)とホルモン(L)の結合解析は以下の式で表される．[bound L]/[free L] = n[P]/Kd-[bound L]/Kd (free：独立変数，bound：従属変数，Kd：親和性)．左辺を縦軸にとり，bound Lを横軸にとって，いくつかの点をプロットして直線を描くと，勾配の大きい直線と勾配の小さい直線との2つに分かれる．低勾配の直線が横軸と交わる切片の大きさを受容体の capacity，勾配の大きさが affinity を表す．[90]

スキャナ scanner ［**走査装置**］ 超音波像を得るために超音波を発射する探触子の位置や超音波ビームの方向を用手的または機械的に動かす装置．[955]

スキャニング scanning⇨参シンチグラフィー→1586

杉山和一 Sugiyama Waichi 江戸時代前期の鍼医，杉山流の開祖〔1610-94(慶長15～元禄7)〕．伊勢(現三重県)に生まれる．幼少より盲目であり，鍼医を志して江戸の山瀬琢一について修業したが，不器用なため上達せず，ついにその門を出て相模(現神奈川県)の江ノ島弁財天の岩窟にて断食の祈願を行った．満願の夜に大石につまずいて転倒したとき枯れ葉に包まれた松葉に触れ，現在まで伝わる鍼管と松葉鍼を考案したといわれる．その後は一変し，京洛の入江豊明に学び，おおいに名声を得たという．五代将軍徳川綱吉に召され，奥医師となり，1692(元禄5)年，初代関東総禄検校に任ぜられて八百石をたまわる．屋敷内に鍼治講習所を開き盲人の鍼科教育に尽力し，教科書として『医学節用集』『選鍼三要素』『療治の大概』の「杉山流三部書」が用いられた．[123] ⇨参管鍼(かんしん)法→617

スキルス胃癌 scirrhous gastric cancer ［**びまん浸潤性胃癌，形成性胃炎型胃癌，ボールマン4型胃癌**］ スキルスは，ギリシャ語の skirrhos を語源とし，かたい癌を意味する．びまん浸潤性胃癌，形成性胃炎 linitis plastica 型胃癌，あるいは進行胃癌の肉眼分類であるボールマン Borrmann 4型とほぼ同義語として扱われているが必ずしも同一ではない．通常，スキルス胃癌とは組織学的には粘膜下層以深の間質内に著明な線維増生を伴って未分化型の癌細胞がびまん性に浸潤し，胃壁の硬化をきたすものを指す．肉眼的には胃の粘膜面には著明な隆起や陥凹を認めず，病変はびまん性に広がり境界不明瞭で胃内腔は著明な狭小化をきたし送気をしても胃壁の伸展は不良．一方，形成性胃炎型胃癌は胃底腺領域より発生し，肉眼的には胃壁全体が肥厚してかたく，胃は管状あるいは革袋 leather bottle 状を呈する癌型とされる．近年，胃癌全体でみると早期診断や治療により治療成績の向上を認めているが，スキルス胃癌においては早期診断は困難であり進行した状態で見つかることが多く依然として治療成績不良である．スキルス胃癌が進展の際，増殖因子受容体をコードする *K-sam* 遺伝子や *c-met* 遺伝子の増幅や増殖因子である TGF-β(トランスフォーミング増殖因子)，KGF(角質細胞増殖因子)，HGF(肝細胞増殖因子)が発現し，これらが著明な線維性増殖を伴うびまん性浸潤に関与していると考えられている．全胃癌に対する頻度は10% 前後で，他の肉眼型と比べ女性や若年者に多いとされる．癌の進展に伴いさまざまな症状が出現するが，嘔気・嘔吐，上腹部痛，上腹部膨満感など非特異的症

状が多く，後腹膜進展により胃の周囲に浸潤した癌が下方に進展していくと腸管や尿管の狭窄をきたす．内視鏡およびX線造影検査所見上は悪性リンパ腫やメネトリエ Ménétrier 病との鑑別が必要．治療は胃全摘術を中心とした手術療法とともに化学療法などの集学的治療が試みられているが，腹膜播種やリンパ節転移を高頻度にきたすためきわめて予後不良．しかし近年，イリノテカン塩酸塩水和物(CPT-11)，テガフール・ギメラシル・オテラシルカリウム配合剤，タキサン系抗癌剤など新規抗癌剤や併用療法が開発され奏効率が向上してきた．[1227,1359]

●スキルス胃癌のX線画像

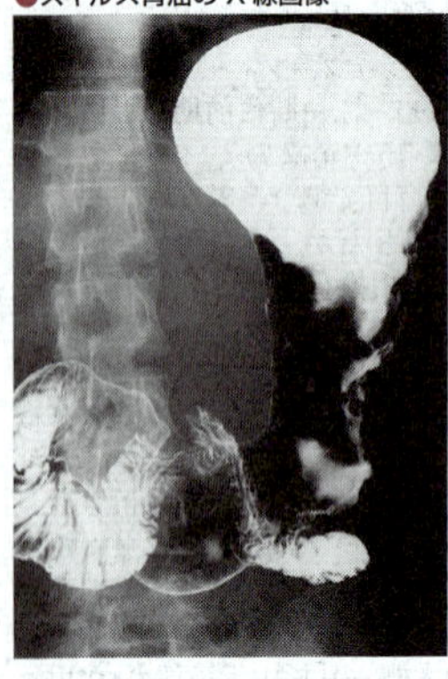

スキルス癌⇨同硬癌→983

スキルズラボ　［シミュレーションラボ］　臨床技能を学習するための施設．OSCE(客観的臨床能力試験)に伴い，多くの医学教育施設で整備されつつある．近年，モデルやシミュレーターの開発および発展が著しく，救急処置，中心静脈カテーテル，腰椎穿刺，心音聴取，縫合，腹腔鏡，超音波検査，産科手技などさまざまな臨床技能のトレーニングが可能である．シミュレーションラボまたはセンターと呼称している施設もある．[1516]

スキルトレーニング　skill training　精密な作業ができるよう，手先を使う練習をする巧緻動作訓練の意味で用いられることがある．一般的には社会生活技能訓練，すなわちソーシャルスキルトレーニング(SST)の意味で用いられることが多い．SSTとは，主に精神科領域で小グループにて，ロールプレイやモデリング，フィードバックなどの技法を用い，社会適応と症状の改善を図ることを目的に行われる．[786]　⇨参ソーシャルスキルトレーニング→1829

スキルミクス　skill mix　医師不足，そして医療現場での過重労働の負担軽減を図るために，医師に限定される業務のうち医師でなくても可能な業務や処置を，「医師法」に抵触しない範囲で他の医療従事者(事務職員や看護師など)が分担すること．職種混合，多職種協働ともいう．現行法では医療行為は医師の指示のもとで行うことが義務づけられているが，医療チーム内での権限と責任の委譲を基本とするスキルミクスでは，医療行為におけるコメディカルスタッフの裁量権の拡大を含んでいる．具体的には，訪問介護員による経管栄養の取り扱い，介護施設内での介護福祉士やヘルパーによる痰の吸引，さらには看護師への限定的な薬剤の処方権などが法改正も含めて検討されている．スキルミクスは1990年代に医師不足，看護師不足の慢性化に悩んだOECD(経済協力開発機構)諸国から発生した考え方である．⇨参チーム医療→1965

スキンケア　skin care　皮膚に炎症やかゆみをもたらす刺激を防御するためのケア．皮膚に加わった刺激の排除法には，洗浄をはじめ，紫外線を防御するための日焼け止めクリームや，バリア機能を補強して刺激の侵入を許さないための保湿薬の外用などがある．医療用の薬品は，通常スキンケアの製品とは区別される．[381]

スキンタッグ　skin tag⇨同軟性線維腫→2200

スキンバリア⇨同皮膚保護材→2476

スキンバンク　skin bank　［皮膚バンク］　主に重症熱傷の治療を目的として，同種皮膚または培養同種表皮シートを冷凍保存し，必要に応じて供給するための組織．重症熱傷では自家皮膚移植が最も有効であるが採皮部位が不足するため，自家皮膚に代わるものとして同種皮膚が用いられる．しかし，同種皮膚の採取も限界があり，そのため凍結培養同種表皮シート移植もなされるようになった．[66]

スクアレン　squalene　化学式 $C_{30}H_{50}$，アセチル CoA がコレステロールに代謝される際の中間体で，6個のイソプレノイド基が縮合したもの．非環式トリテルペンの1つで，真核生物に広く分布している．サメ類の肝油，オリーブ油，米ぬか油などに含まれる無色の油．[126]

スクイージング　squeezing　［呼気胸郭圧迫法］　呼気に合わせて術者の手掌で胸郭を圧迫することにより，排痰を促進し，換気を増大させる方法．痰の自己喀出力が不十分で末梢気道の痰が太い気管に移動できない対象者に，痰の移動を助ける．また，肺胞が虚脱している対象者の呼気流速を増大させることにより肺胞への空気流入を改善させることが目的である．対象者の呼気に合わせ徐々に圧迫を強くして最大呼気位まで絞り出すように圧迫を加えていくが，循環状態不安定，胸部手術後，骨粗鬆症の患者には弱い圧迫から始め，十分な観察のうえで行う必要がある．[731]　⇨参肺理学療法→2357，最大呼気速度→1161

スクィーズ〔病〕　squeeze　［しめつけ病］　潜函作業や潜水作業，高圧滞在作業などの際に，常圧より高圧への加圧時に起こる健康障害．組織と外圧間の圧差が50 mmHg程度になると，しめつけによる組織の変形，うっ血，出血，浮腫，疼痛などを生じる現象で，耳(鼓室)や副鼻腔など人体固有の構造由来のものと，潜水器具によるものとがある．[1015]　⇨参潜水夫病→1770，高気圧障害→985

スクールカウンセラー⇨同学校カウンセラー→526

スクールカウンセリング　school counseling　小・中・高等学校児童・生徒でみられる不登校，登校拒否やいじめなど，教育場面での問題行動に対処するために，文部科学省によって1995(平成7)年度からスクールカウンセラーの派遣事業が実施された．臨床心理士，学校心理士，教育カウンセラーなどの専門家が，スクールカウンセラーとして子どもの悩み相談に対処する役割を果たす．しかし現実には養護教諭がその任にあたっている場合もみられ，保健室は問題をかかえた子の緊急避難場所として機能していることも多い．スクールカウンセリングには，クラス担任，養護教諭だけでは指導，助言しきれない問題への対処，ないしは学校，担任，養護教諭，問題をかかえた子ども，家族の関係性の調節機能が期待されている部分もある．[730]

すくみ足 frozen gait⇨参パーキンソン歩行⇀2322

スクラッチテスト scratch test ［**切皮法，乱切法，擦過法，掻破**(そうは)**試験**］ アレルギー疾患の診断に用いられる検査法の1つで，原因物質となるアレルゲン検出に用いる皮膚テスト．消毒後，皮膚を注射針などを用いて出血しない程度に掻破し，そこにアレルゲンエキスを滴下する．滴下から15-30分後に膨疹と紅斑の大きさにより判定．気管支喘息，アレルギー性鼻炎，蕁麻疹，薬物アレルギーの原因追求，および特異的減感作療法の抗原検索として行われる．検査前の数日間は抗ヒスタミン薬や抗アレルギー薬の投与は中止する．[381]

スクラピー病原体 scrapie agent⇨同スクレイピー病原体⇀1637

スクリーニング screening ふるい分けの意味で，健康診断の一次検診や来院者の初診において，特定の疾患に対する潜在的な異常者や発病者を選別すること．スクリーニングにより異常を発見された者には，複数の精密検査が組み合わせて行われる．[153]

スクリーニング検査(テスト) screening test ［**一次検診，ふるい分け検査**］ 症状が発現する前に特定の疾患に罹患しているか否かを比較的簡便な方法で検査すること．集団を対象として行う場合は，マススクリーニング mass screening という．スクリーニングの検査方法と基準は，目的とする疾病の種類に応じてあらかじめ定めておく必要がある．スクリーニングでは，母集団から異常者を把握する率(敏感度)と，健常者を正常とする率(特異度)が高いことが大切であり，また，検査にかかる費用対効果も併せて考えておく必要がある．わが国では，新生児の先天性疾患や成人における高血圧，糖尿病，癌のマススクリーニングなどが行われている．なお，WHOはスクリーニングテストは次の各項目を満足する必要があると勧告している．①患者のQOLの改善に役立つ，②異常が発見された場合に有効な治療手段がある，③無症状期に異常を検出できる，④発症後に治療するよりも，無症状期に治療したほうがよい結果が得られる，⑤実用的な検査法がある，⑥異常の発生頻度からみて，スクリーニング検査の費用負担を正当化できる．[904]

スクリバ Julius Karl Scriba 明治期に来日したドイツの外科医(1848-1905)．ヘッセン大公国のワインハイムで生まれ，ハイデルベルク大学で医学，植物学を修めた．在学中，普仏戦争に軍医補として従軍，戦後復学して学位取得後にベルリン，フライブルクで研究生活を送る．1881(明治14)年来日し，シュルツェ Emil A. W. Schultze の後任として東京大学医学部の外科担当外国人教師となる．スクリバの手術は豪放で巧みであったが，開腹術の成績はかんばしくなかったといわれる．卵巣囊腫の手術では，術後ことごとく死亡したので，空気のよい日光(栃木県)へ行って手術をしたが死亡した，という逸話を佐伯理一郎が伝えている．当時の術後管理の低さによるものであろう．1901(明治34)年退職，名誉教師の称号を贈られた．その後，聖路加病院外科主任を務めるも，肺結核のため鎌倉に転地療養し，57歳で逝去．神谷ヤスと結婚，3人の男子があり，三男の子孫が須栗場の姓で続いている．勲一等瑞宝章を受章．日本外科学会の恩人とされる．[125]

スクリブナーシャント Scribner shunt⇨同外シャント⇀437

スクリュー固定 screw fixation 主に骨折の手術的固定法として用いられているが，再建靱帯などの強固な固定を必要とする場合にも応用される．接合部位により骨皮質用，海綿骨用スクリューがあり，通常はステンレス製やMRI対応のチタン製であるが，抜釘が困難な場所にはポリ乳酸製の吸収性スクリューなどが使用される．[735]

スクレイピー scrapie ヒツジにみられる遅発性ウイルス感染症と考えられていたが，感染性ウイルスは証明されない．長い潜伏期を経たのち，皮膚のかゆみ，脱毛で始まり，歩行異常などの運動障害を起こして脳の灰白質に海綿状変性を生じ，多くは死に至る．病原因子としてプリオンが考えられている．[1113]

スクレイピー病原体 scrapie agent ［**スクラピー病原体**］ 本体はプリオンと呼ばれる分子量が約3万のタンパク質で，自律増殖能があり，タンパク質分解酵素で分解されない．ヒツジの海綿状脳症の病原体であり，ウシ海綿状脳症(BSE)やクロイツフェルト・ヤコブ病 Creutzfeldt-Jakob disease(CJD)の原因とも考えられている．[288]

スクロース sucrose⇨同ショ糖⇀1493

スクロフローゼ scrofulosis⇨同腺病質⇀1792

図形反転視覚誘発電位 pattern reversal visual evoked potential；P-VEP ［**パターンリバーサルVEP**］ 網膜に光刺激を加えたときに大脳視覚領に生ずる活動電位を積算記録するのが視覚誘発電位．現在，臨床的には光刺激として図形反転刺激が使用されている．これは白黒の格子模様をモニター画面上で反復反転させて視覚領の神経細胞を効果的に刺激する．健常者では，P 50，N 75，P 100，N 145の波形が認められる．視神経，視索，視放線などに病変があると，活動電位の低下や潜時の延長として記録される．視神経炎や多発性硬化症などの診断に応用されている．[838]

スケープゴート scapegoat 「贖罪の山羊」がもとの意味であり，「かわりになって，他人の罪，責任を負う人」「犠牲者」の意味に用いられる．例えば，本質的な問題は両親の葛藤や緊張関係であるにもかかわらず，この「問題」が「問題」とされるのではなく，家族の中の弱者である子どもの「問題」となって現れてくる場合などである．特定の家族成員(子ども)が意識的にではなく家族から犠牲者として選ばれる．[1166]

スケーラー scaler ［**歯石除去器**］ 歯周治療や予防として，歯面に付着，沈着したプラークや歯石，病的セメント質を器械的に除去し，歯根面の滑沢化を図る器具．手用スケーラー，超音波スケーラー，エアスケーラーなどに分けられる．①手用スケーラー：1)シックル型(鎌型)スケーラー；歯肉縁上歯石の除去に用い，刃部は鎌型の形態，先端が細く鋭利で歯間隣接面の歯石除去に用いる．刃部，頸部，把柄部が同一平面にある(前歯部用)，屈曲しているものは臼歯部用．刃部の断面は三角形と四角形があり，引く操作で行う，2)

す

キュレット型(鋭匙型)スケーラー；歯肉縁上下の歯石の除去に用いるが，主として歯肉縁下根面の沈着物の除去や滑沢化に用いる．刃部断面は，内面が平坦，外側面が半月状を呈し，ユニバーサル型とグレーシーGracy型とがある．主にグレーシー型が使用されており，操作方法には押す操作と引く操作とがあるが，引く操作が主体である，3)その他，チゼル型(のみ型)，ファイル型(やすり型)，ホウ型(鍬型)スケーラーなどがあるが現在はあまり使用されていない．②超音波スケーラー：毎秒2万Hz以上の高周波を利用して振動を起こし，歯石を除去する．チップの先端は0.025mm．超微細振動により生じるキャビテーション(空洞現象)で歯石や沈着物を除去する．チップ先端からの噴霧状流水で歯石やプラークを洗い流す．③エアスケーラー：超音波スケーラーよりも低い3,000-6,500Hzの周波数で振動している．駆動力として圧搾空気を用いるので，歯科用ユニットのエアタービンに取り付けられる．超音波スケーラーに比べて歯石除去効果は劣る．[434] ⇨参超音波スケーラー→2002，スケーリング→1638

●スケーラー

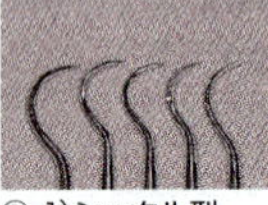
①-1)シックル型(鎌型)スケーラー

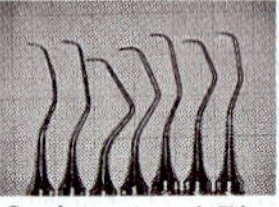
①-2)キュレット型(鋭匙型)スケーラー

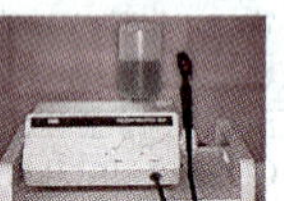
②超音波スケーラー

スケーリング scaling ［歯石除去］ 歯面に付着したバイオフィルムプラークや沈着した歯石，その他の沈着物などをスケーラーで器械的に除去すること．手用スケーラー，超音波スケーラー，エアスケーラーなどの器具がある．スケーリングは，縁上スケーリングと縁下スケーリングに大別される．縁上スケーリングでは歯肉縁上歯石が肉眼やミラーで直視できるため操作は比較的容易である．通常，シックル型(鎌型)またはキュレット型(鋭匙型)スケーラーで接合上皮(付着上皮)を損傷させないように注意深く操作を行う．除去後，根面が粗造になっているので歯面研磨を行う．縁下スケーリングは，直視が困難な場合が多く，診査法として，①エアシリンジで歯周ポケット内を開口させ肉眼で観察する方法，②歯周プローブの触感による検査，③X線写真による検査などを行い，通常はキュレット型スケーラーが用いられる．縁下歯石の除去と根面滑沢が同時に行われ，スケーリングとルートプレーニングの併用が一連の操作で行われる．[434] ⇨参スケーラー→1637，ルートプレーニング→2966

スケール scale⇨同尺度→1353

輔仁本草(すけひとほんぞう)⇨同本草和名(ほんぞうわみょう)→2722

スコダ鼓音 Skoda tympany⇨同スコダ打診音→1638

スコダ打診音 Skoda (skodaic) resonance ［スコダ鼓音］ 胸部の打診において，胸水貯留により肺の下部が完全に萎縮しているときに呈する，濁音部の上方の過共鳴音ないし鼓音のこと．胸水に圧迫されていない部分の肺が，局所的に代償性過膨張を生ずるためである．同様の機序で，大葉性肺炎に隣接する正常肺領域でも認められることがある．スコダ Joseph Skoda はオーストリアの内科医(1805-81)．[1019]

スコッチテープ法 Scotch tape method⇨同セロファンテープ法→1746

スコッチテリア像⇨同Scottie-dog appearance→106

健やか親子21 20世紀における母子保健への取り組みを踏まえ，残された課題や新たな課題について整理し，21世紀の母子保健の方向性として提示された国民運動計画．主要課題は，①思春期の保健対策の強化と健康教育の推進，②妊娠・出産に関する安全性と快適さの確保と不妊への支援，③小児保健医療水準を維持，向上させるための環境整備，④子どもの心の安らかな発達の促進と育児不安の軽減となっている．市町村においても「健やか親子21」に伴う母子保健計画の見直しが期待されている．[516] ⇨参新エンゼルプラン→1508

スシュルタ⇨同ススルタ→1638

頭上方向牽引⇨同オーバーヘッドトラクション→399

スズ(錫) tin 〔L〕stannum；Sn ［Sn］ 元素記号Sn．原子番号50．原子量118.710．融点231.97℃，沸点2,270℃．やわらかい銀白色の金属．αスズ，βスズの2つの同素体がある．αスズは18℃以下で安定の灰色金属，βスズは18℃以上で安定の白色金属．最も多い用途はメッキと合金．鉄板にスズメッキしたものがブリキ．有機スズ化合物には毒性がある．許容濃度2 mg/m^3〔アメリカ産業衛生専門家会議(ACGIH)，2008〕．[182,732]

鈴木梅太郎 Suzuki Umetarou 農芸化学者，栄養化学者〔1874-1943(明治7～昭和18)〕．静岡の農家の出身．東京帝国大学農科大学(現東京大学農学部)農芸化学科卒．東京帝国大学農科大学教授，理化学研究所主任研究員，満州国大陸科学院長などを歴任．米の栄養化学的研究をし，脚気に効く成分を米ぬかから得てアベリ酸(のちオリザニン，ビタミンB_1に相当)と命名，ビタミン発見の先駆となる〔論文発表は1911(明治44)年〕．1943(昭和18)年，文化勲章受章．[391]

鈴木・ビネー式知能検査 Suzuki-Binet intelligence test アメリカで確立したスタンフォード・ビネー知能検査の技法を基礎に，鈴木治太郎〔1875-1966(明治8～昭和41)〕が実用化したわが国の知能検査法．2歳2か月から23歳まで測定可能．1920年に草案が作成され，1956年まで繰り返し修正が加えられた．その後改訂が行われていないため，しだいに使用されなくなっている．[756] ⇨参知能検査→1978

錫(すず)肺症 stannosis ［酸化錫(すず)吸入塵肺(じんぱい)］ 塵肺の中で起因粉塵が錫(スズ)によるものをいう．錫による塵肺は肺内でマクロファージの集積を主とする軽度の組織反応しか起こさず，肺機能障害を示さないかあるいは軽度の障害を示す．胸部X線写真上は非常に濃い結節をつくるのが特徴である．[1019] ⇨参塵肺(じんぱい)症→1596

スズメバチ yellow jacket, hornet スズメバチ類 *Vespa mandarinia* で一括される昆虫の総称．体長3cm前後の大型のハチで，強い攻撃性をもつ．人家の軒下などヒトが生活する場所の近くに巣をつくる種に，スズメバチ，キイロスズメバチ，クロスズメバチがあり，いずれも毒性が強く，刺されると激痛を伴う腫脹を生じる．過去に刺された経験のあるヒトでは，ときにアナフィラキシー反応を起こし死亡する場合もある．[288]

ススルタ Susruta ［スシュルタ］ 紀元2-3世紀頃の古

代インドの外科の名医．アーユルヴェーダの三大医書の1つである『ススルタサムヒター(本集)』は彼によって編集されたもので，古代インドの医学書の中では最も整った本であるといわれている．この本の特色は外科の詳細な記載がなされていることで，特にヘルニア，白内障さらに造鼻術などの形成外科についての優れた記述は驚嘆に値する．また病気の診断に夢判断を用いていたのも注目される．さらに医師のモラルとして感覚的な享楽を捨てるだけでなく，怒り，貪欲，高慢，虚栄，嫉妬，粗暴，饒舌，虚言，怠惰などをしないように厳しく注意し，そのうえ頭髪を短くして身だしなみを良くすることを説いている．なお，彼の学派の医師は流水中で人体解剖を行っていたといわれるが，その観察記録は秘密にされたために，以後人体解剖は行われなくなった．[787] ⇨参アーユルヴェーダ→129

スター・エドワーズ人工弁 Starr-Edwards valve prosthesis 心臓人工弁の一種であるボール弁の商品名で，弁置換術の初期の頃に用いられた．金属製のかご(cage)とボール状の装置でボールの移動によって開閉し，狭窄弁，閉鎖不全弁を正常の機能に近づける．ラムネ玉と同じ原理．[105]

スタージ・ウェーバー奇形 Sturge-Weber anomaly ［**スタージ・ウェーバー症候群，神経・眼・皮膚症候群，脳顔面血管腫症，脳三叉神経領域血管腫症**］ 三叉神経支配領域の血管腫と脳軟膜血管腫を認める先天性疾患．牛眼，緑内障，脳の石灰化をきたす．1879年にスタージ William A. Sturgeが報告し，1922年にウェーバー Frederick P. Weberが脳の石灰化を認めた．[1631]

スタージ・ウェーバー症候群 Sturge-Weber syndrome⇨同スタージ・ウェーバー奇形→1639

スタース・オットー法 Stas-Otto method 生体試料から難揮発性毒物をアルコールで抽出，分離する方法．検体を酒石酸で酸性にし，エタノールによる加温抽出を繰り返す．その後，エタノール可溶物の蒸発残留物を水に溶かして得た酒石酸酸性の水溶液中にほとんどの毒物は抽出される．また，毒物はその抽出方法により，以下のように4族に分類される．第Ⅰ族は酒石酸の酸性下でエーテルで抽出されるもの，第Ⅱ族は水酸化ナトリウムでアルカリ化したのち，エーテルで抽出されるもの，第Ⅲ族は中和したのち，アンモニアによってアルカリ化したベンチルアルコールもしくはクロロホルムで抽出されるもの，第Ⅳ族はⅠ-Ⅲの方法では抽出されないものとされている．スタース Jean S. Stasはベルギーの化学者(1813-91)，オットー Friedrich J. Ottoはドイツの化学者(1809-70)．[1559]

スターリングの仮説 Starling hypothesis イギリスの生理学者スターリング Ernest H. Starling(1866-1927)により提唱された，毛細血管壁を通じての濾過-再吸収に関する仮説．毛細血管内外の静水圧差および膠質浸透圧差により，水分の一部は細動脈寄りの毛細血管から間質側へ移動し，細静脈寄りの毛細血管では再吸収が起こる．濾過量を左右する他の因子としては毛細血管壁の水透過性がある．通常，濾過量は再吸収量よりも多く，その差はリンパとしてリンパ管を経由して運び去られる．[226]

スターリングの心臓の法則 Starling law of heart ［**フランク・スターリングの法則**］ フランク・スターリングの法則あるいはフランク・スターリング機序ともいわれる．心筋は，その初期長が長いほど大きな収縮力(張力)を発生する(スターリング効果)．したがって心室への血液流入量が多くなればそれだけ心室筋線維も長くなり，大きな張力が発生するので，増大した血液量を駆出することができる．このように1回の拍出量は心室への血液の流入量(前負荷)によって決まる．流入量が大きければ1回の拍出量も増大し，血液が心室に過度に貯留して灌流の破綻をきたすことを防ぐ．この特性のこと．イギリスの生理学者スターリング Ernest Henry Starling(1866-1927)により記載された．[226]

スタイレット stilet, stylet ［**マンドリン**］ 気管内挿管を行う際，気管内チューブの中に通して挿入しやすくするための金属製の棒．また神経ブロック針，生検針などの内腔をふさぎ，皮膚組織の体内への移植や内腔の閉塞を防止するために用いられる針状のものもいう．使用にあたっては，先端が突き出て周囲組織を傷つけたり，折れて体内に残ったりしないよう注意する．[485]

スタインブロッカーの病勢判定法 Steinbrocker classification ［**スタインブロッカー分類**］ 関節リウマチにおける進行度と機能障害度の分類．アメリカの医師スタインブロッカー O. Steinbrockerらが1949年に作成．進行度・機能障害度ともに4段階に分類されている．進行度はstageⅠ(早期)，stageⅡ(中等期)，stageⅢ(高度期)，stageⅣ(末期)に分類され，機能障害度はclassⅠ：身体機能に不自由がない，classⅡ：運動制限はあっても通常の活動ができる，classⅢ：身のまわりのことがごくわずかできる，classⅣ：寝たきり，あるいは車いすを利用しなければならない，に分類されている．[673]

スタインブロッカー分類 ⇨同スタインブロッカーの病勢判定法→1639

スタイン・リヴェンサール症候群 Stein-Leventhal syndrome⇨同多嚢胞卵巣症候群→1922

スタチン statin⇨同HMG-CoA還元酵素阻害薬→61

スタッフステーション staff station；SS ［**看護ステーション，看護師(婦)詰め所**］ 病棟で，看護師や医師，パラメディカルなどが行う業務の拠点となる場所．看護婦詰め所と呼ばれていたが，戦後は看護ステーションあるいはナースステーションと呼ばれるようになる．現在，病棟における治療が多くの業種の協力体制で成り立っているという考えを背景にし，看護師あるいはナースだけではなく，スタッフのステーションと位置づけるために，スタッフステーションと呼ばれるようになった．記録業務や申し送りなどが行われる場所の他に，隣接して，混注業務など清潔作業のための場所が配意される．近年，物品や薬品などの管理が進みスタッフステーションの分散配置が定着したが，電子カルテの普及に伴って分散化はさらに進み，記録業務が各病室前に設けられたカウンターに置かれた端末機で行われるようになった．スタッフステーションは，病棟管理業務を行うだけの場所になりつつある．[1551] ⇨参看護単位→597，病棟→2492，ナースステーション→2175

スタニウス結紮(けっさつ) Stannius ligature カエルの心臓の静脈洞と心房の境を結紮(スタニウスの第1結紮)したり，心房と心室の境を結紮(スタニウスの第2

結紮)することで，静脈洞だけでなく心房や心室にも自動能を有している部位が存在することを証明した．スタニウス Hermann F. Stannius はドイツの生理学者(1808-83)．[226]

スタフィロキナーゼ staphylokinase 黄色ブドウ球菌によって産生される酵素で，プラスミノーゲンをプラスミンへと変換する．スタフィロキナーゼにより活性化されたプラスミンは血栓の主要成分であるフィブリンを分解する．[324]

スタフィロコッカス〔属〕 *Staphylococcus* ［ブドウ球菌］ ミクロコッカス *Micrococcaceae* 科に属する細菌．グラム陽性の通性嫌気性球菌．正円形でブドウの房状の集団として観察される．芽胞や鞭毛はもたない．30 種以上の菌種が含まれる．ヒトの鼻腔，咽頭，皮膚，腸管などに常在しており，自然界にも広く分布している．スタフィロコッカスは通常の寒天培地によく発育し，高濃度(10%)の食塩含有培地にも増殖可能．臨床的に重要な種は黄色ブドウ球菌 *S. aureus* であり，コアグラーゼを産生する．黄色ブドウ球菌は，化膿性疾患・呼吸器感染症・食中毒・敗血症・毒素性ショック症候群など種々の感染症の原因となる．またメチシリン耐性黄色ブドウ球菌(MRSA)が院内感染菌として，治療上重要な問題となっている．コアグラーゼを産生しないブドウ球菌は一括してコアグラーゼ陰性ブドウ球菌 coagulase-negative *S. aureus* と呼ばれている．コアグラーゼ陰性のブドウ球菌は日和見感染症の原因となる．特にカテーテルなどの挿入部位から侵入し，心内膜炎や菌血症を起こす．中でも表皮ブドウ球菌 *S. epidermidis* が分離されることが多い．[324]

す

スダンⅢ染色 Sudan Ⅲ stain ［ズダンⅢ反応］ ダディ L. Daddi により 1896 年，ジアゾ系脂溶系染料の応用として使用された中性脂肪を染色する方法．遊離脂肪酸とリン脂質は染色されない．スダンⅢ($C_{22}H_{16}N_4O$)色素そのものは水に溶けず有機溶剤に溶ける性質をもっている．アルコール溶媒染色液を脂肪組織に作用させ，溶媒作用を用いて脂肪に色素を移行させる物理的な染色方法で，10-20% ホルマリン液で固定した組織をやや厚めに凍結切片を作製し染色する．脂肪は橙黄色から橙赤色，核は青色に染色される．[758]

ズダンⅢ反応⇨同スダンⅢ染色→1640

ズダン好性白質ジストロフィー sudanophilic leukodystrophy 中枢神経の広範な脱髄と中性脂肪の貯留を主徴とする疾病群の総称で，ズダン染色でよく染まる．ペリツェウス・メルツバッハー Pelizaeus-Merzbacher 病，アレキサンダー Alexander 病，副腎白質脳症，那須・ハコラ Nasu-Hakola 病などの疾病単位に細分される．異染性白質ジストロフィー(スルファチドの貯留)と対比される．[838]

スタンダードプリコーション standard precautions ［標準予防策］ CDC(アメリカ疾病管理予防センター)の『Guideline for Isolation Precautions： Preventing Transmission of Infectious Agents in Healthcare Settings 2007(隔離予防策ガイドライン)』に述べられている基本的な医療関連感染予防策．感染症の疑いや診断の有無に関係なく，すべての患者の①血液，②すべての体液，分泌物，汗以外の排泄物，③創傷，④粘膜を感染の可能性があるものとして対応するという考え方のもと，処置ごとの手洗いや手指消毒の実施，手袋やマスクなどの個人防護用具の使用などを基本としている．含まれる予防策と推奨事項を表に示す．[665]

●スタンダードプリコーションに含まれる予防策と推奨事項

予防策	推奨事項
手指衛生	血液，体液，分泌物，排泄物，汚染された器具類に触れたあと，手袋をはずしたあと，患者との接触後に実施する．
個人防護用具 手袋	血液，体液，分泌物，排泄物，汚染された器具類，粘膜，損傷のある皮膚に触れる際に着用し，脱いだあとに手指衛生を行う．
ガウン，エプロン	血液，体液，分泌物，排泄物が飛散する処置やケアを実施する前に，撥水性の非滅菌のガウンかエプロンを着用する．
マスク，ゴーグル，フェイスシールド	血液，体液，分泌物，排泄物が飛散する処置やケアを実施する前に，顔全体を覆うように，左記を組み合わせて着用する．
呼吸器衛生/咳エチケット	咳やくしゃみの際は，口と鼻をティッシュで覆うか外科用マスクを着用し，ティッシュはゴミ箱に廃棄して，手洗いを行うことを患者に依頼し，これらの情報を記したポスターを貼る．また，呼吸器症状のある患者と他患者との距離をできるだけ 1 m 以上空ける．
腰椎処置の際の感染予防	脊髄造影，腰椎穿刺，脊椎麻酔および硬膜外麻酔の際には，術者が外科用マスクを着用する．
安全な注射処置	注射器と針，輸液バッグ，輸液ルート，単回使用バイアルを複数の患者間で使いまわさない．
患者の配置	微生物が伝播しやすい状態(被覆できない多量の分泌物，排泄物や滲出液がある患者，ウイルス性呼吸器または消化器感染症のある乳幼児など)は優先的に個室隔離する．
使用済み物品の取扱い	周囲に汚染が拡大しない方法で搬送する．肉眼的に血液や体液で汚染された物品は手袋を着用して取り扱い，手指衛生を行う．消毒や滅菌の前に洗浄を行い，有機物を除去する．
環境への対策	日常清掃，特に頻繁に手が触れる環境表面の清掃，消毒について手順を明確にする．
リネン類などの洗濯	リネン類は振ったりせず，静かに取り扱う．
針刺し・切創予防	血液媒介病原体への曝露予防策を実施する．

Guideline for Isolation Precautions:
Preventing Transmission of Infectious Agents in Healthcare Settings 2007
http://www.cdc.gov/ncidod/dhqp/gl_isolation.html

スタンディングテーブル standing table⇨同起立台→787

スタンバーグ⇨同シュテルンベルグ→1402

スタンフォード・ビネー式知能検査 Stanford-Binet intelligence scale フランスの心理学者ビネー Alfred Binet(1857-1911)がつくった知能測定尺度を，アメリカの心理学者ターマン Lewis M. Terman が大規模かつ慎重に再標準化したもので，作業が行われた大学の名をとってこのように名づけられた．1916 年に公表されてから1998年まで改訂が繰り返されている．ターマンはいくつかの点でビネーの検査法を拡充し，子どもに適するよう検査項目の内容を変更し，採点法などを整備して使いやすくし，完成させた．精神年齢(MA)を生活年齢(CA)で除して100倍したものを知能指数とする，現在世界中で用いられている計算式はターマンによって作成された．[756] ⇨参知能検査→1978

スタンプ標本 stamp preparation 摘出した組織塊を直接スライドグラスに押しつけて作成する標本．捺印細胞診の際に用いられるが，病変が表面のみに限局している場合には病変全体の反映とみることもできる．しかしそれ以外の場合には病変の辺縁の一部をみるにすぎない．[1531]

スダンブラックB染色 Sudan black B stain；SBB stain ［ズダンブラックB反応］ 脂肪組織の最も感度のよい染色法．1935年ライソン Lison が開発した方法で，中性脂肪だけでなく各種複合脂質も染色できる．スダンブラックB($C_{29}H_{24}N_6$)という脂溶性色素はOH基をもたないため，塩基性染料として働き，疎水性と親水性の両方の染料としての性質を発揮するためで，中性脂肪およびリン脂質は黒色，核は桃赤色に染色される．[758]

ズダンブラックB反応⇨同スダンブラックB染色→1641

スチール症候群 steal syndrome ［盗血症候群］ 局所の動脈閉塞を起こした側の組織のほうへ，血液が側副血行もしくは逆行性血行を経て代償性に移動する(盗まれる steal)ために生じる症候群．症状としては，末梢への血流が不足することから手足のしびれ，疼痛，冷感などをきたす．鎖骨下動脈スチール(盗血)，外頸動脈スチール，腸骨動脈スチール，腎脾動脈スチールなどが有名．[186]

スチュアート・プラウワー因子 Stuart-Prower factor⇨同第X因子→1856

スチュアート・ホームズ徴候 Stewart-Holmes sign ［反跳〔現象〕，はね返り現象］ 小脳疾患における拮抗筋(屈筋と伸筋)間の協調動作の障害を示す徴候．例えば患者の胸の前で，前腕に抵抗を与えて肘を強く屈曲させ，急に抵抗を解放すると，患者の腕は激しく自分の胸を打とうとする．健常者では，拮抗筋である上腕三頭筋がただちに収縮するために，胸を打つことはない．検査の際には，患者の自傷を防ぐため検者の手で受け止める必要がある．痙性の亢進したときにも出現するので鑑別が必要である．スチュアート Thomas G. Stewart はイギリスの神経内科医(1877-1957)，ホームズ Gordon M. Holmes はイギリスの神経内科医(1876-1965)．[838]

スチューデントアパシー student apathy ［学生アパシー，退却神経症］ 大学生の間にみられる神経症性の無気力，無感動状態をいう．大学紛争時の大量の留年者の中に，旧年とは違った意欲減退学生が多くみられたことから注目されるに至った．その学生の多くは，元来は努力型で，能力も高いが，特別な理由もなく勉学への意欲を失う．しかし，副業的な生活領域(クラブ活動など)においては精力的である．退却神経症とも呼ばれる．特徴として，①無関心，無気力，生きがいの喪失は自覚されるが，不安，焦燥はない，②本業からの選択的退却，副業主義は優勝劣敗への過敏さを表し，退却により不安を回避していること，③完全主義，几帳面などの強迫的性格傾向であること，④同一性の形成に困難(同一性危機)を経験している，⑤軽症例から重症例まであるが，統合失調症に移行することはないなどがあげられる．必ずしも大学生とは限らず，サラリーマン，中学生，高校生にもみられるためアパシーシンドローム apathy syndrome と呼ばれることもある．[619] ⇨参アパシー→170

スチューデントの *t* 検定⇨同 *t* 検定→115

スチュワート・トリーブス症候群 Stewart-Treves syndrome 乳癌根治手術後，何年にもわたって高度の浮腫をきたした上肢に生じる脈管肉腫．淡紅色～暗紅色の色調を呈する紅斑に始まり，進行すると潰瘍や結節も生じる．その他の部位において，持続する高度な浮腫上に生じた脈管肉腫も指すことがある．リンパ管・毛細血管由来の悪性腫瘍と考えられている．スチュワート Fred Waldorf Stewart (1894-) とトリーブス Norman Treves(1894-1964)はアメリカの医師．[213]

スチル雑音 Still murmur 主として小児の胸骨左縁から心尖部にかけて聞かれる楽音様(ハミング調)の収縮期雑音．生理的心雑音の一種で，収縮中期に短く聞かれる．肺動脈弁の付着部が振動することにより発生するとの説がある．1909年イギリスのスチル Sir George F. Still(1868-1941)によって名づけられた．[743]

スチル病 Still disease 若年性関節リウマチで分類される3型のうちの1つである全身型と同義．1897年にスチル Sir George F. Still は，小児の多発性関節炎に脾腫とリンパ節腫を伴う一群があることを報告した．[1631] ⇨参若年性特発性関節炎→1354，成人スチル病→1682

スチレン中毒 styrene poisoning 都市ガスのような不快臭のある油状物質で，強化プラスチックや合板表面の樹脂塗料として用いられているスチレンによる中毒．樹脂塗装工場などでみられる職業病の1つ．スチレンは主に呼吸器から吸収されるが，経皮吸収もある．変異原性が確認されている物質でもある．急性一般毒性として粘膜刺激性および中枢神経抑制作用がみられる．慢性的曝露では疲労感，頭痛，体重減少，めまい，食欲不振などの自覚症状がみられ，皮膚炎，末梢神経障害，脳波異常が知られている．最近，色覚異常との関連性も報告されている．尿中マンデル酸量から生物学的モニタリングが可能である．[1122] ⇨参有機溶剤中毒予防規則→2848

頭痛

headache, cephalalgia

【発現機序】 頭蓋内外の痛み刺激，特に三叉神経を経由する痛み刺激が最終的に脳に伝わって痛みとして認識されたものが頭痛である．頭蓋骨内側で痛みを感じるのは，脳を取り囲む硬膜，太い血管，一部の脳神経などで，脳実質は切られても突き刺されても痛みを感じない．頭蓋骨外側では，皮膚や筋肉，血管などすべてに痛覚受容器があり，頭蓋骨そのものは痛みを感じないが骨膜は痛みを感じる．頭痛が生じる機序としては，頭蓋骨の外側では血管の伸展・炎症，頭頸部を取り巻く筋肉のこり，神経の圧迫・炎症，頭蓋骨の内側では，脳を取り巻く硬膜，太い血管の伸展・拡張，炎症，圧迫が原因となる．ヒトの頭蓋内外の痛み，頭痛の大部分は三叉神経を介して大脳に伝えられる．

【分類】 頭痛の分類は，カッパドキア(現在のトルコ)のアレテウス Aretaeus(BC 81 生まれの医師)が頭痛を cephalalgia，cephalea，heterocrania の 3 種類に分けたのに始まる．このうち heterocrania は頭蓋の半分の頭痛とされ現在の片頭痛に相当．史上初めてのコンセンサスを得た頭痛分類は 1962 年に公表されたアメリカ神経学会・頭痛分類特別委員会の頭痛分類(アドホック Ad Hoc 分類)で，頭痛を 15 タイプに分けた．しかし診断基準はつけられなかった．1988 年，国際頭痛学会 International Headache Society(IHS)の頭痛分類委員会は国際頭痛分類(IHS 分類初版)を提案し，頭痛をまず 13 項目に分類，さらに 165 種類の頭痛サブタイプに細分した．それぞれのサブタイプには**実践的診断基準** operational criteria が明示された．IHS 分類初版では，片頭痛の発生機序として血管よりも神経系に重きをおく考えから，血管性頭痛の考え方を廃し，片頭痛と群発頭痛を独立させ，筋収縮性頭痛を緊張型頭痛と改称した．国際頭痛学会は，2004 年にそれまでの研究の進歩とエビデンス，批判と意見を取り入れて IHS 分類初版を 15 年ぶりに改訂し，**国際頭痛分類第 2 版** International Classification of Headache Disorders 2 nd Edition(ICHD-Ⅱ)として公表し，同年には日本語訳も出版された．頭痛の分類は，ICHD-Ⅱに準拠している(表)．

●国際頭痛分類 第 2 版 2004(ICHD-Ⅱ)

第 1 部：一次性頭痛
1. 片頭痛
2. 緊張型頭痛(TTH)
3. 群発頭痛およびその他の三叉神経・自律神経性頭痛
4. その他の一次性頭痛

第 2 部：二次性頭痛
5. 頭頸部外傷による頭痛
6. 頭頸部血管障害による頭痛
7. 非血管性頭蓋内疾患による頭痛
8. 物質またはその離脱による頭痛
9. 感染症による頭痛
10. ホメオスターシスの障害による頭痛
11. 頭蓋骨，頸，眼，耳，鼻，副鼻腔，歯，口あるいはその他の顔面・頭蓋の構成組織の障害に起因する頭痛あるいは顔面痛
12. 精神疾患による頭痛

第 3 部：頭部神経痛，中枢性・一次性顔面痛およびその他の頭痛
13. 頭部神経痛および中枢性顔面痛
14. その他の頭痛，頭部神経痛，中枢性あるいは原発性顔面痛

【疫学】 **一次性頭痛**に関しては，国際頭痛学会の診断基準を用いた一般人口における疫学調査では，日本における**片頭痛**の過去 1 年間における有病率は 15 歳以上人口の 8.4%，有病率のピークが 20-30 歳代にあり，男性の 3.6%，女性の 12.9% が片頭痛を有していたとされる．同様に，**緊張型頭痛**の過去 1 年間における有病率は 22.3% で，男性 18.1%，女性 26.4% であった．**群発頭痛**の有病率は報告によってさまざまであるが 0.05-0.4% と推定される．**二次性頭痛**に関しては全体像は不明であるが，くも膜下出血と脳腫瘍は毎年 3 万人程度の発生と推定されている．一方，診療所・病院に頭痛を主訴に受診する患者の 60-70% が片頭痛患者であること，さらに二次性頭痛を除いた一次性頭痛に限ってみると約 90% が片頭痛であることが示されている．これは，片頭痛が生活機能障害の高度な頭痛であるため受診する患者に限ってみるとこのように大多数を占めると考えられる．緊張型頭痛は一般人口に占める割合は高いが生活機能障害は軽いため，医療機関を受診する必要がないものが大半である．

【診断】 まず，二次性頭痛と一次性頭痛の鑑別を行う．①突然の頭痛，②今まで経験したことがない頭痛，③いつもと様子の異なる頭痛，④頻度と程度が増していく頭痛，⑤ 50 歳以降に初発の頭痛，⑥神経脱落症状を有する頭痛，⑦癌や免疫不全の病態を有する患者の頭痛，⑧精神症状を有する患者の頭痛，⑨発熱，項部硬直，髄膜刺激症状を有する頭痛，などの特徴がある場合には二次性頭痛を疑い，画像，血液，脳脊髄液検査などを行う．二次性頭痛が否定的と判断されれば，一次性頭痛のどれであるかを ICHD-Ⅱの診断基準に従って診断する．

【治療】 二次性頭痛は原因疾患を治療する．頭痛そのものに対しては対症的に鎮痛薬を用いる．片頭痛には，発作時治療としてトリプタン系薬剤，NSAIDs(非ステロイド系抗炎症薬)，エルゴタミン製剤などが頓用され，予防には，ロメリジン塩酸塩，バルプロ酸ナトリウム，プロプラノロール塩酸塩，アミトリプチリン塩酸塩などが使用される．緊張型頭痛には，NSAIDs(非ステロイド系抗炎症薬)，抗不安薬，筋弛緩薬，抗うつ薬などが使用される．[1156] ⇒参片頭痛→2646，緊張型頭痛→800，群発頭痛→850

頭痛の看護ケア

【ケアの考え方】 頭痛をきたす疾患は多いが原因によって特徴がある．片頭痛や緊張型頭痛などのような一次性(機能性)のものと，頭頸部の外傷やくも膜下出血，髄膜炎など頭蓋内病変による二次性(器質性)の頭痛といった，特有の頭痛を理解したうえで患者情報を収集する．情報収集のポイントは，患者の訴える頭痛の緊急度，重症度を判断する，頭痛の原因，疾患の鑑別に必要な情報を収集することである．緊急性や重症度を判断するためには，バイタルサインの測定，意識障害の有無と程度，麻痺の有無，他の頭蓋内圧亢進症状や髄膜刺激症状などに注意する．

【看護への実践応用】 ①頭蓋内病変が疑われる頭痛は，外科的治療や緊急の内科的治療の適応となる．治療がスムーズに受けられるようにすると同時に，常に患者の意識レベルやバイタルサインおよび神経症状の変動を見逃さないようにする．また安静が保持できるような体位の工夫，排泄の管理，室温や照明，騒音などの環境整備を図ることも必要である．②器質的疾患によらない一次性頭痛については，発症の時期と経過，痛みの性状(拍動性の痛み，鈍痛，締めつけられるような痛みなど)，痛みの程度(日常生活への影響度合)，痛みの部位，随伴症状(悪心・嘔吐，発熱，不眠など)，家族歴，薬物の内服状況とその効果(市販薬や医師の処方薬の服薬状況)，誘因などについて情報収集する．個人差のある頭痛の診断と治療方針の決定のためには，頭痛の特徴を確実に把握することが重要であり，前述した内容について患者自身に経時的に記録してもらうのもよい．頭痛の誘因には，過労，ストレス，飲酒，同一体位での労働，睡眠リズムの変調，月経，特定の飲

食物の摂取などがある．このような誘因のある患者には，できるだけそれらを取り除く生活習慣を身につけるように指導する．また，薬物療法を受けている患者には，急性期には市販薬の服薬を含め，服薬のタイミングや量に関しては医師の指示を守るように指導する．予防的治療を受けている患者には，頭痛がなくても服薬を続けることが大切であることを説明する．[844] ⇨参頭痛→1641

ステアプシン steapsin⇨同膵リパーゼ→1633

ステアリルアルコール stearyl alcohol 白色，固形の油脂性アルコール．軟膏基剤やクリーム類，乳化製品の油性原料として用いられる．[113]

ステアリン酸 stearic acid ［n オクタデカン酸］ 化学式 $C_{18}H_{36}O_2$，炭素数 18 の飽和直鎖脂肪酸で，天然に存在する飽和脂肪酸の中で最も多い．牛脂やカカオバターに多く含まれる．パルミチン酸との混合物は，化粧品のクリーム類に使用される．[126]

スティーヴンス・ジョンソン症候群 Stevens-Johnson syndrome；SJS 口唇，口腔，外陰部などの開口部粘膜に高度の発赤，びらん，出血などの粘膜病変がみられる．目では結膜の充血，角膜潰瘍，眼脂などがみられ，場合によっては失明する．皮膚では紅斑，水疱，びらんなどを呈する多形紅斑様皮疹が多発．高熱や倦怠感，筋肉痛などの全身症状を伴う，上記の症状を呈する重篤な全身性疾患である．原因により薬物性と非薬物性（ウイルスや肺炎マイコプラズマ感染など）に大別．前者が大部分を占め，後者は約 10% にすぎないという報告もある．1922 年にアメリカの小児科医スティーヴンス Albert M. Stevens とジョンソン Frank C. Johnson により最初に報告された．その後，Roujeau らは中毒性表皮壊死症（TEN）と一連の疾患と考え，その表皮障害の程度の違いにより分類されると報告した（びらんや水疱の面積が全体表面積の 10% 以下を SJS，30% 以上を TEN，その中間を overlap SJS/TEN と分類）．また，多形紅斑重症型とは別の疾患であると考えられるようになった．組織学的には移植片対宿主病 graft versus host disease（GVHD）型反応を示し，表皮細胞の壊死（実際はアポトーシス）や好酸性変性壊死に陥った表皮細胞にリンパ球が接着して認められる．免疫組織学的には表皮細胞の HLA-DR や細胞間接着因子（ICAM-I）の陽性所見，CDIa 陽性ランゲルハンス細胞の減少または消失，CD 8 陽性 T リンパ球の表皮内浸潤がみられる．健常部にもこれらの所見がみられる場合には病勢が拡大する指標になるという説がある．治療は原因に薬剤が考えられる場合には，薬剤の中止・変更とステロイド剤の全身投与であり，場合により免疫グロブリンの大量静注療法を用いる．マイコプラズマ感染が疑われる場合には抗生物質（エリスロマイシンもしくはテトラサイクリン）と少量のステロイド剤を内服する．死亡率は 6.3% とする報告や 0 とする報告がある．眼科的後遺症や呼吸器障害を残すことがある．[809] ⇨参皮膚粘膜眼症候群→2474

●スティーヴンス・ジョンソン症候群

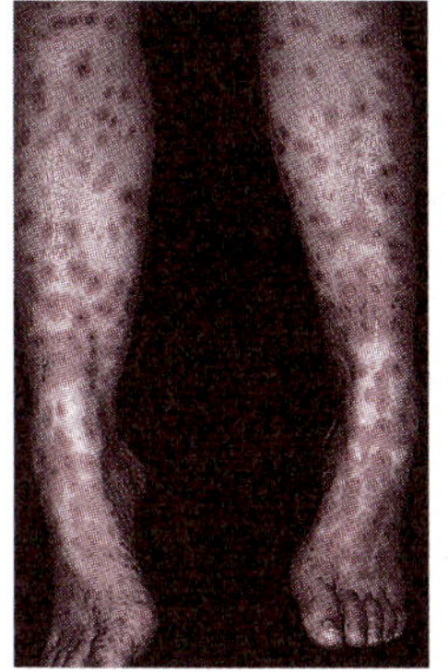

類円形の紅斑が多発し，水疱を伴うところもある

スティール・リチャードソン・オルシェウスキー症候群 Steele-Richardson-Olszewski syndrome⇨同進行性核上性麻痺→1542

スティグマ stigma 一般的には不名誉や侮辱のもととなるような差別のしるし（徴候 stigma）をいうが，精神医学的には以下のような特別な意味をもつ．つまり，器質的な疾患では説明できないさまざまな動揺性の症状がヒステリーでは起こりうるが，その中で特徴的な身体症状をヒステリー性スティグマと呼び，かつて診断上重要であるとされた．視野狭窄，咽頭反射消失，ヒステリー球，乳房痛，卵巣痛，失立，失歩などであるが，現在では診断上の意味はあまりないとされる．[724]

スティッカー病 Sticker disease⇨同伝染性紅斑→2084

ステイミー試験 Stamey test 分腎機能検査の一方法で，腎血管性高血圧の診断に用いられることが多い．主に尿濃縮機構における尿素の役割に注目したもので，高張の尿素と ADH（抗利尿ホルモン），PAH（パラアミノ馬尿酸）またはイヌリンを等張食塩水に溶解し，敏速に点滴静注する．動脈狭窄腎の尿量が他側の 1/3 以下に減少し，PAH 濃度が 2 倍以上上昇した場合に陽性と判定．ステイミー Thomas A. Stamey（1928 生）はアメリカの泌尿器科医．[474]

ステイミー手術 Stamey operation 女性の尿失禁のうち主に腹圧性尿失禁に対して行われる手術の 1 つ．腟前壁を切開して，膀胱頸部外側に左右おのおのにナイロン糸を通し，下腹部に牽引することにより尿失禁を防止する方法．内視鏡にて牽引糸の位置と牽引の程度を確認して調節する．ステイミー Thomas A. Stamey（1928 生）はアメリカの泌尿器科医．[353]

ステープル法 staple method 主に整形外科領域の手術における固定法の 1 つ．コの字型の金属釘などで，骨切り部，靭帯・腱などの軟部組織を固定する方法．

●ステープル固定（靭帯を骨に固定している）

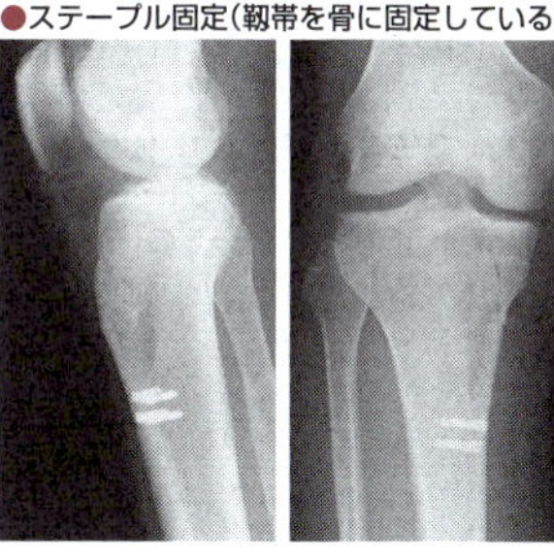

す

1949年にブラント W. Blount が骨端軟骨部の一時的な成長抑制に用いてから普及してきた.[673]

ズデック骨萎縮 Sudeck atrophy⇨回ズーデック萎縮⇀1633

ステップ反射⇨回自動歩行反射⇀1327

ステップワイズ回帰 stepwise regression 重回帰分析の際の変数の投入法の1つ. 重回帰分析では, $y = \beta_0 + \beta_1 x_1 + \cdots + \beta_p x_p + \varepsilon$ というモデルを考える. つまり目的変数 y を, p 個の説明変数の線形結合と誤差項 ε との和により説明しようというもの. この目的変数 y に, p 個の多数の中からどの説明変数が最も説明力が強いかという変数の組み合わせをさがすことになるが, p が大きい場合には膨大な計算量を必要とする. そこで多くの統計パッケージではステップ型の選択法(変数増加法, 変数減少法, 変数増減法など)を採用し, 計算量や計算時間の軽減を図っている.[980] ⇨参回帰分析⇀429

ステノン管 Stenon duct⇨回耳下腺管⇀1232

ステブレイ腎炎 Steblay nephritis 実験腎炎の1つ. ステブレイ Raymond William Steblay が尿細管基底膜抗体をヒツジに投与して作成した実験腎炎. グッドパスチャー Goodpasture 症候群との関連が検討されている.[186]

ステリン sterin⇨回ステロール⇀1646

ステルンベルグ巨細胞 Sternberg giant cell⇨回リード・シュテルンベルグ細胞⇀2916

ステレオテスト stereotest⇨回立体視試験⇀2927

ステロイド steroid フェナントレン様の環状核(A, B, C環)にシクロペンタン環(D環)が結合した(ペルヒドロ・シクロペンタノフェナントレン核)炭素環状第1級アルコールで, 動物性のものと植物性のものがある. 動物性のもので最もよく知られているのがコレステロールで, アテローム性動脈硬化に関与. 他に胆汁酸などがある. ステロイド環をもつホルモンをステロイドホルモンと総称し, 性ホルモン, 副腎皮質ホルモンがこれに含まれる. 植物性のものはサポニンの成分であるサポゲニンや, 強心配糖体の成分である強心ステロイドゲニンなどがある.[126]

ステロイド合成経路 副腎皮質ではアルドステロン, コルチゾール, 性ステロイドの3系統のステロイドホルモンがコレステロールを前駆体として, それぞれ副腎皮質球状層, 束状層, 網状層で種々のステロイド合成酵素により合成される. ステロイド合成の律速段階としてステロイド産生急性調節タンパク質 steroidogenic acute regulatory protein(StAR)の存在下で副腎皮質細胞質のコレステロールがミトコンドリア内膜に取り込まれ, 側鎖切断酵素である $P450_{scc}$ によりプレグネノロンに変換される. アルドステロン合成や分泌は主にレニン・アンギオテンシン系, カリウム平衡により調節され, 副腎皮質球状層で生合成が行われる. 3β-ヒドロキシステロイドデヒドロゲナーゼ(3β-HSD), 21-ヒドロキシラーゼ, 11β-ヒドロキシラーゼの働きによりプレグネノロン→プロゲステロン→11-デオキシコルチコステロン(DOC)→コルチコステロンへと変換され, アルドステロン合成酵素($P450_{ald}$)によりアルドステロンが合成される. コルチゾールの合成・分泌は副腎皮質束状層にて行われ, ACTH によって調節される. 17α-ヒドロキシラーゼによりプレグネノロン, プロゲステロンから 17-OH-プレグネノロン, 17-OH-プロゲステロンが合成され, 21-ヒドロキシラーゼ, 11β-ヒドロキシラーゼにより 17-OH-プロゲステロン→11-デオキシコルチゾール→コルチゾールとなる. 副腎アンドロゲンは網状層で合成され, 主に ACTH により調節される. 3β-HSD により 17-OH-プレグネノロン, 17-OH-プロゲステロンからデヒドロエピアンドロステロン(DHEA)やアンドロステンジオンが合成される. 精巣や卵巣におけるアンドロゲン, エストロゲンも同様にコレステロールを前駆体として $P450_{scc}$, 3β-HSD, 17α-ヒドロキシラーゼなどの副腎皮質と共通した酵素により合成される. エストロゲンはアンドロゲンを基質として合成されるが, 最終段階として卵巣の顆粒膜細胞での $P450_{arom}$ が重要.[284,797]

ステロイド骨粗鬆(そしょう)症 glucocorticoid-induced osteoporosis グルココルチコイドの過剰により発症する骨粗鬆症. 続発性骨粗鬆症の原因として最も頻度が高い. 内因性グルココルチコイド過剰としてクッシング Cushing 症候群, 外因性として長期の副腎皮質ホルモン剤投与によるものがある. 治療として活性型ビタミン D 製剤やビスホスホネート製剤が有効.[284,797]

ステロイド剤 steroid drug 大きく副腎皮質ホルモン剤(グルココルチコイド, ミネラルコルチコイド)と性ステロイド剤(テストステロン, 卵胞ホルモン, プロゲストーゲン)に分類される. グルココルチコイド(ヒドロコルチゾン, プレドニゾロンなど)は副腎皮質不全の治療以外に, 大量投与で免疫抑制療法としても用いる. ミネラルコルチコイドは塩類喪失型の低血圧などに有効. 性ステロイド剤は性腺機能不全での二次性徴発現などに用いる.[284,797]

ステロイド痤瘡(ざそう) steroid acne ［コルチコイド痤瘡(ざそう)］ ステロイド投与開始後 2-5 週間後に, 胸部, 上背部, 頸部, 上腕などに急激に生じる毛包一致性の暗赤色小丘疹主体の発疹. 通常の痤瘡に比べ, 初期には面疱を認めず, 膿疱が少ないのが特徴. ステロイド外用剤使用時にも同様の発疹をみることもある. 治療は, クンメルフェルド液の外用を行う.[381]

ステロイド紫斑 steroid purpura 大きく不整形な紫斑で, 副腎皮質ホルモン剤の長期内服あるいは外用により生じる. 皮膚の血管支持組織機能が不十分になり, 血管壁も脆弱となるため, 外傷を受けやすい部位や日光曝露を受けやすい部位に出現し, 数日から数週間で消退. 治療は, カルバゾクロム系製剤(アドナ®), ビタミン C, トラネキサム酸の投与が有効であるが, ステロイドの中止が望ましい.[381]

ステロイド酒皶(しゅさ) steroid rosacea 顔面にステロイド外用剤を長期連用することにより生じる副作用の1つ. 毛細血管拡張, 紅斑, 毛包性丘疹, 膿疱, 皮膚萎縮, ほてり感などを示す. 口唇の周囲に起こるものを口囲皮膚炎という. 治療はステロイド外用剤の離脱を行う. ステロイド中止による症状悪化(発赤, 腫脹)は数週間から数か月続き, 治癒までに長期間を要する. 短期間のステロイドの全身投与が必要なこともある.[381]

ステロイド膵炎 steroid-induced pancreatitis ステロイド投与のための脂質代謝異常, あるいは膵液の粘性増加が原因と推測される膵炎のこと. しかし, 本疾患とされるもののなかには, 同時に投与された別の薬剤が

す

原因として疑われたり，再投与しても再発しない例もあることから，本症の存在には統一された見解をみていない.[1395]

ステロイド精神病 steroid psychosis 副腎皮質ホルモン製剤投与が原因で起こる精神障害．幻覚妄想，錯乱，興奮などの精神病状態を呈する場合や，うつ状態を呈する場合が多い．プレドニゾロン換算 40 mg 以上で発現しやすくなる．発症した場合，速やかに薬剤の中止ないし減量を行う．ステロイド剤は全身性エリテマトーデス(SLE)の治療薬としても使用されるので，SLE 患者が精神症状を呈したときはステロイド精神病か，SLE 自体が原因のループス精神病かの鑑別が重要である.[1435]

ステロイド抵抗性喘息 steroid resistant asthma ⇨同難治性喘息→2201

ステロイド糖尿病 steroid diabetes 二次性糖尿病の1つ．クッシング Cushing 症候群や，外因性のステロイド投与で引き起こされた糖尿病．グルココルチコイドは肝での糖新生を亢進，筋肉におけるブドウ糖の利用を抑制，脂肪分解により遊離脂肪酸を放出しインスリン作用を阻害するなどの作用をもつ．通常は高インスリン血症を伴う糖尿病となる.[418]

ステロイド白内障 steroid cataract ステロイド剤を長期間投与することにより発症する白内障．主に水晶体後極を中心とした後嚢下混濁で始まり，視力低下を自覚しやすい．ステロイド剤の投与を中止しても軽快しない．発症機序は不明だが，若年者ではステロイド剤使用による発症頻度が高い.[1250]

ステロイドパルス療法 steroid pulse therapy 腎炎，膠原病や血管炎による二次性の腎炎などの免疫異常が原因と考えられる疾患で，通常のステロイド療法(経口投与)が無効の場合や，活動性が高いと評価した疾患の場合に大量のステロイドホルモンを一時的に投与し，治療効果を最大にするために行う．通常はメチルプレドニゾロン 500-1,000 mg/日を3日間連続で投与するのが基本．パルス後のステロイドの投与期間の短縮と強い薬理作用が期待される半面，大腿骨頭壊死の副作用には注意が必要である.[1628] ⇨参パルス療法→2400

ステロイド補充療法 steroid replacement therapy ［ステロイド補償療法］ 副腎皮質機能低下症や副腎摘出術後などの副腎皮質機能が低下した患者での，生体恒常性を維持するために必要な副腎皮質ホルモンを補う療法．生体反応が低下しているため感染や手術時などの高ストレス状態では投与量を増加する必要がある.[284,797] ⇨参ステロイド療法→1646

ステロイド補償療法 steroid replacement therapy ⇨同ステロイド補充療法→1645

ステロイドホルモン steroid hormone ステロイドは，四環性のシクロペンタノフェナントレン環を共通の母核としてもつ炭素環状化合物の総称で，動植物界に広く分布してホルモンとして重要な役割を担うとともに細胞膜や胆汁酸の構成成分をなす．ステロイドホルモンは，生体内ではアセチル CoA からコレステロールを経て，副腎，精巣，卵巣，胎盤において特有な一連の酵素反応により生合成される．副腎皮質ホルモン〔コルチゾール，コルチコステロン，アルドステロン，デヒドロエピアンドロステロン(DHEA)，デヒドロエピアンドロステロン硫酸塩(DHEA-S)〕，性ホルモン(テストステロン，エストロゲン，プロゲステロン)，および腎尿細管上皮細胞で活性化される 1,25$(OH)_2$ビタミン D_3 などのステロール核を有するものがステロイドホルモンと総称される.[284,383] ⇨参コルチコステロイド→1133

ステロイドホルモンの代謝 metabolism of steroid hormone 血中アルドステロンは肝循環で速やかに代謝され，尿中へは約 40% がテトラヒドロ型，約 10-20% が肝および腎で 18 位グルクロン酸抱合を受けた代謝物として，また 1% 以下は未変化のまま遊離アルドステロンとして排泄される．血中コルチゾールは大部分が抱合型(グルクロン酸，および硫酸抱合型)となり尿中へ排泄される．主要代謝産物はテトラヒドロ型(テトラヒドロコルチゾール，THF)であるが，一部はコルチゾンとなりテトラヒドロ型(テトラヒドロコルチゾン，THE)となって尿中に排泄され，これらは尿中 17-OHCS(17-ヒドロキシコルチコステロイド)として測定される．このほか，さらに還元の進んだ型(コートール，コートロン)などがある．1日に分泌されるコルチゾールの 20-30% は尿中 17-OHCS として測定される．副腎性アンドロゲンは尿中へは抱合型として排泄され，尿中 17-KS(17-ケトステロイド)として測定される．男性では副腎性アンドロゲンの尿中 17-KS に占める割合は 2/3 で，残りは精巣由来である.[1047]

ステロイドホルモン合成酵素欠損症 副腎皮質ステロイドホルモン合成に関係する酵素の欠損により生ずる疾患群．コルチゾール合成に関与する酵素欠損〔21-ヒドロキシラーゼ，17 α-ヒドロキシラーゼ，3 β-ヒドロキシステロイドデヒドロゲナーゼ(3 β-HSD)，P 450_{scc} など〕では ACTH 過剰により副腎皮質過形成となる．また 21-ヒドロキシラーゼ欠損，11 β-ヒドロキシラーゼ欠損，3 β-HSD 欠損ではアンドロゲン過剰により副腎性器症候群を呈する．その他にアルドステロン合成酵素欠損症がある.[284,797] ⇨参副腎過形成→2538

ステロイドホルモン受容体 steroid hormone receptor；SHR ホルモン受容体には細胞の標的細胞の細胞膜に存在する膜受容体と細胞内に存在する細胞内受容体がある．ステロイドホルモンは脂溶性で細胞膜を通過して核内受容体を介して作用を発揮．ステロイドホルモン受容体は，細胞質内でステロイドホルモン-受容体複合体を形成し，特に温度依存性に立体構造の変化を起こして活性化され，核内へ転送されてデオキシリボ核酸(DNA)の結合部位であるホルモン応答配列 hormone response element(HRE)に結合することで転写活性が惹起され，mRNA を介したタンパク合成が行われたあと，生理作用を示す．ステロイドホルモン受容体はスーパーファミリー superfamily として統一され，中でも相同性の高い亜鉛(Zn)フィンガー構造をもつ DNA 結合部位のアミノ酸配列から，グルココルチコイド受容体，ミネラルコルチコイド受容体，アンドロゲン受容体が class I として同属に分類されている.[284,383]

ステロイドミオパチー steroid myopathy 治療目的でプレドニゾロンなどのステロイド剤を服用した際に出現する副作用の1つ．四肢や腰周囲の筋肉の脱力，萎縮が出現する．このため立ち上がりや階段昇りが困難

す

となる．原因は薬剤により筋タンパク合成と分解の異常が生じるためと推定されている．検査ではクレアチンの尿中への排泄が増えてくる．筋電図検査や筋病理検査でミオパチー変化を認める．治療には薬剤の減量，中止が必要．[838]

ステロイド誘導性遺伝子 steroid hormone-induced gene 性ホルモン(エストロゲン，アンドロゲン)および副腎皮質ホルモン(グルココルチコイド，ミネラルコルチコイド)などのステロイドホルモンにより，その発現が誘導される遺伝子．ステロイドホルモンは，細胞内の受容体と結合したあと，核へ移行して特異的な遺伝子の発現調節領域に結合し，その転写(mRNA の合成)を促進して特定のタンパク質の合成を促す．エストロゲン誘導遺伝子として，オボアルブミンやビテロゲニンがある．グルココルチコイドは糖代謝をはじめ，多くの酵素の遺伝子発現調節に関与している．[126]

ステロイド離脱症候群 ⇨参コルチコステロイド離脱症候群→1133

ステロイド療法 steroid therapy ［**副腎皮質ステロイド療法**］ ステロイドホルモンを用いた治療法．欠損した内因性の副腎皮質ホルモンの補充を目的とする補充療法と，ステロイド剤の薬理効果を目的とする薬理療法に大別される．薬理療法はステロイド剤の抗アレルギー作用，抗炎症作用，免疫抑制作用，抗腫瘍作用，抗ショック作用，脳浮腫軽減作用などを期待して行われる．経口，静注，筋注による全身的投与と，関節内，皮膚塗布，点眼，気管内噴霧などの局所的投与がある．投与量は，補充療法では生理量のヒドロコルチゾンを経口投与するが，副腎クリーゼでは大量に静注する．薬理療法では通例，プレドニゾロン換算で 20-40 mg を中等量，これ以上を大量として疾患重症度を考慮して用い，離脱症状に注意しながら漸減する．ほかにメチルプレドニゾロンを大量に点滴静注するパルス療法もある．ステロイド療法は適応度の高い疾患から，①直ちに投与すべき疾患群，②ステロイド剤により完治，あるいは病状の軽快や罹病期間の短縮が期待される疾患群，③他の薬剤の効果を補う目的に分けられる．各群の代表的な病態として，①アジソン Addison 病など副腎機能不全状態やステロイド投与中の手術など相対的な不足，すでにステロイド剤を大量投与中の中断や急速減量中に生じる離脱状態，ショック状態など，②全身性エリテマトーデス(SLE)，皮膚筋炎などの膠原病，亜急性甲状腺炎，間質性肺炎，自己免疫性肝炎，特発性血小板減少性紫斑病，再生不良性貧血，自己免疫性溶血性貧血などの血液疾患，急速進行性糸球体腎炎，微小変化型を含むネフローゼ症候群，慢性糸球体腎炎，多発性硬化症，ギラン・バレー Guillain-Barré 症候群，突発性難聴，多くの皮膚疾患，各種関節炎，ぶどう膜炎など，③関節リウマチ，気管支喘息，潰瘍性大腸炎，白血病や悪性リンパ腫などの悪性腫瘍，などがあげられる．ステロイド剤は多くの副作用を有しており，感染症の増悪，糖尿病の誘発，消化性潰瘍，骨折，精神症状の変調，大腿骨頭壊死などの重篤な副作用のほか，高血圧，動脈硬化，骨粗鬆症，脂質異常症(高脂血症)，食欲亢進など種々の副作用が出現する可能性がある．特に重篤な副作用に対して早期発見と予防が必要となる．[284] ⇨参ステロイドパルス療法→1645

ステロイド緑内障 steroid-induced glaucoma, steroid glaucoma 副腎皮質ホルモン剤(ステロイド剤)の投与により眼圧上昇をきたした状態．点眼，軟膏，内服，注射などいずれの投与法でも起こりうる．この名称は，現在のところ，緑内障性視神経症が発生しているかどうかは問題とされず，ステロイド剤投与の結果，眼圧上昇をきたしたものを指す．諸説あるが，ステロイド緑内障の発症機序は今なお不明．[975]

ステロール sterol ［**ステリン**］ ステロイドのうち 3 位にヒドロキシル基をもち，炭素数 27-30 のものの総称．生体膜の重要な構成成分で生体物質の膜透過を調節している．また，他のステロイドの前駆体としても重要．動物ではコレステロール，植物では β シトステロール，微生物ではエルゴステロールがある．[126]

ステンヴァース撮影法 Stenvers projection, Stenvers method ［**ステンバース撮影法**］ 側頭骨錐体部，内耳，乳突蜂巣などの観察を目的とするX線撮影法．1917 年，オランダのステンヴァース Hendrik Willem Stenvers によって考案された．内耳孔を描出するために，腹臥位で頭部を検側へ 45 度傾斜し，顎を引き，中心 X 線束が後頭部から 12 度の角度で検側錐体部をねらうように撮影する．[264]

ステント留置法 stenting 血管・消化管・膵管・胆道・尿管などの管腔臓器の狭窄部に，内腔を保持させるための器具をカテーテルやガイドワイヤー，内視鏡などを用いて挿入・留置する治療．器具はステントあるいはプロテーゼと呼ばれ，樹脂や金属製．後者には形状記憶合金の網目でつくられ，自己拡張力を有するものがある．狭窄が強い場合は先にバルーンなどで拡張してから挿入する．[392] ⇨参メタリックステント→2798，血管内ステント留置術→903

ステントレスバルブ法 stentless valve technique ［**ステントレス弁**］ 弁つきホモグラフト，自家肺動脈弁，あるいはステントレス生体弁(ブタ異種大動脈弁)などを用いて行う大動脈弁移植法．抗凝固療法が不要で，人工弁のステントや縫着輪がないため血行動態的にも優れた機能が期待できる．[932] ⇨参フルルート法《生体弁グラフトを用いた》→2587，サブコロナリー法《生体弁グラフトを用いた》→1192

ステントレス弁⇨同ステントレスバルブ法→1646

ステンバース撮影法⇨同ステンヴァース撮影法→1646

ストークス・アダムス症候群 Stokes-Adams syndrome⇨同アダムス・ストークス症候群→157

ストークス症候群 Stokes syndrome⇨同アダムス・ストークス症候群→157

ストーマ stoma 小さな孔または開口部のこと．内容物を排出する目的で人工的にあけられた瘻を含む．一般的には，人工肛門あるいはウロストミーを指す．[485] ⇨参人工肛門→1538

ストーマ位置決め⇨同ストーマサイトマーキング→1647

ストーマケア stoma care 便や尿を排泄するために手術によりストーマを造設した患者がもつ身体的，精神的，社会的問題を解決していくための援助．ストーマ周囲のスキンケア，排泄管理，栄養管理，ストーマの受容へ向けての援助，性機能障害への援助，装具の選択などを専門的な知識と熟練した技術が必要である．

これらのケアはストーマリハビリテーションの一環として看護師の手によって行われる．一般の看護師では解釈が困難なケアに対しては，皮膚・排泄ケア認定看護師へのコンサルテーションを必要とする．ストーマリハビリテーションはわが国特有の用語で，1972(昭和47)年にストーマ医療に導入された概念．術前のストーマ造設の告知，位置決め，排泄管理，合併症対策，生活指導，精神心理的サポート，医療社会学的サポートなどが含まれる．[108]

ストーマサイトマーキング stoma site marking ［ストーマ位置決め］ 直腸癌や膀胱癌などの治療のために排泄経路を変更する必要が生じた患者に，新しい排泄口(消化管ストーマや尿路ストーマなど)を造設する位置を術前に決めること．その意義は，①術後に患者や家族などが行う新しい排泄口の管理(主に特殊な装具を装着しての排泄物の貯留・廃棄，装具交換など)を容易にするための位置を決定すること，②排泄経路や機能の変化を患者にイメージしやすくし，術後のセルフケアやストーマの受け入れを容易にすることである．術者である医師が行う場合もあるが，患者の日常生活をイメージしつつさまざまな体位での適切な位置を決めることが重要なので看護師が行う場合が多い．可能なかぎり術者とともに位置を決定するべきである．ともに行えなかった場合でも術者に術前にストーマ造設位置を確認してもらうことは不可欠である．ストーマの種類により，解剖生理学上の位置はほぼ決まるが，患者の腹壁の状況などに合わせて決定することや実施時に患者の心情なども観察し，対応することが重要．[1425]

ストーマ造設者 ostomate⇨同オストメイト→405

ストーマ療法士 enterostomal therapist；ET，stoma therapist ［ET］ ストーマ造設者(オストメイト)の家族を含めた患者の術前相談から退院後のフォローアップまでを担う職種．WCET (World Council of Enterostomal Therapist)認定のET養成校にて所定の課程を修了した者．日本では1986(昭和61)-94(平成6)年まで聖路加国際病院で7週間のETスクールが開校され，多数のETナースが誕生した．1996(平成8)年からは日本看護協会の認定看護分野に特定されたWOC(創傷wound，オストミーostomy，失禁continence)看護の教育課程を修了し，認定審査に合格することでWOCナースとして認定されるようになった．2007(同19)年7月から分野の名称が変更され，皮膚・排泄ケア認定看護師となっている．[108] ⇨参ストーマケア→1646

ストーンストリート stone street 上部尿路結石に対して砕石術を行ったのち，砕石された結石片が多数尿管に重積した状態をいう．尿管を閉塞し尿流障害を起こすので，大きな結石の砕石術において重大な問題である．これを防ぐために大きな結石の場合，何回かに分けて砕石術を施行したり，砕石術後に尿管ステントを留置し，尿流を確保するなどの工夫がなされている．[353]

ストックホルム会議⇨同国連人間環境会議→1095

ストマイ⇨同ストレプトマイシン硫酸塩→1650

ストライド stride ［重複歩］ 歩行周期の中で一側の踵が接地し，次に同側の踵が接地するまでの動作をいう．この距離を重複歩距離といい，小児や高齢者では，若者に比べ重複歩距離が短いため歩行速度は遅い．[10]

●歩幅と重複歩距離

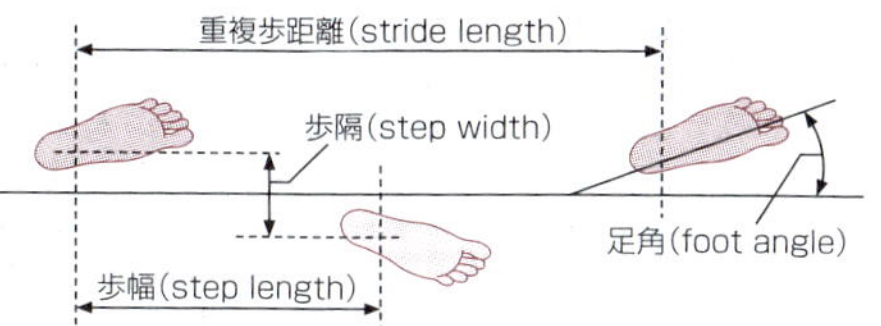

Murray MP, et al: A comparison of free and fast speed walking patterns of normal men. Am J Phys Med 45:8-24, 1966

⇨参歩行周期→2694

ストラウス Anselm L. Strauss グラウンデッド・セオリー grounded theory を開発したアメリカの社会学者(1916-96)．1945年，シカゴ大学で社会学の博士号を取得．1960年からカリフォルニア大学サンフランシスコ校で教鞭をとり，社会行動科学部長を歴任．その間に，グレイサーB.G.Glaserとともにグラウンデッド・セオリーを用いて，保健医療従事者と死にゆく患者との相互作用を研究した．グラウンデッド・セオリーは，社会心理学の系譜のシンボリック相互作用論から導かれ，理論構築とその発展を目的とし，データ収集と分析が相互に作用する研究方法である．最初に仮説はないが，データから作業仮説が現れてくる．データを分析して，データをコード化，カテゴリー化していく．現れたカテゴリーを比較検討し，さらに概念間の関係を確認する．そしてデータに照らしてその作業仮説や概念を検証する継続比較分析を行う．最終的に新しい理論を構築することになる．すなわち，グラウンデッド・セオリーは帰納と演繹および検証のプロセスをとる．その他の質的研究方法に比べデータに基づいてより構造的に行われる研究方法であり，データ収集とその分析方法が整然としシステマティックであることから，今日多くの看護研究に用いられている．また，ストラウスは，1990年に看護学者のコービンJ.M.Cobinと共同で『Basics of Qualitative Research(邦題：質的研究の基礎)』を執筆した．1962年に来日し，国立がんセンターなどを訪問している．邦訳のある著書は他に，『死のアウェアネス理論(木下康仁訳)』『慢性疾患を生きる(南裕子監訳)』『質的研究法(南裕子監訳)』などがある．[6]

ストラスマン手術 Strassman operation⇨同子宮形成術→1246

ストラップ strap 装具の支柱に装着する皮製の帯．身体の一部を装具に引き付けさせ，矯正の補助として使用する．代表的なものに下肢装具の足部に取り付けるYストラップとTストラップがあり，足関節の外反・内反変形を矯正する目的で使用する．[834]

●足関節用TストラップおよびYストラップ

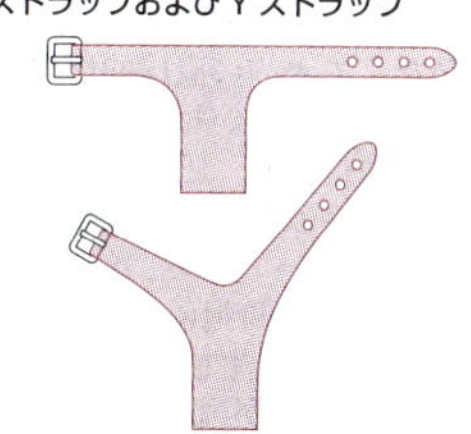

す

ストリートチルドレン　street children　責任ある大人による保護や監督がないまま路上を生活の場としている子どもたちのことで，世界で推計1億人といわれている．家族と生活しながら路上で働く子どもが大多数を占めるが，他にも家族との接触はあるが路上を主な生活の場としている子ども，家族とのつながりがまったくないまま自活している子どもがいる．背景には貧困，虐待やネグレクトによる家出，孤児，紛争による生活の場の喪失などがある．多くの国で公的機関やNGOによる援助が行われているが十分ではない．[1143]

ストリッピング　stripping　［**静脈抜去術**］　下肢静脈瘤に対する外科的治療法．ストリッパーを用いて，通常は大伏在静脈の全長を抜去する．手技としては大伏在静脈の高位結紮を行ったのち，静脈にストリッパーを通して先端に円錐形の頭部を装着し，末梢側に一気に引き抜く．[485]

ストリップバイオプシー　strip biopsy⇨同内視鏡的粘膜切除術→2182

ストリングサイン　string sign　噴水性嘔吐が特徴の乳児肥厚性幽門狭窄症における消化管X線造影検査所見の1つ．肥厚した幽門筋により幽門管が圧迫され，狭くなった幽門部内腔を胃のバリウムX線造影で見ると細い線状として造影される．[839]　⇨参肥厚性幽門狭窄症→2436

ストルバイト結石　struvite stone　ストルバイトとはリン酸マグネシウムアンモニウムの鉱物名で，ストルバイト結石は成分がリン酸マグネシウムアンモニウムの尿路結石で，感染結石の代表的なものである．尿路結石の10-15%を占め，プロテウス *Proteus*，クレブシエラ *Klebsiella*，シュードモナス *Pseudomonas* などの尿素分解酵素産生菌の感染により尿中のアンモニアが増加し，尿のpHが上昇して形成される．腎臓のサンゴ状結石や膀胱結石によくみられる．X線透過性が低く，腹部単純X線写真ではシュウ酸カルシウム結石やリン酸カルシウム結石などに比べて淡く写ることが多い．治療は体外衝撃波結石破砕術(ESWL)，内視鏡下結石破砕術などによる結石の除去を通常行うが，EDTA(エチレンジアミン四酢酸)やSolution G(クエン酸，酸化マグネシウム，炭酸ナトリウム)に溶解するので灌流溶解法が併用される場合もある．また尿中や結石内に細菌が存在することから，結石の除去とともに抗生物質による尿路感染の治療も必要である．[1244]

ストルムドルフ手術　Sturmdorf operation⇨同子宮腟(頸)部円錐切除術→1252

ストレインゲージ　strain gauge　［**ゆがみ計**］　物体に力が加わったときにその物体に生じるひずみや圧力を測定する装置．[153]

ストレージ　storage⇨同ディスク→2050

ストレートバック症候群　straight back syndrome　胸椎の生理的彎曲がなく先天的に直線的に並ぶため，心臓が後方より圧迫され前後径が短縮する疾患をいう．心尖拍動が左方外側に偏位し，圧迫のため機能性心雑音を伴う．僧帽弁逸脱症の合併があるため心エコー検査を必要とする．[549]

ストレス　stress　心身の負担になるような刺激や出来事，状況により個体内部に生じる緊張状態をストレス，それを生じさせるような外部からの刺激をストレッサーと呼ぶ．それが1950年にセリエHans H. B. Selye(1907-82)の提唱した本来の意味である．ストレッサーが加わったときに起こる生体反応を汎適応症候群という．これは，①警告反応期，②抵抗期，③疲弊期の3期に分けられる．①警告反応期：突然ストレッサーにさらされたときで，まだそのストレッサーに対する適応が獲得されていない，ショック期と反ショック期に分けられ，1)ショック期(衝撃を受けている時期)は，体温下降，低血圧，低血糖などのショック症状が出現し，それが数分から1日間続き，次の2)反ショック期に移行する．この時期には体温，血圧，血糖の上昇がみられ，副腎皮質からホルモンが盛んに分泌される．②抵抗期：ストレッサーに対し適応が獲得されており，一応安定はしている．この時期にはそのストレッサーに強い抵抗力を示すが，一方で，他のストレッサーに対する抵抗力は弱っている．③疲弊期：ストレッサーが長期にわたり持続的に働いた結果，生体は破綻し体重減少，副腎の萎縮などをきたし，死に至る．セリエはこれらの反応が起こるメカニズムを，ストレッサーが脳の視床下部を刺激し，その刺激に反応する下垂体-副腎皮質が刺激され，胸腺，リンパ組織を刺激するとしている．以上がストレッサーに対する生体反応である．ヒトがストレッサーに対して行う対処行動をストレス対処行動といい，大きく3つに分けられ，①情動中心対処，②回避中心対処，③問題中心対処がある．①情動中心対処：ストレス状況で生起した情動の調整を目的としているもので，心理的不安定を招くといわれている．②回避中心対処：問題を直視せずに回避的な行動をとる対処法で有効な対処法ではないといわれている．③問題中心対処：直面している問題に焦点を与えて，問題解決の糸口を見つけようとする対処法で心理的安定が望め，有効といわれている．その他，ストレス状況での周囲からのサポートとして，①情緒的サポート，②情報的サポート，③道具的サポートがあり，それら周囲からのサポートをバランスよく得ることによりヒトはストレッサーに対しうまく対処し，心理的に安定することができる．[870]

ストレス因子⇨同ストレッサー→1649

ストレス関連ホルモン　stress-related hormone　［**ストレスホルモン**］　ストレスに関連して，その分泌が変化するホルモンの総称．生体のストレス反応はストレッサーによって惹起された神経系，内分泌系の活動に端を発するが，中でも視床下部ホルモンのCRH(corticotropin-releasing hormone；副腎皮質刺激ホルモン放出ホルモン)，下垂体のACTH(adrenocorticotropic hormone；副腎皮質刺激ホルモン)と副腎皮質のコルチゾール，副腎髄質のアドレナリンが中心的なストレスホルモンであり，これらが循環器，呼吸器，消化器，免疫系などにストレスの影響を広げる．加えてストレス時にはこれら以外のホルモン分泌にも亢進(バソプレシン，プロラクチンなど)，低下(性ホルモンなど)などの変化がみられるので，これらを合わせてストレス関連ホルモンと呼ぶ．[1260]

ストレスコーピング　stress coping⇨参コーピング→1074

ストレスコピン　stresscopin；SCP⇨同ウロコルチン→334

ストレス試験　stress test　［**運動試験，負荷試験**］　運動負荷や薬理的負荷などにより目的の臓器にストレスを加え，その予備能を測定する試験．代表的なものに，マスター Master 階段試験があり，胸内苦悶や冠動脈疾患の治療評価，心筋梗塞後のリハビリテーション効果判定のために行われる．他に内分泌負荷試験(胎児胎盤機能検査を含む)などがある．精神的ストレス評価法としてコルチゾール(副腎皮質グルココルチコステロイドホルモン)の測定(血中，唾液中)も指す．[1164] ⇨参運動負荷心電図法→340，オキシトシン負荷(チャレンジ)試験→403

ストレス性尿失禁⇨参腹圧性尿失禁→2527

ストレス性無月経 stress-related amenorrhea⇨同心因性無月経→1505

ストレス赤血球増加症 stress polycythemia ［**ストレス多血症**］ 循環赤血球量は正常であるが，血漿量が減少し血漿の体内分布が変化したことにより起こる疾患．原因は肥満，アルコール，高血圧，喫煙などである．明らかな脱水はこの診断から除外される．治療は原因を取り除くことである．[1495] ⇨参ガイスベック症候群→441

ストレス代償行為 acting as diversion ［**代償行為**］ 心理・社会的なストレスが加わったときに自我を防衛する手段の1つとして採用される行為全般を指す．代償 diversion とはアンナ フロイト Anna Freud (1895-1982)が概念化した防衛機制の代表的なものの1つで，欲求充足の対象が欠乏・喪失している場合，ないしはその充足に関して葛藤が存在する場合に，直接の欲求の対象ではなく他の対象に欲求を振り向けることで，潜在する欲求不満を解消しようとする無意識的過程である．代表的なものとして神経性大食症での過食があげられるが，この疾患の基盤には慢性的な空虚感，主体性の未確立のような自我の脆弱性(自分の存在そのものにかかわる欲求不満)があると考えられる．脆弱な自我は，とりあえずある出来事のなか(ここでは過食という行為それ自体)に没頭することでその脆弱性に直面しないですむが，過食したあとに満足感や快感が出現するのではなく強い後悔にみまわれ，その結果，嘔吐，緩下薬・利尿薬の乱用などにつながる．過食した体験は自我のなかに肯定的に位置づけられるのではなく，超自我によって否定されるので，自我が補強されることはなく，結果的に同じ行為は何度でも繰り返される．同様の心的過程は，衝動買い(買い物依存症)や性的逸脱行為，喫煙などにもみられる．行動変容が起こりにくい原因として，本人が自分に潜在する欲求の不満に気づけない，ないしは気づいていても対処できない，援助者がいないなどがあげられる．対処としては認知・行動療法ないしはカウンセリングが採用されるが，いずれも自我の成熟を目的にするので時間と労力を必要とすることが多い．もちろんすべてのストレス代償行為を行動異常として考える必要はなく，代理的にであれ蓄積されたストレスの発散に役立っていることにも留意する．[730] ⇨参食行動異常→1473，行動化→1040

ストレス多血症⇨同ストレス赤血球増加症→1649

ストレスタンパク質 stress protein⇨同熱ショックタンパク質→2280

ストレス反応 stress reaction ストレスは心身の負担になる刺激や出来事・状況により個体内部に生じる緊張状態を指し，ストレスを生じるような外部からの刺激をストレッサー stressor と呼ぶ．これらのストレッサーによって生じた一連の反応は，いわば適応のための動的な症候群である．この反応は刺激の種類のいかんにかかわらず生体が示す非特異的なものであり，視床下部-下垂体-副腎皮質系を介した汎適応症候群 general adaptation syndrome と名づけられる．社会的ストレッサーによって生じた身体疾患は心身症と呼ばれるが，この心理-身体的な因果関係の研究は，心身医学の発展に大きく寄与している．[685] ⇨参ストレス→1648

●ストレス反応

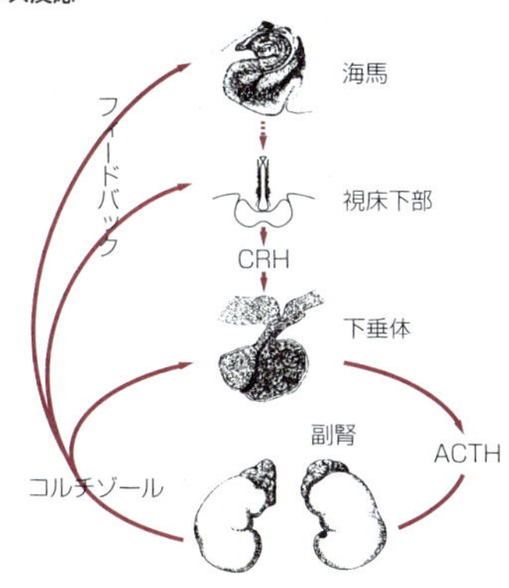

ストレス反応《子どもの》 stress reaction ストレスはさまざまな定義があるが，心身の負荷をもたらす刺激によって生じる心身の緊張状態を包括的に指し，ストレスを生じる刺激(ストレッサー stressor)と反応とに分けて考えるのが一般的．子どもの場合，心身の成長発達，家庭や学校内での日常的な出来事，ライフイベント(家族の病気や親との別離など)，自然災害(震災や台風など)や人的災害(戦争，犯罪，虐待など)がストレッサーとなりやすく，食事・睡眠・排泄・行動の変化，嘔吐・腹痛などの身体的反応を生じる．同じストレッサーがあっても，子どもの年齢，認知能力や家族などの環境的な影響を受けてストレス反応は異なる．[456] ⇨参ストレス→1648，心的外傷後ストレス反応《子どもの》→1589，心的外傷後ストレス障害《子どもの》→1588

ストレスホルモン stress hormone⇨同ストレス関連ホルモン→1648

ストレスマネジメント stress management 効果的にストレスをコントロールすること．ストレスの発症には生理的要因，心理的要因，環境的要因など，さまざまな要素が複雑にからみ合っている．したがって，効果的にそれらをコントロールするためには，関連するさまざまなレベルへの対応が要求される．具体的な方法としては，ストレッサー(ストレスを引き起こす原因となるもの)そのものを除外すること，個人のストレッサーの評価を修正すること，ストレスに対処するための個人の資源を強化すること，あるいはストレス反応をコントロールすることなどが考えられている．近年は関連産業も勢力を伸ばしており，リラクセーション法，瞑想，気功，ヨガなどが取り入れられている．[980] ⇨参コーピング→1074

ストレッサー stressor ［**ストレス因子**］ 生体に外界か

ら加わる刺激のこと．これを受けると刺激の種類によらず，生体は視床下部-下垂体-副腎皮質系を介して汎適応症候群と呼ばれる反応を起こす(セリエ Hans Selye)．刺激には物理化学的(高温，騒音)，生物学的(飢餓)，心理的(喪失体験)，社会的(不況)などの区別がされる．[170] ⇨参ストレス→1648

ストレッチ stretch 筋や腱を能動的あるいは受動的に伸張させることを指し，筋肉ならびに結合組織の柔軟性の改善や筋肉の緊張緩和，血流改善，神経機能の向上を目的として行われる．大きくは静的ストレッチと動的ストレッチに分けられる．前者は目的の筋肉をゆっくりと伸ばし，適度に伸びたところでその姿勢を適当な時間保持する．筋肉が急激に引き伸ばされたときに起こる伸張反射を防ぎ，副交感神経支配が優位となるためリラクセーション効果も期待できる．後者は動きのあるストレッチとして神経系の働きを促進させることから，ウォームアップとして取り入れられ多用されている．[1189]

ストレッチャー stretcher, stretcher-bearer 患者や病人を寝かせたまま安全に移動することができる輸送車の1つ．座位がとれない人や手術患者，重症患者，負傷者などのように自力では動けない人，または動けても検査などのために動いてはいけない人を移送するために用いる．高さの調節はもちろんのこと，頭部の角度を支えたり，点滴スタンドや酸素ボンベが取りつけられるようになったもの，フレームつきのもの，担架として使えるものなど，さまざまな機能を有するものがあり，目的に応じて使用される．移送は原則として2人で行う．[1451]

ストレッチング stretching ［伸張運動］ 関節可動域増大を目的に軟部組織を強制的に引き伸ばす運動．自分自身で，もしくは機械器具を用いたり，セラピストなどの指導により抵抗筋群を収縮させながら行う．ストレッチングによって得られた可動域は，自動運動を繰り返し行いながら保持に努める．[818]

ストレプトコッカス〔属〕 *Streptococcus* ［連鎖球菌］ グラム陽性の無芽胞球菌．通性嫌気性．連鎖状あるいは双球状の配列を呈する．ヒトの鼻腔，咽頭，口腔，腸管，皮膚，腟などに常在しており，自然界にも広く分布．現在，細胞壁多糖体(C 物質)の種類により A～V(I と J は除く)の 20 種の血清型に分類されている(ランスフィールド Lancefield の分類)．また，溶血性による分類(α・β 溶血，非溶血)も行われている．α 溶血は，ヘモグロビンの部分的分解によって生じる血液寒天培地上のコロニー周囲の緑色から緑褐色の環をいい，このような溶血を示す代表的な病原菌として肺炎連鎖球菌 *S. pneumoniae* がある．β 溶血は，溶血毒素 hemolysin の作用により血液寒天培地上でコロニー周囲が完全な溶血を示すもので，このような溶血を示す菌は溶血性連鎖球菌と呼ばれる．ヒトに病気を起こす菌として重要な溶血性連鎖球菌は，A 群溶血性連鎖球菌 *S. pyogenes*，B 群溶血性連鎖球菌 *S. agalactiae* など．[324]

ストレプトゾトシン惹起性糖尿病 ⇨同ストレプトゾトシン糖尿病→1650

ストレプトゾトシン糖尿病 streptozotocin-induced diabetes ［ストレプトゾトシン惹起性糖尿病］ 実験的糖尿病の1つ．ストレプトゾトシンは抗癌剤の一種で，膵 β(B)細胞を特異的に傷害．通常はインスリン依存状態の糖尿病モデル動物として研究に用いられる．[418]

ストレプトバシラス〔属〕 *Streptobacillus* グラム陰性の多形性の桿菌．莢膜，運動性はない．通性嫌気性．この属にはストレプトバシラス・モニリフォルミス *S. moniliformis* の1菌種のみ．ネズミの咽頭・鼻咽喉に常在し，ネズミの咬傷によりヒトに鼠咬症 rat-bite fever を起こす．汚染食品によっても感染が起こることがある．アンピシリン水和物，エリスロマイシンなどに感受性．[324]

ストレプトマイシン硫酸塩 streptomycin sulfate；SM ［ストマイ，SM］ 1944 年，旧ソ連の細菌学者ワクスマン Selman Abraham Waksman (1888-1973) が発見した，土壌中の放線菌の一種であるストレプトミセス・グリセウス *Streptomyces griseus* から得られた抗生物質．アミノ配糖体系抗菌薬で結核菌およびグラム陰性菌から陽性菌まで広範囲の抗菌力を有するが，現在は耐性菌の増加のため，わが国では抗結核薬の1つとして使用されているにすぎない．腎毒性，第 8 脳神経障害(聴覚，前庭機能障害)の副作用がある．[1119]

ストレプトマイセス〔属〕 *Streptomyces* 放線菌 *Actinomycetes* の1菌属で，土壌中に広く存在．病原菌を含まず，抗生物質を産生する有用な菌種を多く含む．ストレプトマイシン，クロラムフェニコール，テトラサイクリン塩酸塩，カナマイシン硫酸塩など多くの抗生物質が，この菌属から発見された．[324]

ストレプトリジン streptolysin A 群溶血性連鎖球菌の産生する溶血毒素で，ストレプトリジン O・S の 2 種類がある．ストレプトリジン O は酸素に弱く還元状態で溶血活性を示す．抗原性があり，A 群溶血性連鎖球菌の感染によりこの毒素に対する抗体が産生される(抗ストレプトリジン O 抗体：ASO または ASLO)．ストレプトリジン S は酸素に安定であるが，抗原性は弱い．血液寒天培地表面で観察される溶血は主にストレプトリジン S によるもの．[324]

ストロフルス strophulus ［一過性痒疹，急性痒疹，蕁麻疹(じんましん)様苔癬(たいせん)］ 小児あるいは 15-30 歳代の主として四肢伸側に，突然多発する淡紅色の比較的かたい丘疹．激しいかゆみを伴い，ときに蕁麻疹様皮疹，水疱，痂皮を伴う．虫刺が原因とされる．小児に起こる場合は，小児ストロフルスと呼ぶ．夏に好発する．全経過平均 2 週間，ときに 3 か月に及ぶ．治療は抗ヒスタミン薬，抗アレルギー薬の内服を行い，皮疹には副腎皮質ホルモン含有軟膏を外用する．[381]

ストロボ喉頭検査 〔video〕strobolaryngoscopy 声帯の発声中の動きをスローモーションの形式で観察する検査法．声帯を観察する光源を被検者の発声の波長に同調させて点滅すれば，声帯は静止の状態で観察記録できる．実際にはわずかのずれが生じ，声帯は緩やかに振動する状況がみられ，むしろこれを利用する．声帯の疾患や発声時の運動状態の観察に適する．[98] ⇨参喉頭ストロボスコープ検査→1043

ストロマイヤー⇨参佐藤尚中(たかなか)→1191

ストロンチウム strontium；Sr ［Sr］ 原子番号 38，原子量 87.62，融点 770℃，比重 2.6，周期表Ⅱ族に属するアルカリ土類金属の1つ．銀白色の金属．主な鉱石はストロンチアン石($SrCO_3$)と天青石($SrSO_4$)．ウランやプルトニウムの核分裂の際，ストロンチウム 90 (^{90}Sr)が生成される．ストロンチウムはカルシウムと同様に骨に蓄積するのでストロンチウム 90 も骨に蓄積し，長期間(半減期29年)β線を放出し続ける．^{89}Sr，^{90}Sr は核爆発実験に伴う放射性降下物として知られている．[1360]

ストロンチウム 90　strontium-90；^{90}Sr　放射性同位元素の一種でβ線だけを放出．半減期は28.8年と長い．人体では骨に選択的に吸収され，一度摂取されると排泄されにくいため，長期間にわたって骨が被曝を受けるので注意を要する．原子炉事故による放射性降下物の中にも混入していて，ヨウ素130 (^{130}I)などと同様に，汚染された草で飼育されたウシの乳に混入して問題となる．非密封線源としては危険度の最も高い第1群に分類される放射性同位元素である．密封線源では結膜翼状片の術後再発予防のために，手術部位の術後照射に用いられる．[1007]

砂時計腫瘍　hour-glass tumor⇨同亜鈴状腫瘍→197

砂時計胆嚢　hourglass gallbladder　胆嚢の底部と体部の間で漿膜とともに屈曲し，全体として砂時計状の形態を呈する胆嚢で，胆道造影によって観察される．一般に臨床症状を示さないが，狭小部が特に狭い場合，結石や炎症などを生じやすい．成因は胎生期の胆嚢内腔化の遅延によると思われる先天性のものと，潰瘍性胆嚢炎などの瘢痕性収縮に伴う後天性のものがある．[1395]

砂ノミ　jigger, *Tunga penetrans*　中南米やアフリカにみられるノミで，ヒトに寄生して皮下に腫瘤をつくる．これは妊娠した雌ノミが末端部の皮膚，多くは足指の皮膚に穴をあけ入り込むためで，炎症を起こし指を欠損することもある．[288]

スネア　snare　内視鏡処置具で，切断や結紮，止血を行うために使用される，ループ形状のものの総称．高周波の通電が可能なものは高周波スネアと呼び，ポリペクトミーや粘膜切除術に用いる．また，留置スネアは，胃や大腸のポリープの基部で結紮し留置することで，ポリープ切除後の出血を予防するために用いる．[1295,790]

スネレン試視力表　Snellen chart⇨同スネレン視力表→1651

スネレン視力表　Snellen chart　［スネレン試視力表］　オランダの眼科医スネレン Herman Snellen (1834-1908)により考案された遠見視力検査のための表．アルファベットの大文字が上から下へ，次第に小さくなるように並んでいる．欧米で用いられるが，わが国では用いられていない．わが国の視力検査では通常，ランドルト Landolt 環を用いる．[480]

スノップ　Systematized Nomenclature of Pathology；SNOP⇨同SNOP→108

スノメッド⇨同SNOMED→108

スパークリングテスト⇨同肩甲引き下げテスト→946

スパーリング徴候　Spurling sign　椎間孔圧迫試験とも呼ばれる．頸椎を患側に屈曲させ，検者の手で頭部を上から強く押す際に，患側の肩や上肢に疼痛が出現する．頸椎症，椎間板ヘルニアなどで出現．スパーリング Roy Glenwood Spurling はアメリカの脳神経外科医(1894-1968)．[838]

スパイウェア⇨参ファイアウォール→2506

スパイカ〔ギプス〕⇨同8字帯→6

スパイク　spike⇨同棘波→777

スパイク電位⇨同活動電位→532

スパイク放電　spike discharge　神経細胞の活動電位(スパイク)の発火(放電)現象．[1274]

スパイラル CT　spiral CT⇨同ヘリカル CT→2634

スパイラルチューブ　spiral endotracheal tube, spiral tube　［らせん入りチューブ］　内腔が閉塞しないように，らせん状の金属を管壁に埋め込んだ気管内挿管用チューブ．[485]

スパイログラム　spirogram⇨同肺気量曲線→2333

スパイロメトリー　spirometry　肺気量・換気量をベネディクト・ロス型や無水式の呼吸計で測定してスパイログラム(呼吸曲線)を記録すること．この曲線から一回換気量，換気数，呼気および予備呼気量，深吸気量，肺活量，強制肺活量，1秒率，%肺活量，中間最大気流量，平均最大気流量，最大換気量を分析することができる．また，ヘリウムメーターや窒素メーターと併用して残気量，機能的残気量，全肺気量を知ることもできる．[893] ⇨参肺機能検査→2332，肺活量測定→2330

スパインボード　spine board⇨同バックボード→2379

スパムメール⇨参ファイアウォール→2506

スピーグラー腫瘍　Spiegler tumor⇨同円柱腫→382

スピーグラー内皮腫　Spiegler endothelioma⇨同円柱腫→382

スピーゲル線　Spiegelian line⇨同半月線→2408

スピーチエイド　speech aid　［発音補助装置］　鼻咽腔部を縮小化させ鼻咽腔閉鎖不全を補うことを目的に挿入する人工弁．口腔側から鼻咽腔部にレジンなどの弁を挿入して発語時の鼻咽腔閉鎖を図るもので，咽頭部の閉鎖弁，それを維持する硬口蓋床(床維持装置を含む)，両者を連結する軟口蓋部の3部分から構成される．閉鎖運動時と安静時の開放部分の差に応じて弁の大きさや位置などが決まる．口蓋裂と口蓋形成手術後の鼻咽腔閉鎖不全，軟口蓋挙上不全による鼻咽腔閉鎖不全の症例に使用する．鼻咽腔部の狭小化による鼻咽腔漏出呼気量の減少，発語の明瞭化，鼻咽腔閉鎖機能の賦活などの効果に合わせて弁を調整する．[535]

スピーチカニューレ　tracheal cannula with speaking valve　気管カニューレ(気管切開チューブ)の中で，発声を行える機能を備えている機種の俗称．気管カニューレのカフの口側に側孔を開けて呼気を声帯側へ

●スピーチカニューレ(ワンウェイバルブ装着時)

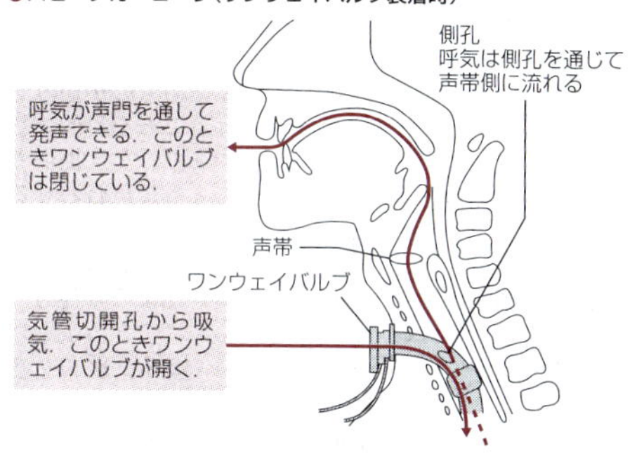

流して発声させる．このとき，呼気が気管切開口から出ないようにワンウェイバルブ(一方向弁，別名スピーチバルブ)を取りつける．[460] ⇨参気管カニューレ→667

スピーチセラピスト⇨同言語聴覚士→948

スピーチバルブ⇨参スピーチカニューレ→1651

スピード⇨同覚醒剤→481

スピードクレーブ　speed clave⇨同ハイスピードオートクレーブ→2340

スピール膏® M　Speel plaster M，salicylic acid　50% サリチル酸を配合する角質軟化剤を布上に展延した硬膏．疣贅，胼胝腫，鶏眼などの角質の軟化に用いる．患部の大きさに切り，上から絆創膏で固定し，そのまま病巣に密着させて数日間放置する．スピール膏® M が患部より大きい場合，正常皮膚まで軟化してしまうので，切る大きさは多少小さめを心がける．過敏症の既往のある場合，湿潤やびらんが著しい場合は禁忌．ときに皮膚に紅斑などが現れることがある．[213]

スピクラ　spicula，spicule　［**針状陰影，針状骨**］　悪性骨腫瘍でみられる外骨膜性反応による反応性骨新生の1つであり，単純X線写真上では骨皮質に直交して外方に伸びる針状の骨陰影をいう．針状陰影の集合はsun burst(雲間から差す陽光)，groomed whiskers(無精ひげ)などと呼ばれる．腫瘍の増殖により骨皮質に垂直方向に伸びる血管に沿ってできた反応性骨形成と考えられている．骨肉腫で高頻度にみられるほか，ユーイング Ewing 肉腫，神経芽細胞腫の骨転移などでもみられる．[1300]

スピッツ母斑　Spitz nevus⇨同紡錘形細胞母斑→2679

ズビニ鉤虫　old world hookworm，***Ancylostoma duodenale*** (Dubini)　［**ズビニ十二指腸虫**］　雄は 8-11 mm，雌は 10-13 mm で十二指腸や空腸上部に咬着して寄生し吸血する．虫卵は糞便とともに外界に出て感染幼虫に発育．感染幼虫は野菜などに付着し，ヒトに経口感染する．また，皮膚から侵入し経皮感染することもある．多数寄生で鉄欠乏性貧血を引き起こす．[288] ⇨参若菜病→3007，鉤虫症→1034

ズビニ十二指腸虫⇨同ズビニ鉤虫→1652

スピリチュアルケア　spiritual care　［**パストラルケア**］　聖書において，スピリットは生命の根源であり，神によって吹き込まれた息の中にあると記されていることから，スピリチュアルとは人間の生きることに関連した五感をこえた経験を表現している．癌など生命をおびやかす疾患の終末期にある患者は，身体の衰えにより死の接近を身近に感じて，それまで疑うことすらなかった人生を支えていた意味や目的などが根底からくつがえされる体験をする．これがスピリチュアルペインであり，患者は人間としての存在そのものが揺るがされて苦悩する．この苦悩を和らげることを目的に行われるケアがスピリチュアルケアであり，ケア提供者は人間としての患者に関心を寄せてともに居合わせる presence ことにより，患者が自分と向き合えるように援助する．患者の自己との対面が，人生の意味や目的の探求や価値の確認へとつながっていくように促し，真に大切なものは何であるかを明らかにできるように支援を行う．[962] ⇨参トータルペイン→2137，緩和ケア→661

スピリット　spirit　［**酒精，メチルカルビノール**］　代表的な第一級アルコール．発酵または化学合成によって製造される．無色，特有の芳香を有する揮発性の液体で可燃性．水，ジエチルエーテルなどに任意の割合で混合する．酢酸エチル，塩化エチルなどの製造原料，有機溶剤，アルコール飲料，消毒・殺菌薬，燃料として用いられる．中枢神経を抑制し，麻酔作用を示す．高濃度曝露や液体との接触で眼，上気道粘膜の刺激症状がある．[1360]

スピリルム〔属〕　*Spirillum*　グラム陰性のらせん状細菌．鞭毛をもつ．人工培地では培養できない．ヒトの病原菌には鼠咬症を起こす鼠咬症スピリルム *S. minus* があり，ネズミにかまれることで感染する．[324] ⇨参らせん菌→2896

スピロノラクトン　spironolactone　抗アルドステロン薬．遠位尿細管のミネラルコルチコイド受容体と競合的に結合する．アルドステロン拮抗作用でナトリウム，水の排泄を促進し，カリウムの排泄を抑制して利尿降圧作用を現す．アルドステロン症，高血圧症の治療に用いられる．副作用として女性化乳房，月経異常をきたすことがある．[1047] 商アルダクトン A

スピロヘータ〔科(属)〕　***Spirochaetaceae，Spirochaeta***　スピロヘータ *Spirochaetaceae* 科はレプトスピラ *Leptospiraceae* 科とともにスピロヘータ目に属し，スピロヘータ *Spirochaeta*〔属〕，クリスチスピラ *Cristispira*〔属〕，トレポネーマ *Treponema*〔属〕，ボレリア *Borrelia*〔属〕などが含まれる．スピロヘータ属は河川などの水中に生息し，ヒトへの病原性はない．[324]

スピンエコー法　spin echo　MRI 撮像法の1つで日常的によく行われる．励起用 90 度パルスと収束用 180 度パルスを用い，それら電磁波パルスの種類とその時間間隔のとり方によって，T_1，T_2，陽子(プロトン)密度などの画像への影響の現れ方が異なり，質的に異なる診断画像が得られる．[264]

スピン格子緩和　spin-lattice relaxation　［**縦緩和，T_1 緩和**］　緩和現象の1つで，Z 軸方向の巨視的磁気モーメントが平衡状態に回復する過程のこと．外部のエネルギーを吸収し励起状態にあったスピン系が安定状態に移るとき，余分なエネルギーを環境(物理学では格子という)に放出するのでスピン格子緩和と呼ぶ．緩和の速度を量的に表したのが緩和時間で，通常ミリ秒 msec 単位で表す．[264] ⇨参緩和〔現象〕→661

スピンスピン緩和　spin-spin relaxation　［**横緩和，T_2 緩和**］　緩和現象の1つ．陽子スピンの位相は，ラジオ波照射中はそろっているが，ラジオ波を切ると不ぞろいとなる．この X-Y 軸成分の減衰は，スピン同士の位相の問題なのでスピンスピン緩和という．[264] ⇨参緩和〔現象〕→661

スピンバルカイト　spinnbarkeit⇨同牽糸性→951

スフィンゴミエリン脂質症⇨同ニーマン・ピック病→2204

スプーン状爪　spoon nail　［**匙形(ひけい)爪，匙(さじ)状爪**］　主に手指の爪甲がスプーン(さじ)状に陥凹し薄くなった状態．乳幼児では生理的にみられる．原因としては鉄欠乏性貧血が有名であるが，まれに遺伝性のものや，有機溶剤，石けん，酸，アルカリ，石油などの外的刺激によるもの(局所性)，甲状腺機能亢進・低下，扁平苔癬をはじめとする皮膚疾患，末梢循環障害などがある．この爪の病変から逆に内臓疾患を発見することもある．また胃切除後や慢性胃腸炎，ビタミン欠乏状態などでも生じる．[1560]

スフェロプラスト spheroplast⇨同L型菌→78

スプライシング splicing 真核生物のゲノムDNAは，あるタンパク質の遺伝子をコードしている部分(エクソン)と不必要な部分(イントロン)からなっている．mRNAの合成(転写)はエクソンを含む一定領域で起こるため，合成されたプレRNAにはイントロンも含まれている．このため，成熟RNAを合成する際には，イントロンを除く必要がある．このようなプレRNAから成熟RNAへの変換に必要なイントロンの切り出しのことをいう．[126] ⇨参エクソン→354

スプリーンインデックス spleen index 超音波断層像で脾臓の大きさを二次元的に計測し表すための指標．一般的には脾臓の長径と短径の積を使用する．[955]

スプリット法 split-halves method 内容整合性を評価する方法で，質問項目の集合をある条件で2群に分け，その2群間の相関係数を用いて信頼性を判断する手法．[446]

スプリング乱切刀 spring lancet⇨同発条ランセット→2383

スプリント splint ［副子，シーネ］ 患肢の固定や関節の拘縮予防の改善や，患肢の保護や補助，代償などを目的とする装具の1つ．ギプス包帯のように対象部分の全周を覆わない，剛体もしくは半剛体製の装具．部位を固定する能力はギプス包帯より劣るが，装具を装着した状態で患肢を動かすことが可能で，低下した機能の補助や代償などが期待できる．主に手の骨折，腱損傷，リウマチ手の変形治療に用いられる．スプリントは大きく3つに分類され，固定・安静を主目的とする静的スプリント(スタティックスプリント)，関節構造をもちゴムなどの弾性素材を利用することで関節の固定と可動が可能である動性スプリント(ダイナミックスプリント)，腱の損傷後などに機能的肢位の保持により機能の改善に用いられる機能的スプリント(ファンクショナルスプリント)がある．[840]

スプリントカテーテル splint catheter 尿管の吻合手術の際，縫合部の浮腫による尿路通過障害に対して，尿流を維持し尿うっ滞に基づく縫合不全や瘢痕性狭窄を回避することを目的に留置するポリエチレン製のチューブ．通常，直径が5-8 Fr程度のサイズのものが使用される．腎盂形成術の際には，カテーテル先端は吻合部より末梢の尿管まで挿入し，もう一方の先端を腎瘻として体外に出す．また，腸管を使用した尿路変更(向)術の場合には，吻合部をまたいでカテーテル先端は腎盂内まで挿入し，もう一方の先端を腸管を経て体外に出す．[30]

スプルー sprue 種々の原因で小腸絨毛の萎縮をきたし，全栄養素の吸収障害を生じるもので，セリアックスプルー celiac sprue(セリアック病，グルテン腸症)と熱帯熱スプルーとがある．セリアックスプルーは，HLA-B 8，DW 3などの遺伝的素因に加えて，小麦タンパク中のグルテン，特にグリアジンが腸上皮の障害に関係するもので，免疫異常の関与が考えられている．熱帯熱スプルーは，異常な腸内細菌叢の発育による葉酸代謝異常が原因と考えられている．症状は，下痢，脂肪便，体重減少，腹部膨満，貧血などがある．検査に関しては，小腸X線造影上，空腸の拡張や粘膜像の変化がみられ，内視鏡では，十二指腸の皺襞にホタテ貝様模様がみられる．小腸粘膜生検では，腸絨毛の萎縮がみられる．治療は，セリアックスプルーの場合，グルテン制限食である．低栄養が著しい場合は，非経口的栄養治療を施行する．ステロイドが使用される場合もある．[1234,936] ⇨参ウィップル病→311

スプレーコーティング法 spray coating method⇨同コーティング法→1073

スペインかぜ Spanish flu(influenza) 1918-19年にかけて世界的にインフルエンザが大流行し，発生源はアメリカ，シカゴ付近といわれているが，情報源がスペインであったことからスペインかぜと呼ばれた．世界中で死者4,000-5,000万人ともいわれ，最新の予測値では5,000万から1億人，日本でも40万人近くがこれにより死亡したといわれる．原因のA型インフルエンザウイルスは1918-57年までの間流行した．[501]

スペキュラーマイクロスコープ specular microscope 主に角膜内皮細胞の検査に用いられる顕微鏡．非接触型と接触型があるが，最近ではほとんど非接触型が用いられている．単位面積当たりの角膜内皮細胞数やその形態の検査が可能で，角膜内皮を主座とした疾患や内眼手術の術前検査，コンタクトレンズ装用者の検査として必要不可欠．また角膜内皮だけでなく，角膜上皮，水晶体および眼内レンズ表面，涙液油層の観察などにも応用されている．[257]

スペクチノマイシン塩酸塩水和物 spectinomycin hydrochloride hydrate(SPCM) アミノグリコシド系抗生物質．ペニシリン系，ニューキノロン系の薬剤が無効または使用不能の場合の淋疾治療薬．本薬剤に明らかな過敏症のある者には使用してはならない．重篤な副作用には，乏尿，蕁麻疹，悪寒，発熱，めまい，吐き気などがある．[474] 商トロビシン

スペクト Harry Specht アメリカの社会福祉学者(1929-95)．ルボー Charles N. Lebeaux とウィレンスキー Harold L. Wilensky によってアメリカにおける社会福祉の概念考察の結果示された機能，すなわち制度的機能と残余的機能をギルバート Neil Gilbert とともに明確に図式化し，社会福祉の基本となる理念を示した．それによると，家族，経済，政治，宗教に関連する普遍的な社会制度の4つの輪のすべてが互いに重なり合う中心に社会福祉が位置する場合が残余的機能(代替的機能)を果たすときであり，4つの輪が中心で重ならず，それを補う形で中心に社会福祉が位置して機能する場合が，制度的機能として真の役割を担うときであるとした．[457] ⇨参ルボー→2968

スペクト SPECT⇨同シングルフォトンエミッションコンピュータ断層撮影法→1518

スペクトラム⇨同ドプラスペクトル→2158

スペクトリン spectrin 赤血球膜などの細胞の膜内表面に緩く結合しているタンパク質で，アクチンとともに膜の裏打ち構造を構成する主要タンパク質．アンキリンと結合して，赤血球の両凹形態を維持するのに重要な役割を果たしている．脳にも存在が認められ，脳スペクトリンあるいはカルスペクチンと呼ばれている．また，カルシウムに依存してカルモジュリンとも結合する．[126]

スペクトル spectrum ［波長域］ ①電波，赤外線，可

視光線，紫外線，X線など電磁波の波長領域．②1つの物質から放射または吸収された光の波長強度分布のグラフ．例えば，超音波の信号を高速フーリエFourier変換(FFT)法などで周波数解析し，グラフなどで表示したもの．信号の各周波数ごとの分布がわかる．③抗生物質が有効である細菌の種類の範囲．有効細菌範囲の広いものを広域スペクトル抗生物質という．[1164]

スペクトロフォトメトリー　spectrophotometry⇨同分光光度法⇀2605

スペクトロメーター　spectrometer　物質に光を照射して，その吸収波長スペクトルおよび各波長吸収強度を分析する装置．[1164]　⇨参分光光度計⇀2605

スペックル　speckle　超音波の波長に比べて小さな散乱体によって生じる干渉．スペックルで構成された画像はスペックルパターンと呼ばれ，肝臓の内部エコーはこれを画像化したものといわれている．[955]　⇨参散乱《超音波の》⇀1215

スベドベリ単位　Svedberg unit；S，S value　［スベドベルグ単位］　沈降係数の単位で，Sで表す．溶液を遠心分離する際，溶液中に溶け込んでいる溶質が沈降する速度の指標となる．スウェーデンの高分子化学の先駆者スベドベリ Theodor Svedberg(1884-1971)の名にちなんでつけられた．[126]

スベドベルグ単位⇨同スベドベリ単位⇀1654

滑り説《筋肉の》⇨同滑走説⇀531

スペンサー　Roscoe Roy Spencer　リケッチア *Rickettsia* を保菌するダニを磨滅粉砕したあとの遠心沈殿上清からロッキー山紅斑熱に対する予防ワクチンをパーカー Ralph R. Parker(1888-1949)とともにつくったアメリカの内科医(1888生)．ロッキー山紅斑熱は死亡率の高い急性感染症で，2-5日目に手首，手掌，足首，足底に出現しその後全身に広がる発疹(前頭部および後頭部の頭痛，激しい腰痛，倦怠感，中等度の持続熱)が特徴．春に起こり，主にアメリカ南東部とロッキー山地域でみられるが，アメリカの他の地域，カナダの一部，メキシコ，南アメリカでも地方病的にみられる．病原体は斑点熱リケッチア *R. rickettsii* で，カクマダニ属 *Dermacentor* の2種以上のマダニによって媒介される．[517]

スポーツ医学　sports medicine　スポーツを安全に行うため，身体運動によるさまざまな傷害をできるだけ避け，よい効果をもたらすことを目的とする医学領域．スポーツなどの身体運動により生体に生じる変化を理解し，心身の健康や体力，競技力向上，疾病や傷害の予防，治療，リハビリテーションに役立てる．[1240]

スポーツ外傷　sports injuries　スポーツ活動によってもたらされる外傷の総称．急激な強い力が働いて傷害を生じる骨折，脱臼，捻挫などを指す．足関節捻挫，アキレス腱断裂，膝関節の靭帯・半月板損傷，肩関節脱臼，鎖骨骨折などが典型例である．軽微な外力が繰り返し作用する結果生じる傷害は，スポーツ障害とし区別されることが多い．[673]

スポーツ心〔臓〕　athletic heart　［**運動家心臓，スポーツマン心〔臓〕**］　長期間にわたって高度なトレーニングをしてきた運動選手に心臓の肥大，拡大，徐脈，心電図上のST-T変化などがみられることがあるが，これらを総称してスポーツ心と呼ぶ．マラソン選手のように主として持久性トレーニングを行ってきた選手では心拡大が，重量挙げや柔道のように筋力トレーニングを行ってきた選手では心臓肥大が起こるといわれている．トレーニング中止後1-3年で上記所見は消失するとされる．スポーツ歴が短かったり成人してからスポーツを始めた人は，心筋症など心疾患を鑑別する必要がある．[1417]

スポーツマン心〔臓〕　sportsman's heart⇨同スポーツ心〔臓〕⇀1654

スポーツ用車いす　sport wheelchair　障害者がスポーツ競技を行う際に利用する車いす．テニス，バスケット，陸上競技，ラグビー，アーチェリー，卓球，ゴルフ，ビリヤードなど多くの障害者スポーツがあり，さまざまなスポーツに合わせたスポーツ用車いすが開発，製造されている．シート高，車幅，バックレストの角度，座面角度，駆動輪，キャンバー角(車いすを後ろから見たときの左右の駆動輪の傾き)などを利用者に合わせて細かく調節し，通常の車いすに比べ競技に適した高い操作性と耐久性を有し，軽量に設計される．[840]

スポーツ療法⇨同運動療法⇀341

スポルディング分類　Spaulding classification　1968年に，スポルディング Earle H. Spauldingが提案した，医療機器および器材の使用用途に関連する感染症の危険性の3つのカテゴリー分類．この分類により消毒，滅菌の必要レベルの理解が容易となった．①クリティカル器材：感染症発生の危険性がクリティカルに指定された器材，すなわち経皮膚，粘膜を穿通して生体の無菌域に侵入する器材．これらの器材は，細菌芽胞を含むあらゆる微生物で汚染された場合に感染の危険性が高いため，すべて滅菌しなければならない(手術器材，血管内留置カテーテルなど)．再使用可能な器材を処理する際は，対象が耐熱性であれば加熱洗浄処理後，高圧蒸気滅菌が適している．非耐熱性であれば，洗浄後，低温での滅菌処理が必要となる．②セミクリティカル器材：粘膜や損傷した皮膚と接触する器材．これらは，高度作用消毒を行う必要がある．損傷していない粘膜は，細菌芽胞による感染には抵抗性があるが結核菌やウイルスなど，その他の微生物に対しては感受性が高いからである(呼吸器回路，消化器内視鏡など)．再使用可能な器材が耐熱性であれば加熱洗浄処理後，蒸気滅菌が簡便であるが，非耐熱性であるか時間的な問題があれば，洗浄後，低温での滅菌処理あるいは高度作用消毒(対象によって中等度作用消毒)が必要となる．③ノンクリティカル器材：皮膚と接触しない，あるいは無傷な皮膚と接触するが粘膜とは接触しない器材．再使用可能な器材は，使用する場所で洗浄あるいは消毒すればよく，中央処理区に運ぶ必要はない(便器，血圧測定用カフ，ベッドサイドテーブルなど)．この器材により病原性微生物を伝播させる危険性は一般にほとんどないが，医療従事者の汚染した手によって二次感染の原因となりうる．器材は，加熱洗浄処理あるいは洗浄後低度作用消毒あるいは，洗浄処理のみを行う．熱に不安定な医療機器の問題に関しては，今後も検討が必要であるが，いずれの機器，器材などを安全に患者に使用できるように，対象となる生体や環境の特性と目的に応じてリスクをカテゴリー分類したうえで洗浄処理後に滅菌あるいは消毒方法を適切に選択し，実施することが望ましい.[564] ⇨参洗浄→1763，消毒→1446，滅菌→2800

スポロシスト sporocyst ①ある種の原虫類のオーシスト(接合子嚢)の中に形成され，その中にスポロゾイト(胞子小体)を含有する．②ある種の吸虫類でミラシジウム(有毛幼虫)が第1中間宿主である巻貝に感染し発育して形成される幼虫.[288]

スポロゾイト《マラリアの》 sporozoite ［**胞子小体**］ マラリア原虫の形態の1つでカ(蚊)の中腸漿膜下で形成されるオーシスト(接合子嚢)内に形成され成熟する．成熟後はオーシストを出てカの唾液腺に移行し，吸血の際に人体へ侵入する.[288] ⇨参マラリア→2745，オーシスト→397

スポロトリキン反応 sporotrichin reaction 深在性皮膚真菌症であるスポロトリコーシスの診断のために行う皮内検査．0.1 mL のスポロトリキン抗原液を前腕屈側に注射し，48 時間後に注射した部位の皮内反応を判定する．発赤 10 mm 以上，硬結 5 mm 以上を陽性とする．診断的価値が高い.[1560]

スポロトリコーシス sporotrichosis 病原真菌スポロトリックス・シェンキイ *Sporothrix schenckii* による深在性皮膚真菌症．患者数は深在性皮膚真菌症の中で最も多い．本菌は植物，土壌表面に分布し，小外傷などの際に皮内に接種されて感染する．成人では手，小児では顔面に好発し，秋から冬に発症することが多い．当初侵入部位に示指頭大の皮膚色または赤紫色の結節，局面をつくり(固定型)，やがて原発巣から中枢性にリンパ管にそって飛び石状に結節性病巣が生じる(リンパ管型)．結節はときに潰瘍化．きわめてまれに四肢の骨組織，あるいは広範に播種性病変を形成する(播種型)．病理組織像ではラングハンス Langhans 巨細胞を含む感染性肉芽腫と好中球による微小膿瘍が混在し，胞子状の菌要素が認められる．スポロトリキン反応陽性．ヨウ化カリウム内服が著効，抗真菌薬の内服も有効．本菌は 27℃ では旺盛に増殖するが 39℃ で死滅するため，局所温熱療法も有効である.[1484] ⇨参深部皮膚真菌症→1601

スポロトリックス〔属〕 *Sporothrix* 20-30℃ の培養では菌糸形，35-37℃ の培養では酵母形の発育形態をとる典型的な二形性真菌．深在性皮膚真菌症の1つであるスポロトリコーシス sporotrichosis の起因真菌(スポロトリックス・シェンキイ *S. schenckii*)．高温多湿の地域に多発する傾向がみられ，わが国は世界的にみると発生数は多い.[324]

スポンギオーシス⇨同海綿状態→457

スポンジ変性 spongy degeneration，spongiform degeneration ［**海綿状変性**］ 脳は低酸素症に対してきわめて敏感で，変化が強いと皮質では類層性変性，白質ではスポンジ変性(海綿状態)に陥る．カナバン Canavan 病はその代表例で，家族性発症のまれな小児疾患であり，皮質下の白質を中心に高度のスポンジ変性がみられる．スポンジ変性は，クロイツフェルト・ヤコブ Creutzfeldt-Jakob 病，スズ中毒や小児代謝異常疾患などでもみられる.[1531]

スポンディロセラピー spondylotherapy アメリカ三大手技療法の1つ．エブラム Albeit Abram により 1910 年に創案された．脊髄反射療法ともいう．身体外部から脊髄に刺激を与えると，その反射が神経的に内臓機能に影響するという現象を応用した手技療法.[123] ⇨参指圧療法→1218，オステオパチー→405

スマート端末 smart terminal 端末とは通信回線を通してコンピュータの中央処理装置(CPU)とデータのやりとりが行える装置であり，スマート端末は中央処理装置と独立してプログラムを保持し，データを処理できる端末.[258] ⇨参インテリジェント・ターミナル→299

スミス骨折 Smith fracture ［**橈骨遠位端骨折，逆コーレス骨折**］ 手関節周辺，橈(とう)骨末端骨折の1つで，末梢骨片は掌側に転位する．末梢骨片が背側に転位するコーレス Colles 骨折に比べ発生はまれ．手関節を掌屈し，手背をついて転倒したときなどに生じやすく，末梢骨片がコーレス骨折とは逆に掌側に転位することから，逆コーレス骨折とも呼ばれる．牽引しながら手関節を背屈・橈屈させて整復する．スミス Robert W. Smith はアイルランドの外科医(1807-73).[673]

スミス・ロビンソン手術 Smith-Robinson operation 頸部椎間板障害に対する前方到達法の1つで，骨移植を行う．頸部椎間板障害は，加齢現象などで椎間板ないしは周囲組織が頸椎管内に突出し，頸髄および神経根が圧迫され症状を発現する．脊椎症 spondylosis と椎間板脱出 soft disc herniation に大きく分けられる．手術治療としては，後方除圧を第1選択とする場合と前方到達法を優先する場合がある．前方到達法として，骨移植を行うクロワード Cloward 法，スミス・ロビンソン Smith-Robinson 法と，骨片移植を行わない方法(without fusion)などがある．スミス G. W. Smith はアメリカの脳外科医(1917-64)，ロビンソン R. A. Robinson はアメリカの整形外科医(1914-90).[196]

スミチオン® Sumithion® ［**フェニトロチオン，MEP**］ 低毒性の有機リン系殺虫薬フェニトロチオンの商品名．MEP は農薬としての慣用名．$C_9H_{12}NO_5PS$．稲のウンカ，果樹のアブラムシなどをはじめ広範囲の害虫に対して殺虫効果がある．有機リン特有の臭気を有する黄褐色の油状液体で，水に溶けないが，多くの有機溶剤に溶けやすい．虫体内において酸化され，スミオキソンとなりコリンエステラーゼを強く阻害して殺虫力を発揮する．人畜毒性は低いが，眼，皮膚への刺激性がある．高等動物体内では容易に脱メチル化され，肝臓，腎臓で速やかに代謝，ほぼすべてが尿中へ排泄される．許容濃度 1 mg/m^3(経皮吸収として；日本産業衛生学会，2008)．「特定化学物質の環境への排出量の把握等及び管理の改善の促進に関する法律(化学物質排出把握管理促進法；PRTR 法)」第一種指定化学物質.[182,56] ⇨参有機リン中毒→2849

スムーズ型集落 smooth form colony⇨同S 型集落→110

スムースブローチ smooth broach⇨同ブローチ→2593

スメア層 smear layer ゾウゲ(象牙)質切削表面に残る切削屑などからなる薄層をいう．歯冠修復にゾウゲ質接着技術が開発される過程で，象牙細管を封鎖するスメア層を除去すべきか，温存すべきかが注目された．当初，接着力は，ゾウゲ細管に浸透した接着剤の嵌合維持力によると考えられたため，ゾウゲ質表面の脱灰をかねて強い酸を用いて除去することが推奨された．現在では，ゾウゲ質接着効果はゾウゲ質表面の脱灰層に浸透して形成された樹脂含浸ゾウゲ質層によると考えられ，弱い酸によるエッチングが推奨されている．[1369]

スモッグ smog smoke(煙)とfog(霧)との合成語で，煤煙で汚れている霧のこと．通常は，雨や雪を除き視程2km以下の視程障害現象をスモッグと称する．石炭暖房によって発生した石炭微粒子や亜硫酸ガスを多く含むロンドン型大気汚染を表す言葉としてつくられた．その後，石油の時代となってからは，自動車の排気ガスが要因となって起こるロサンゼルス型大気汚染を光化学スモッグと呼び，現在では高度の大気汚染を示す言葉として使われている．光化学スモッグは高濃度になると人体に有害となり，目，鼻，のどを痛めたり喘息を起こしたりし，植物の生育にも障害となる．光化学スモッグ注意報や警報はそれぞれ光化学オキシダント濃度の1時間値が0.12 ppmと0.24 ppmをこえた場合に発令される．[119]

スモン subacute myelo-optico-neuropathy；SMON ［**亜急性脊髄視神経ニューロパチー，亜急性脊髄視神経末梢神経症**］ 下痢，腹痛などの腹部症状に引き続いて出現した亜急性脊髄・視神経・末梢神経障害 subacute myelo-optico-neuropathyの頭文字をとって命名された．病理学的に，視神経，脊髄の側索と後索，および末梢神経に左右対称の変性所見が認められる．原因は厚生省研究班のチームにより，整腸薬として広く使用されていたキノホルム chinoformの副作用による神経障害であることが判明した．1万人をこす患者に失明や下肢麻痺，異常感覚が出現し，自殺者も出た．1970(昭和45)年9月以降キノホルムは販売中止され，新規発症者は終息したものの，現在も多数の患者が後遺症に苦しんでいる．[509] ⇨参キノホルム中毒→702

スライディングチューブ sliding tube 大腸内視鏡の際，S状結腸を直線化して，たわみをなくし，大腸深部への挿入を容易にするための補助具であるが，上部内視鏡でも頻回に再挿入が必要な際に用いる．[1295,790]

スライド凝集反応 slide agglutination ［**ためし凝集反応，のせガラス凝集反応**］ 細菌種の同定や血液型の判定，梅毒血清反応などにおいて簡便かつ迅速に結果を知る方法．スライドグラス(ガラス板法)や専用カード面に目的とする特異的抗血清を少量置き，それに培養した細菌コロニー，赤血球，患者血清などを混ぜて凝集の有無を肉眼で判定する．ためし凝集反応ともいう．[368]

スライド制年金⇨参年金制度→2287

スラッジ⇨同汚泥→407

スラッジエコー sludge echo ［デブリー］ 超音波検査でみられる膿や胆泥または沈殿物に由来するエコー．急性胆囊炎や胆汁うっ滞のときに胆囊内に認められることが多い．[955]

スラッジ現象 sludge phenomenon 血管内壁に血球が凝集して血流障害をきたすこと．寒冷凝集素症やクリオグロブリン血症では皮膚などが寒冷に曝露されると末梢血管内で血球が凝集し，循環障害をきたしてチアノーゼや網状皮斑(網目状の紅い斑点)が認められる．[1038]

スリーミラーレンズ⇨同三面鏡コンタクトレンズ→1215

スリットランプ slit lamp 細い間隙を通して光を角膜や水晶体に当て検鏡する眼科用機器．高屈折レンズを使用すると拡大像が得られる．細隙の幅や光の方向を変えて検鏡できる．[1631] ⇨参細隙灯顕微鏡検査法→1154，細隙灯顕微鏡→1154

スリットランプ検査 slit lamp examination⇨同細隙灯顕微鏡検査法→1154

ズリ波⇨同横波→2883

すり減り現象 wearing-off phenomenon⇨同ウェアリングオフ現象→316

スリル thrill⇨同猫喘(びょうぜん)→2490

するADL target ADL 将来，自宅や地域，職場などに戻ってからの社会生活において実現可能な具体的なADL(日常生活動作)．従来，目標やゴールとして表現されていたが，近年，「できるADL」「しているADL」とセットで用いられるようになってきた．[799] ⇨参できるADL→2062，しているADL→1321，ADL→23

スルファサラジン sulfasalazine⇨同サラゾスルファピリジン→1195

スルファチド脂質症 sulfatide lipidosis⇨同異染性白質ジストロフィー→245

スルファニルアミド剤 sulfanilamide⇨同サルファ剤→1197

スルフヒドリル基 sulfhydryl group⇨同SH基→107

スルフヘモグロビン sulfhemoglobin ヘモグロビン(Hb)を構成しているピロール環に硫黄(S)原子が入りこみ緑色を呈するHbであり，正常赤血球内には存在しない．スルフヘモグロビンの有無は光電比色計で測定し，620 nmに最大吸収がみられるかどうかにより診断できる．同じ酸化物であるメトヘモグロビンは還元されてヘモグロビンに戻るが，スルフヘモグロビンは戻らない．スルフヘモグロビン形成の原因は，亜硝酸塩，フェナセチン，アセトアニリド，サルファ剤の服用があげられる．症状はチアノーゼを認めることもあるが，無症状のことも多い．[1038] ⇨参異常ヘモグロビン症→238

スルホサリチル酸法 sulfosalicylic acid method 尿中タンパクの定性試験法の1つ．酢酸溶液を加えて酸性にした尿に3%スルホサリチル酸溶液を4-5滴加え白濁・沈殿をみる方法．この方法の尿タンパク検出感度は鋭敏で，陰性であれば尿タンパクはまったく存在しないと考えてよい．反対にごく微量の白濁があっても病的とはいえない．[258]

スルホシアリルルイスX⇨同NCC-ST-439→87

スルホニルウレア薬 sulfonylurea compound⇨同スルホニル尿素薬→1656

スルホニル尿素受容体 sulfonylurea receptor；SUR 膵β(B)細胞に存在する経口血糖降下薬であるスルホニル尿素に特異的に結合する受容体．ブドウ糖に応答するインスリン分泌の過程において中心的役割を果たすATP感受性チャンネルのATP感受性を担うことにより，インスリン分泌に関与する．[418]

スルホニル尿素薬 sulfonylurea compound ［**スルホニルウレア薬，SU剤**］ 膵B細胞に直接作用してインスリン分泌を促進する経口血糖降下薬．膵B細胞にあるSU受容体に結合し作用する．SU受容体はインスリン分泌に重要なATP感受性カリウムチャネルの構成要素であることが明らかにされた．SU剤には肝臓に対する膵外作用もあるといわれるが非常に弱い．適応はインスリン分泌能がある2型糖尿病．代表的なものにトルブタミド，グリベンクラミドがある．[991]

スルホン酸 sulfonic acid スルホン酸基($-SO_3H$)をもつ化合物．脂肪族スルホン酸，芳香族スルホン酸，クロロスルホン酸，スルファミンなどがある．天然に存在するものにはタウリン，システイン酸などがある．界面活性剤やエステル化などの触媒として用いられている．[1559]

スレオニン threonine；Thr，T ［**トレオニン，2-アミノ-3-ヒドロキシ酪酸，Thr**］ 必須アミノ酸の1つ．Thr または T で表す．食品中のタンパク質を構成するアミノ酸のうち，スレオニンは少量しか含まれないことが多く，特に穀物類には不足している．低タンパク血症などの治療に，他の必須アミノ酸とともに投与される．[126]

スローウイルス感染症 slow virus infection ［**遅発性ウイルス病，遅発性ウイルス感染症**］ 通常のウイルス感染症に比較して，潜伏期が年単位で非常に長い感染症の総称．この状態はウイルスの増殖のスピードが遅いのではなく，感染後に病気が慢性的に緩徐に進行するためである．代表的な病気としては，JC ウイルス(ポリオーマウイルス属の1つ)による進行性多巣性白質脳症，麻疹ウイルスによる亜急性硬化性全脳炎，風疹ウイルスによる進行性風疹脳炎，HIV(ヒト免疫不全ウイルス)感染症などである．厳密には病原体がウイルスではないが，プリオンと呼ばれる病原タンパク(核酸を含有しない)によるプリオン病も従来はこのグループとして扱われた．クロイツフェルト・ヤコブ Creutzfeldt-Jakob 病，クールー kuru 病，致死性不眠症，ゲルストマン・シュトロイスラー・シャインカー Gerstmann-Sträussler-Scheinker 病がこれに相当．また家畜のウシ海綿状脳症(BSE)やスクレイピーもプリオン病である．[838]

スワイヤ・ジェームス症候群⇨同マクロード症候群→2732

スワブ swab ［**綿棒**］ 細い棒の先に綿花を巻きつけたもの．綿棒．薬剤を患部に塗布したり，血液や分泌物などを取り除く際に用いる．[485]

スワン・ガンツカテーテル Swan-Ganz catheter ［**肺動脈カテーテル**］ 1970年にアメリカの心臓病専門医スワン Harold James C. Swan とガンツ William Ganz により開発された心臓カテーテルの呼び名．先端の風船内に空気を注入してふくらませることにより，カテーテルが血流に乗って目的の部位に到達することができる．カテーテル先端を末梢静脈より右心室を経て肺動脈に到達させ，右房の位置にある側孔より冷水を注入し，その際の温度変化を先端に装備された温度センサー(サーミスタ)で感知すること(熱希釈法)により，心拍出量を測定できる．また右心系各部位(右心房，右心室，肺動脈など)の圧測定のほか，肺動脈内で先端の風船をふくらませることにより肺動脈楔入圧を測定し，

●スワン・ガンツカテーテル

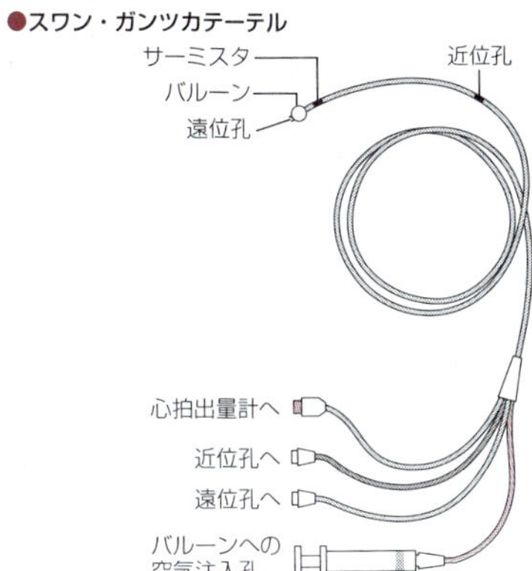

平均左房圧や左室拡張終期圧(左室前負荷)の代用とすることができるので，心不全患者の診断治療や心臓手術後の循環管理にきわめて有用．スワン・ガンツカテーテルにより測定した肺動脈楔入圧と心拍出量(心係数)のデータから，患者の血行動態をフォレスター Forrester 分類として区分し，治療指針として利用できる．[1162] ⇨参心拍出量→1597

スワンソンの奇形分類 Swanson classification⇨同奇形分類《スワンソンの》→679

スワンネック変形 swan neck deformity 手指の遠位指節間関節(DIP 関節)が屈曲し，近位指節間関節(PIP 関節)が過伸展となって白鳥の首のような変形を呈した指．この変形は関節リウマチに最も多くみられるが，ほかにも外傷，痙性麻痺，素因によっても生じる．PIP 関節の掌側にある掌側板が何らかの理由で伸展制動力を失うと PIP 関節は過伸展して伸筋腱機構の一部である側索が背側に転位する．PIP 関節回転軸より掌側を通っている側索が背側転位すると，指伸展時に DIP 関節は緩みを生じ伸展不全を生じる．機能的に大きな障害のない軽症例では治療は不要であるが，手指の屈曲の制限される症例では拘縮を除去して，副子を装着する．重症例では原因病態の治療とともに変形矯正のための腱形成術が必要となる．[949]

●スワンネック変形

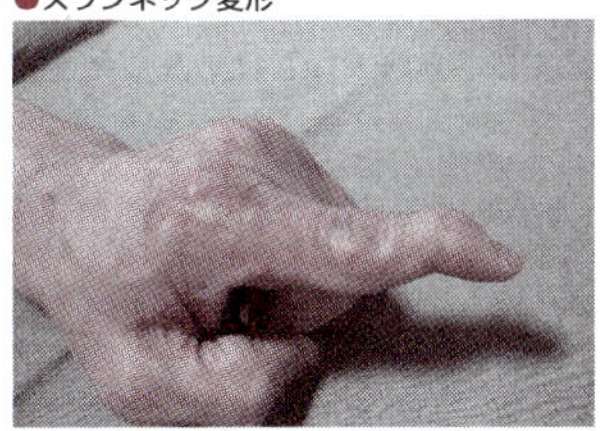

せ

セアカゴケグモ　red back spider，*Latrodectus hasseltii* 黒色で腹部背面に赤色や黄色の模様がある毒をもった中型のクモ．ニュージーランド，オーストラリアからインドにかけて分布し，日本でもかつては石垣島や西表島に生息していた．また，1995(平成7)年，大阪，三重で発見され，騒ぎになった．毒の主要成分は神経毒のαラトキシン．攻撃性はなく毒量も他のゴケグモ類に比べると少なく，また全身症状が発現するまでの時間も長いため，誤ってさわるなどしてかまれても，咬傷部位の洗浄や安静，抗毒血清の注射など，適切な治療を行えば大事に至ることは少ない．しかし乳幼児，高齢者などでは重篤となることもありうる．[288]

生　life［生命］すべての生物に共通して存在し，だれしも感知しうる生物の本質的な属性の一般概念．宗教，哲学，自然科学，生物学などさまざまな観点から研究されているがまだ明確な定義はなされていない．医学的見地からは，代謝，刺激応答性，運動，分裂・増殖などの基本的な生命活動に抽象される．個体の死から，その生命活動がよみがえることは永久にない．細胞1つから生命と呼ぶことができ，ヒトはこれらの生命活動の集積的総和である．[1415]

聖アントニー熱⇨同丹毒→1951

正位　orthophoria　固視した際に，両眼の視線が目標物に向いている正常の眼位のこと．遮閉試験によって融像を除去しても，眼球の偏位がみられない状態．[1601]

正イオン⇨同陽イオン→2864

成医会　［成医会講習所］1881(明治14)年，高木兼寛〔1849-1920(嘉永2～大正9)〕が松山棟庵や田代基徳らと計画して設立した医学研修団体．設立の趣旨に「本会ヲ設立スルノ目的ハ学術ヲ研究シ以テ其進捗ヲ謀ルニ在リ」とあるように，明治維新後に流入した西洋医学の修得におくれをとらないようにというのが本旨．事業は機関誌『成医会月報』の発刊，医学生の教育を行う講習所の設立などであった．成医会講習所はその名称をいくたびか変更して，今日の東京慈恵会医科大学に及んでいる．医学研修団体としての成医会は医学会として機能をもち，現在では慈恵医大における医学会として学術大会や例会を開催している．『成医会月報』は1919(大正8)年に『成医会雑誌』，1949(昭和24)年からは『東京慈恵会医科大学雑誌』と改題された．[1259]

成医会講習所⇨同成医会→1658

声域　voice range⇨同話声域→3008

聖ヴァンサン=ド=ポール　St. Vincent de Paul［聖バンサン=ド=ポール］宗教改革後の荒廃したカトリック世界において近代的な新しい考えで慈善事業に献身し，その復興に大きな役割を演じた司祭(1581-1660)．それまで司祭や修道者だけが行っていた，貧困や病気で困窮している人びとを訪問・救済するという組織的な活動を，あらゆる階層の信徒の事業にした．貧者・病者・孤児の救済に献身し，近代につながる組織的な訪問看護の展開に尽力した．パリで亡くなり，1737年聖人に列せられた．[1236]

精液　semen，seminal fluid　射精の際に精管からの精子と，精囊，前立腺およびカウパー Cowper 腺で産出される分泌液とが射精管で混合されたもので，尿道より射出される．1回の射精で2.5-3.5 mL射出され，1 mL当たり約1億の精子が存在しているが，卵子と受精できる精子は1個である．精液はアルカリ性で果糖，粘液および凝固酵素を含む．[1519]

精液逆流症⇨同逆行性射精→711

精液頸管粘液貫通試験　⇨参子宮頸管粘液性交後試験→1245，子宮頸管粘液精子貫通性→1245

精液欠如症⇨同無精液症→2787

精液検査　semen analysis，examination of semen　男性生殖器系の異常あるいは生殖能力を調べるために行う精液の検査．精子の数・形態・運動性，精液の量・色・におい，細胞・菌の有無などを調べる．精液は4-5日以上の禁欲期間後，用手法により広口ガラスびん内に射精採取．コンドーム使用は精子運動性が障害されるので避ける．特に重要な検査項目は，精液の液化時間，精子の数(濃度)・形態・運動性・液量およびpHがある．これらの検査における正常な値は，精子数2,000万から1億5,000万/mL，pHは7以上(平均7.7)，精液量1.5-5.0 mL，運動性は精子の50% 以上．副性器の機能も知ることができる．[474]

精液水瘤⇨同精液瘤→1658

精液囊胞　seminal cyst⇨同精液瘤→1658

精液の証明　test for semen［精液斑の証明］予試験としては肉眼的ならびに紫外線検査(暗室で波長250-365 nmを照射)，酸性ホスファターゼ試験，コリン試験(精液中の遊離型コリンの増加を調べる)などがある．これらのうち，酸性ホスファターゼ試験が汎用されており，これは，精液には多量の前立腺由来の酸性ホスファターゼが含まれているため，本酵素呈色反応を利用する方法である．また，本試験としては精子を形態学的に検出するバエッキー Baecchi 法が汎用されている．本法は精液斑痕を生理食塩水で滲出遠沈し，沈渣をそのまま，あるいは適当な染色液で染色して検鏡する方法である．最近では，簡易キットも市販されている．[929]

精液斑の証明⇨同精液の証明→1658

精液瘤　spermatocele［精液水瘤，精液囊胞］精巣上体または精巣網の部分に生じる囊状の腫瘤で，内容液に精子を含む．精巣の上部・後面または精巣から離れた精索に発生．通常，無痛性で，小さいものでは特に治療を必要としないが，大きいものに対して囊腫摘除術が行われることがある．[474]

精液路　seminal duct［輸精路］精管や射精管といった精液の通り道となる導管の総称．[474]

精液漏　spermatorrhea　性交およびオルガズムのない不随意的精液の排泄で，性的神経衰弱者や精囊疾患などでの排尿・排便時にみられる．精子を認める点で，

前立腺漏と異なる.[474]

正円形粃糠(ひこう)**疹**⇨同連圏状粃糠(ひこう)疹《遠山》→2983

正円窓 round window⇨同蝸牛窓→473

正円窓膜破裂症⇨同蝸牛窓膜破裂症→473

青黄色弱⇨同3型3色覚→4

青黄色盲⇨同3型2色覚→4

声音振盪(とう) vocal fremitus ［音声振盪(とう)］ 口で発声をしたとき，胸壁でその振動を感知すること．胸部の診断法の1つとして用いられる．被検者に低音で長く「ひとーつ，ひとーつ」と発声させる．このとき検者は両手の小指側を被検者の背部の両側に当てて，胸壁に伝達される振動を手に感知する．病側と対照部位の健側に検者の手を当てて比較・対照すると，振盪の状態が明らかになる．喉頭で発した音声が気管，気管支を通って胸壁に振動として伝達したものである．したがって，大きい気管支や空洞があり，その周囲に胸壁まで浸潤や線維化があるときには，振動がよく伝達し声音振盪が増強する．一方，胸水貯留，気胸，肺気腫では減弱する.[953]

成果 outcome⇨同アウトカム→134

性快感消失症 sexual frigidity ［**性的不感症，性感欠如，無快感**］ 男性の性的不能症が勃起障害であるのに対し，女性の性的不感症はオルガズムの遅延または欠如である．一般に女性の不感症は男性の不能症より多いとされている．心因性のものは，①処罰の恐れ，②相手に対する隠れた敵意，③板ばさみの愛情が関連するといわれる．隠れた同性愛者の場合も少なくないとされる.[1607] ⇨参冷感症→2970

性科学 sexology 〔D〕Sexualwissenschaft 精神分析の創始者フロイト Sigmund Freud(1856-1939)は神経症の治療にあたる一方，精神分析理論のなかで神経症の症状がもつ無意識的な意味を明らかにし，また性のもつ重要性について触れた．ここで用いられたSexualwissenschaftというドイツ語が「性科学」と訳され，現在でも用いられている．専門用語としての確立はみたものの，性は文化・社会的側面からみても多様で，科学的な体系化が難しいという側面をもつ．わが国では1996(平成8)年に日本性科学連合が設立され，多岐にわたる性科学研究の第一歩が踏み出されたが，今後は実践レベルでの研究へと発展が期待される.[446]

生化学 biochemistry ［**生物化学**］ 化学の知識を基礎とし，化学的手法を用いて生物の組成を決定し，生命現象を解明することによりその意義を研究する学問．医学的な応用を目的とする生化学は，特に医化学，臨床生化学といわれる.[126]

生化学検査 biochemical examination 血液や尿・便など生体試料中の成分を化学的手段で検査すること．疾患あるいは病態を診断する目的で行われる.[258]

性格 character 〔D〕Charakter ［**性質**］ 知能と性格は人間の精神機能の二大特徴とされ，前者は知的側面であり，後者は情意面，つまり感情，意志および行動の特性とされる．性格は先天的および後天的要因によってさまざまに形づくられていくが，性格の核となる感情面の先天的な特性は気質といわれている．気質は感情，意志，欲動生活の領域における，体質と結びついた個人的反応特性であり，その人の活動性，規則性，順応性，情動性，転換性，持久性などの特徴が含まれるとされる．性格はこの気質を基盤にして，環境，しつけ，教育，訓練などの後天的な要因が加わって形成される．また性格は個人に特有の行動様式であるので，ある程度予測可能なものとされる．つまり，性格とは，その人のおかれた環境に対してどのような反応を示し，当面する問題をいかに解決するかといった機能であるともいえ，自我と密接な関連がある．また人格は道徳的側面をも含めた総合的な人間特性である．したがって，性格は人格の下位概念とされ，人格のうち意志および感情の部分をいうが，一般臨床の場面では同義語に用いられる場合がある.[724] ⇨参性格検査→1659，人格→1509，気質→682

性格検査 character test ［**人格検査**］ 心理検査のうち，性格(人格，パーソナリティ)の特性や傾向，あるいはその障害をとらえることを主眼とした検査で，狭義の心理検査といわれている．測定法により，質問紙法，投影法，作業法に大別される．質問紙法は，あらかじめ用意された質問項目に，例えば，「はい」「いいえ」「どちらでもない」などで答えてもらい，その結果から性格を判断する方法．つまり，与えられた特定の質問項目に照らし合わせて，自分が各項目の特性をもっているか否かを自己判断して回答する方法で，自己評定法ともいわれる．長所は，①実施が容易，②広範囲の内容を盛り込める，③集団検査に適する，④結果の解釈にそれほど経験を要しないなどがあげられる．短所は，よく見せたいとか悪く思われたくないといった考え(防衛)によって，反応がゆがみ，被検者の正確な特性が示されにくい場合もあることである．代表的なものに，矢田部・ギルフォード Yatabe-Guilford 検査(Y-Gtest)，ミネソタ多面人格検査(MMPI)，モーズレイ Maudsley Personality Inventory 性格検査(MPI)などがある．投影法は，比較的多様であいまいなとらえ方の可能な指示や刺激への反応に反映される被検者の性格特性，心的メカニズムを探ろうとする方法．臨床心理学領域で最もよく用いられる方法であるが，①被検者が表現するものは，その人らしさを反映している，②刺激-反応という心理学的モデルを考えた場合に，同じ刺激に対して異なった反応がみられれば，その反応の差異は被検者の差異である，というこれらの大前提が成り立っていることが必要である．優れた点は，①被検者の意識的防衛が影響を与えにくい，②被検者の意識的な性格特徴だけでなく，無意識的な水準のものまで把握可能などがあげられる．一方，短所は，①結果の解析方法に関する標準的な基準が定かでないために，結果の整理，解釈が難解，②データ収集にかなりの時間がかかる，③検者の熟練度が要求されるなどの点がある．代表的な検査は，ロールシャッハテスト，主題統覚検査(TAT)，文章完成法(SCT)，絵画欲求不満テスト(P-F スタディ)，描画検査，連想検査などである．課題への取り組み方や仕事ぶりには，その人の性格がよく反映されているといわれている．作業法とは，一定の条件下で一定の作業課題を与え，作業過程でみられる特性(作業量や正確性，それらの時間経過による変動など)から，人格を把握しようとする方法．長所は，作業課題を与えることでその作業に夢中になり防御的になりにくく正確な特性が得やすい点，短所は，作業課題に対する意欲が結果に多大な影響を与える点

とされている．連続加算法を用いた内田・クレペリンUchida-Kraepelin精神作業検査法が代表的なもの．[724] ⇨参心理検査→1608，ロールシャッハテスト→2998，ミネソタ多面人格テスト→2770

性格神経症 character neurosis 〔D〕Charakterneurose 症状神経症に対比される概念．症状神経症の症状は強迫症状や転換症状，心気症状など，自我異質的な症状であるとされている．しかし性格神経症ではこれらの症状をいっさい示さず，代わりに性格そのものが精神力学的に症状としての意義を果たしている．したがって，症状に相当する性格が通常は自我親和的であるため，患者自身が治療を求めることは少ないが，社会不適応をきたし自ら精神科を受診することもある．また神経症的性格とは，神経症的な傾向をもつ性格一般を広く指す言葉であるのに対して，性格神経症とはより疾病分類的なものであるとされている．しかし現在では臨床上診断にはあまり使用されていない．[724]

性格尖鋭化 パーソナリティが極端な方向に変化すること．パーソナリティは思春期以降の個人の個性(独自性)を指しているが，主として老年期に脳の器質的変化を原因として生起すると考えられている．倹約家がけちになる，慎重な人が猜疑心の強い人になるなど．[488] ⇨参人格変化→1510

正確度 accuracy 臨床検査による測定値の信頼度を表す度合いの1つで，測定値が真の値にどれほど近いかを示す度合いである．信頼度には他に，繰り返し測定した測定値のバラツキの程度を表す精密度がある．[258] ⇨参精度管理《臨床検査の》→1701

性格類型 character type 〔D〕Charaktertypus 性格を把握し理解するための分類方法の1つ．類型とは，境界不明瞭で多様なもののなかから，ある基準に基づいて類似の形態を取り出した典型を意味する．核心を定めることはできるが，境界は不明瞭になる．性格類型を取り出すときの基準はさまざまで，それによる性格類型の分類も多様．体質的・生物学的立場からの性格類型の分類には，クレッチマーErnst Kretschmer(1888-1964)の分裂気質・循環気質・粘着気質，シェルドンWilliam H. Sheldon(1899-1977)の内臓緊張型・身体緊張型・頭脳緊張型，心理学的立場からの分類には，ユングCarl. G. Jung(1875-1961)の内向型と外向型，ファーラーGerhard Pfahler(1897-1976)の固執型と活動型，イェンシュEric R. Jaenschの統合型と非統合型，人間学的立場からの分類には，シュプランガーEduard Spranger(1882-1963)の経済型・理論型・審美型・宗教型・権力型・社会型などがある．今日ではDSM-Ⅳの人格障害の10類型をもとにして，人格障害にまで達しない偏りを人格傾向traitsと呼び，性格類型に代わるものとして使用することがある．[1325]

成果主義 pay-per-performance system, principles of management-by-results 人事管理において，業務遂行の成果を評価し，それを昇給，昇格などの処遇に結びつけることによって組織の構成員の動機づけを図る考え方．業務遂行の成果として，結果のみでなく，結果を出すに至った過程である業務遂行の方法や環境，倫理観や社会性を評価対象とする考え方も含む．[290]

生活活動指数 index of living activity 日常生活に要するエネルギーを，その人の基礎代謝量に対する比率で示したもの．[987]

生活環 life cycle⇨同生活史《寄生虫の》→1661

生活環境 environment 人の生存と衣食住の確保などを含み，人間的に生活するうえで必要な環境のこと．狭義には，人間の日々の生活に大きくかかわっている自然環境を，広義には自然環境を含めた社会的・文化的環境を意味する．自然環境には大気・気候・水・日照・海洋などの物理的要素と，微生物・動物・植物などの生物学的要素があり，社会的・文化的環境としては社会・経済・文化・教育・宗教・緑化事業や歴史的事物の保全・騒音・公害などが要素としてあげられる．言い換えれば人間の日常生活に影響する自然や人事などの周囲の状況，あるいは人の生活を取り巻くすべての事象であるといえる．1960(昭和35)年以降に公害問題が深刻化して以来，生活環境を守るために環境権が主張されるようになり，環境破壊への関心は高まってきている．「公害対策基本法」第2条第2項では，①人の生活に密接な関係のある財産(土地・家屋のような不動産，衣類・家具・商品のような動産)，②人の生活に密接な関係のある動植物(魚介類，家畜，農作物など)，および動植物の生育環境(魚介類の産卵場所など)などを生活環境と規定している．[457]

生活環境整備 人間の生活を取り巻く自然的・社会的・文化的な環境を，生活条件の維持・向上を目指して整備すること．行政機関が種々の法規に基づいて計画し実践している．具体的にはかつての「公害対策基本法」による大気汚染，水質汚濁，海洋汚染，土壌汚染，騒音，振動，地盤沈下，悪臭，紛争処理，補償，公害性廃棄物，環境アセスメントなどに関する各種法令と，その後の「環境基本法」による自然環境，自然公園，野生動物，文化環境，都市環境，海面，湖沼などに関する各種法令が定められ，基準に基づき国土の均衡ある発展を図り，地域住民にとって文化的で利便性のある生活の場や生きがいのある就業の場の確保を目指し，人と自然が共生する豊かさを求めて国・自治体が生活道路の整備，上下水道の整備，環境衛生の向上，産業廃棄物の処理，水辺空間や緑の整備を含めた農村整備事業などを行っている．[457]

生活環境の査定 environmental assessment 一般に環境影響事前評価(環境アセスメント)とほぼ同義的に用いられることが多い．ある行為によって環境にいかなる影響が及ぶかを事前に調査研究し，それを報告書としてまとめ公表することをいい，住民はそれに対して意見を述べることができる．「工業立地法」「公有水面埋立法」「瀬戸内海環境保全特別措置法」などのなかに環境アセスメントの制度が導入されている．地方公共団体では「川崎市環境影響評価に関する条例」がアセスメント条例として最初のもので，他に北海道，東京都，神奈川県などいくつかの自治体が条例を有している．[457]

生活関連動作 activities parallel to daily living；APDL［APDL］ 身体運動機能が関与する過程での身のまわりの動作を意味し，広義のADLとみなされる生活環境の適応に関する応用動作のこと．具体的には調理，整理・整頓，洗濯，買い物などの家事動作や，電話，近隣への移動，自動車の運転，交通機関の利用，金銭管理，趣味活動などを指す．[562] ⇨参日常生活関連動作→2214

生活機能 functioning 2001年，WHO総会で採択された国際生活機能分類International Classification of Functioning, Disability and Health(ICF)の考え方によれば，①身体，精神の働きや形態にかかわる「心身機能・身体構造」，②日常生活活動(ADL)なども含んだ，人が生きていくのに必要な生活行為全般を示す「活動」，③社会的な出来事にかかわったり役割を果たすことなどの「参加」を含む包括的な概念で，これらの3つは相互に関連した存在であり，また物理的環境や社会的環境などの環境因子と，性や年齢などの個人因子により影響されるものと考えられる．またリハビリテーション領域や地域における介護予防活動の中で注目される概念であり，測定のための尺度もいくつか開発されている．[1195] ⇨参介護予防→434，ICF→64

生活機能評価 life function evaluation scale 介護予防を目的に，高齢者の生活機能障害の評価のために開発された評価尺度．主に機能・形態障害，能力障害，社会的不利な状況を包括的に評価・介入することで高齢者と家族のQOLを改善させようとするもの．具体的には認知機能評価，ADL，IADLなどの日常生活動作の評価をはじめ，視聴力，言語・嚥下機能，栄養状態，QOL指標，家族・社会状態，介護状況，介護の質，生活環境評価などの評価方法が含まれる．[812]

生活空間 life space アメリカの心理学者，レヴィン Kurt Lewin(1890-1947)が提唱した概念で，ある時点での人間の行動を規定する場を指す．人間の行動が，人間と環境が相互作用する生活空間から誘発されると考えるもので，個人の心理がいかにその個人を囲む状況や場によって変わるのかを強調しており，性や無意識に注目するフロイトの考え方と異なる．環境心理学における具体的な環境と心理状態を関係づける研究へと引き継がれた．[321]

生活圏 living sphere 人間の日常生活上のニーズを充足する一定のまとまりをもった行動範囲と地理的領域を示すもの．生活ニーズとニーズ充足に必要な資源の多寡によって分けることがあり，日常的に発生する生活ニーズとその充足を行う生活空間を日常生活圏，あるいは第一次生活圏と称し，これは比較的小地域が想定されている．これに対して，より広域においてニーズの充足が行われるものを，広範生活圏，あるいは第二次生活圏などと称する場合がある．最近はコミュニティー形成の一手段として注目されている．[457]

生活権 subsistence right 国民はすべて人間らしい生活・生存を続ける権利があるとする概念．「日本国憲法」第25条がその基礎となっており，国民には健康にして文化的な生活をする権利とともに，その権利を保障する社会福祉・社会保障の諸制度を要求する権利があるとする．法学の体系としては生存権と同義に使われているが，必ずしも学問的に成熟していないが，公害，環境・生活破壊に伴って，国民の諸運動が内実を固めてきた．[457]

生活行動 daily life activity 厳密な定義や概念はまだない．しかし一般的には，人間が，生命の維持・存続を図るために環境の刺激に対して能動的に働きかけて起こす運動などの変化を意味し，多くは観察可能な活動を指している．例えば，食事，洗顔，衣類の着用などの暮らしのなかで必要とされる活動を包括した総体概念としてとらえると，人間の内面の感情・意思・思考などの観察不可能な精神活動も内包されるものと思われる．[457]

生活歯 vital tooth 歯髄が生きている歯の総称．臨床的に健康で生活している歯と，病的な歯髄充血，各種歯髄炎，歯髄変性を有しながら生活している歯を含む．これに対し歯髄を摘出した歯を失活歯という．歯科診療において生活歯と失活歯という用語は診断や処置に広く使用されている．[434]

生活史《寄生虫の》 life history of parasite ［生活環］寄生虫が出生してから死亡するまでにたどる過程．たいていの寄生虫は卵から生まれ，幼虫，成虫へと何度かの変態をする．その間にいくつも宿主を替えるものや，分裂により無性生殖を行うものなど，その生活史は多様である．[288] ⇨参寄生虫→688

生活指導 lifestyle guidance ①一般的には児童・生徒が日常生活の基本である習慣や態度を身につけ，生活上の問題を自分たちで解決できる力をつけさせるよう行う指導．また職業，修学・進学，余暇，健康などのガイダンスをいう．②看護援助として用いるときには，患者指導の一方法．健康の回復・維持・増進を図るうえで生活上の問題があるときに，さまざまな事柄の何が問題であるかを認識することをたすけ，どのように改善すべきかという学習をたすけ，行動の変更をすることをたすける援助過程を総称する．③福祉の援助では，主に児童施設や知的障害者などの福祉施設において，自立のための身辺処理や社会生活上必要な知識・技能の習得など，日常生活一般の指導方法をいう．「生活保護法」においては，保護の実施機関は，被保護者に保護の目的達成に必要な生活の指導や指示ができるとされている．④少年院における矯正教育のなかでは，健全なものの見方，考え方，行動の仕方などを身につけさせることをいう．[457]

生活指導員 daily life guidance officer 施設入所者の生活指導を行うことを職責とする者．老人福祉施設・知的障害者施設・身体障害者施設・生活保護施設に，入所者の定員により定められた人数を配置することが各施設の最低基準において定められている．1施設1-3人程度は配置されており，児童指導員と同様に主として男性が従事している．職責は，生活指導の計画立案と実際の責任，対外的折衝，グループワーク，ケースワークなどであるが，配置人員の少なさも含めて雑多な職務に取り巻かれ，主要な役割が不明確になりがちで，今日では職員規模の増加，職種の多様化などに伴い処遇運営の統括，指導・調整という運営管理的職務も期待されている．今後は社会福祉士の資格化に伴い，生活指導員と社会福祉士の関連性の検討が急務となるものと考えられている．[457]

生活習慣 lifestyle 長い間繰り返し行われていて，そうすることが決まりのようになっている事柄，あるいは日常的生活行動で規則正しく反復されているうちに習得され，ほとんど自動的に行われる行動様式．主として食習慣，喫煙，飲酒，睡眠，活動などの動作的な水準の行動様式を指していることが多いが，思考習慣や言語習慣など表象的・言語的な水準においても，意味が拡大されて使われることがある．[457]

生活習慣病 lifestyle related disease 第二次世界大戦直

後には，青年期における結核などの感染症，低コレステロール・低タンパク質などの低栄養，高塩分による肥満のない形での壮年期の脳内出血で死亡する人が多かった．近年，生活条件(住居の適正な温度調節など)医療・保健状況の改善により感染症は減り，死亡の季節変動もみられなくなったが，欧米型である高脂血症，肥満，糖尿病などアテローム変性による梗塞型の脳血管障害での死亡が増加してきた．このような疾病・死亡構造の変化と医療費の増加に対応して，旧厚生省は1957(昭和32)年，成人病(主として脳卒中，癌などの悪性腫瘍，心臓病などによる死亡率が40歳前後から急に高くなり，しかも全死因の中で高位を占め，40-60歳くらいの働き盛りに多い疾患と定義)対策で第二次予防の強化を図り，さらに，1996(平成8)年には成人病を生活習慣病(食習慣，運動習慣，休養，喫煙，飲酒などの生活習慣が，発症・進行に関与する疾患と定義)と名称を変えて，リスク要因である好ましくない健康習慣を改めてリスクを除去・低減する第一次予防と，生活習慣病が悪化して認知症や寝たきりにできるだけさせない第三次予防の強化に努め，2008(同20)年にはメタボリックシンドローム(内臓脂肪症候群)と名称を変えて，リスクの高い者にターゲットを絞った対策を強化する方針を打ち出した．現在，高血圧の人は60歳以上で6割を占め，そのうち800万人が治療を受けている．地方公務員3,500人の疫学調査(日本肥満学会)によると，特にBMI 30以上(肥満度＋30％以上)では発症率は糖尿病が5倍，高血圧3.5倍，胆石3倍，痛風2倍，心疾患2倍，その他，動脈硬化，性ホルモン異常，脳卒中，脂肪肝，大腸・乳癌の罹患率が高いと報告されている．また2007(平成19)年の糖尿病実態調査により，20歳以上の成人4.7人に1人が糖尿病の傾向があると推定されている．悪性腫瘍もかつては胃癌が多かったが，近年は肺・気管の癌がトップであり，動物性の脂肪の取りすぎによる大腸癌も増えている．女性では子宮癌が減少し，乳癌が増加．肝癌もアルコールの消費量の増加，肝炎ウイルス感染者の増加に対応して増えている．癌も環境，生活習慣の影響が大きい．生活習慣病のリスク要因としては，加齢，高血圧，アルコール，たばこ，脂質異常症(高脂血症)，肥満，耐糖能異常があげられる．すでにブレスロウ Lester Breslowが1970年代に，人びとの健康状態を決める主要な健康習慣の研究を行い，7つのよい健康習慣(①喫煙をしない，②飲酒を適度にするかまったくしない，③定期的に活発な運動をする，④適正体重を保つ，⑤7-8時間の睡眠をとる，⑥毎日朝食をとる，⑦不必要な間食をしない)を報告した．生活習慣と心身の健康状態に関する研究は国内外で数多く報告されている．[1465] ⇨参メタボリックシンドローム→2798，成人病→1683

生活習慣病検診　health examination for lifestyle-related disease ［成人病検診］ 2008(平成20)年4月施行の「高齢者の医療の確保に関する法律」に基づいて地域で行われる成人に対する検診(特定健康診査)を指す．特定健康診査は40歳以上の者に対して行われ，問診，身体計測(身長，体重，腹囲，BMI)，理学的検査，血圧測定，肝機能検査(AST，ALT，γ-GTP)，脂質検査(中性脂肪，HDLコレステロール，LDLコレステロール)，血糖検査(空腹時血糖またはヘモグロビン A_1c)，尿検査(尿糖，尿タンパク)が必須項目で，その他，心電図，眼底検査，血液一般(赤血球数，血色素量，ヘマトクリット値)のうち，一定の基準のもとで医師が必要と判断したものを選択して実施．生活習慣病(成人病)は若年期から徐々に，脂質異常症，高血圧，喫煙，高血糖などの病因がはたらいて形成されるものであり，早期発見による予防が重要である．なお，癌検診は1998(平成10)年度から旧「老人保健法」による保健事業ではなくなり(一般財源化)，生活習慣病検診とは別枠で胃，子宮，乳房，肺，大腸などの検診が行われている．[374] ⇨参特定健康診査→2144

生活習慣病予防対策　strategy for lifestyle-related diseases 疾病の予防対策には，健康を増進し，発病を予防する一次予防，早期発見，早期治療を目的とする二次予防，社会復帰を目的とした三次予防がある．このうち一次予防対策としては一人ひとりが生活習慣を改善し，健康増進に努めることが基本となる．そこで，国民に生活習慣の重要性を普及啓発し，健康に留意する自発性を促し，生涯を通じた健康増進のための個人の努力を社会全体が支援する体制を整備するため，生活習慣病という概念が導入された．これは従来，成人病対策として二次予防に重点をおいていたものに加え，一次予防対策も推進していく方針を新たに導入した疾患概念である．2008(平成20)年度開始の医療制度改革においては，生活習慣病対策の推進が重要な要素となっており，医療保険者に，生活習慣病の予防という観点から，メタボリックシンドローム(内臓脂肪症候群)の概念を導入した標準的な特定健康診査・特定保健指導の事業について，目標を立て計画的に実施することを義務づけている．[1285] ⇨参メタボリックシンドローム→2798

生活上の出来事　life event ［ライフイベント］ 疾患の発生や経過に関連する比較的大きな人生の出来事．多くは家庭生活(配偶者の死，離婚など)と職業生活(退職，倒産など)に関連．短期間に出来事が重なるとその人が健康障害にかかる確率があがることが示されている(ホームズ Thomas H. Holmesとレイ Richard H. Raheらによる)．うつ(鬱)病をはじめとする精神疾患との関連もよく研究されている．[170]

生活の質⇨同QOL→99

生活廃棄物　municipal refuse(waste) 人の生活に伴って排出される不要物であり，産業廃棄物〔「廃棄物の処理及び清掃に関する法律」(廃棄物処理法)で定められた20種〕と一般廃棄物(産業廃棄物に該当しない廃棄物すべて)に大別．2005(平成17)年度の排出状況は，産業廃棄物が年間約4億tでそのうち汚泥が約半分を占める．一般廃棄物の排出量は年間約5,200万tで，これを1人1日当たりでみると約1.1kgになる．わが国では廃棄物処理法に基づき適正な処理が行われているが，ごみ焼却過程で発生するダイオキシン汚染や最終処分場の残余容量の減少など各地で問題となっている．「廃棄物処理法」は1997(平成9)年，不法投棄対策の強化とリサイクルの促進を中心に改正され，その後も毎年のように改正が行われている．[119]

生活排水　wastewater ［家庭排水］ 人の生活に伴って台所，浴場，水洗便所など家庭から排出される下水．わが国では1人1日当たり約250Lの水を使用し，さまざまな形で側溝や河川に排水している．生活排水は屎尿(30%)と生活雑排水(70%)に分けられ，河川や海域などの主たる汚染源となっている．[119]

生活反応 vital reaction 一般的には，生きているときの創傷，溺水，火傷などの外因に対する生体の反応のこと．個体全体の生活反応としては血液循環，呼吸の有無が重要．死体にみられる創傷については，それが生きていたときに生じたものか否か，さらにその創傷が死亡までにどのくらい時間を経過したものかなどを判断するために細胞レベルでの生活反応の有無とその性状が法医学的に検査される．これには肉眼的にも確認できるものと，顕微鏡を用いて細胞レベルの変化をみなければ確認できないものとがある．生活反応は，生体が損傷したときの治癒機転をとらえたものということができ，一般的には創傷部位の出血に始まり血漿成分の滲出ないし浮腫，炎症性細胞浸潤，損傷部位の除去，そして細胞分裂による補塡という順序で時間を経過して現れると考えられる．したがって受傷して直ちに死亡した場合には，創傷部位は出血および凝血のみのこともあるが，このことからでもその創傷が発生したときに血液循環があったこと，すなわち生存していたことの間接的な証明となる．創傷発生と血液循環の停止とが近接して起こった場合には，創傷部位の出血があまり認められないこともある．血液循環や呼吸の存在を証明するものとして，焼死の煤の気道内付着，一酸化炭素ヘモグロビンの形成，皮膚の発赤，溺死の水性肺水腫，茸状泡沫，プランクトン検出なども生活反応に含まれる．[1331]

生活福祉資金貸付制度 welfare fund loan system 低所得者世帯，高齢者世帯，身体障害者世帯に対して低利・無利子での資金貸付と同時に民生委員による援助・指導が行われる制度．実施機関は都道府県社会福祉協議会で，貸付の申し込みは民生委員から市町村社会福祉協議会を経由して，都道府県社会福祉協議会に提出され決定される．種類は総合支援資金，福祉資金，教育支援資金，不動産担保型生活資金がある．[457]

生活扶助 livelihood aid 「生活保護法」第11条に定められた8扶助(生活，教育，住宅，医療，介護，出産，生業，葬祭)の1つ．生活保護の中心となる扶助で1類と2類からなる．1類は主に飲食費，衣類などの費用であり，2類は光熱費と家具什器費である．困窮のため健康で文化的な日常の衣食住生活ができない者を対象としており，原則として居宅において金銭給付によって行われる．これによりがたい場合には施設へ収容し現物で給付される．また入院患者の生活扶助は，日用品費として支給．扶助の範囲は「生活保護法」第12条により，①衣食その他日常生活の需要を満たすために必要なもの，②移送費，と規定されている．臨時的・個別的需要に対して一時扶助が支給される規定もある．生活扶助の額は毎年改定される保護基準による．[457]

生活妨害 life disturbance 日常生活における妨害の苦情件数で最も多いのが騒音．騒音は睡眠妨害，聴取妨害，作業能率の低下，会話妨害などの原因となる．騒音苦情のうち約3割を占める近隣騒音は，深夜営業騒音，商業宣伝放送の拡声器騒音，家庭のピアノ，室外機の音，ペットの鳴き声などの生活騒音などである．[119]

生活保護制度 livelihood assistance わが国の生存権保障を規定する「日本国憲法」第25条の理念に基づき，国が生活に困窮するすべての国民に対して，その困窮の程度に応じ必要な保護を行い，最低限度の生活を保障するとともに，その自立を助長することを目的とした施策の体系．わが国の社会保障における公的扶助制度の中核をなす制度で，生活保護基準がナショナルミニマムを担うという役割を果たし厚生労働大臣がその基準の決定を行う．[457]

生活保護法 Public Assistance Act 日本国憲法第25条の生存権保障の理念を具体的に制度化したもの．生活困窮者の保護，最低限度の生活の保障，および自立の助長を目的として1950(昭和25)年5月に制定された．保護の内容としては，医療，生活，教育，住宅，介護，出産，生業，葬祭についての扶助が規定されている．あくまでも資産，能力，他の制度を活用してもなお不足する分のみ保護するという原則に基づいている．[904]

生活モデル life model 病気や障害を有する個人(クライアント)が，より質の高い生活を継続するために，保健，医療，福祉分野の専門職やサービス提供者とともに生活環境を整えるという考え方．病気や障害の治療だけに着目するのではなく，家族や近隣，地域の生活環境との相互関係のあり方を重視している．医療専門職の視点から，病気や障害という個人の身体的，精神的な問題を治療という方法で解決する「医療モデル」の考え方と比較して説明されることが多い．しかし，2つのモデルとして対比する考え方よりは，状況に応じてこれらを相互に補完しながら対応することが望ましい．生活モデルとしての働きかけでは，対象者に生活上の課題を解決する力量が備わっていることを前提として，専門職やサービス提供者は，対象者の主体性や自己決定を尊重し相互に協力して生活環境や制度を整えるための支援を行う．[635] ⇒参医療モデル→286

生活リズム life rhythm 通常，人は1日や1か月，1年を単位として，同じことをある周期をもって繰り返しながら暮らしており，生活にはリズム(周期的な繰り返し)がみられる．生活リズムは決まった時刻に学校や職場に出かけるといった社会的要因だけでなく，生物体としてもつリズム(生体リズム)が基盤となって形成される．生体リズムのうち，1日約24時間を1つの周期とするものをサーカディアンリズム circadian rhythm といい，体内に存在する時計機構によって刻まれ，この時計機構を生物時計または体内時計という．生物時計は脳の視床下部にある視交叉上核に存在する．ヒトの生理機能の多くはサーカディアンリズムの影響を受けている．昼間は覚醒しているが，夜になると眠くなる．体温は明け方が最も低く，その後上昇し，夕方が最も高く，その後低下する．副腎皮質ホルモンの一種であるコルチゾールは生体防御機構において重要な役割を果たしているが，その血中濃度は早朝が最も高い．このほか，生体リズムには24時間よりも長い周期をもつリズムがあり，女性の月経周期や季節による情緒の変動などがみられる．生体リズムを活用して生活リズムを整えることでストレスに対処し，能力を十分に発揮しながら活動的で健康的な生活をおくることができる．なお，生体リズムと類似した用語にバイオリズム biorhythm があるが，近年では PSI 学説を指し

て用いられることが多い．PSI 学説によると，ヒトの身体や感情，知性には一定の周期があり，身体リズム physical rhythm は 23 日，感情リズム sensitivity rhythm は 28 日，知性リズム intellectual rhythm は 33 日の周期性を示すという．[780]

生活歴　life history　現在までにどのような生活を営み，またどのように変化してきたのか，といった生活習慣の経過．看護を実践するための重要な資料となる．聴取と取り扱いは，守秘義務の観点から細心の注意が必要．聴取内容には，一般に，家族構成，職業，住環境，食習慣，運動，休息，睡眠，飲酒，喫煙，1 日の過ごし方，生活リズムなどがある．女性では月経，妊娠，分娩の状況などを含めることがある．[927]

正カリウム型周期性四肢麻痺　normokalemic periodic paralysis⇨同正カリウム血性周期性四肢麻痺⇀1664

正カリウム血性周期性四肢麻痺　normokalemic periodic paralysis ［**正カリウム型周期性四肢麻痺**］　骨格筋膜の異常のため発作的に脱力をきたす疾患を周期性四肢麻痺と呼ぶ．脱力発作中の血清カリウム値の変動から，低カリウム性，高カリウム性，正カリウム性の 3 群に分類される．正カリウム型は優性遺伝の疾患であるが，前二者に比して頻度は低い．10 歳以前に 1-2 日持続する完全麻痺が出現する．カリウム内服により発作は誘発され，食塩により麻痺は回復する．この点では，高カリウム型周期性四肢麻痺に類似している．病因はナトリウムチャネルの遺伝的異常とされている．[838]

精管　deferent duct, vas deferens ［**輸精管**］　精巣上体にある精巣上体管に連続する管で，精子を精巣上体から射精管に運ぶ．全長 25-30 cm で，精路の中心的役割を担う．胎生期に胎児精巣から分泌されるテストステロン（男性ホルモン）により，中腎管（ウォルフ管）が精巣上体管，精管，精嚢，射精管に分化する．[1519]　⇨参陰茎⇀290，精巣⇀1690，ウォルフ管⇀322

性感異常症　paraesthesia sexualis, abnormal sexual feeling　性欲はあるが快感が得られない不感症と，性欲が欠如・喪失している冷感症の総称．前者は国際疾病分類第 10 改訂版（ICD-10）の性の喜びの欠如〔lack of sexual enjoyment（F 52.11）〕，オルガズム機能不全〔orgasmic dysfunction（F 52.3）〕に，後者は性欲欠如あるいは性欲喪失〔lack or loss of sexual desire（F 52.0）〕に相当．[168]

精管炎　deferentitis　前立腺炎，精嚢腺炎，精巣上体（副睾丸）炎に伴って起こるが，精管だけが単独に炎症を起こすことはほとんどない．精管の炎症は周囲に波及して精索炎となる．精索全体が激痛を伴う腫脹した太い索となり，下腹部にも疼痛を訴える．治療には消炎療法が行われる．また，典型的な結核性精管炎では，触診可能な数珠状の結節を形成する．[474]

性感覚　sexual sense, sexual sensation　性的欲望を引き起こす感覚．性感帯への刺激に限らず，視覚，聴覚，触覚，嗅覚などを介する感覚も含まれる．想像などの精神的要因も性的欲望を引き起こすことが知られている．[1565]

精管結核⇨同結核性精管炎⇀895

精管結紮（けっさつ）術　vasoligation, vasoligature　男性に対する避妊を主な目的とする手術．字義的には精管の結紮のみの手術であるが，実際的には局所麻酔下で陰嚢皮膚に小切開を置き，精管を途中で結紮切断する手術を指す．避妊目的以外に，前立腺摘除に際して精巣や精巣上体への炎症を予防するためにも行われる．手術後，切断部位より末端に精子が残っているので精子の消失が確認されるまでは性交に注意が必要．精力は影響を受けない．[118]

性感欠如⇨同性快感消失症⇀1659

精管欠損症　absent vas deferens　特別の症状を呈することはなく，男性不妊症として発見される．多くは先天性の両側性で無精子症である．欠損の範囲が狭い場合は手術的治療の可能な場合もある．遺伝子異常を伴うものも報告されている．[1431]

制癌剤　antitumor agent⇨同抗癌剤⇀984

精管再吻合術　vasovasostomy⇨同精管吻合術⇀1665

制癌剤療法⇨同癌化学療法⇀568

精管精巣上体吻合術　vasoepididymostomy ［**精管副睾丸吻合術**］　炎症性疾患などによる精巣上体の体部，尾部の精路閉塞に対する手術的治療法．精巣上体の頭部側で，拡張して精子の認められる部分と精管とを吻合する．頭部側では 5-6 本のきわめて細い精巣上体管がつた状に絡み合っている．このうちの拡張の強い 1 本と精管を端端，ないし端側吻合する．顕微鏡下に 10-0，または 9-0 ナイロン糸を用いて吻合するが，手技的に容易でなく，手術成績も一般に不良．最近では体外顕微鏡下受精の技術が著しく進歩，普及したためあまり行われなくなった．[1431]

精管精嚢造影法　vasovesiculography ［**精管造影**］　陰嚢に小切開を加えて，精管の一部を露出して細いプラスチック針を刺入して造影を行う．精管のほか精嚢，精巣上体なども描出して，その形態や通過障害の有無を調べる．通常は局所麻酔で簡単に行えるが，検査のために通過障害を生ずることもあり適応を選んで行われる．[1431]　⇨参精嚢造影法⇀1703

精管切除術　vasectomy⇨参精管結紮（けっさつ）術⇀1664

性感染症　sexually transmitted diseases；STD ［**性行為感染症，STD**］　性的接触や性行為により人から人へ感染する疾患の総称．原因となる微生物は 80 種類に及ぶといわれているが，その主たるものは 20 種類である．主な疾患には，梅毒，淋菌感染症，性器クラミジア，陰部ヘルペス，尖圭コンジローマ，HIV 感染症などがある．注目すべき点は感染者の低年齢化，性行為の多様化，男性より女性感染者の増加率が高いことである．[1510]

精管造影⇨同精管精嚢造影法⇀1664

性感帯　erotogenic zone　身体のうち刺激を与えることによって性的な快感を得やすい部位のこと．個人差が大きいが，男性では主に陰茎亀頭部，女性では陰核，小陰唇，乳頭などに分布．[1565]

清眼大僧都（せいがんだいそうず）　Seigan Daisouzu ［**馬島清眼**］　802（延暦 21）年（真偽は定かでない）聖円上人が草創した天台宗霊場である愛知県海東郡馬島蔵南方（現海部郡大治村字馬場，正しくは医王山薬師寺）の僧・眼科医〔1379（天授 5/康暦元）年没〕．1356-60 年（延文年間），門内書巻中に眼疾治療の方書を発見し，これを極めて僧門より寺院の経営上の立て直しを医業に求め，中興の祖となった．支那（中国）眼科を大本とし，眼科医の草分けとして高名を博す．その後 10 年（ときに 20 年）

をもって代々交代し受け継がれ，寺院すべてが眼患者の入院施設となった．僧都の像には左手に薬筒，右手に鍼(白内障手術器具)を持っている．1624-28年(寛永年間)には第13世円慶によって後水尾上皇の息女三の宮の眼疾を治し明眼院の寺号をたまわり，以後馬島明眼院の名を高からしめた．習得した医術を一子相伝として秘密にし，口伝または秘伝書とした．眼科史において馬島流は149流派に及ぶ眼科諸流派のなかでも非常に古く，1802(享和2)年から1855(安政2)年，第29世円如僧正は和蘭(オランダ)流眼科も取り入れるが，明治初期の医師法成立後まもなく廃院となり，1891(明治24)年の濃尾地震により被災し，その後は昔日の面影をとどめていない．[340]

精管副睾丸吻合術⇨同精管精巣上体吻合術→1664

精管吻合術 anastomosis of ductus deferens ［**精管縫合術，精管再吻合術**］ 避妊目的で切断された精管を吻合し機能を回復させる手術．妊孕(にんよう)力の回復を目的として，精管の両断端を露出しその断端部を腸線で吻合する．ほとんどの場合において管腔の開通は可能だが，妊孕力を回復できないことも多く，これは自己抗体が精子の正常な動きを妨げるためと思われる．自己抗体は精管結紮術のあと，精子が精管を通して排泄されないためにできると考えられている．[474]

精管縫合術 vasorrhaphy⇨同精管吻合術→1665

精管膨大部 ampulla of vas deferens 精巣上体尾部から射精管に至る精子の通路となる精管は，鼠径管を通り骨盤壁に沿って後下方に進み，尿管の前面を交差し膀胱底後面に到達する．前立腺の上方で精囊内側で精管は約5cm前後にわたり紡錘形に膨大する．この膨大した部分を精管膨大部といい，その内腔も拡張していて粘膜面は網状のひだを形成している．精管膨大部の遠位の細くなった部分で精嚢からの排出管が連絡しており，そこから射精管となる．[1244]

性器⇨同生殖器→1675

正期産 term delivery ［**満期産**］ 妊娠37週0日～41週6日の妊娠期間における分娩．[1323]

性器出血 genital bleeding 男性においてはいずれの臓器からの出血もすべて異常であるが，女性の性器出血は生理的性器出血と病的性器出血に分けられる．前者は月経と分娩時の出血であり，後者は不正性器出血であり，さらに機能性出血と器質性出血に分けられる．[845]

生気説 vitalism 生命論における1つの立場で，生物の活動は生命力と呼ばれる物理や化学の法則とは異なった力によって支配されるという説．18世紀以後，一部の哲学者や生理学者が提唱した．[904]

性器単純ヘルペス感染症 genital herpes simplex virus infection 単純ヘルペスウイルス(HSV)による性感染症で，2型(HSV-2)が主であるが，1型(HSV-1)もある．初感染では性交による感染後数日で発症し，外陰部の違和感から急激な疼痛を自覚し，多くは排尿痛，発熱を伴う．外陰部に潰瘍形成(左右対称の接吻潰瘍)，水疱，鼠径リンパ節腫脹を認める．HSV抗体は発症1-2週後に上昇する．必須ではないが，HSV-DNAの抗原を検出して確定診断することもできる．症状は3-4週間続くが，治療により早期に軽快する．HSVは神経節に潜伏感染しやすいため，症状は軽度であっても体力低下時などに再発再燃を繰り返すことが多い．分娩時に感染があるときは児への影響を防ぐために帝王切開とする．治療はアシクロビルの軟膏，経口剤，点滴による薬物療法が中心であったが，最近はバラシクロビル塩酸塩がよく用いられ，再発予防のための投与も認められている．[998] ⇨参単純ヘルペスウイルス感染症→1941

生気［的］抑うつ(鬱) ［D］vitale Traurigkeit 局在のはっきりしない身体的な不調感や身体各部(頭，胸，腹部など)の重苦しさ，圧迫感として表現される病的な抑うつ(悲哀)．シュナイダー Kurt Schneider(1887-1967)が提唱した内因性うつ病の特徴である．反応性抑うつ［死別などの克服困難な体験(外因)に引き続いて反応性に生じる］と対比する概念で，契機となる体験もなく生じる抑うつ(悲哀)とされる．感情の障害されるレベルはシェーラー Max Scheler(1874-1928)の感情の層構造概念から，感覚感情，生命感情，自我感情，人格的感情に分けられるが，生命感情のレベル(身体の不調感として感じる)の障害が強い場合を生気［的］抑うつという．[1558]

性機能中枢 reproductive center 性機能には，内分泌機能を通じた性器や性腺機能の発育と維持，および交配行動に至る性行動のコントロールが含まれる．それらを調節する中枢の脳内における局在部位は動物種，そして雌雄によって少しずつ異なるが，共通に重要な部位として視床下部，特に前視床下部と辺縁系があげられる．ヒトではこれに加え前頭葉の影響が大きい．[1260]

性機能不全 sexual dysfunction 性的欲求と，性的な心理・生理的変化(欲求，興奮，オルガズム，解消)の障害があり，このために著しい苦痛や対人関係に困難が生じていることをいう．性的欲求低下障害と性嫌悪障害を含む「性的欲求の障害」，「性的興奮の障害」，女性オルガズム障害，男性オルガズム障害，早期射精を含む「オルガズム障害」，性交疼痛症と腟痙攣を含む「性交疼痛障害」，さらに，一般身体疾患によるもの，物質誘発によるものの総称．[168]

性器発育異常⇨同性腺形成異常症→1689

性器発育異常性低身長症 asexual dwarf 性器の発育不全を伴う低身長症．ターナー・オルブライト Turner-Albright 症候群，プラダー・ウィリー Prader-Willi 症候群などにみられる．[474]

正規分布 normal distribution ［**ガウス分布**］ 疫学の各尺度における誤差分布の極限形式となる度数分布．連続確率変数 X の実現値 x の分布を記述する確率密度関数で，次式のように表される．

$$f(x)=\frac{1}{\sqrt{2\pi\sigma^2}}\cdot e^{-\frac{(x-\mu)^2}{2\sigma^2}}$$

ただし，μ は平均，σ^2 は分散．天文学での観測の誤差

●正規分布曲線

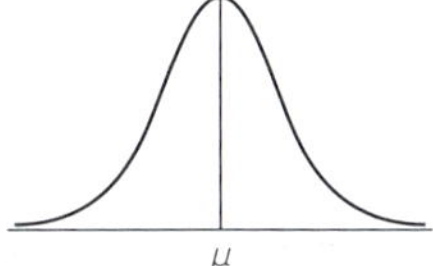

せ

を説明するために，ガウス Karl F. Gauss が示したのでガウス分布とも呼ばれる．平均 0，分散 1 の正規分布を標準正規分布と呼ぶ．[1211]

性逆転症候群⇨参性腺形成不全→1689

精丘 colliculus seminalis ［精阜］ 尿道の前立腺部の後壁にあり，左右の射精管が開口する部分．これを精丘または精阜(ふ)と呼ぶ．精丘の頂上，中央部に前立腺小室も開口している．前立腺小室とは発生上の子宮ないし腟の遺残であり，通常はごく小さな盲嚢である．[1431]

制御遺伝子⇨同調節遺伝子→2014

性教育 sex〔ual〕education 生理的，文化的，社会的な視点から人間の性について学習し，性的自己決定能力を育成すること．性教育の内容は時代や社会背景，政策などを反映しながら変遷をたどってきている．わが国では，長年貞操を守る純潔教育を中心として，青少年の性行動を管理する方向性で進められてきたが，明確な内容と教育体系としての位置づけはなされていなかった．1992(平成 4)年の「学習指導要領」改訂に伴い，初等教育ではじめて性教育が組み込まれたが，教える側の力量やそれぞれの性教育観の違いから，現在でも困難をきたしている．最近では，「科学，人権，自立，共生」をキーワードにした性教育の必要性が浸透し始め，正しい情報の提供，人間関係やコミュニケーション能力をはぐくむ包括的な性教育が主流となってきている．[1352]

制御処理 control process システムの目的を達成させるために，システムに加える操作を制御という．その制御を行うこと．[258]

制御装置 control unit コンピュータの中央処理装置(CPU)は算術演算装置と制御装置から構成される．前者は一連の演算などを行い，制御装置は演算などの命令や指示に従って算術演算装置が適切に作動するよう制御している．[258] ⇨参制御処理→1666

静菌作用 bacteriostatic action，bacteriostasis 細菌の繁殖を抑制する作用のこと．健常な皮膚は，皮脂や汗と表面の角質が一体となって皮膚のバリアを形成しているが，このバリアには，常在菌の静菌作用が備わっている．短期間の間に細菌を死滅させるほどの強力な作用が必要とされる消毒や滅菌といった細菌を殺菌する効果に対し，細菌の繁殖を抑制し，細菌の影響力をなくすような作用である．また，ストーマ(人工肛門)周囲皮膚に使用する皮膚保護材や創傷被覆材は，その素材に pH が弱酸性に保たれるペクチンやカラヤが含まれており，その静菌作用によって皮膚炎や創傷の感染を予防する機能をもっている．細菌の性質により，温度，湿度や pH などの好む環境が異なり，その静菌作用が発揮される物質や状況は異なるので，ある細菌に対して静菌作用がある物質が他の細菌に対して静菌作用があるとは限らない．[1090]

生菌数測定 viable cell count 溶液中の生きた細菌の数を測定すること．希釈法，平板培養法，メンブランフィルター法などの測定法があるが，いずれも菌を培地に接種したのち，増殖した菌のコロニーを測定する．[324] ⇨参コロニーカウント→1138

生菌ワクチン⇨同弱毒生ワクチン→1353

聖クリストファーホスピス St.Christopher's Hospice 1967 年にロンドン郊外に設立された世界初の近代的ホスピス．ホスピス運動の創始者ソンダース Cicely Saunders (1918-2005) は，ナイチンゲール看護学校で学び，ソーシャルワーカーから医師となった．癌末期患者に経口的にモルヒネを投与して癌特有の痛みをコントロールすることに成功し，一般病棟で敬遠されがちな癌末期患者の施設を創設した．当ホスピスの活動は全世界にホスピスが誕生する起動力となり，現在も全世界から多くの研修者を受け入れている．[1567] ⇨参シシリー=ソンダース→1288，ホスピス→2701，緩和ケア→661

性クロマチン sex chromatin ［性染色質，バー小体］ 哺乳類の体細胞核内にみられる塩基性色素で染色される小体で，X クロマチンと Y クロマチンとがある．X クロマチンは，哺乳類の雌の細胞で休止核のときに核膜周辺に凝縮している．哺乳類の雌は，2 個の相同な X 染色体をもつが，そのうちの 1 個は不活性で凝縮しており，X クロマチンまたはバー Barr 小体と呼ばれる．雌の細胞では，X 染色体のうちどちらが不活性になるかは細胞によって異なっており，したがって雌の組織は 2 種の異なる細胞がまざったモザイクになっている．Y クロマチンは，特異的に結合する蛍光物質により発色し，蛍光顕微鏡下で小粒として観察される．その数は Y 染色体の数と一致することから，性別の判定に利用されている．[126]

整形靴 orthopedic shoes 足部の変形矯正，疼痛除去，圧力分散など特定の目的のために，個人の足部に適合させた靴．矯正靴ともいう．短靴，チャッカ靴，半長靴，長靴がある．[81] ⇨参矯正靴→760

整形外科 orthop〔a〕edics 骨，関節，筋，腱などの運動器を主に扱い，運動機能も含めて解剖生理，病態，生体力学，診断学，および治療学(保存・運動・薬物・手術療法)を研究する臨床医学分野．orthopaedie は 1741 年パリ大学学長のアンドレ Nicolas Andry によって命名されたもので，ortho は「変形の矯正」，paedie は「小児」を意味する．末梢神経および脊椎，脊髄も対象に含めた運動感覚機能の向上ならびに形態の再建を目指し，疾患の治療と残存機能を可能な限り引き出して運動機能障害を改善する研究を行う．[1277]

清潔間欠的導尿法 clean intermittent catheterization；CIC ［無菌的間欠導尿法］ 種々の原因で慢性的な排尿障害をきたした場合に，患者が自らまたは介護者によりカテーテルを用いて導尿を行い，尿路感染やそれに伴う腎機能障害を未然に防ぐ方法．1 日数回，時間を決めて導尿を行う．排尿障害の主な原因として，脊椎損傷や骨盤内手術に伴う神経因性膀胱，下部尿路の閉塞性疾患などがあげられる．実施の方法は，男性用または女性用それぞれの自己導尿用カテーテルを用意する．その他，カテーテル消毒のための洗浄液とその容器(カテーテルを常時挿入しておくための容器であるが，カテーテルとセットになって販売されている)，膿盆または尿びん，それに潤滑油ないし痛み止めにリドカイン塩酸塩ゼリーなどを用いる．また場合によりピンセットやガーゼなどが必要．操作は必ずしも無菌的に行う必要はなく，水道水で手指を洗浄し，尿道口など局所も清潔なウェットティッシュなどで清拭後，自己導尿の場合には手鏡を用意して尿道口の位置を確認しながら操作する．本法の普及により，従来行われていた留置カテーテル操作による慢性的な尿路感染症が大幅に減少した．[131]

清潔区域 clean area，clean zone 特別な空調管理により，空気中の粒子や微生物の数を減らし，清浄な空気を提供する必要がある区域のこと．日本医療福祉設備協会規格(HEAS-02)は，医療施設内を，①清浄度クラスⅠ：高度清潔区域(バイオクリーン手術室など)，②清浄度クラスⅡ：清潔区域(一般手術室など)，③清浄度クラスⅢ：準清潔区域(手術室手洗いコーナーやICUなど)，④清浄度クラスⅣ：一般清潔区域(手術部内廊下や一般病室など)，⑤清浄度クラスⅤ：汚染管理区域(細菌検査室や解剖室など)に分類．単に，汚染されていない器材などを保管し，取り扱う場所という意味で使用される場合もある．[665]

清潔《ケア》 clean，cleanliness 一般的に身体や物体に汚れがないことを指すが，身体や物体に付着した眼に見える汚れや塵を洗う，ふき取るなどしてきれいにすることである．看護においては，①新陳代謝を促す，②皮膚やその付属器，粘膜の機能を維持，向上させる，③身体各部に付着する病原性，非病原性の細菌数を減少させ感染を予防するなどを目的に，身体各部(皮膚，毛髪，爪，眼，耳，鼻，口，陰部)の汚れを，湯や石けんを用いてきれいにし保護することをいう．清潔の保持は，きれいになる，さっぱりするという感覚とともに，その人らしい尊厳が保たれる側面もある．皮膚の汚れは汗，表皮の落屑，塵埃が付着したもので，表皮の落屑は1日6-12gといわれる．これが衣服に付着すると，衣服気候が適切に保たれなくなるばかりか，健康障害の原因となる．清潔の援助では清潔習慣や文化を考慮する必要があり，また清潔の保持には入浴，シャワー浴，清拭などの方法があるが，いずれも対象者の状況をアセスメントして実施する．清潔が感染予防用語として用いられる場合は，身体や物体の表面に微生物，病原微生物が付着していない状態を指す．[70] ⇨参清拭→1670，入浴→2242，衣服気候→273

性決定遺伝子 sex determining gene 動物の性を決定する遺伝子．哺乳類では，発生過程において生殖隆起が卵巣になるか，精巣になるかを決定する性決定遺伝子(ヒトでは*SRY*，マウスでは*Sry*)が性染色体上に同定されている．*SRY*はY染色体の短腕にあり，精巣の形成を支配している．ショウジョウバエでも性決定遺伝子*Sxl*が見いだされている．[126]

性決定因子⇨同精巣決定因子→1691

生検 biopsy ［診査切除術，バイオプシー，試験切除術］ 生体の臓器などから小さい組織片を切り取り標本を作成して顕微鏡的に検査し，診断の確定，予後の推定，経過の追跡などを行うこと．生検の種類には針生検，部分切除生検，切除生検，吸引生検，パンチ生検，擦過生検などがある．[1531]

制限アミノ酸 limiting amino acid タンパク質の合成に必要な必須アミノ酸の中には，比較的多量に必要とするものと少量でよいものとがある．ある必須アミノ酸が不足すると，他の必須アミノ酸が十分であっても利用されず，不足した必須アミノ酸がタンパク合成を規制してしまう．このように不足したアミノ酸で，他のアミノ酸の利用を規制してしまうもののことをいう．[126]

制限エンドヌクレアーゼ restriction endonuclease⇨同制限酵素→1667

性嫌悪障害 sexual aversion disorder 相手との性行為，性器による性的接触のすべて，あるいはこれらのほとんどすべてを，持続的または反復的に極端に嫌悪し回避する現象を性嫌悪というが，その結果，著しい苦痛が生じたり，対人関係が困難になっている場合にのみ，これを性嫌悪障害と呼ぶ．性機能不全の原因の1つであり，性的欲求の障害に位置づけられる．強姦や幼児期における性的虐待，性交時の疼痛体験，性行為に対する羞恥心や罪の意識，性的伴侶との人間関係の問題などさまざまなことによって引き起こされる．[1529]

生検鉗子 biopsy forceps 内視鏡下に組織を採取する目的の処置具の総称．上部消化管や下部消化管のみならず，胆管や膵管，気管支などから組織を採取することが可能である．2個の小さなカップをかみ合わせることで，目的とした部分の組織を切り取る構造になっている．採取する場所に応じて，カップの大きさや，カップの辺縁がのこぎり状のものまで，さまざまな種類が作製されている．[1295,790]

制限酵素 restriction enzyme ［制限エンドヌクレアーゼ］ 細菌のもつ，菌体内に侵入してくる異種のDNAから自己を防衛するため，非自己のDNAの塩基配列を特異的に認識して切断する酵素のこと．種々の微生物から数多く分離されている．Ⅰ，Ⅱ，Ⅲの3種に分類され，特にⅡ型の制限酵素は遺伝子組換え実験や遺伝子解析に用いられる．酵素名は，その制限酵素が分離された微生物の1頭文字，種名の2頭文字をイタリック体で，つづいて株名の1文字をつけ，同一株に複数の酵素が存在する場合はローマ数字(認識番号)で区別する．*Eco*RⅠ(*Escherichia Coli* RY 13株由来認識番号1)，*Bam* HⅠ(*Bacillus Amyloliquefaciens* H株由来認識番号1)など．制限酵素が認識する塩基配列は，対称性をもつ回文配列(パリンドローム)である．[126]

精原細胞 spermatogonium⇨同精祖細胞→1694

制限食 restricted diet 栄養素の量やエネルギーの量を調節した食事のこと．主なものには，タンパク質が少なく調整されている低タンパク食，脂質が少なく調整されている低脂肪食，エネルギーが少なく調整されている低エネルギー食，糖質が少なく調整されている低糖質食，ナトリウムが少なく調整されている低ナトリウム食，コレステロールが少なく調整されている低コレステロール食などがある．[894] ⇨参低タンパク食→2052，低脂肪食→2048，フォーミュラ食→2522

正弦波様波形《胎児心拍》 ⇨同胎児心拍数サイヌソイダルパターン→1870

性行為感染症⇨同性感染症→1664

性行為性頭痛 coital cephalalgia 性行為中ないしその直後に出現する良性の頭痛．圧迫性の頭痛，拍動性頭痛のいずれも出現する．原因として，労作性あるいは血管性と推定される．激しい頭痛のときは，くも膜下出血との鑑別が問題となる．治療として，β遮断薬，鎮痛薬などが試みられる．[838]

性交後緊急避妊 postcoital emergency contraception ［緊急避妊，性交後避妊］ いわゆるモーニングアフターといわれる避妊方法で，大量の女性ホルモン製剤を性交後一定時間内に服用する．子宮内膜に働き受精卵の着床を阻害すると考えられる．実施にあたっては，避妊効果は必ずしも高くないこと，副作用がありうることのインフォームド・コンセントが必要である．[998]

性交後試験⇨同子宮頸管粘液性交後試験→1245

性交後出血　postcoital bleeding⇨同接触出血→1735

性交後避妊　postcoital contraception⇨同性交後緊急避妊→1667

性交困難症　dyspareunia　性交痛や腟痙攣，陰茎の炎症，包茎などによって，性交ができない状態のこと．女性に多く，性交疼痛症と腟痙攣のタイプに分類される．性交疼痛症の原因は腟炎，外陰炎，閉経後の腟の萎縮，処女膜強靱，腟奇形，会陰・腟の瘢痕，子宮内膜症などがある．腟痙攣は性交に対する精神的・肉体的反応異常，暴力的性交などが原因で生じることが多い．性交時に痛みが生じることもあるが，性交に関連した性器痛であり，ほとんどは性交中に体験されるが性交前，性交後に起こることもある．[1510]

整合性《理論の》⇨同コヒーレンス→1126

性交中絶法　coitus interruptus　射精直前に腟からペニスを抜く，いわゆる腟外射精による避妊方法．精液が完全な射精前に漏れうるなど，効果は低く，避妊法とは認められない．[998]　⇨参避妊法→2465，腟外射精→1972

性交痛⇨参性交疼痛障害→1668

性行動　sexual behavior　生殖に関連した雌性または雄性の本能的行動．性反射と呼ばれる自律神経反応を伴う．性ホルモンの分泌は視床下部で調節されるほか，視床下部には性中枢があり，破壊によって性行動ができなくなる．辺縁系はこの性中枢の働きを抑制的に調節する．[1230]

性行動《性的特徴》⇨同セクシュアリティ→1727

性交疼痛症⇨参性交疼痛障害→1668

性交疼痛障害　sexual pain disorder　性交に関連した性器痛が反復される性交疼痛症 dyspareunia と，男性器，タンポンなどを挿入しようとしたときの腟の外 1/3 を取り巻く会陰の不随意性攣縮である腟痙攣 vaginismus の総称．[168]

性交不能症⇨同インポテンス→307

性交無欲症　性交に無関心または嫌悪感を抱く状態が持続し，それらが他の精神疾患では説明できない場合に用いられる．症状あるいは疾患としての定義が明確であるとはいえない．[1434]　⇨参性的欲求低下障害→1701，性嫌悪障害→1667

整骨⇨同柔道整復→1378

精査　close inspection，minute investigation　［精密検査］詳しく調べること．健康診断の一次検診などでスクリーニングされ，何らかの疾患が疑われる者に対し，疾患を特定するためにさらに詳しい検査を行う．[1164]

性差　sex difference　生殖上の機能にかかわるもののほか，身体の大きさ，体力などの生物学的な違いや，社会・文化的に形成された違いを指す．いずれも両者の区別は不明確である．[904]

精細管　seminiferous tubule　精巣の小葉内にある細管(直径 150-250 μm)で，曲精細管と直精細管からなる．直精細管は曲精細管と輸管系をつなぐ短い管．曲精細管は精巣当たりの総延長が約 500 m にも及ぶ迂曲した管で，精子産生にかかわる．曲精細管の上皮は支持細胞(セルトリ Sertoli 細胞)と精細胞の 2 種類の細胞群からなる．①支持細胞群は精細胞の保護，支持，栄養にたずさわり，大型で分裂せず，基底膜に固定されている．②精細胞群は分裂能があり，分化が進むに従い支持細胞に沿ってゆっくりと管腔側に移動するため重層配列をとる．精細管の構造・機能上の特徴は次の 2 点．1)遺伝的ゲノムの違う生殖細胞を父体の免疫攻撃から守る．2)成熟度の同調した精子を 1 度に大量に産生する．1)については，支持細胞が基底側で相互に密な細胞接着装置を形成し，免疫系細胞(白血球，リンパ球，マクロファージ)の侵入を防いで，管腔側の生殖細胞(一次精母細胞，二次精母細胞，精子細胞，精子)を守っている．2)については，ヒトの 1 回の射精ではおよそ 2.5-3.5 mL，4 億前後の精子を排出するため，曲精細管断面の 1/4 相当の細胞が同調して分化・発生している．ヒトの精子は 60-70 日で成熟するが，同調して成熟できるには，細胞分裂時に核分裂のみ完了し，細胞質分裂は不完全なまま細胞間橋で連絡している必要がある．幹細胞としての精祖細胞を除き，それ以降の細胞は細胞間橋で連絡しているため，最終的には何百もの細胞が同調して発生し，成熟した精子を産生している．精細管は胎生期に充実した索状構造としてつくられるが，思春期直前に管腔が形成されてから精子産生が始まる．[1044]　⇨参精路→1711

聖済総録(せいさいそうろく)　Sheng Ji Zong Lu　中国北宋の医学全書．全 200 巻．徽宗の命によって政和年間(1111-18)に編纂．歴代の医書や中国全土から蒐集した 2 万近くの名処方を収録する宋代最大の医書．版木は金王朝の軍に奪われ，元代(1271-1368)に重刷された．[586]

精細胞　spermatogenic cell　精細胞は男性の生殖細胞である．精巣の曲精細管の精上皮は精細胞と支持細胞(セルトリ Sertoli 細胞)で構成される．精細管内で精子形成過程が進行し，最終的に精子となり管腔に遊離される．このため，精細管の基底面から管腔に向かい，精子形成過程が進行している種々の段階の精細胞を観察できる〔精祖細胞→第一次精母細胞→第二次精母細胞(精娘細胞)→精子細胞→精子〕．精細胞の細胞分裂の特徴は，核分裂は起こるが細胞質分裂は完全には起こらず，細胞間橋でつながっていることである．このため 1 つの精祖細胞から発して，細胞が連なった状態で同調的に分化が進行し，最終的には成熟度のそろった 64 の精子を形成する．1 回の射精で数億の精子が排出される現象に対応しているものと考えられる．ちなみに，精祖細胞から精子が形成されるまでには，60-70 日かかる．[1044]　⇨参精子形成→1670，精子細胞→1671

性差医療　gender-specific medicine，gender-based medicine　男女の性別に基づく違いをふまえて，病態をとらえ，治療を行おうとする医療．近年，男性または女性特有の疾患，発症が性別によって圧倒的に異なる疾患，病態や予後が男性と女性で著しく異なる疾患，また性別によって効果に差が生じる医薬品の存在などが注目を浴びるようになって発達した考え方である．ホルモンなどの生物学的な違いのほか，社会的役割や生活習慣などの社会文化的な違いも影響すると考えられている．

性索　sex cord　［生殖索］　未分化性腺において体腔上皮が原始生殖細胞に向かって増殖し，間葉質内に索状に伸びたもの．卵巣では原始生殖細胞を囲み卵胞細胞となり，精巣では精巣索となる．[998]

精索 spermatic cord 胎生期に腹腔で形成された精巣は胎生末期までに下降して陰嚢におさまるが，その過程でできた腹壁筋の間にできた管(鼠径管)中に存在する索状のもの．精巣上端から始まって鼠径管の深部(深鼠径輪)までをいう．この中には精管と動脈，静脈，リンパ管および神経が入っている．精索の血管系は体幹(約37℃)と精巣(約32℃)の間にあり，精巣へ行く動脈血を冷やし，体幹へ戻る静脈血をあたためる役割をもつ．このため，精巣動脈の周囲に絡みつくように静脈叢(蔓状静脈叢)を形成して，熱交換を行っている．[1519]

精索炎 funiculitis 精巣痛を伴う精索の感染性の炎症．精管の炎症や腫瘍が精索組織に波及した場合が多い．精索に腫脹を生じ，圧痛ときに激痛を伴う．[474]

精索静脈瘤 varicocele, spermophlebectasia 精索の蔓(つる)状静脈叢が怒張した状態．原発性と続発性に大別される．陰嚢内にやわらかい腫脹が生じ，疼痛を伴う．男性不妊症の原因になることもある．左腎癌，左水腎症，後腹膜腫瘍で起こることもある．[474]

精索水腫 funicular hydrocele ［精索水瘤］ 陰嚢水腫の延長線上にある病態で，精索に含まれる本来閉じている腹膜鞘状突起の一部分に液体が貯留したもの．陰嚢上部あるいは鼠径部に精巣とは境界のある腫瘤として触知される．診断は透光性や超音波にて液体の貯留であることにより診断される．ちなみに陰嚢水腫は精巣固有鞘膜腔に液体が貯留したもので，この際，鞘状突起がわずかに開いている場合，交通性陰嚢水腫となる．[353]

精索水瘤 hydrocele of spermatic cord⇨同精索水腫→1669

精索精巣上体炎 funiculoepididymitis⇨同急性精巣上体炎→734

静座不能⇨同着座不能→1982

性差別 sexism 平等に反した性別に基づく社会的な差別．わが国では男女間の生物学的な理由による能力に基づく扱いの違いが性差別とされることは少なく，性別の違いだけを理由とした差別，つまり大学入学，就職，昇進などが問題とされることが多い．この用語に伴う運動によって現代では多くの女性が社会に進出していくこととなったが，他方ではこの言葉に関しては別の視点をもつことも重要である．例えば性差別用語として認識される言葉(看護婦，保母，保健婦，帰国子女，そして精神医学領域においては長く使用されてきたヒステリーという診断名)が徐々に排除されつつあること，アメリカの女性運動の中で主張された女性の堕胎する権利と胎児の生存権のジレンマについての問題，さらには性差別に関連した用語でアカデミックハラスメント(アカハラ)，セクシャルハラスメント(セクハラ)などの言葉が人の行動言動を拘束していく力など，さまざまな観点からの議論が存在する．[209] ⇨参フェミニズム→2520

生産⇨同出生→1400

青酸化合物⇨同シアン化合物→1219

青酸化合物中毒 cyanide poisoning ［シアン化合物中毒］ シアン化カリウム，シアン化ナトリウムなどのシアン化合物による中毒．生体への作用機序はシアン(CN^-)のもつ細胞呼吸阻害作用．中毒時には静脈血が明赤色となり，頻脈，頭痛，傾眠，低血圧，痙攣がみられる．急速な場合1-15分で死亡する．基本的処置は胃洗浄と吸着剤，下剤の投与．対症療法としては，呼吸管理，循環管理，100％酸素の投与，代謝性アシドーシスの補正である．特異的処置として解毒剤を投与する．胃洗浄後，亜硝酸アミルを吸入させ，次いで亜硝酸ナトリウム，チオ硫酸ナトリウムの順に静注する．症状が再発した場合はこれを繰り返す．皮膚に付着した場合は石けん水と水で2回以上洗う．眼に入った場合は大量の水で少なくとも15分以上洗浄する．[1122] ⇨参シアン中毒→1219

青酸中毒⇨同シアン中毒→1219

生産年齢人口 working age population 年齢階級別人口の構造を考えるときの指標の1つで，通常15-64歳人口をいう．0-14歳の年少人口と65歳以上の老年人口を合計し生産年齢人口で割ったものが従属人口比．[904] ⇨参従属人口指数→1375

制酸薬 antacid 胃液中の酸性度を減少させたり中和する薬剤．潰瘍治療薬として胃・十二指腸潰瘍などの消化性潰瘍に用いられる．ほとんどの制酸薬は一般に消化管からは吸収されない．アルミニウム，カルシウムを含む制酸薬は便秘作用があり，マグネシウムを含むものには緩下作用がある．[1212]

生残率 probability of survival⇨同生存率→1694

生歯 dentition, teething 歯が生えること．ヒトの歯は一度生え替わる二生歯性で，最初に生える歯を乳歯または脱落歯という．乳歯に替わり萌出する歯を代生歯といい，大臼歯のように後から乳歯列の後方に生えてくる歯を加生歯といい，代生歯と加生歯を合わせて永久歯と呼ぶ．通常，哺乳類は二生歯性だが，クジラのように歯が生え替わらないものを一生歯性という．爬虫類(ワニなど)のように歯の磨耗に伴って何度も歯が生え替わるものを多生歯性(多換歯性)という．[760]

制止 inhibition ①人の行動を抑えとどめること，戒めとどめること，禁止．②心理学：本能的，無意識的な欲求が自己の良心や社会の要請に抵触する場合にこれを抑えること．③精神医学：うつ(鬱)病で欲求や意志の発動が損なわれた状態．軽症では主観的おっくう感として表現され，重症では会話や動作そのものの緩慢さとして現れる．④生理学：ある神経細胞の興奮過程が別の神経細胞の興奮過程により阻止されること．⑤化学：化学反応の進行を停止したり，速度を緩めたりすること．[1558]

精子 spermatozoon, sperm 成熟した男性の生殖細胞で，扁平な頭部に核をもち精液の主成分となる．精巣の曲精細管内で精祖細胞(染色体数2n，46本)が精子(染色体数n，23本)になるには約74日間かかる．精粗細胞が精子になるには，減数分裂した精子細胞が精細管内のセルトリ Sertoli 細胞の細胞質でできたひだ内で成熟し，その後，管腔へ放出される．この時点で精子は完全な自立運動性をもっていない．精巣上体を通過していく過程で運動性を獲得し，成熟する．おのおのの精子は，DNAに富んだ染色体物質をもつ頭部とミトコンドリアを多くもつ頸と尾部をもつ．頭部にはプロテアーゼ，酸性プロテアーゼ，ホスホリパーゼ，ヒアルロニダーゼなどの加水分解酵素を多く含む先体(アクロソーム)と呼ばれる帽子状の膜があり，これに

●ヒト成熟精子の模式図

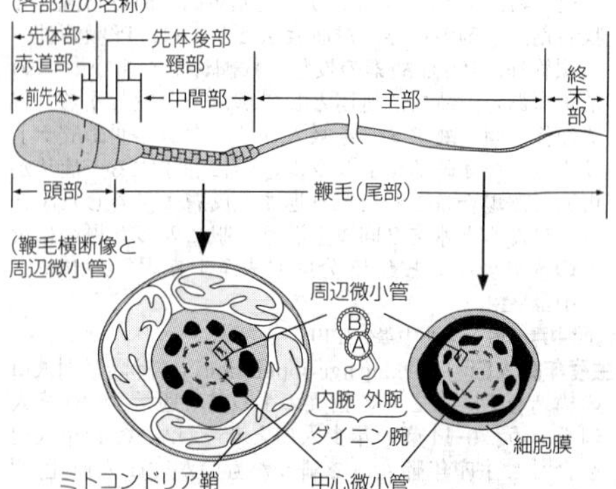

より卵子への侵入や授精能力の発揮が促される.[1519] ⇨参精巣→1690, 精細管→1668

精子運動能 sperm motility⇨同精子運動率→1670

精子運動率 motility rate of sperm ［精子運動能］ 精液検査のパラメーターの1つ. 通常は200-400倍の顕微鏡下で観察し, 全体の精子数に対する活動精子数の比で表す. 正常の精子はらせんを描きながら直線的に進むので自動解析装置でも測定できる. 60% 以上が健常者の目安となる.[1431]

精子過少症⇨同乏精子症→2680

正視〔眼〕 emmetropia 屈折異常のない正常眼を正視といい, 安静の状態で遠方からの平行の光が網膜上に像を結ぶ. 遠視では網膜の後ろに, 近視では網膜の前に像を結ぶ.[1601] ⇨参遠視→378, 近視→795

静止感染 silent infection⇨同潜伏感染→1792

清拭 bed bath；BB ［ベッドバス］ 何らかの理由で入浴やシャワー浴ができない人を対象に, 湯と石けん, タオルを用いて床上で身体をふき汚れをとることをいい, 全身清拭と部分清拭がある. 温かいタオルを使用するので, 皮膚に対する温熱効果, マッサージ効果, 安楽や皮膚の清潔の保持などが期待できる. 角化した細胞を除去し, 表皮の新陳代謝が促されると同時に, 皮膚の血流が増加し, 皮膚温が上昇する. 皮膚の割線方向は, 皮下にある線維の走行に一致しているので, これに沿ってふくことで真皮と皮下組織の血管やリンパを効率的に刺激し, 皮脂や汗腺の働きを活発にし, 新陳代謝を促進する. 真皮と皮下組織にある線維も刺激され, 線維が強くなり皮膚は損傷しにくくなる(皮膚の統合性が保たれる)など, 皮膚の機能の維持・向上に有効である. 清拭には体位変換や病衣交換を伴うことが多いため, 臥床による身体的苦痛の軽減, 同一部位の圧迫回避, 血液循環促進のほか, 関節の屈伸運動を可能にし, 結果として筋萎縮や血栓を予防できる. 清拭は入浴に代わるケアで, 清拭後は温熱刺激とマッサージ効果により爽快感が得られ, 安楽へのケアにもつながる. 熱布清拭ではより入浴に近い感覚が得られる. 清拭と同時に部分浴を行う場合もある. 皮膚の汚れに対し石けんや沐浴剤を使用するが, 石けん使用ではふき取りを2回以上行い, 皮膚に石けん成分が残らないようにする. 沐浴剤はふき取り不要なものもあるが, 石けんより洗浄効果は劣る. いずれの場合もプライバシーと保温に配慮し, 顔面, 頸部, 両上肢, 前胸部, 腹部, 臍, 両下肢, 背部, 陰部, 足の順に温湯と石けん, タオルを用いて身体をふく. 清拭が終了したら皮膚を乾燥させ, 保湿のためのスキンケアを行い, 清潔な下着, 病衣に着替える. 体温調節中枢に障害をもち中枢性の高熱(39℃ 以上)が続く場合に, 皮膚からの熱放散を目的に, 35% アルコール溶液でアルコール清拭(アルコールクーリング)を行うこともある.[70] ⇨参全身清拭→1768, 部分清拭→2567, 熱布清拭→2282

精子奇形 abnormal spermatozoa 精子を染色して1,000倍で検鏡すると正常と異なる形態の精子が全精液中の10-20% で観察される. 異常形態には, 頭部が巨大なもの, 洋梨状のもの, 2個あるものや, 尾部が頭部に対して直角に結合しているもの, 2本あるもの, 短いものなどさまざまである. 精子正常形態率が15% 未満を奇形精子症という.[1244] ⇨参精子奇形顕微鏡検査→1670

精子奇形顕微鏡検査 microscopic examination of sperm anomaly 精液中の精子の塗抹標本をヘマトキシリン・エオジン(HE)染色やパパニコロウ Papanicolaou 染色後, 顕微鏡で形態観察し奇形精子を検査する方法. 400倍で検鏡して総精子数に対する奇形精子の割合が30% 以下であれば正常. 死滅精子の判定もエオジン染色で容易に行える.[1431] ⇨参精液検査→1658, 精子奇形→1670

静止期《細胞周期の》⇨同間期《細胞周期の》→575

正色素性貧血 normochromic anemia 赤血球の大きさをみる平均赤血球容積(MCV)と, 貧血が低色素性か否かをみる平均赤血球ヘモグロビン濃度(MCHC)との組み合わせから分類され, MCHC が正常範囲(31-35%)にある貧血をいう. 通常, 81≦MCV≦100の正球性貧血は正色素性貧血となるので, 正球性正色素性貧血と呼ばれる. 溶血性貧血, 再生不良性貧血, 急性出血が代表的疾患である. 一方, MCV≧101を示す大球性正色素性貧血を示す疾患には巨赤芽球性貧血がある.[1038]

正視恐怖《森田の》 fear of eye-to-eye confrontation 森田療法で有名な森田正馬(1874-1938)が提唱した恐怖症. 他人の視線に対する恐怖感と, 自己の視線がきつかったり異様であったりして他人を不快にしてしまう恐怖感の双方を含んでいるが, 森田による記載は前者に主眼をおいている. 患者は, まず他人の視線を恐怖し, 同時に, 森田の言葉によると「人の目をまともに見ることができないのをふがいなく思う」. そのため, なかには強いて人の目を見ようとする患者があるが, そうするとにらむような目つきになり, ますます苦悩を感じると説明されている. 森田は, 多くの場合, 赤面恐怖〔症〕の一亜型として記載し, 広くは対人恐怖症に含まれるとしている.[918] ⇨参視線恐怖→1296

正軸進入 synclitism ［正軸定位］ 正常な分娩時, 第1回旋において, 母体の骨盤入口部の横径に児頭の矢状縫合が一致して骨盤内に嵌入すること. 児頭進入軸と骨盤誘導線の方向が一致する.[1323] ⇨参不正軸進入→2555

正軸定位⇨同正軸進入→1670

静止グリッド stationary grid⇨参グリッド→829

精子形成 spermatogenesis ［精子発生］ 男性の生殖細

胞形成において，精祖細胞から一次精母細胞を経て成熟精子が形成される全過程のこと．精祖細胞から一次精母細胞，二次精母細胞さらに精子細胞へと分裂していく発生過程と，精子細胞が成熟精子へ成熟していく過程に分けられる．[474]

精子形成能⇨同造精機能→1818

精子形成ホルモン　spermatogenic hormone　下垂体前葉から分泌される糖タンパクホルモンで，主に精細管に作用して造精機能を促進させる．女性では卵胞刺激ホルモン(FSH)と呼ばれており，男女に差はない．女性での研究が早かったため，男性においてもFSHと呼ぶのが一般的で，精子形成ホルモンという表現はほとんど用いられない．[1431]　⇨参卵胞刺激ホルモン→2912

精子減少症　hypospermia⇨同乏精子症→2680

性嗜好異常　paraphilias　［性嗜好障害，性的偏奇］　強烈な性衝動や性的興奮を起こす対象や行為を求め，異常な空想にふけるもの．性的興奮の対象が非人間の場合はフェチシズム，対象が自分自身や相手の苦痛や恥ずかしめのときには性的マゾヒズム，あるいはサディズムといわれる．また，その対象が子どもや合意しない他者の場合は小児性愛，窃視症，窃触症などという．このような症状が一時的なものではなく，少なくとも6か月以上持続するものであることとされる．反社会的人格や精神活性物質などの薬物乱用と結びつくことが多い．[1529]

性嗜好障害　disorder of sexual preference⇨同性嗜好異常→1671

精子細胞　spermatid　男性生殖細胞の精子形成過程において，減数分裂(成熟分裂)の第2分裂終了直後にある細胞．精子細胞の染色体数(およびDNA量)は精祖細胞の半分である(半数体 haploid)．こののち，精子細胞は核質を濃縮し，先体や尾部鞭毛をつくり，最終的に余剰の細胞質を切り捨てて運動能をもつ精子に変態する．ヒトの場合には変態期はおよそ7日間といわれる．[1044]　⇨参精細胞→1668

精子子宮頸管粘液適合試験　sperm-cervical mucus compatibility test⇨参子宮頸管粘液精子貫通性→1245

静止時振戦　resting tremor，static tremor　［安静時振戦］　手指や上肢に出現しやすい規則的に反復するふるえ(不随意運動)を振戦と呼ぶ．上肢を膝の上に置いている安静時に出現するのが静止時振戦．これに比して動作中や一定の姿勢で出現するのが動作時振戦 action tremor あるいは姿勢時振戦 postural tremor といわれる．静止時振戦がみられる代表的な病気はパーキンソン Parkinson 病で，特に注意をそらしたときに，手指に振戦が現れやすい．母指と人差し指に出現するふるえは丸薬丸め pill-rolling 振戦と呼ばれる．パーキンソン病の振戦は3-7 Hzと比較的遅いのが特徴．[838]

生歯症　dentition disease　乳歯の萌出時期と同時にみられる症状のこと．唾液分泌の増加，歯肉発赤・腫脹，口内炎などがみられる．また，食欲不振，睡眠障害，発熱，下痢，痙攣，不機嫌などの全身症状が出現することもある．しかし，これらの症状が乳歯の萌出にどのように関与しているかは不明である．乳歯萌出の時期は離乳や先天免疫の消失時期と重なることから，免疫力の低下が，急性咽頭炎，急性気管支炎，急性下痢症などをまねき，これらの症状を呈するとも考えられる．[760]

精子侵襲症　sperma invasion　［精子肉芽腫，精子侵入症］　精子が周囲組織の精巣，精巣上体，精管の間質組織内に入り，炎症性肉芽腫を形成したもの．外傷後や精管切断術後の合併症として注目されている．しばしばみられる症状としては，精巣上体部の腫脹・疼痛で，治療は安静，陰嚢部の挙上，消炎薬の投与を行う．治療後，炎症は消退するが瘢痕を形成する．[474]

精子侵入症⇨同精子侵襲症→1671

静止張力　resting tension　筋が静止状態，つまり興奮していないときに筋を引き伸ばした際に発生する張力．引き伸ばす度合いが大きいほど張力も大きくなる．主に筋細胞と平行に走る結合組織の弾性によって生じると考えられる．[97]

性質　character⇨同性格→1659

静止電位　resting potential⇨同静止膜電位→1671

精子肉芽腫　sperma granuloma⇨同精子侵襲症→1671

精子濃度　⇨参精子濃度測定法→1671，乏精子症→2680，無精子症→2787

精子濃度測定法　sperm count　精子濃度の測定は3日以上間隔をおいて精液を採取する．採取後約30分室温で静置し液状化した精液を検査する．測定には専用のマクラー Makler 精子計算盤のほか，種々のパラメーターも即座に測定できる全自動精子分析装置もある．精子濃度 20×10^6/mL 以上が基準値であるが絶対的なものではない．[1431]　⇨参乏精子症→2680

静磁場強度⇨同磁場強度→1333

精子発生　spermatogenesis⇨同精子形成→1670

精子不動化抗体　sperm immobilizing antibody⇨参抗精子抗体→1023

精子不動化試験　sperm-immobilizing test　患者の血清に運動精子浮遊液と補体(モルモット血清)を加えて抗精子抗体の補体依存性，精子運動障害作用をみるもので，コントロールに対して50%以上の運動精子が不動化した場合を陽性とする．不妊症とよく相関すると報告されているが臨床検査として一般的には行われていない．[1431]

静止不能⇨同神経遮断薬誘発性急性アカシジア→1524

静止膜電位　resting membrane potential；RMP　［静止電位，静電位］　興奮性発火あるいは外部入力がないときの細胞膜電位．主にカリウムコンダクタンスにより発生する．細胞外に対して細胞内が負の電位である(－50から－100 mV程度)．[1274]　⇨参活動電位→532

精子無力症　asthenozoospermia，asthenospermia　精子の運動能力が低下あるいはない状態．精液検査にて，50%以上の精子が前進または25%以上が高速に直進していれば正常で，これ以下の場合，精子無力症と呼ばれる．男性不妊症の1つの原因となる．[353]

脆弱(ぜいじゃく)**X症候群**　fragile X syndrome⇨同脆弱(ぜいじゃく)X染色体症候群→1671

脆弱(ぜいじゃく)**X染色体症候群**　fragile X〔chromosome〕syndrome　［脆弱(ぜいじゃく)X症候群，マーティン・ベル症候群］　X染色体に連鎖する先天的知的障害を呈する疾患．男性では中から重度の知的障害が80%を占める．女性保因者は軽度の症状を示す．その他の症状として，巨大精巣(思春期以降)，大耳介，細長顔，前頭部と下顎の突出がある．自閉症的な行動異常を伴うこともある．X 染色体長腕に脆弱部位(FRAXA)が発現している．Xq 27.3 に原因遺伝子 *FMR-1* が同定された．この遺伝子の非翻訳領域に CGG の反復配列がある．健常者では，反復数は 13-39(平均 28)であるが，発症者では 200-2,000 と延長している．このため mRNA 転写が抑制される．FMR-1 タンパクは 74 kD であり，脳と精巣に強く発現する RNA 結合タンパクといわれる．[838]

性周期　sexual cycle⇨同生殖周期→1676

成熟　maturity, maturation　成人段階までの機能的・形態的完成に至る過程．生体と各器官系の量的成長，機能的発達と，その両者をつなぐ全形態的変化を包括したもの．概念として，性成熟，骨成熟などがある．[1631]

成熟 B 細胞　mature B cell　通常の B 細胞である B 2 細胞が成熟すると，細胞膜上に IgM，IgD の 2 種類の免疫グロブリン(B 細胞抗原受容体)を発現する．リンパ組織，血液中に存在する B 細胞のほとんどがこれに相当する．抗原刺激を受けて活性化されると，抗体産生細胞(形質細胞，プラズマ細胞)に分化する．[1439]

成熟奇形腫　mature teratoma　［良性奇形腫］　奇形腫のうち，各組織が人体の特定の組織に相当すると判別できる程度に成熟しているもの．奇形腫は三胚葉要素をもつ種々の組織からなる腫瘍で，悪性，未熟型，成熟型に分けられる．悪性奇形腫が増殖と転移を繰り返すのに対し，成熟奇形腫は分化を終え成熟した組織からなる良性の腫瘍である．未熟型はそれらの中間的性格を有する．卵巣，精巣，縦隔などに好発し，卵巣皮様嚢腫が最もよくみられる．胎児内胎児は最も高度に分化した成熟奇形腫と考えられている．[158] ⇨参胎児内胎児→1873，皮様嚢腫→2493

せ

成熟細胞　mature cell　［プロジェニイ］　生体内で増殖しつつある細胞系では細胞の生育過程における流れが存在し，この過程において増殖細胞から分かれて分化成熟する細胞をいう．成熟細胞や短期間のうちに細胞系から失われる細胞 dying cell がたえず増殖コンパートメントから除去されている．[1531]

成熟児　mature infant　身体的にも機能的にも子宮外生活が可能な成熟徴候を有する新生児．未熟児に相対する用語として使用されることも多い．成熟徴候は在胎週数と密接な関係があるため，しばしば慣用的に在胎 37 週以上 42 週未満の正期産児と同義で用いられる．成熟徴候の評価法には，外表所見と神経学的所見を組み合わせたデュボビッツ・スコア Dubowitz score や新バラード・スコア new Ballard score が用いられる．[138] ⇨参正期産→1665

成熟充実性奇形腫　mature solid teratoma　［類皮嚢胞腫］　成熟奇形腫は卵巣胚細胞腫瘍の多くを占める．胚細胞由来で，卵子の単為発生(精子との受精なしに新固体を発生させること)により生ずる．この中で充実性のものを成熟充実性奇形腫という．三胚葉のいずれも発生しうるが，中胚葉成分(骨，軟骨，結合組織，リンパ組織)と内胚葉成分(腸，腺組織)を含むことが多く，外胚葉成分は比較的少ない．絨毛組織はできない．成熟奇形腫は分化した腫瘍であるが，分化度の低い未熟成分を含むときは境界悪性，あるいは悪性な未熟奇形腫で区別する．20 歳前後に多いが，高齢者にもみられる．大部分は片側性だが両側性のものもある．再発の可能性は 10% 程度．若年者では核出手術を行い，機能を温存する．高齢者では付属器切除を行うこともある．[998] ⇨参皮様嚢腫→2493

成熟生殖細胞　mature germ cell　一般の体細胞に比べ高い分裂能力を有する生殖細胞は，卵子および精子へと分化して成熟生殖細胞となる．卵子は第一減数分裂後，休止期に入るが，精子は精祖細胞→一次精母細胞→二次精母細胞→精子細胞を経て，精巣外に出て成熟を続け，受精能をもつ成熟精子となる．[1335]

成熟乳　mature milk　［成乳］　分娩数日以後(約 10 日後)，初乳に引き続き分泌される成分の一定した母乳．大小の脂肪球を含む．初乳と比較して，カリウム，ラクトース濃度が高く，ナトリウム，塩素，免疫グロブリン濃度は相対的に低い．[998] ⇨参初乳→1493

成熟嚢胞性奇形腫　mature cystic teratoma⇨同皮様嚢腫→2493

成熟白内障　mature cataract　加齢白内障は混濁の程度により，初発白内障，未熟白内障，成熟白内障，過熟白内障に分類される．この進行度による分類で，水晶体が完全に白濁した状態を指す．高度な視力低下がみられる．[1250]

成熟瘢痕　matured scar　皮膚結合組織に損傷が及ぶと，同部は創傷治癒機構により瘢痕となって修復される．創傷の治癒過程において肉芽形成期・膠原形成期にみられたような活発な細胞やコラーゲン生成の反応が沈静化し，コラーゲン線維の架橋により，創部の物理的強度が増大しリモデリングが進行することによって形成された強固な組織をいう．[688]

成熟分裂　maturation division⇨同減数分裂→953

成熟卵胞　mature ovarian follicle　［グラーフ卵胞］　成熟した卵胞でグラーフ卵胞(胞状卵胞)ともいわれる．月経周期の初期に，多数の原始卵胞が左右の卵巣内に存在するが，これらの一部が FSH/LH(卵胞刺激ホルモンと黄体形成ホルモン)依存性に成長を開始し，通常は 1 個のみが排卵前の状態の卵胞(成熟卵胞)になる．成熟卵胞は外側から外卵胞膜(外莢膜)，内卵胞膜(内莢膜)，基底層と顆粒膜によって囲まれ，内腔(卵胞腔)は卵胞液で満たされる．顆粒膜の卵子を包む部分は卵胞腔内に突出し，卵胞丘を形成．卵子を包む顆粒膜細胞は卵子を中心に放射状に配列し，放射冠といわれる．顆粒膜細胞からは多量のエストラジオール(E_2)が分泌され，E_2 は視床下部-下垂体にポジティブフィードバックして，下垂体から一時的に多量の LH を放出して，これが成熟卵胞に作用して排卵を起こす．超音波断層法により成熟卵胞は直径 2-3 cm のエコーフリーの円形状に見える．[998] ⇨参卵巣→2906，卵巣機能→2907，閉鎖卵胞→2618

青春期危機　adolescent crisis　〔D〕Pubertätskrise　［思春期危機，青年期危機］　クレッチマー Kretschmer は，思春期に至ると急激な身体的成熟に精神的成熟が追いつかず乖離が生じやすいため，心理的危機が生じやすいと考えた．エリクソン Erikson は，青年期を急激な身体的成長と性的成熟がもたらす自分についての自他のイメージや認識の動揺を克服して，自我アイデンティティの感覚を得ることができるか否かの段階とした．つまり「危機」とは，不可欠の転回点，成長や回復，さらなる分化のための資源を統合することによって発達が推進されなければならないような決定的瞬間を指すものとして受け取られるべきであり，病的なものではなく，むしろ肯定的な意味をもちうるものである．これらの考え方をもとにして，わが国での青春期危機という用語は使用されている．[209] ⇨参発達的危機⇀2385

正準相関分析 canonical correlation analysis 2つの確率ベクトル $x=(x_1 \cdots x_p)t$ および $y=(y_1 \cdots y_q)t$ との間の相関的構造を分析するための分析方法．正準相関係数や，変数に対する重みベクトル $á=(a_1,\ a_2,\ \cdots a_p)$，正準変数 $f=a_1x_1+a_2x_2+\cdots a_px_p$ を求めたりする．一方の変数群に含まれる変数が1個の場合には重回帰分析となり，一方の変数群が名義尺度である場合には重判別分析になるなど，正準相関分析は，多くの多変量解析の手法を，その特別の場合として含むものとみなすこともできる．[980]

正常圧水頭症 normal pressure hydrocephalus；NPH ［**交通性水頭症**］ 髄膜炎やくも膜下出血の罹患後には，くも膜における脳脊髄液の吸収が悪くなり慢性的に髄液が貯留して水頭症が進行する．この場合には進行は緩徐で，脳室は拡大してくるが，髄液圧が上昇することはないため，正常圧水頭症といわれる．症候にも特徴があり，認知症，歩行障害，尿失禁が三徴として出現する．脳槽シンチグラフィーが診断に有用．試験的に髄液を抜去すると症状の改善がみられる．治療としては髄液を脳室から腹腔内に流入させる側脳室・腹膜シャント手術が行われる．[838]

性障害 sexual disorder 比較的よく用いられる語であるが，その定義はあいまいで，多くの場合，性に関する障害といった広義に用いられる．DSMやICDといった国際診断分類では必ずしも一定の見解が示されているとは思われない．性障害という言葉が明確な表現で用いられたのはDSM-Ⅲ-Rで，性障害をパラフィリア(露出症，フェチシズム，窃触症，小児愛，性的マゾヒズム，性的サディズム，服装倒錯的フェチシズム，窃視症)と性機能不全(性的欲求の障害，性的興奮の障害，オルガズム障害，性交疼痛障害)ならびにその他の性障害に分けている．しかし，DSM-Ⅳになると性障害および性同一性障害があげられており，性障害とは性にかかわる障害のうち，性同一性障害を除いた残りのものすべてを含む総称ともいえる．なお，ICDには性障害という表現は見あたらない．[1529]

星〔状〕芽細胞腫 astroblastoma 星状細胞腫の1つ．腫瘍性星状細胞が，腫瘍内に均一に分布する細血管の周囲に放射状に配列し，血管周囲性偽ロゼットをつくることを特徴とする．腫瘍の中心部では血管周囲の星細胞腫が変性融解し，顕微鏡的な嚢胞を形成することも多い．かつてこの名称は，幼若な星状細胞腫を表すため考え出され，悪性度も比較的高いとされたが，現在では悪性度を意味しない．[196]

正常眼圧緑内障 normal-tension glaucoma；NTG，normal-pressure glaucoma ［**低眼圧緑内障**］ 広義の原発開放隅角緑内障のうち，緑内障性視神経症が発生・進行する過程で，眼圧が常に21 mmHg以下にとどまるものをいう．多治見スタディ(日本緑内障学会多治見緑内障疫学調査)では，日本における40歳以上の緑内障患者の72%が正常眼圧緑内障であると推定している．両眼性，40歳以上に多い，近視眼に多い，慢性進行性，などの特徴をもつ．[975]

星状血管拡張症⇨同クモ状血管腫⇀821

正常咬合 normal occlusion，normal bite 咬頭嵌合位で，上下顎の歯が解剖学的に正常な位置関係にあるものを正常咬合という．正常な位置関係とは，上下顎の歯は互いに1歯対2歯の関係，前歯では上顎の歯が下顎の歯を切縁から1/4～1/3おおって，臼歯では下顎の頬側咬頭が上顎の窩に接触し，隆線は溝および歯間鼓形空隙と接触する(以上，ヘルマン Hellman とフリール Friel による)，また歯列は，スピー Spee の彎曲および側方咬合彎曲を描くことなどが考えられる．しかし，「正常」の基準には，人種差，個体差あるいは機能的評価をどの程度考慮するか，合意があるわけではない．[1310] ⇨参咬頭嵌(かん)合位⇀1041

星状膠細胞 astrocyte⇨同アストログリア細胞⇀152

星状膠細胞腫⇨同星〔状〕細胞腫⇀1673

正常高値血圧⇨同境界域高血圧⇀749

正常呼吸 eupnea，normal respiration 呼吸の数，リズム，深さ，型が正常であること．正常呼吸は，呼吸数が1分間に12-20回で規則的であり，吸気時間と呼気時間の比は約1：2，一回換気量は約500 mLである．胸式呼吸と腹式呼吸があり，健常成人では一般に胸腹式呼吸である．[1019]

正常鼓膜像 normal eardrum 鼓膜は外耳道と鼓室を分離する長径9-10 mm，短径8-9 mm，厚さ0.06 mm程度のほぼ卵形で真珠様の半透明な膜で，上方やや前より中央にかけてツチ(槌)骨柄が付着し，中央，すなわち鼓膜臍 umbo から前下方に光を当てると銀色の光反射(光錐)が見える．鼓膜は臍を頂点として内方へ陥凹する漏斗状の形をしている．弛緩部と緊張部に分けられる．[98] ⇨参鼓膜⇀1126

●右正常鼓膜像

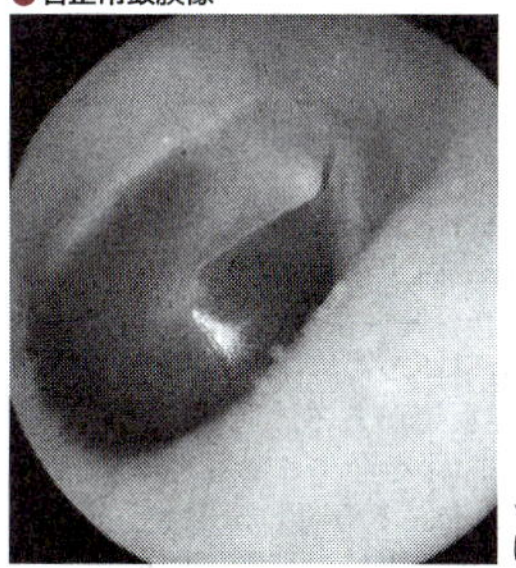

ツチ骨と光錐がはっきりしている

星〔状〕細胞 stellate cell⇨同アストログリア細胞⇀152

精娘細胞⇨同二次精母細胞⇀2210

星〔状〕細胞腫 astrocytoma ［**星状膠細胞腫，アストロサイトーマ**］ 成人の大脳半球に発生し，浸潤性に脳実質をおかす分化型グリオーム(神経膠腫)．統計では原発性脳腫瘍の10%を占め，25-49歳に好発し男性にやや多い．大脳半球，特に前頭葉に好発し，発育は比較的緩徐だが，びまん性に脳実質を浸潤するので，頭蓋内圧亢進症状が現れる前に，部位によりさまざまな局所症状が先行する．てんかんを起こすことも多い．前頭葉に多く，精神症状・活動性の低下などで発見される

こともある.[196]

星状硝子体混濁⇨同星状硝子体症→1674

星状硝子体症 asteroid hyalosis ［星状硝子体混濁］ 星状体といわれる黄白色で直径約 0.01-0.1 mm の小さな球形混濁を硝子体内に認める状態．加齢変化を起こした硝子体のコラーゲン線維にカルシウムが沈着してできる．通常，自覚症状はなく視力障害の原因とはならない．また，眼球運動によってあまり動かない．糖尿病患者でしばしばみられる.[1250]

星状神経膠細胞⇨同アストログリア細胞→152

星状神経節 stellate ganglion ［頸胸神経節］ 頸部の交感神経幹には上頸・中頸・頸胸の 3 つの交感神経節がある．頸胸神経節は下頸神経節が第 1 胸神経節と合体したもので，星状神経節とも呼ばれる．この神経節は長頸筋の外縁，第 7 頸椎横突起の起始部に位置している．顔面や頭部への交感神経線維はこの神経節を経て，上神経節に至る．その他の節後線維は，心臓，上肢，椎骨動脈に分布．局所麻酔薬による星状神経節ブロックが，レイノー Raynaud 病，多汗症，反射性交感神経ジストロフィーなどの治療に適用されることもある.[838]

星状神経節切除術 stellectomy 上肢の血液循環障害が主原因であるレイノー Raynaud 病，血栓性静脈炎，頭部外傷後後遺症などの治療を目的に行われる手術．現在は局所麻酔薬を注射して上肢に対する交感神経ブロックを行う星状神経節ブロックが広く行われている．下頸部交感神経節と第 1 胸部交感神経節はほとんど癒合しており，星状神経節と呼ばれる.[196]

星状神経節ブロック stellate ganglion block ［頸胸神経節ブロック］ 下頸交感神経節は第 1 胸交感神経節と癒合し星状神経節を形成する．星状神経節に局所麻酔薬を注入すると，頭部・顔面と上肢に対する交感神経系がブロックされる．ブロックによりホルネル症候群，鼻閉，上肢の温感，血管拡張が起こる．副作用には，腕神経叢ブロック，嗄声，気胸，血管内注入による局所麻酔薬中毒などがある．顔面痛，帯状疱疹後神経痛などの痛みの治療のほか，顔面神経麻痺，メニエール病，突発性難聴，多汗症などの治療に用いられる.[163]

正常赤血球⇨同円板状赤血球→385

正常組織耐容線量 normal tissue tolerance dose 癌に対する放射線治療施行時に，周辺正常組織が放射線に耐えられる線量の大きさ（許容範囲限界）．正常組織への放射線の影響には，照射早期から発生する急性反応と数年たって発生する遅発反応がある．通常，遅発反応は，照射 5 年後に 5% に障害を発生させる線量の大きさを〔耐容線量 tolerance dose 5/5（TD 5/5）〕で表し定量的指標として用いる．正常組織の種類，照射容積，分割，日数，線量率などの照射条件によって値が異なってくる.[1007]

正常体温 normothermia 平常時の体温のこと．体温は通常，直腸温，口腔温，腋窩温を指し，日本では腋窩温を測定することが多い．個人差，年齢差，日差などがあるが，正常体温としては，日本人成人の腋窩温の平均は 36.89±0.34℃ という実験結果が報告されている．腋窩温は本来外殻部に属する部位なので，測定は通常 5-10 分以上行い，腋窩を完全に密封することが大切である．女性では性周期に伴う月変動がある.[229]

星状大食細胞 stellate cell⇨同クッパー細胞→820

正常値⇨同基準値→685

星状点 asterion⇨同アステリオン→152

正常洞調律 normal sinus rhythm；NSR ［正常洞律動，NSR，正常洞リズム］ 1 分間に 60-100 回の自動能という一定リズムの電気信号をつくり出す洞結節から，電気刺激が心房を通り，房室結節で一定時間の時間的おくれをもってヒス His 束に伝導し，心室が興奮する状態．実際には，12 誘導心電図上で 60-100 回/分の規則正しい PP（RR）間隔（変動が 0.12 秒以内）で，Ⅰ，Ⅱ，aVF 誘導で陽性（上向き）P 波，aVR 誘導で陰性（下向き）P 波，PR 時間が 0.12-0.20 秒で，常に P 波のあとに QRS があり，また，常に QRS の前に P 波が認められるものをいう（脚ブロックは含まれる）.[1114] ⇨参刺激伝導系→1262，洞房結節→2129

正常洞リズム normal sinus rhythm；NSR⇨同正常洞調律→1674

正常洞律動⇨同正常洞調律→1674

青少年へのカウンセリング 青少年期は大きく思春期と青年期に分けられる．思春期は第二次性徴の発現とそれに伴う身体の急速な成熟が，青年期はより社会的な存在として自分を位置づけることがその特徴としてあげられ，青少年を対象としたカウンセリングでは，それぞれの発達課題への対処が必要．思春期では自己身体の変化の受容が発達課題で，おとなの身体に変化していくことに違和感を感じることも多い．代表的なものとして摂食障害があげられるが，特に主に母親との関係で成熟女性モデルをうまく形成することができなかった少女が，身体だけが成熟するのを嫌い，食べることを拒否して月経停止を起こすほどやせてしまう神経性無食欲症は，家族調整が必要なケースが多い．また自分のなかで高まってくる性衝動をうまく認識できず，自分の身体に違和感を感じ，その不安が他者に投影され，いわゆる対人恐怖の症状も多いが，潜在している成熟に関する拒否感や，自己の身体に関する違和感を解消していくように働きかけるのが大きな目標になる．青年期の発達課題は自我同一性の確立で，将来展望に基づく現在の自己の肯定が求められるが，将来が不分明であると感じることで現在が空虚なものとなり，無気力症状を呈したり，あるいはその空虚感を埋めるために過食や社会的逸脱行動などの代償行動に至る場合もある．いずれも将来展望に基づいた自我の再構築を図るよう努力させることが大きな課題となる.[730]

星状白斑 macular star 網膜中心窩から放射状に生じる硬性白斑．黄斑浮腫が消退するとき，血管外に漏出した脂質がヘンレ Henle 層の放射状構造に沿って沈着したもの．高血圧性網膜症，糖尿病網膜症など黄斑浮腫をきたすさまざまな疾患でみられる.[1309]

正常範囲 normal limit 臨床検査などによって得られたデータが正常と考えられる範囲に存在すること．しばしば健常者の平均値 ±2 標準偏差で設定される．しかし，正常とは何かを規定するのは難しい問題であり，他に基準値とか参照値という言葉が用いられることがある.[904]

精上皮腫 seminoma ［セミノーマ］ 精巣腫瘍のうち精細胞由来の腫瘍で，約 40% を占める．定型的，退形成性，一次精母細胞性の 3 型に分けられる．20-50 歳代に多い．症状は陰嚢内容の無痛性腫瘤で，転移は大動脈周囲リンパ節，肺に生じやすい．診断がつき次第，高位精巣摘除術(鼠径管を開いて，内鼠径輪の部位で精巣動静脈を結紮切断)を行う．この腫瘍は放射線感受性がきわめて高いので，転移巣に対しては放射線治療を中心に行う．転移が広範に及ぶ場合には化学療法を併用．[474]

正常微生物叢⇨同常在微生物叢⇀1433

正常分娩 normal labor，eutocia 経腟分娩で，分娩時間は初産婦で約15時間，経産婦で約7.5時間以内，胎児機能不全，新生児仮死がなく，分娩中に母体異常，胎児異常が発生せず，腟外臓器に及ぶ分娩損傷がなく，出血量が500 mL未満で，分娩後に母体異常，新生児異常が発生しないこと．[1323]

生殖 reproduction 生物が子孫をつくる現象のこと．配偶子を介さない無性生殖，雄性配偶子と雌性配偶子の合体によって行われる有性生殖に分けられる．無性生殖では単独で生殖が行われることから短時間で個体数を増加させることが可能であるが，親から子へ同一の遺伝形質が受け継がれるため遺伝的多様性はない．有性生殖では複数の親を必要とするが，複数の遺伝形質がまざり合うことによって遺伝的多様性が生じる．[656]

青色仮死 blue asphyxia，asphyxia livida⇨同チアノーゼ仮死⇀1961

生殖器 genital organ，genitalia ［性器］ 次世代の個体をつくるための細胞(生殖細胞)を産出し，成熟させ，さらに成熟した精子と卵子の受精に関係する器官をいう．男性は精巣，精巣上体，精管，精嚢，射精管および陰茎である．前立腺および尿道球腺は付属腺で，精液の産出に関係し，精子の輸送をたすける．陰嚢は精巣，精巣上体および精索をおさめている．女性では卵巣，卵管，子宮および腟で，付属腺は大前庭腺である．男性の陰嚢と陰茎，女性の大陰唇と小陰唇は外生殖器と呼ばれる．[1519] ⇨参陰茎⇀290

●女性生殖器(正中断)

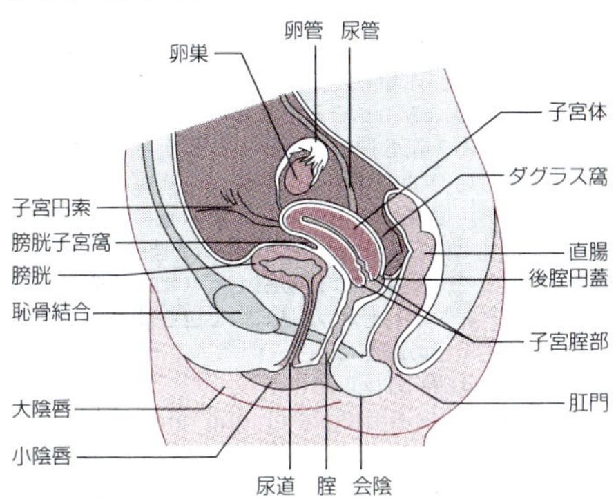

●男性生殖器(背面)

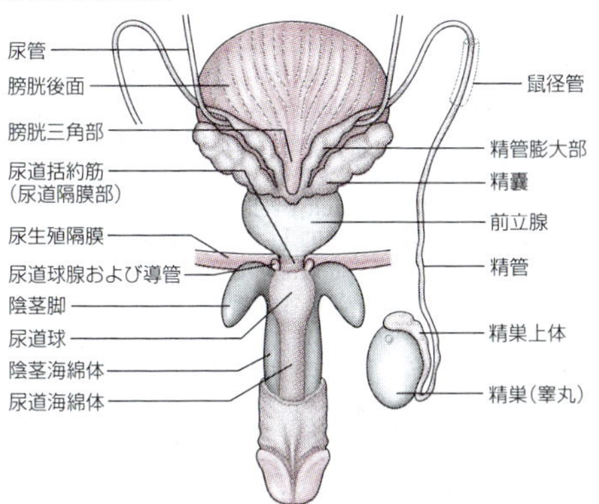

生殖器形成異常症 genital dysplasia，malformation of genital organ ミュラー管の形成異常が主因で生じる性器の形成異常．性染色体の異常や半陰陽でも発生することがある．尿路系の異常を伴うことも少なくない．処女膜閉鎖，腟欠損症，腟閉鎖，腟中隔，腟横中隔，子宮欠損症やマイヤー・ロキタンスキー・キュスター・ハウザー Mayer-Rokitansky-Küster-Hauser 症候群のように腟欠損と子宮欠損の合併例などがある．索状性腺の場合，二次性徴の発達障害を伴う．[998] ⇨参子宮・卵管・上腟部形成過程⇀1258

青色強膜 blue sclera 常染色体優性遺伝の先天異常．強膜を構成する膠原線維(コラーゲン)が減少しているため，強膜が菲薄でぶどう膜が透見され，強膜が青色に見える状態．ヴァン=デル=ヘーヴェ van der Hoeve 症候群にみられる症候で，進行性難聴や骨形成不全を合併することがある．[651]

青色鼓膜 blue eardrum，blue tympanic membrane 鼓膜が青色や黒褐色に見える状態．小児滲出性中耳炎の一部，中耳コレステリン肉芽腫，高位頸静脈球，中耳グロムス腫瘍や，頭部外傷や鼻出血で血液が中耳腔に貯留した場合などにみられる．滲出性中耳炎の場合，膠耳(にかわみみ)glue ear といわれる．[98]

青色ゴム乳首様母斑症候群 ⇨同青色ゴムまり様母斑症候群⇀1675

青色ゴムまり様母斑症候群 blue rubber-bleb nevus syndrome ［青色ゴム乳首様母斑症候群］ 出生時または小児期より，海綿状血管腫が皮膚および消化管に多発する母斑症の1つ．孤発例が多いが，常染色体優性遺伝の報告もある．他に，脳，肺，肝，胆，脾，膀胱，骨格筋などにも生じることがある．1層の内皮細胞からなる血管腔が増殖する．皮膚では体幹および上肢が好発部位である．やわらかい青色調の半球状隆起となり，ゴムまりまたはゴム乳首様の特徴的外観を呈する．病変部に多汗を伴うことがある．舌から肛門までの全消化管(特に小腸)に多発し，慢性の出血により鉄欠乏性貧血をきたすことが多い．まれに，大出血により致死的となる．消化管病変は成人後に生じることが多いため，皮膚病変を認める場合は定期的な便潜血反応や末梢血の検査が重要．脳に生じると，視力障害や致死的となることもある．骨関節部に生じて変形をきたすと，日常生活に支障をきたし，なかには四肢切断を余儀なくされるケースもあるため，早期の整形外科受診が望まれる．[945]

生殖細胞 reproductive cell，germ cell ［胚細胞］ 有性生殖を行うための特殊化した細胞で，精子や卵子に分化する．その過程で染色体は減数分裂により半数(一倍体)になる．[1519]

生殖索 genital cord⇨同性索⇀1668

生殖子⇨回配偶子→2334

生殖周期 reproductive cycle ［性周期］ 女性の生殖周期は，ホルモン分泌の周期的変化，卵巣機能の周期的変化，子宮や乳腺の周期的変化，そして性行動の周期的変化として現れる．ヒトの場合，生殖周期は思春期以後現れ，卵巣の原始卵胞が消失する閉経に至るまで続く．卵巣に未熟な卵胞が存在していても，下垂体ホルモンの異常などで性周期がみられないことがある．[1335]

生食水(液)⇨回生理食塩水(液)→1710

生殖腺 gonad⇨回性腺→1688

生殖腺芽〔細胞〕腫 dysgenetic gonadoma⇨回性腺芽〔細胞〕腫→1688

生殖腺間質腫瘍⇨回性腺間質腫瘍→1688

生殖腺線量 gonad dose 男性の性腺(精巣)，女性の性腺(卵巣)に吸収された放射線被曝線量のこと．遺伝的影響は放射線量に比例する確率的影響なので，累積してモニターする必要がある．挙子年齢までの性腺被曝線量が次世代に遺伝的影響を及ぼす．[1007]

生殖腺的性 gonadal sex ［性腺的性］ 生殖腺的性とは性腺が精巣であれば男性，卵巣であれば女性という意味であるが，まれに精巣にも卵巣にも分化しない性腺，あるいは卵巣と精巣の両成分をともに有する性腺(卵精巣)もある．また生殖腺的性と表現型性の異なる場合もある．例えば精巣女性化症候群では性腺は精巣であるにもかかわらず身体表現型は女性である．[1431]

生殖中枢 genital center，reproductive center ［脊髄生殖中枢］ 一般に生殖機能のなかでも性ホルモンの分泌調節に重要な中枢神経系をいう．下垂体からの性腺刺激ホルモンの分泌を刺激するゴナドトロピン放出ホルモンは弓状核や内側視索前野の神経細胞で合成される．排卵を起こすLHサージには，概日リズムの中枢である視交叉上核が関与している．[1335]

生殖堤 genital ridge，gonadal ridge 妊娠6週頃，胎児中腎と背側腸管との間に生じる一対の隆起．体腔上皮細胞と内部の中胚葉細胞からなる．卵黄嚢壁の内胚葉細胞間に原始生殖細胞が発生し，後腸に沿ってアメーバ様運動により生殖堤に移動し，性腺の原基となる．形成された時点では男女の性腺の区別はできず，未分化性腺と呼ばれる．[998] ⇨参生殖隆起→1676

青色斑 blue spot，macula cerulea メラニン色素が真皮に存在すると，肉眼的色調としては青色斑となる．代表的疾患としては，小児斑(蒙古斑)，青色母斑，太田母斑などがある．[979] ⇨参蒙古(もうこ)斑→2815

青色病⇨回チアノーゼ→1961

生殖母細胞 gametocyte ヒトでは，細胞分裂以前の卵母細胞(やがて卵子へと成熟する)と精母細胞(やがて精子へと成熟する)の総称．卵子は卵祖細胞→一次卵母細胞→二次卵母細胞→卵子細胞→成熟卵子，精子は精祖細胞→一次精母細胞→二次精母細胞→精子細胞→成熟精子のプロセスを経て成熟する．[1335]

生殖補助医療 assisted reproductive technology；ART ［ART，生殖補助技術］ 人為的な受精や受精卵の移植といった，妊娠成立を促すための医療技術．①受精卵(初期胚)を子宮に戻す体外受精-胚移植(IVF-ET)，②何らかの方法で採取した卵子と精子を卵管内に移植する配偶子卵管内移植(GIFT)，③受精後間もない受精卵(接合子)を卵管内に移植する接合子卵管内移植(ZIFT)，④初期胚を卵管内に移植する卵管受精卵移植(TET)，⑤胚盤胞移植，⑥二段階胚移植，⑦精子や卵子の凍結保存，⑧補助孵化療法などがある．不妊の原因や女性の年齢などによって手技が選択される．

生殖補助技術 assisted reproductive technique⇨回生殖補助医療→1676

生殖母体《胞子虫類の》 gametocyte ［配偶子母細胞］ メロゾイトが分裂を繰り返すうちに一部のメロゾイトから分化した一形態で，雄性と雌性がある．さらに発育して雄性あるいは雌性の生殖体となり，終宿主内で合体して融合体となる．[288] ⇨参メロゾイト→2807

青色母斑 blue nevus 神経堤由来のメラノサイトが真皮内で腫瘍性に増殖したもの．主に留め針頭大からエンドウマメ大までの青色ないし黒色調小結節を示す．生来性または生後まもなく発生し，頭部，顔面，手，足，殿部などに好発．紡錘型細胞の増殖が主体である通常型青色母斑と，メラニンをほとんど含まないシュワンSchwann細胞類似の細胞の胞巣が混在する細胞増殖型青色母斑の2型がある．臨床上，悪性黒色腫との鑑別が重要．[850]

生殖隆起 genital ridge 胚発生初期に原始生殖細胞が移動してきて生殖腺に発生する中胚葉の領域．生殖器系と泌尿器系の発生は密接な関係にあり，ともに中間中胚葉の尿生殖隆起から発生する．受精後第4週目(22-28日)に，胚の折りたたみにより，中間中胚葉は腹部大動脈の両側に位置して，体腔に突出する縦走隆起(尿生殖隆起)となる．この隆起内側の体腔上皮細胞が増殖してつくるふくらみを生殖隆起といい，生殖腺の原基となる．第5週目には，卵黄嚢から原始生殖細胞が移動してきて生殖隆起に入り，生殖腺の発生，分化が始まる．生殖腺が精巣になるか卵巣に分化するかは，原始生殖細胞のもつ遺伝子(XYまたはXX)によって決まる．精巣では精細胞を入れた索状の精細管が発達し，卵巣では個々の卵細胞を包む卵胞が形成される．生殖隆起の細胞は精巣ではセルトリSertoli細胞に，卵巣では卵胞細胞に分化する．[1044]

整肢療護園 1942(昭和17)年，整形外科医高木憲次が東京板橋区に設立したわが国最初の肢体不自由児療育施設．高木は肢体不自由児の育成には治療・教育・職業の三位一体の一貫した福祉措置が必要であると唱え，ドイツのクリッペルハイムを範として，障害児の社会的自立を目指して早期治療と職業教育を実践．戦災で施設や職員に大打撃を受けたが，1946(同21)年に療育活動を再開し，国の援助を受けて日本肢体不自由児協会の経営となり「心身障害児総合医療療育センター」と名称を変更し今日に至る．[457]

成人T細胞白血病 adult T cell leukemia；ATL ［成人T細胞白血病リンパ腫，ATL］ ヒトT細胞白血病ウイルス1型human T lymphotropic virus type 1(HTLV-1)感染により引き起こされるT細胞の白血病．診断には，①抗HTLV-1抗体陽性，②血液学的・病理学的にリンパ系腫瘍とされる，③腫瘍細胞はT細胞，の3つが必要．さまざまな臨床経過をとり，4つの病型(急性型，慢性型，くすぶり型，リンパ腫型)と1つの病態(急性転化)に分類される．HTLV-1保因者は世界的にみると，南西日本(九州・四国・紀伊半島)，カリブ海沿岸，西アフリカの地域に偏在している．HTLV-1の感染経路には，母子感染(母乳を介して)，夫婦間(夫より妻へ)，輸血があるが，問題となるのは母子感染のみ．感染後40年以上たってから発症する．リンパ節腫脹，皮疹，肝・脾腫などが出現し，感染症・高カルシウム血症を高頻度に合併する．リンパ腫に準じた治療を行うが，予後はきわめて悪い．HTLV-1保因者の母親には，母乳を与えないように指導する．[1464]

成人T細胞白血病リンパ腫 adult T cell leukemia/lymphoma；ATLL⇨同成人T細胞白血病→1676

精神医学ソーシャルワーカー psychiatric social worker；PSW 医療ソーシャルワーカーのなかで，精神病院，精神衛生センター，保健所，共同作業所などで精神医療や精神保健の分野との連携で働くソーシャルワーカーをいう．社会福祉の専門技術を使い，精神障害者やその家族をめぐる社会生活上の困難に対して，患者の自己決定権を尊重しながらともに問題解決を図ったり，地域社会のなかで関連機関や社会資源を利用して患者の社会生活を可能にするためのさまざまな活動を行う．1997(平成9)年に「精神保健福祉士法」により精神保健福祉士として国家資格となり，いっそうの専門性が期待されるようになった．「精神保健福祉士法」第2条の定義では，精神保健福祉士とは「精神障害者の保健及び福祉に関する専門的知識及び技術をもって，精神病院その他の医療施設において精神障害の医療を受けている者又は精神障害者の社会復帰の促進を図ることを目的とする施設を利用している者の社会復帰に関する相談に応じ，助言，指導，日常生活への適応のために必要な訓練その他の援助を行うことを業とする者」とされ，業務の対象者としては，①精神病院，精神科デイケア施設に入・通院中の精神障害者，②社会復帰施設に入・通所している精神障害者，③地域において生活する精神障害者のうち，まだ医療施設への適切な受診に至っていない精神障害者などが想定されている．保健に関する専門的知識および技術とは，精神症状の安定していない精神障害者の円滑な社会復帰の支援のために，精神疾患別に必要となる配慮，精神疾患の治療，再発予防，リハビリテーション，精神疾患を有する者に対する接し方などをいい，福祉に関する専門的知識および技術とは，精神障害者が利用できる社会資源，あるいは現代社会における家族関係や地域社会などに関する知識，また個別援助を行うのに必要となる面接技術，集団援助を行うのに必要となる集団対応技術などである．[457]

精神医学的リハビリテーション psychiatric rehabilitation 精神医学的な治療の場面で行われるリハビリテーション活動で，第二次大戦末期以降に，ヨーロッパやアメリカで精神科病院を中心として展開され，1950年代にわが国で紹介された．医療の開始と同時に始まり，障害者がその人のもつ能力や可能性の範囲内で地域社会に融合し，安定するまで継続するもの．活動内容は，施設内の環境改善，社会との交流，職業訓練などを含む多様なもので，精神科医，作業療法士，臨床心理士，精神保健福祉士，看護スタッフなどの複数の職種で臨床チームが構成される．現在は障害をもつ個人の未発達な能力の開発，発揮が中心となっているが，国による住宅・職業保障政策など，組織的に活動することも含まれている．[1316] ⇨参精神障害者社会復帰施設→1680

精神異常発現薬 psychotomimetic agent ［幻覚発動薬］天然物質あるいは合成物質で，幻覚以外にも現実との接触の喪失，意識の拡大と高揚をもたらし，自然に起こる精神疾患にきわめて近似した症状を起こす薬物のこと．主に幻覚剤を指し，古典的な天然幻覚剤にはシロシビン(きのこ由来)，メスカリン(サボテン由来)がある．自然界に存在する幻覚剤にはハルミン，ハルマリン，イボガイン，ジメチルトリプタン(DMT)がある．古典的な合成幻覚剤にはリゼルグ酸ジエチルアミド(LSD)などがある．その他，3,4-メチレンジオキシメタンフェタミン3,4-methylenedioxymethamphetamine(MDMA)のような置換メタンフェタミンも幻覚剤に分類されることがある．これらの薬物によって惹起される症状は必ずしも統合失調症のそれとは同一ではなく，感覚や知覚，認知の障害は起こるが，統合失調症のように洞察力や判断，評価力あるいは思考過程に障害は起こらないのが特徴である．[870] ⇨参幻覚剤→939

精神異常発現薬依存⇨同幻覚剤依存→939

精神異常発現薬離脱⇨同幻覚剤離脱→940

精神異常発動薬⇨同幻覚剤→939

精神運動機能の評価 evaluation for psychomotor function 精神発達とは子どもの人格形成(知能・認知，社会性，言語，情緒，適応性，日常生活習慣，道徳性，意欲など)が確立されていく過程で，運動発達とは環境との継続的な相互交渉を通し運動機能が分化，複雑化し，統合化される過程である．これらは互いに関連し合い分離独立して発達するものではなく，個人差も大きい．精神運動機能をあえて評価する意義は，異常の早期発見や予測，診断，治療，援助などに役立たせるためである．[375]

精神運動興奮 psychomotor excitement 〔D〕 psychomotorische Erregung 精神的要因によって生じる激しい運動症状であり，今日の精神症状学では欲動の著しい亢進と位置づけられる．躁病性興奮と統合失調症にみられる緊張病性興奮が代表的であるが，身体因性精神障害を含む他の精神障害でみられることもある．[1434]

精神運動制止(抑制) psychomotor suppression 〔D〕 psychomotorische Hemmung 発語を含む活動が少なくなるか，停滞しがちであるが，まとまりやつながりを欠くとはいえない状態をいう．思考面に現れると思考制止と呼ぶ．欲動の低下と考えられており，高度になると昏迷に至る．うつ病患者では，制止が軽度の場合，「根気がない」「判断力が落ちた」などと訴える．[1434]

精神運動発作 psychomotor seizure 意識がぼんやりとしており，口を動かす，舌なめずりをする，意味もなく手足を動かす，突然歩き回る，走り出す，会話ができることもあるが不自然で内容がないといった発作性の異常行動，動作のこと．ときに全般発作を引き起こし，手足の痙攣や，口から泡を吹き，意識を失うこともある．これは複雑部分発作または精神発作，てんかん症候群を指すときは側頭葉てんかんまたは前頭葉てんかんとも呼ばれている．複雑部分発作は発作が大脳半球の特定部位から始まる部分発作のうちで意識減損を伴うものであり，意識減損のない単純部分発作から移行するものとはじめから意識減損を示すものとがある．発作時間は2-3分だが，数十分続くこともある．周囲の状況を理解しているように見えるが，発作中のことは覚えていない．この発作型をもつ患者は多く，しかも難治性のため特に成人ではしばしばみられ，人格障害や精神病状態をきたす率が高いとされている．[846]

精神衛生　mental hygiene　衛生学は清潔概念の普及を通じて感染症予防に大きな貢献をしたが，精神衛生学の主眼も，精神障害の予防，治療にある．具体的には，第一次予防＝発生予防，第二次予防＝早期発見と再発予防，第三次予防＝リハビリテーションと社会復帰，の3段階を含む．社会運動としての精神衛生活動は，歴史的にみて，18世紀フランスでのピネル Philippe Pinel(1745-1826)の精神病者の解放と20世紀アメリカでのビアーズ Clifford W. Beers(1876-1943)らの精神病院の改革と地域組織の設立に発するといえる．わが国では1987(昭和62)年「精神衛生法」が「精神保健法」に改正されて以来，精神保健(メンタルヘルス)の語が使われることが多いが，これは単なる言いかえではない．精神保健はWHOの「身体的，心理的，社会的ウェルビーイング」の状態を理想とする．すなわち，精神障害者のみを対象とするのではなく，一般健常者の精神健康の保持向上を目的とするものである．現在のわが国での精神衛生活動，精神保健活動は，法的には1995(平成7)年に「精神保健法」を改正して制定された「精神保健及び精神障害者福祉に関する法律」(略称は精神保健福祉法)に保障され，保健所，精神保健福祉センターを中心とする自治体活動と民間活動が協力する形で進められる．[366]

精神衛生看護⇨㊂精神的ケア→1682

精神衛生相談　mental health consultation⇨㊂精神保健福祉相談→1686

精神衛生相談員　mental health counselor　［**精神保健福祉相談員**］　1965(昭和40)年の「精神衛生法」改正により定められた，保健所において精神衛生に関する相談および精神障害者に対して訪問を行い，必要な指導を行う職員．その後，1987(同62)年の「精神保健法」の改正により，法律名に合わせて精神保健相談員となり，さらに1995(平成7)年の「精神保健福祉法」の改正で，現在の精神保健福祉相談員に名称変更された．精神保健福祉相談員は，精神保健および精神障害者の福祉に関する相談に応じ，ならびに精神障害者およびその家族などを訪問して必要な指導を行う．精神保健福祉相談員は，精神保健福祉士その他政令で定める資格を有する者のうちから，都道府県知事または保健所を設置する市の長が任命する．[321]

精神衛生法　Mental Health Law　精神障害者などの社会的保護を図ることを目的とする法律．1950(昭和25)年に公布，施行された．本法が対象とする精神障害者は第3条に規定され，慢性アルコール中毒や覚醒剤中毒などの中毒性を含む精神病者，知的障害者，および精神病質者である．骨子は精神病者の治療のための自発的意志に基づく入院を要請しているのみならず，公権力や保護義務者の同意による入院(措置入院および同意入院)についても規定している点にある．そのうち最も重要なのは公権力に基づく措置入院で，一般人の診察・保護の申請，警察官による通報，検察官による通報などに基づき，精神障害者ないしその疑いがある者につき，2名以上の精神衛生鑑定医が一致して入院させなければ自傷他害の恐れがあると判断した場合に，都道府県知事は強制的に入院措置をとれることが定められている．なお，同意入院については，必ずしも障害者自身の同意がなくとも保護義務者の同意があれば，入院する病院の診断による強制的入院が可能とされているが，その実施には人権侵害の危険性もあり注意が必要である．「精神衛生法」は，1987(昭和62)年「精神保健法」へ，1995(平成7)年「精神保健及び精神障害者福祉に関する法律」へ引き継がれている．[1331]　⇨㊂精神保健及び精神障害者福祉に関する法律→1685

精神外界葛藤⇨㊂葛藤→532，自我境界→1228

精神科救急　psychiatric emergency　1995(平成7)年，厚生省保健医療局長通知「精神科救急医療システム整備事業について」が出され，各自治体で精神科救急情報センターの設置が進んでいる．原因となる精神疾患の治療のみが目的ではなく，緊急を要する精神症状，状態を呈している患者の救急事態を和らげて安定化することが目標である．家族社会的要因(家族や地域社会の支援体制など)，医療者側の要因(入院施設の条件など)にも目を向ける必要がある．多くは入院治療の適否を判断する事態であり，①臨床症状の重篤性，②自傷ないし他害の恐れ，③治療可能性(入院治療によりよくなる可能性がある)，④身体医学的問題(薬物の過量内服による意識障害や自殺企図による外傷など)，⑤支援者・家族の欠如，の5項目を積極的に考慮し入院の要否を決定すべきである．[1622]

精神科救急病棟　psychiatric emergency unit　［**スーパー救急病棟**］　精神科救急医療システムの基幹となる病院であり，常時救急外来診療が可能で，精神疾患にかかわる時間外，休日または深夜における診療件数が年間200件以上であることや，すべての入院形態の患者受け入れが可能であるなどの条件を満たすことが必要とされる．年間の新規患者のうち6割以上の措置入院，緊急措置入院，医療保護入院または応急入院の患者を受け入れている．療養環境は，隔離室を含む半数以上の病室が個室で，精神科救急医療を行うために十分な構造設備を有している．救急というスピード性と24時間受け入れ体制があることから，スーパー救急病棟とも称されている．病棟に看護師10：1以上，精神保健福祉士2名以上，常勤の精神保健指定医が1名以上配置されており，かつ，当該病棟を有する保険医療機関に常勤の精神保健指定医が5名以上配置されている．なお日勤帯以外の時間帯にあっては，看護師が常時2名以上配置されている．検査，CT撮影が速やかに行えるなど，質の高い治療・看護技術をもち，実効性の高い短期入院治療が行われている．[53]

精神科急性治療病棟　psychiatric acute care unit　主として急性期の集中的な治療を要する精神疾患を有する患者を入院させる精神病棟．常勤の精神保健指定医が1名以上配置されており，かつ，当該病棟を有する保険医療機関に常勤の精神保健指定医が2名以上，さらに精神保健福祉士または臨床心理技術者が配置されている．看護職員数が13：1以上の入院料1と，15：1以上の入院料2がある．なお日勤帯以外の時間帯にあっては，看護要員が常時2名以上配置されており，そのうち1名以上は看護師であることが条件になっている．規定された検査体制はないが，地域における精神科救急医療システムに参加している病棟である．精神科における急性期医療が盛んとなっている現在では，入院料1の急性期治療病棟が増加してきている．措置入院の患者を除いた新規患者のうち4割以上が3か月以内に退院し，患者の自宅または精神障害者社会復帰施設へ移行している．[53]

精神科ショートケア⇨同ショートデイケア⇀1467

成人型高シトルリン血症 adult-onset citrullinemia 高シトルリン血症は，体内で産生されたアンモニアを処理する尿素サイクルにおけるアルギニノコハク酸合成酵素欠損により，血中にシトルリンが蓄積する疾患である．ときにはアンモニアは正常範囲にとどまることがある．成人型高シトルリン血症とは，思春期前後に発症するもので，新生児型などと比べて生命的予後は悪くなる．日本では本症が多い．[987] ⇨参シトルリン血症⇀1327

成人型多発性嚢胞腎 adult type polycystic kidney⇨同多発性嚢胞腎症⇀1925

成人型糖尿病 adult-onset diabetes(mellitus) 中年以降に発症した糖尿病は経過が緩徐であり，古典的にこのように呼ばれた．現在では分類上，この用語はなく，2型糖尿病にほぼ相当する．[418] ⇨参2型糖尿病⇀3，インスリン非依存型糖尿病⇀296

精神カタルシス psychocatharsis⇨同精神的浄化⇀1683

精神科認定看護師 certified expert psychiatric nurse；CEPN 日本精神科看護技術協会が現在の精神科看護の状況と将来の展望を見据えて，熟練した看護技術，最新の知識を必要とする精神科看護分野を設定し，同分野において優れた看護技術と知識および実践能力を有することを認めた者をいう．目的は，水準の高い看護を実践できる精神科認定看護師を養成し，社会に送り出すことにより，看護現場における看護ケアの質の向上を図ることにある．認定看護領域は，退院調整，行動制限最小化看護，うつ(鬱)病看護，精神科訪問看護，精神科薬物療法看護，薬物・アルコール依存症看護，児童・思春期精神看護，司法精神看護，精神科身体合併症看護，老年期精神障害看護がある．その他，他分野の看護者に対して相談に応じる，精神科において関係する医療チームと共同して，質の高い看護実践を行う，看護技術の知識の集積に貢献するなど，指導的役割を果たすことが期待されている．[53]

精神科訪問看護 psychiatric visiting nursing 精神科医療において，訪問看護が診療報酬上ではじめて評価されたのは1986(昭和61)年の改定で，精神科病院の訪問看護料として「精神科訪問看護・指導料」が新設され，週1回を限度に1回200点であった．その当時，短期間に入退院を繰り返す回転ドア現象が全国の精神科病院で問題となっており，通院患者の再入院を防止するケアとして導入する病院も増えていった．その後，1994(平成6)年にはグループホームの複数の入所者を対象とした「精神科訪問看護・指導料(Ⅱ)」や訪問看護ステーションの「訪問看護療養費(一般)」が新設され，精神障害者の地域支援は徐々に充実していった．精神科訪問看護は，地域で暮らす精神障害者が「病気とうまくつき合いながら生活する」ための技術を実際の生活を通して習得することを目的に行われ，その支援は病状の観察，服薬継続のための支援，食生活や清潔保持向上のための家事援助，対人関係能力向上のための支援，今後の生活設計に関する相談など多岐にわたる．2004(同16)年の診療報酬改定で「精神科訪問看護・指導料(Ⅰ)」が1回550点となり，複数名の保健師，看護師が行った場合の複数名訪問加算1回450点が新設された．また，入院患者の退院促進のための活動として，「精神科退院前訪問指導料」が1回380点となり，看護師，精神保健福祉士などが協働して訪問指導を行った場合の複数名訪問加算1回320点も新設された．そして，2008(同20)年度改定で，「精神科訪問看護・指導料」が1回575点に引き上げられた．また，服薬中断等によって急に病状が悪化した場合，主治医の指示があった日から7日以内は1日1回の訪問看護が算定できるようになった．そして，精神科退院前訪問指導料が入院中の全ての患者に対して算定できるよう要件が緩和された．このように，精神障害者の退院促進，地域生活支援において，生活の場で具体的な援助を行う訪問看護の有効性は広く認識されるようになった．[1088]

精神看護⇨同精神的ケア⇀1682

成人看護 adult nursing, nursing care of adults 思春期から向老期に至る成人，すなわち青年期，壮年期，向老期(家族を含む)を対象とした看護．成人の特性を発達課題・生活過程・健康レベルの視点から理解し，各特性に応じた健康問題および，健康問題から生じる諸反応への看護を行うための理論と援助方法を含む．1967(昭和42)年の看護学校教育課程改正により誕生し，小児と母性を除くすべてが対象であったが，1989(平成元)年の改正で老人看護学が誕生し，成人の対象は上記のようになった．[321]

精神看護専門看護師 certified nurse specialist in psychiatric mental health nursing⇨参専門看護師⇀1796

精神鑑定 psychiatric evidence 精神鑑定には，裁判官，検察官などの命令によって刑事事件の被疑者，被告人の刑事責任能力，訴訟能力の有無や程度(心神耗弱，心神喪失など)を判断する刑事司法鑑定，一定の民事上の行為能力(遺言能力，契約能力など)を評価する民事鑑定，あるいはその行為能力の恒常的な欠陥の有無を判定する家事鑑定がある．司法鑑定では学識，経験の豊かな精神科医が鑑定人となる．鑑定人は，裁判記録，捜査記録，診療録などを精査したうえで対象者と面接し，精神医学的診断を行う．必要のある場合には，血液検査，脳波検査，画像診断などの臨床諸検査や，心理テストを実施して診断の参考とする．また，対象者の親族や関係者と面接して情報を得る必要もある．なお，かつて「精神衛生法」〔1950(昭和25)年制定〕において，精神鑑定医が自傷他害の恐れがあるか否かを判断するために知事の命令で行った精神衛生鑑定を含めて精神鑑定と呼んでいたが，1987(昭和62)年に「精神保健法」(現「精神保健福祉法」)に改正された際，精神鑑定医は精神保健指定医と改称され，知事の命令による診察も，指定による診察と改められたので，現在「精神保健福祉法」上は精神鑑定という用語は使用されない．[1269]

成人教育学 andragogy ［アンドラゴジー］ アンドラゴジーandragogyとは，ギリシャ語のandros(成人)と

agogos(指導)からなり，成人という発達段階の特徴を生かした学習・教育について解明する教育学をいう．第一次世界大戦後のドイツでローゼンシュトック Eugen Rosenstock らが，人間は生涯にわたって学習する存在で，子どもの教育学だけではなく，成熟した大人のための教育学が必要であると主張したことが始まりとされている．近年では，ノールズ Malcolm Knowles(1913-97)が「大人の学習を援助する技術と科学」と定義，体系化した．成人教育学では学習者の自己概念，経験，学習の動機づけ，学習活動などの特徴を生かし，主体的参加を促す雰囲気づくり，学習のためのニーズ診断，学習の方向性の決定，学習活動計画の開発，学習活動の実施，学習ニーズの再診断のプロセスで進められる．[1081]

成人くる病 adult rickets 組織学的に類骨組織が骨の中に過剰にあるが正常の骨は非常に少ない．成人くる病(骨軟化症)は骨成長完了後に発症する．原因疾患は腎疾患，ビタミンD欠乏など多数ある．腰痛・背部痛などの不定愁訴が多く，進行例では特有な骨改変層(X線上垂直に横走する透明帯)がみられる．検査所見は基礎疾患により異なり，治療は活性型ビタミンD製剤などが用いられる．骨成長期に発症する場合はくる病と呼ばれ区別される．[673] ⇨参骨軟化症→1114，くる病→837

精神外科 psychosurgery, psychiatric surgery ポルトガルのモニス Egas Moniz(1935)が前頭葉白質切截術 prefrontal leucotomy(ロボトミー lobotomy)を感情障害，特に難治うつ(鬱)病や強迫性障害に適用し，のちにノーベル賞を受賞したのに始まる．しかし脳に外科的侵襲を加えるため回復不能の脱落症状(人格変化，てんかん，知能低下など)を残す．眼窩(経由)脳白質切截術 transorbital leucotomy および前頭葉を切りとる前頭葉切除術 frontal lobectomy もこれに属する．その後，定位脳手術(1947)，熱凝固術(1949)，およびペーペズ James W. Papez(1937)の情動回路の3つの流れがワード Arthur A. Ward Jr.(1948)の辺縁外科手術となり現在も行われている．主なものは帯状回切截術 cingulotomy や内包切截術 capsulotomy(大脳辺縁系の両側内包前脚に熱電極またはコバルト60 γ 線を当てる)がある．わが国では広瀬貞雄の方法がある．また一部の人格障害(放火など)に施行されているが，近年のわが国では向精神薬の発達に伴い，精神外科を用いることは少なくなった．[1062]

成人呼吸窮迫症候群⇨参呼吸窮迫症候群→1080

精神作業能力テスト ⇨同内田・クレペリン精神作業検査法→327

精神錯乱 confusion, mental confusion ［**急性錯乱**］ 思考障害が中心で，認知や想起，思考などの相互の関連が失われるために，思考過程がまとまりがなくなる状態をいう．意識障害を伴う場合が多いが，ない場合もある．統合失調症，躁うつ(鬱)病，症状精神病などに多いが，非定型精神病の場合には，急激な意識の解体および思考滅裂，せん妄，夢幻様思考，幻覚，興奮，不安焦燥などが現れ，類似するものにアメンチア amentia がある．明識困難で外界の認知が不可能となり軽い意識混濁にとまどい困惑を伴う．産褥精神病，全身性エリテマトーデス(SLE)，ポルフィリン症などにみられる．[1062] ⇨参せん妄→1794

精神疾患の診断・統計マニュアル Diagnostic and Statistical Manual of Mental Disorders；DSM ［DSM］ アメリカ精神医学会によって刊行されたマニュアルで，精神疾患の公式の診断的分類表．1952年のDSM-Ⅰに始まり，4回の修正および改訂を受け，現在はDSM-Ⅳ-TR(2000)が最新版．DSMは5つの軸からなる包括的診断アプローチとして，多軸評定法を用いることを提示している．軸 axis のそれぞれは，異なった種類の情報に適用され，精神的および身体的データが含まれることになる．Ⅰ軸とⅡ軸は，幅広く分類された臨床症候群と人格障害のすべての精神障害を含む．Ⅲ軸は，身体疾患および身体状態．Ⅳ軸とⅤ軸は，治療計画や予後の予測のために付随した情報のアウトラインをコード化したもので，例えば心理社会的ストレスの強さや適応機能である．それぞれの精神障害の分類は，WHO の ICD-10 の疾患分類を参考にしたコードを含み，各疾患について必要不可欠で，障害の特徴に結びつく有用な診断基準を提示している．さらに各疾患について，発病年齢，経過，悪化，合併症，素因，性比率，家族形態，鑑別診断などが示されている．[724] ⇨参多軸診断システム→1914，操作的診断基準→1815

精神社会性低身長症 psychosocial dwarfism ［**心理社会性低身長症**］ 本来は成長に伴って身長を伸ばす機構に問題のない小児が，成長の過程に被った精神的，社会環境的ストレスによって成長不良，低身長に陥ったもの．親からの虐待，ネグレクト，養育機能不全のほか，より広い社会環境的背景をもつものまである．発育期のうちに問題が取り払われ，患児に望ましい環境がもたらされると，身長，体重の急激な回復(キャッチアップ)がみられる．[1260]

精神腫瘍学⇨同サイコオンコロジー→1156

精神障害者家族会⇨同家族会《精神障害者の》→509

精神障害者グループホーム ⇨同共同住居《精神障害者グループホーム》→766

精神障害者社会復帰施設 social rehabilitation institution for mentally disordered person 精神障害者のリハビリテーションのために役立てられる施設の総称で，1987(昭和62)年の「精神保健法」の改正で制度化された．数年に1度の改正を経て，2000(平成12)年には生活訓練施設(援護寮)，授産施設，福祉ホーム，福祉工場，地域生活支援センターの5種類の社会復帰施設が法定化された．年々増加しているとはいえ，絶対数には明らかな不足があり，精神障害者の小規模共同作業所も社会復帰施設に含まれるが，法定施設ではないため多くが自主的な運営をしており，財政基盤の不足やそれに伴う職員の不足などの問題から法的制度化や現行制度の改善が求められていた．2000年の「社会福祉法」改正により小規模授産施設が制度化されたが，これまで「精神保健福祉法」で定められていた精神障害者社会復帰施設は，2012(平成24)年3月31日までに「障害者自立支援法」(附則48条)に基づく新事業体系(障害福祉サービス事業)に移行することとなった．[1316]

精神障害者授産施設 sheltered workshop for mentally disabled person 「雇用されることが困難な精神障害者が自活することができるように，低額な料金で，必要な訓練を行い，および職業を与えることにより，その者の社会復帰の促進を図ることを目的とする施設(改正前の精神保健福祉法第50条の2第3項)」で，精神障害者社会復帰施設の1つ.「障害者プラン」に引き続き策定された「新障害者プラン」を受けて，日常生活の訓練や社会生活適応のための指導，生活の場，活動の場を提供し，精神障害者の社会復帰を推進する目的で，さまざまな精神障害者社会復帰施設がつくられた．精神障害者授産施設もその1つで，通所授産施設，入所授産施設，小規模通所授産施設が含まれる．これらの施設は，2006(平成18)年に施行された「障害者自立支援法」(附則48条)に基づく新事業体系に移行する．「障害者自立支援法」は，障害者が地域で暮らせる社会，自立と共生の社会の実現を目指し，3障害(身体・知的・精神)を一元化し，地域全体で支え合うことを主な目的とする．したがって，自立支援給付に要する費用は，一部都道府県が支弁するものを除き，市町村が支弁し，その1/4を都道府県が，国が1/2をそれぞれ負担し，利用者も応分の負担をすることになった.[1451]

精神障害者小規模作業所 community based rehabilitation services for the mentally disabled ［共同作業所］ 地域で生活している精神障害者が仲間と作業を行い，互いに支え合いながら自立していくことを目的とした精神障害者リハビリテーション施設．共同作業所ともいわれ，現在その数は急増しているが，いまだ法定施設ではない．運営はボランティアを含めた2-4人のスタッフが担い，民家の一部やアパート，役所，役場，公民館などの場所を借りて，週4日程度開所している．通所者(メンバー)数は1か所当たり十数人で，年齢層は10-50歳代と幅広い．作業内容はさまざまで，簡単な内職や食品，小物などのオリジナル製品の製造や販売，公共施設の清掃などのほかに，喫茶店を経営するなどメンバーのニーズにより異なる．その他レクリエーションなどのプログラムを行ったり相談の場を設けるなど，生活全般へのサポートシステムとして機能を果たしている場合もあり，働く場でありながらも仲間と集い憩う場，くつろぎながら生活のリズムを回復する場でもある．運営母体は半数以上が家族会で，その他に市民団体，社団・財団法人などがある．仕事の内容は納期にしばられることが少なく，単純・軽作業が多いため，収益はわずかである．歴史的には，1965(昭和40)年の「精神衛生法」改正で地域精神活動が整備されたことにより精神障害者小規模作業所設置の案が生まれ，家族会が母体となってつくられたことが始まりである．その後も法的な裏づけがないにもかかわらず，当事者の家族，ボランティアらの努力により発展し，1987(同62)年には精神障害者小規模作業所運営助成費が国の補助として予算化され，また同時期に都道府県の助成が普及したことにより作業所は各地域に設置されていった．2006(平成18)年，「障害者自立支援法」により，訓練等給付による就労移行支援型と給付外の地域活動支援センターに分化しつつある．自治体によって運営上の格差が大きく，きわめて困難な状況で活動を続ける作業所が多いのが実状である.[709] ⇨参家族会《精神障害者の》→509

精神障害者生活訓練施設 精神障害者社会復帰施設の1つで，精神障害のため家庭において独立して日常生活を営むことが困難で生活の場がない者に対し，日常生活に適応できるように低額な料金で居室その他の施設を利用させ，必要な訓練や指導を行い，その者の社会復帰の促進を図ることを目指す施設(改正前の「精神保健福祉法」50条の2第2項)である．定員は20名以上とされている．2005(平成17)年に制定された「障害者自立支援法」に基づく新事業体系に移行し，国は施設の設置や運営費の1/2を負担し，利用者も応分の負担をすることになった.[1451]

精神障害者地域生活支援センター ⇨参地域活動支援センター→1962

精神障害者保健福祉手帳 mental disability certificate ［**精神保健福祉手帳**］ 1993(平成5)年に成立した「障害者基本法」で，精神障害者が障害者福祉施策の対象となったことを踏まえ，1995(平成7)年に制定された「精神保健及び精神障害者福祉に関する法律」(略称「精神保健福祉法」)で，精神障害者への福祉施策の充実を図るために創設された．精神障害者保健福祉手帳交付の対象者は「精神障害があるために，長期にわたり日常生活または社会生活に相当な制限を受ける者」となっており，障害の程度により，1級(他人の援助や介護を受けないと日常生活が営めない)，2級(単独での日常生活に支障があり，時に応じて他人の援助が必要)，3級(労働困難で社会生活に制限がある)に分けられ，所得税と住民税などの免除，交通機関の運賃割引，携帯電話料金や映画料金などの割引などの福祉サービスが受けられる．しかし，精神障害者保健福祉手帳の制度自体が新しいため，実際の手帳取得者は，有資格者の半数程度にとどまっている．

精神浄化法 psychocatharsis⇨同精神的浄化→1683

精神神経症 psychoneurosis 〔D〕Psychoneurose フロイト Sigmund Freud は初期に，神経症を現実神経症(神経衰弱，不安神経症，心気症)と精神神経症(転換ヒステリー，恐怖症，強迫神経症)とに分けた．現実神経症は自律神経系や内分泌系などの生理的な機能障害に由来するとし，精神神経症は純粋に精神的要因によって発症し，特に幼児期体験や人格形成過程と深くかかわるとした．フロイトは，心因によるとした精神神経症において，精神療法の有効性を指摘したが，現在ではこのような分け方はされていない．今日の神経症概念は，この精神神経症とほとんど同一である.[666] ⇨参神経症→1525

精神神経用薬中毒 neuroleptic drug poisoning 催眠・鎮静薬，抗不安薬，抗精神病薬，抗うつ薬，抗躁薬，精神刺激薬などの精神神経用薬を誤飲あるいは自殺目的で飲むことにより起こる中毒．症状は薬物によって異なる．中毒時には原因物質を確認し，患者を早急に医療機関に送り，適切な治療を行う．フェノチアジン系，ブチロフェノン系，ベンゾジアゼピン系，三環系抗うつ薬，炭酸リチウム，MAO(モノアミン酸化酵素)阻害薬，ヒドロキシジン，スルピリド，オキシペルチン，ゾテピン，ゾピクロン，その他の非バルビツール酸系催眠・鎮静薬，その他の抗うつ薬などの薬剤がこれに該当する.[1122]

精神身体障害⇨同心身症→1559

精神衰弱 psychasthenia 〔F〕psychasthénie ジャネ Pierre Janet(1903)が唱えた精神疾患の概念で，心理的緊張が全般的に低下し，総合的精神機能が失われた結果(精神自動症)，不安，恐怖，強迫症状，外界疎遠感，離人症，無力感，自己不全感，心気症などが現れる．そして自発性欠如や無為，慢性の強迫病(ささいな出来事を乗りこえて前へ未来へと進むことができない状態)など精神疾患そのものまでを含んでいる．ただ精神衰弱は現実機能が失われた状態をいうのであって，現実そのものが見失われている精神病とは一線を画し，病識もある．完全欲を捨てて他人も自分をも許すこつを会得させることが重要で，ジャネは精神衰弱を精神病と神経症との間にある移行型としてとらえ，変遷もあることを主張した．[1062]

成人スチル病　adult Still disease　若年性関節リウマチの全身型(スチル Still 病)の成人発症型．間欠熱，関節痛，リウマトイド疹を特徴とする原因不明の疾患で，1971 年バイウォーターズ Eric George Lapthorne Bywaters(1910-2003)が提唱した．35 歳未満の若年成人に多くみられ，疾患の認知とともに発症頻度が増加しており，若年成人不明熱の原因疾患の 1 つ．診断には上記三主徴のほか，白血球増加，赤血球沈降速度亢進，血清フェリチンの著増，リウマトイド因子および抗核抗体陰性などが重要．また咽頭痛，リンパ節腫脹，脾腫，肝機能異常，薬剤アレルギーもよくみられる．ステロイド治療が主体となる．[186] ⇨参スチル病→1641

成人性歯周炎　adult periodontitis⇨同慢性歯周炎→2752

精神性多汗症　emotional hyperhidrosis⇨同局所性多汗症→775

精神性発汗　mental sweating, psychogenetic perspiration［情緒性発汗］　精神的，情緒的に興奮したときに，腋窩，手掌，足底にみられる発汗．体温調節には関係しない．[229] ⇨参汗→154，局所性多汗症→775

成人性浮腫性硬化症　scleredema adultorum　［浮腫性硬化症，ブシュケ病］　若年者にも生じるため，浮腫性硬化症と呼ばれることも多い．溶血性連鎖球菌感染症や扁桃炎などの先行感染症に引き続いて発症することが特徴．臨床症状は項部から上背部，上腕部にかけて広がる境界不鮮明な板状硬結であり，あたかも鎧を着たような重苦しさ，運動制限を訴えることが多い．浮腫とはいえ指圧痕は残さない．組織学的には真皮膠原線維の増加が特徴的で，ムチン沈着を伴う例が多い．治療は扁桃などの感染症を伴う症例では抗生物質の全身投与を，病巣部に対しては循環改善を目的としたビタミン E の投与，外用ステロイド剤の密封療法，ステロイドホルモン剤全身投与などが行われる．半年から 2 年ほどで軽快する症例が多い．[58]

精神生理学　psychophysiology　生理学的検査を行い，観察と得られた測定値から主に人間の精神活動を生理学的に研究する領域．例えば，脳の電気的変動は脳波，誘発電位として記録され，そこから中枢神経系の機能を観察できる．また，人間の心理や行動および精神活動に影響するような刺激を与え，血圧，心電図，皮膚電気反射などの生理学的反応を観察する方法もある．[666]

精神測定　psychometry, mental measurement 〔D〕Psychometrie ［心理測定］　感覚，知能，性格，嗜好，態度などの精神現象を科学的に数量的に測定し，記述する試み．大別すると，感覚，知覚の測定には精神物理学的測定法，知能，性格のためにできた心理検査，そして嗜好や社会的態度の測定を主な目的として開発された尺度構成法に分けられる．したがって精神測定とは，心理検査や知能検査などの測定用具を発達させたり，検査を行い，その結果を解釈したりする方法といえる．[724]

精神代理症　psychic equivalent　亜急性，挿間性に経過する，てんかん性もうろう状態(精神病性挿間)と不機嫌状態(周期性不機嫌)のこと．挿間性症状がみられる際に，異常脳波あるいは脳波上の強制正常化がみられることがある．古くは痙攣，失神発作の代わりに精神症状を示すものを指したが，これらは発作の代理症というよりは，てんかんそのものの現れである．また，罹病期間の長いてんかん患者に，精神障害が発作の代わりに現れる現象を代理症と呼ぶ場合があったが，てんかんで持続性の精神症状を示すものは，てんかん精神病として論じられることが多くなった．[846]

精神的外傷　psychic trauma, psychological trauma ［心的外傷，トラウマ］　trauma(トラウマ，トローマ)というギリシャ語に発する言葉は当初，外科的外傷を意味していた．19 世紀半ば，鉄道が発達するにつれ，鉄道事故による外傷がいつまでも心身に苦痛を与える鉄道脊柱症 railroad spine が話題にのぼるようになった．次いで火器の発達によって様相を変えた戦争による受傷者にシェル(砲弾)ショックという名称の急性の反応が続発し，戦争神経症と呼ばれるようになり，現在ではそれらをまとめて PTSD(外傷後ストレス障害)と呼ぶようになった．PTSD はベトナム戦争の帰還兵にみられた諸症状に関するアメリカ国防総省の調査から抽出された症候群で，致命的ストレスに遭遇したことによって生じた以下のような 3 群の症状が 1 か月以上持続することをいう．すなわち，①そのストレスを生々しく再体験するかのような感覚(解離性フラッシュバック)や悪夢，②そうしたストレスを回避しようとする努力と反応麻痺，③ストレスへの過敏と過覚醒(不眠など)である．PTSD は 1980 年に刊行されたアメリカ精神医学会による『精神疾患の診断・統計マニュアル第 3 版(DSM-Ⅲ)』に収載された．アメリカの精神科医ハーマン Judith L. Herman は戦闘ストレスの曝露者を対象にしてつくられた現行の PTSD 概念にあきたらず，児童虐待(特に児童期性的虐待)の被害者に頻繁にみられる一連の症状(解離性障害，世界観のゆがみ，未来の縮小感など)からなる複雑性 PTSD の概念を提示したが，1994 年の診断・統計マニュアル改訂版(DSM-Ⅳ)には収載されなかった．しかし，こうしたハーマンらの提唱は，ガンダーソン John Gunderson らによる境界性パーソナリティ障害(BPD)の概念に多大な影響を与え，現在では BPD と複雑性 PTSD との間を明瞭に区分しがたいとの見解もある．最近の神経図像 neuroimaging を用いた研究によれば，家庭内の日常生活の中で繰り返される暴力や威圧によるストレスは成長期の乳幼児や学童の脳神経系の発達を阻害し，脳梁の狭小化や左側海馬，左側扁桃体の萎縮などの器質的障害に至ることが示唆されている．[641] ⇨参心的外傷後ストレス障害→1588，フラッシュバック現象→2576，境界性パーソナリティ障害→749

精神的ケア　mental care ［精神看護］　バイタルサインの測定，清拭，褥瘡の手当てなどの患者への身体的なケアに対して，精神面に焦点を当てた看護の働きかけのこと．本来的に看護では，身体的なケアを通して精神的な安寧や安定をもたらし，また不安を軽減することによって身体的な苦痛を緩和するというように，身体と精神を切り離して考えることはできないものである．しかし，看護師は，処置や診療介助などの日常業務に追われることから患者の気持ちに沿ったケアができないことが多いため，その反省のうえに患者の精神面への働きかけを意識的に取り上げ，精神的ケアとして重要視してきた．[1118]

精神的健康　mental health　感情，行動および社会的に正常なよい状態で，他者と結合した自由な人格が保たれている状態であること．精神的健康は単独に存在するものではなく，WHO 憲章前文においても健康は「身体的，精神的，社会的に健やかな状態」と定義されている．[338] ⇨参メンタルヘルスケア→2813，メンタルヘルス→2813

精神的死⇨同精神的自殺→1683

精神的自殺　spiritual death ［精神的死］ 自殺者の心は孤独であり，死を求めるきもちと生を望むきもちの間にいる．精神病理学的には，自殺は自己の意志による死の選択であるが，死の選択をはっきりと意識していない事例が多く，例えば，薬物依存やアルコール依存は隠された自殺であり，メニンガー Karl A. Menninger はこれを慢性自殺と呼んだ．また，愛情や依存の対象を何らかの理由により失うことを対象喪失 object loss といい，これに対する反応を悲嘆 grief，対象喪失後に生じる心理的過程を悲哀 mourning という．特に死別による対象喪失は，喪の仕事 mourning work と呼ばれている．これらの過程は精神的には自殺者と共通しており，さらに何らかの心因が加われば，自殺企図に及ぶこともある．[69]

精神的浄化　psychocatharsis ［精神浄化法，精神カタルシス］ ギリシャ悲劇が観客に与える影響を説明するために用いられたカタルシスに由来した用語．アリストテレス Aristoteles は，観客は悲劇に感情移入することで自分の心の中が浄化される体験をするため，悲劇を好むと理解し，その基盤にある心的機制をカタルシスと名づけた．そこから派生して，カタルシスは過去の不快な体験やうっ積した感情を排泄し，心の緊張を解き，浄化することを指して用いられるようになった．フロイト Sigmund Freud は，無意識的に抑圧されていた記憶や感情を自由に表現させ，うっ積した感情を発散させる治療手法をカタルシス法と名づけた．心理劇や他の精神療法でもカタルシス，洞察，自己実現という流れで治療が構成されている．[1316] ⇨参カタルシス→523

精神展開⇨同サイケデリック→1155

精神内界の葛藤　intrapsychic conflict　個人の内的世界において，相反する欲求が衝突して精神状態の平衡を乱している状態．内界とはいっても個人のうちなる世界のみの問題ではなく，他者，もの，その人がおかれている状況なども関与．それら外界の事象は表象化され，個人の精神内界の欲求にからんでくる．[756] ⇨参葛藤→532

精神年齢　mental age；MA ［知能年齢］ 出生から計算する生活年齢とは別に，精神発達の水準を年齢段階で表したもの．ビネー Alfred Binet は精神年齢（ビネー自身は知能水準と表現した）という尺度を導入することによって知能をはじめて客観的に測定することを可能にした．その個人の精神発達水準が標準的発達のどの年齢段階にあたるかという数値．[756]

精神薄弱者福祉法　知的障害者に対し，その更生を援助するとともに必要な保護を行い，精神薄弱者の福祉を図る目的で，1960（昭和 35）年に制定された．この法律によって，精神薄弱児から成人の精神薄弱者までを対象とした知的障害者全体に必要な福祉や保護対策が行われるようになった．この法律は，精神薄弱の用語が不適切なことから知的障害と改められ，1998（平成 10）年に「知的障害者福祉法」として改正された．[1118] ⇨参知的障害者福祉法→1977

成人発症型糖尿病⇨同インスリン非依存型糖尿病→296

成人病　adult disease　1951（昭和 26）年にわが国の死亡原因は脳血管疾患が結核に代わって第 1 位を占めるようになり，1958（同 33）年には脳血管疾患，癌，心臓病といった慢性疾患が上位を占めるようになった．1957（同 32 年）に旧厚生省は成人病予防対策協議連絡会において「成人病とは主として脳卒中，がんなどの悪性腫瘍，心臓病などの 40 歳前後から死亡率が高くなり，しかも全死亡のなかでも高位を占め，40-60 歳くらいの働き盛りに多い疾患」と定義．これは加齢に伴って罹患率が高くなる疾患群として糖尿病，腎臓病，肝臓病を含む疾患の概念として広く使われるようになった．そして早期発見，早期治療を目的とした第二次予防に重点をおく政策が強力に進められたのだが，成人病は著しく増加，医療費は急増の事態となり，成人病のリスク因子である「悪い生活習慣」の除去・低減を図るために，成人病のリスク因子である生活習慣の改善すなわち第一次予防への取り組みに重点がおかれるようになってきている．[1465] ⇨参生活習慣病→1661，メタボリックシンドローム→2798

精神病院《精神保健福祉法による》　mental hospital，psychiatric hospital　病院のうち，精神障害の患者の診療を主として行う施設で，臨床精神医学の実践の場．起源は，ヨーロッパで 8 世紀頃に設立された施療院で，多くは患者を社会から隔離して監禁する場であった．19 世紀頃から，人道主義に基づいた精神病院が少しずつ建設されるようになった．わが国では，江戸時代以前にも寺院や滝（水行・滝行と結びついたもの）などに保養所はあったが，西洋医学による精神病院は 1875（明治 8）年に京都癲狂院が開設されたのが始まり．わが国の精神病院の設置や発達は諸外国に比して大幅に遅れたが，1950（昭和 25）年に「精神衛生法」が制定，1965（同 40）年頃から民間の精神病院が多数設立されるようになり，現在では全国で約 1,600，病床数は約 36 万となった．先進諸国では大部分が官公立であるのに対して，わが国では多くが民間立で占められているのが特徴．精神病院は一般病院に比べて，構造・人員配置・診療報酬などの面で低い水準に規定されているのが現状である．近年は一般の精神障害者の入院医療のみならず，老年性精神疾患や依存症の患者の専門医療，地域と密接な関連をもったリハビリテーション活動などを積極的に行うようになっている．また，精神病院の呼称が差別的な響きをもつとの理由で「精神科病院」という呼称が一般化している．[389]

精神病院法　Mental Hospital Act　精神病者に対し，医療の観点から公的精神病院(私立代用精神病院を含む)を設置することを明確にした法律で，1919(大正8)年に公布された．入院対象となるのは精神病者監護法に基づき市区町村長が監護すべきとした者，司法長官が危険人物と認めた犯罪者であった．その後，1950(昭和25)年に精神衛生法附則2項が公布され，本法律は廃止された．

成人病検診⇨同生活習慣病検診→1662

精神病質者　psychopath　〔D〕Psychopathie　ドイツの精神医学者シュナイダーK. Schneider(1887-1967)によれば，性格が平均から著しく偏っているために，自分が悩んだり，社会を悩ましたりする人々を精神病質といい，意志欠如，発揚，自信欠如，抑うつ，無力，顕示，爆発，情性欠如，狂信，気分易変の10類型に区別される．一方，体格と性格の研究で有名なクレッチマーE. Kretschmer(1888-1964)は，精神病質者は正常な気質と精神病の中間に位置する人々で，分裂病質，循環病質，類てんかん病質の3つがあるとした．反社会的な精神病質者は，かつては変質者，背徳狂などと呼ばれ，英語圏では社会病質(ソシオパス)と称されたが，アメリカ精神医学会の診断分類基準(DSM-Ⅳ-TR)によれば反社会性パーソナリティ障害(B群)に位置づけられた．精神病質者は病人とはみられないが，脳波や脳MRIなどの検査では微細な異常所見がみられることが多く，その生物学的マーカーの探究が進められている．[1269]

精神病質人格　psychopathic personality　人格の正常範囲からの逸脱を示す人格異常のうち，この逸脱のために本人自身が悩む，あるいは周囲の社会が悩むものをいう．ドイツの精神科医シュナイダーKurt Schneider(1887-1967)によって明確に概念化され記述された．ICD-10(国際疾病分類，1993)で用いられるパーソナリティ障害と同義である．シュナイダーは，精神病質人格に発揚性，抑うつ(鬱)性，自己不確実，狂信性，自己顕示性，気分易変性，爆発性，意志欠如，情性欠如，無力性という10の類型を記述した．日常の精神医療では，精神病質人格はもっぱら反社会的行動が目立つ異常人格者を指す場合に用いられる傾向があるが，これは精神病質人格の一面のみを強調した偏った用語法である．[693]　⇨参パーソナリティ障害→2323

精神病者監護法　mental patient restriction act　1900(明治33)年に制定されたわが国で最初の全国的な精神病者の保護に関する法律であったが，その法律制定に相馬事件が大きな影響を与えていた．「精神病者監護法」では，精神病者の監護義務責任者を親族の中から選び，適任者不在の場合は市町村長に定め，精神病者の私宅または精神病院，病室に監置する手続きを定めた．監護に要する費用は，本人または監護義務者の負担とした．「精神病者監護法」のねらいは不法監禁防止と公安維持にあったが，法制定の結果は，公安面の取り締まりが厳しくなり，監置されている精神病者の責任の所在を明確にするにすぎなかった．特に私宅監置を公認したことは，その後のわが国の精神医療の前進を阻むことになった．[1118]　⇨参精神病院法→1684，精神衛生法→1678，相馬事件→1828

精神病者慈善救治会　1902(明治35)年発足のわが国最初の精神衛生活動団体．東京大学教授呉秀三(1865-1932)を中心に，当時の学者，政治家，経済人らの夫人が発起人となり，貧しい精神病者の治療と看護を援助するなど，精神病者への慈善事業と精神衛生活動を目的として結成された．公立精神病院入院患者の慰安，外来無料相談，社会復帰援助などの福祉活動のほかに，精神病の症状，原因，予防，治療や早期入院の必要性などについて，社会に対しての啓蒙運動も行っていた．背景には，精神病者が十分な医療的保護を受けられず，私宅監置(自宅の一室に閉じこめられること)を含む悲惨な状況におかれていたことがあげられる．1927(昭和2)年に名称を救治会と改めた．その後1941(同16)年に救治会，日本精神衛生協会〔1926(同元)年，三宅鉱一(1876-1954)東京大学教授が発足〕，日本精神病院協会の3団体は発展的に解散し，1943(同18)年に精神厚生会が新たに発足した．1950(同25)年にはその名称を日本精神衛生会と改め，現在も精神保健活動や出版物の発行などの活動を行っている．[709]

精神病性障害⇨同器質性幻覚症→682

精神病理学　psychopathology　精神症状を把握し，精神の病的変化の本態を究明する学問．精神医学における最も基本的な方法論であるが，精神という対象は多面的なものであるがゆえに，精神病理学のとる立場も単一のものではありえない．異常状態の記載を，方法論的意識をもって1つの学問領域にまで築き上げたのはヤスパースKarl Jaspers(1883-1969)であった．彼の精神病理学は，了解と説明というディルタイWilhelm Dilthey(1833-1911)の哲学概念を基本にすえている．ヤスパースはこの概念を用いることで精神現象を科学的に把握できるようにした．つまり，意味的に了解不能な精神現象には，精神病的過程として自然科学的な説明が要請されるという．精神活動の背景に無意識的な心的欲動を認め，さまざまな症状は未解決の葛藤の抑圧に由来すると考えるのが，フロイトSigmund Freud(1856-1939)に始まる精神分析学の理論である．個人の発達，対人関係のような心理・社会的要因を重視する一連の立場は広く力動精神医学とも呼ばれ，精神病理学のもう1つの大きな流れをなしている．人間は投企された世界の中で生を実現しようとする実存的な存在(現存在)であるとするハイデッガーMartin Heidegger(1889-1976)の哲学に基づいて，精神病を現存在の変容，失敗の事態ととらえるのが，ビンスワンガーLudwig Binswanger(1881-1966)らの現存在分析の立場である．またツットJürg Zutt(1893-1987)やクーレンカンプCaspar Kulenkampff(1921-2002)らは，統合失調症(精神分裂病)は生活秩序の攪乱(かくらん)と立場の喪失から了解されるとする了解人間学を打ち立てた．これらの流れは，人間学的精神病理学と呼ばれる．イギリス，アメリカ圏で発展した力動学派を除くと，精神病理学は主にドイツ語圏諸国と日本で発展してきたとされる．しかし，精神病理学が精神病の理解を目指す精神医学の基本的方法論である以上，その成果は地域限定的なものではありえず，例えば，アメリカで作成された操作的診断基準にも精神病理学の考え方が反映している．[366]

精神物理関係式⇨同ウェーバー・フェヒナーの法則→316

精神分析　psychoanalysis　フロイトSigmund Freud

(1856-1939)によって創始された心理分析理論とヒステリー治療技法の体系．フロイトの精神分析では，自由連想法，精神分析療法，精神分析理論の3つを統合して，人間の精神・心理現象全般を理解しようとする．フロイト以前の心理学や精神医学は意識にのぼるものを心理現象として扱っていた．これに対してフロイトは無意識に注目し，①人間の言葉，行動，空想，夢，症状などの無意識的意味を，自由連想法(思いつくことを何でも語らせ，その連想の再構成によって無意識の文脈と意味を読みとること)によって理解しようとした．次に②自由連想法を基本とし，さまざまな手法(抵抗，転移，心的葛藤の認識，解釈，逆転移の洞察など)によってヒステリーから神経症を対象とした心理療法(精神分析療法)を開発した．これら無意識解釈のための自由連想法や精神分析療法による臨床経験のうえにフロイトは，③意識，前意識，無意識と意識レベルを3つに分け，また心の構造をリビドー libido(性的本能)を基軸にして，エス(本能衝動)，自我(防衛や適応機能を営む)，超自我(社会的価値規範が内在化している)に分類した精神分析理論を樹立した．フロイトの精神分析理論は画期的であったが，今日では，精神科臨床の全体の中では，症状解釈の1つの方法とみなすのが妥当である．[488] ⇨参精神分析療法→1685

精神分析家 psychoanalyst オーストリアの精神分析学者フロイト Sigmund Freud(1856-1939)が創始した精神分析理論に基づいて，人間の精神世界や行動などを理解しようとする専門家．臨床においては，精神分析家は，精神分析療法によってクライアントの精神健康上の問題を治療していくが，精神分析療法を行うためには，治療者としての教育訓練を受けることが必要になる．[1118]

精神分析療法 psychoanalytic therapy 精神障害の治療に対しては，病理的，社会的，心理的なアプローチがなされるが，精神分析療法は心理的側面に働きかける治療技法．1882年にブロイアー Josef Breuer(1842-1925)はヒステリー女性に催眠を施し，心的外傷体験を想起させることでヒステリー症状を解消させた(カタルシス療法)．ブロイアーのカタルシス療法から着想を得たフロイト Sigmund Freud(1856-1939)は，催眠によらない自由連想法(思いつくことを何でも語らせる)による精神分析療法を開始した．精神分析療法では患者は寝椅子に横になり，治療者は患者の後方に位置し，中立性を保ちつつも患者の病理の核心を探る．治療者は，①人間の思考や行動に無意識が大きく関与することを認識し，②患者の幼児期体験を重視し，③自由連想のプロセスで出現する抵抗，転移を操作することで病根を洞察，分析し，治癒へと導く方法がとられる．患者と治療者の面接は週4-5回行われ，治療期間は平均で3-6年に及ぶ．[488]

精神分裂病 schizophrenia 統合失調症の古称．日本精神神経学会は，統合失調症は人格が分裂する病気ではなく，心の状態を示す疾病群であるという意味合いから，2002(平成14)年に名称を統合失調症と変更することを正式に決定した．クレペリン Emil Kraepelin(1856-1926)は，思春期に発症して次第に進行し末期状態に達する精神病を早発痴呆とした．しかし，この疾患が必ずしも痴呆に至らず，心理学的特徴として思考，情動，体験間の相互の分裂がみられることより，ブロイラー Eugen Bleuler(1857-1939)は精神分裂病という名称を提唱した．⇨参統合失調症→2104

成人ヘモグロビン adult hemoglobin ［ヘモグロビンA］ ヘモグロビン(Hb)はα鎖2個と非α鎖(β, γ, δ)2個の四量体で構成されるタンパク質である．そのうちα鎖が2本，β鎖が2本からなる($\alpha_2\beta_2$)ものを成人ヘモグロビンあるいはHb Aという．胎児ではHb F($\alpha_2\gamma_2$)が主体であるが，生後はHb Aが主体となり正常成人ではHbの95%を占め，組織に酸素を運ぶ機能に優れている．分子量は約6万5,000．[1038]

精神保健 mental health, mental hygiene⇨同メンタルヘルス→2813

成人保健 adult health 公衆衛生活動のカテゴリーの1つ．対象となるのは，壮年期，老年期であり，加齢という生物現象を基盤として取り扱われる．特に健康問題として取り上げられる虚血性心疾患，脳血管障害，癌，糖尿病，肝臓病などの生活習慣病(成人病)は，老化によって引き起こされるもので，予防には若年期から生活習慣を改善することが重要である．成人保健という用語は英語圏ではあまり使用されないが，わが国では生活習慣病の予防の重要性を強調するためか，この語がよく使用される．具体的には，上記の疾病に関する健康増進，健康教育，早期発見，早期治療，リハビリテーションなどの対策の開発，実施，評価を目指す．[374]

精神保健及び精神障害者福祉に関する法律 Act on Mental Health and Welfare for the Mentally Disabled ［**精神保健福祉法**］ 1995(平成7)年，従来の「精神保健法」〔1987(昭和62)年制定〕は，「精神保健及び精神障害者福祉に関する法律(略称は精神保健福祉法)」と名称を一新するとともに，精神障害者などの社会復帰，自立と社会参加の促進に加え，障害者福祉の観点が取り入れられた法律となった．そして「精神保健法」よりもいっそう人権擁護や社会福祉施設の明確化，常勤の指定医をおくこと，公費負担医療の医療保険優先化などが明記された．ことに外来患者の一部自己負担金が5%定率となったことは，精神障害者の社会復帰の促進，通院医療に大きな影響を与えた．しかし，そのような施策が推し進められたにもかかわらず，人権侵害事件が続発し，事件の再発を予防するとともに精神障害者の人権を保護する目的で，1999(平成11)年に一部が改正され，2000(同12)年施行された．主な改正点は，①精神保健指定医の役割強化，医療保護入院要件の明確化，精神科病院に対する指導監督の強化などによる精神障害者の人権に配慮した医療の確保，②緊急入院時に必要な精神障害者の移送制度の創設，③精神保健福祉センターの機能の充実，在宅福祉サービスの充実，市区町村長の役割強化など，精神障害者の福祉サービスの充実など．[1451]

精神保健行政 mental health administration 精神的健康を増進し，精神的不健康の発生を予防し，精神障害を早期に発見し治療する精神保健活動を推進する公的な活動を指す．厚生労働省の障害保健福祉部が主管官庁．都道府県では，衛生福祉部局の精神保健福祉課(地方自治体によってさまざまな名称がある)，市区町村では保健所や保健係が末端の窓口になる．都道府県には，

地域精神保健の中核的技術センターとして精神保健福祉センターが設けられ，精神保健に関する知識の普及，調査研究，複雑な相談や指導，精神保健福祉に関する協力組織の育成援助などの事業を行っている．基本的な法律は「精神保健福祉法」(以前の「精神衛生法」「精神保健法」)で，近年は数年おきに改正が行われている．[389]

精神保健指定医　designated psychiatrist　1987(昭和62)年，「精神保健法」(現「精神保健福祉法」)の成立をきっかけに，「精神衛生法」による精神衛生鑑定医制度が見直され，厚生大臣(現厚生労働大臣)が必要な知識と技能を有すると認めた者に対し，その者の申請により，公衆衛生審議会(現在は医道審議会の所掌)の意見を聞いて指定する「精神保健指定医」制度が創設された．指定医の条件(「精神保健福祉法」第18条)は，①5年以上の診断または治療に従事した経験を有すること，②3年以上精神障害の診断または治療に従事した経験を有すること，③厚生労働大臣が定める精神障害につき，厚生労働大臣が定める程度の診断または治療に従事した経験を有すること，④厚生労働大臣の登録を受けた者が行う研修の課程を終了していることなど．指定医は，5年ごとに厚生労働大臣の登録を受けた者が行う研修を受けなければならない(同第19条)ことが義務づけられている．指定医の職務(同第19条の4)は，①入院継続の必要性の判定，②入院の必要性の判定，③任意入院が行われる状態になっているかどうかの判定，④行動制限の必要性の判定，⑤入院中の診察，⑥仮退院の判定，などである．指定医の取り消しや職務の停止制度も新たに設けられた．[1451] ⇨参医療保護入院→285

精神保健相談⇨同精神保健福祉相談→1686

精神保健福祉士　psychiatric social worker；PSW　精神科ソーシャルワーカーとして1950年代より精神科医療機関を中心に医療チームの一員として導入され専門業務として認知されていたが，1997(平成9)年施行の「精神保健福祉士法」によって精神保健福祉領域のソーシャルワーカーとして厚生労働省管轄の国家試験資格となった．受験資格は，修学年数4年以上の大学あるいは専修学校にて指定科目を履修した者，あるいは精神保健福祉士養成施設修了後一定の実務経験を経過した者など．財団法人社会福祉振興・試験センターが国家試験と登録に関する事務を代行している．具体的な業務内容は，社会福祉学を学問的基盤として，精神障害者の抱える生活問題や社会問題の解決のための援助や，社会参加に向けての支援活動が中心であり，精神障害者の早期社会復帰の促進に関する相談・援助，精神保健領域での問題を抱えている人たちへの相談による対応なども含まれ，総じて対象者の社会環境におけるライフスタイルの獲得の支援を目標としている．職場としては，精神保健関連の病院，その他の施設であるが，他に市町村障害福祉主管課や市町村保健センター，総合福祉センター，社会福祉協議会などにも精神保健福祉士の配置が必要である．具体的には，医療機関では医療相談室などでの相談活動が中心であり，精神障害者社会復帰施設では，利用者の水準に応じて，社会参加や社会復帰を実現していくためのさまざまな援助・支援活動や必要な情報提供を行う．小規模作業所，グループホームでは入所者の活動の場としての主体性を尊重し，生活を側面的に支援する．保健所，精神保健福祉センターでは，地域住民の精神の健康に関する相談窓口業務や，デイケアの運営，家族会の支援，地域の組織化などを行い，さらには，精神保健福祉に関する調査・普及活動や保健所などへの技術的な支援も行う．[24] ⇨参精神医学ソーシャルワーカー→1677

精神保健福祉センター　mental health and welfare center　［精神保健センター］　1965(昭和40)年の「精神衛生法」改正に伴い地域精神衛生の向上を図るために，第7条に基づいて各都道府県ごとに精神衛生センターが設置され，1987(同62)年の「精神保健法」では精神保健センター，1995(平成7)年の「精神保健福祉法」では精神保健福祉センターと名称変更されたもの．現在の精神保健福祉センターは，社会復帰促進，心の健康づくり，特定相談(思春期精神保健，アルコール関連問題)，精神保健福祉相談，通所リハビリテーション(デイケア)などの事業を行っている．「精神保健福祉法」第6条により，都道府県および指定都市が設置することができ，2009(同21)年現在，全国に67か所設置されている．[1451]

精神保健センター⇨同精神保健福祉センター→1686

精神保健福祉相談　mental health and welfare consultation　［精神保健相談，精神衛生相談］　公的に制度化された地域精神保健福祉活動をいう．地域住民の精神的健康の保持・向上，精神的不健康や精神障害の発生の予防と早期発見，適切な対応と治療，患者の地域社会への受け入れ，再発予防と社会適応のための援助など広範な目的をもつ．「精神保健福祉法」によって規定されており，保健所と精神保健福祉センターで行われる．地域における第一線機関は保健所であるが，精神衛生専門の相談機関ではないため，複雑で高度の専門的技術，知識を必要とする相談は，精神保健福祉センターが行う．[338]

精神保健福祉相談員⇨同精神衛生相談員→1678

精神保健福祉手帳　mental disability certificate⇨同精神障害者保健福祉手帳→1681

精神保健福祉法　⇨同精神保健及び精神障害者福祉に関する法律→1685

精神保健法　Mental Health Act　わが国の精神保健に関する法律は，1900(明治33)年の「精神病者監護法」と1919(大正8)年の「精神病院法」に始まる．1950(昭和25)年に公布された「精神衛生法」は，その後2回の部分改正を経て，1987(同62)年にはほぼ全面改正され，呼称も「精神保健法」となり，1988(同63)年施行された．改正の趣旨は，精神障害者の医療および保護，その社会復帰の促進ならびに発生の予防，その他国民の精神的健康の保持・増進に努めることにより，精神障害者などの福祉の増進および国民の精神保健の向上を図ることである．この改正により患者の権利が従来よりは認められ，社会復帰を促すための社会復帰施設の設置，国民の義務の明確化，指定医制度の導入など，まだ残されている問題も多いが，「精神衛生法」よりは一歩前進したといえる．特に，入院形態が従来の措置入院，同意入院に代わり，本人の同意に基づく任意入院が法的に規定されたこと，入院に際して退院などの請求に関する事項を書面で知らせ，自ら入院する旨を記載した書面を受け取らなければならないこと，および退院などの請求ができるなど，精神障害者の権利を拡大しようとしたあとがうかがえる．また，従来は日常生活が少なからず規制されていたが，この改正により信書の発信，都道府県その他の行政機関の職員との面会などに行動制限を加えてはいけないことになった．国民に対しては，自分の精神健康の保持・増進に努めるとともに，精神障害者に対する理解を深めること，精神障害者がその障害を克服し，社会復帰しようとする努力に対し，協力するよう努めなければならないと国民の義務が打ち出された．同時に精神障害者が社会復帰するために必要な施設についても設置するよう求め，設置すれば運営費を含め一部補助する制度も導入された．また従来の精神鑑定医に代わり，指定医(精神保健指定医)制度が採用され，その資格，義務，5年ごとの研修の義務づけ，および違反したときの罰則などが明文化された．1995(平成7)年の改正で，「精神保健法」は「精神保健及び精神障害者福祉に関する法律」(精神保健福祉法)と改称．[1451] ⇨参精神障害者生活訓練施設⇀1681，精神障害者授産施設⇀1680

精神発作 psychic seizure 錯覚や幻覚，情動といった精神症状をもつ単純部分発作で，高次大脳機能の障害によってもたらされ，意識の障害を伴わないとされる．これはまれに単独で出現するが，通常は前兆症状として現れ，このあとに意識消失を伴い，複雑部分発作の形をとることが多い．1981年の国際抗てんかん連盟(ILAE)による「てんかん発作の国際分類」によれば，言語障害性，記憶障害性，認識性，感情性，錯覚性，構造幻覚性の6つに下位分類される．[846]

精神薬理学 psychopharmacology 向精神薬(中枢神経系に対する作用が選択的，かつ精神状態に対する影響が一次的で，精神機能や行動に変化をもたらし，主として精神障害の治療に用いられる薬剤)の薬理学的側面，作用機序，相互作用，副作用などや，臨床応用の際の薬剤選択などを研究する学問．ヒトや動物の精神現象や行動が対象となるので，一般薬理学の手法に加えて，心理学，行動科学，精神医学などを援用するところに特徴がある．精神薬理学の進歩により，精神疾患の発症機序が解明されることが期待される．[428]

精神力動的アプローチ psychodynamic approach 人間の心的現象の背後には本人が意識しない無意識的な動機や意図が関与しており，これらが互いに葛藤し合い，妥協，形成した結果，人間の行動が決定されるという精神力動的な考え方に基づいて，自分自身や対象を理解し，アプローチしていく方法．精神力動とは，人間の心的現象の基礎にはさまざまな心的な力が作用し合っているという力動論的観点で心の動きを理解しようとするもの．この概念はフロイト Sigmund Freud (1856-1939)の精神分析，とりわけメタ心理学における力動論的観点に由来している．精神力動的な考えに立脚したアメリカの精神医学は，力動精神医学と呼ばれ，わが国でもその認識・評価は高まりつつある．看護においては，精神力動的な考え方が1950年代，アメリカの精神科看護に大きな影響を及ぼした．それを受けて，1966(昭和41)年に外口玉子(1937-)らによって Charles K. Hofling と Madeleine M. Leininger 著『Basic Psychiatric Concepts in Nursing (1960) 邦題：「患者への新しい接近法―看護のための精神医学」』が翻訳され，わが国に精神力動的なアプローチに基づく精神科看護が紹介された．[709]

性心理障害 psychosexual disorder アメリカ精神医学会による DSM-Ⅲ(1980)で用いられた言葉で，この中には①性同一性障害・性役割の障害(性転換症，服装倒錯など)，②パラフィリア(フェチシズム，獣愛，小児性愛，露出症，窃視症，性的マゾヒズム，性的サディズムなど)，③性心理機能障害(性衝動の抑制，早期射精，膣痙攣など)，④その他の性心理障害があげられている．しかし，DSM-Ⅲ-R(1987)以降は，これらの障害は必ずしも心理的要因に限定されるものではないことから「性障害」と呼ばれている．[1529] ⇨参性的倒錯⇀1700，性機能不全⇀1665

性心理的発達論 psycho-sexual-development ［小(幼)児性欲説，汎性欲説］ 精神分析学の創始者フロイト Sigmund Freud (1856-1939)の提唱した初期の精神分析理論の基礎になる概念．性的な欲求の充足が人の心に大きく影響し，人は乳児期から性的な衝動性をもつ存在であって，それぞれの発達段階があるというもの．フロイトは性的衝動性の貯蔵庫として無意識界のエスを仮定し，そこに存在する衝動性をリビドーと呼んだ．発達的には，①口唇期(口愛期)：乳児期での性衝動は授乳時に口唇を媒介にして発散される，②肛門期：幼児前期は排泄行為を媒介にして母親との関係性で支配，遊びなどを覚える，③男根期：幼児後期では，母親に対する性愛感情が父親によってさえぎられていると感じたときに生じる攻撃性がいったん抑圧され，それが父親に対して投射され，幼児は父親によって断罪されるという去勢不安を感じ，それを乗りこえることで男性性が身につく，と考えられた．この一連の心的過程を「エディプスコンプレックス」と呼び，それぞれの時期に何らかの理由で十分に衝動性が発散できないとその時期に「固着」が生じ，依存と「受け身的対象愛」を主とする口愛性格，吝嗇・支配性の高い肛門性格，受け入れられるとは限らない場面で「退行」をきたすプレエディパル性格など，発達上のゆがみが生じると考えた．フロイトはのちに性欲に重点をおく見方を変更し，愛着や依存の対象を求めようとする心的エネルギーの存在を新たに仮定し，それを「対象希求性」と呼んだ．フロイトの着眼の重要点は，われわれの心のなかには対象と一体化したいという衝動性が存在することを見抜いたことにある．そのあとの精神分析研究・実践家たちは，愛着や依存の対象との間で繰り広げられる分離・個体化の過程や，対象関係の成立の仕方それ自体が人格の発達に大きく影響を及ぼすものと考えている．[730]

精神療法 psychotherapy, mental treatment ［心理療法］ 精神疾患に対する心理的治療のこと．病的ではないが心理的問題の解決，精神的健康の維持と増進を目的とし，生物学的手法(薬物，電気ショック)などによらず，治療者と患者(クライアント)との言語的交流を治療の主たる手法とする体系の総称．psychotherapy の日本語訳を，精神医学では精神療法，心理学では心理療法と慣用的に使い分けているが，精神療法と心理療法は同義である．精神分析，精神分析的心理療法，行動療法，認知療法，対人関係療法，フォーカシング，理性感情行動療法などがある．通常，精神療法では1人の

せ

治療者が1人の患者(クライアント)と面接を行う．複数の患者(クライアント)を集めて同時に行うのが集団精神療法である．グループが家族構成員である家族療法，夫婦を対象とする療法もある．治療セッションを当初から十数回に限定する短期精神療法もある．日本で開発された療法には森田療法と内観療法がある．[488] ⇨参精神分析→1684，対人関係療法→1879，認知療法→2272

精神療法家 psychotherapist 精神的障害や情緒的障害，行動障害を精神療法によって治療するために専門的訓練を受けた人．施行する精神療法のタイプによって訓練の内容も異なるが，精神科医，臨床心理士，精神科看護師，精神保健福祉士などがある．わが国では，認定・資格制度については，十分整備されていない部分もある．[1110] ⇨参精神分析家→1685

静水圧 hydrostatic pressure 静水圧は水の単位重量と深さに比例する．すなわち液体のある深さにおける圧力は，液体表面にかかる圧力に加えてその深さまでの液体の重さが加わったものである．例えば，立位での下肢の血圧が大動脈基部の血圧より高いのは，下肢から大動脈基部にまでの血柱による静水圧が加わっているからである．[226]

静水圧勾配 hydrostatic pressure gradient 静止している流体の内部に生じる応力は法線応力のうちでも圧力だけである．したがって，流体を入れた器の壁には壁面に垂直な力だけが働く．そして流体内の各点での圧力は面の向きによらず一定である．このような圧力を静水圧という．血管内皮細胞の内と外など隔壁を隔てた2点間の静水圧の差を静水圧勾配といい，血漿と組織液の間の濾過による物質移動に重要な働きをしている．[987]

せ

性ステロイド産生腫瘍 sex steroids producing tumor 性ステロイドを産生する腫瘍の総称であり，エストロゲン，アンドロゲンあるいはその両者を産生するものがある．精巣，卵巣，副腎などが主な発生母地となる．産生されるエストロゲンにより男性では勃起障害，リビドー(性欲)の減少，女性化乳房など，女性では思春期早発，不正出血，子宮内膜増殖症などが認められる．アンドロゲン産生腫瘍は女性において無月経，男性化などを引き起こす．[845] ⇨参アンドロゲン産生腫瘍→208，エストロゲン産生腫瘍→358，機能性腫瘍→699

性ステロイドホルモン sex steroid hormone ［性腺ステロイド，性ホルモン］ 性腺(卵巣および精巣)から分泌されるステロイドホルモンの総称．男性ホルモン(アンドロゲン)と女性ホルモンがあるが，卵巣からも男性ホルモンは分泌され，精巣からも少量の女性ホルモンが分泌される．女性ホルモンには卵胞ホルモン〔FSH(エストロゲン)〕と黄体ホルモン〔LH(プロゲストーゲン，プロゲスチン，プロゲスターゲン，ゲスターゲン)〕がある．代表的なものとして，男性ホルモンはテストステロン，卵胞ホルモンはエストラジオール，エストロン，黄体ホルモンはプロゲステロンがあげられる．主に，性器に作用するが，多彩な性器外作用も有する．下垂体前葉のゴナドトロピン(LHとFSH)により性腺からの性ステロイドホルモンの分泌が制御されている．また，胎盤や副腎からも分泌される．[845]

性成熟 sexual maturation(maturity) ［性成熟期］ 男女が性的に未熟な時期を脱して，生殖機能を備えた成人としての肉体に成熟すること．性成熟はゴナドトロピン分泌の上昇開始とともに始まり，これは思春期と一致する．黄体形成ホルモン(LH)は卵胞刺激ホルモン(FSH)より1-2年遅れて上昇してくるといわれる．思春期は身体的には第二次性徴の出現から性成熟が完成するまでの時期をいい，女児では8-9歳から17-18歳頃，男児では11-12歳から18-19歳頃までに相当する．女児ではこの間に乳房発達，陰毛発生などの第二次性徴が始まり，初経を経て，第二次性徴の完成とともに月経周期がほぼ順調となる．男児では陰毛やひげの発生，精巣，陰茎，精嚢の発達，声音の低声化で特徴づけられる．[845]

性成熟期 reproductive period⇨同性成熟→1688

性成熟《女性の》 sexual maturation of female ［女性性成熟］ 生殖可能な状態になること．性成熟にはある程度の時間経過が必要である．乳房発育(平均10歳)，恥毛発生(平均11歳)などの第二次性徴，外陰の分泌腺機能，女性らしい体型(丸味をおびる)，卵巣の急激な発育，排卵可能な卵胞の発育，受精，妊娠，哺乳の一連の生殖機能が可能な状態での排卵をもって性成熟とする．[1510] ⇨参第二次性徴→1894

精製ツベルクリンタンパク質⇨同PPD→97

正赤血球⇨同円板状赤血球→385

正切スカラ tangent scale 正切尺角膜反射法と呼ばれる眼位の検査に使用される，十字形をしたスケール．正切スカラ上の指示棒を追視させ，斜視眼の角膜反射が中央にきたときの値を斜視角とする．現在ではほとんど用いられない．[480]

性腺 gonad，sexual gland ［生殖腺］ 女性では卵巣，男性では精巣のこと．性腺は胎児期に未分化性腺から誘導され，生殖器としてそれぞれの配偶子(卵子，精子)を産生する．さらに内分泌腺としての働きもあり，性腺ホルモン(卵巣ではエストロゲンとプロゲステロン，精巣では主としてアンドロゲン)を分泌する．[998]

性腺異形成⇨同性腺形成異常症→1689

性腺外生殖細胞腫瘍 extragonadal germ cell tumor ［性腺外胚細胞腫瘍］ 性腺外にみられる胚細胞腫瘍で，縦隔，後腹膜，仙尾部，松果体など正中線に沿った部位に発生する．男女ともにみられる．男性では精上皮腫(セミノーマ)，非精上皮腫(非セミノーマ)ともに発生する．精巣や卵巣に発生するものより一般に悪性度が高く，予後は不良である．[1431]

性腺外胚細胞腫瘍⇨同性腺外生殖細胞腫瘍→1688

性腺芽〔細胞〕腫 gonadoblastoma ［ゴナドブラストーマ，生殖腺芽〔細胞〕腫］ 未分化胚細胞腫様部分と低分化セルトリ・ライディッヒ Sertoli-Leydig 細胞腫または顆粒膜細胞腫様部分が混在する腫瘍．そのほとんどが性染色体異常に伴う発育異常の性腺に起こる．腫瘍の中心に硝子物が存在し，その周囲に石灰沈着をみることが多い．アンドロゲンを分泌して男性化をもたらしたり，より悪性の胚細胞腫瘍を合併することがあるので，発育異常性腺は早期に切除しなければならない．[1531]

性腺間質腫瘍 gonadal stromal tumor ［生殖腺間質腫瘍］ 女性の卵巣腫瘍の5-10%で卵巣間質から発生する腫瘍がみられ，これらの多くは性ステロイドを産生する．エストロゲンを産生するものに顆粒膜細胞腫，莢膜細胞腫が，アンドロゲンを産生するものにセルトリ Sertoli 間質細胞腫瘍，ライディッヒ Leydig 細胞腫などがある．一般に悪性度は低い．男性の精巣腫瘍のほとんどは胚細胞腫瘍であるが，まれに間質性のライディッヒ細胞腫，セルトリ細胞腫，顆粒膜細胞腫などがみられる．ライディッヒ細胞腫が最も多くみられ，性ホルモンを過剰に分泌する．[1431]

性腺機能検査 gonadal function test 男性では精巣機能，女性では卵巣機能を調べる検査のこと．男性の精巣機能には，精子形成能とテストステロン作用による男性の二次性徴発現がある．これらの検査には外性器の診察のほか，精液検査，血中のテストステロン，下垂体性ゴナドトロピン〔黄体形成ホルモン(LH)，卵胞刺激ホルモン(FSH)〕濃度の検査，さらに視床下部のゴナドトロピン放出ホルモン(GnRH)の負荷検査が含まれる．女性では，女性の二次性徴発現の検査，身体所見，外性器の診察，卵巣からのエストロゲン，プロゲステロン分泌，下垂体からの LH，FSH 分泌，視床下部の GnRH による負荷試験などがある．[90]

性腺機能減退症 hypogenitalism⇨同性腺機能低下症⇀1689

性腺機能低下症 hypogonadism，gonadal dysfunction ［**性腺機能不全症，性的幼児症，性腺機能減退症**］ 性腺機能が低下する病態の総称であり，男性では精巣機能低下症(精巣機能不全 testicular dysfunction)，女性では卵巣機能低下症(卵巣機能不全 ovarian dysfunction)と呼ばれる．性腺の機能としては配偶子の形成(精巣では精子，卵巣では卵子)，性ステロイドホルモンの産生(精巣ではアンドロゲン，卵巣ではエストロゲンとプロゲストーゲン)があげられ，いずれの障害も性腺機能低下症とされる．障害部位からは性腺そのものの障害による原発性性腺機能低下症と上位中枢(視床下部や下垂体)の障害による続発性性腺機能低下症に分けられ，それぞれ，高ゴナドトロピン性性腺機能低下症，低ゴナドトロピン性性腺機能低下症に相当する．病因も障害程度も種々のものが含まれる．[845] ⇨参精巣機能不全⇀1691，高ゴナドトロピン性性腺機能低下症⇀1000

性腺機能不全症⇨同性腺機能低下症⇀1689

性腺形成異常症 gonadal dysgenesis ［**性器発育異常，性腺異形成，線状性腺症候群**］ 生殖細胞を欠如する索状の性腺，女性型のミュラー Müller 管分化，女性型の外性器を有することで特徴づけられる症候群．胎生期にアンドロゲンに曝露されないことから外性器は女性型となり，抗ミュラー管ホルモン(AMH)が産生されないので，ミュラー管は正常の女性型分化をきたすために子宮，卵管，腟が形成される．低身長，外反肘，翼状頸を伴い，染色体が 45,X のものをターナー Turner 症候群と呼ぶ．ターナー徴候を認めないものは純粋性腺形成異常症，片側が索状性腺，他方が低形成の精巣を有するものは混合型性腺形成異常症とされる．種々の核型を示すことから 46,XX gonadal dysgenesis(46,XX streak gonad syndrome)のように核型をつけることが多い．46,XY の純粋性腺形成異常症はスワイヤー Swyer 症候群と呼ばれる．[845] ⇨参ターナー症候群⇀1852，純型性腺形成異常症⇀1415，混合型性腺形成不全⇀1139

性腺形成不全 gonadal dysgenesis 性腺の分化異常をいう．性分化は，直接性染色体上の遺伝子によりコントロールされているため，性腺分化異常は染色体異常に起因するものが多い．性腺の形態としては，主に機能のまったくない索状性腺 streak gonad あるいは機能の低い小性腺がある．性腺に性腺芽腫や未分化胚細胞腫などの悪性腫瘍を発症する頻度が高い．性染色体構成により，純型性腺形成異常，混合型性腺形成不全，モザイク型性腺形成不全に分類される．純型性には，染色体が XX なのに内外性器は男性型を示す性逆転症候群などがある．混合型には，ほとんどが XXY 性染色体を有し，内外性器は男性型だが精巣は小さく乏・無精子症を呈するクラインフェルター Klinefelter 症候群，2 本以上の Y といくつかの X 染色体をもち，内外性器は男性型で精巣機能低下を伴う YY 症候群性腺無形成症がある．またモザイク型には，XXX を中心として 3 本以上の X 染色体を有し，内外性器は女性型で性腺機能低下や知能低下を呈するスーパーフィーメイル super female 症候群などがある．[996] ⇨参性腺形成異常症⇀1689

性腺刺激細胞⇨同ゴナドトロピン分泌細胞⇀1124

性腺刺激ホルモン gonadotropic hormone；GTH⇨同ゴナドトロピン⇀1123

性腺刺激ホルモン分泌細胞 gonadotropin-secreting cell⇨同ゴナドトロピン分泌細胞⇀1124

性腺刺激ホルモン放出ホルモン ⇨同ゴナドトロピン放出ホルモン⇀1124

性染色質⇨同性クロマチン⇀1666

性染色体 sex chromosome 個体の性を決定する染色体．ヒトの 46 本の染色体のうち 44 本は常染色体で，残りの 2 本が性染色体である．男は XY，女は XX の性染色体をもつ．分子遺伝学的に Y 染色体上には性腺分化に関与する *SRY* 遺伝子が局在し，この遺伝子の発現により未分化性腺を精巣形成へと導く．Y 染色体をもたない場合は女性性腺が形成される．[1293]

性染色体異常 sex chromosome anomaly ヒトの性は X 染色体と Y 染色体の 2 種の性染色体の組み合わせによって決定される．男性は XY，女性は XX の性染色体をもつが，その数あるいは構造的異常によって性染色体異常が生じる．数的異常では X 染色体 1 つのみのターナー Turner 症候群，X 染色体を 3 つもつトリプル X 症候群(XXX)，4 つもつテトラ X 症候群(XXXX)，5 つもつペンタ X 症候群(XXXXX)などがある．また X 染色体 2 つと Y 染色体を 1 つもつクラインフェルター Klinefelter 症候群(XXY)なども含まれる．[1531] ⇨参XXX 症候群⇀124，クラインフェルター症候群⇀822

性染色体検査 sex chromosome test ヒトの遺伝子は 22 対の常染色体と X，Y の性染色体からなり，46 XY(男性)あるいは 46 XX(女性)のいずれかの構成となる．性染色体を検査するとターナー Turner 症候群(XO，XO/XX)，クラインフェルター Klinefelter 症候群(XXY)などの性染色体異常症が診断できる．[1615] ⇨参性染色体異常⇀1689

性染色体モザイク sex chromosome mosaic 同一個体内に性染色体構成の異なる 2 種類以上の細胞群が存在し，同一起源の接合体に由来する場合をいう．46,XX の受精卵ではその第二卵割で X 染色体に不分離が生じると

45,X/46,XX/47,XXXが1：2：1の割合で生じる．このように体細胞分裂に生じた不分離に起因すると考えられ，それぞれのモザイクを呈する細胞の頻度はどの時期に不分離が生じたかにより異なる．性染色体異常で代表的なクラインフェルター Klinefelter症候群では46,XY/46,XXYなど，ターナー Turner症候群では45,X/46,XXなどの性染色体モザイクを示すことがある．また，末梢血リンパ球の染色体を分析して，多数の正常細胞にまじって約10%以下の頻度で性染色体のモザイクを認めることがある．これを性染色体の低頻度モザイクといい，正常変異の1つと考えられている．異性間骨髄移植で生着が確認されたときのように，起源の異なる接合体(46,XX/46,XY)が同一個体内に存在する場合はキメラと呼ぶ．[1293] ⇨参モザイク→2825

性腺ステロイド　gonadal steroid⇨同性ステロイドホルモン→1688

性腺摘除術　gonadectomy　性腺摘除術という用語は半陰陽などで両性への分化の完成していない性腺を摘除する際に用いられることが多い．健常な男性または女性では，精巣摘除術または卵巣摘除術という用語がおのおの用いられる．[1431]

性腺的性⇨同生殖腺的性→1676

正蠕動⇨同蠕動→1788

性腺発生⇨参生殖堤→1676

性腺分化の異常　abnormal gonadal development　性腺(生殖腺)が正常に分化するためには，正常な生殖細胞，正常な染色体，正常な生殖堤 genital ridgeの体細胞の3つがすべてそろう必要があるが，いずれかの異常により正常な性腺が形成されない病態．*SRY*(sex determining region Y，性決定領域Y)遺伝子はY染色体短腕上に存在し，生殖堤に存在する未分化性腺を精巣に分化させたり，抗ミュラー Müller管ホルモンを活性化してミュラー管から卵管，子宮，腟上部が形成されるのを妨げる．*SRY*の突然変異では性腺形成異常症 gonadal dysgenesisが起こる．性腺分化の異常としては性腺の無形成 agonadism，性腺が索状 streak gonadとなる性腺形成異常症，同一性腺に卵巣と精巣組織が混在する ovotestis(卵精巣)などがある．[845] ⇨参性腺形成異常症→1689

性線毛⇨参線毛→1795

性素因　sexual disposition　［性的素因］　性別によって疾病のかかりやすさや様相が異なること．要因としては，性別による染色体の差異，解剖学的差異，内分泌および代謝の相異によるものと，生活様式の差異によるものがあると考えられている．乳癌，バセドウ Basedow病，胆石症，先天性股関節脱臼，エリテマトーデスなどは女性に発生頻度が高く，痛風，胃潰瘍，色覚異常，血友病のような遺伝性疾患は男性に多いか，あるいは男性にのみ発現する．[904]

精巣　testis, testicle, orchis　［睾丸］　男性の体幹より外に突出した外生殖器である陰嚢の中にある性腺．体幹とは骨盤腔の最下端にある前立腺の後方の精嚢と精管を介して連続している．卵型で左右1対あり，組織学的に管の部分(精細管)とその間の部分(間質)とそれを取り巻く結合組織でできている．思春期以後に精子を精細管内で産生し，ライディッヒ Leydig細胞では男性ホルモンであるテストステロンを産生する．成人での大きさの平均は長さ4cm，幅3cm，厚さ2cmで，重量は25g，老齢になると軽くなる．精巣の後縁には精巣上体と精索の下部がついている．精巣全体は白膜と呼ばれるかたい膜で覆われ，その外側の精巣上体が直接ついている部分を除いて，精巣鞘膜に包まれている．腹膜の一部である精巣鞘膜に包まれるのは，精巣が胎生期に腹腔内で腎臓原基の近傍に発生し，胎生後期になって腹腔から骨盤腔へ，さらに陰嚢へと下降するという過程をとるためである．また精巣が陰嚢へ下りなかったり，腹膜との連絡が完全に切れないと停留精巣や精巣水腫となる．[1519] ⇨参卵巣→2906

●精巣

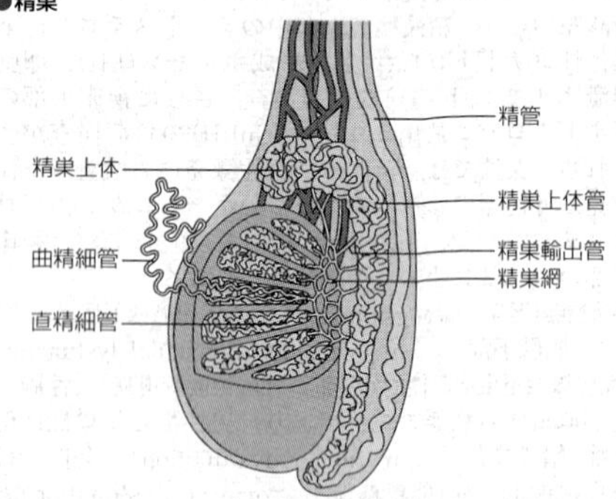

精巣アンドロゲン　testicular androgen　精巣から分泌される男性ホルモンで，その主体はテストステロン．デヒドロエピアンドロステロンなどの副腎アンドロゲンと対比する際に用いる用語．男性では精巣アンドロゲンが男性ホルモンのほとんどを占めている．[1431]

精巣萎縮　testicular atrophy　［睾丸萎縮］　一度発育，成熟した精巣が何らかの原因で萎縮した状態を示す．抗男性ホルモン作用を発揮する腫瘍，薬物のほか，放射線障害感染症，血流障害，停留精巣，加齢などさまざまな病因により生ずる可能性がある．[1431]

精巣炎　orchitis　［睾丸炎］　細菌性感染症で精巣だけに感染することは少ない．多くは精巣上体炎が精巣まで波及し，いわゆる精巣精巣上体炎という病態になる．ウイルス感染で，特に流行性耳下腺炎(ムンプス)から精巣に波及することが多い．発熱，精巣腫大，疼痛を生じる．罹患精巣の精子形成能は障害されるが，ホルモン産生能は障害されにくい．通常，片側性が多いので不妊症が問題になることは少ないが，両側性に及べば不妊症となる危険性がある．ウイルス感染においては特に治療法はなく，局所を冷罨法し安静を保ち自然治癒を待つ．[353] ⇨参ムンプス精巣炎→2791

精巣外傷　testicular injury　スポーツや交通事故などで，たまたま外力が作用し，精巣白膜が断裂すると生じる．陰嚢内に血腫が形成され，局所の痛み，腫脹が著明で，嘔気・嘔吐，冷汗など，ショック症状を起こすこともある．ただちに血腫を除去し，断裂した白膜を縫合し，精巣保存に努める．[474]

精巣下降　descent of testicles　［睾丸下降］　精巣は胎生3か月までは後腹膜腔に位置しており，その後徐々に下降し，精巣導帯と呼ばれる線維筋性索状物に牽引され，胎生8か月には鼠径管を通って陰嚢内まで下降する．これが途中で停滞してしまった状態が停留精巣である．[353]

精巣間質結合組織間細胞⇨同ライディッヒ細胞→2891

精巣奇形腫 testicular teratoma 奇形腫は内胚葉，中胚葉，外胚葉の三胚葉に由来する組織成分が混合してみられる胚細胞性腫瘍 germ cell tumor であり，精巣，卵巣，縦隔，後腹膜，仙尾部に好発する．特に卵巣においては良性の成熟嚢胞性奇形腫 mature cystic teratoma（皮様嚢腫 dermoid cyst）が最も頻度の高い腫瘍である．精巣においては腫瘍の 95% 以上が胚細胞性腫瘍であり，単一組織型ではセミノーマ（35%），胎児性癌・卵黄嚢腫瘍（20%），奇形腫（5%），絨毛癌（1% 以下）があるが，最も多いのは複合組織型（40%）で，中でも胎児性癌と奇形腫の混合が 25% を占め，奇形癌 teratocarcinoma と呼ばれる．臨床的にはセミノーマ（精上皮腫）と非セミノーマ（セミノーマ以外の成分を含むもの）に分けて取り扱うことが多い．奇形腫は嚢胞部分と充実部分からなり，充実部分には病理学的に皮膚，神経，筋肉，骨，軟骨，脂肪，気管，腸，肝臓などの組織が認められる．良性の成熟型奇形腫 mature teratoma，悪性の未熟型奇形腫 immature teratoma に分けられ，一部の成分が悪性化したものは悪性化奇形腫 teratoma with malignant transformation と呼ばれる．[845]

精巣機能検査 testicle（testicular）function test ［**睾丸機能検査**］ 性腺機能検査のうち男性に対して行う精巣機能検査は，男子不妊症，類宦官症，思春期遅発症など男性の性腺機能異常の診断に不可欠．検査は大別して，テストステロン分泌による第二次性徴発現の検査と精子形成能検査とからなる．第二次性徴の発現については，身体所見および外性器の異常の有無を調べる．血中テストステロン濃度や下垂体性ゴナドトロピン〔黄体形成ホルモン（LH），卵胞刺激ホルモン（FSH）〕濃度についても調べ，さらに LH-RH 試験も行う．成人では精巣の精子形成能検査として精液検査を行い，精液量，精子数，運動率，奇形率などを調べる．さらに精巣の生検による組織学的検査を行うこともある．[90]

精巣機能低下症 testicular dysgenesis 主に精巣の発生，発育の過程での障害による精巣成熟障害を示す．原発性の障害と脳下垂体など上位中枢の病因による続発性の障害とに分けられる．最も代表的なものは原発性でクラインフェルター Klinefelter 症候群，続発性のもので単独ゴナドトロピン欠損症があげられる．性器の発育不全，精子形成の低下による不妊などの臨床像を示し，性ホルモンの補充療法が行われることが多い．[1431] ⇨参性腺機能低下症→1689

精巣機能不全 testicular dysfunction ［**男性性腺機能低下症**］ 精巣には精子の形成とアンドロゲンを主とする性ステロイドホルモンの産生という 2 つの機能があるが，そのいずれかあるいは両者が障害される病態．障害部位からは精巣そのものの障害による原発性精巣機能低下症と上位中枢（視床下部や下垂体）の障害による続発性精巣機能低下症に分けられ，それぞれ，高ゴナドトロピン性精巣機能低下症，低ゴナドトロピン性精巣機能低下症に相当する．病因も障害程度も種々のものが含まれ，原発性にはクラインフェルター Klinefelter 症候群，ヌーナン Noonan 症候群，抗癌剤や放射線による障害，ムンプスなどによる精巣炎，セルトリ細胞単独症候群 Sertoli-cell-only syndrome（SCOS），加齢に伴う男性更年期障害など，続発性にはカルマン Kallmann 症候群，ゴナドトロピン欠損症，ローレンス・ムーン・バルデ・ビードル Laurence-Moon-Bardet-Biedl 症候群，汎下垂体機能低下症，視床下部や下垂体腫瘍による障害などがある．[845] ⇨参性腺機能低下症→1689，卵巣機能不全→2908

精巣挙筋 cremaster（cremasteric）muscle，cremaster ［**挙睾筋，睾挙筋**］ 不完全な索状の横紋筋で精索の上昇に関係し，陰部大腿神経の支配を受ける．女性では子宮円靱帯（子宮円索）を包む筋がこれにあたる．内腹斜筋由来のもので，男性では精索（深鼠径輪と精巣上端の間に存在する索）の外側を包む 3 つの筋膜の 1 つ．外および内精筋膜の間にある筋膜に付着する．精巣を上方に引き上げる．ヒトでは精巣は腹腔との連絡はないが，連絡のあるげっ歯類では精巣が腹腔へ上昇，移動する．[1519]

精巣挙筋反射⇨同挙睾筋反射→779

精巣形成不全 testicular hypoplasia ［**睾丸形成不全，精巣発育不全**］ 精巣（睾丸）が発育過程において障害され，通常の大きさに発育していないもの．原因として，精巣の位置異常（停留精巣，精巣転位）や下垂体機能不全（性腺刺激ホルモンの低下）あるいは血行障害などがあるが，原因不明なことが多い．片側性なら問題ないが両側性であると性的障害が生じる．[353]

精巣欠損⇨同精巣無形成→1694

精巣決定因子 testis determining factor；TDF ［**性決定因子**］ 胎生期初期の未分化性腺（性腺原基）は精巣，卵巣のいずれへも分化しうる．Y 染色体短腕上に存在し，この未分化性腺に働きかけて精巣へと誘導する因子．TDF の主要な遺伝子として *SRY*（sex determining region Y）が発見された．*SRY* は Y 染色体短腕の偽常染色体領域 pseudoautosomal region 近傍に存在する，イントロンを欠いた単一エクソンの遺伝子．転写産物は 1.1 kb でコードされ，タンパクは 204 のアミノ酸からなり中央に DNA 結合性を有する．*SRY* 遺伝子は男児となるべき 46,XY 胎児の未分化性腺に胎生 6-7 週頃作用して精巣へと誘導，分化させる．この作用がなければ性腺は卵巣へと分化する．したがって性分化異常症のうち XX 男性では X 染色体上に *SRY* 遺伝子が転座しており，逆に，XY 女性では Y 染色体上の *SRY* 遺伝子が欠失していると考えられる．しかし，実際にはこれに沿わない症例も報告されており，TDF の複雑性が示唆されている．[1431]

精巣梗塞 testicular infarction ［**睾丸梗塞**］ 精巣の動脈が何らかの原因で閉塞し精巣が萎縮する病態．動脈硬化，糖尿病，白血病および各種の炎症性疾患などで生ずる可能性がある．しかし精巣は精管動脈からも血流を受けているので，著しい障害を生ずることはまれである．[1431]

精巣固定術 orchi〔d〕opexy ［**睾丸固定術**］ 精巣が陰嚢の正常部位に達せず鼠径部や腹腔内にとどまる停留精巣の際に行う手術．通常は鼠径部付近に存在する精巣を精管，精巣動静脈と連続させたまま陰嚢まで伸展させ陰嚢皮下に固定する．3 歳までに行うのが望ましい．腹腔内あるいは内鼠径輪付近に存在する精巣は陰嚢まで伸ばすことが難しく，摘除することが多い．精巣捻転症の治療として精巣固定術を行うこともある．[1431] ⇨ 参停留精巣→2055

清掃細胞 scavenger cell ［スカベンジャー細胞］ 異物や菌，変性をきたした細胞などを貪食する作用をもつ細胞．マクロファージ(大食細胞)の機能は清掃細胞(スカベンジャー細胞)ないしエフェクター細胞として直接的に発揮する機能と，補助細胞(T細胞，B細胞による免疫反応の誘導)としての機能とに大別される．清掃細胞としての機能は貪食作用によって行われる．マクロファージはFc受容体やC3受容体を有し，これを介して一種の特異的貪食を行っている．貪食作用はマクロファージの活性化により増強する．[1531]

性早熟症⇨同思春期早発症→1283

精巣腫瘍 testicular tumor ［睾丸腫瘍，睾丸癌］ 精細胞(胚細胞)に由来するものと，間質より発生するものとがあるが，後者はまれ．精細胞由来のものは，精上皮腫(セミノーマ)，胎児性癌，奇形癌，絨毛癌が主なものである．間質腫瘍にはライディヒ Leydig 細胞腫，セルトリ Sertoli 細胞腫などがある．精巣腫瘍の罹患年齢はそのピークが1-10歳代と20-40歳代の二相性を示す．陰囊内容の無痛性腫大が初発症状で，腫瘤は徐々に増大．転移巣の症状，内分泌症状(女性化乳房など)が強く現れることもある．診断は局所症状と，腫瘍マーカーが主要である．胎児性癌，奇形癌ではαフェトプロテイン，絨毛癌では，β-hCG(ヒト絨毛性ゴナドトロピン)が著明に上昇する．治療は原発巣を速やかに摘除し，病期診断を行ったのち，放射線療法，多剤併用化学療法を追加．これらの化学療法などの進歩により，予後は改善されつつある．[474]

精巣消失症候群 vanishing testis syndrome 核型が46，XYで，表現型も男性でありながら両側の精巣が欠如している症候群．外性器とウォルフ Wolff 管の分化，ミュラー Müller 管の退縮が正常に完了しているので，それまでは正常な精巣が存在し，その後，精巣下降の機械的障害や精索血管の血流障害などにより精巣が退縮すると考えられている．外性器は完全な男性型であるが，陰囊内に精巣が存在しない．思春期以後は血中ゴナドトロピンが高値，テストステロンは低値，hCG負荷試験で反応を認めない．[845]

精巣上体 epididymis ［副睾丸］ 精巣の後縁と上端に付着している左右1対の器官で，頭，体および尾部の3つの部位からなる．精巣で形成された精子が精管を通って射精されるまで，精子を中にある精巣上体管にたくわえる．精巣上体頭部は精巣でできた精子を送る輸出管と連なり上体尾部は精管と連なる．精子は上体管を通過する間に成熟し運動能力を賦与される．[1519] ⇨ 参陰茎→290，精巣→1690

精巣上体炎 epididymitis ［副睾丸炎］ 精巣上体(副睾丸)の急性または慢性の炎症．炎症が高度になり精巣にも及んだものは精巣精巣上体炎といわれる．①急性精巣上体炎：精巣上体は非特異性細菌感染症の好発部位であり，陰囊内容の炎症の中で最も多く，男性の尿路性器感染症の約20%を占める．起炎菌としてはグラム陰性桿菌が多い．性感染症によるものは，従来は淋菌性のものが多かったが，近年では若年者を中心にクラミジア・トラコマチス *Chlamydia trachomatis* 感染が増えている．感染経路としては尿路から精管を通じての逆行性感染が多く，カテーテルの長期留置や前立腺肥大症に対する手術後などに発生することもある．発熱，陰囊内容の腫脹，悪寒，疼痛が主要症状．治療は安静，陰囊の挙上，冷湿布，消炎鎮痛薬，抗菌化学療法を行う．②慢性精巣上体炎：急性のものが治療により寛解せず慢性化するものと，当初から慢性の経過をとるものがある．症状としては主に精巣上体に硬結を触れ，軽度の圧痛を認める．一部には結核性精巣上体炎や精子侵襲症なども含まれ，初診時にその病態や原因を的確にとらえるのは困難．したがってその状態や症状に応じ，化学療法や対症療法を行う．[474]

精巣上体結核⇨同結核性精巣上体炎→895

精巣上体垂捻転症 torsion of appendix epididymis ［副睾丸垂捻転症］ 精巣上体垂とは精巣上体(副睾丸)の頭部に存在する有茎性の小さな突出物で，中腎細管(中腎管)の上の部分の痕跡器官．これが捻転を起こすと陰囊内の強い疼痛と腫大を訴える．精巣上体垂は多くは有茎性で捻転を起こしやすい形態をしているが，捻転要因は明らかではない．好発年齢は思春期で，患側に左右差を特に認めない．精巣捻転症や精巣垂捻転症との鑑別が重要．治療としては捻転垂の摘除を行うが，診断が確実で疼痛が非常に軽度であれば保存的治療でよい．[118]

精巣上体摘除術 epididymectomy ［副睾丸切除術，副睾丸摘出術］ 再発を繰り返す慢性精巣上体(副睾丸)炎，消炎後に大きい硬結(結節)の残存あるいは膿瘍形成を認める場合，瘻孔や皮下膿瘍を形成している結核性精巣上体炎などが適応．手術は陰囊部皮膚切開をし，まず精巣，精巣上体を露出し，精管の剝離を行う．そして血管に注意しながら精巣上体の体部，頭部，尾部を精巣から剝離して摘除する．[118]

精巣上体頭部 caput epididymidis 精巣上体(副睾丸)の精巣に付着する頭側の部分をいう．ここには輸出管があり，上縁で精巣上体管を形成している．[474]

精巣静脈 testicular vein 精索静脈叢は上行して左右一対の精巣静脈となる．右の精巣静脈は下大静脈に直接流入し，左は左腎静脈に流入する．[474]

精巣垂 appendix testis ［睾丸垂］ 精巣の上端で精巣上体頭部との境にあり，虫垂様に突出した卵円形の小さな構造物をいう．内性器の発生に際し，男性ではほとんど退化した胎生期のミューラー Müller 管(中腎傍管)の上端の遺残物．まれではあるが精巣垂が捻転を起こし，精索捻転症と鑑別が困難なことがあるが，腫脹・疼痛ともに軽くまた疼痛も上極に限局していることが多い．[30]

精巣水瘤⇨同陰囊水腫(瘤)→303

精巣生検 testicular biopsy ［睾丸生検］ 男性不妊症における原因の解明，精子形成能の評価などを目的に精巣の一部を試験切除することをいう．経皮的針生検法は検体採取が不十分なうえ，出血などの合併症があるため通常行われず，解放性生検法が主として行われる．局所麻酔下に陰囊皮膚に小切開を加えて精巣の一部を露出し，精巣白膜に加えた小切開創から精巣実質の小片を採取する．精囊造影検査と同時に施行され，比較的簡単で安全かつ確実な方法である．精巣腫瘍に対しては絶対禁忌．[30]

せ

精巣性女性化症候群 testicular feminization syndrome；TFS ［睾丸性女性化症，アンドロゲン不応症］ 健常男性の核型(46,XY)を示し，精巣も存在しながら表現型が女性である男性仮性半陰陽．アンドロゲン受容体の遺伝子異常が原因で，精巣からアンドロゲンが産生されるもののアンドロゲン作用が欠如する．わが国では男性13万人に1人，欧米では5万人に1人の頻度で起こる．アンドロゲン受容体遺伝子はX染色体上に存在し，X染色体伴性劣性遺伝で発生するが，1/3は家族歴を欠き，突然変異と思われる．アンドロゲン受容体の遺伝子異常は種々報告され，アンドロゲンが受容体に結合しないもの，結合するがアンドロゲン作用が発現しないものなどが存在するといわれている．胎児期にアンドロゲン作用に曝露されないので外性器は女性型となり，精巣からは抗ミュラー Müller 管ホルモンが正常に分泌されるためにミュラー管の発育が抑制され，子宮，卵管，腟上部は形成されない．腟は盲端に終わるが，普通に性交は可能である．健常男性と同様に分泌されるアンドロゲンが皮下脂肪などでエストロゲンに転換されるため，女性としての第二次性徴が起こり，外陰部や乳房の発育も良好にみられる．アンドロゲン作用が欠如するために体型は普通の女性以上に女性的で，陰毛や腋毛などが欠如し，面皰(めんぽう)なども発生せず，表面滑らかな皮膚となり，視診だけで精巣性女性化症候群を想起させる．検査所見では健常男性に比べて血中黄体形成ホルモン(LH)は高値，卵胞刺激ホルモン(FSH)，テストステロン，エストラジオールは基準値にとどまることが多い．表現型が女性であるので，原発無月経を主訴にして婦人科を受診し，診断されることが多い．精巣は鼠径部や腹腔内に存在し，約20-30% に悪性腫瘍が発生するといわれ，思春期が終わった時点で摘出することが多い．摘出後はエストロゲンとプロゲストーゲンによる女性ホルモン補充療法を行う．[845] ⇨参ライフェンスタイン症候群→2891，アンドロゲン不応症候群→209

精巣損傷 testicular injury 皮下損傷と開放性損傷(外傷)に分けられる．前者は野球のボールが当たる，けられた場合などによるもの，後者は切創や刺創によるもので，平時の生活ではまれ．激しい痛みを訴え，ショック状態(冷汗，嘔気・嘔吐など)となる．挫傷，破裂，脱出などでは，陰嚢部の腫脹，血腫形成，皮下血腫を認める．治療は皮下損傷の場合，精巣の安静挙上と冷罨法を行い，経過観察する．開放性損傷，高度の血腫，精巣破裂では手術を行う．[474]

精巣退縮症候群 testicular regression syndrome⇨同精巣無形成→1694

清掃値⇨同クリアランス→826

精巣痛 testicular pain 精巣に疼痛を生じる病態には，急性なものとして精巣の外傷・捻転・垂捻転，急性精巣上体炎など，慢性的なものとして陰嚢水腫，精索静脈瘤など，放散痛として後腹膜疾患，鼠径ヘルニアなどがある．しかし，このような器質的疾患が認められずに精巣痛を訴える場合がある．これは精巣過敏症あるいは精巣神経症と呼ばれ，神経症の範疇に入ると考えられている．[353]

精巣摘除術 orchi〔d〕ectomy ［除睾術，被膜下精巣摘除術］ 精巣悪性腫瘍，精巣や精巣上体の炎症性疾患，外傷，前立腺癌の内分泌療法の一環として行われる精巣の一部を摘出する手術．精巣悪性腫瘍の際には腫瘍細胞の精索浸潤の可能性があるので，精索をなるべく除去するため，また術中の腫瘍細胞の転移を防ぐために高位精巣摘除術が行われる．皮切を鼠径部に置いて鼠径管を開き，内鼠径輪の部位で精索を切断し，まず精巣からの血行を止めたのちに精巣を陰嚢より摘除する．この際，精巣の腫大が著しく，陰嚢より脱転できない場合は皮切を陰嚢までのばす．単純精巣摘除術は皮切を陰嚢に置いて精巣に達し，さらに剝離を進め精索も周囲組織から剝離し，精索を精管，血管群に分けて結紮，切断し，切断部より遠位の精巣，精巣上体，精索の一部を摘除する．内分泌療法のための精巣摘除術では男性ホルモンの主たる産生部位である精巣実質を除去すればよい．そこで陰嚢内が空虚になることを望まない場合には，白膜を切開し精細管を白膜から剝離し，精巣門で結紮，切断し精巣実質のみを摘除する，被膜下精巣摘除術が行われることもある．[1244]

精巣転位症 dislocation of testicle ［精巣変位症］ 精巣は腹腔上部から下降し，鼠径を形成しながら陰嚢内に至り，生下時にはすでに陰嚢内に固定されている．この下降通路と異なる位置に精巣がとどまっている状態を精巣転位症という．精巣導帯の付着異常や精巣導帯の5つの分枝の発育の優劣の異常が原因であるという説や，陰嚢頸部の閉鎖によるという説もある．陰嚢の後ろで肛門の前方の会陰部，恥骨上陰茎根部，大腿三角部，反対側などに存在する場合がある．停留精巣と同様に精巣腫瘍の発生が多くなったり，妊孕(にんよう)力の低下などが考えられるため，治療は停留精巣に準じて早期の精巣固定術が行われる．[1244]

精巣導帯 gubernaculum testis 精巣尾部を恥骨，大腿筋膜，鼠径靱帯，会陰皮下，陰嚢肉様膜を結合している組織で，女性の子宮円索に当たる．妊娠後半になると胎盤性ゴナドトロピンの作用により短縮し，精巣下降を引き起こし，正常では陰嚢肉様膜と結合する分枝が最も優勢なので精巣を陰嚢内に固定させる．精巣導帯の5つの分枝の発達の優劣の異常や，異常な付着部位が精巣転位症の原因となるとされている．[1244]

精巣動脈 testicular artery 腹大動脈の中央部から始まり，尿管に沿って斜めに下行する左右一対の細く長い動脈．精索内で尿管枝，精巣挙筋動脈，精巣上体枝に分かれ，精巣，尿管，精巣挙筋，精巣上体に分布．[474]

精巣捻転 torsion of the testis 精巣が捻転して血流障害を起こす疾患．思春期に多い．腹痛を主訴とすることもあるので鑑別診断が重要．患側の陰嚢は発赤，腫大していて，圧痛がある．放置すると精巣が壊死するので，緊急手術が必要な疾患である．発症から6時間以内の手術が機能回復のために望ましい．手術は，壊死していなければ捻転を解除して再度捻転しないように固定する．反対側にも起こる可能性があるので反対側の固定も同時に行われる．[208] ⇨参急性陰嚢症→723

青壮年突然死症候群 sudden manhood death syndrome⇨同ポックリ病→2706

精巣発育不全⇨同精巣形成不全→1691

精巣変位症 dislocation of testicle⇨同精巣転位症→1693

精巣ホルモン testicular hormone ［男性性腺ホルモン］ 精巣で産生されるホルモンの総称．精巣で主に産生されるホルモンは間質細胞(ライディッヒ Leydig 細胞)から産生されるアンドロゲンであり，通常，精巣アンドロゲンと同義的に使われる．精巣でも少量の女性ホルモンが産生されるものの，圧倒的に分泌量が多く，作用も強力なホルモンはテストステロンである．男性においてテストステロンの約95% は精巣由来であり，残りの約5% が副腎由来である．広義にはセルトリ Sertoli 細胞から産生されるアクチビンやインヒビンも含めることがある．[845] ⇒参精巣アンドロゲン→1690，アンドロゲン→208

精巣無形成　testicular aplasia　［精巣欠損，精巣退縮症候群，精巣無発生］　染色体が46 XY の個体で生下時に精巣がない場合，精巣が胎生のどの時点でなくなったかによってさまざまな状態を呈する．精巣が胎生の途中でなくなると，外性器は男性型で内性器もウォルフ管が分化している．精巣が2個ともまったく発生しないと，外性器は女性型で内性器はミュラー管が分化して子宮卵管が形成されている．2個の精巣のうち1個があれば外性器，内性器とも正常である(単精子症)．[1485]

精巣無発生　testicular agenesis⇒同精巣無形成→1694

精巣融合　synorchism，synorchidism　精巣の形成異常の一型で，2個の精巣が腹腔内または精嚢内で完全あるいは不完全に融合した状態．[1507]

精祖細胞　spermatogonium　［精原細胞］　精子形成過程の最も早期にみられる細胞で，分裂を繰り返して一次精母細胞に分化する．[474]

生存期待年数⇒同平均余命→2616

生存曲線　survival curve　起点における集団の人数を100% とし，時間の経過に伴い，生き残った人数の比率を描いた曲線のこと．この手法は，生存・死亡のみならず，罹患の有無や再発の有無などの経時的変化にも拡張できる．事象が発生するたびに階段のように下がっていく形になるカプラン・マイヤー Kaplan-Meier 法がよく用いられる．[1211]

生存権　right to livelihood　基本的人権の中核をなす権利で，人間として生まれた以上，社会の各員が，等しく人間らしい生活を全うする権利．「日本国憲法」第25条は，「すべて国民は，健康で文化的な最低限度の生活を営む権利を有する」として，すべての国民の生存権の保障を規定している．1919年ドイツのワイマール憲法ではじめて規定された．[321]

生存比　survival ratio⇒同生存率→1694

生存率　survival rate；p_x　［生残率，生存比］　一定期間後に，その集団のうち何%が生存しているかを示す率．治療効果の評価として，治療から起算して，その治療を受けた人のうちで一定期間生存した人の割合を示すことが多い．この場合，一般の癌などでは期間を5年間とする5年生存率が用いられることが多いが，乳癌のように10年生存率を用いることもある．実際の算出にあたっては，起算時点の定義や集団の特定の仕方，追跡不能例の扱い方などが重要．[467] ⇒参5年生存率→6

声帯　vocal cord　［真声帯，声帯ひだ］　喉頭腔の中央にある外壁から内腔に向かう上下2対のひだのうち，下部にあたるのが声帯(声帯ひだ vocal fold)である．甲状軟骨と披裂軟骨の間にあるひだで，その自由縁を声帯唇という．声帯ひだの間(空気の通る部位)を声門裂といい，声帯ひだと声門を合わせて声帯は声帯靱帯 vocal ligament と声帯筋 vocal muscle から構成されている．後部には披裂軟骨の声帯突起が入るが，甲状軟骨側の前部には軟骨がない．このため，声門裂を後部の軟骨間部と前部の膜間部に分ける．声帯靱帯は甲状軟骨内面の弾性結節と披裂軟骨の声帯突起の間にあり，黄色弾性線維と膠原線維からなる．声帯は白く見えるが，弾性結節と披裂軟骨の声帯突起部は黄色みを帯びるのはこの弾性線維のためである．仮声帯とは，喉頭腔側壁で声帯ひだより上にある室(前庭)ひだのことである．安静呼吸時の声門は，後方が開き，前方が閉じたV字形であるが，深呼吸時は大きく開くため円形に近くなる．発声は呼気により内転した(近づいた)声帯が振動することである．音の高さを調節するのは内喉頭筋に属する輪状甲状筋と甲状披裂筋(声帯筋)で，高音(高い周波数の音)を発声するときは，声帯縁が薄く，鋭くなるように強く緊張して内転し，低音(低い周波数)を発声するときは，声帯縁が幅広くなるように収縮する．声変わり(変声)は男性思春期に目立ち，性ホルモンの標的臓器の1つである喉頭においても喉頭隆起が目立つようになり，発声に関係する声帯の長さが伸び，厚みも増すことから声域(声の高さ)の低下がみられる．[829] ⇒参声門→1709，喉頭→1039

声帯炎　chorditis　声帯の炎症の総称．声の乱用，かぜなどによる急性声帯炎と，長期間に及ぶ粉塵の吸入，喫煙，気管支や副鼻腔などの慢性炎症が原因となる慢性声帯炎がある．[451] ⇒参喉頭炎→1040

生態化学　ecological chemistry　人為的に合成された化学物質が環境に及ぼす影響および，環境に無害な物質の研究開発などを担う分野．[904]

生態学　ecology　生物と生物との関係，生物とそれを取り巻く無機的環境との関係を研究する科学．対象とする生物群集や生物の生息地，そして手段や方法によっても細分化され，個生態学，固体群生態学，動物生態学，水界生態学，実験生態学，人類生態学などさまざまな分野がある．[904]

生体機能検査⇒同生理機能検査→1710

声帯筋　vocal muscle　声門閉鎖に関与する甲状披裂筋のうち，内側の部分(内甲状披裂筋)をいう．反回神経支配を受け，発声に関与する．[98]

生態系　ecosystem，ecological system　ある地域の生物の群集すべてとそれらの生活に関係する無機的環境を含めた体系で，生態学上の基本的単位．タンスレー Arthur G. Tansley(1871-1955)によって導入された概念．陸上・水系のいずれについても，機能的には無機的環境(気候，風土など)，生産者(植物など)，消費者(動物など)，分解者(細菌・菌類など)の要素で構成される．生態系は内部に循環系を形成しているが，一方では開放系でもあり，他の生態系と関連しながら形成されている．つまり生態系は，地球レベル，国レベル，地域レベル，森林，沼，水槽などさまざまあり，絶対的なものはなく，それぞれ独立のもの(森林生態系，海洋生態系，地底生態系など)といえる．それらは相互に関連(多くの物質，生物が流入放出)し，存在する．このような機能によって生物群集と無機的環境との間には動的な平衡状態が保たれているが，近年，人間による自然破壊(地下資源開発，森林伐採，道路，ダム，港湾開発など)はこれらの生態系のバランスを崩し，人類

全体が解決すべき課題となっている.[912]

生体計測 anthropometry, somatometry⇨同身体計測⇀1582

声帯結節 vocal〔cord〕nodule ［謡人結節，歌手結節］ 歌手や教師など，頻回に声を使用する人の声帯に生じる小さな炎症性または線維性の突出物．病理学的には声帯ポリープと同義で，声帯の前部1/3の部位に両側性に生ずる．主症状は，嗄声や発声時の疲労．通常，沈黙療法やステロイド剤の吸入など保存的治療が行われるが，改善しないときは手術を要する.[451] ⇨参小児結節⇀1448，声帯ポリープ⇀1696

生体検査 physiological function inspection 生体そのものの形態や機能の変化を直接計測すること．生理機能検査ともいう．X線撮影，CT，MRI，内視鏡検査，心電図検査，筋電図検査，脳波検査，呼吸機能検査，超音波検査，骨密度検査などがある．X線撮影やCT，MRI，内視鏡検査などは，検査前の絶飲食や前処置が必要となる場合がある．また，検査中に造影剤を使用したり，内視鏡検査など身体に負荷がかかる場合には患者の状態が急変することがあるので十分な観察が必要である.[1239] ⇨参生理機能検査⇀1710

生体工学 bionics 生命を意味するギリシャ語のbionと工学的技術を意味する接尾辞icsを合わせた造語．命名したスティールJack E. Steele(1924-2009)によると「生物システムについて研究し，その優れた機能をシミュレート(模倣)した装置を工学的に実現し，活用することを研究する科学」と定義されており，科学的方法や自然界にあるシステムを応用して工学システムや最新テクノロジーの設計や研究を行う学問領域である．例えば，動物の感覚器や神経系における情報の伝達や処理機構は，自動制御系の設計，開発に多くの示唆をもたらしている.[1550]

静態撮影 static imaging 投与した放射性トレーサー(追跡子)が平衡に達した状態(見かけ上はトレーサー分布に変化がなくなった状態)で，1フレームに1画像を撮像すること．投与後，どのタイミングで撮像を開始するかは使用するトレーサーと検査目的，患者の状態によって異なる．動態撮像とは異なり，経時的な変化の解析はできないが，十分な時間の撮影ができれば，良質な画像を得ることができ，病変の有無や臓器内の機能の均一性について知ることができる.[876,1488]

生体酸化⇨同生物学的酸化⇀1705

生体死 death of living organism 生体において心臓，肺臓が停止(個体の死亡)したあとに引き続き起こる器官レベルの死．この瞬間でも一部の組織(角膜など)，少なくともいくつかの細胞(生殖細胞，骨髄細胞など)は生きている.[943] ⇨参脳死⇀2299

生体情報監視装置 monitoring system ［監視システム］ 患者の生態情報を監視するための医用電子工学機器の総称．バイタルサインをはじめ生体情報をリアルタイムに監視，記録する．ベッドサイドモニター，体温計，観血的・非観血的血圧計，心電計，呼吸波形モニター，脳波計などの多くの機器がベッドサイドに置かれる.[1360]

生体腎 living donor kidney 腎移植において生存中の人から提供される腎．わが国では多くは生体腎移植が行われているが，欧米では死(献)体腎移植が大部分である.[474]

声帯正中位固定術 mediofixation of vocal cord 麻痺した声帯を内転させ正中位に寄せて固定し，嗄声や誤嚥の改善を図る手術法．一側性声帯麻痺や声帯萎縮などで声門閉鎖不全となっている場合が適応となる．患側あるいは萎縮の高度な側に行う．方法としては，声帯内注入術，甲状軟骨形成術，披裂軟骨回転術などがある.[701]

生体染色法 vital staining ［生体内染色法］ 生体が生きている状態で染色し，一定時間経過後に細胞，組織を生体内から取り出し，組織や細胞の構造や機能を調べること．生体から取り出した細胞を生きた状態で染色する方法を超生体染色という.[1615]

生体臓器移植 living-donor transplantation 終末段階にある臓器不全患者への唯一の救命手段として，健常な他者が自らの臓器あるいは臓器の一部を提供することで行われる移植手術をいう．わが国では移植術を受ける者レシピエントrecipientと臓器提供者ドナーdonorとの続柄は法的に定められていないが，日本移植学会倫理指針〔2007(平成19)年〕では親族(6親等内の血族，配偶者，3親等内の姻族)に限定している．わが国の生体臓器移植は，脳死移植が進まない状況の中で，世界的に見ても特異的に進歩した．1990年代前半までは，生体腎移植や両親から子への肝臓の提供が中心であったが，1990年代後半より手術手技や免疫抑制療法の進歩，ならびに健康保険適用の範囲が広げられたことにより，特に生体肝臓移植が飛躍的に増加した．生体臓器移植は提供者の自発的意思に基づく利他行為であるが，臓器提供には危険も伴うため事前の十分な説明と提供者の熟慮による自由な意思決定を不可欠とする．生体臓器移植の過程にはさまざまな葛藤や問題が存在することが多く，それらが患者や提供者の術後の精神的問題へとつながることも少なくない.[171] ⇨参脳死⇀2299

生体組織工学 tissue engineering⇨同ティシューエンジニアリング⇀2048

生体電気 bioelectricity ［生物電気］ 神経の興奮や筋の運動など生物組織の活動に伴って発生する電流のこと．心臓，脳，神経，筋肉など種々の臓器の活動状態を調べる目的で，これらの臓器の電位が，心電計，脳波計，その他の計測装置を用いて計測される.[258]

生体時計⇨同体内時計⇀1894

生体内染色法 intravital staining⇨同生体染色法⇀1695

声帯内注入法(術) injection method for paralytic vocal cord 麻痺した声帯内に液状材料を注入し，声帯の体積を増大させて声帯縁を内方へ移動させ，発声時の声帯間隙を消失あるいは減少させることで嗄声の治療とする方法．材料は通常，アテロコラーゲンを使用するが，自家脂肪を使用する施設もある．一側性反回神経麻痺や声帯溝症が治療の対象となる.[701]

生体内有効率⇨同生体内利用率⇀1695

生体内利用率 bioavailability；BA ［生体内有効率］ 投与された薬物が全身循環あるいは作用部位に到達する過程における効率を指し，通常，投与された薬物量のうち全身循環に到達した薬物量の割合として計算される．厳密には薬物が循環血液中に出現する速さも薬理効果に影響を及ぼすため，時間的概念も含まれる．経口投与される薬物の場合，生体内利用率と初回通過効果との間には密接な関係があり，一般に初回通過効果の影響が大きな薬物の生体内利用率は低い.[785] ⇨参初回通過効果→1468

声帯ひだ vocal fold⇨同声帯→1694

生体部分肝移植 living-related partial liver transplantation 生体(ドナー)から部分的に摘出した肝臓を，他の患者(レシピエント)に，病的肝を全摘出したうえで移植する方法. わが国では1989(平成元)年の初回例以来4,200例以上施行されている〔2006(平成18)年末現在〕. これに対し，移植肝を脳死者に求める脳死肝移植は，「人の死」に対する国民的合意が遅れたために最初に施行されたのは1999(平成11)年で，その後もまだ少ない. 適応は，肝移植以外に延命の可能性がないものに限られる. 小児では先天性胆道閉鎖症などの胆汁うっ滞性疾患や代謝性疾患が主で，成人では原発性胆汁性肝硬変，劇症肝炎，種々の原因による肝硬変，肝細胞癌など幅が広い. 生体肝移植では，ドナーの安全性が最優先事項となる. わが国のこれまでの例をみるとドナーはほとんどが肉親や配偶者で，ドナー候補者をめぐり，血縁者間で深刻な心理的葛藤も生じている. 小児例では問題とならないが，成人では移植肝の容積不足(サイズミスマッチ)が起こらないように術前の検討が必要である. グラフト容積レシピエント体重比1.0% 以上が基準とされている. このため，移植肝として，従来は中肝静脈を含む左葉切除が行われていたが，最近では中肝静脈を含まない右葉切除が行われている. 原疾患や小児，成人の違いにもよるが，現在の手術成功例は約80% である. 最も重要な術後の合併症は拒絶反応で，移植後1週間前後のものと半年から数年後に起こるものとがある. 臨床症状や肝機能検査に基づいた継続的な免疫抑制療法が必要.[1401] ⇨参肝移植→565

生体包帯 biological dressing 生物の皮膚や生体由来材料から作製した皮膚被覆材. 人工被覆材と同様に皮膚に近い性質をもつことが大切で，疼痛の軽減・移植床の肉芽形成の促進・上皮化の促進，創の乾燥・感染の予防の効果がある. Ⅱ度熱傷や皮膚潰瘍，分層植皮の採取創の治療に用いられる. 冷凍乾燥豚皮，コラーゲン膜，フィブリン膜，カニ，エビの殻に含まれるキチンから作製したキチン膜などがある.[688]

声帯ポリープ vocal cord polyp ［喉頭ポリープ］ 炎症や循環障害が根底にあり過度の発声などが誘因となり声帯縁に生じる浮腫性隆起をいう. 症状として嗄声や発声時の疲労感などを訴える. 初期の場合は消炎薬の投与，沈黙療法，発声法の変更で治癒することもあるが，改善しない場合は顕微鏡下に手術的に切除する. 術後は喫煙者には禁煙を促し，しばらくは沈黙を指示する.[701] ⇨参喉頭炎→1040

声帯溝(みぞ)**症** sulcus vocalis 声帯膜様部の前後に走る溝が原因となり音声障害をきたした疾患. 声帯縁が弓状に弛緩し，発声時に声門閉鎖不全による気息性嗄声が生じる. 原因は，先天性形成不全や長期にわたる炎症性変化と考えられている. 男女とも各年代にわたってみられる. 確実な治療法はないが，アテロコラーゲンや自家脂肪の声帯内注入により症状の改善をみる.[701] ⇨参声帯内注入法(術)→1695

生体力学 biomechanics ［バイオメカニクス］ ヒトや動物の身体が運動あるいは休止状態にあるときに働く，内力や外力の効果を研究する科学. 生体の仕組み(バイオメカニズム biomechanism)を力学的に解明し，その結果を医学，工学分野へ応用することを目的とする分野であり，例えば，骨組織や歯，靭帯，腱などを材料力学，筋骨格系の構造や運動を動力学や機構学，血液や体液の血管中での流れを流体力学や熱力学などからとらえて評価する. 理論的，実用的な進歩は目ざましく，医学とも深い関連をもち，今後は人工臓器の開発などへの応用が期待されている.[1550]

生体リズム biological rhythm ［生物リズム］ 生体の示す基本的な特徴の1つで，個体における機能などにみられる同期的変動のこと. 心拍に代表される秒単位のリズム，ゴナドトロピン放出ホルモン(GnRH)の下垂体へ向けての分泌にみられる分単位のリズム，メラトニンや副腎ホルモン分泌にみられる時間単位で，かつ1日単位の日内リズム，ヒト女性の性周期に代表される月単位のリズム，そしてさらに長い周期の季節単位の変化などさまざまであり，現象としても上記の生理的なもののほか，ある種の酵素活性にみられるような化学反応ととらえられるものまで多様である.[1260]

ぜいたく灌流 luxury perfusion 脳酸素摂取量が低く，脳組織が必要とする以上に血流が流れている状態. この状態では，組織はすでに脳梗塞に陥った部位とみなされる. これに対し脳酸素摂取量が高く，組織の血流が少ないなかで血液中から酸素を可能な限り摂取し，脳酸素消費を維持している状態を，貧困灌流 misery perfusion という. 手術などで，脳血流を増やせれば梗塞に陥らずにすむ部分である. 脳血流，脳酸素消費量，脳酸素摂取量など脳血流循環代謝は，半減期の短い核種(^{11}C，^{15}O，^{13}N など)を利用して(ポジトロン断層撮影PET)測定する.[196]

正中会陰切開 median episiotomy⇨参会陰切開術→350

正中エコー midline echo ［正中線エコー，第3脳室エコー］ 超音波検査において頭蓋内の正中面上にある構造物から得られるエコーの総称. 超音波の反射源として第3脳室，透明中隔，松果体，大脳鎌，半球間裂などがあるが，一般には第3脳室によって代表される.[955]

正中頸嚢腫 median cervical cyst 甲状腺中葉の発育過程で，甲状舌管の閉鎖が不十分なときに発生. 舌盲孔から胸骨上端に至る線状どこにでも発生する. 治療は嚢胞の切除である.[688]

正中頸嚢胞 median cervical cyst⇨同舌管嚢胞→1730

正中臍ひだ middle umbilical fold 前腹壁後面の腹膜の表面で臍より下方の正中部にある尿膜管遺残の索状物によるひだ.[474]

正中芯 漢方医学における腹部所見の1つ. 腹壁の正中部の皮下に，縦に鉛筆の芯のようなものを触れること. 解剖学的には白線 linea alba にあたる. 正中芯を触れるものは虚証と考えられる. 上腹部(臍上)に触れる場合は胃腸機能の低下(脾虚)があると考えられ，人参湯(にんじんとう)，四君子湯(しくんしとう)などを用いる目標になる. 下腹部(臍下)に触れる場合は下半身の機能低下(腎虚)があると考えられ，八味地黄丸(はちみじおうがん)などを用いる目標になる.[1283] ⇨参脾虚→2433，腎虚→1513

正中神経　median nerve　正中神経は第 6，第 7，第 8 頸神経および第 1 胸神経からの神経線維よりなっており，腕神経叢の内側神経束と外側神経束から出る．上腕では上腕二頭筋の内側縁に沿って上腕動脈と並行して肘窩前腕に達する．前腕と手の橈側に沿って広がり，これらの部位の種々の筋と皮膚に分布．運動神経としては，前腕の回内，手関節の屈曲，1-3 指の屈曲，母指の対立などを行う．感覚神経としては，手掌の橈骨側，1-3 指の掌側全部と背側先端部，4 指の橈骨側半分に分布している．正中神経は肘窩や手関節部で障害されやすい．手根管症候群 carpal tunnel syndrome では手掌の疼痛や筋萎縮を呈し，チネル徴候 Tinel sign が陽性となることが多い．[838] ⇨参筋皮神経⇀803，橈骨神経⇀2106，尺骨神経⇀1358

正中神経ブロック　median nerve block　手関節部の長掌筋腱と橈側手根屈筋腱の間で正中神経を麻酔すること．正中神経領域の手術や腕神経叢ブロックで麻酔の効果が十分に得られなかったときに施行される．[420]

正中神経麻痺　median nerve paralysis，median nerve palsy　正中神経が何らかの原因により障害を受けた状態で生じる麻痺．主にガラスなどによる外傷や骨折，絞扼性障害などがある．遠位での障害では，母指球の萎縮(猿手 ape hand)，母指の掌側外転麻痺が生じる．近位での障害では，それに母・示指の屈曲障害，前腕の回内障害が加わる．正中神経の絞扼性障害には回内筋症候群や前骨間神経麻痺がある．[420] ⇨参手根管症候群⇀1389

正中切開術　median incision　正中線上で胸部や腹部を切開する手術法．腹部正中切開や胸骨正中切開がある．腹部正中切開は開腹術の中で最も一般的に用いられる方法．腹部正中線上で皮膚切開し，各目的臓器に到達できる時間および距離を最短にできる利点がある．[485]

正中線　median line　身体の位置を決める基準線の 1 つで，正面立位の身体の中央を通る線．正面から見て身体を左右に等分する中心線．[1044]

正中線エコー⇨同正中エコー⇀1696

正中仙骨動脈　median sacral artery　［**中仙骨動脈**］　腹大動脈の下端で，仙骨内側中央を尾骨先端まで下行する無対の細い血管．腹大動脈から左右に総腸骨動脈が分岐する位置から始まる．骨盤内臓の栄養には正中仙骨動脈ではなく，主に内腸骨動脈に由来する血液がかかわる．[1044]

正中線母斑⇨同サーモンパッチ⇀1148

正中偏位　midline shift　大脳は，頭蓋内にほとんどすきまなく左右対称形におさまっている．どちらか一側に脳内血腫，硬膜外血腫，脳腫瘍などの占拠性病変が生じると，頭蓋内の容積は限られているために，患側から健側に圧が加わり正中が偏位する．以前は頭部単純 X 線正面像により，松果体の石灰化の偏位などをもとに診断した．これを正中偏位という．CT，MRI など診断技術の進歩により断面像が描出できるようになり，左右側脳室の偏位・圧排を正中偏位と同義に使うようになった．[196] ⇨参脳室偏位⇀2300

正中離開　midline diastema　左右中切歯間にみられる空隙．上顎正中部に生じることが多い．小児では永久歯が萌出しはじめる時期(7-9 歳)に，上顎切歯が扇状に前方に広がり，正中離開をみせることが多いが，これは未萌出の永久犬歯の存在を意味し，永久犬歯が萌出すると自然に閉鎖する．このような生理的空隙は治療の必要がない．治療の適応となるのは，上顎切歯の歯冠幅径が下顎に比べ大きすぎるなど歯冠幅径のアンバランス，小帯・舌小帯の付着異常，乳歯の晩期残存，正中埋伏歯の存在，側切歯の先天欠如，歯の形態異常，口腔習癖(タングスラスト)などで，矯正治療を行う．[760]

●正中離開

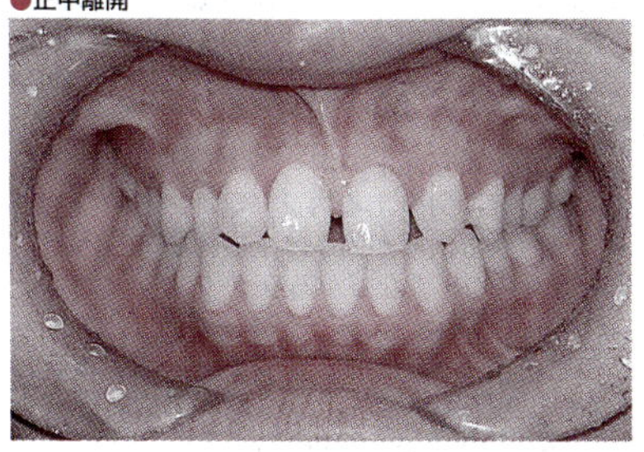

正中隆起　median eminence　脳室周囲器官の 1 つ．間脳の視床下部の灰白隆起の一部が，下垂体神経葉に連なる漏斗の基底部前面で隆起し，漏斗の前壁を形成する部分．浅い灰白隆起漏斗溝で囲まれ，漏斗動脈の毛細血管網が分布する．またここからの静脈は下垂体門脈系として下垂体茎に分布する．下垂体前葉ホルモンの放出を調節する物質(放出ホルモン，抑制ホルモン)の多くは視床下部ニューロンから正中隆起の毛細血管網に放出されている．[154]

正中菱形(りょうけい)舌炎　median rhomboid glossitis　舌背後方中央部にみられる病変で，1-1.5 cm くらいの卵形ないし菱形の舌乳頭が欠如した赤色斑としてみられる．表面は平滑，陥凹，あるいは結節状，顆粒状に隆起している．舌の発育異常で，真の炎症ではないが，二次的に炎症が加わる場合にこう呼ばれる．小児ではまれで 30 歳以降の成人に好発．通常は自覚症状はなく特に治療の必要はない．[701]

成長　growth　生体の形態的，量的な増大．ヒトでは身長，体重など身体の大きさの増加をいう．細胞の増殖，腫瘤や新生物の数，大きさの増大も成長である．[1631] ⇨参発育⇀2376

性徴　sexual character　個別の性を判別するのに役立つ形質．第一次性徴と第二次性徴に分けられる．第一次性徴は性腺自体の特質を指す．対して第二次性徴は，成長過程のある時期に起こる性ホルモンの活発な分泌によって起こり，これにより男女の性的特徴が顕著となる．男性では，陰茎および陰嚢の肥大，陰毛やひげ，腋毛の発生，変声，筋肉の発達など，女性では乳房および乳腺の発達，陰毛や腋毛の発生，月経の初来などである．[1292] ⇨参第一次性徴⇀1857，第二次性徴⇀1894，タナーの二次性徴スコア⇀1921

性徴異常　abnormal sex(sexual) characteristics　男女それぞれの性固有の形態的，機能的，精神的な特徴を性徴というが，これに異常をきたした病態．第一次性徴は性腺と性器における形態的特徴であり，女児では卵巣，卵管，子宮，腟，外陰部など，男児では精巣，精嚢，陰茎，前立腺などの形成を指す．第二次性徴は思春期にゴナドトロピン分泌の上昇に伴う性ホルモンの作用により惹起される性的成熟徴候であり，女児では乳房発達，陰毛発生，初経発来など，男児で陰毛やひげの発生，精巣や陰茎，精嚢の発達，声音の低声化などとともに，心理的，社会的にも性固有の成熟をみる．性徴異常には半陰陽や性腺形成異常症（性腺異形成）などの第一次性徴の異常，思春期早発症や思春期遅発症などの第二次性徴だけでなく，男性でエストロゲン産生腫瘍に伴う女性化乳房や，女性の多嚢胞卵巣症候群に伴う男性化など後天的な異常も含まれる．[845] ⇨参第一次性徴→1857，第二次性徴→1894

成長因子 growth factor；GF ［増殖因子，発育因子］ 細胞の分化，増殖に関与する物質の総称である．神経成長因子，血小板由来増殖因子，上皮細胞成長因子，インスリン様成長因子Ⅰなどがある．[1335]

成長学 auxology 成長，発育，発達について研究する学問．児童の発育，成長，成長ホルモンに関する研究などが含まれる．[1631]

成長障害 growth failure，growth disorder 正常な身体・精神的発達が得られない状態．カプラン Kaplan による分類は次のとおり．①原発性成長障害：1)骨系統疾患，2)染色体異常，3)先天代謝異常，4)子宮内発育不全，5)成長障害を伴う症候群，6)体質性・家族性．②二次性成長障害：1)栄養障害，2)消化器系の疾患，3)慢性腎不全，4)慢性心不全，5)愛情遮断症候群，6)代謝異常，7)慢性感染症，8)薬物，9)血液疾患，10)慢性呼吸器疾患，11)このほかの慢性疾患，12)内分泌疾患，13)体質性成長障害．評価・診断は，①病歴：1)妊娠・出産歴，2)家族歴，3)栄養法，栄養摂取状況，4)養育環境など，②身体所見：1)身体測定，2)成長曲線の作成，3)骨年齢の評価，4)第二次性徴の評価，③検査：1)一般血液・尿検査，2)甲状腺機能，3)血漿ソマトメジン，により行う．[1631]

成長スパート growth spurt ［思春期スパート］ 思春期の発来とともに身長の成長率が急激に上昇すること．男児のピーク年齢は13歳頃，比して女児のピーク年齢は早く11歳頃である．男児では3年，女児では2年ほど続き，その後低下する．[1292] ⇨参性徴→1697，第二次性徴→1894

成長促進剤 growth stimulating substance 動物の成長，および細胞分裂・器官形成促進作用をもつ薬物．下垂体成長ホルモン（GH），甲状腺ホルモン，唾液腺ホルモン，インスリン，グルカゴン，アンドロゲン，エストロゲン，タンパク同化ステロイド，動物タンパク因子などがある．[1631]

成長遅延 growth retardation 出生後の発育が正常範囲を逸脱して遅延するもの．成長には身体的成長，知的・精神的成長，性的成熟が含まれるが，成長遅延を狭義に用いる場合は身体的成長を指すことが多い．通常，身長と体重の変化を標準成長曲線上にプロットし，同年齢対照の平均レベルから標準偏差の2倍以上劣ることを成長遅延というが，標準偏差の2.5倍，あるいは3倍以上劣ることを基準にするものもある．[1260]

成長痛 growing pain 成長期の小児の四肢に認められる疼痛．主として膝関節周辺に多くみられる．多くは夜間に痛みをおぼえる．従来は急激な成長に伴う疼痛とされてきたが，その原因ははっきりしないが良性の疾患とされる．[420]

成長軟骨板 growth plate⇨同骨端軟骨板→1113

成長発達の原則 characteristics of growth and development 頭部から足，身体の中心から末梢，粗大から微細へなどの方向性や順序性，連続性，速度の多様性（身体機能や器官の成長発達に決定的な時期「臨界期」の存在），互いが影響し合うことによって進む相互作用（分化や統合），個人差などがある．[375]

成長発達の評価《小児の》 evaluation of growth and development in children 成長発達とは受精から死に至るまでの連続的な質的・量的変化の過程である．子どもの成長発達は，年齢や身長・体重などの形態的成長，運動・社会性・情緒などの心理社会的発達を合わせ総合的に評価する．成長発達過程にある子どもは言語能力や認知能力が未熟で明確に自分の身体の変化について表現することができないことを前提に，看護を展開していくうえで子どもの形態的および心理・社会的側面を含む総合的な評価は重要である．[375]

成長ホルモン growth hormone；GH ［下垂体成長ホルモン，ソマトトロピックホルモン，GH］ 身体的成長をつかさどる下垂体前葉ホルモン．分子量約2万2,000のタンパク質で，その合成と分泌は主に視床下部から分泌される成長ホルモン放出ホルモン（GRH）によって刺激され，同じく視床下部ホルモンであるソマトスタチンによって抑制される．分泌された成長ホルモンは全身の糖質，脂肪代謝に直接影響するほか，肝臓に作用して合成させたソマトメジンC（インスリン様成長因子-Ⅰともいう）の働きを介して骨や筋肉の成長を促進させる．したがって，分泌不足は低身長症を，分泌亢進は下垂体性巨人症や先端巨大症を引き起こす．[1260] ⇨参ソマトロピン→1849

成長ホルモン因子 growth hormone factor；GHF-1⇨同Pit-1→95

成長ホルモン産生下垂体腺腫 growth hormone-producing adenoma；GH-producing adenoma 下垂体前葉に発生する下垂体腺腫の中で成長ホルモン（GH）を産生する腺腫．若年者に発症すると巨人症をきたす．しかし，成人に多く発症し，その際には先端巨大症（末端肥大症）を呈する．四肢末端，オトガイ（頤）部などが肥大する．骨だけでなく間質組織も肥大し，巨大舌，内臓肥大をきたす．脂質異常症（高脂血症），糖尿病，高血圧，発汗過多などが出現する．下垂体腫瘍が大きくなると，頭痛，視野異常などが出てくる．治療として外科療法，放射線療法，薬物療法のいずれかを選択する．[1047] ⇨参下垂体性巨人症→500，先端巨大症→1775

成長ホルモン受容体 growth hormone receptor；GH receptor ヒト成長ホルモン（GH）受容体はサイトカイン受容体のスーパーファミリーに属する．620個のアミノ酸からなる短鎖のペプチドで，細胞膜を1回貫通し，N末端の246個のアミノ酸からなる細胞外ドメイン，24個のアミノ酸からなる細胞膜貫通部分，C末端の350個のアミノ酸からなる細胞質ドメインとからなる．ヒトGH受容体の遺伝子は第5番染色体の短腕に存在し，そのコード域は9個のエクソン上に認められる．肝臓，骨格筋，軟骨，脂肪組織，リンパ球，胸腺，心，肺，腎，卵巣，精巣，脳，膵，小腸など種々の組織に

広く分布する.[1047]

成長ホルモン製剤 growth hormone(GH) preparation 下垂体前葉ホルモンの1つである成長ホルモン(GH)を，成長ホルモン分泌不全性低身長症などの治療目的に製剤化したもの．成長ホルモンはアミノ酸構造が長大のため化学合成が困難であり，また他の動物由来の成長ホルモンは種差のためヒトでは効果がないので，従来は死体の下垂体から抽出したヒト成長ホルモン(HGH)が原料であった．このため旧来の製剤は希少性があり，かつ安全性に問題があったが，最近は遺伝子組換え技術により合成されたヒト成長ホルモン製剤が安価で，安全に使用できるようになっている.[1260]

成長ホルモン単独欠損症 isolated growth hormone deficiency；IGHD ［GH単独欠損症］ 成長ホルモン(GH)の分泌のみが障害されたために起こる低身長症．他の下垂体ホルモンの分泌には異常がないため，性成熟が起こり子孫をつくることも可能である．家族性に発症するものと散発性のものがある．家族性GH単独欠損症のⅠa型は常染色体劣性遺伝で，血漿GHは証明できず，*GH1* 遺伝子の欠損による．GH投与により抗体を生じる．一方，Ⅰb型では *GH1* 遺伝子にミスセンス変異やスプライス変異がみられる．Ⅱ型ではイントロン3にスプライス変異がみられる場合がある．Ⅲ型では低γグロブリン血症を伴う．Ⅰb型，Ⅱ型，Ⅲ型では，血漿GHは検出できるが分泌刺激に対する反応が不良で，遺伝形式はそれぞれ常染色体劣性，常染色体優性，伴性である.[1047] ⇨参下垂体性低身長症→501

成長ホルモン分泌検査 growth hormone secretion test 成長ホルモン(GH)分泌の異常の有無，その程度，および障害の発生機序を診断する検査法．GHの分泌不全に陥ると下垂体性低身長症が起こる．この場合，GHの基礎値は低下しているが，負荷試験にも低反応となる．負荷試験には，インスリン低血糖検査，アルギニン負荷検査，エルドパ負荷検査，グルカゴン・プロプラノロール・成長ホルモン放出ホルモン(GHRH)負荷検査などがある．負荷試験ではないが，睡眠直後にGH分泌が亢進する時期のホルモン濃度，あるいは早朝尿中のGH濃度の測定は生理的分泌状態を知る検査として有用．ほかに，ブドウ糖負荷試験，ソマトスタチン負荷試験などは成長ホルモン分泌亢進症(成長ホルモン産生腫瘍)の診断に用いられる.[90]

成長ホルモン分泌促進因子受容体 ⇨同GHS受容体→53

成長ホルモン分泌不全性低身長症 ⇨同下垂体性低身長症→501

成長ホルモン分泌抑制因子 growth inhibitory factor；GIF ⇨同ソマトスタチン→1848

成長ホルモン分泌抑制試験 growth hormone secretion inhibition test ［GH分泌抑制試験］ ブドウ糖を負荷する方法と，ソマトスタチンを用いる方法がある．前者はブドウ糖を負荷することによって成長ホルモン(GH)の抑制効果をみる．GHは，血中ブドウ糖濃度が高くなると抑制されるので，ブドウ糖100gもしくは50gを経口投与し血中のGH濃度を測定する．先端巨大症や巨人症などでは，下垂体腺腫からGHが自律性に分泌されるため，ブドウ糖を負荷しても5ng/mL以下にならない．ソマトスタチン静注によってもGHの分泌は急速に低下する.[90]

成長ホルモン放出因子 ⇨参成長ホルモン放出ホルモン→1699

成長ホルモン放出ホルモン growth hormone-releasing hormone；GRH, GHRH ［GRH，GHRH］ 視床下部から下垂体門脈に分泌され，下垂体前葉の成長ホルモン産生細胞からの成長ホルモン(GH)分泌を促進するホルモン．44アミノ酸残基で構成されるペプチドホルモンで，その生理活性は1-29位の配列内にある．その遺伝子はヒトでは第20番染色体長腕にマッピングされ8エクソンからなる．主に視床下部弓状核の神経細胞で合成され，下垂体門脈血中に放出される．下垂体性低身長症など下垂体疾患の診断のための検査に応用されている.[1047]

成長ホルモン放出ホルモン(GHRH)試験 growth hormone releasing hormone test ⇨同GHRH試験→53

成長ホルモン放出ホルモン(GHRH)受容体 growth hormone-releasing hormone receptor；GHRH receptor ［GHRH受容体］ 423個のアミノ酸からなり，Gタンパク質共役型の7回膜貫通を有する受容体で，セクレチン・グルカゴンファミリーの消化管ホルモン受容体と相同性が高い．主要な発現は下垂体前葉の成長ホルモン産生細胞だが，視床下部，腎，胎盤でも発現している．また，下垂体腺腫にも強く発現している．その遺伝子はヒトでは第7番染色体短腕にあり，全長約15kb(キロベース kilobase)で13エクソンからなる.[1047]

成長ホルモン放出ホルモン(GHRH)受容体異常症 growth hormone-releasing hormone (GHRH) receptor disorder ［GHRH受容体異常症］ 1996年にMichael P. Wajnrajchらは，ボンベイ(現ムンバイ)周辺出身のインド人イスラム教徒で近親婚があり極端な低身長者が多発している家系内の2症例が，成長ホルモン放出ホルモン(GHRH)受容体エクソン3のナンセンス変異ホモ接合体(Glu 72 Stop)であることを報告した．この変異受容体は，すべての細胞膜貫通部位と細胞内部位を欠くものであり機能をもたない．同じ変異を有した低身長の家系がパキスタン農村部，スリランカ出身のタミール人家族から報告された．1998年にサルヴァトーリ Roberto Salvatoriらは，ブラジル北東部の大家系内に120人以上の常染色体劣性遺伝形式の成長ホルモン単独欠損症による高度の低身長者の存在を報告した．GHRH受容体イントロン1 donor splice siteでグアニンがアデニンに置き換わる変異があり，受容体機能を失活させることが予測された．低身長者はすべてこの変異のホモ接合体で，キャリアとみられる者はヘテロ接合体であった．わが国でもGHRH遺伝子のエクソン12にdel 1121-1124の塩基欠失を認める症例が報告されている．その結果，フレームシフトが起こり終止コドンが生じ，第6膜貫通領域以降C端は細胞外で終わっていた．GH単独欠損症ⅠB型の3家系にも新たなミスセンス変異が見いだされている.[1047]

静的 static 静止している状態，平衡状態で静止しているよう見える状態，あるいは動いているものをある状態で止めたと仮定したときの状態に対して用いられる言葉.[543]

性的アイデンティティ gender (sexual) identity ［ジェンダーアイデンティティ］ 「男性(あるいは女性)としての自分」という感覚や「自分が男(あるいは女)という性に属している」という認識．アイデンティティは「同一性」ともいい，「自分であること」といった意味と，単一

せ

性，独自性，連続性，不変性などの意味をもつ．エリクソン Erik H. Erikson は，自我同一性という概念のなかで，個人が他者との関係を通して，自我の発達を遂げていく過程で形成される社会的自己が，その過程のなかで統合していく1つの側面として性的アイデンティティをあげている．また，ストラー Robert Stoller は，男性あるいは女性として生物学的にとらえることと区別するために，心理学的・社会学的とらえ方での概念として，個人が自分を男性あるいは女性であるという認識であるとしている．エリクソンはドイツ生まれの心理学者(1902-94)．[281] ⇨参自己同一性→1270

静的圧量曲線　static pressure-volume curve　中心静脈圧または平均右房圧を横軸にとり，心臓へ帰還してくる血流量を縦軸にとり，両者の関係を示したもの．[226]

静的アライメント　static alignment　解剖学的に彎曲した骨や軽度の屈曲を有する関節があり，このような位置にあることをいう．下肢では立位で大腿と下腿は軽度外反〔膝外側角・大腿脛骨角 femorotibial angle (FTA)：平均値 176-178 度〕している．また，上肢では上腕と前腕が軽度外反(肘外反角 carrying angle：平均値 5-20 度)しているのが生理的な角度．[420] ⇨参アライメント→183

性的逸脱行為　sexually deviant behaviour　逸脱行為とは，ある社会集団で広く受容されている規範，道徳的価値基準からはずれたあるいは反する行為で，奇異にみられ，非難や制裁の対象となる．犯罪や非行のほかに，特異な人格障害や精神障害に基づく行為が含まれる．性的逸脱行為とは，社会の性的規範からはずれたり反する行為であり，道徳的に問題となるだけでなく，ときには違法の場合もある．具体的には，売春，痴漢，婚外交渉，援助交際，さらに種々のパラフィリア的行為なども含まれる．[691]

静的荷重外傷　static loading injury　小児などの頭部に，テレビなど高重量の物体により高荷重が加わった場合に発生する外傷をいう．特徴として，多発性で広範な頭蓋骨骨折を認めるが脳損傷は少ない．荷重の程度にもよるが，転帰は概して良好である．[196]

性的興奮の障害　sexual arousal disorder　性機能不全の1つ．アメリカ精神医学会の DSM-Ⅳ-TR では性的興奮の障害を，女性の性的興奮の障害と男性の勃起障害に分けている．前者では性的興奮に対する適切な潤滑，膨張反応を起こし，性行為を完了するまでそれを維持することが難しい状態，後者では適切に勃起し，性行為を完了するまでそれを維持することが難しい状態を指す．[1434] ⇨参性機能不全→1665

静的コンプライアンス　static compliance⇨同静肺コンプライアンス→1703

性的サディズム　sexual sadism　性倒錯または性嗜好異常の1つ．DSM-Ⅳでは，被害者に心理的または身体的苦痛(辱めを含む)を与えて自分を性的に興奮させるという(現実的な，または擬似的な)行為に関する，性的空想・衝動または行動が少なくとも6か月間にわたり反復し，そのために臨床的に著しい苦痛または，社会的，職業的または他の重要な領域における機能の障害が起こっている状態を指す．[691] ⇨参異常性欲→236，性的精神病質→1700，性的マゾヒズム→1700

静的姿勢反射　static postural reflex　内耳，眼，筋，皮膚内の種々の受容器を通じて，外力に移行して姿勢を正常な位置に直そうとする反射．身体が静止しているときにみられる．[1230]

静的視野計測　static perimetry　［自動視野計測］　半球形のドーム状の中に固定された(つまり静的)視標があり，その視標の明るさを変えることで網膜感度を求める方法．コンピュータプログラムにより自動制御されているため，自動視野計測〔法〕とも呼ばれる．[975] ⇨参視野計測→1356，動的視野計測→2121，自動視野計→1324

性的精神病質　sexual psychopathy　ドイツの精神医学者クラフト＝エビング Richard von Krafft-Ebing (1840-1902)による異常性欲者を指す用語．彼は異常性欲を，①高齢者・子どもに現れる異常性欲，②性欲欠如，③性欲亢進，④倒錯性欲に分類し，さらに，④倒錯性欲を，サディズム，マゾヒズム，フェティシズム，反対性欲あるいは同性感情に分けた．[691]

性的素因⇨同性素因→1690

性的早熟⇨同思春期早発症→1283

静的つり上げ法《顔面神経麻痺の》　static suspension　顔面神経麻痺により変形した顔面の各部を矯正する手技．静的状態での健常側の形態に近づけるため，自家の大腿筋膜，側頭筋膜，手掌筋腱などを皮下に移植して，下垂した部分をつり上げる方法．閉瞼不能な眼瞼に対しては瞼板と前頭筋との間につり上げ術を行う．また下垂した鼻翼部・口角に対しては鼻翼部・口唇・口角部の皮下と頬骨，頬骨弓との間に移植してつり上げ術を行う．[688]

性的倒錯　sexual perversion　［パラフィリア］　性障害・異常性愛の一種で，性的欲望・満足の対象や目標が成熟した異性との性交に限定されていないことを指す古い用語．性目標の異常としては性的サディズム，性的マゾヒズム，窃視症，露出症，電話わいせつなど，性対象の異常としては小児性愛，死体愛，獣愛，フェティシズム，糞便愛，小便愛などがある．かつては同性愛も性的倒錯の中に数えられていたが，アメリカ精神医学会ではこれを異常とみなさないという合意が得られている．[1269] ⇨参性嗜好異常→1671

性的不感症⇨同性快感消失症→1659

性的偏奇⇨同性嗜好異常→1671

性的暴行　sexual assault　強姦，婚姻関係内強姦，近親姦，愛撫や変態的な性行為の強制，あるいは他の性的に倒錯した行動による他人への性的虐待．被害者は心的外傷後ストレス障害(PTSD)，摂食障害，精神活性物質使用などの精神障害に結びつくことが多く，子どもの場合は自分自身のコントロールを失うほどの精神的ショック感情を経験し，上記の精神障害のほか，反応性愛着障害となることもある．[691]

性的マゾヒズム　sexual masochism　性倒錯または性嗜好異常の1つで，DSM-Ⅳでは，辱められたり，打たれたり，縛られたりなどの苦痛を受ける(現実的な，または擬似的な)行為に関する，性的空想・衝動または行動が少なくとも6か月間にわたり反復し，そのために臨床的に著しい苦痛または，社会的・職業的または他の重要な領域における機能の障害が引き起こされている状態を指す．[691] ⇨参性的サディズム→1700

性的幼児症⇨同性腺機能低下症→1689

性的欲動 sexual instinct 〔D〕Sexualtrieb 「人間の性的な行動に作用する内的・心的なエネルギー」という精神分析的な概念でフロイト Sigmund Freud が 1905 年に著書『"Three Essays on the Theory of Sexuality" (邦題「性欲論三篇」)』から導き出したもの．その後，そこからリビドー libido というエネルギーの存在を仮定する．性的欲動の対象(性対象)は異性に限定されておらず，性的な満足を得る様式(性目標)も一定ではなく，特定の身体部分(性感帯)に固定されているわけでもない．また，はじめから統一されたものではなく，人間の成長発達における偶発的で複雑なプロセスの末に，性器性優位に構造化され，生殖(種の保存)という合目的的なものになると考えられている．そして，性的欲動は無意識への抑圧の最適の対象であるとし，心的葛藤に必ず伴うものであるとした．欲動という概念自体はフロイトの著書『"Triebe und Triebschicksale" (邦題「欲動とその運命」)』のなかで，「心的な刺激の一種」であり，「恒常的な力として機能するもの」「体内から発生して精神に到達する刺激の心的代表」と定義されている．フロイトはオーストリア生まれで，精神分析の創始者(1856-1939)．[281]

性的欲求低下障害 hypoactive sexual desire disorder ［性欲欠如，性欲喪失］ 性機能不全の1つ．アメリカ精神医学会の DSM-Ⅳ-TR では性的欲求の障害を，性的欲求低下障害と性嫌悪障害に分けている．性的欲求低下障害では性的空想と性的活動に対する欲求の持続的または反復的な不足があり，それによって著しい苦痛または対人関係上の問題を生じるとされる．[1434] ⇨参性機能不全→1665，性嫌悪障害→1667

静電位⇨同静止膜電位→1671

性転換手術 transsexual operation 性同一性障害患者に適応される手術．手術は，男性の女性化に対しては陰茎・精巣摘出術後，腟・陰核・陰唇の形成を行う．女性の男性化に対しては腟や卵巣などを摘出後，皮弁による陰茎と陰嚢の再建を行う．手術療法は性同一性障害患者に対する最終治療であり，治療のステップとしては精神治療，ホルモン療法，そして手術治療となる．[688]

性転換症 transsexualism ［トランスセクシュアリズム］ 生物学的には男性あるいは女性として完全に正常であり，しかも自分の肉体がどちらの性に属しているかをはっきり認知していながら，人格的には自分が別の性に属していると確信している状態を性同一性障害 gender identity disorder (GID) と呼ぶ．性転換症は性同一性障害のうち，特に身体的な性に対する違和感，嫌悪感が強く，内分泌療法や性転換手術〔性別適合手術 sex reassignment surgery (SRS)〕までを望む症例を指す．日常生活においても反対の性としての服装を身につけ，行動様式をとる．男性から女性への性転換術では陰茎切断術，精巣摘出術，造腟術，豊胸術，喉頭軟骨形成術，脱毛術など，女性から男性への性転換術では子宮や卵管，卵巣の摘出術，陰茎再建術，乳房切断術などが行われる．[845] ⇨参性同一性障害→1701

静電気 static electricity エボナイト棒を毛皮で摩擦すると，負の荷電を生じ，スチロール棒を絹で摩擦すると正に荷電する．このような帯電体に固着してその場に静止している電気のこと．帯電している物体を他の導体に近づけると，導体の近い部分に反対符号の荷電が，遠い部分に同符号の荷電が生じる．これを静電誘導という．冬，髪の毛をブラシでこするとパチパチするのは静電気の放電である．[893]

性同一性 gender identity⇨参性同一性障害→1701

性同一性障害 gender identity disorder；GID 性には生物学的な「雌，雄」の区別としての性 sex と，自分が「女，男」であると自ら認知し意識する性別意識 gender identity (性の自己認知，あるいは自己意識)がある．通常その両者は一致しているが，両者が一致せず生物学的性別と性の自己意識の不一致から生じるものをいう．症状としては，①自らの性別を嫌悪あるいは忌避する：自分の性器が間違っている，自分の性器はなかったらよかったと考える．月経や乳房の膨らみなどに対する嫌悪感が強い．②反対の性別に対する強く，持続的な同一感：反対の性別になりたいと渇望し，反対の性別としての服装，遊びなどを好む．③反対の性別としての性役割を求める：日常生活でも反対の性別として行動したり，義務の履行，家庭，職場，社会的人間関係のなかや，あるいは儀式での身のこなし，言葉遣いなど，さまざまな面で，反対の性別としての性別役割を演じる．これらの症状は小児期から現れることもあれば，長じてからはっきりすることもある．また，上述の症状がすべて現れる場合もあれば，その一部の症状だけがあらわになる場合もある．その程度も人によりさまざまである．性同一性障害のなかでも，性別の変更を考え，また実際に変更しようとするものを性転換症と呼ぶが，最近では性別適合手術 sex reassignment surgery (SRS) と呼んでいる．すべての人が性別適合手術を求めるわけではなく，その前段階の治療，すなわち，精神療法やホルモン療法の段階でとどまるものも少なくない．また，このような性同一性障害の周辺に，自らの性に違和感を感じている，いわゆる性別違和症候群と呼ばれる人たちもいる．これらの診断と治療には精神科医，手術をする外科医，内分泌の専門医，カウンセラーなど，関連領域の専門家が診断と治療のための医療チームを組み，慎重に判断すべきである．わが国では 1969 (昭和 44) 年に行われた「性転換術」が優生保護法違反に問われ，それ以降，公には治療がなされなかったために，多くの人が性別違和感に苦しんできた．1996 年に埼玉医科大学倫理委員会が一定の基準のもとに行うことを条件に性別適合手術を正当な医療行為と認め，その後，日本精神神経学会が診断と治療のガイドラインを策定し，日本でも正式な医療として認められるようになった．[1529]

性淘汰 sexual selection, intrasexual selection ［雌雄淘汰］ 特定の形質をもつ相手を雌雄が互いに選択して，つがいとなることをくり返すことにより，その特定の形質が選択され，特異的に進化していくとする説．自然淘汰にみられるプロセスの1つ．また，雄同士が特定の形質をもつ配偶者を得るために戦う結果として淘汰が起こるとする考え方．ダーウィン Charles R. Darwin により提唱された．[1465] ⇨参淘汰→2117

精度管理《臨床検査の》 quality control 臨床検査において，検体成分を一定の精密さで測定できるように管理する目的で用いる管理法．工業製品の製造管理は製造された製品を抜き取り検査をして，製造規格内にあ

せ

るかを調べる品質管理法が行われている．臨床検査では測定する患者血清の成分は個々に組成が異なるため，患者血清の品質管理はできない．しかし，検査データは常に一定の精度と正確さをもって測定されなければ，その信頼性は低下し，診療に与える影響ははかりしれない．検査室では管理試料を患者血清測定時に適当な間隔で測定し，目的成分の測定値が管理限界内にあるかを管理する．日内の変動および日間の変動を管理し，常に一定の精度を維持して測定結果の信頼性を保証するために行われる．管理法には，x-R 管理図，x-Rs-R 管理図法，双値法，マルチルール法などがある．[263]

生得行動　innate behavior⇨回本能行動→2723

性と生殖に関する健康とその権利　⇨回リプロダクティブヘルス/ライツ→2932

制度的機能⇨参ルボー→2968

聖トマス病院　St. Thomas' Hospital⇨回セント・トマス病院→1790

制吐薬　antiemetic　乗り物酔い，妊娠悪阻，メニエール Ménière 病，抗癌剤などで生じる吐きけ，嘔吐を予防または抑制する薬剤．乗り物酔いに対しては，抗ヒスタミン薬(H_1 遮断薬)のジメンヒドリナート，ジフェンヒドラミン合剤などが用いられる．難治性の妊娠悪阻には，向精神薬のペルフェナジン(ドパミン遮断薬)，クロルプロマジンを用いることがある．ただし一部の薬剤には催奇形性があるため，使用の可否は専門家により決定される．内耳疾患であるメニエール病では主症状として嘔吐，めまい，難聴が現れ，その嘔吐には抗ヒスタミン薬，耳症状にはアセタゾラミドが用いられる．抗癌剤のシスプラチンによる嘔吐，強い悪心にはグラニセトロン塩酸塩，セロトニン受容体($5\text{-}HT_3$ 受容体)遮断薬のオンダンセトロン塩酸塩水和物などが用いられる．[1212]

正ナトリウム血症性脱水　isonatremic dehydration⇨回等張性脱水症→2119

聖なる病⇨回神聖病→1574

成乳　mature milk⇨回成熟乳→1672

性認定《半陰陽の》　現在，出生したときの性別の診断は視認によって行われているが，性腺の性と外性器の性が一致しない半陰陽などの場合には，出生時に性決定が不可能なことがある．そのような場合には，通常 10 歳代において性認定が必要になる．この認定は，患者自身が自らをどちらの性としてみているか，そして患者が育てられてきた性によって行われる．しかし，XX 女性半陰陽の場合には，妊娠が可能であることを考慮して性を認定する．[1323]

青年海外協力隊　Japan Overseas Cooperation Volunteers；JOCV　開発途上国の要請に基づき，当該国の開発途上地域の経済や社会の発展，復興を目的に，専門的な技術や技能を生かしながら，地域住民と協力して国づくりのために活動する人たち．20 歳から 40 歳未満が対象となり，派遣期間は 2 年間である．1965 (昭和 40) 年に発足し，国際協力の一環として国際協力事業団(JICA)が運営・実施している．活動の分野は，農林水産，加工，保守操作，土木建築，保健衛生，教育文化，スポーツなどと多岐にわたる．[321]

青年期　adolescence　完全な成長，成熟に至る発達過程の時期で，思春期と成人の間に相当．11-13 歳に始まり 18-20 歳で終わる．この時期に二次性徴が起こり，体型的にも精神的にも，また人格的な面でも大きな変化を経験して成人となる．[1631]　⇨参思春期→1282

青年期危機⇨回青春期危機→1672

成年後見制度　adult guardianship system　認知症高齢者，知的障害者，精神障害者などの判断能力の不十分な成年者を対象に，必要かつ相当な保護ないし支援を行い，財産や生命を守るとともにその権利を守る制度．従来の禁治産・準禁治産制度では，「禁治産者」という烙印が押されるうえに戸籍にも記載され，日常的な買い物もできず，選挙権もなくなるなどの問題点があった．そこで 1999 (平成 11) 年に「本人保護」を確保しつつ，「自己決定の尊重」に重点をおいた本制度に改正され，2000 (同 12) 年に施行された．「ノーマライゼーション」「自己決定権の尊重」「身体保護の重視」を最優先とし，「法定後見」(従来の禁治産者・準禁治産者対象)と「任意後見」(自己決定を重視)とがある．法定後見は，本人が保護を要する状態になってから，関係者の申し立てにより後見人，保佐人が選任される．成年後見制度の主な改正点は以下の 4 点．①任意後見制度の導入，②法定後見人を後見，保佐，補助の 3 類型に分化，③後見制度の充実(法人も後見人となれる，任意後見人すべてに身上配慮義務を課す，すべての類型に監督人を設置)，④成年後見登記制度の設置(戸籍への記載廃止)．[1451]

青年性扁平疣贅(ゆうぜい)　verruca plana juvenilis　ヒト乳頭腫ウイルス〔ヒトパピローマウイルス human papillomavirus (HPV)〕の主に 3 型 (HPV 3) や 10 型 (HPV 10)が感染して生じる疣贅．青少年，特に女性の顔面，四肢や手背に多発することの多い常色から淡褐色の扁平丘疹で，ケブネル Koebner 現象と呼ばれる線状配列像を伴うことも多い．多発する青年性扁平疣贅がいっせいに発赤，腫脹や瘙痒などの炎症症状を呈した場合，通常その数週間後に自然消退(腫瘍免疫的機序)する．年齢や発症部位により若年性黄色肉芽腫，汗管腫や尋常性痤瘡，顔面播種状粟粒性狼瘡や老人性疣贅などが鑑別にあがる．若年より発症する重症例や難治例では，遺伝性高発癌性疾患の疣贅状表皮発育異常症を鑑別する．治療法としては生薬の薏苡仁(よくいにん)内服や接触免疫療法などがあるが，難治で数年以上に及ぶこともある．[231]　⇨参いぼ(疣)→275，パピローマウイルス〔科〕→2392，扁平疣贅(ゆうぜい)→2654

精嚢　seminal vesicle　精管に連なる精路器官．1 対の盲嚢で，前立腺背側にあり精管膨大部から分岐して左右に存在する．膨大部とともに射精管に合流している．精嚢液(精液の一部)を分泌するとともに精子の貯留の役割を果たしていると考えられている．また，精嚢は射出されなかった精子の破壊・吸収にも関係すると考えられている．嚢胞性疾患はときに認められるが，悪性腫瘍の発生はほとんどみられない．(図参照⇒陰茎→291)[1431]

精嚢炎　seminal vesiculitis, spermatocystitis　精嚢の炎症．尿道，膀胱，前立腺などの炎症に続発し，急性と慢性とがある．いずれも急性・慢性前立腺炎に酷似．直腸指診で前立腺の上方に横に走る圧痛性の硬結を触知する．化学療法などの消炎療法を行う．[474]

精嚢撮影法⇨回精嚢造影法→1703

せ

精嚢〔腺〕結核 tuberculosis of seminal vesicle ［結核性精嚢炎］ 精嚢に生じる結核性病変で，ほとんどが尿路性器結核に続発して起こる．前立腺結核から管内性に感染することが多く，そのほか血行性・リンパ行性感染もある．射精痛と血精液症を症状とし，精嚢結石をつくることもある．直腸指診で精嚢部に小結節や硬結を触知する．治療は抗結核療法を行う．[474]

精嚢造影法 seminal vesiculography, vesiculography ［精嚢撮影法］ 精嚢および精管など隣接器官を描出するX線検査．尿道鏡下のコントロールのもとで行う経尿道的造影法と，陰嚢皮膚小切開で精管を露出し，細いカテーテルまたは注射針を用い水溶性X線造影剤を注入して行う方法がある．精路の閉塞，拡張，嚢腫などを知る目的で，男性不妊症の診断および膀胱癌や前立腺癌の病期診断のため行われることがある．[264]

性の決定 sex determination ヒトの性は，遺伝的性，解剖学的性，社会的性に分けられる．遺伝的性は遺伝子によって決定され，XYの性染色体をもつ個体は男性に，XXの性染色体をもつ個体は女性に分化する能力をもつ．つまりY染色体の有無で男性になるか女性になるかが決まる．一方解剖学的性，つまり生殖器の発達は胎生の性分化の時期にテストステロンがあるかないかで決まる．Y染色体上にある精巣決定因子は，原始生殖腺の髄質部分を精巣に分化し，テストステロンを分泌させる．この時期に，テストステロンの合成不全や外因性のテストステロンが作用することにより，遺伝子で規定された生殖器の発達が障害される．社会的性は遺伝的性や解剖学的性とは異なり，性的嗜好や性自認など社会生活上の性である．出生後の脳の性分化が関与していると考えられる．動物では，出生直後の性ホルモンの投与により雌の雄化，雄の雌化が認められる．[1335]

正のフィードバック positive feedback ［ポジティブフィードバック］ 一連の反応のなかで，反応結果(効果)が反応過程に作用して，さらに効果を上げる様式をいう．生体では，女性の排卵反応を引き起こす性ホルモンとその刺激ホルモンである性腺刺激ホルモンの分泌にみられる．通常は，性ホルモンは性腺刺激ホルモンに負のフィードバック制御をかけており，血中性ホルモン濃度が一定レベルを超えて上昇すると，性腺刺激ホルモンの分泌は抑制される．しかし，排卵直前では性ホルモンの血中濃度の上昇が性腺刺激ホルモンを抑制することなくむしろ刺激し，さらに性ホルモンの血中濃度を上昇させる．[1335] ⇨参フィードバック⇀2511，負のフィードバック⇀2567

静肺コンプライアンス static lung compliance；Cst ［静的コンプライアンス，Cst］ 肺機能検査測定値の1つで，肺の伸びやすさを表す指標．肺弾性圧(気流がない状態での食道内圧と口腔内圧の差)と肺容積との関係を示す肺静圧量曲線 static lung pressure volume curve において，曲線の傾斜，すなわち単位圧変化に対する容積変化をコンプライアンス compliance(C)といい，呼吸停止のもとで測定された場合を静肺コンプライアンス(Cst)という．間質性肺炎など肺がかたくなる疾患で低下し，逆に肺気腫や高齢者など伸びやすい肺では増大する．[1019]

青斑⇨同挫傷(ざしょう)⇀1187

青斑核 nucleus of locus ceruleus 第4脳室上部の中心灰白質の近くにあり，青味をおびた不規則な細胞群からなる神経核．メラニン色素を含む中等大の細胞と小型卵円形の細胞よりなる．カテコールアミンであるノルアドレナリンを大量に含み(アミン性ニューロン)，脳全体に神経線維を介してノルアドレナリンを供給している．同様な神経細胞が青斑核の腹外側にも散在し，これを青斑下核という．[1043] ⇨参脳幹⇀2293

性犯罪 sex crime 人間の性に関連する法律的・道徳的・宗教的な規範に反する行為をおかすこと．性暴力，強姦，強制わいせつなど他人に対して直接的被害を及ぼすものと，公然わいせつ，わいせつ文書の配布，窃視症，露出癖など，社会で性的に禁じられている行為をおかし，その結果，違法とされるものが含まれる．日本は欧米諸国に比べ，性犯罪の被害者の人権を擁護・支援する体制が遅れていると指摘されてきたが，1996(平成8)年には警察庁が性犯罪指導捜査官を全国に配置することを決定し，女性捜査官による性被害相談窓口の開設を行うなど，警察，福祉，民間団体などによる支援体制づくりが強化されてきている．関連法規として「刑法」の第174条(公然わいせつ罪)，第176条(強制わいせつ罪)，第177条(強姦罪)，第178条(準強制わいせつ及び準強姦罪)などがある．[281]

聖バンサン=ド=ポール⇨同聖ヴァンサン=ド=ポール⇀1658

性比 sex ratio 人口の集団の中の男女比で，通常，女性の頻度に対する男性の頻度として定義されている．妊娠時を第一次性比，誕生時を第二次性比，誕生時から死に至る間のある時間の比率を第三次性比と分類している．性比＝男/女．[904]

性病 venereal disease；VD, sexual disease 性交により感染する疾患の総称．古典的性病は梅毒，淋病(淋疾)，軟性下疳，鼠径リンパ肉芽腫(第四性病)の4疾患を指し，venereal disease(ヴィーナスの病)と呼称される．軟性下疳，鼠径リンパ肉芽腫はまれな疾患となったが，梅毒と淋病の患者数は1970年以降横ばい状態にある．一方，性行為感染症 sexually transmitted disease (STD)は，性行為や類似行為によって伝播する感染症の総称で，古典的性病以外の性器クラミジア感染症，性器ヘルペス，尖圭コンジローマ，非淋菌性尿道炎，ウイルス性肝炎，後天性免疫不全症候群(AIDS)，腟トリコモナス症，アメーバ赤痢，ケジラミ症などが包含されている．厚生労働省のSTDサーベイランスの定点観測によると，1999年のピル(経口避妊薬)解禁後から性器クラミジア感染症，淋病，性器ヘルペス，尖圭コンジローマの患者数が急激に増加している．[102] ⇨参性感染症⇀1664

性病性リンパ肉芽腫 venereal〔lympho〕granuloma⇨同鼠径(そけい)リンパ肉芽腫⇀1841

性病疣贅(ゆうぜい) venereal wart⇨同尖圭コンジローマ⇀1755

性病予防法 Venereal Disease Prevention Act 1948(昭和23)年制定の「性病予防法」は，1998(平成10)年制定，1999(同11)年施行の「感染症の予防及び感染症の患者に対する医療に関する法律」(感染症法)に統合されたため，廃止された．なお，「後天性免疫不全症候群の予防に関する法律」(エイズ予防法)も同時に「感染症法」に統合され廃止となった．[294]

精阜　verumontanum⇨同精丘→1666

政府開発援助⇨同ODA→91

政府管掌健康保険　government-administered health insurance⇨参全国健康保険協会管掌健康保険→1757

整復　reduction　骨折や脱臼などで転位した部分を原位置に戻す操作のことで，通常X線透視下で行われる．用手にて行う場合を徒手整復，手術による場合を観血的整復という．また，徒手整復が困難な場合，持続的な牽引で整復をはかる場合がある．[420]

整復不能　irreducible　本来あるべき位置や正常な状態に戻せないこと．整復不能な脱臼，整復不能なヘルニア(非還納性ヘルニア)などのように用いる．[485]　⇨参嵌頓(かんとん)ヘルニア→646

セイブ手術《拡張型・虚血性心筋症の》　SAVE(septal anterior ventricular exclusion) operation　［SAVE手術］　1998(平成10)年に心臓外科医の磯村正らが始めた心筋症に対する左室形成術で，拡張型心筋症において病変部が左室前壁中隔側に存在する場合に効果的．左室を左下行枝の左側で，心尖部から第一対角枝付近まで左前下行枝に平行に切開し，大きい長楕円形のパッチを用いて左室前壁中隔を縫縮することにより左室内腔・容量を縮小させる．病変部がはっきりしている前壁中隔梗塞に起因する虚血性心筋症では左室縮小・形成に効果的であるが，非虚血性の場合にはその効果は不明．左室後側壁の病変が強い場合には禁忌．[136]　⇨参左室形成術→1186

●セイブ手術

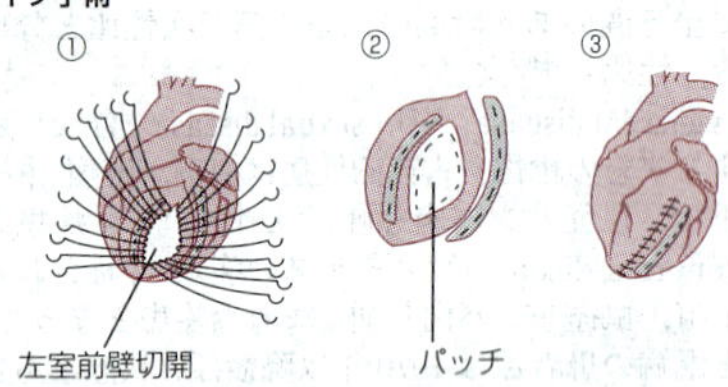

生物医学的モデル　biomedical model　健康あるいは病気を，自然科学(生物学，生化学，生物物理学など)の原理に基づいた臨床医学の視点から考えたモデル．科学性を追求するために医療においても，最も大切な心や社会，個人などあやふやな情報を切り捨て，より普遍性，再現性，客観性を求め，線形の科学で，要素還元論的な考えで，長く医学や医療が思考の基礎として用いてきた概念である．このモデルを中心として科学的知識，医学的技術は発展してきたが，健康や病気は，生物学的事実であると同時に社会的事実でもあることが求められ，今やこのモデルでは限界があることが提示されてきている．感染症が主流の病気であった時代から，癌を含めた生活習慣病，高齢化による老人病，緩和ケア医療と疾病構造の変化により健康，病気，医療の諸問題への包括的・全人的アプローチを必要とする時代となり，社会学や行動科学などの新たな視点を導入した，生物・心理・社会・医学的モデル bio-psycho-social medical model への転換が必要となってきている．[321]

生物化学　biological chemistry⇨同生化学→1659

生物化学的酸素消費量⇨同生物化学的酸素要求量→1704

生物化学的酸素要求量　biochemical oxygen demand；BOD　［生物化学的酸素消費量，BOD］　下水の検水を好気性の微生物が十分生育できる状態にして20℃で5日間放置後，消費された酸素量(BOD 5)をいう．水質規制項目の中では歴史が古く，一般的な指標である．測定法はJISに規定され，各種の基準値が定められている．環境基準は河川の利用目的に応じて類型(AA，A，B，C，E)別になっており，「水質汚濁防止法」で排水基準が定められている．BODが高いと溶存酸素量(DO)が欠乏しやすく，5 ppm以上で河川・湖水は自浄作用を失い，魚は住みにくくなり，10 ppm以上で悪臭が発生し，どぶ川のような状態になる．測定に際しては，生物によって代謝されにくい物質，生物に対して有害な物質，酸素消費をする無機物質(アンモニア，亜硝酸など)が含まれる場合には本来の濃度を示さないこと，希薄なBODの測定は困難であることに留意する必要がある．単位はppm，mg/L．[912]

生物学的インジケーター　biological indicator　耐熱性の細菌芽胞を付着させた濾紙片．滅菌物と一緒に滅菌処理を行ったあと，取り出して培養し，菌の成育状況によって滅菌効果を確認する．[485]　⇨参滅菌インジケーター→2800

生物学的偽陽性　biological false positive　脂質抗原を用いる梅毒血清反応の際に，梅毒以外の疾患でワッセルマン Wassermann 反応が陽性になること．鼠咬症，回帰熱，マラリア，ハンセン Hansen 病，トリパノソーマ症，発疹チフス，猩紅熱，結核，黄熱，全身性エリテマトーデスなどにより陽性となる．陽性となった場合は，TP(*Treponema pallidum*)抗原を用いる特異的検査法での再検査が必要．[904]

生物学的検定法(測定法)　bioassay，biological assay　［バイオアッセイ］　特定の生理活性物質や試料中の薬物を定量的に測定する方法．bio(生物)と assay(分析，評価)を組み合わせた言葉で，薬物の場合は毒性試験と同義に扱われる．生物材料や微生物を用いて，生物学的応答から生物作用量を評価する．微量でも高い生理活性を有する物質の定量に適し，各種のビタミンやホルモンの定量をはじめ抗腫瘍物質や抗ウイルス薬の定量に用いられる．また，排水や排気ガスあるいは河川水や大気などの生体への影響について，毒性があるかどうかをメダカやミジンコなど生物を使って試験したり，排泄物など生物学的試料の分析によって，体内に取り込まれた放射能を評価する場合なども含まれる．

生物学的効果　biological effect　超音波が組織または細胞に与える効果．診断目的でなく，悪性腫瘍組織または細胞を壊死させる治療目的で使用するために研究されている．なお，特定の薬剤を使用して超音波を照射すると細胞が壊死しやすいことが知られ，そのような薬剤を増感剤と呼ぶ．[955]

生物学的効果比　relative biological effectiveness；RBE　［相対的生物学的効果比《放射線の》，RBE］　放射線の線質による生物学的な影響を比較するために用いられる指標．例えばX線，中性子線，炭素線は，それぞれの吸収線量が同一でも生物学的効果は異なる．これを生物学的に同一の効果を示す線量である等効果線量を細胞，組織，器官などを対象に求め，標準となるX線，γ線の等効果線量を分子に，検定する線質での等効果線量を分母にして求める．放射線の線エネルギー付与

(LET)に関係する．炭素線などの高LETではRBEの最大値は3前後．[52] ⇨参線質→1761

生物学的酸化 biological oxidation ［生体酸化］ 生物の体内で起こる酸化反応のこと．好気生物は，栄養素を酸化することによって必要なエネルギーを得ている．例えば，グルコースの酸化によりアデノシン三リン酸(ATP)が産生されエネルギーとなる．また生物は，栄養素を酸化することにより生体の構成成分に変換して利用している．さらに，不必要な物質や異物を酸化により除去している．多くの薬物や化学的発癌物質は，酸化的解毒反応によって代謝される．また，白血球は活性化されるとニコチンアミドアデニンジヌクレオチドリン酸還元型(NADPH)を酸化して活性酸素を産生し，酸化的損傷により殺菌作用を示す．[126]

生物学的診断 biological diagnosis ホルモンや成長因子などの物質をマウスなどの生物に投与し，その結果生じる活性ないし効力をもとに診断すること．例えばアッシュハイム Aschheim とツォンデク Zondek は，妊娠反応を検出するために，妊婦の尿を幼若マウスの皮下に投与し，卵胞内出血や黄体の形成をみる妊娠検査を1942年に発表している(ただし，hCGホルモンの定量が可能な現在は用いられていない)．[1047]

生物学的製剤 biological drug 生物から産生される物質を利用した製剤．ワクチン，インターフェロン，サイトカインなどがある．リウマチに用いられる腫瘍壊死因子α(TNFα)阻害薬が有名．血液製剤を含める場合もある．2004(平成16)年厚生労働省は旧「生物学的製剤基準」を廃止し，新たな「生物学的製剤基準」を公布した．[991]

生物学的濃縮 biological concentration, bioconcentration ［生物濃縮］ 生活環境から取り入れられた物質が生体内に蓄積された結果，環境中の含有率よりも高濃度となる現象をいう．濃縮は食物連鎖を通じて高次の栄養段階でより高濃度に起こることから，生物の生存に悪影響を与える．とりわけ人類は食物連鎖の頂点にあるともいえ，近年の重金属などによる海産物の汚染，農薬による農作物の汚染などは有害な健康影響を危惧させる．一方，これらの現象により，河川や湖沼および土壌の汚染の程度や経路を生息動植物の蓄積濃度から推定することも可能で，この分野への応用も行われている．[912]

生物学的曝露指標 biological exposure index；BEI ［BEI］ 化学物質に対する生物学的な反応の警告レベル．有害物質に対する生物学的反応の警戒水準，または侵入経路と無関係に組織・体液・呼気中の有害物質およびその代謝産物の警戒水準ともいえる．ACGIH(アメリカ産業衛生専門家会議)では，産業職場における化学物質による生体への影響を予防するための限界値としている．許容濃度と一緒に労働者の安全を守る基準となり，この限界内に値を保てば，労働者の健康障害のほとんどすべてを防止できることが期待されるが，限界値を超えてもただちに健康障害が出現するものではない．[1015]

生物学的半減期 biological half life 臓器や組織内に摂取された物質が代謝により排泄され，その量が半減するまでの時間が生物学的半減期(Tb)．放射性同位元素(RI)ではその核種のもつ物理学的半減期(Tp)でも減衰するので，体内のRIはこの2つの過程により減少する．体内のRIが初期量の半分になるまでの時間を有効半減期(Te)といい，$1/Te = 1/Tp + 1/Tb$ の関係式が成立する．Teが短いほど被曝線量は少ない．[737] ⇨参物理学的半減期→2562，有効半減期→2851

生物学的封じ込め biological containment 組換えDNA実験において，組換え体の環境への汚染や拡散を防止するため，他の生細胞に伝播しない特別な宿主とベクター系を組み合わせること．その宿主-ベクター系の安全性に応じてB1とB2のレベルに分けられている．宿主として大腸菌，酵母菌，枯草菌，ベクターにはプラスミドおよびバクテリオファージが用いられる．[126] ⇨参物理的封じ込め→2563

生物学的モニタリング biological monitoring 労働者がどの程度有害要因に曝露しているのかを評価する検査法の1つ．重金属や有機溶剤などの有害物質に曝露された作業者の生体試料(尿，血液，毛髪など)の中に含まれる有害物質やその代謝物質，生体反応物質の濃度を測定することによって，当該物質の生体曝露量を推定し，監視すること．これによって得られたデータは，作業者個人の曝露レベルおよび当該物質による健康障害の安全防止が期待でき，作業管理や作業環境の評価と改善にも役立つため，環境濃度の測定結果や健康診断成績と比較しながら評価することが必要である．1989(平成元)年より「鉛中毒予防規則」や「有機溶剤中毒予防規則」にこの手法が取り入れられている．[1015]

生物型 biotype, biogroup, biovar ある特定の微生物種の中で生化学的な性状によって区分できる個体群をいう．例えばコレラ菌には，アジア型コレラ菌 classical biogroup とエルトール型コレラ菌 eltor biogroup の2つの生物型がある．[324]

生物工学⇨同バイオテクノロジー→2328

生物災害⇨同バイオハザード→2329

生物試料分析 biological sample analysis ヒトから得られる材料(検体)には，尿，便，唾液，汗などの排泄物，血液，脳・脊髄液，胸・腹水，関節液，羊水などのほか，生検や手術時に採取する組織などがある．これらについて化学成分などを測定，分析することをいう．試料の採取は医療行為であるので，感染および保存に関して留意すべきである．[677]

生物心理社会的モデル biopsychosocial model 従来の健康や疾病に関する医学モデルに，心理学的・社会学的要因を取り込んだホリスティックなモデル．基盤には各組織は孤立した部分としては機能しえないという統合モデル general system model があり，人の一部ではなく全体をとらえることの重要性を示している．[980]

生物的環境 biotic environment 生物的環境要因として微生物，自然植物，野生動物，ペットなどがある．人間も生物の一種であり，他の動植物によって癒され心の安定を得ることがある．一方，環境中には，無数の微生物が空気，水，土壌，動物，植物の中に，あるいは表面に生息している．病原性微生物が体内に入ると宿主の抵抗力の低下によって体内で増殖する．また物品や床，壁などにはほこりとともに微生物が付着しており，それらの汚染は増殖を促し感染症を発症させたり，壁や床などに生えたカビ類がアレルゲンになることもある．動物類は寄生虫や病原微生物の宿主となったり病原体の媒介や食中毒の原因になったりする．ときにはペットが感染症や喘息発作の要因となることもある．[557]

生物的変動⇨同個体間変動→1100

生物テレメトリー　biotelemetry　［バイオテレメトリー］　ヒトや動物の生体情報を遠隔の場所に伝送する方法．情報伝送方法には有線と無線とがある．重症患者の心電図，血圧，体温，呼吸，脳波，筋電図，酸素飽和度などの生体情報を監視室やナースステーションに伝送し，患者の状況をモニター（監視）する．緊急度に応じて色別に発光するようにすれば，アラーム発生患者およびその緊急度を一目で確認できる．実験動物などでも無拘束下の生体信号を離れた場所で観察できる．[1360]

生物電気⇨同生体電気→1695

生物時計⇨同体内時計→1894

生物濃縮⇨同生物学的濃縮→1705

生物発生原則　biogenetic law⇨同生物発生説→1706

生物発生説　biogenesis　［生物発生原則］　生物は常にすでに存在する生物からのみ発生し，無生物からは発生することはないとする説．ドイツの動物学者ヘッケル Ernst H. Haeckel（1834-1914）により 1866 年に提唱された．⇨参発生反復説→2383

生物分類学　biotaxis⇨同系統学→867

生物リズム⇨同生体リズム→1696

制腐法　antisepsis　［防腐法］　殺菌法，滅菌法とほぼ同意語で，いったん食物を汚染した細菌を死滅させようとする消毒法．外科領域での消毒法は防腐法，無菌法と同意語に解され，手術に際して，あらかじめ細菌の撲滅を図り，創傷内に細菌を侵入させない方法をいう．制腐法はこの消毒法とも同義に用いられている．制腐法はイギリスのリスター Sir Joseph Lister（1827-1912）により創意工夫された（1867）．方法としては薬物，熱気，蒸気などが用いられている．手術の場合には，①手術野の消毒，②手術器具の消毒，③縫合材料の消毒，④包帯材の消毒，⑤手術の無菌的操作が必要．[517]　⇨参滅菌法→2801，リスター→2924

成分栄養剤　elemental diet；ED　［消化態栄養剤］　経腸栄養剤の一種で，すべての成分が化学的に明らかなものから構成され，かつ栄養成分がバランスよく配合された栄養剤．消化態栄養剤ともいわれ，窒素源として消化の不要なアミノ酸，ジペプチドなどで構成され，糖質にはデキストリンを使用し，また脂質の含有量も最小限に抑えているため残渣がないか，もしくはきわめて少ない．すべての成分が上部消化管で吸収されるため，消化管機能障害のある患者にも用いることができる．[927]　⇨参半消化態栄養剤→2411

性分化　sex differentiation　性染色体の１つであるＹ染色体の有無によって性が決定され，それに従って性腺，生殖器，外陰が男性，女性に発達すること．性染色体が XX で女性，XY では男性となる．性の分化にはＹ染色体の存在が刺激となり，生殖隆起が精巣に分化する．これにはＹ染色体の性決定領域遺伝子（*SRY*）産物である精巣決定因子（*TDF*）が関与し，ミュラー管阻止物質（*MIS*）遺伝子とテストステロン産生の遺伝子を発現する．次に *MIS* 遺伝子により精巣の表面上皮由来のセルトリ Sertoli 細胞から MIS が分泌されて，ミュラー管（中腎傍管）が退縮しはじめる．一方テストステロン産生遺伝子により，生殖堤の間葉由来のライディッヒ Leydig 細胞からテストステロンが分泌され，ウォルフ管（中腎管）は精巣上体，精巣，精嚢へ分化する．テストステロンは皮膚の５α還元酵素によりジヒドロテストステロンとなり，これが受容体に結合して尿生殖洞は男性外性器に分化する．Ｙ染色体がない場合は，生殖隆起は卵巣に分化する．ミュラー管は子宮，卵管と上腟部に分化しはじめ，ウォルフ管は退化する．尿生殖洞は女性型となり陰核，小陰唇と大陰唇になる．[1323]

性分化異常　disorder of sexual differentiation　半陰陽（真性，仮性）と性染色体異常による性腺無形成がある．[998]　⇨参性認定《半陰陽の》→1702

成分輸血　component transfusion, component therapy　［血液成分輸血，成分輸血療法，ドナーアフェレーシス］　血液を血液成分，すなわち赤血球，白血球，血小板および血漿の成分に分けて別々に輸血すること．貧血に対する赤血球，血小板減少症の止血目的に血小板など，必要成分のみを輸血する．血液成分分離装置などの開発により，必要な高単位の成分製剤が採取可能となり，血小板製剤は 99％ 以上成分献血由来となって，循環量負荷や抗体産生など副作用を伴う全血輸血に代わる，より安全な輸血を可能にしている．[860]

成分輸血療法　blood component transfusion⇨同成分輸血→1706

性別判定　sex determination　［胎児性別判定］　染色体を用いた性別判定は，伴性遺伝疾患の可能性を知る目的などで行われる，出生前診断や着床前診断で可能であるが，羊水細胞または絨毛細胞を用いる出生前診断は，最近は遺伝子そのものを診断することが多く，性別判定目的ではあまり行われない．受精卵の性別判定は比較的容易であるが，倫理的問題がある．出生直後の外陰所見で性別が判定しがたいときに実施されることもある．[998]　⇨参出生前診断→1401，出生後性別判定→1400，性認定《半陰陽の》→1702

性別判定《法医学における》　sex identification　性別の判定は，生体検査としては解剖学的差異や細胞核内の性染色体検査などの生物学的差異に基づいて行うことができる．法医学の場合には白骨化した遺体や，生体の一部の細胞からも性別を判定しなければならないことがある．解剖学的には骨盤，長管骨，頭蓋骨などに差異がみられやすい．成人の骨盤では，女性は妊娠，分娩に適した形態となり，男性は労働に適した形態となるため性差が現れる．四肢骨などでは，男性のほうが筋肉の発達に見合った形態をしていることが多いため，性別を推定することができる．また頭蓋骨も冠部は男性では後方に傾斜しており，女性は鉛直型の特徴がみられたり，眼窩の上部や咀嚼筋，頸部の筋が付着する部位が男性のほうが隆起していることなどからおよその推定ができる．これらの特徴に欠ける試料や，小児の骨，わずかな組織片などでは形態的判断はむずかしいことが多い．生物学的判定としては，最近の DNA 解析技術の進歩により，骨片，歯，毛髪や，体液，血痕，微量組織片などの生体由来組織のいずれであっても，組織から DNA を抽出したのち，性染色体にのみ存在する塩基配列の有無を調べることで，性別の判定が可能である．[1331]

性別役割分業 sexual division of labor 男女の性別により，家庭や社会での役割や労働内容に相違があり分業となっていることをいう．近代では「男は仕事，女は家庭」という分業が明瞭であった．1970年代以降，フェミニズム運動の影響や産業構造の変化によって女性の労働市場への参加が盛んになり，その構造に変化がみられ始めた．しかしわが国では男女の分業が廃止されるどころか，「男は仕事，女性は仕事と家庭」という新性別役割分業へと移行したにすぎないという見方もある．[271]

星芒(ぼう)状血管腫 stellar nevus⇨同クモ状血管腫→821

性暴力被害者支援看護職 sexual assault nurse examiner；SANE ［SANE］ 性暴力被害者に対する専門的な知識とケアの訓練を受けた看護師．法医学検査のほか，最大限の生物学的痕跡，身体的証拠採取を行い，同時に患者の情緒的外傷が最小限となるように性的外傷評価を行う．詳細に被害状況を聞くのは警察の仕事であり，看護師は暴力にさらされる被害にあった人の尊厳を思いやり，尊重することを前提に状況を理解し，適切な危機介入と証拠採取を行う．性暴力被害者には，強姦，ドメスティック・バイオレンス domestic violence (DV)，子どもの性的虐待なども含まれる．SANEの養成は，1976年にアメリカのテネシー州メンフィスで始まり，1980年代後半には全米各地に広まり，2006年には世界458か所(アメリカ409，カナダ46，イギリス1，ケニア1，ペルー1)で養成が行われ，5,000人以上のSANEが活躍する(2007年500か所以上)．多くの教育プログラムは保健医療施設で運営され，他に地域主導の性暴力プログラムの一環として，また行政の保健課，検察所においても行われている．1995年，アメリカ看護協会は法看護を特定領域として認定し，現在ではIAFN (international association of forensic nurses)が正看護師を対象にSANEの認定試験を行っている．わが国では，特定非営利活動団体である「女性の安全と健康のための支援教育センター」が，SANEを性暴力被害支援看護師と訳しているが，そこには女性に寄り添ったケアができる看護師という意味が込められている．2000年から，看護師，助産師，保健師を対象に，わが国の現状に合わせた年間40時間の「性暴力被害支援看護師養成講座」を開始し，2008年までに約150名のSANEが誕生しているが，今後は他の司法や法医学などとの連携も含めた具体的な看護活動の内容を検討する必要がある．[425]

性暴力被害を受けた女性への看護ケア 女性にとっての性暴力被害とは，国際的には女性への暴力 violence against women と定義されており，性別に基づく暴力行為であって，女性にとって身体的，性的，もしくは心理的な危害または苦痛となる行為，あるいはそうなる恐れのある行為であり，さらに，そのような行為の威嚇，強制もしくはいわれない自由の剝奪をも含み，それらが公的な生活で起こるか私的な生活で起こるかは問われない．具体的には，強姦，強制わいせつ，性的虐待，セクシュアルハラスメント，ドメスティックバイオレンス domestic violence；DV(恋人や夫からの暴力)を含む．①統計：WHO(世界保健機関)は2008年の報告書で，女性に対する暴力は世界にまん延する重大な疾患であると述べている．2008(平成20)年に行われた内閣府による20歳以上の男女に行われた全国調査では，4人に1人の女性が配偶者あるいはパートナーから身体的暴力を受けたことがあり，何度も被害を受けている例もある(5.9%)．配偶者から殺される女性は2008年では126人で，配偶者間殺人被害の6割を占める．同調査では，異性から無理やり性交された被害経験のある女性は15.8%であった．警察庁報告では同年の強姦の認知数は1,582件，強制わいせつでは7,111件であったが，届け出ないケース(暗数)が相当数あることが推測される．2007(同19)年の児童虐待認知数は4万639件であり，そのうち性的虐待は1,293件(3.2%)であった(厚生労働省「福祉行政報告例」)．子どもの性暴力被害についても自分からは訴えにくいため実態把握は難しいが，暗数は少なくないであろう．②被害者･加害者の特徴：1974年にアメリカの精神科看護師のバージェス Ann W. Burgess と社会学者のホルムストローム Lynda L. Holmstrom が救急外来に来院した性暴力被害者に面接調査およびフォローアップした結果，性暴力被害者の特異な反応を明らかにした．それは「強姦トラウマ症候群」と名づけられ，のちに再体験，回避麻痺，過覚醒などを主症状とするPTSD(外傷後ストレス障害)と同質であることがわかった．被害にあった女性には，支配され続けることにより自己評価が低下し，選択肢も狭められていき，学習された無気力や，加害者の特徴を受け入れ相呼応している側面も指摘されており，殴られる女性の中には，加害者の暴力を容認する傾向もある．そうしたゆがんだ夫婦関係や男女関係が次世代の子どもに伝播される可能性が危惧されている．こうした基本的な理解がないと暴力被害の発見は難しい．虐待する加害者の特徴として，支配欲が強く，性役割固定者で，かつ子どものときの被虐待経験を引きずりながら長じて加害に転じる者もいるという報告もある．③法的取り組み：女性に対する暴力への対応は，海外では30年前から取り組まれている．かつて，強姦罪は財産罪であり，女性は男性の所有物として位置づけられていた．こうした土壌では女性に対する暴力という実態は問題視されにくかった．このような状況で，いわゆる強姦を含む性的暴力の問題から，次第に親密な関係をもつ男性からのさまざまな暴力被害実態が明らかにされていった．わが国では，1980年代後半から民間団体の電話相談やシェルター(女性のための駆け込み寺)の運営を通じた支援が始まり，警察は1996(平成8)年に犯罪被害対策に着手し，2000(同12)年には，強姦罪の告訴期限の撤廃や被害者の意見陳述の権利などを規定した「犯罪被害者等の権利権益の保護を図るための刑事手続に付随する措置に関する法律」を制定した．国レベルでは，「ストーカー行為等の規制等に関する法律」(2000年，ストーカー規制法)，「配偶者からの暴力の防止及び被害者の保護に関する法律」(略称DV防止法)が2001(平成13)年制定され施行された．この法律の第6条には，医療関係者の責務として，被害者を発見した場合は本人の意思を尊重したうえで配偶者暴力相談支援センターまたは警察官に通報することや，被害者に対して配偶者暴力相談支援センター等の利用について情報提供することが規定されている．これらの理解が看護師，助産師，保健師として必須条件である．④ケアのポイント：ケアを行ううえでの原則は，本人の意思を尊重することである．以下は主なケアのポイントである．1)健康問題としての暴力被害としての理解：看護の役割として，問題の明確化および発見，被害にあった人への対応，予防および危機介入が求められる．2)問題の明確化と発見：問題の発見において大切なのは，看護職自身の固定観念をまず吟味することである．自分の中に，強姦を受ける人はこういう人に違いない，DV被害者はこのようなタイプである，親から虐待を受けた子どもが親を慕うわけがないなどの固定観念が強いときは，自分の枠に相手を当てはめて理解しようとするため，問題の発見が難しくなる．また暴力を疑うサインを確認する必要がある．3)医療チームとしての準備：病院内では，受付から診療，保険料の支払い，帰院までの流れの中で，一つひとつ問題となることを洗い出しておき，チームで対応できるよう準備する．具体的には，安心と安全の環境を提供する，緊急性，安全性の査定，証拠採取，介入および情報提供，関係機関への照会，医療機関からの退院，帰宅への配慮，長期的フォローアップ．[425]

精母細胞 spermatocyte, primary spermatocyte 精祖細胞から男性生殖細胞が発生する過程において，最初は倍数性であるが(第一次精母細胞)，減数分裂によって2個の半数体の第二次精母細胞を生じ，成熟して精子細胞となる．[474]

性ホルモン sex hormone⇨同性ステロイドホルモン→1688

性ホルモン結合グロブリン sex hormone-binding globulin；SHBG 373個のアミノ酸からなる血漿中の糖タンパク質．血中では二量体として存在し安定している．性ステロイドホルモン(テストステロン，ジヒドロテストステロン，エストラジオール)と結合するが，これにより血中性ステロイドの遊離型濃度を調整する．性ホルモン結合グロブリン(SHBG)は主にエストラジオールによって肝臓で合成が促進され，テストステロンによって抑制される．SHBGが低いと性ステロイドホルモンの代謝率は高くなる．SHBG濃度は年齢によって大きく変動する．成人女性では男性の約2倍の値を示す．肥満の程度と比例して血中SHBG濃度は低下する．[1047]

せ

性ホルモン補充 sex hormone replacement, sex steroid replacement 中高年女性に対するエストロゲン・プロゲストーゲン併用投与により更年期障害の治療や骨粗鬆症の予防，脂質代謝の改善を含めた全般的なQOLの向上を図る治療が多く行われている．子宮摘除後の症例にはエストロゲン補充療法 estrogen replacement therapy(ERT)が行われる．黄体機能不全では黄体期にプロゲストーゲンの投与が行われる．男性では精巣機能低下症に対してテストステロン補充療法が行われる．[845] ⇨参ホルモン補充療法→2720，カウフマン療法→463

精密検査⇨同精査→1668

精密持続点滴装置⇨同輸液ポンプ→2859

精密性⇨同再現性→1155

精密度 precision ある試料を多重測定して，得られた測定値のばらつきの程度を数値化したもの．同一試料を20回以上測定し，得られた数値から統計処理により標準偏差やこれを平均値で除して%表示した変動係数を指す．精密度は，同時に連続して求めた同時再現性，日内のばらつきを求めた日内再現性，そして日間で求めた日間再現性がある．精密度が小さければ再現性がよいことを意味する．[263]

性無欲症⇨同冷感症→2970

生命⇨同生→1658

生命維持装置 life support apparatus 生命維持とは，患者のバイタルサインである呼吸・循環が不十分ないし消失したときにそれを回復させ保持すること．また広くは，全身の代謝異常，意識消失など生命の危険があるときに，それを是正し保持すること．この生命維持のため用いられる機器を生命維持装置といい，人工呼吸器，人工心肺，補助循環装置，人工透析器などがあり，おのおのの目的に合わせて医療現場で用いられている．[1618]

生命科学 life science ［ライフサイエンス］ 既存の生物学，医学の範囲にとらわれることなく，生命現象を研究対象とし，その有効活用または生命の保護を図る学問領域を指す用語．生物学，化学，物理学，生化学，生物物理学に加え，細胞工学，遺伝子工学などの科学・技術分野，さらに社会科学や人文科学，宗教や思想なども含まれる．[904]

生命過程モデル Life Process Model 人間を独自の特性をもつ統一された全体的存在(ユニタリ・ヒューマン・ビーイングス unitary human beings)としてとらえ，人間と環境は相補的に成り立つシステムであるという考えの基盤となる概念モデル．マーサ=ロジャーズ Martha E. Rogers(1914-94)により開発された．このモデルは人間の生命過程，すなわち全体性，開放性，一方向性，パターンと秩序，知覚力と思考能力などを特徴とする一連の基本的前提のうえに成り立っていた．生命過程は時間-空間の彎曲にそって進化しており，この連続体上で起こる事象は1回限りのもので，生命の道は一方向に向かって進むとした．ロジャーズは人類学，心理学，社会学，天文学，生物学，物理学などさまざまな学問分野から得た知識を基盤としてユニタリ・ヒューマン・ビーイングスと生命過程に密着したエネルギーの場としての環境について理論を提唱した．ロジャーズは看護の目的を「個人，家族，集団がそれぞれの潜在能力の範囲で可能な最大のレベルのウェルビーイング well-being を達成できるように援助することである」と定義した．そして人間の生命過程および人間と環境の相互作用の過程が，看護者が関心を寄せる現象であるユニタリ・ヒューマン・ビーイングスと環境を理解するうえで重要であると考えた．ロジャーズの概念と理論を理解するには，伝統的な諸概念にとらわれない新しく創造的な考えや価値観を必要とするであろう．[282] ⇨参ロジャーズ，M.E.→3001

生命情報科学 bioinformatics⇨同バイオインフォマティクス→2328

生命切迫性緊張病 lethal catatonia⇨同急性致死性緊張病→736

生命徴候⇨同バイタルサイン→2342

生命統計表 decremental table of life⇨同生命表→1709

生命の価値 value of life 主として医療経済学で用いられる概念で，人間の生命や健康を経済的価値に換算する考え方．代表的な人的資本アプローチでは，一生涯働くことができたときに，その労働による生産額を個人の生命の経済的価値と考える．[374]

生命の質⇨同QOL→99

生命表　life table　［**死亡表，死亡生残表，生命統計表**］　集団の死亡(および生存)の様子を要約する手法で，集団の死亡秩序(mortality order)を，年齢，生存数，死亡数，生存率，死亡率，死力 force of mortality(ある年齢に達した人が次の瞬間に死ぬ確率．生命保険の掛け金を算出する根拠となっている)，平均余命，静止人口(または定常人口)などの生命関数を用いて表したもの．同時出生集団の全員が死亡するまでの観察に基づいた世代生命表 generation(cohort) life table と，ある時点の年齢別死亡率が将来も不変との仮定のもとで作成される現状生命表 current life table とがある．厚生労働省が作成する現状生命表には，国勢調査と人口動態統計確定数から作成される5年ごとの完全生命表 complete life table と，推計人口と人口動態統計概数から作成される簡易生命表 abridged life table とがある．生命表は，国の保健福祉水準を測る指標として，また人口・労働・経済問題などの将来施策の計算根拠として活用されている．[1406]

生命保険　life insurance　被保険者の死亡や病気，けがによる損害，または契約上の年齢に達するまで生存したことを条件として，一定金額が支払われる技術的・合理的経済制度．死亡表と呼ばれる統計表を採用することにより負担の公平が図られており，年齢別保険料・長期性・定額制を特徴とする．[904]

生命倫理⇨同バイオエシックス→2328

毳毛(ぜいもう)　lanugo　［**胎生毛**］　胎児期の体表を覆っている毛(胎生毛)のこと．無髄で色素に乏しく細く短い．胎生4-5か月頃には全身に発毛がみられ，出生が近づくにつれて徐々に抜けて，新しい軟毛 vellus という毛に生え変わる．ヒトはこの軟毛の状態で誕生する．生後5-6か月で硬毛(終毛 terminal hair)に生え変わる．[695,155]　⇨参終毛→1384，軟毛→2203

声門　glottis　［**真声門**］　喉頭にある発声のための器官．左右の声帯および声帯唇間の狭い裂隙である声門裂を合わせて声門という．声門裂隙の広さは発声の仕方，すなわち声帯ひだの緊張の度合いにより変化する．[829]　⇨参声帯→1694，喉頭→1039

声門開大筋　vocal fold opening muscle　［**後輪状披裂筋，後筋**］　輪状軟骨後面から始まり披裂軟骨筋突起に付着する後輪状披裂筋(後筋)のこと．披裂軟骨を外転させて声門を開く役割を担う．後輪状披裂筋は喉頭で唯一の声門開大筋．[98]

声門開大手術　glottal abduction operation，laterofixation of vocal cord　声門の狭窄や閉鎖に対し声門を開き，呼吸困難を軽減させる目的で行う手術．手術法には，ウッドマン Woodman 法，レチ Réthi 法，声門前方開大術などがある．術後は声門閉鎖不全をきたし，息漏れの多い気息性嗄声となることもある．[98]

声門下腔　infraglottic cavity，subglottic region　喉頭腔の臨床的な3分類(声門上腔，声門領域，声門下腔)のうち，声門から輪状軟骨下縁までの円錐形の部分をいう．(図参照⇒喉頭→1039)[98]

声門下喉頭炎　subglottic laryngitis　［**仮性クループ**］　急性喉頭炎の特殊型で，主に5歳以下の幼児に多くみられる．成人に比し小児の喉頭腔は狭小で，粘膜の浮腫，腫脹により容易に閉塞され，急激に発症するため注意を要する．症状としては喘鳴，犬吠(けんばい)様咳嗽，吸気性呼吸困難をきたし，小児の場合は苦悶状となり，呼吸停止が生じることもある．治療は，酸素投与，抗生物質，ステロイド剤の全身投与が有効．呼吸困難が著しい場合は，気管切開または気管内挿管を行う．[98]　⇨参急性声門下喉頭炎→735

声門形成術　glottoplasty　［**喉頭形成術**］　左右の声帯で形成された間隙を声門といい，声門の形態と広さが異常なため呼吸困難，嗄声を生じたものにシリコーン板，シリコーンチューブを使用して声門の再建を行うこと．適応は声門癒着，声帯ポリープ，声門横隔膜症，外傷など．[887]

声門痙攣　glottis spasm⇨同喉頭痙攣→1042

声門越え嚥下⇨同息こらえ嚥下→221

声門上腔　supraglottic region　喉頭腔の臨床的な3分類(声門上腔，声門領域，声門下腔)のうち，喉頭口から仮声帯までの空間をいう．[98]

声門上喉頭切除術　supraglottic laryngectomy　［**声門上水平部分切除術**］　喉頭癌に対する喉頭部分切除術の1つ．声門上癌において声門上部を切除するが，声門以下は保存されるので音声機能は確保される．呼吸も確保されるが，術後に誤嚥を起こしやすい．[98]　⇨参喉頭部分切除術→1045

声門上水平部分切除術　supraglottic horizontal laryngectomy⇨同声門上喉頭切除術→1709

声門閉鎖筋　vocal fold closing muscle　内喉頭筋で声門を閉鎖する機能がある．外側輪状披裂筋(側筋)，甲状披裂筋(内筋)，披裂筋(横筋)の3対の筋がある．[98]

声門裂⇨参声門→1709

性役割　gender role　［**ジェンダー役割**］　性 sex が生物学的に所与された概念であり，雄雌(male/female)を区別するのに対して，ジェンダー gender は社会的文化的な特徴を指す用語である．性役割は，中核性同一性 core gender identity(自分が男あるいは女であるという基本的確信)，性対象選択 sexual partner orientation(性的な対象に異性を選択する能力)とともに，性同一性 gender identity を構成する概念である．この3つは互いに関連し合っているが，必ずしも一致しない．性役割とは，与えられた社会や時代において，男性的である，女性的であるとみなされている行為，態度，ふる舞い，性質などを指して用いられ，いわば，性同一性の公的な表現である．したがって時代や地域によって大きく左右される．ごっこ遊びの性別，服装，言葉づかい(女言葉，男言葉)などとして表される．[209]　⇨参性同一性障害→1701

整容外科　aesthetic surgery　［**美容外科**］　もともと正常な顔面やからだの形態に対し，外科的操作を加えることにより，よりよい形態もしくは被術者の好みの形態に変貌させる形成外科の一部門．審美的により美形にすることで，個人の形態への精神的負担の軽減を図る．局所の審美を求める美容外科に全身の整容を意味するエステティックを加えて整容外科と呼ぶようになった．例として二重瞼の作製や隆鼻術，豊胸術などがある．さらには近年では頭蓋顔面骨の骨切りによる，顔面の輪郭に対する手術も行われる．整容外科手術の希望者

にはときに，醜形恐怖症など精神的疾患を有する者もあり注意が必要である.[688] ⇨参美容整形外科→2490

整容単位 aesthetic unit, esthetic unit 顔面の部位による単位のことで，熱傷などにより傷害を受けた顔面の再建において，この単位により植皮を行うことで，再建後整った自然な形態が再現できるとされる．1956年にメキシコのゴンザレス=ウロアM.Gonzalez-Ulloaが提唱した．例えば顔面では頭髪のはえぎわから眉毛上までの額部の一面，左右おのおのの上眼瞼一面，左右おのおのの下眼瞼一面，上口唇白唇部一面，左右おのおのの頬部一面などをその単位としている.[688]

整容動作 grooming activity 日常生活での身づくろい行為のことで，洗面，歯みがき，整髪，清拭，爪きり，ひげそり，化粧などを指す．整容動作は清潔になり爽快感を得るだけでなく，日常生活のリズムがつく，食欲が増す，ADLの拡大が図れる，自己の尊厳が保たれることにつながり，人間らしく生きていくために，最低限保障されなければならない．整容動作を自分で支障なく行うには，上肢の各関節の可動域や筋力，協調性が十分あり，把持動作や座位の保持，移動動作が行えることが必要である．以上のことから，対象者のセルフケア能力をアセスメントし，整容動作が洗面所で行えない場合は，床上で行えるように使用物品を準備し，状況により看護師が援助するようにする．この際，対象者自身の好みに配慮して援助することが重要である.[70] ⇨参清拭→1670，洗髪→1791，口腔ケア→989

西洋ワサビペルオキシダーゼ horseradish peroxidase; HRP ［ホースラディッシュペルオキシダーゼ］ 西洋ワサビに含まれるペルオキシダーゼ．基質の2つの水素原子によって，過酸化水素を還元するヘム酵素で，酵素活性を保ったままタンパク質に結合させることができ，またこの酵素の染色反応産物が高感度に検出できるため，エンザイムイムノアッセイ(EIA)などの酵素標識として広く使われている.[126] ⇨参ペルオキシダーゼ→2636

性欲 sexual impulse, sexual libido 動物を性行動へ駆り立てる性的欲望．内外界からの刺激によって分泌された性ホルモン(テストステロン，エストロゲンなど)が，視床下部にある性中枢に作用することが重要であると考えられている.[1565]

性欲異常⇨同異常性欲→236

性欲欠如⇨同性的欲求低下障害→1701

性欲喪失⇨同性的欲求低下障害→1701

性欲の低下 decreased libido, reduction in sex drive 性欲は種の維持のために営む生殖行為にヒトをかりたてる根源的な本能である．生殖行為には性的快感が伴うために，この快感を求めて生殖と関係なくても性交は行われる．性欲は食欲のように永続性をもたず，禁止しても生命に危険が伴わないために二次的な生理的欲求とされている．性欲の亢進にはアンドロゲンとエストロゲンが関係しており，これらの産生減少で性欲の低下が起こる．女性では45-55歳頃に更年期を迎え，女性ホルモンは急速に低下し，閉経とともに卵巣機能は閉止する．男性においても20歳代でテストステロン産生のピークを迎えたのちは徐々に低下し，45-65歳頃には女性と同様に自律神経失調症状を主体にした多彩な症状が現れることが多く，この時期を男性更年期と呼ぶこともある．これらの時期には性ホルモン減少による性欲の低下がみられることが多い．性欲の発現は精神的・社会的要因も大きく関係しており，その原因も多彩である.[845] ⇨参冷感症→2970

正乱視 regular astigmatism 乱視には屈折力の最も強い強主経線と最も弱い弱主経線とがあり，これらが互いに直交するもの．通常，乱視といえば正乱視のことをいい，円柱レンズで矯正される．主経線の屈折状態により単乱視，複乱視，混合乱視があり，主経線の方向により直乱視，倒乱視，斜乱視がある.[975] ⇨参乱視→2905，不正乱視→2557

整理運動 cool-down 目的とする運動が終わったあとに，緩やかに日常の運動状態まで交感神経系の活性化を下げ，負荷のかかった循環器・呼吸器の急激な変化を和らげるための運動．準備運動と対になる.[1594] ⇨参準備運動→1416

生理学 physiology 生命現象の仕組みを明らかにしようとする基礎的学問のなかで，特に生体機能を対象とする学問領域．これに対し，主として生体構造を対象とする学問領域は解剖学や組織学と呼ばれ，また主として生体を構成する物質を対象とする学問領域は生化学や分子生物学と呼ばれる．しかし，昨今の生命科学研究では，生理学，解剖学，生化学の区別はあいまいになっている.[1335]

生理学的死腔 physiological dead space 口腔から終末細気管支までの解剖学的死腔と，肺胞のうちガス交換に関与しない肺胞死腔を合わせた気量．成人では約150 mL程度でほとんどは解剖学的死腔である．肺内ガス分布の不均等や，肺胞の換気血流比の不均等があると増大する．ガス交換の効率を表し，その値はV_D(生理学的死腔量)で示される.[953]

生理機能検査 physiological function test ［生体機能検査］ ヒトの生理学的機能を検査する方法の総称．日常臨床上は，主に循環機能(心電図，心臓超音波検査，運動負荷試験など)，呼吸機能検査，神経生理学的検査(脳波，筋電図，神経伝導速度など)，耳鼻科的生理検査(聴力検査，平衡機能検査など)を指す.[893]

生理休暇 menstrual leave 女性労働者の母性保護を図る目的で，月経時に随伴症状が非常に強く就業が困難な場合，「労働基準法」第68条に基づいてとる休暇のこと．日本独特の制度で，第68条では「使用者は，生理日の就業が著しく困難な女性が休暇を請求したときは，その者を生理日に就業させてはならない」と規定される．生理休暇をとるためには医師の診断は必要なく，日数も制限されていない．生理休暇中の賃金についても特別定められていない．1997(平成9)年の「男女雇用機会均等法」の改正により，生理休暇の時期が限定された．しかし月経の随伴症状が激しいという事実に基づいてとられるので，休暇は1日または半日単位でとることができる.[1451]

生理食塩水(液) saline, physiological saline ［生食水(液)，等張食塩液］ 細胞外液と同じ浸透圧をもつ濃度0.9%の食塩水(塩化ナトリウム溶液)のこと.[1335]

生理的Ⅲ音 physiologic third heart sound 30歳以下の健常者に聴診されるⅢ音．Ⅱ音のあとで拡張早期に血液が心房から心室に急速流入する時相に一致して発生する．急速流入期の終点において，急に血液流入が停止する際，心室筋を振動させて発生するといわれている．これに対して中高年者で聴取されるⅢ音は病的な場合がほとんどで，心不全や心筋傷害の患者で聞かれる．この場合は馬が駆ける音に似ており，ギャロップリズム(奔馬調律)と呼ばれる．[743]

生理的暗点⇨同マリオット盲点→2745

生理的空隙《歯間》 physiological〔interdental〕space 乳歯列期に認められる歯間空隙．ヒトの乳歯列期には，霊長目に共通にみられるものと同様な，上顎の乳側切歯と乳犬歯の間，下顎の乳犬歯と第1乳臼歯の間に空隙がみられる(霊長空隙)．これは歯冠幅径の大きな永久切歯の萌出スペースを確保し，下顎では第1大臼歯の近心移動を促すためにあると考えられる．このほか，乳歯列では多くの部位に空隙があるが，これは生理的なものと考えられている．[1310] ⇨参歯列弓→1502

生理的収縮輪 physiological retraction ring⇨同収縮輪→1370

生理的〔心〕雑音⇨同機能性〔心〕雑音→699

生理的振戦 physiological tremor 病的な原因なしに生じる拮抗筋間の律動的な収縮伸展．[1230]

生理的体重減少 initial loss of weight, physiological weight loss ［新生児体重減少］ 新生児の体重が出生直後から減少し始め，生後3-4日頃に出生体重より3-10% 減少すること．生後7-10日で出生体重に戻る．新生児では摂取水分量に比べ，胎便あるいは腎臓，肺，皮膚からの水分排泄が多いために起こる．[1631]

生理的乳頭陥凹 physiological optic disc cupping⇨同視神経乳頭陥凹→1290

生理的貧血 physiological anemia 生後2か月の終わり頃の乳児が示す貧血の傾向で，低出生体重児に著明に現れる．造血機能の減退，赤血球寿命の短縮，血液の希釈などが原因．[1631] ⇨参新生児貧血→1571

生理的無月経 physiologic amenorrhea 初経以前，閉経以後，妊娠，産褥による無月経のこと．[1510]

生理的彎(わん)曲 physiological curvature ヒトの正常脊椎を側面から観察すると，頸椎部前彎，胸椎部後彎，腰椎部前彎という彎曲がありS字状カーブを呈している．このカーブのこと．[420]

生理時計⇨同体内時計→1894

整流作用 rectification 細胞膜のコンダクタンス(伝導性)が膜電位によって変化するため，電流-電圧曲線が直線とならず，電流が内向き，外向きのいずれかに流れやすい性質を示すこと．[1274] ⇨参イオンコンダクタンス→217

清涼飲料水 soft drink 爽快味，清涼感を与えるアルコールを含まない飲料で，発泡性，非発泡性がある．糖分を含んでいることから糖尿病，肥満を増悪させる場合もある．[987]

政令 cabinet order 内閣が制定する命令．政令には執行命令(憲法および法律の規定を実施するためのもの)と任意命令(法律の委任に基づくもの)がある．政令には，特にその法律の委任がある場合を除いて，罰則を設けることはできない．[904]

精路 pathway of spermatozoon 精子の通る道．精巣の曲精細管内で形成された精子は直精細管へ運ばれ，精巣網から輸出管を通り，ここで精巣を出て精巣上体の頭部へ入る．精巣上体管内を尾部まで進み，尾部から精管へ向かう．精管は精子を射精管へ運ぶ管で蛇行性の強いつる状をなすが，精巣後部を上昇するにつれて直線状となる．浅鼠径輪から鼠径管へ入り深鼠径輪へ至り，外腸骨動脈の前から骨盤腔へ入る．次に膀胱の上部後外側角で尿管を横断して内方へ向かう．膀胱底，精嚢上部で下方へ向かい，膨大部を形成して急激に細くなって精嚢の排出管と合一する．射精管となり，前立腺に入り前立腺小室に開口する．このように精路の構造が複雑なのは，主に以下の要因などによって精巣と射精管との距離が長く(全長 25-30 cm)なっているためである．①胎生期に精巣原基は腹腔内にあり，胎生5か月で陰嚢原基ができて，胎生8-9か月頃には精巣が腹腔から骨盤腔，さらに陰嚢へと到達する道筋が形成されている．②精子形成のため精巣は低温(32℃)に保つ必要がある．[1519] ⇨参陰茎→290，精巣→1690，射精管→1357

セイロン鉤虫 Ceylon hookworm, *Ancylostoma ceylanicum* 東アジアや東南アジア地域からインド，マダガスカル，南アフリカにかけて分布する鉤虫の一種．雌が11 mm 前後，雄が8 mm 前後でヒトにも感染する．ブラジル鉤虫と同一とされていたが，現在は独立種と考えられている．[288]

ゼータ電位 zeta potential 電気泳動，電気浸透を支配する電荷．[987]

セービン・フェルドマン色素試験 Sabin-Feldman dye test⇨同色素試験→1239

セービンワクチン Sabin vaccine⇨同ポリオワクチン→2716

セオリーZ theory Z ［Z理論］ 日系3世のアメリカ人経営学者オオウチ William G. Ouchi(1943生)が提唱する経営理論．オオウチは，戦後の目ざましい経済成長をなしとげた日本企業の経営方針を分析し，日本の組織の特徴として，終身雇用，遅い人事考課と昇進，非専門的な昇進コース，集団による意思決定などをあげた(J理論)．そしてアメリカ組織の特徴(A理論)と比較するとともに，アメリカでもJ的要素を取り入れて成果をあげている企業があることを指摘し，両者の長所をあわせもつ企業経営のあり方(Z理論)を説いた．日本では一般にセオリーZといわれている．著書に『Theory Z―How American Business can Meet the Japanese Challenge(邦題：セオリーZ―日本に学び，日本を超える)』．[415]

世界環境デー⇨参国連人間環境会議→1095

世界看護指導者会議 Conference on Leadership in Nursing for Health for All 1986(昭和61)年4月，世界保健デーに合わせWHOが主催，外務省・旧厚生省が後援，日本医師会・日本看護協会が協賛となり，22か国の代表が参加して東京で行われたのが最初．この会議では，WHOが推奨するプライマリナーシングの実践活動は看護職の参加がカギになるとして，積極的に参加していくための看護リーダーシップのあり方，開発・促進の方法などについて論議された．[457]

世界子供白書 The State of the World's Children 国連児童基金(ユニセフ)から年に一度刊行されている世界の子供の健康・差別・貧困・紛争被害等の調査結果．その要旨・資料の全文については，以下のホームページにおいて検索が可能となっている．「http://www.unicef.or.jp/library/library_wdb.html」「2007年世界子供白書―女性と子供―」のテーマは，女性のエンパワーメント（地位向上と能力育成）が焦点となっており，子どもたちの生存や健全な成長の促進には，家庭や職場，政治の分野でジェンダーによる差別をなくし，女性の地位向上と能力育成を実現することが必要な課題であると報告されている．内容は，「第1章　平等を求めて」「第2章　家庭における平等」「第3章　雇用における平等」「第4章　政治と政府における平等」「第5章　ジェンダーの平等がもたらす二重の恩恵を受け取る」と，人口統計指標・経済指標・生存・保健と栄養・教育・HIV/エイズ・子供の保護・女性の識字率などの統計資料からなり，第5章の最終章では，ジェンダーの平等を最大限に実現する方法として，「教育と財政措置・立法・議会におけるクォータ（議席割り当て）制・女性による女性のエンパワーメント・男性や男子の参加と協力・より良い研究とデータ収集」の7つの方法が述べられ，それらが子供の権利実現のための鍵となると強調されている．[457]

世界女性会議　World Conference on Women　女性の地位向上を目指して，国連主催で定期的に開催される国際会議．国際婦人年の1975年にメキシコシティーで開催され，第2回（1980）はコペンハーゲン，第3回（1985）はナイロビ，第4回（1995）は北京で開催された．北京宣言でははじめて女性の人権が謳われ，行動綱領では12の重要問題領域に関する具体的な提案が打ち出された．特に「リプロダクティブ・ヘルス/ライツ」（性と生殖に関する女性の健康とその権利）の合意は大きな成果であった．第5回（2000）はニューヨーク国連本部で「国連・女性2000年会議」として開かれ，行動綱領の継続が確認された．性的志向や性的権利の広がりを容認するかどうかで議論があった一方，アフリカ地域での女性器切除 female genital mutilation（FGM），ダウリ殺人（花嫁の持参金が小額だと夫が花嫁を殺害する伝統），名誉殺人（不義やかけおち，性的な犯罪を疑われた女性を親族内の男性が殺害する伝統）をめぐって，激しい異文化間対立があり，現在も課題となっている．[1455] ⇨参リプロダクティブヘルス/ライツ→2932，エンパワーメント→385

世界人権宣言　Universal Declaration of Human Rights　第二次世界大戦の反省を受けて，1948年12月10日，国際連合第3回総会で採択され，すべての人民と国家とが達成すべき基準として布告された宣言．前文と30条からなる．人間の自由，平等にはじまり，人種，皮膚の色，性，言語，宗教による差別の撤廃，職業選択の自由，公正な勤労条件の確保などが謳われている．また1950年の第5回国連総会では，12月10日を「世界人権デー」と定め，人権思想の普及・啓発活動が行われている．日本では同日に先立つ1週間を人権週間としているが，世界人権宣言には条約や国内法のような拘束力はない．[920] ⇨参人権宣言→1535

世界人口会議　World Population Conference　1974年にルーマニアのブカレストで国連が主催した初の人口問題についての会議．1972年，ストックホルムでの「国連人間環境会議」に続く国連会議として開催された．翌1975年に「ワシントン条約」を発効，1977年には「国連砂漠化防止会議」を発足させ，それぞれが地球の環境保護と開発の統合を基本的テーマとして報告書を作成し，国連総会に提出し実施を決議している．世界人口会議では人口抑制か経済開発かの論争のすえ，世界人口行動計画が採択され，1984年のメキシコ大会では行動計画の強化と修正が行われた．アメリカの人口問題研究所が1995年に発表した「1995年世界人口概観」によると世界人口は2015年には140億人に達すると予測．人口問題は単に数の問題ではなく，1人当たりの環境影響が著しく高い先進国の過剰消費と慢性的貧困からの脱出に単純労働力が欠かせない途上国の問題（南北問題），人口動態に着目し，性と生殖を数として操作しようとする国家政策と女性の自己決定権の保障（リプロダクティブ・ヘルス/ライツ）の問題などがキーファクターであるともとらえられている．[457] ⇨参国際人口開発会議→1086

世界精神保健連盟　World Federation of Mental Health　精神衛生活動と啓蒙思想の普及のため，1948年に創設されたWHO（世界保健機関）の一機関．世界各国の精神衛生関係団体が加盟し，日本は1953（昭和28）年に加盟．毎年大会が開催されている．この連盟発足のきっかけになったのは，ビアーズC. W. Beersが自分の体験をもとに『A Mind That Found Itself（邦題：わが魂にあうまで）』（1908）を著し，精神病への理解や精神科病院の治療，施設の充実の必要性と予防を訴え，それが大きな反響を呼び，アメリカのコネチカット州立精神衛生協会が設立されたことに始まるといわれる．その後これらの運動は，アメリカ精神衛生協会の創立，さらにWHOの援助を受けて，世界精神保健連盟へと発展していった．1993（平成5）年，世界精神保健連盟世界会議がわが国において開催され，それをきっかけにユーザー（精神医療の利用者）自身が障害を受け入れ，社会参加への道を切り開いていく活動が行われるようになった．[1451]

世界保健機関　World Health Organization；WHO　［WHO］　すべての人びとの健康の向上を目的とし，1948年に発足した国際連合の専門機関．世界6地域に委員会と事務局を設置し，各地域の保健事業の指導・調整，衛生条約の提案，情報・援助の交換などを行っている．本部をスイス（ジュネーブ）におき，日本は1951（昭和26）年に加盟．看護専門部会もあり，国際看護師協会と協力して幅広い活動を行っている．[904]

世界保健デー　World Health Day　1946年ニューヨークで開かれた国際保健会議の採択に基づき，1948年4月7日，世界保健機関（WHO）が設立されたのを記念して毎年その日を記念日として1949年に制定したもの．「すべての人びとが可能な最高の健康水準に達すること」を目的とする．毎年世界の健康問題のなかから1つを選び，世界保健デーの標語として広報・衛生活動を行っている．[457]

世界没落体験　〔D〕Weltuntergangserlebnis　「世界が破滅する」「地球上のすべての生命が失われた」「核戦争が始まった」「最後の審判が下る」など，この世の破壊や滅亡を確信する妄想のこと．強い不安と高揚気分が混じり合い，周囲の様相が一変する知覚変容，ただならぬ緊迫した雰囲気，視覚表象，錯乱などを伴う体験で妄想気分に近い．わが国よりヨーロッパに多く，宗教的色彩を帯びて宗教妄想，救世者妄想に至ることもある．統合失調症の急性期，非定型精神病，てんかんなどに

せ

みられる.[1205.1228]

セカンドオピニオン second opinion 第2の意見，すなわち診断や治療方針についての主治医以外の医師の意見のこと．癌や心臓病など治療法に多くの選択肢がある疾患では，患者や家族が主体的に治療法を決定する際に，インフォームド・コンセントの観点からも，最新の医療情報をもつ他の専門医のセカンドオピニオンは重要となる．アメリカでは，医師が患者にセカンドオピニオンが必要か打診するのが一般的だが，わが国では患者側の主体的な判断からセカンドオピニオンを求める傾向が広がりつつある．

セカンドハーモニクス second harmonics ［二次高調波］ 超音波は，組織内を伝わるにつれその波形が変化し，もとの周波数以外の周波数が混在してくる．もとの周波数の2倍の周波数領域の波がこのうち最も強く，セカンドハーモニクスまたは二次高調波と呼ばれる．その程度は，伝搬する組織の非線形作用に依存することが知られている．近年，この性質を利用し，発信された周波数の整数倍の信号を受信し画像として表示するハーモニックイメージングを用いた画像もつくられている.[955]

セカンドメッセンジャー second messenger ［**第2メッセンジャー，細胞内情報伝達物質**］ ホルモンや神経伝達物質など細胞から細胞への情報伝達をつかさどる分子をファーストメッセンジャーといい，細胞内の情報伝達をつかさどる分子をセカンドメッセンジャーという．セカンドメッセンジャーには，サイクリック AMP (cAMP)，サイクリック GMP (cGMP)，イノシトール三リン酸(IP_3)，ジアシルグリセロール(DG)，カルシウム(Ca)イオンなどが知られている．細胞内において，1個のセカンドメッセンジャーは多数の分子に同じ反応を起こし，またその結果生じた分子はまた多数の分子に同じ反応を起こす．この伝達カスケードにより，情報は次々と増幅される．ファーストメッセンジャーの血中濃度が微量でも，その効果はセカンドメッセンジャーで増幅され，生物作用に結びつく.[1335] ⇨参ファーストメッセンジャー→2506

咳

cough, coughing ［咳嗽］

【定義】肺や気管支，気管から異物，刺激物，分泌物を排除するときの**防御反射**，あるいは気道の過敏状態で生じる反射で，呼吸器系疾患では最も一般的な症状．

【病態】咳の前にまず吸気があり，声門の部分的閉鎖，呼吸筋の急激な収縮，次いで声門が瞬時に開いて急激な呼気が起こる．慢性に続く咳は，**肺結核，肺癌**，気管支拡張症あるいは気管支炎などの疾患で増加する．咳反射はまず，咽頭や喉頭あるいは気管，気管支の機械的あるいは化学的刺激によって起こる．

【治療】衰弱していたり，痛みにより咳が制限される場合には，異物や分泌物を喀出できるように深呼吸を勧める．慢性に続く咳に対しては，塵埃を減らしたり室内を加湿するよう努める．また痰の喀出を促進するため，気管支拡張薬や粘液溶解薬を用いる．粘液分泌がなく，うっ血もない場合は鎮咳薬を用いる.[953]

咳の看護ケア

【看護への実践応用】咳はさまざまな疾患から起こるが，長引くと体力を消耗させ，睡眠や日常生活に支障をきたす．原因疾患への援助とともに苦痛の軽減に努めることが重要である．観察ポイントは呼吸状態(呼吸回数，呼吸音)，発熱の有無，呼吸困難や胸痛などの症状，咳の種類(湿性咳嗽，乾性咳嗽)，咳の持続状況，排痰の有無，などである．

【ケアのポイント】炎症性の疾患が原因で痰を伴う場合は，効果的な咳によって排痰を促し，気道の清浄化を図ることで，肺炎や無気肺の予防を行う．咳が続くと体力を消耗するため，鎮咳薬の使用を考慮するとともに，安楽に過ごせるよう身のまわりの援助や入眠への援助を行うことが重要である．患者指導のポイントは，効果的な咳や深呼吸の方法を習得できるよう説明することと，咽頭への刺激を最小限にするための環境整備(気温，湿度，アレルゲンの除去など)を行うことである．また，禁煙指導も必要である.[770] ⇨参咳→1713

赤外型⇨同赤血球外型《マラリア原虫の》→1730

赤外線 infrared rays 約 0.8 μm から 1,000 μm までの波長にある目に見えない光線で，太陽光スペクトルの赤色光線の外にあるためこう呼ばれる．強い熱作用をもち，照射部に温熱性紅斑を生じるが鎮痛作用もある．知覚神経の刺激を抑制し，体液の循環を盛んにする作用もあり，温熱療法，サーモグラフィーなどに用いられる.[1144] ⇨参遠赤外線→381

赤外線サーモグラフィー infrared thermography 身体から放射する赤外線(熱線)を，量子型(液体窒素で冷却)または熱型(非冷却)センサーで感知し，皮膚表面温度を画像化する方法．動脈血流を反映し，循環障害の診断や治療の評価などに用いられる.[896] ⇨参超短波サーモグラフィー→2016

赤外線白内障 infrared cataract ［ガラス工白内障］ 赤外線の熱が吸収されることにより起こる白内障．進行は緩徐で，水晶体前嚢がシート状に剝離し(水晶体落屑)，後嚢下の皮質に円盤状の混濁を生じる．ガラス工に認められることが多いため，ガラス工白内障とも呼ばれる.[1250]

赤外線療法 infrared therapy 赤外線発生装置を使用した治療法．あらゆる物体から放出される熱源が，電磁波として真空中または気体，液体中を伝導する現象を放射(輻射)というが，この現象を応用している．皮膚表面の温熱作用や毛細血管の拡張作用，また，感覚神経終末に作用して鎮痛効果もある．急性期以外の捻挫や挫傷の治療，関節炎や腱鞘炎，関節リウマチの疼痛軽減に用いられるほか，創傷や感染に対しても使用される．皮膚充血作用による滲出物の吸収作用を利用して細菌を死滅させる効果もある.[233]

赤外分光分析 infrared〔absorption〕spectroscopy, infrared emission 可視光(400-700 nm)より長い波長(700 nm から 1 mm)の赤外線(目に見えず赤くない)が物質に吸収されることを利用して分析する方法．構造解析に有効で，試料を前処理する必要がない．生体成分は赤外領域でその構造に由来する特異的な特性吸収をもつため，この吸収を調べることで物質を特定できる．赤外領域で観測される分子の吸収は主として，各種の官能基(O-H，C-H，N-H，S-H)の特異的な吸収から総合的に判断して物質の構造解析ができる．果物の糖分測定にも応用されている.[263]

赤芽球　erythroblast　骨髄において形態学的に判別可能な赤血球の前駆細胞．前赤芽球，好塩基性赤芽球，多染性赤芽球，正染性赤芽球へと分化したあとに脱核し，赤血球として末梢血中を循環する．病的状態になると末梢血中にも認められるようになり，有核赤血球と呼ばれる．[1377]　⇨参骨髄像→1109

赤芽球コロニー形成細胞（形成単位）　colony forming unit-erythroid；CFU-E，erythroid colony-forming cell［CFU-E］　赤芽球系幹細胞の1つ．1971年にスティーヴンソン John R. Stephenson らによって，マウス胎児の肝細胞をエリスロポエチンとともに培養すると赤芽球のコロニーが形成されることが報告された．そのコロニーのもとになる細胞が赤血球系前駆細胞であることが明らかになり，赤芽球コロニー形成細胞(CFU-E)と呼ばれた．赤芽球系前駆細胞としては赤芽球バースト形成細胞(BFU-E)と呼ばれるものもあるが，BFU-Eより分化した段階の赤血球系幹細胞がCFU-Eである．[1377]

赤芽球小島⇨同赤芽球島→1714

赤芽球島　erythroblastic island　［赤芽球小島］　骨髄中で赤芽球がマクロファージを取り囲んで集合し島状の集塊を形成したもの．未熟な赤芽球が中心部でマクロファージに接し，成熟した赤芽球は周辺に配列する．赤芽球島の生理的意義については，マクロファージから赤芽球へフェリチンの受け渡し，フィブロネクチンを介しての細胞接着が示唆されているが，詳細は不明である．[1377]

赤芽球バースト形成細胞（形成単位）　burst forming unit-erythroid；BFU-E　［前期赤芽球コロニー形成細胞，BFU-E］　赤芽球系前駆細胞の1つ．赤芽球系の分化と成熟は便宜上2期に分け，初期(前期)は塗抹標本では区別できずコロニー形成法により検討できる時相で，後期は前赤芽球以降で形態学的に判別できる時相である．初期は骨髄系の最も幼若な前駆細胞である混合コロニー形成細胞(CFU-mix)へ造血幹細胞から分化したあと，赤芽球系の最も幼若な前駆細胞である赤芽球バースト形成細胞(BFU-E)へ分化・成熟し，赤芽球コロニー形成細胞(CFU-E)を経て前赤芽球へ至る．BFU-Eは骨髄細胞を半固形培地でエリスロポエチン大量存在下で培養し，約14日目に観察される大型の赤色コロニーである．[1377]

赤芽球癆(ろう)　pure red cell aplasia；PRCA　［純赤血球無形成症，純赤芽球癆，PRCA］　骨髄において赤血球の産生が選択的に障害される疾患である．先天性と後天性に分かれる．先天性は小児に発症しダイヤモンド・ブラックファン Diamond-Blackfan 症候群と呼ばれ骨格や心臓，腎臓の奇形を合併しやすい．遺伝形式ははっきりとしていない．後天性は急性と慢性に分かれる．急性型は特発性と二次性に分類され二次性の原因としてはパルボウイルスB19などのウイルス感染，フェニトイン，クロラムフェニコール系抗生物質，アザチオプリンなどの薬剤があげられる．慢性型は特発性と二次性に分かれ，二次性の原因としては胸腺腫(重症筋無力症を合併する場合)や全身性エリテマトーデス，リウマチ疾患などがあげられる．病態としては免疫異常が示唆されており，リンパ球が赤芽球系前駆細胞に抑制的に作用して赤血球造血が障害されると考えられている．症状は著明な貧血のため易疲労感，頭痛，動悸，息切れなどが認められる．検査所見は末梢血は正球性正色素性貧血，白血球，血小板は減少せず白血球百分比は正常である．網赤血球が減少する．骨髄では赤芽球系のみが著しく減少し，顆粒球系，巨核球系の数は正常で形態異常も認めない．生化学検査では血清鉄，血清フェリチンが高値となる．治療は薬剤が原因であれば原因薬剤を中止する．慢性型はシクロスポリン，副腎皮質ホルモン，抗胸腺細胞グロブリン，抗CD 20 抗体などを投与する．胸腺腫があれば胸腺摘出術を施行するが，有効率は30-40% である．[1038]　⇨参再生不良性貧血→1158，ダイヤモンド・ブラックファン症候群→1903

赤核　red nucleus；RN　〔L〕nucleus ruber　中脳被蓋のほぼ中央にある大きな神経核で，中脳の下端から間脳の下部まで広がる．横断面ではほぼ円形を呈する．赤核細胞は鉄を含んでいるので新鮮な脳では赤みをおびる．前方部にある広い小細胞部と後方部にある狭い大細胞部に区分される．体部位局在性を示す．上小脳脚や反屈束からの線維および動眼神経根により貫かれ，大脳皮質(特に運動野)および小脳核からの多くの求心性線維を受ける．赤核からの投射路は腹側被蓋交叉を通り，延髄や脊髄に投射するほか，三叉神経核，顔面神経核などにも投射する．電気刺激すると対側の屈筋支配のα運動ニューロンに興奮性後シナプス電位および対側の伸筋支配のα運動ニューロンに抑制性後シナプス電位が発生することから，屈筋の作用を高めると考えられる．[1043]　⇨参下オリーブ核→464

赤核脊髄路　rubrospinal tract⇨同モナコフ束→2826

赤筋　red muscle　［赤色筋，緩徐筋］　骨格筋線維のうち，ミオグロビンが多いため肉眼的に暗く赤い色調に見える横紋筋．主にタイプⅠ(遅筋)からなり，有酸素的で遅い収縮，すなわち持続的な運動に適している．[97]　⇨参速筋→1832，遅筋→1968

脊索　notochord　胚発生の初期に中胚葉から発生する棒状の組織で，原脊索細胞が神経管の下に位置し，頭方から尾方に分布し形成される．すべての脊索動物に認められるが，ヒトなどの高等動物では原始骨格となり，やがて椎骨となる．[998]　⇨参胎児の骨発生(骨化)→1867

脊索腫　chordoma　胎生期の脊索から発生するまれな脳腫瘍．通常，正中部に発生し，トルコ鞍の背側に位置することが多い．仙骨部にも好発．発育は遅いが，浸潤性は強く，外科的完全除去は困難なことが多い．組織学的には粘液状基質に埋まり，索状に浮遊しているような特徴的な所見を示す．担空胞細胞 physaliphorous cell と呼ばれる空胞状の腫瘍細胞が特徴．[1531]

積算線量計　integrating dosimeter　放射線測定器の1種．電離箱の電極間に高電圧をかけ，放射線により生じた電離電流をある時間コンデンサーに集め，時間内の積算線量を求める．[52]

赤色弱⇨同1型3色覚→1

赤色盲⇨同1型2色覚→1

咳失神　cough syncope　［咳嗽性失神，喉頭性失神］　発作性にきわめて激しい咳が連続して，正常な呼吸ができないとき，あるいはその直後に起こる意識喪失のこと．慢性気管支炎，肺気腫，気管支喘息などによる強い咳発作の際にみられる．意識喪失の原因には，①正常な呼吸を阻害するため急激に低酸素状態になること，②咳発作のため強い胸腔内圧がかかり静脈還流が減少し，心拍出が減少して急性右心不全を起こすこと，③脳脊髄圧が急激に上昇して脳血流が減少し脳虚血になること，などがあげられる．失神発作には酸素吸入が必要である．咳刺激の過敏状態にあるため，気道内分泌物を排出させる咳を阻害しない程度の鎮咳薬を服薬させる．[953]

赤十字 red cross ノーベル平和賞第1回受賞者アンリ=デュナン Jean Henri Dunant(1828-1910)によって1863年に創設された組織で，当初はスイス，ジュネーブで負傷兵救済国際委員会として発足，のちに赤十字の組織に発展した．現在の組織は，各国の赤十字社(赤新月社を含む)に国際赤十字／赤新月社連盟および赤十字国際委員会(1919年に創設，185団体が加盟)を加えて国際赤十字 International Red Cross と呼称している．国際赤十字の活動は，戦争，局地紛争，大規模な災害，飢餓などでの軍人，負傷兵，難民などへの医療援助と食料の支援などの救済活動が主体となっており，世界すべての人たちの生活向上と人道主義の発展が基底となっている．赤十字加盟の各国では，地域の特性に応じた人道的な立場からの各種活動を展開しているが，日本赤十字社の活動も，災害救助，国際活動，医療事業，医療専門職養成，血液事業，医療講習普及，青少年赤十字活動の支持，社会福祉活動など多岐にわたっている．[24] ⇨参国際赤十字⇀1087，日本赤十字社⇀2223

赤十字条約⇨同ジュネーブ条約⇀1405

赤十字連盟 League of Red Cross Societies 各国赤十字社が加盟する連盟．国際赤十字(1863創立)を最高決議機関として，1919年，アメリカ赤十字社長デヴィソン Henry P. Davison の提唱によって発足．第一次世界大戦による災害から社会を救うためには各国の赤十字社が連帯して事業を行うことが必要であるとし，アメリカ，イギリス，日本，イタリア，フランスの代表が集まって連盟結成計画書を可決し，各国赤十字社の参加を得た．1983年，赤十字赤新月社に改称され，さらに1991年に国際赤十字赤新月社連盟に改称され，現在に至っている．本部はスイスのジュネーブ．[1567] ⇨参国際赤十字⇀1087

赤色悪露⇨参悪露⇀416

赤色筋⇨同赤筋⇀1714

赤色血栓 red thrombus⇨同凝固血栓⇀754

赤色骨髄 red bone marrow ［赤色髄］ 血液に富んだ赤色を呈する骨髄組織．椎骨，胸骨，肋骨，腸骨や長管骨の海綿質などの髄腔を満たしている．造血骨髄として赤血球，白血球，血小板を産生する．[1377]

赤色髄 red marrow⇨同赤色骨髄⇀1715

赤色ぼろ線維・ミオクローヌスてんかん症候群 myoclonus epilepsy〔associated〕with ragged red fiber；MERRF ［福原病，MERRF］ てんかん発作にミオクローヌス(急激な不随意運動)を合併する病型をミオクローヌスてんかんと呼び，さらにミオパチーを伴う病態がある．骨格筋を病理学的に検索すると，赤色ぼろ線維 ragged red fiber と呼ばれるミトコンドリア異常を示す筋線維が認められる．ミトコンドリア遺伝子の異常による疾患の1つであり，リジン転移RNA遺伝子の点変異と判明した．[838]

赤唇 vermilion 口唇のうちの赤色部分．赤唇部の上皮は薄く，非角化性で結合組織乳頭が緻密に配列し，乳頭部内の多数の毛細血管が透過して赤色を呈する．赤唇は皮膚と異なり，毛嚢や汗腺を含まないが，個体によっては皮脂腺を含むこともある．赤唇縁に沿う皮膚部に口唇の全周にわたって白色に光る1mmほど半円形の隆起 white roll，すなわち皮膚赤唇移行部隆起がある．上口唇の白色口唇部分は白唇という．[688]

脊髄 spinal cord 脊柱管の中にあるやわらかい神経組織からなる中枢神経系の一部器官で，外面を髄膜(硬膜，くも膜，軟膜)に包まれている．円柱状の長い管で，その長さは40-45cmであり，小指ほどの太さがある．上端は環椎と後頭骨の境の高さで延髄に移行し，下端は第1-第2腰椎の高さで円錐状の脊髄円錐となり，下方で馬尾をつくる．脊髄は上肢と下肢の発達に対応して頸部と腰部で肥厚している．この部位をそれぞれ頸膨大と腰膨大という．脊髄は前面の正中線を走る前正中裂と呼ばれる深い溝と，後面の正中線を走る浅い後正中溝によって外観的に左右両側に分かれる．脊髄の左右両側からは31対の脊髄神経(頸神経8，胸神経12，腰神経5，仙神経5，尾神経1)がその全長にわたって椎間孔から出ている．脊髄神経の出口では糸状の細かい神経が上下に並んで集束し，この部を神経根という．脊髄神経根には前根と後根があり，前根は運動性，後根は感覚性である(ベル・マジャンディ Bell-Magendie の法則)．後根は椎間孔の中で脊髄神経

●脊髄

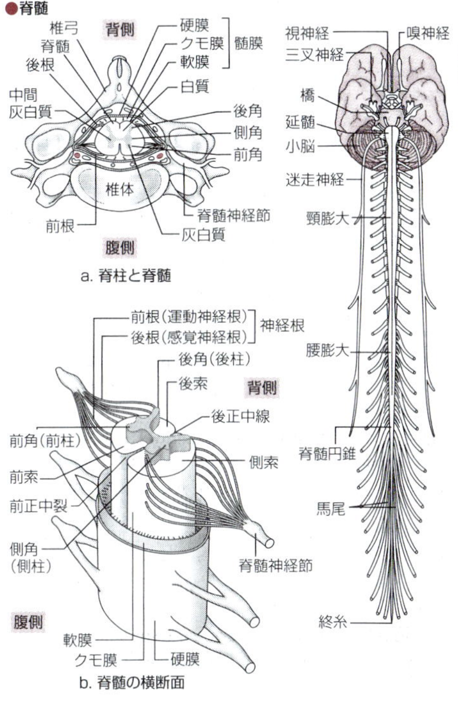

節をつくる．これらの根は数本ずつ集合して，それぞれの相当する椎間孔に向かって集合し，ついには前根と後根が合し，そのあとで前枝と後枝に分かれて管外に出ていく．脊髄の横断面は外側は白質，内側はH形をした灰白質をなし，灰白質は前角と後角に区別される．前角と後角は脊髄の縦方向に続く柱を形成するので，前柱と後柱と呼ぶ．前柱と後柱の間には中間灰白質があり，胸髄ではよく発達した側角(側柱)として認められ，ここには交感神経系の自律神経細胞(ニューロン)がある．後角は翼板に由来する感覚性(求心性)のニューロンを含んでいる．前角は基板に由来する運動性の前角運動ニューロンを含み，その遠心性線維は筋に至り，骨格筋を支配する．白質は線維の束である索として後索，側索および前索に分けられる．これらは上行路と下行路，交連線維と連合線維の集合である．[636] ⇒参神経系→1521，脳→2291

脊髄の血管 spinal〔cord〕vascular 鎖骨下動脈から出た椎骨動脈は第6頸椎以上の横突孔を貫いて上行し，大孔を通って頭蓋腔に入り，延髄上端で左右が合して1本の脳底動脈となる．その経過中に，大孔の近くで左右の椎骨動脈から脊髄への分枝を出す．脊髄の動脈の主幹は脊髄の前・後面を縦走する前・後脊髄動脈．これら縦走動脈には，上行頸動脈，肋間動脈，腰動脈，腸腰動脈，さらに外側仙骨動脈などからの脊髄枝が椎間孔から進入し，分節状の吻合を構成している．腰椎上部からの脊髄枝は太く，大前根動脈(アダムキーヴィッツ Adamkiewicz 動脈)といわれる．脊髄の静脈は動脈に伴走する前・後脊髄静脈が主幹で，相互に吻合するほかに内椎骨静脈叢と交通．さらに椎間静脈を介して外椎骨静脈叢と，また上端では脳底静脈叢とも連絡している．[1044]

脊髄円錐 medullary cone 脊髄は中枢神経の一部で，大後頭孔から尾側の第1腰椎高位までのびている．脊髄の下端で先細りしている円錐状の部分のことを脊髄円錐といい，ここから尾側は馬尾である．脊髄円錐部損傷の場合は会陰部を含むサドル saddle 型の知覚障害や膀胱直腸障害がみられるが，運動障害は認めない．[420]

脊髄円錐症候群 conus medullaris syndrome ［円錐症候群］ 脊髄の末端は円錐状となり第2腰椎レベルで終わる．この部分には仙髄と尾髄に相当する髄節が圧縮して配列している．このレベルの腫瘍などの病変では，仙髄障害の症候が出現．すなわち膀胱直腸障害，会陰や殿部の感覚異常(サドル型感覚低下)，アキレス腱反射消失などである．これらの症候の総称を脊髄円錐症候群という．しかし馬尾神経損傷による症候との区別が難しいこともある．[838]

脊髄横断障害 transverse myelopathy, transverse spinal cord lesion 脊髄炎などの疾患で，脊髄の横断面が一様に障害される病態をいう．症候としては，そのレベル以下での痙性対麻痺，感覚消失，自律神経症状(膀胱直腸障害，発汗異常など)がみられる．また障害の程度に左右差があれば，ブラウン・セカール Brown-Séquard 症候群に似た病像となる．[838] ⇒参ブラウン=セカール症候群→2573

脊髄横断性知覚障害 sensory disturbance caused by transverse spinal lesion ［半側型脊髄損傷］ 脊髄の半分が側方より圧迫されたときや血管障害により生じ，ブラウン・セカール Brown-Séquard 症候群を呈する．障害部以下の錐体路徴候(障害側の運動麻痺と深部知覚消失)，病変部の全感覚消失部分があり，病変の反対側では温痛覚は消失するが触覚は保たれる．[420]

脊髄外傷 spinal cord injury⇒同脊髄損傷→1720

脊髄灰白質 gray substance of spinal cord, spinal gray matter 脊髄内部の神経細胞(ニューロン)の占める領域．脊髄の断面では，灰白質は左右対称に配置し，灰白交連で連絡してH字状の構造をとる．灰白質の形状，断面積は脊髄の高さにより変化する(図)．灰白質における細胞構築は①脊髄全長にわたる柱状配列と②横断面における前後(背腹)の層状配列(レクセ Rexed's laminae)からなる．柱状配列は，中心管後方(背側)の後柱(後角)，前方(腹側)の前柱(前角)とその間の側柱(側角)からなる．後柱は翼板に由来する感覚ニューロンで構成され，前柱は基板に由来する運動ニューロンからなる．側柱は胸髄から腰髄上部にかけてみられ，内臓を調節する交感神経系(自律神経系)の脊髄中枢の役割をもつ．なお，仙髄では側角は明瞭ではないが，中間外側核が副交感神経系の脊髄中枢となっている．その細胞群は翼板と基板の一部に由来し，翼板領域は臓性感覚ニューロンに，基板領域は臓性運動ニューロンになる．一方，層状配列では，灰白質横断面の細胞群は後角端から前角にかけておよそ10層(Ⅰ-Ⅹ層)に区分される〔Ⅰ-Ⅵ層が後角，Ⅶ層の背側とⅩ層は中間質(中心管周囲と側角を含む)，Ⅶの腹側部とⅧ層，Ⅸ層が前角に属する〕．前角の細胞構築としては，前角の体性運動性細胞群(α運動ニューロン→骨格筋，γ運動ニューロン→筋紡錘)は体部位局在をとる．とりわけ，上肢，下肢の発達する領域(頸膨大，腰膨大)では，前角が外側に拡大し，内側から外側へいくに従いその支配領域も順次，体幹部から末梢へ移行する．さらにこれらの体部位では，伸筋支配細胞は腹側に，屈筋支配細胞は背側に位置する(機能局在)．後角の細胞構築としては，後角に入力する感覚線維の終止核は，感覚の種類により一定の領域を占める．例えば，Ⅰ層，Ⅱ層の小型細胞は痛覚，温度覚を伝える細い線維の入力を受け，Ⅵ層，Ⅶ層の内側部には深部感覚が入力する(胸髄核)(図参照⇒後根→1001)．灰白質内で，情報を仲介するニューロンを介在ニューロンといい，伝達情報の調節や伝達相手の選択にかかわっている．[1044] ⇒参脊髄白質→1720，脊髄→1715

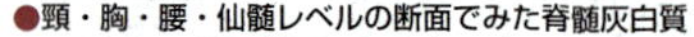
●頸・胸・腰・仙髄レベルの断面でみた脊髄灰白質

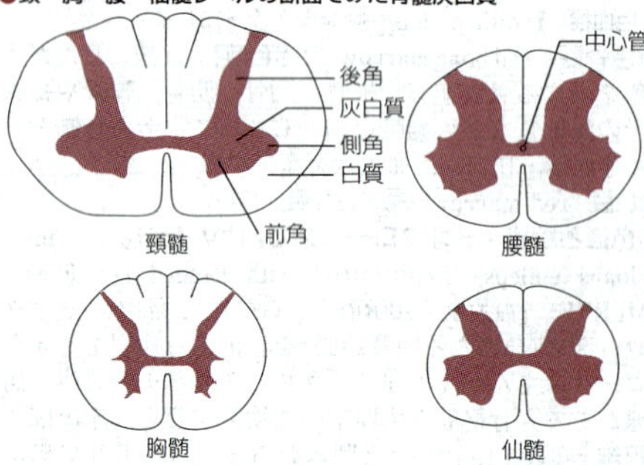

脊髄空洞症 syringomyelia 脊髄に空洞ができる病態．

脊髄空洞症は，一般には脊髄実質内に何らかの原因により結果的に広範な空洞を形成する状態と理解されているが，諸説ありまだ成因が特定していない．この脊髄内の空洞について，①脊髄中心管の拡大による空洞を水髄症 hydromyelia，②中心管と交通の多い脊髄実質部の空洞を脊髄空洞症 syringomyelia と区別していたが，区別不能の場合も多く，現在では脊髄空洞症で統一している．[196]

脊髄腔ドレナージ spinal drainage 腰椎穿刺にて細いシリコンチューブを脊髄腔に入れ，他端を体外に置き脳脊髄液を体外にドレナージすること．閉塞性水頭症を伴わないくも膜下出血において，術前・術後の血性髄液の緩徐な排除や，脳圧コントロールなどを目的に使用．急激に大量の髄液排除を行うと，脳ヘルニアを誘発することがあり，圧の設定・排液量の管理が大切である．感染の危険もあり清潔操作を必要とする．[196]

脊髄くも膜下麻酔 spinal anesthesia，subarachnoidal anesthesia ［**腰椎麻酔，脊椎麻酔**］ 運動・知覚・自律神経の麻痺を得る麻酔法．脊柱管の中で，脊髄は硬膜とくも膜の二重の膜からなる袋に脊髄液とともに包まれる．椎間から針を刺してくも膜を通過し，脊髄液内に局所麻酔薬を注入して麻酔を行う．使用する局所麻酔薬の比重から，高比重法，低比重法，等比重法に分類される．合併症として，術中には血圧下降，呼吸抑制，悪心・嘔吐などを，術後には頭痛，神経麻痺，馬尾症候群，髄膜炎，尿閉などを起こすことがある．施行の際は人工呼吸を行えるよう蘇生バッグや麻酔器を必ず用意する．患者の拒否や，穿刺部位の感染，頭蓋内圧上昇，重篤なショックなどでは禁忌である．[485] ⇨参くも膜下ブロック→822

脊髄形成異常症 myelodysplasia ［**囊胞性二分脊椎**］ 先天性の脊髄奇形の総称で，脊髄の縫合不全に伴うもの．囊胞性二分脊椎とほぼ同義に用いられ，椎弓の癒合不全を伴う脊髄披裂や，髄膜，脊髄，脊髄神経が骨欠損部より体表に突出する脊髄髄膜瘤などを呈する．

脊髄係留症候群 tethered cord syndrome ［**係留脊髄症候群，テタードコード症候群，脊髄終末糸症候群**］ 脊髄円錐部が硬膜内あるいは硬膜外の索状物や脂肪腫，終糸などにより下方に牽引，固定されて症状が出現するもの．潜在性二分脊椎の合併を認めることがあり，症状としては上位運動ニューロン障害による痙性歩行，腰痛や下肢の疼痛などがある．[1165]

脊髄血管芽細胞腫⇨同脊髄血管芽腫→1717

脊髄血管芽腫 spinal hemangioblastoma ［**脊髄血管芽細胞腫**］ 脊髄髄内腫瘍は，星細胞腫 astrocytoma，上衣腫 ependymoma，血管芽腫 hemangioblastoma の 3 者が大半を占める．脊髄血管芽腫は上皮腫とともに，囊胞形成が高率にみられるが，囊胞内容液が MRI の T1 強調画像で T1 延長を示さないことがあり，腫瘍との鑑別が困難なことが多い．[196]

脊髄血管奇形 spinal vascular malformation 脊髄における動静脈シャントを有する血管異常．硬膜内に存在する先天性の血管奇形である脳動静脈奇形と，硬膜外または硬膜上に生じる後天性の硬膜動静脈瘻が含まれる．前者は動静脈シャントをもつ血管の集合体であるナイダス nidus を髄内または脊髄表面に有し，くも膜下または髄内出血や，血管による圧迫症状，盗血による虚血症状などを呈する．後者は高齢者の胸腰椎部に多く発生し，根髄動脈などからの流入動脈が硬膜上に動静脈シャントを形成し，脊髄静脈圧亢進を引き起こすことにより，対麻痺などの進行性の脊髄循環障害の症状を呈することが多い．治療は，前者には血管内塞栓術または摘出術が行われ，後者ではシャント部が一か所であることが多いのでその部位を直達術または塞栓術にて閉塞する．[1446] ⇨参硬膜動静脈奇形→1059，脳動静脈奇形→2308

脊髄血管腫 spinal hemangioma 脊髄血管奇形のうちの 1 疾患．[196]

脊髄血管造影法 spinal angiography 脊髄動静脈奇形の診断などが適応の造影法．脊髄が血液供給を受けている各種体節動脈(椎骨動脈，上行頸動脈，肋間動脈，腰動脈など)から選択的に造影する．胸・腰髄で最大の前根動脈はアダムキーヴィッツ Adamkiewicz 動脈といわれ，通常 9-12 肋間動脈から分枝する．[264]

脊髄減圧術 spinal cord decompression 脊髄圧迫症候群に伴う神経障害に対して行われる手術．脊椎管内の病変，例えば脊髄腫瘍，脊髄硬膜下血腫あるいは腫瘍，急性椎間板ヘルニアなどで，圧迫部位の後根が圧迫され神経痛様疼痛が生じ，次いで，脊髄自体の症状として知覚障害や運動障害が現れる．これを脊髄圧迫症候群という．これらの症状を認め進行がきわめて速いときは，可能な限り早急に，椎弓切除術を代表とする脊髄減圧手術を行う．[196] ⇨参椎弓切除術→2032

脊髄後根切断術 posterior rhizotomy ［**後根切断術，デーナ手術**］ 除痛の目的で椎弓切除を行い，直視下に痛み領域の後根を切断する手術．脊髄神経の支配域は上下に重複しているので，上下の神経後根を切断しなければならない．四肢神経叢を構成している後根を切除すると位置覚の障害をきたすので，通常，頸・胸部の痛みに対してのみ行われる．[196] ⇨参椎弓切除術→2032

脊髄後索型運動失調⇨同脊髄性運動失調症→1719

脊髄後索刺激⇨同後索刺激術→1003

脊髄梗塞 spinal cord infarction⇨同脊髄軟化→1720

脊髄硬膜 spinal dura mater 脊髄は軟膜，くも膜，硬膜の 3 種類の膜によってその周囲をおおわれており，硬膜が最も外側にある．頭蓋内の硬膜は 2 層に分かれているが，脊髄硬膜は 1 層のみからなっている．[1165]

脊髄硬膜外血腫 spinal epidural hematoma ［**脊髄硬膜外出血**］ 比較的まれな疾患であるが，発症後は急速な脊髄横断症状を呈することが多い．原因としては血友病，抗凝固療法，外傷，動静脈奇形などがあり，特発性に発症する場合もある．背部痛を主訴に発症することが多く，次いで運動麻痺，知覚障害，排尿障害が比較的早期に起こってくる．CT，ミエログラフィー，MRI において硬膜外所見を示すことで診断できる．治療としては外科的に血腫を除去するが，血友病性の場合は外科適応に関して慎重に検討しなければならない．[196]

脊髄硬膜外出血 spinal epidural hemorrhage⇨同脊髄硬膜外血腫→1717

脊髄硬膜外腫瘍⇨同硬膜外腫瘍→1058

脊髄視床路 spinothalamic tract，tractus spinothalamicus 末梢から受けた刺激は脊髄後根に入り，脊髄後角でニューロンをかえたものは中心管前方を通り，①反

せ

対側側索を上行する外側脊髄視床路と，②反対側前索を通って上行する前脊髄視床路に分かれる．①は，痛覚・温度覚を，②は粗大な触覚のみを運ぶ．また①は上肢は内側に，下肢は外側に位置するという層状の構造を呈するので，髄外病変の圧迫では，下肢から知覚障害のレベルが上昇してくる．[196]

●脊髄視床路(求心性線維の走行，胸髄レベルでの模式図)

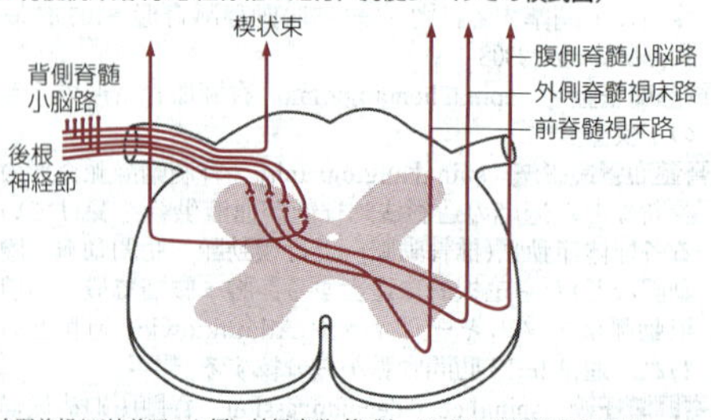

水野美邦(田崎義昭ほか編)：神経病学 第3版，p.96，図7-2，医学書院，1988

脊髄自動反射 automatic spinal reflex⇨同屈曲反射→816

脊髄脂肪腫 spinal lipoma⇨同脂肪髄膜瘤→1340

脊髄終糸肥厚⇨同緊縛終糸→803

脊髄終末糸症候群⇨同脊髄係留症候群→1717

脊髄腫瘍 spinal cord tumor 脊髄実質，神経根，髄膜，血管，脊椎体などに生ずる腫瘍．肺，乳腺，前立腺などの癌が転移することもある．腫瘍の存在場所から髄外腫瘍，髄内腫瘍，硬膜外腫瘍に分類．腫瘍の組織型には，神経線維腫，髄膜腫，上衣腫，肉腫，神経膠腫，転移性腫瘍があり，頻度もほぼこの順．脊髄腫瘍は脳腫瘍の約1/4の頻度である．髄外腫瘍は神経根を巻き込み，脊髄を圧迫しあるいは血管を閉塞して症状を呈する．症状は脊髄のどのレベルに腫瘍が局在するかにより異なる．疼痛，痙性麻痺，レベルのある感覚麻痺，排尿障害などが通常みられる．髄内腫瘍は脊髄の上下方向に進展しやすい．したがって，多彩な症状を呈しうる．殿部皮膚の感覚障害が免れる仙髄部回避 sacral sparing や脊髄空洞症のような筋萎縮を呈することもある．診断のための補助検査として，脊椎X線撮影，脊髄造影，CT ないし MRI の画像診断，血管撮影が行われる．治療は可能な限り外科的切除が優先される．特に圧迫や血管閉塞により，麻痺が急速に進行する症例では，緊急手術を考慮する．手術不能な腫瘍あるいは不完全摘出例では，ステロイド剤投与，放射線治療，化学療法の組み合わせが選択される．[838] ⇨参硬膜内髄外腫瘍→1059

脊髄症⇨同ミエロパチー→2761

脊髄傷害 spinal cord lesion⇨同脊髄損傷→1720

脊髄小脳萎縮症⇨参脊髄小脳変性症→1718

脊髄小脳失調症 spinocerebellar ataxia；SCA⇨同脊髄小脳変性症→1718

脊髄小脳失調症3型 spinocerebellar ataxia type 3；SCA 3⇨同マシャド・ジョセフ病→2733

脊髄小脳変性症 spinocerebellar degeneration；SCD［脊髄小脳失調症］ 運動失調を主徴とする原因不明の進行性疾患群．わが国での有病率は人口10万人当たり5-10人程度と考えられている．歩行時のふらつきや構音障害などの運動失調症状で発症することが多く，経過とともに錐体外路症状(パーキンソニズム)や自律神経障害，錐体路徴候(筋の痙縮，腱反射亢進)，外眼筋麻痺など多彩な症状を呈する．非遺伝性と遺伝性とに分けられる．非遺伝性が約6-7割を占め，多系統萎縮症〔オリーブ橋小脳萎縮症 olivopontocerebellar atrophy (OPCA)，シャイ・ドレーガー Shy-Drager 症候群，線条体黒質変性症〕や小脳皮質萎縮症が代表的．遺伝性の多くは常染色体優性遺伝を示し，原因となる遺伝子座や遺伝子が多数同定され，細分化されている．わが国ではマシャド・ジョセフ Machado-Joseph 病〔欧米では脊髄小脳失調症3型(SCA 3)とも呼ぶ〕が最も高頻度であり，その他，脊髄小脳失調症1型(SCA 1)，2型(SCA 2)，6型(SCA 6)，歯状核赤核淡蒼球ルイ体萎縮症 dentatorubral-pallidoluysian atrophy (DRPLA) などが代表的．それぞれの疾患は特徴的な臨床像を呈することが多いが，病像が酷似することもあり，最終診断にはしばしば遺伝子診断を要する．マシャド・ジョセフ病や SCA 1，SCA 2，DRPLA などは，三塩基(CAG)の繰り返し配列の異常伸長によるトリプレットリピート病である．根治療法はなく，対症療法が行われる．運動失調に対して甲状腺刺激ホルモン放出ホルモンであるプロチレリン酒石酸塩の静注ないしタルチレリン水和物の内服が行われるが，著効は期待できない．予後は原因疾患によりさまざまであり，経過を通して純粋な小脳失調症状がみられる小脳皮質萎縮症や SCA 6 は進行が非常に緩徐で，他と比べ生命予後，機能予後ともに良好．一方，多系統萎縮症は進行が急速で数年の経過で寝たきりとなり死亡する．特定疾患(公費負担疾患)に認定されており，医療費の公的援助を受けることができる．[576]

脊髄小脳路 spinocerebellar tract 脊髄側索の周辺部を上行して同側の小脳に達する経路．前方に位置する経路は前脊髄小脳路，後方のものは後脊髄小脳路という．前者は上小脳脚から，後者は下小脳脚から小脳に入る．脊髄小脳路は脊髄後索からの側副枝を受けており，筋紡錘やゴルジ Golgi 腱器官からの深部感覚の情報を小脳に伝達すると推定されている．[838]

脊髄ショック spinal shock 脊髄の切断のような，突然に完全または不完全に脊髄が障害されたときに起こる症状で，障害後ただちに，障害部以下に完全な運動麻痺と感覚障害，自律神経障害が出現する．筋のトーヌス(筋緊張)や反射は消失．バビンスキー Babinski 反射は欠如するか，陽性または偽陽性のこともある．ヒトでは反射消失と筋緊張低下は3-4週で，反射亢進を伴う錐体路症状に移行．[1009]

脊髄神経 spinal nerves 脊髄から出る31対の末梢神経．上方から頸神経8対，胸神経12対，腰神経5対，仙骨神経5対，尾骨神経1対が区別される．脊髄神経と脊髄を結ぶのは神経根(前根と後根)で，前根は運動性，後根は感覚性である(ベル・マジャンディ Bell-Magendie の法則)．このため，前根(運動性線維束)と後根(感覚性線維束)が結合した脊髄神経は，31対すべて混合性である．後根には後根神経節(脊髄神経節)があり，偽単極の感覚ニューロンを擁している．椎間孔を通り脊柱管を出ると前枝，後枝に分かれて末梢に向かう．細い後枝は体幹背部に限局して，皮膚と固有背筋(脊柱起立筋)とに分布する(ただし第1頸神経の後枝は皮枝を欠く）．太い前枝は体幹（前面，側面）および上肢，下肢の全域に分布して，皮膚，体壁の筋，体腔の内臓を支配する．胚発生に伴う形態変化，とりわけ上肢，下肢の発生の影響で，頸神経，腰神経，仙骨神経の前枝の走行は複雑に入り組んで，頸神経叢，腕神経叢，腰神経叢，仙骨神経叢を形成する．脊髄神経には交感性線維も含まれる（血管，汗腺，立毛筋を支配）．第2-4仙骨神経（S_2-S_4）前枝に限り副交感線維を含む（骨盤内臓の制御）．[1044] ⇨参脊髄→1715，自律神経系→1498

脊髄神経節 spinal ganglion ［後根神経節］ 感覚神経である脊髄後根神経の細胞体の集まりで，脊髄の前根と後根とが合流する部分より近位側の後根にあり，椎間孔内に存在する．神経節にはさまざまな大きさの偽単極性神経細胞とその細胞体を囲む外套細胞および神経線維を包むシュワン Schwann 細胞などがみられる．偽単極性神経細胞からは短い中枢枝と長い末梢枝が分かれて起こり，中枢枝は一次求心性線維として脊髄の後角に向かい，一部は後角に終わるが，一部は長後索路線維として同側の後索を上行して後索核に至る．末梢枝は皮膚，内臓の粘膜のほか，筋，腱，関節などにも分布する．[1043]

脊髄髄内腫瘍 intramedullary spinal cord tumor⇨同髄内腫瘍→1626

脊髄髄膜嚢胞瘤 myelomeningocystocele 脊髄髄膜瘤との違いは，瘤内に入っている脊髄が嚢胞を形成し，嚢胞内の液（髄液）は中心管と交通していることである．[196]

脊髄髄膜ヘルニア⇨同脊髄髄膜瘤→1719

脊髄髄膜瘤 meningomyelocele ［脊髄髄膜ヘルニア］ 二分脊椎症 spina bifida に伴う先天奇形であり，髄膜，脊髄，脊髄神経が骨欠損部より体表に突出した状態．神経管閉鎖は母体内で胎生期4週までに完成するが，この閉鎖が不完全なため発症する．病因には遺伝および環境要因が複合している．母親が抗てんかん薬のバルプロ酸ナトリウムを内服しており，葉酸欠乏が一因といわれる．日本では出生1万人につき1例の発生をみる．約70％は脊柱の腰仙部に出現．背部正中に袋状の突出があり，皮膚に覆われていることも，皮膚を欠き髄膜が露出している場合もある．髄膜裂より髄液が漏出している髄液漏のこともある．神経症状は部位と程度によるが，下肢運動・感覚障害，膀胱直腸障害などである．中枢側にはキアリ Chiari 2型奇形と水頭症の合併が多い．出生前診断には，超音波や MRI 検査が行われる．また母体血液中あるいは羊水の α 胎児タンパク α-fetoprotein が増加することがある．治療は出生直後に外科的に突出部位を閉鎖する．また合併する水頭症にはシャント手術を行う．運動や排泄機能への対処が必要になる．[838]

脊髄性運動失調症 spinal ataxia ［脊髄後索型運動失調，後索性運動失調症］ フリードライヒ Friedreich 病などでみられる運動失調．深部感覚障害，すなわち，四肢や体幹における運動感覚，位置覚，関節感覚などが障害されるため運動がスムーズに行えなくなる．特に閉眼によって視覚情報がなくなると症状が著明となる（ロンベルグ徴候 Romberg sign 陽性）．これら深部感覚に関係する神経線維は主として脊髄後索を上行している．病理所見としては，後根神経節と後索に変化が認められる．糖尿病，神経梅毒，悪性貧血，感覚性ニューロパチーなどでも，同様な症候が出現．[838]

脊髄性間欠性跛行（はこう） intermittent claudication of spinal cord，spinal intermittent claudication 間欠性跛行とは歩行中に下肢に疼痛や脱力が出現し，運動の継続が困難となるが，少し休息するとまた歩行が可能となる状態．脊椎症や脊柱管狭窄にこの原因があるときには脊髄性間欠性跛行と呼ばれる．運動により脊柱管腔内が充血し，神経根が圧迫されるためと説明されているが，まだ確かではない．閉塞性動脈硬化症による類似の症状と鑑別する必要がある．[838]

脊髄性筋萎縮症3型 spinal muscular atrophy type 3⇨同クーゲルベルク・ヴェランダー病→810

脊髄性自動運動 spinal automatism 屈曲逃避反射が増強したものである．健常者の下肢に痛み刺激が加わると，一瞬，股や膝を屈曲して逃避するが，すぐにもとに戻る．脊髄に病変があるとき，特に完全な横断性障害があるときにはこの反応が増強して，足関節や第1足趾の背屈まで伴い持続する．この現象を脊髄自動運動と呼ぶ．誘発刺激として，足趾を強く底屈させるのが一般的（マリー・フォワ徴候 Marie-Foix sign）．[838]

脊髄性小児麻痺 spinal infantile paralysis⇨同脊髄前角炎→1719

脊髄生殖中枢 genitospinal center⇨同生殖中枢→1676

脊髄性ショック spinal shock⇨同ショック→1491

脊髄性進行性筋萎縮症 spinal progressive muscular atrophy；SPMA⇨同下位運動ニューロン疾患→427

脊髄正中離開症⇨同割髄症→530

脊髄性ミオクローヌス spinal myoclonus ミオクローヌスとは不随意運動の一種で，突発する短時間の速い筋収縮である．関与する筋肉群の広がりにより症状は異なる．通常は1肢全体がピクッと持ち上がるような異常運動である．大脳，小脳，脳幹など種々の病変によりミオクローヌスが出現する．まれに脊髄の病変が原因となる．脊髄性ミオクローヌスと診断するためには，電気生理学的検査，画像診断で脊髄病巣が存在し，他の中枢神経病変がないことを証明する必要がある．[838]

脊髄脊椎 MRI 解剖 MRI では脊髄脊椎の解剖が異なるコントラストをもつ画像で，よく観察できる．矢状断像の有用性が高い．頸椎（7個），胸椎（12個），腰椎（5個）の椎体，脊髄とその周囲の脳脊髄液，神経根や馬尾が描出される．正中矢状断では C1 は小さく，C2 の歯状突起が目立つ．[8]

脊髄前角炎 anterior poliomyelitis ［脊髄性小児麻痺］ 脊髄前角の運動ニューロンが主に障害される感染症であり，ポリオウイルス感染が代表的．急性発熱とともに，髄膜脊髄炎の症候を呈し，罹患部で弛緩性麻痺が生じる．呼吸筋がおかされると，呼吸麻痺により生命が脅かされる．後遺症として1肢の麻痺が残ることが多い．弱毒生ワクチンによる予防でわが国ではほぼ根絶したと思われたが，近年，接種を受けていない親が子どもの生ワクチンから二次感染して，発症するケースが報告されている．[838]

脊髄穿刺 spinal puncture 脊柱管内のくも膜下腔に専用針で穿刺し，検査のために脳脊髄液を採取，あるいは造影剤や麻酔薬などを注入する手技．目的は，脊髄液検査，脊髄造影検査，腰椎麻酔をかけるため．採取した脊髄液の性状や細胞検査によって，くも膜下出血，髄膜炎の診断をつけることができる．正常な髄液は無色透明．穿刺直後には頸静脈を圧迫して圧の上昇を確認する(クエッケンステット Queckenstedt 試験)．初圧は 70-180 mm 水中圧で，髄液採取後に終圧を測定する．通常，脊髄は延髄から第 1-2 腰椎部まで伸びているため，穿刺時に脊髄を傷つけないよう安全を期して穿刺部位は第 3-4 腰椎間が選択される．このことから腰椎穿刺とも呼ばれる．穿刺位置の確定には，ジャコビー Jacoby 線(左右の腸骨稜の頂点を結ぶ高さ)上に第 4 腰椎棘突起があるので目安にする．禁忌は，頭蓋内圧亢進がみられる場合，出血傾向が強い疾患をもっている場合などである．患者には臍を見るように頸部を前屈させ，腕で膝を抱きこむようにして両膝と股関節を十分屈曲させてもらう．こうすることで背側椎弓間が広がり穿刺しやすくなる．手技は無菌的操作で局所麻酔をかけてから穿刺を行うが，介助者は傍らに付き添って進行状況を説明しながら緊張を和らげ，穿刺時に患者の身体が動かないように姿勢を保持し，安全に実施できるよう励ます．穿刺直後の電気の走るようなしびれや気分不快などがないことを確認する．穿刺後は低髄圧状態をきたし，頭痛，悪心，めまいなどを起こすことがあるので，2 時間ほど安静臥床をとらせる．[1248] ⇨参脳脊髄液検査→2305，ミエログラフィー→2761

脊髄前側索切離術　anterolateral cordotomy⇨同コルドトミー→1134

脊髄造影法⇨同ミエログラフィー→2761

脊髄損傷

spinal cord injury　［**脊髄傷害，脊髄外傷**］

【定義】 中枢神経である脊髄が何らかの外傷によって損傷を受けること．脊髄が損傷を受けると，損傷した脊髄神経の髄節支配領域以下に麻痺と**膀胱直腸障害**が出現する．

【原因】 多くは脊椎の骨折や脱臼などに合併する鈍力による損傷であることが多い．頸髄損傷では**四肢麻痺**，胸髄損傷では体幹と両下肢の麻痺，腰髄損傷では両下肢麻痺となりやすい．

【病態】 損傷部の出血や微小血管の血栓形成，毛細血管の透過性の亢進，浮腫・腫脹などの挫傷と圧迫病変である．

【治療】 急性期の治療は救命と全身管理に重点を置き，慢性期には残存した機能を利用した基本的な日常生活動作の訓練を行う．[1165]

脊髄損傷者の看護ケア

【ケアのポイント】〔急性期〕脊髄損傷の治療として観血的療法と保存的療法が行われるが，いずれの療法でも急性期の看護ケアは，損傷脊髄に新たな損傷を加えないよう損傷部の安静に留意することや，脊髄損傷に伴う運動・感覚麻痺，自律神経障害などによる合併症の発生予防が第一の目標となる．受傷機転によっては脊髄損傷以外に多発骨折や脳挫傷，内臓損傷など重篤な合併損傷を有していることがあり，患者は生命の危機的状態に置かれるため，全身状態の注意深い観察が求められる．脊髄の損傷部位が高位になると，呼吸障害，低血圧，高体温，イレウス，尿閉などの重篤な症状が出現してくる．高位頸髄損傷では，人工呼吸器による呼吸管理が必要となる．その他，褥瘡，深部静脈血栓症などの合併症の発生の危険性も高く，損傷部位の安静に留意しながら体位変換などの処置を行う．心理的には，受傷時は回復への期待から比較的安定しているが，時間の経過とともに回復が進まないことによる不安，怒り，焦燥感など心理的葛藤を生じることがある．医療者は，共感的態度で患者の苦悩を傾聴し，チーム全体で患者の心理的支援を行う．〔回復・慢性期〕起立性低血圧，自律神経過反射などに留意しながら，日常生活動作(ADL)の早期自立と，尿路感染，褥瘡，熱傷，便秘などの合併症予防を含めた生活全般に対する患者の自己管理能力の獲得を目標とした援助を行う．頸髄損傷では，髄節の違いによりADL 到達レベルが大きく異なることから，患者の障害レベルを正確に把握し達成可能な ADL 能力の獲得に向けて計画的に援助を行う．ADL 能力の獲得と並行して，患者が早期に社会適応が達成できるように復職や復学の調整，通勤・通学手段の確認，家屋改造，身体障害者手帳の取得，「障害者自立支援法」による諸サービスの紹介，患者会，障害者スポーツの紹介など社会資源に関する情報の提供などを他の専門職者と協働して行う．[513] ⇨参脊髄損傷→1720

赤錐体⇨同長波長感受性錐体→2018

脊髄動物　spinal animal　上位脳が脊髄から離断された状態の実験動物．脊髄レベル以上の反射が消失するので脊髄反射を観察するのに用いられる．[1274]

脊髄軟化　myelomalacia, spinal cord softening　［**脊髄梗塞**］大動脈疾患やアテローム硬化，血栓および塞栓，外傷や腫瘍などが原因で脊髄血管系に血流障害が起こり，脊髄実質が壊死し軟化したもの．症状は，梗塞の(虚血性壊死)原因や梗塞部位および程度などにより多様だが，前脊髄動脈閉塞により解離性感覚障害など脊髄症状を呈する前脊髄動脈症候群のほか，知覚や触覚障害を伴う後脊髄動脈症候群，脊髄横断障害がみられる．

脊髄白質　white substance of spinal cord　脊髄の横断面で灰白質を取り巻く領域．主に縦走する有髄，無髄の神経線維で構成される．左右の白質は，前索，側索，後索の 3 領域に分けられる．前索は前正中裂と前外側溝の間の領域，側索は前外側溝と後外側溝にはさまれた領域，後索は後外側溝と後正中溝の間の領域．上下の髄節間を連絡する短い線維を連合線維，脊髄の左右の領域を連絡する線維を交連線維，中枢と末梢を連絡する線維を投射線維という．白質では同じ機能をもつ神経線維が集合して一定領域に線維束を形成し，上行性(↑)，下行性(↓)の伝導路を構成する．代表的な伝導路の走行領域と相互の位置関係を図に示した．灰白質に隣接する白質の領域では短い連合線維が髄節間を連絡する(固有束)．体性運動性と体性感覚性の伝導路には，神経線維の配列に層状の体部位局在が知られている．例えば，外側皮質脊髄路(錐体路)では，上半身への線維はより内側に，下半身まで下る長い線維はより外側に配置している．体部位局在の配列は伝導路ごとに多少異なっている．脊髄における伝導路の体部位局在の位置関係は，脊髄損傷時の障害部位を診断するうえで，臨床上重要な手がかりとなる．[1044] ⇨参脊髄灰

●頸髄レベルでの種々の伝導路とその体部位局在

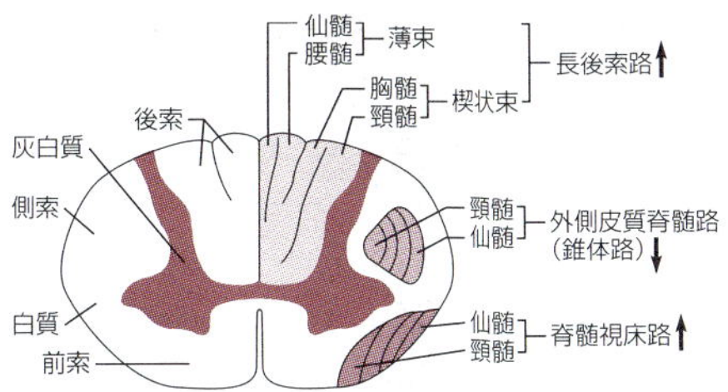

白質→1716，脊髄→1715

脊髄反射 spinal reflex ［防御反射］ 膝蓋腱反射のように，一定の刺激が求心性に伝達され，それに対する反応が不随意的に出現する現象を反射という．反射には求心路，反射中枢と遠心路が必要であり，これを反射弓と呼ぶ．反射中枢が脊髄に存在する場合を脊髄反射と呼んでいる．[838] ⇨参屈曲反射→816

脊髄半側障害症候群⇨同ブラウン=セカール症候群→2573

脊髄分節診断⇨同高位診断→973

脊髄膀胱 cord bladder 神経因性膀胱障害のうち脊髄に原因があるもの．疾患の程度により尿失禁，遺尿症，尿閉など種々の症状を呈し，病気の時期により互いに移行する．膀胱 X 線撮影，膀胱内圧測定によって診断する．膀胱尿管逆流現象を示すこともある．脊髄外傷や脊髄癆の場合に特にみられる．尿路感染に留意しながら，間欠的導尿，膀胱瘻，留置カテーテルなどによって排尿を助ける．膀胱訓練も行う．[474]

脊髄モニタリング法 spinal cord monitoring 脊椎・脊髄疾患の手術や，脳血管手術の際に，手術操作による脊髄障害の発見に用いる．末梢神経，脊髄，脳などに磁気刺激や電気刺激を加えて脊髄から誘発脊髄電位，末梢神経から活動電位，筋肉から誘発筋電図などを記録する方法などがある．[1165]

脊髄誘発電位 spinal evoked potential 末梢神経もしくは脊髄を電気的に刺激して脊髄で記録される誘発電位．[1274]

脊髄癆(ろう) tabes dorsalis 中枢神経系の実質梅毒の一型．初感染後数年を経て発症する．症状・徴候は電撃痛，進行性運動失調，深部感覚の消失，腱反射消失，膀胱直腸障害などである．アーガイル=ロバートソン Argyll Robertson 瞳孔やシャルコー Charcot 関節を合併することもある．病理学的には脊髄後根と後索が変性する．診断には血液および髄液の梅毒反応が重要．治療は神経梅毒一般に準じる．予後は治療開始時の病変の進行程度に左右される．[838] ⇨参梅毒→2345

脊髄癆(ろう)進行麻痺 taboparalysis 脊髄癆症状に進行麻痺が加わった疾病をいう．症状は脊髄癆が先行し，感覚異常，電撃様疼痛，胃痛発作に始まり，感覚鈍麻，協調運動障害，失調性歩行，ロンベルグ Romberg 症状，腱反射消失，膀胱直腸障害(以上，脊髄後索・後根症状)とさらに進行麻痺の症状が加重される．瞳孔症状，言語蹉跌，書字振戦，麻痺性発作から認知障害に至る．ただ言語障害や記憶・判断障害は進行麻痺よりやや軽く，幻覚症様など辺縁系症状を呈することが多い．経過は慢性で予後は不良．[1062]

脊髄癆(ろう)性運動失調症 tabetic ataxia 深部反射消失，電撃痛，運動失調が脊髄癆の三主徴．脊髄後根や後索が主に傷害されるため，深部感覚が障害されて運動失調をきたす．暗所や洗面の際にふらつきが増悪するが(ロンベルグ Romberg 徴候ないし洗面徴候)，これは視覚情報による補正ができないためである．[838] ⇨参脊髄性運動失調症→1719

咳喘息 cough variant asthma；CVA わが国において慢性咳嗽の原因疾患で最も頻度の高い疾患．喘鳴を伴わないか，あるいはごく軽度の喘鳴を伴う慢性の咳嗽，気道過敏性亢進を伴い，気管支拡張薬が有効である咳のみが基本的な症状．鑑別が重要な疾患には好酸球性気管支炎，胃・食道逆流症および感染後咳嗽などの慢性咳嗽がある．気道過敏性検査や喀痰中の好酸球増加で診断される．咳喘息であれば好酸球の増加があり，気道過敏性は亢進する．しかし，これらの検査は限られた施設のみで可能であり，日常診療においては，他の明らかな原因がなければ，試験的に気管支拡張薬，吸入ステロイド剤，ロイコトリエン拮抗薬などを投与し，これらで咳症状の改善があれば本症と診断する．一部は典型的な喘息に移行するといわれており，治療方針は基本的に喘息と同様である．[494] ⇨参慢性咳嗽→2749，気管支喘息→672

積層型透析器 ［平板型透析器，平膜型透析器，キール型透析器］ 平板(膜)型透析器の代表であるキール型透析器は，1960 年にキール Fred Kiil により作製され，多くの溝を切り込んであるプラスチックの板の間に，2 枚のセロファン膜をサンドイッチ状にはさみ込む形の組み立て式透析器．それ以前の透析器に比べて安価で反復使用でき，内部抵抗が低いためポンプを使用しないで送血可能で，比較的使いやすいことから，慢性透析の普及に貢献．現在も平膜型を何層か積み重ねた積層型透析器が市販されているが，中空糸型透析器(HFD)の開発により廃たれ，HFD が主流(95% 以上)となっている．[481] ⇨参中空糸型透析器→1987

石炭酸 carbolic acid⇨同フェノール→2519

石炭酸亜鉛華糊膏 carbol zinc liniment ［カチリ］ 液状フェノールと酸化亜鉛からなる糊膏(リニメント)．止痒作用や表面に膜をつくり皮膚を保護する作用から，水痘，虫刺症などに用いられる．[113]

石炭酸係数 carbolic coefficient ［フェノール係数］ フェノール(石炭酸)の殺菌力を基準とした消毒薬の効力を比較する方法．フェノールの係数を 1.0 として，係数が大きいほど殺菌力は強い．[324]

石炭酸ゲンチアナバイオレット液 carbol gentian violet solution 主にグラム染色に用いられる染色液．ゲンチアナバイオレット原液 10 mL と 5% フェノール水 100 mL を混ぜてつくる．[324]

石炭酸中毒 carbolism，carbolic acid poisoning ［フェノール中毒］ 石炭酸(フェノール)が皮膚につくと薬傷を起こし，呼吸器や皮膚から吸収された場合は，全身倦怠，嘔吐，不眠症を起こす．誤飲した場合は，吐き気，激しい腹痛を起こす．慢性中毒の場合には，これらの中枢神経症状のほかに，咳，食欲不振，下痢，体重減少や，肝・腎障害を引き起こす．皮膚についた場合は皮膚の白色化，熱傷が起こるため，付着部位が広がらないように脱脂綿などで吸い取ったのち，多量の水で洗い，眼に入った場合は流水で 15 分以上洗う．誤飲した場合は，吐かせることができるときは 15-30 mL のヒマシ油やその他の植物油を飲ませる．吐かせるのがむずかしいときはペプトン Bacto®-peptone 40% 水溶液や牛乳，ないときは水ですぐ胃洗浄を開始する．腐食性なので胃洗浄の際は穿孔に十分に注意する．胃洗浄後，ヒマシ油やその他の植物油 15-50 mL を経口投与する．重症の消化管障害があれば注意が必要なので，フェノール摂取から時間をおいてヒマシ油のような下剤を投与することは勧められない．緩和剤として薄い食塩水を多量に飲ませ，卵白を与えたあと，吐かせる．胃洗浄ののち，オリーブ油やヒマシ油を服用して毒物の除去を行う．[1122]

石炭酸フクシン液《チールの》 carbol fuchsin solution ［**チール石炭酸フクシン液**］ 微生物，特に細菌の染色によく用いられる染色液の1つで，単染色，抗酸性染色の1つであるチール・ネールゼン Ziehl-Neelsen 染色，芽胞染色（メラー Möller 法）などに使用される．フクシン原液（塩基性フクシンのエタノール飽和溶液）と 5% 石炭酸溶液を 1：10 の割合で混合したものをいう．またこの液を 5-10 倍に希釈した液をパイフェル液 Pfeiffer solution という．[324]

石炭タール⇨同コールタール→1075

脊柱管 vertebral canal，spinal canal ［**脊椎管**］ 各椎骨の椎孔が連結して形成される管．前壁は後縦靱帯におおわれた椎体後面，椎間板後面が形成し，後壁は黄色靱帯により連結された椎弓が形成する．側面は椎弓根であり，椎間孔から神経根が出入りする．[1165]

脊柱管拡大術⇨同椎弓形成術→2032

脊柱管狭窄症 spinal canal stenosis 脊柱管が平均前後径より狭小化した状態で，種々の疾患発症の起因となる病態．腰椎部および頸椎部に多く発生し，腰椎部の脊柱管狭窄症では間欠性跛行や根性疼痛などが出現し，頸椎部の脊柱管狭窄症では脊髄症状や神経根症状を呈することがある．[1165] ⇨参頸部脊柱管狭窄症→876，腰部脊柱管狭窄症→2877

せ

脊柱矯正法⇨同オステオパチー→405

脊柱起立筋 erector muscle of spine ［**仙棘筋**］ 背部の筋の深背筋のうち第2層は固有背筋とも呼ばれ，背筋のうちでは最大である．腸骨，仙骨の後面から脊柱の両側を縦走し，上方は側頭骨の乳様突起にまで達するが，特に腰部ではよく発達して隆起している．いくつかの筋束からなる筋の総称であり，最も外側の腸肋筋，その内側にある最長筋，最も内側に位置する棘筋とに分けられる．下位の腰椎や仙骨部では，腸肋筋と最長筋の下部は互いに癒着しているので，両筋を合わせて仙棘筋と呼ぶことも多い．棘筋，腸肋筋，最長筋の3つの筋は協同して働き，左右が同時に働けば脊柱の伸展（脊柱を起立させる）が起こり，片側のみが働けば脊柱の側屈あるいは回旋が起こる．支配神経は相当する脊髄神経の後枝である．[1421]

脊柱結合重複体 rachipagus 脊柱を共有して背面で結合する二重体の1つ．[1631]

脊柱後側彎（わん） kyphoscoliosis 先天性の脊椎奇形や神経線維腫症，骨系統疾患によくみられる脊柱変形で，後彎の増強と構築学的変化のみられる側彎を合併する状態．[1165] ⇨参後側彎（わん）→1029

脊柱後彎（わん）症 kyphosis 脊柱の矢状面での後方突起の病的な脊柱変形で，後方突起の彎曲が増加した状態．[1165] ⇨参後彎（わん）→1072

●脊柱起立筋

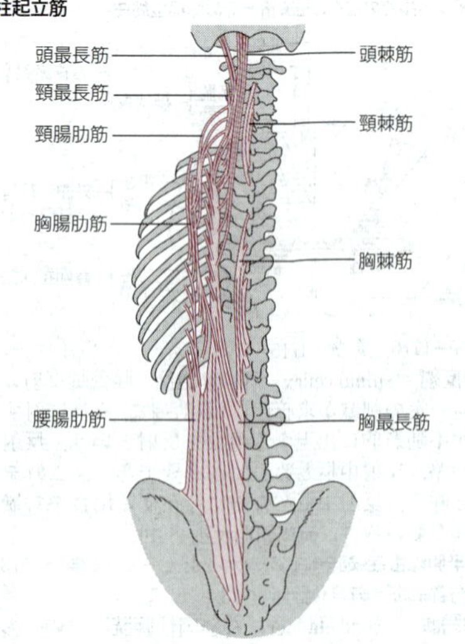

脊柱靱帯骨化症 spinal ligament ossification，ossification of the spinal ligament ［**脊椎靱帯骨化症**］ 脊柱を連結する諸靱帯が，加齢や疾患により骨化したものの総称．このなかの後縦靱帯骨化症と黄色靱帯骨化症は脊髄症をきたす原因となる．[196] ⇨参後縦靱帯骨化症→1010

脊柱前彎（わん）症 lordosis 異常な脊柱の前方凸の彎曲を呈する脊柱変形の1つ．生理的前彎（平均は頸椎で 22 度，腰椎で 57 度）の増強，生理的胸椎後彎（平均 26 度）の消失した場合を指す．股関節の屈曲拘縮により二次的に腰椎前彎が起こる場合もある．[1178] ⇨参脊柱変形→1723

脊柱側彎（わん）症 scoliosis ［**脊椎側彎（わん）症**，**側彎（わん）症**］ 脊柱が前額面で側方に彎曲した状態をいい，非構築性側彎と構築性側彎がある．非構築性側彎は脊椎の回旋や椎体の楔状化を伴わないもので原因を除去すれば消失する．原因には姿勢や脚長差によるものや疼痛性，ヒステリー性などがある．一方，構築性側彎は脊椎の回旋や椎体の楔状化を伴う真の側彎変形で，さまざまな疾患により生じることもあるが原因不明の特

●脊柱側彎症

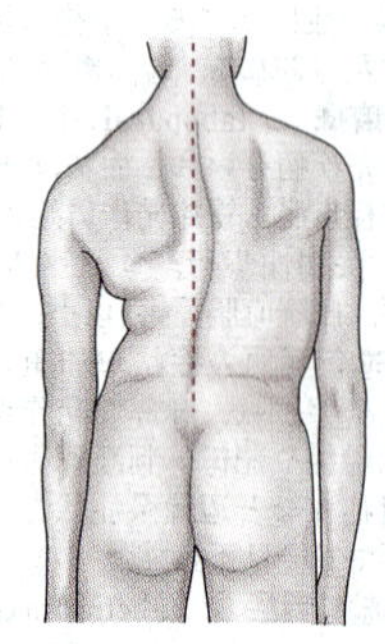

発性側彎症が多くを占める．一側方向のみに彎曲する場合と，主な彎曲に隣接して代償性の彎曲を描いて全体としてＳ字状を呈する場合とがある．しばしば後彎，前彎を合併する．高度の変形をきたす場合には手術的に矯正を行うこともある．[62]

脊柱の靱帯 ligament of spinal(vertebral) column 脊柱の各椎骨の間には多くの強靱な靱帯があり，脊柱の連結を補強している．椎骨前面には椎体があり，後面には椎弓がある．椎体間を連結する靱帯には椎体と椎間板の前・後面をそれぞれ上下に走る前縦靱帯と後縦靱帯とがある．軸椎から第１仙椎までの椎弓間を連結する靱帯には椎弓の内側(椎口側)に弾性線維からなる黄色靱帯がある．棘突起間を連結する靱帯には棘上靱帯(第７頸椎から仙椎まで)と棘間靱帯とがある．その他，棘間靱帯と連結するものに項靱帯(後頭骨外側隆起から第７頸椎まで)がある．[1421]

脊柱板 spine board ［**脊板，心マッサージ板**］ 心臓マッサージのとき，背部に置くかたい板．ベッド上など心マッサージの圧迫効果が出にくいと思われる場合，患者の背部に置くことで心マッサージの効果を高める．[1281]

脊柱変形 spinal curvature 脊柱は前額面では一直線上に配列しており，矢状面では頸椎で生理的前彎，胸椎で生理的後彎，腰椎で生理的前彎を呈しているが，これらが，一次的，二次的に変形をきたしている状態．脊柱前彎，後彎，前側彎，後側彎，側彎変形などがある．[1178]

赤沈⇨同赤血球沈降速度→1732

脊椎⇨参椎骨→2032

脊椎圧迫骨折 spinal compression fracture of spine⇨参胸腰椎圧迫骨折→773

脊椎インストゥルメンテーション spinal instrumentation 脊椎の変形矯正や固定手術に金属製のインプラントを用いる手術法．主に損傷脊椎の整復固定，脊柱側彎症変形の矯正固定，脊椎腫瘍や神経機能障害の病変除去後の脊柱機能再建，高度なすべり症の整復固定に対して行われる．インプラントはステンレスやチタンの合金製で，フック，棒(ロッド)，鋼線(ワイヤー)，金属プレート，椎体螺子(スクリュー)などを一時的ないし永続的に装着することで，変形を矯正し強固な内固定を行うことができる．内固定は前方矯正固定と後方矯正固定の２つがあり，脊椎前方インストゥルメンテーションは椎体にインプラントを用い，脊椎後方インストゥルメンテーションは脊柱後方から椎弓，椎弓根にインプラントを用いる．強固な固定が可能なため，術後に早期離床できることが多い．近年では胸椎，腰椎のほか頸椎にも応用されるようになっている．術中合併症として脊髄・神経根の損傷，骨折，血管損傷，血胸，気胸などがあり，術後合併症としては心肺機能障害，感染症，固定金属の脱転・折損・弛緩，ならびにそれらによる神経損傷がある．[1494]

脊椎炎 spondylitis 脊椎の炎症性疾患．非特異的炎症が最も多い．特異性のものとして，強直性脊椎炎，リウマチ性脊椎炎，乾癬性脊椎炎，化膿性脊椎炎，結核性脊椎炎がある．強直性脊椎炎は原因が不明であり，若年男性に多く発症する．仙腸関節と脊椎およびその近傍の軟部組織がおかされる．患者の90％にHLA-B27(ヒト白血球抗原B27)が認められる．リウマチ性脊椎炎は関節リウマチに伴う脊椎病変で，環軸椎の亜脱臼が多い．乾癬性脊椎炎は皮膚の尋常性乾癬に合併する脊椎炎．化膿性脊椎炎は化膿菌による脊椎炎で，血行性感染と直接感染(開放創や手術など)が侵入経路．結核性脊椎炎は結核菌による脊椎炎．脊柱変形のため対麻痺を生じ，冷膿瘍，流注膿瘍を形成する．[879]

脊椎過敏症 spinal irritation 脊椎の一部に過敏性の強い痛みが起こるもの．特に中位胸椎レベルの棘突起を押すと痛みを感じるのが特徴で，20歳代の未婚の女性に多く現れる．病気というよりは精神的な状態や体質によるものと考えられている．治療としては，環境を変えるなどストレスを解消することが重要．根本的には，生活の改善が重要である．予後は良好．[879]

脊椎カリエス⇨同結核性脊椎炎→895

脊椎管 spinal canal⇨同脊柱管→1722

脊椎奇形 anomalies of the spinal column 胎生期における脊椎の発生過程において分節化や癒合に異常が生じたため発生した形態異常で，上位頸椎・腰仙椎に頻度が高い．疾患としては頭蓋底陥入症，歯突起骨，クリッペル・フェイユ Klippel-Feil 症候群や二分脊椎があげられる．また脊柱側彎症や後彎症などの脊柱変形の原因となることもある．[62]

脊椎腔造影法⇨同ミエログラフィー→2761

脊椎結核⇨同結核性脊椎炎→895

脊椎後方固定術 posterior spine fusion 複数以上の隣接脊椎を，後方から進入し骨移植を行って脊柱を固定する方法の１つで，椎弓，椎間関節，棘突起を固定する手術．アルビー Albee 法，ヒブス Hibbs 法，ギャリー Galli 法などがある．[1178] ⇨参脊椎固定術→1723

脊椎骨 vertebra, vertebrae⇨同椎骨→2032

脊椎骨折 spinal fracture, vertebral fracture 椎体，椎弓，各突起に単独あるいは合併して起こる骨折．原因として衝突，転落，転倒や下敷きなど機械的外力があげられ，交通事故，労働災害，スポーツ外傷などにより発生する．特に骨粗鬆症があると大きな外傷でなくとも脊椎骨折を起こす．脊椎脱臼や脊髄損傷を伴うこともある．受傷メカニズムとして，①垂直圧迫力，②屈曲外力，③屈曲捻転外力，④伸展外力，⑤その他，剪断力，牽引外力などがある．上位頸椎骨折には環椎骨折と軸椎骨折がある．中下位頸椎骨折の骨折型には，①圧迫骨折，②破裂骨折，③脱臼骨折，④椎弓，関節突起，横突起，棘突起の単独骨折などがある．胸椎・腰椎骨折は胸腰椎移行部(第11胸椎 T_{11}～第２腰椎 L_2)での発生頻度が高い．骨折型には，①圧迫骨折，②破裂骨折，③脱臼骨折，④横突起，棘突起の単独骨折，⑤チャンス Chance 骨折などがある．神経症状や不安定性の有無，年齢や全身状態により，手術療法が選択されることもある．[879]

脊椎骨端骨幹端異形成症 spondyloepimetaphyseal dysplasia；SEMD 軟骨基質の主成分である２型コラーゲンの遺伝子異常に起因する疾患．脊椎骨に加え，長管骨の骨端と骨幹端部に病変をもっている．軟骨の形成不全により，四肢，体幹の短縮をきたし低身長症となる．本症は骨系統疾患の範疇に分類されており，2006年に国際分類が改訂された．[879]

脊椎固定術 spinal fusion, spine fusion 複数の隣接脊

せ

椎を，前方または後方から進入し，骨移植を行って脊柱を固定し，脊柱不動性を獲得する手術．固定を強固にするためにワイヤー wire，金属プレート plate，金属棒 rod などの金属製固定材料による内固定の併用も行われる(脊椎インストゥルメンテーション)．適応疾患は，骨折，脱臼，椎間板障害，炎症，脊椎分離症，脊椎すべり症，不安定椎，側彎など．椎弓切除術に併用して行われることもある．[1178] ⇨参脊椎インストゥルメンテーション→1723

脊椎腫瘍　spinal tumor　脊椎に発生した腫瘍の総称で，原発性と転移性に分けられる．原発性には良性と悪性があり，良性では巨細胞腫，組織球腫，外骨腫，血管腫などが多く，悪性では脊索腫，骨髄腫，軟骨肉腫などがみられる．一方，転移性腫瘍は悪性で胸椎・腰椎に多く発生し，原発巣としては乳癌，肺癌，腎癌，甲状腺癌，前立腺癌などが多い．写真は転移性脊椎腫瘍で右第4腰椎の椎弓根陰影が消失している．[62]

●転移性脊椎腫瘍

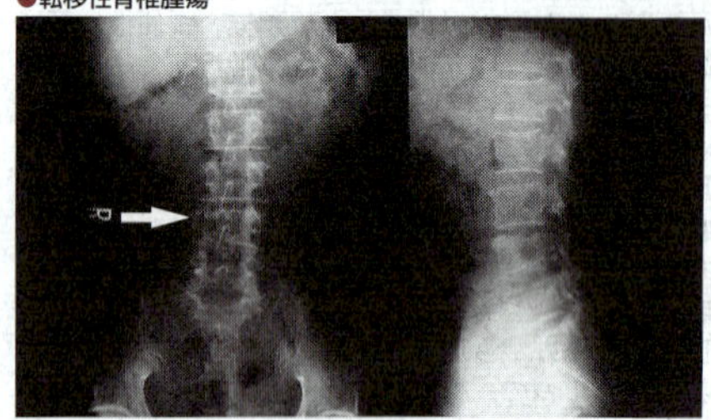

脊椎症　spondylosis⇨同変形性脊椎症→2644

脊椎症性脊髄症　spondylotic myelopathy　加齢変化により骨棘形成，靭帯骨化，椎間板膨隆などが起こり脊髄症状が発現したもので，基盤に脊柱管狭窄が存在することが多い．発症部位により，頸椎では頸髄症，胸椎では胸髄症ともいう．症状としては手指の知覚障害，巧緻性障害，筋萎縮などの上肢症状と，痙性による歩行障害，知覚障害，筋力低下などの下肢症状，頻尿，排尿遅延，残尿感，便秘などの膀胱直腸障害が認められる．写真は頸椎症性脊髄症の MRI 所見を示す．[62]

●頸椎症性脊髄症の MRI 所見

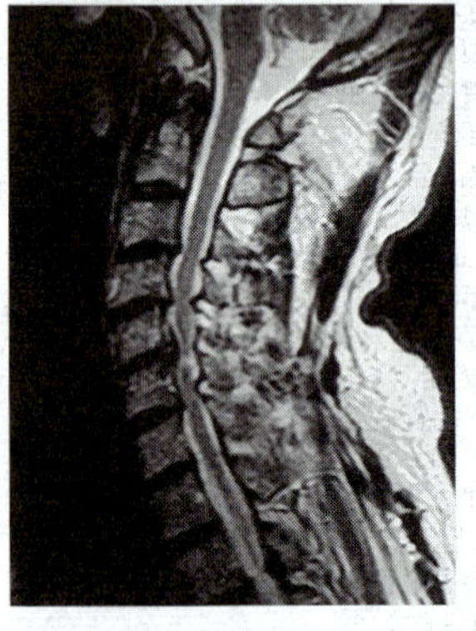

脊椎靭帯骨化症⇨同脊柱靭帯骨化症→1722

脊椎すべり症　spondylolisthesis　上位脊椎が隣接する下位脊椎上を前方(腹側)に転位した状態で，第4または第5腰椎に多くみられ，腰痛や下肢痛などの原因となることがある．発生原因としては先天性，変性，分離，外傷性，病的などがあげられる．代表的なものに，青年期に多く発生する脊椎分離すべり症と中年以降の女性に多い脊椎変性すべり症がある．写真はそれぞれのすべり症を示す．[62]

●第4腰椎変性すべり症

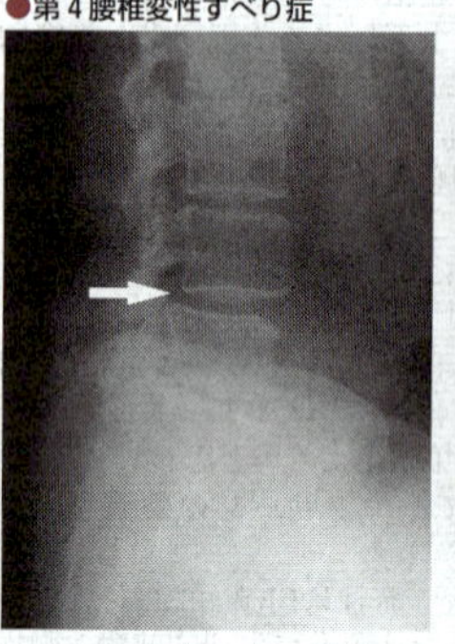

●第5腰椎分離すべり症

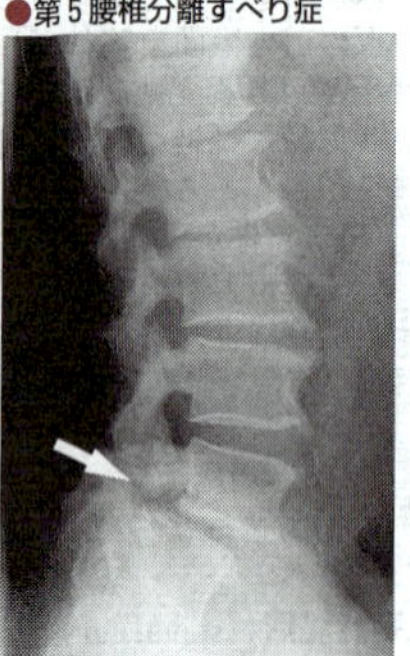

脊椎前方固定術　anterior spinal fusion　前方経路で椎間板あるいは椎体を切除したのち脊椎の安定性を得るため，その部分に自家骨やインプラントを使用して固定を行う手術法．頸椎椎間板ヘルニア，脊椎炎，脊椎腫瘍，胸腰椎破裂骨折などに行われることが多い．[62] ⇨参脊椎固定術→1723

●第5-6頸椎前方固定術

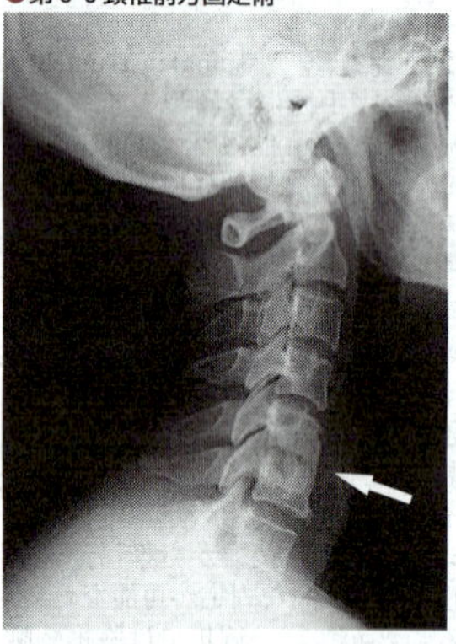

脊椎側彎(わん)症⇨同脊柱側彎(わん)症→1722

脊椎脱臼　dislocation of spine　脊椎の配列が矢状面または前額面で乱れた状態で，上位椎体が下位椎体に対して変位した方向で表現する．すなわち上位椎体が下位椎体に対して前方(腹側)へ変位したものを前方脱臼，同じく後方(背側)および左右へ変位したものをそれぞれ後方脱臼，側方脱臼という．骨折を伴う頻度が高く，その多くは不安定型骨折となる．写真は第2-3腰椎の脱臼のX線像である．[62]

脊椎椎体圧迫骨折⇨同胸腰椎圧迫骨折→773

脊椎捻挫(ねんざ)　sprain of spine　追突事故など体幹に

●第 2-3 腰椎脱臼

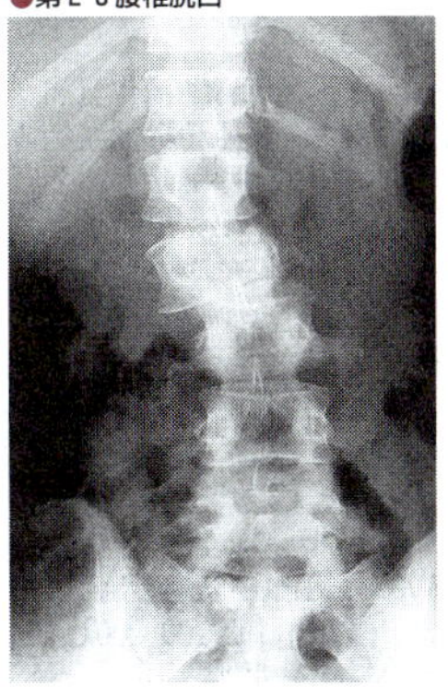

加わった急激な衝撃により，脊椎が過度に伸展・屈曲されて生じるもので，一般に損傷は軟部組織にとどまる．好発部位は頸椎で，むち打ち損傷といわれているもの．受傷当初に適切な安静固定，その後リハビリテーションを行う．これらを行わない場合は他覚的症状に乏しい不定愁訴が残ることもある．[62]

脊椎膿瘍 vertebral abscess 細菌性および非細菌性の限局的炎症により，局所の組織が融解して脊椎に膿が蓄積した状態であり，化膿性脊椎炎や結核性脊椎炎で認められる．膿が病巣付近にとどまるものをうっ積膿瘍といい，病巣から離れた部位に流出して蓄積するものを流注(るちゅう)膿瘍という．[62]

脊椎破裂⇨同脊椎披裂→1725

脊椎披裂 rachischisis, spina bifida ［二分脊椎，脊椎破裂］ 脊椎が正中で癒合不全をきたした先天異常の総称．髄膜が脊柱管を逸脱しない潜在性二分脊椎と，髄膜と脊髄が逸脱するものがある．椎弓欠損部から髄膜と脊髄が逸脱して背部に突出したものは顕在性二分脊椎と呼ばれる．腰仙椎部に多発する．顕在性二分脊椎のうち皮膚欠損のある脊髄髄膜瘤では早期の閉鎖手術が必要となるが，下肢の麻痺および変形，脊柱変形，膀胱直腸障害，水頭症などが問題となることが多い．[1165]

脊椎分離症 spondylolysis 椎弓を構成する上・下の関節突起間部の骨性連続が断たれた状態により，疼痛などの症状を呈する疾患．先天的な素因を基盤にして成長期の過度の運動による負荷が加わって生じるとされている．まれに頸椎(C_6 に多い)に発生するが，下位腰椎に頻度が高い．写真は第５腰椎分離症の斜位像．[62]

●第５腰椎分離症

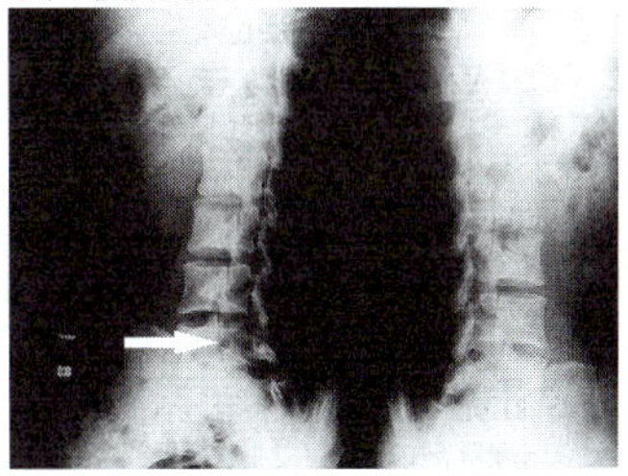

⇨参脊椎すべり症→1724

脊椎傍ブロック⇨同神経根ブロック→1524

脊椎麻酔⇨同脊髄くも膜下麻酔→1717

脊椎麻酔ショック⇨同腰椎麻酔ショック→2875

赤点斑⇨参コルポスコピー所見分類→1134

赤内型⇨同赤血球型《マラリア原虫の》→1731

責任能力 criminal responsibility 行為者がその行為について負うべき法的責任の程度をいう．責任能力が喪失しているときは責任無能力，著しく減弱しているときは限定責任能力という．ドイツおよびわが国の「刑法」では，行為の是非の洞察能力および洞察に従って行為する能力を指すが，英米の「マクノートン・ルール McNaughton rule」では，行為の性質，その是非について知っているか否かを指す．最近のアメリカ法律協会 American Law Institute (ALI) の模範刑法典 Model Penal Code では法の要求に応じて行為する能力の欠如が問題となり，「精神障害による罪の軽減に関する改革法 Insanity Defense Reform Act」(1984)では，重篤な障害を立証できるか否かが問題となる．わが国では，責任能力の判定は，本来，裁判官がなすべきこととされているが，裁判官と精神科医との合意とその時代の社会通念によって形成される一種の慣例によるほかはないとされる．裁判員制度が始まった現在，重大犯罪の場合，裁判官と裁判員の合議により判定される．[691]
⇨参心神耗弱→1559，心神喪失→1561

赤白血病 erythroleukemia 急性白血病 FAB 分類の M6 で，幹細胞レベルでの腫瘍化を呈する疾患．診断基準は，赤芽球系細胞が全有核細胞の 50% 以上を占め，骨髄芽球が赤芽球系以外の骨髄細胞の 30% 以上あるものとする．当初，赤芽球だけの腫瘍増殖としてとらえられ赤血病といわれたが，骨髄芽球も混在しており赤白血病と呼ばれるようになった．骨髄異形成症候群から診断した症例は M6 から除外される．汎血球減少を示し，末梢血に赤芽球が多数みられる．骨髄は形態異常を示す赤芽球が著増し，その中にパス(PAS)反応陽性の巨赤芽球様細胞がみられる．複雑な染色体異常を伴いやすい．化学療法による寛解率は低く治療抵抗性であり，若年者では骨髄移植を考慮すべきである．化学療法による好中球減少により易感染状態が引き起こされるため，手洗いや含嗽の励行，マスク着用など，感染防御がケアの中心となる．また，予後不良の疾患であるため家族を含めた精神的援助も重要である．[1495]

脊板⇨同脊柱板→1723

咳反射 cough reflex⇨参喉頭反射→1045

石板色硬化 slaty induration ［灰白色硬化］ 陳旧性肺結核にみられる病理肉眼所見の１つ．結核病巣が陳旧化し線維化して，中心部に壊死を伴うかたい瘢痕となる．白い瘢痕組織と黒い炭粉沈着，その結果灰色の石板色となる．この割面を肉眼的に見て石板色硬化，灰白色硬化，石板様硬化などという．[1019]

赤脾髄 red pulp〔of spleen〕 脾臓の体積の約 75% を占める脾髄．含有する豊富な赤血球により赤褐色を呈する．リンパ小節である白脾髄とともに脾臓の実質をなす．網目状吻合を示す脾洞と疎な細網線維(脾索)からなる．脾索は毛細血管が豊富な脾柱から連続し，細網線維間には貪食細胞，単核球と赤血球にまじって種々の末梢血細胞がみられる．赤血球の新陳代謝にかかわ

り，体内で老化した赤血球を破壊する.[829] ⇨参脾髄→2445，脾臓→2450

積分線量 integral dose ［容積線量，体積線量］ 放射線照射によって物質に与えられた総エネルギー(吸収線量の総和)．単位はグラム・グレイ(g・Gy)．人体などの大きな容積では，各部の吸収線量が異なり，積分線量はそれらの総和で表す.[1144] ⇨参吸収線量→720，Gy→55

咳平板 cough plate 百日咳菌の検査に使用された器具．ボルデー・ジャングBordet-Gengou平板培地を咳嗽時に口から10-15 cmの距離に置いて曝露する．最近は鼻咽腔粘膜培養法が一般的であり，現在では用いられていない.[1019]

咳平板法 cough plate method ［咳嗽平板法］ 百日咳が疑われる小児に対し，その咳の飛沫を集めて培養し百日咳菌を分離する方法．この菌の培養にはボルデー・ジャングBordet-Gengou培地が用いられ，小児の口の前10-15 cmの距離に培地を置き，10-20秒間咳の飛沫を受ける．37℃で3-4日間培養し，光沢のあるコロニー(菌の集落)が観察されれば，百日咳菌と判定.[1631]

責務⇨同アカウンタビリティ→135

赤面恐怖 erythrophobia，ereuthophobia 対人場面で緊張感から赤面することを恐れて対人関係を避けようとする状態．いわゆる対人恐怖の一型と考えられている．統合失調症やうつ(鬱)病の一症状として現れることもある.[1434]

石綿症⇨同石綿肺→1726

石綿小体 asbestos body ［アスベスト小体］ 肺内に沈着した石綿繊維がマクロファージに摂取され鉄を含むタンパク質で被覆されたもの．径数μm，長さ数十μmで棍棒状を呈する．石綿曝露量の指標として乾燥肺1g当たりの石綿小体の数を測定する．石綿(アスベスト)は天然の繊維状無機ケイ(珪)酸塩鉱物で，断熱材などの建築材料として造船所をはじめ広く使用されてきた鉱物であり，長期間の職業性石綿曝露が石綿肺，肺癌，悪性胸膜中皮腫の原因になるとされている.[1019] ⇨参石綿肺→1726

石綿沈着症⇨同石綿肺→1726

石綿肺 asbestosis ［石綿沈着症，アスベスト肺，石綿症］ 石綿繊維の吸入によって，肺胞や間質・胸膜が線維化することにより発生する塵肺の一種．石綿鉱山労働者や，やや高濃度の石綿に触れたり曝露する機会の多い労働者に多く発症する．これらの労働者は「石綿障害予防規則」で管理され，年2回の健診が義務づけられている．胸部X線写真で，全肺野に線状の小陰影が認められる．進行性の肺疾患であるため，最終的には呼吸不全を呈する．喫煙は石綿肺の増悪因子となる．ときに肺癌や中皮腫の合併が認められる．現在のところ曝露からの離脱が最も重要で，有効な治療法はない.[1618]

石油エーテル petroleum ether 比較的低沸点(30-70℃)の石油留分で工業ガソリン(石油系溶剤)の一種．エーテル類とは異なる．特異臭を有する無色透明の液体で，揮発性，引火性が強く，水に不溶．シンナー，洗浄剤など溶剤として用いられる．急性毒性では皮膚，粘膜，眼への刺激や中枢神経系障害を生じ，慢性毒性では血液系障害や多発性神経炎の発生の可能性がある．「有機溶剤中毒予防規則」第三種有機溶剤.[182,57] ⇨参ガソリン中毒→518

石油蒸留物中毒⇨同ガソリン中毒→518

石油製品中毒 petroleum product poisoning 液化石油ガス，ガソリン，灯油，軽油，重油，各種潤滑油，アスファルト，パラフィン，石油コークスなど，石油を原料として製造された製品による中毒．家庭用品として使用されるものも多い．石油製品を肺に吸引すると，咳，発熱，呼吸困難，チアノーゼなどの症状を起こす．中毒時には，原因物質を確認し，患者を早急に医療機関に送り，適切な治療を行う．治療は灯油中毒に準ずる.[1122] ⇨参灯油中毒→2135

石油ナフサ petroleum naphtha ［ナフサ］ 広義には揮発性石油類の総称．狭義には原油からの直留軽質留分の総称．主成分は炭素数5-10の飽和炭化水素．軽質ナフサ(沸点30-100℃)と重質ナフサ(沸点100-200℃)とがある．揮発性が強く，引火性．石油化学製品，ガソリン，各種溶剤などの製造用原料である．皮膚刺激や中枢神経系障害などの中毒の事例報告も多い．血液系障害や多発性神経炎の発生の可能性がある．大部分が代謝されずに肺から呼出される．「有機溶剤中毒予防規則」第三種有機溶剤.[182,56] ⇨参ガソリン中毒→518

石油ベンジン petroleum benzine 工業ガソリン(石油系溶剤)の一種．日本工業規格(JIS) K 8594には沸点50-80℃の留分が90 vol%以上と規定されている．ヘキサン，ヘプタンを主成分とする快香，無色透明の液体．揮発しやすく引火性．エタノールにきわめて溶けやすいが水に不溶．しみぬき，洗浄，塗料，クリーニングに用いられる．吸入や経皮吸収による急性症状として，めまい，痙攣，皮膚・粘膜への刺激などを示す．慢性的には血液系障害や多発性神経炎の発生の可能性がある．「有機溶剤中毒予防規則」第三種有機溶剤．ベンジン(JIS工業ガソリン1号，K 2201)と混同しないよう注意が必要.[182,56] ⇨参ガソリン中毒→518

石油ベンジン中毒⇨同ベンジン中毒→2646

赤痢 dysentery ［赤痢菌性結腸炎］ 赤痢菌または赤痢アメーバによって引き起こされる腸管の炎症．赤痢とは本来血便，血性下痢のことであるが，わが国では，通常は赤痢菌性結腸炎を意味する．水様便に続いて膿粘血便をみるようになり，発熱，腹痛，しぶり腹(裏急後重)，脱水症状を特徴とする．治療は病原体の薬剤感受性により異なる.[517] ⇨参アメーバ赤痢→180，細菌性赤痢→1152

赤痢アメーバ amoeba dysenteriae，amebic dysentery，*Entamoeba histolytica* 根足虫類の原虫で，栄養型とシスト(嚢子)の2形態がある．栄養型は赤血球の3-5倍の大きさで，偽足を出し運動する．シストは赤血球の1.5-2倍の大きさで運動性がない．栄養型は大腸に寄生し，腸炎を引き起こし，さらに肝や脳などの腸管外組織にも寄生して膿瘍を形成することがある．シストは糞便中に排出され，ヒトはシストを経口的に摂取して感染する.[288] ⇨参アメーバ赤痢→180

赤痢菌 dysentery bacillus⇨同シゲラ〔属〕→1263

赤痢菌性結腸炎⇨同赤痢→1726

赤緑色覚異常 red-green color blindness⇨参2色覚→3，1型色覚→1，2型色覚→3

ゼク autopsy 〔D〕Sektion ドイツ語Sektion(ゼクチオン)の略で，剖検や病理解剖のこと．剖検とは，解剖検

せ

査の略で死亡したヒトを解剖して各臓器の所見を観察すること．主に系統別の解剖，法医解剖，病理解剖がある．病理解剖は，遺族の承諾を得て，死因をはじめ病気の本態，種類，程度の解明や治療の判定などを目的に病理医が行う解剖のこと．必要に応じて，採取した臓器や組織を病理学的に検査する．[1067] ⇨参病理解剖→2496，死体解剖→1302

セクシュアリティ　sexuality ［性行動《性的特徴》］ 男性，女性で区別される性的特徴．また生物学的，遺伝的な性にかかわりなく，個人のジェンダーアイデンティティによって表現される身体的，機能的，心理的な属性を総じていったもの．性欲や性的な行動，あるいは思想を含めていう場合もある．[281] ⇨参性的アイデンティティ→1699

セクタ走査法　sector scanning 超音波検査におけるビームの動かし方の1つ．プローブを皮膚上の同じ場所に固定したままビームの角度を変えて扇形に超音波ビームを放射し画像をつくる方法．心臓のリアルタイム検査などに用いられる．[955] ⇨参走査法→1815

セクレチン　secretin 27個のアミノ酸残基からなる消化管ポリペプチドホルモンで，グルカゴン，血管作動性腸管ペプチド(VIP)などとセクレチン・グルカゴンファミリーを形成する．セクレチンの免疫活性は上部小腸に強く，メッセンジャーRNA(mRNA)は回腸で最も発現が強く，脳でも発現している．食事負荷により血中セクレチンは増加する．糖，タンパク質，脂肪などによっては刺激されず，十二指腸内への塩酸注入が有効な刺激となる．薬剤としては消化性潰瘍治療薬(攻撃因子抑制薬)として用いられるほか，膵外分泌機能検査にも使用される．[1047] ⇨参セクレチンファミリー→1727

セクレチン試験　secretin test ［パンクレオザイミンセクレチン試験］ セクレチンは十二指腸の粘膜の内分泌細胞で産生され膵外分泌を刺激する消化管ホルモンで，セクレチン試験には，慢性膵炎の診断のための膵外分泌機能を評価する試験とガストリン産生腫瘍(ゾリンジャー・エリソン Zollinger-Ellison 症候群)の診断のための試験がある．膵外分泌機能試験では，空腹時に二重管をX線透視下で十二指腸に挿入し，セクレチンを静注し分泌された膵液を胃液とまじらないように別々に採取する．採取した膵液の量や膵液中のアミラーゼ，重炭酸などを測定して膵外分泌を評価する．慢性膵炎では重炭酸濃度，膵液量，アミラーゼ量の低下がみられる．ガストリン産生腫瘍の診断にはセクレチンを静注して経時的に採血し，血清ガストリン値を測定する．ガストリン産生腫瘍の患者では血中ガストリン値が著明に上昇する．[738]

セクレチンファミリー　secretin family セクレチンは十二指腸粘膜のセクレチン細胞(S細胞)から分泌される27残基のアミノ酸からなるペプチドホルモンで，膵の炭酸水素イオン分泌を刺激し，胃酸の分泌を抑制．構造的にグルカゴンと類似しており，これらはセクレチンファミリーとして分類されている．この中には，胃抑制ポリペプチド gastric inhibitory polypeptide (GIP)，血管作動性腸管ポリペプチド vasoactive intestinal polypeptide (VIP)，成長ホルモン放出因子，下垂体アデニル酸シクラーゼ活性化ポリペプチドなどが含まれる．[126]

セクレチン誘発試験　provocative serum pancreatic enzyme test using secretin ［パンクレオザイミンセクレチン誘発試験］ 膵外分泌機能検査の一種．膵外分泌細胞を刺激したのち，胆汁と膵酵素を含む十二指腸液あるいは血液を採取して液量・重炭酸塩濃度・膵酵素量(アミラーゼ総排出量)を測定する．刺激剤として，セレクチンを単独で用いるものと，パンクレオザイミンを併用するものがあるが前者が標準的に用いられている．測定の手順は，セレクチン1単位/kgを生理的食塩水20 mLに溶解し，静注投与する．投与前・投与後一定時間内の血中膵酵素を測定し，その比が正常範囲をこえていれば異常と判定．膵酵素産生分泌が高度に障害されると正常値を示すことがある．[1395] ⇨参慢性膵炎→2755，胆囊収縮物質→1953

セザリー症候群　Sézary syndrome 紅皮症，全身リンパ節腫脹，血液中の異型リンパ球(セザリー Sézary 細胞)を特徴とする成人発症でまれな末梢型T細胞リンパ腫．腫瘍細胞はCD 3，CD 4陽性，CD 8陰性のヘルパーT細胞性状を示す，皮膚リンパ腫の代表的疾患の1つ．強い瘙痒感と落屑，浮腫，苔癬化を伴う紅皮症と，脱毛，爪の変形，手掌・足底の過角化がみられる．診断は，臨床症状と末梢血液中のセザリー細胞(クロマチンが濃染し，脳回転様核をもつ大型リンパ球．小型リンパ球の場合もある)，皮膚病理組織にて行う．菌状息肉症(MF)より予後不良のリンパ腫である．International Society for Cutaneous Lymphoma (ISCL)は，①セザリー症候群(SS)，②紅皮症型MF，③MFおよびSSと異なり白血化がなく紅皮症のある皮膚T細胞リンパ腫(CTCL)の3疾患をまとめて紅皮症型CTCLとした．セザリー Albert Sézary はフランスの皮膚科医(1880-1956)．[1079]

セ氏　Celsius；C ［摂氏，セルシウス度］ 温度を示す方法の1つで，℃という単位で表す．1気圧における水の凝固点を0℃，沸点を100℃としている．現在は厳密には沸点は99.974℃と定義されている．[1360]

セシウム　caesium，cesium ［Cs］ 元素記号Cs，原子番号55，原子量132.9055．核酸を分離精製する平衡密度勾配遠心法や，殺菌や治療のための放射線照射の線源として用いられる．

セシウム137　cesium 137；^{137}Cs ［^{137}Cs］ 放射性同位元素RIの1つであり，半減期は約30年，放出γ線エネルギーは0.662 MeV(メガエレクトロンボルト)．^{137}Cs小線源は以前使用されていたラジウム226(^{226}Ra)小線源の代わりに導入されたが，現在はイリジューム192(^{192}Ir)小線源による治療に置き換わりつつある．[1144] ⇨参放射性同位元素→2671，密封小線源療法→2768

世帯更生資金貸付制度　welfare fund loan system 低所得世帯や身体障害者世帯に対して経済的自立と生活意欲を助長して，その生活の安定を図るために援助指導とともに必要な低利息・無利子の各種資金を貸し付ける制度．1952(昭和27)年，全国民生委員大会で決議され，全国的な民間運動として展開された世帯更生運動を契機に，その手段としての有効性が認識され，1955(同30)年に創設された．発足当初は4種の資金(生業資金，仕度資金，技能修得資金，生活資金)であったが，その後，身体障害者世帯も対象に加え，医療貸付

せ

制度を統合したものとなっている．現在は生活福祉資金貸付制度と改称され，更生資金，長期生活支援資金，福祉資金，緊急小口資金，修学資金，療養・介護資金，災害援護資金，離職者支援資金，要保護世帯向け長期生活支援資金の貸付がある．[457]

世代交代　alternation of generation　［ヘテロゴニー］　生物の生活環のなかで，2つの異なる生殖法が含まれ，それぞれの世代が交互に出現してくること．例えば，胞子をつくって無性生殖する世代と，配偶子をつくって有性生殖をする世代が交代して出現することをいう．これは真正世代交代といい，代表的な種としては，シダ植物，コケ植物，クラゲなどがある．その他，アブラムシやミジンコなどにみられる単為生殖と有性生殖の世代交代，吸虫やタマバエなどにみられる幼生生殖と有性生殖の世代交代などがある．[543]

世代時間　generation time　微生物(特に細菌)が分裂して1個の細胞が2個になるまでに要する時間．それぞれの微生物によって，またその増殖の条件(温度，栄養条件，酸素の有無など)によって世代時間は変わる．[324]

世代生命表　generation life table, fluent life table　［コホート生命表］　同時点に出生した集団(出生コホート)の構成員が逐次死亡する様子を全構成員が死亡するまで観察して，算定された生命表．この生命表の完成には100年以上の年月を要するため，現実に作成するのは困難である．[1406]　⇨参生命表→1709

世帯単位の原則　「生活保護法」第2章に規定される4つの保護原則の1つで，第10条に「保護は，世帯を単位としてその要否及び程度を定めるものとする．但し，これによりがたいときは，個人を単位として定めることができる」と定められている．ここでいう世帯とは，同一の住居に居住し生計をともにしている者の集団であり，親族ばかりではなく他人を含む場合も同一世帯としてとらえる．この原則は，生活困窮という状態は個人に現れる状態というよりも生計を同一にしている世帯全体に現れるものであるという考え方に基づいている．しかしこの原則を貫くと「生活保護法」の目的である最低生活の保障ができない，あるいは被保護者の自立を損なうという場合に「これによりがたいとき」として，個人を単位として保護の要否および程度を定めることができる(世帯分離)．[457]

世帯分離⇨参世帯単位の原則→1728

セチプチリン中毒⇨参四環系抗うつ(鬱)薬中毒→2888

セチル酸⇨同パルミチン酸→2402

癤(せつ)　furuncle, boil⇨同癤(せつ)腫→1734

舌(ぜつ)　tongue⇨同舌→1301

舌圧子　tongue depressor　口腔，咽頭の視診時や後鼻鏡検査時に視野の妨げになる舌を下方に押し下げるため用いる器具．咽頭反射を防ぐには，舌圧子の先端が舌の先端より2/3以上奥には入らないようにして使用する．一般には成人用にはフレンケル Frenkel 型，小児用にはチェルマック Tchelmac 型の舌圧子を使用する．木製のディスポーザブルの舌圧子も簡易用として用いられる．[887]

舌咽神経　glossopharyngeal nerve　［第9脳神経］　第9脳神経で，次のようなさまざまな神経要素からなる．①一般内臓遠心性線維は副交感性節前線維として下唾液核から起こり，耳神経節に至り，ここで副交感性節後ニューロンに接続し，耳下腺に分布して唾液の分泌を促進する．②特殊内臓遠心性線維は延髄の疑核から起こり，茎突咽頭筋と上咽頭収縮筋を支配．③一般内臓求心性線維のうち，舌根，喉頭蓋，咽頭に分布するものは粘膜の触圧覚，温痛覚を伝え，また頸動脈洞に分布するものは血圧を，頸動脈小体に分布するものは化学受容器として血液中のCO_2分圧やpHを感知して迷走神経背側知覚核(広義の孤束核)に伝える(頸動脈反射弓の求心路)．④特殊内臓求心性線維は舌咽神経の下神経節に細胞体をもち，有郭乳頭を含む舌の後1/3の味蕾に分布し，味覚情報を孤束核に終止する．⑤一般体性求心性線維は舌咽神経の上神経節に細胞体をもち，耳介後部の皮膚からの触圧覚，温痛覚を三叉神経脊髄路核に伝える．これらの神経線維はまとまり，舌咽神経根として延髄の後外側溝の最上部から脳外に出たのち，迷走神経，副神経とともに頸静脈孔から頭蓋腔を出る．舌咽神経は発生学的には第3鰓弓支配神経とされている．舌咽神経はその起始核，分布，作用が迷走神経とよく似ているため，ひとまとめにして舌咽・迷走神経ともいう．[1043]　⇨参迷走神経→2793，脳幹→2293

舌咽神経痛　glossopharyngeal neuralgia　咀嚼，嚥下，味覚異常(特に酸味)によって誘発される舌咽神経支配領域に生じる痛み．扁桃，咽頭後壁，舌の後部，中耳などに発作的に出現する．ほとんどの症例で病理学的変化は認められず，病因は不明．症候学的に，後頭蓋窩腫瘍，舌咽神経腫，咽頭腫瘍などがあげられる．頻度は三叉神経痛の約1/20と比較的まれ．男性に多く，30-40歳代に発病することがある．痛みは発作的に出現し，持続時間は2-3秒程度であるが，焼けるような，刺すような痛みを特徴としている．治療法には，カルバマゼピンなどの薬物療法，高周波電気凝固術，神経切断，神経血管減圧術などがある．[509]

舌炎　glossitis　舌に生じた炎症で，局所的原因によるものと全身的疾患に伴うものがある．アフタ(浅い潰瘍)化すると著しい痛みを伴う．舌炎の局所的な要因には熱傷，口腔内で使用する器具による擦過，その他の外傷などによる機械的刺激や損傷，タバコ，アルコール，スパイス類などの刺激物などがある．通常は口腔内を清潔に保ち，二次感染を予防すれば軽快する．単純ヘルペスなどのウイルス感染や細菌感染による舌炎もある．全身疾患に伴う舌炎の原因として鉄欠乏性貧血，悪性貧血およびその他のビタミンB欠乏症などがある．ビタミンB_{12}や葉酸の欠乏で起こる悪性貧血ではハンター Hunter 舌炎がみられる．初期には舌乳頭が発赤して灼熱感があるが，次第に舌乳頭は萎縮して赤く滑らかな平滑舌となる．鉄欠乏性貧血でも，プランマー・ヴィンソン Plummer-Vinson 症候群として悪性貧血と同様な舌病変がみられる．ベーチェット Behçet 病やクローン Crohn 病の症状としてアフタ性舌炎を繰り返す場合もある．猩紅熱では癬紅色のイチゴ舌と呼ばれる舌炎を呈する．[184]　⇨参口内炎→1047

切縁咬合　edge to edge occlusion⇨同切端咬合→1738

切艾(がい)⇨同艾炷(がいしゅ)→437

石灰陰影　calcified opacity⇨同石灰化像→1729

石灰塩尿　calcariuria　［カルシウム塩尿］　尿中に石灰塩(カルシウム化合物)が含まれている尿およびその病態．原因疾患として副甲状腺機能亢進症，副甲状腺機

せ

能低下症，尿細管性アシドーシス，骨軟化症，くる病，サルコイドーシス，多発性骨髄腫，成人T細胞白血病，悪性腫瘍などがある．その他，ビタミンD中毒，カルシウム摂取過多，無動症などでも起こり，カルシウム塩が尿細管内を閉塞することより，閉塞性腎症を引き起こすことがある．治療は，原疾患の治療と原因除去，水分負荷である．[186]

石灰化 calcium deposition⇨同石灰変性→1729

石灰化上皮腫 calcifying epithelioma ［**マレルブ上皮腫，毛母腫，毛根腫**］ 毛包から発生し毛皮質細胞への分化を示す良性腫瘍で，石灰化を伴う．好発部位は顔面，頭頸部，上肢．単発，まれに多発し，母指頭大くらいまでの皮下結節として骨様にかたく触れる．患者の40% は10歳以下．自覚症状はないが，石灰化した骨様部位が当たり圧痛を生ずる．マレルブ A. Malherbe らが1880年に epithéliome calcifié の名称ではじめて記載し，1949年レーバー Walter F. Lever らによりこの病名がつけられた．近年，正確な名称として毛母腫 pilomatricoma が提案され使われるようになった．病理組織では，好塩基性細胞から陰影細胞への移行と，間質の石灰化が特徴．単純X線撮影で石灰化陰影を容易に認め，超音波や MRI でも濃淡不均一な結節像が得られる．予後は良好であるが，自然消退はしないため，治療として外科的切除を行う．[1033]

石灰化像 calcification ［**石灰陰影**］ 組織，器官にはさまざまな生理的または病的石灰化が存在し，X線写真や CT に白く描出されるもの．各種診断の参考となる．石灰化の原因としては，変性や壊死を起こした組織の pH 変化による異栄養性石灰化と，血中カルシウム濃度の上昇を前提とする転移性石灰化がある．[264]

石灰化大動脈弁疾患 calcific aortic valve disease 大動脈弁尖および大動脈洞に石灰沈着がみられる弁膜症．リウマチ性弁膜症，感染性弁膜炎，先天性二尖弁，先天性弁狭窄症などに合併して老人性大動脈弁狭窄兼逆流症の主役を演じる．[319]

切開術 incision, dissection 外科の最も基本的な手技の1つで，組織の連続性をメスなどで切離すること．皮膚に行われる皮膚切開，排膿を目的とした膿瘍切開（切開排液），胃や腸に対する胃切開，腸切開などのように用いる．[485]

石灰症 calcinosis ［**石灰沈着症**］ 特別な条件なしに組織への石灰沈着をみるもの．手足の関節周囲の皮下に石灰沈着をみる限局性石灰症と，全身の皮下組織・筋肉・末梢神経幹などに石灰化をみる汎発性石灰症とがある．[1531]

石灰沈着 calcium deposition⇨同石灰変性→1729

石灰沈着症⇨同石灰症→1729

石灰沈着性腱炎 tendinitis calcarea 肩軟部の変性疾患で，棘上筋腱板内に白色・泥状の石灰沈着を起こし炎症を呈する状態．激しい自発痛で急性に発症し，圧痛，発赤，熱感もみられる．肩関節の可動域は著しく制限される．X線検査では石灰化像は明瞭に認められる．治療は消炎鎮痛薬の内服や石灰化部分へのステロイド剤の注入など．症状が軽減すれば運動療法を行う．[91]

石灰転移 calcium metastasis, calcareous metastasis ［**転移性石灰沈着**］ 高カルシウム血症を前提として組織に石灰沈着を起こす現象．骨組織から石灰が運搬されて他の部位に沈着するという意味から転移といわれる．肺胞壁，胃粘膜，腎乳頭部，血管壁，心筋などに現れ，異栄養性石灰化と異なり，組織や細胞の障害の有無に関係なく沈着する．[1531] ⇨参石灰変性→1729，転移性石灰化→2074

石灰乳腎結石 milk of calcium renal stone ［**ミルク状結石**］ 胆石症の1つに milk of gallbladder stone という比較的まれな疾患があるが，腎結石症の1つにも石灰乳腎結石という腎嚢胞や腎杯憩室や拡張した腎杯にカルシウムを含有した微小結石が貯留する疾患がある．体位により，微小結石が移動するので仰臥位の単純X線写真では類円形状の薄い石灰化陰影を示し，立位や側臥位になると微小結石が下方に沈殿し，上方に水平面をもつ半月状の石灰化陰影を示す．腎嚢胞や腎杯憩室にみられるものの多くは単発で無症状であることが多く，水腎症の拡張した腎杯にみられるものは多発性で何らかの尿路閉塞機転があるため，それによる痛みや尿路感染の合併などがみられる．成因には尿路との交通が閉ざされているため，内容液が濃縮し，析出したコロイドを核として結石ができるという説と，尿路が閉塞されているところに感染が合併し，停滞している尿に化学的変化が起こり，結石ができるという2説があるが明確にはされていない．疼痛などの症状が著明でないものは経過観察でよいが，尿路の閉塞があったり，感染の合併する症例ではそれに応じた治療が必要である．[1244]

切開排液⇨同切開排膿→1729

切開排膿 incision and drainage ［**切開排液**］ 体腔内や既存嚢腔内などに膿が貯留している際に，膿腔壁などにメスなどを用いて直接切開を加えて排膿を図る方法．吸引法と比較するとより確実性が高いが，処置後の管理が必要となる．切開後に持続的排膿が必要な場合にはガーゼ，ドレーンなどを膿腔内に留置する．[91]

石灰変性 calcareous degeneration ［**石灰沈着，石灰化**］ カルシウム塩が生理的範囲をこえて異常に多く沈着するか，生理的には存在しない部位に出現すること．沈着する石灰塩は正常骨成分の石灰塩と化学的組成に差はない．組織学的には石灰はまずヘマトキシリンで濃紫青色に染まる微小顆粒として現れ，しだいに癒合してかたまり状となり板状の石灰板を形成する．発生機序から，異栄養性石灰化と石灰転移，さらにそのいずれにも分類されない石灰症に大別される．[1531] ⇨参石灰症→1729

舌下温⇨同口腔温→988

節芽細胞腫⇨同神経節芽細胞腫→1528

舌下神経 hypoglossal nerve ［**第12脳神経**］ 第12脳神経で，一般体性遠心性神経．延髄の第4脳室底に位置する正中溝の両側にある舌下神経三角の深部に位置する舌下神経核から起こり，延髄前外側溝より複数の根糸として脳外に出るとすぐに1つにまとまり，舌下神経管を通って頭蓋腔の外に出る．舌までの走行中に上頸神経節，迷走神経下神経節，第1・2頸神経，舌神経と交通枝がある．頸神経とは頸神経ワナの上根をつくるが，最終的には舌下神経核から出た線維が同側の固有舌筋と外舌筋を支配する．[1043]

舌下神経核 hypoglossal nucleus ［L］nucleus nervi hypoglossi⇨参舌下神経→1729

舌下神経管⇨参舌下神経⇀1729

舌下神経顔面神経吻合術　hypoglossal-facial anastomosis　［顔面神経舌下神経吻合術］　聴神経腫瘍に発生する顔面神経麻痺に対し，顔面神経麻痺の改善を図る手術．開頭術後，頭蓋内で顔面神経と舌下神経吻合を行う．[196]

舌下〔神経〕係蹄(けいてい)　ansa hypoglossi⇨同頸神経係蹄(けいてい)⇀861

舌下神経交代性片麻痺　hypoglossal alternating hemiplegia　延髄錐体部の病変により，同側の舌の麻痺と萎縮，反対側の片麻痺をきたすことがある．一側の舌下神経髄内根と交差前の錐体路が障害されるためである．[838]　⇨参交代性片麻痺⇀1031

舌下神経麻痺　paralysis of hypoglossal nerve　舌下神経は純運動神経で舌筋を支配する．一側性の麻痺では運動障害は軽度で，言語・咀嚼・嚥下に著しい障害は認められないが，両側麻痺ではこれらの機能は完全に障害される．両側性の麻痺は筋萎縮性側索硬化症や延髄空洞症でみられる．末梢性の単独の麻痺はまれ．[701]

舌下腺　sublingual gland　唾液腺には口腔粘膜に散在する小唾液腺のほかに，耳下腺，顎下腺，舌下腺の大唾液腺がある．舌下腺は分泌導管が分岐する複合管状胞状腺であり，その腺体は舌下，口腔底粘膜直下にある．舌下腺は粘液腺と漿液腺の混ざった混合腺であるが，漿液腺に比べ粘液腺がはるかに多く，混合腺房の漿液半月も多くみられる．小葉内の導管では，介在部導管，線条部導管ともに観察されることが少ない．舌下腺を出たバルトリン Bartholin 管とも呼ばれる大舌下腺管は舌下小丘から固有口腔に開口する．また小舌下腺管の導管は多数あり，舌下ヒダに開口する．[1612]　⇨参唾液腺⇀1908

舌下腺管　sublingual duct　舌下腺の排泄管で，舌下ひだに沿って開く小舌下腺管と顎下腺管に合流して舌下小丘に開く大舌下腺管がある．[98]

舌癌　carcinoma(cancer) of tongue　舌の前方2/3，有郭乳頭より前方の舌の側縁，下面，舌背に発生する上皮性悪性腫瘍．口腔癌の60％以上を占める．原因は不明であるが，誘因には，喫煙，強いアルコール飲料と辛味の強い食品などの嗜好品，不良な口腔衛生状態，齲蝕歯や不適合補綴物など慢性的な機械的刺激などがあげられる．前癌病変として白板症，紅板症がある．大多数は中高年以降に生じ，男性に多く女性の2-3倍であり，20歳代にもみられる．舌の側縁と下面に多く，前後的に中央より後方に多く，また舌背はまれで後方正中に発生し，舌尖部が最も少ない．病態は多彩で，初期症状はびらん，浅い潰瘍，肥厚や小結節，あらい顆粒状，わずかな硬結を伴う白斑や紅斑である．初期にはほとんど痛みがないこともあり，舌の違和感，軽度の痛み，刺激痛などで，進行して病変周囲の硬結を自覚するようになり，食物摂取障害，嚥下障害，舌運動障害による構音障害を生じ，さらに進行すると開口障害を呈する．リンパ節転移を起こしやすく，初診時が30-60％，後発転移が20-30％といわれる．病理組織学的には扁平上皮癌がほとんどを占め，腺癌はまれ．診断は病理組織診断による確定診断，画像診断による原発巣とその広がり，頸部リンパ節転移，遠隔転移の診断を行う．早期癌では小線源組織内照射による放射線治療，舌部分切除が行われる．進展例は，拡大根治手術が主体で放射線治療，化学療法を姑息的に併用．頸部リンパ節転移には頸部郭清術を用いる．術後，構音障害，嚥下障害が生じやすく，これを防ぐために遊離皮弁などによる再建が行われる．遠隔転移は肺転移が多く，5年生存率は50％前後といわれる．[535]

雪眼炎　snow blindness，snow ophthalmia　［雪目(ゆきめ)，電気性眼炎，紫外線角膜症］　いわゆる雪目で，電気性眼炎や紫外線角膜症とも呼ばれる，紫外線による角膜障害．短～中波長の紫外線の多くは角膜で吸収されるが，曝露量が多いと角膜上皮障害が起こる．冬山では雪による太陽光線の反射を多く受ける．紫外線曝露後，数時間後にびまん性表層角膜炎を生じ，疼痛のため夜間救急外来を受診することも多い．角膜上皮は自然に修復され，それに伴い疼痛も消失するが，予防的にサングラスの装用などが重要．[1153]

舌管囊胞　thyroglossal〔duct〕cyst　［甲状舌管囊胞，正中頸囊胞］　甲状舌管の遺残物に導管が欠如して生じた囊胞．舌盲孔から頰骨上までの頸正中部に起こりうるが，特に舌骨から甲状軟骨上縁に好発．正中頸囊胞とも呼ばれる．内部に水様～粘液性の液を満たしており，感染を併発し，外に開いて瘻孔をつくると皮膚の小孔より膿が出る．治療は瘻管が舌骨を貫通することがあるため，舌骨体部を含めた囊胞の全摘出が基本．[451]

舌筋　muscles of tongue，musculi linguae　舌は外来舌筋であるオトガイ(頤)舌筋，舌骨舌筋などと，固有舌筋である上・下縦舌筋，横舌筋などから構成され，これらの複雑な動きにより自由に動きうる．神経支配は舌下神経で，一側性の麻痺では同側の舌筋の運動麻痺と線維束性攣縮をみる．両側性の麻痺の場合は舌の筋萎縮，言語障害，嚥下障害などをみる．[91]

接近-回避型葛藤　approach-avoidance conflict　欲求の対象となる目標に，魅力(正の誘意価)と不快(負の誘意価)が同程度に含まれていて，接近したい欲求と回避したい欲求のいずれにも決断できないために起こる葛藤をいう．[1269]　⇨参二重回避葛藤⇀2211，二重接近葛藤⇀2212

接近行動　approaching behavior　［近接行動］　動物が，摂食，飲水，性行動，体温調節行動などの生理的欲求を満たすものへ近づこうとする際に認める行動．この行動発現には，視床下部および扁桃体を含む大脳辺縁系が関与する．[1230]

接近-接近型葛藤　approach-approach conflict⇨同二重接近葛藤⇀2212

赤血球　red blood cell；RBC，erythrocyte　［RBC］　血液細胞で血球成分の1つ．中央部がくぼんだ円板状の形状をとり，核をもたず，直径7-8 μm，厚さ2 μm，血液容量の約50％を占める．1 mm^3 の血液中，男性で約500万個，女性で約450万個ある．赤血球細胞内タンパク質の97％はヘモグロビンであり，肺から組織に酸素を，組織から肺に二酸化炭素を運搬する役割を担っている．エリスロポエチンの作用のもとで骨髄において産生され，約120日ののちに脾で破壊される．[656]

赤血球外型《マラリア原虫の》　exoerythrocytic form　［赤外型，組織型］　赤外型ともいう．マラリア原虫の一形態．カ(蚊)に刺された際にスポロゾイト(胞子小体)が体内に侵入し皮下の毛細血管に入り，肝臓へ至り肝細胞へ侵入する．その後，肝細胞内で無性生殖を行い

増殖する．これを赤血球外型と呼ぶ．[288] ⇨参マラリア→2745

赤血球回転 erythrokinetics ［赤血球動態，赤血球キネティクス，エリスロキネティクス］ 赤血球の産生から崩壊までの動態について解析すること．赤血球は，骨髄における赤血球系前駆細胞にエリスロポエチンなどの造血因子が作用することで前赤芽球，赤芽球へと分化が進行し産生される．また，脾や肝においてマクロファージに貪食されることで崩壊する．このことから，産生に関しては骨髄赤芽球や末梢血網赤血球数の増減，あるいはフェロキネティクス ferrokinetics（赤血球の体内動態を調べること）を利用した鉄代謝の解析によって，また崩壊に関しては，糞便中のウロビリノゲン排泄量，内因性一酸化炭素呼出量，同位元素（アイソトープ）を用いた赤血球寿命の測定などによって，それぞれ定量的に把握することができる．このような解析は，種々の貧血や多血症の鑑別診断に利用される．[656]

赤血球型検査 red blood cell typing⇨同血液型検査→887

赤血球型《マラリア原虫の》 erythrocytic form ［赤内型］ 赤内型ともいう．肝細胞内で形成されたメロゾイト（分裂小体）が血流中に入り，赤血球に感染し発育・増殖する．この赤血球内に存在するマラリア原虫のこと．[288] ⇨参マラリア→2745

赤血球キネティクス⇨同赤血球回転→1731

赤血球吸着 hemadsorption ［血球吸着］ ウイルス感染細胞の表面に赤血球が吸着される現象．オルソミクソウイルス，パラミクソウイルス，トガウイルスなどの感染細胞の細胞膜には，ウイルスの赤血球凝集素が集まっており，赤血球が自然に細胞に吸着される．これらのウイルスは細胞変性効果が弱く，感染後も細胞の形態学的変化が認められないことも多いが，赤血球吸着現象により細胞の感染，増殖を知ることができる．[229]

赤血球凝集素 hemagglutinin；HA ［ヘマグルチニン，ヘムアグルチニン］ 赤血球の凝集を引き起こす物質．凝集反応の種類により，完全凝集素，不完全凝集素，補体依存性抗体に分けられる．完全凝集素は赤血球抗原（血液型物質）に対する抗体で，抗A，抗B，抗M，抗N，抗H，抗Lu，抗Sなどがある．これらを試験管内で赤血球と混合すると，肉眼的に凝集反応が観察される．植物種子などに多く含まれているレクチンの多くも赤血球凝集素である．[126] ⇨参血球凝集素→906

赤血球凝集阻害試験 hemagglutination inhibition test；HI test ［血球凝集抑制試験］ 赤血球表面にある抗原と抗体が反応し，赤血球が凝集する現象を利用した試験を赤血球凝集（HA）試験という．赤血球型物質をもつ唾液などの体液が存在する場合，あるいは逆に血球凝集抗原をもつアデノウイルスなどに対する抗体が存在すると赤血球凝集が起こらない．この赤血球凝集が阻害される反応を調べる試験をいう．検体に既知ウイルスを加え，さらに血球を加えて凝集が起こらなければ抗体が存在することになる．[677]

赤血球凝集反応 hemagglutination〔reaction〕；HA〔R〕［血球凝集反応］ 赤血球凝集素 hemagglutinin（HA）により赤血球が凝集塊を形成する反応．赤血球表面抗原に対する抗体による反応が主．ABO式血液型の適合性試験はその代表的反応．赤血球凝集反応はその強さの程度が肉眼でも判定でき，血液型判定や交差適合性試験で汎用される．また，赤血球を試剤とした凝集反応の応用例として，抗原を赤血球表面に付着させ対応する抗体を検出する方法が受身（間接）血球凝集反応，抗体を付着させ対応抗原を検出するのが逆受身（逆間接）赤血球凝集反応である．クームス Coombs 試験も赤血球凝集反応により不完全抗体を検出する検査．また，ウイルスや細菌の中にも赤血球凝集反応を引き起こすものがあり，それら感染性微生物の検出にも応用されている（赤血球凝集抑制試験など）．[1045] ⇨参血球凝集素→906

赤血球計数⇨同赤血球数算定法→1732

赤血球恒数 corpuscular constant 平均赤血球容積 mean corpuscular volume（MCV），平均赤血球ヘモグロビン量 mean corpuscular hemoglobin（MCH），平均赤血球ヘモグロビン濃度 mean corpuscular hemoglobin concentration（MCHC）の総称．赤血球の大きさやヘモグロビン濃度を示す数値で，貧血を分類し鑑別するのに役立つ．[1615] ⇨参赤血球指数→1731

赤血球酵素異常症 red cell enzyme abnormality，red cell enzymopathy 赤血球が含有している酵素が欠乏，欠損するために赤血球の寿命が短縮する溶血性貧血の総称．酵素欠乏または欠損症として，①解糖系に関与する酵素群の異常症（ピルビン酸キナーゼ異常症），②酸化還元に関与する酵素群の異常症（グルコース-6-リン酸脱水素酵素異常症），③ヌクレオチド代謝に関与する酵素の異常症があげられる．ピルビン酸キナーゼ異常症は，解糖系の異常のためアデノシン三リン酸（ATP）産生が低下し赤血球形態の異常，変形能の低下を起こし溶血をきたす．また，グルコース-6-リン酸脱水素酵素が欠乏すると五炭糖リン酸回路が機能しなくなり，還元型ニコチンアミドアデニンジヌクレオチドリン酸（NADPH）が産生されずGSH（グルタチオン）が低下する．GSHが低下すると酸化的刺激（抗マラリア薬，フェナセチン，サルファ剤などの酸化力のある薬剤の投与）によって酸化されたヘモグロビンを還元できなくなり，溶血をきたす．[1038]

赤血球指数 erythrocyte index 以前は色素指数 color index，容積指数 volume index，飽和指数 saturation index をいい，健常者の値を1.0として相対値として表示していた．現在では自動血球計数器で正確に測定された赤血球数，ヘマトクリット値，ヘモグロビン濃度をもとに計算される赤血球恒数と同義に用いられる．[1615] ⇨参赤血球恒数→1731

赤血球寿命 red cell life span 約120日とされている．赤血球は骨髄でつくられ，循環血液として機能したあと，網内系，特に脾臓で破壊される．これは赤血球膜の老化に伴う変形能の低下によると考えられている．通常，放射性物質で標識した赤血球を体内に戻したあと，経時的に採血して標識赤血球の消失程度から半寿命として測定する．寿命が短縮すると溶血性貧血が疑われる．[229]

赤血球寿命測定⇨参赤血球回転→1731

赤血球新生 erythropoiesis ［赤血球造血，赤血球生成］ 造血器官（成人では主に骨髄）において多機能幹細胞から赤血球系の幹細胞に分化し，赤血球に成熟すること．赤芽球バースト形成細胞（BFU-E），赤芽球コロニー形成細胞（CFU-E），前赤芽球と分化段階を経て，前赤芽球，塩基性赤芽球，多染性赤芽球，正染性赤芽球となり，脱核して網赤血球となったのち，赤血球へと成熟する．これは腎臓で産生されるエリスロポエチンにより促進される．エリスロポエチンが赤血球生成の一義的な調節因子である．[229]

赤血球新生促進因子⇨同エリスロポエチン⇀369

赤血球浸透圧抵抗試験　erythrocyte osmotic fragility test ［赤血球脆弱(ぜいじゃく)性試験，赤血球抵抗減弱試験］　赤血球を浸透圧の低い溶液中に入れると膨化し溶血する．種々の浸透圧の塩化ナトリウム(NaCl)溶液に赤血球を浮遊させ室温で孵置して溶血を比色定量し，正常赤血球の溶血度曲線と比較する(パルパート Parpart 法)．球状赤血球症では浸透圧抵抗が減弱し，鎌状赤血球症やサラセミアでは抵抗が増大する．[1615]

赤血球数算定法　red blood cell count；RBC，erythrocyte count ［赤血球計数］　末梢血中の赤血球数を単位体積当たりの個数で示したもの．算定法には機械法と視算法がある．基準範囲は男性 427-570 × $10^4/\mu$L，女性 376-500 × $10^4/\mu$L．[1615]

赤血球脆弱(ぜいじゃく)性試験　erythrocyte fragility test⇨同赤血球浸透圧抵抗試験⇀1732

赤血球生成⇨同赤血球新生⇀1731

赤血球増加症　erythrocytosis，polycythemia ［多血症］　貧血に対比される言葉であり，目安として赤血球 600 万/μL 以上，ヘモグロビン(Hb) 18 g/dL 以上(女性 17 g/dL 以上)，ヘマトクリット値(Ht) 53% 以上(女性 50% 以上)となる．相対的赤血球増加症と絶対的赤血球増加症に分けられる．相対的赤血球増加症は総赤血球数は正常であるが全血漿量減少のために相対的にヘマトクリット値が上昇し，見かけ上赤血球が増加したようにみえる疾患である．原因として脱水，熱傷，ストレスなどがあげられる．絶対的赤血球増加症は真性赤血球増加症と二次性赤血球増加症に分けられる．真性赤血球増加症は骨髄増殖性疾患の1つであり多くは白血球や血小板も増加する．また赤血球のみ増加する純粋赤血球増加症という病態もある．二次性赤血球増加症はエリスロポエチンが増加するために起こるものであり，高所滞在，慢性の心肺疾患，異常ヘモグロビン症，エリスロポエチン産生腫瘍(腎腫瘍，小脳腫瘍)がある．[1495]

赤血球造血⇨同赤血球新生⇀1731

赤血球大小不同症　anisocytosis　大きさの異なる赤血球が末梢血中に混在する状態．種々の貧血でみられる．[656]

赤血球沈降速度　erythrocyte sedimentation rate；ESR ［ESR，血沈，赤沈］　抗凝固薬を加えた血液をガラス管に入れて立て静置したときの，赤血球が沈んでいく速度を指す．通常一定時間に沈降した長さで表す．血漿中のフィブリノーゲン，グロブリン，アルブミン濃度や赤血球数などさまざまな要因によって変化し特異性には欠けるが，きわめて簡単な装置で実施できる利点がある．一般的には炎症が存在するときには速くなり，播種性血管内凝固(DIC)のときには遅延する．基準値，成人男性 2-10 mm/時，成人女性 3-15 mm/時．[835]

赤血球抵抗減弱試験⇨同赤血球浸透圧抵抗試験⇀1732

赤血球動態　red blood cell turnover⇨同赤血球回転⇀1731

赤血球貪食　erythrophagocytosis　悪性腫瘍，ウイルス感染症，膠原病などによって異常に産生されたサイトカインが，マクロファージを活性化して赤血球を貪食すること．症状として発熱，リンパ節腫脹，肝脾腫，黄疸，腹水，汎血球減少，肝機能障害などを認める．赤血球のほか白血球，血小板が貪食されて汎血球減少となることが多い．これを血球貪食症候群と呼ぶ．これらに対する治療の基本は対症療法と基礎疾患に対する治療にあるが，リンパ腫関連血球貪食症候群では強力な化学療法や造血幹細胞移植が行われる．[1038]

赤血球濃厚液　packed red cell；PRC ［濃厚赤血球］　全血を強遠心し上清を除去した成分製剤で血漿を減らした全血．大量出血などで，赤血球不足から体内組織への酸素供給が不足した際などに輸血される．血漿が少なくヘマトクリット値が高いが，最近では血漿および白血球層(バッフィコート)の大部分を除去したヒト赤血球濃厚液(RC-MAP)が日本赤十字社血液センターより供給されている．[860]

赤血球破砕症候群　red cell fragmentation syndrome　赤血球が血流中で機械的傷害を受けて断裂，破壊，溶血を起こす．断裂赤血球の出現が特徴．原因としては，人工弁の設置後や弁膜症，血管腫，溶血性尿毒症症候群(HUS)，血栓性血小板減少性紫斑病(TTP)，播種性血管内凝固症候群(DIC)などがあげられる．症状は溶血性貧血に準じたものである．[442]

赤血球プロトポルフィリン　⇨参赤血球遊離プロトポルフィリン⇀1732

赤血球膜　red blood cell membrane　膜脂質と膜タンパク質から構成される．膜脂質はリン脂質と遊離コレステロールからなり，膜脂質二重層を形成している．膜タンパク質には，①膜脂質二重層に埋め込まれている構造タンパク質群，②膜脂質二重層の細胞質側に存在する細胞骨格タンパク質群，③細胞骨格タンパク質群を構造タンパク質群に結合・固定するアンカータンパク質群がある．赤血球形態の維持や変形のほか，水，グルコース，ナトリウムイオン，カリウムイオン，カルシウムイオンなどの細胞内濃度を一定に保つための輸送を担っている．[656]

赤血球遊離プロトポルフィリン　erythrocyte free protoporphyrin　金属と結合していない状態のプロトポルフィリンのうち，赤血球中に存在するもの．ヘム生合成の最終段階において，フェロキレターゼ ferrochelatase の作用によってポルフィリンは鉄と結合する．したがって，この酵素の活性が低下する造血性プロトポルフィリン症や鉛などの重金属中毒症の際には，赤血球遊離プロトポルフィリンが増加する．[656]　⇨参プロトポルフィリン⇀2599

赤血球容積⇨参平均赤血球容積⇀2615

赤血球容積率⇨同ヘマトクリット〔値〕⇀2631

赤血球連銭形成　rouleau formation　赤血球が硬貨を重ねたように1列につながっている状態．高γグロブリン血症や高フィブリノゲン血症で，赤血球膜の荷電が変化し赤血球どうしがつきやすくなる．炎症などの際に赤血球沈降速度(ESR)が亢進するのは，これらのタンパク質の増加に伴い赤血球の連銭形成が起こり，沈降しやすくなるためである．[229]

ゼッケル症候群　Seckel syndrome ［鳥頭小人症］　常染色体劣性遺伝様式を示す遺伝性疾患．生下時低体重，成長・知的障害，低身長症を示す．頭蓋骨，顔面骨の複雑な異常により鳥様の顔貌と小頭症を呈し，椎柱，四肢骨の異常も伴う．ゼッケル Helmut P. G. Seckel はドイツ(アメリカに亡命)の小児科医．[1225]

石けん浣腸 soapy enema 肛門を経て直腸や結腸に液体を注入することが浣腸であるが，そのうち，大腸の手術や透視検査の前処置として，大量の石けん液を用いて注入排出を繰り返し，便を除去するもの．通常 1-2% の薬用石けん液を使用し，成人の 1 回量は 500-1,000 mL．現在はほとんど行われていない．[927] ⇨参大腸前処置⇀1886

石膏 plaster，gypsum 整形外科領域ではギプスの材料として用いられる繊維状含水硫酸カルシウムからなる鉱物．無色または白色透明なものが多い．[91]

接合期染色糸⇨同合糸期染色糸⇀1007

石膏ギプス⇨参ギプス包帯⇀703

接合菌 phycomycetes，zygomycetes 有性生殖形(有性胞子)として接合胞子をもつ真菌．接合胞子はホモタリック(雌雄同株)またはヘテロタリック(雌雄異株)．無性生殖形は胞子囊胞子が特徴．栄養形は無隔菌糸からなる糸状菌．代表的な属として，アブシディア *Absidia*，ムコール *Mucor*，リゾムコール *Rhizomucor*，リゾプス *Rhizopus* などがある．[324]

接合菌症 zygomycosis ［ムーコル症］ 接合菌によって起こる日和見真菌症．胞子囊胞子を吸入することによる気道感染が多い．診断が困難で，治療が奏効する例は少なく予後不良．抗真菌薬はアムホテリシン B が使用される．[324]

接合剤 cement ［充填剤，セメント］ ①生体組織の隣接部分を接着させるために用いられる粘稠性物質．②人工関節の固定，義歯の接着，歯の空洞部の充填，封鎖などに使用される接合材料の総称．[485]

接合《細菌の》 conjugation 細菌と細菌が性線毛 sex pilus を介して接触し，遺伝子の受け渡しが行われる現象．遺伝子を供与する菌を供与菌 donor，受け取る菌を受容菌 recipient と呼ぶ．接合では一本鎖の DNA が受容菌に移入され，受容菌中で二本鎖となる．接合には接合性プラスミドと呼ばれる細胞質遺伝因子が関与する．[324]

接合子⇨同接合体⇀1733

接合子囊 oocyst⇨同オーシスト⇀397

接合上皮 junctional epithelium⇨同付着上皮⇀2559

接合体 zygote ［受精体，接合子，融合体］ 受精や接合によって，精子と卵子など雌性と雄性の配偶子が融合した結果生じる二倍体細胞または個体のこと．受精卵またはそれから発生した個体がこれにあたる．接合体のうち，ある遺伝子座で同じ遺伝子をもつものをホモ接合体，異なる対立遺伝子をもつものをヘテロ接合体という．[126]

接合部期外収縮⇨同房室接合部期外収縮⇀2669

接合部調律⇨同房室接合部調律⇀2670

接合胞子 zygospore 接合菌類がもつ有性胞子．相対する交配型の菌糸側壁より菌糸状の配偶子が伸び，先端同士が接着融合し，肥大して厚い細胞壁を有する球形の接合胞子となる．[324]

石膏模型《口腔の》 plaster figure ［口腔内模型］ 歯や顎堤などの形態を石膏で複製したもの．印象を採得し，そこに石膏を流して固める．使用目的によって要求精度に違いがあり，それぞれに適した印象採得法，印象材料，石膏の種類を選択する．治療方針を決めるために用いる模型(概形模型，研究用模型，計測用模型，スタディーモデル，スタディーキャスト，俗にマル模などと呼ばれる)や，修復物や補綴(てつ)物を作製するための模型(作業模型，本模型，母模型，精密模型などと呼ばれる)がある．[1310]

摂護腺⇨同前立腺⇀1797

節後線維 postganglionic fiber 自律神経の遠心路は，脊髄または脳幹に細胞体をもつ節前ニューロンと自律神経節に細胞体をもつ節後ニューロンよりなる．節後ニューロンは自律神経節で節前ニューロンからのシナプス入力を受け，末梢の効果器を支配する．節後ニューロンの神経軸索が節後線維．交感神経節後線維の終末からはアドレナリンが放出され，副交感神経節後線維の終末からはアセチルコリンが放出される．節前ニューロンの軸索線維を節前線維という．[528]

摂護腺炎⇨同前立腺炎⇀1797

接骨⇨同柔道整復⇀1378

接骨医 bone setter⇨同柔道整復師⇀1378

節後ニューロン postganglionic neuron 交感神経や副交感神経の神経節の末梢側の神経細胞で，その軸索は効果器を支配．節後線維はこのニューロンから出ている．伝達物質は交感神経がノルアドレナリン，副交感神経がアセチルコリンである．中枢側を節前ニューロンという．[1274] ⇨参節後線維⇀1733，節前ニューロン⇀1737，神経節⇀1528

切痕 incisura，notch 解剖学用語で，骨または臓器にみられる刀でえぐったように彎入した辺縁，切れ込みのこと．肋骨切痕，大坐骨切痕，小坐骨切痕，頸切痕，下顎切痕，膵切痕などがある．[485]

舌根 pharyngeal portion of tongue 舌は有郭乳頭 vallate papillae によって舌体 oral portion of tongue と舌根に分けられ，舌根は舌後方 1/3 にあたる部分．舌根部表面には舌扁桃(舌濾胞)があり，ワルダイエル Waldeyer 輪(咽頭を輪状に取り囲む扁桃腺群)の 1 つを構成している．舌根部の知覚は舌咽神経，運動は舌下神経が支配する．舌扁桃肥大が起こると咽頭部不快感や嚥下時の狭窄感を訴えることがある．(図参照⇒舌⇀1302)[701]

舌根甲状腺腫 lingual goiter ［舌背甲状腺腫］ 甲状腺発生異常の 1 つで，舌根部に異所性甲状腺腫が形成されたもの．多くは正常甲状腺機能を維持し，無症状で経過する．舌背面にあるものは嚥下困難，発声異常，呼吸困難をきたすことがある．[26]

舌根沈下 airway obstruction by tongue 意識障害を伴う傷病者において，咽頭の筋肉が弛緩して舌根部が咽頭後壁に落ち込み，気道を狭窄もしくは閉塞した状態を指す．気道閉塞に伴う呼吸困難，喘鳴，チアノーゼ，血圧低下，四肢の冷感などの症状を呈する．気道の開通が早急に必要であり，肩枕や用手的気道確保法である頭部後屈-顎先挙上，下顎押し出しを行う．またこれらの手技によっても気道の開通・維持が困難な症例では口咽頭エアウェイ，鼻咽頭エアウェイといった気道補助用具や，気管挿管，ラリンゲアルマスク，コンビチューブといった高度な気道確保器具を用いた気道の

●舌根沈下と気道確保

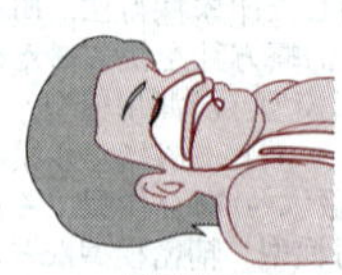
舌根沈下

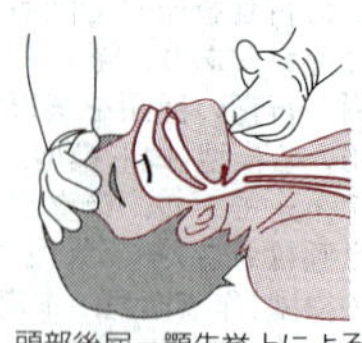
頭部後屈－顎先挙上による気道確保

確保が必要となる.[938]

舌根扁桃肥大症 lingual tonsil hypertrophy⇨同舌扁桃肥大症→1740

切歯 incisor, incisor tooth ［門歯］ ものを把持し，かみ切る役割をする歯列最前部の上下各4本の歯．ヒトの場合には，両側の犬歯と合わせて顔の審美的外見を左右する歯と考えられ，修復にあたっては，配列，形状，色，位置，歯肉との調和などが詳細に検討される．唇面は凸面をなし比較的平坦で光沢がある．舌面は凹面となっており，上顎切歯では歯肉近くに逆V字形の基底隆起がある．アジア人には，舌面がシャベル状の深い凹面をなすものが多い．ヒトの切歯の頸部は細くくびれており，歯根は単根で長く円錐形である．上顎切歯は下顎切歯より大きいが，上顎側切歯は退化傾向にあり，先天的に欠如する例も少なくない.[1369]

鑷子(せっし) forceps ［ピンセット］ 組織や医用材料を把持，圧迫，牽引するために用いられる金属製の器具．英語では鉗子と同様forcepsと呼ぶが，鑷子は関節がなく，先端部と把持部分からなる扁平な2本の棒が一端でつながったものをいう．用途に応じて多くの種類がある.[485]

せ

●鑷子

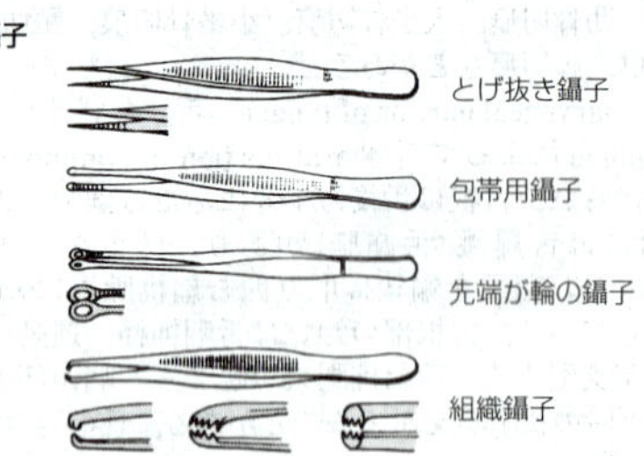

摂氏 Celsius；C⇨同セ氏→1727

窃視症 scopophilia, voyeurism ［瞠視(どうし)症］ 性倒錯または性嗜好異常の1つで，無警戒の人の裸や脱衣行為または性行為を行っている人を見たいという，性的空想・衝動または行動が少なくとも6か月間にわたり反復し，そのために臨床的に著しい苦痛または，社会的，職業的または他の重要な領域における機能の障害が引き起こされる状態を指す．通称，のぞき見トム peeping Tom，出歯亀といわれる.[691]

接枝統合失調症 graft schizophrenia 〔D〕 Pfropfschizophrenie 現代ではまったく死語に近い．もともと軽い知的障害の人が何らかのきっかけで精神病状態に陥ったものを，知的障害という台木に統合失調症が接木されたものと解釈していた．しかし，統合失調症が小児期に発症し不適応を起こした場合や，知的障害とされた小児に統合失調症の症状が現れた場合，知的障害をもつ者が統合失調症様の心因反応を起こした場合にこの病名がつけられることがある．だが今では知的障害＋統合失調症の単なる合併と考える.[1062]

癤(せつ)**腫** furuncle ［フルンケル，癤(せつ)，疔(ちょう)］ 毛包および毛包周囲性の比較的限局した急性炎症性病変で，膿瘍を形成する傾向が強く，炎症はしばしば皮下組織に及ぶ．黄色ブドウ球菌の感染による．頸部，腋窩，顔面，殿部など間擦部や発汗の多い部位に好発．臨床的には毛包を中心とした有痛性の紅色結節．有痛性の毛孔一致性丘疹が急速に増大し尖形の紅色腫脹となる．局所熱感，圧痛があり，やがて毛孔に一致した膿栓を形成する．頂点より排膿し，壊死に陥った芯が排出され治癒に向かう．治療は基本的には抗菌薬の内服で，切開は不要である.[1545] ⇨参癤(せつ)腫症→1734

接種 inoculation 抗原やワクチンなどをヒトや動物の体内に投与すること．免疫を獲得させるために行う操作を指すことが多いが，実験的に病原体を投与する操作も含めることがある.[1439]

接種結核 inoculation tuberculosis 結核菌を誤って人工的にヒトに接種して起こる結核症．実験室の事故で結核菌に汚染された注射針で指を刺した例や，結核菌に汚染された入墨の針で皮膚結核を起こした報告などがある.[1019]

癤(せつ)**腫症** furunculosis ［癤(せつ)多発症］ 毛包炎，癤が多発，追発する状態をいう．鼻腔前庭に黄色ブドウ球菌を保有している場合が多く，自家接種により拡大．再発することが多い．糖尿病，悪性腫瘍などの生体側の免疫異常を伴う疾患に合併することがあるが，基礎疾患との関係は明らかにされていない．家族，スポーツチーム，刑務所などで集団発生することがある．治療は癤に準ずる.[1545] ⇨参癤(せつ)腫→1734

接種転移 implantation metastasis, inoculated metastasis ［体腔内転移，体腔内播種(はしゅ)］ 原発巣から腫瘍細胞が解剖学的に接触している対側，あるいは人工的に他の部位に移植されて転移巣を形成すること．前者の例として上方の腫瘍が対側である下方に，あるいは下方から上方へと生じる眼瞼や口唇の腫瘍があげられ，後者では手術の際などに腫瘍細胞がメスやはさみに付着して他の身体部位へ移植される場合があげられる.[1531]

接種熱 inoculation fever 予防接種後に現れる発熱で，全身症状を呈することもある．症状に対しては対症療法を行うが，感冒など発熱疾患を偶然併発していることもあるので注意が必要.[517]

摂取率 uptake rate 核医学検査で放射性薬剤〔放射性同位元素(RI)またはRIで標識された薬剤〕の分布を定量的に示すために使われる指標．人体に投与した放射性同位元素の投与量に対する標的の臓器または組織に集積した放射性同位元素量の比率で表す．放射性ヨードを使った甲状腺摂取率など，摂取率測定によって特定臓器や組織の機能を知ることができる.[1488]

切除 excision, resection ［除去］ 組織や臓器の一部を切り取り，除去すること．組織や臓器全体をそのまま除去する場合は摘除enucleationと呼び区別している.[485]

接踵(せっしょう) heel contact⇨同踵(かかと)接地→470

舌小帯 lingual frenum, frenulum of tongue 舌下面と歯肉の間の正中線にみられる帯状の粘膜ひだ.[1212]

雪状炭酸圧抵療法　carbon dioxide snow therapy　液化炭酸ガスをシカ革に噴出させて形成された固形雪状炭酸を，金属円筒に押し込み硬化させ棒状とし，皮膚表面の病変部に圧抵して行う治療法．低温(－78.5℃)により，太田母斑や色素性母斑など体表のあざや尋常性疣贅(ゆうぜい)の治療に用いる凍結療法の1つ．しかし最近では，母斑に対してはレーザー治療の進歩・普及により適応が限られてきている．また尋常性疣贅に対しても，液体窒素療法(－195.8℃)が普及してきている．[1028] ⇨参ドライアイス療法→2159，皮膚凍結療法→2474

絶食　fasting, nothing by mouth；NBM 〔L〕nil per os；NPO ［NBM, NPO］ 食事をとらないこと，またはとらせないこと．宗教的な習慣として行われる場合のほか，医学的な必要性により行われる場合もある．医学的には，消化管障害，膵炎などの疾患や，腹部や消化管の手術後などに治療目的で行われる場合や，消化管などの検査前に一時的に行われる場合などがある．医学的に行う際には，いずれの場合も輸液などで体液量の維持や栄養管理を行うことが必要．また，患者のストレスにも十分に配慮し，必要に応じて安定薬や抗潰瘍薬などの投与を行う．食事は可能な限り早期に再開するが，状態によっては，流動食，半固形食などの段階を経て行うことも多い．[543] ⇨参飢餓→664

接触因子　contact factor⇨同第XII因子→1856

摂食・嚥下障害　dysphagia　嚥下は食塊を口腔から胃へ運ぶまでの機能を表し，嚥下第1，第2，第3期と分類されてきた．一方，摂食は食べる機能，行動を指す広い概念で，レオポルドN. A. Leopoldらは，食べる行動として，この3期に食物の認知，捕食と咀嚼を加え，先行期，準備期，口腔期，咽頭期，食道期の5期に分類した(1983)．これを日本語では摂食・嚥下と呼び，5期のいずれかに機能障害を認める場合に摂食・嚥下障害と表現する．代表的な疾患に，脳血管疾患による球麻痺，仮(偽)性球麻痺がある．他に，口腔・咽頭癌術後，神経・筋疾患，加齢による機能低下，小児の発達障害などがある．診断と評価には，嚥下造影検査(VF)，嚥下内視鏡検査(VE)を用いる．治療は，食物を用いない間接(基礎)訓練から，食物形態を調整して用いる直接(摂食)訓練へ段階的に進める．代表的外科治療として喉頭挙上術がある．[427] ⇨参嚥下訓練→376

摂食・嚥下障害看護認定看護師　certified nurse in dysphagia nursing⇨参認定看護師→2273

接触潰瘍　contact ulcer　胃の前後壁に対称性に2個存在する円形潰瘍．高齢者に多い胃の高位潰瘍(胃体中上部の潰瘍)は出血しやすく，接触潰瘍が多い．[1531] ⇨参接吻潰瘍→1740

接触過敏症　contact hypersensitivity ［接触性アレルギー］ 接触原の接触した部位に限局して皮膚の発赤，腫脹をきたし，著しい瘙痒や灼熱感をもたらす過敏反応．接触原の除去により消退しうる．[505] ⇨参接触皮膚炎→1736

接触感染　contact infection ［直接接触感染］ 感染症の伝播経路の1つで，感染源に直接または間接的に接触することにより感染すること．性行為による性感染症や，患者の排泄物・分泌物を直接あるいは間接的に触れることにより感染する場合などをいう．[324] ⇨参感染経路→631，間接接触感染→625

摂食亢進⇨同過食〔症〕→498

摂食行動　eating behavior　食物を摂取する(食べる)本能的行動．摂食後，時間が経過すると血中グルコースの濃度が低下し，視床下部にある摂食中枢が活性化されて空腹感が発生し，摂食行動が開始される．十分に食べると血中グルコースの濃度が上昇し満腹中枢が刺激されて満腹感が認知され，摂食行動は停止する．[1230]

摂食行動異常⇨同食行動異常→1473

絶食試験　starvation test　低血糖の鑑別診断として行う検査．通常72時間の絶食を行う．水分以外の摂取を禁止し2-3時間ごとに血糖，インスリン値を測定．インスリノーマでは，血糖が低下してもインスリンは自律的に分泌しており抑制されずに低血糖を起こす．[991]

接触出血　contact bleeding ［性交後出血］ 性交や内診などによって起こる腟壁や子宮腟部からの出血のこと．原因として子宮腟部びらん，頸管ポリープ，子宮頸癌，老人性腟炎，感染性腟炎などがあげられる．子宮頸癌の初期症状の可能性もあり，疑いがある場合は子宮頸部細胞診を実施する．[1510]

窃触症　frotteurism⇨同フロッター→2597

接触消化⇨同膜消化→2730

摂食障害⇨同食行動異常→1473

接触照射　contact irradiation⇨同軟X線療法→2197

接触照射法　放射線治療において，低エネルギーX線あるいは放射性同位元素を体表面近くまで近づけ，皮膚癌などの体表の癌を治療する方法．電子線治療の普及により，現在はほとんど用いられていない．[1237]

接触蕁麻疹(じんましん)　contact urticaria　皮膚が何らかの物質に接触することにより，その部位に一致して膨疹が誘発される蕁麻疹．抗原特異的IgEを介したI型アレルギー機序によるものと，そうでないものがある．天然ゴム製品に混入したゴムの木由来のタンパク質に対するI型アレルギーによるものは，特にラテックスアレルギーと呼ばれる．また果物，野菜などの食物が口唇，口腔粘膜に接触後5-15分くらいして出現する口周囲，口腔粘膜の腫脹，喉頭違和感，および全身のアナフィラキシー症状は口腔アレルギー症候群oral allergy syndrome(OAS)と呼ばれる．鶏卵，牛乳をはじめとする各種食物のほか，抗生物質，香料，防腐薬，化学薬品などが原因となりうる．治療は原因物質の同定と回避が基本で，出現した症状が激しければ沈静化のために適宜抗ヒスタミン薬，ステロイド剤の内服，注射を行う．[1232] ⇨参膨疹(ぼうしん)→2679，蕁麻疹(じんましん)→1606

接触性アレルギー　contact allergy⇨同接触過敏症→1735

接触性眼瞼結膜炎　contact blepharoconjunctivitis　外来性物質の接触による眼瞼および結膜の炎症．主に遅延型アレルギーが関与する．各種点眼液や防腐薬でも起こりうる．診断には詳細な病歴聴取が必要で，治療は抗原物質の回避とステロイド剤の点眼，軟膏塗布を行う．[651]

接触性皮膚炎⇨同接触皮膚炎→1736

接触阻害　contact inhibition　正常細胞培養の際にみられる現象で，隣り合う細胞同士が接触すると接触した面での増殖が止まる．これに対して腫瘍細胞では細胞間の相互認識や細胞間の代謝協調性が失われ，接触阻

害がないために細胞同士が接触しても増殖を続ける.[1531]

摂食中枢 feeding center 摂食行動を促進する中枢であり，視床下部外側野に存在する．グルコースの増加によって特異的に活動が抑制されるグルコース感受性ニューロンが20-30% を占めているため，血糖の低下によって摂食中枢が活性化される.[1230] ⇨参グルコース受容器→834

摂食調節 feeding regulation 摂食行動を調節する機能．空腹感の発生および摂食行動促進に関与する摂食中枢(視床下部外側野)と満腹中枢(視床下部腹内側野)によって行われ，大脳辺縁系がこれを支援する．血中のグルコース濃度や遊離脂肪酸濃度がこれらの中枢を刺激するのに働いているとされる.[1230]

摂食調節ホルモン feeding regulating hormone 食事をとる(摂食)という行動を促したり，逆に控えさせたりする調節は脳の重要な機能の1つであり，その中枢(摂食中枢)は視床下部にあるが，この機能にホルモンとして血中から影響する物質をいう．摂食を高めるホルモンとしては副腎皮質からのコルチゾールと胃からのグレリン，摂食を抑えるホルモンとしては脂肪細胞からのレプチン，炎症・免疫細胞からのインターロイキン1，インターロイキン6，腫瘍壊死因子などのサイトカイン類，さらに卵巣からのエストロゲンなどが知られている．グレリンやレプチンは生理的な調節因子として，インターロイキン1などは炎症性疾患に伴う食欲低下などの病態を形成する因子として機能していると考えられる．摂食行動のバランスはこれらのホルモン因子が視床下部内で，セロトニンなどの脳内アミンや多くの神経ペプチド〔促進性ニューロペプチドとしてはオレキシン，ニューロペプチドY，メラニン凝集ホルモン，アグーチ関連タンパク agouti-related protein (AgRP)，グレリンなど，抑制性ニューロペプチドとしてはニューロメジンU，CRH(副腎皮質刺激ホルモン放出ホルモン)，α色素細胞刺激ホルモン，コレシストキニンなど〕の働きを修飾した結果としてもたらされてくるものと考えられている.[1260]

接触伝染説⇨同コンタギオン説→1142

接触伝染病 contagious(communicable) disease 患者に直接または間接的に接触して伝播される感染症のこと．通常は伝染病と同義に扱われる.[517] ⇨参伝染病→2085

接触熱傷 contact burn 熱源の性状による熱傷の分類の1つで，他に火炎熱傷，熱湯熱傷がある．接触熱傷は高温の固体(オートバイのマフラー，アイロン，なべなど)が体表に短時間接触して生じる場合と，比較的低温の固体(カイロ，湯たんぽ，電気毛布やホットパックなど)が体表に長時間接触して生じる場合がある．特に45℃ 以上，60℃ 以下の熱源が長時間作用することにより生じた熱傷を低温熱傷と呼ぶ．接触熱傷における皮膚の障害の程度は，熱源の温度と接触時間によって決まる.[190] ⇨参低温熱傷→2043

接触皮膚炎 contact dermatitis ［接触性皮膚炎，かぶれ］主に化学物質が皮膚に接触して生じる皮膚の炎症で，俗に「かぶれ」ともいう．皮膚疾患では最も頻度が高い．狭義には湿疹反応を呈するものを指し，これらは刺激性とアレルギー性に分類されるが，さらに光が関与するか否かにより，一次刺激性接触皮膚炎，アレルギー性接触皮膚炎，光毒性接触皮膚炎，光アレルギー性接触皮膚炎に分類される．一次刺激性接触皮膚炎は刺激物質の接触条件が十分であればだれにでも生じ，酸，アルカリ，有機溶剤など，強い刺激では刺激感や痛みを伴う紅斑，浮腫，水疱，びらんなどを生じる．慢性に弱い刺激が繰り返し皮膚に接触すると紅斑，乾燥，苔癬化，亀裂などが生じる．アトピー性皮膚炎では慢性刺激性接触皮膚炎が増悪因子となる．また，この型の主婦の手荒れは主婦湿疹，進行性指掌角皮症と呼ばれている．アレルギー性接触皮膚炎はかゆみを伴う紅斑，漿液性丘疹を特徴とするが，その原因としては，ウルシなどの植物，装身具などに含まれる金属(ニッケル皮膚炎など)，化粧品(化粧品皮膚炎)，外用剤，樹脂，ゴム製品など生活環境の多くの接触抗原が原因となり，抗原に感作された特異的なT細胞が再び抗原と反応して生じる接触過敏症である．原因を確定するには，問診による接触物の調査と貼布試験を行う．光が関与する場合は，原因化学物質が接触した部位のうち，紫外線曝露部位に色素沈着あるいは湿疹反応が生じる．光毒性接触皮膚炎としては，香水中のベルガモット油によるベルロック皮膚炎(感嘆符の形をした色素斑)が知られ，褐色の色素沈着を生じる．光アレルギーが関与する場合は，原因を検査するために光貼布試験を行う．化学物質が皮膚に接触して，免疫が関与せずにヒスタミンが遊離して蕁麻疹を生じる非免疫性接触蕁麻疹，ラテックスやエビ，イカなどのタンパク質，あるいは一部の単純化学物質が特異IgE抗体と反応して生じるアレルギー性接触蕁麻疹も広義には接触皮膚炎に含まれる.[1382] ⇨参接触過敏症→1735，パッチテスト→2385，ベルロック皮膚炎→2640

接触法 contact method 超音波検査において，体表あるいは対象となる組織に探触子の超音波放射面を直接接触させて超音波を送受する方法．水浸法に対応した呼称であるが，現在ではほとんどの領域の検査がこの方法で行われている.[955]

絶食療法⇨参絶食→1735

舌診 tongue diagnosis 漢方医学の四診(望診，聞診，問診，切診)のうち，望診に属する重要な診断方法の1つ．舌の所見を舌証という．舌質(舌の大きさ，形，色，乾湿など)と舌苔の状態から，疾患の病期や陰陽，虚実の判定，気血水の異常などを診断する．代表的な所見として，例えば，舌に厚みがある場合は実証，薄ければ虚証，歯痕(舌の辺縁に歯型がつくこと)がある場合は水分過剰の徴候(水毒)，舌の色調が暗赤色であったり，舌の裏面の静脈が怒張していれば，瘀(お)血と考える．舌苔は健常人では，無苔かあるいは薄い白色で，適度な潤いがある．熱性疾患で，無苔から厚い白苔になったり黄色などになると病期が進行した状態と考える．ただし，健常人でも異常を認めることや，重篤な疾患がある場合でも舌診上は正常なことがあるため，舌診のみで判断してはならず，常に総合的に診断する必要がある.[544] ⇨参四診→1289

節性脱髄 segmental demyelination ［分節性脱髄］ 軸索変性とは異なって，シュワン Schwann 細胞と髄鞘の変性が起こる病変．変性の起こったシュワン細胞では髄鞘の維持が不能となり，シュワン細胞の領域に限局して節単位で髄鞘がおかされる．軸索は障害されないまま．鉛中毒，ジフテリアニューロパチー，糖尿病性ニューロパチー，ビタミンB_1欠乏症，ギラン・バレー Guillain-Barré 症候群，慢性アルコール中毒，ポルフィリン症などにみられる．[1531]

節性脱髄性ニューロパチー segmental demyelinating neuropathy 有髄神経は神経軸索の周囲が髄鞘(ミエリン)で覆われている．髄鞘が破壊，消失するのが脱髄性ニューロパチーである．炎症性あるいは自己免疫的に脱髄が生じるときには，末梢神経全長というより，局所的，部分的にミエリンの消失が起こる．これを節性脱髄と呼ぶ．節性脱髄は神経線維ときほぐし法で観察することができる．[838]

切石位 lithotomy position ［**截石位，背仙位，砕石位**］ 腟，子宮，直腸，肛門，会陰部などの診察，膀胱鏡検査，分娩時および手術時などに患者にとらせる体位．内診台(分娩台)または手術台に仰臥位とし，両大腿を開き腹部に近づけ，両膝を曲げて膝窩部を下肢の支持台に固定させる．ちょうど殿部が内診台から手術台の下縁に固定される．(図参照⇒特殊体位⇀2142)[30]

截石位⇨同切石位⇀1737

切石鉗子 lithotomy forceps 結石摘出術を行う際に，結石を取り出すために用いられる鉗子．[485]

切石術 lithotomy 結石の存在する部位に切開を加えて手術的に結石を摘出する方法．総胆管切石術，膀胱切石術，尿管切石術，尿道切石術，腎切石術などがある．[485]

接線照射 tangential irradiation 放射線治療において，人体表面に偏在する腫瘍に対して放射線を垂直に照射するのではなく，接線状に照射すると，深部の正常組織への照射を避ける利点がある．しかし線量分布上，表面に高い線量が投与されるのでウエッジフィルターを用いて補正する場合が多い．乳癌の放射線治療で多く用いられる．[1007]

節前線維 preganglionic fiber 自律神経系の遠心性線維は，末梢の神経節でニューロン(神経細胞)を交代して標的組織に至る．神経節に入る線維を節前線維(節前ニューロン)，出る線維を節後線維(節後ニューロン)と呼ぶ．節前線維は主に有髄性で，終末からアセチルコリンを放出する．節前ニューロンは，交感神経系では第1胸髄〜第2腰髄の脊髄側角に，副交感神経では脳幹(動眼神経，顔面神経，舌咽神経，迷走神経の神経核)と第2-4仙髄にあり，上位中枢からの調節を受けている．おのおのの節前線維は神経節で20-30の節後ニューロンにシナプスしているため，1つの節前ニューロンは広領域の自律性機能を支配していることになる．副交感神経では，神経節の位置が標的臓器の近傍または内部にあり，節前線維は長い傾向がある．とりわけ迷走神経の節前線維は脳幹を出て，胸・腹部の臓器にまで伸びている．一方，交感神経の神経節は脊柱の両側で交感神経幹を形成するため，節前線維は比較的短い．[1044] ⇨参自律神経系⇀1498，交感神経幹⇀984

舌全摘出術 complete glossectomy 舌癌で舌正中線をこえて腫瘍が存在するときに適応となる．術後の構音機能は簡単な意思表示が可能な程度まで保存される．食事は流動食の流し込みとなるため，誤嚥の持続の可能性があるときは誤嚥性肺炎防止の目的で喉頭全摘出術を併せて行う．[701]

節前ニューロン preganglionic neuron 交感神経や副交感神経の神経節に軸索を送る中枢側の神経細胞．節前線維はここから出ている．伝達物質は交感神経も副交感神経もアセチルコリンである．末梢側を節後ニューロンという．[1274] ⇨参節前線維⇀1737，節後ニューロン⇀1733，神経節⇀1528

切創 incised wound，knife wound 刃器の刃あるいは鋭利な辺縁を主に長軸の方向に引く，または押すことにより生じた創をいう．かみそり，ナイフ，包丁のような刃物，ガラス，陶器の破片の鋭利な辺縁，鋭薄な金属縁などが成傷器になる．手術創は典型的な切創．傷口(創口)は紡錘形あるいは桃葉状，創の縁(創縁)は直線状あるいは滑らかな曲線状で，挫砕されることはない．創縁の近くの外表に皮下出血や表皮剥脱はない．創端は先鋭で，創壁面は平滑，創洞はV字状あるいは舟底状を示す．創洞内に血管や神経など架橋状の組織片は残らない．凶器が体表に斜めに作用すると弁状創あるいは面状創になる．一般に創洞が浅く，組織の挫砕を伴わないので危険度は少ないが，皮下の浅い部の大血管(頸部，肘窩部など)を切断すると失血死することがある．また，空気栓塞や出血した血液が気管内に吸引されて窒息を起こすことがある．自為，他為ともにあるが，自為では自分で切ることが可能な部位にあり，数条の平行して走る浅い創(ためらい創，逡巡創)と1つの致命的になる創がみられる．他為では部位の特徴はなく，深さはいろいろであり，数創あっても平行していることは少ない．致命傷は1つとは限らない．手などに抵抗の跡を示す小さな切創(防御創)を見ることがある．[1410] ⇨参割創⇀531，創《法医学における》⇀1826

舌側杆 lingual bar⇨同リンガルバー⇀2947

節足動物媒介ウイルス arthropod-borne virus⇨同アルボウイルス⇀195

舌苔(ぜったい) coated tongue 健康な舌はやや赤味をおびて適度に湿潤しているが，舌が乾燥したりすると舌表面を覆う白色の苔のようなものがみられる．これは舌表面における角化した上皮細胞の小突起が異常に発育して，白い苔状物となったもので，この小突起の間隙に食物残渣，分泌物，細菌などが停滞して，黄白色を呈したり，ときには褐色や黒色を呈すこともある．脱水症やシェーグレン Sjögren 症候群，喫煙者，消化器疾患，熱性疾患などでみられる．[765,680]

絶対安静 complete bed rest；CBR⇨同床上安静⇀1439

絶対暗点 absolute scotoma 暗点のうち，どんなに刺激を強くしても見えないもの．これに対し，感度は落ちているが，刺激をあげれば見えるものを相対暗点(比較暗点)という．[1153]

絶対音感 absolute hearing，absolute pitch 音や楽音の高さを，楽器や他のものと比較することなく識別する能力．[1230]

絶対湿度 absolute humidity 大気中に実際に存在する水蒸気量をいう．一定体積内に含まれる水蒸気量の重さで表し，g/m^3などのように表記．空気の乾湿の状態を絶対湿度で表す場合には，気温を考慮して判断する必要がある．[1360] ⇨参湿度⇀1317，相対湿度⇀1820

切胎術 embryotomy 子宮内胎児死亡の際，分娩を容易にするために，経腟的に胎児を切開，切断し娩出を容易にさせる方法．今日では，分娩誘発法の進歩によりめったに実施されなくなった．[998]

絶対精神遅滞　severe mental retardation⇨同重度知的障害→1379

絶対成長　absolute growth　生体，または身体の一部，特定の器官などの形態的変化を伴う増加．[1631]

絶対的濁音　absolute dullness　打診において，持続の短い高調の音で，音量が小さくごく近くの人にしか聞こえないものを濁音といい，きわめて高度の濁音を絶対的濁音という．心臓，肝臓のように実質臓器が直接体壁に接する部分や，大腿部を打診した場合に絶対的濁音を呈する．病的な場合では，大量の胸水貯留や，胸壁に隣接する肺病変が高度で肺組織の空気含量が著しく減少したとき（肺炎，肺化膿症などの肺浸潤性病変や無気肺など）に認められる．[1019]　⇨参比較的濁音→2428

絶対評価　absolute evaluation⇨参相対評価→1820

絶対不応期　absolute refractory period；ARP　心筋，骨格筋，神経などの細胞膜は興奮性膜と呼ばれ，自動的にまたは電気などの外部刺激により一過性に電流が細胞内外に流れ，活動電位（細胞膜の一過性の脱分極）を発生する．活動電位発生に続く短期間は刺激によっても活動電位を発生しない時間がある．この期間を不応期という．さらにこの期間を2つに分割し，そのはじめの部分はどんなに強い刺激にも反応しない（活動電位を発生しない）時相で，絶対不応期という．残りは，正常よりも強い刺激ではじめて反応する相対不応期という．臨床では，心房細動の心室捕捉や植え込み型ペースメーカー閾値においてみられる．[1114]　⇨参不応期→2521，活動電位→532，心房細動→1602

絶対不整脈　absolute arrhythmia⇨同心房細動→1602

せ

絶対緑内障　absolute glaucoma　緑内障のタイプによらず，結果的に視機能がすでに失われてしまった緑内障末期の状態．眼痛を伴う場合には眼球摘出を行うこともある．[975]

癤（せつ）多発症　furunculosis⇨同癤（せつ）腫症→1734

切端咬合　edge to edge occlusion　［切縁咬合］　咬頭嵌合位で，上下の切歯が前後的に同じ位置で接する状態．切端と切端の接触になる．不正咬合の1つとされる．[1310]

●切端咬合

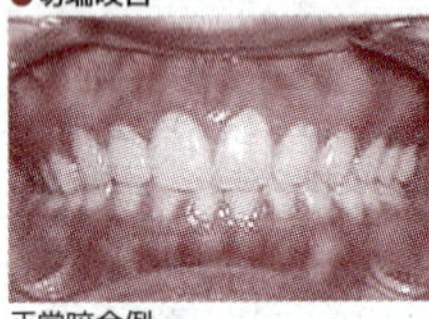
正常咬合例

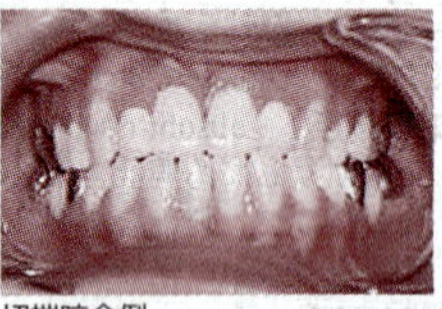
切端咬合例

切断肢（指）再接着術⇨参再接着→1160

切断術　amputation　身体の臓器や器官の末梢部分を外科的に切離し除去すること．代表的なものとして四肢切断術，直腸切断術などがある．[485]　⇨参下肢切断術→495

切断のリハビリテーション　rehabilitation for amputation　四肢切断者の社会復帰やQOLの改善を目標とした訓練．四肢の亡失障害に対しては義肢による機能代償の必要があるため，医師，看護師，理学療法士，作業療法士，義肢装具士，ケースワーカー，臨床心理士などによる包括的なチーム連携が必要である．術前からの精神的なサポート，術後の切断端管理，義肢の作製や装着訓練，必要であれば住宅改造，改造自動車での免許取得，職能評価や訓練などが含まれる．[1550]

切断用両刃刀　catling　鋭くとがった先端をもつ，まっすぐで長い両刃の手術刀．四肢の切断に用いられる．[485]

接着細胞⇨同付着細胞→2558

接着双生児⇨同シャム双生児→1360

接着ブリッジ　resin-bonded bridge, adhesion bridge　少数歯の中間欠損に対して，支台歯の歯質削除量を可能な限り少なくして，支台装置（メタルワーク）と支台歯を接着性レジンセメントにて装着するブリッジのこと．歯質の削除量が少ないので，支台歯が健全生活歯の場合，歯髄に対するトラブルが生じない利点がある．[1310]　⇨参ブリッジ→2582

●接着ブリッジ

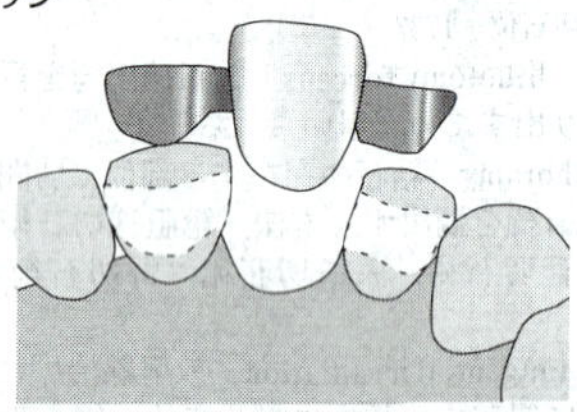

舌痛　glossodynia　亜鉛・鉄・ビタミン欠乏，舌炎，三叉神経痛や舌咽神経痛，舌の悪性腫瘍などで痛みの出ることが多い．舌炎の原因が真菌感染のこともある．原疾患の治療とともに，麻酔薬入りの含嗽水を使用する．[701]

舌挺出反射　protrusion reflex　［押し出し反射］　新生児期に認められる哺乳行動時の原始反射の1つで，生後5か月頃には消失する．新生児期の哺乳行動は原始反射によって行われ，探索反射，捕捉反射，舌挺出反射，吸綴（きゅうてつ）反射などにより乳首を探し，くわえ，乳汁を飲み込む．これらの反射は首がすわる生後3か月頃より弱くなり，生後5か月頃における舌挺出反射の消失が離乳食開始の1つの目安である．[191]

折転帯　spiral reverse bandage, reversed bandage⇨参巻軸包帯→604

節度ある飲酒家　moderate drinker⇨同社交飲酒家→1356

窃盗強迫　kleptomania　［盗癖］　窃盗したいという衝動にかられ，それを制御できず繰り返し行う．窃盗の対象となるものは，個人的に必要なものでなく，また実利的価値や金銭的価値がきわめて低いものである．窃盗する直前には緊張感が非常に高まっているが，盗みをしている間は強烈な満足感や解放感を体験する．そのあとで，抑うつや罪責感，逮捕されて社会的地位を失うのではないかという不安におそわれる．窃盗は個人的な怒りや恨み，または幻覚や妄想に関係していず，行為障害や躁状態，または反社会的人格障害にもよらない．原因について，精神分析的理論から生物学的理論までである．[512]

窃盗癖　kleptomania　［病的窃盗］　DSM-Ⅳでは，他の

どこにも分類されない衝動制御の障害の1つとされる．怒りまたは報復を表現する目的でもなく，妄想または幻覚に反応したものでもなく，また，行為障害や躁病エピソードまたは反社会性人格障害などでは説明できないのに，窃盗をおかすときの快感，満足感や解放感から，物を盗もうとする衝動に抵抗できず，窃盗を繰り返す状態を指す．窃盗に及ぶ直前には緊張が高まる．ちなみに盗むものは個人的に用いるものでも，金銭的価値が高いものでもない．[691]

舌乳頭　lingual papilla　舌背に無数に存在する微細な小突起で，糸状乳頭，有郭乳頭，葉状乳頭，茸状乳頭の4種がある．最も多いのが糸状乳頭で，舌背の全域に密生し，角化する重層扁平上皮に覆われ味蕾は存在しない．茸状乳頭は舌尖に，有郭乳頭は分界溝の前に，葉状乳頭は舌後方の外側縁に存在し，この3つは味蕾の存在する舌乳頭である．[1612]

切囊術　capsulotomy　水晶体の前囊および後囊を切開すること．白内障手術時の前囊切開のほか，後発白内障に対してレーザーで後囊を切開することがある．[257]
⇒参水晶体囊切開→1617

舌背甲状腺腫⇒同舌根甲状腺腫→1733

切迫心筋梗塞　impending infarction　［**心筋梗塞前症候群**］　不安定狭心症のなかでも心筋梗塞に移行する危険性の高いもので，発作の頻度が高く，持続時間が長い．急性心筋梗塞，不安定狭心症の発生病態は同一で，ともに粥腫（プラーク）破綻，血栓形成，内腔閉塞であり，一括して急性冠症候群としてまとめて理解されるようになった．すなわち，プラークが破綻し，血栓形成が過大で内腔を完全閉塞すれば急性心筋梗塞，亜完全閉塞にとどまれば不安定狭心症という説である．しかし，不安定狭心症の発症機序は単一ではなく，冠動脈の動脈硬化性病変の進行や冠攣縮，冠動脈の炎症，貧血などの二次的な要因による心筋虚血も含まれる．20分以上続く安静時胸痛や1mm以上のST-T変化を伴う安静時胸痛，胸痛発作時に新たなⅢ音，ラ音，僧帽弁逆流，肺水腫，低血圧を伴うものが不安定狭心症高リスク群の症候とされる．ブラウンワルド Eugene Braunwald の不安定狭心症の分類では，48時間以内の安静時胸痛発作や梗塞後2週間以内の狭心発作，強力な薬物療法に抵抗性の発作を重症としている．入院し安静のうえ，硝酸薬，ヘパリンの持続点滴，抗血小板薬，カルシウム拮抗薬，β遮断薬を併用する．早期に冠動脈造影を施行して冠動脈再建術を検討し，心筋梗塞への移行を防ぐ．[55]　⇒参不安定狭心症→2510，急性冠症候群→725

切迫性尿失禁　urge incontinence　［**急迫性尿失禁，急迫性失禁**］　きわめて強い尿意が突然生じ，トイレに行く前に尿が漏れてしまう状態をいう．急性膀胱炎や無抑制型の神経因性膀胱（脳動脈硬化症，パーキンソン Parkinson 病など）で，膀胱が過敏になり，または上位の排尿中枢からの抑制が障害され，強い尿意を伴う頻尿のため無抑制の排尿筋収縮が起こることが原因．脳動脈硬化症，脳梗塞，脳腫瘍，脳内出血などの脳内器質的病変により，膀胱の収縮（無抑制収縮）が誘発され生じるものを運動性切迫性尿失禁といい，前立腺肥大症，膀胱炎，尿道炎，膀胱癌などの下部尿路疾患により生じた強い尿意のために膀胱の収縮が起こるものを知覚性切迫性尿失禁という．両者の鑑別は必ずしも容易ではないこともある．治療は炎症の治療および抗コリン薬，カルシウム拮抗薬，鎮痙薬などの薬物療法が中心．[474]　⇒参尿失禁→2249

切迫早産

threatened premature delivery

【定義・病態】早産は妊娠22週以上37週未満の期間における分娩をいう．この時期に破水あるいは子宮収縮により**子宮頸管の開大**と**展退**が進むなどで早産となる可能性がある場合を切迫早産とする．子宮収縮の発来は細菌感染や非特異的炎症反応が背景にあり，マクロファージによりインターロイキン1β（IL-1β）などのサイトカインが産生され，それに伴い**プロスタグランジン**などの子宮収縮物質が生じることによると考えられている．早産の既往や細菌性腟症などはハイリスク群として注意する．

【診断・治療】予防・予知のために妊婦健診において適宜，内診および経腟超音波による頸管長の測定を行う．腟分泌物中の癌胎児性フィブロネクチンや顆粒球エラスターゼ測定も行われる．診断には早産指数 tocolysis index（表）などが利用される．3点以上は入院管理，5点以上は予後不良で早産は不可避．治療は安静とリトドリン塩酸塩または硫酸マグネシウムによる**子宮収縮抑制**が主である．5％ポビドンヨード液による腟洗浄も行われる．[998]　⇒参子宮収縮抑制薬→1247

●切迫早産診断の早産指数（tocolysis index）

点数	0	1	2	3	4
子宮収縮	無	不規則	規則的	−	−
破水	無	−	高位	−	低位
出血	無	点状	出血	−	−
子宮口開大	無	1cm	2cm	3cm	4cm以上

切迫早産の看護ケア

【看護への実践応用】治療は主として安静と子宮収縮抑制薬（経口もしくは持続点滴），抗生物質（全身，局所療法），ウリナスタチンによる薬物療法である．入院治療の場合，入院目的と今後予測される状態に対する妊婦の理解度を把握し，早産や治療に対する意向を傾聴する．分娩徴候として下腹部痛や緊満感のような子宮収縮の状態（間隔，強さ，痛みの有無），出血や破水の有無，子宮口開大や頸管の短縮（内診所見）について情報を得る．児の在胎週数や推定体重，胎位，健康状態により分娩方法が異なるので，最新の胎児の超音波所見を把握し，胎児心拍パターンを分娩徴候とともに観察する．長期臥床に伴う血栓形成，筋力低下，便秘を予防する．リトドリン塩酸塩使用時はβ刺激による副作用（手足のしびれや顔面紅潮，動悸，頻脈，肺水腫，便秘など）の早期発見に努め，頻脈や息苦しさを訴えたら医師に報告する．硫酸マグネシウム使用時は，副作用として全身倦怠感や食欲減退，眠気がみられるが，重症化するとマグネシウム中毒症状を呈する．マグネシウムは腎臓で代謝されるため尿量測定は不可欠で，尿量の低下があるときは中毒症状が現れやすいので注意して観察する．頸管の炎症反応が早産を惹起すると近年指摘されており，排泄ごとの陰部洗浄などで陰部の清潔を保ち，腟からの上行感染を予防する．長期入院

せ

の場合には，家族を含め，社会経済的側面や精神的側面への支援を行う．分娩時は，胎児心拍パターンを分娩監視装置で持続的に行う．新生児はNICU(新生児集中治療室)管理となることが多いため，蘇生や救急処置の準備をしておく．自宅安静の場合には早産の徴候と薬の作用・副作用について説明し，乳頭マッサージや性交は早産を誘発することを伝える．

【ケアのポイント】安静と活動レベル，胎児の成長発達と妊婦とその家族の心身への負荷との間で，治療やケアのレベルをいかに調整していくかがポイントとなる．血栓の予防には足関節の背屈・底屈運動，筋力低下予防には腹圧がかからない程度にストレッチなどの運動を行う．全身清拭やシャワー浴などは，血行をよくし気分的爽快感も得られるので，子宮収縮状態が落ち着いていれば積極的に行う．妊婦は，早産になることや児の予後についての不安をかかえていることが多い．話をよく聞き，必要としている情報を適宜提供する．必要時，NICUスタッフによる出生前訪問を組み込む．また，入院による経済的不安や，経産婦の場合は，上の子の養育に関する不安をかかえている場合もある．地域のソーシャルワーカーや保健師などとも連携をはかり，利用できる社会資源に関する情報を提供する．[344] ⇨参切迫早産→1739

切迫早産診断キット diagnostic device for threatened premature delivery 切迫早産の原因の主なものは，子宮頸管における細菌感染であり，頸管の炎症細胞から分泌されるサイトカイン刺激で，好中球から顆粒球エラスターゼが放出され頸部の軟化が進むと考えられる．同時に感染は上行性に脱落膜炎，絨毛膜炎，羊膜炎を起こし，炎症細胞からサイトカインが分泌されてコラゲナーゼを放出し，卵膜の脆弱化が起こり，フィブロネクチン(FN)が漏出される．炎症産物を検出して切迫早産の予知，診断を行うために，エラスターゼ測定キット(ファグノス・エラスターゼ®，エラスペック®)とFN測定キット(PTDチェック®)がある．検体を後腟円蓋(または子宮頸管)から採取し，キットの試験管内に入れ，検査施設に送るもので，結果が出るまでに約1週間を要し実用的ではない．エラスターゼ測定は妊娠22-36週に，FN測定は妊娠22-32週に限られる．この期間外は正常でも陽性に出ることが多い．子宮収縮が存在したときにFN測定が陽性の場合の早産率は83%，陰性の場合は20%．[998]

切迫早産治療薬 ⇨参子宮収縮抑制薬→1247，陣痛抑制・阻止→1588

切迫脳卒中 impending stroke 一過性の麻痺，しびれ，視野障害，言語障害などの脳卒中の切迫症状を来たす病態．脳梗塞の警告徴候とされ，一過性脳虚血発作(TIA)，回復性虚血性神経脱落症候などがこの中に含まれる．[196] ⇨参一過性脳虚血発作→254

切迫流産 threatened abortion 妊娠初期から22週未満の間に子宮出血や子宮収縮が認められる状態．胎嚢が正常大で胎児心拍が認めらない場合や胎嚢が小さい場合の流産率は高い．治療は安静であるが，流産の大半は胎児染色体異常によるため，必ずしも有効ではない．子宮収縮にはリトドリン塩酸塩が投与されることもある．[998] ⇨参稽留流産→877，流産→2937

舌粃糠(ひこう)疹 pityriasis linguae⇨同地図様舌→1971

切皮法⇨同スクラッチテスト→1637

接吻潰瘍 kissing ulcer ［対称性潰瘍］胃や十二指腸の前壁と後壁に生じた潰瘍で，小彎に対して対称性に存在する2個の潰瘍をいう．管腔が空虚になり前壁と後壁が密着した際，2個の潰瘍が接吻するかのような位置関係にあることからこう呼ばれる．胃では胃体部や幽門前庭部，十二指腸では球部に好発．[765,680]

舌弁 tongue flap 舌の粘膜・粘膜下組織・筋肉の一部を弁状に切開して，口蓋などの他部位の組織欠損を補う方法．主に口蓋裂の手術後に生じた口蓋瘻孔の閉鎖に用いる．悪性腫瘍の切除などにより口蓋や口唇が欠損となった場合に応用されることがある．舌弁を組織欠損部に縫着し，通常2週間後に切離術を施行する．[688]

舌扁桃 lingual tonsil 舌根粘膜にみられるリンパ小節の集合した舌小胞の総称．リンパ組織からなる舌小胞は，扁平ないぼ状の隆起を形成し，腔内に開口する．[1212] ⇨参舌→1301

舌扁桃肥大症 lingual tonsil hypertrophy ［舌根扁桃肥大症］舌扁桃は舌分界溝の後方から舌根部を覆うようにあり，喉頭蓋谷まで左右に2分されて存在する．舌扁桃は，口蓋扁桃や咽頭扁桃が縮小することにより代償的に肥大するといわれている．また口蓋扁桃摘出術後の代償として肥大することもある．咽喉頭の異物感や不快感，圧迫感，刺激性咳嗽などを起こしたり，音声障害，いびき，睡眠時無呼吸の原因にもなる．中年期以後には約半数にみられる．[887]

説明義務《医師の》 〔doctors'〕duty of explanation 一般には説明と承諾とが一対になり，インフォームド・コンセントといわれる．患者が医療を受ける際，医師は疾病や治療の目的，治療方法，危険性などを十分に説明して患者の承諾を得なければならない．患者自身による承諾決定(自己決定権，承諾権)があって正当な治療行為が行われる．患者が自己の状況について知る権利に対応する義務ともいえる(民法第645条，受任者の報告義務)．[1410]

説明責任⇨同アカウンタビリティ→135

説明と同意⇨同インフォームド・コンセント→304

セツルメント運動 settlement movement 宗教家や社会福祉事業従事者，民間有志者が，貧困・失業・疾病・犯罪などの社会的問題の集約されたスラム街や工場街に住み込み，住民との隣人関係の樹立を通して地域社会の改良を図ろうとする運動．1884年のロンドンのスラム街におけるバーネットSamuel Barnettのトインビーホールが最初の活動．その後アメリカでのアダムスJane Addamsによるハルハウス(1889)，日本での片山潜によるキングスレー館〔1897(明治30)〕と世界各国に運動は発展した．しかし第二次世界大戦後の活動は世界的に縮小傾向をたどる．[457]

銭勘定様運動⇨同丸薬丸め運動→657

セニング手術 Senning operation 完全大血管転位症に対する根治手術法の1つで，心房内で血流を転換する．左房壁，右房前壁，心房中隔を切開し，それを巧みに重ね合わせて縫着し，左房血(静脈血)が三尖弁口から肺動脈に，右房血(動脈血)が僧帽弁から大動脈に向かうように転換する方法．1959年に発表された．[105] ⇨参マスタード手術→2737

セネステシア coenesthesia⇨同体感→1863

せ

セネストパチー cenesthopathy 〔D〕abnorme Körpersensation, Zönästopathie 〔F〕 cénestopathie ［**体感異常，体感症**］ 身体疾患が認められないのに，「脳が石のようにかたくなる」「お腹のなかで虫が動きまわる」「口のなかに画鋲がある感じ」というように奇妙な体感の異常を訴える病態像をいう．この用語はドイツの疾患単位の考え方の影響が稀薄なフランスで，1907年デュプレ E. Duprè とカミュ P. Camus によって提唱されたものであり，本来，単なる体感異常ではなく，奇妙な体感異常・体感幻覚を主症状として，他の精神症状がほとんどみられず，長期間にわたって慢性に経過する，あたかも単一疾患のような印象を与える精神異常に対する用語であった．しかし，体感異常だけが長期間続いてから統合失調症と診断される場合もあり，統合失調症の体感異常・体感幻覚にはセネストパチーと同質のものもある．このためドイツ流の疾病類型学的に考えると，語義内容に不明瞭な点があり，ドイツやその影響の大きいわが国では，セネストパチーを疾患としてではなく，統合失調症やうつ(鬱)病，神経症などに現れる異常体感という1つの症状として使う場合も多い．治療はそれぞれの病態により，抗精神病薬，抗うつ薬，抗不安薬などを用いる．なお，意識の深層に沈んでいる外傷体験が体感幻覚のような形で出現する場合もあり，このような場合は意味論的な解釈に基づく現象学的検証と介入を要する．経過は，それぞれの障害の経過に依存することが多いが，単一症候的に持続する場合や基盤となっている精神障害の進行とともに悪化する場合のほかに，症状が完全に消失する場合もある．[877] ⇨参異常体感→236，体感幻覚→1863

セバー病⇨同踵(しょう)骨骨端炎→1433

セビタミン酸 cevitamic acid⇨同ビタミンC→2455

セファデックス® Sephadex® デキストランを立体的に架橋して網目構造をもたせた，ゲル濾過法などに使用される担体のこと．可溶性物質を分子ふるい効果によって分離することができる．セファデックスはこの目的で使用されるゲルの商品名．[388]

セファログラム cephalogram ［**頭部X線規格写真，頭部計測X線写真**］ 顎顔面骨の骨格形態を評価するための顔面X線規格写真．頭部固定装置を使用するため，再現性の高いX線像が得られる．作成されたX線上に定点を定め，その定点間距離や角度を測定して形態を評価する．特に顎顔面骨を移動するための手術に際し，術前・術後の評価に有用．[688]

セフェム系抗生物質 cephem antibiotics セファロスポリウム属のカビより得られるセファロスポリン系，およびセファマイシン系，オキサセフェム系抗生物質の総称．βラクタム環を有し，7-アミノセファロスポラン酸を基本骨格とする．ペニシリンと同様に，細胞壁の生合成を阻害して殺菌作用を示す．セフェム系薬はときに第一～第三世代に分類され，古い世代ほど黄色ブドウ球菌をはじめとするグラム陽性菌への効果が強く，逆にグラム陰性菌，βラクタマーゼに対しては世代が進むほど有効である．一部の第三世代セフェム系(第四世代とされることもある)は，グラム陽性菌とグラム陰性菌のいずれにも抗菌力をもつ．セフェム系薬は一般に，βラクタマーゼのうちペニシリナーゼには安定で，セファロスポリナーゼにより不活化されやすい．セファマイシン系および一部のセファロスポリン系はセファロスポリナーゼにも安定．なお，腸球菌(*Enterococcus faecalis* と *E. faecium*)，およびメチシリン耐性黄色ブドウ球菌(MRSA)に対してはすべてのセフェム系薬が無効である．[204,1304]

セフカペンピボキシル塩酸塩水和物 cefcapene pivoxil hydrochloride hydrate；CFPN-PI ピボキシル基をもつセファロスポリン系のセフェム系抗生物質．腸管からの吸収時に加水分解されてセフカペン，ピバリン酸，およびホルムアルデヒドになり，抗菌活性体であるセフカペンが抗菌作用を示す．セフカペンは好気性，嫌気性のグラム陽性菌からグラム陰性菌に至る幅広い抗菌スペクトルをもち，ペニシリン耐性肺炎球菌やアンピシリン耐性インフルエンザ菌にも有効である．また，βラクタマーゼにも安定．主に腎排泄．錠剤と小児用細粒があり，臨床での使用頻度が高い．ピバリン酸の排泄に伴い血清カルニチン低下が生じ，幼児の長期投与例では低カルニチン血症に伴う低血糖が報告されている．[204,1304] 商フロモックス

ゼブラ体 zebra body 遺伝性ムコ多糖症の患者の神経組織，特に中枢神経系にみられるガングリオシドの非特異的な蓄積物のこと．電子顕微鏡的にみると，リソソーム内にシマウマ様の模様を示すことからこう呼ばれる．中枢神経系におけるガングリオシドの蓄積は，ムコ多糖の蓄積に随伴して惹起されたガングリオシドの分解にかかわるリソソーム酵素の二次的障害による．[1531]

ゼブラ体ミオパチー zebra body myopathy ゼブラ体とは電子顕微鏡で観察される筋細胞内の周期約0.2 μm のシマウマ(ゼブラ)模様の構造物．正常でも外眼筋，心筋(特にプルキンエ Purkinje 細胞)，筋腱接合部で観察される．一例の先天性ミオパチーでネマリン小体などとともに，ゼブラ体が観察されたため，ゼブラ体ミオパチーと呼ばれた．この症例は生下時より筋脱力があり，15か月で歩行可能となったが，走ったり階段を昇るのは，その後もできない．筋組織はミオパチー変化であり，電顕ではゼブラ体のほかにミオフィラメント配列の乱れやZ帯の消失を観察した．独立疾患かどうかは未定．[838] ⇨参先天性ミオパチー→1787

セベリングハウス電極 Severinghaus electrode⇨同炭酸ガス電極→1936

セボフルラン sevoflurane ハロゲン化エーテルの揮発性吸入麻酔薬．血液に対する溶解度が小さく麻酔の導入と覚醒が速い．気道刺激性は少なく，吸入による緩徐導入に適しているため小児麻酔で好んで使用される．覚醒が迅速であり術直後から疼痛が生じるため，覚醒前から術後疼痛対策が必要．吸収された量の1.5％程度が肝臓で分解され，血漿中の無機フッ素濃度が上昇するが，腎障害の副作用報告はない．二酸化炭素吸着剤であるソーダライム，バラライムとの相互作用によりコンパウンド compound A が発生するため，最小新鮮ガス流量を2 L/分にすることをアメリカのアメリカ食品医薬局(FDA)は勧告している．用量依存性に心筋抑制，体血管拡張を起こす．一回換気量減少と呼吸数増加を用量依存性に起こし，結果的に有効肺胞換気量が減少し呼吸抑制を示す．1990年，世界に先駆けてわが国で臨床使用が開始された．[409] 商セボフレン ⇨参

ハロゲン化麻酔薬→2404

セマンティック・ディファレンシャル法　semantic differential method　［SD 法］　ある対象に個人が感じる情緒的意味を測定する方法で，1950 年代にオズグッド Charles E. Osgood らが考案．測定しようとする対象を概念と呼ぶ．概念は特定の建物のように具体的なものでも，友情のように抽象的なものでもよい．測定法は被検者に概念を示し，意味尺度によって評価を求める．通常，意味尺度は「明るい-暗い」「強い-弱い」など反意語対を，5 または 7 段階程度の評定尺度としたリストから構成される．反意語の種類や数は調査対象者や概念によって多様であるが，意味尺度には評価，力量，活動性の 3 因子が見いだされている．[348]

セミノーマ⇨同精上皮腫→1674

セミファウラー位　semi-Fowler position⇨同ファウラー位→2507

セミレンテインスリン　semilente insulin　準速効型インスリン製剤．作用時間は速効型よりいくぶん長く，無晶性インスリン亜鉛水性懸濁注射液として用いられる．作用発現は 0.5-1 時間，作用のピークは 5-7 時間，作用持続 12-16 時間．しかし現在ではインスリン製剤は超速効型，速効型，中間型，混合型，持続型に分類され，セミレンテインスリンは使用されていない．[991]

セメント⇨同接合剤→1733

セメント芽細胞　cementoblast　歯小嚢の外胚葉性間葉から由来する細胞．この結合組織から分化したセメント芽細胞は歯根ゾウゲ(象牙)質の表面に無細胞セメント質を形成後，歯根膜中に残存し，適切な刺激が加わると有細胞セメント質を形成する．[434]

セメント芽細胞腫⇨参セメント質腫→1742

セメント固定　cement fixation　人工関節手術においては，骨と人工関節間の固定力が問題となるが，固定法にはセメントを用いるセメント固定と，セメントを用いないセメントレスがある．セメント固定の場合は骨と人工関節間に骨セメントを十分に充填することで固定性が得られる(固着)．骨セメントは初期固定力に優れ，人工関節手術後のリハビリテーションを含め社会復帰において有用であるが，組織傷害性や体内劣化など長期的には人工関節のゆるみにつながる問題もある．また骨セメント使用時には血圧が変化するため，手術中は麻酔医とのコンタクトも不可欠である．[91]

セメント質齲蝕(うしょく)　cement caries　歯周病などの理由で歯槽骨と歯肉が退縮して露出した歯根セメント質に生じる齲蝕．セメント質に限局した齲蝕は修復に際して，感染セメント質を除去するだけでよいが，ゾウゲ(象牙)質に波及した齲蝕は感染ゾウゲ質の除去が必要である．この場合には窩洞形成のうえ修復治療が推奨されてきたが，現在では，窩洞形成をせずに接着修復をする方法や，軟化ゾウゲ質を除去して歯根面を被覆する方法などが主流になりつつある．[1369]

セメント質形成性線維腫⇨参セメント質腫→1742

セメント質腫　cementoma　歯の硬組織の 1 つであるセメント質の形成・増殖を特徴とする歯原性腫瘍．2005 年に WHO の歯原性腫瘍分類の改訂が行われ，セメント芽細胞腫のみを腫瘍とし，これは良性腫瘍の報告のみであるため病名が変更された．従来のセメント質形成線維腫，根尖性セメント質異形成症，巨大型セメント質腫は，セメント質，骨の硬組織と線維性結合組織の増殖からなる骨関連病変として取り扱われる．これはセメント質を「歯根表面を覆う硬組織」と定義し，歯根から離れたセメント質は骨の鑑別が不明確で，かつ臨床的意義がないためである．セメント芽細胞腫は歯根部セメント質に連続してかたまり状に増殖する腫瘍で若年者の大臼歯に好発し，上顎に比べて下顎に多い．大きくなると骨を膨隆させ，支配領域の三叉神経の知覚異常を認め，麻痺感と著明な接触痛の錯綜状態をみる．X 線所見では 1 層の透過帯に囲まれた歯根を中心とした類円形の不透過像を認める．病理組織学的所見では歯根のセメント質に連続したセメント芽細胞と破セメント細胞の梁状の硬組織の増殖からなる．治療は歯とともに腫瘍を摘出する．根尖性セメント質異形成症は線維腫性組織中にかたまり状のセメント質の形成をみる．成人の下顎大臼歯部に好発し，大きくなると顎骨を膨隆させる．組織学的には細胞成分に富む線維性組織中に病期に応じて種々の程度のセメント塊を認める．X 線所見では境界明瞭な透過像の中に不規則な形の不透過像を呈する．治療は腫瘍の摘出，下顎骨の辺縁切除，区域切除が行われる．根尖性セメント質異形成症は歯根尖部に硬組織の増殖がみられ，無症状に経過する．中高年の女性に多い．X 線所見では初期に根尖部の X 線透過像として，進行によりセメント質様硬組織の不透過像としてみられる．巨大型セメント質腫は顎骨内に無細胞セメント質，無細胞性セメント質様硬組織の大きなかたまりがみられる疾患で，多発性，家族性にみられる．X 線所見は不規則な不透過像としてみられる．またセメント質様硬組織がかたまり状に増性した腫瘍性病変はまれに長管骨にもみられる．[535]

セメント質増殖症　cementum hyperplasia　［セメント質肥大］　咬合機能の喪失や埋伏歯(びまん性のセメント質増殖)，咬合性外傷のある歯で，歯根分岐部や根尖部でセメント質増殖が生じる．多くは第 2 セメント質の増生による．慢性根尖性歯周炎(病巣からやや離れた部位にセメント質が増殖)，慢性辺縁性歯周炎(歯頸部に限局性にセメント質が増殖)など．腫瘍性のセメント質増殖との鑑別が必要である．[1369]

セメント質肥大　hypercementosis⇨同セメント質増殖症→1742

セメント非使用人工関節　cementless prosthesis　セメント使用とセメント非使用人工関節の選択に関して一定の決まりはない．ただし，若年者に対して人工関節置換術を行う場合，再置換術の際の手術の難易度を考慮してセメント非使用人工関節が用いられることが多い．また近年では，一方にセメントタイプ，もう一方にセメントレスを用いるハイブリッド型の人工関節も増加の傾向にある．セメント非使用人工関節には，人工関節内への早期骨組織の侵入を期待し骨との接触面を微細孔にしたものや，ハイドロキシアパタイトをコーティングしたものがある．セメント使用人工関節と比較すると初期固定力に劣るため免荷期間が長くなる．[91]

施薬院(せやくいん)　病人に無料で施薬治療を行った施設．723(養老 7)年，山階寺(興福寺)に建立されたのを受けて，光明皇后が 730(天平 2)年に平城京に設置し官営とした．その後，平安京の五条唐橋南，室町西に移され，藤原氏の財政支援を受ける．典薬寮(古代の医育・医療機関)から出向の医師と事務官によって運営され，病人の治療のほか葬儀にもかかわる．中世以降は財政的にいきづまり，職員である施薬院使の任命のみとなって実質は失われる．[777]

セラチア感染症 *Serratia marcescens* infection セラチア *S. marcescens* は，自然界に広く分布し，赤色の色素を産生する株のあるのが特徴的．感染経路は医療従事者の手，汚染された器具，衣類などが考えられ，弱毒菌であるため院内感染の型で発症する．複雑性尿路感染(原因の 2-10%)に関与することも多い．さらに敗血症へ進展することもあり，呼吸器感染症，腹膜炎などの原因菌となることもありうる．ペニシリン系薬，セフェム系薬に耐性を示すので，カルバペネム系薬，アミノグリコシド系薬を使用するが，多剤耐性を示す株も多く，治療は難航する．[517]

セラチア・マルセッセンス *Serratia marcescens*⇨参セラチア感染症⇀1743，日和見感染⇀2496

ゼラチン gelatin コラーゲンから誘導されたタンパク質．スポンジ状，粉末状，フィルム状に加工し止血材として用いる．創面に貼付し，血液を吸着して凝固固着する．また，スポンジ状のものを細かく切ってカテーテルを通して注入し，動脈塞栓物質として用いる．スポンゼル®，ゼルフィルム®，ゼルフォーム®などの市販品がある．[485]

セラミックス ceramics 無機材料を焼成して結晶化させたものがセラミックスで，歯科では古くから陶歯として用いられてきた．金属焼付ポーセレンクラウン(セラモメタルクラウン)の開発によって審美的な歯冠修復材料として広く応用されている．近年，電気的，機械的，化学的特性や生体親和性など高機能のニューセラミックス(ファインセラミックス)が開発され，歯科用材料としても，一時インプラントに応用されることがあった(単結晶アルミナやアパタイト)．また金属の裏打ちの要らないクラウンがアルミナセラミックスでつくられ，現在では金属フレームのかわりにさらに高強度のジルコニアセラミックスを CAD/CAM(コンピュータ支援設計・製造システム)によって加工したものが使われている．[1310]

セラミドトリヘキソシダーゼ⇨同α ガラクトシダーゼ⇀14

セリアックスプルー celiac sprue⇨同セリアック病⇀1743

セリアックスプルー症候群 celiac sprue syndrome⇨同家族性タンパク不耐症⇀515

セリアック病 celiac disease ［**グルテン過敏性腸症，セリアックスプルー**］ グルテン過敏性腸症ともいわれる．小麦などに含まれるタンパク質のグルテンが何らかの免疫学的病態形成因子となり，小腸絨毛の萎縮と炎症を起こし，全栄養素の吸収障害をきたす疾患．臨床症状として，成人では体重減少，下痢などで，脂肪便が特徴的．小児では離乳食を開始する生後 6 か月以降に発症し，下痢，発育障害，体重減少などを呈する．白色人種に多く，有色人種にはきわめてまれな疾患．グルテンが除去された食事摂取により改善が認められ，予後は非常に良好である．[886,668]

セリエ Hans Hugo Bruno Selye ウィーン生まれの生理学者(1907-82)．1936 年に論文「ストレス適応症候群」を発表してストレス学説を提唱した．外部からの刺激(ストレッサー)によって生じる生体の非特異的，系統的反応をストレス反応と名づけた．[1335] ⇨参ストレス⇀1648

セリエ症候群 Selye syndrome⇨同汎適応症候群⇀2416

セリック手技 Sellick maneuver⇨同輪状軟骨圧迫法⇀2952

セリン serine $CH_2(OH)CH(NH_2)COOH$，2-アミノ-3-ヒドロキシプロピオン酸．分子量 105.09．Ser または S と略記される．L 体はタンパク質を構成するアミノ酸の 1 つ．1865 年クラマー E. Cramer によって絹タンパク質セリシンの硫酸加水分解物より単離され，命名された．必須アミノ酸ではないが，生体内ではホスファチジルセリンの構成成分であり，グリシン，トリプトファン，システイン，スフィンゴシンなどの前駆体でもある．個別的定量法としては，セリンを過ヨウ素酸酸化して生ずるホルムアルデヒドを呈色させる．[1559]

セリン・スレオニン(プロテイン)キナーゼ ⇨参タンパク質リン酸化反応⇀1957

セル cell 2 つ以上の変数を組み合わせて度数を示した表をクロス集計表といい，1 つひとつの枠をセルという．また分散分析においては，セルとは要因の組み合わせによってできる最小の単位を指し，そこには従属変数の値が入る．その個数をセルの大きさといい，被験者間要因では被験者の数がセルの大きさということになる．なお，セルの大きさを繰り返し replicate の数ということがあり，被験者内要因の実験を指す繰り返し repeated という用語と混同されやすいので，注意が必要．[980]

セルカリア cercaria ［**有尾幼虫**］ 吸虫類の幼虫の一形態．第 1 中間宿主内でミラシジウム(有毛幼虫)からスポロシストまたはレジアと呼ばれる形態を経て形成される中間宿主内での最終発育型．その後セルカリアは第 1 中間宿主から水中に出る．住血吸虫のようにセルカリアがヒトに感染する種類と，肺吸虫や肝吸虫のように，セルカリアが第 2 中間宿主に感染してメタセルカリアとなってヒトに感染する種類がある．[288]

セルカリア皮膚炎 swimmer's itch，cercarial dermatitis ［**水田皮膚炎**］ 主に鳥類に寄生する住血吸虫(ムクドリ住血吸虫や水鳥住血吸虫)の幼虫(セルカリア)が，水田や湖沼などで中間宿主である貝類から水中に遊出し，ヒトの皮膚に侵入して生じる皮膚炎．わが国では水田での農作業の際に被害を受け，主に前腕や下腿にかゆみの強い丘疹が多発する．近年，国外には広く認められるがわが国ではほとんどみられない．[1123]

セルシウス度 degree Celsius；℃⇨同セ氏⇀1727

セルディンガー法 Seldinger technique ［**経皮カテーテル法**］ 経皮カテーテル法のこと．皮膚を切開して血管を露出することなく経皮的にカテーテルを血管に挿入する方法．1953 年にスウェーデンの放射線科医セルディンガー Sven-Ivar Seldinger(1921-98)が考案したもので，ほとんどの選択的血管造影はこの方法によって行われる．[264]

セルトリ間質細胞腫 Sertoli-stromal cell tumor ［**セルトリ・ライディッヒ細胞腫瘍，卵巣男性胚細胞腫**］ 卵巣腫瘍の組織型分類で表層上皮性・間質性腫瘍に属する性索間質性腫瘍の 1 つ．原始性腺の間葉組織由来で，種々の成熟段階のセルトリ Sertoli 細胞やライディッヒ Leydig 細胞および線維芽細胞類似の細胞からなる腫瘍

●セルディンガー法

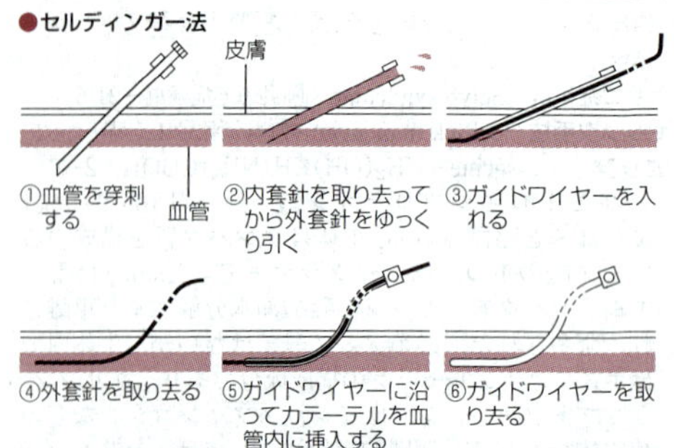
皮膚
血管
①血管を穿刺する
②内套針を取り去ってから外套針をゆっくり引く
③ガイドワイヤーを入れる
④外套針を取り去る
⑤ガイドワイヤーに沿ってカテーテルを血管内に挿入する
⑥ガイドワイヤーを取り去る

である．大部分はアンドロゲンを分泌し男性化徴候を示し，月経異常のほか，多毛，乳房萎縮，陰核肥大，声の低音化などがみられる．エストロゲンを分泌するものやまったくホルモンを分泌しないものもある．一般に境界悪性であるが分化度の低い腫瘍は悪性である．[998]

セルトリ細胞　Sertoli cell　［**栄養細胞，支持細胞**］　精巣の曲精細管に存在する細胞で，精祖・精母・精子細胞の分化過程を支える細胞．栄養細胞や支持細胞の別名がある．この細胞からアンドロゲン結合タンパク，インヒビンやミュラー Müller 管阻害物質が分泌される．セルトリ細胞はアンドロゲン（男性ホルモン）を合成しないが，アンドロゲンを二次性徴促進の機能などをもつエストロゲンに転換するアロマターゼを有している．インヒビンは精子の最終の成熟に関与しているともいわれる．ミュラー管阻害物質は胎生期に顕著な分泌をみるが，これによって男性には子宮が形成されない．セルトリ Enrico Sertoli はイタリアの生理学者（1842-1910）．[1519]　⇨参精細管→1668

セルトリ細胞単独症候群　Sertoli-cell-only syndrome；SCOS　［**デル=カスティージョ症候群，セルトリ細胞唯一症候群**］　精細管にセルトリ Sertoli 細胞だけを認め，精上皮（精細胞）が欠如し，染色体異常や外陰部奇形，他の内分泌学的疾患を認めず，無精子症をきたす精巣機能低下症．1947 年にデル=カスティージョ Enrique B. del Castillo（1897-1969，アルゼンチンの内分泌学者）らによりはじめて報告されたのでデル=カスティージョ症候群とも呼ばれる．卵胞刺激ホルモン（FSH）は上昇，黄体形成ホルモン（LH）は正常〜軽度上昇するが，テストステロンはセルトリ細胞から正常に分泌されて正常値をとるために第二次性徴は正常に起こる．非閉塞性の無精子症をきたして男性不妊の原因となる．広義には精巣の炎症や外傷，抗癌剤投与後障害，放射線照射後障害によるものや染色体異常を伴うものも含める．生殖補助医療技術 assisted reproductive technology（ART）の進歩により，挙児希望例において精巣精子回収法 testicular sperm extraction（TESE）を用いた顕微授精により妊娠可能な場合もある．セルトリ Enrico Sertoli（1842-1910）はイタリアの生理学者．[845]
⇨参精巣機能不全→1691，セルトリ細胞→1744，無精子症→2787

セルトリ細胞唯一症候群　Sertoli-cell-only syndrome；SCOS
⇨同セルトリ細胞単独症候群→1744

セルトリ・ライディッヒ細胞腫瘍　Sertoli-Leydig cell tumor
⇨同セルトリ間質細胞腫→1743

セルフイメージ　self-image⇨同自己イメージ→1264

セルフエフィカシー　self-efficacy⇨同自己効力感→1268

セルフケアエージェンシー　self-care agency；SCA　オレム看護論の概念で，人間が自分自身へのケアまたは自分に依存している他者へのケアを維持する能力をいい，セルフケアやセルフケア行動とは異なる．セルフケアは自分自身のためのケアであり，セルフケア行動は結果がセルフケアに結びつく努力や活動である．SCA はセルフケアに関する活動の一連の能力であり，オレム Dorothea E. Orem（1914-2007）は SCA をこえるセルフケアの要求に対して看護が必要であると述べている．[271]

セルフケア理論　self-care theory　患者自身によるセルフケアの，最大限の可能性を引き出すための看護ケアの概念的枠組みを提供するために使用されるモデル．モデルは，クライアントのセルフケア能力およびケアのための生物物理学的，精神社会学的特殊ニードの評価を必要とする．

セルフコントロール　self-control　［**自己統制**］　ソレセン Carl E. Thoresen らは 1974 年に，セルフコントロールを「直接的な外的強制が相対的に欠如している状況で，選択可能なほかの行動よりも生起確率の低い行動を行うこと」と定義している．しかしその定義は多様であり，研究者間でかなりの違いが存在する．サントロック John W. Santrock は 1976 年に，「セルフコントロールには，満足遅延や誘惑への抵抗課題で示されるような抑制的なコントロールと，達成行動や忍耐強く課題を行うといった行動から示される促進的なコントロールの 2 側面が存在する」という考えを示している．これまでのセルフコントロールの研究は大部分が幼児期・児童期を対象として行われている．しかし，少年〜青年期にみられるいじめや校内暴力などの問題行動の原因としてもセルフコントロールの欠如が指摘されており，今後の研究の課題となっている．[980]

セルフヘルプ　self-help　［**自助**］　個人（I）による自助（セルフヘルプ）と仲間同士（we）の共同による相互援助 mutual aid の 2 つの意味を含んだ概念．セルフヘルプには，自分のことは自分でするという意味と相互に助け合うことの意味が組み込まれている．岡知史はセルフヘルプを，同じ立場の人同士の助け合い，継続的な集まり，当事者の自発的・主体的参加を条件とした「ひとり立ちのための助け合い」と説明している．セルフヘルプの考え方を基本として成立している，仲間同士の共同による支え合いの活動体が，セルフヘルプグループである．[620]　⇨参セルフヘルプグループ→1744

セルフヘルプグループ　self-help group　［**当事者組織，自助グループ（集団）**］　特定の体験や悩みをもった当事者同士が，相互援助を通じて，個人的問題や社会的問題に対処することを目的にした活動体．当事者組織，自助グループ，患者会とも呼ばれる．久保紘昭らは，セルフヘルプグループの特徴として，共通の問題をもっている，共通のゴールがある，対面的 face to face な相互関係がある，メンバー同士は対等な関係にある，参加は自発的である，メンバーの主体性を重んじる，があると説明している．またリースマン Frank Riessman は，援助をする人が最もよく援助（利益）を受けるという，ヘルパーセラピー原則 helper-therapy principle をあげ，セルフヘルプグループには当事者同士が，援助の受け手であるというだけでなく，援助の与え手となる関係の成立があることを示している．特定の体験や悩みをもった人は，自分だけが悩んでいる，周囲の人は理解してくれない，助けにならないと感じているが，セルフヘルプグループへの参加を通して，共感，安心感，また社会と断絶された感覚からの解放感を感じることができる．グループによっては，匿名性を保ち，自らの個人的な体験，感情を話す分かち合いを行っているが，個人的な体験を語ったことに対して他のメンバーは，判断や批判をせずにありのままを受け入れることで，情緒的なサポート感を共有することができる．セルフヘルプグループへの専門職のかかわり方はさまざまであり，専門職がそのグループの開設，継続への支援を行う場合があるが，原則として当事者の主体性を尊重することが基本的な考え方である．わが国においても，ライフサイクル(不登校，引きこもり，死別)，身体の健康(癌，難病，身体障害，病気の子どもを抱える親の会)，精神の健康(精神障害，摂食障害，アルコール依存症)などに関するさまざまなグループが，当事者により結成され，草の根的な活動を行っている.[620] ⇨参セルフヘルプ→1744，患者会→606

セルブロック法 cell block method 喀痰や液状検体の沈渣の細胞診標本作成方法で，組織標本作成の要領でパラフィンに包埋し，薄切・染色・封入を行うことによって作成する．通常，染色にはヘマトキシリン・エオジンを用いる．この方法では細胞集塊の構造が観察しやすい.[1531]

セルレイン cerulein, caerulein オーストラリア産のカエル *Uperoleia caerulea* の皮膚から分離されたペプチド．コレシストキニン(CCK)，ガストリンと共通の構造をもち，胆嚢収縮作用が強い.[991]

セルロース cellulose ［β-D-1,4-グルカン，β-D-グルカン］ D-グルコピラノースが β1→4 グルコシド結合で重合した繊維状高分子．最も多い炭水化物で，植物体の約1/3を占める．平均重合度(DP)は天然状態では3,000-1万で，脱脂綿などは1,200-1,500，濾紙は500-600が多い．セルロースは，天然では40-50本の分子が平行に並んで水素結合により束になりミクロフィブリル結晶を形成し，それはミセル構造となって非結晶分子の散在する中を走っている．したがって，結晶域以外の部分には非結晶領域のみがあり，全体としては房状ミセルをつくる.[394]

セルロプラスミン ceruloplasmin ［フェロオキシダーゼ］ 肝で合成される分子量13万2,000の糖タンパク質で，1分子中に8個の銅(Cu)を有する．酸化反応を触媒するオキシダーゼ活性と銅代謝における役割が認められる．急性炎症では血清中のセルロプラスミン濃度は上昇し，肝疾患では低下する．銅代謝異常を伴うウィルソン Wilson 病では先天的にセルロプラスミン合成が障害される．基準値21-37 mg/dL.[258]

セレウス菌 *Bacillus cereus* ⇨参バシラス〔属〕→2370

セレウス菌食中毒《嘔吐型》 *Bacillus cereus* food poisoning 感染型食中毒の1つであるが，発生件数，患者数ともに多くない．セレウス菌は土壌中をはじめ自然環境に常在し，好気性有芽胞菌で乾燥，加熱，消毒薬にかなりの時間耐える．食品を汚染して増殖し，菌数が多くなったのち摂取すると発病する．嘔吐型と下痢型がある．嘔吐型の原因食は，米飯，焼き飯，スパゲッティなど．発症までの時間は1-5時間といわれ，症状は吐き気，嘔吐である．一般的に症状は軽く，1-2日で回復する．予防法は食品の長期間保存を避けることである.[1122]

セレナイト培地 ⇨同亜セレン酸塩培地→156

セレブロース ⇨同ガラクトース→549

セレン selenium 〔D〕Selen；Se ［Se］ 元素記号 Se．原子番号34．原子量78.96．銀白色の金属セレンと，赤色の非金属形がある．1975年に生体内必須微量元素の証明がなされた．人体中の全量約14 mg．欠乏症と過剰症を生じやすく許容範囲が狭い．欠乏症としてうっ血性心不全を特徴とする，中国東北部の克山(こくざん)病が知られている．水銀，カドミウム，白金などの重金属と生体内で拮抗し毒性を抑制する，同時にセレン自身の毒性も弱められる．吸入により鼻腔，咽頭への刺激，肺，肝臓，腎臓への障害，皮膚接触により発赤，痛みを生じる．許容濃度0.1 mg/m^3(日本産業衛生学会，2008)，0.2 mg/m^3〔アメリカ産業衛生専門家会議(ACGIH)，2008〕.「毒物及び劇物取締法」毒物.[182,57]

セレン中毒 selenium poisoning セレン(Se)は必須元素である．しかし，必須量と中毒量が比較的近いため，セレンを高濃度に含む健康食品，植物，飲料水などにより過剰摂取となる可能性がある．電子部品，光電池，ガラス製品，化学薬品，顔料などの製造作業者の職業中毒が知られている．急性曝露により，皮膚，粘膜，気管支などの刺激症状がみられ，さらに，気管支炎，肺炎および肺水腫が引き起こされる．また，金属味や体内でつくられるジメチルセレンによるニンニク様口臭が認められる．慢性曝露では肝臓，腎臓などの障害とともに，脱毛や爪の脆弱化が報告されている．特異的な治療はなく，対症療法が中心となる.[489,1593]

セロイドリポフスチン〔沈着〕症 ceroid lipofuscinosis 神経細胞などに自己蛍光発色リポピグメント(セロイドリポフスチン)が蓄積する劣性の遺伝性疾患．発症年齢の異なる乳児型(*CLN1* 遺伝子変異)，遅発乳児型，若年型(バテン Batten 病)，成人型(クフス Kufs 病)の4型がある．成人型では，進行性認知症，ミオクローヌス，運動失調を呈する．乳児型は最重症型であり，知的障害，筋トーヌスの低下，運動失調，不随意運動，痙攣などの症状をきたす．最近，乳児型において，パルミトイルプロテインチオエステラーゼ遺伝子(*CLN1*)の突然変異が発見された.[838]

ゼログラフィー ⇨同ゼロラジオグラフィー→1746

ゼログラム ⇨参ゼロラジオグラフィー→1746

ゼロ線 zero voltage line ⇨同等電位線→2121

セロソミー celosomia ⇨同内臓突起→2185

セロソルブ cellosolve ⇨同エチレングリコールモノエチルエーテル→363

セロテープ法 Cellotape method ⇨同セロファンテープ法→1746

セロトニン serotonin ［5-ヒドロキシトリプタミン］ トリプトファンの代謝過程で生成される物質で，哺乳動物の血清や血小板中，腸粘膜，脳神経系に存在．強い

せ

血管収縮作用があり，局所の血流を減少して血小板血栓形成を促す．また，局所的に血管透過性を増加させるとともに，血栓周辺部の血栓をとかす働き(線溶活性)もある．腸の腸管運動促進を，中枢神経系ではニューロトランスミッター(神経伝達物質)として作用する．血小板では濃染顆粒中に存在し，血小板放出異常症であるストレージプール storage pool 病ではセロトニンの放出能が低下する．[1481]

セロトニン拮抗薬　serotonin antagonist　セロトニン(5-ヒドロキシトリプタミン；5-HT)は血小板や血管に受容体があり，血小板凝集や血管収縮作用がある．セロトニン受容体は現在 14 種類知られているが，代表的なものは，5-HT_1 と 5-HT_2．臨床的には 5-HT_2 遮断薬が末梢循環障害の治療薬として用いられている．[991]

セロトニン作動性線維　serotonergic fiber　中脳から延髄にかけて縫線系に属する諸核に限局して存在する線維で，セロトニンを放出する．そのうち，橋・中脳内の縫線核はほとんど全脳に投射し，青斑核の投射とともに上行網様体を形成するが，延髄内の縫線核は脊髄に投射し，痛覚を伝える脊髄伝達の調節に関与する．[1230]

セロトニン産生腫瘍　serotonin producing tumor　セロトニンは脳，松果体および腸のエンテロクロマフィン細胞で合成される．セロトニン産生腫瘍としては腸由来のものが有名でカルチノイド症候群を呈する．血中セロトニンとセロトニンの代謝産物である尿中5-HIAA(5-ヒドロキシインドール酢酸 5-hydroxyindole acetic acid)が高値を示す．最も特徴的なのは皮膚紅潮 flushing で，その他，水様性下痢，喘息様発作，三尖弁閉鎖不全などの心臓障害など多彩な症状がある．[991]

セロトニン受容体　serotonin receptor　15 種類以上のセロトニン(5-ヒドロキシトリプタミン 5-hydroxy tryptamine；5-HT)受容体の存在が示されている．5-HT_3 受容体はイオンチャネル内蔵型の受容体である．残りの 5-HT 受容体は G タンパク質共役型で 5 種類のファミリーが含まれる．アデニル酸シクラーゼを抑制する G タンパク質に共役している 5-HT_1 受容体，ホスホリパーゼ C を活性化する G タンパク質に共役し，イノシトールリン脂質の代謝回転亢進を引き起こす 5-HT_2 受容体，アデニル酸シクラーゼを活性化する G タンパク質に共役している 5-HT_4 受容体，5-HT_6 受容体，5-HT_7 受容体がある．おのおのの受容体にはサブタイプがある．これらに加えて 5-HT_5 受容体遺伝子が同定されている．癌化学療法の催吐作用を抑制する 5-HT_3 拮抗薬，消化管運動促進薬としての 5-HT_1 アゴニストなどがある．[1047]

セロトニン・ノルアドレナリン再取り込み阻害薬　serotonin-noradrenaline reuptake inhibitor；SNRI　[SNRI]　うつ(鬱)病ではシナプス間隙のモノアミンが低下していると考えられるが，セロトニン・ノルアドレナリン再取り込み阻害薬(SNRI)はモノアミンの中でもセロトニンとノルアドレナリンの再取り込みを選択的に阻害し，これらの濃度を上昇させて抗うつ作用を示すと推測される．SNRI と選択的セロトニン再取り込み阻害薬(SSRI)の抗うつ効果に著明な差はないとされるが，SNRI ではノルアドレナリンの関与が示唆される意欲向上にも効果が期待できる．SSRI と同じく，三環系抗うつ薬に比して抗コリン性副作用は少ない．わが国ではミルナシプラン塩酸塩のみが使用可能であり，うつ病・うつ状態に適応を有する．ミルナシプランは肝で代謝されず肝薬物代謝酵素(CYP)に影響しないため，SSRI に比べ薬物相互作用が少ない．[204,1304]

セロファン黄斑症　cellophane maculopathy ⇨[同]黄斑部網膜上膜→396

セロファン厚層塗抹(とまつ)　cellophane thick smear　[加藤セロファン厚層塗抹(とまつ)]　糞便中の寄生虫卵検査法の1つ．加藤・カッツ Kato-Katz 厚層塗抹法ともいう．厚めのセロファン紙を蒸留水，グリセリン，3% マラカイトグリーンに1日浸透させる．糞便 60-70 mg をスライドグラスに置き前述のセロファン紙で覆い圧平して 20-30 分間自然乾燥後に顕微鏡で観察する．[288]

セロファンテープ法　cellophane-method　[スコッチテープ法，セロテープ法]　蟯虫の検査法で，市販のセロファンテープを肛門を中心に肛門周囲に押し当て，それをスライドグラスにはりつけて顕微鏡で観察する．無鉤条虫卵などの検出にも利用でき，専用品もある．[288]　⇨[参]蟯(ぎょう)虫卵検査法→763

ゼロベース予算　zero-base budgeting　予算計画のとき，すべての項目に対して最初は予算はゼロであるという前提で進めること．すなわち，前年度予算があったからといって今年度も自動的に予算があるであろうという考えを捨てること．すべての項目に対して出費とその効果を定期的に評価していく．[415]

ゼロラジオグラフィー　xeroradiography　[ゼログラフィー]　かつて乳房撮影など軟部組織撮影に利用された X 線撮影法．X 線フィルムのかわりに半導体セレン(Se)を蒸着したアルミニウム(Al)またはプラスチック板を感光板として用いる．撮影後，静電的潜像ができるので，色素粉末の静電引力効果を利用して紙に転写する．こうして得られた X 線写真をゼログラムという．X 線被曝線量が多いため，CR(コンピューテッドラジオグラフィー)にかわられた．[264]

栓　plug　[栓子]　開口部または管腔や穴をふさぐものをいい，流体，通常は血流を止めるものは栓子という．栓子は塞栓症の原因となり，遠隔部位より剥離，分断した血栓，細胞集塊(腫瘍など)，組織片(骨髄，胎盤，羊水中の組織片，心弁膜片など)，脂肪滴のほか，空気，寄生虫の母虫または虫卵，異物などがあげられる．[1531]

船医　ship doctor　航海中，船に乗り組んで勤務し，乗客や船員などの傷病の治療や健康の管理を行う医師．[904]

線維化　fibrosis　[線維形成]　炎症巣などで，コラーゲンの増殖がみられることをいう．特にケロイドにおいては強い．線維化は，組織の傷害部位への線維芽細胞の遊走と増殖，細胞外基質の沈着によって行われ，種々の増殖因子やサイトカインが関与している．慢性胆嚢炎の胆嚢壁，慢性膵炎の小葉内および小葉間，糖尿病の長期経過例の膵島などにも線維化の例がみられる．[1531]　⇨[参]線維症→1747

線維芽細胞　fibroblast　結合組織を構成する若い線維細胞で，一般に，扁平で細長く，不規則な突起をもつ．発達した粗面小胞体をもち，結合組織線維(膠原線維，弾性線維)や基質(ムコ多糖類など)の産生を盛んに行っている．膠原線維，弾性線維の形成にあたっては，こ

せ

れらの前駆物質を放出して，細胞外で分子が配列して線維束の構造をとる．未分化な線維芽細胞は軟骨芽細胞，骨芽細胞，脂肪細胞などにも分化していく．動物の細胞を培養すると，その起源に関係なく線維芽細胞に外見上よく似た細胞が出現し，本来の定義とは別に線維芽細胞と呼ぶこともある．[1044]

線維芽〔細胞〕腫 fibroblastoma 線維芽細胞より発生する腫瘍のこと．悪性の腫瘍は線維肉腫と呼ばれる，良性の腫瘍は線維腫と呼ばれ，膠原線維の増殖が目立つ．[1531]

線維芽細胞成長因子 fibroblast growth factor；FGF⇨同線維芽細胞増殖因子→1747

線維芽細胞増殖因子 fibroblast growth factor；FGF［ヘパリン結合性増殖因子，線維芽細胞成長因子］ 1970年代に大脳・下垂体で見つかったが，現在ではさまざまな組織や細胞に広く存在していることが知られている成長因子．線維芽細胞や血管内皮細胞，神経細胞など多くの細胞や組織に作用し，増殖，分化などの情報を伝える．生体中では血管新生，創傷治癒，個体発生，細胞の癌化などに関与している．現在までに哺乳類においてFGFと類似した構造をもつ角質細胞増殖因子など23種類が見つかり，FGFファミリーを形成している．酸性のaFGFと塩基性のbFGFが主要なものである．[991]

線維筋過形成⇨同線維筋性形成異常→1747

線維筋形成不全 fibromuscular dysplasia 頸動脈や腎動脈のような中ないし大径の動脈の狭窄の一因となる疾病．動脈の内膜や中膜の弾性線維の異形成のため，内腔が狭くなり，局所的狭窄をきたす．血管撮影ではビーズが連鎖(数珠状)したような動脈として造影される．女性に多くみられ，脳虚血性疾患や腎性高血圧の原因となる．脳動脈瘤や血管解離を合併することもある．[838]

線維筋性形成異常 fibromuscular dysplasia；FMD［線維筋過形成］ 動脈壁の膠原線維や平滑筋細胞などの増殖により動脈内腔に狭窄を生じたもの．原因不明であるが，先天性あるいはエストロゲンなどにより後天性に起こると考えられている．若い女性に多く，右の腎動脈に多い．腎血管性高血圧の原因となることがある．線維筋過形成をきたす型と，動脈の中膜外層に起こる線維症を呈する型がある．[202,487] ⇨参線維症→1747

線維形成⇨同線維化→1746

線維形成髄芽腫⇨同結合織形成髄芽腫→909

線維形成性神経外胚葉性腫瘍 desmoplastic neuroectodermal tumor 線維形成 desmoplasia は特に悪性腫瘍細胞にみられる．神経外胚葉性腫瘍 neuroectodermal tumor とは通常，未分化神経外胚葉性腫瘍 primitive neuroectodermal tumor(PNET)の概念で提唱されている，小脳以外に発生した髄芽腫に類似の腫瘍を指す(脳腫瘍取扱い規約)．ただし，まだ確定的ではない．[196]

線維細胞 fibrocyte 増殖の停止した通常の結合組織内の線維芽細胞．線維芽細胞が成熟し静止状態になっているものであるが，条件によっては再び分裂増殖を行うことがある．[485] ⇨参線維芽細胞→1746

前意識 the pre-conscious フロイト Sigmund Freud (1856-1939，オーストリアの精神科医)の局所論 topography で提唱された心的装置の一体系．意識 consciousness の中にはないが，抑圧を受け，意識の場に登場するには検閲による変形を経なければならない無意識 the unconsious の内容とは異なり，いつでも意識へと入っていける内容，作用の領域．例えば，意識されてはいないが主体が呼び起こすことのできる記憶がこれにあたる．[312] ⇨参精神分析→1684

線維自発電位 fibrillation potential［細動自発電位］ 洞結節，房室結節，ヒス-プルキンエ His-Purkinje 系などの特殊心筋にみられる緩徐拡張期脱分極のこと．[226]

線維腫 fibroma 良性皮膚間葉系腫瘍で膠原線維の増殖からなり，2つの臨床型に分類される．1つは中高年の頸部，腋窩に多発する皮膚色ないしは茶褐色で直径2-5 mmの有茎性，やわらかい丘疹．他方は体幹に好発する単発の結節で懸垂性の臨床像を呈し，治療は外科的切除の適応となる．[356] ⇨参軟性線維腫→2200

線維粥腫破裂 fibrous rupture⇨同粥腫崩壊→1388

線維腫症 fibromatosis 良性の線維性増殖であるが，線維症と比較して病変の境界が不鮮明であり周囲組織に浸潤性に発育．局所再発するものもあるが，遠隔転移はきたさない．デュピュイトラン Dupuytren 型線維腫症とデスモイド(類腱腫)型線維腫症が代表的．[1531]

線維症 fibrosis［線維増殖症］ 臓器に過剰の結合組織線維，特に膠原線維がびまん性に沈着して臓器の機能障害が惹起される状態を臓器線維症と呼ぶ．また瘢痕・胼胝・癒着，および壊死組織や線維素性滲出物の器質化などは，膠原線維の過剰沈着という点では線維症と本質的に同じ現象．生理的な線維形成と異なる点は，線維症では臓器固有の線維構築が破壊されること，コラーゲンの代謝回転が速く線維の成熟が遅延すること，石灰沈着やヒアリン化などの二次的変性が起こりやすいこと．[1531] ⇨参線維化→1746

線維上皮腫 fibroepithelioma 線維性組織と表皮基底細胞の増殖したものからなる腫瘍．前癌性線維上皮腫はこの一種．[485]

線維上皮性乳頭腫 fibroepithelial papilloma［線維乳頭腫］ 多量の線維組織を含む良性の上皮性腫瘍．上皮細胞が乳頭状に増殖して表面を覆っている．[485]

線維神経腫 fibroneuroma⇨同神経線維腫→1529

線維性黄色肉腫 malignant fibroxanthoma⇨同悪性線維性組織球腫→141

線維性隔壁 fibrous septum 一般に組織構造の内部を仕切る構造物を隔壁という．例えば肝硬変の場合は，肝細胞壊死部の弾力線維網凝集，膠原化を経て，瘢痕形成，線維化，隔壁形成へと続いた結果，偽小葉が形成されており，肝硬変の種類によって線維性隔壁の幅の広さに差がある．甲型肝硬変の線維性隔壁は幅が広く，乙型肝硬変では幅が狭い．[1531]

線維性強直 fibrous ankylosis 関節内に生じた種々の病変により関節運動が著しく減弱または消失した状態を関節強直といい，関節可動域が多少とも残存している不完全強直を線維性強直という．一方，骨性に癒合し可動性が完全に消失したものを骨性強直という．[91]

線維性血管腫 fibroangioma［血管線維腫］ 多数の血管と線維性組織からなる良性新生物．上咽頭線維腫，血管拡張性肉芽腫なども線維血管腫の一種．[485] ⇨参結合組織→910，脂腺腫→1296

線維性結合組織⇨同結合組織→910

線維性甲状腺炎 fibrous thyroiditis ［リーデル甲状腺腫，リーデル甲状腺炎］ 密な線維組織によって正常甲状腺組織が置換されるために，甲状腺の肥大がゆっくりと進行する疾患．1896年，リーデル Bernhard M. C. Riedel によってはじめて記載された．甲状腺の片葉または両葉をびまん性におかし，周囲組織にも波及し，近接の筋，神経，血管，気管などに癒着．濾胞の崩壊消失と高度のびまん性結合織増殖で占められる．女性に多く，通常は40歳以降に発症．窒息感，呼吸困難，嚥下困難，甲状腺機能低下などの症状を示す．治療は外科的切除．きわめてまれな疾患．[385]

線維性骨異形成症 fibrous dysplasia ［線維性骨形成異常症］ 真の骨腫瘍ではなく骨発育障害の一種と考えられている疾患．単発性と多発性があり，多発性に皮膚色素沈着と内分泌異常(思春期早発症)が合併するものはオルブライト Albright 症候群と呼ばれる．10歳前後の大腿骨および脛骨の骨幹端から骨端部に好発．疼痛，腫脹，変形を主症状とする．X線学的には，単胞または多胞性の半透明巣(すりガラス様像)が認められる．一般には病巣掻爬と骨移植が行われることが多く，高度変形に対しては矯正骨切り術なども行われる．[91]

線維性骨炎 fibrous ostitis 副甲状腺機能亢進症による骨変化で，限局性と汎発性とがある．限局性は小児や若年者に多く，大腿骨，脛骨，上腕骨，肋骨などの骨端部に線維芽細胞様の紡錘形細胞とともに多核巨細胞が増殖し，褐色ないし黄色の出血性腫瘤を形成．少年期に発症したものは嚢胞となる．症状としては局所の腫脹，疼痛，ときに骨折を生じる．治療は病巣部の切開，掻爬を行い，骨折予防のため保護装具を装着する．汎発性は20-30歳頃に初発し，全身の骨の脱灰と嚢胞形成がみられる．副甲状腺の腺腫または過形成による骨融解性病変で，骨の変形，病的骨折，疼痛，全身衰弱をきたす．治療は副甲状腺の摘出，放射線照射が行われる．[485]

線維性骨形成異常症⇨同線維性骨異形成症→1748

線維性骨組織 woven bone 骨形成の最初の段階の未熟な骨であり，膠原線維が種々の方向に走っている．これが骨芽細胞および破骨細胞の働きにより，膠原線維が一定の方向に層状に並ぶ層板状骨につくり変えられていく．骨損傷による修復の際や骨代謝亢進時に出現．[1531] ⇨参仮骨形成→493

線維性骨皮質欠損 fibrous cortical defect ［非骨化性線維腫］ WHOにより分類される線維組織球性腫瘍の1つで，線維性組織球性細胞の増殖を限局性に呈する腫瘍様病変．発育期の長管骨の骨幹部に好発．X線検査では骨皮質に境界明瞭な多胞性骨透明巣が認められる．無症状であることが多く，病的骨折または偶然に発見される．通常は経過観察により自然治癒するが，病巣の広がりや病的骨折の危険性がある場合は手術適応となることもある．[91]

線維性骨膜炎 periostitis fibrosa 骨膜炎が慢性化し，線維性瘢痕組織を形成した状態．原因としては外傷，周囲からの炎症の波及のほか，骨髄炎に続発することもある．[1531]

線維性収縮 fibrillary contraction 個々の筋線維の自発収縮のことであるが，微小のため皮膚上の動きとしては観察できない．針筋電図では線維自発電位として観察される．線維自発電位は安静時に出現し，初期陽性相を伴う2-3相の短持続時間の電位で，スピーカーからはトタン屋根を打つ雨音のように聞こえる．筋線維を支配している運動ニューロンが脱落している状態を示す．筋電図上の線維自発電位は，筋萎縮性側索硬化症などの神経原性疾患でみられることが多いが皮膚筋炎，多発筋炎でもみられる．[441]

線維性修復 fibrous repair 組織や臓器の損傷，部分的欠損または機能脱落に対応して，増殖や肥大など組織の能動的変化によって，それを補修あるいは代償する器質的変化のことを修復といい，線維化によって瘢痕組織が形成される修復の過程を線維性修復という．肉芽組織形成に続く組織損傷部位の修復過程であり，肉芽組織が完全には吸収されずにかたい瘢痕組織を残す．[1531]

線維性粥腫 fibrous plaque⇨同アテローム粥腫→163

繊維性食物 〔high〕fiber food 食物繊維を多く含有している食物．食物繊維とは人間の消化酵素で水解される食物中の高分子の難消化性成分の総体．植物細胞壁の構造物質の主なものはセルロース，セミセルロース，ペクチン，リグニンであり，これらは非水溶性食物繊維である．一方，植物細胞の非構造物質で細胞内にある貯蔵物質(多糖類)や分泌物質は水溶性で粘性の高いものが多い．すなわち，ペクチン質は果実類に多く，粘質物はグアーガム(ガラクトマンナン)やこんにゃく粉(グルコマンナン)などに多く含まれる．海藻多糖類には褐藻類(アルギン酸)，紅藻類(カラギーナン)などがある．血糖値，血清コレステロール値の低下作用を有する．[987] ⇨参食物繊維→1486

線維性腺症⇨同硬化性腺症→981

線維性組織球腫 fibrous histiocytoma 組織球様細胞(単球やマクロファージなどの組織球由来とは限らない)と，線維性結合織の増生を伴った線維芽細胞の両方の成分からなる腫瘍で，良性と悪性とがある．皮膚に発生する良性腫瘍で似たような組織所見を示す皮膚線維腫がある．⇨参皮膚線維腫→2473

線維性置換 fibrous replacement 再生能が低い臓器の修復でよくみられる現象で，組織の実質細胞が欠損したあと，線維性結合織によって置き換わった状態．[1531]

線維性中皮腫 fibrous mesothelioma⇨同良性中皮腫→2943

線維性嚢(被膜) fibrous capsule 肝臓，腎臓などのある種の臓器や腫瘍，あるいは2つの骨の接合部の関節などを包んでいる薄く強靱な線維性の膜(カプセル)．[485]

線維性嚢胞膵症 fibrocystic disease⇨同嚢胞性線維症→2313

線維性半月体⇨参半月体→2408

線維性ポリープ fibrous polyp 限局性の隆起性腫瘍様病変の肉眼的表現として広くポリープという用語が用いられ，ポリープの成因は炎症，過形成から腫瘍までさまざまである．ポリープの中で，膠原線維の増生を主体としたポリープのこと．[1531]

線維性癒着 fibrous adhesion 結合織増殖による器質化で生じる癒着．隣接臓器と漿膜あるいは漿膜同士の癒着などがある．線維素の析出だけの線維素性炎から滲出液が加わると漿液線維素性炎となり，滲出物が吸収されると治癒するが，吸収が不完全で経過が長引くと，結合織の増殖によって器質化され，線維性癒着をきたす．[1531]

線維腺腫 fibroadenoma ［嚢胞線維腺腫］ 腺上皮細胞成分および結合織成分がいずれも増生を示す乳腺の良性腫瘍(混合腫瘍). 乳腺症に比して若年の未産婦人(20-35歳)に好発. 腫瘤の多くは孤立性であるが, 多発することもある. 周囲との境界が明瞭な弾力性結節で, 外部より触知しうる. 増生している腺上皮細胞成分と結合織成分の成分相互の量的関係とそれに伴う腺腫の形態により, 管周囲型線維腺腫と管内型線維腺腫に分類される.[1531]

線維腺症 fibroadenia, fibroadenosis 脾臓の著明な線維化の状態. 髄索内の血液成分が減少し, 静脈洞の輪郭が明瞭となり洞内皮が腫大・増殖するために腺様の外観を呈することからこう呼ばれる. バンチ Banti 症候群の脾臓の変化を表現する言葉としてよく知られている.[1531]

線維素⇨同フィブリン⇀2514

線維増殖症⇨同線維症⇀1747

線維素凝塊⇨同フィブリンクロット⇀2514

線維束性収縮⇨同線維束性攣縮(れんしゅく)⇀1749

線維束性攣縮(れんしゅく) fasciculation ［線維束性収縮, 束攣縮(そくれんしゅく), 線維攣縮(れんしゅく)］ 単一の前角細胞に支配される筋線維群に生じる不随意的収縮. この筋収縮は体表面から肉眼視でき, またピクピクとした収縮を自覚できる. 筋電図検査により運動ユニット電位が出現するため, 線維性(筋)収縮 fibrillation と区別できる. 健常者にも出現するが, 同一部位に反復して出現するときは病的なこともある. 脊髄性筋萎縮症, 筋萎縮性側索硬化症や末梢神経障害でみられる.[838]

線維素原⇨同フィブリノゲン⇀2514

線維素原定量法 determination of fibrinogen⇨同フィブリノゲン定量法⇀2514

線維素性炎 fibrinous inflammation⇨参急性線維素性炎〔症〕⇀735

線維素性胸膜炎 fibrinous pleurisy 胸膜炎の病理組織学的分類の1つで, 滲出物の成分が血漿に近く, 滲出物中に多量の線維素が含まれているもの. 胸腔にたまった滲出液全体に血液の凝固と同一の化学的機転が起こり, 凝固して線維素が析出する場合をいう.[1019] ⇨参胸膜炎⇀771, 急性線維素性胸膜炎⇀735

線維素性血栓⇨同フィブリン血栓⇀2514

線維素性心膜炎 fibrinous pericarditis 急性心膜炎のうち, 線維素(フィブリン)の析出を特徴とするもの. 尿毒症, 急性細菌感染症, リウマチ熱, 結核, 心筋梗塞後症候群などで認められる. 重篤な場合, フィブリンが器質化して癒着や収縮性心膜炎を引き起こすことがある.[202,1052]

線維素性肺炎 fibrinous pneumonia 肺炎の病理組織学的分類のうち, 肺胞内に現れた滲出物による分類の1つ. 大葉性肺炎の肝変期を意味する. 大葉性肺炎において, 線維素は赤色肝変期以降に増加し, 特に青壮年者の肺炎に際して灰色肝変期に大量に肺胞内に出現する. 肉眼的には灰白色でかたく, 割面で線維素が肺胞腔から突出して顆粒状に見える.[1019]

線維素性癒着 fibrinous adhesion 容易に剥離可能なフィブリン(線維素)による癒着で, 漿膜などに線維素性炎が起こった際に漿膜同士あるいは漿膜と隣接臓器間などにみられる. 滲出液がフィブリン網を形成し, フィブリン析出の程度が強ければ表面はビロード状あるいは絨毛状となる. 早い時期には表面を擦過すると毛状物が容易に剥離する線維素性癒着だが, 長く付着していると器質化により剥離困難になる.[1531]

線維素沈着 fibrin-deposition ［フィブリン沈着］ 線維素性炎におけるフィブリン(線維素)の沈着で, フィブリノゲンが血液から滲出し, トロンビンの作用により組織の滲出液中にフィブリンが析出して細網状に沈着をきたす. 漿液線維素性炎では綿状を呈し, 漿膜面ではフィブリンは表面に凝着し, ビロード状ないし絨毛状を呈する. 線維素性心外膜炎のときの絨毛心, ジフテリアの喉頭咽頭炎の偽膜, 抗生物質使用に伴う偽膜性腸炎が有名.[1531]

線維素溶解系⇨同線溶系⇀1796

線維素溶解現象 fibrinolysis ［線溶］ フィブリンがプラスミンによって分解される現象.[1131]

線維素溶解酵素⇨同プラスミン⇀2575

線維素溶解能検査 fibrinolytic activity test 血漿を希釈し酸性化して沈殿させ得られるユーグロブリン分画には, 線維素溶解(線溶)系の阻害物質であるアンチプラスミン活性が含まれない. そのためこの分画にトロンビンを加え検体中でフィブリンを作成し, その溶解までの時間(ユーグロブリン溶解時間)を計れば, 線溶能が把握できる.[1615]

線維弾性症 fibroelastosis 膠原線維と弾性線維の両者が過剰に増加する状態. 心内膜線維弾性症が代表的であるが, 輪状肝硬変症や強皮症の皮膚においても膠原線維の増加に弾性線維の増加を伴っている. 弾性線維の形成を伴わない線維症は存在するが, 膠原線維の形成なしに弾性線維のみが沈着する病変はなく, 膠原線維の過形成を伴った線維弾性症として現れる. 増加した膠原線維と弾性線維との割合はさまざま.[1531]

線維柱帯 trabecular meshwork 前房隅角部にある網目構造で, 房水はここを通過してシュレム Schlemm 管に入り, 眼外へ排出される. 組織学的には, 前房側からぶどう膜網, 角強膜網, 内皮網の3構造からなる. ぶどう膜網は毛様体筋から連続して始まり, シュワルベ Schwalbe 線に終わる. 角強膜網は強膜岬から始まり, シュワルベ線に収束し, 板状の層板構造を形成している.[566]

線維柱帯切開術 trabeculotomy ［トラベクロトミー］ 開放隅角緑内障に対する手術の1つ. シュレム Schlemm 管外壁を開放して, その中に特殊な器具を挿入し, シュレム管内壁を切開する手術. 房水の流出抵抗の強いシュレム管の内壁を切開することで, 房水流出抵抗の減弱を図り, 眼圧を下降させる.[257]

線維柱帯切除術 trabeculectomy ［トラベクレクトミー］ 緑内障に対する濾過手術で, 世界中で最もよく行われている手術法. 結膜を切開し, 上方強膜に流出路となる強膜弁を作製したのち, 線維柱帯を切除して房水を強膜から濾過させる手技. 虹彩根部が流出路に嵌頓して閉塞しないように虹彩切除も同時に行う. そして結膜を縫合して強膜上を覆い, 結膜下で濾過された房水が吸収できるようにする. 房水が結膜下に流出すると濾過胞(ブレブ)と呼ばれる水ぶくれが形成される.[257] ⇨参濾過手術⇀2999

線維軟骨 fibrocartilage 軟骨には線維軟骨と硝子軟

骨，弾性軟骨がある．膝関節，肩鎖関節，胸鎖関節，顎関節の相対する関節軟骨は硝子軟骨で，関節軟骨の間隙を補う形で存在する半月板や関節円板は線維軟骨からなる．なかでも膝半月板は臨床上，最も重要である．[91] ⇨参関節半月〔板〕→627

線維肉腫　fibrosarcoma　線維芽細胞からなる悪性非上皮性腫瘍であり，四肢や体幹に好発する通常型（成人型）と四肢末梢に多い乳児型とがある．腫瘍細胞は紡錘形で，核の濃染性・大小不同・核分裂像を示し，細胞束を形成して交錯し，いわゆる杉綾模様あるいは矢はず模様を描く．細胞間には種々の量の膠原線維が存在．[1531]

線維乳頭腫　fibropapilloma⇨同線維上皮性乳頭腫→1747

線維粘液腫　fibromyxoma　粘液腫の中で，膠原組織の増生が多いもの．一般に粘液腫は線維組織をほとんど含まないが，ときに膠原組織の増生が目立つ線維粘液腫も存在．下顎の歯原性線維粘液腫はその代表で，比較的よくみられる若年成人の良性腫瘍．[1531]

線維嚢胞性乳腺症　fibrocystic mastopathy⇨同乳腺症→2234

線維攣縮（れんしゅく）⇨同線維束性攣縮（れんしゅく）→1749

前陰唇交連　anterior commissure of labia⇨同陰唇前交連→293

船員保険法　seamen's insurance law　1939（昭和14）年に設立した日本の民間被雇用者を対象とする最初の年金制度．船員として船舶所有者に雇用される者を被保険者として，疾病，失業，業務上災害などに対する給付を行う総合的な社会保険制度．このうち業務外年金については，1986（同61）年に厚生年金保険に統合されたが，この保険は通常の労働者の医療保険，雇用保険，労働者災害補償保険を一元化した総合的社会保険の性質をもつ．[457]

前運動皮質症候群　premotor cortex syndrome　［運動前野症候群］　ブロードマン Brodmann 6 領野が運動前野（前運動皮質）であり，ブロードマン 4 領野（中心前回）の前方に接して位置している．運動前野の生理的機能は動物実験や臨床症例の検討から推定されているがまだ確立されていない．運動前野が損傷すると，熟練運動が障害され（ルリア Aleksandr R. Luria），また記憶による連続運動の遂行に重要な役割がある（ハルスバント Ulrike Halsband）とされた．サルの実験では，視覚情報と連合した運動が障害された．[838] ⇨参運動皮質→339

前運動野（領）　premotor area⇨同運動前野→338

尖鋭恐怖　aichmophobia⇨同尖端恐怖→1775

鮮鋭度　sharpness　X線像における輪郭の鮮鋭さの度合．鮮鋭度が低いと微細構造は描出されない．鮮鋭度を低下させる因子として，①患者などの動きによるぼけ，②増感紙など感光材料の粒子の大きさによるぼけ，③焦点の大きさなどによる幾何学的ぼけ，④散乱線によるぼけなどがある．[264]

前腋窩線　anterior axillary line　体表上で腋窩の前縁を通る垂直線のこと．心電図の誘導をつける際の参考になる．[1009]

腺エナメル上皮腫　adenomatoid ameloblastoma⇨同腺様歯原性腫瘍→1797

遷延一次閉鎖　delayed primary closure⇨同三次治癒→1205

遷延一過性徐脈⇨参胎児心拍数一過性徐脈→1869

遷延横位　neglected transverse presentation　［遷延横位］　胎児が横位のまま分娩が始まり，肩甲が先進する肩甲位となって分娩が停止した状態．破水，臍帯や上肢の脱出を起こしやすく，子宮破裂や胎児機能不全の危険が増大するため経腟分娩は不可能であり，帝王切開を行う．[1323]

洗冤集録（せんえんしゅうろく）⇨同洗冤録（せんえんろく）→1751

遷延照射法⇨同遷延分割照射法→1751

遷延性　persistent，prolonged　症状が長引いている，長期間続いていること．例えば，生理的な新生児黄疸は生後 1-2 週間で消失するが，これに対し，生後 2 週間以後も引き続き臨床的な黄疸をみる場合は遷延性黄疸という．[372]

遷延性意識障害⇨同遷延性昏睡→1750

遷延性昏睡　prolonged coma　［遷延性意識障害］　意識のセンターが脳幹網様体にあり，脳幹部に病変が加わると遷延性昏睡（意識障害）となる．[791] ⇨参植物状態→1485

遷延性新生児黄疸　prolonged neonatal jaundice　新生児高ビリルビン血症が生後 3 週を過ぎても続くもの．母乳性黄疸のことも多いが，さまざまな疾患の可能性もあるので，注意が必要である．[1631]

遷延性心内膜炎　endocarditis lenta⇨同亜急性細菌性心内膜炎→137

遷延性窒息　prolonged asphyxia⇨同亜急性窒息→138

遷延性低血糖　prolonged hypoglycemia　低血糖（血糖値の低下の結果 60 mg/dL 未満のレベルに達し，主に交感神経刺激症状が現れたときに低血糖症と呼ぶ）が持続する状態．血糖値が 30 mg/dL を下回ると中枢神経のブドウ糖利用が急激に低下することにより意識障害に陥る．低血糖による意識障害が長時間持続すると脳障害が不可逆性となり意識は回復しない．低血糖の重症度と持続時間によるが，低血糖発症後 90 分以内に治療を始めれば，回復は通常速やかであり完全である．スルホニル尿素薬，長時間持続型インスリン製剤による低血糖は，遷延することが多い．低血糖からの回復後も十分観察を行う．[987]

遷延性排尿　retarded urination　［遅延性排尿］　尿意があり，排尿したいにもかかわらず，ただちには排尿できず，いきむことによってようやく排尿が開始される．このような，排尿を意図してから開始までの時間が延長すること．前立腺肥大症などにみられる排尿障害の症状の 1 つ．[474]

遷延治癒骨折　delayed union of fractures　骨折後の骨の癒合が遅れ，治癒が長びいている状態．治療の際の固定性の不足や軟部組織の嵌入，感染などが原因となる．[23] ⇨参偽関節→674

遷延破水　prolonged rupture of membrane；PROM　［長期破水］　破水から分娩までの時間が異常に長びく（通常，24 時間以上）状態．母児の感染（産褥熱，羊水感染，新生児感染）と，羊水減少に伴う羊水過少症候群が臨床的に問題となるが，特に新生児感染症のリスク因子として重視されている．そのため抗生物質の予防投与が行われるとともに，早期娩出を図るべきとの考えから，特に児が成熟し胎外生活可能と考えられる妊娠末期には分娩誘発することが推奨されている．[75]

遷延皮弁　delayed flap　［ディレイ皮弁］　作製した皮弁

の血行の増強を図るために行う方法をディレイ(遷延法)といい，それを施行している皮弁を遷延皮弁という．作製する皮弁の先端部を前もって挙上し，その部の周囲からの血行を遮断して皮弁茎部のみからとすることにより，1-2 週間で皮弁先端部の血行の増強を図ることができる．[688]

遷延分割照射法 protracted fractionated irradiation ［**遷延照射法**］ 放射線治療において，1928 年フランスのクター Coutard が頭頸部腫瘍の解析結果より提唱した線量分割法．現在の 1 回 2 グレイ(Gy)程度，1 日 1 回の通常分割法のもと．数週間以上もの長期にわたり(遷延)，毎日少量ずつ投与(分割)することから，クターの遷延分割照射法と呼ぶ．[471] ⇒参分割照射法→2604

遷延流産 prolonged abortion⇒同稽留流産→877

洗冤録(せんえんろく) ［**洗冤集録**(せんえんしゅうろく)］ 13 世紀中国(宋時代)の検屍・法医学書．「洗冤」とは冤罪を正すことで，そのための検験検屍の経験則を集成したもの．原本は宋慈(1186-1249)が 1247 年編纂した『洗冤(集)録』であるが，約 100 年後に刊行された『宋提刑洗冤集録』が最も原形をとどめている．その後，たびたび補注されて 17 世紀以降『律例館校正洗冤録』『洗冤録詳義』に集大成された．検屍検傷，自他殺判別法などの実地手引書で，中には「滴血」(親子鑑定法)など荒唐無稽な説明もあるが，今日に通用する診断も多くみられる．仏訳をはじめ，和訳〔石山昱夫ほか『洗冤集録・洗冤録詳義』1990 (平成 2)〕，英訳 (H. A. Giles,『The Hsi Yüan Lu or Instructions to Coroners』1982) などがある．[585]

腺窩⇒同陰窩→289

旋回興奮 circus movement of excitation ［**興奮旋回**］ 心臓の電気現象の 1 つ．局所の電気的興奮が隣接する他の部位に伝導し，刺激に対する興奮性の低下した不応期から回復したあと，最初に興奮が起こった部分に興奮が再進入すること．また，電気的興奮が連続的に進出と再進入を繰り返すと旋回興奮(リエントリー)性頻拍になる．一例として通常型心房粗動は三尖弁輪周囲の旋回興奮性頻拍である．[766] ⇒参リエントリー→2919

旋回発作⇒同回転発作→447

腺窩炎⇒同陰窩炎→289

前核 pronucleus 卵子と精子が合体し，新たに接合体の核が形成される以前の精子と卵子それぞれの前駆体．卵子は精子が進入すると，第二成熟分裂中期で中止していた成熟分裂を再開し，第二極体を放出して雌(女)性前核を形成する．また進入した精子は，卵子の中で雄性前核を形成する．雄性前核はさらに雌性前核と結合し，接合体の核(受精卵の核)となる．このあと，受精卵は体細胞分裂を繰り返す．[998] ⇒参受精→1393

前角 ventral horn, anterior horn 〔L〕cornu anterius ［**前柱**］ 脊髄の中央部にある H 字形の灰白質の腹側部分を指す．前角には大型の α 運動ニューロンが集まり，これらの軸索は前根を通って末梢神経(脊髄神経)となり支配筋に分布する．前角が障害されると筋萎縮や弛緩性麻痺，腱反射の減弱，線維束性収縮などを引き起こす．前角が障害される疾患としては外傷性，椎間板ヘルニア，脊髄腫瘍，脊髄空洞症，多発性硬化症，筋萎縮性側索硬化症などがあげられる．(図参照⇒脊髄→1715)[1565]

前核期胚卵管内移植 pronuclear stage intratubal transfer；PROST ［GIFT 法，ギフト法，ZIFT 法，ジフト法］ 生殖医療技術の 1 つ．まず卵子を採卵し体外で授精させる．顕微鏡で前核の存在を認め受精を確認する．この前核期胚を卵管内に移植する．生理的には受精は卵管内で起こり，前核期胚も卵管内で発育する．通常の体外受精-胚移植では子宮内に戻すが，本法は前核期胚を卵管に戻すため，より生理的状況に近い特徴がある．[998] ⇒参体外受精-胚(配偶子)移植→1861

全拡張期 holodiastolic ［**汎拡張期**］ 心収縮が終わり大動脈弁が閉鎖してから次の心収縮が開始するまでの心拡張期時相．心容積を変えずに心内圧が急速に低下するが血液流入がまだみられない等容弛緩期，房室弁開放直後に血液が急速に心室に流入する急速流入期，急速流入のあとゆっくりと少量の血液が心室に流入する緩徐流入期，最後に残った心房内の血液が心房収縮によって心室に流入する心房収縮期(前収縮期)の 4 期に分けられる．急速流入期にほとんどの血液が左室に流入し，残り 1/4 の血液が心房収縮によって流入する．収縮期よりも拡張期のほうが持続時間が長い．[743]

前学童期 pre-school age 一般的には小学校就学前の 4-6 歳の頃を指す．身体・精神の発達が著しい時期であり，複雑な言葉，基本的なひらがなの読み書き，組織遊び，微細な運動などが可能になる．基本的な生活習慣(食事，着脱衣，睡眠，清潔，排泄など)が身につき，他児との遊び，交流も活発になってくる．臨床的な問題としてみられやすいのは，主に母親からの分離不安に起因する登園拒否，弟妹の誕生により両親の注意が自分からそれたことによる退行現象(爪かみ，性器いじり，夜尿など)，吃音，チック，抜け毛などで，親子関係の改善を必要とするケースもある．アスペルガー Asperger 症候群などの軽度発達障害が明らかになるのもこの時期に多い．[730]

前額皮弁 forehead flap 前額部に作製される皮弁で，顔面の他部位(鼻や頬など)の再建に使用される．前額の全域や半側を皮弁として使用する方法や，前額中央部を使用する皮弁などがある．栄養血管は浅側頭動脈の前頭枝や滑車上動脈であるため，そのおのおのを含めた皮弁として使用すれば，再建部の大きさに応じた皮弁が作製できる．[688]

前額面 frontal plane ［**前頭面，冠状面**］ 身体を前後に分ける平面．MRI 検査や CT 検査においてはコンピュータを用いることによって患者の前額面の断面も描出することができ，病変の立体的把握を容易にする．[835] ⇒参矢状面→1288

前下小脳動脈 anterior inferior cerebellar artery；AICA ⇒参小脳の動脈→1453

腺下垂体 adenohypophysis 下垂体の前葉，漏斗部(隆起部)，中間部(中葉)の部分を指す．前葉では，成長ホルモン(GH；ソマトロピン)，乳腺刺激ホルモン(プロラクチン)，甲状腺刺激ホルモン(TSH)，性腺刺激ホルモン(GTH；ゴナドトロピン)〔卵胞刺激ホルモン(FSH)，黄体形成ホルモン(LH)〕，副腎皮質刺激ホルモン(ACTH)などが分泌される．これら前葉細胞のホルモン産生と放出は，主に視床下部ニューロンの因子

(ホルモン放出因子，ホルモン抑制因子など)により，下垂体門脈系を通して液性に調節されている(視床下部-下垂体系)．成長ホルモンについては，幼少期に過剰分泌が起こると巨大症(巨人症)となり，不足すると低身長症となる．また，成長が停止した成人で過剰分泌が起こると先端巨大症になる．インスリンと拮抗する作用があり，分泌過多の場合にはしばしば糖尿病を合併する．前葉は種々の腫瘍の好発部位でもある(下垂体腫瘍)．ヒトでは中間部も漏斗部も発達がよくない．中間部からは色素細胞刺激ホルモン(MSH)が分泌される．MSH は前葉の ACTH とともに共通の前駆ホルモンであるプロオピオメラノコルチン proopiomelanocortin(POMC)から，細胞特異的なプロセッシングを受けてつくられる．漏斗部についてはヒトではよくわかっていない．腺性下垂体の発生は咽頭上皮が上方に陥入して，間脳底部で内分泌細胞に分化したと考えられている．しかし，一部の内分泌細胞は咽頭上皮に由来しないとの説もある．下垂体門脈系では，内頸動脈の枝から下垂体門脈に入る血液は腺性下垂体を灌流したのち，下垂体周囲の海綿静脈洞(硬膜静脈洞の一部)に流れ心臓に至る．[1044] ⇨参視床下部ホルモン→1286，下垂体→499

腺窩洗浄 crypt-rinsing⇨同陰窩洗浄→290

全か無かの法則 all-or-none law⇨同悉無律(しつむりつ)→1320

全家連⇨同全国精神障害者家族会連合会→1758

腺癌 adenocarcinoma ［腺細胞癌］ 悪性上皮性腫瘍の中で扁平上皮癌とともに最も多くみられる．腺上皮(円柱上皮，立方上皮)由来で腺管構造の形成ないしは粘液産生が特徴．胃，腸，膵，甲状腺，前立腺，乳腺，子宮内膜などはこの組織型が主体で，近年は肺でも増加している．特別な形として粘液癌(膠様癌：胃，大腸など)，印環細胞癌(胃)，腺様嚢胞癌(唾液腺)，細気管支肺胞上皮癌などがある．[541]

腺管癌 duct carcinoma 悪性上皮性腫瘍．膵臓や乳房の腺管の上皮に発生する．[987]

全眼球炎 panophthalmitis ［汎眼球炎］ 文字どおり眼球全体に炎症がある状態だが，特に感染性の眼内炎が前眼部および後眼部に広く波及した状態を指す．術後感染や穿孔性眼外傷，角膜潰瘍の穿孔に続発するもののほか，肝膿瘍など全身の感染病巣から眼に感染する場合もある．速やかな抗菌薬投与，および硝子体手術などが必要となる．[1153]

腺管絨毛腺腫⇨同乳頭〔状〕腺腫→2236

前癌性黒色症⇨同黒色癌前駆症→1090

前癌性病変 precancerous lesion 癌の前段階の病変，すなわち将来悪性化する可能性が高いと思われるもの．まったく正常な体細胞の腫瘍化もあるが，悪性腫瘍の多くは種々の先天性組織異常あるいは後天性慢性病変を母地として発生するので，臨床的経験からこのような先行病変を前癌性病変といっている．しかし従来，前癌性病変と考えられていたものの中には癌に付随する病変(側癌性変化ともいうべき病変)も含まれており，胃癌に対する胃潰瘍，乳癌に対する乳腺症などを前癌性病変と評価するのは危険である．一方，化生や異型上皮などは癌化との関係が強く，前癌性病変的性質が支持されるようになった．また色素性乾皮症や家族性大腸腺腫症などの遺伝性疾患ではほとんどが癌化することが知られている．[1531] ⇨参側癌性病変→1831

全関節置換術⇨同全置換術→1775

腺管腺腫⇨同管状腺腫→612

腺管内癌⇨同管内癌→646

潜函病⇨同高気圧障害→985

前眼房⇨同前房→1793

閃輝(せんき)暗点 scintillating scotoma 女性に多い片頭痛の前駆症状としてみられる暗点．最初，視野の中心部にギザギザした光が見え，次第にそれが広がり，光の内側は暗点となって周囲のものが見えなくなる．閃輝暗点が出ている間は頭痛は起こらないが，10 分-20 分程度で閃輝暗点は消失し，その後，拍動性の片頭痛が出現する．[1153]

前期高齢者 young-old，early elderly 65 歳以上 75 歳未満の者をいう．Gerontology(老年学)では，ニューガーデン Bernice L. Neugarten の分類を参考に健康状態や経済状態などの特徴を考慮して，65 歳以上の高齢者を「前期高齢者(65-74 歳)」と「後期高齢者 old-old(75 歳以上)」の 2 期に分ける場合と，アッチレー Robert C. Atchley の提唱をもとに「前期高齢者(65-74 歳)」「中期高齢者 middle old(75-84 歳)」「後期高齢者 oldest-old(85 歳以上)」の 3 期に分ける場合がある．わが国の前期高齢者人口は，2016(平成 28)年の 1,744 万人をピークにその後は減少していくが，後期高齢者人口は増加を続け，2017(同 29)年には前期高齢者人口を上回ることが見込まれている．[1564] ⇨参後期高齢者→986

前擬充尾虫 procercoid⇨同プロセルコイド→2596

閃輝(せんき)性硝子体融解 synchysis scintillans 外傷や炎症に伴って，黄白色やときに黄金色のキラキラと輝く扁平で尖った粒子の硝子体混濁がみられる状態．混濁の本態はコレステロール結晶で，硝子体線維への沈着はなく，硝子体下方に沈殿し，眼球運動により舞い上がってくる．[1250]

前期赤芽球コロニー形成細胞 ⇨同赤芽球バースト形成細胞(形成単位)→1714

前期破水(膜)

premature rupture of membrane；PROM ［PROM］

【定義】 陣痛開始前に卵膜が破れ，羊水が子宮外に出てしまうこと．5-10% は妊娠 37 週未満，約 60% は妊娠 37 週以降に発症する．破水によって腟内の細菌が羊水中に上行し，胎児に感染する，臍帯が子宮口から脱出する，陣痛の誘発から早産になるなどの危険性がある．また，妊娠 37 週未満のものを**プレターム(preterm)前期破水**(PROM)といい，出生した児に**呼吸窮迫症候群**や頭蓋内出血などを合併するおそれがある．

【原因】 炎症などにより卵膜がもろくなっている状態に何らかの強い刺激が加わることで発生する．危険因子として，**絨毛膜羊膜炎**，前期破水の既往，妊娠中の性行為，胎位異常，喫煙などがある．

【治療】 妊娠週数によって管理方法が異なる．①妊娠 34 週未満の前期破水：胎児の肺の未成熟や脳室内出血などの可能性があるため，できる限り 34 週以降まで妊娠を継続させる．子宮収縮を抑制するための薬物療法や感染予防の処置を行う．② 37 週以降：**子宮内感染**を起こすおそれがあるため，24 時間以内に分娩とする．陣痛がある場合には自然分娩，ない場合には分娩誘発

の処置がとられる.[1323]

前期破水(膜)の看護ケア

【看護への実践応用】 破水を訴える場合には,胎児心音の観察,羊水流出状況の確認,羊水と帯下または尿の鑑別をBTB(ブロムチモールブルー)試験紙などで行う.羊水流出を防止するために骨盤高位とし,胎児が小さい場合や骨盤位,横位の場合は,臍帯脱出を防ぐためにメトロイリンテルやコルポイリンテルといったゴム製の袋が挿入されることもある.また,子宮腔内への上行感染を予防するために抗生物質が投与される.外陰部の消毒を行って清潔を保ち,ナプキンなどは滅菌されたものを用いる.流出する羊水量の性状(色,におい,混濁),子宮収縮の有無,発熱などの感染徴候,胎児心拍の異常(臍帯脱出や羊水過少による臍帯圧迫からくる徐脈,子宮内感染による頻脈)などについて観察する.前期破水は妊娠週数により対応が異なり,胎児の肺成熟が未熟な時期(妊娠34-35週以前)は待機療法をとり,肺成熟の見込める時期(妊娠35週以降)では児の安全に十分配慮したうえで分娩方針をとることが多い.どちらも抗生物質の投与による感染予防と羊水漏出防止が基本であり,待機療法においてはさらに子宮収縮の防止が加わる.

【ケアのポイント】 前期破水は,分娩が誘発される,臍帯脱出を起こしやすい,羊水の感染を起こしやすいなどの問題点があり,早産や低出生体重児の原因となっている.患者は胎児の健康状態に対する不安や心配をもちやすいため,十分な説明を行い,治療や処置に対する理解や納得を得ることが大切である.待機療法により分娩までの期間が長期にわたる場合,患者は強い心身のストレスを受けるため,身体的安楽や精神的ケアに努める.[1352] ⇨参前期破水(膜)→1752

前期破水後陣痛 onset of labor after PROM⇨参前期破水(膜)→1752

前期破水後胎児子宮内感染 fetal infection after PROM⇨参前期破水(膜)→1752

栓球⇨同血小板→913

栓球血症⇨同血小板血症→914

栓球輸血 thrombocyte transfusion⇨同血小板輸血→916

前胸腺細胞⇨同胸腺前駆細胞→762

前胸腺ホルモン prothoracic gland hormone ［**脱皮ホルモン**］ 昆虫の変態にかかわるホルモンの一種.前胸腺から分泌されるαエクジソン ecdysone およびその酸化されたβエクジソンは,昆虫の脱皮と変態に関与している.幼虫期に分泌される幼若ホルモンは幼虫形質を維持させる.最終齢の幼虫は前胸腺が大きくなり,側心体から放出される前胸腺刺激ホルモンがこの前胸腺に作用してエクジソンが分泌される.さらにアラタ体 corpus allatum(昆虫にみられる内分泌腺)の活動休止により幼若ホルモンが働かず,エクジソンだけが働き脱皮が誘起され,完全変態昆虫では蛹化,不完全変態昆虫では成虫化が起こる.[1047]

前胸壁有茎皮弁⇨同胸三角筋部皮弁→756

前巨核球 promegakaryocyte 血小板を産生する巨核球の幼若な段階の細胞.形態学的には直径約20-80 μmで,巨核芽球よりやや赤みを帯びた好塩基性の細胞質を認め,細胞質内にアズール顆粒がみられる.[1377]

前鋸(きょ)筋 anterior serratus muscle, serratus anterior 浅胸部の筋群の1つで,第1-9肋骨から幅広く起こり,肩甲骨の深層を通りその内側縁に停止する.上腕神経叢の胸神経により支配され,肩甲骨の回転,肩の挙上,腕の屈曲と外転を行う.[953]

仙棘筋 sacrospinal muscle⇨同脊柱起立筋→1722

仙棘靱帯 sacrospinous ligament 仙骨下部および尾骨の外側縁と坐骨棘をつなぐ靱帯.途中で交差する仙結節靱帯とともに上部で大坐骨切痕を加えて大坐骨孔を,下部では小坐骨切痕を加えて小坐骨孔を形成する.仙結節靱帯と同様,仙腸関節に安定性を与える靱帯の1つ.[873] ⇨参仙結節靱帯→1755

腺筋腫 adenomyoma 胃・腸・胆嚢などの壁内に肥大した平滑筋とその中に埋められた腺構造からなる腫瘍状のかたまりのこと.組織奇形とみられ,副膵などと同等のものと考えられている.また,子宮においては,子宮筋腫の中に子宮内膜腺と考えられる腺管状構造物が認められることがあり,これも腺筋腫と呼ばれる.[1531]

腺筋症 adenomyosis ［**子宮腺筋症**］ 子宮内膜組織が子宮筋層内に塊状ないし島状にみられるもので,以前は異所性に子宮内膜が存在する子宮内膜症の1つとされたが,現在は別疾患として取り扱われる.子宮筋層全体が肥厚,増大し,月経困難症や月経過多を主症状とし,不妊症の原因ともなる.血中CA 125(糖鎖抗原125)やCA 19-9が高値となることがある.子宮筋腫や子宮内膜症と合併することも多い.疼痛が強く挙児希望のない場合は根治手術として子宮全摘が行われることもある.挙児希望のある場合は,保存的に疼痛の除去と妊孕(にんよう)能の回復向上を目指す薬物療法と,手術療法が行われる.腺筋症はびまん性の広がりを示すことが多く,保存的手術療法には限界がある.腺筋症合併不妊に対してART(assisted reproductive technology,生殖補助技術)も適応される.[998] ⇨参腺筋腫→1753,子宮内膜症→1255

腺筋肉腫 adenomyosarcoma 横紋筋細胞が一構成成分となっている混合性の中胚葉腫瘍.別名ウィルムス腫瘍.[186] ⇨参ウィルムス腫瘍→315

千金方(せんきんほう) Qian Jin Fang ［**備急千金要方**(びきゅうせんきんようほう)］ 中国唐の孫思邈の編著による医学全書.全30巻.7世紀半ば(650年代)の成立.はじめに医師の倫理を説き,婦人病,小児病,次いで急性・慢性疾患の病態と治療法を述べる.後半は雑病,救急,食治,養生,脈診,鍼灸などについて記される.1066年に『備急千金要方』と題して刊行.別に同著者によるとされる『千金翼方』30巻の書も伝わっている.[586]

前駆期 prodromal stage 疾病の発症あるいは病的状態の始まりを予見させる時期.[943]

前駆細胞⇨参造血幹細胞→1812

前駆出期 preejection period；PEP 心電図のQ波(心臓の電気的興奮の開始)から大動脈弁開放までの間隔.心電図,心音図,頸動脈波形から,前駆出期(PEP)=(Q－Ⅱ)－ETで算出できる.ET(駆出時間 ejection time)は頸動脈波の立ち上がりから切痕までの間隔(駆出期).心収縮力の指標となり,それと負に相関する.[743] ⇨参収縮期時相→1369

前〔駆〕陣痛 premonitory pains⇨同偽陣痛→686

ゼングスターケン・ブレークモア管 Sengstaken-

Blakemore tube ［S-B チューブ］ 胃・食道静脈瘤破裂による出血に対し，応急処置のために使用される圧迫止血用の管で，2 個のバルーンを有する．使用方法は，①管を鼻腔から胃内まで挿入，②胃バルーンを空気 200 mL 程度でふくらませ，管を 40-45 cm まで牽引して鼻で固定．これで噴門部が圧迫され，同部および食道への血流が遮断される，③食道バルーンを疼痛がないのを観察しながらふくらませて食道静脈瘤を圧迫．このとき圧をモニターしながら 40 mmHg 程度までふくらませるのが原則だが，空気量は約 30-50 mL である．管は胃内貯留液や血液を回収するルーメンを有しているが，ラクツロースなど薬剤注入用にも使用できる．バルーンをふくらませる前に管が胃内まで入っていることを確認しないと，胃バルーンで食道破裂をきたす恐れがある．食道バルーンより胃バルーンによる血流遮断のほうが止血に有効とされるので，十分に牽引する必要があるが，牽引しすぎると管が抜けて，胃バルーンでの窒息など事故が生じる可能性もある．バルーンの空気のもれがないかをチェックし，自己抜去に注意．唾液も飲み込めないので誤嚥に注意．バルーン圧迫による食道壊死を防ぐため，48 時間以内に硬化療法など他の治療を施行するか，ときどき食道バルーンの空気を抜く必要がある．[392] ⇨参食道静脈瘤破裂→1482

●ゼングスターケン・ブレークモア管による圧迫止血

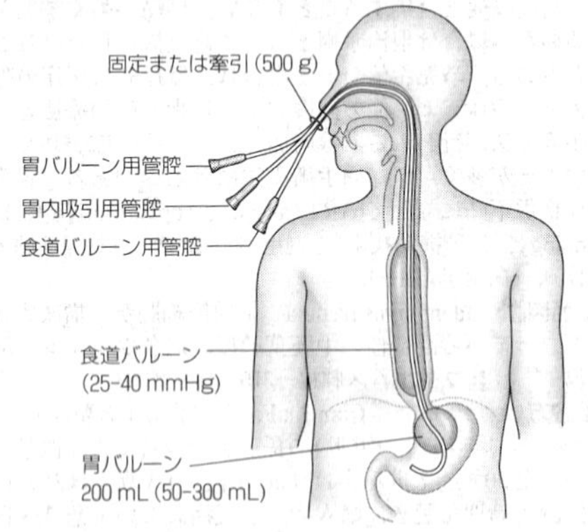

前駆体⇨同前(先)駆物質→1754

前屈子宮 uterine anteflexion ［子宮前屈］ 子宮頸部と子宮体部は内子宮口で交わるが，それぞれの軸がなす角により前屈ないし後屈と表現される．前屈(約 120 度)が標準的な状態である．[998] ⇨参子宮姿勢(傾・屈)→1247

穿掘性潰瘍 undermining ulcer 下掘れ傾向の強い潰瘍で，周囲の粘膜がひさしのように膨隆しているもの．また急激に発生した潰瘍にも，潰瘍底には厚い壊死層の下にわずかに炎症肉芽がみられるのみで，下掘れの著しい潰瘍がみられる．[1531]

前駆病変 precursor change ある病変に先立って出現する病変のこと．段階的に初期の病変である場合や次の病変の素地となる病変の場合などがある．[1531]

前(先)駆物質 precursor ［前駆体］ 前駆体ともいう．一般には生合成反応や代謝プロセス中の物質の前段階の物質のこと．プレ(pre-)やプロ(pro-)のつく物質も多い．例えば，グリコーゲンや乳酸の材料となるブドウ糖，インスリンに対するプロインスリン，ホルモンに対するプロホルモンなどがある．[1335]

前駆ホルモン⇨同プロホルモン→2601

線型回帰分析 linear regression analysis ある目的変数 object variable(従属変数 dependent variable)を y，いくつかの説明変数 explanatory variable(独立変数 independent variable)を x_i ($i = 1, 2, \cdots, n$) とするときに，$y = \beta_1 x_1 + \beta_2 x_2 + \cdots + \beta_n x_n + e$ となる $\beta_1, \beta_2, \cdots, \beta_n, e$ を推定する方法．説明変数が 1 つのときに単回帰分析 simple linear regression analysis といい，2 つ以上のときに重回帰分析 multiple linear regression analysis という．[1406] ⇨参回帰分析→429

線形加速器 linear accelerator ［ライナック］ 線形加速器(直線加速器，リニアアクセレレーター，リニアック)は，真空の加速管内で荷電粒子(イオン)を直線状に走らせながら加速して高エネルギーにする加速装置．加速原理は高周波の電場を利用して荷電粒子を加速(高周波加速)する．放射線治療では，電子線を加速する電子直線加速装置(リニアック治療装置)が主に使用されている．一般に加速高周波は 1,000～1 万 MHz の高出力(数 MW)のマイクロ波が用いられている．リニアック治療装置を用いると，約 4-20 MeV(メガエレクトロンボルト=100 万電子ボルト)まで 2 段階の X 線エネルギーおよび数 MeV おきの数種類の電子線治療が可能．なお，電子線のエネルギーは MeV で，X 線のエネルギーはその加速電圧である MV で表す．高エネルギー放射線治療装置として長年にわたり使用されてきたコバルト治療装置は，3-4 MV の高エネルギー X 線が利用できるリニアック治療装置に移行している．[1144] ⇨参加速器→510，直線加速器→2022，ベータトロン→2622

線形計画法 linear programming；LP 数理計画法の一種で，一般の最適化問題 optimization problem〔例えば，限られた医療スタッフと薬剤でどれだけ多くの治療効果をあげられるか(最大値)，どれだけ合併症を少なく抑えることができるか(最小値)などを解析すること〕を，一次(線形)の等式または不等式で与えられる制約条件のもとで，一次関数の最大値または最小値を求める問題に定型化して解く方法．[1406]

前脛骨筋 anterior tibial muscle 下腿前側の伸筋群の 1 つ．脛骨外側面上半部と下腿骨間膜から起こり，第 1 中足骨底と内側楔状骨とに終わる．前脛骨筋は深腓骨神経に支配され，足関節の背屈と内返し inversion(内反，回外)の作用をもつ．さらに，臨床上重要なことは，内側縦足弓(つちふまず)を引き上げる働きである．二足歩行をするヒトの足は，全体重を支え，かつ運動する器官として働くために，重力の分散とクッションの役割をもつ足弓(内側縦足弓，外側縦足弓，横足弓)を形成している．足弓のうち最大で，最も重要なものが内側縦足弓である．この足弓を失うと扁平足となり，長距離の歩行などに支障をきたす．前脛骨筋は歩行など運動時の内側縦足弓の保持を担う．第 1 中足骨底には前脛骨筋腱に加え，足底側から長腓骨筋腱が停止し，互いに拮抗した足の運動にかかわる．ちなみに長腓骨筋(浅腓骨筋支配)の作用は足の底屈，外返し eversion(外反，回内)，外側縦足弓と横足弓の保持である．[1044]

前脛骨筋症候群 anterior tibial syndrome ［**前脛骨区画症候群，脛骨前筋症候群**］ 下腿前方の筋膜によって囲まれた脛骨前筋膜腔(前区画)の圧力が急激に高くなり，循環障害により区画(コンパートメント)中の前脛骨筋，長母趾伸筋，長趾伸筋が壊死し，また深腓骨神経が麻痺に陥る症候群．コンパートメント症候群の1つで急性型と慢性型に分けられる．急性型では相手選手との接触や衝突が多いコンタクトスポーツなどでの直接の打撲・脛骨の骨折などが原因で激痛を伴い，慢性型ではスポーツやランニング，行軍など長時間の負担が原因となる．内圧測定により診断し，治療は筋膜切開による減圧である．[23] ⇨参コンパートメント症候群→1144

前脛骨区画症候群⇨同前脛骨筋症候群→1755

前脛骨動脈 anterior tibial artery 膝窩動脈の2終枝の1つで，膝背部のひらめ筋腱弓の下側で起こり，下腿骨間膜の上端を貫き前面に出て下行する．下腿前面の筋群や皮膚に血液を送る基幹動脈で，足背部に達して足背動脈となる．筋枝以外に前・後脛骨反回動脈，前内果動脈，前外果動脈の4枝を出す．[873] ⇨参後脛骨動脈→993

前脛骨部色素斑 pretibial pigmented patches 下腿の脛骨稜部を中心に認められる皮膚変化．初期には小水疱，潮紅，紫斑を示し，のちに褐色斑となる．糖尿病性神経障害のある患者に多く発症する．[418]

前脛骨部粘液水腫 pretibial myxedema 前脛骨部に限局性に生じる粘液水腫で，バセドウ Basedow 病特有の所見．圧迫により圧痕を残さない浮腫，色素沈着や剛毛などの夏みかん様の皮膚変化を呈する．組織学的には真皮に酸性ムコ多糖類の沈着が証明されている．持続性甲状腺刺激物質(LATS)や甲状腺刺激ホルモン(TSH)受容体抗体が強陽性を示すことが多いが，皮膚病変の成因との関係は明らかでない．[385]

尖圭コンジローマ condyloma acuminatum, condylomata acuminata ［**性病疣贅**(ゆうぜい)，**陰部疣贅**(ゆうぜい)］ ヒト乳頭腫ウイルス〔ヒトパピローマウイルス human papillomavirus (HPV)〕の主に6型(HPV 6)や11型(HPV 11)が外陰部や肛囲などの湿潤部に感染して生じる疣贅．典型例では鶏冠状あるいはカリフラワー状を呈し，多発することが多い(写真)．性感染症であるが，小児発症例では，産道感染，手指からの感染や性的虐待を考える必要がある．ときにボーエン Bowen 様丘疹症と鑑別を要する．[231] ⇨参コンジローマ→1141，いぼ(疣)→275，パピローマウイルス〔科〕→2392

●肛囲に生じた尖圭コンジローマ

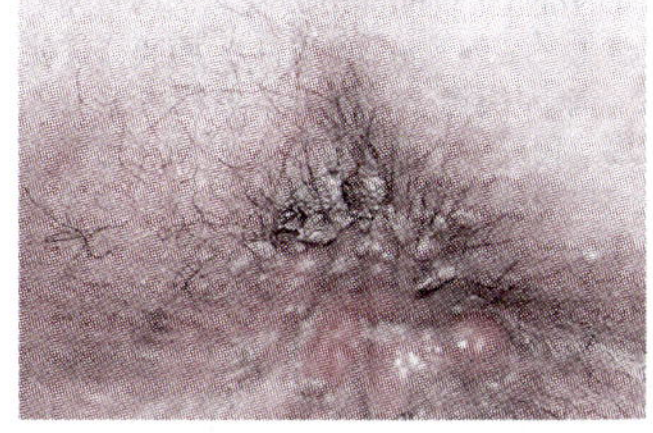

前傾子宮 uterine anteversion ［**子宮前傾**］ 腟管の軸に対して子宮頸のなす角度が前方である場合．軸が通常70-90度の前傾が子宮の正常位である．[998] ⇨参子宮姿勢(傾・屈)→1247

前傾前屈子宮 anteversion and anteflexion of uterus 腟管の軸に対して子宮頸が前傾し，頸部に対して体部が前屈している状態．標準的な状態であるが，その他の場合が必ずしも異常を示すわけではない．[998] ⇨参子宮位置異常→1242

線形モデル linear model 観測された変数 variable の間に線形な関係を想定するモデル．すなわち，n 個の確率変数(randam variable) Y_1，Y_2，…，Y_n の期待値 expected value のすべてが未知のパラメーター β_1，β_2，…，β_p の線形結合で表される場合，これを線形モデルという．このモデルは，e_i(i = 1, 2, …, n)を期待値が0で有限な分数をもつ誤差とすると，一般的に，

$$Y_1 = \beta_1 x_{11} + \beta_2 x_{12} + \cdots + \beta_p x_{1p} + e_1$$
$$Y_2 = \beta_1 x_{21} + \beta_2 x_{22} + \cdots + \beta_p x_{2p} + e_2$$
$$Y_n = \beta_1 x_{n1} + \beta_2 x_{n2} + \cdots + \beta_p x_{np} + e_n$$

と表される．代表的な例として重回帰分析モデル，分散分析モデル，ロジスティックモデルなどがある．[1406]

潜血⇨同潜出血→1763

全血液量 total blood volume；TBV ［**総血液量**］ 体内の血液の総量．体重の約1/13を占める．[656]

全血球計算 complete blood cell count；CBC ［**全血算，全血球算定**］ 赤血球数(RBC)，白血球数(WBC)，血小板数(Plt)，およびヘモグロビン値(Hb)，ヘマトクリット値(Ht)，平均赤血球容量(MCV)，平均赤血球ヘモグロビン量(MCH)，平均赤血球ヘモグロビン濃度(MCHC)の指数を測定すること．さらに赤血球，白血球，血小板の粒度分布も示される．血液疾患診断に重要な検査．現在は自動血球計数器により，多くの検体の処理は迅速・正確に行われる．同計数器には血球による電気的変化を利用するもの，血球の光学的特性を利用するもの，レーザー光線を利用するものがある．[1131]

全血球算定⇨同全血球計算→1755

全血凝固時間 whole blood clotting time⇨同血液凝固時間→888

全血算⇨同全血球計算→1755

潜血試験⇨同潜血反応→1755

全血製剤 whole blood⇨参全血輸血→1756

仙結節靱帯 sacrotuberous ligament 腸骨稜後縁，仙骨と尾骨の側縁から幅広く起こり収束して坐骨結節につく強大な靱帯．その一部は坐骨結節の内面を鎌状に曲がって進み閉鎖膜に達する．前方(腹側)で交差する仙棘靱帯とともに大坐骨孔および小坐骨孔の一部となる．立位で仙腸関節に加わる仙骨前傾の力を抑止して，仙腸関節に安定性を与える重要な靱帯の1つ．[873] ⇨参仙棘靱帯→1753

潜血尿 occult hematuria⇨同顕微鏡的血尿→963

全血尿 total hematuria 排尿時に最初から終わりまで尿に血液が一様に混入している状態をいう．臨床的にはトンプソン二杯試験法 Thompson two-glass test で第一杯尿，第二杯尿ともに同程度の血尿を示す場合を指す．全血尿の存在により頸部以外の膀胱か上部尿路(腎，尿管)からの出血が推測できる．[186] ⇨参トンプソン二杯試験法→2173

潜血反応 occult blood test ［**潜血試験**］ 尿や糞便など検体中に含まれる，肉眼では見えない程度の極微量な血液(ヘモグロビン)の存在を顕微鏡あるいは化学的に調べる検査．現在ではヒトヘモグロビン抗体を用いた潜血測定法が用いられ，特異性や鋭敏性が著しく高まった．例として大腸癌検診における便潜血反応がある．[1164] ⇨参尿潜血反応→2250，便潜血反応→2648

全血比重 specific gravity of whole blood ヘモグロビン濃度に大きく依存し，基準値は男性1.055-1.063，女性1.052-1.060．測定には硫酸銅法などが用いられ，異なった比重の硫酸銅溶液に血液を滴下し，血滴が浮沈しない硫酸銅溶液の比重を測定する．[258]

鮮血便 hematochezia トライツ Treitz 靱帯より肛門側の病変からの出血は鮮血による血便になる．新鮮血が有形便に付着する場合は，通常S状結腸より肛門側での出血にみられ，直腸癌や結腸癌，痔核などが原因疾患であることが多い．しかし上部消化管出血であっても，大量の出血でかつ腸の通過が速いときには，血液がすべて酸化されないため，新鮮血としてみられることもある．[839] ⇨参血便→930

全血輸血 whole blood transfusion 採血した血液をそのまま輸血すること．適応は大量出血による出血性ショックに陥った場合や，手術時の大量出血で輸血量が2,000 mLをこえるときなどに限られる．循環血液量を急速に修復し酸素運搬能を改善できる利点はあるが，循環量負荷や抗体産生など副作用を伴う．[860] ⇨参成分輸血→1706

前言語野 anterior speech area⇨同運動性言語野→338

漸減性雑音 decrescendo murmur 心音図上の雑音の振幅パターンで，最初が最大で次第に小さくなっていく雑音をいい，心雑音の性状を表す．大動脈弁閉鎖不全もしくは肺動脈弁閉鎖不全時にみられる拡張期雑音が代表的．拡張期の半月弁逆流に際し，大(肺)動脈と左(右)室の圧較差が拡張早期に最大であり，以後徐々に減少するために生じる．聴診では高調な拡張早期～全期の灌水様あるいは吹鳴性雑音が聴取される．[743]

漸減抵抗運動 regressive resistive exercise⇨同漸減抵抗訓練→1756

漸減抵抗訓練 regressive resistive exercise ［漸減抵抗運動］ 筋力強化練習方法の1つであり，最初のセットは最大負荷(重量)で行い，徐々に負荷を減らしていくことで患者の疲労を少なくし，常に筋の最大限の運動を行わせようとするもの．翌日は前日の重量にさらに負荷を加算した重量から開始し，同内容のトレーニングを行う．オックスフォード Oxford 法やジノビエフ Zinovieff 法などがある．[349] ⇨参漸増抵抗訓練→1772

全健忘 global amnesia 過去の一定期間の経験や出来事をまったく想起できなくなった状態．これに対し，過去の出来事や経験が不明瞭ながら取り出せるか，または部分的に欠落している場合は部分健忘と呼ばれる．一過性全健忘 transient global amnesia(TGA)は，突然に生ずる通常6-7時間にわたる一過性の健忘発作で，中高年で急激に発症するが，1日以内に回復する．これには器質性の要因が示唆されている．全生活史健忘 total amnesia of personal history は，いわゆる「心の旅路」であり，知的能力は有していながら自己の生活史が脱落し，自分の名前，生年月日，住所，家族がわからなくなる状態で，心因性健忘であることが多い．[413]

線鉤 wrought wire clasp ［ワイヤークラスプ］ 部分床義歯の維持装置の1つで，金属線を屈曲して作製したクラスプ．一般的にはコバルトクロム線が用いられるが，白金加金線で製作されたものは弾性に富み，ろう付けができ，熱処理ができるので維持力に優れている．レスト付き2腕鉤が一般的であるが，単純鉤，ジャクソンクリップクラスプ Jackson crib clasp などある．[1310]

前口蓋弓⇨参口蓋弓→978

前向記憶 anterograde memory 前向記憶とは，記憶障害を引き起こす障害(病気や事故)が出現した以降の出来事についての記憶．前向記憶を調べることで新しい情報を学ぶ能力，つまり学習能力にどのような障害が生じているかを知る手がかりとすることができる．[413]

腺口形態⇨同ピットパターン→2459

穿孔術 trepanation⇨同穿頭術→1788

穿孔性眼外傷 ocular perforating injury ガラス片や金属片など鋭的な物体や鋭利な刃物や釘などによる鋭的な外圧により，外圧が加わった部分の眼外膜(角膜，結膜，強膜)に直接開放創を生じた状態．眼内出血，白内障，網膜剝離，感染などを起こす危険があり，早期手術の適応となる．[1250]

前向性健忘 anterograde amnesia 脳障害発病時点以降の出来事についての記憶障害であり，新しい事実や出来事を覚え込むことの障害，つまり学習障害である．臨床的には，近時記憶の障害といわれる．健忘症患者では前向性健忘は重篤で，日常生活の障害の原因となる．記銘力検査は，前向性健忘の有無や重症度を評価するものである．記憶障害が生ずる前の出来事の記憶の障害は，逆向健忘 retrograd amnesia という．前向性(順行性)健忘では逆向健忘を伴うこともある．[413]

穿孔性十二指腸潰瘍⇨同十二指腸潰瘍穿孔→1380

穿孔性虫垂炎 perforative appendicitis 急性虫垂炎が悪化し，高度炎症による浮腫，閉塞から，虫垂内圧が上昇し，血行障害，壁壊死することにより穿孔をきたした状態をいう．穿孔が緩徐に起これば，周囲の臓器や大網が虫垂を覆い，膿瘍や腫瘤を形成する．小児や高齢者は急速な穿孔を起こしやすく，汎発性腹膜炎をきたしやすい．緊急手術の適応があり，虫垂切除，腹腔内洗浄，ドレナージを行う．膿瘍形成，癒着性イレウスなどの合併症を起こしやすい．[1632]

穿孔性膿胸 empyema necessitatis 膿胸において膿が皮膚から排出されるもの．膿が胸腔から外側に穿通して，筋肉，皮下組織に膿瘍をつくり，さらに皮膚を穿孔した病態．その結果，胸腔内に貯留した膿が自然に体外に排出される．[1019] ⇨参膿胸→2295

穿孔性腹膜炎 perforated peritonitis 腹腔内の管腔臓器の壁に不連続が生じて内腔液が漏出し，腹膜に炎症がおきた状態で，原因疾患としては，急性虫垂炎，胃・十二指腸潰瘍，胃癌，大腸憩室炎，腹部外傷，医原性などがある．腹痛は持続性疼痛で体性痛という．間欠的または発作性疼痛の結石や消化管疾患と区別できる．血圧，心拍数，呼吸数，体温を測定しながら，脱水の程度を問診と理学所見(口腔粘膜・舌・腋窩皮膚の乾燥)から推測する．脱水ならリンゲル液を初期輸液として開始する．腹部所見は筋性防御(腹壁の触診で腹直筋がかたくなる)と圧痛が出現する．消化管から空気が腹腔内に漏れると胸部立位X線でフリーエアが検出できる．立位ができないときは左側臥位のデクビタス

せ

decubitus 撮影を追加する．CT での検出率は X 線より高い．急性虫垂炎はフリーエアではなく，膿瘍，腹水と腫大した虫垂を CT あるいは超音波でみつける．穿孔性腹膜炎には原則として緊急開腹手術を行う．腹膜炎の程度が軽い十二指腸潰瘍穿孔は，非手術療法も選択できる．[627] ⇨参十二指腸潰瘍穿孔→1380

先行鎮痛 preemptive analgesia ［**先制鎮痛，先取り鎮痛**］ 侵襲刺激(例えば手術操作)が加わる前(術前)に何らかの手段で痛みの伝導路を遮断し，侵襲後に発生する疼痛(術後痛)の程度を抑える方法．侵害刺激が繰り返し与えられると脊髄で侵害刺激に対する閾値が低下して痛覚に過剰に反応することが動物実験で確認されており，刺激前にその部位の感覚神経を局所麻酔薬で麻痺させておくと，その後に侵害刺激を繰り返しても痛覚過敏が生じないことが証明されていた．その理論に基づき，術前に局所麻酔薬浸潤，硬膜外麻酔，オピオイドの静脈内投与などにより痛覚閾値を低下させておき術後痛を軽減する目的で実施されている．しかし，動物研究ではその存在を強く示唆する結果が多く得られているが，臨床研究ではその結果にばらつきが多く，さらなる検討が必要とされている．[341]

前交通動脈 anterior communicating artery；Acom ［Acom］ 大脳動脈輪を形成する動脈の1つ．左右の前大脳動脈が大脳縦裂に入る．直前(視交叉の前面)で，左右の前大脳動脈をつなぐ短い血管．[1044] ⇨参大脳動脈輪→1896，前大脳動脈→1773

閃光(せんこう)**点滅刺激法** intermittent photic stimulation 脳波の異常を顕在化する方法の1つとして光刺激による賦活法がある．最も一般的に行われているのがストロボによる閃光点滅刺激法である．ストロボを被検者の眼前 30 cm くらいのところに置き，閉瞼下で点滅刺激を 10 秒前後与える．刺激は 1 Hz(ヘルツ)または 3 Hz くらいの低頻度から 20 Hz あるいは 30 Hz くらいまでの高頻度まで上げていく．ときに発作性の異常波が誘発されることがある．特に光感受性発作を有する人では光突発反応が誘発されることがある．なお白色光の刺激だけでなく，赤色光などの色刺激や，水玉模様や格子縞のパターンの視覚刺激を与えると，異常波が賦活されることもある．このような方法を総称して視覚刺激法ということもある．[1529] ⇨参脳波→2310

線香肺 joss-stick lung 線香の製造に 50 年間従事した 76 歳の男性労働者に，剖検上 10-50 μm をこえる粉塵の沈着と，閉塞性細気管支炎による小無気肺巣が肺に認められた．このことから，線香の原料である有機性の木材粉塵が原因と推測され，この症例に線香肺と命名されたもの．わが国においてのみ認められている．一般に有機塵吸入の肺障害は喘息様反応や過敏性肺炎など多彩であるが，わが国において，有機塵肺の塵肺様病変を剖検成績で立証した報告例である．[1019] ⇨参有機塵肺(じんぱい)症→2847

先行変数 antecedent variable ［**前変数**］ 因果モデルを作成する際の，注目する変数のいずれにも因果的に先行している変数．[980]

前交連 anterior commissure；AC 脳梁吻と終板の境界部に存在する交連線維の束．前後の2部が区別され，後脚は左右の側頭葉紡錘状回，前脚は嗅球の連絡路の一部となる．(図参照⇒間脳→648)[1043] ⇨参後交連→1000

全股関節置換術 total hip arthroplasty (replacement) ［**全人工股関節置換術**］ 関節リウマチや変形性股関節症などの股関節の病的状態に対して臼蓋，骨頭ともに人工物に置換する手術を指す．[23]

浅呼吸 hypopnea，shallow breathing 呼吸パターンの1つで，呼吸数は変化しないが呼吸が浅くなっている状態のこと．一回換気量が減少し，換気効率が低下する．薬剤により引き起こされることが多く，延髄の呼吸中枢の抑制があることを示唆する．[953]

全国看護教育研究会 Japanese Association of Nursing Education 歴史は古く，1952(昭和 27)年，看護婦学校専任教員養成所講習会受講者が集まり，「看護婦学校専任教員養成所同窓会」をつくったことに始まる．世話役として湯槇ます，飯塚スヅ，古屋かのえが就任，初代会長に飯塚スヅが選ばれた．翌年，会則がつくられ，第1回総会が開催されて名称を看護専任教員同窓会とした．1953(同 28)年には看護教育研究会，さらに 1970(同 45)年に全国看護教育研究会となった．また同年，創立 20 周年記念行事として『全国看護教育学会誌』が創刊され，夏期講習会とともに，会員の活動を支えた．1991(平成 3)年，日本看護学教育学会へと名称変更された．[1451] ⇨参日本看護学教育学会→2220

全国健康保険協会管掌健康保険 Japan Health Insurance Association-administered health insurance ［**協会けんぽ**］ 政府管掌健康保険は，中小企業(従業員5人以上)などで働く従業員やその家族が加入する健康保険として，従来社会保険庁が運営していたが，2008 年 10 月 1 日，新たに全国健康保険協会が設立され，同協会が運営することとなり，名称も全国健康保険協会管掌健康保険と変更された．健康保険への加入や保険料の納付手続は，従来どおり社会保険事務所で行うが，任意継続被保険者の手続は同協会が直接行う．[157]

全国社会福祉協議会 Japan National Council of Social Welfare ［**全社協**］ 1951(昭和 26)年に制定された「社会福祉事業法」(現「社会福祉法」)に基づき旧厚生省の指導により結成された，各地の社会福祉協議会の全国レベルの組織．設置目的は，住民主体，地域の実情に応じた住民の福祉の増進などが掲げられている．1962(同 37)年には「社会福祉協議会基本要項」を策定．主な活動として，①都道府県社協との連絡調整，②社会福祉施設および団体の育成と指導，③全国民生委員児童委員連合会の運営，④ボランティア活動・ボランティアセンターの支援，⑤アジア諸国のソーシャルワーカーの研修と社会福祉支援，⑥社会福祉施設，社会福祉協議会などの福祉従事者の研修・育成を行う中央福祉学院の運営，⑦求人情報の提供，就職斡旋などを行う中央福祉人材センターの運営，⑧福祉関連の月刊誌，テキストなどの出版などを行っている．[1451]

全国重症心身障害児(者)を守る会 Nationwide Association fur Children (Persons) with Severe Physical and Intellectual Disabilities 「最も弱いものを一人ももれなく守る」という基本方針に沿って，重度の知的障害・肢体不自由の重複児(者)をもつ家族が中心となり，1964(昭和 39)年に発足した会．全国の有障害児(者)の援護・育成を行い，福祉の増進を図ることを目的に，施設対策と在宅対策の運動を進め，親の意識の啓発と連携を密にするなど全国各地で活動を行っている．1969(同44)年に在宅心身障害児のために重症心身障害児療育相談センターを設立し，広く療育相談事業を実施，1992(平成4)年には東京都立東大和療育センター(重症心身障害児施設)の運営を東京都より受託し，事業を展開している．2006(同18)年には会員は約1万1,800人．[321]

全国助産師教育協議会　Japan Society of Midwifery Education；JSME　1965(昭和40)年に設置された，全国の国立・公立・私立の助産師学校長や教務主任によって構成される連絡協議会．助産師教育の内容や助産師業務など，助産師に関する諸問題を調査分析し，その結果に基づいて検討を重ね，各方面への働きかけを行っている．[271]

全国腎炎・ネフローゼ児を守る会　腎疾患患児ならびにその家族が中心となって，会員相互の交流，腎疾患患者のかかえる諸問題解決のため，国への陳情，情報交換，啓発活動，他団体との協力などを目的に，1972(昭和47)年に設立．主な活動としては，機関誌の発行，会員間の親睦，講演会の開催，医療などの相談会の開催，電話相談，国への陳情などがある．2001(平成13)年には会員数約800人となっている．2009年現在，活動休止中．[321]

全国腎臓病協議会　Japan association of kidney disease patients　腎臓病の予防および治療に関する知識の普及と啓発事業，腎臓病患者の自立支援，腎臓病に関する調査研究と政策提言などを目的に活動している団体．1971(昭和46)年に発足．すべての腎臓病の患者相互の経験の交流と親睦を図り，腎臓病の治療・予防のための医療・研究体制の充実・向上を目指し，また腎臓病患者と家族の生活と医療を受ける権利をまもり，真の社会保障制度の確立を目指すために，さまざまな活動を行っている．1996(平成8)年，社団法人設立許可により任意団体「全国腎臓病患者連絡協議会」から「社団法人全国腎臓病協議会」に名称変更．2009(同21)年，会員数約10万3,330人．[321]

全国心臓病の子どもを守る会　心臓病児(者)の保護者が中心となって，心臓病児(者)とその家族の苦しみをなくすために，会員が相互に連絡し，たすけ合い，医療制度の改善と社会保障の拡充を目的に活動している会．1963(昭和38)年に設立された．全国組織で，話し合いとたすけ合い，講演会や無料検診，心臓病の子どもたちのためのレクリエーション，国や自治体への働きかけ，機関誌の発行などを行っている．2006(平成18)年，会員数約5,600人．[321]

全国精神障害者家族会連合会　［全家連］　1965(昭和40)年に全国の精神科病院や保健所を単位とした，身内に精神障害者をもつ家族の集まりである家族会が結成した全国レベルの組織．1967(同42)年に，精神障害者とその家族のための福祉事業団体として旧厚生省から認可され財団法人となった．主な目的は，精神障害者の根本的な治療の確立とデイケアや小規模作業所などの活動を通して，社会への適応力を高めること．家族会は全国で1,600か所以上あり，都道府県ごとにまとまり地方独自の活動を行い，また精神障害者を守るために，医療・福祉の連携を図りつつ研究や研修，精神障害者の権利擁護など多方面にわたって活動し，『ぜんかれん』という機関誌を発行していたが，2007(平成19)年，多額の負債を背負って破産・解散した．その組織はNPO法人地域精神保健福祉機構に引き継がれている．[1451]

全国精神障害者団体連合会　All Japan Association of Mentally Disabled people　1993(平成5)年，千葉県幕張での世界精神保健連盟世界会議開催を機に「一人ぼっちの仲間をなくそう」をスローガンとして結成された精神障害者自助グループの全国組織．通称「全精連」．2002(平成14)年にNPO法人を取得．精神障害者の生活と権利を守り，人間的尊厳の回復と自立に向け活動することを目的とし，相談活動，ピアカウンセリング，国の精神障害者施策への提言などの活動を行っていて，2年ごとに全国大会を開催している．[1609] ⇨参セルフヘルプグループ→1744，ピアカウンセリング→2423

全国脊髄損傷者連合会　Spinal Injuries Japan　戦後の復興に伴う産業の活発化の一方で多発した労働災害などの事故による脊髄損傷者が，主として医療生活の保障を求めて1959(昭和34)年に結成した会．結成時は全国脊髄損傷者療友会と呼称し，2002(平成14)年に現在の名称となる．結成を契機に労働災害被災の脊髄損傷者に対する年金制度および高額医療費の給付制度，社会復帰，自立更生のための職業訓練の実施，リハビリテーション施設，環境の整備などの取り組みが始まった．また，労働災害以外のすべての脊髄損傷者を対象に，障害のある人もない人も互いに垣根をこえて交流のできる「心のバリアフリー」の促進を図ることを目的として，さまざまな活動を行っている．[321]

全国難病団体連絡協議会　難病患者の医療と福祉の向上，および各難病団体相互の親睦と情報交換を目的にして1972(昭和47)年に発足した任意団体．全国腎臓病協議会，全国多発性硬化症友の会，全国膠原病友の会，全国筋無力症友の会，日本ALS協会，ベーチェット病友の会の6団体で構成されている．患者・家族のかかえる問題を解決し，難病患者が人間としての尊厳を全うできる社会の実現を目指し，難病に関する社会的認識を深め，医療体制および社会保障制度を充実，難病の原因究明と治療法の早期確立などを目標として，さまざまな活動を行っている．全国難病団体連絡協議会は，2005(平成17)年に，日本患者・家族団体協議会など52団体とともに，日本における患者運動のナショナルセンターの確立をめざして，日本難病・疾病団体協議会という組織として統合された．[321]

前後径　occipitofrontal diameter　頭蓋計測 craniometry や骨盤計測 pelvimetry の基準線．頭蓋の前後径はナジオン nasion(鼻根点)〔前頭鼻骨縫合(眉間近傍)と正中線の交点〕とイニオン inion(外後頭隆起)との間の長さ．骨盤の前後径では，胎児の通過する骨産道の前後径，特に，最短距離を示す産科真結合線が重要である．「骨盤狭部の前後径と胎児頭の前後径との相関」を経腟分娩が可能であるか否かの診断の指標としている．[1044] ⇨参頭蓋→2094，骨盤→1115，骨産道→1106

仙骨　sacrum　脊柱下位で骨盤の後正中部にある大きな，楔状の扁平な骨．5個の仙椎が互いに癒合することによりつくられる．仙骨の外側面はほとんど可動性のない仙腸関節を介して左右の腸骨と結合している．仙骨の上縁は第5腰椎と関節を形成し，その前縁を岬角(こうかく)という．側面から見た仙骨は岬骨を境として，急激に後方(背側)に彎曲する．下縁は尾骨との関節を形成する．一般に女性は男性に比べて上下に短く幅が広い．[1421]

仙骨化 sacralization ［**仙椎化**］ 先天性骨性奇形の中で，脊椎の奇形は頭頸移行部と腰仙椎部に発生しやすい．特に後者は腰仙移行椎と呼ばれ，次の2型がある．①腰椎の仙骨化 sacralization：本来第5腰椎になる部分が第1仙椎に癒合し，仙骨の一部となる．腰椎は4個に見える．完全仙骨化と部分仙骨化がある．②仙椎の腰椎化 lumbarization：第1仙椎が分離して腰椎が6個に見える．こうした奇形は，腰痛を主訴とする受診者のX線診断で明らかにされることが多い．ちなみに，脊椎骨の原基となる椎板 sclerotome は，胎生3-8週頃に体節 somite から派生して形成される．この椎板形成の異常が種々の脊椎奇形を招くことになる．[1044] ⇨参腰仙移行椎→2873

仙骨子宮靱帯⇨参子宮支持組織(帯)→1247

仙骨神経⇨参仙骨神経叢→1759

仙骨神経叢 sacral plexus 骨盤内の後壁，梨状筋の前面で，第4-5腰神経(L_4-L_5)と第1-3仙骨神経(S_1-S_3)の前枝で形成される強大な神経叢．下肢を含む腰部以降の運動と感覚にかかわる．仙骨神経叢から起こる枝は，①骨盤部，②殿部，③下肢に分布する神経に大別される．①陰部神経：骨盤臓器に分布する神経で，大坐骨孔から骨盤を出て，小坐骨孔から再び骨盤内に入り，下直腸神経，会陰神経，陰茎(陰核)背神経が起こる．排尿，排便，生殖にかかわる重要な機能を担う神経群．②下殿神経(大殿筋)，上殿神経(中殿筋など)と神経叢の枝(外旋筋群)：股関節の伸展，外転，外旋にかかわる神経群．③坐骨神経：大腿の下部で脛骨神経と総腓骨神経に分かれる．仙骨神経叢は腰神経叢の支配区分を除く，下肢の筋と皮膚感覚を支配する神経群．筋の支配は大腿後側と下腿と足の全筋群，皮膚感覚の支配は下腿内側を除く下腿と足の全領域．全神経は交感性線維も含む(血管，汗腺，立毛筋の調節)．[1044] ⇨参坐骨神経→1185，陰部神経→305

前骨髄球 promyelocyte 顆粒球系細胞の1つで，骨髄芽球と骨髄球との中間の分化段階に出現する．直径約20-25 μm と顆粒球系細胞の中では最も大型で，多数のアズール顆粒(一次顆粒)が現れる．[1377] ⇨参骨髄像→1109

前骨髄球性白血病⇨同急性前骨髄球性白血病→735

仙骨部くも膜下ブロック⇨同経仙骨孔くも膜下ブロック→863

仙骨部脊索腫 sacral chordoma 脊髄腫瘍のうち脊索腫は4% 前後とその発生率は低く，頭蓋底斜台と仙骨部に発生しやすい．仙骨部脊索腫は脊椎管内には発生しないが，馬尾神経根を圧迫し，腰痛や坐骨神経痛などを伴う．[196]

仙骨ブロック⇨同仙骨麻酔→1759

仙骨麻酔 caudal anesthesia，caudal block ［**仙骨ブロック，尾骨神経ブロック，仙髄麻酔**］ 硬膜外麻酔の一手法．仙骨裂孔から穿刺して硬膜外腔に局所麻酔薬を注入し，仙骨神経を遮断する麻酔法．会陰，肛門，外陰，子宮頸部の手術や検査，無痛分娩などに用いられる．カテーテルを用いた持続注入法も可能．脊髄くも膜下麻酔に比べて血圧低下や呼吸抑制が軽度で，状態不良の患者にも使用できるが，手技がやや困難で，麻酔薬の使用量が多く局所麻酔薬中毒を起こす可能性があるなどの問題点もある．全身麻酔を併用されることがある．[485] ⇨参伝達麻酔→2085

仙骨・腰椎の先天性欠損 congenital absence of sacrum and lumbar vertebrae まれながら，新生児にみることがある欠損．仙骨や腰椎全体の欠損もあれば，尾骨の下部の奇形もあり，様態はさまざま．軽症ではほとんど症状を認めず，偶然X線写真で発見される．重症の場合は奇形を認め，神経学的異常も伴う．症状は，低身長，足の奇形，下肢の萎縮，知覚障害，末梢性の知覚麻痺などが多く現れる．[1631]

仙骨リンパ節 sacral node 仙骨前面，直腸後方にあるリンパ節．中仙骨リンパ叢で互いが連絡している．骨盤後壁，直腸，脊柱管の下部からのリンパ流が流入し，腰リンパ節に流出していく．[1221]

前後方向⇨同腹背方向→2545

前根 ventral root 脊髄前角を出る運動性線維で構成され，中枢からの遠心性情報を末梢へ伝える．運動性線維は前角の体性運動ニューロン(α運動ニューロン→骨格筋，γ運動ニューロン→筋紡錘)や側角の臓性運動ニューロン(胸・腰髄→交感神経系，仙髄→副交感神経系)の軸索(神経線維)である．複数の根糸(神経線維の細い束)が前外側溝から出て，1本に束ねられて前根となる．前根は椎間孔を出る直前に後根(感覚性線維の束)と結合し，両根の線維が混合して脊髄神経となる．脊柱管を出ると脊髄神経は前枝，後枝に分かれる．前枝と後枝の線維束も混合性である．[1044] ⇨参脊髄→1715，脊髄神経→1718，前角→1751

洗剤 detergent 広義には汚れ除去効果があるさまざまな物質の総称で，界面活性剤，みがき剤，アルカリ剤，酸剤などがある．狭義には界面活性剤を主成分とする配合物であり，天然の油脂からつくられる石けんと石油からつくられる合成洗剤とがある．界面活性剤は1つの分子中に親水基と疎水基(親油基)を同時に有する物質で，浸透作用，乳化，分散作用などによって汚れを洗浄液中に取り除き，安定に分散させる働きがある．陰イオン系と非イオン系の界面活性剤が主に利用されている．合成洗剤の代表的なものに陰イオン界面活性剤のアルキルベンゼンスルホン酸ナトリウムがあり，大量に誤嚥すると浮腫，下痢を起こす．非イオン系界面活性剤の毒性は低い．混合によって発生する有毒ガス(塩素，クロラミン，ポリクロロフェノールなど)の吸入にも注意が必要である．[182,56]

せ

潜在患者 latent patient 病気でありながら医療を受けない潜在疾病 latent disease を有する者，および病識があり医療受診を求めても，医療受診を可能にする社会的・経済的条件が整わない者を総括して示す語．[904]

潜在感染⇨同潜伏感染→1792

潜在記憶 cryptomnesia 過去に経験したことが想起されるときに，まったく新しいものとして感じられることをいう．例えば，かつて他人から聞いたことなどが，回想という性質を失い，主観的には新たに自分が想像したものとして体験されるような場合を意味する．これは健常者にもしばしば認められる現象．[300]

潜在決定基 cryptic determinant⇨同隠蔽決定基→307

浅在静脈 superficial vein 皮下筋膜の間にみられる多

数の静脈で，深在静脈へと続く．[202,487]

潜在性 WPW 症候群 concealed WPW(Wolff-Parkinson-White) syndrome ウォルフ・パーキンソン・ホワイト(WPW)症候群のなかで，副伝導路であるケント Kent 束に心房→心室の順伝導(房室伝導)を認めず，心室→心房の逆伝導(室房伝導)のみが存在するもの．非発作時の心電図は正常であるが，発作性上室性頻拍の原因となる．治療には頻拍の停止，予防を目的にした薬物療法と，根治を目的にしたカテーテルアブレーションによるケント束切断がある．[1379] ⇒参ウォルフ・パーキンソン・ホワイト症候群→322

潜在性黄疸 latent jaundice 血液中のビリルビンが増加しても程度が軽く，臨床的に黄疸として認められない状態のこと．一般には血中ビリルビン値が 1-2 mg/dL 程度のもので，それ以上になると粘膜，皮膚，眼球結膜などが見た目でもわかるほど黄色く染まった顕性黄疸となる．[1461]

浅在性感染 superficial infection⇒同表在性感染→2488

潜在性期外収縮 concealed extrasystole 期外収縮が発生しているにもかかわらず，体表心電図では期外収縮として認識されない状態．周囲の組織に対する進出ブロックのために生じる．[766] ⇒参進出ブロック→1556

潜在性血管腫 cryptic angioma MRI あるいは，CT スキャンなどで発見されないが，脳出血などを起こす血管腫あるいは脳動静脈奇形などを示す．原因不明の脳出血などの場合，こう呼ばれる．[791] ⇒参海綿状血管腫→457

潜在性抗原提示細胞 生体の多くの細胞は活性化 T 細胞からのインターフェロンの刺激によって主要組織適合遺伝子複合体(MHC)クラスⅡを表出するよう導きうる．おそらく共同シグナルを提供できないためによると考えられるきわめて弱い働きではあるが，それらはときに CD 4 陽性 T 細胞に抗原を提示することができる．このような細胞による抗原提示はむしろ細胞傷害性細胞によるその細胞の傷害を受けやすくしている可能性がある．[987] ⇒参抗原提示細胞→996

潜在性甲状腺機能亢進症 subclinical hyperthyroidism 血中遊離型甲状腺ホルモン濃度が正常で，甲状腺刺激ホルモン(TSH)濃度が低い病態を指す．下垂体よりの TSH 分泌は甲状腺ホルモンにより調節を受けており，軽度の甲状腺機能亢進症では，TSH 濃度低下によりかろうじて甲状腺ホルモン濃度が正常に保たれるという状態が存在する．バセドウ Basedow 病の治療早期(甲状腺ホルモン濃度の正常化にもかかわらず TSH の分泌の回復が遅れるため)，甲状腺ホルモン剤過剰投与，甲状腺機能正常バセドウ(グレーブス)病 euthyroid Graves disease，バセドウ病発症前，プランマー Plummer 病，無痛性甲状腺炎の経過中などにみられる．最近，潜在性の甲状腺機能亢進症においても，甲状腺機能正常状態と比較して心房細動や骨粗鬆症を起こす頻度が高いことが報告されている．広い意味で潜在性甲状腺中毒症と呼ばれることもある．[385]

潜在性甲状腺機能低下症 subclinical hypothyroidism 血中遊離型甲状腺ホルモン濃度が正常で，甲状腺刺激ホルモン(TSH)濃度が高い病態を指す．下垂体よりの TSH 分泌は甲状腺ホルモンにより調節を受けており，軽度の甲状腺機能低下症が徐々に進行した場合，TSH 濃度が上昇することにより，かろうじて甲状腺ホルモン濃度が正常を保つという状態が存在．40 歳以上では人口の 5-10% が罹患．健常者と比較して抗サイログロブリン抗体(TgAb)，抗ペルオキシダーゼ抗体(TPOAb)の陽性率は有意に高い．また LDL コレステロール値，虚血心疾患や動脈硬化の頻度も有意に高いという報告が近年なされており，本疾患における治療適応に関するガイドラインの作成が期待されている．[385]

潜在性脊椎破裂⇒同潜在性二分脊椎→1760

潜在性脊椎披裂⇒同潜在性二分脊椎→1760

潜在精巣⇒同停留精巣→2055

潜在性胆石⇒同無症候性胆石→2786

潜在性伝導 concealed conduction ［潜伏伝導］ 心臓の電気現象の 1 つ．実際には電気的興奮伝導があるが完結しないため，心電図，臨床電気生理的検査などの一般的手法では，その電気的現象を観察できない伝導様式を示す．例えば房室結節に速伝導路と遅伝導路が存在する場合，洞調律時には速伝導路を通って房室伝導が行われ，遅伝導路は途中で伝導が途絶するが，このときの遅伝導路におけるような伝導様式を潜在性伝導と称する．また，潜在性 WPW 症候群における副伝導路のように逆行性伝導だけで順行性伝導がないために心電図上ではデルタ波がみられず，その存在が一般的検査法では観察できない場合も潜在性伝導と称する．[766] ⇒参潜在性 WPW 症候群→1760

潜在性頭蓋披裂⇒同潜在性二分頭蓋→1760

潜在性二分脊椎 spina bifida occulta ［潜在性脊椎披裂，潜在性脊椎破裂］ 主に腰仙部に好発する椎弓の非融合のこと．顕在性二分脊椎(脊椎披裂)と異なり脊髄や髄膜の突出を伴わない．そのため表面から明らかな脊髄の異常は見えない．人口の約 5% に生じ，神経学的には特別に異常な症状は認めない．[397] ⇒参脊椎披裂→1725

潜在性二分頭蓋 cranium bifidum occultum ［潜在性頭蓋披裂］ 頭蓋閉鎖縫合不全症の 1 つで，脊髄閉鎖不全症より発生頻度は著しく低い．後頭部正中線上に多く発生し，この場合，X 線所見上で縫合不全がみられるのみで，皮膚・硬膜などの欠損はわからず，脳組織の露出はない．[196]

潜在性水俣病 latent Minamata disease⇒同不顕性水俣病→2552

潜在胎児仮死 latent fetal distress, fetal latent asphyxia 胎児心拍数図において胎児ジストレス(胎児仮死)の診断基準を満たさないが，胎児・胎盤系における呼吸・循環不全が予測される状態．胎児仮死という用語自体が適切な表現でないとされ，正式用語としては使用されなくなった．アメリカでいう non-reassuring fetal status(NRFS，安心でない胎児の状態)に相当し，胎児ジストレスないし胎児機能不全が予想される状態である．ノンストレス試験(NST)や胎児バイオフィジカルプロファイルスコアにより判定する．[998] ⇒参胎児低酸素症→1872

洗剤中毒 detergent poisoning 洗濯用合成洗剤，台所用合成洗剤，住居用洗剤による中毒をいうが，いずれも実際には重症の中毒は起こらない．中毒時には悪心・嘔吐，下痢，しゃっくり，大量服用時には，歩行障害，体温低下，血圧低下，全身麻痺が起こる．過度に大量服用した場合には死亡することもある．通常積極的な治療は不要であるが，住居用洗剤の場合，アルカリ性洗剤と酸性洗剤があり，処置法が異なるので，原因物質を確認する必要がある．治療は，牛乳や卵白飲用後，催吐を行う．[1122]

前在頭頂骨進入⇨参不正軸進入→2555

腺細胞癌 glandular carcinoma⇨同腺癌→1752

前索 funiculus anterior 正中裂と前角およびその前根の間にある線維索．[1274] ⇨参脊髄→1715

詮索反射⇨同探索反射→1936

穿刺 paracentesis，puncture，needling 身体皮膚面から鋭利な針（穿刺針あるいは注射針）を使って，目的とする局所（血管内，腹腔など）に到達するよう刺入すること．すべて無菌的操作で行う．目的とする検査や治療の一環として行われる．日常的によく行われるものとしては，動脈内に穿刺して血液ガス分析に必要な血液を採取することや，中心静脈や末梢静脈ラインの輸液ルートを確保する目的で穿刺することなどがある．また，骨髄・腰椎穿刺などは検体採取や薬剤注入のために，胸腔・腹腔穿刺，膿瘍穿刺などは貯留している気体や液体などを排出させるなど治療目的で行われる．身体侵襲の大きな穿刺は痛みも強く伴うため麻酔下に施行される．刺入部位を特定するために透視下で慎重に行われたり，実施後にX線を撮影し，適切な位置に刺入されているかどうか安全確認がなされる場合もある．鋭利な穿刺具を用いた手技であり，手技上の難しさのために身体を損傷して大出血やショック症状を出現させるといった危険を伴う．さまざまな穿刺の手技については熟練を必要とする．操作上の手技，刺入時の体位の保持，患者の観察など安全確認を怠ってはならない．穿刺時には固定した姿勢をとり，体を動かさないよう患者に事前に説明しておく．また，実施中は患者に進行状況を説明し，不安を取り除くよう努める．傍らにいる介助者が予測される危険を察知することが大事である．実施にあたっては穿刺の目的と一連の行為について，患者に事前の説明を行い，同意を得なければならない．[1248] ⇨参胸腔穿刺→753，骨髄穿刺→1108

栓子⇨同栓→1746

潜時 latency 筋や神経に刺激が与えられてから生理的応答までの遅延時間．[1274]

前歯 anterior tooth，front tooth 中切歯，側切歯，犬歯を合わせた俗称．顔の審美的外見を左右する領域 aesthetic zone と考えられ，この部分の補綴をとくに前歯部補綴という．[1369]

穿刺液検査 examination of puncture fluid 胸水，腹水，心囊液，関節液など（脳脊髄液は除く）の穿刺採取された体液を検体として行う検査．体腔内には微量の体液が存在し，腔内の臓器の運動を円滑にしている．しかし腔壁に，循環障害，栄養障害，炎症，悪性腫瘍の浸潤などが生じると体腔液の貯留が起こる．さまざまな用途に応じた穿刺針があり，超音波エコーガイド下に穿刺が行われることが多い．検査の目的は体液貯留の原因となる疾患の診断と治療効果の判定が主であり，検体の肉眼的観察，顕微鏡的観察，比重，総タンパク質，電解質，乳酸脱水素酵素（LDH）などが一般的に測定され，微生物学的検査，細胞学的検査，免疫血清学的検査などを適宜，選択追加する．なおリヴァルタ Rivalta 反応は，滲出液と漏出液の鑑別に用いられてきたが，感度，特異度とも低いので推奨されない．[533] ⇨参胸水貯留→759，腹水→2542，リヴァルタ反応→2917

前弛緩期⇨同拡張早期→486

全色盲⇨同1色覚→2

穿刺吸引細胞診 aspiration biopsy cytology，fine needle aspiration cytology 超音波，CTなどの画像をガイドに穿刺して病変を構成する細胞を吸引し，塗抹，固定，染色を経て顕微鏡的に観察し，病変の質的診断を行う検査のこと．乳腺，甲状腺，リンパ節，唾液腺，肺，前立腺など，体表や粘膜面からある程度離れた場所に存在する病変（主に腫瘍）が対象となる．特に乳腺，甲状腺では頻繁に行われ，腫瘤の確定診断として治療の適応決定に使われることも多い．吸引された検体はスライドグラスに吹き出し，直ちに固定，染色される．利点は変性の加わっていない新鮮な細胞が得られ，陰圧で吸引するため多数の細胞を採取できる点である．貯留した胸水，腹水についても悪性細胞の有無を検査する目的で細胞診が行われることがある．この場合は胸腹水から細胞成分を遠心分離してスライドグラス上に集め，固定，染色，検鏡（顕微鏡を用いて検査すること）する．[361,992]

全子宮脱⇨参子宮脱→1252

浅指屈筋 flexor digitorum superficialis〔muscle〕；FDS 手の第2-5指の近位指節関節を屈曲させる筋．中手指節関節および手関節の屈曲作用もある．深指屈筋とともに全指を同時に屈曲させると強い拳をつくるが，各中節骨を単独で分離して動かすこともできる．起始は上腕尺骨頭と橈骨頭からなり，合して幅広く厚い筋腹をつくる．橈骨手根屈筋と長掌筋の深部を下行して4筋腹に分かれ，さらに4腱へと移行して手根管を通り，各基節骨掌面で2分して深指屈筋腱を通す裂孔をつくり再び合して中節骨底に付着する．前腕遠位部掌面の尺側手根屈筋と長掌筋の腱の間で数本の腱を皮下に触れることができる．正中神経支配．[873] ⇨参前腕前側の筋→1802

前肢-後肢反射 forelimb-hindlimb reflex ［四肢間反射］ 四足歩行する脊椎動物において一足を刺激すると，四足歩行と同じパターンの四肢の伸展屈曲が起こる反射．歩行運動における四肢の協調運動と密接に関係する．右の前肢に刺激を受け，屈曲すると左の前肢が伸展，右後肢も伸展，左後肢は屈曲する．遠く離れた脊髄節間で起こる髄節間反射である．[1230]

前篩骨(しこつ)洞 anterior ethmoid sinus 鼻腔の外側上方の多数の骨蜂巣の集まり．篩骨洞（篩骨蜂巣）のうち，前方に位置するもの．後篩骨蜂巣より小さく，自然孔は中鼻道に開口する．蜂巣の数は平均3個で生後13週から5か月頃より発生する．[514]

穿刺脱気療法 needle evacuation of air 気胸の脱気治療法の1つ．第2肋間鎖骨中線などの部位から留置針などを胸腔内に穿刺し，三方活栓を介して注射器で胸腔内の空気を脱気する．操作が簡単で特別な器具も不要であり，危険がほとんどなく，外来でも簡単にできる利点がある．胸腔ドレナージ法と比較すると持続的な排気は難しい．[1019]

線質 〔radiation〕quality 放射線の種類を表す用語．放射線の物質への透過，電離能力を表す指標として使用

せ

される．一般に放射線の線質は，荷電粒子線の線エネルギー付与 linear energy transfer(LET)で表し，非荷電粒子の場合は二次的に放出された荷電粒子のLETを使用．X線，γ線，電子線は低LET放射線であり，重粒子線，中性子線は高LET放射線である．放射線治療に使用されている高エネルギー陽子線は低LET放射線．一方，診断領域のX線の種類は半価層で，γ線の種類はそのエネルギーで表すことが多い．[1144] ⇨参半価層→2405

腺疾患　adenosis ［腺症］ 腺組織に生じる疾患や異常の総称．特にリンパ節の疾患や，乳腺症 mastopathy を指すこともある．[485]

線質係数　quality factor ［クオリティファクター］ 放射線防護において，放射線が物質中で電離などを引き起こす能力を示す用語として用いられたが，現在，放射線荷重係数および組織荷重係数として用語・定義が変更された．等価線量 H_T は放射線Rに照射された組織・臓器Tの平均吸収線量 $D_{T,R}$ に放射線荷重係数 W_R を考慮して積算した値である．また等価線量に身体のすべての組織・臓器の荷重係数 W_T を考慮して積算したものが実効線量Eである．[1144] ⇨参シーベルト→1220，実効線量→1312

全失語症　global aphasia　言語の表出面と了解面，すなわち言語表出も言語理解もすべて失われた状態で，ブローカBroca失語(運動失語)とウェルニッケWernicke失語(感覚失語)の合併したもの．話す，書く，読む，復唱する，聞いて理解する，計算するなどがすべてできない．また，右片麻痺，右体感覚障害，右同名半盲などを伴うことが多い．左中大脳動脈支配領域の言語に関係する部位がすべておかされる結果生じる．大部分は左中大脳動脈基幹部の閉塞による脳塞栓を原因とし，MRI検査や剖検で広範な梗塞巣が認められる．治療は言語療法によるが，言語機能の回復は容易ではない．[1042]

全自動血球計数器⇨同自動血球計数器→1323

腺脂肪腫　adenolipoma　腺組織および脂肪組織で構成された良性腫瘍のこと．[485]

腺脂肪腫症　adenolipomatosis　多数の脂肪腺腫が発生する疾患で，鼠径部，腋窩部，頸部などに多い．[485]

前斜角筋　anterior scalene muscle　側頸部の斜角筋群の1つ．第3-6頸椎横突起の前結節から起こり，外下方に走り，第1肋骨の前斜角筋結節に付着する．前斜角筋は頸神経(C_4-C_6)前枝の支配を受け，第1肋骨を挙上して上胸部を拡張する作用をもつ．起座呼吸など，横隔膜や肋間筋などが十分に作用しない状況下では，胸郭の陥没を防止し，吸気筋として働く．従来，斜角筋群は呼吸補助筋とされてきたが，近年，呼吸不全時の吸気主動筋であるとする評価が台頭している．また，第1肋骨を固定することで，頸部脊柱の同側への屈曲，回旋を行う．前斜角筋は頸基部における重要な目印となる．前面には横隔神経，内頸静脈，鎖骨下静脈が走り，後方には正中に近く頸部胸膜の頂上があり，前・中斜角筋の間(斜角筋隙)を鎖骨下動脈と腕神経叢の起始根が通り上肢へ向かう．[1044]

全社協⇨同全国社会福祉協議会→1757

腺腫　adenoma ［アデノーマ］ 良性上皮性腫瘍の1つで内・外分泌腺の腺上皮から発生する．膨張性に発育するがその速度は遅く，増殖は限局的で球状の結節を形成し，被膜を有することが多く境界は明瞭．乳頭状，管状，腺房状，濾胞状などの腺管構造をとるが，これは発生母地(胃，腸，肝，腎，乳腺，卵巣，子宮，甲状腺など)の形態に似る．腺腫の管腔が著明に拡張したものを嚢腫という．[541]

前縦隔リンパ節　anterior mediastinal node　前縦隔の心膜および大動脈弓の前にあるリンパ節．心臓，心膜，横隔膜，肝臓，胸腺，および胸骨傍リンパ節からのリンパ流を受け，輸出管は左は胸管に，右は右リンパ本管または気管支縦隔リンパ本管につながる．[1221] ⇨参胸部臓側リンパ節→769

専修学校制度　institution of special training school　1975(昭和50)年の「学校教育法」改正に伴い発足した制度で，従来の各種学校のなかで一定の設置基準を備えたものを専修学校として認可する制度．1976(同51)年施行．専修学校は，職業もしくは実際生活に必要な能力の育成，または教養の向上を図ることを目的として，組織的な教育を行うものと定めており，これまでの各種学校よりもいちだんと法的・行政的地位が確立された．現在，多くの看護師養成機関は専修学校に属しており，看護教育をどのような教育組織として位置づけるかによっては，今後十分に検討されるべきである．[321]

前十字靭帯損傷⇨同前十字靭帯断裂→1762

前十字靭帯断裂　anterior cruciate ligament injury(rupture) ［前十字靭帯損傷，ACL断裂］ 膝関節の関節内靭帯の1つである前十字靭帯が断裂した病的状態．膝関節の前方動揺性を生じる．通常スポーツで受傷することが多い．[23]

前収縮期雑音　presystolic murmur ［心房収縮期雑音］ 前収縮期(心房収縮期)に聴取される拡張期雑音．I音の直前に「ズッ」といった感じのやや高調な短い雑音として聞かれ，僧帽弁狭窄症に特徴的．房室弁の狭窄によって拡張早期の急速流入が障害され，代償的に拡張終期に亢進した心房収縮に伴って血液が急激に流入する結果生じる．心房細動を生じると心房の収縮がなくなるので消失する．同時にI音亢進，拡張期ランブル，僧帽弁開放音も聞かれる．[743]

全収縮期雑音　holosystolic murmur⇨同収縮期逆流性雑音→1369

前収縮期奔馬調律⇨同心房性奔馬調律→1603

全周縮結術⇨同輪状縮結術→2952

腺腫症　adenomatosis　大腸などに腺腫が多発する状態を腺腫症といい，通常は100個以上の場合を指す．家族性大腸腺腫症に代表される．[765,680]

腺腫性ポリポーシス症候群　adenomatous polyposis syndrome ［大腸腺腫症症候群］ 大腸に多数(通常100個以上)の腺腫がびまん性に発生する常染色体優性遺伝を示す疾患．家族性大腸腺腫症と同義．APC(大腸腺腫症)遺伝子が原因遺伝子．思春期以降，遅くても20歳頃までに多発の腺腫性ポリープを発症する．ポリープの癌化率は約70-80%と高く，癌化する平均年齢は30歳代後半．しばしば十二指腸(ファーターVater乳頭部)癌，甲状腺癌，デスモイド(線維腫)などの消化管以外の腫瘍を合併する．治療は原則として大腸の外科的切除である．ガードナーGardner症候群は本症に骨病変と軟部腫瘍を伴ったものであるが，本症と同一疾患

と考えられるようになった.[886,668] ⇨参ガードナー症候群→422，家族性大腸ポリポーシス→515

潜出血 occult blood ［潜血］ 糞便，尿など生体検体中に含まれ，肉眼では見えないほどごく微量で，検査室検査で検鏡や化学検査により検出できる出血.[1164]

腺腫内癌 carcinoma in adenoma 腺腫の内部に発生した癌．良性腫瘍である腺腫と診断し，内視鏡的切除をした際などに組織学的に全体を詳細に検索すると腺腫の一部に癌を認めることがある．大腸癌にはこのように腺上皮より発生した良性腫瘍である腺腫を背景にして癌が発生する，腺腫の癌化という現象アデノーマ・カルシノーマ・シークエンス adenoma-carcinoma sequence がある．腺腫の異型度が強くなるにつれ癌遺伝子，癌抑制遺伝子の異常が集積されることが明らかにされてきている．腺腫内癌は粘膜内にとどまる比率が高い.[886,668]

腺腫様過形成 adenomatous hyperplasia；AH 腫瘍(良性)性増殖である腺腫と反応性増殖を意味する過形成という病理総論的に異なる２つの概念が一体となったわかりにくい用語であるが，肝においては，肝硬変の大型再生結節とは明らかに区別され，それに類似するものの病理学的にはむしろ腫瘍性増殖に近い形態像を示す結節をいう．構造異型や細胞異型を示さないもの(ordinary type)から，これらを認めすでに癌病巣を内在しているか将来癌化しやすいと考えられるもの(atypical type)まで，その組織像は幅が広い．肝硬変における肝細胞癌の前癌病変として重要と考えられているので，この病変が疑われる場合には，各種の画像検査で注意深く経過観察するか，ときには前癌病変として切除あるいは経皮的エタノール注入などの治療手技が施される.[279,1395]

腺腫様甲状腺腫 adenomatous goiter 良性の腺腫様病変．甲状腺濾胞細胞の結節状の増生や退行性囊胞，コロイド結節が混在し，多様な画像所見を呈する．結節はしばしば多発性であり，病理学的には甲状腺組織の過形成と考えられている．甲状腺組織全域に病態が存在していると考えられ，治療は甲状腺組織全域を対象とすることが多い．細胞が集塊をなす部分は腺腫の所見を呈するが，甲状腺ホルモン療法による治療効果は乏しいことが多い．原因は不明．増大して巨大な甲状腺腫を呈する場合，頸部圧迫症状を示したり，縦隔へ伸展するものもあるが，反回神経麻痺などの機能障害をきたすことはほとんどない．悪性細胞の混在に注意を要する.[783]

腺腫様腫瘍 adenomatoid tumor⇨同アデノマトイド腫瘍→162

腺腫様(性)ポリープ adenomatous polyp ［ポリープ様(状)腺腫，腫瘍性ポリープ，ポリープ状腺腫］ 肉眼的には隆起性の病変で，組織学的に異型上皮細胞によって形成される限局性の良性腫瘍．しかし異型度は種々であり，良・悪性境界病変として取り扱われることもある．また癌腫が併存することも少なくない.[1531]

腺症⇨同腺疾患→1762

洗浄 cleansing, irrigation 広い意味では，さまざまな物体や人体表面に付着している汚れを適度の流水で洗い流すこと．感染防止対策上，消毒方法の選択以前に，表面に付着している汚れ(有機物質)をまず洗浄することが重要である．消毒液は有機物質に触れるとタンパク変性を起こし効果が減じてしまう．また，人体にかかわる洗浄は，手洗いはもちろんのこと，体内に貯留したり付着した有害物質(液)を取り除くために，適切な洗浄液を使って洗い流すことをいう．目に入った異物を除くための眼洗浄のほか，胃や大腸の内容物を排出させる必要がある場合などは大量の温水で専用の器具を使って排液する．また，出血部位を冷却するために行う胃洗浄，汚染された創部の洗浄，化膿した褥瘡部の洗浄などさまざまな目的で行われる．洗浄液は，用途に応じて使い分ける．通常の皮膚表面は多量の水道水で十分である．熱傷(火傷)などの受傷時では応急処置として多量の水道水で流すことで創傷の回復が得られる．粘膜組織や損傷の激しい創傷の場合は，浸透圧が同じ生理食塩水を選択する．洗浄液の温度も重要である．組織変性を引き起こさないためには体温程度を目安に温めて使用する.[1248] ⇨参胃洗浄→245，創洗浄→1819

線状 IgA 水疱症 linear IgA bullous dermatosis ［線状 IgA 水疱性皮膚症］ 臨床的にジューリング Duhring 疱疹状皮膚炎類似の症状を示すが，蛍光抗体法でジューリング疱疹状皮膚炎が真皮乳頭部に IgA の顆粒状沈着を示すのに対して，線状 IgA 水疱症では表皮基底膜部に IgA の線状沈着を認める．小児と成人の症例があり，小児の場合は殿部や外陰部周囲に好発し，成人の場合は浮腫性の環状紅斑が特徴．病理組織学的に真皮乳頭部の好中球性微小膿瘍がみられる．1 M 食塩水剝離ヒト皮膚切片を用いた蛍光抗体間接法で，表皮側に反応する透明層型と真皮側に反応する基底板下部型に分類される．前者の抗原は 120 kDa/97 kDa 抗原(LAD 1)であり，後者の一部はⅦ型コラーゲンに反応する．治療は DDS(ジアフェニルスルホン)が有効であるが，ステロイド剤内服の併用を要する場合もある.[1179] ⇨参ジューリング疱疹状皮膚炎→1387

●線状 IgA 水疱症

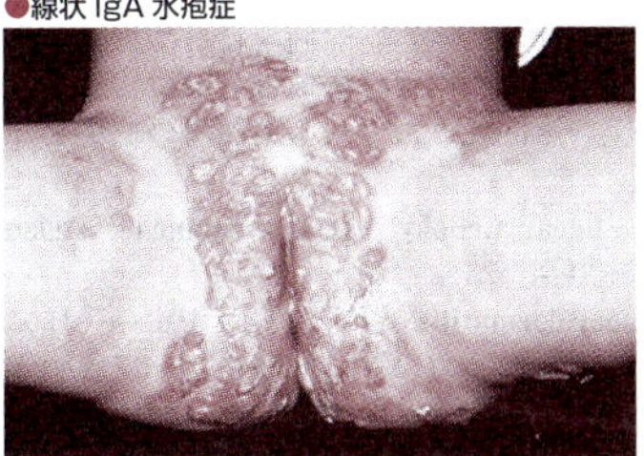

小児の外陰部周囲にみられた小水疱

線状 IgA 水疱性皮膚症⇨同線状 IgA 水疱症→1763

線状潰瘍 linear ulcer 胃，小腸，大腸などの消化管にみられる潰瘍で，その形態が線状のもの．胃においては，原則的に小彎に対して直角方向に走る線状の溝，すなわち小彎を中心に前後壁にまたがる線状の潰瘍を指す．難治性で慢性化することが多く，潰瘍を繰り返すうちに胃角の消失，小彎の短縮をきたし，いわゆる囊状胃を呈する．クローン Crohn 病においてはたて長の線状潰瘍が特徴的.[765,680]

洗浄強迫 ablutomania ［D］Waschzwang 強迫儀式のうち，最もよくみかけるものの1つ．不潔なもの，汚いものに触れたと感じて自分の手やからだを，あるいは不潔をもたらしたか，もたらすと思われる衣服や器物などを反復して洗う．洗わないと強い不安や緊張を生じる．特に他人の触れたものや他人との接触が強い不潔感を生じさせる．不潔恐怖と結びついた結果，洗浄強迫を生じていることが多い．[512]

線状強皮症 linear scleroderma 〔F〕sclérodermie enbandes⇨参限局性強皮症→941

線条検影器 streak retinoscope ［スキアスコープ］ スリット状の光を瞳孔に当てて，網膜からの反射光の状態から屈折異常を他覚的に検出するための器具．[257]

線状性腺症候群 streak gonad syndrome⇨同性腺形成異常症→1689

洗浄赤血球 washed red blood cell 全血を生理食塩水で洗浄して血漿成分を除き，生理食塩水に赤血球を浮遊させた製剤．血漿タンパク質に対する抗体をもつ患者への輸血に用いる．[860]

線条体 striate body，corpus striatum 皮質下終脳の錐体外路系の主要構造物であり，大脳基底核の構成要素．尾状核，被殻からなる．尾状核と被殻とは柱状の灰白質線条で連結されるので線条の名称がある．尾状核と被殻は大脳新皮質の広い領域から線維を受け，主に淡蒼球と黒質に線維を送る．構成ニューロンの多くが投射ニューロンであるγアミノ酪酸(GABA)作動性であり，主に運動機能に関与しているが，一部高次機能にも関与している．広義には淡蒼球を含む場合もある．[310] ⇨参被殻→2428，尾状核→2442

線状頭蓋骨骨折 linear skull fracture 頭蓋骨に線状の骨折線が生じること．この骨折自体は特に問題はないが，骨折線が中硬膜動脈を横切ると，急性硬膜下血腫になる．また正中をまたがって骨折線が及ぶと，上矢状洞からの出血が起こる．このように，線状骨折をみたときは出血の有無を調べる必要がある．[196]

線状瘢痕 linear scar 切創や手術創により残される線条の瘢痕．面状に存在する瘢痕よりは目立たないため，面状の瘢痕や母斑などに対し切除術を行って線状瘢痕とすることも多い．顔面の線状瘢痕は，部位によっては目立つため美容上問題となり，手術加療の適応となることが多い．[688]

線状皮膚萎縮症 linear atrophy，striae atrophicae，striae distensae⇨同萎縮線条→234

線状皮膚炎 linear dermatitis アリに似た甲虫の一種であるアオバアリガタハネカクシの体液には，皮膚刺激物質であるペデリンが含まれており，これが皮膚に触れると紅斑，丘疹，膿疱を生じ，軽度の痛みを伴う．灯火に飛来した成虫が皮膚に静止した際に手で払いのけることで体液が付着し，線状の皮膚炎を生じる．治療としてステロイド外用剤を塗布する．[1123]

線状扁平苔癬(たいせん) lichen planus striatus，lichen planus linearis 皮膚の炎症性角化症に分類される疾患の1つである扁平苔癬が線状に出現すること．よく類似し鑑別が必要な疾患に線状苔癬 lichen striatus がある．[95] ⇨参苔癬(たいせん)→1881

染色 stain 細胞や組織などは特定の色素に特異に染まりやすい色素親和性をもっている．これらを試料として性質や変化を調べる検査では，細胞の種類の同定を容易にする目的で，染色により色分けする方法がとられる．[1615] ⇨参色素親和性→1239

染色糸 chromonema 細胞周期の間期から分裂前期に至る際，核内にみられる最も細い糸状構造物をいう．分裂中期ではその凝縮過程がさらに進んで，形態的に識別可能な染色体となる．[1293]

染色質 chromatin⇨同クロマチン→846

染色質凝集 chromatic agglutination⇨同核濃縮→488

染色質崩壊 chromatokinesis 細胞が傷害されて細胞死に至る過程においてみられる現象で，染色体の密度が粗くなり，大小さまざまで形状が不規則なかたまりの状態になり，核内に散在する．一部は核膜に沿って集まる．次に，染色質(クロマチン)のかたまりが一部で核濃縮を起こし，まもなく核膜消失・染色質崩壊を呈する．染色質の崩壊が進行すると細胞の修復は困難．[1531]

染色質融解⇨同クロマトリシス→846

染色体 chromosome ［クロモソーム］ 体細胞の分裂期または生殖細胞の減数分裂期に出現する凝縮した状態のクロマチン，すなわちDNAと核タンパク質の複合体をいう．容易に染色されることからこの名がある．染色体の数や大きさ，形は生物種に固定で，通常大きさの順に番号がつけられている．ヒトの体細胞では，22本の同一の染色体(相同染色体)が一対ずつと性染色体1組の合計46本が存在する．[305]

染色体異常 chromosome aberration，chromosome abnormality 生物はそれぞれの種に固有の染色体構成をもつ．これに何らかの原因で異常が生じた場合を染色体異常という．卵子，精子，接合子などの生殖細胞系列の染色体に異常が起こった場合は先天性染色体異常を生じ，特有の異常や奇形をきたす．また，分化した体細胞の染色体に異常が起こった場合は，しばしば癌や肉腫の原因になる．染色体異常は数的異常と構造異常に大別される．数的異常は半数体の整数倍で増加する倍数性 polyploidy の異常と，個々の染色体が増減する異数性 aneuploidy の異常があり，相同染色体の1個が欠損したものをモノソミー，1個が増加したものをトリソミーと呼ぶ．構造異常には2つ以上の染色体間で断片の交換が起こる転座 translocation をはじめ，欠失 deletion，逆位 inversion，重複 duplication などがあり，『An International System for Human Cytogenetic Nomenclature(ヒト染色体命名法に関する国際規約)』に従って表記される．[1293] ⇨参染色体の命名法→1765

染色体異常の胎児《母親の影響》 fetus with chromosome abnormality 染色体異常によって胎児に生じる奇形や発達異常，機能異常のこと．通常ヒトの体細胞染色体は46本で，22対の常染色体と1対の性染色体からなる．高齢妊娠(通常35歳以上)の母親からは，生殖細胞が減数分裂時に染色体の不分離が生じて染色体が1本余分にあるトリソミー，1本少ないモノソミーとなる児の頻度が高くなる．このような染色体数の異常以外に，染色体の再結合時の異常で生じる構造異常がある．染色体の欠損(部分モノソミー，部分トリソミー)，転座である．トリソミー型ダウン Down 症候群の発症頻度を例にとると，一般の妊婦では1/1,000であるが，35歳以上1/300，40歳以上1/100，45歳以上1/45と年齢が上がるにつれて高頻度になる．胎児死亡の要因の1つである．[1510]

染色体凝縮 chromosome condensation 生物は細胞分裂を繰り返すことで細胞数を増やし成長していくが，その過程はいくつかの期に分類され，これを細胞周期と呼ぶ．この周期のうち分裂期に入ると染色体が形成されるが，この際，二本鎖DNAは本来の長さの1万分の1近くまでに折りたたまれることになる．この現象を染色体凝縮という．染色体凝縮には染色体骨格タンパク質などいくつかのタンパク質が関与している．[305]

染色体欠失 chromosome deletion⇨同欠失《染色体の》⇀911

染色体数 chromosome number 生物の種類によってその生物種本来のもつ染色体数は一定で，例えばヒトでは46本である．つまり常染色体は形の等しい2本(相同染色体)が22対をつくり，性染色体が2本で1組をつくる．性染色体は男性ではXとY，女性ではXとXである．対をつくる一方と性染色体の1本で染色体は1組を構成し，1組は母方からもう1組は父方から由来する．これを全数2nとして半数nの1組をゲノムと呼ぶ．すなわちヒトはその体細胞が2組のゲノムからなり，したがって二倍体生物である．[305]

染色体対合 chromosome pairing 生殖細胞の減数分裂の過程で，相同染色体が側面を合わせて並列に密着することをいう．この対合は通常一対の染色体の相同な部分で厳密に起こる．この際，相同部分で遺伝子の組換えが起こることがある．組換えは遺伝子の変異や増幅の機構の1つであり，生物種が環境に適応する一助ともなる．[305]

染色体地図 chromosome map 特定の遺伝子の局在を染色体上に図示したもの．現在では，蛍光 *in situ* ハイブリダイゼーション法を応用した高精度マッピングが可能となっている．これに，連鎖 linkage を解析して遺伝子の配列順序や遺伝子間隔を図距離で表した連鎖地図と，制限酵素の切断部位を指標にDNAクローンのゲノム上での位置を示した物理地図を包括して遺伝子地図という．[1293] ⇨参遺伝子地図⇀260

染色体地図作成 chromosome mapping⇨同マッピング⇀2741

染色体転座 chromosome translocation⇨同転座⇀2081

染色体〔突然〕変異⇨参染色体異常⇀1764

染色体のしま模様《ヒトの》 banding pattern of chromosome 染色体中の核タンパク質の凝縮の程度は部位によって異なるので，キナクリン染色やギムザ Giemsa 液などでの染色によって個々の染色体に特有のしま模様が観察される．生物種によって固有で，数多くの遺伝子の位置や染色体の異常を同定するのに利用されている．[305]

染色体の命名法 chromosome nomenclature ヒトの染色体構成を表記する国際標準的命名法は『An International System for Human Cytogenetic Nomenclature（ヒト染色体命名法に関する国際規約)』により定義されている．基本として，はじめに染色体数，続いて性染色体構成を記述し，異常がある場合は数的異常，構造異常の内容を染色体番号の小さい順から表記する．例えば正常女性は46，XXで，正常男性は46，XYとなる．21トリソミーが認められる場合は47，XX or XY，+21で，7モノソミーの場合は45，XX or XY，−7というように増減する染色体の前に+，−の記号を用いる．先天性の性染色体異常の場合は45，Xあるいは47，XXYなどのように+，−の記号は用いない．構造異常を表記するにはt(転座 translocation)，del(欠失 deletion)，inv(逆位 inversion)，dup(重複 duplication)などの記号を最初に記す．かっこ内には関与する染色体番号を記載し，続くかっこ内には切断点を記す．切断点は短腕をp，長腕をqとして，その後に領域およびバンド番号を記載する．慢性骨髄性白血病でみられる9；22転座は46，XX or XY，t(9；22)(q 34；q 11.2)と表す．[1293]

染色体倍加 chromosome doubling, chromosome duplication 染色体が複製されて2倍になることで，細胞分裂のときに起こる．体細胞は通常2組のゲノムをもった二倍体(2n)であるが，細胞分裂を伴わないで染色体倍加が起こると三倍体(3n)や四倍体(4n)などの多倍数体になることもある．自然にも生じるが，コルヒチン処理や物理的刺激でも染色体倍加が起こる．三倍体は種なしスイカなどに，四倍体は形質増大をねらって植物の育種法の1つとして利用されている．[305]

染色体不安定症候群 chromosome instability syndrome 染色体検査で自然発生の染色体切断やギャップ，染色分体交換を高頻度に認める疾患の総称．ファンコニ Fanconi 貧血は汎血球減少，皮膚の色素沈着，骨格奇形を認めるほか，マイトマイシンCなどの鎖間架橋薬剤に高感受性がある．ブルーム Bloom 症候群は自然発生の姉妹染色分体交換を高頻度に認める．毛細血管拡張性運動失調症 ataxia telangiectasia ではX線，ブレオマイシン塩酸塩に高感受性があるが，近年，同様の所見を示し末梢血管の拡張や小脳失調を伴わないナイミーヘン Nijmegen 症候群が知られるようになった．ウェルナー Werner 症候群は早期老化を認め，細胞増殖能の低下と多彩な染色体構造異常を伴う．そして色素性乾皮症 xeroderma pigmentosum は紫外線によるDNA損傷部位の修復除去能が欠如する疾患であり，神経系統の異常を伴う場合がある．いずれも常染色体劣性遺伝形式をとり，悪性腫瘍の発生率がきわめて高い．[1293]

染色体複製 chromosome replication DNAの複製はその複製起点からの開始，鎖の伸長，そして終結の3段階を経て複製される．DNAが二重らせん構造をとることから，その複製の機構としては半保存的に一方の鎖を鋳型として行われる．このDNA複製の機構の研究の多くは大腸菌など原核細胞を用いて行われてきたが，真核細胞ではDNAがタンパク質と染色体を構成していることから，これを染色体複製と呼ぶ．真核細胞の染色体複製の分子機構については出芽酵母を用いた分子遺伝学的研究や種々のDNAポリメラーゼの分子生物学的研究を通じて，最近急速に進展している．[305]

染色体不分離 chromosome non-disjunction⇨同不分離⇀2569

染色体モザイク chromosomal mosaic⇨同染色体モザイシズム⇀1765

染色体モザイシズム chromosomal mosaicism ［染色体モザイク］ 同一個体内に異なる染色体が存在すること．胎盤組織にみられることがあるが，胎児ではごくまれである．胎児の性染色体にモザイシズムが起こると半陰陽の原因になる．[998] ⇨参性染色体モザイク⇀1689

染色体らせん　chromosome coil　染色体の構造単位の1つ．DNAはヒストンと複合体を形成してヌクレオソームとなる．これは凝縮の進行によりソレノイド(円筒コイル)構造をつくり，さらに染色小粒 chromomere となり0.2-0.5 μm のらせん状の染色分体 chromatid を形成する．これを染色体らせんという．[1293]

染色分体　chromatid　分裂中期にみられる染色体はDNA合成期に，半保存的複製により生じた2個の染色分体が共通の動原体(セントロメア centromere)で結合したものである．細胞分裂時には赤道面上に並んだ染色体が縦裂し染色分体となり，微小管 microtubule の働きで両極の中心体 centrosome に引き寄せられる．[1293]

前処置　pretreatment　検査や手術前に行われる処置のこと．正確な診断や治療の成果を高めたり，患者の精神的安静を保つために行われる．下部消化管検査では検査部位に食物や便が残らないように事前に下剤の服用や浣腸などを行う．上部消化管内視鏡検査では，消泡剤で胃の中の泡を消し，ゼリー状の麻酔薬を口に含むかスプレー式の麻酔薬を口腔内に噴霧する．骨髄移植では，造血幹細胞を移植前に大量の放射線照射や抗癌剤で完全に壊す処置を行う．[1239]　⇨参前投薬→1789

全身違和感　general discomfort　流行性感冒および敗血症や不明熱などの高熱性の疾病において，高熱時に患者が訴えるもので，からだの各部分がちぐはぐで自分のからだではないような感覚．身の置き所がないような感じや，何となく全身が痛いような締めつけられるような感覚など．[943]

全人格的医療⇨同ホリスティック医療→2717

全身カメラ　whole body camera⇨同ホールボディカメラ→2688

前腎管　pronephric duct　胎生24日頃，腎性中胚葉の頭側に前腎細管と前腎管からなる前腎を形成するが，機能することなく胎生28日頃には消退する．これらは次に発生する中腎によって吸収利用される．[186]

全身感染　systemic infection, general infectious diseases　局所から侵入した病原菌が全身の臓器に病変をつくること．全身感染に至るか局所感染にとどまるかは病原体の毒力と宿主の感受性によって決まる．全身感染に至る病原体は主にチフス菌や結核菌で，チフス菌は菌血症を起こし，全臓器に病変が発生する．結核菌は粟粒結核に至る患者がいる一方，肺だけですんでしまう患者もいるなど個人差がある．赤痢菌は腸管内にとどまり，全身に感染することはない．[517]

前神経孔　anterior neuropore　神経管は脳と脊髄からなる中枢神経に分化する．神経管は受精後22-23日にできはじめるが，最初は前方と尾方が開いている．この前方の開孔部を前神経孔という．ヒトの胚発生では，前神経孔は25日頃に閉じ，神経管の尾方の後神経孔はそれより2日ほど遅れて閉じる．閉鎖後，頭側では3つの脳胞が形成され，前脳，中脳，菱脳(後脳)の分化が開始される．前神経孔が閉じないと脳幹部は正常に形成されても前脳(終脳，間脳)は発生しない(無脳症 anencephaly)．無脳児は誕生しても数日しか生きられない．新生児の1/1,500にみられる．[1044]

全身計測装置⇨同ホールボディカウンター→2687

全身血管抵抗　systemic vascular resistance；SVR　［体血管抵抗］　全身の血管床，すなわち大動脈，細小動脈，毛細血管床によって生じる抵抗を指す．全身の循環を定常流とみなしてオームの法則にならい，SVR＝80×(mAoP－mRAP)/Qpの式で求める．ここで，SVR：全身血管抵抗(dyne・sec・cm^{-5})，mAoP：平均大動脈圧(mmHg)，mRAP：平均右房圧(mmHg)，Qp：心拍出量(L/分)で，基準値は700-1,600(平均1,100) dyne・sec・cm^{-5}である．主として細小動脈の収縮状態を反映し，心不全や心原性ショックで上昇．類似する指標に全末梢抵抗 total peripheral resistance (TPR)がある．[1162]　⇨参全末梢血管抵抗→1794

全腎血漿流量⇨参全腎血流量→1766

全腎血流量　total renal blood flow；TRBF　腎臓全体に流れる血流量であり，通常は1日約1,500 L．またパラアミノ馬尿酸(PAH)を用いたクリアランス検査により，全腎血漿流量 total renal plasma flow (基準値約650 mL/分)を求めることができる．[186]

全身倦怠感⇨同倦怠感→954

全人工関節置換術　total arthroplasty⇨同全置換術→1775

全人工股関節置換術⇨同全股関節置換術→1757

全身こむら返り症(病)　generalized komuragaeri disease, progressive muscle spasm disease　［里吉病］　1967年，里吉營二郎らによりはじめて報告された疾患．10歳代前半に発症し1：2で女性に多い．進行性有痛性筋痙攣，脱毛，下痢が特徴的な三大症状で，このうち特に有痛性筋痙攣(いわゆるこむら返り)，脱毛で初発することが多い．有痛性筋痙攣は，顔面筋と呼吸筋以外の筋に生じるが初期には下肢に多い．運動，発熱，感冒，脱水などで誘発される．発症後1-2年以内に急激に頭髪に始まる全身の脱毛が出現し，下痢に伴う吸収栄養障害が生じる．病因は不明．有痛性筋痙攣にはダントロレンナトリウム水和物，バクロフェンなどが有効である．ステロイド剤内服，ステロイドパルス療法，血漿交換，免疫グロブリン大量静注療法などが有効との報告がある．[1156]

前腎細管⇨参前腎管→1766

全身酸素消費量　systemic oxygen consumption　60秒間に身体の代謝経路によって消費された酸素量．[258]　⇨参酸素消費量→1210

前浸潤癌　preinvasive carcinoma⇨同上皮内癌→1456

全身照射法　total body radiation；TBI, whole body irradiation　放射線治療において，骨髄移植の前処置として腫瘍細胞の根絶，免疫抑制，宿主骨髄の根絶を目的として全身に照射する治療法．適応として急性・慢性白血病，悪性リンパ腫のほか，骨髄異形成症候群 myelodysplastic syndrome (MDS)などがある．標準的な治療スケジュールは，1回1.5-2グレイ(Gy)，1日2回，総計12 Gy/6-8 f/3-4日で行われる．治療技術には，線源と対象との距離をとり，できるだけ大きな照射野で照射する long STD(皮膚線源間長距離)法，細いビームを用いて寝台を移動する寝台移動法，細いビームを移動する線束移動法がある．合併症として間質性肺炎のほか，GVHD(移植片対宿主病 graft versus host disease)が問題となる．[471]

全身状態　general condition　［一般状態］　全身所見の総称．血圧，体温，脈拍数，尿量，貧血の有無，呼吸状態，栄養状態，意識状態，身長，体重，皮膚緊張など

の理学的所見の総合的な表現.[1164]

全身所見 general symptom, constitutional symptom 疾病により生じた全身の理学的身体症候. 発熱, 頭痛, 不眠, 意識状態, 嘔吐, 食欲不振, 便秘, 下痢, 皮疹などさまざまな症状を示す.[1164]

全身シンチグラフィー whole-body scintigraphy シンチカメラを人体の長軸方向に一定速度で移動させるか, または検査台を移動しながら撮影して得られる全身像. 対向2検出器型の装置を用いれば前面像と背面像が同時に撮影でき, 検査時間を短縮できる. 骨シンチグラフィーやガリウムシンチグラフィーで全身性の転移の検索を行う場合や, 骨髄シンチグラフィーで全身の造血骨髄分布の評価が必要な場合に行われる.[737]

全身振動 whole body vibration 振動障害の1つで, 身体全体に伝達される振動をいう. 立っている場合は足から, 座っている場合は殿部から物体の振動が全身に伝わり, ヒトの全身が振動すること. ヒトには振動を感ずる特殊化した感覚器はないが, 身体の各部位で振動が感知される. 内臓や眼球などの組織ごとに伝わってくる振動に共振しやすい固有の周波数帯域があり, その周波数近傍では当該組織に振動覚による違和感を生じる. また, 長時間全身振動に曝露していると, 動揺感, 胃腸障害(悪心など), 不安感などを起こす. いわゆる乗り物酔い(動揺病)も全身振動による健康障害の一種.[1603]

全身水腫 anasarca⇨同全身〔性〕浮腫→1769

全身スキャン whole-body scanning 全身シンチグラフィー, ないしはシンチカメラを用いて全身を撮影する方法を指す.[737] ⇨参全身シンチグラフィー→1767

全身性 systemic⇨同汎発性→2419

全身性アナフィラキシー generalized anaphylaxis, systemic anaphylaxis ある原因物質(アレルゲン)により感作されたのち, その原因物質に再び接触したときに誘発される重篤な全身性過敏反応. 原因となるアレルゲンに対しIgE(免疫グロブリンE)抗体が産生され, これが肥満細胞や好塩基球に結合すると個体はアレルゲンに対して感作された状態となる. 再度の抗原刺激により肥満細胞や好塩基球から脱顆粒が起こる即時型アレルギー反応が起こり, 瘙痒, 浮腫, 気管支平滑筋の収縮による喘鳴を伴う呼吸困難, 不安, チアノーゼ, 瞳孔散大, 微弱な頻脈, 血圧低下をきたし, ときに急速にショック状態となり死に至ることもある. 肥満細胞や好塩基球から遊離, 生成されるヒスタミン, ブラジキニン, 他の血管作用性アミン類が, これらの症状を引き起こしていると考えられる. 原因物質は, 抗生物質, 局所麻酔薬, 薬品, 減感作用アレルゲンエキス, ハチ毒など多数あり, 注射など非経口的に投与された場合に発症の確率が高くなり, 症状の発生は5-10分以内に始まり遅くとも30分以内に出現することが通例. このため治療は緊急を要し, ただちに1,000倍希釈アドレナリンの皮下あるいは筋肉内注射をし, 併行して血管確保をし, 足部を上げてショックに対応した治療を行う. 気管支痙攣に対してアミノフィリン水和物などを用いる. 抗ヒスタミン薬, 昇圧薬やステロイドを用いることもある. 陽圧マスクで酸素吸入を行い, 声門浮腫があれば気管内挿管や気管切開を行う. アナフィラキシーによる死亡は, 喉頭浮腫, 不整脈, ショックにより, はじめの1-2時間に多く, さらにその後の低酸素血症や血圧低下などによって起きやすい.[505] ⇨参アナフィラキシー〔反応〕→168

全身性ウイルス感染症 systemic viral infection ウイルスはまず侵入門で増殖してその周辺に直接的に広がる(局所感染 localized infection または表在感染 surface infection). この段階で発症し, それ以上は広がらないものを局所性ウイルス感染症と呼ぶ. 局所でとどまらないウイルスは, 一般に所属リンパ節を経て血中に入り, 肝臓, 脾臓などに達して増殖し, 再び血中に入り, 全身の臓器に運ばれ増殖する. このような感染経過をたどるものを全身性ウイルス感染症という. 麻疹, 風疹, 水痘などがある.[517]

全身性エリテマトーデス

systemic lupus erythematosus; SLE ［全身性紅斑性狼瘡(ろうそう), SLE］

【定義】抗DNA抗体とDNAにより形成される**免疫複合体**が組織に沈着することにより起こる全身性の**自己免疫性疾患**.

【疫学】女性に好発し(男女比1：9), 発症年齢は20-40歳代が多い. 全国で数万人の患者が存在し, 治療が難しいことから厚生労働省の特定疾患(難病)に指定されている.

【病態】根本的な原因は不明であるが, 組織障害は免疫複合体の組織沈着とそれに伴う補体の活性化により起こる.

【診断】診断基準としては, 次の項目のうち4項目以上を満たすものを全身性エリテマトーデス(SLE)とする. ①顔面紅斑, ②円板状皮疹, ③光線過敏症, ④口腔内潰瘍, ⑤関節炎(2関節以上で破壊性), ⑥漿膜炎(胸膜炎あるいは心膜炎), ⑦腎病変(0.5 g/日以上の持続的タンパク尿か細胞性円柱の出現), ⑧神経学的病変(痙攣あるいは精神障害), ⑨血液学的異常(溶血性貧血または白血球, リンパ球, 血小板のいずれかの減少), ⑩免疫学的異常(抗二本鎖DNA抗体高値または抗Sm抗体陽性または抗リン脂質抗体陽性), ⑪**抗核抗体陽性**.

【治療】治療にはステロイド剤や免疫抑制薬が用いられる. 死因としては感染症, 中枢神経障害, 腎不全などがある.[1439] ⇨参エリテマトーデス→369

全身性エリテマトーデスの看護ケア

【看護のポイント】原因不明で, 多臓器に症状が出現し, 寛解と増悪を繰り返しながら慢性的に経過. そのため患者の身体的・精神的苦痛は大きい. 特に若い女性に好発することから, 仕事, 結婚, 妊娠・出産などの問題もあり, 精神的支えは重要. また増悪を避けるために患者のセルフケアが大切であり, それを支える患者の家族への支援も必要である.

【看護の実践】①活動期：発熱や倦怠感, 皮膚や関節, 腎, 中枢神経, 心血管, 肺, 消化器などの障害からくる臨床症状への苦痛の緩和, 免疫機能低下に対する感染予防(口腔内, 全身の清潔), ステロイド剤使用による感染症, 骨粗鬆症, 胃潰瘍, 糖尿病, 精神症状などの副作用の発見が重要. また, この時期は特に身体的苦痛が大きいために, 疾患や治療に対する不安が増強し, 闘病意欲の低下が考えられる. 抱えている悩みを聞き, 問題を把握, 軽減し, 自己の疾患を受け入れて闘病意欲がもてるよう支援する．②寛解期：長期療養のため，セルフケアの確立が重要．日常生活において増悪因子(紫外線，寒冷，ストレス，感染など)の除去，疲れすぎないよう安静の必要性，ステロイド剤など薬の服用についての注意点を指導する．また妊娠・出産については，病気の重症度，薬剤の影響もあるので，担当医に相談する．長期療養で日常生活に制約があるため，家庭や社会での立場，役割が変化することで，さまざまな問題が生じやすい．背景(家族，職場，経済状態など)を把握し，家族の理解と協力が得られるよう支援したうえで必要な時には社会資源の活用を紹介する．[599] ⇨参全身性エリテマトーデス→1767

全身性炎症反応症候群⇨同SIRS→107

全身性強皮症

systemic scleroderma ［**汎発性強皮症，進行性全身性硬化症，進行性皮膚硬化症**］

【定義】膠原病の1つで，皮膚や内臓の硬化あるいは線維化を特徴とする．病気の進行や内臓病変を起こす頻度は患者により大きく異なる．国際的には**びまん型全身性強皮症**と**限局型全身性強皮症**の2つの病型に分けられる．前者は発症5-6年以内は病気が進行することも多いが，後者は比較的軽症で進行はきわめて緩徐である．病型分類のどちらにあてはまるかによって，病気の経過や内臓病変の合併について予測が可能である．

【疫学】わが国での患者は6,000人以上．男女比は1：9であり，30-50歳代の女性に多くみられ，**レイノーRaynaud症状**で発症することが多い．

【診断】アメリカリウマチ学会の基準が広く用いられている．血清学的には，抗セントロメア抗体，抗トポイソメラーゼⅠ(Scl-70)抗体，抗U1RNP(U1-ribonucleoprotein)抗体，抗RNAポリメラーゼ抗体などが指標となる．抗トポイソメラーゼⅠ抗体や抗RNAポリメラーゼ抗体はびまん型全身性強皮症に対する特異性が高く，抗セントロメア抗体は限局型全身性強皮症に対する特異性が高いといわれる．発症5-6年で皮膚硬化は自然に寛解することも多いが，内臓病変は非可逆的といわれる．

【治療】早期に治療を開始して，内臓病変の合併や進行をできるだけ抑えることがきわめて重要である．[1503]

全身性強皮症の看護ケア

全身性強皮症は，レイノーRaynaud現象や皮膚をはじめとする，消化器，循環器，腎臓など多臓器に線維化を生じる原因不明の疾患である．30-50歳代に好発し，女性に多い．予後は，内臓病変の有無や程度が関与し急激に進行するものからほとんど進行しないものまで個人差がある．特に間質性肺炎などの肺病変，肺高血圧症などの循環器病変，腎臓病は予後を大きく左右する合併症である．治療法は，血管拡張薬が主体であるが，近年線維化抑制を目的に積極的な加療が行われて確実に進歩をとげている．

【看護の実践】全身性強皮症の看護ケアは，日常生活についての指導や教育，精神的ケアがその中心を占める．薬剤が使用されている場合は，服薬指導や副作用の早期発見に努める．日常生活指導は，治療においても占める比重は大きい．その内容として家事，運動は疲労が残らないようにする，全身を冷やさないように保温に努める，禁煙するなどがあげられる．これらは，その他の指導の基礎となる．レイノー現象のある患者には，手足の保温とともに，寒冷刺激を避けることを指導する．その人の生活行動に応じて具体的にアドバイスするのがよい．皮膚損傷を予防する指導内容は，傷をつくらない，皮膚を乾燥させない，寒冷刺激を避ける，皮膚の清潔を保つなどである．重要なことは，潰瘍ができたら，速やかに受診すること．受診後，患者自身が在宅で，潰瘍の処置を継続して行うことも多い．そのときは，潰瘍処置の方法や潰瘍の観察ポイントなどについて教育する．パンフレットを用いるなど具体的に教育し，その後継続して経過観察を行う．逆流性食道炎や腸蠕動運動の低下による胸やけや腹部膨満感などの消化器症状が出現している場合には，食品の形状を適切なものに変えるなど，食事摂取の方法を工夫し必要な栄養を摂取できるようにする．また，就寝直前には摂取しないように指導する．関節症状に対しては，日常生活行動に制限はないかアセスメントし，早期からリハビリテーションの導入を促し，関節拘縮予防，機能維持に努める．呼吸器・循環器・腎病変は，予後に影響を及ぼすので十分にアセスメントを行い，早期発見に努める．在宅酸素療法が導入された場合には，機器の取り扱いについてや呼吸器感染の予防方法など自己管理指導を行う．その他治療・療養環境が整うように社会福祉制度の活用を提案すること，患者の家族や職場の協力を得られるようにアドバイスすることも大事なことである．

【ケアのポイント】全身性強皮症の特徴をふまえ，各個人の病型や症状を把握し，その人に合った日常生活の指導，教育を行う．この疾患は，特定疾患治療研究事業対象疾患であり，一般的に難病と表現されることもある．このため患者は，診断名を告げられると，落ち込んだり，不安の症状をみせることが多い．長い経過の中には，仮面様顔貌など，疾患による外見の変化もあり，30-50歳代は結婚，妊娠，出産，子育てといったライフステージと重なる時期であり，疾患や直面する状況に対し不安や苦痛を感じることが多い．客観的に困っている点を理解し，それに応じてケアにあたることが重要である．[1525] ⇨参全身性強皮症→1768

全身性結節性脂肪組織炎 ⇨同ウェーバー・クリスチャン病(症候群)→316

全身性紅斑性狼瘡(ろうそう) **systemic lupus erythematosus**⇨同全身性エリテマトーデス→1767

全身性細網内皮症⇨同レッテラー・シーべ病→2978

全身清拭 **complete bed bath** 入浴できない人に対し，清涼を保ち血液循環をよくし筋肉を刺激して気分を爽快にしたり，その人らしさを保つなどの目的で，ベッド上で頭部を除く全身をふくこと．重症患者や衰弱が激しい場合，手術後など絶対安静が必要な患者の場合は，一度に身体全部をふくと消耗が激しくかえって疲労が増すので，部分的にふく部分清拭が行われる．石けん，ボディソープ，清拭剤，沐浴剤などが使われる．患者の状態によっては短時間に終わらせるために，温湯や蒸しタオルを用いることもある．いずれの場合も保温に十分留意する．患者の清潔へのニーズを満たすとともに，全身を観察するよい機会でもあり，かつ皮膚への直接のタッチを含むコミュニケーションをとるうえでも重要な意味をもつ．食後1時間以内を避け実施する．可能であれば就寝前に行うと快い眠りを期待できる．[1451]

全身性疾患 systemic disease サイトカインなどの液性因子や血管病変により，特定の臓器障害ではなく，多彩な全身症状を呈する疾患．代謝・内分泌疾患および膠原病などが含まれる．また重度の器質疾患により二次的に全身の代謝，栄養，循環が障害され，原発以外の多臓器障害が生じる病態も含む．感染症，熱傷，大量出血および肝，腎，心の臓器不全が原因の場合が多い．[1482]

全身性種痘疹 generalized vaccinia ［**全身性痘疱**(ほう)］ 種痘後の異常経過の1つ．種痘後9-10日頃にきわめてまれに全身的に発生する痘疹で，種痘ウイルスが血行内に入ったために起こる．軽症なのが常であるが，これが湿疹にまでなると死亡するものもある．また，二次的に種痘内容が他の部位に手指で移され，種痘性二次発疹をみることもある．[517] ⇨参種痘⇀1402

全身性真菌症⇨同深在性真菌症⇀1547

全身性線維性骨炎⇨同骨オルブライト病⇀1102

全身性痘疱(ほう)⇨同全身性種痘疹⇀1769

全身性(眼球皮膚)白皮症 Oculocutaneous albinism⇨同先天性メラニン欠乏症⇀1787

全身性皮質過骨症⇨同ファン=ブッヘム症候群⇀2511

全身〔性〕浮腫 anasarca ［**全身水腫**］ 主に皮下組織に組織液またはリンパ液が貯留した状態をいう．重度のネフローゼ症候群では，胸腹水や陰嚢，陰唇の浮腫を伴い，全身〔性〕浮腫をきたすことが多い．[186]

全人的医療 holistic medical care 医科学の進歩に伴って医療の価値は，疾患の身体的な治療に置かれ，患者は「モノ」として対象化されていった．治療を中心とした科学的，分析的なアプローチに対し，全人的医療は，患者の人間としての尊厳を守り，その人らしい生き方や生活を支えながら治していく全体論的なアプローチとして提唱された．したがって，人間を身体・心・社会環境を統合した存在としてとらえる全人的医療では，西洋医学のみならず，人間のもつ自然治癒力を高め，患者の苦痛を癒していく民間療法や東洋医学などの代替医療を必要に応じて取り入れていく．全人的医療は，人間の哲学的な捉え方に立脚した患者主体のアプローチで，看護においては，ケアリング caring やヒーリング healing といった概念が患者中心のアプローチに該当する．全人的医療の考え方は，終末期医療や緩和ケアなどにおいて重要になってきており，医学や看護学教育の中でも取り上げられることが多くなっている．[1118] ⇨参ホリスティック医療⇀2717

全人的苦痛 total pain⇨同トータルペイン⇀2137

尖刃刀(せんじんとう) sharp-pointed knife 手術に用いられる鋼刀メスのうち，先端がとがっているもの．切開膿瘍などに対して先端で皮膚を穿刺し，かつ小切開を加える際に用いられる．[711]

全身反応 general reaction, systemic reaction 病原体やアレルゲンなどの外因に対する反応として，サイトカインの産生や循環障害が生じ，発熱などの全身症状および多臓器障害を生じる病態．肝，腎，心などの内因性疾患でも，臓器障害が高度の場合は同様の反応を生じうる．[1482]

全身被曝 whole body exposure 原爆被爆，原子炉事故，医療用線源の事故などにより放射線による被曝が全身に及ぶこと．局所被曝より身体的影響が大きく急性放射線障害の原因となることがある．全身への1-2 Gyでの死亡率は10% 以下であるが，2-6 Gyでは半数が骨髄障害により死亡する．[292] ⇨参急性放射線障害⇀741

前進皮弁 advancement flap ［**伸展皮弁**］ 有茎皮弁のなかの局所皮弁の一種で，作製した皮弁を近接の移植部へ伸展させて移植する方法．血行のよい顔面や指尖部に用いられることが多い．また美容外科的配慮から，顔面など目立つ部位に応用されることが多いが，四肢・体幹に用いられることもある．V-Y 伸展皮弁が代表例．縫縮術や三角弁伸展法も伸展皮弁に含まれる．[688] ⇨参組織伸展法⇀1843

先進部 presenting part⇨同胎児先進部⇀1872

全身麻酔 general anesthesia 麻酔薬を全身的に投与して鎮痛，不動，健忘を得る方法．患者の意識も消失する．麻酔方法は，吸入麻酔を使用する方法と，すべての薬物を静脈内投与する全静脈麻酔がある．吸入麻酔薬としてはイソフルラン，セボフルランなど，静脈麻酔薬としてはチオペンタールや，ケタミン，プロポフォールなどを用いる．鎮痛にはフェンタニルやレミフェンタニル，モルヒネなどの麻薬や拮抗性鎮痛薬を用いる．不動を得るために筋弛緩薬を併用することが多い．全身麻酔では呼吸抑制が起こるため，気管チューブやラリンジアルマスクなどの人工気道による気道確保や人工呼吸が必要になる．麻酔科専門医またはその指導下に行うことが望ましい．[163] ⇨参ニューロレプト麻酔法⇀2243

全身無汗無痛症 total anhidrotic analgesia ［**西田病，先天性無痛無汗症**］ 近年では遺伝性感覚自律神経性ニューロパチーⅣ型に分類される．先天性に口唇や舌・指の咬傷などの無痛症に伴う症状とともに，乳児期からの発汗を伴わない高熱がみられることが特徴．その他の症状は，自律神経症状として発汗消失と皮膚発赤を認めるが，血圧や消化管蠕動，流涙は保たれる．また，精神発達遅滞を伴う．大径線維は正常の半分程度に減少し，小径線維と無髄線維は消失し，エクリン汗腺への神経支配の消失がみられる．チロシンキナーゼ型神経成長因子受容体(TRKA)遺伝子の変異が存在することが確認されている．[509]

全身療法 systemic therapy 病変部のみに作用させる局所療法に対し，全身に作用させる治療法．一般的には薬剤を内服，注射，点滴などの形で投与する場合を指す．[113]

全身リンパ節照射 total lymphoid irradiation；TLI 骨髄移植では，移植前に移植片の拒絶を予防する目的で前処置として，患者の免疫能を根絶する処置を行うが，そのうちで最も強い免疫抑制療法の1つ．全身のリンパ節を照射野に入れ，1日ないし2日間で約7.5 Gy(グレイ)照射するもの．再生不良性貧血患者の骨髄移植の前処置として用いられる．白血病の前処置では，このTLIより免疫抑制が強力で全身の白血病の殺細胞効果を考慮し，全身照射(TBI)が選択される．[1372]

仙髄 sacral cord 脊髄の腰膨大の下部から脊髄円錐まで．脊髄の最下部を構成するが，仙骨より上位に存在する．5対の仙骨神経と1対の尾骨神経が出るが，これらの神経線維は馬尾の一部を形成する．径は下にいくにつれ急速に小さくなる．白質に比べて灰白質が多く，灰白交連は太く短い．第2-4仙髄節の中間外側核は副交感性節前ニューロンで，その節前線維（骨髄神経）は仙骨神経の前根に入る．[1043] ⇨参骨盤神経→1118

潜水病 caisson disease⇨同窒素塞栓症→1974

潜水夫病 diver disease ［ケイソン病，減圧病］ 潜水・潜函，橋脚工事，トンネル掘削などにより高圧に曝露後，減圧が急で不適切な場合，体内の窒素が血管内，神経，脂肪組織で気泡を形成し，組織を圧迫したり，血液の循環を妨げたりすることによって起こる病態．症状の発現は，ほとんどが1時間以内にみられる．皮膚症状として瘙痒感，丘疹，大理石斑，関節痛や筋肉痛が高頻度にみられる．強い痛みのため四肢を曲げたままでいるのでベンズ bends の呼び名がある．中枢神経障害の頻度は少ないが，めまい，運動麻痺や意識障害をきたすことがある．また呼吸循環障害として，動悸，胸内苦悶や呼吸困難が出現し重篤な場合は死亡する．治療法は高気圧療法と輸液などの対症療法．[1278] ⇨参高気圧障害→985

仙髄麻酔⇨同仙骨麻酔→1759

潜水麻痺⇨同高気圧障害→985

全数調査 complete〔count〕survey ［悉皆（しっかい）調査］ 調査対象者の選定方法の1つ．ある集団を調査する際に，調査対象をその集団の全数とし，すべての構成単位を漏れなく調べる調査をいう．調査結果はその集団の実態を表すが，多大な時間，労力，費用を必要とすることが多い．[1406] ⇨参抽出調査→1990

潜性⇨同劣性→2978

全生活史健忘 amnesia of whole life history, amnesia of personal history 一般的な知識は保たれ日常生活にはそれほど困難をきたさないのに，自身の名前，生いたち，経歴など過去の自己の生活史にわたるすべての記憶を喪失している状態．自分のことがわからないといって徘徊中に保護されたり，病院を受診したりする．心因性健忘に含まれ，ヒステリー性の解離障害であり，持続的な葛藤状況に心因が働き，意識の解離，遁走から発現することが多い．心因性に生じることが一般的であるが，ときに外傷やまれに統合失調症に伴うこともある．病気をいつわる詐病との鑑別が難しい．特別な治療がなくても多くは1-2週間で自然回復する．積極的治療には，向精神薬投与や麻酔分析（アミタール面接）が行われる．[1263]

前成説⇨同前定発生説→1778

先制鎮痛⇨同先行鎮痛→1757

前赤芽球 proerythroblast 形態学的に識別できる最も若い赤芽球．直径約20-25 μm の円形ないし軽度楕円形の細胞である．細胞質は好塩基性で核に接して明るい部分が見える．核のクロマチン構造は比較的繊細であるが，骨髄芽球より粗く微細顆粒状で部分的に凝集傾向を示す．[1377] ⇨参骨髄像→1109

全脊髄くも膜下麻酔 total spinal anesthesia ［全脊麻］ くも膜下腔に意図的に，あるいは誤って大量の局所麻酔薬が注入されることにより，低血圧や徐脈，呼吸停止，意識消失などが生じること．気道確保と酸素投与，人工呼吸，昇圧薬や抗コリン薬による循環補助などが必要である．局所麻酔薬の効果が消失する数時間以内に意識は回復する．[711]

前脊髄動脈 anterior spinal artery 椎骨動脈が脳底動脈を形成する直前で，左右の椎骨動脈の枝が脊髄の前面で癒合して，前正中裂に沿って下行する．この血管を前脊髄動脈といい，脊髄のほぼ全長にわたって分布し，髄節動脈に由来する前根動脈とも数か所で吻合する．第6胸髄〜第5腰髄の領域では，大前根動脈（アダムキーヴィッツ Adamkiewicz 動脈）と呼ばれる特に太い動脈が吻合している．脊髄には，前脊髄動脈のほかに縦走する2本の後脊髄動脈があり，これら3本の縦走動脈から脊髄の表面に沿って冠状に横走する枝が出て，そこからの枝（中心枝，辺縁枝など）が穿通枝として脊髄に入る．[1044] ⇨参脊髄の血管→1716

●前脊髄動脈

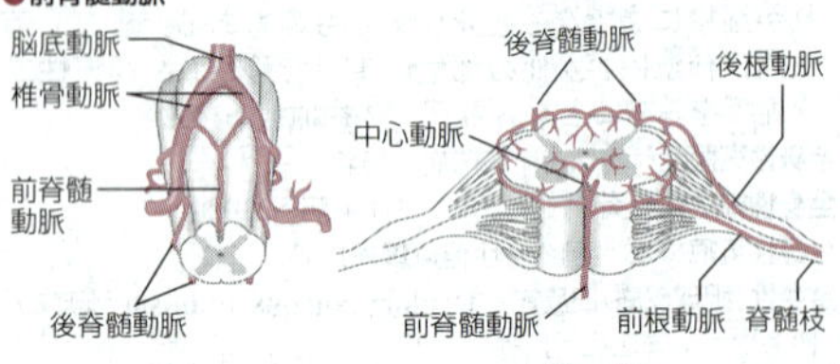

前脊髄動脈症候群 anterior spinal artery syndrome 前脊髄動脈が閉塞することで，灌流域である脊髄の前2/3に梗塞を生じて解離性感覚障害を特徴とする脊髄症状を呈する症候群．胸髄が好発部位であるが，頸髄や円錐部などにも生じる．症状は病巣の広がりにもよるが，障害脊髄レベル以下に激痛，対麻痺，感覚障害，膀胱機能障害を急激に呈する．特に，後脊髄動脈により灌流される脊髄後1/3を走行する後索は障害されないため，深部感覚（関節位置覚や振動覚）は保たれ，温痛覚障害が目立つ（解離性感覚障害）．原因には動脈硬化や外傷，大動脈解離，心停止，大動脈手術などがある．MRI が診断に有用で，T_2 強調像の軸状断で病巣の分布を確認することが可能．治療として，抗血小板療法や抗凝固療法，抗浮腫療法などが行われる．[576] ⇨参対麻痺→2033

全脊柱固定具⇨同バックボード→2379

全脊椎固定 cervical spine immobilization 全脊椎固定は受傷機転や症状から脊椎・脊髄損傷が疑われる場合に適応となり，X線撮影などの画像検査をして脊髄損傷が否定されるまで行われる処置．また，長時間にわたる場合にはバックボードを利用して実施される．潜在する実質臓器や血管損傷を保護することもできることから，搬送の安全を確保することができる．[166] ⇨参脊髄損傷→1720

全脊椎裂⇨同完全二分脊柱（椎）→637

全脊麻⇨同全脊髄くも膜下麻酔→1770

腺切除術 adenectomy 腺組織を切除する外科的治療法．早期乳癌に対する乳腺切除術，前立腺肥大症に対する前立腺切除術などがある．[485]

全節性糸球体硬化症 global glomerulosclerosis ［球状糸球体硬化症］ 糸球体全体のメサンギウム基質の増加と，基底膜の虚脱，凝集によってできた線維性物質を主体としたものにより糸球体内が置き換えられた状態．

すなわち機能していない状態である.[186]

腺線維腫 adenofibroma 上皮と間葉組織よりなる混合中胚葉性腫瘍であり，両成分ともに良性のものを呼ぶ．まれな腫瘍で，閉経後に子宮体部，子宮頸部，卵管，卵巣に生じることがある.[1531]

腺線維症⇨同硬化性腺症→981

全前置胎盤 total placenta previa 前置胎盤の1つで，胎盤が内子宮口を完全に覆っている場合をいう．子宮収縮，子宮口開大により胎盤から大出血を起こしうる．妊娠中期に超音波で診断し，末期には安静入院させ，予定帝王切開を行う.[998] ⇨参前置胎盤→1775，低位胎盤→2041

全前脳症 holoprosencephaly ［全前脳胞症］ 妊娠早期における前脳分裂過程の障害．脳と顔面に関連した奇形が特徴であり，最も重症なものは単眼症である．染色体異常である13あるいは18トリソミーを合併している．多くは水頭症を伴い予後不良で，生存した場合，精神発達遅滞となる.[1323]

全前脳胞症 holoprosencephaly⇨同全前脳症→1771

戦争イソスポーラ *Isospora belli* 発展途上国に広く分布する原虫．第一次世界大戦中に多数の兵士が感染したことが名前の由来．ヒトはコクシジウム類に属する戦争イソスポーラ *Isospora belli* のオーシスト（接合子嚢）の経口摂取で感染する．オーシストから遊離したスポロゾイト（胞子小体）が小腸粘膜上皮細胞に侵入し無性生殖の結果メロゾイト（分裂小体）となる．メロゾイトは別の腸管上皮細胞に侵入して無性生殖を繰り返す．一部のメロゾイトは生殖体に発育して有性生殖を行いオーシストを形成する．有性生殖により形成されたオーシストは糞便とともに排出され，体内で成熟することはない．感染した場合の主症状は下痢，腹痛などで，通常は5-10日で自然治癒するが，AIDSなどの免疫不全者が罹患すると治癒しにくい.[288]

漸増応答 recruiting response 大きさが段階的に変わる反応であり，アナログ信号のこと．活動電位が全か無かの法則に従うデジタル信号であるのに対し，神経終末から放出された伝達物質によってシナプス後膜に発生するシナプス後電位は，伝達物質の量によって段階的に大きくなる漸増応答である．この電位が閾値をこえれば活動電位が発生する.[1230] ⇨参活動電位→532

全層角膜移植術 penetrating keratoplasty；PKP 角膜移植のうち，角膜全層を移植する手術．角膜混濁が実質深層まで及ぶ場合や角膜内皮細胞減少による水疱性角膜症などが適応となる．患者の角膜を直径7-8 mmで切除し，提供角膜をほぼ同じ大きさで打ち抜き，縫いつける．拒絶反応は他の臓器に比べると発生率は低いが，角膜に血管侵入がみられる場合は発生率が高くなる.[257] ⇨参角膜移植術→489

前装冠 facing crown ［前装鋳造冠］ 金属鋳造冠の外見上目につく一部表面をプラスチックや陶材などの歯冠色材料でカバーしたもの．金属の表面を歯冠色の材料で置き換えることを前装というが，その材料によりレジン前装冠，硬質レジン前装冠，陶歯前装冠などに分けられる.[1310]

●前装冠

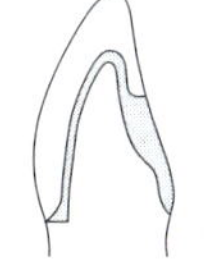

前歯部（陶材焼付）　臼歯部（陶材焼付）

漸増現象 waxing phenomenon 電気生理学的検査のうち反復誘発筋電図で認められる所見の1つ．肺癌などの悪性腫瘍に伴う筋無力症候群〔ランバート・イートン筋無力症候群 Lambert-Eaton myasthenic syndrome (LEMS)〕では，運動神経終末シナプス前膜のアセチルコリン遊離部位数が減少するため，放出されるアセチルコリン量子数が減少し，そのため，低頻度刺激での運動神経活動電位の振幅は非常に小さい．しかし，高頻度（10 Hz以上）刺激にて運動神経活動電位の振幅は著明に増大する．この現象を漸増現象といい，特に20-50 Hzの電気刺激を与えたときに観察されやすい.[310]

前増殖糖尿病網膜症 preproliferative diabetic retinopathy；prePDR 糖尿病網膜症の病期を重症度により，単純糖尿病網膜症，前増殖糖尿病網膜症，増殖糖尿病網膜症と3つに分類したときの2番目の病期．単純糖尿病網膜症の眼底所見である毛細血管瘤，網膜出血，網膜浮腫，硬性白斑に加え，綿花状白斑，網膜内細小血管異常，静脈異常がみられる．細小血管内に微小血栓が形成されて血管閉塞が生じた状態で，増殖糖尿病網膜症への進行予防のために無灌流域へ網膜光凝固が必要である.[1309]

全層植皮術 full (whole) thickness skin graft 遊離植皮術の1つ．表皮・真皮全層を含めて皮膚移植をする方法．皮膚の採取部位としては，鼠径部など下着に隠れて一次縫縮の可能な部位が多く使用される．顔面や手足などに用いることが多い．顔面の全層植皮術では耳介後面・後部，鎖骨上部などの部位またはその近位部が採皮部として使用される．分層植皮術に対し，術後拘縮が少ないという特徴を有する.[688]

全層性炎症 transmural inflammation クローン Crohn 病のように腸管の全層にわたって波及している炎症．狭義ではクローン病のことを全層性腸炎ということもある．クローン病の診断にはリンパ球集簇からなる全層性炎症のほかに，不連続性病変，縦走潰瘍，敷石状所見，裂溝，非乾酪性肉芽腫，浮腫および肛門部病変が重要.[1531] ⇨参クローン病→843

漸増性雑音 crescendo murmur 心音図上の振幅パターンで，収縮期前半よりも後半に最大振幅となる雑音をいい，心雑音の性状を表す．心室中隔欠損症や僧帽弁閉鎖不全の逆流性心雑音は，ときにこの形を呈する．また動脈管開存症のように連続性雑音の場合，前半は漸増性雑音を示す.[743]

漸増漸減性雑音 crescendo-decrescendo murmur 心雑音の性状を表し，心音図上で振幅パターンが菱形もしくはダイヤモンド形を呈する雑音．半月弁狭窄症で収縮中期に聞かれる駆出性心雑音が典型的．狭窄部位前後の圧較差に従って雑音の音量が決定される．収縮中期に振幅は最大となり，心室内圧が下がる収縮期後半は漸減する.[743] ⇨参駆出性雑音→815，ダイヤモンド型雑音→1903

漸増・漸減性収縮期雑音⇨同ダイヤモンド型雑音→1903

前装鋳造冠　facing crown⇨同前装冠⇀1771

漸増抵抗運動　progressive repetitive exercise；PRE⇨同漸増抵抗訓練⇀1772

漸増抵抗訓練　progressive resistance exercise；PRE［漸増抵抗運動］　筋力強化訓練法の1つ．代表的なものにドゥローム DeLome の漸増抵抗運動法があり，軽度の負荷から最終的に最大負荷を与える方法である．10回反復して運動できる最大抵抗量(10 RM)を測定し，10 RM 10% の力で10回反復運動を行い，その後10 RM の10% ずつ運動負荷を増加させ，最終的に10 RM の100% の負荷で反復運動を行う．1段階ごとに2-4分休息をとらせてもよく，1週間のうち5日間訓練する．オックスフォード Oxford 法は漸減法として対照的な運動であるが，患者の疲労が少ないという利点がある．[249]　⇨参漸減抵抗訓練⇀1756

尖足　equinus foot　足関節以下が底屈した変形のこと．先天性尖足の他，さまざまな神経疾患による痙性または弛緩性対麻痺などによって起こることが多い．前脛骨筋や長・短腓骨筋，足趾の伸筋の麻痺か，腓腹筋や足趾の屈筋の痙縮の2つの要因のどちらか，または両方が作用して生じる．病変部位がどこにあっても，下肢遠位筋の筋力低下があれば，同じような変形を生じる．強い尖足が起こると踵を床につけて歩行することができず，常に爪先立った姿勢をとるようになる．[509]　⇨参内反尖足⇀2188

尖足拘縮　equinus contracture　足関節の底屈位拘縮を指す．この肢位の拘縮は長期臥床時に足関節運動がたりない場合や，脳卒中，脳性麻痺，脊髄不全麻痺などの中枢性麻痺で下肢伸筋運動パターンの結果起こることが多い．歩行不良となるため拘縮予防訓練が大切であるが，発生した場合は矯正装具，矯正靴の使用が必要となる．[818]

浅速(促)呼吸　rapid shallow breathing, panting［浅頻呼吸］　呼吸数が多く，一回換気量の小さい呼吸．熱あえぎ thermal panting は体熱放散のためにある種の動物(犬など)にもみられる浅く速い呼吸．肺うっ(鬱)血，肺塞栓や無気肺などで肺刺激受容器やC線維受容器活動が増加する際にも観察される．[1213]　⇨参浅呼吸⇀1757

浅側頭動脈　superficial temporal artery；STA［STA］外頸動脈の終枝の1本．外頸動脈が下顎頸の後ろで顎動脈(もう1本の終枝)を出したのち，耳介の前を上行し，前頭枝と側頭枝とに分かれて側頭部に分布．皮膚の浅層を走る動脈の1つで，外耳道のすぐ前で体表から脈を触れることができる．脈を触知する動脈としては，浅側頭動脈のほかに橈骨動脈，上腕動脈，腋窩動脈，総頸動脈，大腿動脈，膝窩動脈，足背動脈などが使われる．[1044]　⇨参外頸動脈⇀430

浅側頭動脈・上小脳動脈吻合術　superficial temporal artery-superior cerebellar artery anastomosis；STA-SCA anastomosis［STA-SCA 吻合術］　かつて，後頭蓋窩の脳血流低下が頻回に起こるような症例に対し，施行された術．[196]

浅側頭動脈・中大脳動脈吻合術　superficial temporal artery-middle cerebral artery anastomosis；STA-MCA anastomosis［STA-MCA 吻合術，STA-MCA バイパス］内頸動脈あるいは中大脳動脈領域に血流の低下があり，一過性脳虚血発作あるいは脳梗塞を繰り返している例などに行われた．1985年の国際共同研究で内科的な抗凝固療法と比較し，この手術の有効性を証明できなかった．しかし，内頸動脈を遮断する必要のある海綿静脈洞部腫瘍やモヤモヤ病などでは，この吻合が必要な例は現在もある．[196]

浅側頭動脈注入法　intra-arterial infusion via superficial temporal artery　外頸動脈の分枝の浅側頭動脈にカテーテルを逆行性に挿入して，選択的に薬液を注入する方法．耳前部で拍動の触れる部位に皮膚切開を行って浅側頭動脈を露出し，カテーテルを挿入する．カテーテルの先端を固定，上顎癌に対しては顎動脈，舌癌に対しては舌動脈，その他，口腔・咽頭癌に対し選択的に動脈の分枝の分布領域に抗腫瘍薬などを注入する．[887]

前側方開胸法　anterolateral thoracotomy　開胸手術の切開方法の1つ．皮膚切開は乳房を避けてその下に弧状の切開線を，前方は胸骨縁から，後方は後腋窩線あるいはその後方までおく．肺葉切除術の標準的開胸法である後側方切開が広背筋や前鋸筋などの体幹筋切開や肋骨切断を要するのに比べ，傷が小さく筋肉切開も少ないため，術視野は狭くなるが，術後疼痛の軽減，胸壁機能の温存という利点がある．[1019]　⇨参開胸手術⇀429

前側方到達法　anterolateral approach　頸椎椎間板ヘルニアあるいは変形性頸椎症などに対し，前側方から椎間板切除を行う手術法．[196]

喘息発作重積状態　status asthmaticus　喘息発作がおさまらず，徐々に重症化し，アドレナリン，β刺激薬吸入，アミノフィリン水和物点滴，副腎皮質ホルモン剤投与などの通常の喘息発作時の治療に反応しない状態．速やかに認識して適切な処置を講じないと死に至ることもある．チアノーゼ，頻脈，奇脈，血圧低下などがみられる．気管内挿管を行い，人工呼吸器管理を行う．[505]

浅鼠径(そけい)リンパ節　superficial inguinal node　鼠径靱帯の下から伏在裂孔までの大腿筋膜上に存在するリンパ節で10-13個からなる．リンパ流は下腹部，殿部，肛門，会陰，外陰部，下肢から流入し，深鼠径リンパ節へ流出していく．[1221]　⇨参鼠径(そけい)リンパ節⇀1841

センター方式　center method　高齢者認知症介護研究・研修センターが研究開発したアセスメントシート．正式名称は「認知症の人のためのケアマネジメントセンター方式」．認知症の人の尊厳を支えるために本人の視点に立った暮らしの継続性をいかにして確保できるか，生活そのものをいかにケアとして組み立てることができるかを基本理念とし，将来の認知症高齢者の増大を予測して，保健・福祉・施設・在宅などの多様な領域における認知症ケアを統合し，標準化した評価手法．アセスメントシートでは，①その人らしく振舞えているか，②その人の力が発揮できているか，③安全や健康の視点で問題はないか，④安心して，かつ心地よい生活ができているか，⑤なじみの暮らしを維持するための総合的な支援体制が整っているか，の5つの視点から構成されている．できないことが注目された従来のアセスメントシートと異なり，生活の視点から暮らしの流れのなかで認知症高齢者におけるケアの課題が明確にされる．[812]

センダイウイルス *Sendai virus* ［HVJ］ 東北大学の石田名香雄らにより発見されたウイルス．パラミクソウイルス科レスピロウイルス属のパラインフルエンザウイルスのことで，HVJとも呼ばれる．パラインフルエンザウイルスは，ヒト以外にマウス，ブタ，サル，ウシと多くの宿主がもっている．[1113]

前胎芽(胚子)期⇨同胚芽期⇀2329

全体集団⇨同母集団⇀2700

前大動脈リンパ節⇨同大動脈前リンパ節⇀1891

前大脳動脈 anterior cerebral artery；ACA ［ACA］ 内頸動脈の終枝の1つ．視交叉の外側で内頸動脈から分岐して前内方に走り，大脳縦裂に入る．大脳縦裂の前縁で左右の前大脳動脈は前交通動脈にて連絡．脳梁の上面に沿って後方に走り，大脳半球の内側面と外側の上部に枝を出す(皮質枝)．前頭葉の中心前回(一次運動野)と頭頂葉の中心後回(一次感覚野)では下肢に関連する領域を栄養する．中心枝は前有孔質から脳の内部に入り，大脳核，内包，間脳の前部に分布．[1044] ⇨参中大脳動脈⇀1995，大脳動脈輪⇀1896，前交通動脈⇀1757

前大脳動脈症候群 anterior cerebral artery syndrome 前大脳動脈の狭窄または閉塞が生じた際にみられる症候群．一般に中大脳動脈の脳梗塞では顔面と上肢優位に強い麻痺を生じるのに対して，前大脳動脈の脳梗塞では下肢優位の麻痺が特徴．前大脳動脈のどこが閉塞したかにより神経症状は異なり，ホイブナー Heubner 動脈を分岐したあとで閉塞した場合には，下肢優位の麻痺が対側でみられるだけでなく，下肢の感覚障害や左側の失行，失語などを示す．ホイブナー動脈を分岐する前で閉塞した場合には，対側の麻痺は上下肢とも高度となる．一方，ホイブナー動脈が閉塞した際は顔面と上肢に強い対側の片麻痺が生じる．失行は脳梁損傷による左右大脳半球の離断症候群と考えられており，脱力がないにもかかわらず左手で歯みがきのまねができない，字が書けないなどの症状がみられる．その他に，知的・感情障害や尿・便失禁などがみられることがある．[576]

先体反応 acrosome reaction 射出されたばかりの精子は受精能力が低いが，受精能獲得(capacitation)により卵子を取り巻く卵丘細胞層を通過して透明帯に達する．この際，透明帯タンパクに誘導されて，精子先端を帽子のように覆う構造(先体)が分解し，内部に存在するアクロシンなどの諸酵素を放出する．これが先体反応であり，この過程により精子は透明帯を通過可能となる．[1301]

全体論 holism，wholism ［ホリズム］ 全体は，その部分をすべて集めたもの(総和)以上のものであるとする心理学的概念．この概念に基づいて患者を精神・身体・環境を含め全体的に治していこうとする動きがホリスティック看護・医療．[446] ⇨参ホリスティック医療⇀2717

選択⇨同淘汰⇀2117

選択係数 selectivity coefficient イオンセンサーには，特定のイオン種にだけ応答し，他のイオン種の影響を受けない選択性が要求される．イオンセンサーの選択係数とは，基準イオンと比較して，特定のイオンに対して反応する度合いをいう．[258]

選択交配 selective mating⇨同同類交配⇀2136

選択削合 selective grinding 有床義歯製作時に，人工歯の早期接触部や咬頭干渉部を削除する作業．ロウ義歯を咬合器の模型上に取り付け，中心咬合位と偏心位において調整する．[1310] ⇨参早期接触⇀1808，咬合⇀997

選択性緘黙(かんもく) selective mutism，elective mutism ［**選択的無言症，場面緘黙**(かんもく)］ 正常ないしほぼ正常に近い言語理解・会話能力があり，ある状況では普通に話せても，別の特定の状況(限られた場面)ではまったく無口になって話せない，あるいは話さない状態．例えば，家庭では話していても，学校などでは黙ってしまう状態で，状況は情緒的に選択され決定されてしまう．臆病や恥ずかしがり，敏感さなどといった性格特徴と関係し，緘黙とともに不安や対人緊張や抑制された行動などが目立つ．背景として家庭内コミュニケーションの希薄さが問題になることが多い．治療は話をさせることにこだわるより，「コミュニケーションへの関心や社会化への意欲」を向上させる．男女ともほぼ同じ頻度で出現し，幼児期に初発するが，就学時まで見逃されることも少なくない．かなり古くから認識されている状態であり，WHOのICD-10では小児期および青年期に特異的に発症する社会的機能の障害「F 94.0 選択性緘黙」とされ，アメリカ精神医学会のDSM-Ⅳ-TRでは幼児期，小児期または青年期の他の障害「313.23 選択性緘黙」とされている．[1085]

選択的 selective⇨同待機的⇀1864

選択的 IgM 欠損症 selective IgM deficiency⇨同IgM 欠損症⇀67

選択的海綿静脈洞採血 selective cavernous sinus sampling ［**選択的海綿静脈洞サンプリング**］ 大腿静脈から挿入したカテーテルの先端を脳底部の海綿静脈洞まで進め，静脈洞の血液を選択的に採取し，下垂体から分泌された直後の下垂体ホルモン濃度を測定する検査法．特にクッシング Cushing 病ではホルモン負荷試験を行っても異所性 ACTH 産生腫瘍によるクッシング症候群との鑑別が困難なことが多く，本法の診断的意義が大きい．[1260]

選択的海綿静脈洞サンプリング ⇨同選択的海綿静脈洞採血⇀1773

選択的冠〔状〕動脈造影法 selective coronary arteriography 冠動脈の閉塞や狭窄による虚血性心疾患を対象とする動脈造影法．上腕動脈を切開してカテーテルを挿入するソーンズ Sones 法，大腿動脈からセルディンガー Seldinger 法によりカテーテルを挿入して選択的に造影するジャドキンス Judkins 法がある．血流動態をとらえ，ぼけのない鮮明な像を得るため 35 mm シネフィルムに記録する．[264] ⇨参冠〔状〕動脈シネアンギオグラフィー⇀613

選択的気管支造影法 selective bronchography カテーテルの先端を気管支末梢まで挿入し，目的部位を選択的に造影する X 線検査．経気管支肺生検のガイドラインともなる．[264] ⇨参気管支造影法⇀672

選択的血管造影法 selective angiography 経皮的に動静脈内にカテーテルを挿入し，目的血管の分枝まで進めて，選択的に血管造影を行う方法．選択的に造影が行えるため，目的血管の鮮明な撮影が可能．造影剤の副作用に注意し，カテーテル抜去後は，出血や血腫を予防する目的で圧迫止血する．定期的な血圧測定，末

梢動脈の触診などを行う.[264] ⇨参アンギオ〔グラフィー〕→201

選択的腎動脈造影法 selective renal arteriography 腹部大動脈造影で腎動脈の本数と分枝部を確認したのちに，カテーテルの先端を目的の腎動脈に挿入し選択的に行う腎動脈造影．腎血管性高血圧症，動静脈奇形，動脈瘤などの腎血管性病変や腫瘍性疾患が主な対象.[264]

選択的スプライシング alternative splicing ［**オルタナティブスプライシング，択一的スプライシング**］ 真核細胞の核内でDNAから成熟メッセンジャーRNAがつくられる過程(プロセッシング)で，タンパク質をコードしないヌクレオチド配列(イントロン)が未成熟メッセンジャーRNAから切り落とされ，タンパク質をコードする配列(エキソン)のみがつなぎ合わされる(スプライシング)．このとき，異なる種類，数のエキソンがつなぎ合わされる場合があり，これを選択的スプライシングと呼ぶ．その結果，1つの遺伝子から複数の成熟メッセンジャーRNAが生成し，多様なタンパク質が翻訳，生成されることになる.[723]

選択的セロトニン再取り込み阻害薬 selective serotonin reuptake inhibitor；SSRI ［SSRI］ 脳内神経終末でセロトニントランスポーターに作用し，セロトニンの再取り込みを選択的に阻害して，シナプス間隙のセロトニン濃度を上昇させて抗うつ(鬱)作用を示す薬物の総称．フルボキサミンマレイン酸塩，パロキセチン塩酸塩水和物，塩酸セルトラリンなどがある．うつ・うつ状態に加え，強迫性障害などの神経症性障害に適応範囲が広がった．三環系，四環系など従来の抗うつ薬に比べ，効果がマイルドで抗コリン性副作用や心毒性などの副作用が弱いことから，セロトニン・ノルアドレナリン再取り込み阻害薬(SNRI)とともにうつ病治療の第一選択薬として使用されている．依存性はないとされているが，突然の中止・減量時には離脱症状を認めることがある．セロトニン作用薬との併用時には，セロトニン症候群(不安，焦燥，興奮，錯乱，反射亢進，ミオクローヌス，発汗，振戦など)の可能性を考慮する.[204,1304]

選択的注意 selective attention 多くの刺激がある中で，特定の刺激を選択し知覚すること．例えば，視覚刺激に注意を払うと，聴覚野や体性感覚野の活動は低下する．また，特定の視覚刺激に注意を向けると，他の視覚刺激に対する反応は一次視覚野(V1)では変わらないが，四次視覚野(V4)や下側頭回(視覚連合野)では極端に低下する．これらの部位で不必要な情報をフィルターにかけ除外していると考えられる.[1230]

選択的低アルドステロン症 selective hypoaldosteronism；SHA⇨同アルドステロン単独欠損症→194

選択的帝王切開術 selective cesarean delivery⇨同予定帝王切開分娩→2885

選択的動脈造影法 selective arteriography 大動脈から分枝している動脈の起始部にカテーテルの先端を挿入して造影剤を注入し，目的領域を選択的に造影するX線検査．造影剤の希釈が少なく，他部分の血管との重なりも少ないので診断しやすい．インターベンショナル・ラジオロジーinterventional radiology(IVR)を行う場合のガイドラインともなる.[264] ⇨参アンギオ〔グラフィー〕→201

選択的腹腔動脈撮影⇨同選択的腹腔動脈造影法→1774

選択的腹腔動脈造影法 selective celiac angiography；SCA，selective celiac arteriography；SCAG ［SCA，**選択的腹腔動脈撮影**］ 肝・胆・膵疾患に対する基本となる血管造影検査．セルディンガーSeldinger法によりカテーテル先端を腹腔動脈に挿入し造影剤を注入する．さらにカテーテルを末梢の総肝動脈，固有肝動脈に進めて行う超選択的造影や，血管収縮薬や拡張薬により血行動態を変化させて行う薬理的血管造影がある．後者の方法では，腫瘍などのより明確な描出を図ることができる.[264]

選択的不注意 selective inattention サリヴァンHarry Stack Sullivan(1892-1948，アメリカの精神科医)が提唱した用語で，面接の中で起こる不安回避行動の1つ．「不安を誘発したものを看過するか，それに不注意となって，別の主題に即座に移ること」と定義されている．フロイトSigmund Freud(1856-1939，オーストリアの精神科医)の抑圧の概念に似ているが，不安の対象を意識から排除しておらず，その動機を抑圧するものでない点が異なる.[312]

選択的無言症⇨同選択性緘黙(かんもく)→1773

選択透過性 selective permeability⇨同イオン選択的透過性→217

選択毒性 selective toxicity 特定の動植物に対してのみ発揮される毒性のこと．病気の原因となる細菌にのみ毒性を示すが，ヒトの細胞には無毒である抗生物質の開発や，特定の害虫の駆除などに用いる農薬の開発などに必要不可欠な概念である.[646]

選択培地 selective medium 目的以外の微生物の発育を抑制し，目的とする微生物のみが発育できるような手段(選択薬剤の添加，高濃度の食塩など)を施した培地.[324]

選択メニュー optional menu 全員に同じ献立の食事を提供する方式ではなく，複数の献立を用意し，その中から好みの献立を自由に選択できるようにして提供する方式のこと．例えば，主菜を魚料理と肉料理から選択できるようにしたり，デザートをヨーグルト，プリン，ゼリーから選択できるようにしたりするなどがある.[894]

浅達性2度熱傷 superficial dermal burn；SDB，second degree burn ［**第2度浅達性熱傷**］ 第2度熱傷のうち，表皮・基底層まで障害されたもの．しかし，急性期に第2度熱傷を浅達性と深達性に分けるのは困難．症状は水疱と強い疼痛で，治癒までに1-2週間を要する．水疱の内容は吸引して除去し，水疱壁を被膜として温存し，上皮化が完成するまで無菌的処置を行う．水疱が破れている場合や感染が疑われる場合は水疱壁を除去し，抗生物質含有軟膏ガーゼを置く.[711] ⇨参深達性2度熱傷→1585

先端異形成症 acrodysplasia ［**指異形成症**］ 小児の手指中節骨の近位に円錐骨端が存在するもの．常染色体優性遺伝の毛髪・鼻・指異形成症trichorhinophalangeal dysplasia(TRP type Ⅰ)，常染色体優性遺伝の外骨腫を伴う末端骨異形成症acrodysplasia with exostosis〔ランガー・ギーディオン症候群Langer-Giedion syndrome，trichorhinophalangeal dysplasia (TRP type Ⅱ)〕，常染色体劣性遺伝の網膜色素変性症および腎疾患を伴う末端骨異形成症 acrodysplasia with retinitis pigmentosa and nephropathy (サルディーノ・マインザー症候群 Saldino-Mainzer syndrome) などが含まれる.[1004]

剪断(せんだん)外傷 shearing injury 頭部に対する外力として，直線的加速・減速や角加速が加わる．この角加速により脳にずれの力(剪断力)が加わり起こるもの．頭部外傷は主に，この角加速度により発生するといわれる．びまん性軸索損傷 diffuse axonal injury の成因としてこの理論が出てきた.[196]

先端仮死症⇨同先端チアノーゼ⇀1775

先端感覚異常⇨同肢端異常感覚⇀1304

尖端恐怖 aichmophobia ［尖端フォビア，尖鋭恐怖］ とがったものを回避する恐怖症で，それほど危険でもなければ，恐れなくてもよいとわかっているのに異常に激しい恐怖を覚える．その恐怖が不合理なことは自覚している．鉛筆やフォーク，ナイフなどとがったものを，それで他人を傷つけてしまいそうとか，殺しはしないかと恐れる．あるいは自分の目や心臓が傷つけられそうで恐ろしいと訴える．日常行動が制限される．しばしば強迫性障害の症状として訴えられる.[581]

先端巨大症 acromegaly ［先端肥大症，末端肥大症，肢端肥大症］ 身長の伸びが止まったあとに成長ホルモン(GH)の過剰分泌が生じ，四肢の末端を中心に骨・軟部組織の肥大に特有な体型と顔貌を呈する疾患．歯の咬合不全，声帯肥厚による声の低音化，胸郭の変形，心臓などの内臓肥大，関節の変形，手根管症候群による手のしびれなどの症状のほか，代謝面への影響として耐糖能異常，脂質異常，高血圧症，発汗過多，皮脂の増加などがある．GH の過剰分泌は GH 産生下垂体腺腫によることがほとんどであり，腫瘍が大きい場合は腫瘍による視力・視野障害や残存下垂体組織への圧迫による機能障害を伴いやすい．診断には血漿 GH 濃度の測定が必要である．治療は外科手術が第一選択となるが，薬剤治療も有効.[1260] ⇨参下垂体性巨人症⇀500

先(肢)端合指(趾)症 acrosyndactylism ［有窓合指症］ Swanson 分類のカテゴリーⅥ(先天性絞扼輪症候群)に属する奇形で，有窓合指症とも呼ばれる．数本の指が指先部で互いに融合して塊状をなしているが基部は分離して間にトンネル状開窓をみるのが通常であり，ところどころに絞扼輪や指先の欠損が認められる．合併症として内反足，唇・口蓋裂を伴うこともある.[1037]

先端紅痛症⇨同肢端紅痛症⇀1304

先端錯覚感⇨同肢端異常感覚⇀1304

先(肢)端失認⇨同四肢認知障害⇀1280

先端紫藍症⇨同先端チアノーゼ⇀1775

先端チアノーゼ acrocyanosis ［先端紫藍症，先端仮死症，肢端チアノーゼ］ 皮膚の小血管に攣縮が起き，両手，まれに両足が青く変色する持続性の疾患．女性に多く，寒冷により青みが増し，温めると青みが少なくなる．痛みを伴わず，皮膚に損傷を与えることもないため，通常，治療の必要はない.[549]

先端疼痛症 acrodynia⇨同肢端疼痛症⇀1304

先端肥大症⇨同先端巨大症⇀1775

尖端フォビア aichmophobia⇨同尖端恐怖⇀1775

全置換術 total replacement arthroplasty ［全人工関節置換術，全関節置換術］ 疾患や外傷によって関節が高度に破壊された場合に，関節表面を切除して人工素材で置換し，関節機能を再建する手術．現在では肩・肘・指・股・膝・足関節などで行われる．特に股関節，膝関節では，各種人工素材の開発や新たなデザインの工夫によって数多くの機種が入手可能な状況にある．手術による除痛効果はかなり安定しているが，術後に関節可動域制限が生じること，術後に細菌感染を合併した場合の悲惨な状況，術後長期間が経過すると関節の破損または骨との間に緩みが生じるなどの問題点が残されている．そのため手術の適応に関しては厳密な検討が必要.[1004]

前置血管 vasa previa 臍帯血管が胎児よりも先の内子宮口の周辺を横切っているもの．この状態は，本来胎盤の中央あるいは側方に付着する臍帯が卵膜に付着し，臍帯血管が卵膜と脱落膜の間を走行している場合などに認められる．この血管はワルトン Wharton 膠質に覆われていないために脆弱で，内診や破水のときに破れて出血を起こして多量の胎児出血となり，胎児機能不全や生命が危険な状態となる.[1323] ⇨参臍帯卵膜付着⇀1163

前置胎盤 placenta previa 受精卵は通常，子宮体部に着床するが，内子宮口に近い子宮下部に着床した状態をいう．約1% の頻度で起こる．胎盤が完全に子宮口を覆う場合を全前置胎盤 total placenta previa，一部の場合を部分前置胎盤 partial placenta previa という．子宮口の辺縁に及んでいる場合は辺縁前置胎盤 marginal placenta previa とする．胎盤の剝離出血は突然で，無痛性で大量になることが多い．超音波断層法により，早期に診断し安全な管理を行う必要がある．妊娠 30 週以前に診断し，安静入院管理が望ましい．妊娠 37 ないし 38 週に予定帝王切開を行う．満期に至らなくても大量出血時には緊急的に帝王切開を行う.[998] ⇨参低位胎盤⇀2041，常位胎盤⇀1417

前腟壁形成術 anterior colporrhaphy⇨同前腟壁縫縮術⇀1775

前腟壁縫縮術 anterior colporrhaphy ［前腟壁形成術］ 膀胱は子宮の前方に位置し，骨盤底の弛緩により膀胱瘤として腟前壁を通じて脱出してくる(膀胱脱)．膀胱瘤の治療のために行う形成手術を前腟壁縫縮術ないし前腟壁形成術という．前腟壁を前腟円蓋部まで腟粘膜と膀胱腟中隔を含めて縦切開し，膀胱底を十分露出する．剝離した膀胱を挙上し，膀胱腟中隔を縫合し膀胱底の支えを形成し，腟粘膜を縫縮する.[998] ⇨参子宮脱⇀1252

センチニクバエ *Sarcophaga peregrina* 日本全土にきわめて一般的に分布するハエで，灰白色で胸背に 3 本の黒線があり卵胎性である．肉食性で成虫は死体や糞便に集まり，幼虫は夏期に便槽に大発生する.[288]

センチネルイベント⇨同警鐘的事例⇀860

センチネルリンパ節シンチグラフィー sentinel lymph node scintigraphy 腫瘍やその周囲から流れるリンパが最初に到達するリンパ節をセンチネルリンパ節といい，これを検出するために，病変周囲に放射性薬剤〔放射性同位元素(RI)または RI で標識された薬剤〕を投与し，リンパ節やリンパ流の動態をみる検査．シンチレーションカメラ(ガンマカメラ)が用いられる．この検査によって同定されたセンチネルリンパ節の病理検査を行い，リンパ系の浸潤の有無を診断し，手術前のリンパ節の評価をする．主に乳癌や悪性黒色腫において，有用性が報告されている．[876,1488]

センチネルリンパ節生検 sentinel lymph node biopsy センチネルリンパ節とは癌が最初に転移をきたすリンパ節のことで，このリンパ節に転移を認めなければリンパ節郭清が不要であり，手術侵襲の軽減や機能温存治療を図る．検索法としては病変部に放射性同位元素やインジゴカルミンを注入し，集積のあるリンパ節を術中迅速診断する．[1227,1359]

センチネルループ徴候 sentinel loop sign ［**歩哨係蹄**(ほしょうけいてい)］ 腹部X線写真において，限局性に麻痺した小腸の係蹄のこと．拡張した小腸のガス像が，軍隊の歩哨sentinelの制服の肩にある輪飾りloopに類似していることからこの呼び名がついた．十二指腸や結腸にも同様の限局性麻痺が起こることがあり，広義にはこれらの現象も含む．以前は急性膵炎の特徴像とされていたが，現在は腹部の急性病変を示唆する指標となっている．[1395]

センチメートル centimetre；cm，centimeter 長さの単位で記号はcm．1 cmは10^{-2} m(1/100 m)．[1360]

センチモルガン centimorgan；cM 連鎖した2つの遺伝子が，染色体地図上どの程度離れているかを示す単位をモルガン単位といい，通常は1/100のセンチモルガン(cM)が使用される．例えば1回の交配により2つの遺伝子の乗換え頻度が1%であるとき，1cMと定義する．この値が大きい，すなわち2つの遺伝子座の位置が離れているほど，その間で交差が生じ2つの遺伝子の乗換えが起こる可能性が高くなる．アメリカの遺伝学者モルガンThomas H. Morgan(1866-1945)にちなむ．[723] ⇨参モルガン《単位》→2830

せ

線虫 Nematoda ［**線虫類**］ 線形動物の一種で，多くの種類がある．外形は細長い円筒状で，雌雄の別がある．体壁は角皮，角皮下層，筋層からなり，その内側には体腔液で満たされた体腔があり消化管が含まれている．消化管は管状で，体のほぼ全長に伸び，食道，腸管，直腸に分けられる．食道周囲に神経環があり，数本の神経幹が出る．回虫や鉤虫など多くの種類がヒトに寄生し，疾患を引き起こす．[288]

前柱⇨同前角→1751

蠕(ぜん)**虫症** helminthiasis 蠕虫の感染症．蠕虫helminthとは多細胞生物である内部寄生虫に便宜的につけた総称．[288]

線虫類⇨同線虫→1776

洗腸 colonic irrigation⇨同浣腸→642

前兆 aura⇨同アウラ→134

前頂位⇨同前頭位→1788

仙腸関節 sacroiliac joint(articulation) 仙骨と左右の腸骨がそれぞれの耳状面でつくるほぼ不動の半関節．関節腔は狭く，関節面は線維性軟骨と硝子軟骨からなり，強靱な靱帯(前・後仙腸靱帯，骨間仙腸靱帯，腸腰靱帯，仙結節靱帯，仙棘靱帯)によって動きは著しく制限される．しかし頭や体幹など脊柱にかかる重みがこの関節を介して寛骨，さらに下肢に伝わる際に，仙骨は腸骨に対して少しだけうなずき運動nutationをする．この関節の機能障害は腰痛症の一因となる．[873]

洗腸法 intestinal lavage⇨同腸洗浄→2015

洗腸療法⇨同灌注排便法→641

全直腸間膜切除術 total mesorectal excision；TME⇨同TME→113

仙椎 sacral vertebrae 脊椎のなかで，腰椎の下に位置している．はじめは分離していた5個の仙椎が，成人すると癒合して1個の仙骨となり，骨盤の後壁を形成する．骨盤と仙骨は仙腸関節でつながり，仙骨の下には尾骨がある．第1仙椎が第6腰椎の形をとることを腰椎化といい，第5腰椎が第1仙椎の形をとることを仙椎化という．仙骨の下部後面には仙骨裂孔が存在し，そこから硬膜外腔に麻酔薬を注入することを仙骨裂孔ブロックという．[89] ⇨参仙骨→1758

仙椎化 sacralization⇨同仙骨化→1759

仙痛 colic，colicky pain ［さしこみ］ 平滑筋をもつ腹腔内管腔臓器での痙攣によって生じる周期的な腹痛のこと．単純性イレウスでの蠕動に伴う周期的な痛みや尿管結石の痛みが代表的なもの．ブチルスコポラミン臭化物などの鎮痙薬投与で腹痛は一時的に消失するが，原因疾患の診断と治療が必要．[1461]

穿通枝 perforating branch 臓器の表層から実質へ穿通する血管を指す．穿通枝は中枢神経系(脳・脊髄)で多くみられる．脳・脊髄では数本の太い動脈が表面を取り囲むように分布していて，これらの動脈から，さらに細かく分枝した細い動脈が脳・脊髄の実質内に進入(穿通)して，内部組織を栄養している．臨床的に注意することは，脳底動脈輪(ウィリスWillis動脈輪)や中大脳動脈(内頸動脈の枝)から出る細い穿通枝が脳の中心部の重要な領域(大脳核，内包，視床など)を灌流していることである．細い穿通枝は血圧の急激な上昇により破綻しやすく，また，血流中の浮遊物(剝離した血餅や脂肪塊など)で塞栓を招きやすい．このため，この流域は脳出血や塞栓による脳梗塞の好発部位となっている．[1044]

穿通(孔)性胃潰瘍 penetrating gastric ulcer 胃潰瘍が深部にまで進行し，固有筋層・漿膜を破壊して腹腔内に穿破したものを穿孔性胃潰瘍，穿孔と同時に大網などで被覆された状態を被覆穿孔，穿孔前に潰瘍が膵臓や後腹膜などと癒着して潰瘍底となり胃内容の漏出を起こさないものを穿通性胃潰瘍と呼ぶ．[485]

穿通性頭部外傷 penetrating head injury ほとんどが拳銃による外傷．2/3は現場で死亡し，結果的に90%が死亡する．治療は一般的救急処置に準ずるが，神経放射線学的評価をただちに行い，保存的治療か外科的治療かを決定する．外科的治療は症例により異なり，脳圧モニタリングから大開頭術までさまざまである．[35]

仙痛発作⇨同腎仙痛〔発作〕→1576

前提 premise 理論化に向けて，概念相互の関係性を方向づける導入的な命題．特に演繹的な推論形式に基づいた研究では，前提は仮説であり，結論をつくる基礎となる．[446] ⇨参理論→2947

前庭 vestibule 内耳(迷路)の中央に位置し，(聴覚器官である)蝸牛と(平衡前庭器である)骨半規管との間の不規則な腔．前庭の内側壁は内耳道底から，外側壁は鼓室後部の一部からできる．外側壁には前庭窓および蝸牛窓がある．内側壁をほぼ垂直に走る前庭稜によって前庭腔は前後の陥凹に分かれ，前下方の陥凹は球形嚢陥凹，後下方は卵形嚢陥凹といい，前者には球形嚢を，後者には卵形囊を入れている．[211]

前庭階 scala vestibuli 蝸牛の構造のうち，外リンパ液を入れる腔の1つ．ライスネル Reissner 膜(前庭器と蝸牛管を仕切り，内リンパ液と外リンパ液を隔てている)の上方に位置している．[211]

前庭覚路 vestibular pathways⇨同平衡覚伝導路→2616

前庭感覚 vestibular sensation ［迷路感覚］ 前庭器官で受容された刺激情報による感覚．耳石器で検出された直線加速度と，半規管で検出された回転加速度によってわかる頭の位置とその変化の感覚で，平衡感覚ともいう．[1230] ⇨参平衡感覚→2616

前庭機能 vestibular function 前庭器官のうち卵形囊，球形囊という耳石器で直線運動(水平·垂直直線加速度)，半規管で回転運動(回転加速度)を知覚して，それを生体の電気的信号に変換し，求心性インパルスとして脳に伝え，眼球や姿勢を調節する働き．[1230]

前庭機能検査 vestibular function test⇨同平衡機能検査→2616

前庭機能障害 vestibular dysfunction 前庭は，耳石器と呼ばれる球形囊，卵形囊と，半規管と呼ばれる外側半規管，前半規管，後半規管からなり，これらの機能に障害をきたしたもの．前庭系は膨大部稜(半規管)や平衡斑(耳石器)から前庭神経，前庭神経核に系統的につながり，ここまでを末梢前庭系という．さらに中枢前庭系に属するものには脊髄の運動核に至るもの，内側縦束を上行し動眼神経核に至るもの，脳幹網様体に至るもの，小脳に至るものなどがある．病因で分類すると，直接前庭系障害と間接前庭系障害に分けられる．いずれの場合も前庭平衡系に機能的変化が認められるが，前者は直接前庭迷路系の病巣が原因となる場合をいい，後者は全身疾患が間接的に前庭迷路系に機能的影響を与える場合をいう．さらに直接前庭系障害のうち，病巣が前庭神経核以下の末梢部に存在する場合を末梢性障害，前庭神経核およびそれ以上に障害がある場合を中枢性障害として区別している．[887]

前庭球 vestibular bulb 腟前庭の左右両側で小陰唇の外側にある長さ3cmほどの海綿体組織の棒状器官．性的興奮により海綿体内に血液が充満して膨張，緊満し，前庭球からの粘液分泌を促す．男性の尿道海綿体と相同である．[998] ⇨参陰核→290，腟前庭→1973

前庭頸反射 vestibulo-cervical reflex；VCR 何らかの原因によって身体のバランスを失ったとき，頭部を地面に対して垂直に静止させて姿勢を調節するように頭部を回転させること．頭部は回転を代償する方向に動く．[1230]

前庭系平衡障害 vestibular dysequilibrium 平衡機能障害のうち末梢性平衡障害に属し，末梢前庭系(内耳～前庭神経核)の障害によって起こるものの一部．内耳の前庭器には，角加速度を受容する3つの半規管と，直線加速度を受容する球形囊，卵形囊がある．それぞれ二重の囊構造になっており，外側の囊には外リンパ液，内側の囊には内リンパ液が満たされている．末梢前庭系の障害は，急性に発症した場合にはめまい，眼振などが出現するが，緩徐に発症した場合には中枢性の代償によってめまい感や眼振の出現は比較的少ない．中枢性平衡障害と比べ，原則として片側性であり，激しい回転性めまいとして急性に経過することが多い．[1550] ⇨参めまい→2804

前庭神経 vestibular nerve ［平衡神経］ 蝸牛神経とともに，第8脳神経である内耳神経を形成する特殊体性求心性神経で，平衡感覚を伝える．神経細胞は双極細胞で，内耳道底で上部と下部に分かれて前庭神経節をつくる．上部の末梢枝は外側膨大部神経，前膨大部神経，卵形囊神経に分かれ，それぞれ半規管の外側膨大部稜と前膨大部稜および卵形囊斑に分布する．上部からはさらにフォイト Voit 束が分かれて球形囊斑の一部に分布．下部からは球形囊神経と後膨大部神経が分かれ，それぞれ球形囊斑の大部分と半規管後膨大部稜に分布する．中枢枝は蝸牛神経根とともに橋の下端外側部から脳内に入り，延髄上部から橋にかけて広がる前庭神経核群に終わる．蝸牛神経の一部が前庭神経の下部を経由して蝸牛神経に合してコルチ Corti 器(らせん器)に至る枝がある．[1043] ⇨参平衡覚伝導路→2616，内耳神経→2183，脳幹→2293

前庭神経炎 vestibular neuronitis 前庭神経に限局した神経炎．一側の前庭機能が突然消失するために激しいめまいが出現し，眼振も認められる．難聴や耳鳴などの蝸牛症状や他の脳神経症状はまったく伴わない．原因はウイルス感染と考えられている．[98]

前庭神経系 vestibular nervous system 頭に加わる回転ならびに直線運動を内耳の前庭器官で電気的信号に変換し，前庭神経核および脳に伝える系．前庭神経核から脊髄(前庭脊髄路)，眼筋運動ニューロン，小脳，脳幹網様体，視床を経由して大脳皮質に投射する．また，身体の反射的な平衡維持の中枢である視床下部とも連絡する．[1230]

前庭神経鞘(しょう)腫 acoustic〔nerve〕tumor ［**聴神経鞘(しょう)腫，聴神経線維腫**］ 原発性脳腫瘍の8.9%を占め，女性に多い．内耳道内の下前庭神経のシュワン Schwann 細胞から生じる腫瘍．初発症状は聴力障害で，耳鳴りや難聴のため他人の言葉が聞きとりにくくなる．治療は外科的摘除が望ましいが，近年では，腫瘍の大きさによりガンマナイフを用いた定位放射線治療の適応となることもある．[35] ⇨参ガンマナイフ→654

前庭神経切断術 vestibular neurectomy メニエール Ménière 病など一側性の発作的めまいを反復する場合に用いる手術的治療法の1つ．病的な末梢と中枢との連絡を断ち切る．再発を繰り返し，保存的治療に抵抗する症例などに用いられる．[211]

前庭水管 vestibular aqueduct 前庭内側と後頭蓋窩を結ぶ側頭骨内の骨性間隙で，内リンパ液を満たした内リンパ管が通っている．[211]

前庭水管拡大症 large vestibular aqueduct syndrome 側頭骨内の前庭水管と内リンパ囊の著明な拡大を認め，感音難聴を伴う先天性疾患．内耳奇形の1つ．前庭水管は内耳と頭蓋内とをつなぐ骨性の管で，前庭水管の中に内リンパ管を含んでいる．内リンパ管の頭蓋方向の先端は内リンパ囊に終わっている．この一連の内リンパを入れる骨性の前庭水管が拡大していることに加え，難聴を併発しているものを前庭水管拡大症と診断する．本疾患では低音部に比較して高音部の難聴が強い特徴があり，ほとんどが両側性でしかも左右差がある．難聴の発症は若年から少しずつ，あるいは急激に進行する場合もある．ほとんどの例で耳鳴の訴えがあり，めまいはあるものとないものがある．CT，MRIが有用である．内リンパ管中央の位置での幅が1.5 mm以上あれば本症候群と診断される．甲状腺腫を伴うペンドレッドPendred症候群との関連性が報告されている．[887] ⇨参内耳奇形→2180，ペンドレッド症候群→2652

前庭性運動失調　vestibular ataxia⇨同迷路性失調→2794

前庭性めまい　vestibular vertigo⇨同耳性めまい→1294

前庭脊髄反射　vestibulospinal reflex；VSR　身体のバランスを失ったとき前庭核から頸筋，体幹筋，四肢筋を支配する運動ニューロンに投射が起こり，頭の動きと身体の平衡を協調させる反射．[1230]

前庭腺　vestibular gland　腟前庭には腟と尿道が開口するが，この粘膜には内胚葉上皮由来の前庭腺も開口し，粘膜の潤沢性を保つ．大前庭腺（バルトリンBartholin腺）と小前庭腺（スキーンSkene腺）からなり，性的興奮時には分泌量が増加する．[998] ⇨参腟前庭→1973

前庭窓　fenestra vestibuli，vestibular window　［卵円窓］　卵円窓とも呼ばれる卵形の孔．前庭窓を介して蝸牛の前庭膜側に位置する前庭階が中耳腔に接する．前庭窓には輪状靱帯によって3つの耳小骨（ツチ骨，キヌタ骨，アブミ骨）の1つであるアブミ骨の底部がはまり，鼓膜の振動を内耳に伝えている．[211]

前定発生説　preformation theory　［前成説］　発生生物学における個体発生機構に関する学説の1つ．生物は最初から潜在的に存在した性質が展開されて個体になる，すなわち精子や卵の中には小さく完成された個体が入っており，発生の過程でそれが大きくなるという考え方である．これと対をなすのは後成説と呼ばれる学説であり，そこでは，各器官は発生のはじめから存在しているのではなく発生の過程で生じてくると考えられている．[656]

前庭反射　vestibular reflex　前庭系は耳石器（直線運動）と半規管（回転運動）からなり，これらが反射路をつくって身体の平衡に関与している．これを前庭反射といい，①前庭眼反射，②前庭脊髄反射，③前庭自律神経反射の3つから成り立っている．①前庭眼反射：眼筋に対する反射運動であり，前庭の刺激側に刺激が加わったとき，眼球が一方にゆっくりと偏位し，続いて中枢性の要因で急速に眼球を元に戻す眼球運動が起こる．前者を眼振の緩徐相，後者を急速相という．②前庭脊髄反射：頭の位置や動きにより前庭神経から脊髄神経を介して全身の骨格筋に働き，頭位や姿勢の保持に役立つ．身体の位置を安定させ，運動時には身体のバランスを保つように作用する．③前庭自律神経反射：前庭器からの刺激が自律神経系に引き起こす反射症状で，悪心・嘔吐，冷汗，心拍亢進などの自律神経症状が現れる．乗り物酔いがこの例としてあげられる．[887]

前庭平衡系　vestibular equilibrium system　内耳にある前庭器官（球形囊，卵形囊，半規管）によって，姿勢の変化や歩行運動などに際して頭の位置やその変化を知覚し，さらに前庭神経核からの出力により身体の平衡や眼球の運動などを反射的に調節する役目をもつ系．[1230]

前庭膜　vestibular membrane⇨同ライスネル膜→2890

前庭迷路系　vestibular labyrinth system　直線運動や回転運動の知覚などにかかわる前庭機能にたずさわる系．前庭迷路は膜迷路の一部で，前庭器官内の卵形囊と球形囊と骨半規管に囲まれ内リンパ液で満たされている．[1230]

全剃毛（ていもう）　通常は，腟式手術，下腹部の手術などの際に腹部，外陰部，肛門の周囲，大腿上半部内側のすべての剃毛をすることを意味する．剃毛の範囲を示す言葉であるが，施設により含まれる部位は多少異なる．[321]

先天異常　congenital anomaly　個体の遺伝子異常・発生異常に基づく，機能的・形態学的異常の総称．先天性代謝異常症やその他の分子病，奇形などさまざまな疾患が包括される．広義には胎盤を介した感染症（先天性梅毒など）も含まれる．先天異常は遺伝子病，配偶子病，胎芽病，胎児病に大別される．遺伝子病は遺伝子の突然変異に基づく先天性疾患で，先天性代謝異常などの分子病や遺伝基盤の明らかな奇形が含まれる．配偶子病は配偶子の減数分裂時の異常や受精卵の卵割初期における体細胞不分離に基づく先天性疾患で，染色体異常症ともいい，ダウンDown症候群などのトリソミーなどがある．胎芽病は妊娠初期に母体を介して有害な因子が加わったために起こる先天性疾患で，風疹症候群やサリドマイドによるアザラシ奇形などがあげられる．胎児病は病原菌や抗体などが母体から胎盤を介して胎児に移行することで起こる先天性疾患で，血液型不適合などがある．[1531] ⇨参先天奇形→1778，性腺形成不全→1689

先天眼瞼下垂　congenital ptosis，congenital blepharoptosis　先天的に上眼瞼挙筋の発達が未熟であり，上眼瞼が下垂し，開瞼しにくくなった状態．出生時から明らかであり，顎を挙上した頭位で物を見ようとする．瞳孔領にかかると弱視の原因となるため，上眼瞼挙筋短縮術の適応となる．[1601]

先天奇形　congenital malformation，congenital anomaly　胎生期（胎児の発育過程）における障害による形成異常で，その程度が生理的変動範囲をこえるもので，出産時すでに存在している．その範囲は組織レベルから臓器，器官系あるいは全個体に及ぶが，通常は肉眼的に確認されるもののみを指し，顕微鏡学的異常を含まない．原因を催奇形因子と呼び，遺伝性の因子と胎児の環境要因（感染症，放射線，化学物質など）による非遺伝的因子がある．奇形の発生は，胎児の発育過程においてその臓器が形成される特定の時期と関係があり，奇形成立の臨界期といわれる．奇形の成立過程には発育抑制，癒合不全，異常癒合，位置異常，遺残，過剰発育などがある．[1507] ⇨参奇形→678

先天視神経萎縮　congenital optic atrophy⇨同遺伝性視神経萎縮→263

先天弱質　congenital debility　新生児の各臓器が子宮外での生活が可能なほど発達しておらず，先天的に生命力が弱い体質をいう．この語は医学的に明確な概念とはいえず，現在ほとんど用いられることはない．国際疾病分類（ICD）の「その他の胎児または新生児の異常」に相当．[1631]

前転術　advancement　［短縮術］　斜視に対する手術の1つで筋力を強化する方法．例えば内斜視がある場合，外直筋を付着部で切り離し，付着部より前に縫着する．

これにより外直筋の外側へ引く力が強まり，内斜視の改善が図れる．どのくらい前転するかは斜視の程度に応じて決定する．[257]

先天性 congenital, inherited 生まれつき備わっているもの，あるいは性質．奇形や欠損，障害などの異常について用いられることが多い．[543]

先天性 AT Ⅲ欠損症 ⇨同先天性アンチトロンビンⅢ欠乏症→1779

先天性 CBG 欠損症 congenital corticosteroid-binding globulin deficiency；congenital CBG deficiency 先天的にコルチゾール結合グロブリン（CBG）が欠損する疾患．CBG タンパク量が完全または部分欠損する状態と，コルチゾールとの親和性に異常のある状態が含まれる．測定した血中コルチゾール濃度の低値より偶然に発見される非常にまれな疾患．血中コルチゾールは低値であるが尿中 17-ヒドロキシコルチコステロイド（17-OHCS），17-ケトステロイド（17-KS）は正常であり，血中 CBG 値の低値と尿中遊離コルチゾールの正常から確診される．家族内集積性はあるが遺伝形式は不明．特に治療は不要．[284,383]

先天性アンチトロンビンⅢ欠乏症 congenital antithrombin Ⅲ deficiency；congenital AT Ⅲ deficiency ［先天性 AT Ⅲ欠損症］ 凝固制御に中心的役割を担うセリンプロテアーゼインヒビターであるアンチトロンビンⅢ（AT Ⅲ）の先天性の欠乏症で，若年時より種々の血栓症の発症がみられる疾患．先天性血栓性傾向の中で重要な位置を占め，発症頻度は 1/5,000～1/2,000 で，常染色体優性遺伝形式を示す．欠乏は通常ヘテロ接合体であり，血漿 AT Ⅲ値は健常者の約 50% に低下．ホモ接合体では血漿 AT Ⅲ値は 0% と推測され，致死的と考えられている．免疫学的に測定される AT Ⅲ抗原量，機能（活性値），機能単位（反応部位とヘパリン結合部位）の異常の組み合わせにより分類され，抗原量ならびに活性値がともに低下する type Ⅰ（欠乏症）と抗原量は正常であるが活性値が低下する type Ⅱ（分子異常症）に大別される．type Ⅰ（欠乏症）はさらに抗原量と活性値が同程度に低下する subtype Ⅰa（古典的欠乏症）と抗原量ならびに活性値の低下とともに変異分子の存在が認められる subtype Ⅰb に分類される．AT Ⅲ欠乏の機序については，タンパク質分解酵素による異化亢進などが推測されている．多発性あるいは再発性血栓症患者の 3-5% に本症が見いだされるといわれている．年齢とともに血栓症発症頻度は上昇し，50 歳以上で顕著となる．血栓症は，女性では妊娠・出産，経口避妊薬の服用，男性では外傷，手術などを契機として初発することが多いが，約 4 割は明らかな誘因が認められない．深部静脈血栓症，肺梗塞などの静脈系血栓症が多いが，脳矢状静脈洞血栓症や上腸間膜静脈血栓症など血栓症の発症が比較的まれな部位にも認められる．治療は急性期では AT Ⅲ濃縮製剤補充とヘパリンの併用，以降は再発予防目的でワルファリン治療が継続される．[1131] ⇨参アンチトロンビンⅢ異常症→206

先天性横隔膜ヘルニア congenital diaphragmatic hernia 腹腔臓器が胸腹裂孔から脱出したヘルニア．小児の横隔膜疾患の代表で，胸腹裂孔（ボホダレク孔）ヘルニア，傍胸骨裂孔ヘルニア，食道裂孔ヘルニアに分類．出生早期から呼吸・循環障害をきたす．患児は胸部が膨隆（ビア樽状胸部），腹部は陥凹（船底状陥凹）する．患側で呼吸音が消失・減弱し，心音は健側に偏位，呼吸窮迫，チアノーゼ，陥没呼吸がみられる．胸腹単純 X 線写真上，腸管ガス像が少ないか消失しており，患側胸腔に腸管ガス像を認める．治療は脱出した臓器を還納し，横隔膜欠損部を縫合閉鎖する．出生後早期発症例ほど肺の形成不全が強く，胎児循環症候群に陥りやすいため予後不良．重症例では新生児遷延性肺高血圧への対応が必要で，救命に膜型人工肺など高度先進技術の応用も必要．[711]

先天性黄体形成ホルモン単独欠損症 ⇨同LH 単独欠損症→78

先天性黄疸 congenital jaundice ⇨同体質性黄疸→1872

先天性外耳道閉塞症 ⇨参外耳奇形→435

先天性外胚葉形成異常症 ⇨同先天性外胚葉形成不全→1779

先天性外胚葉形成不全 congenital ectodermal dysplasia ［**先天性外胚葉形成異常症，先天性外胚葉欠陥，無爪**（むそう）**型外胚葉異形成**］ 外胚葉系の組織や器官が，先天的に何らかの形成異常により発症する疾患で，臨床的には無歯症，減毛症，汗腺や皮脂腺の欠如や形成不全，無爪症などを呈する．今日では汗腺の欠如または形成不全となる無汗型外胚葉形成不全症と爪の形成不全を伴う無爪型外胚葉形成不全症の 2 型に分類されている．前者は伴性劣性遺伝形式に基づき，後者は常染色体優性遺伝との報告がなされている．[688]

先天性外胚葉欠陥 ⇨同先天性外胚葉形成不全→1779

先天性角化異常症 dyskeratosis congenita syndrome ⇨同遺伝性角化症→261

先天性肝癌 congenital hepatoma ⇨同肝芽腫→572

先天性眼球顔面麻痺 ⇨同メビウス症候群→2804

先天性冠〔状〕動静脈瘻（ろう） congenital coronary arteriovenous fistula ［**先天性冠〔状〕動脈瘻**（ろう）］ 冠〔状〕動脈枝が右側または左側循環系と直接連結する奇形で，クラウゼ W. Krause（1865）が最初の記載者である．冠状動脈枝は右側では右室，右房，冠状静脈洞またはその分枝，左側では左室，左房，左上大静脈へ直接開口する．その内腔は異常に拡張し，蛇行する血管として認められ，先天性心奇形の 0.4% を占める．外科的に瘻血管の結紮，切断，カテーテルによる閉塞術が行われる．[319]

先天性冠〔状〕動脈瘻（ろう） congenital coronary artery fistula ⇨同先天性冠〔状〕動静脈瘻（ろう）→1779

先天性眼振 congenital nystagmus 原因は不明だが，脳幹・小脳の眼球運動系の異常による固視の障害と推測される．通常，眼振が最も弱くなる特定の眼位（中和点）が存在し，遮眼・閉眼で減弱する．一般に眼振以外の神経学的所見は認めない．ときに視力障害を認めるが，激しい眼の動きに反してめまいの訴えは少ない．[1569]

先天性肝内胆管拡張症 ⇨同カロリ病→564

先天性気管狭窄症 congenital tracheal stenosis 気管が狭窄しているきわめてまれな先天性異常．気管膜様部が欠損し気管軟骨が完全な輪を形成しているもの complete ring，軟骨輪が欠如あるいは不完全なものがある．狭窄の程度や長さ，また気管のどの部分に狭窄があるかによって発症時期や重症度は異なる．多くの場合，出生時より喘鳴，呼吸困難，チアノーゼがみられる．診断は胸部 X 線写真などの画像診断や内視鏡検査などによる．狭窄の長さが限られている場合に外科的手術有効例の報告があるが，長期予後についてはいまだ明らかではない．[1019]

先天性気管支拡張症 congenital bronchiectasis 一種の形成異常で，気管支に多発性の嚢状拡張を呈し，他臓器の先天性疾患を合併することが多い．カルタゲナー Kartagener 症候群，嚢胞性線維症 cystic fibrosis は先天的な宿主防御機能の障害により，出生後における肺の発育過程(乳幼児期)に気道感染を反復し，そのために気管支内腔が拡張すると考えられている．ウィリアムズ・キャンベル Williams-Campbell 症候群は気管支軟骨の先天性量的欠損で出生時すでに気管支拡張が存在し，以後感染を繰り返す．[1019] ⇨参カルタゲナー症候群→558

先天性気管食道瘻(ろう) congenital tracheoesophageal fistula 先天的に存在する気管と食道間の瘻孔．食道と気管はともに前腸から発生し，胎生5週頃に両者の分離が完成する．食道閉鎖症はその際の形成不全で，気管食道瘻(TEF)を90%に合併する．TEFの有無，位置により病態が異なり，これをもとに病型が分類される．GrossA型はTEFが存在せず，最も頻度の高いGrossC型は下部食道と気管とのTEFを通じ呼吸により送り込まれた空気で胃が拡張し，嘔吐反射が起こる．その際TEFを通じて胃内容物が気管内へ逆流するため，肺炎を起こしやすい．右第4肋間からの経胸膜外アプローチで後縦隔に達し，TEFを結紮，切離する．食道は上下盲端を全層一層縫合する．[711]

先天性胸腺形成不全 congenital thymic aplasia 胸腺形成不全，副甲状腺形成不全，先天性心疾患，顔面奇形をきたす先天性の免疫不全症．遺伝性疾患ではないが家族内発症の報告もある．多くの場合22番染色体の一部欠損があるため遺伝子診断は有用．この疾患は受精後2-8週目に発達する第3，第4鰓弓の障害が原因で，胸腺と大動脈の発達障害を起こす．また第3鰓弓の障害は副甲状腺の発達も障害する．病理学的には胸腺と副甲状腺が無～低形成であることとT細胞の免疫不全症を認める．胸腺，副甲状腺機能の残存の程度により，それぞれT細胞機能不全による易感染性の重症度と低カルシウム血症によるテタニー発作の程度が決まる．臨床的には完全型，不完全型，一過性の3型に分類される．分類や重症度に関係せず低耳介，両眼隔離，小顎症などの特異顔貌を呈する．心血管系奇形としては右大動脈弓，総動脈管症，左鎖骨下動脈異常，心室中隔欠損症，ファロー Fallot 四徴症などを合併する．低カルシウム血症によるテタニーは生後1-2日以内に発症する．T細胞免疫欠損やB細胞免疫異常を伴うため，完全型では新生児期に感染症で死亡する．最も頻度の高い不完全型タイプでは成長に伴い徐々にほぼ正常に近い免疫能まで回復する．初期治療で最も重要なものは副甲状腺機能低下症のコントロールである．免疫異常に対する最善の治療は確立していない．10-15週に死産した胎児胸腺の移植については議論がある．胸腺因子の補充や同種骨髄移植の結果はさまざまである．心血管奇形の治療は必要である．感染症に対しては迅速に対応する必要があり，カリニ肺炎の予防薬投与は必要である．ただし生ワクチン投与は禁忌である．[1377] ⇨参ディジョージ症候群→2050，胸腺形成不全症→762

先天性巨細胞性封入体病 congenital cytomegalic inclusion disease ⇨同先天性サイトメガロウイルス感染症→1782

先天性巨細胞封入体症 ⇨同先天性サイトメガロウイルス感染症→1782

先天性魚鱗癬(ぎょりんせん)**様紅皮症** congenital ichthyosiform erythroderma ⇨参紅皮症→1051

先天性魚鱗癬(ぎょりんせん) ichthyosis congenita ⇨参魚鱗癬(ぎょりんせん)→785

先天性筋異栄養症 congenital muscular dystrophy；CMD ⇨同先天性筋ジストロフィー→1780

先天性筋強直症 myotonia congenita, congenital myotonia ［**先天性筋緊張症，トムゼン病**］ 筋強直と筋肥大を主徴とする遺伝性疾患．幼児期に発症する常染色体優性遺伝のトムゼン Thomsen 型と，成人になってから発症する常染色体劣性遺伝のベッカー Becker 型に分けられる．筋強直は，運動，叩打，寒冷，疲労などによって誘発されることがある．筋電図では，特徴的なミオトニー放電や急降下爆撃音を認める．*CLCN1* 遺伝子の変異を検出することで遺伝子診断が可能となった．筋強直は，キニーネ塩酸塩，プロカインアミド塩酸塩，フェニトイン，メキシレチン塩酸塩などで治療する．[1156] ⇨参ベッカー型筋ジストロフィー→2626

先天性筋緊張症 congenital myotonia ⇨同先天性筋強直症→1780

先天性筋形成不全症 amyoplasia congenita ⇨同先天性多発性関節拘縮症→1784

先天性筋欠損症 congenital absence of muscle 骨格筋のいずれかが先天的に欠如しているもの．大胸筋，小胸筋，梯形筋，前鋸筋，大腿四頭筋，腹筋などにみられる．多くは機能障害を認めないかあっても軽度であるが，外科的治療を要する場合もある．骨，臓器など他部位の奇形または欠損を伴うことが少なくない．[1631]

先天性筋ジストロフィー congenital muscular dystrophy；CMD ［**先天性筋異栄養症，CMD，福山型先天性筋ジストロフィー**］ 生下時または乳児期に発症する筋ジストロフィーで，大部分が常染色体劣性遺伝で重症．全身性左右対称性に筋力低下，筋緊張低下を示し顔面筋もおかされる．血清クレアチンキナーゼ(CK)は上昇し，運動発達の遅延を伴う．知的機能は正常に発達するものとそうでないものがある．進行性で予後不良．脳病変を伴うものは福山型先天性筋ジストロフィーで，日本における小児期発症筋ジストロフィーの中で，デュシェンヌ Duchenne 型筋ジストロフィーに次いで多い．9番染色体上フクチン遺伝子の異常による常染色体劣性遺伝形式をとる．白人ではきわめてまれであるが日本人に多く，1万人に1人の発症頻度で，88人に1人が保因者と推定されている．筋病変のほかに，中枢神経の奇形(神経細胞の遊走障害)を伴う．生後8か月以内に発病し，起立歩行能力は獲得できない．早期に関節拘縮を合併する．脳のMRIでは白質髄鞘化の遅れ，多小脳回が必発である．高度の言語発達遅滞を伴い，10歳前後に完全臥床となり，呼吸不全，心不全で多くは20歳までに死亡する．経過中，痙攣発作を約半数に認める．[1156] ⇨参筋ジストロフィー症→796

先天性脛骨偽関節症 congenital pseudoarthrosis of tibia ［**先天性脛骨彎**(わん)**曲症**］ 先天的に下腿に偽関節を形

成する疾患で，皮膚にしばしばカフェオレ斑 cafe-au-lait spot が認められる．先天性脛骨彎曲症ともいわれ，前外方凸の彎曲変形のある 1 群から発生するが，下腿三頭筋短縮による尖足変形を伴った脛骨の前方凸の彎曲変形を特徴とする 2 群から発生することもある．最近では血管柄つき骨移植が行われることが多い．[1014]

先天性脛骨彎(わん)曲症⇨同先天性脛骨偽関節症⇀1780

先天性頸瘻(ろう)　congenital cervical fistula, congenital fistula of collum　頸部に発生する先天性皮膚瘻孔の総称．正中頸瘻および側頸瘻がある．いずれも嚢胞や瘻管が炎症を起こし，自潰すると瘻孔が形成される．したがって一般的に正中頸嚢胞(瘻)，側頸嚢胞(瘻)と称される．前者は甲状舌管の遺残で頸部正中に位置し，嚢胞の形をとることが多い．舌骨から甲状軟骨上縁にかけて好発．治療は舌骨の部分切除を含めた嚢胞(瘻)の全摘出を行う．後者は第 1～第 4 鰓裂由来(臨床的には第 2 が最も多く瘻孔は胸鎖乳突筋前縁に開く)が存在する．治療は完全摘出．[711]

先天性肩甲骨高位症　congenital elevated (high) scapula　先天性に一側あるいは両側の肩甲骨が正常の位置より高位にある疾患．片側の肩甲骨高位によって肩が左右不対称になる変形をシュプレンゲル Sprengel 変形という．両側性は約 10%．肩甲骨は胎生初期には頸部にあるが，成長とともに次第に下降してくる．その過程に障害をきたすことが原因とされる．肩の高さの不対称と肩関節可動域制限，特に上肢挙上制限を認める．肩甲骨内上角と頸椎との間に骨性あるい線維性組織の連絡がみられる．比較的まれであるが手術的治療の対象となる重要な疾患で，肩甲脊椎骨の摘出，肩甲骨付着筋の剥離・移行，鋼線による肩甲骨の引き下げなどを行う．鑑別疾患としてクリッペル・ファイル Klippel-Feil 症候群(両側肩甲骨高位と頸椎奇形の合併)，先天性筋性斜頸，側彎症などがある．[236] ⇨参シュ(ス)プレンゲル変形⇀1405

先天性厚硬爪甲(そうこう)症　⇨同ヤダッソン・レワンドウスキー症候群⇀2843

先天性甲状腺機能亢進症　congenital hyperthyroidism　甲状腺が甲状腺刺激ホルモン(TSH)非存在下においても活性化されるような TSH 受容体遺伝子変異の構造的活性化 constitutive activation が生殖細胞に発生する非自己免疫性の先天性疾患．甲状腺はプランマー Plummer 病と異なり，びまん性に活性化される．常染色体優性遺伝形式をとる．新生児一過性甲状腺機能亢進症とは異なる疾患．同じような TSH 受容体の constitutive activation が体細胞系に起こる孤発性のびまん性甲状腺機能亢進症も最近報告されている．[385]

先天性甲状腺機能低下症　congenital hypothyroidism；CH　[**新生児甲状腺機能低下症，クレチン症**]　先天性の低下症が甲状腺自体に原因があるもの(原発性)，下垂体(二次性)または視床下部(三次性)に原因があるものに分けられる．原発性には甲状腺の欠損または形成不全，異所性甲状腺，甲状腺ホルモン合成障害，TSH 不応症，胎盤からの移行物質〔抗甲状腺薬，阻害型甲状腺刺激ホルモン(TSH)受容体抗体による一過性低下症〕などがあり，二次性には TSH 欠損症など，三次性には甲状腺刺激ホルモン放出ホルモン(TRH)欠損などがある．クレチン症とも呼ばれている．未治療の場合には成長発達障害と知能障害をきたすので，早期発見，早期治療が重要．わが国ではクレチン症新生児マススクリーニングが，1979(昭和 54)年より公費負担になって以来，患者の予後は著しく改善．[385]

先天性喉頭横隔膜症　congenital laryngeal web　声門の前方部分に先天性膜状病変(ウエッブ web)が生じているもの．多くは吸気性喘鳴，呼吸困難，嗄声などの症状を呈する．声門下狭窄を合併することもある．喉頭ファイバースコープにて診断する．呼吸障害が強い場合は，膜切除，膜切開や気管切開などの外科的治療を要するが，軽い場合は，成長するにつれ症状の軽快をみることが多く，経過観察とする．[1483] ⇨参先天性喉頭喘鳴(ぜんめい)⇀1781，声門⇀1709

先天性喉頭喘鳴(ぜんめい)　congenital laryngeal stridor　[**先天性喘鳴(ぜんめい)**]　出生直後ないし出生後しばらくして新生児期に出現する吸気性喘鳴を指す．新生児の喉頭およびその周囲の先天性奇形，喉頭蓋や前庭裂の柔軟性により，吸気時に気道の虚脱や狭窄，閉塞が生じることによる．原因疾患は喉頭軟化症が過半数を占め，その他，喉頭横隔膜症，先天性声門下狭窄，声帯麻痺，血管輪，嚢腫，喉頭気腫，喉頭血管腫などがある．舌根部の触診，X 線検査，喉頭ファイバースコープなどで原因疾患を確定し，それに応じた処置を行う．喉頭軟化症は自然治癒することが多く，治療を必要とすることはまれである．[1019]

先天性後鼻孔閉鎖症　congenital choanal atresia　後鼻腔が骨性または膜性に閉鎖されている先天奇形．片側性のこともあるが多くは両側性で，女子に好発．特に両側性の場合は鼻呼吸ができないため，出生直後から吸気性呼吸困難，チアノーゼ，喘鳴がみられる．授乳時の呼吸障害により誤嚥をきたしやすく，しばしば嚥下性肺炎を起こす．外鼻腔よりのカテーテル挿入もしくは X 線検査を行って診断が確定したら，早期に閉鎖部位を外科的に切開開大する．[1631]

先天性高分子キニノゲン欠乏症　congenital high molecular weight kininogen deficiency⇨同フィッツジェラルド因子欠乏症⇀2513

先天性高リポタンパク血症　primary hyperlipoproteinemia　家族性に発症し血中脂質濃度の増加を特徴とする一群の疾患．血清中に増加するリポタンパク質の種類によって I 型(カイロミクロン)，II 型〔βリポタンパク質ないしは LDL(低密度リポタンパク質)〕，III 型〔β超低密度リポタンパク質(βVLDL)〕，IV 型(pre-β ないしは VLDL)および V 型(カイロミクロンと VLDL)の 5 型に分類されている．[987]

先天性股関節脱臼　congenital dislocation of hip；CDH, developmental dysplasia of hip；DDH, luxatio coxae congenita；LCC　[CDH, DDH, LCC]　出生前・出生後に，関節包が弛緩して大腿骨頭が寛骨臼より逸脱した関節包内脱臼．わが国での発生率は，かつて出生数の 2% 前後と高率であったが，近年は約 1/10 に減少している．男女比では 1：5-9 と女子に多い．関節唇の肥厚・内反，大腿骨頭靱帯の肥厚・延長，臼底の線維脂肪組織の増殖が骨頭の整復を障害する．症状は，新生児期は開排制限，乳幼児期では開排制限，大腿皮膚溝の非対称，下肢の短縮，大転子高位，大転子突出など，未治療のままの幼児期では処女歩行の遅延，患肢におけるトレンデレンブルグ Trendelenburg 現象，アリス徴候 Allis sign などを発現する．治療としてはリーメンビューゲル Riemenbügel 法，オーバーヘッド牽引法がおおむね良好な成績を上げているが，難治例には観血的整復術が行われる．[237]

先天性骨形成不全症 osteogenesis imperfecta congenita ［**ヴロリク型骨形成不全症，ポラク・デュラント型骨形成不全症**］ 骨形成不全症とは，易骨折性・進行性の骨変形などの骨脆弱性を示す病状に加え，さまざまな程度の結合組織の病状を示す先天性の疾患．発生頻度は約2万人に1人とされる．一般的には結合組織の主要成分であるⅠ型コラーゲンの質的ないしは量的異常が原因の遺伝性疾患．臨床像は非常に多彩で，生まれてすぐに死亡してしまう重症型から，偶然発見されるほとんど無症状の症例まで認められる．臨床症状としては易骨折性・進行性の骨変形などの長管骨の骨脆弱性と脊椎の変形に加え，成長障害，青色強膜，象牙質形成不全，難聴，関節・皮膚の過伸展などの病状を認める．診断はⅠ型コラーゲンの遺伝子異常で確定されるが，遺伝子診断には限界があり，臨床像，X 線所見，骨密度を総合的に評価し行う．胎生後期から出生直後に診断されうる重篤なもので，劣性遺伝が多く，予後不良．すべての病例に共通な治療法がないのが骨形成不全症の特徴である．[532]

先天性骨系統疾患⇨同骨系統疾患→1105

先天性骨髄性ポルフィリン症 congenital erythropoietic porphyria ［**先天性造血性ポルフィリン症，先天性ヘマトポルフィリン症，ギュンター病**］ ウロポルフィリノーゲンⅢコシンターゼの活性低下により，尿，便，赤血球中にⅠ型ポルフィリンの過剰排泄ないし蓄積がみられる．生後間もなくから高度の光線過敏症をみる．紅斑，浮腫，水疱，瘢痕など多彩な病像を呈し，瘢痕形成が著明となり，感染も起こる．鼻や耳が脱落し，醜形をきたす．おむつがピンクに着色したり赤色尿が出ることで発見される場合が多く，赤色歯牙もみられる．光線過敏症，溶血性貧血，脾腫を三大特徴とする．脾摘が有効ともいわれるが，日常生活において十分な遮光に努めることが重要．予後は不良で，死亡例も多い．[1027] ⇨参ポルフィリン症→2719

先天性臍帯ヘルニア congenital omphalocele ［**臍帯ヘルニア**］ 臍部に突出した腹腔内臓器が羊膜，臍帯膠質，腹膜の3層からなる薄い膜で覆われるもの．5,000の出生に1人の割合で発生．発生は腹壁形成不全説(臍輪の形成不全を原因とする臍帯ヘルニア)と腸管還納障害説(中腸の還納障害と臍輪の閉鎖不全による臍帯内ヘルニア hernia into the umbilical cord)の2つがある．緊急手術を要するが，最近は超音波などを用いた胎児診断の進歩に伴い，母体搬送，分娩様式の決定など胎児の状態に応じて治療法，管理方法の選択が可能となった．診断は一見して容易であるが，合併奇形(心大血管奇形，膀胱腸裂，腸管奇形，染色体異常など)も多く，その重症度が予後に関係する．保存的治療と手術療法があり，前者は非破裂型臍帯ヘルニアのなかでも重症奇形合併症例が対象．手術療法は病型，病態により一期的手術，二期的手術，多次手術にする．代表的手術法としてシュースター Schuster 法，アレン・レン Allen-Wrenn 法がある．[711]

先天性臍腸管憩室⇨同メッケル憩室→2801

先天性サイトメガロウイルス感染症 congenital cytomegalovirus infection ［**先天性巨細胞封入体症，先天性巨細胞性封入体病**］ 母体がサイトメガロウイルス(CMV)に感染し，胎盤を介して，胎児に感染したもの．胎内感染は妊娠のどの時期でも，また母親の初感染，再活性化いずれでも起こりうるが，妊娠早期の初感染例で症状が重篤となる傾向がある．症状は，血小板減少，肝脾腫，黄疸，小頭症，子宮内発育不全などが主である．致命率は約10-30% と高く，生存例も重篤な中枢神経障害や脈絡網膜炎を残す．診断は出生後3週間以内の尿や唾液から CMV 分離，または，尿，血液，脳脊髄液中の CMV DNA を検出することにより確定する．臍帯血や生後3週間以内の血中 CMV-IgM 抗体の存在は，感染を示唆する．頭部 CT では約75% に異常所見を認め，脳室周囲石灰化が高頻度にみられる．治療法は対症療法が主体であるが，全身感染症に対してガンシクロビルや免疫グロブリンの使用が考慮される．[1357] ⇨参サイトメガロウイルス感染症→1167，トーチ症候群→2137

先天性色覚異常 congenital color vision defect⇨同色覚異常→1238

先天性四肢切断⇨参先天性切断→1784

先天性十二指腸閉鎖症 congenital duodenal atresia 胎生早期の発生異常により十二指腸が閉塞していることが原因の嘔吐を主症状とする疾患．閉塞部位は，ほとんど胆管開口部より肛門側であるため，胆汁性嘔吐であることが多い．胎児期には母体が羊水過多を伴うことが多く，超音波検査による出生前診断が可能．出生後は，嘔吐のほかに，胎便排泄遅延や灰白色便などの異常があり，腹部単純 X 線写真で，胃と十二指腸球部の拡張した二泡性のガス像 double bubble sign を認めることで強く疑われる．その他，腸回転異常症などによる外因性閉塞との鑑別診断のために消化管造影検査を行う．胃管による減圧が十分に行えれば，緊急手術の必要はなく，ダウン Down 症候群などの染色体異常，合併奇形の診断を行い，脱水症，電解質異常，高ビリルビン血症，肺炎などの合併症があれば，治療を行い，待期的に手術を行う．手術は，膜様閉鎖では膜様物切除が，離断型などの閉鎖では十二指腸・十二指腸側側吻合が行われる．[1483] ⇨参環状膵→612

先天性腫瘍 congenital tumor 胎児または生後1か月以内に認められる腫瘍で，腫瘍の部位によって診断の時期が異なるので，必ずしも明確に規定されていない．先天性単発腫瘍としては白血病，奇形腫，網膜芽腫などが主．脳腫瘍の死亡例も少なくない．奇形腫は生殖器以外の仙骨部など多様な部位に発生．先天性重複腫瘍では一方が腎芽腫であることが多い．腎芽腫と髄芽腫の合併，腎芽腫と横紋筋肉腫の合併，腎芽腫，髄芽腫，皮膚母斑性腫瘍の合併などが報告されている．[1531]

先天性小下顎症⇨参小顎症→1426

先天性掌蹠(しょうせき)角化症 congenital palmoplantar keratosis 主に幼児期から，手掌と足底の過角化を主症状とする遺伝的，臨床的に多彩な疾患群．掌蹠に限局した過角化のみを症状とする狭義のもの，掌蹠の過角化以外にも広汎な皮疹を示すもの，他臓器症状を合併するものがある．過角化が掌蹠に限局する代表的な病型に常染色体優性遺伝性のトスト・ウンナ Thost-Unna 型，フェルナー Vörner 型，過角化が掌蹠をこえて手背・足背に及ぶ代表的な病型に常染色体優性遺伝性の優性メレダ Meleda 型，常染色体劣性遺伝性の長島型がある．病因タンパクは，ケラチン(ケラチン 9，ケラチン 16 など)，デスモゾーム構成タンパク(デスモグレイン，デスモプラキンなど)，ロリクリン，カテプシン C など非常に多彩であり，ミトコンドリア遺伝子の変異も病因となることがある．[27]

先天性小腸閉鎖症 congenital intestinal atresia 先天的に小腸が閉鎖している疾患．胎児期の腸管の再疎通の障害では膜様閉鎖が，胎児腸管の腸重積，腸軸捻転などによる血行障害では離断型や索状型の閉鎖が発生する．約 1/4 に羊水過多を伴う．出生直後から胆汁性嘔吐，腹部膨満を示す．X 線写真では多数の鏡面像を認める．膜様閉鎖には膜切除を行い，離断型や索状型閉鎖には口側の拡張腸管を部分切除して肛門側腸管と吻合する．術後の禁食期間が長いため高カロリー輸液が行われる．[1154]

先天性食道狭窄症 congenital esophageal stenosis 先天的に食道が狭窄した状態．離乳食開始後に症状が出ることが多い．膜様狭窄，筋性線維性肥厚型狭窄，気管原基迷入型狭窄に分類されている．膜様狭窄は頻度が低い．食道の下部に病変がある頻度が高い．バルーン拡張が行われ，無効な場合には手術が行われる．胃食道逆流による後天性食道狭窄との鑑別，合併の有無が重要．[208] ⇨参胃食道逆流→239，バルーン拡張術→2399

先天性食道閉鎖症 congenital esophageal atresia ［**食道閉鎖症**］ 胎生 4-5 週頃に前腸から食道と気管が形成される過程で，発生異常が生じた先天奇形．食道と気管の関係で分類されるが，全症例の 85% と最も多いのは，上部食道が盲端で，下部食道が気管と交通する(気管食道瘻)タイプ(グロス Gross の分類では C 型)．母体は羊水過多症をきたすことが多く，胃泡の欠如，上部食道の拡張から，超音波検査によって出生前診断が可能．出生後は，泡沫状の唾液の嘔吐，カテーテルが胃内に挿入できず，反転する(コイルアップ coil up)ことで診断できる．低出生体重児で，心・大血管・消化管奇形を合併することが多い．手術は，グロス C 型の場合，新生児期早期に，気管食道瘻切離，食道端端吻合を胸膜外到達法で右側より一期的に行う．全身状態の悪い例や食道間のギャップが長い例では胃瘻を造設し，気管食道瘻切離や腹部食道バンディング(絞扼)をまず行い，乳児期に食道を吻合する二期的手術を行う．[1483] ⇨参先天性食道狭窄症→1783，気管食道瘻(ろう)→674

先天性耳瘻(ろう)孔 congenital aural fistula 耳輪脚前部，耳輪辺縁に多く発生する盲嚢．胎生期に耳介の原基として第 1 鰓溝(さいこう)の周囲に発生する 6 個の小隆起の癒合不全が原因と考えられている．感染を起こすと排膿，腫脹をきたす．炎症を反復するようであれば手術的に摘出する．[211]

先天性心奇形 congenital cardiac anomaly⇨同先天性心疾患→1783

先天性神経梅毒 congenital neurosyphilis 先天性梅毒は，胎児が梅毒に罹患している母親から経胎盤的に感染したもので，胎盤の完成する妊娠 4 か月以降に起こる．主として乳児期に発症する早期先天性梅毒と学童期以降に発症する晩期先天性梅毒に分類される．先天性神経梅毒における神経障害はその晩期に認められ，髄膜炎を主体とした脳髄膜型神経梅毒や動脈内膜炎をきたす脳血管型神経梅毒の頻度が高い．知能低下，痙攣発作，視神経萎縮や動眼神経，外転神経，顔面神経，聴神経など他の脳神経障害をきたす．実質型神経梅毒の 1 つである進行麻痺を 10 歳以降に発症することもあり，前頭葉・側頭葉の皮質がおかされ精神神経症状を呈する．胎生早期の感染により水頭症や脳奇形を呈することもある．妊娠 16 週以前に母体に適切な抗生物質を投与すれば，胎児感染を予防できる．[716]

先天性心疾患 congenital heart disease ［**先天性心奇形，心臓奇形**］ 胎生期に心臓および大血管の分化・発育が障害されて生じた心臓および大血管の奇形．原因として遺伝性のもの，環境因子によるもの，両者の相互作用によるものなどが考えられているが，不明の場合も多い．発生頻度は出生の約 0.8% で，家系内に患者がいる場合はその 2-5 倍発生率が高くなる．アボット Abbott の分類によれば，無チアノーゼ群(右心症，大動脈狭窄など)，遅発性チアノーゼ群(心室中隔欠損，心房中隔欠損，動脈管開存など)，チアノーゼ群(ファロー Fallot 四徴症，大血管転位，総動脈幹症など)の 3 群に大別される．疾患の種類，程度により発症の仕方や症状はさまざまで，治療法も異なる．[1631]

先天性腎疾患 congenital renal anomaly⇨同腎奇形→1511

先天性真珠腫 congenital cholesteatoma 中耳の真珠腫のうち，胎生期において頭蓋底軟脳膜に表皮芽が迷入して発生した角化扁平上皮由来の嚢胞をいう．中耳の炎症が波及して生じる後天性(仮性)真珠腫に対して，先天性(真性)真珠腫は中耳炎とは関係なく発症する．[211] ⇨参真珠腫性中耳炎→1555

先天性腎性尿崩症⇨参尿崩症→2258

先天性腎動静脈瘻(ろう)⇨同腎動静脈奇形→1591

先天性水痘症候群 congenital varicella syndrome ［**胎児水痘症候群**］ 妊娠初期，特に 20 週頃までに妊婦が水痘あるいは帯状疱疹に罹患した場合，きわめてまれに胎児に水痘ウイルスが感染し，奇形を含む全身性症状の先天性水痘症候群を起こすことがある．症状には，低体重出生，四肢発育不全，帯状疱疹後にできる皮膚瘢痕，眼の異常(白内障，網脈絡膜炎，小眼球など)，大脳の萎縮などがある．妊娠後期，20 週以降での妊婦の罹患の場合には，ほとんど胎児への先天的な影響はないとされている．この場合，胎児は水痘感染により免疫を獲得するが，乳幼児期に帯状疱疹を発症することがある．[517]

先天性脆弱性骨硬化症⇨同骨斑紋症→1119

先天性赤芽球癆 congenital pure red cell aplasia⇨同ダイヤモンド・ブラックファン症候群→1903

先天性脊椎骨端異形成症 spondyloepiphyseal dysplasia congenita；SEDC 脊椎および全身の骨端の異常を呈する均衡型の低身長症を呈する常染色体優性の骨系統疾患．股関節の X 線像では内反股で骨頭の発育不良と不整が特徴的である．環軸椎脱臼による麻痺を生じることがある．骨関節系の異常には整形外科的治療を適切な時期に行う．また網膜剥離を生じやすく眼科での治療が必要である．[1037]

せ

先天性赤血球異形成性貧血　congenital dyserythropoietic anemia；CDA　［CDA］　白血球，血小板系の形態異常はみられず，赤血球のみに形態異常が認められる遺伝性疾患．遺伝性疾患であるが発症時期は幼児から中高年まで幅広い．症状，検査所見として難治性貧血，黄疸，脾腫，無効造血，続発性ヘモクロマトーシスがみられる．Ⅰ-Ⅲ型に分類され，Ⅰ型は巨赤芽球様細胞，2-7核の赤芽球，核の分裂異常がみられる．Ⅱ型は2核赤芽球がみられ酸性の条件になると溶血する（ハム Ham 試験陽性）．Ⅲ型は多核，ときには12核も有する大赤芽球が出現する．[1038]

先天性切断　congenital amputation　四肢またはその一部が欠損している先天奇形．かつては子宮内での絞窄輪による切断と考えられていたが，現在ではその他に発育障害によるものもあるとされている．[1631]

先天性喘鳴(ぜんめい)　congenital stridor ⇨同先天性喉頭喘鳴(ぜんめい)→1781

先天性素因　congenital disposition　生まれながらに個体の備えている内的条件．個体の遺伝的差異，先天性の免疫状態，栄養や代謝の状態などに基づく．内臓，筋肉，皮下脂肪などに差がみられやすい．顕著な例として虚弱体質や発育不良があげられる．また，遺伝的要因がからむものとして，出血性素質，侵襲性素質，痙攣性素質などが知られている．[1531]　⇨参後天性素因→1038

先天性造血性ポルフィリン症　hematoporphyria congenita ⇨同先天性骨髄性ポルフィリン症→1782

先天性爪甲(そうこう)**硬化症**　⇨同先天性爪甲(そうこう)肥大症→1784

先天性爪甲(そうこう)**肥厚症**　⇨同先天性爪甲(そうこう)肥大症→1784

先天性爪甲(そうこう)**肥大症**　pachyonychia congenita ［**先天性爪甲**(そうこう)**肥厚症，先天性爪甲**(そうこう)**硬化症**］爪甲の異常な硬化，肥厚を主症状に，舌の白色角化，掌蹠の角化，多汗などを伴う場合があり，生後間もなく発症することが多い．常染色体優性遺伝で，男性に発症することがやや多いが，常染色体劣性遺伝を示す報告もある．第17染色体にあるケラチンに関係するK 6，K 16，K 17遺伝子の変異による．治療は対症療法で，必要に応じて抜爪を施行．エトレチナートの内服が有効であったとの報告がある．[1028]　⇨参ヤダッソン・レワンドウスキー症候群→2843

先天性総胆管拡張症 ⇨同総胆管拡張症→1821

先天性総排泄腔　congenital cloaca ⇨同総排出腔遺残→1823

先天性爪肥厚症Ⅰ型　pachyonychia congenita type Ⅰ ⇨同ヤダッソン・レワンドウスキー症候群→2843

先天性側彎(わん)**症**　congenital scoliosis　癒合椎・楔状椎・肋骨癒合などの先天奇形に伴う側彎．一般に同側多発性の半椎体あるいは片側の椎体癒合を有する例では，著しい側彎進行を示すので注意を要する．このほかに脊髄の形成異常，複合奇形を合併することもある．[1037]

先天性第Ⅴ因子欠乏症　congenital factor Ⅴ deficiency ⇨同第Ⅴ因子欠乏症→1855

先天性第Ⅶ因子欠乏症　congenital factor Ⅶ deficiency ⇨同第Ⅶ因子欠乏症→1855

先天性第Ⅷ因子欠乏症　congenital factor Ⅷ deficiency ⇨同血友病 A→931

先天性代謝異常　inborn error of metabolism ［先天代謝異常］　生まれつき生体内の物質代謝の過程に障害があるもの．代表的な疾患にフェニルケトン尿症，ウィルソン Wilson 病，無γグロブリン血症，ガラクトース血症，糖原病などがある．現在約200種の異常が知られており，それぞれ発症時期，症状，予後などさまざまであるが，ほとんどの疾患で知的障害，運動障害，痙攣などの中枢神経症状や発育障害が認められる．早期に発見し，適切な治療を行えば障害の予防または軽減が可能．症状や家族歴から本症が疑われたら，まず尿，血液などを用いたスクリーニング検査，続いて各臓器の組織検査を行い診断を確定する．なお，わが国ではフェニルケトン尿症，メープルシロップ尿症，ホモシスチン尿症，ガラクトース血症，先天性甲状腺機能低下症（クレチン症），先天性副腎過形成症が新生児マススクリーニングの対象とされている．治療は有害物質の蓄積防止，除去，欠乏物質の補給を基本とし，ときに骨髄移植，遺伝子治療などが行われる．[1631]

先天性代謝異常マススクリーニング　mass-screening for inborn error of metabolism　先天性代謝異常を新生児期にマススクリーニングで発見して，早期の治療により知的障害などの発症を防ぐもの．生後5日目に新生児の踵を穿刺し，血液を濾紙に吸着させて検体とする（ガスリー Guthrie 法）．フェニルケトン尿症，メープルシロップ尿症，ホモシスチン尿症，ガラクトース血症，クレチン症などが公費によりスクリーニングとして実施されている．[998]　⇨参ガスリー法（検査）→505，新生児マススクリーニング→1572

先天性多形皮膚萎縮症　poikiloderma congenitale ⇨同ロトムンド・トムソン症候群→3003

先天性多発性関節拘縮症　congenital multiple arthrogryposis，arthrogryposis multiplex congenita ［**先天性筋形成不全症**］　四肢関節の先天性変形と関節拘縮をきたす疾患．四肢は棍棒状またはソーセージ状を呈し，筋肉の不完全な発達のため筋腹を触知できないことが多い．最も著明な変形は内反手と内反足である．関節では皮線の消失，屈側に翼状皮の形成などのほか先天性脱臼を伴うことがある．また脊柱側彎や口蓋裂を合併することもある．神経原性・筋原性・染色体異常などに分類されることもあるが，大部分は原因不明．早期に治療することが大切であるが保存的治療ではその効果は少なく，多くは観血的治療と装具療法を必要とする．[236]

●先天性多発性関節拘縮症

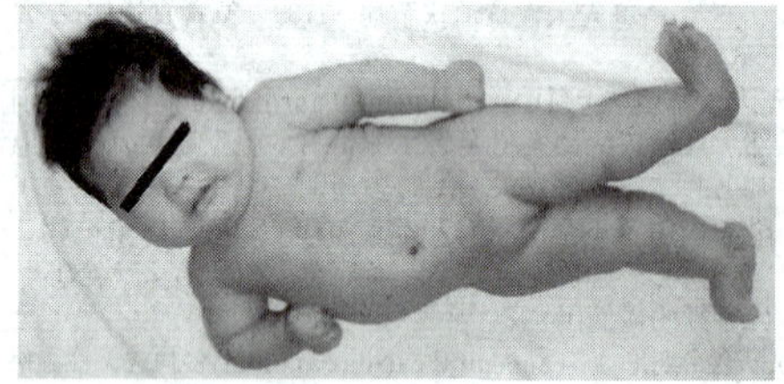

先天性多発性関節弛緩症　arthrochalasis multiplex congenita ⇨同エーラース・ダンロス症候群→351

先天性多発性嚢胞腎 ⇨参嚢胞腎症→2312

先天性胆管拡張症 congenital biliary dilatation ［**先天性胆管嚢腫，特発性総胆管拡張症**］ 胆道の拡張は，種々の狭窄や閉塞機転に伴いその上流部分に二次的に生ずるが，疾患としては先天性拡張症が知られている．成因は膵管胆道合流異常症と密接な関係があり，ほぼ100％の合併率を示す．総胆管が嚢胞状拡張を示すものが最も高頻度で，他に肝外胆管が憩室状を呈するもの，総胆管末端が瘤状に拡張したもの，肝内胆管が拡張したものに分類される．腹痛，黄疸，腫瘤を三主徴とする．胆石，胆道癌，膵炎などの合併症をきたしやすい．通常，超音波やCTで診断し，内視鏡的逆行性膵胆管造影で確定診断する．同時に合流異常も証明する．治療は，胆道癌をはじめとする各種合併症が多いことから手術が選択される．肝外胆管切除および胆道再建術が基本術式である．[1401]

先天性胆管嚢腫 choledochal cyst⇨同先天性胆管拡張症→1785

先天性短頸症候群 congenital short neck syndrome⇨同クリッペル・ファイル症候群→830

先天性胆道閉鎖症 congenital biliary atresia 胎生後期または生後間もなく肝外胆管の閉塞をきたす疾患．成因は先天性要因によるものではなく，いったん形成された胆管が周産期に感染，血流障害など何らかの影響を受けて閉塞に至ると考えられている．発生頻度は1万～2万出生に1人，男児に比し女児に若干多く，人種差はない．基本型分類は総胆管閉塞，肝管閉塞，肝門部閉塞に分かれ，さらに下部胆管，肝門部胆管の形態からいくつかの亜型に分かれる．新生児期からの遷延性黄疸，肝腫大，灰白色便が主な症状で，超音波検査，肝生検が診断に有用．早期の診断，手術が重要で，生後60日以降の手術では予後が不良．90％以上を占める吻合不能型(肝門部に吻合可能な胆管が認められない例)に対しては肝門部空腸吻合術(葛西法)が行われる．不成功例は肝移植の対象．[1401]

先天性腟欠損 congenital absence of vagina ミュラー管の発生異常で，子宮も同時に欠損するマイヤー・ロキタンスキー・キュスター・ハウザーMayer-Rokitansky-Küster-Hauser症候群の頻度が高い．まれに腟のみが欠損して機能的子宮が存在する．その場合，子宮留血腫を生じ，周期的腹痛を起こす．性染色体はXXと正常で卵巣機能に異常を認めないことが多い．[998]

先天性鉄芽球性貧血⇨同家族性ピリドキシン反応性貧血→515

先天性橈尺骨癒合症 congenital radioulnar synostosis 先天性に橈骨と尺骨が癒合している疾患．近位橈尺関節が癒合していることが多く，遠位での癒合はまれ．前腕は回内位をとることが多く，回外・回内運動は不能である．片側性と両側性があり，ADLに大きな支障がある場合には骨切り術に血管柄付筋膜脂肪弁移植や肘筋挿入術などを併用した関節授動術の適応となる．[236]

先天性トキソプラズマ症 congenital toxoplasmosis 妊娠した母体がトキソプラズマ *Toxoplasma gondii* の初感染を受け虫体が胎児に移行した場合，出生児に網脈絡膜炎，水頭症，精神運動障害，痙攣，麻痺などが出現することがあり，この病態をいう．[288] ⇨参脈絡膜炎→2773，トキソプラズマ症→2139

先天性内反足 congenital club foot ［**先天性内翻足**］ 先天的な足部の奇形で，足部の変形は狭義の内反足，尖足，内転足，凹足のそれぞれの要素に分けられる．発生率は約1,000人に1人で，発生頻度は2：1と男性に多く，女性に多い先天性股関節脱臼とは異なる．治療法としては保存的には徒手矯正，ギプス矯正，装具による矯正が行われている．装具としてはデニス・ブラウンDenis-Browne副子，矯正靴，篠田バンドなどが用いられる．手術的な治療は現在，距骨下全解離術，後内方解離術，後外方解離術，アキレスAchilles腱延長術などが行われるが，年長児には骨切り術が行われる．[1014]

先天性内翻足 congenital talipes equinovarus⇨同先天性内反足→1785

先天性難聴 congenital hearing loss 原因が生後になく，その発症が出生以前にあると考えられる難聴．原因としては遺伝性要因による内耳の形成不全や，他臓器の疾患と合併するもの(アルポートAlport症候群，コーガンCogan症候群，ワールデンブルグWaardenburg症候群など)，妊娠中の母体の感染(梅毒，ポリオ，麻疹，流行性感冒，肺炎，風疹など)，催奇形性物質の内服(サリドマイド，バルビタール剤，サリチル酸剤，アミノ配糖体系抗生物質など)，出産周辺期の仮死，内耳出血，新生児黄疸などがあげられている．[211] ⇨参難聴→2201

先天性ネフローゼ症候群 congenital nephrotic syndrome 生後3か月までに発症するネフローゼ症候群．先天性梅毒やサイトメガロウイルス感染症，トキソプラズマ感染症などを契機に二次的にも発症しうるが，最も多い原因はフィンランド型のネフローゼ症候群であり胎児期から大量の尿タンパクを漏出し，常染色体劣性遺伝形式をとる．フィンランドにおいては新生児8,000人に対して1人の発症頻度である．出生直後からの高度タンパク質漏出のため，十分なアルブミン補給なしでは乳児期に死亡する．腎臓摘出，腹膜透析，腎移植という一連の高度医療の計画治療が必要な重篤な疾患である．[1580]

先天性ネフローゼ症候群フィンランド型 congenital nephrotic syndrome Finnish type 生後3か月以内に発症したネフローゼ症候群を先天性ネフローゼ症候群というが，その中のフィンランド型を指す．常染色体劣性遺伝で，未熟糸球体，メサンギウム細胞の増殖と尿細管の嚢胞状拡張が特徴．出生前診断として羊水中のαフェトプロテインの上昇が認められる．予後不良で2歳までに死亡することが多い．[186]

先天性肺動静脈瘻(ろう) congenital pulmonary arteriovenous fistula 動脈と静脈が毛細血管を介さず直接に交通するものを動静脈瘻といい，これが肺内に存在する場合，肺動静脈瘻という．瘻の壁は薄く破れやすい．大部分は肺動脈と肺静脈の交通であるが，一部には気管支動脈を含む大動脈分枝と肺静脈との交通もある．肺動脈から肺静脈への右→左短絡が成立するため動脈血酸素飽和度は低下する．無症状に終始する症例もあるが10％にすぎず，多くはチアノーゼ，太鼓ばち指，赤血球増加がみられる．治療法は外科的切除の場合，多くは肺部分切除が行われる．しかし最近では肺動脈カテーテルから塞栓子(コイル等)を入れて，瘻を血栓によりつぶす方法が多用される．[711]

先天性梅毒 congenital syphilis 胎児期に経胎盤的に梅

毒トレポネーマ *Treponema pallidum* に感染し発症する疾患．感染は妊娠の全期間を通じて起こりうる．症状が出現する時期により，胎児梅毒(胎児期)，早期先天性梅毒(生後1週間から3か月)，再発梅毒(2-4歳)，遅発梅毒(学童期から思春期)に分けられる．早期先天性梅毒は，生後第1週に出現する鼻炎，カタル性鼻汁分泌，生後5週以内に出現する発熱，貧血，体重増加不良，易刺激性などの全身症状が知られている．遅発梅毒は過敏反応または，慢性炎症による瘢痕形成が主であり，鞍鼻(あんび)やハッチンソン Hutchinson 三徴候(内耳性聾，間質性角膜炎，永久歯のM型欠損)が知られている．中枢神経を侵された場合には徐々に知能障害，運動障害が出現．治療はベンジルペニシリンカリウムの静脈注射．[1357]

先天性梅毒児 infant born with congenital syphilis 母体から胎盤を通して梅毒が感染した児．ほとんどが胎児水腫となり流産，または早産になる．先天性梅毒は発症の時期により胎児梅毒(胎内ですでに発症)，早発性(乳児)先天梅毒(生後1-2か月のうちに発症)，遅発性先天梅毒(7-8歳頃発症)に分類される．胎児梅毒の新生児には，黄疸，リンパ節腫脹，皮膚の梅毒性天疱瘡がみられ，老人性顔貌である．早発性梅毒では，生後1か月頃に不機嫌，体重の増加不良，梅毒性天疱瘡などが現れ，梅毒性鼻炎，肝脾腫(肝臓と脾臓の腫大)などを認める．遅発性先天梅毒は，ハッチンソン Hutchinson 三徴候であるハッチンソン歯(切痕のある永久切歯)，角膜実質炎，両側性内耳性難聴をみる．ほかに鞍鼻，皮膚のゴム腫などの症状がある．治療はペニシリン療法．[1323]

先天性肺嚢胞 congenital pulmonary cyst 肺に嚢胞を形成し，呼吸困難や感染をきたす疾患．気管支性肺嚢胞と肺胞性肺嚢胞に分類され，小児では前者が多い．新生児・乳児は呼吸障害を，年長児は肺感染を主訴とする．胸部X線で嚢胞に一致した透亮像をみる．部位診断にはCTが有用である．呼吸障害，感染を反復するものは手術の適応．無症状で偶然に見つかったときも感染の危険性が大であるため手術が勧められる．[711]

先天性肺リンパ管拡張症 congenital pulmonary lymphangiectasia 新生児で肺内に分布するリンパ管が先天的に嚢腫状に拡張している病態．全身性リンパ管拡張症の一部分症としてみられる例や，肺静脈閉塞を伴う先天性心疾患との合併例，原発性の肺リンパ管発育異常例でみられる．生後すぐにチアノーゼ，呼吸障害を呈し，特別な治療法もないことから予後はきわめて不良である．[897]

先天性白皮症 albinism⇨同白皮症→2364

先天性白血病 congenital leukemia 出生から生後1か月以内に発症した白血病のことを指し，まれな疾患．病型としては，急性骨髄性白血病(AML)が半数以上を占め，急性リンパ性白血病(ALL)より高頻度．またリンパ系と骨髄系，両方の免疫学的マーカーを示す混合型白血病も認められる．特定の染色体・遺伝子異常が関連しており，ALLの約2/3で11q23転座を認め，主なAMLのサブタイプは骨髄単球性と単球性であるが，これらもしばしば11q23転座を有している．巨核芽球性はAMLの約20%を占めるが，1；22転座が認められる．臨床的には，白血球数10万以上，髄外浸潤(中枢神経，皮膚，巨大肝脾腫)などの所見を認めることが多い．予後は不良であり，長期生存率はALLで10%以下，AMLで30%程度と報告されている．鑑別診断として重症感染症や新生児溶血性疾患などによる類白血病反応があげられる．[314]

先天性パラミオトニー paramyotonia congenita ［オイレンブルク症候群］ 常染色体優性遺伝を示す筋強直症の1つで，幼少時に発症することが多い．寒冷で誘発される冬季の手足のこわばり(筋強直症状)が生じ，動作が遅くなる．同時に筋力低下が誘発されることがある．筋萎縮は起こらない．筋以外の全身臓器障害はない．通常，他疾患における筋強直症状は運動の繰り返しで軽減するが，先天性パラミオトニーではかえって増悪する．夏季においてはほとんど症状がなく，日常生活にもほとんど支障はない．叩打性筋強直 percussion myotonia や把握性筋強直 grip myotonia，針筋電図でのミオトニー放電を認める．四肢麻痺をきたす例の報告がある．筋強直の治療にメキシレチン塩酸塩が使用される．[1156] ⇨参ミオトニー→2762，筋強直症候群→792

先天性肥厚性幽門狭窄症⇨同肥厚性幽門狭窄症→2436

先天性皮膚欠損症 aplasia cutis congenita，congenital skin defect 生下時に存在する皮膚の局所性または広範囲欠損で，頭部に好発．欠損は表皮，真皮，皮下組織に及び，ときには筋，骨にまで達することがある．成因には，同胞例，家族発生例がみられることから内因説を支持する場合と，胎生期に癒着していた羊膜と胎児表皮の分離不全が何らかの理由で生じた羊膜癒着による外因説などがある．治療は，小範囲では軟膏療法で治癒するが，広範囲では植皮術が必要となる．[1028]

先天性皮膚洞 congenital dermal sinus 先天性にみられる皮膚の瘻孔．発生学的な異常による．耳前瘻孔，耳介瘻孔，仙骨瘻孔，正中頸瘻孔などがある．耳前瘻孔は耳輪上脚の前方に生ずることが多い．小孔または陥凹で盲管となっているが，中耳に達するものもある．多くは外耳道軟骨部付近にまで達している．大きさや方向，深さはさまざまで，最も浅いものは陥凹だけである．深い場合は白い分泌液を出し，難治性の感染を起こし，潰瘍をつくることがある．第1・第2鰓弓間の癒合不全で散発的な発生であるが，遺伝性のものもある．耳介瘻は耳介のいろいろな部分に生じた瘻．仙骨瘻孔は第1仙椎から第4仙椎までのどこにも発生しうる．浅いものは陥凹であるが，深いものは脊体の間を通って脊椎管に達する．正中頸瘻は嚢胞状に見えることもある．オトガイ(頤)下部から胸骨の頸切痕までの間に小さい腫瘤がみられ，自潰して外瘻孔となることが多い．瘻孔は前頸部の正中にあり，触診すると舌骨に癒着している索状物を触れ，その方向にゾンデを挿入することができる．透明な粘液の分泌がある．この瘻孔は胎生期の第1鰓嚢から発生した甲状腺中葉が下降したときの甲状舌管の遺残で，舌盲孔から胸骨上端までの間の正中前頸部のどこにでも出現しうる．[1631]

先天性表皮水疱症⇨同遺伝性表皮水疱症→264

先天性風疹症候群 congenital rubella syndrome；CRS 妊娠初期(妊娠12週頃まで)の妊婦が，風疹ウイルス感染を受け，子宮内胎児に慢性持続感染が起き，諸臓器に多彩な先天異常を生じた状態．代表的な症状は，先

せ

天性白内障または緑内障，先天性心疾患，感音難聴．その他，網膜症，骨端発育障害，低出生体重，血小板減少性紫斑病，肝脾腫など(トーチ症候群)を認めることがある．病原体診断は，①児から風疹ウイルス自体の分離，② RT-PCR によるウイルスの証明，③児の血清中に風疹特異的 IgM 抗体の証明，④児の HI 抗体産生を証明のうち少なくとも1つ以上を確認することが必要．[1357] ⇨参トーチ症候群⇀2137

先天性副腎過形成 congenital adrenal hyperplasia；CAH ［CAH］ 副腎皮質ホルモン(糖質ステロイド，鉱質ステロイド，副腎アンドロゲン)合成に関与する酵素またはタンパク質の先天的な欠損により副腎皮質の過形成が生じる疾患の総称．男性化症状を主症状とする 21 ヒドロキシラーゼ欠損症，11β ヒドロキシラーゼ欠損症と女性化症状を主症状とするリポイド副腎過形成，17α ヒドロキシラーゼ欠損症，中間型を示す3β水酸化ステロイド脱水素酵素欠損症が主なものである．最も頻度が高いのは 21 ヒドロキシラーゼ欠損症であり全体の約 85% 以上を占め，新生児マススクリーニングの対象疾患の1つとなっている．病型には塩喪失型(低ナトリウム血症，高カリウム血症を示す)，単純男性型(電解質異常は認めない)，遅発型があり，残存する酵素活性の程度により決定される．治療の原則は欠損している副腎皮質ホルモンの補充療法で，女児における外性器の男性化症状に対しては外科的治療を行う．女性化症状を示すリポイド副腎過形成，17α ヒドロキシラーゼ欠損症では患児は女性として養育する．[1053] ⇨参先天性副腎性器症候群⇀1787

先天性副腎性器症候群 congenital adrenogenital syndrome 副腎性器症候群とは副腎由来のアンドロゲン過剰分泌により性徴障害をきたす症候群．アンドロゲン産生副腎腫瘍による後天性のものと，副腎ステロイド合成酵素欠損による先天性とに分類．先天性副腎性器症候群では，副腎皮質でのステロイド合成酵素〔21-ヒドロキシラーゼ，11β-ヒドロキシラーゼ，3β-ヒドロキシステロイドデヒドロゲナーゼ(3β-HSD)〕の先天性の欠損または低下により，コルチゾール分泌が低下するために下垂体前葉からの ACTH 過剰分泌をきたし，副腎皮質の過形成と副腎性アンドロゲン〔デヒドロエピアンドロステロン(DHEA)，テストステロン，アンドロステンジオン〕過剰による性徴異常をきたす．先天性副腎過形成において，21-ヒドロキシラーゼ欠損症が 90% 以上を占め，約 1.5 万～2 万人に1人の発症頻度．11β-ヒドロキシラーゼ欠損症や 3β-HSD 欠損症はわが国ではまれ．遺伝形式は常染色体劣性遺伝．21-ヒドロキシラーゼ欠損症では，出生時より外性器異常を認め，女児では外性器の男性化(陰核肥大，陰唇癒合し陰嚢様，共通泌尿生殖洞など)を生じる．またアルドステロン合成不全により，低ナトリウム血症や高カリウム血症などの電解質異常を伴う場合もある．11β-ヒドロキシラーゼ欠損症はアルドステロンの前駆体やその代謝物質により高血圧を認める．診断は染色体検査で性を判定し，画像検査での副腎腫大や共通泌尿生殖洞を確認，内分泌的検査として血中・尿中コルチゾールおよびアルドステロン低値，デヒドロエピアンドロステロン硫酸塩(DHEA-S)高値，テストステロン高値などで行う．確定診断には遺伝子診断も有用．治療は副腎不全の是正と男性化徴候の抑制を目的とする生理量のグルココルチコイドの投与．21-ヒドロキシラーゼ欠損症では少量のミネラルコルチコイドも投与．外性器異常に対しては 2-3 歳までに外性器形成術を行う．[284,797] ⇨参性ステロイドホルモン⇀1688，副腎過形成⇀2538，ステロイドホルモン合成酵素欠損症⇀1645

先天性副腎低形成⇨同*DAX-1*〔遺伝子〕異常症⇀40

先天性副腎皮質過形成 congenital adrenal hyperplasia；CAH⇨同副腎皮質過形成⇀2541

先天性舞踏病 congenital chorea⇨同フォークト病⇀2522

先天性ヘマトポルフィリン症 ⇨同先天性骨髄性ポルフィリン症⇀1782

先天性補体異常症 congenital complement abnormality⇨同補体欠損症⇀2705

先天性補体欠損症 congenital complement deficiency⇨同補体欠損症⇀2705

先天性ミオパチー congenital myopathy 出生時ないし生後6か月までに発症し，非進行性あるいは緩徐な進行を示す筋疾患の総称．近位筋優位の筋緊張低下と筋力低下を示し，フロッピーインファント floppy infant の臨床像を呈する．腱反射は低下または消失する．多くの病型が報告されており，病型によって，顔貌の異常，高口蓋，脊柱側彎，胸郭形成異常，手足の変形，眼瞼下垂などを伴う．血清クレアチンキナーゼ(CK)は正常ないし軽度上昇する．筋病理所見によって，中心コア病，多発コア病，ミニコア病，ネマリン(杆状体)ミオパチー，中心核ミオパチー，ミオチュブラー(筋細管)ミオパチー，先天性筋線維型不均等症などに分類される．[1156] ⇨参フロッピーインファント⇀2597

先天性無汗性外胚葉形成異常症 congenital anhidrotic ectodermal dysplasia ［**遺伝性無汗性外胚葉形成不全症，無汗型外胚葉異形成，無汗性先天性外胚葉形成不全症**］ 先天性外胚葉形成異常症の一病型で，鞍鼻・前頭眉毛部隆起・耳介形態異常などの特徴的な顔貌，汗腺の完全または不全消失，頭毛疎毛，歯牙の形成不全を四主徴とする．伴性(X 染色体)劣性遺伝が多いが，常染色体優性遺伝の報告もある．組織学的には表皮や真皮膠原線維の変化は認められないが，毛包，脂腺，汗腺は完全または不全消失をしている．汗腺が欠如しているために，発汗に適した刺激や環境下においても発汗できないため，激しい運動を回避する．同じ理由で夏期の労働に不向きである点も指導する．[1028] ⇨参先天性外胚葉形成不全⇀1779

先天性無神経節性巨大結腸症 congenital aganglionic megacolon⇨同ヒルシュスプルング病⇀2500

先天性無痛無汗症 congenital insensitivity to pain⇨同全身無汗無痛症⇀1769

先天性メラニン欠乏症 congenital amelanosis，congenital melanin deficiency ［**白子症，全身性(眼球皮膚)白皮症**］ 全身性または部分的にメラニン色素量の低下もしくは欠如する先天性遺伝性疾患．ここでは全身性(眼球皮膚)白皮症として記載する．メラニン産生障害により全身に色素脱失を呈し，眼振，視力障害を伴う疾患．チロシン経由でメラニンは産生されるためチロシナーゼ関連領域に異常がある．いくつかのタイプが知られているが常染色体劣性遺伝である．IA 型，IB 型はチロシナーゼ欠損症で，11 番染色体のチロシナーゼ遺伝子に異常が認められる．IA はチロシナーゼの完全欠損で一生を通じて症状の改善はなく，IB は温度感受性の残存活性をもつ変異のため，加齢とともに毛髪は黄色，皮膚も色素沈着を認めるようになり，2-3 歳で正常に近くなる．Ⅱ型はチロシナーゼ活性があるが，出生時はⅠ型と同様．一般に加齢とともに色素沈着を認め，眼の症状も改善する．15 番染色体のメラノソームの膜タンパク(OCN 2，P gene)が原因と考えられている．Ⅲ型はチロシナーゼ活性は陰性で，10 歳代後半から虹彩や毛髪に色素沈着が始まり，染色体 9 p 23 に存在するチロシナーゼ関連タンパク 1 遺伝子の異常による．その他のタイプでも遺伝子が同定されている．[1256] ⇨参白皮症→2364

先天性免疫不全症 congenital immunodeficiency ［**免疫欠損，免疫不全症**］ 先天的に免疫能に異常をきたし，易感染傾向を呈する．1991 年の WHO の分類では複合型免疫不全症，抗体欠乏を主とする免疫不全症，他の明確に定義された免疫不全症(ウィスコット・オールドリッチ Wiskott-Aldrich 症候群，毛細血管拡張性運動失調症 ataxia teleangiectasia，ディジョージ DiGeorge 症候群)，その他の免疫不全症(免疫不全を伴う先天性または遺伝子疾患，補体欠損症，食細胞機能不全症)が含まれる．[601]

先天性免疫不全症候群 congenital immunodeficiency syndrome⇨同原発性免疫不全症候群→962

先天性網膜分離症 congenital retinoschisis⇨同若年網膜分離症→1355

先天代謝異常 inborn error of metabolism⇨同先天性代謝異常→1784

先天的腹筋欠損症⇨同プルンベリ症候群→2588

先天内斜視 congenital esotropia ［**乳児内斜視，本態性乳児内斜視**］ 生まれつき，または生後 6 か月以内に発症した非調節性内斜視．斜視角が大きく，遠・近方視で斜視角の変動が少ない．下斜筋過動症や交代性上斜位を伴いやすく，見かけ上の外転制限がある．両眼視機能は一般に不良．斜視弱視を伴っていれば健眼遮閉，眼位矯正には手術を行い治療する．[975]

先天白内障 congenital cataract 先天的な原因で起こる白内障で，生後 3 か月以内に発症するものをいう．病因として，特発性，遺伝性，染色体異常などが多くを占める．その他，風疹を代表とする胎内感染によるものや，全身疾患や症候群の一症状としてみられることがある．[1250] ⇨参風疹白内障→2516

先天免疫 congenital immunity⇨同自然免疫→1297

先天緑内障 congenital glaucoma⇨同発達緑内障→2385

剪刀(せんとう) scissors 手術用のはさみのこと．刃の部位がまっすぐな直剪刀と，彎曲した曲剪刀とに分類される．さらに先端の鋭いものと丸いものがある．組織の切離，リンパ節郭清，結紮糸の切離などに使用する．よく用いられる曲剪刀はクーパー，メイヨーおよびメッツェンバウムなどで，それぞれ長・短のものがあり，目的に応じて使い分けられる．[711]

蠕動 peristalsis ［**蠕動運動，正蠕動**］ 腸管壁が管腔内の内容物によって機械的・化学的に刺激された場合に起こる反射性反応であり，食道から直腸に至る胃腸管のすべての部位で起こる．通常，刺激が加わった部分の口側の筋(縦走筋・輪走筋)の収縮を引き起こし，肛門側の筋の弛緩を起こす．収縮波は口側から肛門側にかけて伝播性に移動し，管腔内容物を押し出す．この蠕動は腸壁内神経叢の感覚神経，介在神経および運動神経(コリン作動性神経，VIP 作動性神経など)の働きによって起こり，さらに，自律神経や中枢神経系によって影響を受けている．[842] ⇨参分節運動→2607，振子(しんし)運動→1548

前頭位 forehead presentation ［**前頂位**］ 分娩中の胎児の下降部が頭位のもののなかで，先進部が前頭(大泉門部)であるもの．第 1 回旋異常の結果起こる反屈位の 1 つで，軽度のものから頭頂位，前頭位，額位，顔位と分類される．頭位分娩の約 1-1.5% を占め，内診により先進部が大泉門であれば診断される．第 2 回旋では，通常先進部が母体の前方に向くため，第 2 回旋も異常を起こし，前方前頭位になり難産の原因となる．骨盤の形態異常や児頭骨盤不均衡が原因となる．[519] ⇨参頭位→2092，反屈位→2406，児頭回旋異常→1322

蠕動運動⇨同蠕動→1788

前頭蓋窩 frontal base 前頭葉が入っている頭蓋底部にあるへこみのこと．直下には眼球，副鼻腔が存在する．[35] ⇨参後頭蓋窩→1040

前頭蓋窩硬膜外到達法 anterior fossa extradural approach 前頭洞や篩骨洞の腫瘍に対して用いられる到達法．近年では前頭蓋底の腫瘍のみならず，眼窩内上部や斜台部の腫瘍にまで拡大している．[35]

前頭型ピック病⇨参ピック病→2458

穿頭器 perforator ［**穿頭骨錐，開頭器**］ 穿頭に用い，大開頭術の際などに基準となる孔を骨にあける．直径約 1 cm の骨孔をつくることができる．[35]

尖頭合指症 acrocephalosyndactyly⇨同アペール症候群→173

前頭骨 frontal bone 頭蓋冠を構成する扁平骨の 1 つで前頭部の額(ひたい)をつくっている骨．上部は頭頂骨と冠状縫合を形成し，前下面は眼窩上壁の大部分を形成する．内部に 1 対の空洞(前頭洞)があり，鼻腔と連絡する副鼻腔となっている．前頭洞内は鼻腔に連なる粘膜で覆われており，鼻前頭管を通り中鼻道前部に開口．洞の下面は骨壁が薄いため，洞内の炎症は眼窩内に波及することがある．(図参照⇒頭蓋→2094)[1044] ⇨参副鼻腔→2545

穿頭骨錐⇨同穿頭器→1788

前頭骨内骨増殖症⇨同前頭骨内板過骨症→1788

前頭骨内板過骨症 〔L〕hyperostosis frontalis interna ［**前頭骨内骨増殖症，モルガーニ・スチュワート・モレル症候群**］ 前頭骨の内板が不整形の結節状に肥厚する疾患で，ほとんど両側に発生する．発生率は一般に 1.4-5% といわれ，うち 15-72% は中年女性に発症する．性差は 9：1 と圧倒的に女性に多い．原因はわかっていないが代謝性疾患という説もある．これに頭痛，肥満，男性化，神経精神疾患を合併しているものを特に，モルガニー Morgagni 症候群と呼ぶ．臨床症状を欠くこともある．ほとんどの場合，頭部 X 線写真で偶然に見つかる．治療は外科的切除である．[35]

尖頭歯 cuspid tooth⇨同犬歯→950

穿頭術 burr hole opening ［**穿孔術**］ 原則として局所麻酔下で行う．皮膚を約 3 cm 切り，穿頭器にて頭蓋骨に孔をあける．慢性硬膜下血腫洗浄術や脳室ドレナージ術などで主に行われる．また，開頭術においても行われる．[35]

尖頭症 acrocephaly, acrocephalia ［塔状頭蓋］ 狭頭症の1つで，矢状縫合・冠状縫合さらに人字縫合もしばしば早期癒合するため頭蓋骨は大泉門に向け上方へ成長し，特徴的な垂直にとがった頭となる．[1004] ⇨参クルーゾン病→832，アペール症候群→173

前頭前野 prefrontal area⇨同前頭連合野→1790

前頭側頭型認知症 frontotemporal dementia；FTD ［前頭側頭葉変性症］ 前頭葉と側頭葉が限局性に萎縮して認知症が起こる疾患群の総称で，1994年に提唱された比較的新しい概念．マンチェスター・ルンド Manchester-Lund グループは，これを前頭葉変性型，ピック Pick 病型，運動ニューロン疾患型の3型に分類．初老期に発病し緩徐に進行，前頭・側頭葉症状（脱抑制や自発性減退などの人格障害や失語などの言語機能障害，原始反射など）を前景とする認知症で，前頭葉変性型ではしばしば家族性に出現．ピック病型はピック病のことで，運動ニューロン疾患型は三山吉夫らが提唱した運動ニューロン疾患 motor neuron disease を伴う初老期認知症のこと．最近は，前頭側頭葉変性症（FTLD）という新しい概念が提唱されており，前頭側頭型認知症，意味性認知症，原発性進行性失語症が含まれ，疾患名ではなく，症候群に近い臨床概念である．[579]

前頭側頭葉変性症 frontotemporal lobar degeneration；FTLD⇨同前頭側頭型認知症→1789

全頭脱毛症 alopecia totalis⇨参円形脱毛症→375

前頭断 frontal section⇨同冠状断→612

前頭洞 frontal sinus 鼻腔と交通する骨内洞である副鼻腔の1つ．前頭骨の中に広がっており，前頭洞中隔で左右に分けられる．眉毛弓の後部に位置する．洞の大きさは個体差があり，眼窩上壁内まで及ぶこともあれば，左右非対称あるいはまったく欠如することもある．洞の内側底部から鼻前頭管を通って中鼻道の前部に自然口が開口する．洞の下壁は眼窩にあたり，洞の骨壁が薄いため，この洞が炎症を起こすと眼窩内に波及することもある．[1612] ⇨参前頭骨→1788，副鼻腔→2545

前頭洞開口部 aperture of frontal sinus 前頭洞の鼻腔への外口部で中鼻道に開いている．[98]

前頭洞気嚢腫 pneumosinus dilatans frontalis 副鼻腔の前頭洞が特に拡張したもの．前頭洞の大きさは個体差が著しいが，なかでも前頭洞が発達した人に多い．前頭洞内に異常所見をみることは少なく，洞の気腫性，気体性の腫脹によるものと推測される．[514]

前頭洞鼻内手術 endonasal frontal sinusectomy 前頭洞に対し鼻内から行う手術．前篩骨洞を開放して前頭洞に到達する．鼻前頭管周囲の処置により前頭洞に交通をつけ，換気や排泄の目的で行われる．日本人では鼻腔が狭く，この手術は困難であったが，今日では内視鏡での手術が一般化した．前頭洞内の可逆的な病変のある粘膜は温存する．非可逆的な病変のある粘膜でも骨面の露出は避け，粘骨膜は残す．鼻外法で行う手術に対し，非侵襲的な手術が可能である．[887]

前頭面⇨同前額面→1751

前投薬 premedication ［前麻酔，プレメディケーション］ 麻酔前に，①患者の不安緩和と鎮静，②気道分泌・迷走神経反射の抑制などを目的に薬物を投与すること．抗不安薬としてジアゼパムやミダゾラム，ロラゼパムなどのベンゾジアゼピン系薬物が用いられることが多い．迷走神経反射抑制の目的では，アトロピンやスコポラミンなどの抗コリン薬が用いられる．後者は健忘作用も持つ．[163]

前頭葉 frontal lobe ヒトでは最も発達した脳葉で，中心溝の前方に位置する．大脳半球全表面積の1/3以上を占める．運動および行動機能にかかわる．中心前回には第一次運動野（ブロードマン Brodmann の4野）が，その前方に運動前野（第二次運動野，6野），内側面に広がる補足運動野（主に6野），さらに前方に前頭前野（前頭連合野）がヒトで広く広がる．眼球運動の高次制御を行う前頭眼野（8野の腹側部）が中心前溝の中心部ないし中前頭回の後部に位置している．眼窩の上に位置する部位を眼窩面皮質という．運動前野の腹側部には運動性言語中枢（ブローカ Broca の言語中枢）があり，この言語中枢がある大脳半球を優位脳といい，多くの場合，左大脳半球に存在する．第一次運動野には体部位局在が認められる．細胞構築的にはブロードマンの4野，6野の皮質は5層，6層が厚く，4層が未発達であるのに対し，前頭前野は他の連合野と共通して，典型的な6層構造を示す．前頭前野には認知行動，社会的行動の調節，種々の行動の結果の予測，評価などの高度な行動に関する機能が賦与されている．[1043] ⇨参大脳→1895，大脳半球→1896，大脳皮質→1896

前頭葉機能障害⇨同遂行機能障害→1615

前頭葉症候群 frontal lobe syndrome 前頭葉を病巣として出現する症状を総括したもの．前頭葉は運動野，前運動野，補足運動野，前頭眼野，前頭連合野，ブローカ Broca 野に大きく分けられる．運動野の障害では対側半身の随意運動障害，前運動野の障害では，対側半身の痙性，前頭葉性運動失調，肢節運動失行などを生じる．補足運動野の障害では，麻痺はないのに反対側の手を使おうとしない運動無視がみられる．前頭眼野の障害では側方注視の障害となる．前頭連合野の障害では，強制把握反射，吸引反射，口とがらせ反射などがみられ，また，発動性低下，感情鈍麻，病的ふざけ症，脱抑制，多幸症などの精神機能障害をきたす．言語優位半球でのブローカ野の障害では非流暢性失語を生じる．[369] ⇨参運動皮質→339

前頭葉性運動失調 frontal ataxia ［前頭葉性失調症］ 前頭葉病変によって生じる失調．症状自体は小脳病変と区別しにくい．ロンベルグ Romberg 徴候や眼振，不安定歩行なども高頻度に認められることから，偽小脳性徴候という用語も使用された．前頭葉性運動失調を前頭葉性平衡障害や歩行失行と同義とする立場もあるが，前頭葉性運動失調という用語は小脳病変に類似した症状が前頭葉病変に伴って出現する場合に広く用いられてきたのであって，必ずしも平衡障害や歩行運動に限定して用いられてきたわけではない．原因のほとんどが脳腫瘍に限られている．失調の出現するメカニズムは前頭橋路の障害と頭蓋内圧亢進があげられているが結論は出ていない．近年の報告はきわめて少なく，画像診断の進歩によって前頭葉腫瘍が明確な失調を呈さない段階で診断治療されるようになったことが

理由であると考えられている.[369]

前頭葉性失調症⇨同前頭葉性運動失調→1789

前頭葉切断(截)術　frontal lobotomy⇨同ロボトミー→3005

前頭葉白質切断術　frontal lobotomy⇨同ロボトミー→3005

前頭連合野　frontal association area　［前頭前野］　感覚器に入力した各々の単純な感覚情報を連合して高次の精神機能を営む連合野のうち，運動前野より前方の部分を指す．機能的には，外界に向かって行動することに関連した高次機能をつかさどりヒトで最も発達している．前頭眼野であるブロードマン Brodmann の脳地図の8野と，その他の前頭前野9野，10野と，前頭眼窩面にある11野を含む．さらにヒトの優位半球では，より高次機能の言語活動をつかさどるブローカ Broca 領野44野，45野がある.[1230]

セントジュード弁　St. Jude Medical valve　心臓の人工弁のうち，機械弁の一種である二葉弁の1商品名．2枚の傾斜型半月状ディスク弁よりなる．中心流が得られ，弁前後の圧較差が小さい利点がある．1977年に発表，発売された.[105]

セント・トマス病院　St. Thomas' Hospital　［聖トマス病院］　イギリスでセント・バーソロミュー病院と並んで最も古い歴史をもつ病院で，ナイチンゲール Florence Nightingale が看護婦養成のための看護学校を設立した(1860)ことで知られる．13世紀初頭(1207年といわれる)ロンドンに建てられ，一時閉鎖されたが，のちに再開された．何回かの移転を経て，1871年よりロンドン南東部テムズ川をはさんでウエストミンスター寺院向かいの南側(Lambeth Palace Rd.)に建つ．第二次世界大戦で爆撃を受けて改築されたが，新築移転当時のナイチンゲール病棟5棟のうち3棟は現在も往時の姿のまま入院患者を受け入れている．併設の医学校の歴史も古く，著名人を輩出．日本人では高木兼寛が卒業生．敷地内にナイチンゲールミュージアムがあるが，移転前の古い病院もミュージアムとして公開されている.[1567]

セントラルコア病　central core disease⇨同中心核病→1991

セントラルドグマ　central dogma　［中心教義，中心ドグマ(命題)］　1958年，クリック Francis H. C. Crick (1916-2004)によって提唱された，遺伝情報の伝達・発現に関する原理．生物の遺伝情報は DNA によって担われており，DNA の複製により子孫に伝えられる．その一方で DNA の情報がメッセンジャー RNA に転写され，さらにそこからタンパク質に翻訳されることで遺伝情報が伝達，発現される．この DNA → RNA →タンパク質の流れは絶対的なもので，その逆の流れは存在しないと考えられてきたが，その後レトロウイルスのように RNA から DNA が逆転写される場合もあることが発見された.[723]

全トランス型レチノイン酸　⇨同オールトランスレチノイン酸→401

セントルイス脳炎⇨同ウマ脳炎→332

セントロメア　centromere　［動原体，紡錘糸付着点］　細胞の有糸分裂や減数分裂の際に紡錘糸がキネトコア kinetochore を介して付着する染色体上の部位．染色体の他の部分より細くなっており(一次狭窄部位)，複製を終了した2本の染色分体はこの部分で互いに結合している．哺乳類ではこの部位に α サテライト DNA と呼ばれる高度反復配列が含まれる．また，分裂前期には動原体の紡錘糸が付着するそばにキネトコアが形成され紡錘糸微小管はこれと結合して染色分体を両極に牽引する．動原体の位置はさまざまで染色体ごとに特徴があるので同定に役立つ．多くの動植物細胞では染色体ごとに1か所に局在し，これを境に長い染色体部分を長腕，短い部分を短腕という．また種によっては，動原体が染色体全体にわたって分散していることがある.[368]

●分裂期セントロメア領域の模式図

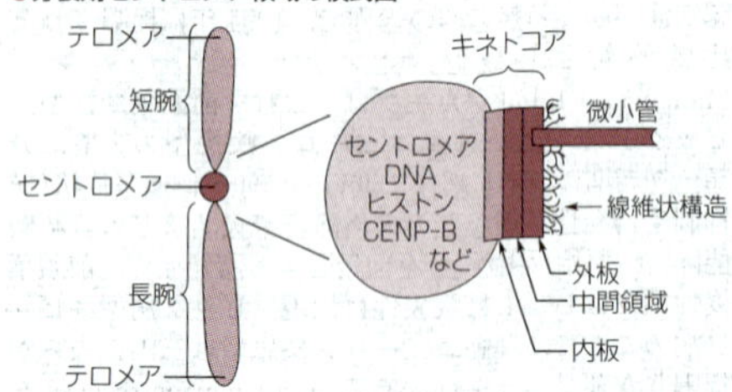

腺肉腫　adenosarcoma　［胎生腎腫，中胚葉性腎腫］　悪性の間質成分(肉腫成分)と形態学的に良性の腺上皮成分から構成されている軟部組織の悪性混合腫瘍.[1531]

全乳　whole milk　希釈もしくは脱脂していないままの牛乳．乳児栄養としては使用されなくなった.[1631]

前乳　fore milk　前乳とは授乳開始早期に得られる母乳で，水分やラクトース(乳糖)を多く含んでいる．児に水分を補給するとともに，水溶性ビタミンとタンパク質を供給する．前乳に含まれる脂肪は後乳より少ない．授乳中に左右の乳房を早く切り替えすぎると，児は両乳房からカロリーの少ない前乳だけ飲み取って十分なカロリーを摂取できないこともある．母親には，児が片方の乳房を離すまで十分に授乳してよいことを伝える.[180]　⇨参後乳→1047，射乳反射→1359

腺熱リケッチア症　sennetsu rickettsiosis　1950年代に宮崎県の日向熱あるいは熊本県の鏡熱に罹患した患者からリケッチアの一種と思われる同じ病原体が検出され，*Rickettsia sennetsu* と命名された．日向熱，鏡熱が同じ疾患であることから腺熱リケッチア症と呼ぶようになった．しかしその後の病原体解析からこの病原体はエールリキア *Ehrlichia* に属することが判明し，*E. sennetsu* として配置されることになった(1984)．*Ehrlichia* 属では *E.canis* と *E.sennetsu* が主なもので，前者は世界中にみられ，後者は日本，マレーシアのみで報告されている．この分類は最近再び変更され，この病原体に新名称 *Neorickettsia sennetsu* が与えられた(2001)．臨床的には発熱，発疹のほかリンパ球が増加することから，伝染性単核症と間違われることもあった.[517]

前捻角　anteversion angle　大腿骨の頸部長軸が大腿骨内外顆軸と水平面でなす角度．大腿骨は常に前捻(前方にねじれ)しており，ランツ Lanz によると新生児で平均32度，10歳児で平均25度，成人では平均12度で，加齢とともに減少するとされている.[237]

洗脳　brain-washing　元来，全体主義的国家で行われた強制的な思想改造教育を指した(ハンター E. Hunter, 1953)．その技法としては，被洗脳者を精神的・身体的に疲労困憊させ，被暗示性を高めた状態で，自白により不安や罪責感を起こさせたり，集団の圧力，暗示力を利用するもの，また思想学習の段階的な反復，報酬・処罰による学習の強化などの組み合わせがある.[283]

前脳 prosencephalon，forebrain 脳の発生において，終脳と間脳に分化する脳胞．前脳はその発生に際し，神経管の前部に数個の脳胞がつくられ，この一次脳胞は尾側から菱脳胞，中脳胞，間脳胞および終脳胞に分けられる．これらの脳胞の側壁は肥厚して将来，固有の脳実質となる．神経細胞(ニューロン)とその突起の分化は菱脳胞に始まり，中脳胞へそして最後に間脳胞および終脳胞へ及んでいく．前脳の発生は非常に遅れて起こる．成熟した脳では終脳が両側に大脳半球をつくり，その両半球間の下部に間脳が横たわる．間脳には，身体の重要な機能を制御する視床，視床下部などが含まれている.[636] ⇒参脳の発生⇀2292

前嚢下白内障 anterior subcapsular cataract；ASC 水晶体の前嚢下に混濁を認める白内障．水晶体上皮細胞の異常増殖や変性および重層化がみられる．アトピー性白内障，ぶどう膜炎併発白内障などが知られている.[1250]

全能感 feeling of omnipotence 現実の行動によらずに自分の欲求や願望が実現してしまうという全能の感情．フェレンツィ Sándor Ferenczi は，胎児期における無条件的な全能感に始まり，全能感が現実感の発達とともにしだいに制限されていく過程を発達論的に考察した．そのなかで，満足の得られた状況の幻覚的な再現や，身振りや言葉に付与された魔術的な力の意識に，精神病や神経症の病理との対応を見いだしている.[1089]

腺嚢腫 adenocystoma⇒同嚢胞腺腫⇀2313

腺嚢腫瘤 adenocele 腺組織から発生する嚢胞状の腫瘤.[485]

全脳照射 whole brain irradiation 放射線治療における脳腫瘍の照射術式．転移脳腫瘍のうち5個を超える腫瘍，4 cm を超える腫瘍で用いられる．左右対向2門として行われる．近年，脳・定位的放射線照射法の普及により，使用は減少している．原発性脳腫瘍では，脳の大半を占めるような多形性神経膠腫などに用いられる．急性白血病の化学療法後に発生する白血病性髄膜炎の予防照射として，頭蓋底を含めた全頭蓋照射も全脳照射に含まれる.[471]

全肺気量 total lung capacity；TLC ［**全肺容量，TLC，総肺気量**］ 最大限に息を吸い込んだ状態で，気道および肺内に取り入れられたすべての気量のこと．肺活量と残気量の和でもある.[1019]

全肺血管抵抗 total pulmonary〔vascular〕resistance；TPR ［**総肺血管抵抗**］ 右心室を出て左心房に戻るまでの肺循環系全体についての抵抗をいう．肺循環系の動脈圧は低く，体血圧の1/5～1/10である．心臓カテーテル検査で測定される数値を用いて，全肺血管抵抗(dynes・sec・cm^{-5}) = 80 × 平均肺動脈圧(mmHg) ÷ 心拍出量(＝肺血流量)(L/分)の式で算出される．先天性心疾患，心臓弁膜症，肺疾患などの重症度や手術適応の決定に利用される.[618,438]

全肺容量 total lung capacity⇒同全肺気量⇀1791

全白内障 total cataract 先天白内障で使われることの多い表現で，水晶体が完全に白濁した状態の白内障のこと．加齢白内障では成熟白内障という.[1250]

洗髪 shampoo，hair washing ［**シャンプー，頭髪ケア**］ 頭皮や毛髪の汚れを洗い流したりふきとって除去すること．悪臭を予防し頭皮の血行を促進させ，毛髪に栄養を与え，また外観をその人らしく美しく整え気分を爽快にする．洗髪は，対象者の状態や自立度に応じて最も負担の少ない体位で行う．洗面台へ移動できる場合は洗髪台，ベッド上安静の場合は洗髪車かケリーパッド Kelly pad で行う．仰臥位で洗髪する場合に用いる洗髪車は，洗面器様の洗髪鉢とシャワー，温湯と汚水を入れる箱と移動用の車を持つ．湯の温度の維持，シャワー，排水は電力によるため，電源のある場所で行う．ケリーパッドはゴム製のものが多く，対象者の頸部を支える部分を空気でふくらませて高さを調節し，湯をバケツに準備して使用する．これらの洗髪法は，ベッド上での移動や体位変換を伴い，また温湯とシャンプー剤を用いるので，身体のエネルギー消費が亢進する．そのため保温に留意し，衣類が濡れないように頸部と肩をタオルで覆い，頭皮と毛髪を洗浄しドライヤーで乾燥させ結髪する．治療上，頭部や頸部の安静が必要な場合，全身の衰弱や消耗が激しく温熱刺激や水流の刺激に耐えられない場合は，湯と石けんを使用しないドライシャンプーを行う．ブラッシング後，ガーゼに 50% 希釈エタノールかドライシャンプー剤をしみこませ，毛髪を小分けにして頭皮と毛髪の根もとを清拭し，蒸しタオルでふきとり，ドライヤーで乾燥させ髪を整える.[70]

●洗髪(ケリーパッドの使用と物品の配置)

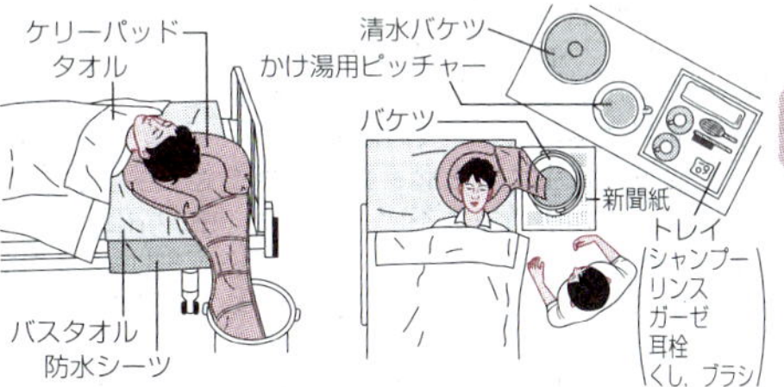

有田清子：系統看護学講座 専門Ⅰ 基礎看護学［3］基礎看護技術Ⅱ 第15版，p.161，図5-9，医学書院，2009

全般感覚 general sensation⇒同体感⇀1863

全般性不安障害 generalized anxiety disorder；GAD 1980年のアメリカ精神医学会の『精神疾患の診断・統計マニュアル第3版』(DSM-Ⅲ)で不安障害の1つとして定義され，その後の DSM-Ⅲ-R で，非現実的で過度な心配(予期憂慮)が中核症状とされた．多数の出来事や活動についての漠然とした過剰な不安と心配が長期にわたり(少なくとも6か月以上)続きコントロールするのが難しく，社会的・職業的機能が障害されることが特徴．随伴症状として落ち着きのなさ，易疲労性，集中困難，筋緊張，睡眠障害などがある．自律神経系活動亢進症状もよくみられる．1年間有病率は約3%といわれ，やや女性に多い．経過は慢性的であるが動揺し，ストレス因のあるときには悪化する．WHO の国際疾病分類(ICD-10)では不安の性状をいかなる特殊な周囲の状況にも限定されない浮動性の不安と形容しており，また自律神経症状の存在を重視している点が異なる．従来の診断では慢性の不安神経症に相当．治

療としては抗不安薬や抗うつ(鬱)薬などの薬物療法や認知行動療法が試みられている.[581]

全般てんかん　generalized epilepsy　国際抗てんかん連盟 International League Against Epilepsy (ILAE)の分類・用語委員会による分類では，全般発作をもつてんかん(全般てんかん)と，部分あるいは焦点発作をもつてんかん(局在関連性，部分性あるいは焦点性てんかん)に分け，一方，てんかん病因の明らかなてんかん(症候性あるいは続発性てんかん symptomatic or secondary epilepsies)と明らかでないてんかん(特発性あるいは原発性)に分けている．全般てんかんのうち，特発性てんかんには年齢順に良性家族性新生児痙攣，良性新生児痙攣，乳児良性ミオクロニーてんかん，小児欠神てんかん(ピクノレプシー)，若年欠神てんかん，若年ミオクロニーてんかん(衝撃小発作)，覚醒時大発作てんかんなどがあり，潜因性または症候性のものとして年齢順に記載すると，ウエスト West 症候群，レンノックス・ガストー Lennox-Gastaut 症候群，ミオクロニー失立発作てんかん，ミオクロニー欠神てんかんなどがあり，特異病因による症候性全般てんかんとして，脳の奇形，先天性の代謝障害が証明される，あるいは疑われる疾患による全般てんかんがある．全般発作とは発作そのものの様式を示す用語で，両側半球性の初発徴候を示し，意識の減損が初発徴候であることが多く，運動症状も両側性.[1539]

前鼻孔　anterior nares, nostril ［外鼻孔］ 外鼻を構成する部分の1つ．鼻腔の前面にあいた2つの穴で，外気が出入りする．俗に「鼻の穴」と称すことが多い.[451] ⇨参後鼻孔→1051

旋尾線虫　spiruroid, *Spiruridea*　幼虫は体長が5-10 mmで，ヒトに感染した場合，消化管に寄生すると腹痛や嘔吐を起こし，X線検査でニボー像が観察される．皮下に寄生すると爬行性皮膚炎を起こす．成虫は不明で，その生活史も不明であるが，中間宿主としてホタルイカやタラが知られている．終宿主は海産の哺乳類か鳥類と推測されている.[288] ⇨参寄生虫性イレウス→688

腺病質　scrofulosis ［スクロフローゼ］ 一般には体格が悪く虚弱な小児に対して用いられる言葉であるが，医学的に明確な概念ではない．また滲出性体質や胸腺リンパ体質の小児が結核に罹患し，頸部リンパ節腫脹，皮膚湿疹，角膜フリクテンなどにより特異な顔貌を呈するものを指す場合もある.[1631]

浅頻呼吸　rapid shallow breathing⇨同浅速(促)呼吸→1772

前負荷　preload　収縮開始前に心筋に加えられている負荷，すなわち拡張終期の心筋の長さを指す．具体的指標として，拡張終期容積，拡張終期圧，肺動脈楔入圧，右房平均圧が用いられる．前負荷が増えることにより心拍出量が増える現象をスターリングの心臓の法則 Starling law of heart またはフランク・スターリング機序 Frank-Starling mechanism と呼ぶ．心不全においては，前負荷を増すことにより心拍出量を増加させようとする機序が働き，左室が拡大して拡張終期圧が上昇する結果，肺うっ血が生じる．高すぎる前負荷を低下させる(肺うっ血を軽くする)ために，利尿薬や血管拡張薬が用いられる．急性心不全患者における適切な前負荷は，肺動脈楔入圧 15 mmHg 前後とされる.[1162] ⇨参後負荷→1054

潜伏癌⇨同不顕性癌→2552

潜伏眼球　cryptophthalmos　外見上，眼球に相当する部位が皮膚で覆われ，瞼裂がなく睫毛もみられない状態．皮膚に覆われて埋没して見えない眼球は，通常，不完全な小眼球となる．しばしば常染色体劣性遺伝症候群の一分症として起こる.[975]

潜伏感染　latent infection ［静止感染，潜在感染］ 無症状の軽微な感染が潜在性に存在している状態．通常は無症状だが，全身状態の悪化，体調不良，免疫力の低下時などに再燃する場合がある．骨髄炎などでは，治療によりいったん治癒しても，10数年後に再び感染症状を局所に生じることが問題となる．弱毒菌の感染が問題となっている.[673]

潜伏期間　incubation period　宿主が病原体に曝露されてから疾患の症状が出現するまでの期間.[1113]

潜伏期《精神分析学の》　latency stage　精神分析学の概念であり，性的発達段階の1つ．フロイト Sigmund Freud (1856-1939)は小児性欲の存在を唱え，6歳頃から思春期まで性的欲求が表に現れない時期を潜伏期と呼び，この段階では社会的規範の学習や知的活動にエネルギーが注がれ，性欲動は思春期以降に出現するまで潜伏しているとみなした.[761]

潜伏月経　cryptomenorrhea　月経性出血は正常に子宮内膜から起こっているのに，処女膜閉鎖，陰唇癒合，膣欠損，完全膣横中隔，子宮頸管閉鎖などによって月経血が体外へ流出しない状態．思春期になり月経は始まるが，見かけ上は無月経となる．そのため血液は子宮腔内に貯留し，子宮留血症や膣留血腫を起こし，子宮から卵管まで進行する．月経ごとに下腹部痛が発生し，血液が卵管から骨盤腔内に流入し腹膜炎を起こすことがある．留血腫が大きくなると排便障害や排尿障害などが現れる．治療は閉鎖部位を切開あるいは拡張する.[1510] ⇨参子宮留血症→1258

潜伏斜視　latent strabismus⇨同斜位→1344

潜伏伝導　concealed conduction⇨同潜在性伝導→1760

潜伏梅毒　latent syphilis, latent lues, lues latens⇨参梅毒《皮膚科》→2345

全部床義歯　complete denture, full denture ［総義歯］ すべての歯が失われたときに装着する，粘膜のみに維持を求める有床義歯．顎堤および口蓋粘膜への吸着によって維持される.[1310] ⇨参歯科補綴(てつ)物→1234

●全部床義歯

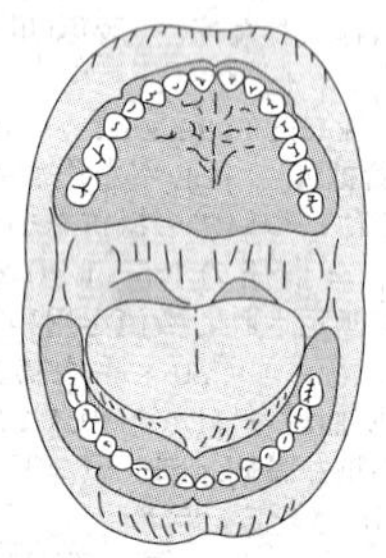

前部帯束切除術⇨同帯状回切截(せっせつ)術→1876

全部鋳造冠　full cast crown　金属冠の一種で歯科鋳造

によって作成されるクラウンである.[1310] ⇨参金属冠→798, 歯科鋳造→1233, クラウン《歯科における》→823

前部尿道 anterior urethra 内尿道口から外尿道口までの間の男性尿道 20-25 cm のうち, 尿生殖隔膜(外尿道括約筋)より末梢部を称す. 振子部と球状部よりなる. 前部尿道は後部尿道よりも広く, 特に外尿道口に接する舟状窩と尿生殖隔膜に接する球状部は広い. 多数の尿道凹窩があり, リッター Littré 尿道腺が開口し, そのうち左右一対の大きな尿道球腺(クーパー Cowper 腺)が球状部に開口している. 舟状窩は扁平上皮細胞で, その他の前部尿道は円柱上皮細胞.[474] ⇨参尿道→2253

前部ぶどう膜炎 anterior uveitis 前部ぶどう膜である虹彩, 毛様体のみに起きた炎症で, 虹彩炎や虹彩毛様体炎のこと. 細隙灯顕微鏡検査では毛様充血, 角膜後面沈着物, 前房に混濁(フレア)や炎症細胞, 線維素析出, 前房蓄膿がみられる. 急性前部ぶどう膜炎として発症する HLA-B 27 関連ぶどう膜炎が代表疾患で, HLA-B 27 と関連が指摘されている強直性脊椎炎, 炎症性腸疾患(クローン Crohn 病, 潰瘍性大腸炎), ライター Reiter 症候群, 乾癬を合併することがある.[1130] ⇨参虹彩毛様体炎→1002, 虹彩炎→1002

全文検索 full text search ［フルテキスト検索］ キーワード検索とは異なり, 文書の本文そのものを検索対象とするコンピュータ検索の方式. データベース登録する文書の本文全体をコンピュータ処理することによって索引ファイルを作成しているため, 文書全体を対象として検索が実施される. キーワード検索のように原文書全体を一部に置換する過程を介在させることで発生する問題が回避でき, また登録された原文書からの文字情報の脱落がない状態での検索が可能となるなどの利点がある.[1418]

全粉乳 dried whole milk 原料乳を殺菌後, 脂肪含有量を規格に合わせて調理し約 1/3 に濃縮し噴霧乾燥して粉末状にしたもの.[987]

前壁心筋梗塞 anterior myocardial infarction 梗塞の存在部位による心筋梗塞分類において, 左心室の前壁に生じる梗塞. 責任冠動脈は左冠動脈前下行枝であり, 心室中隔や側壁, 心尖部も灌流するために広範囲の梗塞となる. 発症頻度が最も高く, 心臓のポンプ機能の維持に前壁と心尖部は重要であるため重症化しやすい. 心電図では胸部誘導 V_1～V_6, Ⅰ, aVL で ST 上昇をきたす場合が多い.[506] ⇨参心筋梗塞→1516

腺ペスト bubonic plague ペスト菌 *Yersinia pestis* のリンパ節感染症. ペストの病型には他に肺ペスト, 敗血症性ペストがある. 腺ペストはヒトのペストの大部分を占める. ほとんどの症例はペスト菌に感染しているネズミを吸着したノミの刺咬で感染し, リンパ節の腫脹や膿瘍を形成. 潜伏期は 2-6 日で発熱を主症状とし, 他に頭痛や倦怠感などがみられる. ペスト菌あるいはその遺伝子や抗原を検出して診断する. 治療にはテトラサイクリン系やニューキノロン系抗菌薬が用いられ, 適切な治療がなされないと敗血症性ペストや肺ペストに移行し死亡する. ペストは「感染症法」では, 1 類感染症に分類.[288] ⇨参肺ペスト→2351, 敗血症性ペスト→2336

前変数⇨同先行変数→1757

前房 anterior chamber；AC ［前眼房, AC］ 虹彩前面と角膜内皮の間の空間をいい, 房水で満たされている. 虹彩後面と硝子体前面の間の部分を後房という. 前房と後房を合わせて眼房と呼ぶ.[566] ⇨参眼房→652

前方 anterior⇨同腹側→2544

腺房炎 acinitis ブドウ状腺の分泌部である腺房に生じた炎症.[485]

前方型失語⇨同非流暢(りゅうちょう)性失語→2498

前房隅角 anterior chamber angle ［隅角］ 強角膜移行部と虹彩前面の接合部をいう. シュワルベ Schwalbe 線, 線維柱帯, 強膜岬, 毛様体帯, 虹彩根部などに囲まれている. 前房水は前房隅角の主として線維柱帯あるいは毛様体帯から入り, 眼外へ排出される. 隅角が 20-45 度の広いものを広隅角, 0-20 度の狭いものを狭隅角という.[566]

前方減圧術 anterior decompression 主に脊椎の前方成分の後方突出に対し行われる手術. 椎間板ヘルニアや骨棘の突出により脊髄あるいは馬尾神経が圧迫されているときの手術方法.[35]

前方後頂位⇨同前方後頭位→1793

前方後頭位 occipitoanterior presentation ［前方後頂位］ 分娩時に児頭の後頭部(後頭位)が前方(母体の恥骨側)に回旋する唯一の正常な胎位, またはその回旋のこと.[1323]

前方固定術 anterior fusion 隣接する 2 つ以上の脊椎を固定する手術で, 前方より侵入し椎体を固定する術式. 固定の方法としては移植骨が用いられるが, 金属やプラスチック製などの人工椎体を用いることもある.[1037]

腺房細胞癌 acinic cell adenocarcinoma ［腺房細胞腫, 腺房腺癌, 細葉細胞癌］ 唾液腺や膵臓などの外分泌腺にまれに発生する悪性度の低い癌. 唾液腺腺房細胞癌は中年以降の女性に多く, 膵腺房細胞癌は男性に好発. 比較的実質性の腫瘍で, 腺房様構造を呈し, 好酸性のチモーゲン顆粒を有する. 治療は外科的に切除するが, 不完全であると再発, 転移をきたすことがある.[485]

腺房細胞腫⇨同腺房細胞癌→1793

前房出血 hyphema 角膜と虹彩, 水晶体の間の空間である前房に出血した状態. 鈍的外傷に伴って隅角から出血することが多い. 眼圧に注意しながら自然吸収を待つが, 出血が大量で眼圧が高い場合には角膜が染血されてしまう危険があるため前房洗浄を行う. その他, ぶどう膜炎や新生血管緑内障などで虹彩新生血管がみられる際にも前房出血が起こる.[1153]

前方障害説 forward failure hypothesis ［前方不全説］ 心不全の発生機序に関する学説で, 前方不全説ともいわれる. 心機能低下により心拍出量が減少し, 重要臓器の組織灌流が低下することが原因となって生じる臓器の機能不全や体液貯留が心不全の病態の本質であるとの説. 例えば脳では意識レベルの低下, 骨格筋では脱力, そして腎では腎血流が減少してナトリウムおよび水分の貯留をきたし, それが全身のうっ血や浮腫をもたらす. 対立する学説として, 心臓より後方へのうっ血(肺うっ血や全身うっ血)を重視する後方障害説 backward failure hypothesis がある. 現在では, 心不全には前方障害(心拍出量の低下)と後方障害(静脈系のうっ血)の両方の機序が関与すると考えられている.[1162]

腺房腺癌⇨同腺房細胞癌→1793

前房蓄膿 hypopyon 前房内に膿が貯留すること．前房の下方にたまった乳白色の膿が水平面を呈する．主な成分は多核白血球である．ベーチェット Behçet 病，糖尿病虹彩炎，HLA-B 27 関連ぶどう膜炎，ヘルペス性のぶどう膜炎，術後細菌性眼内炎などに伴って生じることが多いが，細菌性あるいは真菌性角膜潰瘍や他のぶどう膜炎の合併症としても生じる．[1601]

前房蓄膿性角膜潰瘍 hypopyon ulcer⇨同匐(ふく)行性角膜潰瘍→2534

前方突進 propulsion 姿勢保持反応に障害があると，身体が傾いたときに足を踏み出してもすぐに停止することができずにそのまま数歩突進する．前方に突進する場合は前方突進，後方の場合は後方突進という．この現象は，姿勢立て直し反応の時間的な遅れによるものと考えられ，足を踏み出したときにはそれより重心が外に出てしまうために，足は自分の重心を追いかけるようになる．臨床的に，前方突進は患者の身体を背中から前方に押して検査する押し試験 push test で，後方突進は患者の身体を背中から引いて検査する引き試験 pull test で判定する．押し試験は介助者が必要であるが，いない場合には引き試験のほうが安全である．引き試験の場合には患者が検者のほうに倒れてくるために，これを支えることができる．前方突進と後方突進はパーキンソン Parkinson 病で最もよくみられる．[369]

前方突進歩行⇨同加速歩行→517

前房内注射 intracameral injection，anterior chamber injection 前房内へ薬剤を注入すること．眼内炎や眼内手術後の感染症に対して抗菌薬を注入することが多い．[257]

前方不全説⇨同前方障害説→1793

前房レンズ anterior chamber intraocular lens；AC-IOL 白内障手術時に取り除いた水晶体の代わりに挿入する眼内レンズのうち，前房内に挿入するレンズのこと．現在ほとんどは後房レンズが用いられているが，後嚢破損などで後房レンズが挿入できない場合などに用いられる．ただし，角膜内皮を減少させるという欠点がある．[257] ⇨参眼内レンズ→647

前麻酔⇨同前投薬→1789

全末梢血管抵抗 total peripheral vascular resistance；TPR 左室から右心房までの全身末梢血管によって生じる抵抗．全末梢抵抗(dyne・sec・cm^{-5}) = 80 ×平均大動脈圧(mmHg) ÷心拍出量(L/分)という式で表され，基準値は950-1,500 dyne・sec・cm^{-5} である．主として細動脈の収縮状態を反映し，心不全や心原性ショックで上昇．左心室からの血液駆出に対する抵抗，すなわち後負荷の指標として用いられることがある．類似する指標に全身血管抵抗 systemic vascular resistance(SVR)があり， 全身血管抵抗 = 80 ×［平均大動脈圧(mmHg) − 平均右房圧(mmHg)］÷心拍出量(L/分)という式で表される．[1162] ⇨参血管抵抗→902，全身血管抵抗→1766

前脈絡叢動脈 anterior choroidal artery；Achor〔L〕arteria choroidea anterior 内頸動脈から分岐する細い動脈で，くも膜下腔を視索に沿って後方に走り，側脳室脈絡叢に分布．脈絡叢のほかに，周囲の視索，扁桃体，海馬などにも枝を送る．くも膜下腔で長い走行をとるので，循環障害を招きやすいといわれる．[1044] ⇨参中大脳動脈→1995，後脈絡叢動脈→1060

全無心体 holoacardius⇨同無心無形体→2786

喘鳴(ぜんめい) stridor，wheezing 喉頭や気管の狭窄によって起こる異常な呼吸音．連続性ラ音の一種で，ヒュー音ともいわれ「ヒューヒュー」「ゼイゼイ」といった高い調子の楽音的な呼吸音が吸気あるいは呼気で聞かれる．気管支喘息，気管支炎や，声門浮腫，喉頭麻痺などによる気道圧迫などで発生する．[953]

ゼンメルワイス Ignaz Philipp Semmelweis ハンガリー出身の産科医(1818-65)．助手として勤めたウィーン大学病院で，病棟によって産褥熱の発症数が異なることに注目して研究を開始．医師や助産師の手指の消毒が重要なことを見いだし，塩化石灰水による消毒を病棟内で励行し成果をあげた．しかし細菌学の発達以前であり，ウィーンの医学界には認められず不遇のうちに一生を終えた．[983]

全面荷重式吸着義足⇨同TSB ソケット→114

全面接触ソケット total contact socket 義肢の構成要素の1つであるソケット内面と切断端との隙間をなくし，切断端表面全体をソケット内壁と緊密に接触させて懸垂機能をもつようにされたソケット．主に大腿義足に用いられており，ソケットの構造から，吸着式と非吸着式がある．大腿義足に用いられるソケットは吸着式ソケット suction socket であり，利点として，段端の循環をよくし浮腫を起こさない，段端全体で体重を受けるため荷重面が広く，支持性があり，義足との一体感があることから，広く普及している．下腿義足では全面接触ソケットの機能を有した全面接触荷重 total surface bearing(TSB)ソケットが用いられており，懸垂機能と段端の支持性と義足との一体感に優れている．[1557]

せん妄

delirium

【概念・要因】 典型的には，軽度ないし中等度の**意識混濁**に**幻覚**が加わり，不安や興奮を伴っている状態．幻覚は幻視，次いで幻聴が多い．患者はあたかも夢と現実の区別がつかなくなっているようにみえ，客観的な事実とは異なる発言をし，疎通は困難となる．意識レベルは動揺しやすい．せん妄時に職業や日常の慣習的な動作をすることがあり，**作業せん妄**と呼ばれる．せん妄中の体験や言動については基本的には記憶に残らないが，強烈な体験の一部が回復後も記憶に残って妄想を形成することもある．夜間やICUなど周囲からの刺激が少ない状況で発生しやすい．高齢者に頻度が高く，疾患としては認知症，アルコール離脱，外科手術後，高熱時にみられやすい．投与中の薬剤がせん妄を惹起していることも多い．

【診断】 DSM-Ⅳ-TR の診断基準による．せん妄の重症度評価尺度としては，10項目からなる Delirium Rating Scale(DRS)や Memorial Delirium Assessment Scale(MDAS)が用いられている．

【治療】 原疾患の治療，原因薬剤の中止が基本であるが，事故や消耗を防止する観点から，少量の抗精神病薬を早期に投与すべきことが多い．[1555]

せん妄の看護ケア
【ケアのポイント】 せん妄状態にある患者は，意識や認知の障害，妄想や幻覚などの症状によって不安や恐怖を体験していることや，また家族も患者の急激な変化によって不安を感じていることに配慮して看護ケアを行う．せん妄によって患者が不穏になると，基礎疾患の治療や看護に悪影響を及ぼし，二次的な合併症や事故が発生するリスクが高まる．このため，せん妄の発症リスクの把握，予防的な働きかけ，前兆(表)の早期発見，重症化予防のケアが求められる．せん妄状態によって生じる偶発的事故を予防するために，安楽な治療環境を整えること，見当識を補強し現実適応を支援すること，患者の心身機能を活用して活動レベルを維持することが重要である．なお，手術前などに患者本人や家族に対して，あらかじめせん妄を生じる可能性について説明することが有用となる場合もある．[1208] ⇨参せん妄→1794

●せん妄の前兆の例

・不安	・集中力が続かない
・いらいら	・注意力が散漫
・不機嫌	・考えがまとまらない
・憂うつ(鬱)	・話のつじつまが合わない
・ぼんやりしている	・悪夢を見た様子
・はしゃぐ	・一過性の錯覚や幻覚
・落ち着きがない	・音や光に敏感になる

せん妄《高齢者の》 delirium in elderly せん妄とは意識障害の一種で，軽度の意識混濁を背景に注意力，集中力，認知機能，記憶力，判断力が障害された状態である．入院中の高齢者に多く発症し，術後回復期や回復期の長期化，入院の長期化，機能障害の長期化により起こりやすい．しばしば興奮状態や幻覚，妄想を伴い介護困難の原因となる．認知症 dementia が慢性進行性で比較的高次の機能から障害されるのに対し，せん妄は発症が急速でかつ経過中症状の動揺性が認められ低次の機能から障害される．このため発症すると，意思疎通は著しく困難となり，暴言や暴力行為，記憶の混乱，幻覚などが認められることもある．一般的にせん妄と認知症とは直接的に関連はなく，認知症患者にせん妄は多く認められるが，認知機能障害のない患者にもせん妄は発症する．せん妄は可逆的なものであるが，認知症を合併する患者では限度が認められる．せん妄は一過性のものであり，せん妄の発症に至ったきっかけで除去可能な要因がないか，改善の余地について検討する必要がある．例えば，治療に伴う侵襲がないか(点滴ライン，尿カテーテル，酸素マスクの使用がわずらわしい)，病床の環境がどうか(本人が入院したことを認知できているか，夜間消灯の暗さが不安を与えていないか)，介護状況(介護にあたる医療者が見ず知らずの他人である)，さらには患者本人の入院に伴う不安や不満(仕事，金銭，家族など)などである．薬物による治療としては，抗精神病薬(ハロペリドール，リスペリドン)を一時的に使用することがあるが(保険適用外)，副作用に注意する必要がある．ベンゾジアゼピン系をはじめとする抗不安薬や睡眠導入薬などは覚醒水準を低下させて夢遊状態を惹起させることがあり，せん妄の発症頻度を増加させたり悪化させたりするため，せん妄が認められる場合には原則として使用しない．[583] ⇨参認知症→2269

線毛 fimbriae, pilus 細菌の菌体表面から出ている，鞭毛より短くて細く，まっすぐで繊細な毛状の構造物．機能の面から，細菌の接合に関与する性線毛 sex pili と粘膜上皮細胞などへの付着に関与している付着線毛とに分けられる．[324]

線毛運動 ciliary movement 粘膜細胞の表面に密生する線毛が波状に運動すること．気道粘膜では異物や分泌物を口側に移動させ，排出するのに役立つ．微生物の表面にある毛状突起の波状の運動も線毛運動といい，微生物本体の移動および運動に役立つ．[953]

線毛機能検査 ciliary function test 鼻腔内の線毛の機能を測定する検査．鼻粘膜の線毛上皮は線毛運動によって後鼻孔に粘液を輸送している．線毛は常にリズミカルな運動をくり返しており，線毛運動のリズムは，炎症，大気汚染，有毒ガスなどの影響を受ける．本検査では鼻粘膜にサッカリン，炭粉末，鉄粉，RI 標識レジン小球などを散布し，それらが咽頭や口腔内に現れるまでの時間を計測する．高齢者や副鼻腔炎に罹患した患者では時間の延長がみられる．[514]

前毛細管 precapillary 毛細血管に至る近傍の細い動脈(内径 20-40 μm)．血管中膜には 1-2 層の平滑筋細胞が規則的に輪状に配列しており，血液の流れや圧を調節する働きがある(毛細前括約筋)．[1044] ⇨参細動脈→1166

染毛剤中毒 hair dye poisoning ［**パラフェニレンジアミン中毒**］ 一時染毛剤あるいは永久染毛剤の誤飲による中毒であるが，一時染毛剤中毒の心配はほとんどない．永久染毛剤の 2 剤式の場合，一般に第 1 液には染料類(パラフェニレンジアミン)が，第 2 液には酸化剤(過酸化水素水，過ホウ酸ナトリウムなど)が含まれるため，皮膚につくと接触性皮膚炎を起こす．経口摂取した場合，嘔吐，腹痛，めまいなどの症状がみられる．重症になると急性肝障害，振戦，痙攣，呼吸困難などを起こし，メトヘモグロビン血症を起こすこともある．眼に入った場合，結膜の浮腫，催涙，角膜炎などを起こす．第 1 液を少しでも摂取したら牛乳または水を飲ませ，吐かせずに医師へ搬送する．第 2 液の場合，摂取量が 5 g 以下/10 kg 体重の場合は牛乳または水を飲ませ，吐かせずに様子をみて具合が悪いときは医師へ．それ以上の場合は牛乳または水を飲ませ，吐かせずに医師へ．眼に入った場合はすぐ 15 分間流水でよく洗ったあと眼科へ．1 剤式の場合，2 剤式の第 1 液と同様の処置を行う．[1122]

旋毛虫症 trichinosis, trichinellosis 旋毛虫の成虫が小腸粘膜内に寄生し，幼虫を産生する．産生された幼虫は，全身の横紋筋に散布されて被嚢し寄生するため，筋肉に炎症が生じる疾患．眼瞼浮腫，呼吸困難，四肢の運動障害，心筋炎，筋肉痛など幼虫が寄生する筋肉によってさまざまな症状がある．ヒトは動物の筋肉内に寄生している被嚢幼虫を経口摂取して感染し，幼虫は小腸粘膜に侵入して成虫となる．[288]

線毛不動症候群 ⇨同インモタイル線毛症候群→307

泉門 fontanel, fontanelle 乳児の頭蓋にみられる強靭な膜で覆われた骨の未癒合部分．前頭骨と左右の頭頂骨に囲まれているのが大泉門，後頭骨と左右の頭頂骨

せ

に囲まれているのが小泉門．大泉門はほぼ菱形で，1歳半までに閉鎖．小泉門は小さな三角形をしていて，生後2-3週ほどで閉鎖．他に冠状縫合の両端にある前側頭泉門，ラムダ縫合の両端にある後側頭泉門を加えて，乳児頭蓋骨には計6個の泉門が存在．泉門は頭蓋内圧が高まると膨張してかたくなり，脱水のときは陥没してやわらかくなるため診断の目安となる．[1631]

専門医制度 medical specialist system わが国では，1962(昭和37)年の「麻酔指導医認定制度」が「医療法」に基づく公的な仕組みとしてスタート．その後，脳神経外科学会や内科学会などが相次いで専門医制度を創設し，1970年代には各学会がさまざまな専門医制度をつくるようになったが，法律に基づく専門医は現在でも麻酔指導医のみ．各学会の専門医制度は，認定の基準などが不統一であることが問題視されるようになったため，1981(同56)年に学会の横断的な組織として現在の「日本専門医制評価・認定機構」の前身となる協議会が設立された．専門医資格を広告することは，長らく「医療法」では認めていなかったが，2002(平成14)年に一定の条件を満たす学会の専門医については院外に広告することが可能になり，2008(同20)年3月現在，53学会の50の専門医資格が広告できるようになった．今後は，標榜可能な診療科や一般医との関係で専門医制度が議論される可能性が高く，学会単位の専門医制度から診療領域単位への変更，さらには専門医養成のための研修プログラムの認定と適正数などが検討されており，制度全体の見直しが進むと思われる．[1010]

専門看護師 certified nurse specialist；CNS ［クリニカルナーススペシャリスト］ 特定の専門分野でより複雑で困難な状況にある対象(個人，家族，集団)に対し，専門的な知識と技術に裏づけされ，かつ，質が高く卓越した看護実践能力を備えて活動する看護師をいう．アメリカでは看護の実践における専門分野の大学院教育(修士課程)などを修了後，州資格試験を受けて取得する資格である．わが国でも，この専門看護師の必要性から制度の検討が日本看護協会で始まり，1995(平成7)年に日本看護協会通常総会で認定資格要件などの審議がなされたのち，「専門看護婦(士)」が承認された．1996(同8)年には1回目の認定試験が行われた．専門看護師への道程の概括は，①保健師助産師看護師いずれかの資格をもつ，②日本看護系大学協議会専門看護師教育課程として認定を受けた看護系大学院修士課程を修了し，日本看護系大学協議会の基準で指定された内容の科目単位を取得していること，③実務経験が5年以上あり，かつ，その専門分野で3年以上の経験を有すること．これら3つの条件を満たしたうえで，日本看護協会の認定試験に合格することにより取得する資格である．また，この資格は5年ごとに業績を含め更新審査を受けて継続となる．専門看護師は，①卓越した看護実践，②看護職者のケア向上への教育，③看護職者などへの相談，コンサルテーション，④保健医療福祉にかかわる人々の調整，⑤実践の場の研究活動，⑥倫理的問題，葛藤の解決の6つが各分野共通の目的とされている．専門看護師として特定される専門分野は10で，がん看護，精神看護，地域看護，老人看護，小児看護，母性看護，慢性疾患看護，急性・重症患者看護，感染症看護，家族支援である．2009(同21)年2月現在，43の大学院で119課程での教育がなされており，302名の専門看護師が認定され看護実践の場で活動している．[268]

専門職教育 education for profession 「保健師助産師看護師法」に基づく，看護の専門職としてのライセンス(看護師，保健師，助産師)を取得するための教育．専門職 profession は職業 occupation とは異なる特性をもち，長期のしかも高い水準の教育を必要とする．そのため，専門職教育は高等教育化を遂げている．1990年代以降，専門職の養成を目的とする大学院教育が始まり，2003年度から「専門職大学院」が法制化された．看護教育もその例外ではない．看護には共通の理念，アイデンティティがあること，その活動は患者，クライアントや社会に利益をもたらし，社会的貢献に直結すること，各自仕事に対し献身的であり理想に向けて自己研鑽を重ねること，職能団体を有すること，などが専門職性を示している．[1473]

専門職能団体 professional organization 専門職者によって任意に組織され，職能の発展や職業的使命の遂行をたすけるために社会的な活動を自主的，自律的に行う団体．例えば日本看護協会は看護職の専門職能団体である．[415]

泉門トランスデューサ fontanelle transducer 新生児の頭蓋骨に形成される大泉門の緊張度によって脳圧(頭蓋内圧)を定量的に測定する装置．大泉門にトランスデューサを置き，容積偏位を測定する試みなどがある．[35]

線溶⇨同線維素溶解現象→1749

腺様化生 glandular metaplasia ［腺様模倣］ 再生過程の1つの現象と考えられ，扁平な肺胞上皮が立方上皮に変わること．[1531]

線溶系 fibrinolytic system ［線維素溶解系］ 血液凝固の結果生じた不溶性の線維素(フィブリン)を可溶性のフィブリン分解産物 fibrin degradation product(FDP)に分解する線維素溶解(線溶)現象に働く機能分子の集合．中心となる酵素はプラスミンで血漿中には酵素前駆体のプラスミノゲンとして存在し，プラスミノゲン・アクチベータにより限定分解を受けて活性化され，線維素を分解する．生理的には組織型およびウロキナーゼ型のプラスミノゲン・アクチベータがあり，これらは血栓症の線溶療法にも用いられる．線溶系は血栓溶解だけでなく，細胞外基質タンパクの分解を介し

●線溶系のカスケード

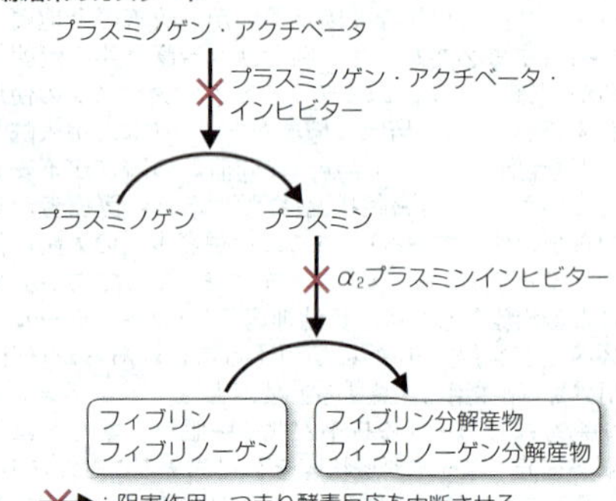

て，組織修復や癌の転移にも関与している.[229]

腺様歯原性腫瘍 adenomatoid odontogenic tumor ［**腺エナメル上皮腫**］ 歯原性良性腫瘍の腺管様構造を伴うエナメル上皮成分と間葉成分からなる．比較的まれな腫瘍で10歳代の女性に多い．上顎犬歯部が好発部位で，無痛性の膨隆として発見される．画像診断では境界明瞭な嚢胞様の透過像で埋伏歯を伴うことが多い．治療は外科的摘出.[42]

前羊水 forewater 陣痛によって子宮内圧が上昇し，卵膜が外子宮口へ膨隆し，胎胞を形成する．この中に流れ込んでいる羊水のこと．これに対し，子宮内にある羊水を後羊水という.[1323] ⇨参後羊水→1064

線溶促進作用 facilitated response of fibrinolysis 種々の機構により線溶活性を促進すること．凝固機転によるフィブリンの産生自体が線溶活性を促進することが知られている．血流を維持する生理的な血栓溶解機構として重要である.[229]

腺様嚢胞癌 adenoid cystic carcinoma ［**類円柱型気管支腺腫**］ 小型の腫瘍細胞が索状，腺管状または充実性に配列し，篩状構造を示す癌．管腔には粘液様・硝子様物質を入れる．唾液腺に多くみられるが，涙腺，気管支腺，乳腺などにもみられる．浸潤性が強くしばしば再発するが，遠隔転移することは少ない.[1531]

前葉ホルモン⇨同下垂体前葉ホルモン→501

腺様模倣⇨同腺様化生→1796

線溶療法 fibrinolytic therapy⇨同血栓溶解療法《脳梗塞の》→926

戦慄(せんりつ) shaking ［**悪寒戦慄**(せんりつ)］ 身体内部のふるえ．つまり自覚的に真の寒さを感じ，他覚的に通常全身の不随意筋の振戦がみられるもの．細菌，ウイルス，寄生虫，リケッチアなどほとんどすべての感染症過程で発熱初期に起こる寒気(悪寒)に続いてみられる骨格筋の断熱的収縮(ふるえ)．「さむけ」と「ふるえ」がほぼ同時に生ずるため「悪寒戦慄」と表現する．繰り返す戦慄は病原性微生物的周期の結果，感染の拡大，あるいは流血中への病原性微生物の侵入などが原因.[517]

前立腺 prostate ［**摂護腺**］ 精液の一部を産生する器官で逆三角錐の形をとる．膀胱頸と左右坐骨枝間にある尿生殖隔膜の間で，尿道の起始部を囲んでいる．腺構造の発達した左右外側葉，正中葉および後葉の4葉と，発達の悪い前葉がある．酸性ホスファターゼやタンパク質を分泌する．尿道が前立腺の中央を貫く尿道前立腺部には前立腺小室があり，ここに射精管が開口し，さらに尿道稜両側の前立腺洞には前立腺のほとんどが開口している．この腺は平滑筋線維がよく発達しているためにかたい．分泌物の酸性ホスファターゼは前立腺癌の診断時に用いられる.[1519] ⇨参陰茎→290，精路→1711，射精管→1357

前立腺圧出液 expressed prostatic secretion；EPS 尿道を洗浄したのち，直腸内へ挿入した指を，前立腺表面で直腸の奥のほうから肛門側へ動かし，マッサージを数分行い，採取した前立腺液．この前立腺液の白血球，細菌などを検索し，前立腺の炎症の診断および治療の指針を得る.[474]

前立腺移行域 transition zone マクニール McNeal (1981)が前立腺を解剖学的，組織学的に辺縁域 peripheral zone，中心域 central zone，移行域 transition zone，線維筋域 fibromuscular zone，前立腺前括約筋 preprostatic sphincter の5領域に分けたうちの1つで，前立腺肥大症の好発部位．上皮と間質との相互作用が生じやすい部位であり，性ホルモンのアンバランスにより前立腺発生時と類似のメカニズムが同時に働き，肥大症が形成されると推論されている.[118]

前立腺炎 prostatitis ［**摂護腺炎**］ 前立腺の急性あるいは慢性の感染性炎症．排尿痛や頻尿などの症状を伴う．急性細菌性前立腺炎(急性前立腺炎)，慢性細菌性前立腺炎，非細菌性前立腺炎(慢性非細菌性前立腺炎)がある．治療は抗菌薬の投与.[474]

前立腺過形成⇨同前立腺肥大症→1799

前立腺管 prostatic ductules 前立腺の精丘部の尿道床に開口し，前立腺のアルカリ性分泌物を運ぶ役割を担う.[474]

前立腺癌

prostatic cancer，prostatic carcinoma

【概念・疫学】 前立腺の外側周辺部に多く発生する癌．罹患率は60歳以上より年齢とともに高くなる．前立腺肥大症に合併することもあり，肥大症の手術標本内に発見されることもある(偶発癌)．欧米の男性悪性腫瘍の中で，最も頻度の高いものの1つ．日本では欧米に比較して頻度の高いものではないが，最近，罹患率および死亡率ともに増加している．その要因としては①人口構成の高齢化，②生活習慣の欧米化，③前立腺癌診断の進歩，④前立腺癌に関する関心の高まりなどがあげられる．そして結果として早期癌の割合も増加している．

【病理】 前立腺癌の大部分は腺癌．その組織型や異型度は主要な予後因子であるために病理組織学的診断が重要．日本では腺癌の分化度により高分化型，中分化型，低分化型の3型に分ける方法がとられてきたが，アメリカを中心として**グリーソン Gleason 分類**が推奨されている．この分類では組織分化度より浸潤性増殖様態などを重視し，また前立腺癌の組織は一様ではないので，最も優勢な組織型と次に優勢な組織型のグレードを評価してその和をもって最終判断をする．

【症状】 早期癌では無症状だが，前立腺全体に広がったり，尿道や膀胱などを圧迫・浸潤したりすると排尿障害や血尿，頻尿や排尿痛などの膀胱刺激症状を生じる．浸潤が尿管下端に及ぶと上部尿路の拡張による側腹部痛が出現．骨転移が進行すると疼痛，広範になれば貧血などの造血機能障害を起こす．

【診断】 初期診断に必要な検査として，①腫瘍マーカー〔**前立腺特異抗原(PSA)**〕の測定，②直腸内指診，③経直腸的超音波検査があげられる．PSA(前立腺特異抗原)は前立腺上皮細胞より分泌されるタンパク分解酵素で，前立腺癌のスクリーニングとしてきわめて優れた腫瘍マーカーである．PSAの異常(通常4.0 ng/mL以上)を示した場合，②，③と進めていく．直腸内指診，経直腸的超音波検査では前立腺全体の大きさ，前立腺内に占める腫瘍の大きさ，周囲への浸潤の有無などを検索する．癌の疑いが出てきたら，超音波の画像を見ながら，生検針で6本以上の組織を採取し，確定診断を得る．生検標本より癌組織が見つかった場合，病期診断(癌の広がりの状態)を行う．前立腺内や周囲組織への広がりは超音波検査を中心に調べ，CT スキャンや MRI で補足し，リンパ節転移は CT スキャンや MRI，骨転移は骨シンチグラムが有用である．

【治療】 ①手術療法，②放射線療法，③内分泌(抗男性ホルモン)療法などがある．臨床病期を把握したうえで，健康状態，年齢，生検標本の病理組織学的所見(グリーソン分類)，治療の合併症，治療後の QOL などを考慮し，治療法を選択する．前立腺に限局していれば，手術療法，放射線療法が主に行われる．根治療法としての手術療法に前立腺全摘除術があり，精嚢を含め前立腺を完全に摘出する方法である．その際，通常は骨盤内所属リンパ節郭清も行う．放射線療法は前立腺癌の放射線感受性が低いので，外照射ではかなりの高線量が必要．最近，生体に無害な小さなチタニウムカプセル(シード)に封入された放射性物質を 50-100 本前立腺内に埋め込み，内部から癌細胞を死滅させる**前立腺癌密封小線源治療**が普及し好成績をあげている．前立腺癌が前立腺の外に浸潤したり，転移例には内分泌療法が中心に選択される．前立腺癌は男性ホルモン依存性であることから，男性ホルモン除去が内分泌療法の主体となる．去勢術，女性ホルモン療法，LH-RH 療法，抗男性ホルモン療法がある．なおはじめは内分泌療法によく反応するが，その後，多くは，抵抗性を示すようになる(再燃癌)．現在，各種の化学療法が検討されているが，よい結果は得られていない．[474]

●前立腺癌の病期分類

病期 A	臨床的に前立腺癌と診断されず，たまたま前立腺肥大症や膀胱癌などの手術試料の病理組織学的検索で癌が見出されたもの(偶発癌)
A1	限局性，高分化
A2	中～低分化あるいは複数の前立腺内病巣
病期 B	前立腺に限局した腺癌
B0	直腸内指診陰性，PSA 高値にて発見
B1	片葉内単発
B2	片葉全体または両葉
病期 C	前立腺周囲にとどまり，前立腺被膜をこえるか精嚢浸潤
C1	臨床的に被膜浸潤
C2	膀胱頸部あるいは尿管閉塞
病期 D	転移を有する
D1	所属リンパ節転移
D2	所属リンパ節転移以外のリンパ節転移，骨その他臓器転移
D3	D2 に対する内分泌療法後の再燃

日本泌尿器科学会・日本病理学会編：前立腺癌取扱い規約 第3版，p.29-30，金原出版，2001

前立腺癌の看護ケア

【ケアのポイント】 治療は，手術療法(前立腺全摘除術)，放射線療法，ホルモン療法，あるいは無治療経過観察があり，病期や組織分化度に応じて選択される．手術療法の合併症として，術中は出血，直腸穿孔など，周術期は創感染，吻合不全，肺血栓症，下肢浮腫など，術後長期には尿失禁，性機能障害，膀胱尿道吻合部狭窄，鼠径ヘルニアなどがある．放射線療法は X 線による外照射が一般的であり，有害事象として，治療早期には倦怠感，食欲低下など，治療が進むにつれ皮膚の発赤，頻尿，排尿時痛，血尿，便意頻回と肛門痛，下血などがみられることがある．治療終了から長期経過後には，きわめてまれに血尿，下血，肛門狭窄，排尿障害，直腸癌の発生などがある．ホルモン療法は，前立腺癌が男性ホルモンに影響を受けて増殖する作用を阻害，抑制することを目的とし，LH-RH(ゴナドトロピン放出ホルモン)アナログ製剤(または除睾術)，抗男性ホルモン剤，女性ホルモン剤を投与する．ホットフラッシュ，女性化乳房，関節痛，体重増加，肝機能障害，消化器症状，あるいは長期の女性ホルモン剤の投与による心血管障害などの有害事象がある．以上のように治療の選択肢が多岐にわたるため，患者のライフスタイルや QOL をアセスメントし，医師の説明が理解できるようサポートし助言していく必要がある．検査時には内容や方法を理解し安全に施行できるよう介助し，羞恥心への配慮が必須である．治療時には合併症や有害事象の観察とともに生活指導を行い，疼痛コントロールや精神的サポートも重要である．[63] ⇒参前立腺癌→1797

前立腺癌の組織内照射 prostate brachytherapy 限局性前立腺癌に対し，前立腺組織内にヨウ素 125(^{125}I)あるいはパラジウム 103(^{103}Pd)の密封放射線源を直接刺入して照射する治療方法で，放射性同位元素小線源を用いた永久組織内照射治療の 1 つ．画像診断の進歩とコンピュータによる線量計算が進んだことによって，早期前立腺癌に対する治療法の 1 つとして確立された．対象となるのは転移のない限局性低悪性度早期前立腺癌であり，おおむね，4.0<PSA(前立腺特異抗原)<10，T(腫瘍の大きさ)≦2 b，分化度(グリーソンスコア Gleason score)≦6 が適応である．[577] ⇒参ヨウ素 125 組織内照射→2874，永久刺入組織内照射→343

前立腺癌密封小線源療法 brachytherapy for prostate cancer 密封小線源療法とは小型密封放射線源を体内の疾患部位に多数埋め込み，そこから患部に放射線を長期間照射することによって治療する体内照射療法．転移のない限局性前立腺癌に対する密封小線源治療は 1980 年代からアメリカを中心に広く行われており，良好な治療成績が得られている．わが国ではようやく 2003 年から ^{125}I シード線源を用いた密封小線源療法が認可となり現在広く普及しつつある．経会陰的に専用のプレートと穿刺針を用いて，超音波と X 線でモニターしながら前立腺全域に治療シードを挿入，配置する．^{125}I などのエネルギーの比較的弱い線源で前立腺内部に十分に照射することが可能で，かつ直腸や膀胱など周囲への照射量を少なく抑えることができる．治療期間が短く侵襲が少ない．性機能が維持されやすく，尿失禁は起こりにくいなどが治療の利点である．ただし，悪性度の高い癌では手術治療に較べて成績はよくない．[1431] ⇒参密封小線源療法→2768

前立腺結核⇒同結核性前立腺炎→895

前立腺結石 prostatic calculus 前立腺の腺腔や排泄管内にデンプン様小体が石灰化して生じたもので，リン酸カルシウムを主成分とした結石．前立腺部尿道の結石(尿道結石)や前立腺膿瘍内の結石(続発性結石)とは区別される．結石は数 mm から 3-4 cm までの大きさがあり，1 個から数個が孤立して存在する場合と，小結石が集合して存在する場合がある．X 線撮影で恥骨陰影と重なるのが特徴．多くは無症状で，終末時に血精液・血尿などを認める場合がある．治療は症状のないときは放置，排尿困難・尿路感染症の誘因などを認

めれば手術(経尿道的前立腺切除術など)を行う.[474]

前立腺酸性ホスファターゼ prostatic acid phosphatase；PAP 前立腺癌の腫瘍マーカーとして用いられていたが，前立腺特異抗原(PSA)のほうが感度，特異度ともに前立腺癌の腫瘍マーカーとして優れるため，現在ではほとんど用いられない．基準値は3 ng/mL以下で，前立腺癌のほか，前立腺肥大症，前立腺炎，骨肉腫，多発性骨髄腫，転移性肝腫瘍，膵癌などでも高値になることがある.[1125] ⇨参前立腺特異抗原→1799

前立腺症 prostatism ［プロスタチズム］ 排尿困難，尿閉，残尿などを起こす前立腺に原因のある疾患の総称．前立腺肥大症，前立腺癌，前立腺炎，前立腺膿瘍，膀胱頸部硬化症などがある.[474]

前立腺小室 prostatic utricle ［男性子宮］ 男性尿道で，前立腺中葉の裏側に小憩室を形成する部分．線維組織，筋線維，粘膜よりなる．女性の子宮に相当し，内腔に多数の小腺が開口する.[474]

前立腺触診 palpation of prostate 膝を腹部へ近づけた背臥位をとり，直腸に示指を挿入し，肛門括約筋のすぐ奥で，直腸前壁に丘陵上に高まった前立腺を触れ，大きさ，形，硬度，表面の性状，圧痛の有無，周囲への浸潤などを記載する．前立腺肥大症や前立腺癌などの診察時に行われる.[474]

前立腺生検法 prostatic biopsy 前立腺癌の確定診断および，治療経過の追跡などを目的として実施．針生検が主として行われ，会陰部から刺入する方法と，直腸壁を通して刺入する方法がある.[474]

前立腺腺腫 prostatic neoplasm⇨同前立腺肥大症→1799

前立腺全切除術⇨同前立腺全摘除術→1799

前立腺全摘除術 total prostatectomy ［前立腺全切除術］ 被膜を含めて，前立腺全体と精嚢を摘除する手術で，前立腺癌病変が前立腺内に限局している場合に適応となる．同時にリンパ節郭清も行われることが多い．前立腺への到達法としては，恥骨の後ろから(恥骨後式)と会陰部から(会陰式)がある．なお最近は腹腔鏡下で摘除する術式も行われている．術後合併症として勃起不全，尿失禁，尿道狭窄などがあるが，神経温存法など術式も改良され，合併症の減少がみられるようになってきている.[474]

前立腺尖部 prostatic apex 前立腺は栗の実を上下逆にしたような形態をした腺性実質性臓器で，膀胱底部の下面に接し，尿道を取り巻くようにして小骨盤腔内に存在．下端のとがった部分を特に前立腺尖部と呼ぶ.[118]

前立腺組織検査 広義には手術的に摘除した前立腺の組織検査も含むが，通常は前立腺のバイオプシー(生検)をいい，前立腺癌の確定診断に用いられる．腰椎麻酔下や局部麻酔下に砕石位をとらせ，超音波断層でモニターしながら会陰部もしくは直腸前壁から生検用穿刺針を用いて採取した組織片の組織像を調べる.[474] ⇨参前立腺生検法→1799

前立腺中心域 central zone マクニール McNeal(1981)が前立腺を解剖学的，組織学的に辺縁域 peripheral zone，中心域 central zone，移行域 transition zone，線維筋域 fibromuscular zone，前立腺前括約筋 preprostatic sphincter の5領域に分けたうちの1つで，前立腺の約25％を占める．射精管と深く関連しており，胎生期のウォルフ Wolff 管が前立腺に取り込まれたものと考えられている.[118]

前立腺痛 prostatalgia, prostatodynia 前立腺に炎症所見を認めないが，前立腺に由来する独特の痛みを有する疾患または症候群と定義される．名称はドラック Drach の病型分類法に基づき，わが国では前立腺痛と訳されている．前立腺管への尿の逆流を原因とする説があるが，病態の解明はまだ不十分．前立腺炎に伴う痛みと混同されることが多いが，これとは別に扱うべきである.[118]

前立腺特異抗原 prostate specific antigen；PSA ［PSA］ 前立腺より精液中に分泌されるセリンタンパク質分解酵素の一種．分子量約3万4,000．正常でも血清中に4 ng/mL以下の低濃度で存在する．前立腺の臓器特異的な腫瘍マーカーで前立腺癌の診断に有用である．前立腺梗塞や前立腺炎においても高値を示す．さらに前立腺肥大症でも上昇することがあるので，PSA軽度高値の症例では前立腺癌と前立腺肥大症との鑑別診断は困難である．この鑑別診断のためにPSA値の経時的変化を観察したり，PSA値を前立腺体積で割った値やγセミノプロテイン γ-seminoprotein(γ-Sm)との比率を参考としている．PSA値はさらに前立腺癌の病態とも密接に連動するため，内分泌療法，放射線療法，手術療法などの各種治療の効果や経過観察，再燃や再発の評価にも有用.[1244]

前立腺肉腫 prostatic sarcoma 前立腺腫瘍のうち前立腺肉腫の頻度は1％前後．腫瘍マーカーは上昇せず，組織診断にて確定診断される．横紋筋肉腫は若年者や小児に多く発生．排尿困難，尿閉，排尿痛などを訴え，触診によって腫瘤を触れる．若い人に急激に増大する前立腺部の腫瘍が存在するときは，横紋筋肉腫を考慮する．治療は化学療法が中心となるが予後はきわめて悪く，報告例における平均生存期間は約1年．平滑筋肉腫はきわめてまれな疾患で，40歳前後に多い．排尿困難を訴え，触診により表面平滑な腫瘤を触知する．横紋筋肉腫と同様に予後不良である．そのほかリンパ肉腫などの報告例もある.[474]

前立腺膿瘍 prostatic abscess 炎症を原因に生じる前立腺の膿瘍．表面は凹凸不整，硬度は不定で波動を認め腫大する．急性前立腺炎でみられることがある．少数の膿瘍が限局する場合と，融合して大きな膿瘍を形成する場合とがある．周囲の浸潤を認め，膿が流出した場合には尿道や直腸に排膿して尿道直腸瘻となることもある．高熱，腰痛，尿混濁，排尿障害などが現れ，悪化すれば敗血症になる．治療は強力な化学療法，ときに会陰部切開による排膿を行う.[474]

前立腺肥大症

prostatic hypertrophy, prostatic hyperplasia ［前立腺腺腫，前立腺過形成］

【定義】 前立腺の尿道周囲腺(内腺)が腫大して，真の前立腺実質(外腺)と尿道を圧迫する老人性疾患．前立腺は50歳をこえると腫大傾向を示すことが多く，加齢現象の1つと考えられている．

【原因】 男性ホルモンと女性ホルモンのバランス，下垂体・精巣系を中心とした内分泌異常が考えられるが，十分な結論に達していない．

【症状】 臨床症状は**閉塞症状**(排尿開始の遅れ，排尿時間の延長，尿線細小，尿線途絶，尿閉，溢流性尿失禁，終末時滴下）と**刺激症状**（尿意切迫，残尿感，頻尿，夜間頻尿，切迫性尿失禁）がある．臨床病期は3期に分類される．第1病期（刺激症状期）：排尿は完全であるため残尿はない．軽度の排尿困難や夜間頻尿を認める．第2病期（残尿発生期）：50-150 mL 程度の残尿を認め，ときに急性尿閉となる．頻尿，苒（ぜん）延性（延長性）排尿困難，遷延性排尿困難，尿線狭小などの症状を訴える．第3病期（慢性尿閉期）：残尿量は300-400 mL 以上を認め，膀胱の拡張を伴う不完全尿閉期となり，この病態が続くと腎機能障害を生じ，尿毒症となる．

【診断】問診票による排尿状態の問診，直腸内触診，血清 PSA 測定，超音波検査（前立腺の描出・残尿量測定），尿流動態検査（尿流検査，膀胱内圧検査，pressure-flow 検査），X 線学的検査（尿道膀胱造影），一般血液検査・尿検査，内視鏡検査などによる．

【治療】高齢者にみられる良性疾患であることから侵襲の少ない治療法を選択するように努める．初期には α 遮断薬や抗男性ホルモン薬などの投与による**薬物療法**を行い，尿閉状態にはまず留置カテーテルによる**導尿**を行う．加熱療法として**前立腺高温度療法**があり，前立腺内を45℃ 以上に加熱し，変性・壊死などに変化させ，前立腺を縮小する方法である．手術的には**経尿道的前立腺切除術（TUR-P）**，前立腺摘除術，レーザー療法などを行う．[474]

前立腺部尿道　prostatic urethra　［**尿道前立腺部**］　前立腺組織内を貫いている部分の尿道で，通常 3-4 cm の長さ．ほぼ中央部に精丘があり，前立腺小室の開口部はその頂上に位置し，両側に2つの射精管が開口している．射精時に前立腺液が尿道内に分泌され精路としても重要であるが，前立腺炎や前立腺肥大症さらには前立腺癌などによる尿道の圧迫や閉塞により排尿障害をきたし臨床的にも重要．[474]

せ

前立腺辺縁域　peripheral zone　マクニール McNeal（1981）が前立腺を解剖学的，組織学的に辺縁域 peripheral zone，中心域 central zone，移行域 transition zone，線維筋域 fibromuscular zone，前立腺前括約筋 preprostatic sphincter の5領域に分けたうちの1つで，前立腺の約70% を占める．前立腺癌の好発部位．[118]

前立腺マッサージ　prostatic massage　直腸内に示指を挿入して前立腺をマッサージすること．前立腺分泌物の分泌を促し，分泌液を採取して白血球数や細菌などの検査を行ったり，慢性前立腺炎の治療の一環として行う．急性炎症や結核などの場合にはマッサージは禁忌．[474]

前立腺漏　prostatorrhea　排尿時や腹圧を加えたときなどに尿道口から前立腺液の乳白色水様の分泌物を認める状態で，前立腺排泄管の緊張低下により起こる現象．慢性前立腺炎にみられる．精子を含んでいない点で精液漏とは異なる．[474]

全流産　complete abortion⇨同完全流産→637

線量閾値　dose threshold　放射線の影響は，確率的影響と確定的影響に分類される．確率的影響は与えられた線量に比例した頻度で影響が出るが，確定的影響はある一定の線量（閾値）を超えないと影響が現れない．そのため確定的影響を引き起こすのに必要な最小線量を線量閾値という．TD（耐容線量 tolerance dose）5 は5年間に5% の割合で引き起こされる線量，TD 50 は5年間に50% の割合で引き起こされる線量を表す．[471] ⇨参確率的影響→491，確定的影響→487

線量計　dosimeter，dose meter　電離性放射線に対する照射線量，吸収線量あるいは被曝線量を測定するための器具．放射線の種類と線質あるいは測定したい線量の種類に応じて，電離箱式，半導体素子式，固体シンチレーション検出器，熱蛍光線量計（TLD），蛍光ガラス線量計，化学線量計，写真フィルムを用いた器具などがあり使い分ける．[1237]

線量限度　dose limit；DL　［**最大許容集積線量，最大許容線量**］　ICRP（国際放射線防護委員会）1954 年勧告で許容量について「放射線を被曝した場合，現在の放射線に関する知識に照らして，身体的または遺伝的障害の起こる確率が無視できるような線量」とした．1965 年には最大許容線量を放射線業務従事者（職業人）を5 rem/年，一般人を0.5 rem/年と定め，許容線量から線量限度という用語に変更した．現行法令は，ICRP 勧告（1990 年）に基づき，線量限度が定められ，実効線量の限度は，職業人では，50 mSv（ミリシーベルト）/年，5 年間で 100 mSv，一般公衆では，1 mSv/年である．[18] ⇨参実効線量当量限度→1313，組織線量当量限度→1843

線量制約　dose constraint　腫瘍の周囲に存在するリスク臓器に対して，安全に放射線治療を行うために許容される線量．この線量をもとに逆方向放射線治療計画を行い，強度変調放射線治療を実現する．[577] ⇨参強度変調放射線治療→766，逆方向〔放射線〕治療計画→709

線量測定　dosimetry　放射線を測定し定量すること．放射線や放射能の利用に伴い，施設の管理者は管理区域内外の放射線の空間線量，表面汚染，漏洩線量などの線量測定を一定期間ごとに行う．[18]

線量当量　dose equivalent；DE⇨同等価線量→2098

線量分布　dose distribution　身体に照射された放射線の吸収線量は部位によって異なる分布を示す（線量分布）が，吸収線量の等しい点を結んで作られる曲線を等線量曲線といい，適当な線量間隔に従って描かれた等線量曲線の一組を線量分布図という．放射線治療の際，投与線量が適切に投与できているかを視覚的に理解できる．[1007]

線量《放射線の》　dose，dosis　放射線の量を表す一般的な名称．吸収線量や放射線量などがある．照射線治療では吸収線量（単位 Gy；グレイ）が用いられる．[471]

線量率　dose rate　時間当たりに照射あるいは吸収される放射線量，時間当たりの放射線の強さ．[1007]

線量率計　dose rate meter　時間当たりに照射あるいは吸収される放射線量，時間当たりの放射線の強さを測定する装置で，放射線の蛍光作用，吸光度，光（熱ルミネッセンス）を測定するものがある．[1007]

前輪駆動式車いす　traveller type wheelchair，front wheel-drive wheelchair　駆動輪の大車輪が前方に位置している車いす．駆動に際し上肢の屈筋群を用いることが難しいため，速度が遅く俊敏な行動は不可能．キャスターが後方であるため，舵とりは難しいが，小回りがきき，操作，走行が簡単に可能であることから高齢者には適している．主に屋内で使用される車いす

●前輪駆動式(前方大車輪型)車いす

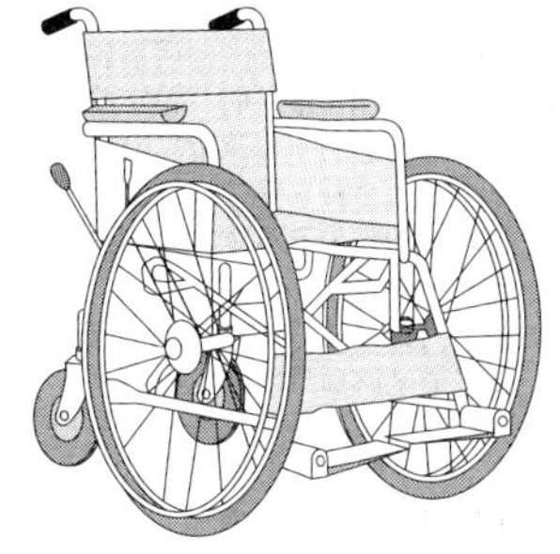

である.[1557]

前リンパ球性白血病 prolymphocytic leukemia；PLL ［PLL］ 慢性リンパ性白血病の亜型．白血球増加があり，その中の多くは前リンパ球である．前リンパ球とは，慢性リンパ性白血病よりも大型で濃染したクロマチンや，著明な核小体をもつ細胞である．貧血も認められ，半数は血小板減少を呈する．前リンパ球のマーカーはB細胞が多く，T細胞は約20％の症例にみられる．リンパ節腫大は著明でなく巨大な脾腫がみられる．化学療法による治療の有効率は低く，慢性リンパ性白血病より予後が悪い.[1495]

全リンパ節照射法 total nodal irradiation；TNI，total lymphoid irradiation；TLI 悪性リンパ腫のうちホジキン病の放射線治療または重症無形成性貧血の骨髄移植の前処置(免疫抑制目的)に，頭頸部，胸部(縦隔，肺門)，腋窩，腹部(大動脈周囲，腸間膜，脾臓)，骨盤部(腸骨)，鼠径部のリンパ節あるいは組織を広範囲に系統的に照射する方法．リニアック(線形加速器)の普及に伴いこのような大照射野の放射線治療も容易に行えるようになった．脳幹，脊髄，口腔，咽頭，食道粘膜，肺，肝，腎，精巣，卵巣などに配慮が必要である．ホジキン病では最近ほとんど使用されなくなった.[1007]

先例 precedent，example 過去に示された症例．それら症例における病態の経過，治療過程とその効果などの積み重ねに基づいて，現在の患者に対する診断や検査の選択，治療方針を決定する．EBM (evidence based medicine)を実践するための基礎データとなるもの.[543] ⇨参EBM⇀46

前彎(わん) lordosis 脊柱を側面から見たときの彎曲が前方に凸になっている状態．生理的に頸椎と腰椎は前彎を呈し，胸椎は後彎を呈している.[1037]

前腕 forearm 肘と手首の間の部分で，おおむね円柱形をしているが，筋が豊富に存在する近位部(肘に近いほう)は太く，筋が少なく腱が多い遠位部(手首に近いほう)は細くなっている．骨格は平行に走る2本の骨(尺骨と橈骨)で構成される．尺骨は近位部が太く遠位部が細い．橈骨は逆に近位部が細く遠位部が太い．両骨は骨間膜によって連結している．両骨は近位橈尺関節および遠位橈尺関節により関節し，橈骨が尺骨に対して回旋することで回内(手掌が下)，回外(手掌が上)運動を行う．これは手指が対象物に到達するための方向づけに不可欠な役割をなし，人間の日常生活活動のなか，とりわけセルフケアにおいては重要な運動機能である．手首のところで，背側の小指側に尺骨茎状突起，母指側に橈骨茎状突起が容易に触知できる.[755] ⇨参前腕前側の筋⇀1802，前腕後側の筋⇀1801

前腕の神経 nerves of forearm 前腕には腕神経叢に由来する橈骨神経，正中神経，尺骨神経が分布する．特に，前腕の筋に関しては，橈骨神経が伸筋群(11の筋)を，正中神経が屈筋群(6つの筋と深指屈筋の橈側)を，尺骨神経が尺側手根屈筋と深指屈筋の尺側を支配している．これらの筋の多くは前腕のみならず，手(手首と指)の運動機能に重要な役割を受けもっている．前腕の皮膚感覚に関しては，内側を内側前腕皮神経，外側を外側前腕皮神経(筋皮神経)，また，後側を後前腕皮神経(橈骨神経)が分布している.[755]

前腕の脈管 vasa (vessels) of forearm 肘窩において上腕動脈から橈骨動脈と尺骨動脈に分かれて，それぞれ前腕の前面の橈側と尺側を走行する．尺骨動脈起始部近くから総骨間動脈が出る．橈骨動脈は橈骨遠位端の前面で皮下に位置して走行するため，脈をとる際の血管として選ばれる．心臓への還流は深部では橈骨静脈，尺骨静脈を，また，手背橈側および尺側の皮静脈はしだいに集まって橈側皮静脈・尺側皮静脈を形成する．肘の前部には肘正中皮静脈があり，静脈注射・注入，カテーテル挿入の際の血管として選ばれる．皮下を走る浅リンパ管は皮静脈に沿って上行し，深部の深リンパ管は深部の動・静脈に沿って上行し，ともに腋窩リンパ節に注ぐ.[755]

前腕義手 below-elbow prosthesis，transradial prosthesis 前腕切断者に適用される義手．断端長によりソケットの種類が異なる．極短断端，短断端にはミュンスターMuenster，ノースウェスタンNorthwestern顆上部支持式ソケット，スプリットソケットが用いられ，これらの断端長では前腕の回旋運動が不能なため，上記ソケットに倍動肘継手を組み合わせたものが用いられる(上腕部と前腕義手を連結し，肘関節の役割を担う部分を肘継手と呼び，関節の可動域を広げるために肘両側に支柱を用いたものを倍動肘継手という)．中～長断端では，差し込み式二重ソケットや一重ソケットが適用され，前腕の回旋運動が残存するため，単軸または多軸ヒンジ(蝶番)肘継手を組み合わせたものが用いられる.[1557] ⇨参能動義手⇀2308

前腕ギプス short arm cast 手関節から肘関節を覆い，主に前腕部を固定するギプス包帯．前腕部の骨折(橈骨，尺骨)や患部の安静や変形の矯正，予防，術後の固定などに用いられるもの.[1557]

前腕後側の筋 muscles of posterior forearm 前腕の後側(背側)にあって，伸展・回外運動に関与する筋群のこと．長短11種類の筋からなる．深層には回外筋，長母指外転筋，短母指伸筋，長母指伸筋，示指伸筋がある．浅層には腕橈骨筋，長・短橈側手根伸筋，指伸筋，小指伸筋，尺側手根伸筋が位置している．いずれも橈骨神経支配を受ける.[755] ⇨参前腕前側の筋⇀1802

前腕骨遠位部骨折⇨同コレス骨折⇀1135

前腕骨骨折 fracture of forearm 橈骨および尺骨の骨折をいうが，橈骨・尺骨ともに骨折した場合を呼ぶことが多い．転位の少ないものはギプス固定を行い，転位の大きいものには骨接合術が必要となる．しばしば脱臼を伴うことがあり，尺骨骨折に橈骨頭の脱臼を合併したものをモンテジア Monteggia 脱臼骨折，橈骨骨折に尺骨遠位端の脱臼を合併したものを ガレアッチ Galeazzi 脱臼骨折と呼ぶ．このような脱臼を見逃さないように注意が必要．[236]

前彎(わん)性タンパク尿　**lordotic proteinuria**⇨同起立性タンパク尿→787

前腕切断　**below-elbow amputation**　前腕骨レベルでの上肢の切離のこと．機能的に断端長により，以下の型に分けられている．①前腕極短断端：前腕が 0-35% 残存し，肘関節の屈曲・伸展力はほぼ残っている．円回内筋が弱く，回外筋である上腕二頭筋の残存により，断端は回外位をとりやすい．②前腕短断端：前腕が 35-50% 残存し，方形回内筋，円回内筋の一部が切離され，回外筋の損傷は比較的少ない．③前腕中長断端：前腕が 55-100% 残存し（手離断を含む），回内外筋のほとんどは残存するため，機能的には優れた断端である．[1550] ⇨参上肢切断→1435

前腕前側の筋　**muscles of anterior forearm**　前腕の前面（掌側）にあって，屈曲・回内運動に関与する筋群のこと．8 種類の筋からなる．深層には深指屈筋，長母指屈筋，方形回内筋が，中間層には浅指屈筋がある．浅層には円回内筋，橈側手根屈筋，長掌筋，尺側手根屈筋が位置している．このうち深指屈筋は，正中神経と尺骨神経の両方から支配を受け，尺側手根屈筋は尺骨神経支配で，それ以外は正中神経の支配を受ける．[755] ⇨参前腕後側の筋→1801

前腕阻血性拘縮　**ischemic contracture of forearm**　肘関節周辺骨折などで上腕動脈の循環障害をきたし前腕筋群の壊死を生じた結果，筋が変性・瘢痕化し拘縮をきたしたもの．小児上腕骨顆上骨折に合併することが最も多く，屈筋群が障害されて正中・尺骨神経麻痺を生じる．ギプスの圧迫などに注意を要す．[236] ⇨参フォルクマン拘縮→2523

全腕癒合　**whole-arm translocation**⇨同ロバートソン転座→3004

そ

添い寝 co-sleep 寝ようとする子どもに養育者が寄り添って寝ること．子どもの睡眠に対する養育行動の1つ．[273]

素因 predisposing cause of disease, predisposition ［疾病素質］ 病気の内的原因(内因)のうち，ある種の疾病もしくは異常状態になりやすい体質・素質．一般的素因と個人的素因に大別され，一般的素因はさらに年齢素因・性別素因・人種素因に分けられる．痛風は成人男性に多く，白内障は高齢者に多いというように，年齢・性別・人種などにより発症頻度の高い疾患が限定される．また個人的素因は先天性素因と後天性素因に分類．[1531]

素因〔者〕 trait, predisposition ある病気にかかりやすい原因が体内に存在するとき，そのような体質的特徴を広く指すこともあるが，より限定的には劣性遺伝様式を示す特定の形質についてヘテロ接合である状態，またその個体を意味する．鎌状赤血球素因〔者〕はヘモグロビンS症のヘテロ接合である．[368]

増悪 exacerbation, aggravation 疾患の症状が悪化すること．[117]

増悪期⇨同進行期《病勢の》⇀1537

僧医(そうい) 医学的知識を用いて病人の治療を行う僧侶．仏教においては看病と救療は最も重要な修行行為と考えられ，奈良時代には僧侶は病人を救うための医学的知識を仏教経典から求め，かくして僧医および病人を看護する看病僧が出現した．奈良時代の最も著名な僧医は鑑真(688-763)．唐の揚州江陽県の人で，754(天平勝宝6)年1月に来日したときはすでに失明していたが，本草学に精通し，香気により薬物の効能を的確に鑑別した．平安時代になると僧医の活動は祈祷療法に変わり，延命，息災などの修法が普及．鎌倉時代に入ると僧医の実際的な治療活動が盛んになり，医学の庶民化，救療事業の隆盛，医学専門書の編纂などといった特色が出現．学問的な面では栄西，梶原性全，観阿などが，実際的な事業面では叡尊や忍性などがいた．鎌倉時代末頃から室町時代初期にかけて新しい民間医の勢力が勃興し，有隣，月湖，竹田昌慶，清眼などが活躍．しかし曲直瀬道三が出現し，日本独自の医学を形成するに及んで，僧医は次第に消滅した．[787]

双羽状筋⇨同羽状筋⇀324

躁うつ(鬱)病 manic-depressive psychosis 〔D〕manisch-depressive Krankheit⇨参双極性障害⇀1810

造影CT contrast enhanced CT 病変が観察しやすくなるようX線造影剤を投与して行うCT検査．消化管造影なども行うが，狭義には経静脈性の水溶性ヨード造影剤投与によるものを指すことが多い．血管に富む腫瘍や，血液脳関門の破壊によって増強効果のみられる脳腫瘍などの診断に役立つ．[264]

造影MRA⇨同造影MRアンギオグラフィー⇀1803

造影MRI contrast enhanced MRI MR造影剤を用いたMRI．造影剤には脳，脊髄，体幹部，四肢が適応の常磁性造影剤，肝臓に対し臓器特異性をもつ超常磁性体酸化鉄，経口消化管造影用のクエン酸アンモニウムなどがある．副作用発現率は低いが，ヨード造影剤と同様に注意して使用する．MRIの高速化に伴いダイナミックMRIも行われている．[264]

造影MRアンギオグラフィー contrast-enhanced MR angiography ［造影MRA］ MRIにおいて，血管内腔からの信号を造影剤を用いて増強することにより高画質の血管像を得る手法．時間分解能の高いMRデジタルサブトラクションアンギオグラフィー(MRDSA)と，空間分解能の高い狭義の造影MRAに分けられる．MR静脈造影法も多くは造影剤を用い，広義の造影MRAである．[8] ⇨参MRI⇀83, MRアンギオグラフィー⇀84

造影検査 contrast study, contrast examination 胸部や骨のX線検査は単純撮影が主であるが，消化管，胆道，尿路，脈管系のように周囲組織との間にX線吸収差が少ない場合に，造影剤を用いてコントラストをつくり出し，その臓器が観察しやすいようにする検査のこと．CTではX線造影剤を用い，MRIや超音波検査ではそれぞれ特別の造影剤を用いる．[264] ⇨参造影剤⇀1803

造影効果⇨同造影剤増強効果⇀1803

造影剤 contrast medium, contrast material 造影剤は，X線造影剤，MR造影剤，超音波造影剤に大別される．X線造影剤には，X線をよく吸収してコントラストをつける陽性造影剤と，X線をよく透過させる陰性造影剤(空気，二酸化炭素，酸素)がある．MR造影剤は常磁性造影剤のほかに，肝特異性をもつ超常磁性体酸化鉄と経口消化管造影用のクエン酸アンモニウムがある．超音波造影剤は5%ヒト血清アルブミンにおおわれた平均4μmの空気の小粒子で，心エコーにおける心腔内造影が適応となっている．[264] ⇨参造影検査⇀1803, 造影剤増強効果⇀1803, 造影CT⇀1803

造影剤腎症 contrast nephropathy 造影剤による腎障害で急性腎不全となる頻度が高い薬物性腎障害である．尿細管への直接障害が原因であることが多く，ほかに，腎血漿流量減少，尿細管閉塞，I型アレルギー反応によるものが考えられる．広範な急性尿細管壊死を示す状態が形態学的には造影剤腎症と定義されている．危険因子として，高齢者，脱水，先行する腎障害，造影剤使用量，糖尿病，高粘稠症候群などに注意が必要である．そのため，十分な水分補給や生理食塩水の経静脈投与などの予防が重要となる．[963] ⇨参中毒性腎症⇀1997

造影剤増強効果 contrast enhancement；CE ［コントラストエンハンスメント，コントラスト増強効果，造影効果］ CTやMRIで，病変の存在診断，質的診断能を高めるため造影剤を投与して造影効果の有無やその程度を診断の参考にする．一般的には経静脈性造影剤投与を指すことが多く，血管性病変や腫瘍の血行動態などを知

るためボーラス注入(急速静注)を行うこともある.[264]

造影超音波検査法 contrast enhanced ultrasonography 超音波造影剤(コントラスト剤)を用いた超音波検査.心腔内,血管内,子宮内などに造影剤を注入することで,通常では周囲の臓器と区別しにくい臓器,管腔のエコー輝度を変化させ,診断に必要な超音波像を得る手法.[955]

造影法 X線検査で,目的の器官と周囲組織の間にX線吸収の差がないとき,造影剤でコントラストをつくり出す方法の総称.[264] ⇨参造影検査→1803,造影CT→1803,造影MRI→1803

爪炎 onychia,onychitis⇨同爪床(そうしょう)炎→1816

蒼鉛(そうえん) bismuth⇨同ビスマス→2448

創縁接着剤⇨同フィブリン糊→2514

蒼鉛(そうえん)**中毒** bismuth poisoning [ビスマス中毒] 蒼鉛は窒素族元素の1つでビスマス(Bi)のこと.ウッドメタルや鉛フリーはんだ(錫を主成分とした合金で鉛を含まないもの)などの合金成分として利用される.蒼鉛化合物は整腸薬に利用される.軽症では歯齦(ぎん)縁,舌,口腔内などに青色または青黒色の着色と嘔気,食欲不振などの消化器症状を呈する.ビスマス塩類の連続経口投与により,間代性痙攣,昏迷,錯乱,運動障害などの精神神経系障害が現れたとの報告がある.症状は投与中止後,数週間から数か月で回復している.有効な治療法はない.[479.1593]

騒音 noise,undesired noise 一般にヒトに不快に感じられる音をいう.短時間の騒音曝露により騒音性一過性難聴に,長期間の繰り返し曝露で内耳蝸牛管の血行障害によるコルチ Corti 器有毛細胞の変性や脱落が起こり,回復することのない騒音性永久性難聴となる.騒音性難聴は3,000 Hz,85 dB以上の連続音で起こりやすく,初期には4,000 Hzの聴力損失が特徴的で4,000 Hzディップ〔C^5ディップ(C^5dip)〕と呼ばれるオージオグラムを示し,進行すると高音失墜型難聴となる.このほか,騒音は心理的作用による作業能率の低下や,生理的作用によりストレス反応を起こす.騒音の大きさは騒音レベルという尺度で表す.[1603]

騒音基準 noise standard 騒音職場に働く労働者の聴覚を保護するために,日本産業衛生学会により「騒音の許容基準」が提案されている.許容基準は曝露時間が長いほど小さく,また周波数が2,000-4,000 Hzが最も小さくなるU字型の騒音レベル曲線となっている.行政的には,騒音性難聴の発生予防の観点から,「作業環境測定基準」第4条に騒音の測定について規定され,「騒音障害防止のためのガイドライン」(平成4年基発第546号)で管理区分決定のための管理水準が示されている.一般環境騒音については,生活環境の保全と国民の健康保持の観点から,「騒音規制法」により個別の規制が定められている(「特定工場等に関する規制」「特定建設作業に関する規制」「自動車騒音に係る許容限度等」など).住宅集合地域や病院,学校周辺などの地域ごとの時間帯ごとの規制基準は「環境基本法」〔1997(平成5)年〕の規定に基づき「騒音に係る環境基準」として示されている.また深夜騒音や拡声器を使用する放送騒音などの規制については,地方公共団体が規制することとなっている.[1603]

騒音計 sound level meter 騒音レベルを測定する計器.普通に用いられマイクロホンでとらえた音をメーターが指す数値として読む指示騒音計のほか,物理的な音の強さあるいは音圧を周波数帯域ごとに測定するオクターブ騒音計,衝撃音を測定するインパルス騒音計などがある.騒音の感じ方には個人差があるので,客観的に測定する場合には,標準的なヒトの聴覚特性を考慮して表す必要があるので,あらかじめ組み込まれている3種類の聴覚補正回路(A特性,B特性,C特性)を測定する対象ごとに切り替えて用いる.[1603] ⇨参音圧レベル→417,聴感補正回路→2007

騒音性難聴 noise induced deafness(hearing loss) 強大な音を長期間連続して聞いたり,不連続でも繰り返し聞いていると,不可逆的な感音難聴が起こる.初期には,C^5dipの形で4,000 Hzの聴力が低下するが,さらに騒音下にあれば他の高音域の聴力も低下してくる.治療効果はあまり望めず,予防が第一となる.[98] ⇨参騒音→1804,職業性難聴→1472

創外固定法 external skeletal fixation 開放骨折に対する骨接合法として始まったが,近年,整形外科の各領域で広く使われるようになった.ピンを中枢側および末梢側の骨に刺入し,これらのピンを体外に設置した固定器に固定する方法で,開放創や感染を伴う場合など,患部を避けて固定する場合に用いられる.ピンには貫通ピンとハーフピンがあり,骨折の骨接合法以外にも組織延長を利用した変形矯正・骨欠損に対する再建法などに用いられる.創外固定器にはリング型と片側型があり,リング型はイリザロフ Ilizarov 創外固定器,テイラー Taylor スペシャルフレーム,片側型にはホフマン Hoffman 式創外固定器,ワグナー Wagner 式創外固定器,オルソフィックス Orthofix 式創外固定器などがある.またこのほかにも橈骨遠位端骨折などには独自の創外固定器が作製され,良好な臨床成績が報告されている.[1014] ⇨参外固定→433

爪下外骨腫 subungual exostosis [デュピュイトラン〔爪下〕外骨腫] 指趾末節骨から骨性に隆起し爪甲下に発育する良性骨腫瘍.病因として慢性的な機械的刺激によるとする説が有力.臨床的には足の第一趾に好発し,爪甲内側遊離縁あるいは爪甲下に半球状に隆起した結節を形成する.有痛性の爪甲の変形を生じる.X線検査では腫瘍一致性に末節骨に連続した骨陰影像が認められる.治療は外科的切除を行う.[356]

爪郭(そうかく) nail wall,vallum unguis [爪甲(そうこう)周囲] 爪甲を囲んでいる皮膚のこと.爪甲の外側のものを側爪郭,爪甲の近位側に存在し爪根を覆っている皮膚を後爪郭という.指の後爪郭の表面には光沢性がある.この部分からわずかに爪甲に覆うようにある半透明の皮膚角質を爪上皮という.[695.155]

双角 bicornate 動物の2本の角のような形で突起物が2つある状態.子宮奇形の一種の双角子宮 bicornate uterus では,子宮底部あるいは子宮そのものが動物の角のように2つに分かれた形をしている.[543]

双角子宮 bicornuate(bicornate) uterus ミュラー管の癒合が不完全なため子宮体部が2つ存在すること.癒合不全が軽度なものは単頸双角子宮になり,高度なものは双頸双角子宮になる.双角子宮では,早産や胎児発育遅延が生じることがある.非妊娠子宮角や合併する双頸子宮のため,経腟分娩は困難で帝王切開になる

ことが多い.[998] ⇨㊜子宮・卵管・上腟部形成過程⇀1258

双角双頸子宮⇨同双頸双角子宮⇀1811

走化性 chemotaxis ［**化学走性**］ 細胞がある特定の物質に反応して移動する性質のこと.生体にとって細胞走化性は生殖，免疫応答，血管新生，創傷治癒などに不可欠な機能である.また細菌の運動も，ある特定の物質の濃度勾配を感知して動くことが知られている.このような環境認識機構は走化性因子，走化性受容体，走化性シグナル伝達が関与している.[1377]

走化性因子 chemotactic factor, chemoattractant ［**化学走化性因子，遊走因子**］ 白血球などの免疫応答をつかさどる細胞は，おのおの生体内で産生されるある特定の物質に反応して移動する性質(走化性)があり，この走化性を引き起こさせる物質の総称を走化性因子と呼ぶ.白血球や肥満細胞表面の受容体に走化性因子が結合することで，それらの細胞は活性化し形態変化などを起こして炎症局所など所定の部位に遊走することが可能になる.その他，生命現象を支える生殖，個体発生，分化，組織修復などの生体機能の維持のために走化性因子は重要な役割を果たすが，動脈硬化，癌転移，アレルギーなど生体にとって不利益な現象にも細胞走化性が関連している.[1377]

層化抽出法 stratified sampling ［**階層別抽出法**］ 標本を抽出する際に，母集団の中から無作為に抽出するのではなく，あらかじめいくつかのグループ(層)に分け，それらのグループの中から無作為に抽出する方法.この方法によると適切な比率で抽出することができるため，少ない標本数で精度の高い推定，検定が可能となる.[1406] ⇨㊜単純無作為抽出法⇀1943

総括安全衛生管理者 general safety and health manager 事業場において，衛生管理を指揮し，労働者の健康障害の防止，衛生教育，健康診断および健康の保持増進，労働災害の原因調査および再発防止対策などの業務を総括管理する者.当該事業場の事業実施を統括管理する者(工場長など)をあてなければならない.「労働安全衛生法」第10条に規定されている職種.[1015]

総括的評価 summative evaluation マイケル=スクリブン Michael Scriven がカリキュラムをつくるための評価を細かいステップに分け，順を追っていくことを形成的評価と名づけたのに対して，最終的な結果からそのよしあしについて価値判断をすることから名づけたもの.それは細かいステップの形成的評価の集大成ではない.あらかじめ設けられた目標に照らしてのみ教育の結果自体をみるのではなく，予期しなかった副次効果も含め，結果自体を厳密に評価することを目指すものである.結果自体を厳密に測ることによって，教育にかかわる因果関係を厳密にみることを目指している.[32]

相加平均値⇨同算術平均⇀1206

層化無作為抽出法 stratified random sampling 標本抽出方法の1つ.無作為抽出法はランダムサンプリングともいわれ，単純無作為抽出法，系統抽出法，層化抽出法，多段抽出法がある.層化無作為抽出法はリストから等質な層に分け，各層から必要数だけをランダムに抽出する方法.この方法は一番精度が高いという長所があるが，少なくとも各層の大きさが明らかになっている必要がある.[980] ⇨㊜標本抽出法⇀2495

相関 correlation 2つの変数の相互関係のこと.2つの変数による1組の観測値 observed value について，一方の変数の増加に比例して他方の変数が増加または減少することを相関があるという.相関を視覚的に観察する方法に相関図 correlation diagram がある.相関図は xy 平面上の x 軸に一方のデータの値を，y 軸上に他方のデータの値をとって，プロットした図のことで，散布図 scatter diagram ともいう.相関図で x の値が大きくなると y の値が大きく(小さく)なる傾向が認められるとき，2変数間に正(負)の相関 positive(negative) correlation があるという.相関の程度を示す指標に相関係数 correlation coefficient がある.この値は－1から＋1の間の値をとり，＋1に近いほど正の相関が強く，－1に近いほど負の相関が強い.相関係数が0のとき無相関であるという.[1406]

挿管 intubation 身体の腔や管腔臓器に管を挿入すること.特に気道確保，麻酔，呼吸管理などを目的として行われる気管内挿管を指す場合が多い.その他，管腔臓器への挿管は，胃・十二指腸液の採取，胃・小腸内容の排除，栄養補給，胃内洗浄，導尿などの際に行われる.また体腔や臓器の穿刺，ドレナージのための挿管もある.[485]

総肝管 common hepatic duct 胆管系の一部であり，肝右葉の胆管が合流してなる右肝管および左葉の胆管が合流してなる左肝管が合流する部位から，胆嚢管と合流するまでの部位をいう.[60,279]

相関係数 correlation coefficient 2つのものの相関の程度を示す指標.2つの変量がともに増加(または減少)する傾向が強いかどうかを統計学的に示したもので，因果関係を示しているわけではない.相関係数は間隔尺度のデータに対し算出される.線形相関とは一本の直線にどれだけあてはまっているかを示すもので，相関係数はこの線形相関を基本にして使うべきもの.相関が正の場合を順相関，負の場合を逆相関という.完全な相関のあるときの相関係数 $r=\pm1$，相関がないときの相関係数 $r=0$ とする.要するに $+1\geqq$ 相関係数 $r\geqq-1$ であり，相関係数 $r=\pm1$ を完全相関，相関係数 $r=0$ を無相関という.また，ノンパラメトリックな方法として，スピアマン Spearman の順位相関係数，ケンドール Kendall の順位相関係数などもある.[21]

双眼検眼鏡 binocular ophthalmoscope⇨同双眼倒像鏡⇀1806

相関研究 correlational research 相関関係を明らかにするための研究.因果関係を明らかにできるのは実験法のみであり，観察法，調査法，検査法から得られる結論は相関関係に関してのみである.ドナ=ディアーズ Donna K. Diers(1938生)の示した研究タイプのうち，関係探索研究が相関研究に該当するが，厳密な意味では関連検証研究も相関研究である.因果関係は，実験的検証を経てはじめて証明できるものであって，相関関係を因果関係のように理解してはならない.[980]

挿管困難症 technical difficulties of intubation 肥満，首が太く短い人，首の運動制限のある人，開口制限のある人，小下顎症，巨舌症，門歯突出，喉頭狭窄などでは挿管困難が予想される.これらの症例に対しては気管支ファイバー誘導法，経気管逆行性誘導法，ブラー

ド Bullard 型喉頭鏡，ラリンジアルマスク，気管切開による挿管などが行われる.[711]

増感剤 sensitizer ［放射線増感剤］ 放射線と併用することで放射線の生物学的作用効果を増強させる薬剤や化学物質. これには酸素効果に似た薬剤で DNA 鎖を切断しやすくすることで，放射線の効果を高めたり，また逆に SH 基化合物で放射線により生じたラジカルを除去することで放射線の効果を防護するものもある. 放射線の抗腫瘍効果を増強するための薬剤として 5-ブロモ-2′デオキシウリジン(BrdU，または BUdR)，ミソニダゾールなどがある.[18]

増感紙 intensifying screen X 線撮影において，フィルムに直接作用する X 線は少なく大部分は透過してしまうので，写真効果をあげるためタングステン酸カルシウムや，希土類蛍光物質を塗った感光材料. フィルム取り枠(カセット)内に装着し，フィルムをはさみ込むかたちで使用する. 増感紙の使用により撮影時間の短縮，患者の被曝線量の低減が可能.[264]

爪カンジダ症 nail candidiasis ［カンジダ性爪囲炎］ 爪甲実質のカンジダアルビカンス *Candida albicans* などカンジダ属の真菌による感染症. 爪白癬に酷似し，1 本あるいは何本かの手爪に白濁，肥厚，爪甲下角質増殖，爪甲剝離がみられる. 水酸化カリウム直接鏡検法では菌糸型の菌要素が比較的多量にみられる. 真菌培養で繰り返し同じカンジダ属の菌が分離されれば診断が確定. 成人女性に好発し，膠原病，貧血やステロイド剤内服例に発症する例が多いため，内科的疾患の精査を考慮する. 外用では難治で，アゾール系抗真菌薬を 3 か月程度内服する. 一方カンジダが後爪郭など爪周囲に感染して生じるカンジダ性爪囲炎でも二次的に爪変形をきたすが，これとは別の病態. カンジダ性爪囲炎による爪変形は水使用の多い調理従事者や主婦にみられ，爪の横溝が主な症状. 水酸化カリウム直接鏡検法では，菌糸ではなく酵母状の菌要素が認められる. 外用抗真菌薬により爪囲炎が改善すれば徐々に改善する.[1484] ⇨参 爪白癬(そうはくせん)→1823

相関図 correlation diagram 2 つの変数群の関連の程度を二次元の図で表したものを指す. 例えば，多数の健常者の身長と体重の関係をそれぞれ x 軸と y 軸の交差する点をプロットする. 通常，同時に 2 変数群の関係を統計量で求めることができる. 2 変数群のプロットが直線関係にある場合は，直線回帰式($y = ax \pm b$)により両者の関係を数式で表すことができる. 2 つの変数の測定誤差が大きく，相関係数が 0.95 以下の場合は線形関係式で求める.[263]

挿間性気分変調 episodic dysphoric states ［挿間性不機嫌状態］ 気分とは精神生活の全般をいろどりながら，ある期間持続する感情状態. 気分変調とは，正常な気分からの偏倚で，代表的なものには，うつ(鬱)病における抑うつ気分，躁病における高揚した爽快気分がある. しかし，英語の dysphoria は不快気分と一般に翻訳され，ドイツ語の Verstimmung は不機嫌と訳されている. 典型的にはてんかん患者で，数日〜数週続く不機嫌状態が，挿間的・周期的に出現することを指す. 古くから知られており，19 世紀末から 20 世紀のはじめのクレペリン Emil Kraepelin の精神医学教科書では周期性不機嫌として記載されている. 症状は，易刺激的，攻撃的，易怒的などがあり，ときには抑うつ的となり，自殺を企図する場合もある. ヤンツ Dieter Janz によれば，挿間性不機嫌状態は精神運動発作(現在のてんかん発作の国際分類用語では，自動症を伴った複雑部分発作)をもつてんかん患者に主にみられるという.[1539] ⇨参 周期性不機嫌症→1366

挿間性不機嫌状態 〔D〕episodische Verstimmungen ⇨同 挿間性気分変調→1806

挿間性もうろう状態 episodic twilight state 〔D〕episodischer Dämmerzustand もうろう状態は意識障害の一形態で，意識野の狭窄，意識混濁，異常行動(不安，徘徊，失踪，暴力，不法行為など)，ときに幻覚や錯覚を主症状とする. 一般に，突然起こり，一過性に消退し，回復後にその間の事柄について健忘を残す. 基礎疾患として，てんかん(発作として，あるいは発作後，または発作と関係なく)，病的酩酊，脳器質性疾患(頭部外傷，多発性硬化症，脳腫瘍，脳炎)などの際にもうろう状態がみられる. 特にてんかん患者におけるもうろう状態は，てんかん発作そのものとして自動症を伴う複雑部分発作(1970 年の旧「てんかん発作の国際分類」では精神運動発作)中にみられたり，発作後もうろう状態として，強直間代発作のあとにみられる. また，てんかん発作の出現と何ら時間的な関連性が認められなくて，挿間性にもうろう状態が出現することがある. 多くの場合急速に，まったく突然に起こり，数時間から数日間持続したのち消失する. 多くの場合，部分的または完全な健忘を残す. もうろう状態のてんかん患者の外観はさまざまで，興奮していたり，放心状態のようであったり，夢を見ているようであったりする. 分別もうろう状態といわれる状態では，外観的にはまったく清明であるかのように見える. ランドルト Heinrich Landolt によると，生産性-精神病性もうろう状態では，病的脳波が，この種のもうろう状態において正常化することがある(強制正常化). 周期性傾眠症でも類似の状態がみられることがある.[1539]

創感染 wound infection ［創傷感染］ 創傷から細菌が入り感染すること. 外傷後と術後の創感染がある. 外傷後は早期に処置をした場合はほとんど問題ないが，汚染したまま放置されると嫌気性菌感染の危険性がある. 術後の創感染は消化管術後に最も多く，消化管内常在菌が腹壁の死腔，壊死部，血腫，異物存在部位など生体防御機構が及ばない場所で増殖し発症. 起炎菌としては大腸菌 *Escherichia coli* などグラム陰性桿菌をはじめバクテロイデス *Bacteroides fragilis* などの嫌気性菌が検出される. また術後に投与された抗生物質によって起炎菌が限定される傾向があり，1980 年代からの第 3 世代セフェム系抗生物質の汎用により，エンテロコッカス *Enterococcus* や MRSA などのグラム陽性球菌による感染が増加している.[711]

双眼倒像鏡 binocular indirect ophthalmoscope；BIO ［双眼検眼鏡］ 2 つの接眼鏡をもつ検眼鏡で，1950 年にベルギー生まれのアメリカの眼科医スケーペンス Charles L. Schepens(1912-2006)によって現在のような形となり，一般に使用されるようになった. 眼底を立体的にかつ広範囲にわたって観察できる.[480]

総肝動脈 common hepatic artery；CHA ［CHA］ 腹腔動脈の分枝の 1 つ. 腹部大動脈から出る臓側枝の 1 つ

である腹腔動脈は，長さ1-2 cmで総肝動脈，左胃動脈，脾動脈に分かれる．総肝動脈は膵臓の上縁に沿って右に進み，幽門部を通過したところで右胃動脈，胃十二指腸動脈を分岐し固有肝動脈となる．門脈の前，胆管の左側に沿って肝十二指腸間膜内を通り肝門に至り，右(固有)肝動脈，左(固有)肝動脈，中肝動脈に分かれる．右肝動脈からは胆嚢動脈が分岐する．[829] ⇨参肝臓の血管系→638

層間白内障⇨同層状白内障→1817

増感板 intensifying screen X線撮影において，患者の被曝線量軽減の目的でフィルム感光を促進するために使われる蛍光物質を塗った器具．X線写真フィルムに密着させて置くと，放射線によりこの蛍光物質から光子 photon が放出され，フィルムの感光がきわめて有効に促進される．[258]

相関分析 correlation analysis 2変量間の相関関係の有無を散布図や相関係数によって分析すること．相関係数については通常，変量が比尺度や間隔尺度の場合はピアソン Pearson の相関係数を，順序尺度の場合はスピアマン Spearman の順位相関係数またはケンドル Kendall の順位相関係数を求める．[1406]

臓器⇨同器官→666

早期胃癌分類 classification of early gastric cancer 胃癌のうち，癌細胞の浸潤が粘膜下層までにとどまるものを早期胃癌と定義しており，転移の有無は問わない．肉眼型分類で基本分類0型(表在型)に相当(1-5型は進行癌)．0型はさらに図のように亜分類される．早期胃癌の5年生存率は90% 前後．[64] ⇨参胃癌→220

●早期胃癌の肉眼分類

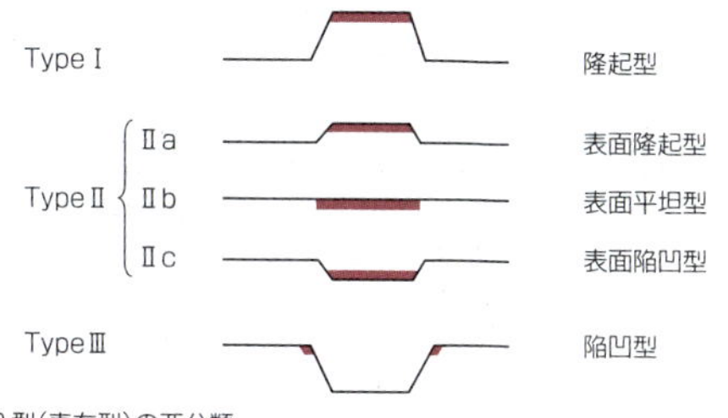

0型(表在型)の亜分類
Ⅰ型　隆起型：明らかな腫瘤状の隆起が認められるもの
Ⅱ型　表面型：明らかな隆起も陥凹も認められないもの
　Ⅱa　表面隆起型：表面型であるが，低い隆起が認められるもの
　Ⅱb　表面平坦型：正常粘膜にみられる凹凸を超えるほどの隆起・陥凹が認められないもの
　Ⅱc　表面陥凹型：わずかなびらん，または粘膜の浅い陥凹が認められるもの
Ⅲ型　陥凹型：明らかに深い陥凹が認められるもの

注1) Ⅰ型とⅡa型の区別は，隆起の高さが正常粘膜の2倍以内のものをⅡa型とし，それを超えるものをⅠ型とする．
注2) 複合型の表在型は，より広い病変から順に「＋」記号でつないで記載する（例：Ⅱc＋Ⅲ）．

日本胃癌学会編：胃癌取扱い規約 第13版，p.5，金原出版，1999

臓器萎縮 organ atrophy 臓器を構成する細胞の数や容量が減少し，機能が低下する現象．胸腺や生殖器などの加齢に伴って生じる生理的萎縮と，疾患に続発する病的萎縮に分類される．病的萎縮には，筋の廃用萎縮など臓器の組織構築は不変で細胞数のみが減少している場合と，肝硬変のように線維化を伴って組織構築が改変している場合がある．後者での萎縮は不可逆的に進行する場合が多い．[1482]

臓器移植 organ transplantation 機能不全となった臓器を取り出し，健全な臓器を移植すること．あらゆる臓器について移植の研究が行われており，心臓，肝臓，腎臓などの移植が臨床的に実用化している．免疫機構による拒絶反応が最大の問題点であったが，組織適合性の解明，免疫抑制薬の開発により，拒絶反応の発生を不完全であるが抑制できるようになり飛躍的に発展した．血縁者などの生体からの移植のほか，死体から臓器を採取して移植する方法がある．日本でも，移植治療を推進する動きがあり，各種の法律が整備され，1999(平成11)年はじめて脳死患者からの臓器移植が行われた．[485]

臓器移植法⇨同臓器の移植に関する法律→1809

早期黄疸 jaundice of early period⇨同新生児早発性黄疸→1568

早期癌 early carcinoma, early cancer 癌細胞が周囲組織内に増殖してはいくが，なおも局所の一部に限局して外科的切除などによって根治の可能性が高い時期の癌．臨床的に進行癌に対する用語．早期癌の範囲は臓器により異なるが，胃や腸では癌細胞の浸潤が粘膜固有層から粘膜筋板をこえて粘膜下に達してもそれより深層には及んでいないものを早期癌とし，粘膜下層に癌がとどまっていればリンパ節やその他への転移の有無に関係なく早期癌と呼ぶ．手術切除後の予後が良好で，胃癌の場合5年生存率が90% に達する．[1531] ⇨参表在癌→2487

●諸臓器の早期癌と微小癌

分類	早期癌	微小癌
食道癌	早期癌 (癌の深達度が粘膜にとどまり，かつリンパ節転移を認めない)	
胃癌	表在癌 (癌の浸潤が粘膜下層までにとどまる)	微小胃癌 最大径5 mm以下
大腸癌	早期癌 (癌の浸潤が粘膜下層までにとどまる)	
肺癌	浸潤前癌(pTis)	
乳癌	早期乳癌 (腫瘤の大きさが触診上2.0 cm以下で，転移を思わせるリンパ節を触れず，遠隔転移を認めないもの．非浸潤癌およびパジェット Paget病を含める)	
甲状腺癌		微小癌(乳頭癌) 最大径10 mm以下
子宮頸癌	上皮内癌 上皮内腺癌 微小浸潤癌 微小浸潤腺癌	
膀胱癌	上皮内癌	

坂本穆彦(秦順一監)：標準病理学 第3版，p.242，表9-6，医学書院，2006

臓器感覚 visceral organic sensation ［内臓感覚，内臓知覚］ 臓器についての痛覚などの感覚．内臓の受容器からの情報によって生ずる感覚で内臓知覚枝によって脊髄に伝えられる．[1274]

臓器結核症 organ tuberculosis ランケ Karl E. Ranke

の結核病期分類の第3期を，相対的免疫期あるいは臓器結核の病期という．第1期の初感染，第2期の過敏期(あるいは病期蔓延期)を経て，生体は結核菌に対してある程度の免疫を獲得し，特定の臓器に慢性の病変を惹起するに至る．この場合の変化は主として増殖性であって，初感染の場合のように局所リンパ節への転移を起こさない．肺，骨，脳，腎臓，副腎(腎上体)，性器などに好発する．[517]

臓器幻覚⇨同器官幻覚→669

臓器向性⇨同臓器親和性→1808

早期後脱分極　early afterdepolarization；EAD　興奮生成異常の1つで，先行する興奮過程の終末部途中から発現するもの．先行する洞調律や外からの刺激により，先行する興奮の直後に小さな膜電位の振動(後脱分極)が生じる．さらに振幅が増大し閾値に達すると新たな興奮が発現する．早期後脱分極は細胞膜におけるカルシウム電流やナトリウム電流の内向き電流増加と外向きカリウム電流の低下が関与するといわれる．これら細胞膜のイオンチャネル異常が原因といわれるQT延長症候群の多形性心室頻拍の発生機序として知られている．[729]

早期興奮症候群　preexcitation syndrome　心房からの刺激が正常な心房-心室間の刺激伝導系(房室結節-ヒスHis束-プルキンエPurkinje系)を介して心室を興奮させるより，別の伝導路(副伝導路)を介することで心室をより早期に興奮させる病態をいう．代表的なものとして房室弁輪部周辺に付着し，心房-心室を結ぶ伝導速度の速い副伝導路(ケントKent束)を介するWPW(Wolff-Parkinson-White，ウォルフ・パーキンソン・ホワイト)症候群が知られている．他に，①右心房とヒス・プルキンエ系を結ぶ心房-束枝間，②右心房と右心室を結ぶ伝導速度の遅い心房-心室間，③房室結節と心室を結ぶ結節-心室間，④房室結節とヒス・プルキンエ系を結ぶ結節-束枝間副伝導路などがある．これらは上室性頻拍発作を合併することがある．[729]

総義歯　full denture⇨同全部床義歯→1792

臓器脂質症⇨同脂質蓄積症→1280

早期死体現象　immediate changes after death　死体現象のうち，死直後より比較的早期に現れる現象．死体冷却，血液就下，死斑，乾燥，死体硬直がある．[613]

早期射精⇨同早発射精→1824

臓器受容者⇨同レシピエント→2976

早期食道癌　early esophageal cancer　食道に発生する上皮性悪性腫瘍が食道癌で，わが国の「食道癌取扱い規約」では，食道癌の中で「リンパ節転移を伴わない粘膜癌」が早期食道癌と定義されている．食道癌は症状の出現が遅く，食道や口腔，咽頭などに多発したり食道壁内やリンパ節に転移しやすいのが特徴．また，食道は他の消化器臓器と異なり漿膜を有していないため，比較的周囲に浸潤しやすいことから，進行が早く発見が遅れやすい．手術や放射線療法，化学療法も進歩してきたが，今日まで予後改善効果はわずかで5年生存率も20%に満たない．一方，早期食道癌は近年の内視鏡技術の進歩により検診などで早期発見が可能となってきており，内視鏡治療で根治可能である．食道壁は内腔側より粘膜上皮，粘膜固有層，粘膜筋板，粘膜下層，固有筋層，外膜から成り立っている．粘膜筋板に達した癌では10%程度のリンパ節転移が認められるが，粘膜筋板に接していない粘膜癌の場合はほぼ100%リンパ節転移がない．食道癌は最も内腔側にある粘膜上皮から発生するので，内視鏡検査により早期に発見することができる．扁平上皮癌細胞は正常細胞と比較してグリコーゲンが少なく，通常の内視鏡観察でほとんど異常を発見できない場合でもヨード(ルゴール)を用いると褐色に染色されない．このような内視鏡手技で，通常観察ではほとんど識別できない早期の病変も診断できる．最近開発されたナローバンドイメージ(NBI)内視鏡も早期食道癌診断に有用．この特殊内視鏡では415 nm(ナノメートル)の青色と540 nmの緑色のみを通すフィルターを使うことで早期の粘膜病変が褐色に見える．特に喫煙や飲酒の習慣がある高齢男性では危険度が高いので，こうした手技を積極的に用いることにより早期食道癌の診断率が向上することが期待される．[184]　⇨参食道癌→1479

早期新生児期⇨参新生児期→1565

早期新生児死亡　early neonatal death　新生児死亡(生後28日未満の死亡)のうち生後7日未満の死亡を特に早期新生児死亡という．この期間は胎外生活への適応期で，かつ妊娠，分娩の影響を受けやすい時期のため死亡の危険が大きい．妊娠満22週以後の死産と合わせて周産期死亡という．[1406]　⇨参新生児死亡→1567

早期診断　early diagnosis　［**発症前診断**］　疾病の発生初期の自覚症状のない時点で発見し，診断をつけること．[1164]

臓器親和性　organotropy　［**臓器向性**］　微生物，転移性癌細胞，化学物質などはすべての臓器に同様に分布するのではなく，それぞれが分布しやすい臓器とそうでない臓器とがある．これをそれぞれの臓器への親和性という．放射性同位元素の臓器や癌組織への親和性は核医学でシンチグラフィーに利用されている．[543]

早期接触　premature contact　［**初期接触**］　咀嚼筋による下顎の閉口により上下顎の歯が接触する際，1歯ないし数歯のみが先に接触し，さらに強く咬合すると，下顎がわずかに滑走偏位して多数の歯が接触する状態のことである．機能的に重要で，最も高頻度に用いられる咬頭嵌合位と食物嚥下や就寝時に生じる後方歯牙接触位での早期接触が問題となる．早期接触があると，下顎の位置変化や筋の緊張が生じ，顎機能障害に陥る可能性が考えられる．このため，早期接触を除去する咬合調整が行われるが，筋の緊張や関節の異常がある場合には，早期接触の診査そのものが難しい．[1310]

臓器穿刺　organ puncture　肝臓や脾臓などの実質臓器の状態を調べるために，針を臓器に刺して組織小片を採取すること．骨髄やリンパ節などの造血組織に対しても行われる．臓器穿刺は古称で，現在は生検の1つの方法として行われている．[485]　⇨参生検→1667

早期先天梅毒　early congenital syphilis⇨同乳児梅毒→2231

早期大腸癌　early cancer of colon，early colorectal cancer　組織学的に癌の浸潤が粘膜(m)ないし粘膜下層(sm)までにとどまっている大腸癌をいい，リンパ節転移の有無は問わない．肉眼分類は早期胃癌の分類に準じて，typeⅠ：隆起型(Ⅰp有茎性，Ⅰsp亜有茎性，Ⅰs無茎性)，typeⅡ：表面型(Ⅱa表面隆起型，Ⅱb表面平坦型，Ⅱc表面陥凹型)，typeⅢ：陥凹型に分類さ

そ

れる．type Ⅰのみ大腸癌では細分類される．早期大腸癌の内視鏡治療の適応基準は，粘膜内癌および粘膜筋板下層から1,000 μm 未満のsm 浸潤癌で，リンパ管や血管浸潤のない病変である．それより深い癌は，転移している可能性があり，リンパ節郭清を含めた手術の適応となる．[886,668] ⇨参大腸癌→1885

臓器提供意思表示カード⇨同ドナーカード→2156

臓器の移植に関する法律 Organ Transplantation Law［臓器移植法］ 臓器移植についての基本理念を定め，移植医療の適正な実施に資することを目的に1997(平成9)年7月に公布，同年10月に施行された．臓器の移植術のために死体から臓器を摘出すること，臓器売買等を禁止することなどを規定している．対象臓器は心臓，肺，肝臓，腎臓，膵臓，小腸，角膜であり，15歳以上の本人が臓器提供，脳死判定に従う意思を書面で示し，家族もそれに同意する場合に臓器摘出ができる．2009(同21)年7月に同法の改正が公布され(施行は1年後)，年齢を問わず脳死を人の死として，本人の拒否がない限り家族の同意で臓器を提供できるようになった．15歳以上となっていた脳死後の臓器提供の年齢制限が撤廃されたことにより，小児の国内での心臓などの臓器移植が可能．[1410]

臓器の死 death of organ 臓器個別の死が直接個体の死と直結している場合のことを指し，心臓，脳，肺臓の不可逆的機能停止をそれぞれ心臓死，脳死，肺臓死という．昨今の医療技術の進歩に伴って，脳機能の停止に対して，心臓や肺臓は人工呼吸装置によって機能を維持させることは可能である．今日では脳の不可逆的機能停止が個体の死であるという概念が一般的に受け入れられている．[1271] ⇨参個体の死→1100

早期肺癌 early lung cancer 臨床的に発見，診断が可能で，治療により完全治癒が期待できる肺癌のこと．国際対癌連合(UICC)のTNM分類で，病期0：Tis (carcinoma *in situ*)，N0，M0をいうが，具体的な規定はない．日本肺癌学会編「肺癌取扱い規約(改訂第6版)」による内視鏡的早期肺癌の診断基準は，基準A：臨床的基準として，①胸部X線写真(断層，およびCT像を含む)が正常像であること，②通常の病期診断に用いられる方法(CTを含む胸部X線写真，腹部CTおよびエコー，脳CT，骨シンチグラムなど)によりリンパ節および遠隔転移がないこと，さらに基準B：内視鏡的基準として，①気管から亜区域支までに限局する，②病巣の末梢辺縁が内視鏡的に可視できること，③病巣の長径が2 cm以下であること，④組織学的に扁平上皮癌であることとし，基準Aと基準Bを満たすものと定義している．[1019]

早期梅毒⇨参晩期梅毒→2406

臓器培養 organ culture ［器官培養］ 生体から切り離した臓器を組織や器官の構造や機能を維持しながら，体外の培地や容器の中で培養すること(*in vitro* culture)．組織や器官の発育分化の研究や，酵素やホルモンなどが臓器に及ぼす作用などの研究に用いられる．細胞の増殖を目的とする細胞培養(株化)では，脱分化を起こしやすく染色体数の変異も起こりやすい．これに対し，臓器培養ではできるだけ生体の組織や器官の構造や特性を維持しながら，分化，成長を再現することを目的とする．再生医療へ向けて，種々の組織，器官の臓器培養の研究が進められている．特に，熱傷後の瘢痕化を防ぐために移植する皮膚シートの器官培養は実用化の段階に入っている．[1044] ⇨参組織培養→1844

早期破水 early rupture of membrane 陣痛開始以後，子宮口が全開大する以前の破水．陣痛が起こる以前に破水したものは前期破水と呼ぶ．[1323] ⇨参前期破水(膜)→1752

臓器不全 organ failure 臓器の機能が不全に陥る病態．心，肺，肝，腎，消化管，脳などの主要臓器のほか，免疫系や凝固系などがあり，これらが3つ以上同時に障害されるものを多臓器不全 multiple organ failure(MOF)という．敗血症などの重症感染症や多発性の外傷，熱傷などが原因となることがある．MOFでは，個々の臓器の機能低下以上に，個体としての生体防御機構や種々のホメオスターシスが崩れることになる．[1531] ⇨参多臓器不全→1916

早期歩行訓練 early ambulation，early gait training 疾病の罹患後や手術後などの早期に歩行能力を獲得，改善させること．長期臥床によるさまざまな廃用性の機能低下を予防するために目指す早期離床の延長に位置する．ADLにおける移動能力として，歩行は重要な位置を占めるため，その獲得レベルや方法がQOL，および介護量などに大きく影響する．[1550] ⇨参早期離床→1810

臓器模倣性 organ mimicry 癌組織のもつ1つの特徴で，発生母地との組織像の類似性をいう．例えば乳腺や肝，胆，膵などの太い導管をもつ外分泌性の臓器は分泌物の産生にあずかる腺の末梢部・遠位部と，その排出をつかさどる近位部およびその中間部よりなり，遠位部に分化すべき潜能をもった細胞が癌化したときは腺房癌や小葉癌など小型立方上皮からなる腺腔の小さな腺癌像を呈することが多い．また，より近位の導管に由来する腺管上皮が癌化したときには円柱上皮からなる明瞭な管腔を形成する管状腺癌やその亜型の像を示すことが多い．[1531]

創吸引 wound suction ［創ドレナージ］ 術後創などにチューブ類を挿入，留置し，体液を排出するドレナージ方法の1つで，陰圧をかけて吸引する方法．肺の切除術後や心臓術後などにドレーンを留置する場合，胸腔内は陰圧なので通常 −10〜−15 cmH_2O で持続吸引する．関節などの術後創に閉鎖式ドレーンを留置し，先端の排液容器部分の空気を抜いておき，自然に膨らもうとする際に生じる陰圧で血液や滲出液を吸引する方法や，洗浄液を創部に挿入されたドレーンから注入滴下し，排液用ドレーンに低圧持続吸引器を装着して洗浄液を吸引する方法もある．いずれも，目的に応じて効果が最大限に発揮されるように安楽な体位の工夫や感染予防に努める必要がある．持続的に行う場合は，ドレーン挿入部の皮膚の状態，排液の色や量，におい，ドレーンの固定状態などのチェック項目を記入したリストを作成し，定期的，継続的に点検することが重要である．[1239] ⇨参胸腔吸引→752，低圧持続吸引器→2040

双球菌 diplococcus 2つずつ対をなして存在する球菌で，さまざまな形のものがある．気管支炎や肺炎を引き起こす肺炎球菌 *Streptococcus pneumoniae* や，淋病の原因となる淋菌 *Neisseria gonorrhoeae*，髄膜炎菌性髄膜炎の原因となる髄膜炎菌 *N. meningitidis* などの病

原細菌も双球菌である.[324] ⇨[参]細菌⇀1151

双球菌性尿道炎 diplococcal urethritis⇨[同]淋菌性尿道炎⇀2948

増強 augmentation, enhancement 作用, 症状, 生体反応などが強まることをいう. 例えば免疫学では, 何らかの原因で刺激されたり, 抑制している機構が抑えられるなどして, 免疫力が強まることをいう. また, 放射線画像検査では, 造影剤を用いて, 陰影を強めることをいう.[543]

増強期⇨[同]進行期《病勢の》⇀1537

早期幼児自閉症⇨[同]自閉症⇀1337

双極Ⅰ型障害 bipolar Ⅰ disorder DSM-Ⅳの双極性障害の下位分類の一型で従来診断の躁うつ(鬱)病にほぼ相当. はっきりとした躁病エピソードと大うつ病エピソードをもつものを指し, 6つの病型に分類される. 6つの病型とは,「単一躁病エピソード」,「最も新しいエピソードが軽躁病」,「最も新しいエピソードが躁病」,「最も新しいエピソードが混合性」,「最も新しいエピソードがうつ病」, および「最も新しいエピソードが特定不能」である. このうち単一躁病エピソードははじめての病相に関する記述であるが, その他は反復性の病相をもつ患者の現在のエピソードを分類するもの. 躁病エピソードが軽症で軽躁病にしかならない一群は双極Ⅱ型障害と呼ばれる.[1226]

双極Ⅱ型障害 bipolar Ⅱ disorder⇨[参]双極性障害⇀1810

双極細胞《網膜の》 bipolar cell [両極細胞, 双極神経細胞, 双極ニューロン] 網膜の内顆粒層に存在する二次神経細胞で, 視細胞からシナプスによる入力を受けて視覚情報を神経節細胞に伝達する.[1230]

双極子イオン dipolar ion⇨[同]両性イオン⇀2942

双極神経細胞⇨[同]双極細胞《網膜の》⇀1810

双極性うつ(鬱)病 bipolar depression [両極性うつ(鬱)病, 両相性うつ(鬱)病] 従来診断ではうつ病は単極性うつ病と双極性うつ病に分類されてきた. 単極性うつ病はうつ病相のみを繰り返すのに対して, 双極性うつ病は躁病相とうつ病相の両方をもつタイプのうつ病相を意味する. DSM-Ⅳでは「双極Ⅰ型障害あるいは双極Ⅱ型障害で, 最も新しいエピソードがうつ病」に相当. また, ICD-10では「双極性感情障害で現在うつ病エピソード」を示すものに該当.[1226]

双極性感情障害 bipolar affective disorder⇨[同]双極性障害⇀1810

双極性障害 bipolar disorder [双極性感情障害, 循環精神病] DSM-Ⅳの気分障害の下位分類で用いられる用語であり, 従来診断の躁うつ(鬱)病, ICD-10の双極性感情障害に相当. 双極性障害はさらに双極Ⅰ型障害, 双極Ⅱ型障害, 気分循環性障害, 特定不能の双極性障害に分類される. これらは気分エピソード(大うつ病エピソード, 躁病エピソード, 混合性エピソード, 軽躁病エピソード)の有無とその持続期間などによって分類される. 例えば双極Ⅰ型と双極Ⅱ型の違いは, 過去あるいは現在に, 前者は躁病エピソードが存在した(する)のに対して, 後者は軽躁病エピソードのみ. 気分循環性障害は少なくとも最初の2年間は大うつ病エピソード, 躁病エピソード, 混合性エピソードは存在せず, 軽躁病と大うつ病エピソードの基準を満たさない抑うつ症状で規定されている.[1226]

双極電気凝固器 bipolar coagulator, bipolar electrocoagulator [バイポーラ電気凝固器] ジアテルミー(温熱療法の一種)に使用される装置. 高周波電流を双極(バイポーラ)鑷子(せっし)のようになっている両極間に通電し, 両極間にはさまれた組織を限局的に凝固止血する. 広範囲の止血には適さない. バイポーラ波アクティブ電極とリターン電極の両方の機能が術野で行われ, 極と極の間にはさまれた組織にのみ電流が流れる. したがって電気の流れが局所的で, 対極板を必要とする単極(モノポーラ)凝固に比べ組織周辺の損傷が少ない.[711] ⇨[参]ジアテルミー⇀1218

双極導出法 bipolar recording；BP 脳波を記録する方法の1つ. 脳波の導出法には基準電極導出法と双極導出法がある. 双極導出法とは, 電気的活動のない電位0と考えられる点(身体上に電気的に0点はないので, これに近い点として実際には耳朶が用いられる)である基準電極 reference electrode を用いないで, 比較しようとする頭皮上の2つの探査電極(活性電極 active electrode ともいう)間の電位差をみる誘導法である. 電位差の優位方向からてんかんの焦点や局在性病変などの検出ができる.[870] ⇨[参]脳波⇀2310

双極ニューロン bipolar neuron⇨[同]双極細胞《網膜の》⇀1810

双極誘導 bipolar lead 一般的には生体電気信号を記録する場合に, 2点の電極間の電位差を計測する方法をいう. 12誘導心電図ではⅠ誘導(右手-左手間), Ⅱ誘導(右手-左足間), Ⅲ誘導(左手-左足間)のことを指す.[766] ⇨[参]単極誘導⇀1935, 増大単極肢誘導⇀1820

早期離床 early ambulation 手術やさまざまな疾患により臥床状態にある患者の床上安静をできるだけ最小限にし, 状態に応じて早期に座位から立位, 歩行を許可して離床させること. 日常生活活動を可能にし, 呼吸量の増加や喀痰喀出を促進, 呼吸器系合併症を防止する. また腸蠕動運動の促進により排ガスも容易となり, 経鼻胃カテーテルなどの早期抜去も可能となる. さらに四肢の血液循環を促進し, 特に高齢者では長期臥床による筋力低下やせん妄の出現を防止し, 早期の起立歩行も可能となる.

早期リハビリテーション early stage rehabilitation さまざまな疾患の発症後, および手術後に臥床期間や活動量の低下を抑制し, より短期間に心身機能の低下を改善することを目的とした訓練治療. 脳血管疾患, 整形外科疾患, 呼吸器疾患, 循環器疾患をはじめとした多くのリハビリテーション領域において, 長期臥床の弊害を最大限抑制することを目指して実践される. 早期に運動負荷をかけることによって生じる過用(過大な運動負荷), 誤用(誤った身体活動や道具の使用で生じる病的状態)への注意や, 疾患の重症度や治療経過の把握など, 早期に開始するにしたがってリスク管理の重要性が高くなる.[1550] ⇨[参]リハビリテーション⇀2929

臓器療法 organotherapy 動物の主として内分泌器官の臓器より目的物質を抽出して, 患者に投与する療法. ウシ膵臓由来インスリン製剤, ブタ・ウシ由来甲状腺末, ウシ由来成長ホルモン剤などがこれにあたる. しかし, 不純物の混入, 異種抗原によるアレルギー反応, 力価(効き具合)のばらつきなど, 不具合な点も多く, 近年は化学的な合成ホルモン(甲状腺ホルモン剤), 大

腸菌遺伝子組換えによる直接的ホルモン産生(ヒトインスリン，成長ホルモン)へと移行しつつある.[1594]

藻菌症⇨同皮膚ムーコル症→2476

増菌培養 enrichment culture ［**強化培養**］ ある特定の微生物を選択的に増殖させるための培養法．分離したい微生物がごく微量にしか含まれていない材料からその微生物を分離するときに行われる．通常は選択物質を含んだ液体培地(増菌培地)に材料を接種し，目的とする微生物のみを一定量増殖させたのち，固形培地(通常は選択培地)に接種して分離する.[324]

装具 orthosis 四肢，体幹の機能障害の軽減を目的として筋骨格系を外部から支える補助器具．装着の目的は，変形・拘縮の予防，矯正，固定，免荷，支持性の獲得，不随意運動の抑制である．使用部位によって上肢装具，下肢装具，体幹装具に分けられる．使用目的から，治療手段として使用される医療(治療)用装具と，機能障害固定後に日常生活動作の向上のために用いられる更生用装具に分けられる．構成材料による分類では，プラスチック装具，金属装具，金属枠装具，軟性装具，硬性装具に分けられる．装具の種類は多く，その名称は考案者，または開発された場所の名前が用いられてきたが，近年，コントロールする関節の頭文字を連ね最後に装具 orthosis の O をつける呼び方が普及している．例えば，長下肢装具は膝関節，足関節，足部を覆うので knee ankle foot orthosis(KAFO)と表現される．なお，義肢や杖などの補助具は装具には含まない.[1557] ⇨参スプリント→1653，補装具→2704

双頸子宮 uterus bicollis 子宮奇形の1つ．ミュラー管の癒合が不完全なため子宮頸部が2つ存在する．子宮体部も2つ存在する双頸双角子宮の場合が多い．腟中隔も共存することがある．双頸子宮自体は機能的には問題がなく，不妊や流産の原因になることはまれだが，経腟分娩は困難で帝王切開になることが多い.[998]

ゾウゲ(象牙)移植⇨同歯の移植→2318

双頸双角子宮 uterus bicornis bicollis ［**双角双頸子宮**］ 子宮奇形の1つで，胎児期の左右のミュラー管の癒合不全により，子宮頸部と子宮体部がそれぞれ独立して2つある.[1323] ⇨参双角子宮→1804，双頸子宮→1811

総頸動脈 common carotid artery；CCA 頭頸部に分布する動脈の主な枝で，右は腕頭動脈から，左は大動脈弓からそれぞれ分岐して，気管と咽頭の外側を通って上行する．甲状軟骨上縁の高さで内頸動脈と外頸動脈とに分岐する.[452]

総頸動脈閉塞症 common carotid artery occlusion，occlusion of common carotid artery 総頸動脈の閉塞により生じた病態．塞栓，外傷，動脈解離などが原因で急性に閉塞が生じると，広範な脳梗塞をきたして意識低下，片麻痺，失語などの症状を生じ重症になる．粥状(じゅくじょう)動脈硬化，大動脈炎症候群，巨細胞動脈炎などが原因で慢性に閉塞した場合には，ウィリス Willis 動脈輪を介した側副血行が発達することが多いが，血流低下の程度により無症状から重篤な病態までいろいろな状態が生じうる．CT，MR 血管撮影，脳血管造影検査で診断する.[611,1389] ⇨参内頸動脈閉塞症→2179

双茎皮弁 double pedicle flap 通常の皮弁が単茎であるのに対し，茎を2つ有する皮弁．単茎と比べて血行が安定しているため，下腿などの比較的血行の悪い部位における皮膚欠損創の被覆に使用されることが多い．しかし双茎であるため，皮弁の移動はかなり制限がある．近年，皮弁外科の進歩により，筋・筋皮・筋膜皮弁が開発されたため利用頻度は少なくなった.[688]

ゾウゲ(象牙)芽細胞 odontoblast ［**造歯細胞**］ ゾウゲ(象牙)質を形成する細胞．歯髄の最表層に1層に並び，ゾウゲ質表面の刺激に対応して補綴ゾウゲ質(第二ゾウゲ質)を形成する．切削などによってゾウゲ質が欠損すると，ゾウゲ質橋 dentin bridge を形成する．発生期においては，歯胚が発育し，ゾウゲ質形成期になると歯乳頭表面の間葉性細胞が内エナメル上皮に誘導されてゾウゲ芽細胞に分化し，歯髄の最表層に1層に並び，ゾウゲ質を形成する.[1369]

ゾウゲ(象牙)質 dentin 歯胚の歯乳頭細胞から分化したゾウゲ芽細胞によって形成された歯の硬組織で，70% のヒドロキシアパタイト，20% のコラーゲンおよび 10% の水分からなる．エナメル質より軟らかく，骨よりやや硬い(モース Mohs 硬度は 4-5)．外周は，外胚葉由来のエナメル質(歯冠部)および骨と類似した組織であるセメント質(歯根部)によって覆われており，これらの部分が失われて露出すると，温度，空気，酸など物理化学的刺激によって歯髄神経に刺激が伝わる．これは，無数のゾウゲ細管と，その中にあるゾウゲ芽細胞突起が歯髄神経に刺激を伝えるためである．萌出が完了し歯根形成終了後の生理的刺激により形成される生理的第二ゾウゲ質，病的刺激によって形成される病的第二ゾウゲ質がある．これらは補綴ゾウゲ質とも呼ばれるが，著しく病的な刺激によって形成されるゾウゲ質を，第三ゾウゲ質という.[1369]

ゾウゲ(象牙)質齲蝕(うしょく) dentin caries，dentinal caries 齲蝕が進行してゾウゲ質にまで及んだもの．ゾウゲ質齲蝕では，脱灰現象とともに有機質の分解が起こる．ゾウゲ質は有機質が多いため，脱灰が進行してもやわらかい歯質(軟化ゾウゲ質)は残っており，感染歯質を除去すれば，その直下の感染していない軟化ゾウゲ質は再石灰化が可能である．ゾウゲ質齲蝕は，放置すると次第に深部に進行し，歯髄炎を起こす.[1369]

ゾウゲ(象牙)質形成不全症 dentinogenesis imperfecta ［**遺伝性オパール様ゾウゲ(象牙)質**］ 遺伝的にゾウゲ質の形成が障害される疾患．歯は灰青色〜褐色半透明でオパール様色調を示す．一般に，歯根は短く，歯髄腔は閉塞されているものが多い．エナメル質は剝離，破折しやすく，露出したゾウゲ質には著しい咬耗をみることが多い．本疾患は常染色体優性遺伝を示し，骨形成不全症などの先天性中胚葉形成不全と合併することも少なくない．早期の歯冠修復処置が有効である.[1369]

ゾウゲ(象牙)質腫 dentinoma 歯原性間葉性腫瘍の1つで，ゾウゲ質の形成を特徴とする．ゾウゲ質の形成量によって未熟型と成熟型に分類される．未熟型は結合組織とゾウゲ質の増殖であり，その中に歯原性上皮を含む．成熟型は大部分がゾウゲ質のかたまりである.[1369]

ゾウゲ(象牙)質粒 denticle ［**ゾウゲ(象牙)粒，歯髄結石，歯髄結節**］ 歯髄内などに形成される塊状のゾウゲ(象牙)質．高齢者の臼歯部に多くみられ，歯髄組織中に遊離している遊離性ゾウゲ質粒，歯髄腔壁に付着している付着性ゾウゲ質粒，ゾウゲ質内に閉じ込められている間質性ゾウゲ質粒がある．[1369]

造血 hematopoiesis ［血球産生］ 造血器官において多能性造血幹細胞から血液細胞が産生されること．胎生25日頃より卵黄囊において起こる一次造血と，生体型の二次造血があるが，通常は後者の意味．胎生期には肝臓，脾臓でも造血が行われるが，胎生後期になると骨髄での造血が優位となり，出生後は主に骨髄が造血の場となる．多能性造血幹細胞は自己複製能と多分化能を有し，自己複製により細胞集団を維持しながら，必要に応じて各種の血球に分化して生体内に血液細胞を補充．造血の制御には，骨髄微小環境や各種の造血因子が深くかかわっている．[1225] ⇨参赤血球新生→1731

総血液量⇨同全血液量→1755

造血幹細胞 hematopoietic stem cell すべての血球の起源と考えられている細胞．以下の2つの特徴がある．①成熟した血液細胞に分化する能力を有する．②自分自身を複製 self renewal して同じ幹細胞になりうる．幹細胞は分化の段階によって，いくつかの種類に分けられる．多能性幹細胞 multipotent stem cell (pluripotent stem cell)は，すべての血球に分化しうる能力をもち，最も未分化なものである．この多能性幹細胞から骨髄系幹細胞，リンパ系幹細胞に分化するが，これらの幹細胞は方向づけられた幹細胞 committed stem cell または前駆細胞 progenitor cell と呼ばれる．[1377]

造血幹細胞移植術 stem cell transplantation⇨同骨髄移植術→1107

造血幹細胞因子 stem cell factor；SCF ［SCF，肥満細胞増殖因子］ 肥満細胞増殖因子とも呼ばれるサイトカイン．造血幹細胞因子(SCF)は骨髄ストローマ細胞や血管内皮細胞などの細胞内で最初は膜結合型として合成され，プロテアーゼ消化により分泌型が産生される．SCF の受容体は *c-kit* 遺伝子がコードするチロシンキナーゼ型受容体で，これを最も強く発現している血液細胞は，肥満細胞，造血幹細胞，造血前駆細胞である．SCF は造血の初期に作用するサイトカインとして最も重要である．SCF 単独での作用は弱いが，その他のサイトカインとの相乗作用により，造血幹細胞や各種造血前駆細胞の増殖を支持する．[1377]

造血器〔官〕 hematopoietic (hemopoietic) organ 血球の寿命は短く，生涯を通じて特定の器官で血球がつくられ続ける．この造血を行う器官を造血器〔官〕という．胎生初期には胚子の卵黄囊壁などから分化した血島で造血が始まり，次いで肝臓での造血が主力となり出生時まで続く．胎生中期から脾内造血，骨髄造血が生ずる．リンパ球の造血に関しては出生前後には胸腺，出生後は骨髄とリンパ節およびリンパ組織で行われる．その他の血球は出生後，一生を通じて骨髄組織でつくられる．白血球の単球はリンパ組織でもつくられる．造血器官のいずれかが障害を受けると，他の造血器官が代償性造血を行うことがある．[778] ⇨参造血幹細胞→1812，胸腺→761，胚中心→2343

造血障害 dyshematopoiesis，impaired hematopoiesis 血球産生(造血)機構のなんらかの異常によってもたらされる血液異常を包括する用語で，特定の疾患を意味しない．ときに血球の消費破壊の亢進による場合を含めることもある．一般には，造血幹細胞障害による再生不良性貧血，赤芽球癆，鉄芽球性貧血，骨髄異形成症候群(不応性貧血)，発作性夜間ヘモグロビン尿症 paroxysmal nocturnal hemoglobinuria (PNH)，先天性赤芽球異形成症候群 congenital dyserythropoietic anemia (CDA)などが代表的な疾患だが，国が指定した特定疾患としての特発性造血障害には，再生不良性貧血，不応性貧血(骨髄異形成症候群)，特発性血小板減少性紫斑病 idiopathic thrombocytopenic purpura (ITP)，自己免疫性溶血性貧血，発作性夜間ヘモグロビン尿症，骨髄線維症などが含められている．[368]

総血漿量⇨参血漿量→917

造血促進因子 hemopoiesis-stimulating factor⇨同ヘモポエチン→2634

爪欠損 nail defect，anonychosis ［爪甲(そうこう)欠損症］ 先天性では，出生時より一部あるいはすべての爪甲の欠損を呈する．爪床部は肉柱が形成され，正常な爪甲は永久に生えてこない．遺伝性もあるが多くは散発例．X 線像で指趾末節骨の形成不全を伴うことがある．治療法はないが，対症療法として人工爪を貼付することがある．外傷でも爪母が障害を受けると爪欠損を生じる．[1028] ⇨参無爪(むそう)症→2787

ゾウゲ(象牙)粒 denticle⇨同ゾウゲ(象牙)質粒→1811

巣元方(そうげんぽう) Chao Yuan-fang 6世紀から7世紀の中国隋代の太医令(医学の最高官職)．610年に煬帝の勅を奉じて『諸病源候論』全50巻を編纂したことで知られる．[586]

相互依存性理論⇨同交流型(取引型)リーダーシップ→1065

爪甲(そうこう) nail plate ［爪板］ 一般に爪と呼ばれる部分．長方形またはほぼ長方形の半透明の角質板．縦横の2方向の彎曲をもつ．近位深部の爪母 nail matrix で増殖した細胞が角化してつくられる．色調は淡紅色だが爪甲の根本部分は乳白色を呈する．ここは爪半月といわれる角化が不十分な部分．構成物質であるケラチンは表皮角質層のケラチンよりかたく外部刺激に対する抵抗力が強い．1日に約 0.1 mm 伸びるが加齢とともに速度が遅くなる．[695,155] ⇨参爪郭(そうかく)→1804，爪母(そうぼ)→1826

双合圧迫 bimanual compression⇨同子宮双合圧迫法→1248

総合医療 comprehensive medicine 従来の，急性・慢性疾患の患者に対する生物医学的立場からのみ医療を行うのではなく，心理的・社会的側面からもアプローチし，全人的視点から医療，ケアを行おうとする考え方．家庭医療，地域医療においてのみならず，プライマリケア，疾患の予防と早期発見および治療とリハビリテーションをも含む包括医療においても，中心となる考え方である．⇨参包括医療→2659

爪甲(そうこう)**横溝** transversal furrow，transverse groove or ridge ［ボー線］ 爪甲表面に横走する凹みや隆起のこと．後爪郭を後退させるような外力の作用，後爪郭部の炎症などが原因となる(慢性爪囲炎，後爪郭部に対する外傷など)．すべての爪甲のほぼ同じ位置に形成される一条の横走する溝をボー Beau 線状という．これは過去に身体に生じた変化を知る手がかりとなる．熱性疾患，糖尿病，亜鉛欠乏，尿毒症などに伴う．[695,155]

爪甲(そうこう)**陥凹**⇨同爪甲(そうこう)点状陥凹→1813

総合看護 comprehensive nursing care 対象者を精神

そ

的・身体的・社会的側面などから多角的にとらえ将来を視野に入れた認識に立って継続看護を行うという看護の理念．アメリカのブラトン J. K. Bratton は「人間は個人個人に特有のニードをもっているとの認識を基盤として，個人の看護上のニードを満たそうとして働きかける過程である．これらのニードのなかには生理的，情緒的，経済的，社会的，そしてさらに社会復帰までに及ぶもろもろのニードが含まれている」と述べ，患者を社会のなかの一個人としてとらえる概念は現代の継続看護にも通じる．わが国では昭和 40 年代に包括医療がうたわれて医療の概念が広がるのに伴い，看護においても疾病・治療指向の診療介護にとどまらず，全人的な理解のうえに立った援助を目ざす総合看護が注目された．[311]

爪甲(そうこう)形成不全(異常)　onychodysplasia ［骨爪異形成症］ 爪甲が低形成あるいは欠損した状態．爪甲に限局する場合と全身疾患の部分症状とがある．示指に限局した先天性示指爪甲形成異常症では，末節骨の X 線像で末端に二分が確認できるものがある．膝蓋・肘の形成不全を伴う爪膝蓋骨症候群の部分症状では，母指に強くみられる爪甲の低形成を呈する．爪甲欠損例では爪床部に肉柱を形成．適切な治療法はなく，爪甲形成不全は生涯を通して持続．[1028] ⇨参無爪(むそう)症⇀2787，先天性外胚葉形成不全⇀1779

爪甲(そうこう)欠損症　anonychosis⇨同爪欠損⇀1812

爪甲鉤彎(そうこうこうわん)症　onychogryp〔h〕osis 爪甲が分厚くかたくなり，鉤型に彎曲する状態．原因としては，①指爪遠位端の隆起のため爪甲の成長が妨げられる(抜爪の繰り返し，ハイヒールの着用，外傷など)，②爪甲下角質増殖により爪甲が上方向に発育する(爪白癬，カンジダ症など)，③甲状腺機能低下症などの全身性疾患に関連したものなどがある．[695,155] ⇨参爪白癬(そうはくせん)⇀1823

爪甲(そうこう)色素線条　pigmentatio striata unguium，melanonychia striata，longitudinal melanonychia 爪甲に縦走する褐色ないし黒色の帯状の色素斑．原因としては，爪母におけるメラニン色素の産生増加によるもの，爪母に色素性母斑や単純黒子が存在するもの，悪性黒色腫の始まり，血腫や細菌感染症，外傷などがある．また全身疾患に伴うものとしてアジソン Adison 病，ポイツ・ジェガース Peuz-Jeghers 症候群などにみられる場合もある．このうち特に注意が必要なのは悪性黒色腫．急に色調が濃くなったり線状の幅が広くなったり爪甲の縦裂やハッチンソン Hutchinson 徴候(手足の指尖に色素斑が生じる)がみられたら悪性黒色腫を疑い検査，対処することが必要である．[695,155] ⇨参悪性黒色腫⇀140

爪甲(そうこう)周囲　perionychium⇨同爪郭(そうかく)⇀1804

総合周産期母子医療センター　母体の妊娠・分娩，胎児，新生児を対象とした救急医療ならびに高度で専門的な周産期医療を一体として提供する施設．妊娠早期から母体・胎児・新生児の管理，治療を一貫して行えるので，高度な母体管理を要する妊娠・分娩，胎児医療，また病的新生児，早産児の初期治療に迅速に対応できる．一般に，母体・胎児集中治療室(MFICU)と新生児集中治療室(NICU)とで構成されるが，さらに母体，胎児に対する集中管理分娩・手術室や産褥集中治療室，新生児に対する強化治療室や回復期治療室などを備えた施設もある．[158] ⇨参MFICU⇀81，NICU⇀87

増高肢誘導⇨同増大単極肢誘導⇀1820

爪甲(そうこう)縦裂症　onychorrhexis，nail splitting ［葦(い)状爪，爪縦裂症］ 爪甲に縦に亀裂を生じた状態．多くの場合，後爪郭部に対する外傷が原因．狭い横溝が連続している場合もある．神経疾患，貧血，甲状腺機能障害など全身的な要因によるものもある．爪扁平苔癬では多くの指爪に亀裂がみられる．[695,155]

双合触診法　bimanual palpation ［双手診，双手触診法］ 理学的診察における検者の両手を用いた触診法．腎臓，肝臓，子宮などの深部臓器を体表面から両手ではさんで，その形状，大きさ，かたさなどを触知する．[1164]

装甲心⇨同甲心(よろいしん)⇀2888

双合診　bimanual examination 左右両方の手を使って行う触診法．片手を腟内に，他方を腹部に置いて，子宮や付属器を両手ではさみ，その大きさ，可動性，有痛性などを診察する．内科領域では，主に腹部の臓器や腫瘤の触診に用いられる．[1323]

爪甲(そうこう)真菌症　onychomycosis⇨参爪白癬(そうはくせん)⇀1823

総合診療科　department of general medicine 患者の性別や年齢，特定の疾患や臓器にかぎることなく診療を行う科のこと．1970 年代後半から，高度な臓器別専門医療を行う大学病院や臨床研修指定病院に設置され，臓器別細分化した医療がかかえる問題への対応策の 1 つであり，また大規模な病院においては各専門科へ患者を振り分ける役割も果たす．[1465]

走行帯⇨同らせん帯⇀2896

増高単極肢誘導　augmented unipolar extremity lead⇨同増大単極肢誘導⇀1820

総合的品質管理⇨同TQM⇀114

総合的品質経営⇨同TQM⇀114

爪甲(そうこう)点状陥凹　nail pitting ［爪甲(そうこう)陥凹］ 爪甲表面に生じる小さな点状の凹みのこと．爪母近位端の炎症により不全角化が生じ，不全角化した角質が爪甲表面から脱落することによって生じるとされる．健常者でも生じるが，円形脱毛症，乾癬，尋常性天疱瘡，真菌症などでみられることがある．[695,155] ⇨参乾癬(かんせん)⇀628

爪甲白癬(そうこうはくせん)⇨同爪白癬(そうはくせん)⇀1823

爪甲(そうこう)白斑　leukonychia，leukopathia unguium 爪甲に斑点状あるいは線条状に生じた白斑のこと．①遺伝性(汎発性，部分性，線条，複合性など)，②後天性(真菌性，梅毒，マラリアなどの感染性疾患によるもの，慢性腎不全，糖尿病，熱性疾患，肝硬変などの疾患によるもの，外傷やマニキュア用エナメル，化学物質などによる局所的なもの)に分けられる．特に点状白斑は爪母の外傷に伴う軽い角化異常によるもので無治療で経過をみてよい場合が多い．原因疾患が存在する爪甲白斑は基礎疾患の治療を優先する．[695,155]

爪甲(そうこう)剝離症　onycholysis ［爪離床症］ 爪甲の遊離縁から爪根部に向かって爪甲が爪床より剝離してくる状態．原因として，①全身性疾患(循環障害，甲状腺疾患)，②皮膚疾患(尋常性乾癬，湿疹，扁平苔癬)，③局所性(外傷性，真菌性，接触皮膚炎)，④薬剤(抗癌剤，テトラサイクリン系抗生物質)などがある．原因の

除去により正常化することも多い.[695,155]

総合病院 general hospital 「医療法」において規定していた病院で，一般病床が100床以上あり，かつ内科，外科，産婦人科，眼科，耳鼻咽喉科の5つの診療科を有し，一定の施設，設備をもつものとされていた．1997(平成9)年の医療法改正で，地域医療支援病院の創設に伴って制度としては廃止され，総合病院という名称の法的根拠は失われた.[1010] ⇨参地域医療支援病院→1962

総合保健医療⇨同包括医療→2659

相互関連細胞⇨同樹状細胞→1392

相剋⇨同葛藤→532

相互作用 interaction 自己と他者(あるいは人間と環境)との間に直接的・間接的に相互の関係をつくる過程．相互作用の関係とは，他者からの刺激に対して受動的に反応するだけでなく，他者に対して個々人で異なる意味づけや解釈を行いながら，他者との相互関係性を築いていく関係.[446]

相互作用効果 interaction effect ［交互作用効果］ 要因配置法によって，2つの独立変数を同時に分析した場合に出現する効果で，第1の独立変数の効果が，第2の独立変数の効果によって影響を受けることを意味する．このように，要因配置法では独立変数の主効果と同時に，交互作用効果をみることができる.[980] ⇨参主効果→1389

相互作用論 interaction theory 社会心理学的過程が，何らかの意味で相互作用過程にあるとする立場から体系化しようとする社会心理学の考え方．1970年代以降は，人的要因のみの相互作用だけではなく，人的要因と状況要因との相互作用が重要視されるようになってきた.[446]

造語症 neologism 〔D〕Neologismus ［言語新作］ 日常的に使われる言語の語彙にはない個人的な意味・音声機能をもった言葉を使うことを指す．個人的・私的な産物のため，通常の言語的コミュニケーションには役立たない．一部の統合失調症患者にみられる症状でもある.[761]

相互神経支配⇨同相反神経支配→1825

相互浸透 transaction 自己と他者(人間と環境)が，一体の出来事ないし働きとして，相互に働きかけながら時間的に変容する過程のなかで成立する関係性のこと．この関係性の視点は現象学的な立場に立つ．キング Imogene King は，目標達成理論として看護実践のなかにこの考え方を位置づけている.[446]

造骨細胞⇨同骨芽細胞→1103

相互転座 reciprocal translocation 2つの染色体間で断片の交換が起こる現象．染色体の量的過不足を伴わない均衡型相互転座保因者の頻度は400-800人に1人の割合であり，表現型は正常である．しかし，次世代に不均衡転座をもつ異常児を出産する可能性があり，さらに習慣流産の原因ともなる．一方，造血幹細胞レベルに生じた9；22相互転座は，*BCR/ABL* 融合遺伝子を形成させ，慢性骨髄性白血病の原因となる.[1293]

相互伝導 two-way conduction⇨同両方向性伝導→2944

相互評価 mutual evaluation 自己評価のように自己の主観的な立場から教育に関する因果関係の評価をすることを目指すのではなく，教育者相互の立場から，または教育者と学習者の相互のやりとりからの評価，あるいは学習者同士による相互の評価を指す．その評価の意義は，評価者による評価の一面性を多面的で多様な視点から，主観的な思いこみからは気づかないよい点を見いだすことを目指すことにある．評価は何らかの基準に基づいて，それに照らしてのみ対象の位置づけをする場合が多い．それに対して相互評価は，このような評価の基準が評価対象の文脈を含め多面的にその本来の価値を判断することを目指す.[32]

総コレステロール total cholesterol；TC 血中コレステロールは，主として低密度リポタンパク(LDL)と高密度リポタンパク(HDL)中に存在．それぞれLDLコレステロール，HDLコレステロールと呼ばれ，高LDLコレステロール血症(140 mg/dL以上)や低HDLコレステロール血症(40 mg/dL未満)は動脈硬化の危険因子．血清コレステロール濃度を規定しているのは，主として肝臓におけるコレステロールの合成と異化(胆汁酸への変換と胆汁中への排泄)．総コレステロール濃度は肝臓の合成能の指標としても用いられ，基準値は140-219 mg/dL.[1181]

総コレステロール定量法 ⇨同血清総コレステロール定量法→919

搔痕(そうこん)⇨同搔破痕(そうはこん)→1824

操作 manipulation 実験研究を行う際に，変化を期待して実験群に加えられる介入のこと．最も単純な実験研究では，他のすべての要因を一定にした条件をつくり(一独立変数の対実験)，ある操作(独立変数)を加える実験群と加えない対照群を設定し，それに伴い変化する要因(従属変数)の差を検討する.[980]

総再生産率 gross reproduction rate；GRR 出生に関する指標の1つで，15-49歳までの女性の年齢別女児特殊出生率の合計をいう．再生産年齢(15-49歳)での死亡を考慮しない指標であり，1人の女性がその年次の年齢別女児出生率で一生の間に産むと仮定したときの女児数を表す．再生産年齢の女性が15-49歳の間に死亡することを考慮して算出したものは，純再生産率と呼ばれる．GRR＝[母の年齢別女児出生率/年齢別女性人口](15-49歳までの合計).[1406] ⇨参合計特殊出生率→993，純再生産率→1415

総サイロキシン検査 thyroxine；T_4 ［T_4検査］ サイロキシン(T_4)は甲状腺から分泌されるホルモンの1つで，テトラヨードサイロニンを指す．T_4は血液中では70-75％はサイロキシン結合グロブリン(TBG)と強固に結合し，残りの大部分はプレアルブミン(トランスサイレチン)やアルブミンとも結合．ホルモンとして作用する遊離型は0.05％以下．測定法はラジオイムノアッセイやエンザイムイムノアッセイが用いられる．総T_4の基準値は4.5-12.3 μg/dL．遊離型T_4の基準値は，T_4の0.02-0.04％で，濃度では1.5-3.0 ng/dLである．また，TBGの基準値は14-31 μg/mL(平均23 μg/mL)．甲状腺機能亢進症であるバセドウ Basedow病の検査に用いられる.[263] ⇨参サイロキシン→1177

走査型電子顕微鏡 scanning electron microscope；SEM ［SEM］ 電子顕微鏡の型式の1つ．電子線を試料に当て走査することによって，反射する二次電子の量の変化を検出する．試料の表面構造の観察に適している.[328] ⇨参透過型電子顕微鏡→2097

走査型電子顕微鏡検査 scanning electron microscopy 走査型電子顕微鏡による検査法．細胞表面の形態観察に適する．細く絞った電子線を試料表面に照射，走査し，照射点からの二次電子，反射電子を検出，増幅して，電気的記号に変換して試料像を描出させる．試料の密度，形，特性を立体的に生体に近い状態で観察できる．[1225]

走査装置⇨同スキャナー→1635

操作的思考 formal operational thought(thinking) ［形式的操作期の思考］ ピアジェ Jean Piaget(1896-1980)の認知発達段階の形式的操作期で，11-12 歳頃の青年期から可能になり一生続く思考．この段階では具体的現実だけでなく，直接経験できないような理論的可能性についても考えることができる．また，生の現実の資料を扱うのではなくそこに含まれる命題を扱い，命題間の論理的関係を扱うことができる．「もし～であれば」と仮説演繹的な方法をスムーズに行うことができるのが特徴．[1625] ⇨参認知の発達→2272，ピアジェ→2423

操作的診断基準 operational criteria 診断の信頼性，一致率と客観性や再現性を高めることと研究のための均一な対象を選択できることを目的として，1970 年代はじめから精神医学の分野にも導入された基準．現在，世界で広く用いられている代表的なものには DSM-Ⅳ-TR と ICD-10 の診断基準があり，わが国でも日常臨床で頻繁に使用されている．経験のいかんを問わず，だれが診察しても同じ診断名がつけられるように，従来のようなあいまいな定義ではなく，各疾患の診断根拠の項目に，診断を満たすために必要な諸症状がいかなる構成で組み合わされるときにその診断が確定されるかについての基準が規定されている．例えば，大うつ(鬱)病エピソードの基準では 9 つの各うつ症状項目中 5 つ以上が最低 2 週間認められることが必要となっている．したがって，操作的診断基準には診断を確定させるための明確な閾値が存在する．閾値が低ければ異なった疾患も診断してしまうことになり，逆に高ければ診断のもれが生じる．その疾患の特異度 specificity と感度 sensitivity をバランスよく保つように，閾値を設定することが大切である．[724] ⇨参多軸診断システム→1914，精神疾患の診断・統計マニュアル→1680

操作的定義 operational definition 事物についての本質による定義と異なり，具体的な実験手続きや操作の言葉で示された定義のこと．IQ などはその例で，精神年齢と生活年齢の比で示され，精神年齢そのものは観察された事実ではないが，ある特定の課題を被験者が遂行するかどうかという形で，最終的には直接・間接の経験的事実にまでさかのぼることができる．[980]

走査法 scanning, scan 超音波検査において，超音波を放射する探触子の位置や音波の方向を連続的に移動して被検体をビームで横断すること，または超音波像を得るための手法．機械走査法と電子走査法がある．探触子の形による分け方による分類では，リニア linear 走査は，探触子を平行に移動させるので長方形型を，サーキュラ circular 型とアーク arc 型は，探触子を円周に沿って移動させるので円形または円の一部の形を示し，セクタ sector 型とラジアル radial 型は，固定した点で探触子のビームの方向を扇形または全周囲性に走査するため扇形または円形を示す．複合走査型 contact compound は，探触子を自由に走査できるため特定の断面の形とはならない．[955] ⇨参セクタ走査法→1727，リニア走査法→2928

早産 premature delivery 妊娠 22 週以降から 37 週未満までの出産．全出産の約 4-5% を占める．流早産の既往，妊娠中の細菌性腟症，多胎，子宮奇形，筋腫合併などがリスク因子としてあげられる．児が未熟な場合，子宮収縮抑制薬などによる切迫早産の治療を行う．32 週程度までは肺の成熟を促すために分娩前に母体にステロイド剤投与を行うことがある．[998] ⇨参切迫早産→1739，早産児→1815，早期破水→1809

早産児

preterm infant 在胎 22 週以後 37 週未満に出生した児のこと．在胎 28 週未満を超早産児ということもある．新生児医療の進歩により，わが国では，在胎 26 週以降の生存率は 85% 以上に達している．在胎 34 週以下では，肺の成熟は不十分で肺サーファクタントの欠乏状態で出生してくることが多く，呼吸窮迫症候群を呈することが多い．在胎 32 週未満では，動脈管開存症や脳室内出血，脳室周囲白質軟化症，壊死性腸炎などの危険性が増す．早産児に対する周産期管理については，周産期母子医療センターでの母体を含めた胎児期からの管理に加え，出生後は新生児集中治療室での管理を必要とする．出生直後の集中治療に加え，慢性期には，慢性肺疾患，未熟児網膜症，くる病，貧血などへの対処が必要であり，新生児医療施設退院後も，長期的な発育発達のフォローアップが必要とされる．[159]

早産児の看護ケア

【看護への実践応用】看護では，在胎期間，出生体重，外表および神経学的な所見から新生児の成熟度を評価し，修正週齢を考慮し，それに応じたケアを提供することが基本となる．早産児の身体諸機能は正期産児と比べてさらに未熟であり，さまざまな病態，疾患が生じやすい．解剖生理，行動学的な特徴を理解したうえでケアを提供していく．

【ケアのポイント】環境温に左右されやすく，体温異常が生じやすい．低体温は呼吸循環状態を容易に悪化させ，生命にもかかわるため，適切な体温維持のためのケアが重要である．その他，呼吸状態の観察と酸素化を促すためのケア，新生児の状態に合った方法による必要な水分・栄養の補給，感染予防，皮膚損傷の予防，中枢神経系障害の予防と早期発見のための観察などがある．疾患，病態に対するケアと同時に，新生児の成長発達を促すためのケアとして新生児のストレスの軽減，環境調整なども重要である．また，早産児出産は両親にとっても，危機ともとらえられる体験であり，早期からの親子分離を余儀なくされることから，親子関係の発達にもさまざまなリスクを伴う．親子を 1 つのユニットととらえ，両親も含めたケアを提供していく．[496] ⇨参早産児→1815

総酸度《胃液の》 total acidity of gastric juice 胃液の酸性の中心は塩酸であり，遊離塩酸 free HCl とタンパク質，粘液などと結合している塩酸 fixed HCl とがあり，この両者を合わせて総塩酸 total HCl という．塩酸のほかには乳酸，酪酸，酢酸，酸性リン酸塩などの酸性塩があり，これらがすべて胃液の酸性に関係しているので，これらの総和を総酸度 total acidity という．胃液の酸度は pH メーターで測定すると 1.5-2 である．[307]

蔵志(ぞうし)　1759(宝暦 9)年に刊行された人体解剖学書．禁裏(宮中)の高位の医師であった古方派の医師・山脇東洋が，1754(宝暦 4)年，京都六角獄舎において官許を得て行った人体解剖(観臓)の記録．観臓に立ち会った門人の医師・浅沼佐盈の描いた解剖図(剝胸腹図，九蔵前面図，九蔵背面図，脊骨側面図，心背面図)を附してある(蔵は臓と同じで，はらわたの意)．同時代の西洋解剖学書と比較すると誤りが多く，解剖図も漠然としており稚拙だが，『解体新書』などの翻訳書とは異なり，実際の解剖に基づいたわが国初の実証的な解剖記録であり，その後の日本の医学の発展に及ぼした影響は大きい．また，解剖の対象となった屈嘉という刑死者への感謝の念を示した祭文が冒頭に掲げられており，文化史的にも興味深い．[983]　⇨参山脇東洋→2845

双子筋　gemellus　股関節外旋筋の 1 つで，上双子筋 superior gemellus muscle と下双子筋 inferior gemellus muscle からなる．上双子筋は坐骨棘から，下双子筋は坐骨結節から起こり，いずれも内閉鎖筋および転子窩に停止する．主に仙骨神経叢の神経により支配される．[237]

造歯細胞⇨同ゾウゲ(象牙)芽細胞→1811

造指術　phalangization, finger reconstruction　先天性または後天性に指が欠損した症例に対して，指を新たにつくる方法のこと．他部位からの骨移植・腹部皮弁を利用した方法や，足趾(主に母趾・第 2 趾)を手指へ移植 toe to hand transfer する方法がある．前者でつくられた指は，知覚がなくまた運動は期待できない．後者による指は，顕微鏡下での神経・血管吻合を行うため，知覚も回復され腱も移植するので運動機能も維持できる．また，後者のうち別の方法として他部位から骨移植術を施し，さらに趾の爪を含めた皮膚(神経，動静脈)を指に移行 wrap around flap transfer し，顕微鏡下に指の神経と動静脈を吻合して行う方法もある．[688]

総指伸筋　extensor digitorum communis；EDC　上腕骨外側上顆および前腕筋膜から起始する共通頭より起こり，前腕の後面下部で筋腹は 4 本の腱に分かれて第 2-5 指の背側で指背腱膜に移るが，腱の末端は 3 本に分かれる．中央の腱は中節骨の底につき，両側のものは末節骨の底につく．橈(とう)骨神経深枝支配で第 2-5 指を伸展させる．[1037]

双耳聴診器⇨同両耳聴診器→2941

喪失　loss　何かを失うこと．現代社会において，失う対象は多岐にわたっている．主に配偶者などの近親者や友人の死や別離，離婚，孤独，自然災害などによる住み慣れた家や場所からの転居，経済面での喪失，また社会の中での役割や地位の喪失，そして疾病や事故による身体の一部や機能の喪失などがあげられる．喪失体験には大きなストレスと悲しみが伴い，失った状況に再適応する必要が生じてくる．近年，阪神・淡路大震災をきっかけに災害による喪失体験に対する心のケアが盛んに行われるようになっている．[718]

桑実状動脈瘤　berry aneurysm⇨同囊状動脈瘤→2303

桑実胚　morula　受精卵は卵割と呼ばれる細胞分裂を繰り返し，透明帯の中で，全体の大きさは変化せず，胚細胞 1 個 1 個は次第に小さくなる．受精後約 3 日で 12-16 個となった胚はその形状から桑実胚と呼ばれる．桑実胚は卵割を続けながら卵管を移動して子宮内腔に入る．桑実胚は分化，分割して胚盤胞(胞胚)になり，透明帯から脱出して着床する．[998]

爪縦裂症⇨同爪甲(そうこう)縦裂症→1813

双手触診法⇨同双合触診法→1813

双手診⇨同双合触診法→1813

爪床(そうしょう)　nail bed　爪甲下面に密着し爪半月遠位端から爪下皮に至る間の軟部組織．上皮部と結合組織部に分けられる．爪床上皮は正常では顆粒層が欠如し，ほとんど角化しない．結合組織部は膠原線維を主体とし，末節骨背面にシャーピー Sharpey 線維が入り込んでいる．[695,155]　⇨参爪甲(そうこう)→1812

爪床(そうしょう)**炎**　onychia, onychitis　［爪炎］　爪の自由縁(爪郭，爪甲遊離縁)からの細菌，ウイルスあるいは真菌による感染が爪甲下の爪床に波及したもの．[695,155]　⇨参爪郭(そうかく)→1804

創傷感染⇨同創感染→1806

創傷管理　wound management　創傷治癒環境を整えながら行う局所療法で，感染のコントロール，湿潤環境の維持，創面は消毒せず十分な洗浄，壊死組織の除去などが大切である．創感染時には細菌の毒素などのため創状態は悪化する．しかし消毒をしても細菌は残存し，創治癒に必要な細胞の傷害によって感染率がむしろ高くなり治癒も遅延する．創面の消毒ではなく，十分な洗浄こそが大切である．また創面に壊死組織があると炎症は持続し感染しやすくなるため，壊死組織の除去も行う．創傷が治るのは細胞の遊走と増殖によるため，至適環境として湿潤環境の維持とともに保温なども考慮する．切創や裂傷，手術創，あるいは褥瘡や下腿潰瘍，瘻孔など，あらゆる創傷において，創の状態を観察するとともに病因を理解し，患者の全身状態や心理状態も考慮したうえで，具体的な局所療法を選択し実行することが創傷管理に求められる．また結果を判定し実践が有効であったかの評価も必要である．[977]

創傷検査　examination of wounds　人体(生体・死体)に何らかの創傷がみられる場合，臨床や死体検案，解剖などの場でその創傷についての法医学的検査が行われる．創傷検査の基本は，所在部位，種類，形，方向，大きさや深さ，数，配列状態などについて観察し正確に記録することであり，適宜スケッチや写真などが利用される．さらに創傷検査の所見をもとに，成因(凶器とその用法)や受傷時期の推定，死体なら生前の創傷か死後の創傷かの鑑別，死因との因果関係の評価，自・他殺または事故の鑑別，生体なら創傷治療期間の判定などが必要に応じて行われる．創傷検査の記録およびそれに基づく法医学的判断は，例えば傷害や殺人事件の裁判において有力な証拠となり，犯罪を立証するうえできわめて重要な役割を果たすことも多い．[548]

巣状糸球体硬化症　focal glomerular sclerosis；FGS⇨参巣状糸球体病変→1816

巣状糸球体腎炎⇨参巣状糸球体病変→1816

巣状糸球体病変　focal glomerular lesion　［塞栓性巣状腎炎］　全体の糸球体の中の一部の糸球体に病変がみられるときを指すのが巣状 focal であり，1 つの糸球体の一部に病変がみられることを分節状 segmental という．

例えば一部の糸球体の一部に硬化病変がみられるものを巣状分節状糸球体硬化症という．また分節状を省略することもあり，半数以下の一部の糸球体をおかすものを巣状糸球体腎炎，一部の糸球体の一部の分葉に壊死や梗塞がみられるものを巣状塞栓性糸球体腎炎などと呼ぶ．[1610] ⇨㊜巣状分節状病変⇀1817

創傷ジフテリア wound diphtheria ジフテリア菌による創傷感染で，気管切開後のような新鮮創にみる変化と，肉芽創にみる変化の2つの場合がある．新鮮創の場合のほうが症状が激しく，創面は不潔灰白赤色，線維素性苔をかぶり，この苔は剝離困難である．肉芽創の感染は比較的良性で無症状のこともあるが，肉芽の弛緩，線維素苔をみることもある．細菌学的検査を必要とし，診断が決定したら抗生物質，免疫血清療法を行う．[517]

巣症状 focal symptom ［局在症状］ 大脳神経系の特定部位の損傷により，損傷局所に対応した一定の機能障害が生じる場合にみられる症状のこと．局在症状とも呼ばれる．病巣と障害(特に言語，行為，認知などの障害)との間に安定した一対一の対応関係があるか否かは，特に失語，失行，失認などの神経心理学的な症状の場合に問題となる．局在症状の変動要因には，神経解剖学的要因，病因要因，利き手と半球優位性，性差，個人差などがある．巣症状の局在診断は，脳梗塞などの限局性病巣では容易であるが，認知症性疾患での主要症状とその責任病巣の局在診断は困難なことが多い．[413]

巣状進行麻痺⇨㊐リッサウェル麻痺⇀2926

創傷清浄化⇨㊐デブリドマン⇀2069

創傷性猩紅熱(しょうこうねつ) wound scarlet fever 猩紅熱は小児に多いA群溶血性連鎖球菌による感染症で，飛沫感染が主であるが，まれに皮膚の創傷や粘膜に溶血性連鎖球菌，ブドウ球菌などが感染して起こる場合がある．この皮膚，粘膜からの感染による場合をいう．[517] ⇨㊜猩紅熱(しょうこうねつ)⇀1432

創傷洗浄 wound toilet⇨㊐創洗浄⇀1819

巣状塞栓性糸球体腎炎⇨㊜巣状糸球体病変⇀1816

躁状態 manic state ［D］manischer Zustand 気分の高揚，意欲の亢進，活動性の過多，自尊心の肥大，多弁，観念奔逸，注意散漫などによって特徴づけられる状態．躁うつ(鬱)病(双極性障害)の躁状態が典型であるが，その他脳器質疾患，代謝障害，感染症，内分泌疾患，ステロイドなど薬物性，中毒精神病においてもみられることがある．躁病においては，気分は患者のおかれた状況にそぐわないほど高揚し，愉快で陽気な気分からほとんど制御できない興奮に至るまで，さまざまである．気分高揚は活力の増大を伴い，活動性の過多，談話心迫，睡眠欲求の減少を伴う．社会的抑制は失われ，注意散漫になる．自尊心は肥大し，誇大的な言動が目立つ．[1226] ⇨㊜躁病⇀1825

創傷治癒 wound healing, healing of wound 創傷の性状・部位によって治癒反応の過程を炎症期(受傷4，5日)，肉芽形成期(6日以降)，瘢痕期(1，2週以降)の3種類に分類する．これらの治癒反応は受傷直後より始まり，相互に重なり合いながら進行する．臨床的には治癒形式は次の3形式がある．一次治癒(清潔下に縫合などにより閉鎖された創の治癒形式)，遅延一次治癒(三次治癒ともいう．開放創にて放置し，良好な肉芽組織が生じ，感染がコントロールされた3-5日後頃に縫合閉鎖して治癒を図ると二次治癒より回復が早い)，二次治癒(感染した創は開放創の状態にすると，表皮欠損のある創の中に肉芽組織が充満し，その上に上皮が再生し，瘢痕を残して治癒する：感染創や熱傷など)．創傷治癒の過程は栄養，ビタミンC，微量元素，必須アミノ酸，酸素などの要因により左右される．[711]

創傷ドレッシング材 wound dressing⇨㊐創傷被覆材⇀1817

創傷熱 traumatic fever⇨㊐無菌熱⇀2782

巣状肺炎 focal pneumonia ［気管支肺炎，小葉性肺炎］ 肺炎の病理形態学的分類の1つ．肺小葉領域に広がる多中心性の肺炎のこと．その広がりは解剖学的な区域には相応していない．境界不鮮明で2-3 cmまでの種々の大きさの，灰色，灰黄色のかたくもろい病巣で，表面は軽度に盛り上がり割面は細顆粒状を呈する．黄色ブドウ球菌性肺炎や嚥下性肺炎が代表的であるが，近年は多くの肺炎がこの形をとる．[1019]

巣状肺気腫 focal emphysema 病理組織学的な分類で，汎小葉性・小葉中心性肺気腫以外の気腫性変化のことをいう．成因は雑多である．硬化性肺結核に合併する瘢痕性肺気腫や肺気腫が疾患として注目される以前，形態学的に診断されていた巨大な気腫性嚢胞の多くがこれに属する．この巣状型の肺気腫を，瘢痕周囲に現れ不規則に分布する不規則型 irregular type と，胸膜小葉間隔壁あるいは気管支に沿って出現する傍隔型 paraseptal type に分ける考え方もある．[1019]

層状白内障 lamellar cataract, zonular cataract ［層間白内障］ 水晶体皮質下の核周囲に円盤状の混濁を認める白内障で，先天白内障でみられる．視力低下は軽度であることが多い．[1250]

創傷被覆材 wound dressing ［創傷ドレッシング材］ 創傷を被覆し，治癒を促進する目的で用いられる医療材料．多くは創傷を保護し，治癒に適した湿潤環境を保つ機能をもつ．褥瘡，熱傷，外傷によるびらん，潰瘍に用いられる．ハイドロコロイド，アルギン酸塩，ポリウレタンフィルムなど多種類あり，創傷の深さに応じて適切に選択する必要がある．[113]

巣状病変 focal lesion 広義にはその広がりが局所的な病変を指す．腎臓においては組織学的に一部の糸球体に病変が認められるものを巣状病変といい，各糸球体の限局した部位にのみ病変が認められるものを分節状病変という．巣状病変に対してびまん性病変という用語が対の概念として使用される．[1531]

巣状分節状病変 focal segmental lesion 巣状とは一部の糸球体に病変がみられること，また分節状とは糸球体内の一部に病変が局在していることをいう．したがって，一部の糸球体に，かつ糸球体の一部に病変があることを指し，代表的な疾患として巣状分節状糸球体硬化症 focal segmental glomerulosclerosis(FSGS)がある．[1610] ⇨㊜巣状糸球体病変⇀1816

巣状分節性糸球体硬化症⇨㊜巣状分節状病変⇀1817

増殖 proliferation, multiplication, propagation 細胞分裂・出芽・発芽などにみられるように，組織の構成成分あるいは類似した組織，物質の付加によって成長・発育，または増大すること．腫瘍性と非腫瘍性に大別される．[1531] ⇨㊜過形成⇀491

増殖因子⇨同成長因子⇀1698

増殖型原虫 tachyzoite⇨同タキゾイト⇀1911

増殖期《子宮内膜》 proliferative phase ［卵胞期］ 月経初日から黄体形成ホルモン(LH)の濃度が急上昇する直前までの期間．卵胞発育が起こる時期であり，長さには差があるが，月経周期の13日程度が平均的である．閉経が近くなると短くなる傾向がある．受精が起こらなければエストロゲンとプロゲステロンの濃度が低下し，子宮内膜ははがれ落ちて月経が開始する．増殖期のはじめには卵胞刺激ホルモン(FSH)がやや多めに放出され3-30個の卵胞が成長するが，増殖期後半になるとFSH濃度が低下し，成長した卵胞のうち1個だけ(主席卵胞)が発育を続ける．この卵胞は間もなくエストロゲンを分泌するようになり，その刺激を受けた他の卵胞は吸収され消失する．[1510]

増殖曲線《細菌の》 growth curve 液体培地に細菌をごく少量接種し，経時的に培地中の菌数を求めて，時間と菌数(対数)を図にしたもの．この図から培地中での細菌の発育は，誘導期 lag phase，対数増殖期 logarithmic phase(指数増殖期 exponential growth phase)，定常期 stationary phase，減少期(死滅期) phase of decline の4期に分けられる．誘導期は細菌の増殖がほとんど認められない時期で活発な増殖を開始するための準備期．対数増殖期は一定の速さで菌数が指数的に増加する時期．定常期は菌数の増加も減少も認められない時期で，新しく生じた菌と死滅する菌との平衡状態が保たれている．死滅期に入ると死滅する菌が増加していく．[324]

増殖硝子体網膜症 proliferative vitreoretinopathy；PVR ［PVR］ 裂孔原性網膜剝離の重篤な合併症で，網膜上，網膜下，硝子体中に線維性細胞増殖反応が生じ，増殖膜の形成と収縮により剝離網膜が牽引固定されて復位を妨げる．増殖膜は，網膜裂孔から遊離した網膜色素上皮細胞や網膜神経膠細胞などの増殖や化生と膠原線維の産生によって形成される．原因は，穿孔性眼外傷や陳旧性網膜剝離など．このほか，医原性の要素もある．治療は，初期では強膜内陥術(強膜バックリング)を，それ以外では硝子体手術を行う．[1309]

増殖性炎 productive inflammation ［過形成性炎］ 慢性化した炎症でみられることの多い組織変化で，肉芽組織の増殖を主体とする炎症を呼ぶ．急性炎症においては組織反応の主体は滲出反応であるが，まれに増殖反応がより高度である場合や滲出反応に組織の増殖反応が加わっている場合もある．増殖性炎は炎症刺激に対する組織細胞の増殖変化で，組織中のマクロファージやリンパ球，肥満細胞，あるいは線維芽細胞，血管内皮細胞などの増殖を意味する．一種の修復過程であり，時間が経過すると肉芽組織は線維化あるいは瘢痕化する．増殖性炎の結果，強い線維化をきたした例として，肝硬変や萎縮腎があげられる．[1531]

増殖性糸球体腎炎 proliferative glomerulonephritis；PGN 糸球体には，糸球体基底膜とメサンギウム基質という細胞外基質成分があり，細胞(糸球体上皮細胞，内皮細胞，メサンギウム細胞)の形態保持，代謝，分化増殖，物質の輸送などに深く関与している．こうした作用に何らかの誘因が働き，メサンギウム基質の増加や構成成分の増殖性変化が起こった糸球体をもつ腎炎のことを一般的に増殖性糸球体腎炎と呼ぶ．[963]

増殖性天疱瘡(てんぽうそう) pemphigus vegetans⇨参天疱瘡(てんぽうそう)⇀2089

増殖糖尿病網膜症 proliferative diabetic retinopathy；PDR 糖尿病網膜症の病期を重症度で，単純糖尿病網膜症，前増殖糖尿病網膜症，増殖糖尿病網膜症と3つに分類したときの3番目(最重症)の病期．網膜毛細血管の閉塞による虚血を基盤とし，網膜や視神経乳頭上に新生血管が発症したときをもって始まる．網膜前出血や硝子体出血，牽引性網膜剝離を生じると高度の視力低下をきたし，硝子体手術が必要となる．失明の主な原因は網膜剝離と血管新生緑内障．[1309] ⇨参増殖網膜症⇀1818，前増殖糖尿病網膜症⇀1771

増殖網膜症 proliferative retinopathy 網膜上や網膜下，硝子体腔内に増殖膜の形成をみる網膜症の総称．代表的なものに，糖尿病網膜症，網膜静脈閉塞症，増殖硝子体網膜症などがある．[1309] ⇨参糖尿病網膜症⇀2126，増殖硝子体網膜症⇀1818

装飾用義手 cosmetic upper extremity prosthesis 外観を「手」に似せ復元することを目的としてつくられた義手．片側上肢切断では対側上肢で日常生活動作が遂行できるので，切断側の外観を重視するため普及している．塩化ビニル製の手袋型のものは手に似ているため最もよく用いられるが，強度は劣り積極的な機能は有していない．最近は合成樹脂の骨格をもち，他動的に曲げることが可能で，軽いものを把持できるパッシブハンド passive hand も実用化されている．[1557]

総腎機能試験⇨同腎機能検査⇀1511

送信パルス initial pulse ① energising pulse 振動子を励振するための電気パルス，② transmitted pulse 探触子から放射された超音波パルス，③表示の時間軸の最初の部分に描かれた送信パルス，がある．②の意味で使用されることが多い．[955]

増生 hyperplasia⇨同過形成⇀491

双性イオン amphoteric ion⇨同両性イオン⇀2942

造精機能 spermatogenic function，spermatogenesis ［精子形成能］ 精巣の精細管において胚細胞(精祖細胞)から精子を形成する能力をいう．精子形成の促進にはさまざまな因子が関与している．そのなかでも下垂体から分泌されるFSH，ライディッヒ Leydig 細胞から分泌されるテストステロン，および精細管の支持組織であるセルトリ Sertoli 細胞の働きが特に重要である．また，精巣の大きさは造精機能の状態によって決まるので，逆に精巣の大きさやかたさは造精機能をよく反映する指標である．[1431]

躁性昏迷 manic stupor 〔D〕manischer Stupor 昏迷とは意思の表出がまったく，あるいはほとんどない状態であり，外的刺激にも反応しない．統合失調症の緊張病性昏迷が有名であるが，うつ(鬱)病や心因反応においてもみられ，それぞれうつ病性昏迷，ヒステリー性昏迷と呼ばれる．躁病において昏迷を示すことはまれではあるが，ときにみられることがあり，緊張病性昏迷との鑑別が困難な場合がある．[1226] ⇨参躁病⇀1825

双生歯 geminated teeth ［双胎歯］ 癒合歯の1つ．正常の歯と過剰歯が癒合したものや，歯胚が不完全に分裂して生じたものをいう．下顎乳前歯部に認めることが多い．このような形態異常歯が存在すると良好な咬

合は得られない．[760] ⇨参癒合歯→2860

双生児 twin ［双胎児］ 2児を体内に同時に保有するもの．一卵性双生児は必ず同性で，二卵性双生児では同性または異性．[1631]

双生児研究⇨参双生児研究法→1819

双生児研究法 twin method ［双生児法］ 遺伝生物学的研究方法の1つ．双生児には，1受精卵が2つに分割される一卵性双生児と2つの受精卵より生じた二卵性双生児がある．一卵性にしても二卵性にしても双生児は，体内においてはほぼ同じ生育環境を共有する．これに対してゲノムは，一卵性双生児は同一であり，二卵性は通常の同胞と同じように平均半分のゲノムを共有する．したがって，ある患者の罹患の一致率が一卵性と二卵性で異なるならば，その差はゲノム共有率，すなわち，遺伝的差異であると推定できる．また，一卵性双生児が異なる環境に育った場合，心身機能や形態に差異が生じれば，環境要因が影響したと推測できる．このように双生児研究は，疾患の遺伝要因，環境要因およびその相互作用についての重要な情報を提供する．[1118]

双生児法 twin method⇨同双生児研究法→1819

創洗浄 wound cleansing ［創傷洗浄］ 外傷などで異物が入って感染の危険がある傷口を，多量の洗浄液を用いて洗い流すこと．術後創や褥瘡部が化膿して滲出液が多い場合などに洗浄する．創部の粘膜をきれいにすることで，表皮細胞の再生を促し，創傷の回復を早めることを目的に行う．創傷治癒過程に応じて洗浄を考慮する．受傷して間もない外傷性の傷口(炎症期)では，汚染した異物や細菌数を減らすためにできるだけ早期に大量の洗浄液で洗い流すことで，炎症を抑えることができる．肉芽が盛り上がってきた傷(増殖期)では，創治癒に必要な生殖細胞などが滲出液に含まれているため，清浄な湿潤環境を保つことがポイントになる．ドレッシング材の交換時に創面に残った異物を取り除いたり，創面が創周囲の皮膚面から汚染されないよう清浄に保つために同時に洗浄をする．膿汁などで汚染された感染創は，創面も十分洗い流す．洗浄液は体液により近い生理食塩水が刺激が少ないために用いられる．また，熱傷の場合などは身近にある水道水を使ってとっさに洗い流すこと(その際に水疱は破らないよう注意する)が，冷やすことも兼ねての応急処置となる．通常は，体温程度に温めた生理食塩水を滅菌ずみの注射器に吸い上げ，創面に対して軽く圧をかけながら患者に痛みのないことを確認し，まんべんなく洗い流す．創面を無理にこすらない．同時に創周囲の皮膚面は広範囲に弱酸性の石けんなど洗浄剤を用いて洗う．洗浄前後には，創面の出血の有無，創部の形状，滲出液の有無，性状などについて観察しておき，感染あるいは回復の徴候を早く把握する．創面への消毒薬の使用は創傷治癒に必要な表皮細胞(上皮細胞)を含めて障害されるため避ける．[1248] ⇨参洗浄→1763

総蠕動⇨同大蠕動→1881

想像 imagination 過去の経験をもとにして，それを新しい形に再構成すること．単なる記憶の再生ではないが，例えば，今この場にいない馬を想像するような場合を再生的想像という．他方，空を飛ぶ鳥の知覚と，馬の知覚をつくり変え，翼のある馬ペガサスを想像するというように，想像が特に目的をもたずになされる場合，これを空想という．それに対して，瀕死の患者の知覚と自己の表象を再構成し，瀕死の状態にある自分自身を想像し，患者に対して共感するなどといった場合のように，ある問題解決に向かって，特定の方針のもとに目的をもって行われる想像を，創造的想像または生産的想像と呼ぶ．想像力という場合，多くは創造的想像の能力を示していると考えられる．また，他人の想像に従う場合を模倣的想像という．[603] ⇨参空想→811

想像妊娠 pseudocyesis, imaginary pregnancy ［妄想妊娠］ 妊娠を切望するか，逆に極度に恐れる女性に生ずる妊娠様症状．無月経やつわり，ときに胎動を訴えることもある．尿の妊娠反応検査で妊娠を除外する．妊娠していないことを理解すると症状は消失する．[998]

層層縫合 layer to layer suture 腸管縫合の一法で，両脚の粘膜層と粘膜層，漿膜・筋層と漿膜・筋層を各層縁が正しく接合するように縫合する方法(層層2列法)．本法は腸管両脚の創縁が各層同士それぞれ正しく接合されると粘膜欠損も狭窄もなく，血管網交通枝の形成も早い．一般的には，本縫合法よりも創傷癒合に最も重要とされる粘膜下組織の接合が良好なギャンビーGambee縫合が，腸管縫合によいとされる．[711]

臓側心膜 visceral pericardium⇨同心外膜→1509

双胎一児死亡 death of one twin 妊娠初期において双胎の1児が子宮内で死亡すること．死亡児は消失(vanishing twin)し，中期までに死亡すると圧縮胎児 fetus compressus または紙様胎児 fetus papyraceus として娩出される．一般に胎児死亡の場合に母体に播種性血管内凝固(DIC)が発生することがあり，双胎の1児死亡の場合にも母体および生存児にもDICの可能性がある．1児死亡による循環動態の生存児への影響が大きく，特に双胎間輸血症候群の場合は生存児の予後は不良で，直ちに娩出する必要がある．二絨毛膜性双胎の場合は生存児が未熟であれば，モニターと母体のDIC検査を並行して待機することもある．[998]

双胎間輸血症候群 twin-to-twin transfusion syndrome；TTTS ［胎児間輸血症候群］ 一絨毛膜二羊膜性双胎においては，1つの連続した胎盤より出る2本の臍帯によって，2人の胎児が栄養されているが，胎盤で2児の血管が吻合しているために，血液を与える側(供血児)と血液をもらう側(受血児)とができ，供血児は，循環血液量が減少し尿量が減少するため羊水過少を呈し，受血児は循環血液量の増加のため尿量が増加し羊水過多を呈する病態(図)．従来は，これによる受血児と供血児のヘモグロビン値の差や体重の差を含めて定義さ

●双胎間輸血症候群

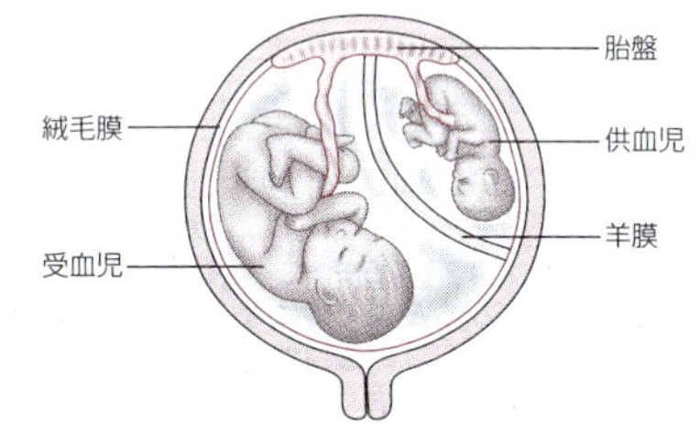

れていたが，現在は，一絨毛膜二羊膜性双胎における2児間で羊水過少，羊水過多を呈した状態をいう．重度の場合には，供血児は腎不全や循環不全を呈し，受血児は胎児水腫，循環不全を呈して両児とも死に至ることもあり，生存しても神経学的予後が不良な場合が多い．近年，胎内にて羊水吸引や内視鏡(胎児鏡)下で，胎盤上の両児間の吻合血管をレーザーにて凝固する胎児治療(胎児鏡下胎盤吻合血管レーザー凝固術)が開発され，病態の改善や予後の改善が認められている．[159]

相対危険〔度〕 relative risk；RR 疫学で問題とする危険要因と疾病との関連の強さを示す指標の1つ．危険要因への曝露群の疾病または死亡の発生率と，非曝露群の発生率との比をいう．危険度の比という意味では，本来，累積罹患率(死亡率)の比であるが，単に罹患率(死亡率)の比〔罹患率比(死亡率比)〕も相対危険ということが多い．[1406] ⇨参オッズ比→407，リスク比→2923，罹患率→2920

双胎歯 twin teeth⇨同双生歯→1818

双胎児 twin⇨同双生児→1819

相対湿度 relative humidity ［比湿］ ある気温において含有しうる最大の水蒸気量(飽和水蒸気量)に対し，空気中に実際に含まれている水蒸気含有量の割合をいい，%で表す．空気中に含まれる水蒸気量は同じでも，空気の湿り具合は温度によって異なるので，単に湿度という場合は相対湿度をいうことが多い．[1360] ⇨参湿度→1317，絶対湿度→1737

総大静脈肺動脈吻合術⇨同TCPC→112

総体水分量 total body water；TBW ［体液量，体内総水分量］ 生体を構成している液体成分の総称で体液を意味する．体重の約60%が体液であり，その40%が細胞内液，20%が細胞外液．脂肪量が相対的に多い成人女性では体重の55%という値が得られている．乳児では体重のおよそ77%といわれ，加齢とともに体液量は減少する．細胞外液はさらに血管内に存在する血液(8%)，間質液(12%)に分かれて分布する．各種臓器および筋組織などの軟組織では，生体組織の大部分を占める重要な成分で，生体の生活現象に不可欠なもの．[174]

相対生存率 relative survival rate ある集団において実際に観測された生存率(実測生存率)の，標準集団における生存率(期待生存率)に対する比をいう．実測生存率の評価に用いる．わが国では期待生存率として毎年公表されている簡易生命表の生存率を用いることが多い．[1406]

相対濁音⇨同比較的濁音→2428

増大単極肢誘導 augmented unipolar extremity lead ［増高肢誘導，増高単極肢誘導，ゴールドバーガー誘導］ 現在使用されている心電図の単極肢誘導のこと(aVR，aVL，aVF)．中心電極を不関電極として関電極はおのおの右手，左手，左足に置き，その間の電位差を測定する．中心電極を不関電極とすることで電位が1.5倍となる．[226]

相対的欠格事由 relative grounds for disqualification 欠格とは，人が特定の地位または業務につくために法律上一定の資格を要するとされている場合に，その資格要件を欠いていること．欠格になるべき事由(理由または原因となる行為あるいは物理的事実)を欠格事由という．例えば，精神障害者であれば，一律に資格などを与えないという絶対的欠格事由と，場合によっては資格などを与えないこともあるという相対的欠格事由がある．わが国では，1993(平成5)年の「精神保健法等の一部を改正する法律」で，栄養士，調理師，製菓衛生師，診療放射線医師の4免許およびケシ栽培の許可について，精神障害者を絶対的欠格事由から相対的欠格事由に改める改正が行われた．医師，看護師などについては以前より相対的欠格事由となっている．[691]

相対的生物学的効果比《放射線の》⇨同生物学的効果比→1704

相対的赤血球増加症 relative erythrocytosis ［相対的多血症］ 循環赤血球量は増加していないのに，循環血漿量が低下しているために，単位血液中の赤血球が増加しヘマトクリット値が高くなっている状態．水分の摂取不足，下痢，嘔吐，熱傷，利尿薬などの原因が明らかな場合と原因の明らかでない体質によるものがある．原因が脱水である場合は補液を行う．[1495] ⇨参赤血球増加症→1732

相対的多血症 relative polycythemia⇨同相対的赤血球増加症→1820

相対的瞳孔求心路障害 relative afferent pupillary defect；RAPD⇨同マーカス=ガン瞳孔→2724

相対的入力瞳孔反射異常 relative afferent pupillary defect；RAPD⇨同マーカス=ガン瞳孔→2724

相対度数 relative frequency ［相対頻度］ 度数分布において，観測された数量データを階級に区分したときに，各階級に含まれるデータの個数(度数)の全観測数に対する割合をいう．相対度数の総和は1となる．全観測数の異なる2つの集団の度数分布を比較するときなどに用いる．[1406]

双胎妊娠 bigeminal pregnancy，twin pregnancy 2人の胎児が子宮内に存在する状態．超音波検査で絨毛膜と羊膜の数を調べる膜性診断によって，大きく一絨毛膜双胎(一絨毛膜一羊膜双胎，一絨毛膜二羊膜双胎)と二絨毛膜双胎(二絨毛膜二羊膜双胎)に分けられる．一絨毛膜双胎では胎盤は1つ，二絨毛双胎は胎盤は2つとなる．また卵膜診断により1個の受精卵から2個の胎芽に分割した一卵性と2個の受精卵がそれぞれ着床した二卵性に分類される．妊娠高血圧症候群，早産のリスクが高くなり，双胎間輸血症候群，一児胎内死亡が起こる可能性も生じる．[1323]

相対評価 relative evaluation 何かあらかじめ決められた目標や目標値によって評価することではなく，対象とする評価単位を母集団として，その中での相対的位置をさぐることから出てくる評価である．例えば二次関数の方程式を解くというような問題のでき不できを絶対的な基準として評価するならば，それを基準とする評価は絶対評価となる．それに対してその二次関数の問題が多様にあり，その中での点数によって個々人の相対的な位置や順位を決めるときは相対評価となる．しかしこのような基準自体は本来絶対的なものではなく，時代や社会的な背景によって基準自体が変わる場合もあり，絶対評価の基準自体が本質的には相対的なものであるともいわれている．[32]

相対頻度⇨同相対度数→1820

相対不応期 relative refractory period⇨参不応期→2521

双胎分娩 twin birth 双胎児妊娠の場合，微弱陣痛や胎位異常などが起こりやすく，胎児の第1児(先進して

そ

いる児）と第２児の胎位の組み合わせで，分娩様式を決定する．第１児と第２児がそれぞれ，①頭位と頭位，②頭位と骨盤位，③骨盤位と頭位，④その他の場合がある．①および②は経腟分娩の選択が可能である．しかし第１児娩出後，２児目の娩出困難で緊急帝王切開となる可能性もあり，最初から予定帝王切開となることが多い．また③の場合，２児の頭がかぎ状になり，分娩が停止した状態になりやすいので，予定帝王切開の適応となる．[1323]

総胆管 common bile duct；CBD 胆嚢管と肝管の合流部（三管合流部）から十二指腸開口部に至るまでの胆管のこと．胆嚢癌取扱い規約の中部胆管と下部胆管に相当．通常の長さは 5.5-9 cm．[279] ⇨参胆管→1931

総胆管拡張症 cystic dilatation of common bile duct ［**先天性総胆管拡張症，総胆管嚢腫**］ 総胆管が嚢腫状あるいは紡錘状に拡張し，大部分の症例で膵管胆道合流異常を認める．合流異常に基づく胆汁酸の膵管への流入により，膵酵素の活性化を招き，胆管炎や膵炎を生じる．腫瘤（右上腹部），腹痛，黄疸の三主徴すべてが揃うことはむしろ少ない．腹痛の多くは合併する膵炎によるもので，血中や尿中のアミラーゼなどの膵酵素値が上昇する．腹部超音波・腹部 CT・MRCP（核磁気共鳴膵胆管造影）検査などの画像診断で確定される．外科的治療が原則で，肝管空腸ルー・ワイ Roux-Y 吻合により胆道の再建を行う．通常は長期予後は良好であるが，無症状で放置された場合は，胆道系の癌の発生をみることがある．[753]

総胆管結石症 choledocholithiasis 総胆管に存在する結石．高齢の男性に多い．ビリルビンカルシウム石がほとんどでコレステロール石はまれ．大部分は胆管で生成されたと考えられるが，一部は胆嚢から落下してきたと推定されるものもある．総胆管を閉塞した場合は閉塞性黄疸をきたす．胆管炎の合併が多く，その際の腹痛，発熱，黄疸をシャルコー Charcot の三徴という．血液検査上は胆汁うっ滞所見を呈する．超音波検査ではしばしば腸管ガスのため結石を確認できないことがある．その際は，CT や経静脈的排泄性胆道造影（IVC）が有用．また内視鏡的逆行性胆道造影（ERC）や肝内胆管が拡張している場合に行う経皮経肝胆道造影（PTC）は，診断後にカテーテルを留置しうっ滞胆汁を排出することもできるので頻繁に施行されている（経鼻胆管ドレナージ，経皮経肝的胆道ドレナージ）．治療は，従来は開腹下に総胆管を切開し除去する方法が唯一とされてきたが，最近は内視鏡的乳頭切開術（EST）を行い自然排出させる方法やバスケットカテーテルを用いた摘出法が基本となっている．[279] ⇨参胆道結石→1950，胆石症→1945

●総胆管結石による胆管炎に対する経鼻胆管ドレナージ

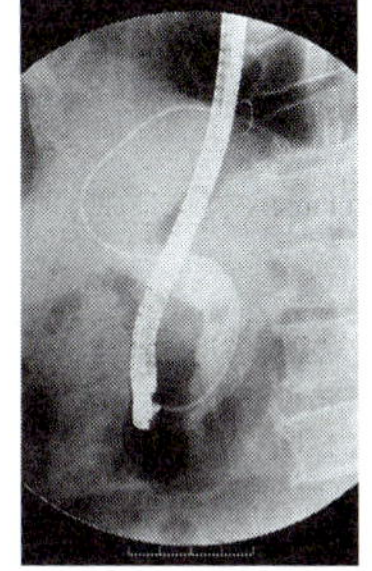

総胆管十二指腸吻合術 choledochoduodenostomy 胆汁内瘻術として総胆管結石，胆管狭窄，傍乳頭憩室，膵胆管合流異常などの疾患に対して，また膵頭十二指腸領域癌による下部胆管の閉塞に対する姑息的手段として行われる術式．総胆管の側壁と十二指腸を吻合する側側吻合術と，総胆管を切断し，その肝側胆管と十二指腸を吻合する端側吻合がある．生理的に近く，吻合が１か所で手術侵襲も小さいが，食物の胆管内逆流によって胆管炎を続発する危険性がある．[1401]

総胆管切開術 choledochotomy 肝内・総胆管結石の切石，閉塞性黄疸の解除，胆道再建後の減圧などを目的に行う手術．胆嚢管分岐部より十二指腸側で総胆管前壁を長軸方向に 1.5-2 cm ほど切開し，胆汁を吸引しながら結石の場合には結石の除去，胆道鏡による検索を行う．次の場合に適用される．①既往または現在黄疸のあるもの，②胆管炎の疑いがあるとき，③胆嚢・胆管造影で胆管内結石の認められるとき，④いわゆる胆石症術後再発，⑤手術所見で胆管の拡張，肥厚があるとき，⑥胆管内に結石のある疑いのあるとき，⑦胆嚢内に多数の小結石があるとき，⑧胆嚢管が拡大し結石が胆管内に排出された疑いのあるとき，⑨胆汁が濁り胆泥，胆砂，膿汁を認めるとき，⑩術中胆管造影で結石，通過障害のあるとき．閉鎖に際しては通常，胆汁を術後に体外に誘導するための T チューブを設置してから縫合する．これは胆管内に残存した結石を除去するのに適した方法で，結石残存の恐れのない場合は一時的に縫合する方法もとられる．他に総胆管と腸管を吻合する方法もあるが，消化管から総胆管内へ腸液と食物が逆流し，手術後に難治の胆管炎を起こすことが多い．[1401]

総胆管切石術 choledocholithotomy 総胆管を切開して肝内・総胆管結石を除去する外科的手法．通常，胆嚢摘出術に引き続き行われ，石取り鉗子，胆道匙，カテーテル，洗浄などを組み合わせて胆石を取り除く．総胆管切開部より T チューブを留置し，一定期間胆汁を体外へドレナージする．[1401]

総胆管造瘻（ろう）術 choledochostomy ［**総胆管フィステル形成術，総胆管瘻（ろう）造設術**］ 胆汁を体外に誘導する外胆汁瘻造設術の１つで，閉塞性黄疸に対する減黄，感染胆汁の排除，胆道減圧，術後胆道鏡の使用などを目的とする．総胆管結石に対する総胆管切開後に T チューブを留置する方法が代表的．その際 T チューブは胆道内圧を減らし，縫合部の狭窄を防止する役割があるが，術後遺残結石に対する胆道鏡による精査，切石を行う目的も増えている．[1401]

総胆管嚢腫 choledochal cyst⇨同総胆管拡張症→1821

総胆管フィステル形成術⇨同総胆管造瘻（ろう）術→1821

総胆管閉塞症 obturation of common bile duct 胆道閉鎖症の一種で，総胆管が閉塞した状態．先天性と後天性がある．先天性は総胆管の無形成・低形成などの奇形で，新生児では高度の黄疸が続く．後天性には，炎症性瘢痕，結石，腫瘍など総胆管内に原因がある場合と，総胆管の下部や膵頭部に発生した悪性腫瘍またはリンパ節転移などによる総胆管外の原因による場合，外傷・手術などによる総胆管損傷が原因となる場合がある．症状として黄疸と胆汁うっ滞による瘙痒感がみられる．診断は超音波検査，コンピュータ断層撮影(CT)，核磁気共鳴画像診断(MRI)，点滴静注胆囊胆管造影法(DIC)，経皮経肝的胆管造影法(PTC)，内視鏡的逆行性胆膵管造影法(ERCP)などによってなされる．治療は，原因が良性か悪性か，閉塞部位・閉塞範囲などにより多岐にわたる．[1395]

総胆管瘻(ろう)造設術⇒同総胆管造瘻(ろう)術→1821

総タンパク質濃度 total protein concentration⇒同血清総タンパク質濃度→919

双腟 vagina duplex, double vagina⇒同重複腟→1382

造腟術 colpopoiesis ［人工造腟術］ 先天性，後天性の腟欠損症や腟閉鎖症において人工的に腟管をつくる形成術．円滑な性生活を可能とすることを目的としており，不妊治療とはなりえない．術式は観血法，非観血法に分けられる．非観血法は腟前庭をヘガール Hegar 頸管拡張器などで圧迫したあと，プロテーゼを装着させる．治療日数が2-4か月と長く，狭窄を起こしやすいことが欠点である．観血法にはワルトン Wharton 法，マッキンドー McIndoe 法，S状結腸利用法，直腸利用法がある．ワルトン法は腟入口部を切開し，膀胱と直腸を剝離し腟管に相当する部分をつくる．マッキンドー法はワルトン法で作成したトンネルに皮膚片を移植する方法．S状結腸利用法と直腸利用法は腟管としてS状結腸や直腸を利用する方法で確実性には優れているが，手術としての侵襲は大きい．[996]

装着前訓練 preprosthetic exercise 義肢の装着訓練を行う前の訓練で，手足の切断という大きな心理的ショックの軽減と身体的機能練習を含めたものである．機能練習は，切断端より中枢関節の拘縮予防，関節可動域の拡大，筋力強化練習である．下肢切断の場合は，健側下肢と体幹筋力強化練習，バランス練習，正常な姿勢保持，断端の浮腫の予防，断端への荷重練習があり，切断後の早期リハビリテーションは，切断者の早期社会復帰獲得のため効果的である．[1557]

早朝嘔吐 morning sickness, morning vomiting 早朝に起こる嘔吐．妊娠初期にみられることが多い．ホルモン異常に関連した症状と考えられている．このほか頭蓋内圧亢進，尿毒症，アルコール依存症(飲酒後)，胃手術後などでもみられる．[369]

早朝覚醒 early morning awakening 不眠症の1つのタイプで，夜間睡眠時の覚醒が望ましい時間より早く起こり，以後再入眠できないものをいう．不眠症ではこのタイプのみではなく，入眠困難や中途覚醒という他のタイプの不眠症を同時に示すことが多い．在宅高齢者を対象とした調査で中途覚醒が24.1%に認められたのに対し，早朝覚醒は14.0%であったという．早朝覚醒が比較的特徴的に認められる疾患にうつ(鬱)病と睡眠・覚醒リズム障害がある．DSM-Ⅳでは大うつ病エピソードの診断基準の1つにほとんど毎日の不眠として早朝覚醒があげられている．[857]

総腸間膜症 mesenterium commune 胎生期の腸回転が起こらないため，十二指腸下行脚に空腸がつながる状態で腹腔内右側に位置し，大腸が左側に位置する状態で，両者の共通腸間膜(総腸間膜)が後腹膜に固定されない病態．新生児期に中腸軸捻転や腹膜靱帯による十二指腸圧迫のため，イレウス症状を呈すると，手術による整復，固定が必要であるが，成人例では偶然に発見されることが多く，便秘などさまざまな腹部症状を訴えることが多い．無症状の場合は経過観察となる．[1632]

早朝空腹時血糖値⇒同空腹時血糖値→812

早朝血圧上昇 morning surge(rise) 夜間から早朝にかけての急激な血圧上昇のことで，交感神経系の活性が関与していると考えられている．また，脳血管障害をはじめとする心血管イベントの発症に関係していることが報告されている．[549]

総腸骨静脈 common iliac vein 内・外腸骨静脈が合流して形成される左右2本の静脈幹で，総腸骨動脈の後方に位置する．第4腰椎から仙腸関節に達し，左右対側の総腸骨静脈は合して下大静脈に結ばれる．[452]

総腸骨動脈⇒同腸骨動脈→2011

総腸骨リンパ節 common iliac node 腹部大動脈分枝部直下から総腸骨動脈に沿って存在するリンパ節群．内・外腸骨リンパ節からリンパ流を受け，大動脈周囲リンパ節に流出する．[1221]

早朝頭痛 morning headache 脳腫瘍の患者において，早朝時に体内の二酸化炭素が蓄積し，脳圧が高くなり頭痛をきたすこと．[35]

総鉄結合能 total iron binding capacity；TIBC 血清中の鉄はトランスフェリンと結合して存在しており，トランフェリンが結合することができる鉄の総量のことを総鉄結合能という．基準値は240-390 μg/dL．鉄欠乏性貧血で高値，二次性貧血，ヘモクロマトーシス，肝障害，ネフローゼ症候群などで低値となる．また鉄飽和度は，(血清鉄/総鉄結合能)×100で算出され，基準値は約30-40%である．[656] ⇒参トランスフェリン→2162

相同器官 homologue, homologous organ 見かけ上の形態は異なるが，その発生起原が同じである器官．例えば，鳥の翼とヒトの上肢など．また，男性の精巣と女性の卵巣．精巣と卵巣は同じ部位(生殖隆起)に性腺の原基が造られるが，その後，①性染色体の違い(Y染色体の有無)と，②性ホルモンの違い(特にテストステロンの有無)により，形態形成が違ってくる．[1044]

双頭歯 bicuspid⇒同小臼歯→1430

相同染色体 homologous chromosome 同一の遺伝子座，大きさ，形状をなす1組の染色体．1対の相同染色体の片方は父親，もう片方は母親に由来する．コルセミド処理した分裂中期像は二倍体からなり，光学顕微鏡で容易に観察できる．[1293]

総動脈幹 truncus arteriosus 胎生期初期において心内膜洞の伸長の際の屈曲により発生する大動脈幹で，続いて大動脈と肺動脈とに分割されていく．[202,487]

総動脈幹遺残 persistent truncus arteriosus⇒同総動脈幹症→1822

総動脈幹開存症⇒同総動脈幹症→1822

総動脈幹症 truncus arteriosus ［総動脈幹遺残，総動脈幹開存症］ ブキャナン A. Buchanan(1864)によりはじめて記載された心奇形で，心基部より1本の大血管が起始し，この大血管から冠〔状〕動脈，肺動脈，大動脈が分枝する．先天性心疾患の1-4%に出現する．胎生期の総動脈幹の大動脈，肺動脈中隔の形成不全が病因で，総動脈幹は心室中隔欠損上に騎乗して3または4半月弁尖をもち，大動脈型の幹または大動脈から肺動脈が派生する．その分枝型には上行大動脈から肺動脈幹(1型)，左右肺動脈(2型)，上行大動脈から右肺動脈，下行大動脈から左肺動脈(3型)，大動脈離断を伴い肺動脈，動脈管，下行大動脈路をもつ奇形(4型)，下行大動脈から左右肺動脈派生(5型)に分けられる．肺動脈閉鎖，動脈管開存による両肺灌流は大動脈1本によってなされ，総動脈幹に似る奇形は仮性総動脈幹pseudotruncusとして区別される．左右肺動脈絞扼術，ラステリRastelli手術，バルベロ・マーシャルBarbero-Marcial手術などが行われる．[319]

●総動脈幹症

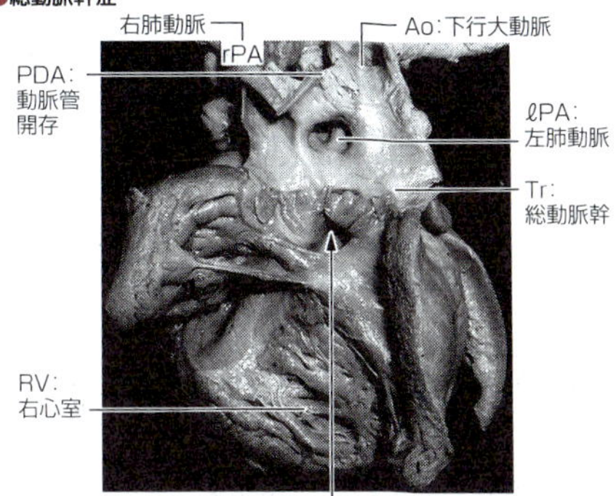

創ドレナージ wound drainage⇨同創吸引⇀1809

挿入《DNAの》 insertion DNAの中にそのDNAとは別のDNAが挿入され，1本のDNA分子となること．例えば，動物細胞の染色体DNAに，プラスミドDNAまたはその他のDNAが組み込まれることなどをいう．その結果，遺伝子(タンパク質コード領域)に挿入が起きた場合たいていは突然変異が生じる．[723]

挿入変異 intercalation ［インターカレーション］ DNAなどに塩基対が挿入されることにより遺伝学的形質が変異すること．3の倍数の挿入ではアミノ酸の付加が起こるが，それ以外ではアミノ酸配列の解読枠がずれるフレームシフトのため下流のアミノ酸配列が大きく変化する．トランスポゾンによる遺伝子転移などの際には比較的多数の塩基付加が生ずる．[437]

壮年期 middle age, prime of life 厳密な定義はないが，30歳前後から60歳前後を指すことが多い．青年期と老年期の中間に位置し，最も安定した時期で心身ともに充実し，家庭においても社会においても中核をなす存在であり，次の世代をつくり育てる時期である．エリクソンEriksonの発達段階では，親密性対孤独の葛藤を解決し，生殖性対停滞の問題に取り組む時期である．[980]

増粘剤 thickener 水に溶解または分散して粘稠性を生じる高分子物質からなる食品添加物．摂食・嚥下障害患者が安全に食事をとるために，誤嚥しにくい食物形態に調整する種々の増粘剤が開発されている．とろみをつけるもの，ゼリー状にするものに大別され，病棟で簡便に使用できるのは前者であり，デンプンを主成分とし，水分に混ぜてとろみをつける．時間，温度による粘度の変化，味の変化など，各製品の特徴で使い分ける．[427]

壮年性脱毛症⇨同男性型脱毛症⇀1944

搔爬(そうは) curettage, curettement, abrasion 腫瘍など体内の異常組織や胎児などを掻き取って除去すること．子宮内膜搔爬術などがある．[485]

総肺気量 total lung capacity⇨同全肺気量⇀1791

総肺血管抵抗⇨同全肺血管抵抗⇀1791

総排出腔遺残 persistent cloaca ［**先天性総排泄腔，総排泄腔開存症**］ 肛門と泌尿生殖器が1つの共通の腔に開口している先天性形態異常．胎生期の尿直腸隔膜の発育異常により起こる．治療は，出生直後の結腸瘻造設が必要で，幼児期に直腸・腟貫通術，思春期には腟形成術を行う．[474]

総肺静脈還流異常症 total anomalous pulmonary venous drainage；TAPVD ［**総肺静脈結合異常症**］ 通常，左房に還流するすべての肺静脈が右房やそれに還流する静脈へ流入する奇形で，ウィルソンJ. Wilson(1798)によって報告されたのが最初である．先天性心疾患の2%を占める．肺静脈は左房を介さずに右上大静脈，奇静脈，左腕頭静脈(垂直静脈経由，8字型胸部X線像)，冠状静脈洞，横隔膜下静脈(門脈，静脈管，胃静脈，脾静脈，上腸間膜静脈など)へ直接または総肺静脈腔経由で，単独または複数の経路により還流する．還流経路が長い結合，特に横隔膜下還流型では静脈狭窄または閉鎖を伴う場合がある．生下時よりチアノーゼが強く，救命のためには新生児期の外科手術が必要である．[319] ⇨参肺静脈還流異常⇀2338

●総肺静脈還流異常症

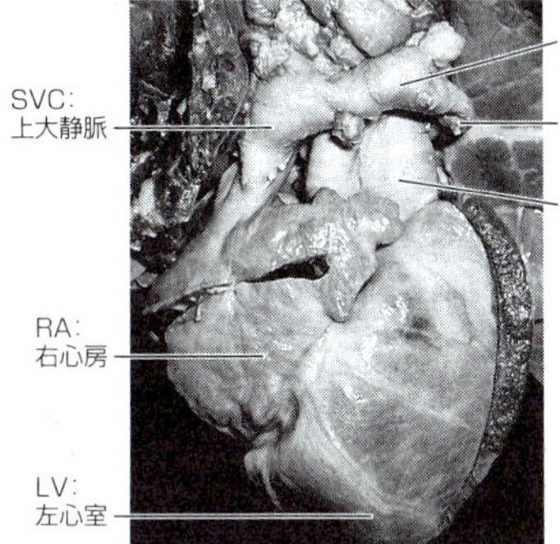

総肺静脈結合異常症 total anomalous pulmonary venous connection⇨同総肺静脈還流異常症⇀1823

総排泄腔開存症⇨同総排出腔遺残⇀1823

総排泄腔外反⇨同膀胱腸裂⇀2666

総排泄腔癌 cloacogenic carcinoma ［シュナイデル癌，シュナイダー癌腫］ 肛門管内に出現する癌で，胎生期の総排泄腔の遺残から発生．肉眼的分類には，小結節型，潰瘍型，輪状型，ポリープ型があり，組織学的分類には，移行上皮型と類基底細胞型がある．[1531]

爪白癬(そうはくせん) tinea unguium ［**爪甲白癬**(そうこうはくせん)，**爪白癬**(つめはくせん)］ 皮膚糸状菌による爪の感染症．真菌による爪の感染症である爪真菌症の中で最も頻度が高い．足白癬に合併しやすく，足に好発するが，手にも生じうる．主要原因菌はトリコフィトン・ルブルム *Trichophyton rubrum*，トリコフィトン・メンタグロフィテス *T. mentagrophytes*．初期は1本の爪の混濁から始まり，徐々に罹患本数が増えるが，すべての手足の爪が等しくおかされることはまれ．人口の約10% が罹患者と推測され，高齢者層で罹患率が高い．病型は爪表面に白斑を認めるのみの表在性白色爪白癬，爪の遊離端や側爪郭から混濁肥厚を生じる遠位部側縁部爪甲下爪白癬，後爪郭から混濁する近位部爪甲下爪白癬，1本の爪甲全体がおかされる全層性爪白癬．いずれも自覚症状はない．白濁変性した爪組織から皮膚糸状菌を検出して診断する．外用抗真菌薬に反応しない例が多い．近年ではテルビナフィン塩酸塩，イトラコナゾールなどの内服抗真菌薬を3-6か月内服することで治癒率は80% にまで上昇したが，肥厚の著しい爪，楔状に混濁した爪は難治である．[1484] ⇒参白癬(はくせん)→2361，足白癬(はくせん)→150，爪カンジダ症→1806

掻破痕(そうはこん)　scratch mark，excoriation　［**掻痕**(そうこん)，**ひっかき痕**］　手指の爪で掻破した後に生じる線状または点状の表皮剝脱のことで，掻痕ともいう．ときに出血，痂皮の付着を伴う．一般に自覚の有無にかかわらず，瘙痒の客観的指標となる．[95] ⇒参表皮剝脱→2494

掻破(そうは)**試験**⇒同スクラッチテスト→1637

早発陰(恥)毛症　premature pubarche　［陰毛早発症］　部分的思春期早発症の1つ．病的早期に恥毛，腋毛を認めるが，他の二次性徴の徴候を伴わない場合を指す．男子より女子に10倍多いとされる．早発乳房に比べ，きわめてまれ．中枢神経系に異常を有する小児において頻度が高いとされる．恥丘，外陰部皮膚のアンドロゲン感受性亢進(テストステロンの5αリダクターゼによるジヒドロテストステロンへの変換亢進)や副腎由来のアンドロゲン分泌過剰によると考えられている．[684] ⇒参思春期早発症《男子》→1283

早発型発達緑内障⇒同乳児緑内障→2234

早発月経　precocious menstruation⇒同早発初潮(初経)→1824

早発思春期⇒同思春期早発症→1283

早発射精　ejaculation praecox，premature ejaculation　［早期射精，早漏］　性交開始後射精までの時間が極端に短い場合を早期射精と呼ぶ．その時間に統一的な定義はない．一般に性的経験の未熟な若い男性では生理的なものであり，経験とともに改善する．しかし，ごくわずかな刺激で射精が起こることが反復すると，それによって本人に心理的苦痛が生じ，さらには異性関係の維持が困難になる場合がある．これは性的にパートナーを満足させなければならないと感じて緊張が高まると早期射精が生じやすく，その結果，男性としての不全感や焦燥感のため，さらに性交に対する不安が増強するといった心理的悪循環による場合も多い．パートナーによる揶揄，非難などが原因になることもあり，逆にパートナーの理解と受容的な態度が改善に結びつく．器質的原因としては包茎によって亀頭が刺激から保護された状態の場合が多い．[353]

早発初潮(初経)　precocious menarche　［早発月経］　思春期前年齢において月経様出血のみが発来するもので，他の思春期早発症状を伴わない状態を指す．部分的思春期早発症の1つとして分類されているが，まれな病態．視床下部-下垂体-性腺系が一過性に機能亢進状態となり，エストロゲン分泌が起こることで生じると考えられている．一般に排卵を伴わず，2-3回性器出血発作を繰り返すことがあるが，その後思春期は正常に発来し，身長，骨年齢ともに正常である．鑑別疾患としては，脳腫瘍(過誤腫など)といった真性思春期早発症，エストロゲン産生卵巣腫瘍，ヒト絨毛性ゴナドトロピン(hCG)産生腫瘍，マキューン・オルブライト McCune-Albright症候群，甲状腺機能低下症などといった仮性思春期早発症があげられる．また乳児の場合は横紋筋肉腫や異物などを否定しておく．[684] ⇒参思春期早発症→1283

早発性リンパ浮腫(水腫)　lymphedema praecox　ミルロイ William F. Milroy(1855-1942)により記載された遺伝性(常染色体優性)両脚浮腫(水腫)の一型で，リンパ管閉塞により主に思春期に発症する．これに対し，中年期に発生するものを遅発性リンパ浮腫(水腫)lymphedema tardaという．リンパ管造影で下肢の深部リンパ管の欠如ないし狭窄がみられる．[319] ⇒参リンパ浮腫→2960

早発乳房症　precocious mammary hypertrophy　［**早発乳房発育，早発乳房肥大症，乳房〔発育〕早発症**］　部分的思春期早発症の1つ．思春期徴候発現以前(通常7歳未満)に片側あるいは両側の乳房肥大を認めるが，他の二次性徴の徴候を伴わない場合を指す．通常，乳頭，乳輪の発達を認めない．乳腺(乳管)のエストロゲン感受性が亢進して乳腺が増殖するとされている．6か月から2歳の間によくみられるが，多くは6か月から6年で消失する．その後の体型，成長，妊孕性に影響しない．早発乳房は自然に軽快する良性の病態であるため治療は要しないが，ときに真性および仮性思春期早発症の初期症状のことがあるため，乳房腫大が軽快するまでの定期的観察は必要である．[684] ⇒参思春期早発症→1283

早発乳房発育　premature thelarche⇒同早発乳房症→1824

早発乳房肥大症⇒同早発乳房症→1824

早発閉経　premature ovarian failure，premature menopause　40歳未満の女性にみられる続発性無月経で，早期に卵巣機能が低下，無月経が持続する．血中ゴナドトロピン〔卵胞刺激ホルモン(FSH)，黄体形成ホルモン(LH)〕が高値で，エストロゲンは低値である．性染色体異常(XOあるいはXの部分欠損)によるものもあるが，大部分は原因不明である．X線の照射や卵巣毒性のある抗癌剤などの投与でも生じる．更年期症状を訴えることが多い．挙児希望の場合，排卵誘発法を行うが無効なことが多い．ホルモン補充療法の適応となる．[998]

掻爬(そうは)**反射**　scratch reflex⇒同ひっかき反射→2458

層板　plate，lamella　［ラメラ］　椎間板の線維輪を構成する，中央の髄核を取り囲むように同心円状に配列するコラーゲン線維の層．長管骨では骨皮質内の血管・神経を取り囲むように同心円状に配列する骨基質の層をいう．隣り合う層のコラーゲン線維は異なった方向に配列される．[244]

そ

爪板 nail plate⇒同爪甲(そうこう)→1812

相反《遺伝子の》 repulsion 2つの突然変異遺伝子が1本の染色体上に存在し，それぞれの野生型遺伝子が相同染色体上に存在している場合，2つの突然変異遺伝子が一緒に伝達される状態のこと．[1225]

爪(そう)半月 selene unguium, lunula 爪甲近位部で前方に凸状の半月状を呈する部分．爪甲深層の角質の水分含量が多いため乳白色を呈する．爪甲の未熟な角化に由来．出現率は部位，年齢により差がある．[695,155] ⇒参爪甲(そうこう)→1812

層板小体 lamellar corpuscle ［**パチニ小体，ファーター・パチニ小体**］ 手掌，足底，特に指趾尖の皮下組織に分布し，主に圧覚，振動感覚をつかさどる長径2mm以上に及ぶ大型の感覚神経終末小体．断面は多数の層板が同心円状にみられる．茎部と体部とからなり，体部は中心芯，内棍，外棍からなる．下極から無髄神経が入る．[778]

相反神経支配 reciprocal innervation ［**相互神経支配，交互支配，逆支配**］ 筋の収縮が起こる場合に，同時にその拮抗筋が弛緩するような神経支配．あるいは交感神経と副交感神経の活動が逆になるような神経支配．[1274]

相反抑制 reciprocal inhibition 伸展反射や屈曲反射（逃避反射）の際に伸筋や屈筋の興奮と同時に拮抗筋の弛緩が起こる現象．脊髄レベルでの抑制によるもの．一方の興奮時には相手を抑制するように働く神経的な結合による．[824] ⇒参拮抗筋調節→693

総腓(ひ)骨神経 common peroneal nerve, common fibular nerve 坐骨神経から分岐した2幹（総腓骨神経と脛骨神経）のうち外側にある細い神経．下腿の筋群と皮膚に分布するほか，膝関節，足関節にも関節枝を出す．大腿二頭筋腱の内側縁に沿って下行し，下腿の腓骨頭のすぐ下で腓骨の外側を前下方に回り，浅腓骨神経と深腓骨神経とに分かれる．浅腓骨神経は下腿外側の筋群（長・短腓骨筋）へ筋枝を出し，皮枝は下腿下部と足背の大部分の皮膚に分布する．腓骨筋群は足の底屈，外返し，外側縦足弓，横足弓の保持に働く．深腓骨神経は脛骨外側の下腿深部を下行し，下腿前面と足背の伸筋群（前脛骨筋，長母指伸筋，長指伸筋，短指伸筋）を支配する．皮枝はわずかに足背の一部（母指と第2指の分岐部）の皮膚に分布する．下腿の伸筋群は足指の伸展と足関節の背屈の作用をもつ．総腓骨神経は腓骨頭下で浅層に位置するため障害されやすく，障害されると拮抗筋の作用で足の下垂が起こる．また，長時間の正座で起こる足のしびれは総腓骨神経の圧迫によるとされる．[1044] ⇒参下腿の神経→519，坐骨神経→1185

総腓(ひ)骨神経損傷 common peroneal nerve injury 総腓骨神経は坐骨神経より分岐し，浅腓骨神経，深腓骨神経，膝関節枝に分かれる．神経支配は足関節と足趾の背屈筋群，すなわち前脛骨筋，長母趾，長趾伸筋などに分岐し，骨折やギプスの圧迫などにより損傷すると下垂足になる．[1014]

象皮症⇒同象皮病→1825

総鼻道 common nasal meatus 上・中・下の各鼻甲介と鼻中隔との間の呼吸路のことをいう．[98]

象皮病 elephantiasis ［**象皮症**］ フィラリア症の一症状で，リンパ系に寄生する成虫により引き起こされるリンパ系の閉塞やリンパ管炎が原因となる．結果としてリンパ液がうっ滞することで増殖性変化が起き，長期間を経て組織の線維化や肥厚をきたし象の皮膚のような状態になる．[288] ⇒参フィラリア症→2515

躁病 manic psychosis 躁うつ(鬱)病において，うつ病と対極にある症状を呈するもの．近年の診断基準における用語の中では，双極性障害の躁病エピソードのことであるとみなしてよい．躁病相だけがみられる単極性躁病はまれで，うつ病相を伴う双極性障害（躁うつ病）であることがほとんどである．症状としては，気分，思考，欲動，行動面での病的高揚や過活動が，数日からときには数か月にわたって持続する．陽気で上機嫌となったり，怒りっぽく不機嫌で敵対的となる．自尊心の肥大，睡眠欲求の減少，多弁，観念奔逸，注意散漫，意欲亢進，社会的活動の増加，多動，興奮，性的逸脱，浪費などがみられ，妄想や幻覚を伴うこともある．躁病の治療には，ハロペリドールやオランザピンなどの抗精神病薬を用いるとともに，炭酸リチウムやバルプロ酸ナトリウムなどの気分安定薬を使用する．[686]

躁病エピソード manic episode アメリカ精神医学会の「精神障害の診断と統計の手引き」新訂版（DSM-Ⅳ-TR）やWHOの「国際疾病分類」第10版（ICD-10）などの診断基準で用いられる気分エピソードのうちの1つ．躁うつ(鬱)病の躁病相のこと．躁病エピソードを構成する症状の内容はそれぞれの診断基準によって多少の違いがあるが，気分高揚，易怒性，自尊心の肥大，睡眠欲求の減少，多弁，観念奔逸，注意散漫，目的のある活動の増加，精神運動興奮，性的無分別や浪費などである．アメリカにおける調査では，躁病エピソードの初発は平均年齢が20歳代前半で若年での初発が多いが，50歳以上での初発もみられる．[686] ⇒参躁病→1825

躁病性興奮 manic excitement 躁病もしくは躁状態でみられる興奮のこと．多くは爽快気分や易怒性があり，さまざまな行為への意欲が亢進し，たえず動きまわる．まとまりのない行動の多発（行為心迫）である場合や，焦燥を伴い攻撃性の著しい高まりがみられる場合がある．躁病性興奮は，緊張病性興奮のような衒奇的で不自然な興奮とは異なり，また器質性精神障害でみられるような意識障害を伴わない．[686] ⇒参躁病→1825

総ビリルビン量 total bilirubin；TB ビリルビンはヘムの代謝産物で，血清ビリルビンの80％以上は赤血球ヘモグロビン由来である．血清中のビリルビンはグルクロン酸を抱合している抱合型ビリルビン，他の物質と化学結合していない非抱合型ビリルビン，アルブミンと結合しているデルタ(δ)ビリルビンに分画され，これらすべてを合計したものが総ビリルビンである．総ビリルビンはジアゾ試薬に対する反応状態から直接ビリルビンと間接ビリルビンに2分画される．基準値は総ビリルビン0.2-1.0 mg/dL，直接ビリルビン0.4 mg/dL以下，間接ビリルビン0.2-0.7 mg/dL．血清中の総ビリルビン濃度が増加すると黄疸となり，眼球粘膜や皮膚の黄染がみられる．[258]

臓腑 Zang-fu ［五臓六腑］ 人体内部の器官のこと．『黄帝内経』以来の中国伝統医学では，臓を心，肺，脾，腎，肝の5つ（五臓）に，腑を胃，大腸，小腸，胆，膀胱，三焦（リンパ説もあるが，実体は不詳）の6つ（六腑)に分けて説明している．心包(冠状動脈に該当)という臓を加えて六臓ともする．この臓腑間を結ぶ十二経脈を考え，臓は陰に，腑は陽に属するとした．さらに，各臓腑は木，火，土，金，水の五行に配当され，この五臓六腑，十二経脈，陰陽五行説が中国医学の基本である．その調和の乱れにより病が生ずるとしている．六腑のうち三焦は形がなく，大・小腸の区別を確認するために山脇東洋〔1706-62(宝永 2～宝暦 12)〕は解剖を行った．中国医学でいう臓腑の機能は西洋医学でいう生理機能と相当に異なっている．[1399]

増幅性係蹄(けいてい)　amplification loop　［**増幅性ループ**］　腎臓のヘンレ Henle 係蹄のこと．ヘンレ係蹄が対向流系をしていることで，腎髄質の浸透圧勾配をつくっている．[851]　⇒参ヘンレ係蹄(けいてい)→2656

増幅性ループ　amplification loop⇒同増幅性係蹄(けいてい)→1826

増幅動物　amplifier　［アンプリファイア］　ある種の病原体が免疫のない動物に感染し，多量に増加してその後ヒトへ感染するような場合に，この動物を増幅動物という．代表的なものに，日本脳炎ウイルスにおけるブタがある．[288]

爪母(そうぼ)　nail matrix　後爪郭に覆われた爪のつけ根にあたる深部を指す．爪甲は爪母で増殖・分化する爪母細胞が特殊に角化してつくられ伸長する．(図参照⇒爪→2038)[575]

創《法医学における》　wounds　広義では外力によって人体に生じた損傷を広く意味する言葉として用いられることもあるが，狭義では皮膚や臓器において組織の破断により表面組織の連絡が絶たれた部を伴う開放性損傷が創であり，表面組織の断裂部を伴わない閉鎖性損傷である傷とは区別される．主なものに割創，挫創，刺創，射創，切創，裂創がある．[1331]　⇒参傷→687

僧帽筋　trapezius muscle　後頭骨の外後頭隆起から第12胸椎の棘突起までを起始部として，外側に集まる大きな筋．筋束の走行は下行，水平，上行に分かれ，上部，中部，下部と呼ばれる．上部は鎖骨外側の 1/3 部に，中部は肩峰から肩甲棘に，下部は肩甲棘の基部に停止する．両側を合わせた形が菱形で，カトリックの僧侶の帽子のような形をしていることからこの名がある．副神経幹の外枝(運動線維)と頸神経(感覚神経)の二重の支配を受ける．主な作用は左右の肩甲骨を上方回旋させながら脊柱に近づけ，肩(胸)をはる姿勢をとることである．[1063]　⇒参上肢帯の筋→1436

相貌失認　prosopagnosia　脳損傷により，家族などの親しい，ないしは既知の人物の顔が同定できなくなった状態を指す．しかし，声を聞いたり，その人物の特徴的なもの(髪型，ひげ，眼鏡など)によれば，すぐにだれか同定可能である．未知人物の顔の認知も障害されることもあり，また喜怒哀楽などの表情の識別が不良となることもある．両側の後頭葉や後頭側頭葉下部損傷で生じることが多く，紡錘状回(外側後頭側頭回)の損傷が重要とする研究者もいる．また右側の病変を重視する人も多い．[413]　⇒参視覚性失認→1230

僧帽性 P 波　mitral P, P mitral　左房負荷を示す心電図上の波形で，12 誘導心電図で，Ⅰ，Ⅱ(ときに aV_L)誘導において，幅の広い二相性に分裂(双子山形)した P 波をいう．僧帽弁狭窄症においてしばしば認められるが，その他の高血圧症，冠動脈硬化，ジギタリス使用例などでも認められる．左房負荷を示す心電図は，V_1 誘導で下向きの振れの振幅増大(深さが 1.0-1.5 mm をこえるもの)のほうが診断確率が高い．[1114]　⇒参僧帽弁狭窄症→1827

●僧帽性 P 波

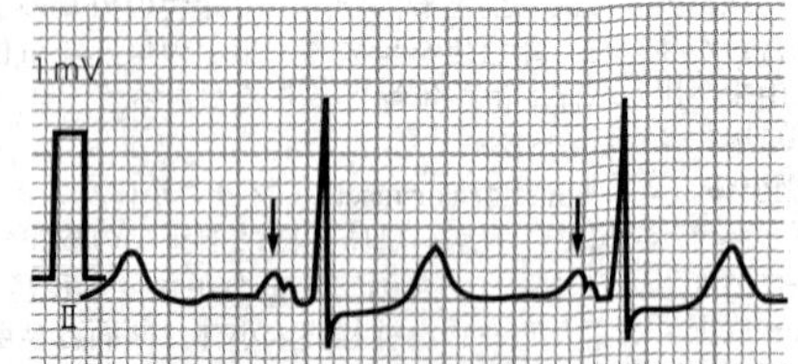

僧帽性顔貌⇒同僧帽弁顔貌→1826

僧帽弁　mitral valve　［**左房室弁**］　心臓の左心房と左心室の間の左房室口の部分にある膜状の弁装置で，その形状から僧帽弁といい，前尖と後尖の 2 つの弁尖をもつことから二尖弁ともいう．血液が左心室から左心房に逆流するのを防いでいる．また左心室に入り込んだ弁の尖端には多くの細い糸状腱索があり，心室内の壁にある乳頭筋や内壁に付着し，弁の反転を防止している．この形状から房室弁を帆状弁(はんじょうべん)ともいう．[452]　⇒参二尖弁→2213

僧帽弁圧較差　mitral gradient　僧帽弁狭窄症で，拡張期に生じる左房圧と左室拡張期圧の差．狭窄度に比例して左房圧が上昇する．一方，左室拡張期圧は左心不全が存在しないかぎり正常範囲内であるため，拡張期に左房と左室間に圧較差が生じる．この僧帽弁圧較差の大きさは僧帽弁狭窄症の重症度を示す．正常の場合は圧較差は生じない．[87]　⇒参僧帽弁狭窄症→1827

僧帽弁逸脱症候群　mitral valve prolapse syndrome；MVP　［**MVP，クリック収縮後期雑音症候群，フロッピーバルブ症候群**］　収縮期に僧帽弁が弁輪をこえて左房側に落ち込む病態で，収縮中期クリック，収縮後期雑音および僧帽弁逆流が特徴．若い女性に比較的多くみられ，10-30 歳代では男性 0.5%，女性 5% くらいとされる．他の疾患を合併しない単独の疾患としての特発性僧帽弁逸脱症候群と，マルファン Marfan 症候群などに合併する続発性僧帽弁逸脱症候群とがある．臨床症状としては続発性僧帽弁逸脱ではその基礎疾患による症候が主となるが，特発性僧帽弁逸脱では胸痛，動悸，息切れがしばしば認められる．典型例においては収縮中期クリックを伴う収縮後期雑音が聴取される．診断には心エコー法がきわめて有用．続発性の予後は基礎疾患による．特発性の予後は良好であるが，まれに感染性心内膜炎や腱索の断裂が生じることがある．また僧帽弁閉鎖不全の程度が進行し，これによる臨床症状が出現してくることもある．[87]　⇒参僧帽弁閉鎖不全症→1828，収縮中期クリック・収縮後期雑音症候群→1370

僧帽弁開放音　mitral opening snap；MOS　第 4 肋間胸骨左縁から心尖部にかけて，Ⅱ音に続いて聴取される僧帽弁開放による拡張早期の高調性の心音．正常では通常聴かれず，僧帽弁狭窄症で聴取される．[87]　⇒参房室弁開放音→2670

僧帽弁顔貌　mitral〔stenosis〕facies　［**僧帽性顔貌**］　僧

帽弁狭窄症にみられる症状の1つで，両頬部が赤紫色を呈する特徴的な顔貌．特に重症患者に多くみられ，低心拍出量に基づく末梢血管のチアノーゼによるとされる．[594] ⇨参僧帽弁狭窄症→1827

僧帽弁逆流症 mitral〔valve〕regurgitation；MR⇨同僧帽弁閉鎖不全症→1828

僧帽弁狭窄症 mitral〔valve〕stenosis；MS 拡張期における僧帽弁の開放が何らかの原因により不十分となる結果，肺うっ血と心拍出量低下が生じる病態．正常では4-6 cm^2 の僧帽弁口の面積が，軽度狭窄では2 cm^2 以下，高度狭窄では1 cm^2 以下まで減少する．原因としてリウマチ熱が最多であるが，その他に左房粘液腫，感染性心内膜炎，人工弁血栓症も僧帽弁の通過障害を生じ，僧帽弁狭窄類似の病態を呈することがある．また，先天性のものもあり，別名デュロジェ Duroziez 病という．症状としては肺うっ血による労作時の呼吸困難や血痰のほか，併発する心房細動による動悸や急性動脈血栓塞栓症がみられる．身体所見として，僧帽弁顔貌や，I音の亢進，僧帽弁開放音，拡張中期ランブルを聴取する．診断は心エコードプラ検査や心臓カテーテル検査による．左房血栓の検出には経食道エコー検査が有用．治療として，経皮的僧帽弁交連切開術(PTMC)，手術療法(弁修復術，弁置換術)がある．特に心原性脳塞栓症は合併症として頻度が高く重大なので，心房細動を有する僧帽弁狭窄症ではワルファリンカリウムによる抗凝固療法は必須である．[594]

僧帽弁形成異常 mitral valve dysplasia 先天的に生じる僧帽弁の形成異常．左室低形成症候群では僧帽弁閉鎖(左房・左室間には膜性組織または筋性組織が介在し，弁組織は無形成)または，僧帽弁狭窄を合併する．後者では乳頭筋，腱索はしばしば省略された未完成な形をとる．弁口が二重に存在する重複僧帽弁口 double mitral orifice では乳頭筋の分布異常を合併する．小型左室を伴う大動脈縮窄では1個の乳頭筋にすべての腱索が集まるパラシュート弁がときにみられる．一次孔型心房中隔欠損では僧帽弁前尖に裂隙を伴い逆流の発生源となる．染色体異常を伴うダウン Down 症候群で乳頭筋の矮小化，腱索分布の異常による僧帽弁逆流を合併することがある．酸性ムコ多糖体(プロテオグリカン)の先天性代謝異常を示すリソソーム病の一種であるハーラー Hurler 病で弁尖の異常肥厚・変形による狭窄，逆流が合併する．単独発生する腱索の付着異常や部分的形成不全が原因の僧帽弁逆流，弁を構成する結合組織の脆弱化による僧帽弁逸脱(マルファン Marfan 症候群を含む)などが存在する．[319] ⇨参左室低形成症候群→1186

僧帽弁形成術 mitral valve plasty；MVP ［自己弁温存手術］ 僧帽弁逸脱症などによる僧帽弁閉鎖不全に対し，人工弁置換をせず，腱索や弁輪，弁尖といった弁機構に修復を加えて逆流の制御を図る術式．後尖の逸脱に対しては弁尖切除縫合術および弁切除部位の弁輪縫縮が，前尖の逸脱に対しては人工腱索を用いた腱索再建や対峙する健常な後尖の腱索を弁尖の一部とともに前尖逸脱部に移し変える腱索転移法などが代表的な術式である．さらに前後尖の接合を深くして逆流制御を確実にするためにリングによる弁輪形成を加えることが多い．多くの場合，各種術式を組み合わせて修復を行う．僧帽弁の弁輪-弁尖-腱索-乳頭筋-左室心筋の連続性が保たれるため，左室収縮能が良好に保たれる．人工弁置換術に比べ手術死亡，長期生存率，弁関連の合併症発生率においても優れている．また抗凝固療法が不要で，術後の高いQOLが期待できる．僧帽弁逸脱症のほか，感染性心内膜炎や虚血性僧帽弁閉鎖不全などに対しても積極的に行われる．[932] ⇨参僧帽弁逸脱症候群→1826，人工腱索→1538，弁輪形成術→2656

僧帽弁形成術《虚血性僧帽弁逆流に対する》 mitral valve plasty (for ischemic mitral regurgitation)；MVP 虚血による左室拡大により僧帽弁輪が拡大し，拡張した左室で両側の乳頭筋間が広がり，腱索が僧帽弁葉を牽引する tethering のため，さらに弁逆流が強くなる．このため，弁形成術には弁輪の至適サイズから2つサイズを小さくした全周性のリング undersized ring を用いることで弁逆流を阻止できる．また同時に，左室形成，乳頭筋間縫縮，二次腱索離断も tethering の改善に効果的．[136]

●僧帽弁形成術

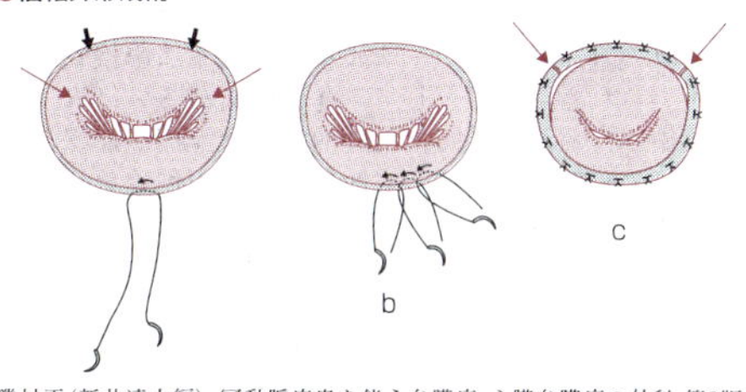

磯村正(新井達太編)：冠動脈疾患を伴う弁膜症．心臓弁膜症の外科 第2版，p.439，図Ⅵ-13，医学書院，2003

僧帽弁口 mitral orifice ［左房室口］ 心臓で左心房より左心室に入る房室弁(僧帽弁)のある開口部のこと．[202,487]

僧帽弁後尖 posterior mitral valve；PML 僧帽弁を構成する2弁のうち，左後方に位置する弁．幅の狭い勾玉形をしており，その弁輪は左心室後側壁に付着する．[202,487]

僧帽弁穿孔 perforation of mitral valve 弁尖自体の連続性の破綻で，左心房と左心室の間に異常な交通を生じた状態．炎症性疾患や結合織異常など先行する病変がもとで，弁尖の破壊と脆弱化によって発生する．診断には心エコーが有用．[202,1052]

僧帽弁前尖 anterior mitral valve；AML 僧帽弁を構成する2弁のうち，右前方に位置する弁．弁輪の長さは後ろに位置する後尖より短いが，弁の幅は広く形は半円形をしている．[202,487]

僧帽弁置換術 mitral valve replacement；MVR ［MVR］ 自己の僧帽弁を切除して人工弁を縫着する手術．体外循環を用いて心停止下に行われる．弁形成術での機能改善が困難な中等度以上の僧帽弁膜症や石灰化の著しい症例が適応．弁尖や弁下部の変化が強いリウマチ性僧帽弁疾患で行われることが多い．[105] ⇨参弁置換術→2650

僧帽弁閉鎖症 mitral atresia；MAtr 左房と左室の連結が途絶している心奇形で，左房内の僧帽弁口に相当する部位にエクボ dimple 状の小さいくぼみをみることがある．房室間の隔壁には線維性膜組織と心室中隔の一部である筋性組織との両者が存在する．心室中隔欠損をもたない例では左室は小型でしばしば心内膜線維弾性症を伴う．心室中隔欠損を伴うと正常ないし拡大した左室がみられることもある．動脈管開存を保つためプロスタグランジンE_1製剤投与，ノーウッドNorwood手術，フォンタンFontan型手術の適応がある．[319] ⇨参左室低形成症候群→1186，僧帽弁形成異常→1827

僧帽弁閉鎖不全症　mitral〔valve〕insufficiency；MI［僧帽弁逆流症，MI］　収縮期において，本来閉じているはずの左心室の僧帽弁の閉鎖が不完全となり，左心室から左心房への逆流が生じる病態を指す．僧帽弁逆流の結果，肺うっ血，左房拡大，および左室容量負荷による左室拡大が生じる．原因として，リウマチ熱，感染性心内膜炎，腱索断裂，虚血による乳頭筋不全，僧帽弁逸脱，左室拡大に伴う僧帽弁輪拡大などがある．多くは徐々に左心不全症状をきたすが，腱索断裂では急性肺水腫で発症する場合もある．僧帽弁狭窄症に比べ，末期まで自覚症状が出現しにくいので，手術の時期が遅れないように注意が必要．診断には，心エコードプラ検査，右心カテーテル検査，左室造影検査などが用いられる．治療として，弁形成術あるいは人工弁置換術が行われる．同義語の僧帽弁逆流症が症状や身体所見の有無にかかわらず僧帽弁の逆流現象そのものを指すことが多いのに対し，僧帽弁閉鎖不全症は僧帽弁逆流に基づく自覚症状や身体所見を伴う疾患を指す．[594]

僧帽弁弁口面積　mitral valve area；MVA　僧帽弁狭窄症の心拍出量を規定する重要な因子で，断層心エコー図上でトレースにより直接計測する方法や連続波ドプラ法により求めた圧半減時間pressure half-timeから計測する方法などがある．正常の僧帽弁弁口面積は4-6 cm^2であり，僧帽弁狭窄症では僧帽弁弁口面積が減少するほど重症である(軽症1.6-2.0 cm^2，中等症1.1-1.5 cm^2，重症1.0 cm^2以下)．[87] ⇨参僧帽弁狭窄症→1827

僧帽弁膜症　mitral valve disease　僧帽弁の異常により発生する弁膜症を指す．具体的には，僧帽弁およびその支持組織を構成する僧帽弁輪，僧帽弁帆，腱索，乳頭筋のいずれかの器質的あるいは機能的異常により生じる弁狭窄または弁逆流を指す．弁狭窄の病因として，リウマチ性変化，先天的要因，弁輪石灰化，感染性心内膜炎がある．弁逆流の病因として，これらに加え，結合織異常，虚血，左室拡大，全身性エリテマトーデス(SLE)，外傷などがある．[594]

僧帽弁輪形成術　mitral annuloplasty　僧帽弁閉鎖不全症に対する外科的療法で，弁形成術を行ったあとに，弁輪の縫縮やリングの縫着によって弁輪を形成して機能改善を図る術式．[105] ⇨参弁輪形成術→2656

僧帽弁裂隙　mitral cleft　心内膜床欠損症(部分型)において，主として僧帽弁前尖と後尖との間に構成されるすきまのこと．[202.1052]

相補性試験　complementation test　［相補テスト，シス・トランス検定］　独立に得られた2種の突然変異が同じ表現型を示す場合に，個々の変異が同一の遺伝子に起こったものかどうかを検定する試験．最も簡単な試験では，一方の変異に関してホモ接合〔同じ相同染色体上に配置(シス配置)〕の個体と，他方の変異に関してホモ接合の個体とを交配させ，子の表現型をみる．2種の変異が，異なる相同染色体上に配列(トランス配置)された際に，シス配置されたときと同様の表現型が認められなければ，相補性があるといい，2種の変異は異なる遺伝子に起こったものと結論される．[723]

相補的DNA　complementary DNA；cDNA　メッセンジャーRNA(mRNA)を鋳型にして，逆転写酵素により試験管内で合成されたDNA．ゲノムDNAに含まれるイントロン(タンパク質をコードしないヌクレオチド配列)が欠落しており，mRNAと相補性を有する．すなわち，mRNAのヌクレオチドがA，G，C，Uである場合に，対応するcDNAのヌクレオチドはそれぞれT，C，G，Aとなる．真核細胞遺伝子のクローニングやDNAチップ作製の際によく用いられる．[723]

相補テスト　complementation test⇨同相補性試験→1828

相馬事件　病院長らが患者を不正に監禁したと告訴され，未決獄に入れられるという，わが国の精神病医療史の中でも未曾有の事件．この事件が「精神衛生法」のもととなった「精神病者監護法」〔1900(明治33)年〕を制定するきっかけになったといわれている．1887(同20)年1月31日夜，東京府癲狂院に入院していた旧相馬藩主相馬誠胤を，旧臣錦織剛清が看護人と計って病院にしのび込み，連れ出したことによる一種のお家騒動である．もともと錦織は相馬家の家令で，志賀直道や中井常次郎病院長らを不法監禁と横領などの罪で告訴していた．一方，相馬家もこれに対し反訴しており，約10年間〔1883-95(同16～28)年〕にわたって争われた．誠胤の死後もこの訴訟は続けられ，錦織が新聞に「相馬家紛擾之顚末」として投書したので，この事件はわが国のみでなく，欧米の新聞でも報道され，はからずも当時のわが国の世相や文化の程度，精神医学の未熟さを示すことになった．[1451]

瘙痒(そうよう)　itch, pruritus　［かゆみ，痒覚］　皮膚や鼻粘膜，眼瞼結膜のかゆみのこと．かゆみは無髄神経線維であるC線維によって伝達される．ある種のかゆみは遊離したヒスタミンが神経終末を刺激することで生じる．かゆみは痛みとは独立した感覚であると考えられているが，両者は同じC線維によって伝達され，かゆみだけを伝える線維は確認されていない．[1230]

瘙痒(そうよう)**症**　pruritus　皮膚のかゆみのみを愁訴とする疾患で，掻破痕などの軽度で一過性の二次的変化のほかに原発疹がない．汎発性および限局性に大別され，前者は外陰部，肛囲や頸部に生じることが多く，それぞれ外陰部瘙痒症，肛囲瘙痒症と呼ばれる．特発性のものが多いが，糖尿病，内分泌異常，悪性リンパ腫などの腫瘍，腎透析，肝不全，妊娠などを背景にして，続発性に出現するものもある．治療は原疾患への対処を行いつつ，抗ヒスタミン薬(抗アレルギー薬を含む)の内服，止痒(しよう)薬，ステロイド剤の外用を行う．ときに精神安定薬が奏効することもある．陰部瘙痒症ではステロイド外用剤による皮膚萎縮，易(真菌)感染性などの副作用に注意する．[1232] ⇨参皮膚瘙痒(そうよう)症→2473

双翼状　bipenniform　翼軸についている羽のように腱の両側に筋線維が並んでいる筋肉の状態．[1169]

爪離床症⇨同爪甲(そうこう)剝離症→1813

層流 laminar flow 流体が細い管の中を流れるとき，流速がある一定の値より小さければ，管内の各部分は流れの方向に平行に動き，流れの垂直方向において相接する部分は互いに混じり合うことはない．このような流れをいう．[226]

層流無菌室 laminar flow clean room⇨同ラミナーエアーフロールーム⇀2899

総量規制 total pollutant load control 大気汚染および水質汚染防止のために，環境汚染につながる物質の排出量と濃度の総量で規制する方法．工場，事業場が過度に密集し，施設ごとの排出規制だけでは環境基準の達成が困難な地域に導入されている．地域を指定し，発生施設ごとの排出基準より厳しい基準が設けられる．現在，硫黄酸化物に関して24地域，窒素酸化物に関して3地域，自動車から排出される窒素酸化物に関して164区域，化学的酸素要求量 chemical oxygen demand (COD) に関して3水系を対象として実施されている．[960]

早漏⇨同早発射精⇀1824

早老症 progeria, premature senility 年齢に比べて早期に老化様症状を示す症候群で，狭義には小児に発症するハッチンソン・ギルフォード Hutchinson-Gilford 症候群をいう．著しい成長遅延，鳥様顔貌，しわの多い皮膚と脱毛があり，早期に心・脳血管障害で死亡する．また成人型早老であるウェルナー Werner 症候群は常染色体劣性遺伝し，成長期以後早期に白髪，脱毛，皮膚萎縮，白内障，性腺機能低下，骨粗鬆症，インスリン抵抗性の糖尿病をきたす．[991] ⇨参ハッチンソン・ギルフォード症候群⇀2385，ウェルナー症候群⇀319

ソークワクチン Salk vaccine⇨参ポリオワクチン⇀2716

ソーシャルアクション social action 社会福祉援助技術の間接援助技術の一方法．地域住民のニーズに応え，社会福祉運営の改善を目指して組織化することで関係各方面に圧力をかけたり，行政機関や社会制度に直接働きかける組織的な活動をいう．具体的には集会，署名，請願，陳情，交渉，デモ，裁判など．[457]

ソーシャルウェルフェア social welfare⇨同社会福祉⇀1347

ソーシャルグループワーク social group work 社会福祉援助技術の直接援助技術の一方法として分類され，任意につくられたグループが共通課題の達成を通してクライアント個人の発達と成長を図る集団援助活動と援助技術であるソーシャルワークの主要な方法の1つ．グループを援助対象とするときの原則として，個別化，受容，参加，体験，葛藤解決，制限，継続評価があり，グループワークは準備期，開始期，作業期，終結期という援助過程を通じて行われる．[457]

ソーシャルケースワーク social casework⇨同ケースワーク⇀878

ソーシャルサービス social service 社会福祉事業によって提供されるサービスのこと．利用者のニーズに応じて現物によるもの，サービス活動によるもの，現金によるものなど，諸形態に分かれる．広義には，医療・保健・福祉サービスなどの国によって提供される政策・制度，および教会・病院・慈善団体によって提供されるサービスのすべてが含まれるが，狭義には在宅福祉サービスや通所施設など個々の生活上の障害に対応する個別の援助サービスをいう．これらのサービス展開には，優れたソーシャルワークの実践が不可欠．[457]

ソーシャルサポート social support 1974年にカプラン G. Caplan が「ソーシャルサポートはある個人の周囲に存在する人たちから得られる有形・無形のサポートを意味する」と定義した．またウェイス Weis，コブ Cobb，カーン Kahn，ハウス House などにより定義されているが，基本的には心理的サポートと実際上のサポート(直接援助，情報提供，物質的なサポートなど)に分類される．ソーシャルサポートは個人のストレスを軽減し健康状態を高めるという研究結果が示されているが，ティルデン Tilden (1987) は否定的側面もあることに注意を促している．研究はアメリカだけでなく，日本でも多くなされており，測定用具も開発されている．看護では Norbeck Social Support Questionnaire (NSSQ)，Personal Resources Questionnaire (PRQ)，甘えのネットワーク質問紙 Questionnarie on "Amae" Network などがある．混同して用いられるソーシャルネットワークは「ある一定の人びとの間にみられる特定の結びつき」を指す．[997] ⇨参ソーシャルネットワーク⇀1830

ソーシャルサポート《看護管理における》 social support [社会的支援] 病気や障害・老齢などによって社会生活上の困難が生じた個人および家族に対して，多面にわたる社会資源を活用してその困難を解消・軽減すること．社会資源とは生活上の諸要求の充足や問題解決を目的として利用できる各種制度・施設・機関・団体および専門家やボランティアの知識・技術など人的・物的諸要素のことである．適切な社会資源をタイミングよく活用することにより，クライエントの潜在的能力を最大限いかしたサポートを行うことができる．特に在宅ケアを進めるにあたっては，ソーシャルサポートも含めて社会生活上のさまざまな必要に対応できる支援体制(サポートシステム)をつくることが重要．[1508]

ソーシャルスキルトレーニング social skills training; SST [社会生活技能訓練，SST] 認知行動療法を用いたこの技法は，社会生活上のさまざまな問題や困難によるストレスに対して，「効果的な対処(コーピング)」を身につけていくための学習方法である．生活技能訓練，社会生活技能訓練と呼ばれ，精神障害だけでなく，小児や教育などさまざまな分野で用いられている．生活技能 social skills とは，社会生活を送っていくうえで必要な対人技能であり，①受診技能(状況やメッセージを受け止める)，②処理技能(状況に応じた判断をしたり考えたりする)，③送信技能(自分の意思を効果的に伝える)の3つを示している．それぞれの技能を学習するために「問題解決技能訓練」や「基本訓練モデル」などの技法をグループ活動や個別援助の中で行う．SST を行うことで，社会生活技能が改善し安定した生活を送ることが可能になってくるとともに，症状の自己管理や生活の質の向上にも役立つとされている．[995]

ソーシャルニーズ social needs 人間が社会生活を営むうえでの基本的な必要・要求．その必要を満たすことが社会的合意となっているものや専門的知識をもつ者が判断したもの，個人が感知したり表明しているもの，同じ特性をもつ人びと，集団，地域などの平均値から判断されるニーズなどがある．社会福祉分野では，人間が社会生活を営むために欠かすことができない基本的要件を欠く状態をいう．高齢者のニーズ，障害者のニーズなどのように要援護者のカテゴリーを意味する場合と，入浴ニーズなどのサービス内容を意味する場合もある．この基本的な必要・要求のいずれもソーシャルサービスの提供によって充足が図られるが，被援助者自らの生活を営む能力育成すなわち自立の方向へ向けた施策が図られるべきである．[457]

ソーシャルネットワーク　**social network**　「ある一定の人びとの間にみられる特定の結びつき」であり，その結びつきの特徴をみれば，そのネットワークに組み込まれた人びとの社会的行動を解釈しうるような特質をもつ．個人がつきあっている人びとの数，関係の情緒的深さ，安定した関係の継続度，機能などの特徴をもつ．混同して用いられるソーシャルサポートは「ある個人の周囲に存在する人たちから得られる有形・無形のサポート」を意味する．[997]　⇨参ソーシャルサポート→1829

ソーシャルマーケティング　**social marketing**　対象集団や社会の福祉の改善を目的として，知識，態度，行動などを普及させるためにマーケティングの原理を使用すること．営利企業の販売活動を効果的に実践するための手法であるマーケティングを，大学，病院，政府などの非営利組織の活動に応用したもの．「消費者や対象者をよく知ること」を基本原理として，彼らの嗜好，ライフスタイル，価値観，行動などを把握するとともに，「市場細分化」によって対象者を行動特性が類似した集団に分割し，それぞれに適した戦略の策定やターゲット集団の設定を行う．product（普及させたい知識，態度，価値，行動），price（金銭，時間，労力などの対象者の負担），place（product が対象者に到達する場所や経路），promotion（広告，広報などの促進活動）の 4 P を適切に組み合わせて総合戦略を開発する．[916]

ソーシャルワーカー　**social worker**　社会的問題や個人の問題を解決するためのソーシャルワークに従事する専門職．活動内容は，障害をもつ個人や家族の援助，生活史や環境を調査して診断，治療に役立てるケースワーク，地域社会の福祉のために住民の組織，育成を図る地域組織化事業，環境への適応やコミュニティ活動への参加を促進するためのグループワーク，社会的条件や制度の改善，改革を実践するコミュニティ・オーガニゼーションワーカーに大別されるが，従来の活動の主体が障害をもつ個人や家族を対象としたものであったため，ケースワーカーと呼ばれることも多い．わが国では，ソーシャルワーカーの資格として社会福祉士，精神医学ソーシャルワーカーの資格として精神保健福祉士が国家資格化されている．[1316]　⇨参社会福祉士→1348，精神保健福祉士→1686，メディカルソーシャルワーカー→2802

ソーセージ中毒⇨同ボツリヌス中毒→2710

ソーセージ様ニューロパチー　**tomaculous neuropathy**　反復性の局所の圧迫性ニューロパチーをきたす特殊な家族性疾患．エボン切片やときほぐし標本上で，節性脱髄の所見に加えてソーセージ様過形成 tomaculum などと呼ばれる特殊なミエリンの肥厚所見が観察されるのが特徴的．遺伝性圧過敏性ニューロパチー hereditary neuropathy with liability to pressure palsies，家族性回帰性腕神経叢ニューロパチー familial recurrent brachial plexus neuropathy などと呼ばれる疾患群が含まれる．小児以降に発症し，軽度の外傷で単神経炎や多発性単神経炎が繰り返し生じる．[509]

ソーダライム　**soda lime**　二酸化炭素吸収剤．組成は $Ca(OH)_2$ 75-80%，NaOH または KOH 2-5%，H_2O 14-19%．性状は凸凹不規則，多孔性の顆粒で白色．閉鎖式の麻酔器では呼気が完全に再吸収されるので，二酸化炭素吸収装置（カニスタ canister）は欠かせないもの．カニスタにソーダライムを入れて，呼気中の二酸化炭素を除去し，呼気ガスの再吸収を可能とする．[711]

ソープ法⇨同SOAP 法→108

ソーン検査　**Thorn test**⇨同ソーン試験→1830

ソーン試験　**Thorn test**　［ソーン検査］　副腎皮質刺激ホルモン（ACTH）投与により副腎皮質からのコルチゾールの分泌を刺激して，これによる末梢血中の好酸球の減少率を調べる検査で，副腎皮質の予備能を推定する．1948 年にソーン George W. Thorn（1906-2004）らが考案．ACTH 25 単位を筋注し，投与前と 4 時間後の好酸球数を測定して，減少率 50% 以上では正常，50% 以下ではアジソン Addison 病を疑うが，血中のコルチゾール測定や尿中の 17-OHCS などの測定が不可能であった時代の古典的な副腎皮質機能検査法．[284,383]

ソーン症候群　**Thorn syndrome**⇨同塩分喪失性腎炎→386

ソーンズカテーテル　**Sones catheter**　ソーンズ F. Mason Sones（1918-85）が開発した冠動脈造影に用いる 2 つの側孔をもつカテーテルの名称で，先端 5 mm が先細りになっており，その先端は開口している．このカテーテルを用いた造影法をソーンズ法という．上腕動脈より血管を露出，切開する方法あるいは経皮的にシースを通して挿入する方法で血管内に挿入し，大動脈弁に押しつけ，ループを形づくって冠動脈内にカテーテル先端を挿入して造影を行う．左右別々に形づくられたジャドキンス Judkins カテーテルと異なり 1 本のカテーテルで左右の冠動脈造影が可能であるが，検者の熟練が必要とされる．[506]

疎外　**alienation**　現代における社会，組織の巨大化，官僚化に伴い，人間がそれらとの間に緊密な関係を結ぶことができなくなり，逆に拘束や圧力を受け主体的な自己を喪失する過程，あるいはその状態．疎外感 feeling of alienation とは，その中で，目的や価値の喪失，社会的孤立から生じた不安，諦観，焦燥，孤独といった漠然とした感情をいう．[1089]

阻害因子　**barrier factors**　国際生活機能分類 International Classification of Functioning，Disability and Health（ICF）の環境因子の否定的側面で，生活機能が制限され，障害を生み出すような因子．利用不可能な物的環境や，適切な福祉用具がないこと，障害に対する人々の否定的な態度などが含まれる．個人の社会参加や実行状況の促進を目的としたサービス，社会制度，政策が存在しないことも阻害因子となる．[346]　⇨参ICF→64，促進因子→1833，環境因子→579

疎隔　**estrangement**　外界，自己身体，自己の 3 つの領域で起こる離人感のうち，外界に関する離人感のこと．現実感消失とも呼ぶ．すべての物についての現実感がわかないこと．可能だとは思えなかったアクロポリスへの旅行がかなえられたフロイト Sigmund Freud は，その場で疎隔を感じ，それを非現実化という防衛機制だと考えた．また，疎隔は疲労困憊時にも体験する．フェダーン Paul Federn は心的エネルギーの低下により，自他の境界(自我境界)が不明瞭になったために起こると考えた．[488]

遡及的研究 ex post facto research 過去にさかのぼって行われる非実験的研究の1つ．独立変数の変動が事象の自然のなりゆきのなかで生じたあとに行われる研究．この研究では，独立変数がすでに起こってしまっていることなので，研究者がそれらをコントロールできない，あるいは対象を無作為に振り分けることができない．その結果として研究者が結果を誤って解釈する可能性がある．[446] ⇨参後ろ向き研究→326

属⇨参学名→491

足位 footling presentation 子宮内で胎児の腰部や足部が先進した状態である骨盤位のうち，足部が先進している胎位．両足部が先進する全足位と一側足部のみが先進する不全足位に分類される．下肢が伸展している場合が多く，臍帯脱出などの危険を伴うので，帝王切開の適応となる．[1323]

足位内回転術後全足位牽引術 internal podalic version and complete foot extraction 子宮内胎児死亡時の分娩が遷延したとき，頭位の場合は，内回転を行い，胎児の足を牽引し，全足位として分娩を進行させる方法．分娩の誘発，誘導が容易になった今日ではあまり実施されない．[998]

側臥位 lateral position，side position ［横臥位］ 臥位で，左右どちらかを下にして横向きになった体位．右を下にした場合を右側臥位，左を下にした場合を左側臥位という．下になった側の上肢は，肩関節を屈曲し，顔の近くで自然に軽く曲げる．上になった側の上肢は，体幹に沿わせたり，肘関節を屈曲して同様に顔の近くで自然に軽く曲げる．下肢は，上になった側の膝関節をやや前方に屈曲し，下になった側の膝関節を軽く後ろに引いて屈曲する．仰臥位より重心が高いこと，基底面積が狭いことから不安定であるため，両下肢の屈曲に角度をつけてバランスを図ったり，胸部に安楽枕を入れて抱きかかえるようにしたり，背中に安楽枕を当てて，支持面積を広げることで安定感が図れるよう工夫する．90度側臥位では，下になった側の大転子部が圧迫され褥瘡のリスクが高い．また，膝や踵部の重なりも褥瘡のリスクとなるため小枕を入れるなど工夫を要する．側臥位をとると循環動態では圧反射が起こり，上側の圧迫されていない側は，下側の圧迫されている側に比べ，発汗の増加，体温の上昇，血圧の上昇がみられる．胸郭運動は，下側の肋骨は圧迫を受け運動が制約されるが，横隔膜の運動は代償的に増大する．よって下側になった肺の動きは，上部は制約され，下部は増大する．一方，上側になった肺の動きは，肋骨が圧迫を受けていないため，上部はよいが，下部は横隔膜によって制約されることになる．日常では休息や睡眠時にとる体位であり，浣腸や直腸診，背部の処置などの診療時にも用いられる．[1542] ⇨参臥位→424，腹臥位→2527

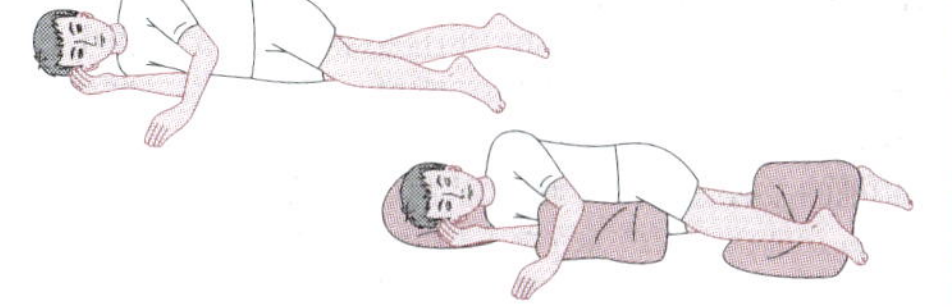
●側臥位

側角 lateral horn ［側柱］ 脊髄灰白質の一部で，後角と前角の間で外側に突出する領域．側柱とも呼ばれる．第1胸髄～第2腰髄の高さで発達する(図参照⇒脊髄灰白質→1716)．側角は翼板と基盤に挟まれた領域に発生し，翼板領域は臓性感覚ニューロンに，基盤領域は臓性運動ニューロンに分化する．側角(中間外側核)の臓性運動ニューロン群は交感神経節前ニューロンとして，交感神経系(自律神経系)の脊髄中枢の役割を担う．ちなみに，仙髄は側角を形成しないが，第2-4仙髄の中間外側核のニューロン群は副交感神経系の脊髄中枢であり，副交感神経節前ニューロンとして，骨盤〔内臓〕神経を出す．[1044] ⇨参脊髄灰白質→1716，自律神経系→1498

側癌性病変 paracancerous lesion 癌に先行したり共存したりする病変で，それ自体は悪性化しないとされるもの．胃癌に対する胃潰瘍，乳癌に対する乳腺症などはいずれも前癌性病変というより側癌性病変として理解される．[1531] ⇨参前癌性病変→1752

足関節 ankle joint ［距腿関節］ 距腿関節(狭義の足関節)ともいい，距骨滑車が脛骨と腓骨の果部よりなる距腿関節窩 ankle mortise にはさまれ，内側には三角靭帯，外側には前後の距腓靭帯，踵腓靭帯がこれを支えて関節を形成している．この関節の運動は背底屈のみであり，その運動軸は外果の先端より内果下部に至る横軸で，からだの前額面に対して約20度外旋している．距骨滑車の前部の横径は後部より大きく，背屈時には斜走する骨間靭帯が，その走行を変えて内外果が開き，底屈時には閉じて関節を安定化させている．[1587] ⇨参足の関節→148

足関節炎 ankle arthritis 足関節の関節構成体の炎症状態．典型例では疼痛，腫脹，熱感，発赤の四主徴を伴う．急性期では炎症の四主徴を伴うことが多いが，慢性期では熱感，発赤などは伴わないことが多い．関節炎を起こす原因疾患としては外傷性関節炎，変形性関節症，細菌性関節炎や関節リウマチ，痛風性関節炎，乾癬性関節炎，全身性エリテマトーデス，糖尿病や梅毒などがある．関節破壊の著しい神経病性関節症は全身性疾患の一部分症状として現れてくることがある．[1014]

足関節骨折 ankle fracture 墜落や転倒などで足関節に非生理的な過大な外力が加わることにより，足関節の両果および脛骨遠位端に生じる骨折．果部骨折は足部の肢位と外力の方向により分類されている．内転骨折では距骨が内果に衝突し，内果は脛骨軸方向に骨折し，外果には剝離骨折を生じる．外転骨折では距骨が外果に衝突し，外果の中枢部か腓骨の外側で骨折し，内果の剝離骨折を伴う．外旋骨折では腓骨がらせん状に骨折するのが特徴．特に内果，外果，脛骨後果の骨折をコットン Cotton 骨折(三果骨折)と呼ぶ．足関節部の骨折は果部骨折のほかに脛骨遠位端の関節面 plafond の骨折をピロン pilon 骨折と呼んでいる．粉砕型の骨折(ルーディ Ruedi 分類，Ⅲ型)では変形性足関節症を生

じやすい.[1014]

足関節三果骨折⇨同コットン骨折→1114

足関節全置換術 total ankle replacement 足関節を人工関節に置換する手術. 関節リウマチや変形性足関節症による足関節の変形などに対して, 除痛, 機能再建の目的で行われる. 人工関節には, 金属とプラスチック, セラミックとプラスチックの組み合わせがあり, 骨セメントで部品を固定する場合としない場合がある. 両足関節の変形性関節症, 周囲の関節にも変形性関節症がある場合に手術適応となる.

足関節脱臼 ankle dislocation 足関節の生理的な運動範囲をこえて外力が加わり距骨が脛骨遠位関節面より逸脱する状態で, ほぼ全例に骨折を伴う. 外方脱臼が最も多く, 次に内方脱臼が多く発生する. 後方脱臼, 前方脱臼, 上方脱臼の発生はまれ. 外方脱臼は外反外旋強制により生じ, しばしば開放性である. 内方脱臼は内果骨折を伴い, 足関節は内反位をとる. 上方脱臼は脛腓関節が離開し, この間に距骨が嵌入する. 治療法としては早期に脱臼の整復が必要.[1014]

足間代⇨同足クローヌス→148

足弓 plantar arch, arch of foot ［**足底アーチ, 土ふまず, 足アーチ**］ 足部の骨は, 踵骨隆起, 第1中足骨頭, 第5中足骨頭の底面を支点として上方に持ち上がった3つの浅いアーチが構築されている. これらを足弓あるいは足底アーチと呼び, それぞれ内側縦足弓, 外側縦足弓および横足弓に区別される. 特に内側縦足弓は最も高く, 土ふまずがはっきりしている. アーチ構造は骨, 関節, 腱膜, 靱帯および筋がうまく作用し合って保持される. アーチには足底の神経や血管など圧迫に弱い組織をまもるほかに, 着地によるショックの吸収, でこぼこな地面への適合, 合理的な体重支持など二足歩行を支える大切な役割がある.[873]

速筋 fast muscle 骨格筋のうち, 収縮速度の速い筋. 主に白筋が該当するが, 一部の赤筋も含まれる. 白筋は速くて強い収縮をするので俊敏な運動に適しているが, 疲労しやすい性質がある. ATP 生成は無酸素的解糖による.[97]

足菌腫 fungal foot, mycetoma ［**マズラ足, マズラ菌腫**］ 真菌類(ノカルジア *Nocardia* など)や放線菌類の感染による慢性肉芽腫性炎症. 熱帯, 亜熱帯地方に多い. 免疫能低下やはだしによる労働が誘因となる. 皮内皮下に膿瘍となって腫脹し, 瘻孔を形成. 膿瘍の中に顆粒 granule という菌塊がみられる. 治療は切除, デブリドマンや抗菌療法などを行う. 南インドの都市マズラ Madura の症例が病名の由来である.[1545]

側頸嚢胞 lateral cervical cyst 先天性のもので, 胎生期の第2鰓溝(さいこう)が閉鎖せず生後に残ったもの. 胸鎖乳突筋前縁の無痛性の腫瘤として触知し, 感染を起こすことにより疼痛や腫瘤の増大をみる. 孔の開通度により, 嚢胞, 不完全瘻, 完全瘻に分類される. 治療は手術的に嚢胞を完全摘出する.[98]

側頸瘻(ろう) lateral cervical fistula⇨同鰓瘻(さいろう)→1177

側結合線 lateral conjugate⇨参骨盤外計測→1117

足根 tarsus 距骨, 踵骨, 舟状骨, 内側・中間・外側楔状骨, 立方骨の7つの足根骨からなる足部の近位部(後半部分). 俗にいう足首に相当.[873]

足根間関節 intertarsal joint 足根骨間の関節の総称. 構造的(独立した関節包)には距骨下関節, 距踵舟関節, 踵立方関節, 楔舟関節があり, すべて平面関節である. 立位で全体重がかかるため足根骨間の可動性はきわめて制限されるが, 距骨と踵骨の間はより可動性が大きく, 足部の内返し, 外返しを可能にする. また距骨と舟状骨および踵骨と立方骨の関節面は中足部と後足部を分ける横断面となるため, この部位を横足根関節, 外科的にはショパール関節 Chopart joint という.[873]

足根管症候群 tarsal tunnel syndrome；TTS 足根管とは脛骨内果後方で距骨, 踵骨および屈筋支帯に囲まれた骨線維性のトンネル. 脛骨神経やその分枝が足根管内で絞扼され足趾, 足底にしびれを生じ, 足底部に放散する灼熱感や夜間痛を訴えるもの. 足底の知覚鈍麻, ティネル Tinel 様徴候, 足底筋の萎縮, 筋力低下や電気生理学的検査により診断する. 特発性のものは局所の安静や足底板, ステロイド剤の局所注入で保存的に軽快することが多い. 足根骨癒合症の骨性隆起やガングリオンなど占拠性病変によるものは手術になる場合が多く, 屈筋支帯の切離と神経剥離を行う.[436] ⇨参絞扼(こうやく)性神経障害→1063, 手根管症候群→1389, 肘部管症候群→1999

足根骨 tarsal bone 足の近位部(後半部分)を構成する7つの骨の総称. 近位足根骨には足関節を構成し最もよく動く距骨, 踵の骨で距骨を下から支える踵骨, 距骨の前方で内側縦アーチの要となる舟状骨がある. 遠位足根骨には舟状骨の外側で踵骨と関節をつくる立方骨および舟状骨の前方に位置する内側, 中間, 外側の3つの楔状骨がある. これら足根骨は全体重がかかるため手根骨に比べて大きく, 城の石垣のように角ばっている.[873]

足根中足関節 tarsometatarsal joint ［**リスフラン関節**］ 遠位足根骨と第1-5中足骨骨頭がつくる3つの関節の総称. 1つ目は内側楔状骨と第1中足骨間で, 2つ目は中間楔状骨と第2中足骨間および外側楔状骨と第3中足骨間が関節腔を共有し, 3つ目は立方骨と第4および第5中足骨間である. 関節の分類ではすべて平面関節に属する. これらの関節面は足部のほぼ中央を横断しているが1列に並んでいるわけではなく, 中間楔状骨と第2中足骨の関節面は近位に向かって深くくい込み, 可動性はきわめて制限される. 一方, 第1および第4・第5中足骨は可動性があり, 足部の横アーチを維持するうえで重要である. また, ここは前足部を離断する部位として外科的にリスフラン関節 Lisfranc joint と呼ばれる.[873] ⇨参足の関節→148

足根中足靱帯 tarsometatarsal ligament 足根中足関節において, 遠位足根骨と中足骨を背面でつなぎ合わせる背側足根中足靱帯と底面でつなぎ合わせる底側足根中足靱帯を総称したもの.[873]

側索 funiculus lateralis 灰白質の側方で前索と後索の間にある線維索.[1274] ⇨参脊髄→1715

側鎖説 side chain theory ［**エールリッヒ側鎖説**］ 19世紀末にエールリッヒ Paul Ehrlich (1854-1915) が提出した抗体産生の機構を説明する学説. 細胞表面には側鎖, すなわち異物(抗原)を認識する受容体があり, 抗原は相補的な構造を示す側鎖と結合して細胞内に侵入する. それが細菌毒素のようなものであれば細胞は死ぬが, 毒性が弱いかあるいは無毒性の物質の場合には抗原・

側鎖複合体は血中に遊離し，この過程が繰り返されるうちに血中に増えた側鎖が抗体として機能する．この側鎖説は，抗原が細胞表面の受容体と結合する可能性を示した最初のものであるとともに，抗原の侵入により抗体ができることを概念的に示した点で高い意義があり，クローン選択説に影響を与えた．[1439] ⇨参クローン選択説→843

足趾(そくし)移植⇨同足趾(そくし)・手指移植→1833

即時型アレルギー immediate type allergy ［**即時型過敏症**］ 抗体による液性免疫が関与するⅠ，Ⅱ，Ⅲ型アレルギー反応のことで，抗原投与後，比較的瞬時に出現する反応．これに対し，細胞性免疫が関与しているⅣ型アレルギー反応は遅れて出現するため遅延型アレルギーと呼ぶ．[505] ⇨参クームス分類→813

即時型過敏症 immediate〔type〕hypersensitivity⇨同即時型アレルギー→1833

即時型過敏反応 immediate hypersensitivity response⇨同Ⅰ型アレルギー〔反応〕→10

即時型反応 immediate response⇨同Ⅰ型アレルギー〔反応〕→10

即時義歯 immediate denture 審美的理由および抜歯前の顎間関係を保持するため，抜歯前に製作し，抜歯後ただちに装着する義歯．抜歯前に咬合器に装着した模型の歯冠部を削除して，抜歯後の顎堤の形態を想定して作製する．顎堤の変化に伴って義歯粘膜面の調整，裏装を行う．[1310]

足趾(そくし)・手指移植 digital transplantation, toe to hand transfer ［**足趾(そくし)移植，趾手移植**］ 先天性または後天性に指が欠損した症例に対して，足趾を手指に移植する方法．足趾の神経・動静脈・伸屈筋腱・骨関節を一塊として切離し，欠損となった手指に移行し，顕微鏡下に神経と動静脈を吻合して移植する．移植指の知覚や運動も再建できるが，欠点として採取した足趾が消失する．[688]

即時植皮 immediate skin grafting ［**即時皮膚移植**］ 熱傷創の壊死組織除去後，直ちに自家皮膚移植により創を閉鎖する皮膚移植法で，感染防止のためには即時植皮が原則である．デブリドマン後の創をいったん生理食塩水ガーゼや人工被覆材で閉鎖し，1-2日後に植皮を行う遅延皮膚移植 delayed skin grafting という方法もあるが，一般的ではなく，特に熱傷後早期切除時には避けるべきである．[190]

即時処理⇨同リアルタイム処理→2915

即時皮膚移植⇨同即時植皮→1833

束枝ブロック fascicular block ［**ヘミブロック，分枝ブロック**］ 心室の刺激伝導系の左脚前(束)枝あるいは後(束)枝の興奮伝導が器質的・機能的に障害を受け，伝導途絶状態に陥った場合のこと．左脚前(束)枝のほうが細く，分布も狭いので障害を受けやすい．前(束)枝ブロックでは，心電図上でQRS波が著しい左軸偏位を呈し，後(束)枝ブロックでは右軸偏位を呈するのが特徴である．[1432]

速順応型受容器 rapidly-adapting type receptor 機械受容器のうち刺激に対する反応の立ち上がり，立ち下がりが速いもの．マイスネル Meissner 小体などをいう．触覚や振動覚を伝える．求心路は Aβ 線維．[1274]

束状層⇨同束状帯→1833

束状帯 zona fasciculata ［**束状層，索状帯，索状属**］ 副腎皮質の被膜下第2層の部分で副腎皮質が最も厚い層，外層は球状層に内層は網状層にはさまれる．淡明で胞体の豊かな細胞が被膜に垂直方向に束状から柱状に配列しており，グルココルチコイドを産生．[284,383] ⇨参グルココルチコイド→834

促進⇨同促通→1834

促進因子 facilitator factors 国際生活機能分類 International Classification of Functioning, Disability and Health(ICF)の環境因子の肯定的側面で，生活機能が改善し，障害が軽減されるような因子．利用可能な物的環境や適切な福祉用具，障害に対する人々の肯定的な態度やサービス，社会制度，政策などが含まれる．個人の能力に問題があっても，促進因子によって機能障害や活動制限が参加制約につながるのを防ぐことができる．[346] ⇨参ICF→64，阻害因子→1830，環境因子→579

促進拡散 facilitated diffusion ［**促通拡散**］ 細胞膜に対し透過性の低い水溶性物質が，膜に存在する特異的な担体(トランスポーター)やチャネルを介して細胞内に拡散すること．物質の移動量は濃度勾配と担体やチャネルの数に依存する．[1335] ⇨参受動輸送→1404，拡散→478

促進型固有調律 accelerated idioventricular rhythm 何らかの原因で洞調律や接合部調律より速い自動能をもった心室筋が，洞調律や接合部調律にかわって歩調とりをすること．通常，刺激伝導系の心筋細胞は自動能をもち，最も速い自動能をもつ洞結節が心臓全体の歩調とりをしている(正常洞調律)が，洞調律が遅くなったときは，房室結節近傍の心房筋が歩調をとっている(接合部調律)．接合部調律と異なり，心室興奮は正常の刺激伝導系を介さないので広いQRS波を示す．通常は130/分以下であり，遅い心室頻拍 slow ventricular tachycardia(slow VT)と呼ばれることもある．急性心筋梗塞，特に閉塞していた冠動脈に再灌流が得られたときに出現しやすい．ほかにカテコールアミンやジギタリス中毒時などでも認められることがある．[1432]

促進型接合部固有リズム⇨参促進型固有調律→1833

促進型接合部リズム⇨参促進型固有調律→1833

促進伝導 enhanced conduction 心房から心室への伝導が通常より亢進している状態．心房興奮の頻度が増えると房室結節を介する伝導は徐々に延長し(減衰伝導)，あるレベルを超えると伝導できなくなる．安静時には通常140/分以上の心房興奮は，1：1で心室へ伝導しない．しかし房室結節をバイパスする副伝導路が存在するときやカテコールアミンなどの影響がある場合には，心拍数200/分以上でも1：1伝導が保たれることがあり，これが促進伝導である．[1432]

属性同等薬 generic equivalent ［**同種医薬品**］ 主要成分の組成が同一で，属性が同等とみなされる薬剤のこと．さまざまな製薬会社から異なる商品名で販売されており，厳密にいえばそれぞれの効果には若干相違があるものの，ほぼ同じ薬剤とみなされている．[543]

塞栓形成術⇨同塞栓術→1834

足穿孔症 perforating ulcer of foot ［**神経原性壊疽(えそ)**］ 中枢または末梢の神経病変が原因となり，足底の趾球または踵に紅斑，さらに水疱を生じ，深い円形の無痛性潰瘍を生じたもので，知覚異常，血行障害などを伴う．脊髄外傷，脊髄空洞症，糖尿病性ニューロパチーなどが基礎に存在．[575]

塞栓子⇨同塞栓物→1834

塞栓術　embolization ［塞栓形成術］ 動脈内にカテーテルを挿入し，塞栓物質を注入して末梢血流を遮断させる手技．肝細胞癌の流入動脈にゼラチンスポンジなどの塞栓物質を注入し，癌組織を阻血・壊死させる経カテーテル肝動脈塞栓術(TAE)が代表的．出血部位診断のためのアンギオグラフィーで，そのまま塞栓術を行い止血させることもある．[1461]

塞栓症　embolism　血管から剥離した血栓の一部や血管外から侵入した異物などが塞栓となって血管を閉塞させた状態．塞栓物の種類や大きさなどによってさまざまな症状を呈するが，最も多いのは血栓によるもの．また，空気や脂肪が混入して起こる空気塞栓症，脂肪塞栓症などもある．[485]

塞栓除去術⇨同塞栓摘出術→1834

塞栓性壊疽(えそ)　embolic gangrene　塞栓による動脈閉塞が原因となって生じる壊疽．黒色を呈する壊死が壊疽であり，壊死の水分蒸発を認める乾性壊疽と，壊死部に腐敗菌の感染が起こった湿性壊疽がある．[1531]

塞栓性梗塞　embolic infarct，embolic infarction　血流障害により臓器の一部あるいは臓器全体が壊死に陥る梗塞のうち，塞栓による血流障害が原因の場合をいう．塞栓症のような急激な変化による内腔の閉塞では側副循環が発達する余裕がなく，既存の大きな吻合を有する部位以外では絶対的虚血に陥り梗塞をきたす．太い血管に閉塞を生じた場合，その灌流域が広ければ梗塞範囲は広くなる．ただし，血流の途絶する状態が短時間であれば変化は可逆的で，梗塞には至らない．[1531]

塞栓性巣状腎炎⇨同巣状糸球体病変→1816

塞栓切除術⇨同塞栓摘出術→1834

塞栓摘出術　embolectomy ［塞栓摘除術，塞栓切除術，塞栓除去術］ 血管に詰まった塞栓物を外科的に摘出する手術法．重篤な合併症を有するもの，すでに壊死をきたしているものを除いて，ほとんどの症例が対象となる．術式には直達法，バルーンカテーテルを用いる方法，吸引法などがある．[485]

塞栓摘除術⇨同塞栓摘出術→1834

塞栓物　embolus ［塞栓子］ 血管を閉塞させ塞栓症を引き起こす物質のこと．剥離した血栓のほか，空気，脂肪，窒素ガス，遊離細胞，組織片，腫瘍片，寄生体，寄生虫卵，細菌などさまざまなものがある．[485] ⇨参栓→1746

足尖離地　toe off ［趾(あしゆび)離床，爪先離地］ 歩行時の立脚後期〜遊脚期にかけて，足尖部が床面から離れたときのこと．歩行周期は踵接地から，同側の踵の接地までの時間をいい，立脚期と遊脚期より構成される．立脚期は地面に脚が接地している時期で，踵接地 heel contact，足底接地 foot flat，立脚中期 mid stance，踵離地 heel off，足尖離地 toe off がある．[824] ⇨参歩行周期→2694

側側吻合(ふんごう)　side to side anastomosis　腸吻合形式は腸管相互の位置関係により端端吻合，端側吻合，側側吻合に分けられる．側側吻合は腸管の側面と側面をつなぎ合わせる方法である．吻合口を任意に大きくとれる利点があり，口径の著しく異なる腸管の吻合やバイパス手術で行われる．また2つの腸管を蠕動方向が一致するように吻合する順蠕動性吻合と逆蠕動性吻合がある．[711]

側腟切開　paravaginal incision⇨同シューハルト切開→1381

側柱　lateral column⇨同側角→1831

速中性子療法　fast neutron therapy　中性子のもつ高LET線の特長を利用して行う放射線治療法．癌にも正常組織にも強い効果を示す．体内分布は通常のリニアックX線と同等の減衰をする．そのため，深部での治療には適さないなどの欠点があるので，現在は炭素線治療に置き代わっている．[52]

促通　facilitation ［促進］ ニューロンの反応を引き起こすほど強くない2つ以上の求心性インパルスが，個々の反応の総計より，さらに大きい反射性放電を生じることのできる現象．また同一の伝導路に繰り返しインパルスを通過させることにより，ニューロンの活動電位の刺激閾値を下げる過程．前者は興奮性シナプス伝達の空間的加重，後者は時間的加重による．[1274]

促通拡散⇨同促進拡散→1833

促通手技　facilitation technique⇨同ファシリテーションテクニック→2507

足底　planta，sole　足の裏のこと．ヒトの立位姿勢において唯一地面と接する部分で，立位保持に必要な姿勢反射の受容器に富んでいる．足底の皮下には強い結合織の足底腱膜があり，また足根骨底側には底側踵舟靭帯(スプリング靭帯)，踵骨と第3-5中足骨をつなぐ長足底靭帯など発達した靭帯があって，身体の全体重による足弓の押しつぶしを防いでいる．[873] ⇨参足弓→1832

測定　measurement　測定とは，量の値を決定する目的をもつ一連の操作．記述研究の場合には変数を操作することはない．しかし研究が観察すべき対象を操作するような場合には，事実を数量化してとらえることも有効となる．操作する変数が具体的であり，物理量でとらえることができるならば，測定はしやすい．しかし抽象的な構成概念を測定対象とする場合には，その数量化の扱いについて十分な検討が必要となる．[446]

足底アーチ⇨同足弓→1832

測定異常《小脳症状の》　dysmetria ［ジスメトリー，推尺異常，測定障害］ 四肢の運動失調症状の1つで，随意運動の際に目的のところで止めることのできない現象．目標の手前に到達する場合は測定過小 hypometria，目標を行き過ぎる場合は測定過大 hypermetria という．測定異常を検査する方法として，指鼻試験，鼻指鼻試験，踵膝試験，線引き試験などがある．これらの試験を行うと，深部感覚障害の場合には閉眼時のみに測定異常を認めるが，小脳失調の場合には開眼時，閉眼時いずれの場合にも測定異常を認める．[369]

測定過大　hypermetria ［推尺過大］ 測定異常(推尺異常)に現れる現象の1つで，運動範囲の測定を誤り，手が目標物から行きすぎたりすること．小脳の異常によって生じる．[1230] ⇨参測定異常《小脳症状の》→1834

測定感度　analytical sensitivity　対象となる測定物中に含まれるある物質の量を測定するとき，検出定量できる最小の量(値)をいう．通常は n = 20での測定値を盲検と被測定物について求め，盲検の平均値+2.6 SD

と被測定物の平均値－2.6 SDとが，重ならないときの被測定物の平均値で表す．[556]

測定間変動　inter-method variation　［日間(日差)変動］　同一の測定方法で，同一の測定試料を，同じ測定条件で数日間にわたって繰り返して測定した場合に，別々に測定した測定値の平均値が一致する度合．この度合を数値で表す場合は，値のばらつきの程度を示す標準偏差(SD)や標準偏差を平均値で割った変動係数(CV)などを用いる．[556]

足底筋　plantar muscle，plantaris　下腿の後方にある小さくて薄い筋肉で末梢側は細い腱となっている．大腿骨外側顆，膝関節包の弓状膝窩靱帯から起こり，腓腹筋とヒラメ筋の間を下行し，アキレス Achilles 腱の内側縁に加わり踵骨隆起に至る．下腿三頭筋の作用に対して補助的に働く．[1014]

足底筋膜　plantar fascia　足部の底側に位置し，足部のアーチ構造を支持する筋膜．踵骨隆起の主として内側突起より起こり，著しく厚い靱帯組織が薄く広がりながら前方に走り，中足骨頭の部位で分岐し第1-5趾の底側靱帯と基節骨に終わる．足底筋膜の中心部は厚く，足底腱膜をつくる．[1014]

測定誤差　measurement error　［技術誤差］　測定値から真値を引いた値すなわち誤差．真値とは基準になる測定方法によって得られる平均測定値のことで，実際の測定値からこの値を引いた分が測定誤差となる．[556]

測定障害⇨同測定異常《小脳症状の》⇀1834

足底接地　foot flat　歩行時の立脚期のうち，踵接地後に同側の足底全体が地面に着いたときのこと．[824]　⇨参歩行周期⇀2694

足底穿刺採血法　heel puncture，plantar puncture　通常は静脈穿刺による採血が困難な新生児の静脈血採取方法の一種．穿刺部位は足底の踵骨を避けて，その両脇で行う(図参照)．アルコールで穿刺部位を消毒し乾燥後にランセット針か23 Gの注射針を用いて穿刺する．深さは3 mm以下とする．穿刺後は足全体をやわらかく圧迫して毛細管血の流出を促す．採血量は多くても1-2 mL程度なので，採血容器はガラス管や微量採血管を使用．また，新生児スクリーニングのための血液濾紙や血糖測定装置のチップに直接採血することができる．採血後はガーゼ付き絆創膏または乾綿球で圧迫止血する．利点は確実に繰り返し採血できること．欠点は同じ部位を繰り返し穿刺したり，必要以上に深く穿刺すると，感染症を起こす危険があることと，強く圧迫すると血液が溶血し，測定結果が不正確になること．また，早産児の場合は，圧迫によって皮下出血や皮膚の損傷を起こすので注意が必要．[519]

●足底穿刺採血法の穿刺部位

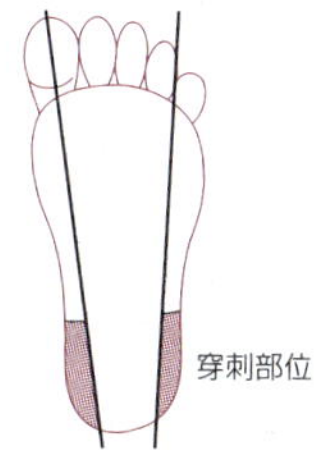

足底挿板⇨同アーチサポート⇀129

測定内変動　intra-method variation　［併行精度《繰り返し性》］　同一の測定方法で，同一の測定試料を，同じ測定条件で連続にあるいは比較的短い時間内に繰り返して測定した場合，個々の測定値が一致する度合．この度合を数値で表す場合は，値のばらつきの程度を示す標準偏差(SD)や，標準偏差を平均値で割った変動係数(CV)などを用いる．[556]

足底板　foot plate，arch support，insole　［足板］　足底と靴との間，または，足底と床面の間に挿し込み使用する足装具．足底の生理的なアーチを支持する装具では，靴インサート shoe insert や，ふまず支え(足底挿板，アーチサポート)がある．主に，外反扁平足，凹足，内反足，外反足などのアライメント矯正を目的に用いられている．[1557]

●足底板

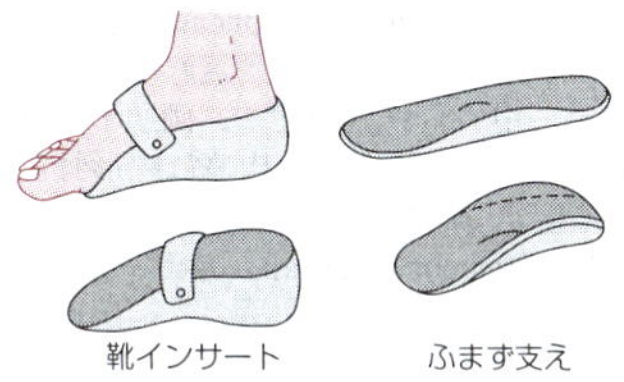

足底反射　plantar reflex⇨同伸展性足底反射⇀1590

足底疣贅(ゆうぜい)　plantar wart，verruca plantaris　ヒト乳頭腫ウイルス〔ヒトパピローマウイルス human papillomavirus (HPV)〕の主に2型(HPV 2)や57型(HPV 57)が足底皮膚に感染して生じる疣贅．表面粗糙な隆起に乏しい角化性丘疹で，しばしば鶏眼(ウオノメ)との鑑別を要する．複数が癒合して局面を形成した場合，モザイク疣贅と呼ばれる．足底に生じる疣贅には，ほかに，HPV 1のミルメシアやHPV 4/60/65の色素性疣贅などがある．[231]　⇨参いぼ(疣)⇀275，パピローマウイルス〔科〕⇀2392

●足底疣贅

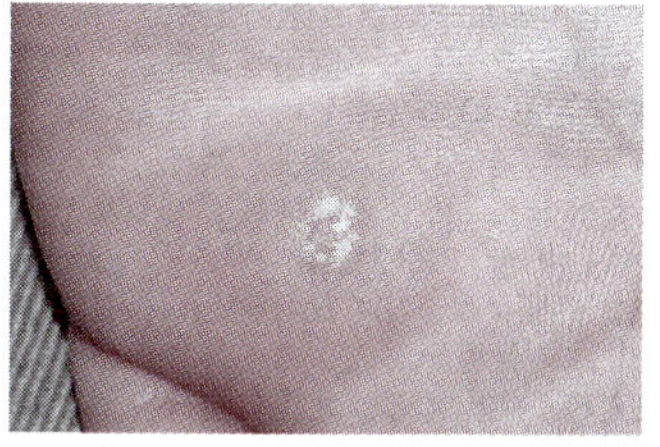

速伝導路　fast conduction pathway　心筋細胞の配列やその組織変化に伴い，心臓内では病的状態のみではなく，生理的にも興奮伝導速度が異なる部位があり，伝導の速い経路のこと．速伝導路の不応期は長く，伝導の遅い経路である遅伝導路の不応期は短い．速伝導路には逆伝導があり，遅伝導路を通ってきた興奮が十分に遅く，速伝導路の逆伝導が可能であればリエントリー回路(興奮が機能的な経路を通って元に戻ってくること)が成立する．WPW (Wolff-Parkinson-White，ウォルフ・パーキンソン・ホワイト)症候群に伴う遅伝導路は房室結節であり，速伝導路は副伝導路を含む心

房，心室筋である．[1432]

速度　velocity；v　［v］　物体が一定方向へ動いた単位時間当たりの変化量．直線運動の速度は線速度，円運動での速度は角速度という．[1169]

側頭下顎骨関節骨折　temporomandibular joint fracture　下顎骨骨折は全顔面骨骨折の約半数を占め，下顎骨骨折の約40%が関節突起の骨折である．顎関節部の腫脹や疼痛，咬合不全，開口障害がみられることが多い．片側の顎関節突起骨折では開口時に下顎が患側に偏位し，両側性の場合には開咬を呈する．診断にはオルソパントモグラフィーや三次元CTが有用．治療に際しては，咬合異常や開口障害の改善が重要であり，原則として上顎の歯列に合わせて上下顎を固定する．骨片の偏位が明らかであれば積極的に手術療法を行うが，小児においては慎重に手術適応を決める必要がある．[1407]

側頭下到達法　subtemporal approach　高位頸部内頸動脈病変，斜台部を中心とした頭蓋底傍正中部への手術などに対して用いられる到達法．側頭下とは，上方は蝶形骨大翼，前方は上顎洞，内側は蝶形骨翼状突起外側板を境に接する側頭下稜の内下方のへこみのこと．[35]

側頭極到達法　temporopolar approach　主に脳底動脈頂部の動脈瘤などに対し，側頭葉の先端部近傍から進入する到達法．[35]

側頭筋　temporal muscle　〔L〕musculus temporalis　下顎の咀嚼運動にかかわる筋の1つで，側頭窩を満たす大きな扇状の筋．側頭骨と頭頂骨の側面，両者にまたがる側頭線から起こり，下顎骨の筋突起につく．下顎を挙上して口を閉じ，歯をかみ合わせたり，下顎を後方に引く働きをする．三叉神経の第3枝，下顎神経の支配を受ける．[1044] ⇨参咀嚼(そしゃく)筋→1845，咬筋→987

側頭筋膜　temporal fascia　浅葉と深葉の2葉からなる側頭筋をおおう筋膜．それぞれに頬骨弓の外側面と内側面に付着する．移植組織弁として鼓膜形成術などに利用される．[514]

側頭骨　temporal bone　頭蓋外側壁と頭蓋底の一部を構成する左右一対の骨．頭頂骨，蝶形骨，後頭骨と接し，下面は下顎骨と顎関節をつくる．側頭骨は鱗部，鼓室部，岩様部(乳突部と錐体)の3部で構成される．鼓室部は独立した骨として発生して，生後，鱗部，岩様部と癒合する．鼓室部の孔，外耳孔は外耳道につながり鼓室(中耳)に至り，内部には聴覚器，平衡感覚器(内耳)を入れている．外側にはり出す頬骨突起は頬骨の側頭突起と合わさり，頬骨弓を形成する．外耳孔の後下方に顕著な乳様突起が突出する．乳様突起は立位で頭部を支持する筋がつく部位である．このため新生児には突起は見られないが，頭部を支持する筋の発達に伴って乳様突起も大きく発達してくる．[744]

側頭骨骨折　temporal bone fracture　縦骨折と横骨折に分類される．側頭骨は頭蓋底の一部も形成しており，側頭骨鱗状部への外力により錐体の長軸に平行に骨折が及ぶ場合(縦骨折)が多い．長軸と直角に起こる骨折が横骨折で，このうち骨折線が迷路骨包を横切る場合を迷路骨折という．縦骨折では，耳出血や髄液耳漏，あるいは耳介後部に溢血斑が生じるバトル Battle 徴候がみられることがある．頭蓋底部の骨折は頭蓋単純X線写真では診断困難であるが，骨条件で撮影したCT写真で明らかとなる場合もある．錐体骨骨折により顔面神経麻痺，聴覚障害を合併しやすく，髄液漏による髄膜炎などの頭蓋内感染症の発生にも注意を要する．[1407]

側頭線　temporal line⇨参側頭筋→1836

側頭動脈　temporal artery　外頸動脈から枝分かれし，側頭部に分布する動脈群．外頸動脈の2終枝のうちの1枝である浅側頭動脈は，耳介の前方を上行し，耳下腺腺部を出て前頭枝(深側頭動脈)と頭頂枝(中側頭動脈)とに分かれる．肉芽腫性血管炎である側頭動脈炎をきたす原因動脈である．[887]

側頭動脈炎　temporal arteritis⇨同巨細胞性動脈炎→780

側頭葉　temporal lobe　大きな脳葉で外側溝の腹方に広がり，その前端部は側頭極と呼ばれる．後方部は後頭葉および頭頂葉に移行するが，外側面，下面ともにこれらの脳葉との境界は不明瞭．外側面は外側溝と平行に走る上・下側頭溝により上・中・下側頭回に分けられる．下面は中頭蓋窩に収まり，側副溝により下側頭回と海馬傍回を境する．海馬傍回の内側には海馬裂に隣接する海馬体が存在．外側溝の腹側壁の中央部に隠れた横側頭回(ヘシュル Heschl 回)には皮質聴覚野が存在する．上・中・下側頭回の大部分は側頭連合野とされている．[1043] ⇨参大脳半球→1896，大脳→1895，大脳皮質→1896

側頭葉型ピック病　Pick disease (temporal type)　変性性認知症に属するピック病の中で側頭葉が限局性に萎縮するタイプで，特徴としては欲動的脱制止，考え無精(怠惰)，健忘失語，滞続言語，口唇傾向などがある．ピック病にはこのほか前頭型，側頭-前頭型，側頭-前頭-頭頂型がある．[507] ⇨参ピック病→2458

側頭葉症候群　temporal lobe syndrome　側頭葉を病巣として出現する症状を総括したもの．新皮質系と大脳辺縁系の症状に二分される．また，一側性障害と両側性障害の場合がある．一側性障害では，ウェルニッケ Wernicke 失語，健忘失語，同側性上1/4半盲，聴覚失認，空間認知障害，記憶障害などを生じる．両側性障害では，機能不全の場合はクリューヴァー・ビューシー Klüver-Bucy 症候群および健忘症候群を生じ，刺激症状の場合は側頭葉てんかん，情動変化，幻聴，幻臭などがみられる．[369]

側頭葉切除術　temporal lobectomy　てんかん，外傷性脳挫傷，脳腫瘍などの際に用いる手術．てんかんに対しては，海馬と扁桃体を含めて側頭葉を切除する．外傷性脳挫傷，脳腫瘍の際は，減圧を主な目的とする．[35]

側頭葉てんかん⇨同側頭葉発作→1836

側頭葉発作　temporal seizure, temporal lobe seizure　［**側頭葉てんかん**］　てんかん発作の中で，側頭葉にてんかん焦点が存在するもの．1981年の「てんかん発作の国際分類」では複雑部分発作にあたり，意識障害を伴い，あとに健忘を残す．典型的な発作は，持続時間が2-3分の意識減損をきたし，口をもぐもぐと動かす，衣服をまさぐるといった口部や上肢の自動症，発作焦点と反対側上肢にジストニア肢位がみられる．また，しばしば前兆として単純部分発作である，自律神経発作，精神性発作，特殊感覚発作がみられる．最もよくみられる自律神経発作は上腹部不快感で，その他に動悸，立毛，尿意などがある．精神性発作には，恐怖感，強制思考，抑うつ(鬱)，離人症，幻視，幻聴，既視感 déjà vu(デジャヴュ)など多彩な症状がある．特殊感覚発作には，金属のような変な味がする，焦げ臭いようなにおいがするといった症状がみられる．発作間欠期に脳波で側頭部に棘波，棘徐波複合などの突発性異常波を認める．[369] ⇨参焦点発作⇀1444

足突起病 foot process disease⇨同微小変化型ネフローゼ症候群⇀2444

速度定数 rate constant ［**反応速度定数**］ 化学反応の反応速度は，通常，反応物質の濃度，またはそれらの積に比例する．この比例定数を反応速度定数(あるいは単に速度定数)といい k で表す．速度定数は一般に温度に依存し，温度が高いほど大きくなる．反応の基質，あるいは生成物濃度を追跡し，反応様式に応じた速度論的解析を行い算出する．[394]

側脳室 lateral ventricle 〔L〕ventriculus lateralis 左右の大脳半球に形成される1対の脳室で，室間孔により第3脳室と連絡する．側脳室の形状は4つの特徴的な区域に分けられ，この区域はおおむね4つの大脳葉に対応する〔前角(前頭葉)，中心部(頭頂葉)，後角(後頭葉)，下角(側頭葉)〕．脳脊髄液を分泌する脈絡叢は室間孔から側脳室の中心部沿いに走り下角に至る．前角と後角には脈絡叢は認められない．側脳室の広さは個体差に富み，大脳半球の形状，大きさ，年齢にも関係する．幼児期は脳の大きさに比して脳室は小さい．年齢とともに徐々に大きさを増し，20-60歳の間ではほぼ一定の範囲にある．しかし，さらに高齢になると脳実質が萎縮し始め，脳室は相対的に広くなってくる．[1044] ⇨参脳室⇀2299，脳脊髄液⇀2304，大脳皮質⇀1896

速波 fast wave ヒト脳波の基礎活動の1つで，8-13 Hz(ヘルツ)の α 波に対して周波数が13 Hz以上の波で β 波のこと．なお，30 Hz以上の波については γ 波ということもある．15-20 Hzのものが不安，緊張に関連してみられ，18-25 Hzのものがベンゾジアゼピン系薬物やバルビツール酸系薬物の服用者に出現する．浅い睡眠時にみられる12-14 Hzの波は紡錘波といわれる．[581] ⇨参脳波⇀2310

足背動脈 dorsal artery of foot，dorsalis pedis artery 前脛骨動脈の直接の延長で，足関節の上方で表層に現れ，足背において長母指伸筋腱の外側に位置する．ここで脈波に触れることができる．この位置で外側足根動脈を出し，この動脈と前走した足背動脈は中足骨頭の上で，弓状動脈をつくる．[1044]

足背動脈拍動 dorsalis pedis pulse 前脛骨動脈に続く足背動脈の拍動で，長母指伸筋腱の外側に触れる．下肢の閉塞性動脈疾患の患者ではこの拍動が弱く触知される．足背動脈もしくは後脛骨動脈の血圧と上肢の収縮期血圧との比をABI(ankle brachial index)といい，0.9以下を下肢動脈の閉塞や狭窄を疑う指標としている．[618,438]

速波睡眠 fast wave sleep⇨同レム睡眠⇀2983

続発感染⇨同二次感染⇀2208

続発症 late effect⇨同後遺症⇀972

続発症状 secondary symptom，consecutive symptom 疾患の症状が初発したあとに，時間間隔を経て出現する症候．同一臓器の障害に起因するが，症候顕在化までの期間が異なる場合と，全身反応により他臓器の障害が生じている場合がある．成因の異なる疾患が偶然合併した場合は除く．[1482]

続発疹 secondary efflorescence 発疹のうち，一次的に生じる原発疹，あるいは他の続発疹に二次的に生じるもの．表皮剝離，びらん，潰瘍，膿瘍，亀裂，鱗屑，痂皮，胼胝，瘢痕，萎縮などがこれに属する．[575]

続発性 secondary ある疾患などに関連して二次的に起こるという意味で，二次性ともいう．原発性や本態性ないし一次性に対応する表現．例えば続発性貧血といえば原疾患・症状に合併する貧血を指す．副次的，付随的，あるいは結果的(結果として起こる)なども同じ意味合いをもつ．

続発性アミロイド症 secondary amyloidosis ［**反応性アミロイド症，反応性AAアミロイドーシス**］ 厚生省特定疾患調査研究班(現・厚生労働省難治性疾患克服研究班)の旧分類では続発性アミロイドーシスと分類されていたが，新分類では反応性AAアミロイドーシスに移行した．関節リウマチ rheumatoid arthritis(RA)，結核，ハンセン Hansen 病，気管支拡張症，梅毒，肺膿瘍，潰瘍性大腸炎などの慢性炎症性疾患に続発し，急性期反応性タンパクである血清アミロイドAタンパク質 serum amyloid A(SAA)由来のアミロイドが沈着する疾患．基礎疾患としてはRAが最も多い．逆にRA患者の約10%がAAアミロイドーシスを合併するといわれており，罹病期間が長く，関節病変が進行した例に合併しやすいとされているが，罹病期間が短くてもRAの病勢が強ければアミロイドーシスを発症することがある．腹痛，悪心などの消化器症状で発症することが多く，血尿，タンパク尿などの腎症状も比較的早期に認められる．AAアミロイドーシスの治療はAAタンパクの前駆物質であるSAAの産生を抑えることが重要であると考えられ，RAの場合にはメトトレキサートなどの免疫抑制療法で関節炎の活動性を抑えることが大切である．また，臓器障害に対する対症療法も併せて行われる．[716]

続発性アルドステロン症 secondary aldosteronism ［**二次性アルドステロン症**］ アルドステロンの分泌過剰をきたす病態で，副腎外の原因で副腎皮質球状層が刺激されることによるもの．レニン・アンギオテンシン系の亢進によるものでは，脱水，心不全，肝硬変，ネフローゼ症候群，バーター Bartter 症候群，腎血管性高血圧，褐色細胞腫，妊娠，エストロゲン過剰などが原因としてあげられ，その他に高カリウム血症や副腎皮質刺激ホルモン(ACTH)産生過剰によるものもある．[284,383] ⇨参原発性アルドステロン症⇀958

続発性萎縮腎 secondary contracted kidney 腎盂腎炎や慢性糸球体腎炎などの糸球体障害によって，腎臓が萎縮し，重量が大幅に減少し，形態も縮小した状態をいう．[963]

続発性気胸 secondary pneumothorax 自然気胸のうち，何らかの肺疾患に続発して起こる気胸をいう(自然気胸のうち，肺尖部の胸膜直下のブラ，ブレブの破裂により起こる気胸は特発性自然気胸という)．続発性気胸の原因疾患としては慢性閉塞性肺疾患，肺結核，肺癌，肺化膿症，ヒスチオサイトーシスX，過誤腫性肺脈管筋腫症などがあり，そのため比較的高齢者に多い．

頻度は特発性自然気胸とほぼ同じ.[1019] ⇨参自然気胸→1295

続発性結核 secondary tuberculosis⇨同再感染《肺結核の》→1149

続発性月経困難症 secondary dysmenorrhea ［器質性月経困難症］ 子宮内膜症，子宮腺筋症などの器質的疾患に伴う月経困難症．器質性月経困難症と同義．疾患にはほかに子宮筋腫，頸管狭窄，子宮内腔癒着，子宮奇形，内膜ポリープなどがある．症状は月経前 4-5 日から月経後まで続く持続性の鈍痛のことが多い．治療は器質性疾患の治療を原則とするが，機能性月経困難症と同様にプロスタグランジン(PG)合成阻害薬などの保存的治療を行う場合もある.[1510]

続発性高シュウ酸尿症 secondary hyperoxaluria 主に消化管からのシュウ酸吸収の増加により発症する高シュウ酸尿症．その原因としては，シュウ酸を多く含む食品(ホウレンソウ，チョコレート，茶)や，シュウ酸前駆物質(エチレングリコール，キシリトール，ビタミン C)の過剰摂取，回腸疾患による吸収亢進である．吸収亢進の機序は脂肪酸が腸管内に極度に増加し，その結果腸管内カルシウムがけん(鹸)化されて減少し，シュウ酸が吸収されやすいナトリウム塩を形成し吸収量が増加する．尿路結石(シュウ酸カルシウム石)の原因となる.[987]

続発性甲状腺機能低下症 secondary hypothyroidism⇨同二次性甲状腺機能低下症→2209

続発性紅皮症 secondary erythroderma⇨参紅皮症→1051

続発性抗リン脂質抗体症候群 secondary antiphospholipid (anticardiolipin) antibody syndrome 抗リン脂質抗体症候群(APS)のうち，特定の自己免疫疾患を合併しないものは原発性，全身性エリテマトーデス(SLE)などの自己免疫疾患を合併するものは続発性と呼ぶ．抗リン脂質抗体は多様であり，抗カルジオリピン抗体，抗 β_2 グリコプロテイン 1・カルジオリピン複合体抗体，抗 β_2 グリコプロテイン 1 抗体，抗ループス凝固因子，梅毒血清反応の生物学的偽陽性を起こす抗体などがある．治療は，続発性の APS では原疾患に対する治療とともに抗凝固療法を行う.[1438] ⇨参抗リン脂質抗体症候群→1066

続発性骨腫瘍 secondary bone tumor 何らかの疾患に引き続いて起こる骨腫瘍．癌や肉腫など悪性腫瘍の骨転移，特に乳癌，肺癌，子宮癌，前立腺癌，胃癌，甲状腺癌などの場合に多い．好発部位は脊椎，肋骨，頭蓋骨，大腿骨，下腿骨などで，高度貧血や赤血球沈降速度の亢進といった多発性骨髄腫と同様の症状を示す．治療は放射線療法，化学療法，ホルモン療法などが行われ，疼痛の強い場合は麻薬が用いられる．原発疾患の部位，骨以外の転移巣の有無，骨腫瘍の進行度などにより異なるが，一般に予後は悪い.[485]

続発性糸球体疾患 secondary glomerular disease ［二次性糸球体疾患］ 原発性糸球体疾患以外の全身性疾患あるいは明らかな原因に続発して生じた糸球体疾患であり，原発性糸球体疾患の対語．原因となるものには，①全身性疾患：代謝疾患(糖尿病，アミロイドーシスなど)，膠原病(全身性エリテマトーデスなど)，血管炎(シェーンライン・ヘノッホ Schönlein-Henoch 紫斑病など)，②薬剤：金製剤，ペニシラミン，ブシラミン，ヘロイン，マイトマイシン C，③悪性腫瘍：悪性リンパ腫，多発性骨髄腫，固形癌，④感染症：B 型および C 型肝炎，梅毒，マラリア，⑤その他：悪性高血圧，妊娠，アレルゲンなどがある.[963]

続発性心筋疾患 secondary myocardial disease⇨同二次性心筋疾患→2210

続発性腎性尿崩症 secondary nephrogenic diabetes insipidus⇨同後天性腎性尿崩症→1037

続発性頭痛 secondary headache⇨同二次性頭痛→2210

続発性性腺機能低下症 secondary hypogonadism⇨同低ゴナドトロピン性性腺機能低下症→2047

続発性胆汁性肝硬変 secondary biliary cirrhosis 胆汁性肝硬変のうち，胆汁うっ滞の原因が胆道の閉塞機転によるものをいう．原因の発生から肝硬変成立までの期間は，先天性胆道閉鎖症では約 6 か月，良性の総胆管狭窄では 7 年以上とされている．病理学的にはウイルス性肝硬変のように完全な偽小葉の形成はまれで，多くは線維の増生による小葉構造の破壊程度にとどまっていることが多い.[279] ⇨参胆汁性肝硬変→1939，原発性胆汁性肝硬変→960

続発性てんかん secondary epilepsy⇨同症候性てんかん→1431

続発性ネフローゼ症候群 secondary nephrotic syndrome ［二次性ネフローゼ症候群］ 原発性糸球体疾患以外の全身性疾患あるいは明らかな原因に続発して生じたネフローゼ症候群．原因となる主なものには，①全身性疾患：代謝疾患(糖尿病，アミロイドーシスなど)，膠原病(全身性エリテマトーデスなど)，血管炎(シェーンライン・ヘノッホ Schönlein-Henoch 紫斑病など)，②循環器疾患：うっ血性心不全，収縮性心膜炎，③薬剤：金製剤，ペニシラミン，ブシラミン，ヘロイン，④悪性腫瘍：悪性リンパ腫，多発性骨髄腫，固形癌，⑤感染症：B 型および C 型肝炎，梅毒，マラリア，⑥過敏症：アレルゲン，ハチ毒，ヘビ毒，⑦その他：悪性高血圧，妊娠などがある．成人ネフローゼ症候群の約 20-30% を占める．詳細な病歴の聴取および検査などから診断するが，確定診断には腎生検が必須である.[963]

続発性膿瘍 secondary abscess ［転移性膿瘍］ 細菌感染を伴う遊離血栓の塞栓により生ずる細菌塞栓症において，細菌が強毒菌の場合に続発・形成される膿瘍．血栓とともに運ばれてきた菌が塞栓部で急速に繁殖して二次的に形成される．細菌叢に血栓が生じた場合あるいは細菌性心内膜炎などでみられる．一方，亜急性細菌性心内膜炎の緑色連鎖球菌の場合は細菌の繁殖は緩徐に起こり，徐々に血管壁を破壊して細菌性動脈瘤を形成する.[1531]

続発性肺血鉄症 secondary pulmonary hemosiderosis 肺に肺胞内出血やヘモジデリン沈着をきたす疾患を肺血鉄症(肺ヘモジデリン沈着症)という．原因が明らかでない原発性肺血鉄症に対し，心疾患や膠原病性血管病変，あるいは反復輸血または鉄剤の過剰投与によるもの，グッドパスチャー Goodpasture 症候群によるものを続発性肺血鉄症という．血痰，呼吸困難，貧血がみられる.[1019] ⇨参肺ヘモジデリン沈着症→2351

続発性微弱陣痛 secondary weak pains 産道の異常，胎児の過大および奇形，胎位や胎勢の異常，膀胱や直腸の充満，鎮静薬，母体疲労により子宮筋が疲労をきたし，分娩開始時よりも陣痛が自覚的，他覚的に弱くなり，発作時間が短く，周期が長くなって分娩が進行しない状態.[1323] ⇨参微弱陣痛→2441

続発性副甲状腺機能亢進症 secondary hyperparathyroidism ［二次性副甲状腺機能亢進症］ 副甲状腺自体に異常はないが，潜在的に低カルシウム血症をきたすような他の病態を補正しようとして副甲状腺ホルモン(PTH)が過剰分泌されて生じる副甲状腺機能亢進症．慢性腎不全，骨軟化症，くる病，吸収不全，尿細管アシドーシス，ファンコニ Fanconi 症候群などがその基礎疾患となる．特に腎不全に伴う骨病変は腎性骨異栄養症と呼ばれ，腎不全によるビタミンD活性化障害，リン排泄能の低下による高リン血症，小腸でのカルシウム吸収障害による低カルシウム血症が高副甲状腺ホルモン血症を引き起こす．骨に認められる病態は原発性副甲状腺機能亢進症と類似し，骨硬化症，骨線維症，皮質骨優位の骨塩減少を示す．低リン食，リン吸着剤，少量の活性型ビタミンD製剤の投与でPTH分泌亢進を補正する.[783] ⇨参副甲状腺機能亢進症→2531

続発性副腎皮質機能低下症 secondary adrenocortical insufficiency ［二次性(下垂体性)副腎皮質機能低下症，三次性(視床下部性)副腎皮質機能低下症］ 視床下部-下垂体の障害に起因する副腎皮質刺激ホルモン(ACTH)分泌低下により二次的に副腎皮質機能低下を生じる病態．原因として，①下垂体の障害によるACTH分泌不全，②下垂体より上位中枢の障害による副腎皮質刺激ホルモン放出ホルモン(CRH)分泌不全，③合成副腎皮質ホルモンの長期大量投与による医原性がある．①では腫瘍，梗塞，感染症，外傷，びまん性血管性病変のほか，放射線治療および手術後，特発性副腎萎縮などが含まれ，いくつかの下垂体前葉ホルモン分泌不全による下垂体機能低下症を呈する場合とACTH単独欠損症の場合がある．②では視床下部に生じる腫瘍，脳炎，外傷，下垂体茎切断などが含まれる．原発性副腎皮質機能低下症との相違点は，色素沈着がないことと，ACTH分泌が低下してもアルドステロンの分泌はほぼ正常に保たれること．このため本症では電解質異常は起こりにくい．症状は原発性と同様に，食欲不振，体重減少，全身倦怠，嘔吐，低血糖などを発現するが，軽症例では症状はほとんど認められない．治療はヒドロコルチゾン10-20 mg/日を補充し，ストレス時には増量が必要．また長期ステロイド使用から減量する場合は，離脱症状の出現に注意して徐々に行う.[284,383]

続発性膜性腎症 secondary membranous nephropathy ［二次性膜性腎症］ 原発性糸球体疾患以外の全身性疾患あるいは明らかな原因に続発して生じた膜性腎症．原因抗原としてウイルス抗原，自己抗原，腫瘍抗原，薬剤ハプテンなどが考えられている．肺，消化器などの癌腫，B型肝炎，梅毒，マラリアなどの感染症，金製剤，ペニシラミン，ブシラミン，カプトプリルなどの薬剤，全身性エリテマトーデス，混合性結合組織病，関節リウマチなどの全身疾患に続発してみられる．原因疾患の治療により，膜性腎症が軽快，治癒することもある.[963]

続発性無月経 secondary amenorrhea 月経を一度でも経験したものが，一定期間以上(一般には45日以上)，無月経となること．ただし，妊娠や授乳期によるものや閉経は生理的続発性無月経といい，さまざまなホルモン異常による病的なものと区別する．血中ホルモン〔卵胞刺激ホルモン(FSH)，黄体形成ホルモン(LH)，エストラジオール，テストステロン，プロラクチンなど〕の測定や負荷試験で排卵障害を鑑別する．プロゲステロン負荷試験で出血のあるものを第1度無月経，エストロゲン，プロゲステロン負荷試験で出血のあるものを第2度無月経という．原因となる部位によって中枢性，卵巣性，子宮性とに分類される．①中枢性：視床下部や下垂体に原因があるもので，高プロラクチン血症や下垂体腫瘍が原因となることもあるが，心因性(環境変化，ストレスなど)が多い．神経性食思不振症によることもある．②卵巣性：卵巣機能低下症，手術による両側卵巣摘出，放射線被曝，抗癌剤投与によるものが多い．多嚢胞卵巣症候群も含まれる．③子宮性：子宮摘出，アッシャーマン Asherman 症候群(外傷性の子宮内膜の癒着)，重度の子宮内膜炎などがある．治療は，原因除去が原則であるが，通常，ピルによるホルモン補充療法が行われる．不妊患者では，クロミフェンクエン酸塩やFSH製剤による排卵誘発法が選択される.[998] ⇨参原発無月経→963

続発性免疫不全症候群 secondary immunodeficiency syndrome 薬剤，放射線などの外的要因や免疫系以外の疾患に続発して生じる免疫不全状態．原因には免疫臓器自体の病変，免疫グロブリンまたはリンパ球の喪失などがある．多くの疾患で生じるが，腫瘍，自己免疫疾患，免疫抑制療法，摘脾，虫垂切除，ウイルス感染，老化，中毒，感染，栄養障害，タンパク喪失症候群，内分泌疾患などがよく知られている．悪性腫瘍，特にリンパ系の腫瘍においては，腫瘍が増殖したために正常のリンパ組織が破壊された可能性と，免疫系の機能障害があったために腫瘍が発症した可能性の両方が考えられる.[601]

続発白内障 secondary cataract⇨同併発白内障→2620

続発緑内障 secondary glaucoma 他の眼疾患，全身疾患あるいは薬物使用などが原因となって眼圧上昇が生じる緑内障のこと．他の眼疾患として，ぶどう膜炎による緑内障や血管新生緑内障，全身疾患として落屑緑内障や原発アミロイドーシスに伴う緑内障，薬物としてステロイド緑内障などが代表的.[975]

足板⇨同足底板→1835

側副血管 collateral vessel ［副行血管］ 主要な血管が閉塞して血流が低下したときに，不足する血流を代償するために閉塞部を迂回(バイパス)して新たに形成される血管.[1311]

側副血行 circulation⇨参側副血管→1839

側副血行路 collateral channel(circulation) 動脈硬化などにより血管に狭窄，閉塞を生じた際に，閉塞部位以下の灌流域に血液を供給する血行路で，閉塞部位の前後を吻合する枝．吻合枝が細い血管である場合も血流により徐々に太くなり組織の循環を維持する.[913] ⇨参側副血管→1839，側副循環→1839

側副循環 collateral circulation ［傍側循環］ 主動脈あるいは主静脈の血行路に閉塞が生じた場合などに，枝分かれや側枝により形成された迂回路によって組織への血流が確保されたり，心臓への還流が維持される循環系のこと．①動脈の場合：1)四肢の関節では常に数条の側副枝が形成されており，本流の閉塞時には側副枝が血流を確保している，2)腎動脈の下流で腹大動脈が徐々に閉塞した場合は，上腸間膜動脈から下腸間膜動脈，腹大動脈経由で骨盤内臓と下肢へ血流がある．また，内胸動脈，上・下腹壁動脈経由で下肢へ血流がある，3)心臓の冠状動脈では緩やかな閉塞の場合は側枝が形成され血流を維持できる．しかし，急激な閉塞時には当該領域の心筋梗塞に陥る(機能的終動脈)．すなわち，終動脈の発達している領域(脳，肺，肝臓，腎臓)には側副循環は形成されない．②門脈の場合：肝癌や肝硬変などで門脈圧が亢進した場合，門脈血が心臓に還流する3つの側副路がある．1)臍傍静脈から腹壁の静脈を経由して上・下大静脈へ，2)左胃静脈から食道静脈叢，奇静脈を経由して上大静脈へ，3)下腸間膜静脈から直腸静脈叢，内腸骨静脈を経由して下大静脈へ．③大静脈の場合：下大静脈が下部で閉塞した場合，骨盤臓器や下肢からの血流が心臓に還流する側副血行路は3つある．1)総腸骨静脈から上行腰静脈，奇静脈系を経て上大静脈へ，2)外腸骨静脈から下腹壁静脈，上腹壁静脈，内胸静脈を経由して上大静脈へ，3)大腿静脈(大伏在静脈)から浅腹壁静脈，外側胸静脈，腋窩静脈を経由して上大静脈へ．[1044]

側副靱帯 collateral ligament 滑膜性の関節で関節包の内外側の両側に存在し，これを補強する靱帯．関節の側方への過剰な動きを防止する役割があり，肘，手指，膝，足指などの蝶番(ちょうつがい)関節の両側にみられるものが代表的である．[1421]

側腹線条徴候 flank stripe sign 腹部単純X線写真上，側腹部の筋層の内部に明るく描出される線．側腹部の壁側腹膜と腹横筋との間にある腹膜外脂肪層が投影されたもの．[286]

足部変形 foot deformity 正常な形や大きさからの逸脱が足部に生じたもの．先天性や後天性に生じ，先天性のものとしては先天性内反足，先天性垂直距骨，二分脊椎などの麻痺性疾患によるもの，後天性のものとしては外傷，関節リウマチなどの炎症性疾患，脊椎疾患などによる麻痺性疾患などがある．変形には内反足，尖足，凹足，扁平足や外反母趾，鉤爪指 claw toe，槌趾 hammer toe などがある．[1014]

側壁心筋梗塞 lateral wall infarction，lateral myocardial infarction 左室側壁の心筋梗塞のことで，左冠動脈の回旋枝か前下行枝の対角枝の閉塞によって起こる．心電図上では V_5，V_6，aV_L とⅠ誘導にST上昇と異常Q波が出現する．[1314]

側方陰影⇒同外側陰影→443

側方歯肉弁移動術 laterally positioned flap⇒同歯肉弁側方移動術→1330

側方トンネル法《TCPCの》 lateral tunnel technique 三尖弁閉鎖症や肺動脈狭窄を有する単心室などに対して用いられるフォンタン Fontan 手術変法の1つ．長軸方向に切り開いた人工血管，ホモグラフト，右房壁を用いて下大静脈から右肺動脈へ直線的なトンネルを作製する．従来の心房肺動脈連結法 atriopulmonary connection(APC)よりも血行力学的に優れているとされる．[1342,1533] ⇒参TCPC→112，フォンタン手術→2524

側方抑制 lateral inhibition ［周辺抑制］ 刺激を受けた神経細胞群の中心部が興奮してインパルスを伝えると，周囲の神経細胞は抑制性介在ニューロンによっていっせいにその活動が抑制されること．興奮と抑制のコントラストを増強し，信号を鮮明化する効果がある．感覚の尖鋭化(例えば濃淡が異なる色紙を並べたとき，境界部分が鮮明に見えること)や漏斗効果などの現象に関与し，体表知覚，視覚などの伝導系において特によく発達している．[1230]

速脈 pulsus celer，rapid pulse ［鋭脈］ 早い立ち上がりと急速な下降が特徴的な脈．脈圧の増大を伴うことが多く，大動脈弁閉鎖不全症，貧血，甲状腺機能亢進症などでみられる．[618,438]

側迷入甲状腺組織 lateral aberrant thyroid ①咽頭前部や喉頭，舌部，前縦隔，心嚢などに発見される甲状腺組織で，胎生期に甲状腺の細胞群ないし組織の一部が正常連絡から離断して異常な部位に発現したものであり，異所性甲状腺組織ともいう．②甲状腺癌の転移組織を意味することがあったが，今日この意味では用いられない．[1531]

足浴 foot bath ［フットバス］ 足部を温湯で洗うことをいい，清潔，血液循環の改善，保温，足の感染防止，褥瘡予防，睡眠誘導に役立つ．方法：①必要な用具を準備する．両下肢の膝下までバスタオルを巻きつけ，膝の下に枕を入れる，②防水布とバスタオルの上に39-40℃ の湯を1/2ほど入れた足浴用洗面器を置く，③両足をしばらく浸したのち，石けんで洗う，④石けん分をとり，趾間を含めてよく乾燥させ，マッサージをする，⑤足の爪がのびていれば爪を切る．バブル(気泡)機能つきの電動式足浴器を用いることもできる．[109]

粟粒(ぞくりゅう)**陰影** miliary shadow X線写真上に認められる一般的に径5 mmまでの粒状影，厳密には径1-2 mmとされる．粒の大きさがほぼ均一で，X線写真上両肺に広く分布するものを意味する．粟粒結核などの感染症のほか，塵肺，転移性腫瘍，サルコイドーシスなどでみられる．[264]

粟粒(ぞくりゅう)**〔結核〕結節** miliary tubercle 粟粒結核症でみられる直径1-2 mmの粟粒大の結節で，両肺対称性に無数に形成される．粟粒結核症の2/3は初感染巣から結核菌が血行性に散布されて起こり，肺上葉のほうが下葉よりも緻密な分布を示す．肺以外にも肝や腎，骨髄など全身性にみられることもある．また慢性肺結核症の末期に患者の抵抗力が低下したとき，例えばステロイド剤，抗癌剤，免疫抑制薬などによる治療を行った際に発生することもある．[1531]

粟粒(ぞくりゅう)**結核症** miliary tuberculosis(tubercle) 結核菌が血行性に体内に広範に拡散した全身性結核症．高熱，盗汗(寝汗)，咳などを伴う重症の結核症．胸部X線写真では全肺野に多数のアワ(粟)粒大の小結節が見られ，肝臓，脾臓など全身の諸臓器のほか骨髄や髄膜に病変が及ぶことも多い．X線所見では微細粒状影を認めることが多いが，異常を認めず，ツベルクリン反応は陰性になることもある．数か月に及び体重減少，微熱，全身倦怠感などの非特異的症状が持続することもある．診断は胸部X線陰影と全身症状で診断し治療するが，正確には感染巣の生検による．早期に診断されれば抗結核薬の治療が奏効する．[953]

束攣縮(そくれんしゅく) fasciculation⇒同線維束性攣縮(れんしゅく)→1749

そ

側彎(わん)症⇨同脊柱側彎(わん)症→1722

側彎(わん)反射 trunk incurvation reflex⇨同ガラント反射→551

鼠径鎌(そけいがま) inguinal falx, falx inguinalis ［**鼠径(そけい)結合腱**］ 腹横筋と内腹斜筋の共通腱膜の下端で，鎌状に見える部分．鼠径管の後壁をなし，外鼠径輪の直下で恥骨結節に付着して前腹壁を強化する．[485]

鼠径(そけい)管 inguinal canal 上前腸骨棘から恥骨結節に連なる鼠径靱帯の内側端上部に外口(浅鼠径輪)をもち，中を男子の精索と精巣挙筋あるいは女子の子宮円索が通る管．内口(深鼠径輪)は鼠径靱帯中央部の後上方にあり，胎児期に腹腔内の精巣が横筋筋膜鞘状突起とともに皮下に出て陰嚢におさまるいわゆる精巣下降時につくられる．腹横筋，内腹斜筋の下縁，鼠径靱帯，裂孔靱帯などで囲まれた間隙で 4-5 cm の長さがある．ちなみに男子に起こる間接鼠径ヘルニアは鞘状突起の開存(本来閉じられるはず)により生じ，腹腔内臓が腹膜に包まれたまま鼠径管に沿ってヘルニアが起こったものである．[873]

鼠径(そけい)結合腱⇨同鼠径鎌(そけいがま)→1841

鼠径(そけい)靱帯 inguinal ligament 腹部と大腿の境で前面から皮膚を介して触れることができる靱帯で，上前腸骨棘と恥骨結節の間に張る．外腹斜筋の停止腱膜が厚く発達したもの．寛骨との間隙は外側の筋裂孔と内側の血管裂孔に分けられ，それぞれ腸腰筋と大腿神経，大腿動・静脈が通る．また恥骨停止部は後方に扇状に広がる裂孔靱帯となり，大腿静脈との間で大腿ヘルニアの出口となる大腿輪をつくる．[873]

鼠径(そけい)精巣 inguinal testis ［**I 度停留精巣，鼠径(そけい)部停留精巣**］ 停留精巣(睾丸)の位置による分類のうち，精巣を鼠径部に触知するもので，腹腔精巣よりも障害の程度は軽度で，I 度停留精巣とも呼ばれる．精巣の悪性腫瘍の発生や精巣機能に強い影響を与えるため，早期に陰嚢内に固定する手術療法(精巣固定術)が必要な場合が多い．[30]

鼠径(そけい)皮弁 groin flap 鼠径部に作製される皮弁の1つで，同部に存在する浅腸骨回旋動静脈または浅下腹壁動静脈を血管茎とした皮弁．遊離皮弁移植として多く用いられ，鼠径部の浅腸骨回旋動静脈または浅下腹壁動静脈を顕微鏡下に吻合して移植を行う．各種軟部組織欠損の修復に使用される頻度が高い．採皮部は下着に隠れる部位であり，また一次縫縮が可能という利点があるが，血管吻合に際しては血管径が小さいため，太い血管茎を有したほかの遊離皮弁に比べると血管吻合がやや難しいとの意見もある．(図参照⇒有軸皮弁→2851)[688]

鼠径(そけい)部 groin, inguinal region ①腹部と大腿部の結合部位．②腹壁の区分の1つで下腹部の両隣り，鼠径靱帯のある部位．腸骨部ともいう．[873]

鼠径(そけい)部停留精巣⇨同鼠径(そけい)精巣→1841

鼠径(そけい)部リンパ節 inguinal lymph node 鼠径部にあるリンパ節の総称．皮下結合組織内にある 6-13 個の浅鼠径リンパ節は，下方は下肢の表層部全体，上方は下腹部，外側は殿部，内側は会陰や外陰部から輸入管を通してリンパを受け，輸出管は多数でリンパ層をつくったのち，深鼠径部リンパ節に入る．大腿動・静脈周囲にある 3-4 個の深鼠径部リンパ節は浅鼠径部リンパ節輸出管，下肢深リンパ管などを受け，輸出管は大腿動・静脈に沿って上行し腸骨リンパ節に入る．鼠径部リンパ節は下肢を上行するリンパ管の中継地で，下肢が細菌感染したときの監視役であり防波堤である．[873]

鼠径(そけい)ヘルニア inguinal hernia 鼠径靱帯上方で鼠径部に脱出するヘルニア．内鼠径輪，鼠径管を経て外鼠径輪から脱出する外鼠径ヘルニアと，内側鼠径窩から鼠径管底を通じて垂直に腹壁を貫き外鼠径輪から脱出する内鼠径ヘルニアがある．外鼠径ヘルニアは鼠径ヘルニアの中で最も多く，大部分は先天性で小児期，特に乳幼児期に発症する．自然治癒する可能性は低く手術の適応となるが，小児は腹膜鞘状突起の開存が原因であるので鼠径管後壁の補強は必要なく，ヘルニア嚢の高位結紮のみでよい．内鼠径ヘルニアは中年以降の男性に多く，小児ではまれである．成人の鼠径ヘルニアは脆弱化した鼠径管が原因であり，その修復補強が必要となる．その手術としてはメッシュを用いたテンションフリー tension-free(局所に張力がかからない)手術が主流であり，最近は腹腔鏡下手術やクーゲル Kugel 法も普及している．[711]

鼠径(そけい)リンパ節 inguinal lymph node 鼠径部にあるリンパ節で，浅鼠径リンパ節と深鼠径リンパ節に分けられる．浅鼠径リンパ節には下肢，陰部，肛門，殿部，下腹部などからのリンパ流が入り，深鼠径リンパ節へ流出する．深鼠径リンパ節にはその他，下腹部腹壁や内臓からも流入し，外腸骨リンパ節に流出する．[1221]

鼠径(そけい)リンパ肉芽腫 lymphogranulomatosis inguinale ［**第四性病，性病性リンパ肉芽腫，ニコラ・ファーヴル病**］ 性交によりクラミジアトラコマチス *Chlamydia trachomatis*(L 1～L 3 型)が感染して起こる．潜伏期は 1-4 週で，性器などに丘疹，水疱をつくり，次いで鼠径リンパ節が多くは片側だけ腫脹．リンパ節は潰瘍になることもある．治療には，テトラサイクリン塩酸塩などを用いるが，現在では絶滅に近い病気である．[474]

鼠径(そけい)リンパ肉芽腫クラミジア 鼠径リンパ肉芽腫(第四性病)の原因菌で，クラミジアトラコマチス *Chlamydia trachomatis* のこと．主に性交によって感染する．感染から約 1-2 週間の潜伏期後に，外陰部に丘疹，小水疱が生じて発症．その後びらんを呈して治癒に至るが，1-2 週間後に所属リンパ節の腫大がみられる．治療はサルファ剤，テトラサイクリン塩酸塩に感受性がある．[575]

阻血 ischemia 動脈の狭窄あるいは閉塞により血液流入が障害され，障害部位より末梢の臓器や組織の血液灌流量が著しく減少した場合に起こる局所の貧血．症状の程度は発生した部位，組織の低酸素症に対する感受性，側副血行路などの局所の血管構築により異なり，また持続時間により大きく左右される．感受性については，分化の高いものほど酸素欠乏に対する感受性が高く，中枢神経系では約 4-6 分で神経細胞が壊死に陥り永久障害を残す．[1531] ⇨参虚血→777

阻血腎⇨同虚血腎→778

阻血性壊死 avascular necrosis ［**無血管性壊死，虚血壊死**］ 阻血によって引き起こされる壊死．血管内腔の完全閉塞による絶対的な阻血では臓器あるいは組織の一部に壊死が生じ，これを梗塞という．血管の狭窄による相対的な阻血では，例えば冠不全にみられるように，左心室心筋，特に乳頭筋や肉柱に選択的壊死を起こす．これは間質には壊死を認めず，病変が散在性に認められることから散在性実質壊死と呼ばれる．[1531]

阻血性拘縮 ischemic contracture ［コンパートメントシンドローム］ 種々の原因による深部動脈の不完全閉塞によって，筋群が壊死に陥り変性・瘢痕化し拘縮をきたした状態．小児の肘関節周辺骨折（特に上腕骨顆上骨折）に最も多く合併し，これをフォルクマン Volkmann 拘縮と呼ぶ．同様の拘縮は，下腿の骨折や挫滅などでも生じる．puffiness（腫脹），pain（疼痛）が強く，皮膚は pallor（蒼白）となり水疱形成を認めることが多い．脈拍は pulselessness（減弱）し，paresthesia（知覚障害），paralysis（神経麻痺）などを生じる．これらを急性阻血状態の 6 P 徴候と呼ぶ．発生の予防に努めるが，症状の発現を見逃さずに早期に処置を行うことが大切．6 P 徴候のうちの 1 つでも認められた場合は，圧迫の原因となっている包帯やギプスを取り除き，患肢の挙上や利尿薬の投与などを行う．それでも改善が認められない場合には，速やかに筋膜切開を行う．早期治療の時期を失すると筋は壊死に陥り線維化する．拘縮発症後は筋剝離・切離術，腱移行術，血管神経柄付筋移植などの再建術が行われる．[236]

阻血性大腿骨頭壊死 avascular necrosis of femoral head⇨同特発性大腿骨頭壊死→2148

ソケット socket 切断肢の断端を収納し，生体と義肢を連結するもの．大腿，下腿義足のソケットは，断端を適切に収納し安定した体重支持を必要とし，十分な義足の懸垂機能をもち，断端の力を効率よく義足へ伝える役割をもつ．義手においても懸垂力と保持力は重要で，断端が短く懸垂力が乏しい場合はハーネスと呼ばれる上肢帯などを用いて義手を懸垂し，支持する．[840]

鼠(そ)咬症 rat-bite fever ［鼠(そ)毒，ハヴァヒル熱］ 鼠咬症スピリルム *Spirillum minus* やストレプトバチルス・モニリフォルミスによる感染症．これらの細菌はげっ歯類の鼻咽腔に常在し，ネズミなどによる咬傷部から侵入して発病．潜伏期ののち，所属リンパ節が腫脹し，頭痛発熱を伴う．治療にはペニシリン，ストレプトマイシン，テトラサイクリン塩酸塩がどちらの細菌に対しても有効．*S. minus* による鼠咬症は鼠毒，ストレプトバチルス・モニリフォルミス感染症はハヴァヒル Haverhill 熱とも呼ばれる．[324]

鼠(そ)咬症スピリルム *Spirillum minus*⇨参スピリルム〔属〕→1652

粗再生産率 gross reproduction rate⇨同合計特殊出生率→993

粗細動 flutter-fibrillation 粗動とも細動とも決められない，あるいは両者が混在した調律．通常は心房性の不整脈で用いられ，心房粗細動といい，心室粗細動という用語はない．粗動はほぼ一定の周期を示し，250-350/分前後で通常，等電位線がない状態をいう．一方，細動は通常 300-500/分と速く，基線の細かい揺れとして記録されるか，あるいはほとんど平坦に見える．粗細動はこの両者の特徴が時間によって変化したり，混在して見える．[1432]

素子 elements ［振動子，超音波振動子］ 超音波を発生する探触子の構造は，1 枚の振動する板ではなく多くの薄い板が並べられた構造をしている．この 1 枚 1 枚を素子または振動子という．超音波ビームはこの並んだ素子のうちいくつかを振動させることで発射し，その方向は振動のさせ方で変化させることができる．[955]

ソジーの錯覚 〔F〕illusion des sosies⇨同カプグラ症候群→544

ソシオメトリー sociometry ［ソシオメトリックテスト］ 集団の成員間の相互関係や集団構造を解明する理論であり，それを測定する方法やソシオメトリックテストを指すこともある．もとは精神科医であるモレノ Jacob Moreno（1889-1974）によって，治療的・教育技術体系として創始された．現在では，社会心理学測定法の 1 つとして用いられることが多い．ソシオメトリックテストは，集団における対人関係を「選択（親和）」と「排斥（反感）」を軸に分析する手法．具体的には，はじめに被験者に調査用紙に答えてもらい，これをソシオマトリックスにまとめる．ソシオマトリックスで使われる CRS（choice rejection status）は選択された数と排斥された数から算出される地位得点であり，Isss（Index sociometric status score）は CRS から求めた社会的測定的地位得点である．これに基づいてソシオグラムを作成し，集団内の位置づけについて理解を深めていく．[980]

ソシオメトリックテスト⇨同ソシオメトリー→1842

組織 tissue 同じ構造もしくは類似した性質をもった細胞同士が集まって構成している構造．上皮組織，筋組織，神経組織，結合組織（骨や血液などを含む）などがある．生体の構造と機能の基本単位となる．さらに，いくつかの組織が集まって器官を形成する．器官の構造や機能は，それをつくる組織の種類や配列によって決まってくる．[1044] ⇨参器官→666

組織因子 tissue factor ［第Ⅲ因子，組織トロンボプラスチン］ 凝固因子の 1 つ．外因系凝固の引きがねとなるグリコリポタンパクであり，正常では血漿中には存在しないが，血液中に露出することによりカルシウムイオンの存在下で第Ⅶa 因子の補助因子として働き，第Ⅸおよび第Ⅹ因子を活性化する．第Ⅸ因子の活性化が生理的な凝固機序と考えられている．血管を取り巻く細胞・組織には常時発現しており，血管の損傷により血液中に露出する．血管内皮細胞や血球では，通常，組織因子は発現していないが，ある種の刺激により発現することが知られている．また，癌細胞や白血病細胞（特に急性前骨髄球性白血病），動脈硬化病変の泡沫細胞や血管平滑筋細胞にも発現が認められる．なお，組織トロンボプラスチンは第Ⅲ因子の慣用名で，現在は国際的に組織因子という名称で統一されている．[1131]

組織化 organizing 通常は，個々の人々が 1 つの目的を目指す協働関係としての組織を形成して維持していくことや，それまで自由放任状態にあったさまざまな主体とその行為が政府や企業などの一定の操作や統制の対象となり秩序づけられるようになった事態を指す．経営管理過程論では経営管理職能を計画化，組織化，モチベーション，コントロールと分け，「組織化とは，企業およびその部分の諸目標を達成するために必要な諸活動を規定し，それらの諸活動をグループにまとめ，その活動グループを管理者に割り当て，彼らに行使すべき権限を委譲し，権限や情報によって水平的・垂直的な相互関係を調整する方法を整えることによって，意図的に役割の構造を設定すること」としている．[1039]

組織学 histology 細胞レベルで生体の構造，機能の研究を行う学問．光学的顕微鏡，電子顕微鏡，免疫組織化学などを用い，組織内の細胞の分布を調べる．

組織学的検査 histological examination ［**病理組織検査**］ 疾患の診断や原因(病因)の究明を目的として，手術あるいは検査の目的で採取された臓器や組織から組織標本を作製し，顕微鏡を用いて病理診断を行う検査．臨床的に最終診断や経過観察をするうえで重要な意味をもつ．正確な病理診断を期するためには，的確に病変部から採取された組織片を用いて，良好な組織標本を作製することが必要．組織標本の染色は，ヘマトキシリン・エオジン染色(HE 染色)を基本とし，必要があれば特殊染色，酵素組織化学，免疫組織化学，電子顕微鏡的検索なども行われる．実際の病理検査室では，検体の受付登録，標本作製，染色までを臨床検査技師が行い，病理診断は医師(または歯科医師)が行っている．ヒトの疾患の診断を目的として行う病理検査は医療行為であり，日本病理学会が認定する病理専門医数は順調に増えているが，大学などで研究職にある医師が相当数を占めており，全国的には不足している．[533] ⇨参病理診断→2496

組織型プラスミノゲン活性化因子 tissue-type plasminogen activator；t-PA⇨同組織プラスミノゲンアクチベーター→1844

組織間隙液⇨同間質液→604

組織監査 structural audit, organization audit 一般には組織を監督，監視し検査すること．医療施設などにおいては患者の安全に関する監査で，環境安全，感染防止，誤薬防止，職員の安全が含まれる．質の保証や質の向上を実践場面で監視するシステム．具体的には，患者の転倒・転落，職員の針刺し事故，感染の実態などについて届けられた内容を分析し，その予防と対策について検討する．[415]

組織鉗子 tissue forceps 臓器，器官もしくは腫瘍などの組織を把持，牽引する目的に使用される鉗子．代表的なものに腸管把持用のバブコック Babcock 鉗子やアリス Allis 鉗子がある．使用目的によって鉗子の先端は種々であるが，組織の破損の少ない構造になっている．[711]

組織球⇨参マクロファージ→2732

組織球腫 histiocytoma 真皮より皮下にかけて組織球様細胞が密に増殖した良性腫瘍．主に正常皮膚色から淡紅色調で半球状に隆起したやわらかい小結節ないしは皮内硬結で，一般には単発であるが多発することもある．外傷などに対し，反応性に生じると考えられているが，原因は不明．[575]

組織球症⇨同組織球増殖症→1843

組織球症 X histiocytosis X 組織球が異常増殖する網内系の疾患で，以下の 3 疾患の総称．①好酸球肉芽腫：6 歳以上に好発し頭蓋骨，大腿骨，肋骨がおかされる限局性の融解病変．治療は病変部の掻爬，照射．②ハンド・シュラー・クリスチャン Hand-Schüller-Christian 病：乳幼児に好発し，眼球突出および骨融解像(頭蓋骨の地図状のパターン)，尿崩症などの症状がみられる．③レッテラー・シーベ Letterer-Siwe 病：3 歳以下に好発し，肝脾腫，リンパ節腫大，皮疹，貧血，血小板減少がみられ，積極的な治療を必要とする．[1495] ⇨参ランゲルハンス細胞組織球症→2904，組織球増殖症→1843

組織球性髄質細網症⇨同悪性組織球症→142

組織球性リンパ腫 histiocytic lymphoma ［**細網細胞性リンパ肉腫，細網細胞型悪性リンパ腫**］ 悪性リンパ腫のラパポート Rappaport 分類の中の一組織型．組織球由来の腫瘍として分類されたが非特異的エステラーゼ活性陰性で，貪食能，線維形成能もなく組織球の特徴を示さず，B リンパ球由来のものが大部分を占める．真性組織球性リンパ腫 true histiocytic lymphoma は，ごくまれと考えられている．[1464]

組織球増殖症 histiocytosis ［**組織球症**］ 組織球が増殖する疾患で，血球貪食症候群と同じ臨床像をもつ．家族性血球貪食性組織球症，感染関連血球貪食性組織球症，腫瘍関連血球貪食性組織球症(悪性リンパ腫など)がある．以前，悪性組織球症といわれたものは悪性リンパ腫の一種とされている．[1495] ⇨参組織球症 X→1843，血球貪食症候群→906

組織型 tissue form⇨同赤血球外型《マラリア原虫の》→1730

組織検査 histological tissue examination⇨同組織診→1843

組織好塩基球⇨同肥満細胞→2480

組織呼吸 tissue respiration⇨同内呼吸→2179

組織固定 tissue fixation 組織診の際に，採取された組織片をできる限り自然に近い形で保存する目的で特定の液体中に入れること．組織固定に用いる液体を固定液といい，ホルマリンなどが用いられる．[1531]

組織診 histological diagnosis ［**組織検査，組織病理，組織生検法**］ 病理組織学的診断で，特に生検診断のことをいうことが多い．病理形態学的診断には細胞診・生検組織診・手術切除材料の肉眼および組織学的診断，病理解剖診断があり，治療開始前の疾患診断として細胞診と生検組織診が行われる．組織診は組織レベルでの診断であり，患者臓器の一部を生検用の鉗子や生検針で採取する必要があるため，患者への侵襲は避けられないが，しばしば最終診断を得ることができる．[1531] ⇨参組織学的検査→1843

組織伸展法 tissue expansion method ［**ティッシュエキスパンダー法**］ 組織を伸展させることによって皮膚・皮下組織の再建を行う方法．組織，特に皮膚の直下に，特定の大きさのシリコン製バルーン(ティッシュエキスパンダー)を挿入し，これに連結したバルブから経時的に生理食塩水を注入して膨隆させることにより，皮膚を伸展させて皮膚にゆとりをつくる方法で，瘢痕・母斑などの切除や縫縮に頻用される．体表のほとんどの部位に利用される．[688]

組織図 organizational chart 組織構成を示す図で，指示命令系統を線でつないで示したもの．組織における役割，機能の分かれ方と，各地位の階層が一目でわかる．[415]

組織生検法⇨同組織診→1843

組織線量 tissue dose 目的としているある深さの組織(病巣)に吸収された線量．単位は Gy(吸収線量)．[18]

組織線量当量限度 tissue dose equivalent limit 照射を受けたすべての組織の総リスクに基づいて，ICRP(国際放射線防護委員会)が定めた許容可能な線量当量の最大限の値．実際の被曝を受ける状況では，線量当量を正しく評価できない場合が多いので，体内における線量当量の実際の分布に関する情報がない場合，その点に中心をもち，密度が1 g・cm^{-3}の組織等価物質でつくられた直径30 cmの球体内部における最大線量当量を，問題とする点における線量当量指標と定義し，補助限度として適応できるとしている．外部被曝による実効線量当量は1 cm線量当量，組織線量当量としては眼の水晶体では3 mm線量当量，皮膚，手，前腕，および足，くるぶしでは70 μm線量当量，眼，皮膚を除く他の組織で1 cm線量当量を用いる．確定(非確率)的影響の防止のため定められた線量当量限度で放射線業務従事者の各組織の一定期間内の限度は，眼の水晶体は1年間に150 mSv，それ以外は1年間500 mSvである．妊娠可能な女性の腹部は3か月間につき13 mSv，妊娠と診断されたときから出産まで10 mSv.[18] ⇨参実効線量当量限度→1313

組織適合抗原 histocompatibility antigen⇨同移植抗原→238

組織適合性試験 histocompatibility test 臓器移植の成否は，免疫抑制療法がいかに進歩したといっても，提供者と患者の組織適合性がどの程度一致しているかによることが大きい．組織適合性を決定する抗原を組織適合抗原と呼び，その適合性をみる試験のこと．抗血清により白血球の型分類を用いるHLA試験や，HLA抗原のDNAを同定するHLA-DNA検査やリンパ球混合培養法(MLC)などがある．このほか，赤血球のABO型や，被移植者血清中の提供者リンパ球に対する抗HLA抗体を検出する交差試験などもある．[1372] ⇨参主要組織適合抗原→1409

組織特異抗原 tissue specific antigen 特定の組織のみに発現している抗原の総称．通常は，組織特異抗原は胸腺で発現していないことから，自己抗原反応性T細胞が胸腺内でできても除去されない．このようなT細胞が末梢に移住して組織特異抗原に出会うと，異物として認識して反応を起こし，自己免疫疾患の原因となることがある．[1439]

組織ドプライメージング tissue Doppler imaging ［ドプラ組織イメージング］ 心筋のような体内の動く組織の速度をドプライメージとして表す手法．パルスドプラ法を用いて速度を計測したり，カラードプラ法を用いて組織の移動速度を色づけて表示する．心筋などの動きを定量的に評価できる．[955]

組織トロンボプラスチン tissue thromboplastin⇨同組織因子→1842

組織内圧 tissue pressure 組織の間質液(細胞外液)の圧．測定が困難なため正確な数値は不明であるが，いずれの臓器でも生理的状態では0-1 mmHgで，大気圧にほぼ等しいと考えられている．浮腫など間質液量が増加する病態では組織内圧が上昇する．[1482]

組織内照射⇨参組織内密封小線源治療→1844

組織内密封小線源治療 interstitial brachytherapy 密封小線源を癌組織中心に埋め込む治療法．密封小線源は高線量率および低線量率の放射性同位元素を用いる．高線量率照射は^{192}Irと^{60}Coなどで遠隔制御により後充塡する装置RALS内に格納されており，組織内刺入あるいは腔内の挿入されたアプリケーター内に線源を通して治療する．低線量率照射は^{137}Cs，^{192}Ir，^{125}I，^{197}Auなどを密封した線源を用手的に挿入する．低線量率照射では線源により一時的にRI病棟への入院が必要となる．形状によりワイヤー，針状，シードなどがある．適応となるのは子宮頸癌，子宮体癌，舌癌など頭頸部腫瘍，食道癌，乳癌，前立腺癌などである．[52] ⇨参放射線治療→2675

組織におけるガス交換 gas exchange in tissue 組織と組織間液の間のガス交換を組織呼吸tissue respirationという．このような組織レベルでの呼吸は内呼吸と呼ばれるが，内呼吸では代謝の最終産物である炭酸ガスが組織外に移動し，酸素が組織外から取り込まれる．これらのガス交換はすべて拡散によって行われているので，それぞれ分圧が重要になる．[1213]

組織の酸素分圧 partial pressure of oxygen in tissue 動脈血酸素含量，組織血流量，組織酸素消費量，毛細血管の分布密度および毛細血管からの距離によって決まる．細胞膜表面近くの酸素分圧(Po_2)は約20-30 mmHgであり，細胞内，ミトコンドリアと順次低下する．有酸素代謝が維持されるためのミトコンドリア内Po_2は0.1-1.0 mmHgが限界(パスツールPasteur臨界点)である．[1213]

組織培養 tissue culture 生体から取り出した生きた組織をシャーレなどの中で培養すること(*in vitro* tissue culture；*in vitro*＝ガラスの中)．生体内の複雑な環境条件から切り離して，一定の制御された条件下で組織や細胞独自の性質を調べるために行われる方法．生物学や医学の多くの研究領域で用いられている．器官の状態で培養するものを器官培養，また，個々の細胞までバラバラにした状態で培養するものを細胞培養という．[1044] ⇨参臓器培養→1809

組織反応 tissue reaction⇨同確定的影響→487

組織描写⇨同ヒストグラフィー→2448

組織病理 histopathology⇨同組織診→1843

組織風土 organizational climate 病院など組織の成員が，組織をどのように認識しているかに影響する環境的要因の総称．具体的に特定するのはむずかしいが，職場の雰囲気や行動の仕方，習慣，価値判断の基準などの特徴の背景にあるものを生み出す環境が風土である．集団では成員の相互作用が働くため，組織で計画を実施する場合は組織風土を考慮しなければならない．[326]

組織プラスミノゲンアクチベータ tissue plasminogen activator；t-PA, tPA ［**組織型プラスミノゲン活性化因子，t-PA**］ 血栓が溶解〔線維素性溶解(線溶)〕する過程で働く物質．これによりプラスミノゲンが活性化されてプラスミンになる．プラスミンは，フィブリン(線維素)を分解し，血栓が溶解され，フィブリン分解産物fibrin degradation product(FDP)ができる．t-PAは血管内皮細胞で産生されて，循環血液中に分泌される．血液中t-PA値は，血栓が形成されやすい心筋梗塞や脳梗塞や糖尿病の患者では反応性に高値を示す．一方，薬物としてのt-PA製剤もわが国では，急性心筋梗塞や虚血性脳血管障害急性期の血栓溶解療法で使用されている．[716] ⇨参血栓溶解療法《脳梗塞の》→926

組織への酸素供給 oxygen supply to tissue 組織への酸素供給量〔酸素運搬量(Do_2)〕は，動脈血酸素含量(Cao_2)と局所血流量($\dot{Q}$)の積で表される．全身では正常時は約1,000 mL/分であり，この値が500 mL/分以下に低下すると有酸素代謝が維持できなくなる.[1213] ⇨参血液酸素運搬能→888

組織融解 histolysis 組織を構成する細胞群を取り囲んでいる間質の融解や，基底膜の破壊，消失などが起こること.[1531]

組織誘導再生法 guided tissue regeneration⇨同GTR法→54

粗死亡率 crude death rate ある期間の全死亡数をその期間の観察人口(観察集団の人口)で割ったもの．死亡率と同義に用いられることが多いが，累積死亡率や年齢調整死亡率などと区別するため，粗死亡率とも呼ばれる．観察人口はその期間の中央人口×期間で代用することが一般的であり，通常，人口1,000人に対する死亡数で表す．期間は一般に1年間で，わが国では中央人口として10月1日の人口を代用している.[1406] ⇨参死亡率→1342

咀嚼(そしゃく) mastication, chewing 摂取した食物を上下の切歯や臼歯によって細かくかみくだき，唾液腺の分泌液と混合し，嚥下するまでの一連の過程のことで，ほとんどが反射的に行われる．咀嚼により，水分で食物を湿潤させ，固形性を失わせ，消化されやすくする．咀嚼が十分にできないと固形の食塊が食道を通過する際に強い収縮や疼痛を感じたり，乾燥食品の場合は嚥下が困難となったりする.[842]

咀嚼(そしゃく)**運動** masticatory movement, chewing motion 上下の歯によって摂取した食物を細かくくだき，唾液とよく混合する咀嚼に伴う運動のこと．これは，上顎に対する下顎の運動による．唇，舌，頬などは補助的に働く．顎関節の上下運動は咬筋，側頭筋，内側翼突筋により，前後運動は内外側翼突筋による．それ以外に回転運動もある．これらの筋を咀嚼筋といい，大部分は三叉神経第3枝の支配を受ける．唇，頬の筋は顔面神経，舌筋は舌下神経の支配を受ける．咀嚼運動の大部分は不随意的な反射運動で，この反射は三叉神経を介し，食塊が口腔内に入ると咬筋が弛緩し，顎を開く筋肉が弛緩して口を開く．これにより，口腔内の圧は減り，これが刺激となり反射的に口を閉じ咀嚼運動を行う.[842]

咀嚼(そしゃく)**筋** masticatory muscle, muscle of mastication 食物を咀嚼するために歯をかみ合わせるなど顎関節の咀嚼運動にかかわる筋．咬筋，側頭筋，外側翼突筋，内側翼突筋の4筋からなる．咬筋，側頭筋，内側翼突筋はそれぞれ頬骨，側頭骨，頭頂骨，蝶形骨などから起こり，ほぼ縦方向に筋線維が走り下顎に付着している．このため，これらの筋は下顎を引き上げる方向に作用する．一方，外側翼突筋は蝶形骨の翼状突起などから起こり下顎頸につき，ほぼ水平に走る筋線維は下顎頭を前方に動かす(下顎の前進)．さらに，内側翼突筋とともに左右一側ずつ交互に収縮することにより，臼歯で物をかみくだく運動(臼磨運動)に作用する．咀嚼筋は三叉神経の第3枝，下顎神経の支配を受ける.[1044]

咀嚼(そしゃく)**能率** masticatory efficiency 食物を細分し，嚥下できるように唾液とまぜて食塊を形成する能力を咀嚼能力 ability of mastication というが，咀嚼能率 masticatory efficiency は，その一部を示す指標で，食物を規定の大きさに粉砕するために要する咀嚼回数を健常歯列者の平均回数との比率で表す．これにより歯や義歯の咀嚼能力を客観的に評価できる可能性がある．第1大臼歯を喪失すると咀嚼能力は50-60%に減少し，全部床義歯のそれは30%程度であるといわれている.[1310]

咀嚼(そしゃく)**面** masticatory surface⇨同咬合面→999

咀嚼(そしゃく)**力** masticatory force 咬合力と同義で使われることがあるが，食物を咀嚼する場合に生理的な状態で，上下顎の歯の間に生まれる力をいう．人により，食品の性状により，咀嚼ストロークごとに変化する.[1310] ⇨参咬合力→1000

粗出生率 crude birth rate 一定期間の出生数をその期間の観察人口(観察集団の人口)で割ったもの．観察人口はその期間の中央人口で代用することが一般的．通常，人口1,000人当たりの1年間の出生数で表す．粗出生率は出生率と同義として用いられることが多いが，母親の年齢別出生率や合計特殊出生率と区別するため，粗出生率と呼ぶことがある.[1406] ⇨参出生率→1401

訴訟パラノイア litigious paranoia⇨同好訴パラノイア→1029

疎水クロマトグラフィー hydrophobic interaction chromatography⇨同吸着クロマトグラフィー→744

疎水結合⇨同疎水性結合→1845

疎水性 hydrophobic ［**親油性**］ 水分子と親和性の低い性質．親水性の対義語として用いられる．非極性基 nonpolar group は一般に疎水性．炭化水素のアルキル基，フェニル基など，脂質の炭素側鎖，アミノ酸のロイシン，プロリン，フェニルアラニンなどが疎水性である.[394]

疎水性結合 hydrophobic bonding ［**疎水結合，疎水性相互作用**］ 極性をもつ水分子と，親和性がきわめて低い疎水基が水溶液中で互いに集まろうとする相互作用．水や極性溶媒が水素結合のような結合を行うことで疎水性部分が極性溶相から排除され，疎水基が集まり相互作用する．タンパク質が三次構造をもつのも，脂質が生体膜やミセルのような構造をとるのにも寄与している.[394]

疎水性相互作用⇨同疎水性結合→1845

蘇生器 resuscitator ［リサシテータ］ 肺に空気を送る人工呼吸装置の一種．口，鼻に密着するマスク，空気供給装置およびポンプからなる．小型の器具なので室間の移動が容易である．空気供給装置に酸素を送り込む場合もある.[953]

疎性結合組織 loose connective tissue 全身の皮下組織，血管外膜，粘膜下組織などに広く分布した線維性の結合組織であり，組織間や器官間を結合し固定する．線維(主に膠原線維)の束は太く，ゆったりと編まれており，線維間は血管，神経の通路となり，脂肪細胞をはじめ食作用をもつ細胞など種々の遊走性細胞が存在する．また，間質液の流動により物質を運ぶ通路としての役割も担う.[963]

蘇生後脳症 postresuscitation encephalopathy, cerebral post-resuscitation syndrome 心肺蘇生後に重篤な脳障害を呈することがある．常温での全脳虚血時間が5分をこえると不可逆的な神経細胞障害が始まり，脳循環再開後には再灌流障害が起こることが原因と考えられている．再灌流障害の発生機序として神経細胞内への

そ

カルシウム流入，フリーラジカル free radical の産生，脳血流障害(血流非再開 no reflow 現象)，脳浮腫と頭蓋内圧の上昇などがあげられているが，不明な点も多い．さまざまな治療が行われているが，予後はいまだよくない．軽度の脳低体温療法が一部の症例で有効と考えられている．脳循環停止時間をできるだけ短縮し，心拍再開後には適切な全身管理により二次的な脳障害の進行をくい止めることが重要．[1264] ⇨参血流非再開〔通〕現象→931

粗生存率 crude survival rate 治療成績の比較などに用いられる指標の1つ．生存期間算定開始時の患者数に対する，観察期間(5年など)終了時の生存患者数の割合．癌の治療研究などに用いられ，5年粗生存率(性別，部位別，年齢別，進行度別，地域別)，3年粗生存率(同)などがある．死亡例には対象とする疾患以外の原因での死亡も含む．これに対し，対象とする疾患以外の死亡による影響や年齢構成などを補正したものを相対生存率という．[21] ⇨参相対生存率→1820

租税負担率 tax burden ratio 国税，地方税など収入の国民所得に対する比率のことで，国民の税負担の重さを示す目安となる．1960(昭和35)年度から1977(同52)年度までは18-19% であったが，1978(同53)年度から20% に上昇し始めた．1999(平成11)年度予算では22.3% で前年度より0.8ポイント下がった．2008(平成20)年度予算では25.1% という数字が発表されている．なお租税負担に社会保険料などの社会保障負担を加えた額の国民所得に占める割合を，一般に国民負担率という．[457]

蘇生用カート resuscitation cart 二次救命処置が迅速に行われるためには，使用する器具や薬品をあらかじめ蘇生用カートに整備し，定期的に点検する必要がある．気道確保や人工呼吸の補助器具をはじめとして，除細動器(心電図モニターも可能)，モニター用心電計，酸素ボンベ，静脈確保用具，輸液剤，救急薬品などを装備している．救急薬品には二次救命処置に用いる昇圧薬，抗不整脈薬，炭酸水素ナトリウム，血管拡張薬，鎮痛薬などが含まれる．[1264]

鼠族(そぞく)**昆虫駆除** control of rats and insects 鼠族とはネズミの仲間のことで，ドブネズミ，クマネズミ，ハツカネズミなどがいる．ここでいう昆虫とは衛生害虫のことで，カ(蚊)，ハエ，ノミ，シラミ，ダニ，ゴキブリなどがいる．これらの生物は人間と密接な関係をもつものが多く，その駆除は人間の生活環境を快適にするうえで重要である．駆除方法は各害虫・動物により異なるが，発生そのものを抑える環境的駆除や天敵を用いる生物学的防除，殺虫薬や殺鼠剤による化学的防除，紫外線光源や高電圧を用いる物理的防除などがある．近年，人口の都市集中化や生活様式の変化などにより，都市部においてゴキブリの繁殖，蚊やハエの異常発生，ネズミの繁殖など新たなが現象がみられている．[912]

粗大運動 gross motor 乳幼児健診の際の運動機能評価は粗大運動と微細運動に分けて神経学的発達をチェックする．粗大運動とは四肢の動きなどの全身的な大きな運動のことを指し，座位，はいはい，歩行，走る，階段昇降，三輪車こぎ，片足跳び，などがある．各月齢の健診に応じて，かぎとなる粗大運動を把握しておくことが重要である．[1132]

粗大振戦 coarse tremor 振戦のうち振幅が大きく，動きの粗大なものを指す．通常，4-6 Hz 程度の遅い周期であり，パーキンソン Parkinson 病にみられる安静時振戦が代表的なもの．その他に頻度は低いが，本態性振戦，ウィルソン Wilson 病，慢性アルコール依存症などでみられることがある．[369]

措置制度 welfare referral system 措置とは，ある問題に対する対策・施策など，その問題を処理するためにとられるさまざまな手段などの総体として用いられ，社会福祉の分野では行政が主体となりサービス利用の決定をくだす制度．都道府県や市町村が，「児童福祉法」や「知的障害者福祉法」などの社会福祉関係法に基づき，要保護児童(者)を福祉施設(受託事業者・施設)に入所させる場合を入所措置という．入所措置をとる権限を与えられた地方公共団体を措置権者といい，福祉施設(受託事業者・施設)に対して措置に伴う費用を支払わなければならない．これを措置制度という．戦後の日本では親や家を失った児童や高齢者の生活を守るために，施設に収容・保護することが至上課題であり，措置制度により行政の強制力をもってサービスの安定供給を図り，社会福祉サービスが提供されてきた．これは福祉の措置と呼ばれる仕組みであり，これにより人びとの生命や生活を最低限度守ってきた．行政がサービスの受け手(福祉施設)を特定し，サービスの内容を決定することにより，国の保障・責任のもとに対象者はサービスを利用できるが，逆にサービスの自由選択が行えない．そのためサービス提供機関間や施設間で利用者獲得のための競争(市場原理)が発生せず，サービスの質の向上が追求されないという側面をもっていた．税金を財源としているが，高齢化・少子化によりその財源の確保が困難になってきている．また，利用者がサービスを利用しているというよりは行政の世話になっているという意識をもちやすく，サービスを利用したがらない状況がみられることも問題であった．この反省から2003(平成15)年，障害者の自己決定を尊重し，利用者の立場に立ったサービスの提供ができる制度を目指した支援費制度に変わった．[457] ⇨参措置費→1847

措置入院 involuntary admission 都道府県知事による入院措置で，「自傷他害のおそれがあると認める者」についての強制的な入院である．「精神保健福祉法」第29条に定められている．都道府県知事は，2名以上の精神保健指定医の診察の結果，精神障害者であり，医療および保護のために入院させなければ，その精神障害のために自身を傷つけ，または他人に害を及ぼすおそれがあると認めたときは，本人および保護者の同意の有無にかかわりなく，国等の設置した精神科病院または指定病院に入院させることができるとしている．措置入院における自傷他害は，措置要件といわれている．緊急措置入院は，指定医の診察に基づいて，精神障害またはその疑いがあり，すぐに入院させなければ，自傷他害のおそれが著しいと認めたとき，都道府県知事により，72時間を限って入院させることができるというものである．措置入院者を入院させている精神科病院または指定病院の管理者は，指定医による診察の結果，自傷他害のおそれがないと認められた場合は，都道府県知事に届け出なければならないとしているが，これは「精神保健福祉法」第29条の4と5に定められている入院措置の解除である．[1118]

措置費 各法律に基づいて要援護者に対して行われる施設入所措置に要する費用．事務費と事業費からなり，毎年度，厚生労働事務次官通知により国庫負担金交付基準として示される．都道府県または市町村(措置の実施者)は国と分担して措置費を負担し，要援護者を実際に処遇している施設設置者に支払う義務を負う．[457] ⇨参措置制度→1846

疎(疏)通性 rapport 〔D〕Rapport ［ラポール］ 一般には2人の人物間で言語的交流を基盤として意思の伝達や感情的共感が成立すること．統合失調症者の場合，しばしばその自閉性のために医療者との間に疎通性の成立が妨げられる．そのため疎通性のなさ(非疎通性)は統合失調症の診断にとって重要な現象とされた．[1110] ⇨参信頼関係→1607

卒業恐怖 graduation phobia 主に大学生にみられる現象で，大学を卒業して実社会に出るのを延期するために留年を繰り返したり，大学にとどまること自体を目的に大学院に進学するなどの行動を指す．わが国の経済が急成長して高校卒業生の多くが大学に進学するようになった昭和50年代頃からみられはじめ，並行して「モラトリアム」「無気力症候群」などの用語が使用されるようになった．共通する性格特性に回避型人格があり，自分の評価低下が予想される状況を前もって避けようとする．回避型性格(回避性人格)障害はアメリカの精神科の診断基準であるDSM-Ⅲから採用された概念であり，批判に弱く，臆病で，失敗や恥をかくことを恐れる反面，対人関係では求愛的であるにもかかわらず受容されそうになると距離をもって離れるという傾向があるとされる．実社会は対人関係で厳しい面があり，同時にそれを乗りこえるためには援助者を必要とするが，この性格特性が強いと，これら双方が苦手であるという意識が強い．そのため，比較的保護されている大学ないしは大学院にとどまり続けることを通じて批判を避けようとすることが卒業恐怖であると考えることができよう．[730]

ソックス⇨同硫黄酸化物→216

速効型インスリン rapid-acting insulin, short-acting insulin ［短時間作用型インスリン］ インスリン製剤は作用時間と作用パターンにより，超速効型，速効型，中間型，混合型および持効型溶解インスリンアナログ製剤に分類できる．速効型インスリンは水溶性で無色透明の液で，皮下注射・筋肉注射以外に静脈内注射も可能．皮下注射の場合には約30分で作用が発現し，1-5時間で最大効果となり約8時間作用が持続．食前に注射し食後血糖上昇を抑えるのに適している．糖尿病性ケトアシドーシスなど急いで血糖を下げる場合，血糖コントロールが不安定な例，強化インスリン療法などに用いられる．速効型インスリンと中間型インスリンを一定の割合で混じた混合型インスリンもよく用いられる．[418]

卒後教育 post-graduate education 広義には学校卒業後の教育全般を示し，狭義には基礎教育課程修了後の高等教育における学位取得のための教育を示す．看護教育では，従来，継続教育の下位概念として卒後教育が存在していた．しかし，日本看護協会による「継続教育の基本」(2000)には，その下位概念は用いられていない．どのような能力開発が図られる場であるかが重視され，看護基礎教育課程を卒業後，看護職としてのキャリア発達を促進するための多種多様な教育プログラムが開かれている．アメリカのいくつかの病院では，看護師がより高度な教育を受けることの価値を認め，学士や学位取得コースの授業料の償還を申し出たり，あるいは勤務時間をフレキシブルにしたりすることによって，仕事を続けていくことを奨励している．わが国も看護系大学・大学院の整備充実，看護師のキャリア発達に対する理解が望まれる．[1473] ⇨参看護継続教育→593

卒後臨床研修 residency training 医学部や医科大学卒業後に，医師が受ける臨床研修．わが国では，大学紛争によりインターン制度が廃止されたあとは2年間の臨床研修が「医師法」の努力規定として位置づけられたものの，長い間，研修は必修ではなかった．厚生労働省は大学付属病院のほかに一定の基準を満たす病院を「臨床研修指定病院」として認定し，これらの施設で研修する卒後2年目までの医師の研修に対して補助金を出している．特に大学病院での研修は専門分化した幅の狭い研修に偏りがちで，初期研修として不十分であることが指摘され続けてきた結果，厚生労働省や文部科学省をはじめとする関係者の検討や提言を経て，2004(平成16)年4月から新医師臨床研修制度が開始された．この新制度では，基本的な臨床能力(いわゆるプライマリケア能力)の習得が重視され，卒後2年間の臨床研修が必修化された．研修プログラムは多様な診療科(内科，外科，救急，小児科，産婦人科，精神科および地域保健・医療)をすべての研修医がローテーションで研修することが必須となった．さらに研修医の採用に全国共通の公募方式(マッチングシステム)が導入されている．なお，2010(同22)年度から制度の一部が改訂される予定である．[280]

足根足趾(そくし)反射⇨同メンデル・ベヒテレフ反射→2814

卒乳⇨同断乳→1951

粗動 flutter 250-350/分前後の規則的な興奮がほぼ一定の周期を示し，等電位線(心電図上の平坦な基線)がない状態．心房性の不整脈で心房粗動として使用されるが，心室性の不整脈で非常に速く，かつ一定の周期のQRS波形を呈する場合，心室粗動という．細動が粗動より周期が短く不規則であり，機序は多発性のリエントリーと考えられているのに対し，粗動の機序は単一のリエントリー(マクロリエントリー)で説明可能な場合が多い．しかし粗動とは等電位線がないという心電図的特徴に対してつけられた名称であるため，リエントリーでない頻拍でもときに粗動様に見えることはあり，粗動がすべてマクロリエントリーということはない．[1432] ⇨参リエントリー→2919

外返し eversion 足部の回内，外転，背屈の動きを組み合わせた複合運動．下跳躍関節を構成する距骨下関節で可能な動きとされているが，距踵舟関節の動きとしてとらえる見方もある．他に外転，内転，内返しの動きがあり，内返しは回外，内転，底屈の動きを組み合わせた複合動作である．背屈位での外返しおよび内返しには距骨下関節のみが関与している．正常可動域は外返しでは20度，内返しでは30度とされている．筋の作用によっては背屈か底屈を伴う外返しに区別される．底屈を伴う外返しに作用する主動作筋は短腓骨筋であり，ほかに長腓骨筋が作用する．背屈を伴う外返しには長趾伸筋が作用する．関節の変形や異常を意味する内反や外反と内返し，外返しは別のものであり，混同しないように注意する．[10]

鼠(そ)毒 Sodoku⇨同鼠(そ)咬症→1842

外くるぶし⇨同外果→427

ソトス症候群 Sotos syndrome ［脳性巨人症］ 出生時から身長，体重とも過剰な発育を遂げ，下垂体性巨人症に似た高身長，特異な顔貌，手足の肥大などの特徴をもつものの，成長ホルモン(GH)に異常を認めない疾患．近年，病因遺伝子が明らかとなった．知的障害，感情の発育障害が問題となる．ソトス Juan F. Sotos はアメリカの小児科医(1927生)．[1260]

ソドミー sodomy，bestiosexuality 性的対象の異常の1つで，動物を相手に自己の性欲を満足させるもの．フリードマン P. Friedman によると，動物性愛には3形態ある．①動物の性交を見て性的に興奮する動物窃視症，②毛皮などを対象とする動物フェティシズム，③動物との真の性交．③が狭義の獣姦である．健常者の場合は機会的，代償的であるが，知的障害者や精神病者の場合は，獣姦のみが性欲満足の手段となっていることもある．[691] ⇨参獣愛→1362

外向き整流 outward rectification オーム Ohm の法則〔電流の強さ(I)は電圧(V)に比例し，抵抗(R)に逆比例するという法則〕では，抵抗が一定であれば電流-電圧関係は直線になる(図-a)．しかし，実際の細胞膜では抵抗は常に一定ではなく電位によって変化する．ある電位で得られる電流の値がオームの法則で期待される値より大きくなり，電流-電圧曲線が直線より上にずれるとき，その関係が外向き整流性を示すという(図-b)．逆に流れる電流が期待より少なくなり，電流-電圧関係が直線より下にはずれるとき，その関係が内向き整流性を示すという(図-c)．[1471] ⇨参イオンチャネル→217

●外向き整流

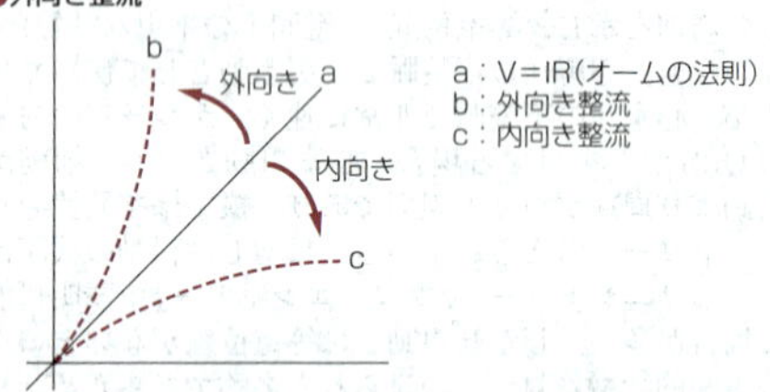

外向き電流 outward current 膜電位固定法で記録される細胞内から細胞外に向かう電流．カリウムなど陽イオンの流出，もしくはクロル(塩素)など陰イオンの流入による．[1274]

外向き膜動輸送⇨同開口分泌→431

そとわ歩行 toe-out gait ［外旋歩行］ 義足歩行の際に，足のつま先が進行方向の外側を向く現象．逆につま先が進行方向内側に入る現象をうちわ(内旋)歩行と呼ぶ．通常，水平面から見た際に足部はソケットに対しやや外旋位に装着されるが，過度に外旋位に装着されていることが原因と考えられる．[840]

ソニケータ sonicator 超音波造影剤を作製する装置．二酸化炭素などの気体を生理食塩水などの媒質と混合したものを，激しく振動攪拌(かくはん)させる．用手法に比べ一定した気泡が得られやすい利点がある．[955]

ソノグラフ sonograph⇨同サウンドスペクトログラフ→1178

ソノグラフィー⇨同超音波検査法→2001

その人らしさ personhood 新しい認知症ケアの発想に基づいた，生活そのものをいかにケアとして組み立てることができるかに着目した認知症高齢者のためのケアの視点．認知機能の障害にのみ注目するのではなく，その人のアイデンティティー，感情，行動，帰属意識，身近な人に対する愛着などに着目するもの．その人らしさの喪失は，認知症高齢者の恐怖，失望を招き，症状を悪化させることからも患者本位のケアが重視されるようになった．[812]

そばかす ephelis⇨同夏日斑→496

ソフト⇨同ソフトウェア→1848

ソフトウェア software ［ソフト］ コンピュータに特定の機能を実行させたり，コンピュータを制御するプログラム．単にソフトともいう．コンピュータ本体や周辺機器などを指す「ハードウェア」に対比してこのように呼ばれる．[258]

ソフトコンタクトレンズ soft contact lens；SCL レンズ自体が水分を含んだやわらかいコンタクトレンズ．主に近視などの屈折異常や角膜保護に使用される．眼にフィットするため装用感に優れる．最近では乱視用もあり，使い捨てタイプが増えている．[257]

ソフトドリンクケトーシス⇨同ペットボトル症候群→2627

ソフトドレッシング soft dressing ［弾性包帯法］ 四肢の切断術の際，断端部にガーゼを当て弾性包帯で圧迫固定する方法．ソフトドレッシングよりリッジドドレッシング rigid dressing のほうが，痛み，断端浮腫の軽減，断端の保護，膝関節屈曲拘縮の予防などの利点があるとされている．[89]

ソフロロジー法 sophrology 分娩様式の1つ．1960年，スペインの精神科医カイセド Alfonso Caycedo により考案され，1972年，フランスのクレッフ Jeanne Creff により産科に導入された．意識の変化により心身の安定調和を得るための方法を学ぶことを理念としている．ジェイコブソン Edmund Jacobson の漸進的弛緩法とシュルツ Johannes Schultz の自律訓練法にヨガや仏教の禅などを取り入れた，ダイナミックリラックス法をベースにした出産である．陣痛を胎児娩出のエネルギーととらえ，前向きにイメージトレーニングすることにより，分娩に対する不安や恐怖心を消失させる効果を期待している．座禅スタイルの腹式呼吸法やイメージトレーニングは，セルフコントロール法の一種．日本へは1987(昭和62)年に伝わり，1993(平成5)年に日本ソフロロジー法研究会が発足している．[271]

ソマトスタチノーマ somatostatinoma⇨同ソマトスタチン産生腫瘍→1849

ソマトスタチノーマ症候群⇨同ソマトスタチン症候群→1849

ソマトスタチン somatostatin ［成長ホルモン分泌抑制因子，GIF］ 1973年にヒツジ視床下部抽出物中に存在する成長ホルモン(GH)分泌抑制因子として発見された

14個のアミノ酸からなるペプチドホルモン．ソマトスタチンはGH以外にも，インスリン，グルカゴン，ガストリンなどの消化管ホルモンに対しても分泌抑制作用を示す．ソマトスタチンは，視床下部のみならず消化管や膵臓のランゲルハンス Langerhans 島にも存在することから，神経伝達物質でもある．ソマトスタチンの血中半減期は2-3分ときわめて短いため，その誘導体のソマトスタチンアナログが臨床応用に用いられている．[1047]

ソマトスタチンアナログ somatostatin analog(analogue) ソマトスタチンは14個のアミノ酸からなるペプチドホルモンである．成長ホルモン(GH)分泌抑制因子として発見されたが，GH以外にも甲状腺刺激ホルモン(TSH)，インスリン，グルカゴン，ガストリン，血管作動性腸管ペプチド(VIP)などの消化管ホルモンに対しても分泌抑制作用を示す．しかし，その血中半減期は2-3分ときわめて短く臨床応用は困難であった．そのため8個のアミノ酸からなるソマトスタチンアナログ(類似化合物)である，オクトレオチド酢酸塩が開発された．活性残基の1つ(8番目のチロシン)を右旋性異性体と置換して不活化酵素に対する抵抗性を増強したため，血中半減期は100-105分と長い．現在，消化管ホルモン産生腫瘍に伴う諸症状の改善，先端巨大症および下垂体性巨人症におけるGHの過剰分泌と諸症状の改善に効用が認められている．その後，徐放性の薬剤ランレオチドなどのソマトスタチンアナログの開発が進められている．[1047]

ソマトスタチン産生腫瘍 somatostatinoma ［ソマトスタチノーマ，D細胞腫］ ソマトスタチンは膵消化管に広く分布し，各種ホルモン分泌抑制作用，消化管外分泌抑制作用，消化管運動抑制作用などをもつ．ソマトスタチン産生腫瘍では，膵外分泌抑制による慢性下痢，脂肪性下痢，胃液分泌抑制による低酸症，胆嚢運動抑制による胆石や胆嚢腫大，インスリン分泌抑制による糖尿病などの症状がある．膵ランゲルハンス Langerhans 島D細胞に発生することが多い．診断は血中ソマトスタチン高値とランゲルハンス島腫瘍の存在が決め手になる．悪性で肝転移しやすい．[991]

ソマトスタチン受容体 somatostatin receptor 現在5種のサブタイプの存在が知られているが，Ⅰ～Ⅴ型はおのおの，391，369，418，388，364個のアミノ酸からなり，いずれもGタンパク質共役型受容体である．Ⅴ型は正常下垂体および一部の下垂体腫瘍に認められる．Ⅲ型は正常下垂体にはないが，多くの下垂体腫瘍に発現している．ソマトスタチンに反応して成長ホルモン(GH)分泌の低下するGH産生腺腫にはⅠ，ⅡおよびⅤ型が発現している．ソマトスタチンアナログであるオクトレオチドはⅡ型に最も高い結合親和性を示す．末梢では心，肝，胃，小腸，腎，骨格筋，肺，脾，膵などに分布している．胃ではⅠ，Ⅱ，Ⅲ，Ⅳが存在し，小腸ではⅢ，Ⅳ，Ⅴが存在し，膵ではⅡ型が存在している．[1047]

ソマトスタチン受容体シンチグラフィー somatostatin receptor scintigraphy ［オクトレオチドシンチグラフィー］ ソマトスタチン受容体のシンチグラフィー．当初，^{123}I(ヨウ素123)で標識された〔^{123}I-Tyr^{3}〕-オクトレオチドが使われたが，現在はオクトレオチドのN末端PheにDTPA(ジエチレントリアミン五酢酸 diethylenetriamine pentaacetic acid)を導入し，^{111}In(インジウム111)で標識された〔^{111}In-DTPA-D-Phe^{1}〕-オクトレオチド(^{111}In-ペンテトレオチド)が用いられる．各種の神経内分泌腫瘍の診断に用いられ，特に膵内分泌腫瘍とカルチノイドにおいて臨床的意義が高い．陽性率はインスリノーマを除くと70-100%，カルチノイドも70-100%である．インスリノーマは約50%と低いが，オクトレオチドが結合しないソマトスタチン受容体サブタイプの存在のためとされている．このほか下垂体腺腫，褐色細胞腫，甲状腺髄様癌，肺小細胞癌などにも集積する．[1047]

ソマトスタチン症候群 syndrome of hypersomatostatinemia ［ソマトスタチノーマ症候群］ ソマトスタチンの多彩な作用によってもたらされる症候群．膵臓あるいは十二指腸原発のソマトスタチノーマ(ソマトスタチン産生腫瘍)の患者に典型的に現れ，脂肪性下痢，体重減少，胆嚢症，軽度の糖尿病，胃の低酸症などを呈する．ソマトスタチノーマ症候群と同義．[1260]

ソマトトロピックホルモン somatotropic hormone⇨同成長ホルモン→1698

ソマトトロピン somatotropin⇨同ソマトロピン→1849

ソマトメジンC somatomedin C ［インスリン様成長因子-Ⅰ］ 成長ホルモン(GH)の作用によって肝臓および骨の成長軟骨板で生合成されるホルモン．血中を経て，あるいはつくられた近傍でソマトメジン受容体に作用し，その細胞の分裂を促す．身長の発育には長管骨両端に位置する成長軟骨板の軟骨細胞の増殖がソマトメジンによって刺激されることが特に重要である．GHにより十分なソマトメジンが合成されるためには，栄養状態も重要である．[1260] ⇨参インスリン様成長因子→297

ソマトメジン活性物質 somatomedin-like substance 成長ホルモンの骨格成長促進作用を仲介する機能をもつペプチド物質群の総称．ソマトメジンCはインスリン様成長因子Ⅰ(IGF-Ⅰ)と同一分子であり，肝臓，腎臓，骨組織などで産生され細胞増殖を促進する．軟骨細胞ではプロテオグリカンの硫黄取り込み(コンドロイチン硫酸合成)を誘導する．また増殖刺激活性体 multiplication stimulating activity はインスリン様成長因子Ⅱ(IGF-Ⅱ)と同一分子であることが明らかにされている．[723]

ソマトロピン somatropin ［ソマトトロピン］ エヴァンス Herbert M. Evans が下垂体成長ホルモンにつけた造語で，ソマトトロピンともいう．好酸性細胞によりつくられる下垂体前葉のタンパク質ホルモン．身体の成長，脂肪動員，グルコース利用の抑制を促進する．[517] ⇨参成長ホルモン→1698

ソマン中毒 soman poisoning, GD poisoning ソマンは有機リン系の化学兵器の1つで，サリン，タブン，VXと並ぶ代表的な神経ガス．身体に吸収されるとコリンエステラーゼを抑制し，過剰のアセチルコリンが蓄積される．副交感神経終末に蓄積されると，特徴的なムスカリン様症状を引き起こす．運動神経終末や自律神経節への蓄積はニコチン様症状を引き起こす．症状の出現は一般に早く2-3分以内に起こる．吸入により縮瞳，視力障害，咳，咽喉痛，呼吸困難，頭痛，意識消失，呼吸停止で死亡することもある．治療は有機リン系殺虫薬に準ずる形で，汚染除去，気道確保と適切な薬物療法を行う．アトロピン硫酸塩水和物とプラリドキシムヨウ化物の速やかな投与が有効．皮膚についた場合は石けん水で十分に洗浄する．[1122]

疎密波⇨回縦波→1920

粗面　tuberosity⇨回結節→922

粗面小胞体　rough endoplasmic reticulum；RER　［顆粒形質網，RER］　細胞質に含まれる細胞小器官の1つで，タンパク質合成にかかわる重要な働きをもつ．小胞体の膜構造の上にリボソームが付着している形状から粗面の名称がある．リボソームは60 S（S：沈降定数）と40 Sの2つの亜粒子からなる80 Sのリボ核酸タンパク粒子（RNA-タンパク質）であり，メッセンジャーRNAの情報に基づいてタンパク質の合成を行う．粗面小胞体で合成されたタンパク質は小胞の内腔に送り込まれ，さらにゴルジGolgi装置に送られ，その目的地に応じて，分泌顆粒やリソソームなどに運ばれる．粗面小胞体では分泌性のタンパク質（酵素，ホルモンなど）が合成されるのに対し，細胞内に自由に浮かんでいるリボソームでは細胞の構築に関する構成タンパク質が合成されているといわれる．膵臓の外分泌細胞では著しく発達している．また，神経細胞のニッスルNissl小体は粗面小胞体である．（図参照⇒細胞→1170）[1044]　⇒参小胞体→1459

ソモジー効果　Somogyi effect，Somogyi phenomenon　過量のインスリン投与により低血糖が引き起こされ，次いで血糖を上昇させる作用のあるホルモン（counter regulatory hormone）反応により高血糖が生じるという説．1930年代にアメリカの生化学者ソモジーMichael Somogyi（1883-1971）により提唱された．早朝空腹時の高血糖の理由として広く用いられてきた．[418]

素問（そもん）　Su Wen　現存する最古の中国医学古典の1つ．先秦（紀元前3世紀以前）以来の医学論文をつづり合わせたもので，漢代にほぼまとめられたと考えられる．陰陽五行説を理論背景に，養生，生理，病理，医療哲学などが説かれる．種々の改編経緯を経て1069年に刊行された．『霊枢』とともに『黄帝内経』と称される．[586]　⇒参黄帝内経（こうていだいけい）→1036

ソラニン中毒　solanine poisoning　［ジャガイモ中毒］　ソラニンはジャガイモの塊茎や芽の部分に含まれるグリコアルカロイドで，特に新芽には1-7 mg/100 gと多量に含まれている．新芽の除去が不十分であったり，十分にゆでずに食すると，中毒が発生する．ときに，マッシュポテトによる集団中毒もみられる．症状は，食後1時間くらいで，嘔気，嘔吐，腹痛，頭痛などがみられ，その他，下痢，悪寒もみられることがある．原因となるジャガイモは，未熟で深緑色のものであることが多い．ソラニンは180℃以上の加熱で分解される．治療は胃洗浄，活性炭および塩類下剤投与による解毒療法や対症療法．[1618]

ソラヌス　Soranus，Soranus of Ephesus　ローマ時代の産婦人科医（98-177）．産婦人科学の始祖，古代最初の臨床助産者とされる．小アジアのエフェソ出身で，ギリシャ風にソラノスともいわれる．アレクサンドリアで修学，ローマに医師として居住した．約20冊の著書のうち，『婦人科について』4巻は系統的産婦人科専門書で，最も重要．助産師の資質として，もの覚えがよく，よく働き，忍耐強く，信用を得るために身もちがよく，健全な精神に恵まれ，強い体質をもつことをあげ，繊細な指が望ましいとしている．また現在の会陰保護術のように，腟内に指を入れて軽く引く動作や手で児体を下方へ圧迫したり，骨盤位の牽出や内回転術，胎盤用手剥離，鉤による児の牽出，切胎術などが記され，現在の産科学はその延長上にあることが知られる．フランスのパレAmbroise Paré（1510頃-90）が現れるまでの1,500年間，産科ではソラヌスの業績に新しく付け加えるものはなかったといわれている．[125]

ソラマメ中毒⇨回ファビズム→2507

ソラレン　psoralen　セリ科，マメ科などの植物に含まれている光化学物質のこと．長波長紫外線（UVA）が照射されるとソラレンとDNAのチミンとの間に光結合が生じ，DNA合成を抑制する働きを利用して，PUVA（psoralen-ultraviolet A）療法に外用剤ないしは内服薬として用いられる．代表的なものにメトキサレン（8-MOP）やトリメチルソラレン（TMP）がある．[575]

ソラレン長波長紫外線治療　psoralen-ultraviolet A（PUVA）therapy⇨回PUVA療法→98

素粒子　elementary particle　物質を細かく分けていって，最後にたどりつく究極の基本粒子．かつては原子が究極の基本粒子と考えられていたが，電子の発見（1897）によって，原子は電子，陽子，中性子の3つの粒子からなっていることが明らかにされ，これらが素粒子とされていた．現在では，レプトンlepton（弱粒子），クォークquark，ゲージ粒子gauge particleの3つが素粒子として分類されている．

ゾリンジャー・エリソン症候群　Zollinger-Ellison syndrome；ZES　ガストリン産生細胞の腫瘍（ガストリノーマ）によって生じる，高度の胃酸分泌増加，難治性の消化性潰瘍，下痢などの症状を呈する症候群．1955年，ゾリンジャーRobert M. Zollinger（アメリカ，1903-92）とエリソンEdwin H. Ellison（アメリカ，1918-70）がはじめて2症例を報告したことからこの名がついた．膵臓のランゲルハンス島の腫瘍によりガストリンが過剰分泌され，これが胃の壁細胞を刺激して胃酸分泌を亢進し，難治性消化性潰瘍を生じる．十二指腸壁などにもガストリノーマを認めることがある．また，副甲状腺腫，下垂体腺腫など他の内分泌腺腫と合併することも多く，多発性内分泌腺腫症のⅠ型として家族性に発生することも知られている．腫瘍の発育は比較的緩徐であり，約半数が悪性所見を呈する．治療は，腫瘍の切除ないしプロトンポンプ阻害薬投与，胃全摘などによる症状の改善．[60,279]　⇒参ガストリノーマ→504

ソルビトール　sorbitol　［グルシトール］　六炭糖（$C_6H_{14}O_6$）で糖アルコールの一種．グルコースがアルドース還元酵素により還元され生成される．さらに再酸化によりフルクトースに変換される．この代謝経路をポリオール経路あるいはソルビトール経路という．細胞内に取り込まれたグルコースはほとんどがリン酸化され代謝されていくので，ポリオール経路を経るのは5%程度．しかし糖尿病状態ではポリオール経路を介するグルコースは4-5倍に達し，糖尿病性合併症の一因と考えられている．ポリオール経路は糖尿病性合併症と

そ

関連の深い組織(網膜，腎臓，神経，動脈など)に存在する．その機序として，ソルビトール蓄積による浸透圧説，ミオイノシトール低下説，プロテインキナーゼC活性亢進説などがある．アルドース還元酵素阻害薬(ARI)がソルビトール蓄積を減少させ，糖尿病性神経障害の治療薬として使用されている．[991]

ソルビトール経路 sorbitol pathway⇨同ポリオール代謝経路⇀2716

ゾロ薬品⇨同模倣薬⇀2828

損益計算書 profit and loss statement；P/L 1か月，半年，1年など一定の期間の事業活動によって入ってくるすべての収益と，それに対応する費用の内容を集計したもので，収益と費用とを一覧表記して企業の経営の成績を表したもの．[1361.1031]

蹲踞(そんきょ) ⇨同しゃがみ込み《ファロー四徴症における》⇀1351

尊厳死 death with dignity 医療の進歩に伴う救命処置や低出生体重児医療を含む生命維持療法により，回復の可能性がない植物状態での延命も可能となった．しかし患者本人が望まないと思われ，かつ医学的にも希望のもてない延命処置を中止することによって，人格の尊厳と自己決定(リビングウィル)の意思に基づいた願望をかなえることを重視し，その結果として生命の短縮を容認して安らかな死を迎えさせること．[473] ⇨参安楽死⇀212

存在論 ontology 17世紀以降の哲学者がつくった言葉で，スコラ哲学における神学・宇宙論・心理学などの特殊形而上学に対して，存在一般を論じる部門である一般形而上学が18世紀に入り存在論と呼ばれるようになった．人間の認識能力の検討もせずに神や世界の存在を論じてきた哲学に対して，19世紀以後，人間の認識に及びうる範囲の確定から出発しようとする認識論の立場が強くなった．しかし20世紀に入り，人間を抽象的な認識主観としてではなく，もっと具体的な全体としてとらえた認識をも存在論の一部とするようなとらえ方が隆盛となり，バシュラール Gaston Bachelard やアルチュセール Louis Althusser に代表される存在論が新たに復興してきた．[446]

損失コンプライアンス loss compliance 手術や治療などで患者が受けるかもしれない不利益(術後の疼痛や神経障害，ないしは四肢の一部の切断など)を患者がどのくらい認識・受容して手術や治療その他の医療処置に臨むかを指す．これがうまく形成されるためには，治療者と患者間での十分な話し合いと，それに伴う納得(インフォームド・コンセント)が欠かせない．[730] ⇨参コンプライアンス《看護における》⇀1145

損傷⇨同傷⇀687

損傷重傷度スコア⇨同ISS⇀69

損傷電流⇨同傷害電流⇀1422

存続絨毛症 persistent trophoblastic disease；PTD，persistent hCG syndrome 奇胎治療後もヒト絨毛性ゴナドトロピン(hCG)高値が存続する状態．臨床的に転移性奇胎，侵入奇胎または絨毛癌が疑われるが，病巣は，胸部X線，骨盤動脈撮影，CT，MRI，超音波断層法などでは同定できず，病理組織検査でも確認されないことがある．臨床的侵入奇胎，臨床的絨毛症などの状態がそれに相当する．病理組織を得る前に化学療法が施行され，hCG高値が存続するが，その後の組織では確定診断が得られない場合もあてはまる．[998] ⇨参絨毛性疾患⇀1385，絨毛癌診断スコア⇀1384

ゾンデ⇨参子宮消息子⇀1247

ソンディテスト Szondi test ［**衝動テスト**］ 精神科医ソンディ Léopold Szondi(1893-1986)の運命分析学に基づく心理検査．人の運命に関与する4つの衝動遺伝圏(性，感情，自我，接触)と呼ばれる無意識の衝動のタイプをそれぞれ2つの因子に分け，計8つの衝動因子に対応した異常行動を示す48人の顔写真を被検者に提示．被検者の直観的な好悪の反応でその衝動の構造を分析し，無意識的な衝動の性質と性格傾向を推測する．[1001]

ゾンデ診 uterine sounding ［**子宮ゾンデ診**］ 先端部分が屈曲可能な婦人科用ゾンデ(子宮消息子)を用いて子宮内腔の状態を検査する方法．子宮頸管や子宮腔の長さ，子宮の前屈・後屈，粘膜下筋腫の有無などがわかる．[998] ⇨参子宮消息子⇀1247

た

ターゲット　target⇨同標的→2491

ターゲットサイン⇨同target sign→112

ターゲット臓器⇨同標的臓器《放射線治療の》→2492

ターゲットパターン⇨同ブルズアイパターン→2586

ターナー歯　Turner tooth　歯の形成期に受けた局所の炎症性刺激によって形成異常を起こした歯．原因は乳歯の齲蝕(うしょく)から生じた乳歯の根尖性歯周炎が，形成途中の後続永久歯に影響を及ぼして異常を生じる．症状は一部の歯に限局して現れ，炎症の強さ，受けた時期によりさまざま．多くの場合，エナメル質の減形成でエナメル質の白斑，黄褐色の変色であるが，ゾウゲ(象牙)質欠損，歯冠や歯根の変形までみられる．なお全身的原因の形成不全歯と区別して，ターナーの後継歯の形成不全の報告以来，局所原因による形成不全歯を呼称することがある．ターナー Joseph G. Turner はイギリスの歯科医(1869-1955)．[535]

ターナー症候群　Turner syndrome；TS　［XO 症候群，モノソミー X］　1938 年にターナー Henry H. Turner により低身長，翼状頸，外反肘を主症状とする性腺発育不全を伴う 7 例の女性を症候群として報告されたのが最初．その後ウィルキンス Wilkins らがターナー症候群(TS)では X クロマチンが欠如していることを報告し，フォード Charles Ford らが染色体分析の結果核型が 45,X であることを報告した．その後の研究により TS の特徴をもつ女児では核型が 45,X 以外に 46,X,i(Xq)や 46,X,r(X)などの X 染色体構造異常や核型の異なる細胞が混在するモザイクなどの存在が明らかになった．頻度は出生女児の 2,000-2,500 人に 1 人といわれている．症状としては低身長，短頸，翼状頸，外反肘，楯状胸郭，卵巣機能不全が主．合併症としては大動脈縮窄，二尖性大動脈弁などの左心系の異常が認められ，解離性大動脈瘤にも注意が必要．その他に馬蹄腎，耐糖能異常，橋本病，高血圧，骨粗鬆症などを認める．診断としては特徴的な臨床症状を認めた場合，染色体検査を行い X 染色体の異常を確認できれば確診となる．女性で低身長を認める疾患はすべて鑑別診断の対象となる．なかでもヌーナン Noonan 症候群は TS 様身体的特徴を示すが，染色体核型が正常である点が TS とは異なる．治療としては小児期には低身長に対し成長ホルモン療法を施行する．思春期年齢に達したら性腺補充療法を行う．精神的ケアが必要な場合もある．全国にターナー女性の会があり，家族を含めた患者同士の交流が可能．TS を治療管理していくために以下の点につき注意していく必要がある．死亡原因として頻度が高い心・血管系の異常を早期発見するため定期的な血圧測定，心エコー検査を施行する．血中脂質，血糖，甲状腺ホルモン，腎機能，肝機能を含む血液検査を定期的に行う．骨塩量の測定を随時施行する．感音および伝音難聴の頻度も高いため定期的な聴力検査も大切である．[1053]　⇨参高ゴナドトロピン性性腺機能低下症→1000，ヌーナン症候群→2274

ターニケット　tourniquet　空気駆(止)血帯ともいう．四肢の外傷の処置や手術に際し，創よりも中枢側に巻き，出血をコントロールすることで，処置や手術を容易に正確に行えるようにするために使用．駆血圧は成人上腕では 250-300 mmHg，成人大腿では 500-550 mmHg とし，駆血時間は 1 時間 30 分以内にとどめる．これをこえると神経麻痺を起こす恐れが出てくる．続けて駆血が必要なときは，10 分間駆血を解除したのちに再開する．解除中は創面の圧迫止血にて対処．[862]

ターバン腫瘍　turban tumor⇨同円柱腫→382

ダービーハット型骨折　derby hat fracture⇨同ピンポンボール骨折→2505

ターヘルアナトミア　杉田玄白〔1733-1817(享保 18～文化 14)〕と前野良沢〔1723-1803(享保 8～享和 3)〕らが 1774(安永 3)年に出版した『解体新書』のもととなったオランダ語の解剖学書の通称．この解剖学書は，もともとはドイツ人の解剖学者であるクルムス Johann Adam Kulmus (1689-1745) の著した『Anatomische Tabellen(解剖学表)』(第 2 版)のオランダ語訳で，その表題は『Ontleekundige Tafelen』であるが，『解体新書』の凡例では『ターヘルアナトミア』と紹介されている．『解体新書』はクルムスの著書の完全な翻訳ではなく，28 の図と表のみを訳してその解説は省略しているが，これ以外にいくつかの解剖学書や外科学書を参考にして，その図を交えたり，訳者自身の見解も加えられている．[655]　⇨参解体新書(かいたいしんしょ)→444

ダーマトーム⇨同デルマトーム《器具》→2072

ターミナルケア　terminal care　［終末期医療，末期医療，臨死患者医療，死の臨床］　回復が期待されず，かつ死期が迫っている患者(末期患者)に対して，単なる延命措置のみを施すのではなく，精神的・肉体的苦痛の緩和に力点をおいた医療・援助行為全体を表す言葉．これには家族などの介護者側に対する配慮も含まれる．患者や家族に充実した生活を提供するため，種々の専門家がチームとなりケアにあたる．患者の全人的苦痛(身体的苦痛，精神的苦痛，社会的苦痛，霊的苦痛)を緩和し，安らかで尊厳ある死を迎えることができるように支援することが重要である．このようなケアを目的とする施設にホスピスがある．[927]　⇨参末期患者→2738

ターミネーションコドン⇨同終止コドン→1368

ダーメンコルセット⇨同軟性コルセット→2200

ダーモスコープ　dermoscope　皮膚を拡大観察するための道具．光源，拡大レンズ，ときに撮影装置からなる．表皮から真皮浅層までの病変把握に役立つ．メラノーマと他の色素性病変との鑑別，表面の落屑の状態，毛孔の状態，疥癬の虫体の発見などに用いられる．光線の反射を抑えるために，油やゼリーを皮膚表面に塗ってから用いることがある．[395]

タール⇨同コールタール→1075

タール癌　tar cancer　タール(コールタール)接触によ

る癌で，職業癌の代表的なもの．タール成分による煙突掃除人の陰嚢皮膚癌は18世紀末頃から知られており，1915(大正4)年に山極勝三郎・市川厚一はウサギの耳にタールを長期間反復塗布して皮膚乳頭腫や扁平上皮癌を実験的に発生させることに成功した．これが人工的に癌を作製した最初の実験である．[1531]

タール便　tarry stool ［黒色便］ 基本的にはトライツ Treitz 靱帯より口側の上部消化管出血の際に排泄されるタールのように黒くネバネバした便．これは胃酸の影響で血液中のヘモグロビンが変色したものである．原因として胃・十二指腸潰瘍，胃癌，膵癌などがあげられる．下部消化管からの出血の場合は鮮血であることから，出血部位の推定が可能であるが，上部からでも大量の出血時には新鮮血を混じる．[765,680] ⇨参下血→880

ダーレン　Johan Albin Dalén スウェーデンの眼科医(1866-1940)．交感性眼炎の際にみられるダーレン・フックス Dalén-Fucks 結節(組織学的には，網膜色素上皮下に沈着する類上皮細胞集簇巣)について記載した．[1531]

ターンキー　turnkey ［ターンキーシステム］ 初期設定を行わなくても作動するようになっているシステムや装置を指す．コンピュータシステムについて最も一般的に使われる．[258]

ターンキーシステム　turnkey system⇨同ターンキー→1853

第1回旋⇨参児頭回旋→1322

第1眼位　primary eye position 両眼で正面を見ているときの眼位．斜視などがない場合，光を角膜に投影すると，角膜の中央に反射点がみられる．眼球運動を確認するときに最初にこの検査を行う．角膜反射が角膜中央にない場合は，顕性斜視などを疑い，さらに検査を進める．[1601] ⇨参第2眼位→1854，第3眼位→1854

第1期硬性梅毒性リンパ節炎　primary scleradenitis syphilitica⇨同無痛性横痃(おうげん)→2788

第1期治癒⇨同一次治癒→251

第1期梅毒　primary syphilis⇨参梅毒《皮膚科》→2345

第1期癒合⇨同一次治癒→251

第1頸椎　first cervical vertebra⇨同環椎→642

第1ケーラー病　Köhler first disease 足舟状骨骨端に骨壊死がみられる骨端炎の一疾患．3-8歳の男児にみられるが頻度はまれ．症状は，跛行，荷重時の疼痛，舟状骨周囲の圧痛と腫脹．治療はスポーツ活動の中止とギプス固定などを行う．発症後数年で回復し予後良好．[661] ⇨参ケーラー病→879

第1鰓弓(さいきゅう)症候群　first branchial arch syndrome ［**顔面中央裂症候群，第1・第2鰓弓(さいきゅう)症候群，片側小顔面症**］ 第1鰓弓から顔面が形成されていく過程で，環境および遺伝的因子により異常が起こり発生した多種の奇形の総称．起こりうる症状は上顎・下顎発育不全による巨舌症，口唇・口蓋裂，半顎症や外耳奇形，外耳道閉鎖，伝音難聴，両眼隔離などである．[701]

第1色覚異常⇨同1型色覚→1

第1色弱⇨同1型3色覚→1

第1色盲⇨同1型2色覚→1

第1斜位⇨同RAO→101

第1相試験　phase 1 clinical trial ［フェーズⅠ］ 開発中の薬物が，薬物動態試験，薬理試験，毒性試験，製剤学的試験などの非臨床試験(ヒト以外の動物などを用いた試験)において得られた情報，成績に基づき医薬品としての開発意義が高いと判断された場合，その薬物を治験薬としてはじめてヒトに適用する段階の臨床試験のこと．比較的限定された少数の健常志願者(多くの場合，成人男性)を対象とし，治験薬のヒトにおける安全性の確認に重点がおかれる．ただし，強い毒性を有する治験薬の場合，例えば抗悪性腫瘍薬として開発中の治験薬では，通常，患者を対象とする．また，この段階でヒトに対する治験薬の吸収，分布，代謝，排泄など，薬物動態学的性質の検討が行われる．さらに，治験薬の有効成分の薬力学的プロフィール(薬物の示す作用，作用機序)に関する予備的評価が行われることもある．[628]

第1・第2鰓弓(さいきゅう)症候群　⇨同第1鰓弓(さいきゅう)症候群→1853

第1大臼歯　first molar⇨同6歳臼歯→6

第1度仮死　asphyxia grade 1⇨同チアノーゼ仮死→1961

第1度酒皶(しゅさ)⇨同紅斑性酒皶(しゅさ)→1051

第1度熱傷　first-degree burn ［**Ⅰ度熱傷，紅斑性熱傷，表皮熱傷**］ 熱傷の重症度は受傷面積と受傷深度によって決まる．ボイヤー Boyer による熱傷深度分類は皮膚損傷の深さによって第1度，第2度，第3度に分類される．第1度熱傷では表皮外層が損傷され，血管の拡張や充血により発赤，紅斑が現れる．疼痛と熱感を伴うが，水疱形成はみられない．局所の冷湿布と保護のみで数日で治癒する．軽度の日焼けはこの分類に入る．[1264] ⇨参第2度熱傷→1854，第3度熱傷→1854，熱傷深度→2279

第1度房室ブロック　first degree atrioventricular(AV) block 心房興奮から心室興奮が開始する時間(PQあるいはPR時間)が，正常より延長している状態(通常0.20秒以上，ただし病的とするのは0.24秒以上のことが多い)．PQあるいはPR時間に影響を与えるのは心房内伝導時間と房室結節内伝導時間，ヒス His 束から心室興奮までの時間がある．特に房室結節内伝導時間の影響が最も大きく，自律神経や薬剤の影響を受けやすい．さらに房室ブロックが進行するとときにQRSが1つ脱落する第2度房室ブロック，心房と心室がまったく無関係に収縮する第3度房室ブロック(完全房室ブロック)となる．[1432]

第1度無月経　first grade amenorrhea 無月経の中で，プロゲステロン投与により消退性出血が認められるもの．無月経の重症度を分類するもので，比較的軽症とされる．子宮内膜がエストロゲンに反応して増殖しているときにのみこの反応が出現するので，卵巣からのエストロゲン分泌がある程度保たれていることを意味する．プロゲステロン投与により消退出血がなければエストロゲン投与後エストロゲンとプロゲステロンを投与し，この方法ではじめて消退出血を認めた場合は第2度無月経と判定される．第1度無月経の場合，卵胞がある程度発育しているので排卵誘発治療に反応しやすいが，第2度無月経は卵胞の発育が不十分なため排卵誘発治療に抵抗を示すことが多い．[1510]

第1脳神経　first cranial nerve⇨同嗅神経→721

第1偏位　primary deviation 外眼筋麻痺により麻痺筋

た

の緊張が失われ，拮抗筋が優位となり麻痺性斜視が生じた際に，健眼を固視眼としたときの麻痺眼の眼位のずれ.[975] ⇨参斜視角→1357，第２偏位→1854

第１メッセンジャー⇨同ファーストメッセンジャー→2506

第１誘導　lead I⇨同Ｉ誘導→11

第２回旋⇨参児頭回旋→1322

第２眼位　secondary eye position　眼軸が水平および垂直の方向に向いている状態の眼位.[1601] ⇨参第１眼位→1853，第３眼位→1854

第２期治癒⇨同二次治癒→2211

第２期梅毒　secondary syphilis⇨参梅毒《皮膚科》→2345

第２級血圧動揺⇨同呼吸性血圧動揺→1082

第２期癒合⇨同二次治癒→2211

第２頸椎　second cervical vertebra⇨同軸椎→1260

第２色覚異常⇨同2 型色覚→3

第２色弱⇨同2 型３色覚→3

第２色盲⇨同2 型２色覚→3

第２斜位⇨同LAO→75

第２相試験　phase 2 clinical trial　［フェーズⅡ］ 第１相試験においてヒトに対する安全性を確認した治験薬を，はじめて患者に投与する段階の臨床試験のこと．均質な集団になるように比較的狭い基準に従って選択された患者を対象とし，比較的短期間で治験薬の有効性，安全性を確認すると同時に，適応疾患や用法・用量の妥当性などを検討することにより，第３相試験の用法・用量を決定することを目的とする．第２相試験は，安全性，効果の有無，薬物動態など用量反応の初期的予測を漸増デザイン(目的とする結果が得られるまで，治験薬の用量を一定の条件に基づき徐々に増量しながら結果を評価する方法)により瀬踏み的に検討する前期試験(探索的試験)と，複数の用量群間で比較するデザイン(各群同時並行で治験薬を投与し，結果を比較評価して効果を検討する方法)を用いて，適応疾患に対する至適用量の検討を行うことを主たる目的とする後期試験(用量反応試験)に分けられる.[628]

第２度仮死⇨参新生児仮死→1565

第２度酒皶(しゅさ)⇨同酒皶(しゅさ)性痤瘡(ざそう)→1390

第２度深達性熱傷⇨同深達性２度熱傷→1585

第２度浅達性熱傷⇨同浅達性２度熱傷→1774

第２度熱傷　second-degree burn　［**Ⅱ度熱傷，水疱性熱傷**］ ボイヤー Boyer による熱傷深度分類の１つ．熱による皮膚損傷は深さによって第１度，第２度，第３度に分類される．第２度熱傷は表皮のすべてと真皮の多くが損傷された状態．日本熱傷学会では第２度熱傷をさらに浅達性第２度熱傷 superficial dermal burn と深達性第２度熱傷 deep dermal burn に分けている．浅達性２度熱傷は水疱を形成し，水疱底の真皮が赤く，通常 1-2 週間で治癒し瘢痕を残さない．深達性２度熱傷は水疱形成はあるが，水疱底が白色貧血様あるいは水疱が破れ，びらん状になる．3-4 週間で治癒するが，肥厚性瘢痕，ケロイドの可能性が大きい.[1264] ⇨参第１度熱傷→1853，第３度熱傷→1854，熱傷深度→2279

第２度無月経　amenorrhea of second grade　無月経の重症度を分類するプロゲステロン負荷試験で陰性(消退出血なし)，エストロゲン・プロゲステロン負荷試験で陽性(消退出血あり)を示す無月経．プロゲステロン負荷試験で陽性である第１度無月経より重症．両者の違いは，第１度では卵胞からエストロゲンの基礎分泌があり，子宮内膜の増殖が認められるのに対し，第２度では卵巣からエストロゲンの分泌がないため子宮内膜の発育が不良である．高度の視床下部性無月経が原因の場合，ゴナドトロピン療法が有効である．卵巣性無月経ではホルモン補充療法が行われる.[998] ⇨参第１度無月経→1853

第２脳神経　second cranial nerve⇨同視神経→1289

第２偏位　secondary deviation　外眼筋麻痺により麻痺性斜視が生じた際に，麻痺眼で固視したときの健眼の眼位ずれ.[975] ⇨参第１偏位→1853

第２メッセンジャー⇨同セカンドメッセンジャー→1713

第２誘導⇨参双極誘導→1810

第３回旋⇨参児頭回旋→1322

第３眼位　tertiary eye position　眼軸が斜めに(外上方，外下方，内上方，内下方)に向いている状態の眼位.[1601] ⇨参第１眼位→1853，第２眼位→1854

第３期梅毒　tertiary syphilis⇨参梅毒《皮膚科》→2345

第３期癒合⇨同三次治癒→1205

第３色覚異常⇨同3 型色覚→4

第３色弱　tritanomaly⇨同3 型３色覚→4

第３色盲　tritanopia⇨同3 型２色覚→4

第３相試験　phase 3 clinical trial　［フェーズⅢ］ 治療上の利益を証明または確認することを主要目的として開始する段階の臨床試験のこと．意図した適応および対象患者群に対して，その治験薬が安全かつ有効であるという第２相試験で蓄積された予備的な証拠を検証すべく，より多数の患者を対象に行われる．第２相試験よりも実臨床に近い状態で治験薬の有効性，安全性，適応疾患における用法・用量，副作用などを既存薬やプラセボとの薬効比較により，精密かつ客観的に評価，検証する．医薬品として製造販売承認されるための適切な根拠となるデータを得ることを最大の意図としている．用量反応関係をさらに探索する試験，対象患者の拡大や特殊患者に対する使用または他剤との併用を検討する試験，長期投与や高齢者を対象にした試験なども実施される．これらの成績により，医薬品として製造販売承認された際の適切な使用法を支持するのに必要な情報(正式な製品情報)を得ることになる.[628]

第３・第４鰓弓(さいきゅう)**症候群**　third and fourth branchial arch syndrome⇨同ディジョージ症候群→2050

第３大臼歯　third molar⇨同智歯→1970

第３度熱傷　third-degree burn　［**Ⅲ度熱傷，壊死性熱傷，皮膚全層熱傷**］ ボイヤー Boyer による熱傷深度分類の１つ．熱による皮膚損傷は深さによって第１度，第２度，第３度に分類される．第３度熱傷は皮膚全層の壊死で，創面は白色光沢状または褐色羊皮紙様．皮膚の全層が破壊されるため再上皮化は不可能．月単位で周辺より瘢痕治癒するか，壊死組織の除去(デブリドマン)と自家植皮を行わなければならない.[1264] ⇨参第１度熱傷→1853，第２度熱傷→1854，熱傷深度→2279

第３度房室ブロック⇨同完全房室ブロック→637

第３脳室　third ventricle　〔L〕ventriculus tertius　間脳の左右の実質にはさまれた幅の狭い脳室で，間脳の前頭断ではスリット状に見える．前方の室間孔で左右の側脳室と連絡し，後下方は中脳水道を経由して第４脳室につながる．上壁は脈絡組織に分化して脳脊髄液を分泌する．上部後方の凹みは松果体につながる．左右に隆起した壁は視床で，ときに左右をつなぐ視床間橋を形成する．視床の下方は視床下部となる．第3脳室の前壁は終板と呼ばれ，後方に視交叉陥凹と下垂体に至る漏斗陥凹を形成する．[1044] ⇨参脳室→2299，脳脊髄液→2304，間脳→648

第3脳室エコー⇨同正中エコー→1696

第3脳室底腫瘍　第3脳室底にできる腫瘍をその頻度からみると，神経膠腫，胚細胞腫，頭蓋咽頭腫，上衣腫，悪性神経膠腫の順である．[35]

第3脳神経　third cranial nerve⇨同動眼神経→2098

第3脳神経麻痺　third cranial nerve palsy⇨同動眼神経麻痺→2098

第3誘導⇨参双極誘導→1810

第4回旋⇨参児頭回旋→1322

第4期梅毒　quarternary syphilis⇨参梅毒《皮膚科》→2345

第4相⇨同4相《活動電位の》→5

第4相脱分極⇨同拡張期脱分極→486

第4脳室　fourth ventricle〔L〕ventriculus quartus　橋，延髄，小脳領域の内部にある菱形の脳室．底面は橋と延髄の背側部である菱形窩に接し，背面は小脳下面に接する．頭側は中脳水道で第3脳室に連絡し，尾側は脊髄中心管に続き，中心管の下端は盲端の終室となる．背側壁(下髄帆)の脈絡叢は脳脊髄液を分泌する．脳脊髄液の流出口が3つ(正中口と左右の外側口)あり，第4脳室からくも膜下腔に流出した脳脊髄液は，くも膜顆粒を介して静脈(硬膜静脈洞など)に注ぐ．[1044] ⇨参脳室→2299

第4脳室外側口　lateral aperture of fourth ventricle〔L〕apertura lateralis ventriculi quarti［ルシュカ孔］第4脳室の外側(小脳片葉の近傍)にある1対の孔で脳脊髄液のくも膜下腔への流出口となる．ルシュカ Luschka 孔とも呼ばれる．しばしば脈絡叢の一部が外側口からはみ出して(ボホダレク Bochdalek の花籠)，脳脊髄液の流出口を狭めている．[1044] ⇨参脳室→2299，脳脊髄液→2304

第4脳室腫瘍　脈絡叢乳頭腫，上衣腫，髄芽腫などが代表的である．髄液通過障害が原因の水頭症により，頭蓋内圧亢進症状，特に嘔吐のみで発症することが多い．治療は一期的に腫瘍を摘出する場合と，はじめにシャントをおいて二期的に腫瘍を摘出する方法とがある．[35]

第4脳室正中口　median aperture of fourth ventricle〔L〕apertura mediana ventriculi quarti［マジャンディ孔］第4脳室の尾側正中にある孔で脳脊髄液のくも膜下腔への流出口となる．マジャンディ Magendie 孔とも呼ばれる．ほとんどの脳脊髄液はここからくも膜下腔へ流出．正中口のサイズは変異が大きい．[1044] ⇨参脳室→2299，脳脊髄液→2304

第4脳神経　fourth cranial nerve⇨同滑車神経→529

第5脳室　fifth ventricle of brain⇨同透明中隔腔→2135

第5脳神経　fifth cranial nerve⇨同三叉神経→1204

第5病　fifth disease⇨同伝染性紅斑→2084

第6脳神経　sixth cranial nerve⇨同外転神経→446

第6脳神経麻痺　sixth nerve palsy⇨同外転神経麻痺→446

第6病　sixth disease⇨同突発性発疹症→2156

第7頸椎　seventh cervical vertebra⇨同隆椎→2938

第7脳神経　seventh cranial nerve⇨同顔面神経→655

第8脳神経　eighth cranial nerve⇨同内耳神経→2183

第9脳神経　ninth cranial nerve⇨同舌咽神経→1728

第10脳神経　tenth cranial nerve⇨同迷走神経→2793

第11脳神経　eleventh cranial nerve⇨同副神経→2538

第12脳神経　twelfth cranial nerve⇨同舌下神経→1729

第Ⅰ因子　〔congenital〕factor Ⅰ；FⅠ⇨同フィブリノゲン→2514

第Ⅱ因子　〔congenital〕factor Ⅱ；FⅡ⇨同プロトロンビン→2600

第Ⅲ因子　〔congenital〕factor Ⅲ；FⅢ⇨同組織因子→1842

第Ⅳ因子　〔congenital〕factor Ⅳ；FⅣ［**カルシウムイオン**］カルシウムイオンであり，ビタミンK依存凝固因子(第Ⅱ・Ⅶ・Ⅸ・Ⅹ因子)のγカルボキシグルタミン酸(Gla)に結合し，それぞれの因子の機能を発現させるとともに，リン脂質膜への結合を可能にすることにより，基質との複合体形成に不可欠．また，第ⅩⅢ因子の活性化，フィブリンの重合，第Ⅴ・Ⅷ因子の安定化に働いている．クエン酸ナトリウムやエチレンジアミン四酢酸(EDTA)などのカルシウムキレート剤により凝固が阻止されるのはこのため．[1131]

第Ⅴ因子　〔congenital〕factor Ⅴ；FⅤ［**ACグロブリン，プロアクセレリン，不安定因子**］活性化第Ⅹ因子がプロトロンビン(第Ⅱ因子)をトロンビンに転化する際に作用する補酵素．その際，活性化されている必要があり，初期の活性化は第Ⅹa因子により，その後はトロンビンにより活性化される．活性化第Ⅴ因子(Ⅴa)は活性化プロテインC(APC)により不活化される．保存不安定なため不安定因子とも呼ばれる．先天性欠乏症はオーレン Paul A.Owren によってはじめて報告され，パラ血友病とも呼ばれる．第Ⅴ因子に分子構造の異常があるため APC により不活化されず，血栓傾向を示す患者が欧米で報告されており，APC レジスタンスあるいは第Ⅴ因子ライデン Leiden と呼ばれるが，日本人を含むアジア人ではまだ報告はない．[1131]

第Ⅴ因子欠乏症　〔congenital〕factor Ⅴ deficiency［**先天性第Ⅴ因子欠乏症，パラ血友病，オーレン病**］常染色体劣性遺伝性出血性疾患で，1943年にノルウェーのオーレン Paul A. Owren によってはじめて報告された．病態が血友病に似るためパラ血友病 parahemophilia の名称で報告されたが，その後第Ⅴ因子の欠乏であることが明らかにされた．血友病に比べ，一般に出血症状は軽い．出血症状に対しては新鮮血漿の輸注を行う．[1131]

第Ⅵ因子　〔congenital〕factor Ⅵ；FⅥ　当初存在すると考えられた血液凝固因子であるが，その後否定され，欠番となっている．[1131]

第Ⅶ因子　〔congenital〕factor Ⅶ；FⅦ［**プロコンバーチン，安定因子**］ビタミンK依存性凝固因子の1つで，外因系凝固に関与する．活性化第Ⅶ因子(Ⅶa)はカルシウムイオンの存在下で組織因子(第Ⅲ因子)と複合体を形成し第Ⅸおよび第Ⅹ因子を活性化する．[1131]

第Ⅶ因子欠乏症　〔congenital〕factor Ⅶ deficiency［**先天性第Ⅶ因子欠乏症**］常染色体不完全劣性遺伝形式をとるまれな出血性疾患．出血症状は報告により差があり，血栓症を合併している例もある．出血症状に対しては新鮮あるいは保存血漿，プロトロンビン複合体製剤(PCC)を輸注する．最近では，遺伝子組換え第Ⅶ因子製剤が市販されている．なお，第Ⅶ因子の半減期は1-5時間ときわめて短い．[1131]

第Ⅷ因子 〔congenital〕factor Ⅷ；FⅧ ［**抗血友病因子，抗血友病因子A，血漿トロンボプラスチン因子**］ 内因系凝固において，第Ⅸa因子がリン脂質上でカルシウムイオン存在下に第Ⅹ因子を活性化する際に補助因子として働く凝固因子．血友病A患者で欠乏していることから抗血友病因子とも呼ばれる．分子量33万の糖タンパク質で，血液中ではフォン=ヴィルブランドvon Willebrand因子(vWF)と結合して存在する．生体での半減期は7-12時間で，血液保存中に急速に活性は失われる．第Ⅷ因子はトロンビンによって活性化され(Ⅷa)補酵素として機能する．リン脂質(血小板第3因子)上でⅨa・Ⅷa複合体(テンナーゼ複合体)は効率よく第Ⅹ因子を活性化する．現在，Ⅶa・Ⅲ複合体による第Ⅸ因子の活性化，次いでⅨa・Ⅷa複合体による第Ⅹ因子の活性化の過程が主たる凝固の経路と考えられている．第Ⅷa因子は第Ⅴa因子とともに活性化プロテインC(APC)によって不活化されることにより凝固が制御されている．第Ⅷ因子は血友病Aで欠乏するほかに，フォン=ヴィルブランド病でも低下する．これはvWFが第Ⅷ因子の担体タンパクとして働いていることによる．[1131]

第Ⅸ因子 〔congenital〕factor Ⅸ；FⅨ ［**クリスマス因子，抗血友病因子B**］ ビタミンK依存性タンパクの1つ．カルシウムイオンの存在下で第Ⅺa因子により活性化され，カルシウムイオン，第Ⅷa因子，リン脂質(血小板第3因子)と複合体を形成し，第Ⅹ因子を活性化する．最近では，外因系の第Ⅶa因子，組織因子(第Ⅲ因子)，カルシウムイオン複合体によっても活性化されることが知られており，生理的な凝固機序としてより重要と考えられている．先天性の第Ⅸ因子欠乏症は血友病Bと呼ばれる．[1131]

第Ⅸ因子欠乏症 〔congenital〕factor Ⅸ deficiency⇨同血友病B→931

第Ⅸ因子複合体濃縮製剤 ⇨同プロトロンビン複合体濃縮製剤→2600

第Ⅹ因子 〔congenital〕factor Ⅹ；FⅩ ［**スチュアート・プラウワー因子**］ ビタミンK依存性タンパクの1つ．内因系凝固(Ⅸa，PF 3，カルシウムイオン，Ⅷa)および外因系凝固(Ⅶa，カルシウムイオン，組織因子)のいずれかによって活性化され，第Ⅴa因子，PF 3，カルシムイオンの存在下(プロトロンビナーゼ複合体)でプロトロンビン(Ⅱ)をトロンビン(Ⅱa)に転化する．[1131]

第Ⅺ因子 〔congenital〕factor Ⅺ；FⅪ ［**血漿(プラズマ)トロンボプラスチン前駆物質**］ 凝固接触因子相で働く内因系凝固因子の1つで，第Ⅻa因子，高分子キニノゲンによって活性化され，カルシウムイオンの存在下で第Ⅸ因子を活性化する．本因子の先天性欠乏症は，1953年にローゼンタールRosenthalによって最初に報告され，血友病Cとも呼ばれる．[1131] ⇨参血友病C→931

第Ⅺ因子欠乏症 〔congenital〕factor Ⅺ deficiency⇨同血友病C→931

第Ⅻ因子 〔congenital〕factor Ⅻ；FⅫ ［**ハーゲマン因子，接触因子**］ 内因系凝固の引きがねとなる凝固因子で，異物面に接触すると活性化されるので接触因子とも呼ばれるが，活性化の機序は完全には解明されていない．活性化第Ⅻ因子(Ⅻa)はセリンプロテアーゼであり，第Ⅺ因子とプレカリクレイン(PK)を活性化しそれぞれⅪaとカリクレインにする．Ⅺaとカリクレインは第Ⅻ因子を活性化する作用がある．すなわち，第Ⅻ因子と第Ⅺ因子・PKは相互に活性化することにより接触相を促進すると考えられる．ラトノフOscar Ratnoffによって発見された先天性第Ⅻ因子欠乏症の患者にちなんでハーゲマンHageman因子とも呼ばれる．第Ⅻ因子欠乏症では出血傾向はみられず，止血機序にはそれほど重要な役割は果たしていないと考えられる．むしろ第Ⅻ因子の欠乏があると血栓傾向がみられる．一方，Ⅻaはカリクレインを介するキニンの産生，線溶系および補体系にも関与することにより，炎症反応に重要な役割を担っている．[1131]

第ⅩⅢ因子 〔congenital〕factor ⅩⅢ；FⅩⅢ ［**フィブリン安定化因子，ラキー・ローランド因子**］ フィブリノゲンはトロンビンにより限定分解され可溶性フィブリンモノマーとなり，さらに重合してフィブリンポリマーが形成されるが，このフィブリンは脆弱で溶けやすく止血作用が不十分．第ⅩⅢ因子はトロンビンによって限定分解され活性化され，フィブリン分子間を架橋結合することにより強固な安定化フィブリンを形成する(トランスグルタミナーゼ)．血液凝固のみならず，組織修復反応の促進，創傷の治癒，妊娠の維持にも関与している．[1131]

第ⅩⅢ因子欠乏症 〔congenital〕factor ⅩⅢ deficiency⇨同フィブリン安定化因子欠乏症→2514

ダイアジノン® Diazinon® 有機リン系殺虫薬．$C_{12}H_{21}N_2O_3PS$．弱いエステル臭を有する無色の液体．水に微溶，有機溶剤に易溶．野菜などの害虫に対して用いられ，吸収されるとパラチオン類似のコリンエステラーゼ阻害などに起因する神経系刺激症状がみられる．哺乳動物ではグルタチオンS-転移酵素が脱アリール化するため，低毒性で種に対する高選択性がある．許容濃度0.1 mg/m^3(経皮吸収として；日本産業衛生学会，2008)．「化学物質排出把握管理促進法(PRTR法)」第一種指定化学物質，「毒物及び劇物取締法」劇物．[182,56] ⇨参有機リン中毒→2849

体圧⇨同体圧の分散→1856

体圧の分散 ［体圧］ ベッドの表面から体表へ加わる圧．褥瘡発生予防には，骨突起上の体圧をできるだけ分散させることが重要．[485]

体圧分散寝具 pressure distributive(reducing) mattress ベッドと身体が広い面積で接触するか，経時的に形状を変化させ，身体の一定部位に長時間圧がかからないように工夫された寝具．エアマットレス，ウォーターマットレス，ウレタンフォームマットレス，ゲルマットレスなどのマットレス，またはそれらを装着した特殊ベッドなどがある．[485]

ダイアニシジンベース⇨同ジアニシジン→1218

ダイアモンド・ブラックファン貧血 Diamond-Blackfan anemia⇨同ダイヤモンド・ブラックファン症候群→1903

ダイアモンド法 Diamond method 交換輸血法の1つで，核黄疸の予防，重篤な新生児黄疸の治療，血液型不適合による新生児溶血性疾患などで行われる．臍静脈カテーテルから瀉血と輸血を交互に繰り返して行う．

術後の臍帯からの出血，感染に特に注意し，無菌的な環境で保温に注意しながら経験のある医師が行う．本法が困難なときは，ウィーナー Wiener 法(内果上部の大伏在静脈からの輸血，手首の橈骨動脈からの瀉血を同時に持続的に行う)が用いられる．[1631] ⇨参交換輸血⇀985

ダイアライザー⇨同血液透析器⇀890

ダイアリザンス dialysance⇨参クリアランスとダイアリザンス⇀826

胎位 fetal presentation 子宮内の胎児の縦軸と母体の縦軸との位置関係のこと．これらの軸が平行にあるときが縦位，軸が交差するものは横位，斜位という．また，縦位は児頭が子宮の下方にあるものが頭位，児の腰部や足が下にあるものは骨盤位で，頭位以外は異常とされる．[1323]

体位 position 身体の空間における位置や姿勢の状態をいう．X 線撮影などの検査や手術，整形外科的な治療，分娩，リハビリテーション，褥瘡予防などにおいて重要となる．最も基本的なものとしては，立位，臥位(仰臥位，側臥位，腹臥位)，座位などがある．その他，ファウラー位，トレンデレンブルグ位，砕石位なども医療において比較的よく使用される．[543] ⇨参姿勢⇀1293，肢位⇀1219

体位感覚 sense postural sensibility⇨同位置感覚⇀248

体位血圧反射 postural blood pressure reflex 生体の血圧を一定にするために重要な自律神経反射．起立時には重力により下半身に血流が貯留するため静脈還流が減少し，心拍出量が減少し，血圧が低下する．この際，頸動脈洞や大動脈弓部，心肺に存在する圧受容体を介するシグナルが延髄の圧受容体反射中枢に伝わり，交感神経活動が亢進するため，血圧が一定に保持される．[87]

体位性アルブミン尿 postural albuminuria⇨同起立性タンパク尿⇀787

体位性高血圧 postal hypertension⇨同起立性高血圧⇀787

体位性タンパク尿 postural proteinuria⇨同起立性タンパク尿⇀787

体位性低血圧 postural hypotension 臥位から座位，座位から立位といった体位の変化によって血圧が低下すること．一般的なものとしては起立性低血圧がある．起立性低血圧の定義は，起立時の収縮期血圧が座位に比べて 20 mmHg 以上低下するものとすることが多い．原因不明なものも認められるが，糖尿病性神経障害，シャイ・ドレーガー Shy-Drager 症候群，多発性硬化症などの神経障害や，心原性，循環血液量の減少，α 遮断薬の投与などが原因となる場合もある．[104] ⇨参起立性低血圧⇀787

体位性頻脈症候群 postural tachycardia syndrome；POTS ⇨同起立性高血圧⇀787

体位性めまい postural vertigo, positional vertigo 頭の向きを変える頭位変換で生じる回転性めまい．内耳機能の障害による．良性発作性頭位性めまいは急性，一過性であり，頭位変換の繰り返しでめまいは衰退する．通常，悪心・嘔吐，眼振を伴う．[369] ⇨参良性発作性頭位眩暈(げんうん)症⇀2943

第一経路 first〔complement〕pathway⇨同古典経路《補体活性化の》⇀1122

第一次暗順応 primary dark adaptation 網膜視細胞は，主に明所での視力に関与する錐体細胞と，主に暗所での視力に関与する杆体細胞に分かれている．十分に明順応させたのち，急に暗順応させて光を感じる最小閾値を経時的に測定プロットすると，暗順応曲線が描ける．最初の視細胞の感度上昇は錐体細胞が関与し，その後の感度上昇は杆体細胞が関与するため，屈曲点をもつ 2 つの下降曲線となる．このうちの最初の曲線部分を第一次暗順応といい，錐体細胞が関与し，暗順応 5 分後に最大となる．後半の曲線部分を第二次暗順応といい，杆体細胞が関与する．暗順応は 40-50 分で完了する．[1601] ⇨参暗順応⇀203

第一次感覚細胞 primary sensory cell 神経終末や神経細胞自身が感覚受容器となっている細胞．自由神経終末，マイスナー Meissner 小体，パチニ pacinian 小体，ルフィーニ Ruffini 小体(終末)，嗅細胞，視細胞などがある．[1230]

第一次硝子体 primary vitreous 胎生 5 週頃から眼杯内板と水晶体胞の間に形成される硝子体．血管に富んでおり，中央に硝子体動脈が通る．[566] ⇨参第二次硝子体⇀1894，第三次硝子体⇀1867

第一次硝子体過形成遺残 persistent hyperplastic primary vitreous；PHPV 胎児期の発生異常で，発生初期に存在する硝子体動脈と第一次硝子体が生後も残存し，増殖性変化をきたす疾患．多くは片眼性で小眼球であるが，両眼性の場合もあり，白色瞳孔を呈する．未熟児網膜症，網膜芽細胞腫との鑑別が重要．前部型では，水晶体後方に白色の血管性線維組織や毛様体突起の延長がみられ，白内障や緑内障の合併がある．後部型では視神経乳頭上に硝子体動脈の遺残である白色組織と網膜ひだ形成がみられる．いずれも視力予後は不良である．[1601]

第一次情報伝達物質⇨同ファーストメッセンジャー⇀2506

第一次性徴 primary sexual characteristic ［一次性徴］生下時に認められる，男女それぞれに特有な性腺(精巣と卵巣)と内外性器の特徴的な形質．男性では精巣および精巣上体，陰嚢，陰茎，前立腺などを含み，女性では卵巣および卵管，子宮，腟，外陰部などを含む．男女の本質的な性差を特徴づけている．[1510] ⇨参第二次性徴⇀1894

第一生歯⇨同乳歯⇀2228

第一反抗期 period of opposition 13-14 歳頃にみられる第二反抗期に対し，3-4 歳頃の反抗期のこと．幼児期前期は言語能力や運動能力とともに心身の発達がめざましい．母親に依存する受け身的な存在から，徐々に自分の力で思考・行動しようとする意欲が高まり，いわゆる自我が芽ばえる．その結果，自分の考えを主張し，親の意図に反して自力でものごとを進めようとする傾向が顕著にみられる．「一人で」「イヤ」などの言葉が多くなり，親の援助を拒否することも多い．第一反抗期の行動特徴が現れないと手のかからないよい子として認識されるが，思春期女子での摂食障害や青年期での統合失調症の発症は第一反抗期が目立たなかった子に多いとされ，密着した親子関係により幼少期からの自我の形成が弱くなってしまったという解釈もされる．マーラー Margaret S. Mahler(1897-1985)は，満 1 歳の頃の他者との境界の明確化，養育者への全面的な依存からの自立を「第一個体分離期」と呼び，1歳半から2歳半の頃に再び母親から離れなくなるという現象がみられる（再接近期）とした．この時期を経て自立が可能になるが，この一連の過程を第一反抗期と呼んでもよい．先の摂食障害や統合失調症あるいは境界型パーソナリティ障害の患者では，この個体分離の過程（分離-個体化段階）で失敗し，固着が生じてしまった結果であるとする見方もある．[730]

第一分類⇒参胎向→1866

第一種感染症指定医療機関　一類感染症または二類感染症または新型インフルエンザ等感染症の患者の入院を担当させる医療機関として，都道府県知事が指定した病院．[682] ⇒参感染症指定医療機関→633，特定感染症指定医療機関→2143，第二種感染症指定医療機関→1894

第一種社会福祉事業　class 1 specified social welfare corporation　「社会福祉法」第2条第2項に列挙されている事業をいう．公共性が高く利用者の生活や人権に深くかかわり，また不当な搾取の危険性を伴う事業であるために強い規制と監督の必要性が求められ，国や地方公共団体あるいは社会福祉法人が経営することを原則とする．市町村または社会福祉法人が経営しようとする場合は事業開始前に都道府県知事に届け出ればよいのに対して，国や市町村および社会福祉法人以外が経営しようとする場合は，その事業開始前にその施設を設置しようとする地の都道府県知事に許可を受けなければならない．該当する主な事業は，児童養護施設，知的障害児施設，養護老人ホーム，授産施設といった各種福祉施設の経営などがある．[457]

第一種の誤り《統計上の》　error of the first kind　［タイプIの過誤］　統計的仮説検定 statistical hypothesis testing の理論で用いる概念の1つで，検定したい仮説（検定仮説 test hypothesis）が正しいにもかかわらず，それと対立する仮説（対立仮説）を採択してしまう誤りをいう．この誤りをおかす確率を α で表す．この α は，「検定仮説のもとで観察された事象が起こる確率」の大小を判断するときの基準（有意水準 significant level）と同じものである．仮説検定において第一種の誤りをおかすと，「めったに起こらないことが起こる」ということにするため，通常その誤りが小さくなるように有意水準を5% 以下（5%，1%）に設定する．[1406] ⇒参第二種の誤り《統計上の》→1894

体位ドレナージ　postural drainage　［気管支ドレナージ］　肺理学療法の1つで，重力効果が期待できる体位をとり，気管支内の気道分泌物を規則的に排出することを目的とした治療法．基本的に，気管分岐部の上に患側が位置するもので，患側の気管支が重力方向に従うようにする．気管支拡張症，慢性気管支炎，肺化膿症，肺炎など喀痰が多い疾患や，手術後の長期にわたる人工呼吸中の患者に対して用いられる．一般に体位ドレナージは，気管支拡張薬，去痰薬の内服や吸入，胸壁の振動や用手的叩打などの他の処置と一緒に行うのが効果的であるとされる．1日に数回，20分程度行う．全身状態の観察，ベッドから転落しないように気をつける．[141] ⇒参肺理学療法→2357，体位排痰法→1858

体位排痰法　postural drainage　排痰法の基本的な手技．胸部X線写真，聴診，視診で痰の位置を確認し，その肺区域ができるだけ上になるような体位をとることに

●体位ドレナージ

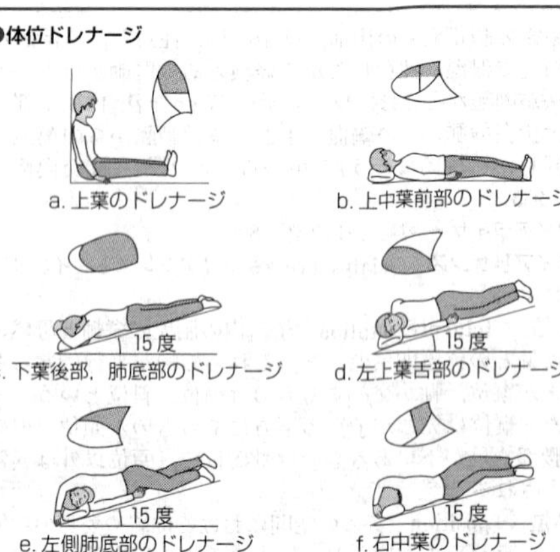

a. 上葉のドレナージ　b. 上中葉前部のドレナージ　c. 下葉後部，肺底部のドレナージ　d. 左上葉舌部のドレナージ　e. 左側肺底部のドレナージ　f. 右中葉のドレナージ

よって重力で痰を主気管へ移動させ排痰しやすくする方法．通常，肺区域にタッピング，バイブレーション，スクイージングなど種々の手技を加えて排痰を促すなど，他の排痰法と組み合わせて実施される．施行前にネブライザーを用い，生理食塩水や薬剤を吸入するとさらに効果が期待できる．十分な効果を期待するときには同一体位を30分程度は続けることが望ましい．高齢者，高血圧症，心疾患，強度の呼吸不全には十分注意する必要があり，喀血や高熱者には行わない．[903] ⇒参体位ドレナージ→1858，排痰法→2343

体位反射　attitudinal reflex⇒同姿勢反射→1294

体位変換　changing position，positioning　自ら自分の体位を変えられない，あるいは治療上変えてはいけない人に代わって，安楽または治療上ふさわしい身体の向きや姿勢に変え，体位を整えること．長時間同一体位を持続させると同一部位に圧力が加わり，血流が阻害され褥瘡が起こりやすくなるため，その予防として行う．その他，苦痛の除去，安楽の保持，早期離床の準備過程，神経や循環障害の予防，沈下性肺炎の予防，関節拘縮や変形の予防などを目的とする．[1542]

体位変換試験⇒同シェロング試験→1224

退院　discharge⇒参退院時オリエンテーション→1859

退院計画　discharge planning　入院から退院までの予定，退院後の生活管理，在宅ケアや療養までも視野に入れた看護計画．退院に向けての援助は入院時点から始められ，医師や他職種，退院後の医療・福祉スタッフ，患者の家族などと連携をとりながら計画を立案し，ケアや指導を実施する．近年では退院調整や支援を専門に担当する看護師をおく病院が増えてきている．[927]

退院支援　discharge planning　［退院調整］　患者が適切な時期に病院を退院し，円滑に家庭あるいは次の療養場所に移行できるようにするために行われる支援で，支援を要する患者のスクリーニング，患者と家族のアセスメント，退院後の療養場所やケアに関する計画立案，援助実施，フォローアップからなる．援助としては，必要な社会資源の選定・調整，患者・家族教育のほか，退院前訪問や院内外の多職種による合同カンファレンスなどが行われる．これらの過程全体を通じて重要なのは，患者と家族の意向，ニーズを引き出し，自己決定を促すことである．近年，退院支援を専門に

行うスタッフや部署を置く病院が増えており，看護師やソーシャルワーカーがその任にあたることが多い．援助実施にあたっては院内外の他部門，多職種との連携が必須であり，病院全体のシステム整備が必要である．また，日ごろから退院後の生活を見通してケアを提供することも重要であり，病棟スタッフの退院にむけての役割は大きい．[1076] ⇨参継続看護→864

退院時オリエンテーション orientation for discharge ［**退院指導**］ 退院には，自宅への退院，他施設への転院，死亡退院などがある．自宅への退院時に行われるオリエンテーションは，退院後の環境によりよい状態で適応できるような生活指導や療養指導を行うこと．オリエンテーションの内容は，一般に，社会復帰，生活の自己管理，継続的な療養の方法などであり，必要に応じて家族にも行う．[927]

退院時サマリー discharge summary ［**退院時要約**］ 入院中の看護の概要や経過をまとめたもの．サマリーは，外来通院，転院，転科，転棟などの際，看護計画の立案や継続すべき看護実践に活用できる資料である．[927]

退院指導⇨同退院時オリエンテーション→1859

退院時要約⇨同退院時サマリー→1859

大陰唇 labia majora，large pudendal lip 恥丘から会陰にまたがる左右一対の皮下脂肪に富む皮膚の膨隆．左右の大陰唇は前後で合してそれぞれ前陰唇交連，後陰唇交連を形成する．色素沈着により暗褐色を呈し，皮脂腺や汗腺に富む．陰毛も認める．男性の陰嚢に相当する．[998] ⇨参生殖隆起→1676

退院調整⇨同退院支援→1858

退院調整看護師 discharge nurse⇨同ディスチャージナース→2051

大うつ(鬱)病エピソード major depressive episode DSM-Ⅳ診断基準において典型的なうつ状態を意味し，抑うつ気分，興味・喜びの著しい減退，体重減少または増加(または食欲減退または増加)，不眠または睡眠過多，焦燥または制止，易疲労性または気力減退，無価値感または罪責感，思考力・集中力の減退または決断困難，希死念慮の9項目中5項目以上(ただし，最初の2項目のうち1項目は必ず存在すること)が同じ2週間の間にほとんど毎日存在すること．さらに症状が混合性エピソードの基準を満たすことなく，薬物や一般身体疾患に基づくものでなく，死別反応でもなく，しかも著しい苦痛または社会的・職業的機能障害などを示す状態を指す．同診断基準では，本エピソードが存在し，かつ分裂感情障害でうまく説明されず，統合失調症などと重ならない場合に，大うつ病性障害あるいは双極性障害と診断される．なお，大うつ病性障害は従来のうつ病にほぼ相当するが，心因の有無は問わない．治療には，抗うつ薬，無痙攣性電気痙攣療法などが用いられる．[1115] ⇨参気分障害→703，うつ(鬱)病→331

体液 body fluid 生体内に含まれる液体の総称．生体内の全水分量(全水量)は成人男性で体重の約60%を占める．ただし，体重に対する割合は，含水量の少ない脂肪組織の寡多で影響される．体重当たりの全水量は，新生児で高く，女性は男性に比較し低い．高齢になると男女かかわらず全水量は低下する．[1335]

体液区分 distribution of body fluid 生体内で分布する体液の区分のこと．体液組成は，細胞膜の内外で大きく異なる．細胞内の体液を細胞内液，その他の体液を細胞外液という．細胞外液は，さらに水に透過性のある毛細血管内皮細胞で境される脈管内液と組織間隙液，リンパ液，水に透過性のない細胞で囲まれる眼房，関節腔，脳室，分泌腺などに存在する細胞滲出液に分類される．細胞内液は体重の約40%を占め，細胞外液は20%を占めるが，そのうち5%は脈管内液，15%が組織間隙液，リンパ液である．細胞滲出液は全体で1L程度である．[1335]

●体液区分と標準的な量(成人男性)

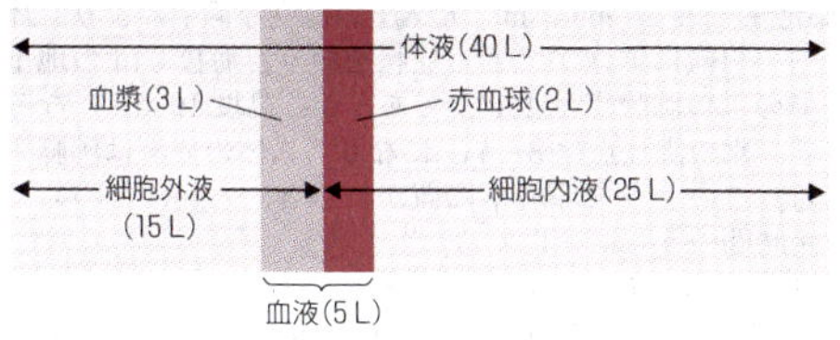

体液性伝達 humoral transmission ホルモンやサイトカインなど体液を介して目的組織に運搬され，情報伝達すること．[1335] ⇨参化学〔的〕伝達→468

体液性免疫反応 humoral immunity ［**液性免疫反応**］ IgG，IgM，IgA，IgD，IgEなどの免疫グロブリン(Ig)を介する免疫反応をいう．クームスCoombsとジェルGellによる免疫アレルギーのⅠ-Ⅲ型がこれに合致．Ⅰ型は肥満細胞表面の受容体と結合したIgE抗体とアレルゲンとの反応に引き続き，肥満細胞が脱顆粒して生じる即時型反応で，蕁麻疹(じんましん)，アレルギー性鼻炎などがこれによる．Ⅱ型は抗原とIgM抗体，IgG抗体と補体による細胞融解反応で，自己免疫性溶血性貧血，天疱瘡などがこれによる．Ⅲ型は抗原抗体複合体が毛細血管壁や組織に沈着して組織傷害を起こす反応で，血清病，急性糸球体腎炎などがこれによる．皮膚や粘膜では分泌型IgAが免疫学的防御機構を担っている．体液性免疫は細胞性免疫とともに免疫機構を築くための重要な反応である．[778] ⇨参免疫→2807，細胞性免疫反応→1172

体液調節 regulation of body fluid 体液の量や浸透圧はある範囲内に調節されている．これを体液調節という．体液調節は負のフィードバックで行われ，体液量や浸透圧の変化を，視床下部，腎臓，心臓にある細胞が感受して内分泌系や神経系を作動させ，体液を正常な範囲内に戻す．たとえば，大量の水を飲んだ場合，血液が希釈されて浸透圧が低下する．浸透圧受容細胞の興奮が抑制されて，下垂体後葉からの抗利尿ホルモンであるバソプレシンの分泌が停止し，腎尿細管の水透過性が低下して，利尿が生じる．つまり，体内に入った水分は尿として排出され，体液量は一定に維持される．体液浸透圧が変化した場合，副腎皮質ホルモンであるアルドステロンや心房性ナトリウム利尿ペプチドが作動して，体液ナトリウム濃度を調節する．[1335]

体液バランス《子どもの》 body fluid balance in children 体液は，体組織を構成する細胞内部にある細胞内液と，細胞外組織間液および血漿の細胞外液からなり，さまざまな電解質を含む．体重に占める割合は年齢によって異なるが，細胞内液は年齢に限らず全体重の40%を占め，その違いは細胞外液の割合による．年齢による細胞外液の割合は，新生児40%，乳児30%，幼児以降は成人と同様に20% である．1日水分出納量は，成人では細胞外液の1/7にすぎないが，乳児では1/2-1/3であるため，成人に比べて体重当たりの必要水分量や水分出納量が多い．このことから，容易にバランスが崩れやすく脱水症などになりやすい．小児の脱水症のほとんどは等張性脱水であり，循環血液量は減少するが，喪失する水分とナトリウムはバランスがとれており，細胞内液量も不変である．[1143] ⇨参水分出納→1627

体液病理説⇨同液体病理説→353

体液沸騰症　ebullism　大気圧の極度な低下により，体内の組織に気泡ができる症状をいう．海抜0mの地上での水の沸騰点は100℃であるが，高度19kmになると，水の沸騰点は37.4℃になり，人体の体液は沸騰する．このような環境下に置かれると，人間はきわめて短時間のうちに死亡する．[904]

体液量　body fluid volume⇨同総体水分量→1820

体液量測定法　body fluid volume measurement　体液量の測定には一般に希釈法が用いられる．希釈法は，既知の量の試薬を生体内に投与し，試薬が目的とする体液区画に一様に分布したのち，体液の一定量を採取して，投与した試薬の濃度を測定する．体液量Vは投与した試薬量Mを一様分布後の濃度Cで除して得られる．測定する体液区分によって使用される試薬が異なる．全水量の測定には，重水やトリチウム水，アンチピリンが使用される．細胞外液量の測定には，細胞膜を通過しないイヌリン，マンニトール，チオシアン酸ナトリウムが使われる．また，脈管内液量の測定には，アルブミンに放射性同位元素やエバンスブルーなどの色素を結合させて血管に投与する．細胞内液量は直接測定できないので，全水量から細胞外液量を引いて求める．また，組織間隙液量も細胞外液量から脈管内液量を引いて計算する．[1335]

ダイエット性無月経⇨同減食性無月経→953

耐塩菌　halotolerant bacteria ［**通性好塩菌**］　塩分に対し耐性のある細菌の総称．通常の細菌は，ある一定以上の塩分下では増殖しないため，食品の保存に塩蔵が用いられるが，耐塩菌は塩蔵内でも増殖することができる．[1618] ⇨参ビブリオ・パラヘモリティカス→2477

大円筋　teres major〔muscle〕　肩甲骨下角に起始し，上腕骨の小結節稜に付着する筋．肩甲下神経の神経支配を受ける．作用は肩関節の後方挙上(伸展)と内旋である．[236]

大黄　Rhei Rhizoma，rhubarb rhizome　生薬の1つ．基原はタデ科ダイオウの根茎．成分としてアントラキノン，ジアントロン(センノシド sennoside A～F)，タンニン類などを含む．漢方では，将軍という別名のある生薬であり，激しい作用をもつ．抗炎症作用，駆瘀血(おけつ)作用，瀉下作用，止痢作用(激しい下痢では下痢を止める作用がある)，抗菌作用，血中尿素窒素(BUN)低下作用のほか，中枢作用(抗メタンフェタミン作用．成分中のRGタンニンが有効と考えられる)があり，精神運動興奮の鎮静などを目的として用いられている．副作用として腹痛，下痢がある．代表的処方は大黄甘草湯(だいおうかんぞうとう)，大承気湯(だいじょうきとう)，大柴胡湯(だいさいことう)，桃核承気湯(とうかくじょうきとう)，麻子仁丸(ましにんがん)など．[492]

大横径⇨同児頭大横径→1325

対応コドン⇨同アンチコドン→206

対応性《理論の》　correspondence　トポロジー心理学では，人の生活空間とトポロジー空間は一対一の対応関係が認められる．この意味で生活空間とトポロジー空間は構造的に同じとされる．このような2つの異なった理論の構造的な対応関係を指して理論の対応性という．[446]

タイオーバー法　tie-over method　遊離植皮術において頻用される方法で，植皮片を移植床に均一に生着させるために使用．移植片を移植床に当てがい辺縁を縫合した糸を長く残しておく．植皮片上にガーゼ塊や綿塊を置き，残しておいた糸を使用して均一に力が加わるように圧迫固定する．メッシュ植皮術以外のほとんどすべての遊離植皮術には必ず施行される．通常，植皮片が移植床に安定するまでの，術後約1週間は固定したままとする．[688] ⇨参逆タイオーバー法→708

ダイオキシン　dioxin，2,3,7,8-tetrachlorodibenzo-*p*-dioxin；2,3,7,8-TCDD ［**2,3,7,8-テトラクロロジベンゾ-*p*-ジオキシン，クロロジベンゾジオキシン**］　有機塩素化合物の一種，クロロジベンゾジオキシンの俗称．1999(平成11)年公布の「ダイオキシン類対策特別措置法」では，ポリ塩化ジベンゾ-*p*-ジオキシン(PCDD)，ポリ塩化ジベンゾフラン(PCDF)，コプラナーポリ塩化ビフェニル(Co-PCB)の3物質群をダイオキシン類と定義した．2つのベンゼン核につく塩素数と位置により，PCDDには75種類，PCDFには135種類，コプラナーPCBには13種類の異性体が存在する．毒性は異性体により異なるため，最も強い2,3,7,8-テトラクロロジベンゾ-*p*-ジオキシン(2,3,7,8-TCDD)の毒性の強さ toxic equivalent(TEQ)に換算して評価される．水に不溶，脂肪に微溶．自然界では分解されにくく，生物濃縮により脂肪に蓄積され代謝されにくい．塩素を含む物質が不完全燃焼したときに発生する．米ぬか油によるカネミ油症事件〔1968(昭和43)年〕の本体はコプラナーPCBであり，被害患者には黒色顔面などの症状がみられた．ベトナム戦争で用いられた枯葉剤(2,4,5-T)にはダイオキシンが副産物として混入しており，被曝した母親から先天異常児が多発した．現在，わが国では都市ごみ焼却炉からのダイオキシン類の発生，川や海に蓄積したヘドロにおけるダイオキシン類の蓄積，魚類への移行が問題となっている．毒性の作用機序は細胞内に存在するダイオキシン受容体を介して惹起されると考えられている．ヒトの高濃度曝露では，クロルアクネ(塩素痤瘡)などの皮膚病変が観察される．内分泌攪乱作用による甲状腺機能異常，免疫毒性，出生児の性比変化，子宮内膜症に関する知見が蓄積されている．国際癌研究機関(IARC)は2,3,7,8-TCDDをヒトに対する発癌性があると認定している．ダイオキシン類は直接遺伝子に作用して発癌を惹起するのではなく，発癌プロモーション作用があると考えられている．「残留性有機汚染物質に関するストックホルム条約」(POPs条約，2004)の対象物質の1つ．[182,56]

ダイオキシン中毒　dioxin poisoning　ダイオキシンの主な発生源は焼却の煙および灰である．大部分は食物連鎖を通じてヒトの体内に摂取され，高濃度の急性曝露時には塩素痤瘡がみられる．低濃度の長期曝露では発癌，生殖毒性，免疫毒性を有する．内分泌攪乱作用を有し，次世代への影響も有するとされるが，今のところヒトで明確に証明されているのは塩素痤瘡のみ．環境基準は，大気0.6 pg-TEQ/m^{3}以下，水質1 pg-TEQ/L以下，水底の底質150 pg-TEQ/g以下，土壌1,000 pg-TEQ/g以下〔2002(平成14)年環境省告示〕．TEQ；toxic equivalent(毒性等量)は毒性の強さを加味したダイオキシンの量を表す単位で，重量の単位に付けて用いられる．[1122]

体温 body temperature，body temperature regulation 身体の温度のこと．部位によって多少異なるが，通常は測定しやすい腋窩温や口腔温，直腸温を体温としている．体温は環境との関係で2つに大別され，環境温度の影響を受けにくい身体深部の温度を核心温度，影響を受けやすい表層の温度を外殻温度という．ヒトを含めた恒温動物は体温調整機構によって核心部の温度は37℃前後に維持されているが，代謝が盛んで熱産生の大きい臓器に近いほど温度は高い．[229] ⇨参正常体温→1674

体温測定法 measurement of body temperature 身体の生理的変化を観察する方法の1つで，測定には皮膚，臓器は電子体温計を，腋窩，口腔，肛門には水銀体温計を用いる．入院患者では原則として1日4回検温して体温を観察するが，発熱がある患者では発熱の状況に応じて検温し，安定している長期入院患者では1日2回あるいは1回検温する．測定値が正しく出ない原因には体温計の故障，測定方法の誤り，示度の読み違い，飲食・入浴・運動後，治療処置後の影響による値の変化などがあるため，それら直後の測定を避ける．脈拍，呼吸，血圧も観察する．体温表には青色で記載する．体温計は計量法に定められた検定に合格したものを使う．電子化している場合は測定後，コンピュータへ入力するための端末器をベッドサイドで入力操作しコンピュータ内に記録する．[109]

体温調節 thermoregulation 内的・外的温度刺激に応じて，熱放散と熱産生の反応を介して熱出納のバランスを維持し，核心部の温度を約37℃に保つこと．中枢は視床下部にあり，体性神経系，自律神経系，および内分泌系を介して熱産生量と熱放散量を調節する．体性神経系は冷刺激に応答し，骨格筋のふるえによる熱産生を増す．自律神経系は褐色細胞などの代謝系効果器，循環系，汗腺などを調節し，非ふるえ熱産生，体表からの熱放散，体内での熱の移動などにより体温を調節する．内分泌系は冷刺激に対して，副腎皮質ホルモンや甲状腺ホルモンを分泌して，内臓および骨格筋での熱産生を増加する．[229]

体温調節障害 disorder of thermoregulation 健常な恒温機能をもつ体温調節機構では，産熱と放熱の均衡のとれた状態にある．この機能を調節しているのは交感神経と副交感神経の自律神経系で，中枢神経からの伝達系が障害されると体温調節が障害され高体温または低体温に陥る．頭部外傷や頸髄損傷ではうつ熱傾向になる．また低温環境では体温下降と痙性の増強になることもある．[818]

体温表 temperature chart ［**熱型表，温度版(板)**］ 経時的に測定した患者の体温測定値を折れ線グラフで一覧表として記載したもの．温度版(板)ともいう．近年では，これらが一覧性に優れ医療過程がわかりやすいという理由から看護師の記載するバイタルサインや一般状態のみならず，チームで共有すべき情報，例えば経時的に行われるケアや処置，血糖値などの検査成績を項目に掲げ記載する例も増えている．[536] ⇨参フローシート→2593

胎芽 embryo ［**胚子**］ 妊娠8週未満(胎齢では6週未満)の胎児のこと．まだヒトとしての外観をもたない．[1323]

体外式心肺補助 extracorporeal cardiopulmonary support；ECLS⇨同体外式肺補助→1861

体外式心マッサージ external cardiac massage⇨同胸骨圧迫→754

体外式肺補助 extracorporeal lung assist；ECLA ［**体外膜型肺，体外式心肺補助**］ 静脈から脱血し，膜型肺，ローラーポンプを介して酸素加した血液を静脈に返血する方法．多くは内頸静脈から脱血し，大腿静脈から返血する．心機能に問題がある場合は使用できない〔心機能が悪い場合は経皮的心肺補助装置 percutaneous cardiopulmonary support(PCPS)を使用〕．回復の可能性がある肺疾患で，呼吸器のみでは酸素の供給が十分でない場合に使用する．[1487]

体外式ペースメーカー external pacemaker 体外の刺激電極に接続して心臓ペーシングを行う人工ペースメーカー．永久ペースメーカーを植え込むまで，あるいは徐脈性不整脈を一時的に治療する目的で一定期間使用される．そのほかに永久ペースメーカーを植え込む前に，ペースメーカー症候群の有無を確認する目的，あるいは抗頻拍ペーシング目的で体外式ペースメーカーが一時的に使用されることもある．経皮的にペーシング用パドルを貼付して行う場合と，経静脈的にペーシングカテーテルを挿入して行う場合がある．[1311] ⇨参人工心臓→1541，植込み型ペースメーカー→317

体外受精-胚(配偶子)移植 *in vitro* fertilization and embryo transfer；IVF-ET ［IVF-ET］ 体外で卵子と精子を受精させ，分割した胚(初期胚-胚盤胞)を子宮内に移植する不妊症治療の1つ．1978年イギリスでの成功後，世界中で広く実施されている．わが国でも10万件以上の治療が行われ，IVF-ETにより1万人以上の児が誕生しており，出生児数65人に1人の割合に当たる．卵管の原因による不妊治療に用いられることが多かったが，男性不妊や原因不明の不妊にも適応が拡大された．採卵前に通常，クロミフェンクエン酸塩や卵胞刺激ホルモン(FSH)製剤を投与して卵巣を刺激し，複数個の卵胞を発育させたのち，ヒト絨毛性性腺刺激ホルモン(hCG)を投与し，36時間以内に成熟卵子を経腟的に採卵(OPU)する．精子は射精されたものを用いるが，場合によっては精巣から採取する(精巣内精子採取術：TESE)こともある．培養液内の卵子に媒精し受精させるが，乏精子症や受精障害がある場合は，顕微授精が行われる．受精は2個の前核を観察して確認し，培養を続けると卵割卵子は桑実胚を経て胚盤胞に発育する．胚移植は3日目の卵割期胚か5日目の胚盤胞を移植することが多いが，胚を凍結し採卵周期に移植しないこともある．移植胚数は多胎妊娠を防止するために，原則1個とされ状況により2個の移植が認められている(日本産科婦人科学会のガイドライン)．移植部位は子宮内が主であるが，卵管内の場合もある．また，配偶子(卵子と精子)を卵管内(卵管内移植)に挿入する方法もある(GIFT 法)．子宮内移植の妊娠率は 20-30% であるが，流産率が 30% 程度ある．妊娠率には女性の年齢が大きく関与し，20 代では 50% を超えるが 40 代では 10-15% 程度に低下する．[998] ⇨参減数手術→953，前核期胚卵管内移植→1751

体外循環　extracorporeal circulation；ECC ［ECC］ 血管内に挿入したチューブを通じて血液をいったん体外に取り出し，ポンプによって連続して再び体内に戻す循環方法の総称．代表的なものは，心臓手術時に用いられる人工心肺で，体外へ導いた静脈血を人工肺で酸素化し，そのあとポンプによって動脈内に送る．このほか，人工肝臓や人工腎臓などもある．[105]

体外循環後症候群　postperfusion syndrome 体外循環を用いた手術後 1 週目頃より中等度の発熱，倦怠感，食欲不振，筋肉痛などの種々の症状を呈する原因不明の症候群．約 2 週間持続する．体外循環による全身的な組織障害と考えられている．[105]

体外衝撃波結石破砕術　extracorporeal shock wave lithotripsy；ESWL ［ESWL］ 体外で発生させた衝撃波を尿路結石に当てて結石を小さく破砕し，自然に尿管，尿道を通過させて排泄させる治療法で，現在日本では腎結石，尿管結石に対しての標準的治療として行われている．禁忌は石灰化を伴う大動脈瘤や妊婦などであるが，極端な肥満や低身長である場合には破砕装置の機械的制約を受ける．水中スパーク方式，または電磁変換方式で発生させた衝撃波を反射鏡，または音響レンズによって収束させる．その焦点内に結石が入るように体位を調整する．発生した衝撃波は水を満たしたバッグの中を進み，人体に到達し，さらに結石に向かって集束する．衝撃波は音波の一種であり，音響学的インピーダンス(音波の透過のしやすさ)の差が大きいところで反射，吸収される．人体の筋組織や骨などはインピーダンスが水とほぼ変わらないと考えられ，インピーダンスの差が大きい結石の表面で衝撃波が吸収され，結石が破砕される．通常，治療は無麻酔で行われ，主な合併症として腎被膜下血腫，尿路感染症などがある．大きな結石の場合，破砕された結石が一気に尿管に落ちて詰まってしまうこと(ストーンストリート stone street)があるため，あらかじめ尿管にダブル J カテーテルを留置することもある．[1244] ⇨参超音波治療→2002

体外除細動器　external defibrillator 心室細動や心室頻拍などの致死性心室性不整脈を停止させるために，体外から心臓に直流電流を電撃的に通電させて心筋を興奮させる装置．体内に除細動器を埋め込む植込み型除細動器(ICD)に対比して体外除細動器と呼ばれる．体外除細動器には病院内で使われる手動式体外除細動器と，一次救命処置に用いられる自動体外式除細動器 automatic external defibrillator(AED)がある．日本では体外除細動器の使用は医師に限られていたが，2003(平成 15)年から救急救命士による AED の使用が認められ，翌年から一般市民も使用できるようになり，AED を設置する施設が急速に増加した．[1311] ⇨参除細動→1487，除細動器→1487，自動体外式除細動器→1325

体外腎手術　extracorporeal renal surgery ［腎体外手術］ 自家腎移植あるいは同種腎移植において，一時身体から切り離し，体外に取り出した腎をクリーンベンチ上で冷却しながら腎の血管あるいは腎実質に対して行う細かい手術を指す．適応は腎血管分枝の種々の病変の修復，単腎に発生した限局性悪性腫瘍，複雑な腎外傷など．[118]

体外膜型肺　extracorporeal membrane oxygenator；ECMO⇨同体外式肺補助→1861

胎芽期　embryo stage，embryonic period ［胚子期］ 妊娠 8 週未満(2 か月末)までの期間．胎児の主な器官が形成される時期であり放射線や化学物質(薬物)，感染などの催奇形性因子の影響を受けやすく，重篤な形態異常や死産を生じやすい．[1323]

大学院　postgraduate college，postgraduate school 「学術の理論及び応用を教授研究し，その深奥をきわめ，又は高度の専門性が求められる職業を担うための深い学識及び卓越した能力を培い，文化の進展に寄与する」と「学校教育法」に目的を定められている教育機関．大学設置基準に定められた大学院の種類は，修士課程，博士課程，専門職学位課程の 3 種類であるが，各大学院が教育課程(カリキュラム)を構成するうえで，学則上の名称としてさらに種類が分かれる．2 年間の修士課程だけを置く大学院，5 年間を博士前期課程 2 年，博士後期課程を 3 年と区切るもの，これを区切らず 5 年間で博士としての教育を授けることを意図した一貫制博士課程，修士課程を置かず後期 3 年博士課程だけの大学院，医学や薬学など修業年限が 6 年の学部に継続する 4 年制博士課程，および専門職学位課程の 6 つである．看護学分野においては，修士課程，博士前期課程，博士後期課程の 3 つがある．看護学修士の学位を与える大学院は 1979(昭和 54)年の千葉大学大学院看護学研究科の発足がわが国初のことであり，博士課程は 1988(同 63)年，聖路加看護大学が最初の看護学博士を取得できる大学院を設置した．看護基礎教育の大学化が進み 1997(平成 9)年には全国に 50 の大学が設置され，これに伴い看護系の大学院が増加し，修士課程・博士前期課程の合計は 2007(同 19)年現在 102(定員 1,753 名)，博士課程・博士後期課程の合計は 44(定員 359 名)となった．[1513]

体格指数　body mass index；BMI⇨同BMI→29

対角枝《左冠〔状〕動脈の》　diagonal artery(branch) 冠動脈において左前下行枝より左方に分岐する枝のことで，左心室前側壁を栄養する．[202,1052]

大顎症　macrognathia⇨同巨顎症→773

大学東校(とうこう) 東京大学医学部の前身．明治政府により 1869(明治 2)年 12 月 17 日東京下谷和泉橋通旧藤堂邸(現千代田区神田和泉町)にあった医学校兼病院を改組して，わが国における西洋医学普及の拠点として設立された．江戸幕府時代の種痘所→西洋医学所→医学所の後身にあたる．一ツ橋にあった大学南校に対して，大学東校と呼ばれ，初代の責任者として佐倉順天堂から佐藤尚中〔1827-82(文政 10～明治 15)〕が招かれて大学大博士となった．当初より，外国人教師による西洋医学教育が指向されたが，ドイツ人教師の来日まで時間がかかり，当初はオランダ人のボードウィン Antonius F. Bauduin(1822-85)に依頼して講義などを行った．1871(同4)年7月18日に旧文部省の設立に伴って東校と呼ばれるようになり，8月に最初のドイツ人医学教師としてレオポルト=ミュラー Benjamin C. Leopold Müller (1824-93) とテオドール=ホフマン Theodor E. Hoffmann (1837-78) が来日するとともに佐藤尚中は辞職し，ドイツ人教師の主導によって医学教育の制度は一気にドイツ式の大学の形をとることとなった．1874(同7)年，東京医学校と改称．[655] ⇨参東京医学校→2099

大学病院医療情報ネットワーク University hospital Medical Information Network；UMIN⇨同UMIN→117

胎芽腫 embryoma 過誤芽腫に含まれるまれなもの．肺芽細胞腫と同義語に用いられることもあるが，腎のウィルムス Wilms 腫瘍と同様に説明されるものであり，肺胸膜下などに発生し黄白色結節性の腫瘤で，やわらかく出血性，ときに壊死傾向を示す．組織学的には未分化胎児性結合織の中に，胎児の気管支に似た多層円柱上皮からなる管腔が散在．[1531]

胎芽性癌 embryonal carcinoma 胚細胞腫瘍に分類されるまれな悪性腫瘍．若年女性に好発する充実性腫瘍で，予後は極度に不良である．αフェトプロテイン(AFP)やヒト絨毛性ゴナドトロピン(hCG)を分泌し，ときにエストロゲンも分泌して，思春期早発症を発生させる．治療は患側卵巣を摘出した後，化学療法を行う．精巣の胎児性癌に類似する．卵黄嚢腫瘍と共存することが多い．[998] ⇨参胎児性癌→1871

胎芽(胚子)生成・発育 embryo development 胎芽は胚芽ともいわれ，精子と卵子の受精によって生じた受精卵から形成される．胎芽期の発育は妊娠8週まで続き，その後は胎児期となる．受精卵では，雄性，雌性の2つの前核が融合して胎芽が生成され，卵割が繰り返され分割球となる．受精後4日ほどで桑実胚と呼ばれる充実性の細胞塊となる．その後，細胞間隙に液体を貯留した胞胚腔が生じ胚盤胞へと分化する．胚盤胞は将来，栄養膜・胎盤を形成する外細胞層と，内・外・中胚葉の起源となる内細胞塊よりなる．透明帯から脱出(ハッチング)した胚盤胞は子宮内膜に着床し，細胞，組織，器官系が分化し，胎芽発育が進む．経腟超音波検査で，妊娠6-7週で胎芽が検出される．[998]

胎芽性腺腫 embryonal adenoma⇨同索状腺腫→1182

胎芽病 embryopathy 胎芽〔胎齢8週未満(妊娠10週未満)の胎児〕が，何らかの外的要因により引き起こされた発育異常．この時期は器官形成期の初期にあたるため，感染，化学物質，放射線などの外的因子の影響を受けやすい．[432] ⇨参胎児病→1873

大顆粒リンパ球 large granular lymphocyte；LGL ［LGL，顆粒リンパ球］ 細胞内に大型の顆粒をもつリンパ球．ナチュラルキラー(NK)細胞がこの形態をもつ．顆粒中にはパーフォリンやグランザイムなどの細胞傷害性タンパク質をもち，細胞の活性化に伴ってこれらのタンパク質が放出されて，標的細胞を傷害する．[1439] ⇨参ナチュラルキラー細胞→2193

体幹 trunk, torso ［躯幹(くかん)］ 身体の構成は体幹(躯幹)と体肢(四肢)からなる．体幹(躯幹)は頭部，頸部，胴に分けられる．しかし，狭義の体幹は胴を指している．彫像のトルソとは頭と手足のない裸身像をいう．[1044]

体感 cenesthesia ［セネステシア，一般感覚，全般感覚］ 五感(視覚，聴覚，味覚，嗅覚，触覚)とは異なり，運動，平衡，深部，内臓など身体内部の漠然とした存在感覚のこと．健康時には自覚されず，損なわれると強く意識され，奇妙な表現の異常体感や体感症(セネストパチー)になる．[1205,1228]

体感異常⇨同セネストパチー→1741

体感異常型統合失調症 cenesthesic schizophrenia 〔D〕coenästhetische Schizophnenie ［体感統合失調症］ フーバー Gerd Huber が提唱した統合失調症の下位類型概念．名前が示すように体感異常の存在を特徴とするが，統合失調症の症状をも有する．痛み，麻痺感覚，突っ張り感，引っ張り感，熱感，性的な感覚などのほか，「頭の中をタルタルソースが流れる」「からだをヒモがグルグル回る」など，通常はありえないような複合的で奇妙な体感異常を訴えることも多い．結果として妄想を伴うが，実在感を伴う異常感覚が特徴的で，ときに非常に深刻で自傷行為を伴うこともある．通常，心気症状，セネストパチー，感情面の変化などにて潜行性に発症するが，徐々に対人関係，接触性，発動性，思路，学業・作業能力などの障害，いわゆる陰性症状が明確になってくる．気脳写の時代より，第3脳室の拡大が指摘されており，脳幹の機能障害との関連が論じられる．顕在化したのちも通常は慢性に経過し，治療にもしばしば抵抗性である．出現率は確定されてはいないが，6% 程度という報告がある．[277] ⇨参体感→1863，セネストパチー→1741

体幹ギプス body cast ギプス固定法の1つ．脊柱の脱臼や骨折の整復，固定，または脊柱側彎症の矯正，手術後の脊柱固定のために頭蓋，体幹，骨盤帯を固定するため体幹に巻く円筒状のギプス包帯．ギプス固定後はキャスト症候群の発症に注意．[1494]

体幹ギプス症候群 cast syndrome⇨同キャストシンドローム→711

体感幻覚 cenesthesic hallucination 〔D〕Leibhalluzination 異常体感の一種，体感の幻覚のこと．患者は「歯の隙間からねばねばしたものが出てくる」「脳がとけてさらさら流れている」「体内にぽっかり穴があいている」など，奇妙でグロテスクな表現で訴える．統合失調症(体感異常型)，体感症(セネストパチー)にみられる．[1205,1228]

体幹失調⇨同躯幹失調→814

体感症⇨同セネストパチー→1741

大汗腺⇨同アポクリン汗腺→174

体幹装具 spinal (trunk) orthosis 脊柱(頸椎，胸椎，腰椎，仙椎)など体幹部の支持，固定および脊柱のアライメントを変え，変形の予防，矯正の目的で用いられ，脊柱の動きをコントロールする装具．頸椎から仙椎までを部分的に，あるいは全体を固定支持する．解剖学的部位に準じて頸椎装具，胸腰仙椎装具，腰椎装具，腰仙椎装具などがある．また，プラスチックや金属など硬性素材を用いる頸椎カラーや，ダーメンコルセット(もとは女性の美容目的につくられた)のように布など軟性素材を用いる軟性コルセット，側彎症用変形矯正装具などがある．体幹装具の装着に際しては，装具への依存による体幹筋力の低下，拘縮，隠された異常を悪化させることがあることに気をつける．[1557]

体幹側屈反射⇨同ガラント反射→551

体感統合失調症⇨同体感異常型統合失調症→1863

大気　atmosphere　地球表面を取り巻く気体の総称で，窒素，酸素，水素，アルゴン，二酸化炭素，オゾン，ヘリウム，水蒸気などからなる．気温の調節，太陽放射線中の危険な放射波の防御などの機能があり，生物の生存を可能にしている．地表面から順に対流圏，成層圏，中間圏，熱圏，外気圏に分けられる．対流圏(地上から10-15 km)では雲や雨などの通常の気象現象が発生し，大気の全総量の3/4を占めている．成層圏(10-15 kmから55 km)にはオゾン層があり，太陽光線中の紫外線を吸収している．近年，フロンをはじめとした物質によるオゾン層破壊は地球環境問題となっている．[119]

大気圧⇨同気圧→662

大気汚染　air pollution　［空気汚染］　世界保健機関(WHO)では「戸外の空気に汚染物質が混入し，その量，濃度および持続時間が住民の大多数に不快感を起こしたり，健康上の危害を広範囲に及ぼしたり，人間や動植物の生活を妨害する状態」と定義している．わが国では火山噴火などの自然災害ではなく，人間の経済・社会活動に伴い行われる化石燃料の燃焼によって生じる大気の汚染のことで，「環境基本法」に規定された「典型7公害」の1つである．汚染物質の原因となるのは硫黄酸化物(SO_x)，一酸化炭素(CO)，窒素酸化物(NO_x)，浮遊粒子状物質(SPM)などである．1960年代には四日市や川崎などを中心に呼吸器系の疾患の発生など深刻な大気汚染問題が発生した．1968(昭和43)年に「大気汚染防止法」が制定され，大気環境基準の設定により工場からの煤煙・粉塵・自動車の排気ガスなど大気汚染物質の排出規制が行われた．大気汚染モニタリングが全国的に実施され，SO_xやCOによる汚染は改善されたが，NO_xによる汚染はなお課題である．近年，ディーゼル排ガス中の粒子状物質(PM)は発癌のリスクがあるという研究が発表されて大きな問題となっているため，ディーゼル自動車から排出されるNO_xと粒子状物質の総量削減を目的とした特別措置法である「自動車NO_x・PM法」が施行された．現在，対象地域は関東地方，関西地方および中京地方の大都市圏である．[119]

大気汚染監視測定　surveillance measurement　大気汚染の代表物質である二酸化硫黄，一酸化炭素，浮遊粒子状物質，光化学オキシダント，窒素酸化物などを「大気汚染防止法」をもとに国が継続的に監視を行い，それらの各測定局の環境基準達成状況の監視を行う．測定所は多数の都道府県にあるほか，全国15か所の国設大気汚染測定所，8か所の国設環境大気測定所があり，監視測定が行われている．1997(平成9)年，ヒトに対する発癌性(白血病など)を有することが知られているベンゼン，トリクロロエチレン，テトラクロロエチレンの三物質が大気汚染物質と定められた．光化学オキシダントによる広域的な大気汚染については，1996(同8)年6月から，関東地域において，関東大気汚染物質広域監視システム(PAPION)の運用が始まった．⇨参大気汚染→1864

大気汚染防止法⇨参大気汚染→1864

大気環境基準　ambient air quality standard　大気汚染物質の一般環境下における許容最大濃度．わが国では，「環境基本法」第16条に基づき，大気汚染にかかわる環境基準は，二酸化硫黄，一酸化炭素，二酸化窒素，光化学オキシダント，浮遊粒子状物質，ベンゼン，トリクロロエチレン，テトラクロロエチレンおよびジクロロメタンについて設定されている．多くの疾患と有害な化学物質との間に強い相関があることが研究や調査で示されており，これらの環境基準は大気環境保全に重要な役割を担っている．ただし，環境基準は，工業専用地域，車道，その他一般公衆が通常生活していない地域については適用されない．[1152]

待機的　elective　［選択的］　十分準備を整え，適切な時期を選んで治療を行うこと．待機的療法，待機的手術などのように用いられる．[485]

大規模災害⇨同集団災害→1376

退却神経症⇨同スチューデントアパシー→1641

大臼歯　molar　［加生歯］　小臼歯の後方に萌出する2-3対の歯で，上・下顎にそれぞれ4-6歯ずつ合計8-12歯ある．大臼歯の咬合面は，上顎歯で4咬頭，下顎歯は5咬頭あり，通常，下顎の頰側咬頭が後ろ側方から上顎の舌側咬頭内斜面に向かって食物をすりつぶすのに適した形態をしている．咬頭の数に応じて歯根も発達し，上顎大臼歯には頰側2根，口蓋側1根の3本の歯根がある．下顎大臼歯は2本である．第3大臼歯(智歯)は退化傾向にある歯で，歯胚が形成されないこと，顎骨内に埋伏したまま萌出しないこと，あるいは歯冠や歯根の形態異常がみられることが多い．大臼歯は発生学的には乳歯群に属するが，代生歯をもたず生涯機能を営み，形態も乳歯より代生歯に類似することから永久歯化した乳歯と考えられる．乳臼歯および小臼歯の後方に付け加えられた歯という意味で加生歯ともいう．[1369]

大球性貧血⇨同大赤血球性貧血→1880

大胸筋　pectoralis major muscle　胸部前面最浅部に位置する扇形をした筋．起始部は鎖骨部，胸肋部，腹部の3部に分かれている．鎖骨部は鎖骨内側2/3，胸肋部は胸骨前面，第2～第7肋軟骨前面，腹部は腹直筋鞘前葉から起こり，3部が合して上腕骨大結節稜に停止する．内側，外側胸筋神経(C_5～Th_1)が支配しており，主に肩関節の内転，水平屈曲に作用する．補助動筋として鎖骨部が肩関節の屈曲，鎖骨部，胸肋部が肩関節の内旋に作用する．[670]

対鏡症状⇨同鏡症状→470

太極拳　a kind of traditional Chinese shadow boxing　太極拳は武術であり，本来養生を目的とはしていない．成立した基盤には気功の技法と思想があるといわれ，基礎的な太極拳の練習が初歩的気功運動療法として，身体機能の改善や養生，健康維持に広く応用されている．太極拳の創始者などには諸説がある．[123]　⇨参経筋療法→853

太極療法　general stimulating method　沢田健の提唱した治療理念．局所の病にとらわれることなく，すべての病の予防・治癒のためには身体全体の調整を行うべきだというもの．五臓六腑の調整を主眼におき，主に灸を用いた全体療法．治療穴は身柱，肝兪，脾兪，腎兪，次髎，中脘，気海，曲池，陽地(左側)，足三里，太谿(沢田流)などを使用する．これらの経穴の組み合

た

わせの応用によって疾病を治療・予防し健康増進を図る.[123]

待機療法 palliative treatment 疾病を根治的に治癒させる治療法ではなく，当面の症状軽減を求め，疾病の進行を抑えて現状を維持させ，自然治癒による回復の期待，あるいは積極的な治療を行うための時期を，対症療法を用いて待つ場合などをいう．特に高齢者や乳幼児などで，積極的な治療でかえって危険要素が大きくなる場合には治療者の判断によって，対症治療に努めた待機療法が選択されることもある.[123]

体腔 body cavity, coelom 身体の胴体部の大きな腔所で，胸膜腔，心膜腔，腹膜腔に区分される．発生学的には腸管の両側に現れる体腔から独立する.[1631]

体腔内照射法 intracavitary therapy⇨同腔内照射法→812

体腔内転移⇨同接種転移→1734

体腔内播種(はしゅ)⇨同接種転移→1734

ダイクロチックノッチ dicrotic notch；DN⇨同頸動脈波〔重複〕切痕→869

帯下 vaginal discharge, vaginal fluor ［おりもの］ 女性生殖器からの分泌物の総称．通常，白色で粘稠性である．感染性帯下と非感染性帯下に大別される．カンジダ腟炎の場合には酒かす様で白色，トリコモナス腟炎の場合には泡沫状，黄色，クラミジアによる子宮頸管炎の場合には水様であることが多い．カンジダ腟炎では外陰腟炎を併発しやすく瘙痒感がある．老人性腟炎ではピンクあるいは褐色の少量の帯下がある．悪性腫瘍や腟内異物では帯下に悪臭を伴う.[1510]

退形成 anaplasia 1890年にハンゼマン Hansemann が定義した変化で，細胞分化や正常の形態・配列・機能を喪失した状態．腫瘍細胞における特徴の1つとされる．腫瘍細胞では正常細胞のもつ特異的機能が消失，すなわち分化度が低下し，その生命力・増殖力は亢進している．細胞が分化傾向のない未分化な胎生期へと退行するというのが本来の意味であるが，今日では悪性腫瘍の指標となるような細胞の分化の低い不可逆的変化として用いられる.[1531] ⇨参異形成→224

退形成癌 anaplastic carcinoma 癌実質が正常上皮とは類似性のない未分化・単純な癌細胞からなり，細胞起源が形態学的に把握できないもの．上皮性腫瘍の特性である癌巣構造の不明瞭なものが多く，肉腫と区別がつかないこともある．未分化癌と同義に用いられる.[1531] ⇨参未分化癌→2771

退形成性腺癌⇨同低分化腺癌→2053

体型不均衡 asymmetric habitus ある特定の骨・軟骨疾患および代謝異常に根ざした身体的外見の異常で，頭や四肢，体幹などの大きさにアンバランスを呈している状態．水頭症，サリドマイド奇形，軟骨異栄養症(軟骨無形成症)などでみられる.[1164]

体系妄想 systematized delusion 〔D〕systematischer Wahn ［妄想体系］ 妄想観念のそれぞれが有機的に統合され，全体としては論理的，統一的で，内部に矛盾がない堅固な妄想の形態．妄想の素材には，幻覚などは原則として含まれない．これと対比できる妄想形態は，物語のような内容で論理性を欠いた空想的作話的な妄想である．また，周囲の移り変わりによって変化する統合失調症急性期の妄想形態や，罪責，貧困，心気という主題に限定されている抑うつ(鬱)性の妄想とも対照をなす．体系妄想は慢性経過でありながら知的な解体を起こしていない妄想型統合失調症や，とりわけパラノイアでみられる．後者はDSM-Ⅳの診断では妄想性障害に含められることが多い．また，特定の素質をもった人物が，ある体験に反応して妄想を抱き，徐々に発展させ体系化させる場合もあり，このような例の多くは，病前に妄想性ないし回避性などのパーソナリティ障害が診断される.[181] ⇨参パラノイア→2396

大血管損傷 great vessel injury 上・下行大動脈，弓部大動脈，腹部大動脈，下大静脈，肺動静脈などの主要な血管の損傷のこと．受傷機序により鈍的損傷と鋭的損傷がある．鈍的損傷は交通事故や転落時，特に急速減速メカニズムの受傷時に多くみられ，鋭的損傷は刺創や銃創によることが多い．鈍的損傷は重篤な多発外傷に合併することが多く，他の損傷臓器との治療優先順位の検討が重要．一般に短時間でショック状態となるため，緊急処置を要する．手術は，損傷部を縫合するか，切除して人工血管による置換を行う．1990年代後半以降，血管ステントを経皮的に損傷部に留置する治療が有用となりつつある．保存的治療で治癒した場合でも，のちに仮性動脈瘤となる危険性がある.[1264]

体血管抵抗⇨同全身血管抵抗→1766

大血管転位 transposition of great arteries(vessels)；TGA 大動脈，肺動脈幹の相対的位置異常を示す奇形の総称．完全大血管転位(d-転位，l-転位)，みかけ上の完全大血管転位位置(解剖学的修正大血管転位)，修正大血管転位，二(両)大血管右室起始，タウシッヒ・ビング Taussig-Bing 奇形，二大血管左室起始，大動脈位置異常などが含まれる.[319] ⇨参完全大血管転位→636，修正大血管転位→1374，二大血管右室起始症→2214

体血管肺動脈シャント systemic-to-pulmonary shunt ［体肺動脈短絡術］ 上行大動脈あるいは下行大動脈，鎖骨下動脈のいずれかと肺動脈との短絡(シャント)を作製する手術の総称．肺動脈の血流量低下を伴うファロー Fallot 四徴症や肺動脈閉鎖症などの先天性心疾患に対して，肺の血流量を増加させるために姑息的に行われる．上行大動脈と肺動脈を人工血管でシャントをつくる術式などがあるが，現在では鎖骨下動脈と肺動脈とのシャントを作製するブラロック・タウシッヒ Blalock-Taussig 手術が主流.[105] ⇨参ブラロック手術→2578，ポッツ手術→2709

大結節 greater tuberosity 上腕骨近位部にある骨性隆起の解剖学的名称．関節包が付着する解剖頸の前外側にある2つの隆起のうち後外側に位置する大きな隆起で，腱板(前方より棘上筋，棘下筋，小円筋)が付着している．小結節は前内側にある小さな隆起で，残りの腱板の肩甲下筋が付着している．結節間溝は両結節の間の溝で，上腕二頭筋長頭腱が通っている.[236]

体験過程 experiencing アメリカの哲学者・心理学者であるジェンドリン Eugene T. Gendlin(1926生)が提唱した心理学の基礎概念．人の体験は静止しておらず，因果論的に過去の原因によってできたものでもなく，次なるものに向かって動いているありさまを示す．例えば，ある人間関係でモヤモヤした感じがある場合，その関係を改善し，より充実したものにする，といった次なるものが示されており，そのような関係の改善があれば，モヤモヤした感じは変化していく．[93]

大建中湯(だいけんちゅうとう) daikenchuto 医療用漢方製剤の1つ．主として腹部の冷えによる腸管の蠕動不穏と腹痛に用いる．漢方医学では，腹部が軟弱無力で弛緩し，水やガスが停滞しやすく，腸の蠕動を外から望見できる者に用いるとする．臨床的には，体力の低下した人で，手足や腹部の冷え，比較的強い腹痛，腹部膨満感，鼓腸のある例などに用いる．過敏性腸症候群，腹膜癒着による腸管通過障害，尿路結石症，便秘などに応用する．術後腸管の運動回復促進作用があり，開腹術後の患者に頻用されている．肝機能障害などの副作用に注意．出典：『金匱要略』．構成生薬：サンショウ，カンキョウ，ニンジン，コウイ．[1287]

体験反応 experience reaction 〔D〕Erlebnisreaktion ある体験に対する直接の感情性の応答で，悲しみ，後悔し，恐怖し，激怒することなどがある．さらにそこから出てくる行為や行為の中止も体験反応に含まれる．特徴として，①この状態は体験がなかったら起こらなかったはずで，②その内容と主題は原因との間に了解できるつながりがあり，③原因によって状態も変化することがあげられる．また外的体験に対する反応だけでなく，自己の内的体験に対する反応(内的抗争反応)もある．体験反応が一般的でない強さをとり，長引いたり，異常な形をとったりした場合を異常体験反応という．精神障害の中で，この異常体験反応と精神病とは基本的に区別されている．[181] ⇨参心因反応→1505

胎向 fetal position 母体に対する胎児の向きのこと．胎児が縦位のときは児背の向き，横位のときは児頭の位置が，母体の左右前後どちらにあるかで分類する．母体の左側に児背が向くあるいは頭位がある場合が第1胎向，右側に向くあるいは頭位がある場合が第2胎向である．また児背が前方に向く場合が背前位(第1分類)，後方に向くのが背後位(第2分類)である．[1323]

退行 regression すでに発達した精神の状態や機能が，それ以前のより低次の段階に逆戻りすること．フロイト Sigmund Freud(1856-1939)によって主に神経症の要因として取り上げられた．治療過程においても種々の退行現象の出現が知られている．[1089]

大孔嵌入(かんにゅう)⇨同大〔後頭〕孔ヘルニア→1866

退行期うつ(鬱)病 involutional depression⇨同初老期うつ(鬱)病→1495

退行期パラノイア involutional paranoia ［初老期妄想症］ 初老期に発症する妄想性精神病の一型．被害妄想とうつ(鬱)状態を基調とする気分変調を主症状とし，人格の荒廃はなく，認知症とも区別される．独立した疾患とされた時代もあったが，現在では遅発性統合失調症の一型とみなされることが多い．[1555]

大口腔腺⇨同大唾液腺→1884

対抗牽引法 counter traction⇨同カウンタートラクション→463

大孔症候群 foramen magnum syndrome, occipital foramen syndrome 大後頭孔(大孔)直上の延髄から直下の上部頸髄(C_1～C_3)にかけての障害を認める．原因のほとんどは大後頭孔周辺に発生する腫瘍(髄膜腫，神経鞘腫，神経膠腫)などの圧迫によるが，その他にアーノルド・キアリ Arnold-Chiari 奇形のこともある．症候の発生機序は，一次的には腫瘍などによる直接圧迫による上部頸髄の血行障害あるいは頸髄の転位捻転が考えられ，二次的には病変の上下で髄液腔の圧較差が生じることで症状の悪化を進めると考えられている．症状は後頭部から後頸部にかけての疼痛，表在知覚低下，上肢の脱力などで始まるが，不安定で変化をみることが多い．病変が悪化すると四肢麻痺になることがある．CT，MRI などの画像検査を用いて診断を行う必要がある．多発性硬化症や脊髄延髄空洞症などと鑑別が必要な場合がある．治療は手術による圧迫の解除を行う．[369]

退行性病変 regressive change 障害された細胞・組織においてみられる病変で，萎縮，変性，壊死の3種類に大別される．このうち萎縮と変性は障害を取り除くことができれば，もとの状態に復する可逆性の変化であるが，壊死は不可逆的な変化．退行性病変は分類上，進行性病変と対比される概念である．[1531]

対孔切開 counter opening 膿瘍切開の際，開口部からの排膿が十分でない場合に，さらに1-2か所の切開を追加して排膿状態をよくすること．例えば上顎洞根治手術後には，下鼻道の間に対孔をつくり，ここから上顎洞の洗浄や貯留液の排出を行う．[485] ⇨参対孔洗浄法→1866

対孔洗浄法 counter opening irrigation, antral window irrigation 上顎洞手術後に下鼻道側壁に排泄を目的として設置した孔(対孔)を通して洗浄する方法．使用する対孔洗浄管は，先端が屈曲し，数個の小孔が開いていて，洗浄液が四方に広がるようになっている．術後の洞内にたまった分泌物，血塊などを洗浄して，術後の感染予防ならびに洞内の粘膜の上皮化を促進する．通常は，術後の洞内の感染による膿汁の排出目的に行われる．[887]

対抗転移⇨同逆転移→709

大〔後頭〕孔ヘルニア foraminal herniation ［小脳扁桃ヘルニア，扁桃ヘルニア，大孔嵌入(かんにゅう)］ 大後頭孔に起こる脳ヘルニアで，小脳扁桃が嵌入して延髄を圧迫し呼吸停止をきたす．小脳扁桃ヘルニアと同義．後頭蓋窩の腫瘍や出血によりテント下の頭蓋内圧が異常に上昇して小脳扁桃を圧迫して起こるが，大脳基底核出血や大脳半球の広範な脳梗塞，脳腫瘍でも起こりうる．脳ヘルニアは数時間から数日かけて進行するものであり，症状が出現したものは重症である．[441] ⇨参脳ヘルニア→2311

対向二門照射 parallel opposing irradiation, opposed portal irradiation 体外照射の基本となる治療法．投与線量の基準点である標的基準点(100%)に対して180度対向する二門を設定する．通常は腫瘍内に標的基準点を設ける．腫瘍の位置により重みづけがされる．[52] ⇨参放射線治療→2675

対光反射 light reflex ［対光反応］ 光を眼に当てたときに瞳孔が縮む(瞳孔径が小さくなる)現象．入力経路は網膜と視神経で，出力経路は動眼神経である．直接対光反射と間接対光反射に分かれている．光を当てられた眼の縮瞳を直接対光反射といい，光を当てられていないほうの眼の縮瞳を間接対光反射という．[1601]

対光反応 light reaction⇨同対光反射→1866

大孔部腫瘍 foramen magnum tumor 大孔部の腫瘍で最も多いのは髄膜腫で，ほかに脊索腫などがある．四

肢麻痺や副神経麻痺をみることがあるが，ほかの脳神経症状や小脳症状を示すことはまれである.[35]

対向免疫電気泳動法⇨同免疫電気向流法→2810

対向輸送 antiport, countertransport ［逆輸送，アンチポート，交換輸送］ 共役輸送の1つで，2つ以上の溶質の輸送方向が逆向きの輸送のこと．生体膜には濃度勾配に逆らった能動輸送を行う膜タンパク質(担体)があり，ナトリウムポンプなどと呼ばれている．ナトリウムポンプにナトリウム(Na)が結合するとATP(アデノシン三リン酸)が分解され，そのエネルギーでNaが輸送される．これを一次性能動輸送といい，これによってつくられた濃度勾配を利用して能動輸送を行うことを二次性能動輸送という．Na-Ca交換体のようにNaの濃度勾配による拡散力を利用して逆向きにCaを排出するようなものを対向輸送という.[851]

対向流系 countercurrent system 一定の長さにわたって流入管と流出管が密接して平行に走り，両管内の流れがそれぞれ逆向きになっている系のこと．腎髄質のなかのヘンレ係蹄と直血管の両方にみられる.[851]

対向流濃縮機構 countercurrent concentrating mechanism 腎髄質集合管周囲における腎髄質間質液の浸透圧は血漿浸透圧の約4倍あり，集合管内腔の浸透圧と比較しても高い．尿は，この浸透圧勾配の中の集合管内を通過することにより，腎髄質間質液の浸透圧と同程度に濃縮される．このような尿の濃縮に関する機構のこと.[963]

対向流理論《腎髄質の》 counter current theory of kidney medulla 対向流系の特性を腎臓に適用して尿の濃縮機序を説明する学説．ヘンレHenle係蹄の下行脚は水は通すが塩化ナトリウム(NaCl)は通さない．また上行脚はNaClを能動輸送でくみ出すが水は透過しないので，ヘンレ係蹄が対向流増幅器として作用することによって髄質錐体に沿って浸透圧濃度勾配がつくられる．ヘンレ係蹄にそって走っている直血管に浸透圧の高いところではNaClが入り，低いところではNaClを出すという対向流交換器として働くことによって維持される.[851]

タイコ酸 teichoic acid グラム陽性細菌の細胞壁構成成分．細胞膜にも見いだされている．菌種やその所在によって構造が異なる．グリセリンタイコ酸やリビトールタイコ酸などがある.[324]

太鼓ばち(撥)指⇨同ばち(撥)指→2376

ダイコム Digital Imaging and Communications in Medicine；DICOM⇨同DICOM→40

大細胞癌 large cell carcinoma 肺癌の組織型のうちの1つで，大型の癌細胞が特定の分化した配列を示さずに増生する未分化な癌である．大細胞癌は気道の中間領域およびその末梢から発生することが多く，一般に進行が速く予後が悪い．また，肺の大細胞癌には，以下の5つの特殊型がある．①大細胞神経内分泌癌，②類基底細胞癌，③リンパ上皮腫様癌，④淡明細胞癌，⑤ラブドイド形質を伴う大細胞癌.[1531]

大鎖骨上窩⇨同鎖骨上窩→1185

対座試験 confrontation test ［対座法，対面法，対面視野試験］ 視野検査法の1つ．被検者に自分の手で片眼を覆い隠させ，検者はそれと反対の眼を同様に自分の手で覆い隠し，対面の位置に座り，覆い隠していないほうの互いの視線を合わせる．被検者と検者のちょうど中間点で検者は視野の外側から中心にかけて自らの指を視標として動かす．検者の指を認知できたら被検者に合図するように命じておき，左右それぞれの片眼視野の上下左右1/4をそれぞれ調べ，検者の視野と比較する．検者が認知できるにもかかわらず被検者が認知できない部分を視野欠損部位とする．大まかな視野欠損を調べる簡便な試験.[310]

対座法⇨同対座試験→1867

大三角帆徴候⇨同spinnaker sail sign→109

第三次産業 tertiary industry 第一次・第二次産業に該当しないすべての産業の総称．商業，運輸通信業，金融保険業，公務，自由業その他のサービス業など.[904]

第三次硝子体 tertiary vitreous 胎生12週頃に毛様体表面から形成される硝子体．水晶体赤道部に付着してチンZinn(毛様)小帯となる.[566] ⇨参第一次硝子体→1857，第二次硝子体→1894

第三者支払い third-party reimbursement 保険加入者の医療費の支払いを第三者である保険会社が行うこと．ある人に対して行われた医療サービスに対し，当人以外の者が支払い責任を負うシステム.[1410]

胎脂 caseous vernix 胎児の皮膚の表面を覆う白色でグリース様の物質で，胎児の皮膚の落屑上皮細胞と皮脂腺からの分泌物の混合物．分娩前には胎児の皮膚を羊水による侵食から防ぎ，分娩時には，胎児の産道通過を潤滑油として助け，出生後は新生児の保温や皮膚の細菌感染症を予防する．したがって，出生後に胎脂を取り除く必要性はない．胎脂は妊娠24週頃より出現し，妊娠36-38週に最も多くなる.[519]

胎児 fetus 妊娠8週から分娩までの期間の児のこと．胎芽期に続きさらに各器官が成長，発達する．放射線や化学物質(薬物)などの催奇形因子の曝露により生理的欠損や形態異常，機能的障害を起こすリスクがある.[1323]

胎児の骨発生(骨化) ossification of fetus 妊娠3週頃(胎生21-22日)に分化した中胚葉のうち，沿軸中胚葉が9体節分節となり，ここから筋肉，軟骨，骨，皮下組織が形成される.[1323]

胎児の肺成熟 maturation of fetal lung ［肺成熟］ 胎児の肺は妊娠7週より形成が開始され，26週までに肺の構造が完成する．羊水の取り込みと肺サーファクタント(肺表面活性物質)産生により妊娠34週までに肺機能が成熟する．肺サーファクタントはⅡ型肺胞上皮細胞より産生されたリン脂質を主成分とした物質で，肺胞の表面張力を低下させ肺胞を拡張させやすくする．肺成熟度の検査として，羊水を用いたL(レシチン)/S(スフィンゴミエリン)比測定，羊水振盪試験(shake test)，マイクロバブルテストがある.[1323] ⇨参レシチン/スフィンゴミエリン比→2975

胎児X線造影法 fetography ［胎児体表造影］ 羊水中に造影剤を注入して，子宮内胎児の体表に付着した造影剤や嚥下された造影剤をX線撮影し，胎児外表奇形や十二指腸閉鎖などの消化管異常を診断するための方法．超音波検査で代用できる場合が多く，X線被曝が大きいためにあまり行われない.[998]

胎児圧出法 expression of fetus⇨同クリステレル胎児圧出法→828

胎児音響振動刺激試験 fetal acoustic stimulation test；FAST，vibroacoustic stimulation test；VAST ［FASテスト，VASテスト］ ノンストレス試験 non stress test (NST)施行時に，一過性頻脈 acceleration が認められなくなった場合，音響振動刺激器を用いて胎児を刺激し，胎児心拍数の変動をみる試験．方法は，母体をセミファウラー semi-Fowler 位とし，胎児心拍数モニタリング上で一過性頻脈が認められなくなって10分以上経過してから音響振動刺激器を児頭真上の腹壁上に当て，数秒間刺激を加える．刺激直後から一過性頻脈を示したものは陽性 reassuring fetal status とし，一過性頻脈がみられないものは陰性 non-reassuring とする．NST の信頼度とほとんど差がなく，この試験により，NST non-reassuring の減少や検査時間の短縮が可能となる．[1352]

胎児外回転術 abdominal version⇨同骨盤位外回転術→1116

胎児下降感 lightening 児頭が骨盤内に陥入，下降する自覚と，上腹部の圧迫が軽減されるなど，それらに付随した感覚がある．初産婦では妊娠10か月でみられるが，経産婦では陣痛開始直前までみられないこともある．[998] ⇨参軽減感→854

胎児仮死 fetal asphyxia 胎児・胎盤系における呼吸・循環不全を主徴とする症候群．2006(平成18)年に日本産科婦人科学会により，胎児仮死(fetal asphyxia)や胎児ジストレス(fetal distress)と呼ばれてきたものをあわせて，胎児機能不全 non-reassuring fetal status と呼称することになった．[1323] ⇨参胎児機能不全→1868

胎児型血色素⇨同ヘモグロビン F→2632

胎児活動・行動 fetal activity-behavior 超音波断層法の発達に伴い，妊娠の初期から胎児の状態を直接観察することが可能となった．妊娠8週頃から体幹の伸展や屈曲，妊娠10週頃からは全身の回転運動などが認められる．妊娠12週以後になれば頭部運動や吸啜，嚥下なども観察される．胎児の動きは，当初は受動的でばらばらな動きであるが，妊娠20-30週までに統一のとれた自発的な動きとなる．妊娠36週頃から脳神経系が相互に関連して胎児の行動パターンが完成されると考えられており，妊娠38週になると，鎮静睡眠(胎動が小さく，胎児心拍数横幅が小さい)，活動睡眠(胎動が大きく胎児心拍数変動が大きい)と，覚醒状態(胎動が大きく，胎児一過性頻脈が生じる)という睡眠-覚醒周期も認められるようになる．[75]

胎児活動スコア ⇨同バイオフィジカルプロファイルスコア→2329

胎児監視 fetal monitoring ［胎児モニター］ 妊婦の腹部にセンサーを装着し，胎児心拍数と母体の子宮収縮(陣痛)の連続的観察を行うこと．母体の腹壁上に装着した超音波トランスデューサーで胎児心拍数，圧センサーで子宮収縮を同時に記録する(胎児心拍数・陣痛図)．胎児心拍数の子宮内モニターを行うこともあり，電極を児頭につけて行う．子宮内カテーテルを用いる子宮収縮の強さ，頻度，持続時間測定はより正確である．特に分娩中は持続的に胎児監視が必要となる．[1323] ⇨参胎児心拍数・陣痛図→1870，分娩監視装置→2609

胎児間輸血症候群 fetal-fetal transfusion syndrome⇨同双胎間輸血症候群→1819

胎児期 fetal stage(period)⇨参胎児→1867

胎児期腫瘍 embryonic tumor 性別を問わず，受精および着床により生ずる組織の要素が類似する腫瘍群．胚細胞腫，奇形腫，卵黄嚢腫瘍，絨毛癌，胎生期(胎児性)癌がある．[35] ⇨参胚細胞腫瘍→2337

胎児機能不全 non-reassuring fetal status；NRFS ［胎児ジストレス］ 正常でない胎児心拍数図パターンを示した場合など，安心でない胎児の状態を指す．しかし，安心でないからといって，必ずしも直ちに胎児の危険な状態を意味するものではなく，単に胎児心拍数のパターンやその他の情報を総合的に判断し，緊急性の程度，分娩方式，医療介入のタイミングを決定する必要がある．[432] ⇨参胎児仮死→1868，潜在胎児仮死→1760，胎児低酸素症→1872

胎児鏡検査 fetoscopy ［フェトスコピー］ 内視鏡の一種である胎児鏡を用いて胎児を直接観察する検査法で，必要によって手術操作を行う．腹壁に局所麻酔を施し小切開を加え，胎児鏡を子宮壁を通じて子宮内腔に挿入する．出血や胎児の損傷，早産のリスクなどが高いため，超音波断層法や羊水穿刺で代用できる場合は極力避ける．[998]

胎児計測 fetal measurement 超音波断層法による，妊娠週数や胎児体重推定のための胎児の部分長の測定．妊娠初期の妊娠週数算定には頭殿長(CRL)が，胎児体重推定には児頭大横径(BPD)，体幹周囲長(AC)，大腿骨長(FL)が用いられる．妊婦管理において，子宮内胎児発育遅延の原因検索や巨大児分娩の予測をするうえで，重要な胎児情報となる．[432] ⇨参胎児推定体重《超音波計測による》→1871

胎児血液ガス分析 fetal blood gas analysis 臍帯あるいは胎児児頭を穿刺して胎児血液を採取し，血中の pH や酸素濃度を測定すること．胎児の状態を判定するために用いられたが，超音波診断などの低侵襲性検査法が発達した現在ではほとんど行われない．[432] ⇨参臍帯血液ガス分析→1161

胎児後頸部肥厚 nuchal translucency ［くび当て徴候］ 妊娠10-14週に胎児の首の後ろに認められる一過性の皮下のむくみ(皮下浮腫)．皮下浮腫の厚さが3 mm 以上の場合，ダウン Down 症候群，13トリソミー，18トリソミー，ターナー Turner 症候群などの染色体異常を合併していることが多いといわれるが，染色体異常の検出率は28-100% とばらつきがある．[1323]

胎児抗原 embryonic antigen；FA，fetal antigen 胎児のときにのみ発現し，成体では発現が消失するか，きわめて低下する抗原の総称．癌細胞で発現が亢進することがある．例えば，AFP(α-fetopotein，α胎児性タンパク)や CEA(carcinoembryonic antigen，癌胎児性抗原)はその例で，腫瘍マーカーとして癌の診断や治療に用いられる．[1439]

胎児呼吸様運動 fetal breathing movement 妊娠中期からみられる胎児の呼吸様の胸郭運動．妊娠末期には，通常30秒以上続く呼吸様運動が30分間に1回以上出現する．この運動により肺内に羊水が吸引される．バイオフィジカルプロファイルスコアにはこの呼吸様運動が含まれ，呼吸運動の存在は児のウェルビーイング well being の指標とされる．[998]

胎児黒質細胞移植 embryonic graft パーキンソン Parkinson 病に対する最も根本的な治療法の1つ．人間の胎児の中脳黒質ニューロンを含む組織(胎生 8 週くらいまで)をパーキンソン病患者の線条体に定位的に移植する．移植後 2-3 か月の間に患者の運動症状は改善する．ただし，振戦に対してはあまり効果はない．なお日本では行われていない．ES 細胞や神経幹細胞による治療も研究されている．[35]

胎児採血　fetal blood sampling　血液型不適合妊娠における胎児の貧血の有無，胎児の染色体分析，遺伝子病診断，胎児感染症診断などの目的で，臍帯穿刺により胎児血液を採取すること．近年はより侵襲性の低い羊水を用いた検査に代わりつつある．[432]　⇨参臍帯穿刺⇀1162

胎児サイトメガロウイルス感染症　fetal cytomegalovirus infection　サイトメガロウィルス(CMV)に感染した妊婦から，胎盤を介して胎児に感染する垂直感染．感染した胎児のうち症状のみられる顕性 CMV 感染症を発症するのは約 10% で，残りは症状を示さない不顕性感染である．症状は精神運動発達遅滞，網脈絡膜炎，感音性難聴，貧血，黄疸，低出生体重児，肝脾腫などである．先天性奇形や流産の危険もある．有効な予防法や治療法は現在のところはない．なお，病理組織的に核内封入体をもつ巨細胞が検出されるので，巨細胞封入体症(CID)といわれる．出生後しばらくしてから症状が出る場合もある．[1323]　⇨参先天性サイトメガロウイルス感染症⇀1782

胎児酸素欠乏症⇨同胎児低酸素症⇀1872

胎児産道感染⇨同経産道感染⇀857

胎児子宮内感染　intrauterine infection⇨同経胎盤感染⇀864

胎児ジストレス　fetal distress⇨同胎児機能不全⇀1868

胎児持続性徐脈　prolonged fetal bradycardia　［胎児遷延性徐脈］　胎児心拍数が 110 bpm(beats per minute, 回/分)未満の状態が持続するもの．持続時間に関してはわが国では厳密な定義はないが，10 分以上と考えるのが一般的．徐脈における基線細変動の有無や，徐脈に至る前の心拍パターンの変化により，緊急性の程度や，医療介入のタイミング，方法を決定する必要がある．[432]

胎児失血　fetal bleeding　胎児の血液が母体の血液中もしくは子宮腔内に失われる状態．新生児の高度な貧血の原因となり，胎盤早期剝離，臍帯の卵膜付着，あるいは胎盤の手術的損傷(帝王切開時)などにより起こる．また胎児失血の一種に，胎児間輸血現象もある．[1631]

胎児死亡⇨同子宮内胎児死亡⇀1253

胎児循環　fetal circulation　［胎生循環］　胎児時代の血液循環の総称．まず，卵黄血行が形成され，続いて絨毛膜血行ができる．胎盤が形成されると胎盤血行が成立し，これが本来の胎児循環を意味するもので，この循環では栄養の摂取，排泄，ガス交換を行う．胎盤で酸素化された血液(動脈血)は，臍帯静脈からアランチウス管 Arantius duct，門脈を通って下大静脈あるいは肝に流れる．下大静脈は下半身からの静脈血，アランチウス管からの動脈血，肝静脈血を合わせて右心房へ運ぶ．この血液は，右心房から卵円孔を通って左心房へ流れる．このようにして，酸素化された血液は，左心室を通って頭部と上肢へ流れる．頭部と上肢から還流してくる血液は，上大静脈を経由して右心房へ流入し，右心室へ流入する．胎児には肺呼吸がないので，大部分は肺動脈へいかず動脈管を通って下行大動脈へ流れ，下半身へ循環していく．肺動脈中の一部の血液は，少量であるが動脈管へ短絡されずに肺へ流れる．下半身へ流れた血液は両側内腸骨動脈，臍動脈を通って胎盤へ戻る．胎生期の肺血管抵抗は非常に高いが，生後に肺での呼吸が始まると肺血管は急速に拡張し，肺動脈圧が低下する．この肺動脈圧の低下が起こらないと，肺高血圧が持続し，胎児循環遺残症となる．[226]

胎児循環遺残⇨同胎児循環残存症⇀1869

胎児循環残存症　persistent fetal circulation；PFC　［胎児循環遺残，胎児循環持続症］　新生児においてさまざまな原因により出生後も肺動脈圧が異常に亢進することがあり，そのために肺循環への血流が減少し動脈管や卵円孔を介した右左シャントが出生後も持続している状態．胎児循環と循環動態が似るためこう呼ばれる．肺血流の低下，肺内シャントも開大，右左シャントが起こるため，チアノーゼ，呼吸障害などの症状が認められる．重症仮死，胎便吸引症候群(MAS)，横隔膜ヘルニア，呼吸窮迫症候群(RDS)，敗血症などが原因となる．[804]　⇨参胎児循環⇀1869

胎児循環持続症⇨同胎児循環残存症⇀1869

大視症⇨同巨視症⇀781

胎児心音　fetal heart sound⇨同児心音⇀1289

胎児心音計　fetal phonocardiogram　［胎児心拍数計］　胎児の心拍信号を心音マイクで検出して心拍数図を得る方法．主に胎児の健康状態を診断するために用いられる．一般には分娩監視装置に組み込まれ，胎児心拍数計として使用されていることが多い．超音波ドプラ法や胎児心電図法に比べて精度が劣るため，現在はあまり普及していない．[1352]

胎児診断⇨同出生前診断⇀1401

胎児心電図　fetal electrocardiogram；FECG　［FECG］　2 極性電極を母体腹壁または胎児に装着して得られる胎児の心電図．母体腹壁からの誘導では胎児心電信号は非常に微弱でようやく R 波が検出される程度．電極を直接胎児に装着し，胎児皮下と胎児皮膚外側に装着した場合には明瞭な R 波が得られ，胎児不整脈が存在する場合の分娩管理に用いられている．[432]

胎児心拍数　fetal heart rate；FHR　［FHR］　一定単位時間内の胎児の心拍数．胎児においても心臓は自律的拍動能力を有するが，拍動のペースは交感神経，副交感神経による支配を受ける．血液中の酸素含量の低下や pH の低下，P_{CO_2} の上昇により頸動脈や大動脈にある化学受容器が刺激を受け交感神経が興奮することにより心拍数は増加する．一方，血圧の上昇により圧受容器が刺激を受けて副交感神経に作用して心拍数は減少する．このほか，血液電解質，体温などさまざまな要素が複合的に胎児心拍数を変動させる．[432]　⇨参胎児心拍数基線⇀1870

胎児心拍数一過性徐脈　fetal heart rate(FHR) deceleration　胎児心拍数が一時的に減少したのち，基線に回復するパターン．分娩中にしばしばみられ，その分類は胎児の状態を評価するうえで重要である．現在の分類を表に示す．これら分類のうち，遅発一過性徐脈や反復する高度変動一過性徐脈の出現は，胎児機能不全と診断され，胎児の急速な娩出が必要となる．[432]　⇨参胎児心拍数基線⇀1870

た

●胎児心拍数一過性変動の分類

分類	シェーマ
a．一過性頻脈　acceleration	FHR UC
b．一過性徐脈　deceleration （i）早発一過性徐脈 early deceleration	FHR UC
（ii）遅発一過性徐脈 late deceleration	FHR UC
（iii）変動一過性徐脈 variable deceleration	FHR UC
（iv）遷延一過性徐脈 prolonged deceleration	FHR UC

注1：b の(i)と(ii)は心拍数減少の開始から最下点まで 30 秒以上の緩やかな心拍数の下降
注2：子宮収縮が不明の場合は b の(i)，(ii)，(iii)の区別はつけない
UC：子宮収縮曲線
日本産科婦人科学会：産婦人科研修の必修知識2007，p.124，表B-18-2，日本産科婦人科学会，2007

胎児心拍数一過性変動　fetal heart rate（FHR）periodic change　胎動や子宮収縮などに関連し胎児心拍数が一過性に増加あるいは減少すること．一過性に増加することを一過性頻脈，減少することを一過性徐脈という．一過性徐脈はそのパターンによって早発，遅発，変動に分類される．[1323]

胎児心拍数基線　fetal heart rate（FHR）baseline　［基礎胎児心拍数］　胎児心拍数図上の，一過性変動のない部分の 10 分間程度の平均的な心拍数であり，5 の倍数として表す．交感神経と副交感神経の緊張のバランスにより決定される．妊娠週数とともに変化し，妊娠 5-6 週頃には 80 bpm（beats per minute，回/分）程度で，その後徐々に増加し妊娠 10-11 週頃が 170-180 bpm と最も高く，その後は副交感神経の成熟とともに妊娠 16 週以降 1 週ごとに 1 bpm ずつ低下し，妊娠末期には 140 bpm となる．[432]

●胎児心拍数基線

妊娠週数（週）	心拍数（bpm）
妊娠 5-6	80
10-11	170-180
16	160
40	140

注）妊娠 16 週から 1 週ごとに約 1 bpm 低下

胎児心拍数基線細変動　fetal heart rate（FHR）baseline variability　［心拍数基線細変動，基線細変動，バリアビリティ］　胎児心拍数基線の細かい心拍数の変動．1 分間に 2 サイクル以上の胎児心拍数の変動で，振幅，周波数とも規則性がないものをいう．振幅の大きさによって 4 段階に分類される．[432]

胎児心拍数基線分類　10 分間の区画において，一過性変動や 26 bpm（beats per minute，回/分）以上の細変動の部分を除外した 2 分以上の持続するおおよその平均胎児心拍数で，5 の倍数として表す．表にその分類を示す．[432]

胎児心拍数計⇨同胎児心音計→1869

胎児心拍数サイヌソイダルパターン　fetal heart rate（FHR）sinusoidal pattern　［正弦波様波形《胎児心拍》，サイヌソイダルパターン］　胎児心拍数基線細変動の分類に含まれない特殊型で，心拍数曲線が 1 分間に 2-6 サイクルで振幅は 5-15 bpm（beats per minute，回/分）の規則的で滑らかなサイン曲線を示すもの．重症の胎児貧血だけでなく，臍帯圧迫，子宮内感染，胎児機能不全などでも観察される．[432] ⇨参胎児心拍数基線細変動→1870

●胎児心拍数基線細変動の分類

分類	シェーマ
1．細変動消失（undetectable） 肉眼的に認められない	FHR UC
2．細変動減少（minimal） 5 bpm 以下	FHR UC
3．細変動中等度（moderate） 6-25 bpm	FHR UC
4．細変動増加（marked） 26 bpm 以上	FHR UC

注）UC：子宮収縮曲線
日本産科婦人科学会：産婦人科研修の必修知識2007，p.128，表B-18-3，日本産科婦人科学会，2007

●胎児心拍数基線分類

胎児心拍数基線；FHR baseline	心拍数（bpm）	原因
正常脈；normocardia	110-160	
徐脈；bradycardia	<110	胎児の低酸素状態，アシドーシス，胎児房室ブロック
頻脈；tachycardia	>160	母体の発熱，子宮内感染，軽度の胎児低酸素状態，胎児上室性頻拍，母体低血圧，母体甲状腺機能亢進症，母体薬物投与（リトドリン塩酸塩，アトロピン硫酸塩水和物）

胎児心拍数・陣痛図　fetal cardiotocogram；fetal CTG　胎児心拍数と子宮収縮を同時に同じ記録用紙に記録したもので，分娩監視，ノンストレス試験（NST）などの診断に必須．胎児心拍信号は一般にドプラ Doppler 信号が，子宮収縮は腹壁のかたさの変化をみる外側法が，それぞれ汎用されている．[432] ⇨参分娩監視装置→2609

胎児心拍数モニター　fatal heart rate monitor⇨同分娩監視装置→2609

胎児水腫　hydrops fetalis，fetal hydrops　［胎児水症］　胎児が全身性皮下浮腫を起こした状態（図は出生後）．腹水を伴うことが多く，ときに胸水や心膜液貯留もみられる．その原因と頻度は，心不全 20%（不整脈，心疾患），慢性貧血 10%（同種免疫性溶血性疾患，胎児母体間輸血，双胎間輸血，骨髄不全など），染色体異常 10%（ターナー Turner 症候群，13・18・21 トリソミー），胎内感染 8%（主にウイルス感染），呼吸器疾患 5%（先天性乳び胸，横隔膜ヘルニアなど），消化器疾患 5%（胎便性腹膜炎，消化管閉鎖など），腎疾患 5%（ネフローゼ，腎静脈血栓症，腎低形成，尿路閉塞），母体疾患 5%（妊娠高血圧症候群，糖尿病，甲状腺中毒症），不明 20% などである．妊婦に羊水過多，重症貧血，妊娠高血圧症候群，同種免疫性疾患がある場合には，胎児超音波検査で胎児水腫の有無を調べ，その所見があれば上記の原因を検索する．また，胎児水腫は胎内死

亡の危険性が高いため，胎内治療をするか，分娩させるかの判断が必要である．胎内治療が可能なのは，同種免疫性溶血性疾患に対する輸血や，上室性頻拍症に対する母体へのジギタリス投与などである．胎内治療が不可能なときは，蘇生の障害にならないように腹水や胸水を穿刺してから分娩させる．これが早産になるときは，羊水中の肺サーファクタントを検査し，未熟値であれば胎児肺成熟を促すために母体へステロイドを投与する．分娩後の蘇生には熟練した専門医があたり，気管挿管のうえ人工換気を行う．また，必要であれば腹腔・胸腔・心膜腔を穿刺して排液する．その後は新生児集中治療室で全身管理を行う．[968] ⇨参出生前診断→1401，経胎盤感染→864，肺表面活性物質→2350

●胎児水腫

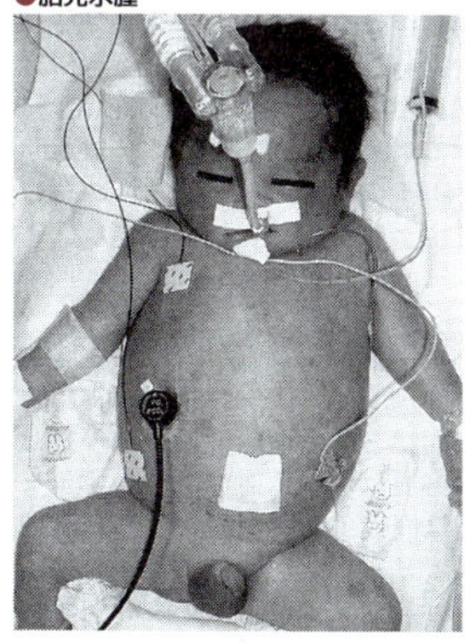

胎児水症⇨同胎児水腫→1870

胎児推定体重《超音波計測による》 estimated fetal weight by ultrasound measurements 超音波断層法により，胎児の児頭大横径(BPD)，体幹周囲長(AC)，大腿骨長(FL)を測定し，$1.07 \times BPD^3 + 0.30 \times AC^2 \times FL$ にて算出される数値．基準値との比較により，子宮内胎児発育遅延や巨大児の診断が可能となり，妊娠分娩の管理にとって非常に有用な検査である．[432] ⇨参胎児計測→1868

胎児水痘症候群⇨同先天性水痘症候群→1783

胎児性アルコール症候群 fetal alcohol syndrome；FAS ［アルコール胎芽病］ 次の3つの診断基準を満たすものをいう．①出生前または出生後の成長遅滞(体重や体長，頭囲が10パーセンタイル未満)，②中枢神経系異常(神経学的異常所見，発達遅滞，筋緊張低下，知的障害)，③特異的顔貌(小頭症，小眼球症または短眼瞼裂，人中が平坦で上口唇が薄い)．これらの異常はアルコールが胎児に作用して出現し，特に短眼瞼裂，平坦な人中，薄い上口唇があると，診断の感度は100%とされている．アルコールの奇形発生作用は神経系の器官形成期に最も起こりやすく，アルコール量と相関する．奇形発生作用が現れる閾値は明らかでないが，受胎時の飲酒は無水アルコール量としておよそ週600 mLが危険なレベルであるという．アルコールによる異常は中枢神経や顔面に限らず全臓器にわたっていて，先天奇形の5%を占めるという報告もある．発生頻度は国，人種，家庭状況などにより異なるが，出生1,000対1-3と推定されている．[968] ⇨参器官形成期→668

胎児性癌 embryonal carcinoma ［胎児性腺癌，胎生〔期〕癌］ 生殖細胞由来の多潜能細胞から発生した腫瘍と考えられている．大型で核小体が明瞭な核を有する異型性の強い大型の腫瘍細胞が充実性，びまん性に増殖し，ときには乳頭状・管状の配列を示す．精巣，卵巣，松果体に発生．[1531] ⇨参胎芽性癌→1863

胎児性肝癌 embryonal hepatoma⇨同肝芽腫→572

胎児性癌抗原⇨同癌胎児性抗原→640

胎児性奇形腫 embryonal teratoma⇨同奇形癌→678

胎児性脂肪細胞腫 fetal fat cell lipoma⇨同ハイベルノーマ→2351

胎児性脂肪腫 fetal lipoma⇨同ハイベルノーマ→2351

胎児成熟度判定法 assessment of fetal〔lung〕maturity 胎児が子宮外生活できるか否か，特に胎児肺成熟の有無を判定する方法．羊水中のレシチン/スフィンゴミエリン(L/S)比がよく知られており，2.0以上あれば肺成熟はあると判定する．[432] ⇨参胎児計測→1868

胎児性腎分葉 fetal lobulation of kidney 腎臓は胎生期に，集合管，皮質を含んだ腎臓原基である腎小葉が隔離されて生じ，通常，これが次第に癒合するが，この癒合が不完全なもののこと．新生児腎は，この癒合の痕跡が溝となるが，腎表面の溝は通常4歳くらいまでに消失し，平坦となる．しかし，成人でも著明に小葉の痕跡を残すものがあり，成長後にも著明なものは発育不全形質の一指標とみなされる．[963]

胎児性腺癌⇨同胎児性癌→1871

胎児性腺腫 fetal adenoma ［小濾胞性腺腫］ 甲状腺の濾胞腺腫のうち，未熟な濾胞形成を示す管状腺腫のこと．このほか濾胞腺腫には濾胞の形成が未発達で上皮細胞が索状や充実性に並ぶ索状腺腫(胎芽性腺腫)，成熟した濾胞内にコロイドを充満させるコロイド腺腫，細胞質が好酸性を呈する好酸性細胞腺腫の各型がある．[1531] ⇨参濾胞状腺腫→3004

胎児性腺肉腫 embryonal adenosarcoma⇨同ウィルムス腫瘍→315

胎児性軟骨発育不全症⇨同軟骨無形成症→2199

胎児性分葉 fetal lobulation 原始腎盂より何本かの集合管が樹枝状に伸び，この集合管を中心として腎は数十個の小葉をつくる．生後も小葉間の融合が不完全なために腎にくぼみが生じ，胎児性分葉としてみられる．通常，成長とともに消失するが，ときに成人でもみられ，これを腎分葉という．腎のほかに肝，胆嚢，肺などでもみられる．[1531]

胎児性別判定⇨同性別判定→1706

胎児性水俣病 fetal Minamata disease 母親が摂取したメチル水銀が，胎盤を介して胎児に移行して起こる先天性の有機水銀(メチル水銀)中毒．1955-59(昭和30-34)年に熊本県水俣湾周辺と新潟県阿賀野川流域で生まれた児の51.6%に発生した．母親の発症はない．新生児期には，発育障害，運動機能の発達遅延，強直性痙攣発作が特徴的．小児期以後になると，知能障害，神経機能の発育遅延がさらに著明になる．症状は脳性小児麻痺と類似するが，知能障害が顕著な点に特徴がある．[461] ⇨参水俣病→2769

胎児赤芽球症 erythroblastosis fetalis；EBF 新生児溶血性疾患で，溶血性貧血を認める．胎児や新生児の末梢血では網赤血球増加に加えて赤芽球が多数現れる．Rh不適合妊娠時などに起こる．[860] ⇨参新生児溶血性疾患→1572

胎児切迫仮死 fetal distress 胎児仮死と同義に使われていたが，胎児仮死という用語自体が適切な表現でないとされ，正式用語としては使用されなくなった．胎児ジストレスないし胎児機能不全が予想される状態に相当する．[998] ⇨参胎児機能不全→1868，胎児仮死→1868

胎児遷延性徐脈⇨同胎児持続性徐脈→1869

胎児先進部 presenting part of fetus ［先進部］ 胎児分娩過程において，胎児の身体で最も産道に近い部分のこと．先進部が頭部の頭位には，頭のどの部分かによって後頭位，頭頂位，前頭位，額位，顔位に分類される．骨盤が先進している骨盤位には単殿位，複殿位，全膝位，不全膝位，全足位，不全足位がある．肩甲が先進する肩甲位はまれ．ほとんどの場合が下顎が胸壁に接する後頭位である．[1323] ⇨参胎勢→1879，胎向→1866

胎児造血⇨同胎生期造血→1880

胎児胎盤機能検査 fetoplacental function test ［胎盤機能検査］ 胎児あるいは胎盤で別個に産生されるステロイドホルモンが相補的に作用し合い，胎児と胎盤が1つの機能系を形成しているという概念から，母体血中あるいは尿中のステロイドホルモンを測定することにより間接的に胎児の健康状態を診断するという検査．現在ではこれらの測定は信頼性が乏しいとされ，代わってノンストレス試験や超音波診断によるバイオフィジカルプロファイルスコア biophysical profile scoring（BPS）あるいは羊水量，胎児や臍帯の血流測定などが行われる．[432] ⇨参胎盤ステロイドホルモン→1899

胎児胎盤系 fetoplacental unit 胎盤を介する母体と胎児との機能単位．胎盤は母体と胎児の間にあって，物質交換やガス交換を行うと同時に各種ホルモン産生や代謝を行っている．胎児副腎由来のデヒドロエピアンドロステロン硫酸塩（DHA-S）が胎盤でエストリオール（E_3）となり血中・尿中に分泌される．したがって妊婦のE_3を測定することにより胎児胎盤機能を把握できる．[991]

胎児体表造影 fetography⇨同胎児X線造影法→1867

胎児タンパク fetoprotein 脊椎動物の胎児血清中に見いだされるタンパク質で，出生後にはほとんど産生されない．αフェトプロテイン α-fetoprotein（AFP）は肝細胞癌や卵巣嚢腫などの病的状態で産生が再開されることから，腫瘍マーカーとして，これらの疾患の診断に用いられている．また羊水中に検出されれば，胎児神経管閉鎖不全の重要な診断指標となる．βフェトプロテインは胎児肝のタンパク質で，成人では種々の肝疾患の際にみられる．γフェトプロテインは肉腫，白血病などの患者血清中に検出される．[723]

胎児聴診器 fetal stethoscope⇨同トラウベ聴診器→2160

胎児治療 fetal therapy 出生前に子宮内胎児を治療すること．胎児に対する輸血，輸液，薬物投与（心原性胎児水腫など心臓循環異常に対するジギタリス製剤，胎内感染症に対する抗菌薬）などの内科的治療，双胎間輸血症候群（TTTS）に対する胎児鏡下胎盤吻合血管レーザー凝固術（FLP），後部尿道弁に対する膀胱-羊水腔シャント，超音波によって妊娠早期から発見される胎児期ヒグローマ fetal hygroma（胎児の後頸部にみられるリンパ嚢胞）に対する嚢胞内ブレオマイシン塩酸塩注入などの外科治療がなされている．

体質 status, constitution, diathesis 個人的素因であり，現時点における個人差を指す．特徴の多くは遺伝子と環境条件との相互作用のもとに生成された多因子的形質であり，からだの3つの性質である形態的性質，機能的性質，精神的性質が含まれる．[1531] ⇨参素因→1803

体質症状 異常体質のある小児だけに認められる症状．喘息性気管支炎にみられる喘鳴，アセトン血性嘔吐にみられる急激な中毒症状（不安，意識障害，嘔吐など）などがある．[1631]

体質心理学 constitutional psychology ヒトの体型や体質と，気質や性格，精神病，身体疾患との関係を研究する学問で，ギリシャのヒポクラテス Hippocrates に由来するが，近代では，ドイツのクレッチマー Ernst Kretschmer（1888-1964）の『体格と性格』（1921）が特に有名である．[1269]

体質性ICG排泄異常症 congenital ICG retention⇨同ICG排泄異常症→64

体質性黄疸 constitutional jaundice ［先天性黄疸，家族性高ビリルビン血症］ ビリルビン代謝の先天性異常によって，黄疸を唯一の症状とする遺伝性疾患．予後はきわめて良好で治療の必要はない．血中に増加するビリルビンにより，病型は直接（抱合）型高ビリルビン血症と間接（非抱合）型高ビリルビン血症に大別される．前者にはデュビン・ジョンソン Dubin-Johnson 症候群とローター Rotor 症候群があり，後者にはジルベール Gilbert 症候群と，クリグラー・ナジャール Crigler-Najjar 症候群が含まれる．[1395]

体質性思春期早発症 constitutional precocious puberty⇨同特発性思春期早発症→2147

体質性思春期遅発症 idiopathic delayed puberty⇨同特発性思春期遅発症→2147

大湿性ラ音 coarse moist rale, bubbling rale, coarse crackle⇨同大水泡音→1879

胎児低酸素症 fetal hypoxia ［胎児酸素欠乏症］ 分娩中の子宮収縮とそれに伴う臍帯圧迫により，胎盤からの酸素供給が減少した状態．胎児機能不全の主な原因である．胎児心拍数図上では，基線細変動の消失が最も特徴的であり，これに加えて持続性徐脈や遅発一過性徐脈，高度変動一過性徐脈が観察される．母体への酸素投与や体位変換を行い，さらには急速遂娩などの緊急的な医療介入が必要である．[432] ⇨参胎児機能不全→1868

胎児転位腫⇨同プロゴノーマ→2595

胎児頭蓋切開術 cephalotomy 子宮内胎児死亡の場合，子宮口から児頭を娩出させることが困難なことがある．その際，頭蓋を切断し娩出の容易化を図る方法．現在はあまり行われない．[998]

胎児内回転術 fetal internal version 胎児が死亡した場合，内診により頭位胎児の足を牽引して逆子に回転させること．足を腟内に引き出し，牽引して児の娩出を図る．最近はゲメプロストなどによる陣痛誘発によることが多く，本法はめったに用いられない．[998]

た

胎児内胎児 fetus in fetus 1つの胎児内(腹腔・腹膜内など)にもう1つの胎児構造物が発生したもので，最も高度に分化した成熟奇形腫と考えられる．脊椎を有することから1つの個体ととらえ，体内に発生した寄生体とする考えもある．[158] ⇨参成熟奇形腫⇀1672

胎児軟骨形成不全 fetal chondrodysplasia 骨の軟骨性形成ならびに発育の障害によるすべての疾患を指す．頭部，体幹に比べ四肢が極端に短いために低身長を示す．通常，知能発達は正常．疾患によりさまざまな遺伝様式を有する．[432]

胎児バイオフィジカルプロファイルスコア fetal biophysical profile score⇨同バイオフィジカルプロファイルスコア⇀2329

胎児発育遅延 fetal growth retardation⇨同子宮内胎児発育遅延⇀1254

胎児ヒダントイン症候群 fetal hydantoin syndrome；FHS てんかん合併妊婦で治療薬としてヒダントイン誘導体(フェニトイン)を内服した場合に，出生児に認められる先天異常．頭部や顔面の諸奇形，爪と指骨の低形成，身体および精神の発達遅延などの複合奇形を示す．[432]

胎児被曝 fetal radiation exposure 妊娠中の母親の子宮に放射線が当たることに伴い胎児も放射線を浴びること．100 mGy 以下の胎児被曝で中絶を考慮する必要はないが，胎児は成人よりも放射線の影響を受けやすいため妊婦の放射線管理は特に慎重に行わなければならない．[292]

胎児病 fetopathy 妊娠10週(胎齢8週)以降に何らかの外的因子により発生する胎児の疾患．梅毒やエイズ，サイトメガロウイルス，トキソプラズマなどの子宮内感染，アルコールやタバコなどの化学物質，母体の糖尿病などが原因としてあげられる．[432]

胎児貧血 fetal anemia 胎児の貧血は溶血性が多く，Rh 不適合妊娠に代表される．母体側からの抗体によって胎児血液が溶血し，貧血に陥る．まれに胎児パルボウイルス B 19 感染や双胎間輸血症候群の供血児でも起こる．胎児貧血が進行すると胎児水腫が生じ，ヘモグロビン 6 g/dL 以下では胎児死亡のリスクが高くなる．治療として胎児輸血が行われる．[998]

胎児付属物 fetal appendage 分娩時に娩出される胎児由来の器官または組織．胎児以外のすべての付属物の総称で，胎盤，卵膜の一部(子宮由来の脱落膜以外の部分で，絨毛膜と羊膜)，臍帯，羊水をいう．[1323]

胎児ヘモグロビン hemoglobin F；Hb F⇨同ヘモグロビンF⇀2632

胎児娩出 delivery of fetus⇨同出産⇀1399

体脂肪率 body fat percentage，body fat rate 体重に対する体脂肪重量の比．体脂肪量は厳密に測定するためには比重を利用した体密度法や体内 ^{40}K 測定法などがあるが，大きな設備を必要とし一般的でない．簡便には皮下脂肪厚を測定して推定する生体インピーダンス法，DEXA 法(二重エネルギー X 線吸収測定法)などがある．体脂肪率は肥満と過体重の鑑別に有用．健常男性では 20% 以下，健常女性では 25% 以下となることが多く，加齢とともに体脂肪率は増加傾向を示す．[418]

胎児母体同種免疫⇨参胎児母体免疫⇀1873

胎児母体免疫 maternal immunity ［母児免疫］ 胎児が母体から与えられる受動免疫．免疫グロブリンG(IgG)が主体であり，母体血液から胎盤を介して胎児に移行する．出生後，児の IgG 産生が活発になるのは生後 3-4 か月頃からであり，その間の抗体が関与する感染防御は母体から移行された IgG によって行われる．そのため早産などで母体から十分な抗体が移行していない場合や，母体内の抗体量がもともと少ない場合は感染のリスクが高くなる．逆に正期産や母体内の抗体量が多い場合はその抗体に特異的な感染には罹患しにくくなる．例えば麻疹抗体は母体に多く存在し移行される量も多いため，児は6か月頃までは麻疹に罹患しにくい．以上のように胎児母体免疫は感染防御においては必須のものである一方，免疫によって不都合を生じる場合もあり，それらは母児免疫病という．代表的なものには血液型不適合妊娠がある．[1476] ⇨参母児免疫疾患⇀2700

胎児モニター fetal monitor⇨同胎児監視⇀1868

代謝 metabolism 生体内で起こるすべての化学変化とエネルギー変換を意味する．種々の栄養素が種々の化学反応によって合成，分解されていく過程をいい，この間に新旧物質の交代が行われる．代謝には2つの過程があり1つは同化で，それは合成作用であり，より小さい分子(例：アミノ酸)などからより大きい分子(例：タンパク質など)をつくり出すことである．一方，異化は，分解作用で，より大きい分子(例：グリコーゲン)から小さい分子(例：ピルビン酸など)に分解していくことである．[987] ⇨参異化⇀218，エネルギー代謝⇀365

代謝回転 〔metabolic〕turnover 代謝プールにある生体物質は，一定の速度で分解・転換・生合成が行われ，また外界からの摂取による流入・増加，および外部への輸送による流出・減少が行われて新しい分子と入れ替わっている．この場合，生体物質は動的定常状態にあり総量は変わらない．この現象を代謝回転といい，物質や器官・組織によって速度に違いがある．標識物質を代謝プールの中に入れて，標識物質の量が半分になる時間(半減期)で，代謝回転の速度を表現することも多い．[305]

代謝回転率 〔metabolic〕turnover rate 単位時間に代謝が行われる比率．生体を構成する物質は一般にある速度でたえず分解されるとともに，他方これを補うべく合成が行われている．このように，物質が生体内でたえず入れ替わっている状態を代謝回転という．たえず合成と分解が行われている変化が定常状態にある場合は物質の全量は一定でありながら，その物質はたえず入れ替わっている．そのときの全量を A，単位時間に合成または分解される量を B とすると，B/A をその物質の代謝回転率 turnover rate という．[987]

代謝拮抗物質 antimetabolite ［代謝阻害薬］ 代謝物質や補酵素，ビタミンなどと構造的または機能的に類似し，正常な基質と拮抗的に結合するが，基質のようには反応しないために代謝過程を阻害する薬物をいう．臨床では抗腫瘍薬が有名．例えば葉酸拮抗薬(メトトレキサート)の場合，ジヒドロ葉酸還元酵素は生化学的に活性な葉酸還元体を細胞で維持するために必要であるが，葉酸拮抗物質はこの酵素と強固に結合し酵素1個を受け渡す反応に必要な葉酸還元体を枯渇させることにより，チミジンおよびプリン合成を阻害し，その中間のアミノ酸代謝も阻害する．[987]

貸借対照表 balance sheet；B/S ［バランスシート］ 一定の時点における事業体の資産(流動資産，固定資産，繰延資産)，負債(流動負債，固定負債)，および資本(資本金，法定準備金，剰余金)を借方・貸方に分けて表示した一覧表で，事業活動に必要な資金の調達の源泉と，その資金の運用の形態を知ることができ，その事業体の財政状態を知ることができる．[1361]

代謝産物 metabolite ［代謝中間物質］ 代謝の過程で生じる生成物．[987]

代謝症候群⇨同メタボリックシンドローム→2798

代謝水 metabolic water ［燃焼水］ 生体の水分補給の大部分は摂取する飲食物に依存しているが，体内で行われる栄養素の酸化によって供給される少量の水分．栄養素1gの燃焼によって生じる代謝水は，炭水化物0.6g，脂質1.1g，タンパク質0.4g．通常，成人男性の1日の代謝水生成は約350mLである．[305]

代謝性アシドーシス metabolic acidosis ［重炭酸欠乏症］ 代謝性の原因により起こるアシドーシス．原因は①不揮発性酸の産生増加，②腎における酸排泄の減少，③アルカリ喪失，のいずれかである．急性代謝性アシドーシスで最も多い原因は①である．糖尿病性ケトアシドーシスでは，アセト酢酸とβヒドロキシ酪酸の増加により起こる．中毒や薬物による乳酸アシドーシスも急性代謝性アシドーシスの原因となる．最も多い原因薬剤として，サリチル酸，エチレングリコール，メチルアルコールなどがあげられる．それぞれ，サリチル酸塩は代謝阻害を起こす結果，内因性有機酸の産生が高まるため，メタノール酸，エチレングリコールはグリオキサル酸とシュウ酸に分解され，それが酸として働くためである．その他乳酸アシドーシスは，経管栄養に用いられる果糖を含む薬剤や，アドレナリンやノルアドレナリンの投与により，また血糖降下薬のビグアナイド系薬剤により起こる．診断は急性代謝性アシドーシスでは，過呼吸が通常認められ著しく高度(クスマウル Kussmaul 呼吸)である．また疲労から，錯乱，昏迷，昏睡に至るさまざまな非特異的症状を起こす．心血管系では，心収縮減退，血管拡張が起こり，心不全と低血圧をきたす．特徴的な検査所見は，血漿重炭酸濃度の減少と血液のpHの低下，$Paco_2$(動脈血炭酸ガス分圧)の代償性減少，高カリウム血症などである．また酸産生増大によるアシドーシスでは，アニオンギャップの増加を伴う．[987] ⇨参アシドーシス→149

代謝性アルカローシス metabolic alkalosis ［重炭酸過剰症］ アルカリの貯留や炭酸以外の酸の喪失などにより，血液pHがアルカリ性に傾く状態をいう．このとき，血中の重炭酸イオン(HCO_3^-)，動脈血炭酸ガス分圧($Paco_2$)が増加する．主な原因には，嘔吐やコルチコイドの過剰，利尿薬の服用，低カルシウム血症などがある．特有な症状は少ないが，非特異的に食欲不振，悪心・嘔吐，イオン化カルシウムの低下によるテタニー，呼吸抑制などがみられ，低カリウム血症を生じることもある．治療には原疾患の治療，スピロノラクトン投与などが行われる．[963]

代謝性血管拡張 metabolic vasodilation 低酸素，虚血あるいは心筋酸素需要の増大などにより心筋酸素分圧が低下すると血管拡張を惹起すること．冠血流調節のメディエーターとして何らかの代謝産物が存在するといわれている．代表的なものはアデノシン．[226]

代謝性呼吸商⇨同呼吸商→1082

代謝性骨疾患⇨同骨代謝疾患→1112

代謝性脳症 metabolic encephalopathy 種々の代謝障害により脳に機能障害をきたす病態．しばしば意識障害をきたし，傾眠，興奮，昏睡状態となる．亜急性または慢性に推移する例には意識障害は目立たず認知機能障害が前景に立つため老年期認知症と誤って診断されることもある．しばしば症状は変動する．原因はさまざまで，代表的なものに肝障害に伴う肝性脳症，腎障害に伴う尿毒症性脳症，低ナトリウム(Na)血症などの電解質異常に伴う脳症などがある．鑑別診断にはMRIなどの画像検査，脳波，血液検査などが有用．原因となる代謝異常を早期に治療すれば回復しうるため，早期の診断と治療が重要．[716] ⇨参肝性昏睡→618，尿毒症性疾患→2257

代謝性ミオパチー metabolic myopathy 筋肉のエネルギー代謝の障害に伴って生じる筋疾患(ミオパチー)の総称．主として，先天性代謝異常によるミオパチーを指すが，広義には甲状腺ホルモン異常などの内分泌障害に伴うミオパチーを含むこともある．先天性代謝異常によるミオパチーには，グルコース代謝障害によるものと脂質代謝障害によるものがある．グルコース代謝障害による筋疾患のうち，酸性マルターゼ欠損症(糖原病Ⅱ型，ポンペ Pompe 病)，脱分枝酵素欠損症(糖原病Ⅲ型)では，進行性の筋力低下を特徴とする．筋ホスホリラーゼ欠損症(糖原病Ⅴ型，マッカードル McArdle 病)，ホスホフルクトキナーゼ欠損症(糖原病Ⅶ型，垂井病)などでは運動に伴って筋痛，筋のこわばり，ミオグロビン尿を呈する．脂質代謝障害による筋疾患には，カルニチンパルミトイル転移酵素欠損症，ミオアデニル酸デアミナーゼ欠損症などがあり，運動後の筋痛，ミオグロビン尿などを反復する．[1156]

代謝阻害薬 antimetabolite⇨同代謝拮抗物質→1873

代謝中間産物 intermediate metabolite ［中間代謝体，中間代謝物質］ 生体に取り込まれた物質は，代謝経路に入り酵素反応を受けて最終産物を生じるが，この途中で生成される化合物のすべてをいう．酵素反応の生成物であるとともに，次の酵素反応の基質である．また，代謝中間産物がエフェクターとして離れた反応段階の酵素に作用し，最終産物の生成量などを調節する例も知られている．通常，代謝中間産物の細胞内濃度は低いが，薬物投与や酵素欠損などによって蓄積し，細胞内濃度が上昇することで種々の効果や障害が現れる．[305]

代謝中間物質 intermediate metabolite⇨同代謝産物→1874

代謝当量 metabolic equivalent〔s〕；MET〔s〕⇨同MET〔s〕→81

代謝率 metabolic rate；MR，metabolic equivalent ［代謝量，MR］ 代謝における異化作用によって放出される時間当たりのエネルギー量．酸素消費，熱エネルギー，消化エネルギーなどの総量をいう．[229] ⇨参基礎代謝率→690

代謝率の間接的測定 indirect measurement of metabolic rate エネルギー代謝の測定法で，酸素消費量，二酸化炭素排出量，尿中窒素排泄量から熱産生量を計算す

た

る方法．1gのエネルギー基質(糖質，脂質，タンパク質)が燃焼するのに必要な酸素量と，その際，産生される熱量をもとにして計算する．しかしタンパク質は体内で完全燃焼せず一部分窒素化合物として尿中に排泄されるので，タンパク質の燃焼による分と，糖質，脂質の燃焼による分を区別して計算する．まず尿中窒素排泄量からタンパク質の燃焼量を計算し，それに伴う酸素摂取量と二酸化炭素排出量を除いた量から，糖質と脂質の燃焼量を計算し，これらを合計する．実際には，糖質，脂質，タンパク質の燃焼の割合(一般的な食事中のこれらの割合)が一定のものと仮定して，酸素1Lの平均の熱当量4.82 kcalとして酸素摂取量から計算する場合が多い．[229] ⇨参非タンパク性呼吸商⇀2457，間接熱量測定法⇀627

代謝率の直接的測定 direct measurement of metabolic rate エネルギー代謝の測定法で，動物のからだから出る全熱放散量を測定する方法．ヒトや動物から出た熱をまわりの水や空気に吸収させ，その温度上昇度から熱放散量を求めるアトウォーター・ローザ・ベネディクト Atwater-Rosa-Benedict 型直接熱量計などを用いて測定する．しかしこれらの測定器は高価で複雑な装置なので，通常は間接的熱量測定法が用いられる．[229] ⇨参アトウォーター・ベネディクト熱量計⇀164，熱量測定⇀2282

代謝量⇨同代謝率⇀1874

体臭 body odor 身体から発するにおいで，主要な原因はアポクリン汗腺，皮脂腺からの分泌物．アポクリン汗腺は腋窩，乳輪，外陰部に存在し，思春期に分泌が活発になる．皮脂腺から分泌された皮脂は酸化されて加齢臭の原因になる．[652] ⇨参臭汗症⇀1364，腋臭症⇀353，自己臭症⇀1269

体臭異常 abnormal body odor 呼気，尿および汗には有臭性の内因性物質が分泌されるが，その種類や量が変化して異常な体臭として感じられる状態．アルコールや特定の食品を摂取することで健常者でも生じるが，疾患に起因している体臭は，他覚所見として鑑別診断に有用な場合がある．肝性脳症におけるアンモニアやメチルメルカプタン臭，糖尿病のアセトン臭，フェニルケトン尿症でのフェニル酢酸臭などが代表的．[1482]

体臭恐怖症 bromidro(si)phobia⇨同自己臭症⇀1269

体重計 weighing scale 身体の重さを測定する器具．主に使用されているのはデジタル表示タイプ，針表示タイプ．デジタル表示タイプには体脂肪なども測定可能なものがある．立位が保持できない被検者へは，いす型やベッドパッド型，リフト型の体重計も使用されている．小児領域においては携帯式の体重計や，10g単位の測定が可能なものもある．日内変動を考慮して，一定時刻や一定条件のもとに計測することが望ましい．測定時は，体重計の目盛りがゼロを示していることを確認する．履き物を脱いで体重計にのり，両足をそろえて静かに姿勢を整える．数値や目盛りが安定したら測定値とする．身体の発達，発育状態，るい痩，肥満の程度を知り，治療や検査の指標として活用する．[976]

体重減少性無月経 amenorrhea due to weight loss 過度なダイエットや身体運動，神経性食思不振症などにより急激な体重減少が起こることに伴う無月経．一般に体重が15%程度以上減少することにより発生する．間脳(視床下部)におけるゴナドトロピン放出ホルモン(GnRH)分泌低下によると考えられる．第2度無月経のことが多いが，GnRHテストでは下垂体は反応してゴナドトロピン分泌は増加する．主にカウフマン Kaufmann 療法が行われる．体重が回復して月経が発来することもあるが，長期にわたり月経が再開しないことが多い．[998] ⇨参続発性無月経⇀1839，カウフマン療法⇀463

体重調節 reguration of body weight 生体は主に摂食によって摂取するエネルギーと，代謝・運動などで消費する量との均衡の結果として，ほぼ一定の体重を維持している．従来は視床下部外側野の満腹中枢，摂食中枢が血中ブドウ糖濃度を指標として機能しているとされていた．しかし近年は，消化管から分泌されるグレリン・ペプチドYYや，脂肪組織から分泌されるレプチン，また血中遊離脂肪酸，ブドウ糖，インスリンなどの濃度の複合的な要素が最終的に視床下部弓状核に働きかけ食欲が制御される，すなわち全身的な多面的協調によって体重調整がなされていることがわかってきた．体重は健康状態や甲状腺機能異常などの疾患を反映する重要な指標であり，また慢性心不全など身体への水貯留が問題となる疾患では病態の把握の上で重要となる．一方，経管栄養などの人為的な栄養供給では計算上のカロリー出納だけでなく，実際の体重変化は重要な指標となる．[1594]

大十二指腸乳頭⇨参十二指腸乳頭⇀1381

体重負荷 weight-bearing ［荷重］ 立位や歩行時に下肢にかかる体重の負荷．下肢の骨折や関節炎，靱帯の手術後，回復期には体重負荷を禁止(完全免荷)したり，部分荷重をしたりする．[824]

大衆薬 over-the-counter drug；OTC drug ［OTC薬］ 医師による処方箋なしで購入できる医薬品のこと．一般用医薬品，市販薬，OTC薬とも呼ばれる．[644] ⇨参一般用医薬品⇀258

退縮 retraction, involution 年齢推移による臓器や組織の生理的な萎縮．小児期に大きかった胸腺はしだいに縮小して成人では小さくなり，女性の卵巣や子宮の大きさは閉経後には減少し，高齢者では肝・脾・心・脳などの各臓器や組織がすべて小さくなってくる．[1531]

対宿主性移植片反応 host versus graft reaction⇨同移植片対宿主反応⇀239

対宿主性移植片病⇨同GVHD⇀55

体循環 systemic circulation ［大循環］ 心臓左心室から駆出された血液は動脈系を循環し，組織の毛細血管系にて組織に酸素や栄養分を運ぶ代わりに組織での二酸化炭素や老廃物を回収し静脈系を通って，右心房へと帰還する循環系のこと．[226] ⇨参肺循環⇀2338

大循環⇨同体循環⇀1875

代償 compensation ①ある方向への変化傾向が出現した場合，他の変化によってもとの変化が補われる過程を示す用語．例えば腎臓のように左右対をなして存在する臓器では，片側の機能が障害された場合，もう片方の機能的負荷が増して，その結果肥大を生じる．②心理学では自我の適応機制の1つとして用いられる．[226]

代償運動 compensatory movement ある運動や動作を行うときに使う筋(主動作筋)が障害されている場合，その筋に代わって別の筋(補助筋)が同じような働きをすることで，進行性筋ジストロフィー，筋萎縮性側索硬化症，片麻痺，脳性麻痺，頸髄損傷，胸腰髄損傷，下肢切断などにみられる．[1319] ⇨参トリックモーション→2165

帯状回切除術 cingulectomy⇨同帯状回切截(せっせつ)術→1876

帯状回切截(せっせつ)術 cingulotomy ［帯状回破壊術，帯状回切除術，前部帯束切除術］ 理論上では，痛みの感覚を排除することなく不快な痛みを取り除く外科的方法．両側の帯状回を切截する．一般に，痛みは術後3か月くらいで改善する．[35]

帯状回破壊術⇨同帯状回切截(せっせつ)術→1876

帯状回ヘルニア cingulate(cingular) herniation ［大脳鎌下ヘルニア］ 帯状回の一部が，大脳鎌下縁をこえて反対側にヘルニアを起こした状態．通常は重篤な臨床症状を示さない．[35]

大上顎症 macrognathia of maxilla 他の顔面骨に比べて大きな上顎を呈する，先天異常．[1631]

帯状角膜症⇨同帯状角膜変性→1876

帯状角膜変性 band keratopathy ［帯状角膜症］ 角膜のボウマン Bowman 膜から実質浅層にリン酸カルシウムが沈着して生じる角膜混濁のこと．瞼裂部に一致して起こることが多い．ぶどう膜炎，実質性角膜炎，緑内障，外傷などが原因で生じる．[888]

対照群 control group 実験研究において，実験操作を加えたときの変化が操作によって生じた変化なのかどうかを明らかにするために置かれる，実験操作を加えない一群のこと．実験研究を行う際には，ある現象をある一定の条件に設定し，この現象に関連する多くの因子のうちのいくつかを選び，それ以外の因子はすべて同じ状態に保つように調整しておく．この調節をコントロールといい，一般的な方法として置かれるのが対照群である．[980] ⇨参実験群→1310，コントロール→1143

対照群《疫学研究における》 control group ある特性をもっている群に対して，その特性をもっていない群のことをいう．例えば，曝露群に対しての非曝露群，疾病罹患群に対しての非罹患群などを対照群という．疫学研究においては対照群との比較が重要．[1406]

胎児溶血性疾患⇨同新生児溶血性疾患→1572

代償行為⇨同ストレス代償行為→1649

対称性潰瘍⇨同接吻潰瘍→1740

代償性肝硬変 compensated liver cirrhosis 臨床的に代償性と非代償性に大別される肝硬変のうち，肝予備能がよく保たれており，黄疸，腹水，肝性脳症，消化管出血などの肝不全症状が出現しない段階をいう．[1395]

代償性休止期 compensatory pause 早期(期外)収縮が生じた場合，直前の洞収縮-早期(期外)収縮の間隔を連結期，早期(期外)収縮-直後の洞収縮の間隔を休止期という．通常休止期は洞周期より長いが，連結期と休止期の和が洞周期の2倍になっている場合の休止期のこと．早期(期外)収縮の起源が心室の場合は代償性を示すことが多く，心房性の場合はそうならないといわれるが，臨床的には必ずしもあてはまらないことも多い．[1432]

対称性緊張性頸反射 symmetric tonic neck reflex 座位または腹臥位水平抱きにした児の頭部を，背側に曲げると上肢の伸展および背筋の緊張が起こり，腹側に曲げると上肢が屈曲して体幹の緊張が緩む反射をいう．乳児にみられる正常な原始反射の1つで，生後1-2か月頃に最もよくみられ，5-6か月までに消失する．[1631] ⇨参緊張性頸反射→800

代償性月経 vicarious menstruation ［代償性出血］ 無月経の女性に鼻出血など，子宮以外の部位に周期的な出血が毎月みられるもので，まれに起こる．このような出血が月経時にみられるものは，補充月経という．鼻粘膜からの出血，いわゆる鼻血が高頻度で，ほかに胃，腸，肺，乳腺，皮膚，腎臓，腹部瘻，臍部，外耳道，眼球，唇などから出血することもある．原因は不明だが，子宮内膜症に起因することが多い．[1510]

代償性出血 vicarious hemorrhage⇨同代償性月経→1876

代償性水頭症 compensating hydrocephalus ［停止性水頭症］ 頭蓋内圧亢進が停止状態にある水頭症をいう．頭蓋内圧亢進が進行している例は進行性水頭症という．[35]

対称性(均一性)胎児発育遅延 symmetrical intrauterine growth retardation；symmetrical IUGR 胎児発育遅延は児頭(児頭大横径)と体幹(腹囲)で評価される．両者が同等に妊娠期間相当より小さい場合，対称性(均一性)胎児発育遅延とされる．妊娠早期からの胎児，母体の異常で発生する．原因として，胎児側では，染色体異常，奇形，先天性感染(風疹，サイトメガロウイルス，トキソプラズマ)，母体側では重症な慢性栄養不良と喫煙などがある．[998] ⇨参子宮内胎児発育遅延→1254

対称性二重体 symmetrical double monster 一卵性双胎の身体の一部が結合したもので，左右対称の胎位をとるのが特徴．[1301] ⇨参結合体→910

代償性鼻出血⇨参鼻出血→2442

代償《生理の》 compensation 酸塩基障害をもたらした一次障害(例：呼吸性アシドーシス)に対して二次的な他の因子(例：代謝性因子)が働いて，血液 pH をもとに戻そうとすること．代償の程度により，非代償，部分的代償，完全代償(血液 pH が正常域に戻った状態)に分類される．酸塩基障害で一次的に障害された因子自体が正常に戻ろうとする過程は，補正 correction という．[1213]

対象喪失 object loss 自分にかかわり合いのある対象の喪失で，①愛情や依存の対象の喪失，②暮らし慣れた場所や人間関係の喪失，③社会的役割や職業的地位の喪失，④自分の身体器官とその機能の喪失，⑤自分の所有物の喪失，などがある．医療・看護では，外科的な手術による身体部分とその機能の喪失，病気による社会的な役割の喪失，母親から突然引き離された子どもの喪失体験，あるいは，失恋や愛する人の死による喪失体験などが問題として取り上げられている．対象喪失に伴う悲哀の心理過程については，フロイト Sigmund Freud，ボウルビー John Bowlby，カプラン Gerald Caplan，キューブラー=ロス Elisabeth Kübler-Ross らの研究がある．[1118]

代償的アプローチ substitution approach，compensatory approach 機能形態異常 impairment を対象に，その障害や喪失機能自体を直接治そうとする治療的アプローチに対して，機能形態異常は残存してしまったとしても，別の代替手段を利用して喪失した機能を補う方法．これは能力障害 disability に対するアプローチとなる．例えば，利き手交換，義肢装具，自助具，福祉用具，住環境などがあげられる．[1550]

対症的照射 symptomatic irradiation, symptomatic radiotherapy 症状の緩和を目的にする治療．骨転移に対する除痛照射が代表的で，短期間で治療する寡分割照射で行われることが多い．線量も急性期障害を起こさない，あるいは起きても軽度である量が選択される．[52] ⇨参放射線治療→2675

代償頭位 compensatory head posture 斜視や外眼筋麻痺で眼位のずれがある場合，複視や視力低下が起きないよう頭を傾けて物を見ようとする現象のこと．[257]

帯状ヘルペス ⇨同帯状疱疹→1877

帯状疱疹

herpes zoster, shingles ［帯状ヘルペス］

【概念・定義】 **水痘・帯状疱疹ウイルス** varicella-zoster virus(VZV)の感染による．VZV の初感染で水痘になるが，気道粘膜から侵入した VZV は，ウイルス血症を起こして皮膚に病変(水痘疹)を形成する．そのとき，**知覚神経節**(後根神経節)にウイルスは DNA の形で潜伏感染し，その後 VZV に対する免疫記憶細胞数が加齢，疲労，抗癌剤の使用などにより減少すると，DNA の複製とウイルス合成が知覚神経節内で起こり，その知覚神経の分布領域に沿って片側性，帯状に皮疹を生じ，神経痛様の疼痛を伴うものが帯状疱疹である．片側の神経分布領域に一致して神経痛様疼痛が数日～1週間続き，やがて浮腫性の紅斑，次いで水疱，膿疱，潰瘍，痂皮(かひ)が出現する．約 2 週間で痂皮化し，3 週間で痂皮は脱落して治癒する．

【疫学】 帯状疱疹は年々増加傾向にあり，VZV 抗体保有者の約 20% が罹患するといわれる．一般に高齢者の疾患といわれているが，20-30 歳代の患者もまれではなく，ときには小児や乳児の帯状疱疹をみることもある．患者の年齢分布をみると，70 歳代にピークがあり，50 歳から多くなっている．15 歳以下の小児は 4% にみられ，小児の基礎疾患としては白血病，膠原病，ネフローゼ，アトピー性皮膚炎などに合併したものが約半数である．また，乳児期に水痘に罹患した者は小児期に帯状疱疹に罹患することが多く，妊婦が妊娠後期に水痘に罹患した場合，児は 1 歳未満で帯状疱疹に罹患する．

【症状】 片側の神経分布領域に一致して神経痛様疼痛，知覚異常あるいは瘙痒感が数日～1 週間続き，やがて浮腫性の紅斑が出現する．間もなく紅斑上に小水疱を生ずるが，水疱は中央にくぼみがあり，内容ははじめ透明であるが，次第に膿疱になる．5-7 日で破れてびらんまたは潰瘍となる．約 3 週間で痂皮は脱落して治癒する．発症部位は体幹に多いが，三叉神経の第 1 枝領域も好発部位．皮疹が出現して 4-5 日頃に，原発部位から離れたところに水痘に似た散布疹のみられることがあり，これを**汎発性帯状疱疹**という．これはウイルス血症を起こしたもので，基礎疾患のある者や高齢者に多く，特に悪性リンパ腫，白血病に多い．また，水痘の既往がある高齢者や免疫不全者で，水痘に似た症状がみられることがあり，播種性帯状疱疹と呼ぶが，再発で生じたものか再感染で生じたものか不明である．患者によりほとんど痛みを訴えないこともあるが，強い痛みで夜も眠れないこともしばしばある．また，この痛みは皮疹が治癒する頃にはなくなることが多いが，ときには数か月あるいは数年以上にわたって続くことがあり，これが**帯状疱疹後神経痛** postherpetic neuralgia(PHN)と呼ばれているものである．糖尿病患者や副腎皮質ホルモン製剤を投与されている患者では，初期には痛みがあまりなく，1-2 週間後から強くなる症例が多い．通常，初期の帯状疱疹が重症で，激しい疼痛を伴う患者ほど PHN を残しやすいが，ほとんどが 60 歳以上の高齢者にみられる．PHN は，痛みの悪循環として疼痛抑制機構 gate control theory で説明されているが，痛みが残る原因は明らかではない．帯状疱疹後に死亡した患者の剖検所見では，罹患神経節の神経細胞の減少，神経線維の減少と線維化が認められ，帯状疱疹後に長期にわたり痛みの残っていた患者では，神経節に炎症反応が認められるなどの報告がある．支配領域一面に皮疹がみられ，紅暈のない大型の水疱や血疱を形成したり，高度の壊死や汎発化がみられた場合には，AIDS，糖尿病，血液疾患，自己免疫疾患，内臓悪性腫瘍などの基礎疾患の精査が必要である．合併症に運動麻痺，ラムゼー=ハント Ramsay Hunt 症候群(耳介，外耳道や口腔内の帯状疱疹，外耳道および顔面深部の痛み，および末梢性顔面神経麻痺を伴うもの)や膀胱直腸障害(仙髄神経領域の帯状疱疹)などがある．

●帯状疱疹

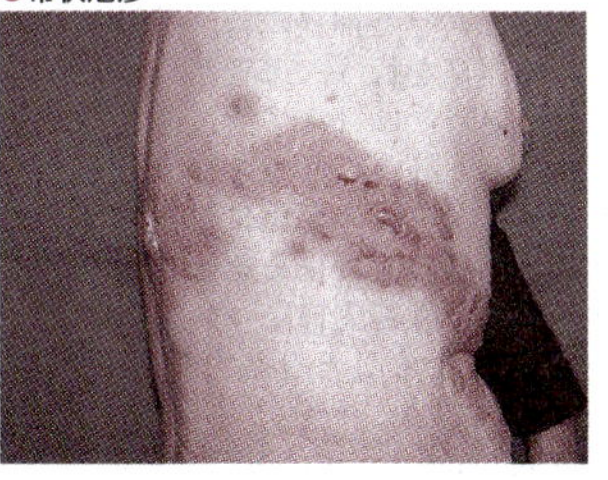

【診断】 主に臨床診断で行われる．その他に水疱底部または水疱蓋の塗抹標本をギムザ Giemsa 染色してウイルス性巨細胞を顕微鏡で観察する方法が簡単である．単純ヘルペスウイルス herpes simplex virus(HSV)感染症や他の水疱を形成する疾患との鑑別には，VZV のモノクローナル抗体によりウイルス抗原を検出するとよい．ポリメラーゼ連鎖反応 polymerase chain reaction (PCR)が最も感度がよく，痂皮病変からも検出できる．血清診断では通常，補体結合反応 complement fixation(CF) test が用いられるが，比較的感度が低く，水痘や帯状疱疹に罹患してから数年経過すると陰性化する．帯状疱疹では発疹出現後 4 日頃より CF や IgG 抗体価(EIA 法)の上昇がみられる．

【治療】 抗ウイルス薬の使用が中心になる．アシクロビル，バラシクロビル塩酸塩，ファムシクロビル，ビダラビンが認可されているが，抗ウイルス薬のほとんどがウイルス DNA の複製を抑制するものであることから，早期に使用することが基本であり，帯状疱疹の皮疹を軽症化させ，神経の変性を防ぐことによって後遺症を減少させることが大切である．腎から排泄されるアシクロビル，バラシクロビル塩酸塩，ファムシクロビルでは，腎障害患者では用量を調節する必要があり，また，腎障害がなくても脱水があると，薬剤が尿細管に析出し腎障害を起こすことがあるので，十分な水分補給が大切である．近年，帯状疱疹予防として50歳以上には小児の水痘ワクチンを接種することが勧められている．[1333]

帯状疱疹の看護ケア

【ケアのポイント】 薬物療法の援助，疼痛の緩和，二次感染の予防，合併症の早期発見，安静の保持がある．また，患者は皮膚症状によりボディイメージの変化に対して不安を抱き，帯状疱疹後神経痛により長い期間悩まされることも多いため，精神的ストレスに対する援助も必要となってくる．疼痛の程度は，軽い知覚刺激程度から不眠を訴えたり，運動神経麻痺をきたしたりする激しいものまである．そのため患者の訴えを否定することなく傾聴し，疼痛の部位，程度に応じた対処法を行う．緩和方法としては，薬剤使用以外にも温罨法が効果的である．疼痛が強い場合には患者の希望も考慮して，必要時はペインクリニックへの受診を勧めていく．二次感染の予防としては，水疱形成，びらん，痂皮(かひ)形成の程度など皮膚の状態を観察し，皮膚が上皮化するまでは連日の無菌操作での処置を徹底し，滲出液が多い場合はそのつどガーゼ交換を行う．かゆみがある場合には掻破による症状悪化がないよう，かゆみの緩和，掻破予防を行う．また，合併症の早期発見のため，眼症状，ラムゼー=ハント Ramsay-Hunt 症候群，膀胱直腸障害といった神経障害，髄膜炎などの症状の有無について観察を行う．患者が身体の安静を保持できるよう，必要時には日常生活援助を行うとともに，休息がとれるよう静かな環境を整えていく．皮膚症状によるボディイメージの変化に対しては，皮膚症状や外観に対する患者の受け止めを確認し，思いを傾聴する．また，皮膚の色素沈着については時間とともに徐々に目立たなくなることを繰り返し説明する．[1538] ⇨参帯状疱疹→1877

帯状疱疹ウイルス herpes zoster virus；HZV⇨参帯状疱疹→1877

大静脈 vena cava 末梢循環から右心房へ戻る大きな静脈で，上大静脈と下大静脈に分けられる．[202,1052]

大静脈還流異常 anomalous drainage〔connection〕of vena cava 正常では上・下大静脈は右房へ還流するが，上大静脈が左・右に対称的に存在して左上大静脈が左房または冠〔状〕静脈洞へ結合する奇形(左上大静脈遺残 persistent left superior vena cava)や，下大静脈が途絶して奇静脈経由で上大静脈へ還流する奇形などが存在する．脾臓奇形を合併する内臓錯位に伴う単心房や心房中隔欠損では，下大静脈が中央線上に中隔またはその痕跡にまたがって還流することがある．[319]

大静脈孔⇨参下大静脈→520

大静脈後尿管 preureteral vena cava ［下大静脈後尿管，後大静脈尿管］ 胎生期の大静脈の発生異常により，尿管が大静脈の後方を横切る状態．ほとんどが右側に起こる．腎盂を出た尿管は内側に向かって大静脈の後方を通り，その左側から前方に周り，正常の右側の走行に戻って膀胱に達する．尿管が大静脈と椎骨に挟まれて閉塞されるため，水腎症が起こり感染や結石を合併しやすい．症状は他の尿管閉塞と同様であるが，30-40歳代まではほとんど無症状．逆行性尿路造影，CTによって確定診断が行われる．症状がなく，腎機能が良好であれば定期的観察でよいが，手術療法が必要な場合もある．[963]

大静脈造影法 cavography 下大静脈または上大静脈のX線造影．[264]

大静脈洞 sinus of vena cava 心臓の右心房において上大静脈と下大静脈の両大静脈を受ける部位．この部位は両大静脈と同様に内面が平滑である．心臓の発生は受精後およそ19日から始まり，47日頃に2心房2心室の構造ができあがる．さらに2か月頃には胎盤も最終的な構築となり，胚の内外の循環系が整備される．この時期，胚の基本的な組織，器官の分化も整い，2か月以降は急激な胎児の成長が始まってくる．成長に伴う血流量の増加により，発生当初の心房の容量ではたりなくなり，順に心房に連なる血管系が心房に取り込まれていく．最終的に，成人にみる右心房の大部分は静脈洞と上・下大静脈が取り込まれた部分(大静脈洞)で占められ，固有の右心房は右心耳として残る．ちなみに，左心房においてはその大部分を肺静脈が取り込まれた部分で占められ，固有の左心房は左心耳にみられる．[1044]

大静脈閉塞症 vena caval occlusive disease，vena cava obstruction 上大静脈または下大静脈が何らかの原因により閉塞し，その末梢側のうっ血による症状，所見を生じた病態．上大静脈が閉塞したときは上肢，頭頸部の浮腫，脳圧亢進による神経症状，呼吸困難などを生じ，上大静脈症候群と呼ばれる．下大静脈の閉塞では下肢や腹壁の浮腫，腎機能障害などを生じ，下大静脈症候群と呼ばれる．また肝部下大静脈の閉塞によるものをバッド・キアリ Budd-Chiari 症候群という．閉塞の原因は，腫瘍による圧迫や浸潤が多いが，中心静脈カテーテルやペースメーカーリードの長期留置による医原性の血栓，周囲からの炎症の波及，先天異常，外傷，大動脈瘤，縦隔や後腹膜の線維症なども原因となる．診断は臨床症状と，胸部単純X線写真，超音波検査，CT，MRI，血管造影などによる．治療は，根治的な治療が困難な悪性腫瘍が多いため，対症療法が主体となることが多い．血栓摘除術やバイパス術などの外科的処置，バルーンやステントを用いた血管内手術〔血管内治療 interventional radiology(IVR)〕が行われることもある．[611,1389] ⇨参上大静脈症候群→1442，バッド・キアリ症候群→2386

対症療法 symptomatic therapy 患者の症状そのものに対処し，緩和することを目指した治療法．症状の根本的原因に対処し，除去を目指すものではないが，症状の緩和により全身状態の改善などがみられる場合には原疾患自体の軽快を促す場合もある．また根治療法の決め手がない場合などの症状緩和，特に癌末期などの終末医療では，痛み，呼吸苦などへの対症療法は重要な役割を果たす．[1594] ⇨参原因療法→937，根治的治療→1142

代償療法⇨同補充療法→2700

対処機制 coping mechanism⇨同コーピング→1074

大食細胞 phagocyte⇨同マクロファージ→2732

退職者医療制度 medical care system for retired employee 「健康保険法」などの一部改正により，1984(昭和

59)年創設された医療保険の制度．国民健康保険の被保険者(「高齢者の医療の確保に関する法律」の適用対象者を除く)であり，被用者年金各法に基づく老齢または退職を事由とする厚生年金保険や各種共済組合の年金給付受給権者で，加入期間が20年以上または40歳以降10年以上の者が対象となる．[157]

大食症⇨同神経性過食症→1527

対処方略 coping strategy⇨同コーピング→1074

対耳輪脚 crura anthelicis, crura of anthelix ［対輪脚］ 外耳上部の上下2つの隆起．下方で対耳輪につながり，上方で三角窩につながる．[451]

胎児老人様顔貌 過熟児においてみられるやせた，しわの多い，老人様の顔つき．皮膚の乾燥，ひび割れ，落屑，全体的なやせといった胎内栄養不全型の症状の1つ．過期妊娠による胎盤機能不全により児の生理機能が低下して生ずる．[75]

対診 consultation 1人の患者の診断や治療に関して意見を求めるため，主治医が他の医師と一緒に診察することを求めること．他科医の専門的意見を求めることが多い．[1164]

対人間距離⇨同パーソナルスペース→2324

対人関係調整能力 interpersonal relations skill 対人関係 interpersonal relations とは，個人が他者をどのように見るか，どのように受けとめるか(対人認知)，他者にどのような魅力を感じるか(対人魅力)，他者にどのような援助・攻撃・親和・同調などの行動をとるか(対人行動)，他者との比較によって社会的現実のなかでの自分をどのように把握するか(社会的比較過程)といったさまざまな両者の関係性をいうが，そこに問題が発生しないように配慮したり，トラブルを上手に収拾したりする能力のこと．医療現場では患者間の関係，患者と看護職者関係，医療従事者相互の関係など，さまざまな種類と程度の対人関係が成立しており，個人間の感情や利害の対立も生じやすい．それゆえ看護師，とりわけ管理者にとっては重要な能力(専門的能力，概念化能力，対人関係調整能力)の1つでもある．[1508]

対人関係療法 interpersonal therapy 対人関係に焦点を当てて行う精神療法の一種で，新フロイト学派と呼ばれる研究家や臨床家がその中心となってその理論や臨床を展開している．その第一人者であるサリバン H.S.Sullivan(1892-1949)は，フロイト S. Freud の精神分析学と精神発達の相関をもとに精神医学を「対人関係の科学」として位置づけた．サリバンの対人関係学によると，自己とは他者からの評価の総体であるといい，また精神障害は人格の発達の過程で，人生早期の対人関係における心理的安全保障感の確立の失敗と，身体的欲求の不満足がもととなって自己が失調し，破綻したものであると論じている．治療は本来的には治療者対患者の人間関係の展開によってのみ行われるという，個対個の関係を重視している．[217]

対人関係論⇨同交流型(取引型)リーダーシップ→1065

対人恐怖 anthropophobia 〔D〕Anthropophobie⇨参恐怖症→769

大心臓静脈 great cardiac vein 心尖部に起始して冠状静脈洞に注ぐ5つの静脈の1つで，心筋の表面に現れている．心尖部から前室間溝をのぼり，心室基部より冠状溝を回旋枝に沿って進み，左後方に走り冠状静脈洞に注ぐ．心臓の左辺縁に沿ってのぼる左大辺縁静脈のように左心房からの多くの支流を受け入れている．[202,1052]

対人的効果訓練法 assersion training⇨同アサーショントレーニング→146

大腎杯⇨参腎杯→1595

胎水⇨同羊水→2870

大錐体神経 greater petrosal nerve 第7脳神経である顔面神経の枝．膝神経節を経て深錐体神経と合し，翼突管神経となり翼口蓋神経節に入る．主に知覚と分泌に関与する．[211]

大水泡音 coarse bubbling rale ［大水泡性ラ音，大湿性ラ音］ 断続性ラ音のうち最もあらい音．胸部でゴロゴロ，ブツブツというような大きな音で聴取される．気管支内や肺組織に貯留した分泌物中を空気が通るときに聴取される音で，吸気の早期から中期にかけて聴取される．分泌物の出現や消退により音が増強，減弱し，あるいは聴取できる部位が変化する．肺炎や重症肺水腫などで聞かれる．[847] ⇨参異常呼吸音→236

大水泡性ラ音 coarse crackle⇨同大水泡音→1879

対数正規分布 logarithmic normal distribution, long-normal distribution 確率変数を対数に置き換えると，正規分布となる分布をいう．正の値のみをとる確率変数 x の対数値である y の分布が正規分布 $N(\mu,\ \sigma^2)$ となるとき，x の分布をいう．この分布は $\Lambda(\mu,\ \sigma^2)$ で表し，この分布の確率密度関数は，

$$f(x)=\frac{1}{\sqrt{2\pi}\,\sigma x}e^{-\frac{(\log x-\mu)^2}{2\sigma^2}}\qquad ただし，x>0$$

と表される．[1406]

大頭脳症⇨同巨脳症→784

胎勢 attitude of fetus 子宮内での胎児の姿勢のこと．胎児の下顎が胸壁に接しているか否かで屈位と反屈位に分類される．屈位は下顎が胸壁に接し，背中が前かがみになり，体の前で手足を曲げて合わせている姿勢である．反屈位は下顎が胸壁を離れ，児頭や背中が後方に反った状態である．反屈位はさらに子宮内での先進部の違いによって前頭位，額位，顔位に分けられ，顔位が反屈の程度が最も大きい．[1323]

耐性遺伝子 resistance gene 高温・低温，放射能，薬剤，病原菌など，生命の存続に危険を及ぼす因子に対して耐性を示す遺伝子．遺伝子がこれら危険因子に対する耐性を獲得する機序は，少しずつ解明されているが全容は明らかではない．医療の現場では，薬剤耐性の遺伝子をもつ細菌の出現が問題になっている．その一方で農業や食品開発の分野では，害虫や寒さなどの環境に強い遺伝子組換え農産物の開発に耐性遺伝子を利用している．[324]

体性運動ニューロン somatic motor neuron 運動ニューロンのうち，体節に由来する横紋筋を支配するものをいう．鰓弓に由来する横紋筋を支配するものは，特殊(内)臓性運動ニューロンとして扱われる．体性運動ニューロンは，発生初期における神経管の基板の腹側部分から生じ横紋筋線維とシナプス接合する．舌(舌筋)，眼球(外眼筋)や四肢，体幹などの随意運動を支配する．[154] ⇨参体性感覚ニューロン→1880

体性感覚 somatic sensation 皮膚および粘膜といった

体表の感覚(皮膚感覚)や，機械的刺激によって筋肉，腱，骨膜など身体深部に起こる感覚(深部感覚)のこと.[1230]

体性感覚ニューロン somatic sensory neuron 外界からの情報や体内に生じた深部感覚を受け取るニューロンで，通常神経節を形成する(脊髄神経節など). 外界情報とは温覚，痛覚，触覚，圧覚などで，皮膚や粘膜などを介して受容する. 深部感覚は外界へ対応した結果として，筋，腱，靭帯，関節嚢などで生ずる感覚である. このニューロンは偽単極性で，末梢性の突起(末梢枝)を皮膚や粘膜，筋，腱，靭帯，関節嚢などに延ばして情報を受け取り，中枢性の突起(中枢枝)を通じて中枢神経系(脳と脊髄)に伝える.[154] ⇨参体性運動ニューロン→1879

体性感覚発作 somatosensory seizure てんかん発作の一型. 1981 年の「てんかん発作の国際分類」では大きく部分発作と全般発作に分類し，部分発作は意識障害のない単純部分発作と意識障害のある複雑部分発作に分けられる. 体性感覚発作は単純部分発作の中の1つ. 発作の症状は，触覚，痛覚，温度覚などの異常感覚が通常一側性の特定部分を通して広がり，意識障害は伴わない. 大脳皮質の知覚領野に焦点となる病変があって，異常放電を生じた結果起こる. 体の各部分の知覚野には広さの違いがあるので，顔面や上肢に生じることが多い.[369] ⇨参焦点発作→1444

体性感覚野 somatosensory area 皮膚や筋，関節，内臓などにある深部受容器からの感覚神経線維を受ける大脳皮質の領野のこと. ヒトの大脳皮質には頭頂葉中心後回の一次体性感覚野と，その外側から頭頂側頭弁蓋に及ぶ二次体性感覚野がある.[1230] ⇨参一次体性感覚野→250，二次体性感覚野→2211

体性感覚誘発電位 somatosensory evoked potential；SEP 感覚神経に電気的刺激を与えることで生じる誘発電位. 末梢から大脳皮質感覚野までの経路の途中に異常があるか否かを示す. 体性感覚誘発電位(SEP)には，皮質 SEP，脊髄 SEP，遠隔電場 SEP があり，それにより異常部位を示す. しかし外的要因に影響されやすく，誘発電位としては信頼性が低い.[397] ⇨参誘発電位→2855

体性感覚連合野 somatosensory association area 大脳皮質の第一次感覚野(中心後回)の後方上部にある上頭頂小葉およびその内側面(ブロードマン Brodmann 分類の第5野と第7野)をいい，頭頂連合野の一部である. 皮膚や粘膜を介して得られた外界からの感覚情報の意味を理解する部位で，この部位が障害を受けると触覚失認が起こる.[154] ⇨参大脳皮質→1896，ブロードマン野→2594

胎生〔期〕癌⇨同胎児性癌→1871

胎生期造血 embryonal blood formation ［胎児造血］ 出生後の造血は骨髄でのみ行われるが胎児では異なり，固体発生の時期により造血器官は変化する. 胎生3か月頃までは卵黄嚢の血管壁細胞が有核赤血球を産生し(中胚葉性造血)，3-4 か月を最高に肝臓および脾臓で造血(肝性造血，脾性造血)し，骨髄での造血(骨髄性造血)は胎生4か月頃から始まる. 出生時には肝臓，脾臓は造血能をもたない.[229]

耐性菌出現率 incidence of resistant strain 検査件数当たりの耐性菌の占める割合. 特にサルファ剤は耐性菌出現率が高く，現在では赤痢菌には使用されていない.[517]

耐性検査⇨同抗酸菌薬剤感受性検査法→1006

代生歯 successional tooth ［第二生歯，交代歯］ 乳歯脱落後に生え替わる歯のこと. ヒトの歯は生涯に一度生え替わる. 最初に萌出する歯を乳歯といい，乳歯に替わって生えるのが代生歯で，中切歯，側切歯，犬歯，第一小臼歯，第二小臼歯の 20 歯をいう. 大臼歯のように後から生えてくる歯を加生歯といい，代生歯と加生歯を合わせて永久歯と呼ぶ.[760]

胎生循環 embryonal circulation⇨同胎児循環→1869

体性神経系 somatic nervous system 個体と外界の相互作用にかかわる神経系. 個体が外界からの情報を受け取り，どのように対応すべきかを決定し，運動器としての骨格筋である横紋筋にその命令を送り，個体として合理的で調和のとれた運動を引き起こす. 体性神経系に対し，個体の内部環境の変化に対応する系として内臓性神経系(植物神経系，自律神経系)がある.[154] ⇨参自律神経系→1498

胎生腎腫 embryonal nephroma⇨同腺肉腫→1790

体性痛⇨同体性疼痛→1880

体性疼痛 somatic pain，somatalgia ［体性痛］ 皮膚表面領域の感覚である皮膚感覚に対し，身体の深部で機械的刺激によって起こる感覚を深部感覚といい，皮膚感覚と深部感覚を合わせて体性感覚と呼ぶ. 体性感覚のうち，皮膚，骨格筋，関節，腹膜，胸膜などが物理的に刺激されて起こる痛みが体性疼痛で，部位明瞭な持続する鋭い痛みが特徴.[862] ⇨参腹痛→2544，体性感覚→1879

体性-内臓反射 somato-visceral reflex 自律神経反射は中枢神経系を介する内臓-内臓反射，体性-内臓反射，内臓-体性反射に分類され，中枢神経系を介することがない反射としては軸索反射，自律神経節内反射に分類される. 体性-内臓反射は体性感覚神経を求心路とし，自律神経系を遠心路とする反射. 皮膚への疼痛刺激に対して心拍の増加を認める体性心臓反射，会陰部の皮膚刺激で膀胱内圧が上昇し排尿を促す体性膀胱反射，腹部の皮膚刺激により交感神経緊張を高め腸管運動を抑制する体性胃反射などが代表的.[310]

胎生毛⇨同毳毛(ぜいもう)→1709

体積線量 volume dose⇨同積分線量→1726

体積変動記録器⇨同プレチスモグラフ→2590

体節 somite 胚芽発生初期(胎齢3週)に神経溝の長軸に沿って走る沿軸中胚葉が分節して形成され，対をなす節状の繰り返し構造. 神経板の分節である神経分節形成に伴って上皮化し1つの体節となる. 頭方向へ分化する体節分節が最初に発生し，これより尾方のものが体節として対をなす. 背中側で脊索の両側に位置し，これらが脊椎，骨格筋，骨，結合組織や皮膚などの組織に分化する.[996]

大赤血球症 macrocytosis 平均赤血球容積(MCV)が正常よりも大きい貧血(>100 fL)を意味する. 巨赤芽球性貧血，肝疾患，甲状腺疾患，多飲，溶血性貧血，骨髄異形成症候群などでみられる.[1038] ⇨参大赤血球性貧血→1880

大赤血球性貧血 macrocytic anemia ［大球性貧血］ 平均赤血球容積(MCV)が 100 fL をこえる貧血. MCV が

120-140 fL と高値なら巨赤芽球性貧血が疑われる．甲状腺機能低下症や肝機能障害でみられる大赤血球性貧血では MCV は 100 fL を少しこえるくらいである．そのほか溶血性貧血や再生不良性貧血でも大赤血球性を示すことがある．[1038] ⇨参大赤血球症→1880

体節制 metamerism⇨同分節構造→2607

苔癬(たいせん) lichen 多数のほぼ同形・同大の丘疹が集簇あるいは分布している皮膚病変で，永続しており他の皮疹に変化しない．たとえば扁平苔癬，光沢苔癬などのように，病名として用いられる．[575]

苔癬(たいせん)化 lichenification ある狭い範囲の皮膚に掻破刺激を繰り返す結果，その部の皮膚が肥厚し，皮丘と皮溝が明瞭となること．丘疹が集簇する苔癬と区別する．アトピー性皮膚炎では苔癬化が広い範囲に及ぶ場合がある．[95] ⇨参苔癬(たいせん)→1881

苔癬(たいせん)状粃糠(ひこう)疹 pityriasis lichenoides⇨同類乾癬(かんせん)→2962

大前庭腺 greater vestibular gland⇨同バルトリン腺→2401

大蠕動 mass peristalsis, mass movement ［総蠕動］ 蠕動運動の特別のタイプで，盲腸付近で発生し大腸の内容を一掃するような強い収縮のこと．30 秒の間に大腸内圧は急激に上昇し，2-4 分に 1 回の割合で現れる．この収縮が起こると結腸膨起は消失し，内圧は 100 cmH_2O に達する．そして腸の内容物を一気に S 状結腸，直腸に送る．イヌではこの運動が全長を通過するのに 15 分くらいかかる．[842] ⇨参蠕動→1788

大泉門 anterior fontanel 新生児の前頭骨と両側の頭頂骨の間に形成される頭蓋骨の開口部で，冠状，矢状，前頭の 3 縫合が交わる．菱形をしており，個人差はあるが通常，長径は 3-5 cm 大．大泉門の陥没，膨隆を触知することで新生児・乳児の頭蓋内圧の低下・亢進を推測できる．また，頭部超音波検査の探子を当てる窓にもなる．閉鎖時期も個人差があるが，多くは生後 2-3 年までに閉鎖する．[519] ⇨参小泉門→1441

大泉門開大 large anterior fontanel⇨同大泉門膨隆→1881

大泉門膨隆 bulging anterior fontanel ［大泉門開大］ 新生児・乳児期には前頭骨と左右の頭頂骨とが接する部分は骨化しておらず，さわるとやわらかい．この部分を大泉門と呼び正常では 3 cm 前後で平坦であるが，頭蓋内圧亢進や骨形成不全のために広がったりはれたりすることがある．慢性では水頭症や軟骨無形成症などの骨系統疾患，ダウン Down 症候群などに伴うことがある．急性では頭蓋内出血や髄膜炎などによる頭蓋内圧亢進により引き起こされることもある．重要な所見であるが健常児でも激しく啼泣していると大泉門が膨隆することがあり，安静時に児の体幹を垂直にした姿勢で触知する必要がある．[111] ⇨参小泉門→1441，頭蓋内圧亢進症→2096

苔癬(たいせん)様アミロイド症 ⇨同アミロイド苔癬(たいせん)→179

苔癬(たいせん)様薬疹 lichenoid drug eruption⇨参薬疹《皮膚科》→2840

耐線量⇨同耐容線量→1904

大槽穿刺 cisternal puncture ［後頭下穿刺］ 脳脊髄液の採取のために延髄下部の大後頭槽に穿刺針を挿入する手技．通常は腰椎より髄液を採取するが，何らかの理由で腰椎穿刺が困難または危険な場合，あるいは脊髄レベルに完全ブロックがある場合にこの方法がとられる．穿刺は環椎と後頭骨の間で行うが，腰椎穿刺に比べて脳幹穿刺などの危険度が高く，熟練を要する．[1527]

体操療法 gymnastic therapy 身体に障害のある者に対し，主としてその基本的動作能力の回復を図るため，治療体操，その他の運動を行うこと．ウィリアムズ Williams 体操(腰痛)，コッドマン Codman 体操(五十肩)，クラップ Klapp のほふく運動(側彎症)など体系づけられたものや，障害の予防を目的としたストレッチや筋力強化のようなものも含める．日常的に継続することが効果的であるため，対象者が容易に理解でき，正確な運動が行えるよう，個々に合わせた内容に設定することが望ましい．[249]

対側脚反射 contralateral leg sign⇨同ブルジンスキー徴候→2586

滞続言語 〔D〕stehende Redensart 言語表出の障害で一定の語句を繰り返す，いわば言語における常同性の障害．主にピック Pick 病(特に側頭葉型)の第二期にみられる症状で，シュナイダー C. Schneider によって最初に記載された．[507]

対側挫傷(ざしょう) contrecoup injury lesion, contrecoup contusion 頭蓋内損傷の脳挫傷に関するもので，外力の作用部位と反対側に生じる脳の損傷をいう．損傷した脳表面は細かい点状出血の集簇としてみられる．仰向けに転倒し，後頭部を路面で打撲したときに，前頭葉表面(あるいは左右側頭葉)が頭蓋骨内側面と衝突し，脳表面に損傷を生じることが多い．頭部への重量物の落下や衝突時などでもみられることが多い．例えばコントルクー損傷など．[1135] ⇨参コントルクー損傷→1143

対側性肢端色素沈着症 acropigmentatio symmetrica⇨同遺伝性対側性色素異常症《遠山》→263

対側性点状網状色素欠乏症 leukopathia punctata et reticularis symmetrica⇨同遺伝性対側性色素異常症《遠山》→263

対側損傷⇨同コントルクー損傷→1143

対側打撃(衝撃)損傷⇨同コントルクー損傷→1143

大腿 thigh 下肢の股関節から膝関節までの部分．[237]

大腿の脈管 vessels of thigh 大腿の脈管には大腿動脈およびそれと伴行する大腿静脈という主幹があり，そこから出る分枝が大腿全域をカバーする．また，鼠径部には鼠径リンパ節があり大腿のリンパ管はここを中継して体幹に入る．[873]

代替医療 alternative medicine ［補完代替医療］ 近代西洋医学以外の治療法．すなわち「もうひとつの医療」という大きな枠組みのことをいう．鍼灸，カイロプラクティクス，中国医学，アーユルベーダ，ハーブなどの薬草療法，ホメオパチー，アロマテラピー，食養法，さらには瞑想などによるあらゆる療法を指す．ただし，代替医療がすべて安全で信頼がおけるというわけではない．[1006]

大体格児 large(heavy) for gestational age infant ; L(H)GA, large(heavy) for date infant ［不当重量児］ 出生体重がその在胎週数の基準値の 90 パーセンタイル以上の児．出生体重が 4,000 g 以上の児を巨大児という．原因には糖尿病母体児，過成長症候群(ベクウィズ Beckwith 症候群，ソトス Sotos 症候群ほか)などがある．高インスリン血症を伴う難治性低血糖，多血症，低カルシウム血症，胎児骨盤不均衡や肩甲難産による分娩損傷(頭蓋内出血，上腕骨・鎖骨骨折，腕神経叢麻痺など)，仮死に注意する.[75] ⇨参巨大児→783

大腿義足 above-knee prosthesis 大腿切断後に用いられる義足．大腿義足の構造は，大腿部の切断端を収納するソケット，膝継手，下腿部，足継手，足部を含めたもの．差し込み在来式，吸着式，作業用の殻構造のものがあるが，最近では，骨格構造のモジュラー義足が一般的に用いられている．大腿義足のソケットは，形状から吸着式と差し込み式に大別される．吸着式大腿義足のソケットは断端の周径よりやや小さいため断端をすき間なく覆い，断端全体で体重を支持するためにソケット内に空気が入らないように陰圧を維持する構造であり，大腿義足が懸垂される．そのため，肩つり帯，腰バンドが不要で義足との一体感を得やすい．差し込み式大腿義足は断端とソケット内面との間に余裕がある構造であり，断端に瘢痕があり吸着式ソケットが適さない場合や，筋力が低下している場合，義足を装着する時間が短い場合などに用いられる．吸着式のような懸垂機能は有していない.[1557]

代替経路《補体活性化の》 alternative〔complement〕pathway；A〔C〕P ［**副経路，第二経路，プロパージン経路**］ 補体が活性化される3つの経路の1つで，2番目に解明された．血清中で常時低レベル活性化しており，微生物などが存在すると効率よく進行する．抗体を必要としない．C3，B因子，D因子の3成分で構成され，プロパージン properdin(C3分解酵素を安定化させるようポジティブに働く制御因子)によって正に制御される．代替経路の活性化の結果，C3とB因子の活性化断片の複合体であるC3bBbが生成され，これがC3転換酵素である．さらにプロパージンが結合したPC3bBbは，より安定なC3転換酵素である.[495] ⇨参補体活性化経路→2704，古典経路《補体活性化の》→1122，C3転換酵素→32

大腿後側の筋 posterior muscles of thigh 大腿後側部の筋には半膜様筋，半腱様筋，大腿二頭筋があり，その腱(ストリング)が膝窩(ハム)の両側に位置することから，総称してハムストリングス(ハムストリング筋)と呼ばれる．二関節筋で坐骨神経の支配を受け，主として股関節伸展と膝関節屈曲とを行う.[873] ⇨参大腿二頭筋→1884

大腿骨 femur，os femoris 下腿と骨盤の間にある人体最大の長管骨．直立状態で，身体の重力線の近くに膝がくるよう中央に向かい傾いている．近位部には内上方に向かう大腿骨頸部と骨頭があり寛骨臼にはまり込んで股関節をつくる．頸部の外上方に大転子，内下方に小転子，両者の間に転子間稜という骨のでっぱりがあり骨盤から起こる多くの筋が停止する．骨幹部は円柱状で後面は粗面や粗線が発達し大殿筋や大内転筋などが停止する．遠位部は両側にふくらんだ形の内側顆，外側顆となり，脛骨との間で膝関節をつくる．またその前面は膝蓋骨(大腿四頭筋の腱内にある人体最大の種子骨)が滑走できる溝状の膝蓋面となっている.[873] ⇨参股関節→1077，膝関節→1307，大転子→1888

大腿骨距 calcar femorale⇨同アダムス弓→157

大腿骨近位骨端線離解 epiphyseolysis of proximal femur⇨同大腿骨頭すべり症→1882

大腿骨頸部外側骨折⇨同大腿骨転子部骨折→1882

大腿骨頸部骨折 fracture of femoral neck，femoral neck fracture 大腿骨中枢端に生じる骨折で，大腿骨転子部骨折とともに骨粗鬆症を有する高齢の女性に多発する．骨折部が関節包内にあることから大腿骨頸部内側骨折とも呼ばれる．転位の少ない骨折では保存療法を行うこともあるが，高齢者では早期離床が重要であり，骨接合術，人工骨頭置換術など観血的治療がなされることが多い.[237]

大腿骨転子部骨折 intertrochanteric fracture of femur，trochanteric fracture of femur ［**大腿骨頸部外側骨折，転子間骨折**］ 大腿骨中枢端に生じる骨折．転倒し大転子部を打って発生することが多く，大腿骨頸部骨折とともに骨粗鬆症を有する高齢の女性に多発する．骨折部が関節包外にあることから大腿骨頸部外側骨折とも呼ばれる．治療は観血的治療(骨接合術)が一般的である.[237]

大腿骨頭 femur head，caput femoris 大腿骨近位端の球形部分．骨盤の寛骨臼と股関節を形成する．内側の大腿骨頭窩というくぼみにつく靱帯で寛骨臼とつながっている．ときとして血流障害による無腐性骨壊死をきたすことがある.[237]

大腿骨頭壊死 necrosis of femoral head⇨同大腿骨頭無腐性壊死→1882

大腿骨頭すべり症 slipped capital femoral epiphysis；SCFE ［**大腿骨近位骨端線離解**］ 大腿骨近位骨端部が成長軟骨帯で頸部との結合が緩み，骨頭骨端が頸部に対して後方にすべって転位をきたす疾患．肥満男子に好発するが，男女とも思春期の成長旺盛な時期に一致して多発する．外傷を契機として発症する急性型と慢性型があり，80-90% は慢性型である．慢性型の中にはエストロゲンなどのホルモン異常に関連したものもある．股関節痛を主訴とするが，大腿部痛，膝部痛を訴えることも多い．治療は観血的治療(骨端固定術，矯正骨切り術)が行われる.[237]

大腿骨頭無腐性壊死 aseptic necrosis of femoral head ［**大腿骨頭壊死**］ 成人の大腿骨頭に無菌性，阻血性(血行が阻害されて起こる)の壊死をきたす疾患で，大腿骨頭の陥没変形から二次性の股関節症に至る．特発性のものと症候性のものとがある．特発性とは原因や誘因が不明なものであるが，大量のステロイド剤を服用した者に発生するステロイド性と，アルコール愛飲者もしくは中毒者に発症するアルコール性を含めていう場合もある．一方，症候性とは大腿骨頸部骨折，外傷性股関節脱臼，放射線治療後，潜水夫の減圧症などで発症するものである.[237]

大腿三角 femoral triangle，trigonum femorale ［**スカルパ三角**］ 大腿前面の鼠径靱帯，縫工筋，長内転筋に囲まれた三角形のくぼみでスカルパ三角 Scarpa triangle ともいわれる．その底部を大腿神経，大腿動・静脈が上下に走り，脈拍を触知できる．また，下肢での動脈性出血時の止血部位でもある．大腿筋膜はこの部位において伏在裂孔をつくり，大腿内側の皮静脈である大伏在静脈の大腿静脈への入口となる．また大腿義足の四辺形ソケットを型どりする場合，坐骨をソケット後面の坐骨受けに乗せる目的でスカルパ三角を後方に押す.[873]

●大腿三角

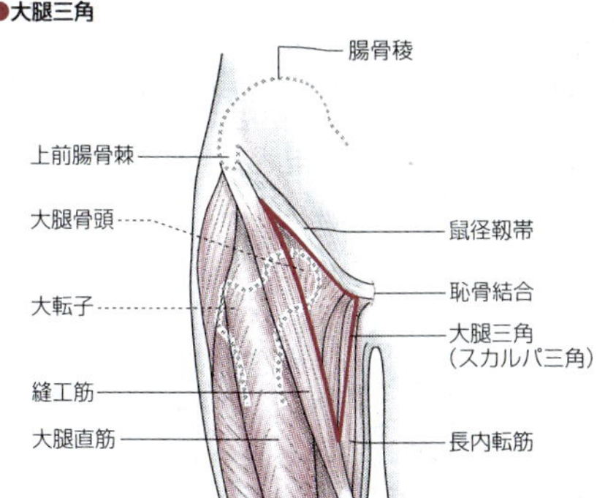

大腿四頭筋拘縮症 quadriceps contracture, contracture of quadriceps muscle, quadriceps muscle contracture of thigh 乳児期の脱水症状や緊急時の治療として大腿四頭筋内に大量の薬液が注入された結果，筋肉が壊死に陥り線維化をきたしたもの．外側広筋，大腿直筋，中間広筋の順に侵され，進行性に膝の屈曲障害をきたす．膝蓋骨高位があり，外側広筋型では膝蓋骨の外方脱臼を起こしやすい．保存的治療は効果なく，線維化部分を切除する手術(大腿咽頭筋形成術)が必要となる．大腿四頭筋とは大腿直筋，内側広筋，中間広筋，外側広筋の4つをさす．[237]

大腿四頭筋等尺性収縮訓練 quadriceps setting exercise ［**四頭筋セッティング訓練**］ 等尺性運動を用いた大腿四頭筋の筋力強化練習のこと．膝関節の動きを固定した状態で行うことから，疼痛やギプスによる関節固定により，膝関節を動かすことができない場合に用いられる．筋力強化というより筋力維持や廃用性筋萎縮の防止が主な目的となる．さまざまな方法があるが，膝窩部に枕や手のひらを置き，床に押しつけるように訓練することが多い．[349] ⇨参等尺性運動→2109

大腿四頭筋反射 quadriceps flexes⇨同膝蓋腱反射→1305

大腿四頭筋ミオパチー quadriceps myopathy 大腿四頭筋のみに限局した進行性筋萎縮，筋力低下を生じる症候群．筋に一次的な異常があると推測されているが，同様の病態は進行性脊髄性筋萎縮症，糖尿病性ニューロパチー，種々の脊髄疾患でも報告されており神経原性筋障害とする報告もあり，症候群としてとらえたほうがよいとする意見もある．[1156]

大腿静脈 femoral vein 大腿部にある大きな静脈で，4つの弁をもつ．膝窩静脈の連続であり，大腿部の近位側で大腿動脈と伴行している．遠位側は大腿動脈の側方に位置し，近位側は大腿動脈より深部に存在する．鼠径靱帯の下方で深部大腿静脈と結合し，その終末部近辺では大伏在静脈と結合する．深部大腿静脈の分枝，内側大腿回旋静脈，外側大腿回旋静脈から血流を受け，鼠径靱帯で外腸骨静脈へつながる．[202,1052]

大腿静脈血栓症⇨同有痛性青股(せいこ)腫→2853

大腿静脈穿刺法 femoral vein puncture, femoral venipuncture 大腿静脈の穿刺は主に乳幼児の採血や，血管造影，血栓除去，中心静脈カテーテル挿入などを目的に行われる．しかし，採血に関しては股関節炎などの合併症を起こす可能性があるため行ってはいけないとの意見もある．また，中心静脈カテーテルの挿入経路は，糞尿による穿刺部の汚染の可能性が高いため，あまり好ましくない．現在は鎖骨下静脈からの挿入が主である．大腿三角部では内側より大腿静脈，大腿動脈，大腿神経の順に位置しており，大腿動脈を触れながらその内側を穿刺するのがこつである．[862]

大腿神経 femoral nerve 腰神経叢の中で第2-4腰神経の前枝からなる最大の枝．腰筋と腸骨筋の間を下行し，鼠径靱帯下の筋裂孔を通って大腿の前面に出る．筋枝は股関節屈筋である腸腰筋，恥骨筋，縫工筋および膝関節伸筋である大腿四頭筋に分布．皮膚へは前皮枝と伏在神経を出す．前皮枝は縫工筋を貫き大腿前面に出て大腿下方3/4の感覚をつかさどり，伏在神経は下腿や足部の内側面に広く分布．[873] ⇨参腰神経叢→2870

大腿神経ブロック femoral nerve block 大腿前面や内側などの除痛に用いられる麻酔法．大腿動脈を触れながらその外側を穿刺し，局所麻酔薬を注入する．最近では脊髄くも膜下麻酔に劣らない麻酔法とされており，超音波ガイド下に，坐骨神経ブロック，外側大腿皮神経ブロック，閉鎖神経ブロックなどと適時併用して施行されている．[133]

大腿切断 above knee amputation 骨切断部位により大腿短断端，大腿中断端，大腿長断端がある．一般に，断端の皮切は前方皮膚弁を後方皮膚弁よりやや長く残す．従来，筋肉は筋膜を縫合する方法が用いられたが，最近は筋肉を直接骨端部に固定して，さらに骨端部を覆うように縫合する筋肉固定術が用いられる．断端負荷性のある場合は，より末端負荷性を得るための手術としてグリッチ・ストークス Gritti-Stokes 切断，カーク Kirk 切断などを行う．[532]

大腿前側の筋 anterior muscles of thigh 大腿前面には大腿神経で支配される縫工筋と大腿四頭筋がある．縫工筋は骨盤から脛骨にまで至る細長い帯状の筋．大腿四頭筋はそれぞれ異なった起始をもつ大腿直筋，外側広筋，内側広筋，中間広筋がすべて膝蓋骨を介して脛骨粗面に停止するきわめて大きな筋で，強力な膝関節伸展作用をもつ．[873]

大腿動脈 femoral artery；FA ［FA］ 外腸骨動脈の続きで鼠径靱帯下の血管裂孔を出て大腿動脈となる．大腿前面の大腿三角で脈拍を触れることができる．前内側面を下って内転筋管に入り，内転筋腱裂孔(大内転筋の)を出たところで膝窩動脈に名前が変わる．経過中に浅腹壁動脈，浅腸骨回旋動脈，外陰部動脈，大腿深動脈，下行膝動脈などの分枝を出す．大腿深動脈は大腿の筋群をはじめ，大腿の全組織を養う．特に，成人では大腿骨頭を栄養する唯一の動脈を出す．[873]

大腿動脈音⇨同トラウベ重複音→2160

大腿動脈閉塞症 femoral artery occlusive disease 何らかの原因により大腿動脈が閉塞した状態．主に心血管由来の血栓塞栓による急性閉塞の病態と動脈硬化や血管炎による慢性閉塞の病態がある．急性動脈閉塞の場合，突然の激しい疼痛で発症し，閉塞部より下方は蒼白となる．随伴症状には動脈拍動消失，知覚鈍麻，運動麻痺があり，時間とともに皮膚色は暗赤色から黒色に変化していく．閉塞部以下が重度の虚血にさらされるため早急な血行再建術を必要とすることが多い．慢性動脈閉塞の場合，歩行時のしびれや冷感，チアノー

ゼを認める．治療は薬物療法，カテーテル治療，人工血管を用いる外科的治療などがある．[1389,611]

大腿動脈瘤　femoral artery aneurysm　何らかの原因により大腿動脈の動脈壁が脆弱化し，限局的に動脈内腔が拡張した状態．原因には動脈硬化，先天異常，外傷，炎症，感染，医原性などがある．治療は基本的には瘤切除と人工血管置換術である．[1389,611]　⇒参動脈瘤→2133

大腿内側の筋　medial muscles of thigh　大腿内側の筋群は恥骨に起始があり，大腿近位部から下腿近位部にわたる広い範囲に停止する．恥骨筋，短内転筋，大内転筋，長内転筋および脛骨内側に停止する薄筋である．主として股関節内転を行う．恥骨筋（大腿神経）および大内転筋の一部（坐骨神経）を除き，腰神経から起こる閉鎖神経支配．[873]

大腿二頭筋　biceps femoris muscle，biceps muscle of thigh　［外側ハムストリングス］　大腿後面で半膜様筋，半腱様筋とともに大腿屈筋群（ハムストリングス）を構成し，その外側を占めるため外側ハムストリングスとも称される．大腿二頭筋のうち長頭（二関節筋）は坐骨結節から，短頭は大腿骨体後面の粗線から起こり，強力な共通腱が膝窩外側を通って腓骨頭につく．長頭は脛骨神経（L_5〜S_2），短頭は総腓骨神経（L_4〜S_2）支配．膝関節屈曲と下腿の外旋の主動作筋で，長頭はさらに股関節伸展の作用がある．[873]　⇒参大腿後側の筋→1882，ハムストリング筋→2393

大大脳静脈　great cerebral vein　［ガレン大大脳静脈］　左右の内大脳静脈が合流してできる短い静脈で，脳梁膨大部の下部を後ろに回って直静脈洞に注ぐ．大脳の深部・上方（透明帯，視床線条体，脈絡叢）から集められた静脈血は，左右の内大脳動脈を経由して大大脳静脈に注ぐ．また，下方の脳底静脈からも大大脳静脈に注ぐ．[1044]　⇒参脳底静脈→2308，脳の静脈→2291

大腿ヘルニア　femoral hernia　［股ヘルニア］　大腿動脈の内側に沿って鼠径靱帯の後ろの大腿管（裂孔靱帯部に開口）を通り，鼠径靱帯直下に腹腔内臓器が脱出するヘルニア．小児にはまれで，中年以降の経産婦によくみられる．女性は骨盤が大きく大腿管も広いが，分娩を繰り返すとさらに抵抗感が減弱するためとされる．ヘルニア内容は小腸，大網が多く，腸壁ヘルニアの形態をとることもある．大腿管が短く強固なため嵌頓の危険性が高く，嵌頓すると腸管の壊死をきたしやすいので早急に手術を行う．診断は鼠径靱帯直下の半球状の腫瘤の触知によるが，クルミ大から鶏卵大と小さいため自覚症状に乏しく，深部にあるため触れにくいこともある．還納性の場合は他の鼠径ヘルニアとの鑑別を要する．[711]

大腿輪　femoral ring　〔L〕anulus femoralis　［股輪］　鼠径靱帯と恥骨上枝との間で，大腿血管鞘（大腿動脈を包む）と大腿の裂溝靱帯にはさまれた薄い結合織性の間隙のこと．腹腔側は横筋筋膜の続きである大腿輪中隔が覆っている．下肢からくる多くのリンパ管が大腿輪を通過する．この部分より腸管などが脱出するのが大腿ヘルニア．[862]

大唾液腺　major salivary gland，major glands of mouth　［大口腔腺］　唾液腺のうち，耳下腺，顎下腺，舌下腺の総称．頬の内側の粘膜や舌にある多くの小さな粘液分泌腺だけでは，口腔内の湿気を保つのに十分ではない．口腔内の湿気は，耳下腺，舌下腺，顎下腺によって保たれている．各唾液腺は腺房細胞と導管系をもつ．組織上あるいは唾液の種類によって，水，電解質，タンパク質に富む漿液腺（耳下腺）とこれらに加えてムコ多糖類を含んだ唾液を分泌する混合腺（顎下腺，舌下腺）に分類される．[842]

●大唾液腺

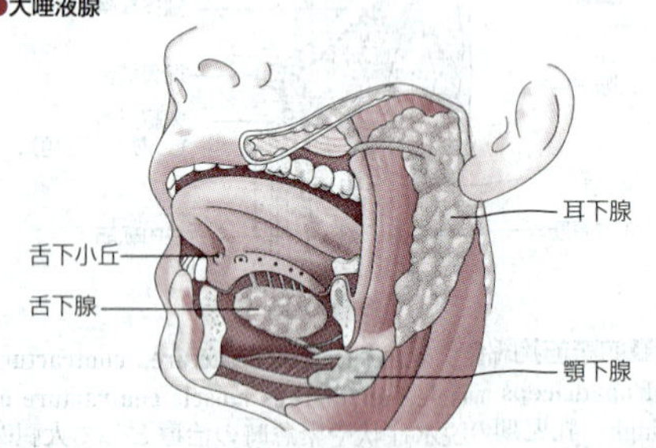

大腸　large intestine　消化管のうち，回盲口から肛門までの約 1.5 m の部分で，盲腸（虫垂），上行結腸，横行結腸，下行結腸，S 状結腸，直腸で構成される．このうち結腸は約 4/5 を占める．大腸の働きは水分や電解質の吸収と糞便の形成，貯蔵である．回腸の内容物（液状）は盲腸と結腸の境界にある回盲弁を通り大腸に入る．大腸の前半は水分や電解質の吸収を行い，後半は固形化された糞便を排泄するまで貯蔵する．粘膜から分泌される粘液により内容物（糞便）はスムーズに移送され，肛門から排出される．大腸の蠕動運動は 24 時間で 1-3 回ほどしか起こらず，内容物の通過には 8-15 時間を要する．大腸が過剰に動いて水分・電解質の吸収が十分に行われない場合や，大腸からの分泌液が過剰になった場合は，糞便の固形化ができず，液状のまま排泄される（下痢）．コレラでは菌の毒素により腸液の分泌が亢進して体液の減少を招き，ときに死に至る．逆に大腸の動きがきわめて弱いと内容物の水分が過剰に吸収されてしまい，便秘を招く．坐薬は大腸の吸収力を利用している．盲腸〜横行結腸の近位部は上腸間膜動脈から，横行結腸遠位部〜直腸上部は下腸間膜動脈から，直腸中・下部は内陰部動脈（内腸骨動脈）からそれぞれ給血される．また，盲腸〜横行結腸の近位部は迷走神経支配，横行結腸遠位部以降は骨盤神経支配となる．[1044]　⇒参結腸→927，直腸→2022，結腸粘膜→928

大腸アメーバ　*Entamoeba coli*　ヒトの大腸に寄生するアメーバで，栄養型が 18-24 × 16-20 μm，シスト（嚢子）が 14-18 μm の大きさで，成熟したシストには 8 個の核がある．ヒトへの病原性はないとする考えが主流．[288]

大腸炎　colitis　種々の原因により大腸に生じる炎症性疾患．原因には，潰瘍性大腸炎，クローン Crohn 病など特発性，赤痢菌，サルモネラ *Salmonella*，カンピロバクター *Campylobacter*，病原性大腸菌などによる感染性，赤痢アメーバ，日本住血吸虫などによる寄生虫性，抗生物質や細胞毒性薬剤などによる薬物性，化学物質性，骨盤内臓器の悪性腫瘍に対する放射線治療による放射線性の他，腸間膜動脈などに生じる血栓や塞栓による虚血性大腸炎などがある．症状はいずれも下

た

痢をきたし，出血を伴うこともある．治療は原因によって異なる．一般的に予後は良好．[886,668] ⇨[参]直腸結腸炎→2023

大腸過形成性ポリープ hyperplastic polyposis of large intestine, hyperplastic polyp of large intestine ［**化生性ポリープ**］ 非腫瘍性ポリープのうち，腺管の鋸歯状変化を伴う過形成性増殖からなる隆起性病変を過形成性ポリープと呼ぶ．中高齢者の直腸からS状結腸に多発することが多い．多くは5 mm以下で，表面は平滑で光沢がある．肉眼型は無茎性のものが多い．色調は周囲と同色か白色調のものが多い．腫瘍性ではないので基本的には治療は不要．[886,668]

大腸癌

large bowel (intestinal) cancer (carcinoma), carcinoma (cancer) of colon and rectum ［結腸直腸癌］

【概念・定義】 消化管から発生する癌のうち，上行結腸，横行結腸，下行結腸，S状結腸，直腸より発生するもの．

【疫学】 北米，西欧，オーストラリアなどに多く，日本を含むアジア，アフリカ，南米に少ない．しかし，わが国では戦後増加の一途をたどり，2007(平成19)年には癌全体における大腸癌死亡数は男性で第3位，女性で第1位となった．

【病態生理】 発生要因の詳細はまだ不明であるが，遺伝的要因と環境要因の両者が関与する．例えば，大腸癌の家族歴を有する者は大腸癌の発生頻度が高い．一方，脂肪摂取量に相関して大腸癌発生率は増加することが知られている．最近のわが国の大腸癌の増加は食生活の欧米化に負うところが大きいと考えられている．大腸癌は，大腸の粘膜上皮細胞が腫瘍化したものであり，ほとんどは腺癌である．発生経路として，古くから**ポリープ(腺腫)の癌化**がよく知られている．そのため，ポリープを内視鏡的に切除することにより癌の予防が行われる．一方，ポリープを経ないで形成される癌もあるが，その頻度は2009年現在で不明．大腸癌は，肉眼形態から1型(腫瘤型)，2型(限局潰瘍型)，3型(浸潤潰瘍型)，4型(びまん浸潤型)に分類されるが，大部分は2型である．

【症状】 他臓器の癌と同様に早期癌では症状に乏しい．進行癌では，下痢・便秘・血便などの便通異常，腹痛・腹部膨満などの腹部症状，体重減少などの全身症状がある．また，発生部位により症状が異なることも特徴の1つ．右側結腸では腸内容物が液状であるため通過障害はまれであり，腹部腫瘤，貧血を訴えることが多い．左側結腸・直腸では，内容物が固形のため通過障害による閉塞症状や，病変部が肛門に比較的近いため血便，粘血便を訴える．特に直腸癌では，血便に加え，排便困難，下痢などの便通異常をきたしやすい．

【診断】 ①スクリーニング：便潜血反応が行われ，抗ヒトHb抗体を用いた免疫学的便潜血反応が陽性になる．②腫瘍マーカー：代表的な腫瘍マーカーは**CEA(癌胎児性抗原 carcinoembryonic antigen)**で，進行大腸癌全体の40-60%が陽性であり，進行度が進むほど陽性率は高くなる．しかし，他の癌でも上昇することがある．その他にCA 19-9があるが，大腸癌での陽性率は20-30%とやや低く，他の癌でもしばしば上昇する．③直腸指診：大腸癌の約1/4は直腸に存在するので，直腸指診の価値は大きい．④大腸内視鏡検査：肛門から内視鏡(大腸内視鏡検査)を挿入して，盲腸まで観察し，直接病変を見つける検査法であり，小さい癌でも発見可能．また，生検により癌の診断を確定することができる．高度進行癌では病変部が狭窄し，内視鏡を奥に挿入できないことがある．⑤注腸X線検査：内視鏡検査の普及により，検査の機会が減少している．しかし，大腸癌の術前検査として，全大腸における癌の部位や広がりを把握するためにしばしば行われる．⑥転移の診断：エコー，CT検査により肝転移，リンパ節転移，肺転移の有無を調べる．骨転移の診断には，骨シンチ，MRIなどが有効．腹水が認められれば，腹水穿刺を行い，癌性腹膜炎かどうかの診断をつける．以上の検査所見により，臨床病期(第Ⅰ-Ⅳ期)を決定する．

【治療】 早期癌(特に粘膜内癌)は内視鏡的切除，進行癌は外科的切除を原則とし，手術不能例および再発例は化学療法を行う．①内視鏡的切除：茎のあるポリープ状の癌(有茎性)では，**ポリペクトミー**(内視鏡的ポリープ切除術)を行う．茎のない癌(無茎性)では，内視鏡的**粘膜切除術 endoscopic mucosal resection(EMR)**を行う．EMRは，病変部の粘膜下に生理食塩水などを注入し，病変部を挙上させて切除する方法．②外科的切除：癌を含む大腸の切除とリンパ節の郭清からなる．結腸癌では癌の部位により，右半結腸切除術，横行結腸切除術，左半結腸切除術，S状結腸切除術を行う．直腸癌では，肛門を残して直腸切除，リンパ節郭清を行う術式と肛門を含む直腸，膀胱などの骨盤内臓器を全摘して**人工肛門**を造設する術式(マイルス法)などがある．一般に，肛門から約5 cm以内に癌があれば，肛門を温存できない．③化学療法：手術不能進行癌は化学療法の適応となる．近年，大腸癌に有効な抗癌剤が次々と開発され，年々治療成績が向上している．例えば，遠隔転移を有する癌(臨床病期第Ⅳ期)では，治療しなければ平均8か月の余命であるが，抗癌剤治療により平均2年近く生存できるようになった．[886,668]

大腸癌の看護ケア

【看護への実践応用】 治療は内視鏡的切除，手術療法，化学療法，放射線療法のいずれか，またはその組み合わせで行われる．これらの治療の必要性，治療効果，予後などを十分に説明し，理解を得ることが必要である．内視鏡的切除では合併症として穿孔，出血を起こすことがあり，内視鏡的粘膜切除術(EMR)を行った場合は短期入院し，切除部に負担をかけない食事・生活指導を行う．手術療法には開腹手術と腹腔鏡手術がある．結腸手術の場合は術後の機能障害もほとんど認めず，入院期間も7-10日程度と短い．直腸癌手術では肛門括約筋温存術が主流だが，腫瘍が肛門に近い場合は直腸と肛門括約筋を切除し，人工肛門(ストーマ)を造設する．また手術療法では骨盤内の自律神経温存手術が行われることが多いが，術後排便・排尿・性機能障害を起こすことがあり，継続してフォローアップする必要がある．大腸癌の化学療法は，術前または術後に行われ，抗癌剤の種類も増え奏効率も向上している．治療選択の際には十分な情報提供や意思決定支援を行い，治療を受ける際には合併症や二次感染予防を指導する．放射線療法は直腸癌や局所再発部に対して，術前または術後に化学療法と併用して行われることがある．癌が多発転移した場合には延命のための化学療法が中心となるが，効果がない場合には緩和ケアの中心となる．

【ケアのポイント】 術後の生活として，食事は暴飲暴食を避け腹八分目とし，1日1回以上の排便コントロールをすることで，術後合併症の腸閉塞を予防するための指導をする．手術によりストーマ造設を行う場合，十分に説明を行い精神的ケアに留意し，ストーマの受容を促し，意思決定を支援する．全国にはストーマケアや失禁ケアに関して専門教育を受けた1,132名(2009年)の皮膚・排泄ケア認定看護師〔旧WOC(wound-ostomy continence)看護認定看護師〕が存在し，継続的にストーマケアをフォローアップするためのストーマ外来を設置する病院も増えてきた．[44] ⇨参ストーマケア→1646，大腸癌→1885

大腸癌検診 screening for colorectal cancer 癌検診の1つ．食生活の欧米化，低繊維・高脂肪食の増加により，わが国でも大腸癌の増加が懸念されている．通常，一次検診として問診，便潜血検査による検診が行われる．スクリーニング陽性者(通常，2回の便潜血反応のうち少なくとも1回陽性の者)に対しては，精密検査として注腸造影，さらには大腸ファイバースコープ，組織診が行われる．わが国では欧米と比較すると有病率が低いため，スクリーニングの偽陽性者が多いこと，精密検査を勧めても未受診の者が多いことなどが今後の課題といえる．[374]

大腸菌 *Escherichia coli* ⇨参大腸菌感染症→1886，エシェリキア〔属〕→355

大腸菌エンテロトキシン ⇨同腸管毒素原性大腸菌→2007

大腸菌感染症 *Escherichia coli* infection 大腸菌は本来ヒト腸管内の常在菌であるが，一群の大腸菌は常在部位である腸管に病変を惹起することがわかっている．また他の一群は通常無菌部位である腹腔，胸腔，髄腔，血管腔などの閉鎖体腔や膀胱，腎盂，胆嚢，肺などの開放腔に侵入して病変を起こす．腸管に病変を起こす大腸菌には少なくとも5型があり，腸管病原性大腸菌 enteropathogenic *E. coli*(EPEC)，腸管毒素原性大腸菌 enterotoxigenic *E. coli*(ETEC)，腸管出血性大腸菌 enterohemorrhagic *E. coli*(EHEC)，腸管侵襲性大腸菌 enteroinvasive *E. coli*(EIEC)，腸管粘着凝集性大腸菌 enteroaggregative *E. coli*(EAEC)と呼ばれるが，それぞれが独特の病原因子を有して特徴的な病像をつくり出す．急性膀胱炎，腎盂炎はほとんど大腸菌によるもので疾患頻度も高いが，接着性P線毛以外に疾患と関連する病原因子はほとんどわかっていない．大腸菌が血流中に侵入して敗血症を起こした場合はグラム陰性菌共通の外膜成分であるリポポリサッカライド(LPS)が致命的な病原因子となる．[517] ⇨参エシェリキア〔属〕→355，O157感染症→91

大腸菌群 coliform bacteria 水や食品を扱う衛生細菌学領域での用語．グラム陰性の無芽胞桿菌で，乳糖を分解して酸とガスを産生する好気性または通性嫌気性の一群の細菌をいう．細菌分類学でいう大腸菌とは必ずしも一致しないが，シトロバクター *Citrobacter*，クレブシエラ *Klebsiella* などの多くの腸内細菌科に属する菌種を包含するので，糞便汚染の指標菌として使われてきた．本菌群が食品から検出されることは，出所をともにする赤痢菌，サルモネラ *Salmonella*，コレラ菌などの腸管病原細菌が存在する可能性があると判定されることでもある．[324]

大腸菌性下痢症 diarrheal diseases caused by *Escherichia coli*, diarrheogenic *Escherichia coli* 次の5種類の下痢原性大腸菌による下痢症・腸管感染症をいう．①腸管病原性大腸菌 enteropathogenic *E. coli*(EPEC)：腸管粘膜上皮に強固に付着し，上皮細胞表面を傷害して下痢を起こす．②腸管毒素原性大腸菌 enterotoxigenic *E. coli*(ETEC)：腸管毒素(耐熱性毒素や易熱性毒素)を産生し，この毒素が腸管粘膜上皮の受容体に結合して細胞の代謝を水分異常分泌に導いて水様性下痢を起こす．③腸管侵入性大腸菌 enteroinvasive *E. coli*(EIEC)：赤痢菌と同様に腸管上皮細胞に侵入して炎症を起こす．膿粘血便を伴う赤痢様症状を呈する．④腸管出血性大腸菌 enterohemorrhagic *E. coli*(EHEC)：志賀毒素産生性大腸菌 Shiga-toxin-producing *E. coli*(STEC)ともいう．志賀毒素を産生する．この毒素は細胞のタンパク合成を阻害して細胞を死に至らしめる．鮮血を伴う下痢便が特徴．溶血性尿毒症症候群を併発し，死亡することがある．血清型O157：H7によるものが多い．感染症法の3類感染症に指定されている．⑤腸管(集合)付着性大腸菌 enteroaggregative *E. coli*(EAEC)：組織培養細胞に凝集塊となって付着する性質があるのでこの名前がつけられた．特に小児の慢性下痢症に関与しているといわれているが，病原性については未解明．治療は，ETEC，EPEC，EHEC，EAECでは下痢に対する水分補給が主で，EIECでは発症初期に抗菌薬投与を行うが自然治癒傾向があるので抗菌薬治療は絶対的適応ではない．また，EHECでは抗菌薬投与はかえって感染症を悪化させ，溶血性尿毒症症候群の発症の危険性を増すということがいわれている．しかし発症初期では有効であるという報告もあり一定の見解が得られていない．[324] ⇨参エシェリキア〔属〕→355

大腸刺激性下剤 colon stimulant cathartics 大腸粘膜を直接刺激して蠕動運動を亢進させ，腸管内での水分・電解質の吸収抑制および分泌促進により，排便を容易にする薬物．アントラキノン誘導体として植物由来のセンノシド，ダイオウなど，ジフェノール誘導体としてピコスルファートナトリウム水和物，直腸刺激性の坐薬であるビサコジルがある．市販の下剤のほとんどはこのタイプで，速やかに効果が得られるため広く用いられるが，頻用により習慣性が生じやすい．[204,1304]

大腸腺腫 adenoma of large intestine, colorectal adenoma 大腸の良性上皮性腫瘍．大腸ポリープの大部分(約80%)を占める．組織学的には，管状腺腫，管状絨毛腺腫，絨毛腺腫に分類されるが，多くは管状腺腫により占められる．一般に発育・進展速度は緩慢であるが，大きさが増大するとともに癌化率が高くなり，代表的な前癌病変である．従来，腺腫はすべて内視鏡的切除の適応とされていたが，近年は5mmをこえる腺腫を切除すべきとの意見が多い．[886,668] ⇨参腺腫→1762

大腸腺腫症症候群 ⇨同腺腫性ポリポーシス症候群→1762

大腸前処置 colon preparation 注腸造影検査および大

腸内視鏡検査前の腸管洗浄を目的として行われる処置．注腸造影検査の前処置はブラウン Brown が考案した方法を改良した方法（ブラウン変法）が用いられてきた．すなわち，前日の食事は繊維と脂肪を制限した注腸準備食を摂取する．水分を多く摂取したのち，塩類下剤（クエン酸マグネシウム溶液）を摂取する．最後に接触性下剤（ピコスルファートナトリウム水和物など）を用いる．近年では大腸内視鏡検査においては前処置としてクエン酸マグネシウム溶液のほかにポリエチレングリコール polyethylene glycol（PEG）を等張化剤として用いた等張液を服用させることが多くなっている．この方法では前日に食事制限を必要とせず，就寝前に緩下剤（センノシドなど）を内服し，検査当日 PEG 電解質液を約 2 L 服用させる．前処置による合併症として腸管穿孔が報告されており，クエン酸マグネシウム溶液や PEG 電解質液を服用した際の患者の訴えに注意する必要がある．[580,1608]

大腸内視鏡検査

colonoscope　肛門から内視鏡を挿入して大腸や終末回腸の観察，診断のための病理検体採取，大腸ポリープに対する粘膜切除術などの内視鏡的治療を行うこと．最近は硬度可変式スコープや拡大観察が可能なスコープが出現し，操作性や診断能力の向上がみられている．[1137,790]

大腸内視鏡検査のケア

大腸ファイバー（colonofiberscope；CF）とも呼ばれる光ファイバーでできた大腸専用のファイバースコープを用いる．鎮痛薬投与後に肛門から挿入し，直腸，結腸，大腸を直視下に観察し，病変を探り，撮影することができる．ポリープ，潰瘍，憩室や腫瘤の有無，腫瘍による狭窄や閉塞部を観察する．また，病変部の生検，出血部の止血，捻転の整復などを行うこともできる．日常的には血便や便通異常，下腹部痛などの自覚症状のある患者，大腸検診や注腸造影で異常が指摘された患者に行われることが多い．しかし，全身状態不良（ショック状態），急性腹症，炎症性大腸炎がある患者では禁忌である．

【ケアの実際】侵襲的な検査であるため，患者に検査の部位，目的，流れ，時間，起こりうるリスクなどを十分説明し同意を得る．視覚的に理解しやすいパンフレットなどを利用し，看護者は引き続き検査予約から検査当日までの流れを具体的に確認しながらオリエンテーションする．検査予約時に，既往歴，現病歴，アレルギーの有無，服薬状況，検査経験歴などをチェックしておく．服薬の指示は医師によるが，抗凝固薬服用者は検査1週間前から中止してもらう．検査前日からは腸管内洗浄（前処置）を始める．水分（アルコール類，牛乳以外のもの）は一貫して十分摂取してもらう．前日の昼食から決められた食事を摂取し，夜から下剤を服用する．検査日来院時は排便状況を確認したうえでさらに下剤を調整して服用してもらう．便汁が透明になったことを確認する．検査直前には，羞恥心に配慮して検査着に着替えてもらい，必要に応じて鎮痙薬（薬剤の副作用に注意）を筋肉注射する．点滴により血管を確保し，パルスオキシメーターを装着．患者には左側臥位をとらせ，肛門部にリドカイン塩酸塩（キシロカイン®ゼリー）を塗布し，スコープが挿入される．送気しつつ体位変換させながらスコープを進めていく．看護者は2人で介助する．1人は患者のそばを離れず声かけし観察を行う．患者の苦痛を察知して緊張を和らげる．もう1人は医師の介助にあたり，必要に応じて色素散布や生検の介助，緊急時の対応に備える．検査終了後は，ネラトン Nelaton カテーテルを肛門に挿入し排気を行って腹部膨満感を軽減させて清拭する．患者にはねぎらいの言葉をかけて，鎮痙薬および鎮静薬などの作用が消失したことを確認できるまで病院で待機してもらう．帰宅時の車の運転は避けるよう注意する．検査結果がわかる次回来院日を伝える．検査後に血便，下腹部痛，気分不快などの症状がある場合はすぐに救急外来を受診するよう説明する．[1248] ⇨参直腸鏡→2023，大腸内視鏡検査→1887

大腸粘膜　large intestinal mucosa ⇨参虫垂→1993，肛門の構造→1061，結腸粘膜→928

大腸バランチジウム　*Balantidium coli*　腸管寄生線毛虫類に属し，栄養型とシスト（嚢子）の2形態がある．栄養型は多数の線毛で覆われ，50-80 μm でブタ，ヒト，サルなどの大腸に寄生する．シストは約 50 μm の球形で，糞便中に排出される．[288] ⇨参バランチジウム症→2397

大腸ファイバースコープ ⇨参大腸内視鏡検査→1887

大腸ポリープ　colorectal polyp　大腸粘膜表面のいぼ（疣）様の限局性隆起性病変に対する肉眼的な総称．病理組織学的に腺腫，過形成性（化生性）ポリープ，過誤腫，炎症性ポリープなどに分けられる．約 80% は腺腫であり，残りの大部分は過形成性ポリープ．内視鏡検査によると，大腸ポリープの頻度は日本人で 8.9-17.2% と比較的高い．男性に多く，加齢とともに増加する．形は，茎の有無により有茎性，亜有茎性，無茎性に分類される．大腸ポリープの大部分を占める大腸腺腫は，大きさが増大するとともに高率に癌化し，代表的な前癌病変である．大腸腺腫は，大腸癌と同様に北米，西欧，オーストラリアなどの脂肪摂取量の多い国に多い．わが国でも戦後大腸腺腫が増加しており，その原因として食生活の欧米化が指摘されている．通常 5 mm をこえると内視鏡的に切除する（ポリペクトミーまたは粘膜切除術）．過形成性（化生性）ポリープは，腺腫に次いで多いポリープであるが，多くは 5 mm 以下と小さく癌化の危険性はないかあってもわずか．過誤腫は，ポイツ・ジェガース Peutz-Jeghers 型ポリープ（ポイツ・ジェガース症候群に類似して樹枝状に増生）と若年性ポリープ（嚢胞状の腺管を有する）に分けられる．過誤腫は癌化することがあり，内視鏡的切除の適応．炎症性ポリープは肉芽組織あるいは再生組織よりなるポリープで，癌化はしない．潰瘍性大腸炎に最もよくみられる．[886,705]

大腸ポリポーシス　polyposis of coli　大腸全域にびまん性にポリープが多発（通常 100 個以上）するもの．ポリープの組織型により，腺腫性ポリポーシス，過誤腫性ポリポーシス，炎症性ポリポーシス，その他に分けられる．腺腫性ポリポーシスには，①常染色体優性遺伝をとり 10 歳くらいまでに発症する家族性大腸腺腫症，②大腸腺腫症に髄芽腫を合併し 10-20 歳代で発症する遺伝性（常染色体劣性遺伝性とする説と常染色体優性遺伝性とする説がある)のターコット Turcot 症候群などがある．過誤腫性ポリポーシスには，①口唇・口腔粘膜・手指に多数の色素斑を伴い，大腸のみならず小腸や胃にも樹枝状の粘膜筋板の増生を特徴とするポリープが多発する常染色体劣性遺伝性のポイツ・ジェガース Peutz-Jeghers 症候群，②大腸のみ，あるいは胃や小腸に嚢胞状の腺管を有するポリープが多発し，常染色体劣性遺伝性を示すことが多い非常にまれな若年性大腸ポリポーシス，③口腔粘膜の隆起性病変，角化症，甲状腺腫や乳癌などの腫瘍を合併する常染色体劣性遺伝性のカウデン Cowden 病がある．炎症性ポリポーシスは，潰瘍性大腸炎，クローン Crohn 病，腸結核などの潰瘍性病変が治るときに形成される肉芽組織あるいは再生組織よりなる炎症性ポリープからなるが，癌化はしない．その他のポリポーシスには，過形成性ポリポーシスや，皮膚異常色素沈着，脱毛，爪甲萎縮・脱落，全消化管にイクラ状外観のポリープを多発する遺伝性のないクロンカイト・カナダ Cronkhite-Canada 症候群などある．大腸リンパ濾胞性ポリポーシスは，非上皮性多発性隆起であり，通常は大腸ポリポーシスに含まれない．[886,705]

大腸リンパ濾胞性ポリポーシス colorectal lymphomatous polyposis, multiple lymphomatous polyposis 正常に存在する大腸のリンパ濾胞が腫大した状態．大部分は直腸に発生し，直腸扁桃 rectal tonsil とも呼ばれる．大きさは通常 1 cm 以下で，白色調の平滑な半球状隆起を示す．ときに多発し，大きなものでは中心に小陥凹を認めることがある．組織学的には粘膜固有層深層から粘膜下層に濾胞構造を伴うリンパ組織の反応性増生を認める．反応性の変化と考えられており．自然に消退する．低悪性度 MALT 型悪性リンパ腫との鑑別が問題になることがある．[886,705]

大腸瘻(ろう)⇨同糞瘻(ろう)→2613

大殿筋 gluteus maximus muscle 腸骨翼の外面にあり両側の殿部を形づくる大きな筋．後殿筋線の後部，それに続く仙骨と尾骨の外側縁などから起こり斜め外下方に走る．上部および表層の筋束は腸脛靭帯，深部は大腿骨の殿筋粗面に停止する．股関節の伸展と外旋の主動作筋であるが，階段をのぼるときのようなより大きな力が必要なときに主動作筋として作用するという特徴をもつ．下殿神経支配．[873]

大転子 greater trochanter, trochanter major 大腿骨頸から大腿骨体に移行する部位で，外側に突き出る大きな突起．大転子とその周囲には，中殿筋，小殿筋をはじめ，回旋筋群(梨状筋，上双子筋，下双子筋，内閉鎖筋，大腿方形筋，外閉鎖筋)が付着している．体表から容易に触れることができるため，骨性指標として股関節の診察上重要である．[873]

大転子高位 elevation of trochanter, proximal position of greater trochanter 大腿骨の大転子が骨頭と比べて正常より頭側に位置している状態をいう．中殿筋，小殿筋の機能不全をきたし，跛行を呈することがある．先天性股関節脱臼におけるペルテス Perthes 様変化やペルテス病の遺残変形としてみられることが多い．[237]

大頭蓋症 megacephaly⇨同巨頭症→784

胎動〔感〕 fetal movement, quickening 胎児の体幹，四肢などの動きで，日ごとの変動は大きい．胎動は妊娠初期から活発だが，妊娠 4-5 か月に入ると母親にも自覚されるようになる．はじめて自覚されるものを胎動初覚と呼び，初産婦よりも経産婦のほうが早めに初覚を感じる傾向にある．20 秒以上の胎動は正確に感じられる．38 週以降，分娩までは減少するが，胎動消失は胎児死亡を疑う．[1323]

耐糖曲線 glucose tolerance curve 一般的にグルコース 75 g を経口負荷して，血糖を経時的(負荷前，負荷後 30 分，60 分，120 分)に測定して糖尿病の診断に利用する．同時にインスリンを測定することが多い．採血は耳垂血，または肘静脈から行う．静脈血漿の場合，負荷前血糖 126 mg/dL 以上，および 120 分値が 200 mg/dL であれば糖尿病型と診断し，糖尿病診断に利用する．正常型は負荷前血糖 110 mg/dL 以下かつ 120 分値 140 mg/dL 以下．[987]

大動静脈瘻(ろう) aortocaval fistula 大動脈と大静脈の間に，何らかの原因により瘻孔が形成され，短絡血流が認められる状態．先天性および後天性大動静脈瘻がある．短絡血流により心拍出量が増加し心不全をきたすため，発見し次第，外科的に瘻孔を閉鎖する治療が必要である．原因は外傷や大動脈瘤破裂，術後の癒着に起因するものなどがある．[1253]

大痘瘡⇨参痘瘡→2117

耐糖能 glucose tolerance 〔**糖耐性，糖忍容力**〕 ブドウ糖負荷のかかったときの，生体の血糖を正常に保つ能力．糖負荷試験で評価することが多い．[418]

耐糖能異常 impaired glucose tolerance；IGT WHO の糖尿病診断基準に取り入れられた分類で，空腹時血糖 126 mg/dL 未満，75 g 経口ブドウ糖負荷試験(OGTT) 2 時間値 140-199 mg/dL の群．これらの群は糖尿病への移行率が高く，生活習慣の改善や指導が必要なことが多い．[418]

耐糖能試験 glucose tolerance test；GTT⇨同ブドウ糖負荷試験→2565

大動脈 aorta 弾性型の大きな動脈で，全身性動脈循環の主幹をなす．上行大動脈，大動脈弓，胸部下行大動脈，腹部下行大動脈の 4 つの部分から構成されている．大動脈起始部では直径が約 3 cm あり，弁口からは頸部のほうへ少し上がり，次いで左肺基底部のほうへ左後方に曲がる．そして胸郭内を脊柱の左側を下って横隔膜の大動脈裂口を通り腹腔に入る．第 4 腰椎の下縁で，大動脈は直径約 1.75 cm にまで狭まり，2 本の総腸骨動脈へと分岐する．[202,1052]

大動脈圧曲線 aortic pressure curve 〔**大動脈圧波形**〕 大動脈内圧を示す曲線で，通常上行大動脈を用いて記録される．正常の大動脈圧曲線は大動脈弁の開放と同時に急激に立ち上がり，その後プラトー(高く平らな部分)になって下降脚を描き，大動脈弁の閉鎖により切痕 dicrotic notch をつくったあとは緩やかに下降する．大動脈弁狭窄症では緩徐に立ち上がり，大動脈弁閉鎖不全症では急峻に立ち上がる先鋭な大動脈圧曲線となる．[961] ⇨参頸動脈波〔重複〕切痕→869

大動脈圧受容器 aortic baroreceptor 頸動脈洞や大動脈弓にある血圧に対する受容器．血圧が低下すると圧受容器に対して刺激が減少し，血管運動中枢へのインパルスが減少する．すると，血管運動中枢，副交感神経が抑制され，その結果，交感神経系が亢進し，心拍

数の増加や血管の収縮が起こり血圧が上昇する．[226] ⇨参降圧反射→970

大動脈圧波形 aortic pressure waveform⇨同大動脈圧曲線→1888

大動脈位置異常 malposition of aorta 肺動脈幹の位置が正常位で，大動脈起始部の位置が異常となる奇形の総称．ファロー Fallot 四徴および古典型アイゼンメンゲル Eisenmenger 奇形では大動脈起始部が右方にわずかに偏位し，心室中隔欠損孔上に騎乗する位置をとる．二(両)大血管右室起始(大動脈単独転位 partial transposition of aorta)では大動脈が完全に肺動脈幹の右方まで偏位して右室起始となる．小型左室，心室中隔欠損を合併する大動脈縮窄症では大動脈起始部が左方に偏位して，大動脈弁下狭窄を合併することがある．[319] ⇨参大血管転位→1865

大動脈右位 dextroposition of aorta ［大動脈右方転位］ 大動脈起始部が右方に偏位して，心室中隔欠損孔上に騎乗する奇形．ファロー Fallot 四徴と古典型アイゼンメンゲル Eisenmenger 奇形(小型心室中隔欠損で肺高血圧を伴う)がある．大動脈がさらに右方に偏位して完全に右室起始になると，二(両)大血管右室起始(大動脈単独転位 partial transposition of aorta)になる．[319] ⇨参大動脈位置異常→1889

大動脈右室瘻(ろう) aortico-right ventricular tunnel(fistula) 大動脈左室瘻と同様に，大動脈洞の上部に起始する先天的交通路が心室中隔頂上部を右に貫いて右室漏斗部に開くまれな奇形．[319] ⇨参大動脈左室瘻(ろう)→1891

大動脈右方転位⇨同大動脈右位→1889

大動脈炎 aortitis 何らかの原因により大動脈に炎症が生じた状態．原因としては梅毒，結核などによる感染症，強直性脊椎炎，関節リウマチ，ベーチェット Behçet 病，ライター Reiter 症候群などの膠原病，高安病(大動脈炎症候群)，巨細胞性動脈炎あるいは隣接臓器より炎症の波及などがある．大動脈の炎症から大動脈瘤，大動脈弁輪拡張，大動脈弁閉鎖不全症，冠動脈狭窄の合併を伴うことがある．治療は原因疾患や合併症に応じて行う．[1389,611]

大動脈炎症候群

aortitis syndrome ［高安動脈炎，高安病，脈なし病］

【定義】大動脈炎症候群(高安動脈炎)は，大動脈およびその主要分枝，肺動脈，冠動脈に閉塞性あるいは拡張性病変をきたす原因不明の非特異的血管炎．また，上肢血管の消失がよくみられるため，脈なし病とも呼ばれる．わが国における患者数は約 5,000 例と推定され，1：9 の割合で女性(好発年齢は 15-35 歳)に多い．

【病理】著明な内膜の増殖と線維化，中膜の線維瘢痕化，弾性線維の変性，炎症細胞の浸潤がみられ，外膜も炎症性線維性肥厚を伴う．その結果，血管内腔の狭窄，閉塞による虚血障害を起こすが，逆に拡張病変としての動脈瘤を形成することもある．

【症状・徴候】上肢の脈が触れないこと，眼底所見として花環状動静脈吻合がみられること，頸動脈洞反射亢進が三徴とされるが，初期症状は感冒様症状で発熱，全身倦怠感，易疲労感などである．その後，血管の狭窄・閉塞症状が出現するようになり，上下肢のしびれ感，痛み，血圧の左右差，視力障害などが出現する．また，頸動脈洞反射亢進による強いめまいや失神もしばしばみられる．

【検査所見】半数以上に高血圧を合併し，頭重感やのぼせなどの症状も認められる．血液検査では炎症反応の亢進を認めるが特異的な検査所見はない．血管造影では大動脈の内膜の不整，大動脈および主要分枝の狭窄，狭窄後拡張，嚢状動脈瘤などがみられる．

【治療】基本はステロイド治療と血栓予防であるが，動脈瘤や高度な閉塞部位には外科的にバイパスをすることもある．予後を決定する重要な病態は，腎動脈狭窄や大動脈縮窄症による高血圧，大動脈弁閉鎖不全による心不全，虚血性心疾患，心筋梗塞，大動脈解離，動脈瘤破裂である．したがって，早期からの適切な内科治療と重症例に対する外科治療が重要である．[1389,611]

大動脈解離 aortic dissection⇨同解離性大動脈瘤→461

大動脈拡張症 aortic dilatation, aortic ectasia 大動脈が種々の原因で拡張した状態．マルファン Marfan 症候群などの先天性のもの，動脈硬化や血管炎によるものなどがある．また，びまん性に拡張性病変が続く特異的な病態もある．限局性に拡張したものを大動脈瘤という．[1389,611]

大動脈鉗子⇨同大動脈クランプ→1890

大動脈冠〔状〕動脈バイパス術⇨同A-C バイパス術→23

大動脈起始部置換術⇨同大動脈基部置換術→1889

大動脈騎乗 overriding of aorta⇨同騎乗大動脈→685

大動脈基部置換術 aortic root replacement ［大動脈起始部置換術］ 主に大動脈弁輪拡張症 annuloaortic ectasia (上行大動脈およびヴァルサルヴァ Valsalva 洞の拡張と大動脈弁輪部の拡張が原因で大動脈弁閉鎖不全をきたす疾患)に対する手術方法．上行大動脈と大動脈弁とを人工弁つきの人工血管で置換し，次いで左右冠動脈を置換後の新しい上行大動脈の人工血管に移植する術式．ベントール Bentall 法やカレルパッチ Carrel patch 法，ピーラー Piehler 法，キャブロール Cabrol 法がある．マルファン Marfan 症候群に伴う嚢胞状中膜壊死が原因の大動脈弁輪拡張症や大動脈解離，高安動脈炎が対象となることが多い．[867,1499]

大動脈逆流 aortic regurgitation 拡張期の大動脈弁の閉鎖が不完全なために大動脈から左心室への血流の逆流をみる大動脈弁閉鎖不全症(大動脈弁逆流症)と同じ意味で用いられる場合と，大動脈弁閉鎖不全症において腹部大動脈のドプラ検査で観察される拡張早期に心臓方向へ逆行する血流(逆流)が生じる現象を指す場合とがある．腹部大動脈における拡張早期逆流現象は大動脈弁閉鎖不全症が重症であることを示す所見である．[594] ⇨参大動脈弁閉鎖不全症→1893，大動脈弁逆流症→1892

大動脈弓 aortic arch 大動脈の区分の 1 つで，心臓の左心室から出た上行大動脈が胸骨柄の後方で弓状をなす部位．大動脈弓は右側の第 2 胸骨肋骨関節の上縁のレベルから起こり，気管の前方を左方へと進み，左気管支をまたいで背方へ曲がり下行大動脈につながる．大動脈弓からは腕頭動脈，左総頸動脈，左鎖骨下動脈の 3 つの動脈を分枝する．[452]

大動脈弓奇形 aortic arch anomaly⇨同大動脈弓形成異常→1890

大動脈弓形成異常　aortic arch anomaly ［大動脈弓奇形］ 大動脈弓および大動脈弓と吻合する枝の発生異常．完全二重大動脈弓，左大動脈弓・両側または右側動脈管の合併，右大動脈弓・両側または左側動脈管の合併，左大動脈弓・異常右鎖骨下動脈・左または両側動脈管，右大動脈弓・異常左鎖骨下動脈・右または両側動脈管，右大動脈弓・鏡像逆位大血管分枝，右大動脈弓・左側動脈管・左腕頭動脈結合など左大動脈弓と鏡像関係にある奇形，頸部〔過長〕大動脈弓，大動脈低形成，大動脈縮窄などがある．大動脈弓形成異常は先天性心疾患の3%に出現する．[319] ⇨参血管輪→905

●大動脈(鰓)弓の発生

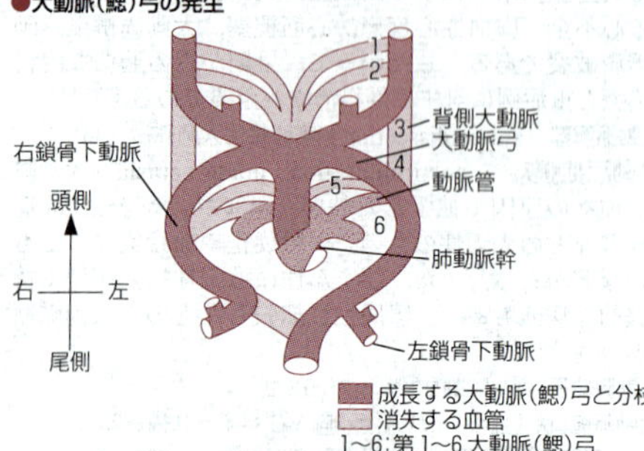

岡田了三:心臓の発生と奇形(3)，呼吸と循環21(8):755，1973より改変

大動脈弓欠損症　absence of aortic arch⇨同大動脈弓離断(遮断)症→1890

大動脈弓症候群　aortic arch syndrome 胸部大動脈の動脈硬化や炎症により，大動脈弓，腕頭動脈，総頸動脈，椎骨動脈，鎖骨下動脈などに狭窄や閉塞が生じた病態．鎖骨下動脈閉塞は鎖骨下動脈盗血症候群の原因となりうる．原因には動脈硬化，大動脈炎症候群，梅毒などがある．原因や病変部位，狭窄の程度により種々の臨床症状が生じる．[611,1389] ⇨参鎖骨下動脈盗血症候群→1184，大動脈炎症候群→1889

大動脈弓部動脈瘤　aortic arch aneurysm ［弓部大動脈瘤，大動脈弓瘤］ 何らかの原因により大動脈弓部が限局的に拡張した状態．動脈硬化によるものが大多数であるが，感染，炎症，外傷，あるいは先天的な要因などでも起こる．症状は無症状のことが多いが，瘤が大きくなれば神経圧迫による嗄声(させい)やホルネル Horner 症候群，上大静脈症候群，気管圧迫による呼吸困難，食道圧迫による嚥下困難などが出現する．治療は人工血管置換術が基本である．大動脈弓部は腕頭動脈，左総頸動脈，左鎖骨下動脈を分岐しており，手術の際にはこれらを遮断するため，血管置換中は脳保護を行う必要がある．一般的には脳分離体外循環法を用いて脳保護を行い，手術を行う．手術の難易度は高い．[1389,611]

大動脈弓閉鎖症　aortic arch atresia 大動脈弓と下行大動脈の連続性は保たれているが，大動脈内腔が閉塞して索状となった先天性心疾患．症状は大動脈縮窄症の重篤例に類似し，大半の症例が動脈管(ボタロー管 Botallo duct)を通して下半身の血流を得ている．通常，生後数日後には心不全の徴候がみられる．合併する心奇形としては心室中隔欠損症が多い．診断は心エコーによる．治療としては動脈管開存のためプロスタグランジン E_1 を投与すると同時に，外科的修復術が行われる．[301]

大動脈弓離断(遮断)症　interrupted aortic arch ［シュタイデリ症候群，大動脈弓欠損症］ 大動脈弓の一部が欠失する奇形で，欠失部が細い線維索で辛うじて連結している型(大動脈弓閉鎖)と完全に連結が絶たれている型がある．シュタイデリ R. Steidele(1777)が第1例を報告した．途絶部位は左鎖骨下動脈分枝直後(A型)，左総頸動脈と左鎖骨下動脈間(B型)，腕頭動脈と左総頸動脈間(C型)に分類される．途絶部より末梢の体循環は肺動脈→動脈管→下行大動脈路によって維持される．その場合，動脈管の閉鎖が進行するとショックや腎不全など重篤な症状を呈する．単独例はほとんどなく，両側動脈管，右肺動脈大動脈起始，鎖骨下動脈起始異常，心室中隔欠損の合併が高率である．外科手術なしでは70%以上が1か月以内に死亡する．診断がつけば動脈管の開存を維持するためにとりあえずプロスタグランジン E_1 製剤を投与し，のちに大動脈の再建術を行う．[319] ⇨参大動脈縮(絞)窄症→1891，大動脈弓閉鎖症→1890

●大動脈弓離断(遮断)症 Celoria の分類

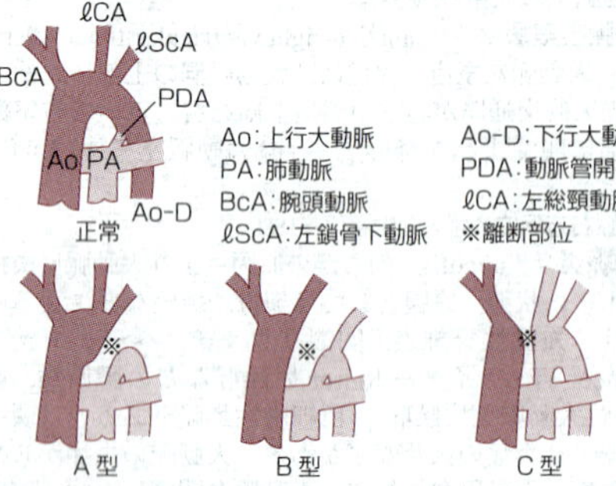

大動脈弓瘤⇨同大動脈弓部動脈瘤→1890

大動脈狭窄　aortic stenosis⇨同大動脈縮(絞)窄症→1891

大動脈クランプ　aortic clamp ［大動脈鉗子］ 大動脈の損傷部や切開部からの出血を抑えるため，その中枢側，末梢側あるいは側壁を鉗子で遮断する操作および鉗子のこと．遮断ならびに解除は，血行動態の急激な変化をきたさないように心拍に合わせて少しずつ開閉する．遮断に伴う動脈壁損傷防止のため，形状，かみ合わせ部分にいろいろな工夫がなされた鉗子があるが，強すぎず，かつ鉗子が滑脱しない程度に確実に遮断する配慮が必要．また，動脈硬化が高度な部分では内側の粥状物，石灰化物を遊離させないような注意を要し，バルーンで閉塞遮断することもある．[1264] ⇨参動脈鉗子→2131

大動脈形成術　aortoplasty 手術的に大動脈の形態異常を修復する方法の総称で，人工血管置換を行わないものを指す．主に狭窄病変に対して行われる．特に小児例で，成長に伴って修復部の自己組織が成長することで再狭窄を避けることを期待して行われる．大動脈縮窄症に対するものが代表的であり，鎖骨下動脈のフラップを用いた形成法(subclavian flap)が行われる．

た

また大動脈弓離断や血管輪の症例では，狭窄部切除後の端端吻合法などが行われる．[867,1499]

大動脈後リンパ節 retroaortic node ［後大動脈リンパ節］ 腹部大動脈に沿って存在する大動脈周囲リンパ節の1つ．大動脈前リンパ節，大動脈外側リンパ節，大動脈-大静脈間リンパ節と合わせて大動脈周囲リンパ節を形成する．[1221]

大動脈左室瘻(ろう) aortico-left ventricular tunnel (fistula) 上行大動脈の右冠〔状〕動脈入口の上部に始まり大動脈弁右尖の下に開く異常な交通路．冠〔状〕動脈の奇形，大動脈弁輪の一部欠失，胎生期ヴァルサルヴァ Valsalva 洞瘤の破裂，総動脈幹分割異常などが病因と考えられている．[319] ⇨参大動脈右室瘻(ろう)→1889

大動脈周囲リンパ節 periaortic node⇨同腰リンパ節→2878

大動脈縮(絞)窄症 aortic coarctation, coarctation of aorta；CoA ［大動脈狭窄］ メッケル Johann F. Meckel (1750) によりはじめて記載された大動脈の一部に限局した狭窄をもつ奇形．定型的縮窄部位は動脈管直後(管後 postductal)型と動脈管直前(管前 preductal)型に限定され，動脈管は開存または閉鎖，鎖骨下動脈の狭窄・閉鎖・起始異常，二重大動脈弓などを合併する．心室中隔欠損の合併例と非合併例がある．まれに多発性縮窄，異型縮窄として下行大動脈，特に腹部大動脈の狭窄が存在する．左心系低形成や肺高血圧症を伴う群では80% は3か月以内に死亡する．成人期まで生存する群では上半身の高血圧や左室肥大を合併して40歳までに死亡することが多い．副血行路の発達が著明な場合は，肋骨下，肋間など種々の部位で脈拍を触れる．先天性心奇形の6.3-8.4% にみられ，男性優位の発症である．少年期から20歳頃までに手術を行うのがよい．外科的に左鎖骨下動脈をフラップとして縮窄部を拡大する方法，縮窄部の切除，端々縫合法がとられる．バルーンカテーテルによる非開胸縮窄解除術も乳・幼児に試みられている．[319] ⇨参大動脈路低形成症→1893

●大動脈縮(絞)窄症

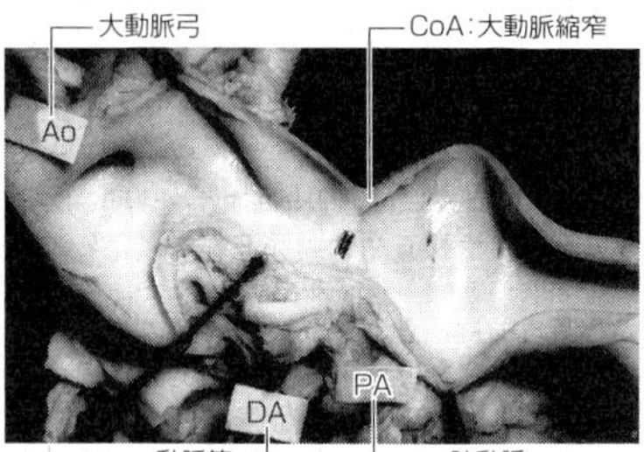

大動脈縮窄切除術 coarctectomy 大動脈縮窄症は大動脈の先天的な狭窄が動脈管付近に生じるもので，管前型と管後型とに分けられる．管前型での手術は他の先天性心奇形の合併が多いので，狭窄部の解除を目的として行われる．術式としては左鎖骨下動脈を離断後フラップ状にして狭窄部に縫合する鎖骨下動脈皮弁 subclavian flap 法，端端吻合法および人工血管置換術などがある．[867,1499]

大動脈小体 aortic body 大動脈弓にあり，血液中の酸素分圧，二酸化炭素分圧，pH を感知し，呼吸中枢へ情報を送り，呼吸を調節している．[226] ⇨参大動脈反射→1892

大動脈小体反射 aortic body reflex 生理的な化学的反射の1つ．血中濃度の変化が大動脈弓壁に存在する化学受容体である大動脈小体に作用し，延髄にある呼吸中枢を刺激して呼吸活動を活発にさせるような刺激を生成させる．血液中の酸素濃度の減少によって主に作動されるが，血液中の二酸化炭素や水素イオン濃度の上昇によってもわずかながら作動される．[1139] ⇨参頸動脈小体反射→868，大動脈反射→1892

大動脈前リンパ節 preaortic node ［前大動脈リンパ節］ 腹部大動脈に沿って存在する大動脈周囲リンパ節の1つで，大動脈外側リンパ節，大動脈後リンパ節と合わせて大動脈周囲リンパ節を形成する．上腸間膜動脈リンパ節，下腸間膜動脈リンパ節，腹腔動脈リンパ節に分類され，大動脈の腹側に位置する．合流して腸リンパ本幹となった輸出管の大部分は乳び槽に流れる．[1221]

大動脈造影法 aortography 胸部大動脈造影と腹部大動脈造影の総称．セルディンガー Seldinger 法により，カテーテルを前者は胸部上行または下行大動脈まで，後者は腹部大動脈まで挿入し，X 線造影剤を注入して撮影する．穿刺部位としては，大腿動脈や上腕動脈が用いられることが一般的．動脈瘤，狭窄，閉塞など大動脈そのものの病変に対して行われるほか，分枝領域の選択的造影のため併用される．[264]

大動脈損傷⇨参大血管損傷→1865

大動脈中隔欠損症 aortic septal defect ［大動脈肺動脈中隔欠損症，大動脈肺動脈窓］ 先天的に二大血管の起始部近傍で大動脈・肺動脈間に窓状の交通路をもつ奇形で，エリオットソン John Elliotson (1830) がはじめて記載した．先天性心奇形の0.3-1% を占め，男性優位である．胎生期における大動脈・肺動脈中隔の形成不全が成因．動脈管開存，大動脈二尖弁，右大動脈弓，右肺動脈大動脈起始，肺静脈瘻，心室中隔欠損，肺動脈狭窄などを合併する．臨床症状は動脈管開存症に似るが，より重症で外科手術なしでは30% が1歳以下，50% が50歳前に死亡する．早期手術が必要である．[319]

大動脈腸骨動脈閉塞症 aortoiliac occlusive disease, aortoiliac occlusion 何らかの原因により腸骨動脈が閉塞した病態．主に心血管由来の血栓塞栓による急性閉塞の病態と動脈硬化や血管炎による慢性閉塞の病態がある．急性動脈閉塞の場合，突然の激しい疼痛や知覚鈍麻，運動麻痺で発症し閉塞部より下方の皮膚の蒼白，脈拍欠如，冷感などの循環障害所見を認める．血栓閉塞部以下は重度の虚血にさらされるため早急な血行再建術を必要とすることが多い．現在はフォガティ Fogarty カテーテルにより血栓除去を行うのが一般的である．慢性動脈閉塞の場合，歩行時のしびれや冷感，チアノーゼを認める．治療は薬物療法，カテーテル治療，人工血管によるバイパス術などがある．[1389,611]

大動脈痛 aortalgia 大動脈瘤をはじめとする大動脈の炎症性疾患に由来する痛み．通常，夜間に鈍痛として感じられる．[87] ⇨参大動脈炎症候群→1889

大動脈洞 aortic sinus⇨同ヴァルサルヴァ洞→309

大動脈洞動脈瘤 aortic sinus aneurysm⇨同ヴァルサルヴァ洞瘤→309

た

大動脈洞動脈瘤破裂　ruptured sinus of Valsalva aneurysm ⇨同ヴァルサルヴァ洞動脈瘤破裂→309

大動脈内バルーンパンピング法　intra-aortic balloon pumping；IABP ［IABP，バルーンパンピング法］ 大腿動脈から胸部大動脈(左鎖骨下動脈分岐部以下，腎動脈分岐部より近位部)にバルーンつきのカテーテルを挿入して行う循環補助法で，心電図に同期させて拡張期にヘリウムガスによりバルーンをふくらませて収縮期に虚脱させる．バルーンの膨張により大動脈の拡張期圧が上昇して冠血流量が増加し，ヘリウムを抜くことにより大動脈内の血液量が減少して左室の後負荷を軽減する．心筋の酸素供給を増やして急性心筋梗塞に伴う重症心不全(心原性ショック)，機械的合併症(僧帽弁閉鎖不全，心室中隔穿孔)や重症不整脈，発作や血行動態のコントロールができない薬物抵抗性狭心症，難治性左心不全などが適応となる．また，血管形成術後の冠血流の維持のためにも用いられる．解離性大動脈瘤，大動脈の強い蛇行，大動脈弁閉鎖不全は禁忌である．合併症としては挿入部位の大腿動脈の血行障害，大動脈の損傷，穿刺部の出血，大動脈側枝の血流障害(麻痺性イレウス，腎機能障害など)などがある．[506] ⇨参カウンターパルセーション法→463

●大動脈内バルーンパンピング法

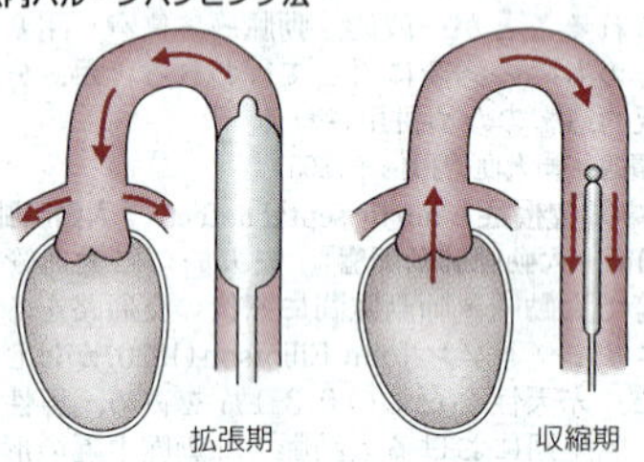

大動脈肺動脈窓　aortopulmonary window；APW⇨同大動脈中隔欠損症→1891

大動脈肺動脈短絡術　aorto pulmonary shunt⇨同大動脈肺動脈吻合術→1892

大動脈肺動脈中隔欠損症　aortopulmonary septal defect；APSD⇨同大動脈中隔欠損症→1891

大動脈肺動脈吻合術　aortopulmonary anastomosis ［大動脈肺動脈短絡術］ 大動脈と肺動脈を側側吻合して肺血流を増加させる手術法．肺動脈狭窄や閉鎖，左右短絡を伴う疾患が対象で，肺血流量を増加させてチアノーゼの軽減を図る．過去にはウォーターストン Waterston 法やポッツ Potts 法などが行われたが，術後の肺血流量が多くなりやすく肺高血圧をきたしやすいために最近ではほとんど行われていない．現在では人工血管を上行大動脈と肺動脈に吻合することで肺血流を増加させるセントラルシャント central shunt が行われる．[867,1499]

大動脈反射　aortic reflex 血液中の酸素分圧，二酸化炭素分圧，pH を感知し，呼吸中枢へ情報を伝え呼吸を調節している反射のこと．[226] ⇨参大動脈小体→1891，大動脈小体反射→1891

大動脈分岐部慢性閉塞症　chronic aortoiliac occlusive disease⇨同ルリーシュ症候群→2969

大動脈閉塞　obstruction of aorta 大動脈の内腔が閉塞した状態をいい，先天性発生異常や後天的大動脈炎の結果として発生する．前者は大動脈弓遮断，後者は高安病(大動脈炎症候群)が代表である．高安病では大動脈弓は狭窄にとどまるが，腹部大動脈の腎動脈分枝後に閉塞する症例がときにみられる．[319] ⇨参大動脈弓離断(遮断)症→1890，大動脈炎症候群→1889

大動脈弁　aortic valve 左心室から上行大動脈の移行部である大動脈口に位置する3枚のポケット状の半月弁(左・右・後半月弁)からなる．左心室の収縮に連動して弁を開き血液を送り出し，左心室の拡張時には閉じることで，大動脈から左心室への血液の逆流を防止している．[452]

大動脈弁温存手術《大動脈弁輪拡張症の》　⇨同リモデリング法→2935

大動脈弁下部狭窄症　subaortic stenosis ［大動脈弁下膜型狭窄症］ 左室流出路の大動脈弁下に器質的狭窄を有する疾患．膜性のもの，左室流出路の周囲に線維性のリングを形成するもの，左室流出路を大動脈弁基部直下まで線維筋性組織がトンネル様狭窄を形成するものがある．狭窄の程度が強ければ，駆出性収縮期雑音を聴取する．診断には心エコー法が有用であり，大動脈弁逆流を伴うこともある．狭窄の強いもの，狭窄や大動脈弁逆流が進行するものは，狭窄部の切除手術を考慮する．限局性のものには，経皮的バルーン拡張術も行われている．[1005]

大動脈弁下膜型狭窄症　discrete subaortic stenosis⇨同大動脈弁下部狭窄症→1892

大動脈弁逆流⇨同大動脈弁閉鎖不全症→1893

大動脈弁逆流症　aortic〔valve〕regurgitation；AR 大動脈弁の閉鎖が不完全になり，拡張期に大動脈から左心室へ血液の逆流が起こる現象または病態．病因として，リウマチ熱，動脈硬化，先天性二尖弁などのように大動脈弁自体の変形による場合と，大動脈弁輪拡張症，マルファン Marfan 症候群，解離性大動脈瘤などのように大動脈基部の拡大による場合とがある(ただしそのどちらも生じうる梅毒性のものもある)．大動脈から左心室への逆流のために左室容積が増加して左室拡張が生じるが，症状は晩期まで出現しない．心拡大や心機能低下が進行すると，左心不全症状が出現し，また大動脈拡張期圧(冠灌流圧)が低下し，狭心症が出現することもある．胸骨左縁に拡張早期雑音を聴取する．診断は心エコードプラ検査や大動脈造影法による．治療は大動脈弁形成術または弁置換術によるが，術前には薬物による減負荷療法と手術の最適時期の決定が重要．著明な左室拡大，左室機能低下，自覚症状の出現が手術時期の目安とされる．大動脈弁閉鎖不全症と同義であるが，大動脈弁閉鎖不全症は症状や身体所見を含む疾患全体を指すのに対し，大動脈弁逆流症は逆流現象自体を指す意味合いが強い．[594] ⇨参大動脈弁閉鎖不全症→1893

大動脈弁狭窄症　aortic〔valve〕stenosis；AS 大動脈弁に狭窄が生じ，左心室から大動脈への血液駆出の抵抗が増大する病態．病因として先天異常，リウマチ熱，加齢による変性，石灰化などがあり，近年では変性，石灰化によるものが最多．若年者では先天性(二尖弁)が多く，高齢者では変性，石灰化によるものが多い．左室への負荷増大により著明な左室肥大が生じる．胸

た

痛(狭心症)，失神，心不全に伴う呼吸困難の三大徴候のほか，身体所見として著明な収縮期雑音を聴取する．診断は心エコードプラ検査や心臓カテーテル検査による．左心室〜大動脈間の圧較差が50 mmHg以上，弁口面積が0.8 cm^2 以下なら中等症以上の大動脈弁狭窄と考える．治療は手術(弁置換術)を行う．狭窄が高度でも自覚症状が出にくく，自覚症状出現後の予後は不良となるので，自覚症状出現後はできるだけ早期に手術を行う．日常生活では激しい運動を禁止し，抜歯時には感染性心内膜炎予防のために抗生物質投与を行う．[594]

大動脈弁形成術 aortic valvuloplasty；AVP 大動脈弁膜症に対する術式の1つ．狭窄に対する弁口面積の拡大には弁切開術や交連切開術が行われる．閉鎖不全に対しては弁の下垂あるいは逸脱に対するひだ形成や弁尖のつり上げ，穿孔に対するパッチ修復術などがある．遠隔期成績は必ずしも良好ではない．弁の石灰化や荒廃の著しい症例は弁置換術の適応．[867,1499]

大動脈弁上部狭窄症候群 supravalvular aortic stenosis syndrome；SASS 通常の大動脈弁狭窄症とは異なり，先天的に上行大動脈基部すなわちヴァルサルヴァ Valsalva 洞上端の高さにおいて大動脈の狭窄をきたす疾患．家族性，孤発性，先天性風疹後遺症によるものがある．家族性で，特異な顔貌〔エルフィン(小妖精)顔貌〕，知的障害，ビタミンD代謝異常を伴うものはウィリアムズ Williams 症候群と呼ばれる．生後1年頃に特発性幼児高カルシウム血症を生じる．[594] ⇨参大動脈弁狭窄症→1892

大動脈弁置換術 aortic valve replacement；AVR ［AVR］ 大動脈を横切開して大動脈弁を切除後，弁輪に人工弁を縫着する術式．大動脈弁狭窄症もしくは閉鎖不全症に対する術式の1つで，弁形成術では修復困難な症例に対して広く行われている．体外循環を使用して心停止下に行う．人工弁には機械弁と生体弁があり，耐久性の面からは機械弁が選択される．高齢者や妊娠・出産を希望する女性患者，出血性素因の合併など術後の抗凝固療法が困難な症例では生体弁(同種生体弁，異種生体弁，ウシ心膜生体弁など)が移植される．[867,1499]

大動脈弁閉鎖症 aortic valve atresia 大動脈弁の閉鎖と左室低形成を示すまれな先天性疾患であるが，生後1週間以内に死亡に至る先天性心疾患の中では最も頻度が高い．体循環は右室から肺動脈，動脈管開存を経て大動脈に流入する血液により維持され，肺静脈血は多くの場合，卵円孔開存を通じて右房に流入する．通常，生後1週間以内に肺水腫により死に至る．[594]

大動脈弁閉鎖不全症 aortic〔valve〕regurgitation；AR, aortic〔valve〕insufficiency；AI ［大動脈弁逆流］ 大動脈弁の閉鎖が不完全になり，拡張期に大動脈から左心室へ血液の逆流が起こる病態．大動脈弁逆流症と同義であるが，大動脈弁逆流という用語は疾患よりも逆流現象自体を指す意味合いが強い．病因としてリウマチ熱，動脈硬化，先天性二尖弁などのように大動脈弁自体の変形による場合と，大動脈弁輪拡張症，マルファン Marfan 症候群，解離性大動脈瘤などのように大動脈基部の拡大による場合とがある．大動脈から左心室への逆流のため左室容積が増加して左室拡張が生じるが，症状は晩期まで出現しない．心拡大が進行すると，心機能が低下し，労作時呼吸困難や発作性夜間呼吸困難などの左心不全症状が出現する．逆流のため大動脈拡張期圧(冠灌流圧)が低下し，狭心症が出現することもある．第3〜4肋間胸骨左縁に拡張早期雑音を聴取する．診断は心エコードプラ検査や大動脈造影法による．治療は大動脈弁形成術または弁置換術によるが，内科的には減負荷療法と手術の最適時期の決定が重要．著明な左室拡大，左室機能低下，自覚症状の出現が手術時期の目安とされる．[594] ⇨参大動脈弁逆流症→1892

大動脈弁輪拡大⇨同大動脈弁輪拡張症→1893

大動脈弁輪拡張症 annuloaortic ectasia；AAE ［**大動脈弁輪拡大，輪状大動脈拡張症，AAE**］ 大動脈弁輪の拡大と上行大動脈の動脈瘤様拡張を呈する病態で，通常，大動脈弁閉鎖不全を合併する．原因疾患としてはマルファン Marfan 症候群が20-60%と多数を占めるが，大動脈炎症候群，大動脈硬化症，梅毒などのほか，原因不明の場合もある．病理学的には大動脈壁の嚢胞状中膜壊死が典型的所見で，炎症性や動脈硬化性の変化が認められることもある．症状としては大動脈弁閉鎖不全による心不全症状や大動脈解離による胸痛などが生じうる．病状は進行性であり突然死の原因となることもある．診断には心臓超音波検査が最も有用で，ほかにCTやMRI，心血管造影検査も用いられる．一般に症状が進行した症例や大動脈径が6 cm以上に拡張した症例にはベントール Bentall 法(人工弁付き人工血管を用いる術式)を基本として，積極的に外科的治療が行われる．[1511] ⇨参マルファン症候群→2747

大動脈瘤⇨参腹部大動脈瘤→2547，動脈瘤→2133

大動脈瘤破裂 aortic aneurysm rupture 大動脈瘤の破裂で，真性(動脈硬化性)大動脈瘤や解離性大動脈瘤の続発症として最も致死的であり，緊急手術の適応となる．真性大動脈瘤の場合，性状や発生部位にもよるが一般に瘤径が5 cm以上になると破裂の危険性が高くなるとされ，予防的な外科的治療が考慮される．[1511]

大動脈路低形成症 hypoplasia of aortic tract(aorta)syndrome(complex)；HAoT レブ Maurice Lev により命名(1952)された複合(症候群)である．上行大動脈が極端に細いか，内腔が閉塞して線維索に化した奇形で，左室は低形成である．上行大動脈が大動脈弓部よりも細い所見により大動脈縮窄と鑑別できる．[319] ⇨参左室低形成症候群→1186

大同類聚方(だいどうるいじゅほう) 出雲広貞，安倍真直らの撰により808(大同3)年成立した医書．全100巻．平城天皇の勅命により，日本古来の医方の散逸を防ぐべく，諸国の国造，県主，稲置，別首，神社，名族，旧家に伝わる薬方を徴集し，類別・編集した書．日本で最初で最大の和方薬の集成で，かつ国定薬局方の性格を兼ねたものであった．『日本後記』(大同3)の条にその記録がみえる．今日伝存している諸本はすべて後代の偽撰で，真本は早く散逸して伝わらない．一部の国学者は伝存本を真本と主張したが，多紀元堅(『時還読我書』)，佐藤方定(『奇魂』)，奈須玄盅(『本朝医談』)らは偽撰説をとった．[1355]

態度尺度⇨同リッカート尺度→2926

体内式除細動器 internal defibrillator ［**植込み型除細動器**］ 致死的な心室性頻脈性不整脈を有する患者に対し

て用いる体内植込み型の除細動装置．心室細動，心室頻拍の発生時に，体内で自動的に頻脈を感知して抗頻拍ペーシングあるいは直流通電を行って頻脈を停止させ，心臓突然死を防止する．本体であるジェネレーターと除細動電極からなる．小型軽量化が進み，恒久的ペースメーカーと同様に前胸部への植込みが可能となった．除細動電極は経静脈的に右心室心尖部に留置する．薬物療法抵抗性の心室頻拍あるいは心室細動が適応となる．[1264] ⇨参除細動→1487，除細動器→1487，電気的除細動→2079

大内臓神経 greater splanchnic nerve 交感神経幹の第5-9(10)胸神経節から出る節前線維が集まって脊柱(胸椎体)に沿って下行し，横隔膜を貫いて腹腔内に入る．この線維束を大内臓神経と呼ぶ．腹腔動脈周辺で腹腔神経叢に加わり，腹腔神経節でニューロン(神経細胞)を代え，節後線維が胃，肝臓，膵臓，脾臓などの諸器官を調節している．ちなみに，第10-12胸神経節から出る節前線維が集まった線維束を小内臓神経といい，上腸間膜動脈の周辺で上腸間膜動脈神経叢に加わり，上腸間膜神経節でニューロンを代え，節後線維が小腸から結腸の近位部に分布する．腹腔神経叢と上腸間膜動脈神経叢には下行してくる迷走神経(副交感性線維)の分枝も分布している．[1044] ⇨参胃の神経→213，自律神経系→1498，交感神経幹→984

体内総水分量⇨同総体水分量→1820

大内転筋 musculus adductor magnus⇨参大腿内側の筋→1884

体内時計 internal clock, biological clock ［**生物時計，生体時計，生理時計**］ 生体内にあり，生体の概日リズム(サーカディアンリズム)を支配する時計機構のことで，概日リズムの生理作用で最も重要な機能．これによって，例えば消化吸収機能は昼に高く夜に低いなど，ある生理機能が最大の能力を発揮する時間帯が決められている．また，生体が24時間周期の昼夜変化に適応できるようになっている．哺乳類の体内時計としては視床下部の視交叉上核が一般的に知られているが，これ以外にも時計機構は内在すると考えられている．[1230]

ダイナミックCT dynamic CT ［**動態CT**］ 血管性病変や腫瘍の血流動態などを知るため，水溶性造影剤を急速ボーラス注入して連続スキャンするCT検査．血管造影に似た造影剤の時間的推移を観察できる．[264]

ダイナミックスプリント dynamic splint 可動部分を設けゴム，マジックベルト，スプリングなどを装着し，関節の動きを可能とすることで術後の瘢痕や癒着，関節拘縮を予防できる上肢用装具．さらに手関節や指の術後の筋力低下や運動麻痺に使用することで，発症早期から運動療法を可能とする．腱修復術後の運動療法の際に，損傷指の動的支持および矯正を行い，筋や腱の再教育を図る．運動麻痺に対しても麻痺筋の筋や腱の機能の補助と代償などを目的として用いられる．これに対し安静や固定，保持，拘縮や変形の予防および矯正を目的とした静的装具(スタティックスプリント)がある．スプリントは副子，シーネともいわれる．[840]

ダイナミックフォーカス《超音波の》 dynamic focusing ［**多段フォーカス**］ 超音波検査で電子フォーカスなどの焦点距離を変化させながら画像を作ること．焦点距離の深さを変え，焦点の合った部分のみをおのおの合成し1枚の画像を作成することで，より明瞭な画像が得られる．[955]

ダイナミックレンジ《超音波検査の》 dynamic range 超音波診断装置で得られたエコーなどが，ノイズに埋もれずかつ飽和しないで増幅または表示できる入力(電圧など)の範囲．通常，対数圧縮されたものをデシベル(dB)で表す．ダイナミックレンジの大きい装置では，弱い信号から強い信号まで広く表示ができる．一方，表示画像は，ダイナミックレンジを広げるとコントラストが弱く，狭めると強くなる．[955]

第二経路⇨同代替経路《補体活性化の》→1882

第二次眼胞 secondary optic vesicle⇨同眼杯→649

第二次硝子体 secondary virteous 胎生9週頃に第一次硝子体の退縮とともに，網膜から産生される無血管の硝子体．第一次硝子体は硝子体の中央に限局されてくる．[566] ⇨参第一次硝子体→1857，第三次硝子体→1867

第二次性徴 secondary sex characteristics ［**二次性徴**］ 性徴 sex characteristics は性を特徴づける身体的，精神的あるいは形態的，機能的な男女間の相違をいう．第一次性徴 primary sex characteristics と第二次性徴に分けられる．第一次性徴は男女の内外性器の特徴であり，女性では卵巣，卵管，子宮，腟，女性型外陰部など，男性では陰嚢，精巣，陰茎，前立腺などが存在する．第二次性徴は思春期における性成熟に相当し，女児では8-9歳から17-18歳頃に乳房発達，陰毛発生などで始まり，初経を経て月経周期がほぼ順調となって第二次性徴が完成する．男児では11-12歳から18-19歳頃に陰毛やひげの発生，精巣，陰茎，精嚢の発達，声音の低声化で特徴づけられる変化が起こる．[845] ⇨参性成熟→1688，第一次性徴→1857，思春期→1282

第二種感染症指定医療機関 二類感染症または新型インフルエンザ等感染症の患者の入院を担当させる医療機関として，都道府県知事が指定した病院．[682] ⇨参感染症指定医療機関→633，特定感染症指定医療機関→2143，第一種感染症指定医療機関→1858

第二種の誤り《統計上の》 error of the second kind ［**タイプⅡの過誤，β過誤**］ 統計的仮説検定の理論で用いる概念の1つで，検定したい仮説(検定仮説)が誤りであるにもかかわらず棄却しないで採択してしまう誤りをいう．この誤りをおかす確率をβで表し，$1-\beta$を検出力という．標本サイズを大きくするとβは小さくなる．これに対して，検定仮説(帰無仮説H_0)が正しいにもかかわらず棄却してしまう誤りを第一種の誤りという．[1406]

第二次卵母細胞⇨参卵子形成過程→2905

第二生歯 secondary dentition⇨同代生歯→1880

第二反抗期 period of second opposition 一般的には13-14歳頃の反抗期のことで，自我確立の過程において周囲に対しての矛盾や対立を感じることや，将来にわたる職業的，社会的，性的な選択を迫られる不安定さなどから起こることが多い．反抗の対象は親だけに限らず，学校の教師や社会的な制度など広範囲に及ぶ．かつての第二反抗期は，若者が「イエ(家)」の管理的な態度ないしは伝統的な価値規範に逆らって自己を主張し始めることを指したが，現代では思春期から青年期にある若者が家族の関係よりも周囲の友人との関係性を維持するために自己主張をする，というパターンが一般的になりつつある．最近では，若年層への情報機器の普及もあり，友人との関係性が家族との関係よりも色濃く現れやすい．家族からすれば，家族を無視しての友人との長電話やメールでのやりとりはわがままにみえ，そこで対立が生じやすい．通常では病的なものと判断される摂食障害，特に神経性無食欲症も，形を変えた「家族からの自立の試み」であるという説もある．しかも発症のきっかけが「友人から遅れをとりたくない」「周囲の友人からの（やせていることによる）高い評価を手に入れたい」ということであれば，自分の存在の準拠基盤を家族よりも友人との関係性におくということが現代の第二反抗期の根本にある問題ともいえる．[730]

第二水俣病⇨同新潟水俣病→2204

耐熱性エンテロトキシン heat-stable enterotoxin⇨参腸管毒素原性大腸菌→2007

耐熱性抗体 heat stable antibody 56℃，4時間の熱処理に耐性の抗体，すなわちIgEのこと．易熱性抗体heat-labile antibodyに対する用語．[1439] ⇨参IgE→67

耐熱性毒素⇨参腸管毒素原性大腸菌→2007

耐熱性溶血毒 thermostable direct hemolysin；TDH 腸炎ビブリオ *Vibrio parahaemolyticus* が産生する外毒素で，100℃，10分間の加熱でも失活しない耐熱性の毒素．細胞を変性・崩壊させる働きがあり，腸炎ビブリオによる食中毒の症状はこの毒素に大きく関係していると考えられている．[324]

胎囊 gestational sac；GS 超音波断層法により妊娠4-5週に確認される小さな円（低エコーのリング状物）状の像．妊娠6週では胎囊内に胎芽心拍や卵黄囊が観察され始める．子宮外妊娠の場合，子宮内に貯留した血液が脱落膜に囲まれて胎囊様の所見を示すことがあり，これを偽胎囊と呼ぶ．[1323]

大脳 cerebrum 構造的に領域が明確化されていない用語であるが，二次脳胞である終脳胞から形成される部分の大脳皮質（大脳灰白質），大脳髄質（大脳白質），大脳基底核，および狭義の嗅脳を含む領域を指すのが一般的で終脳胞という．一次脳胞である前脳胞から形成される部位を指す場合は間脳も含まれ，この場合は前脳と呼ばれる．大脳皮質は大きく前頭葉，頭頂葉，側頭葉，後頭葉に区分される．各脳葉は特定の機能局在と連合領が存在する．大脳基底核は複数の大きな神経核に分かれる．[1043] ⇨参大脳基底核→1895，大脳皮質→1896，大脳髄質→1896

大脳回 cerebral gyri ［脳回転］ 大脳溝と大脳溝の間にある大脳表層にある脳実質で，脳回転ともいう．大脳回は溝の中にある部位を底，壁，表面に出ている部位を冠という．ヒトの大脳皮質表面積のおよそ2/3は溝の中に隠れ，複雑な溝の形成により大脳の表面積を増加させている．脳溝の走行は個体差が大きい．主要な脳溝は外側溝，中心溝，中心後溝，中心前溝，上前頭溝，下前頭溝，上側頭溝，下側頭溝，頭頂後頭溝，頭頂間溝，帯状溝，梁下溝，側副溝，鳥距溝．[1043]

大脳外側溝 sulcus lateralis⇨同外側溝→443

大脳核 nuclei cerebri，cerebral nuclei⇨同大脳基底核→1895

大脳鎌 falx cerebri，cerebral falx 脳硬膜の一部で，2つの大脳半球の間，大脳縦裂内にある強靱な鎌状をした膜．頭蓋腔内面を覆う骨膜の役割とともに，左右の大脳半球間に矢状面の板として鎌状に脳梁近くまで深く入り込み，脳の頭蓋腔内での移動を制限し，脳を保護する役目を果たしている．篩骨の鶏冠から始まって，後頭骨の内後頭隆起に付着し，後下方では小脳テント（小脳をテント状に包み込む硬膜）の上面の正中部まで移行している．[636] ⇨参小脳鎌→1454

大脳鎌下ヘルニア⇨同帯状回ヘルニア→1876

大脳鎌徴候 cerebral falx sign，falx sign 脳動脈造影検査でみられる特有の所見．前頭葉に腫瘍などの占拠性病変があると，本来なら大脳鎌と並行する形で走行する前大脳動脈が，その基幹部と遠位部の中間で病変の圧迫を受けて病変の反対側に移動する．このような結果から脳動脈撮影の前後像では，病変のある前大脳動脈の中間部分が移動して造影される．CTやMRIが開発される以前では，前頭葉の占拠性病変を示唆する重要な所見であった．[369]

大脳基底核 basal ganglia ［L］nuclei basales ［**大脳核，基底核**］ 大脳深部に存在する大きな神経核群で，内包によって間脳から隔てられている．錐体外路系に属する領域．運動の企図，計画にも関与する．一般には尾状核，被殻，淡蒼球，前障を指すが，このうち前障は島皮質の一部とみなされ，基底核に含めないことが多い．錐体外路系を主体とする神経連絡の関連から，視床下核，黒質，橋被蓋核，マイネルトMeynert基底核，前障，赤核を，さらには扁桃体などを含めることがある．尾状核と被殻を合わせて新線条体，あるいは単に線条体という．前者の場合，淡蒼球が古線条体に当たる．また被殻と淡蒼球を合わせて，その形からレンズ核と表現される．[1043] ⇨参淡蒼球→1947，尾状核→2442

●大脳基底核

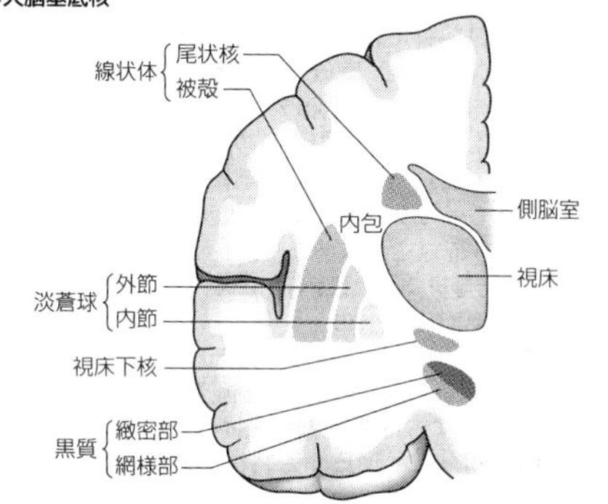

大脳機能局在 cerebral localization 運動機能や感覚機能，言語機能のような特定の神経機能を，大脳皮質の各領野が受けもっていること．大脳皮質の各領野は，入力源や出力先の違いのために受けもつ機能が異なり，機能の違いによって運動野，感覚野，連合野に大別される．[1230] ⇨参大脳皮質→1896

大脳脚 cerebral peduncle 大脳皮質からの遠心性線維が内包を通過したのちの中脳の腹側部に集まった部分で，錐体路の一部をなす．大脳脚には一定の線維配列が認められ，その外側と内側には皮質橋核路が，中央部に皮質脊髄路と皮質延髄路が，最内側部には内側毛

帯の各神経線維が通る.[1043] ⇒参脳幹→2293

大脳溝　cerebral sulci　ヒトを含む霊長類および多くの中型，大型の哺乳類の大脳半球の表面にみられる変化に富む多数の溝．ヒトではかなり安定して存在する溝は大脳皮質を6つの葉に分けている．げっ歯類など小型の哺乳類，鳥類以下の動物や発生過程にあるヒト胎児大脳は滑脳と呼ばれ，溝はほとんどない．ヒトでは胎生20週齢ほどで最も安定した一次脳溝である中心溝(ローランドRoland溝)，外側溝(シルヴィウスSylvius溝)，頭頂後頭溝が形成され，胎生40週齢ほどで個体差の比較的少ない二次脳溝が形成される．その後に形成される三次脳溝は変異が大きい．(図参照⇒大脳皮質→1897)[1043] ⇒参脳溝→2297

大脳膠腫症　gliomatosis cerebri⇒同神経膠腫症→1523

大脳髄質　cerebral medullary substance　［大脳白質，皮質下白質］　大脳皮質の下層にある有髄線維が多数走行している部位．細胞体が多数存在する大脳皮質(灰白質)に比べて白く見えるため，大脳白質ともいう．種々の神経線維がさまざまな方向に走っているが，ある部位では一定方向にある程度組織だって走る神経線維の集団が認められる．①連合線維は同側大脳半球の皮質間をつなぐ神経線維で，そのうち，上縦束は外側面で前頭葉と後頭葉をつなぐ．下縦束は大脳半球下面で後頭葉後部と側頭葉前部を結ぶ．帯状束は内側面で，前頭葉下面から帯状回を弧を描くように走り，側頭葉の海馬傍回，鉤に至る線維群．鉤上束は外側面で，外側溝を囲むように側頭葉前端部から前頭葉下面に至る線維群．弓状線維は隣接する脳回をつなぐ比較的短い線維．これらの神経線維には連合線維のみならず，投射線維も含まれる．②交連線維は左右の大脳半球のほぼ対称部位を相互につなぐ線維群で，脳梁を形成．③投射線維には上行性と下行性線維があり，いずれも内包を通る．内包前脚には前視床路，前頭橋核路が，後脚には後方から視放線，聴放線，後頭および側頭橋核路，皮質脊髄路の下肢，上肢領域の線維が，前脚と後脚の間の膝には皮質核路が通る．このほか，外包(前障とレンズ核の間)および最外包(島と前障の間)と呼ばれる髄質部分がある．これら投射線維は大脳皮質下で放射状に広がり，放線冠を形成する．[1043]

大脳髄質の神経線維⇒参大脳髄質→1896

大脳中心溝⇒同中心溝→1991

大脳動脈輪　cerebral arterial circle　〔L〕circulus arteriosus cerebri　［ウィリス大脳動脈輪，ウィリス動脈輪］　脳に分布する内頸動脈系と椎骨動脈系の動脈が脳底で互いに吻合して形成する特徴的な血管系．ウィリスWillis大脳動脈輪ともいう．前交通動脈，前大脳動脈，中大脳動脈，内頸動脈，後交通動脈，後大脳動脈で構成され，大脳を養う血流のバイパスとして重要．形状は個人差が大きく，一部が欠損したり，部分的にきわめて細い場合などがある．大脳動脈輪をつくる動脈の分岐部は動脈瘤の好発部位となり，くも膜下出血を招くことがある．[1044] ⇒参前大脳動脈→1773，中大脳動脈→1995，後大脳動脈→1031

大脳白質　cerebral white matter⇒同大脳髄質→1896

大脳半球　cerebral hemisphere　大脳皮質(大脳灰白質)，大脳髄質(大脳白質)，大脳基底核を含む部位．左右1対あり，背側より大脳縦裂が入り込み，左右の大脳半球に分けている．左右の大脳半球は哺乳類では脳梁などの交連線維で結ばれている．大脳皮質は部位により前頭葉，頭頂葉，側頭葉，後頭葉，嗅脳，島皮質，辺縁皮質などが区別される.[1043] ⇒参終脳→1381，脳梁→2314

●大脳動脈輪(ウィリス動脈輪)

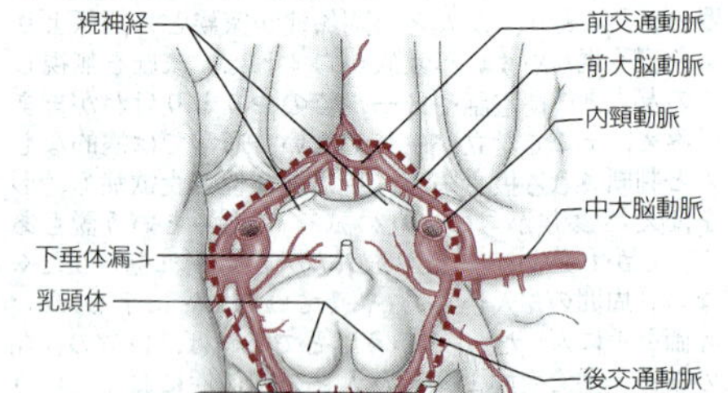

大脳半球間裂到達法　interhemispheric approach　主に前交通動脈や視交叉部の手術に用いられる到達法．両側の前頭骨をはずし，左右どちらかの大脳鎌に沿って進入していく，もしくは大脳鎌を切って進入する.[35]

大脳半球切除術　cerebral hemispherectomy　［半球切除術］　一側大脳半球の広範な障害による半側運動麻痺と難治てんかんの合併例に適応される．前頭葉と後頭葉の両極の血流を保ち，神経線維連絡は遮断した形で残す機能的半球切除術，あるいは解剖学的には切除範囲を限定して交連線維や連合線維の切断を加えていく方法などがある．人権にかかわる倫理上の問題を伴うため，今日では施行されなくなっている.[35]

大脳半球優位性⇒同半球優位性→2406

大脳半球離断　hemispheric disconnection　異なる機能をもつ大脳皮質間を連絡する神経線維が損傷を受けて，連絡が遮断されることをいい，そのために生じる症候を総括して大脳離断症候群と呼ぶ．腫瘍や血管障害などの疾患が原因となるほか，てんかんに対する大脳半球離断術後に生じることもあり，失行，失語，失読，失調のほか，前頭葉および後頭葉症状などが起こる．離断には，同一側半球の連合線維損傷による半球内離断と，左右大脳皮質間を連絡する交連線維損傷による半球間離断がある．前者の症状には，ブローカBrocaの運動言語中枢とウェルニッケWernickeの感覚言語中枢との連絡が遮断されて起こる伝導失語，言語中枢と他の皮質領域との連絡遮断による超皮質性失語などがある．後者の症状には，純粋失読，左手の失行，左手の失書，左視野の失読，右手の構成障害，触覚の左右対応障害，交差性視覚性運動失調などがある.[369]

大脳皮質　cerebral cortex　大脳の外套表面にある薄い灰白質で層構造をなす．ヒトでは表面積1,700-2,200 cm^2，厚さ1.6-4.5 mm．哺乳類ではニッスルNissl染色で染められた神経細胞の構成により多層構造を形成．ブロードマンKorbinian Brodmannは表層から以下のように6層を区別した(1909)(図)．Ⅰ(分子層)：少量の水平細胞，マルティノッティMartinotti細胞，深層からの切線方向に広がる樹状突起の終末部を含む．Ⅱ(外顆粒層)：顆粒細胞と小型の錐体細胞を含み，後者の樹状突起は分子層に，軸索は深層に延びる．Ⅲ(外錐体細胞層)：錐体細胞の先端樹状突起は分子層に，軸索は近隣および遠隔部位に皮質連合線維，皮質交連線維を出す(皮質-皮質間結合)．Ⅳ(内顆粒層)：ゴルジ GolgiⅡ型の星状細胞が多数存在し，多くは短い軸索を出すが，大型の星状細胞は深層にも伸びる．視床からの視床皮質線維が密集した終末を形成して終わる．バイヤルジェ Baillarger の外帯が存在．Ⅴ(内錐体細胞層)：主に中型から大型の錐体細胞からなる．先端樹状突起は分子層に広がる．軸索は脳幹，脊髄へ長い投射線維を出す．深部にはバイヤルジェの内帯が存在．Ⅵ(多形細胞層)：さまざまな形態の神経細胞からなり，樹状突起のあるものは分子層まで達する．軸索は主に視床へ向かう．Ⅲ層，Ⅴ層の錐体細胞の基底樹状突起は横方向に広がり，これは垂直方向に伸びる径 300-500 μm の機能的柱状構造の形態的基礎を与えていると考えられている．柱状構造は抑制性の星状細胞により囲まれている．[1043] ⇨参ブロードマン野→2594

●ヒト大脳皮質の層構成(Brodmann による)

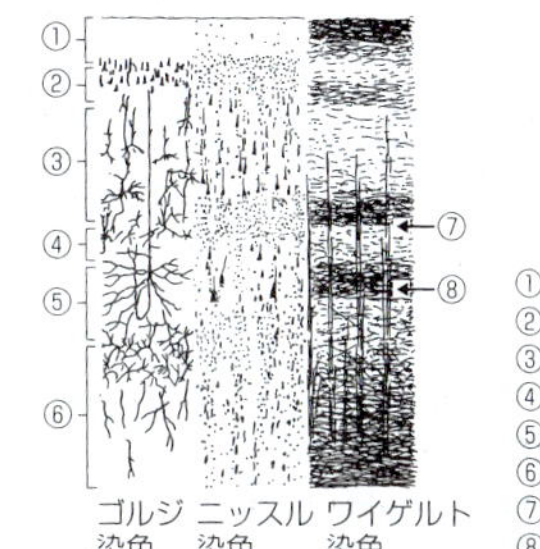

①分子層
②外顆粒層
③外錐体細胞層
④内顆粒層
⑤内錐体細胞層
⑥多形細胞層
⑦外バイヤルジェ帯(条)
⑧内バイヤルジェ帯(条)

大脳皮質運動野 cerebrocortical motor area，motor area 一次運動野，運動前野，補足運動野を指す．この部分を傷害すると，運動の異常がみられる．中心前回と大脳縦裂内側面の中心傍小葉前部(ブロードマン Brodmann の脳地図の 4 野)にある一次運動野から，延髄や脊髄に向けて運動の指令を送り出している．[1230] ⇨参運動皮質→339，ブロードマン野→2594

大脳皮質感覚野 cerebrocortical sensory area 大脳皮質の体性感覚野，視覚野，聴覚野，嗅覚野，味覚野の各領域を合わせた領野．[1230] ⇨参感覚野→572

大脳皮質基底核変性症 corticobasal degeneration；CBD 筋固縮，動作緩慢などのパーキンソニズム，認知障害，失行など多彩な症候を示す神経変性疾患の一種で，パーキンソン Parkinson 病に比べ進行も早く，予後は悪い．発症年齢は 45-75 歳で，初発症状は麻痺を伴わない運動拙劣，失行，ジストニー肢位が多く，顕著な左右差を有することが特徴．運動失行，観念失行，観念運動失行，構成失行，皮質性感覚障害などが出現する．無動，筋固縮，すくみ足，小刻み歩行，姿勢反射障害などのパーキンソニズムを呈し，しばしば転倒する．ミオクローヌスなどの不随意運動や垂直性眼球運動障害，認知症なども伴う．鑑別すべき疾患に進行性核上性麻痺がある．症例の多くが頭部 MRI にて左右差のある大脳の萎縮を認める．治療はレボドパ(L-dopa)の内服が試される例が多いが，著効することはない．[716]

●大脳皮質の機能局在

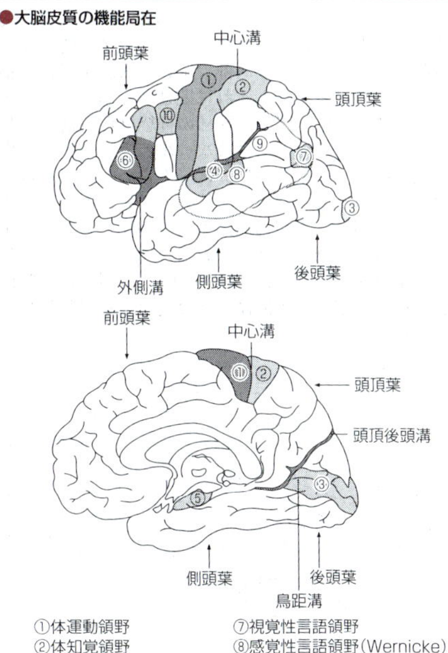

①体運動領野
②体知覚領野
③視覚領野
④聴覚領野
⑤嗅覚領野
⑥運動性言語領野(Broca)
⑦視覚性言語領野
⑧感覚性言語領野(Wernicke)
⑨感覚性失語症を起こす可能性のある部位
⑩前頭葉眼運動領野

大脳皮質視覚野 cerebrocortical visual area，visual cortex 後頭葉の頭頂連合野，側頭連合野，前頭連合野にわたる領野で，視覚機能に関与する．一次視覚野(ブロードマン Brodmann の脳地図の 17 野)からの情報が，二次視覚野(ブロードマンの脳地図の 18 野，19 野)，三次視覚野へと送られる．最終的には視覚の高次中枢である後頭連合野に伝わる．[1230] ⇨参視覚領→1230

大脳皮質聴覚野 cerebrocortical auditory area，auditory area 側頭葉側頭回にある領域で，聴覚中枢を担う．ブロードマン Brodmann の脳地図の 41 野，42 野に相当する一次聴覚野と，42 野に相当する二次聴覚野がある．[1230] ⇨参聴覚中枢→2005，ブロードマン野→2594

大脳皮質味覚野 cerebrocortical gustatory area，gustatory area ［**味覚野**］ 大脳皮質の頭頂葉の弁蓋部にある味覚機能にかかわる領域．ブロードマン Brodmann の脳地図 43 野に相当する領域が一次味覚野であり，そのやや前方には高次味覚野と考えられる領域がある．[1230] ⇨参ブロードマン野→2594

大脳皮質連合野 cerebrocortical association area 大脳皮質運動野と感覚野の間に介在し，高次情報処理を行う領域．前頭連合野，頭頂連合野，側頭連合野に大別される．生後の発達(髄鞘形成)が最も遅い脳部位である．[1230] ⇨参連合野→2984

大脳辺縁系 limbic system ［**リンビックシステム，辺縁系**］ 人間の脳において情動，意欲，記憶，自律神経活動に関与している部位．1878 年にブローカ Pierre P. Broca(1824-80)が大脳辺縁葉と命名したことに由来し，ペーペズ James W. Papez(1883-1958)の研究により，これらの神経の回路(ペーペズの回路)が情動と関連することが知られるようになった．解剖学的には，大脳半球の最下部および底部の脳幹と大脳半球の線維連絡部周辺の皮質組織とそれに関連する扁桃体，乳頭体，中隔核，視床下部など深部の神経核から構成される．視床下部は辺縁系に含めない場合もある．辺縁皮質は大脳の中でも系統発生的に最も古い部分である原皮質と古皮質からなり，その他の大部分を占める新皮質とは細胞構築にも相違点がある．機能としては，記憶，摂食行動の制御，怒りと恐怖の反応，性行動の制御などがあり，視床下部における血圧，心拍数の制御，空腹と口渇などの自律神経機能の調節とも関連している．[520.1422]

●大脳辺縁系領域

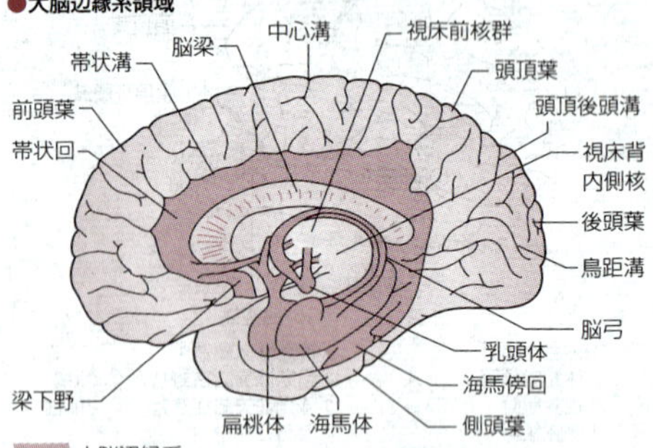

大脳誘発電位 cerebral evoked potential；CEP 感覚受容器や末梢神経の刺激によって大脳皮質に発生する一過性の電位変動を，頭皮上の電位変化としてとらえたもの．刺激の種類により視覚誘発電位，聴覚誘発電位，体性感覚誘発電位がある．これらは感覚経路に障害があるときに変化することがわかっており，神経疾患の診断に利用される．

た

ダイノルフィン⇨参オピオイドペプチド→409

体肺動脈シャント⇨同短絡形成手術《先天性心疾患の》→1960

体肺動脈短絡術⇨同体血管肺動脈シャント→1865

胎盤 placenta 胎児の発育と未発達な各器官の代わりに，呼吸，排泄，栄養，内分泌の役割を担う円盤状の組織．妊娠7週頃，胎児由来の絨毛膜と，母体由来の基底脱落膜から形成され，妊娠16週頃までに，形態的，機能的に完成する．その後，妊娠末期(38週頃)まで発育を続ける．主な機能は，胎児側と母体側のガス交換，物質交換，およびホルモンの産生である．母体側から酸素や糖，アミノ酸，遊離脂肪酸を受け取り，二酸化炭素や老廃物を母体側に排泄している．ヒト絨毛性ゴナドトロピン(hCG)，ヒト胎盤性ラクトゲン(hPL)，エストロゲン，プロゲステロンなどのホルモンを産生して，妊娠の継続維持に関与している．また，母体側から有害物質などが胎児に移行しないように，障壁となっている．[1323]

胎盤の構造 structure of placenta 胎児由来の繁生絨毛膜と母体由来の基底脱落膜から形成された胎盤は，羊膜に覆われた胎児側を胎児面と呼び，中央付近に臍帯が付着している．胎児面から絨毛膜板，自由絨毛，絨毛間腔，基底脱落膜となり，子宮内膜に付着する．胎盤の母体側を母体面と呼び，赤褐色をしている．基底脱落膜より突出した胎盤中隔で区切られた絨毛間腔には母体側の血液が流入(500-600 mL/分)し，そこに絨毛が浮遊するように存在している．ここで，母体側の血液と胎児側の血液がガス交換をはじめとした物質交換を行っている．妊娠末期になると胎盤は直径約20 cm，厚さ約3 cm，重量は約500 gになる．[1323]

胎盤の発生・発育 development of placenta 胎盤は胎児由来の絨毛膜の一部である繁生絨毛膜と母体由来の脱落膜の一部である基底脱落膜からなり，妊娠7週頃より形成が開始される．妊娠16週頃までに機能的，形態的に完成し，妊娠末期まで増大を続ける．重さは約500 gまでに達する．[1323]

胎盤の娩出様式⇨同胎盤剝離様式→1899

胎盤圧出術⇨同クレーデ胎盤圧出術→839

胎盤アロマターゼ欠損症 placental aromatase deficiency 胎盤のアロマターゼ欠損によって，女児の男性化による半陰陽，母体へ移行した男性ホルモンの影響で母親の男性化が認められる病態．アロマターゼが欠損するとエストロゲンが合成されず，前駆物質のアンドロステンジオン，テストステロンが蓄積するためである．[998] ⇨参胎盤ステロイドホルモン→1899

胎盤移行性 placental passage 母体の循環系と胎児の循環系は胎盤の絨毛で組織間隙液を介してつながっており，母体の血清成分の一部，あるいは胎児の血清成分の一部が移行する．脂溶性のステロイドホルモン，炭酸ガス，酸素など，また水溶性の低分子であるイオン，グルコース，アミノ酸，尿素は濃度勾配に従った拡散により輸送される．脂溶性のアルコール，低分子のニコチン，各種抗菌薬も胎盤を移行する．[1335]

胎盤遺残 retention of placenta⇨同胎盤残留→1899

胎盤炎 placentitis 破水後，胎盤残留などの際に細菌感染が原因で起こる胎盤の炎症．母体への感染は羊水混濁，膿性帯下を引き起こし，発熱や白血球増加を伴う．治療は抗生物質や消炎解熱薬などによる薬物療法とともに，胎児や胎盤を急速遂娩する．[1510]

胎盤鉗子 placental forceps 子宮内に残留した胎盤の除去や人工妊娠中絶において子宮内容を除去するための器具．先端(幅4.5-15 mm)が有窓の鈍性で軽度彎曲した金属製器具．[998]

●胎盤鉗子

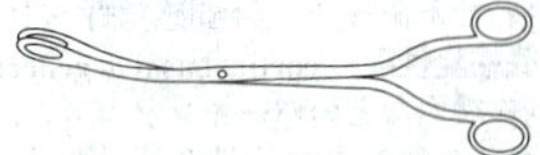

胎盤感染 transplacental infection⇨同経胎盤感染→864

胎盤嵌頓(かんとん) placental incarceration ［嵌頓(かんとん)胎盤］ 分娩第3期に完全に剝離した(実際には剝離徴候を示した)胎盤が，子宮峡部の異常収縮により内子宮口が閉鎖して娩出されない状態．子宮収縮薬の誤用が原因となることがある．自然に娩出されないときはクレーデ Credé 胎盤圧出術を行う．[1323]

胎盤機能 function of placenta 胎盤は，母体側と胎児側の代謝物質交換，ガス交換や胎児側への免疫学的支援の機能をもつほか，ホルモンを産生し，妊娠を維持する．胎盤は分娩時，胎児のあとに後産として娩出される．主に産生されるタンパク質ホルモンは，ヒト絨毛性ゴナドトロピン(hCG)およびヒト胎盤性ラクトゲン(hPL)がある．ステロイドホルモンは，プロゲステロン，エストロゲンがある．[1510]

胎盤機能検査 placental function test⇨同胎児胎盤機能検査→1872

胎盤機能不全症候群 placental dysfunction syndrome⇨同クリフォード徴候→831

胎盤後血腫 retroplacental hematoma 妊娠中あるいは分娩中に，胎盤が剝離し，脱落膜(海綿層)内の小血管の破綻により生じた血腫．胎児分娩後では生理的な胎盤剝離様式の一形式であり，分娩前の出現は常位胎盤早期剝離である．[1323]

胎盤サルファターゼ欠損症 placental sulfatase deficiency ［X 連鎖性魚鱗癬，X 染色体性魚鱗癬］ X 染色体性魚鱗癬とも呼ばれ，ミクロソームサルファターゼの欠損による先天性の代謝異常．ステロイドサルファターゼの遺伝子は X 染色体短腕上(Xp 22.32)に存在している．罹患は一般に男性であり，出生後魚鱗癬を発症し，幽門狭窄症，停留精巣，角膜混濁を合併することが多い．出生前は男性胎児ではステロイド前駆体からサルフェートを取り除くことが困難であるため，胎盤のエストロゲン産生には利用されにくい．そのため妊娠中のエストリオール値は低い．自然分娩に至りにくく，帝王切開が一般的である．[1053] ⇨参魚鱗癬(ぎょりんせん)→785，角膜混濁→489

胎盤残留 retention of placenta ［胎盤遺残，停留胎盤，稽留胎盤］ 胎児の娩出後，長時間胎盤が娩出されず，分娩第 3 期が遷延した状態．通常は 30 分を目安とする．主な原因として子宮収縮の不良，胎盤の嵌頓がある．子宮収縮薬投与やクレーデ Credé 胎盤圧出法などで対処する．これらの処置で娩出されない場合，胎盤用手剝離を行うが，癒着胎盤である場合，大量出血を起こす危険性があるので注意する．[998] ⇨参胎盤嵌頓(かんとん)→1898

胎盤循環 placental circulation 胎盤では，母体側の子宮動脈と卵巣動脈による子宮血流と，胎児側の臍帯動脈の血流の 2 つが交じり合うことなく独立して存在し，絨毛細胞を介して酸素・二酸化炭素のガス交換，老廃物の排泄，栄養供給，有害物質の濾過などを行っている．母体側の循環は，子宮動脈の分枝であるらせん動脈が絨毛間腔に血液を放出し，ここに胎児血の流れる絨毛があり，絨毛細胞を通じて物質交換を行う．胎児側から二酸化炭素や老廃物を含んだ静脈血は静脈洞を介して子宮静脈へと，母体側の循環に戻る．一方，胎児側では，2 本の臍動脈によって胎盤に運ばれた血液は，臍動脈末端の毛細血管となり，絨毛末端に至る．ここで絨毛細胞を介して絨毛間腔に流れている母体側の血液と物質交換を行う．母体側から酸素や栄養をもらった臍静脈血は 1 本の臍静脈から臍輪を経て胎児腹腔内へ入る．子宮血流量は妊娠初期約 50 mL/分だが，胎児の各器官が成長した末期には約 700 mL/分と増加する．[1323]

胎盤ステロイドホルモン placental steroid hormone 胎盤で合成されるステロイドホルモンで，主なものはエストロゲンとプロゲステロンである．エストリオール，エストロン，エストラジオールをはじめ，約 30 種の天然のエストロゲンがある．母体エストリオールは胎児副腎から分泌されたアンドロゲンに由来し，母体エストロンとエストラジオールは，母体と胎児の副腎から分泌されたアンドロゲンに由来する．母体プロゲステロンは母体の LDL コレステロールの胎盤通過後に生じるコレステロールに由来する．したがって母体のエストロゲンは胎児-胎盤機能を反映する．[1510]

胎盤性ゴナドトロピン placental gonadotropin⇨同ヒト絨毛性ゴナドトロピン→2462

胎盤早期剝離 placenta abruptio，premature separation of placenta 胎盤が胎児娩出前に剝離すること．常位胎盤早期剝離は妊娠高血圧症候群などのリスクが高い患者に突然発生し，子宮と胎盤の間に大量出血を起こし母児ともに危険である．前置胎盤の早期剝離は子宮収縮に伴うことが多く帝王切開で対処する．[998]

胎盤タンパク・ペプチドホルモン placental protein and peptide hormone 胎盤で合成されるタンパク質またはペプチドの形をとるホルモンのこと．ヒト胎盤性ラクトゲン(hPL)，ヒト絨毛性ゴナドトロピン(hCG)，絨毛性副腎皮質刺激ホルモン(ACTH)，プロオピオメラノコルチン由来ホルモン(ACTH を除く)，絨毛性甲状腺刺激ホルモン，副甲状腺ホルモン関連タンパク質(PTH-rP)，カルシトニン，リラキシン，視床下部性類似の放出・阻止ホルモン，甲状腺刺激ホルモン放出ホルモン(TRH)，ゴナドトロピン放出ホルモン(GnRH)，副腎皮質刺激ホルモン放出ホルモン(CRH)，ソマトスタチン，成長ホルモン放出ホルモン(GHRH)，インヒビン，アクチビン，心房性ナトリウム利尿ペプチドなどが胎盤から分泌される．[1510]

胎盤通過性 placental permeability 母体から胎児への物質が移動する際には胎盤関門を通過する．酸素を含め多くの物質は，濃度差により，母体血中から胎児血へ通過する(単純拡散)．またグルコースは糖輸送担体により濃度勾配以上の速度で輸送される(促進拡散)．さらに一部物質は，能動輸送により濃度勾配に逆らっても輸送される．通過性の高い薬剤としては，脂溶性薬剤，分子量 600 以下の小分子，非抱合型のステロイドホルモンなどがある．[998]

胎盤剝離徴候 sign of placental separation 胎児娩出後数分以内にみられる，胎盤が子宮壁からはがれたことを示す徴候のこと．次の 4 つがある．①シュレーダー Schröder 徴候：子宮底が臍の高さに上昇し右に傾く．②アールフェルド Ahlfeld 徴候：胎盤が剝離し下降するにつれて，腟外の臍帯が胎児娩出直後より下がる．③キュストネル Küstner 徴候：腹壁ごしに恥骨結合上縁を圧迫した際，臍帯が下垂する．逆に腟のほうへ後退する場合は，まだ胎盤が子宮壁に付着している．④ストラスマン Strassmann 徴候：臍帯を指で挟みながら，子宮底を軽く叩きその衝撃が指に伝わらない．これらの徴候がみられないときは，胎盤剝離が不完全な状態であり，無理に臍帯を牽引すると臍帯断裂，胎盤遺残，子宮内反症の原因となる．[1323] ⇨参ミクリッツ=ラデツキ徴候→2764，アールフェルト徴候→130

胎盤剝離様式 mechanism of placental separation ［胎盤の娩出様式］ 胎児娩出後，子宮壁から胎盤が剝離するときの形態．胎盤の中央部から剝離し，胎児面の中央部付近から娩出するシュルツェ Schultze 様式は，分娩の約 8 割を占める．一方，胎盤の子宮口側の辺縁から上方に向かって剝離し，胎盤の母体面から娩出するダンカン Duncan 様式は，胎盤が子宮下部に付着しているときに多くみられ，シュルツェ様式に比べ，出血量が多い．また胎盤の一部が母体面からも娩出し残りが胎児面で娩出する混合様式もある．[1323]

胎盤娩出術 method of delivering placenta 胎児娩出後，胎盤は通常数分以内に分娩第３期陣痛によって娩出するが，胎盤の剝離徴候があるにもかかわらず娩出しないときに行う方法．陣痛時に子宮底を軽く押す，臍帯を軽く牽引することで，自然に娩出する．30 分以上経過しても胎盤が娩出しない場合，弛緩出血あるいは産道損傷による大量の出血がみられる場合には，人工的に胎盤を排出する．子宮収縮薬を投与する薬物療法，胎盤圧出法であるクレーデ Credé 胎盤圧出術などを試みる．[1323] ⇨参クレーデ胎盤圧出術→839，胎盤用手剝離術→1900

胎盤ポリープ placental polyp 残留胎盤片から発生した子宮腔内のポリープで，凝血などが加わって次第に増大する．産後数週から数か月後に出血を起こす．[432]

胎盤ホルモン placental hormone 胎盤で合成されるホルモンで，タンパク質・ペプチドホルモンとステロイドホルモンの２種がある．主に産生されるタンパク質ホルモンには，ヒト絨毛性ゴナドトロピン(hCG)，ヒト胎盤性ラクトゲン(hPL)など．ステロイドホルモンは，プロゲステロン，エストロゲンがある．[1510]

胎盤用手剝離術 manual removal of placenta 胎盤の剝離が十分でなく自然に娩出されない場合に行う．片手で腹壁から子宮底を押さえ，もう一方の手を子宮内に挿入し，子宮と胎盤の付着部を「ページをめくる」ように剝離し，用手的に胎盤を娩出する．子宮収縮薬を投与しつつ，麻酔下において行う．高度の癒着胎盤の場合は強行せず，胎盤の一部を子宮内に残すこともやむをえない．[998] ⇨参胎盤残留→1899，癒着胎盤→2861

胎盤ラクトゲン⇨同ヒト胎盤性ラクトゲン→2462

対比感度 contrast sensitivity ［コントラスト感度］ 通常，視力は物や形を識別できる限界値のことをいうが，物や形が同じでもコントラスト(明暗の差)が異なることがある．このコントラストを識別する限界値のことを対比感度，またはコントラスト感度という．コントラスト視力表や，干渉縞視力検査などで検査できる．特発性視神経炎などの視神経疾患や，黄斑変性などの黄斑疾患，慢性期の原田病などで低下することがある．[1601]

体表奇形 external malformation⇨同外表奇形→453

代表菌株⇨同基準株→684

代表値 measure of central tendency 数値の集合の中で分布の中心的位置を示す値をいい，平均値 mean，中央値 median，最頻値 mode などが用いられる．分布が左右対称でない場合は，平均値，中央値，最頻値は異なる値をとる．[1406]

体表面温度分布 distribution of body surface temperature 皮膚表面の温度は身体内部よりも低い．部位および外界気温によって大きく異なるが，手足は特に低く，頭部，額は最も高い．これは温度に対する皮膚血管反応に部位差があることによる．四肢末梢部の血管はほとんどアドレナリン作動性交感神経により支配されていて，交感神経活動の変化に伴う血管径の変化が大きい．これに対し，頭部と前額部では血管作動性神経はほとんど作用がなく，寒冷刺激でも皮膚血管収縮はほとんど認められない．[229]

体表面心臓電位〔分布〕図 body surface electrocardiographic mapping ［体表面電位分布図，体表面電位マッピング］ 胸壁上で心臓を囲むように多数の誘導点(通常 64 点)を設け，心臓の電気的興奮に伴い胸壁上に発生する電位変化を連続記録し，等電位線図として地図状に表現したもの．副伝導路の存在部位や心室性期外収縮の起源部位の推定などに有用である．[1432]

体表面積 body surface area 基礎代謝量や心臓拍出量などを体格差を補正して標準化する場合，体表面積当たりの値で示されることが多い．体表面積の算出には，身長・体重から換算されることが多く，デュボア DuBois の式では，体表面積(cm^2) = 体重$(kg)^{0.425}$ × 身長$(cm)^{0.725}$ × k，k = 71.84 として計算される．しばしばこの計算式をノモグラムに表したもの(ウエストノモグラム)が簡便のため用いられる．[835]

体表面電位分布図⇨同体表面心臓電位〔分布〕図→1900

体表面電位マッピング⇨同体表面心臓電位〔分布〕図→1900

タイプⅠの過誤 type I error⇨同第一種の誤り《統計上の》→1858

タイプⅡの過誤 type Ⅱ error⇨同第二種の誤り《統計上の》→1894

タイプⅢコラーゲン糸球体症 collagen type Ⅲ glomerulopathy⇨同膠原線維沈着性糸球体腎炎→996

タイプ A 行動 type A personality ［冠〔状〕動脈心疾患誘発行動パターン，A 型行動パターン］ 心筋梗塞や狭心症など冠動脈心疾患の危険因子の１つとして提唱された行動パターン．アメリカの心臓病学者フリードマン Meyer Friedman (1910-2001) とローゼンマン Ray Rosenman により示された．過度の競争的動因，時間的切迫感，攻撃性，敵意，精力的な話し方などの特徴をもつ行動を意味し，このタイプ行動を引き起こすのがタイプ A パーソナリティ(A 型人格)である．わが国では，タイプ A パーソナリティとして活動性，衝動的，攻撃的，支配的，指導性，情緒不安などがあげられている．欧米では，従来のタイプ A パーソナリティのなかでも，攻撃性や敵意が冠動脈心疾患と関係が深いといわれているが，わが国では，攻撃性よりワーカホリック(仕事中毒)的な行動や過度の職場適応，達成意欲が指摘されている．各国の文化や価値観などを踏まえた概念の再構成も進んでいる．[321]

タイプ A パーソナリティ⇨参タイプ A 行動→1900

タイプ B 行動⇨同タイプ B パーソナリティ→1900

タイプ B 行動パターン type B behavior pattern⇨同B 型人格→31

タイプ B パーソナリティ type B personality ［タイプ B 行動］ タイプ A パーソナリティの有する特性と反対の特性を有する者を，これと対比させていう．タイプ A パーソナリティの行動特徴であるタイプ A 行動パターンは，①あいまいであるが自分で定めた目標に到達しようとする持続的な強い衝動，②競争を好み希求する傾向，③永続的な功名心，④時間に追いまくられながらも多方面にわたる行動，⑤身体的・精神的活動をたえず早めようとする習癖，⑥心身への著しい過敏性，などがあげられ，タイプ B パーソナリティでは

た

この逆の行動傾向を示す.[980] ⇨参B型人格→31

タイプC行動⇨同タイプCパーソナリティ→1901

タイプCパーソナリティ type C personality ［タイプC行動］ 癌発症との関連性が注目されている性格特性.癌に罹患した人の性格特性にこのタイプが多いことから，関連性について考えられるようになった.アイゼンク Hans J. Eysenk(1916-97)によれば，ストレスにうまく対処できず，ストレスが加わることで絶望感や無力感を強く感じる.しかし，それらの感情を上手に表現できず，すべての出来事について理詰めでアプローチするという特徴をもつ.[980]

タイプアンドスクリーン type and screen ［T & S］ あらかじめ患者のABO〔式〕血液型とRh(D)〔式〕血液型，不規則抗体のみをスクリーニングし，Rh陽性で不規則抗体がない場合に，交差適合試験を行った輸血用血液を準備しない方法.病院全体としての血液準備を少なくできるとともに，手術用血液製剤の有効利用と輸血検査業務の合理化が図れる.術中輸血の可能性が30%以下あるいは予想出血量が600 mL以下など，輸血の可能性がきわめて低い手術の待機患者に行っておく.緊急に輸血が必要となった場合は，ABO，Rh(D)〔式〕血液型のおもて検査でA，B抗原の存在のみを調べるか，生理食塩水法による交差適合試験(主試験)のみを行うだけで輸血可能である.[860]

大腹(たいふく) 漢方医学において腹部の部位を表す語.臍より上の部位を指す.また，経穴である中脘(ちゅうかん)を指す場合もある.[1283] ⇨参小(少)腹→1457

大伏在静脈 great saphenous vein 下肢の表在静脈で，人体中最も長く，血行が重力に逆らうため厚い管壁と10-20の静脈弁をもつ.足背静脈網を集めて足関節内果前方より発し，伏在神経と平行して下腿の内側を上行.脛骨・大腿骨内顆の後方を経て伏在裂孔に至り，副伏在静脈，浅腹壁静脈，浅腸骨回旋静脈，浅外陰部静脈などと合流して筋膜下の大腿静脈に注ぐ.[485] ⇨参総腸骨静脈→1822

大複殖門条虫症 diplogonoporiasis grandis ヒトはプレロセルコイド(擬充尾虫)を有している海産の魚類(魚種は現在のところ不明だが，イワシやカツオが推測されている)をなまで経口摂取して感染する.成虫は吸溝のある頭節を小腸上部壁に付着して寄生する大型の条虫で，最大10 mになるものもある.症状は下痢や腹痛などだが比較的軽度.[288] ⇨参条虫症→1442

体部白癬(はくせん) tinea corporis⇨参白癬(はくせん)→2361

体プレチスモグラフィー body-plethysmography ［ボディボックス法，プレチスモグラフィー］ 呼吸機能検査法の1つで，肺気量の測定に用いられる.密閉性の箱と測定計，および解析コンピュータからなる.被検者が密閉性の箱に入るため，ボディボックス法ともいう.ボイルの法則(気体の圧力と体積の積は一定)により，被検者に気密の箱内で浅く早い呼吸運動を行わせ，ボックス内の小さな圧や容積の変動から口腔内圧変化，呼吸流量，気流速度を算出することにより，機能的残気量や気道抵抗などを求めることができる.特に気道閉塞やブラのある患者では，ガス希釈法より正確な値が求められる.[893]

大分子ACTH⇨同プロオピオメラノコルチン→2594

大分生子⇨参分生子→2607

太平恵民和剤局方(たいへいけいみんわざいきょくほう) ⇨同和剤局方(わざいきょくほう)→3007

胎便 meconium ［かにばば］ 生後2-3日までに排出される便.黒褐色，緑色の粘稠性で無臭.腸管上皮，腸管分泌物，胆汁色素，うぶ毛，脂肪などからなる.生後3-5日で普通便になる.[1631] ⇨参移行便→226

大便 stool, feces ［糞便，便，屎］ 排便により腸から放出される物質.食物の未消化残渣，上皮，腸粘液，細菌およびその産生物からなる.小腸で栄養素の大部分は吸収されるが，回腸から大腸へ運ばれた1日1-2 Lの等張性のかゆ状液は，大腸でその水分の約90%が吸収される.その残りが200-250 mLの半固形状の大便として形成され，肛門から通常1日1回有形便として体外に排泄される.食物繊維が多い場合は増加する.色はステルコビリン(黄褐色)，ウロビリノーゲン(黒褐色)からなる.胃・小腸からの出血があると黒褐色となり，大腸からの出血では赤みを帯びる.大便の大腸内通過時間が延長した状態を便秘といい，大腸壁の緊張上昇または低下，蠕動不足によって起こる.液状またはそれに近い状態の大便を排出する状態は下痢というが，これは大腸の運動・分泌亢進や水分の吸収障害による.[842]

胎便吸引症候群 meconium aspiration syndrome；MAS ［羊水過度吸引症候群］ 胎内で胎児が酸素不足に陥ると，腸管蠕動が亢進し肛門括約筋が弛緩して羊水中に胎便が排泄される.この胎便により混濁した羊水を児が胎内または出生時に気道内に吸引して生じる呼吸障害.肺気腫・気胸，化学性肺炎などを合併しやすく，ときに遷延性肺高血圧症を合併して重篤な呼吸・循環不全を呈する.治療は酸素投与のみで呼吸状態が改善していく例が多いが，重症例は人工呼吸器管理やサーファクタントによる気管内洗浄を要する.[75] ⇨参羊水混濁→2871

大便検査⇨同糞便検査→2609

大便失禁⇨同遺糞症→275

胎便性イレウス meconium ileus ［胎便性腸閉塞］ 粘稠な胎便により起こるイレウス(腸閉塞)状態.嚢胞線維症の合併症(10-15%に出現)であり，出生前に穿孔を生じると胎便性腹膜炎となる.[1631]

胎便性腸閉塞 meconium ileus⇨同胎便性イレウス→1901

胎便性腹膜炎 meconium peritonitis 胎生期の小腸閉鎖，鎖肛など通過障害を生じる疾患で，口側の消化管に穿孔が生じ胎便が腹腔内に漏出して発生する無菌的，化学的腹膜炎.線維性癒着型，嚢胞型，汎発型に分類される.母体に羊水過多を伴うことが多い.出生直後から腹部膨満，呼吸困難，胆汁性嘔吐を呈する.腹部単純X線写真で石灰化を認める.腸管内容の漏出が続き腹部膨満が増強するものでは手術を行う.初回手術は腸瘻造設やドレナージにとどめる場合も多い.[1154]

胎便栓症候群 meconium plug syndrome 粘稠でゼリー状の胎便が腸管内に充満することにより排泄されにくくなるもの.新生児の嘔吐の原因の1つ.[1631]

胎胞 bag of water 子宮口が開大したあと，子宮口付近の剝離した卵膜内に子宮内圧により羊水が流入し，子宮口外に卵膜が膨隆した状態のもの.この胎胞内の羊水を前羊水と呼ぶ.[1323]

大砲音 cannon sound 完全房室ブロックでは心房と心

室とは互いに無関係に収縮するため，I 音の大きさは種々に変化する．心房と心室が相次いで収縮したときに著明に亢進した I 音のこと．[87] ⇨参完全房室ブロック→637

大砲波⇨同キャノン波→712

大発作⇨同強直間代(かんたい)発作→763

ダイホルタン difolatan ［カプタホル］ 有機塩素系殺菌薬の 1 つ．$C_{10}H_9Cl_4NO_2S$．水に難溶，有機溶媒に微溶．接触性皮膚炎，粘膜の炎症を生ずる．慢性的には肝，腎の障害を引き起こす．現在は使用禁止．許容濃度 0.1 mg/m^3〔経皮吸収として；アメリカ産業衛生専門家会議(ACGIH)，2008〕．[182,57] ⇨参有機塩素系殺虫薬中毒→2847，有機溶剤中毒→2848

大麻 cannabis ［カンナビス，ガンジャ，ハシシュ］ 少なくとも 5000 年前から酩酊をもたらす物質として使用されてきた植物．世界で最も広く使用されている不法薬物といわれている．向精神作用はデルタ-9-テトラハイドロカンナビノール(THC)がもつ．吸入により速やかに脳内へ移行し酩酊効果が得られる．刺激への過敏，色・光などの知覚の変容感，大量使用では離人感が出現することがある．短期に精神病が起こることがあるがまれ．[547] ⇨参マリファナ→2745，大麻依存→1902

ダイマー dimer ［二量体］ 二量体のことで，単量体(モノマー)2 個が結合したもの．同一の物質が会合している場合はホモダイマー，異種の物質が会合している場合はヘテロダイマーと呼ぶ．2 つのサブユニットが会合した二量体酵素や紫外線照射によって形成されるチミンダイマーなどがその例．[305] ⇨参チミン二量体→1981

大麻依存 cannabis dependence 大麻経験者の 10%，常用者では 50% 近くが依存に発展するといわれ，主体は精神依存．身体依存は顕著ではない．すなわち離脱症状はほとんどなく，気分の変化，行動変化などの精神症状に対する耐性形成もあまり認められない．依存者でも精神病の出現は比較的まれとされている．しかし，慢性使用で動因喪失症候群 amotivational syndrome といって無気力，感情の平板化，能動性の低下などがみられることがある．[547] ⇨参依存→247，嗜癖→1337，大麻中毒→1902

胎膜 extraembryonic membrane，fetal membrane 発生初期に，胎児の細胞(受精卵由来の細胞)で形成される膜構造：①卵黄膜(卵黄嚢)，②尿膜(尿膜嚢)，③羊膜，④絨毛膜(図)．胎児の発育環境を整える役割をもつ．また胎膜の一部は胚体に取り込まれて胎児の構造の一部として分化，発生する．これに該当するのは卵黄膜と尿膜である．胚盤葉下層の細胞から発生した卵黄嚢とその憩室である尿膜嚢は，ともに近位部が胚体内に取り込まれ，それぞれ腸管や膀胱の形成にかかわる．さらに胚齢 3 週頃，卵黄嚢尾側の壁内に生殖細胞の原基である原始生殖細胞が分化してくる．一方，羊膜は胚盤葉上層の細胞層の辺縁から伸びる 1 層の細胞層で羊膜腔を形成し，羊水を分泌する．胚盤が腹側に屈曲することにより，羊膜腔は胚体を包み込むようになる．最終的に羊膜は臍帯の表面を覆い，絨毛膜の裏打ちをするまでに広がり，胎児の発育環境を整える．絨毛膜の有毛部は母体の脱落膜と協調して胎盤の胎児側の構造を形成し，胎児の育成にかかわる．[1044] ⇨参卵黄嚢→2901，尿膜→2258

●胎膜：妊娠初期(妊娠 6 週)の子宮断面

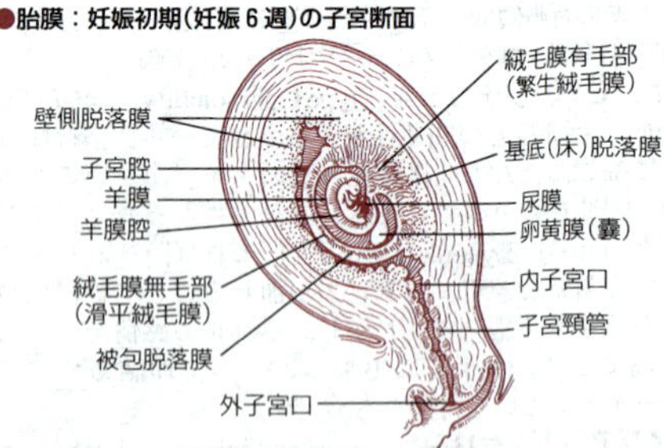

大麻中毒 cannabism，cannabis intoxication ［ハシシュ中毒(嗜癖)，カンナビス嗜癖］ 鎮静性，麻酔性，幻覚性がある大麻の乱用による急性中毒症状．症状はテトラハイドロカンナビノール tetrahydrocannabinol (THC)による作用であるといわれる．不安，錯乱，見当識障害などの症状は通常，吸煙(あるいは摂食)後，直ちに現れ，数時間持続する．通常は外界の刺激に対する感受性が亢進し，色がより鮮やかに感じられるようになる．時空間の感覚は変容し，時間の経過が緩慢に感じられる．多用量はめまい，血管運動性虚脱の原因となり，離人症が現れることもある．身体的には頻脈，口渇，食欲増進などがみられる．心拍数が 50% も増加することがあり，脳障害，意識障害，幻覚，多幸感，妄想，記憶力低下などを引き起こす．その他，肺，心臓，血管系，生殖器，咽頭，気管支などに対する障害も観察される．身体依存性は微弱であるが，精神依存性は明瞭である．遺伝子の異常，突然変異をもたらすこともある．ハシシュは大麻樹脂をペースト状に固めたもの．カンナビスは大麻の花冠からの抽出物．[547]

大麻中毒せん妄 cannabis intoxication delirium 大麻の大量使用により起こる意識障害．持続は多くは数時間から数日とされているが，より長時間持続するせん妄を起こす可能性もいくつか報告がある．感情の不安定性が顕著なのが特徴とされる．[547] ⇨参大麻中毒→1902，せん妄→1794

大麻取締法 Cannabis Control Law，the law on hemp 大麻は学名が *Cannabis sativa L.* という雌雄異種の一年生草木でアサ科に属し，古くから日本では，「聖なる植物」として珍重されてきた．しかし，日本が第二次世界大戦で敗戦後，1945 年 10 月に GHQ(連合軍総司令部)により大麻乱用が原因で栽培，製造，販売，輸入が禁止されるようになり大麻取締法ができた．その内容は大麻草(カンナビス・サティバ・エル)およびその製品(マリファナ，ハシシュ，ガンヤなど)が取締り対象で，大麻から製造された薬品の使用，大麻草の栽培および繊維または種子を得ること，大麻の研究をそれぞれ規制する法律であり，1948(昭和 23)年法律第 124 号として制定された．ただし，大麻草の成熟した茎およびその製品(樹脂を除く)並びに大麻草の種子およびその製品は除外されている．大麻取扱者(大麻栽培者，大麻研究者)でなければ大麻の所持，栽培，譲受，譲渡，使用，輸入，輸出が禁止されている．[929] ⇨参大麻→1902

大麻誘発性障害 cannabis-induced disorder 大麻による

た

精神障害，精神病性障害，せん妄，不安障害などがある．精神病性障害は非常にまれだが大量使用時に短期間出現することがある．幻聴，幻視，被害妄想が出現する．せん妄も大量使用時に数時間から数日みられることがある．不安障害は通常は急性中毒時に現れ，不安発作が認められる．使用量と関係が深く，中等度の吸煙者に最も頻度の高い精神症状.[547] ⇨参大麻中毒→1902，せん妄→1794，不安障害→2510

大麻乱用 cannabis abuse 大麻を反復使用することによって有害な作用，明らかな社会生活上の障害が出現している状態．依存症にみられるような耐性形成，離脱症状などの身体依存，強迫的な薬物使用などの精神依存の徴候は欠く．多くは吸煙により摂取される．大麻の中でもハシシュはジャム，茶などに混入して経口摂取する方法もある．日本で乱用が問題になったのは昭和40年代以降で，爆発的な流行には至っていないが，潜在的乱用者は拡大傾向であるといわれている.[547] ⇨参依存→247

大麻離脱 cannabis withdrawal 一般的に大麻の離脱症状は軽微かほとんどないといわれている．認められる場合は最終使用の約8時間後がピークで2-3日持続．被刺激性の亢進，不安，睡眠障害，食欲低下，体重減少，発汗，振戦，下痢，悪心・嘔吐，筋肉痛，体温上昇などがみられる.[547] ⇨参禁断現象→799，離脱症候群→2925

大脈 pulsus magnus 指で測定した脈拍の拍動の大きさを示す．測定者の指が被検者の脈の拍動で大きく振幅する状態．心拍出量が増加した状態で出現することがある.[976] ⇨参小脈→1460，脈拍→2772

タイムスタディ time study ［**時間研究**］ 科学的管理学における作業分析法の1つ．作業者の作業行動を時系列的に観察・調査することで，労働の効率化を図ろうとする管理的研究手法.[446]

対面視野試験⇨同対座試験→1867

対面法 confrontation method⇨同対座試験→1867

大網 greater omentum ［**背側胃間膜**］ 胃の大彎から腹腔内にたれ下がって，横行結腸と小腸の前を覆う間膜で，主要部では4枚の腹膜が合わさり1枚の膜に見える．発生学的に胃と後腹壁を結合する後胃間膜(背側胃間膜)に由来する．胃を包む漿膜(腹膜)は大彎で前後が合して大網となって前掛けのように腹腔の前面に下がり(前葉)，再び上行して横行結腸の大網ひもにつく(後葉)．発生が進むと前葉と後葉は癒合して胃の大彎と横行結腸を結び，腹腔内臓の前にたれ下がる1枚の膜(4枚の腹膜)になる．さらに横行結腸表面の腹膜に，次いで横行結腸間膜に癒着して後腹壁につく．胃腸の穿孔，腹膜炎などの際には大網が局所を覆って，腹膜炎が腹膜腔全体に広がるのを防ぐ働きがあるといわれる.[399] ⇨参胃間膜→221，腹膜→2548

大網固定術⇨同タルマ手術→1929

大網充填術 omental implantation 穿孔性十二指腸潰瘍などの消化管の穿孔部に対して，大網の一部を充填して穿孔部をふさぐ方法．潰瘍に対する内科的療法の発達に伴って，広範囲胃切除術などの根治術を行う必要性が低下した．新鮮例では胃は温存して穿孔部をふさぐ単純閉鎖術や大網充填術などが選択されることが多い.[485]

退薬症候⇨同禁断現象→799

ダイヤスコープ diascope 透明で平らな厚めのガラスあるいはプラスチックの板．紅斑や紫斑の診断に用いる硝子圧診のとき，病変部位を圧迫して色調の変化をみるのに用いる.[575]

ダイヤモンド型雑音 diamond-shaped murmur ［**漸増・漸減性収縮期雑音**］ 収縮期駆出性心雑音(心室から大血管へ血液が出ていくときの雑音)であり，I音直後あるいは駆出音から聞かれるダイヤモンド型(心音図上に記録される波形の1つ)をとる．半月弁を血液が通過する際に，血流速度の上昇とともに心雑音が徐々に大きくなり，血流速度の低下に伴い心雑音が徐々に小さくなる．主に心房中隔欠損症，心内膜床欠損症，大動脈弁狭窄症，肥大型閉塞性心筋症，肺動脈弁狭窄症，高心拍出量状態(hyperdynamic state)などで聴取される.[1591]

ダイヤモンド・ブラックファン症候群 Diamond-Blackfan syndrome ［**先天性赤芽球癆，ダイアモンド・ブラックファン貧血，ブラックファン・ダイヤモンド貧血**］ 遺伝性の赤芽球癆であり，生後数週から1年以内に診断される．慢性の貧血，網赤血球の減少がみられるが，白血球数，血小板数は正常である．骨髄では赤芽球が著明に減少する．病因は不明である．症状は全身倦怠感，呼吸困難など貧血に伴うもので，上肢，心臓，泌尿器系の奇形が20-50% の症例でみられる．治療は輸血，副腎皮質ホルモン投与が行われる．ダイヤモンド Louis Klein Diamond (1902-95) とブラックファン Kenneth Daniel Blackfan (1883-1941) はいずれもアメリカの小児科医.[1038] ⇨参再生不良性貧血→1158

代用アブミ(鐙)骨 substitute stapes ［**人工アブミ(鐙)骨**］ 耳硬化症の手術時に，硬化したアブミ骨を除去後，代わりに用いるもの．針金にジェルフォームまたは脂肪片をつけたものやピストンをつけたものなど，種々の補綴物が用いられている.[451]

大腰筋 psoas major muscle 第12胸椎～第5腰椎の横突起基部，椎体側面，椎間板から起こり，下外側方に走って鼠径靱帯(筋裂孔)をくぐり，大腿骨の小転子につく．支配神経は腰神経叢から直接出る枝である．腸骨窩から起こる腸骨筋と筋裂孔で合して，ともに小転子につき，腸腰筋と呼ばれる．股関節を屈曲させる作用をもつ．大腿を固定すると仰臥位から起き上がる運動にかかわる．歩行や走行で，大腿を引き上げるために最も重要な筋であるとして，近年，スポーツやリハビリテーションでの大腰筋のトレーニングが注目を集めている.[1044] ⇨参腸腰筋→2019

代用血液 blood substitute⇨同人工血液→1538

代用血管 vascular prosthesis⇨同人工血管→1538

代用血漿⇨参人工血液→1538

太陽神経節 solar ganglion⇨同腹腔神経節→2528

太陽神経叢 solar plexus⇨同腹腔神経叢→2529

代用精神病院 国公立の精神病院が少ないため，1919(大正8)年に制定された「精神病院法」により，一定の水準にある私立の精神病院に対し，公立病院と同じように患者を委託した制度で，1950(昭和25)年，当時のGHQ(連合国軍最高司令官総司令部)の指示に基づき，「精神衛生法」が制定されるまで続いた.[1451]

大葉性肺炎 lobar pneumonia ［**クループ性肺炎**］ 肺の

左右合わせて5葉のうち，1つあるいはそれ以上に及ぶ重症感染症で，悪寒，発熱，速く浅い呼吸，咳嗽，さび色の痰，チアノーゼ，嘔気，嘔吐，胸膜炎などの症状が現れる．主な起炎菌は肺炎球菌で，インフルエンザ桿菌，肺炎桿菌，その他の球菌が起炎菌になることもある．早期に診断し，適切な抗生物質による治療を行う．合併症として，胸水，肺膿瘍，無気肺，膿胸，心外膜炎などがある．高齢者や全身性疾患患者では死亡率が高い．予防的肺炎球菌多価ワクチンの投与が推奨される．[953]

耐容線量 tolerance dose；TD ［耐線量］ 正常組織が耐えられると判断できる最大の線量．線量，分割法，照射体積などにより変わる．表のように5年間で5%，5年間で50%に副作用を生ずる線量を参考に放射線治療を行う．[52] ⇨㊜放射線治療→2675

●**正常組織耐容線量**

臓器	症状	TD5/5(Gy)と容積*		TD50/5(Gy)と容積*	
		1/3	1	1/3	1
腎	腎症	50	23		28
膀胱	膀胱症状		65		80
顎関節	拘縮・関節運動制限	65	60	77	72
大腿骨頭	壊死		52		65
肋骨	病的骨折	50		65	
皮膚	壊死・潰瘍	10 cm^2:70	100 cm^2:55		100 cm^2:70
	毛細血管拡張		100 cm^2:50		100 cm^2:65
脳	壊死・梗塞	60	45	75	60
脳幹	壊死・梗塞	60	50		65
腕神経叢	神経障害	62	60	77	75
脊髄	脊髄炎	5 cm:50	20 cm:47	5 cm:70	
馬尾	神経障害	60	60	75	75
レンズ	白内障		10		18
網膜	全盲		45		65
視神経・視交叉	失明	50	50	65	65
耳(急性)	急性湿性中耳炎	30	30	40	40
耳(慢性)	慢性湿性中耳炎	55	55	65	65
唾液腺	口内乾燥症		32		46
喉頭	軟骨壊死	79	70	90	80
喉頭	喉頭浮腫		45		80
肺	肺臓炎	45	17.5	65	24.5
心	心膜炎	60	40	70	50
食道	狭窄・穿孔	60	55	72	68
胃	潰瘍・穿孔	60	50	70	65
小腸	閉塞・穿孔	50	40	60	55
大腸	閉塞・穿孔	55	45	65	55
直腸	重度直腸炎・瘻孔・狭窄		60		80
肝	肝不全	50	30	55	40

注）TD5/5：5年間で5%に副作用を生ずる線量．TD50/5：5年間で50%に副作用を生ずる線量
臓器容積の1/3または全部(1)に照射された場合の耐容線量
Emami B et al.: Int J Radiat Oncol Biol Phys 21:109-122, 1991より改変

太陽灯 sun lamp 人工光源の1つで，290-320 nmの中波長紫外線(UVB)光源として適している．UVB光線療法，光線照射試験に用いられる．[575]

代用乳 milk substitute 一般に仔牛の飼育に使用されることが多い．出生後1週齢程度の初乳期は母乳で飼育するが，その後母乳から隔離し，6週齢程度までの哺乳期では代用乳で飼育し，以降完全離乳させる方法が一般的である．この代用乳は脱脂粉乳，乾燥ホエー，動物性油脂その他からなり，温湯などにとかして与える．乳化安定性を向上させるために乳化剤が重要な役割を果たす．現在乳化剤としてグリセリン脂肪酸エステル，ショ糖脂肪酸エステルなどが用いられている．[987]

代用膀胱 substitute bladder⇨㊐パウチ→2359

大容量記憶装置 mass-storage device コンピュータのもつデータを大量に記憶させ貯蔵することを目的とするもので，コンピュータ本体と接続して用いられる．ハードディスク，DVD，CD，MOなどがある．[258]

第四性病⇨㊐鼠径(そけい)リンパ肉芽腫→1841

ダイラパーン® Dilapan® 親水性ポリマーを素材とする子宮頸管拡張器具．水分を吸収し膨大することにより，緩徐に頸管を拡張する．子宮内容除去術や誘発分娩前に頸管拡張や頸完熟化のために用いられる．形状はラミナリア桿に類似する．[996]

ダイランチン性歯肉増殖症 ⇨㊐フェニトイン歯肉増殖症→2519

代理 surrogate 家庭や集団において重要な位置をもった人物の役割の代わりとなる人や対象物．その対象はその場にいない親，子どもや仲間の代わりになりうるものである．小さな動物は布のような素材を母親の対象として用いたり，子どもはぬいぐるみのおもちゃなどを話し相手として扱う．精神分析においては，多くの場合，夢のなかに現れてくる，両親像に代わる象徴的心像を指す．[999]

代理懐胎⇨㊐代理出産→1904

代理出産 surrogate birth, host surrogacy ［代理懐胎］ 不妊治療において，①夫の精子を妻以外の女性に医学的に注入して，妻の代わりに妊娠，出産すること(狭義の代理母 surrogate mother)，②夫の精子と妻の卵子で体外受精させた受精卵を用いて，妻以外の女性が出産すること(借腹 host mother)を合わせた広い意味の言葉．わが国では，厚生科学審議会生殖補助医療部会が，夫婦以外の第三者から提供された精子，卵子，受精卵を使用することを限定的に認めつつ代理懐胎は禁止することを提言している．原則的に禁止される理由は，代理出産がビジネスとなり，受精卵などが売買などされる恐れがあるため．代理懐胎は，分娩上の母と法律上の母親となる意思をもっている女性が異なることとなり，不妊治療として許容かどうか明確にルールを定める必要がある．[625] ⇨㊜代理母→1905

代理症 equivalent ［等価症］ 本来，等価物すなわち「あるものが他のものと同一の価値または力をもつもの」という意味をもっている．精神医学領域では，本来起こるべき症状に代わって，別の症状が出現する場合に用いられる．たとえば，児童・思春期の万引きなどの非行は抑うつ代理症，てんかん性もうろう状態は本来起こるべき大発作の代わりに出現したものという意味．また仮面うつ(鬱)病で前景に出る身体症状は，本来出現するはずの精神症状の代わりとして出現したものという意味で，うつ病代理症と呼ばれる．[999]

大理石骨病 marble bone disease ［骨化石症，アルベルス・シェーンベルグ病，大理石病］ 全身に骨硬化性陰影

を呈する疾患で，致死性常染色体劣性型，中間劣性型，常染色体優性型，尿細管性アシドーシスを伴う劣性型の4型が知られている．X線所見では，全身的な骨濃度の増強と骨梁構造の欠如を認める．長管骨は骨髄腔が消失して易骨折性となり，石膏様骨 chalk bone とも呼ばれる．骨幹端部のモデリング障害のため長管骨は棍棒状に変形し，サンドウィッチ様椎体を示す．頭蓋冠底の骨肥厚・硬化などをみる．[1037]

大理石病⇨同大理石骨病⇀1904

大理石様皮膚⇨参網状皮斑⇀2817

対立遺伝子 allele ［対立因子］ 高等生物の2本一組の相同染色体（一方は雄親由来，他方は雌親由来）上では，特定の遺伝子が存在する箇所はほぼ同一の位置（遺伝子座）にある．同一遺伝子座にあり発現形質の違う2つの遺伝子のことを対立因子あるいは対立遺伝子と呼び，あらゆる遺伝形質は，この対立因子の関係（優性，劣性など）によって規定されている．[723]

対立因子 allele⇨同対立遺伝子⇀1905

対立運動再建術⇨同対立筋形成術⇀1905

対立仮説 alternative hypothesis 仮説検定を行う際に，帰無仮説とともに設定する基本要件．仮説検定とは母集団から標本を抽出し，その標本の統計量を対象に操作を行い，ある仮説を設定し，その仮説下で統計量の得られる確率を求め，その確率がある基準との大小で，仮説の正当性を評価する方法である．対立仮説は帰無仮説に対立する仮説であり，検定する内容に応じて種々の場合が考えられるが，ここでは使用頻度の高い母平均の検定を例とする．対立仮説は H_1 または H_a で表され，次の2通りの場合が考えられる．① H_1：$\mu_1 \neq \mu_2$ で，母平均は等しくないという仮説．検定は両側検定を行う．両側検定とは対立仮説を $\mu_1 > \mu_2$ または $\mu_1 < \mu_2$ のいずれか一方が成り立てばよいと考えている場合である．② H_1：$\mu_1 > \mu_2$（または $\mu_1 < \mu_2$）で，母平均 μ_1 が μ_2 より大きい（または μ_1 が μ_2 より小さい）という仮説．検定は片側検定を行う．多くの場合①を用いるので，②を用いる場合は慎重に吟味する必要がある．[21] ⇨参帰無仮説⇀706，仮説検定⇀508

対立筋形成術 opponoplasty ［対立運動再建術］ 正中神経麻痺や母指球筋損傷などで母指対立運動が障害され，回復の見込みがない場合に行われる機能再建術．手術法は筋腱移行を行うが，用いる筋腱は長掌筋，環指浅指屈筋，示指・小指固有伸筋，長母指屈筋，長母指外転筋，短母指伸筋，橈側手根伸筋，小指外転筋などがある．麻痺の範囲や程度に応じて適切な方法を選択することが大切．[236]

対立バー opponens bar 母指を他の4指と対立位に保持するもので，とりわけ示指と中指との対立位を保持する装具．麻痺や変形，拘縮などにより母指が内転拘縮を起こしたときに矯正して装着使用するもの．手の動作を行いやすくするには，母指は開排や対立位をとることが重要である．そのため，母指を対立位に保持する対立バーは，母指と示指の間に入れて対立位を保持させるC型バーと組み合わせて用いられ，短対立装具，長対立装具など種々のものがある．[1557] ⇨参長対立装具⇀2015

代理母 surrogate mother 妻が卵巣と子宮を摘出したなどにより，妻の卵子が使用できず，かつ妻が妊娠できない場合に，夫の精子を妻以外の第三者の子宮に医学的な方法で注入して妻の代わりに妊娠，出産してもらうことをいう．これは生殖補助医療技術（体外受精）を必要としない．しかし，妊娠，出産に伴う危険を他者に負わせること，営利目的での卵子提供，子宮を貸すことが横行する危険性があること，子宮を貸す側が長期間胎児を体内でとどめ，胎児の成長を実感するうちに芽生えた母性本能から，生まれた赤ちゃんへの執着が出てしまうケースなど，生命倫理上の問題点を背景に，日本産科婦人科学会は借り腹や代理母を認めない方針を打ち出し，学会のガイドラインで禁止をうたっている．[1170] ⇨参借り腹⇀554

対流 convection 温められた気体や液体が循環することにより，熱が伝わること．皮膚のまわりは空気の薄い層（境界層）で熱の放散を防いでいるが，対流によりこの層が換気されると熱放散は増大する．体内で産生された熱は，境界層へ伝達されたのち，対流によって運ばれ拡散される．[229] ⇨参熱伝達《生体内の》⇀2282

大菱形（りょうけい）**骨** trapezium⇨参手根骨⇀1389

大量フェンタニル麻酔 large dose fentanyl anesthesia 短時間作用性麻薬であるフェンタニルを50-100 μg/kg 投与して行う麻酔法．フェンタニルは心拍数は減少させるが心収縮性を抑制しないため，心機能が低下した患者や，心臓手術患者でよく用いられていた．大量投与することによる長時間の鎮痛が得られる．[163] ⇨参ニューロレプト麻酔法⇀2243

大量輸血 massive blood transfusion 外傷や手術などで失血した際に，全血液量とほぼ同量もしくはそれ以上の血液を輸血すること．新鮮な血液の使用が望ましいが，採血後数日経った血液を用いる場合には，血小板減少や血液凝固因子不足による出血傾向，低カルシウム血症や高カリウム血症，酸塩基平衡の異常といった電解質代謝異常，体温の低下，肺水腫などに注意が必要である．[860]

体力 physical strength（fitness） 人間が生命を維持していく力を全体的にとらえた概念で，スポーツ生理学でいう行動体力と防衛体力に大別される．行動体力とは生活あるいは行動するための基礎となる身体的な作業能力のことで，防衛体力とは恒常性や病気に対する免疫力，ストレス抵抗性などをいう．

体力回復練習（訓練） convalescent exercise 術後や運動麻痺の長期臥床に合併した，廃用性の体力低下を起こしたものに対して行うリハビリテーションのこと．過負荷にならないよう，個々の耐久性に応じ適切で安全な運動負荷を設定する．状態に応じて，座位時間延長や，椅子からの立ち上がりの反復，歩行距離延長など，さまざまな設定がある．また，日常生活動作（ADL）を自ら積極的に行うことも体力回復の目的に適している．体力の客観的な指標として最大酵素摂取量や無酸素性閾値がある．[249]

体力測定 measurement of physical fitness ［体力テスト（診断）］ 作業・運動の能力を測定すること．被検者に課した種々の運動作業（筋力・筋持久力，作業時の心拍数・心拍出量・呼吸機能の変化，最大酸素摂取量・最大酸素負債量など）の成績と，形態学的計測（身長，体重，胸囲，座高，四肢長，四肢の周囲長，体脂肪含有率など）を組み合わせて評価し，体力評価値を求めるの

た

が一般的.[904]

体力づくり physical fitness training わが国では昭和30年代からの経済急成長に伴って，生活・労働・環境が急変し，運動不足などによる体力低下が問題となった．一方，経済的余裕の背景もあって健康への関心が高まり，健康づくりのための体力づくりが推奨されるようになった．地域・学校・職場では体力づくりに関する施策が行われている．1988(昭和63)年より健康運動指導士，1989(平成元)年より健康運動実践指導者の育成が行われている．なお，広義の体力づくりや健康改善を含む「健康増進法」が2002(平成14)年に成立した.[904]

体力テスト(診断)⇨同体力測定→1905

対輪脚 crura anthelicis, crura of anthelix⇨同対耳輪脚→1879

大リンパ球 large lymphocyte 赤血球の約2倍の直径9-15 μm程度の大型のリンパ球．細胞質が広く大型の核をもつ．少数のアズール顆粒をもつものが多く，特に大型顆粒リンパ球とも呼ばれる．細胞表面形質でみると約70%がナチュラルキラー細胞に，約30%がT細胞に属する.[1221] ⇨参大顆粒リンパ球→1863

胎齢 fetal age ［在胎期間，在胎週(日)数］ 発生学上の用語で，受精日からの胎児の母体内の存在期間を指し，受精初日を1日目として満日数，満週数で表す．臨床産科で用いられる妊娠週数は，胎齢＋2週である.[432]

ダイレクトPTCA direct PTCA⇨同プライマリPCI→2572

ダイレクトエントリー direct entry 助産師教育制度の1つであり，助産学の基礎教育に看護学を含まない制度．主に北アメリカ助産師連盟Midwives Alliance of North America(MANA)，カナダ，イギリス，オランダ，ドイツ，アフリカ地域などにおいてこの制度が取り入れられている．教育期間は2-4年となっているが，アメリカをはじめとした欧米では4年間が主流．この制度の導入においてアフリカ地域と欧米での事情は異なっており，アフリカでは資金不足や教員，教材の不足，欧米はホームバース(自宅出産)を独立して行いたいという意向が背景となっている．欧米で行われている4年間の助産師教育は，質，内容ともに非常に高度であり，助産師の専門性と自立性が高められている．なお，アメリカ助産師協会American College of Nurse-Midwives(ACNM)の認定する助産師は，わが国と同様に看護教育が必要とされ，そのうえで助産師教育を実施している.[1352] ⇨参助産師教育制度→1488

ダイレクトボンディング法 direct bonding method(system) 動揺歯に対する歯周治療の際に，金属製バンドを使わずに，矯正歯科用ブラケットを歯の表面に直接接着し固定する方法．隣接する歯と歯を直接接着性レジンで固定するが，接着耐久性を高めるために，30-40%リン酸水溶液で接着歯面をエッチング処理し歯面に微小な凹凸を形成して表面積を増大させ，機械的嵌合力を増強する.[760]

●ダイレクトボンディング法

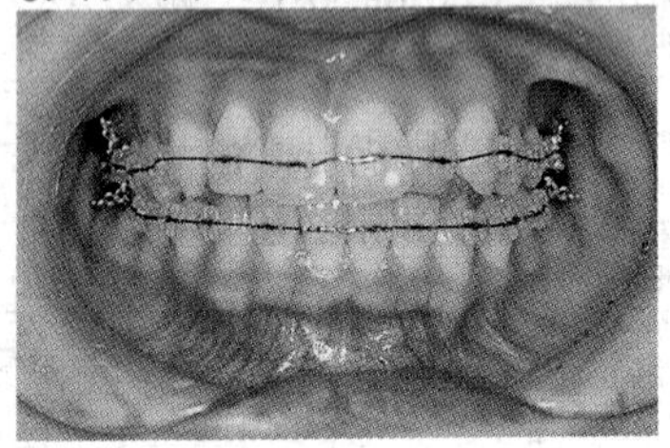

大濾胞状甲状腺腫⇨同コロイド甲状腺腫→1137

大濾胞性腺腫 macrofollicular adenoma⇨同コロイド腺腫→1137

対話性幻聴 voices arguing 実際にはその場に存在しない2人以上の会話の声が聞こえる幻聴．会話の内容は幻聴が聞こえる当事者に関することが多く，噂話のように聞こえることもある．これは，ドイツの精神科医シュナイダー Kurt Schneider(1887-1967)が統合失調症の診断に際して最も重要とみられる主要な8つの体験様式を1級症状として指摘したうちの1つ.[709]

大彎(わん) greater curvature of stomach 胃の下縁の彎曲部分を指す．この部分より大網が腸の前面にたれ下がっている.[1212] ⇨参胃→213

台湾油症⇨同油症→2860

多因子性遺伝 multifactorial inheritance ［ポリジーン遺伝］ 複数の遺伝子と環境因子が関与してある疾患が発症する場合を指す．これに対し，複数の遺伝子が関与し，環境因子の関与がなく発症する場合を多遺伝子性疾患polygenic diseaseとして区別することがあるが，必ずしも明確ではない．身長，体重などの身体的特徴，先天奇形，糖尿病，高血圧などが例としてあげられる.[368]

多因子性疾患 multifactorial disease 遺伝性疾患における分類の1つ．不健康の成立条件には，基本的に遺伝と環境という2つの条件があり，遺伝条件が多分に関与して起こる疾患を遺伝性疾患と総称．多因子疾患は複数の遺伝子が相互に作用したうえに，環境因子が影響して生じると考えられているが，発生機序は未解明．血友病，フェニルケトン尿症などの種々の先天性障害，先天性心臓病，口唇裂，口蓋裂，糖尿病，高血圧などがある.[904]

多因子分析 multiple factor analysis 2変量以上の実験統計(臨床検査)データについて分析し，標本分布の形から例えば対称的な分布曲線を示す正規分布であるかなどを判断し，データをいくつかのグループclassに分類する手法．特に自動分析装置などで得られた多数の検査情報から病態を把握する目的で，各変量の平均，分散，相関係数を計算し，病態別に分類される.[677]

タウ遺伝子 tau gene タウタンパク質(tau)をコードする遺伝子．ヒト17番染色体上で(17q21)に位置し，神経細胞に強く発現している．スプライシングにより，発生や神経細胞の種で異なるアイソフォーム(ヒトの場合6種類)を発現する．家族性を示しパーキンソニズムを伴う前頭側頭型認知症の中で，タウ遺伝子の変異によるもの〔frontotemporal dementia and parkinsonism linked to chromosome 17(FTDP-17)〕が知られている.[723] ⇨参タウタンパク質→1907

タウオパチー tauopathy タウタンパク質が脳内に異常蓄積する疾患の総称．前頭側頭葉変性症〔ピックPick病，17番染色体に連鎖するパーキンソニズムを伴う前頭側頭葉型認知症fronto temporal dementia with parkinsonism linked to chromosome 17(FTDP-17)など〕や進行性核上性麻痺，大脳皮質基底核変性症，嗜銀顆粒性認知症が含まれる．タウは神経細胞の形態維持などに関与する微小管結合タンパク質であり，その遺伝子は17番染色体長腕に存在する．タウ遺伝子の点変異によりFTDP-17が生ずることが見いだされたことから，タウタンパク質の変化が神経変性を惹起していると考えられている．[576] ⇨参タウタンパク質→1907

タウシッヒ・ビング奇形 Taussig-Bing anomaly(complex)；T-B anomaly ［トーシック・ビング奇形症候群］ 二(両)大血管右室起始(DORV)のⅡ型で，肺動脈弁下心室中隔欠損の存在が特徴的である．タウシッヒ Helen B. Taussig とビング Richard J. Bing により記載された(1949)．大血管の相対的位置は右位大動脈と肺動脈の並列 side by side，完全大血管転位位置，大動脈右後位など変化に富む．左室内の血流は心室中隔欠損孔経由で右室流出路へ駆出される．右室流出路は第1・2中隔筋束と第1・2壁筋束に囲まれて長い筒状構造をとる．心内修復手術には川島法，ラステリ Rastelli 変法などがある．[319] ⇨参二大血管右室起始症→2214

●タウシッヒ・ビング奇形

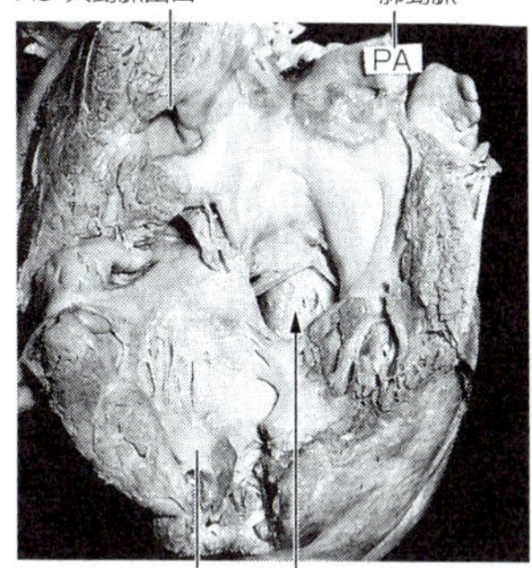

多羽状筋 multipennate muscle 腱の両側に羽毛状の筋を有する羽状筋の1つ．中心に多数の腱があって，その両側に筋線維束が幾重にも平行して停止(付着)する筋．大きな力を発揮する筋で，三角筋中部線維，大殿筋などがある．[636] ⇨参筋の名称→803，羽状筋→324

タウタンパク質 tau protein；tau ［tau タンパク質］ 微小管関連タンパク microtubule-associated protein (MAP)に属する構造タンパク質で，神経軸索に豊富に存在．熱安定性で，C末端側に微小管結合領域を有する．チューブリンに結合し，微小管の重合を促進することが知られており，軸索の安定化に必要と考えられている．アルツハイマー Alzheimer 病の脳内にみられるペアードヘリカルフィラメント paired helical filament(PHF)は，神経原線維変化の構成要素であり，病的にリン酸化されたタウタンパク質が基本骨格を形成することが報告されている．またアルツハイマー病のほかにもタウタンパク質沈着，神経原線維変化の形成と神経細胞死を伴う疾患が知られており，タウオパチーと総称されている．[723] ⇨参タウオパチー→1906

ダウニー型リンパ球 Downey type lymphocyte⇨同異型リンパ球→224

ダウノルビシン塩酸塩 daunorubicin hydrochloride；DNR アントラサイクリン系の抗腫瘍性抗生物質の1つで真菌由来．この群で最も早く開発された．同じ系統にイダルビシン塩酸塩，ドキソルビシン塩酸塩，アクラルビシン塩酸塩，ピラルビシン，エピルビシン塩酸塩がある．赤色調を示し，静脈内投与する．細胞DNAに結合し，DNA合成とRNA合成を阻害する．適応症は急性白血病(慢性骨髄性白血病の急性転化を含む)が中心だが，他剤と併用し各種の悪性腫瘍に用いられる．副作用は骨髄抑制，粘膜障害，脱毛などのほか，特徴的な毒性に心筋障害があり，極量以上の投与で高頻度となる．[368] 商ダウノマイシン

タウリン taurine ［2-アミノエタンスルホン酸，アミノエチルスルホン酸，2-メチルエタンスルホン酸］ アミノエチルスルホン酸の慣用名で化学式は $NH_2CH_2CH_2SO_2OH$．アミノ酸のように両性電解質としての性質を示す．システイン(またはシスチン)の酸化・脱炭酸による代謝産物で，メチオニンとシステインから合成される．コール酸と結合してタウロコール酸となり，広く動植物界に分布している．ウシの胆汁中に多量に存在し，哺乳類では肝臓や筋肉に多い．[362]

ダウンサイジング down sizing 小型化，縮小の意味であるが，一般に大型汎用コンピュータ(ホスト)で行っていた処理をワークステーションやパソコンなどに移行することにより，システム経費を削減するという意味で使われた．クライアントサーバーのシステム形態をとることが多い．機器の費用の削減だけでなく，過剰なシステム機能の削減や業務運用の見直しにより業務効率の向上を図ること，システム管理や運用，保守，開発のコストも含めて検討することが重要．安価で高性能な小型のコンピュータやネットワークの普及により，1990年代後半頃，ダウンサイジングが促進された．[1341] ⇨参クライアントサーバーシステム→822，サーバー→1147，ワークステーション→3006

タウン撮影法 Towne projection〔method〕 頭部単純X線撮影法の1つ．仰臥位で外眼角と外耳道孔中心を結ぶ線(眼窩外耳道線 orbitomeatal line，OM線)がフィルム面に垂直になるように頭部を位置する．X線中心は頭側から尾側に30-35度傾斜させて撮影する．側頭骨

●タウン撮影法

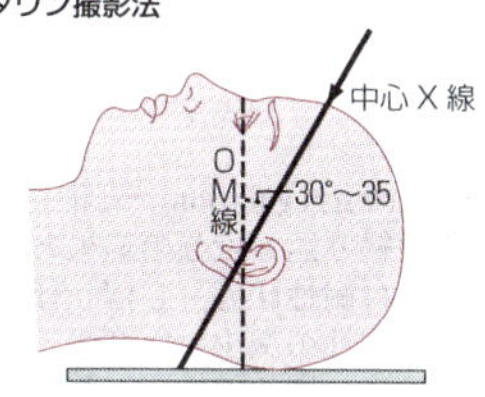

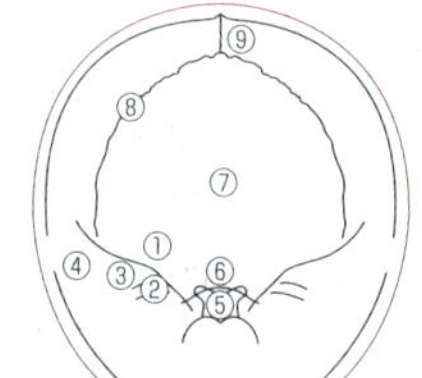

た

錐体部，聴器，大後頭孔，後頭骨，トルコ鞍背などの観察に適している．[264]

ダウン症候群 Down syndrome ［モンゴリズム，21 トリソミー］ 21番染色体の過剰による先天異常症で，基本核型は47,XXまたはXY,+21であるが，5%に転座型トリソミーがあり，その1/3は14番染色体との転座，残りは他の端部着糸型染色体(13,15,21,22)との転座である．ダウン症候群の1-3%は正常細胞とトリソミー細胞が混在するモザイク型．わが国の新生児集団での頻度は1,000人に1人であるが，母親の年齢が35歳をこえると増加し，40歳以上の母親からは80例に1例という報告がある．眼裂が上外方に傾斜，内眼角贅皮，鼻梁扁平，耳介低形成，小耳症，巨舌など特徴的な顔貌を呈し，その他，太く短い頸，短い四肢や指趾，第5指内彎，手掌猿線，全身の筋緊張低下，臍ヘルニアなどが認められる．また，約50%に心・血管系奇形がみられる．心内膜床欠損症，心室中隔欠損，心房中隔欠損，ファロー Fallot 四徴症が多い．また，十二指腸狭窄や鎖肛などの消化器奇形もみられる．生下時体重，身長は正常範囲であるが，次第に発育が遅れ低身長が目立つようになる．新生児期に哺乳困難なこともある．また筋緊張低下のため関節の過伸展があり，頸定や座位保持が遅れる．知的障害は全例に認められるが，多くは中等度．患児の日常管理は身体的障害や知的障害の程度によって個々に異なるが，運動機能や知的活動を発達させることが目標であり，そのための治療センターがある．両親に適切なケアを指導し，可能な社会教育，職業教育を行うことについて助言を与えることも重要．医学的には感染の予防，感染症の早期治療，先天性心疾患の日常管理を行う．[1631]

●ダウン症候群

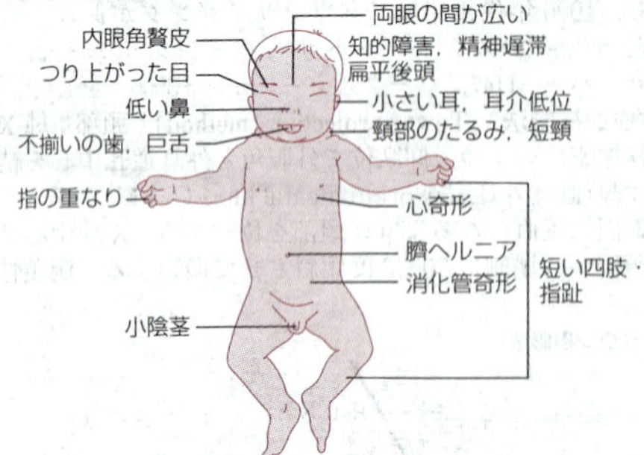

ダウンレギュレーション down regulation 薬理学的あるいは生理学的活性物質の繰り返し投与の結果として生じる，早期の無反応または耐性状態．しばしば初期に受容体の活性物質への親和性の減少および受容体数の減少を伴う．ホルモンでは，標的細胞の細胞膜上に受容体をもつインスリン，成長ホルモンなどのペプチドホルモンやカテコールアミンにみられる．これらの物質が受容体と結合すると複合体が細胞内に取り込まれるためとされる．生理的なホルモンに対する脱感作機構の1つとされる．[1047]

唾液 saliva 消化液の一種で，唾液腺(耳下腺・顎下腺・舌下腺，口蓋腺などの口腔腺)から分泌される澄んだ粘稠性の液体．成人1日の分泌量は1-1.5Lであるが，種々の影響により変動する．比重1.003-1.010，pH 6-8，99%以上は水分の無味・無臭の粘液．固形成分は無機化合物0.3%，有機化合物0.2-0.5%で，ムチン，有機塩類，消化酵素のプチアリンなど多数の微量成分が含まれている．口腔内を湿潤させ，味覚の促進作用や化学的消化作用による咀嚼や嚥下の補助作用，発音や会話をスムーズにする円滑作用のほか，抗菌作用，自浄作用，緩衝作用など種々の機能を有する．[842]

唾液管 salivary duct 唾液腺組織内で分泌された唾液を排泄する管の総称．腺房部の腺房細胞から分泌され，介在部導管，線条部導管，小葉間導管，排泄管の順に口腔内へ排泄される．大唾液腺の排泄管は4つある．①バルトリン Bartholin 管(大舌下腺管)：顎下腺管と合する，②リヴィヌス Rivinus 小管(小舌下腺管)：舌下ひだ上に開口，③ステノン Stenon 管(ステンセン Stensen 管，耳下腺管)：耳下腺乳頭部に開口，④ワルトン Wharton 管(顎下腺管)：舌下小丘に開口．[887]

唾液消化 salivary digestion 唾液による消化のこと．唾液中には2種類の消化酵素が含まれている．1つは舌の腺から分泌される舌リパーゼで，もう1つは唾液腺から分泌されるプチアリン(唾液のアミラーゼ)．プチアリンはデンプンに作用してデキストリンと麦芽糖とに分解する．至適pHは6.8で活性化には塩素(Cl)イオンが必要．口腔内消化は5%程度しか行われず，胃内で胃液の塩酸(HCl)により不活化されるまでの間に作用する．[842]

唾液腺 salivary gland 粘液，漿液および消化酵素を口腔に分泌する外分泌腺の総称．大唾液腺と小唾液腺とがある．大唾液腺は左右1対からなる3つの唾液腺(耳下腺，顎下腺，舌下腺)で，これらはそれぞれ排泄管によって口腔に唾液として排出する．また，小唾液腺は粘膜下に多数存在し，唇腺，頰腺，臼歯腺，舌腺，口蓋腺などがある．口腔内の消化，湿潤，催滑，清浄に大きな役割を果たしている．[887]

唾液腺炎 sialoadenitis 耳下腺・顎下腺・舌下腺に起こる炎症の総称．特に耳下腺に好発．小児にみられる反復性耳下腺炎は導管の先天性あるいは後天性の形態異常によると考えられている．成人では唾石，シェーグレン Sjögren 症候群などを考慮する．急性の場合は抗菌薬，消炎薬など使用する．[701]

唾液腺〔型〕アミラーゼ salivary〔type〕amylase ［プチアリン］ アミラーゼとはデンプン，グリコーゲン，アミロース，アミロペクチンなどの糖質にあるα-1,4-グルコシド結合を加水分解し，マルトース，イソマルトース，グルコースなどにする酵素の総称．主に唾液腺や膵臓から分泌され，肝臓，肺，心臓，横紋筋，腎臓，小腸，乳腺，甲状腺，脂肪組織などにも含まれている．唾液腺から分泌されるアミラーゼは電気泳動でpre-γ位に移動し，唾液腺型アミラーゼと呼ばれる．[307]

唾液腺癌 salivary gland cancer 唾液腺に発生する悪性腫瘍．そのうち耳下腺に発生するものが最も多い．病理組織学的に多くの分類がある．耳下腺癌の治療経過，治療成績は組織分類によって大きく異なるため，組織診断はきわめて重要である．耳下腺癌は腺癌と粘表皮癌が最も多く，腺様嚢胞癌，多形腺腫内癌，扁平上皮癌の順となっている．症状は，耳下腺部の腫瘤，疼痛，大きくなると開口障害，顔面神経麻痺が起こる．唾液腺造影によるX線写真撮影，超音波検査，CT，MRI，PETなどが主要な検査である．ステノンStenon管(ステンセンStensen管)からの唾液の細胞診などがあるが，直接生検を行うことは望ましくない．良性腫瘍と悪性腫瘍との鑑別はきわめて重要である．耳下腺癌は発育が急速で硬く，塊状で可動性がなく，顔面神経麻痺，自発痛は悪性耳下腺腫瘍の最も重要な所見である．部分的顔面神経麻痺で発症し，徐々に麻痺の拡大がみられる場合は悪性である．しばしば限局した表情筋麻痺がみられる．超音波では境界不鮮明で内部エコーは強く，粗糙で不均一である．シアロCT導管浸潤では漏洩を認める．MRIでは内部構造不均一，辺縁不整，境界不明瞭で，T_1・T_2強調像ともに低信号を示す．治療の第一選択は外科的な腺葉切除術で，病変が進行している場合には，頸部郭清術も併用して耳下腺全摘出術が行われる．術前・術後の照射を行う場合もある．取り残した組織や，再発したもの，手術不可能なものに対しては，放射線照射が勧められる．また，化学療法は遠隔転移の予防を考慮して，根本治療にはならないが一時的に行われる．[887] ⇨参耳下腺癌→1232

唾液腺腫瘍 salivary gland tumor 唾液腺に発生する腫瘍の総称．大・小唾液腺ともに発生する．大部分は腺実質に由来する上皮性腫瘍で，非上皮腫瘍はきわめてまれ．良性腫瘍では多形性腺腫，筋上皮腫，ワルチンWarthin腫瘍などが，悪性腫瘍では腺様嚢胞癌，腺癌，粘表皮癌などがある．[42]

唾液腺シンチグラフィー salivary gland scintigraphy ［RI唾液腺撮影］ 唾液腺に集積して，唾液内に排泄される放射性核種(RI)を投与し，その形態と機能を評価する核医学検査．過テクネチウム酸ナトリウム($^{99m}TcO_4^-$)を用い，静注後5-10分から撮影．その後レモン汁を口に含ませて唾液分布を促進させ，うがいにより口腔内を洗浄してから再度撮影して排泄機能をみる．多くの腫瘍は欠損像を示すが，ワルチンWarthin腫瘍ではRIが強く集積し，排泄が遅延する．またシェーグレンSjögren症候群での唾液腺機能障害の評価にも有用．[737]

唾液腺造影図⇨同シアログラム→1219

唾液腺造影法 sialography 耳下腺や顎下腺の導管開口部から造影剤を注入して，導管，腺管構造を描出する手法．超音波やCTなどの発達により適応は少なくなっている．[8]

唾液タンパク型 salivary protein types(polymorphisms) 全唾液や耳下腺唾液に存在している遺伝的多型形質の総称．全唾液にアミラーゼや核酸分解酵素の遺伝的多型の存在が知られている．しかし，常在菌や食物残渣などで汚染されている全唾液に証明できる遺伝的多型形質には限りがあった．1972年，アゼンE. A. Azenらは耳下腺唾液を使用すれば再現性の向上や試料の均一化をもたらすことを明らかにし，等電点電気泳動法を使用して唾液から検出可能な遺伝的多型形質の種類の飛躍的増加が可能になった．その結果，proline rich proteins(PR)型，parotid acidic(PA)型，double band(DB)型，parotid isoelectric focusing variant(PIF)型，parotid basic(PB)型，parotid middle band(PM)型など多数の遺伝的多型形質の存在が報告されている．[473]

唾液貯留嚢胞 mucous retention cyst ［停滞嚢胞］ 唾液が貯留して形成される嚢胞の総称．大唾液腺，小唾液腺のいずれにもみられるが，後者が多い．成因は唾液の流出障害で，確定されていないが，導管の閉鎖により唾液が停滞し導管が拡張してできる停滞型，導管の損傷により唾液が溢出して組織内に貯留してできる溢出型が考えられ，後者の考えが有力．最も多いのは下唇の口角付近にみられる粘液嚢胞で口唇粘膜に半球状の腫脹として現れる．舌下面の舌尖付近に生じるブランダン・ヌーンBlandin-Nuhn腺から生じるブランダン・ヌーン嚢胞，大唾液腺では口底部，顎下部，あるいは両者に生じるラヌーラranula(ガマ腫)が主なものである．治療は嚢胞と傷ついた唾液腺摘出が原則．またラヌーラは開窓法を行うこともあるが，再発率が高い．[535]

唾液のみテスト⇨同反復唾液のみテスト→2420

唾液分泌 salivation 副交感神経刺激により，唾液腺から水様の唾液が多量に分泌されること．同時に腺の血管は拡張し血流が増える．交感神経刺激では血管は収縮し，有機物に富む少量の唾液が分泌される．口腔内に食物が入ると反射的に起こるもの(無条件反射)と，過去の条件づけによる光や音の刺激により分泌されるもの(条件反射)がある．成人では1日に分泌される唾液は1-1.5Lだが，摂取した食物の量や種類に左右される．分泌亢進によって唾液分泌過多(流涎症)になることもある．[842]

唾液分泌障害 disturbance of salivary secretion 分泌が過剰になる唾液分泌過多症(流涎ptyalism，sialorrhea)と，分泌が減少する口内乾燥症dry mouthに分類される．前者は主に薬剤，喫煙，アフタ性潰瘍などの口腔疾患，脳腫瘍，パーキンソンParkinson病などの中枢性疾患，精神的ストレスなどが原因となる．後者は薬剤，頭頸部の放射線治療，加齢，精神的ストレス，糖尿病，外分泌腺の慢性炎症性疾患であるシェーグレンSjögren症候群などが原因となる．原疾患の治療とともに前者では顎下腺摘出を行うこともある．後者には副交感神経刺激薬，唾液腺ホルモンを投与する．[701]

唾液分泌促進薬 sialogogue⇨同催唾剤→1165

唾液分泌中枢 brain center for salivation 唾液の分泌調節は主として神経による反射性の機序で行われ，その分泌中枢は延髄および橋に存在する上・下唾液核．また唾液分泌中枢は視床，海馬，さらには大脳皮質からの影響を受けている．味蕾からの刺激を舌神経，鼓索神経が受け，膝神経節でニューロンを代え，中間神経を経て延髄の孤束核に伝える．[842]

唾液分泌不全 hypoptyalism 唾液の分泌が減少した状態．シェーグレンSjögren症候群が主な原因であるが，このほかにも先天性の唾液腺形成不全，甲状腺機能障害，更年期障害，腫瘍，炎症，薬の副作用，心因性などがある．[765,680]

唾液瘻(ろう)**(フィステル)** salivary fistulae, sialosyrinx 唾液腺の術後に，唾液腺または唾液腺管と顔面，頸部の皮膚に異常な交通をして開口部(外瘻孔)が生じ，常にその開口部から唾液が流出する状態．[887]

楕円関節⇨参顆状関節→497

楕円赤血球症 elliptocytosis ［卵形赤血球症］ 赤血球を形成する細胞骨格の異常により赤血球が楕円形を示

た

す貧血症で，常染色体優性遺伝形式をとる．楕円赤血球が赤血球の 25% 以上を占めると本症を疑う．楕円赤血球が脾臓で捕捉されてしまうため貧血，黄疸，脾腫などがみられることもあるが，無症状の場合もある．溶血が強いときは脾臓の摘出(摘脾)を行う．[1038] ⇨参遺伝性楕円赤血球症→264

タオル鉗子 towel clamp⇨同布鉗子→2274

多価 multivalent, polyvalent 複数の抗原と反応する(抗体)．複数の結合価をもつ(抗体)．多価抗原．多価(染色体)．多価(原子)．多価(元素)．多価(イオン)．多価(アニオン)．多価(関数)．[987]

他家栄養菌⇨同従属栄養菌→1375

高木兼寛 Takagi Kanehiro 明治時代の海軍軍医，医学教育者〔1849-1920(嘉永 2～大正 9)〕．薩摩藩士高木喜助の長男として，日向国(現宮崎県)東諸県郡穆佐村白土坂に生まれる．幼名は藤四郎，穆園と号した．1866(慶応 2)年，石神良策について医学をおさめ，翌年岩崎俊斎の門に入って蘭学を学んだ．1868(同 4)年，藩兵附属医師として，東北征討軍に従って奥州を転戦した．1872(明治 5)年，石神の勧めに従って海軍軍医となり，1875(同 8)年ロンドンのセント・トマス病院医学校に留学．1880(同 13)年，優秀な成績をおさめて帰国し，再び海軍中医監となり海軍病院長に就任した．海軍勤務のかたわら，1881(同 14)年には東京に成医会講習所(現東京慈恵会医科大学)を設立，1882(同 15)年には有志共立東京病院，1885(同 18)年には同東京病院内にわが国で最初の看護婦養成所をおこし，医師と併せて看護婦の養成にも尽力．同年 12 月には海軍軍医総監に任じられる．当時海軍に蔓延していた国民病ともいうべき脚気を撲滅するため，白米食を排して麦飯を支給し，海軍から脚気を一掃することにも成功した．のち男爵を授けられた〔1905(明治 38)年〕とき，「麦飯男爵」とあだ名された．[1259]

多核巨細胞 multinucleated giant cell 核を多数有する細胞質が広い細胞をいい，異物巨細胞，ラングハンス Langhans 巨細胞，ツートン Touton 型巨細胞，ワルシン・フィンケルディ Warthin-Finkeldey〔型〕巨細胞，リード・シュテルンベルグ Reed-Sternberg 巨細胞などがある．巨細胞性動脈炎や巨細胞性エプーリスなどの病巣にも現れる．巨細胞肝炎では肝細胞が多核巨細胞化．巨細胞腫や巨細胞性膠芽腫のほか，悪性腫瘍にもしばしば多核巨細胞が認められる．[1531]

●さまざまな巨細胞とその形態

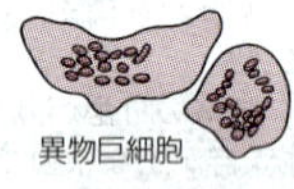
異物巨細胞

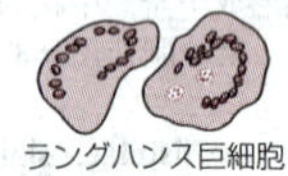
ラングハンス巨細胞

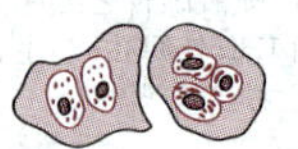
リード・シュテルンベルグ巨細胞

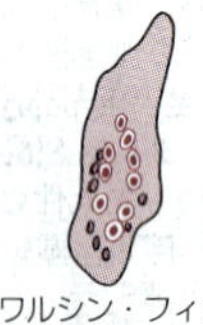
ワルシン・フィンケルディ〔型〕巨細胞

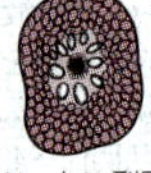
ツートン型巨細胞

多核細胞 multinucleated cell ［多核体］ 一般の体細胞は単核であるのに対し，複数の核を有するもの．一方，体内には成熟赤血球や血小板のように核を欠く細胞も存在．骨格筋細胞，骨髄巨核球，破骨細胞，合胞体栄養細胞などの生理的な多核細胞と，細胞融合または核分裂に細胞質の分裂が伴わない結果生じる病的な多核細胞がある．多核細胞には神経細胞のように 2 核のものもあるが，多核で細胞質が広い多核巨細胞が多い．[1531]

多核体⇨同多核細胞→1910

他覚的屈折検査 objective refraction 患者の応答によるのではなく，眼の屈折系の状態を客観的に調べる検査．球面度数や円柱度数を測定する．レフラクトメーター(屈折計)やレチノスコープ(検影器)などを用いた検影法によるものなどがある．[480]

他覚的聴力検査 objective audiometry 被検者からの直接の応答を要さない聴力検査のことで，客観的検査として価値がある．代表的なものにインピーダンスオージオメトリー，蝸電図検査，聴性脳幹反応(ABR)などがある．これらの検査は被検者の意思を介さないため，自覚的聴力検査に対する判断や応答が困難な患者にも応用できる．幼児聴力検査も他覚的聴力検査で行う．[98]

高田・荒反応 Takada-Ara reaction 脳脊髄液の膠質反応試験の1つで，昇汞(しょうこう)フクシン液と炭酸ナトリウムを用いて沈殿形成反応から正常型，梅毒型，髄膜炎型に分けた．現在は用いられない．[368]

多価電解質 polyelectrolyte⇨同高分子電解質→1056

高橋吸虫 *Metagonimus takahashii* 成虫は終宿主の小腸に寄生し横川吸虫に類似するが，虫卵は横川吸虫卵よりもやや大型．第 1 中間宿主はカワニナ，第 2 中間宿主はコイ，フナなどで，ヒトは終宿主となる．[288]

高原病 Takahara disease⇨同無カタラーゼ血症→2779

多価不飽和脂肪酸 polyunsaturated fatty acid；PUFA 不飽和脂肪酸のうちで，2 つ以上の不飽和結合(二重，三重結合)があるもの．ヒトでは三重結合を含む不飽和脂肪酸はない．二重結合が 2 つ以上あるものをポリエン脂肪酸 polyenoic fatty acid，3 つ以上(かつ炭素数が 20 以上)あるものを高度不飽和脂肪酸と呼ぶ．二重結合の数が増えるほど融点が低くなる．ヒトの組織にはリノール酸，リノレン酸，γリノレン酸，アラキドン酸，ドコサヘキサエン酸(DHA)などの不飽和脂肪酸がある．しかし哺乳動物では，メチル基末端から炭素 7 個以内に二重結合を入れることができないため，リノール酸やアラキドン酸などを，体内で新規に合成できない．プロスタグランジンの原料にもなるこれらを必須脂肪酸といい，食事で摂取する必要がある．アラキドン酸は，体内でリノール酸から生成が可能であるが，種によっては十分ではないため食物で摂取する必要がある．[1097]

高松凌雲 Takamatsu Ryouun 第 15 代将軍，徳川慶喜の奥医師〔1836-1916(天保 7～大正 5)〕．現在の福岡県小郡市古飯の庄屋の三男として生まれる．14 歳から漢文を習い，21 歳のときに久留米藩士川原家の養子となり，3 年後医師になるために江戸に向かった．江戸では有名な蘭方医の石川桜所のもとで医学を学び，さらに大坂の緒方洪庵〔1810-68(文化 7～文久 3)〕の適塾で学んだのちに江戸に戻って，石川桜所の推挙により一橋家の侍医となる．1866(慶応 2)年，慶喜が第 15 代将軍になったとき，将軍の奥医師になった．翌年慶喜の弟徳川昭武に随行してフランスのパリ万国博に行き，その後もパリにとどまり当時の最新の西洋医学を体験．1868(同4)年の戊辰戦争のとき，急遽パリから帰国し，榎本武揚〔1836-1908(天保7～明治41)〕とともに江戸から箱館(現函館)へ向かった．箱館戦争の際，パリで学んだ赤十字精神を発揮し，敵味方の区別なく負傷者の治療を行ったことは有名．維新後，明治政府の誘いをことわり，東京で同愛社を設立して，80歳で他界するまで恵まれない人々に対する福祉医療を行い，100万人以上の人々に医療活動を行った．[503]

高峰譲吉 Takamine Joukichi 応用化学者〔1854-1922(嘉永7～大正11)〕．越中(現富山県)に生まれる．父は加賀藩典医．工部大学校(現東京大学工学部)応用化学科の第1期生として卒業後，スコットランドに留学し，アンダーソン・カレッジ(現ストラスクライド大学)等で学ぶ．農商務省工務局，専売特許局などに勤務．農務省勤務時に，ニューオリンズの万国工業博覧会出席のため渡米，リン酸肥料に着眼し，1887(明治20)年，日本最初の人造肥料会社を設立．1890(同23)年アメリカへ渡り，麹から強力消化薬タカジアスターゼを創製，1894年にアメリカで出願して特許を得，パークデーヴィス社から市販される．同社の研究顧問としてニューヨークに高峰研究所を設け，副腎髄質ホルモンの抽出を行い，1900年に上中啓三〔1876-1960(明治9～昭和35)〕とともに有効成分の1つを結晶状に単離し(世界最初のホルモン結晶化)，アドレナリンと名づけた．学士院賞受賞．ニューヨークで没．[391]

高安動脈炎 Takayasu arteritis⇨同大動脈炎症候群→1889

高安病 Takayasu disease⇨同大動脈炎症候群→1889

多価ワクチン polyvalent vaccine⇨同混合ワクチン→1140

多汗症 hyperhidrosis, hidrosis ［**発汗過多症，本態性多汗症**］ 体温調節に必要な量をこえて発汗があり，日常生活や職業に支障をきたしている状態．全身の発汗が増加する全身性多汗症と，身体の一部分の発汗が増加する局所性多汗症がある．手掌，足底，腋窩の局所多汗症患者が多い．手掌，足底，腋窩は精神性発汗の部位であり，精神的緊張が発汗を誘導する．これらの部位の多汗症患者は背景となる疾患がなく，健康である．全身性多汗症は特に原因のない原発性全身性多汗症と他の疾患に合併して発症する続発性全身性多汗症がある．続発性全身性多汗は感染症，内分泌異常症，代謝異常症，悪性腫瘍，膠原病などの疾患が原因となる．[652] ⇨参精神性発汗→1682，局所性多汗症→775

多関節炎 polyarthritis ［**多発性関節炎**］ 複数の関節に同時に炎症を生じた状態．関節は骨と骨の結合部分で，軟骨，滑膜，関節包，腱，靱帯などによって構成される．そこに内外さまざまな原因が加わることによって炎症が生じると，関節の腫脹，発赤，疼痛，関節液貯留などの症状が認められる．このような多関節炎が発生する疾患として，関節リウマチ，若年性関節リウマチ，フェルティー症候群，全身性エリテマトーデス(SLE)，全身性硬化症，強皮症，多発性筋炎，皮膚筋炎，シェーグレン症候群，ベーチェット病などのびまん性結合組織病があげられる．また強直性脊椎炎，乾癬性関節炎，ライター症候群，腸疾患合併関節炎，リウマチ熱などのほか，サルコイドーシス，各種ウイルス感染，血友病，白血病などの全身性疾患などにも認められることがある．[1004]

タキキニン tachykinin サブスタンスP，ニューロメジンL，ニューロメジンKなどアミノ酸のC端構造が共通であるペプチドの系列．神経伝達物質として作用する．速い平滑筋の収縮，血圧低下，血管拡張や腸管収縮作用をもつ．平滑筋収縮作用の遅いものはブラジキニンといわれる．[991]

タキキニン受容体 tachykinin receptor 現在，NK_1，NK_2，NK_3の3種類の受容体が知られている．タキキニンと総称される神経ペプチドのうちサブスタンスPはNK_1に，ニューロキニン(neurokinin)AはNK_2に，ニューロキニンBはNK_3に高い親和性をもつ．細胞内情報伝達系に関してもいずれも受容体のGタンパク質と共役し，主にイノシトールリン脂質代謝を活性化する．NK_1受容体は末梢組織と中枢神経系，NK_2受容体は末梢組織，NK_3受容体は中枢神経系に存在する．NKはニューロキニン受容体neurokinin receptorの略．[1047]

抱きぐせ clinging tendency 乳児が始終抱いてもらうことが習慣になったこと．抱いていればおとなしいのに，下に置くと火のついたように泣く状態．始終抱くことは慎み，泣くとすぐ抱き上げるのではなく，原因を考える．原因が判明したら，それに対応した処置をとる．特別な対処の必要のない場合には，そのままにしておいてもよい．[1631]

タキサン系抗癌剤 taxane, taxane anticancer agent 植物アルカロイド系の抗悪性腫瘍薬．太平洋イチイの樹皮由来のパクリタキセル，ヨーロッパイチイの針葉から抽出されたドセタキセル水和物がある．癌細胞の細胞分裂を不可能にする働きによって細胞死をもたらす．乳癌や卵巣癌をはじめ多くの癌腫に対する有効性が認められている．副作用として，悪心・嘔吐，白血球・好中球の減少，末梢神経障害などがある．ドセタキセル水和物は神経障害が出現する割合が高いので，1回投与量が制限される．またパクリタキセル投与によって過敏症出現の可能性があるので，ステロイドホルモン剤，抗ヒスタミン薬を前投与する．⇨参アルカロイド系抗悪性腫瘍薬→186

タキゾイト tachyzoite ［**増殖型原虫**］ トキソプラズマに代表される胞子虫類の生活環の一形態で，多数分裂様式によりきわめて速く増殖する型の原虫をいう．[288]

多機能性プロテアーゼ複合体 multicatalytic protease complex；MCP⇨同プロテアソーム→2598

タキフィラキシー tachyphylaxis ［**急速耐性**］ 薬物の連続投与後，急激にその薬物の効果がなくなり耐性を生ずること．交感神経作用薬などの場合，連続投与により，神経伝達物質の放出が促進され貯蔵が減少し，枯渇するためと考えられる．[505]

多紀元孝 Taki Mototaka 江戸中期の幕府医官〔1695-1766(元禄8～明和3)〕．金保元燕の養嗣子．通称は安元，号は玉池．徳川吉宗に謁見し，番医，西の丸奥医師，法眼と進み，吉宗の御匙(侍医)，奥医師を歴任．家号を金保より多紀と改称して幕府医官多紀氏の祖となる．1765(明和2)年に幕府に医学校の設立を申請し，許可を得て医学館の前身である躋寿(せいじゅ)館を創設．[586] ⇨参医学館→218

多棘波 multiple spike 脳波において，複数の棘波

(尖った頂点をもつ波形)が連続して出現すること．大脳皮質の過剰興奮を反映している．[488] ⇨参脳波→2310，てんかん→2075

択一的スプライシング alternative splicing⇨同選択的スプライシング→1774

濁音 dullness ［濁音界］ 共鳴しない固体を打診したときの音質で持続の短い，高調な音．鼓音(こおん)に対する語として用いられる．健常者の胸部を打診した際は心臓の直上で認められ，心臓の大きさや位置を推定することができる．胸部の病的所見としては，肺内含気量が減少したとき，胸部に体腔液が貯留したとき，また肺組織のかたさが増したときなどに認められる．肺炎，無気肺，胸水などで濁音を呈する．[847] ⇨参鼓音→1075

濁音界 area of dullness⇨同濁音→1912

濁度 turbidity 水のにごりの程度を表す指標で，濁度計を用いた試験は上水，中水，工業用水などについて広く行われている．濁度は測定法(JIS K 0101 では視覚，透過光，散乱光，積分球)と標準物質(カオリン，ホルマリン)により異なり，一致した値は得られていない．[912]

ダグラス窩 Douglas pouch ［直腸子宮窩］ 腹腔内の子宮と直腸の間の空間をいう．腹腔の最下部に位置するため血液，腹水などがたまりやすい．ダグラス James Douglas はスコットランドの解剖学者(1675-1742)．[1323]

ダグラス窩穿刺 puncture of Douglas pouch 経腟的に後腟円蓋からダグラス Douglas 窩を穿刺して腹腔内の貯留液を採取する方法．異所性妊娠(子宮外妊娠)による出血の確認には重要とされたが，経腟超音波断層法と鋭敏な妊娠反応の普及により意義は減少した．悪性腫瘍が疑われる場合の腹水採取や，ダグラス窩膿瘍の排膿のためにも行われることがある．ダグラス James Douglas はスコットランドの解剖学者(1675-1742)．[998]

ダグラス窩転移 pouch of Douglas metastasis⇨同シュニッツラー転移→1404

ダグラス窩膿瘍 Douglas abscess 腹腔最下部のダグラス Douglas 窩(女性では直腸子宮窩，男性では直腸膀胱窩)に膿瘍を形成した限局性腹膜炎．虫垂炎や胆囊炎，消化管穿孔，骨盤腔内炎症が原因．下腹部痛や発熱，便秘や下痢などの便通異常，裏急後重，頻回の尿意，排尿痛，帯下，性交痛などをきたし，直腸診や腟内診でダグラス窩に強度の圧痛を認める．ダグラス窩穿刺により診断を確定するが，原疾患の治療や抗生物質投与で軽快しない場合には，切開排膿を行う．[396]

託老所⇨同宅老所→1912

宅老所 private day-care center for the elderly ［託老所］ 法定外で行われている高齢者対象の民間福祉サービスの一形態．民家などを改築した小規模施設での地域密着型通所サービスが主体．「託す」場所としてではなく，高齢者が自「宅」と同じように安心して過ごせる居心地のよい居場所の提供を目指している．[144] ⇨参グループホーム→832

多クローン性γグロブリン異常症 polyclonal gammopathy 高γグロブリン血症のうち，単一でない免疫グロブリンが増えるもの．形質細胞の多クローン性増殖により生じ，感染症，自己免疫疾患，慢性肝炎などでみられる．[656]

多クローン性高γグロブリン血症 polyclonal hypergammaglobulinemia, polyclonal gammopathy 血清γグロブリンが多クローン性に増加する病態．自己免疫疾患や慢性感染症などでみられる．[1438] ⇨参高γグロブリン血症→968

多クローン性抗体 polyclonal antibody⇨同ポリクローナル抗体→2717

タクロリムス水和物 tacrolimus hydrate マクロライド系免疫抑制薬．放射菌 *Streptomyces tsukubaensis* の代謝産物として発見された化合物．感作T細胞からのインターロイキン(IL)-2の産生を抑制し，T細胞の活性化，増殖を抑制することにより，強力な免疫抑制作用を発現する．シクロスポリンとともに，移植治療に重要な役割を果たす．注射剤と経口剤は肝移植や腎移植における拒絶反応の抑制，骨髄移植における拒絶反応および移植片対宿主病の抑制に使用され，経口剤の一部は関節リウマチや全身型重症筋無力症などにも適応をもつ．1日1回投与の徐放性製剤も発売され，各種移植に適応．シクロスポリンと同じく，血中濃度測定による投与量調節が必要．軟膏製剤はアトピー性皮膚炎に用いられる．春季カタルに投与される点眼液もある．[204,1304] 商プログラフ

多形核白血球 polymorphonuclear leukocyte⇨同分葉核球→2611

多形膠芽腫⇨同膠芽腫→981

多形紅斑様薬疹 erythema multiforme type drug eruption 薬疹の一型で，四肢・体幹に，中央が紫紅色調でやや陥凹する環状紅斑が多発，融合する．ときに水疱を形成．原因となるペニシリン，フェナセチン，抗てんかん薬，サルファ剤などの薬剤投与が続くと，粘膜疹を伴う重症型に移行することがあり，眼瞼結膜，口腔内，気道，外陰部の広範囲にびらんが出現する．単純ヘルペスやマイコプラズマなどの感染による多形紅斑との鑑別を要する．[575]

多形細胞癌 pleomorphic carcinoma 未分化癌に含まれ，異型性・多形性の強い多角形ないし紡錘形の細胞に混じって多数の奇怪な形状の腫瘍巨細胞を有する癌．巨細胞が多核のことも多く，核分裂像も多い．豊富な好酸性細胞質をもち，計画的な胞巣や腺管構造はつくらない．予後はきわめて不良．甲状腺癌では形状により巨細胞癌・紡錘形細胞癌とともに未分化癌の亜型として分類されていたが，生物学的態度に差がないことから未分化癌として統一．[1531] ⇨参未分化癌→2771，巨細胞癌→780

多形質発現⇨同多面発現→1929

他計申告調査⇨同調査面接→2012

多形滲出性紅斑 erythema exudativum multiforme 四肢伸側に左右対称性に好発し，滲出性(水っぽい隆起性)紅斑を呈する疾患．炎症の程度が強いと中央に水疱を形成し，環状の隆起性紅斑がそのまわりを囲む．前駆症状として発熱，頭痛，関節痛が先行することもある．原因は，感染症(単純ヘルペス，肺炎マイコプラズマ，溶血性連鎖球菌など)，薬剤，膠原病など多岐にわたる．重症型では，皮疹が全身性となり，紅斑も遠心性に拡大・融合するほか，口腔内や外陰部などの粘膜疹を合併し，気道消化管症状などの全身症状も伴い，予後不良のこともある．[575] ⇨参皮膚粘膜眼症候群→

2474

多形性《腫瘍細胞の》 pleomorphism ［多形態］ 細胞相互間の大きさ，形状，染色性などの不同をいう．腫瘍細胞では核にも多形性があり，奇怪な核をもつ単核あるいは，しばしば多核の腫瘍性巨細胞が出現．放射線照射や抗癌剤治療を行った腫瘍組織には変性壊死に基づく多形性が加わる．[1531]

多形性神経膠芽腫 glioblastoma multiforme 最も分化度が低い悪性の神経膠腫で，成人の大脳半球皮質下を浸潤性に広がっていく．中年，特に男性に好発する．初発症状は頭痛が最も多く，痙攣や性格変化を伴うこともある．本腫瘍を根治する治療法はなく，外科的に可能なかぎり大量に摘出する．術後に放射線治療・化学療法を行うが，予後はきわめて悪い．[35] ⇨参膠芽腫→981

多形性心室性期外収縮 multiform premature ventricular contraction⇨同多源性心室性期外収縮→1913

多形性心室頻拍 polymorphic ventricular tachycardia⇨参トルサード・ド・ポアント→2169

多形〔性〕腺腫《耳下腺の》 pleomorphic adenoma〔of parotid gland〕［耳下腺混合腫瘍］ 耳下腺腫瘍の中で最も多く約70％を占める．組織学的には上皮性で細胞が豊富な部分と粘液腫状で細胞が少ない部分，その他にも硝子様，軟骨様の部分が混在する．無痛性の腫瘤として自覚され，多くは耳下腺浅葉に発生する．発育は緩慢で経過中に悪性化することがある．治療は腫瘍細胞の散布により再発をきたすことがあり周囲の腺組織を含めた全摘出を行う．[736]

●多形〔性〕腺腫《耳下腺の》

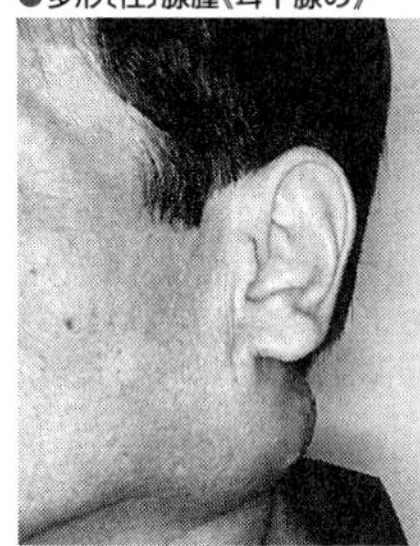

左耳下腺腫瘍

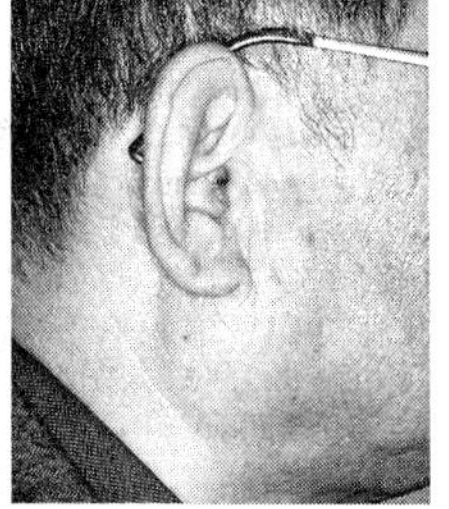

右耳下腺腫瘍

（写真提供 佐藤美知子先生）

多形〔性〕腺腫《唾液腺の》 pleomorphic adenoma 最も高頻度な（約80％）唾液腺良性腫瘍．40歳代，女性にやや多い．被膜を有する境界明瞭な腫瘍を形成する．組織学的には，上皮成分と非上皮成分を有し，混合腫瘍と呼ばれる．上皮成分は管状，胞巣状，索状，敷石状構造を示し，しばしば扁平上皮化生を示す．非上皮成分は紡錘形細胞で，粘液状，軟骨様，硝子性，あるいは骨化基質内に散在する．摘出後，しばしば再発することがある．また，二次的に扁平上皮癌を生じることがある．[1071] ⇨参唾液腺腫瘍→1909，混合腫瘍→1139

多形態 polymorphism⇨同多形性《腫瘍細胞の》→1913

多系統萎縮症 multiple system atrophy；MSA 原因不明の神経変性疾患の一種．臨床的には，孤発型オリーブ橋小脳萎縮症（OPCA），線条体黒質変性症（SND），シャイ・ドレーガー Shy-Drager 症候群（SDS）に分けられる．小脳症状，錐体外路症状，自律神経症状などを主体とする．3つの疾患を概念的に一括していうときに用いられる．病理学的には線条体-黒質系の変性と，橋小脳オリーブ系の変性と，脊髄側核，傍脊椎交感神経節，視床下部，青斑核，迷走神経背側核などの自律神経系諸核の変性に，さらに錐体路脊髄前角病変も加わった広範な変性を示すことが多い．[1150]

多形日光疹 polymorphous light eruption⇨参慢性光線性皮膚炎→2751

多形皮膚萎縮症 poikiloderma 色素沈着，色素脱失，毛細血管拡張，皮膚萎縮が混在する状態であり，疾患名ではない．中年女性の側頸部などにみられるシバット型（poikiloderma of civatte）と，各種皮膚疾患の末期状態で，色素性乾皮症，菌状息肉症，皮膚筋炎などでみられるヤコビ型（poikiloderma of Jacobi）がある．[575]

多型リポタンパク型高脂血症 multiple lipoprotein type hyperlipidemia⇨同家族性混合型高脂血症→514

多血症 polycythemia⇨同赤血球増加症→1732

多血小板血漿 platelet rich plasma；PRP 全血を遠沈して赤血球，白血球をほぼ取り除いた血小板を多く含む血漿．血小板の機能検査，特に凝集能を調べる目的に用いる．ADP（アデノシン二リン酸），アドレナリン，コラーゲンなどを添加，撹拌すると血小板凝集が起こる．[860]

竹様脊柱 bamboo spine 強直性脊椎炎の特徴的所見．脊柱周囲靭帯が骨化し，X線像で竹の節のような所見を呈するもの．[1037]

打腱器 reflex hammer ［ハンマー］ 腱反射検査などに用いる医療用ハンマー．運動神経や筋肉の異常の有無を調べるのに用いられる．[1164] ⇨参打診槌（つい）→1915

田研式親子関係診断テスト diagnostic test of parent-child relation ［TK式親子関係診断テスト］ 1956（昭和31）年に品川らにより開発されたもので，小学4年以上中学3年までの健康な児童・生徒を対象とする，家庭における人間関係，つまり親子関係の客観的診断法．子どもの個性や行動を理解し，親子関係改善の手がかりとなることを目的とする．テストそのものは，両親自身の自己評価（親から子）と子どもによる両親の態度に関する評価（子から親）からなる「両親の態度の評価」と「子どもの問題徴候の評価」の2つの部分から構成．親と子どもの両面で標準化して得られたパーセンタイルで表示される．評価項目としては，消極的拒否型・積極的拒否型・厳格型・期待型・干渉型・不安型・溺愛型・盲従型・矛盾型・不一致型の10項目があげられている．[1085]

多源性心室性期外収縮 multifocal ventricular extrasystole ［多形性心室性期外収縮］ 心電図上2種類以上の形を有する心室性期外収縮（PVC）のこと．同一起源から発するPVCは同一の波形を呈すると考えると，PVCは多くの起源から発生していると考えられる．ラウン Bernard Lown が冠動脈疾患におけるPVCの重症度を分類し（ラウン分類，1971），これによると多源性PVCはgrade 3（多形性）となり，中等度のリスクになるが，基礎心疾患がない場合は重症度とはあまり関係がないと考えられている．現在，心室性不整脈の重症度はPVCの頻度や形態より基礎心疾患の有無，左室機能低下と相関すると考えられている．[1432]

多源性心房頻拍 multifocal atrial tachycardia；MAT 心房期外収縮(PAC)が数拍以上連発した場合を心房頻拍(通常は6発以上)といい，これに加えて心電図上P波形が一定でないもののこと．心房負荷をきたす各種心疾患や慢性肺疾患などで認められ，またジギタリス中毒，アルコール過飲，カテコールアミン製剤の投与中などで発生しやすくなる．心房細動を誘発するリスクは単形性心房頻拍より高いと考えられる．しかし多源性心房頻拍，無秩序型心房調律，心房細動の異同はあまり明確ではない．[1432]

たこ⇒同胼胝(べんち)→2650

多幸症 euphoria 客観的な状況にそぐわないにもかかわらず愉快な気分で機嫌がよい状態をいう．健常者や躁状態での爽快気分とは区別して，前頭葉損傷や認知症など器質的疾患やアルコールなどの中毒状態にみられる場合に限って用いることが多い．背景には，知性を含めた人格水準の低下がある．[1555]

蛇咬症(だこうしょう) snake bite ［**毒蛇咬症**(どくじゃこうしょう)，**蛇**(じゃ)**咬症**］ わが国では，主にマムシとハブ，まれにヤマカガシにより咬症を生ずる．マムシはトカラ海峡以北の日本全国でみられ，ハブはトカラ海峡以南で奄美大島から沖縄でみられる．死亡率は前者で0.1%，後者で1-2%とされる．マムシ毒，ハブ毒ともに出血毒を中心とし，毒素はレシチナーゼなどの酵素である．出血，刺激による疼痛，浮腫性腫脹，筋凝固壊死，血管収縮，血圧下降がみられ，ハブ毒は壊死作用がより強い．咬傷部に2個の牙痕があり，腫脹，疼痛，出血がみられる．ときにショック，無尿などの全身症状もある．緊急処置は，毒を吸い出し，牙痕部の切開で毒を出し，中枢側をしばって毒の全身への分布を防ぐ．抗血清療法も用いられる．重症例では5-10時間後に播種性血管内凝固(DIC)による出血がみられる．急性の循環器障害によるショック死もあるため，抗ショック療法も必要となる．抗血清療法が有効である．[1618] ⇒参毒蛇→2141

蛇行状血管腫 angioma serpiginosum 女児の下肢に好発し，特異な臨床像を示すまれな血管性母斑．暗紅色，小点状の毛細血管拡張が集簇性に生じるか，線状，蛇行状に配列するのが特徴．真皮乳頭から真皮浅層の毛細血管拡張からなる．治療は色素レーザーが有効．[945]

多項目検診システム automated multiphasic health testing and services；AMHTS ［**自動総合健診システム**］ 自動化された各種の医用検査機器，自動計測器，コンピュータ，システム工学などの技術を駆使して，総合的健康診断を短時間でできるようにしたシステム．予防医学の観点から，悪性腫瘍や生活習慣病などの疾患を早期発見するために開発された．全検査を数時間以内に終了するが，最終的な判断はあくまで医師が行う．1964年頃にアメリカで開発され，各国で普及した．わが国でも1970(昭和45)年以降急速に設置が広まり，受診者も増加している．[338]

多項目自動分析装置 multiple automated analyzer 臨床検査で，多数の検体について多数の項目を連続的に短時間に精密に測定できる自動化された装置．[258] ⇒参自動分析装置→1326

多呼吸 polypnea 呼吸数も呼吸の深さも増加した状態．高熱のときなどにみられる．このほか，一回換気量は増加しないが，呼吸数が増加した状態を頻呼吸という．[953]

多剤耐性遺伝子 multidrug resistance gene；MDR gene 抗腫瘍薬の耐性発現機序の原因において作用するP糖タンパク質をコード(規定)する遺伝子．癌細胞は1つの抗癌剤だけでなく，同時に複数の薬剤にも耐性化する現象が起こる．これは腫瘍細胞の細胞膜にP糖タンパク質が発現することにより，抗癌剤を細胞外に排出し抗癌剤の細胞内の濃度を下げるためである．[1495]

多剤併用療法⇒同カクテル療法→487

多剤乱用⇒同多物質関連障害→1926

多産婦 grand multipara 妊娠22週以降の出産を2回以上経験した女性．1回もそうした経験がない女性は未産婦といい，最初の分娩の際には初産婦という．1度でも経験した女性は経産婦といい，初産婦に比べて概して分娩経過がスムーズである．[543] ⇒参経産婦→857，経産数→857

多軸診断システム multiaxial system for diagnosis 数個の軸についての評定を行うが，各軸はそれぞれ異なった情報に関するもので，総合的かつ系統的な評価をより促進させ，臨床家が治療計画を立てたり転帰を予測するのに役立つようになっている．DSM-Ⅳ-TRでは，1症例について5つの軸，つまりⅠ軸(臨床疾患)，Ⅱ軸(知的障害およびパーソナリティ障害)，Ⅲ軸(一般身体疾患)，Ⅳ軸(心理社会的および環境的問題)，そしてⅤ軸(機能の全体評定)についての評定が必要となる．[724] ⇒参操作的診断基準→1815，精神疾患の診断・統計マニュアル→1680

多軸性関節 polyaxial joint，multiaxial joint 可動関節のうち，運動の面と軸が無数にあり，屈曲，伸展，内転，外転のほか内旋，外旋とあらゆる方向への運動が可能な関節．肩関節のような球関節や股関節のような臼状関節にみられる．[1421] ⇒参関節の種類と機能→620

多軸継手 polycentric joint ［**多軸膝継手**］ 膝や肘の継手の中で，回転運動を複数の軸で行うことによって屈伸運動が生理的運動に近似するように考案されたもの．膝・肘関節は屈伸運動する際，関節軸が移動するため，継手に複数の回転運動軸を設けることにより，関節角度に応じて回転の中心を移動させ，実際に近い運動が得られる．義足ではリンク機構の多軸継手が用いられるようになり，4節リンク(二重リンク)膝などがある．立位・立脚期における膝の安定性が増加し遊脚相へ移行しやすいが，重量が増加し構造的に耐久性が劣る点がある．膝装具では2軸継手や生理多軸継手であるGenucentric knee jointなどが，義手では多軸肘ヒンジ継手，多軸肘ブロック継手がある．[1557]

多軸膝継手⇒同多軸継手→1914

多指(趾)症 polydactyly 指趾が正常より多い先天異常．手では母指多指症と小指列多指症の2つに分けられる．母指多指症は日本人では最も頻度が高い手の先天異常．基節型，中手骨型，末節型，三指節型に分類される．小指列多指症は母指多指症よりも家族内発生や両側例が多い．指の形態を保つタイプと，肉塊状を呈するタイプがある．足では第6趾の多趾症が頻度が高い．[244]

多シナプス反射 polysynaptic reflex 反射中枢は受容器からのインパルスを求心性に受け，効果器に対し遠心性にインパルスを発射する．感覚受容器の刺激により，随意運動と関係なく刺激の影響が効果器にみられることを反射という．反射経路は，受容器→求心性線維→反射中枢→遠心性線維→効果器であり，これを反射弓と呼ぶが，なかでも反射弓が複数のシナプスで構成されているものを多シナプス反射という．[310] ⇨参単シナプス反射⇀1938

多枝病変 multivessel disease 冠動脈を灌流域により右冠動脈，左冠動脈前下行枝，左冠動脈回旋枝の大きく3本の枝に分け，狭窄性病変(冠動脈造影により前後の血管径より50% 以上狭窄していると診断できる動脈硬化性狭窄性病変をいうが，75% 以上とする考え方もある)が2本以上の枝に認められる場合をいう．動脈硬化性病変が多いほど冠動脈病変は重症であり，運動耐容能や運動能力も低下し，予後も不良である．[1182]

多重エコー multiple echo⇨同多重反射⇀1915

多重人格 multiple personality ［重複人格］ 精神疾患の診断・統計マニュアル DSM-Ⅳ-TR では，解離性同一性障害(以前は多重人格性障害) dissociative identity disorder (*formerly* multiple personality disorder) という．解離性同一性障害の患者は複数の人格をもち，それらが交代で現れる．主人格は多くの場合は意志が弱く，他の人格の存在やその特徴をあまり把握していない．また交代する人格(他の人格)が自分にとって代わるのをコントロールできず，その間に起きたことを想起できない．[363] ⇨参解離性同一性障害⇀461

多重スクリーニング⇨同複合スクリーニング⇀2534

多重反射 reverberation echo ［多重エコー］ 超音波検査で振動子から放射された超音波パルスが対象と振動子などとの間を何回も往復して反射される現象．モニター上には対象と振動子などの面との距離の倍数に相当する位置に複数のエコーが現れる．[955]

多重ロジスティック回帰分析 multiple logistic regression analysis 線形回帰分析において，目的変量(応答変量 response variate，基準変量)が比率 $p\,(0<p<1)$ であるとき，次の回帰モデル(多重ロジスティック回帰モデル)を用いた回帰分析をいう．

$$\log\left(\frac{p}{1-p}\right)=\beta_1x_1+\beta_2x_2+\cdots+\beta_nx_n+\beta_0$$

この式の左辺をロジット変換 logit transformation といい，これはオッズでもあるので，これを利用して疫学研究における相対危険 relative risk の近似値であるオッズ比 odds ratio を推定することが可能となる．この場合，n 個の曝露要因(x_1，x_2，…，x_n)のおのおののオッズ比は他の要因の影響を一定にしたものとして求められる．[1406] ⇨参ロジスティック回帰分析⇀3001

多種化学物質過敏症⇨同化学物質過敏症⇀469

多焦点レンズ multifocal lens 複数の屈折力(焦点)をもつレンズ．遠近両用レンズが代表的で，メガネを掛けはずしすることなく遠くや近くなど，異なる距離のものが見えるようにしたレンズ．用途に応じて中近レンズ，近近レンズなどもある．現在ではコンタクトレンズや眼内レンズによる多焦点レンズもある．[257]

多食〔症〕 polyphagia⇨同過食〔症〕⇀498

田代三喜 Tashiro Sanki 室町後期の医師〔1465-1537(寛正6～天文6)〕．1473-1544(文明5～天文13)との説もある．武州(現埼玉県)越生(一説に川越)の出身とされる．1487(長享元)年，明に渡り，日本人僧の月湖について金元流の医学を学び，1498(明応7)年に帰国後，鎌倉円覚寺，足利を経て古河に移り住んで，「古河の三喜」として名声を博したと伝えるが，史実としてはかなり不鮮明．曲直瀬道三(まなせどうさん)は足利学校に遊学中，三喜について医を学んだという．著書は『三帰廻翁医書』のほかいくつか伝えられている．[586]

打診槌(つい) plexor，plessor 頭部が軟性のゴムの小さな医療用槌．腱反射検査などの打診に用いる．[1164] ⇨参打腱器⇀1913

打診板 pleximeter，plessimeter 打診時に，打診部位に置いて打診槌や検者の指で叩く板．[1164]

打診法 percussion 理学的診察法の1つで，胸壁や腹壁を叩打した際に得られる振動によって，その部位の深部にある臓器や腫瘍病変などの大きさや形，密度などを推定する方法．[543]

打鍼(だしん)法 needle-tapping method 諸説あるが天正～慶長年間(1573-1615)に，鍼医の御薗意斎により完成されたという．鍼術における日本独自の刺鍼法．小槌を用いて鍼を軽く叩打して主に腹部の経穴に刺入させる方法で，御薗流(意斎流)ともいわれる．小槌にはさまざまな形状のものがあり，象牙，黒檀などで作製される．鍼は長さが40-70 mm ほどで，形状は鍼先に向かって次第に細くなっている．打鍼法の手技は，鍼先を押手の第2指と第3指の間にはさんで皮膚のわずか上に保持し，痛くないように打つ．[123]

●打鍼法

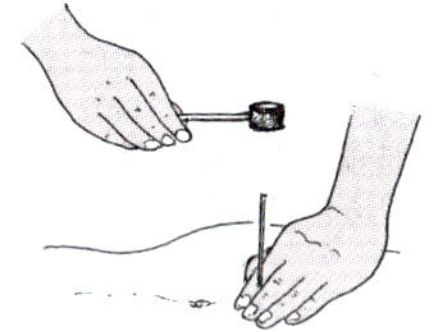

唾石 sialolith，salivary stone (calculus)，ptyalolith 唾液腺や唾液腺管に生じたカルシウムを含む結石．顎下腺に多い．食事中に痛みと腫脹を生じる．[98] ⇨参唾石症⇀1915

唾石症 sialolithiasis 唾液腺の腺体内や導管内に結石を生じる疾患．主に顎下腺とその導管(ワルトン Wharton 管)に発生し，その他の大唾液腺や小唾液腺に生じることはまれ．症状は唾液分泌時(摂食時)の疼痛(唾仙痛)と唾液腺の腫脹であり，まれに無症状に経過したものが画像診断により発見される．治療は結石の摘出であるが，腺体内に発生したものは腺体の摘出が必要となる．[42]

多染症 polychromasia 血液塗抹標本にて多染性赤血球(塩基性色素によって青紫色に染色される赤血球)の出現をみる状態．赤血球造血が亢進状態にある溶血性貧血などでみられる．[656]

多腺性自己免疫症候群 autoimmune polyendocrine syndrome，polyglandular autoimmune syndrome 複数の内分泌腺が自己免疫機序により異常を呈する病態であり，しばしば機能不全に陥る．おかされる内分泌腺の種類やその他の合併症の組み合わせにより，いくつかの病型に分類．多腺性自己免疫症候群1型は皮膚や粘膜のカンジダ症，副甲状腺機能低下症，副腎皮質機能不全，皮膚白斑や脱毛などを特徴とし，常染色体劣性形式で遺伝するまれな疾患．多腺性自己免疫症候群２型には複数の病型が含まれるが，典型例はシュミット Schmidt 症候群とも呼ばれ，副腎皮質機能不全と甲状腺機能低下症の合併を特徴とする．２型に含まれるその他の病型をさらに細分して３型，４型と分類することもある．また，多腺性内分泌不全症，免疫不全，下痢などが幼児期に出現し，伴性劣性形式で遺伝するまれな疾患，X 染色体連鎖免疫調節異常，多発性内分泌障害，腸症症候群 immune dysregulation, polyendocrinopathy, enteropathy, X-linked syndrome（IPEX 症候群）がある．多腺性自己免疫症候群１型の原因遺伝子は *AIRE*，IPEX 症候群の原因遺伝子は *FOXP3* であることが判明している．[978] ⇨参多腺性内分泌不全症→1916，シュミット症候群→1406

多腺性内分泌不全症 polyglandular failure syndrome 複数の内分泌腺の機能不全を呈する病態であり，下垂体機能不全により下垂体ホルモンの標的である内分泌腺が二次的に機能不全をきたす場合や，複数の内分泌腺が自己免疫機序により個別に破壊される場合がある．後者は多腺性自己免疫症候群 autoimmune polyendocrine syndrome と呼ばれ，いくつかの病型に分類．多腺性自己免疫症候群１型は皮膚や粘膜のカンジダ症，副甲状腺機能低下症，副腎皮質機能不全，皮膚白斑や脱毛などを特徴とし，常染色体劣性形式で遺伝するまれな疾患．原因は，胸腺において免疫寛容の成立に重要な役割を担う *AIRE* 遺伝子の変異による先天的機能障害．多腺性自己免疫症候群２型には複数の病型が含まれるが，典型例はシュミット Schmidt 症候群とも呼ばれ，副腎皮質機能不全と甲状腺機能低下症の合併を特徴とする．２型に含まれるその他の病型をさらに細分して３型，４型と分類することもある．これらの原因遺伝子の詳細は明らかでない．また，上記の症候群とは別に，多腺性内分泌不全症，免疫不全，下痢などが幼児期に出現し，伴性劣性形式で遺伝するまれな疾患，X 染色体連鎖免疫調節異常，多発性内分泌障害，腸症症候群 immune dysregulation, polyendocrinopathy, enteropathy, X-linked syndrome（IPEX 症候群）がある．原因は，制御性 T 細胞の分化に必須の役割を担う *FOXP3* 遺伝子の先天的機能障害．多腺性内分泌不全症におけるホルモン補償療法では，治療の順序を誤らないことが重要で，例えば，シュミット症候群にみられるような副腎皮質機能不全と甲状腺機能低下症の併発時に，グルココルチコイド補償が不十分な時期に甲状腺ホルモン剤を投与すると，副腎皮質機能不全を急激に悪化させることがある．そのため，必ずグルココルチコイド投与を甲状腺ホルモン剤投与に先行させなければならない．[978] ⇨参多腺性自己免疫症候群→1915，シュミット症候群→1406

多臓器機能不全症候群 multiple organ dysfunction syndrome；MODS⇨同多臓器不全→1916

多臓器不全 multiple organ failure；MOF ［多臓器機能不全症候群，MOF］ 複数の生命維持臓器に機能低下が起こる状態．ショックが重症化した場合に発症し，熱傷，重症感染症，代謝性既往症などに起因する臓器の虚血が原因となる．機能低下を起こす臓器には心臓・肺・肝臓・腎臓・脳などがある．障害臓器が多くなるほど予後は悪化する．治療としては，原因疾患の治療と臓器の保護が必須であり，そのほかに対症療法として DIC の治療を行う．また必要に応じて人工呼吸器による呼吸管理，血液透析・血漿交換などによる血液管理を行う．[862]

多相スクリーニング法 multiphasic screening test ［多相ふるい分け］ スクリーニングの１つで，２種類以上の検査を組み合わせて行うスクリーニングをいう．対象疾患は１つの場合と複数の場合がある．経済的かつ効率的な方法として実施される．[1406]

多相性睡眠 polyphasic sleep ヒトでは生後約２週間にみられる睡眠の形態で，１日の間に何度も睡眠が出現すること．老齢期にも認められる．[1230]

多相性ピル multiphasic pill ［段階型ピル］ 混合型低用量ピル（経口避妊薬）の一種で，二相性と三相性がある．一相性ピル monophasic pill では一定量のエストロゲンとプロゲステロンが用いられるのに対し，多相性ピルでは，エストロゲンとプロゲステロンの用量を服用期間中に二相性 biphasic pill または三相性 triphasic pill に変化させて，全体としてのホルモンを減量．その結果，副作用は軽減したが，ピル服用中の点状出血や破綻出血，無月経などの発生頻度の上昇が懸念されている．低用量ピルであるため，確かな効果を得るためには連日確実に服用するという指導が必要．[271]

多相ふるい分け⇨同多相スクリーニング法→1916

多胎 multiplets⇨同多胎妊娠→1916

多胎妊娠 multiple pregnancy ［多胎］ ２つ以上の妊卵が着床し，同一子宮内に２児以上の胎児が存在する状態．２児の場合は双胎 twin，３児は三胎 triplets，４児は四胎 quadruplets と呼ぶ．自然の双胎発生頻度は 1/100 程度であるが，排卵誘発薬の使用や体外受精で胚を２個以上移植した場合には頻度が高くなる．流・早産，羊水過多症，貧血，妊娠高血圧症候群，胎児間輸血症候群，胎児成長遅延，胎児奇形，低出生体重児，周産期胎児死亡，弛緩出血などの各種周産期リスクが高い．[998]

多胎分娩 multiple labor 胎児が２人以上の多胎妊娠の場合，胎児数が多くなるほど妊娠持続期間が短くなり，流産，早産などが起こりやすい．母体側には貧血，深部静脈血栓症，妊娠糖尿病，妊娠高血圧症候群，胎児側には羊水過多，胎児の発育障害，胎盤や臍帯の異常などのリスクが高くなる．二絨毛膜双胎で第１児（先進している児）が頭位以外は，帝王切開が選択される．[1323] ⇨参ヘルプ症候群→2638

タタボックス⇨同TATA ボックス→112

ただれ sore，erosion⇨同びらん→2497

多段階運動負荷試験 multi-stage exercise test 自転車エルゴメーターやトレッドミルを用い，運動強度（負荷）を一定時間ごとに増加させ，運動に対する身体反応をみるテストのこと．１段階の負荷をかけたのちに一定時間の休憩を挟んで次の負荷をかける間欠的多段階負荷法と，一定の負荷を一定時間かけたのち，休憩を挟まず連続して段階的に運動強度を上げていく漸増的多段階負荷法とがある．[1319]

多段階発癌 multi-step carcinogenesis, multi-stage carcinogenesis 1953 年にノードリング Nordling が提唱し

た説．何回かの引き続いて起こる突然変異の最終結果として癌細胞が完成すると仮定するもの．現在では大腸癌をはじめとして，多くの癌で遺伝子の研究がなされ，癌の発生にさまざまな遺伝子の異常が多段階で積み重なってくることが示されている．[1531] ⇨参二段階説《発癌の》⇀2214

多段フォーカス ⇨同ダイナミックフォーカス《超音波の》⇀1894

立ち上がり時間 rise time 主として，活動電位やシナプス後電位などの初期相における単位時間当たりの膜電位変化の割合を指す．[1274] ⇨参興奮性シナプス後電位⇀1056

立ちくらみ lightheadedness upon standing 起立時に生ずるめまいや眼前が暗くなる感じ，浮遊感，ふらつき感，頭がぼんやりする感じ，倒れそうになる感じ，気を失いそうになる感じなどの症状の総称．正常では起立時に脳血流を一定に維持する自律調節機構が存在するが，何らかの原因により，急に立ち上がる際にその調節機構に障害が生じ，一過性の脳虚血をきたし症状が出現する．降圧薬の過剰投与，脱水，貧血，起立性低血圧（糖尿病性ニューロパチー）などが原因となりうる．[203] ⇨参起立性調節障害⇀787，めまい⇀2804

立直り検査⇨同偏倚（へんい）立直り検査⇀2641

立直り反射 righting reflex ヒトや動物の姿勢保持機構の1つ．空間内でどのような姿勢に置かれても，体位を正しい位置に戻す，あるいは正しい位置を保つ反射のこと．耳石器や頸筋のほかに，身体表面あるいは深部感覚神経，視覚が求心性入力となる．これに対し，姿勢調節（前庭頸反射や四肢の筋に対する姿勢を立て直す機能）には両側大脳皮質，視力による空間情報が関与する．[887]

立直り反射検査⇨同偏倚（へんい）立直り検査⇀2641

立ち耳 protruding ear ［**聳立**（しょうりつ）**耳，耳介聳立**（しょうりつ）］ 耳介が外側に聳立（しょうりつ）した耳介形態異常．対耳輪が消失して扁平となり，耳介後面皮膚が余剰となった状態．欧米では悪魔の耳 devil ear と別称され，一般にあまり好まれない形態であるため，手術加療の適応となることが多い．わが国では福耳などといわれむしろ好まれる傾向にあるが，ときには手術加療する．手術加療は，一般に耳介後面の切開から軟骨膜または軟骨に侵襲を加え，対耳輪および対耳輪脚を作製して治療する．[688]

多中心性発癌 multicentric carcinogenesis 同一組織内に独立した複数の癌が発生すること．この際，おのおのの癌は他の癌からの浸潤や転移ではなく，別個の細胞の発癌に起因する．特にC型肝炎関連肝細胞癌ではそのリスクが高い．[437]

多中心発生肝癌 multicentric〔carcinogenesis of the〕hepatocellular carcinoma 肝硬変は肝細胞癌の好発母地であり，複数個の肝細胞癌巣を認めた場合，個別に発癌したのか，原発部位は1か所でほかは肝内転移したものかが問題となる．前者を多中心性発癌といい，日本肝癌研究会の「原発性肝癌取扱い規約」において，「腺腫様過形成や既存の肝構築を保つ初期の高分化型肝癌，中分化あるいは低分化癌組織の辺縁に高分化癌組織の存在をみとめる肝癌はその場で発生し増殖しつつある病変とみなされ，これらの複数病変は多中心性と考えられる」と規定されているもの．同時期に発見される同時性多中心発生肝癌と，時期を異にして新たな癌が発生する異時性多中心発生肝癌に分類される．肝内転移との鑑別が困難な場合もある．[1395]

脱 prolapse 開口部から内臓の一部が脱出すること．直腸脱，脱肛，子宮脱などがある．[485]

脱アミノ反応 deamination 化合物からアミノ基が脱離する過程．酵素による触媒は，酸化的脱アミノ反応と非酸化的脱アミノ反応に分類される．前者はアミノ基が脱離するのと同時に酸化反応（脱水素反応）が起こる．グルタミン酸脱水素酵素による反応が好例である．このようなアミノ酸酸化酵素による反応では，アミノ基の脱離に伴いケト（C＝O）が生成される．後者の例として，アンモニアリアーゼによる反応がある．アミノ酸のアミノ基が非加水的に脱離されて炭素間に不飽和結合を生じる．このほかに加水分解によるアミノ基脱離反応（アデノシン脱アミノ酵素）や，アミノ基転移反応（アミノ基転移酵素）などがある．[1097] ⇨参アミノ基転移⇀176

打痛 sensitivity to tapping⇨同叩打痛⇀1032

脱塩⇨同海水の淡水化⇀441

脱感作 desensitization，hyposensitization ［**減感作，除感作**］ アレルギー性疾患に対する免疫療法の1つとして脱感作療法があり，古くから行われているものの，機序は不明な点が多い．IgE（免疫グロブリンE）が関与する即時型アレルギーの原因アレルゲンとIgEとの結合を抑制させるIgGクラスの遮断抗体の上昇，IgE値の低下，肥満細胞からのヒスタミン遊離の減少，Th2細胞（2型ヘルパーT細胞）のダウンレギュレーションなどがその機序と考えられている．[505] ⇨参ダウンレギュレーション⇀1908

脱感作性ブロック desensitization block ［**フェーズⅡブロック**］ 脱分極性筋弛緩薬であるスキサメトニウムの大量投与や比較的短時間内の急速投与により，非脱分極性筋弛緩薬を投与したのと同様の神経筋ブロックを起こすこと．フェーズⅡブロックとも呼ばれる．[163]

脱感作療法 desensitization therapy⇨同減感作療法⇀940

脱臼 dislocation，luxation 関節を構成する関節面が関節支持機構の破綻によってその正常な相互関係を失い，互いにまったく接触を失った状態．先天性脱臼は先天的に関節包の弛緩状態や骨形成不全があるために生じるもので，先天性股関節脱臼が代表例．外傷性脱臼は大きな外力により起こる関節包や関節支持機構に障害が加わって生じるもの．病的脱臼は麻痺に伴って筋や関節包が弛緩したり，関節炎に伴う多量の関節液貯留のため関節包が拡張して生じるもの．特殊なものとして随意脱臼，反復性脱臼，習慣性脱臼などがある．[1004]

脱臼骨折 fracture dislocation 外傷性脱臼が生じる際に，関節包や関節支持機構の破綻のみでなく，関節を形成している関節面自体に損傷，すなわち骨折が生じたもの．骨の関節包外への逸脱を伴う関節包外脱臼である．随伴する骨折の多くは関節端付近に生じるが，ときには骨体部の骨折であったり，脱臼とともに筋や靱帯の付着部に剥離骨折が生じることもある．直ちに整復操作が望まれるが，整復が容易でない場合や，通常の脱臼よりもさらに不安定な状態であることが多く，しばしば観血的整復術が必要．また機能的予後も不良

なことが多い.[1004]

脱臼《歯の》 tooth luxation 歯に外力が衝撃的に加わると，歯が歯槽の連結と断裂し歯槽から逸脱する．この状態を歯の脱臼といい，歯が歯槽から完全に脱落し連結をもたない状態を完全脱臼，外力によって歯根膜組織の一部が断裂し歯が歯槽内に存在している状態を不完全脱臼という．不完全脱臼では歯は動揺，挺出，傾斜，ときに嵌入を呈し，外傷性の歯根膜炎を併発し自発痛や接触痛，打診痛，咬合痛などの症状が現れる．治療法としては完全脱臼では再植術が試みられ，不完全脱臼では歯を正常な位置に戻し固定する.[608]

抱っこ hold a baby in one's arms, carry a baby on one's hip 大人が子どもを抱いて支えること．子どもは，抱っこによってしっかりと支えられているという身体感覚と安心感を得られる．子どもの発達や要求，状況に応じたさまざまな抱っこがある.[273]

脱肛 anal prolapse ［肛門粘膜脱，肛門脱］ 直腸肛門粘膜が肛門括約筋の外側に反転脱出した状態．直腸壁が脱出した真性脱肛(直腸脱)と，原疾患に伴って二次的に直腸肛門粘膜が脱出した続発性脱肛に分類されるが，後者が多い．直腸脱は，加齢による直腸粘膜下組織の脆弱化や肛門括約筋の弛緩が原因で，直腸壁全層が脱出する完全直腸脱と，直腸粘膜のみが脱出する不完全直腸脱がある．完全直腸脱は高齢女性に多く，初期には排便時のみの脱出だが，のちには軽度の腹圧をかけただけでも脱出するようになる．治療としては，経会陰的肛門輪縫縮術や直腸粘膜切除術または経腹的直腸固定術などが必要となる．続発性脱肛は，ホワイトヘッド Whitehead 法などの肛門手術が原因となることもあるが，最も多いのは内痔核の脱出による痔核性脱肛．粘液分泌の増加による肛門部不快感や肛門痛，出血を認める．脱出したまま肛門括約筋に締めつけられて腫大が著明となり，還納できなくなった内痔核を嵌頓痔核と呼び，激しい肛門部痛や壊死，感染をきたすことがある．内痔核に伴う脱肛の分類としては，ゴリガー Goligher 分類がよく用いられる．I度は出血のみで肛門外には脱出しないもの，II度は出血と疼痛があって脱肛はあるが自然還納するもの，III度は出血疼痛が強く，用手還納を要する脱肛のあるもの，IV度は用手還納できず常時脱出している脱肛．I-II度では便秘や刺激物摂取，アルコール過飲を避け，排便後肛門部を清潔に保ち，軟膏や坐薬により炎症を軽減させる．III-IV度では保存的治療では軽快せずに結紮術や切除術を要する例がほとんどである.[396] ⇨参いぼ痔→276

脱酸素ヘモグロビン⇨同デオキシヘモグロビン→2058

タッシェ pouch 〔D〕Tasche 十二指腸球部に潰瘍を繰り返す患者で上部消化管造影検査において，十二指腸球部が変形して憩室様の膨隆を形成する所見．典型像としてクローバー様球部変形がある．一般に潰瘍側と反対側に生じ，大彎側に多くみられる．潰瘍が治癒する過程において粘膜が引きつれて瘢痕状態となるが，その過程を繰り返すことで十二指腸球部が変形する．変形の程度は，潰瘍の再発回数だけでなく潰瘍と幽門の距離によっても左右される.[580,1608] ⇨参クローバー様球部変形→842，球部変形→746

●タッシェ

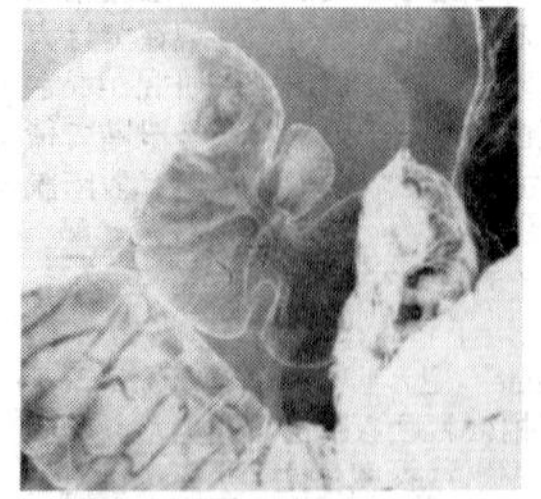

脱色素斑 depigmented macule (freckle) メラニン色素の減少ないし消失により，皮膚色が限局性に薄い色調の淡褐色ないし白色を呈するもの.[575]

脱脂乳 skim milk ［スキムミルク］ 牛乳を遠心分離操作，あるいは約2時間静置すると上部に脂肪球が浮きクリーム層をなし，下層に脂肪の少ない部分が残る．この下層部分を脱脂乳という．乳酸飲料の原料，脱脂練乳，脱脂粉乳などに用いられる.[987]

脱周期⇨同脱同期化→1919

ダッシュボード損傷 dashboard injury 走行中の自動車が正面衝突して急停車した際に，前部座席に座っている人が慣性によって前方に移動して膝がダッシュボードに強く打ちつけられることによって生じる損傷の総称．膝関節およびその周囲の骨折・靭帯損傷が多いが，股関節後方脱臼(骨折)を起こすこともある.[236]

脱髄 demyelination 〔D〕Demyelinisation ［髄鞘(しょう)脱落］ 障害されたミエリン(髄鞘)が腫脹・断裂し，球状や砂粒状に変性して崩壊・消失を起こすこと．生化学的には単純な中性脂肪にまで分解され，一部はマクロファージに貪食されること．マクロファージ中でも自己消化作用により同様に分解されていく．脳軟化，出血，脳腫瘍などで必発するほか，脱髄を主要病変とする疾患群がある．後者の疾患群の中には中性脂肪ないしスダン好性脂質 sudanophilic lipids にまで分解されないものがあり，種々の分解過程の脂質として認める．脱髄を主要病変とする疾患の代表的疾患は多発性硬化症.[1531]

脱水試験⇨同フィッシュバーグ濃縮試験→2513

脱水症 dehydration 体液の欠乏した状態をいう．純粋の水分欠乏を脱水症というべきであるが，体液が喪失するときに電解質の喪失を伴うことも多いので，脱水症は水分，電解質の喪失の程度により水分欠乏性脱水症と塩欠乏性脱水症，その混合型に分類．水分の欠乏が電解質の欠乏より大きく血漿浸透圧が上昇するものを水分欠乏性または高張性脱水症，逆に電解質の欠乏が水分の欠乏より大きく血漿浸透圧の低下を伴うものを塩欠乏性または低張性脱水症と呼ぶ．水分と電解質が細胞外液と同じ割合で喪失するものは等張性脱水症と呼ばれる．高張性脱水症は尿崩症，過度の発汗などでみられ，高ナトリウム血症，口渇や発熱，興奮，痙攣，昏睡などの中枢神経症状を呈する．低張性脱水症は嘔吐，下痢，利尿薬の過剰使用や乱用，アジソン Addison 病，先天性副腎過形成などの病態時に，ナトリウムの補給不足で水分を主体に補給した場合でみられる医原的な要素がある．低ナトリウム血症，低血圧，頻脈，皮膚乾燥，痙攣，傾眠/嗜眠，無尿などを呈する.[481]

脱水素酵素⇨同デヒドロゲナーゼ→2069

脱水素反応 dehydrogenation reaction 化合物から水素が脱離する酸化反応で，逆反応に視点をおくと還元反応になる．脱水素酵素はこの反応を触媒する．水素を受け取る基質が酸素の場合を特に酸化酵素という．脱水素酵素は水素の受容体としてニコチン酸アミド(NAD，NADP)，FMN(フラビンモノヌクレオチド)あるいはFAD(フラビンアデニンジヌクレオチド)が知られている．通常は2分子の水素が転移されるが，1分子の水素が転移されるとラジカルが生じる．脱水素反応を触媒する酵素は分子間の電子移動にかかわる電子のキャリア(担体)として働く．[1097] ⇒参オキシダーゼ→403

脱線維素症候群⇒参播種(はしゅ)性血管内凝固症〔候群〕→2368

脱疽(だっそ)⇒同糖尿病性壊疽(えそ)→2123

脱促通 disfacilitation ［脱疎通］ あとから加わった刺激によってすでに起こっている促通現象が解除されること．抑制性シナプス伝達が関与する．[1274]

脱疎通⇒同脱促通→1919

脱炭酸酵素 decarboxylase ［デカルボキシラーゼ，カルボキシリアーゼ］ カルボン酸のカルボキシル基を炭酸として脱離させる反応(脱炭酸反応)を触媒する酵素の総称．脱水素反応を伴う酸化的脱炭酸反応と，単独に脱炭酸反応(非酸化的脱炭酸反応)を触媒するものに分類．前者は実際には脱水素酵素(デヒドロゲナーゼ)に分類されており，ニコチン酸アミド(NAD，NADP)を補酵素とする．クエン酸(TCA)回路におけるイソクエン酸デヒドロゲナーゼ，ペントースリン酸回路における6-ホスフォグルコン酸デヒドロゲナーゼなどがある．後者にはアミノ酸分解系におけるアミノ酸脱炭酸酵素などが含まれる．[1097] ⇒参デヒドロゲナーゼ→2069

脱炭酸反応 decarboxylation カルボン酸のカルボキシル基(-COOH)から炭酸を脱離させる反応で，脱水素反応を伴う酸化的脱炭酸反応(実際には脱水素反応に分類)と，脱炭酸反応が単独に進む非酸化的脱炭酸反応がある．前者にはピルビン酸脱水素酵素などがあり，補酵素としてニコチン酸アミドNAD〔P〕を必要とする．後者には，アミノ酸の異化過程を触媒するチロシン脱炭酸酵素などがある．非酸化的脱炭酸反応が実際にリアーゼ反応か加水分解によるものかは，生成する二酸化炭素と炭酸との間の平衡が速いため，確定は困難．発酵や呼吸における二酸化炭素の生成に重要な反応過程である．[1097] ⇒参脱炭酸酵素→1919

タッチ⇒同タッチング→1919

脱腸 enterocele⇒同腸ヘルニア→2019

タッチング touching，therapeutic touch ［タッチ］ 看護職者の手で患者の身体の一部に触れること．非言語的コミュニケーションの1つでもあるが，多くの場合，安楽などの援助を目的として意図的に身体的接触を図るものを指す．持続的な疼痛や倦怠感，悪心などの苦痛のある人，不安や恐怖などを抱いている人，怒りや孤独感などで苦しんでいる人などを対象に，「安心させる」「落ち着かせる」「励ます」「勇気づける」「なぐさめる」などを目的に行う．方法は，①手を握る，②軽くさする，軽く叩く，なでる，③背中や肩にそっと手を置く，④抱きしめる，などである．相手の反応に合わせて，部位や範囲，持続時間，強さ，頻度，関係性，性差，発達段階などを考慮して行う．なぐさめやいたわりの言葉かけを合わせて行うこともある．相手の反応を見ながら，適切なタイミングをとらえて行うことが重要．精神疾患のある患者の場合は不信感や不安を増強させることがあるので注意する．小児領域では，基本的信頼の形成など正常な成長におけるタッチングの重要性が示されている．[539] ⇒参安楽→211

脱同期化 desynchronization ［脱周期，脳波賦活，脱同調］ 深い睡眠期にみられる高振幅徐波からなる脳波パターン(同期パターン)より，覚醒時にみられる低振幅速波からなるパターン(脱同期パターン)への変化．振幅が小さくなり，覚醒レベルの上昇を反映する．[1230]

脱同調⇒同脱同期化→1919

脱皮ホルモン molting hormone⇒同前胸腺ホルモン→1753

タッピング tapping，percussion，clapping ［軽打法］ 排痰を促すための一般的な介助方法の1つ．呼気相に合わせてカップ状にした手で胸壁を軽打する方法．しかし，叩打することによって疼痛を誘発したり，循環動態が不安定となって不整脈が生じることもあり注意を要す．最近では術創の部位や肋骨骨折，急性呼吸不全には禁忌と考えられている．[903] ⇒参叩打法→1032，パーカッション→2320

脱分極 depolarization 細胞膜の電気的極性が減少することで，静止電位の負電荷が減少もしくは陽電荷を帯びる(オーバーシュート)こと．細胞膜のナトリウムコンダクタンスの上昇，あるいはカリウムコンダクタンスの減少により生じる電気的極性の中和状態．クロルなど陰イオンの流出によっても生じる．[1274]

脱分極相⇒同0相《活動電位の》→1

脱分極電位 depolarizing potential 膜電位は通常マイナスに分極しているが，この分極が減少してプラス側に電位が変化すること．[1274]

脱分枝酵素欠損性ミオパチー⇒同コリ病→1131

脱メチル反応 demethylation ［DNA脱メチル化］ 化合物からメチル基(-CH_3)が脱離する反応で，一般には水素と置換する．脱メチル化はDNAの発現調節にかかわると考えられる．真核生物の遺伝子5′側のプロモーター近傍にみられるDNAのCCGG配列はCpGタブレットと呼ばれ，シトシンがメチル化されていることが多い(多数配列する場合CpGアイランドと呼ばれるが，メチル化されている頻度は少ない)．メチル化された部分は発現(機能)されず，メチル化がない部分が発現(機能)する場合が多い．したがって脱メチル酵素によって脱メチル化が起こり，遺伝子が発現すると考えられている．これは遺伝子の配列の変化を伴わずに遺伝子の機能の変化を起こすため，エピジェネティックス調節と呼ばれる．CpGのメチル化はゲノムインプリンティングにも関与する．また，メチル化されたシトシンは変異(チミン)しやすく，発癌との関連が考えられている．エピジェネティックス調節の関連機構として，タンパク質であるヒストンのリジン残基のメチル化/脱メチル化が知られている(アセチル化/脱アセチル化も関与)．ヒストンの脱メチル化にかかわる酵素として，リジン残基特異的ヒストン脱メチル化酵素が同定されている．[1097] ⇒参遺伝子発現→260

脱毛 depilation，epilation 毛髪を除去すること，あるいは何らかの原因により毛髪が脱落した状態．[695,155] ⇒参円形脱毛症→375，男性型脱毛症→1944

脱毛症 alopecia ［**禿頭**(とくとう)**症**］ 正常な毛周期に何らかの障害が生じ，毛が欠如するか疎になった状態．先天性，後天性，びまん性，限局性に分類される．先天性の場合は毛包が形成されない無毛症や毛幹の脆弱による乏毛症も含まれる．後天性脱毛症は原因により成長期脱毛をきたす場合と，休止期脱毛の型をとるものに分けられるが，円形脱毛症，男性型脱毛症，薬物性脱毛症，内分泌疾患や膠原病に伴う脱毛症などが多い．[140]

脱毛性毛包炎 folliculitis decalvans ［**禿髪**(とくはつ)**性毛包炎**］ 毛包一致性の膿疱が多発性集簇性に被髪頭部に出現する毛包炎で，瘢痕治癒して小脱毛斑となる．中年男性に多くみられ，経過は慢性．陰毛やひげにみられることもある．膿疱からブドウ球菌などの細菌が検出されることもあるが，免疫低下が基盤となって起こるのではないかと考えられている．[575]

脱ヨード酵素 deiodinase⇨参リバーストリヨードサイロニン→2929，低トリヨードサイロニン症候群→2052

脱抑制 disinhibition 抑制性神経細胞が，他の抑制性神経細胞によってさらに抑制されることによって起こる抑制の解除．結果として促通を起こす．[1274]

脱落歯⇨同乳歯→2228

脱落症状 defect symptom，deficiency phenomenon ［**欠損症状**］ 器官の一部または全部を取り除いたときや，障害が生じたときに現れる症状．主に内分泌系と神経系でいう．例えば内分泌系では，女性の下垂体が障害を生じ，ゴナドトロピンの分泌がなくなった結果，無月経になったことが脱落症状にあたる．また，脳脊髄などの神経系の障害では，その部位に対応した運動，感覚，言語障害などのさまざまな機能障害を生じる．例えば，脳梗塞で後頭葉の一部に障害が生じた結果，出現した視野障害が神経系における脱落症状といえる．[369]

脱落膜 decidua 妊娠の継続によりプロゲステロンの作用を受け，子宮内膜分泌期(黄体期)の子宮内膜表層の機能層がグリコーゲンと脂質を蓄積したもの．脱落膜は受精卵が着床したのち，受精卵に栄養を供給する，母体の免疫拒絶反応から受精卵を保護する，タンパク質やホルモンを産生分泌するなどの役割をもつ．着床後，着床した部位で，胎盤の母体側を形成する基底脱落膜，受精卵が子宮内腔に膨隆した部分を覆う被包脱落膜，受精卵の着床部位外の子宮内面を覆う壁側脱落膜に区別され，卵膜の構成要素の一部となる．[1323]

脱落脈 dropped-beat pulse⇨同脈拍欠損→2773

脱離酵素⇨同リアーゼ→2915

脱力発作 cataplexy⇨同カタプレキシー→522

縦アーチ longitudinal arch ［**縦足弓**］ ①足には縦方向，横方向のアーチ(足底弓)があり，縦のアーチをつくっている縦足弓のこと．内側弓と外側弓がある．内側弓は踵骨(隆起下面)，距骨，舟状骨，第一楔状骨，第一中足骨からなり，外側弓は踵骨(隆起下面)，立方骨，第五中足骨頭で構成される．アーチはこの骨以外に足底靱帯，足底筋腱膜で保持され，荷重や分散の役割を果たす．内側アーチが低下した状態が扁平足，逆に高い状態が凹足である．このアーチは歩行時のバネの働きに加えて，体重移動を円滑にするのに重要である(図参照)．②手には縦方向，横方向，斜め方向にアーチがあり，手根骨，中手骨，指骨(基節骨，中節骨，末節骨)からなるアーチのこと．機能的には示指と中指のアーチが重要である．[824]

●足のアーチ

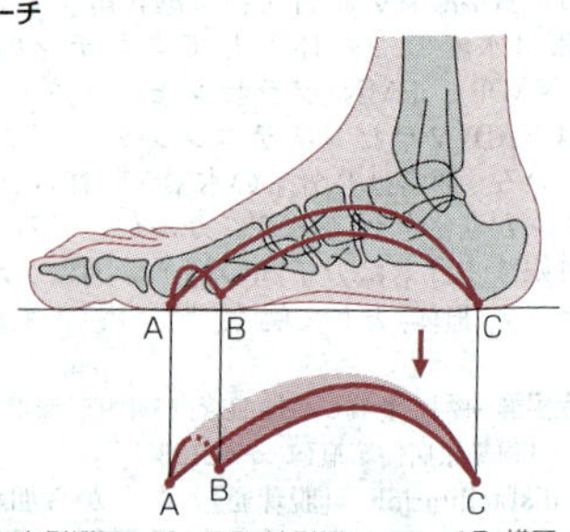

AC：内側縦アーチ　BC：外側縦アーチ　AB：横アーチ

縦拡散 longitudinal diffusion クロマトグラフィーにおいて，試料(移動相)が吸着剤を充填した固定相を通過する間に，移動相の流れに沿って生じる溶質分子の拡散．クロマトグラフィーとは溶液またはガス状混合体などの試料からさまざまな物質成分を分離・分析する方法．[258]

縦緩和 longitudinal relaxation⇨同スピン格子緩和→1652

タテツツガムシ *Leptotrombidium scutellare* 伊豆諸島，九州，本州(山形県が北限)などに分布し，秋から冬にかけて発生するツツガムシ(恙虫)．新型ツツガムシ病を媒介する．[288]

縦波 longitudinal wave ［**疎密波**］ 波が媒質中を伝搬していく場合，媒質中の各点の粒子変位の方向が伝搬方向と同じ波．[955] ⇨参横波→2883

たて結び granny knot ［**女結び**］ 第1の結び，第2の結びを同じ手で行う結紮法．結び目が緩みやすいので，手術時の結紮法としてはあまり用いられない．[862] ⇨参こま結び→1127

縦結び《死後の処置における》 granny knot 亡くなった人の着物の帯紐の結び目を縦にして着せること．逆の作法や慣習をすることで，生者との区別をする葬送儀礼の逆さごとの1つ．[1067]

縦横比《腫瘤超音波像の》 depth width ratio 超音波像で得た腫瘤の形態を評価する目的で求める縦と横の長さの比率．腫瘤の断面像の深さ方向の長さを縦径，水平な方向を横径とし，縦径/横径により求める．乳腺や甲状腺の充実性腫瘍では，この値が良性腫瘍では小さく，1に近いほど悪性と考えられている．[955]

他動運動 passive motion 身体の特定部分を，本人の随意的努力によらず，第三者，または機械などの外力によって行う運動．一般には麻痺などによって随意的な筋収縮が得られない場合や，筋力が著しく低下している場合，また，外傷後や術後などの拘縮予防や治療のため，関節可動域の維持，拡大の目的で行う運動手法．膝関節術後の持続的関節運動もこれにあたる．[824] ⇨参他動関節可動域練習→1920

他動関節可動域練習 passive range of motion exercise 筋，腱，関節包内結合組織などの軟部組織の伸張性がなくなり，関節可動域が制限された状態に対して，随意的努力なしに第三者の力や機械などの外力によって関節を動かして，その改善を図るもの．[249] ⇨参他動運

動⇀1920

妥当性 validity 測定値が，測りたい目的のものをどのくらいほんとうに測っているかを示す概念であり，心理測定の基本問題の1つ．看護や教育・心理における測定対象の多くは，目に見えるものの測定とは異なり，抽象的に定義された構成概念であることが多い．そこで直接観察可能な課題を与え，それに対する反応から間接的に対象の値を推論していく．これら間接的に推論したものがほんとうに構成概念を反映しているかどうかを示すために，妥当性の検証が十分に行われる必要がある．妥当性には内容的妥当性，基準関連妥当性，構成概念妥当性などの概念がある．[980] ⇨参予測的妥当性⇀2884

多動性障害 hyperkinetic disorder⇨参注意欠陥・多動性障害⇀1983

多頭帯 many tailed bandage 通常は腹帯，胸帯として用いる．身体を覆う布帛(はく)包帯の特殊型で，両端に複数の切り込みを入れたもの．さらし木綿を腹部または胸部を十分覆える長さに調節し(100-150 cm，標準140 cm)，2-6枚(通常4枚)を重ねて中央を縫い合わせ，一番外側のさらしに約50 cmの切り込みを入れて用いる．中側のさらしから左右交互に重ね合わせ，外側の切り込み布も交互に重ねて最後だけ結ぶか，1本1本の布を結ぶ．[731] ⇨参布帛(はく)包帯⇀2567，特殊包帯⇀2142

●多頭帯

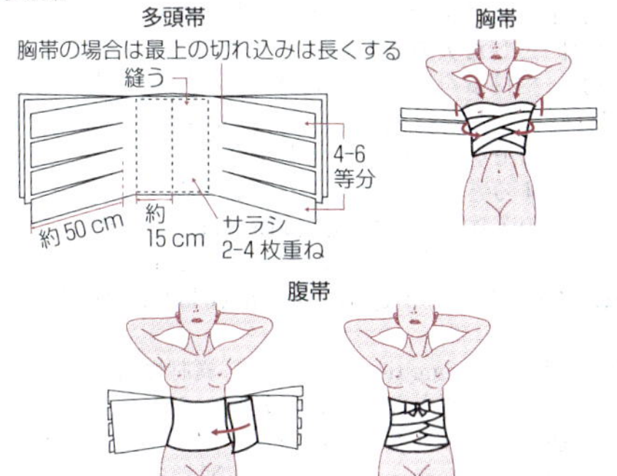

鈴木篤ほか編：JJNスペシャルNo.39 ドレッシングと包帯法，p.66-68，医学書院，1994

多糖体小体病 polyglucosan body disease 中枢神経，末梢神経に多糖体小体 polyglucosan body の蓄積を認め，中高年発症で上位・下位運動ニューロンの障害，認知症，膀胱障害，感覚障害を呈する疾患．1980年ロビテイル Y. Robitaille により成人多糖体小体病 adult polyglucosan body disease として報告された．多糖体小体は，アミロペクチンに似たグルコースの重合体で，ラフォラ Lafora 病，アテトーゼ，筋萎縮性側索硬化症，糖原病Ⅳ型，痙性対麻痺などや正常でも加齢とともに神経系に蓄積するが，本疾患では灰白質より白質に多く存在することが特徴的である．[1150]

多特異性抗体 polyspecific antiserum⇨参ポリクローナル抗体⇀2717

タドポールテールサイン tadpole tail sign アーク型走査の超音波検査法で，良性乳腺疾患にみられる像．腫瘤の後方エコーが増強し，おたまじゃくしの尾状に見える所見．[955]

タナー陰毛発生段階 Tanner stage of public hair 第二次性徴の一徴候である陰毛発生段階を示したもの．女性では，第1期：発毛なし(思春期前)．第2期：長いやや着色した綿毛のような，まっすぐまたはわずかに縮れた毛が陰唇に沿ってまばらに発生．第3期：より色が濃く，あらくて縮れた毛が腟の上方にまばらに発生．第4期：成人型発毛に近づくが，発毛の区域が小さい．第5期：成人型の発毛．男性では，第1期：発毛なし．第2期：わずかに発毛．第3期：明らかな発毛．第4期：大腿部に及ばない発毛．第5期：成人型の発毛．[1510]

タナー乳房発育段階 Tanner stage of breast 第二次性徴の一徴候である乳房発育段階を示したもの．第1期：乳頭だけが突出(思春期前)．第2期：乳頭だけが突出し乳房が小さい高まりを形成．着色が増す(つぼみの時期)．第3期：乳輪と乳房実質がさらに突出．しかし，乳輪部と他の部分との間に段差がない．第4期：乳輪部が乳腺実質の上に盤状に突出．第5期：丸みをもった半球状の乳房を形成(成人型)．[1510]

タナーの二次性徴スコア Tanner sexual maturity rating，Tanner stages 第二次性徴を客観的に評価する方法で，国際的にも最も一般的に使用されている．男児外性器，女児乳房，(男女の)陰毛発育の思春期前の状態を1度とし，完全に成熟した状態を5度とする5段階で評価するもの．[1292] ⇨参性徴⇀1697，第二次性徴⇀1894，思春期⇀1282

タナー分類 Tanner staging 思春期における発育度評価法．女児では乳房発育と陰毛(恥毛)の発生をそれぞれ5段階に分類している．男児では外性器と陰毛の発育を5段階に分けている．1期(stage 1)は思春期前，5期(stage 5)は成人期の発育に相当する．タナー James M. Tanner はイギリスの小児科医(1920生)．[845] ⇨参タナーの二次性徴スコア⇀1921

棚卸し⇨参在庫管理⇀1156

田中・ビネー式知能検査 Tanaka-Binet test⇨参知能検査⇀1978

ダナゾール danazol エチステロンの誘導体で，子宮内膜症治療薬．視床下部，下垂体に作用してゴナドトロピン放出を抑制すること，および子宮内膜症組織への直接作用により，子宮内膜症組織を萎縮し，子宮内膜症を治療する．400 mg/日を4-6か月間投与する方法が標準で，100-200 mg/日の低用量，長期投与も行われる．400 mg/日投与では無月経になり，体重増加，男性化徴候，軽度肝機能障害などの副作用が現れることがある．[998] 商ボンゾール

タナトス thanatos⇨同死の欲動⇀1333

タナトロジー thanatology ［サナトロジー，死学，死因学，死相学］ ギリシャ語のタナトス thanatos(死)とロゴス logos(学問)からの造語．死学あるいは生死学と訳され，死に関して研究する学問の総称．死およびその周辺の状況，あるいは死を通じて生きる意義や尊厳について考える．医学，看護学，哲学，心理学，文学，宗教学，法律など複数の領域が関連し，学際的アプローチが求められる．医学領域においては，法医学における死とその周辺についての研究や，終末医療にお

ける患者やその家族を含めた医療のあり方など，人の尊厳に深くかかわる分野がこれに含まれる.[1415]

ダニアレルギー　mite allergy，house-dust mite allergy　ダニにより引き起こされるアレルギー反応で，気管支喘息，アトピー性皮膚炎，アレルギー性鼻炎，アレルギー性結膜炎などがある．室内に存在する塵(ハウスダスト)に多く含まれており，ダニの生体や死骸，糞などを吸入または接触することにより起こる．ヤケヒョウヒダニ *Dermatophagoides pteronyssinus* やコナヒョウヒダニ *D. farinae* によるものが多い．室内の通気，除湿や清掃を頻回に行い，寝具を干し，カーペットを除去するなど，ダニを育成させない環境を整える患者指導が必要である.[505] ⇨参ハウスダスト→2359

ダニエルソン手術《エプシュタイン奇形の》　Danielson operation　エプシュタイン Ebstein 奇形に対して用いられる三尖弁形成術の1つで，心尖部方向に偏位した弁尖のつり上げと後尖部分の弁輪縫縮を組み合わせた術式．右室の変形をきたすため，弁尖のつり上げは右室自由壁部の前尖および後尖に限局し，心室中隔部分の中隔尖および後尖は放置する．さらに自由壁部の後尖部分の弁輪縫縮を行う．このため機能する弁尖は前尖のみとなる．ダニエルソン Gordon Danielson はアメリカの心臓外科医.[1342,1533] ⇨参エプシュタイン奇形→366

ダニ症　acariasis　ダニによる感染症で，皮膚ダニ症，人体内ダニ症，ダニアレルギー症，ダニ刺咬症に大別される．皮膚ダニ症はダニが皮膚に寄生して病害が生じる．人体内ダニ症は呼吸器や消化器などの人体内部や人体内諸臓器に寄生して病害が生じる．ダニアレルギー症はダニが抗原となってアレルギー反応が生じる．ダニ刺咬症は刺咬による機械的障害やアレルギー機序で病害が生じる.[288] ⇨参ダニ類→1922

ダニ媒介脳炎　tick-borne encephalitis　ダニを媒介として感染する脳炎で，原因となる病原体はダニ脳炎ウイルス．ヨーロッパ，ロシア地方に発生するが，近年わが国でも発生が報告された．ロシア春夏脳炎(RSSE)と中央ヨーロッパ脳炎(CEE)に分けられる．RSSE ウイルスは *Ixodes persulcatus*，CEE ウイルスは *Ixodes ricinus* というマダニにより媒介され，体内に侵入したのち網内系で増殖し，血行性に中枢神経系に感染する．ダニ吸血活動時期の5-6月，9-10月が好発季節．感染から8-14日の潜伏期後に頭痛，嘔気・嘔吐，羞明，知覚過敏を伴って高熱で突然発症．極期には意識障害や痙攣などの脳炎症状と弛緩性麻痺が出現．発症後4-7日で死亡することもある．死亡率は約30%．後遺症は重症度によるが上肢の筋萎縮と麻痺を残すことが多い．慢性期にはコジェヴニコフてんかん Kozhevnikov epilepsy として報告された持続性部分てんかん epilepsia partialis continua(EPC)を示す症例もある．髄液所見は単核球優位の細胞数増加とタンパク質上昇を示す．確定診断は髄液・血清中のウイルス抗体の存在の証明．日本脳炎ウイルスと交差反応を示すので注意を要する．治療は輸液，グリセロール点滴，呼吸循環管理，免疫グロブリン投与.[1150]

多乳房⇨同副乳房→2545

多尿症　polyuria　多尿とされる尿量には諸説あるが，一般に1日の尿量が2,500 mL 以上ある場合をいうことが多い．健康な成人の1日の尿量は500-1,500 mL 程度であるが，種々の原因，例えば尿崩症，腎性尿崩症，心因性多飲症，慢性腎不全多尿期，急性腎不全の利尿期，糖尿病，原発性アルドステロン症，原発性副甲状腺機能亢進症，尿細管アシドーシスなどにより多尿となることがある．多尿(尿量の増加)は，頻度(排尿回数の増加)とは必ずしも一致しないので，診断に際しては正確に蓄尿して1日の尿量を測定することが必要である.[146]

ダニ類　Acarina，acarine，mite　ダニ目に属する節足動物の総称．コダニ類 mites とマダニ類 ticks に分けられる．種類がきわめて多く世界に広く分布する．一般に卵，幼虫，若虫と発育し成虫となる．幼虫，若虫，成虫ともに外形が似ており，頭部と卵円形の胸腹部および足からなる．幼虫は足を3対，若虫と成虫は足を4対有する．ヒトやそれ以外の動物から吸血したり，室内の塵などに存在してアレルギー疾患を引き起こしたりする．また，いくつかの感染症を媒介する.[288] ⇨参ダニ症→1922

他人恐怖症　xenophobia，fear of strangers　不慣れな人物に相対することに恐怖を感じ，過度な不安を体験すること．社会的な場面に対する恐怖症の1つと考えられる．精神医学用語ではなく日常的な言い回しの一種である.[168]

打膿灸　suppurative moxibustion　有痕灸の1つで，小指頭大ないし親指頭大のモグサ(艾)を皮膚面で燃焼し，灸痕を故意に化膿させ，人体に有効な作用を得ることを目的とした灸療法をいう．化膿を促進させるために灸痕に相撲膏をはる．壮数(灸の回数)は1壮，あるいは3壮のこともある．モグサの火が皮膚につく寸前に，燃焼中のモグサ周囲の皮膚を小指側手掌部で囲むように強圧すると，皮膚の引きつりが和らぐ．これにより施灸後の苦痛が軽減する．慢性の難治性疾患に使用される.[123] ⇨参有痕灸(ゆうこんきゅう)→2851

多囊胞化萎縮腎　polycystic contracted kidney⇨同後天性囊胞性腎疾患→1038

多囊胞性腎　multicystic kidney　囊胞性腎疾患の1つで，大小さまざまな大きさの囊胞からなり，囊胞間では交通が認められることが多く，ときには囊胞と腎盂の交通が認められることもある．通常は一側性であるが，ときには両側性の場合もある．明確な遺伝形式はなく，胎生期の尿路の閉塞に起因する腎形成異常と考えられており，患側の尿管や腎盂にも形成異常を伴う．新生児期の一側性の腹部腫瘤で対側腎にも膀胱尿管逆流などが認められることがある．高血圧症，ウィルムス Wilms 腫瘍や腎細胞癌の発生が認められることがまれにあるので厳重な経過観察が必要である.[1244] ⇨参囊胞性腎疾患→2312

多囊胞性卵巣　polycystic ovary　両側の卵巣が大小多数の卵胞囊胞により腫大した状態．経腟超音波で診断できる．開腹あるいは腹腔鏡の所見では，卵巣被膜の白膜結合組織が肥厚して白色に見えることが多い．排卵障害などを伴う多囊胞性卵巣症候群の一所見でもある.[998] ⇨参多囊胞卵巣症候群→1922

多囊胞卵巣症候群　polycystic ovary syndrome；PCOS［スタイン・リヴェンサール症候群］　無月経や希発月経などの排卵障害と両側性の肥大した多囊胞性卵巣を合

併し，多毛と肥満，さらに不妊症を伴う疾患．1935 年アメリカのスタイン Irving F. Stein (1887-1976) とリヴェンサール Michael L. Leventhal (1901-71) が報告した．現在では多嚢胞卵巣症候群とされる疾患概念にあたる．[998] ⇨参多嚢胞性卵巣→1922

多倍数体⇨同二倍体→2217

タバコ誤飲 orally ingestion of cigarette 乳児の誤飲の中では最も多く，活動が活発となる生後 8-10 か月頃に多い．ニコチンの致死量は 1 mg/kg とされる．軽症では悪心・嘔吐，唾液分泌亢進，腹痛，頻脈などが，重症では興奮，顔面蒼白，錯乱，徐脈，血圧低下などがみられる．誤飲後およそ 30 分で症状が出現することが多いが，それ以上経過してから現れることもある．重症では胃洗浄が必要となることも多いが，それ以外は催吐薬トコンのシロップを用いて嘔吐させ，経過観察を十分に行う．[270]

タバコ中毒 tobacco poisoning, tobaccoism タバコに混在する向精神薬のニコチン(タバコ 1 本中 16-24 mg 含有)による中毒症状の総称．ニコチンは少量で興奮作用，眠気覚まし効果，多量で鎮静作用，気を落ち着ける効果があり，大脳の快楽中枢に働いて快感をもたらす．この快感を求めて喫煙を継続すると，逆に喫煙しないと不快感やいらだちなどの離脱症状が出てくる．さらにタバコを吸い続けていると，ニコチンに対する耐性ができ，ニコチンの効果を得るために徐々に本数を増やしてヘビースモーカーとなる．依存症になると，中枢神経系，自律神経節，ならびに神経筋接合部を刺激興奮させ，その後抑制作用を示す．幼児におけるタバコの誤飲は嘔吐してしまう場合が多く，消化管での吸収も少ないため，重症となることはまれ．大量誤飲や吸殻の滲出液を飲んだ際には，蒼白，嘔吐，唾液分泌過多症，呼吸亢進などがみられ，重篤な場合は痙攣が出現する．治療は催吐，胃洗浄，輸液，アトロピン硫酸塩水和物静注ののち，入院による経過観察を 24 時間行う．[1122] ⇨参ニコチン中毒→2207

タバコモザイクウイルス *Tobacco mosaic virus*；TMV 1898 年，オランダの科学者ベイエリンク Martinus W. Beijerinck によって世界で最初に発見，同定されたウイルス．また 1935 年，ロックフェラー医学研究所のスタンレー Wendel M. Stanley がタバコモザイク病に感染した数トンのタバコの葉からウイルスを精製し，はじめてウイルスを結晶化した．当時は純粋なタンパク質と考えられていたが，ウイルス核酸を約 5% 含んでいることが明らかとなった．結晶化されたウイルスとして有名．[1113]

多発外傷 multiple injuries (trauma) ［多発損傷］ 一般に頭部，頸部，胸部，腹部，骨盤，四肢の 6 部位の外傷のうち，2 部位以上が同時発生した外傷をいう．死亡率は著しく高く，単独外傷の重傷度の加算よりは相乗的な結果と考える報告が多い．多発外傷に続発する病態として循環不全，呼吸不全，腎不全，肝不全，易感染性などがある．クラッシュ(挫滅)症候群 crush syndrome といわれる重症病態が続発することもあり，最悪の場合，多臓器不全(MOF)に陥る．本病態はサイトカイン血症によって引き起こされる全身性炎症反応症候群(SIRS)から多臓器不全症候群(MODS)へと進行すると考えられている．また，頭部外傷を伴う患者の診察では，意識障害により患者の協力が得られにくく，正確な局所所見をとりにくいことが多い．したがって，このような患者では受傷の原因，外力の方向などから損傷部位，臓器を推察してヘルカル CT などの画像診断を行う必要がある．基本的には，気道確保，呼吸循環の維持などの救命処置が必ず優先される．[881]

多発筋炎

polymyositis；PM ［**多発性筋炎**］

【概念】 近位筋の筋力低下，筋萎縮を呈する横紋筋，骨格筋に生じる原因不明の炎症性筋症 inflammatory myopathy の 1 つ(表)．**自己免疫機序**によって生じると考えられている．現時点では，皮膚筋炎と治療法がほとんど同じであるために，多発筋炎と皮膚筋炎はしばしば同一に扱われるが，本質的な病態は異なるので区別して理解しておくべきである．多発筋炎は，筋線維に対する自己免疫反応で生じる疾患であるのに対し，皮膚筋炎は血管炎が主体の疾患．

●炎症性筋症の分類

A．感染に関連する炎症性筋症
 1．ウイルス性
 2．細菌性
 3．寄生虫性
 4．その他
B．多発筋炎と皮膚筋炎，およびオーバーラップ症候群
 1．多発筋炎
 2．皮膚筋炎
 3．膠原病に合併する筋炎(オーバーラップ症候群)
 4．悪性腫瘍に合併する筋炎
C．封入体筋炎
D．肉芽腫性筋炎
E．炎症を伴う遺伝性ミオパチー
F．その他の疾患に伴う炎症性筋症
G．炎症を伴う薬剤性および中毒性筋障害

【疫学】 多発筋炎と皮膚筋炎を合わせた有病率は人口 10 万人当たり 5-8 人とされる．1993 (平成 5) 年のわが国の年間受療者推計では，多発筋炎 3,964 人，皮膚筋炎 3,118 人とされているが，実際には多発筋炎は皮膚筋炎より圧倒的に少数と考えられる．

【症状】 発症は急性であったり，年余にわたる慢性であったりと多様．左右対称性に下肢近位筋と腰帯筋に初発するのが一般的で，階段の昇降や，トイレ，ソファーなどからの起立に際し手すりにつかまったり，膝に手をついたりする．体幹筋では頸部の前屈の筋力低下が目立ちやすい．筋力低下と並行して筋萎縮がみられる．筋肉の自発痛や把握痛が強い例もある．

【検査所見】 血液検査では，**血清クレアチンキナーゼ(CK)，乳酸脱水素酵素(LDH)，アルドラーゼなどの筋逸脱酵素やミオグロビンなどの上昇**がみられる．赤血球沈降速度や CRP(C 反応性タンパク)が急性期に上昇することがある．一部の例で Jo-1 抗体が陽性となることがある．筋電図では，筋原性変化のほかに，活動性の高い時期に線維自発電位 fibrillation や陽性鋭波 positive sharp wave といった脱神経所見が認められる．筋肉 MRI の T_2 強調画像では炎症の強い部位に炎症や浮腫を示す高信号が認められ，筋生検部位の決定に利用される．筋病理では，筋線維の変性と再生，筋

線維の周辺と内部にリンパ球とマクロファージの浸潤を認める．細胞浸潤の分布は，血管周囲に細胞浸潤が目立つ皮膚筋炎とは異なる．

【治療】第一選択は副腎皮質ホルモン剤の内服．血清CKの正常化と筋力低下の進行が停止することを目標として4-8週間継続し，慎重に漸減していく．数年の継続投与が必要なことが多い．ステロイド抵抗性の場合，アザチオプリンやメトトレキサートなどの免疫抑制薬の併用や，免疫グロブリン大量療法などが行われる.[1156] ⇨参皮膚筋炎→2470

多発筋炎の看護ケア

【ケアのポイント】症状の１つである筋症状は，徐々に四肢に対称的な筋力低下がみられるため，低下した日常生活動作(ADL)への支援をする．転倒，ひいては骨折の危険性もあるため予防策を講ずる．呼吸筋に炎症が及ぶと重症例では呼吸不全に至ることもあるため，呼吸状態の観察をする．心筋障害を早期に発見できるように不整脈や胸部症状に注意する．治療では抗炎症療法と免疫抑制薬を使用する．ステロイド剤や免疫抑制薬を内服する患者に対して服薬指導が必要となる．診断されるまで自己抗体やクレアチンキナーゼ(CK)などの値を知るための採血や筋電図，MRI，場合によっては筋生検などの侵襲を伴う検査もあるため，患者が検査の必要性を理解し，不安なく実施できるよう支援する．

【ケアの実際】急性期は安静が必要である．慢性期には筋力回復のためのリハビリテーションを行いADLの低下を防ぐ．生活環境への影響が大きいため，社会背景を踏まえた情報収集を行い，アセスメントにより必要な支援を行う．日常生活の留意点として増悪因子となる外傷，感染，喫煙，紫外線の曝露を避けるように説明する．食事は高ビタミン，タンパク質を含むバランスのとれた食事を摂取するように勧める．嚥下困難をきたした患者には嚥下状況を把握し，摂取しやすい食事の形態を考慮する．筋力低下が進むと役割の代行や家族の介入が必要となるため，協力体制などのアセスメントを行い，本人や家族が長期的な視点で生活を考えられるようにする．身体的・精神的負担とならないように，医療費公費負担の申請やサービスの情報提供および調整することが必要である.[552] ⇨参多発筋炎→1923

多発コアミオパチー multicore myopathy 1966年エンゲル Andrew G. Engel により命名された先天性非進行性ミオパチー．NADH-TRなどの組織化学染色で多数の境界不鮮明な活性消失部がみられるなどセントラルコア病に類似するが，破壊が筋線維の全長にわたることはなく，ごく限られた小さな破壊像が多数みられ，タイプ２線維にも変化がある点がセントラルコア病と異なる．生後間もなくより非進行性の筋力低下が体幹や四肢にみられ，運動発達が著しく遅延する．筋力低下は近位筋に強く，また下肢より上肢に目立つ.[1150]

多発梗塞性認知症 multi-infarct dementia；MID 脳血管性認知症の中で，大小多数の脳梗塞により認知障害を呈する病態を指す．初期には記憶障害や意欲低下が目立つが，判断力や抽象的思考などは比較的保たれ，まだら認知症と称される知的障害の不均衡が目立つ．神経学的には，仮性球麻痺，片麻痺，腱反射亢進，病的反射などの錐体路徴候，錐体外路症状や情動失禁などの前頭葉徴候を高頻度に認める．脳梗塞の危険因子(高血圧，糖尿病，高脂血症，心房細動などの心疾患など)を認める．ハチンスキー Hachinski の虚血スコア，CT，MRI，脳血流シンチなどの検査はアルツハイマー Alzheimer 型認知症との鑑別に有用．脳血管性認知症は多発脳梗塞性認知症と同義ととられていた時期もあったが，近年では脳出血に伴う認知障害やビンスワンガー Binswanger 病などの病態を含む広義の概念となっている.[716] ⇨参血管性認知症→902

多発骨折 multiple fracture 数か所以上の異なる部位に骨折を認めるもので，多くは交通外傷や転落事故などの強い外力が加わって生じる．大腿骨骨幹部骨折や骨盤骨折では出血が多く，ショックに陥ることがある．さらに脂肪塞栓症候群や播種性血管内凝固症候群(DIC)などの重篤な合併症を併発したり，胸・腹部臓器損傷や頭部外傷などの合併症も多いため，全身状態の観察と適切な処置が大切となる．開放骨折などを除き，骨折の治療は全身状態が改善してから行うのが一般的.[236]

多発出血性肉腫⇨同カポジ肉腫→546

多発症候性下痢症 polysymptomatic diarrhea 乳児で，下痢と他の症状(嘔吐，発熱，食欲不振，不機嫌，体重の増加停止または減少など)を合併するもの．単一症候性下痢症に対する概念としてあり，急性消化不良性下痢症と同一と考えてよい.[1631]

多発小腫瘍⇨同ツモレット→2038

多発神経炎⇨同多発ニューロパチー→1926

多発神経障害⇨同多発ニューロパチー→1926

多発性異骨症 dysostosis multiplex⇨同ハーラー症候群→2325

多発性関節炎⇨同多関節炎→1911

多発性関節拘縮症 arthrogryposis multiplex congenita, multiple arthrogryposis 四肢の関節の拘縮を主体にした症候群で，常染色体優性遺伝または常染色体劣性遺伝である．関節部では皮線の消失，屈曲側にはweb(みずかき)形成をみることがある．身体所見は非進行性であるが，きわめて難治で，脊柱側彎などを合併することがある.[1014]

多発性汗腺膿瘍 multiple eccrine gland abscesses エクリン汗腺に黄色ブドウ球菌が侵入して生じる急性化膿性病変．夏季に，乳幼児の顔面・頭部に好発する発赤を伴った有痛性紅色結節で，軟化して波動を触れる．汗疹などの皮疹に，掻破や摩擦，圧迫などにより，二次的に感染して生じると考えられる．自壊して排膿することもある．抗生物質の全身投与と，切開・排膿を要する.[575]

多発性丘疹状毛包上皮腫 trichoepithelioma papulosum multiplex⇨同毛包表皮腫→2820

多発性筋炎⇨同多発筋炎→1923

多発性結節性動脈炎⇨同結節性動脈周囲炎→923

多発性硬化症 multiple sclerosis；MS ［散在性硬化症］中枢神経系の髄鞘とその形成細胞であるオリゴデンドログリアが一次的に障害される疾患が脱髄性疾患で，多発性硬化症が代表的疾患．脳・脊髄・視神経などの中枢神経系に多巣性の限局性脱髄病巣が時間をおいて次々と生じるために，複数の神経症状が寛解と再燃を

た

繰り返すという，空間的・時間的多発性が特徴である．病理学的には白質に多巣性の脱髄斑 plaque がみられ，髄鞘とオリゴデンドログリアの消失および血管周囲細胞浸潤が主な変化である．病因は不明．[1150]

多発性後極部網膜色素上皮症 multifocal posterior pigment epitheliopathy；MPPE⇨同胞状網膜剝離⇀2678

多発性骨髄腫 multiple myeloma⇨同骨髄腫⇀1108

多発性骨端異形成症 multiple epiphyseal dysplasia ［フェアバンク病，多発性骨端骨異形成症，リビング・ミュラー病］ 骨異形成症の1つで，多発性・対称性に骨端の骨化像がみられる疾患．優性遺伝で男性に好発．四肢管状骨の骨端部に骨化障害が起こり，小児早期より発症し低身長であるが，身体各部の均衡は保たれている．年齢が進むに従い関節痛や膝関節，股関節，肩関節などの拘縮がみられる．X 線写真では骨端核の両側性・対称性の不整と形成不全がみられる．脊柱の変化はほとんどないか，あってもごく軽微．モルキオ Morquio 病，ペルテス Perthes 病などとの鑑別が必要．[1004]

多発性骨端骨異形成症⇨同多発性骨端異形成症⇀1925

多発性骨軟骨腫⇨同遺伝性多発性外骨腫⇀264

多発性脂腺囊腫症 sebocystomatosis⇨同多発性毛包囊腫症⇀1925

多発性脂肪腫症 multiple lipomatosis, diffuse lipomatosis⇨参脂肪腫⇀1340

多発性神経腫⇨同神経腫症⇀1525

多発性単神経炎 mononeuritis multiplex ［多発性単ニューロパチー］ 身体の別の部位にある2本以上の末梢神経に同時に機能不全が起こる病態．数本の神経だけがおかされるため，身体の両側の同じ領域にある多数がおかされる多発神経障害とは通常区別される．原因疾患は糖尿病，結節性多発動脈炎，全身性エリテマトーデス，シェーグレン Sjögren 症候群，関節リウマチ，サルコイドーシス，アミロイドーシスなど多種にわたるが，全身疾患がベースにあることが多い．[509]

多発性単ニューロパチー multiple mononeuropathy⇨同多発性単神経炎⇀1925

多発性内軟骨腫 multiple enchondromata⇨同軟骨腫症⇀2199

多発性内分泌腫瘍 multiple endocrine neoplasia；MEN⇨同多発性内分泌腺腫症⇀1925

多発性内分泌腺腫症 multiple endocrine adenomatosis；MEA ［多発性内分泌腫瘍，MEA，MEN］ 1個人または1家系内において，複数の内分泌臓器に腫瘍が発生する疾患．下垂体腫瘍，副甲状腺腫瘍，膵島腫瘍を特徴とするⅠ型と，甲状腺髄様癌，褐色細胞腫を特徴とするⅡ型がある．Ⅰ型は癌抑制遺伝子である *MEN1* 遺伝子の機能喪失型変異が，また，Ⅱ型は癌原遺伝子である *RET* 遺伝子の活性獲得型変異が，それぞれ個体発生時からヘテロ接合で存在することが原因であり，ともに常染色体優性遺伝をする．Ⅱ型は重症度により軽症のⅡa 型と重症のⅡb 型に分類．また，遺伝性に甲状腺髄様癌のみが発生する家族性甲状腺髄様癌もⅡ型の亜型である．[978] ⇨参*RET* 遺伝子⇀102

多発性内分泌腺腫症Ⅰ型 multiple endocrine neoplasia type 1；MEN-Ⅰ⇨同ウェルマー症候群⇀320

多発性囊胞腎症 polycystic kidney disease；PKD ［成人型多発性囊胞腎］ 両側の腎実質に大小多数の囊胞が存在する状態．腎は全体として非常に腫大しているが，腎実質は萎縮して血管変性を起こし，次第に腎機能が低下してくる．肝，脾，膵などにも同じような囊胞がしばしば存在．臨床的には幼児型と成人型がある．幼児型は生後間もなく症状が現れてほとんどが死亡．成人型は 40 歳頃になってから何らかの症状が現れ始め，放置すれば多くは 50 歳代で死亡．治療は主に保存的で対症療法が行われる．慢性腎不全が進行すると血液透析の適応．[118] ⇨参囊胞腎症⇀2312，常染色体優性〔遺伝〕多発性囊胞腎⇀1441

多発性皮膚平滑筋腫 leiomyoma cutis⇨参皮膚平滑筋腫⇀2476

多発性ボーエン病 multiple Bowen disease⇨参ボーエン病⇀2685

多発性毛包囊腫症 multiple follicular cyst ［多発性脂腺囊腫症］ 通常，常染色体優性遺伝で，青年男性に好発する皮内囊腫．エンドウ豆大までの半球状に触れる硬い腫瘍が前胸部や頸部に集簇性に多発する．まれに単発性のこともある．組織学的には，数層の上皮細胞の壁からなる囊腫で，その壁に連続性に脂腺を認める．治療は必要としないが，整容的に問題となる場合は外科的に切除する．[567]

多発性良性囊腫性上皮腫 multiple benign cystic epithelioma, trichoepithelioma multiplex 径 1 cm 未満の正常色でかたい丘疹または結節が，顔面・頭部・頸部・体幹に左右対称性に多発．思春期に出現し，漸次増数．女性に多い．組織では基底細胞様細胞からなり，毛包構造への分化を示す．家族性に発生し，遺伝形式は常染色体優性遺伝．[1367] ⇨参毛包表皮腫⇀2820

多発損傷⇨同多発外傷⇀1923

多発動脈炎

polyarteritis ［血管炎症候群］

【概念・定義】 壊死性血管炎を特徴とする原因不明の病態で，膠原病の中の**血管炎症候群**に分類される．中小動脈のフィブリノイド壊死を特徴とする**結節性多発動脈炎**(PN)と，毛細血管や細小動静脈などの小血管の壊死性血管炎を呈する**顕微鏡的多発動脈炎**(MPA)とに大別される．

【症状・診断】 結節性多発動脈炎は，発熱(38℃ 以上)，高血圧，多発性神経炎，臓器梗塞などを特徴とし，診断には血管造影，生検などが有用．顕微鏡的多発動脈炎は，発熱，急速進行性腎炎などの腎症状，間質性肺炎や肺胞出血などの呼吸器症状を特徴とする．顕微鏡的多発動脈炎の診断には抗好中球細胞質抗体(ANCA)のうち，対応抗原をミエロペルオキシダーゼ(MPO)とする MPO-ANCA が有用である．

【治療】 急性期には軽症例では**副腎皮質ホルモン剤**，重症例では副腎皮質ホルモン剤に**免疫抑制薬**(シクロホスファミド，アザチオプリン)を併用し，慢性期には血栓溶解薬，血管拡張薬，血小板凝集抑制薬を投与する．[1438] ⇨参結節性動脈周囲炎⇀923，顕微鏡的多発動脈炎⇀963，壊死性血管炎⇀356

多発動脈炎の看護ケア

【ケアのポイント】 多発動脈炎は全身のあらゆる部位の中小動脈においてフィブリノイド壊死を起こす血管炎

で，その侵された部位により臓器の臨床症状が現れ，炎症の程度や症状は多彩である．ときに突然発症し，重篤あるいは不可逆的な臓器障害に陥る可能性がある．そのため，十分な観察を行う．全身状態（発熱，倦怠感，食欲不振，体重減少），皮膚症状（紫斑，紅斑，皮下結節，潰瘍），呼吸器症状（咳，痰，呼吸困難，酸素飽和度の低下），腎症状（浮腫，尿量減少，体重増加），中枢神経症状（意識障害，麻痺，精神症状），末梢神経症状（四肢の知覚異常，下垂足，下垂手），消化器症状（腹痛，血便，吐血，下痢），眼症状（充血，羞明，視力低下），循環器症状（高血圧，不整脈），関節症状（多発性関節痛）などに注意する．治療はステロイド剤と免疫抑制薬の投与が中心となり，副作用の出現に対する観察が重要である．

【看護の実践】 患者や家族が治療や予後について正確な知識が得られるようにかかわり，不安や苦痛を軽減し，治療に積極的に取り組めるように精神面の支援をしていく．特定疾患（難病）としての社会的資源の活用を紹介する．急性期は，発熱による体力の消耗が激しいため，安静，安楽が保てるように，日常生活の援助環境を整える．また，食事摂取状況を観察し，十分な栄養がとれるように工夫する．皮膚潰瘍の処置は，清潔を保ち，適切に継続できるように指導し，感染予防に努める．末梢神経炎による弛緩性麻痺や筋力低下がある場合は，早期に可能な範囲のリハビリテーションを行う．治療の中心となるステロイド剤や免疫抑制薬の必要性と副作用について説明し，正確に服薬できるようにする．日常生活では過労やストレスを避け，皮膚のケアの方法，感冒などの感染症の予防についてアドバイスする．また，急性増悪の徴候を伝え，必要時には連絡できるようにする．[227] ⇨参多発動脈炎→1925

多発ニューロパチー polyneuropathy ［多発神経障害，多発神経炎］ 運動障害と知覚障害，ときには自律神経障害が左右対称性に四肢末端優位の分布を示す，末梢神経の系統的障害による疾患の総称．運動障害優位型，知覚障害優位型，運動失調型，多発脳神経炎型などの特徴を示す場合もあるが，通常は運動障害と知覚障害の両者を有する混在型が多い．病理学的特徴により軸索変性性，節性脱髄性，神経細胞傷害性，間質性，血管障害性に分類される．各種の原因があり，栄養障害性，代謝障害性，悪性腫瘍に伴うもの，重金属・有機溶剤中毒，遺伝性などにより起こるが，原因不明である場合も多い．[1150]

多脾症候群 polysplenia syndrome ［左側相同］ 臓器の左右分化障害を示す心房内臓錯位症候群の1つであり，左側相同とも呼ばれる．これに対し無脾症候群 asplenia は右側相同とも呼ばれる．胸腹部臓器の位置異常や奇形（両側左気管支構造，両側二葉肺，房室中隔欠損，心室中隔欠損，下大静脈欠損，単心房，多脾，腸回転異常，胆道閉鎖など）を合併することが多く，心エコーやCT，MRIなどで診断される．合併する先天性心疾患に対しては適切かつ長期的な視野に立った治療が要求され，特に複雑心奇形合併例では機能的あるいは解剖学的根治術に向けた治療計画が立てられる．[107]

ダビッドソン吸収試験 Davidsohn absorption test 伝染性単核〔球〕症の診断に用いる検査．ポール・バンネル反応 Paul-Bunnell reaction は伝染性単核球症で出現する非特異的 IgM 抗体（異好性抗体，異種親和性抗体）がヒツジ赤血球を凝集させることを利用して検出する検査であるが，血清病や一部の健常者でも非特異的 IgM 抗体が産生されることがあり陽性化することがある．しかし血清病や健常者で産生される抗体はモルモット腎およびパパイン処理ヒツジ赤血球に吸着されるが伝染性単核球症で産生されたものは吸着されず，鑑別が可能になる．血清をモルモット腎またはパパイン処理ヒツジ赤血球で処理した後にポール・バンネル反応を行うことをダビッドソン吸収試験と呼ぶ．ダビッドソン Israel Davidsohn はアメリカの医師（1895-1979）．[1221]
⇨参伝染性単核〔球〕症→2084，異好抗体検査→225

ダフィーシステム ⇨同FY〔式〕血液型→51

多部位同時手術 simultaneous multiple surgical procedures 食道手術，直腸手術，血行再建術，形成外科的手術などで，主として時間短縮のために，あるいは頭部や腹部の多部位外傷でいずれの処置も緊急を要する場合など，多部位の手術操作を同時並行で進行させる手術様式をさす．時間的効率だけを重視することなく，侵襲が過大にならないこと，他の手術野を妨げないこと，いずれの手術にも熟練していること，術中管理を十分行いうることに注意する必要がある．[881]

多物質関連障害 polysubstance-related disorder ［多剤乱用］ 少なくとも3種類以上のカテゴリーの薬物を乱用することによって起こる障害．特定の薬物の依存の診断には当てはまらない．症状は使用する薬物によって異なり，また薬物の効果がオーバーラップするため判別しにくい．従来日本では，比較的純粋なアルコール依存症，覚醒剤依存症が多いとされ，欧米に比較すると多剤乱用者は少ないとされていた．しかし，近年では日本でも種々の薬物が出回るようになっており，増加しているといわれている．[547]

ダブルJカテーテル double J catheter ⇨同尿管ステント→2245

ダブルセットアップ double setup 胎位異常などにより分娩時に胎児および母体のリスクが高いとき，試験的に経腟分娩を行う場合に，直ちに帝王切開に移行できるように準備しておくこと．[1323]

ダブルチェック double check 事故を防止するために二重に確認すること．確認は，①準備，②実施，③片づけの3段階で行うのが原則とされている．場面やチェックする対象によって最適な方法を選択する必要があるが，有害事象を引き起こす可能性が高い医薬品や輸血製剤などを取り扱うときには，それぞれの段階でダブルチェックを行うのが原則である．チェックするときには，機械的にならないように声を出して指差し呼称を行うことにより，エラーの発生を減少させることができるといわれている．例えば，準備の段階では次の3通りが考えられる．①1人が準備してそろえた医薬品を違う人が確認する．②1人で準備し，時間をおいて再度確認する．③2人で同時に確認しながら準備する．しかし，時間が迫っているにもかかわらずまわりに人がいなかったり，他の行為をしながらの聞いているだけの形式チェックだったりするという報告もあり，ダブルチェック本来の事故防止という目的が忘れられがちな面がある．また，1人では思いこみを是正しにくいので複数の人で確認することが望ましいが，自分以外のだれかがいるために無意識に相手を信頼したり，依存したり，機械的に同調してしまう可能性もある．また，人間関係によっては，相手の間違いを指摘することができない場合もあり，理論的には事故を減少させることができるダブルチェックにも現実では他の要因がからんでくると限界があるといわれている．ダブルチェックの本来の目的を果たすには，安全教育によって組織全体が事故防止に取り組む姿勢を徹底し，一人ひとりが遂行責任を自覚することが必要である．[1239]

ダブルバインド double bind⇨同二重拘束→2212

ダブルバルーン内視鏡 double-balloon endoscopy 小腸の内視鏡検査を目的として山本らにより開発された方法で，全小腸の内視鏡観察ならびに止血やポリペクトミーなどの治療も可能となった．内視鏡およびオーバーチューブ先端にバルーンが装着されており，オーバーチューブ先端バルーンを拡張することにより小腸を固定し腸管の伸展を防止しながら内視鏡を深部へ挿入し，両方のバルーンを拡張し内視鏡をオーバーチューブとともに引き腸管を短縮することで腸管による屈曲やループを解除しながら挿入を図る．[1227,1359]

ダブルピッグテイルカテーテル double pig tail catheter⇨同尿管ステント→2245

ダブルプロダクト double product ［圧心拍数積，二重積］ 収縮期血圧×心拍数で表される．心筋酸素消費量とよく相関することが知られ，その指標の1つ．狭心症の発作閾値の評価や運動療法の効果判定に有用．[55]

ダブルマスター試験 double Master test アメリカの医師マスター Arthur Morris Master（1895-1973）が1935年に発表した運動負荷試験で2階段試験 two step test ともいわれる．運動負荷により心拍数，血圧を上昇させ，隠れている心臓の病変（主に冠動脈疾患）を心電図変化から見つけ出す方法．2段からなる階段（1段の高さ22.5 cm，奥行き25 cm，幅60 cm）を，年齢や性別，体重により定められた回数分を1分30秒で昇降させる一重負荷試験（シングルテスト single test）の2倍の回数を3分間かけて昇降させるものである（ダブルテスト）．運動負荷前後の心電図を比較し，ST降下やT波陰性化があれば陽性と判断する．簡便で安価であるが，負荷中に心電図や血圧の測定ができないこと，負荷量が一定で症状に応じて負荷量を調節することができない定性的負荷であることから，定量的負荷方法（エルゴメーター，トレッドミル負荷試験）が多く用いられるようになった．[506] ⇨参マスター階段試験→2737

●ダブルマスター試験

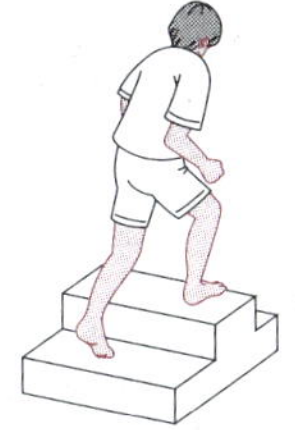

ダブルルーメンチューブ double lumen tube ［2腔チューブ］ 内腔が二重になっているチューブ．胃カテーテルや中心静脈カテーテルなどで主に使用される．胃カテーテルでは持続洗浄や持続吸引に有効で，中心静脈カテーテルでは1つのラインを採血用に使用したり，混合禁忌の薬剤を別々に注入する際に有効．その他特殊なものとして，1本は胃の減圧に使用し，1本はさらに奥（空腸上部）まで挿入し栄養注入に使用するタイプの胃瘻用のもの，1本は排尿に使用し，もう1本は尿管のステントとして使用する腎瘻用のものなどがある．[862]

多文化間精神医学 transcultural psychiatry⇨参文化精神医学→2604

多分割照射療法 hyperfractionated radiation therapy, multiple fractions per day irradiation；MFD ［**超多分割照射療法，1日多分割照射療法，過分割照射法**］ 放射線治療において，1日1回，2グレイ（Gy）程度の照射を行う通常分割法にかわって，1日2ないし3回の照射を行う，放射線生物学的知識を応用して開発された線量分割法．1日多分割照射法ともいう．1.1-1.2 Gyの小さい線量を照射する超多分割照射法 hyperfractionation と1.5-2 Gyの線量を照射する加速分割法 accelerated fractionation に大きく分類される．頭頸部腫瘍，肺癌，食道癌などに有用．[471] ⇨参分割照射法→2604，加速超多分割照射法→516，加速分割照射法→517

タブン中毒 tabun poisoning, GA poisoning タブンは化学兵器の1つで，サリン，ソマン，VXと並ぶ代表的な神経ガスの1つ．身体に吸収されるとコリンエステラーゼを抑制し，過剰のアセチルコリンが蓄積される．副交感神経終末に蓄積されると，特徴的なムスカリン様症状と所見を引き起こす．運動神経終末や自律神経節への蓄積はニコチン様症状と所見を引き起こす．症状の出現は一般に速く2-3分以内に起こる．中毒の場合，汚染除去，気道確保と適切な薬物療法を行う．[1122]

食べ込み小胞⇨同ファゴソーム→2507

多変量解析 multivariate analysis データ解析は多変量解析，単変量解析 univariate analylsis に大別される．複数のデータを同時に統計的に扱い，変数間にどのような関係があるか，標本はどのような特徴をもつかを分析する方法．実際の単変量解析は，一変量または二変量解析 bivariable analysis で行われ，具体的には身長の分布（平均値，標準偏差，中央値，四分位）をみる，身長と体重の相関係数を求める，体重を身長で単回帰する，などが該当．医療，看護分野のデータは複雑に絡み合う多変量データとなることが多い．単変量解析の結果を単に積み上げても多変量解析の結果にはならないという意味では，多変量解析の結果は重要．しかし，全体像の概略把握を考えると，単変量の結果も併せて解釈するほうが間違いがないので，両方の解析を行い，表示すべきである．[21] ⇨参単変量解析→1959

多包条虫 *Echinococcus multilocularis* 体長が1.2-4.5 mmの小型の条虫で，終宿主であるキツネやイヌなどの小腸に寄生するがほとんど症状を呈さない．キツネやイヌは幼虫を保有する中間宿主（自然界ではある種のネズミ）を捕食して感染する．わが国では北海道に分布する．多包条虫の幼虫である多包虫は，わが国の代表的なヒトのエキノコックス症の原因となる．[288] ⇨参多包虫→1928，エキノコックス症→353

多房性空洞⇨参空洞→811

多房性脂肪組織 multilocular adipose tissue⇨同褐色脂肪組織→530

多房性腎嚢胞 multilocular cyst of kidney, multilocular renal cyst 嚢胞性腎疾患の1つで，通常は一側性で孤立性の嚢胞の内部に多数の隔壁が存在する．嚢胞と周囲の腎組織とは被膜で隔てられている．特に遺伝性はなく，側腹部腫瘤を主訴とし無症状なこともある．ときに悪性腫瘍が嚢胞内に存在することがあり，腎部分切除術などが必要となる．[1244] ⇨参嚢胞性腎疾患→2312

多包虫 alveolar hydatid, multilocular echinococcus 成虫がキツネやイヌなどの小腸に寄生する小型の条虫で，幼虫がネズミ類の肝臓などに寄生する．中間宿主体内にある幼虫の段階を多包虫，終宿主の腸管内に寄生する成虫を多包条虫という．日本では北海道に分布．[288] ⇨参多包条虫→1927，エキノコックス症→353

打撲〔傷〕 contusion 打撃や衝突などによって組織が損傷されたもので，皮下出血，腫脹，疼痛などを伴う．関節部に生じた場合は滑膜の挫傷や軟骨損傷などを伴うことがあり，その際は関節内出血をきたす．[1004]

打撲白内障 contusion cataract 外傷性白内障のうち，眼球の鈍的外傷を原因とする白内障．軽度のものは混濁は限局し進行しないこともある．重症の場合には永久的な混濁を残し，水晶体嚢が破損すると急速に進行する．[1250] ⇨参外傷性白内障→440

タマゴテングタケ中毒 amanita phalloides poisoning 毒キノコの一種で，毒成分はアマニタトキシン群のアマニチン，ファロイジンを含む．色が地味で毒々しくないので，誤食することが多く，また死亡率も50％以上と高い．食後1-5時間で発症し，嘔吐，腹痛，肝臓・腎臓壊死，下痢を起こす．下痢はコレラ様となり，痙攣を起こし呼吸困難で1-2時間で死亡する．治療は，催吐，胃洗浄および強制利尿．特異的治療法として，ベンジルペニシリンカリウムの静注を行うこともある．[1618] ⇨参毒キノコ中毒→2140，テングタケ→2080

タマゴテングタケ中毒性腎症 amanita phalloides nephropathy アマニタトキシンを含有する有毒キノコの一種であるタマゴテングタケ *Amanita phalloides* の摂取による中毒性の腎症．アマニタトキシンは，RNAポリメラーゼⅡの活性を阻害することで細胞内のタンパク合成を障害するため，細胞は壊死に陥る．したがって，タンパク合成が盛んな肝臓や，アマニタトキシン濃度が高くなる腎臓が標的臓器となる．タマゴテングタケ摂取後，6-24時間の潜伏期を経たのちに腹痛，嘔吐，コレラ様下痢などの激しい消化器症状を呈する．輸液などにより摂取後24-36時間は一時的に症状が寛解するが，徐々に肝障害や腎障害が進行し，肝性脳症や急性腎不全を起こすこともある．[963] ⇨参毒キノコ中毒→2140，アマニタトキシン中毒→175

多磨全生園 National Sanatrium Tama Zenshoen 東京都東村山市青葉町にあるハンセン病の国立療養所．1909(明治42)年に法律第11号「癩予防ニ関スル件」に基づき，関東を中心とする12の連合府県立療養所として発足した第一区府県立全生病院を前身とする．1941(昭和16)年に国に移管され，国立療養所多磨全生園と改称．現在の園の医療施設はハンセン病治療以外にも，その後遺症や合併症治療を行い，また高齢化した在園者のための老人医療施設として機能している．隣接して国立ハンセン病資料館がある．[806]

タマネギ殻様陰影⇨同タマネギの皮状骨膜反応→1928

タマネギ形成 onion bulb formation ［オニオンバルブ形成］ 末梢神経が髄鞘の消失と再生を繰り返し，軸索を中心にしてシュワン Schwann 細胞が取り巻いて重なるタマネギに似た層状構造の形成．骨筋萎縮症や肥大性間質性神経炎にみられる．両疾患ともに小児期に始まる疾患．[1531]

タマネギの皮状骨膜反応 onion peel appearance ［タマネギ殻様陰影］ 骨膜反応は骨膜がX線像に映し出される病的現象である．打撲や骨折による骨膜下出血や骨膜骨髄炎で骨膜が反応して肥厚や骨膜性骨形成を示すものや，炎症・外傷や腫瘍，特に悪性骨腫瘍で高率にみられる．各種悪性腫瘍では腫瘍の種類におおよそ一致した特徴的な反応形式を示す傾向にあり，タマネギの皮状骨膜反応は長軸方向にタマネギの皮のような数層の骨を形成する膜反応で，ユーイング Ewing 肉腫(骨肉腫)に多くみられる．[532]

ダミー変数 dummy variable 質的に異なるいくつかの水準を回帰モデルに組み込む際や，独立変数のいくつかの領域で回帰の勾配が異なるときに用いられる0または1を値とする変数のこと．例えば，男性を0，女性を1として回帰モデルに組み込むことが行われる．また，ダミー変数を要素としてつくる行列をダミー行列という．[980]

ダムダム熱 dumdum fever⇨同カラアザール→549

ダメージコントロール damage control；DC ［被害対策］ 「外傷に起因する侵襲」と「治療に起因する侵襲」とを併せ生体に加わる侵襲の総体ととらえ，それを最小限に抑え最大の効果を得る治療戦略を実施するという概念で，軍事用語に由来．医学領域では重症腹部外傷に対する手術治療戦略 damage control treatment の適応に端を発する．1993年，ロトンド Michael F. Rotondo らは，「第1：主たる損傷のコントロールのみを行う(止血と腹腔内汚染制御)，第2：術中に患者が死の三徴候(低体温，凝固異常，アシドーシス)などを示せば，完璧な手術 definitive treatment にこだわらず，集中治療室で三徴候を含む全身状態の安定化を図る，第3：二期的手術を再開し再建術を行い，最終的治療 definitive treatment を完遂する」を提唱した．現在では腹部のみならずあらゆる部位の外傷手術について応用されている．[833]

ためし凝集反応 probe agglutination⇨同スライド凝集反応→1656

ためらい創(傷) tentative wound, hesitation mark (wound) ［逡(しゅん)巡創］ 刃物を用いて自殺した死体で，致命傷となった創の周囲などに平行して走る多数の浅い切創のこと．主として前腕屈側の手関節付近，頸部，胸部などに，数個ないし十数個の平行あるいは若干交差する切創群としてみられることが多い．ときには刺創や割創の形で生じることもある．自殺の際，一気に深く切断や刺入することをためらうためにできるが，精神障害者などの異常な興奮状態における自殺例では，1個の致命傷以外にためらい創がみられないこともある．死体所見としてためらい創があれば，自殺と判断する有力な根拠となる．まれに親が自分の子

どもを殺す場合にもみられることがある.[548]

多面発現 pleiotropia, pleiotropism ［**多形質発現**］ 単一の遺伝子が一見無関係と思われる複数の形質の発現に関与する現象.[368]

多毛症⇨参男性型多毛症→1944

タモキシフェンクエン酸塩 tamoxifen citrate；TAM 非ステロイド系の抗エストロゲン薬の1つ. ラロシキフェン塩酸塩, トレミフェンクエン酸塩などとともに選択的エストロゲン受容体作動薬 selective estrogen receptor modulator（SERM）と呼ばれる. エストロゲン受容体と結合してエストロゲンの受容体への結合を阻害することにより, エストロゲンと拮抗して抗エストロゲン作用を発揮する. トレミフェンクエン酸塩とともにエストロゲン依存性乳癌のホルモン療法薬として広く用いられている. ラロキシフェン塩酸塩は骨組織や脂質代謝に対するエストロゲン活性を応用した閉経後骨粗鬆症の治療薬として認可されている. タモキシフェンクエン酸塩も同様の作用を有し, このように組織や細胞によってエストロゲン作用を発揮することがあり, 子宮内膜増殖症や子宮内膜癌の発生に関係しているともいわれ, 注意が必要である.[845] 商ノルバデックス

多門照射法 multiple field radiation, multiple fields irradiation 通常三門以上の照射により治療することをいう. 腫瘍内の標的基準点を中心に三門以上を設定する. この場合, 同一平面上で設定する場合と非同一平面上で設定する場合とがある. 照射野内に含まれる正常組織への線量分布を分散させる目的で行われることが多い.[52] ⇨参一門照射法→252, 対向二門照射→1866, 放射線治療→2675

多様型ポルフィリン症 variegate porphyria⇨同異型ポルフィリン症→224

多用途監視装置 versatile monitoring instrument⇨同ポリグラフ→2717

タラソテラピー⇨同海洋療法→460

タリウム thallium；Tl ［Tl］ 青白色のやわらかい金属元素. 元素記号 Tl, 原子番号 81, 原子量 204.38. 水に溶けやすい. 化合物の多くは高い毒性を示し, 職業性中毒として多発神経炎がある. 中毒が進行すると脱毛が起こる. 工業的用途は特殊ガラスや光電池の製造などであり, ネズミや昆虫駆除にも使用される. 故意の混入による中毒事件がいくつか報告されている.[1122] ⇨参塩化タリウム（^{201}Tl）→374

タリウム 201 thallium-201；^{201}Tl⇨参塩化タリウム（^{201}Tl）→374

タリウム 201 集積指数 Tl-201 uptake index 心臓の核医学検査において, 静注したタリウム 201（^{201}Tl）集積を表示する指数. その表示方法としては正常から完全欠損までの5段階（正常～ほぼ正常, 軽度集積低下, 中等度集積低下, 高度集積低下, ほぼ完全欠損～完全欠損）に視覚的にスコア化する半定量法と, 最大集積部位に対する病変部のカウントの割合を% uptake として表す定量法がある.[1040]

タリウム中毒 thallium poisoning 興奮, 錯乱, 意識障害などの脳症状と多発性末梢神経障害を呈する. 曝露後約2週目に特徴的な毛髪脱落が起こる. 慢性中毒では舞踏病様運動やミオクローヌスを生ずることがある. 急性中毒には, ①胃洗浄, ②血液透析, ③ジメルカプロール筋注を, 慢性中毒にはペニシラミン 400 mg/日より漸増, 1,000 mg/日経口投与, ビタミン B_6 を併用する.[1150]

ダリエー病 Darier disease ［**毛包性角化症**］ 比較的まれな常染色体優性遺伝性の角化異常症. 原因は小胞体のカルシウムポンプであるSERCA 2の遺伝子 *ATP2A2* の変異. 頭部, 前胸部, 背部, 腋窩, 鼠径部などを中心に 2-5 mm 大の角化性の丘疹が多発・集簇し, 悪臭を伴いやすい. 思春期以降に発症する. 患部に単純ヘルペスウイルスの感染を合併して, カポジ Kaposi 水痘様発疹症となることがある. 精神遅滞, てんかん, 躁うつ（鬱）病などの精神神経疾患を合併しやすい. 病理組織学的には円形体 corps ronds と顆粒 grains と呼ばれる特徴的な異常角化細胞と棘融解がみられる. 治療は保湿剤の外用とビタミン A 誘導体であるエトレチナート内服. 夏期に悪化しやすいので, 涼しい着衣と遮光を勧める. ダリエー Ferdinand-Jean Darier（1856-1938）はフランスの皮膚科医.[1571] ⇨参毛孔性角化症→2815

垂井病 Tarui disease ［**糖原病Ⅶ型, ホスホフルクトキナーゼ欠損症**］ 垂井清一郎により初めて報告された比較的まれな糖原病. グリコーゲンを分解する嫌気性解糖過程での障害で, ホスホフルクトキナーゼ（PFK）の欠損が原因. 蓄積する糖原は正常なグリコーゲンで, グリコーゲンからエネルギー〔アデノシン三リン酸（ATP）〕をうまく産生できないために症状が発現する. 症状は労作時筋痛, 筋硬直などの筋症状と, 溶血, 赤血球寿命の短縮などがみられる. 血液検査では筋酵素（CK, AST など）の上昇, 溶血, 網状赤血球数の増加がみられる. 筋組織の崩壊が顕著であれば, 褐色尿となり尿中にミオグロビンの排泄がみられる. 前腕阻血下運動負荷試験で乳酸の上昇不良を示す. 最終診断は筋組織を用いた PFK 活性の測定による. 治療法はないが, 筋崩壊により起こる横紋筋融解症を防ぐために運動制限を行えば, 予後は比較的良好.[262] ⇨参グリコーゲン→827, 筋糖原病→801

だるさ weakness, weariness ［**易疲労感**］ 疲れやすくからだを動かすのがおっくうな状態. 易疲労感, 倦怠感とほぼ同意語として用いられている. 過度の労働, 緊張や不眠が原因で健常者もだるさを訴えるが, 疾患に起因する場合には十分な休息後も回復しない点が特徴. 器質疾患では肝疾患, 腎疾患, 悪性腫瘍, 代謝性疾患および貧血において高頻度に認められる. しかし, 神経症や精神神経疾患が原因の場合も多く, 症候としての鑑別診断的意義は乏しい. 広義には, 神経症や長期臥床時にみられる気力の減退した無力状態もだるさに含める.[1482] ⇨参倦怠感→954

ダルトンの法則 Dalton law 2種類以上の気体が混ざった混合気体の圧は, 各気体がその混合気体と同じ体積を単独で占めた場合の圧の総和に等しい. 各気体の圧を分圧という. 例えば空気では1気圧が 760 mmHg であり, その構成気体は酸素が 21% で窒素が 79% なので, 酸素の分圧は 760 × 0.21 で 160 mmHg, 窒素は 760 × 0.79 で 600 mmHg となる.[862]

ダルベッコの改良 MEM 培地⇨同DMEM→41

タルマ手術 Talma operation ［**大網固定術**］ 腹水に対

た

して行われる開腹手術．前腹壁の腹膜を剝離してその間隙へ大網を挿入し，数か所で縫合固定する．これにより大網(門脈系)と腹壁(大静脈系)の短絡形成を促して側副血行路をつくらせ，門脈圧低下と腹水の軽減を図る．本術式は効果が不確実であることと，利尿薬の進歩や腹腔静脈短絡手術などの有効な術式が開発されたため，現在は行われていない．タルマ Sape Talma は，オランダの医師(1847-1918)．[485]

垂れ足　drop foot　[下垂足]　足関節の背屈筋群が何らかの原因により麻痺し，足関節の背屈ができなくなった状態．総腓骨神経は足関節の背屈筋である前脛骨筋，長母趾伸筋，長趾伸筋などを支配している．この神経の支配域が腰部椎間板ヘルニア，外傷や術後の臥床時の腓骨頭の圧迫などにより損傷や圧迫を受けることで麻痺を生じる．治療法としては保存的には低周波，観血的には神経剝離術，ヘルニア摘出術，神経縫合や移植，腱移行などが行われる．[1014] ⇨参麻痺性下垂足⇀2742

多列上皮　pseudostratified epithelium⇨参上皮組織の名称と機能⇀1456

垂れ手　drop hand⇨同下垂手⇀498

田原結節　Tawara node⇨同房室結節⇀2669

田原淳　Tawara Sunao　病理学者〔1873-1952(明治6～昭和27)〕．現在の大分県国東市安岐町の歴代庄屋の旧家中島家に生まれる．のちに母の姉の嫁ぎ先，中津の医師田原春塘の養子になった．1889(明治22)年16歳のときに上京，東京英語学校と独乙協会学校に通う．1898(同31)年，第一高等学校を卒業，1901(同34)年，東京帝国大学医学部を卒業後，同大学皮膚泌尿器科の土肥慶蔵教授と内科の入沢達吉教授の門下に入り，1903(同36)年ドイツのマールブルグ大学病理学教授アショフ Karl A. L. Aschoff(1866-1942)教授のもとに留学．リウマチ患者と哺乳動物の心臓の顕微鏡標本を丹念に観察し，心房と心室の境にある房室結節を発見し，またそのとき心臓刺激興奮経路を解明，「心臓の刺激伝導経路 Reizleitungmuskelsystem des Herzens」と命名した．この房室結節は，日本では「田原結節」，世界では「アショフ・田原結節 Aschoff-Tawara node」と呼ばれている．1906(同39)年この世界的研究成果は1冊の本としてドイツで出版された．同年帰国，福岡医科大学(現九州大学)病理学助教授となり，教授を経て1932(昭和7)年に医学部長および温泉治療学研究所(現生体防御医学研究所)初代所長に就任．78歳で逝去．[503]

痰⇨同喀痰⇀483

単位　unit　量を数値で表す，測定の基準とする量．[153]

単位の接頭語　prefix of SI(unit)　長さの単位であるメートルも，これ1つしかないと，実際の場面では非常に大きな数字や小さな数字を扱わなければならなくなる．そこでメートル法では，ある物理量に対しては1つの単位だけを定義し，その直前に10の累乗倍の数を示す接頭語を添えることとした．例えば，キロ(k)は1,000倍を表すので，1kgは1,000g．センチは1/10を表すので放射線の吸収単位で1cGy(センチグレイ)は0.01Gy，ミリは1/1,000を表すので，1ミリメートル(mm)は1/1,000mとなる．さまざまな単位の接頭語については，巻末付録を参照．[556]

単位化⇨同コーディング⇀1073

単位制　unit of credit system, academic unit system　基本的にアメリカのカーネギー・ユニット Carnegie Unit と呼ばれる授業の時間単位に関する考え方を基礎としている．高校や大学での1単位という換算自体は30時間を基礎としている．しかし授業時間自体は10分の休み時間を入れて60分，45分，90分と多様で，これらの多様な時間単位を共通の基準をもとに計算しない限り，何をどのくらい勉強したという標準がないままになる．そこで考え出された概念が単位制という授業にかかわる単位基準で，この共通単位によって世界各国での授業時間が比較可能になり，互換性がもたらされる．[32]

単一遺伝子病　single gene disorders　［メンデル遺伝病］1つの遺伝子の変異によって生じる疾患で重症先天性疾患などに多くみられる．標的が単一の遺伝子に限られるため，遺伝子治療のよい適応となりうる．[437]

単一エピソード大うつ(鬱)病性障害　single episode major depressive disorder　DSM-Ⅳ診断基準における気分障害(躁うつ病)の1亜型で，躁病相(躁病エピソード)を示すことなく大うつ病エピソード(うつ病相)を1回のみ示す型．同診断基準において気分障害にはこの他に複数回の大うつ病エピソードを示す反復性大うつ病性障害，あるいは大うつ病エピソードに加えて躁病ないしは軽躁病エピソードを示す双極性障害などがある．従来の単発性うつ病にほぼ相当するが，心因の有無は問わない．治療には，抗うつ薬，無痙攣性電気痙攣療法などが用いられる．[1115]

単一下垂体前葉ホルモン欠損症　⇨同下垂体前葉ホルモン単独欠損症⇀501

単一型腺腫⇨同単形性腺腫⇀1935

単一狂⇨同モノマニー⇀2828

単一チャネル電流　single channel current　パッチクランプ法(電圧固定法の1つ)によって記録される，単一イオンチャネルの開閉により流れる一過性のイオン電流．ドイツのネーアー Erwin Neher とザークマン Bert Sakmann は，この方法の開発で1991年にノーベル生理学・医学賞を受賞した．[1274] ⇨参電圧固定法⇀2073，イオン電流⇀217，イオンチャネル⇀217

単一調乳　乳児の月齢にかかわりなく，乳児期全体を通して一定濃度に調乳すること．最近の乳児栄養に使用される乳製品は，すべて単一調乳による調製粉乳である．ミルクの濃度は一定で，1回量を月齢に応じて増減するものとなっている．[1631]

単遺伝子雑種　monohybrid　特定の遺伝子座だけがヘテロ接合である遺伝子対からなる個体．[437]

短胃動脈　short gastric artery；SGA　脾動脈の脾枝から胃底部に向かって分岐する複数本の動脈枝のことで，主として胃底部に分布している．伴走静脈は短胃静脈である．[1212]

単因子性遺伝　monofactorial inheritance　単一な遺伝子により伝わる形質．[437]

担架　stretcher　カンバス布の両側に長い棒を通し，その上に傷病者を臥床させて2人で前後を担って運ぶ用具．救急時・非常時のためになくてはならない装備．病院でも停電によるエレベーターの停止時などでは，ストレッチャー(患者輸送車)が使えないので，担架を使う．正規の担架がないときは毛布や物干しざおを利

用して応急担架をつくる.[560]

炭化 carbonization 高熱による熱傷のうち組織が炭のように変化した状態. 高熱による皮膚の熱傷症状は第1度から第4度までに分類される. 第1度は発赤, 紅斑, 第2度は水疱形成, 第3度は皮膚全層の壊死で, 炭化は第4度に相当する. 火災による人体の焼損は, ①皮膚表面の部分的炭化, ②皮膚の焼失, 四肢末端の脱落, ③腹腔内臓器の表面の炭化, ④頭部や四肢の焼損脱落, 全身炭塊状, ⑤完全に炭化, 灰化のように変化する. 例えば1,000℃ 数時間で成人はほぼ完全に灰化する.[1271]

段階型ピル⇨同多相性ピル→1916

単回帰分析 simple regression analysis 線形回帰分析の1つで, 説明される変数(目的変数, 従属変数)をy, 説明する変数(説明変数, 独立変数)をxとするときに, $y = a + bx$となるa, bを推定する分析方法をいう. n個の対の観測値を(y_i, x_i), $i = 1, 2, \cdots n$とすると,

$$a=\bar{y}-b\bar{x} \left(ただし：\bar{x}=\frac{1}{n}\sum_{i=1}^{n}x_i \quad \bar{y}=\frac{1}{n}\sum_{i=1}^{n}y_i\right)$$

$$b=\frac{\sum_{i=1}^{n}x_iy_i-n\bar{x}\bar{y}}{\sum_{i=1}^{n}x_i^2-n\bar{x}^2}$$

で求められる.[1406]

段階別患者看護 progressive patient care；PPC 患者の医学的な特殊性に基礎をおくのではなく, 疾患の程度と要求されるケアに応じて区分し, 看護する方式. 集中ケア, 中間的ケア, セルフケアなどに区分される.

単芽球 monoblast 形態学的に判別できる単球の最も幼若な前駆細胞. メイ・ギムザ May-Giemsa 染色などの普通染色では骨髄芽球との判別はしばしば困難なことがある. 単芽球, 前単球, 単球と分化し, 組織に移行しマクロファージとなる. 骨髄単球性白血病では増加する.[1377]

単核球 mononuclear cell ［単核細胞］ 白血球を核の形から分類した際に, 核が円形でくびれていない細胞を単核球, くびれた細胞を多核球と区別する. 末梢血中では単核球は単球とリンパ球に分けられ, リンパ球はさらにB細胞, T細胞, ナチュラルキラー(NK)細胞に分類される. 多核球は通常, 好中球の分葉核球を指している. 臨床的には髄膜炎などで髄液を検査した際に増加している細胞が単核球か多核球かでその原因をおおむね推定し, 治療法を選択している. また末梢血を用いた造血幹細胞移植では, 顆粒球刺激因子を投与後に血球分離装置を用いて末梢血の単核球分画に存在する造血幹細胞を回収している.[1377]

単核細胞 mononuclear cell⇨同単核球→1931

短顎症 micromandible⇨同下顎短小症→467

短下肢装具 short leg brace；SLB, ankle foot orthosis；AFO ［SLB, AFO］ 下腿, 足関節, 足部を含めた構造を有し, 足関節と足部の制御を目的とした下肢装具を指す. 腓骨神経麻痺による下垂足 drop foot, 下腿三頭筋麻痺による踵足, 痙性麻痺による内反尖足などの矯正, 立位・歩行補助, 関節可動域維持などを目的として使用される. 短下肢装具は大きく金属支柱つきの靴型装具とプラスチック製装具に分けられる. 金属支柱つき短下肢装具は, 支柱と下腿部の半月, 足板と靴, および足板と支柱を連結する足継手 ankle joint つきのあぶみ stirrup で構成される. 作製時には採寸を行い, 足継手や半月の位置を適切に定める必要がある. プラスチック製の短下肢装具には多くの種類があり, 硬度や耐久性を考慮し, ポリプロピレン, オルソレン, サブオルソレンなどさまざまなプラスチック材料が用いられる. プラスチック装具は外観がよく正確な形でつくられるという利点があるが, 修理が困難といった欠点もある. 下腿から足部の後面を覆う後面支柱型, 前面を覆う前面支柱型, 下腿側方と足底のみを覆う側方支柱型, 下腿から足部をらせん状に取り巻くらせん型などに分類される.[1557] ⇨参長下肢装具→2006

炭化水素 hydrocarbon 有機物質のなかで大きな比率を占めており, 炭素と水素で構成される分子. 飽和炭化水素(メタン, エタンなど)と不飽和炭化水素(スクアレン, カロチンなど)に分類. また, 鎖状あるいは環状に分類する〔アルカン C_nH_{2n+2}(鎖状飽和炭化水素), アルケン C_nH_{2n}(鎖状不飽和炭化水素：二重結合を1個含む), アルキン C_nH_{2n-2}(鎖状不飽和炭化水素：三重結合を1個含む), シクロアルカン(環状飽和炭化水素), アレーン(芳香族炭化水素)など〕. 多くは石油に由来するが, 動植物の天然有機化合物としても存在. 動植物では表層組織にこれらの分子が含まれるが, 防水や乾燥防止など水分調節や凝固防止に関与すると考えられている.[1097]

胆管 bile duct 胆汁を肝から十二指腸へ運ぶ導管. 胆道から胆囊を除いた部分をいう. 肝細胞より毛細胆管に分泌された胆汁は, 細胆管に能動輸送され, 肝内胆管を通り, 肝管から総肝管を介していったん胆囊内に貯留. その後, 胆囊から胆囊管, 総胆管を経て十二指腸に排泄される. 胆汁の流出量は, 十二指腸から分泌されるセクレチンにより調節されている.[279]

●胆管と胆囊の形態

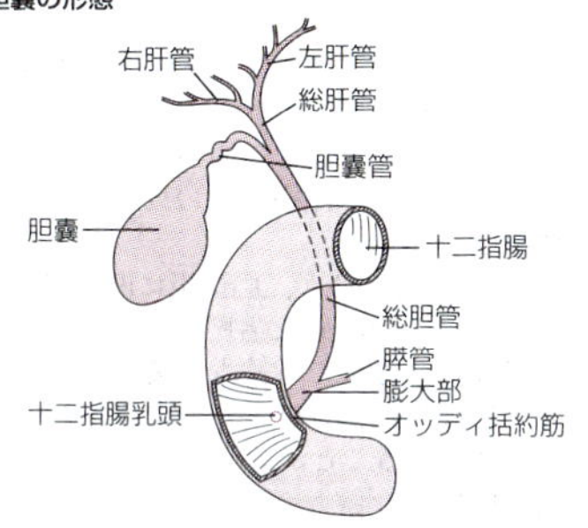

単眼運動 duction ［ひき運動］ 眼球運動は大きく単眼運動と両眼運動に分かれている. 単眼運動は片眼の運動のことをいい, 主に内転, 外転, 上転, 下転, 内方回旋, 外方回旋の運動がある. なおこれらの運動を内ひき, 外ひき, 上ひき, 下ひき, 内まわしひき, 外まわしひきとする呼び方もある.[1601]

胆管炎

cholangitis

【概念・定義】肝内外の胆管の炎症で, 広義には細菌感染による急性炎症と種々の原因により胆管周囲に線維化をきたす慢性炎症に大別され, 通常は細菌感染によ

る急性炎症を指す．後者は肝内外あるいはその両者に限局性ないしびまん性に胆管狭窄や閉塞をきたす疾患を指し，原発性と続発性に分けられる．原発性には**原発性硬化性胆管炎**(PSC)と**非化膿性破壊性胆管炎**〔**原発性胆汁性肝硬変**(PBC)〕があり，**続発性硬化性胆管炎**(SSC)は総胆管結石や胆管癌，胆道手術などに起因する二次性線維性胆管狭窄症に相当する．

【病態生理】肝外胆管の閉塞を契機に胆汁がうっ滞した胆管系に細菌感染を生じた急性の病態．反復感染により胆管壁に線維化を生じ，胆管が不規則な狭窄や変形をきたした慢性の炎症(続発性硬化性胆管炎)についてはここでは言及しない．細菌の感染経路は腸管内からの逆行性と門脈を介した血行性とが考えられる．起炎菌のほとんどは大腸菌，クレブシエラ，エンテロコッカス，緑膿菌などの腸内細菌由来で，しかも複数菌の感染が多い．胆道の完全閉塞が無治療に持続した場合には**急性閉塞性化膿性胆管炎**に移行し，感染は肝内胆管に及ぶこともある．また，胆管内圧上昇により細菌やエンドトキシン，二次胆汁酸が静脈内に流入すると**敗血症**，**エンドトキシンショック**に陥る．

【症状】発熱，疼痛，黄疸の三徴は胆囊炎と共通するが，通常は胆囊炎より症状が強く，高齢者では急速な経過をとりショック，意識障害をきたし，きわめて重篤な状態に陥りやすい．

【診断】臨床症状に加えて，血液検査所見で白血球増加，核の左方移動，胆道系酵素やアミノトランスフェラーゼの上昇を認める．腹部超音波やCTなどの画像検査で，胆管の拡張，胆囊の拡大，胆石や悪性腫瘍などの胆道狭窄ないし閉塞所見を認めればほぼ確実．経皮経肝胆道ドレナージ(PTBD)や内視鏡的逆行性胆管ドレナージ(ERBD)の際に得られた胆汁からの細菌の分離・同定は重要．敗血症の診断には血液培養が必要であり，膵炎を合併した場合にはアミラーゼの上昇を認める．

【治療】原則は適切な抗生物質の投与，胆管閉塞部位の解除および敗血症，エンドトキシンショックの予防と対策．**胆道ドレナージ**による胆道内圧の降下と減黄は特に重要．状況により閉塞部位の外科的な解除，排膿も必要になる．

【予後】原疾患にもよるが，胆道炎に関しては早期に胆道ドレナージなどの的確な治療を施せば予後は良好．高齢者では急速に進行し危険な状態に陥りやすく，播種性血管内凝固症候群(DIC)や多臓器不全(MOF)を合併し死の転帰をとることがある．[279]

胆管炎の看護ケア

【ケアのポイント】重症の場合，敗血性ショック，多臓器不全を合併するため，バイタルサインや意識レベルなど全身状態を把握することが重要である．重症度に応じて急変や緊急処置に対応できる体制を整えておく必要がある．

【ケアの実際】投薬などによる適切な鎮痛，熱型に応じた罨法(あんぽう)の実施．禁飲食，行動制限が加わる場合が多いため，口腔を含めた清潔ケア，環境整備を行う．また禁飲食ではあるが腸管内圧の減圧を目的とした排便コントロールを行う．早期に重症化する場合も多いため，患者や家族と十分なコミュニケーションを図り，話しやすいと感じられる関係を築く．苦痛を伴う中で治療や検査を受けるため，患者のコンディションに応じて，理解しやすい説明を心がける．重症度や病態により，治療として内視鏡的胆道ドレナージ〔経鼻胆管ドレナージ(ENBD)〕，内視鏡的逆行性胆管ドレナージ(ERBD)，内視鏡的乳頭括約筋切開術(EST)，経皮経肝胆道ドレナージ(PTBD)または開腹手術が選択される．有効な胆汁ドレナージが図れるようドレーン管理を確実に行う．また，床上安静やドレーンの持続留置に伴う苦痛に対する配慮が必要となる．在宅で胆道ドレナージを継続する場合には，患者，家族に管理方法の説明を行う．原因疾患が悪性腫瘍であれば患者の受けるショックは大きいため，精神面でのかかわりを十分に行う．結石の場合，退院に向けて早めに，調理する人を含めた脂肪制限食の指導を開始する．疾患によっては再発もまれではないため，胆管炎の症状や受診の目安を説明する．[1374] ⇒参胆管炎→1931

胆管炎性肝膿瘍　**cholangitic liver abscess**　胆管炎に続発して生じる肝の膿瘍で，胆管からの上行性感染により生じ，多発性のことが多い．起因菌は大腸菌，クレブシエラなどグラム陰性桿菌が多い．先行する胆管炎と重複するために40℃にも達する高熱を呈する場合もある．肝は腫大し，圧痛や叩打痛を認める．診断には腹部超音波検査，CT検査が有用．治療の基本は抗生物質の投与とドレナージである．[1394] ⇒参肝膿瘍→649，細菌性肝膿瘍→1152

単眼回旋　**cycloduction**　眼球の前後軸を中心に回転する眼球運動を回旋運動といい，単眼での回旋運動は単眼回旋と呼ばれる．また，まわしひきと呼ばれることもある．内方回旋(内まわしひき)と外方回旋(外まわしひき)に分かれている．[1601]

胆管狭窄症　**stricture of bile duct**　何らかの原因で胆管，主に総胆管に狭窄が起きている状態．外傷や手術操作などの胆管損傷によるもの，胆管炎に基づく炎症性のもの，胆管の悪性腫瘍によるもののほか，膵疾患や胆囊疾患などの胆管周囲病変の圧迫による場合がある．狭窄の程度が高度であれば，肝機能異常や閉塞性黄疸をきたし，胆管炎を起こすこともまれではない．診断は経皮経肝胆管造影，内視鏡的逆行性胆管造影などでなされる．治療には胆管外瘻術や胆道再建術が行われる．[1401]

胆管空腸吻合術　**choledochojejunostomy, hepaticojejunostomy**　胆汁流出路形成のために総胆管または肝管と切離挙上した空腸とを吻合する方法で，外科的な胆道再建術の標準的術式．肝外胆管切除術や膵頭部十二指腸切除術後の胆道再建法として行われる．また，胆道バイパス切除術として，切除不能な膵頭十二指腸領域癌，下部胆管の良性狭窄や肝内結石症などを対象に適用される．胆管を切離して吻合する胆管空腸端側吻合と，胆管を切離しない胆管空腸側側吻合がある．胆管狭窄，胆管炎などの術後の合併症を少なくするため，ルーY(Roux-en-Y)吻合なども選択される．[1401]

胆管結石　**cholangiolithiasis**　肝外および肝内の胆管内に存在する胆石の総称だが，肝外結石を指すことが多い．胆囊結石に比べて1/5程度と少なく，結石はビリルビン系が多い．わが国では，生活様式の欧米化に伴い，胆管結石は減少し，逆にコレステロール成分の多い胆囊結石の比率が高くなる傾向にある．主な症状は仙痛発作，閉塞性黄疸，胆道感染による発熱で，胆嚢結石のように無症状のまま経過する例は少ない．診断は腹部超音波，内視鏡的逆行性膵胆管造影，経皮経肝胆道造影などによりなされる．主な術式は，総胆管切開下切石術にTチューブ外瘻術と胆嚢摘出術を加えたもので，その他，胆管空腸吻合術や乳頭形成術などが行われる．近年，内視鏡的乳頭切開術(EST)兼切石術，または経皮経肝的胆道鏡下切石術など非観血的治療法が普及している．胆嚢結石合併例にはEST施行後に腹腔鏡下胆嚢摘出術が一般的である．[1401] ⇨参肝内結石⇀646，胆道結石⇀1950，胆石症⇀1945

胆管細胞癌 cholangio cellular carcinoma；CCC ［**コランジオーマ，肝内胆管癌**］ 原発性肝癌の1つで，肝内胆管から発生するもの．末梢胆管から発生する末梢型と肝門部付近から発生する肝門部型があり，肉眼的には結節型，塊状型，びまん型に分類される．わが国の発生頻度は低く，肝細胞癌の約1/10以下．肝細胞癌における肝硬変のような発生母地となる慢性肝障害はない．大部分は原因不明であるが，トロトラスト沈着症，肝吸虫症，肝内結石，原発性硬化性胆管炎との関連が指摘されている例もある．無症状で経過し，黄疸や肝機能異常で発見される例が多い．診断には，腹部超音波検査，CT，血管造影などの画像診断が重要．腫瘍マーカーでは，αフェトプロテイン(AFP)は正常で癌胎児性抗原(CEA)とCA 19-9が上昇するので肝細胞癌と鑑別できる．早期診断が難しく，切除不能例が多い．[1394] ⇨参肝腫瘍⇀609，肝門部胆管癌⇀657，胆道癌⇀1950

胆管細胞腺腫⇨同胆管腺腫⇀1933

ダンカン式胎盤娩出 Duncan mazolysis⇨参胎盤剝離様式⇀1899

胆管周囲炎 pericholangitis 肝内胆管の周囲組織に生じた炎症．潰瘍性大腸炎に合併して起こることが多い．炎症は門脈域にとどまらず肝実質にも及ぶことがあり，慢性活動性肝炎との鑑別が難しいこともある．臨床的には反復する発熱，悪寒，黄疸を認める．[279]

単眼症 cyclops，cyclopia 全前脳〔胞〕症の一型で，顔面の中央に眼窩が1つだけ形成される先天性の発達異常．眼球は存在しない場合や不完全なもの，また重複しているケースなどがある．キクロプス症ともいわれ，脳は全前脳〔胞〕症のうちでも大脳半球の分割が最も不十分である．原因は不明であるが，染色体異常を伴うものがある．[1601] ⇨参全前脳症⇀1771

ダンカン症候群 Duncan syndrome⇨同伴性劣性リンパ増殖症候群⇀2413

胆管消失症候群 vanishing bile duct syndrome 肝移植後の慢性拒絶反応による肝内胆管消失に対して命名された用語であるが，胆管消失をきたすすべての病態に対して用いられることもある．原因は免疫異常(原発性胆汁性肝硬変，原発性硬化性胆管炎，肝移植後の拒絶反応など)，循環障害(肝動脈塞栓術後など)，感染症，薬物性，遺伝性などがあげられる．慢性進行性で，胆管消失により胆汁うっ滞をきたし，胆汁性肝硬変に至る．細胆管以上の太い胆管が障害されれば閉塞性黄疸，胆管炎を起こす．本症は病理学的に診断され，治療は各病態によって異なる．[1401]

担癌状態 tumor bearing state 癌を保有している状態のことで，局所性および全身性に影響を及ぼす．局所性影響は周囲組織への機械的圧迫によるものであり，全身性影響は臓器の機能障害および悪液質による生命の存続の危機である．[1531]

担癌〔生〕体 tumor bearing host 体内に腫瘍，一般に悪性腫瘍をもつ生体．実験動物では腫瘍を移植されたり，化学物質による誘発癌をもったものを担癌動物 tumor bearing animal という．[117]

胆管腺腫 bile duct adenoma ［**胆管細胞腺腫**］ 肝内・肝外胆管に発生する胆管細胞由来の良性腫瘍で，遭遇する機会は非常にまれ．単発性小型(一般に2 cm以下)の結節としてみられる．肝外性では，閉塞や胆管炎を起こすことがある．[1531]

胆管造影法 cholangiography 胆道系を描出し観察する目的で行うX線撮影法．経口胆嚢造影，経静脈胆道造影，内視鏡的逆行性胆道造影，経皮経肝胆道造影，MR膵胆管撮影など，さまざまな撮影法がある．[264]

胆管胆汁 gall duct bile ［**A胆汁**］ 胆汁は肝細胞や胆管上皮で生成され胆管を経由して最終的には十二指腸に排泄される．肝細胞で新生された胆汁を肝胆汁(C胆汁)，肝内の小胆管レベルで産生される胆汁を胆管胆汁(A胆汁)という．他の胆汁と比較すると炭酸(HCO_3^-)に富む．またセクレチンで分泌が促進する．十二指腸の開口部にはオッディ Oddi 括約筋というバルブ構造があり，通常はしまっているため胆管に圧がかかり胆嚢に胆汁が流れる．胆嚢で胆汁は濃縮され胆嚢胆汁(B胆汁)になる．食物が胃に入ると，消化管ホルモンであるコレシストキニンやセクレチンが分泌され，胆嚢が収縮し，またOddi括約筋が弛緩して胆嚢胆汁，肝胆汁，胆管胆汁がまじって十二指腸に排泄される．腸管の胆汁は回腸末端部より再吸収されて再利用される(腸肝循環)．肝胆汁と胆管胆汁，胆嚢胆汁には濃度やpHなどの違いはあるが，基本的に成分は同じで，胆汁酸，リン脂質(主にレシチン)，コレステロール，ビリルビン，さらに脂肪酸，タンパク質，無機質などからなるコロイド溶液である．胆汁酸とレシチンはミセルを形成しており，その中にコレステロールを取り込んでいるため，溶液状態が保たれている．したがって，これらの量比のバランスが崩れると析出して胆石ができやすくなる．胆汁はコレステロールの最終産物である胆汁酸や，ヘムの最終産物であるビリルビンなどを排泄する役割を果たしている．また腸管での脂質の消化吸収をたすけたり，コレステロールの代謝調節にもかかわる．[1097] ⇨参腸肝循環⇀2007，肝胆汁⇀641，胆嚢胆汁⇀1953

胆管胆汁《検査》 gall duct bile 十二指腸ゾンデ法(メルツァー・リオン Meltzer-Lyon 法)による胆汁排出機能検査で，経口的にゾンデを十二指腸まで挿入すると，最初に流出し採取しうる胆汁(A胆汁)．十二指腸の刺激によって起こる胆嚢収縮反射により十二指腸に排出される胆嚢胆汁で，最初に流出するものを採取する．胆管胆汁に上皮細胞や白血球の混入が多い場合は炎症の存在を示し，十二指腸炎を疑う．[677] ⇨参十二指腸液検査⇀1380

担癌動物 tumor bearing animal 癌を保有する動物．自然に発生したもの以外にも，移植や実験によって担癌となった動物も含む．担癌動物を用いて，腫瘍から

宿主に作用する物質の研究や，治療薬の研究が実施されている.[1531]

胆管フィステル形成⇨同胆管瘻(ろう)造設術→1934

胆管閉塞　biliary obstruction　胆管が閉塞し胆汁の排泄が著しく妨げられた状態．原因は胆管癌，胆管損傷，胆管炎，胆管結石などの胆道疾患，また膵頭部癌，胆嚢癌，胃癌の肝十二指腸間膜への浸潤，悪性腫瘍の肝門部リンパ節転移による圧迫などがある．黄疸と瘙痒感が主な症状．治療には種々の胆道ドレナージ，胆道再建術があり，原疾患や患者の状態によって選択される.[1401]　⇨参閉塞性黄疸→2619

胆管瘻(ろう)造設術　cholangiostomy　[**胆管フィステル形成，胆道瘻(ろう)造設**]　閉塞性黄疸の際に，胆汁を体外に誘導，排出するための瘻孔を形成する方法．腸管に誘導する内瘻造設術と，ドレーンチューブを用いて体外に誘導する外瘻造設術とがある．後者には，開腹下で肝内胆管内に直接チューブを挿入する方法と，経皮経肝的に胆管ドレナージを行う方法がある．瘻孔から胆道鏡を挿入して，胆管内の検索や結石除去などを行うこともできる.[1401]

短期心理療法　short term psychotherapy, brief psychotherapy⇨同短期精神療法→1934

短期精神療法　short term psychotherapy, brief psychotherapy　[**短期心理療法**]　狭義には期間(回数)限定の精神療法のこと．通常の精神療法は治療期間を設定せずに開始するため，患者の症状が多少軽減しても，いつまでも治療が終結しない．こうした反省のうえに行われるようになった．エリクソン Erik H. Erikson (1902-94)の開始した一群の家族療法などがある．特に危機介入援助での短期精神療法では，クライエント自らが企図する解決像やこれまでの成功体験を思い描くなど，解決そのものに焦点がおかれ，1-6回の面接で終結する.[488]

短期超多分割照射⇨同加速超多分割照射法→516

短期入所生活介護⇨同ショートステイサービス→1467

短期反応精神病　brief reactive psychosis　現在は用語改訂により使用されないが，DSM-Ⅲ(1980)における診断名の1つ．現在のDSM-Ⅳ-TRでは「短期精神病性障害，著明なストレス因子のあるもの(短期反応精神病)」がほぼこれに相当する．持続がごく短い精神病性障害を短期精神病性障害としてまとめ，妄想，幻覚，解体した会話，解体したまたは緊張病性の行動など統合失調症に類似した症状を1つ以上もち，持続は1日以上1か月未満で，最終的には完全に回復するものと定義されている．この短期精神病性障害のうち，著明なストレス因子のすぐあとに起こるか，明らかに反応して起こっている場合を指す．治療には，抗精神病薬，ベンゾジアゼピン系薬物，精神療法などが用いられる.[1115]

単脚起立検査　standing on one foot test　平衡機能検査の中の立直り検査の一種．単脚起立で開眼および閉眼で30秒間以上観察し，身体の動揺の有無や程度，持続時間をみる．立直り反射，筋緊張，協同運動をみる目的の検査で，開眼時に浮かせたほうの脚が床に着くもの，閉眼時に30秒以内に3回以上床に着くものが，異常と判断される.[98]

単球　monocyte　骨髄の造血幹細胞から単芽球，前単球，単球に分化する．直径15-20 μmの大型の細胞で，核は円形の場合もあるが腎臓形，馬蹄形などくびれている場合もある．ライト・ギムザ Wright-Giemza 染色では細胞質はやや灰色がかった色調を呈し，少数のアズール顆粒を有する．単球は非特異的エステラーゼ染色法であるαナフチルアセテートやαナフチルブチレートに強陽性で，この反応はフッ化ナトリウム(NaF)で阻害される．末梢白血球の約3-8%を占め貪食機能をもつ細胞で，血管から組織へ移動しマクロファージへと分化する．単球系細胞の細胞表面には多くの受容体が存在し，免疫系の中心的役割を担っている．マクロファージコロニー刺激因子(M-CSF)は単球前駆細胞の成熟単球への分化を刺激するとともに成熟単球の機能を活性化する.[1377]　⇨参単核球→1931

単球性アンギナ　monocytic angina　急性の口蓋扁桃の炎症を急性扁桃炎(アンギナ)と総称する．多くは溶血性連鎖球菌の細菌感染が原因となる．エプスタイン・バー Epstein Bar(EB)ウイルス感染による伝染性単核球症にみられる急性扁桃炎があり，単球性アンギナというが，伝染性単核球症の症状の1つとして理解されている．発熱，咽頭痛，リンパ節の腫脹，眼瞼周囲の発疹，肝脾腫が認められる．末梢血の単核球の増加，異型リンパ球の増加が特徴的である．アンギナとは元来，絞扼感を伴う疾患の総称で，扁桃炎，狭心症，口峡炎などを指す.[1113]　⇨参伝染性単核〔球〕症→2084，エプスタイン・バーウイルス肝炎→366

単球増加症　monocytosis　末梢血中の単球が増加した状態．通常末梢中の単球は1,000/μL未満であり，それ以上を単球増加症という．慢性炎症に伴ってしばしばみられる．感染症としては結核，感染性心内膜炎，伝染性単核球症などのウイルス感染，リケッチア，梅毒，ブルセラ症などさまざまな感染症でみられる．感染症以外の疾患では慢性の好中球減少，自己免疫疾患や血管炎，急性単球性白血病，慢性骨髄単球性白血病，好中球減少症からの回復期，サルコイドーシスなどが知られている.[1377]

単球マクロファージコロニー刺激因子　⇨同マクロファージコロニー刺激因子→2732

単極肢誘導⇨参Ⅰ誘導→11

単極性うつ(鬱)病　unipolar depression　[**単相性うつ(鬱)病**]　躁うつ病は，経過中に少なくとも一度は躁病相を示す双極型と，躁病相を示すことなくうつ病相のみで経過する型の2亜型に分類され，後者をいう．躁うつ病はその名称から躁病相とうつ病相とを必ず示すかのように誤解されやすいが，実際には双極性の躁うつ病に比べて，単極性うつ病のほうがはるかに多い．症状としては，憂うつ感，思考・行動の抑制，意欲低下，興味の低下，不安，睡眠障害，食欲低下などを示す．治療には，抗うつ薬，無痙攣性電気痙攣療法などが用いられる.[1115]

単極性躁病　unipolar mania　躁うつ(鬱)病は，経過中に少なくとも一度は躁病相を示す双極型と，うつ病相のみで経過する単極型の2亜型に分類される．双極型はさらに経過中に躁病相とうつ病相の両病相を示すものと，躁病相のみを示しうつ病相を示さないものとに分けられる．単極性躁病はこのうち躁病相のみを示す型を指す．しかし実際にはこの型はめったになく，いずれ躁・うつ両病相を示す型となることが多い．症状としては，高揚した爽快気分，易刺激性，多弁多動，睡眠障害，性欲亢進などを示す．治療には気分安定薬，抗精神病薬などが用いられる．[1115]

単極ニューロン unipolar neuron 神経細胞であるニューロンは，核が位置する細胞体とそこから伸び出す突起からなる．突起には軸索と樹状突起の２種類があり，軸索は常に１本であるが樹状突起は１本またはそれ以上で，ニューロンの種類によって異なる．最も多いのは，多数の樹状突起が細胞体から出ている多極ニューロンである．これに対し，少数ではあるが樹状突起を有しないニューロンがあり，これが単極ニューロンと呼ばれる．[1150]

単極誘導 unipolar lead, monopolar lead 心電図記録法の１つで，不関電極を遠くの１点(0電位に近似)に置き，関電極部が興奮した際の電位変化を波形の変化として知ろうとするもの．標準12誘導心電図では，四肢単極誘導(aV_R, aV_L, aV_F)，および胸部単極誘導(V_1-V_6)がある．心臓内にカテーテルを挿入して行う心内心電図では，最早期興奮部位を推定することに用いられる．[1432]

担空胞細胞 physaliphorous cell 脊索腫に特徴的な細胞で，細胞質内に豊富なグリコーゲン顆粒を含み，細胞質が空胞状に抜けて見える巨細胞．脊索腫は胎生期の脊索の遺残組織に由来する悪性腫瘍で，腫瘍細胞が多量の粘液状基質に埋まり，索状に浮遊しているような所見を示す．[1531] ⇨参脊索腫→1714

タンクガード⇨同習癖除去装置→1383

タンク式人工呼吸器 tank respirator⇨同鉄の肺→2067

タングステン tungsten 〔D〕Wolfram；W ［W］ 元素記号W．原子番号74．原子量183.9．融点3,410℃，沸点5,900℃．銀白色の非常にかたい金属で，金属元素の中で最も高い融点を有する．電気抵抗が大きいので電球のフィラメントとして利用される．また，非常に硬度が高いため切削工具として用いられ，金属粉末は皮膚や眼を激しく刺激する．[182,56]

単クローン性⇨同モノクローナル→2827

単クローン性γグロブリン異常症 monoclonal gammopathy⇨同単クローン性高γグロブリン血症→1935

単クローン性高γグロブリン血症 monoclonal hypergammaglobulinemia, monoclonal gammopathy ［**モノクローナル高γグロブリン血症，単クローン性γグロブリン異常症，Mタンパク血症，モノクローナルγグロブリン異常症**］ 血清γグロブリンが単クローン性に増加する病態．良性単クローン性γグロブリン異常症 monoclonal gammopathies of undetermined significance(MGUS)，多発性骨髄腫などでみられる．単クローン性に増加している抗体をMタンパク質あるいはM成分と呼ぶ．[1438] ⇨参高γグロブリン血症→968，Mタンパク質→85

単クローン性抗体 monoclonal antibody；mAb⇨同モノクローナル抗体→2827

単クローン性タンパク質 monoclonal protein⇨同Mタンパク質→85

単クローン性免疫グロブリン monoclonal immunoglobulin⇨同Mタンパク質→85

単形性腺腫 monomorphic adenoma ［**単一型腺腫**］ 多形性腺腫とともに唾液腺腺腫に含まれる良性腫瘍．腺リンパ腫，好酸性腺腫，その他に分類され，その他のタイプに管状腺腫，基底細胞腫，索状細胞腫，明細胞腺腫が含まれる．[1531]

単頸双角子宮 uterus bicornis unicollis 子宮奇形の１つで，胎児期の左右のミュラー管の癒合不全により，子宮頸部が１つと子宮体部が２つある子宮．[1323] ⇨参双角子宮→1804

胆血症 cholemia ［**胆汁血**］ 胆汁色素が血中に高濃度となった病態．黄疸とほぼ同義で，現在ほとんど使用されない用語．[1401]

胆血性ネフローゼ cholemic nephrosis⇨同胆汁性ネフローゼ→1939

炭鉱災害による一酸化炭素中毒症に関する特別措置法 Act on Special Measures concerning Carbon Monoxide Poisoning Caused by Coal-mine Accident 石炭鉱業事業所において，ガスまたは炭塵の爆発によって発生した一酸化炭素中毒およびその続発症を防止するため，1967(昭和42)年に制定された．災害現場労働者および救助に従事した労働者に，一酸化炭素中毒に関する健康診断を実施したり，被災労働者に対して作業転換・福利厚生・介護料などの措置を規定した法律．[1015]

短合指 symbrachydactyly ［**ポーランド症候群，合短指症**］ 先天性に指・趾が癒合する異常の１つ．指・趾の中節骨の欠損または形成不全と末節骨の形成不全を伴った指趾癒合状態で，全指趾が癒合している場合もある．指の分割は指の血行に注意しながら行うため，数段階に分けた手術を要する．その後植皮術を行い，指趾の機能的・形態的改善を図る．しばしば他の奇形と合併して症候群を呈する．ポーランド Poland 症候群やアペール Apert 症候群などによくみられる．[688] ⇨参合指症→1008

単光子放射コンピュータ断層撮影法 single photon emission computed tomography；SPECT⇨同シングルフォトンエミッションコンピュータ断層撮影法→1518

短骨 short bone 骨を形態で分類したときの一種．骨はその形態により長骨，短骨，扁平骨，含気骨などに分けられ，短骨は塊状の短い骨である．手根骨や足根骨がこれにあたる．長軸と短軸の長さがほぼ等しく，骨端と骨幹が区別できない．表面は薄い骨皮質で内部は海綿骨で占められる．[1612] ⇨参長骨→2011，含気骨→575

単骨性線維性骨異形成症 ⇨同単骨性線維性骨形成異常症→1935

単骨性線維性骨形成異常症 monostotic fibrous dysplasia ［**単骨性線維性骨異形成症**］ 線維性骨形成異常症は，線維性結合組織が骨や骨髄を置換することを特徴とする骨の疾患．骨形成間葉組織の一種の発育異常と考えられ，原因は不明で，骨形成性間葉組織の形成異常とされていたが，近年ホルモン感受性アデニル酸シクラーゼを制御するGタンパクαサブユニット(*GNAS1* 遺伝子)の変異が見つかり，この変異でGタンパクの活性化が変化しホルモン作用が不安定化した状態となり，他の内分泌疾患との関連も明確になりつつある．線維性骨形成異常症は腫瘍類似疾患として取り扱われる．単発性のものと多発性のものがあり，多発性骨病変で，同時に皮膚色素沈着と内分泌障害を伴う疾患をオールブライト Albright 症候群と呼ぶ．単骨性は，多骨性の5倍の頻度．性差は少ないが，女性に多いともいわれる．好発年齢は20歳未満の若年者が多く，しばしば小児にも発生する．好発部位は大腿骨，脛骨，上腕骨，肋骨．症状は罹患部の軽い腫脹，長管骨の屈曲変形や病的骨折である．血清アルカリ性ホスファターゼの上昇，コレステロールの上昇もみられることがある．X線所見は骨幹端部から骨幹部にかけて髄内骨破壊像が主体で偏在性のすりガラス状の単房，多房性の骨透明巣を呈する．さらに罹患部の骨拡大，嚢胞性変化，皮質骨の菲薄化，病的骨折がみられる．治療は病巣部の en bloc（ひとかたまり）切除や完全掻爬と骨移植術が行われる．術後しばしば再発し，悪性化の報告もあるが，おおむね予後は良好である．[532]

単鎖 DNA　single-stranded DNA ⇨回一本鎖 DNA→258

探索的データ解析　exploratory data analysis　探索的データ解析は，1960年頃より統計学者テューキー John W. Tukey によって提唱されたもので，データの解釈にあたっては「まずモデルありき」ではなく，モデルを仮定する前に現実的な立場でデータの示唆する情報を多面的にとらえるという，解析初期のフェーズを重視したアプローチ．[446]

探索反射　investigatory reflex ［詮索反射］ 新しい刺激にさらされたときに，新しい場面，変わった状況におかれたときに，あたりを見回す，耳をすますなどして，周囲からより多くの情報を集めようとする行動．[1230]

探査電極　exploring electrode ［関電極］ 電気的変化を記録するための誘導電極．神経や筋などの興奮性組織の上またはその付近に置く．これに対して，基準電極（不関電極）がある．基準電極は電気的に安定なところに置き，探査電極と基準電極の間の電気的変化が記録される．[226] ⇨参基準電極→685

炭酸過剰症⇨回呼吸性アシドーシス→1082

炭酸ガス　carbon dioxide, carbonic acid gas ［二酸化炭素］ 大気中に約0.03% 含まれる気体．無色無臭で，常温では気体，低温加圧で液化．可燃性，助燃性がないため消火剤に利用され，固体はドライアイスと呼ばれ冷却剤として利用される．大気中の炭酸ガス濃度は19世紀には290 ppm 前後であったが，化石燃料の大量消費と植生破壊による二酸化炭素循環の破綻から毎年増加し，2006年では380 ppm に達している．大気中の濃度が3% をこえると，呼吸困難，めまい，頭痛などをきたし，10% 以上で視力障害や意識消失を起こす．25% 以上で痙攣や昏睡などののち，呼吸中枢の抑制により呼吸が停止し死に至る．炭酸ガスには地球を温暖化する働きがあり，これを温室効果 green house effect という．ほかにメタン，亜酸化窒素，六フッ化硫黄，ハイドロフルオロカーボンなども温室効果が大きい．1997（平成9）年の地球温暖化防止京都会議で温室効果ガスについて先進各国の排出削減目標が決められたが，これを定めた京都議定書が発効したのは2005（平成17）年2月である．また，二酸化炭素は室内換気の指標でもあり，「ビル衛法管理法」では二酸化炭素の濃度0.1% が換気の基準となっている．[119]

炭酸ガス運搬　CO_2 transport　有酸素代謝の結果生じた炭酸ガスを，組織から肺まで血液（静脈）を介して運ぶ形態．血液中の炭酸ガスの運搬形態には以下の型がある．①重炭酸イオン（全体の約80% を占める）：赤血球内にて，炭酸脱水酵素の働きで水と炭酸ガスより速やかに産生される型，②カルバミノ炭酸（約11%），③溶解炭酸ガス（約9%）．[1213]

●炭酸ガス運搬

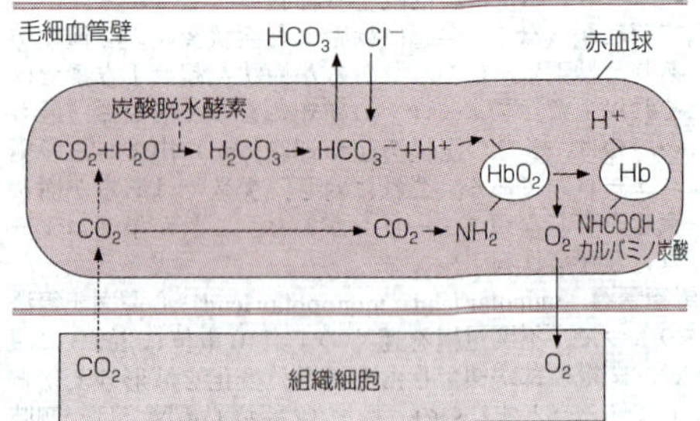

炭酸ガス応答曲線　carbon dioxide response curve ［高炭酸ガス換気応答曲線］ 肺に炭酸ガスを吸入させた場合の換気量の応答を表す曲線．肺胞（動脈血）炭酸ガス分圧（P_{ACO_2}）の増加に際して換気量（$\dot{V}_E$）は直線的に増加するので，両者の関係は $\dot{V}_E = S(P_{ACO_2} - B)$ の式で解析する．S（sensitivity，感度）を炭酸ガス感受性（$\Delta\dot{V}_E/\Delta P_{ACO_2}$）といい，炭酸ガスに対する換気の応答性を示す．炭酸ガス感受性の基準値は1-3 L/分/mmHg．B は無呼吸閾値といい，換気が休止する（$\dot{V}_E = 0$）P_{ACO_2} を示す．[1213]

炭酸ガス解離曲線　carbon dioxide dissociation curve　血液や血漿などの炭酸ガス分圧（P_{CO_2}）と血液中に含まれる重炭酸イオン（HCO_3^-）濃度または総 CO_2 濃度の関係を表す曲線．体内での CO_2 の運搬（末梢静脈血での CO_2 取り込みと肺での CO_2 放出）が効率的に行われているかどうかの指標となる．横軸に体液（血液）の P_{CO_2}（mmHg），縦軸に血液中の総 CO_2 量（mL/dL または mM/L）をとると，両者のこの関係は温度，pH，ヘモグロビンがオキシ（酸素化つまり動脈血）状態かデオキシ（還元化つまり混合静脈血）状態かによって変化する．[177]

炭酸ガス結合能　carbon dioxide〔combining〕capacity（power）［二酸化炭素結合能］ 室温25℃で動脈血炭酸ガス分圧40 mmHg のときに分離血漿が含む総炭酸ガス含量．血漿を室温で分離するという重大な間違いが存在するので，現在では酸塩基平衡の指標としては評価にたえない．[1213]

炭酸ガス産生量　carbon dioxide output ⇨回炭酸ガス排泄量→1937

炭酸ガス電極　carbon dioxide electrode ［二酸化炭素電極，セベリングハウス電極］ 血液中（液相）の炭酸ガス分圧を測定する装置．ガスは通しうるがイオンは通さない膜（テフロン膜）で隔て，その内部には電解質〔炭酸水素ナトリウム（$NaHCO_3$）〕で充填された pH メーターがある．血液中より拡散してきた炭酸ガスによって pH が変化し，この変化により動脈血炭酸ガス分圧（Pa_{CO_2}）が計測される．[1213] ⇨参動脈血炭酸ガス分圧→2132

炭酸ガスナルコーシス⇨回 CO_2 ナルコーシス→36

た

炭酸ガス排出量 carbon dioxide emission 2005(平成17)年の世界の炭酸ガス排出量は二酸化炭素換算で約270億tであり，毎年増加傾向にある．最大の排出国はアメリカで22%をこえ，第2位は中国の19%，わが国は約5%を占める．炭酸ガスは地球温暖化の主たる原因であり，その防止に向けて1997(平成9)年，地球温暖化防止京都会議が開催され，先進国に対して国別の削減目標が決められた．この京都議定書は2004年にロシアが批准したことで発効要件を満たし2005年2月に発効した．[119]

炭酸ガス排泄量 carbon dioxide output ［炭酸ガス産生量，$\dot{V}_{CO_2}$］ 単位時間内に肺から排泄される炭酸ガスの量．通常はSTPD(標準状態)に換算した1分間当たりの量で表し，安静時における基準値は約200 mL/分．[1213]

炭酸ガス培養法 capneic incubation 5-10%の炭酸ガスを含む環境(炭酸ガス孵卵器，ろうそく培養法など)で微生物を培養する方法．好気性培養法の1つ．ナイセリア，ヘモフィルス，連鎖球菌などの培養に用いる．[324]

炭酸欠乏症⇨同呼吸性アルカローシス→1082

炭酸-重炭酸〔塩〕緩衝系 carbonic acid-bicarbonate buffer system ［重炭酸〔塩〕緩衝系］ 血液のpHを7.4前後に恒常的に保つための生体内緩衝系の1つ．HCO_3^-(重炭酸イオン)を緩衝塩基とし，$CO_2 + H_2O \Leftrightarrow H_2CO_3 \Leftrightarrow HCO_3^- + H^+$ の化学式で示される反応により血清中のH^+(水素イオン)濃度，すなわちpHを一定に保つように作用する．この系の解離係数はpK'=6.1と正常血液のpHよりも1.3も低いため，血液中での物理化学的な緩衝作用は，緩衝価2.22 sl(スライクという単位)(全血の7%程度)とさほど高いものではない．しかし，呼吸機能と関連した生理的緩衝作用は後述する機序によりきわめて高くなり，生体内で最も強力な緩衝能を有することになる．すなわち，上記反応式左端のCO_2(二酸化炭素)は自由に肺胞内に拡散して換気により体外に排泄されるため，例えばpH低下(H^+増加)により反応が左方に進行した場合，増加したCO_2が呼吸調節(換気量増加)により排泄され，より多くのH^+を緩衝できるようになる．さらに，反応式右端のHCO_3^-は腎排泄により調節を受けているが，CO_2ほど速やかには行われない．このように，この緩衝系では本来の緩衝作用に加え，肺と腎の両方で調節という他の緩衝系にはみられない特徴を有する．このため，肺，腎のどちらか一方の機能異常でpHの異常(アシドーシス，アルカローシス)をきたした場合でも，もう一方による調節で代償される(腎性代償，呼吸性代償)．血液中にはこのほかに，リン酸系，血漿タンパク系などの緩衝系があり，赤血球内のヘモグロビンも血液の緩衝作用に寄与している．[1605]

炭酸水素塩⇨同重炭酸塩→1376

炭酸泉 carbondioxated springs 火山地方に多くわき出る炭酸ガスの水溶液で，温泉と冷泉がある．毛細血管の拡張作用や胃液分泌促進効果があるため，温泉療法に用いられる．[904]

炭酸脱水酵素 carbonic anhydrase ［炭酸デヒドラターゼ，カルボニックアンヒドラターゼ］ 広く動植物に存在する亜鉛を含む酵素(EC 4.2.1.1)．$H^+ + HCO_3^- \rightleftarrows CO_2 + H_2O$ という炭酸から二酸化炭素と水を生成する反応を可逆的に触媒する．ヒト赤血球ではB型とC型のアイソザイムがある．赤血球では二酸化炭素を炭酸に，肺では炭酸を二酸化炭素に変換して呼吸をたすけている．また腎臓の近位尿細管上皮に多く，炭酸の再吸収とそれに伴うナトリウムの再吸収を行う．その結果，浸透圧差ができて水を吸収する．利尿薬として本酵素の阻害薬であるアセタゾラミドを用いるが，近位尿細管でナトリウムの吸収を抑制して，浸透圧利尿を行う．[1097]

●炭酸脱水酵素

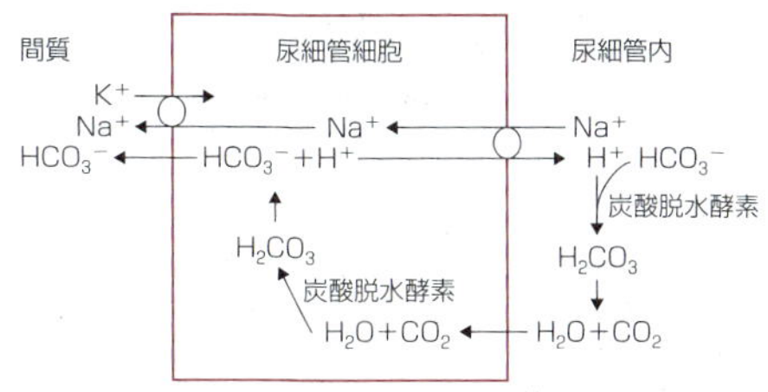

炭酸デヒドラターゼ carbonate dehydratase⇨同炭酸脱水酵素→1937

炭酸不足血症⇨同低炭酸症→2051

タンジール病 Tangier disease ［無αリポタンパク血症，家族性高密度リポタンパク欠損症，家族性HDL欠損症］ 先天性リポタンパク異常症の1つで，著明な低HDL血症とアポA-Iの低値，角膜混濁，オレンジ色の扁桃肥大，肝脾腫，末梢神経障害などを特徴とする，きわめてまれな遺伝性疾患．遺伝形式は常染色体劣性遺伝．1961年，フレドリクソン Donald S. Fredrickson (1924-2002)らにより報告された．高密度リポタンパク(HDL)やアポA-Iの半減期が著しく短いことから，HDLやアポA-Iの異化亢進が低HDL血症の原因と考えられているが，その病因は不明．若年時に虚血性心疾患を発症する．タンジールは最初の患者が報告されたアメリカ，バージニア州の地名．[1150]

短時間作用型インスリン⇨同速効型インスリン→1847

短時間曝露限界値 short term exposure limits ; STEL 有害物質作業において，環境空気中有害化学物質の濃度が作業時間荷重平均値(TLV®-TWA)を超えないことを条件に，短時間間欠的曝露を規制する限界値．1回15分，1労働日中4回を超えて曝露してはならないとしている．強い刺激作用や麻酔作用，組織への慢性的または非可逆的作用のある物質などに対して設定されている．[1015]

担子菌類 basidiomycetes 有性生殖形として担子器 basidium 上に生じる担子胞子をもつ真菌．栄養形は単細胞性(酵母)または有隔菌糸をもつ糸状菌．ときに菌糸にかすがい連結 clamp connection がみられる．[324]

短軸索多極神経細胞⇨同ゴルジII型神経細胞→1132

単軸継手 single axis joint 義肢，装具で用いられ，関節の動きに連動して動き，関節の動きを制御，制動をするもの．回転軸が1本で一方向の運動しかできない継手．回転軸を多数もつ多軸継手に比べ，回転中心が1つであるため，屈伸動作は生理的な運動に類似しないが，構造が単純なため安価で故障しにくい利点もある．[1557] ⇨参多軸継手→1914

短肢症　brachymelia　四肢の短縮だが，一肢のみから四肢すべてにまで及ぶこともある．全体に短縮したり中間部が短縮したり遠位ほどまたは近位ほど短縮したりと短縮の内容はさまざま．サリドマイドによるアザラシ肢症のように環境因によることもグレーベ Grebe 症候群のように遺伝によることもあり，原因もさまざまである．[111] ⇨㊇アザラシ肢症→147

短指(趾)症　brachydactyly　指趾の先天性奇形の1つで，指(趾)骨の短縮あるいは欠損，または中手(足)骨の短縮のため指(趾)の長さが正常よりも短いもの．生下時から明らかな場合と，成長とともに明瞭になってくる場合とがある．[1004]

単シナプス結合　monosynaptic connection　ある2点間の神経連絡がシナプス1個を介して行われること．単シナプス反射はその一例．[1274]

単シナプス反射　monosynaptic reflex　反射弓の中で，シナプス接続が1回だけ行われる反射．代表例は腱反射で，叩打刺激により筋がわずかに伸展すると筋肉内の筋紡錘が興奮し，そこからの求心性線維がその筋支配の脊髄運動細胞に刺激を伝え筋肉が収縮する．[1150]

単枝ブロック　monofascicular block⇨㊐一枝ブロック→255

担子胞子　basidiospore　担子菌類がもつ有性胞子．かすがい連結をもつ菌糸先端がふくらんで担子器となり，その表面に生じる4本の小柄からつくられる胞子をいう．[324]

胆汁　bile, gall　肝細胞から分泌され胆管に排泄されるコロイド状，黄褐色の液体．細胆管に能動輸送され，肝内胆管を通り，胆管，総肝管，総胆管を介して胆囊に貯蔵され，最終的には十二指腸に排泄される．肝で新生された胆汁を肝胆汁(C 胆汁)という．十二指腸の開口部にはオッディ Oddi 筋というバルブ構造があり，通常は閉じているため胆管内圧が上昇し胆囊に胆汁が流れる．胆囊では胆汁は5-10倍に濃縮され，胆囊胆汁(B 胆汁)になる．総胆管内の胆汁を胆管胆汁(A 胆汁)という．食物が胃に入ると，十二指腸，空腸からコレシストキニンが分泌され，胆囊の収縮とオッディ筋の弛緩をもたらし，B 胆汁と A 胆汁が十二指腸に排泄される．腸管の胆汁は回腸末端部より再吸収，再利用される(腸肝循環)．A・B・C 胆汁は濃度や pH などの違いはあるが，成分は基本的に同じで，胆汁酸，コレステロール，ビリルビン，リン脂質(主としてレシチン)と電解質からなる．[279] ⇨㊇胆汁採取法→1938

胆汁異常　dyscholia　胆囊や胆管，肝の異常により生ずる胆汁の量的もしくは質的異常．胆囊の濃縮能や収縮力が低下すると色調が薄くなる．また，胆道感染が起こるとビリルビンが酸化されビリベルジンに変化するため緑色に変化する．血性の胆汁をみたときは胆道癌や膵〔臓〕癌を疑う．[279] ⇨㊇血性胆汁→919

胆汁うっ(鬱)滞　cholestasis　肝細胞の胆汁分泌から胆道における移送過程のいずれかに障害が起き，胆汁がうっ滞した状態．障害部位により肝内性と肝外性に大別される．肝内胆汁うっ滞をきたす代表的な疾患は原発性胆汁性肝硬変症(慢性非化膿性破壊性胆管炎)であるが，その他に急性ウイルス性肝炎や薬物性肝障害の一部にこの病態をとるものがある．また，まれなものに妊娠性反復性肝内胆汁うっ滞や良性反復性肝内胆汁うっ滞がある．肝内胆汁うっ滞の大部分は安静と利胆薬などの薬物療法が主体となる．一方，肝外胆汁うっ滞は肝外胆管の閉塞機転が原因で，原発性硬化性胆管炎を除いては外科的な治療対象となるものが多い．[279] ⇨㊇黄疸→392

胆汁うっ(鬱)滞性黄疸　cholestatic jaundice　種々の原因によって胆汁の流れが障害されうっ滞を起こして生じた黄疸．これに対して，肝細胞自体の変性，壊死によるものを肝細胞性黄疸という．肝外性と肝内性に大別される．肝外性は結石・腫瘍などが原因で肝外の胆管が閉塞ないし狭窄をきたすことにより生じる(閉塞性黄疸)．肝内性は，急性の場合は薬剤・ウイルスなどの原因が多く，慢性型は非化膿性破壊性胆管炎(原発性胆汁性肝硬変)に代表され，小葉間胆管ないしその分枝胆管系の破壊が原因．[1394] ⇨㊇肝外胆汁うっ(鬱)滞→568，肝内胆汁うっ(鬱)滞→646

胆汁うっ(鬱)滞性肝炎　cholestatic hepatitis　血液生化学所見上，肝細胞障害の程度に比べ，胆汁うっ滞のパターンを強く示す，ウイルス性肝炎や薬物性肝障害の特殊な病型．遷延することが多い．病理組織的には毛細胆管内の胆汁栓を認め，肝内胆汁うっ滞像を示す．[279]

胆汁血⇨㊐胆血症→1935

胆汁検査　bile test　肝細胞から分泌され，胆管～総肝管～総胆管を介して最終的に十二指腸に排泄される胆汁を検体として用いる検査法．採取方法として，一般的に十二指腸ゾンデ法(メルツァー・リオン Meltzer-Lyon 法)が用いられる．肝で新生された肝胆汁(C 胆汁)，胆囊で濃縮された胆囊胆汁(B 胆汁)，総胆管内の胆管胆汁(A 胆汁)を，それぞれ量，色調，成分，沈渣，細菌などについて化学的に分析する．胆汁中の結石の有無や感染症の有無，さらに腫瘍の鑑別のため，細胞診や癌遺伝子変異の有無を検索することができる．また胆汁中の原虫や虫卵，細菌などを検査し感染症の原因を検索することもでき，腸チフスやパラチフスの保菌者の検査にも使われてきた．最近ではほとんど行われなくなっており，むしろ内視鏡的逆行性胆管膵管造影検査(ERCP)時に胆汁および膵液を直接採取する方法が用いられることが多い．[106]

胆汁採取法　collecting methods of bile　胆汁を採取する方法として，十二指腸ゾンデ法(メルツァー・リオン Meltzer-Lyon 法)が一般的．方法は，経口的にドレナージチューブを約65 cm 挿入し，十二指腸液の吸引や，右季肋部の空気注入音で，先端が十二指腸に達していることを確認する．サイフォンの原理で滴下する胆汁を胆管胆汁(A 胆汁)という．次いで25% マグネシウム液を注入し，胆囊を収縮させ暗褐色粘稠な胆囊胆汁(B 胆汁)を得る．その後，色調は希薄黄金色の肝胆汁(C 胆汁)となる．最近は内視鏡下にカテーテルをファーター Vater 乳頭から逆行性に胆管内へ挿入し，胆汁を採取する方法もある〔内視鏡的経鼻的胆汁ドレナージ法(ENBD)〕．[1394] ⇨㊇胆汁検査→1938

胆汁酸　bile acid　胆汁の成分の1つで，固形成分としては最も多い．肝細胞でコレステロールから一次胆汁酸のコール酸とケノデオキシコール酸が生成され，グリシンまたはタウリン抱合を受け，十二指腸に排泄されたのち，大部分は回腸末端で能動的に再吸収され，門脈を経て肝に達する(腸肝循環)．一部は消化管の細菌により，脱抱合・脱水酸化され，それぞれデオキシ

た

コール酸およびリトコール酸の二次胆汁酸となり，一部は腸肝循環系に入るが，大部分は糞便中に排泄される．門脈から肝に達した胆汁酸は肝細胞で効率的に摂取される．したがって，末梢血の胆汁酸濃度は消化管からの吸収と肝機能を反映するものと考えられる．空腹時の血中総胆汁酸濃度は10 μM/L以下で，急性肝炎初期や胆汁うっ滞では100 μM/L以上に増加し，慢性肝炎や肝硬変では進行度に応じて軽度から中等度の増加(100 μM/L以下)を示す．胆汁酸は生体内で重要な役割を担う．その1つに，消化管内での脂肪の乳化作用があり，これが膵リパーゼの水解をたすけ吸収を促進させる．また，コレステロール排泄の最終代謝産物でもあることから，腸肝循環によるフィードバック機構を通じて体内のコレステロールプールを調整する．一方，胆汁酸には一般に細胞傷害性があるが，その逆の細胞保護作用と利胆作用を有するウルソデオキシコール酸は，慢性肝炎や原発性胆汁性肝硬変の治療薬として用いられている．[279,1394]

胆汁酸溶解試験 bile solubility test ［**胆汁溶菌試験**］ 肺炎連鎖球菌は自己溶解性が強く胆汁によってこの性質が促進される．この菌の液体培養に胆汁酸塩(デオキシコール酸ナトリウム，ラウリル酸ナトリウムなど)を加えると，溶菌が起こって液が透明になる．この試験を胆汁酸溶解試験といい，肺炎連鎖球菌と他のストレプトコッカス *Streptococcus* 属連鎖球菌を鑑別するのに用いられる．[324]

単収縮 twitch 単一活動電位による筋の一過性収縮のこと．[1274]

胆汁性肝硬変 biliary cirrhosis 遷延する胆汁うっ滞の結果，生じた肝硬変．胆汁うっ滞の原因には肝内性と肝外性があるが，後者の大部分は外科的に解決できるかあるいは悪性腫瘍に起因するため肝硬変に至る前に死亡する．したがって胆汁性肝硬変は胆内胆汁うっ滞を原因とするものが多く，代表例が原発性胆汁性肝硬変．新生児にみられる先天性胆道閉鎖症もこの型の肝硬変像を示す．[279] ⇨㊜続発性胆汁性肝硬変→1838

胆汁生成 bile formation 胆汁は肝細胞でつくられ，胆管を通って十二指腸に分泌され，迷走神経刺激と消化管ホルモンであるセクレチン投与により増加する．このときに増加するのは水分と重炭酸イオン含有量．胆汁の分泌を促す物質を利胆薬というが，胆汁酸塩はそれ自体最も重要な生理的利胆薬の1つ．[842]

胆汁性ネフローゼ biliary nephrosis ［**胆血性ネフローゼ**］ 重症肝疾患に起こる乏尿性の腎症．肝外胆道の閉塞によって起こる閉塞性黄疸により，胆汁の主成分の1つであるビルビリンの腎への沈着が認められるものを指す．腎は緑色となり，尿管上皮の変性，壊死，尿細管管腔の胆汁円柱を認める．[963]

胆汁性腹膜炎 biliary peritonitis, choleperitonitis 胆道破裂や胆道系のドレナージ術，外科手術，外傷，内視鏡的逆行性膵胆道造影 endoscopic retrograde cholangiopancreatography (ERCP)などにより胆汁が腹腔に漏れて腹膜炎を起こしたもの．胆嚢穿孔や肝穿刺孔からの胆汁漏出によるものが多い．胆汁の化学的刺激による腹膜炎で腹膜刺激症状が強いが，二次感染により化膿性腹膜炎を生じて急速に全身状態が悪化することもある．腹痛や腹部膨満，嘔吐，発熱，腹水貯留をきたし，右上腹部を中心に圧痛や反跳痛を認める．胆道造影により腹腔内への造影剤漏出がみられれば確定診断される．治療は，絶食と輸液，抗生物質投与を行いながら，原因の除去と汚染された腹腔内の洗浄，ドレナージを行う．起炎菌はグラム陰性桿菌が多く，胆汁移行のよい抗生物質を選択する．内視鏡的ドレナージで保存的に治療できる場合もあるが，緊急手術の対象となることが多い．[396]

胆汁栓 bile plug 細胆管や毛細胆管内に胆汁がうっ滞し生じる栓塞で，病理組織学的な用語．閉塞性黄疸や，高度の肝細胞壊死の際にみられ，原因は胆汁の流出障害と考えられている．[1394]

胆汁嚢胞 biloma 肝内および肝外(腹腔内)に胆汁が貯留し，結合組織により被包化された仮性嚢胞．原因は肝生検，経皮経肝胆道ドレナージ(PTCD)，経皮的エタノール注入療法(PEIT)，経カテーテル肝動脈塞栓療法術(TAE)，肝胆道系手術などの医原性肝実質損傷が圧倒的に多い．腹部の鈍的外傷に基づく胆道損傷によるものはきわめてまれ．非感染性であれば自然に吸収されて予後良好であるが，感染を併発したり，異常な胆道との交通が明らかなものはドレナージが必要．[1394]

胆汁分泌 bile secretion 肝臓の肝細胞により分泌される．胃から脂肪を含んだ食物が十二指腸内に入ると，主として小腸上部粘膜より消化管ホルモンコレシストキニンが血中に分泌されて胆嚢およびオッディ Oddi 括約筋に達し，それぞれ収縮・弛緩を引き起こして十二指腸内に胆汁を送り出す．また，迷走神経も胆汁分泌を促進する．[842]

胆汁溶菌試験⇨㊐胆汁酸溶解試験→1939

単集落分離 single colony isolation 遺伝学的に均一な単一クローンを得る目的で行われる基本的な操作．通常は固形培地を用いて，目的とする菌を含んだ材料を順次希釈するように白金耳で塗布し，生じた単一の集落を得る．[324]

胆汁瘻(ろう) biliary fistula 肝胆道系と皮膚や他臓器との間に交通ができ，胆汁が流出する状態．瘻孔が皮膚に開口するのを外胆汁瘻といい，閉塞性黄疸の治療目的で経皮経肝的に作製したドレナージ後や，まれに外傷後に生ずることがある．管腔臓器との交通は内胆汁瘻といい，胆石症が原因であることが多い．胆嚢内結石に胆嚢炎が併発し，さらに炎症が隣接する胃・十二指腸，横行結腸など周囲に波及して穿破し瘻孔が形成される．この場合には胆管内ガス像がみられることが多い．[279]

胆汁漏出 bile leak, biliary leak, bile leakage 胆汁が腹腔内や体外に漏れ出ることで，前者の際に用いることが多い．原因は，化膿性胆嚢炎，壊疽性胆嚢炎，肝膿瘍破裂などの炎症性疾患，外傷，術中胆管損傷，吻合部縫合不全，経皮経肝胆道造影(PTC)や肝生検に伴う胆管損傷，Tチューブや経皮経肝胆道ドレナージ(PTCD)チューブのトラブルなどがある．[1394]

断酒会 temperance society 自らの酒害に目覚め立ち直ろうとするアルコール依存症の患者，家族が，断酒を継続するために行っているセルフヘルプグループ．断酒を目指している会員が互いに体験を交換し合い，相互の力を利用して支え合う例会のほかに，酒害相談や機関誌発行などの広報活動など，組織的な活動を行っている．わが国における断酒会は，1935(昭和10)年に設立されたアメリカのAA(alcoholics anonymous：酒害者匿名会)活動を参考に，医師や禁酒運動家によって日本独自の組織づくりが行われた．そして，1963(同38)年に全国断酒連盟が結成され，本格的な活動が開始され発展してきた．この会は，社団法人として組織化され，会員名簿を作成し，会員の会費によって運営がされている．一方，AAも日本の文化を吸収しながら発展している．現在，キリスト教理念に基づく個人的責任を重視するAAと，日本文化に根ざした集団の和を重んじる全国断酒連盟の2つの全国的な組織が補完的な役割を果たしている．両者はアルコール依存症者のセルフヘルプグループとして治療構造の中に組み込まれ，その治療，回復に不可欠な存在になっている．[1118] ⇨参アルコール中毒者匿名会→190

短縮術　shortening operation⇨同前転術→1778

短縮電流⇨同短絡電流→1960

単純CT　plain computed tomography　造影剤を投与せずに行う基本的CT(コンピュータ断層撮影)のこと．[264]

単純X線撮影法⇨同X線単純撮影法→125

単純萎縮　simple atrophy　［細胞性萎縮］　細胞性萎縮とも呼ばれる．組織や臓器を構成している細胞の数的減少である数的萎縮に対し，単に細胞の容積の減少である．数的萎縮が単純萎縮を伴うことも多い．[1531] ⇨参数的萎縮→1633

単純外陰切除術　simple vulvectomy　外陰の前癌病変や上皮内癌に行われる手術．尿道，腟入口部，肛門を残し，陰核と大陰唇の外側から腟口周囲までの皮膚と皮下脂肪組織を2cm程度の幅で切除する．[996]

単純拡散　simple diffusion　濃度勾配や電位勾配など，電気化学ポテンシャルの勾配にのみ従った拡散様式．[1335] ⇨参拡散→478，受動輸送→1404

単純型統合失調症　simple schizophrenia　統合失調症の1つの病型．特徴は，幻覚妄想などの精神病性エピソードを欠き，無気力，閉じこもり，積極性の欠如，情緒反応の枯渇化，対人関係の貧困化などの陰性症状のみがゆっくりと進行性に経過する．緩慢に発病し，潜伏的な経過のため，臨床現場ではみることが少ない病型．現在ではこの病型の診断的意味づけ自体が疑問視されている．[724] ⇨参失調型パーソナリティ障害→1316

単純型熱性痙攣　simple febrile convulsion，simple febrile seizure　熱性痙攣は，生後3か月から5歳までの乳幼児に起こる発熱(通常38℃以上)に伴う痙攣で，中枢神経系の感染症や他の明確な原因のあるもの，無熱性痙攣の既往があるものは除外される．頻度は日本人で7-8%とされ，1-2歳の初発が多い．単純型と複雑型に分類され，単純型は全般性の痙攣発作を呈し，持続は15分以内，24時間以内の再発のないものを示す．通常の発作は，発熱に伴い(発熱後24時間以内)，短時間(1-2分)の両側性・強直性・クローヌス性発作を呈する．熱性痙攣全体の約70%が単純型とされ，約半数の症例で発作は一生に1回のみ．後遺症は残さず，予後良好な疾患で，てんかんの発病は2-3%とされる．急性期治療は，通常短時間であり基本的に不要であるが，ジアゼパムの静注または直腸内投与が使用されることもある．発熱時のジアゼパム坐薬の予防投与は，有効性が示されており，必要に応じて行われる．[243] ⇨参複雑型熱性痙攣→2534

単純癌　carcinoma simplex，simple carcinoma　［充実性癌，円形細胞癌］　基質と上皮性腫瘍細胞が特定の組織構造を示すことのない未分化な悪性上皮性腫瘍．[1531] ⇨参未分化癌→2771

単純黒子　lentigo simplex　隆起のない数mm大の褐色から黒褐色の色素斑．いかなる年齢にも生じ，好発部位は特にない．病理組織学的には，表皮基底層のメラニン色素およびメラノサイトの増加を認める．[567]

単純骨折　simple fracture⇨同閉鎖性骨折→2618

単純子宮〔全〕摘出術　simple〔total〕hysterectomy　［子宮単純全摘出術］　可能な限り子宮の近くで周囲組織を切断して単純に子宮だけを摘出する術式．子宮の良性疾患(主に症状のある筋腫)や子宮頸癌Ⅰa期までに行われる．腟式と腹式手術がある．[1323] ⇨参腟式子宮全摘出→1973

単純集計　simple tabulation　［一次集計］　調査した項目について分布の状態を知るために行う集計で，その項目のカテゴリーごとの度数frequencyおよび全数に対する度数の割合を求めることをいう．この集計から得られるのは，全体的な傾向や項目別の傾向の違いにとどまるため，深い追求をしたい場合はクロス集計を行う必要がある．[1406] ⇨参クロス集計〔表〕→844

単純腎摘(切)除術　simple nephrectomy　良性の腎病変に対して，腎を摘除する手術法．腎外側の筋性被膜(ジェロタGerota筋膜)を切開し，その内側で腎ならびに上部尿管の一部を摘除する．ときには腎をその被膜下で剝離し摘除することもある(腎被膜下摘除術)．[353] ⇨参腎〔臓〕摘除術→1579，腎全摘(切)除術→1576

単純性イレウス　simple obstruction⇨同閉塞性イレウス→2619

単純性汗腺棘細胞腫⇨同エクリン汗孔腫→354

単純性血管腫⇨同ポートワイン母斑→2686

単純性甲状腺腫　simple goiter　甲状腺腫誘発物質(ゴイトロゲン)の過剰摂取や明らかな炎症，免疫異常などの原因がないにもかかわらず，びまん性に甲状腺が腫大した状態．甲状腺機能は正常であり，治療を必要としない．思春期に認められることが多いが，慢性甲状腺炎に移行するものもあると考えられている．[783] ⇨参思春期甲状腺腫→1283

単純性口内炎　simple stomatitis⇨同カタル性口内炎→523

単純性股関節炎　coxitis simplex，transient synovitis of hip　4-10歳の小児に生じる急性の一過性股関節炎．股関節痛と跛行を呈し，可動域制限を伴う．血液生化学検査で軽度の炎症反応陽性を示す例もある．X線所見では関節液の貯留により関節裂隙がやや開大をみることがある．MRIでは滑膜炎像を示すことがある．鑑別診断としてペルテスPerthes病，化膿性股関節炎，結核性股関節炎，若年性関節リウマチがある．1-2週間の安静で疼痛，可動域制限は軽減するが，重症例では下肢牽引を行う．関節液貯留が多量のときは，関節穿刺し排液することもある．[237]

単純性骨嚢胞　simple bone cyst　［外傷性骨嚢胞，出血性骨嚢胞，孤立性骨嚢胞］　四肢の長管骨にみられる嚢胞様の疾患であるが，実際には嚢胞壁を有さない偽嚢胞．口腔領域ではまれに顎骨にみられる．自覚症状はほとんどなく，画像診断で嚢胞様の透過像として偶然発見される．[42]

単純性紫斑病 purpura simplex 四肢，主として下肢に対称性に点状から爪甲大の出血斑が，多発あるいは単発から数個みられる病態．血管炎は伴わない原因不明の紫斑である．血管壁も変化はない．全身症状を伴う血管性紫斑(アナフィラクトイド紫斑)との鑑別が重要である．[567]

単純性真性嚢胞 simple true cyst 真性嚢胞とは内面が上皮で覆われた固有の嚢胞壁構造を備える嚢胞をいい，これに対し内面に上皮を有さないものを仮性嚢胞という．単純性とは一般に成因が不明のものを指し，遺伝など原因が明らかなものと区別する．[1394]

単純性腺腫 simple adenoma⇨同濾胞状腺腫→3004

単純性尿路感染症 uncomplicated urinary tract infection 尿路に基礎疾患をもたない尿路感染症のことで，基礎疾患を有する複雑性尿路感染症と区別している．通常，急性に発症し，起炎菌も大腸菌を主体とした腸内細菌によるものがほとんどである．単純性と呼ばれても一過性には感染を惹起する誘因があったと考えられるが，それが持続しない誘因であるため，化学療法に反応しやすく完治することが多い．尿路感染症の治療においては，飲水を促進し，利尿を図ることが大切である．[353]

単純性肺好酸菌症 simple pulmonary eosinophilia⇨同レフラー症候群→2982

単純性粃糠(ひこう)疹 pityriasis simplex⇨同顔面単純性粃糠(ひこう)疹→656

単純性肥満 simple obesity ［**本態性肥満，原発性肥満，一次性肥満**］ 肥満は，原因不明の単純性(本態性)肥満と，他の疾患に基づき肥満はその一症状である二次性(症候性)肥満に分類される．大部分は本態性肥満で，食習慣，運動不足，経済・文化的要因などの環境因子や神経，ホルモンの調節異常など多くの因子が複雑に関係して成立．原因や病態は多様性があり，単純性肥満より本態性あるいは原発性肥満の名称のほうがよいという考え方がある．[991] ⇨参症候性肥満症→1432

単純性表皮水疱症 epidermolysis bullosa simplex；EBS 遺伝性疾患である先天性表皮水疱症のうち，接合部型・栄養障害型に比して軽症で，手掌・足底などの水疱形成を主症状とし，粘膜・爪症状を示さないかあってもごく軽微であるもの．サイトケラチンの5あるいは14の遺伝子に変異が存在するため，基底細胞の形態維持が困難で，軽度の外力によって表皮内に水疱を形成する．ケブネル Köbner 型，ウエーバー・コカイン Weber-Cockayne 型，ダウリング・メアラ Dowling-Meara 型に大きく分類される．常染色体優性遺伝で，生下時あるいは生後間もなく発症し夏季に増悪しやすい．根治的な治療法はないが物理的刺激を避けることが重要．[1521]

単純性慢性気管支炎⇨参慢性気管支炎→2750

単純性リンパ管腫 lymphangioma simplex 毛細リンパ管が嚢状に拡張して生じる良性腫瘍．顔面，頸部，口唇，舌などに多く，やや蒼白な境界不鮮明な腫瘤を形成する．圧迫で漿液の漏出をみる．ほとんど症状はなく，治療は不要のことが多い．[1221] ⇨参リンパ管腫→2955

単純頭蓋撮影法⇨同頭部単純X線撮影法→2128

単純糖尿病網膜症 simple diabetic retinopathy；SDR⇨同非増殖糖尿病網膜症→2450

単純ヘルペス herpes simplex ［**単純疱疹，口唇ヘルペス**］ 単純ヘルペスウイルス herpes simplex virus (HSV)の感染または潜伏ウイルスの回帰発症による．HSV は生物学的・物理化学的・免疫学的差異から HSV-1 と HSV-2 の2型に分類され，初感染後神経節の神経細胞の核内に遺伝子の形態で潜伏する．発熱，紫外線，性交，歯科治療などの刺激や細胞性免疫の低下などで，HSV-1 は口唇を中心として顔面に回帰発症し，HSV-2 は性器を中心として再発を繰り返す．しかし，これは再発の場合であって，初感染者の場合，皮膚や粘膜のどこにでも感染する．HSV-1 は水疱，びらん面，唾液などとの接触感染や飛沫感染，またはウイルスに汚染された手指や器具などから感染する．思春期までにほとんどが感染し抗体を保有するとされていたが，最近では初感染年齢が高くなり，成人に達しても抗体保有率は50％程度である．HSV-2 は主として性行為で感染し，性の乱れや経口避妊薬の使用でコンドームを使用しなくなったことなどから，成人の初感染が増加している．発症部位により以下のような病型がみられる．①ヘルペス性口内炎：小児の初感染では急性歯肉口内炎として発熱，食欲不振，所属リンパ節の腫脹などを伴い，舌を含む口腔内に小水疱，びらんが多発する．再発型の重症のヘルペス性口内炎はまれで，免疫不全状態でみられる．一般に口腔底や歯肉に数個の小水疱として再発し，いわゆるアフタといわれる深い潰瘍は形成しない．②口唇ヘルペス：三叉神経に潜伏したウイルスは口唇を中心とした顔面に，発熱，紫外線の照射などを誘因として再発を繰り返す．再発型では水疱の数は少なく，瘙痒感，違和感などの前駆症状ののちに紅斑が出現し，小水疱，びらん，痂皮となり，1週間前後で治癒する．無症候性に唾液中にウイルスを排出するものもある．③性器ヘルペス：成人の初感染では感染機会の4-7日後に，発熱，全身倦怠感，所属リンパ節の腫脹を伴って，外陰部に多数の水疱が出現する．排尿痛，痛みによる歩行障害などがみられることもあり，治癒までに数週間以上を要する．再発型では水疱の数は少なく，1週間程度で治癒するが，神経症状が強いことが多い．殿部，大腿後面などに再発を繰り返すものは zosteriform herpes simplex と呼ばれ，HSV-2 の感染による．④ヘルペス性瘭疽(ひょうそ)：歯科医師，看護師などの医療従事者が唾液を介して感染することが多い．また性器ヘルペスから感染し HSV-2 が分離されることもある．初感染のことも再感染のこともあるが，一般には再発することは少ない．治癒するまでに数週間を要する．⑤カポジ Kaposi 水痘様発疹症：アトピー性皮膚炎，ダリエー Darier 病，熱傷などの皮膚病変にウイルスが接種されて拡大するもので，幼児の初感染ではウイルス血症を起こし，肝炎など全身感染を起こすことがある．重症アトピー性皮膚炎患者に多く，繰り返すものもみられる．[1333]

単純ヘルペスウイルス感染症

herpes simplex virus infection；HSV infection ［HSV 感染症］

【概念】単純ヘルペスウイルス herpes simplex virus (HSV)は正20面体構造をもつDNAウイルスで，糖タンパク質を含むエンベロープ(外被膜)に覆われ，その性状により1型と2型に分けられる．HSVのウイルス病態を図に示した．HSVは感染局所(HSV-1は通常口腔粘膜，HSV-2は外陰部)の粘膜上皮細胞で増殖し，さらにその皮膚領域を支配する末梢感覚神経から侵入して上行し，各神経細胞節(**三叉神経節**，坐骨神経節)に潜伏感染する．ストレスや免疫能の低下により再活性化し，口唇・陰部ヘルペスを起こす．
【疫学】HSV-1は原則として口腔粘膜，上部気道粘膜に感染し，HSV-1の抗体保有率は年齢が上がるとともに上昇してくる．近年では成人での抗体陽性率低下と欧米化により，妊婦で初感染を起こし**新生児ヘルペス**の危険性がある．一方，HSV-2は**性感染症**と考えられて抗体陽性率は性行動に左右される．
【病態と症状】①新生児初感染：分娩時の**産道感染**(HSV-2)，出生後のHSV接触感染(HSV-1,2)による．表在型，中枢神経型，播種型に分類され中枢神経型，播種型は致命率が高い．妊婦に活動性のHSV-2感染が疑われる場合は帝王切開が選択される．出産時にHSV-1の初感染があれば重症化する．②ヘルペス性歯肉口内炎：乳幼児のHSV-1の初感染で，口腔内に潰瘍性病変を認め，歯肉の発赤・腫脹を認める．初感染後三叉神経節に潜伏感染する．③カポジ Kaposi 水痘様発疹症：アトピー性皮膚炎がある児で病変部に水疱，膿疱が多発．免疫能の低下した者では重症化する．④ヘルペス脳炎：新生児，乳幼児期の初感染により，痙攣，意識障害を初発症状として発症する．⑤ヘルペス性眼瞼炎，角結膜炎：小児の初感染，成人の再活性化で角結膜炎を起こし重症化する．
【診断】水疱性病変部位，髄液，咽頭ぬぐい液からウイルス分離を行う．通常ベロ Vero 細胞を用いて分離される．急性期の回復期のペア血清で補体結合法(CF)，中和法(NT)，免疫酵素抗体法(EIA)を行い，有意な抗体反応を確認する．皮膚病変部位の擦過細胞のHSV抗原を蛍光抗体法で検出する．近年の分子生物学的手法を用いてHSV遺伝子を検出する．
【治療】アシクロビル(ACV)はHSVに特異的なチミジンキナーゼによりリン酸化され，ウイルスDNA合成を特異的に阻害する．新生児ヘルペス，ヘルペス脳炎では10 mg/kgを1日3回点滴静注する．歯肉口内炎，皮膚病変では5 mg/kgを1日3回経口投与もしくは静注する．[1113] ⇨参性感染症→1664

●単純ヘルペスウイルス(HSV)感染の病態

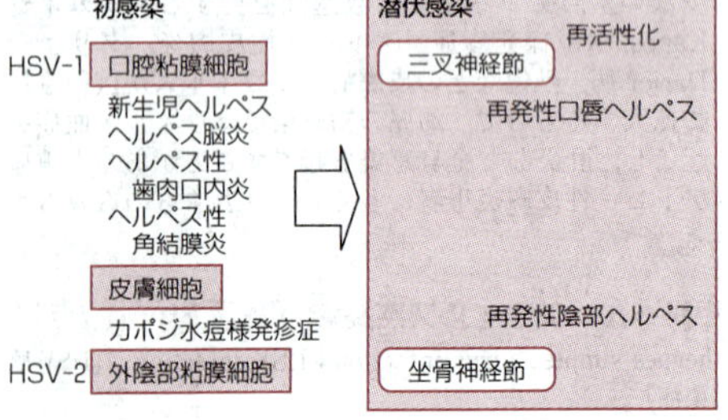

単純ヘルペスウイルス感染症の看護ケア
【看護への実践応用】比較的よくみる皮膚疾患で1-2週間で改善することが多いが，免疫低下状態では激しい症状を起こすことがあるため注意が必要である．感染するウイルスのタイプにより好発部位は異なるが，2型の場合は排尿障害を起こすことがある．
【ケアのポイント】ポイントは感染予防と薬物療法，日常生活指導で，皮膚症状，疼痛，発熱，排尿障害の有無などを確認し，苦痛の緩和を図り，適切な薬物療法，感染予防が行えるよう援助を行う．感染予防に関しては，病変部の二次感染を起こす可能性があるため，病変部への接触を避け清潔を保持する．また，唾液，精液，腟分泌物にもウイルスが排泄されることがあり，便器やタオルなどからの間接感染を起こすことがあるため，感染伝播予防の指導も必要である．日常生活指導については，単純ヘルペスウイルス感染症は再発の可能性がある病気であることをよく説明する．確実な再発予防の方法はないが，誘因(寒冷，紫外線曝露，発熱，疲労，ストレス，アルコール多飲，胃腸障害など)を避け，症状が出現したら早期に受診するように指導する．[1012] ⇨参単純ヘルペスウイルス感染症→1941

単純ヘルペス性角膜炎⇨同ヘルペス性角膜炎→2639

単純ヘルペス脳炎
herpes simplex encephalitis ［**単純疱疹ウイルス脳炎**］
【定義】単純ヘルペスウイルス(HSV)は血清学的に1型と2型に分類されるが，脳炎のほとんどは1型で，髄膜炎は主に2型．1型は脳幹脳炎を起こすこともある．HSVによる脳炎は**ウイルス性脳炎**の5-10%を占める．
【病態生理】初期病変の大部分は，大脳辺縁系に属する側頭葉内側下面と前頭葉眼窩回にあり，侵入経路としては三叉神経節と嗅神経経由が考えられている．
【症状】多くは健康な成人に頭痛，発熱，悪心・嘔吐などの**髄膜刺激症状**に始まり，**意識障害**や側頭葉・前頭葉障害のための**精神症状**や**記憶障害**，**痙攣**などが数日の間に急速に進行し，失語症や片麻痺をきたすようになる．側頭葉の症状としては異常行動，嗅覚脱失，幻覚，記憶障害，感覚性失語などがあげられる．また，両側側頭葉の障害による口唇傾向，情動変化，性的亢進などのクリュヴァー・ビューシー Klüver-Bucy 症候群もしばしばみられる．後遺症としてコルサコフ Korsakoff 症候群をみることもある．脳波では側頭葉を中心に周期性徐波複合などの異常波，髄液では10-1,000/mm^{3}程度の単核球優位の細胞増加とタンパク質増加などが特徴的な所見である．
【治療】抗ウイルス薬であるアシクロビルやビダラビンを投与する．[1150]

単純放射状免疫拡散法 single radial diffusion, single radial immunodiffusion；SRID ［**放射状免疫拡散法**］ 精度の高い抗原定量法として血清中の免疫グロブリンの測定などに使われる．寒天平板中に特異抗体を一定量混入しておき，その平板中につくった孔の中に抗原を入れると，添加抗原の濃度に比例した大きさの沈降リングができる．既知の濃度の抗原により作製した沈降リングの大きさを標準として，被検血清中の未知濃度の抗原を定量する．この方法によるとリングの直径は

た

抗原の濃度に比例する.[388] ⇨参免疫拡散法→2808

単純疱疹 herpes simplex⇨同単純ヘルペス→1941

単純疱疹ウイルス⇨参単純ヘルペスウイルス感染症→1941

単純疱疹ウイルス脳炎⇨同単純ヘルペス脳炎→1942

単純無作為抽出法 simple random sampling 標本抽出の仕方の1つで，確率抽出の原理を利用して行う抽出方法をいう．具体的には，調査対象母集団のリストに一連番号を付し，乱数表や乱数発生機能つき電卓などを用いて得られる数字の番号に対応する調査対象を，必要とする数だけ抽出するもの．この方法は母集団統計量の推定および推定の精度の評価が容易である反面，母集団が大きい場合は抽出に手間がかかるという欠点がある.[1406] ⇨参系統抽出法→867，層化抽出法→1805

単純酩酊(めいてい) simple drunkenness 〔D〕einfacher Rausch ［**尋常酩酊**(めいてい)］ ビンダー H. Binder によるアルコール酩酊分類の1つ(1935)．酩酊は，単純酩酊と異常酩酊に二分される．単純酩酊は，アルコール摂取に対する普通一般の反応であり，人格の変動は少なく，通常の人格からかけ離れた行為(人格異質的行為)は生じない．酩酊時の記憶障害は比較的軽度．酩酊犯罪での刑事責任能力は完全有責が認められる.[691] ⇨参異常酩酊(めいてい)→238

単純盲検法 single blind method 介入研究 intervention study において，研究参加者(被検者)に自分の割り当てられた条件を知らせないようにすることをいう．この方法によって，研究参加者(被検者)の判断や行動による偏り(バイアス bias)を除去できる.[1406] ⇨参一重盲検法→251，二重盲検法→2213

単色光 monochromatic light 単一の波長あるいは波長帯が非常に狭い明るい光．われわれが体験する光はさまざまな単色光が混合されており，中でも一番強度の強い波長を単色光とする.[1230]

探触子 probe ［**プローブ**］ 超音波の送受信のための振動子(素子)および付属機構(ダンパー材，コイルなど)を含んだもの．超音波診断の際に超音波を発射し，また検出の目的で使用される.[955]

男女雇用機会均等法 Equal Employment Opportunity Act for Men and Women, Act on Securing, etc. of Equal Opportunity and Treatment between Men and Women in Employment 法のもとの平等を保障する「日本国憲法」の理念にのっとり，雇用の分野における男女の均等な機会および待遇が確保されることを促進するとともに，女性労働者の就業に関して妊娠中および出産後の健康の確保を図るなどの措置を推進することを目的に1972(昭和47)年に制定された法律．正式には「雇用の分野における男女の均等な機会及び待遇の確保等に関する法律」であり，「男女雇用機会均等法」などと略称されている．ここでは，事業主は，労働者の①募集，採用，配置，昇進について男女均等な取り扱いをするよう努めること(企業の努力義務)，②教育訓練，福利厚生，定年，退職，解雇について差別的取り扱いをしてはならないことなどを規定．1999(平成11)年の改正により，女子労働者福祉対策から男女雇用機会均等への具体的内容などが明確にされている．またセクシュアルハラスメント防止のための企業の配置義務の新設や，時間外・休日労働，深夜業などの「女子保護規定」の撤廃も盛り込まれた.[321]

男女性胚細胞腫 gynandroblastoma⇨同ギナンドロブラストーマ→697

単心室 single ventricle；SV 三尖弁口と僧帽弁口がともに1つの心室へ流入する奇形で，ホームズ Andrew F. Holmes(1824)によって第1例が報告された．左室型単心室で右室流出路〔小室〕をもつ二重流入左室〔症〕double inlet left ventricle，右室型単心室として二重流入右室 double inlet right ventricle，漏斗部のみで右室流入部と左室は欠失する単独流出路型，心室中隔(痕跡的)完全欠損型(共同心室 common ventricle，二房三腔心 cor triloculare biatriatum)に分類される．正常位 d-loop，逆位心室位 l-loop，正常位大血管，正常位または逆位完全大血管転位 d- or l-transposition，二(両)大血管右室起始(DORV)または左室起始(DOLV)，肺動脈狭窄などを合併する．三尖弁，僧帽弁の分化が不完全な共同房室口や，どちらか一方の房室弁閉鎖を伴う場合は単心室と区別して単独心室心 univentricular heart と呼び分ける.[319]

●単心室

(右心室型)

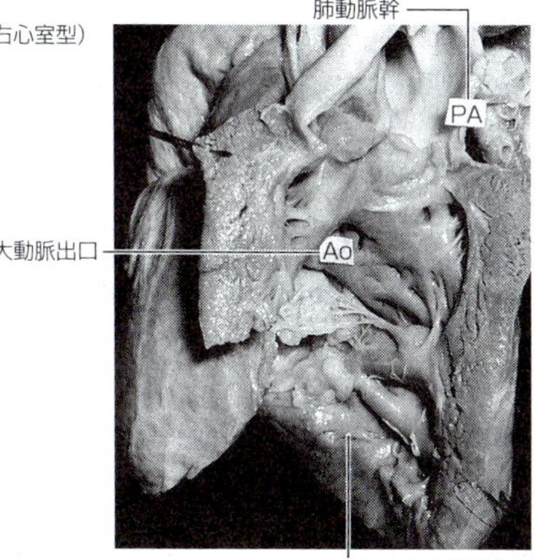

単腎症 solitary kidney ［**一側性腎無形成**］ 先天的に左右の腎臓のどちらかが欠如しているもの．剖検時に1,000-4,000回に1回くらいの頻度で発見される．腎臓だけでなく尿管も欠け，膀胱三角部の尿管口もなく形成不全がみられる.[474]

単身赴任 husband-alone transfer 家族を残したまま本人だけが勤務地に赴任することをいい，夫が1人で赴任する場合が多い．現代社会を反映する別居の一形態．単身赴任によりやむなく別居する理由は，旧労働省の1995(平成7)年の調査によると，①子どもの教育，②持ち家の管理，③老親の扶養・看病，④配偶者の仕事のためとなっている．困ったこととして，①経済的負担，②子どものしつけ，勉強，進路，③夫の生活がわからず不安，④夫の病気やけがなどをあげており，単身赴任に伴う家庭の崩壊や主婦のアルコール依存症なども増え，社会問題になっている．その半面，単身赴任を契機に家族や夫婦のきずながそれまで以上に強まったという意見もある.[1451]

単心房 single atrium ［**共同心房**］ 心房中隔が完全無形成か痕跡的にしか形成されない(低形成)奇形．右半分に上下大静脈，左半分に肺静脈が還流する心房中隔全欠損型，中央部に4本の肺静脈が還流して下大静脈還流異常・両側上大静脈をもつ型，肺静脈還流異常をもつ型に分類される．共同房室口，心室中隔欠損，大血管転位，肺動脈狭窄，内臓位置異常などを合併する．[319]

淡水化⇨同海水の淡水化→441

炭水化物 carbohydrate ［**糖質，含水炭素**］ もともとは化学式が$C_n(H_2O)_m$と表せる化合物を指していたが，ポリアルコールのアルデヒド，ケトン，酸やポリアルコールそのもの，それらの誘導体と縮合体も含む．含水炭素，糖質ともいう．単体である単糖類，これらが2-10個縮合したオリゴ糖類，さらに多数の単糖からなる多糖類がある．生物の構造物質，貯蔵物質，代謝産物として天然界に広く分布．[637]

炭水化物代謝⇨同糖代謝→2117

胆膵管膨大部括約筋 sphincter of hepatopancreatic ampulla⇨同オッディ括約筋→407

断髄法 pulp amputation, pulpotomy ［**歯髄切断法**］ 歯髄炎の治療法の1つで，歯冠部に病変が限定し，歯冠部歯髄を除去して根管歯髄を生活歯のまま保存する生活歯髄切断法と，歯髄を失活させ乾屍の状態で残存させる失活歯髄切断法とがある．[434] ⇨参歯髄処置→1291

ダンス療法 dance therapy 狭義には，ダンスやムーブメントによって心身の不調を改善するユニークな方法であり，広義には，ダンスやムーブメントを通じて身体的・精神的・社会的健康の維持・増進・回復・保持を求めること．1940年代からアメリカで現代的なダンス療法が始まった．1992(平成4)年には日本ダンスセラピー協会が設立．ダンス療法は精神療法であると同時に身体運動療法でもあり，自己との対話，他者とのコミュニケーションを促進し，心地よさ，楽しさ，さらに踊りによってハレを演出し，自然治癒力を増進させ，共同体のなかでの相互の対話をもたらすことをも期待するものである．[1025] ⇨参芸術療法→859

弾性 elasticity 伸展・圧縮などの外的な力によって変形した組織がもとに戻ろうとする性質．超音波領域では物体のかたさを指す．[955]

男性オルガズム障害 male orgasmic disorder 一連の性的刺激によって，興奮が高まり，クライマックスに達する瞬間に感ずる恍惚感をオルガズムと呼び，オルガズム障害とは，心理的あるいは器質的原因のために，オルガズムがまったく起きないか，非常に遅れる状態を指す．本来男性においては少ないが，勃起があり性交と射精があってもオルガズムに至らず，かえって不快感，局所痛，頭痛などを起こす状態を男性オルガズム障害という．[878] ⇨参オルガズム障害→414

男性化 virilization, masculinization ［**ビリリズム**］ 女性においてアンドロゲン(男性ホルモン)過剰により男性の身体的特徴を示すこと．原因としては卵巣や副腎のアンドロゲン産生腫瘍，多嚢胞卵巣症候群などがある．男性化の前に稀発月経や無月経となる脱女性化defeminizationが起こり，さらに進むと男性化を示すようになる．男性化の症状としては男性型多毛症hirsutism，痤瘡(にきび)，皮脂腺分泌の増加，陰核肥大clitoromegaly，低声化，前頭部の脱毛，性欲亢進，筋肉の増大などがあげられる．先天性副腎皮質過形成の母体から出生した女児に新生児期から男性化を認めることがある．また，女性だけでなく，新生児期にすでに男性化徴候を示す男児に対してもこの用語を使うことがある．[845] ⇨参男性型多毛症→1944

男性科学⇨同男性学→1944

男性学 andrology ［**アンドロロジー，男性科学**］ 女性における婦人科学に相応する概念．男性の独自，特有の身体生理やさまざまな病態のほか，精神的な分野にもまたがる幅広い領域を包括する．性の分化，男性二次性徴，精巣の諸機能，内外性器系の先天性異常や腫瘍性病変，各種の内分泌性疾患，インポテンス(ED)，男性更年期，男性としての老化などに関係する基礎的，臨床的な諸問題が取り上げられている．[1431]

男性化腫瘍 virilizing tumor⇨参男性ホルモン(アンドロゲン)産生卵巣腫瘍→1945，男性ホルモン産生副腎皮質腫瘍→1945，ホルモン産生卵巣腫瘍→2720

男性〔仮性〕半陰陽 male〔pseudo〕hermaphroditism 性染色体はXYの男性型で，精巣がありながら，外性器は女性型をとる．内・外性器の分化異常によるもので，アンドロゲン受容体の欠損や異常，アンドロゲン合成酵素の異常，ゴナドトロピン抵抗性精巣，抗ミュラー管ホルモンの欠乏や異常などが発生にかかわっている．本症を発生する疾患として精巣女性化症候群，アンドロゲン不応症がある．真性半陰陽では性腺が両性的であるのに対し，仮性は精巣のみで，偽半陰陽とも呼ばれる．男性ホルモンが分泌されるにもかかわらず働かず，外性器は女性型に分化し，乳房の発育も認められる．子宮と卵管は発育せず腟は盲端に終わるため，月経は発来せず，主訴は原発無月経．性腺腫瘍などへの悪性変化の予防のために精巣を摘出して，女性ホルモンを補充する．[998] ⇨参仮性半陰陽→506

男性型骨盤 android pelvis 男性のような特徴を示す女性骨盤の型．骨盤入口部の形態の異常の1つであり，仙骨側が狭くハート形を示し，分娩時の障害を起こしやすい．[1323]

男性型脱毛症 androgenetic alopecia；AGA, male pattern alopecia ［**壮年性脱毛症，AGA**］ 遺伝的素因に基づいて思春期以後に雄性優位に頭頂，前頭に一定のパターンをもって出現する進行性の脱毛症であるが，女性の場合は男性と異なり頭頂を中心とした脱毛となる．日本人男性における発症頻度は20-60歳で約30%である．脱毛と呼ばれるが毛包が消失するのではなく，頭頂，前頭の硬毛の成長期が短縮し軟毛となる毛包のミニチュア化現象が病態である．毛周期は毛乳頭細胞と上皮系毛包細胞の相互作用により維持されるが，男性型脱毛症では毛乳頭細胞から成長期を抑制する因子が分泌され，成長期が短縮すると考えられている．[140]

男性型多毛症 hirsutism 女性においてアンドロゲンに支配される発毛が亢進している男性化virilizationの一徴候．アンドロゲンは顔面，胸部，下腹部～恥骨上方，大腿前面などの発毛を制御しており，アンドロゲン過剰の女性においてこれらの部位の発毛が顕著になる．恥毛は女性では逆三角形の女性型恥毛がみられるが，アンドロゲン作用により菱形の男性型恥毛を示す．原因としては多嚢胞卵巣症候群が頻度的に多く，まれに卵巣や副腎のアンドロゲン産生腫瘍による場合がある．多毛症hypertrichosisはアンドロゲン支配領域だけでなく，全身に均等に発毛が亢進した病態を呼び，男女

ともにみられる.[845]

男性化副腎腫瘍 virilizing adrenal tumor ［男性化副腎腺腫］ 副腎腫瘍，特に副腎皮質から発生する腫瘍のうちの10-20% は何らかのステロイドホルモン分泌能を有すると考えられている．これらのうち男性ホルモンを過剰に分泌して，女性では男性化徴候を示し，男性ではその性徴が促進するものを男性化副腎腫瘍と呼ぶ．分泌されるホルモンはテストステロンのほか，アンドロステンジオン，デヒドロエピアンドロステロンなどである．女児と中年の男女に多くみられるが，発生頻度としてはきわめてまれ．癌と腺腫はおよそ半々である.[1431]

男性化副腎腺腫 virilizing adrenal adenoma⇨同男性化副腎腫瘍→1945

弾性血管 elastic vessel ［弾性動脈］ 血管系(動脈系)は大きく弾性型の動脈と筋型の動脈に分けられ，前者は内膜から外膜(特に中膜)にかけて弾性線維が豊富で弾性血管と呼ばれ，後者は中膜に平滑筋が発達したもので，筋性動脈と呼ばれる．弾性血管は心臓から駆出された血液がまず通過する血管で，胸部大動脈が代表的.[226]

男性子宮⇨同前立腺小室→1799

単性視神経萎縮 simple optic atrophy⇨同原発性視神経萎縮→959

弾性ストッキング compression stoking ［サポーターストッキング］ 下肢の静脈還流を促すためのストッキング．高圧から低圧へストッキングの編み方によって圧の構造を段階的に変化させることで足の血流をスムーズにする．足首で18 mmHg，ふくらはぎで14 mmHg程度．静脈炎，静脈瘤，下肢の浮腫，下肢の疲れの予防などに用いられる．全身の血液循環の促進にもなる．さまざまなものが市販されている.[109]

男性性腺機能低下症 male hypogonadism⇨同精巣機能不全→1691

男性性腺ホルモン male gonadal hormone⇨同精巣ホルモン→1693

弾性線維性仮性黄色腫 pseudoxanthoma elasticum；PXE⇨同グレンブラド・ストランドバーグ症候群→841

男性ターナー症候群 male Turner syndrome⇨同ヌーナン症候群→2274

弾性動脈⇨同弾性血管→1945

弾性軟骨 elastic cartilage 軟骨は硝子軟骨，線維軟骨，弾性軟骨に区別される．弾性軟骨は硝子軟骨に似るが，軟骨基質中に多量の弾性線維を含む軟骨組織である．弾性線維は走行が不規則である．存在場所は，耳介，外耳道，耳管，喉頭蓋などがある.[532]

男性不妊 male infertility 生殖可能年齢にある男性が児を得ることを目的とし，正常な夫婦生活を1-2年続けながら妊娠成立をみない場合をいう．病因としては，造精機能障害，精子輸送器(精管など)の通過障害，副性器の障害があげられる.[474]

弾性包帯 elastic bandage レーヨン，ポリウレタンなどの弾性繊維を使用した伸縮性のある包帯．包帯を巻くことで患部に適度な圧迫力が加わり，しっかりと固定できるのが特長で，外傷性腫脹の抑制や捻挫，骨折の圧迫固定に効果を示す．弾力包帯も伸縮性，圧迫力という点で同じ特性をもち，用途も同じであるが，用いる繊維は純綿糸であり，それ自体の弾性はないが，特殊織，特殊加工を施して弾力をもたせたものである.[731]

弾性包帯法⇨同ソフトドレッシング→1848

男性ホルモン male sex hormone⇨同アンドロゲン→208

男性ホルモン産生腫瘍 androgen-producing tumor⇨同アンドロゲン産生腫瘍→208

男性ホルモン産生副腎皮質腫瘍 virilizing adrenocortical tumor 副腎皮質腫瘍(腺腫，癌)より分泌されるアンドロゲンにより男性化をきたす病態．小児例，癌腫例が多く，先天性副腎皮質過形成との鑑別が重要．血中デヒドロエピアンドロステロン(DHEA)とデヒドロエピアンドロステロン硫酸塩(DEHA-S)の上昇，尿中17-ケトステロイド(KS)の上昇を認め，テストステロン産生腫瘍はまれ．腹部エコー，CT，MRIで腫瘍局在を診断．治療の第一選択は外科的摘出術．ステロイド合成阻害薬ミトタンはステロイド低下と一部に腫瘍縮小効果を示す.[284,797] ⇨参男性ホルモン(アンドロゲン)産生卵巣腫瘍→1945，アンドロゲン産生副腎皮質腫瘍→208

男性ホルモン(アンドロゲン)産生卵巣腫瘍 male sex hormone(androgen) producing ovarian tumor ホルモン産生腫瘍の中でアンドロゲンを産生，分泌する卵巣腫瘍．セルトリSertoli間質細胞腫瘍，ライディッヒLeydig細胞腫，ギナンドロブラストーマ(卵巣男性胚細胞腫)，未分化胚細胞腫瘍が該当する．まれにブレンナーBrenner腫瘍，顆粒膜細胞腫，莢膜細胞腫，クルーケンベルグKrukenberg腫瘍でも産生する．男性化徴候がみられることがある．良性，境界悪性，悪性のいずれもがありうる.[998] ⇨参ホルモン産生卵巣腫瘍→2720

胆石イレウス gallstone ileus ［胆石性腸閉塞症］ 胆石によるまれな腸閉塞症．高度の胆嚢炎のため，腸管との間に内胆汁瘻が形成され，これを通じて巨大胆石が腸内へ落下して発症．胆嚢十二指腸瘻の場合が多く，閉塞部位は回盲弁が最も多い.[1394]

胆石嵌頓(かんとん) impacted gallstone 胆石が胆嚢頸部や胆嚢管もしくは総胆管末端に嵌入し動かなくなった状態を指す．胆道内圧の上昇により腹痛を訴える．胆道内圧を減じるため早期にドレナージを行い，胆石を排除することが重要．また，胆道の細菌感染の予防・治療を行う.[1394]

胆石症

cholelithiasis

【概念・定義】 肝ないし胆道系に固形物が生じることをいう．

【成因】 胆石ごとに成因は異なる．**コレステロール結石**には胆汁中のコレステロール増加や胆汁酸の減少などの代謝性因子と，胆嚢内胆汁の粘稠度増大や胆嚢収縮不全などの胆嚢性因子が関与．**ビリルビンカルシウム結石**の生成には胆道感染(主に大腸菌による)と胆汁酸量が関連．黒色石の主要成分はビリルビンカルシウムの重合体で，溶血性貧血や肝硬変，心臓弁膜置換術後に多いことから溶血と何らかの関係があると推定されている．また，胃切除後にも多く，迷走神経切断による胆汁うっ滞が一因とされている．**総胆管結石**は胆管内での生成と胆嚢や肝内からの落下が考えられる．**肝内結石**の大部分は肝区域内胆管枝の先天性形態異常に起因する胆汁うっ滞が原因とされている．

【疫学】 男性より女性に多く，加齢とともに増加．成人における頻度は5-7%，剖検例ではこれより高く，50歳代で10% 以上，80歳代で22%．わが国のコレステロール結石の頻度は70% であるが，純コレステロール結石は欧米に比べ低く10% で，混合石が50%，混成石が10%，色素胆石は30% を占める(黒色石15%，ビリルビンカルシウム結石15%)．部位別には大部分が胆嚢結石で85%，総胆管結石12%，肝内結石3%．

【症状】 胆嚢結石の半数以上は無症状胆石として一生経過する．仙痛発作は過食(特に脂肪性食品)や過労後に生じ，胆嚢の過収縮による胆嚢頸部への嵌頓により生ずる．右季肋部から心窩部にかけての圧痛と腹壁緊張を伴う．右肩や右背部への放散痛や狭心症類似の前胸部痛の場合もある．仙痛発作は数分から数時間で軽快するが，胆嚢炎を合併すれば持続性となり発熱を伴う．総胆管結石は胆管炎を合併することが多く，仙痛，発熱，黄疸は**シャルコー Charcot の三主徴**と呼ばれる．これにショックと意識障害が加わった場合には，**エンドトキシン血症**の存在が示唆され，急性閉塞性化膿性胆管炎が疑われる．発熱の典型例は悪寒戦慄を伴い弛張する．黄疸は一過性あるいは動揺性．肝内結石は多くは無症状で，肝膿瘍の合併や結石が肝外に移行した場合には発熱，疼痛を伴う．

【診断】 存在診断の第一選択は超音波検査であるが，総胆管下部の結石は描出が難しい．石灰化を伴う胆石は腹部単純X線写真やCTで描出できる．経静脈的胆道造影は胆管の描出に優れているが，より鮮明な胆管造影として通常は内視鏡的逆行性膵胆管造影(ERCP)を用いる．閉塞性黄疸を伴う場合には胆道ドレナージを兼ねた経皮経肝胆管造影(PTC)を行う．ERCPやPTCが不可能な場合には，MR胆膵管造影(MRCP)が有用．

【合併症】 胆嚢結石には種々の合併症があり，その場合には手術適応となる．胆嚢炎は頸部嵌頓に細菌感染が加わった場合に，胆汁性腹膜炎は胆嚢穿孔により発生．結石が胆嚢頸部ないし胆嚢管に嵌頓，さらに炎症が加わり，胆嚢頸部と胆管に癒着を生ずると，総胆管に圧迫性狭窄をきたす(ミリッツィ Mirizzi 症候群)．総胆管結石ではエンドトキシンショックに注意が必要．肝内結石は肝内胆管癌の発生も念頭におく必要がある．

【治療】 無症候性であれば経過観察することが多い．内科的治療には経口胆汁酸溶解療法や体外衝撃波結石破砕術(ESWL)があるが，純コレステロール結石でない限り効果が低い．外科的治療，特に腹腔鏡下胆嚢摘出術(ラパ胆)が一般的．総胆管結石には，まず胆管炎の沈静，次いで結石除去が行われる．胆管炎には抗生物質投与とドレナージ(経鼻的あるいは経皮的)を行う．結石除去には内視鏡的乳頭切開術や内視鏡的砕石術が行われる．肝内結石は難治性のため，病態に応じた治療を選択する．[279] ⇨参胆嚢結石→1953

胆石症の看護ケア

【ケアのポイント】 仙痛，発熱，黄疸の三徴候が観察のポイントである．その他に悪心や嘔吐がみられることもある．仙痛は胆嚢壁の収縮や痙縮によって引き起こされ，心窩部から右季肋部の痛みが特徴的だが，右肩甲骨や背部に放散痛として現れることもある．仙痛発作は激痛で，脂肪に富んだ食事摂取の2-3時間後や過労時，精神的緊張の強いとき，就寝後などに起こりやすい．仙痛，放散痛の有無や程度を観察し，適切な鎮痛薬，鎮痙薬を投与しながら疼痛を緩和する．また，疼痛と食事時間や食事内容との関係についても把握する．胆嚢炎や胆管炎を合併すると発熱を認め，ショックとなることがあるため，バイタルサインや血液検査データを把握し，早期発見に努める．黄疸は結石の嵌頓や急性胆嚢炎などによりみられ，皮膚や眼球黄染の有無と程度，白色便やビリルビン尿の排泄の有無について観察する．仙痛発作時は消化管や胆道系の安静のため絶食とし，輸液療法が行われる．症状が軽快すれば胆嚢の収縮を促す脂肪を制限した食事が開始される．結石溶解療法やESWL(体外衝撃波結石破砕術)，EST(内視鏡的乳頭切開術)など非侵襲的治療後は，仙痛発作の誘因を理解し，発作の誘発や再発をしないような日常生活指導を行う．暴飲暴食や高脂肪食品の摂取を避け，便秘は腸内細菌数の増加による腹部膨満が総胆管内圧を上昇させ，胆汁をうっ滞させるため予防するよう説明する．手術は結石の完全除去と胆石の再発防止を目的として行われる．開腹によるものと腹腔鏡下で行われるものがあるが，患者への侵襲が少ない腹腔鏡下で行われることが多い．手術への受け止めを確認し，術前不安を緩和するためオリエンテーションを行い，術後は胆汁瘻など合併症の早期発見と予防，感染予防に努める．手術後は，胆嚢欠如の状態に身体が適応して正常な脂肪の消化吸収を行うようになるまで下痢が起こることがある．術後の経過によってよくなることを説明し，脂肪摂取の制限はないが徐々に摂取するよう説明する．[1414] ⇨参胆石症→1945

胆石性腸閉塞症⇨同胆石イレウス→1945

胆石仙痛 cholecystalgia⇨同胆道仙痛発作→1950

胆赤素⇨同ビリルビン→2498

胆石破砕術 cholelithotripsy　コレステロール胆石あるいは大きくかたい胆石に対して有効な内科的治療の1つで，胆石を細かく破砕し排出させる療法．体外衝撃波破砕療法(ESWL)，内視鏡的胆石破砕法，経皮経肝胆道鏡(PTCS)による破砕などがある．体外衝撃波破砕療法とは，胆嚢内の結石に対し，体外から焦点を合わせて超音波を入射し，その衝撃で破砕する方法．適応は，石灰化のないコレステロール胆石で，径は2cm以下，数は少ないほどよい．胆嚢管が開存していることが条件となる．破砕後約1年間，胆汁酸製剤による溶解療法を併用する．消失率は1年観察で60-80%，再発率は約10%/年である．内視鏡的および経皮経肝的破砕法は，かたい結石，大きな結石に対して有効で，鉗子により破砕する．[1394] ⇨参胆嚢結石→1953，コレステロール結石→1136

胆石溶解療法 dissolution of gallstone　溶解剤を用いて胆石を溶解する内科的治療法．経口的方法と非経口的方法がある．前者はケノデオキシコール酸(CDCA)やその異性体であるウルソデ〔ス〕オキシコール酸(UDCA)などの胆汁酸製剤を投与する方法．胆嚢収縮機能がありX線透過性胆石で石灰化がなく(コレステロール結石)，径2cm以下が適応となる．消失率は約20% である．後者は胆管内に挿入したドレナージチューブからヘキサメタリン酸ソーダなどの溶解剤を直接投与する方法で，術後の遺残結石に対して施行.[1394] ⇨参胆嚢結石→1953

断節言語⇨同断綴(だんてつ)言語→1949

単線維筋電図 single fiber electromyogram；SFEMG 外套針の側面に先端の直径 25 μm の小さなプラチナ線を露出させたものを導出電極に用いて，直径 300 μm 以内の 1-2 本の筋線維から筋活動電位を記録するもの．この方法を用いて，従来の針筋電図では得られなかったジッター jitter 現象や筋線維密度など診断や定量評価に有用な所見が得られる.[1150]

単染色法 simple staining 単一の色素を用いて微生物を染める方法で，細菌などのスクリーニングに用いられる．レフレル Friedrich A. J. Löffler のアルカリ性メチレンブルー液，チール Franz Ziehl の石炭酸フクシン液などを使用.[324]

炭素 carbon；C 〔C〕 元素記号 C．原子番号 6．原子量 12.011．単体ではダイヤモンド，黒鉛，無定形炭素などの形で存在し，化合物も多数存在する.[182,732]

炭疽(そ) anthrax 〔D〕Milzbrand ［**脾脱疽**(ひだっそ)，**炭疽**(そ)**カルブンケル**］ 炭疽菌 *Bacillus anthracis* によって起こる感染症．途上国に多い．ウシ，ヒツジなどの草食動物が土壌中の炭疽菌の芽胞に感染して発症する．ヒトは感染動物やその組織(毛，皮革，肉)を介して感染する．ヒトからヒトへの接触感染は報告されていない．感染経路により，皮膚炭疽(創傷感染)，肺炭疽(経気道感染)，腸炭疽(経口感染)などの病型に分けられる．自然感染の炭疽のほとんどが皮膚炭疽であり，創傷部から感染後 1-10 日して小さな瘙痒性・無痛性の丘疹が出現し，丘疹は崩壊して潰瘍を形成する(黒いかさぶた)．未治療の場合の致死率は 10-20%．腸炭疽は感染動物の肉を摂食して発症する．症状は悪心・嘔吐，食欲低下，発熱で始まり，激しい腹痛と血性下痢がみられる．致死率は 25-60%．肺炭疽の発生はきわめてまれで，初期はインフルエンザ様症状であるが，数日後に呼吸困難やショック状態となる．未治療での致死率は 90% 以上．患者の血液，皮膚病巣，喀痰などからの炭疽菌の分離・検出により診断が可能である．治療は抗菌薬を早期に用いる．本菌は，ペニシリン，フルオロキノロン，テトラサイクリン塩酸塩などの抗菌薬に感受性がある．無莢膜弱毒変異株がウシやウマ用の予防生菌ワクチンとして用いられている.[324] ⇨参バシラス〔属〕→2370

炭素 11 carbon-11；^{11}C 炭素の放射性同位元素(ラジオアイソトープ)で，半減期は 20 分と短い．ポジトロンを放出し，メチオニンやアミン類などの主に小分子化合物の標識に用いられる．脳のアミノ酸代謝，神経受容体などを調べる核医学検査に利用される.[1488] ⇨参炭素 14→1947

炭素 14 carbon-14；^{14}C 炭素の放射性同位体．中性子数が通常より 2 つ多く不安定な状態であるため，放射線を放出し安定な元素(窒素 14，^{14}N)に変化していく．半減期(放射能が半分になる時間)が 5,730 年と長いため，炭素を含んだ遺物の年代測定に用いられる.[876,1488]

単層円柱上皮⇨参上皮組織の名称と機能→1456

淡蒼球 globus pallidus；GP，pallidum ［**レンズ核淡蒼部**］ 大脳深部にある神経核で大脳基底核の 1 つ．体性運動の調節に関与．内髄板によって内節と外節に分けられる．内節は線条体から γ-アミノ酪酸 γ-aminobutyric acid(GABA)作動性の抑制性入力とセロトニン線維を，視床下核からは興奮性入力を受ける．大脳基底核の出力は唯一内節からの GABA 作動性線維で，レンズ核束(H_1 野)，視床束(H_2 野)を通り視床腹側核群，内側中心核，手綱核へ，またレンズワナ束を通って脚橋被蓋核に抑制性線維を送る．黒質を大脳基底核に含めれば，淡蒼球のほかに黒質網様部から上丘への出力線維が認められる．外節は視床下核に GABA 作動性の抑制性出力を送ると同時に，そこから興奮性入力を受ける．このほか，黒質にも出力線維を送る．淡蒼球内節のニューロンは通常高頻度(50-100 Hz)の自発発射を示し，投射先を持続的に抑制しているといわれている．しかし，線条体からの抑制性入力によって抑制が解除(脱抑制)されると，投射先の領域の興奮性が上昇し，運動発現が引き起こされると考えられている．淡蒼球内節および視床腹外側核の定位凝固は異常な不随意運動であるバリスム，その他，固縮，振戦，寡動，ジスキネジーなど広範囲のパーキンソン Parkinson 症状に有効とされている.[1043] ⇨参大脳基底核→1895

淡蒼球ルイ体変性症 pallidoluysian degeneration バリズム ballism(不随意運動の 1 つ)および舞踏病様運動を主とするきわめてまれな家族性疾患．脊髄小脳変性症の一型である歯状核赤核淡蒼球ルイ体萎縮症(DRPLA)ときわめて近縁な疾患である．症状としては，全身性のジストニア，構音障害，姿勢反射障害，歩行障害などが特徴.[1150]

単層細胞培養 monolayer culture 細胞を容器の中で培養し，単層で増殖させること．組織や臓器から取り出し分離した細胞，あるいはすでに株化された細胞を，適当な栄養素の入った培養基に植えると，細胞は必ず 1 層の細胞層となって増殖していく．ウイルス実験によく用いられる方法.[862]

断層撮影法 tomography 一般的には X 線断層撮影を意味し，体内のある一定の層だけを周囲との重なりを避けてフィルム上に描出する X 線撮影法．目的とする層(病巣)の 1 点を軸に X 線管とフィルムを一定の関係をもたせながら移動させると，その点を中心とする層ははっきりと撮影され，他の層はぼけるという原理に基づく．CT や MRI の普及につれ，ほとんど行われなくなった.[264] ⇨参X 線断層撮影法→125

単相性うつ(鬱)病 monopolar depression⇨同単極性うつ(鬱)病→1934

単層扁平上皮 simple squamous epithelium⇨参上皮組織の名称と機能→1456

単層立方上皮 simple cuboidal epithelium⇨参上皮組織の名称と機能→1456

炭疽(そ)カルブンケル⇨同炭疽(そ)→1947

短速呼吸 ［**短促(息)呼吸**］ 胎児の急激な娩出を予防するために，分娩第 2 期における児頭の発露時から顔面の娩出まで(第 3 回旋)に産婦が行う呼吸法のこと．この時期は，産婦が陣痛発作時に努責を加えると娩出力が過度にかかりすぎ，児頭が急激に娩出することによって会陰裂傷や会陰切開創が延長してさらに裂傷を起こす恐れがある．努責感を逃し，児頭の急激な娩出を防ぐために，「ハッ，ハッ，ハッ，ハッ」と短く速いあえぎ呼吸である短速呼吸に切り換える．全身の力を抜き，両手を組んで胸の上に置き，呼吸に合わせてリズムをとるとよい．他の呼吸法と同様に，妊娠中から練習しておくことが大切．[1352] ⇨参会陰保護→350

短促(息)呼吸⇨同短速呼吸→1947

断続性言語⇨同断綴(だんてつ)言語→1949

断続性発語⇨同言語蹉跌(さてつ)→947

断続性ラ音 discontinuous sound⇨同湿性ラ音→1316

端側吻合 end-to-side anastomosis 管腔臓器(腸管，血管，胆管，尿管など)の吻合形式の1つで，管腔臓器の断端と側壁を縫合する方法．両管腔臓器の内腔に大きな差がある場合，断端部の血行状態に不安のある場合に適応となる．食道空腸吻合やルーY(Roux-en-Y)吻合が代表的なものであり，血管，尿管，胆管の吻合でもよく用いられる．[862]

●総肝管・空腸吻合(Roux-en-Y 吻合)

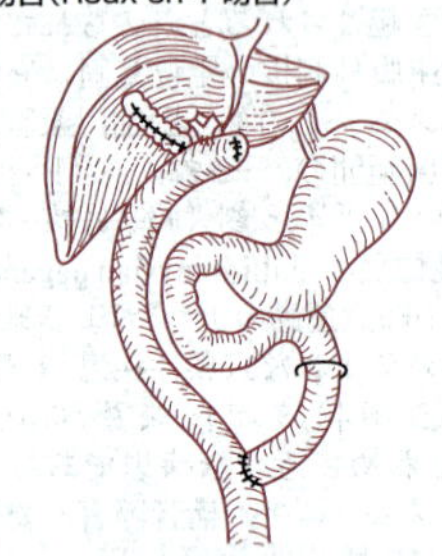

断続縫合 knotted suture⇨同結節縫合→923

単胎 single fetus，singleton 妊娠の際，子宮内で育っている胎児が1人のことをいう．[543] ⇨参多胎妊娠→1916

担体 carrier ［トランスポーター，結合タンパク質］ 血中あるいは生体膜に存在し，特定の物質と結合して，その輸送を仲介する物質のこと．通常は水溶性のタンパク質である．トランスポーター，キャリアタンパク質，結合タンパク質とも呼ばれる．[1335] ⇨参キャリアタンパク質→713

単体奇形 simple malformation 双胎が形成される中で起こる二重体奇形に対し，1つの個体に生じる奇形をいう．その種類は多彩であるが，特に臓器の重複や重症奇形のあるものを指していう場合が多い．[1631]

担体タンパク質 carrier protein ハプテン(低分子量でそれだけでは免疫誘導能のない単純な化合物)と結合して，免疫原性を与える役割を果たすタンパク質．T細胞依存性のタンパク質を用いると，担体タンパク質に対するT細胞が活性化され，その結果，B細胞も活性化されてハプテンに対する抗体がつくられるようになる．[1439] ⇨参担体→1948，キャリアタンパク質→713

担体輸送 carrier-mediated transport 担体を介する物質移動のこと．溶解性の低い物質が溶解性の高い担体と結合することによって，移動が容易になる．たとえば，脂溶性のホルモンは血中では水溶性の担体と結合して運ばれる．また，水溶性の物質が脂溶性の膜を移動するときには，膜に存在する水溶性タンパク質(担体)を介する．[1335]

短対立装具 short opponens hand orthosis ［短対立副子(スプリント)］ 母指を他の4指，特に第2指および第3指と対立位に保つために用いられる装具．特に手指および手の屈曲をつかさどる正中神経に麻痺がある場合に把持機能を促す目的で使用され，また他の対立機能障害を伴う際にも用いられる．種類としてベネット Bennett 型とランチョ Rancho 型，エンゲン Engen 型などがある．[818]

●短対立装具

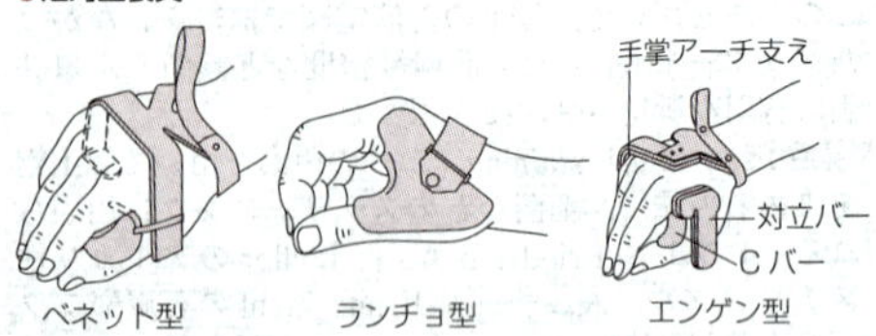

渡辺英夫(津山直一監，上田敏ほか編)：標準リハビリテーション医学 第2版，p.247，図3-124，医学書院，2000

短対立副子(スプリント) short opponens splint⇨同短対立装具→1948

タンタル tantalum；Ta ［Ta］ 元素記号 Ta．原子番号73．原子量180.9479．融点2,996℃，沸点5,425℃．灰黒色金属．高硬度で延性があり，体内で拒絶反応を受けることがないため医療材料(人工骨，インプラント)としても使用される．[182,732]

断端潰瘍 stump ulcer 上肢や下肢を取り囲むような侵蝕性の潰瘍で，スポロトリコーシス *Sporothrix schenckii* などの真菌や熱帯フランベジア *Treponema pertenue* などの寄生虫により感染性に引き起こされる．皮膚のみならず，筋をおかして骨に至ることもある．[1531]

断端管理 management of stump 創の状態を観察することとドレッシングの保持が大切で，外傷の場合の創は感染の有無が主となり，血行障害や糖尿病による壊死が原因で下肢切断した場合は感染はもとより皮膚の血行状態も十分にチェックしなければならない．特に大腿切断の際はドレッシング保持が困難で，ストッキネットで保持することもある．[89]

断端形成術 amputation stump plasty 主に外傷による手指の切断の際に行われる方法．麻酔下に断端部を十分に洗浄し，デブリドマンを行ったあと皮膚を縫合する．しかし，切断部よりさらに指が短くなるという欠点がある．一方，近年は断端形成術に比較すると治療期間は長くなるものの，創をラップやアルミホイルで覆ういわゆるラップ療法(閉鎖湿潤療法や密封療法)のほうが指の短縮を防げるため普及しつつある．[89]

断端幻影肢 stump hallucination 四肢を切断してしまった患者が，すでになくなった四肢からの感覚をずっともっているように感じる幻覚．四肢切断患者の90% 以上に現れ，そのうち少数が痛み(幻肢痛)を感じる．術前に痛みがあった患者に発生率が高く，術前・術後にかけて痛みを遮断しておくと幻肢痛の発現が減る．[1150]

断端支持ソケット⇨同末端負荷ソケット→2740

断端収縮 stump shrinkage ［断端成熟］ 切断早期の断端は，微細血管の出血，筋活動低下から循環作用が低下し組織内圧が上昇し，炎症を伴う浮腫，うっ血のためかたく腫れた状態となる．しかし，炎症や浮腫が改善するに従い，そのかたさは軽減してくる．その後，組織内の線維化が進行し断端は再びかたくなり，義肢装着に適した状態となる．この状態を断端収縮といい，断端成熟ともいう．この一連の過程を促進するために，弾性包帯による圧迫包帯などが行われる．[1557]

断端神経痛 stump neuralgia 切断肢の断端に感じる痛み．四肢の切断は必然的に末梢神経の切断を伴い，神経腫ができる．この神経腫が痛みの発生源になる．[1150]

断端成熟⇨同断端収縮⇀1948

断端痛 stump pain 断端形成術や切断術後に生じる疼痛．局所の感染，骨の突出，神経腫が原因であれば，治療により消失することもあるが，通常では痛みを引き起こさない刺激でも痛みを生じたり，痛覚異常過敏となることもある．[89]

端端吻合 end-to-end anastomosis 管腔臓器(腸管，血管，胆管，尿管など)の吻合で一般的に選択される方法．管腔臓器の軸が屈曲しないため最も生理的な吻合法とされ，管の断端と断端を縫合する方法．血管の場合は血栓を形成しないように外翻縫合を行い，消化管の場合は粘膜が外翻し縫合不全を起こさないように内翻縫合を行う．消化管では主にアルベルト・レンベルト Albert-Lembert 縫合やギャンビー Gambee 縫合などが行われている．[862]

短腸症候群 short bowel syndrome 種々の原因により小腸の広範囲の切除(成人では残存小腸が 100 cm 以下，小児では 50% 以下)が行われた後に，栄養素の吸収面積が減少するために生じる消化吸収障害の状態．小腸は栄養素の消化，吸収および消化管ホルモンの産生に関与する．しかし十二指腸，空腸，回腸の機能は同一ではなく，切除部位，切除範囲が栄養状態の予後を左右する．特に回腸を切除すると代謝障害を起こしやすい．症状は下痢や胃酸分泌過剰，易疲労感，体重減少，貧血などで，機能不全が高度になると生命も危ぶまれる．高カロリー輸液，成分栄養剤の経管栄養で消化管機能をカバーし，回復を待つ．[711]

胆泥 biliary sludge 胆嚢内の泥状あるいは砂状の物質．流動的なコレステロールゼリーで，胆石形成の前駆状態と推測されている．コレステロールやカルシウムなどの胆汁内成分の濃度の均衡の乱れにより，コレステロールが過飽和となり生じる．原因として胆嚢内における胆汁うっ滞があげられている．[1394]

ダンディー・ウォーカー症候群 Dandy-Walker syndrome ①頭囲拡大，②異常な頭の形，③水頭症の 3 つを主症状とする症候群．マジャンディ Magendie 孔とルシュカ Luschka 孔の先天性閉鎖が原因の発育異常とする説と，小脳レベルで起きた神経管の先天性閉鎖不全が原因とする説がある．一般に出生直後ないし 1 年以内に発見される．側脳室および嚢胞よりのシャント術が一般的な治療法である．[35] ⇨参アーノルド・キアリ奇形(症候群)⇀129

断綴(だんてつ)**言語** scanning speech ［**断節言語，とぎれ言葉，断続性言語**］ 連続的な発音に際して，個々の音節がゆっくりと刻まれるようにとぎれとぎれになる話し方で，小脳性構音障害の特徴．特に音節の開始が唐突になった場合は爆発性言語 explosive speech と呼ばれる．小脳症状である測定異常，筋緊張低下，反復拮抗運動不能，協動収縮不能などが構音器官に影響するために生じると考えられている．小脳障害では構音の抑揚が乏しくなり，リズムが乱れ，音節から音節への移行が滑らかにいかず，前後の音節が連続的につながって不明瞭となる．この話し方は不明瞭言語 slurred speech といわれるが，これは小脳性構音障害に限って用いられるわけではなく，球麻痺や仮性球麻痺でみられることも多い．[1150] ⇨参爆発性言語⇀2364

担鉄赤芽球⇨同鉄芽球⇀2065

担鉄赤血球 siderocyte 鉄顆粒を含む赤血球．プルシアンブルー Prussian blue 染色(ベルリンブルー Berlin blue 染色)によって検出できる．溶血性貧血，再生不良性貧血，悪性貧血などで増加し，鉄欠乏性貧血で減少する．[656]

単殿位 frank breech presentation 胎位異常である骨盤位(胎児の殿部や足が子宮内で先進しているもの)の 1 つの形態．母体骨盤入口部において胎児の殿部が先進し，下肢を身体の前で上方にまっすぐ伸ばして足先が肩の位置にある状態．骨盤位の中で最も多い．[1323]

胆道(路) biliary tract, bile passage 肝細胞から分泌された胆汁が肝内・肝外胆管を通り十二指腸に流れるまでの経路．胆汁は肝細胞から毛細胆管(隣接する肝細胞間にある細管状の間隙)に入り，実質とグリソン Glisson 鞘の境近くで一面が肝細胞で他の面が胆管上皮で覆われたヘリング管 canal of Hering，そして細い胆細管 bile ductule を通り，グリソン鞘内の小葉間胆管に入る．小葉間胆管は合流し左右の肝管となり，その左右肝管が合した総肝管(約 4 cm 長)は，肝十二指腸間膜内を通り，胆嚢からの胆嚢管と合流し総胆管(5-7.5 cm 長)をつくる．総胆管は肝十二指腸間膜右縁から十二指腸上部後方を通り膵頭上部の後ろの膵内を通過し，十二指腸下行部の後内側部で十二指腸壁を斜めに進入し，膵からの主膵管と合流して大十二指腸乳頭(ファーター Vater 乳頭)に開口する．肝管が胆嚢管と合流し総胆管になるところを三管合流部という．総胆管と主膵管の合流時，大多数は膨大部(共通管)を形成し開口するが，一部では共通管を形成せずに十二指腸に開口する．胆膵管膨大部(共通管)の長さが長いと合流異常となり，膵炎や小児の胆管嚢腫，成人の胆嚢癌，胆管癌の原因となる．肝管および総胆管は単層円柱上皮で覆われ，粘膜固有層には小さな胆管粘液腺がある．[829] ⇨参胆汁⇀1938

胆道運動失調症⇨同胆道ジスキネジア⇀1950

胆道炎 inflammation of biliary tract 広義には肝内外のすべての胆汁輸送経路の炎症を意味するが，通常は，胆嚢を含む肝外胆管系の炎症を指すことが多い．胆嚢炎は経過により急性と慢性に分かれる．急性の大部分は細菌感染によるもので，胆石や胆汁うっ滞の存在が促進因子となっている．典型例では，発熱，黄疸，右上腹部痛を示す．慢性胆嚢炎は細菌感染のほか胆石の機械的刺激も原因と考えられ，急性に比べ症状は軽いが，右上腹部痛を繰り返し訴えることが多い．胆管炎の大部分は，狭窄や閉塞による胆汁うっ滞を基盤にした細菌感染であるが，一部に膵液や異常な二次胆汁酸の逆流など化学的刺激によるものもある．症状は胆嚢炎と類似する．[279,1394] ⇨参胆道感染⇀1950

胆道回虫症 biliary ascariasis 本来は小腸に住む回虫が胆道系に入ったことに起因する疾患．回虫迷入症の

1つで，胆管炎や膵炎を起こす.[288] ⇨参回虫症→444

胆道癌 biliary tract carcinoma 肝外胆道系に発生する癌の総称で，胆嚢癌，胆管癌，乳頭部癌に分けられる．いずれも高齢者に多いが男女差があり，胆嚢癌は女性に，胆管癌と乳頭部癌は男性に多い．胆嚢癌は高率に胆石を合併することから両者の因果関係が推定されているが結論は出ていない．症候的には，早期の癌では合併する胆石や胆嚢炎の症状としての疼痛が主で，進行癌ではかたい右季肋部腫瘤を触知．胆管癌と乳頭部癌は黄疸を主訴に受診することが多い．黄疸の多くは進行性であるが，崩れやすい組織型のものでは消長することがある．中部胆管癌では胆嚢管を閉塞し胆嚢水腫を，下部胆管癌ではクールヴォアジエ Courvoisier 徴候を呈し，いずれも右季肋部に腫大した胆嚢を触知．肝外胆道系の癌を疑った場合にはまずCA 19-9やCEAなどの血中腫瘍マーカーの検査と腹部超音波検査を行い，次いでCT，MRCP，血管造影，直接胆道造影などで確定する.[279]

胆道感染 biliary infection 細菌によって引き起こされる胆道系の感染症．部位により胆嚢炎と胆管炎に分類される．胆汁は細菌にとって好適な培地であるので，ひとたび感染すると，胆道内では容易に細菌が繁殖し炎症が起こる．通常，胆汁うっ滞があると細菌感染が生じやすくなる．上行性の感染が最も多いが，リンパ行性・血行性に感染する場合もある．原因菌の多くは大腸菌で，クレブシエラ，エンテロバクター・プロテウスなどのグラム陰性桿菌があげられる．症状は胆嚢炎も胆管炎も類似しており，急性の場合は右上腹部痛，発熱，黄疸がみられ，慢性の場合は急性に比べ軽度ではあるが，右上腹部痛を繰り返し訴える．診断は超音波検査をはじめとする画像診断と十二指腸ゾンデなどで採取した胆汁の細菌学的検査でなされる．治療は病態により異なるが，根幹は抗生物質の投与である．壊疽性胆嚢炎，急性閉塞性化膿性胆管炎などの重症例では，経皮経肝胆道(胆嚢)ドレナージや外科的治療が必要となる.[279]

胆道気腫⇨同ニューモビリア→2241

胆道機能不全⇨同胆道ジスキネジア→1950

胆道鏡検査 cholangioscopy 内視鏡を胆道内に挿入し，胆道内の観察を行い，必要に応じて細胞診，生検を行う検査法．主に，胆管癌の病巣の形態，広がりを調べ，進展度の評価を行うとともに，組織学的な確定診断を得るために施行．閉塞性黄疸の際，胆汁を排出するために行った経皮経肝胆道ドレナージのルートを広げて内視鏡を挿入する経皮経肝胆道鏡，口から挿入し，胆管の十二指腸開口部より内視鏡を進めていく経口胆道鏡，手術に際して，胆管切開部より内視鏡を挿入する術中胆道鏡に大別される．経口胆道鏡は，親子スコープという2本の内視鏡を用いて，親スコープにて内視鏡的乳頭切開術(EST)を行ってから，親スコープ鉗子チャンネルを通して，子スコープを胆管内に進めていく方法が主流.[60,279]

胆道狭窄 biliary stenosis⇨同胆道閉塞→1951

胆道系酵素 biliary tract associated enzymes アルカリホスファターゼ(ALP)，ロイシンアミノペプチダーゼ(LAP)，γグルタミルトランスペプチダーゼ(γ-GTP)，5′ヌクレオチダーゼなどの総称．肝細胞の毛細胆管側絨毛，胆管上皮などに存在．肝内胆汁うっ滞あるいは閉塞性黄疸では，排泄障害に加えて胆管内圧亢進のため肝での産生が亢進し血中で高値を示す．血清ALPは電気泳動法によるアイソザイム分析で，肝性(ALP 1,2)以外に骨(ALP 3)，骨盤(ALP 4)，小腸(ALP 5)を起源とする5種に分離され，鑑別診断上有用な情報となる．γ-GTPはアルコール性肝障害や抗てんかん薬などのある種の薬剤服用時でも酵素誘導を受けて活性が上昇する.[1394]

胆道結石 biliary calculus 肝外胆道系に発生する胆石のことで，胆嚢内結石と総胆管結石に分けられる．典型例では仙痛，発熱，黄疸を呈するが，胆嚢内結石は無症状例も多い．各種画像検査法を用いて診断するが，腹部超音波検査が第一選択.[279] ⇨参胆石症→1945

短頭合指症⇨同アペール症候群→173

胆道再建術 reconstructive operation of biliary tract, reconstruction of biliary tract 胆管の狭窄，閉塞あるいは損傷に対し，これを解除し，消化管への流路を形成する手術の総称．病変の種類，部位，範囲によって術式は異なる．吻合する胆管は肝内胆管，肝門部胆管，肝管，総胆管，胆嚢のいずれかで，消化管は主として空腸もしくは十二指腸である．それらの組み合わせや吻合法によって，胆管空腸吻合術や胆管十二指腸吻合術など種々の術式がある.[1401]

胆道ジスキネジア biliary dyskinesia ［胆道機能不全，胆道運動失調症］ 胆道系(胆嚢，胆管，オッディ Oddi 括約筋など)に炎症，胆石，腫瘍などの器質的疾患がなく，胆嚢や括約筋の緊張亢進あるいは低下など機能異常によって，上腹部に疾病を呈する疾患．診断には器質的疾患を除外する必要がある．疼痛は胆石症に似た背部痛，一過性の発熱を伴うこともある．胆嚢壁とオッディ括約筋は交感神経と副交感神経により支配され，相互の協調運動に失調をきたした場合本病態が惹起され，コレシストキニンに対する反応性の異常が原因と推定されている．緊張亢進性，運動亢進性，緊張低下性に分類される．治療は低脂肪性の食事，自律神経調整薬や利胆薬の投与など内科的療法が主体.[1394]

胆道仙痛発作 biliary colic ［胆石仙痛］ 胆石症の最も代表的な症状である発作性の激しい痛み．胆石が胆嚢管を通過するときや胆嚢頸部，胆嚢管，総胆管末端に嵌頓したときに発生．まれに，胆道内圧の急激な上昇や，胆道括約筋の痙攣性収縮でも起こることがある．脂肪の多い食事や過労などが誘因となりやすい．発作時の患者は冷や汗をかき，身をかがめて俗にいう「のたうち回る」ような痛みに襲われる．自然に消退することもあるが，通常，抗コリン薬やペンタゾシンなどの強力な鎮痛薬を必要とする.[1394]

胆道造影 cholangiography 造影剤を用いて胆道を造影する方法で，胆道の結石，腫瘍，炎症，狭窄などの診断に重要．間接法と直接法とに大別される．間接法には経口的胆道造影 oral〔cholecysto〕cholangiography，経静脈的胆道造影 intravenous〔cholecysto〕cholangiography があり，ときに両者の併用も行われる．前者は経口造影剤を服用12時間後から，後者は経静脈造影剤を単回投与または点滴注入30-90分後から撮影する．いずれも高度の肝機能異常や黄疸のある場合には造影不十分となる．直接法には，経皮経肝的に肝内胆管を穿刺する経皮経肝胆道造影 percutaneous transhepatic cholangiography(PTC)や胆嚢を穿刺する経皮経肝胆嚢造影 percutaneous transhepatic cholecystography，内視鏡的に十二指腸から逆行性に総胆管に造影剤を注入する内視鏡的逆行性胆道造影 endoscopic retrograde cholangiography(ERC)，術中胆道造影，Tチューブなどのドレーンないし瘻孔から造影する方法などがある．病態に応じてこれらの方法が選択されるが，超音波検査が普及して以来，間接法はほとんど行われなくなった．[279] ⇨参胆管造影法→1933，胆嚢造影法→1953

胆道損傷 injury of bile duct 胆道の損傷には，いわゆる術中損傷と外傷性損傷がある．ほとんどが術中損傷で外傷性胆道損傷はまれである．最近の急速な腹腔鏡胆嚢摘出術の普及に伴い合併症としての胆道損傷が増加している．損傷の程度により胆管端端吻合，胆管消化管吻合などの処置が必要となる．[1401]

胆道胆嚢シンチグラフィー⇨同肝胆道シンチグラフィー→641

胆道閉塞 biliary obstruction ［**胆道狭窄**］ 先天性と後天性(続発性)があり，先天性胆道閉塞には先天性胆道閉鎖症 congenital biliary atresia(CBA)，先天性胆道拡張症 congenital biliary dilatation(CBD)，胆管隔壁形成症(胆管膜様狭窄)などがある．CBA は新生児期から乳児期にかけて閉塞性黄疸を呈して早期に胆汁性肝硬変に至る予後不良の疾患．CBD は古くは総胆管嚢腫 choledochal cyst と呼ばれたが，拡張部位は総胆管に限らないことや，胆道の狭窄や膵・胆管合流異常を伴う例も多いことが判明している．胆管隔壁形成症は胆管のまれな先天的形成異常．後天性(続発性)胆道閉塞の原因は良性と悪性のものに分けられ，良性には総胆管結石，外傷性ないし医原性(術中胆道損傷)の胆道閉塞(狭窄)，ミリッツィ Mirizzi 症候群や原発性硬化性胆管炎，慢性膵炎など，悪性には，胆管癌，乳頭部癌，膵頭部癌のほか，胃癌など周辺臓器原発の癌の肝十二指腸間膜への直接浸潤や悪性リンパ腫の肝外胆管圧迫によるものなどがある．[279] ⇨参胆管閉塞→1934，胆管狭窄症→1932

単糖類吸収不全症 monosaccharide malabsorption ［**グルコース・ガラクトース吸収不全，単糖類不耐症**］ 小腸の消化吸収機能の障害による疾患で，単糖類(グルコース，ガラクトース)の吸収不全を呈する．[987] ⇨参糖質消化吸収不全症→2108

単糖類不耐症 monosaccharide intolerance⇨同単糖類吸収不全症→1951

胆道瘻(ろう)造設⇨同胆管瘻(ろう)造設術→1934

丹毒 erysipelas ［**聖アントニー熱**］ 皮膚局所の浅在性蜂巣炎であり，A 群溶血性連鎖球菌の感染で起こる場合が多い．顔面・下肢に好発し，突然の発熱とともに発赤と腫脹を生じる．ペニシリン系の抗生物質などで治療する．リンパのうっ滞がある場合などには同一部位に繰り返し発症することがあり，習慣性丹毒と呼ばれる．[1521]

単独 IgA 欠損症 isolated IgA deficiency⇨同IgA 選択的欠損症→66

丹毒様癌 erysipeloid carcinoma 乳癌の皮膚転移などにおいて，丹毒様の発赤・腫脹がみられる炎症性の転移性皮膚癌．癌細胞がリンパ管を閉塞し，炎症を伴う場合にみられる．[1521]

断乳 termination of breastfeeding ［**卒乳**］ 文字どおり乳を断つことを意味するが，2002(平成 14)年に改正された母子手帳から断乳という言葉はなくなった．離乳が順調に進み，母乳をもはや必要としない，ほしがらなくなるということで，栄養源としての母乳から卒業し，母親と自分の心をつないでいる乳房から自然に卒業していく過程を指す言葉として卒乳が用いられている．個々によりその時期は異なるが，2 歳くらいまでに卒乳する子の割合は約 8 割といわれている．[767]

胆嚢 gallbladder；GB 長さ 7-10 cm，幅 2.5-3.5 cm，内容量 40-70 mL の洋ナシ形をした胆汁の貯留器官．肝臓下面の胆嚢窩にあり，胆嚢上面は線維性結合織で肝臓にじかに接しており，下面は腹膜に覆われている．胆嚢は底部，体部，頸部に区別され，底部は前下方に向かい肝下縁を少しこえ，頸部は後上端に位置し，細くなり胆嚢管となる．胆嚢は漿膜(肝臓に接している部位では外膜)，筋層，粘膜層からなり，粘膜筋板を欠いている．胆嚢粘膜は円柱上皮で覆われ，粘膜面には縦横の多数の粘膜ひだがみられる．これは粘膜から連続し筋層から漿膜下層にまで達する樹枝状のロキタンスキー・アショフ Rokitansky-Aschoff 洞と胆嚢上面の頸・底部の線維性結合織層にみられ，ここには胆嚢と連絡しないルシュカ Luschka 導管がある．粘膜の小粘液腺は頸部にのみ存在する．胆嚢管は，胆嚢頸部から出て総肝管と合流し総胆管となる三管合流部までの約 3.5 cm 長の管で，粘膜面にらせんひだが存在する．胆嚢の機能として，胆汁の濃縮，貯留と排泄および粘膜からの粘液の分泌がある．肝臓からは連続的に胆汁が 0.5-1 L/日分泌されており，それを胆嚢内で 1/6～1/10 に濃縮し，胆嚢の収縮とオッディ Oddi 括約筋の弛緩により胆嚢内の胆汁を十二指腸内に排出する．(図参照⇒胆管→1931，膵臓→1619)[829] ⇨参オッディ括約筋→407

胆嚢アデノミオマトーシス⇨同アデノミオマトーシス→162

胆嚢炎

cholecystitis

【概念・定義】 胆嚢に生ずる炎症で，急性と慢性に分けられる．**急性胆嚢炎**の大部分は胆石による機械的閉塞が原因で，無菌的に発症し細菌感染が続発したもの．無石の急性胆嚢炎は，肝癌に対する肝動脈塞栓術，長期にわたる非経口的栄養管理下(長期の絶食のため胆嚢収縮刺激欠如により胆嚢内胆汁がうっ滞し，変質する)，後天性免疫不全症などの特殊な場合に限られる．慢性胆嚢炎の診断名は，超音波検査により胆嚢壁に肥厚を認めた場合に臨床的に頻用されるが，病理学的な裏づけなしに用いられることが多い．急性胆嚢炎が反復したり高度の胆嚢炎が保存的に治療された結果，胆嚢壁が破壊され胆嚢が萎縮変形(**萎縮胆嚢**)している場合，胆嚢内胆汁が粘液を混じた水様液に変化(**胆嚢水腫**)している場合，胆嚢壁にカルシウム沈着を生じた場合(**陶器様胆嚢**)などに用いる．

【病態生理】 急性胆嚢炎は，まず胆石嵌頓により胆汁の排出障害が起こり胆嚢は拡大緊満しその結果胆嚢壁に循環障害をきたす．さらにうっ滞胆汁による化学的な組織障害が加わり，一方で胆汁酸の脱抱合による遊離胆汁酸などの粘膜障害物質の増加が生じる．この無菌的過程ののち，少なくとも48時間以内に二次的な細菌感染を生ずる(急性化膿性胆囊炎)．うっ滞した胆汁は細菌感染の好適環境となる．感染は大腸菌，クレブシエラなどの腸内細菌によることが多い．さらに炎症が進むと壊死性胆囊炎から胆囊周囲膿瘍，横隔膜下膿瘍，広汎な腹膜炎へと進展．慢性胆囊炎では胆囊壁構造は高度に破壊された結果，線維化を生じ，胆囊収縮能は消失する．

【症状】 急性胆囊炎は，まず胆石仙痛で発症し，その後，悪寒戦慄を伴う発熱を生ずる．右季肋部に持続性疼痛と圧痛，筋性防御を認める．腫大した胆囊を触知することもある．黄疸の程度は胆管への炎症波及の程度によるが，軽度のことが多い．壊死性胆囊炎から広汎な腹膜炎を併発すると，敗血症に陥り重篤な病状を呈する．慢性胆囊炎は右季肋部の軽度の圧痛や不快感などを訴えるのみで症状は軽い．

【診断】 急性胆囊炎は，右季肋部の仙痛に続く持続性疼痛，腹壁の緊張，筋性防御，悪寒戦慄を伴う発熱などの臨床症状から疑う．腹部超音波検査で胆囊内に結石ないしデブリやスラッジ(胆囊内の沈殿物や浮遊物)，内腔の緊満，壁の三層構造を伴う肥厚を認める．胆囊外への病変の波及が疑われる場合にはCTが有用．末梢血の白血球増加やCRPの上昇を認める．血液生化学的には特異的な指標はない．アミノトランスフェラーゼやアルカリホスファターゼなどの胆道系酵素の上昇はないかあっても軽度にとどまる．ビリルビンの明らかな上昇はない．慢性胆囊炎では超音波検査やCTで胆囊壁の高度の肥厚，内腔の狭小化ないし消失を認める．陶器様胆囊は腹部単純X線写真でも描出できる．通常は血算や血液生化学的に異常値を示さない．

【治療】 急性胆囊炎に対しては内科的治療が先行する．絶飲食とし，十分な輸液で管理する．抗生物質の投与は必須．適宜，鎮痙薬や鎮痛薬を投与．高度に緊満した胆囊に対しては経皮的経肝的胆囊穿刺吸引や持続的ドレナージなどの減圧処置を行う．外科的手術は胆囊穿孔などの高度な合併症がない限り，待期的に行われる．慢性胆囊炎には内科的治療が主で，胆囊穿孔などの危険性があるときには胆囊摘出術を行う．[279]

胆囊炎の看護ケア

【ケアのポイント】 大腸菌，ブドウ球菌など細菌感染症によって発症し胆石症を合併していることが多い．急性胆囊炎は，胆石によるものが多く，胆石が胆管を閉塞し，炎症を起こす．無石胆囊炎の場合は，大腸菌や黄色ブドウ球菌による細菌感染が主な原因である．上腹部，右季肋部の激しい疼痛(仙痛発作)，発熱，悪心・嘔吐，黄疸がみられる．飲食を中止し，輸液療法，抗生物質投与などの治療を行うが，穿孔し腹膜炎を起こすと敗血症となるため，症状の変化やバイタルサイン，血液検査データに注意をし，観察することが重要である．悪寒・戦慄を伴う高熱が出ることも多く，発熱の有無や程度を観察し，状態に合わせた保温やクーリングを行う．腹痛，放散痛の有無や程度を観察し，激痛である仙痛発作には，適切な鎮痛薬，鎮痙薬を投与しながら疼痛を緩和する．胆管が閉塞している場合は，黄疸の有無と程度，白色便やビリルビン尿の排泄の有無を観察する．胆道内圧を下げるためには，経皮経肝胆道ドレナージ，内視鏡的経乳頭的胆汁ドレナージが行われる．胆道ドレナージ施行中は出血や感染によるショックを起こす場合があり，速やかに対処できるようにする．またドレナージ後は，胆汁の流出を確認し，バイタルサインに留意しながら，疼痛，腹膜刺激症状，排液の色，性状，量の変化を観察する．炎症症状が落ち着いたら胆囊の収縮を促す脂肪を制限した食事が開始となるが，腹痛，発熱の有無と程度を観察し，その症状と食事時間や内容との関連について把握する．胆囊炎の多くは胆石を有しているため胆囊摘出術が必要となり，穿孔，腹膜炎では緊急手術となることもある．手術後は，胆囊欠如の状態に身体が適応して正常な脂肪の消化吸収を行うようになるまで下痢が起こることがあるが，時間とともに改善するので，脂肪摂取の制限はないが徐々に摂取するよう説明する．慢性胆囊炎では，心窩部または右季肋部の鈍痛，不快感，悪心・嘔吐，脂肪摂取後や過食後に腹部膨満感などがみられる．日常生活指導として，暴飲暴食や高脂肪食品の摂取を避け，便秘は腸内細菌数の増加による腹部膨満が総胆管内圧を上昇させ，胆汁をうっ滞させるため予防するよう説明する．[1414] ⇨参胆囊炎→1951

胆囊外瘻(ろう)術 cholecystostomy 汚染胆汁を緊急的に体外に誘導するために行う術式．高齢者の急性胆囊炎や合併症を有する閉塞性黄疸のような一般状態の悪い患者が対象．手技が容易で手術侵襲も少ない利点がある．最近ではより侵襲の少ない方法として，超音波誘導下に経皮経肝胆囊ドレナージが広く行われている．胆石症の場合には，全身状態改善後に二期的に胆囊摘出術が行われる．[1401]

胆囊管 cystic duct 胆囊と総胆管を交通する全長2-3 cmの管で，胆囊頸部から続くらせん部と平滑部からなる．胆囊から総胆管に胆汁を輸送する働きをしている．[279] ⇨参胆管→1931，膵臓→1619

胆囊癌 gallbladder carcinoma 胆囊および胆囊管原発の癌．60-70歳代の高齢者が全体の2/3を占める．しばしば胆石を合併し，女性に多いので，胆石や女性ホルモンの関与が推定されている．胆囊腺腫からの悪性化も知られている．胆囊壁の構造は粘膜筋板を欠くためきわめて薄く，その直下にリンパ管，血管が存在するので，周囲臓器や肝に浸潤・転移しやすい．癌が胆囊内にとどまる初期には無症状のことが多く，大部分は癌が胆囊外に進展してはじめて腹痛，黄疸，体重減少，腫瘤触知などが認められる．診断には腹部超音波検査，CT，胆道造影が必要．胆石が充満する場合は，胆囊癌を見逃すこともある．十二指腸内からの超音波内視鏡や，胆道鏡を用いた狙撃生検あるいは胆汁細胞診も行われる．根治手術が可能の例は少なく，切除不能例ではドレナージの姑息的治療にとどまる．[1394]

胆囊管症候群 cystic duct syndrome 胆囊結石がなく，胆囊管に機械的な部分的閉塞を有するもので，胆囊からの胆汁排泄が障害されるため，胆石発作に似た食後の右季肋部痛が出現する症候群．診断には胆囊収縮薬による疼痛誘発試験などが行われるが，鑑別診断が困難なことが多い．胆囊摘出術が有効な治療法とされている．[1401]

胆囊空腸吻合術 cholecystoenterostomy ⇨同胆囊小腸吻合術→1953

胆嚢憩室 diverticulum of gallbladder 先天性あるいは後天性に胆嚢壁が部分的に袋様に陥没したもの．先天性は正常の胆嚢壁構造（粘膜，筋層，漿膜下組織，漿膜）を有する真性憩室で，比較的まれである．成因は胎生期の胆嚢肝管の遺残，胆嚢壁全周にわたる収縮輪の形成，ロキタンスキー・アショフ Rokitansky-Aschoff 洞の拡張などが考えられる．一方の後天性は仮性憩室と呼ばれ，胆嚢炎などで脆弱になった胆嚢壁が突出したもので，多発性で結石を有することが多い．[1394]

胆嚢結石 cholecystolithiasis, gallbladder stone, calculi within the gallbladder 胆嚢内にできる結石で，全胆石症の 70% を占める．わが国における胆石保有率は人口の約 10%，欧米では 15% 以上で，加齢とともに頻度は上昇．男性より女性に多い．一般に，胆石は成分から，コレステロール胆石（純コレステロール石，混成石，混合石），色素胆石（黒色石とビリルビンカルシウム石），およびこのいずれにも属さないまれな胆石に分類される．胆管胆石の多くはビリルビンカルシウム石であるのに対し，胆嚢結石の 70-80% はコレステロール胆石．元来，肝臓で生成される胆汁はコレステロール過飽和であるが，胆嚢内のコレステロール結晶析出促進因子と阻止因子のバランスが崩れるとコレステロールが結石として析出．胆嚢結石症の半数以上は生涯無症状で経過する（無症候性胆石）．典型的な症状は仙痛発作で，脂肪分の多い食後に心窩部から右季肋部にかけて激痛を生ずる．狭心症に類似した前胸部痛のこともある．大部分は腹部超音波検査で診断可能で，他の部位の結石の有無を知るために，さらに経口的ないし経静脈的胆管造影，内視鏡的逆行性胆管造影，CT 検査などを行う．治療については，無症状であれば経過観察とすることも多い．内科的には，経口的に胆汁酸製剤を投与する溶解療法，超音波による体外衝撃波破砕療法がある．外科的には胆嚢摘出術が基本で，従来の開腹法から最近は腹腔鏡下胆嚢摘出術が主流となっている．[279,1394]

胆嚢コレステローシス cholesterosis of gallbladder ［**イチゴ（苺）状胆嚢，かすり様胆嚢**］ 胆嚢粘膜面に黄白色の点状ないし網状紋様を認めるもので，組織学的には粘膜固有層の泡沫細胞（コレステロールエステルを取り込んだマクロファージ）とそれを覆う粘膜上皮で構成される．しばしばコレステロール結石を伴い，本症固有の特有な症状はない．[1394] ⇨[参]コレステロールポリープ→1136

胆嚢周囲膿瘍 pericholecystic abscess 高度の胆嚢炎により胆嚢壁に壊死・穿孔が生じ，細菌を含んだ胆汁が漏出し形成された胆嚢周囲の膿瘍．膿瘍形成の部位により，胆嚢床型，さらに肝実質へ進入する肝内型，細菌が胆嚢筋層内に入り下に膿瘍形成する壁内型，細菌が腹腔内に出て大網や横行結腸などの臓器との間に形成する腹腔内型に分類．主訴は著明な右季肋部痛と発熱で，筋性防御，ブルンベルグ Blumberg 徴候を呈したり，悪心・嘔吐を伴うことも多い．診断は単純 X 線写真，超音波検査，CT で行い，早期の開腹根治術が必要．[1394] ⇨[参]壊死性胆嚢炎→356

胆嚢収縮物質 cholecystokinetic substances 生理的な物質（消化管ホルモン）として，十二指腸・空腸粘膜から分泌されるコレシストキニン・パンクレオザイミン（CCK-PZ）がよく知られている．胆嚢を強力に収縮させ，同時にオッディ Oddi 括約筋の緊張低下をもたらし胆汁を十二指腸に排泄させる．これは同時に膵酵素分泌も促すので，膵機能の検査薬として用いられる．また，同じ部位から分泌されるセクレチンもコレシストキニンの分泌を促進することにより間接的に胆嚢収縮を促す．以前には，胆嚢造影の際に胆嚢収縮能をみるために卵黄製剤やセルレイン caerulein（セルレチドジエチルアミン ceruletide diethylamine）製剤が販売されていたが，現在は発売中止になっている．[279,1394] ⇨[参]セクレチン誘発試験→1727

胆嚢十二指腸瘻（ろう） cholecystoduodenal fistula 胆嚢と十二指腸の間に形成された瘻孔．胆嚢の周囲臓器への瘻孔形成のなかで最も多い．慢性胆嚢炎の合併症の1つ．腹部単純 X 線写真で，胆嚢内にガスを認める．治療は外科的に瘻孔閉鎖を行う．[1394]

胆嚢症 cholecystopathy 胆石症，胆嚢炎，胆道ジスキネジーなど胆嚢疾患の総称．さまざまな胆道系検査法が開発され，診断名が特定されるようになった現在ではあまり用いない．[1394]

胆嚢小腸吻合術 cholecystoenterostomy ［**胆嚢空腸吻合術**］ 悪性腫瘍による下部胆管閉塞に対する内瘻術の1つで，姑息的な減黄術．胆嚢を底部から体部にかけて切開し，切離挙上した空腸と吻合．さらにルーY（Roux-en-Y）の空腸空腸吻合を加える．胆管空腸吻合術に比べて手技的に容易であるが，三管合流部に癌浸潤が進むとドレナージが無効となるため，適応範囲は狭い．[1401]

胆嚢切開術 cholecystotomy 胆嚢摘出を行わずに胆嚢壁のみを切開する術式．胆嚢結石の切石術や胆嚢外瘻造設術を目的に施行される．胆嚢摘出術が困難または危険と思われる胆嚢炎重症例，肝硬変合併例，全身状態不良例など，特殊な場合のみ適応となる．[1401]

胆嚢腺筋腫症 gallbladder adenomyomatosis⇨[同]アデノミオマトーシス→162

胆嚢穿孔⇨[参]胆道損傷→1951

胆嚢造影法 cholecystography 経口胆嚢造影が一般的でスクリーニング検査としても行われていた胆嚢の描出を目的とする造影法．最近では超音波診断にかわられている．間接法と直接法に大別され，間接法は経口造影剤服用 12 時間後から撮影する方法と，経静脈造影剤をワンショットまたは点滴注入 30-90 分後から撮影する方法とがある．造影剤を検査前夜内服すると小腸から吸収され，肝臓から胆道系へ排泄されて胆嚢内で濃縮され，翌朝 X 線的に胆嚢が観察できる（現在，経口胆嚢造影剤は製造中止となっている）．直接法は経皮経肝的に胆嚢を穿刺し，造影剤を注入する方法．このほか，経静脈胆道造影，ERC（内視鏡的逆行性胆道造影法），ERCP（内視鏡的逆行性胆管造影法），MRCP（MR 胆管膵管造影法）などによっても胆嚢は描出される．[264] ⇨[参]胆道造影→1950

胆嚢胆汁 bladder bile ［**B 胆汁**］ 十二指腸ゾンデ法（メルツァー・リオン Meltzer-Lyon 法）にて胆管胆汁（A 胆汁）採取後，25 g/dL 硫酸マグネシウム 40 mL をゾンデから注入すると胆嚢に収縮反射が起こり，十二指腸内に流出してくる暗褐色の胆汁で B 胆汁とも呼ばれる．胆嚢内に存在していた胆汁であり，正常では暗黄褐色の粘稠な胆汁が約 20 分間で 20-60 mL 採取される．胆囊胆汁は胆管の閉塞や胆囊の収縮不全で欠如する．また排出遅延は胆道ジスキネジーにみられる．胆囊胆汁が膿性な場合は胆囊膿瘍が，血塊が混じっている場合には胆囊癌が疑われる．[677] ⇒参十二指腸液検査→1380

胆囊摘出術⇒同胆囊摘除術→1954

胆囊摘出〔術〕後症候群 postcholecystectomy syndrome 胆囊摘出術のあとに，右上腹部痛，発熱，黄疸など胆道の病変によると思われる症状が新たに出現したり，術前の症状が増強するような状態．原因は多彩で，術後胆道に出現した病変として胆管狭窄，胆管出血，胆汁瘻など，また術後の遺残あるいは再発病変として遺残結石，再発結石，遺残胆囊管，胆管炎などがある．頻度としては遺残結石による場合が多い．原因が解明されれば，それに応じた治療を行う．[1401]

胆囊摘除術 cholecystectomy ［胆囊摘出術］ 胆石，胆囊炎，胆囊腫瘍，胆囊癌の一部などが適応．手術は全身麻酔下に行い，胆囊動脈，胆囊管を結紮切離したあと，胆囊を肝床部より剥離，摘出する．胆囊管付近の処理が困難な場合は，胆囊の底部より剥離を始めることもある．総胆管結石があれば，引き続き総胆管切石術を行う．術後は感染，出血，胆汁瘻，黄疸などの合併症に注意する．従来，開腹下に行うのが基本であったが，最近は高度の癒着を伴う胆囊炎や胆囊癌以外に対しては気腹して腹腔鏡下に行う腹腔鏡下胆囊摘出術 laparoscopic cholecystectomy が主流となっている．[1401]

●腹腔鏡下胆囊摘除術

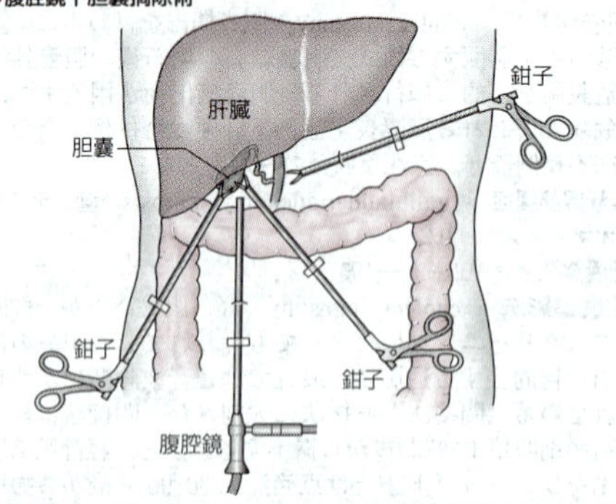

胆囊ポリープ gallbladder polyp 胆囊粘膜に生じた境界明瞭な限局性隆起性病変．組織学的に①コレステロールポリープ(ポリープの粘膜固有層にコレステロール含有の泡沫細胞を多く認める)，②過形成性ポリープ(ポリープ形成の主要素が上皮の過形成からなるもの)，③腺筋腫様過形成(肉眼的に胆囊壁が肥厚し，組織学的にはロキタンスキー・アショフ Rokitansky-Aschoff 洞が漿膜下に多数存在し，平滑筋や表面粘膜の増殖を伴う)，④腺腫(上皮細胞が腫瘍性に増殖するが異型性がない)，⑤癌(上皮細胞が乳頭状に増殖し，異型性を示す)，⑥炎症性ポリープ(慢性炎症性細胞浸潤を伴った上皮の過形成)などに分けられる．腺腫の一部に癌を伴う例も存在する．コレステロールポリープ，過形成性ポリープ，炎症性ポリープは癌化することはない．超音波検査の普及により健診などで多く発見されるが，その大多数はコレステロールポリープであり，5 mm 以下のことが多い．超音波像から正確にポリープの組織学的鑑別を行うのは難しいが，直径 1 cm 以上のコレステロールポリープは少ない．直径 1 cm をこえる場合は癌であったり，将来癌化する可能性がある腺腫のことが多いため，胆囊摘出の適応となる．[1394]

炭肺症⇒同炭粉沈着症→1959

痰培養⇒同喀痰培養→484

タンパク栄養不良症 protein calorie malnutrition⇒同栄養失調症→348

タンパク価⇒同プロテインスコア→2599

タンパク凝固反応 protein coagulation reaction 熱や振動などの物理的原因，および pH，塩濃度，界面活性剤，変性剤などによる化学的原因によって，溶液中のタンパク質は高次構造を失い，不可逆的に不溶性の固体に変化すること．不可逆的なタンパク質変性の 1 つ．[1097] ⇒参タンパク質の変性→1956

タンパク結合ヨウ素 protein-bound iodine；PBI ［血漿タンパク結合ヨウ素，PBI］ 血漿タンパク質と結合している有機ヨードであり，総サイロキシン(T_4)濃度を反映．現在，一般臨床検査としては用いられていない．[385]

タンパク細胞解離 albuminocytologic dissociation 中枢神経系に炎症が発生すると，通常，脳脊髄液中のタンパク量と細胞数が相伴って増加するが，ギラン・バレー Guillain-Barré 症候群，多発神経炎，脳脊髄腫瘍などではしばしばタンパク量は著しく増加するがそれに見合う細胞数の増加を認めない場合がある．これをタンパク細胞解離という．[1150]

タンパク質 protein ［プロテイン］ 生物の主要構成成分であり，基本的には 20 種の L-α-アミノ酸がペプチド結合を介して重合したペプチド鎖からなる．mRNA が翻訳されたアミノ酸配列が一次構造である．一般にタンパク質は細胞内輸送あるいは分泌に関するシグナルをもっており，各小器官に輸送されたり，膜成分として組み込まれたり，細胞外に分泌されたりする．輸送されたあと，あるいは分泌顆粒中でそれぞれ特有の高次構造をとりはじめて機能する．またタンパク質の一部が特異的なタンパク質分解酵素で順次切断されて機能を発揮することがある．成熟する過程をプレプロプロテイン，プロプロテイン，プロテインという．タンパク質はアミノ酸のみからなる単純タンパク質と金属，リン酸，脂質，核酸，糖，色素などが構成に加わる複合タンパク質に分類される．後者はタンパク質が機能を発現するために必須であることが多いが，発現している機能を修飾することがある(翻訳後修飾によるタンパク質の機能調節)．また形状により，球状あるいは線維状タンパク質に分類される．溶液中のタンパク質の形状は溶液の pH，溶解している塩あるいは共存する有機溶媒の種類や濃度，温度などによって変化する．すべてのタンパク質は固有の電荷をもっており，溶液の pH によって電荷が見かけ上 0 になることがある．この pH を等電点(pI)という．等電点付近ではタンパク質は沈殿しやすい．また溶液中の塩濃度を上げていくと，タンパク質が溶けやすくなり，さらに濃度を上げると析出するようになる．前者を塩溶といい，後者を塩析という．これは，タンパク質の表面の疎水性あるいは親水性の性状による．例として血清を硫酸アンモニウムの50%飽和にするとグロブリンは塩析するが，アルブミンは溶解していることが知られている．したがってタンパク質の等電点・電荷・塩析・分子量などの特性を利用して精製・分離・結晶化ができる．タンパク質の定量法は乾燥重量法，ケルダール Kjeldahl法，ビウレット Biuret法，ローリー Lowry法，ブラッドフォード Bradford法などがある．さらにゲル濾過，SDS-ゲル電気泳動，質量分析などを用いた方法がある．タンパク質の一次構造の決定には，cDNAのシークエンシング，プロテインシークエンサー，質量分析など，高次構造解析にはX線回折，中性子線溶液散乱，超遠心分析，NMR(核磁気共鳴)などを用いる．いずれも長所と短所がある．[1097] ⇨参タンパク質の高次構造→1955，タンパク質合成→1956，ペプチド→2630

タンパク質の一次構造 primary structure of protein

[一次構造《タンパク質の》，アミノ酸配列順序] タンパク質はアミノ酸がペプチド結合で連なった高分子化合物である．このアミノ酸どうしが脱水縮合して形成されるアミド結合(ペプチド結合)を介し生成されるポリペプチドのアミノ酸配列のこと．タンパク質の最も基本的な構造である．アミノ酸配列中，システインどうしでS-S(ジスルフィド)結合をつくるシステインがあり，この部位を含めて一次構造と定義．ポリペプチドのアミノ基を有する末端をN末端，カルボキシル基を有する末端をC末端という．一次構造はDNAの塩基配列から転写，翻訳されて決定されるので塩基配列に変異が起こるとコドンの変異に伴ってアミノ酸配列に変異が起こる．実際に鎌状赤血球貧血症は，βグロビンの1つのアミノ酸残基の置換(グルタミン酸がバリンに置換)によって起こる．一次構造の決定の方法として，cDNAの塩基配列よりアミノ酸配列を推定する方法，ペプチドのエドマン分解による自動プロテインシークエンサーを用いる方法，質量分析装置を用いる方法などある．特に修飾されたアミノ酸が含まれる場合，液体クロマトグラフィーと質量分析装置を組み合わせて解析する．ジスルフィド結合の部位は，タンパク質の還元状態と非還元状態でシステインのカルボキシメチル化を行い，両者を比較して決定する．[1097] ⇨参タンパク質の高次構造→1955，タンパク質の二次構造→1955，タンパク質の三次構造→1955

タンパク質の二次構造 secondary structure of protein

[二次構造《タンパク質の》] タンパク質の高次構造のうちペプチド鎖のカルボキシル基とアミノ基の間の水素結合(その他，疎水結合，静電的相互作用，ファン=デル=ワールス van der Waals力なども関与)によって形成される構造で，αヘリックスとβシート構造がある．両者はポーリング Linus C. Pauling(1901-94)が三次構造から提唱した構造様式であり，それぞれの構造には特定のアミノ酸残基を含む頻度が高い．この構造は主に結合エネルギーが低い水素結合で安定化しているため，熱，pH，変性剤，有機溶剤，界面活性剤などで比較的容易にその構造が壊れる．一次構造より二次構造はある程度予測できる．チョー・ファスマン Chou-Fasmanの方法がよく用いられる．[1097] ⇨参タンパク質の高次構造→1955，タンパク質の一次構造→1955，タンパク質の三次構造→1955

タンパク質の三次構造 tertiary structure of protein

[三次構造《タンパク質の》] タンパク質の二次構造に水素結合，疎水結合，静電気的相互作用が介在してつくり上げた複雑な立体構造で，構造上あるいは機能上から区分した単位をドメインという．新生タンパク質はすぐに折りたたまれず，分子シャペロンに保護されて各小器官に輸送されてから，他のシャペロンの助けにより最終的な三次構造をとるものがある．いずれも三次構造は機能を反映する(構造機能相関)．また三次構造はゆらいでおり，基質が酵素に結合することで，活性中心の構造が変化して触媒しやすくなったり(誘導適合 induced fit)，アロステリック効果があるタンパク質(多量体であることが前提)では，エフェクターの存在で構造が変化して機能に影響を与える．化学的因子(尿素，塩酸グアニジン)や物理的因子(熱)などで三次構造の構築を失うことを変性(アンフォールディング)といい，再びもとの構造に戻ることを再生(リフォールディング)という．アンフィンセン Christian B. Anfinsen(1916-95)は一次構造が三次構造を規定すると提唱した．特有の三次構造が変性したり，誤った折りたたみ(ミスフォールディング)が起こると特定の疾患が発症する(コンフォメーション病)．プリオンによるクロイツフェルト・ヤコブ Creutzfeldt-Jakob病がその一例である．三次構造を決定するには，タンパク質の結晶化を行いX線回折，NMR(核磁気共鳴)，X線，中性子線溶液散乱などを行う．また構造変化(タンパク質の変性，巻き戻し，折りたたみ)を追跡するにはこのほかに，蛍光法あるいは円二色性(CD)スペクトルなどがある．最近は原子間力顕微鏡を用いる研究も進んでいる．[1097] ⇨参タンパク質の高次構造→1955，タンパク質の四次構造→1955，タンパク質の二次構造→1955

タンパク質の四次構造 quaternary structure of protein

[四次構造《タンパク質の》] 同一あるいは異種のタンパク質が複数会合した状態．個々の構成タンパク質をサブユニットといい，会合体をオリゴマー(多量体)という．会合して機能的な構造を形成する微小管，複数の触媒機能をもつタンパク質が会合した脂肪酸合成酵素，単体では機能しないが四量体になって触媒作用をもつ乳酸デヒドロゲナーゼ，膜を貫通するように多数のタンパク質が会合して構成される膜透過装置やギャップ装置などの例がある．また，タンパク質がアロステリック効果を示す場合，オリゴマーであることが前提である．会合状態や会合解離の過程をとらえる方法として，X線回折法，凍結電子顕微鏡法，超遠心分析法，電気泳動法，ゲル濾過法などがあり，サブユニットどうしを結合させる架橋剤を利用することもある．[1097] ⇨参タンパク質の高次構造→1955，タンパク質の二次構造→1955，タンパク質の三次構造→1955

タンパク質の高次構造 higher order structure of protein

[高次構造《タンパク質の》] タンパク質の二次構造，三次構造，四次構造を含めた総称．タンパク質の高次構造は機能を反映しており，この機能・構造相関を研究する分野を構造生物学ともいう．また三次構造が構築される(折りたたみ，フォールディング)過程で二次構造が保持されたエネルギーの安定した状態が存在し，これをモルテングロビュールと呼ぶ．タンパク質の折りたたみや解離会合に関与する分子シャペロンとの関

連で注目されている．高次構造が失われる過程を変性(アンフォールディング)という．再びもとの構造に戻ることを再生(リフォールディング)という．タンパク質の三次構造は，一次構造によって決まるというアンフィンセン Christian B. Anfinsen (1916-95) の提唱はフォールディングやアンフォールディングの研究の礎になった．高次構造は水素結合，疎水結合，静電的相互作用，ファン=デル=ワールス van der Waals 力，ジスルフィド結合で特有の構造を維持しているが，タンパク質の周囲の環境によって構造がゆらぐことが知られている．[1097]

タンパク質の変性 **protein denaturation** タンパク質の高次構造の構築が崩れた状態．四次構造(オリゴマー)がサブユニットに解離し，さらに三次構造を安定化させている水素結合，疎水結合，イオン結合などが切断(タンパク質の共有結合は一般に保たれるが，切断されることもある)されると，分子構造の変化が起きて不規則構造(ランダムコイル)をとるようになり，機能を失う．変性を起こす物理的因子には熱，音波，放射線，化学的因子には pH の極端な変化(酸沈殿，アルカリ沈殿)や高濃度の塩，有機溶剤，尿素，グアニジン塩酸，あるいは界面活性剤などある．変性が起こるとタンパク質の水和状態が変化して沈殿したり凝固したりする．変性の最終的な分子の状態は変性を起こす条件により異なり，可逆的にもとの高次構造に戻ることがある(再生)．[1097] ⇒参タンパク質の三次構造→1955，タンパク質の四次構造→1955，タンパク質の高次構造→1955

タンパク質・エネルギー低栄養状態 **protein energy malnutrition；PEM** ［**エネルギー・タンパク質栄養失調症，PEM，ペム**］ ヒトが生きるために必要なタンパク質と，活動するために必要なエネルギーが不足した状態．マラスムス marasumus 型とクワシオルコル kwashiorkor 型の2つがある．マラスムス型は，骨格筋や脂肪組織の消耗が顕著で体重減少が著しいが，内臓タンパクは比較的保たれているため浮腫は観察されない．一方，クワシオルコル型は，タンパク質合成の抑制と異化亢進によって内臓タンパクの低下が著しく，下腿を中心に高度の浮腫を伴う．高齢者の PEM は，これら2つのタイプが混在したマラスムス・クワシオルコル型といわれ，体重減少と浮腫が同時に起こることがある．高齢者では，内臓タンパクの指標となる血清アルブミン(3.5 g/dL 以下)などの血液検査と，体重減少率をはじめ骨格筋量や体脂肪量の指標となる身体計測を組み合わせて評価する必要がある．[1564]

タンパク質過剰障害 タンパク質過剰摂取により体内に入ったアミノ酸は代謝されて脂肪に転換され，肥満の原因となる．また，アミノ酸が代謝され体外に排出される量が多いときに血液は酸性に傾くので，それを中和するために血液中に大量のカルシウムが必要となり，カルシウム摂取が不十分な場合に骨吸収が亢進し骨粗鬆症の原因となる．摂取タンパク質がプリン体の多い食物では高尿酸血症(痛風)の原因となる．[987]

タンパク質緩衝系 **protein buffer system**⇒同血漿タンパク質緩衝系→912

タンパク質キナーゼ⇒同プロテインキナーゼ→2599

タンパク質工学 **protein engineering** ［**プロテインエンジニアリング**］ 人工的に設計したタンパク質を遺伝子工学と化学合成を駆使して創製すること．設計されたタンパク質をコードする cDNA を遺伝子工学的に合成したり，既存のタンパク質をコードする cDNA をクローニングして，塩基配列の特定の部位の置換(部位特異的変異)あるいは部分の置換・挿入・削除などを行う．この cDNA をタンパク発現ベクターに挿入し，大腸菌・酵母・昆虫細胞あるいは動物細胞にトランスフォーム(大腸菌の場合)，あるいはトランスフェクションしたり，無細胞系でタンパク質を発現させる．より安定したあるいは，より生理活性の高いタンパク質や新規の機能を有するタンパク質が設計できる．また，細胞内の微量タンパク質や精製が困難なタンパク質を大量に得ることが可能．インスリンや成長ホルモンもこの方法で大量に合成しており，医療分野における応用も進んでいる．最近，化学的に糖タンパク質の全合成に成功し，糖を人工的に修飾したり，他の糖に置換したりすることが一部でできるようになった．この技術により，タンパク質の機能を改善させたり，抗原性を変えたりすることができる．また，タンパク製剤(エリスロポエチン)の生物学的半減期を長くすることが可能になる．また，この技術を用いてタンパク質の機能を研究するうえで重要な情報を得ることができる．[1097] ⇒参遺伝子工学→259

タンパク質合成 **protein synthesis** タンパク質の合成は DNA の情報を機能する分子に変換する過程である．合成の場は細胞質のリボソーム(膜結合型および遊離型)で，まず DNA の情報は mRNA に転写される．アミノアシル tRNA 合成酵素によりアミノ酸が tRNA とエステル結合して 20 種のアミノアシル tRNA が生成される〔セレノシステインに対しては tRNA (Sec) が対応〕．mRNA がスプライシングを受けたあと，mRNA がリボソームに結合して，さらにメチオニル tRNA (原核細胞では *N*-ホルミルメチオニル tRNA)，ポリペプチド鎖開始因子，ポリペプチド鎖伸長因子が結合して複合体を形成．以後 mRNA の遺伝情報に従って順次アミノ酸が結合してポリペプチド鎖は伸長する．特定のアミノ酸を表す遺伝暗号は3つのヌクレオチドの組み合わせ(トリプレット)から構成され，コドンと呼ばれる(各アミノ酸に対応するコドンは複数あり，真核生物と原核生物では共通であるが，それぞれの利用頻度は異なる)．一方，各アミノアシル tRNA には，それぞれコドンに対応するアンチコドンという相補的塩基配列をもつ．mRNA 上のペプチド合成開始の暗号を開始コドンといい，AUG (ミトコンドリアでは AUA も用いられる)が対応する．またペプチド合成中止の暗号を終止コドンといい，UAA，UAG，UGA などが対応する．新生タンパク質の N 末端のメチオニンは削除されることが多い．また新生タンパク質の N 末端アミノ酸のアミノ基に，アセチル基，グルタミル基，ミリストイル基などが結合してブロック化が起こる．さらにポリペプチド内にリン酸化，メチル化，グリコシル化などの修飾(翻訳後修飾)が起こる．修飾は細胞質や特定の細胞小器官で行われる．このようなタンパク質の生合成のほかに化学合成もある程度まで可能で，自動ペプチド合成装置が頻用されている．[1097] ⇒参転写→2083，翻訳→2723

タンパク質コントロール食 **protein control diet**⇒参特別食

→2151

タンパク質代謝⇨同タンパク代謝→1957

タンパク質チロシンキナーゼ protein tyrosine kinase ［**チロシンキナーゼ**］ 供与基質ATPからγリン酸基をタンパク質の特定のチロシン残基のヒドロキシル基に転移する反応を触媒する酵素(EC 2.7.1.37)で，ホスホトランスフェラーゼの1つ．細胞の形態変化，増殖，分化あるいはシグナル伝達さらに免疫応答，記憶に関与する重要な酵素である．チロシンキナーゼは受容体型と非受容体型に分類．受容体型として癌遺伝子(遺伝子産物)の *erb*B〔上皮増殖因子(EGF)受容体〕，*fms*〔コロニー刺激因子(CSF)受容体〕，*ros*(インスリン受容体)などがある．受容体型タンパク質は3つのドメインより構成され，膜の外側は受容体本体で，膜を貫通する部分は外部からのシグナルを変換しつつ内部に伝える機能(シグナルトランスダクション)をもち，細胞質にある部分はチロシンキナーゼ活性をもつ．一方，非受容体型は膜に接する癌遺伝子産物で，その癌遺伝子は *abl*，*fes*，*sac*，*yes* などがある．現在知られている癌遺伝子産物の過半数はチロシンキナーゼ活性をもっており，他のタンパク質のチロシンキナーゼ活性を促進する(細胞内シグナル伝達)．[1097] ⇨参発癌遺伝子→2377

タンパク質定量法 protein determination⇨同血清タンパク質定量法→919

タンパク質分解酵素 protease⇨同プロテイナーゼ→2598

タンパク質分解酵素阻害薬 ⇨同プロテアーゼインヒビター→2598

タンパク質リン酸化酵素⇨同プロテインキナーゼ→2599

タンパク質リン酸化反応 protein phosphorylation タンパク質の翻訳後修飾の1つにリン酸化があり，多くの場合タンパク質の機能に影響する．セリン，スレオニン，チロシン残基のヒドロキシル基がリン酸化酵素の触媒によってリン酸化される．主に癌遺伝子産物のチロシン残基のリン酸化はチロシンキナーゼが触媒．シグナル伝達の過程において重要な反応である．一方，セリン，スレオニン両残基のリン酸化を触媒する酵素はセリン・スレオニン(プロテイン)キナーゼと呼ばれる．プロテインキナーゼC，cAMP依存性プロテインキナーゼ，ミオシン軽鎖キナーゼ，カルモジュリン依存性プロテインキナーゼⅡ，カゼインキナーゼⅠなどが見つかり，生理的意義も解明されつつある．重要な役割の1つとして代謝調節がある．グリコーゲン代謝酵素のリン酸化，脱リン酸化を介して，グリコーゲン合成は調節される．合成系の律速酵素であるグリコーゲンシンターゼは，ホスホリラーゼbキナーゼやcAMP依存性プロテインキナーゼによってリン酸化されて不活性化し，ホスホプロテインホスファターゼによって脱リン酸化されて活性化する．一方，分解系酵素であるホスホリラーゼはリン酸化で活性化し，脱リン酸化で不活化する．このような制御システムをリン酸化-脱リン酸化回路という．[1097] ⇨参タンパク質チロシンキナーゼ→1957

タンパク水解物注入 protein hydrolysate injection 主に肝臓など動物臓器のタンパク質，タンパク結合物質に水分子を化学反応により付加することにより，タンパク質などをヒトの消化管の消化機能と同等にオリゴペプチド，アミノ酸，糖類，核酸などに分解することをタンパク質水解という．患者の栄養状態の改善のため，生成物を含んだ溶液をアミノ酸製剤として経静脈的に輸液する場合がある．肝不全状態に対する分岐鎖アミノ酸製剤(アミノレバン®，テルフィス®)，腎不全状態に対する必須アミノ酸製剤(キドミン®，ネオアミユー®)など，疾患により使い分ける．他方，患者の摂食に加え消化吸収が障害されている場合，経鼻胃チューブ，経皮的胃造瘻チューブ，空腸瘻チューブなどを介して消化管に消化態栄養剤(エレンタール®，エレンタールP®，ツインライン®)として注入する場合もある．投与法のいずれによらず，補給する窒素出納には十分な配慮が必要で血清残留窒素(BUN)上昇，アシドーシスに注意する．[1594]

タンパク制限食 protein restricted diet⇨同低タンパク食→2052

タンパク喪失性胃腸症 protein-losing gastroenteropathy；PLGE⇨同タンパク漏出性〔胃〕腸症→1958

タンパク代謝 protein metabolism ［**タンパク質代謝**］ 摂取した食物のタンパク質をもとに，身体を構成するタンパク質を合成(タンパク同化)し，また組織のタンパク質が分解(タンパク異化)されてエネルギーを産生する過程．狭義には後者を指す．食物タンパク質は消化管でペプシン，トリプシン，キモトリプシンによりペプチドに分解され，さらにペプチダーゼによってアミノ酸に分解．アミノ酸は腸管より吸収され，最終的に細胞中で新しいタンパク質に合成される．タンパク質の分解が亢進した結果，過剰のアミノ酸は肝臓でアミノ基転移反応によりケト酸になるのと同時に，αケトグルタル酸がグルタミン酸になる．グルタミン酸は，酸化的脱アミノ反応により，αケトグルタル酸とアンモニアになる．さらにアンモニアは尿素になる(尿素サイクル)．ケト酸はクエン酸(TCA)回路でエネルギー源として使用される．さらに過剰なケト酸はブドウ糖や脂肪として蓄積される．尿素は尿や汗の中に分泌される．したがって尿中総窒素排泄量がタンパク代謝の指標になる．成長ホルモンやアンドロゲンはタンパク合成を促進し，副腎皮質ホルモンは身体の構成タンパク質の分解を促進する．また癌末期の悪液質や糖尿病ではタンパク異化が亢進するためるい痩を呈する．ホモシスチン尿症，メープルシロップ尿症，フェニルケトン尿症などの先天性アミノ酸代謝異常や肝疾患ではタンパク質の代謝異常が起きる．[1097] ⇨参窒素平衡→1974

タンパク同化ステロイド anabolic steroid⇨同タンパク同化ホルモン→1957

タンパク同化ホルモン protein anabolic hormone ［**タンパク同化ステロイド**］ 男性ホルモン，成長ホルモンなどタンパク質を合成し，窒素平衡を正にするホルモン．アンドロゲン誘導体で性器に対する作用が弱く，筋肥大作用の強いステロイドをタンパク同化ステロイドといい，消耗性疾患患者に使用される．20種類ほど合成されている．[1047]

タンパク尿

proteinuria

【概念・定義】 尿中にタンパクが漏出している状態をい

た

い，通常，尿タンパク排泄量が成人で150 mg/日，小児で100 mg/日を超えた場合の尿．健常者でも尿中に微量のタンパクは存在するが，1日排泄量は50-100 mg程度．

【分類】 **生理的タンパク尿**と**病的タンパク尿**に大別され，後者はさらに次の3種類に分類される．①腎前性タンパク尿：血中にベンス=ジョーンズ Bence Jones タンパクや，ヘモグロビン，ミオグロビンなどの低分子タンパクが増加した場合にみられるタンパク尿．②腎性タンパク尿：糸球体腎炎，ネフローゼ症候群，膠原病，糖尿病性腎症などの糸球体障害による**糸球体性タンパク尿**と，ファンコニ Fanconi 症候群，腎毒性薬物の服用などの尿細管性障害による**尿細管性タンパク尿**．③腎後性タンパク尿：尿管，膀胱，尿道の炎症，腫瘍，結石などによるタンパク尿．体位性タンパク尿，運動性タンパク尿，熱性タンパク尿などは生理的タンパク尿で，病的タンパク尿とは区別する．

【診断】 一般に試験紙法による尿検査が行われる．試験紙法で尿タンパクが±(15 mg/dL)以上の場合，あるいはベンス=ジョーンズタンパク，尿細管性タンパク尿が疑われる場合にはスルホサリチル酸法を使用する．尿タンパク陽性でも，尿タンパクは体位などで排泄量の変動があるため，早朝尿または24時間蓄尿によるタンパク尿の定量を行う．病的タンパク尿と診断されたら腎生検を含めた精密検査が必要となる．[963] ⇨参起立性タンパク尿→787

タンパク尿の看護ケア

【看護への実践応用】 尿タンパクの基準値は，定性(－)，定量150 mg/日以下である．ほとんどの腎疾患で尿タンパクは陽性となるが，疾患によって尿タンパクの程度は異なる．尿タンパクが高度に出現する主な疾患には，糖尿病性腎症，慢性糸球体腎炎，ループス腎炎などがある．治療は，浮腫や高血圧にも注意しながらタンパク質や塩分量，水分量を調整した食事療法，腎臓に負担をかけないための安静療法と薬物療法がある．安静臥床は，有効腎血漿流量を増加させ利尿を促すことができ，浮腫の改善にも役立つ．薬物療法としては，ステロイド剤や，浮腫に対して利尿薬が用いられることが多い．特に，ステロイド剤服用については，不眠や抑うつ(鬱)状態などの心因反応の出現を注意深く観察し，早期に対応することが重要である．また，易感染状態にあるため，肺炎や尿路感染などの予防が重要となる．観察のポイントは，尿量と浮腫の程度，発熱，高血圧，全身の皮膚症状，食事，水分摂取量，食欲，全身倦怠感，不眠，ストレス状況，感染の徴候などである．

【ケアのポイント】 タンパク尿に随伴する症状には，浮腫，高血圧や倦怠感がある．これらの症状に対しては厳重なタンパク質摂取制限や塩分量，水分量の調整が行われるため，食事内容や方法の工夫が重要なケアとなる．また，安静制限はさまざまな日常生活活動に支障をきたすため，移動，排泄，清潔面での援助を行うとともに，異常の早期発見や感染予防に努める．利尿薬を服用している場合は，1日の水分出納を正確に観察する．ステロイド療法を行う場合は，抑うつ状態などの副作用出現に早期に対処する．また，種々の制限によるストレスに対処できるように，病状について十分に説明を行い，心理的援助にも留意して，安楽，安全な入院環境を整える．[763] ⇨参タンパク尿→1957，アルブミン尿→195

タンパク尿の選択性⇨同尿タンパクの選択性→2251

タンパク尿網膜症 albuminuric retinopathy⇨同腎性網膜症→1575

タンパク変性 albuminous degeneration, protein denaturation ［アルブミン様変性］ タンパク質分子が，生理的条件でとる固有の立体構造が失われる現象．共有結合の切断は伴わない．高次構造のみが破壊され，一次構造の変化は認めない．原因は化学的原因と物理的原因に大別．変性によって，生物活性の低下・喪失が起こる．[1531]

タンパク漏出性〔胃〕腸症 protein-losing enteropathy ［タンパク喪失性胃腸症］ 消化管粘膜から管腔内への血漿タンパク質(主にアルブミン)の漏出により低タンパク血症をきたす症候群．原因不明のリンパ管拡張症を伴う原発性と，ある器質的疾患に合併する続発性がある．続発性の原因は多彩で，巨大肥厚性胃炎(メネトリエ Ménétrier 病)，炎症性腸疾患，消化管癌など消化器疾患，および心疾患やアミロイドーシス，膠原病など全身性疾患などがある．症状は食欲不振，嘔気，下痢など消化器症状以外に，低タンパク血症による血漿浸透圧低下やうっ血性心不全による浮腫が特徴で，ときに胸水，腹水も認める．またカルシウムの管腔内への直接漏出や低アルブミン血症に起因する低カルシウム血症によりテタニー症状を呈し，免疫グロブリン喪失などから免疫不全状態に陥ることもある．診断には，血液検査で低タンパク血症，低アルブミン血症や低カルシウム血症を認めたうえで，タンパク質摂取不良，消化吸収障害，肝合成能の低下，尿中への喪失，慢性消耗性疾患などを否定する．診断確定には α_1 アンチトリプシンの糞便中のクリアランスをみる．また内視鏡検査(ときに生検)や消化管造影検査で原疾患の特徴的所見を同定する．原疾患の治療が原則だが，低タンパク血症，栄養不良，浮腫，低カルシウム血症によるテタニーなどには対症療法を行う．食事療法は低脂肪高タンパク食が基本で，成分栄養剤や中鎖脂肪酸を含む半消化態栄養剤も有効．経腸栄養が困難な際は中心静脈栄養下の栄養補給となる．著明な低タンパク血症や浮腫には血漿タンパク製剤や利尿薬を投与する．[1072]

短波長紫外線 short wave ultraviolet light；UVC, ultraviolet C 紫外線のうち，最も短い波長(10-290 nm)をもつもので，殺菌灯に用いられる．紫外線は，波長の長いものから順に長波長(UVA)，中波長(UVB)，短波長(UVC)に分けられ，波長が長くなるに従って皮膚深部へと到達する．UVCはオゾン層で吸収されるので地上にはほとんど達しない．[1521]

弾発(撥)股 snapping hip ［ばね股］ 股関節運動によって弾撥現象 snapping(靱帯や腱が骨などに引っかかること)を起こすと，そこで炎症をきたし股関節痛を生じる．関節外型と関節内型とがある．関節外型が大部分を占め，その中で股関節屈伸で腸脛靱帯が大転子上を滑動するときに生じる弾撥現象が最も多く，次は腸腰筋腱が腸恥隆起部で滑動するときに生じるものである．関節内型は関節内遊離体(骨軟骨骨折の骨片，骨軟骨腫症)，関節内介在物(関節唇，断裂した円靱帯)，関節軟骨の変性，股関節脱臼などで生じる．[237]

弾発指 snapping finger，trigger finger⇨同ばね指→2391

単発性骨髄腫 solitary myeloma 骨髄腫は骨髄実質から発生する腫瘍で限局性または汎発性に現れる．特に多発する傾向があり(多発性骨髄腫)，単発性のものは少なく，単発性のものから多発性へ移行するものもあり，多発性の初期像なのか区別しにくい．X線上，腫瘍結節に一致して骨質の融解吸収(打ち抜き像)が認められる．組織学的に腫瘍は多数の広汎性または小結節性の異常形質細胞の蓄積．罹患部位は種々の骨髄で，タンパク代謝異常としてベンス・ジョーンズ Bence Jones タンパク尿，血清中のγグロブリンの異常も認められることがある．[532]

単発性骨嚢腫 simple bone cyst，unicameral bone cyst ［**孤立性骨嚢腫**］ 骨嚢腫は多くは単発性である．少年期に上腕骨上部や大腿骨上部踵骨などの長管骨骨幹端部から骨幹にかけて好発．骨は空洞状となり骨皮質はやや膨隆して薄く，内部には漿液性液体が充満している．発生原因は不明で炎症でも腫瘍でもない．多くは幼児期に病的骨折を起こして発見されるが，他の目的のX線検査で偶然発見されることもある．病的骨折を起こした場合を除いては無症状．治療は病的骨折後そのまま治癒するものもあるが，開窓術で内圧を下げて治癒する方法，空洞内にステロイド注入する方法，空洞内に掻爬・骨移植する方法などがある．[532]

丹波雅忠 Tanbano Masatada⇨参医略抄(いりゃくしょう)→280

丹波康頼 Tanba no Yasuyori 平安時代中期の医師［912-995(延喜12～長徳元)］．中国からの渡来系氏族で，はじめは坂上氏と称した．丹波国天田郡(現京都府福知山市)または桑田郡(亀岡市)の生まれといわれる．984(永観2)年，康頼は隋・唐時代の200以上の医書をもとに，現存する日本最古の臨床医学全書『医心方』30巻を編纂して朝廷に献上した．これにより丹波宿禰姓を賜り，鍼博士，医博士，左兵衛医師を歴任した．以後，朝廷および江戸幕府の典薬頭は丹波氏と和気氏の子孫が代々世襲した．[983] ⇨参医心方→242

短波療法 short wave therapy 電磁波のうち周波数3-30 MHz，波長10-100 mのものを用いて，生体に深達性の温熱を与える治療法．皮下脂肪組織に対する温熱効果が高い．身体との間にらせん型のコイルやコンデンサー用の電極を用いる必要があり，近年あまり使用されなくなった．[820]

ダンピング症候群 dumping syndrome 胃切除後にみられる後期合併症で，食後に全身倦怠感，めまい，発汗，頻脈，動悸などの血管運動性症状と腹部不快感，嘔吐，下痢といった腹部症状を呈する．食後30分前後で起こる早期症状と食後2-3時間で起こる後期症状がある．前者は高張な食物が急速に腸内に入ることで循環血液量が減少，末梢血液量は増加するという不均衡と種々の体液因子の増加で腸蠕動亢進，血管運動性症状が起こり，自律神経のアンバランスも加わって発症する．1回の摂取量を減らし，回数で補うなど摂取法に気をつける．後者は胃貯留能の低下・消失によって短時間に大量の食物が十二指腸，空腸に排出され，グルコースの急激な吸収で高血糖をきたす．これに反応してインスリンが過剰分泌され低血糖となるが，拮抗するグルカゴンの分泌が追いつかず，低血糖症状が現れるのが本態とされる．速やかに血糖を補える糖類を摂取する．[711]

ダンプ dump コンピュータのもつ情報を，他のコンピュータ記憶媒体に転送して保持すること，または印刷すること，印刷物．[258]

単腹腔胎奇形 omphalodidymus 臍で結合する二重体の1つ．[1631]

炭粉沈着症 anthracosis ［**炭肺症**］ 気管から肺内に入った炭粉(直径5 mm以下)が沈着し，細気管支に黒色を帯びた結節を形成する肺病変．息切れなどを起こす．重症例では限局性の肺気腫を起こすが，症状がない場合も多い．[953] ⇨参塵肺(じんぱい)症→1596

単変量解析 univariate analysis 従属変数 dependent variable(目的変数)と独立変数 independent variable(説明変数 explanatory variable)との関係を1つの独立変数で分析する統計学的方法．例えば，肺癌罹患(従属変数)と喫煙(独立変数)との関係を分析することなどがこれにあたる．[1406] ⇨参多変量解析→1927

単包条虫 *Echinococcus granulosus* キツネ，イヌ，オオカミなどの小腸に寄生する2-7 mmの小型の条虫で，牧畜の盛んな地域に分布する．中間宿主はヒツジ，ウシ，ヤギなどで，幼虫がヒトに単包虫症を起こす．[288] ⇨参単包虫→1959

単包虫 unilocular hydatid(echinococcus) 成虫になるとイヌやオオカミなどの小腸に寄生する小型の条虫で，幼虫はヒツジ，ウシ，ウマなどの肝臓や肺などに寄生する．ヒトもヒツジやウシ同様に中間宿主となる．中間宿主体内にある幼虫の段階を単包虫，終宿主に寄生する成虫を単包条虫と呼ぶ．牧畜が盛んな地域に多い．[288] ⇨参単包条虫→1959，エキノコックス症→353

短母指屈筋⇨参足の筋肉・筋膜→148

短母指伸筋⇨参足の筋肉・筋膜→148

タンポナーデ tamponade ［**タンポン法**］ タンポン tampon はフランス語で「止めるもの」「栓」の意味．子宮頸部や腟壁，ときに子宮腔壁からの出血を止めるために，綿球やガーゼのタンポンを腟内にかたく挿入すること．また，臓器摘出，掻爬後の創面からの実質性出血，あるいは脈管からの出血が止血困難な場合，ガーゼなどをきつく充塡し，閉鎖腔の内圧が上昇する結果，血液，体液などを外に出さないようにする．一見，操作が似ているためによく対比されるドレナージは，血液，体液，膿汁などを外に排出させるための導管としてガーゼなどを挿入する．タンポナーデはドレナージと役割が異なり，両者は目的に合った使い分けが必要である．[881] ⇨参腟タンポナーデ→1975

ダンボルト・クロス症候群 Danbolt-Closs syndrome⇨同腸性肢端皮膚炎→2014

タンポン tampon⇨同腟内タンポン→1975

タンポン挿入法⇨同ガーゼタンポナーデ→422

タンポン法 tamponade⇨同タンポナーデ→1959

単麻痺 monoplegia 四肢のうちの1肢にのみ麻痺のみられる状態．末梢神経障害によるものと中枢神経系(脊髄あるいは脳)の障害によるものとがある．大脳病変による単麻痺は常に大脳皮質の病変を示すものであり，内包の高さにおける病変によって単麻痺をきたすことはまったくない．[1150]

断眠 sleep deprivation ［**睡眠遮断，睡眠奪取**］ 睡眠の

全部もしくは一部を人為的に奪うことによって，睡眠の果たす働きを解明したり，治療に用いたりすること．被験者をまったく眠らせない全断眠，入眠したのち一定時間後に覚醒させて，睡眠時間を短縮させる部分断眠，レム(REM)睡眠などある特定の睡眠段階を強制的に取り除く選択的断眠がある．うつ(鬱)病に部分断眠を行ったり，レム睡眠を取り除いたりすると，一時的に改善するが，その効果は数日しか持続しないことが多い．まれに断眠により躁転する(うつから急激に躁に変わる)こともある．[276]

淡明細胞 clear cell⇨同明細胞→2792

淡明細胞癌⇨参明細胞→2792

断面研究⇨同横断研究→393

断面調査⇨同横断研究→393

単盲検法⇨参盲検法→2815

短絡⇨同シャント→1361

短絡管合併症⇨同シャント合併症→1361

短絡管機能不全 shunt dysfunction⇨同シャント機能不全→1361

短絡形成手術《先天性心疾患の》 shunt operation ［**体肺動脈シャント**］ 肺動脈の血流量低下を伴う先天性心疾患に対する姑息的手術．ファロー Fallot 四徴症や肺動脈閉鎖症などの症例が適応．種々の術式があるが，現在では鎖骨下動脈と左または右肺動脈を直接吻合するブラロック・タウシッヒ法，人工血管を用いて作製するブラロック・タウシッヒ変法 modified Blalock-Taussig 手術がある．後者が主流．[867,1499] ⇨参ブラロック手術→2578

短絡電流 short circuit current ［**短縮電流**］ 細胞内外のイオン濃度・組成を等しくしたとき，膜電位を0にするのに必要な通電量で，これにより能動輸送による電流量を測ることができる．[1274]

短絡反応 short circuit reaction クレッチマー Ernst Kretschmer(1888-1964)は心因反応を原始反応と人格反応に二分したが，短絡反応は前者に属す．体験刺激によって生じた強力な衝動は人格的なフィルターを介さず，直接的に精神運動能力に達して行為として発現する．クレッチマーが例にあげているのは，地方から都会に子守奉公に来て間もなくの若い娘が強い郷愁の念に駆られ，故郷に帰るために，奉公している家族や子どもがいなければいいと考え，放火や嬰児殺しをしてしまう反応である．原始反応でも爆発反応(運動性触発：やみくもな暴行，意識混濁を伴う興奮)よりも複雑な形をとるとされる．基礎に精神発達遅滞，パーソナリティ障害，統合失調症の初期，認知症の初期が疑われる場合が存在する．最近では境界性パーソナリティ障害の短絡的な行動が頻繁にみられる．[1607]

短絡率⇨同シャント率→1361

単乱視 simple astigmatism 正乱視の主経線の屈折状態による分類で，直交する主経線の一方が網膜に像を結ぶ正視である乱視．他方が遠視であれば遠視性単乱視，近視であれば近視性単乱視という．[975] ⇨参乱視→2905，複乱視→2551

単量体⇨同モノマー→2828

胆緑素⇨同ビリベルジン→2498

短ループネフロン short looped nephron ［**皮質ネフロン，表在ネフロン**］ 糸球体が腎皮質の外層にあるネフロンのことで，ヘンレ Henle 係蹄の細い上行脚がなく，下行脚から太い上行脚に直接移行するので短い．[851]

断裂⇨同破裂→2403

談話心迫 pressured speech 〔D〕Rededrang 全身が活力に満ちあふれ，喋りたい欲求を抑えられず喋り続けること．秩序だった考えがなく，同じテーマが繰り返されたり，逆に話題がどんどん変わったりする．躁病や中毒性・器質性脳障害における躁状態などでもみられる．[1558]

た

ち

チアジド系薬剤⇨同サイアザイド系利尿薬→1148

チアノーゼ　cyanosis 〔D〕Cyanose ［**紫藍症，青色病**］ 皮膚色がシアン様に青緑色から青紫色になる状態．赤血球内にあり酸素と二酸化炭素運搬の役割を果たすヘモグロビンに酸素が結合せず，二酸化炭素が結合している状態(還元型ヘモグロビン)が増加して起こる．通常，還元型ヘモグロビン濃度が5 g/dL 以上で起こるが，貧血によりヘモグロビン濃度がもともと低い状態では起こりにくい．全身性(中枢性)と局所性(末梢性)があり，前者はうっ血性心不全や肺高血圧症などの心・肺疾患により，後者は局所のうっ血による．全身性チアノーゼは肺における酸素交換低下によるもので，局所性チアノーゼは血流低下により静脈内での還元型ヘモグロビンの増加による．[1468] ⇨参ヘモグロビン→2632

チアノーゼ仮死　cyanotic asphyxia ［**青色仮死，第1度仮死**］ 出生直後の新生児が，低酸素症とそれによる代謝性アシドーシスのもたらす病態のため第1呼吸(啼泣)の遅延や呼吸障害を示す結果として生ずる新生児仮死の病態のうち，筋緊張が保たれ，全身の皮膚が紫藍色のチアノーゼを呈している状態をいう．アプガースコア Apgar score の4-6点に相当．さらに悪化して筋肉が弛緩し，皮膚が蒼白でショック状態にあるものを白色仮死(第2度仮死)という．これら呼吸障害のため仮死状態を呈する新生児に対しては，人工呼吸法を実施することが必要である．[881] ⇨参新生児死亡→1567，アプガースコア→170

チアノーゼ群⇨参アボットの分類《先天性心疾患の》→175

チアノーゼ群先天性心疾患　cyanotic congenital heart disease；C-CHD ［C-CHD］ 先天性心疾患は，チアノーゼの出にくい非チアノーゼ群とチアノーゼの出やすいチアノーゼ群に大別される．動脈血中の還元ヘモグロビン値が5 g/dL をこえるとチアノーゼが出現する．チアノーゼの出る理由のうち，右→左短絡による静脈血の体循環への混入が最も重要である．心房レベルの短絡では総肺静脈還流異常，純型肺動脈狭窄，単心房，エプシュタイン Ebstein 奇形，三尖弁閉鎖などがあり，心室レベルの短絡ではアイゼンメンゲル Eisenmenger 複合，ファロー Fallot 四徴，二(両)大血管右室起始，総動脈幹遺残，単心室，共同房室口などがある．また大血管レベルの短絡には完全大血管転位，大動脈縮窄，大動脈中隔欠損，肺動静脈瘻などがある．[319] ⇨参先天性心疾患→1783，アボットの分類《先天性心疾患の》→175

チアマゾール　thiamazole 甲状腺ホルモンの生合成を阻害し，甲状腺機能亢進症の治療に用いられる抗甲状腺薬の1つ．作用機序は，甲状腺ペルオキシダーゼの活性を阻害することによってヨードの有機化とヨードチロシンの生成を低下させる．わが国のバセドウ Basedow 病治療の第一選択薬．副作用として，蕁麻疹，無顆粒球症，肝障害などがある．まれではあるが新生児奇形合併の報告がある．[26] 商メルカゾール

チアミン　thiamine ［**抗脚気(かっけ)因子，アノイリン，サイアミン**］ ビタミンB群に属する水溶性の化合物で熱に不安定．1910年，鈴木梅太郎が抗脚気因子，アベリ酸を抽出してオリザニンと命名した〔世界初のビタミン(ビタミン B_1)の発見〕．豚肉・緑黄色野菜・豆類・卵黄などに多く含まれる．チアミンは心血管系と神経系の機能維持に必要であるが，生体内では合成されないうえ貯留もされないので，毎日摂取する必要がある(0.5-1.5 mg)．摂取されたチアミンはATPと反応してピロリン酸エステルをつくり(チアミン二リン酸)補酵素作用をもつ．抗神経炎作用があり，欠乏すると主に神経系・循環系・消化器系に影響を与え，いらいらしたり情緒障害を起こすほか，食欲不振や脈拍増加，呼吸困難，不整脈などの症状が出ることがある．また欠乏が重篤になると脚気，ウェルニッケ Wernicke 脳症，コルサコフ Korsakoff 症候群を起こす．治療にはチアミン塩化物塩酸塩を用いる．[1097] ⇨参抗神経炎ビタミン→1020，ビタミン B_1→2453

地域医師　local medical doctor；LMD⇨同PMD→96

地域医療　community medicine, community health care 地域を単位として健康者を含めてすべての住民を対象に，健康水準の維持・向上を図る一連の組織的な活動をいう．WHO が提唱したプライマリヘルスケアの概念に基づいて，包括医療として健康増進，疾病予防，診断治療，社会復帰など幅広い保健医療活動を含んでいる．これらの活動を地域において自己完結的に進めることが基本．地域医療では近接性(地理的，経済的，精神的に受け入れやすい)，包括的(予防・健康教育を含めたケアからリハビリテーションを含む全人的，全科的な医療)，コーディネーション(専門医との連携，病診連携)，継続性(医療の継続，生涯にわたる健康記録)，責任体制(患者家族に対する説明，情報の提供，医療監視システムの確立，生涯教育，経営効率)，効率的医療供給体制および整備が重要である．[73]

地域医療学　community medical care 疾病予防を中心とする対人保健サービスと疾病治療を主とする臨床医学を融合させ，地域を対象に一貫性のある保健・医療サービスとして発展させようとするもので，保健・医療の包括性，継続性，地域性が特色．医療も健康増進，疾病予防，治療，社会復帰を総合する包括医療 comprehensive medicine としてとらえられるようになった．[904]

地域医療計画　community medical program, regional medical plan 1985(昭和60)年に「医療法」が改正された際に，新しく明記された計画．医療を社会サービスととらえ，その提供に計画性をもたせる役割を果たしている．これにより，都道府県は，医療圏の設定，必要病床数の配置，僻地医療および救急医療の体制整備，医療従事者の確保などの策定を義務づけられている．今後，病院・診療所間の連携やヘルスマンパワーの確

保，中間施設の位置づけ，高度医療機器の適正な配置と共同利用などについて検討が行われる.[904]

地域医療支援病院 center hospital in community, regional support hospital 1997(平成9)年の「医療法」改正で新しく創設された医療施設体系で，地域医療を担っている診療所や中小の病院などを支援するために，都道府県知事の承認により二次医療圏ごとに整備することになっている．二次医療圏内で大方の医療を完結させることを目的に，主として他の医療施設から紹介されてきた患者の診療にあたることが求められており，病床数が200床以上で，患者紹介率は原則80％以上であることが承認の条件．他に救急医療や医療従事者の教育・研修，あるいは医療機器などの共同利用を行う施設として位置づけられている．開設主体にも公的な性格が求められているが，一定の条件を満たせば医療法人などの民間の病院でも承認を受けることができる．また，地域の状況に応じて複数の施設を設けることが望ましいとされ，2009(同21)年3月現在，全国で196病院が承認されているが，患者紹介率の要件が厳しすぎるとの声が多く，紹介されてきた患者数だけではなく紹介した(逆紹介)患者数も加味した要件に変更されている．しかし，承認要件として紹介率が重視されてきたため，制度創設時の趣旨とは違った運用がなされているとの指摘もあり，制度のあり方についての見直しが進められている.[1010]

地域医療システム community medical care system 地域医療という概念のもとに，住民の生活の場で，保健・医療を包括的で連続的な一貫したシステムとしてとらえるもの．つまり，地域における保健所，市区町村保健センターなどの保健医療機関，一次医療機関，二次医療機関，三次医療機関などの相互医療連携が有機的に結合しているシステムをいう.[904]

地域活動支援センター 1999(平成11)年に精神障害者社会復帰施設の1つとして法制化された施設．「新障害者プラン」で平成19年度目標として約470か所の設置があげられ，人口30万人に対しておおむね2か所の割合で整備が進められてきた．支援センター事業が始まった当初は医療法人や社会福祉法人が運営主体の支援センターが多かったが，1999年以降はNPO法人などが運営する独立型の支援センターが増えていった．その機能は，精神障害者の地域生活全般の相談，指導，助言，憩いの場の提供，地域住民を対象とした啓発活動など多岐にわたっていた．それが，「障害者自立支援法」(自立支援法)の施行による福祉サービスの再編によって，2006(同18)年10月より新しいサービス体系に移行されることになった．「精神保健福祉法」によって規定されていた生活訓練施設，授産施設，支援センターなどの社会復帰施設は，自立支援給付対象事業所または地域生活支援事業所に，あるいは複数の事業を行う多機能型事業所に移行されることになった．「自立支援法」では，地域の実情に応じて柔軟に実施されることが望ましい事業として地域生活支援事業が定められており，その中の市町村地域生活支援事業の1つに地域活動支援センター事業がある．地域活動支援センターは実施する事業内容によって3つに分けられており，そのうちのⅠ型が支援センターの機能をイメージして設定されたものであると考えられる．Ⅰ型の地域活動支援センターは，専門職員(精神保健福祉士など)を配置し，医療・福祉および地域の社会基盤との連携強化のための調整，地域住民ボランティアの育成，障害に対する理解促進を図るための普及啓発を主な事業として行い，1日当たりの実利用人員をおおむね20名以上とすると定められている．また，委託相談支援事業を併せて実施することが必須条件となっているのが，Ⅱ型，Ⅲ型と異なる部分である.[1088]

地域看護 community health nursing 地域において生活しているさまざまなライフサイクルや健康レベルにある個人や家族，集団，地域を対象に，人々の健康への援助やQOL向上に向けての援助を看護の視点から活動として展開することをいう．ただし，現在のわが国では地域看護と公衆衛生看護という2つの用語が同義語あるいは一方に包括される用語とされ，地域看護に関する定義は確定していない．地域看護の活動には，行政機関で行われる活動と，在宅療養者を対象にした在宅看護活動，産業保健，学校保健が含まれ，それぞれに連携をとりながら活動することが求められている.[1128] ⇨参公衆衛生看護→1009

地域看護専門看護師 certified nurse specialist in community health nursing⇨参専門看護師→1796

地域ケアシステム community care system 定まった定義はないが，用語としては1980年代より聞かれるようになった．通常「支援やケアを要する住民が，住み慣れた地域で安心して自立した生活を続けられるように，地域の住民と保健，医療，福祉などの関係者，関係機関が，互いに必要な情報を共有し，協力し合い，力をつけ合い，包括的なニーズ把握と解決の方向性および総合的一体的なサービスの提供，調整，開発などについて，全体として組織的系統的かつ効果的効率的に検討し，まとまった機能を発揮する集合体」といえよう．実際に構築される地域ケアシステムの形態は多様で，対象とする分野やサービスの特徴に着目すると，①長期の支援やケアを要する状態や障害，疾病をもつ者を対象とするもの(要介護高齢者，障害児・者，精神障害者，生活力量の不足している家族など)，②医療依存の高い在宅療養者を対象とするもの(在宅酸素療法患者，ターミナル患者など)がある．目的別にみると，①効果的な個別支援，ケアを目指すもの(発生予防，啓発，発見，具体的援助，フォローアップなど)，②地域における支援，ケアの課題解決と体制整備を目指すもの(ニーズ集約，課題の明確化，解決策の検討，施策やサービス体制の改善，サービス開発に向けた意思決定者への提言など)がある．前者の主要メンバーは実務者，担当者であり，後者は機関の責任者(部長，課長など)である．地域ケアシステムを動かす核は，人脈づくりや情報網づくりといったネットワーキングであり，構成メンバー間の連携とパートナーシップが必須である．通常，対象を中心に当該システムが有機的に機能するよう協議する機会や場としてネットワーク会議(例えば○○推進協議会，○○地域ケア会議など)を設け，目標達成を推進する.[329]

地域健康調査 community health surveillance ある地域の健康水準，住民の意識，生活環境，生活実態，生活習慣，保健・医療・福祉環境など健康に直接関連した事項を知る目的で行われる総合的調査．地域の健康上

ち

の必要性 needs と地域特性を把握し，地域住民の包括的・計画的健康管理のための基礎資料を得ることを目的として行われる.[904]

地域産業保健センター regional occupational health centers 地域の産業保健活動の活性化を図る目的で，特に労働者数 50 人未満の小規模事業場の産業保健サービスを充実するために厚生労働省が郡市区医師会に委託して設置したもので，都道府県に数か所(鳥取 3 か所～東京の 18 か所)，2008(平成 20)年現在，全国では 347 か所に開設されている．健康相談窓口の開設，産業医や産業看護職の事業場個別訪問による産業保健指導の実施，産業保健情報の提供を業務としている．また，移動無料相談窓口の開設をしているところもある．労働者数 50 人未満の小規模事業場では，産業医を選任する法律上の義務がないことや，経済上の理由などで，事業者が独自に産業医を確保し，労働者に対する健康指導や健康相談などの保健サービスを提供することが十分できない状況があり，そのような事業場で働く人びとに対する保健サービスを充実する目的で，1993(同 5)年から設置され始めた．すべてのサービスが無料.[553]

地域支援事業 community support projects ①介護予防事業，②包括的支援事業，③その他の任意事業の総称．地域におけるケアマネジメント機能を強化することを目的に原則として市町村が実施主体となっている．①の介護予防事業には，65 歳以上のすべての高齢者を対象にした健康診査，運動機能の向上，栄養改善，閉じこもり予防などが含まれる．②の包括的支援事業には，要支援 1，2 の認定を受けた被保険者を対象とした介護予防マネジメント，総合相談，支援事業，高齢者虐待防止や消費者被害の防止などを含んだ権利擁護事業，包括的・継続的ケアマネジメントが含まれる．包括的支援事業は市町村が直接実施することが原則だが，適切，公正，中立かつ効率的に実施することができると認められる市町村社会福祉協議会や社会福祉法人などに一括して事業委託することが可能である．市町村または市町村から委託を受けた法人などは該当地域に地域包括支援センターを設置して一体的に包括的支援事業を実施している．③のその他の任意事業には介護給付費適正化事業，家族介護支援事業のほか，その他の介護保険事業運営の安定化および被保険者の地域における自立した日常生活の支援のために必要な事業が含まれる．後者の例としては，成年後見制度利用支援事業，福祉用具・住宅改修支援事業，地域自立生活支援事業が示されている．これら①～③の事業目的は介護保険の被保険者が要介護状態または要支援状態となることを予防し，要介護状態などになった場合にも可能な限り地域において自立した日常生活を営むことができるように支援することである．原則として当該市町村の住民だけが利用できる．2006(平成 18)年から新たに創設された介護サービスであり，「介護保険法」第 115 条 44 項に規定されている.[1197]

地域歯周疾患指数 community periodontal index；CPI⇨同 CPI→36

地域社会 community 社会学的概念であるコミュニティ community の訳語で，一定の地域に共同生活を営む社会的特徴をもった人々の集合体のこと．一般的には近隣を含めた市町村など共同生活の地域的単位ともいえる．リハビリテーションにおける地域社会とは，障害者や高齢者が自立した生活を営むことのできるネットワーク型の地域集団を指す.[1319]

地域集積性 space cluster，place localization ある事象が，ある地域で他の地域より多い頻度で認められることをいう．この事象が有病状態であって集積の状態が長期にわたって観察される場合，地方病的流行という.[1406] ⇨参地方病的流行→1980

地域診断 community diagnosis ［**地区診断，地区把握**］地域に暮らす人々の健康課題を明らかにし，それらを解決するための 1 つの方法であり，情報収集，アセスメント，計画，実施，評価という一連の循環した過程を指す．目的は，地域に暮らす人々とその家族の健康の維持，増進と生活の質の向上．情報収集として，人口統計学的特性，地理的特性，社会経済的特性，社会資源などの状況を把握することから実施することが多い．アセスメント，分析，診断は，地域で活動する専門職が，人々の健康と生活の質の向上を目的として，支援を計画，実践するための方策を検討するために実施する．保健師の実践においては，地区診断，地区把握という用語も使用され，地域に暮らす人々の健康課題に焦点を当て，地域の特性や固有の問題や課題を把握して，日々の活動に役立てている．しかし，地域診断過程から事業に直結した実践的な方法論や理論の整備が十分ではない点もあり，系統的な方法論の確立が望まれる.[635]

地域精神医学 community psychiatry ［**コミュニティ精神医学**］ 精神障害の予防や精神障害者の地域社会での効果的な治療システムを研究する精神医学の専門分野．第二次世界大戦後にアメリカで生まれ，ヨーロッパ，日本に広がった．アメリカでは当初，精神障害の予防に重点がおかれ，乳児期における母子分離を適切に解決することが試みられた．1960 年代からの脱施設化政策(公的病院の病床削減と地域精神保健センターの創設)により地域医療が本格化．それとともに疾患の早期発見と早期介入(二次予防)，リハビリテーション(三次予防)に関心が広がった．わが国では長年病院医療が中心であり，地域精神医学は立ち遅れたが，1970 年代後半より少しずつ活発化．関心領域は，地域における施設間の連携，精神科病院の機能分化，精神科病院における長期入院・社会的入院の解消，社会復帰施設の整備，精神保健福祉センターと保健福祉所との役割分担，就労の場の開拓，家族支援プログラムの開発，一般市民への普及啓発活動などである．また，「精神保健法」が 1995(平成 7)年に改正されて「精神保健及び精神障害者福祉に関する法律(精神保健福祉法)」となり，地域精神医療は保健・福祉分野へと広がりをみせてきている.[170]

地域精神保健 community mental health 地域社会の中で人びとの精神健康の保持，向上，および精神障害の予防，治療，社会復帰を包含する諸活動をいう．地域精神保健では精神疾患そのものを対象とするのではなく，地域で生活している人びとの精神的な危機 crisis に重点がおかれ，地域ぐるみの組織的な取り組みが必要とされる．公衆衛生活動の一分野として位置づけられており，再発予防などを含めた広い意味での予防を中心とする活動が展開されている．カプラン Gerald

Caplan は『予防精神医学』(1964)の中で，地域精神保健活動の概念モデルとして，①第一次予防：精神障害の発生予防，②第二次予防：精神の健康障害の早期発見，早期治療，③第三次予防：再発防止と慢性患者の社会復帰を提唱した．この枠組みは危機介入，コンサルテーションの概念とともに今日でも用いられている．[1118] ⇨参地域保健→1964

地域精神保健センター community mental health center；CMHC ①アメリカにおける包括的な精神保健サービスを提供する機関．1960 年代の脱施設化政策により公的病院の病床削減とともに創設された．決められた区域(キャッチメントエリア)の住民を対象にケアの連続性を原則として種々のサービスを提供．医療モデル，危機介入モデル，公衆衛生モデルなどがあり，州によって違いが大きいといわれている．②わが国では 1965 (昭和 40) 年の「精神衛生法」改正により，CMHC をモデルにして精神衛生センターが創設された．医療的機能がほとんどなく，公衆衛生モデルに近いものであったが，その後の相次ぐ法改正により名称も精神保健福祉センターとなり，保健・福祉の立場を強化している．その役割は，1)精神保健および精神障害者福祉に関する知識の普及，2)調査研究，3)困難な事例の相談と指導，4)関係機関のスタッフの教育研修と技術指導，5)家族会などの組織づくりの支援，6)精神医療審査会事務，7)各種申請に伴う判定など．[170] ⇨参地域精神医学→1963，精神保健福祉センター→1686

地域組織化活動⇨同コミュニティオーガニゼーション→1128

地域づくり community building 地域に住み暮らしている住民や地域にかかわる人々が，地域の各種機関，大学などの教育機関，企業，行政などさまざまな組織とともに社会の形成に主体的に参画し，互いに協力し合うという互恵の精神に基づき，地域の課題を解決する活動である．地域看護の領域では，道路や公園，建物などのハードを整備することではなく，より人間らしい生活をしていくための共同の場をつくるための「人づくり」「仕組みづくり」「ルールづくり」に重点がおかれている．地域看護における地域づくりには，①包括的な地域づくり計画にヘルスケアの視点をもっていること，②健康な地域づくり(健康都市)を構築していくこと(コミュニティの改善)，③コミュニティの問題解決のための一連のプロセスに住民が参加するだけでなく，そのプロセスでコミュニティ自身が問題を解決できる力を形成すること(コミュニティ・エンパワーメント)が要件となっている．いずれにせよ，個人の健康づくりから地域全体の健康づくりへのヘルスサービスの一環としてとらえる必要がある．[1128] ⇨参健康都市→945

地域福祉 community welfare さまざまな定義があるが，現在はまだ統一されていない．地域社会において地域住民のもつ問題を解決したり，その発生を予防するための社会福祉施策とそれに基づく実践とする政策・運動論的概念と，在宅福祉サービスや社会資源の供給システムとみなす機能論的概念とがある．いずれも地域住民相互の連携によって問題解決を図ろうとすることが特徴といえる．[457] ⇨参セツルメント運動→1740，コミュニティオーガニゼーション→1128

地域包括支援センター district comprehensive support centers 地域の総合的マネジメント機関として，総合相談窓口，包括的継続的マネジメント，介護予防マネジメントの機能を担う．職員として保健師，主任介護支援専門員，社会福祉士の 3 職種が配置されている．[122]

地域保健 community health 地域単位に保健・医療技術を適用していく活動．地域社会には妊産婦，乳幼児，成人，高齢者といったさまざまな世代，男性・女性といった生物学的特性が異なる人びと，事業所・学校など特定の社会機能をもつ集団が存在し，健康異常のリスクや保健上のニードも多様である．母子保健，学校保健，産業保健，老人保健として展開している諸活動を有機的に連携させ，すべての地域住民に生涯にわたる包括的(総合)保健が行き届くようにすることが目標．[904]

地域保健医療計画 community health and medical care plan 地域の社会的・自然的環境条件に即して，有限な保健医療資源を最大限に活用し，住民に包括的な保健医療を計画的に確保・提供する体制を確立するための具体的な計画．国民の医療需要の高度化と多様化，医学・医療の進歩，医療費の高騰，プライマリケアの重視などによって重要性が増してきた．地域保健医療計画の策定には，医療圏の設定，地域特性の把握，保健医療問題の測定，社会資源の把握，要員の育成・訓練などさまざまな調査・分析と具体的プログラムが要求される．[904]

地域保健医療情報システム community health and medical information system 保健医療情報システムの一分野．地域における保健・医療サービスは各種の機関・施設を通じて提供されるため，住民一人ひとりの健康や疾病に関する情報は分散して保管・利用されてきた．これらの情報の効率的かつ効果的な利用を図り，検査の重複などによる患者への負担などを防ぐために，個人ごとの保健・医療にかかわる情報を関係機関相互で円滑に流通させることを目的としてつくられたシステムで，保健所などの情報支援システム，保健活動支援システム，在宅医療支援システムなどがある．[904]

地域保健法 Community Health Act 1994(平成 6)年に「保健所法」を全面改正して施行された法律．起源は，1937(昭和 12)年に制定された「(旧)保健所法」である．第二次世界大戦後，公衆衛生の第一線機関として強化拡充することを目的として旧法が「保健所法」として全面的に改正され，1972(昭和 47)年，保健所問題懇談会基調報告，1978(昭和 53)年，市区町村保健センターの設置，1989(平成元)年，地域保健将来構想報告書を経て，1994(平成 6)年に従来の「保健所法」を「地域保健法」と名称変更するとともに，目的規定および理念規定ならびに国および地方公共団体の規定が整備された．主旨は，都道府県と市区町村の役割を見直し，住民に身近で頻度の高い母子保健サービスなどの実施主体を市区町村に変更し，すでに市区町村が実施主体となっている老人保健サービスと一体化させ生涯を通じた総合的健康づくりの体制を整備するなどの地方分権を推進すること．[904]

地域密着型サービス community-based service 身近な地域で柔軟なサービス提供ができるよう，2006(平成 18)年から開始された 6 種類の介護サービス．市町村は地域の特性に応じて日常生活圏域を定め，必要なサービスを整備する．このサービスは市町村が主体的に事

ち

業者を指定・指導，監督する仕組みを導入しており，原則として当該市町村の住民だけが利用できる．サービスの内訳は，夜間対応型訪問介護，小規模多機能型居宅介護，認知症対応型通所介護，認知症対応型共同生活介護(グループホーム)，地域密着型特定施設入居者生活介護，地域密着型介護老人福祉施設入所者生活介護である．6種類すべてが居宅介護支援の対象となるが，介護予防支援の対象になるのは認知症対応型通所介護，認知症対応型共同生活介護および小規模多機能型居宅介護のみである．[1197]

地域リハビリテーション community rehabilitation, community based rehabilitation；CBR 障害者や高齢者が自分の住む地域で人間らしく生活する権利を尊重して，その地域を基盤として提供される包括的・継続的なリハビリテーション．これを推進するには，保健，医療，介護，福祉にかかわる人々がその地域の社会資源を活用しながら連携していく必要がある．[1319]

地域連携パス regional alliances pathway 急性期病院から回復期病院を経て，早期に自宅に帰れるような診療計画を作成し，治療を受けるすべての医療機関で共有して用いられるクリティカルパスのこと．2006(平成18)年4月の診療報酬改定で，大腿骨頸部骨折を対象疾患とし，急性期病院と後方のリハビリテーション病院との間で共有されることになった．心筋梗塞，脳卒中なども含め，診療プロセスに継ぎ目のないよう専門医と家庭医，かかりつけ医との連携を目指している．診療にあたる複数の医療機関が役割分担を含め，あらかじめ診療内容を患者に提示し説明することにより，患者が安心して医療を受けることができるようにするものであるが，これまで長期入院が常態化していた大腿骨骨折，脳梗塞，心筋梗塞などの患者の在院日数を短縮させ，リハビリテーション病院，老人保健施設，自宅療養へと移動させることで，医療費増大を抑制する効果も期待されている．⇒参クリティカルパス〔ウェイ〕→830，医療施設連携→283

チーク・ペリー症候群 Cheek-Perry syndrome ［偽性低アルドステロン症］ 偽性低アルドステロン症の一病型．偽性低アルドステロン症は先天性疾患で，I型(チーク・ペリー症候群)とII型(ゴードン Gordon 症候群)に分類．チーク・ペリー症候群は1958年にチーク Donald B. Cheek とペリー John W. Perry により新生児の低ナトリウム血症としてはじめて報告された．臨床的に低ナトリウム血症，高カリウム血症，代謝性アシドーシス，低血圧を呈し，血中・尿中アルドステロン高値，血清レニン活性の高値を認める．遺伝形式から以下に分類される．①常染色体優性遺伝型(アルドステロン受容体異常)：病変が腎に限局し，成長(数か月から数年)とともに治療不要となることも多い．②常染色体劣性遺伝型(上皮性ナトリウムチャネル異常)：唾液腺，感染，大腸などの腎外病変も認められ，成長後も治療が必要となる．③散発例：治療は，輸液，塩化ナトリウム(NaCl)の補給，カリウム(K)制限などで電解質バランスを保つことが中心．なおII型(ゴードン症候群)は，I型と同様に高カリウム血症，代謝性アシドーシスのほか高血圧，知能障害，発育不全などを認めるが，血清ナトリウム値は正常で，血清レニン，アルドステロンともに低値でかつミネラルコルチコイド不応性であり，常染色体優性遺伝型の接合部尿細管機能異常が推定されている．[481] ⇒参ゴードン症候群→1074

チーズ化 caseation, cheesy necrosis ［乾酪化］ 結核菌，梅毒スピロヘータ，ヒストプラスマなどの感染により起こる凝固壊死の一型．乾酪化の中央部は変性タンパクと菌体成分の脂質からなっており，肉眼的に黄色調でチーズに似ている．[1531] ⇒参乾酪壊死→658

チーズ様 tyroid⇒同乾酪性→658

チーマンカテーテル Tiemann catheter 尿道カテーテルの一種で，半硬性で先端が曲がり，先細であり，ネラトン Nélaton カテーテルが入りにくい際に用いる．チーマン George Tiemann はアメリカの器械製造業者．[474]

チームアプローチ team approach 患者，患者家族とともに医療スタッフが全体としてチームを作り，専門的な情報を交換しつつ有効でバランスのとれた有機的なアプローチを行うこと．特に患者や家族には病状や潜在的能力，治療方針と手技の選択についてわかりやすく説明し，同意を得ることが必要である(インフォームド・コンセント)．リハビリテーション医療においては，チーム医療を基本としているため，同じ問題点を意識して共通の目的に向かって治療を進めることが重要であり，医師がチーム全体を統括し，看護師，理学療法士，作業療法士，言語聴覚士，医療ソーシャルワーカーのみならず，管理栄養士や臨床心理士などの各専門職の意見を反映し，さまざまな手段を駆使してリハビリテーションを展開していく．[1189]

チーム医療 team care 医療環境モデルの1つ．医師が中心となった従来の医療体制ではなく，多分野の医療従事者が上下関係なくその専門的知識を意見し，各自が主体的かつ共同的に決められた目標に向かうことで，患者とその家族に向けて効果的かつ効率的な質の高いケアを提供する組織的医療．患者の医学的な身体問題だけでなく，精神・心理的，経済的，社会的問題などを解決するため，医師，看護師，臨床検査技師，臨床薬剤師など，多岐にわたる専門家が密に連携することにより，質の高い最適な医療の実現が期待される．チーム医療では患者およびその家族もチームの一員とみなしている．[1415]

チームナーシング team nursing 複数のメンバーによる看護チームで複数の患者のケアにあたる看護方式の1つで，一種の機能分散システムといえる．チームリーダーは業務を統括し，チームメンバーに業務が分配される．業務内容によりメンバーを配分することもある．メンバー間で情報が交換され，ケアを含む業務を遂行する．固定チームナーシングと呼ばれる方式では，一定期間看護チームのメンバーを固定し，各患者ごとに担当を決め，担当看護師が不在の場合は看護チーム内の別のメンバーが代行する．⇒参プライマリナーシング→2572

チームリーダー team leader チームの責任者，看護においてはチームナーシングにおけるそのチームのリーダー，責任者．一定の経験年数を有する看護師のメンバーが勤務帯ごとに交替でリーダー役を務めることが多い．その勤務帯での患者の状態や業務内容を把握し，メンバーに対してどのように業務を割り振るかを決め

る．また，病棟においては医師との調整をしたりする．[415] ⇨参チームナーシング→1965

チール・ガベット法　Ziehl-Gabbet method　結核菌などの抗酸菌を染色する方法の1つ．チール石炭酸フクシン液で加温染色したのち，水洗せずにガベット液(メチレンブルー2gを25%硫酸水100mLに溶かしたもの)を注ぎ，脱色と後染色を同時に行う．抗酸菌のみ赤色に染まる．[324]

チールシュ植皮　Thiersch graft, Thiersch transplantation of skin　分層植皮のうち，比較的薄い植皮片(0.15-0.3mmの厚さ)を使用する手術．植皮片が薄いので血行の再開が早く，また感染にも強いが，術後の外観は厚い植皮片に劣る．通常は採皮刀やダーマトームなどを用いて採取する．分層植皮術全般をチールシュ植皮と呼ぶこともある．[989]

チール石炭酸フクシン液　⇨同石炭酸フクシン液《チールの》→1722

チール・ニールゼン染色⇨同チール・ネールゼン染色→1966

チール・ネールゼン染色　Ziehl-Neelsen stain　［チール・ニールゼン染色］　結核菌，らい菌などの抗酸菌の検出に用いられる抗酸菌染色法の中でも最も一般的なもの．通常の染色法では染まらず，石炭酸の存在下で加温染色すると染まり，いったん染色されると酸やアルコールを作用させても脱色されないという抗酸菌の性質を利用した染色方法．検体を塗布・乾燥・固定し，チール石炭酸フクシン液で加温染色・水洗し，塩酸アルコールで脱色後，再び水洗してレフレルFriedrich A. J. Löfflerのメチレンブルー液で数分間後染色する．青い視野の中で抗酸菌は赤く染まって見える．チールFranz Ziehlはドイツの細菌学者(1857-1926)，ネールゼンFriedrich K. A. Neelsenはドイツの病理学者(1854-94)．[324] ⇨参抗酸染色法→1006

知恵⇨同英知→346

チェーン・ストークス呼吸　Cheyne-Stokes respiration；CSR　［周期性呼吸］　無呼吸と深く速い呼吸が交互に出現する異常呼吸．ゆっくり浅い呼吸→深く速い呼吸→ゆっくり浅い呼吸となったあと10-20秒間の無呼吸状態となる．この周期を45秒から3分間隔で繰り返す．最も直接的な原因は炭酸ガスの増加である．原因疾患には，大脳の血流障害，脳幹部の腫瘍があり，呼吸中枢の感度の低下，そのほかの呼吸器疾患でも起こる．高齢者では肺炎，健常者では高地での睡眠中や過呼吸で起こることがある．麻酔薬や睡眠薬の過剰服用でも生じる．特に睡眠中に起こりやすくなる．チェーンJohn Cheyneはイギリスの外科医(1777-1836)．ストークスWilliam Stokesはアイルランドの内科医(1804-78)．[953]

チェーンターミネーター法　chain termination method⇨同サンガー法《核酸の一次構造決定》→1199

チェディアック・シュタインブリンク・東症候群　Chédiak-Steinbrinck-Higashi syndrome⇨同チェディアック・東症候群→1966

チェディアック・東症候群　Chédiak-Higashi syndrome　［チェディアック・シュタインブリンク・東症候群］　常染色体劣性遺伝を示す遺伝性疾患で，部分的白子症，易感染性，血液有核細胞にみられる巨大顆粒，巨大封入体，出血傾向が特徴．巨大顆粒，巨大封入体はリソソーム起源で，好中球においては細菌を貪食したのちに形成されるファゴソームphagosomeへのリソソーム酵素の運搬に異常が生じるために殺菌作用が低下する．このため，特にグラム陽性菌による化膿性感染症に罹患しやすく，多くは乳幼児期に感染症により死亡．部分的白子症，白髪，羞明が乳児期からみられ，血小板機能の低下により出血傾向を伴うこともある．多くの患者は，リンパ球様の単核球が反応性に全身に浸潤して，リンパ節腫大，肝脾腫，血球減少をきたす増悪期に移行し，予後は不良．まれな疾患で，人口1,000万人に1人程度の頻度と推定される．1952年にキューバのチェディアックAlexander Chédiakと1953年に日本の東音高らによって報告された．[1225] ⇨参好中球機能異常→1033

ちえ(知恵)熱　生後6か月頃の知能発育が著しい時期に，しばしばみられる発熱．母体からの免疫力が消失する時期であり，また外出など感染の機会も増えるために軽微の感染が増加すると考えられる．知能発達との関連はない．[1631]

チェリー様血管腫　cherry angioma⇨同老人性血管腫→2990

チェリーレッドスポット⇨同桜実紅斑→389

遅延一次縫合　delayed primary suture　新鮮創でゴールデンアワーgolden hourを過ぎ，汚染の可能性があるときはすぐには創を閉鎖せず，ある期間開放創として処置し，感染がないのを確認してから縫合閉鎖する．この治癒過程を遅延一次治癒あるいは三次治癒という．銃創などの組織損傷の激しい創や腹膜炎の手術創にも適応がある．屈筋腱断裂でまず皮膚を縫合閉鎖し感染予防とし，あとで腱を遅延一次縫合する方法もある．[957] ⇨参三次治癒→1205

遅延横位　unreduced transverse presentation⇨同遷延横位→1750

遅延型アレルギー反応　delayed type allergic reaction, delayed type allergy　［遅延型過敏反応］　Ⅳ型アレルギーともいわれる．即時型アレルギーに対する用語．抗原刺激を受けたTh1細胞(ヘルパーT細胞1)からのサイトカインの産生によって誘導され，抗原侵入後おおよそ48時間後に最大になる．接触性皮膚炎やツベルクリン反応がその例．[1439] ⇨参Ⅳ型アレルギー〔反応〕→11

遅延型過敏反応　delayed type hypersensitive reaction⇨同遅延型アレルギー反応→1966

遅延型反応　delayed type reaction, delayed type allergy　Ⅳ型アレルギー反応に属する細胞性免疫応答の1つ．抗原(アレルゲン)が抗原提示細胞に取り込まれ提示されると，T細胞への感作が成立する．再び抗原が侵入し感作T細胞がこれを認識すると，インターフェロンγをはじめとするTh1型のサイトカインが放出され，炎症細胞が局所に集積することによって起こる反応．ツベルクリン反応がその代表的なもの．[989] ⇨参Ⅳ型アレルギー〔反応〕→11

遅延型皮膚反応　delayed type skin reaction　遅延型アレルギー(Ⅳ型アレルギー)によって起る皮膚の反応．抗原刺激を受けたTh1細胞(ヘルパーT細胞1)からのサイトカインの産生によって誘導され，抗原侵入後おおよそ48時間後に最大になる．ツベルクリン反応がその代表的なもの．[1439]

ち

遅延性排尿⇨同遅延性排尿→1750

遅延整流 delayed rectification 活動電位の再分極相でナトリウムコンダクタンス上昇にやや遅れて上昇するカリウムコンダクタンス．または，一般的に脱分極に遅れて起こる過分極性のコンダクタンス増加のこと．後過分極にも関与．[1274] ⇨参活動電位→532，再分極→1169，後過分極→982

遅延蒼白反応 delayed blanch phenomenon アトピー性皮膚炎患者において，アセチルコリンを皮内注射すると3-5分ほど経過したのち注射部位に蒼白斑が出現する反応．血管反応の異常によるとされ，白色皮膚描記症などとともに診断に応用されることがある．[989]

遅延破水 delayed rupture of membrane⇨同遅滞破水→1971

チェンバレン線 Chamberlain line 頭蓋骨の単純撮影(側方向撮影)での，硬口蓋後縁と大後頭孔後縁とを結ぶ線をいう．頭蓋底陥入症 basilar impression(上部頸椎が頭蓋腔内に突出した状態)の診断に重要．チェンバレン William E. Chamberlain はアメリカの放射線科医(1891-1947)．[1527]

チオウラシル thiouracil 抗甲状腺薬の1つのグループ．抗甲状腺薬は6員環構造を有するチオウラシル系と5員環構造を有するイミダゾール系に大別される．わが国で頻用される薬剤としては，前者ではプロピルチオウラシル(PTU)，後者ではチアマゾール(MMI)がある．いずれもヨードの有機化と縮合反応を阻害して，甲状腺ホルモン合成を抑制．PTU はさらに末梢におけるサイロキシン(T_4)からトリヨードサイロニン(T_3)への変換を阻害する作用も有する．MMI は自己免疫異常に抑制作用を有するといわれる．バセドウ Basedow 病などで甲状腺ホルモン合成が亢進しているときに用いられる．副作用の顆粒球減少症には，特に注意を要する．[783]

チオール試薬 thiol reagent⇨同SH 試薬→107

チオール阻害剤 thiol-blocking reagent⇨同SH 阻害剤→107

チオグリコール⇨同2-メルカプトエタノール→3

チオグリコール酸塩培地 thioglycollate medium 培地にチオグリコール酸またはその塩類を加えたもので，好気性菌および嫌気性菌など広い領域の細菌が発育できる．[1615]

チオトロピウム臭化物水和物 tiotropium bromide hydrate 長時間作用型の吸入用気管支拡張薬．選択的ムスカリン受容体拮抗薬であり，気道平滑筋の M_3 受容体に対するアセチルコリンの結合を阻害し，気管支収縮抑制作用を発揮する．従来の吸入抗コリン薬に比し作用の持続時間が24時間以上と長く，1日1回，1カプセルの吸入で臨床効果が得られる．吸入には専用の器具(ハンディヘラー)を用いる．慢性閉塞性肺疾患の適応を有し，現時点では第一選択薬に位置づけられる．ただし，気管支喘息での効果は吸入 β_2 刺激薬を下回る．[204,1304] 商スピリーバ

チオ硫酸ナトリウムクリアランス sodium thiosulfate clearance；C_{thio} 糸球体濾過値(GFR)の測定法の1つ．チオ硫酸ナトリウム($Na_2S_2O_3 \cdot 5H_2O$)は分子量248の物質で，糸球体でほぼ完全に濾過されて尿細管での再吸収や分泌がないため，GFR の測定に用いられた．正確な GFR の測定にはイヌリンが理想的であるが，その測定が煩雑であることから臨床的にはクレアチニンクリアランスが使われている．最近，イヌリンクリアランスを臨床的に簡便に実施することのできる試薬キットが市販され，保険適用された．このため本法は実施されなくなっている．[481] ⇨参クレアチニンクリアランス→838，イヌリンクリアランス→271

知覚 perception 感覚を介して入った刺激の性質を把握する脳の働き．感覚が，視覚，聴覚，触覚などの感覚受容器を通して入った内外からの刺激による直接的体験，例えば，赤いリンゴを見たときに赤いと感じることであるのに対して，知覚とは，それに続いてリンゴの大きさや形，立体感などいくつかの感覚からリンゴの性質を統合する働きのこと．さらに，過去の経験などに照らし合わせてリンゴであると判断する働きを認知というが，実際にはこの三者を明確に区別することは難しい．[769]

知覚器⇨同感覚器→570

知覚計 esthesiometer ［感覚計］ 身体各部の知覚，痛覚の左右差や部位差を調べ，知覚過敏や知覚鈍麻の有無や程度を調べるときに用いる器具．先端が針型になっており，痛覚と触覚受容器を刺激する仕組みとなっている．使用法は先端の尖った部位で被検者の皮膚を同じ強さで刺激し，痛みの程度を記録する．知覚のアセスメントを実施する際は，原則的にディスポーザブル器具で実施されることが衛生上好ましい．繰り返して使用する場合には，使用前に適切な感染予防処置を行わないと針を媒介にして感染を起こす可能性がある．[976]

知覚錯誤 illusion，erroneous perception 実在する対象を，そのものとしてではなく別のものとして知覚すること．特に，見誤ることを錯視という．単純な不注意によるもの，期待や不安などに伴う思い込みによるもの，病的で特殊なもの(パレイドリア pareidolia)に分けられる．パレイドリアは高熱時やせん妄の際にみられることが多い．[769] ⇨参錯覚→1188

知覚遮断 sensory deprivation ［感覚遮断，感覚奪取］ 患者を外部からの刺激が極度に減少した特殊な環境に置き，外来刺激による感覚を遮断しようとする試み，またその状態．物理的に感覚刺激を減らす場合，不適当な照明などにして意味のある視覚刺激を減らす場合，感覚刺激を単調化する場合，などがある．通常は刑務所での長期間独房生活や手術後の ICU などで知覚遮断が起こり，その場合，幻覚，不安，抑うつ，意識水準の低下などの精神機能の障害を示すことが多い．[769]

知覚神経⇨同感覚神経→570

知覚神経伝導検査 sensory nerve conduction study 感覚障害の性質と程度を電気生理学的に評価する方法で，測定法には順行性，逆行性および脊髄反射波，大脳誘発電位を用いる方法がある．軸索変性を主体とする末梢神経障害では，感覚神経活動電位(SNAP)の低下に比べて感覚神経伝導速度(SCV)の低下は軽度．節性脱髄を主体とする末梢神経障害では，活動電位の振幅低下に比べて伝導速度の低下は著明となる．[1150] ⇨参感覚神経伝導速度→571

知覚神経誘発電位 sensory nerve evoked potential；SNEP ［感覚神経誘発電位，感覚性誘発電位(反応)］ 感覚神経を刺激して得られる電位．表面電極を用いて末

梢神経を皮膚の直上から電気的に刺激し，発生した電位を同じ末梢神経上の他の部位の表面電極で計測する．針電極で計測する場合もある．刺激点と計測点間の距離と，電位の到達時間から感覚神経の伝導速度が計算できる．刺激点と計測点の間に神経の障害があると伝導速度が低下する事実を利用し，刺激点を変化させることにより障害部位を絞り込むことができる．波形，振幅の変化からも障害を診断できる．順行性(求心性)と逆行性(遠心性)の計測法がある．末梢神経損傷の診断には欠かせない検査法である．[1024] ⇨参体性感覚誘発電位→1880

知覚騒音レベル perceived noise level；PNL ［感覚騒音レベル］ クライター Karl D. Kryter により提唱された音のうるささのレベルを評価する方法で，音の大きさとは区別される．うるささの単位としてノイ(noy)を定め，これを用いてうるささのレベルを評価したものを知覚騒音レベルとする．単位は PNdB．航空機騒音の評価などに用いられている．[960]

知覚野(領) sensory area 大脳半球の頭頂葉にある感覚の中枢．中心溝の後ろの中心後回に運動野と平行するように存在し，内側から外側に向かって下肢→上肢→顔面と整然と知覚の中枢が並んでいる．指先・口唇・舌など知覚の鋭敏なところは皮質で占める部分が相対的に広い．[1150]

力速度関係 force-velocity relation⇨同負荷速度関係→2525

置換型人工心臓 total artificial heart；TAH ［完全人工心臓］ 自己の心臓を温存しつつ心機能回復を図る補助人工心臓と異なり，回復不能な自己心摘出後に心臓機能すべての代替として植え込まれる人工心臓．現在までに多くの動物実験が行われて臨床試用もなされたが，血栓形成の問題があり長期成績の点で心臓移植に匹敵するような装置はまだ完成していない．心臓移植までの中継ぎ(bridge)として用いられている．より小型化された植え込み型人工心臓が臨床治験されており，今後の長期成績の改善，システムの発展が期待されている．[867,1499]

恥丘 mons pubis ［陰阜(いんぷ)］ 恥骨結合の前上方を覆う軟部組織で脂肪に富み隆起する．思春期になると陰毛が生ずる．[998]

地球温暖化 global warming 大気中の温室効果ガス濃度上昇により，宇宙へ放出される熱が大気中にとどまり，平均気温が上昇する現象．温室効果ガスは人的活動に伴い大量放出されており，環境白書によると，現在のペースが続くと，2100 年には平均気温が約 2℃ 上昇し，約 50 cm の海面上昇が起こるとされる．また，高温，洪水，干ばつなどの異常気象が頻発し，農業に大きな影響が出ると予想される．地球温暖化問題は，世界全体で取り組む必要があるため，1997(平成 9)年に京都で開かれた地球温暖化防止会議において，温室効果ガスの排出削減に関する京都議定書が採択されている．それによると削減対象ガスは二酸化炭素，メタン，亜酸化窒素，ハイドロフルオロカーボン，パーフルオロカーボン，六フッ化硫黄で，削減目標は 2008-12 年の平均排出量を先進国全体で 1990 年時点より 5% 以上削減とされている．[960] ⇨参温室効果→419

地球環境サミット⇨同国連環境開発会議→1095

地球環境問題 global environment issue 人類の将来にとって大きな脅威になると予想される地球的規模の環境問題．現在，地球温暖化，オゾン層破壊，熱帯林減少，開発途上国の公害，酸性雨，砂漠化の進行，野生生物種の減少，海洋汚染，有害廃棄物の越境移動などの問題が認識され，対策が行われている．地球環境問題に対しては 1992 年に環境と開発に関する国連会議 United Nations Conference on Environment and Development(UNCED，通称地球サミット)がリオデジャネイロで開催され，将来の地球環境保全のための行動原則である「環境と開発に関するリオ宣言 Rio Declaration on Environment and Development」および行動計画である「アジェンダ 21(Agenda 21)」が採択されている．[960]

遅棘徐波⇨同徐棘徐波→1469

遅筋 slow muscle 骨格筋のうち，収縮速度の遅い筋．赤筋が該当する．赤筋は長時間活動しても疲労を起こしにくく，姿勢保持や緩やかな運動に適している．ATP 生成は酸化的リン酸化による．[97] ⇨参赤筋→1714

地区衛生組織活動 community health organization 地域の保健衛生向上のために行われる住民自身による組織的な保健活動をいう．戦後民主化のなかで，住民による地区衛生組織活動は強力に進められた．その後，地区組織活動は一時低調となったものの，昭和 40 年代からの公害防止運動，健診活動，食生活改善運動，スポーツ活動など地区の住民が共同で組織的な保健活動を活性化させている．[904]

逐次希釈法 serial dilution⇨同連続希釈法→2985

逐次モデル recursive model パス解析において，一方向だけの因果関係を仮定するモデルのこと．相互の因果関係を仮定するモデルは非逐次モデルという．[446]

地区診断 community diagnosis⇨同地域診断→1963

蓄積症 storage disease ［沈着症］ 特定の物質が体内の臓器，組織に蓄積された病態の総称．多くは酵素の欠損により，中間代謝産物が体内に蓄積され，さまざまな障害を引き起こす．フォン=ギールケ von Gierke 病，ハンター Hunter 症候群，ニーマン・ピック Niemann-Pick 病などがその例である．[987]

蓄積線量 cumulative dose⇨同集積線量→1374

地区組織活動⇨同コミュニティオーガニゼーション→1128

蓄尿 collection of urine 尿を一定時間蓄尿瓶または蓄尿バッグなどに採取すること．最も多く行われるのが 24 時間蓄尿 24-hour urine collection で，1 日の尿量，尿タンパク量，尿糖量，尿中食塩排泄量および 24 時間クレアチニンクリアランス(Ccr)測定などに利用される．方法は，ある時刻に完全排尿させたあと蓄尿を開始し，翌日の同時刻(24 時間後)に尿意がなくとも完全に排尿させた尿までを計測する．蓄尿による細菌繁殖を防止するため保冷蓄尿法が推奨される．[481] ⇨参蓄尿法→1969

蓄尿型尿路変更(向)術 reservoir urinary diversion⇨同禁制型尿リザーバー→797

蓄尿器 container of urine⇨同蓄尿瓶《検査用の》→1968

蓄尿瓶⇨同尿器→2246

蓄尿瓶《検査用の》 urinal ［蓄尿器］ 検査用に排尿した尿をためておく容器．通常は 2 L または 3 L 入りの蓋つきのガラス容器で，24 時間に尿中に排泄される糖質，タンパク質，クレアチニン，カテコールアミンなどの排泄量を定量するために使用．尿は変質しやすいので，通常，目的の検査にあった防腐薬を添加して蓄尿する．腐敗防止のためにトルエン，キシレン，またチッ化ソーダ〔アジ化ナトリウム(NaN_3)〕を加えることもある．[90]

蓄尿法 urine collection method 尿中への生体成分の正確な排泄量を知るために24時間蓄尿が行われている．通常は午前8時に排尿させ(これを含めない)，翌朝8時までの尿をすべて，蓄尿瓶やプラスチックバッグなどに蓄える．生体成分を安定して保存するために各種の蓄尿法があり，目的成分自体を安定化する場合と細菌の増殖を抑える場合がある．前者の目的には，酸性蓄尿法があり，バニリルマンデル酸(VMA)，カテコールアミンなど酸性中で安定する成分に塩酸を添加する．また後者の目的で，細菌に対する防腐薬としてトリオールやキシロールを24時間尿に2-3 mL添加して，ときどき撹拌する．目的成分によって蓄尿法が異なるので，事前に調べておく必要がある．[263]

蓄膿症 empyema⇨同慢性副鼻腔炎→2757

地区把握 community understanding⇨同地域診断→1963

チクロ cyclo ［サイクラミン酸塩，シクラミン酸塩］1956(昭和31)年頃からわが国でも用いられたアニリンを原料とするサイクラミン酸ナトリウムおよびカルシウムで人工甘味料．無色ないし白色の結晶粉末で，ショ糖の約50倍の甘みがあり，アイスクリーム，清涼飲料水，菓子などに広く用いられたが，動物実験で発癌性がみられたため，1969(昭和44)年11月，発売禁止となった．[1618]

チクロピジン塩酸塩 ticlopidine hydrochloride チエノピリジン骨格をもち，血小板凝集抑制作用を有する抗血小板薬．血小板のアデノシン二リン酸(ADP)受容体に抑制的に作用し，ADPによって生じる血小板の二次凝集，あるいはトロンボキサンA_2などの放出抑制により，血小板凝集を抑制し，抗血栓効果を示す．血小板凝集抑制作用はアスピリンの4-30倍であり，持続的かつ非可逆的．虚血性脳血管障害での血栓・塞栓，慢性動脈閉塞症の阻血性諸症状，あるいはくも膜下出血術後などでの血流障害に適応．効果が現れるまでに1～数日かかり，また効果が非可逆的であるため，投与中止後も血小板の寿命に伴って作用が8-10日間続く．血栓性血小板減少性紫斑病(TTP)，無顆粒球症，肝障害などの副作用が重篤化することがあり死亡例も報告されているので，特に投与開始後2か月間は頻回の診察，検査が必要．[204,1304] 商パナルジン

治験 clinical trial, clinical research ［臨床試験］ 製薬会社が医薬品としての製造承認または承認事項の一部変更を申請するために提出すべき資料のうち，臨床試験(健常者を被験者とするものを含む)の成績に関する資料の収集を目的として行う試験．具体的には，ヒトを対象として，被験薬の臨床的・薬理学的およびその他の薬力学的効果の検証または確認，被験薬の安全性および有用性を確認するための吸収，分布，代謝および排泄などの検討を行う．[1344]

治験コーディネーター clinical research coordinator；CRC ［リサーチナース，臨床研究コーディネーター，CRC］ 実施医療機関において治験(臨床試験)が円滑に行えるよう治験責任医師や分担医師の業務に協力する専従スタッフをいう．治験を行う際には，被験者の人権や安全を守るという倫理性を確保したうえで科学的に実施する必要があり，それらが適正に行われるよう専門的な立場でかかわる．主な業務は，医学的判断を伴わない範囲における医師への支援，被験者へのケア，治験にかかわる看護師や薬剤師など他職種との連携，治験依頼者への対応を行いながら，治験全体の調整を図る．これらの役割を果たすためには，治験にかかわる専門的な知識，コミュニケーションスキル，調整能力が必要である．治験コーディネーターには，看護師や薬剤師，臨床検査技師などさまざまな職種が携わっている．[885] ⇨参治験→1969

治験施設支援機関 site management organization；SMO⇨同SMO→108

治験審査委員会 institutional review board；IRB 医薬品の臨床試験の実施の基準(GCP)に関する省令のなかで，治験を実施する機関に設置することとされている委員会(ただし，施設が小規模などの事由により委員会を設置できない場合，他施設の治験審査委員会に審査を依頼することができる)．委員会は医学，歯学，薬学の専門家のほか，被験者の人権保護など倫理面の審査のために加わった非専門家および実施医療機関と利害関係を有しない者により構成され，その医療機関に依頼された治験の目的，計画および実施ならびに倫理面から治験実施の妥当性を検討する．なお，治験に関与している委員はその治験の審議に加わることができない．[1344] ⇨参GCP→52

治験責任医師 investigator 医療機関において，治験の実施に関して責任を有する医師または歯科医師で，治験が医療チームにより実施される場合，治験分担医師や治験協力者の指導・監督を行う者．[1344]

治験総括医師 principal clinical investigator 医薬品の臨床試験の実施に関する基準(GCP)において，同一の治験に対し，複数の施設で実施する場合に設けられていた当該治験を総括する立場にある医師または歯科医師．1997(平成9)年の改正で治験総括医師制度は廃止された．[1344]

治験担当医師 clinical investigator 医薬品の臨床試験の実施に関する基準(GCP)に設けられていた治験(臨床試験)を行う医師または歯科医師．1997(平成9)年の改正によってこの名称は廃止され，治験責任医師および治験分担医師となった．[1344]

治験分担医師 sub investigator 医療機関において，治験を実施するチームに参加する個々の医師または歯科医師で，治験責任医師によって指導・監督され，患者へのインフォームド・コンセントや症例報告書の記入など，治験にかかわる重要な業務および決定を行う者．[1344]

恥垢 smegma 皮脂腺の分泌物で，悪臭を伴い，チーズ状で白い腫瘤のように見える．小児の陰茎の包皮内板と亀頭との間にみられる．[474]

恥垢結石⇨同包皮結石→2682

恥骨 pubic bone, pubis 骨盤の寛骨前部を形成する骨．左右1対の恥骨は恥骨結合により接着し，その恥骨枝により坐骨と腸骨に結合している．恥骨下枝は恥骨弓角(恥骨下角)をつくる．上縁は骨盤分界線を，下縁は恥骨弓を形成する．坐骨，恥骨，腸骨を合わせて

寛骨と呼ばれる.[996]

恥骨弓　pubic arch　左右1対の恥骨の間にある恥骨結合の下縁でつくられる弓状部分.[996] ⇨参骨盤→1115, 恥骨弓開角→1970

恥骨弓開角　angle of pubic arch　左右の恥骨弓のなす角度. 恥骨結合下端と左右の恥骨下枝内縁を結ぶ接線がつくる角度で, およそ90度が平均値である. 一般的に男性に比べ女性のものは角度が広い.[996] ⇨参骨盤→1115

恥骨結合　pubic symphysis　左右1対の恥骨を連結する線維軟骨性の関節部分. 円板状で, 上縁の上恥骨靱帯, 下縁の恥骨弓靱帯により左右恥骨と結合している. 妊娠, 出産の際に緩み産道を広げる役割をもつ. 分娩時, 児頭が大きい, あるいは恥骨下角(弓角)が狭いケースでは離開することがあり, 疼痛を伴う.[996] ⇨参陰茎→290, 生殖器→1675

恥骨結合離開⇨参恥骨結合→1970

恥骨骨炎　osteitis pubis　前立腺手術, 正常分娩, 人工妊娠中絶, 膀胱手術後にみられ, 恥骨結合周辺の痛みを主訴とする疾患. 細菌学的にも病理学的にも感染を証明できず, 原因は明らかでない.[1105]

恥骨上膀胱穿刺⇨同膀胱穿刺→2665

恥骨上膀胱瘻(ろう)造設術⇨同膀胱穿刺→2665

恥骨前立腺靱帯　puboprostatic ligament　前立腺前面下端に左右1対あり, 前立腺を恥骨に固定している直径数ミリの靱帯. この靱帯の後側方で, 前立腺を覆っていた前立腺筋膜が一緒になって内骨盤筋膜 endopelvic fascia を形成し, 前立腺側方を強く恥骨に固定している. 前立腺全摘除術に際しては, この恥骨前立腺靱帯と内骨盤筋膜を切開する必要がある.[30]

智歯　wisdom tooth　［**親知らず, 第3大臼歯**］　第3大臼歯の一般的呼称. 歯列の最後部に萌出するが, 退化傾向にあり, 他の大臼歯に比べて小さい. 萌出時期には個人差があり, しばしば完全に萌出せず, 埋伏や半埋伏の状態にとどまる. 智歯周囲炎を起こしやすいため, アメリカでは予防的に抜歯することが推奨されているが, わが国ではたとえ埋伏していても自家移植のドナーとして温存すべきだという考え方がある.[1369] ⇨参智歯周囲炎→1970

致死遺伝子　lethal gene　［**致死因子**］　突然変異などによりその機能が異常になると個体に死をもたらす遺伝子.[437]

致死因子⇨同致死遺伝子→1970

知識　knowledge　確実にして根拠のある認識. 知識として成立するためには, 前提として何らかの確実な真理があり, そこから妥当な手続きを踏んで, それに到達できうることが必要である.[446]

致死緊張病　lethal catatonia　［**致死性緊張病**］　抑うつ気分, 幻覚, 妄想や漠然とした身体的不調を訴える前駆期のあとに, 急激に緊張病性の興奮や強い不安を呈し, 発症する急性精神病. 極期には緊張病性の興奮ないしは昏迷, 意識障害を伴い, 激しい自律神経症状(高熱, チアノーゼ, 脈拍微弱, 脱水, 出血傾向など), 錐体外路症状などの多彩な症状を示し, 急速に死に至る. この疾患が統合失調症圏の疾患であるかどうかについては種々の議論があり, また抗精神病薬投与中に生じる悪性症候群との鑑別も重要である.[761]

智歯周囲炎　pericoronitis of wisdom tooth　智歯の歯冠周囲に生じる歯性感染症. 通常, 智歯は萌出障害を伴うことが多く, この周囲に深い盲嚢を形成し食片が停滞しやすい状態となり, この不潔な状態から歯冠周囲炎を発症した病態. 症状は周囲歯肉の疼痛と腫脹で, 炎症が口峡部に波及すると嚥下痛, 開口障害を訴えるようになる. 急性症状には消炎療法が必要となるが, 根治的治療には智歯の抜歯が必要となる場合が多い.[42]

致死性緊張病⇨同致死緊張病→1970

致死性低身長症　thanatophoric dwarfism　［**サナトフォリック低身長症**］　椎体や胸部の異常のため体幹は小さく, 四肢も小さい小肢症を伴う低身長症で, 呼吸不全によって生後間もなく死亡する.[1631]

致死線量　lethal dose　放射線の急性・遅発障害により生体の損傷組織が修復不能になり, 死に至る線量. $LD_{50/30}$(50% 致死線量)は30日以内に50%の死亡が生じる線量で, ヒトの場合4 Gyとされる.[18]

致死相当量　lethal equivalent〔value〕　劣性に遺伝する致死遺伝子は, ヘテロ接合体の状態では個体にとって特に致命的ではない. しかし, 近親婚などによりホモ接合となった場合には致死的に働く. 個体当たりのこのような遺伝子の合計を致死相当量と称する. ヒトは数個の致死遺伝子相当量を有すると推定されている.[437]

地誌的見当識障害　topographical disorientation　［**地誌的失見当, 道順障害**］　知的障害や認知障害がないにもかかわらず, 知った場所で道に迷ってしまう病態として認められる. 最近は道順障害とも呼ばれる. 場所的見当識障害とは異なり, 原則として場所そのもの(風景や街並)についての知識は保たれている. 右半球頭頂～後頭葉病変によって生じることが多い.[296]

地誌的失見当⇨同地誌的見当識障害→1970

致死的不整脈　lethal arrhythmia　そのまま放置すると死に至る不整脈. 心臓の律動亢進による(頻拍性)場合と, 心拍数の減少による(徐拍性)場合がある. 頻拍性不整脈は持続性心室頻拍や特発性心室細動, トルサード・ド・ポアント型に代表され, 徐拍性不整脈では完全房室ブロックが代表的である. 心臓突然死の原因不整脈の80%以上は心室性の頻脈性不整脈ともいわれ, その治療が重要な地位を占めている.[1432]

致死突然変異　lethal mutation　変異遺伝子をもつことにより個体を発生過程で死に至らしめる変異. 優性であればヘテロ接合体にも致死的効果をもち, 劣性であればホモ接合体のみを死滅させる.[368]

胝腫(ちしゅ)⇨同胼胝(べんち)→2650

遅順応型受容器　slowly adapting-type receptor　機械的刺激により興奮する受容器の中で, 持続的な一定の強さの刺激が加わると感覚神経の活動電位頻度が時間とともに減少することを順応または脱感作といい, これが遅い受容器のこと. 刺激が続く限り活動電位の発生は継続する. 筋紡錘や侵害受容器からの情報は遅順応型である.[1230] ⇨参順応→1416, 脱感作→1917

致死率　lethality⇨同致命率→1981

致死量　lethal dose；LD　［**LD**］　薬物, 毒物を生体に投与したときに, その個体を死亡させる量. 通常, その量は同じ種類の動物の中でも個体差があり, シグモイド曲線を描いて分布する. 投与された場合, 半数(50%)が死ぬ量を50% 致死量(LD_{50}), 全部(100%)が

ち

死ぬ量を確実致死量という.[543] ⇨参ED⇀46

チスイビル *Hirudo nipponia* 日本各地の水田などに分布するヒル(蛭). 前吸盤の中央に口が開いており, ヒトや動物から吸血する. 長さが 3-4 cm で伸縮運動を行う.[288]

地図状脈絡膜炎 geographic choroiditis 黄斑部や視神経乳頭辺縁部に黄灰色の病巣が出現し, 瘢痕期には網膜色素上皮や脈絡膜毛細管板が萎縮する両眼性, 進行性の炎症性変性疾患. 原因は不明であるが, インドシアニングリーン蛍光眼底造影検査で脈絡膜の循環障害がみられる. 治療は副腎皮質ホルモン剤の内服を行うが無効例が多い.[1309]

地図単位《遺伝子地図の》⇨参モルガン《単位》⇀2830

地図様舌 geographic tongue, wandering rash [**舌粃糠(ひこう)疹**] 主として小児にみられる舌の角化異常性変化. 舌の前縁あるいは側縁に白斑として生じ, しだいに周囲に拡大するとともに辺縁が堤状に隆起して, 扁平な赤色の斑状の舌表面ができる. 病変部は近接する病巣と融合して地図状を呈し, 次々と移動していく. 病因は不明である. 痛みなどの自覚症状がなければ特に治療の必要はない.[98]

知性 intellect 〔D〕Verstand [**知能**] 精神機能のうち, 情意機能とは一応独立と考えられる知的認知機能を指す. 知能とほぼ同義と考えてよい. 知性にはさまざまな側面があるが, それらに共通する要因があると考える立場と, さまざまな機能の総体を知性とみなす見解とがある. ウェクスラー成人知能検査(WAIS-R)などで測定される知能は後者の考えに沿ったもので, 言語性, 動作性の多様な知的機能の総体をみることを目的としている. これとは別に, 対人的・状況的・社会的に必要とされる高度な判断能力, 問題解決能力を知性と考える見解もある. 前者は大脳の後方領域(頭頂葉連合野)の機能と関連が深く, 後者は, どちらかといえば前方の前頭連合野の機能とかかわりが深いと考えられている. 知性と一般にいわれる場合には, この両者を合わせた認知機能を指している. 最近では, 情意機能の解明が進み, 知性のみならず情意機能をも含めて認知機能と称することも多くなっている.[296] ⇨参知能検査⇀1978

知性化 intellectualization 防衛機制の1つ. 感情や欲動を直接的・衝動的に解放しないで, 理性的・概念的な説明を加え, 知的に問題を扱うこと. 無意識の葛藤に対し, 問題を知的に処理することで, 自意識の安定化を図る方略とも考えられる.[296]

地帯現象 zone phenomenon 抗原抗体反応により沈降物ができる場合, 両者の量の関係には一定の最適比があり, 抗体あるいは抗原のどちらかが多すぎると沈降物はむしろなくなってしまう. この現象を地帯現象という.[388]

遅滞破水 delayed rupture of membrane [**延滞破水, 遅延破水**] 破水のうち, 子宮口が全開大時に起こるものを適時破水, 全開大前に起こるものを前期破水, 早期破水というのに対し, 全開大後, 排臨や発露になっても破水しない場合をいう. 特殊なものとして, 未破水で児頭が娩出される被膜児がある.[998]

チタン titanium ; Ti [Ti] 元素記号 Ti. 原子番号 22. 原子量 47.867. 銀白色のかたい金属. 生物作用はないが人体中の全量は約 700 mg. チタン合金として, 航空機, 船舶, 耐食性容器, 医療用材料(人工弁, 整形外科・歯科用具)など広い用途をもっている.[182,57]

父固着⇨参固着⇀1101

乳さがし反射 rooting reflex⇨同口唇追いかけ反射⇀1020

乳探索反射 rooting reflex⇨同口唇追いかけ反射⇀1020

乳のみマウス試験 suckling mouse assay 主に毒素原性大腸菌の耐熱性エンテロトキシンの検出に利用される試験. 生後 5-6 日齢のマウスに菌の培養濾液を経口投与し, 3-4 時間後に腸管を摘出して, 液体貯留した腸管重量と腸管を除く体重を測定し腸管/体重比を求め, この比が 0.09 以上を陽性とする.[324]

乳ばなれ ablactation, weaning⇨同離乳⇀2928

地中海熱⇨同ブルセラ症⇀2586

縮れ毛病 kinky hair disease⇨同メンケス病⇀2812

膣 vagina 外陰と子宮を結ぶ長さ 7-8 cm の粘膜に覆われた筋肉の管. 上側 2/3 はミュラー管由来で膣中隔や重複膣などの奇形を認めることもある. 機能は交接器, 月経の排出路, 産道を兼ねる. 子宮頸管が膣内に突出しており, 前膣円蓋, 後膣円蓋, および左右の側膣円蓋を形成する. 後膣円蓋はダグラス Douglas 窩と接しており容易に腹腔内に達することができる. 体外受精の採卵や膣式手術のルートとして利用される.[998] ⇨参生殖器⇀1675

膣会陰切開 colpoperinetomy⇨同会陰切開術⇀350

膣会陰縫合 vaginoperineorrhaphy [**会陰縫合**] 出産時の会陰切開や膣壁会陰裂傷後に行う処置. 会陰膣壁の修復および止血を目的として行う. 局所麻酔後, 切開・裂傷部を止血し, 死腔を残さないように二層縫合を行うことが一般的. 手順は, 膣粘膜と粘膜下組織および会陰皮下組織を吸収性糸(クロミックカットグット)で連続的にもしくは単結紮縫合する. 次に会陰皮膚を絹糸で単結紮縫合し, 4-5 日経過したのちに抜糸する.[996]

膣会陰裂傷 vaginal and perineal lacerations⇨参会陰裂傷⇀350

膣炎 colpitis, vaginitis 細菌などの感染, 外傷, 薬物, 女性ホルモン減少などによる膣の炎症. 成人ではトリコモナスやカンジダ感染によるものが一般的で, 性感染症としてパートナーも含めて治療する必要がある. エストロゲンの分泌が不十分で, 膣の自浄作用が低下している小児や高齢者で起こりやすく, また起炎菌はさまざまで必ずしも同定できないことが多い. 老人性膣炎ではエストロゲンの投与が有効である.[1510] ⇨参膣自浄作用⇀1973

膣円蓋 vaginal fornix 子宮膣部につながる膣の上端部は円形をなし, 中央部には子宮頸部が貫いているが, この子宮頸部を取り巻く膣の翼状拡張部を膣円蓋という. 前・後・左・右膣円蓋に分けられ, 前膣円蓋は膀胱子宮窩の, 後膣円蓋はダグラス Douglas 窩(直腸子宮窩)の底部をなしている.[996] ⇨参生殖器⇀1675, 卵管⇀2902

膣円蓋裂傷 vaginal vault laceration 分娩時に膣壁の裂傷が円蓋部まで及ぶ場合と, 性交時に陰茎により膣円蓋に裂傷が生ずる場合がある. 後者は若年者や老年者に多いといわれるが, 成熟期の経産婦に多いという報告もある. 縫合止血するが, 後膣円蓋の頭側部は傍直腸組織など疎な組織であるため，出血の結果，血液は上方まで侵入して大きな血腫をつくることがあるので注意する．ドレーンを留置することもある．[998]

腟横隔膜 transverse vaginal septum 腟における奇形の一種で，腟内に横隔膜状に存在する膜状組織．泌尿生殖洞(洞膜球)由来の腟板は，通常では胎齢5か月までに管状化するが，これが不完全な場合に発生する．膜状になっているため腟内留粘液症や留血症が起こりやすく，切開術を行う．[996] ⇨参腟中隔→1975

腟外陰炎 vulvovaginitis, vulvocolpitis⇨同外陰腟炎→426

腟外陰カンジダ症⇨同カンジダ腟外陰炎→604

腟外陰モニリア症⇨同カンジダ腟外陰炎→604

腟外射精 extravaginal ejaculation 腟内性交中に，避妊の目的で射精直前に腟外に射精すること．不確実な避妊法(性交中断法)であり，また女性の意思のみではできない．[998]

腟潰瘍 vaginal ulcer 腟粘膜が壊死し欠損が生じた状態で，潰瘍を形成する疾患は多様で，腟原発の癌，転移性癌，ベーチェット Behçet 病，ヘルペス，梅毒，リプシュッツ Lipschütz 病などがある．腟内異物が原因になることもある．疼痛と出血を伴う．原疾患を治療する．[998]

腟下垂 vaginal descent 子宮が正常位置よりも下方に偏位する子宮下垂や膀胱下垂，直腸下垂に伴って腟壁が下降するが，腟口上にとどまっている状態．[998] ⇨参腟脱→1975

腟括約筋群 vaginal sphincter 腟を収縮させるように働く筋群．外肛門括約筋，球海綿体筋，坐骨海綿体筋，深会陰横筋，肛門挙筋などが含まれる．腟口に対して閉鎖装置として働き，子宮の脱垂を防ぐ役目を果たす．[996]

腟癌 vaginal cancer 腟に発生する癌で，原発性と転移性がある．原発性では扁平上皮癌が多く，腟後壁の上1/3に好発し，中高年にみられる．腟腫瘍が子宮腟部から外子宮口に達している場合は子宮頸癌と診断され，外陰に浸潤しているものは外陰癌に分類される．女性性器癌の1-3% である．若年者の腟にみられる明細胞腺癌(予後不良の上皮性悪性腫瘍)では，母親が流産予防にジエチルスチルベストロール(DES)を投与されたことが原因とされ，DES の次世代影響が明らかになった．現在，女性には使用されない．転移性腟癌は，子宮頸部・体部，卵巣，外陰を原発とする癌や直腸癌，膀胱癌の浸潤がある．治療は，広汎性子宮全摘出術に骨盤および鼠径リンパ節郭清を行い，放射線照射を加える．[998]

腟カンジダ症⇨同カンジダ腟外陰炎→604

腟奇形 vaginal deformity ミュラー管の発生異常によるもので，さまざまな種類がある．処女膜閉鎖，腟閉鎖，腟横隔膜，腟単独欠損などの奇形では，子宮は存在し，思春期以降に子宮留血腫などによる症状が出る．腟中隔や重複腟の場合は，無症状であることが多い．腟と子宮の欠損はマイヤー・ロキタンスキー・キュスター・ハウザー Mayer-Rokitansky-Küster-Hauser 症候群の頻度が高い．腟入口部はあるが盲端に終わる欠損では子宮，卵巣，卵管も欠く精巣女性化症候群が多い．症状や必要性により，切開手術，造腟術などが行われる．[998] ⇨参子宮・卵管・上腟部形成過程→1258

腟鏡 vaginal speculum, vaginoscope 腟内の観察や，腟および子宮内の医療的処置，さらに腟式手術を目的に腟内に挿入して腟腔を開く器具．クスコ Cusco 腟鏡，桜井式固定腟鏡，シモン Simon 腟鏡，手術用腟鏡などの種類があり，これらを用いて観察することを腟鏡診という．上弁と下弁で構成する2弁式のものが一般的で，腟を上下に開大して腟腔内の性状を視診したり，内容物の採取や医療的処置，手術などを行う．通常，クスコと呼称される．[1510] ⇨参コルポスコピー→1134，クスコ腟鏡→815

チック症 tic ［チック障害］ 突然起こり，すばやくリズムなく繰り返されるパターン化された運動．発声にかかわる筋肉群に起これば同様の特徴をもつ発声となる．一定時間であれば随意的に抑制できるが，抵抗できない不随意な運動．運動チックおよび音声チックがある．男児に多い．非心因性であるが，緊張や興奮など，心理的な影響で変動する．自然経過で部位，種類，頻度が変動したり，軽快と増悪を繰り返すことが多い．まばたきや咳払いなどの単純チックと，多くの筋肉群が関与する複雑チックがある．大脳基底核を含んだ，皮質-線条体-視床-皮質回路の異常によると考えられている．溶血性連鎖球菌感染後などに自己免疫機序により発症する場合もある．強迫性障害や注意欠陥・多動性障害(ADHD)とも関連が深い．多彩な運動性チックに音声チックが伴うものをトゥレット Tourette 障害という．治療は，干渉を慎むなどの家族心理教育や環境調整，ハロペリドールなどの薬物療法が行われる．[1241] ⇨参トゥレット障害→2136

チック障害 tic disorder⇨同チック症→1972

チック病 ［F］maladie des tics⇨同トゥレット障害→2136

腟形成術 colpoplasty, vaginoplasty 腟欠損，腟奇形，腟狭窄，子宮脱，膀胱瘤(膀胱脱)，直腸脱，腟下垂脱，過度の弛緩性腟に対する，人工的な腟管の形成手術．腟の修復または再建を目的に行われる．[996]

腟痙〔攣〕 vaginismus ［ワギニスム］ 女性の腟に起こる突発的な痙攣．突然の外発的な刺激や，精神的な動揺により女性の腟が不随意な収縮を起こす．性交時に起こると腟口が不随意に引き締まるため，挿入不可，あるいは挿入した陰茎が抜けなくなる．圧迫され血流が阻害されるために，勃起がおさまらず，そのまま放置すれば壊死を起こす可能性がある．心理的な教育や訓練，精神療法のほか，腟用潤滑ゼリーの使用などにより治療する．[1510] ⇨参性交困難症→1668

腟欠損症 absence of vagina, vaginal aplasia, vaginal agenesis ［腟無形成］ 腟欠損症で最も多いのは，マイヤー・ロキタンスキー・キュスター・ハウザー Mayer-Rokitansky-Küster-Hauser 症候群である．先天的な腟欠損，子宮欠損あるいは痕跡的子宮，卵管と卵巣は正常，正常女性核型で特徴づけられる．女性 3,000-5,000 人に1人の疾病頻度であるといわれている．尿路系や骨格系の異常を合併することが多い．原発無月経を主訴に婦人科を受診して診断されることがほとんどである．頻度は低いが，機能性子宮を有する腟欠損症もあり，この場合，潜伏月経による周期的な下腹部痛(月経モリミナ)や子宮留血腫，卵管留血腫，血腫による卵巣の腫大をきたす．子宮頸部の欠損や低形成を伴うことが多い．機能性子宮がなければ思春期が終了してから造腟術を行うが，機能性子宮を有する場合は，潜伏月経開始直後，思春期の期間に子宮と交通する腟を形成する必要がある.[845] ⇨参マイヤー・ロキタンスキー・キュスター・ハウザー症候群→2728

腟細胞成熟度指数 maturation index(MI) of vaginal cell 腟粘膜剝離細胞において，深層細胞，中層細胞，表層細胞数それぞれの全細胞数に対する割合を，順に%で表したもの．高エストロゲン環境では表層細胞が増加し，成熟度指数は右方移動する.[1510]

腟式開腹術 vaginal laparotomy 経腟的に膀胱子宮窩/子宮直腸窩(ダグラス窩 Douglas pouch)を切開し開腹して行う手術．手術野が制限されるため，卵巣腫瘍摘出，子宮全摘出，異所性妊娠，卵管結紮などに適応が限られる．骨盤内臓器の癒着の可能性があるときには禁忌である.[996]

腟式子宮全摘出 vaginal total hysterectomy；VTH 腟式開腹後の子宮全摘出術．腹式子宮摘出術と異なり手術野が制限されるため，一定の要件が満たされなければならない．要約すると，子宮体部の大きさは手拳大で，子宮の移動性が良好，経産婦で骨盤内癒着を起こしうる疾患の既往のないこと，である．術式の手順は，①子宮腟部前面で膀胱下端の下方で腟粘膜を横切開し，膀胱を剝離して膀胱子宮窩の腹膜を切開して開腹する，②後腟円蓋を子宮直腸窩腹膜とともに切開して開腹する，③仙骨子宮靱帯，基靱帯，子宮動脈を鉗子ではさんで切断・縫合し，子宮傍組織を切断する，④卵巣固有靱帯を結紮・切断後，子宮を取り出す，⑤腹膜，腟壁を縫合閉鎖する.[996]

腟式帝王切開術

vaginal cesarean section 妊娠中期(16-27週)の人工妊娠中絶法として行われた帝王切開の術式の1つ．経腟的に膀胱を剝離し，子宮頸部，子宮下部の前壁を切開し，胎児を取り出す方法であるが，現在では薬物による中絶が行われるため，行われていない.[1323]

腟式帝王切開術の看護ケア

【看護への実践応用】 術前は，手術の経過について説明し不安の軽減に努める．浣腸をし直腸や膀胱を空虚にしておく．剃毛はせず，必要時クリッパーで毛を刈る．術後は，大量の輸液に対し腰椎麻酔のため排尿困難が予測されるので，恥骨上部(膀胱)の膨隆や尿の停留に留意し排尿を促す．創の疼痛や癒合状態，腫脹などに留意．術後の保健指導は，産褥期の保健指導に準じ，悪露の観察や手当て方法，直腸・膀胱充満の予防を心がける．

【ケアのポイント】 人工早産などの特殊な場合にのみ適応される手術であるため，患者や家族の心理的ケアにも注意を払う.[271] ⇨参腟式帝王切開術→1973

腟式卵管結紮(けっさつ)術 vaginal tubal ligation⇨同腟式卵管不妊手術→1973

腟式卵管不妊手術 vaginal tubal sterilization ［腟式卵管結紮(けっさつ)術］ 腟式に卵管を結紮ないし切断する不妊手術．前腟円蓋または後腟円蓋からそれぞれ膀胱子宮窩またはダグラス Douglas 窩に入り，卵管を腟内に誘導し，手術操作を行う．開腹手術に比べて侵襲が少ない.[998]

腟自浄作用 autopurification of vagina 腟上皮細胞にあるグリコーゲンを，腟内に常在するデーデルライン Döderlein 腟桿菌(腟乳酸桿菌)が乳酸に分解して腟内を酸性(pH 4-4.5)に保つことで，細菌の侵入を阻止し，感染などを阻止する仕組みのこと．生殖年齢にある女性では卵巣機能が活発で，エストロゲンの作用により，多量のグリコーゲンを含んだ腟上皮細胞が増殖分化し，腟粘膜は厚くなっている.[1510] ⇨参腟清浄度→1973

腟スメア vaginal smear；VS 腟の側壁を擦過することによって採取される細胞や分泌物など．子宮頸癌の早期検出の目的で用いられる.[998] ⇨参腟スメア細胞診→1973

腟スメア細胞診 vaginal smear cytology 腟スメア(腟分泌物の塗抹標本)を用いた病理学的診断法の1つ．腟スメアには腟の細胞のみならず子宮頸部，子宮体部の剝落細胞も含まれ，さまざまな癌のスクリーニングになりうるが，特異性に欠け，それぞれの部位から採取した場合より偽陰性が多くなることにも注意を要する．上皮細胞の角化観察などでホルモン周期の推定にも用いうる.[998]

腟清浄度 grade of vaginal purity 腟内が清浄に保たれているかを示す指標．腟内の pH は酸性に傾き，通常4.5未満である．この理由は，腟内は腟上皮細胞由来のグリコーゲン，単糖類が豊富で，乳酸(デーデルライン Döderlein)桿菌 *Lactobacillus* の働きで乳酸が生じている．その結果，酸性に弱い病原性微生物の増殖を阻止し，腟内容の清浄性が保たれる．これに基づき，腟清浄度は，1度：乳酸桿菌のみ，2度：乳酸桿菌と他の菌が存在，3度：乳酸桿菌がなく他の菌が存在，と評価される．高齢者においてはエストロゲン作用が低下し，腟内のグリコーゲンも減少し，乳酸桿菌も他の菌もみられないことが多い.[998]

腟洗浄 vaginal irrigation 腟炎の治療および，手術や検査の前処置として，分泌物の除去，消毒，消炎，止血などを目的に行われる処置．腟の自浄作用に影響を与えるので，実施は慎重に行う．洗浄には滅菌精製水または消毒液などが用いられる．液温は38℃を目安とする．洗浄用物品は滅菌ディスポーザブルのものを用いるのが望ましい．体位は原則として砕石位，自己洗浄の場合は座位とする．目的によって液量，種類が異なるので指示を確認して行う.[1239]

腟前庭 vestibulum vaginae, vestibule of vagina 左右の小陰唇の間にある領域で，尿道(外尿道口)，腟(腟口)が位置する．また，左右の小陰唇の後縁には大前庭腺(バルトリン Bartholin 腺)の導管が開口．大前庭腺は男性の尿道球腺と相同器官.[1044]

窒素 nitrogen；N ［N］ 元素記号N，原子番号7，原子量14.008の非金属元素で，窒素分子(N_2)は常温では気体であり，大気の体積のおよそ78%を占める．多種多様の化合物が存在し，酸素と化合して酸化物やオキシ酸(硝酸など)，水素と化合してアンモニア，金属元素と化合して窒化物を形成する．窒素化合物は生物体の主要な構成成分で，特にタンパク質や核酸は生物にとって必須．動物はアミノ酸やタンパク質など有機窒素化合物しか窒素源にできない．自然界では窒素は，大気→窒素固定細菌→植物→人間あるいは動物→腐敗あるいは排泄による窒素の排泄(尿素)→地中へという回路を形成する．地中では細菌が脱窒素を行い，窒素化合物を分解し窒素ガスを産生する．健康なヒトは，食物や飲料より摂取したものと等量の窒素を尿・糞・呼気あるいは皮膚・髪などから常に排泄している．タンパク代謝の過程で，タンパク異化が同化より亢進している場合，負の窒素平衡になる．正の窒素平衡は，タンパク同化が異化より速い状態で，成長期や妊娠時，病気からの回復期にみられる．窒素化合物としては麻酔に使用される笑気ガス(亜酸化窒素，N_2O，無色，無味，不燃性)，神経伝達や血管拡張に関与する一酸化窒素(NO，一酸化合成酵素がアルギニンを基質にして生成する)や，肺毒性のある二酸化窒素(NO_2，2-3 ppm の濃度で，肺浮腫を引き起こす)がある．また硝酸や亜硝酸(ニトログリセリン，有機亜硝酸，亜硝酸のエステル)には血管拡張作用があるため，亜硝酸アミルを狭心症の治療薬として用いる．[1097] ⇨参窒素平衡→1974

窒息　asphyxia　何らかの原因によって，酸素の摂取と炭酸ガスの排泄に障害が生じること．空気呼吸の機械的阻害により起こった障害と狭義に解することもある．窒息の開始から死亡するまでの経過時間は普通 2-5 分である．機械的窒息の手段としては気道入口部の閉鎖(乳幼児などの鼻口の圧迫閉鎖)，気道の圧迫閉鎖(縊死・絞死・扼殺)，気道内腔の閉鎖(もちなどによる気道内腔の閉塞)，肺胞の閉塞(溺死や血液吸引による窒息)，呼吸運動の障害(胸腹部圧迫)がある．また吸気中の酸素欠乏によっても生じる．[613]

窒息ガス　choke damp，blackdamp ［窒息性ガス］ 呼気中の酸素濃度を減少させたり(単純窒息ガス)，体内の酸素運搬や組織の呼吸を阻害し，窒息死を引き起こす有毒ガスの総称．炭酸ガス，メタン，塩素，アンモニア，二酸化イオウ，一酸化炭素，シアン化水素，硫化水素，ホスゲンなどが含まれる．[1122]

窒息剤中毒　choking agents poisoning　窒息ガスによる中毒．高濃度の炭酸ガス，メタンは酸素の濃度を下げ，酸素欠乏症を引き起こす．塩素，アンモニア，二酸化イオウは気道粘膜の分泌物を増加させ，気管閉塞を引き起こして閉塞性窒息を招く．一酸化炭素はヘモグロビンと結合して，組織への酸素の運搬を阻害し，酸化酵素の供給を妨げる．シアン化水素は酸化酵素の作用を可逆的に阻止して組織の酸素を奪う．[1122] ⇨参窒息ガス→1974

窒息死　death from suffocation　外界から人間が生きるために必要な酸素を取り入れることができなくなった結果，最も酸素欠乏に敏感な脳細胞が不可逆的機能障害を起こして個体死に至ったものをいう．頸部の血管が圧迫されたり，外界に酸素が欠乏したり，水中に没したり，気道入口や気道が外力によって閉塞されたり，疾患により気管や肺の生理機能が障害された場合など，種々の原因がありうる．窒息の際には低酸素・無酸素状態に全身の細胞がおかれるが，終局的には延髄の呼吸中枢の細胞死が致死的であるといわれている．脳細胞の血流停止限界は一般的に 3-5 分といわれているため，酸素の供給が完全に阻害された状態では，窒息の開始時から死亡するまでの時間もほぼそれに相当するが，不完全な気道閉塞により即死はまぬがれてもその後回復せずに，長時間後に死亡した場合には遷延性窒息とも呼ばれる．[1331] ⇨参絞死→1007，縊首→232，溺死(できし)→2060

窒息性ガス⇨同窒息ガス→1974

窒息徴候　［universal］choking sign ［チョーキングサイン］ 異物などのために気道が閉塞して呼吸困難に陥っていることを周囲に伝える万国共通のサイン．自分自身の頸部を両手でわしづかみする．苦悶様表情，呼吸困難，チアノーゼと併せて気道閉塞の可能性を疑う手がかりとなる．傷病者が会話や咳嗽が可能であれば状態観察を継続．もし不可能であれば，直ちに救急医療システムを起動しなければいけない．[587,1430]

窒素血症　nitrogenemia　窒素ガスが過剰に血液中に溶解した状態．高圧気での作業時に起こり，空気中の窒素ガスが肺胞内と血液内分圧が等しくなるまで血液中に溶解する．急激に気圧が戻ると窒素の気泡が血管内に形成され減圧症の原因となり，呼吸苦，運動麻痺，意識障害などの症状を呈する．[1461]

窒素酸化物　nitrogen oxide；NO_x ［ノックス］ 広義には，窒素の酸化物すべてをいうが，狭義では一酸化窒素(NO)と二酸化窒素(NO_2)のみを指し，主要な大気汚染物質といえる．化石燃料の燃焼により生じた NO が，大気中で酸素(O_2)と化合して NO_2 ができる．両者は光化学反応により光化学オキシダントを生成し，光化学スモッグの原因となる．窒素酸化物の発生源には，工場，発電所を発生源とする固定発生源と自動車を主とする移動発生源がある．大気汚染対策により固定発生源からの排出は減少したが，自動車台数は増加の一途をたどり，移動発生源からの排出抑制が大きな課題である．NO_2 の環境基準 1 時間値の 1 日平均が 0.04-0.06 ppm の範囲内，もしくはそれ以下．環境白書(2006 年版)によると，環境基準の達成状況は住宅地などの一般的な生活空間では 100% であるが，自動車排出ガスの影響を受けやすい区域では 89% となっている．NO_2 は高濃度(50 ppm 以上)で呼吸器に悪影響を及ぼし，気管支炎，肺炎などの原因となる．[119]

窒素出納⇨同窒素平衡→1974

窒素塞栓症　nitrogen embolism ［潜水病，減圧症］ 高圧環境下から急速な減圧によって，血液中にとけていた窒素が気泡となり，脳などの毛細血管につまって梗塞を生じた状態．スキューバダイビングなどで，海中の深い地点から水面への急速な浮上途中に意識障害を生じる潜水病に代表される．治療として高圧酸素療法がある．[576] ⇨参高圧酸素療法→970

窒素中毒⇨同窒素酔い→1974

窒素平衡　nitrogen equilibrium，nitrogen balance ［窒素出納］ 通常，個体が摂取する窒素総量と尿・糞への窒素の排泄総量とはほぼ等しく，この状態を窒素平衡という．体内の窒素のほとんどは，タンパク同化すなわちタンパク質の合成に使われるので，窒素平衡はタンパク質代謝の指標になる．窒素の摂取が排泄より多い状態を正の窒素平衡と呼び，同化が亢進して細胞や組織が増殖していることを示す．一方，窒素の排泄が摂取より多い場合を負の平衡と呼び，異化が亢進している．すなわち，組織の消耗が進んでいることを意味する．[1097] ⇨参異化→218，同化作用→2098，タンパク代謝→1957

窒素酔い　nitrogen intoxication ［窒素中毒］ 潜函作業などの加圧下の作業時に出現する高気圧障害の1つ．

ち

加圧による血液中の窒素成分の増加によって起こるため，このように呼ばれる．2気圧以上の高気圧下では，判断力や記憶力低下が出現し，さらに8気圧以上の高気圧下では意識が消失する．[1618]

腟損傷(裂傷)　vaginal injury(laceration)　腟壁の損傷は会陰から連続した裂傷として起こることが多く，粘膜から筋層さらに深部に及ぶことがある．頻度的には分娩時に多く発生する．性交や異物，外傷でも生じる．疼痛と出血を訴える．治療は縫合，止血し，抗生物質と鎮痛薬を投与する．周囲組織，特に直腸への裂傷の波及の有無を確認する必要がある．縫合が不完全であると，腟直腸瘻などの障害が生ずることがある．[998]

腟帯下⇨参腟分泌物⇀1975

腟脱　vaginal prolapse　［**腟脱出症**］　子宮脱，膀胱脱あるいは直腸脱に伴って腟壁が腟口外に脱出している状態．腟前壁の脱出する前腟脱と後壁の脱出する後腟脱がある．脱出した腟壁は次第に肥厚し，びらんや潰瘍となることもある．[998]　⇨参腟下垂⇀1972

腟脱出症　vaginal prolapse⇨同腟脱⇀1975

腟断端肉芽　vaginal stump granuloma　子宮全摘出術で腟断端を縫合した際，その部位に生ずる肉芽腫(線維芽細胞を主とした部の主に絹糸を中心に発生した結節性病変)．接触出血の原因になる．絹糸を使用した場合に起こり，吸収糸では生ずることはまれ．[998]

腟タンポナーデ　vaginal tamponade　［**腟タンポン充塡法**］　子宮腟部びらん，腟壁の潰瘍，腫瘍，裂傷などからの毛細血管ないし静脈性出血が広範な場合，一時的に腟腔内に綿球やガーゼをかたく充塡し，圧迫止血を図る応急処置．1-2時間後には抜去し，残存出血点を確認し，縫合止血などの処置を行う．[998]　⇨参腟内タンポン⇀1975

腟タンポン充塡法　vaginal tamponade⇨同腟タンポナーデ⇀1975

腟中隔　vaginal septum　［**中隔腟**］　腟腔を二分するもので，腟の縦軸を前後に走る腟縦中隔と直角に横切る腟横中隔があり，それぞれ一部に腟腔を完全に二分する完全中隔が認められる．腟縦中隔は子宮・上腟部の形成過程で，左右ミュラー Müller 管の癒合不完全によって起こり，腟横中隔は通常，妊娠5か月までに消失する洞腟球の消失不全により発生する．完全横中隔のときには腟留血症や子宮留血症が発生する．[996]　⇨参腟横隔膜⇀1972

腟直腸瘻(ろう)　vaginorectal fistula　［**直腸腟瘻**(ろう)］　分娩時の第3度腟壁裂傷，腟癌および直腸癌の進行，放射線照射による組織壊死などによって生ずる腟と直腸間の瘻孔．直腸側の圧が高いため糞便が腟内へ漏出し，便臭など不快な症状がある．治療は人工肛門の造設，瘻孔の閉鎖手術を行うが，瘻孔周囲に炎症があり，再発しやすいため，手術の難度は高い．[998]

腟デーデルライン桿(かん)**菌**　Döderlein bacillus⇨参ラクトバシラス〔属〕⇀2894，腟自浄作用⇀1973

腟トリコモナス症　vaginal trichomoniasis⇨同トリコモナス腟炎⇀2165

腟内細菌叢　vaginal microflora　腟内に常在する細菌叢．腟内には乳酸桿菌 *Lactobacillus* が多く，これが増殖して乳酸を産生して腟内の pH を酸性化させ，自浄作用を行っている．その他，連鎖球菌，ブドウ球菌，腸内細菌科の細菌，ガードネレラ *Gardnerella*，酵母などが生息している．[324]　⇨参常在微生物叢⇀1433

腟内タンポン　vaginal tampon　［タンポン］　子宮頸部や腟壁からの少出血(びらん潰瘍や癌による)を止めるため，あるいは腟内の血液，分泌物の吸収や腟坐薬固定のために，腟内に挿入する直径1.5 cm 前後のひもつき消毒ずみ綿球．挿入中の入浴は禁止．感染を避けるために数時間内に抜去する．[998]　⇨参腟タンポナーデ⇀1975

腟内膀胱脱　colpocystocele⇨同膀胱瘤⇀2667

腟尿管瘻(ろう)⇨同尿管腟瘻(ろう)⇀2245

腟発生　腟は胎齢6週から5か月の間に形成されるが，腟上方1/3はミュラー Müller 管から，下2/3は尿生殖洞から生じる．[996]　⇨参子宮・卵管・上腟部形成過程⇀1258

腟部びらん　cervical erosion⇨同子宮腟部びらん⇀1252

腟部膀胱脱　vaginal cystocele⇨同膀胱瘤⇀2667

腟分泌物　vaginal discharge，vaginal secretion　腟からの排出物の総称だが，狭義には腟や子宮頸部の炎症が原因の白色から黄色の粘液性の分泌物(腟帯下)を指す．腟分泌物には，皮脂腺，汗腺，バルトリン Bartholin 腺，スキーン Skene 腺，あるいは腟上皮からの滲出物，子宮頸管粘液，剝離した腟と子宮頸細胞，子宮内膜や卵管からの滲出液，微生物などが含まれる．子宮頸管粘液の分泌が盛んになる月経周期中期に増加し，初経前や閉経後では少量である．腟帯下には粘液や白血球などが含まれ，ときに悪臭を放つことがある．[1510]

腟閉鎖術　colpocleisis　子宮脱の治療法の1つ．前腟壁および後腟壁の粘膜を長方形に切除し，相対する断面部分を合成吸収糸で縫合し，左右の狭小な腟腔を除き腟を閉鎖する．侵襲は少ないので高齢者で以後性交のない女性には適用できる．子宮癌検診は実施しにくくなる．[998]

腟閉鎖症　vaginal atresia，imperforate vagina　［**鎖腟，鎖陰**］　腟の一部が閉鎖しているもので，ミュラー管の発生異常ないしミュラー管と尿生殖洞の融合不全により発生する先天的なものと，外傷や熱傷，放射線，手術などによって生じる後天的なものがある．機能的子宮を有する場合は，子宮および腟上部に血腫を生じるため，開放手術を必要とする．精巣女性化症候群においては，腟入口部は存在するが，腟上部および子宮は欠損し盲端に終わっている．[998]

腟膀胱瘻(ろう)　vaginovesical fistula⇨同膀胱腟瘻(ろう)⇀2665

腟無形成　vaginal agenesis⇨同腟欠損症⇀1972

腟明細胞腺癌　vaginal clear cell adenocarcinoma　腟癌の中でもまれな，予後不良の上皮性悪性腫瘍である．発生要因は，若年者に腟明細胞腺癌が多発したことをきっかけとして判明した合成エストロゲン剤ジエチルスチルベストロール(DES)によるもので，妊娠初期に切迫流産の治療薬として投与されていた．DES の母体投与による腟明細胞腺癌などの性器癌と性器奇形をみるものを DES 症候群といい，男児にもみられることが明らかになった．DES は現在，女性には使用されない．[998]　⇨参腟癌⇀1972

腟留血腫　colpometra⇨同腟留血症⇀1975

腟留血症　colpometra　［**腟留血腫**］　処女膜閉鎖や腟閉

鎖により月経血が腟腔内に貯留した状態．潜伏月経の周期ごとに下腹部痛が発生する．進行例では子宮留血症，卵管留血症を伴うことがある．治療は閉鎖部を切開する．[998]

腟瘻(ろう)　vaginal fistula　瘻とは組織に，炎症などによって生じた管状の穴．臓器間に炎症性または腫瘍浸潤性の癒着が起こり，穴があいて交通が生じて完成する．腟瘻は外傷，腟周辺の婦人科手術，分娩時損傷，放射線照射，悪性腫瘍，先天性奇形などさまざまな原因により発生する．直腸腟瘻，膀胱腟瘻，尿管腟瘻などがある．[998]

知的障害

intellectual disability

【概念・定義】 先天性あるいは生後早期の原因によって脳機能が障害され，①知的機能が **IQ 70 以下**で，②実用的適応機能(コミュニケーション，自己管理，家庭生活，社会的対人的技能，地域社会資源の利用，自立性，学習能力，仕事，余暇，健康，安全)のうち **2 つ以上に欠陥**があり，③ **18 歳未満で発症**するものをいう．1)軽度知的障害(IQ 50-55 から 70)，2)中等度知的障害(IQ 35-40 から 50-55)，3)重度知的障害(IQ 20-25 から 35-40)，4)最重度知的障害(IQ 20-25 以下)に分類され，軽度知的障害が全体の 85% を占める．知的障害の頻度は人口の 2-3% 前後で，男子に多い．

【病因】 遺伝的要因，胎生期の異常，周産期の異常，不適切な養育環境などがあるが，約半数例は病因不明．**予防が重要**であり，避けることのできる原因を予防するには，マススクリーニングによる先天性代謝異常症の早期発見，血族結婚を避けることが大切．

【治療】 基礎疾患への治療，随伴症状への治療(例えばてんかんに対して抗痙攣薬投与，精神病様症状に対して抗精神病薬投与，行動異常に対して生活指導と薬物療法)，**教育**(特別支援学級・学校)，**福祉的処遇**(児童福祉法，知的障害者福祉法)などを通じて，適応水準や作業能力を高め，社会への参加を目指す．[1056]

知的障害の看護ケア

【ケアのポイント】 知的障害そのものに対しては根本的な治療法はない．そのため，早期に知的障害を発見し，障害特性に応じた治療教育などの支援を開始することが，予後にとっては重要である．医療施設に入院している知的障害者のケア上の留意点は，①信頼関係を築き，不安を軽減し，適切な反応を引き出すため落ち着いた対応をする，②障害レベルに適した目標設定を行う．知的障害(特に軽度～中等度)の看護では，患者の実年齢に求められる適応機能獲得を目標として設定しがちだが，過大な期待は効果的介入とならないうえに，本人を混乱させ，自尊感情の低下を招きやすい．

【看護ケアの実践】〔**基本的セルフケア能力の維持・向上**〕 摂食，排泄，更衣など，できる限り自立へ向かうようケア計画を立案し，援助する部分と自立に向ける部分を明確に区別する．過剰な介助は退行を生じさせる．また適度な運動と睡眠リズムを維持する．〔**コミュニケーションなど社会スキルの獲得**〕 社会スキル獲得の基本となるのはコミュニケーションである．言語によるコミュニケーションが難しい場合，障害者の表情や身ぶり，行動をよく観察し，その意味を理解するよう努める．短い言葉ではっきりと話し，ジェスチャーや実物，写真，絵，カード(①物の名前：名詞カード，②行動：動作カード，環境・情報カード，③周囲の状況や行動の是非など)，単純化された文字など，他の視覚的な方法も用いる．ノンバーバル(非言語的)からバーバル(言語的)コミュニケーションへと，適応範囲の広いコミュニケーションを確立できるよう働きかける．また，認知判断能力の低さから，知らない人についていくなど，事件・事故に巻き込まれる危険もあるため，安全に対する教育指導を行う．〔**不適応行動・問題行動の改善**〕 知的障害では，刺激に対して過敏に反応することがあり，葛藤状況が生じると不適応行動を起こしやすい．トークンエコノミー法〔目的とする行動が達成できた場合にごほうびとして代用貨幣(トークン)を渡し，目的行動がいつでもできるようにする行動療法〕など認知行動療法を活用し，本人のやる気を介入の手がかりとして，不適応行動を適応行動に変えていく．直接的な働きかけとともに，刺激となる要因への環境調整も行う．本人が理解しやすいように，食事や昼寝，服薬，処置などを毎日同じ時間に行い，スケジュールの一貫性を維持する．スケジュールの区切りをカード(絵)で視覚的に示す方法もある．知的障害では異食や自傷などの問題行動をしばしば認める．また，怒りや当惑した感情を暴力などの非効果的な方法で表現する場合もあるので，暴力はきっぱり否定する．問題行動の背景となっている「物品要求」「注目要求」「逃避」「感覚強化」などの意味を考え援助する．怒りが落ち着くまで時間をおき，感情を暴力以外の方法で表現できるようなケア計画を立てる．思春期では性に対する認知能力や対処能力が低いことがあり，人前で性器を出す，マスターベーションをするなどの行動がみられる．患者の理解できる言葉やジェスチャーで繰り返し教育指導を行う．〔**運動機能面，他の精神障害との重複障害のケア**〕 神経学的所見としては，筋緊張や反射の異常，不随意運動，稚拙な協調運動，多様な視覚・聴覚障害がある．運動機能障害の程度を的確に診断し，作業療法などリハビリテーション訓練を行う．運動機能の向上は，行動範囲や遊び・生活経験の拡大につながる．また，高頻度にてんかんを合併するので，十分な観察を行う．その他，自閉症や注意欠陥・多動性障害など重複障害に対するケア計画もあわせて立案する．〔**家族支援**〕 知的障害者の家族支援では，一方的に助言せず，家族の考え方や経てきたプロセスを理解するよう努める．そのうえで医療施設における状態評価と対応指針を示し，必要な教育・福祉施設との連携を行う．家族自身のサポート力が向上するよう適切な対応方法を家族に知らせ，不安の軽減に努める．[478] ⇨参知的障害→1976

知的障害児施設　home for mentally retarded children　「児童福祉法」第 42 条に定められた知的(発達)障害児のための施設．障害児を保護するにとどまらず，独立した生活を送るのに必要な知識や技能を提供することを目的としている．施設内で生活する入所施設と，家庭から通園する通所施設とがある．[756]

知的障害者更生相談所　rehabilitation counseling center for mentally retarded person　「知的障害者福祉法」第 12 条に規定されている施設で，知的障害者の福祉に関して次の事業を行っている．①知的障害者に関する問題について家庭その他からの相談に応じる，② 18 歳以上の知的障害者の医学的・心理学的および職能的判定を行い，ならびにこれに付随して必要な指導を行う．[321]

知的障害者支援施設 support facilities for mentally retarded person 「知的障害者福祉法」に基づき，入所者または利用者の自立と社会経済活動への参加を促進する観点から知的障害者を養護し，支援する施設であり，知的障害者更生施設，知的障害者授産施設，知的障害者通勤寮，知的障害者福祉ホームをいう．これらは知的障害者援護施設と呼ばれていたが，「障害者自立支援法」に基づく新体系事業に移行し，現在は障害者支援施設という．[321]

知的障害者福祉司 caseworker for mentally retarded, welfare officer for people with mental retardation 「知的障害者福祉法」第 13 条によって都道府県の知的障害者更生相談所におくことが義務づけられた職種．任務は管内に居住する 18 歳以上の知的障害者について，実態把握，広報活動，関係機関との連絡調整，職場開拓することなど．[756]

知的障害者福祉法 Act on Welfare of Mentally Retarded Persons 知的障害者の自立と社会活動への参加を促進するために援助と必要な保護を行い，知的障害者の福祉を図ることを目的に 1960(昭和 35)年制定．[457]

チトクロ〔ー〕ム cytochrome ［シトクロム］ 電子伝達系(チトクローム系)を構成するヘムタンパク質の総称で，分光光学的特性に基づく名称．本来は酵素自体は含まないが，チトクロム P-450 やチトクロム *c* オキシダーゼなども含めることもある．ヘム鉄の酸化還元によって電子の伝達を行う．ヘモクロム型吸収を呈し α, β, ソーレー帯が特徴的．還元型のチトクロムはヘモグロビンとは異なり，特有の α 帯がみられる．この α 帯が 600 nm，560 nm，550 nm 付近にあるチトクロムをそれぞれ *a*，*b*，*c* と名づけた．現在はチトクロム *d*，*o* も見つかり，チトクロムを A，B，C，D，O 型に分類する．吸収の特性はヘムの構造とヘム周囲の環境により生ずるため，チトクロムはヘムの構造と還元型の α 帯の波長から分類される．[1097] ⇨参チトクロ〔ー〕ム系→1978，電子伝達系→2082

チトクロ〔ー〕ム *a* cytochrome *a* ［シトクロム A］ チトクロムのうちヘム *a* をもつもの．ミトコンドリアの電子伝達系(チトクローム系)におけるチトクロム *a* の還元型の α 帯は 605 nm．チトクロム *a* は青酸や一酸化炭素などの呼吸阻害薬と反応しないチトクロムと定義した(ケイリン D. Keilin)．チトクロム *c* オキシダーゼにチトクロム a_3 とともに含まれるため，電子伝達体としてはチトクロム aa_3 と呼ぶ．一方，チトクロム a_3 はチトクロム *c* から電子を受け取り，青酸や一酸化炭素などの呼吸阻害薬と反応してその機能が阻害される．一酸化炭素との結合型では α 帯は 590 nm にみられる．ヘム a_3 とヘム *a* とは同一の分子であるが，タンパク内でヘムの環境が異なるため，両者の性質の違いが生じると考えられる．[1097] ⇨参チトクロ〔ー〕ム酸化酵素→1978，青酸化合物中毒→1669

チトクロ〔ー〕ム *b* cytochrome *b* ［シトクロム B］ ヘム *b* をもつチトクロムのこと．チトクロム *b* はミトコンドリアの電子伝達系のユビキノール-チトクロム *c* レダクターゼ(複合体Ⅲ)の主な構成因子．ユビキノン(Q，コエンザイム Q)の Fe-S から電子を受け取り，チトクロム c_1 に渡す．還元型の α 帯は 560 nm にある．チトクロム b_5 はミクロゾームに局在して膜に結合している．チトクロムレダクターゼから電子を受け取り，他の酵素に電子を渡す．ミクロゾームの電子伝達系は脂質代謝をはじめ，薬物代謝など多くの代謝に関与している．[1097] ⇨参レダクターゼ→2976，チトクロ〔ー〕ム *c* →1977

チトクロ〔ー〕ム *c* cytochrome *c* チトクロムのうちヘム *c* をもつもの．チトクロム *c* はミトコンドリアの電子伝達系の構成因子で，チトクロム c_1 から電子を受け取りチトクロム *c* オキシダーゼ(チトクロム酸化酵素)に渡す．還元型の α 帯は 550 nm にみられる．チトクロム c_1 は同じくヘム *c* を含むが還元型の α 帯は 553 nm で異なる．電子伝達系のユビキノール-チトクロム *c* 還元酵素(複合体Ⅲ)の構成因子でチトクロム *b* から電子を受け取りチトクロム *c* に渡す．[1097] ⇨参チトクロ〔ー〕ム系→1978，チトクロ〔ー〕ム酸化酵素→1978，チトクロ〔ー〕ム *b*→1977

チトクロ〔ー〕ム *c* 酸化酵素欠損症 cytochrome *c* oxidase deficiency チトクロム *c* は植物・動物組織に広く分布するヘムタンパク質の1つ．チトクロム *c* 酸化酵素はミトコンドリアに存在し呼吸のための電子伝達系の成分で，ATP(アデノシン三リン酸)産生のための重要な酵素である．チトクロム *c* 酸化酵素欠損症は以下のように臨床的に分類されている(ディマウロ DiMauro ら)．①乳児致死型：生後間もなく著明な全身の筋緊張低下，乳酸性アシドーシスを主症状として発症しファンコニ Fanconi 症候群を伴う例が多く，生後 1 年以内に死亡する．②良性乳児型：全身の筋緊張低下，乳酸性アシドーシスがみられるが，徐々に改善する良性型．③脳筋症：乳児期より始まる退行があり，知的障害，痙攣，失調，四肢筋力低下などを主症状とし，ストレスによってアシドーシス発作が誘発される．寛解期においても髄液中の乳酸は高値であり，乳酸/ピルビン酸比の高値も特徴．④メンケス Menkes 病：チトクロム *c* 酸化酵素は銅依存性の酵素タンパク質である．メンケス病は銅の腸管からの吸収障害の結果，銅欠乏により二次的に酵素欠損をきたす．⑤部分欠損型：一部の筋のミトコンドリアに形態異常を認め，チトクロム *c* 酸化酵素活性を欠損している．カーンズ・セイヤー Kearns-Sayre 症候群や慢性進行性外眼筋麻痺などの症例で認められる．比較的高年齢(30-40 歳代)で発症することが多い．[987]

チトクロ〔ー〕ム P-450 cytochrome P-450 ［P-450］ 還元型で一酸化炭素を結合して 450 nm 付近にソーレー吸収帯を示す一群のプロトヘム含有タンパク質の総称．450 nm に吸収極大を示す色素という意味で P-450 と命名された．機能的には，各種ステロイドホルモン，胆汁酸，プロスタノイドの合成・分解反応，脂肪酸の ω 酸化，ビタミン D の活性化反応など多岐にわたる生体物質のほかに，薬物や体内に取り込まれた食品添加物，環境汚染物質などの生体異物の酸化的解毒反応に関与している．[402]

チトクロ〔ー〕ムオキシダーゼ試験 cytochrome oxidase test ［オキシダーゼ試験］ 細菌細胞内に呼吸代謝にか

かわるオキシダーゼ酵素をもっているかどうかを調べる試験．ある種の芳香族アミンを酸化して着色化合物を形成できるかどうかでこの酵素活性を調べることができる．細菌を同定するときの重要な性状．シュードモナス *Pseudomonas*，ビブリオ *Vibrio*，ナイセリア *Neisseria* などの属は陽性で，腸内細菌科の細菌は陰性である．[324]

チトクロ〔ー〕ム系 cytochrome system ［シトクロム系］ 広義にはミトコンドリアなどの電子伝達系，呼吸鎖と同義．解糖系，TCA 回路などの脱水素反応と共役して，チトクロムのほかフラビン，非ヘム鉄，CoQ などとの連鎖的な酸化還元反応によって電子が運搬される系のこと．ミトコンドリアの内膜に局在している．ミトコンドリアのチトクロム群ではヘム鉄の酸化還元反応により，チトクロム *b*，c_1，*c*，$(a)a_3$ の順に酸化還元電位の低いほうから高いほうへ電子が運搬され，最終的に酸素に渡され水が生成される．ATP が 2 分子(呼吸鎖全体では 3 分子)生成されるエネルギー産生系である．[1097] ⇨参トリカルボン酸サイクル→2164

●チトクロ〔ー〕ム系

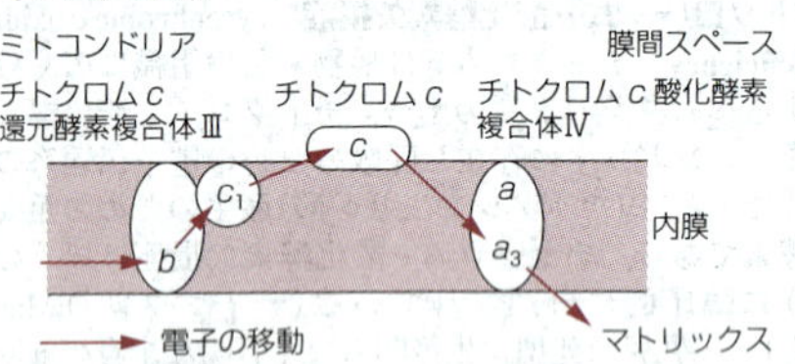

チトクロ〔ー〕ム酸化酵素 cytochrome oxidase ［シトクロム c 酸化酵素(オキシダーゼ)］ ミトコンドリアの電子伝達系(チトクローム系)における複合体Ⅳの本体．チトクロム *c* から電子を受け取り，酸素分子に渡して水を生成する反応にかかわる．ミトコンドリアの内膜に局在し，酵素は異なるサブユニットからなる多量体で構成されている．1 分子内には，2 つのヘム *a*，3 つの銅(活性中心には 2 つ)，1 つの亜鉛および 1 つのマグネシウムを含む．チトクロム c を酸化して受け取った電子をヘムと銅が共同して酸素に渡す．2 つのチトクロムのうち，酸素や一酸化炭素と結合するチトクロム部分をチトクロム a_3，他方をチトクロム *a* と習慣的に分けている．電子伝達体としてはチトクロム aa_3 と呼ばれる．[1097] ⇨参チトクロ〔ー〕ム *a*→1977，チトクロ〔ー〕ム *c*→1977

チトマス・ステレオテスト Titmus stereotest⇨同チトマス立体試験→1978

チトマス立体試験 Titmus stereoscopic test；TST ［チトマス・ステレオテスト］ 偏光眼鏡で左右の眼を分離し，専用の検査用チャートを用いて，立体視の有無および精度を調べる検査．患者に偏光眼鏡をかけさせ，チャートと 40 cm の距離で検査を行う．ハエの羽をつかませたり，3 つの視差をもつ 5 種類の動物が飛び出して見えるかなどの応答を求める．チトマス社の製品．[480]

チネル徴候 Tinel sign⇨同ティネル徴候→2053

知能 intelligence 〔D〕Intelligenz⇨同知性→1971

知能検査 intelligence test 〔D〕Intelligenztest ［知能テスト］ 知能を客観的に測定する心理検査．1905 年のビネー Alfred Binet (1857-1911) らによる「知能測定尺度」(Binet-Simon 法)をはじめとして多くのものが開発され標準化されている．わが国の代表的知能検査法として，スタンフォード大学のターマン Lewis M. Terman (1877-1956) が改訂したスタンフォード・ビネー知能検査(1916)をもとにした「実際的・個別的知能測定法」(1930 年に鈴木治太郎によって発表，通称「鈴木・ビネー知能検査」として数回の改訂)や「田中・ビネー知能検査」(1947 年に田中寛一によって発表され，その後に改訂)，およびウェクスラー David Wechsler (1896-1981) がアメリカのニューヨーク大学附属ベルヴュー病院で開発した「ウェクスラー・ベルヴュー(Wechsler-Bellevue)知能検査」(1939)の日本版の「成人知能検査」(1958)などがあり，精神年齢(MA)や知能指数(IQ)などの形で実用化されている．知能を総合的な一般能力として評価しようとするビネー式と，いくつかの独立的因子の総和であるとして評価するウェクスラーの方法があり，特に言語能力の発達水準に注目した「ITPA 言語学習能力診断検査」(1993)などのように，いくつかの分野に限って評価する方法も開発されてきている．個人を対象に行う知能検査のほかに，多数をいっせいに検査する団体式の簡便法もある．いずれの検査法が選ばれるかは，その目的や対象者によって決められる．ウェクスラー式の知能検査は，年齢水準によって課題が異なるように設定されており，児童用(WISC，WISC-R，WISC-Ⅲ)，成人用(WAIS，WAIS-R)，未就学児用(WPPSI)などに分かれて，言語性下位検査および動作性下位検査の 2 分野で粗点が得られ，それぞれに言語性 IQ と動作性 IQ，および全下位検査の評価点総計からの全 IQ が算出される．ただ，知能検査が，人に備わった能力のすべてを測っているものではないことを知って活用すべきとの批判もある．[1085] ⇨参WAIS-R→121，ウェクスラー児童用知能検査→317

知能指数 intelligence quotient；IQ ［IQ］ 知能検査結果の表示法のうち最も代表的なもの．精神年齢 mental age (MA) を生活年齢 calendar age (CA) で除した数値を 100 倍して求める．精神年齢は知能年齢とも，生活年齢は暦年齢，実年齢とも呼ばれる．平均値は 100 で，ここを基準点として正規分布を示す．知能指数が高いほど知能が高いことを示すが，精神年齢は 17-18 歳で頂点に達するといわれるので，この計算式は年齢を基準としているため，それ以後の生活年齢が増すとともに低い値となってしまう．それを修正するために同年齢集団の平均値を基準として個人の得点を求める偏差知能指数 D-IQ (deviation-IQ) が用いられる．⇨参知能検査→1978，発達指数→2384

知能端末⇨同インテリジェント・ターミナル→299

知能テスト⇨同知能検査→1978

知能年齢⇨同精神年齢→1683

遅発一過性徐脈⇨参胎児心拍数一過性徐脈→1869

遅発型発達緑内障⇨同若年緑内障→1355

遅発型反応 late phase reaction アレルゲンに対する IgE の存在下で発症するⅠ型アレルギー反応において，皮膚あるいは気道などへのアレルゲン侵入後すぐに現れる反応を即時反応と呼び，これに続いて 3-8 時間程度のちに現れ，48 時間程度持続する炎症反応を遅発型反応という．病変部への好酸球の浸潤が特徴的とされ

ている.[989]

遅発月経　delayed menstruation　通常満16歳以降に遅れて発来する初潮．多くは排卵を伴わず月経ではなく初潮である．わが国では10-15歳までにほとんどが初経を迎えるが平均12歳と早まる傾向にある．満18歳になっても初経がないものは原発性無月経と呼ぶ.[998] ⇨参原発無月経→963

遅発思春期　delayed puberty　[思春期遅発症]　第二次性徴の開始が通常より遅い病態をいう。わが国においては，女児で13歳，男児で15歳になっても開始しない場合に遅発思春期と診断する。男女が性的に未熟な時期を脱して，生殖機能を備えた成人としての肉体に成熟するための急速な発達時期が思春期であり，同時に第二次性徴が起こる．思春期は女児では8-9歳から17-18歳頃，男児では11-12歳から18-19歳頃までが相当し，女児ではこの間に乳房発達，陰毛発生，初経を経て，第二次性徴の完成とともに月経周期がほぼ順調となる．男児では陰毛やひげの発生，精巣や陰茎，精囊の発達，声音の低声化が起こる．遅発思春期の多くは自然に第二次性徴が開始する体質性遅発思春期であるが，器質的病変による性腺機能低下症によるものもあり，その場合は病態に応じた治療が必要である．女児では初経発来が遅れていることを主訴とすることが多く，15歳以降で初経が発来したものを遅発月経，18歳までに初経をみないものを原発性無月経と呼ぶ.[845] ⇨参思春期早発症→1283

遅発性　late, delayed　[晩発性]　①原因となる事象から発症までの時間が長い(例：遅発性放射線障害)．②(類似の疾患に比べ)発症時期が遅い(例：ベッカーBecker型遅発性筋ジストロフィー)．③中高年で発症する(例：遅発性小脳皮質萎縮症).[372]

遅発性ウイルス感染症　slow virus infection⇨同スローウイルス感染症→1657

遅発性ウイルス病　slow virus disease⇨同スローウイルス感染症→1657

遅発性虚血症候群　delayed ischemic syndrome⇨同遅発性虚血性神経脱落症状→1979

遅発性虚血性神経脱落症状　delayed ischemic neurological deficits；DIND　[遅発性虚血症候群]　くも膜下出血後に脳血管が異常に収縮することを脳血管攣縮といい，24時間以内に起こる早期のものと，4-14日経てから起こる遅発性のものがあり，後者のことをいう．発生機序は明らかでないが，くも膜下血腫の多い部位に発生しやすいため，これが脳血管系の狭窄を起こし，さらに広範な脳梗塞などを誘発するものと考えられている．症状は運動麻痺や意識障害で，重症例では死亡する．最近ではCTによる診断で攣縮の発生が予測できるようになり，カルシウム拮抗薬の投与などの予防的措置によって発生そのものを抑制するような治療も行われるようになっている.[1150]

遅発性骨形成不全症　osteogenesis imperfecta tarda　骨形成不全症は先天性結合織疾患のなかで最も頻度が高く，皮膚や骨に存在するタイプⅠコラーゲンの異常によるとされている．シレンスSillenceの分類が有名であるが，正確に当てはまらない場合もある．遺伝形式の異なる2型があり，このうち遅発性骨形成不全症は常染色体優性遺伝で，出生時またはそれ以後に骨折がみられるタイプ．臨床症状は易骨折性，青色強膜，難聴，歯牙形成不全．臨床的には易骨折性が最も問題であり，特に下肢の骨折・変形は移動能力に大きく影響．骨折治療には手術・保存療法があり，骨癒合自体は問題ないので，できるだけ変形を残さないように努力する．また介護者は移動の際などの骨折に対し，十分な注意が必要.[1024] ⇨参骨形成不全症→1105

●遅発性骨形成不全症のX線像

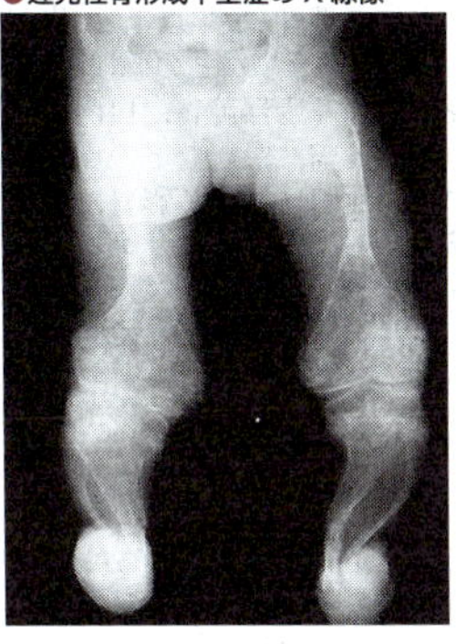

遅発性ジスキネジア　tardive dyskinesia；TD　[神経遮断薬誘発性遅発性ジスキネジア]　抗精神病薬の長期投与に起因する錐体外路症状のうち，1年間以上抗精神病薬を服用した患者の10-20%に発現する不可逆性の不随意運動．発現部位は舌の捻転，左右側方への運動や下顎の運動を伴うものが大部分であるが，四肢や体幹にアテトーゼ様の運動がみられるものもある．重症のものは呼吸や嚥下に障害をきたし，おくび(げっぷ)やのど鳴りを伴う．抗コリン薬投与などの治療によっても難治性であることが多い.[1150]

遅発性尺骨神経麻痺⇨同肘部管症候群→1999

遅発性てんかん　delayed epilepsy, tardy epilepsy, late-onset epilepsy　[晩発てんかん]　成人(20歳以後)に初発するてんかんをいう．原因不明のてんかんは，通常は小児・若年期に初発するのに反し，20歳以後に初発するてんかんは，脳腫瘍，頭部外傷，脳血管障害などの器質的疾患を背景にもつことが多く，原因の検索が必要とされる.[1150]

遅発性統合失調症　late schizophrenia　[遅発分裂病]　中年期以降になって初発する統合失調症．統合失調症は思春期，青年期に初発することが多く高齢になって初発することは少ない．ブロイラーManfred Bleulerが40歳以降に発症する統合失調症を特に遅発分裂病と呼んだ．他に中年期以降に初発する統合失調症の年齢区分として，45歳以降(「精神障害の診断と統計の手引き」第3版改訂版DSM-Ⅲ-R)，60歳以降(ヤンツァーリクW. Janzarik)を取り上げる場合がある．近年のDSM-Ⅳや「国際疾病分類」第10版(ICD-10)には，統合失調症の初発年齢による特定の呼称はない．女性に多く，軽度の欠陥状態に至ることが多い．ブロイラーによると，およそ半数は症状学的には若年発症の統合失調症と区別がつかないが，妄想の主題は世俗的なことが多い．残りの半数に遅発性統合失調症に特徴的な症状が認められ，①妄想精神病(パラフレニー型統合失調症群），②不安・抑うつ(鬱)緊張病性統合失調症群，③急性錯乱性統合失調症群の3群に分類できるとされる．視覚障害，聴覚障害が健常者よりも高い頻度で出現し，これが症状形成に関係するともいわれる．[686]

遅発性皮膚ポルフィリン症　⇨同晩発性皮膚ポルフィリン症→2419

遅発性扁平母斑　nevus spilus tardivus⇨参扁平母斑→2654

遅発性放射線効果　delayed radiation effect　放射線被曝あるいは放射線療法のあとに遅発性(数年以上)に出現する障害．白血病，甲状腺癌，皮膚癌などの悪性腫瘍，肺線維症，間質性肺臓炎などの呼吸器障害，白内障などの眼障害，色素沈着，皮膚萎縮，瘢痕などの皮膚障害が知られている．その他，性腺に対する影響，リンパ節や骨髄などの造血臓器に対する影響，リンパ球の免疫能や遺伝因子に対する影響も報告されている．[1150] ⇨参晩発性放射線障害→2419

遅発性放射線障害⇨同晩発性放射線障害→2419

遅発性母斑⇨同ベッカー母斑→2626

遅発性溶血反応　delayed hemolytic transfusion reaction；DHTR　輸血後数日を経過して起こる溶血性の輸血副作用．発熱，貧血，黄疸を伴う．二次免疫応答によるものが多く，過去の輸血，妊娠などに際して産生されていた抗体が，輸血前の検査時には検出感度以下になっていたが，再度の輸血により抗体が再度産生された結果，溶血をきたす．この反応を引き起こす抗体には，Rh系の抗E，抗Cなどのほか抗Jk^aなどがある．[860] ⇨参輸血反応→2860

遅発分裂病　late schizophrenia⇨同遅発性統合失調症→1979

チフス菌　*Salmonella* serotype Typhi，*Salmonella* Typhi［腸チフス菌］　血清学的にはD群サルモネラに分類されるグラム陰性の通性嫌気性桿菌で，ヒトに腸チフスを起こす原因となる．他のサルモネラと違ってブドウ糖分解の際ガスを産生せず，オルチニンを脱炭酸できない．O抗原群はO9(またはD1)群に属する．[324] ⇨参サルモネラ〔属〕→1197，腸チフス→2016

チフス性顔貌　typhoid facies　腸チフスの重症例において，40℃の高熱が持続する第2病週に，難聴や妄想状態などの神経症状や意識レベル低下とともにみられる，活気を失った無欲性の特異的な表情のこと．[667]

チフス性ばら疹　roseola typhosa　脾腫，比較的徐脈とともに腸チフスの三主徴の1つ．発症後10日前後に，胸腹部など体幹部に直径2-3 mmの淡紅色の小丘疹(ばら疹)が2-3個～10個ほど出現する．菌による塞栓であるが，目立たないため現在では見落とされがちである．[667]

地方衛生研究所　Prefectural and Municipal Public Health Institute　1976(昭和51)年の厚生事務次官通知による設置要綱に従い，衛生行政の科学的かつ技術的な中核機関として，都道府県，政令指定都市に設置されている地方機関．関連行政部局，保健所などと緊密に連携をとりながら，衛生行政にかかわる基礎的な調査研究，試験検査，研究指導ならびに公衆衛生情報などの収集，解析，提供を行う．広域的な調査研究を必要とする領域に関しては，地方衛生研究所相互間や，国や大学の研究機関など関連する他の試験研究機関との協力を強化して，プロジェクト研究，学際的な総合研究などを積極的に展開している．業務内容の特性に応じて安全や環境などの名称も付加されている場合もある．北海道・東北・新潟地区で12か所，関東・甲信・静岡で21か所，東海・北陸で8か所，近畿で14か所，中国・四国で10か所，九州・沖縄で13か所がある．また，地方衛生研究所のネットワークとして全国協議会が設置されており，広範な情報連絡や協議が定時行われている．なお，衛生研究所という名称は医学関連の研究業務を内容とする公私機関の多くに採択されている．[24]

地方精神保健福祉審議会　local council on mental health and welfare　「精神保健及び精神障害者福祉に関する法律」第3章に規定され，都道府県におかれている精神保健に関する諮問機関．委員の任期は3年で，その任務は都道府県知事の諮問に答え意見を具申するほか，精神障害者の通院医療公費負担に関する審査も担当．[457]

地方病性甲状腺腫　endemic goiter［散発性甲状腺腫］　ヨード摂取が少ない地域において，ヨード欠乏に起因するホルモン合成障害が原因で生じる甲状腺腫．甲状腺組織は多結節性に腫大し，内部構造は不均一で多様であることが多い．濾胞細胞は乳頭状に増生して丈が高い一方，コロイドが少ない所見を示す．ヨード摂取が極端に少ない地域では妊婦のヨード摂取不足によって小児のクレチン症を生じる．中国，ニューギニア，ヒマラヤ，コンゴ，南アメリカ，中部ヨーロッパに多く，PAHO(汎アメリカ保健機関)は，6-12歳の小児の10%以上に甲状腺腫を認める地域として指定している．ヨード塩の使用はこれらの発生を劇的に減らす．わが国においては，海藻類の過剰摂取(ヨード過剰)によって，他の地域に比べて高頻度に甲状腺腫を有する地域がある(海岸性甲状腺腫)．ほとんどが甲状腺ホルモン合成酵素系が抑制されて，甲状腺が腫大するものであるが，これに多因子が加わった場合に，甲状腺機能亢進症を生じることも報告されている(ヨードバセドウ iodine-Basedow病)．ほとんどは，組織学的にはびまん性または多結節性甲状腺腫像を呈する．[783]

地方病性紅斑⇨同ペラグラ→2634

地方病的流行　endemic［風土病的流行，局地流行，常在流行］　ある限定された地域に，長期にわたってある疾病の頻度が他の地域より多く認められる状態．すなわち，ある疾病が特定の地域に常在し，定期的にまたは非定期的に繰り返し発生する状態をいう．その疾病を地方病あるいは風土病と呼び，わが国ではツツガムシ(恙虫)病，日本住血吸虫症，エキノコックス症，マラリア，フィラリアなどが知られている．地方病的流行に対して，全世界に流行することを汎流行(パンデミック pandemic)と呼び，その疾病を世界的流行病 pandemonium という．[1406] ⇨参地域集積性→1963

チミジン　thymidine；Tdr　デオキシリボヌクレオシドの1つで，デオキシリボースに結合する塩基部分にピリミジン誘導体であるチミンをもつ．DNAの構成成分．[800]

緻密結合組織⇨同密性結合組織→2768

緻密骨　compact bone［皮質骨，緻密質］　骨は外郭をつくる緻密骨と内部を占める海綿骨からなる．骨幹では厚い緻密骨が管状をなし，髄腔を囲む．骨端に近づくにつれ薄くなり，骨端では殻状となるので皮質性外殻と呼ばれる．緻密骨は血管を通すハヴァース管が長軸方向に走行し，それを5-20層の骨層板が同心円状に取り囲む層板構造の円柱の束からできている．この円柱1個をハヴァース系または骨単位(オステオン)と呼ぶ．ハヴァース系の隙間は介在層板という不完全な層板系で埋められる．骨表面と髄腔面にはハヴァース系がなく，数層の骨層板からなる基礎層板(外・内基礎層板)が表面をつくっている．ハヴァース管は横方向に走行するフォルクマン Volkmann 管によって骨髄腔，骨膜や他のハヴァース管と連絡する．緻密骨は血管系に富み，骨膜中の血管はフォルクマン管とハヴァース管を介して骨質中に入り骨髄に達する．緻密骨は骨膜の骨形成層由来の骨芽細胞が骨基質を産生することによってつくられる(膜内骨化)．緻密骨のハヴァース系は永続的なものではなく，破骨細胞と骨芽細胞により破壊と再構築が繰り返され，常に新陳代謝されている．[1612] ⇨参海綿骨→457

緻密質　compact substance of bone 〔L〕substantia compacta⇨同緻密骨→1980

緻密斑　macula densa ［密集斑，マクラデンサ］ 腎皮質の糸球体傍装置の1つ．遠位尿細管の管腔上皮のうち輸入細動脈に接近している細胞群を指す．これらは円柱状に密集し，尿細管中の尿の NaCl 濃度を感知して，糸球体傍細胞にレニンの分泌を促し，レニン・アンギオテンシン系を介して血圧を上げる．[1519] ⇨参腎小体→1558

遅脈　pulsus tardus，slow pulse 緩徐に大きくなり，緩徐に小さくなる脈で，拍動の持続時間が長い．振幅の小さい小脈に伴うことが多い．脈拍数の少ない徐脈とは意味が異なる．大動脈弁狭窄症や左室流出路の狭くなる病態でみられる．速脈が対義語．[203] ⇨参速脈→1840

チミンダイマー　thymine dimer⇨同チミン二量体→1981

チミン二量体　thymine dimer ［チミンダイマー］ ピリミジン塩基の1つであるチミンは DNA の構成成分で，二重らせんのなかではアデニンと塩基対を形成しているが，同一鎖上の隣り合ったチミンは紫外線によって二量体を生成することがある．生成されたチミン二量体は，DNA の損傷として認識され，生体には DNA グリコシラーゼによる除去や光回復酵素による単量化など，これを修復する機構が備わっている．[305] ⇨参DNA 修復→42

チムニーピース　Chimney piece⇨同Y ピース→128

致命傷　death wound，mortal wound ［直接死因］ 生命にかかわる損傷を指し，複数の損傷が存在する場合により程度が重く早急に死に至る損傷のことを称することが多い．重篤な損傷や疾病が複数存在する場合には，死因を決定する際にはこの致命傷の判定を慎重に行わなければならない．特に法医学上，複数の成傷方法や加害者が存在する場合などには，致命傷の有無や機序により加害者の法的責任の程度が異なるため診断には注意を要する．重篤な損傷が複数存在するときの死因については，①いずれかの損傷の程度や死亡するまでの時間に差がある場合はより重度で迅速に死に至る損傷を直接死因とする，②複数の損傷が共同して死因となるときにはこれらの損傷を列記し，列記された損傷に基づく失血死や外傷性ショックなどを直接死因とする，③いずれの損傷も重症度が高く優先性を決定しかねる死因の競合が存在するときには複数の死因を併記したり多発臓器損傷など，より包括的な傷病名を直接死因とする．[1547]

致命率　case fatality rate ［致死率］ ある疾病に罹患した者のうち，その疾病で死亡した者の割合をいう．この値は(1－生存率)と等しい．致命率＝その疾病による死亡数/その疾病の罹患数，で求められる．急性感染症の致命率は通常期間を明示せずに表現されるが，慢性疾患では期間を考慮することが必要で，この方法には，①期間を定めて死亡数を求める方法，②観察期間を設定してその期間の罹患者数に対する死亡数の比を求める方法がある．後者の場合は割合ではなく比であるが，疾病の発生や死亡の状況が定常状態にあると仮定できる場合に致命率の推定値として使用できる．具体的には，①致命率＝その疾病による一定期間の死亡数/その疾病の罹患数，②致命率＝一定期間のその疾病による死亡数/一定期間のその疾病の新発生患者数，である．②の場合，症状が出るまでに時間のかかる疾病においては1を超えることがありうる．[1406] ⇨参生存率→1694

恥毛　pubes，pubic hair⇨同陰毛→307

恥毛発生開始　pubarche⇨参タナー陰毛発生段階→1921

チモール混濁試験　thymol turbidity test；TTT チモール試薬を用いた血清膠質反応の1つ．血清タンパク組成の変化，すなわちグロブリンの増加とアルブミンの減少によって高値になる．主として，急性肝炎，肝硬変など急性および慢性の肝疾患で増加するので，診断に役立つ．その他，骨髄腫，伝染性単核症，慢性感染症や膠原病，脂質異常症(高脂血症)でも上昇．血清 0.1 mL にチモール試薬(pH 7.55) 6.0 mL を加え，25±3℃ の中に 30 分放置したあと，試薬を盲検として赤色フィルター(660 nm)で吸光度を求める．基準値は 5 クンケル Kunkel 単位以下．1944 年，マクラガン N. F. Maclagan が発表した検査法．[90]

チャーグ・シュトラウス症候群　Churg-Strauss syndrome；CSS⇨同アレルギー性肉芽腫性血管炎→198

チャイルドシート　child car seat 大人用のシートベルトが使えない乳児，幼児，学童が安全に乗車できるように，発達段階の身体的特徴に合わせて設計された補助装置．自動車の座席に固定して使用し，種類は乳児用，幼児用，学童用，乳幼児兼用がある．自動車乗車中の死傷者数が急増し，6 歳未満の乳幼児を乗車させて自動車を運転する際の装着が 2000(平成 12)年より「道路交通法」で義務づけられた．子どもの体格に応じたシートの選択と正しい固定方法の普及が課題である．[823] ⇨参不慮の事故→2583，不慮の事故《子どもの》→2583

チャイルドソルジャー　child soldier ［子ども兵士］ 紛争地域で戦闘要員に動員される 18 歳未満の子どもは 35 か国 30 万人にも及ぶといわれ，「児童の権利に関する条約」が禁止している 15 歳未満の徴兵も多い．そのほとんどが拉致や強制連行によるもので，子どもは暴力や薬物での洗脳が容易で命令にも従順であり恐怖心が弱く，また敵に警戒されにくいなどの理由から積極的に利用される．子どもの生命や身体の安全に対する最も深刻な脅威であり，かつ人権侵害であるため，ユニセフなどの国際機関やセーブ・ザ・チルドレンなどの NGO が反対活動を行っている．[1143]

着圧　pressure　医療分野においては通常，包帯を巻くか医療用弾性ストッキングを着用した場合に生体(接触部分)に加わる圧力のことをいう．弾力包帯や弾性ストッキングなどの装着により若干の圧迫を加えると静脈の径がわずかに狭まるので血流速度が速まり，結果的に血栓形成予防，浮腫軽減などの効果が現れる．効果を得るために足首からふくらはぎ，膝へと末梢から中枢にかけての圧力を段階的に緩くしていく．近年，深部静脈血栓予防を目的として医療用弾性ストッキングが多用されるようになったが，効果的な圧力を得るためには下肢径を計測したうえで適切なサイズを選択する必要がある．浮腫軽減を目的とする場合，足首にかかる着圧は 24 hPa(ヘクトパスカル)(18 mmHg)程度以上とされている．[731]

着衣失行　dressing apraxia　[着衣障害]　観念失行や観念運動失行，半側空間無視，半側身体失認などの症状がなく，一般的な知能障害(認知症)がないにもかかわらず，着衣が困難となる状態．失行の特殊型と考えられている．自己の身体空間と外空間との間の関連づけを必要とするような運動操作の障害と考えられ，純粋型は右半球頭頂葉の病変で生じることが多いことがわかっている．[296]

着衣障害⇨同着衣失行→1982

着座不能　akathisia　[静座不能，アカシジア]　フェノチアジン系化合物やブチロフェノン系化合物などの抗精神病薬を服用したときにみられる錐体外路性の神経学的副作用．患者は「じっとしていられない」「気持ちが落ち着かないので，じっと座っていられない」などと苦痛を訴える．抗精神病薬の減量，抗パーキンソン Parkinson 薬やベンゾジアゼピン系薬物の投与によって改善する．[389]

着床　implantation, nidation　受精卵が子宮内膜に接着，埋没した状態．受精後 12 日には完了する．着床した段階で受精卵は二層性胚盤(2 層に分化した胎芽胚葉)まで進行している．[1323]　⇨参桑実胚→1816

着床の機構　mechanism of implantation　ヒトを含む哺乳類は胎生であり，母体の体内で栄養を補給しながら子を育てる．このため，遺伝的に異なる母体組織と胚子との間に長期にわたって保育が可能な関係を確立する必要がある．着床とはこの関係の樹立を意味する．哺乳類では，着床の誘発はホルモン，特にプロゲステロンとエストロゲンのバランスで微妙に調節されている．また，着床の仕方やそれに伴う胎盤の構造は種によって著しく異なる．ヒトでは胚子が子宮内膜に完全に潜り込む壁内着床をとり，母体血と胎児絨毛が直接接触する血絨毛性胎盤をつくる．物質交換の効率はよいが，反面，母体の免疫防御機構への対策を含めて着床の機構は複雑になる．接合子(受精卵)は，①受精後 6 日目頃に子宮に到達し(胚盤胞)，透明帯を脱ぐ．次いで栄養膜細胞が増殖し，栄養膜細胞層と栄養膜合胞体層に分化する．②この時点の子宮内膜はプロゲステロンの支配下で，肥厚して子宮腺の分泌もよく，着床に適した状態にある．③ここにエストロゲンが分泌されると胚盤胞が子宮内膜に接着し，着床が開始される．④胚盤胞の栄養膜合胞体層はタンパク質分解酵素を分泌して，子宮内膜に浸潤する．⑤子宮内膜の支質細胞は脱落膜を形成し，異物(胚盤胞)に対する免疫寛容の体勢をとる．⑥胚盤胞は 3-5 日で内膜内に完全に埋没して着床を完了し，栄養膜は胎盤の形成を，内細胞塊は胚の発生を開始する．脱落膜は子宮内膜支質の細胞がプロゲステロンの刺激で上皮様に変化した細胞群で，グリコーゲンを蓄積している．着床初期には胚子の栄養補給にかかわり，プロラクチンを分泌して母体の免疫力を和らげる働きがある．しかしその後は，子宮壁への栄養膜細胞の浸潤を防ぐ物理的，免疫的な障壁として重要となる．壁内着床では，胎児側の安定度(できるだけ深く進入したい)と母体側の危険度(できるだけ体内への浸潤を避ける)とのせめぎ合いで，増殖性の高い胎児組織が母体内に深く入りすぎれば，母体にとっては癌細胞の転移と同様な危険がある．[1044]　⇨参受精の機構→1393

着床障害　implantation failure　胚盤胞が子宮内膜に接着，着床し妊娠が成立する．胚の着床の障害が不妊の原因になると想定されている．実際，体外受精，胚移植で良好胚を移植しても何らかの原因で着床しないことがある．卵巣から分泌されるエストロゲン，プロゲステロンの不足，子宮内膜の女性ホルモンに対する反応不全，粘膜下筋腫やポリープなどによる子宮内膜の異常，子宮内膜局所の免疫能の異常などさまざまな原因がありうる．[998]

着床前遺伝子診断　preimplantation genetic diagnosis；PGD　[着床前診断]　体外受精により得られた受精卵が分割し 8 細胞期前後にある段階で胚生検を行って，遺伝子が特定されている遺伝性疾患や染色体異常などを診断する方法．異常がある受精卵は胚移植を行わないため，流産や遺伝性疾患による中絶を回避できる．[1323]

着床前診断　preimplantation diagnosis⇨同着床前遺伝子診断→1982

着色尿症　chromaturia　尿が異常に着色すること．尿は通常，ウロクロムというタンパク質分解産物の色素とウロビリン体による淡黄色を呈するが，尿量が少ないと濃縮され濃い黄色を，尿量が多ければ希釈尿となり無色に近くなる．一方，ビタミン剤による黄色尿やリファンピシン，アローゼン®，センナエキスによる橙赤色尿など，さまざまな薬剤の代謝産物による着色や，肝・胆道系疾患によるウロビリノゲン，ビリルビン尿(黄褐色～褐色調)，ヘモグロビン，ミオグロビン尿(鮮紅色～濃褐色調)などによって尿の着色を認めることがある．[481]

チャドウィック徴候　Chadwick sign　[リビド着色]　妊娠後の腟外陰部に認める色調の変化のこと．妊娠初期には紅紫色で，末期には暗い藍紫色を呈する．妊娠により増加したエストロゲンにより外陰部の血管の怒張やうっ血によって生じる．[1323]　⇨参妊娠徴候→2267

チャドック反射(徴候)　Chaddock reflex　病的反射の 1 つで，バビンスキー Babinski 反射(徴候)の変法の 1 つ．足の外果の下部から後方にかけてハンマーの柄などで強くこすると，バビンスキー反射の場合と同様に足の第 1 趾が背屈し，他の 4 趾が開扇する．錐体路が障害されたときにみられる．チャドック Charles G. Chaddock はアメリカの神経科医(1861-1936)．[1527]

チャネル《イオンの》⇨同イオンチャネル→217

チャネルの開閉　channel opening and closing　細胞膜に

あるイオンチャネルにはゲート機構が存在し，イオンの透過性を制御している．ゲートの開閉は，膜電位やチャネルと共役している受容体とリガンドの結合状態，細胞内のセカンドメッセンジャーの濃度などにより決められる．[1335]

チャネル輸送 channel transport 水分子や水溶性のイオンなどは，脂質親和性の高い細胞膜を，膜に存在するチャネルと呼ばれるタンパク質の水親和性の高い小さな穴を通って通過する．これをチャネル輸送という．チャネルは単なる小さな穴ではなく，物質特異的で，かつゲート機構により通過が制御されている．また，一部の水チャネルなどは細胞内に内在化していて，ホルモン刺激などにより細胞膜に出現し，水分子に対する膜の透過性を高める．[1335]

チャプレン chaplain 病院や学校内などにあるキリスト教の礼拝堂(チャペル)で働く牧師のこと．病院においては患者のスピリチュアルケアの主要な担い手である．患者の苦しみや恐怖，悲しみを共有しながら，生きることの意味や目的，死後の世界などについてともに考え，患者が自分の人生を前向きに見つめなおせるように働きかけていく．特にターミナルケアにおいては，医療者とチャプレンなどの宗教家が協働して患者のケアにあたることが大切であるといわれている．[251]

チャラカ本集⇨参アーユルヴェーダ→129

チャルリン症候群 Charlin syndrome ［毛様体神経痛］一側の顔面の眼球から鼻にかけて突発的に生じる強い痛みで，三叉神経第1枝の分枝である鼻毛様体神経の刺激によるものを指す．篩骨洞炎，鼻中隔の奇形，歯の肉芽腫や梅毒，高尿酸血症，糖尿病，マラリア，アルコール中毒，肝障害などで起こる．眼球と鼻の一側性の痛みおよび眼徴候(結膜・眼瞼の充血と浮腫)，鼻徴候(鼻漏と鼻粘膜の浮腫と充血)を三徴とする．チャルリン Carlos Charlin はチリの眼科医(1886-1945)．[1150]

チャンス血尿 chance hematuria⇨同無症候性血尿→2785

チャンスタンパク尿 chance proteinuria⇨同無症候性タンパク尿→2786

治癒 cure, curing, healing 創傷や潰瘍に限定して用いることもあるが，一般的には疾患が治ること．創傷の治癒には，一次治癒，二次治癒，三次治癒と段階が設けられている．⇨参創傷治癒→1817

チュアブル剤 chewable drug 錠剤またはチューインガム状の製剤で，服用の際に口中でよくかみくだいてから嚥下する剤形のものをいう．医療用医薬品では，錠剤をうまく飲み込めない小児のために喘息用医薬品で使われている．水がなくてもそのまま服用できる利点から，一般用医薬品では乗り物酔い，胃痛，ビタミン類，咳止めなどが発売されており，健康食品でも一部この剤形が使われている．欠点としてはかみくだくため，味を調える必要があることである．[969]

注意 attention 個体が対象にかかわる際の基本的認知機能の1つと考えられ，一定の対象に関心を払い続けるというトップダウン的な注意と，新たな刺激に注意を向けるというボトムアップ的な注意とに大きく分けることができる．覚醒意識の水準を注意の度合とみなす立場があり，そうした視点からすると，錯乱は注意の障害としてとらえられる．一方，方向性の注意という考え方もあり，その場合には，外空間に対する注意の障害から半側空間無視といった症状が生じるとみなされる．注意の解放(頭頂葉)→移動(上丘)→増強(視床枕)といったネットワークも提起されている．方向性注意に関しては，その機能の右半球優位性を主張する見解がある．[296]

中医学 traditional Chinese medicine；TCM 現代の中華人民共和国(中国)における伝統医学．古代からの伝統医学を文化大革命(1960年代後半～70年代前半)後に整理統合して成立したもので，厳密には中国の伝統医学そのものとは異なる．中医学と西洋近代医学との統合利用をめざしたのが中西医結合．[161] ⇨参漢方医学→652

中医協⇨同中央社会保険医療協議会→1984

注意欠陥障害 attention-deficit disorder⇨参注意欠陥・多動性障害→1983

注意欠陥・多動性障害 attention-deficit/hyperactivity disorder；ADHD ［注意欠如・多動性障害，ADHD］ 注意の障害と多動によって特徴づけられるもので，6歳以前に発症し，6か月以上の症状の持続，複数の場面で症状がたびたび観察されなければならない．注意の障害は，課題を未完成で中止したり，活動が終わらないうちに離れてしまったりすることで明らかになる．多動は，おとなしくしていなければならない状況で過度に落ち着きがないことを意味する．社会的関係の中での抑制欠如，危険な状況において先読みできず向こうみずな行為に出ること，社会的規則の枠から容易に出てしまう(順番が待てない，他人の活動に干渉)なども参考とされるべき症状．発病率は，学齢期の子どもで3-5%とされており，男女比は4-9：1と圧倒的に男性が多い．微細な脳損傷や遺伝的要因などの生物学的要因と心理的要因の両者が関与している可能性がある．薬物では中枢神経刺激薬であるメチルフェニデート塩酸塩が有効であることが多い．衝動性が高く，身体的な乱暴がある場合には抗精神病薬などの使用も検討．さらに学校や家庭へのかかわりに関しての助言なども欠かせない．また子どもはこの疾患によって友人とトラブルを起こしたり，教諭や親から叱責を受けていることが多く，自己評価が低下しているなど二次障害を引き起こしている場合もあるので，支持的な心理サポートは重要．予後を良好にする要素としては，他に合併精神疾患がないこと，良好な知的能力，学習障害の程度が軽度であること，過去に何かを達成したことがあること，周囲からサポートを得られることなどをビーダーマン Biederman はあげている．予後不良を予測する要素としては，感情が極度に不安定なこと，衝動性が高いこと，度重なる失敗経験があること，意気消沈していることがあげられている．[209] ⇨参微細脳損傷症候群→2438

注意欠如・多動性障害 attention-deficit/hyperactivity disorder；ADHD⇨同注意欠陥・多動性障害→1983

注意作業持続法⇨同ブルドン抹消テスト→2587

中咽頭 oropharynx, mesopharynx 咽頭を鼻部，口部，喉頭部の3部分に分けたうちの口部にあたる部位．口腔の後方で，口蓋から舌骨の高さまでの部分で，前方は口峡により口腔と交通する．[1212] ⇨参下咽頭→462，上咽頭→1418

中咽頭癌 cancer of mesopharynx, mesopharyngeal cancer 中咽頭に生じる癌で，口蓋扁桃，舌根原発が多

ち

い．口腔癌と同様に喫煙，飲酒，口腔内の慢性刺激が誘因となる．性差は少ない．症状は初期は無症状のことが多いが，腫瘍の増大に伴い咽頭異常感，咽頭痛，耳への放散痛，出血などがみられる．病理組織的には扁平上皮癌が多く，頸部リンパ節に高率に転移する．治療は発生部位により異なるが，咽頭癌のT分類におけるT_1(最大径が2 cm以下の腫瘍)の切除可能部位では切除が原則であり，T_2(最大径が2 cm以上，4 cm以下の腫瘍)では放射線療法やレーザー治療を行い抗癌剤も併用することがある．T_3(最大径が4 cmをこえる腫瘍)以上では再建術を含んだ広範囲切除の適応となる．[701]

中央階 scala media⇨同蝸牛管→473

中央材料滅菌室 central sterile service department；CSSD，central supply room；CS ［中材］ 患者に使用する物品について，使用後に汚染除去，滅菌を行い，使用部署へ供給する部門である．医療現場で患者使用物品の処理を行うことは，職員の感染防止と微生物による環境汚染を防止する意味から問題が多く，中央で処理を行うことが重要である．一方で患者に使用する物品の滅菌が確実に行われている保証が大切となり，欧米では中央材料滅菌室で働く職員の教育，資格制度がつくられている．[740]

中央鎖骨線⇨同鎖骨中線→1185

中央児童福祉審議会 central child welfare council 児童・妊産婦および知的障害者の福祉について調査・審議を行う旧厚生大臣の諮問機関．関係行政機関への意見具申や必要な勧告(法的強制力はない)を行っていた．旧厚生大臣が任命した55人以内の委員と10部会で構成され，中央児童福祉審議会(国)と都道府県児童福祉審議会は必置，市町村児童福祉審議会は任意設置であった．2001(平成13)年，中央省庁等改革に伴い，社会保障審議会に整理統合された．[457]

中央社会福祉審議会 central social welfare council 社会福祉事業の基本構造全般にわたり，共通的基本事項とその他の重要な事項について福祉施策を調査・審議し意見を上申する旧厚生省の諮問機関(ただし児童福祉および精神障害者福祉に関する事項を除く)．委員は旧厚生大臣によって任命され，関連諸機関の職員や学識経験者など25名で構成され，①社会福祉構造改革分科会，②地域福祉専門分科会，③生活保護専門分科会，④人材確保専門分科会などが設置されていた．1999(平成11)年の法改正により廃止された．[457]

中央社会保険医療協議会 Central Social Insurance Medical Council ［中医協］「社会保険医療協議会法」に基づき，療養担当規則，および診療報酬額(保険点数)に関する事項について，厚生労働大臣から諮問を受けて答申または建議する厚生労働省の付属機関．保険者および被保険者の代表委員7名，医師など診療側を代表する委員7名，公益を代表する委員6名で構成されており，厚生労働大臣が任命する．[157]

中央唇⇨同中間唇→1985

中央診療部門 病院の中央に設置され，外来，入院の両方から利用できる施設設備．手術，分娩，検査，放射線，中央材料部，ICU，救急などが含まれる．近年，病院が大型化したため，これらをまとめて一部門の中央診療部門として扱うのに困難が生じている．[895]

中央値⇨同メジアン→2796

中央致死量⇨同LD_{50}→75

中央配管システム central piping system 病院など医療施設で各部署に酸素，笑気，炭酸ガス，窒素，空気のボンベを持ち込むと混雑するばかりでなく医療事故の原因となるため，一定の場所にそれらのボンベを集めて中央化し，各室に配管することが望ましい．また，これら供給用配管に加え吸引用陰圧配管も必要である．この供給システムのことを指し，このシステムを用いた方法を中央配管方式という．これに対し医療ガス供給装置として移動式高圧ガスボンベを用いる個別方式がある．[957]

中央配膳 病院，施設などにおいて，1か所の厨房で調理，配膳を集中して行うシステムのこと．一般食のほか，栄養成分別の治療食の処方，きざみ食・ペースト食などの食形態の変更，卵や牛乳などの禁止食品の要望などを受け，個別の食事を提供するのに合理的な方法である．多数の患者に多様な食事を提供するため，氏名と食事内容の照合を徹底させる必要がある．この方法はベッドサイドまで移送するのに時間を要し，温かいものが冷める，逆に冷たいものが温くなるなどのデメリットも大きいため，保温機能つき(温冷)配膳車を導入し，適温給食に努めている施設が多い．中央配膳のデメリットを改善する方法として病棟(部署)ごとにパントリー(食品庫)を置いた配膳システムがあり，風味豊かな食事が味わえるなどのメリットも大きいが，各病棟に多くの栄養関連の人員配置が必要となる．[731]

中央薬事審議会 central pharmaceutical affairs council 1960(昭和35)年発令の「薬事法」にかつて定められていた審議会．「厚生大臣の諮問に応じ，薬事(医療用具に関する事項を含む)に関する重要事項を調査・審議させるため，厚生省に中央薬事審議会を置く」とうたわれ，「審議会の組織・運営その他中央審議会に関し，必要な事項は制令で定める」とし，薬事法に定められるすべての事柄について，地方薬事審議会とともに役割を分担して機能していた．1999(平成11)年の法改正で薬事法から削除され，2001(同13)年の中央省庁などの改革に伴い薬事・食品衛生審議会へと統合された．[457]

中温菌 mesophile 20-45℃の温度域で増殖可能な微生物．医学で扱う微生物の多くはこのカテゴリーに分類される．[324] ⇨参高温菌→976

肘窩(ちゅうか) cubital fossa 肘の前面にみられる皮膚の三角形をしたくぼみ．三角形の内側壁は円回内筋，外側壁は腕橈骨筋，底辺は上腕骨の左右の上顆を結んだ線である．肘窩の中に3筋(回外筋，上腕二頭筋，上腕筋)の遠位端，上腕動脈からの橈骨動脈と尺骨動脈の分岐部および上腕二頭筋腱，正中神経を含む．血圧測定時の上腕動脈触診部位．[1063]

仲介変数⇨同介在変数→435

中隔形成術⇨同心室中隔形成術→1550

中隔欠損 septal defect 心臓の内腔を右心房と左心房，もしくは右心室と左心室の2つに分割する隔壁(心房中隔と心室中隔)の欠損．[202,1052] ⇨参心房中隔欠損症→1604，心室中隔欠損症→1551

中隔子宮 uterus septus 子宮奇形の1つで，胎児期の左右のミュラー管の癒合・消失不全により，癒合上方部が種々の程度に残存している子宮．子宮底部の外形

ち

はほぼ正常で，機能的異常は伴わない．流・早産，微弱陣痛，胎児位置異常などを起こしやすい．[998] ⇨参子宮奇形→1243，子宮・卵管・上腟部形成過程→1258

中隔性Q波 septal Q wave 正常心における心室興奮(脱分極)の開始点である心室中隔左心室側から右前方に進行する初期中隔興奮を反映して，正常心電図のⅠ，aVL，$V_{5\text{-}6}$ 誘導で記録される小さなq波のこと．通常幅が狭く(0.1 mm = 0.04 秒以内)，浅い(R波の1/10以内)．健常者でも多く認められ，異常Q波との鑑別が必要である．肥大型心筋症では心室中隔の肥厚あるいは瘢痕化を反映して，異常Q波となることがある．[1432]

中隔腟⇨同腟中隔→1975

中隔肥厚⇨同心室中隔肥大→1552

中隔皮弁 septocutaneous flap 筋間中隔の筋膜を含めた皮弁．骨格筋間に介在する深部血管からの皮膚穿通枝により栄養される皮弁で，四肢に多く作製される．下腿では前脛骨・後脛骨・腓骨皮弁，大腿では前外側大腿皮弁，前腕では橈骨前腕皮弁などが代表的．1981年に筋膜皮弁の概念が導入されて以来，新たな皮弁分類が提唱され，中隔皮弁は筋膜皮弁の1つとして位置づけられる．[688]

中華料理店症候群 Chinese restaurant syndrome 中華料理を摂取後20-25分すると，顔面の緊張もしくは圧迫を感じ，体幹・頸部および肩の灼熱感，胸内圧迫感を伴うこと．中華料理に大量に使われるグルタミン酸ナトリウムに敏感な人に起こる．ワンタンスープ200 mL中に3 g含まれるといわれる．[35]

中間遺伝 intermediate inheritance⇨同不完全優性→2526

中間顎〔骨〕 premaxilla ［顎間骨］ 両側唇顎口蓋裂児では，上口唇・上顎骨が左・中央・右の3つの部分に披裂しているが，その島状になっている中央部の上顎部分をいう．左右の側方唇顎と中間顎との形態によりさまざまな様相を呈する．中間顎が左右いずれかに偏位したり捻転したものや，側方唇より著しく前方位に突出したものなどがある．[688]

中間型インスリン intermediate-acting insulin，modified insulin ［NPHインスリン］ 速効型インスリンにプロタミン硫酸塩や亜鉛を加えることによりインスリンの吸収を遅延させ，作用時間を延長させたインスリン製剤．水に不溶性のインスリン結晶が懸濁しているため，白く混濁している．皮下注射後，作用は約1-1.5時間で発現し始め，6-12時間で最大効果となり16-24時間持続．中間型インスリンにより1日の注射回数が1-2回ですむようになったが，インスリン作用が食事や運動とタイミングがずれると血糖が変動する可能性がある．超速効型や速効型インスリンとの混合型も用いられている．[418]

中間型サラセミア thalassemia intermedia グロビン遺伝子の変異によってヘモグロビンを構成するグロビン鎖合成不均衡となり，遺伝性の溶血性貧血を起こす疾患をサラセミアという．サラセミアはヘモグロビンの微少成分，合成抑制の程度により症状は多彩であり，臨床症状により，軽症型，中間型，重症型に分けられる．中間型は，貧血と脾腫を認める症例を指し，β-サラセミアのことが多い．[1038] ⇨参サラセミア→1194

中間管理職⇨同ミドルマネジメント→2769

中間期《細胞周期の》⇨同間期《細胞周期の》→575

中間期出血 intermenstrual bleeding⇨同排卵期出血→2356

中間期痛 midcycle pain⇨同排卵痛→2357

昼間携行式腹膜透析 daytime ambulatory peritoneal dialysis 腹膜透析液の交換を主に日中実施するタイプの腹膜透析で，連続携行式腹膜透析(CAPD)と異なり夜間の透析液貯留は行わない．日中3-4回透析液交換を行って最終の液交換の時点で透析液を注入せず，夜間腹腔内を空の状態にする．夜間透析液の貯留により腹部膨満が生じて睡眠障害をきたす場合に選択されるが，透析時間の短縮により透析量が減少するため，多くの透析量を必要としない一部の高齢者に適応が限定される．[563] ⇨参腹膜透析→2550

中間広筋 intermediate great muscle，vastus intermedius 大腿四頭筋(大腿直筋，内側広筋，外側広筋，中間広筋で構成される)の中の1つの筋肉で，内側広筋と外側広筋にはさまれ存在する．大腿骨前面より始まり，他の3つの筋と合して1本の腱となり膝蓋骨に停止する．大腿神経により支配され，膝関節の伸展に関与する．[933]

中間採尿⇨同中間尿採集法→1986

中間子 meson 電子と陽子の中間の質量をもつ粒子で，パイオン(π粒子)，ケーオン(K粒子)がある．放射線治療への利用が検討されたパイマイナス(π^-)中間子線は，物質の原子核との相互作用の結果として，スター現象を起こし，一定の体内深部のみに線量が集中する特徴をもっている．[1144]

中間施設 halfway house ［社会復帰施設］ 医療機関における社会的入院を減らし，在宅療養を支援することを目的とする施設．その位置づけは，医療機関と家庭の中間に存在し，具体的には，退院患者を短期間受け入れることにより在宅療養を促進し(入所サービス)，ショートステイやデイケアを提供することによって在宅療養を支援している(在宅サービス)．高齢者に対する介護老人保健施設は2007(平成19)年現在，約3,435か所，約28万床ある．精神保健領域では生活訓練施設(264施設)やグループホーム(約1,200施設)などがこれに該当する．[374]

中間宿主 intermediate host 幼虫もしくは発育期の寄生体が寄生する動物，または無性生殖と有性生殖を交互に行う寄生虫が無性生殖期に寄生する動物のこと．複数の中間宿主を必要とする寄生虫の場合は，寄生する順に第1中間宿主，第2中間宿主と呼ぶ．例えば，肝吸虫の第1中間宿主はマメタニシ，第2中間宿主はコイ科の淡水魚で，ヒトは終宿主となる．[288] ⇨参寄生虫→688

肘管症候群 cubital tunnel syndrome 肘関節尺側の肘部管において尺骨神経が絞扼されて発生する尺骨神経麻痺．絞扼性神経障害の一種．環指尺側，小指，前腕遠位部尺側にしびれ感，疼痛を生じる．骨間筋，虫様筋の萎縮により環小指のかぎ爪変形が起こる．治療は原則として手術による尺骨神経の除圧を行う．[1150]

中間唇 prolabium ［中央唇］ 両側唇顎口蓋裂児では，上口唇・上顎骨が左・中央・右の3つの部分に披裂しているが，その中央部の上口唇部分をいう．中間顎の形態により，左右側方唇間距離はさまざま．中間唇粘膜は外気に触れ，しばしば痂皮が形成されている．中間唇は半円形ないしU型で，扁平で薄く，人中稜・人中窩および筋肉組織は認めない．また鼻柱は著しく短く，鼻柱口唇角はやや大きく，移行部は不明瞭で鼻柱が欠損しているように見える．[688]

中間神経　intermediate nerve　顔面神経（第7脳神経）は，顔面の表情筋を支配する体性運動性線維の太い運動根のほかに，味覚にかかわる感覚性線維と唾液腺（顎下腺，舌下腺）や涙腺の分泌を調節する副交感性線維が集まって細い中間神経を形成する．中間神経は橋の下縁で，第7脳神経（顔面神経運動根）と第8脳神経（内耳神経）との間から脳を出るためこの名称がある．味覚線維は膝神経節の偽単極性ニューロンから起こり，末梢枝（樹状突起）は鼓索神経を経て舌の前2/3に分布して味覚を受容し，中枢枝（軸索）により延髄の孤束核に伝える．副交感性線維は副交感性節前ニューロン（橋の上唾液核）から起こり，途中で感覚性線維を離れて進む．唾液腺へ行く線維は顎下神経節でニューロンを交代して，節後線維が顎下腺と舌下腺に分布する．涙腺へ行く線維は翼口蓋神経節でニューロンを交代して，節後線維が涙腺に分布する．[1044]　⇒参顔面神経→655

肘関節　elbow joint　腕尺関節，腕橈関節，近位橈尺関節からなり，3関節は共通の関節包に包まれている．腕尺関節は上腕骨滑車と尺骨滑車切痕からなる蝶番関節で，肘の屈曲・伸展の運動に関与する．関節包は厚く，内側側副靱帯と外側側副靱帯で補強され，非常に安定した関節となっている．腕橈関節は上腕骨小頭と橈骨頭からなる球関節で，この形状により，肘のあらゆる角度で前腕の回内・回外を可能にしている．近位橈尺関節は橈骨頭の関節環状面と尺骨の橈骨切痕からなる車軸関節で，前腕の回内・回外の運動に関与する．肘関節は手の使用において，対象物への距離を調節する役割があり，機能的には120度ほどの肘関節の屈曲が必要である．[1308]

肘関節脱臼　dislocation of elbow　小児に比較的多い脱臼で，肘を伸ばしたまま手をついて前腕骨が上腕骨の後方へ外れる後方脱臼が多く，肘屈曲位で起こる前方脱臼は少ない．いずれも骨折を伴うことがあるため，一見して脱臼と思われても必ずX線検査を行う．単純な脱臼であれば徒手整復とギプス固定で保存的に加療できるが，損傷が大きく整復後も不安定性が残る場合は手術的治療が必要．神経・血管損傷を合併する場合は外科的処置を要することが多い．[662]

肘関節部吻合　anastomosis at elbow joint　各種静脈，上腕動脈，深部上腕動脈およびそれらの枝を含む血管を肘関節部分で吻合すること．[485]

中間層植皮術⇒同分層植皮術→2608

中間速波　intermediate fast wave　周波数14-17 Hz（ヘルツ）の脳波のこと．脳波では周波数，振幅，波形などが記録されるが，臨床で最も重要なのは周波数である．脳波の周波数は徐波としてδ波（1/2-3 Hz），θ波（4-7 Hz），α波（8-13 Hz），速波として中間速波帯（14-17 Hz），β波（18-30 Hz），γ波（30 Hz以上）の6つに分類される．国際脳波学会連合では，14 Hz以上の速波をすべてβ波として一括している．中間速波は正常脳波でもα波とともに出現するが，通常，振幅は小さい（10-20 μV）．しかし，振幅が異常に大きかったり（50-100 μV以上），局在性を呈したり，左右差がみられれば異常脳波とみなされる．[870]　⇒参脳波→2310

中間帯（域）壊死　midzonal necrosis　［肝小葉中間帯壊死］肝小葉内における肝細胞壊死には巣状壊死，帯状壊死，広汎壊死があり，中間帯壊死は帯状壊死の一型．その他，帯状壊死には肝小葉中心帯壊死，肝小葉中間帯壊死，肝小葉周辺帯壊死および架橋壊死が含まれる．肝小葉中間帯壊死は肝小葉中間帯に一致した壊死であり，中心帯壊死や周辺帯壊死に比して少ないが，黄熱病では特徴的とされる．[1531]

中間代謝体⇒同代謝中間産物→1874

中間代謝物質⇒同代謝中間産物→1874

中間的治療法　intermediate therapy　2つの異なる治療法（例えば化学療法）がある場合，効果や副作用の面で両方の治療法の間に位置すると考えられる治療法．また，早期胃癌に対する治療の場合，標準的胃切除と内視鏡下粘膜切除の中間的治療としての腹腔鏡下胃切除，というように手術侵襲と根治性からみて双方の間にあるものとして用いられることもある．[117]

中間的日常生活動作　intermediate activities of daily living；IADL　買い物，乗り物での移動，器具を使う調理，洗濯，金銭管理など日常生活上の複合的な動作や活動のこと．歩行，食事，更衣，排泄などの基本的日常生活動作と，仕事やスポーツ，娯楽，趣味，人とのコミュニケーションなど社会・文化的活動である上級日常生活動作との中間に位置づけられる．本来は，高齢者の介護や保健活動の評価法として，1960年代のアメリカで考案された評価尺度がもとになっている．⇒参IADL→64

中間てんかん⇒同ヒステリーてんかん→2447

中間透光体　optic media，ocular media　角膜裏面から網膜表面までの血管のない透明な組織．前房，後房，水晶体，硝子体を指す．[566]　⇒参眼房→652，水晶体→1616，硝子体→1436

中間尿　midstream urine；MSU　主に細菌検査や沈渣のために用いる尿．特に女性では，外陰部・膣などから血球，上皮細胞，細菌が混入しやすいので，排尿開始直後の尿を捨て中間尿を採取して検査材料にする．通常は外陰部をホウ酸水や石けん水などで清拭したのち採取する．尿路系の感染症細菌検査では，初尿，後半尿と分割採取する2杯試験がある．[263]

中間尿採集法　collection of midstream urine　［中間採尿］尿検査時に行われる採尿法の1つ．男性では外尿道口を消毒後，初期の20-30 mLの尿を捨て，そのあとの尿を採取．女性では解剖学的関係から外陰部や膣の分泌物，外陰部常在菌，恥垢などの混入の可能性があり，また帯下・月経時には尿混濁と間違える可能性があるため，排尿初期のものは採尿せず排尿途中の中間尿を採取する．砕石位をとり外陰部を清拭後，陰唇を広げ採取する．正確には導尿による膀胱尿の採取が望ましい．[474]

昼間病院⇒同デイホスピタル→2054

中間部ぶどう膜炎　intermediate uveitis　［周辺部ぶどう膜炎］　毛様体扁平部，網膜鋸状縁を中心とした炎症を起こすぶどう膜炎で，以前は周辺部ぶどう膜炎と呼ばれていた．欧米では比較的多い疾患であるが，わが国では少ない．硝子体混濁が強く，雪玉状硝子体混濁や黄白色の雪堤防状滲出物snowbank exudateがみられるのが特徴．[1130]

中間密度リポタンパク質 intermediate density lipoprotein；IDL 血中リポタンパク質の一種．リポタンパク質には，カイロミクロン，超低比重リポタンパク質(VLDL)，低比重リポタンパク質(LDL)，高比重リポタンパク質(HDL)などがあるが，肝臓に取り込まれたり，あるいは肝臓で生成された脂質はVLDLに組み込まれて分泌され，血管内皮のリポタンパクリパーゼの作用を受けてIDLとなる．IDLはさらに肝性リパーゼの作用を受けてLDLとなる．IDLの血中の半減期は短く，通常，血中には認められないが，種々のリポタンパク代謝に関連する遺伝子異常ではVLDLとともに血中停滞が認められる．また，甲状腺機能亢進症，糖尿病，インスリン抵抗性症候群など多くの二次性疾患によってもVLDLとともに血中停滞が認められることがある．[305]

中空糸型透析器 hollow fiber dialyzer；HFD ［ホローファイバー型人工腎］ 現在最も普及している手の平にのるサイズの血液透析器で，透析膜をストロー状の中空繊維 hollow fiber に加工し，これを1万〜2万本，束状にして円筒状の器に密封したもの．血液は中空繊維の内側を均等に流れ，透析液はその外側を逆方向に流れる．非常に小さな孔があいており，水や小さい物質しか通さず，生体に必要な血球やタンパク質，有害な細菌やウイルスは通過することはできない．したがって，老廃物のように血液側の濃度が高く，小さな物質は血液側から透析液側に移動して除去される．表面積は小児用0.2 m^2から成人用2.5 m^2とさまざまな種類があり，血液充塡量に比し大きな透析面積が得られる長所をもち，滅菌も容易．かつては機器使用により凝血がみられ貧血が問題となったが，優れた中空繊維の開発により抗凝固薬の使用量も減少した．[1628] ⇨参透析膜→2116，血液透析器→890

鋳工熱⇨同金属フューム熱→799

中鼓室 mesotympanum 中鼓室は鼓室を上・中・下の3つに分けたときの中央の部分で，外側は鼓膜緊張部，内側は蝸牛の大半を占める岬角，耳小骨のうちツチ(槌)骨柄，キヌタ(砧)骨長脚，アブミ(鐙)骨，正円窓窩を含む．上は外耳道上壁，下は外耳道下壁までの空間を指す．[98]

中材⇨同中央材料滅菌室→1984

中在(位)鉗子分娩 midforceps delivery 児頭が母体骨盤中在に存在するとき，鉗子(金属製の2枚のへらのような器具)を使用し，胎児の頭部をはさみ，牽引して胎児を分娩させる方法．胎児機能不全(ジストレス)などの緊急分娩時に行われる．症例の選択とともに，技術および経験を必要とする．[996] ⇨参鉗子分娩(遂娩)→606

駐在保健婦 1942(昭和17)年，高知県は，県の保健所保健婦(現保健師)を指定町村に駐在させた．同年，岐阜県は無医村駐在の県保健婦を配属．同様に戦後，連合国軍最高司令官総司令部(GHQ)の指導により香川県や長崎県，鹿児島県，沖縄でも無医地区をかかえる町村へ県から保健婦を駐在させた．1948(同23)年高知県は，住民との深いつながりが保健婦活動では重要であり，保健所から遠く離れた住民に対して，保健婦が村や町に定着すべきであるとの考えから，保健所保健婦の地域への定着を最優先し，身分は県職員保健婦で，勤務地を市町村におく保健婦駐在制度を開始．1977(同52)年，国民の健康づくり対策として市町村保健婦の増員計画，市町村保健センター設置などが国家予算に計上され，時代の変遷とともに，県保健婦の駐在はなくなった．現在は県と市町村職員の人事交流による保健師交流制度を実施している県や，市町村本庁から離れた地区(支所)に駐在して勤務する市町村保健師の支所駐在制を行っている市町村もある．[73]

中鎖脂肪酸⇨同中鎖トリアシルグリセロール→1987

注察妄想 delusion of observation ［注視妄想，観察妄想］ 自分が他人に観察されているとの妄想．ここでいう他人は，特定の人物や漠然とした不特定多数の場合がある．患者は，誰かに見られている，ビデオカメラで監視されている，街の人々が自分を注目するなどと述べ苦痛を体験する．被害的要素を伴い，統合失調症に多い．[168]

中鎖トリアシルグリセロール middle chain triacylglycerol；MCT ［中鎖トリグリセリド，中鎖脂肪酸，MCT］ 構成脂肪酸で炭素数が8，10，12程度の中鎖脂肪酸となっているトリアシルグリセロール．ヤシ油などの成分がこれにあたり，母乳にも多く含まれる．食物から摂取した場合，消化管でリパーゼにより加水分解され，脂肪酸部分は主として門脈により肝臓に送られ，効率よく分解されるため，長鎖トリアシルグリセロール(LCT)よりも消化されにくく，皮下脂肪として蓄積することは少ない．その特性を利用して治療食品として用いられる．油状および粉末状に加工されたものもある．近年は糖尿病の予防効果が注目されている．[639]

中鎖トリグリセリド⇨同中鎖トリアシルグリセロール→1987

注視 gaze ある対象を安定して見続けること．[1601]

中耳 middle ear 鼓膜，鼓室，耳管で構成される部分をいう．中耳は耳管を通じて鼻腔，咽頭と交通し，外界との換気によって空気で充満され，耳管・鼓室さらに側頭骨に広がる乳突洞，乳突蜂巣へと続く含気腔である．耳管は，鼓室の前壁には耳管鼓室口が開き，上咽頭には耳管咽頭口をもって開口する約35 mmの管で，通常は閉鎖しているが，嚥下時には開口し換気が行われる．鼓室は鼓膜を外側壁として6つの面をもつ長方形の腔で，ツチ骨，キヌタ骨，アブミ骨の3つの耳小骨を入れている．鼓室内の感染は耳管を経由して起こり，鼓室粘膜の発赤，腫脹をきたし，さらに膿汁の分泌，貯留により急性中耳炎が成立する．幼小児では急性中耳炎や滲出性中耳炎に移行する頻度が高く，耳管の換気機能が正常に働かないと難治性になる．さらに鼓膜に穿孔をきたすと慢性中耳炎になる．鼓膜内陥の状態から真珠腫が中耳腔に形成されると真珠腫性中耳炎となる．[887]

中耳炎 otitis media しばしば上気道感染に続いて起こる中耳の感染または炎症．発症の仕方や状態により，急性中耳炎，滲出性中耳炎，慢性中耳炎，真珠腫性中耳炎などに分けられる．起因菌はさまざまで急性中耳炎では，ブドウ球菌，インフルエンザ菌，肺炎球菌によって起こることが多いが，慢性中耳炎ではプロテウス菌，緑膿菌のようなグラム陰性菌も検出される．アレルギーやウイルスも病因の1つ．[98]

中耳炎合併症 complications of otitis media 中耳炎に伴う合併症の総称で，頭蓋外と頭蓋内で生じる場合がある．頭蓋外のものは骨膜下膿瘍，顔面神経麻痺，内耳炎など，頭蓋内では，硬膜外膿瘍，硬膜静脈洞炎，化膿性髄膜炎などを生じる．化学療法の発達に伴い，以前ほどこれらの合併症はみられなくなっているが，小児の急性中耳炎では注意を要する．[98]

中耳炎後遺症 sequelae of otitis media 中耳炎の炎症が激しかったり，治癒に時間を要した場合，中耳炎が治癒しても鼓膜に穿孔，鼓膜・鼓室硬化症(石灰化)，内陥，癒着などが生じ，持続すると耳鳴や難聴を伴うことがある．このような状態を中耳炎後遺症といい，伝音難聴，ときに混合難聴を認める．聴力回復には鼓室形成術を行うが難治性のものもある．[887]

注視眼振 gaze nystagmus 眼球を正中位から偏倚させた際にみられる眼振．注視しようする方向に眼球を固定することができないため，正中に向かう眼球の動きとこれを矯正するための急速な眼球運動とからなり，眼球が正中位にあるときには眼振はみられない．一般に眼振の向きは急性相の方向と規定されるが，注視眼振では注視しようとする方向に眼振がみられる(注視方向性眼振)．健常者にはみられず，後頭蓋部(小脳，脳幹)の病変(腫瘍，脳血管障害など)が原因であることが多いが，抗てんかん薬や鎮痛薬なども原因となる．一側の注視時に振幅大，頻度低，対側への注視時に振幅小，頻度高の注視眼振はブルンス Bruns 眼振と呼ばれ，小脳橋角部腫瘍が脳幹を圧迫している場合に典型的．眼振が左右一定方向(例えば左向き眼振が，左方視時だけでなく正中視や右方視時にもみられるなど)の場合は前庭障害が，また，上方向への定方向性眼振は脳幹上部の病変(脱髄，脳血管障害など)が，下方向への定方向性眼振は延髄下部の病変(キアリ Chiari 奇形や頭蓋底陥入症，脊髄空洞症など)が示唆される．[576] ⇨参ブルンス眼振→2587

中耳奇形 middle ear malformation 鼓膜，耳小骨，中耳腔，耳管，顔面神経，血管および乳突蜂巣の先天奇形をいう．鼓室中で連結しているツチ骨，キヌタ骨，アブミ骨の総称である耳小骨の欠損，固着，奇形といった，耳小骨奇形が大部分である．原因は，①遺伝的異常，②胎生期障害による先天性疾患(母親の妊娠中における風疹感染や薬剤服用などによるものはこれに含める)，③原因不明に分けられる．治療は手術療法で，両側であれば言語習得のために早めに行う必要がある．[211]

中耳機能検査 test of middle ear function 中耳(耳小骨，鼓膜などによって形成される)の伝音機能の検査．以下のような方法がある．①シャルゾンデ Schallsonde 検査：骨導レシーバー振動子の先に振動するゾンデを継ぎ合わせ，耳小骨に当てツチ骨，キヌタ骨，アブミ骨の耳小骨連鎖を調べる検査．アブミ骨が可動で連鎖が正常であれば音は増大する．②鼓膜穿孔閉鎖検査：綿球などで鼓膜穿孔を閉鎖して聴力を調べる検査．伝音難聴がある場合，閉鎖によって聴力が改善する．③耳栓骨導検査：外耳道閉鎖効果(外耳道の閉鎖により 1,500 Hz 以下の低音部骨導聴力が増強される効果)を利用した検査．この現象は伝音器官に異常があると生じない．[211]

注視固定 gaze fixation 物を見てそのまま眼球を固定すること．この際に眼振が生じる病的状態を注視眼振という．[1150]

中耳根治手術 radical mastoidectomy, radical operation of middle ear ［中耳根本手術］ 慢性中耳炎や真珠腫の古典的な手術法の1つ．炎症病変の場としての鼓室，乳突洞，乳突蜂巣の病巣を除去し，合併症の予防，耳漏の停止が目的．手術法には，耳後部から乳様突起の骨を削って乳突洞に達し，そこから乳突蜂巣や鼓室に達する方法と，外耳道後上壁から削り始めて乳突洞に達し，そこから乳突蜂巣その他を開放する方法がある．鼓膜，ツチ(槌)骨，キヌタ(砧)骨などは除去し，乳突蜂巣と鼓室を1つの大きな空間とする．術後の聴力レベルは 50-60 dB となり聴力を犠牲にするので，中耳の含気能が維持できない場合に行う．[98]

中耳根本手術 radical mastoidectomy⇨同中耳根治手術→1988

中耳腫瘍 middle ear tumor 中耳に発生する腫瘍．①良性腫瘍としてはグロムス腫瘍(中耳傍神経節腫)，神経腫，髄膜腫，腺腫，骨腫などがある．②悪性腫瘍は組織型として扁平上皮癌が最も多く，次いで腺様嚢胞癌，基底細胞癌がある．症状は耳漏，耳痛，難聴，顔面神経麻痺などがあり，治療は放射線療法あるいは外科的療法となる．[211]

虫刺症⇨同昆虫刺咬症→1142

中耳穿刺 middle ear puncture 中耳腔内に貯留する液体を排泄する目的で，鼓膜から穿刺針を刺して内容物を吸引，除去する方法．[887] ⇨参鼓室穿刺→1096

中耳傍神経節腫 middle ear paraganglioma 中耳良性腫瘍の1つで，中耳の傍神経節より発生する．発育は緩慢であるが徐々に増大し，周囲組織を破壊する．白人女性に多く発症する．耳鏡所見では鼓膜の内側に赤色塊を認める．初発症状は拍動性耳鳴，伝音難聴などを認め，腫瘍の増大に伴い，感音難聴，めまい，脳神経麻痺などが生じる．X 線検査，CT，MRI にて診断を行う．血管に富む腫瘍のため，鼓膜切開，生検は安易に行わない．治療は手術的に摘出するか，全摘出が困難な場合は放射線治療を行う．[211]

注視麻痺 gaze palsy ある方向に両眼を向けられない状態．側方(水平)注視麻痺と垂直注視麻痺がある．脳幹の眼球運動神経核よりも上位中枢の障害で起こる．垂直注視麻痺は中脳背側の障害で起こりやすく，側方注視麻痺は一側の前頭葉などの大脳皮質の病変や，傍正中橋網様体 paramedian pontine reticular formation (PPRF)の障害で起こる．PPRF と同側の内側縦束 medial longitudinal fasciculus (MLF)が同時に障害されると，一側の外転のみ可能となるワンアンドハーフ one and a half 症候群がみられる．[1153] ⇨参核上性共同運動麻痺→480

注視妄想⇨同注察妄想→1987

注視野 field of fixation, fixation field 頭部を固定し，眼を動かして見ることのできる範囲．眼球運動の範囲を表す．[1601]

注射液⇨同注射剤→1989

中斜角筋⇨参斜角筋→1350

注射器 injector, syringe ［注入器］ 薬液を体内に注入するための器具で，血液採取の目的で吸引に使用される場合もある．目盛りつきの円筒形の外筒と内筒，他に内腔をもつ針が先端にとりつけられる．素材はプラスチック，ガラス，金属などでできており，プラスチックのものは使い捨てにされる．無菌注射器，乳幼児で鼻水を吸引する球注射器，皮下用注射器，ルアーロック注射器，皮内テスト用のツベルクリン用注射器などがある．近年の予防接種では，注射針を使わず圧縮空気により薬剤を注入する方法も用いられる．

注射硬化療法《痔核の》 injection sclerotherapy for hemorrhoid 痔核および周囲粘膜下に薬液を注入して血流減少・痔核縮小を図る治療．手術より簡便で，ゴム結紮より再発が少ない．硬化薬としては，フェノール，最近では硫酸アルミニウムカリウム・タンニン酸の合剤などがある．腰椎あるいは仙骨硬膜外麻酔下に行うこともあるが，無痛化剤つきの薬液もある．筋層に注射すると壊死や狭窄をきたす恐れがある．[392]

注射後脂肪織炎 post-injectional panniculitis ステロイド剤やインスリンなどの注射施行後に，皮下脂肪組織の炎症とそれに続く肉芽腫の形成を起こすもの．注射部位に板状硬結を生じ，のちにやや陥凹する．治療としては可能なものは切除する．[989]

注射剤 injection，parenteral solution ［注射薬，注射液］ 皮膚，粘膜，血管などを通して体内に直接適用する薬剤で，溶液，懸濁液，乳濁液として，または用時溶解して用いる無菌の製剤．注射剤中には，薬剤のほかに，溶剤，添加剤，安定剤，溶解補助剤，懸濁化剤，乳化剤，等張化剤，緩衝剤，保存剤，無痛化剤などが添加されている．粉末注射剤を溶解する場合は，主に注射用蒸留水，生理食塩液などが使用されるが，薬剤の安定性や溶解性などによりおのおの溶解剤が異なる．注射剤には，アンプルに入ったものとバイアルに入ったもの，滴下して静脈内に投与する輸液剤がある．アンプルは，注射剤が入った薄いガラスまたはプラスチック容器のこと．バイアルは，薬液や薬剤の粉末をゴム栓で密閉してあり，注射針でゴム栓を貫通して注射器内に薬剤を吸引して使用するもの．輸液剤は，体液バランスの維持，循環血漿量の補充，栄養補給，疾患治療などの目的で用いられる液剤で，重量が軽く破損の危険の少ないプラスチックボトルやソフトバッグ製剤が多く用いられている．おのおのの注射剤のラベルには，用量，用法，日本薬局方(定められた医薬品であること)，一般名，商品名，組成(1管中に○ mg 含有)，貯法，製薬企業名，使用期限，製造番号が記されている．注射剤を多種類混合する場合は，薬剤の沈殿，力価の低下などの配合変化を起こす場合があるので，医薬品添付文書を確認することが大切．[20]

注射事故 injection accident 個体と薬剤との関係では，アレルギー反応によるアナフィラキシーショックと喘息発作，予防接種による感染症，筋肉注射剤の水素イオン濃度や浸透圧の違いが原因の筋肉細胞傷害による拘縮症が発生する．医療側の原因によるものとして，薬剤の取り違えや過剰投与，注射方法の過誤，注射薬剤以外のものを使用，不適切な保管，不十分な問診，担当医師の手技未熟などがある．皮下注射や筋肉注射では常に神経損傷に注意を払う必要があり，古くから皮下注射部位とされている上腕外側には橈骨神経が走り，筋肉注射部位とされている殿筋のグロス Gross 三角部位直下には坐骨神経本幹が走り，上腕三角筋部には腋窩神経三角筋枝が走っていることを熟知することが必要．日本法医学会の死亡事故調査によると，発生注射薬剤別では解熱鎮痛薬，抗生物質，造影剤が多く，対象疾病では感冒が多い．注射方法では静脈注射，筋肉注射が多く，動脈注射事故もみられる．[1135] ⇨参予防接種事故→2886

注射針 needle of injection ［針］ 滅菌薬剤を体内に注入するために使用する針のことで，必ず滅菌されたものでなければならない．基本的にはディスポーザブル(使い捨て)を使用する．針サイズは，G(gauge，ゲージ)で表され，18-27 G まであり(ゲージ数が大きいほど細い)，用途により適応が異なる(表参照)．刃先構造には，刃面長の長いレギュラーベベル regular bevel (RB)と刃面長の短いショートベベル short bevel(SB)がある(図)．RB は主に皮下・筋肉内注射時に，SB は皮内・静脈内注射時に使用．注射用途によって針の種類があり，仙骨麻酔などに用いるカテラン針(針管の長さが長い)，硬膜外麻酔に用いる硬膜外穿刺針(外針とマンドリンの刃先面の段差が小さく組織損傷防止が可能)，点滴に活用される翼付静脈針(翼状針：点滴時にしっかり固定しやすくなっている)がある．[20]

●注射針の刃先構造

RB(regular bevel)

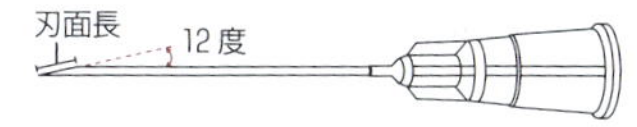

針先角度は 12 度と鋭角で，刃面長が長い．鋭利なため皮下・筋肉内注射に向く

SB(short bevel)

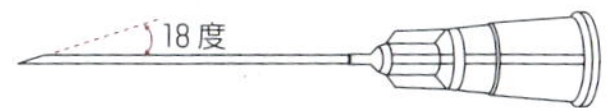

針先角度は 18 度で，刃面長が短い．鈍角のほうが血管を突き破りにくいという理由から静脈内注射に向く．また皮内注射も刃面長の短い SB が向く

注射法 injection 皮膚や粘膜を穿刺して薬剤を体内に注入する方法．主な種類は，皮内注射，皮下注射，筋肉内注射，静脈内注射である．その他，目的によって，動脈内注射，腰椎内注射，硬膜外注射，眼内注射などさまざまな部位への注射法がある．皮内・皮下・筋肉内注射の場合，薬剤はリンパ管，次に毛細血管に吸収され，静脈内に入る．直接静脈に入る静脈内注射が吸収，作用発現が最も速く，次いで筋肉内，皮下，皮内の順．いずれも滅菌した注射器，注射針を用い，刺入部の皮膚を消毒し，無菌操作にて薬剤を体内に注入する．施行後は薬効の確認，副作用の有無を観察し，薬物過敏症などの早期発見に努める．場合によっては事前に救急処置物品を準備する必要がある．[20] ⇨参皮内注射→2464，皮下注射→2429，筋肉〔内〕注射法→802，静脈内注射→1462

注射薬⇨同注射剤→1989

中手骨 metacarpal bone，ossa metacarpalia 手根骨と指骨の間にある5本の長骨．母指側の第1中手骨から小指側の第5中手骨まであって手のひらを形づくる．物をつかむ，あるいはつまむときにできる手のひらのくぼみは，第1中手骨と第4・5中手骨が手掌側に曲がることでつくられる．第1中手骨は他の中手骨とは離れて存在し，大菱形骨とつくる手根中手関節において母指の対立運動ができるおかげで，他の4指との間で物をつまむ，あるいはつかむ動作ができる．[873] ⇨参手

●注射針の種類と用途

太さゲージ数	外径 mm	針基の色	針の長さ インチ(cm)	針先角度	用途(□がよく用いられる)
太 18	1.20	ピンク	1 1/2 (3.8)	SB	輸血:太 (点滴詰め)
				RB	(輸血) 点滴詰め
19	1.10	茶	1 1/2 (3.8)	SB	輸血:中
				RB	(輸血:中)
20	0.90	黄	1 1/2 (3.8)	SB	輸血:細 静注・点滴:太
				RB	(輸血:細) (静注・点滴:太)
21	0.80	緑	1 1/2 (3.8)	SB	静注・点滴:太 採血:太
				RB	(筋注:太) 油性
			5/8 (1.6)	RB	(筋注:太) 油性
22	0.70	黒	1 1/2 (3.8)	SB	静注・点滴:中 採血:中
				RB	筋注:太 皮下注:太
			1 1/4 (3.2)	SB	静注:中 採血:中
				RB	筋注:太 皮下注:太
			1 (2.5)	RB	筋注:太 皮下注:太
23	0.65	水色	1 1/4 (3.2)	SB	静注:細 採血:細
				RB	筋注:中 皮下注
			1 (2.5)	RB	筋注:中 皮下注
24	0.55	赤	1 1/4 (3.2)	RB	筋注:細 皮下注
			1 (2.5)	RB	筋注:細 皮下注
25	0.50	空色	1 (2.5)	RB	皮下注:細
			5/8 (1.6)	RB	皮下注:細
26	0.45	ベージュ	1/2 (1.3)	SB	皮内注
27 細	0.40	グレー	1/2 (1.3)	SB	皮内注
			3/4 (1.9)	RB	皮下注:細

・使い捨てタイプの注射針の種類(18〜27 ゲージ，長さは一般的なもの)
・ほかにインスリン専用注射器についている 29 ゲージの針もある

●注射法

注射法	英名	略語	部位
皮下	subcutaneous injection	s.c.	表皮と真皮の間
皮内	intradermal injection	i.d.	皮膚と筋層の間の皮下組織
筋肉内	intramuscular injection	i.m.	筋肉内
静脈内	intravenous injection	i.v.	静脈内

根骨→1389，指骨の連結→1270，手関節→1387

中手骨骨折 fracture of metacarpal bone 基部，骨幹部，頸部，骨頭の骨折があり，部位や転位の状態で治療法が異なる．第 1 中手骨基部の脱臼骨折はベネット Bennet 骨折，第 5 中手骨頸部の骨折はボクサー骨折ともいう．骨幹部骨折で回旋変形が残ると，指の伸展では問題がなくとも屈曲時に隣の指に重なる障害が残る．[662] ⇨参ベネット骨折→2628

中手骨の骨皮質幅測定⇨同メタカルパルインデックス→2797

中手骨ブロック metacarpal block 手指の手術時に行われる伝達麻酔の一法．手指神経ブロック digital nerve block にはこのほか皮下ブロック subcutaneous block，経腱鞘ブロック transthecal block がある．実際には麻酔目的の指の両側中手指節関節より 1 cm 中枢に 1% リドカイン塩酸塩を 1 mL 注入して皮下浸潤麻酔をし，手掌腱膜直上部まで針を進め 2 mL 同薬液を注入する．指は終末動脈なのでアドレナリンの併用は禁忌．[957]

中手指節関節 knuckle joint⇨同MP 関節→83

抽出誤差⇨同標本誤差→2495

抽出調査 sampling survey ［標本調査］ 調査対象集団のすべて(全数)を調査するのではなく，その集団の一部を調査することによって対象集団全体の特性について推論する調査法．この調査法では一部を選択する際にいかに全体の代表として抽出するかがかぎとなり，その方法には単純無作為抽出法，系統抽出法，層化抽出法，多段階抽出法などがある．[1406] ⇨参全数調査→1770

抽象概念 abstract concept ある性質または関係が，それらを与える経験的表象から離れて考察される場合，それらを指示するものをいう．それに対して，経験的表象全体を指示するものを具体概念という．抽象概念が属性概念であるのに対して，具体概念は属性を含む事物を指すものと解され，両者は対照概念とみなされる．一方で，抽象概念は直接経験と関係しないものであるから，一般概念としてみなされるのに対して，具体概念は直接経験されるものであるため，個体概念とみなすとらえ方もある．[446]

柱状図⇨同ヒストグラム→2448

抽象的思考 abstract thinking 子どもの認知的思考過程の発達における最後の段階．通常ある程度の教育ののち，12 歳頃-15 歳頃までに出現する．思考に適応性や柔軟性が生じ，また抽象化や一般化が可能になるのが特徴である．問題解決についても，仮説を立てて，観察や実験によりその仮説を検証し，論理的結論を導くことができるようになる．[861]

中小脳脚⇨参小脳脚→1454

中腎 mesonephros ［ウォルフ体，原腎］ 腎臓は中間中胚葉から発生し，前腎，中腎，後腎の 3 段階を経て形成される．哺乳類において最終的に機能する腎臓は後腎である．胎齢 4 週頃，前腎の退縮が始まると中腎血管が出現しボウマン Bowman 囊となり，やがて糸球体となる毛細血管を包み込んで腎小体を形成する．腎細管の外側端は後腎の尿管に相当する中腎管に入る．胎齢 2 か月末には腎細管の大部分は消失するが，一部は女性の卵巣上体や卵巣傍体，男性の精巣と精巣上体をつなぐ精巣輸出管として残る．[996]

中心暗点 central scotoma 視野の中心部分が欠損していることで，中心部分が暗く見えたりかすんで見えたりする．視力低下をきたすが，中心部周辺の視野は保たれていることが多い．視野狭窄部分は，眼底網膜の黄斑部の視野に対応している．網膜黄斑や視神経，大脳後頭葉などの障害によって生じる．原因疾患は，中

ち

心性漿液性網脈絡膜症や視神経炎(球後視神経炎，梅毒性視神経炎，虚血性視神経炎など)，多発性硬化症，レーバー Leber 視神経萎縮症(家族性視神経萎縮症)など．[576]

中心窩 fovea centralis ［網膜中心窩］ 網膜の視神経乳頭耳側にある黄斑部の中心直径約 1.5 mm の浅いくぼみ部分．網膜は中心窩で最も薄くなり，外顆粒層を形成する視細胞の細胞体と光を受容する外節しか存在しない．解剖学的には中心窩の中央部の最も薄い部分をさらに中心小窩と呼ぶ．中心窩で固視した視力を中心視力といい，最良の視力となる．[566]

中心外固視 eccentric fixation ［偏心固視，固視異常］ 網膜中心窩以外の網膜で固視が行われる現象．この部分の網膜(偏心固視点あるいは中心外固視点)での視力は，通常は不良である．斜視を合併し，一方の眼が中心固視，もう一方の眼が偏心固視，すなわち中心外固視というように異なった対応点をもつと，網膜異常対応となる．[1601]

中心灰白質 central gray matter 通常は脳幹・脊髄の中心管を囲む灰白質を指す．[1150]

中心核病 centronuclear myopathy；CCD ［中心核ミオパチー，セントラルコア病，ミオチュブラーミオパチー］ 先天性非進行性ミオパチーの一型．罹患児は筋力・筋緊張が低下したいわゆるフロッピーインファント floppy infant で，処女歩行は通常 3-4 歳と運動発達は遅延し，全身の骨格筋は決して過形成や肥大をみることがなく，筋緊張低下，近位筋優位の中等度筋力低下を示すが通常歩行は可能であり，非進行性の経過をとる．知能発育はほぼ正常であり，骨格系では高度の関節拘縮をきたすことはないが，しばしば細面の顔貌 dysmorphic face，四肢の細長い体型，脊柱側彎，股関節脱臼，胸郭異常などを示す．血清クレアチンキナーゼ(CK)値，心電図および筋電図所見は通常の多くの例では正常．筋線維の中央部に NADH-TR 染色などで染まらない円形の芯(コア)がみられ，この名の由来となっている．本症では麻酔時に悪性高熱をきたすことがしばしば報告されている．[1150] ⇨参先天性ミオパチー→1787，フロッピーインファント→2597

中心核ミオパチー⇨同中心核病→1991

中心管 central canal⇨同ハヴァース管→2358

中腎管 mesonephric duct⇨同ウォルフ管→322

中腎癌 mesonephric carcinoma 卵巣の淡明細胞癌の淡明細胞は腎癌細胞に類似しているため，中腎組織由来が想定されてこう呼ばれていた．しかし，現在では，中腎組織由来は疑問視されている．[1531]

中心感染 focal infection⇨同病巣感染→2491

中心球 centrosphere，attraction sphere 細胞の中心体の中で，中心子を取り囲む細胞質が濃縮した層．[1225]

中心教義 central dogma⇨同セントラルドグマ→1790

中心溝 central sulcus ［ローランド溝，大脳中心溝］ 大脳は表面に多数のしわが存在し，しわによるくぼみを脳溝，ふくらみを脳回という．特に大脳外側を横に伸びる外側溝(シルヴィウス溝)と縦に伸びる中心溝はよく目立ち，解剖的区分の重要なランドマーク(指標)である．中心溝は前頭葉と頭頂葉の境界に存在する．[310] ⇨参外側溝→443

中心後回 postcentral gyrus 中心溝の真後ろにある脳回で，頭頂葉の最前回．対側の感覚を主につかさどる脳神経の集まり(皮質)で，からだが知覚した刺激，特に触圧覚が到達する体性感覚野が存在する．[35] ⇨参中心前回→1992

中心固視 central fixation 網膜中心窩で固視が行われること．注視される視対象と網膜の中心窩とを結ぶ線を視線といい，健常眼では視線が中心窩に向かう．[1601]

中心臍窩(さいか) central ulceration 丘疹や水疱の中心部が臍のように陥凹した状態．ウイルス性疾患の発疹の際によくみられる．[1521]

中心視 central vision 網膜黄斑部の中心窩付近を使用して 1 点の対象物を見ている場合の視覚．霊長類の場合，視力は中心窩付近で最大となる．[1230] ⇨参中心視力→1992

中心子⇨同中心小体→1991

中心視野 central visual field 視野は中心視野と周辺視野に分かれており，中心視野とは，固視点(通常は黄斑部)から 30 度以内の視野を指す．現在では自動視野計で測定されることが多い．[1601]

中心視野計 campimeter⇨同平面視野計→2620

中腎腫 mesonephroma 卵黄嚢腫瘍のこと．かつて胎児期に迷入した中腎由来の腫瘍と考えられていたため中腎腫と呼ばれたが，現在ではこの名称は用いられない．胚細胞(卵細胞)を起源として発生する胚細胞腫瘍は全卵巣腫瘍の 20-25% を占めるが，これに含まれる．胚外の内胚葉卵黄嚢由来で，10-20 歳代女性の卵巣や子宮に発生するが，精巣や精索にも発生しうる．悪性度は高く，転移をきたしやすく，また再発を繰り返すが，抗癌剤による治療効果も高い．α フェトプロテインが腫瘍マーカーとして有用である．[1610] ⇨参卵黄嚢腫瘍→2901，胎児性癌→1871

中心周波数 center frequency 超音波探触子や回路など周波数特性をもつ系において最大の応答を与える周波数．また最大応答の $1/\sqrt{2}$ (−3 dB)になる上限と下限の周波数の中心のこと．探触子は，その中心周波数により，3.5 MHz の探触子などと呼ばれる．[955] ⇨参平均周波数→2615

中心小体 centriole ［中心粒，中心子］ 動物細胞の細胞質にある小器官で，中心体 centrosome の構成要素．電子顕微鏡で詳しく観察すると，互いに直交した 2 つの小さな円筒からなり，中心小体の外壁は 3 本並んだ微小管 microtubule triplets が 9 セット集まって構成されている．中心小体の大きさは径が約 0.2 μm，長さが約 0.4 μm である．正確な機能はまだはっきりしないが，有糸分裂のときに出現する紡錘体の形成，精子の運動器官である鞭毛の形成などにかかわる．細胞の分裂時には，この円筒状の中心小体のペアが自己複製し，それぞれのペアが反対の極に移動する．次に両極の中心小体から紡錘糸が形成され，赤道面上に並んだ染色分体の動原体につき，これらの染色分体を両極に引っぱっていく．(図参照⇒細胞→1170)[1044] ⇨参中心体→1993

中心静脈圧 central venous pressure；CVP ［CVP］ 心カテーテルを末梢静脈より右心房から 5 cm 以内の上・下大静脈内に挿入し，測定される幹部静脈圧．右心房の高さ(前腋窩線)で基準点(零点)を設定して圧を測定し，基準値は 4.6 mmHg を示す．陽圧呼吸，いきみなどで上昇するほか，循環血流量の増加や心不全で上昇し，心不全の存在と程度を知るうえで重要な数値である．ショックや陰圧呼吸により低下する．[452]

中心静脈栄養法 intravenous hyperalimentation；IVH⇨同高カロリー輸液→983

中心静脈カテーテル central venous catheter ［CV カテ］ 内頸静脈や鎖骨下静脈は右心房に近いことから中心静脈といわれるが，ショックや心肺停止状態で末梢静脈が虚脱している場合でも穿刺可能である．ここから挿入するカテーテルを中心静脈カテーテルといい，中心静脈圧測定，高カロリー輸液，急速大量輸液・輸血，血管作動薬などの緊急的薬物投与，緊急時における末梢静脈確保不能時の静脈路確保，経静脈的ペーシングなどに使用される．最近では用途に応じた各種のカテーテルがあり，必要物品が組み込まれた各種の専用セットが市販されている．[891] ⇨参中心静脈穿刺→1992

中心静脈穿刺 central venous puncture，puncture of central vein ［深部静脈穿刺法］ 末梢静脈からの採血不可能な場合の採血や中心静脈カテーテル挿入のために，ショック時や心肺停止状態でも虚脱状態になることが少ない鎖骨下静脈，内頸静脈などの中心静脈穿刺が選択される．鎖骨下静脈穿刺，内頸静脈穿刺を行う場合には，静脈を怒張させることと空気塞栓を防止する目的で仰臥位のトレンデレンブルグ体位をとることが必要．穿刺部位は左側には胸管があるので，右側穿刺を優先する．合併症として気胸，血胸，胸腔内液貯留などがあるので注意を要する．[891]

中心視力 central visual acuity 視力とは，物の存在や形などを眼で識別できる閾値のことをいう．正常では，視対象の映像が中心窩で像を結ぶため，中心窩におけるこの閾値のことを中心視力という．また，通常行われる視力検査もこの中心視力を測定している．[1601] ⇨参視力→1500

中心性股関節脱臼 central dislocation of the hip joint 大腿骨頭が臼蓋を突き破り骨盤内に脱臼したもので，骨盤(臼蓋)の骨折を必ず伴う．交通事故・転落などの際に，股関節外転位で軸方向に大きな外力が加わり生じる．直達牽引により整復されることもあるが，直達牽引で整復されない重篤な損傷がある場合は手術的治療が必要．合併症として大腿骨頭壊死の発生がある．[1024] ⇨参股関節中心性脱臼→1078，外傷性股関節脱臼→439

●中心性股関節脱臼の X 線像

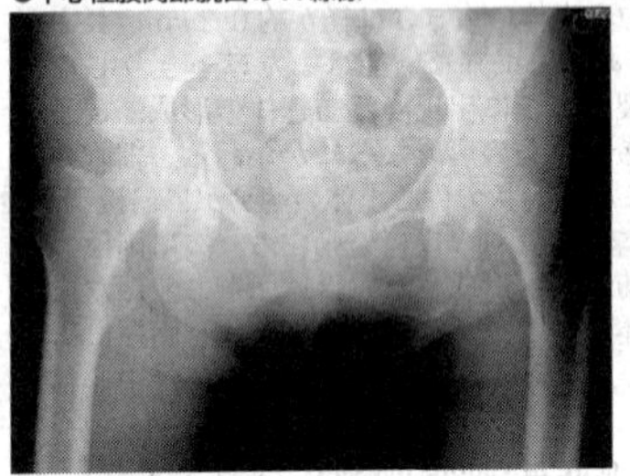

中心性色素融解⇨同中心染色質溶解→1992

中心性漿液性脈絡網膜症 central serous chorioretinopathy；CSC ［中心性漿液性網脈絡膜症］ 中年男性の片眼に好発し，黄斑部を含む1～数乳頭径大の境界鮮明で扁平な漿液性網膜剝離を生じる疾患．日本人に多く，変視症や小視症，中心暗点で発症するが，視力低下は軽度．心身のストレスが誘因といわれ，脈絡膜血管の透過性が亢進して脈絡膜に組織液が貯留し，二次的に網膜色素上皮が障害されると，バリア機能の破綻とポンプ機能の低下により網膜下へ組織液が漏出して網膜剝離となる．自然治癒傾向があるが，早期回復の目的で，フルオレセイン蛍光造影検査の色素漏出点に対して光凝固を行うこともある．特に50歳以上の場合はポリープ状脈絡膜血管症や脈絡膜新生血管との鑑別が必要．再発例では，劇症型の多発性後極部網膜色素上皮症に移行することもある．[1309]

中心性漿液性網脈絡膜症⇨同中心性漿液性脈絡網膜症→1992

中心性脊髄症候群⇨参中心性脊髄損傷→1992

中心性脊髄損傷 central spinal cord injury 頸髄の中心部は上肢に関連する神経が密集し，周辺は下肢に向かう神経が走っている．転倒，コンタクトスポーツ(ラグビー，アメリカンフットボール)などで頸椎が過伸展され瞬間的に脊髄に圧迫が加わり，周辺部より中心部の損傷が大きい場合に上肢の知覚障害，巧緻運動障害が主に生じるが，下肢の運動・知覚は比較的保たれる特徴的な症状が発生する．これを中心性脊髄損傷といい，その症状を特に中心性脊髄症候群という．頸椎にもともと脊柱管狭窄がある者に起こりやすい．また顔面や前額部に傷がある場合も多い．[1024]

中心性軟化 central softening of spinal gray matter 脊髄の中心管を取り巻く領域の数節にわたり軟化をきたすこと．相当する症候として，脊髄空洞症型の症状がみられる．実際には完全脊髄横断性軟化の上下に接して出現するとされる．前脊髄動脈症候群では，前後の脊髄動脈の各灌流領域の接する臨界域の循環障害に対する脆弱性のためといわれるが，むしろ静脈系のうっ血説もあり，硬膜外からの圧迫が原因とされている．[1150] ⇨参鉛筆芯状軟化→385

中心性肥満 central obesity 四肢に比して体幹の肥満度の強いものをいう．クッシング Cushing 症候群にみられる肥満が代表的なもの．クッシング症候群では糖新生の亢進により，筋組織のタンパク質を使用するため筋萎縮が起こる．また，四肢優位の脂肪分解亢進により，体幹の皮下脂肪沈着 truncal obesity，鎖骨上窩の脂肪沈着 supraclavicular fat pad や肩甲部脂肪沈着，下部頸椎部の水牛様脂肪沈着 buffalo hump の体型を示す．また，グルココルチコイド製剤を大量あるいは長期使用した場合，過剰作用による副作用のためにクッシング症候群の徴候をもたらし，中心性肥満を含む症状が現れることがある(医原性クッシング症候群)．[991]

中心前回 precentral gyrus 前頭葉の最後部に位置し，中心溝により後方の頭頂葉と境され，前方は中心溝と平行に上下に走る中心前溝に境される．この領域は，大脳皮質からの運動指令の最終的な出力部位と考えられ，内側の中心傍小葉と併せて随意運動の一次中枢(一次運動野)と呼ばれている．[1150]

中心染色質溶解 central chromatolysis ［中心崩壊，原発性刺激，中心性色素融解］ 神経細胞の胞体が腫大し，核は胞体の辺縁へと移動して，核周辺におけるニッスル Nissl 顆粒が微細粒化ないし消失して辺縁に残る現象．電子顕微鏡的にはリボソームがびまん性に散在．

これは軸索の障害によって起こる変化であり，障害が去れば正常に戻る．[1531] ⇨参虎斑溶解⇀1126

中心体 centrosome ［細胞中心体，副核体］ 中心球と中心子からなる細胞内自己複製小器官．核の近傍に位置し，微細管形成の場であり，有糸分裂では分裂の中心として働く．[1225]

中心帯壊死 centrilobular necrosis⇨同小葉中心壊死⇀1465

中心ドグマ(命題) central dogma⇨同セントラルドグマ⇀1790

中心(軸)白内障 central cataract⇨同核白内障⇀488

中心部エコー central complex echo 腎のエコーのうち，腎盂，腎杯，腎内血管などにより腎実質より内部に現れる高輝度エコー像．水腎症ではこの高輝度部分内に腎盂の拡張した無エコー部が明瞭になる．[955]

中心崩壊⇨同中心染色質溶解⇀1992

中腎傍管 paramesonephric duct⇨同ミュラー管⇀2775

中心癒合 centric-fusion⇨同ロバートソン転座⇀3004

中心粒⇨同中心小体⇀1991

中水 reuse of waste water 下水処理を三次処理(高度処理)まで行い，雑用水として再利用できるようにしたものをいう．ビル，団地，大規模施設などにおいて，散水・水洗便所などの生活用水，工業用水，農業用水などの飲料水以外の用途として循環利用する．利用にあたっては，飲料用水道との誤接続，高塩濃度に対する注意が必要である．[912]

虫垂 vermiform appendix，appendix ［虫様突起，虫様垂］ 右腸骨窩で，盲腸下端につく長さ約 6 cm の細い大腸で盲端に終わる．小さい虫垂間膜で後腹壁に付着する．虫垂粘膜は他の大腸粘膜と同じで腸陰窩をもつが絨毛はない．粘液を分泌する杯細胞に富む．また，リンパ性組織(多くのリンパ小節とその間を埋めるびまん性リンパ性組織)がよく発達している．大腸の 3 本の結腸ひもは虫垂のところで集まって，全周を取り巻く外縦筋層となる．虫垂は炎症(虫垂炎)が好発しやすい部位である．[399]

虫垂炎 appendicitis；AP 虫垂に生じた炎症性疾患．幼児にはまれであるが，青年期に多く，急性腹症の中で頻度が高い疾患の 1 つ．糞石や異物などによる虫垂内腔の閉塞が原因とされ，そこへ二次的に細菌感染を起こして発症する．病理的には，カタル性虫垂炎，蜂巣炎性(化膿性)虫垂炎，壊疽性虫垂炎に分類され，壊疽性虫垂炎で穿孔を起こしたものを穿孔性虫垂炎として区別する．発症は急激ではなく，前駆症状として腹痛，悪心・嘔吐を伴う．腹痛は初期は心窩部痛でありやがて右下腹部に限局する．乳幼児，高齢者，妊婦の虫垂炎では症状がはっきりしないため重篤化することも多く，注意が必要．他覚症状は右下腹部の圧痛点であるマックバーニー McBurney 点を中心に認めることが多く，ロブジング Rovsing 徴候，ローゼンシュタイン Rosenstein 徴候，ブルンベルグ Blumberg 徴候などの腹膜刺激症状が炎症の波及に伴い認められる．一般に，白血球増加，腸雑音の減弱傾向を認める．穿孔をきたすと腹膜炎による麻痺性イレウスを起こし腸雑音が低下，消失する．治療は，圧痛があっても白血球数が 1 万/mm^3 以下であったり，腹膜刺激症状がなければ適宜抗生物質を投与し，保存的に経過をみることが多い．典型的な急性虫垂炎や穿孔性腹膜炎の併発があれば早期の虫垂切除術が原則．[886,705] ⇨参急性虫垂炎⇀737，盲腸炎⇀2818

虫垂癌 appendiceal carcinoma(cancer) 虫垂に原発する，きわめてまれな癌．結腸型と嚢腫型に大別される．結腸型は通常の大腸癌に類似し，充実性の塊状を呈する．嚢腫型は癌細胞が虫垂に特異的な粘液を分泌するため嚢腫を形成したもの．嚢腫型腺癌では，腹膜に腫瘍性上皮細胞が浸潤して腹腔内に粘液性腹水が貯留する腹膜偽粘液腫を合併することがある．急性虫垂炎様の症状を示す場合が多く，治療としては外科的切除が施行される．炎症所見に乏しく，腹膜偽粘液腫を合併する場合には化学療法を行うが，一般に予後不良．[886,705]

虫垂切除後遺症 postappendectomy syndrome ［垂切後遺症］ 虫垂切除後に発症し，一般の開腹術では起こりえない虫垂切除が原因と思われる病態．したがって，腹壁瘢痕ヘルニア，腹壁縫合糸膿瘍，ブラウン Braun 腫瘤などは除く．虫垂断端膿瘍，癒着困難症などが主なものである．虫垂断端膿瘍は根部結紮部と巾着縫合の隙間に感染が生じ，膿瘍を形成したもので，虫垂断端の汚染，不適切な処置などが原因と考えられる．腹痛，発熱などが現れるが抗生物質の投与で多くは改善する．癒着困難症は虫垂炎自体や手術操作による癒着が原因と考えられ，下腹部不快感や牽引痛，便秘などの症状が現れ，再開腹術の適応となることもある．[711]

虫垂切除術 appendectomy，appendicectomy 虫垂炎などの外科的治療として虫垂を摘除する術式．かつては右下腹部に数 cm の小切開を行って虫垂を引き出し，虫垂間膜(虫垂動脈を含め)を処理し，根部を結紮して虫垂を切除する術式が一般的であった．近年では腹腔鏡下に行われることが多く，下腹部などに 1 cm 前後の小切開を複数か所入れ，そこから腹腔鏡を挿入し，画像で確認しながら切除する．急性虫垂炎では緊急に急性期虫垂切除術を施行する．一般に予後は良好だが，腹膜炎，腹腔内膿瘍などの合併に注意を要する．[485]

中枢温度受容器 central thermoreceptor 皮膚などに存在する末梢温度受容器と対になる言葉である．はじめ視床下部にのみ存在すると考えられていたが，のちに脊髄および中脳にも存在することが報告された．これらの部位を選択的に加温することにより対暑反応(体温上昇を防ぐ皮膚血管拡張，発汗など)が，また選択的冷却により対寒反応(体温低下を防ぐ運動やふるえなど)が引き起こされる．ほかには腹腔内にも温度受容組織があり，現在ではこれらの種々の部位からの温度情報が体温調節中枢で統合されると考えられている．[229] ⇨参温度受容器⇀420

中枢化学受容野⇨同中枢性化学感受領域⇀1994

中枢型心房中隔欠損症 proximal type atrial septal defect⇨同静脈洞型心房中隔欠損症⇀1462

中枢神経系 central nervous system；CNS 脳と脊髄を指す．発生学的には外胚葉性の神経管から発育し，頭部にあたる膨らみが脳に，尾方が脊髄となる．[1150]

中枢神経系白血病 central nervous system leukemia；CNS leukemia ［CNS 白血病］ 脳，脊髄，髄膜の中枢神経系に白血病細胞が浸潤した白血病．本症の発生頻度は，急性リンパ性白血病のほうが急性骨髄性白血病より高い．症状は頭痛，悪心・嘔吐，脳神経症状がみられる．診断法は髄液検査による細胞数とタンパク増加，細胞診による白血病細胞の証明である．腫瘤形成した場合は，CT や MRI も診断に役立つ．予防法はシタラビンやメトトレキサートの髄腔内投与と頭部照射がある．発生した場合には，上記以外に大量シタラビン療法や大量メトトレキサート療法があるが，予後は不良である．[1495]

中枢神経性過換気⇨同中枢性神経原性過換気→1994

中枢神経性嗅覚障害　central dysosmia　嗅球および嗅球から中枢までの間の障害による嗅覚の障害．腫瘍，外傷，発育障害，開頭手術などの器質的な障害や，ヒステリー，神経衰弱などの機能的な障害によって生じる．[514]　⇨参嗅覚障害→715

中枢性化学感受領域　central chemosensitive area　［頭蓋内化学感受領域，中枢化学受容野］　延髄腹側の表層領域であり，ここに体内の化学的環境の変化により刺激され，神経インパルスを発生する神経機構が存在する．この機構は脳細胞外液の pH や二酸化炭素の濃度をモニターしていて，水素イオン濃度(あるいは二酸化炭素濃度)の増加によって刺激を受け，その情報が呼吸中枢に伝わり，呼吸リズムと深さを調節する．なお，化学受容細胞はまだ確認されておらず，呼吸中枢のニューロン自体が二酸化炭素や水素イオンを感受する可能性も否定できない．[1230]

中枢性過高熱　central hyperthermia　［脳性過高熱］　主に脳幹部腫瘍の際にみられ，頭部外傷や脳血管障害などでも生じる，体温調節中枢の障害に付随して引き起こされる高熱で，通常，39℃ 以上の場合を指す．視床下部前部にある温熱中枢の機能不全が原因とされる．[1150]

中枢性思春期早発症⇨同思春期早発症→1283

中枢性神経原性過換気　central neurogenic hyperventilation；CNH　［中枢神経性過換気］　重症髄膜炎，脳底動脈血栓症，橋出血，脳炎などで意識障害に陥っている患者にみられる連続的・規則的な過呼吸をいう．これに関連する病巣部位は，中脳下部から橋の上 2/3 までの高さで，中脳水道と第 4 脳室の腹側にある内側網様体にあるという．呼吸数は毎分 30 以上となり，換気量も正常の 4 倍にまでなり，$Paco_2$(動脈血炭酸ガス分圧)は 30 mmHg 以下となる．[1150]

中枢性疼痛　central pain　痛みのある局所の病変によるのではなく，中枢神経内における痛覚伝導路の病変によって生じる自発痛や他覚的刺激に対する有痛性の過反応のこと．病変部位としては視床が最も頻度が高く，他に頭頂葉皮質・皮質下や橋・延髄・脊髄の病変で生じる．通常は難治性．[1150]

中枢性難聴　central hearing loss⇨同後迷路性難聴→1060

中枢性尿崩症　central diabetes insipidus　［下垂体性尿崩症］　体内で抗利尿ホルモン(ADH，バソプレシン)が働かないことによって 1 日 3-4 L をこえる多量の低張尿が出現し，これによって口渇，多飲，脱水傾向を生じた病態を尿崩症という．尿崩症のうち視床下部-下垂体後葉でのバソプレシンの合成，分泌が障害されたものを中枢性尿崩症といい，バソプレシンの腎での作用に障害がある腎性尿崩症とは区別する．中枢性尿崩症はさらに，炎症や腫瘍，外傷などの傷害による症候性尿崩症と，原因が明らかでない特発性尿崩症に分けられる．傷害が下垂体後葉に限られる場合は一定期間後，機能回復がみられることがあり，これを一過性尿崩症という．下垂体性尿崩症という用語は中枢性尿崩症と同義に使われることがあるので注意を要する．部分的尿崩症とは ADH 分泌障害が軽度のものをいう．ホルモン補償(補充)としてはデスモプレシン酢酸塩水和物が頻用される．この際，過量使用による水中毒に注意する．[1260]

中枢性肺胞低換気症候群　central alveolar hypoventilation syndrome；CAH　呼吸を調節する中枢は複雑で，延髄の呼息および吸息中枢，橋の持続性吸息中枢および呼吸調節中枢などの存在が知られている．これらの呼吸中枢が変性，外傷，腫瘍，炎症などにより後天的に障害されることにより，呼吸調節の障害をきたし，換気が十分に行われなくなる病態をいう．前述のいずれかの原因による続発性と原因不明の原発性がある．肺胞低換気，すなわち高炭酸ガス血症を伴う低酸素血症を呈する．検査方法として，低酸素血症や高炭酸ガス血症に対する換気応答や，吸気のごく初期(吸気開始からの 0.1 秒間)に生ずる口腔内圧変化($P_{0.1}$)を測定して呼吸中枢出力を評価する方法などがある．[1605]　⇨参肺胞低換気→2353

中枢性無月経⇨同視床下部性無月経→1286

中枢性めまい　central vertigo　脳幹や小脳などの中枢神経系に原因のあるめまい．持続時間の長い軽い浮動性めまい感が多く，耳鳴，難聴などの蝸牛症状を伴わないことが多い．原因としては炎症，腫瘍，脳血管障害，薬物中毒，外傷，先天性疾患などがあげられる．[211]　⇨参めまい→2804

中枢盲　cerebral blindness⇨同皮質盲→2441

中性　neutral　化学では酸性でもアルカリ性でもない状態．中性の水溶液は pH 7.0 である．一般には，電気の正と負などのように互いに対立する性質あるいは特徴や数値の中間の状態をいう．[258]　⇨参酸→1197，塩基→374，pH→95

中西医結合　combination of Chinese and Western medicine　⇨参中医学→1983

中性子　neutron　原子核を構成する物質の 1 つで，陽子と同等の質量をもち，電気的に中性．生物学的に高い反応性をもち高 LET 線といわれる．サイクロトロンなどで副次的に産生される速中性子と，原子炉などで発生し減速材で減速された熱中性子があり，それぞれを利用した速中性子療法と中性子捕獲療法がある．[52]　⇨参速中性子療法→1834，中性子捕獲療法→1995

中性脂肪　neutral fats；NF，triglyceride　［グリセリド，アシルグリセロール］　脂肪酸(オレイン酸，パルミチン酸，ステアリン酸など)とグリセロールからなる化合物．ほとんどの動植物の脂肪を構成する主要な脂質．タンパク質と結合し，HDL，LDL，VLDL というリポタンパク質を形成して血中を循環する．血中の中性脂肪とリポタンパク質量は，糖尿病，高血圧，心疾患などの診断・治療に重要である．通常，血中の中性脂肪の基準値は 50-150 mg/dL．[305]　⇨参トリアシルグリセロール→2163

中性子放射化分析　neutron activation analysis；NAA⇨同放射化分析→2670

中性脂肪定量法　determination of neutral fat⇨同トリグリ

ち

セリド定量法→2164

中性子捕獲療法　neutron capture therapy, boron neutron capture therapy；BNCT　[**中性子捕捉療法, ホウ素中性子捕獲療法**]　ホウ素の原子核に捕獲された熱中性子により α 線が放出されることを利用した放射線治療. α 線は飛程が短いので癌にホウ素を取り込ませることで癌に限局した高 LET 治療が可能となる. 癌に BSH(ボロカプテイト)または BPA(パラボロノフェニルアラニン)というボロン化合物を取り込ませ, 原子炉などから取り出した熱中性子を照射して行う. 脳腫瘍, 悪性黒色腫などの治療に使われている. 熱中性子は体内での到達距離が短いので表在した癌腫にしか用いられないが, より深部に到達させる目的で熱外中性子の利用も試みられている.[52]　⇨参中性子→1994

中性子捕捉療法⇨同中性子捕獲療法→1995

肘正中皮静脈⇨参上腕の静脈→1467

抽石術　litholapaxy⇨同膀胱抽石術→2666

中仙骨動脈　median sacral artery⇨同正中仙骨動脈→1697

鋳造修復　cast restoration⇨同インレー修復→308

鋳造熱　foundry-man fever⇨同金属フューム熱→799

中足骨　metatarsal bones　足の指の基本になる 5 本の細長い骨. 先端は丸くなっていて頭, 途中は体, 近位はやや広くなって底と呼ばれる. 中足骨と足根骨で, 土踏まずのアーチの部分が形成される.[1322]

中足指節関節　metatarsophalageal joint；MTP joint⇨同 MTP 関節→84

中大脳動脈　middle cerebral artery；MCA　〔L〕arteria cerebri media　[MCA]　内頸動脈の終枝の 1 つで, 最大の枝. 前大脳動脈を出したのち, 外側に向かい, 大脳の外側溝に沿って後上方に走り, 皮質枝は大脳半球の外側面と外側溝周囲に広く分布し, 前頭葉, 頭頂葉, 側頭葉, 後頭葉(視覚野を除く), 島皮質に及ぶ(図). 中心前回(一次運動野)と中心後回(一次感覚野)では下肢に関係する領域は除く(前大脳動脈支配領域). 中心枝は外側溝に至るまでの間に前有孔質から内部に進む線条体枝を出し, 大脳核, 内包, 視床などに分布. 中大脳動脈の分布域は梗塞の好発部位. 特に中心枝の線条体枝はしばしば出血するため, 脳出血動脈と呼ばれる(注：線条体枝は中大脳動脈に比べ急激に細くなっている. このため中大脳動脈の血圧変化の影響を受けやすく, 特に血圧上昇は線条体枝の破裂を招きやすい).[1044]　⇨参脳の動脈→2292

●大脳の動脈分布

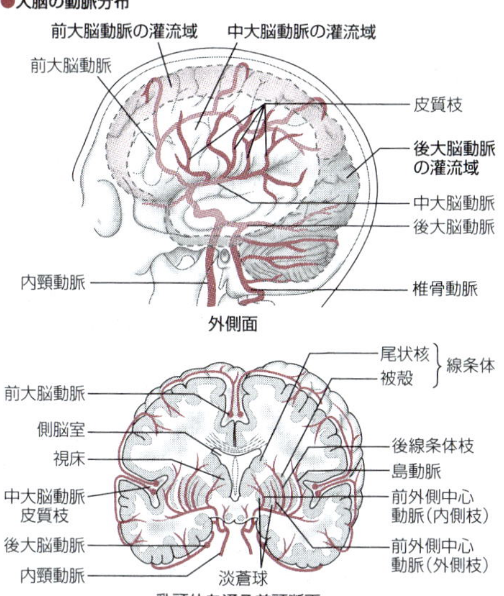

中腸　midgut　胎生消化管の前腸と後腸の間の中央部分で, 内胚葉組織からなる. 分娩前期は卵黄嚢と連続しているが, 最終的には, ①胃から総胆管の入口までの十二指腸を除く小腸, ②盲腸および虫垂, ③上行結腸, ④横行結腸右半分から 2/3, を形成する. 中腸から発生した器官は上腸間膜動脈で血液供給されている.[1212]

注腸検査法　contrast enema⇨同注腸造影法→1995

中腸軸捻転　midgut volvulus　腸回転異常症に合併する腸管の捻転. 中腸とは上腸間膜動脈の支配領域の腸管で十二指腸から横行結腸中部までを指す. 腹腔外で発育した胎児腸管は回転しながら腹腔内に戻り後腹膜に固定される. 腸回転異常症ではこの回転が途中で停止するため後腹膜への固定が不十分となり捻転しやすくなる. 多くは新生児期に発症. 胆汁性嘔吐を示し, 上腸間膜動脈領域の中腸の血行障害を伴えばショック状態となる. 緊急手術が必要である.[1154]

注腸造影法

contrast enema, opaque enema　[**注腸検査法**]　大腸の器質的疾患を診断するために行われる造影検査のうち, 直腸から硫酸バリウムを注入する方法. 経口造影剤投与法では困難なため行われる. 欧米では大量のバリウムを注入する充満法や圧迫法が歴史的に行われたが, 導入当初よりわが国では空気とバリウムを注入する直接二重造影法が主流. 腸内に便残渣がないようにする前処置が重要で, 経口洗腸法が普及している. 検査前に鎮痙薬を筋注し, 65-80 W/V% のバリウム 300-400 mL を肛門から直腸に注入し, 適度に空気を注入することにより, 精細な二重造影像が描出できる.[264]　⇨参バリウム注腸→2397

注腸造影時のケア

注腸造影は通常, 注腸用ゾンデを潤滑油を用いて肛門に挿入後, 硫酸バリウムを逆行性に注入し, 充満像を撮影してから, 空気を注入して二重造影像を撮影する方法で行われる. 大腸検査では回盲部末端まで造影する. 撮影方法として, 逆傾斜や側面の撮影も行われる. 前処置はブラウン Brown 変法と呼ばれる. ①検査前日から低脂肪, 低残渣食(食物繊維の少ない食事)をとる. ②下剤を飲んで腸内を空虚にする. ③大量の水を飲んで下剤の効果を助長させる. 検査当日は絶食とし, 鎮痙薬を筋注して腸の動きを止める. 最近では, 食事制限をしなくてよい方法が主流になっている. これは, 短時間(1-2 時間以内)に体液のバランスが崩れないように配慮された経口腸洗浄剤(2 L 程度)を飲み, 便を押し流すようにして排泄するという方法である. 腸に狭窄がある場合や多量の飲み物を短時間に飲むことができない場合は, 従来のブラウン変法の前処置を行う. 検査時は, カテーテル挿入時に左側臥位になった患者の身体を支えたり, 撮影時の体位変換を援助し, 不安や苦痛の軽減を図る．また，終了時にはバリウムを排出し腹部膨満感の軽減を図り，肛門周囲の清拭を行う．必要があれば，下剤を投与する．[1239] ⇨参注腸造影法→1995

注腸麻酔法 rectal anesthesia ［直腸麻酔法］ 5-10% チオペンタール 20-40 mg/kg などを直腸内に注入する全身麻酔法．通常15分程度で効果が現れる．基礎麻酔，小児の CT，MRI 検査，放射線治療時に好んで用いられる．[957]

中直腸動脈 middle rectal artery 中直腸動脈の起始は多彩で二重，三重に存在していることがある．最も多いものは内腸骨動脈の前方分枝から出るもので，ときには下膀胱動脈から分かれることもある．中直腸動脈は骨盤腹膜下で側方靱帯内を横走し，直腸中部の前外側に分かれる枝を出し，上方で上直腸動脈と，下方で下直腸動脈と吻合する．直腸癌手術の側方リンパ節郭清は同動脈根部で切離する．[957]

中殿筋歩行 gluteus medius gait⇨同トレンデレンブルグ歩(跛)行→2171

肘頭窩(ちゅうとうか) olecranon fossa 上腕骨下端後面のへこみをいう．肘関節の伸展時に尺骨の肘頭が，ここに入り込む．[670]

中頭蓋窩 fossa cranii media⇨参頭蓋窩→2094

中頭蓋窩硬膜外到達法 middle fossa extradural approach 側頭骨をはずし，硬膜外経由で中頭蓋窩へ進入していく到達法．主に脳幹部前面へ到達する際に用いられる．[35]

肘頭(ちゅうとう)**骨折** fracture of olecranon 尺骨肘頭部の骨折．転倒などで肘を強打して起こることが多い．近位骨片が上腕三頭筋に引っ張られ骨折部が大きく離れるため，手術的治療が必要な場合が多い．[1322]

中途覚醒 intermittent awakening, nocturnal awaking 睡眠の途中で目覚め，再入眠が困難な状態．再入眠が困難なまま朝まで眠れない場合は早朝覚醒という．入眠困難(入眠障害)，熟眠障害と並んで，睡眠の質を悪化させるものとして，睡眠評価のパラメーターになっている．早朝覚醒はうつ(鬱)病の睡眠障害の特徴とされており，健常者でも加齢とともに中途覚醒が増加し，睡眠中断が多くなる．[276]

中毒 intoxication, poisoning 主として環境因子(薬物，その他の有害物)により生体系が何らかの障害を受けた状態をいう．この場合，原因物質は毒物と呼ばれ，治療の目的で使用される薬物(副作用も含まれる)のほか，工業的に使用される化学物質(重金属，有機溶剤，有機有害物，有毒ガスなど)，家庭用品，農薬，環境汚染物質，食品の汚染物質，動植物に含まれるもの，嗜好品などがある．麻薬やアルコールは薬物依存症を招く．中毒は急性中毒と慢性中毒に大別されるが，明確な定義があるわけではない．毒物は本人の意図的な使用ばかりでなく，犯罪行為にもしばしば利用される．毒物や内容表示ラベルの確認は，迅速な診断，治療に不可欠である．[1122]

中毒学⇨同毒理学→2152

中毒起因物質 toxicogenic substance ある程度の濃度により生体に悪影響を及ぼす物質．狭い意味では化学物質を指すが，広義には自然毒，生物毒も含む．毒性物質 toxicant．なお，トキシン toxin は生物毒を指す．[1593] ⇨参毒物→2150

中毒コントロールセンター poison control center 1995(平成7)年より財団法人日本中毒情報センターが，つくばと大阪に開設している緊急電話相談サービス(中毒110番)のこと．人体に障害をもたらすと思われる薬物やその他の有害物質を誤飲した際に，電話で該当物質の危険性の程度や，対処方法についてアドバイスを行っている．[904] ⇨参日本中毒情報センター→2223

中毒死 death by poisoning(intoxication), death caused by poisonous substances 外因死の1つ．生体に対して毒性をもつ物質(薬毒物)が許容量をこえて体内に取り込まれることにより，生体の正常な機能が阻害された状態を中毒といい，その結果死に至った場合を中毒死と呼ぶ．薬毒物とは，「薬事法」で規定される医薬品(薬)，「毒物及び劇物取締法」で規定される毒物(毒)・劇物，その他の法律で規定される化学物質(物)を指す．ここでいう中毒とは化学作用により生体の器官を障害し，一時あるいは永久にその機能を障害することであり，特定の物質に対する肉体的，精神的依存の意で用いられる場合とは意味が異なる．中毒を惹起するものには，医薬品，ドラッグ(麻薬，覚醒剤など)，劇物・毒物(青酸化合物，農薬など)，有害ガス(一酸化炭素，硫化水素など)，食品(キノコ，フグなど)，アルコール(酒)などさまざまな物質が含まれ，その種類によって多彩な症状，経過をとり，ときとして死に至る．[1415] ⇨参外因死→425

中毒情報サービスシステム toxication information online service system 中毒情報を提供するシステムで，日本では財団法人日本中毒情報センターが最も信頼でき，対象としている中毒物質は，家庭用品，自然毒，医薬品，農薬，工業用品である．本部は筑波メディカルセンターに置かれており，この本部と大阪大学医学部附属病院高度救命救急センターが中毒110番を受け付けている．この電話は一般市民にも公開されており，情報提供料は無料．医療機関向けには賛助会員制度があり，専用電話と自動ファクシミリサービスを使うことができる．海外には無料の中毒情報サービスもあり，インターネットで利用できるものとしては Free TOXLINE Searching や Free MEDLINE が有名．[256]

中毒疹 toxicoderm〔i〕a, toxicodermatosis, toxic eruption 外から摂取あるいは侵入した物質，または体内で産生された代謝産物が生体に傷害を与えた結果生じた皮膚病変．原因物質が薬剤である場合を薬疹と呼ぶが，その他にウイルス感染や食事によるものなどがある．アレルギー機序によるものが最も多いが，直接の毒性によるものも存在．治療としては一般に副腎皮質ホルモン剤，抗ヒスタミン剤などの投与が行われる．[1521] ⇨参新生児中毒性紅斑→1569

中毒性顆粒 toxic granule 血液塗抹標本の普通染色において，好中球系細胞の細胞質に認めるやや大型の青紫色の顆粒．重症感染症，妊娠高血圧症候群，癌，肝硬変，糖尿病性昏睡などで出現する．電子顕微鏡所見では，リソソームやファゴソームとみなされる場合と，通常より大型のアズール顆粒とみなされる場合がある．[656] ⇨参アズール顆粒→151

中毒性肝炎 toxic hepatitis ［中毒性肝障害］ 薬物による薬物性肝炎のうち，肝に対して固有毒性をもつ物質により引き起こされるものをいい，個人の特異体質による過敏性反応によって生じるアレルギー性肝炎とは区別する．毒性は化合物そのものの場合と，中間代謝物の場合がある．病理的には肝実質細胞障害を主病変とするものと，胆汁うっ滞と同時に門脈域に炎症反応を生じるものとに大別．中毒性肝炎を生じる主な薬物には四塩化炭素，クロロホルム，エーテル，リン，アフラトキシン B_1，ヒ素，経口避妊薬，アセトアミノフェン(解熱鎮痛薬)，メトトレキサート(抗癌剤)，アスパラギナーゼなどがある．投与から短期間に発症することが多いが，臨床的には長期に用いてはじめて症状の出るものもある．全身倦怠感，黄疸，消化器症状などを訴えることが多い．治療の第1は原因物質の中止と除去である．[1394]

中毒性肝障害　toxic hepatopathy⇨同中毒性肝炎→1996

中毒性巨大結腸症　toxic megacolon　結腸が急激に拡張し生命に危険を及ぼす疾患．重症潰瘍性大腸炎(特に劇症型)に合併することが多い．小児の場合，多くはヒルシュスプルング Hirschsprung 病が原因となる．症状は，腹痛，腹部の膨隆，発熱などで腹部単純X線写真では結腸の拡張がみられる．穿孔，大量出血を起こしうるため，ステロイド剤の全身投与などを行い，改善が不十分な場合は緊急手術を行う．死亡率は高く通常20-30%．[886,705]　⇨参ヒルシュスプルング病→2500

中毒性甲状腺腫　toxic goiter　甲状腺ホルモンを過剰に合成分泌している自律的甲状腺組織によって，甲状腺中毒症を生じた病態．わが国では，孤発性腺腫が自律性をもったものをプランマー Plummer 病と呼び，多数の結節が自律性を有する場合は結節性中毒性甲状腺腫と呼ぶが，欧米では後者をプランマー病と呼ぶことが多い．甲状腺中毒症状を管理したのちに，手術によって摘除する．放射性同位元素療法が選ばれるときもある．[783]　⇨参甲状腺中毒症→1017，プランマー病→2579

中毒性神経炎⇨同中毒性ニューロパチー→1997

中毒性腎症　toxic nephropathy　薬剤や重金属，化学物質など腎毒性のある物質によって生じる腎臓の障害のこと．臨床的には尿細管の機能障害(低カリウム血症，低ナトリウム血症などの電解質異常)や糸球体障害(ネフローゼ症候群)を呈する．重症例では急性腎不全を発症することもあり，障害が持続すれば慢性腎不全に進行．原因物質はアミノグリコシド系抗生物質，非ステロイド系抗炎症薬，免疫抑制薬，造影剤，金製剤，抗癌剤，重金属など多種にわたる．治療は，原因薬剤や物質の除去，補液と利尿をつけることが基本であるが，毒物には拮抗薬を使用したり，物質によっては透析，血液吸着などが行われることもある．[481]　⇨参薬剤性腎症→2839，重金属腎症→1366

中毒性精神病　toxic psychosis　［**物質誘発性精神病性障害**］　化学物質の摂取によって引き起こされる精神病状態をいう．化学物質の種類は，有機溶剤，水銀などの産業化合物，アルコールなどの嗜好品，麻薬，覚醒剤などの薬品と多種類である．水銀，鉛などの文字どおり中枢神経系への毒性による中毒精神病とアルコールなどの依存がからむものに分けられるが，現在では後者のほうが重要になっている．急性中毒と慢性中毒に分けることもあるが，急性ではせん妄などの意識障害を示すことが多いのに対して，慢性では認知障害や人格変化，神経症状を伴いやすい．依存性物質によるものでは離脱症状としての顕著な自律神経症状，せん妄や幻覚妄想状態による興奮がしばしばみられる．[1251]

中毒性多結節性甲状腺腫　toxic multinodular goiter⇨同結節性中毒性甲状腺腫→923

中毒性タンパク尿　toxic proteinuria　腎毒性のある物質によって生じるタンパク尿のこと．特に金製剤や非ステロイド系抗炎症薬，ペニシラミン，カプトプリルなどは糸球体障害を引き起こし，アルブミンが主のタンパク尿を示し，ネフローゼ症候群を呈することがある．シクロスポリン，アミノグリコシド系抗生物質，シスプラチンなどは尿細管障害(特に近位尿細管障害)が多くみられ，尿細管性タンパク尿，β_2 ミクログロブリンなどの低分子タンパク尿を認める．[481]　⇨参中毒性腎症→1997，尿細管疾患→2247，腎性タンパク尿→1573

中毒性難聴　toxic deafness, poisoning of inner ear　内耳障害を引き起こす薬物により生じた難聴．アミノグリコシド系の抗生物質(ストレプトマイシン硫酸塩，カナマイシン一硫酸塩，ゲンタマイシン硫酸塩など)によるものが代表的な聴器毒性薬物であるが，他にエタクリン酸やフロセミドなどのループ利尿薬，アスピリン，抗癌剤のシスプラチンなども原因となる．通常，高調性の耳鳴が先行し，難聴はオージオグラム上8,000 Hzの高音域から左右同程度に始まり，徐々に中音域も障害される．有効な治療法は少なく，早期発見と薬剤中止が重要だが，投与を中止しても難聴は進行する場合がある．[1569]

中毒性ニューロパチー　toxic neuropathy　［**中毒性神経炎**］　中毒による末梢神経障害．手袋靴下型の感覚障害を起こすものが多い．脊髄後根神経節や交感神経節，末梢神経遠位では運動神経系に比較して血液神経関門の機能に乏しいため，運動障害より感覚障害を起こしやすい．原因としてヒ素，タリウム，有機水銀などの金属類，ヘキサン(あるいはシンナー)，臭化メチル，ポリ塩化ビフェニル，アクリルアミド，二硫化炭素，メチルエチルケトンなどの工業用薬品などがある．薬物ではイソニアジド，ビンクリスチン硫酸塩，サリドマイドなどで多発ニューロパチーがみられ，クロラムフェニコール，チアンフェニコールは視神経障害を伴いやすく，キノホルムは脊髄と視神経を障害する(スモン)．これらは知覚優位の多発ニューロパチーを示すことが多いが，鉛中毒では運動神経優位の単神経障害，橈骨神経麻痺を，トリクロルエチレンでは三叉神経障害を伴うことが知られている．細菌性中毒ではジフテリアが運動優位の多発ニューロパチーの原因となる．脳神経障害では上述の物質以外にエタンブトール塩酸塩，メチルアルコール，酢酸メチルなどが視神経障害をきたしうる．アミノグリコシド系抗生物質による聴神経障害の頻度も高い．[1150]　⇨参スモン→1656

中毒性脳症　toxic encephalopathy　中毒性疾患のうちで脳症は最も重篤で，ときに致命的である．高度の意識障害，精神障害，痙攣や認知障害，小脳症状などを呈し，後遺症を残すことも多い．抗癌剤〔カルモフール，テガフール，フルオロウラシル，メトトレキサート(MTX)髄注〕による白質脳症では，高度の意識障害，認知障害を呈し，死亡率も高い．躁病の治療薬である炭酸リチウムは有効量と中毒量の幅が狭く，容易に中毒症状を起こし，精神症状，意識障害，パーキンソン Parkinson 症候群を呈する．まれであるが，抗ウイルス薬アシクロビル，抗癌剤のビンクリスチン硫酸塩，抗潰瘍薬シメチジン，インターフェロン製剤，抗酒薬ジスルフィラムなどによって引き起こされた脳症も報告されている．[1150]

中毒性表皮壊死剥離症 toxic epidermal necrolysis；TEN［ライエル症候群］ 全身の皮膚(体表面積の 10% 以上)，ときに粘膜に表皮，上皮壊死をきたす状態．紅斑，水疱，びらんを認める．薬剤による場合(TEN 型薬疹)，急性 GVHD(輸血後 GVHD)による場合，原因不明などがある．真皮に炎症を伴う，重症型多形滲出性紅斑(スティーブンス・ジョンソン Stevens-Johnson 症候群)とほとんど真皮に炎症を認めないものがある．細胞傷害性 T リンパ球(CTL)や Fas-Fas リガンドの関与が考えられている．予後不良．[395] ⇨参TEN 型薬疹⇀113，GVHD⇀55

中毒性表皮融解症 toxic epidermal necrolysis；TEN⇨同TEN 型薬疹⇀113

中毒量 toxic dose 化学物質などが健康障害(中毒)をもたらす量．投与ないし吸収量が増加するに従い，生体への影響がまったく生じないレベル no observed effect level(NOEL)，何らかの影響が認められるレベル lowest observed effect level(LOEL)，有害影響が認められない限界レベル no observed adverse effect level(NOAEL)，はじめて有害影響が認められるレベル lowest observed adverse effect level(LOAEL)などが定義される．薬剤では，作用が認められないレベル(無作用量)と中毒量の間が薬理量(有効量)といわれる．[1593]

中途障害 acquired disabilities 通常は人生の半ばで病気や事故により発生した後天性障害を，先天性や幼少期の障害に対し中途障害と称する．障害以前の価値観の変更や人生設計の再建を迫られる点に特有な課題がある．[120] ⇨参発達障害⇀2384

チュートリアル tutorial グループまたは個人に対して1人の教師がついて学習を進める教授・学習方法．今日の医学教育や看護学教育で用いられているチュートリアルには単なる小グループ学習以上の意味がある．東京女子医科大学では医学部の教育方法としてカナダのマックマスター大学で用いている問題基盤型学習 problem-based learning(PBL)をわが国ではじめて導入し，それを自分たちの大学の教授・学習方法として発展させ，チュートリアルと称して医学教育界に紹介した．その後，チュートリアルは成人教育学(アンドラゴジー)として看護学教育をはじめ他の分野の教育にも普及した．特徴として，①臨床の状況設定場面を用いて問題解決を行う，②学生たちが主体的に学習する，③小グループ学習である，④各グループにはチューター(個人教師)がつく，などがある．[622] ⇨参PBL⇀93

肘(ちゅう)内障 internal derangement of elbow，pulled elbow 幼児の手を強く引っ張ったり，ねじったときに起こる．幼児は突然泣きだし，上肢全体を動かさなくなる．そのため関節がはずれたと思う親が多い．肘関節の橈骨頭(橈骨の近位端)の一部が，周囲を取り囲む輪状靱帯からはずれることが原因と考えられている．輪状靱帯が未発達でゆるい 1-3 歳児に頻発する．母指で橈骨頭を触れ，前腕を素早く回外させながら肘関節を屈曲させると，クリック音とともに容易に整復される．整復後は固定の必要はなく，予後は良好である．[933]

注入器⇨同注射器⇀1988

中脳 midbrain，mesencephalon 間脳と橋の間に位置し，脳幹の最上部をなす．発生初期に形成される中脳胞に由来．中脳水道より背側部分の中脳蓋(上丘と下丘からなる四丘体)，その腹側部の中脳被蓋(橋網様体の上方への延長部)，最も腹側部の大脳脚(大脳皮質からの下行性投射線維が通る部位で，大脳皮質の発達により新たに発達したもの)の 3 部に分けられる．中脳蓋の上丘は主に網膜からの視覚入力を直接，下丘は蝸牛からの聴覚入力を複数の中継核を経て受けるが，他の感覚入力を受ける．中脳被蓋は錐体外路系に属する赤核，黒質，網様体が存在する．赤核は前部の小細胞部と後部の大細胞部からなる．入力は主に皮質の運動領域，対側の小脳核(上小脳脚)から受ける．出力は主に対側の脊髄(赤核脊髄路)．このほか，三叉神経脊髄路核，顔面神経核，延髄網様体，後索核，オリーブ核(赤核オリーブ路)へ投射する．黒質は細胞の多い緻密部と少ない網様部からなる．前者にはドパミン性の大細胞が多数あり，線条体に出力している．ドパミン以外の出力のほとんどは後者から起こり，視蓋，視床の運動核(VA，VL，DM)へ投射している．黒質への入力は線条体から GABA 性線維が網様体に向かう．その他，中脳縫線核からのセロトニン線維，視床下核，被殻，扁桃体からの線維を受ける．中脳上丘レベルの腹側部からは動眼神経が，下丘レベルの背側部から滑車神経が出る．[1043] ⇨参動眼神経核⇀2098

中脳蓋 optic tectum，mesencephalic tectum⇨同視蓋⇀1226

中脳幻覚症 mesencephalic hallucinosis⇨同脳脚幻覚症⇀2295

中脳水道 cerebral aqueduct 〔L〕aqueductus cerebri［シルビウス水道］ 第 3 脳室と第 4 脳室をつなぐ細い管状の脳室．中脳の中心部で被蓋と中脳蓋にはさまれた位置にある．脳の発達する過程で，中脳の部分はほとんど変形することなく原型に近い状態を保っている．このため中脳の内腔(脳室)も細い管の構造にとどまっている．中脳水道周囲の灰白質を中心灰白質という．[1044] ⇨参脳室⇀2299，脳脊髄液⇀2304

中脳水道狭窄症 aqueductal stenosis；AS，triventricular hydrocephalus 第 4 脳室は正常で第 3 脳室および側脳室は拡大している．先天性の場合，キアリ Chiari 奇形に合併することが多い．ほとんどは乳幼児，小児の頃に発症するが，まれに成人に初発する場合もある．症状としては脳圧亢進による頭痛が圧倒的に多い．次いで視障害が多く，ほとんどの場合，目のぼやけや視力低下を訴える．その他，月経不順，甲状腺機能低下など内分泌的な異常をきたすこともある．53% にうっ血乳頭を認め，44% に錐体路症状，29% に失調を認める．治療の原則は髄液のシャントである．また，この疾患にかかわるパーキンソン Parkinson 症候群も近年注目されている．[35]

中脳水道症候群 sylvian aqueduct syndrome 中脳水道周辺の病変で生じる．垂直注視麻痺，後退眼振(眼球が陥没したりもとに戻ったりする前後方向の運動)，輻湊

ち

眼振，輻湊痙攣，瞳孔異常，外眼筋麻痺などを呈する．松果体腫瘍によることが多いが，脳血管障害，感染症，多発性硬化症でも生じる．[1160]

中脳動物 midbrain animal 中脳より上部の脳構造を取り去り，中脳以下のみを残した実験動物．歩行は可能だが，怒りの情動は生じない．[1230]

中脳被蓋 tegmentum mesencephali 橋背部の続きで，中脳水道のレベルより腹側にあり，大脳脚を除いた部分を指す．その基礎的構造は網様でできているが，その他に赤核，黒質，動眼および滑車神経核などの重要な核や内側毛帯，脊髄視床路，内側縦束，上小脳脚などの神経路がみられる．[1160]

中脳網様体 mesencephalic reticular formation；MRF 網様体は，脊髄から中脳まで広がっており，さらに間脳の髄板内核や腹側視床の一部などに続いている．脳幹では被蓋の中央部の広い領域を占めている．網様体には，交錯して走っている多数の神経線維の間に，いろいろな形態をした神経細胞が分布しており，運動性や感覚性のさまざまな情報が入っている．網様体からの遠心性線維は，脊髄から大脳に至るまでの非常に広い範囲に分布している．中脳の網様体には下丘や上丘の腹側部に楔状核と楔状下核があり，上小脳脚交叉の外側に脚橋被蓋核がある．網様体の機能としては，意識の維持，覚醒と睡眠のサイクルの調節，運動系への調節，感覚系への調節，呼吸中枢としての働き，心血管中枢としての働きなどがあげられる．[1160]

中胚葉 mesoderm 受精卵から発生が進み，胎齢3週までに外胚葉と内胚葉，およびその間に位置する中胚葉が確立し，胎齢8週までには多くの固有な組織や器官ができあがっていく．胎齢2週頃までに正中線両側に中胚葉になるべき細胞が集合し，沿軸中胚葉，側板中胚葉，その中間の中間中胚葉となり，これがさらに伸びて壁側中胚葉層と臓側中胚葉層に分かれ，それぞれ羊膜を覆う中胚葉と卵黄嚢を覆う中胚葉につながる．この細胞群から発生分化し，骨，筋肉，血管，循環器，泌尿生殖器などができる．[996]

中胚葉性混合腫瘍 mesodermal mixed tumor ［**ミュラー管混合腫瘍**］ 悪性上皮成分と悪性間葉成分を含む腫瘍であり，ミュラー管混合腫瘍 müllerian mixed tumor ともいう．[998]

中胚葉性腎腫 mesoblastic nephroma⇨同腺肉腫⇀1790

中範囲理論 middle-range theory 理論が取り扱う現象の範囲は，狭範囲理論 narrow-range theory，中範囲理論 middle-range theory，広範囲理論 broad-range theory に分類される．特に中範囲理論は，狭範囲理論ほど特定の領域のある特定の部分に限定された理論化ではない．例えばリハビリテーションや癌看護などの，ある特定の領域内全般に適用する理論化がそれにあたる．[446]

中鼻甲介 middle turbinate，middle concha 鼻腔の外側壁の一部で，前後に長い平行な内腔に突出する3個の鼻甲介のうちの中央のもの．上鼻甲介，下鼻甲介の間に位置する．[514] ⇨参鼻腔⇀2433

中皮腫 mesothelioma，mesothelial tumor ［**被覆細胞腫，漿膜細胞腫**］ 中皮組織由来の腫瘍で，良性と悪性があり，さらに上皮型・線維型・2相型に分けられる．発生にはアスベスト曝露の関連が知られている．胸膜・腹膜・心嚢などの表面に，良性中皮腫では限局性に，悪性中皮腫ではびまん性に腫瘍を形成することが多い．臓器に原発巣がないことが癌の播種との鑑別に重要である．[1531] ⇨参胸膜中皮腫⇀772，石綿肺⇀1726，悪性中皮腫⇀142

中鼻道 middle meatus of nose 中鼻甲介，下鼻甲介との間の通路．副鼻腔の多くが開口しているため，副鼻腔病変が現れやすい重要な箇所．[514] ⇨参鼻腔⇀2433

チューブ⇨同カテーテル⇀535

チューブ栄養法⇨同経腸栄養法⇀865

肘部管症候群 cubital tunnel syndrome ［**尺骨神経摩擦性神経炎，遅発性尺骨神経麻痺**］ 手根管症候群と並んで上肢に好発する絞扼性神経障害の1つ．肘部管とは肘関節の内側にある溝で，両側は上腕骨内上顆と肘頭，上面は尺側手根屈筋の二頭間の線維性の膜によって囲まれている．骨棘や腫瘍病変，肘の外反変形などにより，肘部管内を通る尺骨神経が慢性の圧迫や牽引力を受けて麻痺をきたしたものを肘部管症候群という．原因は変形性肘関節症と上腕骨外顆骨折の偽関節による外反肘が多数を占める．治療は原因に応じて，前述の線維性の膜の切離，上腕骨内上顆の切除，尺骨神経の移動などの手術が選択される．[1469]

中部着糸型 metacentric ［**中部動原体型**］ 動原体(セントロメア centromere)が中央部付近に位置する染色体．短腕と長腕の長さはほぼ等しい．ヒトでは1，3，16，19，20番染色体が該当する．[1293] ⇨参次中部着糸型⇀1305

中部動原体型⇨同中部着糸型⇀1999

チューブリン tubulin 真核細胞内に広く分布する微小管を構成する主要タンパク質．α，βチューブリンとγチューブリンの3種がある．αチューブリンとβチューブリンは微小管の形成に，γチューブリンは中心体の基質 centrosome matrix となる．微小管はα，βチューブリンのヘテロダイマー(異種二量体)が多数重合して原線維 protofilament となり，原線維が13本縦に集まって中空状の線維構造を形成したものである．[1044] ⇨参微小管⇀2442

中分化癌 moderately differentiated carcinoma 癌腫を分類した際に，発生母地の細胞と類似している分化度の最もよい高分化癌と，分化度の低い低分化癌の中間的な分化度を示すもの．例えば胃癌における中分化型は腺腔形成傾向は比較的よくみられるが，その構造は不規則に分枝し，不完全な腺腔形成をところどころに示す型．[1531] ⇨参分化癌⇀2603

中分子量物質仮説 middle molecule hypothesis 1971年にバブ Albert L. Babb らにより提唱された，未知の分子量500-5,000の中分子量物質に尿毒症惹起物質が存在し，さまざまな尿毒症症状を引き起こすとする仮説．これらの尿毒素は生体腎からは除去されるが，人工腎臓での除去は容易ではないため，透析患者の末梢神経障害などの合併症の原因として考えられた．現在ではさらに大きな分子量であるβ_2ミクログロブリンによる透析アミロイドーシスの合併症が問題となっている．[481]

中膜壊死 medial necrosis 内膜・中膜・外膜よりなる動脈壁の中膜の中層から外層に巣状の平滑筋の脱落と弾性線維の消失が生じ，その部分に酸性ムコ多糖が沈着する状態．解離性大動脈瘤の際にしばしばみられ，マルファン Marfan 症候群などの先天性結合組織代謝異常にも出現．エラスチカ・ワンギーソン elastica van Gieson（EVG）染色では大動脈中膜の正常の構築が失われているのが認められる．[1531]

昼盲症 hemeralopia，day blindness 暗所よりも明所でものが見えにくい症状．常染色体劣性遺伝で，非常にまれな杆体1色覚の患者でみられる．杆体1色覚では錐体が欠如しているため，視力が0.1程度と悪いうえに明順応の障害があり，昼盲を訴える．[1153]

中葉症候群 middle lobe syndrome 右肺中葉に限局した無気肺．非特異的な慢性炎症により，中葉周囲リンパ節が腫脹し，中葉気管支が閉塞することで起こる．慢性の感染があり，咳，呼吸困難，喘鳴などを伴う．治療は急性期には抗生物質を投与し，繰り返す場合は外科的手術も考慮する．[953]

虫様垂 vermiform fold⇨同虫垂→1993

虫様突起 vermiform process⇨同虫垂→1993

中用量ピル⇨参経口避妊薬→856，低用量ピル→2054

虫卵結節 worm〔egg〕tubercle 微小血管内や組織内に産生あるいは逸脱した虫卵の周囲に，炎症性の細胞の浸潤が起こり，時間の経過とともに肉芽腫となったもの．日本住血吸虫の肝や腸管組織の虫卵結節がよく知られている．[288] ⇨参寄生虫→688

虫卵周囲沈降試験 circumoval precipitation test⇨同卵周沈降試験→2905

中立性 neutrality 中立とは，対立する関係がある場合にそのどちらにも味方しない，あるいは特定の考え方や立場に立たず中間に位置することである．人間関係が基本の援助においては中立性を維持することは重要であるが，特に家族との援助関係形成のうえで中立性を保つことは最も重要なことであり，家族成員のだれとも同盟を避けるように配慮する．ある意味では家族成員のだれからも自分の味方だと思われないようであれば，中立性が維持されたことになる．このような中立的な態度によって，家族から振りまわされる危険を回避することができることと，また逆に価値判断を押しつけたりしないという印象を与え，最終的には家族から信頼されることとなる．[1166]

ち

中和 neutralization 酸とアルカリが互いに反応することによって酸性でもアルカリ性でもない中性の溶液となることをいう．通常はこの中和反応によって塩と水が生まれる．[258]

中和試験《ウイルスの》⇨同中和反応→2000

中和反応 neutralization reaction ［中和試験《ウイルスの》］ 毒素や酵素，細菌，ウイルスなどが，それぞれに特異的な抗体と結合し反応を起こすと，毒性や生物学的活性および感染力が低下または失われることをいう．このような働きをもった抗体を中和抗体と呼ぶ．中和反応は抗原の種類によって，毒素抗毒素中和反応，細菌中和反応，ウイルス中和反応などがあり，血清学的な反応のなかでも特異性が高く，高感度な方法である．[1409] ⇨参抗毒素→1046，抗体→1030

治癒線量 curative dose，cure dose ［腫瘍制御線量，腫瘍致死線量，腫瘍治癒線量］ 放射線治療において，治療の結果，局所再発がなく治癒が期待できる線量．放射線生物学的には腫瘍制御線量 tumor control dose（TCD）と同義語．病理組織型，組織分化度，腫瘍体積などにより線量は異なる．[471]

治癒率 rate of healing 介入研究の1つで，ある治療効果の判定試験において，ある疾病に罹患した者の中で治癒した者の割合．この場合，罹患した者については「ある治療を受けた者」「判定すべき治療法以外の治療を受けた者」，または「まったく治療を受けていない者」などを考える．[1406]

チュルク液 Türk solution 白血球数を視算法で算定するときに用いる希釈液．氷酢酸とゲンチアナ紫液を含む．チュルク Wilhelm Türk はオーストリアの医師（1871-1916）．[1225]

疔（ちょう）⇨同癤（せつ）腫→1734

腸圧挫鉗子 intestinal crushing clamp 腸管の切開や切離時に，創部からの出血や内容が漏れたりするのを防止するために腸と腸間膜を把持する鉗子．上記の目的と腸が鉗子滑脱しないように縦溝がついており，均等に圧迫できるように適当な弾性をもった材質でできている．池田式腸圧挫鉗子はヒルシュスプルング Hirschsprung 病根治術の1つであるデュハメル Duhamel 法のZ型吻合術で用いる．[957]

調圧神経⇨同血圧調節神経→884

腸アニサキス症 intestinal anisakiasis アニサキス亜科に属する線虫類の幼虫が腸壁に侵入して起こる疾患．急性と慢性がある．急性腸アニサキス症は食後数時間～数日で下腹部痛，嘔吐などで発症し，主に即時型のアレルギー反応によると考えられている．慢性型は異物反応により起こり，症状は軽微なものがほとんどである．[288] ⇨参アニサキス症→169，胃アニサキス症→214，寄生虫性イレウス→688

腸アメーバ症 intestinal amebiasis⇨同アメーバ性大腸炎→180

腸陰窩 intestinal crypts ［腸腺，リーベルキューン腸陰窩］ 小腸の絨毛間および大腸にある多数の管状腺で，腸粘膜上皮が上皮下の結合組織である粘膜固有層内に管状に陥入したもの．上皮細胞には幹細胞，吸収上皮細胞の先駆細胞や幼若型，種々の成熟段階の杯細胞，少数の内分泌細胞（胃腸内分泌細胞）がある．杯細胞は粘液を分泌し，小腸よりも大腸で数が多い．小腸では腸陰窩の底にパネート Paneth 細胞をもつ．この細胞はリゾチーム（溶菌酵素）などを分泌したり，細菌を細胞内で殺したりして，正常な腸内細菌叢の維持に関係が深いと考えられている．腸陰窩の下半は，腸粘膜の上皮細胞が分裂増殖，分化する部位である．新生された細胞は成熟しながら腸陰窩を出て，小腸では絨毛を上行し，2-3日の寿命で絨毛先端からはがれ落ちる．大腸では粘膜表面からはがれ落ち，細胞寿命は約1週間である．腸陰窩の上皮は，また，粘膜固有層の形質細胞（プラズマ細胞）でつくられた抗体〔免疫グロブリンA（IgA）〕を輸送して腸陰窩の内腔（腸内腔に続く）に分泌し，腸の粘膜防御に働いている．[399] ⇨参小腸粘膜→1443

腸運動 intestinal motility，movement of intestine ［腸管運動］ 腸管の縦走筋と輪走筋の弛緩や収縮によって起こる運動．小腸では，蠕動運動，分節運動，振子運動の3種類がある．蠕動運動には内層の輪状筋および外層の縦走筋が関与し，胃内容物を大腸へと輸送．分節運動は輪状筋の収縮（収縮輪）が腸管のところどころで相互にほぼ一定の距離を隔てて起こり，次いで収縮輪と収縮輪の中間にあった部位が代わって収縮する．この運動の繰り返しにより，かゆ状液は繰り返し前後に動き，粘膜表面とよく接触する．その結果，内容物が混合される．振子運動は縦走筋が収縮と弛緩を繰り返す．その結果，やはり内容物の混合に役立つ．[842]

腸運動の法則⇨同ベイリス・スターリングの腸の法則→2621

腸液　intestinal juice　腸腺からの分泌液．広義では膵液や胆汁も含む．成人では1日に3.0L分泌される．分泌液の主成分は電解質で等張性．この分泌液中に見いだされる酵素の大部分は剝離した粘膜細胞のもの．この細胞中にはスクラーゼ，ペプチダーゼ，核酸水解酵素などの種々の酵素が含まれている．細胞を除いた腸液は酵素を含まないか，含むとしても微量にすぎない．十二指腸のブルンネル Brunner 腺から分泌される濃厚な粘液は十二指腸粘膜を強酸性の胃液から保護する．小腸全体にみられる腸腺から分泌される腸液は炭酸水素ナトリウム($NaHCO_3$)を含むアルカリ性の液．十二指腸腺，腸腺からの腸液分泌は消化管ホルモンセクレチンによって行われている．十二指腸腺では迷走神経刺激によっても起こる．大腸液には消化酵素は含まれない．迷走神経・骨盤神経刺激で腸液分泌が起こるが，分泌量が少ないので大腸には残らない．[842]

腸液消化　digestion of intestinal juice　十二指腸，小腸，大腸における腸液による消化．腸腺は主に電解質からなる等張性液を分泌するが，粘膜細胞を除いた腸液は消化酵素を含まないか，含むとしてもきわめて微量．そのため，腸液消化は管腔内消化に引き続いて行われる小腸粘膜刷子縁での膜消化，例えばオリゴペプチダーゼの作用を受けてアミノ酸になるなどによるところが大きい．[842]　⇨参腸内消化→2017

腸炎　enteritis, enterocolitis　［腸カタル，小腸結腸炎］腸管の炎症により，下痢，腹痛，悪心・嘔吐などの症状を呈する病態の総称．原因として腸管内へのウイルスや細菌などの感染，薬物によるものなどに分けられる．内視鏡検査，超音波検査などで粘膜面のびらん，腸管壁の浮腫性肥厚などを認めることもあるが，特定の所見が認められないことも多い．治療，看護としては，絶食，低残渣食などによる腸管安静と抗菌薬などによる原因療法が基本．薬物性のものは，薬剤を中止すると軽快する．脱水症状を伴う場合には補液を行う．[886,705]

腸炎エルシニア　*Yersinia enterocolitica*⇨参エルシニア〔属〕→370

腸炎菌　*Salmonella* serotype Enteritidis　［ゲルトネル菌］サルモネラ *Salmonella* の血清型の1つ．ヒトでは重要な食中毒菌の一種で，また動物ではチフス症の原因となる．[324]

超遠心機　ultracentrifuge　毎分数万回転というきわめて高速で回転し，遠心加速度は重力加速度の数十万倍にまで達する遠心機．高分子溶液中から溶質高分子を分離・分画・濃縮する場合や，溶液中の分子量を知る目的で用いる．リポタンパクの分画などもこの遠心機によって得ることができる．[556]

腸炎ビブリオ⇨同ビブリオ・パラヘモリティカス→2477

腸炎ビブリオ食中毒　*Vibrio parahaemolyticus* food poisoning　ビブリオ属細菌の腸炎ビブリオにより起こる食中毒．腸炎ビブリオは主として海水中に生息する好塩性の通性嫌気性グラム陰性桿菌であり，この菌に汚染された魚介類などを摂食後，数時間の潜伏期ののち，発熱，嘔吐，激しい腹痛，下痢などの症状で発症する．魚介類を生食する習慣のあるわが国では発生頻度が高い．[324]　⇨参ビブリオ・パラヘモリティカス→2477

腸音　bowel sound⇨同グル音→833

超音波　ultrasound；US　［US］　ヒトの耳に聞こえないほど高い音程の音のことで，通常2万Hz以上の周波数をいう．医用超音波診断には，断層法やドプラ法などに1-30 MHzの周波数が用いられている．なお，海洋計測などでは一部聞こえる音も含む．[955]

超音波 CT　ultrasonic computed tomography, ultrasound CT　X線CTと同様な原理で，組織をはさんで置かれた超音波の送受波(信)器によって，散乱強度，音速，減衰などを測定する方法．超音波パルスの伝搬時間により組織の音速分布がわかり，振幅により減衰係数の分布が推定できる．しかしX線と異なり超音波は屈折が大きいため，研究は遅れている．[955]

超音波エネルギー⇨同超音波強度→2001

超音波気管支鏡　endobronchial ultrasonography；EBUS, bronchoscopic ultrasonography　気管支鏡検査時に行われる気管壁への腫瘍進展(ラジアルタイプ)，気管壁外・縦隔リンパ節への進展の評価(コンベックスタイプ)に用いられる．超音波ガイド下にリンパ節の吸引細胞診が行われる場合もある．[1327]　⇨参気管支鏡検査→670

超音波強度　ultrasound intensity　［音響強度，超音波エネルギー］　超音波が伝搬する物質内の単位面積を単位時間に通過する超音波のエネルギー．出力された強度が強いほど，探触子に近いほど，介在物の減衰が弱いほど強くなる．単位は W/m^2 または W/cm^2 が用いられ音圧の2乗に比例する．[955]　⇨参超音波出力→2002，音圧《超音波の》→417，安全性《超音波の》→205

超音波計測　ultrasonic measurement　医学的には，超音波を用いて体内の距離・流速などを計測する手法．体内の距離は，超音波が1,530 m/秒の速度で伝わることを前提に計測されており，音速の異なる組織によっては誤差を生じる可能性がある．また血流速度の計測にはドプラ法が使用される．[955]

超音波血流計　ultrasonic blood flow meter　超音波ドプラ法を用いて，血流からの反射波によりその流速を計測するための機器．[955]

超音波検査法　ultrasonography　［エコーグラフィー，ソノグラフィー，エコー法］　ヒトの可聴域をこえた，2-20 MHz程度の高周波数の音波を人体に発射し，体内組織や臓器から戻ってきた反射波(エコー)を記録して体内を描出する検査法．無侵襲でリアルタイムに体内を描出でき，ドプラ法を用いれば血流に関するさまざまな情報を知ることもできるため，心臓血管，腹部，産婦人科，骨軟部など広い領域の診断で重要な位置を占めている．また，装置が小型で，経済性にも優れており，外来のほかベッドサイドや手術室などで広く用いられている．一方，術者の技量依存性が高く検査の再現性が低い，骨やガスを通過しないため描出可能な部位が限られるといった特性もあげられる．[1338]　⇨参パワードプラ法→2404，輝度→695

超音波顕微鏡 acoustic microscope きわめて細く絞られた100 MHz以上の高周波(超音波ビーム)を試料に照射し，試料からの反射または透過超音波を電気信号に変換してモニターに表示するもの．微細な組織における超音波の散乱係数，減衰係数，音速などの計測およびその画像表示が可能である．[955]

超音波刺激による骨形成 osteogenesis by ultrasonic stimulation 骨折部に超音波を当てる治療法．徒手整復や観血的整復内固定術後に，超音波の微振動により骨細胞を刺激して，骨形成を促進させる．他に，電気，電磁波などを用いて骨形成を促す方法もある．[964]

超音波出力 ultrasonic power ［音響出力，音響パワー］単位時間に超音波装置の探触子より放出される超音波の全エネルギーで，単位はワット(W)．医用診断に用いられる装置はJISにより出力が規制されている．[955] ⇨参安全性《超音波の》→205，超音波強度→2001

超音波照射 ultrasonic irradiation 目的物に超音波を当てること．[955]

超音波消毒 ultrasonic sterilization 消毒液を入れた容器に手術者の手や器具を浸して超音波を当て，短時間に消毒を行う方法．300 kHzの超音波には殺菌作用があるとされるが，グラム陽性菌や芽胞は死滅せず，完全な滅菌とはならない．よって殺菌には消毒液を用い，超音波はその振動が消毒時間の短縮に利用される．[485]

超音波心エコー法⇨同心エコー法→1507

超音波診断装置 ultrasonic diagnostic equipment 超音波を用いて疾患の検査・診断を行う装置．超音波の放射・検出に用いる探触子より得た信号を装置本体で処理し，モニターに表示する．[955]

超音波診断法 ultrasonic diagnosis 超音波を用いて疾患の診断を行う方法．放射線を用いる診断法に比べ安全性や携帯性などの点で優れ，画像診断として循環器，消化器，産婦人科を含めた広い領域で使用されている．[955]

超音波診断法《消化器の》 ultrasonic diagnosis ［腹部超音波診断］ 超音波診断装置を用いて，生体内での超音波の減衰や反射を利用して臓器の構造や病変を描出する検査法．腹部領域では，肝臓，胆嚢，膵臓，脾臓，腎臓，大動脈，膀胱，子宮，卵巣などの描出が可能である．非侵襲的であり，リアルタイムで臓器の運動状態も知ることができ，腹部臓器のスクリーニングから急性腹症の診断まで幅広く利用されている．通常は超音波の反射波を二次元で画像化した方式(Bモード)が利用されるが，血流の評価が可能なドプラDoppler法も目的に応じて利用される．また，内視鏡に超音波診断機能を備えた超音波内視鏡は，消化管病変の進達度診断や粘膜下腫瘍の鑑別診断に利用されている．[1428,790]

超音波診断法《心臓の》 ultrasonic diagnosis, ultrasonic cardiography 超音波を経胸壁または経食道的に心臓に向かって入射し，各組織，血球からの反射波を画像化する検査法．超音波の周波数が高いほど直進性と分解能に優れるが，減衰のため深部の描出は困難となる．成人経胸壁法では主に2-3.5 Hz，小児では3.5-5 Hz，経食道法では5-7.5 Hzを使用する．検査法としては断層法(Bモード法)，Mモード法，カラードプラ法，パルスドプラ法，連続波ドプラ法がある．断層法では心臓の構造と動きを二次元画像で表示する．Mモード法は1本のビーム上の情報を時間軸に展開し動きの時間分解能に優れ，時相解析に用いる．カラードプラ法は血流速度の情報をリアルタイムに二次元カラー表示し，探触子に向かう血流は赤色，遠ざかる血流は青色，乱流はモザイクパターンで表示される．パルスドプラ法は特定部位の血流の性状を検索することができる．連続波ドプラ法は血流の最高速度を測定し，圧較差や心内圧を推定することができる．[1591]

超音波振動子⇨同素子→1842

超音波スケーラー ultrasonic scaler 2万5,000-4万2,000 Hz/秒の超音波振動を利用して注水下で歯石を粉砕し，プラーク(歯垢)やステイン(沈着物)をともに除去するスケーラー．手用スケーラーに比べて，熟練度がなくても再現性があり，術者の疲労も少なく短時間で処置ができる．注水下によりポケット内の洗浄効果もあり，スケーラー先端の機械的振動と空洞現象により歯石の除去が容易である．[434] ⇨参スケーラー→1637

超音波洗浄 ultrasonic cleaning 超音波には殺菌作用があり，細菌の細胞膜破壊や細胞質のコロイド性状の変化がもたらされると考えられるため，器具の洗浄などに用いられる．しかし，滅菌法としては完全ではなく，特に胞子やグラム陽性菌は抵抗性といわれる．[893]

超音波像 ultrasonogram 断層像やドプラ法などの超音波法を用いて作成された画像の総称．これには古くからあるAモード，断層像を主として最も広く用いられているBモードなどのほか，Mモード，Cモード，ドプラ法などから得られるすべての画像が含まれる．[955] ⇨参超音波診断法→2002

超音波造影剤 ultrasonic contrast agents ［コントラスト剤］ 超音波の反射強度を変化させる目的で，経静脈・経動脈的などの方法により体内に投与される薬剤または物質．多く用いられるのは，人工的に作製された膜を使った微小気泡，二酸化炭素などを液体内で攪拌(かくはん)した小気泡がある．[955]

超音波探触子⇨同超音波プローブ→2003

超音波断層法 ultra sonotomography 超音波ビームを走査して得られる二次元の超音波像により体内の断面を形態学的に診断する方法．モニターなどのY軸(時間軸)上に，AモードのY軸すなわちエコーの振幅の変化に応じた明るさの強弱として表示する方法で，Bモード法により断層像を描かせる．安全性が高く，多くの臓器の診断に利用されている．[955]

超音波治療 ultrasonic therapy 超音波のエネルギーを治療に利用すること．従来，脳腫瘍や白内障などの治療に利用されてきたが，最近では，肝腫瘍の加熱壊死，骨折の治癒期間の短縮などにも利用されている．[955]

超音波手洗い装置 automatic hand washing machine with ultrasonic wave spraying 水槽に消毒液を入れ超音波振動で手指洗浄をする装置．皮膚刺激の軽減と手洗い時間の短縮が長所である．[957]

超音波ドプラ法 ultrasonic Doppler method ［ドプラ法，ドプラ超音波］ 反射超音波のドプラ効果を利用して検査・診断を行う方法で，主に血流をとらえる目的で使用される．血流内で反射した超音波の周波数は流速により変化し(ドプラ偏移)，探触子に向かう血流の信号はもとの周波数より高くなる．逆に遠ざかる血流内の信号は低くなる性質をもつ．この性質を利用して血流

ち

の動きをとらえ表示する手法で，現在カラードプラ法やパルスドプラ法などとして実用化されている．ドプラ Christian J. Doppler はオーストリアの物理学者(1803-53).[955]

超音波ドプラ法《胎児の》　ultrasonic Doppler method　超音波により血流の状態を視覚的に描写する方法．カラードプラ法，パワードプラ法，パルスドプラ法などがある．カラードプラ法では血流の方向を評価，パワードプラ法では血管の有無を評価，パルスドプラ法では血流の評価が可能で，胎児機能不全の評価に非常に役立つ.[1323] ⇨参超音波断層法→2002

超音波内視鏡　ultrasonic endoscope　［内視鏡下超音波検査］　内視鏡の先端に超音波を放射する探触子を装着し，体腔内走査を行う超音波診断装置．体外走査に比べ，高周波の探触子を使用でき，かつ距離分解能に優れている.[955]

超音波ネブライザー　ultrasonic nebulizer　ネブライザーとは噴霧器のことで，エアロゾルを発生させる装置．粒径の大きなジェットネブライザーと，粒径の小さな超音波ネブライザーがある．このうち超音波ネブライザーは，凹球面に液体を入れて高周波振動を与えると，焦点にエネルギーが集中して液体を微細で均一な粒子に分解する原理を応用したもの．主に局所薬物療法として鼻・咽頭疾患に使用され，吸気の加湿，喘息や肺気腫の吸入療法などに用いられている．使用に際しては，過剰加湿，感染症，分解される薬剤があることに注意する.[98]

超音波パルス法　ultrasonic pulse method　超音波パルスを用いて検査・診断を行う方法．現在の多くの超音波検査は，連続波ドプラ法以外は，特にことわらなくてもパルス法が用いられている.[955]

超音波反射　sound reflection　超音波が，物質や臓器の境界面ではね返ってくること．超音波が2つの異なる物質を通過するときの反射の強さは，各物質の密度とその音速の積，すなわち音響インピーダンスにより規定されている.[955]

超音波腹腔鏡　ultrasonic laparoscope　［腹腔鏡超音波］　腹腔鏡先端部に超音波の発生・検出に用いる探触子を装着し，腹腔内から検査する超音波診断装置.[955]

超音波プローブ　ultrasonic probe　［超音波探触子］　超音波検査で観察部位に接触させる探触子のこと．先端の振動子で超音波を発生させ，その反射波を受信し電気信号に変換する機器．プローブの様式にはリニア型，コンベックス型，セクタ型などがあり，使用する超音波の周波数には2.5-12 MHzの多くの種類がある．腹部用，心臓用，超音波内視鏡用など検査部位，目的に応じてプローブの様式と周波数とが選択される.[1428,790]

超音波ホログラフィー⇨同ホログラフィー《超音波の》→2721

超音波療法　ultrasound therapy, ultrasonic diathermy　温熱療法の1つ．音として認識できない20 kHz以上の周波数の振動波を超音波といい，超音波の温熱作用と機械的振動作用(マッサージ効果)を利用した治療法で，使用される周波数は0.8-3 MHzである．振動導子(プローブ)を患部に直接当てる直接法と水中で行う水中法がある．生理的作用としては温熱作用と機械的振動作用があり，温熱作用は表面を加熱することなく深部を加熱し，透過性もよく，患部の温度上昇，循環血流量の増加，代謝の亢進，結合織の伸張性増大，筋緊張緩和，神経伝達速度の増大などの効果があり，機械的振動作用によっては細胞透過性亢進，膠原線維の粘弾性の増大，瘢痕形成減少などの効果が得られる．適応は，筋・関節包の拘縮，リウマチ，その他の慢性関節炎，外傷による疼痛，血行障害，結合織炎，打撲，捻挫，関節周囲炎，神経痛などであり，体内に金属が入っている部位にも使用することができる．禁忌は，悪性腫瘍，血友病，結核，感染症，知覚障害，急性炎症，妊婦および眼球，生殖器，成長軟骨などに対してである.[233]

腸回転異常症　malrotation of intestine　通常，胎生5週から12週までの間に，中腸(将来の十二指腸第2部から横行結腸の左1/3)は，発達，長さを増し，臍帯内において腹腔外に脱出したあと，上腸間膜動脈を中心に反時計方向に270度回転しながら，再び腹腔内に還納され，成人と同じ位置で後腹膜に固定される．この回転が途中で止まり，後腹膜への固定異常のある状態が腸回転異常症．発生頻度は5,000-1万人の出生に1人．いろいろな病型があるが臨床的に治療を要するのは，十二指腸での通過障害のために胆汁性嘔吐を呈する場合で，180度回転した状態で回転が休止したものが最も多い．約80%が新生児期に発症．通過障害の原因としては，十二指腸を壁外から圧迫する結腸から後腹膜に伸びるラッド Ladd 靱帯によるものと，腸間膜が狭いために上腸間膜動脈を中心に小腸が軸捻転を起こしたものがある．後者の場合，下血を認める場合は腸管が壊死をきたしている可能性があり，緊急手術を要する.[1483] ⇨参中腸軸捻転→1995，絞扼(こうやく)性イレウス→1063

聴覚　auditory perception, sence auditory　20-2万Hzの音波や音刺激に対する感覚のことであり，音の高低(1秒あたりの振動数)，強弱，音質(音の波形)を区別して認識する．音の性質や音源の方向を知るだけでなく，視覚とともに言葉や情動にも重要な働きをしている．受容器官は内耳の骨迷路にある蝸牛であり，その中に存在するコルチ Corti 器官の内有毛細胞と外有毛細胞が受容細胞である．これらの細胞は蝸牛内での位置の違いによって，最も刺激を受けやすい音の周波数がそれぞれ異なっている．受容細胞からの情報は，蝸牛神経核，オリーブ核，下丘などの聴覚神経系の中継核を介し，多くは4回以上ニューロンを乗り換え，一部は同側性に，多くは反対側を上行して大脳皮質側頭葉の聴覚野へと達する.[1230]

聴覚閾値　audible threshold⇨同可聴閾〔値〕→524

聴覚過敏　hyperacusis, acoustic hyperesthesia　［音響恐怖症］　大きな音，特定の音，日常のすべての音に対して苦痛や不快を感ずる異常な状態とされる．末梢内耳の障害，顔面神経障害によるアブミ骨筋麻痺，ヒステリー，頭部外傷後などでも生じる.[98]

聴覚器　auditory organ, organ of hearing　外耳，中耳(鼓室)，内耳の3部からなる．外耳は空気中を伝わってくる音の波動を集め，中耳ではそれを効率よく機械的振動に変える．内耳の蝸牛においてその振動を電気的信号に変えて，周波数分析と感音とが行われる.[154] ⇨参らせん器→2896，内耳→2179

聴覚・言語障害者更生施設　rehabilitation facility for

●聴覚器の構造

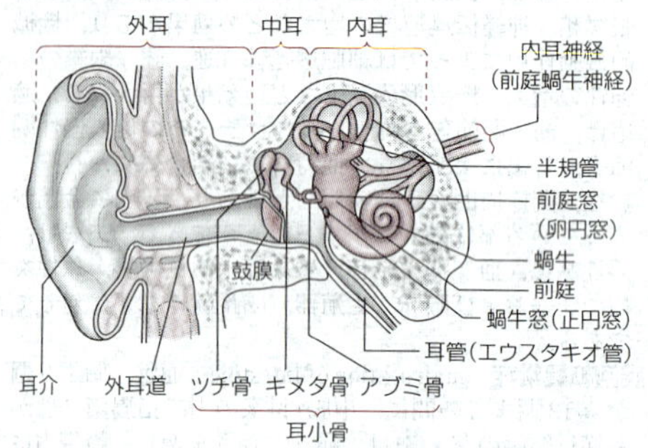

deaf ［ろうあ者更生施設］ 身体障害者更生施設の一種で,「身体障害者福祉法」第29条に基づいて設置される. 身体障害者手帳を所持する聴覚・言語障害者, その他の聴覚および音声・言語機能障害者を入所または通所させ医学的診断を行い, 必要な治療, 聴力検査, 言語明瞭度検査と訓練(聴覚更生訓練, 音声・言語機能訓練, 生活訓練, 職業訓練)を行う施設. 入所期間は原則として1年間.[457]

聴覚検査 hearing test⇨同聴力検査─2020

聴覚失認 auditory agnosia, acoustic agnosia 側頭葉皮質の障害によって生じる. 古典的には, 音・声・音楽全体に対する失認, 音に対する失認, 音楽に対する失認, および会話・言語に対する失認に分類される. なお, 音・声・音楽全体に対する失認を含まないとする考えもある. 横側頭回の両側性破壊で生じるとされている.[1160]

聴覚受容器 auditory receptor 音波を感受するために特別に発達した器官. ヒトの場合は耳であり, 音波の振動エネルギーを内耳に伝える伝音部(外耳・中耳)と振動エネルギーを蝸牛神経の興奮に変換する感音部(内耳)から構成される. 聴覚受容器で感受された情報が大脳皮質に伝えられると音として知覚される.[1569]

聴覚障害

hearing disorder ［聴力低下, 聴力障害］

【概念・定義】 外界の音声の伝音系器官である外耳(耳介, 外耳道), 中耳〔鼓膜, 耳小骨(ツチ骨, キヌタ骨, アブミ骨)〕, あるいは感音系器官である内耳(蝸牛, 基底膜, らせん器有毛細胞), 聴神経, 脳幹, 大脳皮質の異常によって生じる聞こえの障害(難聴)を呈する病態. 難聴は, 音声の伝導経路の障害部位によって, 音声の集音・方向感の役割を担う外耳あるいは中耳の病変による**伝音難聴**, 内耳または神経伝導路の病変による**感音難聴**, 両方を併せもつ**混合難聴**に分類される. 老人性難聴は感音難聴である. 伝音難聴は, 疾患によって聴力障害の程度に差はあるが, 内耳や中枢は正常なので音のひずみはなく, 音を大きく入れると音声を正確に受け取ることができる. 感音難聴は, 内耳の感覚細胞, 聴神経, 脳の中枢に原因があり, 聞こえの程度の低下のみでなく, 音のひずみや高音域が聞こえにくくなる. さらに聴覚障害は, 生まれつきの障害で大半が原因不明の先天性難聴と, 生後に障害が生じた後天性難聴に分類できる.

【疫学】 わが国では, 混合難聴が約50-60%と最も多く, 感音難聴が30-40%, 伝音難聴が10-20%で最も少ない. 難聴の程度では, 軽度難聴が40-50%と最も多く, 中等度難聴20-30%, 高度難聴10-15%, 重度難聴5%程度といわれる.

【病態生理】 ①伝音難聴で, 外耳道障害が原因の場合は耳垢, 異物, 腫瘍による閉塞や狭窄があるため, 難聴や耳閉塞感の自覚症状が生じやすい. また先天性では耳介奇形や中耳奇形を合併していることが多く, 遺伝性または原因不明のもの, 妊娠時の風疹感染やサリドマイドなどの薬剤服用によるものがある. 鼓膜障害の原因となる鼓膜損傷は耳かきなど直接的な刺激によって起こり, 鼓膜穿孔は爆風など間接的外力によって起こる. 中耳障害の原因は, 耳管や鼻咽腔の炎症, アデノイド, 急激な気圧変化(気圧外傷, 航空中耳炎)などによる鼓室内の圧低下に伴う鼓膜の内陥, 耳管機能不全から発症する滲出性中耳炎や, 細菌感染による慢性中耳炎がある. ほかに耳硬化症などによる難聴もある. ②感音難聴で, 内耳の蝸牛が原因の場合, 遺伝, 妊娠・出産などによる先天性異常と炎症, 音響(90 dB以上の音響による蝸牛諸組織の物質代謝障害, 機能的障害), 頭部外傷, 薬物, メニエール Ménière 病, 突発性難聴, 循環・新陳代謝障害などによる後天性難聴がある. 老人性難聴は, 加齢とともに徐々に内耳の感覚細胞の変性や脱落が生じ, 血管の硬化に伴う栄養の供給低下, 基底膜の柔軟性の欠如などが原因となり, 高周波数の音(高音)ほど聴力低下が著しい. 脳幹部障害の難聴は, 延髄から間脳までの聴覚中枢の血管障害, 腫瘍などの病変によって生じる. 聴覚伝導路は脳幹に入ると部分交差するため, 一側の中枢性疾患では難聴よりも音声の方向性や語音聴力が低下することがある.

【症状】 伝音(外耳性)難聴で外耳道の狭窄や閉塞がある場合, 耳閉塞感を伴う. 中耳性難聴の滲出性中耳炎の場合は, 自声強調, 耳鳴, 耳痛がある. 感音(内耳性)難聴では, 蝸牛と前庭半規管が隣接しているため, 難聴とともにめまいを呈する場合がある. 脳幹部障害の難聴は両耳性で音は聞こえるが, 音の意味や方向感がわからないなどの症状を呈する. 先天性の難聴は言語発達に大きく影響する.

【診断】 聴力の一般的な測定方法には, 純音聴力検査(オージオメトリー), 聴性脳幹反応, 語音聴取閾値検査, 語音明瞭度検査などがある. 純音聴力検査では, 周波数に関係なく一律に25 dB(dB：音声の強さの単位)までを正常範囲とし, 最小可聴域が30-50 dBを軽度難聴(ささやき声の聞き取りが困難, 複数の人との会話では聞き違いが多くなる), 50-70 dBを中等度難聴(一対一の普通の会話がやっと聞こえる), 70-90 dBを高度難聴(耳介に接しての会話は理解できる), 90 dB以上を重度難聴(耳介に接しても会話の聞き取りは困難)と分類する. また, 気導, 骨導の聴力レベルから伝音難聴か, 感音難聴か, 混合難聴かを鑑別する.

【治療】 外耳疾患では異物の除去, 先天的な狭窄や閉塞部位の手術的拡大, 形成を行う. 中耳疾患で鼓膜穿孔がある場合は鼓膜穿孔閉鎖術, これで閉鎖しなければ鼓膜形成術を行う. 滲出性中耳炎, 耳管狭窄症の場合は, 耳管通気, 鼓膜穿刺, 鼓膜切開, 鼓膜換気チューブ留置などを行う. 慢性中耳炎の場合は原因疾患の治療により耳管機能の改善を図り，鼓室形成術を行う場合もある．耳硬化症では代用アブミ骨を留置する．内耳疾患で，感覚細胞や神経線維・終末が遺残している場合は薬物療法(代謝賦活薬，血流改善薬，副腎皮質ホルモン剤など)が有効である．また感音難聴に対する人工内耳は感覚細胞障害に適応であるが，蝸牛神経障害には無効となる．[201] ⇨参難聴→2201

聴覚障害の看護ケア

【看護の実践】 治療は原因疾患により異なるが，伝音難聴では難聴の原因除去や中耳伝音系の再建術，補聴器装着などが行われ，感音難聴の場合は薬物療法(ビタミンB複合剤，ビタミンB_{12}，血管拡張薬，副腎皮質ホルモン剤など)，高気圧酸素療法，人工内耳埋め込み術などが行われる．急性期の観察のポイントは，この時期は何らかの原因により急激に聴力の低下が起こっているので，発熱，耳鳴，頭重感，めまい，耳閉塞感，耳痛，耳漏，悪心・嘔吐などの随伴症状などに留意する．回復・維持期では，難聴の程度に応じて残存聴力を最大限に活用できるように聴覚刺激を行い，音声に対する反応を高め，音の違いや特徴を判断する聴能訓練や発音練習，読話や手話，指文字の習得，補聴器装着訓練などに積極的に取り組めるよう支援していく．

【ケアのポイント】 ①急性期：原因究明の検査と治療が積極的に行われ，定期的な聴力検査をしながら治療効果を確認していく時期である．患者の聴力がどの程度改善されているのかを検査結果や日常会話を通して把握していく．また聴力の予後を最も左右する時期なので，聴力に悪影響を及ぼすと考えられる騒音を避け，ドアの開閉音への配慮やラジオ，テレビの視聴時間の制限，ヘッドホン使用の禁止などを指導する．聴力低下以外に随伴症状を認めた場合は，転倒予防の援助や薬物の副作用の有無，睡眠，食事摂取量，排便状況などの観察を行う．聴力の改善が認められない場合，患者や家族は不安をつのらせていると考えられるため，患者・家族の疑問や思いを傾聴し，ニーズに応じた情報を正確に提供していく．②回復・維持期：積極的な治療が終了し，自分の聴力の程度の現実に直面するが，今後の生活に向けての見通しをもつことができるように援助する．患者が聴覚障害をどのように受け止めているのか，社会復帰に向けての阻害要因は何か，新しいコミュニケーション手段の獲得に向けてどのような姿勢で臨もうとしているのかなどを患者・家族とともに考える姿勢で援助を行う．[201] ⇨参聴覚障害→2004，難聴→2201

聴覚性言語障害 language disorder related to hearing disorder 聴覚障害が原因となって音声による言語障害が起こっている状態．聴覚障害による言語の障害は，聴覚障害の発症時期，程度，その他，種々の要因によって異なってくる．言語発達の時期である幼児期早期の難聴では，音声による言語発達が認められず，構音訓練の必要がある．そのため難聴を早期に発見し，専門の施設で補聴ならびに言語訓練を行うことが大切である．[887]

聴覚性言語野⇨同感覚性言語野→571

聴覚性てんかん auditory epilepsy⇨同聴原性てんかん→2010

聴覚性てんかん発作 auditory epileptic seizure⇨同聴覚発作→2005

聴覚中枢 acoustic center，auditory center ［聴覚野，聴覚領］ ブロードマン Brodmann の脳地図の 41 野，42 野に相当する横側頭回内側から上側頭回の領域．聴覚伝導路には交差性と非交差性の両方があるため，両側の耳の情報が入力される．また，同領域に周波数局在性が認められる．さらに，上側頭回の 21 野，22 野には高次の聴覚中枢(聴覚連合野)があるとされる．[1230] ⇨参大脳皮質聴覚野→1897，ブロードマン野→2594

聴覚伝導路 auditory pathway 振動という物理的エネルギーをらせん器(コルチ Corti 器；内耳の蝸牛管の聴覚受容器)で，電気的エネルギーに変換し，これを聴覚皮質中枢まで伝達し音として感じる経路．らせん器には内有毛細胞と外有毛細胞とがあり，それぞれ求心性神経と遠心性神経終末が分布している．求心性神経は蝸牛軸の中でらせん神経節をつくり，ここからの神経線維は前庭神経とともに内耳神経となって第一次ニューロンになり，延髄と橋の間から脳幹に入る．脳幹内に入った第一次ニューロンは第二次・第三次ニューロンとなって，一部は同側を，一部は反対側の被蓋に外側毛帯をつくって中脳の下丘核や視床後部の内側膝状体に達する．ここから出た第四次・第五次ニューロンは聴放線をつくり，上側頭回の背面にある皮質聴覚野に達する．[887]

聴覚皮質中枢 auditory cortex 間脳の視床後部にある内側膝状体からのニューロンは聴放線を形成し，大脳皮質にある同側の一次聴覚野に終わる．一次聴覚野は側頭葉の横側頭回付近にあり，後方の低音から前方の高音に応ずるニューロンが配列され，周波数の局在性が認められる．一次聴覚野に接して横側頭回外側部と上側頭回には二次聴覚野が，上側頭回の後部には感覚性言語中枢(言語の認識)がある．音色の弁別，認知などは皮質が高度の作用を担い，また音の遠心性回路の中枢としても働く．[887]

聴覚発作 auditory seizure ［聴覚性てんかん発作］ 外部刺激なしに生ずる発作性の聴覚症状を主体とするもので，「ぶんぶん」「かんかん」「太鼓をたたくような」単純な音を自覚したり，ときには「音が遠のく」「音が聞こえなくなる」と述べることもある．これらのものは聴覚領にてんかん原性変化があって生ずる単純部分発作に属するもので，焦点側とは反対側の耳で聞こえることが多い．これとは別に，「昔歌ったことのある音楽が聞こえる」「同じメロディーが聞こえる」「ある言葉が聞こえる」などと，外界の刺激がないのに複雑な音や言葉を発作性に知覚する発作性幻聴を認めることがある(幻聴性てんかん発作)．外側側頭領域にてんかん原性変化があることが多い．また，外部から聞こえる音を異なった形で認知する錯聴が発作性に起こる錯聴性てんかん発作の場合には「おかしな音色で聞こえる」「音が異常に大きく聞こえる」などと訴える．この場合にも，てんかん原性変化が外側側頭領域にあることが多い．[1529] ⇨参音楽誘発性てんかん→417，聴原性てんかん→2010

聴覚野⇨同聴覚中枢→2005

聴覚誘発電位 auditory evoked potential；AEP 音刺激などの聴覚刺激によって生じる大脳皮質聴覚野におけるニューロンの一過性の活動変化がもたらす一過性電位変化．内耳から聴神経，脳幹に至る機能を調べるこ

ち

とができる.[1230]

聴覚領⇨同聴覚中枢→2005

聴覚連合野 auditory association area 大脳側頭葉の上側頭回(ブロードマン Brodmann 分類の第22野)と横側頭回(第42野)にあり，一次聴覚野を取り囲む．側頭連合野の一部であり，一次聴覚野で聞き取られた音の意味(何の音かなど)はここで理解される．そのためここに障害を受けると，音そのものは聞こえるにもかかわらず，その意味を理解できなくなる(聴覚失認).[154] ⇨参大脳皮質→1896，ブロードマン野→2594

長下肢ギプス long leg cast 大腿部から足部までの下肢全体を固定するギプス．主に，膝周辺の骨折や下腿(脛骨，腓骨)の骨折，変形の矯正，局所の安静，術後の固定などに用いられる.[1557]

長下肢装具 long leg brace；LLB，knee-ankle-foot orthosis；KAFO ［LLB，KAFO］ 下肢装具のうち，大腿，下腿，足関節，足部を含めた構造をもち，膝関節と足関節と足部をコントロールするもの．両側支柱つきの金属製長下肢装具が一般的であるが，小児や体重が軽い大人では片側支柱とすることもある．膝関節の変形や不安定性がある場合や膝伸展筋力低下のために立位・歩行時に膝折れが生じる場合には，短下肢装具に大腿部の支柱と固定用の半月と膝継手が加わったものを使用する．また，膝関節の屈曲拘縮がある場合は，矯正や可動域の改善を目的として，膝当てや角度調整が可能な膝継手をとりつける．筋ジストロフィー症などでは，歩行時における膝伸展筋力を補うために大腿部から膝継手にかけてバネをとりつけた，徳島大学式長下肢装具が用いられることもある．その他，骨折や関節炎により大腿骨，膝関節，脛骨の免荷を要する場合に用いられる坐骨支持長下肢装具がある.[1557]

●金属支柱つき長下肢装具

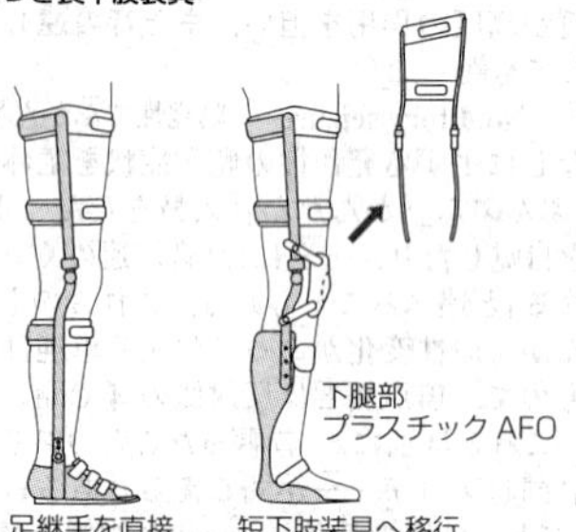

飛松好子ほか(日本整形外科学会 日本リハビリテーション医学会監)：義肢装具のチェックポイント 第7版，p.244，図V-86，医学書院，2007

超過死亡〔率〕 excess mortality，excess deaths 特異的な原因によって通常起こると予測される死亡をはるかに超えること，またはその超過した数(率)．この場合，死亡が総死亡でなく特定死因による死亡でもよい．特異的な原因の具体例としては，ロンドンのスモッグ，インフルエンザの大流行などが知られている.[1406]

腸カタル intestinal catarrh⇨同腸炎→2001

腸カピラリア症 intestinal capillariasis ［フィリピン毛頭虫症，フィリピン毛細虫症］ ヒトの小腸・大腸に寄生するフィリピン毛細虫 *Capillaria philippinensis* による感染症．多数寄生で腹痛や長期間続く下痢があり，腸管の吸収不良状態となる．死亡例もある.[288] ⇨参フィリピン毛細虫→2515

腸管アンギナ intestinal angina ［腹部アンギナ，腹部狭心症］ 腹部の主要動脈，特に腹腔動脈または上・下腸間膜動脈が，動脈硬化や線維筋性異形成により慢性閉塞または高度狭窄するために生じる腹痛発作．食後，消化のため腸管運動は活発化するが，腹部の主要動脈に慢性閉塞または高度狭窄が存在すると腸管が相対的に虚血となるため，食後数分から60分に上腹部痛を生じる．痛みは，ニトログリセリン舌下により速やかに寛解するため，診断の目安となる．また食後の腹痛のため食事摂取量が減り体重減少を認めることがある．腹部エコー，造影CT，血管造影検査などで診断する．重症患者では外科的血行再建術を要する.[203]

腸管運動⇨同腸運動→2000

腸管外アメーバ症 extra-intestinal amebiasis 赤痢アメーバ *Entamoeba histolytica* が腸管以外の組織に感染した状態．膿瘍を形成し，主なものにアメーバ肝膿瘍，肺膿瘍，脳膿瘍などがある.[288] ⇨参アメーバ赤痢→180

腸管感染 infection of intestine 微生物の腸管への感染．腸内の常在微生物以外の外来の微生物による感染と，抗菌薬使用，腸管内の栄養バランスの乱れ，免疫低下などを理由として，常在微生物叢と宿主の生態学的なバランスが崩れたときに生じる日和見感染とがある．臨床症状は下痢が最も多く，他に腹痛，悪心・嘔吐，腹部膨満，血便などがある．治療は輸液，経口補液などの下痢への対処が特に重要である．場合によっては必要に応じた対症療法を行う．抗菌薬による治療が有効な場合もある.[169]

腸管吸収 intestinal absorption 消化された栄養素は小腸で吸収されるが，機序は栄養素によって異なる．水はエネルギー不要の濃度勾配による受動輸送によって，カルシウム(Ca^{2+})やナトリウム(Na^+)，塩素(Cl^-)などの電解質やビタミン類は細胞内外の濃度勾配に逆らう能動輸送によって吸収される．受動輸送には物質を輸送する担体に結合して輸送される促通拡散，能動輸送には細胞が細胞膜にて物質を包み込む飲作用の形式がある．タンパク質はアミノ酸まで分解され Na^+ との共輸送で取り込まれる．脂肪はリパーゼと胆汁成分の作用でミセル粒子になり，小腸上皮の微小絨毛から細胞内に吸収され，カイロミクロンになりリンパ管へ入る．水溶性ビタミン(ビタミン B_{12} 以外)は拡散によって，脂溶性ビタミンは脂肪とともに，B_{12} は内因子に結合して吸収される．炭水化物は酵素によって単糖類にまで分解され，糖を輸送する担体タンパク質で吸収される.[307]

腸管グルカゴン enteroglucagon⇨同エンテログルカゴン→383

長管骨⇨同長骨→2011

腸管集合性(凝集性)大腸菌 enteroaggregative *Escherichia coli*；EaggEC 下痢原性大腸菌 diarrheagenic *E. coli* の1つ．自発凝集を起こしやすくかたまりとなって細胞に付着する性質がある．小児の慢性下痢症の原因と考えられている.[324] ⇨参エシェリキア〔属〕→355

腸管重複症 duplication of intestine ［消化管重複症］ 管状または嚢胞状の腸管が本来の腸管と筋層を共有し

ち

て存在する状態．消化管の全長にわたり発生するが，特に回腸に多い．重複腸管による圧迫症状や，重複部が先進部となった腸重積を生じる．異所性胃粘膜が存在すると近接した腸管に潰瘍が発生する．超音波検査やCTで診断される．重複腸管が小さければ切除するが，切除することにより短小腸となる場合には重複腸管の粘膜抜去を行い腸管の大量切除を回避する．[1154]

腸管出血性大腸菌⇨参出血性大腸炎→1396

腸肝循環 enterohepatic circulation 主として胆汁酸についての腸-肝の代謝サイクルのことで，肝臓から分泌された胆汁酸塩の90-95% が下部小腸(回腸末端部を含む)で再吸収され門脈を経て肝臓に戻り，再び胆汁中に分泌される循環を指す．大部分は Na^+-胆汁酸共輸送系によってきわめて効率よく吸収されるが，非イオン拡散による吸収機構も存在する．便中に失われた分は肝臓での合成で補われる．全胆汁酸塩プールは約3.5gで，腸肝循環により1日6-10回繰り返し回り続けている．回腸末端部の切除やこの部分の疾患により腸肝循環が障害されると，脂肪の消化・吸収が妨げられ，同時に重篤な脂溶性ビタミンの吸収不全が起こる．[842]

●胆汁酸の腸肝循環

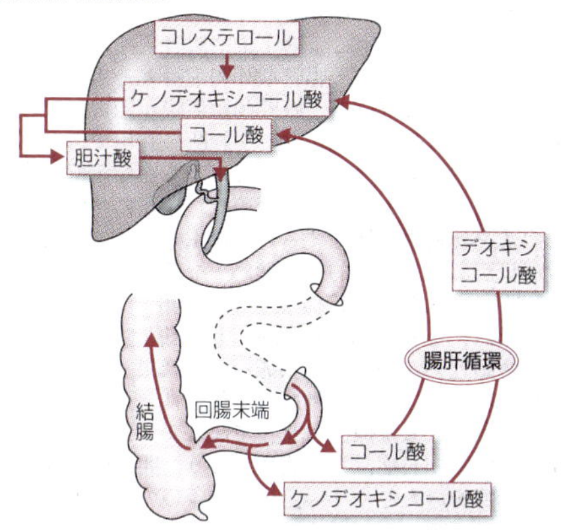

腸管処置 bowel preparation 注腸造影や大腸内視鏡検査の前に腸管内の糞便を処理することと，下部消化管手術前に行う経口抗菌薬の投与と腸管内糞便処理を指す．一般的に注腸造影では低残渣食とクエン酸マグネシウム，センノシド，ピコスルファートナトリウム水和物の組み合わせで，大腸内視鏡ではニフレック®またはクエン酸マグネシウムが有効である．直腸大腸手術では大腸内の好気性グラム陰性桿菌に対するカナマイシン硫酸塩あるいはポリミキシンB硫酸塩と嫌気性菌抑制を目的としたメトロニダゾールなどの抗菌薬の術前投与を行う化学的腸管処置と，ニフレック®またはクエン酸マグネシウムを用いた物理的腸管処置を行う．しかし最近ではMRSA(メチシリン耐性黄色ブドウ球菌)をはじめとする術後耐性菌の発生を考慮し経口抗菌薬を投与しない外科医が増えている．また機械的処置も術後感染性合併症の発生率に有意差がないとする報告が増えており，アメリカ以外から不要論が唱えられている．[957]

腸管侵入性大腸菌 enteroinvasive *Escherichia coli*；EIEC 下痢原性大腸菌 diarrheagenic *E. coli* の1つ．赤痢菌と同様に大腸の粘膜に侵入して激しい下痢や血便といった赤痢と同様の症状を起こす．[324] ⇨参エシェリキア〔属〕→355

腸管毒素⇨同エンテロトキシン→383

腸管毒素原性大腸菌 enterotoxigenic *Escherichia coli*；ETEC ［**大腸菌エンテロトキシン，毒素原性大腸菌**］ 下痢原性大腸菌 diarrheagenic *E. coli* の1つ．小腸への定着因子 colonization factor とエンテロトキシンが病原性に関与している．60℃，10分間の加熱で失活する易熱性エンテロトキシン heat-labile enterotoxin (LT) と100℃，10分間の加熱でも失活しない耐熱性エンテロトキシン heat-stable enterotoxin (ST) の両方または一方をもつ．LTは分子量2万8,000のサブユニットAと1万1,500のサブユニットBからなるタンパクで，小腸上皮細胞の GM_1 ガングリオシドに結合して，アデニル酸シクラーゼを活性化し細胞内サイクリックAMP濃度を高めることにより下痢を引き起こす．LTはコレラ毒素と免疫学的に共通の抗原性をもち作用機序も同じ．STは分子量1,500-4,000のペプチドで，小腸上皮細胞のグアニル酸シクラーゼを活性化して，サイクリックGMP量を上昇させ，下痢を引き起こす．これらLT，STの遺伝子はプラスミド上にある．毒素原性大腸菌は一定の血清型に集積している．いわゆる旅行者下痢症の主な原因菌となっている．[324] ⇨参エシェリキア〔属〕→355

腸肝囊胞⇨同腸囊胞→2018

腸管病原性大腸菌 enteropathogenic *Escherichia coli*；EPEC 下痢腸炎の原因となる大腸菌の一型．一般に大腸菌は腸管内で正常細菌叢を形成し病気を起こさないが，病原因子を産生する一部の特殊な大腸菌は起因菌となり発症に至る．1996(平成8)年にわが国で集団発生した腸管出血性大腸菌O157による感染は，血便や激しい腹痛を伴う下痢を主症状とするもので，同年「伝染病予防法」上の伝染病に指定された(現在は「感染症法」で3類感染症)．幼児では溶血性尿毒症症候群(HUS)で致命的になる例がある．これらの症状は本菌の産生するベロ毒素と呼ばれるタンパク性の毒素によるものと考えられている．[106] ⇨参O157感染症→91，大腸菌感染症→1886

腸管ベーチェット病⇨同腸ベーチェット病→2019

聴感補正回路 frequency weighting network (circuit) 騒音計に組み込まれている周波数補正を行う回路のこと．物理的な音の強さとヒトが感じる音の大きさの感覚は異なるため，騒音計で測定される音の強さでヒトに対する影響を評価する際にはヒトの聴覚特性に近似した補正を行う必要がある．回路にはA特性，B特性，C特性があり，A特性が最も聴覚に近いものとされている．日本工業規格(JIS)による補正的騒音レベルの測定にA特性，音圧レベルの測定にC特性を用いる．[1603] ⇨参騒音計→1804，A特性→28

腸間膜 mesenterium, mesentery 小腸壁の最外層をなす漿膜(中皮と漿膜下組織からなる腹膜)は，小腸を取り巻いたあと，2枚合わさり腸間膜となり，後腹壁に付着し(腸間膜根)，後腹壁を覆う壁側腹膜に移行する．腸間膜の小腸付着部は6-7mあるが，腸間膜根は約15cmで，第2腰椎左側から斜めに右腸骨窩に至る．腸間膜小腸(空腸と回腸)の脈管，神経は腸間膜内を通る．なお，広義の腸間膜は，狭義の腸間膜と結腸間膜の総称．後者は横行結腸とS状結腸の漿膜が結腸を取り巻いたあとに2枚が合わさり後腹壁に付着しているもので，やはり脈管，神経が通っている．[399]

●腸間膜小腸の構造(腸管の一部)

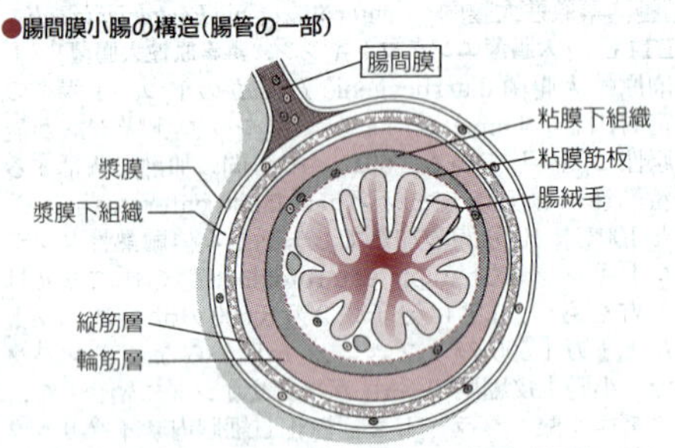

輪状ヒダは省略し，腸絨毛は実際より大きく描いている．腸陰窩も省略．

腸間膜血管閉塞症 mesenteric vessel occlusion 急性あるいは慢性に腸間膜血管の主幹閉塞を伴う場合と閉塞を伴わない場合に大別される．急性の血流障害として，腸間膜動脈の血栓，塞栓，血管炎による急性腸間膜動脈閉塞症と，腸間膜静脈の主に血栓による急性腸間膜静脈閉塞症，さらに腸間膜血管の器質的閉塞を伴わない非閉塞性腸梗塞 non-occlusive mesenteric infarction (NOMI)がある．慢性の血流障害として動脈硬化による慢性腸間膜動脈閉塞症があり，食後に腹痛を自覚することから腹部アンギナ abdominal angina と呼ばれている．[1298,988] ⇨参腸間膜動脈塞栓症→2008，腸間膜動脈血栓症→2008

腸間膜動脈血栓症 mesenteric arterial thrombosis ［上腸間膜動脈血栓症］ 腸間膜動脈の粥状硬化により生ずる腸間膜動脈の閉塞症で，上腸間膜動脈起始部に発生しやすい．動脈硬化症が背景となるため比較的高齢者に多い．急性発症では腹痛は突然かつ激烈で急性腹症を呈するが，いったん痛みの和らぐ時期がみられることもある．進行すると腹膜刺激症状を伴い，麻痺性イレウスによる嘔吐や腸管壊死に伴う血便がみられる．中高年以上の急性腹症では本症も考慮して早期に診断することが重要．診断は造影CTが有効で，上腸間膜動脈の血流停止や血管支配領域の造影不良所見がある．早期診断により腸管が壊死に陥る前に手術や血栓溶解剤などで血行再建に成功すれば予後は比較的良好であるが，診断が遅れた場合は全身状態の悪化，さらに手術では大量腸管切除となるため死亡率は高い．また周術期を乗り切った生存例でも，短腸症候群による長期的な栄養管理に難渋することが多い．なお，慢性発症では食後に腹痛が増強する腹部アンギナ abdominal angina と呼ばれる症状が典型的．[1298,988] ⇨参腸間膜血管閉塞症→2008，腸間膜動脈塞栓症→2008

腸間膜動脈造影法 mesenteric arteriography 上腸間膜動脈造影法と下腸間膜動脈造影法があり，腹腔動脈造影法と同時に行うことが多い．大腿動脈からカテーテルを選択的に挿入して造影剤を注入し，X線撮影を行う．腫瘍性疾患では流入動脈の状態，血管増生や動静脈シャントの有無などバリウム検査と質的に異なった情報を提供し，また上腸間膜動脈造影では肝動脈の分枝異常をカバーする．[264]

腸間膜動脈塞栓症 mesenteric artery embolism ［上腸間膜動脈塞栓症］ 心房細動や僧帽弁狭窄症などの心疾患に続発し，遊離した血栓によって上腸間膜動脈閉塞をきたす病態．突然発症し持続性の激烈な腹痛を生じるが，訴えの割には腹部所見が乏しいこともある．腹部CTにて上腸間膜動脈の塞栓や血流のない腸管が描出される．上腸間膜動脈造影にて診断が確定した時点で腸管壊死前であれば血栓除去だけですむ場合もあるが，通常24時間以降では大量の腸管切除が必要．[1298,988] ⇨参腸間膜動脈血栓症→2008，腸間膜血管閉塞症→2008

腸間膜動脈閉塞症 mesenteric artery occlusion 動脈硬化症や多血症などによる血栓，または拡張型心筋症，心室瘤や心房細動などを原因とする心腔内血栓による塞栓により腸間膜動脈に閉塞をきたすもの．灌流域が広く血流量の多い上腸間膜動脈に発症することが多い．突発する激烈な腹痛として急性発症し，早期に治療しなければ腸管壊死から敗血症，ショックに進展し，致死率は80%にも及ぶ．動脈硬化の強い高齢者や心疾患患者に発症しやすい．発症初期は激しい腹痛にもかかわらず筋性防御などの腹膜刺激症状に乏しいのが特徴．毛細血管透過性亢進による下痢や腸管壊死による血便を認めることも多い．腸管壊死の進行とともに，麻痺性イレウス，腹部圧痛，腹膜刺激症状が顕著となる．腹部血管造影，腹部造影CTが診断に有用である．治療は発症初期ではウロキナーゼによる血栓溶解療法が奏効することもあるが，腸管壊死，穿孔に発展する前に病変を外科的に切除することが重要である．腹膜刺激症状があれば外科的手術適応となる．[203] ⇨参腸間膜血管閉塞症→2008，腸管アンギナ→2006

腸管麻痺 paralysis of intestine，paresis of intestine 腸管の蠕動運動が消失した状態．その結果，機能性腸閉塞(イレウス)となる．神経性，代謝性，薬物性，感染性などさまざまな原因によって起こる．神経性には開腹術，尿管結石症，脊髄病変があり，開腹術後は最も腸管麻痺をきたしやすい．次いで多いのは腹膜炎によるもの．このほか，甲状腺機能低下症，低カリウム血症，尿毒症といった代謝性，抗コリン薬，麻薬，向精神薬など薬物性も重要．また，上腸間膜動脈閉塞症や上腸間膜静脈閉塞症など腸管への血流障害によっても生じる．[765,680] ⇨参イレウス→287

腸管癒着症 peritoneal adhesion 腸管の外側の炎症や外傷によって腸管が癒着し，通過障害などが起こるもの．先天性のほか，外傷性，炎症性，開腹手術などにより，腹膜や腸管の漿膜が損傷されることで炎症性滲出をきたし，腸，胃，大網などの線維性癒着を起こす．特に手術後癒着症では腸閉塞をきたしやすく，注意が必要．癒着の治療としてはフィブリン溶解薬，抗炎症薬，割面被覆薬の腹腔内投与，開腹しての癒着剥離術などがある．腸閉塞をきたさないよう日頃から消化のよい食物をとることを心がける．腸閉塞症状を呈した場合は，禁飲食，輸液，イレウス管による減圧などにより保存的に経過観察を行うが，それでも改善しない場合は外科的治療を行うことになる．[342,1405]

聴器 auditory organ 音の伝達，音の感受を行う器官(外耳，中耳，内耳から大脳皮質聴覚野まで)をいう．

ち

音は空気の振動として外耳に入り，鼓膜と耳小骨を振動させる．その振動は蝸牛に達し，内耳液を振動させる．さらに蝸牛ではこの振動を電気的なエネルギーに変換する．その情報は中枢聴覚路を通して大脳皮質に伝達される．[211]

長期記憶 long-term memory；LTM 記憶は図のように分類できるが，そのうち陳述記憶 declarative memory は日々の生活の出来事の記憶(エピソード記憶 episodic memory)と意味記憶(知識)の総称である．陳述記憶は，記憶の把握時間により，近時記憶(即時記憶)と長期記憶に分かれる．近時記憶はせいぜい10秒程度の記憶を指すが，それ以降記憶していることを長期記憶という．いわゆる認知症は近時記憶の障害であるが，長期記憶は保たれる．[441] ⇨参近時記憶→796，遠隔記憶→373

●記憶の分類

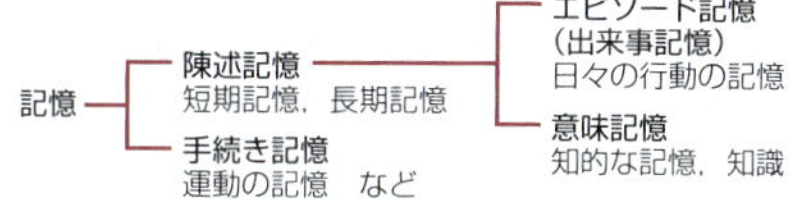

長期ケア long-term care 慢性の身体的あるいは精神的障害のある人に，継続的に，医学的・社会的そして個人的ケアサービスを提供すること．ケアは，施設から個人の家までを含む環境の中で提供される．長期ケアサービスには，通常，あらゆる年齢群の患者に対しての症候的な治療・保持，リハビリテーションが含まれる．[321]

長期ケア施設⇨同ナーシングホーム→2175

長期趨(すう)勢⇨同永年変動→346

長期増強 long-term potentiation；LTP シナプス前線維にテタヌス刺激(短時間に高頻度で連続した刺激，反復刺激)を与えると，シナプス後膜における刺激反応性が単刺激に比べ増強(反復刺激増強)し，この現象が数時間から数日に及ぶこと．海馬におけるこの現象がよく知られ，記憶および学習の基本となる生物反応と考えられている．細胞内へのNMDA型グルタミン酸受容体からのカルシウム流入により，細胞内シグナルが活性化することでもたらされる．[1230] ⇨参記憶→664，グルタミン酸受容体→836

長期投与 long-term administration 2002(平成14)年の診療報酬改定に伴い「保険医療機関及び保険医療養担当規則」が一部改正され，医薬品の処方における投与日数の制限が原則廃止された．これにより，麻薬，向精神薬および薬価収載1年未満の新医薬品など一部の医薬品を除いて，医師は「予見することができる必要期間」に従って何日分でも処方することが可能となり，逆に14日分，30日分あるいは90日分までに限定する薬剤が指定されるようになった．なお，原則1回14日分が限度となっている薬剤において，長期の旅行など特殊な事情がある場合で，必要があると認められるとき(海外への渡航，年末・年始および連休にかかわるものなどに限られる)は，旅程その他の事情を考慮し1回30日分を限度に投与できる．[530]

聴器毒性 ototoxicity⇨同耳毒性→1327

長期破水⇨同遷延破水→1750

腸球菌⇨同エンテロコッカス〔属〕→383

超急性拒絶反応《腎移植における》 hyperacute rejection after renal transplantation 腎移植手術後24時間以内に起こる，きわめて激しい拒絶反応を指す．移植直後より発熱と無尿を認め，移植腎は血流がなくなるため急速に梗塞，壊死となり，やわらかく緊張のないいわゆるblue kidneyを呈する．原因は受腎者(レシピエント)が腎提供者(ドナー)に対する抗体をもっている場合や，血液型不適合の場合がある．有効な治療法はなく，移植腎の摘出を行う．予防のためには，術前にリンパ球交差試験を行い，既存抗体のないことを確かめておく必要がある．[481] ⇨参急性拒絶反応→726

長期抑圧 long-term depression；LTD シナプス前線維にテタヌス刺激(短時間に高頻度で連続した刺激，反復刺激)を与えることにより，シナプス後膜における刺激反応性が単刺激の場合に比べ減少(反復刺激抑圧)し，この現象が長時間にわたり続くこと．小脳における運動学習への関与がよく知られている．また線条体でも観察される．[1230] ⇨参長期増強→2009，テタヌス刺激→2065

腸空置術 exclusion on intestine，enteroapocleisis ［腸広置］ 癌や腸結核などによって腸管に病巣が生じた場合に，病巣の上下で腸管を吻合して迂回路をつくり，病巣への腸内容の流入を遮断する手術．病巣を切除できないときに行われる方法で，①輸出入脚間を側側吻合する空置術，②遮断する部分の口側で切離し，口側断端と空置部肛門側との間に吻合をおく片側空置術，③病巣部の口側と肛門側を切離して健常な部分の腸管を吻合し，空置された腸管の一端もしくは両端を腹壁外に開口させ腸瘻とする両側空置術がある．[485]

蝶形陰影《胸部X線像の》 butterfly shadow ［コウモリの翼陰影］ 胸部X線写真において，中枢側肺野すなわち心周辺に陰影が分布するもの．心不全に伴う肺胞性肺水腫や肺胞タンパク症などでみられる．[264]

蝶形紅斑 butterfly rash，butterfly erythema 全身性エリテマトーデス(SLE)に最も代表的な皮疹．鼻背を中心に両頬部に左右対称性に蝶が羽を開いたように分布することからこの名がある．通常，症状は熱感を認める程度で，紅斑消失後，瘢痕や萎縮を残すことは少ない．[481] ⇨参全身性エリテマトーデス→1767

蝶形骨 sphenoid bone 頭蓋底の中央に位置する骨で，羽を広げた蝶の形に似ていることからこの名がある．後方は後頭骨に，左右外方は側頭骨に，外上方は頭頂骨に，前方は前頭骨，篩骨，頬骨，上顎骨，鋤骨，口蓋骨に接する．脳底に面する部分には脳神経(Ⅱ-Ⅵ)の通路となる複数の孔や裂隙がみられる．蝶形骨を体，小翼，大翼，翼状突起に分ける．体の上面の陥凹は下垂体を入れるトルコ鞍となり，体の内部のほとんどは蝶形骨洞で，副鼻腔の1つとして鼻腔上部後方(蝶篩陥凹)に開口する．小翼の根部の視神経管を視神経(Ⅱ)と眼動脈が通り，小翼と大翼との裂隙(上眼窩裂)を動眼神経(Ⅲ)，滑車神経(Ⅳ)，外転神経(Ⅵ)，眼神経(三叉神経：V_1)，上眼静脈が通る．大翼の前面は眼窩壁の一部となり，上面の深くくぼんだ面は中頭蓋窩の一部となる．大翼の3つの孔(正円孔，卵円孔，棘孔)には，それぞれ上顎神経(V_2)，下顎神経(V_3)，中硬膜動脈が通る．頭蓋の下面では，翼状突起の外側板の内外両面に，それぞれ咀嚼筋である内側翼突筋と外側翼突筋

がつく．両者とも下顎神経(三叉神経：V_3)の支配を受ける．[1044] ⇨参頭蓋→2094

蝶形骨縁到達法　pterional approach　ほとんどの内頸動脈系の動脈瘤手術に用いられる最も一般的な到達法．前頭・側頭部の骨をはずし，蝶形骨縁を削って視野を広げる手術法である．[35]

蝶形骨洞　sphenoidal sinus　鼻腔と連絡する骨内洞である副鼻腔の1つ．蝶形骨体の中にあり，蝶形骨洞中隔で左右に分かれている．鼻腔の後上方に位置し，洞の大きさは径約2 cm前後であるが個体差が大きい．鼻腔上後端の蝶篩陥凹に蝶形骨洞口として自然口が開口する．上壁は下垂体を入れるトルコ鞍，下壁は鼻咽頭天蓋にあたる．外側には視神経，動眼神経，滑車神経，外転神経，海綿静脈洞，内頸動脈が近接し，蝶形骨洞の病変が波及することがある．[1612] ⇨参副鼻腔→2545

蝶形骨洞炎　sphenoiditis, sphenoid sinusitis　副鼻腔のうち蝶形骨洞に炎症を起こしたもの．単独で起こることはまれで，他の副鼻腔炎も併発していることが多い．後頭部痛，眼の奥の痛み，後鼻漏，嗅覚障害のほか，眼症状や頭蓋内の症状により発見されることもある．急性炎症時，眼窩蜂窩織炎，眼窩膿瘍，髄膜炎，脳膿瘍，海綿静脈洞血栓などを起こす可能性がある．前鼻鏡あるいは内視鏡検査で嗅裂，自然口に膿汁の排出を認める．CT，MRIが有用である．急性期に確実に治療を行うことが重要である．[887]

蝶形骨洞口　opening of sphenoidal sinus, aperture of sphenoid sinus　蝶形骨体内部にある蝶形骨洞と鼻腔の間の丸い孔で，上鼻甲介のすぐ上にある．蝶形骨洞は蝶形骨洞口を通り，蝶篩陥凹に開口する．[451]

蝶形骨洞鼻内手術　endonasal sphenoidectomy　蝶形骨洞の疾患に対し鼻内から行う手術方法．適応は蝶形骨洞炎，蝶形骨洞嚢胞など．内視鏡下手術により鼻内への排泄口の設置が目的．篩骨蜂巣開放を鼻内からまず行い蝶形骨洞に入る場合と，嗅裂が上咽頭に移行する部分から開放する2つのルートがある．また，鼻中隔後端が鼻腔側壁に移行する総鼻道から開放することもある．全身麻酔あるいは局所麻酔で行われる．[887]

蝶形骨突起　sphenoid process　蝶形骨体の上壁である頭蓋内面をいう．[514]

蝶形神経膠腫　butterfly glioma　両側の前頭葉に及んだ神経膠腫をいう．画像診断上，蝶が羽を広げたように見える．[35]

長経路徴候　long-tract sign　［長索路徴候］　神経疾患の診断では，解剖学的な障害部位を明らかにしなければならない．神経系においては，1つの分節から他の分節へと刺激を伝導する経路を長経路といい，皮質脊髄路(錐体路)，後索路，脊髄視床路などがある．その長経路が障害された場合には，障害部位の関連領域全体に機能異常が惹起され，長経路徴候が認められる．皮質脊髄路が障害された場合は四肢腱反射亢進，病的反射，痙性麻痺などが，後索路の障害では深部感覚低下や運動失調が，脊髄視床路の障害では病巣部位以下の温痛覚低下が認められる．このような所見が障害部位の同定に役立つ．[1160]

腸結核　intestinal tuberculosis　［腸癆(ろう)，結核性腸炎］　結核菌による腸管の慢性感染症であるが，肺結核の合併しない症例が増加している．回盲部に好発し，典型例では帯状・輪状潰瘍や潰瘍瘢痕を伴う萎縮帯を認めるが，クローン Crohn 病や腸管ベーチェット Behçet 病との鑑別が困難なこともある．また自然治癒傾向も強く，無症状で腸管短縮や憩室様変形で偶然発見されることも少なくない．症状は非特異的で腹痛，下痢，下血，発熱，体重減少などを呈する．診断は大腸内視鏡による生検で乾酪性肉芽腫や培養による結核菌の証明であるが感度は低く，ポリメラーゼ連鎖反応(PCR)による生検標本からの結核菌DNA検出も行われる．治療は抗結核薬投与が中心．[1298,988]

腸結節形成症　〔D〕Knotenbildung des Darms　腸管が互いに結び合って結節となったもので，まれに起こる絞扼性イレウスの一種．腸内腔の閉塞と腸間膜の血行障害を起こし，しばしば腸捻転を伴う．診断が確定したら直ちに開腹して結節を解除する．血行障害が高度の場合は腸管を切除し，腸腸吻合を行う．[485] ⇨参イレウス→287

聴原性てんかん　audiogenic epilepsy, acoustic epilepsy　［聴原(覚)性反射てんかん，聴覚性てんかん］　突然生ずる高い音や大きな音によって反射性に発作が引き起こされるもので，ときには音楽によって引き起こされる場合もある．出現する症状は全般性の棘徐波複合を伴う両側性ミオクローヌスであったり，全般性の脱同期性脳波を示す持続の長い強直性発作であることが多い．広範な脳障害をもつ患者や，片麻痺や不全麻痺の患者でみられることがある．その場合には，一側性あるいは一側優位の形をとることが多い．[1529] ⇨参音楽誘発性てんかん→417，聴覚発作→2005

聴原(覚)性反射てんかん　auditory reflex epilepsy ⇨同聴原性てんかん→2010

潮紅　flush　［紅潮］　発作性に，顔面に発赤やほてりをきたすもの．首，肩，胸，腕に拡大することもある．10分以上続くことが多く，繰り返し生じる．精神的原因やアルコール摂取，気候，カルチノイド症候群，肥満細胞症，ある種の食品摂取などで生じる．セロトニン，ヒスタミン，類似物質の遊離による．[502]

徴候　sign　疾病あるいは，その状態を意味する身体的・精神的特徴のこと．医師による診察や看護師による観察で認めうる他覚的所見．これに対し患者の主観的な訴え(自覚)を症状といい，よく「患者の徴候と症状 sign and symptom」と表現される．患者が瘙痒感といった症状を訴えるときには，紅斑や斑丘疹性皮疹がみられるように，多くの徴候が症状に随伴して認められる．

超高圧X線　super voltage X-ray, mega voltage X-ray　［高エネルギーX線］　通常，直線加速器により4-20 MV程度の電圧で加速された電子を用いて発生させたX線で，放射線治療に用いられる．表在治療X線装置(10-100 kV)および深部治療X線装置(200 kV前後)に対して，より高い電圧を用いて発生させられたX線であるため，超高圧と称される．表在治療や深部治療に用いられるX線に比べ，加速電圧が高いことで高エネルギーのX線を得ることができ，深部に到達する線量の割合を増加でき，線量のビルドアップにより皮膚障害も軽減できる．[471,914] ⇨参超高圧放射線(X線)療法→2010，直線加速器→2022

超高圧放射線(X線)療法　supervoltage radiation therapy ［高エネルギーX線療法］ 直線加速器などによりつくり出される1 MeV(メガ電子ボルト)以上の高エネルギー電子線をターゲットに当てて発生させたX線(もしくは電子線そのまま)を腫瘍などに照射し治療する放射線治療法．表在治療X線装置(10-100 kV)および深部治療X線装置(200 kV前後)などでつくられるX線に対して，より高い電圧を用いて発生させられた高エネルギーX線を用いるため，深部に到達する線量の割合が高く，線量のビルドアップにより皮膚障害も軽減される．[471,914]

超高温殺菌法 ultra-high temperature sterilization；UHT ［瞬間殺菌法］ 牛乳などの液状食品における殺菌法の1つ．加熱と冷却を短時間に連続して行う方法で，成分の損失および劣化が少ないという利点がある．[904]

長後索路 long ascending tract in posterior funiculus 皮膚感覚のうち，主として識別的圧触覚および深部感覚を伝える一次ニューロン線維．脊髄の後根神経節からの中枢枝の側副枝で，厚い髄鞘をもち，後根の内側線維束を通って脊髄に入ったのち，後索を同側性に上行し，延髄の後索核(楔状束核と薄束核)に至る神経路を形成．上半身(胸髄半ばより上)の皮膚，筋，関節からの情報は延髄の楔状束核に，下半身(胸髄半ばより下)からは薄束核に終わる．後索核からの二次ニューロンは内弓状線維として延髄腹側部を交差し(内側毛帯交叉)，対側の内側毛帯を上行し，視床の後外側腹側核に至る．内側毛帯および後外側腹側核には体部位局在性が認められる．[1043] ⇨参後索→1003，薄束→2362，楔(けつ)状束→912

腸梗塞⇨同腸絞扼(こうやく)→2011

超高速CT ultrafast computed tomography ［電子ビームCT］ 多列検出器CT(MDCT)の出現(2000年頃)以前は，電子ビーム式のCTを意味し，具体的には市販された唯一のイマトロンImatron社製のCTを指した．電子ビームCTでは，電子銃から飛び出した電子ビームを磁場により曲げ，検査台のターゲットリングを照射し，X線を発生させる．0.1-0.05秒で1スライスの撮影が可能である．MDCTの出現とその急速な発展により，電子ビームCTの存在意義は減少した．[8]

腸広置⇨同腸空置術→2009

超広汎性子宮全摘出術 super radical hysterectomy 進行した子宮頸癌の手術手技の1つ．基靱帯内に高度な癌浸潤がある場合に，閉鎖動静脈，内腸骨動静脈，内陰部動静脈，下殿動静脈を結紮切断して基靱帯の完全摘出を加えた広汎性子宮全摘術．進行癌では他の部位に転移があることが多く，必ずしも治療成績は良好でないため，この手術手技はあまり実施されない．[998] ⇨参子宮全摘出術の看護ケア→1253

腸絞扼(こうやく) intestinal strangulation ［腸梗塞］ 腸管および腸間膜が何らかの原因で索状物などによって締めつけられる状態をいう．腸閉塞，腸血流障害を引き起こす．腸捻転，ヘルニアの嵌頓，腸重積などで起こることが多い．腸管壊死を起こせば，消化管穿孔，腹膜炎，ショックを合併する．腹痛，有痛性腫瘤などが認められ，治療は手術による絞扼解除，壊死腸管摘出などである．[1632] ⇨参絞扼(こうやく)性イレウス→1063

腸骨 iliac bone，os ilium 寛骨の左右の上方大部分を占める扇状の骨で，主に腸骨体と翼部からなる．腸骨体は恥骨(前方)および坐骨(後方)と寛骨臼において結合する．腸骨翼は腸骨体から上方に広がる扁平な部分で，上辺は腸骨稜，その最前部は上前腸骨棘，最後部は上後腸骨棘と称され，明らかな触診ができるため各種の指標として利用される．また後部には耳状面があり仙骨の同名の面と仙腸関節をつくる．内側面の腸骨窩から腸骨筋が広く起こり，外側面からは中殿筋，小殿筋が起こる．その他腸骨には体幹をつなぐ筋群，大腿や下腿にいく筋群が多く付着している．[873]

長骨 long bone ［長管骨］ 骨を形態で分類したときの一種．骨はその形態により長骨，短骨，扁平骨，含気骨などに分けられる．長骨は細長い骨であり，上腕骨，大腿骨など(手根骨，足根骨以外の四肢の骨)がこれにあたる．長骨は中央部の骨幹と両端の骨端からなる．骨幹は厚い緻密骨(緻密質)が髄腔を囲む管状を呈し，髄腔は骨髄で満たされる．骨端の表層は緻密骨からなり，内部に海綿骨(海綿質)を含む．骨端の多くは関節軟骨で覆われ，他の骨と連結する関節面となる．髄腔内や海綿骨の骨小柱の間は骨髄で満たされる．成長期には骨端と骨幹の骨端側部分(骨幹端)との間には骨端軟骨(成長軟骨板とも呼ばれる)があり，軟骨内骨化により長軸方向に成長する．成長期が過ぎると骨端軟骨は板状に骨化し，骨端線となる．[1612] ⇨参短骨→1935，含気骨→575

腸骨窩膿瘍 iliac abscess 腸骨窩に膿瘍が貯留した病態．原因としては化膿性腸腰筋炎や骨盤骨髄炎，後腹膜腔の化膿性炎症，クローンCrohn病や急性虫垂炎，憩室炎などの急性腹膜炎や腹腔内膿瘍などから波及する化膿性のほか，胸・腰椎の骨・関節結核から起こるものがある．化膿性の場合は発熱，疼痛，腫脹がみられるが，結核性では自覚症状は少ないとされる．治療は抗生物質の投与と穿刺排膿で，場合により切開掻爬術を施行する．[342,1405]

腸骨棘 iliac spine 腸骨にある骨隆起で，上前・下前・上後・下後の4腸骨棘が左右に一対ずつある．上前腸骨棘は腸骨の先端部で鼠径靱帯や縫工筋が付着している．上後腸骨棘は腸骨後面の第2仙椎棘突起の高さに触れる．[1322]

腸骨筋⇨参腸腰筋→2019

腸骨静脈圧迫症候群 iliac compression syndrome 右総腸骨動脈分岐部の異常のため，左総腸骨静脈が騎乗する右総腸骨動脈と第5腰椎，仙骨との間で圧迫されることにより生じる．圧迫により静脈還流障害を生じ，左下肢の腫脹や疼痛などをきたし，深部静脈血栓症の原因となる．20-40歳の女性に多い．[203]

腸骨動脈 iliac artery ［総腸骨動脈］ 一般に総腸骨動脈と呼ばれる．腹部大動脈は第4腰椎体の前，正中線のすぐ左側で左右の総腸骨動脈に分岐する．さらに総腸骨動脈は大腰筋の内側縁に沿って約5 cm外下方に走り，仙腸関節の手前で外腸骨動脈と内腸骨動脈とに分かれる．[202,1052] ⇨参外腸骨動脈→445，内腸骨動脈→2186

腸骨翼 ala of ilium，wing of ilium 腸骨のうち，上に向かって広がっている部分のこと．翼の内面は前半は浅くくぼんで腸骨窩となり，後半は仙骨との関節面で，耳状面と呼ばれている．骨盤上方を占める大骨盤を形成する．[1212]

ち

腸骨稜⇨参腸骨→2011

腸骨稜間距離⇨同腸骨稜間径→2012

腸骨稜間径 intercristal diameter ［稜間径，腸骨稜間距離］ 両側の腸骨稜外縁間が最も広くなる部位を測定した距離．日本人の平均値は 26 cm．腸骨稜間距離ともいう．[873]

腸固定術 enteropexy 腸の移動性が大きく，便秘，腹痛，腸閉塞などの症状を訴える場合に，腸管を腹壁や腸間膜に縫着，あるいは腸管同士を縫合し固定する手術で，現在はあまり行われていない．ただし盲腸軸捻転症，S 状結腸軸捻転症の治療や再発防止，直腸脱の手術の際には施行されることがある．[485]

調査 survey 質問紙による調査と面接による調査に大きく分けられる．前者は質問紙配布による大量標本調査に代表される．この方法は，個人の匿名性を保つことができ，統計的推測が容易．しかし個別の事情が反映されにくかったり，回答者が無責任な回答をしやすいなどの欠点がある．後者は，個々人の背景をも考慮に入れて，記述データを中心とした調査で，個人の特性に合わせて調査が実施でき，対象の心の深い部分までさぐることができる．しかし，調査には多くの時間と労力を要し，個人のプライバシーが守られにくい欠点がある．双方とも標本抽出の際に最も注意すべき点は，標本の大きさと測定用具の妥当性である．[446]

長座位 long sitting〔position〕 ベッドの上で両膝を伸ばし，両股を 90 度ほど屈曲して座る方法で，そのため両膝も多少屈曲する．長座位をとるには，セラピストがまず手で肩を支え，下腹と大腿部で背部を支えて座位感覚を記憶させる．次に自分の大腿か枕あるいはサイドレールを握りバランスをとり，さらに両上肢を前方，側方，頭上に挙上してバランスを獲得する．ベッド上座位の基本的動作といえる．[818]

長索路徴候⇨同長経路徴候→2010

長鎖脂肪酸 long chain fatty acid 炭素数が 11 以上の脂肪酸の総称．食物中の脂質を構成する脂肪酸の大部分を占める．消化吸収で胆汁酸を必要とし，小腸から吸収される．[1334]

腸雑音 bowel sound，intestinal murmur⇨同グル音→833

調査面接 interview method ［他計申告調査］ 対象者と面接してデータを収集する社会調査の1つ．最大の特徴は面接者と対象者が直接に会い，コミュニケーションを相互に行いながらデータを収集すること．質的研究手法として用いられることが多く，実施の仕方によって数種類に分類され，面接者と対象者が一対一で行うのは個別面接法，グループで行うのは集団面接法．面接構造の特質からは，面接場面の質問事項が前もって決められている指示的面接と，質問のための標準リストを使用せず自由応答的質問で面接者への指示がほとんどない非指示的面接とがある．対象者にとっては匿名性がなくなる，時間をとられる，質問される煩わしさがあるなど，面接者の高度な能力と資質が求められ，同時に場所と記録方法にも工夫が必要となる．調査員の面接法が優れていれば，他の方法では協力が得られない対象者からも協力が得られ，調査対象者自身の回答が確実に得られるという長所があるが，費用や時間がかかり，多くの調査員を要するという短所もある．[457] ⇨参面接調査法→2813

超酸化物⇨同スーパーオキシド〔アニオン〕ラジカル→1633

超自我 super-ego，superego ［上位自我］ フロイト S. Freud(1856-1939)は精神構造をエス(本能的欲求)，自我，超自我からなると説いた(1923)．超自我とは，自我から分化して形成される人格ないし心的装置の一組織として定義された概念．本能的欲求に対して禁止・脅しを行い，自我に罪悪感を生じさせる機能を営む．その後，フロイトは，超自我の機能として良心，自己観察，理想形成の３つをあげている(1932)．超自我は一般に，父母との躾上のかかわり合いを通して子どもの本能欲求に対する叱責，処罰や禁止が自我のなかに取り入れられて形成されると考えられている．そして父母や社会の標準的な裁判官や検閲者のような機能を果たして発達していく．超自我には２つの部分，無意識的なものと意識的な自我理想の部分がある．[999] ⇨参精神分析→1684，自我→1225

長時間型インスリン long-acting insulin⇨同持続型インスリン→1299

長時間作用型 β_2 刺激薬 long-acting β_2-agonist；LABA ［LABA］ 気道に分布する交感神経 β_2 アドレナリン受容体を直接刺激し，アデニルシクラーゼの活性化を介して細胞内 c-AMP 濃度を増加させ，気管支平滑筋弛緩による気管支拡張作用を有する薬剤の中でも，作用持続時間が長い製剤の総称．強力な気管支拡張効果を有し，吸入ステロイド単独ではコントロール困難な気管支喘息の改善やステロイドの減量，さらに中等症以上の慢性閉塞性肺疾患(COPD)治療にも高い有効性を示す．ただし抗炎症作用はなく，喘息に対する単独投与では喘息病態の悪化を見逃すおそれがありステロイドとの併用が必須となる．クレンブテロール塩酸塩，ホルモテロールフマル酸塩水和物，ツロブテロール塩酸塩，プロカテロール塩酸塩，サルメテロールキシナホ酸塩などがあり，内服薬のほか，貼付剤，各種吸入剤(定量噴霧式吸入剤，吸入液，ドライパウダー)などがある．近年ではサルメテロールとステロイドとの配合吸入剤も使用されている．[204.1304]

長時間心電図 dynamic electrocardiography(ECG)，ambulatory ECG ［24 時間心電図］ テープレコーダーもしくはメモリーカードを用いた長時間連続記録が可能な心電図もしくはそのシステムのこと．考案者の名前を冠してホルター Holter 心電図と呼ばれることが多い．通常 24 時間分の心電図を記録することが多いが，場合によっては 48 時間あるいはそれ以上記録することもある．これにより不整脈の診断，解析がより容易となったが，発作あるいはその予兆を必ずしもとらえられないことも多い．またホルター心電図は通常２ないし３つの誘導の記録であり，ST 上昇を示す狭心症発作には有用であるが，ST 低下の診断は慎重にすべきである．[1432] ⇨参ホルター心電図→2718

長軸索多極神経細胞⇨同ゴルジⅠ型神経細胞→1132

腸軸捻症 axis rotation of intestine⇨同腸捻転→2018

長肢体型 身長に比べて座高が低く，肢部が極端に長い体型．[368]

長寿 longevity ［長命］ 寿命の長いことで，長生き，長命などともいう．長寿の要因としては，遺伝・社会的要因，食生活などが指摘されている．世界的にみて長寿者の多い地域として，グルジア共和国のアブハジア地方，パキスタンのフンザやエクアドルのビルカバンバなどが知られているが，長寿者の年齢の正確性などの課題がある．さらに，近年は環境や生活様式が激変して，以前ほど長寿者が認められなくなったといわれている．わが国では，その地域にどのくらい長寿者がいるかを健康指標にする長寿者率があったが，人口移動などが多くなって用いられなくなった．[904]

長寿医療制度 Health Care System for Late-old Elderly⇨同後期高齢者医療制度⇀986

腸重積症

intussusception, invagination 口側腸管が隣接する肛門側腸管内側へ嵌入した状態．最も多いのは回腸が結腸に入り込み重積するもの(回腸-結腸型)．回腸-回腸型，または回腸-回腸-結腸型の例は全体のわずか数%．通常，発生は生後3か月から3歳未満に多発し，年齢超過例では先端部異常(悪性リンパ腫，腹性紫斑病など)を伴うことが多い．嘔吐，不穏，顔色不良，発作期・間欠期のある腹痛などが現れ，イチゴゼリー様粘血便，横行結腸部にソーセージ様の有痛性可動性腫瘤を認める．結腸が回腸へ移動したため回盲部腸管が上方に引き上げられ，腹部触診で回盲部は空虚に感じる(ダンス徴候 Dance sign)．治療はバリウムなどを用いての高圧浣腸が行われるが，発症から長期間経過した場合やバリウムによる整復が難しい場合は開腹手術となる．[1631]

腸重積症の看護ケア

【看護への実践応用】発症後の経過時間および腸の重積状態により重症度が大きく左右される．重症例ではショック状態になる危険性があり，血圧や口唇色，意識状態などの変調に注意し静脈ルートの確保やモニター装着にて管理を行う．また緊急に注腸造影が行われるため，検査後は胃液や胃内容物の貯留による嘔吐や誤飲などを起こす危険性があり注意する．整復されれば，その後は腹部の観察とともに造影剤の排出状況を便の性状から確認する．整復が困難な場合は緊急手術となるため，手術を予測し準備を行う．手術後は全身状態とともに便の排泄状況および性状の観察を密にし，胃管チューブによる消化管の減圧やドレーンの管理とともに水分出納管理を行う．家族に対しては受診後の急な展開にとまどわないようにはじめに状況を予測して説明を行い，理解できるように支援する．また，退院指導として，腸重積の三主徴である血便，嘔吐，定期的な腹痛のほか，イレウス症状を十分に理解してもらい，これらの症状が現れたときに速やかに受診できるよう指導することが重要である．[689] ⇨参腸重積症⇀2013

腸絨毛 intestinal villi 小腸粘膜全体に密生する小突起で，粘膜にビロードのような外観を与えている．絨毛の長さは約0.1-1 mmあり，その形は十二指腸では葉状や舌状，空腸と回腸では指状で，回腸末端に近づくと数が少なくなる．それぞれの絨毛の表面は単層円柱上皮で覆われており，これは栄養素の吸収にあたる吸収上皮細胞と，粘液を分泌する杯細胞および少数の内分泌細胞からなる．吸収上皮細胞は表面に刷子縁(ブラシの毛のような細胞質突起)をもち，ここに終末消化酵素があって，分解された栄養素を直ちに吸収する．絨毛の芯をなすのは粘膜固有層の結合組織で，リンパ球や大食細胞のような自由細胞に富み，膠原線維は細く網目をなしており細網線維ともいう．上皮直下には毛細血管網があり，吸収されたブドウ糖やアミノ酸はここに入る．絨毛の中心には1本のリンパ管〔中心乳び(糜)管〕があり，吸収された脂肪はカイロミクロン(リポタンパク質の小滴)としてここに入るので，脂肪の多い食物摂取後では乳白色の乳びで満たされる．絨毛の結合組織内には，粘膜筋板に続く細い平滑筋束が絨毛長軸方向に走っている．輪状ひだと絨毛の存在により，小腸粘膜の表面積は著しく増加し，数十 m^2 に達する．[399] ⇨参小腸粘膜⇀1443

長掌筋 palmaris longus⇨参前腕前側の筋⇀1802

腸上皮化生 intestinal metaplasia 持続する胃粘膜の炎症(胃炎)により，酸分泌する胃底腺が萎縮した状態のこと．胃粘膜に腸の形質を有する粘膜腸上皮化生が生じることが多い．発生頻度は加齢とともに高くなる．この場合，形態学的に刷子縁を有する吸収上皮細胞，杯細胞，パネート Paneth 細胞，腸型基底顆粒細胞の出現がみられるのみならず，機能的にも腸型粘液を産生する細胞に変化する．胃の腺窩上皮に杯細胞を認める不完全型と，腺底部にパネート細胞を有し，腺管内腔に刷子縁が存在する完全型とに分類される．萎縮性胃炎の原因の大半はヘリコバクター・ピロリ *Helicobacter pylori* 感染によるもので，腸上皮化生が広がると胃粘膜の炎症が減弱する反面，胃癌の発生母地となるため，注意を要する．[765,680] ⇨参萎縮性胃炎⇀234

聴診間隙 auscultatory gap 聴診法により血圧を測定しているときに，カフ圧を低下させている途中でいったん聞こえ出していたコロトコフ Korotkoff 音が聞こえなくなり，さらに圧を低下させると再度聞こえ出すようになる現象．このような場合，カフ圧を十分に上げずに測定を開始すると最大血圧をあやまって低く判定してしまう危険性がある．高血圧患者に多くみられる現象であり，注意が必要．[328]

聴診器 stethoscope 間接聴診に用いる用具．単耳(管状)聴診器は，筒状で体壁と耳の間にはさんで使用する(トラウベ Traube 型など)．双耳聴診器は，2つのイアピースと集音器がやわらかいチューブでつながったもので，体壁に当てた集音器からチューブを伝わってくる音を両耳で聞く．集音器の構造にはホーン型，ベル型，膜型があり，それぞれ音域特性に差があるが，膜型あるいは膜型とベル型の切り替え型が一般的に用いられている．[328]

●膜型・ベル型切り替え型聴診器

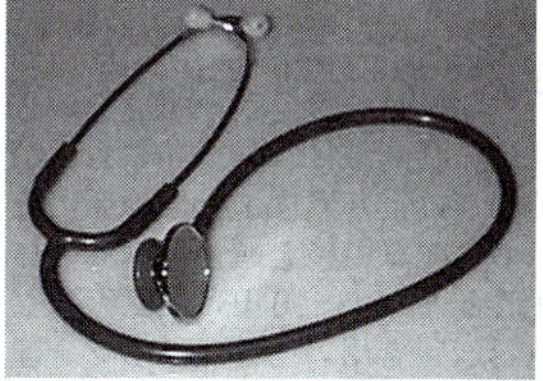

聴神経 acoustic nerve⇨同蝸牛神経⇀473

聴神経鞘(しょう)腫⇨同前庭神経鞘(しょう)腫⇀1777

聴神経線維腫⇨同前庭神経鞘(しょう)腫⇀1777

ち

聴診法　auscultation, stethoscopy　一般に聴診器を用いて身体内部に生ずる音を聞き診断に役立てる診察法．胸部，腹部，頸部，鼠径部などに聴診器を当て，心音，心雑音，呼吸音，腹部グル音のほか，血管雑音や胎児心音などを聴取する．聴診器には膜型とベル型があり，膜型は高周波の音(大動脈弁閉鎖不全症の拡張期灌水音など)を聴取するのに適しており，ベル型は軽く当て，低周波の音(僧帽弁狭窄症の拡張期ランブルなど)を聴取するのに適している．[203]

聴性行動反応検査　behavioral observation audiometry；BOA, behavioral test ［**驚愕反射聴力検査，BOA**］ 生後3か月から1歳児が適応となる乳幼児聴力検査．あらかじめ音圧を測定した楽器音，動物の声などを乳幼児に聞かせる．眼を動かす，音源のほうへ振り向く，今までの動作をやめる，表情が変化する，などの反応があったとき聞こえたと判断する．[1569]

腸性肢端皮膚炎　acrodermatitis enteropathica, enteropathic acrodermatitis syndrome ［**腸性先端皮膚炎，ダンボルト・クロス症候群**］ 常染色体劣性遺伝による亜鉛欠乏症．皮膚病変は離乳期に始まり，①肢端部や開口部の伝染性膿痂疹(とびひ)様あるいは脂漏性皮膚炎様皮疹，②頭髪，睫毛，眉毛の脱毛，③慢性の下痢を特徴とする．舌炎，爪病変，角膜混濁もみられ，精神症状，発達遅滞を伴う．後天的なものでは，栄養不足，あるいは吸収不良により亜鉛欠乏を起こし発症する．以前は中心静脈栄養に亜鉛が含まれず発症例が多くみられたが，現在は亜鉛を添加することにより改善されている．[1027] ⇨参亜鉛欠乏症→134

腸性脂肪異栄養症　intestinal lipodystrophy⇨同ウィップル病→311

調整死亡率⇨同年齢調整死亡率→2289

腸性先端皮膚炎⇨同腸性肢端皮膚炎→2014

超生体染色　supravital staining　生体から取り出した細胞を固定しないで生きている状態で染色する方法．現在では，主に網赤血球の染色に用いられる．赤血球全体に占める網赤血球の割合を測定して，赤血球産生の指標とする．染色用色素としてニューメチレンブルー，ブリリアントクレシルブルーが用いられる．細胞質のRNAが網状に染色される．[1225]

超生体反応　supravital reaction ［**超生反応**］ 臨床上の個体の死から組織レベルでの細胞機能の死までの間にみられる反応．したがって個体の死が成立しても，個々の細胞レベルでは生命活動を維持しているものがある．例えば，精子や白血球の運動性，筋肉刺激興奮性，瞳孔反応，発汗現象などは残存(数時間～10数時間)している．[1271]

聴性脳幹反応　auditory brainstem response；ABR ［**脳幹聴覚誘発電位，ABR**］ 音刺激で誘発され頭皮上から記録できる聴覚路の反応．音刺激により誘発された脳幹の極小電位が，体積伝導により頭皮上に広範囲に分布することで記録される．記録電極を頭頂と両側乳様突起に設置し，音刺激として70-90 dBの強さのクリック音(カチカチという音)を用い，ヘッドホンを通して片耳ずつ刺激する．反対側の耳は中等度の白色雑音(ホワイトノイズ)で遮蔽する．通常10 msecの間に7つの波形が観察され，出現順にⅠ-Ⅶ波と命名されている．Ⅰ波は聴神経，Ⅱ波は蝸牛神経核，Ⅲ波は上オリーブ核，Ⅳ波は両側下丘，Ⅴ波は下丘，Ⅵ波は内側膝状体，Ⅶ波は聴放線が起源とされる．Ⅰ波とⅤ波，Ⅲ波とⅤ波の頂点間潜時は安定した値を示す．特にⅠ-Ⅴ波の頂点間潜時は脳幹伝導時間と呼ばれ，臨床的意義が大きい．乳幼児にも検査が容易であり，また，睡眠，意識状態，薬物などの影響を受けにくく，昏睡時や脳死の脳幹機能評価に使用される．[441] ⇨参誘発電位→2855

調整培地⇨同ならし培地→2197

超生反応⇨同超生体反応→2014

調製粉乳　modified dry milk, infant formula　母乳化を目標として牛乳に種々操作が加えられたもの．牛乳のカゼインをラクトアルブミンと置換，未熟な腎機能への過剰な溶質負荷やミルク嫌い，肥満の原因となるタンパク質量を減らしてシスチンやタウリンを強化，牛乳脂肪の一部を植物性脂肪に置換してリノール酸を強化，乳糖，ビタミン，ミネラルの添加などの操作が加えられている．[1631] ⇨参特殊調製粉乳→2142

調整変数　moderator variable　ある変数xとある変数yの関係を論じる際に，第3の変数zがxとyの関係に影響を与えている場合，zを調整変数と呼ぶ．例えば，性別(x)が肺癌の発生(y)に関係するかを調べる場合，年齢，喫煙量，喫煙開始年齢などを調整変数として，それらの影響を除いて分析する必要がある．[917]

調節域　range of accommodation⇨同調節幅→2015

調節遺伝子　regulatory gene, regulator gene ［**制御遺伝子**］ 遺伝子発現の調節・制御を行う遺伝子．アポリプレッサー遺伝子，リプレッサー遺伝子，オペレーター遺伝子，プロモーター遺伝子，アテニュエーター遺伝子などの転写調節因子遺伝子も含まれる．転写因子は機能を有する構造遺伝子上流の転写制御領域にある特異的塩基配列に結合し，転写をコントロールする．[437] ⇨参抑制遺伝子→2882

調節緊張症　inertia of accommodation　調節が働き，近方に焦点が合った状態から遠方に戻ることができなくなった状態．再び遠方にピントを合わせるまでの時間(調節弛緩時間)が延長する．[1153]

調節近点　near point of accommodation；NPA　単に近点ともいう．視標を眼に近づけていったときに，焦点を合わせられる限界距離．[1601] ⇨参近点→801

調節痙攣　accommodation spasm　毛様体筋の痙攣による調節過多の状態．近視状態となるため，遠方が見えにくくなる．原因は長時間の近業による過労が多いが，薬物や頭頸部外傷によって生じることもある．治療は，適切な眼鏡使用や調節改善点眼剤，ビタミンB_{12}製剤の内服などを行う．偽近視は調節痙攣が長期間続き回復しない状態と考えられており，トロピカミドの点眼治療を行う．[1130] ⇨参調節麻痺→2015

調節呼吸　controlled ventilation　人工呼吸法の1つ．自発呼吸を補う補助呼吸に対して，自発呼吸を完全に消失させて行う人工呼吸である．[957]

調節式圧制御弁⇨同APL弁→26

調節衰弱　ill-sustained accommodation　近点距離を繰り返し測定すると，近点が次第に遠ざかる状態．毛様体筋の衰弱によるもので，近くが見えにくくなる．[1130]

調節性内斜視　accommodative esotropia　目標物を見たとき，調節とともに過剰な内寄せが起こり発症する内斜視．中等度の遠視(＋2～＋6 D)により起こることが多

ち

い．治療は遠視に対して完全屈折矯正眼鏡の装用．屈折矯正により内斜視が消失するものを純調節性内斜視といい，両眼視機能の予後は良好．屈折矯正により斜視が軽減するが内斜視が残るものを部分調節性内斜視といい，両眼視機能は不良．[975]

調節性輻湊　accommodative convergence　近見時に，網膜に映った映像がぼけると調節系が働き，焦点が合うようにすると同時に輻湊中枢に働いて内寄せ運動が起こる．この輻湊を調節性輻湊という．[1601]　⇨参輻湊→2543

調節幅　amplitude of accommodation　［調節力，調節域］最も遠方視と最も近方視における屈折力の差で表す．調節力とも呼び，単位はジオプトリー diopter (D) で表す．正常では，角膜は約20ジオプトリー，水晶体は約40ジオプトリーあるとされる．[1601]

調節反射　accommodative reflex　視標が近づくにつれて屈折力が増す現象をいう．この調節系における刺激として，映像のぼけ，色収差，近接の認識などが考えられている．同時に輻湊と縮瞳が起こるため，調節に伴う反射的縮瞳を指すこともある．[1601]　⇨参近見反射→794

調節麻痺　accommodative palsy, cycloplegia　毛様体筋の麻痺によってピント調節ができなくなった状態．同じ内眼筋である瞳孔括約筋と同様に動眼神経の副交感神経線維によって支配されるため，散瞳を伴う．自覚症として，近見障害や羞明などを訴える．動眼神経麻痺を生じるさまざまな要因で起こる．眼底検査の際の散瞳薬（抗コリン薬）点眼によっても調節麻痺が生じる．[1153]

調節麻痺薬　cycloplegics　調節にかかわる毛様体筋を麻痺させる副交感神経遮断薬（抗コリン薬）．主に屈折検査に用いられる．代表的なものはアトロピン硫酸塩水和物，トロピカミド，シクロペントラート塩酸塩などで，散瞳作用もある．[257]

調節《眼の》　accommodation　外界からの映像を網膜上に焦点を合わせるため，屈折力を変化させること．水晶体の屈折を毛様体筋を収縮させることで変化させ，調節する．[1601]

調節力⇨同調節幅→2015

調節彎（わん）曲　compensating curve　総義歯を装着して咀嚼運動をしたときに，下顎を前方に突出させたときにも臼歯部の接触が，また側方へ滑走したときも平衡側臼歯部の接触が保たれるように，歯列に彎曲を付与すること．それぞれ，前後的調整彎曲，側方的調整彎曲という．[1310]

腸腺　intestinal glands⇨同腸陰窩→2000

腸穿孔　intenstinal perforation　腸管に孔があくこと．外傷，クローン Crohn 病，潰瘍性大腸炎，消化性潰瘍，胃・大腸癌，虚血性腸炎などが原因で生じる．腸内容が腹腔内に漏れ出るため，腹膜炎を起こし激しい腹痛が生じる．また，腹腔内ガス (free air) がみられる．ときにショック状態に陥るため緊急の対応が必要．特に大腸穿孔では重症化しやすく，注意が必要である．[765,680]　⇨参穿通枝→1776

腸洗浄　bowel irrigation　［洗腸法］　手術や検査の前処置として糞便などを除去するために肛門から薬液を注入し，腸内を洗浄すること．方法は高圧浣腸法を用いることが多く，1回の薬液注入は300-500 mLとする．薬液が腸の走行に沿って注入しやすいように患者の体位をシムス Sims 位または左側臥位にし，長時間を要するため腹壁の緊張を和らげ安楽を保つ．カテーテル挿入や薬液注入に伴う腸粘膜への刺激によって出血を起こすことが考えられるため，出血傾向がある患者には禁忌である．また，直腸刺激による腹腔内圧の変化に伴い循環血液量の変化，心拍数の変化が生じるため，心疾患がある場合は十分な観察と注意が必要である．[447]　⇨参浣腸→642，高圧浣腸→970

腸相《胃液分泌》　intestinal phase　酸性胃内容物が十二指腸に入り，十二指腸の内分泌細胞が刺激され，消化管ホルモンであるセクレチン，コレシストキニン，胃抑制ペプチド gastric inhibitory peptide (GIP)，腸グルカゴンなどが血中に放出され，血流を介してガストリン分泌を抑制する胃液分泌調節機構．[842]　⇨参胃液分泌→215

長足底靱帯　long plantar ligament　踵骨と第3-5中足骨を底側でつなぐ強い靱帯．縦足弓を支える大切な役割がある．[873]　⇨参足底→1834

超速効型インスリン　rapid acting insulin　インスリンのアミノ酸の一部を置換することで吸収速度を高めて効果発現を速くし，かつ作用持続時間を短くしたインスリンアナログ製剤．生理的なインスリンの分泌パターンに近いため，食事直前の皮下注射で速やかに食後の血糖値上昇を抑制できる．食事と注射時間に拘束されなくてすむため患者のQOLを改善するとともに，コンプライアンスを高めることが期待できる．1型糖尿病患者の追加分泌を補充する目的で，また強化インスリン療法の糖尿病患者に用いられる．製剤としてインスリンリスプロ，インスリンアスパルトがあり，また超速効型インスリンアナログを用いた混合型製剤もある．⇨参インスリンリスプロ→297

長対立装具　long opponens wrist hand orthosis　手関節の固定と母指を他の4指，特に示指，中指を対立位に保持するために用いる装具．手関節のコントロールが不可能な場合に用いられ，正中神経麻痺高位型，腕神経叢麻痺，第5頸髄損傷などが適応となる．つまみ動作など手の動作を行いやすくするためには，母指は他の4指と対立位をとり，手関節は適度な背屈角度を維持させる必要があり，この肢位を保持するのが長対立装具（副子）である．種類としてベネット Bennett 型，ランチョ Rancho 型，エンゲン Engen 型などがある．[1557]

●長対立装具

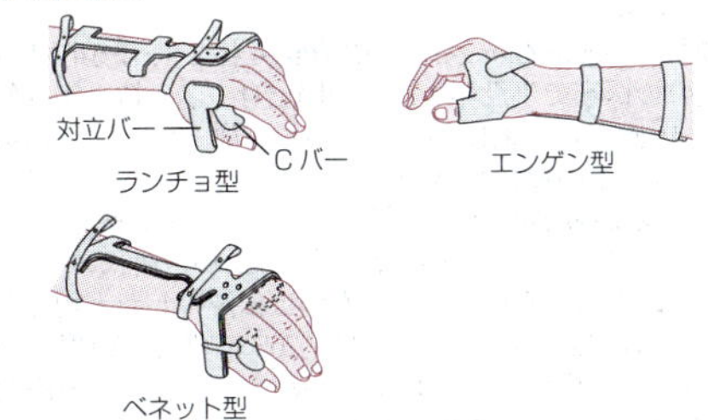

超多分割照射療法⇨同多分割照射療法→1927

超短時間血液透析濾過法 ultrashort hemodiafiltration；UHDF 1回当たりの透析が2.5-3時間(週7-8時間)で施行される血液透析療法をいう．アメリカで1980年代後半から標準化透析量(Kt/V)が研究され，この数値を基準として医療経済やQOLの観点から透析条件を変更し，透析時間の短縮化(超短時間透析)が進んだ．超短時間透析は尿毒物質の除去が過大評価されることや，単位時間当たりの除水量が過大となり血圧変動が大きいなど，心血管系に負担があることが問題となった．最近では短時間透析での透析患者の生命予後は悪化することが明らかとなり，治療法として勧められていない．現在，わが国の透析療法は1回当たり4時間の週3回透析が標準的であるが，QOLや生命予後の点からはより長時間(5-6時間)の透析が好ましいとされている．最近は家庭透析の一環として連日透析 daily dialysis が注目されている．これは連日2-2.5時間程度の透析を行うもので，尿毒症の病態をコントロールするうえで好ましいとされるが，現実的には限られた症例(200人程度)で実施されているだけである．[481]

超短波サーモグラフィー microwave thermography 身体から放射するマイクロ波を検出し，皮膚や組織の温度を記録・画像化する方法．乳癌検出などに試みられたが，感度や信頼性で赤外線サーモグラフィーに劣るとされる．[896] ⇨参赤外線サーモグラフィー→1713

超短波療法 ultrashort wave diathermy 温熱療法の1つ．超短波の周波数は30-300 MHzだが，実際の治療には27.12 MHzの周波数のものが最も多く使用されている．絶縁電極間に患部をはさむコンデンサー電界法や，ケーブルを患部に巻きつけるケーブル法(らせん電界法)などがあり，温熱作用，血液供給量の増大，鎮痛作用などの効果がある．適応は捻挫，筋挫傷，腱鞘炎などの亜急性期以降の外傷や関節リウマチなどであり，禁忌は悪性腫瘍，出血性疾患，知覚障害，妊婦，金属挿入部位，ペースメーカー使用者などである．[233]

腸チフス typhoid fever チフス菌 *Salmonella* serotype Typhi によって起こる全身性の感染症．感染源は患者あるいはキャリアで，糞便や尿から排出された菌によって汚染された水・食品などを摂取することにより感染．菌は小腸に達し，腸管のパイエル板，腸間膜リンパ節に侵入増殖して血流に入り，肝臓，脾臓，骨髄などの網内系組織に運ばれ全身性の感染症を起こす．潜伏期は1-2週間で，主な症状は持続的な発熱，皮膚の発疹(ばら疹)など．治療せずに放置すると腸管に出血・穿孔が起こり死亡することが多い．[324] ⇨参サルモネラ〔属〕→1197

腸チフス菌⇨同チフス菌→1980

張仲景 Zhang Zhong-jing 中国後漢末(2世紀後半-3世紀初)の医家で生没年不詳．南陽出身．名は機，字は仲景．医術を張伯祖に学んだ．のち孝廉という官位にあげられ，その後に長沙の太守になったという．すでに3世紀末から名医として伝えられたが，『後漢書』ほかの正史に伝あるいは同名者の記録はない．唐代の『名医伝』の逸文にのみ伝があり，なかば伝説化した人物である．『傷寒雑病論』の自序では，205年頃までの傷寒病の流行で親族の多くを亡くしたため，それまでの医薬学書などを参照して本書16巻を編纂したとある．この書は北宋以降，『傷寒論』10巻と『金匱要略』3巻として現代に伝わり，中国系伝統医学で薬物療法の最基本古典として各国で読まれ続けている．[1399] ⇨参傷寒論(しょうかんろん)→1429，金匱要略(きんきようりゃく)→793

腸腸吻合術 enteroenterostomy⇨同腸吻合→2019

頂椎 apical vertebra⇨同楔(けつ)状椎→912

蝶番(ちょうつがい)部 hinge region⇨同ヒンジ領域→2504

超低エネルギー食療法⇨同VLCD療法→119

超低温による障害 ultra-low temperature disturbance 寒冷曝露により局部的に循環不全，血行障害を生じ，局部組織に変化がみられる凍傷を起こす．障害されやすい部分は，耳朶(じだ)，鼻尖，手指，足趾など．障害の程度により第1度(紅斑性凍傷)，第2度(水疱性凍傷)，第3度(壊死性凍傷)に分類される．寒冷曝露により体内産熱量を増し，体表部からの熱放散を抑える反応が生ずるが，寒冷曝露が持続するとしだいに身体から熱が奪われ，ついには放熱量が産熱量を上回り，体温は低下し，意識障害などの中枢神経障害を生じ，凍死に至る．治療は保温が第一で，マッサージなどによる血液循環の促進も有効．障害の程度により感染症予防，外科的処置などを行う．予防対策として，保温性の高い防寒服や局所の冷却および凍傷予防のための手袋の着用，その他，防寒靴，防寒靴下，防寒帽，耳当て，ゴーグルなどを着用する．[1360] ⇨参凍傷→2110，凍死→2107，低温環境による疾患→2043

超低出生体重 extremely low birth weight；ELBW［ELBW］ 新生児を出生時の体重で分類した場合，1,000 g未満であること．妊娠28週未満における出生体重に相当し，きわめて未熟性が強く特別な管理を要する．この体重群の出生数は年々増加し，予後は改善しているものの合併障害も多い．後遺症の予防にはレベルの高い周産期医療の実践，早産予防の強化が必要で，長期にわたるフォローアップ，サポートが大切である．[75]

超低出生体重児 extremely low birth weight infant；ELBWI［超未熟児］ 出生体重1,000 g未満の児．出生体重1,500 g未満の極低出生体重児の中でも，さらに高度な未熟性に伴う特異な病態生理があり，死亡率を含めて予後が異なるため区別されている．その小ささと未熟さのために体温，水・電解質バランス，呼吸・循環・栄養管理のうえできわめて特殊な管理を必要とする．新生児医療の進歩，周産期医療体制の普及に伴い，超低出生体重児の8割が生存可能となったが，脳，眼，肺の合併障害も多い．[75] ⇨参超低出生体重→2016，極低出生体重児→777

超低体温灌流 profound hypothermic perfusion 心臓大血管の手術を行う際，主に脳保護を目的に体外循環を用いて体温を25℃以下に冷却する方法．冷却による臓器保護効果が得られる反面，体外循環時間の延長や出血傾向などの欠点もある．主に複雑心奇形や上行弓部大動脈瘤の手術で用いられる．[867,1499] ⇨参低温灌流→2043

超低体温法 profound hypothermia，deep hypothermia 1950年代後半に心臓大血管手術の際の補助手段として開発された全身体温を20℃以下に下げる方法．常温下での循環遮断許容時間は脳の場合3分程度といわれるが，これを20℃以下の低体温にすることで40-60分に延長し，脳を保護することを目的としている．表面冷却単純低体温法と人工心肺による循環冷却法(灌流冷却法)，あるいは両方の併用があるが，熱交換器を組み込んだ人工心肺装置の発達で安全性が高まり，また操作の簡便性と時間の短縮から，現在はほとんど循環冷却法が用いられている.[957] ⇨参超低体温灌流→2016

超低比重リポタンパク質⇨同超低密度リポタンパク質→2017

超低密度リポタンパク質 very low-density lipoprotein；VLDL［VLDL，超低比重リポタンパク質］ リポタンパク質の密度(比重)による分類の1つで，密度が0.95-1.006 g/mL のリポタンパク質．顆粒の直径は30-80 nmで，約50% のトリアシルグリセロール，25% のコレステロール，15-20% のリン脂質，5-10% のタンパク質を含む．肝臓で生成され，食物の脂質組成の影響を受ける.[987]

頂殿長 crown-rump length；CRL⇨同頭殿長→2121

超伝導〔現象〕 superconductivity ある物質が一定の温度以下(超低温)で電気抵抗がゼロとなる，あるいは物質内部から磁力線がなくなる状態(現象)．いったん電流が流れると磁場が維持される．医療では強い磁場が必要な磁気共鳴画像法(MRI)や脳磁図(MEG)で用いられている.[8] ⇨参MRI→83，脳磁図→2299

超伝導電磁石 superconducting magnet，cryogenic magnet 超伝導現象を利用して，安定した高磁場をつくる電磁石．MRI の超伝導電磁石のコイルに用いられるニオブ-チタン(Nb-Ti)やニオブ-スズ(Nb-Sn)の電線は－269℃ の超低温に冷却されると電気抵抗を失うので，大電流をむだなく利用できる．冷却には液体ヘリウムが用いられる.[264] ⇨参常伝導電磁石→1444

長頭 dolichocephaly⇨同長頭蓋→2017

長頭蓋 dolichocephalus［長頭］ 前後に長い頭蓋．分娩時の変形による一時的なものもあるが，人種的，先天的な要因もある．一般に西洋人は長頭の傾向がある．ソトス Sotos 症候群などでは長頭蓋を伴う.[111]

釣藤散(ちょうとうさん) chotosan 医療用漢方製剤の1つ．主として中高年者の頭痛，めまいに用いる．漢方医学的には，肝厥頭暈(かんけつずうん)といってめまいを訴える者によいとされる．臨床的には，体力中等度，あるいはやや低下した人で，頭痛，頭重感，めまい，肩こり，またのぼせ感などを目標にする．特に早朝や午前中の頭痛を目標として用いることがない．頭痛，肩こりのほか，更年期障害，メニエール Ménière 症候群，神経症，動脈硬化症，高血圧症などに応用される．近年本処方が脳血管性認知症の症状に有効であるとの報告がある．出典：『普済本事方』．構成生薬：セッコウ，チョウトウコウ，チンピ，バクモンドウ，ハンゲ，ブクリョウ，キクカ，ニンジン，ボウフウ，カンゾウ，ショウキョウ.[544]

跳動膝蓋骨⇨同膝蓋跳動→1306

長頭症 dolichocephaly 頭蓋骨縫合が早期に癒合する狭頭症の一種．矢状縫合が早期に癒合し，前後径が長い頭蓋になる．他に眼球突出，脳圧亢進などの症状がみられる.[1631]

鳥頭小人症 bird-headed dwarfism⇨同ゼッケル症候群→1732

長橈側手根伸筋 extensor carpi radialis longus〔muscle〕；ECRL 上腕骨外側上顆およびその付近から起こり，第2中手骨底の背面に停止．筋腹は前腕近位部外側で，腱は停止部で皮下に触れることができる．短橈側手根伸筋とともに手関節の橈屈方向(母指側)への背屈作用をもつ．純粋な背屈は尺側手根伸筋と，純粋な橈屈は橈側手根屈筋との共同運動でなされる．手を強く握るときに緊張するのは，指屈筋群の手関節掌屈作用に対抗して関節を安定させるためである．橈骨神経支配.[873] ⇨参前腕後側の筋→1801

腸トリコモナス *Trichomonas hominis* 大腸に寄生し栄養型のみが検出されるトリコモナスの一種．前鞭毛と波動膜を動かして運動する．病原性はほとんどない.[288]

腸内ガス bowel gas 食事中に嚥下された空気や非消化食物に発生した細菌によりつくられた大腸内のガス．多量の繊維質の摂取，不耐食物の摂取，過敏性腸症候群，吸収障害，便秘，腸狭窄などの場合増加する.[307]

腸内寄生虫妄想 delusion of parasitosis 腸の中，広義には身体内部に寄生虫がいると確信する妄想．身体表面に寄生虫がいるとする皮膚寄生虫妄想と対比されることがある．小動物が身体の中にいると訴える場合も含む．この妄想に伴う苦痛のため，患者は駆虫薬を過度に使用することがある．妄想型統合失調症，うつ(鬱)病に伴う妄想，症状精神病の経過中などにみられる．50代以降，女性に多い.[168] ⇨参皮膚寄生虫妄想→2470

腸内細菌科 *Enterobacteriaceae* グラム陰性の通性嫌気性無芽胞桿菌．鞭毛をもつものは周毛性の鞭毛である．ブドウ糖を発酵して酸を産生し，硝酸塩を亜硝酸塩に還元する．この科に属するヒトに病原性の強い細菌は，サルモネラ *Salmonella*，赤痢菌 *Shigella*，(下痢原性)大腸菌 diarrheagenic *Escherichia coli*，エルシニア *Yersinia* などがある.[324]

腸内細菌叢 intestinal microflora，intestinal bacterial flora ヒトや動物の腸管内に通常生息する微生物の集団．ヒトの上部小腸内では細菌数が少ないが，小腸下部になるに従って多くなり，大腸で最大となる．腸管，特にヒトの大腸内には糞便1g当たり 10^{10}～10^{11} の細菌が存在し，互いに共生あるいは拮抗して一定の平衡状態を保っている．そのほとんどが偏性嫌気性細菌であるバクテロイデス *Bacteroides* 属，ビフィドバクテリウム *Bifidobacterium* 属，クロストリジウム *Clostridium* で占められている．大腸菌などの腸内細菌科の細菌は糞便1g当たり 10^8～10^9 である．常在細菌叢の菌には術後感染や日和見感染の原因となるものがある.[324]

腸内消化 intestinal digestion 摂取した食物を腸内で消化すること．胃から入ってきたかゆ状液に膵液，胆汁がまじり，さらに小腸粘膜からの消化酵素も加わり，消化が完全に行われる．胃から十二指腸の消化粘膜には，種々のホルモン放出細胞があり，これが消化液の分泌を調節している．腸液中に含まれている酵素はかゆ状液と混合され管腔内で消化を進める．これを管腔内消化と呼ぶ．しかし，これは消化の一部であり，微絨毛上皮の細胞膜に密集して配列する酵素はより完全に食物成分を消化する．これを膜消化と呼ぶ．この過程は終末消化と呼ばれ，最終段階まで消化が進む．生成したアミノ酸，単糖類，グリセロールなどは膜輸送機構により直ちに吸収される.[842] ⇨参膵液性消化→

1612，腸液消化→2001

長内転筋　adductor longus muscle，long adductor muscle　大腿内側の内転筋の1つ．恥骨結合の付近から起こり，大腿骨粗線内側唇の中央域につく．内転筋の中では最も表層に位置する．腰神経叢の閉鎖神経の支配を受け，股関節で大腿の内転，外旋に働く．長内転筋の外側縁は鼠径靱帯，縫工筋とともに大腿三角(スカルパScarpa三角)をつくる．[1044] ⇒参大腿三角→1882

腸内反射　intestinal intrinsic reflex　外来神経とは関係なく，食塊の機械的・化学的刺激を粘膜，粘膜下層，筋層に分布する腸壁内神経系の感覚神経が感知し，刺激を腸壁内神経系の介在神経に伝え，壁内神経系内の運動神経を介して刺激部位の口側に収縮を，尾側に弛緩を起こす反射．[842] ⇒参蠕動→1788，ベイリス・スターリングの腸の法則→2621

腸内分泌細胞⇒参胃腸内分泌細胞→253

超軟X線療法　ultrasoft X-ray therapy　表在X線治療のうち10 kV程度の軟X線を用いた治療法．10 kV程度の管電圧で得られるX線を限界線といい，真皮層まで達せず皮膚表面の疾患や皮膚癌などの表層に限られた疾患の治療に用いられる．[471,914]

調乳法　milk formulation　特殊調製粉乳(粉ミルク)のつくり方，器具の消毒などの方法をいう．特殊調製粉乳は授乳のたびごとに調乳することを原則とする．調乳者の手をよく洗い，消毒した哺乳びんにでき上がり量の2/3程度まで，いったん十分に沸騰させた湯を入れ，50-60℃くらいに冷ます．特殊調製粉乳を計量スプーンで正確に計って入れ，軽く振って泡が立たないように溶かす．さらに湯をでき上がりまで追加．消毒した乳首を不潔にならないように注意して哺乳びんにセットする．その後，適温まで冷ましてから与える．[1352]

腸捻転　intestinal volvulus，twisting of bowel　［**S状結腸捻転症，腸軸捻症**］　何らかの原因で腸間膜を軸に腸が回転し，ねじれた状態．絞扼性(血行障害を伴う)イレウスの病態を呈することが多い．頻度的にはS状結腸捻転が多く，次いで回盲部捻転で，小腸捻転症の場合は中腸回転異常に伴ってみられることが多い．症状は激しい腹痛，嘔吐などイレウスの症状を呈し，単純X線写真上拡大した腸管ガス像がコーヒー豆様，サッカーボール様を呈する．外科的治療が原則．[1632]

聴能訓練　auditory training　中等度難聴児，高度難聴児に行う言語習得のための訓練．補聴器を利用し，言語の聞き分けの訓練を行ったのち，発語の訓練を行う．早期の開始が必要であり，放置すると言語発達が阻害される．[211]

聴能言語士⇒同言語治療士→948

腸嚢胞　enteric cyst，intestinal cyst，enterocyst　［**腸肝嚢胞，消化管嚢胞**］　腸の粘膜で被覆された嚢胞．小腸の嚢胞はときにみられるが，大腸固有の嚢胞はまれ．腸管から遊離して腸間膜や骨盤などに嚢胞形成がみられることもある．ときに腸閉塞症状を起こすこともある．[1531]

超薄切片　ultrathin section　電子顕微鏡で観察するための厚さ100 nm以下に超薄切りにした切片．細胞構造を十分に保存するために固定までの時間を2分以内とするのが理想的．採取した組織片は固定前あるいは固定後に細切する．固定は2.5%グルタールアルデヒド溶液で固定したあと，0.1 Mリン酸あるいはカコジレイト緩衝液で洗い，1-2%オスミウム酸で再び固定して緩衝液で洗う．アルコールで何回かの脱水ののち，プロピレンオキシドで置換し，エポン混合液で包埋する．包埋した試料は超ミクロトームを用いて超薄切し，シートメッシュにのせて観察する．細胞小器官をみる際には超薄切片はなくてはならないものであるといえる．[1531]

長波長感受性錐体　long wave sensitive cone　［**L-錐体，赤錐体**］　外節の視物質の吸収極大によって3種に分けられる錐体細胞のうち，吸収極大が560 nm付近(ヒトの場合)にある赤色光を吸収する視物質をもつもの．かつては赤錐体と呼ばれた．[1230]

超皮質性運動性失語　transcortical motor aphasia　自発的にはほとんど何も話さなくなるが，こちらの言ったことを復唱することは可能であるような失語型．理解はおおむね保たれ，語健忘も比較的軽いことが多いが，ときに反響言語や，発話開始困難，構文産生能力に一定の障害がみられることがある．左半球前頭葉下部～中部ないし上部内側面の病変で生じうると考えられている．[296]

超皮質性感覚性失語　transcortical sensory aphasia　一見流暢な自発話があるが，情報量に乏しいことが多く，聴覚的な理解障害が強いわりには，復唱が良好であるような失語症．語健忘や語性錯語を伴うことが多い．左半球側頭葉下部の損傷で生じることが多いが，前頭葉病変に伴って類似の病態を生じることが知られている．[296]

超皮質性失語症　transcortical aphasia　復唱が保たれている失語症．言語野を前方から取り囲むような病変では，復唱は可能であるが，意図的に言語を発する能力に異常を生じる超皮質性運動失語となり，言語野を後方から取り囲むような病変の場合は，復唱と発語はよいものの，受け取った音の意味が理解できない超皮質性感覚失語となる．言語野周辺がそっくり障害されると，復唱のみが反響言語的に残り，他の語能力がすべて消失した混合性超皮質性失語となる．混合性超皮質性失語は言語野孤立症候群とも呼ばれる．[1160] ⇒参失語→1311

腸フィステル⇒同腸瘻(ろう)→2021

貼付剤　はり薬のこと．通例，布またはプラスチック製フィルムなどに延ばす，もしくは封入し，皮膚に粘着させ用いる外用剤．湿布薬が有名であるが，そのほか，全身作用を目的とした鎮痛薬，喘息予防薬，狭心症治療薬などがある．湿布薬などの局所作用を目的とするものは目的部位に貼付するが，全身作用を目的とする場合は，貼付部位が離れていても効果を発現する．吸収が徐々であるため，はり替えが1日1回あるいは3日間有効な薬剤があり，さらに注射剤からの切り替えができる貼付剤などが開発されている．[969]

貼布試験⇒同パッチテスト→2385

貼布法　貼布剤(パップ剤)を患者に貼用し，経皮的に吸収させて薬効を得ること．方法：①貼布部位をよく観察し，清潔にして乾燥させ，刺激を与えないようにゆっくり貼る，②必要に応じて貼布部を絆創膏などで固定する，③貼布後は，薬効の発現状態，薬剤による

痛み，腫脹，発赤，熱感，瘙痒感の有無を確認，④除去後の皮膚の清潔に留意する.[927]

腸吻合 enteroanastomosis ［**腸腸吻合術**］ 腸の2つの部分を吻合して内腔を連絡させる手術．腸切除後の再建法として，また狭窄や閉塞を起こした際に側副路をつくる目的で行われる．吻合の形式には，2つの腸管の断端を吻合して1つの管にする端端吻合，横に並べた2つの腸管に切開を加え，開口部同士を縫合する側側吻合，腸管の断端と別の腸管の側部にあけた開口部とを吻合する端側吻合がある.[485]

腸閉塞症 intestinal obstruction⇨同イレウス→287

腸ベーチェット病 intestinal Behçet disease ［**腸管ベーチェット病**］ 口腔粘膜，皮膚，眼，外陰部の反復性ないし遷延性炎症性病変を特徴とするベーチェット病のなかで，副症状としての消化管病変が臨床症状の中心であるもの．消化管病変は多彩だが，回盲部を中心とした深い打ち抜き様の円形・卵円形潰瘍を呈するものが多い．しばしば難治性で，瘻孔や狭窄，穿孔，出血などの合併症をきたすことがある.[1298,1188] ⇨参ベーチェット病→2622

腸ヘルニア intestinal hernia, enterocele ［**脱腸**］ 腸管をヘルニア内容(ヘルニア嚢内に脱出するもの)とするものをいう．腹腔内臓器のすべてがヘルニア内容となりうるが，腸管がヘルニア内容となるのは全ヘルニアの80％を占め，なかでも回腸下部が多い．この部は内鼠径輪，大腿輪に近接して存在し，腸間膜が長く可動性が大きいので脱出しやすい．大腸では後腹膜に固定されていないS状結腸，横行結腸がヘルニア内容になりやすい．腸管壁の一部がヘルニア内容になるものを腸壁ヘルニアと称する.[711]

鳥貌(ちょうぼう) bird face 下顎骨の発育不全に伴う小下顎症において，オトガイ(頤)部の著しい発達不全がある場合，その側貌形態はあたかも鳥の側貌に似ていることからつけられた呼称．先天性のものではピエール=ロバン Pierre Robin 症候群，第1・第2鰓弓症候群があり，後天性のものでは出生時の外傷，下顎骨骨髄炎，顎関節炎，顎関節強直症などにより継発する.[608] ⇨参ピエール=ロバン症候群→2426

長母指外転筋《手の》 abductor pollicis longus〔muscle〕 前腕中部の尺骨，橈骨および骨間膜から起こる．短母指伸筋とならんで外下方へ斜めに走り，腱は短指伸筋腱とともに腱鞘で包まれて伸筋支帯深層の第1管を通って第1中手骨底背面外側に停止する．作用は第1中手骨の橈側外転で，母指を開く動きである．手関節の橈屈作用もある．母指の背屈や外転あるいは手関節の橈屈で橈骨茎状突起部に強い痛みが生じる，母指の使いすぎや中年女性に多くみられる狭窄性腱鞘炎(ド=ケルヴァン de Quervain 病)の原因筋の1つである．橈骨神経支配.[873] ⇨参前腕後側の筋→1801

長母指伸筋《足の》 extensor hallucis longus〔muscle〕, long extensor muscle of great toe 下腿の伸筋の1つ．下腿骨間膜と腓骨中央内側から起こり，足関節前面で上下の伸筋支帯の下を通り，第1中足骨背面を経て母指の指背腱膜に移行し，末節骨底と基節骨底に停止する．作用は母指の伸展，足関節背屈で，足部を固定すると下腿は前傾する．深腓骨神経支配.[873] ⇨参下腿前側の筋→520

超未熟児⇨同超低出生体重児→2016

長命⇨同長寿→2012

聴毛 auditory hair ［**不動毛**］ 蝸牛の基底膜上のらせん器にある内・外有毛細胞の上端に並んでいる．外有毛細胞の上端には約120本の聴毛がW字型に3列に並んでおり，らせん器上方の蓋膜に接している．内有毛細胞の上端には約40本の聴毛がある．音刺激により，らせん器上方のリンパ腔内にある蓋膜が動き，その信号を聴毛が聴神経細胞に伝えることにより機械的エネルギーを電気的エネルギーに変える働きをする.[451]

跳躍遺伝子 jumping gene トランスポゾンとも呼ばれる．両端に逆向きの反復配列をもち，染色体上を転移するDNA断片.[437]

跳躍伝導 saltatory conduction ［**とびとび伝導**］ 有髄神経線維のランヴィエ Ranvier 絞輪間を活動電位が絞輪から絞輪へとスキップする伝導様式で，伝導速度を上げる作用がある．無髄神経ではみられない.[1274] ⇨参ランヴィエ絞輪→2900，有髄神経線維→2852

腸腰筋 iliopsoas muscle 腸骨筋および大腰筋の総称．腸骨筋は腸骨内面の腸骨窩から，大腰筋は第12胸椎～第4腰椎の椎体や肋骨突起から起こる．それらは合して鼠径靱帯の筋裂孔を通り大腿前面に出て大腿骨の小転子に停止する．股関節屈曲の主動作筋．立位時に働くと骨盤が前傾する．これが短縮した骨盤前傾姿勢は腰痛症の一因となる．腸骨筋は大腿神経，大腰筋は直接腰神経の支配を受ける.[873]

腸腰筋炎 iliopsoitis, psoitis 腸腰筋の急性化膿性炎症のことであり，原発性と続発性に分類される．原発性は潜在的な感染源から血行性またはリンパ行性に炎症が波及したもので，続発性は消化管や泌尿器などの隣接領域の炎症性疾患から直接波及したもの．起炎菌としては原発性では黄色ブドウ球菌で，続発性の場合は大腸菌群が大半を占めるが，ときに脊椎カリエスに続発する結核性膿瘍のこともあるため注意を要する．症状は突然発生することが特徴的で，腰部や鼠径部の疼痛を伴った発熱，下腹部の腫脹，硬結などである．さらに股関節の伸展制限である腸腰筋肢位が特徴的．画像診断ではCTやMRIが有用．治療は起炎菌を対象とした抗生物質の投与に加え外科的な処置が基本とされている．外科的処置にはCTあるいはエコーガイド下に穿刺・排膿し，さらにドレナージを行うもの，切開のうえ排膿洗浄するもの，持続洗浄を追加するものがある.[342,1405]

腸腰筋拘縮 iliopsoas contracture 筋が感染や炎症のために線維化・瘢痕化し，その結果，伸縮性を失った状態を筋拘縮というが，この筋拘縮が腸腰筋に発生した状態をいう．原因は，ほとんどが腸腰筋炎である．腸腰筋炎は，適切な初期治療で完治するのが一般的ではあるが，感染や炎症が長期化すると，後遺症として筋拘縮が残り腸腰筋が短縮する．腸腰筋炎以外の原因としては，血友病による腸腰筋内の頻回の出血がある．腸腰筋は，その大部分が骨盤および腰椎と大腿骨をつなぐ筋で，股関節の前面にあって股関節を屈曲させる筋である．したがって腸腰筋拘縮が起こると股関節が屈曲したまま伸展しにくくなる．しかし屈曲には制限がない点は股関節の屈曲拘縮とは異なる.[821] ⇨参血友病→931，拘縮→1011，腸腰筋炎→2019

腸腰筋徴候 iliopsoas sign 腸腰筋の炎症性病巣があるときに，痛みを緩和するために患者が患側の大腿を曲げることを指す．程度の軽いときは，健側を下にして側臥位をとり患側の大腿を伸展させると検出される．[839]

腸腰靱帯 iliolumbar ligament 骨盤領域の靱帯の1つ．主として第4および第5腰椎の肋骨突起から出て外方に向かい，腸骨稜内唇の後端部につく靱帯．仙腸関節の間接的な補強靱帯として働く．[1044] ⇨参仙腸関節→1776

調理 cooking 安全で衛生的な食品を調製すること．最も重要なことは食中毒の予防である．そのためには調理人の衛生教育と調理施設の衛生管理が要求される．「調理師法」は調理師の資格などを定め，調理の業務に従事する者の資質を向上させることにより調理技術の発達をはかり，国民の食生活の向上に資することを目的としている．日本料理，西洋料理，めん料理，中国料理，すし料理の調理技術審査の試験に合格するとそれぞれ各専門調理師の名称が使用できる．衛生管理では，①食品の汚染防止のため，ネズミ，昆虫類の侵入を阻止する構造物や調理人の清潔維持のための手洗設備，②食品の衛生的な調理，取扱いのための調理器具や食器類の整備および保管のための設備，③調理済み食品などを低温で保存するための冷蔵庫の設置，などが必要である．[987]

聴力 hearing, hearing acuity いわゆる空気の振動としての音を知覚する能力．医学的には125-8,000 Hzの周波数の聴こえを測定する．振動は内耳で知覚され，内耳神経を介して中枢へと伝えられる．[98]

張力 tension ある面や点に加えられた力に抗して，外側に向かって引っ張る力．筋においては収縮によって周辺の組織に生じる引っ張る力を指す．[97]

聴力計 audiometer ［オージオメーター］ 純音を電気的に発振し，音の強弱を自由に操作できる聴力検査のための電気的装置．発振器，増幅減衰器，レシーバーからなる．通常125-8,000 Hzの周波数が出るようになっている．検査では検査する側の耳に種々の強さのデジベル(dB)における低周波から高周波までの音を聞かせる．正常耳の平均聴力レベルが0 dBになるように調整され，5 dBずつ測定できるようになっている．気導聴力用のレシーバーと骨導聴力用のレシーバーを用いて測定する．[451]

聴力言語障害学級⇨同難聴特別支援学級→2201

聴力検査 audiometry ［聴覚検査，オージオメトリー］ 難聴の程度の測定と聴覚障害の部位と性状を調べる検査．聴覚障害のうち内聴覚器に障害のあるものは器質性難聴，聴覚器に障害のないもので難聴を訴え，聴覚の低下をきたすものを機能性難聴という．難聴は伝音難聴，感音難聴，内耳性難聴，迷路性難聴，後迷路性難聴に分類される．自覚的聴力検査には音叉，純音聴力検査，語音聴力検査，自記オージオメトリーがある．他覚的聴力検査にはアブミ骨筋反射，聴性脳幹反応，聴性中間反応，頭頂部緩反応，蝸電図，耳音響放射がある．自覚的聴力検査ができない乳児，幼小児では他覚的聴力検査のほか，聴性行動反応検査，遊戯聴覚検査，条件詮索反応聴力検査がある．[887]

張力受容器 tension receptor ［伸展(張)受容器］ 伸張されると，その程度に応じた頻度のインパルスを発生する受容器．筋の伸張の状態から位置関係や運動を感知する筋紡錘や腱紡錘などがある．[1160]

聴力障害⇨同聴覚障害→2004

聴力図 audiogram ［オージオグラム］ 聴力の鋭敏さを表す図で，聴力計(オージオメーター)で測定した左右の気導・骨導聴力をそれぞれ記録したもの．横軸に測定音の7周波数（125，250，500，1,000，2,000，4,000，8,000 Hz），縦軸に聴力レベル(dB)を示す．気導聴力は右○-○，左×…×で表し，骨導聴力は右[，左]で表す．右耳の聴力は赤，左耳は青で表すこともある．[451]

●聴力図

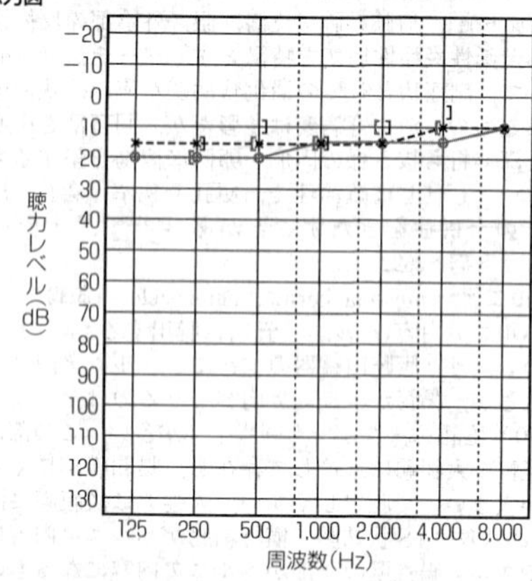

聴力低下⇨同聴覚障害→2004

張力長さ図 tension-length diagram〔curve〕⇨同長さ-張力曲線《筋の》→2192

聴力の社会適応指数 social adequacy index of hearing；SAI 日本聴覚医学会制定の語音聴力検査のうち語音弁別(言葉の聞き分け)の検査で，41，56，71 dB SPL(dBは音圧の単位デシベルの略，SPLはsound pressure level音圧レベルの略)の3点での明瞭度の平均値によって聴力の社会適応度を表す方法．一般にSAIが33以下では社会適応に障害をきたすとされる．[211]

聴力保存根本手術 modified radical mastoidectomy 鼓膜や耳小骨連鎖を保存しつつ中耳腔の病変を除去して，慢性中耳炎や真珠腫を治療する手術法で，聴力は術前と同レベルに保たれる．上鼓室，乳突洞に病変があるときに行う．[98]

聴力レベル hearing〔threshold〕level；H〔T〕L ある耳の最小可聴値と日本工業規格(JIS)により規定された基準レベルとの差で，デシベル(dB)で表す．旧規格では，その差を聴力損失と呼んでいたが，1982(昭和57)年の改正により聴力レベルと呼ぶよう統一された．聴力図の縦軸は聴力レベルで表示する．[211]

腸リンパ本幹 intestinal lymphatic trunk 腹腔動脈幹周囲のリンパ節のリンパ流を受けるリンパ管．直腸を除く胃腸，膵，脾，肝の大部分からリンパ液が流入し，胸管につながる．消化吸収時には乳びを入れるため乳び管とも呼ばれる．[1221]

長ループネフロン long looped nephron ［髄質近接ネフロン，傍髄質ネフロン，深在ネフロン］ 糸球体が髄質に近い皮質部分にあるネフロン．ヘンレ Henle 係蹄が長く，尿の濃縮に関係している．[851]

腸瘻(ろう)　intestinal fistula, enteric fistula　［腸フィステル］　腸管の内腔が外部へ慢性的に交通した部位(管)をいい，体表に通じる外腸瘻と腸管や膀胱など他臓器に通じる内腸瘻とに分けられる．外腸瘻は外傷や術後の縫合不全，クローン Crohn 病によるものや，栄養補給，内容排泄(人工肛門)のために人工的に造設するものがある．内腸瘻も胆石，胆嚢炎やクローン病などによるもの，手術不能の幽門部癌や膵癌による消化管通過障害に対するバイパス手術など人工的に造設されるものがある．交通する部位の名前をとって，小腸皮膚瘻，大腸皮膚瘻，胆囊十二指腸瘻，小腸小腸瘻，小腸大腸瘻，小腸膀胱瘻，直腸腟瘻などと呼ばれる．[765,680]　⇨参腸瘻(ろう)造設術→2021，胃瘻(ろう)→288

腸癆(ろう)⇨同腸結核→2010

腸瘻(ろう)**造設術**　enterostomy　消化管内腔から腹壁を通して体表に人工的に開口部をつくること．栄養補給や腸内容排除のために行われる術式で，一時的なものと永久的なものとがある．造設される部位は目的に応じて異なり，空腸などの上部腸瘻は主として経口摂取ができない場合の栄養瘻として，回腸などの下部腸瘻は人工肛門の意味でつくられることが多い．[485]

調和解析⇨同フーリエ解析→2517

チョーキングサイン　choking sign⇨同窒息微候→1974

チョークス　chokes　減圧症でみられる呼吸器・循環器障害．急速な減圧によって発生した窒素気泡が肺毛細管を閉塞することが原因とされている．息づまり感，前胸部痛，頻呼吸などの症状を示し，呼吸困難，ショックへと進行することがある．治療は再加圧で，予防法は減圧をゆっくり行うこと．[1360]　⇨参潜水夫病→1770，窒素塞栓症→1974

直撃損傷⇨同クー損傷→811

直視下交連切開術　open mitral commissurotomy；OMC　［直視下僧帽弁交連切開術］　体外循環による心停止下に僧帽弁を直接確認して，癒合した交連部を切開して狭窄を解除する方法で，僧帽弁狭窄症に対して行われる．閉鎖式交連切開術と比べて，癒合した弁尖を正確に切開でき，また弁下部の乳頭筋や癒合した腱索に手術操作を加えられる利点がある．[867,1499]

直視下心臓手術　open heart surgery　［開心術，直視下心内手術］　心臓の内部の病変を修復する手術のうち，人工心肺を使用して行う手術．上・下大動脈より脱血した静脈血を人工肺により酸素化血とし，動脈に送血することで，心臓内を空虚にした状態にでき，病変を直接確認できる．現在の心臓手術の基本的な手技．[867,1499]

直視下心内手術⇨同直視下心臓手術→2021

直視下僧帽弁交連切開術⇨同直視下交連切開術→2021

直証⇨同純粋直観→1416

直針　straight needle, straight-body needle　彎曲のない直線の縫合針．持針器で把持しやすいので鏡視下手術でよく使用される．マイクロサージェリーで血管や神経縫合に使われることもある．キース Keith 針(角針)は皮膚縫合に使われ，バネル Bunnell 針は腱縫合に使われる．トランスチャンバーの直針は眼内レンズの固定に用いられる．[957]

直接圧迫止血法　direct compression method for hemostasis　救急患者の応急法で，外出血が認められる場合の止血法として勧められている方法．出血が動脈性で出血部位が小さい場合には，指または手掌で出血部位を強く圧迫することで止血が可能．頭部，顔面，頸部，手指などで皮下にかたい骨がある場合には，骨に向かって強く圧迫する．静脈性の出血の場合には創部とその周辺を布で覆って手掌で圧迫する．[891]

直接クームス試験　direct Coombs test；DCT　［直接抗ヒトグロブリン試験］　後天性自己免疫性溶血性貧血での抗赤血球自己抗体(クームス抗体)を検出する方法の1つ．クームス抗体は生体内で赤血球に結合しているが，不完全抗体であるために非凝集性である．このため，結合している不完全抗体に対して抗免疫グロブリン G (IgG)抗体を添加し，自己抗体結合赤血球の橋渡しとして出現する凝集反応を観察する．クームス Robert (Robin) R. A. Coombs(1921-2006)はイギリスの免疫学者．[677]　⇨参クームス試験→812

直接喉頭鏡検査法　direct laryngoscopy　［喉頭直達鏡検査法］　柄から直角に屈曲したまっすぐな金属製の管である喉頭直達鏡を喉頭腔に挿入し，喉頭を直接肉眼で観察する検査法．現在では各種のファイバースコープが開発されたため観察目的のみではあまり用いられない．ただし，顕微鏡下喉頭手術などでは現在でも有用．喉頭に表面麻酔を行うので検査後約1時間は禁食を指示する．[701]

直接抗ヒトグロブリン試験　direct anti-human globulin test　⇨同直接クームス試験→2021

直接撮影法　direct radiography⇨同X 線撮影法→125

直接産科的死亡　direct obstetric death　妊娠，分娩，産褥期における産科的合併症や不適切な処置によって生じた母体死亡をいう．異所性(子宮外)妊娠，前置胎盤，人工妊娠中絶時の子宮穿孔などがこれに入る．妊娠前から存在していた疾患が妊娠によって増悪して死亡に至ったものは含まれない．[1352]　⇨参妊産婦死亡→2263

直接死因⇨同致命傷→1981

直接接触感染　direct contact〔infection〕⇨同接触感染→1735

直接鼠径(そけい)**ヘルニア**⇨同内鼠径(そけい)ヘルニア→2186

直接対光反射　direct light reflex　光が瞳孔を経由して眼内に入るときにみられる縮瞳を対光反射といい，直接対光反射と間接対光反射がある．直接対光反射は光を当てた眼に起こる縮瞳現象．反対眼にみられる同程度の縮瞳を間接対光反射という．[1601]　⇨参対光反射→1866，間接対光反射→626

直接打診法　direct percussion　間に指や打診板を置かず，直接体壁を指や槌でたたいて打診する方法．[328]　⇨参打診法→1915

直接聴診法　direct auscultation　聴診器を用いず，直接体壁に耳を当てて聴診する方法．[328]　⇨参聴診法→2014

直接的因果関係　direct causal association　疫学研究の因果関係論において，ある要因がある健康事象に直接的に関与していることをいう．例えば結核菌と結核症を直接的因果関係といい，喀痰と結核症を間接的因果関係という．疫学研究では直接的因果関係を有する発生要因を特定できないことも多いが，間接的因果関係を明らかにすることによって疾病予防が可能となる．通常，因果関係の有無の判断材料としては，関連の一

致性，強固性，特異性，時間性，整合性の5つがあげられる.[1406]

直接的観察 direct observation 対象を直接的に観察すること．このような観察の場合には，観察者の存在自体が観察結果に大きな影響を与えることが多いので十分な注意が必要．参加観察〔法〕においては，このような観察法が一般的である．この場合には，観察者自身が観察事象のなかで，どのような役割をもって存在しているかは観察結果の妥当性に大きな影響を与える.[446] ⇨参間接的観察→626

直接導出脳波 direct recorded EEG 通常の脳波記録は頭皮上で行われるが，しばしば不鮮明で局在性もはっきりしないことがある．また，頭皮上脳波に突発波がみられないにもかかわらず，皮質下諸領域，特に扁桃核，海馬などに棘波，その他の突発波が出現することがある．この問題を解決するために，直接，大脳皮質に電極を置き（挿入し），脳波を記録することを直接導出といい，記録された脳波を直接導出脳波という．外科的処置が必要であり，感染に注意する必要があるため，原則としてそのあとに外科的治療を行う予定がある場合にのみ行う.[870] ⇨参脳波→2310

直接熱量測定法 direct calorimetry 特に生体による酸化などの反応によって発生する熱量を直接的に測定する方法．エネルギー基質の燃焼に必要な酸素消費量を測定することにより，熱産生量を計算する間接熱量測定法と区別される.[258]

直接ビリルビン direct bilirubin ［抱合型ビリルビン］ビリルビンは胆汁の着色成分で，血清の黄色色素の主成分である．エールリッヒジアゾ Ehrlich diazo 試薬と直接反応するビリルビン分画を直接ビリルビンといい，肝細胞内でビリルビンがグルクロン酸と結合して生じ，水に可溶性で，胆汁中に排泄される．胆石などで胆管が閉塞された場合の閉塞性黄疸では，胆汁の十二指腸への排泄が障害され，胆汁が血中に逆流した場合など，肝胆道系疾患は血清中の直接ビリルビン濃度が上昇する．基準値 0-0.3 mg/dL（アルカリアゾビリルビン法），0-0.4 mg/dL（酵素法，比色法）.[677] ⇨参間接ビリルビン→627

直接覆髄法⇨参覆髄法→2543

直接溶血斑試験 direct hemolytic plaque assay ［直接溶血プラーク試験］ 補体による溶血反応を利用し，抗体産生細胞を検出する方法．ある抗原で免疫された動物の脾細胞を抗原が結合したヒツジ赤血球とともにアガロース中で混和し，スライド上で培養する．抗体産生細胞から抗体が産生されると周囲のヒツジ赤血球に結合し，さらに補体を添加すると赤血球が溶血し肉眼で観察可能な溶血斑（プラーク）が形成される．この方法（直接法）では IgM 抗体産生細胞が検出されるが，二次抗体として抗 IgG，抗 IgA 抗体を添加しておくと，IgG，IgA 抗体産生細胞を検出できる（間接法）.[388] ⇨参溶血斑形成法→2867，プラーク法→2571

直接溶血プラーク試験⇨同直接溶血斑試験→2022

直線加速器 linear accelerator；LINAC ［粒子直線加速器，リニアック，リニアアクセレレーター］ 電界を利用し電子を加速し，電子線もしくは高エネルギー（超高圧）X 線を発生させる装置．高エネルギー X 線を発生させる場合，加速された電子をターゲットに当てて発生させる．リニアックもしくはライナックとも呼ばれる．放射線治療においては，外部照射治療用として使われていたコバルト 60 遠隔照射装置に代わり現在最も普及している．4-20 MeV 程度の電子線，4-10 MV 程度の X 線を照射する直線加速器が放射線治療用として主に使用されている．機構としては，電子銃を出た電子をマイクロ波による電界を利用して加速管内で加速させ，偏向マグネットで進行方向を変え，電子線を照射する場合はスキャッタリングフォイルを介しビーム幅を広げ，また X 線を照射する場合には電子線をターゲットに当て X 線を発生させフラットニングフィルターを経てそれぞれの治療に供される．ビームの出口には（マルチリーフ）コリメーター〔多分割絞り（multi-leaf）collimator〕が備えつけられ，電子線，X 線が余分な範囲に照射されないようにブロックする．加速方式には定在波型と進行波型がある.[471,914] ⇨参超高圧 X 線→2010，線形加速器→1754

直剪刀（せんとう） straight surgical scissors 先端部から把持部まで直線で同一平面上にある最も単純な形の手術用剪刀.[957]

直像鏡 direct ophthalmoscope ［直像検眼鏡］ 光源とレンズが一緒になった手持ちタイプの眼底鏡．倒像鏡に比較して拡大率が高く，網膜血管や視神経乳頭辺縁の浮腫などの観察には適する．一方，観察野が非常に狭いため，眼底全体の観察や周辺眼底の観察には不向き.[975] ⇨参倒像鏡→2117

直像検眼鏡⇨同直像鏡→2022

直達牽引法 skeletal traction，direct traction 大腿骨骨折，脛骨骨折，肘周辺の骨折に用いられることが多い牽引療法の1つ．腫脹や開放創のためギプス固定や手術が難しい骨折，小児でギプス固定が難しい骨折が適応となる．ベッド上に臥床して罹患骨の骨折部より遠位部に金属製の鋼線や螺子を刺入し，特殊な器具を介してロープとつなぎ，骨の長軸方向に牽引力を加え骨折の整復・固定を図る．ピン刺入部の感染に注意が必要である．また定期的な X 線検査によるチェックも必要である．キルシュナー Kirschner 鋼線牽引，頭蓋直達牽引法，螺子による牽引などがある.[1494]

直腸 rectum S 状結腸に続く大腸の終わりの部分で，S 状結腸から肛門へと内容物を排出する．直腸は第 3 仙椎の高さに始まり，仙骨前面を下る長さ約 20 cm の管で，上部は直腸膨大部，下部は肛門管という．直腸膨大部は内容物がないときには前後に圧平され，肛門管は閉じている．直腸膨大部の粘膜には不完全な横向きのひだ（直腸横ひだ）がある．肛門に近い一部を除いては，粘膜は大腸の他の部位と同様に単層円柱上皮で覆われ，腸陰窩があるが，直腸では直腸静脈叢（痔静脈叢）が発達していることが特徴である．筋層は内輪層と外縦層の平滑筋で，結腸ひもはなく，縦走筋は全周を囲む．直腸上部では前壁と側壁は腹膜で覆われる．後壁は外膜で後腹壁に付着するが，下部では次第に全周が外膜で覆われるようになる．直腸前面の腹膜下端は男性では直腸膀胱窩，女性では直腸子宮窩（ダグラス Douglas 窩）の後壁をなし，両者はそれぞれ，腹膜腔の最も低い部をなす．直腸静脈叢は門脈系（上直腸静脈→下腸間膜静脈→門脈）と下大静脈系（中直腸静脈→内腸骨静脈→総腸骨静脈→下大静脈，下直腸静脈→内陰部

静脈→内腸骨静脈)の吻合部として重要である.(図参照⇒陰茎→291,生殖器→1675)[399]

●直腸,肛門,直腸静脈叢

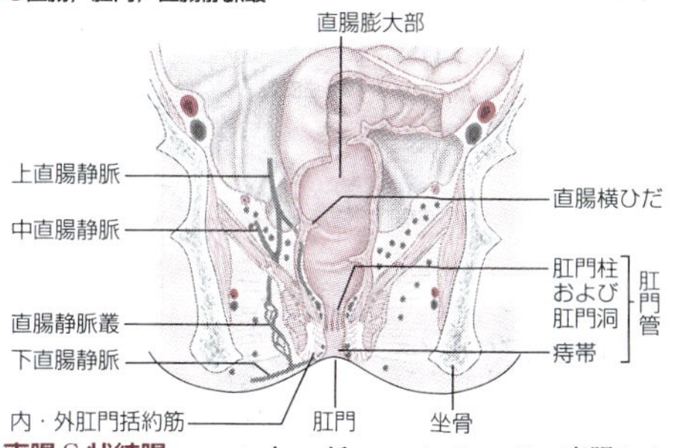

直腸S状結腸 rectosigmoid, proctosigmoid 直腸およびS状結腸をまとめて表現する言葉.または直腸とS状結腸の接合部(直腸S状部)を指す場合にも用いる.[34] ⇒参S状結腸→110

直腸炎 proctitis 直腸粘膜の炎症性病変の総称.原因疾患としては,感染症(アメーバ性,偽膜性,細菌性,クラミジア *Chlamydia*,梅毒性,サイトメガロウイルスなど),炎症性腸疾患(潰瘍性大腸炎,クローンCrohn病),放射線性直腸炎,虚血性直腸炎,アミロイドーシス,アフタ様潰瘍,直腸粘膜脱症候群などがある.症状としては,直腸・肛門部不快感,血便,テネスムスなどがある.診断には内視鏡検査が有効.[1298,1188] ⇒参直腸結腸炎→2023

直腸温 rectal temperature 口腔温,腋窩温とともに核心温度の指標として直腸で測定される温度.口腔温や腋窩温よりも高い.[229]

直腸潰瘍 rectal ulcer 直腸粘膜の潰瘍性病変.通常は急性出血性直腸潰瘍や宿便性潰瘍(糞便塊の直接圧迫による褥瘡潰瘍),NSAIDs坐薬による直腸潰瘍を指す.高齢者や長期臥床患者に多くみられる.突然の大量の血便や貧血の進行で気づかれることが多い.内視鏡下アルゴンプラズマ凝固法やエカベトナトリウム注腸療法などによる保存的治療が奏効することが多い.[1298,1188]

直腸癌 rectal cancer, rectum cancer, rectal carcinoma 直腸の粘膜から発生した上皮性悪性腫瘍.大腸癌の約40%を占め,40歳から増加し,60-70歳代が罹患率のピーク.症状は,血便,便柱狭小化,便秘・下痢がある.無症状で,大腸癌検診(検便)を契機に発見されることもある.診断は内視鏡検査と生検病理組織所見にて確定する.深達度診断には拡大内視鏡検査や超音波内視鏡検査(EUS),注腸造影検査が,転移性病変の検索には腹部超音波検査,造影CT検査や胸部単純X線検査,MRIが有用.治療法は,深達度が粘膜または粘膜下層軽度浸潤(粘膜筋板から1,000 μm未満)であれば内視鏡的摘除が,それより深い深達度であれば外科的切除が選択される.外科的切除には,直腸局所切除術(経肛門的・傍仙骨的),前方切除術,直腸切断術(人工肛門の造設)などがある.人工肛門の管理は進歩してきており,専門の看護師による管理・教育も行われている.[1298,1188] ⇒参S状結腸癌→110,横行結腸癌→389

直腸鏡 proctoscope, rectoscope 肛門から挿入して直腸,S状結腸の一部を観察するための金属筒.大腸内視鏡に比較して観察可能域は限定されているが,潰瘍性大腸炎や偽膜性腸炎など直腸に好発する疾患の観察に有用.また簡便な装置であるため外来で使用できる.[1137,790]

直腸鏡検査 proctoscopy, rectoscopy [ロマノスコピー] 直腸鏡を肛門から挿入して直腸およびS状結腸の一部を観察する検査法.通常は検査に先立ってグリセリン浣腸や微温湯浣腸による前処置を行い,直腸内容物を排除しておく.次いで肛門指診を行ったあとに直腸鏡を肛門から挿入し,約20 cmまで観察できる.直線状の金属筒であるため,愛護的操作が必要である.直腸癌,直腸ポリープや,潰瘍性大腸炎などの直腸に好発する疾患の有無を観察する.必要に応じて生検による検体採取を行うことも可能である.[1137,790]

直腸結腸炎 proctocolitis 直腸と結腸の炎症.原因として感染性腸疾患(細菌,アメーバ,結核,サイトメガロウイルス),炎症性腸疾患,放射線性腸炎,虚血性腸炎などがある.原因不明の特発性大腸炎を指すこともある.[1298,330] ⇒参直腸炎→2023

直腸検温法 rectal temperature measurement [肛門検温法] 腋窩検温や口腔検温より体内温度に近く,安定した体温を得ることができる.乳幼児や意識のない患者,術後患者に適用するが,羞恥心にもかかわるので一般的でない.直腸用(肛門用)体温計の先端に潤滑油を塗って,成人であれば5-6 cm,乳幼児では2.5-3 cmを直腸に挿入する.挿入時間は3分以上.抜去後,値を読み,体温計の洗浄,消毒,後始末をする.ポイント:直腸粘膜を傷つけないように体温計を安全に挿入する.羞恥心に対する配慮をする.[109] ⇒参体温測定法→1861,直腸温→2023

直腸肛門括約筋反射 rectoanal sphincteric reflex [直腸肛門反射] 直腸の粘膜内の受容器が,機械的(伸展など)・化学的あるいは電気的に刺激されると骨盤神経が刺激され,後根を経て,仙髄S_2からS_4に達し,骨盤神経を遠心路とする脊髄反射が働くことにより直腸の強い収縮が起こる.この収縮は腸壁内神経系を介しても起こる.また,直腸が収縮すると骨盤神経と同時に腸壁内神経系を介しても内肛門括約筋弛緩が起こる.このとき外肛門括約筋は,陰部神経が支配する随意筋なので一過性に収縮するが,随意に弛緩させることによって排便を最終的に起こす.[842]

直腸肛門反射⇨同直腸肛門括約筋反射→2023

直腸子宮窩⇨同ダグラス窩→1912

直腸診《産婦人科の》 rectal examination [産婦人科直腸診] 肛門から1指(示指)を挿入して直腸内部を触診する方法であるが,通常の産科内診と同様に子宮口開大の程度や先進部の触診が可能である.通常の内診で上行感染を生じる危険性のある前期破水の産婦の場合,直腸診で代用することもある.[1323]

直腸性便秘⇨同常習性便秘→1438

直腸切開術 proctotomy, rectotomy 直腸粘膜面の精査や切除範囲の決定,直腸粘膜腫瘤性病変の切除のため直腸を切開する手技.経腹的に行う方法と経仙骨的に行う方法がある.[106]

直腸切除術 proctectomy, rectectomy 直腸を漿膜面も含めて除去する外科的手技.一般に切除後S状結腸あるいは残存直腸との吻合を行う．肛門括約筋を温存する手術であり，直腸・肛門を会陰部より一括して摘出する腹会陰式の直腸切断術とは区別される．方法として仰臥位で腹腔からのみの操作で行う前方切除法や腹臥位で経仙骨的に吻合を行う後方切除法などがあるが，前方切除法が最も使われている．[106]

直腸損傷 rectal injury 経口的あるいは経肛門的異物や外傷などで起こるが，医療分野においては内視鏡検査，浣腸，バリウム注腸，直腸体温計挿入など，経肛門的器具挿入，薬液注入などの偶発事故として発生することが少なくない．器具，チューブ類の挿入に際しては，直腸の走行が背側の仙骨前面に沿った方向であることを認識し，十分な潤滑油を使って挿入し，抵抗の有無に注意する必要がある．腹腔内直腸損傷では腹膜炎症状が発現し，腹腔外直腸損傷では疼痛と直腸出血が主症状であるが，診断は必ずしも容易ではなく，器具を経肛門的に挿入したという事実が診断の手がかりになる．特に腹腔内直腸損傷では直腸穿孔をきたし，内視鏡的に挿入された空気が腹腔内に貯留し，洞発生腹膜炎を引き起こす．このため緊急開腹術を余儀なくされることがある．[881]

直腸脱 rectal prolapse 直腸壁が肛門外に脱出する病態．粘膜のみが脱出するものを直腸粘膜脱(不完全直腸脱)，直腸全層が脱出するものを完全直腸脱と呼び，通常，直腸脱といえば後者を指す．原因には，直腸と周囲組織との固定不全，肛門括約筋や骨盤底筋などの脆弱化があげられる．治療は成人では手術的療法が基本で，脱出部の切除，肛門の縫縮，直腸の挙上・固定，骨盤底筋群の形成・補強，ダグラス Douglas 窩の閉鎖など数多くの術式がある．小児の場合は成長とともに自然治癒することが多いので，緩下剤使用による便秘の予防，排便後の直腸整復など保存的療法を試み，これで軽快しないときは肛門直腸壁に注射で無菌性炎症をつくり結合組織を強化する硬化療法が行われる．[485] ⇨参脱肛→1918

直腸腟瘻(ろう) rectovaginal fistula ⇨同腟直腸瘻(ろう)→1975

直腸内与薬法 rectal administration 薬物(クリーム，ゲル状物質など)を肛門から直腸内に挿入し，直腸粘膜から吸収させる方法．全身作用を目的としたもの(解熱，鎮痛，鎮静，収斂，抗生物質，抗癌剤など)と局所作用を目的としたもの(局所麻酔，鎮痛，消炎，止痒，排便促進など)がある．嘔気や嘔吐を繰り返す患者，咳のみられる患者，意識障害のある患者など，経口与薬が困難な場合に使用することが多い．[927]

ち

直腸尿道瘻(ろう) rectourethral fistula ［尿道直腸瘻(ろう)］ 直腸と尿道の間の交通瘻をいい，ほとんどが先天性で後天性のものは比較的まれである．後天性のものとして，外傷や直腸癌根治術時，化膿性炎症などによるものがあげられる．瘻孔部位の診断には，X 線透視下に尿道膀胱造影と直腸造影の併用が必要．治療は手術的に瘻孔を閉鎖する．[30]

直腸粘膜脱 rectal mucosal prolapse 腹圧，排便に伴い下部直腸が肛門の外へ脱出した状態．同心円状の直腸粘膜ひだの脱出が認められる．[1298,330] ⇨参脱肛→1918

直腸反射 rectal reflex ［排便反射］ 便などの腸管内容物により直腸壁が伸展刺激され便意を催す直腸肛門反射．直腸壁伸展刺激が仙髄(S_2–S_4)に伝わり，仙髄側角細胞からの命令により内肛門括約筋を弛緩，外肛門括約筋を収縮する．[307] ⇨参直腸肛門括約筋反射→2023

●直腸反射

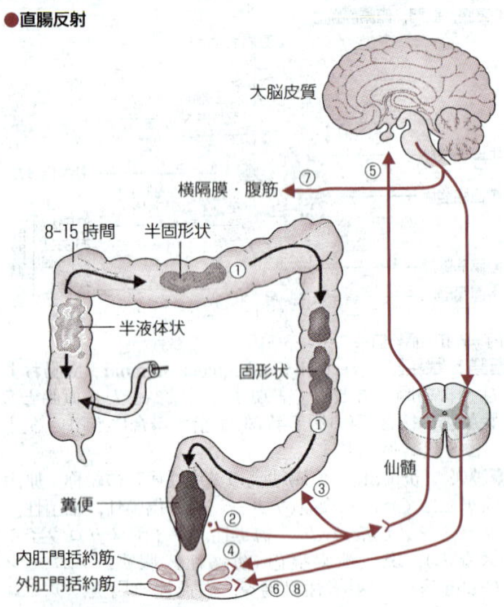

①強い蠕動による糞便の移行
②直腸壁刺激
③迷走神経反射による蠕動の増強
④迷走神経反射による内肛門括約筋の弛緩
⑤便意を感じる
⑥外肛門括約筋収縮
⑦横隔膜下降・腹筋収縮
⑧外肛門括約筋弛緩

直腸ヘルニア ⇨同直腸瘤→2024

直腸扁桃 rectal tonsil ⇨同リンパ濾胞性ポリープ→2960

直腸膀胱 rectal bladder 尿路変更術の1つ．膀胱全摘除術後の尿路の処理として，肛門括約筋を利用して尿および糞便を別々に排泄できるようにしたもの．直腸を空置し，尿管を吻合して膀胱とする．S 状結腸下端部を直腸前方で肛門括約筋内側を通す方法，S 状結腸下端部を直腸後方で肛門括約筋内側を通す方法，S 状結腸下端を直腸腔内を通して肛門外に引き出す方法などがある．[474]

直腸膀胱瘻(ろう) rectovesical fistula 直腸と膀胱に交通が生じ，糞便中に尿，または尿中に糞便が混入する．直腸癌，クローン Crohn 病，直腸炎(憩室炎など)により直腸から膀胱に開口したものがある．[1298,330]

直腸麻酔法 ⇨同注腸麻酔法→1996

直腸瘤 rectocele ［直腸ヘルニア］ 排便障害をきたす．女性に圧倒的に多い．特に経産婦で子宮摘出などを受けた，排便困難を訴える例では高率に認められる．直腸前方に瘤となる突出があり，腟中隔の脆弱に加えて骨盤の下垂などが重なって起こる．直腸診と注腸造影で診断を行う．症状が重い場合には腟中隔の縫合強化などの手術を行う．[1298,1095] ⇨参膀胱瘤→2667

直腸瘻(ろう) rectal fistula 直腸内腔と体表，または膀胱，尿道，会陰，腟などの隣接臓器との間に生じる交通．部位によって，回腸直腸瘻，膀胱直腸瘻，尿道直腸瘻などと呼ばれ，それぞれ先天性のものと後天性のものがある．外傷や手術による瘻孔形成，直腸癌の隣接臓器への浸潤などのほか，クローン Crohn 病などに

生じた肛門周囲膿瘍の自潰もしくは排膿後に皮下と交通することによって起こる.[1298.1095]

直乱視 with-the-rule astigmatism 正乱視の主経線による分類で，強主経線が垂直方向の90度である乱視をいう.[975] ⇨参乱視→2905，倒乱視→2136

直立検査⇨同起立検査→786

直流 direct current；DC ［DC］ 電流の流れる方向が常に一方向で，流れる電流の値がほぼ一定の電流．これに対して一定のパターンで交互に逆の方向に流れる電流を交流という.[258]

直流除細動器 direct current defibrillator⇨同除細動器→1487

直流電気焼灼(しょうしゃく)器⇨同電気焼灼(しょうしゃく)器→2078

チョコレート寒天培地 chocolate agar 血液を加熱して褐色に変化させた固形培地．ナイセリア *Neisseria* 属やヘモフィルス *Haemophilus* 属などの培養に用いられる．これら菌属の発育を阻害する血液中の易熱性の物質を加熱して破壊した培地．基礎培地(ハートインフュージョン寒天など)を加圧蒸気滅菌後80-90℃に保ち，10%の割合で血液を無菌的に加えて斜面または平板に固める.[324]

チョコレート嚢胞 chocolate cyst ［子宮内膜症性嚢胞，子宮内膜症性卵巣嚢胞］ 子宮内膜症の病態の1つで，子宮内膜症組織が卵巣内に存在し，出血を繰り返し，卵巣内に月経血様の液体が貯留したもの．貯留した液体がチョコレート状を呈することからチョコレート嚢胞と呼ばれる．月経時あるいは月経以外でも疼痛を生ずる．通常，癒着病変を伴い，圧痛，性交時痛，排便時痛などを訴えることが多い．超音波断層法やMRIにより血液成分の貯留に特有な像を認めて診断される．破裂すると急性腹症を呈する．微量の漏出が起こった場合でも，急激な下腹部痛が生ずる．悪性変化(癌化)の可能性が1%程度あると考えられる．ゴナドトロピン放出ホルモン(GnRH)アナログやダナゾールによる薬物療法で縮小するが，根治性はない．核出術や症例によっては付属器摘出術が行われるが，腹腔鏡下手術が望ましい．アルコール注入固定療法が一部で行われるが，否定的な考えが一般的であり，勧められない.[998]

直観⇨同純粋直観→1416

直交三軸誘導心電図 three orthogonal leads electrocardiogram 直交するX，Y，Zの3軸を用いて表現される心電図で，ベクトル心電図(フランク Frank 誘導)の基本となる．心電図は二次元画像であるが，実際の心臓における電気的興奮は三次元的に伝播しているので興奮の実像を知るには立体的構成が必要となる．近年は通常の誘導から三軸誘導を推定する心電計もあるが，臨床の現場ではベクトル心電図を記録する機会は減少している.[1432] ⇨参フランク誘導法→2578

ちらつき値 flicker value⇨同限界フリッカー値→938

地理病理学 geographical pathology 病理学の一分野で，種々の疾患の原因をその地方の気候・風土・人種・習慣などに重点をおいて病理学的に追究する学問.[904]

治療 medical treatment, therapy ［処置］ さまざまな疾患や外傷に対して軽快，治癒，回復を目的に行う医学的な処置の総称．さらに将来の心血管系疾患のリスクに対しての予防的治療も含む場合がある．治療の概念は包括的で広いため，考え方によりさまざまな分類が可能である．例えば外科的手術，内分泌疾患のホルモン補充治療のように治療行為自体が疾患の原因療法と，一般的な内科的治療のように患者の自然治癒力を高めて回復を期待する対症療法に分けて考えることも可能である．また，近年は証拠に基づいた医療 evidence based medicine(EBM)が進められ，医療者個人の経験則だけでなく大規模な臨床治療成績結果に基づき，より有効な治療が行われるようになっている.[1594] ⇨参原因療法→937，対症療法→1878

治療閾値⇨同境界値→749

治療可能比 therapeutic ratio；TR, therapeutic gain factor；TGF 放射線増感作用を表す実験的な指標．温熱治療を例にとると温熱による腫瘍の増感比を分子に，温熱による正常組織の増感比を分母にして得られる．温度と時間により異なる．この値が大きいほど，腫瘍に対する温熱による放射線増感作用が大きいことを示す．炭素線などの高線エネルギー付与(LET)においても用いられることがある．このときには分子が腫瘍の生物学的効果比(RBE)で，分母が正常組織のRBEとなる.[52]

治療関連白血病 therapy-related leukemia ［二次性白血病］ 悪性腫瘍の治療後に発生する薬剤に誘発された急性骨髄性白血病 acute myeloid leukemia(AML)．原因薬剤として，メルファランやシクロホスファミドのアルキル化剤と，エトポシドやアントラサイクリン系薬剤(ドキソルビシン塩酸塩など)のトポイソメラーゼⅡ阻害薬がある．使用から発生までの期間は，前者は5-7年，後者は2-3年である．染色体異常として，前者は－5/5q－(5番長腕欠失)，－7/7q－(7番長腕欠失)，後者は11q23部分や21q22部分を含む異常がみられやすい．予後は，前者は化学療法による反応が悪く，後者は比較的よい.[1495]

治療教育 educational treatment 〔D〕Heilpädagogik ①ヘラー T. Heller らによって始められた教育的観点を入れた治療法．オーストリアのウィーン大学小児科学教室では20世紀初頭より治療教育部門がつくられ，知的障害児，脳性小児麻痺児，視覚障害児などを扱った．そこでは医学的な治療だけでなく，発達を援助するという教育的手法がとられ，成果をあげたといわれている．②早期幼児自閉症や学習障害を対象にして行われている治療的訓練の総称．例えば自閉症の対人障害やコミュニケーション障害に対して，ショプラー Eric Schopler らは治療教育プログラム(TEACCH)を開発した．これは発達評価とそれに基づいた視覚認知課題の系統的学習，物理的環境の構造化が基本になっている．アメリカのノースカロライナ州に始まり，わが国でも広く採用され効果をあげている.[170]

治療共同社会⇨同治療共同体→2025

治療共同体 therapeutic community ［治療共同社会，治療的〔地域〕社会］ 精神科病院における民主化，治療者-患者間のコミュニケーション改善，患者の権利回復を目指した運動，あるいはそのような考えに基づいて運営されている組織体をいう．1940年代にイギリスのジョーンズ Maxwell Jones により始められた．閉鎖的で医師を頂点とした階層構造をもつ精神科病院では，患者は規則にしばられて過剰に管理され，治療者とのコミュニケーションは阻害されている．そのような環境を治療的に変えるべく，グループ活動の促進，患者自治会の結成，病棟開放化などが試みられ，病院の社会化が図られた．治療共同体では，すべての活動が患者の再教育とリハビリテーションに結びつけられる必要がある．治療者と患者は対等の関係で話し合い，情緒的問題や葛藤の解釈が目指される．また患者の行動に対しては常にフィードバックが与えられる．そのような環境の中で患者は社会性を獲得し，施設症に陥ることなく社会復帰が促進される．現在，治療共同体の考え方は広く利用されている．[170]

治療計画　therapeutic plan ［初期計画］ 治療開始前の初期計画として問題志向型システムで具体的に立案すること．薬物療法，放射線療法，外科的処置などが含まれる．[1493]

治療係数　therapeutic index⇨同治療指数→2026

治療契約　contract for treatment ［診療契約］ 患者が診療を依頼し，医師がこれに応じて医療が始められる．この関係を法律的に治療契約という．契約を結ぶ人は，通常は病院・医院の開設者と患者本人である．治療契約は一般に準委任契約と解されている(民法第643, 656条)．義歯や正常分娩などについては請負契約(一定の仕事を完成することの契約)とも考えられている(民法第632条)．診療契約には一定の形式はなく，患者と医師の意思の合致だけで成立．意思の表示は口頭でもよい．[1410] ⇨参委任契約→270

治療指数　therapeutic index；TI ［治療係数］ 薬物の治療効果と安全性に用いられる用語で，治療係数 therapeutic index あるいは安全域 safety margin とも呼ばれる．動物実験における50%有効量〔一群の動物数の50%が効果を示す薬用量 effective dose 50% (ED_{50})〕と50%致死量〔一群の動物数の50%が死亡する薬用量 lethal dose 50% (LD_{50})〕の比(LD_{50}/ED_{50})で示され，安全度の指標となる．一般にこの値が大きいほど安全性の高い薬物と考えることができる．[1447] ⇨参LD_{50}→75，ED_{50}→46

治療食　therapeutic food　一般食に対して治療目的で，病態に合った食事内容となっている．腎疾患時のタンパク制限食，膵疾患時の脂肪制限食などがある．[987]

治療制御モデル　model of therapeutic control　患者に行う治療法ついて事前に経時的・定量的な予測を可能にする病態生理学的・薬理学的モデル．このモデルに基づいてコンピュータ上で種々の治療法を試し，その予測される結果から最適な治療計画を立案することが可能となる．心不全に対するジギタリス製剤，抗凝固薬などの投与法などが実用化されている．[1493]

治療抵抗性心不全　refractory heart failure⇨同難治性心不全→2200

治療的気胸⇨参人工気胸法→1537

治療的診断　therapeutic diagnosis　診断のつかない症例において，ある確立された治療を実施し，病状が改善されたことを確認することにより診断を確定する方法．[1493]

治療的〔地域〕社会⇨同治療共同体→2025

治療的流産　therapeutic abortion　妊娠22週未満において，重篤な母体合併症がある場合，母体保護のために行う処置．人工的に妊娠中絶処置を行う．[998] ⇨参人工妊娠中絶→1545

治療内視鏡　therapeutic endoscopy⇨同内視鏡手術→2180

治療乳　therapeutic formula　栄養療法(食事療法)で用いられる特別食の1つ．代謝障害の症状に応じて選択される牛乳および乳製品で，濃厚牛乳，脱脂乳，加糖粉乳，脱脂粉乳，無粉練乳，バター，酸乳などがある．[1631]

治療プログラム　treatment program, therapy program　心身に疾病や障害をもつ患者に対して，メディカル，コメディカルスタッフらが，多面的に検査，測定などの診断手法を用いて，適切に問題分析をし作成した治療計画のこと．その計画に沿った毎日の課題の目標を定めて実行し，日々の変化を記録していく．治療が経過する中で患者の状態変化に伴って，治療計画の重点も変わることがあるので，適宜，問題分析と治療計画の見直しがなされ，修正をしながら実行していく．[683] ⇨参リハビリテーションプログラム→2931

治療目標　therapeutic goal　患者を治療する際に，その治療により最終的に目指す状態．糖尿病患者の血糖値についての目標値などがある．[1493]

治療薬濃度測定⇨同TDM→112

治療用X線発生装置　therapeutic〔type〕X-ray generator　放射線治療に用いられるX線発生装置．放射線治療では，電子直線加速装置であるリニアック治療装置，円形加速器であるマイクロトロン治療装置からの約4-20 MV(メガボルト)の高エネルギーX線を使用．[1144] ⇨参直線加速器→2022，マイクロトロン→2725

治療用義歯　treatment denture　粘膜や顎関節に異常がある患者や顎位が不安定な患者の義歯治療にあたって，一時的に装着する義歯．①欠損を長期間放置していたために下顎が偏位している患者に対して，バランスのよい下顎位を習得させる．②義歯床下の粘膜がぶよぶよに肥厚している場合に，粘膜面に弾性材料を用いて，圧迫・マッサージ効果によって粘膜の肥厚を改善する．③口蓋部や舌根部の粘膜が過敏で，嘔気反射が起こり義歯が装着できない患者に対して，義歯床の大きさなどを調節しながら義歯に慣れさせるために使用する義歯などが治療用義歯である．[1310]

治療用装具　therapeutic orthosis　骨関節疾患，神経系疾患に対して医学的治療の1つとして一定期間装着する装具．腰痛治療用のコルセット，片麻痺者用の短下肢装具などがある．医学的治療が終わり，変形または機能障害が固定したあとに，日常生活動作向上のために使用する装具は更生装具という．[81] ⇨参更生装具→1024

治療用放射性薬品　therapeutic radiopharmaceutical　癌などの標的に集積する放射性同位元素(RI)化合物の投与により，RIから放出されるβ線で標的を治療する目的で用いる薬品．ヨウ素131(^{131}I)による甲状腺癌または甲状腺機能亢進症に対する内用療法が代表的治療法．投与する核種と放射能により，放射線防護の目的で被投与患者を専用の病棟(放射線管理区域内にある施設)に入院させて治療する．[52] ⇨参放射性同位元素→2671

治療量　therapeutic dose　放射性同位元素(RI)を治療目的で人体に投与するときの量．診断目的での投与量と比べ数百倍多い量となる．[1144]

チロイドテスト　thyroid test⇨同サイロイドテスト→1177

チロカルシトニン⇨同カルシトニン→558

チロキシン⇨同サイロキシン→1177

チロキシン結合グロブリン ⇨同サイロキシン結合グロブリン→1178

チログロブリン⇨同サイログロブリン→1178

チログロブリン遺伝子異常症 ⇨同サイログロブリン遺伝子異常症→1178

チログロブリン抗体 thyroglobulin antibody⇨同サイログロブリン抗体→1178

チロジナーゼ tyrosinase⇨参先天性メラニン欠乏症→1787

チロシン tyrosine；Tyr, Y 芳香族αアミノ酸の1つ．ほとんどのタンパク質に含まれる．アドレナリン，サイロキシン，メラニンなどいくつかのホルモンの前駆体となる．必須アミノ酸であるフェニルアラニンから体内で合成される．合成酵素であるフェニルアラニン水酸化酵素の先天的な欠損や異常があるとフェニルアラニンが体内に貯留して，神経系の発達遅滞などを症状とするフェニルケトン尿症となる．診断は尿中に現れるフェニルケトンやフェニルピルビン酸を検出して行う．[305]

チロシンキナーゼ tyrosine kinase⇨同タンパク質チロシンキナーゼ→1957

チロシン血症 tyrosinemia⇨同高チロシン血症→1035

チロシン症 tyrosinosis ［高チロシン血症Ⅰ型］ フマリルアセト酢酸水解酵素が欠損するチロシン代謝異常疾患．急性型と慢性型がある．肝機能障害，肝硬変，発育障害，くる病などを呈する．食事中のチロシン，フェルニルアラニンの制限を行う．[987] ⇨参高チロシン血症→1035

チロトロピン thyrotropin⇨同甲状腺刺激ホルモン→1015

鎮咳薬 antitussive〔agent〕 咳を抑えるための薬剤．咳中枢に作用し，咳刺激を抑制する薬剤で，麻薬性と非麻薬性に大別される．通常の咳は上気道の異物排除を目的とする防御反射なので，痰を伴う咳には鎮咳薬は用いない．麻薬性の強力な鎮咳薬にはコデインリン酸塩やモルヒネ塩酸塩がある．非麻薬性のデキストロメトルファン臭化水素酸塩水和物は薬物依存性はないが同等の効力を有する．鎮咳薬は粘液溶解薬，去痰薬などと併用することが多い．[953]

沈下性肺炎 hypostatic pneumonia 主に高齢者や重篤な臥床患者など，同じ体位で長期にわたって寝ている人に発生する疾患で，体位で下になる背面や背下部にみられるうっ血性肺炎である．排出が困難なために気管支部に分泌物がたまり，これに細菌感染が併発して起こる．予防としては，体位変換が最も重要．高齢者では，誤嚥性肺炎との識別がむずかしいため注意を要する．[141]

チンキャップ chin cap ［オトガイ(頤)帽装置］ 顎外矯正装置の1つ．オトガイ(頤)部に取り付けたチンキャップとゴムバンド，ヘッドキャップを連結し，下顎骨全体を固定し頭部後上方に牽引する．主な目的は下顎骨全体の後上方への移動，下顎骨の前方発育抑制である．[760] ⇨参顎外矯正装置→474

鎮痙作用 antispasmodic action, antispastic action 痙攣を寛解する作用．平滑筋の痙攣は副交感神経を遮断することにより寛解できるので，コリン作動性神経遮断作用ともいう．薬剤には，副交感神経遮断作用薬と，平滑筋に直接作用して弛緩させる薬剤とがある．気管支痙攣にはアドレナリン，エフェドリン塩酸塩，消化器痙攣にはパパベリン塩酸塩，アトロピン硫酸塩水和物，血管痙攣には亜硝酸アミルが有効．

沈降係数 sedimentation coefficient ［沈降定数］ 通常，タンパク質などの分子量を求めたり，検体中の成分数や量比を調べたり，また検体中の不純物を検出する目的で分析用超遠心機が用いられるが，これらの検出を行う際に，分子の大きさを同定あるいは比較するうえでの単位となる係数をいう．沈降係数は超遠心法を開発したスヴェドベリ Theodor Svedberg(1884-1971)の頭文字をとってSが用いられ，沈降速度を遠心加速度で除した値を表す．これは一定の遠心力における分子界面の移動距離を示している．また分析用超遠心機によって高分子物質を遠心し，沈降平衡状態にして分子量を測定する方法を沈降平衡法という．[677]

沈降素 precipitin ［プレシピチン］ 光学顕微鏡でも見えない微小な抗原とそれに対応する抗体が結合して肉眼的に観察できるような沈降物を形成する反応を沈降反応という．この沈降反応を起こす抗体を沈降素あるいは沈降性抗体といい，抗原は沈降原と呼ばれる．[258]

沈降速度法⇨参沈降係数→2027

沈降定数 sedimentation constant⇨同沈降係数→2027

沈降反応 precipitation reaction, precipitin reaction 抗原が抗体と複合体をつくることにより，不溶性となり沈降する反応．この原理は種々の免疫学的検査法で用いられている．また，抗原を精製する方法としても用いられることがある．[1439] ⇨参抗原抗体複合体→996

沈降平衡法⇨参沈降係数→2027

沈渣(さ)⇨同尿沈渣(さ)→2252

チン小帯 Zinn zonule ［毛様〔体〕小帯］ 毛様体扁平部と水晶体赤道部をつなぐ太さ0.7-1.2 μmの微細な線維で，毛様体無色素細胞の細胞基底膜から出ている．水晶体を支持するとともに，毛様筋の働きを水晶体に伝えている．ドイツの解剖学者チン Johann Gottfried Zinn(1727-59)によって発見された．[566]

鎮静度モニター⇨同BISモニター→29

鎮静薬依存 sedative dependence 鎮静薬(催眠薬，抗不安薬を含む)の効果に病みつきになって，何としてもその薬剤を手に入れようと躍起となる(薬物探索行動)のが精神依存と呼ばれる状態で，すべての依存性薬物ないしは物質にみられる．これによって乱用が進むが，一定の効果を得るには薬の用量を増やす必要が生じる．これを耐性というが，鎮静薬依存では耐性の増加が身体依存の形成を意味し，この状態で服薬を中断すると離脱状態となり，離脱症状が生じる．身体依存は通常，1週間～10日間で離脱症状が消退すればなくなるが，精神依存は長く持続し，その治療は容易でない．[1251]

鎮静薬中毒 sedative intoxication 鎮静薬とは自覚的な緊張を減弱させ，精神的な静穏をもたらす薬物であり，今日では抗不安薬と呼ばれることが多い．DSM-Ⅳ-TR(アメリカ精神医学会の診断基準)では薬理学的共通性から鎮静薬，催眠薬，抗不安薬を一括して扱っている．鎮静薬中毒とは，その使用によって不明瞭な言語となる構音障害，歩行不安定，眼球震盪，注意や記憶の障害，極端な場合は昏睡に至る種々な程度の意識障害などがみられるときに診断される．[870] ⇨参抗不安薬中毒

→1053

鎮静薬誘発性障害　sedative-induced disorder　DSM-Ⅳ-TR(アメリカ精神医学会の診断基準)によると鎮静薬(催眠薬，抗不安薬を含む)関連障害には，鎮静薬使用障害(乱用，依存)と鎮静薬誘発性障害が含まれる．鎮静薬誘発性障害には，中毒，離脱，せん妄，持続性の認知症，健忘性障害，精神病性障害，気分障害，不安障害，性機能不全，睡眠障害など広範な障害が含まれる．これらのうち比較的よくみられるのは健忘性障害で，特に短時間作用型の睡眠薬を使用中の行動の記憶が欠損することがある．精神病性障害などは離脱時にときにみられることがある．[870]

鎮静薬乱用　sedative abuse　鎮静薬(睡眠薬，抗不安薬を含む)を陶酔感や不安，不快，不眠の除去を目的に，医師の指示に従わずに増量して服用し，不適応行動や社会的に重要な領域において障害をきたしそれを理解している場合，乱用と診断される．ただし，これらの薬物の身体依存の診断基準には達しない段階を指している．具体的には職場，学校，家庭での役割をきちんと果たせなかったり，物質使用により危険な状態で運転や機械の操作をしたり，不法行為をして警察に捕まるなどの行為を繰り返し，それでも使用をやめられない状態をいう．[870]

鎮静薬離脱　sedative withdrawal　鎮静薬(催眠薬，抗不安薬を含む)の乱用が続き，身体依存が形成されたあと，突然服薬を中断すると，発汗，頻脈，悪心・嘔吐，手指振戦，不眠，不安焦燥，ときに痙攣や錯覚，重症ではせん妄などを生じて，幻視などの幻覚や妄想状態になり，興奮することがある．最近の鎮静薬は依存性がきわめて弱いものになっているので，鎮静薬離脱がみられる頻度は低い．[1251]

沈着　deposition　外的あるいは内的要因により物質が間質組織内に生体の代謝の過程より疎外された状態で貯留すること．外的には刺青や炭坑爆発による炭粉沈着が代表的．また内的にはコレステリン，グリコーゲン，アミロイド，石灰塩，尿酸，ヘモジデリン，メラニンの沈着があげられる．[1531]

沈着症⇨同蓄積症→1968

鎮痛法　pain relief　臨床症状としての痛みを取り除く方法．ペインクリニックによる局所的な麻酔法もその1つ．本来は疼痛の原因を見極めて，その発生機序を抑えることが重要であるが，末期癌などにおいてはQOLを高めるために，患者に無用な忍耐を強要せずに積極的に麻薬の使用を考慮しなければならない．[1493]

鎮痛補助薬　adjuvant analgesics　WHO 癌疼痛治療指針において，非ステロイド系抗炎症薬(NSAIDs)や麻薬性鎮痛薬を用いても十分に除痛できない難治性癌疼痛に対して用いられる，通常は鎮痛薬としては使用されないが，特殊な状況のときに鎮痛効果が期待できる薬剤のことを指す．緩下剤や制吐薬のようなオピオイドの副作用軽減に用いる薬剤なども含まれる場合がある．抗痙攣薬，抗うつ(鬱)薬，抗不整脈薬，NMDA(*N*-methyl-D-aspartate)受容体拮抗薬やコルチコステロイドは，難治性癌疼痛の中でも神経障害性疼痛に対して有用とされ，以下のような機序に基づくと考えられている．①抗痙攣薬：GABA 系の活性化(内因性鎮痛機序の活性化)；クロナゼパム，バルプロ酸ナトリウムなど，ナトリウムチャネルの抑制；カルバマゼピン，フェニトインなど．②抗うつ薬：モノアミン(ノルアドレナリン)の再取り込み阻害による下行性疼痛抑制伝達経路の活性化(内因性鎮痛機序の活性化)；アモキサピン，アミトリプチリン塩酸塩など．③抗不整脈薬：ナトリウムチャネルの抑制；リドカイン塩酸塩，メキシレチン塩酸塩など．④ NMDA 受容体拮抗薬：中枢神経細胞の過敏化にかかわる NMDA 受容体の抑制；ケタミン塩酸塩など．⑤コルチコステロイド：抗炎症作用・抗浮腫作用；デキサメタゾン，ベタメタゾンなど．これらの薬剤の使用については鎮痛補助薬ラダーが存在するが，癌疼痛に対する有効性が質の高い臨床試験によって評価されているわけではなく，いずれも癌疼痛に対する保険適用はない．[872,400]

鎮痛薬腎症　analgesic nephropathy　［鎮痛薬性腎症］　アスピリン，イブプロフェン，インドメタシンなどの非ステロイド系抗炎症薬の服用で，腎血流の減少による腎機能障害，アレルギー機序による間質性腎炎や尿細管障害がみられること．軽症例では原因薬剤の中止で速やかに回復するが，尿細管間質性腎炎の発症や急性腎不全など重篤な症状を呈することもある．発症機序は鎮痛薬によるプロスタグランジン抑制が腎血流に影響するためと考えられている．組織学的に，急性期は腎毛細血管の血流低下に伴う虚血性変化であるが，長期に鎮痛薬を服用すると間質に種々の程度の炎症性細胞浸潤と線維化がみられ，尿細管の変性，萎縮を伴う変化がみられる．臨床的には血尿，タンパク尿は軽微で，腎機能が徐々に低下し，末期腎不全に至ることもある．治療は，原因となる薬剤の中止と対症療法で，自然治癒も多いといわれる．[481] ⇨参NSAIDs 腎症→88，中毒性腎症→1997

鎮痛薬性腎症　analgesic nephritis⇨同鎮痛薬腎症→2028

鎮痛薬中毒　analgesic poisoning　アスピリン，アセトアミノフェンなどの鎮痛薬を大量に摂取した場合の中毒で，いずれもバルビツール酸およびアルコール型依存に含まれる．アスピリンは中枢神経系に作用し，代謝性アシドーシスや過換気，過呼吸が生じ，重症の場合は肺水腫がみられる．アセトアミノフェンは服用早期は消化器症状のみがみられるが，肝障害性の薬物で，12-36 時間後に AST，ALT が上昇し，3 日目あたりで最高に達する．このように使用薬物によって中毒症状は異なるので，中毒発生時は，第一に原因物質を確認することが必要である．[1122] ⇨参解熱鎮痛消炎薬中毒→933，アスピリン中毒→153

沈殿集卵法　sedimentation method　［遠心沈殿法］　糞便中の寄生虫卵や原虫のシスト(嚢子)，オーシスト(接合子嚢)の検査法．遠心分離機を用いる．沈殿集卵法は比重の高い虫卵の検出に適しているが，低比重卵もかなり検出できる．代表的なものはホルマリンエーテル法(MGL 法)，AMSⅢ法．[288] ⇨参集卵法→1386，寄生虫卵検査→688，集シスト法→1368

チンマーマン反応　Zimmermann reaction⇨参尿中 17-ケトステロイド定量→2251

沈黙突然変異⇨同サイレント変異→1177

沈黙療法　cure by vocal silence，absolute voice rest　急性喉頭炎や軽度の声帯ポリープ，声帯結節などの喉頭疾患，また顕微鏡下喉頭手術後に声帯の安静を保った

ち

め発声を禁ずること．声帯の誤った使用，過剰発声で生じた音声障害の治療には，まず沈黙療法が効果的である．発声中，声帯は1秒間に100-300回の振動，接触，摩擦がある．発声をしないことにより声帯への機械的刺激を避ける．沈黙療法の期間中は筆談で意思の疎通を図り，咳ばらい，ささやき声なども避けるよう指導する．[887]

ち

つ

ツァーン　Friedrich Wilhelm Zahn　スイスの病理学者(1845-1904)．肝臓にみられる門脈枝の閉塞による急性うっ血性梗塞をはじめて記載した．この梗塞はツァーン梗塞と呼ばれる．またツァーンは血栓と凝血との鑑別点になるという血栓のツァーン線 Zahn line にもその名を残している．[1531]

ツァーン梗塞　Zahn infarct　暗赤色の楔形病変としてみられる局所性の強い肝のうっ血．真性の梗塞ではなく，門脈枝に急激な閉塞が起こると，肝静脈圧のほうが高くなり肝静脈からの血液の逆流によって起こる．[1531]

ツァイス腺　Zeis gland　〔**睫毛**(しょうもう)**脂腺**〕　眼瞼先端の睫毛毛根部周囲に開口する皮脂腺．ツァイス腺およびモル Moll 腺が，黄色ブドウ球菌などによって急性化膿性炎症を起こした状態を外麦粒腫(ものもらい)という．ツァイス Eduard Zeis はドイツの外科医，眼科医(1807-68)．[566]

ツァンクテスト　Tzanck test　天疱瘡，単純ヘルペス，帯状疱疹，水痘などのウイルス性水疱の診断に用いる．水疱蓋を取り除き，水疱底にスライドグラスを当て，細胞成分を付着させギムザ Giemsa 染色を行う．天疱瘡ではツァンク細胞と呼ばれる棘融解細胞を証明する．ウイルス性水疱では核封入体をもつ巨細胞がみられる．ツァンク Arnault Tzanck はロシアの皮膚科医(1886-1954)．[1382]　⇨参天疱瘡(てんぼうそう)→2089

ツァンゲ　〔D〕Zange⇨同鉗子分娩(遂娩)→606

墜下跛行(はこう)　fall limping　〔**墜落跛行**(はこう)〕　歩行の一歩一歩で肩が下がる跛行をいう．弾性墜下跛行と硬性墜下跛行があり，前者は中殿筋歩行(トレンデレンブルグ歩行)と同じもの．後者は，中殿筋歩行のように股関節の支持性に問題があるのではなく，下肢の長さに差がある場合にみられる．すなわち，短いほうの脚に体重をのせるたびに肩が下がる歩行のことをいう．[821]　⇨参トレンデレンブルグ歩(跛)行→2171

椎間円板⇨同椎間板→2031

椎管拡大術⇨同椎弓形成術→2032

椎間関節　intervertebral joint, facet joint, apophyseal joint　脊椎は椎間板による前方要素と後方の左右に位置する椎間関節により支持されている．この椎間関節は小さいが真の関節であり，椎骨の上関節突起と下関節突起部に存在する硝子様軟骨で覆われた上関節面と下関節面・滑膜と関節包よりなる．頸部・腰部の可動域は比較的大きいが胸椎部の動きは小さい．この関節には他の関節と同様に，豊富な感覚神経終末が分布し，神経支配は同レベルおよび一分節上の脊髄神経の後枝．1933 年にゴームレー R. K. Ghormley は腰痛の 1 つの原因として椎間関節症候群の概念を導入した．現在では急性腰痛，いわゆるギックリ腰の原因の 70% はこの関節に由来すると考えられている．また最近では，頸部痛，頸性頭痛，背部痛にもこの関節の関与が考えられている．[343,713]

椎間関節嵌(かん)**合**　facet interlocking, locked facet　〔**椎間関節嵌頓**(かんとん)，**関節突起脱臼**〕　強い外力により下関節突起部が上関節突起部をのりこえて前方に脱臼することで起こる一側あるいは両側に椎間関節の嵌合．一側の場合には神経根損傷を伴うことが多く，両側の場合には脊髄損傷を伴うことが多い．一側の発症は単純 X 線写真で見逃されることもあるので，CT 検査を行う．頸椎部での嵌合は，その発生モーメントを考えることで，麻酔なしに逆の操作を行えば安全かつ比較的容易に徒手整復することができる．胸椎や腰椎部での嵌合は，頸椎と異なり愛護的・非観血的な整復がきわめて困難なため，脊髄損傷の有無や程度にかかわらず，局所麻酔あるいは全身麻酔下で後方より侵入し，嵌合している上関節突起を形成することで整復位を得る．この際，同一視野で行える椎弓根スクリューを用いた固定術やハリントン Harrington 手術は，脊椎の安定性を得るために有効．[343,713]

椎間関節嵌頓(かんとん)⇨同椎間関節嵌(かん)合→2030

椎間関節固定術　facet fusion　過剰な可動性・不安定感のある脊柱に対し，支持性の獲得を目的に行う手術．脊椎は椎間板と椎間関節により支持されている．椎弓切除術や椎弓形成術により脊椎の後方要素が破綻した場合，脊椎の解剖学的アライメントを維持することが困難となり，次第に変形が増加して再度神経障害が起こることがある．この変形を防止し，二次的な神経障害を予防するために，同一視野で行える本法を初回手術時に追加すれば，脊椎のアライメントを維持することができ，二次的に発生する問題を防止することができる．[343,713]　⇨参脊椎固定術→1723

椎間関節ブロック　facet〔joint〕block　重量物を持ち上げたり，スポーツでからだをひねったときに急に腰痛が発症したり，可動域が制限されたりした場合の治療，あるいは慢性期の腰痛を訴える患者の発症原因を突き止めるためにも有効な方法．1 か所の椎間関節ブロックには，通常 1% リドカイン塩酸塩を 3-5 mL 用いる．腰椎における施行体位は，骨盤部に枕を入れ腰椎を前屈させた腹臥位が一般的．使用する針は 23 G 程度で 5-8 cm のカテラン針を用いる．刺入点は棘突起の下端に水平線を引き，棘突起から 2 cm 程度外側より針を垂直に刺入．治療を目的とした場合には局所麻酔薬にステロイド剤を加えて用いる．[343,713]

椎間孔　intervertebral foramen　隣接する上・下椎切痕がつくる空間．脊椎骨後面にある椎弓根の上面と下面には切れ込みがあり，それぞれを上椎切痕，下椎切痕という．1 つの椎骨の上椎切痕とその上の椎骨の下椎切痕が対となって椎間孔を形成する．頸椎と腰椎では大きく三角形であり，胸椎では小さく円形をしている．脊髄から出る神経根の通路となるが，血管，リンパ管の通路にもなっている．[1421]

椎間孔拡大術　foraminotomy　頸椎ならびに腰椎の椎間孔部分でヘルニアや骨棘により神経根が圧迫された

ために神経症状を呈している症例に対して，絞扼された神経根の除圧を目的に椎間孔を拡大する手術．腰部においては下肢に神経症状を呈するにもかかわらず，通常の MRI や脊髄造影で異常を認めない場合がある．このような症例でも椎間孔部分で神経根が圧迫されている症例があるので，神経根造影や CTD(CT discography)を行うことで診断を確定して椎間孔拡大術を行えば症例の改善が期待できる．[343,713]

椎間板 intervertebral discs(disks) ［椎間円板］ 脊柱のうち第 2 頸椎(軸椎)から第 1 仙椎までの各椎体間に存在する円板状の軟骨組織．中心にゲル状の髄核，周辺に線維軟骨の線維輪，上下には椎体面を覆う硝子軟骨の終板から構成される．髄核は親水性のムコ多糖タンパク複合体を主成分とし，水分をきわめて多量に含む(新生児では 80% 以上)．このため高い弾力性，膨張性を有し，脊柱の支持性，可動性に加え，クッションとしての緩衝材の役割を担っている．しかし，小児期には無血行野(血行のない部位)となり自己修復機転がなくなるため外力や加齢に伴い水分含有量は減少し，成人では椎間板の退行変性が進行する．この髄核が線維輪を破綻して後方に突出し，硬膜や神経根を圧迫した状態を椎間板ヘルニアという．[1201]

椎間板炎 diskitis, discitis 血行性，手術後の合併症，隣接病変からの波及などで発症．起炎菌は黄色・表皮ブドウ球菌や溶血性連鎖球菌などであることが多い．臨床症状は発熱，頸部・背部・腰部痛で，ときに脊髄麻痺症状を呈することもある．血液検査では白血球増加，赤沈値の亢進や高い CRP 値を示す．治療は起炎菌の同定と罹患レベル診断から始まるが，臨床症状から抗生物質の投与を優先するために，血液培養では起炎菌の同定が困難なことも多い．病巣レベルの診断は単純 X 線写真で行われることが多い．特徴的な所見が現れるまでに発症後 3-4 週程度を要するため，早期診断には MRI が有用．初期の T_1 強調画像では椎体・椎間板は低信号を示し，両者の境界が不鮮明となる．T_2 強調画像では椎間板は高信号を示し，形態が消失する．またガドリニウム造影 MRI Gd-enhanced MRI の併用はさらに有効となる．[343,713]

●椎間板炎の MRI 像

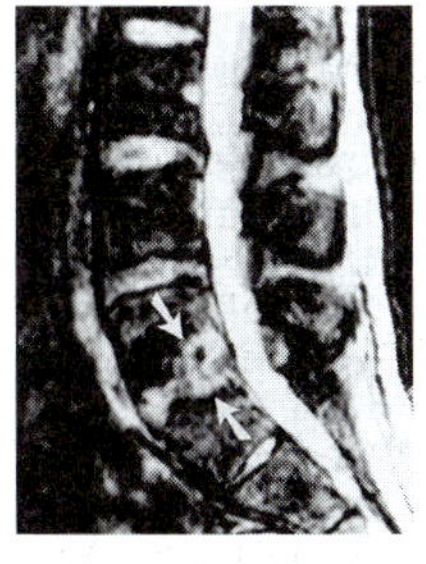

椎間板造影法 discography ［ディスコグラフィー］ 椎間板を直接穿刺して水溶性造影剤を注入して行う X 線検査．椎間板ヘルニアの有無を診断することを目的としていたが，CT，MRI の出現以来，行われなくなった．[264]

椎間板ヘルニア

disk herniation, herniated intervertebral disc, ruptured intervertebral disc ［髄核ヘルニア］

【定義】 椎体の間に存在する椎間円板は線維輪と髄核より構成される．この線維輪に何らかの原因により亀裂が発生し，亀裂部より髄核が周囲に膨隆・脱出した状態を椎間板ヘルニアあるいは髄核ヘルニアという．髄核が主体のやわらかいものを soft disc hernia，線維輪の一部や椎体終板の一部まで含むようなかたい骨性のものを hard disc hernia と呼ぶ．疾患としては，頸椎や胸椎に椎間板ヘルニアが発生して脊髄を圧迫した場合や，腰椎に発生して神経根を圧迫し脊髄症状や神経症状が出現した場合に問題となる．

【症状】 障害部位により臨床症状は異なる．発症頻度は腰椎が最も高い．

【診断】 臨床症状から明らかなことも多いが，単純 X 線，脊髄造影(ミエログラフィー myelography)，椎間板造影(ディスコグラフィー discography)，神経根造影 radiculography，硬膜外造影 peridurography，CT 検査，CT ミエログラフィー，MRI 検査などを適切に組み合わせて診断を確定する．最も頻度の高い**腰椎椎間板ヘルニア**は 20-40 歳代の男性に多く，第 4-5 腰椎，第 5 腰椎～第 1 仙椎の椎間に発症する．

【治療】 臨床症状によるが，安静，非ステロイド系抗炎症薬の投与，入院による持続骨盤牽引，硬膜外ブロック，神経根ブロックなどの**保存療法**を適切に行えば，90% 程度の症例では軽快・治癒．疼痛が強い症例，神経の脱落症状が出現した症例や再発例では，手術療法も考慮される．初回手術はラブ Love 法(部分的椎弓切除術)で行われることが多い．腰痛が存在する不安定腰椎には固定術を併用．最近ではレーザーを用いた障害椎間板の蒸散による治療も行われている．[343,713]

●腰椎椎間板ヘルニアの MRI 像

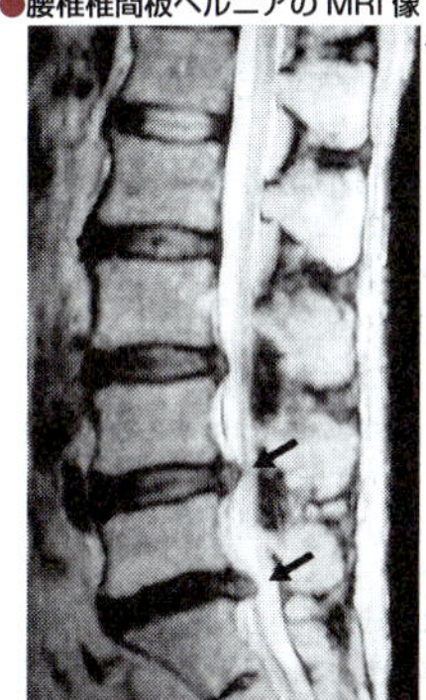

◀矢状断像

▼横断像
第 4-5 椎間，第 5 腰椎と第 1 仙椎の椎間に椎間板ヘルニアが存在する．

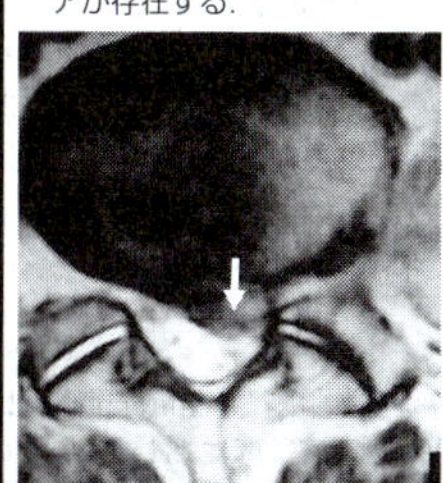

椎間板ヘルニアの看護ケア

【看護への実践応用】 椎間板ヘルニアの中で，最も発生頻度の高いのは腰椎である．症状は，腰殿部痛，下肢痛，筋力低下，知覚障害などが出現する．頸椎は腰椎に比べると発生頻度は低いが，頸部や肩の痛み，腕や手のしびれ，巧緻運動障害などの症状が出現する．治療は，安静，薬物療法，硬膜外ブロック，神経根ブロック，牽引療法などの保存療法が主である．保存療法が無効な場合や，症状が進行している場合には，手術療法の適応となる．薬物療法，硬膜外ブロック，神経根ブロックなどを行う際は，その効果と副作用の観察を行い，また硬膜外ブロックや神経根ブロックでは，実施後の血圧変化，頭痛出現に注意する．牽引療法を行う際は，牽引効果，牽引方法や注意点を説明したうえで行う．牽引により痛みが増すようであれば無理をせず中止する．

【ケアのポイント】日常生活指導として，腰椎椎間板ヘルニアでは，臥床時の姿勢をセミファウラー semi-Fowler 位や側臥位にし，股関節と膝関節を屈曲した前屈姿勢に保つことで症状の軽減を図ることができる．腰椎保護のためにコルセットを装着する場合があるが，血行障害，圧迫による皮膚障害，腰背部の筋力低下に注意する．また，姿勢，動作時の不良姿勢の回避，持ち上げ動作，体重管理，腹筋・背筋の筋力強化のための体操などを指導する．頸椎椎間板ヘルニアでは，臥床時の枕の高さを調節し，痛みの増強を予防する．座位時は，頸部への圧力の増強と頸部から肩や背部にかけての筋肉の緊張のため，疼痛が増強しやすい．マッサージや湿布貼用などで疼痛緩和を図る．また頸椎への負担や刺激を軽減するために頸椎カラーを装着する場合もある．装着時は，圧迫や摩擦により皮膚障害が起こりやすいため，皮膚の保護や除圧方法を工夫する．また，頸部固定により動きが妨げられ，開口制限も生じるため，食事形態の工夫や，転倒予防も重要である．日常生活では，頸椎の過伸展や過屈曲を避け，頸椎等尺性筋力訓練などを指導していく．[828] ⇨参椎間板ヘルニア→2031

椎弓間侵入法⇨同ラブ法→2899

椎弓形成術　laminoplasty ［椎管拡大術，脊柱管拡大術］ 椎弓を切除せずに脊柱管を拡大する手術．椎骨が互いに重なり合うことにより椎孔は上下に長い脊柱管を形成する．この骨性の管腔中に保護される形で存在する脊髄がさまざまな部位で圧迫により障害された場合，従来は椎弓切除術が主に行われていたが，椎間の不安定性，彎曲異常の出現，硬膜外腔における瘢痕形成および瘢痕による再圧迫などの問題点があった．これらの問題点を解決するために，解剖学的構造を可能な限り温存しつつ脊柱管の拡大を図る椎弓形成術が考案された．頸椎部における椎弓形成術には，棘突起縦割式椎弓形成術，骨形成的椎管拡大術，片開き式脊柱管拡大術，en bloc laminoplasty，slide-opening arch laminoplasty など，腰椎部における脊柱管狭窄症に対しては，骨形成的椎弓切除に基づいた椎管拡大術などがある．[343,713]

椎弓根間距離　interpedicular(interpediculate) distance 単純 X 線写真における左右の椎弓根の内側骨皮質間の最短距離．腫瘍性疾患が脊柱管の中に存在した場合に椎弓間距離が拡大したり，椎弓根に形態の変化が生じることがある．また，一側の椎弓根像の消失は癌の骨転移を疑わせる．[343,713]

椎弓切除術　laminectomy，rachiotomy ［後方除圧］ 脊柱管内で脊髄が黄靭帯の肥厚，後縦靭帯骨化症や脊柱管狭窄症などで圧迫・障害されることがあり，それらに対して従来主に行われていた，椎弓を切除して脊髄への圧迫を取り除く手術．しかし，椎間の不安定性，彎曲異常の出現，硬膜外腔における瘢痕形成および瘢痕による再圧迫などの問題点があったため，現在では椎弓形成術が主流となりつつある．[343,713] ⇨参後方減圧術→1057

追研究　replication すでに妥当な研究過程を踏んで結果が出された研究について，同じ方法で再び行い，既存の研究結果の確証を得るために行う研究．新しい被験物に対して，新しい状況で行うことで，新規性には乏しいが，科学的検証を行うことの意義は大きい．[446]

椎骨　vertebra，vertebrae ［脊椎骨］ 7 個の頸椎，12 個の胸椎，5 個の腰椎，5 個の仙椎，そして 3-6 個の尾椎がある．脊柱はこれら 32-35 個の椎骨からなり，全体として脊柱 vertebral column を形成する．仙椎と尾椎はそれぞれ癒合して 1 個の骨，すなわち仙骨と尾骨とをつくる．椎骨の形状は第 1 頸椎(環椎)，第 2 頸椎(軸椎)を除いては類似しており，前面の椎体と後面の椎弓とからなり，その間に椎孔を囲み脊髄を収めている．[1421]

椎骨静脈　vertebral vein 内椎骨静脈叢から起こる多くの静脈によりつくられ，頭蓋の筋からの静脈とも結合して環椎の横突孔に入る．その後，椎骨動脈の周囲に血管叢をつくりながら頸椎の横突孔を下行する．第 6 または第 7 頸椎の横突孔から出る 1 本の幹に終わり，腕頭静脈の起始近くの背側部に吻合する．[1421]

椎骨動脈　vertebral artery；VA ［VA］ 鎖骨下動脈から出る 1 番目の動脈で，内上方に走って第 6 頸椎の横突孔に入り，頸椎($C_6 \rightarrow C_1$)の横突孔を通って上行し，大後頭孔を通って頭蓋に達する．頭蓋腔では脳底に沿ってくも膜下腔を上行し，延髄の上縁で左右の椎骨動脈が合して 1 本の脳底動脈となる．椎骨動脈からは前・後脊髄動脈，後下小脳動脈，延髄枝などが出る．[1044] ⇨参脳底動脈→2308

椎骨動脈造影法　vertebral angiography 椎骨動脈に造影剤を急速注入して，その支配領域の血管像を経時的に撮影する手技．大腿動脈(または上腕動脈)より 4-5 Fr カテーテルを挿入して先端を椎骨動脈に導入して，造影剤を毎秒 3-5 mL，総量 5-7 mL 程度注入し，デジタル・サブトラクション・アンギオグラフィー(DSA)や回転撮影を行う．[8] ⇨参MR アンギオグラフィー→84，アンギオ CT→201

椎骨脳底動脈循環不全　vertebrobasilar insufficiency；VBI 脳梗塞を伴わない椎骨脳底動脈系の一過性の血流減少が原因と想定される病態であり，めまい，視野障害，頭痛，運動失調，意識障害，脱力発作，片麻痺，顔面・半身の異常感覚，複視，構音・嚥下障害，耳鳴，聴力障害など小脳および大脳半球後部の機能障害による多彩な症状を呈する．高血圧，糖尿病，高脂血症などの生活習慣病を有する中高年に多い．病因としては，椎骨脳底動脈の狭窄あるいは閉塞を主因とするもの，血行力学的要素を主因とするもの，例えば鎖骨下動脈盗血症候群，頸椎症による椎骨動脈の圧迫などがあり，病因に対応した治療を行うことが重要である．[1160]

ツイ(槌)指⇨同ツチ(槌)指→2037

追視　tracking eye movement 目で人や物の動きを追う行動．乳児は視覚の発達に伴い，生後 1 か月半を過ぎると物を見る(固視)，2 か月になると物を追う(追視)ようになる．3 か月では水平方向に 150-180 度近く追視することができる．乳児の発達の指標となり，3か月で追視ができないときは知的障害，視力障害，脳障害が疑われる．[262]

追従試験　following test　眼球の追従運動(動く対象を目で追う運動)の状態を調べる試験．ペンライトや指などを動かし，目標を眼で追わせる．[480]

追従反応　following reflex　通常の視力表では視力測定が不可能な乳幼児で，おもちゃなどで注意を引くと，眼が反射的に視対象の動きを追う現象．視力の有無を知る手段として用いられる．[1601]

ツイスト縫合絹糸⇨同編み糸絹糸→176

追跡研究　follow-up study　［フォローアップ調査］　ある時点(追跡開始時点)から，ある条件下にある研究対象集団を将来に向かって追跡する研究．追跡開始時点は，現在におく場合(前向き研究)と，過去におく場合(後ろ向き研究)とがある．また，要因曝露群と非曝露群を設定して行う追跡研究をコホート研究という．[1406]

追跡子　tracer⇨同トレーサー→2169

追跡妄想　delusion of pursuit　だれかにたえずつけられているという誤った確信．例えば｢黒色のフィルターを窓ガラスにつけた車がそばをよく通るが，わたしをつけねらっているに違いない｣というもの．このタイプの妄想は罪悪感や自己不全感から生じると考えられているが，患者はそれらの感情をそうした現象や他者に投影することにより，自分との関係を否認する．統合失調症者や犯罪者で逃亡していて自我が疲弊しきった者によくみられる妄想の1つ．[999]

追想研究⇨同後ろ向き研究→326

追想錯誤⇨同記憶錯誤→664

椎体　vertebral body　椎骨の前方要素を占める円柱形の骨部．椎体前面には前縦靱帯，後方には後縦靱帯が走行し，上下面では椎間板により隣接椎体と連結されている．[515]

椎体圧迫骨折　compression fracture of vertebral body, compression fractures of vertebrae　骨粗鬆症患者では，特別な誘因がない場合や尻もちをつくなどの軽微な外傷によっても，椎体圧迫骨折(楔状圧迫骨折)を起こす．胸腰椎移行部に最も多くみられるが，腰椎や中部胸椎部にも発生する．脊髄損傷を合併することはまれであるが，骨折の状態を正確に把握するためには，単純X線写真に加えてCTやMRIも有用．悪性腫瘍の骨転移と鑑別を要する．[343,713]

●椎体圧迫骨折のX線像

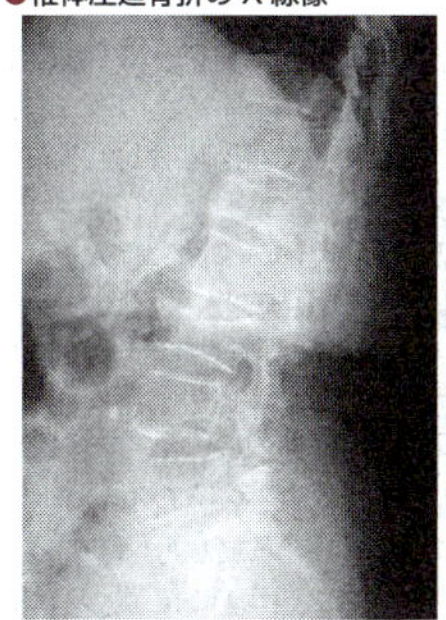

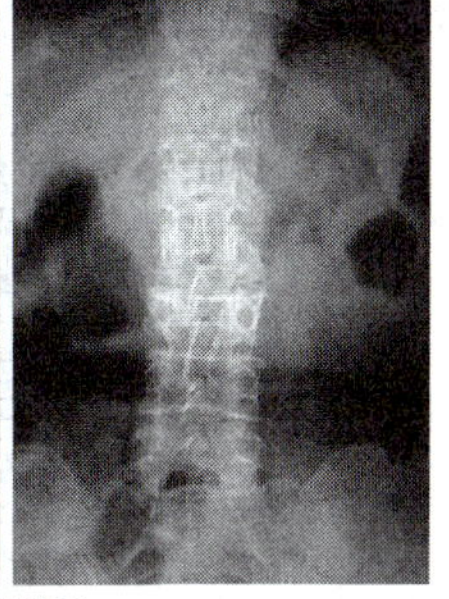

第1と第3腰椎に椎体圧迫骨折を認める

椎体後方固定術　posterior interbody fusion　［後方椎体間固定］　さまざまな原因により脊柱が不安定になった症例に対し，後方より脊柱を展開して2個以上の椎体を固定する術式．多くの場合，骨移植と内固定材料を用いる．またインプラントを用いた椎体後方固定術も行われる．[343,713]

●後方経路腰椎椎体間固定 posterior lumbar interbody fusion (PLIF)

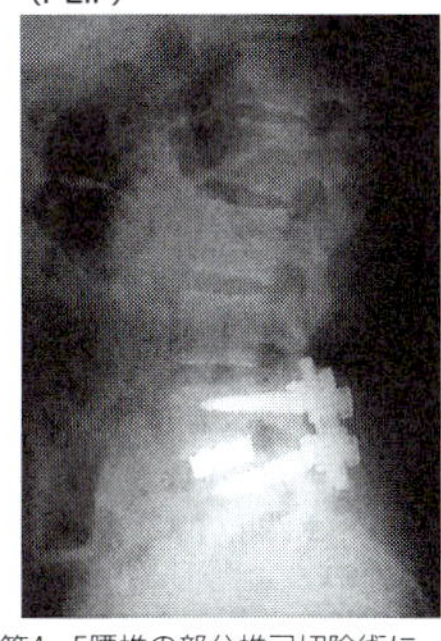

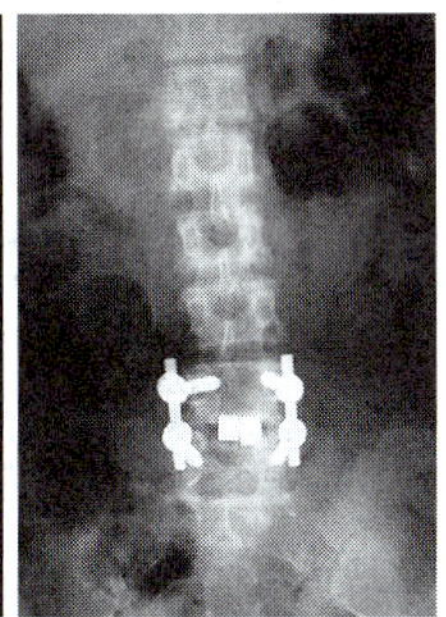

第4，5腰椎の部分椎弓切除術に，インプラントを用いた椎体間固定と椎体後方固定術を併用している．

椎体腫瘍　vertebral body tumor　原発性(良性腫瘍，悪性腫瘍)のものと，骨以外の臓器に発生した癌などの悪性腫瘍が脊椎に転移した続発性のものがある．わが国の骨腫瘍の分類は，日本整形外科学会骨軟部腫瘍委員会の腫瘍分類表が用いられている．脊椎に起こる良性腫瘍には骨芽細胞腫，血管腫，類骨骨腫などがあり，悪性腫瘍には骨髄腫，悪性リンパ腫などがある．これらの腫瘍により脊髄神経の圧迫症状が発生した場合には，患者の状態・疾患に応じて手術的治療，放射線治療，化学療法を組み合わせて行う．[343,713]

●椎体腫瘍のMRI像

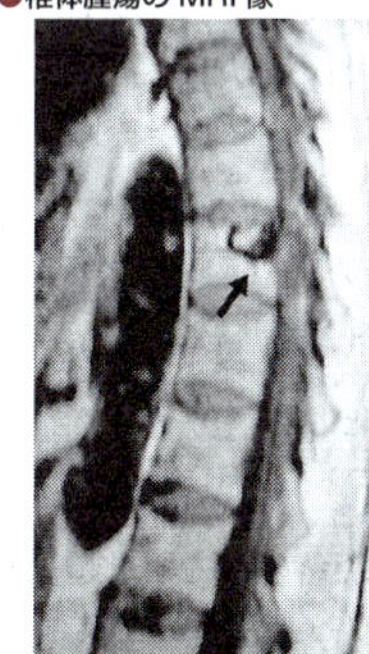

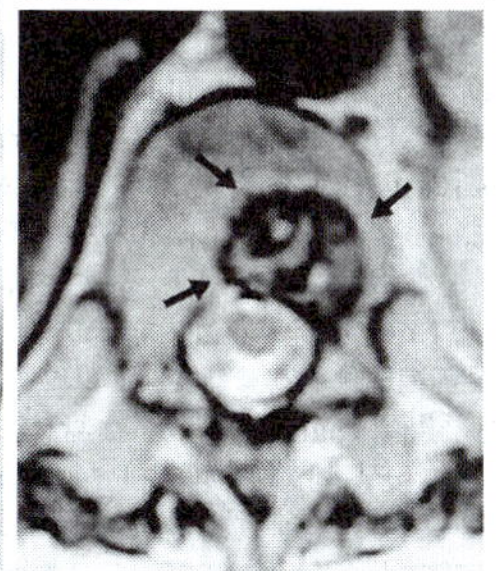

(原発性)
◀矢状断像
▼横断像

椎体破裂骨折　bursting fracture of vertebral body　主に外傷などにより脊椎の椎体に過度な外力が加わり，椎体そのものが粉砕骨折をきたしたもの．[35]

対麻痺　paraplegia　［横断麻痺］　両側下肢の完全麻痺のこと．両側上肢にも麻痺がある場合には四肢麻痺という．感覚障害の有無は問わない．脊髄障害によることが多いが，末梢神経障害や筋疾患，心因性などでも生じる．脊髄損傷や脊髄血管障害などで脊髄障害が突発した直後は，脊髄ショックを呈し麻痺した筋が弛緩状態となるが(弛緩性対麻痺)，その後，次第に筋のトーヌス(緊張)が増し痙性対麻痺となる．しばしば膀胱直腸障害(尿閉や麻痺性腸閉塞)を伴う．肢位により伸展性対麻痺と屈曲性対麻痺とがあり，通常，前者は後者より病変の重症度は軽い．[576]

墜落産　precipitate labor，precipitate delivery　［墜落分娩，街路産，路上産］　陣痛が強く，かつ産道抵抗が少ない場合には分娩経過が短くなる．妊婦が急に産気づいて，あるいは便意と陣痛の区別がつかないなど，陣痛に気づかずに，立ったままやうずくまったまま胎児を娩出することをいう．トイレが多く，まれにその他の場所でも生じる．頻度は非常に低く，経産婦であることが多いが，陣痛が強ければ初産婦でもみられる．力いっぱい引っぱっても普通は切れそうにない臍帯が，臍輪近くで断端がささくれたように不整に断裂していることもある．娩出された新生児は，分娩時の打撲などで頭部や顔面に受傷していることが多いが，産瘤を欠いているか軽微なことが多い．水洗トイレの普及で墜落産での死亡例は少なくなっている．[1135] ⇨参急産⇀719

墜落跛行(はこう)⇨同墜下跛行(はこう)⇀2030

墜落分娩⇨同墜落産⇀2034

ツインコイル透析器　twin coil dialyzer　1950年代に開発された使い捨てのコイル型透析装置．ナイロンメッシュでからだに透析膜を巻きつけたコイルを透析器として，約100Lが循環する透析液槽に設置して透析する．使い捨てで使用できるメリットがある反面，プライミングボリューム(血液充塡量)が多く，抵抗が大きいため血液ポンプが必要で，かつ内部圧が高いため過除水になりやすく，漏血や残血が多いなどのデメリットがある．中空糸型透析器(HFK)の登場により現在は使用されない．歴史的な意味しかない．[481]

ツーイ針　Tuohy needle　［トゥーヒー針］　くも膜下腔や硬膜外腔にカテーテルを留置するのに用いる中空穿刺針．針の内腔は先端で側方45度に切れ込み開放しており，カテーテルを目的の方向に送り込みやすい構造になっている．[957]

通院者率　outpatient rate　ある一時点に，観察集団の中で医療機関に通院している者の割合．厚生労働省の「国民生活基礎調査」の中では人口1,000対で表し，病院，診療所，老人保健施設，あん摩・はり・きゅう・柔道整復師に通っている者の数としている．[1406]

ツーウェイチューブ⇨同コンビチューブ⇀1144

通疫前進現象⇨同浸染度前進現象⇀1576

痛覚閾値　pain threshold　身体に害や痛みを引き起こす刺激(侵害刺激)を増やしていったときに，痛みを感じる最小の侵害刺激の強さ．[1230]

痛覚失認　agnosia for pain　痛覚を感じることはできるが，それに対して適切な逃避反応や防御反応をとることができず，痛覚に対して当惑を示す病態．頭頂葉弁蓋部，島後部の損傷との関連が指摘されている．[296]

痛覚受容器　pain receptor，nociceptor　［痛み受容器］　痛み刺激を感知する部位で，特殊な受容器をもたず，自由神経終末がそれをつかさどっている．侵害受容器の1つであり，ヒトの場合は皮膚や粘膜の痛点がそれにあたる．[1230] ⇨参侵害受容器⇀1508

通過症候群　transit syndrome　〔D〕Durchgangs Syndrom　ヴィーク Hans H. Wieck によりはじめて提唱された概念．なんらかの外因が精神障害の原因として加わった際に，意識障害が回復してもなお認められる可逆性，回復可能な亜急性期の精神症状群のすべてを指す．症候学的には症候群として，欲動，情動，記憶，知覚の障害や妄想形成などそれぞれのタイプに分けられているが，実際には相互の移行も多く認める．いわばボネファー Karl Bonhoeffer の外因反応型に含まれる問題を明細化したものであるが，クレペリン Emil Kraepelin の器質性精神症候群と同様，変化し回復していく過程に重きをみる．通過症候群とは概念であって症状名でないこと，状態形式〔D〕Zustandsform であって現象像〔D〕Erscheinungsbild ではないことが強調される．なお，用語の本意からは，粗大な意識障害があってはならないが，通過症候群がいわゆる意識障害に始まり，重度，中等度のときの，健忘症候群，発動性欠如，自発性欠如，記憶障害，思考障害，もうろう状態など，軽度通過症候群のときの情動障害，抑うつ気分などを経て回復に向かうものである以上，実際には振り返って記憶欠損，意識変容など意識の病理が確認されることもしばしば経験される．脳損傷の重篤度においては，回復のいずれかの段階で症状が固定して，認知症や性格障害に移行し，完全な回復がみられないことも多い．[1107]

通気　aerate　空気または炭酸ガス，酸素などの気体を，液体などに通入あるいは充塡すること．[258]

通気性狭心症　walk-through angina　運動開始早期に胸痛とともに出現したST部分の低下といった心電図変化などの心筋虚血所見が，運動の継続によって心筋酸素需要の指標(ダブルプロダクトなど)が増加しているにもかかわらず，軽減あるいは消失するまれな現象．再現性をもつ場合には側副血行路が運動とともに良好になっていく労作性狭心症が考えられ，再現性をもたない場合には運動誘発性冠攣縮狭心症が考えられる．[1182]

通常科学　normal science　集団において規範となる科学のことを，クーン Thomas S. Kuhn (1922-96)は通常科学と述べ，これに対して変革期の科学のことを異常科学と名づけた．異常な状況を利用して生じる科学者の造反が，新しいパラダイムを生み出していく．そして，この新しく生み出されたパラダイムが，科学者集団を拘束する新たな規範として通常科学となっていくのである．[446]

通所介護　day service　［日帰り介護］　1979(昭和54)年，高齢者の自立をたすけ，孤独を解消したり，介護にあたる家族の負担を軽減する目的で開始された事業．在宅介護と施設入所の中間的な位置づけで，在宅の要介護高齢者などが，特別養護老人ホームや老人デイサービスセンターなどの日帰り介護施設に通所し，入浴や食事サービスの提供，その他，日常生活上の世話や日常生活動作機能訓練などを受ける(通所介護)．1986(同61)年に，通所サービスと高齢者や重度身体障害者に実施してきた訪問サービス事業を統合して，在宅老人デイサービス事業となり，さらに2000(平成12)年「介護保険法」上，居宅サービスの1つに位置づけられた．[1451]

つ

通所リハビリテーション　ambulatory rehabilitation, commuting rehabilitation　「介護保険法」第８条で定められた居宅サービスの１つ．居宅要介護者などが，介護老人保健施設，病院，診療所その他厚生労働省令で定める施設に通い，それらの施設で，心身の機能の維持回復を図り，日常生活の自立を助けるために行われる理学療法，作業療法，その他必要なリハビリテーションを行うこと．デイケアともいう．通所リハビリテーションが行われるのは，指定通所リハビリテーション事業所で，医師，理学療法士，作業療法士，看護職員，介護職員のいる，指定された病院，診療所，介護老人保健施設に限られる．リハビリテーションの内容は，食事，整容，更衣，排泄，入浴，移乗，歩行などの日常生活動作が中心で，他に集団練習として，体操，ゲーム，音楽療法，レクリエーションなどもある．また給食サービス，入浴サービス，送迎などが加算サービスとして利用できる．[540] ⇨参介護保険法→433，デイケア→2045

通信衛星　communications satellite；CS　地上間での通信を中継させるための人工衛星．地上から同じ位置にみえる静止衛星のほか，高度 800 km 程度を周回する低軌道衛星，北極上空付近に長く滞在する特殊な軌道の衛星などが使われる．近年のデジタル技術により利用価格が急激に下がっており，利用形態によっては個人利用も可能である．広域性，同報性，耐災害性という特長があり，代替手段がないために現在も研究され，実用化されている．医療における応用は緊急時を除き研究開発段階である．放送衛星 broadcasting satellite を利用する衛星放送とは別である．[318]

通信理論　communication theory　情報伝送に最適なデータ構造(最適通信プロトコル)，情報伝送の高速化，ならびに伝送に伴う誤差の最小化といった情報の通信方式および通信システム設計にかかわる諸問題を統一的に取り扱う理論．[1576]

通性嫌気性菌　facultative anaerobe　［**通性嫌気性細菌**］酸素のある好気的条件下においてよく増殖するが，酸素の有無にかかわらず増殖することができる菌群．病原菌の多くはこの通性嫌気性菌である．[1113] ⇨参嫌気性菌→940，好気性菌→986

通性嫌気性細菌　facultative anaerobic bacteria⇨同通性嫌気性菌→2035

通性好塩菌⇨同耐塩菌→1860

ツートン型巨細胞　Touton type giant cell　黄色腫や脂肪肉芽腫の病巣にみられる巨細胞で，マクロファージに由来するものであり，類脂肪の吸収に関与．若年性黄色肉芽腫では分化した組織球，黄色腫細胞，ツートン型巨細胞が種々の頻度でみられる．[1531] ⇨参多核巨細胞→1910

痛風

gout

【定義・病態】 **プリン代謝異常症**の１つ．病態的に尿酸産生亢進型，尿酸排泄低下型，これらの混合型によって**高尿酸血症**をきたし，動脈硬化を促進させることのほかに組織に尿酸が沈着する結果，急性関節炎，痛風腎(腎機能障害)，尿管結石，痛風結節などの症状を呈する疾患．男性に多く，尿酸ナトリウムの針状結晶が関節に析出して生じる急性関節炎は痛風発作としてよく知られている．

【診断】 １日以内に完成する急性痛風性関節炎．母趾基関節が好発部位である．他の足趾関節，足関節などに出現することもある．一側性で上肢関節がおかされるのはまれである．関節の発赤，腫脹，熱感と著明な激しい疼痛が特徴で血液検査で白血球増多を認める．放置しても約 1-2 週間で消退する．

【治療】 急性発作に対しては前兆時には発作の頓挫を期待してコルヒチンを使用する．コルヒチンの脱毛，肝障害，骨髄障害などの副作用に注意する．コルヒチン無効の場合やすでに関節炎が進行した場合には非ステロイド系抗炎症薬を使用する。これらの薬剤で十分効果が得られない場合や使用できない場合はステロイド剤も使用される．[987] ⇨参高尿酸血症→1048

痛風の看護ケア

痛風は，高尿酸血症が長時間続くことにより，関節や腎を主とした多臓器にわたる尿酸の沈着により，関節炎や結節などの種々の弊害を起こす．

【ケアのポイント】 ①痛風発作を起こさないための予防的自己管理を促進する．適正エネルギーにおける食事療法，飲酒制限，適度な運動の実施，水分補給，ストレスへの対処方法の習得であり，患者の理解はもとより家族の協力を得ることが不可欠である．②痛風発作出現時の適切な自己対処方法を指導する．患部の冷却と挙上，安静，禁酒，正しい服薬，早期受診である．患部の冷却や挙上は，炎症を和らげ痛みの緩和が図れることを説明する．身体活動や患部のマッサージはより炎症を悪化させる可能性があるため，安静第一であることを説明する．ただし高齢者の場合は，安静が長引くほど日常生活動作(ADL)の低下が懸念されるので，発作が改善されたら早期に歩行訓練を行い ADL の向上を図る．飲酒は，発作のさらなる悪化を招くため禁酒することを指導する．服薬については，発作時の痛風発作予防薬や消炎鎮痛薬は，指示どおりに服用し自己判断での中断や大量服用をしないように説明する．また，痛風発作時に尿酸降下薬の服用を再開すると，発作の悪化を助長したり遷延化するため，手元に尿酸降下薬があっても服用しないように指導する．定期受診を確実に行い，治療の継続ができるように家族の理解と協力を保ちながら支援をする．[1176] ⇨参痛風→2035

痛風結節　gouty node, tophus　プリン代謝異常により起こる高尿酸血症において，線維組織に尿酸塩が沈着

●痛風結節

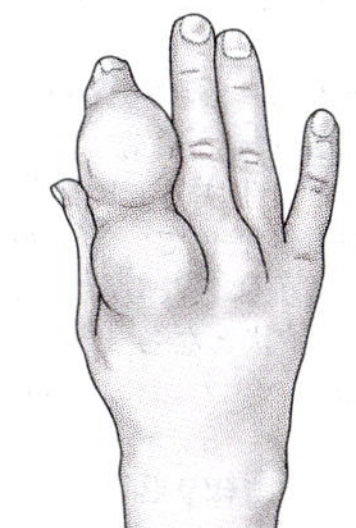

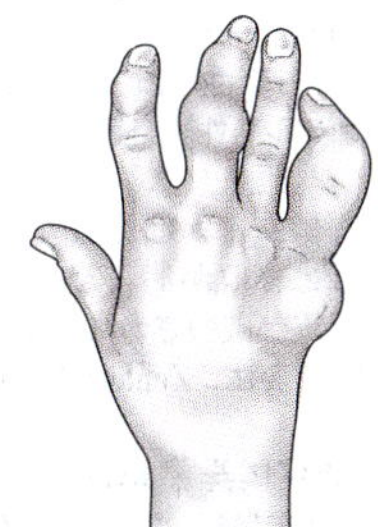

つ

し，その周囲に巨細胞が増殖して生じる肉芽組織．手足の母指関節，皮下組織，鼻，耳殻などの寒冷に曝露される部位に生じやすい．[987]

痛風食 diet for gout⇨同低プリン食→2053

痛風腎〔症〕 gouty kidney, gouty nephropathy ［高尿酸血症性腎症］ 痛風患者に合併するさまざまな腎障害のこと．狭義には組織学的に腎髄質の間質に尿酸結晶と細胞浸潤を伴う痛風結節がみられるものを指すが，広義には腎硬化症の病像を示し，高尿酸血症患者に多く合併してみられる高血圧や糖尿病，動脈硬化などの複数の要因がかかわった尿濃縮障害をはじめとする腎障害を指す．臨床的にはタンパク尿は頻度が低く，尿酸の腎髄質沈着による尿濃縮力低下が先行する．また尿酸結晶による尿路結石も多く，進行すれば腎機能の進行性低下をみる．治療は，高尿酸血症の治療(アロプリノール，ベンズブロマロンの投与など)に加え，尿のアルカリ化(pH 6.0-6.5)や尿量を増加させることが有用．[481]

痛風性関節炎 gouty arthritis ［尿酸性関節炎］ 痛風の発現症状の1つ．急性痛風性関節炎と慢性痛風性関節炎がある．[987]

痛風発作 gouty attack 関節腔内への尿酸結晶の析出による関節炎．発生には結晶誘起性の炎症と代謝異常としての高尿酸血症が関係している．症状は発赤，腫脹，疼痛で，特に激しい疼痛が現れる．発熱を伴うこともある．第1足趾が好発部位．発作の間隔は初期には少なく1-2年に1回程度であるが，しだいに間隔が短縮する．急性発作は放置しても約1-2週間で消退する．前兆時にはコルヒチンが有効で，進行した場合は効果はなく，非ステロイド系抗炎症薬の適応となる．[987]

杖(つえ) cane 立位の保持および歩行時に身体の支持やバランスを補助するために用いられる．通常はT字形をしたT字杖が用いられるが，安定性を高めるための多脚杖(三脚杖，四脚杖)も利用される．骨折後の下肢の免荷などには松葉杖，エルボークラッチ(ロフストランド Lofstrand クラッチ)のようなものもある．また，関節リウマチなどでは関節にかかる負荷を軽減する目的から前腕全体で支持する特殊な杖もある．[81]

ツェツェバエ tsetse fly, *Glossina* アフリカに分布し，いくつかの種類が知られているツェツェバエ科 Glossinidae の昆虫の総称．吸血性昆虫でトリパノソーマを媒介し睡眠病を引き起こす．卵胎性で幼虫を産出する．[288] ⇨参トリパノソーマ症→2165

ツェルウェガー症候群 Zellweger syndrome⇨参ペルオキシソーム病→2635

ツェルマク・ヘーリング反射 Czermak-Hering reflex⇨同頸動脈洞反射→869

ツェンカー変性 Zenker degeneration ［蝋(ろう)様変性，ツェンケル変性］ 横紋筋の凝固壊死で，通常，腹直筋に多い．腸チフス，ワイル病などで生ずる．肉眼的には魚肉様あるいは蝋様であり硬度が増している．組織学的には横紋が消失し，均質な硝子様となり，さらに筋原形質が破壊されて均質性の顆粒状となる．[1531]

ツェンケル変性 Zenker degeneration⇨同ツェンカー変性→2036

使いすぎ症候群 overuse syndrome ［繰り返しの小外傷による症候群］ ランニング，ジャンプ，ストップ・アンド・ターンなどの繰り返しの動作により発生する障害．スポーツに関連したものには，テニス肘，野球肘，野球肩(投球障害肩)，オスグッド・シュラッター Osgood-Schlatter 病，膝蓋靱帯炎，腸脛靱帯炎，鵞足炎，肩インピンジメント症候群などがある．また，最近ではコンピュータのキーボード操作によって手根管症候群が起こることも知られている．治療は発症要因を総合的にとらえ，個々に対応する．[343] ⇨参野球肘→2837，オスグッド・シュラッター病→405，肩インピンジメント症候群→520

塚原式腟部鉗子 子宮頸部把持鉗子の1つで，長さ26 cm ほどで先端が幅広く鈍性になっている．[998] ⇨参子宮頸部鉗子→1246

つかまり立ち pull oneself up onto something 何かにつかまって立つこと．中枢神経系の発達に影響を与える脳のシナプスの密度は乳児期後半に最大になり，この頃から立つことができる．生後9か月になると，テーブルや壁などにつかまって立つことができる．[273] ⇨参ひとり歩き→2463，つたい歩き→2037

つぎ足歩行 tandem gait 歩を進めるときに支持足のつま先の直前に踏み出した他方の足の踵をつけるようにして歩かせるもの．軽度の平衡障害のある場合は，通常の歩行は可能でも，つぎ足歩行はできないか，数歩でバランスを崩す．[1160]

付添看護婦 private nurse かつて，病院や施設に採用されるのではなく，特定の患者個人に雇われ，看護教育を受け，訓練されて患者の看護にあたる者をいった．現在は存在しないが，ときには付き添いを生業とする無資格の女性に対して用いることもある．もともとは医科大学第一医院看病婦講習科(東京帝国大学看病婦講習科)で，数十名の看護婦(現看護師)を募集し訓練したが，当時実習を行っていた桜井女学校付属看護婦養成所の看護実習生とはあまりにもレベルが違っていたため，正規の教育を受けた正看護婦(トレインドナース trained nurse)として認めるわけにはいかず，比較的優秀な看護婦を選んで，付添看護婦という名称を与えるとともに，看病婦練習証明書を授与したことに始まるといわれる．[1451]

付き添い《子どもの》 attendant for hospitalized children ［母子同室入院］ 家族が子どもと入院生活をともにする状態．付き添いをする状況は施設ごとに異なる．家族の意向にかかわらず病院側から付き添いを要請され，子どもの世話をほとんど任される場合や，子どもと家族にとって最も適切な形として付き添いが選択され，スタッフとともに家族が子どものケアにかかわる場合もある．付き添いは，子どもの状況だけでなく家族の意向を考慮したうえで決定するとともに，付き添う家族が，睡眠，食事，清潔などの最低限の基本的な生活ができる環境を整備する必要がある．[1279]

継手 joint 人体の関節にあたる義肢の連結機構で，可動性を有する遊動継手と動きのない固定継手がある．義手継手には肩継手，肘継手，手継手が，義足継手には股継手，膝継手，足継手がある．最近は義肢の骨格構造化により軽量化され遊脚相・立脚相制御機能をもつ継手が開発され，スポーツなども行えるようになった．[228]

つきもの妄想⇨同憑依(ひょうい)妄想→2484

突き指 sprained finger 球技や転倒時に指先をついた際に発生する障害の総称．この中には槌指，指節間関節の脱臼，側副靱帯損傷，掌側板の断裂，脱臼骨折，ボタン穴変形などが含まれる．治療法は疾患によりそれぞれ異なる．[343]

ツキヨタケ中毒 lampteromyces japonicus poisoning ツキヨタケ *Lampteromyces japonicus* は猛毒キノコの一種で，秋にブナなどの枯幹に生え，ひだは暗所で青白く発光する．シイタケとよく似ているため誤食しやすく，わが国で発生する毒キノコ中毒の大半を占める．中毒成分はイルージンで，嘔吐，下痢，腹痛など消化管症状がみられるが，致命率はきわめて低い．ときに視覚障害も起こる．治療法は一般に対症療法と輸液が行われるが，必要により催吐，胃洗浄，吸着剤投与などによる毒物の除去や重症例には血液灌流を行うこともある．[1618]

つたい歩き 健常乳児が生後10か月頃から，物につかまって横に歩く現象．乳幼児の運動機能のチェック項目の1つ．12か月頃にひとり立ちできなくても，つたい歩きが可能ならば正常発達と考えてよいとされる．[270]

ツタウルシ poison ivy 北米産のウルシ科の三枚葉の植物．ツタウルシに含まれるオレオレジン oleoresin が抗原となり，ツタウルシ皮膚炎を起こす．[1382] ⇨参接触皮膚炎→1736，ツタウルシ毒接触過敏症→2037

ツタウルシ毒接触過敏症 contact sensitivity to poison ivy ツタのウルシ(漆)成分による接触性皮膚炎．ウルシの成分であるウルシオール urushiol が表皮の細胞タンパクと結合して抗原性を有するようになり，リンパ球を感作する．再び同じ原因物質に接触すると，リンパ球をはじめとする炎症細胞が活性化され，皮膚局所に炎症細胞が集積し，紅斑，浮腫，小水疱，強いかゆみを伴う．皮疹は原因物質の接触部位のみでなく，周辺に拡大．主にⅣ型アレルギー(遅延型過敏症)によると考えられる．[386] ⇨参ウルシオール→333

ツチ(槌)骨 malleus 中耳腔に存在する3つの可動性のある小さな骨(耳小骨)の1つで，そのうち最も大きな骨．鼓膜に付着し，一方はキヌタ骨と関節で連合している．[451] ⇨参アブミ(鐙)骨→172，キヌタ(砧)骨→698

ツチ(槌)骨頭 caput mallei ツチ(槌)骨頭部の卵形の丸みを帯びた部分で，キヌタ(砧)骨体と関節を形成する．[98]

槌(つち)打診 plessimetric percussion 打診槌を用いた打診法．直接体壁を槌でたたく直接法と，体壁に打診板を置きその上を槌でたたく間接法(槌打診板打診法)がある．[328]

槌(つち)鼻 rum-blossom⇨同鼻瘤〔腫〕→2498

土ふまず⇨同足弓→1832

ツチ(槌)指 mallet finger ［**マレット指変形，ツイ(槌)指，ハンマー指**］ 骨折を伴わない腱損傷によるものと，末節骨関節面の骨折を伴う2種類がある．開放損傷や遠位指節間関節の亜脱臼を伴う骨折例以外の新鮮例では，外固定装具を用いた3-4週間程度の保存療法で良好な結果が期待できる．受傷後3か月程度経過した症例でも，装具を8-12週程度装着することで治癒する場合も多い．治療を受けずに放置した症例の中には変形を残すものもあるが，日常生活動作はほとんど障害されない．中には二次的な変形として高度なスワンネック変形が発生するものがある．[343] ⇨参スワンネック変形→1657

ツツガムシ chigger, trombiculid mite ダニの一種で，卵，幼虫，若虫と発育し成虫になる．多くの種類があり，幼虫が哺乳類や鳥類から吸血する．ある種のツツガムシはツツガムシ病の原因であるオリエンチア *Orientia tsutsugamushi* を媒介する．[288] ⇨参ツツガムシ病→2037

ツツガムシ病 trombiculiasis, tsutsugamushi disease ［**ケダニ病**］ オリエンチア *Orientia* 属の一種である *O. tsutsugamushi* の感染症で，小型のダニであるツツガムシが媒介する．古典型と新型に分けられる．古典型ツツガムシ病は山形県，秋田県，新潟県を中心とした河川の流域に春・夏季にみられた熱性疾患で，アカツツガムシが媒介していた．しかし，第二次世界大戦後は，タテツツガムシやフトゲツツガムシなどアカツツガムシ以外のツツガムシが媒介するツツガムシ病が北海道や沖縄を除く全国で秋，初冬にみられるようになり，新型ツツガムシ病と呼ばれている．*O. tsutsugamushi* を保有するツツガムシに刺された1-2週間後に高熱が出現し，2日後くらいに発疹がみられる．また，リンパ節腫脹を伴い，皮膚には刺し口が認められる．重症では播種性血管内凝固症候群(DIC)や多臓器不全で死亡することがある．新型は古典型よりも一般的に軽症の傾向がある．治療にはテトラサイクリン系抗菌薬が有効．北は極東ロシア，南はオーストラリア北部，西はパキスタンまで発生が知られている．[288] ⇨参新型ツツガムシ病→1510

筒状有茎皮弁 tubed pedicle flap 遠位の組織の移植に用いられた皮弁移植術で，マイクロサージャリーによる一期的な移植方法が開発される以前に多く用いられた．再建手術に際し，遠位の組織を皮弁として安全に移植するために，筒状で両端を茎とした皮弁を数段階に分けて目的の部位に移動する．腹壁や側胸部から側腹部にかけての部位に作製されることが多い．[688]

ツベルクリンアレルギー tuberculin allergy クームス・ゲル Coombs-Gell によるアレルギー反応のⅠ型からⅣ型の分類のうち，Ⅳ型アレルギーの代表的反応．ツベルクリンの皮内注射により陽性のマントー Mantoux 反応(ツベルクリン反応)が観察される．Ⅳ型アレルギーは遅延型アレルギーといわれ，細胞性免疫反応が主体的に関与する．結核菌の感染あるいはBCGワクチンによる免疫によってツベルクリンタンパク質に特異的に感作されたT細胞(遅延型T細胞)が主として関与する．[629] ⇨参ツベルクリン型過敏症→2037

ツベルクリン型過敏症 tuberculin type hypersensitivity ツベルクリン反応と同様のアレルギー機序で起こる過敏症のこと．遅延型過敏症(Ⅳ型アレルギー，Ⅳ型過敏症反応)の代表例．生体内に侵入した結核菌は，マクロファージにより貪食(認識)され，結核菌の情報を取り込みTリンパ球に伝達する．この情報を受けたものを感作Tリンパ球といい，この感作Tリンパ球が再び抗原(結核菌体成分)に出会うと，活性化され多くの活性化物質を産生し，単核球(リンパ球，マクロファージなど)などの炎症細胞を局所に集積・活性化したり，微小血管の透過性を亢進させ過敏症の病巣が形成される．

このように，抗原の情報を取り入れたTリンパ球が生体内につくられ，再び生体内に入ってきた同一抗原と反応する準備ができた状態を感作が成立したという．[386] ⇨参Ⅳ型アレルギー〔反応〕→11，ツベルクリン反応→2038

ツベルクリン反応　tuberculin test(reaction)　［マントー反応］　結核菌の菌体成分により感作された個体に，結核菌の培養液の精製タンパク質であるPPD(purified protein derivative)を皮内注射すると，局所に発赤，腫脹，硬結を形成する反応．汎用されている方法としては，前腕屈側にツベルクリン反応液を0.1 mL皮内注射(一般には0.05 μgのPPDを含有)し，48時間後の発赤，硬結の大きさを測定する．発赤の長径が10 mm以上で陽性とする．陽性とは，過去に結核菌の感染を受けたか，BCG (bacillus Calmette-Guérin)の予防注射を受けたことを意味する．陰性は，結核菌の感染を未経験か，感染しても早期の場合(4-6週間以内)，高齢や消耗性疾患，免疫不全を伴う疾患，ステロイド剤や免疫抑制薬の投与などの場合に認められる．Ⅳ型アレルギー(遅延型過敏性反応)による反応．[386] ⇨参結核→892

●ツベルクリン反応の判定基準

判定	略記号	反応
陰性	−	発赤の長径9 mm以下
弱陽性	+	発赤の長径10 mm以上
中等度陽性	++	発赤の長径10 mm以上，かつ硬結あり
強陽性	+++	発赤の長径10 mm以上，かつ，二重発赤，水疱，壊死などあり

ツベルクローマ　tuberculoma⇨同結核腫→894

坪井信道　Tsuboi Shindou　江戸後期の蘭方医家〔1795-1848(寛政7〜嘉永元)〕．誠軒と号す．美濃国(現岐阜県)出身．江戸に出て漢学と漢方医学を学んだが，宇田川玄真の『西説医範提綱釈義』を読み，蘭方を志したという．その後，玄真に入門して蘭方医学を学ぶ．1829(文政12)年深川上木場に医を開業し，かたわら蘭方医学塾安懐堂を開く．1832(天保3)年には深川冬木町に移って日習堂を開き，門下を教授した．『万病治準』『診候大概』『製煉発蒙』『遠西二十四方』『扶氏神経熱論』などの著訳書があるが未刊．中でも『診候大概』は小冊子とはいえ，ブールハーヴェ Hermann Boerhaave (1668-1738)の著作『Aphorismi〔邦題：蒲爾花歇(ブールハーヘ)の万病治準〕』をもとに記述したもので，わが国初の本格的な洋方内科診断学の書である．門下には緒方洪庵，黒川良安，広瀬元恭，川本幸民など著名な蘭方医がいる．[1242]

爪先離地　toe off⇨同足尖離地→1834

つまずきことば　pararthria syllabaris⇨同言語蹉跌(さてつ)→947

つまみ　pinch　主に母指と他指を用いる把持動作のこと．手指巧緻動作ともいう．乳児の発達段階では最も難しいため12か月頃に完成される．指尖つまみ，横つまみ，5指つまみなどに分けられる．[10]

積立方式　pension pooling system　公的年金の財源調達方式の1つ．将来支給される老齢年金などの年金の源資を，その制度に加入している間に保険料などにより積み立てるよう計画する方式．長所は，当初保険料(率)を低く設定し，徐々に引き上げることができることであるが，欠点はインフレや貨幣価値の変動と低下の影響を受けやすいことである．[457]

爪　nail，unguis　皮膚付属器の1つで，胎生約3か月に指趾端の表皮から分化する．爪は爪甲，爪郭，爪床，爪母からなる．爪甲はかたい板状の構造物で，爪母および一部爪床より上皮細胞が増殖，角化して形成される．正常の爪甲は1日0.1-0.15 mm伸長する．加齢とともに伸長速度は遅くなり，やや褐色調を呈する．爪甲の根元では爪甲の角化が不十分なため，乳白色の爪半月がみられる．皮膚が爪根部を覆う部分を後爪郭，その角層を爪上皮といい，爪甲との隙間を覆う．爪甲の色調，形態，伸長速度は末梢循環や全身性代謝異常の影響を受けやすく，逆に爪の異常から全身性疾患を類推できる．[778]

●爪の構造

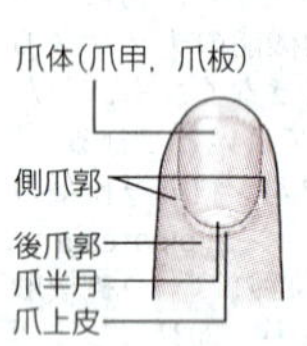

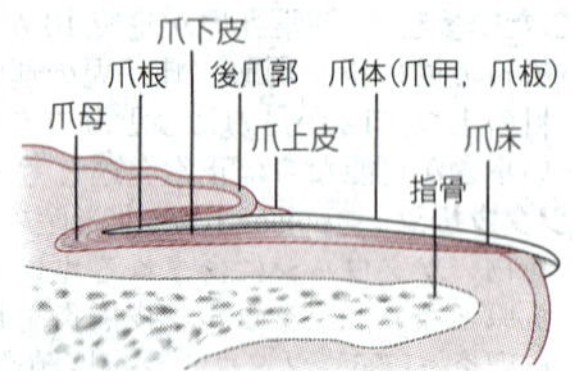

爪の保護⇨同ネイルケア→2275

爪の保清⇨同ネイルケア→2275

爪かみ　nail-biting　［咬爪症］　爪をかむ行為で，小児および成人にもみられる癖．多くは4歳頃から始まり6歳頃には33%にみられるが，学童期以後次第に減少．内的緊張の表れと解され，興奮，恐怖，不安のときや自分の欲することができない場合にみられる．まれに足の爪かみもあり，女性に多い．治療は緊張の除去と興味の転換を図る．足の爪かみは，やや高度のパーソナリティ障害を伴うことから精神療法が必要．[1631]

爪白癬(つめはくせん)⇨同爪白癬(そうはくせん)→1823

爪水虫⇨参爪白癬(そうはくせん)→1823

津守式乳幼児精神発達診断法　Tsumori development inquiry schedule　ゲゼル Arnold Gesell の発達検査に近いものであるが，乳幼児の日常生活場面の観察に基づいて，精神的・情緒的な発達の診断をしようとするもの．0-3歳(津守・稲毛，1961)と3-7歳(津守・磯部，1965)では評点方法が異なる．低年齢群では，発達指数に換算して評価できるが，高年齢群ではいわゆる知能指数との対応が必ずしも良好でないため，発達輪郭表から各領域の発達レベルをみることになる．観察対象の項目は，運動，探索・操作，社会，食事・排泄・生活習慣，理解・言語の5分野(合計438項目)であり，それぞれについて0歳から通して概観できるようにもなっている．特に，高年齢群では男女の違いによっても記載された行動項目の通過率は異なるので，発達輪郭表も男女別である．[1085]

ツモレット　tumorlet　［多発小腫瘍］　肺癌取扱い規約で腫瘍様病変に分類される円形の均一な細胞の増殖で，嗜銀性があり分泌顆粒を有する．肺低形成部や慢性炎症などに多発的に発生．[1531]

強さ-期間曲線⇨同強さ-時間曲線→2038

強さ-時間曲線　strength-duration curve　［強さ-期間曲

線，電流-時間曲線，電圧-時間曲線］ 興奮を起こすのに必要最小限の電流(電流閾値)と，そのために必要となる持続時間(利用時)の関係を示す曲線．一般には直角双曲線で近似される．細胞膜がコンデンサーとしての性質をもつことを示す．[1274]

ツラレミア⇨同野兎(やと)病⇀2844

ツリウム thulium；Tm ［Tm］ ランタノイド15元素の1つ．元素記号Tm．原子番号69．原子量168.934．明銀色．ナイフで切れるほどやわらかい．人体中の存在は極微量．生物学的役割は不明．原子炉で中性子照射したツリウムは携帯用X線装置の線源として使われてきた．[182,57]

つり下げギプス包帯 hanging cast⇨同懸垂ギプス⇀953

つり包帯 sling 包帯やストッキネットなどを用い，前腕部を頸からつり下げて上肢の安静を保つ方法．三角巾とほぼ同様に用いられる．[964]

ツルゴール turgor ［**トルゴール，皮膚緊張感**］ 皮膚に外方向の圧をかけた際に生じる弾性力で，皮下の間質液量によって規定される．2本の指で皮膚をつまんで持ち上げ，離したときに同部が周辺の皮膚位置に復するまでの速度から判定する．脱水の診断に際して，舌の乾燥とともに有用な身体所見であり，皮膚の回復速度が遅延している状態をツルゴールの減少または低下と称する．[1482]

蔓(つる)状血管腫 racemous〔hem〕angioma ［**静脈性蔓状血管腫**］ 奇形様に静脈性血管が蔓状に増殖，拡張した血管腫．生下時より存在し，やわらかい圧縮性に富む皮下腫瘤または結節で，静脈炎を反復したものでは静脈結石を伴い一部が硬く触れることがある．治療は外科的に切除する．[567] ⇨参動静脈奇形⇀2110

蔓(つる)状動静脈性血管腫 cirsoid arteriovenous angioma 血管腫内に直接動脈の流入をみるもので，頭頸部に好発する．外見は苺状血管腫に類似しているが，拍動を触れる．治療は外科的に切除を行う．移入動脈を結紮する必要がある．[567] ⇨参動静脈奇形⇀2110

蔓(つる)状動脈性血管腫 cirsoid arterial angioma 胎生期の毛細血管の発達異常で，動脈成分が蔓状に増生した血管腫．動静脈が吻合し，互いに交通するために生じる．拍動を触れる．治療としては移入動脈を結紮し，切除，摘出する．[567] ⇨参動静脈奇形⇀2110

蔓(つる)状動脈瘤 cirsoid aneurysm 多数の動静脈の短絡を伴う血管病変．動脈圧が静脈側にかかることにより血管は拡張し，壁は肥厚し，走行も蛇行する．しばしば血栓の形成を伴い，破綻して大量出血の原因となることもある．原因は不明であり，先天性説と後天性説とがある．治療は，移入血管の結紮と動脈瘤の切除を行う．[567]

ツロブテロール塩酸塩 tulobuterol hydrochloride 気管支拡張薬，喘息治療薬の内服薬．サルブタモール硫酸塩の約20倍のβ_2選択性を有し，作用持続時間が約7時間の長時間作用型β_2刺激薬．気管支喘息，急性・慢性・喘息性気管支炎，肺気腫などにおける気道閉塞性障害での諸症状の寛解に使用される．ツロブテロールとして経皮吸収型の貼付剤(テープ)もあり，最高血中濃度到達時間が約12時間と効果発現までに時間を要するが，症状の長期管理における有用性が認められ，1日1回の貼付であるため服薬コンプライアンスも高い．手指の振戦，動悸，頭痛などの副作用を生じることがある．[204,1304] 商ホクナリン

つわり morning sickness⇨同妊娠悪阻(おそ)⇀2265

て

手足口病　hand foot and mouth disease　幼児の発疹性熱性疾患で，口腔粘膜のアフタと手足，特に手のひらや足の裏に水疱がみられる．エンテロウイルス属のいくつかの型のウイルスにより発症するが，流行により，地域によってその型は異なる．日本ではコクサッキーウイルスA(CA)16，エンテロウイルス(E)71が多い．0-10歳までが90%を占め，成人も罹患する．熱帯・亜熱帯地方では年間を通じてみられるが，日本など温帯地方では晩春から夏に多い．不顕性感染が多い．ウイルスは咽頭分泌液，糞便から多く排泄され，これらの汚物を介して主として経口感染する．ときに感染初期患者の咳やくしゃみで飛沫感染することがある．感染力は強く，家族内発生が認められる．潜伏期は3-7日で，前駆症状はなく突然発症することが多いが，下痢症状で始まることもある．有熱期は1-2日，発熱は約30%にみられ，1歳以下の乳児に多く，成人ではほとんど発熱がみられない．手のひら，足の裏，指趾の腹側，殿部に紅斑が生じ，のちに丘疹から周囲が赤い水疱となる．乳幼児では丘疹が多く，年長児では水疱形成が多い．水疱は楕円形で，長軸は皮膚紋理の流れに沿っている．足背，手背，膝関節にもみられ，ときに全身に及ぶこともあるが，頭部はおかされない．発疹は2-3日で痂皮化し，約1週間で消失する．口腔粘膜疹は発症とほぼ同時に認められ，周囲が赤い紅色丘疹から水疱となり，破れてアフタ様となる．粘膜疹が口峡部だけのヘルパンギーナと異なり口腔内全体に波及するが，単純性ヘルペスによる歯肉口内炎と異なり口腔粘膜の発赤や腫脹はない．[1333]

手洗い　hand-washing　手指衛生 hand hygiene の概念に含まれる．手指衛生とは，従来推奨されてきた「流水と石けんでの手洗い」が臨床で確実に実施されていないことや，頻回の手洗いなどで荒れた手指に繁殖する微生物による医療関連感染の伝播リスクを考慮し，感染経路としての医療従事者の手指を実効性のある方法で汚染除去し，清潔に維持することを目的に，2002年にアメリカ疾病管理予防センター Centers for Disease Control and Prevention(CDC)が提唱した概念．手指衛生には，①手洗い，②手指の汚染除去 decontaminate hand(または手指消毒 hand antisepsis)，③手術時手指消毒 surgical hand antisepsis，④手指の清潔保持がある．①手洗いは，かつての「社会的手洗い」に相当し，食前や排泄後に普通の石けん(非抗菌性石けん)と流水を用いて手指を洗浄すること．②手指の汚染除去(または手指消毒)は，かつての「衛生学的手洗い」に相当し，医療業務により一時的に手指の皮膚に付着した通過菌を除去し，手指の細菌数を減らす目的で行う．手指の汚染除去には擦式手指消毒薬を手指にくまなく擦り込む擦式手指消毒 antiseptic hand rub と，石けんや消毒薬配合製剤と流水で手指を洗浄する手洗い消毒 antiseptic hand-wash とがある．可視的汚染がある場合は手洗い消毒を，可視的汚染がない場合は擦式手指消毒(または手洗い消毒)を行う．手指の汚染除去は看護行為や医療処置の前後，手袋をはずしたあとなどに必ず実施する．③手術時手指消毒は，かつての「手術時手洗い」に相当し，手指の皮膚の通過菌を除去するとともに常在菌を減少させる目的で外科的処置の前に行う．方法は，ブラシを用いる手洗い消毒(スクラブ法)よりもブラシを用いない擦式手指消毒(ラビング法)のほうが推奨されている．④手指の清潔保持には，ハンドローションやクリームでスキンケアを行い正常な皮膚の状態を維持すること，爪を短く保つこと，付け爪をしないこと，手指で顔や頭髪などを触る癖をやめることが重要．[1136] ⇨参手指消毒→1390

手洗い消毒　scrub，antiseptic hand-wash　手指からの感染防止のために手術前，病棟，外来で行われる．術前手洗い法は1887年，フュールブリンガー Paul Fürbringer が原形を考案しその後改良され，洗浄剤入り消毒薬で摩擦し，滅菌水で洗い流す方法となった(フュールブリンガー変法)．現在はこれに代わり手もみ洗い法あるいは手もみ洗い法とブラシ洗浄法の併用が普及しつつある．病棟での手洗い消毒は院内感染防止の重要な手段の1つである．[957]

手洗い設備　hand-washing facility　接触感染の防止には流水による手洗いが有効で，病棟では医療スタッフが処置行為ごとに手洗いを実施できるよう，各病室の入口付近に手洗い設備を設置することが望ましい．手洗い設備は清掃がしやすい構造とし，グースネックタイプの自動水栓，オーバーフローがない一体成型のボウル，壁つけ型配管，ディスポーザブルタイプの石けん液，ペーパータオルなどの採用が推奨される．また車いす対応など患者の利用にも配慮する必要がある．[600] ⇨参院内感染→302，感染管理→631，接触感染→1735

低αリポタンパク血症　hypoalphalipoproteinemia　先天的低αリポタンパク血症には，タンジール Tangier 病，LCAT(レシチン・コレステロールアシルトランスフェラーゼ)欠損症，魚眼病，アポAⅠ(アポリポタンパク質AⅠ)ミラノ病，アポAⅠおよびCⅢの欠損，アポA合成障害，染色体11番の異常などがある．また，その他には冠動脈硬化症，心筋梗塞の家族歴のある人，末梢動脈の硬化があるような場合でも，比較的低αリポタンパク血症がみられる．[987]

低βリポタンパク血症　hypobetalipoproteinemia⇨同低コレステロール血症→2048

低γグロブリン血症⇨同無γグロブリン血症→2778

低圧持続吸引器　low pressure-maintained drainage system　［プルエバック］　気胸，血胸，膿胸，胸水貯留などで胸腔内に貯留したものを除去(胸腔内ドレナージ)し，肺の再膨張を促す目的で，胸腔内に低い吸引圧を持続的にかける吸引器．通常，胸腔内は陰圧のため持続的な吸引が必要で，吸引圧は -10〜-15 cmH_2O が標準的．長時間，無気肺が続いた肺は，急激に再膨張させると肺水腫発生の危険があるので，低圧持続吸引

器を使用し，数時間かけて徐々に膨張させる.[36] ⇨参胸腔ドレーン⇀753

低圧受容器 low pressure receptor ［心肺部圧受容器］ 左右の心房およびその周囲に分布する圧受容器であり，心肺部圧受容器とも呼ばれる．これらの受容器は低圧系に存在するため，大動脈圧受容器などの高圧受容器と区別されるが，高圧受容器と同じく伸展受容器である．低圧受容器は，血液量の変化によって生じる心房圧のわずかな変化を検出し，反射的に尿量やナトリウム排泄量を調節することにより，血液量や細胞外液量の調節に関与している.[226]

低アルドステロン症 hypoaldosteronism 何らかの原因により副腎皮質からのアルドステロン分泌あるいはアルドステロン作用が低下した状態で，低ナトリウム血症，高カリウム血症と代謝性アシドーシスを呈する．副腎皮質からのステロイド分泌が広く障害された慢性副腎機能低下症，グルココルチコイド分泌は保たれる選択的低アルドステロン症，アルドステロン分泌不全はないがアルドステロン不応性の偽性低アルドステロン症などが含まれる.[284,383]

低位円錐 low conus medullaris ［低位脊髄円錐］ 脊髄円錐が正常に比べて低い位置(尾側)にあること．脊髄円錐とは，脊髄が腰部膨大より尾側で円錐状になることから称される．正常では，脊髄円錐は出生時に第3腰椎に位置し，成人では第1-2腰椎の間に位置する．脊髄脂肪腫や終糸肥厚などにより，小児期から身長が伸びるに従い，脊髄が円錐部で牽引されると下肢の運動障害や変形，知覚障害，膀胱直腸障害などの神経症状(脊髄係留症候群)が出現する．症状を予防もしくは軽減するために，外科的に脊髄係留の解放術を行うのが一般的.[393]

低位鉗子分娩 low forceps delivery⇨同低在鉗子分娩⇀2048

低域トレランス low zone(dose) tolerance ［低域免疫トレランス］ ある種の抗原分子は抗体産生を引き起こす量以上の大量投与では高域トレランスが起こる．その逆に少量の抗原の頻回投与により，抗原に対して不応答となっている状態のこと.[388] ⇨参高域トレランス⇀972

低域免疫トレランス⇨同低域トレランス⇀2041

低位咬合 infraocclusion 上下顎の歯列弓の垂直的咬合関係の異常で，適正な咬合高径より低い状態をいう.[1310]

低位歯 infraversion tooth, submerged tooth 歯は萌出が完了すると咬合平面に達するが，咬合平面に達しない位置異常歯のこと．いわゆる八重歯は，低位唇側転位とされる.[1310]

●低位歯

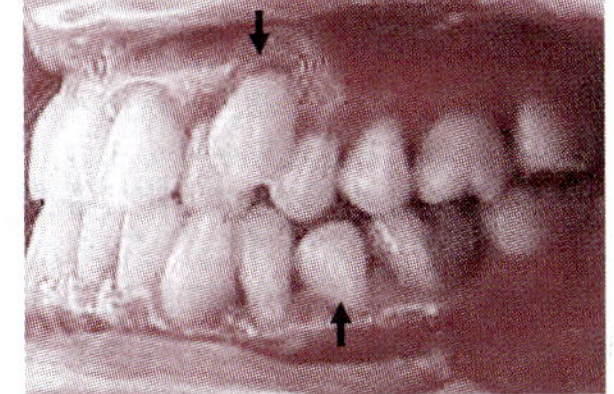

定位手術的照射 stereotactic radiosurgery；SRS ［ラジオサージェリー］ 「患者あるいはそれに連結された座標系において照射中心を固定精度内に収めること，および，治療中を通じて上記固定精度を三次元の各方向において保つこと」(旧厚生省がん研究阿部班による定義)を満たす，限局した小腫瘍に対する放射線治療を定位放射線照射 stereotactic irradiation(STI)というが，この治療のうち，従来の放射線治療よりも大線量を一度に用いて治療する方法を定位手術的照射という．主として頭蓋内腫瘍に対して行われる．別名ラジオサージェリーともいう．専用装置として，放射性同位元素であるコバルトを201個半球状に配置し細いγ線を1点に集中させるガンマナイフがある．当初はガンマナイフとともに広まったが，同様の治療が一般のライナック(直線加速器)でも可能となり，現在では後者で行われるほうが多い．転移性脳腫瘍や血管奇形などに対する治療では重篤な有害事象を増大させることなく確実な効果をもたらし，標準治療として認知されるに至った.[577] ⇨参定位放射線治療⇀2042

定位深部脳波⇨同深部脳波⇀1600

低位脊髄円錐⇨同低位円錐⇀2041

低位胎盤 low lying placenta 胎盤の位置異常の1つで，胎盤が子宮下部に位置し，最下部は内子宮口に近いが内子宮口までは多少の距離を残しているもの．超音波断層法で診断される．内子宮口までの距離が2cm以上あれば比較的予後良好で経腟分娩の可能性が高い．分娩時でも出血量が増加するときには帝王切開とする.[998]

ティーツェ症候群 Tietze syndrome ［肋軟骨炎］ 1つ，または数個の肋軟骨に疼痛を生じる疾患．原因は不明であるが自然寛解することが多い．局所に腫脹を伴うものをティーツェ症候群，伴わないものを肋軟骨炎と区別することもある．腫瘍やリウマチ性疾患などとの鑑別が必要．治療は対症的な鎮痛療法であり，消炎鎮痛薬の投与が主である．局所麻酔薬および副腎皮質ホルモン剤の局所注射を行うこともある．ティーツェ Alexander Tietze はドイツの外科医(1864-1927).[964]

定位的吸引術 stereotactic aspiration 特に，脳内出血の症例に用いられる手術法．特殊な装置を用い，主にCTガイド下で三次元的に脳内の血腫を位置決めし，計測したとおりに吸引管を目的の血腫部位まで誘導し，血腫や内容物を吸引する．近年ではナビゲーションシステムを用いて行われることもある.[35] ⇨参ニューロナビゲーションシステム⇀2243

定位的神経放射線撮影 stereotaxic neuroradiography 脳の特定の深在部位に，限局した治療的侵襲を加える指針として，三次元的情報を得るために行われるX線検査.[264]

定位的脳深部刺激術 stereotactic deep brain stimulation；DBS 不随意運動(パーキンソン Parkinson 病，振戦，ジストニア)や疼痛症に対して，視床下核，淡蒼球内節や視床(Vop, Vim)に電極を留置し，微弱な電流を流すことで，異常な神経活動を調節し，症状を改善する手術．電流を流すための刺激発生装置 implanted pulse generator(IPG)を前胸部に留置する．従来の破壊術と比べ安全性に優れ，わが国で2000年4月に保険適用された．頭部に固定枠を装着しMRIやCT画像を撮像後，標的部位をコンピュータでナビゲーションする定位的手法が用いられる．手術後，プログラマーにより，患者の症状に合わせて，刺激条件(刺激電極の選択，電圧，頻度，パルス幅)の調整が可能．薬物療法が限界となった難治性症例が適応となる．合併症として，脳出血(1% 程度)，感染症(3-4%)や電気刺激による副作用(発語障害，しびれ感など)がある．[393]

●定位的脳深部刺激術

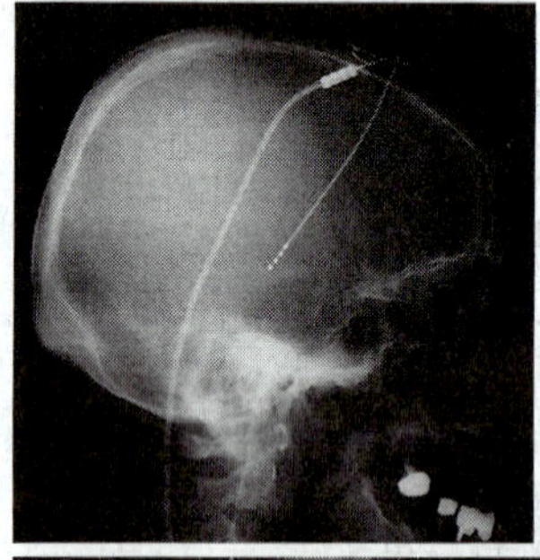

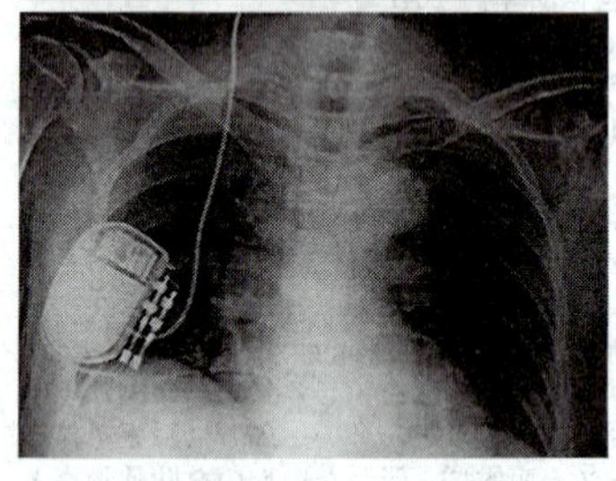

定位的放射線外科療法　stereotactic radiosurgery　周囲脳組織に損傷を与えることなく病巣に大量照射が可能な放射線療法．定位脳手術の手法で病変部を計測し，患者の頭部をヘルメット内に固定する方法で行う．多数の小線量の放射線をヘルメットの中心に焦点を結ばせ集光させ，大量照射する．ガンマナイフ，サイバーナイフはその一例である．[35]

定位脳手術　stereotaxic(stereotactic) brain operation, stereoencephalotomy　きわめて正確に脳内の病変部まで到達可能な手術方法．特殊な装置を用い，脳内のターゲットにした病変部を，主にCT，MRIガイド下で三次元的に計測し選定する．駒井式が一般的に行われる．近年ではナビゲーションシステムを用いて行われることが多い．[35] ⇨参定位的吸引術→2041，ニューロナビゲーションシステム→2243

定位反応　orienting response　興味ある対象が現れたときに，動物が自分の身体あるいは身体の一部をその方向に向ける行動．感覚情報を用いて対象の位置を検出し，その情報を運動情報に変換するという2つの処理を必要とする反応である．[1230]

定位放射線治療　stereotactic radiotherapy；SRT［SRT］「患者あるいはそれに連結された座標系において照射中心を固定精度内に収めること，および，治療中を通じて上記固定精度を三次元の各方向において保つこと」(旧厚生省がん研究阿部班による定義)を満たす，限局した小腫瘍に対する放射線治療を定位放射線照射 stereotactic irradiation (STI) というが，この治療のうち，従来の放射線治療よりも大線量を数回に分けて短期間に治療する方法を定位放射線治療という．肺腫瘍や肝腫瘍などの体幹部腫瘍や，聴神経腫瘍などの良性脳腫瘍に対して行われる．特に，I期肺癌に対しては標準治療である手術が医学的な理由で行えない患者に対しても安全に施行することができ，そのような患者に対する標準治療となっている．[577] ⇨参定位手術的照射→2041

ディーマード　disease modifying antirheumatic drug；DMARD⇨同疾患修飾性抗リウマチ薬→1307

ディーマット　disaster medical assistance team；DMAT⇨同DMAT→41

ディーン・ウェブ最適比⇨同最適比→1166

低栄養　undernutrition　摂取する栄養量の低下，または低い栄養状態．[987]

低エコー域　low echo area, hypoechoic area　超音波診断において周辺部より低いエコー輝度を示す領域．腫瘍や膿瘍などが疑われる．[955]

低エコー層　hypoechoic layer　超音波画像において周辺部より輝度の低い層．そのうち特に無エコー層 sonolucent layer は腫瘍の辺縁や周辺および胆嚢・消化管壁の異常所見として用いられる．[955]

ディエゴ〔式〕血液型　Diego blood group system　赤血球の血液型の1つ．Di^a と Di^b の2種の抗原があり，Di(a+ b−)，Di(a+ b+)，Di(a− b+)の3型に分類される．Di^a 抗原は日本人を含むモンゴロイドに特有で，白人(コーカソイド)や黒人(ネグロイド)にはみられない．ディエゴ式赤血球型では，ルイス Lewis 式血液型などと同様に血液型不適合妊娠による新生児溶血性疾患や輸血副作用を起こすことがあるが，概して軽症にとどまるものが多い．[920]

低エネルギー食　low-energy diet⇨同フォーミュラ食→2522

低塩症候群　low salt syndrome　［**低ナトリウム症候群，食塩欠乏症候群**］　うっ血性心不全患者の治療の際に，塩分制限と利尿薬多用による体内ナトリウム量減少が原因で起こる症候群．食欲不振，悪心・嘔吐のほか，極度の減少では痙攣，嗜眠，錯乱状態，昏睡などの症状を示す．現在では低ナトリウム血症と同義で用いられることが多い．[1489] ⇨参低ナトリウム血症→2052

低塩食　low salt diet⇨同減塩食→937

低塩素性アルカローシス　hypochloremic alkalosis⇨同低クロル性アルカローシス→2045

帝王切開後子宮摘出術　cesarean hysterectomy　帝王切開に引き続き実施する子宮全摘出術．前置胎盤，癒着胎盤，子宮頸癌合併妊娠などで実施される．帝王切開後止血不能な場合(常位胎盤早期剝離，弛緩出血など)に実施されることもある．[998]

帝王切開分娩　cesarean section；CS　分娩時，胎児や母体の生命が危険にさらされて，急いで胎児を娩出させなければならないときに行われる急速遂娩法の1つ．子宮筋層を切開して胎児を娩出させる手術．腹式帝王切開と腟式帝王切開があるが，後者はほとんど行われていない．腹式帝王切開には子宮下部(峡部)を切開する子宮下部横切開と子宮体部を縦切開する古典的帝王切開がある．現在，一般的には子宮下部横切開を行う．[1323] ⇨参腹式帝王切開術→2535

低応答系動物 low responder 特定の抗原に対して特異的な免疫応答能力が著しく減弱している，あるいは欠損している動物をいう．高い応答性をもつ動物と比較対照される．[388]

ディオゲネス症候群 Diogenes syndrome⇨[同]老年期隠遁(とん)症候群→2995

ディオスコリデス Pedanius Dioscorides 古代ギリシャの薬学者，医学者(40頃-90頃)．小アジア(現トルコ)のキリキア地方のアナザルボスに生まれる．ギリシャ語では『Peri hylēs iatrikēs(薬物について)』，一般にラテン語で『Materia medica(薬物誌)』という書物の著者として有名．この書は5巻からなり，約700種の植物と約1,000種の薬物が記載されている．自らの精密な観察によって植物の記載に当たっているが，先人の著作や民間の伝承からの知識とを常に比較検討することも怠っていない．著作の序文に「兵士のような生活」を送ったと記されていることから，ディオスコリデスが軍医であったという説が流布したが，それについては根拠がないとされる．『薬物誌』はギリシャ語，ラテン語，アラビア語の多くの写本で伝えられ，後世に多大な影響を与えた．そのうちには，東ローマ皇帝の娘の婚儀のために512年に制作された『アニキア=ユリアナ写本 Anicia Juliana Codey』のように，正確で華麗な図版によって名高いものもある．[982]

低温環境による疾患 diseases due to low temperature 低温に曝露されると皮膚温の低下が起こる．特に手足など末梢部位では温度の低下が著しく，寒冷によるこわばりから作業能率の低下がみられ，安全性がおかされる．寒冷曝露が持続すると，局部的に循環不全，血行障害を生じ，局部組織に変化がみられる凍傷を起こす．体内では産熱量を増やし，体内の熱収支の平衡状態が保たれるが，産熱が体温の放散に追いつかない状態では，体温の低下が起こる．低体温によるふるえや意識の低下がみられ，直腸温などの核心温が35℃以下になると凍死の危険がある．[1360] ⇨[参]異常低温による障害→237，凍傷→2110，凍死→2107

低温灌流 hypothermic perfusion 心臓大血管の手術時に体外循環を用いて全身を低体温とし，組織の代謝を低下させ臓器障害の軽減を図る方法．通常，体温25℃以下を超低体温，25-30℃を中等度低体温，30-32℃を軽度低体温と呼ぶ．冷却による臓器保護効果が得られる反面，体外循環時間の延長や出血傾向などの欠点もある．最近では症例により常温体外循環法も用いられている．[867,1499]

低温菌 psychrophile, psychrophilic bacteria ［好冷菌］ 20℃以下の温度を発育の至適温度とする微生物で，水生菌や発光菌に多くみられる．一般の細菌は30-40℃を発育至適温度とするが，0℃の環境でも発育できるものがある．[324]

低温殺菌法 pasteurization ［パスツーリゼーション，パスツール法］ 主にミルク，チーズなど乳製品やアルコール飲料などに対して病原菌の殺菌，またはその増殖を阻止する目的で行う殺菌法．ビタミンや栄養素を破壊せずまた風味も損なわないよう，一定温度(60℃程度)で短時間(30分間)熱処理する．パストゥール Louis Pasteur(1822-95)がブドウ酒の変敗(食品の味，色が変わり食用に耐えなくなること)を防ぐ殺菌法として考案したのでパストゥーリゼーションの別名がある．[324]

低温障害 cold injury 寒冷地，水中などさまざまな低温環境下で核心温が35℃を下回ると生じる障害．また内分泌障害，外傷による中枢神経障害なども体温障害の原因となりうる．高齢者では温度知覚の減少と活動性の低下，低栄養，熱産生の低下が起こり，新生児では体表面積と体積の比が大きく熱損失が高く，適切な保育環境がなければ低体温に陥る．全身麻酔によるふるえの抑制も熱産生を低下させるため手術室などでも起こりうる．体温調節中枢は視床下部にあり自律神経を介して急速な体温調節が行われる．ノルアドレナリンが放出され筋緊張亢進，ふるえによる熱産生，基礎代謝を上昇させる．低体温により意識レベルも低下していく．心機能も低下し心室性不整脈を引き起こし28℃未満では心停止に至る．心機能低下，低換気により低酸素血症となり進行性に全身の臓器障害が引き起こされる．核心温の腹温が最も大切．末梢の寒冷障害では組織温が0℃を下回ると凍傷を生じる．[715] ⇨[参]低体温症→2051，凍傷→2110

低温透析 low temperature dialysis 血液透析療法の透析液の液温度は通常36-37℃に保たれているが，これを35℃前後に低下させる透析法．透析液を低温にすると末梢血管が収縮するため，透析中の血圧低下を防ぐ目的で施行される．副作用として四肢末梢部の冷感やしびれ感，シャント部の血管痛，悪寒，冷感などを認めることがある．[481]

低温熱傷 moderate temperature burn 40-45℃の低温が長時間皮膚に作用して起こる熱傷様組織損傷．44℃の低温熱源だと約6時間で受傷原因となる．麻痺患者や泥酔者が湯たんぽ，電気カイロ，ホットカーペットなどで受傷することが多い．[957] ⇨[参]接触熱傷→1736

定額診療費制度 prospective payment system ［定額制払い］ 増大する医療費を抑制する目的で考えられた包括支払い制度．過剰な投薬や検査を抑制するため，高齢で糖尿病や高血圧など19種の生活習慣病をもつ通院患者の医療費を毎月定額で医療機関に支払う方式で，「まるめ」と略称．これまでの診療の内容に応じた出来高払いとするか，定額診療費制度を選ぶかは医療機関の自由で，まだ一部でしか採用されていない．この制度では必要な薬や検査まで省かれる恐れがあり，治療がおろそかになるとの批判も根強い．[457] ⇨[参]包括支払い制度→2659

定額制払い⇨[同]定額診療費制度→2043

低カタラーゼ血症 hypocatalasemia⇨[同]無カタラーゼ血症→2779

低活動膀胱 underactive bladder 1981年に国際禁制学会 International Continence Society(ICS)が膀胱機能において正常，過活動，低活動に分類し(1988年改訂)，蓄尿時に尿道括約筋収縮が起こらず，排尿時には排尿筋の収縮はないか，あっても持続が不十分なものをいう．[118]

低カリウム血症 potassium deficiency, kaliopenia 血清カリウム値が3.5 mEq/L以下をいう．原因として大きく次の3つの機序が考えられる．①カリウム摂取の不足：ときに糖質のみを摂取している高齢者でみられる．②細胞内へのカリウムの移行：糖尿病性ケトアシドーシスに対する生理的食塩水の補液とインスリン投与開始後，嘔吐時，胃液吸引時の胃酸(HCl)の喪失による代謝性アルカローシス時にみられる．③体外へのカリウム喪失：腎からの喪失として利尿薬の長期投与，ミネラルコルチコイドの過剰分泌，漢方薬(甘草)の投与，消化管からの喪失として慢性下痢．症状は心電図上T波の平低化，RR間隔の延長，筋脱力，筋麻痺がみられる．治療は経口・非経口的にカリウムを投与する．[987]

低カリウム血症性腎症　hypokalemic nephropathy ［**低カリウム性腎症，カリウム欠乏性腎障害**］ 低カリウム血症(血清カリウム濃度3.5 mEq/L以下)に伴って起きる腎障害．長期間の低カリウム血症により体内カリウムの欠乏状態になると，近位尿細管を中心とした尿細管細胞には空胞変性と呼ばれる細胞障害が認められ，慢性化すると間質にも変化を生ずる．臨床的には多飲，多尿となり，抗利尿ホルモン(ADH)不応性の尿濃縮力低下や代謝性アルカローシスを呈する．治療は低カリウム血症の原因により対応．生体内の総カリウム量が減少している場合は，経口的にカリウムの多い果物などを摂取させたり，カリウム製剤の経口投与などを行い，カリウムを補充する．[481] ⇨参低カリウム血症→2043

低カリウム血性アルカローシス　hypokalemic alkalosis ［**低カリウム性アルカローシス**］ アルカローシスとは酸塩基状態が正常よりアルカリ側に傾いた状態．通常アルカローシスでは低カリウム血症を生じる．これは，腎臓を介し，尿中カリウム排泄増加を生じることによる．一般に動脈血pHが0.1上昇すると，血清カリウム値が0.3-0.6 mEq/L低下する．また逆に，血清カリウムの低下に伴う塩基の蓄積または酸の喪失によりアルカローシスを呈することもある．塩基の蓄積と酸の喪失は主として細胞外液に生じる．代表的疾患として高アルドステロン血症などがある．[963] ⇨参アルカローシス→187

低カリウム血性周期性四肢麻痺　hypokalemic periodic paralysis 周期性四肢麻痺とは，四肢および体幹筋群の弛緩性麻痺が周期的に現れることを特徴とした症候群で，大部分が低カリウム性である．甲状腺機能亢進症を伴うことが多い．男女比は2-3：1であるが，甲状腺機能亢進症との合併例では男女比は20：1で圧倒的に男性に多い．初回の発作は通常思春期が多く，麻痺の誘因として，炭水化物の過食，飲酒，過労などがある．発症時刻は早朝起床時が多い．すなわち暴飲・暴食した翌朝に麻痺が出現する．麻痺の持続時間は1時間から数日に及ぶものまである．発作中は低カリウム血症を呈するが，発作間欠期には血清カリウム値は正常である．治療は発作時にカリウム製剤投与を行い，甲状腺機能亢進症を合併している場合はその治療を行う．経過は一般に良好で，40-50歳以降，発作は消失することも多い．[1160] ⇨参周期性四肢麻痺→1365

低カリウム血性ミオパチー　hypokalemic myopathy 血清カリウム値の低下(2 mEq/L以下を示すことが多い)により，急速に四肢の著明な筋力低下とクレアチンキナーゼ(CK)値の著明な上昇がみられる．低カリウム血性周期性四肢麻痺との鑑別点は，麻痺の持続時間が長いこと，血清CK値の上昇が著明なこと，筋生検では筋線維の変性，壊死像がみられることである．慢性的なカリウムの吸収低下や排出増加が持続した状態で出現しやすい．利尿薬，漢方薬，グリチルリチン製剤の長期投与の際には注意を要する．[1160]

低カリウム性アルカローシス　hypokalemic alkalosis ⇨同低カリウム血性アルカローシス→2044

低カリウム性腎症 ⇨同低カリウム血症性腎症→2044

低カルシウム血症　hypocalcemia 血清カルシウム値が8.0 mg/dL以下を示す状態．カルシウム調節に重要な働きをする副甲状腺ホルモン(PTH)または1,25$(OH)_2D_3$(1,25ジヒドロキシビタミンD_3)の作用不全や欠乏で起こる．原因疾患には副甲状腺機能低下症，偽性副甲状腺機能低下症，ビタミンD欠乏症・作用不全，腎不全，急性膵炎，マグネシウム欠乏症，飢餓骨hungry bone症候群がある．[987] ⇨参低カルシウム血性テタニー→2044

低カルシウム血性テタニー　hypocalcemic tetany 血清カルシウム値の低下(血清カルシウム8.5 mg/dL未満で疑う)によって筋の興奮が高まり，指がしびれ，主に四肢の筋に強い拘縮を起こして，手のひら側に彎曲した状態(助産師型手)になる．重症の場合，喉頭筋や呼吸筋，さらに全身の筋肉に痙攣を引き起こす場合もある．原因疾患としては，副甲状腺機能低下症，偽性副甲状腺機能低下症，ビタミンD欠乏症，新生児では低出生体重児や新生児仮死など．治療は心拍数をモニターしながらカルシウムを経静脈的にゆっくり投与する．[684]

低眼圧黄斑症　hypotony maculopathy 外傷で生じた毛様体解離や緑内障手術などによる眼圧低下に伴って生じる黄斑部の変化．黄斑を中心とした網脈絡膜のひだ形成，網膜血管の蛇行や拡張，乳頭腫脹がみられる．黄斑部にひだ形成が生じると視力低下や変視症をきたす．治療は，自然軽快する場合もあるので，初期は硫酸アトロピン点眼やステロイド剤点眼で経過観察するが，低眼圧が持続する場合は毛様体解離部にレーザー光凝固術，毛様体縫合術などを行って解離部を閉鎖する．[1130]

低眼圧緑内障　low-tension glaucoma；LTG ⇨同正常眼圧緑内障→1673

定義　definition 概念の内容を明確に決めて述べること．研究実施上，看護学上の術語法にのっとり，概念を明確に定義して使用することは必須．[446]

定期健康診断 ⇨参健康診断→945

啼泣 ⇨同泣き声→2193

低緊張性十二指腸造影法　hypotonic duodenography 抗コリン作動薬などを注射して十二指腸の蠕動，緊張を抑え，バリウムと空気で二重造影を行うX線検査法．十二指腸粘膜面の微細な変化や隣接する膵疾患による形の変化をみる目的で行う．バリウムと空気の注入に十二指腸ゾンデを用いる方法と用いない簡便法がある．[264]

低緊張性膀胱　hypotonic bladder 正常の範囲をこえて蓄尿でき，しかも内圧の上昇が小さい状態の膀胱．正常の膀胱容量は300-500 mLであるので，一般に600 mL以上は異常と考えられている．[118]

底屈　plantar flexion 足関節，または足趾の関節を尾側(頭から離れる方向)に向ける運動．反対方向への運

て

動は背屈という.[964]

低クロル血症　hypochloremia⇨参低クロル性アルカローシス→2045

低クロル性アルカローシス　hypochloremic alkalosis ［低塩素性アルカローシス］ クロル(Cl)の喪失により血中クロル濃度が 95 mEq/L 以下となることを低クロル(塩素)血症と呼ぶが，嘔吐や胃液の大量吸引，利尿薬の使用などで体内の水素イオン(H^+)の喪失が起こったときにみられる病態を低クロル性アルカローシスという．これはナトリウムに比較してクロルの喪失が多いため，腎でのナトリウムの再吸収が増加しても再吸収されるクロルが不足し，重炭酸イオン(HCO_3^-)の再吸収(H^+ の分泌)が亢進することが原因．塩化ナトリウム(NaCl)反応性アルカローシスであるため，治療は，原因疾患の治療に加えて NaCl を含む輸液を施行する.[481] ⇨参代謝性アルカローシス→1874，低カリウム血性アルカローシス→2044

デイケア　day care　本来は地域で生活する精神障害者が障害の回復および社会参加の促進などを目指し，昼間の一定時間通い活動する場．精神科リハビリテーションの一形態．近年では高齢化社会に対応する高齢者デイケアが盛んである．精神医療においては保険診療による外来治療の一環として病院・診療所などで行われるものや，地域医療保健サービスとして精神保健福祉センター，保健所，市町村などで行われるものがある．いずれも多職種のスタッフで運営され，利用者に対しさまざまな集団活動と個別的なケアを提供している．集団活動を構成するプログラムはデイケアごとに異なるが，集団精神療法，社会生活技能訓練(social skills training；SST)，作業療法，レクリエーション，心理教育プログラムなどの手法が用いられることが多い．利用者が継続してデイケアの活動に参加することにより，仲間を見いだし安心感や所属感をもつ，生活リズムを整える，病状のコントロールをしながら生活する，自主性や積極性を取り戻すなどの効果が得られる．デイケアのあり方は，設置母体や規模，対象となる利用者，活動する場のつくり方や運営方法の違い，地域支援サービスの状況などによりさまざまである．従来は，統合失調症をはじめとする慢性精神障害者の地域における居場所としての機能が大きかったが，最近では思春期や老年期，アルコール依存症やうつ病などと対象者を絞ったり，利用期限や目標を目的指向型にして運営するなど，機能を特化させたデイケアの普及も進んでいる.[241] ⇨参デイホスピタル→2054，通所リハビリテーション→2035

デイケアセンター　day care center　医療系施設に併設され，在宅の療養者が，昼間の通所でリハビリテーションを受ける施設．デイケアは正式には通所リハビリテーションといい，「介護保険法」で定められた居宅サービスの1つで，居宅要介護者などが，介護老人保健施設，病院，診療所，その他厚生労働省令で定める施設に通い，それらの施設で，心身の機能の維持回復を図り，日常生活の自立を助けるために行われる理学療法，作業療法，その他必要なリハビリテーションを行うことをいう.[540] ⇨参介護保険法→433，通所リハビリテーション→2035

定型欠神発作⇨同小発作→1459

定型抗精神病薬　typical antipsychotic　錐体外路性副作用の少ない非定型抗精神病薬の登場以前から，統合失調症治療に使われてきた薬物の総称．クロルプロマジンやフルフェナジンマレイン酸塩などのフェノチアジン系，ハロペリドールなどのブチロフェノン系，スルピリドなどのベンザミド系に大別される．また，低用量で作用する高力価群(ハロペリドールなど)と，高用量が必要な低力価群(クロルプロマジンなど)に分類されることもある．いずれの定型抗精神病薬も，5つあるドパミン受容体のうち D_2 受容体を強力に遮断し，ドパミンの伝達過剰を抑制して統合失調症の陽性症状(急性期の妄想，幻覚など)を改善すると考えられている．しかし陰性症状(意欲低下，感情鈍麻など)に対する効果は乏しく，さらに副作用として錐体外路症状が生じやすい．また，治療抵抗性を示す患者も2割程度存在する．わが国では定型抗精神病薬を多剤併用する傾向が長らく続いたが，現在では非定型抗精神病薬の使用が推奨されている.[204,1304] ⇨参非定型抗精神病薬→2459

低形成　hypoplasia ［発育抑制］ 先天的な原基は存在するが，組織・臓器の発育が正常の大きさにまで成長しないことをいう．正常の大きさにまで達していた組織・臓器が多少とも機能低下を伴って小さくなる萎縮とは異なる概念.[1531] ⇨参形成不全→862

低形成クライシス　aplastic crisis⇨同低形成発作→2045

低形成性体質　hypoplastic constitution ［形成不全体質，発育不全体質］ 全身の臓器，特に心臓が小さく，大動脈は菲薄で，性器などにも発育不全がみられる体質．しばしば胸腺リンパ体質を伴い，わずかな刺激で突然死することがあるとされる.[1631]

低形成性白血病　hypoplastic leukemia；HL ［HL］ FAB 分類に属さない特殊型の白血病．汎血球減少を示し骨髄は有核細胞数が少なく，骨髄生検で細胞成分が40% 以下で，赤芽球系，顆粒球系，巨核球も低下する．逆にリンパ球が多く，芽球は 30% 以上を占めるが定型的な白血病よりも比率が少ない．細胞形態異常の有無は問わない．高齢者に多く，強力な多剤併用療法よりもシタラビンの少量化学療法などを行う.[1495] ⇨参非定型白血病→2460

低形成性貧血　aplastic anemia；AA⇨同再生不良性貧血→1158

低形成発作　aplastic crisis ［低形成クライシス，無形成クリーゼ，骨髄無形成発作］ 溶血性貧血の経過中に，ウイルス感染(パルボウイルス B 19)などにより一時的に赤血球造血能が低下し貧血が進行し，網赤血球が著しく減少，もしくは消失する病態で，急性赤芽球癆に相当する.[1038]

定型的橈骨骨折⇨同コレス骨折→1135

低血圧症

hypotension，hypotonia

【概念・定義】 持続して収縮期血圧が 100 mmHg 未満であり，それに伴いめまい，立ちくらみ，悪心といった症状を呈するもの．原因不明で持続性にみられる**本態性低血圧症**と，何らかの基礎疾患のために二次的に血圧が低下している状態を区別することが重要．また，立位によって臥位や座位に比べて収縮期血圧が20

mmHg 以上，拡張期血圧が 10 mmHg 以上低下し，何らかの症状を伴う場合を**起立性低血圧**と呼ぶ．食後に血圧が低下する食後性低血圧がみられる場合もある．

【症状】 本態性低血圧は無症状のことも多いが，疲労感，めまい，四肢冷感，頭重感，肩こり，動悸，便通不調，発汗，胸部不快感，性欲減退，不眠，食欲低下，泌尿・生殖器症状などのさまざまな不定愁訴を示す場合がある．

【診断】 **二次性低血圧症**の原因には，心機能低下(急性心筋梗塞，心タンポナーデなど)，循環血液量低下(外傷や大動脈瘤破裂といった失血，脱水など)，末梢血管抵抗の低下(敗血症，アナフィラキシー，神経原性，内分泌性など)がある．特に，これらの原因疾患によって収縮期血圧 90 mmHg 未満や平常時の収縮期血圧からの急激な低下(平時収縮期血圧が 150 mmHg 以上の場合は 60 mmHg 以上の低下，平時収縮期血圧が 110 mmHg 未満の場合は 20 mmHg 以上の低下)が起こり，顔面蒼白，冷汗，虚脱，微弱な速脈，呼吸窮迫を伴う場合は**ショック**と表現される．

【治療】 ショックは全身組織の循環障害をもたらし，酸素供給の障害を生じるので，早急に治療や原因究明が必要であり，慢性的な本態性低血圧症とは区別する必要がある．本態性低血圧症の治療は，症状が強い場合に一般療法に加えて，昇圧薬を用いる場合がある．二次性低血圧は原疾患の治療を行うが，ショックの場合は早急に治療を要することが多い．起立性低血圧の治療は，原疾患の治療とともに生活習慣の改善(急激な起立を避ける，弾性ストッキングの使用)などで改善しない場合は昇圧薬を用いることもある．[104] ⇨参本態性低血圧症→2722

●低血圧の原因

二次性
- 循環血液量の減少性
  - 失血(外傷，大動脈瘤や大動脈解離の破裂，消化管出血など)，脱水
- 心原性
  - 心筋障害(急性心筋梗塞，拡張型心筋症など)，不整脈(心室性不整脈，心機能低下者の上室性不整脈，徐脈性不整脈など)，心機能障害(急性僧帽弁閉鎖不全，急性大動脈弁閉鎖不全，重症大動脈弁狭窄など)
- 心外閉塞性，拘束性
  - 肺塞栓，緊張性気胸，心タンポナーデなど
- 血流分布不均衡性(末梢血管拡張性)
  - アナフィラキシー，敗血症，神経原性，内分泌性など

本態性　原因不明
起立性　高齢者，自律神経機能障害，薬剤性など
食事性　高齢者など

低血圧症の看護ケア

【観察のポイント】 起立時の症状，めまい，目のかすみ，ふらつき，全身倦怠感，失神，膀胱・直腸障害，発汗の異常と障害，陰萎の有無などである．

【ケアのポイント】 日常生活上の留意点として次の点を指導する．①起立性低血圧では，日中のほうが比較的血圧が高いため早朝の活動を避け，下肢筋力の強化を目的として適度な運動を行い，規則正しい日常生活に努める．②室内環境を整え危険防止に努め，転倒やふらつきによる外傷を予防する．③重い物を運ぶことやいきむことは胸腔内圧の上昇につながり，血圧低下をきたすため避ける．④急激な体位の変化を避ける，長時間の立位を避ける，臥床から立位をとるときにベッドサイドで足踏みを行う．これらはめまいや立ちくらみなどの症状出現の予防に効果的である．⑤食事では臥床時に高血圧症がなければ，循環血液量の増加を目的として水分と塩分の摂取をすすめる．⑥低タンパク血症は血圧低下を助長するため，栄養士と連携しながら，高タンパク質，高カロリーの食事をバランスよく摂取することをすすめる．⑦起立性低血圧では，ビタミン B_1 の不足が考えられるためビタミン類を十分に含んだ食品を摂取する．⑧食後に低血圧が起こる場合は，食事の大量摂取を避け，食後に休息をとることが有効である．必要に応じて弾性ストッキングを着用する．⑨薬物療法が行われている場合には，薬剤師と連携しながら確実な服薬を指導する．これらの指導を行う際には，患者が長期的に自己管理を行えるように，必要に応じて家族や周囲の協力者とも連携しながら，患者の受け止め方や生活背景を考慮しながら指導していくことが重要である．[1066] ⇨参低血圧症→2045

低血圧法 ⇨同低血圧麻酔法→2046

低血圧麻酔法 hypotensive anesthesia，controlled hypotension ［低血圧法］ 術中の収縮期血圧を 90 mmHg 程度に維持する麻酔方法で，患者の血圧を人為的に下げることによって手術時の出血をできるだけ減らそうとする目的で行われる．プロスタグランジン E_1 やニカルジピン，ニトログリセリンなどの血管拡張薬を持続投与し，血圧を調節する．脳神経外科手術や心臓血管外科手術，呼吸器外科手術などのうち，動脈瘤破綻の予防など出血の危険性の大きい手術や出血すると手術がきわめて困難な症例，輸血量の軽減目的で用いられている．心機能低下，高度の高血圧患者，重症腎疾患，慢性閉塞性肺疾患などの合併例では禁忌で，また血圧の復帰後に再出血の危険がある．[867,1499]

低血液量性ショック ⇨同循環血液量減少性ショック→1413

低血糖昏睡 hypoglycemic coma 血糖値の低下により起こる意識障害．中枢神経系はブドウ糖をエネルギー源としているため，低血糖は意識障害を起こしやすい．50 mg/dL 以下で起こすが，血糖値と意識レベルは必ずしも一致しない．治療は静脈内にブドウ糖を投与する．[418]

低血糖昏睡療法 hypoglycemic shock therapy ⇨同インスリン昏睡療法→295

低血糖症 hypoglycemia

【定義】 血糖値が 50 mg/dL 以下となったときに出現する代謝異常の状態．

【症状】 ①強い空腹感，②急速に血糖が低下したときに出現する発汗，心悸亢進，皮膚蒼白などの**アドレナリン分泌**に由来する交感神経症状，③血糖が 50 mg/dL 以下となったときに出現する頭痛，複視，記銘力低下，意識障害などの中枢神経症状がある．低血糖は**空腹時低血糖**と，胃切除症候群に代表される食後低血糖(反応性低血糖)がある．薬物治療中の**糖尿病**患者かインスリノーマで発症する低血糖は空腹時低血糖．

【治療】 軽症では砂糖あるいはブドウ糖の経口摂取，重症ではブドウ糖の静注を行う．グルカゴンの筋注をすることもある．[418]

低血糖症の看護ケア

【看護への実践応用】 観察のポイントとして，強い空腹感，欠伸(あくび)，脱力感，冷や汗，ふるえなどの症状の有無である．さらに低血糖が進行すると意識消失，昏睡となるため，意識レベルの観察も行う．ただし，糖尿病の場合には無自覚性の低血糖があり，上記の症状が出現しない場合もある．また症状の起こり方は低血糖の程度や血糖低下の速度によって異なり，血糖値と症状の程度は必ずしも相関しないため，患者自身が自己の低血糖症状について理解しておくように指導する．①意識がある場合にはブドウ糖(1/2–1 単位＝40–80 kcal)，もしくは砂糖，果汁(果糖)を摂取する．通常は 20 分前後で症状は改善するが，改善がみられない場合には再度同じ量を摂取し，血糖値の上昇が認められるまで(血糖値が 100 mg/dL 程度)繰り返す．②意識がない場合には，医療機関であれば 50% ブドウ糖の静脈注射を行う．医療機関でない場合にはブドウ糖，もしくは砂糖を口腔内に塗り応急処置をとる．

【ケアのポイント】 低血糖の看護ケアにおいて重要なことは，患者やその家族が低血糖の症状を理解し，正しい対処方法を習得することである．また，なぜ低血糖になったのか，食事量の不足や遅れはなかったか，アルコール摂取の有無，薬物の種類の間違いや過剰投与はなかったか，薬物の投与時間は適切であったか，過度な運動や空腹時の運動はなかったか，など患者自身が自らの生活を振り返ることが大切である．そして，日常生活行動と低血糖とを結びつけて考え，低血糖を繰り返さないように生活を見直せるように指導する．[687] ⇨参低血糖症→2046

低血糖ショック療法 hypoglycemic shock therapy⇨同インスリン昏睡療法→295

逓減制 diminishing payment system 逓減とは，投入量を増やしたときに追加的に得られる産出量が，投入量の増分に対し次第に減少することをいい，診療報酬制度上でも，長期入院について，在院日数による逓減の仕組みが取り入れられている．[1177]

泥膏 paste⇨同パスタ剤→2371

抵抗運動 resistant exercise ［**抵抗訓練**］ 主に筋力の強化を目的として行われる運動療法の手技の 1 つ．徒手的にあるいは器械的に四肢に抵抗をかけ，自己努力による筋収縮を促す．抵抗には等尺性，等張性，等運動性のいずれかが用いられる．[820]

抵抗訓練 resistive exercise⇨同抵抗運動→2047

抵抗血管 resistance vessel 血管抵抗が大きい末梢血管のことで，これにより臓器血流が調節される．通常，直径 0.5 mm 以下である細動脈を指す．細動脈は内径の変化が大きく，血管抵抗は動脈の内径によって大きく変わる．[1471]

抵抗減弱部 〔L〕locus minoris resistentiae 侵襲に対する抵抗力が弱い臓器ないしはその一部分のことで，病的状態を呈しやすい．血行動態に規定される場合が多い．結腸の脾彎曲部がその一例で，同部は生理的に動脈血流に乏しいため虚血性腸炎の好発部位となる．動脈硬化や血管炎で二次的に血流の低下した臓器や部位も，虚血性変化のみならず感染症など各種病態が好発する．[1482]

抵抗力 resistance 宿主が病原体の侵入や増殖を防御しようとする力のこと．抵抗力は，あらかじめ生体に備わっている感染初期に働く免疫応答であり，これら自然免疫を含む非特異的防御機構(皮膚や粘膜，正常細菌叢，液性因子，食細胞)と，病原体や異物を個別に認識し，さらにそれらを記憶することができる特異的防御機構(体液性免疫，細胞性免疫)により構成されている．旧来は抵抗力と免疫力とを同様に取り扱ってきたが，免疫とは生体がもっている自己と非自己を識別するメカニズムであり，厳密にいうと免疫力という言葉は適切ではない．なお，抵抗力が低下する主な原因には年齢，栄養状態などのほかに，基礎疾患(悪性腫瘍，血液疾患，後天的免疫不全など)，治療などの医原的因子(化学療法，放射線療法，ステロイドなど)があり，個人差が大きい．また，感染源となる微生物の病原性も侵襲性，毒素産生性，菌量により大きく異なる．よって，感染症は宿主側の抵抗力と微生物の病原性との力関係で成立することとなるため，個人差が大きい．[1629] ⇨参免疫記憶→2808

釘(てい)固定法 nailing ［**釘止め**］ 骨折の内固定法の 1 つで，骨折を釘で内固定する方法．釘とはネジ山の切っていない長い棒状のものを指す．多くは髄内釘で骨髄腔に通す．大腿骨のような長管骨の骨幹部骨折が適応となる．そのほか脛骨，上腕骨などに使用される．[1030] ⇨参キュンチャー釘(てい)→747

低ゴナドトロピン性性腺機能低下症 hypogonadotropic hypogonadism ［**続発性性腺機能低下症**］ 視床下部や下垂体の障害によってゴナドトロピン分泌が低下してもたらされる性腺機能低下症．続発性性腺機能低下症 secondary hypogonadism とも呼ばれる．ゴナドトロピン〔黄体形成ホルモン(LH)と卵胞刺激ホルモン(FSH)〕分泌が障害されるために，精巣からの男性ホルモン(アンドロゲン)あるいは卵巣からの女性ホルモン(エストロゲンとプロゲストーゲン)分泌が低下して起こる．一方，性腺そのものの障害によって性腺機能低下をきたすものは原発性性腺機能低下症 primary hypogonadism といわれ，性腺から産生される性ステロイドホルモンによる中枢に対するネガティブフィードバックが減弱するので，ゴナドトロピン分泌が亢進して高ゴナドトロピン性性腺機能低下症 hypergonadotropic hypogonadism をきたす．低ゴナドトロピン性性腺機能低下症をきたす疾患や原因として，ローレンス・ムーン・バルデ・ビードル Laurence-Moon-Bardet-Biedl 症候群，カルマン Kallmann 症候群，ゴナドトロピン欠損症，汎下垂体機能低下症，視床下部や下垂体腫瘍による障害などがある．女性に特有なものとして体重減少性無月経，乳汁漏出性無月経(キアリ・フロンメル Chiari-Frommel 症候群，アルゴンス・デル=カスティージョ Argonz-del Castillo 症候群など)，運動性無月経，シーハン Sheehan 症候群などがある．思春期前に発症すると，類宦官体型や第二次性徴の障害を示す．思春期後の発症では男性では精巣の縮小，精子形成障害，性欲の低下，勃起障害などがみられる．女性では希発月経，無月経などをきたす．[845] ⇨参性腺形成異常症→1689，視床下部性無月経→1286，高ゴナドトロピン性性腺機能低下症→1000

低ゴナドトロピン性類宦官(かんがん)症 hypogonadotropic eunuchoidism 性成熟以前から男性ホルモン分泌

機能障害があり，性器の発育不全と二次性徴の発現不全などの症状を呈する．間脳・下垂体系に障害があり，ゴナドトロピン分泌が低下．カルマン Kallmann 症候群やプラダー・ウィリー Prader-Willi 症候群などが知られている．治療は hCG(ヒト絨毛性ゴナドトロピン)や hMG(ヒト閉経期ゴナドトロピン)などのゴナドトロピン製剤の投与．最近ではゴナドトロピン単独欠損症に対し，律動的投与による LH-RH 療法も行われている．[474] ⇨参類宦官(かんがん)症→2962

低コレステロール血症 hypocholesterolemia ［低βリポタンパク血症］ 血清総コレステロールが 120 mg/dL 未満の状態．低 LDL コレステロール血症と低 HDL コレステロール血症が臨床的に問題となる．二次性低コレステロール血症として甲状腺機能亢進症，アポタンパク質の合成が低下する肝細胞機能障害，消化吸収障害を含む栄養状態の低下による．[987]

低コンプライアンス膀胱⇨参高コンプライアンス膀胱→1001

デイサービス day service⇨参通所介護→2034

低在横定位 deep transverse arrest 第 2 回旋が行われず，児頭の矢状縫合が骨盤横径に一致したまま縦長骨盤底部(峡部)まで進みそこで停止してしまったもの．内診上，小泉門および大泉門を同じ高さに認める．子宮破裂や胎児機能不全の危険があり，自然回旋が起こらない場合は，鉗子分娩や吸引分娩，帝王切開の適応となる．[1323] ⇨参児頭回旋異常→1322

低在鉗子分娩 low forceps delivery ［低位鉗子分娩］ 児頭が骨盤低在位に下降したときに行う鉗子分娩．急速遂娩が必要な場合や，第 2 期遷延，母体疲労の際に行われる．高在・中在鉗子分娩に比べリスクが高くなく，現在でも一部施設で行われている．[998] ⇨参骨盤腔区分→1117

テイ・サックス病 Tay-Sachs disease ［βヘキソサミニダーゼ A 欠損症，幼児大脳スフィンゴリピド症，サックス病］ 常染色体劣性遺伝の神経変性疾患．脂質代謝異常によるもので，GM_2 ガングリオシドを分解するのに必要なβヘキソサミニダーゼ A の欠損が原因で，細胞内のリソソームに GM_2 ガングリオシドというスフィンゴリピドが脳に蓄積する重篤なもの．GM_2 ガングリオシドーシスⅠ型ともいわれる．主にユダヤ人の乳幼児に発生し，日本では約 8 万人に 1 人程度の発症．罹患後はまず，肉体的精神的に発育が止まり，行動力や学習力が低下する．次に，チェリーレッドスポットを伴う失明や全身の痙攣が 1 歳頃から起こり，大部分が 2-4 歳の間に死亡する．特別な治療法はなく，対症的なものがあるにすぎない．[397] ⇨参ガングリオシドーシスⅠ型→584

低残渣食 low fiber diet⇨参潰瘍性大腸炎の看護ケア→459

低酸症 hypoacidity ［胃酸減少症］ 胃の壁細胞からの胃酸の分泌低下により胃液中の酸が減少した状態．萎縮性胃炎(慢性胃炎)などによる胃粘膜萎縮，また手術に伴う壁細胞数の減少，胃酸分泌抑制ホルモンの増加などが原因となる．萎縮性胃炎，胃癌，胃ポリープ，胃潰瘍，水様下痢低カリウム血症無胃酸(WDHA)症候群などでみられる．[1072]

低酸素換気応答 hypoxic ventilatory response 低酸素ガスを吸入させた場合の換気量の応答．健常者では，動脈血酸素分圧(Pa_{O_2})が 60 mmHg 以下になると換気量が著明に増加する．換気増加による肺胞炭酸ガス分圧(P_{ACO_2})の低下を防ぎながら計測すると，Pa_{O_2} と換気量の関係は双曲線である．[1213] ⇨参最大酸素負債量→1162，非乳酸性酸素負債→2465

低酸素血症⇨同酸素欠乏症→1210

低酸素血症性肺高血圧症 hypoxemia-induced pulmonary hypertension 慢性呼吸器疾患や先天性心疾患などにしばしば合併する低酸素血症により肺動脈が収縮することでもたらされた肺高血圧症．肺動脈の平均圧は 15 mmHg をこえないが，平均圧 25 mmHg 以上を肺高血圧症と定義する．[1489]

低酸素症⇨同酸素欠乏症→1210

低酸素性肺血管収縮 hypoxic pulmonary vasoconstriction；HPV 肺胞気酸素分圧が低下するとその領域の肺血管が収縮し，血流が減少する現象．長時間持続すると肺動脈中膜肥厚による狭窄と末梢肺動脈密度の低下の不可逆的組織変化が起こり肺高血圧となる．[957]

低次形態⇨同ハイポモルフ→2354

低脂血症 hypolipidemia⇨同低リポタンパク血症→2055

綴字障害⇨同発達性読み書き障害→2384

停止性水頭症 arrested hydrocephalus⇨同代償性水頭症→1876

丁字帯 ［T 字帯］ さらしの布でつくられた固定のために用いられる包帯の一種で，下着でもある．32 cm 幅のさらしを 90-100 cm の長さに裁断し，一方にひもをとりつけた状態が丁字形をしているところからこう呼ばれる．また，アルファベットの T 字形をしているので，T 字帯とも呼ばれる．下着を上げたり下ろしたりしなくても，ひもをはずすだけで着脱ができるので，陰部・肛門の手術後や産褥後に使われることが多い．汚染されやすい部分にビニール布を用い，漏れを防げるようになったものもある．年輩の男性では，ブリーフのように蒸れないので日常の下着として愛用している人もいる．また，折り返しの部分が 1 か所に偏らないように切れ込みが入ったものもある．[1451]

低脂肪食 low fat diet ［脂肪制限食］ 成人の一般食の脂質供給量が約 40-50 g であるのに対し，約 20-30 g に制限した脂質コントロール食．膵炎，胆嚢炎，肝炎などの急性増悪期から回復期への移行過程に用いられることが多く，この時期には食欲不振や消化不良などが残存するため，流動食や軟食が利用される．したがって摂取カロリーも 600-1,400 kcal でタンパク質も 30-60 g となり，結局，糖質中心の食事となる．低脂肪食では油，バターはもちろんマヨネーズやドレッシングなどの調味料はいっさい使用しない．[987]

ティシューエンジニアリング tissue engineering ［生体組織工学］ 1993 年ランガー Robert Langer とバカンティ Joseph Vacanti によって提唱された概念で，「生物学と工学を応用し，組織を修復しうる生物学的代替品を開発する研究分野」と定義される．重要な三要素として，①細胞，②スキャフォールド scaffold(足場材料)，③制御因子(増殖因子)があげられ，これらを適切に組み合わせることで，新たな組織を構築するという考えである．皮膚，骨，軟骨など，複雑でない組織構造と生理学的機能を有する組織では，組織の形状に合わせて成形加工した生体吸収性高分子材料に細胞を播種し，培養系もしくは生体内で組織構造を再生させる

て

ことが可能となった．さらに，既存の人工血管（グラフト）や心血管修復用パッチ，あるいは生体吸収性材料で作製したものに細胞を播種し培養することで，組織を構築する研究がなされている．一部には，臨床応用まで行われた例もある．今後は，成長に追従するような組織や，開存性に乏しい小口径の血管グラフトを構築することが課題となっている．心臓弁においては，ブタなどの心臓弁を界面活性剤などで脱細胞処理したものを足場として，そこに細胞を播種し心臓弁を再構築する研究なども行われている．さらに，足場材料の設計や適切な成長因子を組み合わせることにより，事前の細胞播種を必要としない，生体内で自己組織化するグラフト，パッチ，心臓弁などの研究も行われている．しかし，心臓，肝臓，膵臓，腎臓のような，複雑な構造と機能，そして豊富な血管網を有し，細胞成分が主体の組織を構築するには，細胞移植や遺伝子治療，DDS 技術 drug delivery system など最先端技術との複合化が重要となる．[720] ⇨参細胞工学→1171

低集積結節 cold nodule ［コールドノジュール］ 結節性病変への放射性同位元素（RI）の取り込みがみられず，シンチグラム上，周囲の正常組織への集積に比べて欠損像を呈するもの．主に結節を触れる甲状腺疾患で認められる．結節性病変では，^{123}I や $^{99m}TcO_4^-$ では低集積となることが多く，さらに Tl（タリウム）や ^{123}I-メタヨードベンジルグアニジン（MIBG）などの集積により増殖傾向や組織型の推測が可能である．[876,1488]

低周波音⇨同低周波空気振動→2049

低周波空気振動 low frequency air vibration ［低周波音］ 周波数が 0.1-20 Hz の音（空気の振動）．ヒトの可聴音は 20-2 万 Hz なので，低周波空気音はヒトの耳には聞こえない．環境省では 100 Hz 前後までの低い周波数範囲の可聴音を含めて低周波空気振動と定義．その強さは音圧 2×10^{-5} Pa（パスカル）を基準とした dB（デシベル）値で表される．発生源は自然によるもの（地震，雷，火山爆発など）と，人工的なもの（工場の機械，高速道路架橋，新幹線のトンネル，エアコンなど）がある．生活環境への影響として窓・建具などの振動がみられる．人体影響として耳鳴，頭痛，動悸，いらいら，うるささが生じるといわれている．しかし，わが国の一般生活環境中に存在するレベルでは人体に及ぼす影響は証明されていない．[1360]

低周波ツボ表面療法⇨同経皮的電気ツボ刺激療法→874

低周波療法 low frequency〔current〕therapy 周波数 1,000 Hz 以下の電流を生体に流す電気療法の1つ．刺激導子（治療部位に装着する電極）と不関導子（電流を一定方向に流すための電極）を使用する．鎮静や鎮痛，筋収縮，血管拡張，骨形成などの作用があり，廃用性筋萎縮の防止，痙性筋の抑制，下腿深部静脈血栓症の予防などに使用される．[233]

定住フローラ resident flora 皮膚や粘膜など外界と交通のある部位に生息する細菌が形成する集団を細菌フローラと呼び，一過性フローラ transient flora と定住フローラに分けられる．一過性フローラは短時間存在し，容易に脱落するが，一般に病原菌が多い．定住フローラは宿主と共存し長時間定住する．脱落しにくいが非病原菌が多い．皮膚での定住フローラは表皮ブドウ球菌，ミクロコッカスなどで，一過性フローラは黄色ブドウ球菌，MRSA（メチシリン耐性黄色ブドウ球菌），緑膿菌などで院内感染の原因となる．[957]

挺出歯 extrusion tooth 対咬する歯が喪失したり，対咬する歯の歯冠が崩壊した状態で長期間放置したために，咬合平面から突出してしまうことを挺出という．挺出歯は，早期接触や咬頭干渉の原因となって咬合異常を引き起こしやすい．このため，軽度の挺出は，矯正力を加えて圧下あるいは歯冠の削合や形態修正を行い，重度のものは歯冠修復によって咬合平面を整える．同様に，低位萌出歯は，歯槽から部分的に引き出すが，このような意図的なものも挺出という．挺出後に修復し，咬合に参加させるが，対合歯を削合するなどして放置し，自然に挺出させるものを自然挺出，牽引によるものを矯正的挺出，外科的手法によるものを外科的挺出という．[1310]

低出生体重児 low birth weight infant；LBWI ［低体重児，LBWI］ 早産あるいは子宮内での発育不全により出生時の体重が 2,500 g 未満の児．1,500 g 未満を極低出生体重児，1,000 g 未満を超低出生体重児という．[1323] ⇨参未熟児→2766

定常人口 static population，stationary population；$_nL_x$ 一定の人口増加率をもち，出生率や死亡率も一定であるという仮定に基づいた一定の年齢構成の人口．生命表でいう x 歳から $x+n$ 歳の定常人口 $_nL_x$ とは，x 歳から n 年の間に生存している延べ人口（単位：人年）をいう．[1406]

定常部領域 constant domain，constant region ［C 領域］ 免疫グロブリンや T 細胞受容体の N 末端に存在し，多様なアミノ酸配列をもつ可変部領域（V 領域）と連続して存在する．一定のアミノ酸配列をもつ．抗原認識には関与しない領域．[1439] ⇨参可変部〔領域〕→546

泥状便 caddy stool 字のごとく形のない泥のような状態の便のこと．通常では便の水分含有量は 70-80% であるが，含有量が増えるに従い軟便，泥状便，水様便となる．[765,680] ⇨参軟便→2203

蹄（てい）**状紋** loop 弓状紋，渦状紋，蹄状紋に大別される指紋の基本形状の1つ．隆線が馬蹄形をした指紋であり，隆線が母指側から起こり母指側に戻るものを甲種（橈側）蹄状紋といい，これとは逆に隆線が小指側から起こり小指側に戻るものを乙種（尺側）蹄状紋という．それぞれの蹄状紋の流れの反対側には，デルタ（三角州）が形成される．[920]

●指紋の分類

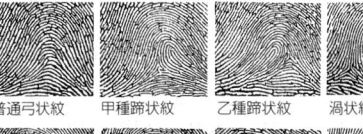

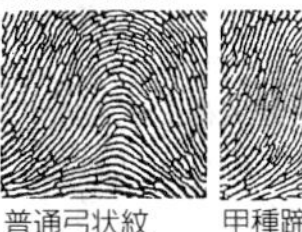
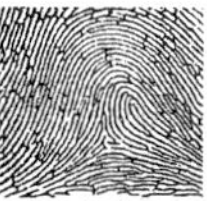
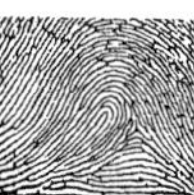
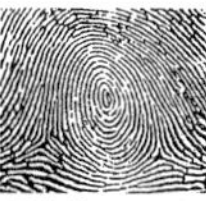

普通弓状紋　甲種蹄状紋　乙種蹄状紋　渦状紋

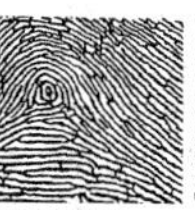
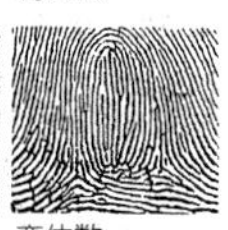

二重蹄状紋　双胎蹄状紋　有胎蹄状紋　変体数

高橋雅典（石津日出雄ほか編）：標準法医学・医事法 第6版，p.284，図180，医学書院，2006

定常流 steady flow 血流などで，流速が一定で変化しない流れ．[955] ⇨参拍動流→2363

て

ディジョージ症候群　DiGeorge syndrome　［第3・第4鰓弓(さいきゅう)症候群］　胸腺無(低)形成，副甲状腺無(低)形成を本態とし，特異顔貌，心血管系の奇形を伴う先天性疾患．胸腺無形成により，成熟T細胞が減少し，重症の細胞性免疫不全を呈する．また副甲状腺機能低下症による低カルシウム血症およびテタニーを呈する．特異的な顔貌は，両眼隔離，眼裂斜下，耳介低位，小顎症などで，心血管系の異常は右側大動脈，大血管転位，総動脈幹，ファロー Fallot 四徴症などがあげられる．大多数はディジョージ症候群染色体領域である 22 q 11.2 が欠損している．この部分の欠損は，ディジョージ症候群のほか，シュプリンツェン Shprintzen 症候群(口蓋帆・心臓・顔症候群)，円錐動脈幹異常顔貌症候群(高尾 Takao 症候群)などの表現型をとることもあり，それらの集合的略語である CATCH 22 (C：先天性心疾患 congenital heart disease，A：顔面異常 abnormal face，T：胸腺無形成/低形成 thymic aplasia/hypoplasia，C：口蓋裂 cleft palate，H：低カルシウム血症 hypocalcemia，22：染色体 22 q 11 での微小欠失 microdeletion of chromosome 22 q 11)が提唱されていた．しかし，同名小説に由来する否定的なイメージがあるため，現在では 22 q 11.2 欠失症候群と呼ぶべきとされている．症状の程度が予後を左右するので，それぞれの対症療法を行う．根治的には骨髄移植が試みられている．[684] ⇨参鰓弓(さいきゅう)症候群→1151

低視力⇨同ロービジョン→2998

低侵襲 A-C バイパス術　minimally invasive direct coronary artery bypass；MIDCAB　［小切開低侵襲冠〔状〕動脈バイパス術］　胸骨小切開か左開胸を行い，内胸動脈を採取して冠動脈に吻合する方法．主に左内胸動脈－前下行枝，右内胸動脈－右冠動脈に対して行われるが，内胸動脈に大伏在静脈や橈骨動脈を吻合してコンポジットグラフトを作製し，前下行枝以外の冠動脈に吻合することも可能．[1487] ⇨参低侵襲心臓外科→2050

低侵襲心臓外科　minimally invasive cardiac surgery；MICS　狭義には，皮膚切開を小さくし胸骨全切開を行わずに心臓手術を行う方法．最近ではさらに，①皮膚切開は通常の切開で行うが，人工心肺を用いない冠動脈バイパス術(オフポンプ off-pump CABG)，②小切開低侵襲冠動脈バイパス手術 minimally invasive direct coronary artery bypass (MIDCAB)，③人工心肺を用いるが，複数の小切開創やポートから，内視鏡を使用して行うポートアクセス法なども含める．[1487] ⇨参低侵襲 A-C バイパス術→2050，ポートアクセス法→2685

低身長症　short stature，dwarfism　［小人症，小人(しょうじん)症，侏儒症］　同性・同年齢の身長標準値と比較して一定基準値以下の身長である場合をいう．いろいろな判定基準があるが，一般的には同性・同年齢の標準身長の －2 SD(標準偏差)以下の身長という考えが多い．体幹と四肢のバランスから四肢均衡型，四肢短縮型，体幹短縮型に分けられ，成長ホルモン分泌不全性低身長症，甲状腺機能低下症(クレチン症)などの内分泌性の低身長症は四肢均衡型，軟骨形成不全症などでは四肢短縮型，脊椎・骨幹端異形成症では体幹短縮型の低身長症を呈する．原因として最も多いものは家族性で，その他，思春期遅発症，心疾患，消化器疾患などの慢性系統疾患によるものがある．染色体異常に本症を伴うものは頻度は低いが，下垂体機能低下症候群，ダウン Down 症候群などのトリソミー症候群，ターナー Turner 症候群などがある．低身長症では身長を伸ばすことができるか否かの鑑別が重要．[1631]

低心拍出量症候群　low cardiac output syndrome；LOS　［低拍出症候群］　心拍出量が低下することに基づく症状や徴候．四肢冷感，皮膚湿潤，低血圧，乏尿などを指し，重症の場合はショックの臨床徴候と一致する．心拍出量を体表面積で補正した心係数の正常値は一般に 2.2 L/kg/分以上とされ，2.0–2.2 L/kg/分は境界域，2.0 L/kg/分未満は心拍出量低下と考える．心係数 2.2 L/kg/分以下を低心拍出量状態 low cardiac output state とも呼ぶ．原因として，前負荷の不足(血管内脱水または体静脈の過拡張による)，心原性ショック(左心不全，右心不全，不整脈，心タンポナーデによる)，敗血症などがある．低心拍出量症候群の徴候がみられた場合，ただちに病態の鑑別(前負荷不足か心原性ショックか，また敗血症か)を行い，病態に対応する処置(前負荷不足には補液，徐脈にはペースメーカー挿入，心原性ショックにはカテコールアミン投与や補助循環)を開始するとともに，原因疾患に対する治療(急性心筋梗塞症には再灌流療法，肺血栓塞栓症には血栓溶解療法など)を行うことが必要である．[594]

泥酔　deep drunkeness　アルコールによる酩酊状態のうち，中等度より深いレベルに達している場合をいう．福島は酩酊の段階として，①酒気帯び(ほとんど無症状)，②微酔(顔に赤み，体温上昇，気分快活)，③軽度酩酊(多弁・多動・気分高揚などの発揚状態，抑制力・批判力の低下)，④中等度酩酊(迂遠で，固執的な話し方，理解力の低下，易怒的，言語不明瞭でろれつが回らない，歩行がふらつき千鳥足になる，運動失調症状)，⑤強度酩酊(顔面蒼白，冷や汗・悪心・嘔吐などの身体不快症状が前景にたつ，歩行困難・不能，精神活動の不活発化，深い意識混濁)，⑥昏睡(外界からの刺激に応じない状態，呼吸麻痺による死亡の可能性あり)の6つに分類している．泥酔はこの⑤⑥の段階にあたる．正常酩酊では，酩酊度は血中アルコール濃度と比例するとされ，泥酔は 300–400 mg/dL の際に生じるとされる．酩酊犯罪の責任能力を論ずる場合，病的酩酊において責任能力の減免が行われるが，泥酔では単純酩酊であっても責任が減免される場合がある．[1502]

ディスク　disk，disc，Hard Disk；HD，HDD　［ストレージ］　もとは円盤という意味で，HD，FD，CD，DVD，フラッシュディスクなど，データやプログラムを記憶する装置や媒体(メディア)の総称として用いられる．単にディスクという場合はハードディスクのことを指す場合が多い．ノートパソコンでは 2.5 インチサイズ，デスクトップパソコンでは 3.5 インチサイズのハードディスクを使用することが多い．[1341] ⇨参光磁気ディスク→2430，光ディスク→2431

ディスク感受性試験　disk sensitivity test⇨同ディスク法→2051

ディスクゲル電気泳動法　disc gel electrophoresis　タンパク質を荷電，分子量により分離するポリアクリルアミド電気泳動法の1つ．3層のゲル(試料ゲル，濃縮ゲル，分離ゲル)を用いて試料を分離・解析する．この3

て

層の各ゲル内のゲル濃度，イオン組成および pH が非連続性 discontinuity であることからディスク(disc)ゲル電気泳動法といわれるようになった.[388] ⇨参ゲル電気泳動法→935

ディスク弁 tilting disc valve ［**傾斜円盤弁**］ 心臓の弁を置換する機械弁の1つで，円盤形のディスクが弁座内で傾斜することで開閉する．オムニカーボン Omnicarbon 弁やメドトロニック・ホール Medtronic-Hall 弁がある．術後は他の機械弁と同様に抗凝固療法が必要となる．現在は半円形の2枚のディスクが開閉する二葉弁が大部分を占めている.[867,1499] ⇨参人工弁→1545

ディスク法 disc diffusion method ［**ディスク感受性試験**］ 化学療法薬の特定の菌に対する感受性を検査する方法の1つ．一定濃度の薬剤に浸したディスクを，菌液を塗り広げた寒天培地上に置いて培養すると，薬剤は培地内を一定の速度で拡散し，一定の濃度勾配がつくられる．その結果ディスクの周囲に細菌が発育しない阻止帯が形成され，阻止帯の大きさは薬剤濃度と菌の感受性度に比例する．1濃度法，2濃度法，モノディスク法がある.[556]

ディスケット diskette⇨同フロッピーディスク→2598

ディスコグラフィー⇨同椎間板造影法→2031

ディスコサイト discocyte⇨同円板状赤血球→385

ディスチャージナース discharge nurse ［**退院調整看護師**］ 入院初期の段階から退院後の生活において必要となるケアや社会資源，また起こりうる問題をアセスメントし，地域の専門家と連携しながら退院後の患者の療養生活を調整していく看護師．在院日数の短縮化により，在宅で必要なケアやリハビリテーション，治療が行われるようになった現在では，その役割は大きい．

ディスプレイ装置 display unit ［**モニター装置**］ コンピュータの出力を画像として画面に表示する装置．従来は CRT(ブラウン管)が多かったが現在の主流は液晶ディスプレイである．画面の大きさ(インチ)と解像度(横ドット×縦ドット)により仕様が表される．解像度が高いほうが，より多くの内容を画面に表示できる．XGA(1,024 × 768 ドット)以上の解像度が一般に使われており，横長のワイド液晶タイプも多くなってきている.[1341]

定性検査⇨同定性分析→2051

定性試験 qualitative test 試料の中に特定の物質(成分)が含まれているかどうかを調べる試験．尿試験紙のように特定の試薬を含有している紙を浸したり，試料中に試薬を加えて色調の変化を調べるなどの方法がある．これに対し定量試験は物質の分量を調べる試験.[258]

訂正死亡率⇨同年齢調整死亡率→2289

定性分析 qualitative analysis ［**定性検査**］ 試料中の化学成分の種類を明らかにするために行う化学分析．例えば尿中に糖やタンパク質が出ているかどうかを調べる検査などがこれにあたる．定量分析のように含有量を測定するものではなく，存在するかしないか(陽性か陰性か)を分析する目的で行うもの.[556] ⇨参定量分析→2055

ディセレレーション deceleration 胎児心拍数の変化を表す用語であり，一過性徐脈を指す．この一過性徐脈には大きく分けて，①早発一過性徐脈 early deceleration，②遅発一過性徐脈 late deceleration，③変動一過性徐脈 variable deceleration がある．①早発一過性徐脈は子宮収縮に一致して徐脈が起こるものであり，陣痛曲線のピークと徐脈の谷間が一致する．これは児頭圧迫により脳内血流の局所的変化が迷走神経中枢 vagal center を刺激するためであり，胎児機能不全の徴候ではなく良性のもの．②遅発一過性徐脈は子宮収縮の開始より遅れて徐脈が始まり，徐脈が回復するのは子宮収縮の終了よりかなり遅れるのが特徴．これは胎盤の絨毛間腔血流が減少するために起こり，子宮胎盤機能不全 uteroplacental insufficiency(UPI)による胎児低酸素症(胎児機能不全)の徴候．③変動一過性徐脈は子宮収縮の開始と徐脈の開始に一定の関係がないのが特徴．徐脈の波形は U 字形や V 字形，W 字形など一定でない形を呈し，徐脈の持続時間はさまざまで，多くは臍帯圧迫によって起こり，臍帯圧迫を解くためには母体の体位変換が有効である.[1352] ⇨参胎児心拍数一過性徐脈→1869，一過性徐脈→254

低線維素原血症⇨同低フィブリノゲン血症→2053

低体温症 hypothermia 正常より低い体温を示す状態．体熱産生の低下による場合と体熱放散の増大による場合が考えられる．重症疾患罹患後の衰弱，低栄養，老衰などの場合で最低限の生理機能を維持していることが多い．疾患としては粘液水腫(甲状腺機能低下症)などでみられる．一方，体熱放散を最小限にして体熱産生を最大限に働かせても，なお体熱放散量が大きく低体温状態にあり，低体温の持続により，細胞機能障害が生じて死に至る場合が凍死である．凍死状態では，直腸温が 26-30℃ である場合が多い.[987]

低体温療法 hypothermia ［**脳低体温療法**］ 生体を冷却して組織の代謝を低下させることにより酸素消費量を減少させ，侵襲に対する生体の耐性を獲得させようとする療法．重症頭部外傷や脳卒中，低酸素脳症，心臓や大血管の手術の患者などが対象となる．低酸素，外傷，出血などで損傷を受けた脳に対し，頭蓋内圧を下げ，脳の代謝を抑え，神経細胞の急激な破壊を阻止するなど，脳の障害がそれ以上進行するのを防止する目的で行われるものを脳低体温療法ともいう．通常は，患者の体温(脳温)を 32-34℃(心臓外科手術時はさらに低い温度)まで低下させる．低体温療法は脳に対しては保護的に作用するが，心臓を含めた他の臓器に対しては侵襲的に作用するため，血圧低下や末梢血管抵抗の上昇，気道分泌抑制，腸管運動抑制，糖代謝抑制や脂質代謝の優位，低カリウム血症，白血球減少，血小板減少，免疫力低下など，生体にさまざまな影響を及ぼす．復温時にも生体反応が大きく変化するため，無気肺や肺炎，敗血症，高カリウム血症，持続する免疫力低下による感染などを起こす恐れが強い．循環器・呼吸器系の管理，栄養管理，感染症対策など，患者の全身状態をとらえ，集中管理，看護することが重要課題となる．重症頭部外傷や脳卒中患者に対する低体温療法の有効性について，十分な科学的根拠はない.[539]

低体重児⇨同低出生体重児→2049

停滞嚢胞⇨同唾液貯留嚢胞→1909

低炭酸塩症 hypocarbia⇨同低炭酸症→2051

低炭酸症 hypocapnia ［**炭酸不足血症，低炭酸塩症**］ 血液(特に動脈血)の炭酸ガス分圧 Pa_{CO_2} が基準値以下に低下した状態をいう．通常，低炭酸症は呼吸性に起因．動脈血のPa_{CO_2}の基準値は35-45 mmHgであるが，過換気によりPa_{CO_2}が低下し低炭酸症となると，血液のpHが上昇して呼吸性アルカローシスを呈する．一方，代謝性アシドーシスの状態では血液のpHの低下に対応するため，代償性に過換気の傾向を示し，Pa_{CO_2}は低下(代謝性アシドーシスの呼吸性代償)．[481] ⇨参過呼吸症候群→492，呼吸性アルカローシス→1082

低タンパク栄養失調症⇨同クワシオルコル症候群→849

低タンパク血症　**hypoproteinemia**　血清総タンパク質濃度が正常(6.5-8.0 g/dL)より低下した状態．アルブミン濃度の低下が主な原因であるが，免疫グロブリン濃度の低下または両者の濃度の低下によることもある．アルブミン濃度の低下の原因には，合成の低下，体内分布の変動，異化の亢進，体外への漏出がある．肝硬変症，ネフローゼ症候群，栄養不良などで現れる．浮腫，腹水を呈する．治療は原因疾患の治療を行い，浮腫，腹水が顕著な場合はアルブミン補給を行う．[987]

低タンパク食　**low protein diet**　［**タンパク制限食**］　食事療法の1つ．肝機能が著しく低下し意識障害を引き起こした場合，あるいは腎機能が低下した場合に用いられる．低タンパク食により尿毒素の軽減，残存腎機能を維持する効果がある．[987]

定着　**colonization**⇨同保菌→2688

定着薬⇨同固定液→1121

低張液⇨同低張溶液→2052

低張性脱水症　**hypotonic dehydration**　細胞外液量，体液量の減少を伴う低ナトリウム血症で，ナトリウム(Na)の喪失が水の喪失を上回ったときにみられる脱水症をいう．原因は，①腎外性ナトリウム喪失：下痢，嘔吐などの体液喪失や熱傷，腹膜炎などによるサードスペース third space への体液移動に伴うもの，②腎性ナトリウム喪失：利尿薬や浸透圧利尿，ミネラルコルチコイドの欠乏，ナトリウム喪失性腎炎(慢性間質性腎炎，薬物性尿細管障害)，アジソン Addison 病などによるものに分類される．治療は，原因薬剤の中止や基礎疾患の治療を行うとともに，生理食塩液などの等張ナトリウム溶液の点滴静注．血清ナトリウム濃度が120 mEq/L以下で意識障害を伴うような高度の低ナトリウム血症には，高張食塩液を投与することもあるが，急速に低ナトリウム血症を補正すると中枢神経障害を引き起こすこともあり注意を要する．[481] ⇨参塩欠乏性脱水→377，高張性脱水症→1035

低張尿症　**hyposthenuria**　［**希釈尿**］　尿浸透圧が血清浸透圧以下の状態で，尿比重1.010以下または尿浸透圧約285 mOsm/kg以下を示す状態を指す．生理的にも大量の水分摂取でみられるが，抗利尿ホルモン(ADH)の分泌低下，間質性腎炎，急性・慢性腎不全などが原因で尿細管(ヘンレ Henle 上行脚)での尿の濃縮が障害されるとみられる．[481]

低張溶液　**hypotonic solution**　［**低張液**］　体液浸透圧(約290 mOsm/L)よりも低い浸透圧をもつ溶液のこと．[1335]

ディック毒素　**Dick toxin**⇨同発赤(ほっせき)毒→2709

ティッシュエキスパンダー法⇨同組織伸展法→1843

ティッシュドプライメージ⇨同ドプラ組織イメージ→2158

ディッセ腔　**Disse space**　肝内の類洞(洞様毛細血管)壁と肝細胞の間の狭い隙間をいい，リンパ腔とも考えられる．ディッセ腔には肝細胞表面の微絨毛と細網線維(格子線維)があり，基底膜を欠く．ところどころに脂肪摂取細胞 fat-storing cell(伊東細胞)がみられビタミンAを貯蔵している．類洞壁の特殊構造によって，血液中の液性成分や，小孔を通過可能な小粒子は容易にディッセ腔への出入りが可能となり，この物質移動の効率の高さにより肝臓の機能(代謝，排泄など)が営まれている．ディッセ Josef Disse(1852-1912)はドイツの解剖学者．[829]

ディッセ腔変化　**Disse space alteration**　肝臓において，肝細胞の基底側と洞様毛細血管との間，すなわち洞様毛細血管の血管周囲腔をディッセ腔といい，この腔の拡張変化をいう．健常な肝におけるディッセ腔は狭小で間隙をほとんど認めない．しかし肝細胞の萎縮があると拡張して見える．[1531]

ディップ閾値⇨同過常興奮→497

ティップス⇨同TIPS→113

低糖質食　**low carbohydrate diet**　食事療法の1つ．日本人は平均400 g/日の糖質を摂取している．エネルギー比で約60%で，他のタンパク質，脂質に比べて摂取エネルギーでは糖質の占める割合は栄養素の中で一番大きい．しかし高脂肪食あるいは高タンパク食とする場合には，食事中の糖質含量は相対的に少なくなり低糖質食となる．[987]

低トリヨードサイロニン症候群　**low triiodothyronine syndrome；low T_3 syndrome**　血中トリヨードサイロニン(T_3)濃度が低値を示す状態．感染症，悪性腫瘍，肝硬変，腎不全，心筋梗塞，心不全，糖尿病，妊娠高血圧症候群などの甲状腺疾患以外の全身疾患 nonthyroidal illness(NTI)や，低栄養状態，手術後，低体重児，新生児などでは5′-脱ヨード酵素によるサイロキシン(T_4)からT_3への転換が減少し，逆に5′-脱ヨード酵素によるT_4から生物活性のないリバーストリヨードサイロニン(rT_3)への転換が増大．血中T_3濃度のみならず遊離T_3濃度も減少．ユーサイロイドシック症候群 euthyroid sick syndrome(ESS)と同義とされているが，ESSやNTIでは遊離T_4濃度やTSH濃度にも異常値を生じることがある．甲状腺ホルモン補充療法は行わない．[385] ⇨参リバーストリヨードサイロニン→2929

低ナトリウム血症　**hyponatremia**　血清浸透圧を規定している血清中のナトリウムイオン濃度が135 mEq/L以下の状態．原因は，①低浸透圧にもかかわらずADH(抗利尿ホルモン)分泌が持続している場合〔ADH不適合分泌症候群(SIADH)〕，②水分摂取が腎で排出可能な自由水の排出量を上回っている場合，③尿細管の水透過性が亢進している場合などがある．症状は中枢神経症状が中心となり，120 mEq/L以下では食欲不振，悪心，嘔吐，性格の変化などが，110 mEq/L以下では痙攣，嗜眠，錯乱状態，昏睡などが現れる．[1260] ⇨参抗利尿ホルモン分泌異常症候群→1065

低ナトリウム症候群　**low sodium syndrome**⇨同低塩症候群→2042

低二倍体　**hypodiploid**　ヒトは半数体(n)当たり23本の染色体をもつことから，その二倍体($2n$)より少ない染色体数，すなわち35-45本の染色体構成を示す場合と定義される．[1293]

低尿酸血症　**hypouricemia**　尿酸値が基準値より低い

(2.0 mg/dL 以下)状態をいう．原因としては，尿酸生合成の低下による場合と腎尿細管での尿酸再吸収障害および分泌亢進によって尿中の尿酸排泄が亢進することで起こる比較的まれな疾患．家族内発症のみられる特発性と，間質性腎炎やファンコニ Fanconi 症候群，薬剤や全身疾患が原因の尿細管障害による続発性がある．無症状であることが多いが，合併症として尿路結石(尿酸結石)や急性腎不全も報告されている．特に治療を要しないが，症例により合併症を予防する目的で尿アルカリ化薬が投薬されることもある．[481]

ティネル徴候　Tinel sign　［**チネル徴候**］　手首の横手根靱帯と骨とによって形成される手根管の中には正中神経が走っている．この部分に何らかの障害が生じると，圧迫性(絞扼性)ニューロパチーなどの機序により手の正中神経支配領域にしびれ，痛み，筋萎縮などの異常を生じる(手根管症候群 carpal tunnel syndrome)．その場合，横手根靱帯の部分を軽く叩打すると手の第 2-3 指に放散する痛みを生じ，これをティネル徴候陽性という．関節リウマチ，尿毒症性ニューロパチーでみられることが多いが，原因不明のことも多い．ティネル Jules Tinel はフランスの神経科医(1879-1952)．[1527] ⇨参手根管症候群⇀1389

低脳脊髄圧　low cerebrospinal fluid pressure⇨同髄液圧低下症候群⇀1611

低拍出症候群　low output syndrome⇨同低心拍出量症候群⇀2050

低比重リポタンパク質　low density lipoprotein；LDL⇨同低密度リポタンパク質⇀2054

剃皮(ていひ)**創**⇨同頭皮損傷⇀2127

低ビタミン症　hypovitaminosis　ビタミン類の摂取量が低い状態．諸種の欠乏症を呈する．[987] ⇨参無ビタミン症⇀2790，ビタミン欠乏症⇀2457

デイビッド・コメダ手術《心筋梗塞後心室穿孔の》　**David-Komeda operation, endocardial patch with infarct exclusion, David procedure**　急性心筋梗塞の合併症の1つである心室中隔穿孔に対する手術法．梗塞による中隔穿孔は，従来は穿孔部周囲に縫合糸をかけ，小さなパッチを縫着し閉鎖していたが，急性心筋梗塞で壊死した心筋はもろく，遺残短絡が高頻度に発生し，手術死亡が高率であった．このため，カナダの心臓外科医デイビッド Tirone E. David が直接，中隔穿孔部周囲に縫合糸をかけずに，穿孔部から離れた正常な中隔心筋に縫合糸をかけ大きいパッチを用いて中隔を形成し，左室の内圧でパッチを中隔に圧着させることにより穿孔による短絡を修復する方法を考案，1990(平成2)年に米田正始がその成績を共著で報告したのでこの名がある．本法では正常心筋に糸がかけられるため術後の遺残短絡が少なく，術後心不全のコントロールが容易となり，心室中隔穿孔の手術に効果的．[136] ⇨参左室形成術⇀1186

●デイビッド・コメダ手術

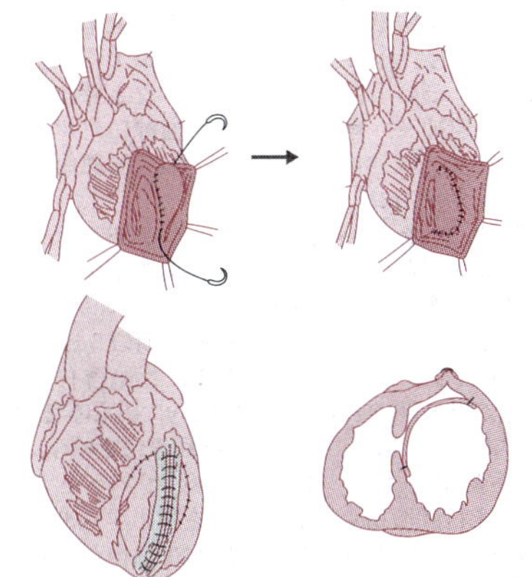

David TE, et al: postinfarction ventricular septal rupture: repair by endocardial patch with infarct exclusion. J Thorac Cardiovasc Surg 110:1315-1322, 1995

デイビッド手術⇨同リインプランテーション法⇀2917

定比率再吸収　constant fraction reabsorption　［**糸球体尿細管バランス**］　管腔外と管腔内，両方の因子がからみ合って，近位尿細管で糸球体濾液の一定割合を再吸収する現象．糸球体濾過量が増減すると，それに伴って尿細管の再吸収量も増減し，尿中のナトリウムイオン(Na^+)も比較的一定に保たれる．[851]

低頻度抗原　low frequency antigen　赤血球血液型でみられる出現頻度の低い抗原．Sw^a，Os^a などさまざまなものがあり，これらの抗原の出現頻度には人種差がある．ほとんどのものが輸血副作用や新生児溶血性疾患の原因となる．[860]

低フィブリノゲン血症　hypofibrinogenemia　［**低線維素原血症**］　血漿中のフィブリノゲンが基準値以下に減少した状態．先天性のほかに，後天性に重症肝障害での産生低下，播種性血管内凝固症候群(DIC)や巨大血栓形成による消費の亢進によって生じる．[1131]

ティフノー曲線　Tiffeneau curve　［**強制呼出曲線**］　肺機能検査であるティフノー試験の肺活量の測定で，時間肺活量スパイログラムに描かれた強制(努力性)呼出曲線のこと．最初の 1 秒間の呼出量(一秒量)が努力肺活量 forced vital capacity (FVC) の何％に当たるか(一秒率)を測定する．スパイログラフィーでキモグラフを回転させて曲線を観察し，1 秒間に努力呼出しうる気量を一秒量 forced expiratory volume in 1 second (FEV) として判定する．一秒率は FEV％ で表す．ティフノー Robert Tiffeneau はフランスの肺生理学者(1910-61)．[677] ⇨参努力性呼気曲線⇀2168

ティフノー試験⇨参ティフノー曲線⇀2053

低プリン食　low purine diet　［**痛風食**］　高尿酸血症(痛風)の治療に用いられる，プリン体を制限した食事．血清尿酸値上昇の原因であるプリン体摂取を減少させることにより，尿酸生成を抑制させる．プリン体の摂取量は 150 mg/日以下とする．[987]

ディプロイド⇨同二倍体⇀2217

低プロトロンビン血症　hypoprothrombinemia　血液中のプロトロンビン(第Ⅱ因子)が低値を示す状態．先天性と続発性に分かれる．先天性はまれで，続発性では重症肝疾患，ビタミン K 欠乏，ワルファリン療法などによりみられる．[1131]

低分化腺癌　poorly differentiated adenocarcinoma　［**退形成性腺癌，未分化腺癌**］　腺管構造の形成傾向に乏しく，胞巣状，索状配列をとる，または個々に散在する腫瘍細胞からなる腺癌．発生母細胞との形態学的類似

性が低い．高分化腺癌に比べ，浸潤性増殖，転移，播種傾向が強く，予後は不良である．[1071] ⇒参高分化腺癌→1055

低分子ヘパリン　low molecular weight heparin　未分画ヘパリンを処理して得られた分子量2,000-8,000のヘパリン．凝固のかなめである第Xa因子を阻害するが，トロンビンなどの阻害作用は弱いため，活性化部分トロンボプラスチン時間(APTT)延長作用は弱く出血の危険性が少ないので，播種性血管内凝固症候群(DIC)や各種の血栓症の治療に用いられている．[1131]

デイホスピタル　day-hospital　［昼間病院］　主に精神障害者を対象とし，集団精神療法と社会技能療法を中心とした治療的なリハビリテーションを行う日帰り病院のこと．入院を回避し，地域で生活することの橋渡しを目的とする．[1006]

低ホスファターゼ症　hypophosphatasia　［低リン酸酵素症］　尿中ホスホエタノールアミンの排泄増加と血中ALP(アルカリホスファターゼ)の低値を認める致死性低身長症(胎児型)の一種．頭蓋骨，四肢骨の石灰化障害を特徴とする．胎児型のほかに，乳児型，若年型，成人型がある．一般に常染色体劣性遺伝であるが，遺伝的異性があることから常染色体優性遺伝も推定されている．[1631]

低補体血症　hypocomplementemia　血清中の補体が減少している状態を指す．補体は主として肝臓で生成されるが，抗原抗体反応によって免疫複合体が産生されると活性化され，消費される．全身性エリテマトーデス(SLE)の活動期には持続的に抗DNA抗体が産生されるために，補体は消費されて血清中では低値を示す．また，先天性補体欠損症でも低値を示す．[1438] ⇒参全身性エリテマトーデス→1767，補体欠損症→2705，抗原抗体複合体→996

低補体性糸球体腎炎　hypocomplementemic glomerulonephritis　持続性に血清補体価(特にC3)が低値を示す糸球体腎炎のことで，急性糸球体腎炎，膜性増殖性糸球体腎炎およびループス腎炎がある．補体の活性化にはC1から始まる古典的経路とC3から始まる第2経路があるが，どちらの経路もこれらの疾患の腎病変が活動性になると補体は活性化(消費)され低値を示す．特に，急性糸球体腎炎と全身性エリテマトーデス(SLE)を除外すれば，C3が30 mg/dL以下である原発性糸球体腎炎では膜性増殖性糸球体腎炎が最も多い．[481] ⇒参膜性増殖性糸球体腎炎→2730

低マグネシウム血症　hypomagnesemia　血中のマグネシウム値の低下を示す状態．原因にタンパク栄養不良症などによる摂取量の低下，吸収不全症候群などによる吸収の低下，原発性・二次性アルドステロン症などの内分泌疾患，急性腎不全多尿期での尿中への排泄増加，長期利尿薬投与などがある．血中マグネシウム濃度が1.0 mEq/L以下にならないと臨床症状はみられない．臨床症状には，テタニー，筋肉振戦，痙攣，クヴォステックChvostek徴候，トルソーTrousseau徴候，頻脈，不整脈などを認める．[987]

定摩擦膝　constant friction knee　単軸構造の膝継手で，膝軸のまわりにブレーキをかけて，膝の屈伸を制動する摩擦装置を有し，常に一定の摩擦が加わる膝継手．歩行周期の遊脚期に膝の動きをコントロールするが，摩擦が強いと遊脚初期で膝屈曲が困難となり，分回し歩行を呈する．逆に摩擦が弱いと，遊脚後期に義足のけり上げが過剰になったり，膝のインパクトを起こした異常歩行をきたす．[1557]

低密度リポタンパク質　low density lipoprotein；LDL　［LDL，低比重リポタンパク質］　リポタンパク質の密度(比重)による分類の1つで，密度1.019-1.063 g/mL，直径は19-22 nm程度．脂質がその多くを占め(コレステロールエステル37%，リン脂質22%，トリグリセリド10%，遊離コレステロール8%)，残りの23%がタンパク質(アポBがほとんど)から構成される．超低密度リポタンパク質(VLDL)からリポタンパク質リパーゼの作用によって生成され，コレステロールを末梢組織に輸送する役割を担っている．動脈硬化を促進させる．[987]

低密度リポタンパク質コレステロール　low density lipoprotein cholesterol；LDL-C⇒同LDLコレステロール→76

低密度リポタンパク質コレステロール検査　low density lipoprotein cholesterol examination⇒同LDLコレステロール検査→76

低密度リポタンパク質受容体　low density lipoprotein receptor；LDL receptor⇒同LDL受容体→76

剃毛(ていもう)　shaving method　［シェービング］　一般に手術前，手術部位の皮膚消毒を確実にし，手術創への病原菌の侵入を減少させ，二次感染を予防するために毛をそること．近年は剃毛による皮膚の損傷は感染の危険性を高めるという見解から，除毛クリームを用いる方法が普及している．方法：①剃毛範囲を執刀医に確認し，手術部位を中心にその周辺を広範囲に行う，②石けんを泡立てる湯は，患者の皮膚に泡が触れたときに適温となるように，熱めの湯を用意する，③長い毛髪はあらかじめ剪刀で切っておく，④そり残しがないか確認し，清拭する．ケアのポイント：①カミソリはよくそれるものを用い，皮膚を傷つけないようにする，②陰部剃毛時はプライバシーを守り，患者の羞恥心に配慮する，③開腹手術の場合には，臍の汚れをオリーブ油を含ませた脱脂綿や綿棒を用いて取り除いておく．[927]

低容量性ショック　hypovolemic shock　ショックの中でも循環血液量の低下に起因するもの．大量の体液喪失が原因となり，中でも急性大量出血によるものが圧倒的に多く，その場合は出血性ショックと呼ばれる．対策は，急速補液，昇圧薬投与，出血源に対する治療があげられる．[1489] ⇒参ショック→1491，循環血液量減少性ショック→1413

低用量ピル　low-dose pill　ピルはエストロゲンとプロゲステロン製剤の合剤であるが，そのホルモン含有量が副作用の軽減目的で1錠中のエストロゲンは50 μg未満に設定されているもの．月経周期の5日目から21日間，1日1錠を服用する．ホルモンの含有量の比率が一定で同一量の1相性と，段階的に異なる2相性，3相性がある．2相性，3相性はそれぞれ2種類，3種類の濃度変化をもつ．21日服用後にプラセボ錠を1錠/日，7日間服用し，飲み忘れを防止するタイプもある．低用量は中用量より副作用が少ないが，服用中の第1周期中に不正出血が発生する頻度は高い．避妊効果は非常に高く，女性の意思のみで実行できるという利点もある．過多月経や月経困難症に対する治療効果もあり，子宮内膜症治療薬としては保険適用である．通常の避妊目的の場合は自己負担である．[998] ⇨参経口避妊薬→856

低ヨード食 low iodine diet ［ヨード制限食］ ヨード131(^{131}I)甲状腺摂取率測定やRI検査(甲状腺シンチグラフィー)の前処置に必要なヨードを制限した食事．また甲状腺薬を効きやすくし，バセドウBasedow病の再発を防ぐ．海藻類のほか，内臓類，貝類，大豆などを制限する．[987]

テイラー Fredrick W. Taylor⇨参科学的管理法→468

テイラー型装具 Taylor brace 胸腰仙椎部の支持と固定を目的とする装具．後方の2本の支柱と骨盤帯，胸椎バンドが連結し，肩を固定するベルトがつき，前方には腹部前当てがある．胸腰椎の前屈，後屈を制限するが，側屈や回旋の制限はできない．胸椎カリエスや胸椎腫瘍などに用いる．[840] ⇨参体幹装具→1863

テイラー不安検査(試験) Taylor anxiety test⇨同MAS→80

低力価寒冷凝集素症 low-titer cold agglutinin disease 寒冷凝集素価が低いにもかかわらず臨床症状が強い寒冷凝集素症のこと．寒冷凝集素症における寒冷凝集素価は512倍から100万倍以上を示す症例まで報告され，その力価はさまざまである．凝集素価と貧血の程度，臨床症状とは比例せず，凝集素価が高値の場合ほど臨床症状が強いとは限らない．凝集素価が低くても4℃くらいの低温ではなく体温に近い温度でその活性が高まる寒冷凝集素症は，補体活性能の強さによって臨床症状は著明になる．治療には，高力価寒冷凝集素症と異なりプレドニゾロンの投与が有効である．[1038] ⇨参寒冷凝集素症→660

低リポタンパク血症 hypolipoproteinemia ［低脂血症］ 低脂血症のこと．原発性低脂血症と二次性低脂血症に分類される．原発性低脂血症の多くは各リポタンパク質の主要タンパク質の欠損もしくは質的異常によるものが多い．低密度リポタンパク質(LDL)が低下する無βリポタンパク血症，低βリポタンパク血症，正トリグリセリド血性無βリポタンパク血症，アポタンパクB48選択的欠損症，カイロミクロン血症を伴う低βリポタンパク血症，高密度リポタンパク質(HDL)が低下するタンジールTangier病，アポAⅠ欠損症，アポAⅠ変異症，魚眼症，家族性LCAT(レシチン・コレステロールアシルトランスフェラーゼ)欠損症が知られている．二次性低脂血症として臨床的に頻度の高いのが肝疾患に伴う低脂血症である．その他，甲状腺機能亢進症，血液疾患(溶血性貧血，ホジキンHodgkin病)，悪性腫瘍，タンパク異常症(骨髄腫)などで低脂血症がみられる．[987]

停留 stagnation⇨同うっ(鬱)滞→330

停留睾丸⇨同停留精巣→2055

停留精巣 undescended testis, hidden testicle, cryptorchidism ［停留睾丸，潜在精巣］ 精巣下降不全で，正常な下行路上で精巣(睾丸)が腹腔内あるいは鼠径部にとどまった状態をいう(正常な下行路以外にとどまった場合は精巣転位)．数百人に1人の割合でみられ，片側性が多く，両側性は15-20%で右側にやや多い．精巣の発育不全と精子形成能の障害，悪性腫瘍化の傾向がある．治療は現在でも確立されていないが，1歳までに自然に下降しなければホルモン注射療法が奏効することがある．効果がなければ精巣固定術を5歳までに施行する．[474]

停留胎盤 retained placenta⇨同胎盤残留→1899

低流量麻酔 low flow anesthesia 半閉鎖式呼吸回路を使用して吸入麻酔薬を投与する全身麻酔で，呼吸回路に流入する新鮮ガス流量を毎分1L以下にして麻酔する方法．通常は新鮮ガス流量は毎分6L程度の高流量を使用することが多いが，実際に患者に吸収される吸入麻酔薬や酸素はそれより少なく，大部分は余剰ガスとして大気中に捨てられている．医療経済的に効率が悪いばかりでなく自然破壊の原因にもなる．低流量麻酔では，新鮮ガス流量を減少させることでこれらの不利益を軽減することが可能．さらに新鮮ガス流量を麻酔薬や酸素の吸収量まで減少させまったく余剰ガスが生じないようにすると閉鎖回路麻酔となる．低流量麻酔では，呼吸回路内のガス濃度の制御が高流量麻酔と比較して難しい．低酸素予防のために回路内酸素濃度の測定が必要．患者は呼気を再呼吸するので回路内には，十分機能する二酸化炭素吸収装置が必須．吸気の加湿や体温保持に関しても有利．[409] ⇨参吸入麻酔薬→745

定量検査 quantitative test⇨同定量分析→2055

定量的冠〔状〕動脈造影法 quantitative coronary arteriography；QCA 冠動脈造影における病変の評価法で，検者間でのばらつきが大きい従来の視覚的評価法より客観性が高く，再現性に優れる．評価の方法として，①デバイダーで直接狭窄度を計測するキャリパー法，②アナログのシネフィルムをデジタル変換し造影剤の濃淡から狭窄度を算出するデンシトメトリー法，③デジタル変換画像から血管辺縁を自動認識させ，カテーテル径との対比で血管径や病変長などを算出するエッジディテクション(辺縁検出)法があり，③が汎用されている．誤差を少なくするために，病変部を中心に据え造影剤を十分に充満させることが必要．カテーテルが細い場合や高度狭窄病変，分枝を含む病変，解離，潰瘍，石灰化などの複雑性病変では計測値が不正確となることもある．また，冠動脈内腔のみを観察した二次元の情報であり，撮像角度によって結果が異なる場合も多く，その解釈には注意が必要である．[1086]

定量的沈降反応 quantitative precipitin reaction 抗原抗体反応の結果として生成される沈降物量を定量することにより，抗原あるいは抗体の量を測定したり，沈降反応の機構を解析する方法をいう．[388] ⇨参沈降反応→2027

定量的免疫電気泳動法 quantitative immunoelectrophoresis⇨同交差免疫電気泳動法→1004

定量分析 quantitative analysis ［定量検査］ 試料中に含まれる化学成分の含有量を明らかにするために行う化学分析．例えば血液や尿中の糖やタンパク質がどのくらいの濃度であるかを調べる検査などがこれにあたる．これに対して物質中に化学成分が存在するかしないかを分析する目的で行うものは定性分析と呼ぶ．[556] ⇨参定性分析→2051

低リン血症 hypophosphatemia 血清リン濃度が2.5 mg/dL以下をいう．発現機序とその主な疾患は，①細胞内への移行：呼吸性アルカローシス，インスリン作用(ケトアシドーシスや高血糖の回復期)，経静脈栄養(ブドウ糖，フルクトース，グリセロール，乳酸)，敗血症，血液悪性腫瘍，②骨内への移行：副甲状腺摘出後の飢餓骨症候群 hungry bone syndrome，③腸管での吸収低下，経口摂取低下：ビタミンD欠乏，ビタミンD作用不全，乾燥水酸化アルミニウムゲル投与，慢性下痢，低栄養，④腎での排泄増加，再吸収低下：原発性副甲状腺機能亢進症，ファンコニ Fanconi 症候群，遺伝性くる病，腫瘍性骨軟化症，特発性高カルシウム尿症，副腎皮質ホルモン過剰，である．リンはさまざまな細胞活動にかかわっているため，急性欠乏で横紋筋融解症，心筋障害，呼吸不全，血球機能障害など全身症状を引き起こすが，慢性欠乏ではくる病，骨軟化症など骨症状が中心である．原因疾患の治療とともに，経口または点滴リン製剤投与を行う．[1119]

低リン血症性くる病 hypophosphatemic rickets⇨同ビタミンD抵抗性くる病→2455

低リン酸酵素症⇨同低ホスファターゼ症→2054

低リン食 low phosphorus diet ［リン制限食］ 食事療法の1つ．リンを制限した食事．食事による過剰のリン摂取は慢性腎不全進展の増悪因子とされている．また，高リン血症時には二次性副甲状腺機能亢進を抑制するため，食事中のリンを制限することが望ましい．[987]

ティルトテーブル tilt table ［傾斜台，斜面テーブル］ 患者の身体をベルトで固定し，臥位から立位まで傾斜を変えることのできる台．テーブルの上に歩行の自立していない患者や平衡感覚の失われている患者を寝かせ，徐々に傾斜を変えることで患者を立位に慣れさせる．下肢，体幹の筋力増強や立位感覚の獲得，起立性低血圧の改善を目的に使用される．また，足関節の角度を調節できるため，患者自身の体重を利用した足関節の拘縮予防や改善を目的に使用されることもある．[903]

ディルドリン dieldrin 水に不溶で多くの有機溶媒に可溶な有機塩素系の殺虫薬．$C_{12}H_8Cl_6O$．残留性が高く，体脂肪中に蓄積しやすいため，日本では1981(昭和56)年以降すべての用途で製造，販売，使用禁止である．DDT，BHCより毒性が強く，急性中毒で意識消失と全身性痙攣が特徴的．許容濃度0.25 mg/m^3〔経皮吸収として；アメリカ産業衛生専門家会議(ACGIH)，2008〕．「毒物及び劇物取締法」で劇物に指定．内分泌攪乱化学物質．[182,56] ⇨参有機塩素系殺虫薬中毒→2847，有機溶剤中毒→2848，農薬汚染→2313

ディレイ皮弁⇨同遅延皮弁→1750

低レニン性高血圧症 low renin hypertension 通常の食塩摂取(10 g/日)下で安静時血漿レニン活性が低値で，立位，ループ利尿薬やアンギオテンシン変換酵素阻害薬投与といったレニン分泌刺激によっても過小反応を示す高血圧．本態性高血圧でもみられ，高齢者に多いとされている．内分泌性に低レニン性高血圧を示す疾患として，原発性アルドステロン症やリドル Liddle 症候群などがある．[104] ⇨参高レニン性高血圧→1072

ティンパノメトリー tympanometry 鼓膜の可動性，耳小骨の可動性，耳小骨連鎖の有無など中耳の伝音機能を検査する方法．インピーダンスオージオメーターを用いるが，聴力を測定するものではない．インピーダンスとは，外耳道に入った音の振動が鼓膜，中耳，内耳へと伝えられるときの，鼓膜，中耳の音の振動に対する抵抗をいう．つまり音の伝わりにくさを意味する．ティンパノメトリーは3つのインピーダンスオージオメトリーのうちの1つである．密閉された外耳道の気圧を連続的に変化させ，これに伴って鼓膜，中耳系の動きの変化を測定し，鼓膜，中耳系の動きやすさをみる．外耳道を密閉する耳栓の中には，3本の細い管(プローブ音を外耳道に入れる，外耳道の音圧を測定する，外耳道内の気圧を変化させる)が組み込まれている．使用するプローブ音の周波数を226 Hz(または220 Hz)にして，まず外耳道圧を＋200 mmH_2Oから－200 mmH_2Oまで連続的に変化させ，鼓膜の可動性をコンプライアンス(動き)として計測する．横軸に外耳道圧，縦軸にコンプライアンスをとり，記録された曲線をティンパノグラムという．ティンパノグラムは3種類に分類される．①A型：ピーク圧，コンプライアンスとも正常なもの．正常または感音難聴でみられる．A_S型：ピーク圧正常，コンプライアンス小のもの．耳硬化症，耳小骨連鎖の可動性が悪い例でみられる．A_D型：ピーク圧正常，コンプライアンス大のもの．耳小骨連鎖離断などでみられる．②B型：ピークの欠如した平坦な曲線のもの．滲出性中耳炎，癒着性中耳炎などでみられる．③C型：ピーク圧が－100 mmH_2O以下の陰圧のもの．耳管狭窄などでみられる．[887] ⇨参インピーダンスオージオメトリー→303

ディンプリング症候 dimpling sign ［えくぼ徴候］ 乳腺病変部を指でつまむことにより皮膚にできるえくぼで，悪性病変に多くみられるサイン．癌細胞が嘴乳管近傍とクーパー Cooper 靱帯に細長く進展し，間質増生による陥凹 retraction を起こし，皮膚真皮層を牽引するために起こる．乳癌の50-60% に認められるが，嚢胞や脂肪壊死でもまれに認められる．[957]

デヴィス紫斑⇨同女子深在性紫斑→1489

デヴィック病 Devic disease⇨同デビック病→2069

データ圧縮 data compression 必要な情報量を保ちつつデータ容量を減らす技術．通信路により多くのデータを通したり，記憶装置により多くのデータを蓄積するために行う．圧縮にはデータの類似性，規則性，冗長性などを利用する．圧縮データを完全に復元できる方法を可逆圧縮，完全には復元できない圧縮を非可逆圧縮という．圧縮データと元データの比を圧縮率といい，非可逆圧縮のほうが圧縮率は高い．後者が多用され，静止画のJPEG，動画のMPEGなどがそれにあたる．[864]

データウェアハウス data warehouse 企業や組織において，戦略や意思決定を行うために日常的に蓄積される時系列データをため込む大規模なデータ格納システム．その分析により，例えばコンビニエンスストアにおいて「月曜日に雑誌を買う30歳代男性は一緒にコーヒーを買うことが多い」「肉まんは雨の日に最もよく売れる」(インターネット「IT単語帳」より)など各要素間の関連がわかる．医療においては質的向上への利用が考えられる．[864]

データ処理 data processing コンピュータで情報を操作するのに使用する技術や手続き．医療の質を向上させる目的で，医療情報の流れを効率的に運用しようとするデータ処理機構(EDPS)の開発が，システム化に向けた大きな動きとなっている．データの処理を，データの発生時点で開始するリアルタイム処理，一連のデータをまとめて行うバッチ処理，データや作品を双方向性に処理するインタラクティブ処理などがある.[258]

データベース database 一次情報やデータはさまざまな用途に利用可能である．したがって，それらを集積し適切に管理して共利用できるようにすると，その情報の価値はきわめて大きくなる．種々の目的に利用できるように，コンピュータの記憶装置内に系統的に整理し集められた情報あるいはデータをデータベースという．データの中には，個人情報や公開されると困る情報も含まれる．またデータベース内の情報やデータが第三者により故意に変更，追加あるいは削除されると，そのデータベースの利用価値はなくなる．したがってデータベースの管理には，データの利用性だけでなく，信頼性や安全性の確保がきわめて重要である．このような理由からデータベースの管理システムについては国際的な基準が作成されている．病院では，管理運営に関する情報だけでなく，患者の診療情報，薬剤情報，検査情報などのデータベースがつくられて利用されている．また，インターネットにより感染症情報，MEDLINE など外部のさまざまなデータベースも利用されている.[258]

データベース管理システム data base management systems；DBMS 大量の情報を記憶し，ユーザーが情報を共有できるように，一群のコンピュータプログラムの作成およびデータ保守を行うシステム.[258]

データ保全 data integrity コンピュータに蓄積されたデータが何らかの状況によって破損したり，使えなくなったりするのを防ぐこと．例えばコンピュータのハードウエアの故障，操作上のミス，ソフトウエアの誤作動，コンピュータウイルスの侵入などといった状況が考えられる.[415]

デーナ手術 Dana operation⇨同脊髄後根切断術→1717

テーピング taping 関節運動の制限やコントロールを目的とした粘着性のある特殊なテープを用い，外傷の予防や再発予防，疼痛が出現する動きの制御，アライメントの矯正などを目的として行われる．スポーツの現場では日常的に使用されているが，リハビリテーションでは装具の代替や効率的な筋活動を得るために使用されることもある．テープの牽引方向や巻く強さによって効果が異なってくるため，熟練した技術を要する．テーピングに際してはテープによる皮膚炎や皮膚の損傷に注意しなければならない.[903]

テーラーメイド医療 tailor-made medicine⇨同オーダーメイド医療→398

デール Sir Henry Hallett Dale イギリスの生理学・薬理学者(1875-1968)．1894 年にケンブリッジ大学トリニティカレッジにて生理学者ラングリー John Langley のもとで研究に従事．1903 年の数か月間，ドイツのフランクフルト大学のエールリッヒ Paul Ehrlich のもとに留学．1909 年にケンブリッジ大学から医学博士の学位を受ける．その後ロンドン大学の研究部門に在籍中の 1914 年，イギリス国立医学研究所の生化学・薬理部門の部長に昇進．シュルツ・デール反応 Schultz-Dale reaction(抗原感作モルモットから採取した平滑筋が特異抗原にさらされると収縮を起こす反応)の研究でも知られる．1936 年には神経伝導の化学物質であるアセチルコリンの研究でレーヴィ Otto Loewi とともにノーベル生理学・医学賞を受賞．その後イギリス王室よりいくつかの爵位を受け，1940-45 年，王立協会の理事長に就任．第二次世界大戦中には内閣の相談役を務めた.[24]

デーレ小体 Döhle body 後骨髄球以降の成熟した好中球の細胞質にみられる封入体 inclusion body．ギムザ Giemza 染色では細胞質の辺縁に灰青色からやや緑がかった青色に染色される不明瞭な斑点として認められる．これはリボソームに存在する RNA が，塩基性色素のメチレンブルーに親和性を示すためである．しばしば空胞や中毒顆粒を伴う状況で出現する．電子顕微鏡では粗面小胞体が集合した像として観察され，特定の封入体ではなくリボソームや粗面小胞体の部分的遺残物である．このような変化は重篤な感染症，熱傷，白血病，化学療法，妊娠などの身体にストレスがかかった状態でみられ，細胞の成熟が不十分なことを示している．したがってこの変化がある特定の疾患の診断にはならない．ただしこのデーレ小体が出現する先天性の疾患としてメイ・ヘグリン May-Hegglin 細胞質異常症があり，この場合は巨大血小板の出現と血小板減少を伴うので炎症性疾患との鑑別が必要である．デーレ Karl Gottfried Paul Döhle(1855-1928)はドイツの病理学者.[1377] ⇨参ハウエル・ジョリー小体→2359，ラッセル小体→2897

デーレ封入体 Döhle inclusion 猩紅熱をはじめとする感染症などにみられる 2 μm 以下の小体で，ギムザ染色にて成熟した好中球内に斑状の淡い青色の小体として認める.[1531] ⇨参デーレ小体→2057

テーロール測定法 determination of theelol⇨同エストリオール測定法→358

デーン粒子 Dane particle 血液製剤，輸血により感染する血清肝炎の病原ウイルスとして，1965 年にオーストラリア抗原が発見された．さらに，電子顕微鏡で直径約 42 nm の大型粒子が発見され，B 型肝炎ウイルス(HBV)の感染性粒子であることが明らかとなった．これをデーン粒子と呼ぶ．粒子表面は B 型肝炎表面(HBs)抗原で覆われ，コア core(芯)粒子は B 型肝炎コア(HBc)抗原，B 型肝炎 e(HBe)抗原，ポリメラーゼ，ウイルス DNA から形成される．デーン David. S. Dane はイギリスのウイルス学者.[1113]

デオキシグルコース法 deoxyglucose method 脳の活動(糖代謝)が盛んな部位を検出する方法．同位元素でラベルした 2-デオキシグルコースは，通常のグルコースと同じように脳細胞に取り込まれるが，代謝されないので細胞内にとどまる．活動の盛んな脳細胞は多量の 2-デオキシグルコースを取り込むので，摘出した脳から脳切片を作成して，オートラジオグラフィー法で活性部位を検出することができる.[1230]

デオキシコルチコステロン deoxycorticosterone；DOC, 11-deoxycorticosterone ［デオキシコルチコステロンアセテート，DOC］ 副腎皮質由来のミネラルコルチコイド．副腎皮質刺激ホルモン(ACTH)調節下にて主に束状層，一部が球状層でプロゲステロンに 21-ヒドロキシラーゼが作用して産生され，さらに 11 β-ヒドロキシラーゼによってコルチコステロンとなる．作用はミネラルコルチコイドと同様の電解質体液調節であるが，生理的状態ではその役割は小さい．力価はアルドステロンの1/25である．[284,383] ⇒参ミネラルコルチコイド→2771

デオキシコルチコステロンアセテート ⇒同デオキシコルチコステロン→2057

デオキシ糖 deoxy sugar 糖分子中の1つ以上のヒドロキシル基(OH基)が水素原子で置換された化合物．リボースの2位のヒドロキシル基が置換されたD-2-デオキシリボースは核酸の構成成分として重要．[1617]

デオキシピリジノリン deoxypyridinoline ピリジノリンの水酸基が1つ脱落した構造をしており，骨や軟骨，歯，大動脈壁，靱帯などのコラーゲン線維中に存在する．尿中デオキシピリジノリンは骨のコラーゲン線維の破壊を反映し，骨吸収に特異的な骨代謝マーカーとして骨粗鬆症の診断や骨吸収抑制薬による治療効果判定に用いられている．[610] ⇒参骨代謝マーカー測定→1112

デオキシヘモグロビン deoxyhemoglobin ［脱酸素ヘモグロビン，還元ヘモグロビン］ 酸素を離した(脱酸素化)ヘモグロビンのこと．肺で酸素に触れるとヘモグロビンを取り込んでオキシヘモグロビン(酸化ヘモグロビン)となり，血液に乗って酸素の不足した組織に達すると酸素を放出してデオキシヘモグロビン(還元ヘモグロビン)となる．[226] ⇒参酸素化ヘモグロビン→1210

デオキシリボース deoxyribose リボースの水酸基の1つが水素原子で置換された化合物の総称で，単糖類の五炭糖に分類される．通常は2位の水酸基が置換されたもの(2-デオキシ-D-リボース)を指し，デオキシリボ核酸(DNA)の糖成分として重要．DNAは糖にデオキシリボースを使用しているため，リボースを使用しているRNAよりも安定である．[1617]

デオキシリボ核酸 deoxyribonucleic acid；DNA ［DNA］ 核酸塩基(プリンまたはピリミジン)とデオキシリボース-リン酸からなるヌクレオチドがホスホジエステル結合で次々とつながれDNA鎖を形成する．2本のDNA鎖が水素結合により二重らせん構造をとる．水素結合はアデニン(A)とチミン(T)，シトシン(C)とグアニン(G)の塩基対間で形成される．遺伝子の本体で，4種の塩基の3つの組み合わせによりコードするアミノ酸が決定する．[437]

●DNAの構成単位

塩基 ← アデニン(A) グアニン(G) シトシン(C) チミン (T) のどれか

リン酸　糖(デオキシリボース)

デオキシリボヌクレアーゼ deoxyribonuclease；DNase ［DNA分解酵素］ DNA中のリン酸エステル結合の切断を特異的に触媒するヌクレアーゼの総称．内部の結合を切断するエンドデオキシリボヌクレアーゼと，末端の結合を切断するエキソデオキシリボヌクレアーゼに大別される．[402]

デオドラント⇒同防臭剤→2678

テオフィリン theophylline キサンチン誘導体の気管支拡張薬．主にホスホジエステラーゼ活性を阻害して細胞内c-AMP濃度を増加させ，気管支平滑筋を弛緩させるが，肥満細胞からの化学伝達物質の遊離抑制，アデノシン受容体拮抗作用，細胞内カルシウムイオンの分布調節作用なども報告されている．さらに抗炎症作用の存在が明らかにされ，気管支喘息や慢性閉塞性肺疾患(COPD)における気道炎症との関係から注目される．気管支喘息，喘息性気管支炎，肺気腫などに適応．内用液は低出生体重児無呼吸発作に投与される．内用液を除く経口剤は徐放性であり，作用は長時間持続．有効血中濃度は8-20 μg/mLで，20 μg/mL以上では副作用が生じやすい．肝薬物代謝酵素CYP1A2で代謝され，併用薬剤も血中濃度の変動に影響を及ぼす．6か月未満の乳児，および発熱や痙攣のある2歳未満児への投与は推奨されない．[204,1304] 商テオドール，テオロング

デカルト René Descartes 17世紀フランスの哲学者，数学者，自然学者(1596-1650)．フランスの中部トゥーレーヌ州出身．近代哲学の父と呼ばれる．数学的確実性に基づく全学問構造の再構築を企図し，全自然学的宇宙を機械論的に説明する『Le Monde(宇宙論)』を構想，さらに『L'homme(人間論)』を記述したが未完に終わった．1637年に刊行された『Discours de la méthode(方法序説)』では，あらゆる認識を疑うという方法的懐疑からスタートし，思惟する主体としての「われ」と，完全に客体化された機械としての身体という二元論的な人間観が提起された．ここで明示された心身問題，機械論的生命像は西洋医学，近代哲学に深遠な影響を与え続けている．解析幾何学を創始したほか，『Méditations(省察)』『Principia philosophiae(哲学の原理)』で示された形而上学的，認識論的原理，自然学，哲学の方法の提示など，デカルトが近代に与えた影響は広く深い．[983]

デカルボキシラーゼ⇒同脱炭酸酵素→1919

手関節 「しゅかんせつ(手関節)」の項目を見よ

適応⇒同順化→1412

適応行動 adjustive behavior 人と環境とが調和した，よい状況での人格の状態を適応といい，一般に環境からの要請に応えようとして生活体が環境に応じた努力をすることを適応行動という．フロイトS. Freud(1856-1939)は「人が行う種々の行動の根本は快楽主義に基づくものであり，快を求めて不快を避けていこうとする行動が適応行動である」という立場をとっている．この立場では，適応の問題は不適応をもとに考えられ，欲求不満があるために何らかの行動が生起し，再適応がなされる．[980]

適応障害

adjustment disorder

【概念・定義】 **はっきりした社会心理的ストレス因子**に反応して，3か月以内に臨床的に著しい**情緒的**または**行動的な症状**が出現する精神疾患．ストレス因子の終結後6か月以内に症状は消失．他の精神疾患〔例：うつ(鬱)病などの気分障害や不安障害〕の診断基準を満たすほど重症の場合や，すでに他の精神疾患の既往があり，

その単なる悪化と考えられる場合には，適応障害の診断はなされない．

【疫学】 有病率は2-8% の間とされている．適応障害の診断は，精神科へ紹介された一般病院の入院患者の12%，精神科外来の10-30%，特定のストレス因子(例：心臓の手術後)を経験した者では50% にのぼるとの報告がある．成人の臨床例では，**女性**は男性の2倍多い．

【病態生理】 現在のところわかっていない．

【症状】 適応障害が呈する**情緒的症状**には，抑うつ，涙もろさ，絶望感，神経質，心配，過敏などがあり，怠学，無謀運転，けんか，破壊行為などの社会的規範や規則をおかすような行為が出現する場合もある．小児では，夜尿症，幼稚なしゃべり方などの退行現象が起こることもある．アメリカ精神医学会のDSM-Ⅳ-TR(2000)では，認められる主要な症状の違いによって以下の病型に分類されている．①抑うつ気分を伴うもの，②不安を伴うもの，③不安と抑うつ気分の混合を伴うもの，④素行の障害を伴うもの，⑤情動と素行の混合した障害を伴うもの，⑥特定不能(①-⑤に当てはまらないもの，例：身体的愁訴，社会的引きこもり)．**ストレス因子**は，単一の出来事(例：恋愛関係の終結)の場合もあるし，複数の因子(例：仕事上の著しい困難と結婚問題)ということもある．また，ストレス因子が反復する場合(例：季節的な仕事上の危機に伴うもの)や持続する場合(例：治安の悪い地域に住むこと)もある．症状の持続期間が6か月未満の場合を**急性**，6か月以上を**慢性**と定義．ストレス因子が継続している場合，特に小児・青年期では適応障害が重症化し，**うつ病**などに移行することもある．

●適応障害の診断基準

A．はっきりと確認できるストレス因子に反応して，そのストレス因子の始まりから3か月以内に情動面または行動面の症状が出現

B．これらの症状や行動は臨床的に著しく，それは以下のどちらかによって裏づけられている．
- (1) そのストレス因子に曝露されたときに予測されるものをはるかに超えた苦痛
- (2) 社会的または職業的(学業上の)機能の著しい障害

C．ストレス関連性障害は他の特定のⅠ軸障害の基準を満たしていないし，すでに存在しているⅠ軸障害またはⅡ軸障害の単なる悪化でもない．

D．症状は，死別反応を示すものではない．

E．そのストレス因子(またはその結果)がひとたび終結すると，症状がその後さらに6か月以上持続することはない．

▶該当すれば特定せよ

急性　症状の持続期間が6か月未満の場合

慢性　症状の持続期間が6か月以上の場合

◆適応障害は，主要な症状に従って選択した病型に基づいてコード番号がつけられる．特定のストレス因子はⅣ軸で特定することができる．

309.0　抑うつ気分を伴うもの
309.24　不安を伴うもの
309.28　不安と抑うつ気分の混合を伴うもの
309.3　素行の障害を伴うもの
309.4　情動と素行の混合した障害を伴うもの
309.9　特定不能

注)「Ⅰ軸障害」「Ⅱ軸障害」「Ⅳ軸障害」については，“多軸診断システム”の項を参照のこと．

髙橋三郎ほか訳：DSM-Ⅳ-TR 精神疾患の診断・統計マニュアル 新訂版，p.648-649，医学書院，2004，日本精神神経学会の用語集改訂(2008)に合わせて一部改変

【診断】 適応障害の診断には，**はっきりと確認できるストレス因子**が必要であり，かつそのストレス因子の発現から**3か月以内に症状が出現**すること，その症状は他の精神疾患で生じるものよりも軽度であること，さらにストレス因子がなくなれば**6か月以内に症状も消失**することが必要である．また，心的外傷後ストレス障害(PTSD)や急性ストレス障害(ASD)では，生命を脅かすような極度のストレス因子(例：戦闘，性的暴力，略奪，強盗，誘拐，人質，拷問，激しい自然災害)が必要なことや，出現する症状(出来事の再体験，関連した刺激からの回避と全般的反応性の麻痺，持続的な覚醒亢進症状など)が異なる点で，適応障害とは異なる．愛する者の死に対して予測されるような反応を呈する場合には，適応障害とはせずに**死別反応**と診断する．

【治療】 ストレス因子がなくなれば症状は消失するはずであるが，現実的には困難な場合が多い．したがって，症状に合わせて必要であれば**抗うつ薬**や**抗不安薬**を投与する．また，ストレスに対する調整としては，本人のストレス耐性を高めるために**ストレスへの対処法**を身につけることと，ストレス自体を弱めるように働きかけることの両面において，**精神療法的なアプローチ**を行っていく．[724] ⇒参心因反応→1505

適応障害の看護ケア

【看護への実践応用】 看護介入としては，支持的(精神療法的)アプローチを行う．対象は，主に対人関係や疾病に適応できなかったために生じた心理的葛藤の所産である不安，抑うつになる．したがって，葛藤に働きかけるのではなく，その人なりの対人関係の適応方法で乗りこえていけるように，医療スタッフとの対人関係を通して癒すことを目的とする．その際，患者の性格傾向や言動を指摘することはしない．抗不安薬や抗うつ薬は症状に応じて使用する．

【看護介入の実際】 ①患者が変化に伴う感情や困難を認識できるよう援助する：1)変化の中で自分にとって好ましい側面と，受け入れがたい側面を明確にする，2)患者と一緒に変化をより建設的にとらえられるような見方を模索する．②患者の恐れ，怒り，絶望感を減らす：1)感情を率直に表現できるように支援する，2)患者が感情を表現したときは「よい」「悪い」などの区別なく受容的に聴くことで，患者が自分の感情を肯定的に感じられるようにする．③問題を効果的に解決する能力を育み，適切な対処を見いだすことができるように支援する：1)患者が，自分には強みと弱み(問題の処理が困難な部分)のあることを認識できるよう援助する，2)日常生活の中では強みを強化し，自尊感情を高める，3)問題解決のための合理的なステップを踏めるよう，ともに考える．例えば，問題を認識し，代替方法をさがし，それぞれの方法の適否を検討し，そのうちの1つを選択する，4)失敗した場合には，別の解決策を選択できるように支援する，5)過去に成功したことのある対処策や方法を再認できるように支援する．現在の状況の処理に，過去に成功した方策を用いてみるよう促す，6)生活の変化に対処するうえでの援助を，家族あるいは重要他者に働きかけるよう促す，7)患者

と重要他者が将来の変化を認識したり予想するのを援助する．可能ならば，変化が起こる前にそれを処理する方法について話すよう促す．[1273] ⇨参適応障害→2058

適応障害《看護診断》 ⇨参リスク傾斜健康運動《看護診断》→2923

適応免疫 adaptive immunity⇨同獲得免疫→487

適応モデル adaptation model⇨参ロイ→2987

笛(てき)音 wheeze, whistling rale ［笛声音，水笛音］ 肺聴診上の副雑音は，連続性ラ音(従来の乾性ラ音)と断続性ラ音(従来の湿性ラ音)とに大別され，前者はさらに高音性連続性ラ音(笛音 wheeze)と低音性連続性ラ音(いびき音 rhonchus)に分けられる．連続性ラ音は気道狭窄が主な発生原因であり，狭窄を起こす気道の径が細いほどより高音性になるとされている．笛音は，気管支喘息発作時や肺気腫で感染を合併した際に気管支攣縮を生じた場合などに聴取される．[141]

適温給食 meal supply at best temperature おのおのの料理には最もおいしく食べられる温度がある．この温度を考慮して提供する食事のことをいう．一般的に温かいほうがおいしい料理の場合は体温＋25℃，冷たいほうがおいしい料理の場合は体温 －25℃ くらいといわれているが，個人差を考慮する必要がある．また，適温給食を行う際には，温かいほうがおいしい料理は温かいまま，冷たいほうがおいしい料理は冷たいまま提供するための工夫(例えば適温給食が可能なトレイの使用，適温給食が可能な配膳車の使用，それぞれの容器にラップや蓋をする)が必要になる．[894]

適合 fitting 義肢，装具が身体へ適合しているか否かを確認する段階をいう．義肢，装具の作製では，適合検査として，切断端と義肢のソケットの適合，患側下肢と下肢装具のサイズ，継手と関節の位置，支柱の位置，除圧部位の確認，体重支持面の確認など，正しく作製されているか適合チェックすることが大切である．[1557]

デキサメタゾン dexamethasone 合成副腎皮質ホルモンの1つ．長時間作用型のグルココルチコイドで，糖・脂質・タンパク質代謝や水分調整などのグルココルチコイド作用のほか，細胞核の受容体と結合して生成されるリポコルチンによりヒドロコルチゾンの25-30倍の強力な抗炎症作用を有する．またサイトカインや液性抗体の産生を抑制し，免疫抑制作用や抗アレルギー作用を示す．生物学的半減期は36時間以上であり，作用時間の長さから局所投与の目的で使用されることも多い．ただし長期投与では副腎抑制が懸念され，食欲亢進，脂肪沈着なども生じやすい．経口剤，注射剤は内分泌疾患，リウマチ性疾患，アレルギー性疾患，自己免疫性疾患など幅広い適応をもつ．皮膚科，眼科，歯科，口腔用の外用剤もある．[204,1304] 商デカドロン

デキサメタゾン抑制型高アルドステロン症 dexamethasone suppressible hyperaldosteronism⇨同グルココルチコイド反応性高アルドステロン症→835

デキサメタゾン抑制試験 dexamethasone suppression test ［副腎皮質抑制試験，副腎皮質刺激試験］ クッシング症候群と単純肥満症を鑑別するために行われる試験．糖質副腎皮質ホルモンであるデキサメタゾン(DEX)を投与して，副腎皮質刺激ホルモン(ACTH)の分泌を低下させた場合の血漿コルチゾン値，あるいは尿中17-OHCS値の変動を調べる．クッシング症候群以外では，デキサメタゾン投与2日目に尿中17-OHCS値は前値の1/2以下に低下．デキサメタゾンは強力なグルココルチコイドで，外因性に薬理量を投与すると健常者では，フィードバック機構を介してACTHと血中コルチゾール値，尿中17-OHCS値の抑制が起こる．このホルモン分泌のフィードバック制御のメカニズムを利用して，クッシング症候群の診断と病因の鑑別を行う．クッシング病(下垂体性ACTH産生腫瘍)では，少量の合成ステロイドのデキサメタゾン投与では抑制されず，大量投与では抑制される．副腎性のクッシング症候群では，自律性のコルチゾール分泌により大量投与でも抑制されない．異所性ACTH産生腫瘍では糖質ステロイド(グルココルチコイド)による調節は受けない．[907]

デキサメタゾン抑制副腎シンチグラフィー dexamethasone suppression adrenal scintigraphy デキサメタゾン2-4 mg/日を放射性核種(RI)投与の3日前から撮影日まで投与して行う副腎皮質シンチグラフィー．デキサメタゾン投与により下垂体からのACTH(副腎皮質刺激ホルモン)分泌を抑制して正常副腎への^{131}I-アドステロール(adosterol)の集積を低下させ，小さな機能性副腎皮質腺腫まで検出できるように感度を高めるのが目的．原発性アルドステロン症の腺腫は小さいことが多く，この方法を用いないと検出できないこともある．また副腎過形成と腺腫との鑑別にも利用される．あらかじめデキサメタゾン投与前の通常の副腎皮質シンチグラフィーを行い，比較することが望ましい．[737] ⇨参副腎皮質シンチグラフィー→2542

溺死(できし) drowning 液体の気道への吸引により肺胞でのガス交換が妨げられ，窒息に陥り死亡すること．顔面のみが水路や水たまりにつかり死亡したり，バケツや洗面器に顔面を押し込んで殺害，自殺，事故死することもあり，全身が水没する必要はない．吐乳や胃内容物，血液の吸引による死亡は気道閉塞による窒息に分類される．比較的新鮮な死体では，約半数に鼻口から白色や淡いピンク色の泡沫がキノコ状に溢出している(茸状泡沫)のがみられ，外表検査で溺死と判断する唯一の所見．水中で発見された死体(水死体)のすべてが溺死体ではない．解剖検査のうえ，溺死肺，水性肺気腫，胸腔貯留液の存在などの溺死所見や珪藻法(壊機法)などによるプランクトン検査ののち判断する．死亡診断書や死体検案書作成時の死亡の種類の決定にあたっては，溺水を引き起こした状況で判断する．入浴中に心臓や脳の虚血発作やてんかん発作を起こし湯を吸引すれば病死，急性アルコール中毒で湯を吸引すれば中毒に分類．明らかに自殺と判断されれば自殺を選択．自殺，他殺，事故などの判断が困難な場合が多いが，その場合は分類番号11番のその他不詳を選択する．[1135] ⇨参水性肺気腫→1618，珪藻法→863

溺死(できし)《子どもの》 drowning 身体が水没することによって気道が閉塞され窒息死する状態をいう．子どもの不慮の事故による死因の上位を占め，発生場所は0-4歳までが浴槽，5歳以降では小川・湖・海が多くなっている．特に家の中を歩き回るようになる幼児前期では，保護者が目を離したすきに浴室に興味をもって入り，浴槽へ転落して溺死することが多く，浴

槽に残し湯をしない，乳幼児が浴室のドアを開けられない構造にするなどの事故防止対策が重要である.[823] ⇨参不慮の事故→2583，不慮の事故《子どもの》→2583，溺水(できすい)→2061

適刺激⇨同適当刺激→2061

適時破水 optimal rupture of membrane 子宮口が全開大しているか，全開大に近い状態での正常な破水．このとき胎胞が破綻し羊水が流出するが，これ以外のときの破水は非適時破水と呼ぶ.[1323] ⇨参破水→2370

適塾 ［適々斎塾］ 1838(天保9)年，緒方洪庵(適々斎と号す)の開いた蘭学塾．備中(現岡山県)足守藩士の子として生まれた洪庵が，大坂の蘭医，中天游(なかてんゆう)や江戸の坪井信道に学んで長崎遊学後，大坂瓦町に開いた塾で，適々斎塾，適々塾ともいう．1845(弘化2)年，船場過書町(現在の大阪市中央区北浜3丁目)に移転した．全国から多数の門人が参集，その数は優に1,000人をこえたという．洪庵は蘭学を通じて医学とともに広く洋学を教えた．門人には医師のみならずわが国の近代化に中心的な役割を果たした多くの人物，例えば大村益次郎，福沢諭吉，武田斐三郎(あやさぶろう)，佐野常民，箕作秋坪(みつくりしゅうへい)，橋本左内，大鳥圭介，長與專齋(ながよせんさい)，花房義質(よしもと)らを輩出．現存する適塾の建物は重要文化財の指定を受け，大阪大学が管理している.[408] ⇨参緒方洪庵→402

摘出 extirpation ［摘除］ 臓器や病的組織の一部または全部を，周囲の組織から切離し除去すること.[485]

摘除⇨同摘出→2061

滴状乾癬(かんせん) guttate psoriasis⇨参乾癬(かんせん)→628

滴状心 drop heart ［振子心］ 胸部X線写真において，水滴状に見える心臓の形．閉塞性肺疾患患者でよくみられ，肺の過膨張に伴い横隔膜が下がり心臓は垂直(立った)状態となり，水滴のような形状を呈する．やせ型体型でも滴状心を呈することがある．滴状心自体に病的意義はない.[1489]

滴状類乾癬(かんせん) parapsoriasis guttata⇨参類乾癬(かんせん)→2962

溺水(できすい) drowning, near-drowning ある時間水中に没した状態にあることで窒息状態，低酸素血症となる病態が溺水である．不慮の事故として，水泳中，小児や高齢者の入浴中による場合が多い．救急医療での生命徴候を有する症例を取り扱う場合は，near-drowningともいわれる．水没後に喉頭・気管支痙攣が生じて肺内に水の侵入がない場合を乾性溺水，気道内に水が侵入する場合を湿生溺水としている．低酸素症による心肺停止のほかに，水没時に副交感神経反射による徐脈・心停止をきたす場合がある．救出後，二次溺水といわれる重篤な肺水腫をきたすことがあり，海水の場合に多い．呼吸管理と脳浮腫の治療が基本となる．冷水による低体温は心室細動の危険もあるが，長時間の心停止でも回復の可能性があり，最低1時間以上の蘇生術が必要である.[891] ⇨参溺死(できし)《子どもの》→2060

デキストランクリアランス dextran clearance 糸球体毛細管でのデキストラン(グルコースからなる多糖類)の濾過率のこと．分子径と荷電の影響をみるのに使われる．中性のデキストランは直径が4 nm(0.004 μm)以下の場合は完全に糸球体で濾過され，8 nm以上ではまったく濾過されない．4-8 nmの間では濾過は分子の大きさに逆相関する．糸球体膜の陰荷電は陰荷電をもつ分子の濾過を妨げ，陽荷電をもつ分子の濾過を促進するので，陽性荷電のデキストランは直径6 nmで80%が濾過するが，陰性荷電ではまったく濾過されない.[851]

デキストラン腎症 dextran nephropathy デキストランは分子量4万-8万のポリサッカライドの混合物で，代用血漿などとして用いられる点滴剤であるが，この薬剤の副作用として発症する腎障害をいう．臨床的には急性腎不全の発症が報告されている．病態は，①血漿浸透圧の上昇に伴う糸球体内圧の上昇による障害，②浸透圧変化による近位尿細管細胞の空胞変性 vacuolar degeneration，③デキストランによる尿細管腔の閉塞，④主に遠位ネフロン(ヘンレHenle上行脚と遠位曲尿細管)の障害による虚血性腎不全などがある．原因は不明．治療は，デキストランの使用中止と十分な補液による脱水の改善が基本で，血漿交換が有効との報告もある.[481]

笛声音⇨同笛(てき)音→2060

適性検査 aptitude test ある技能を学習する個人の能力を測定するために標準化されている種々の検査．職業適性検査，進学適性検査，および音楽や美術の適性検査などがある．通常，学力検査，知能検査などで示されるものとは別の，主に性格に関する側面を測るものと理解されている.[724] ⇨参性格検査→1659，心理検査→1608

適切で十分な比較対照研究 adequate and well-controlled study 新薬の製造者が新薬の有効性の十分な証拠を提示するのに必要な比較対照臨床試験のことで，1962年にアメリカのFDA(食品医薬品局)が要求した研究方法．「適切で十分な」とは二重盲検double blindや無作為化比較試験randomized controlled test(RCT)以上の厳格な意味であるとしている．わが国ではこれを受けて1967(昭和42)年に「医薬品の製造承認等に関する基本方針について」(厚生省薬務局長通知)を定めている.[1406]

出来高払い fee for service reimbursement 診療報酬の算定方式の1つであり，個々の診療行為(検査や投薬など)について公定価格を決め，その提供量が増えるに従って，支払われる診療報酬も増額される仕組みをいう．これに対し，その提供量にかかわらず定額を支払う包括払い方式がある.[1177] ⇨参包括払い→2659

的弾説⇨同標的説→2492

滴定曲線 titration curve 滴定とは，調べようとする物質を含む試料液に，その物質と定量的に反応する物質を一定濃度含む溶液(滴定試薬)を滴下し，反応を終えるまでに滴下された溶液量を測定することによって，試料中の物質を定量する方法である．横軸に滴定試薬の滴下量を，縦軸に試料中の物質の特性をとり，滴定に伴ってその特性が変化する様子を図示した曲線．特性としては電極電位，電気伝導率，電流，吸光度，pHなどが用いられる.[556]

適々斎塾⇨同適塾→2061

適当刺激 adequate stimulus ［適刺激］ それぞれの感覚受容器に特異的な(感覚の種modality)，かつ鋭敏に

受容される感覚刺激.[1274]

摘脾術⇒同脾摘出術→2460

摘便 removal of impacted feces　直腸内に停滞している便を排出させるために，直腸内に手指を挿入して便を摘出すること．方法：①ゴム手袋をはめ，潤滑油を手指につけてから肛門部に示指を挿入する，②肛門の周辺をなぞるように，手前から便を少しずつかき出す．ケアのポイント：便が出始めたら，腹圧をかけたり，腹部を肛門に向かって軽く押すと便が下降しやすくなる.[927]

適量⇒同q.s.→99

できるADL capability ADL　訓練や評価時に，本人がしようと思えば発揮できるADL(日常生活動作)．このようにして獲得した「できるADL」を日常場面でも自在に行える「しているADL」になるには，活用の機会を増やし，さらなる筋力アップと動作の習熟，環境整備などが必要である.[799] ⇒参するADL→1656，しているADL→1321，ADL→23

手口(てくち)**感覚症候群**　〔F〕syndrome sensitif à topographie chéiro-orale　［手掌・口症候群］　視床の小病変，橋や中脳の脳幹病変，頭頂葉病変，内包・放線冠病変によって，一側の口周囲と同側の手掌に限局した感覚障害をきたす．他覚的感覚障害がなく，ぴりぴりとするような自覚的異常感覚を呈する.[1160]

出口〔部〕感染 exit infection　持続的携行式腹膜透析(CAPD)においてしばしばみられる合併症．症状としては通常，カテーテル出口部に発赤，圧痛，硬結，膿性分泌を呈する．起因菌は80% 以上がグラム陽性球菌(黄色ブドウ球菌，表皮ブドウ球菌，MRSA)でグラム陰性菌(緑膿菌含む)は4-5%，真菌は2-3%．原因として，慢性腎不全による免疫能の低下に加え皮膚の防御バリアの障害が示唆されており，日常のカテーテルケアの不備に限らず，汗や無意識な手指の接触，入浴時の汚染などが感染原因となる．感染が遷延すればカテーテル周囲から感染が進展して直接腹膜に及び，腹膜炎を発症することもある．治療は，出口部の消毒を頻回に行い，同部の培養を施行し，抗生物質を使用する．感染が遷延し，トンネル感染や腹膜炎を発症するおそれがあるときは直ちにカテーテルの交換を行う．消毒が最大の予防法.[481]

テクニカルエイド technical aid　障害をもつ人びとや高齢者のために，低下したあるいは失った機能や能力を技術工学的な側面から補う器具や機器システムのこと.[840] ⇒参自助具→1288

テクネチウム technetium；Tc　［Tc］　原子番号43の遷移金属．同位体(陽子の数は同じで質量数が異なる元素)が20種類以上存在するが，いずれも放射線を放出し，安定な同位体は存在しない．人類がはじめて人工的につくった元素で，放射性同位体しか存在しない．そのうち，^{99m}Tcはγ線を放出し，半減期およびエネルギーの面からも扱いやすく，現在，医療現場で最も利用されている核種の1つである.[876,1488]

テクネチウム99m technetium 99m；^{99m}Tc　［^{99m}Tc］　物質透過力の高いγ線を放出するラジオアイソトープ(RI)．γ線は体外から検出しやすく，主なエネルギーが画像化に適していること，また半減期が6時間と比較的短いことから，医療現場で扱いやすい同位体の1つとなっている．^{99m}Tc単独でも使用されるが，多くの化合物と安定して結合できるため，甲状腺や唾液腺の核医学診断，骨シンチグラフィー，肺血流シンチグラフィー，脳血流シンチグラフィーといった検査に利用されている.[876,1488]

テクネチウム99m-ECD technetium-99 m-ECD；^{99m}Tc-ECD　［^{99m}Tc-ECD］　脳血流の測定(脳血流シンチグラフィー)に用いられるトレーサーで，静脈内注射後，速やかに血液-脳関門を通過して，局所脳血流に比例して脳実質に取り込まれる．脳細胞のエステラーゼによって水溶性に分解され脳実質内に保持されると考えられている．脳への集積は投与後20-40秒でピークに達し，数分で脳内の分布が決定し，その後は安定して脳実質内に停滞する．投与後5分で投与量のおよそ5.5%が脳実質に保持される．主な排泄経路は腎・尿路系で，24時間後までに投与量のおよそ90%が尿中に排泄される．標識後，長時間安定しているため，てんかんの発作を待って，てんかん焦点(てんかん性異常脳波が大脳皮質など限局して認められる部分)を検出する検査などに利用できる.[876,1488] ⇒参血液-脳関門→890

テクネチウム99m-HMDP technetium-99 m-HMDP；^{99m}Tc-HMDP　［^{99m}Tc-HMDP］　骨シンチグラフィーに用いられるトレーサーで，骨代謝の盛んな部分においてより強い集積を呈する．骨に異常がある部位では，血流が増加し，骨代謝が亢進するため，単純骨X線写真に先行して，骨病変の検出が可能となる．投与2-3時間後までに集積が完了し，その後，ゆっくりと排泄される．投与されたトレーサーは尿中に排泄されるために，撮影直前に排尿することでより良質な画像を得ることができる.[876,1488]

テクネチウム99m-HMPAO technetium-99 m-hexamethyl-propyleneamine oxime；^{99m}Tc-HMPAO　［^{99m}Tc-HMPAO］　脳血流シンチグラフィーに使用される放射性医薬品．キット化されているので病院内で簡単に標識できる．脂溶性で，血液-脳関門を通過して速やかに脳細胞内に拡散する．細胞内に入った^{99m}Tc-HMPAOは水溶性物質に変化し，血液-脳関門を通過できなくなるので長時間細胞内に蓄積される．1回循環で約80%が脳細胞に摂取されるため，その分布は局所の血流を反映．静注5分後から撮影できる．標識率は経時的に低下するので，標識後30分以内に投与しなくてはならない．また白血球の標識にも用いられるが，2009年12月現在，保険適用にはなっていない.[737]

テクネチウム99m-MAG$_3$ technetium-99 m-MAG$_3$；^{99m}Tc-MAG$_3$　［^{99m}Tc-MAG$_3$］　腎シンチグラフィーおよびレノグラフィーに用いられるトレーサーである．^{99m}Tc-MAG$_3$は，静脈内注射後，迅速に腎尿細管細胞に集積し，尿中に排泄される．糸球体濾過率は非常に低い．時間-放射能曲線(レノグラム)を解析することにより，有効腎血漿流量などの腎機能指標の測定が可能である．また，腎での初回通過時の摂取率が比較的高いため，良好な腎機能画像を得ることができる.[876,1488]

テクネチウム99m-MDP technetium-99 m-methylene diphosphonate；^{99m}Tc-MDP　［^{99m}Tc-MDP］　骨シンチグラフィーに使用される放射性医薬品．キット化されているので病院内で簡単に標識できる．リン酸化合物で，骨無機質の基本組成であるヒドロキシアパタイト結晶表面に結合．骨への集積は緩徐であり，静注後3時間より撮影する．腫瘍，骨折，炎症などの骨病変では血流の増加と骨代謝の亢進があるので強く集積する．また新鮮な梗塞巣や石灰化のある軟部腫瘍にも集積するので，それらの診断にも利用できる．[737]

テクネチウム 99 m-MIBI technetium-99 m-methoxy-isobutyl-isonitrile；^{99m}Tc-MIBI ［^{99m}Tc-MIBI］ 心筋血流シンチグラフィーに使用される放射性医薬品．標識キットもあるが，テクネチウム 99 m (^{99m}Tc) との混和後に加熱処理が必要．拡散により速やかに心筋細胞内に摂取され，長時間とどまる．1回循環で約60-70%が心筋細胞に摂取されるので，その分布は局所の血流を反映．細胞からの洗い出しは緩やかで，タリウム201 (^{201}Tl) のような再分布はみられない．また乳癌などの腫瘍や副甲状腺にも集積するので，腫瘍シンチグラフィーや副甲状腺シンチグラフィーにも使用されるが，2009年12月現在，保険適用にはなっていない．腫瘍細胞に取り込まれた ^{99m}Tc-MIBI は抗癌剤耐性の原因の1つであるP糖タンパク質により細胞外に放出されるため，P糖タンパク質が多く発現した腫瘍細胞では ^{99m}Tc-MIBI のほとんどがすぐに放出されてしまう．そこで，その取り込みの程度から腫瘍細胞の抗癌剤耐性獲得の評価を行う試みがなされている．[737]

テクネチウム甲状腺摂取率 **^{99m}Tc thyroid uptake** 甲状腺放射性ヨード摂取率(RAIU)の代わりによく行われる核医学検査．各種甲状腺疾患患者においてヨード摂取率との相関も良好であり，シンチグラム像もよく似ている．通常，^{99m}Tc-pertechnetate ($^{99m}TcO_4^-$) を 74-148 MBq(メガベクレル)静注し，30分後に摂取率の測定とシンチグラムの撮像を行う．摂取率の基準値は0.4-3.0%．RAIU 試験とは異なり，前もってヨード制限を行う必要はない．各種甲状腺中毒症の鑑別診断(バセドウ Basedow 病，破壊性甲状腺炎，プランマー Plummer 病など)などに有用．[385]

テクネチウム標識インスタントキット **technetium labeling instant kit** テクネチウム標識化合物を簡便に作製できるように調整された薬品．バイアルに封入されており，そこにジェネレーター(カウ)から溶出した過テクネチウム酸ナトリウム (^{99m}Tc) を加えて混和し，しばらく放置するだけで標識できるようになっている．^{99m}Tc-MIBI など一部のものは混和後に加熱処理が必要．多くのテクネチウム標識化合物はキット化されている．[737]

テクノストレス眼症 technostress ophthalmopathy⇨同 VDT 症候群⇀118

テクノストレス症候群 **technostress syndrome** OA 化の進展に伴い，特にコンピュータを使用した労働が原因で心の障害や身体障害が生じる半健康の状態．症状の現れ方には，①不安状態(動悸，胸痛，呼吸困難感)やうつ(鬱)状態(食欲不振，意欲の減退，不眠)などの心の症状，②目の疲れ，頭痛，肩こり，だるさなどの身体症状，③出社困難や過度の飲酒などの逃避的行動の3つに分類される．近年，不安発作型，テクノ依存型，身体症状型，受動適応型，未熟練型の5つに分類され，それぞれタイプ別に適切な診断・治療をすることによって治療効果が上がることがわかってきている．治療としては，薬物療法やカウンセリングなどがある．[321]

テクノロジーアセスメント technology assessment 新しい科学技術が，社会や個人にどのような利益やリスクをもたらすかを，社会的，経済的，法的，政治的，文化的，生態学的に検討し，政策決定の際に合理的な根拠を与える分析手法のこと．ブレインストーミング，ケーススタディ，コストベネフィット分析，コンピュータシミュレーションなどの量的，質的な分析手法が用いられる．アセスメントは，将来予測の分析と評価，政治的選択の指針としてまとめられる．典型的なテクノロジーアセスメントは，アメリカの技術評価局 Office of Technology Assessment (OTA) によって実施されている．[1170] ⇨参医療技術評価⇀281

手首自傷症候群 **wrist-cutting syndrome**⇨参自傷〔行為〕⇀1286

デグロービング損傷⇨同手袋状剝皮損傷⇀2069

テコーマ **thecoma**⇨同卵胞膜細胞腫⇀2913

デザイン⇨同褥瘡状態評価法 DESIGN⇀1477

手先具 **terminal device** 義手の構成要素の一部．装飾ハンド，作業用手先具，能動フック，能動ハンドがあるが，切断者の職業，使用場面，年齢などを考慮し選択する．[81]

デ=サンクティス・カッキオーネ症候群 De Sanctis-Cacchione syndrome；DCSC 常染色体劣性遺伝の光線過敏性皮膚疾患である色素性乾皮症の重症型．小頭症，低身長症，性機能の発育停止，知能低下，無反射症，舞踏病，アテトーゼ，運動失調，末梢神経障害などの種々の神経系の異常を合併する．[1160] ⇨参色素性乾皮症⇀1239

手三里⇨同三里⇀1215

デジタル画像 **digital imaging** 画像のデジタル化，定量化の先駆をなしたものがCT(コンピュータ断層撮影法 computed tomography)であり，ほかにCR(コンピュータX線撮影法 computed radiography)，DF(デジタル透視 digital fluorography)，MRI(磁気共鳴画像 magnetic resonance imaging)などがある．画像の基本データが数値化されているため，コンピュータ処理で診断目的に適した演算画像をつくったり，画像情報をデジタル値として保管，伝送，検索することもできる．[264]

デジタルサブトラクションアンギオグラフィー **digital subtraction angiography；DSA** ［デジタルサブトラクション血管造影，DSA］ 血管造影において，造影剤注入前後の蛍光増倍管によるX線テレビ透視システムの画像信号をデジタル化し，サブトラクション処理を行うもの．血管内の造影剤濃度が低くてもリアルタイムでよく観察できる．経静脈性に造影剤を注入する静注DSA(IV-DSA)と，動脈内にカテーテルを挿入する動注DSA(IA-DSA)がある．前者は簡便に施行できるため，スクリーニングや術後経過の観察に，後者は血管塞栓術などのインターベンショナル・アンギオグラフィー(インターベンショナル・ラジオロジー)に利用されることが多い．[264] ⇨参サブトラクション法⇀1193

デジタルサブトラクション血管造影 ⇨同デジタルサブトラクションアンギオグラフィー⇀2063

デジタルスキャンコンバータ **digital scan converter；DSC** デジタルメモリを使用して取り出された超音波

の信号を，モニター表示できるように変換するための装置.[955]

デジタルデータ digital data パソコンなど情報機器の内部で使用しているデータ形式のこと．1と0の組み合わせで表現される．デジタルデータはデータをコピーしても1と0の値は変わらないためデータの劣化がなく高品質といわれる．これに対し，音声や画像の色・明るさ，波形のような，状態の変化が連続している形式のデータをアナログデータという．テレビの場合にたとえれば，アナログ放送では電波の状態によっては画像のノイズが見られるが，デジタル放送では画質の劣化やゴーストはなく，高品位の映像が安定して見られる．デジタルデータをアナログ形式に変換することをD/A(デジタル－アナログ)変換，その逆をA/D変換という．例えばCDの音楽はデジタル録音されているので，ヘッドホンで聞く場合はD/A変換が行われていることになり，携帯電話の通話の際は声をA/D変換して電波で送信していることになる.[1341]

デジタルデバイド digital divide ［情報格差］ 情報技術(IT)を使いこなせる者と使いこなせない者の間に生じる，情報，知識，待遇，貧富，仕事内容，機会などの格差のこと．都市と地方，若年者と高齢者，健常者と障害者間など，先進国と途上国間，人種間などでも格差が高まり，政府の「e-Japan重点計画」(2001-04)では是正に向けた取り組みを推進.[403]

デジタル透視撮影 digital fluorography；DF 蛍光増倍管，X線テレビ透視システムの画像信号をデジタル化したのちにコンピュータによって画像処理を行うX線透視撮影のこと．主としてデジタル・サブトラクション血管造影に用いられる.[264]

デジタルファイル digital file 画像を記録・保存するのに，従来の写真フィルムのような記録法と異なり，パソコンなどを用いてデジタル信号に変換して保存したもので，デジタルファイリング digital filing と呼ばれる．経時的画像劣化がない利点がある.[955]

手湿疹 hand eczema⇨同主婦湿疹→1405

デシベル decibel；dB ［dB］ 音の強さを表す単位．1デシベルはベルの1/10.[451] ⇨参ベル→2635，音の強さのレベル→408

デジャヴュ⇨同既視感→681

デシャン動脈瘤針 Deschamps needle 血管などを結紮する際に使用される手術器具の一種．血管の下に糸を通すための器具で，先端の穴に糸を通し，血管の下から反対側に通す目的で用いる．デシャン Joseph F. L. Deschamps はフランスの外科医(1740-1824).[867,1499] ⇨参動脈瘤針→2134

デジュリン・トーマ病 Dejerine-Thomas disease⇨同オリーブ橋小脳萎縮症→413

デスエデュケーション death education⇨同死の準備教育→1332

テストステロンエナント酸エステル testosterone enanthate 男性ホルモンの作用を長時間持続させるためにつくられた注射用製剤．男性性腺機能不全症，造精機能障害性の不妊症，再生不良性貧血などが適応.[474] 商エナルモンデポー，テスチノンデポー，テストロンデポー

テストステロン製剤 testosterone preparation 内服薬，外用剤，注射製剤がある．内服薬にはメチルテストステロンがあり，肝障害をきたすことがある．テストステロンウンデカノエイト testosterone undecanoate は副作用も少なく，外国では主要な製剤だが，わが国では承認されておらず使用できない．外用剤には，陰嚢あるいはその他の部位の皮膚に貼付するテストステロン製剤があり，外国では普及している．注射製剤には，テストステロンプロピオン酸エステルとテストステロンエナント酸エステルがある．前者は1-3日間ごと，後者は2-4週間ごとに筋注する.[1047]

テストステロンの測定 measurement of testosterone 男性では精巣機能不全症，停留精巣，性分化異常症，性早熟症，女性では，副腎疾患などで男性化徴候を呈する場合の診断目的に測定される．男性ホルモンの1つであるテストステロンは，視床下部-下垂体性腺系により調節されているホルモンである．男性生殖器の発育を促すほか，筋や骨の発育を促進するため，ドーピングテストに用いられることもある.[444]

テストステロンプロピオン酸エステル testosterone propionate 筋注用の男性ホルモン製剤．男性性腺機能不全症，造精機能障害性の不妊症が適応.[474] 商エナルモン

デスフルラン desflurane ハロゲン化エーテルの揮発性吸入麻酔薬．わが国では使用されていない(2009年現在)．沸点が23.5℃と室温に近いため特殊な気化器が必要．血液/ガス分配係数が0.47であり，セボフルランよりも小さく，麻酔の導入と覚醒がきわめて速い．気道刺激性が強く吸入による緩徐導入に適さない．生体内では安定しており肝臓で分解されるのは吸収された量の0.1%以下で，血漿中の無機フッ素濃度の上昇はわずかであり，現在使用されているハロゲン化麻酔薬の中では最少．用量依存性に心筋抑制，体血管拡張を起こす．一回換気量減少，呼吸数増加を用量依存性に起こし，結果的に有効肺胞換気量が減少し呼吸抑制を示す．イソフルラン同様，急激に吸入濃度を上げると交感神経系が刺激され，頻脈・高血圧が起こることがある.[409] ⇨参ハロゲン化麻酔薬→2404

デスメ膜 Descemet membrane 角膜内皮と実質との間にある角膜内皮細胞の基底膜．厚さは約10 μmで，Ⅳ型，Ⅷ型コラーゲンを主成分とする．損傷を受けると周囲の内皮細胞が新たなデスメ膜を再生する．デスメ Jean Descemet はフランスの解剖学者(1732-1810).[566]

デスモイド desmoid ［類腱腫，筋腱膜線維腫症］ 筋肉内に増殖する線維芽細胞を主体とする腫瘤．発生部位によって，腹直筋やその他の腹筋に発生する腹壁デスモイドと，腹壁外，特に上腕・肩・大腿などの骨格筋に発生をみる腹壁外デスモイド，腸間膜や後腹膜など腹腔内に生じる腹腔内デスモイドがある．腹壁デスモイドは40歳代の経産婦に多く，腹直筋，その他の腹壁の筋肉に生じるが，摘出後は再発が少ない．腹壁外デスモイドは年長児から若年成人に発生しやすく，腹壁外の大きな随意筋をおかし，再発が多い．腹腔内デスモイドでは腫瘤が大きく，腸管の閉塞を伴うこともある．浸潤傾向が強く再発しやすいデスモイドは浸潤性線維腫症と呼ばれ，線維肉腫との鑑別を要することがある.[1531] ⇨参線維腫症→1747

デスモステロール desmosterol ［24-デヒドロコレステ

ロール］ コレステロール生合成過程におけるコレステロールの前駆体．コレステロール合成に干渉する薬剤の長期投与時には増加する．[284,383]

デスモソーム⇨参細胞間隙→1171

デスモプレシン酢酸塩水和物 desmopressin, 1-desamino-8-D-arginine vasopressin；DDAVP ［DDAVP］ 人工合成した抗利尿ホルモン(バソプレシン)の誘導体．①バソプレシンの作用のうち抗利尿作用に比べ，血管収縮作用や平滑筋収縮作用が著しく弱い，②血中半減期が長い，という特徴を生かして，その点鼻液が中枢性尿崩症の尿量コントロールに広く使われている．また，血管内皮細胞などから血液凝固因子を放出させる作用があり，血友病 A などの出血性疾患に対して注射剤として用いられる．[1260] ⇨参尿崩症→2258

テスラ tesla；T 磁場強度(磁束密度)の SI 単位．単位記号は T．電気工学者のテスラ Nikola Tesla(1856-1943)にちなんだもので，1 T(テスラ)＝ 10^4 G〔ガウス(CGS 単位)〕．MRI 装置の静磁場強度は 1.0-3.0 T 程度のものが一般に臨床に用いられている．また，地球の磁場は緯度により異なり，温帯では約 50,000 nT．[264]

デゾー包帯 Désault bandage 包帯を用いて上肢を胸壁に固定する方法の 1 つで，肩下垂位・肘直角位にして上腕から前腕までを前胸部に固定する．元来は鎖骨骨折の固定に用いられたが，肩関節の外傷や手術後にも使用されている．デゾー Pierre J. Désault はフランスの外科医(1744-95)．[964] ⇨参ヴェルポー包帯→320

テタードコード症候群⇨同脊髄係留症候群→1717

テタニー tetany ［強縮症，強縮性収縮］ 強直，痙攣，びくつきなどの手足の不随意的持続性筋収縮が特徴的な神経疾患．重症の場合は，これらの症状が全身に及び，ときに喘鳴発作を伴う．主にイオン化カルシウムの低下が原因と考えられるが，副甲状腺機能低下症，過換気，ビタミン D 欠乏症，原発性アルドステロン症などに付随して起こる場合もある．[397] ⇨参低カルシウム血性テタニー→2044

テタヌス tetanus⇨同破傷風→2370

テタヌス刺激 tetanic stimulation ニューロンに対して加える高頻度(数百 Hz)の連続した電気刺激．[1230]

テタヌス刺激後増強 posttetanic facilitation；PTF 入力刺激によって，その後の反応性が変化するシナプス伝導の可塑性の 1 つで，末梢神経に短時間に 20-50 Hz の高頻度刺激を与えると，その後数分間，単一刺激による反応性が亢進する．これは神経伝達物質の放出量が増加しているためである．[957] ⇨参反復刺激後増強→2420

テタノスパスミン tetanospasmin⇨同破傷風毒素→2370

でたらめ運動 新生児期にみられる，意味なく腕を伸ばす，脚を踏んばるなどの運動．身体の内部から起こる刺激によると考えられる．発育に伴い減少し，目的をもった統一した運動に変わっていく．[1631]

鉄 iron；Fe ［Fe］ 元素記号 Fe，金属元素の 1 つ．成人男性は 50 mg/kg，女性は 35 mg/kg の鉄をもち，このうち 65% は赤血球に含まれるヘモグロビン鉄として，3.5% は細胞の呼吸酵素や薬物代謝酵素におけるヘム鉄，筋肉内のミオグロビン鉄として利用されている．また，31.5% は脾臓，骨髄，肝臓のフェリチンやヘモジデリンに含まれる貯蔵鉄として分布している．鉄利用のほとんどは赤血球鉄の再利用によってまかなわれており，寿命を終えた赤血球は網内系細胞によって処理され，ヘモグロビン鉄は貯蔵鉄もしくは血清鉄となったのちに再び利用される．鉄供給の減少や需要の増加によって鉄が欠乏すると，貯蔵鉄，血清鉄の順で減少し，進行すると貧血をきたす．[656]

鉄塩中毒 iron salt poisoning 鉄塩の過量摂取により起こる中毒症状．鉄過剰症の一病態．血性の下痢，腹痛，嘔吐，チアノーゼを呈する．重症例では予後不良のこともある．症状の程度に応じて治療法を選択するが，体内からの未吸収鉄の除去を目的とする催吐薬の投与，胃洗浄，貯蔵鉄のキレートを目的とするデフェロキサミンメシル酸塩投与，ショック症状に対する支持療法がある．鉄剤の過剰摂取が主要原因．また，幼児が誤って鉄剤を多量に飲む場合がある．患者の過剰摂取が原因であった場合は，服薬指導にて再発防止に努める．[442]

鉄回転 ferrokinetics ［鉄動態，鉄キネティクス，フェロカイネティクス］ 生体内における鉄代謝のこと．放射性鉄 ^{59}Fe を静注したのち，経時的に血漿および赤血球中に含まれる放射活性を測定することによって調べられる．血漿鉄消失時間，血漿鉄交代率，赤血球鉄利用率を指標とする．また，体表から骨髄，肝，脾の放射活性を計測することで，造血の分布を調べることができる．[656]

鉄芽球 sideroblast ［担鉄赤芽球］ 鉄顆粒を含む赤芽球．プルシアンブルー Prussian blue 染色(ベルリンブルー Berlin blue 染色)によって検出できる．正常では赤芽球の約 30% であり，赤芽球当たりの顆粒は 5 個以下で，個々の顆粒は小さい．鉄過剰状態では比率が増加し，個数および大きさも増す．鉄欠乏状態では逆となる．鉄顆粒が核の周囲に輪状に並ぶ鉄芽球を環状鉄芽球といい，鉄芽球性貧血でみられる．[656]

鉄芽球性貧血 sideroblastic anemia 赤血球の核の周囲に環状の鉄沈着を認める環状鉄芽球が出現し，無効造血を示す貧血の総称．先天性と後天性とに分けられ，前者はヘム合成に関与する酵素異常症である．後者には原発性と二次性とがある．後天性原発性鉄芽球性貧血は骨髄異形成症候群の環状鉄芽球を伴う不応性貧血 refractory anemia with ringed sideroblast(RARS)に相当する．二次性鉄芽球性貧血の原因としてはイソニアジド，アルコール，鉛中毒などがある．末梢血は低色素性ないし正色素性貧血を呈し，大きさの異なる赤血球が混在し，二相性が特異的とされる．[1038] ⇨参ピリドキシン反応性貧血→2498

鉄過剰症 iron overload 体内の鉄が過剰になった状態．細網内皮系や実質臓器に鉄の沈着をきたし，検査所見では血清フェリチン高値，血清鉄増加，不飽和鉄結合能低下を認める．治療として瀉血や鉄キレート剤投与が行われる．進行して臓器障害を起こした状態がヘモクロマトーシスであり，皮膚の色素沈着や肝腫大のほか，糖尿病の合併がみられる．[656]

手継手 wrist unit 義手の手先具を前腕支持部に連結する器具．手関節の機能として屈曲，回旋などの運動の付加が可能となる．手先具との連結には，手先具の取り付けネジを用いるネジ式が基本で，その他に手先具の交換を迅速に行える機構をもつバヨネット式(差し込

み式)などがある.[81]

鉄キネティクス　ferrokinetics⇨同鉄回転→2065

鉄吸収試験　iron absorption test　鉄の吸収率を調べる試験. アスコルビン酸で還元した放射性 ^{59}Fe 鉄塩を経口投与したのちに糞便中の放射能を計測して, 吸収率を算定する. 鉄欠乏性貧血で増加を認める.[656]

鉄結合能⇨参総鉄結合能→1822

鉄結合能測定⇨参総鉄結合能→1822

鉄欠乏性嚥下困難　sideropenic dysphagia⇨同プランマー・ヴィンソン症候群→2579

鉄欠乏性貧血

iron-deficiency anemia ; IDA, sideropenic anemia　[IDA]

【概念】血液疾患の中で最も発生頻度の高い疾患である. 鉄はヘモグロビンの構成金属であり, 鉄の欠乏によってヘモグロビン合成が障害されてヘモグロビン量が低下する. 鉄欠乏性貧血は**小球性低色素性貧血**の代表的疾患である.

【原因】鉄欠乏の原因は, ①鉄摂取(吸収)の低下(偏食, 過剰なダイエット, 胃切除), ②鉄の喪失(消化管からの出血, 痔核, 月経, 性器出血), ③鉄需要の増大(成長期の男女, 妊娠や授乳による胎児, 乳児への鉄の供給)である.

【症状・臨床所見】全身倦怠感, 動悸, 息切れなどの貧血症状があげられる. しかし鉄欠乏性貧血は緩やかに発症するため, きわだった自覚症状がなく健康診断で指摘されることもある. ①臨床所見：匙状爪, 舌炎, 口角炎, 嚥下障害, 異食症などがあげられる. 鉄欠乏性貧血の状態に口角炎, 嚥下障害が合併したものをプランマー・ヴィンソン Plummer-Vinson 症候群と呼ぶ. 舌炎, 嚥下障害の原因は, 鉄欠乏によって舌乳頭上皮や食道粘膜上皮の再生障害によると考えられている. ②検査所見：赤血球数(RBC), ヘモグロビン(Hb), 平均赤血球容積(MCV), 平均赤血球ヘモグロビン濃度(MCHC), 血清鉄, 血清フェリチン(貯蔵鉄の指標となる)のいずれもが低下, 血清不飽和鉄結合能(UIBC)の上昇, トランスフェリン鉄飽和度の低下, 赤血球プロトポルフィリンの増加, また, 赤血球の大小不同, 奇形赤血球, 標的赤血球がみられる. 骨髄では赤芽球過形成がみられ, 赤芽球の核の成熟に反して細胞質はヘモグロビンの産生が悪いため好塩基性(青色)(ライト・ギムザ Wright-Giemsa 染色, メイ・ギムザ May-Giemsa 染色)で, 細胞質の広がりが悪く辺縁が不整となる. 赤芽球を鉄染色すると O 型(鉄顆粒を認めない赤芽球)が多くなる.

【診断・鑑別診断】検査所見中, 小球性低色素性貧血(MCV<80 fL, MCHC<30%)と, **血清鉄**と**血清フェリチン**が低値の3つの所見があれば鉄欠乏性貧血と診断する. 鑑別診断は小球性低色素性貧血をきたす悪性腫瘍, 慢性感染症, 膠原病に伴う貧血(二次性貧血), 鉄芽球性貧血, サラセミアである. しかし, 血清鉄と血清フェリチンのいずれもが低値となり, UIBC が高値となるのは鉄欠乏性貧血のみであり, 鑑別は容易である.

【治療】原因疾患の治療が第一である. 消化管出血の原因となる胃癌, 大腸癌, 直腸癌, 胃潰瘍, 十二指腸潰瘍, 潰瘍性大腸炎などや, 性器出血を起こす子宮筋腫, 子宮癌が隠れていることがあり, 積極的に原因検索を行うことが大切である. 原因検索と同時に**鉄剤**を経口投与する. 鉄剤の服用開始後から黒色便となること, 副作用として心窩部痛, 便秘, 下痢, 吐き気, 食欲低下などの胃腸症状が出やすく, そのため食事と一緒に服用しても問題ないことを患者に事前に伝えておく. タンニンを含む日本茶, コーヒーと一緒に摂っても鉄剤の吸収が阻害されることはなく, 貧血は回復する. 副作用が強い, 鉄の吸収障害があるなど, 経口投与では不適当なときのみ鉄剤の静脈内注射(静注)にきりかえる. 静注の重大な副作用としてアナフィラキシーショックと鉄過剰症があげられる. これらを予防するため, 急速投与をしないこと, 静注する総鉄量は, 鉄総投与量 mg = [2.7(16 − 治療前の患者 Hb 値 g/dL) + 17] × 体重 kg の計算式から算出し過量にならないことが重要である. 経口投与では鉄が過剰になると鉄の吸収が抑制されるので鉄過剰症とはならないが, 静注の場合, 鉄は体外に排泄されず鉄過剰症となりやすい. 鉄過剰症となると肝臓, 心臓, 脾臓などが障害され肝不全, 心不全, 糖尿病などを併発する. 赤血球, ヘモグロビンが正常化した時点で中止すると再発しやすく, 血清フェリチンが正常化するまで鉄剤投与を継続する.[1038] ⇨参プランマー・ヴィンソン症候群→2579

●**鉄欠乏性貧血の病態**

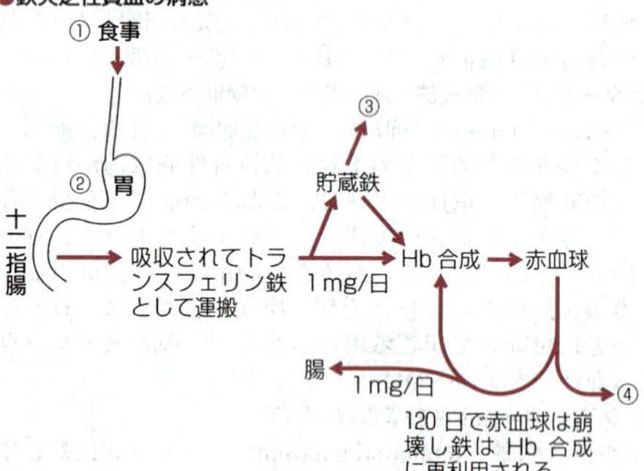

食事で摂取された鉄は十二指腸から 1 mg/日吸収されてトランスフェリンと結合して Hb 合成に利用されたり貯蔵鉄となる. 赤血球は 120 日経過すると細網内皮系で破壊され 22 mg の鉄は Hb 合成に再利用され, 1 mg が腸から排泄される. この代謝経路に異常が発生すると鉄欠乏性貧血となる. その原因は次の 4 つに大別される
①偏食　③鉄需要の増大(妊娠, 成長期)
②胃切除後　④異常出血(潰瘍, 癌, 過多月経)

鉄欠乏性貧血の看護ケア

【ケアのポイント】一般に貧血は徐々に進行するため, 高度の貧血になっても自覚症状のないことが多い. 観察のポイントは, 貧血に共通にみられる組織への酸素供給不足のために出現する症状(顔色不良, 動悸, 息切れ, 全身倦怠感, 易疲労感, 頭痛, 肩こり, 耳鳴, めまいなど)と, 鉄欠乏に特徴的な症状である. 特徴的な症状とケアのポイントは, ①舌乳頭の萎縮, 舌炎, 口角炎, ときに嚥下困難, 嚥下痛などのプランマー・ヴィンソン Plummer-Vinson 症候群が出現することもある. この場合, 刺激が少なく, やわらかく消化のよい貧血改善食とする, ②月経が不規則になったり無月経になることもあるが, 治療の効果により改善することを説明し不安を軽減する, ③鉄欠乏性無力症として,

て

易疲労性や活動性の低下をきたすため，鉄剤の適切な服用と安静の保持を勧める，④爪が脆弱になり，匙(さじ)状爪となることもあり，割れやすいため注意する，⑤食物の嗜好が変化する異食症がみられることもある．鉄欠乏性貧血は，偏食に基づく鉄分の摂取不足だけではなく，消化器疾患や婦人科疾患，悪性腫瘍が原因となっていることもあるため，全身のフィジカルアセスメントに基づいて，適切なケア，指導を行う．鉄分が多く含まれるバランスのよい食生活を推奨する．また，鉄剤は経口投与を基本とし，朝食前や就寝前の服用が望ましい．現在の鉄剤は徐放性で吸収がよく，緑茶による吸収低下は大きくないと考えられている．貯蔵鉄の充足には，鉄剤による治療が不可欠であり，貧血回復後も2-4か月は，継続して服用することが重要であることを説明し，医師の指示があるまで自己判断で中断しないように指導する．[175] ⇨参鉄欠乏性貧血⇀2066

鉄循環 iron metabolism 人体の鉄量は，男性で約50 mg/kg，女性で35 mg/kgほどである．その65%は赤血球のヘモグロビン中に，3-4%がミオグロビン中に，15-30%が貯蔵鉄のフェリチンやヘモジデリン中にある．血漿中にも鉄があり，これがヘモグロビン生成のときに利用される．この血漿鉄の多くは赤血球が破壊されたときに放出されたものであり，鉄は体内で何回もヘモグロビン合成に利用される．この鉄循環があるので，需要量は通常では1 mg/日で十分である．[452]

徹照診断法 direct illumination⇨同徹照法⇀2067

徹照法 diaphanoscopy ［徹照診断法］ 正面からスリット光を当てて，瞳孔から眼底の橙色の反射を観察する検査法．水晶体，硝子体，角膜の混濁や異物があると，その反射がさえぎられて影のように見える．[480]

鉄腎毒性 iron nephrotoxicity 鉄の摂取によって腎機能障害が惹起される性質をいう．ネフローゼ症候群などで糸球体でのタンパク質透過性が亢進している場合，正常では糸球体濾過を受けない鉄-トランスフェリン複合体が濾過され，尿細管で遊離の鉄を放出する結果，ハーバー・ワイス Haber-Weiss 反応を介してヒドロキシラジカル hydroxy radical を生成し尿細管障害を進展させることが実験的に報告されている．また偶発的な大量投与により急性腎不全を発症することがある．[491]

鉄線維症 siderofibrosis 血鉄症に付随して起こる線維化．広汎性のものはヘモクロマトーシスのときの肝臓，膵臓，リンパ節などにみられ，限局性のものは肝硬変やバンチ Banti 病の際の慢性うっ血した脾にみられる小さな灰黄褐色の帽針頭大の小結節．後者はガンディ・ガムナ Gandy-Gamna 結節とも呼ばれる．[1531]

鉄沈着症 siderosis 金属鉄吸入により起こる塵肺の一病型．鉄化合物の職業性曝露は広範囲にわたっており，鉄鉱山や鉄鋼関連作業では，鉄の粉砕作業や溶接作業，鉄含有物の切断，変形作業などで鉄粉塵の曝露を受ける．肺の線維性増殖性変化や呼吸機能低下がしばしば認められるが，他の多くの物質にも同時に曝露されている場合が多く，鉄吸入だけの影響に関しては不明な点も多い．[1605] ⇨参鉄肺症⇀2067

鉄道眼振⇨同鉄路性眼振⇀2067

鉄動態 ferrokinetics⇨同鉄回転⇀2065

鉄貪食 iron phagocytosis 鉄粒子を貪食すること．老化赤血球は膜の変形能が低下し脾臓で破壊され，網状内皮細胞やマクロファージに貪食される．タンパク質などはリソソーム lysosome で消化され，鉄はフェリチンとして貯蔵される．また骨髄で未成熟赤血球が多少破壊されるとともに，骨髄の中の網状内皮細胞に貪食される．[229]

鉄の肺 iron lung ［タンク式人工呼吸器］ タンク式人工呼吸器のこと．1670年にメイヨー John Mayow が胸郭を広げることで肺に空気が流入する呼吸原理を膀胱を使って証明した．この原理を用いて1927年にハーバード大学公衆衛生学部の医学研究者ドリンカー Philip Drinker とショー Louis Agassiz Shaw が鉄の箱と2台の掃除機を使い，最初の人工呼吸器である「鉄の肺 iron lung respirator」を発明した．これは患者の体幹四肢を鉄製の箱に入れ，内部を陰圧にし吸気を行わせる生理的呼吸に近い陰圧呼吸法で，同年にニューヨークのベルビュー病院で呼吸麻痺のポリオ患者に最初に使用された．気管内挿管が不要で急性脊髄前角炎(ポリオ)や重症筋無力症にも用いられたが，現在ではほとんど使用されなくなった．[957]

鉄肺症 siderosis, siderosis pulmonum ［溶接工肺］ 鉄または鉄の化合物(酸化鉄)の粉塵(ふんじん)を長期間吸入することによって起こる塵肺症．粉塵の大きさ，化合物の種類により病状が異なる．胸部X線写真では微細粒状陰影を認めることが多い．気管支炎による咳，痰，呼吸困難はあまり強くない．電気溶接工にみられる溶接工塵肺，硫化鉄を吸入した硫化鉄工肺などがある．[953]

鉄路性眼振 railroad(train) nystagmus ［車窓眼振，鉄道眼振］ 車窓から外をながめている人の眼に典型的に認められる眼振で，視運動性眼振とほぼ同義として用いられる．動く物体を注視するために必要な生理的眼振で，外界の移動方向にゆっくり動く緩徐相と，一定の位置までいくと急速に戻る急速相を繰り返す．[451] ⇨参視運動性眼振⇀1222

デ=トーニ・ドゥブレ・ファンコニ症候群 de Toni-Debré-Fanconi syndrome⇨同ファンコニ症候群⇀2509

テトラX症候群 tetra X syndrome⇨同XXXX症候群⇀123

テトラエチル鉛中毒⇨同四エチル鉛中毒⇀2888

テトラクロロエチレン中毒 tetrachloroethylene poisoning ［パークレン中毒］ テトラクロロエチレンは第二種有機溶剤の1つ．主にドライクリーニング用溶剤として使用されているが，乾燥剤，殺虫薬としての用途もある．近年，地下水の汚染が報告され，水道水の水質基準値(0.01 mg/L以下)が設定されている．長期間吸入すると，眼，鼻，のどの粘膜を刺激する．蒸気を吸入すると麻酔作用があり，肝臓・腎臓障害を起こす．高濃度曝露では，悪心，意識喪失などの症状がみられる．尿中トリクロロ酢酸あるいは総三塩化物の測定により生物学的モニタリングが可能．動物実験で発癌性が証明されている．[1122] ⇨参有機溶剤中毒予防規則⇀2848

テトラクロロメタン中毒 tetrachloromethane poisoning⇨同四塩化炭素中毒⇀1224

テトラサイクリン系抗生物質 tetracycline antibiotics 四環構造を有する抗生物質．一般に抗菌作用は静菌的で，細胞質内でタンパク合成を阻害して細菌の増殖を阻止する．グラム陽性菌，グラム陰性菌をはじめ，炭菌菌などの生物テロリズム感染症菌を含む広範囲に効力を示す．現在では，耐性菌の高率な出現と消化器症状などの副作用により，ミノサイクリン塩酸塩およびドキシサイクリン塩酸塩水和物以外は使用頻度が少ない．ただしマイコプラズマ，リケッチアおよびクラミジア感染症については，細胞壁合成阻害薬であるβラクタム系抗生物質が無効であるため第一選択薬となる．薬剤自体に金属をキレートする性質があるので，腸管からのカルシウム吸収を阻害し，妊娠中では胎児への一過性の骨発育不良，小児の歯牙着色やエナメル質形成不全などを生じるおそれがある．[204,1304]

テトラサイクリン腎毒性 tetracycline nephrotoxicity 広域抗菌スペクトルを有するテトラサイクリン(TC)系抗菌薬の摂取によって，腎機能障害が惹起される性質をいう．テトラサイクリンによる高窒素血症はしばしば認められる副作用であるが，腎に対する直接毒性というより，テトラサイクリンのもつ抗同化作用によるとされる．また期限切れあるいは分解したテトラサイクリン投与により近位尿細管障害を起こし，タンパク尿，糖尿，アミノ酸尿，アシドーシスなどファンコニ Fanconi 症候群様の症状を呈することが知られている．これは通常，薬剤中止後約1か月で消失する．以上から腎機能障害を有する患者へのテトラサイクリン類の投与は，慎重な施行が望まれる．[491]

テトラヒドロコルチゾール tetrahydrocortisol コルチゾールの代謝産物．肝でのΔ^4-5αまたはΔ^4-5β-ヒドロキシゲナーゼによりコルチゾールからテトラヒドロコルチゾール(THF)や allo THF に転換され尿中に排出．ミネラルコルチコイド過剰 apparent mineralocorticoid excess(AME)症候群ではコルチゾールからコルチゾンの変換が障害されるため，尿中 THE/THF 比が低下する．[284,797] ⇨参テトラヒドロコルチゾン→2068

テトラヒドロコルチゾン tetrahydrocortisone コルチゾンの代謝産物．コルチゾールは，11β-ヒドロキシステロイドデヒドロゲナーゼ2型(11β-HSD 2)によりコルチゾンに変換され，Δ^4-5αまたはΔ^4-5β-ヒドロキシゲナーゼによりコルチゾンからテトラヒドロコルチゾン(THE)や allo THE と変換され尿中へ排出される．[284,797] ⇨参テトラヒドロコルチゾール→2068

テトラヒドロフラン中毒 tetrahydrofuran poisoning；THF poisoning ［**オキソラン中毒，テトラメチレンオキシド中毒**］ テトラヒドロフランは第二種有機溶剤で，有機合成化学工業の中間体原料，接着剤などに広く使用されている．引火，爆発の危険性大．皮膚，粘膜に強い刺激性をもち，結膜，角膜，皮膚に障害を起こす．蒸気の吸入により鼻，咽喉を刺激し，肺障害を引き起こす．体内に吸収されると，吐き気，めまい，頭痛などの中枢神経症状と肝臓，腎臓の障害性が知られている．[1122] ⇨参有機溶剤中毒予防規則→2848

テトラメチル鉛 tetramethyllead；TML⇨同四メチル鉛→2888

テトラメチレンオキシド中毒 ⇨同テトラヒドロフラン中毒→2068

テトラヨードサイロニン⇨同サイロキシン→1177

テニスエルボー⇨同上腕骨外側上顆炎→1466

テニス肘 tennis elbow⇨同上腕骨外側上顆炎→1466

デニス=ブラウン副子 Denis Browne splints 内反足の治療に用いる矯正装具．下肢伸展動作により，足部に背屈を矯正する力が働く副子である．ギプスによる矯正を3-4か月行い足関節の背屈・外反が可能となったのちに，本副子を用いた治療に移行する．3歳頃まで使用する．デニス=ブラウン Sir Denis Browne はイギリスの小児外科医(1892-1967)．[964] ⇨参内反足→2188

テニソン法 Tennison method ［**テニソン・ランダール法，三角弁法**］ 片側唇顎口蓋裂における初回口唇手術の代表的な手術法．1952年にテニソン C.W.Tennison により報告され，1959年にはランダール P.Randall がさらに正確な幾何学的設計法をもとに改良したため，テニソン・ランダール法ともいわれる．口唇の手術切開デザインにおいて，披裂外側にZ型切開を行い三角形をつくる方法で，三角弁法ともいわれる．[688] ⇨参口唇形成術→1020

テニソン・ランダール法⇨同テニソン法→2068

テネスムス⇨同裏急後重(りきゅうこうじゅう)→2921

デノボ癌 *de novo* cancer ［*de novo* 癌］ 良性腫瘍などの病変が癌化するのではなく，腫瘍発生のときから癌であるもの．大腸癌では，腺腫から癌が発生する adenoma-carcinoma sequence が有名だが，大腸癌以外の消化器癌，あるいは一部の大腸癌においても，デノボ癌があることがわかってきている．[1531]

デノボ合成 *de novo* synthesis 糖やアミノ酸を基材として新たにヌクレオチドを生合成する経路(*de novo* 合成，新生経路)．デノボはラテン語で「新規に」を意味する．それに対して核酸の代謝分解過程で生成するヌクレオチドや塩基を再利用して合成する経路をサルベージ合成(再生経路)という．[362]

手の骨 bones of hand 手には手首を構成する8個の手根骨，手のひらを形成する5個の中手骨，5本の指を形成する14個の指骨がある．指は基節骨，中節骨，末節骨の3つの指骨でつくられるが，母指には中節骨がない．手根骨は近位列に橈側から舟状骨，月状骨，三角骨，豆状骨が並び，遠位列には大菱形骨，小菱形骨，有頭骨，有鉤骨が並ぶ．出生時には手根骨はまだ骨化しておらずX線写真には写らない．豆状骨は本来尺側手根屈筋腱の種子骨であり，他の手根骨とは発生過程が異なる．豆状骨を除くと手の骨は足の骨と構成が同じであるが，体重を支える大きくてごつごつした足部の骨に比べ，手の骨は小さく丸く可動性に優れている．[873]

手の脈管・神経 vessels and nerves of hand 前腕からの橈骨動脈と尺骨動脈は，手掌において互いに吻合して浅掌動脈弓と深掌動脈弓となり，さらに母指と各指ごとに橈側・尺側に位置する指動脈を分岐する．橈骨神経は，手背においては皮膚感覚をつかさどる橈骨神経浅枝が存在する．正中・尺骨神経は手内で筋に支配枝を送り，かつ感覚枝を指ごとに出す．これを指神経と呼び，指動脈に伴行して指先の鋭敏な感覚をつかさどる．手の指の掌側・背側から指静脈が吻合し，手掌において浅掌静脈弓と深掌静脈弓を形成する．さらに橈骨静脈，尺骨静脈を形成し前腕を上行する．手背静脈網からの静脈血は橈側皮静脈と尺側皮静脈に流れる．[755] ⇨参前腕の脈管→1801，前腕の神経→1801

テノン嚢下注射 sub-Tenon injection 結膜と強膜の間の組織(テノン Tenon 嚢)下に薬剤を注入すること．ス

て

テロイド剤や抗菌薬を注入することが多く，高濃度の薬剤投与が可能である．[257]

手白癬(はくせん)　tinea manuum⇨参白癬(はくせん)→2361

デビック病　Devic disease ［**視神経脊髄炎症候群，デヴィック病**］ 急性脳脊髄炎の一型で，両側の視神経と脊髄に同時，または1-2週間の間隔で重篤な脱髄巣を相次いで起こすことを特徴とした臨床上の症候群．現在では，反復性，多相性の症例もデビック病の範疇(はんちゅう)に入れられている．病因は不明であるが，近年，本疾患患者に高率に抗アクアポリン4抗体がみられることが明らかになっている．女性に多く，発病は急激で，視神経炎および横断性の脊髄炎が同時にまたは前後して現れる．視神経症状は通常両側性に眼痛をもって始まり，視力障害は重篤で，ほとんど失明に近いことが多い．脊髄炎は通常急性横断性脊髄炎の型で現れ，下肢の運動麻痺，感覚障害，膀胱直腸障害を示す．重篤な場合は四肢麻痺を呈する．予後は，死の転帰をとるものから寛解し機能回復を示すものまでさまざまである．治療は，急性期には血漿交換または腎皮質ホルモン剤投与などを行う．[1160]

デヒドロイソアンドロステロン　⇨同デヒドロエピアンドロステロン→2069

デヒドロエピアンドロステロン　dehydroepiandrosterone；DHEA ［デヒドロイソアンドロステロン，DHEA］ 副腎皮質(90%)および性腺(10%)で産生される性ホルモン合成の中間代謝産物．アンドロゲン活性はテストステロンの約5%で，成人男性での生理的意義は少ないが，成人女性ではアンドロステンジオンとともに主要なアンドロゲンとなるため，過形成や腫瘍などで過剰に分泌されると男性化をきたす．17-ヒドロキシプレグネノロンよりC_{17}〜C_{20}側鎖切断酵素(P 450$_{C17}$)が作用して生成され，さらにアンドロステンジオンに変換される．デヒドロエピアンドロステロン硫酸塩(DHEA-S)はその硫酸抱合体であり，90%が副腎皮質由来で，性腺からは分泌されないが，一部はDHEAやアンドロステンジオンから末梢で変換される．DHEA-Sのアンドロゲン活性はテストステロンの約1/5．血中DHEAはDHEA-Sの1/100〜1/1,000ときわめて微量であり，尿中17-ケトステロイド(17-KS)の大部分はDHEA-S由来である．DHEA，DHEA-Sともに副腎皮質刺激ホルモン(ACTH)依存性であり，DHEA分泌は日内変動を示すが，DHEA-Sは血中半減期が長いため明らかでない．DHEA，DHEA-Sは先天性副腎過形成や副腎皮質機能亢進症，副腎癌の鑑別や老化の指標に利用されるほか，糖代謝・抗動脈硬化・抗腫瘍・免疫賦活・中枢作用なども注目されており，治療薬としての有用性も期待される．[284,383] ⇨参デヒドロエピアンドロステロン硫酸塩→2069

デヒドロエピアンドロステロン硫酸塩　dehydroepiandrosterone(DHEA) sulfate；DHEA-S　デヒドロエピアンドロステロン(DHEA)とその硫酸塩(DHEA-S)は副腎および性腺から分泌される性ステロイドホルモン(アンドロゲン)の一種．アンドロゲン活性は非常に低い．胎児副腎から分泌されるDHEA-Sは胎児肝臓で代謝され，胎盤を経由してエストリオール(E_3)として母体尿中に排泄される．子宮頸管軟化作用があるとされ，妊娠末期に投与されることがある．[998]

デヒドロゲナーゼ　dehydrogenase ［**脱水素酵素**］ 基質から水素または電子を受容体分子へ転移する酸化還元酵素群の酵素．これによって基質は酸化され，受容体は還元される．多くの酵素が知られており，代謝中間体の酸化・還元，呼吸・発酵，膜電位の維持，能動輸送に関与するものなどがある．[402]

デヒドロビリルビン　dehydrobilirubin⇨同ビリベルジン→2498

手袋・靴下型感覚障害　glove and stocking type sensory disturbance ［**手袋・靴下状知覚麻痺**］ 四肢の末端に近いほど感覚障害が強く，障害部位が靴下と手袋を着けたときのような分布をとるためこのように呼ばれる．左右差はほとんどなく，上肢よりも下肢が先におかされ，症状の程度も下肢が強い．正常部位との境界は不明瞭．末梢神経がびまん性におかされる多発末梢神経障害の特徴とされるが，まれに頸髄症でもみられる．原因疾患として，数年以上を経て症状が出現し，増悪する糖尿病性末梢神経障害が最も高頻度であるが，数日の経過で症状が出現，増悪する場合は，救急治療の対象疾患であるギラン・バレーGuillain-Barré症候群など急性末梢神経疾患を考慮する必要がある．その他，遺伝性(アミロイドーシスなど)，代謝性(アルコール性，尿毒症性，ビタミン欠乏性)，中毒性(有機水銀やヒ素中毒，薬物性)，自己免疫性(慢性炎症性脱髄性多発ニューロパチー)など，原因は多彩．[576]

手袋・靴下状知覚麻痺　glove and stocking anesthesia⇨同手袋・靴下型感覚障害→2069

手袋状剝皮損傷　degloving injury ［**デグロービング損傷**］ 手指(または足趾)が機械などに巻き込まれた際，皮膚・皮下組織のみが手袋をとるようにはぎとられる損傷．皮膚をそのまま戻しても生着は難しく，有茎皮弁術や切断術によって対処されることが多い．[964] ⇨参有茎皮弁→2850

デブリー⇨同スラッジエコー→1656

デブリードメント⇨同デブリドマン→2069

デブリドマン　〔F〕débridement ［**デブリードメント，壊死組織除去，創傷清浄化**］ 創内の異物や挫滅組織を除去して創を清浄化すること．汚染創や挫滅創では，異物や挫滅組織の存在が感染を助長するなどして創傷治癒を妨げるため，これらを除去して正常な治癒過程に導くことが重要になる．従来は，創の周囲を健常組織に達するまで切り込んで切除する，主として医師による医療行為の方法(外科的デブリドマン)を指す用語であったが，現在は看護分野にも含まれるようなより広い意味で使用されている．すなわち，外科的デブリドマン(メスやはさみなどで鋭的に除去する方法)，物理的デブリドマン(加圧洗浄，wet-to-dry dressing法など)，化学的デブリドマン(硝酸銀による化学的焼灼，各種外用軟膏剤・酵素を用いる方法)，自己融解的デブリドマン(ウェットドレッシングwet dressing法などで自己の細胞を創内に誘導し，清浄化を進める方法)，生物学的デブリドマン(ウジを用いる方法など)などがある．急性期の創傷のみならず，褥瘡などの慢性化した創傷においても，種々のデブリドマンを頻回かつ効果的に行うことが重要となる．[485]

デプリベーション症候群⇨同愛情遮断症候群→131

テプレノン　teprenone　粘膜産生・分泌促進薬である

消化性潰瘍治療薬．テルペン系物質で，胃粘液増加作用，熱ショックタンパク(HSP)誘導による細胞保護作用，胃粘膜プロスタグランジン増加作用，胃粘膜血流増加・改善作用，胃粘膜保護作用などにより，急性胃炎や慢性胃炎の急性増悪期における胃粘膜病変(びらん，出血，発赤，浮腫)に対して適応をもつ．胃潰瘍の適応も有するが，H_2 受容体拮抗薬などと併用されることが多い．投与後約5時間で最高血中濃度に達し，その後漸次減少する．テプレノン配合の一般用医薬品も市販されている．[204,1304] 商セルベックス

テベシウス静脈⇨参冠〔状〕静脈洞→611

出べそ exumbilication ［臍突出症］ 臍突出症の俗称で，臍が臍周囲組織より突出している状態．乳児に比較的多くみられ，多くの場合臍ヘルニアを合併．治療は，臍ヘルニアの手術とともに突出部分が陥凹となるような手術加療を行う．1968(昭和43)年の鬼塚の報告以来，いくつかの改良型手術方法がある．[688]

でまかせ応答⇨同当意即答→2093

デマル開瞼鉤(かいけんこう) Desmarres retractor 開瞼を保持するために用いられる鉤．乳幼児に対する検査で用いられることが多い．デマル Louis A. Desmarres はフランスの眼科医(1810-82)．[257]

デマンド型ペースメーカー demand pacemaker 心室や心房に自己の電気的刺激が出現しない場合にのみ電気的刺激を送る装置．ペースメーカーを体外に置いて，一時的にペーシングを行う場合と，ペースメーカーを体内に植え込み永久的に行う方法がある．電気的刺激を送るペースメーカーリードは開胸して直接心臓に縫着する方法と，経静脈的に心臓内(右心房，右心室)に留置する方法がある．[1487] ⇨参人工心臓→1541

テミン Howard Martin Temin アメリカの遺伝学者(1934-94)．1960年よりウィスコンシン大学腫瘍学助教授，のちに教授となる．ラウス Rous 肉腫ウイルスの研究に従事し，1964年プロウイルス説を提唱したが，信用を得られなかった．しかし1970年，RNA依存性DNAポリメラーゼ(逆転写酵素)を発見し，自らの説を証明した．RNAウイルスの発癌機構および遺伝子情報伝達の新しい経路の解明により，1975年ノーベル生理学・医学賞受賞．[1531]

デミングサイクル Deming cycle ［PDCAサイクル，管理サイクル］ アメリカの統計学者デミング William Edwards Deming(1900-93)によって提唱された生産活動の継続的改善のプロセスをいう．PDCA(plan do check act)サイクル，管理サイクルとも呼ばれる．1952年の日本におけるデミングセミナーにおいて，デミング自身は spiral up と表現した．サイクルを適切に回すためには，プロセス思考と管理項目によるチェックが重要である．医療における，クリニカルパスはサイクルをまわす有用な道具である．[77]

デュアン症候群 Duane syndrome⇨同眼球後退症候群→578

デュークス分類 Dukes classification 大腸癌の分類法の1つ．以下の3型に分類．Dukes A：癌腫が腸壁内に限局するもの，Dukes B：腸壁外に浸潤するがリンパ節転移のないもの，Dukes C：リンパ節転移があるもの．その後 Dukes C はさらに詳細に特定され，下腸間膜動脈系の血管切断端までリンパ節転移があるものはC2，転移がそこまで至っていないものはC1と分類された．他に遠隔転移が認められる場合を Dukes D で表すこともある．デュークス Cuthbert E. Dukes はイギリスの病理学者(1890-1977)．[64]

デューク法 Duke method 止血機序のうちの一次止血を反映する出血時間の測定法の1つ．耳朶の皮膚を十分に消毒し，ランセットで深さ2-3 mmの穿刺創をつくり，同時にストップウオッチを始動し30秒ごとに創から自然に湧出する血液を濾紙で吸着し，血液が付着しなくなるまでの所要時間を測定し，出血時間とする．基準値は1-4分，5分以上を延長とする．わが国では手技が容易であることから広く用いられてきた．しかし，感度，再現性，信頼性に問題が多いので，次第に行われなくなってきている．出血時間測定が必要な場合は標準化された方法であるテンプレートアイビー template Ivy 法あるいはシンプレート(Simplate®)法を用いるべきである．出血時間は血小板と血管の機能，特に血小板の機能(粘着，放出反応，凝集)を総合的にみるのに有用とされ，血小板数が正常か軽度の減少にもかかわらず出血傾向があり，凝固線溶系に異常がみられない場合(血小板機能異常が疑われる)に意味をもつ検査である．小さいながら侵襲的検査であり，明らかな血小板減少(通常，5万/μL 未満)がある場合には行ってはならない．また，出血傾向のない患者でのスクリーニング検査としての意味はない．デューク William W. Duke はアメリカの病理学者(1883-1945)．[1131] ⇨参出血時間→1394

デューリング病⇨同ジューリング疱疹状皮膚炎→1387

デュクレイ菌 Ducrey bacillus⇨参ヘモフィルス〔属〕→2634，軟性下疳(げかん)菌→2200

デュシェンヌ・アラン病 Duchenne-Aran disease ［アラン・デュシェンヌ筋萎縮症］ 最も古典的な脊髄性の筋萎縮で，手指から始まる筋萎縮はやがて広範に上肢諸筋をおかし，非常に長い経過ののちに全身的に筋萎縮の及ぶもので，運動麻痺と筋萎縮，ならびにそれに伴う線維束攣縮を有し，錐体路徴候ならびに感覚障害，膀胱直腸障害などは呈さないものである．すなわち，下位運動ニューロンのみが障害され，上位運動ニューロンは障害されない．狭義の脊髄性進行性筋萎縮症であるが，現在では広義の筋萎縮性側索硬化症に含められている．経過は長く10年以上の長期にわたり，生命予後は比較的良好である．[1160]

デュシェンヌ・エルブ麻痺⇨同エルブ麻痺→370

デュシェンヌ型筋ジストロフィー Duchenne muscular dystrophy；DMD 伴性劣性遺伝で男児に発症．約1/3は突然変異による母より発症する．X染色体短腕上の異常が解明され，その異常遺伝子に対応して筋細胞膜の骨格タンパク質であるジストロフィンの欠乏によることが明らかになった．初発年齢は2-5歳で，歩行開始の遅延，歩行のぎこちなさ，階段昇降困難，転びやすさで気づかれる．腰帯筋筋力低下により動揺性歩行 waddling gait，登はん性起立(ガワーズ Gowers 徴候)を認める．その後，肩甲帯筋の筋力低下が出現する．下腿に仮性肥大を認め，骨格変形，関節拘縮，心筋障害を合併する．症状は進行性で，発症10年以内に歩行不能に陥る．根本的治療法はなく，合併症対策をしなければ20歳前後で呼吸器感染症，心不全，低栄養などで死亡するが，最近は30-40歳代まで存命する例が増

えている．血清クレアチンキナーゼ(CK)値は病初期には異常高値を示すが，末期に向かい低下する．[1160] ⇨参筋ジストロフィー症→796

デュシェンヌ歩行 Duchenne gait⇨同トレンデレンブルグ歩(跛)行→2171

デュナン Jean Henri Dunant 赤十字創始者(1828-1910)．スイスのジュネーブ生まれ．クリミアにおけるナイチンゲール Florence Nightingale の影響を強く受け，自著『ソルフェリーノの思い出』で，敵味方の区別なく戦傷者を救護する国際的機関の設立を訴え，1863年計画書提出，1864年「ジュネーブ条約」に基づく国際赤十字設立の礎を築いた．全財産をこの事業に投入し，破産によりジュネーブを追放され困窮して世間からは忘れられていたが，第1回ノーベル平和賞(1901)受賞によって脚光を浴びた．生誕日の5月8日は「世界赤十字デー」とされている．[1567]

デュバーニー骨折⇨同デュベルネ骨折→2071

デュパン-2 DU-PAN-2 ［DU-PAN-2］ Duke pancreatic monoclonal antigen type 2の略で，DU-PANにはtype 1-5がある．DU-PAN-2は膵癌培養細胞を免疫原として得たモノクローナル抗体により認識される血液中の糖鎖抗原で，腫瘍マーカーとして臨床的に用いられている．カットオフ値は150 U/mL．膵癌，胆道系の癌，肝癌の約60%に陽性を示すが，良性の肝胆道系疾患にも偽陽性が多い．ALP，γ-GTPと相関を認めるので，胆汁うっ滞が値の上昇に関与すると考えられている．早期癌の診断には適さない．[279,1394]

デュピトレン骨折⇨同デュピュイトラン骨折→2071

デュピュイトラン拘縮 Dupuytren contracture ［デュプイトラン拘縮］ 手掌から指掌側の皮下組織(腱膜)が肥厚してかたい索状物を形成し，指の伸展が障害される原因不明の疾患．中高年の男性に多く，数年から十数年にわたり緩徐に進行．小指，環指の罹患が多いが全指にわたる場合もある．痛みはなく指の屈曲は障害されないため，日常生活動作に不便を覚えない場合も多い．洗顔時に指が顔に当たるなど，拘縮が中等度以上に進行して本人が不自由を感じれば手術(肥厚した腱膜の切除，Z形成術など)を行う．デュピュイトラン G. Dupuytren はフランスの外科医(1777-1835)．[964]

●デュピュイトラン拘縮

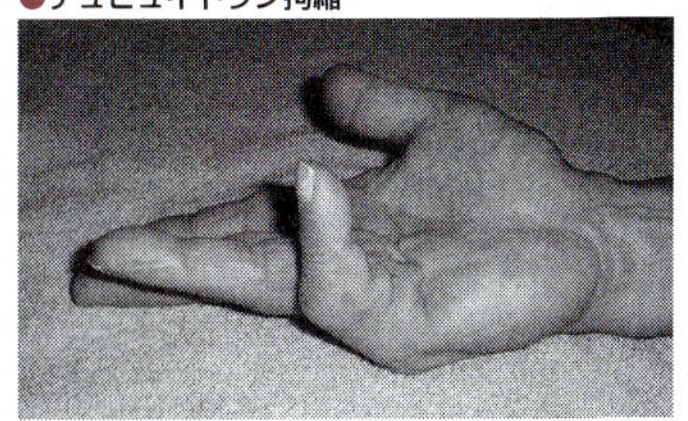

デュピュイトラン骨折 Dupuytren fracture ［デュピトレン骨折］ 足関節脱臼骨折の一型．足部の外反・外旋によって生じ，内果骨折，外果の脛腓靭帯より近位の骨折，脛腓靭帯の離開からなる．観血整復内固定術が必要．デュピュイトラン G. Dupuytren はフランスの外科医(1777-1835)．[964] ⇨参足関節骨折→1831，ポット骨折→2709

デュピュイトラン〔爪下〕外骨腫 Dupuytren〔subungal〕exostosis⇨同爪下外骨腫→1804

デュビン・ジョンソン症候群 Dubin-Johnson syndrome⇨同ドゥビン・ジョンソン症候群→2127

デュプイトラン拘縮⇨同デュピュイトラン拘縮→2071

デュプリコン duplicon⇨同レプリコン→2982

デュプレックスドプラ超音波検査法 duplex Doppler ultrasonography 超音波診断において断層法とパルスドプラ法を1つの探触子に組み合わせたものを使用し，断層像とドプラ信号を同時に表示するようにしたもの．もともとは両者を組み合わせた探触子が開発されこう呼ばれたが，最近の電子走査型の探触子は1つの探触子で両者を同時に行うことが可能であり，専用の探触子を用いなくても，断層像とドプラ信号が同時に表示されるものもこう呼ばれている．[955]

デュベルネ骨折 Duverney fracture ［デュバーニー骨折］ 腸骨翼(腸骨の外側，腸骨稜下方)の骨折．治療は安静，消炎鎮痛薬などの対症療法のみでよい．デュベルネ Joseph G. Duverney はフランスの解剖学者(1648-1730)．[964] ⇨参骨盤骨折→1117

デュボス液体培地 Dubos liquid medium ［デュボス培地］ 抗酸菌，特に結核菌 *Mycobacterium tuberculosis* を培養するために使用される液体培地．培地に界面活性剤Tween 80を加え，結核菌の疎水性を低下させ培地中で均等に分散した状態で迅速に発育させることが可能となった．デュボス René Dubos はアメリカの細菌学者(1901-82)．[324]

デュボス培地⇨同デュボス液体培地→2071

デュボビッツの評価法 Dubowitz score 新生児の成熟度評価法．新生児の形態学的外表所見と神経学的所見からその在胎週数を推定する．外表所見は皮膚，耳介，乳房，外陰，足底の5ポイントの性状，神経学的所見は筋の緊張度と関節の柔軟度という2つのポイントからなる．信頼度の高い評価法であるが，在胎28週未満の早産児，重症児，日齢5以後の児は正しい評価の対象とならない．デュボビッツ Victor Dubowitz はイギリスの小児科医(1931生)．[75]

デュラフォイ潰瘍 Dieulafoy ulcer 微小な胃粘膜欠損の底部において比較的太い動脈が破綻し大量の出血をきたし，しばしば致命的となりうる，上部消化管出血の0.2-2.3%を占める比較的まれな疾患．この潰瘍の成因に関してはまだ判然としていない．その特徴は，病理形態学所見であり，①限局するきわめて表在性(主として粘膜層の欠損)の潰瘍性病変で，その周囲に隆起や硬結を伴うことがない，②主に噴門部や胃体部に単発し，最大径約2-3 cmまでのほぼ円形あるいは楕円形の病変，③潰瘍性病変の中に出血源となった血管の断裂や側壁破綻がみられるとしている．デュラフォイ Paul G. Dieulafoy はフランスの医師(1839-1911)．[1072]

デュロジェ病⇨参僧帽弁狭窄症→1827

テラサキプレート Terasaki plate HLA型判定HLA typingに用いる，多数の小孔wellを有するプラスチックプレート．長所として試料が微量(10 μL/サンプル)ですみ，同時に多数のサンプルの解析が可能．[388]

デ=ランゲ症候群 de Lange syndrome⇨同コルネリア=デ=ランゲ症候群→1134

テリアカ theriaka，theriaca 古代ローマ時代に珍重された膏薬で，獣に咬まれた場合などの解毒用．はちみ

つをベースに，薬剤のほか金やエジプトのミイラの粉なども配合された.[1288]

テリオン⇨同プテリオン→2563

デル=カスティージョ症候群 del Castillo syndrome⇨同セルトリ細胞単独症候群→1744

テルグリド terguride 下垂体前葉から分泌されるプロラクチンの放出を抑制，阻止する薬剤．高プロラクチン血症性排卵障害，プロラクチン産生下垂体腺腫，乳汁漏出症が適応である．副作用に嘔気・嘔吐，便秘などがある.[998] 商テルロン

デルタ 「δ」の項目を見よ

デルファイ法 Delphi technique 同一内容の質問を同一対象者に対して数回繰り返すことによって，回答者集団の意見の収斂を図る調査方法．具体的には，2回目以降の調査では，前回の結果を回答者に示し，回答者は全体の意見の分布をみながら再評価していく過程をたどる．この方法は，人間の価値観にかかわるような意見の整理にきわめて適している.[446]

テルブタリン硫酸塩 terbutaline sulfate 短時間作用型β_2選択的アドレナリン受容体作動(刺激)薬の1つ．主に気管支拡張薬として気管支喘息治療に用いられる．β_2受容体に選択的に働くため，直接気管支平滑筋に作用し弛緩させる作用をもつが，β_1受容体の活性化が少ないため心筋に対する促進的な作用(心拍数増加と収縮力増大)は少ない．ただし，この選択性は高濃度になると消失する．成人気管支喘息に対してのβ_2受容体作動薬使用は吸入投与が推奨されているが，国内ではテルブタリン硫酸塩は内服薬と注射剤のみである．吸入後の効果発現は速やかであり，アドレナリンに比し代謝が遅延するため3-6時間の作用持続が得られるが，経口投与では効果発現が1-2時間遅くなる．主な副作用は動悸，手指振戦のほかに血清カリウム値低下，不整脈などが知られている.[847] 商ブリカニール

デルマトーム《器具》 dermatome ［ダーマトーム，採皮器(刀)，皮膚採取器］ 分層(中間層)植皮に使う手術器械．真皮中層の深さで，一定の厚さに採皮できる．接着剤や粘着テープのついた約10 cm幅の半筒状(ローラー)ドラムで，皮膚を付着させて持ち上げながらドラムと一定間隔(0.2-0.6 mm：10-25/1,000インチ)に水平移動する刃でそいでいくパジェット・フッドPadgett-Hood型や，ワトソンWatson型フリーハンドデルマトーム，電動のものなどがある.[395] ⇨参電動式デルマトーム→2086

デルマトーム《皮節》 dermatome⇨同皮膚分節→2476

デルマドローム dermadrome ある内臓病変に特徴的に併発する皮膚症状をいう．癌に合併する皮膚筋炎，黒色表皮腫，多毛症，匍行性花環状紅斑，手掌足底の角化症，糖尿病に合併する重症あるいは難治性の(体部)白癬，カンジダ症，糖尿病性壊疽，糖尿病性黄色腫，糖尿病性脂肪類壊死，糖尿病性水疱，糖尿病性浮腫性硬化症，肝硬変にみられる黄疸，毛細血管拡張，クモ状血管腫，女性化乳房，閉塞性黄疸(乳頭部癌など)に認めるかゆみの強い黄疸，腎不全や透析患者に認められる乾燥性で色素沈着を伴った皮膚瘙痒，心疾患におけるチアノーゼと浮腫，血小板減少症の細かい紫斑，外傷性気胸に認められる皮下気腫，AIDSにみられるカポジ(Kaposi)肉腫など，皮膚症状所見によりその内臓病変の存在を推察できる.[395]

テルミサルタン telmisartan アンジオテンシンⅡ(AⅡ)受容体拮抗薬の1つ．アンジオテンシンⅡタイプ1(AT_1)受容体に対する高い親和性を有し，AⅡとの拮抗による血管収縮抑制を介した降圧作用を示す．適応は高血圧症．胆汁から排泄されるため，胆汁分泌のきわめて悪い患者，または重篤な肝障害患者には禁忌.[204,1304] 商ミカルディス，ミコンビ(配合錠)

デルモグラフィー dermography ［皮膚描記法］ 爪などでこする物理的な刺激によって，刺激を加えた皮膚部分に短時間のうちに色調の変化や膨疹が描き出される反応．蕁麻疹では紅斑・膨疹ができ，アトピー性皮膚炎では蒼白になる.[395]

テルリウム tellurium；Te⇨同テルル→2072

テルル tellurium；Te 〔D〕Tellur ［テルリウム，Te］ 元素記号Te．原子番号52．原子量127.60．融点449.5℃，沸点990℃，銀灰色結晶の半金属．体内に吸入されるとニンニク臭の呼気を生じる．肝臓，中枢神経系に影響を与えることがある．許容濃度0.1 mg/m^3〔アメリカ産業衛生専門家会議(ACGIH)，2008〕.[182,732]

デレ dell 〔D〕delle 乳癌の皮膚所見の1つであり，皮下へ癌が進展した際に起こる．自然な状態で皮膚に陥凹がみられることを示す．皮膚を寄せてはじめて陥凹がみられることをディンプリングという．delleはドイツ語で浅いくぼみの意．消化管の粘膜下腫瘍などでみられるくぼみに対してもデレと表現することがある.[898]

テレビ会議システム videoconferencing 画像と音声で2点間を通信するテレビ電話の通信規格は国際的に整備されていて，ビデオ信号のNTSC(national television system committee，主に北アメリカと日本の信号方式)とPAL(phase alternating line，主にヨーロッパの信号方式)の違いを吸収できる．テレビ会議は，多地点接続装置によりテレビ電話での会議を可能としたシステム．多地点接続は装置を購入するのではなく，サービスを利用するのが一般的．画像，音声とも品質向上が著しい．発言はどの場所からもできるが，混乱を招かないためには10か所程度との接続が限界である．通常は司会進行が必要である．データ共有，ホワイトボードが規格内にあり，ホワイトボードは資料説明に便利．データ共有は，通常のインターネットのファイル交換や電子メールのほうが利用しやすい．ビデオ会議システムと同じ．電話にも多地点会議システムがある.[318]

テレビジョンてんかん television epilepsy テレビを見ていて発作を起こすものをいうが，テレビだけが発作の誘因になっている場合と，テレビを見ていないときも発作があるが，特にテレビが発作を誘発することが多いものがある．発作の誘因として，テレビの光のちらつき，あるいは色や画像のパターンが考えられる．閃光刺激をしながら脳波を記録すると，ある頻度〔10-20 Hz〕の光刺激で発作波が誘発されることがある(光突発反応)．このような例は光感受性が高く，そのためにテレビによる光刺激が原因となって発作が誘発されると考えられる．一方，赤色や特定のパターン刺激が光突発反応を引き起こす場合もある．1997(平成9)年にテレビアニメの『ポケットモンスター』を視聴中の多くの子どもに発作症状が出現した例では，赤と青の12

Hz の点滅が発作を引き起こしたものであった．通常，テレビの大画面をあまり近くで見ない，暗い部屋で見ないといった注意や，テレビで発作を頻回に起こす人では，起こりそうなときに，片方の眼を閉じるといった方法で発作に至るのを防ぐことができる場合もある．[1529] ⇨参光感受性てんかん⇀2430，閃光(せんこう)点滅刺激法⇀1757

テレメーター心電図 telemeter electrocardiogram⇨同無線心電図⇀2787

テロゲン脱毛 telogen effluvium⇨同休止期脱毛⇀720

テロメア telomere ［末端小粒］ 線状染色体をもつ真核生物において，染色体の末端領域にある特徴的な繰り返し配列をいう．ヒトなどの脊椎動物では，数千塩基対にわたり TTAGGG の繰り返しが見つかっている．テロメアは染色体が複製されるたびに短くなる傾向をもつが，DNA 合成酵素であるテロメラーゼがこれを防いでいる．しかし，この酵素はヒトの体細胞では発現していないか弱い活性しかもたないため，体細胞では分裂を繰り返すとテロメアは短くなり，染色体構造が不安定になる．その結果，細胞分裂は停止し，細胞老化と呼ばれる状態になる．このことから，テロメアは生物の寿命決定に関与すると考えられている．[800]

電圧 voltage；V 二点間の電位差．単位はボルト，記号は V．⇨参V⇀118，電位差⇀2073

電圧計 voltmeter ［ボルトメーター］ 電気回路の異なる点の間の電位差(電圧)を測る計器．測定の対象となる電圧の高さや直流および交流などの種類によってさまざまな種類がある．ボルト(V)の単位で測定する．[258]

電圧固定法 voltage clamp ［膜電位固定法，空間的電圧固定］ フィードバック回路を用いて細胞膜に起こる電位変化を相殺し，膜電位を任意の一定値に保つことにより膜電流を記録する方法．[1274] ⇨参膜電流⇀2730

電圧-時間曲線⇨同強さ-時間曲線⇀2038

電位 potential 1 単位の電荷(1 クーロン；1 C)を運ぶのに必要なエネルギーのことで，単位はボルト(V)．電位の勾配や傾きが電荷を動かす原因となる．[258]

殿位⇨参骨盤位⇀1116

転移 DNA transfer DNA；tDNA ［トランスファー DNA］ 形質転換細胞において，形質を受け継ぐ細胞に取り込まれる単離した DNA．[981]

転移 RNA⇨同トランスファー RNA⇀2161

電位依存性イオンチャネル voltage-dependent ionic channel ［膜電位依存性イオンチャネル］ 膜電位に依存して開閉するイオンチャネルの総称．チャネルタンパクの一部が電位センサーになっている．[1274]

転移癌⇨同転移性腫瘍⇀2074

転移《感情の》 transference ［感情転移］ 厳密な意味では，精神分析において，被分析者の無意識の欲望が分析的関係の枠内で，ある種の対象(通常は分析家)に関して現実化される過程をいう．通常は幼児期原型が現実感を伴って反復体験される．広義には，人間関係において，相手に対してもっている依存，憧れ，怒りなどの感情が，実は相手自身ではなく，過去の重要なだれかに対して向けられていたものを反復体験しているのだと解釈できる場合をいうこともある．[277]

転移《腫瘍の》 metastasis 腫瘍が原発巣から遊離して遠隔の部位で発育すること．悪性腫瘍のもつ最も重要な性質．主たる転移はリンパ行性転移，血行性転移，播種に大別．リンパ管を介してのリンパ行性転移は最も早期より認められ，癌の進展度を考える場合に最も重要．癌の転移先として所属リンパ節が圧倒的に多く，転移は所属リンパ節から始まると考えられる．血行性転移は門脈を経ての肝転移，大静脈系・右心を経ての肺転移が圧倒的に多い．遠隔臓器への転移はほとんどが血行性転移による．播種は腹腔・胸腔のような体腔において，体腔表面の癌が腔を介して運ばれる．その他，病巣接触による接触転移や手術器具などを介して転移する移植転移がある．転移の多い臓器は肺・肝・骨髄・副腎，少ない臓器は心・脾・膵・筋肉など．[1531] ⇨参転移性腫瘍⇀2074

転位《骨折における》 displaced fracture 骨折における両骨片間の位置の変位．転位が大きいほど徒手整復や手術の必要性が高くなる．また転位が著しい場合，骨折端が皮膚から突出する開放骨折となることがある．[964]

転位《染色体の》 transposition，transition ［トランスポジション］ 染色体の一部分が他の染色体領域に移動すること．この可動性の領域は中程度に反復した DNA 配列であり，トランスポゾンおよびレトロトランスポゾンなどがある．[800] ⇨参トランスポゾン⇀2162

電位差 potential difference ある 2 点間の電位の差のことで電圧ともいう．単位量の電気を，ある 1 点から他の 1 点へ移動する際に放出されるエネルギーを用いて行う仕事量を表す．[258] ⇨参電圧⇀2073

転位歯 malposed tooth 歯列弓の中のあるべき位置から逸脱した歯．舌や口唇の悪習癖，隣接歯や対咬歯の欠損，外傷性咬合や歯周炎，指しゃぶりや歯ぎしりの習慣などで位置異常となることが多い．転位の状態により，近心傾斜，唇側転位，舌側転位，捻転などがある．[1310]

転位触媒酵素 transposase⇨同トランスポザーゼ⇀2162

転位性遺伝因子⇨同トランスポゾン⇀2162

転位性遺伝要素 transposable genetic element ［可動性 DNA 因子］ DNA 上のある部位から他の部位に移動できる DNA 単位のことで，可動性 DNA 因子またはトランスポゾンともいう．DNA が移動する機序として，① DNA として直接移動するもの，② RNA ポリメラーゼにより転写されてできた RNA 中間体を介して移動し，次いで逆転写酵素により二本鎖 DNA に戻されるもの，の 2 通りがある．トランスポゾンのうち，①を DNA トランスポゾン，②をレトロトランスポゾンともいう．①の機序では転位触媒酵素トランスポザーゼ transposase が必要で，トランスポゾン両端の DNA が切断され，これと転位標的部位の DNA 鎖がつなぎ代わることにより起こる．[981] ⇨参トランスポゾン⇀2162

転移性肝癌⇨参肝転移⇀643

転移性眼内炎 metastatic endophthalmitis 胆嚢炎や肝膿瘍，心内膜炎など眼以外の病変や，カテーテルなどから血行性に細菌や真菌が眼内へ移行し，網脈絡膜や硝子体の炎症を起こすもの．治療は，起因菌に有効な抗菌薬や抗真菌薬の局所および全身投与．必要に応じて硝子体手術などが行われる．[1130]

転移性奇胎 metastatic mole 絨毛癌の可能性を示唆する絨毛癌診断スコアにおいて，4 点以下の場合．5 点以

上は絨毛癌と診断される.[998] ⇨参絨毛癌診断スコア→1384

転移性胸膜腫瘍⇨参胸膜腫瘍→771

転移性甲状腺癌⇨参甲状腺癌→1012

転移性骨腫瘍　metastatic bone tumor　［骨転移《癌の》］ 癌などの悪性腫瘍が，主に血行性に骨に転移した状態．脊椎や肋骨，骨盤や四肢近位部への転移が多い．骨転移により強度が低下して骨折を起こすと，著しい疼痛をきたす(病的骨折の1つ)．脊椎への転移は進行すると四肢の麻痺を起こす．診断には単純X線撮影のほかに骨シンチグラフィーやMRIが有用．原発性骨腫瘍や骨粗鬆症による圧迫骨折との鑑別はときに困難で，骨生検を行うこともある．原発巣への治療のほかに，転移が早期であれば放射線療法，化学療法を行うが，病的骨折や麻痺を起こしたもの，または起こす可能性の高いものには手術(内固定術，脊柱管の除圧など)を行う．麻薬などを用いた鎮痛療法，全身的ケアも必要.[964] ⇨参病的骨折→2491

転移性腫瘍　metastatic tumor　［転移癌］ 転移によって原発巣から離れた部位に形成される腫瘍．肺，肝臓，骨髄，副腎などの臓器には他臓器から血行性転移してきた転移性腫瘍をみることが多い．多くは境界のはっきりした結節をつくる．原発性腫瘍か転移性腫瘍かによって治療方針も異なってくるため，十分な検索を必要とする.[1531] ⇨参転移《腫瘍の》→2073

転移性石灰化　metastatic calcification　［異所性カルシウム沈着，異所性石灰化］ 石灰化は形態学的に転移性と異栄養性に分けられ，高カルシウム血症に伴い肺，腎，胃，心筋などにみられるものを転移性という．異栄養性石灰化は結核や皮膚筋炎の病巣に続発変化として起こるものや，腫瘍の二次変性として起こるものを含んでいる.[1531] ⇨参石灰転移→1729

転移性石灰沈着⇨同石灰転移→1729

転移性膿瘍　metastatic abscess⇨同続発性膿瘍→1838

転移性肺癌　metastatic lung cancer　肺以外の原発巣から腫瘍細胞が血行性，リンパ行性あるいは直接進展して肺に転移巣を形成するもので，単発結節から多発結節，あるいはびまん性粒状影を呈することがある．肺は毛細血管に富み，血流が遅く，癌細胞が血管壁に着床しやすいことから，悪性腫瘍転移の標的になりやすい臓器である．一般に転移は進行癌のサインであるが，腫瘍によっては原発巣が十分コントロールされ転移が肺のみに限局している場合，積極的な外科的摘出術が予後の向上をもたらすことがある．特に大腸癌，腎癌，さらに癌腫ではないが胚細胞性腫瘍やある種の肉腫などで長期生存も報告されている.[141]

転移性肺腫瘍　metastatic lung tumor　臓器原発の癌が肺に転移巣を形成したもの．大腸癌，腎癌，乳癌，子宮癌，頭頸部癌，胃癌からの肺転移が多い．肺には全身の血液やリンパ液が循環して戻ってくるため癌細胞の転移臓器となりやすい．血行性転移が圧倒的に多く，まれにリンパ行性，経気道性に転移することもある．肺の末梢部に発症するため無症状で経過し，胸部X線検査で発見されることが多い．胸膜に浸潤すると胸痛や胸水貯留による呼吸困難をきたし，気管支に浸潤すると血痰や喀血がみられる．治療は原発臓器によって異なるが，進行癌であることが多いため化学療法や内分泌療法が選択され，全身状態が許せば外科的切除が行われる.[897]

転移性副腎腫瘍　metastatic adrenal tumor　超音波診断，CT，MRIなどの画像診断技術の著しく発達した今日では，偶発的に転移性副腎腫瘍が発見されることも少なくない．副腎に転移を生じやすい腫瘍としては肾癌，肺癌，悪性リンパ腫，肝癌などがあげられる.[1431]

転移性卵巣癌　metastatic ovarian carcinoma⇨同クルーケンベルグ腫瘍→831

伝音機構　conduction mechanism　鼓膜と耳小骨からなる，音を内耳に伝える装置．これらに障害が起こったのが伝音難聴である.[1274] ⇨参伝音難聴→2074

伝音難聴　conductive hearing loss　［伝導性難聴］ 音が外耳または中耳を通って内耳へ到達するまでの間に，伝導が妨げられて生じる難聴．原因には，耳垢栓塞，外耳道閉鎖，中耳奇形，耳管狭窄，鼓膜外傷，中耳炎，耳硬化症などがある．音に対する感受性は低下するが，音を正確に理解する能力，すなわち明瞭度は変わらない．難聴を補うために音量を上げれば，音を理解することができる．聴力図上では気導と骨導曲線の間に開き(気導骨導差 air bone gap)がみられる.[451] ⇨参感音難聴→567，難聴→2201

●伝音難聴の聴力図

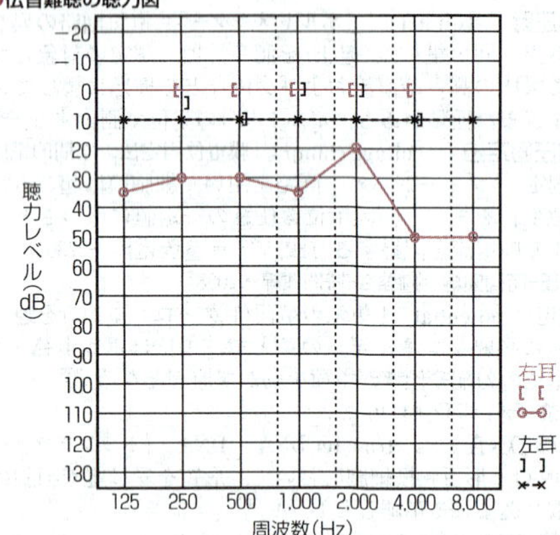

電解⇨同電気分解→2079

電解質　electrolyte　水などの溶媒を用いて溶液にしたとき，陽イオンと陰イオンに解離して電荷をもつ，すなわち溶液中でイオン化する物質をいう．カリウム，カルシウム，ナトリウム，リン酸などがある.[491]

電解質異常

electrolyte disturbance

【概念・定義】 水電解質代謝は，生体の恒常性維持のためにきわめて重要で，水電解質の調節の主役は腎臓である．電解質の恒常性が破綻して生じた状態が電解質異常である．主な電解質にはナトリウム，カリウム，クロル，カルシウム，リン，マグネシウムなどがある．

【症状】 多彩な症状が出現するが，ときとして生命の危険をまねくこともある．発見は，血液検査によることが多いが，異常症状や徴候をきっかけに診断されることもある．主な電解質異常時の自覚症状と身体徴候と原因を表に示す．

【診断と治療】血液中や尿中の電解質の測定により，電解質異常を診断する．1日の尿を蓄尿して電解質の腎からの排泄率と排泄量を計算し，推定した食事摂取量や点滴などによる1日の投与量と比較することによって**イン・アウトバランス**を評価し，適切な電解質の補充または制限を行う．電解質異常はまた，体液状態にも影響されるので，**脱水の有無**も同時に評価する．さらに，それぞれの電解質異常の原因となる特有な疾患の存在を検討し，原因疾患が存在する場合は，その治療も行っていく．[963]

●電解質異常時の自覚症状と身体徴候とその原因

低ナトリウム血症
- 症状：悪心，倦怠感，頭痛
- 徴候：見当識障害，傾眠，痙攣，昏睡
- 原因：SIADH（抗利尿ホルモン分泌異常症候群），浮腫性疾患，副腎不全，甲状腺機能低下症，心因性多飲，薬剤

高ナトリウム血症
- 症状：口渇，多尿，乏尿，脱力感
- 徴候：意識低下，脱水，大量発汗，傾眠，痙攣
- 原因：中枢障害，浸透圧利尿，尿崩症，薬剤

低カリウム血症
- 症状：倦怠感，脱力感，四肢麻痺
- 徴候：筋力低下，不整脈
- 原因：嘔吐，下痢，利尿薬，アルカローシス，腎尿細管性アシドーシス，原発性アルドステロン症，腎血管性高血圧，バーター症候群，ギテルマン症候群，薬剤

高カリウム血症
- 症状：脱力，口唇のしびれ
- 徴候：心電図異常，不整脈
- 原因：腎不全，アシドーシス，アルドステロン欠乏，薬剤

低カルシウム血症
- 症状：テタニー，痙攣，倦怠感，易興奮，うつ感
- 徴候：トルソー徴候，クヴォステク徴候，低血圧，脂肪便，湿疹，色素沈着
- 原因：ビタミンＤ欠乏症，急性膵炎，副甲状腺機能低下症

高カルシウム血症
- 症状：倦怠感，脱力感，食欲不振，不眠，瘙痒感，口渇，多尿，幻覚，昏睡
- 徴候：尿路結石，消化性潰瘍，異所性石灰化
- 原因：ビタミンＤ過剰症，悪性腫瘍，サルコイドーシス，結核，副甲状腺機能亢進症，不動，薬剤

電解質異常の看護ケア

【看護への実践応用】高ナトリウム血症の成因は水分欠乏とナトリウム過剰に大別できる．臨床でみる高ナトリウム血症の大部分は脱水によるものである．高ナトリウム血症のときには，意識障害，筋痙攣，腱反射の亢進などが生じる．これらの症状は，特に高齢者や幼児に現れやすい．また，低ナトリウム血症のときに生じる，脳圧亢進症状，錯乱，嗜眠，昏睡症状に注意する．カリウム代謝異常が起こると心室細動から心停止に至る危険性が大きくなる．特に，心電図でテント状T波を示す高カリウム血症は，致死的な心室性不整脈を起こす．高カルシウム血症では，多尿・多飲，悪心・嘔吐などの症状がみられるが，高度になると意識障害を生じ，心電図上では，QT時間の短縮をきたし，致死的状態となる．低カルシウム血症では，神経・筋が興奮しやすくなるため，テタニーや手足の痙攣がみられる．

【ケアのポイント】電解質異常は，生体内の恒常性のバランスを崩し致命的になることもあるため，全身状態の綿密な観察が重要となる．また，その危険性を予測し心電図などの24時間連続モニタリングを行い，急変時すぐ対処できるようにしておく必要がある．電解質補正のための輸液管理は正確，確実に投与する．食事療法では，基本的には，水分，塩分，タンパク質，カリウム，カロリーなどが，その病態の程度によって制限もしくは補給される．食事制限が守れるよう家族も含めてその必要性を説明する．また制限食でも満足感が得られるよう味つけなどを工夫する．[763] ⇨参酸塩基平衡障害（異常）→1198，電解質異常→2074

電解質コルチコイド mineral〔o〕corticoid；MC⇨同ミネラルコルチコイド→2771

電解質の吸収 electrolyte absorption 小腸・大腸粘膜上皮にはいくつかの電解質吸収機構が存在し，腸管内に分泌された消化液および食物として摂取された電解質液などの大部分を再吸収している．[842]

電解質平衡 electrolyte balance 細胞内液と細胞外液各液の電解質濃度バランスが一定に維持されていることをいう．この状態は細胞膜を介した細胞内外の電気的な平衡を保ち，健常な細胞機能や臓器機能を保持するうえで必須である．細胞内外の電解質濃度はドナン平衡 Donnan equilibrium，細胞内タンパク質結合，細胞膜における能動輸送などにより調節され，総体内電解質量は消化管からの電解質摂取と排泄，腎からの排泄と再吸収，体表面からの排泄により規定される．こうした吸収や排泄の調節には，ミネラルコルチコイド，副甲状腺ホルモン（PTH）などの各種ホルモンが関与している．食事や水分摂取の変調，激しい嘔吐や下痢，内分泌ホルモン分泌異常などは，電解質平衡の失調を招き，さまざまな症状をもたらす．[491]

テン型薬疹⇨同TEN 型薬疹→113

転化糖 invert sugar ショ糖を加水分解することによって得られた糖．グルコース（ブドウ糖）とフルクトース（果糖）を等量ずつ混合したもの．ショ糖よりも甘味が強い．[1617]

てんかん

epilepsy

【概念・定義】脳の神経細胞における突発性の過剰発射（**大脳ニューロンの過剰放電**）に由来する発作を主症状とする慢性疾患．発症年齢は乳幼期～高齢期までと幅広く，80％は18歳以前に発病する．

【病態生理】発症原因はさまざまで，病因が明らかでなく素質的原因に基づく特発性のもの（**特発性てんかん**）がある一方，何らかの器質性脳病変（脳血管障害，頭蓋内感染症，頭部外傷，脳腫瘍など）から二次的にてんかん原焦点（過剰発射の始まる部位）が形成される症候性のもの（**症候性てんかん**）がある．また発作型により，全般発作を示す**全般てんかん**と，部分発作を示す**部分てんかん**（または局在関連てんかん）とに二分される．

【分類と症状】**痙攣**，**意識消失**といった症状のほかに，種々の運動・感覚・精神機能の障害などさまざまな症状がみられる．これらの発作は原則的に反復して出現

する．1)**全般発作**には，①**強直間代発作**：最も頻度の高い痙攣発作．前兆もなく突然の意識障害とともに全身を硬直させ，続いて筋収縮と弛緩が交互に出現する．発作中には唾液分泌，尿失禁などの自律神経症状がみられる．②欠神発作：突然始まる数秒〜数十秒の意識消失発作であり，すばやく回復する．③ミオクロニー発作：突然瞬間的に四肢，頭部，体幹の一部に筋収縮(ミオクロニー)が生じる．④脱力発作：全身の力が急に失われて，崩れるように倒れる，などがある．2)**部分発作**には，①単純部分発作：てんかん焦点の部位により運動症状，感覚症状，自律神経症状，精神症状を示すが意識障害のないもの，②複雑部分発作：意識障害を示すもの，③二次性全般化発作：痙攣が生じるもの，がある．

【診断・治療・予防】 発作の正確な観察と詳細な**病歴調査**が最も重要であるが，補助的検査としての脳波検査，画像診断も行われる．治療の中心は**抗てんかん薬**であり，発作型や病態に応じて薬物が選択される．フェニトイン，カルバマゼピン，バルプロ酸ナトリウムなどの使用頻度が高い．てんかん発作はしばしば睡眠不足，過労，精神的ストレス，過度の飲酒などによって誘発されることが知られており，発作予防のためこれらの**発作誘発因子**に注意を払う必要がある．[1619,421]

てんかんの看護ケア

【看護ケアの実践】 てんかん発作は，痙攣発作以外に多様な症状を呈することがあるので，発作型，頻度，前駆症状，誘因，経過，発作後の様子などを注意深く観察する．看護記録は，発作の様子をありのまま順を追って書く．また発作時に適切な対応ができるよう訓練しておく．一例として全般性強直間代発作時の対応を表に示した．発作が頻回に生じ，前発作から完全に回復せずに次の発作が起こるてんかん重積は生命にかかわるので，速やかに医師に報告する．治療には，ジアゼパムなどの静脈内投与，輸液，気管内挿管などの全身管理が行われるため，救急処置に対応できるよう準備する．

【てんかん発作の観察ポイント】 ①発作の誘発因子：身体状況〔発熱，興奮，睡眠不足，大量飲水(酒)，便秘，月経など〕，生活場面(運動，遊び，過労など)，その他(光，音，テレビの刺激など)．②発作が起きる時刻：日中(すっきり目覚めているときか，ぼんやりして眠気のあるときか)，夜間(就寝時か，熟睡時か，起床前か)．③初期症状(前兆)：自覚症状(頭重感やめまい，吐き気，いらだち，ふっと気が遠くなる，カチカチあるいはピリピリする皮膚感覚，発作がくる予感)，他覚症状(叫び声，うめき声など)．④発作の始まり：意識のくもり(動作が止まる，呼びかけに対する応答がなくなる，返事がちぐはぐになるなど)，転倒(勢いとその方向，姿勢，発声の有無)，痙攣(どこから始まったか，眼球・頭部の位置など)，動作の異常(表情，視線，発声，呼吸の状態，どのような動作がみられたか)．⑤発作の経過：意識状態(保たれていたのか，最初はあったが途中から失われたか)，目，頭，身体の動き，表情，顔色，呼吸の様子，痙攣は身体のどの部位に広がったか，突っ張っていたか，ガクガクしていたか．⑥発作後の意識の回復：終末睡眠に移ったか徐々に回復したか，もうろう状態(不穏，興奮)か，名前を呼んだときの様子，動作や症状の変化，泣き声など，発作による打撲，外傷の有無，発作を覚えているか，など．

【ケアのポイント】 ①発作のコントロールには規則正しい服薬が重要．医師による抗てんかん薬の血中濃度測定により至適投与量が決定される．てんかん発作の誘発因子には，不規則な服薬や怠薬，過労，睡眠不足，発熱などの体調不良，精神的ストレスなどがある．これらの誘発因子を避ける規則正しい生活を指導する．②発作に伴う外傷や熱傷，特に入浴時の発作，発作に伴う転倒には十分な注意が必要である．頻回に発作を起こす場合には保護帽の着用を促す．また，包丁，火器など危険物の使用はできるだけ避ける．③てんかんに対する社会の偏見はいまだに根強い．本人や家族の心理的負担を軽減するために十分にサポートする．④てんかんによって生じる精神症状には，統合失調症様の精神病症状，てんかん性不機嫌，統合失調症様症状が長期間にわたりみられる持続性精神症状などがある．精神症状についても観察を行い，医師に報告する．⑤自閉症や精神発達遅滞などの重複障害のある場合は，てんかん発作のみではなく双方に必要なケア計画を立案する．⑥学校や勤務先などで発作が起きたときの対応や危険防止について本人，家族の意向を確認したうえで関係者に説明し，痙攣発作時の処置や留意点など具体的な対応と配慮を求める．[478] ⇒参てんかん→2075

●全般性強直間代発作時のケア

①前駆症状がみられた場合は，ただちに発作に対応できる場所に移動する．
②発作が起きたらすばやく身体を支え，臥位をとらせ，周囲の危険物を取り除き，安全を確保する．
③頭部にクッションを当て，衣類やベルトをゆるめ，呼吸を回復しやすくする．呼吸状態を確認する．
④発作時は片方の手を下顎部に当て，顎を上方に押し上げる．
その姿勢で痙攣が終わるのを待つ(気道の確保，咬舌予防)．
間代性痙攣の間代期には四肢を軽く支持する(脱臼予防)．
大呼吸とともに顔を横に向け，分泌物や吐物などを誤嚥しないように注意する(誤嚥防止)．
痙攣発作時に，体を押さえ込んだり，舌をかむからと口腔内にタオル，割り箸などを押し入れたりしない．
⑤発作後，バイタルサインを確認する．
⑥発作後に意識がもうろうとしたまま歩き回ることがある．発作後も意識が完全に回復するまで観察を継続する．

点眼 instillation 薬剤を結膜囊内へ滴下すること．いわゆる目薬をさすということ．結膜，角膜および前房内への薬剤移行性に優れ，眼科で最もよく用いられる方法．[257]

てんかん型波形 epileptiform pattern 主にてんかん患者に特徴的にみられる，背景脳波からきわだって異なる突発性の異常脳波波形．突発性異常波には，棘波，鋭波およびそれらと徐波が結合した棘・徐波複合，鋭・徐波複合を含む．これらの出現部位や頻度はてんかん診断や病態の重症度の判定に役立つ．[1619,421]

てんかん気質⇒同てんかん性格→2077

てんかん原性焦点 epileptogenic focus 局在性脳損傷周囲では過剰興奮性ニューロンが焦点性てんかん発射を起こしやすい状態にあり，てんかん原性焦点とはこの発作発射が起始するニューロン群を指す．棘波などの突発性異常波が脳波上に局在性に出現する場合を，脳

て

波上のてんかん原性焦点と呼び，これは部分発作の発作起始部位を示唆する点で診断上きわめて重要.[1619,421]

てんかん後一過性麻痺 transitory postepileptic paralysis ある種の痙攣性てんかん発作に続発する一過性の麻痺をいう．特に大脳皮質運動領(前中心回)に焦点を有する焦点運動発作(ジャクソン発作 jacksonian seizure)では，放電が前中心回を広がるのに応じて対応する身体部位に痙攣が波及していくが，この発作後に身体の一部(患側肢など)に一過性の運動麻痺が出現する場合があり，これをトッド麻痺と呼ぶ.[1619,421] ⇨参トッド麻痺→2155

てんかん重積状態 status epilepticus てんかん発作が通常の持続時間をこえて遷延化するか，あるいは発作が頻回に反復することによって，意識障害が長時間持続する状態をいう．てんかん重積状態には，痙攣発作重積状態と非痙攣発作重積状態とがあり，後者は欠神発作重積状態と複雑部分発作重積状態に二分される．このうち特に痙攣発作重積状態は，脳浮腫などの合併症を生ずる危険性が大きく，治療の遅れは死につながる場合があるため緊急治療が必要とされる．治療の基本はジアゼパムの静注であるが，フェニトインの静注も有効.[1619,421]

転換症状⇨参転換性障害→2077

てんかん性異常脳波 epileptic abnormal electroencephalogram てんかん患者にみられる異常脳波であり，基礎律動(背景脳波)の周波数，振幅などの異常(徐波，速波)と，突発性脳波異常(棘波，鋭波，棘・徐波複合，鋭・徐波複合，突発性律動波)が含まれる．これらの異常脳波の出現部位は全般性 generalized と局在性 localized に分けられるが，特に局在性突発性異常波の出現部位を特定することは，てんかん発作の診断と分類にきわめて有用．発作間欠期脳波と比較して発作時の脳波では，突発性異常波や徐波が広汎にかつ群発して出現しやすい.[1619,421]

てんかん性格 epileptoid character 〔D〕Epileptoid ［てんかん気質］ てんかん患者がてんかんに特有な，ある種の行動特徴を示すという誤解に基づく慣用語．従来，てんかん患者には緩慢，気まぐれ，迂遠，執拗，爆発的，自己中心的などの性格特徴が指摘されてきたが，これらはてんかん患者すべてにあてはまるものではない．てんかん患者の一部に観察される性格的特徴は，器質的要因，社会的・心理的要因などが複雑に関連して引き起こされるという考え方が一般的.[1619,421]

てんかん性昏迷 epileptic stupor てんかん患者に出現する，てんかん発作と関連した昏迷状態の総称であり，この状態下では患者の意志表出は欠如するかきわめて乏しくなり，自発的行動がなくなり無反応となる．てんかん発作に伴って出現する場合と発作後に出現する場合がある．昏迷の間は両側性に同期して棘・徐波複合が連続的に出現している.[1619,421]

転換性障害 conversion 転換とは，抑圧された心的エネルギーが身体症状に置き換えられる防衛機制のこと．古代よりヒステリーとして記載はみられるが，フロイト Sigmund Freud(1856-1939)が症状形成に関与する機制を明らかにした際に用いた．転換によって生じた身体症状を転換症状といい，失立，失歩，視覚障害，聴覚障害，失声，嘔吐，痙攣，卵巣痛，知覚麻痺など多彩である．フロイトは症状自体を一種の身体言語と考え，この症状の中に過去の心的葛藤を象徴する意味があると考えた．ICD-10，DSM-Ⅳでは転換性障害と呼ぶ.[1607]

てんかん精神病 epileptic psychosis 一般に，急性挿間性，慢性持続性に分けられる．急性型は，てんかん発作との関連を思わせる発作前不機嫌や発作後もうろう状態との鑑別が必要．数日から週単位にわたる意識清明時の幻覚妄想状態もみられるが，てんかんのプロセスに関連があるのか，たまたま合併した精神症状なのか異論がある．てんかんの経過中，持続性に統合失調症類似の状態がみられることがあるが，側頭葉てんかんに多い．病因としては，発作に至らない脳内てんかん性興奮，てんかんをもたらしている器質性病変のもたらす精神症状，長期にわたる薬物療法の副作用などが考えられる．一方，てんかんという病をもつ人の社会的・人間的要因も無視できない．また，強い性格変化や，認知症のような持続性精神障害に至るものもある．「てんかん精神病」の呼称は，てんかん即精神病という歴史的背景を思わせるとともに，精神病状態のすべてがてんかんのプロセスとの関連を想定させることから名称の変更が望まれる.[1318]

てんかん性前兆 epileptic aura 古くからてんかん発作の前ぶれとして，アウラ aura というラテン語が用いられてきた．近時，脳波，てんかん学の進歩により，前兆が自覚されるときには，すでに発作が始まっており，起始症状とされる．つまり焦点発作である．この時点では，単純部分発作ということになり，起こる部位の機能によって，さまざまな自覚症状となる．代表的な例として，かつて見たことのある光景が浮かぶ，既視感の発作がある．その他，身体感覚を訴える発作もある.[1318]

てんかん性放電 epileptic discharge てんかんの電気化学的成因を説明する際の用語．ジャクソン J. H. Jackson(1835-1911)は，偶発的，突然，過剰，急峻かつ局所的な大脳灰白質の発作発射をてんかんの定義とした．発作の臨床表出は，電気的放電とその拡散によって説明されている．この過剰な電気的放電が起こるメカニズムはまだ明らかにされていない.[1318]

てんかん代理症 epileptic equivalent 通常の発作の代理と考えられる臨床表現に対して名づけられたもの．つまり，てんかん発作の代わりとして一過性にみられる精神症状で，もうろう状態などを指して呼ばれたが，現在ではほとんど用いられていない.[1318]

点眼法 administering eye drops 医薬品の溶液または懸濁液を結膜嚢に滴下し吸収させる与薬法．臥位または仰臥位をとらせた患者の下眼瞼にふき綿を当て，母指で軽く下に引く．点眼剤を指示滴数分滴下して閉眼させ，薬液が涙管内に入るのを防ぐため涙嚢部を押さえる．散瞳薬を点眼して散瞳させ，眼底を見る場合は，適時散瞳状態を確認するとともに縮瞳するので，環境の安全に留意する.[109]

てんかん発作の国際分類 international classification of epileptic seizures；ICES 従来，レンノックス W. G. Lennox(1884-1960)をはじめ，多くの発作分類が用いられてきたが，現在，国際てんかん連盟(ILAE)による「てんかん発作の国際分類」(1981)と「てんかんおよびて

●てんかん発作の国際分類(概略)

Ⅰ.全般発作(痙攣性,非痙攣性)
　A.欠神発作
　　1.定型欠神
　　2.非定型欠神
　B.ミオクロニー発作
　C.間代発作
　D.強直発作
　E.強直間代発作(大発作)
　F.脱力発作(失立発作)
Ⅱ.部分(焦点,局所)発作
　A.単純部分発作(意識は障害されない)
　　1.運動症状を示すもの
　　2.体性感覚あるいは特殊感覚症状を示すもの
　　3.自律神経症状を示すもの
　　4.精神症状を示すもの
　B.複雑部分発作(≒精神運動発作)
　　1.単純部分発作で始まり,続いて意識障害が起こるもの(自動症を伴うもの,伴わないもの)
　　2.意識障害で発症するもの(自動症を伴うもの,伴わないもの)
　C.部分発作から全般強直間代発作に発展するもの
Ⅲ.分類不能てんかん発作

(ILAE,1981より一部改変)

んかん症候群の新しい国際分類」(1989)が定着しつつある.表には,てんかん発作の国際分類のみを示す.[1318]

点眼麻酔 topical anesthesia 点眼で結膜や角膜の知覚を麻痺させること.数十秒で麻酔効果が得られる.主に0.4% 塩酸オキシブプロカインや4% 塩酸リドカインが用いられる.痛みのため開瞼困難時の診察,眼に器具を接触させる検査,最近では白内障手術なども点眼麻酔のみで行うこともある.[257]

転帰 outcome 疾患および患者の経過とその結果.病歴には,疾患名ないしプロブレムリストごとに,治癒,軽快,不変および悪化など転帰の分類を記載.入院病歴の場合は,患者退院時に転院,転科,死亡などの患者の転帰に関する区分の記載も必要となる.[1482]

テンキー ten-key keypad⇨同キーパッド→663

電気泳動法 electrophoresis 電場内に置かれた溶液中の荷電物はそれ自体と反対の電極の方向に向かって移動することを利用した分析法.この移動によって生じる分離した物質の帯を電気泳動像として記録する.この方法は,ペプチド,血清タンパク,細胞,生体成分の分離・分析を目的として広く用いられている.[258]

電気乾固⇨同電気乾燥→2078

電気乾固法 electrodesiccation 高周波交流電流による熱の作用で,組織を乾燥・破壊させる外科的療法.作用深達度は浅く,対極板を使用しない.電流を変えることで,容易に破壊の範囲を制限できるのが利点.血管腫,汗管腫,基底細胞腫,老人性疣贅,日光角化症,尋常性疣贅,伝染性軟属腫などの治療に用いる.[395] ⇨参電気乾燥→2078

電気眼振検査 electronystagmography;ENG [眼振図検査,ENG] 平衡機能検査のうち,電気眼振計electronystagmograph(ENG)を用いて,眼球の運動や速度について記録する検査法.眼球は常に角膜側が+,網膜側が−に帯電しており,眼球運動に伴って電位が変化する.これを利用して,眼球運動や眼振の検査に用いる.振子眼振や律動眼振などを評価する.[480]

電気乾燥 electrodesiccation [電気乾固] 単極性高周波電流の熱作用を利用して,組織を乾燥させ,破壊する治療法.主に表在性の小腫瘍や,皮下の異常組織を除去する際に用いられる.施行時は,局所麻酔下にて行う.[485] ⇨参電気乾固法→2078

電気凝固器 electrocoagulation device 周波数の高い交流電流を組織に流し,接触部に生じるジュールJoule熱で凝固,破壊する手術機械.術中の止血や切離,切開に用いる.切開時はメスのブレードが深く入らず,切離組織との接触面積が最小となるように,ブレードに付着した壊死組織は常に清掃する.使用時,電流の出力は切開,凝固が可能な最小の大きさとし,できる限り余分な熱が周囲組織に及ばないように常に留意する.[957]

電気凝固止血法 hemostasis with electrocoagulation [高周波止血法] 電気凝固は,電極を目的の組織に接触させて高周波電流を通電し,熱凝固をきたすもので,組織変性,破壊作用をもつので,皮膚病変などの治療にも用いられる.高周波電流は波形の調節によって,切開にも凝固止血にも用いられ,外科手術や内視鏡的治療時に利用される.内視鏡的粘膜下層剥離術の普及に伴い,止血専用鉗子が市販されている.モノポーラとバイポーラの鉗子があり,前者では対極板が必要.[392]

電気緊張 electrotonus 通電により膜電位が持続的な過分極または脱分極の状態に変化することをいう.膜のコンデンサーと抵抗としての働きによるもの.実際には持続開口したチャネルをイオンが通過することにより生じる.[1274]

電気緊張電位 electrotonic potential 膜のコンデンサーと抵抗としての働きによって,通電により生じる電位依存性チャネルの閾値以下の受動的膜電位の変化.持続的に開口しているチャネルをイオンが通過することで生じる.[1274] ⇨参電気緊張→2078

電気痙攣療法 electroconvulsive therapy;ECT [電気ショック療法,電撃療法,ECT] 前額部に2-3秒間通電(交流80-110 V,50-60 Hz)し,全身痙攣(ショック)を起こさせることにより精神症状を改善させる方法.また健忘や痙攣を避ける一側電撃療法,筋弛緩電撃法もあり,麻酔医の管理のもとに行う.主としてうつ(鬱)病のほか,解離性障害,統合失調症,特に緊張病型(陰性症状には無効)などに適応する.[1062]

電気軸 electrical axis [心電気軸] 心臓の電気的興奮の伝わるベクトル方向のこと.主に問題にするのはQRS波の電気軸(心室の興奮が伝わるベクトル方向)で,それも前額面における電気軸が,心室肥大などを示唆する軸偏位にかかわるので臨床的意義が大きい.[1432] ⇨参平均電気軸→2615

電気シナプス electric synapse ギャップジャンクションを透過するイオンにより,細胞から細胞へと電気的伝達が行われるシナプス.[1274] ⇨参シナプス→1327

電気手術 electrosurgery 金属製の針や器具を用い,高周波電流を局所的に通電させることによって組織の切断や乾燥を行う手術.電気切開法,電気凝固法,電気焼灼法,電気乾固法,高周波療法などがある.[485]

電気焼灼(しょうしゃく)器 electrocautery device [直流電

て

気焼灼(しょうしゃく)器］ 電流で加熱して組織を破壊するために用いられる金属製の焼灼機器．組織に接触させる部分は針やループになっており，いぼやポリープの除去に用いる．電気メスも電気焼灼器の1つ．これを使用した治療法を電気焼灼法という．[485] ⇨参ジアテルミー→1218

電気ショック療法 electroshock therapy⇨同電気痙攣療法→2078

電気水圧衝撃波結石破砕術 electrohydraulic shock wave lithotripsy；EHL 放電時に生じる泡が大きくなろうとする圧力を利用して尿路結石を破砕する方法．特殊な通電用プローブを使用する．プローブ径は細く屈曲性であるため軟性鏡を使用することができ，硬性鏡では届かない腎杯結石や尿管結石の破砕に適している．経皮的・経尿道的尿路結石除去術の際に使用される方法．[118]

電気睡眠療法 electrosleep therapy 頭皮上の前額部と後頭部に置いた2つの電極を通じて微弱な電流を通電することにより睡眠を誘発する不眠症の治療法．主として東欧圏で用いられてきたが，わが国でも厚生労働省の認可を受けた医療用機器がある．軽症から中等症の原発性不眠症の患者に対しては有効な治療法の1つ．[751]

電気性眼炎⇨同雪眼炎→1730

電気生理学的検査 electrophysiologic test 人体の組織中の電位差を記録することにより，その時点の生体の機能を明らかにする検査で，神経内科領域では脳波検査，筋電図検査，神経伝導速度検査などがしばしば施行されている．脳波検査では意識状態の把握，てんかんにおける突発性発作波，肝性昏睡時の三相波やクロイツフェルト・ヤコブ病 Creutzfeldt-Jacob disease における周期性同期性放電などの特異的異常波の検出に有用である．筋電図検査は各種筋肉疾患や運動ニューロン疾患の診断の補助，神経伝導速度検査では末梢神経障害の診断の補助に有用である．[1160] ⇨参脳波検査法→2311，筋電図検査→801，神経伝導速度→1531

電気生理学的モニタリング electrophysiological monitoring 体性感覚誘発電位，運動誘発電位や聴性脳幹反応などを監視すること(モニタリング)．脳表の運動・感覚野，脊髄や脳幹部付近の手術の際，実際にこれらのモニタリングを行いながら手術進行の目安にする．[35] ⇨参体性感覚誘発電位→1880，誘発筋電図→2855

電気切開法 electrotomy 電気メスによる切開術．高周波電流のジュール熱と放電圧力を組織の離断に利用するもので，切開と同時に止血できる利点がある．電気メスには単極型(モノポーラー型)と双極型(バイポーラー型)があるが，切開に使用されるのは単極型．電気メスを使用する際は，感電や熱傷を防止するため，必ず対極板が患者の皮膚に密着していることを確認してから行う．[485]

電気穿孔法⇨同エレクトロポレーション→371

電気損傷 electric injury ［電撃傷］ 感電による局所損傷は，通電電流，生体の電気抵抗，通電時間によって多様であるが，局所に発生するジュール Joule 熱が主な原因となって生じる．進行性壊死と二次的出血が特徴的．壊死は深く広いためドレナージが不良で感染が必発で，全身感染症に進展することがある．二次的出血は，ジュール熱によって発生した動脈の真性あるいは仮性動脈瘤が受傷後2-4週後に破裂，出血するもので，感電の多くは上肢が関与するため腋窩動脈に発生して止血が困難なことがある．電流斑，電紋(雷紋)といわれる皮膚症状もみられる．全身症状については電撃症を参照．[881] ⇨参電撃症→2080

電気的交互脈 electrical alternans 心電図上で，QRS あるいはT波の振幅が1拍ごとに交互に変化を繰り返す状態．QRS 波交互脈は頻脈や心膜液貯留が原因とされ，T波交互脈は心筋虚血や QT 延長などでよくみられる．なお交互脈とは通常，機械的交互脈をいい，大小の脈が交互に繰り返される状態を指し，重篤な心不全の徴候を示唆する．[1432] ⇨参交互脈→1001

電気的収縮期⇨同QT 間隔→99

電気的収縮時間⇨同QT 間隔→99

電気的除細動 electrical defibrillation ［カルディオバージョン］ 心室細動，無脈性心室頻拍のような生命危機に直結する不整脈を除去することを除細動という．薬剤を使用する場合と心臓に通電して行う場合がある．心臓に通電することにより全体を同時に脱分極することを電気的除細動という．通電方法として胸壁に電極を当てる体外式と，開胸心マッサージ時に直接心表面に当てる体内式がある．また重度の不整脈による心停止状態や重度ショック状態のとき，体外式除細動で一刻を争って処置することを緊急電気的除細動という．[801] ⇨参カウンターショック→463，除細動→1487

電気的伝達⇨参電気シナプス→2078

電気的等価回路 electric equivalent circuit⇨同等価回路→2097

電気的脳無活動記録 electrocerebral inactivity⇨同平坦脳波→2620

電気二重層 electrical double layer 正負の極が電気的に平行して存在することにより形成される層．[1274]

電気分解 electrolysis ［電解］ 電気によって電導体(通常は溶液あるいは溶解物)中に化学変化を起こす変化をいう．通常，金属片の電極間に電流を通すと，陰極から電子が溶液中に入り陽極に向かって流れる．陰イオンは陽極に，陽イオンは陰極に引きつけられる．導電体としては銅(Cu)，亜鉛(Zn)，ニッケル(Ni)，鉛(Pb)，銀(Ag)の溶液が用いられる．これらの溶液は通電により純粋の金属が陰極にたまる．アルカリあるいはアルカリ土類金属の塩では，陰極に水素ガスが発生する．金属の陽極を用いると金属イオンが陽極から溶液中を電流として流れていく．プラチナ(Pt)のような不活性電極では水溶液を用いると，陽極より酸素ガスが発生する．[258]

電気分解法 electrolytic means 弱い直流電流を流し，生体局所の組織液を電気分解して生じた水酸化ナトリウムの化学作用を利用して組織を破壊する方法．作用は弱く，抜毛に用いる．陽極は対極板としてからだに密着させる．陰極は細い針になっており，毛孔に挿入して通電する．美容目的で永久脱毛に用いられるのが一般的である．また酒皶の血管閉塞にも用いる．[395]

電気変性反応 electrical reaction of degeneration 経皮的に運動神経を電気刺激し，攣縮や強直など興奮性の変化や筋収縮の様式の変化をみる検査．失活した神経を調べる補助的な臨床検査法として用いられてきたが，信頼性が疑問視され，現在では強さ-時間曲線を測定する方法が主流となっている．[893]

電気ポテンシャル　electrical potential　物質がもつ電荷によるエネルギー．電位勾配のある環境では，電荷をもつ物質は電気ポテンシャルに従って移動する．たとえば，負の電荷をもつイオンは正の電荷に向かって移動する．[1335]　⇨参化学ポテンシャル→470

電気味覚検査　electrogustometry　舌に弱電流を流すと金属をなめたような味覚が生ずることを利用した検査．味覚を定量的に検査することにより，味覚障害の程度や，顔面神経麻痺の部位などを調べることができる．電気味覚計を用いて行い，味覚認知の電流の強さはdB(デシベル)で表示される．基準値は30歳以下が8dB，40歳以後は10dB程度．左右差が6dB以上は病的とする．[701]　⇨参味覚検査→2763

電気メス　electric knife, electric cautery　高周波電流により，生体組織の切開や凝灼を行う手術機器．電力発生器としての装置本体，メス形電極，患者の身体に貼る対極板の3つからなる．ジュール熱を利用したもので，切開または凝灼止血，あるいはその両方を同時に行うことができる．縫合を必要としない切開，出血しやすい組織や臓器の切開，びまん性の粘膜出血などに対して用いられる．[485]　⇨参電気焼灼(しょうしゃく)器→2078

電気免疫拡散法　electroimmunodiffusion⇨同免疫電気拡散法→2810

癲狂(てんきょう)院　精神科病院の古い呼び方で，癲はてんかん，狂は精神病を意味する．1875(明治8)年にわが国最初の公立の京都府癲狂院が正式に認可されたのが始まり．京都洛東青蓮院に京都府療病院が創設され，その付属施設として南禅寺の一塔頭に癲狂院がつくられた．その後癲狂院は京都府療病院より独立し京都府癲狂院となるが，これがわが国における公立精神科病院の第1号．それまで精神障害者は，京都岩倉村の大雲寺やその周辺の茶屋に宿泊させていたが，これを禁止し，すべて府立病院に収容されることになった．東京では，1878(同11)年，公立の東京府癲狂院(現東京都立松沢病院)が設立された．[1451]

電気療法　electrotherapy　低周波，中周波領域の電磁波を用い，生体を電場に置く(電圧治療)か生体に電流を流し(電流治療)，神経や筋を刺激する治療法．疼痛や痙攣の鎮静，筋麻痺の回復などを目的に行う．持続・断続電流療法は，血管拡張や麻痺筋の興奮性を高める作用がある．経皮的末梢神経電気刺激法，干渉電流法，高圧電気刺激法，超短波療法などは疼痛鎮静に有効である．[1494]　⇨参低周波療法→2049

デング出血熱　dengue hemorrhagic fever⇨同デング熱→2080

テングタケ　amanita　キノコの一属．テングタケ属のなかには，タマゴテングタケ *Amanita phalloides* やシロタマゴテングタケ *A. verna* といったファロイジン，アマニチンなどの猛毒を含むものがあり，摂取すると腹痛や胃腸障害を起こし，やがて腎・肝および中枢神経系障害を呈する．[1618]

テングタケ中毒　amanita pantherina poisoning　高さ20cmほどの扁平なキノコで，表面は茶褐色で白色の鱗状体が散在している．美味であり少量の摂取は問題ないが，多量摂取すると中毒を起こす．幼小児にとっては毒性が強く，嘔気，嘔吐に続いてめまいや酩酊状態を示す．狂躁状態となることもある．また幻覚を示す．毒成分はイボテン酸と呼ばれる．治療は，毒物の除去を行い，アトロピン硫酸塩水和物またはジアゼパムの投与．[1618]　⇨参毒キノコ中毒→2140

デング熱　dengue fever；DF　［デング出血熱］　デングウイルスによる感染症．デングウイルスはRNA遺伝子をもつフラビウイルス科フラビウイルス属のウイルスで，ヒトを自然宿主として蚊-ヒト-蚊の生活環で維持される．抗原的に関連する1-4型のウイルスが存在する．ネッタイシマカ，ヒトスジシマカが媒介し熱帯，亜熱帯地域のアジア，太平洋諸島，アフリカ，中南米，カリブ海諸国などに広く存在する．感染後2-7日の潜伏期を経て発熱，頭痛，筋肉痛，関節痛を主症状として発症する．発熱は3-5日で一時解熱するが，その後再び39℃の発熱を認め，体幹部から発疹が出現し，四肢，全身に拡大していく．通常7-10日で後遺症もなく軽快する．しかし，中には重症化し消化管出血，肝脾腫，出血傾向と血漿漏出に伴いショックをきたすデング出血熱を合併．異なるウイルス型による再感染時に出血熱を発症する危険性が高い．また，ウイルスの型別で出血熱を起こしやすいウイルス型も存在する．[1113]

電撃死　electrocution, electrical death　体内に電流が通ることによって死亡することで，通常，感電死という．感電死のうち人工的に発電した電気(工業電流)の伝導により死亡することを電撃死と称し，落雷により死亡することを雷撃死と区別していうこともあるが，一方，電撃死と雷撃死とを同義に用いることもあり，統一はとれていない．直流より交流がより危険で，100V以上の電圧，または交流で0.1A以上の電流で不整脈をきたし死亡しうる．電撃死にみられる所見としては電流斑などがあるが必ずしも全例に認められるわけではない．[1547]　⇨参感電死→643

電撃症　electric shock　高圧電流や落雷による感電で生じる障害で，全身症状として心臓に通電されて発生する心室細動があり，現場での即死の原因で最も多い．安全電流値は10mAといわれるが，心臓近傍まで挿入される各種カテーテルを介するミクロショックでは安全電流値は10μAといわれている．重症電撃症の場合，直後のショックと広汎な筋崩壊によるミオグロビン血症から急性腎不全になることがある．[881]　⇨参感電→643，電気損傷→2079

電撃傷　electric injury⇨同電気損傷→2079

電撃性　fulminant, lancinating　電撃痛のように，突き刺されるような，引き裂かれるような，突然に起こる激しい状態．[485]

電撃性肝炎　fulminant hepatitis⇨同劇症肝炎→880

電撃性紫斑病　purpura fulminans, fulminant purpura　きわめて重篤かつ急激な経過をとって死に至る，全身の皮膚，粘膜の壊死を伴う出血を特徴とする病態の総称．髄膜炎菌感染症，溶血性連鎖球菌感染症(猩紅熱)，水痘，風疹などの感染症やホモ接合体プロテインC欠乏症(新生児期)などで起こる．髄膜炎菌感染症によるものはウォーターハウス・フリーデリクセンWaterhouse-Friderichsen症候群とも呼ばれ，副腎出血がみられ，副腎機能不全を伴う．その本態は播種性血管内凝固症(DIC)と考えられる．プロテインC活性化の異常も報告されている．[1131]

電撃性猩紅熱(しょうこうねつ) scarlatina fulminans A群連鎖球菌による突発的な敗血症性ショック．中高齢者に好発し，小児の発症は少ない．死亡率は約40%．症状は，ショック症状に加えて，腎障害，凝固障害，肝障害，成人型呼吸窮迫症候群，全身性の紅斑様皮膚発赤疹，軟部組織壊死の2項目以上を満たす．病態が進行すると多臓器不全に至る．発症機序は不明．治療は救命を目的とし，ショックへの対応が重要である．[1357] ⇨参猩紅熱(しょうこうねつ)→1432

電撃療法 electroshock therapy⇨同電気痙攣療法→2078

殿結合体 pygopagus ほぼ均等に発育した双胎が仙骨部で結合している二重体．背部を接してそれぞれ外側に向いている．[1631]

電顕⇨同電子顕微鏡→2081

電顕ミエロペルオキシダーゼ electron microscopic myeloperoxidase 電子顕微鏡を用いてミエロペルオキシダーゼ反応をみる方法．核膜周囲腔，粗面小胞体やゴルジ Golgi 装置，顆粒が陽性に染まる．急性骨髄性白血病FAB分類のM0(微小分化型急性骨髄性白血病)の診断に役立ち，M0では光顕的ミエロペルオキシダーゼ反応が陰性でも，この方法を用いると陽性に染まる．[1495]

テンコフカテーテル Tenckhoff catheter 腎不全の治療である腹膜灌流(透析)を行う際に使用するカテーテルで，テンコフ H. Tenckhoff により考案された．腹腔内に留置して使用するが，腹壁の穿刺部位で皮下組織と癒合させ固定を図るフェルト製のカフがついている．灌流液の注入と排液はこの1本のカテーテルの中を流れ腹膜透析が行われる．[30]

転座 translocation ［染色体転座］ 染色体異常の1つで，染色体の一部が同一染色体上の別領域，あるいは別の染色体に融合する現象．一例に，バーキット Burkitt リンパ腫では8番染色体の一部が14番染色体へ転座することが知られている．これを転座(8；14)または t(8；14)と表記する．相互転座，重複転座などがある．[800] ⇨参染色体異常→1764

電算機⇨同電子計算機→2081

点耳 ear dripping 抗生物質などの薬液を外耳道に滴下すること．治療する耳が上を向くように患者の頭を傾けさせ，外耳孔を出し薬液を直接外耳道の内側壁に滴下する．3歳以上では耳介を後上方に引っ張るが，2-3歳未満の小児では後下方に引っ張り点耳する．アミノグリコシド系の薬物など内耳障害を引き起こす可能性のあるものについては，点耳への使用を控えたほうがよい．[451]

点字 braille⇨同ブレイル文字→2588

電子 electron 物質，原子を構成する素粒子で，負の電荷をもつ陰電子と正の電荷をもつ陽電子が存在する．陰電子には原子核のまわりを回っている軌道電子と，原子核に束縛されていない自由電子がある．一方，陽電子は不安定であり，放射線と物質との相互作用の結果として，あるいは放射性同位元素(RI)からのβ^+線として放出される．放射線治療では，電子加速装置(リニアック治療装置，マイクロトロン治療装置)で加速した約4-20 MeV(メガエレクトロンボルト)電子線(陰電子線)を使用している．[1144]

電子加速装置 electron accelerator 電子を高エネルギーに加速する装置．電子線を直線状に加速する直線加速器(リニアック)および円軌道上で加速するマイクロトロン，ベータトロン，シンクロトロンなどがある．放射線治療では，リニアック治療装置，マイクロトロン治療装置などが使用されている．[1144] ⇨参加速器→510，直線加速器→2022，マイクロトロン→2725

電子カルテ computerized patient record；CPR，computerized medical record；CMR 電子カルテシステムとは，医師の記載する診療録だけでなく，看護記録，その他の医療従事者が記載する診療記録，および検査結果などを含めた「広義のカルテ」をコンピュータで電子的に保存および管理することにより，医療の質の向上，医療の安全性の向上，診療支援機能の強化，業務の効率化，患者サービスの向上などを図ることを目的としたもの．カルテなどの情報を電子化することにより，診療にかかわる医師，看護師，その他の医療従事者，および患者の間で情報を共有することができるとともに，利用者に応じて情報内容を最適化して表示することができる．また，病名や手術処置などのコード化と精度管理の課題は伴うが，診療情報をデータベース化することにより臨床評価指標(クリニカルインディケーター)やクリニカルパスの分析などが容易になり，診療の質の向上に有効．現状では看護支援システムとのデータ連携や看護業務支援機能などに課題がある事例も散見され，今後の機能の強化が求められる．導入経費や業務の見直しなどの課題はあるが，「ITによる医療の構造改革」における具体的施策の1つとして電子カルテの普及の推進が掲げられており，今後，急速に発展・普及するものと期待される．[1341] ⇨参オーダーエントリーシステム→398

転子間径⇨参骨盤外計測→1117

転子間骨折⇨同大腿骨転子部骨折→1882

電子計算機 〔electronic〕computer ［コンピュータ，電算機］ いわゆるコンピュータのこと．その機能は単に計算をするだけではなく，文書の編集，表・グラフ作成，資料のスライド化，データベース，通信，画像処理など多様な使われ方をしている．大きな特長は，今までの機械が単一の機能を目的としてつくられているのに対して，ソフトウエアにより多機能性と発展性を有していること．機械部分はハードウエアといわれ，演算処理装置，メモリ，ハードディスク，フロッピーディスク，CD-ROM，通信・プリンターポートなどを含む本体，ディスプレイ，キーボードとマウス，外づけディスクやイメージスキャナなどの周辺装置などで構成される．分類としては小さい順に，パーソナルコンピュータ，サーバー，オフコン，ミニコン，汎用機となるが，最近は小型システムの発展が著しく，パソコンのみ，またはパソコンとサーバーのみで大規模なシステムが構築されるようになってきている．これをダウンサイジングと呼ぶ．[256]

電子顕微鏡 electron microscope ［電顕］ 光学顕微鏡は光路にガラスのレンズを置いて光の屈折を利用して物体を拡大するシステムであり，理論上，光(可視光)の波長より小さい物体を見ることはできない．油浸対物レンズを用いても100倍くらいが限度である．一方，

電子顕微鏡は可視光よりはるかに波長の短い電子線を用い，電磁石により電子線を収束，拡散させて，電子光学的結像によって試料の拡大像を得る装置である．電子顕微鏡は光学顕微鏡のような色彩はないが，解像度は光学顕微鏡の1,000倍以上に及ぶ．ただし，組織の構造を透過電子線で観察する場合には，組織の厚みは0.1 μmよりも薄い切片(超薄切片)にしなければならない．組織の透過像は蛍光スクリーン上に投影されたものを観察して写真撮影する(透過型電子顕微鏡)．また，物質の微細な表面構造を観察する場合には，物質の表面に沿って電子線(走査線)を走らせ，モニター上で観察して写真撮影する(走査電子顕微鏡)．[1044] ⇒参光学顕微鏡→980

電子ジャーナル electric journal 最近の研究ペースは早く，紙ベースでの論文の投稿，審査，印刷，配布では時間がかかるため，これらのすべてを電子的に行うことが多くなってきた．紙ベースの雑誌でも，インターネットで論文の検索や参照をしたり，PDF形式の論文をダウンロードできるようになってきた．このように電子化された雑誌のことを電子ジャーナルといい，発行側の手間や費用が削減でき，利用者も保管の省スペースや取寄せの時間短縮となる．British Medical Journalのように無料で提供される場合もあるが，多くは論文のタイトルや抄録までは無料で公開されているものの，全文を読んだりダウンロードするには契約して購読料を払ってアクセスコードを手に入れる必要がある．[256] ⇒参電子図書館→2082，文献情報検索→2604

電子スコープ⇒同電子内視鏡→2082

電子線 electron beam 医療用加速装置により高速に加速された電子の流れ．加速原理として高周波電場によるリニアック(医療用直線加速装置)，一様磁場および高周波電場によるマイクロトロン(医療用円型加速装置)により，4-40 MeV(メガ電子ボルト)の運動エネルギーをもつ電子を発生することができる．電子線は体表面で最も線量が高く，体内入射後は急激に分布が低下するために，主に表在性腫瘍の放射線治療に用いられる．電子線のエネルギーを選択することで，腫瘍深部での線量を調整しさらにその深部にある正常組織の被曝を避けることができる．電子線は原子の核外電子を高周波電場により加速したものであり，原子核から放出される電子(β線)と，法令上も区別される．[1127] ⇒参マイクロトロン→2725，加速器→510，直線加速器→2022

電子線療法 electron beam therapy リニアックやマイクロトロンなどの電子加速器によって発生させた電子線を用いて行う放射線治療．電子線は限られた深さまでしか到達しないため，皮膚癌などの表在性腫瘍やケロイドの治療に適応される．[1127] ⇒参電子線→2082

電子走査法 electronic scanning method 超音波診断において，超音波の発生・検出に用いる探触子に多くの素子を配列し，信号の位相をコントロールすることによって，超音波ビームを目的の方向に振りながら走査する方法．[955] ⇒参機械的走査法→665

殿肢体 pygomelus 胎児の殿部に1-2本の下肢が付着している奇形．普通の形態の胎児が自生体，付着している下肢が寄生体となる，寄生的殿結合体である．[1631]

電子体温計 electronic thermometer⇒参体温測定法→1861

電子対結合⇒同共有結合→773

電子伝達系 electron transport system 細胞小器官のミトコンドリアで行われるATP(アデノシン三リン酸)の合成プロセス．エネルギー基質の分解で生じる水素イオンがミトコンドリア内膜に伝達され，酸化的リン酸化反応によってATPが合成される．[1335] ⇒参チトクロ〔ー〕ム系→1978

電子図書館 electronic library，virtual library ［バーチャルライブラリー］ 電子化された図書館，すなわちインターネット回線を利用してコンピュータ上で利用できる「仮想」の図書館のこと．本や雑誌の編集・制作の多くが電子化されており，紙で出版されるだけでなく，CD-ROMやインターネットでも見ることができるようになってきた．電子化が進むと，利用者にとって検索が容易となり，自宅や仕事場で閲覧が可能で，最新の図書や雑誌を見ることができるようになる．また，実際の図書館にとっては省スペースや図書館の相互利用などが便利となる．すべての図書を完全電子化している図書館は少ないが，従来の著者やキーワードの索引の電子化から始めて，雑誌の抄録から全文の電子化へと進みつつある．電子化された情報へのアクセスは著作権その他の理由により，組織内に限定されたり，利用申請および利用料を必要とする場合もあるが，海外学術誌では全文を無料でアクセスできることが多くなっている．医療関係の電子図書館で無料開放されたものとしてはPubMedが有名である．[256]

デンシトメーター densitometer⇒同濃度計→2309

電子内視鏡 electronic endoscope ［電子スコープ］ スコープの先端部に超小型CCD(画像を電気信号に変える半導体素子)を搭載し，胃や腸内の映像を電気信号として体外のビデオプロセッサーに送信し，テレビモニター画面に映し出す医療器具で，近年急速に普及している．従来の光ファイバーで観察するファイバースコープ方式の内視鏡に比べて，高解像度，高画質の画像を得ることができ，先端部はあらゆる方向に曲がり柔軟性に富み操作性が著しく向上している．また映像信号のコンピュータへの入力が容易なため，画像処理や解析がしやすく画像を取り込み保存することが可能となった．テレビモニターにより複数人で同時に観察ができ，診断精度の向上に寄与し，また緊急内視鏡時の止血やポリープ切除術などの内視鏡治療を円滑に行うことが可能となった．[1317,790]

電磁波 electromagnetic wave ［電磁放射線］ 電磁放射線ともいい，電波，超短波，赤外線，可視光線，紫外線，X線，γ線が含まれ，光子という非常に小さい粒子の波動と考えられている．いずれも光と同じ速度で伝わり，波長は電波が最も長く，γ線が最も短い．X線とγ線の性質は同じで，人工的に発生したものをX線といい，自然または人工放射性同位元素から出るものをγ線と呼んでいる．また，紫外線，X線，γ線は，物質に当たると電離作用を示すので，電離放射線とも呼ばれる．[264]

電子ビームCT electron beam tomography；EBT⇒同超高速CT→2011

電子フォーカス electronic focussing 超音波診断において，超音波の発生・検出に用いる探触子を構成する多くの振動子より送受信される超音波の遅延時間を制

て

御し，ビームを任意の点に集束させる手法．[955]

電磁放射線 electromagnetic radiation⇨同電磁波→2082

電子捕獲 electron capture ［軌道電子捕獲］ 陽子数が余剰で不安定な原子核で起こる放射性崩壊．陽子は軌道上の電子を捕獲して中性子に変わり，ニュートリノと特性X線を放つ．通常はK軌道の電子が捕獲される．β^+ 崩壊(陽電子崩壊)と競合する場合も多い．[1127]

電子ポケット線量計 pocket dosimeter ［ポケットチェンバー］ 半導体検出器を用いた小型放射線測定器．胸部や腹部のポケットに装着して個人の被曝を測定する器具．一作業や1日ごとの計測が必要な場合に用いる．[292]

電子ボルト electron volt ［エレクトロンボルト］ エネルギーの単位．単位記号はeV．1電子ボルト(eV)とは，電子を真空中で1ボルトの電圧で加速したときの電子の運動エネルギーに等しい．1 eVは 1.6×10^{-19} J(ジュール)に相当．1 MeV(メガ電子ボルト)は100万eVであり，3.82×10^{-14} cal(カロリー)または 1.6×10^{-6} erg(エルグ)に相当．1 MeVの電子は光の約95%の速さ．[1127]

電子メール electric mail ［Eメール］ インターネットを使って文書を送受信する仕組み．インターネット上で電子メールを使うには，自分の使用するコンピュータをプロバイダーと契約してインターネットに接続する必要があるが，通常の郵便に比べて次のような特長がある．①高速化：数分で世界中と送受信できる，②安価：インターネットに接続していれば無料，③目的の多様化：好きなときに読み書きでき，添付機能を使えば写真およびコンピュータのデータやファイルの送受信が可能で，同時に多くの人に送ることができ，メーリングリストを使えば電子会議を開くことも可能．注意点は，多くのコンピュータを経由するため，プライバシーなどに気をつけることである．最近は，この仕組みを組織内のクローズドなネットワーク(イントラネット)に応用することも多くなっている．[256]

転写 transcription 遺伝情報がDNAを鋳型として，RNAポリメラーゼと転写因子(補助因子)によりRNAに合成されること．原核生物では，転写酵素であるRNAポリメラーゼ(ホロ酵素)による転写によりそのままmRNA(メッセンジャーRNA)となり，転写と翻訳は同調，共役して進行し，タンパク質が合成される．動物や植物など高等生物，真菌や原虫などの真核生物では，核で転写されたRNAはイントロンの部分を含んだhnRNA(heterogenous nuclear RNA ヘテロ核)で，キャップ構造とポリAの付加を受ける．さらにイントロンの切断加工(スプライシング)を受けて遺伝情報に必要なエクソンからなるmRNAとなり細胞質で翻訳が行われる．真核生物では，3種のRNAポリメラーゼにより異なった遺伝情報の転写を行う．[829]

転写因子⇨参転写→2083

点耳薬 ear drops 外耳道内部の炎症や感染症，耳垢など，耳のさまざまな状態の局所的治療に使用する薬剤．抗生物質やステロイド剤などが用いられる．アミノグリコシド系抗生物質など耳毒性のあるものは使用しないほうがよい．[451]

転写酵素⇨参転写→2083，RNAポリメラーゼ→104

伝承遊び traditional play ［昔遊び］ 何世代にもわたり伝えられてきた遊びであり，わが国ではお手玉，こま，あやとりなどがある．これらは，古い時代の宗教儀礼や生活様式に起源をもつとされ，遊びの方法や技術，遊び文化，仲間文化を伝える役割を担っている．[694]

点状出血 spotting, petechiae ［溢血点］ 皮下ないし粘膜下の末梢血管が破綻して，血管外に流出した血液成分が間質に沈着した病態．紫斑とほぼ同意語であるが，特に径が小さく散在している場合を点状出血と呼び，径の大きい斑状出血と区分する．健常者でも強い物理的刺激が皮膚や粘膜に加わると紫斑を生じるが，その際は斑状出血を呈する場合が多い．一方，点状出血は出血性素因や血管病変を有する患者で，軽度の外力が加わった場合に生じる．血小板減少性紫斑病や播種性血管内凝固症候群など末梢血血小板数が減少している患者で多くみられる．血管病変に伴う出血はアレルギー性紫斑病やエーラース・ダンロス Ehlers-Danlos症候群などでみられるが，高齢者では血管壁が脆弱化しており健常者でも観察される場合がある．また，縊死，絞死，扼死など急性窒息死の死体に特徴的な所見とされ，これらの典型例では眼結膜下や諸臓器の漿膜下に多数の溢血点がみられる．[1482] ⇨参紫斑→1333

点状出血熱 petechial fever 皮膚の点状出血を伴う有熱性疾患．腸チフスが代表疾患で，熱発後4-6日以降の病後期に生じる．[1482]

点状掌蹠(しょうせき)角化症 keratosis palmaris et plantaris punctata 点状の角化性丘疹が手掌や足底に多発する常染色体優性遺伝性疾患で，丘疹の角質塊を除去すると，あとが陥凹する．爪の変化をきたすことがある．遺伝性掌蹠角化症に属し，多くは思春期以降に発現．[395]

点状植皮術 植皮片を細かく切って移植する外科的手技で，尋常性白斑の治療に用いられる．2.5 mmほどのトレパン(パンチ)を用いて，正常部から病変部と同じサイズの皮膚を採取し，病変部に正常皮膚を点状に植皮する術式．植皮された皮膚からメラノサイトが増えることを期待して行われる．なお，採皮された正常部は二次治癒(かさぶたができて治る)させる．脱毛症の治療にも応用される(点状植毛)．[395]

天井値 ceiling value⇨同最大許容濃度→1160

点状白内障 punctate cataract 点状の混濁を特徴とした白内障．先天白内障を混濁の形状により分類したもの．視力障害の原因とはならない．[1250]

点状表層角膜症(炎) superficial punctate keratopathy (keratitis)；SPK ［びまん性表層角膜炎］ 角膜上皮に細かい点状の多発性上皮欠損が生じる疾患群の総称で，診断名ではない．原因疾患としてドライアイ，アレルギー性結膜炎など多彩．[975]

テンションフリーリペア 成人の鼠径ヘルニアに対する治療法で，患部を引っ張らずに(テンションフリー)人工膜をかぶせて筋膜の穴をふさぐ方法．鼠径部の筋膜には，男性では血管や精管，女性では子宮を支える靱帯などが貫き，内鼠径輪と呼ばれる小さな穴が開いている．この穴が加齢とともに広がりヘルニアが起こる．従来の治療法はヘルニアが出てくるヘルニア門を縫い縮める方法が主流で，患部が引っ張られるため重いものを持つなどの腹圧がかかると裂けて再発することも少なくなかった．ポリプロピレン製の人工膜をかぶせて穴をふさぐこの治療法により再発率は1% 以下にまで改善された．傘状のメッシュを筋膜の穴に入れ，上からさらに別のメッシュで覆って補強するメッシュ・プラグ法や，2枚で構成されるメッシュで穴を上下からふさぐPHS法 Prolene Hernia System，ケーゲルパッチという形状記憶型のメッシュを筋膜と腹膜の間に挿入し，穴を内部から広く補強するケーゲル Kugel 法などがある．PHS法やケーゲル法の開発によりいっそう再発率は低下している．

テンシロン試験 tensilon test ［**アンチレクス試験，エドロホニウム試験**］ 重症筋無力症の診断のための試験．テンシロンとはエドロホニウム塩化物の注射剤である．本剤はコリンエステラーゼ阻害薬で，アセチルコリンの分解が抑えられるため眼瞼下垂などの症状が速やかに改善する．しかし，作用時間は数分のため通常の治療には用いられない．方法としてはまず本剤を0.2 mL (2 mg)静注し，発汗，流涎(唾液分泌過多症)，動悸，腹痛などの副作用がなければさらに0.1-0.2 mLずつ静注する．症状が明らかに改善した時点で陽性と判定し，検査を終了する．[1160] ⇨参重症筋無力症→1371

点推定 point estimation 推測統計学における推定方法の1つ．標本をもとにして，パラメーターの真の値を推定する．平均値を用いて母平均の推定値とするのが点推定，区間で推定することを区間推定という．[446]

伝染⇨同感染→629

伝染可能期間 period of communicability⇨同感染危険期間→631

伝染経路⇨同感染経路→631

伝染源⇨同感染源→631

伝染源対策⇨同感染症対策→633

伝染性いぼウイルス⇨参伝染性軟属腫→2084

伝染性肝炎 infectious hepatitis；IH 肝炎の病原体が不明であった頃によく用いられた用語．現在でいうA型やE型肝炎のように，経口感染し大流行(アウトブレイク)しがちな肝炎を総称してこの名で呼んだ．[1413] ⇨参A型肝炎→27，E型肝炎→48

伝染性下痢症 epidemic diarrhea ［**ウイルス性下痢症，流行性下痢症，急性流行性胃腸炎**］ ウイルスを原因として起こる胃腸の炎症．ノロウイルスが代表的であるが，特定できないこともある．冬から春にかけて流行する．1週間程度の潜伏期があり，食欲不振，嘔気・嘔吐，下痢などの症状を伴う．治療は，絶食をして安静を保ち，脱水症状があれば点滴などを行う．[1298,1095] ⇨参感染性腸炎→635

伝染性紅斑 erythema infectiosum ［**リンゴ病，第5病，スティッカー病**］ ヒトパルボウイルスB19によるウイルス感染症で，学童期前後の小児に起こる流行性発疹症．リンゴ病とも呼ばれる．飛沫感染によると考えられている．両側頰部に斑状紅斑が出現し，1-4日後，体幹，四肢にも斑状紅斑がみられる．紅斑は徐々に拡大し融合したのち，中央が退色し，レース状，網状を示す．紅斑は通常10日前後で消退するが，日光や温熱刺激などにより再発し，1-3週間，消退と再燃を繰り返す場合もある．発疹出現時には抗体が産生され，ウイルス血症は終息している．感染力は発疹出現前であり，発疹出現後は消失．感染初期は，発熱，筋肉痛，頭痛，気道症状，消化器症状などを呈す．一般に予後は良好であり，治療は対症療法である．[661]

伝染性単核〔球〕症 infectious mononucleosis；IM ［**伝染性単核細胞症，キス病**］ エプスタイン・バーウイルス Epstein-Barr virus(EBV)の初回感染で生じる比較的予後のよい急性感染症．EBVは飛沫や唾液を介して感染し，3歳頃までに約80%が感染するが多くは不顕性感染か感冒様症状程度で終わり，終生免疫を獲得する．思春期以降に初感染したものが顕性感染となり本症を発症する．感染経路からキス病 kissing disease とも呼ばれる．発熱，倦怠感などで発症し，次いで咽頭痛が生じる．扁桃は発赤腫脹し，しばしば滲出物や白色の偽膜で覆われる．圧痛のある頸部リンパ節腫大がほぼ全例にみられ，まれに他のリンパ節も腫大する．肝機能障害はほぼ全例にみられる．LDH，トランスアミナーゼは上昇するが黄疸はまれで，肝腫大を呈するのは約1割．肝機能障害はときに遷延するが，慢性化はしない．脾腫は約半数にみられ，脾破裂に至ることがあり腹部の触診は注意が必要．血液検査ではリンパ球増加と異型リンパ球の出現が特徴．血清学的には非特異的IgM抗体を検出するポール・バンネル Paul-Bunnel反応が有名であるが，わが国では陽性率が低い．EBVに対する特異抗体である抗VCA-IgM抗体，抗VCA-IgG抗体，抗EA抗体，抗EBNA抗体などを検査するが，病期により表に示すパターンをとる．抗ウイルス薬は無効で，通常は安静や解熱鎮痛薬投与などの対症療法で自然軽快するが，成人例では重症化する危険性がある．乳幼児期にはウイルス関連血球貪食症候群を生じることがある．アンピシリンに対して高率に皮疹を生じるので注意を要する．類似の病態をサイトメガロウイルスやヒトヘルペスウイルス-6などでも生じることがある．[1221] ⇨参エプスタイン・バーウイルス肝炎→366

伝染性単核細胞症⇨同伝染性単核〔球〕症→2084

伝染性軟属腫 molluscum contagiosum ［**伝染性軟疣(ゆう)，水いぼ，軟疣(ゆう)**］ ポックスウイルス科に属する伝染性軟属腫ウイルス molluscum contagiosum virus により発症．主に小児の体幹，四肢，ときに顔面に帽針頭大から半米粒大の大きさで中心臍窩を有する常色の丘疹としてみられる．成人例では大型で孤立性に発症することがある．自家接種により容易に多発し，保育所や幼稚園，プールなどの団体生活で他人へも感染するので，少数のうちにトラコーマ鑷子による摘除法や40%硝酸銀塗布法などで治療をするのが望ましい．[82]

伝染性軟属腫ウイルス molluscum contagiosum virus⇨参伝染性軟属腫→2084

伝染性軟疣(ゆう)⇨同伝染性軟属腫→2084

伝染性膿痂疹 impetigo contagiosa ［**ブドウ球菌性膿痂疹，とびひ**］ 皮膚化膿性病変で，ブドウ球菌(*Staphylococcus aureus*)感染による．夏期，小児にみられることが多く，水疱や膿疱，黄褐色の痂皮をつけたびらんを伴う紅斑が環状に複数癒合し，拡大，または遠隔性に増える．接触により容易に伝播される．水疱はブドウ球菌の出す表皮剝離毒が原因と考えられている．このブドウ球菌が乳児の鼻粘膜などに感染し，表皮剝離毒が全身に回ると全身性の皮膚の剝脱が起こり，無治療の場合は予後不良で，リッター Ritter 剝脱性皮膚炎，staphylococcal scalded skin syndrome

(SSSS)と呼ばれる．アトピー性皮膚炎などの基礎疾患があると発症しやすい．まれに連鎖球菌(*Streptococcus pyogenes*)による痂皮性膿痂疹があり，この場合，年齢，季節を問わない．連鎖球菌が原因の場合では皮膚病変のほか，発熱，咽頭痛，倦怠感，リンパ節腫脹(有痛性)など全身症状を伴うことがある．劇症化すると腎炎を合併することもある．[395]

伝染病 communicable disease, contagious disease 感染症の中で，ヒトからヒト，動物からヒト，ヒトから動物に伝播するものをいう．[324] ⇨参感染症→632

伝染病研究所 Institute of Infectious Diseases 伝染病などの原因・予防・治療の研究を目的として設立された機関．1892(明治25)年，大日本私立衛生会附属伝染病研究所として北里柴三郎を迎えて発足し，1899(明治32)年，国立の機関となった．略称，伝研．1967(昭和42)年，一般の重要疾患の基礎研究を目的として東京大学医科学研究所と改称．東京都港区にある．[904]

伝染病統計 statistics for communicable disease 伝染病に関する発生状況を調査，集計し，数字によって表現したもの(統計)．わが国では，1998(平成10)年時点で，法定伝染病11種，指定伝染病3種，届出伝染病12種(急性灰白髄炎は「指定及び届出伝染病」となっている)，性病4種の計30種について，医師の届出をもとに公表されていたが，1999(同11)年に「感染症の予防および感染症の患者に対する医療に関する法律」の施行により廃止され，「感染症発生動向調査」がこれに代わった．[1406]

伝染病予防法 Infectious Diseases Prevention Act 伝染力が強く症状の激しい疾病の蔓延防止のため1897(明治30)年に制定された法律．法定伝染病11種を定め，消毒・検査など各伝染病の防疫対策・予算・罰則などや，医師の届出義務，患者の隔離，消毒，交通遮断などを規定した．伝染病流行の変容と新感染症に対応するために，1999(平成11)年3月廃止され，同年4月1日より性病予防法・エイズ予防法とを統廃合した「感染症法」に引き継がれた．[904]

展退 effacement 子宮収縮に伴い，子宮頸管が体部側に引っぱられ短縮すること．未展退を0%，子宮腟部が短縮し消失したものを100%と表現する．一般に陣痛開始前にある程度展退が進んでいることが多い．満期前に展退が進むのは，切迫早産の徴候である．[998]

伝達麻酔 conduction anesthesia ［遮断麻酔］ 麻酔を必要とする部位を支配する神経の中枢側や神経叢周辺に局所麻酔薬を注入し，末梢側への刺激伝達を遮断する方法．広義の局所麻酔の1つ．正中神経や大腿神経といった単独の神経をブロックする神経ブロックのほか，腕神経叢ブロック，頸神経叢ブロックなどが含まれる．いくつかの神経ブロックを組み合わせる場合もある．[485]

デンタルプラーク dental plaque⇨同歯垢→1264

デンタルフロス dental floss 歯ブラシの届かない歯の隣接面や歯肉溝内を清掃するための糸状の道具．多数のフィラメント(線維)が集まって1本の糸状になっており，ワックスがコーティングされているものとされていないものがある．ホルダー付きのものもある．隣接面齲蝕の予防や歯周疾患の予防に重要である．[1369]

デンチャープラーク denture plaque 義歯に付着した菌類とその代謝物からなるバイオフィルム．歯に付着するプラークと比べると，カンジダ・アルビカンスなど真菌の占める割合が高い．デンチャープラークは，義歯装着者の口臭の主な原因になっており，また義歯性口内炎の発生要因の1つと考えられている．義歯性口内炎の予防・治療の面からも，看護や介護を容易に行うためにも，義歯を清潔に保つようにケアすることが大切である．[1310] ⇨参義歯性口内炎→681

転地療法⇨同転地療養→2085

転地療養 health resort therapy ［転地療法］ 気候や環境の異なった場所で療養すること．以前は結核をはじめ各種疾病において積極的に行われていたが，現在では，小児期の喘息やアレルギー疾患に対して，また集団療法として行われている程度．[1493]

点滴 intravenous drip；IV ［点滴静脈内注射，IV］ 滅菌された点滴セットを用い，薬剤を持続的に滴下しながら静脈内に注射する方法．体液バランスの維持，循環血漿量の補充，栄養補給，疾患治療などの目的で行われる．通常は，前腕肘窩の正中皮静脈などの末梢部から行うが，栄養補給目的で高濃度の高カロリー輸液を投与する場合は上大静脈から行われる．直接薬剤が静脈内に注入されるため，きわめて迅速に吸収される．点滴中は，薬剤の滴下速度，血管外への漏れ，血管痛，しびれ，副作用の有無などを観察する．[20] ⇨参静脈内持続点滴注入法→1462

点滴の介助 点滴は静脈内注射の一種で，薬液の大量または持続的な注入や血管を確保する必要がある場合に実施される．水分(電解質を含む)出納の管理，脱水症予防，栄養素や薬物の注入などを目的に行う．方法：①使用物品と準備の手順は静脈内注射の介助に準ずるが，薬液ボトル，輸液セットなどが必要．注入量の正確さが求められる場合は，輸液注入ポンプを用いる，②実施前に排泄をすませておくよう患者に説明する，③点滴セットを無菌操作で点滴ボトルにセットする，④実施方法は静脈内注射の介助に準ずる．点滴ルートに屈曲，たるみ，引っぱりがないかを確認する，⑤点滴の滴下数を合わせる，⑥血液の逆流と輸液が皮下に漏れていないかを確認する．ケアのポイント：皮下注射に準ずる．①薬液の量や所要時間を患者に説明し協力を得る，②滴下球部に約1/3～1/2の薬液を満たし穿刺針の先まで空気や異物が入らないようにする，③実施時間が長いので，固定方法を工夫し，患者の日常生活動作をさまたげないよう配慮する．[927] ⇨参点滴→2085，静脈内注射の介助→1463，皮下注射→2429

点滴静注腎盂造影法 drip infusion pyelography；DIP ［点滴静注尿路造影法，DIU］ 造影剤の点滴静注による経静脈性尿路造影法．腎実質の造影がよいのに加え，腎盂，腎杯，尿管などで逆行性造影法に近い所見が得られる．ネフログラム(腎実質が造影される像)の染まりがよく，尿量が多いため尿管もほぼ全長にわたり造影されることが多い．水分摂取制限の必要性はない．[264]

点滴静注胆道造影法 drip infusion cholecystography；DIC 経静脈的に投与した造影剤が肝で吸収，胆汁中へ排泄される性質を利用した排泄性胆道造影法．30%ビリグラフィンまたは50%ビリグラフィン40 mLを5%ブドウ糖液に混ぜて，約40分かけて点滴静注する．まず点滴直後に撮影を行い，以後120分までの間に2-3回撮影する．場合によってはこの間に断層撮影を行う．撮影終了後に胆嚢収縮剤を使用し 30-60 分後に再度撮影し，胆嚢の収縮状態を観察する．この造影法は，胆汁分泌機能および胆嚢機能を含めて観察できる利点があるが，肝内胆石の診断には適さない．薬物過敏症，アレルギー体質，甲状腺機能亢進症，腎不全，心不全，肝不全などの患者には禁忌．[1394]

点滴静注尿路造影法　drip infusion urography；DIU⇨同点滴静注腎盂造影法→2085

点滴静脈内注射　intravenous drip⇨同点滴→2085

点滴セット　infusion set　薬液を滴下して静脈内に注射する方法を点滴（点滴静脈内注射）といい，その際に用いる器具のこと．一般的なものを図に示す．滅菌されているので針先は，無菌状態を保ち使用する．一般用，微量用（小児用）などがあり，点滴口からの滴下量 20 滴が約 1 mL に設定されているのが成人に用いられる一般用で〔2009（平成 21）年 4 月以降，一般用はそれまで 1 mL あたり 15-20 滴だったものが 20 滴の製品に統一された〕，60 滴が約 1 mL に設定されているのが微量用（小児用）．また，末梢からの持続点滴や中心静脈からの高カロリー輸液時は，長時間点滴であるためフィルターつき輸液セットを使用．輸液セットにフィルターがついていることにより異物と微生物の除去，空気塞栓が防止できる．輸血に用いる輸血用セットは，通常孔径 170 μm のナイロンメッシュフィルターがついており，大量輸血時は，孔径 20 μm のフィルターのものを使用する．赤血球濃厚液は Y 字形セットを用い，混合注入．濃厚血小板は，専用の血小板輸血セットを使用．また，点滴時に他の薬剤を注入したい場合や複数の薬剤を点滴したい場合などに点滴セットに連結管（三方活栓）を取りつける．三方活栓は，コック部分を回転させ薬液の流れの方向を調整したり，混合注射することが可能な連結管．点滴セットに三方活栓などを接続するために延長チューブ extension tube を使用する．[20] ⇨参点滴→2085，輸液セット→2858

●点滴セットの構造

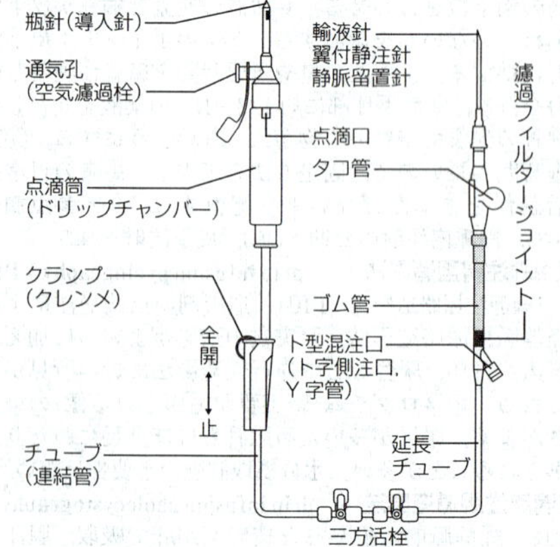

テント　tentorium　［天幕］　テントの語源はラテン語で，伸長する，張るの意．ヒトの身体の中でテントに似た形をしている部分を指す．代表的なものは小脳テントで，後頭葉を支え，実際に小脳を覆い膜性のテントを形成している．[397]

転倒　falling　直立歩行からバランスを崩して転んでしまい，足底以外の体の一部が地面（床面）についた状態をいう．英語の fall が転落も含めたものであることから，高低差のある場所から転がり落ちた転落も転倒に含めている場合もある．[812]

電動義手　electric upper limb prosthesis, electronic artificial arm　体外力源義手（動力義手）のうち，電動で関節の運動や物品の把持を行う義手．手先具や継手を操作する力源として小型電動モーターを用い，その制御は断端部の筋電位などによって行われるものと，ハーネスに組み込まれたマイクロスイッチで機械的制御を行うものがある．前腕用筋電義手，上腕用・前腕用電動義手などがある．欧米では義手の第一選択になりつつあるが，高価であるため日本ではあまり普及していない．[1557] ⇨参筋電義手→801

転倒恐怖感⇨同転倒恐怖症→2086

転倒恐怖症　fear of falling　［転倒恐怖感，転倒不安］　転倒するのではないかという不安，恐怖に脅かされている状態．歩行障害をきたし，遂行可能な日常の生活動作を避けるなど高齢者の生活上の活動に影響を与える場合もある．[812]

電動車いす　electric wheelchair　力源として電力を用いて駆動させる車いす．頸髄損傷による四肢麻痺や脳性麻痺などにより，上肢を用いて駆動する車いすの使用が困難な対象者に用いられる．車体，車輪，制御装置，モーター，バッテリー，充電器からなっている．上肢やあごでジョイスティックを操作して走行させる．障害の軽い患者では低速の電気自動車（三輪車）の使用も増えている．[1557]

●普通型電動車いすの構造

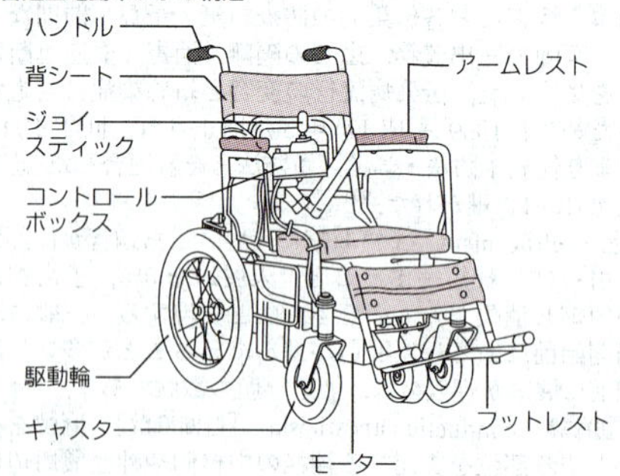

点頭痙攣⇨同点頭てんかん→2087

伝導時間　conduction time　神経インパルスが，神経線維を伝わるのに要する時間．[1274]

電動式ダーマトーム⇨同電動式デルマトーム→2086

電動式デルマトーム　electric dermatome　［電動式ダーマトーム］　分層植皮術採皮に用いる植皮刀のうち，電動式のデルマトーム．ブラウン Brown 型，ストライカー Stryker 型，コスモス Cosmos 型などがある．ドラム式の手動デルマトームに比べ，採れる皮膚の幅が狭いが，長さは器械の構造上制限がない．[395] ⇨参デルマトーム《器具》→2072

転導性　distractibility　精神症状の1つで，注意の対象の変わりやすさを指す．高い転導性は典型的には躁病や躁状態でみられ，注意を1つの対象に持続することができず，それが次々に変わってしまう．逆に転導性が低くなり，注意の対象が固着したまま，他に転じることができなくなることもある．[619]

伝導性失語 conduction aphasia 失語症の一型．自発話は比較的流暢であるが，しばしば字性錯語が混入する．最も特徴的なことは，理解がほぼ保たれているにもかかわらず，復唱が非常に困難になってしまい，多少の語健忘を伴うことである．復唱障害は単にできないだけでなく，字性錯語を混入する場合が多い．何度も繰り返して目標語に達しようとするが，結果的には失敗してしまうという現象(探索行動)が認められる．左半球頭頂葉の皮質・皮質下，とりわけ縁上回に病変を有することが多い．ウェルニッケ Wernicke 中枢からブローカ Broca 中枢への連絡線維(弓状束)の損傷によって，理解された聴覚言語情報が発語中枢に正しく伝達されないことに発現機序を求める立場がある．[296]

伝導性難聴⇨同伝音難聴→2074

転倒創 road injuries, ground impact injuries 自動車事故において歩行者や自転車，二輪車の乗員にみられる損傷．人体が自動車のボンネット上にすくい上げられたり前方へはね飛ばされたのち，路面などにより身体各部を打撲・擦過して形成される創を指す場合が多いが，一般の転倒の際に形成される創を含むときもある．頭部，顔面，肩峰部，肘部，手背，腸骨部，膝蓋部，足関節外側部など身体の突出部位に多くみられ，表皮剝脱，挫創，皮下出血，骨折などの損傷が複合して生じ，路面の土砂や小石などが嵌入している場合がある．転倒した路面などの性状と打撲した身体部位の形状により損傷の形態は異なり，重篤な場合には致死的損傷となりうる．[1547]

伝導速度 conduction velocity 神経インパルスが神経線維を伝わるときの速度．[1274]

点頭てんかん infantile spasm ［ウェスト症候群，点頭痙攣，礼拝痙攣］ 好発年齢は4-8か月の乳幼児で，特有の全身性の急激な強直性痙攣発作を呈する．すなわち頭部を前屈し，体幹，特に上肢，上体を屈曲するという全身の短い電撃様の攣縮である．発作は数秒から十数秒で繰り返す．のちに知能障害を起こしやすい．脳波は高振幅の徐波と棘波が無秩序にみられるヒプスアリスミア hypsarrhythmia を示す．原因は多彩で代謝障害，遺伝性変性疾患，周産期異常，脳炎などがあげられる．通常の抗てんかん薬は効きにくく，副腎皮質刺激ホルモン(ACTH)，副腎皮質ホルモン剤のほうが有効である．[1160]

転倒・転落アセスメントツール fall risk assessment tool 患者の転倒や転落を未然に防ぐため，危険因子の情報を収集し転倒・転落の危険性を査定してケアに生かすためのツール．施設ごとに独自に作成していることが多い．収集する情報には，年齢，転倒・転落の既往の有無，ADL レベル，機能障害の有無，感覚障害の有無，認知の程度，内服の有無と種類などがあり，チェック項目とし点数化する．その点数を危険度の段階に分け対策を講じる．例えば，危険度を3段階とし，段階に応じて観察の強化，声かけや説明の充実，ベッドやベッド周囲を中心とした環境整備の徹底を図る．具体的対策には，履物の選択，移動補助用具や手すりの使用，歩行時の付き添いなどの説明や援助，ベッドを低くする，ベッド柵の使用，手すりの設置，床のすべりを防ぐ，部屋の照度を調整する，ポータブルトイレの設置などの環境調整がある．環境調整は過度に行うと倫理的問題を生じ，抑制や監視となることから，アセスメントシートを活用して，具体的な危険予測に基づき必要最小限の有効な調整を行う．[1542] ⇨参転倒予防《高齢者の》→2087

電動歯ブラシ electric toothbrush 歯ブラシのヘッドの振動数が毎分3,000-1万のものを電動歯ブラシ，ヘッドの毎秒振動数が100以上のものを音波歯ブラシ，ヘッドの部分に超音波発生装置を内蔵する(歯ブラシの振動で音波を出していない)超音波歯ブラシがある．手用ブラシの基本的動作を機械的，自動的に行える歯ブラシで，小児や高齢者，手の不自由な人など，手用歯ブラシではうまくプラーク(歯垢)などの清掃ができない人のために開発された．ブラシ部分は種々の形，大きさがあり，使用に際しては，基本的に手で動かす必要はないが，少しずつ移動させることで効率的にプラークを除去できる．力を入れすぎたり大きく動かしすぎる動作は禁止．また心臓ペースメーカーを装着している人は，超音波歯ブラシの使用禁忌．[1369] ⇨参プラークコントロール→2570

転倒不安⇨同転倒恐怖症→2086

転倒発作 drop attack 歩行中あるいは起立中に，前兆なく突然下肢の筋トーヌスが消失してすとんとしりもちをつくように倒れる発作．意識消失はない．脳幹部の一過性脳虚血，椎骨脳底動脈循環不全によると考えられ，中年以降に発症する．転倒発作のみでは一過性脳虚血発作(TIA)の診断からは除外される．通常，それ以上症状の発展がなければ治療は不要．[369]

転倒予防活動 fall prevention program 高齢者の転倒予防を目的とした予防活動．高齢者の転倒は骨折・寝たきりなどを引き起こす要因でもあることから，広義には骨折・寝たきり予防も含んでいる．従来は各市町村で取り組んでいたが，平成18(2006)年度の介護保険制度の改正以降，転倒予防は地域支援事業あるいは新予防給付における介護予防事業の「運動器の機能向上」に含まれている．地域包括支援センターにおける基本チェックリストによって要支援・要介護状態が予測される特定高齢者(ハイリスク者)を特定し，介護予防プログラムとして加齢による運動器機能低下の予防・向上を目的とした筋力向上訓練などと，生活指導も含んだ介護予防ケアマネジメントが実施される．病院，介護保険施設においては事故予防対策としてリスクマネジメントが実施されている．入院・入所中の高齢者を対象に転倒リスク管理として転倒リスクアセスメントツールを用いて転倒者を確定し，転倒ハイリスク者に対する予防的介入が行われる．[812]

転倒予防《高齢者の》 prevention of fall 加齢とともに低下した運動機能や平衡感覚を鍛えることで転倒を未然に防ぐこと，また視力も低下しているため，転倒しない環境づくりをすることである．高齢者の転倒事故は発生率が高く，骨折などの重篤な状況を引き起こすことが多い．転倒が原因で寝たきりにつながる恐れもある．高齢者が健康で自立した生活が送れるように，生活の中に軽い運動を取り入れることが大切である．足，腰，腹部の筋力やバランス能力を向上させること

で，活動範囲が広がり生活機能が高まる．年齢や体力水準，健康状態に応じて，無理のない運動を続けることが大切である．住まいの中も転びやすいところは足元灯(フットライト)や手すりの設置，段差を解消するなどの工夫が必要である．[1207]

テント下腫瘍⇨同後頭蓋窩腫瘍→1040

テント下小脳上到達法 infratentorial-supracerebellar approach　テントの下，小脳の上表面から到達する手術法．主に松果体や小脳の上表面の病変部への到達法である．[35]

テント下到達法 infratentorial approach　テントの真下に沿って病変部へ到達する方法．基本的には後頭蓋窩の病変部の手術に用いられる．[35]

テント状T波 tented T wave　心電図上のT波異常の1つで，左右対称形のテント状の高いT波を示す．健常成人でのT波は aV_R，V_1(時に V_2 まで)以外は陽性である．高カリウム血症で認められ，この場合QT時間が短縮する．一方，急性心筋梗塞の超急性期でもT波は増高するが，QT時間は延長することが多い．またときに高電位を示す若年健常者でも認められることがあるが，病的意義はない．[1432]

テント上腫瘍 supratentorial tumor ［天幕上腫瘍］　小脳テントの上，大脳半球部に発生する腫瘍の総称．前頭葉病変，側頭葉病変，頭頂葉病変，後頭葉病変などがこれに含まれる．各脳部位における特徴的局所症状が出現する．2歳以下ではテント上腫瘍が多く，2-7歳ではテント下腫瘍が，それ以上の年齢になるとテント上腫瘍が多い．[35]

テント切痕ヘルニア incisural herniation, transtentorial herniation ［海馬ヘルニア，テントヘルニア］　テント切痕へと脳組織が突き出す臨床症状．脳腫瘍や出血などにより，頭蓋内のテント上方または下方の圧が亢進することが原因とされる．頭蓋内圧が亢進して中脳の組織が圧の低いほうへ入り込み，強い頭痛，発熱，傾眠，意識消失などの症状がみられる．治療後も片麻痺などの後遺症が残り，予後は不良．[397]　⇨参鉤ヘルニア→1056

点突然変異 point mutation ［点変異］　DNA上の1塩基対が異なる塩基対に置き換わったもの．タンパク質をコードする遺伝子内で起きた場合，ポリペプチド鎖長は不変で1アミノ酸が置換する場合と，終止コドンが入りポリペプチド鎖が途中で終結し，短縮する場合とがある．この変異により合成されたタンパク質の構造が変わり，機能が低下，失活すると生体に重大な障害をもたらすことがある．[981]

テントヘルニア⇨同テント切痕ヘルニア→2088

天然歯列 natural dentition　欠損補綴を受けていない歯列．ヒトでは，20本の乳歯からなる乳歯列，乳歯と永久歯が混在する混合歯列，28-32本の永久歯で構成される永久歯列がある．[1369]

天然痘⇨同痘瘡→2117

天然痘ワクチン⇨同痘瘡ワクチン→2117

デンバー規約(方式) Denver classification ［デンバー分類］　ヒトの染色体の形態学的分類，同定，および核型の記載方法に関する国際規約．1960年，アメリカのデンバーで第1回会議が開かれ，その後ロンドン(1963)，シカゴ(1966)，パリ(1971)の合計4回の会議において検討がなされた．ヒトの染色体数は46で，22対の常染色体と1対の性染色体からなることに基づく．常染色体はその相対的長さの順に1から22番に分けられ，性染色体はXおよびYとして分類される．さらに腕比(短腕/長腕の長さの比)，着糸点指数(染色体全長に対する短腕の長さの比)によりA群(No. 1-3)，B群(No. 4-5)，C群(No. 6-12)，D群(No. 13-15)，E群(No. 16-18)，F群(No. 19-20)，G群(No. 21-22)の7群に分けられた．その後，染色体の長軸に対して横縞のバンドに染め分ける分染法が開発され，より詳細な個々の染色体の識別が可能になった．現在では『An International System for Human Cytogenetic Nomenclature(ヒト染色体命名法に関する国際規約)』としてまとめられている．[1293]　⇨参染色体の命名法→1765

デンバー式構音スクリーニング検査 Denver Articulation Screening Examination；DASE　デンバー式発達スクリーニング検査で行う検査4領域の1つ．[1631]

デンバー式発達スクリーニング検査 Denver Developmental Screening Test；DDST, Denver scale ［DDST］　1967年にフランケンバーグ William K. Frankenburg らが考案した0-6歳の乳幼児で発達遅滞やゆがみの疑いのある者を見つけるための発達スクリーニング検査．わが国の乳幼児用に標準化した日本版があり，104の検査項目が4つの発達領域(個人-社会，微細運動-適応，言語，粗大運動)に分けて視覚的に配列されている．数字による算出方法は用いず，発達上リスクのある児を見つけ，次の検査に結びつける．[243]

デンバー式発達表 Denver developmental table　日本版デンバー式発達スクリーニング検査で用いられている子どもの評価表．評価領域は，個人-社会，微細運動-適応，言語，粗大運動の4領域，計104項目である．反応微笑，声を出す，玩具を取ろうとするなどの各検査項目について健康な子どもの25，50，75，90%達成月の到達目安が指標化され，特定の発達行動を獲得する正常な年・月齢期間が視覚的に図示されている．[562]　⇨参日本版デンバー式発達スクリーニング検査→2224

デンバー分類⇨同デンバー規約(方式)→2088

電場電位⇨同フィールド電位→2511

癜風(でんぷう)　chromophytosis ［L］pityriasis versicolor, tinea versicolor ［なまず，黒なまず］　毛包の常在菌マラセチア・グロボーサ *Malassezia globosa* やマラセチア・フルフル *M. furfur* が皮膚表面の皮脂の存在と，湿度の上昇に伴って皮膚表面の角質内で過剰に増殖し，表面から見ると皮膚の色素異常をきたすもの．肌の色調の濃い人では病巣が淡い脱色斑として(白色癜風)，色の薄い人では病巣が褐色斑として認められる(黒色癜風，俗称黒なまず)．青壮年の男女の体幹，脂漏部(前胸部，肩甲骨間)に好発．初期は毛包一致性に境界明瞭な褐色斑が多発，やがて融合する．自覚症状はない．色素斑をメスの刃などでこすると大量の粃糠様落屑が生じる．セロファンテープを粘着させると，病巣から白色の鱗屑が大量に採取できる．診断には水酸化カリウム(KOH)直接鏡検法で，鱗屑内に太くて短い菌糸と球状・胞子状の菌要素を確認する．アゾール系，モルホリン系抗真菌薬の外用で真菌学的には治癒するが，経過の長かった例では色素異常が長期間持続する．夏期に再発を繰り返す例が多い．[1484] ⇨参皮膚真菌症→2473

癜風(でんぷう)菌 tinea versicolor 皮膚真菌症の一種である癜風の原因となる真菌で，毛包一致性に粃糠様鱗屑が付着する白色～紅色～褐色斑を形成する．*Malassezia* 属菌は現在，分子生物学的に 11 種に分類されており，癜風の原因菌としては従来 *M. furfur* とされてきたが，近年 *M. globosa* であろうという報告がある．皮膚，毛包内に常在する．病変部より採取した落屑をパーカーインク添加の水酸化カリウム溶液(KOH液)，ズームブルー，メチレンブルーなどを滴下して検鏡すると，容易に青く染まる．培養には，一部の菌を除いて脂質を必要とし，オリーブオイル，牛乳，グリセリンなどをサブロー培地に添加する．ウッド灯(紫外線)にて黄色調の蛍光を発する．マラセチア毛嚢炎，脂漏性湿疹の一部の原因または悪化因子とされる．[395]

殿部奇形腫奇形 pygoamorphus 非対称的で大きさが異なる結合双胎の1つ．寄生体は無形体となって自生体の仙骨部に付着している．[1631]

殿部結合体 pygodidymus 2つの殿部と骨盤をもつ胎児．[1631]

添付文書 package insert⇨同医薬品添付文書→279

テンプレート RNA template RNA⇨同メッセンジャー RNA→2801

デンプン starch グルコースが多数結合した植物における貯蔵型の糖質．植物の種子や根茎などに直径 1-100 μm の顆粒状で存在する．生のデンプン粒を β デンプン，糊化したデンプンを α デンプンという．ヨウ素デンプン反応で赤紫色～青色を呈する．[1617]

デンプン証明法 test for starch 糖質の消化障害があるとき便中にデンプン顆粒が多量に認められるが，これを検出する方法．健常者にも認められることがある．スライドグラス上で便を鏡検すると，大小さまざまの円形，卵円形のデンプン顆粒が光沢をもつ無色の輪状構造をなしている．デンプン顆粒を染色して鏡検するには，便をルゴール液とよく混ぜ青色に染める．[90]

電文体発語 telegraphic speech 多くはブローカ Broca 失語に伴ってみられる，日本語の「てにをは」が脱落した電報文のような発話のこと．文法障害の一型と考えられている．右半球前頭葉損傷で，他の失語症状を伴わずに比較的純粋な病型としてみられる場合もある．[296] ⇨参ブローカ失語→2593，失文法→1319

デンプンホスホリラーゼ⇨同ホスホリラーゼ→2702

デンプン様小体 corpora amylacea ［類デンプン小体，アミロイド小体］ ヘマトキシリンに染まる丸い PAS 陽性物質．星状細胞(アストロサイト)の突起中に生じ，脳の軟膜下に多くみられる．高齢者には多数認められる．その他，前立腺の閉塞腺房内などにもみられる．[1531]

デンプン様変性⇨同アミロイド変性→179

点変異⇨同点突然変異→2088

天疱瘡(てんぽうそう) pemphigus 自己免疫性水疱症の代表的疾患で，尋常性天疱瘡，増殖性天疱瘡，落葉状天疱瘡，紅斑性天疱瘡に大別される．患者の血中に存在する抗表皮細胞膜自己抗体により表皮内棘融解性水疱を生じる疾患群で，その自己抗体はデスモソームのカドヘリン型細胞接着分子であるデスモグレイン desmoglein(Dsg)に反応する．尋常性天疱瘡はさらに粘膜優位型と粘膜皮膚型に分類．粘膜優位型は口腔内粘膜病変のみを認め Dsg 3 のみに反応する．粘膜皮膚型は Dsg 3 と Dsg 1 に反応し，粘膜病変に加えて皮膚に水疱を生じる．皮疹は全身，特に間擦部位に好発する弛緩性の水疱と難治性のびらん局面で，病理組織学的に表皮下層の基底層直上に棘融解性の水疱を形成する．増殖性天疱瘡は尋常性天疱瘡の亜型で疣状の増殖性局面を形成する．びらん面から増殖局面を生じるノイマン Neumann 型と膿疱から増殖局面を生じるアロポー Hallopeau 型に分類される．落葉状天疱瘡は主に体幹に小型の浅い水疱を示し，病理組織学的に表皮上層の角層下に棘融解性の水疱を形成する．落葉状天疱瘡の自己抗体は Dsg 1 のみに反応．紅斑性天疱瘡は落葉状天疱瘡の亜型で，体幹の小型の浅い水疱に加えて顔面に蝶形紅斑様の紅斑を認めるなど，全身性エリテマトーデスにみられる所見を示す．[1179]

●天疱瘡

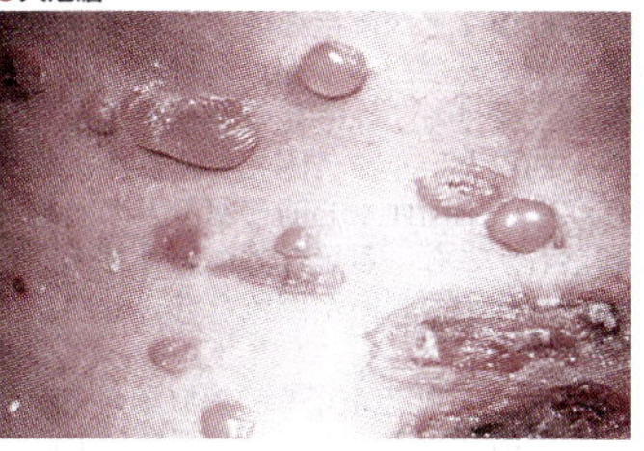

尋常性天疱瘡患者にみられた弛緩性水疱と難治性びらん

テンポラリークラウン temporary crown ［暫間被覆冠，暫間補綴(てつ)冠］ 歯冠補綴を目的に支台歯を形成した後，歯冠補綴物(クラウン，ブリッジ)が完成するまでの間，形成された支台歯に暫間的に被覆するクラウンのこと．支台歯の保護や咬合関係の維持などのために装着し，部位に応じて，レジン冠やセルロイドキャップ，アルミニウムなどの金属冠，ビニール素材などが用いられる．常温重合レジンを成形して用いる場合もある．[1310]

天幕⇨同テント→2086

天幕上腫瘍⇨同テント上腫瘍→2088

電紋 lightning print, lightning mark ［電流紋］ 表皮に沿って高圧電流が流れると，電気抵抗の小さい血管に沿って赤色ないし褐色の樹脂状の皮膚変色が通電による熱または血管麻痺の結果生ずる．電流斑に比べると出現頻度は少ない．また落雷によって生じた電紋は雷紋という．[1547]

点有病率 point prevalence〔rate〕 ［有病率，時点有病率］ ある一時点での観察集団の中で疾病に罹っている者の割合．ある一定期間の有病率を表す期間有病率に対して用いる言葉であるが，単に有病率ともいう．有病率＝(その時点に疾病に罹患している者)/(ある一時点の観察集団の人口)，で求める．単位人口としては，人口 100，1,000，10 万当たりの疾病異常者の数という形で適宜表される．有病率は，有病期間，致命率，治癒率，観察集団への人口の流入・流出などの影響を受

ける．地域における健康問題の大きさや，必要ベッド数の把握の有効な指標となる．[1406] ⇨参罹患率→2920

テン=ライネ　Willem ten Rhijne(Rhyne)　オランダ出身の医学博士(1647-1700)．1674-76(延宝2-4)年長崎の出島オランダ商館に勤務．通詞の岩永宗古と本木庄太夫と交流．離日後バタヴィア(現インドネシアのジャカルタ)付近のハンセン病施設の所長を務め，同地で死去．1683年にロンドンで発表した論文集の中には経絡図や，灸の使用法を紹介した「関節炎論」，ヨーロッパ初の鍼の図も含まれている．テン=ライネが考え出した鍼術の訳語 acupunctura は西洋の多くの言語に取り入れられている．ハンセン病に関する著作も画期的なものであった．[1433]

転落死　death from precipitation　外因死の1つ．建物の上位階層，階段やステップ，工事現場の足場など，高所からの転落・落下により身体に重篤な障害を受け，その結果死に至った場合を転落死と呼ぶ．しかし，これは正式な死因を示す言葉ではなく，俗称であり，実際には，転落の際に受けた衝撃により生じた身体の損傷，例えば，骨折を伴う頭蓋内損傷(脳挫傷など)や胸・腹腔内臓器の損傷などが直接死因となる．損傷の程度や部位は，地形や高度，落下地点の材質，落下時の姿勢などの影響を受ける．転落死の多くが自過失などの災害や自殺，他殺といった外因死であるが，例えば，高所での作業中に脳出血や心筋梗塞などの病的発作を発症して転落し，さらに重篤な外傷を受け死亡したような事例では，死因の判断が困難な場合も存在する．[1415] ⇨参外因死→425

電離　ionization　原子の軌道電子をその原子の束縛から解き放ち放出(遊離)する現象．放射線と原子との相互作用の結果，電離する能力をもった放射線を電離放射線という．医療では電離放射線のことを一般に放射線という．放射線治療では，X線，γ線，β線，電子線，陽子線，重粒子線，中性子線などの電離放射線が利用されている．[1144] ⇨参電離作用→2090，電離放射線→2090

電離エネルギー　ionizing energy　物質を電離(イオン化)するために必要なエネルギー．軌道電子・原子間の結合エネルギーと電離後の電子の運動エネルギーを合わせたエネルギーに相当．[1127]

電離作用　ionization　原子の軌道電子をその原子の束縛から解き放ち放出(電離，遊離)する現象．放射線は原子と相互作用すると，電離，軌道電子を高いエネルギー準位の軌道を上げる励起，原子核あるいは軌道電子の反跳，X線を発生する制動放射が起こる．医療では電離能力をもった電離放射線のことを一般に放射線という．[1144] ⇨参電離→2090，電離放射線→2090

電離則⇨同電離放射線障害防止規則→2090

電離箱　ionization chamber　直流電圧を印加した気体(乾燥空気)に放射線が入射すると，入射放射線による気体の電離が発生し，電子とイオンの対が発生する．電子は正の電極に，正の電荷をもつイオンは負の電極に引き寄せられ，電離電流として放射線が検出される．放射線の量は照射線量として測定され，電離箱検出器には用途によって平板型空洞電離箱，外挿型電離箱，球型空洞電離箱，指頭型空洞電離箱，コンデンサー型電離箱，自由空気電離箱などが使用される．[1185]

電離放射線　ionizing radiation　物質を構成する原子から軌道電子を放出させてイオン化する作用を電離作用という．放射線のうち電離作用をもつものを電離放射線といい，質量をもたない光子からなる電磁波と，質量のある粒子〔ヘリウム(He)原子核，陽子，電子，中性子など〕からなる粒子線に分けられ，それぞれ電離電磁波と電離粒子線といわれる．前者には原子崩壊に伴い自然に生ずるγ線と人工的につくられるX線とがあり，一般的に透過性が強い．後者にはα線，β線，中性子線などがある．α線，β線は透過性は弱いが，中性子線は強い．電離作用を有することから，生体が照射を受けると(被曝)，細胞のDNAを切断し細胞死をもたらしたり分裂を阻害するため，照射を受けた組織ごとに多彩な症状を呈する．また，損傷DNAが修復される際に突然変異を起こすと発癌などにつながる．一般的に細胞増殖の早い組織ほど感受性が高い．造血器，消化管上皮，生殖器の感受性が高く，次いで皮膚(毛髪，爪も含む)などである．X線は医療をはじめ検査に，γ線などは悪性腫瘍の治療に，電離放射線を放出する能力(放射能)をもつ放射性同位元素(RI)は各種検査や医療における診断や治療に用いられる．職業上，電離放射線を扱う労働者の健康障害を防止する基本は，放射線発生源の隔離・遮蔽，距離の確保，防護エプロンなどの保護具着用，曝露時間の制限である．労働者の被曝量を把握するためにフィルムバッジによるモニターが行われる．健康障害の早期発見のために，就業前および3か月おきの定期健康診断が行われる．自然界での体外被曝量は1-1.5 mSv/年，体内被曝量は0.5 mSv/年と見積もられている．[1603] ⇨参放射線管理→2673，電離放射線障害防止規則→2090

電離放射線障害　ionizing radiation injury⇨同放射線障害→2673

電離放射線障害防止規則　Ordinance on Prevention of Ionizing Radiation Hazards　［電離則］　放射線，放射性物質，放射線取り扱い業務を定め，労働者を放射線の被曝(α線，重陽子線，陽子線，β線，電子線，中性子線，γ線，X線)から保護するため，以下の規則を規定している．管理区域の明示，被曝線量の限度，外部放射線の防護，汚染防止，緊急措置，作業主任者の選任，特別な教育，作業環境測定，健康診断(被曝歴の有無，末梢血液の白血球数および白血球百分率の検査，末梢血液の赤血球数および血色素量またはヘマトクリット値の検査，白内障に関する眼の検査，皮膚の検査)の実施などが定められている．2005(平成17)年には，放射性物質の定義に国際免除レベルを採用するなど一部改正が行われた．[1015]

点流行　point epidemic　ある疾病が多発し，時間的経過が急速で，流行が一時点(きわめて短期間)に集中するような場合をいう．同一感染源にほぼ同時点で感受性者が曝露したことが推定され，単一曝露共通経路感染と呼ばれる．典型例は水系感染，食中毒，有害化学物質への同時曝露など．[21]

電流痕⇨同電流斑→2090

電流-時間曲線⇨同強さ-時間曲線→2038

電流斑　electric mark，current mark　［電流痕］　感電時に電流が外表へ流出入する部位の皮膚にみられる．典型例では，中央部は通電に伴い発生する熱による熱傷のため黒褐色ないし黄褐色に変色し，電気コードなど，皮膚に接触した導体の形状を表していることがある．熱傷の周囲には膨化した蒼白部があり，さらにその外側を紅斑が取り囲んでいる．電流斑は感電に特徴的な所見であるが，身体がぬれていたり，電流が弱かったり，導体の接触面積が狭い場合などには所見を欠いたり，熱傷のみしかみられないこともある．[1547] ⇨参感電死⇀643

電流紋⇨同電紋⇀2089

電量滴定法 coulometric titration 定電流の電気分解を利用し，滴定しようとする試薬に対して電気分解の発生によって滴定を行い，このとき電気分解に要した電気量から定量分析を行う分析方法．通常，塩素イオン(クロルイオン)の定量に用いられる．[556] ⇨参滴定曲線⇀2061

伝令 RNA informational RNA⇨同メッセンジャー RNA⇀2801

電話相談 telephone consultation service 電話を媒介とした相談方法．電話の特性を生かした匿名性，容易なアクセス(利便性)，即時の対応が可能といったメリットがある．一方，言葉のみによる対応であるため相談を受ける側にとって相談内容の真実性の確認が困難，継続的関係をもつことが困難といったデメリットがある．具体例としては「いのちの電話」「中毒 110 番」など緊急時の介入や相談を目的にしたもの，育児相談や健康相談として保健所・市町村保健センターや企業などで対応しているもの，安否確認を目的とした「老人福祉電話」などがある．家庭内暴力・虐待，エイズや性に関する相談など，きっかけとしての電話相談へのニードは高まっている．また，携帯電話の普及およびその機能の多様化に伴い，デジタル写真やテレビ電話を使用した食事指導や健康相談など，多機能化と実用化が期待されている．[291] ⇨参いのちの電話⇀272

と

ドイツ水平線⇨同フランクフルト線→2578

トイレ　toilet　トイレは広さや設備の違いから，車いすや歩行器などの移動補助具を使用したり介助に広いスペースを必要とする場合などに使用する「車いす兼介助トイレ」と，通常使用する「一般トイレ」の2つに分けて考える必要がある．トイレでの転倒事故対策のためには，患者の移動や動作能力の程度に応じて使用するトイレを適切に選択することが重要．トイレでの移動や排泄動作，座位保持が自立でできる患者は一般トイレを使用できるが，できない患者が一般トイレを使用すると転倒の可能性が高くなるため，そのような患者は車いす兼介助トイレを使用することとなる．[815]

トイレットトレーニング　toilet training　［排尿・排便のしつけ］　子どもが膀胱や腸の機能をコントロールできることを目的としたトレーニング．はじめに排泄のたびにおむつを替えて，濡れたら不快を感じて泣いて訴えるようにする．乳児期は便器に慣れるように，1歳頃には小児用便器で排泄ができ，次いでトイレでできるようにする．便器に腰かけるのを嫌がって立ち上がってしまうようなときは無理をせずおむつをつける．機嫌がいいときにおもちゃを持たせて試みることもよい．便器に腰かけてもいつまでも出ず，あきらめておむつをつけると出てしまうことがあるがしからない．紙おむつでは排尿があっても吸収がよく，そのままにしておいても子どもは平気なので，適宜時間がきたら替えるか，一度はずしてまだ使えるならまたつければよい．排泄は，子どもの情緒の安定，生活リズム，健康などと複雑に関連している．ゆっくりとしつけることが肝要．[1631]

トイレ誘導　assist in using toilet　排泄障害のある人(身体機能・精神機能に障害がある場合，幼児など)への援助の1つとして，排泄の自立へ向けて適切な排泄環境をつくること．障害の程度(便・尿意があるのかないのか，トイレの場所がわかるのかわからないのか，衣服の上げ下げなど排泄動作がどこまで可能でどの程度できないのか)を把握する必要がある．例えば，機能性尿失禁(膀胱の貯留・排泄機能は障害されていないが，行動の制限，尿意の感じ方の遅れ，見当識障害)に対しては，排尿パターンやサインを把握しトイレの場所へ誘導をする．排便に関しては，食後の胃結腸反射を活用してトイレへと誘導するなどである．同時に，障害の程度により，衣服の工夫，安全な周辺環境を整える，適切な便器の選択も重要である．排泄のパターンやサインを的確に把握していくには，排尿記録に排尿時間・量などを記録したり，気温，水分出納バランス，服用している薬の作用からアセスメントし，表情・行動などを観察することも必要となる．トイレで排泄できることや排泄動作を失敗しないことは，すっきり排泄できるという満足感にとどまらず，自尊心を保ち，その人らしく生きることにもつながる．[1554]

糖　sugar　ヒトにおける重要なエネルギー源．単糖類，二糖類，多糖類に分けられる．植物繊維も糖ではあるが，ヒトは消化酵素をもたないのでエネルギー源としては利用できない．[1617]

銅　copper　〔L〕Cuprum；Cu⇨同Cu→38

等圧性収縮　isobaric contraction　心室内圧が大動脈圧以上になって大動脈弁が開き，心室からの血液の拍出が起こる．収縮が続き，心室の拡張が起こると血液の拍出は終わる．心室から血液が排出されるときは心室内圧は大動脈圧とほぼ並行，等圧となるので，この時期の収縮をこう呼ぶ．[226]

糖アルコール　sugar alcohol　糖のカルボニル基(-CO-)を還元して生じたアルコールの一種．ソルビトールやキシリトールなどがある．[1617]

糖衣　glycocalyx，mucopolysaccharide layer　［グリコカリックス，糖被］　細胞膜に組み込まれた糖タンパク質，糖脂質，グリコサミノグリカン類で構成される糖質複合体をいう．小腸上皮表面の微絨毛でよく発達している．[842]

頭囲　head circumference　［頭周囲］　眼窩上縁と大後頭結節を通る頭部の最大周囲の長さ．出生時，男児約33.5 cm，女児約33 cmで，生後1年間で約12-13 cm増加．以後の増加は年ごとに減少する．測定するときは前部は上眼上縁のすぐ上を，後部は頭蓋骨後端を通るように巻尺を当てて計る．繰り返し計る場合は，常に同じ位置に巻尺を当てるよう注意する．[1631] ⇨参頭蓋→2094

頭位　cephalic presentation　胎児の頭部が先進(下降)する胎位の総称．先進する頭部の部分により，後頭位，前頭位，額位，顔位に分ける．後頭位だけが屈位で正常，他は反屈位のため異常である．[1323]

頭位眼振　positional nystagmus　頭位の変化で誘発される眼振．末梢性(前庭器官と聴神経)と中枢性(脳幹)とに分けられる．頭を動かすことによりめまいが誘発される患者ではその有無をチェックする必要があり，一般にニレン・バラニー Nylén-Bárány 検査で評価する．本検査は，患者をベッドに腰かけさせ，次に患者の頭を持って急速に後方へ倒したのち，頭の位置がベッド端よりも低くなるように倒してから(頭をベッド端からぶら下げた状態)，首を右ないし左に回し，眼振，めまいの有無を観察する．一定の頭位でのみ眼振，めまいが出現し，かつ首を回してから眼振，めまいが出現するまでに5-30秒程度の潜時があり，繰り返すことで軽減傾向(慣れの現象)を示す場合は末梢性である．原因として良性発作性頭位めまいが多い．一方，どの頭位でもめまい，眼振がみられ，潜時がなく，また慣れの現象がみられない場合は中枢性を疑い，MRI 検査などで脳の精査を行う．[576]

頭位傾斜試験　head tilting test⇨同ビールショウスキー頭部傾斜試験→2426

同位元素　isotope⇨同アイソトープ→132

頭位耳石置換法⇨同浮遊耳石置換法→2570

同意書 consent form ［承諾書］ 重大な有害事象を生じる可能性があったり，大きな身体侵襲を伴うような治療や検査を受ける場合には，事前に医師から十分な説明を受ける．それを理解したうえで，治療や検査を受けることに「同意する」意思を書面にしたものを同意書という．またこの説明と同意に至る経緯をインフォームド・コンセントという．説明では，病態に関すること，治療法や検査方法とその効果や副作用，合併症について，その治療法や検査を受けなかった場合の代替案も含めて，図や画像，グラフなどを用いて，わかりやすく提示されることが重要である．看護師は情報提供を受けた患者が自己決定できるように，同席して支援する．同意書は通常2部作成し，治療法や検査の名称と説明に納得したので同意するという意思表示文，説明を行った年月日，場所，医師名，患者氏名と同席した家族などの氏名が記載され，1部はカルテに保管し，1部は本人に渡される．[1239] ⇨参インフォームド・コンセント→304

頭位性めまい positional(postural) vertigo 頭位を動かすと引き起こされるめまい．中耳炎，耳手術，内耳損傷などが原因となる．めまいを引き起こす部位で眼振がみられる．[451] ⇨参良性発作性頭位眩暈(げんうん)症→2943，めまい→2804

頭囲測定 measurement of head circumference 頭囲は，眉間，前頭結節と後頭結節を結ぶ頭部最大径で，左右のまゆの真上と後頭部結節を通るようにメジャーを当てて計測する．頭囲は乳幼児健診などで中枢神経系の発達や異常の有無を知る重要な発育指標の1つである．[375]

当意即答 approximate answer ［的はずれ応答，でまかせ応答］ 精神症状の1つで，周囲の状態を考慮せず，口から出まかせに思いついたままを答えること．質問の意味はわかっていると思われるにもかかわらず，わざとらしい，いいかげんな，でたらめの応答をする．的はずれ応答，でまかせ応答ともいわれる．拘禁反応，仮性痴呆(ヒステリー)，統合失調症にみられる．例えば，もともとの知能が低いという証拠はないのに，1＋1＝3と答えるなど．[619]

同位体追跡子 isotopic tracer⇨同同位体トレーサー→2093

同位体トレーサー isotopic tracer ［同位体追跡子］ 生理・生化学情報を得るために，目的物に同位体(アイソトープ)で標識をつけた化合物のこと．通常，トレーサーとして，原子番号は同じだが質量数の異なる元素で，放射線を放出する放射性同位元素(RI)が使われる．安定同位体と体内での分布や動態がほぼ同一であるため，放出された放射線を体外から測定することにより，ある物質が生体内でどのように移動し，代謝，排泄されていくかを知ることができる．撮像装置によってトレーサーの分布を計測し，データを数値化，画像化することができる．トレーサーにRIを用いたものを放射性トレーサーという．[876,1488]

同一化 identification 精神分析で明らかにされた心的防衛機制の1つ．他者のさまざまな特性を取り入れ自分自身のものとすることによって，自己のあり方や自己のイメージを変化させること．この機制は健康な精神生活にも広くみられ，パーソナリティの発達や学習は同一化によって可能となる．社会的価値規範との適度の同一化は社会性の獲得に不可欠のものである．一方，精神障害では，不適切な対象との異常に強い同一化，同一化を極度に恐れ他者と距離をとるなど，同一化の障害がみられることがある．[693]

同一性拡散症候群 identity diffusion syndrome 青年期から成人前期における精神障害の一部には，この時期に求められる心理的発達課題である自我同一性(社会的に受容される自己の一貫したイメージ)の形成に失敗する中で発症するものがある．このような精神障害の発症に関与する心理的発達課題に注目して，アメリカの精神分析医エリクソン Erik Erikson (1902-94)が1956年に提唱した診断概念．背後にある精神力動よりも，精神症状そのものとその時間的経過を重んじる今日の国際的精神障害診断分類には採用されていない．青年期から成人前期における精神障害の精神力動を理解し，個人精神療法を適用する際には，重要な概念となることがある．[693]

同一性危機 identity crisis⇨同アイデンティティクライシス→133

同意入院⇨同医療保護入院→285

頭位変換 positioning 頭位，すなわち空間における頭の位置を変えること．[451]

頭位変換眼球反射 oculocephalic reflex；OCR⇨同人形の頭・目現象→2262

頭位変換眼振 positioning nystagmus 急速な頭位変換により主に耳石器と半規管に刺激を加えて誘発される眼振．この検査は特に頭位変換でめまいが出現する症例で陽性所見が得られやすい．矢状面の頭位変換眼振検査(ステンガー Stenger 法)と，矢状面と水平面の複合頭位変換眼振検査(ディックス・ホールパイク Dix-Hallpike 法)とがある．[1569]

東医宝鑑(とういほうかん) Dongui Bogam 李氏朝鮮を代表する医学全書．全25巻．1611年成立，1613年初版．宣祖の勅命により，太医許浚が明代を主とした中国医書と李朝以前の朝鮮医書に基づき両医学を統合した書．内景篇，外景篇，雑病篇，湯液篇，針灸篇の5篇からなり，現代まで韓国伝統医学の根幹とされる．日本の江戸時代と中国の清代でも復刻された．[1399]

導引(どういん) Daoyin，Tao Yin ［道引］ 中国古代で行われていた体操法と呼吸法による一種の健身術．呼吸により体内の濁気を排出して新鮮な気を取り込み，肢体や関節の運動で体内のすみずみまで血気を循環させ，健康の維持，促進を図る．『荘子』や『史記』などの古典籍から記載があり，前漢時代の墓から導引の様子を描いた図や説明文も出土している．虎，鹿，熊，猿，鳥の動作を模した導引法に，華佗が「五禽之戯」と名づけたという『後漢書』の記述は有名．華佗の弟子の呉普は導引を行い，90歳を過ぎても耳目聡明で，1つも歯が抜けずしっかりしていたという．[1399]

道引⇨同導引(どういん)→2093

動因⇨同欲動→2882

トゥーヒー針 Tuohy needle⇨同ツーイ針→2034

ドゥーラ効果 doula effect ドゥーラの語源は，他の女性を支援する経験豊かな女性を意味するギリシャ語で，妊娠，分娩，産褥期の母親を心身ともに継続的に支援する分娩経験のある女性のことを意味している．必ずしも専門家である必要はない．ドゥーラは母親が必要とする知識を提供し，分娩時にはずっとそばに付き添い，身のまわりの世話を通して精神的なサポート，育児技術の手助けなどの支援をする．ドゥーラの効果は母親の緊張や不安を緩和することにあり，特に分娩時に顕著．ドゥーラが付き添うことにより，分娩中のストレスの軽減，分娩第1期の短縮，胎児機能不全(ジストレス)率の低下，薬剤や処置を行う異常分娩率の低下などの効果がある．また，母親の分娩に対する満足感が高く，母乳栄養の確立が高いなどの効果も認められている．[1352]

等運動性収縮　isokinetic contraction　筋収縮の種類には等張性収縮，等尺性収縮，等運動性収縮があり，等運動性収縮は関節の運動速度が一定となる動的筋収縮．水中での運動はこの収縮に近いとされるが，通常の生体運動では不可能な収縮様式である．臨床ではCybex® などの特殊な測定機器を用いて関節の動くスピード(角速度 degree/sec)を一定にして行う．等運動性収縮(運動)では関節可動域全域の最大筋力の測定が可能．[884] ⇨参等尺性運動⇀2109

投影　projection　意識的には受け入れがたい自らの性格や欲求を，無意識的に自分以外の対象に属するものであるとみなして客体化すること．一種の病的な防衛機制．例えば，もともと怒りっぽい女性が，怒りの感情をあらわにする自己像を容認できず，それを他者に投影して他者が怒りっぽい人だと決めつける．[769] ⇨参投射⇀2109

投影法　projective test，projective method，projective technique⇨参性格検査⇀1659

ドヴェルジー病　Devergie disease⇨同毛孔性紅色粃糠(ひこう)疹⇀2815

同化⇨同同化作用⇀2098

糖化アルブミン⇨同グリコアルブミン⇀827

頭蓋　skull，cranium　［脳頭蓋］　広義には頭部を構成する骨格全体を，狭義には脳髄を囲む脳頭蓋(神経頭蓋)を指す．広義の頭蓋を構成する骨は15種23個で，脳頭蓋(5種7個)と顔面を構成する顔面頭蓋(10種16個)からなる(図)．脳頭蓋は前頭骨，頭頂骨，側頭骨，後頭骨，蝶形骨が頭蓋冠と脳底部を構成する．頭蓋骨には骨化の様式の違いによる2つの発生過程がある．軟骨性頭蓋と結合線維性頭蓋である．軟骨性頭蓋では軟骨を基盤として骨に置き換わり(置換骨)，結合線維性頭蓋では結合組織から直接発生している．軟骨性頭蓋は脳底部を構成する後頭骨，蝶形骨，側頭骨の大部分や篩骨，下鼻甲介骨，下顎骨などにみられる．頭蓋骨の成長をみると，脳の成長に伴う脳頭蓋の成長は，

と

●頭蓋骨

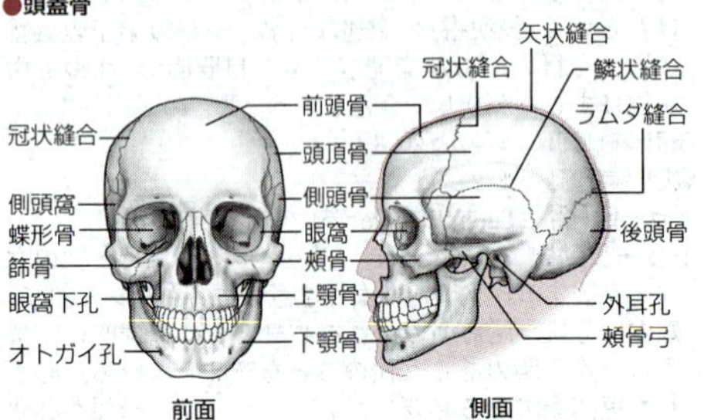

顔面頭蓋に比べると早期に始まる．脳頭蓋の容積は新生児で成人の約25%，生後6か月で約50%，2年で約75%，10年でほぼ成人のレベルに近づくという(Sperber，1989)．[1044] ⇨参顔面頭蓋⇀656

頭蓋の縫合　cranial suture　頭蓋骨の間にみられる結合組織性連結．骨の間に結合組織を残す緩い連結で，頭蓋骨が引き続き成長できるようになっている．縫合の形状から，鋸状縫合(冠状縫合，矢状縫合，ラムダ縫合)，鱗状縫合(頭頂骨と側頭骨鱗状部の縫合)，直線縫合(左右の鼻骨縫合)と呼ばれる．骨結合が完成すると頭蓋骨の成長は止まる(骨結合の例：前頭部の左右の骨が1つの前頭骨となる)．新生児の頭蓋は，骨と骨の間にかなり広い結合組織領域を残しており，頭蓋泉門といい，大泉門(左右の前頭骨と左右の頭頂骨の間)，小泉門(左右の頭頂骨と後頭骨の間)などがみられる．大泉門は生後2-3年で，小泉門は0.5-1年で閉鎖する．[1044] ⇨参頭蓋⇀2094，縫合骨⇀2663

頭蓋咽頭腫　craniopharyngioma　［クラニオファリンジオーム］　胎生期の頭蓋咽頭管の遺残組織ラトケRathke嚢から発生する良性腫瘍．発生母地は下垂体柄漏斗部に存在する扁平上皮細胞群といわれ，この起源は下垂体固有細胞の扁平上皮化生であるとの説もある．約半数は小児に，半数は成人にみられ，全原発性脳腫瘍の2-4%(日本脳腫瘍統計では3.5%)，小児では5-10%(日本脳腫瘍統計では8.9%)を占め，発生率は年間人口10万人対0.13で人種差や性差はない．病理学的にはケラチン化，嚢胞，石灰化のみられるエナメル上皮腫型とこれらを伴わない扁平乳頭型があり，小児ではほとんどが前者で，成人では後者が多くなる．トルコ鞍部に発生し，症状として視力視野障害，下垂体機能低下，視床下部障害，腫瘍が増大して第3脳室やモンローMonro孔を閉塞すると水頭症による頭蓋内圧亢進症状を呈する．視野障害は両耳側半盲でも左右非対称で不規則な傾向が強く，下垂体機能のうち小児では成長ホルモン分泌不全による身体発育遅延を呈することが多い．尿崩症もしばしばみられる．腫瘍の成長は明らかであり治療を要する．治療目標は，腫瘍のコントロールと視機能，内分泌機能，精神神経機能など機能温存による長期の良好なQOL確保である．通常は全摘出術または亜全摘出術に放射線治療を併用する方法が勧められている．術後には，下垂体ホルモン補充療法，尿崩症治療，再発の早期発見のため定期的MRI検査が必要となる．[638] ⇨参鞍上部腫瘍⇀203

頭蓋窩　cranial fossa　内頭蓋底にある大きなくぼみをいう．前頭蓋窩，中頭蓋窩，後頭蓋窩の3窩からなる．各窩は階段状に位置し，前頭蓋窩が最も高く，後頭蓋窩が最も低い．前頭蓋窩は前頭骨，篩骨，蝶形骨からなり，前方は前頭骨の内面に移行し，後方は蝶形骨の後縁により中頭蓋窩と接する．前頭蓋窩には大脳の前頭葉がのる．中頭蓋窩は前頭蓋窩の後方にあり，蝶形骨，側頭骨からなる．後方は鞍背および側頭骨を境として後頭蓋窩と相対する．中頭蓋窩には大脳の側頭葉がのる．中頭蓋窩の正中部にはトルコ鞍があり，その中央に下垂体窩が，前には中床突起，両側視神経管が，後ろには鞍背および後床突起が，外側には頸動脈溝が認められる．後頭蓋窩は後頭骨および側頭骨錐体内後面からなり，前方は中頭蓋窩と接し，後方は頭蓋冠内

面に移行する．後頭蓋窩には橋，延髄および小脳が入る．正中部にある大きな孔は大後頭孔である．[1160]

頭蓋外・頭蓋内血管吻合術 extracranial-intracranial anastomosis；EC-IC anastomosis ［EC-IC バイパス術，頭蓋外内動脈吻合術，頭蓋内外血管吻合術］ 頭蓋内に血液を供給する血管が十分に血流を保てない場合，頭蓋外からバイパスを用いて血流を補う方法．浅側頭動脈を中大脳動脈に直接吻合したり，浅伏在静脈などを用いて外頸動脈系と内頸動脈系を吻合したりする方法がある．[35]

頭蓋外内動脈吻合術⇨同頭蓋外・頭蓋内血管吻合術→2095

頭蓋・顎・顔面外科⇨同頭蓋顔面外科→2095

頭蓋拡張術 skull expansion 頭蓋縫合早期癒合症では，発達途上にある脳組織が頭蓋骨を強く圧迫し，頭蓋内圧亢進をきたすため，除圧を目的として頭蓋骨を形成する手術法．[35] ⇨参頭蓋縫合早期癒合症→2097

頭蓋冠 calvaria 扁平な結合組織性骨からできており，前部を前頭，中部を頭頂，後部を後頭，両側面の側頭線から下方で側頭筋の起こる部分を側頭平面という．外面は，強靭な頭蓋骨膜と呼ばれる骨膜に覆われる．骨質は3層からなり，外層を外板，内層を内板，内・外両板の間を板間層という．内板の内面には，脳隆起および多数の動脈溝，静脈溝がみられる．頭蓋の内面を覆う強靭な骨膜は，脳硬膜として脳を包む．[1160]

頭蓋顔面異骨症 craniofacial dysostosis；CFD 頭蓋縫合線早期癒合症のうち，頭蓋底，顔面骨に発育異常を伴い，特異な顔貌，頭蓋変形をきたす先天性疾患．冠状縫合・顔面骨縫合の早期癒合に上顎骨の形成不全を伴い，眼球突出，両眼隔離症をきたすクルーゾン Crouzon 病が代表例で，かつてはこの疾患の同義語として用いられていた．両側性の骨性合指(趾)症，多指(趾)症を合併したものをアペール Apert 症候群と呼ぶ．原因として，第10番染色体長腕に遺伝子座をもつ線維芽細胞増殖因子受容体2型遺伝子 fibroblast growth factor receptor-2 gene(*FGFR 2* 遺伝子)の変異が報告されている．脳の成長障害，精神運動発達障害などの予防と，頭蓋顔面の機能的障害や形態的異常に対する改善を治療目的として，可及的早期から頭蓋冠の前方進展術とその後の顔面骨の前方進展術を行う．[1028] ⇨参クルーゾン病→832，アペール症候群→173

頭蓋顔面外科 craniofacial surgery ［頭蓋・顎・顔面外科］ 頭蓋骨から顔面骨にわたる先天性もしくは後天性の骨変形に対し，開頭術を併用して，頭蓋骨の内・外側の両側から頭蓋・顔面骨の骨切り術・骨形成術を施行する方法．1960年代後半に，テシエー P. Tessier により確立された術式．適応となる疾患群としては眼窩隔離症，クルーゾン Crouzon 病などの頭蓋顔面異骨症，および斜頭症などの単純な頭蓋縫合早期癒合症がある．[688]

頭蓋奇形 skull malformation 先天性の頭蓋骨の奇形で，主に頭蓋骨縫合の早期癒合症をいう．美容的に，また頭蓋内に影響をきたす例では手術の適応となる．[35] ⇨参小頭症→1445，舟状頭症→1372

頭蓋頰嚢(きょうのう) craniobuccal pouch⇨同ラトケ嚢胞→2898

頭蓋係数⇨同頭指数→2108

頭蓋形成術 cranioplasty ［頭蓋骨形成術］ 頭蓋奇形や術後の頭蓋骨欠損に対し行われる外科的手術．自家保存骨のほか，金属，アクリル樹脂，セラミックなどの人工骨を用いることもある．[35]

頭蓋頸椎接合部異常 craniocervical junction anomaly⇨同頭蓋椎骨接合部異常→2096

頭蓋牽引 skull traction 外傷による頸椎の脱臼骨折や頸椎腫瘍の疾患治療に用いられる頭蓋の牽引療法．疼痛緩和や整復固定・安静を目的としてベッド上に安静臥床し頭部を牽引する．頭蓋骨に直接ピンを刺入して牽引器を固定し，ロープで長軸方向に牽引する直達牽引法(クラッチフィールド Crutchfield 牽引)と，布製のスリング(グリソン Glisson 係蹄)を用いて緩徐な整復を試みる介達牽引法がある．近年では装着しやすい多くの装置が開発され，脊椎疾患，外傷の保存療法，さらに脊椎手術の周術期の外固定などにも応用されている．[1494]

頭蓋骨幹異形成症 craniodiaphyseal dysplasia⇨同頭蓋骨骨幹端異形成症→2095

頭蓋骨陥凹骨折 depressed skull fracture ［頭蓋骨陥没骨折，頭蓋骨陥没］ 頭蓋骨が脳表側に落ち込むように骨折すること．臨床上問題となるのは陥没した骨による直下脳組織の圧迫，とがった骨片が硬膜を破ることによる直下脳組織の挫滅などである．それらの影響による外傷性てんかんが予測される場合は，その予防に努める．[35]

頭蓋骨陥没 depression of the skull⇨同頭蓋骨陥凹骨折→2095

頭蓋骨陥没骨折⇨同頭蓋骨陥凹骨折→2095

頭蓋骨形成術⇨同頭蓋形成術→2095

頭蓋骨骨幹端異形成症 craniometaphyseal dysplasia ［頭蓋骨幹異形成症］ 頭蓋骨，下顎骨の進行性の骨肥厚と骨硬化により顎や顔にゆがみを生じる．また長幹骨，特に大腿骨遠位部では広がった骨端線を呈し，大腿骨の内彎変形を伴う．常染色体優性の先天性異形成のまれな疾患である．生命予後はよいが，進行性の頭蓋内圧亢進が合併すると頭痛，嘔吐，意識障害が出現し，進行すると死に至ることもある．[1541] ⇨参骨幹端異形成症→1103

頭蓋骨骨折 skull fracture⇨参頭蓋骨陥凹骨折→2095，頭蓋骨破裂骨折→2095

頭蓋骨単純 X 線撮影法 plain craniography⇨同頭部単純 X 線撮影法→2128

頭蓋骨破裂骨折 skull bursting fracture 頭蓋骨は圧縮力に強く張力に弱い．そのため外力が加わると，頭蓋骨は打撃点から放射状に走る線状の骨折を起こす．この骨折は頭蓋骨が薄くて弱い方向に走りやすく，頭蓋底に向かうのが通常である．[35]

頭蓋骨癒合症⇨同頭蓋縫合早期癒合症→2097

頭蓋脊椎移行部異常⇨同頭蓋椎骨接合部異常→2096

頭蓋頂鋭波 vertex sharp transient⇨同瘤波《脳波の》→2938

頭蓋直達牽引法 Crutchfield tongs ［クラッチフィールド法］ 頸椎の安静や整復位を得るための牽引法の1つ．頸椎骨折や頸椎疾患の安静療法を目的に行われる．頭蓋に直接ピンを刺入し牽引するので頭蓋直達牽引法と呼ばれる．ピンを乳様突起と外耳口を結ぶ頭蓋骨外板に左右対称に互いに垂直に2本刺す．2本のピンを牽引装置につなぎ重錘をかけ，頭側へ牽引する．牽引装置のネジは緩みからはずれることがあるので，定期的にネジを締め，防止する．刺入部は感染予防のため消毒が必要である．抜去後の刺入部の治癒は良好．[1030]

●頭蓋直達牽引法

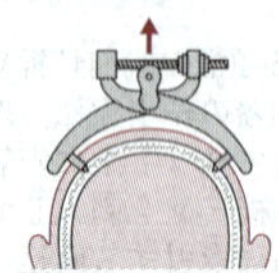

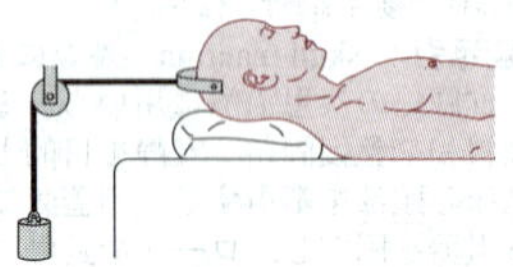

頭蓋椎骨接合部異常　craniovertebral junction anomaly ［頭蓋頸椎接合部異常，頭蓋脊椎移行部異常］　後頭骨，環椎，軸椎の奇形．この奇形には，後頭脊椎癒合，先天性頭蓋底陥入症，環椎後頭骨同化，環椎椎弓形成不全，環椎椎弓破裂，環椎軸椎癒合，軸椎脊椎破裂，軸椎第3頸椎癒合などが含まれる．臨床症状の程度および経過により手術の適応となる．[35]

頭蓋底　cranial base，base of skull　頭蓋骨から舌骨と下顎骨をとり去った狭義の頭蓋の底部のことで，内頭蓋底と外頭蓋底に分けられる．内頭蓋底は前頭蓋，中頭蓋，後頭蓋からなる．頭蓋底には脳神経，動脈，静脈の通過する開口部が存在し，脊髄神経が通過する大後頭孔もある．[310]

頭蓋底陥入症　basilar impression　大後頭孔の後縁および頸椎上部が頭蓋内へ陥入した状態．臨床症状を示す場合，環椎の形成不全や非対称，環椎と後頭骨の癒合などの奇形を合併していることが多い．[35]

頭蓋底骨折　basilar skull fracture　頭蓋骨に強い外力が加わって，頭蓋底にたわみが生じて起こる骨折．円蓋部の骨折ではみられない特徴的な皮下出血，脳神経症状，髄液漏などを伴いやすく，診断のよりどころとされていたが，頭部CTにて骨折線が明らかになる．骨折部位からの出血が粗な皮下組織を通って，前頭蓋底骨折の場合には，眼窩の周囲にパンダの目徴候と呼ばれる皮下出血，中頭蓋底骨折の場合には乳様突起の上，耳介後部にバトル徴候 Battle sign と呼ばれる皮下出血として現れることが多い．脳神経症状としては，嗅神経，視神経，顔面神経損傷の頻度が高い．骨折線が副鼻腔や乳突蜂巣に及んでいる場合には髄液漏の発現に注意．[393]

頭蓋底手術　skull base surgery　頭蓋底は解剖学的な複雑さから，その手術法は困難をきわめる．スタンダードなテクニックとしては正面到達法（経前頭蓋底到達法，経蝶形骨到達法，経眼窩到達法など），側面到達法（側頭下窩到達法，経側頭骨到達法など），後面到達法（後頭下到達法）があげられる．[35]

頭蓋底髄膜炎　basilar meningitis⇨同脳底髄膜炎→2308

頭蓋内圧　intracranial pressure；ICP　脳室やくも膜下腔は脳脊髄液で満たされた閉鎖腔である．この液圧は頭蓋内圧と呼ばれ，側脳室穿刺や腰椎穿刺により計測できる．側臥位での腰椎穿刺による測定では，正常値は50-180 mmH_2O．種々の病的状態で圧の上昇やまれに低下がみられ，頭痛などの症状が出現する．頭蓋内圧の亢進は脳ヘルニアの原因となるため，生命の危険を伴う．[838]

頭蓋内圧亢進症

intracranial hypertension，increased intracranial pressure；increased ICP ［脳圧亢進，髄液圧亢進］

【概念・定義】 中枢神経の表面（くも膜下腔）と脳室内は脳脊髄液で満たされている．側臥位で腰椎穿刺によりこの水圧を測定すると，健常成人では50-180 mmH_2O に分布している．この内圧が病的に上昇した状態を頭蓋内圧亢進症と呼び，種々の機序で発生する．静脈圧の上昇（**静脈洞血栓**）や脳血流量の増加を反映する．脳外傷，脳実質や脳膜の疾患の際にも上昇する．例えば，**脳挫傷**，**脳腫瘍**，**脳内血腫**や**脳浮腫**により脳容量が増加するとき，あるいは髄膜炎の際である．脳脊髄液は脳室脈絡叢で生成され，脳表面の髄膜で吸収される．この循環が阻止されると閉塞性水頭症となり，脳室内圧が上昇する．また代謝性脳症，例えばアルコール中毒，ビタミンA過剰，尿毒症，子癇，重症貧血にも合併．良性頭蓋内圧亢進症（仮性脳腫瘍）と診断される病態があり，この際には明瞭な原因を特定できない．

【症状】 頭痛，吐き気，嘔吐，視力低下，眠気などがみられる．症候としては，眼底乳頭浮腫，瞳孔異常，眼球運動障害，**徐脈**，**高血圧**，**大呼吸**などが観察される．この状態を放置すると**脳ヘルニア**を合併し，意識低下や呼吸停止となる．

【治療】 原因疾患への対処が必要．対症療法として，副腎皮質ホルモン剤，グリセリンやD-マンニトール点滴が降圧目的で行われる．また脳外科的に減圧目的の開頭手術が選択される場合もある．[838]

頭蓋内圧亢進症の看護ケア

【ケアの考え方】 頭蓋内圧亢進を起こすと，脳組織の変形，脳実質の圧迫，脳血流の低下などにつながる．早期徴候としては，頭痛，意識レベルの低下（錯乱や落ち着きのなさ），瞳孔異常，片麻痺などの運動障害が出現する．内圧を正常にすることでこれらの症状は軽快し，正常に戻ることが多い．晩期徴候（脳ヘルニア）としては，意識は半昏睡から昏睡に至り，除脳硬直姿位，呼吸の異常（チェーン・ストークス Cheyne-Stokes 呼吸など），循環の異常（血圧が上昇し下降する，脈拍は徐脈），そして死へと至る．脳は不可逆的特徴をもち，細胞機能の回復は困難である．したがって頭蓋内圧亢進症状の起こる可能性を予測し，①早期に異常サインを発見し報告（適切な処置）をすることと，②頭蓋内圧亢進に影響を及ぼす生活動作などへの対処の2点が看護の重要なカギとなる．

【看護の実践】 ①異常サイン発見のための観察法（頭蓋骨内の解剖と生理を理解すること）　1）意識の変化の観察が最も的確な判断をしやすい．2）血圧と脈拍の関係は，代表的にはクッシング Cushing 現象といわれ，血圧が上昇し脈圧が拡大し，脈拍数が減少傾向をもつときは頭蓋内圧が亢進していることを示す．3）眼の変化として，瞳孔の収縮が悪いときは動眼神経が圧迫されていることを示し，病変の容積が増加していることを表している．4）その他，頭痛や嘔吐（噴水状）・巣症状としての変化，進行すると除脳硬直などがみられ，すべて頭蓋内圧亢進を示すサインである．また術後は，脳室ドレナージが挿入されていて頭蓋内圧が測定できる．正常は15-20 mmHg であり，40 mmHg 以上は危険な状態である．②頭蓋内圧亢進に影響を及ぼす生活動作とケア 1)体位は頭部を15-30度挙上することで脳の静脈還流が改善され，頭蓋内圧は下がる．日中は30度，夜間は15度のベッド挙上で過ごす(脳室ドレナージの位置に気をつける)．2)血圧を上昇させる因子を避ける．(a)ストレスを取り除く目的で，リラクセーションのための腹式呼吸を1時間に2-3回取り入れる．足浴や下肢のマッサージなどで末梢循環をよくする．(b)便秘によるいきみ(努責)を避ける．これは，静脈の収縮を起こし，頭蓋内圧を高めることになる．これを避けるには，下剤を使用するのが有効である．(c)強い咳き込みは胸腔内圧を高め，静脈還流を抑制し頭蓋内圧を高める．吸入などで加湿し，痰を出しやすくするとよい．3)体力を維持するための生活援助．(a)食事は消化のよいものを介助で摂取する．嘔吐したら，すぐに吐物を片づけ口をすすいで，落ち着いたら食事を再開する(嘔吐後はさっぱりした気分になることが多い)．(b)発熱は，1℃で酸素13%を消耗させ，エネルギーも13%の割合で消耗する．可能なかぎり早急に冷罨法などで解熱をはかり平熱を維持するとともに，発熱の原因を究明する．4)治療に関する問題．(a)浸透圧利尿薬の使用．脳実質内に増加した水分を排泄させるために薬剤を用いる(グリセリン，D-マンニトール，イソソルビド経口剤などである．D-マンニトールは急速な効果があるが，電解質のバランスをくずしやすいので注意が必要)．(b)副腎皮質ホルモンは短期間で大量に(パルス療法)，脳浮腫の予防に用いる．一般的注意(副作用)が必要．

【ケアのポイント】脳内に異常をもつ患者にとって，最も危機的な状態にあるのが頭蓋内圧亢進の時期である．意識障害が起きている場合を除き，患者は自分の病状に集中してしまい，回復への将来的展望をもてない．観察後はできるだけ症状についての説明を行い，不安を少しでも軽減させることができるよう心配りが必要である．全体を通してストレス因子の除去が配慮点となる．[1388] ⇨参頭蓋内圧亢進症→2096

頭蓋内圧低下症 intracranial hypotension⇨同髄液圧低下症候群→1611

頭蓋内圧モニタリング intracranial pressure(ICP) monitoring ［**脳圧モニタリング**］ 頭部外傷後や頭蓋内の手術後に，治療の指標を得る目的で頭蓋内圧(脳圧)を測定すること．年齢により正常圧は異なる．成人は10-15 mmHg以下，小児は3-7 mmHg，乳児・新生児は1.5-6 mmHgが基準値．[35]

●頭蓋内圧モニタリングの方法

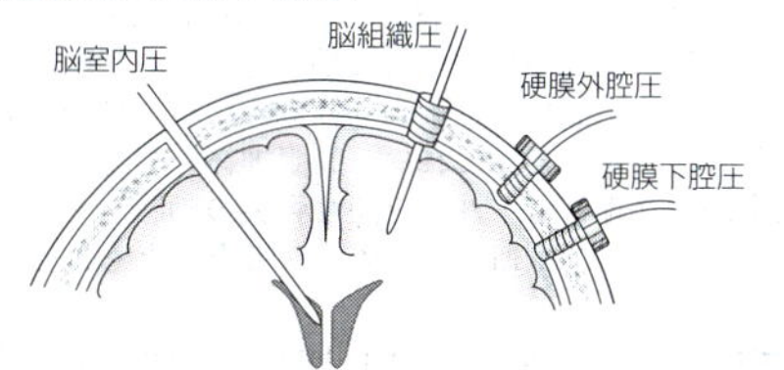

頭蓋内位置検出装置 ⇨同ニューロナビゲーションシステム→2243

頭蓋内外血管吻合術 extra-intracranial vessel anastomosis ⇨同頭蓋外・頭蓋内血管吻合術→2095

頭蓋内化学感受領域 intracranial chemosensitive area⇨同中枢性化学感受領域→1994

頭蓋内気腫 pneumocephalus⇨同気脳症→699

頭蓋内血腫除去術⇨同血腫除去術→911

頭蓋内占拠性病変 intracranial space occupying lesion 頭蓋内には本来，存在しないもの，例えば腫瘍や血腫が正常脳組織を圧迫している病態をいう．[35]

頭蓋内動脈瘤⇨同脳動脈瘤→2309

頭蓋内膿瘍 intracranial abscess⇨同脳膿瘍→2310

頭蓋内脈波 intracranial pulse wave 正常状態では頭蓋内圧は拍動性に変動しており，これを頭蓋内脈波という．[35]

頭蓋内容積 intracranial space 頭蓋内の容積はほぼ1,800 mLと考えられている．その約80%が脳実質，10%が血液で残り10%弱を脳脊髄液が占めている．生理的な状態のもとでは，これらの構成要素が互いに均衡を保ち，頭蓋内圧をほぼ一定に保っている．[35]

頭蓋肥厚症 pachycephaly 頭蓋骨が極端に肥厚すること．頭蓋骨全体が肥厚するものと，限局性に肥厚するものがある．全体が肥厚するものには先端巨大症，偽副甲状腺機能低下症，パジェット Paget病などがある．限局性に肥厚をきたすものには，髄膜腫，骨腫，類上皮腫，線維性骨形成異常などがある．[35] ⇨参成長ホルモン→1698，先端巨大症→1775

頭蓋閉鎖不全症 cranial dysraphism 頭蓋骨および頭蓋底のあらゆる部位に発生するが，後頭部正中線上が最も多い．最も軽症なものが頭蓋披裂，最も重症なものが無脳症である．無脳症では皮膚，頭蓋骨，硬膜などが欠損し，脳組織が直接露出する．この両極の間に頭蓋髄膜瘤，脳瘤，脳髄膜瘤，脳嚢胞瘤，脳嚢髄膜瘤などがある．[35]

頭蓋縫合早期骨化⇨同頭蓋縫合早期癒合症→2097

頭蓋縫合早期癒合症 craniosynostosis ［**頭蓋縫合早期骨化，狭頭症，頭蓋骨癒合症**］ 小児，特に男児に多くみられ，頭蓋骨縫合の骨性癒合が早期に完成し頭蓋に奇形を生じる．舟状を示すことが最も多いが，短・斜・尖頭蓋など形はさまざまである．発達途上の脳組織が頭蓋骨を強く圧迫し，頭蓋内圧亢進をきたすほか，眼症状や知能障害を伴うことも多い．[35]

凍害防止剤⇨参凍結保存血→2102

等価温度 equivalent temperature ベッドフォード T. Bedfordによって1936年に提唱された温熱指標の1つ．気温，気流，輻射熱による温熱条件を1つの指数として表した．輻射量の多い作業環境を表現するのには適すが，気湿を考慮していないので高温時に用いる場合は注意を要する．[922]

等価回路 equivalent circuit ［**電気的等価回路**］ 抵抗，コンデンサー，電池の組み合わせで細胞膜の電気的特性をモデル化した電気回路．[1274]

透過型電子顕微鏡 transmission electron microscope；TEM 電子顕微鏡の基本的な型式．光学顕微鏡での光の代わりに電子線を試料に照射し，透過してくる電子を検出する．医学的には，細胞内小器官などの微細構造レベルでの病理学的診断に用いられる．[328] ⇨参走査型電子顕微鏡→1814

透過係数 permeability coefficient 物質の移動のしやすさを表す係数．物質が生体膜などを通過する場合，その移動量は物質の電気化学ポテンシャル勾配だけでなく，膜の厚さや面積，物質の分子量や膜溶解度によって規定される．透過係数は物質の通り安さの指標として定義され，物質の膜内移動度，分配係数，気体恒数，絶対温度を膜の厚さで除した値として表される．単位はcm/secである．[1335]

同化作用 anabolism ［同化］ 生体の物質代謝は異化(catabolism)と同化(anabolism)に区別され，異化は大分子を小分子にする消化(分解)を，同化は小分子を大分子にする合成を意味する．細胞や組織がエネルギーを用いて物質を合成することを同化作用という．[1335] ⇨参異化⇀218

等価症⇨同代理症⇀1904

透過スキャン transmission scan⇨同トランスミッションスキャン⇀2162

透過性コンダクタンス permeability conductance ある物質の膜の透過しやすさを表す．イオンの場合は電気的抵抗の逆数で表す(イオンコンダクタンス)．[1274] ⇨参イオンコンダクタンス⇀217

等価線量 equivalent dose ［線量当量］ 放射線防護上使用される放射線の量．同じ吸収線量でも放射線の違いによる生物学的影響の差異を同一尺度で比較するために用いる値で，線量当量H〔単位はシーベルト(Sv)〕はH ＝ DNQ(Sv)で表される．ここでDは吸収線量〔グレイ(Gy)〕，Qは線質係数，Nはその他の修正係数(N＝1)である．ICRP(国際放射線防護委員会)1990年勧告で，線量当量から等価線量に名称変更された．実効線量とともに放射線防護目的のために使用する．等価線量H_Tは，組織，臓器Tに平均された放射線Rによる吸収線量を$D_{T,R}$，放射線荷重係数をW_Rとすると，$H_T = \Sigma W_R \times D_{T,R}$となる．[18]

洞カタル sinus catarrh⇨同洞組織球症⇀2117

統括安全衛生責任者 overall safety and health controller 「労働安全衛生法」第15条に定められた責任者．建設業および造船業では，請負契約下にあるいくつかの事業者が相関連して混在的に作業を遂行するが，このときに生じる労働災害を防止するために，元方事業者は下請けを含めすべての労働者数が常時50人(隧道や圧気工法では30人)以上の場合，総括安全衛生責任者を選任するよう規則が定められている．[1015]

透過能 permeation competence 放射線が物質を透過する能力．透過能は放射線の種類とエネルギーによって異なる．X線(あるいはγ線)の透過能は，強度が1/eにまで減衰する深さで表されることがある．これはX線の波長と入射した物質の種類に応じて変化するが，5-20 keV(キロ電子ボルト)のX線に対してはおよそμm〜cm程度．放射線のエネルギーが1 MeV(メガ電子ボルト)以下では物質の原子番号が，1-10 MeVの範囲では物質の密度が，それ以上では再び原子番号が透過能を左右する要因となっている．β線や電子線などの粒子線はX線，γ線に比べてはるかに透過能は悪いが，エネルギーが高くなるにつれて深達性は高くなる．α線のように粒子径がさらに大きい場合は，体内では数mmしか透過できない．[1127]

盗汗 night sweat ［寝汗］ 睡眠中に起こる全身性発汗．寝汗のこと．通常，成人は一晩にコップ1杯の汗をかくが，通常量を超える場合に盗汗という．

等感温度 effective temperature；ET⇨同実効温度⇀1312

導管型尿路変更(向)術 conduit urinary diversion 腸管の一部を有茎性に遊離し，その近位端を閉鎖して導管を形成し，導管に尿管を吻合したのち，導管の遠位端を腹壁外に導き固定する尿路変更術の1つ．回腸を使用する回腸導管造設術はわが国でも広く行われている．ほかにS状結腸を用いる結腸導管造設術もある．いずれの方法も導管からの電解質の再吸収は問題になるほど多くなく，腎盂腎炎や尿路結石の発生が少なく優れた術式である．しかし皮膚に集尿用の袋をはらなければならないため，QOLの点から禁制尿路変更術も盛んになっている．[1244]

套(とう)管針⇨同外套(とう)針⇀448

動眼神経 oculomotor nerve ［第3脳神経］ 第3脳神経で運動性線維と副交感性線維を含む混合性脳神経．運動性線維は中脳被蓋の動眼神経核に起こり，副交感性線維はその内側の動眼神経副核(エディンガー・ウェストファール Edinger-Westphal 核)から起こる．両線維は動眼神経として脚間窩から脳を出て，海綿静脈洞の外側壁に沿って前進し，上眼窩裂を通り眼窩に入る．運動性線維は眼窩内で眼球運動をつかさどる4つの外眼筋(上直筋，下直筋，内側直筋，下斜筋)と上眼瞼を挙上する上眼瞼挙筋に終止する．一方，副交感性神経は動眼神経から分かれて，毛様体神経節でニューロン(神経細胞)を交代し，その節後線維は眼球内部に進入し，眼球内平滑筋(瞳孔括約筋と毛様体筋)に分布する．動眼神経に障害が生じると，眼球運動の異常，上眼瞼下垂，瞳孔散大などの臨床的症候がみられる．[1044]

動眼神経核 oculomotor nucleus 〔L〕nucleus nervi oculomotorii 第3脳神経で，上丘レベルで中脳被蓋の背内側，中心灰白質との境界部に存在し，明瞭な細胞集団をなす．5つのグループからなり，上眼瞼挙筋および外眼筋のうち上直筋，下直筋，内側直筋，下斜筋を支配する．細胞体は骨格筋支配神経に特有な大型細胞を示す．背内側にはやや小型の細胞からなる動眼神経副交感神経核があり，ここからは動眼神経とともに走り，毛様体神経節に至る節前線維が出る．[1043] ⇨参動眼神経⇀2098，エディンガー・ウェストファール核⇀363

動眼神経副核 accessory nuclei of oculomotor nerve⇨同エディンガー・ウェストファール核⇀363

動眼神経麻痺 oculomotor paralysis ［第3脳神経麻痺］ 眼瞼下垂，外眼筋麻痺，散瞳，対光反射の消失，調節反射の消失が出現する．内頸動脈〜後交通動脈分岐部動脈瘤のような圧迫性病変では，縮瞳線維(副交感神経線維)が動眼神経の周辺部にあるため最初に障害され，散瞳，対光反射消失が早期に現れる．一方，糖尿病などの内科的疾患による動眼神経麻痺の場合は瞳孔症候を欠くことがある．これは，動眼神経の周辺部にある副交感神経線維が，外側を囲む軟膜の動脈からの側副血行路によって虚血からまぬがれるためと考えられている．[1160]

同感性瞳孔反応 consensual pupillary reaction⇨同間接瞳孔反応⇀626

導管性乳頭腫⇨同管内乳頭腫⇀647

等感度曲線 isopter⇨同イソプター⇀246

套(とう)管抜去困難症 difficulty of decannulation⇨同気管カ

ニューレ抜去困難症⇀667

動悸 palpitation ［**心悸亢進**］ 心臓の拍動を自覚する状態で，さまざまな原因で起こる．不整脈，特に期外収縮，心房粗・細動，上室性頻拍，心室頻拍などの頻脈性不整脈が原因であることが多いが，徐脈性不整脈も原因となりうる．また甲状腺機能亢進や運動，精神的興奮などでは洞調律であっても頻脈となり，一回拍出量も増加するため動悸を自覚する．さらに精神的不安があると正常心拍でもしばしば動悸を自覚する．[1489]

同期式間欠的強制換気法 synchronized intermittent mandatory ventilation mode⇨同SIMV モード⇀107

同期式電気的除細動 synchronous cardioversion, synchronous electric defibrillation 頻拍を停止するために心電図 R 波に同期させて通電する除細動のこと．心房細動や心房粗動のような上室性頻拍の除細動を目的に電気的除細動を行う際，心室筋の受攻期に電気ショックが加わると R on T(心室性期外収縮が先行心拍の T 波の頂点，または下降脚に出現する現象)となり，心室細動を誘発する可能性がある．この現象を避けるため心室の興奮である R 波を検知し，受攻期を避けて通電を行う除細動法を同期式電気的除細動という．したがって心室細動を除細動する場合は同期する必要はない．[1311] ⇨参除細動⇀1487

当帰四逆加呉茱萸生姜湯(とうきしぎゃくかごしゅゆしょうきょうとう) tokishigyakukagoshuyushokyoto 医療用漢方製剤の1つ．主として，しもやけ，冷えが強い人の腹痛をはじめとする各種疼痛に用いる．漢方医学的には，疝(せん)という病態に用いるとされる．疝とは下腹部痛を主体とし，痛みは各所に出現し，ときに激烈に痛み，便通異常，腹部膨満などを伴う．臨床的には，比較的体質が虚弱で手足の冷えが強い例，あるいは冷えによって誘発される疼痛(腹痛，頭痛，腰痛など)に用いる．しもやけやレイノー Raynaud 現象，月経困難症や月経不順，婦人科疾患や開腹術後の下腹部痛などにも応用される．発疹，かゆみなどの過敏症や胃もたれ，食欲不振などの消化器症状の副作用などに注意が必要である．出典：『傷寒論』．構成生薬：トウキ，シャクヤク，カンゾウ，モクツウ，ケイヒ，サイシン，ショウキョウ，ゴシュユ，タイソウ．[508]

当帰芍薬散(とうきしゃくやくさん) tokishakuyakusan 医療用漢方製剤の1つ．主として月経不順，月経困難症などの婦人科疾患や不妊症，妊娠中の諸病(浮腫，習慣性流産，痔，腹痛)に用いられる．漢方医学では，虚証の瘀(お)血ないし血虚の状態と水毒に用いるとされる．臨床的には，冷え性で，貧血の傾向があり，筋肉が総じて軟弱で疲労しやすいもので，無月経，過多月経，月経困難などの月経異常のある女性や，全身倦怠感，四肢冷感，頭痛，めまい，耳鳴，肩こり，心悸亢進などの症状を訴える場合に用いられる．慢性腎炎や腰痛，脱肛などにも応用される．発疹，肝機能障害，消化器症状などの副作用に注意が必要．出典：『金匱要略』．構成生薬：シャクヤク，ジュツ，タクシャ，ブクリョウ，センキュウ，トウキ．[1051] ⇨参瘀(お)血⇀404，水毒⇀1625

動機づけ motivation 人間に行動を起こさせ，その行動を方向づけ，維持させる一連の心理過程の総称．動機づけには，①行動を起こさせる機能，②行動を持続させる機能，③行動が目的達成にふさわしいかどうかを評価する機能，がある．飢え，渇き，排泄，睡眠，苦痛回避，性など個体の生命維持あるいは種の繁栄に関する基本的欲求は生理的動機(動因)と呼ばれ，生理的満足と関係が深く，だれにも共通する．一方，社会的動機は社会生活を通して獲得される動機のことで，精神的・情緒的満足との関係が深く，生まれ，育ち，文化などその人を取り巻く環境に影響されており，優越，達成，承認，自己顕示，支配，攻撃，親和などの欲求がそれにあたる．また，人間の動機には階層性があるという考え方は，マズロー Abraham H. Maslow の動機(欲求)5段階論(1954)と呼ばれ，動機が5つの層になって配列されている．生物学的に基礎的で低次の欲求が充足することではじめて高次の動機が生じ，生理的欲求，安全的欲求，社会的欲求，自尊的欲求，自己実現的欲求の5つに分類されている．さらに，外発的動機づけと内発的動機づけという考え方もある．行動そのものに対する興味や関心からではなく，外側に用意された報酬や罰などによって行動を統制しようとするものを外発的動機づけといい，入試合格やしつけなどがそれにあたる．また，内発的動機づけによる行動は，行動そのものが楽しくそれ以外の報酬は求めないものであり，成果が直ちに出てこない場合も多いが，ひとたび行動が始まると強力で持続的となりより大きな影響力をもつとされている．そのほかに，高い基準や難しい目標を立て，成し遂げようとする達成動機という考え方や，自分の行動の成功や失敗の原因を何のせいにするのか(帰属させるのか)という原因帰属説という考え方などもある．動機づけはあらゆる行動に関係しているため，動機づけのメカニズムについてさまざまな視点からの研究が現在も進められている．[516]

動機づけ衛生理論 Motivation-Hygiene theory⇨同ハーツバーグの二要因理論⇀2324

洞機能不全症候群⇨同洞不全症候群⇀2128

同義変異⇨同サイレント変異⇀1177

洞休止⇨同洞停止⇀2121

東京医学校 1874(明治7)年5月7日に東京下谷和泉橋通旧藤堂邸(現千代田区神田和泉町)の地に，第一大学区医学校を改組して設立された東京大学医学部の前身．明治政府により西洋医学教育の拠点として江戸幕府の医学所を前身として設立された．大学東校(のち東校)の後身にあたる．1876(同9)年12月に現在の本郷の地，旧加賀屋敷跡に移転した．この移転は大学東校時代に計画され，当初は現在の上野公園を候補地としたが，ボードウィン Antonius F. Bauduin(1822-85)の助言により本郷に移転することとなる．1877(同10)年4月12日には東京開成学校と合併されて東京大学(のち帝国大学→東京帝国大学→東京大学と改称)医学部と改組された．東京医学校および東京大学医学部における初期の医学教育は，ドイツ人医学教師によるドイツ語での講義が中心であったが，ドイツ留学から帰った卒業生たちが次第に教鞭をとるようになった．最後のドイツ人医学教師は，1905(同38)年までつとめた内科学教授のエルウィン=フォン=ベルツ Erwin von Bälz (1849-1913)と，1904(同37)年までつとめた外科学教授のユリウス=カール=スクリバ Julius Karl Scriba (1848-1905)である．[655] ⇨参大学東校(とうこう)⇀1862

東京看護教育模範学院　1946(昭和21)年，聖路加女子専門学校と日本赤十字女子専門学校が合流してできた看護教育のモデル校．第二次世界大戦の戦後処理として占領軍の指導により推進されたものであり，看護教育のモデル校として新制度カリキュラムの実験が試みられた．両校とも異なった伝統のうえに，教育方針も異なるため多くの混乱が起こり，当事者たちが大きな犠牲を払うことにもなった．翌年，3か月間の看護教育指導者講習会も行われ，新しい看護教育の実験を全国に普及させるきっかけをつくった．[321]

頭胸結合体　janiceps　［ヤーヌス体，一頭二顔体，二対称頭胸結合体］　2つの頭部と体幹をもつ二重体に属する先天性奇形胎児．頭部と胸部が癒合し，顔面を対称に2つもつ．ヤーヌス体 janiceps の呼称はローマ神話にある2つの顔をもつ神ヤーヌス Janus にちなむ．[1631]

陶器様胆嚢　porcelain gallbladder, porcelaneous gallbladder　胆嚢壁全体が慢性の炎症のため線維性に瘢痕化し，そこに石灰沈着を生じて，外観および硬度が陶器様に変化した病態．原因として，①胆嚢結石あるいは胆嚢頸部の瘢痕化による長期閉塞，②慢性胆嚢炎における胆嚢管閉塞で，胆嚢壁からのカルシウム塩分泌の増加，③胆嚢壁内の出血・外傷や胆石による壁への慢性機械的刺激，④胆嚢の炎症に全身的カルシウム代謝異常が加わったこと，など諸説が唱えられているがまだ定説はない．腹部単純X線像で陽性胆石に似た像として観察され，女性の高齢者に多い傾向がある．胆嚢の機能は失われている．本症に限れば良性疾患であるが，胆石の併存頻度が高く，胆嚢癌と合併する頻度も高いことから，外科的手術が考慮される．[1394]

頭胸部腸骨結合体⇨同一頭胴八肢体→256

東京府癲狂(てんきょう)院　京都癲狂院〔1875(明治8)年〕に続き，公立としては日本で2番目に古い精神科病院．東京上野の営繕会議所附属養育院〔養育院(東京)の前身〕に1875年に狂人室(精神病患者用病室)が完成し，1878(同11)年，狂人室増築，翌年7月25日に東京府病院が養育院狂人室を借り受けて病者治療の責任を負うことになり東京府癲狂院が設立された．養育院は10月10日に移転し，東京府癲狂院は1881(同14)年向ケ丘に，1886(同19)年には巣鴨に移転．1887(同20)年から帝国大学医科大学(現東京大学医学部)が同院の治療を引き受けることになって，榊俶教授が同院医長となる．榊の意見(世人が嫌うため)により，1889(同22)年，東京府巣鴨病院と改称．精神医学教室も院内におかれ，巣鴨病院は日本の代表的な精神病院とされた．1919(大正8)年に松沢村(現在の東京都世田谷区上北沢)に移転して東京府立松沢病院，1943(昭和18)年には東京都制施行により，東京都立松沢病院となる．なお癲狂院とは明治期前半に使用された精神科病院の呼称．[316]　⇨参癲狂(てんきょう)院→2080，養育院《東京》→2864

東京府病院　明治時代の最初の東京府立病院．宮内省から下賜された1万円を基金として，1874(明治7)年に東京の芝愛宕2丁目の旧幕府御使番本多弥八郎邸跡に開設．岩佐純が総取締(院長)となり，佐々木東洋やお雇いアメリカ人医師アシミード Albert Sydney Ashmead などが医員となって発足．当初は府下病院，あるいは愛宕下病院と呼ばれていたが，1876(同9)年に東京府病院とした．同年末に坪井信良が総取締となり，次いで長谷川泰が総取締に就任．お雇い外国人医師も，1875(同8)年からはイギリス人マニング Charles James Manning が外科に，また1877(同10)年からはオランダ人ブッケマ Tjarko Wiebenga Beukema が内科に勤務．一般診療のほか，種痘や検梅(梅毒の検査)などの公衆衛生活動も行った．1880(明治13)年には施療専門の病院に転換したが，1870年代の経済恐慌によって地方財政が逼迫した結果，その存続が困難になり，翌年に廃止．1876(明治9)年から廃院までの6年間の入院患者は3,016名であった．この跡地を借り受けて，高木兼寛らが有志共立東京病院を設立した．[1259]

頭胸膜結合体奇形⇨同一頭胴八肢体→256

動筋　agonist　［作動筋］　求心性の収縮により関節運動を起こす筋のこと．運動学的には遠心性収縮でも動筋に含まれることがある．関節運動は複数の筋の収縮によって行われ，中心となる筋を主動筋，補助的役割をもつ筋を補助筋という．[824]　⇨参主動筋→1403

道具的条件づけ　instrumental conditioning⇨同オペラント条件づけ→410

同系移植　isogeneic transplantation, syngeneic transplantation　ある個体に，遺伝学的にまったく同一のほかの個体の臓器あるいは組織を移植すること．ヒトにおいては一卵性双生児間の移植がこれにあたる．[1372]　⇨参移植→238

統計解析パッケージ　statistical software package　統計解析のためのソフトウエアで，簡単なコマンドを入力することにより，データ解析を実施してくれる．商用ソフトウエア，フリーウエア，WWW上での解析に大別される．商用ソフトウエアにはSAS®，SAS® Enterprise Miner™，JMP（以上SAS Institute社），S-PLUS®(数理システム社)，PASW Statistics，Amos(以上エス・ピー・エス・エス社)，EXCEL統計・多変量解析・数量化理論，他(以上エスミ社)などが，フリーウエアにはSAMMIF(多変量解析の感度分析ソフトウエア，windows用，SAMMIF Project，JSTAT for Windows 佐藤真人氏)などが，WWW上での解析には，Black-Box(群馬大学社会情報学部青木繁伸氏)などがある．[21]

統計学　statistics　集団の特性や状況・現象を数量的に明らかにするための数値的データの収集法・解析法の研究，およびその解釈についての学問．記述統計学 descriptive statistics と推測統計学 inferential statistics (inductive statistics)の2つが含まれる．前者は観察した集団の特徴や分布をより適切な統計量を用いて数量的に表現するための方法論であり，問題点の発見や情報の整理を行うことを目的とする．後者は特定の観察された集団(標本)から得られた事実に基づいて，より大きな集団(母集団)の特性について推定するための方法論であり，普遍的で一般的な結論を得ることを目的とする．統計学は経済学をはじめあらゆる学問領域で多用されており，医療分野でも健康状態の経時的変化や実態の把握，健康障害の原因の推論，治療法や予防法の有効性の検証，病院経営や医療政策への示唆など，さまざまな場面で利用されている．[917]

統計学的検定　statistical test　実験調査などで集めた資料を利用して，どのような判断ができるかを検討する手法．資料の種類により適した検定法(パラメトリック検定，ノンパラメトリック検定)が選択される．ある仮説を設定し，その仮説下で統計量の得られる確率を求め，その確率がある基準より大きいか小さいかで仮説の正当性を評価する．資料の種類は量的データ(比率尺度：食事摂取基準・長さ・血圧，間隔尺度：体温・学力など数値で表されるもの)と質的データ(順序尺度：食欲の程度・尿タンパク反応，名義尺度：病名・診療科名などカテゴリーに分類されたもの)に分けられる．[21] ⇨参仮説検定→508，統計的仮説検定→2101

統計画像解析 statistical image analysis 画像検査により得られた画像を読影する際に発生するいろいろな偏り(バイアス)を取り除き，算出された統計値によって画像を評価する方法．核医学画像を評価する際に，病態生理に基づいた変化をとらえるためには，読影者による差や被検者間の差，部位，放射性薬剤〔放射性同位元素(RI)またはRI標識された薬剤〕の投与量などによる差をできるだけ少なくし，1例ごとの視覚的評価ではとらえにくいような微小な変化をとらえることが望まれる．各症例の画像に対して形態学的な標準化を行い，領域もしくはボクセル(3D画像の最小単位)ごとに統計量(統計学的な代表値．平均値もこの1つ)を算出し，これを表示することにより，統計学的に意味のある変化部位の表示が可能となる．特にアルツハイマー Alzheimer病などの認知症の診断においては，統計学的解析によって正常群と比較することで，早期診断が可能である．また，脳血管障害においては，血管狭窄による脳血流低下の範囲や程度に関して，客観的な指標を与えている．[876,1488]

陶芸《作業療法の》 pottery, clay work 作業療法の一種目．つかむ，ちぎる，丸める，伸ばすなどの動作を通して粘土を操作し形をつくり上げる作業．作業療法では，作品を作成する工程の中で創造力や意欲などの精神的側面を向上させる特性を治療手段として利用している．[786]

同型接合体⇨同ホモ接合体→2714

統計調査 statistical survey 統計的側面をもつ調査の総称．厚生労働省で実施している主なものに，人口動態調査，人口動態社会経済面調査，国民生活基礎調査，地域保健・老人保健事業報告，国民健康・栄養調査，食中毒統計，医療施設調査，医師・歯科医師・薬剤師調査，病院報告，病院経営収支調査，看護師等学校養成所入学状況及び卒業生就業状況調査，国民健康保険医療給付実態調査，訪問看護療養費実態調査などがある．[21]

統計的仮説検定 statistical hypothesis testing ［有意差検定］ 母集団から標本を抽出し，その標本の統計量を対象に，ある仮説下で統計量の得られる確率を求め，その確率がある基準より大きいか小さいかで，仮説の正当性を評価する方法．母集団の統計量が一致しているかどうかを検討するために，まず，標本1，標本2の母集団には真の差がないという仮説(帰無仮説)を立て，同じ母集団から抽出された標本1，標本2から得られる検定に必要な統計量を用いて，この仮説のもとで標本1，標本2の差の起こる確率を求める．この確率がある値より小さいとき(通常 $p<0.05$，または $p<0.01$)には，非常にまれなことが起きたのであるから，最初に立てた仮説(帰無仮説)自体が間違っていると判断し，その仮説を捨て(棄却し)，反対の仮説(対立仮説)を採択する．この基準となる確率を有意水準または危険率という．統計的仮説検定は，①帰無仮説，対立仮説の設定，②有意水準(危険率)設定と検定法(片側，両側も含めて)を選択，③検定統計量の計算と有意点(棄却と採択の境界点)の算出，④帰無仮説の棄却・採択の判定(得られた検定統計量と有意点の値を比較)の順に行う．[21] ⇨参仮説検定→508

統計的有意性⇨参有意差→2846

頭頸部癌 head and neck cancer 耳，鼻・副鼻腔，口腔，咽頭，喉頭，顔面，頸部などにできる悪性腫瘍．臨床検査，断層撮影，X線写真，血管造影，生体染色，細胞診などで診断される．再建外科療法と放射線療法が第一の治療法であるが，嚥下や会話に障害をきたす可能性もある．形成手術と種々の装具は，頭頸部腫瘍の切除や放射線治療によって生じた変形の矯正と機能保持において非常に重要である．[98]

道化師様胎児 harlequin fetus ［ハーレキン胎児，重症型先天性魚鱗癬(ぎょりんせん)］ 常染色体劣性遺伝のまれな先天性角化異常．脂質輸送タンパクABCA 12の機能欠損による．出生時すでに分厚い角質に覆われており，ところどころに亀裂を生じて下に赤いびらんを認める．眼瞼結膜が赤く反転・露出して開眼不能，口唇も赤くドーナツ状を呈し，その様相が道化師に似ていることから道化師様胎児と呼ばれる．皮膚病変が治癒した症例の報告もあるが，一般的に予後はきわめて不良で，通常，出生後早期(多くは生後数日)に死亡する．羊水中の細胞検索で出生前診断が可能なことがある．[395]

凍結肩⇨同五十肩→1097

凍結乾燥法 freeze-drying method, lyophilization 水溶液や水分を含有する物質を低温で瞬間的に凍結させ，その後凍結乾燥機を用いて減圧して水分を昇華させて物質乾燥させる方法．凍結状態で水が除去されるため，乾燥物は活性を保持したまま変性させることなく長期保存でき，かつ水分を加えると物質が凍結乾燥前に近い状態に復元される．一般的には味やにおいも保持できることから，1950年代に軍用携行食の軽量化を目的に研究が開始され，近年ではインスタント食品から宇宙食まで食品学の分野で広く用いられている．また応用範囲が広く，医学，薬学の分野では，微生物を生かした状態で，生体試料や細胞内のタンパク質などを不活化することなく乾燥できるので，酵素，補体，細菌やウイルスの保存，BCGなどワクチンや治療用血清，乾燥血漿などの製法，さらに電子顕微鏡の試料の作製に利用されている．[533]

凍結血漿⇨同新鮮凍結血漿→1576

盗血現象 steal phenomenon 臓器のある部分の血管に狭窄などがあり，その末梢に十分な血流を供給できない場合に，血流を確保するために周辺の領域からの血流を奪う現象．その結果，血液を奪われた領域の虚血症状が出現する．狭窄以外に，動静脈瘻など高圧系と低圧系に短絡のある場合にも起こる．具体的な例としては，鎖骨下動脈の近位部に閉塞がある場合の椎骨脳底動脈系の虚血症状，冠動脈肺動脈瘻における心筋虚血，脳動静脈奇形における脳虚血症状などが知られている．[1489]

凍結骨盤　frozen pelvis　子宮内膜症が進行して子宮，卵管などを含む骨盤内の臓器が相互に固く癒着し一塊となっている状態．月経困難症や腹痛のみならず，腸管や尿管の狭窄，閉塞による障害も発生しうる．凍結骨盤に対する手術操作は，臓器損傷のリスクが高く慎重に行う必要がある．まれに凍結骨盤でも顕著な症状を示さないこともある．[998]

頭血腫　cephalohematoma　分娩の際に児頭が圧迫され，骨膜が牽引されることにより生じる血腫．吸引分娩での発生率が高い．血腫の吸収過程でビリルビンも吸収され，黄疸が増強する可能性があるので注意を要する．[661] ⇨参産瘤→1215

凍結手術⇨同クリオサージェリー→827

盗血症候群　steal syndrome⇨同スチール症候群→1641

凍結迅速法　frozen section method　主として術中迅速診断に用いられる方法で，未固定の組織片を急速に冷却凍結して薄切りにした凍結切片を用いて診断を行う．通常のホルマリン固定パラフィン包埋を行わずに，新鮮組織をドライアイスを用いて短期間のうちに凍結し，ザルトリウス型凍結ミクロトームあるいはクリオスタットを用いて薄切りにして染色するもの．この方法では，診断までの全行程が短時間ですむ．また，凍結切片は，術中迅速診断のほか，酵素抗体法などにも用いられる．[1531] ⇨参凍結切片法→2102

洞結節　sinus node⇨同洞房結節→2129

洞結節回復時間　sinus node recovery time；SNRT　洞機能評価の指標の1つで，洞不全症候群の診断に用いられる．SNRTは，心房ペーシングを80/分くらいの刺激頻度から始め200/分まで増加して30-60秒間行い，ペーシング中断後最後のP波から最初に洞性P波が出現するまでの時間で(心房頻回刺激法 over drive suppression test)，正常では1.5秒以下である．修正洞結節回復時間(CSNRT)はSNRTから基本洞周期(ペーシング前のPP間隔)を引いたもので，これが500 msec以上であれば洞不全症候群と診断できる．[1471]

洞〔結節〕機能不全⇨参洞不全症候群→2128

凍結切片法　frozen section method　病理検査用の組織標本を作製する方法の1つ．採取した組織を新鮮なまま凍結し，凍結ミクロトームを用いて薄片とする．これにより手術中でも迅速な病理組織診断が可能となり，術式や切除範囲の決定などを行うことができる．[258] ⇨参凍結迅速法→2102

洞結節リエントリー頻拍　sinoatrial nodal reentry tachycardia　心電図で洞調律中のP波と同じ波形のP波を有する上室性頻拍．通常，心拍数がそれほど速くなく，心電図所見では頻拍中のP波は洞調律時と同形であるので，洞頻拍との鑑別が難しいことも多い．臨床的には眼球圧迫やヴァルサルヴァ Valsalva 法などの迷走神経刺激反射やATP(アデノシン三リン酸二ナトリウム水和物)などの薬剤で突然停止することや，心臓電気生理検査によるプログラム刺激で誘発や停止が可能であることで，リエントリー性不整脈と診断する．洞結節は伝導速度が遅く，かつ周囲の心房筋との間に伝導速度や不応期にばらつきが生じているためにリエントリー回路を生じやすいと考えられるが，一方で洞結節そのものが自動能を有しているため，自動能の亢進と鑑別がつかないこともある．[1432] ⇨参リエントリー性頻拍→2919，洞性頻脈→2112

凍結胚移植　frozen embryo transfer　凍結保存しておいた受精卵を融解し，母体の子宮に移植する方法．通常，母体に戻す受精卵の数が決められており(日本産科婦人科学会ガイドラインでは1個)，残った受精卵は凍結保存され，先に行った移植で妊娠が成立しなかった場合の移植に利用される．また，母体の状態が受精卵を戻すのに適さない場合にも，時期をおいて凍結胚移植が行われる．この技術により，胚移植のたびに採卵をしなくてもすむなどの利点がある．

銅欠乏症　copper deficiency　銅の吸収は胃・十二指腸，小腸上部で行われている．メンケス Menkes 病ではATP-7 Aと呼ばれる銅輸送タンパクが欠損し，銅が腸管から粘膜細胞に取り込まれた後，門脈側に輸送されないため，銅欠乏症状を示す．ウィルソン Wilson 病ではATP-7 Bに異常があり，肝臓から胆汁中へ銅を排泄できない．また，ATP-7 Bは肝臓でのセルロプラスミン(銅タンパク質)合成にも関与するため，ウィルソン病では肝臓や脳に銅が蓄積する．銅は銅要求酵素であるチロシナーゼ，スーパーオキサイドディスムターゼ，シトクロムcオキシダーゼの活性に重要である．メンケス病にみられる銅欠乏症状には進行性中枢神経障害，毛髪の異常，骨病変があり，銅はこれらの部位で重要な働きをしている．[1256] ⇨参ウィルソン病→315，メンケス病→2812，セルロプラスミン→1745

凍結保存　cryopreservation　細胞機能を回復可能な状態に保ちつつ細胞を凍らせて保存すること．細胞外にゆっくりと氷晶をつくることで，細胞内の水分を脱水すると，氷晶による細胞内構造の破壊が少ないという原理を利用し，超低温(−196℃)で凍結，保存する．凍結保護剤として，5-10%のジメチルスルホキシド dimethyl sulfoxide(DMSO)あるいはグリセリンを培地に加えて，適当な量の細胞を懸濁させる．毎分1℃程度の速度で凍結し，−196℃の液体窒素タンクに保存する．多くの動物細胞に適応でき，生存期間は半永久的であるが，凍結に際してのさまざまな障害によって多少死滅する細胞もある．凍結した細胞を融解するときには，−196℃の液体窒素タンクから取り出し，急速に37℃に戻して凍結保護剤を除いたあとに培養する．このような凍結保存法によって，培養細胞だけでなく，精子や卵子や発生卵のほか，組織小片や微小な動物体なども長期に保存することができる．[1303]

凍結保存血　frozen blood　［冷凍血液］　血液の赤血球成分を凍結した保存血．血液から血漿を取り除き赤血球成分のみとし，解凍の際の溶血を防止する凍害防止剤(グリセリン)を添加し −80℃以下で凍結保存する．保存法には高濃度グリセリンを用いて超低温槽を用いる方法が一般的で，液体窒素(−196℃)を用いる方法もある．凍結保存の有効期間は10年とされ，長期保存が可能．特殊な血液型の健康な保存血を必要時解凍して用いる．[860]

凍結療法⇨同冷凍手術→2971

糖原　animal starch⇨同グリコーゲン→827

糖原性アミノ酸　glycogenic amino acid　アミノ酸のうち，その炭素骨格の全部，あるいは一部が糖新生経路に入り，グルコースに転換できるもののこと．ピルビン酸を経るものとしてアラニン，グリシン，セリン，システイン，トレオニン，オキサロ酢酸を経るものとしてアスパラギンとアスパラギン酸，2-オキソグルタル酸を経るものとしてプロリン，アルギニン，ヒスチジン，グルタミン，グルタミン酸，スクシニル CoA を経るものとしてイソロイシン，メチオニンおよびバリンがある．これらのアミノ酸は，すべて最終的にはクエン酸回路に入り，糖新生経路でグルコースに変換される．またリジン，トリプトファン，チロシンおよびフェニルアラニンの一部は同様に糖新生経路に入るが，これらの残りの炭素部分は最終的にアセチル CoA になり，脂質代謝経路に入るので，糖原性であると同時にケト原性アミノ酸でもある．[1303] ⇨参ケト原性アミノ酸→932

動原体⇨同セントロメア→1790

動原体癒合⇨同ロバートソン転座→3004

糖原病 glycogenosis ［グリコーゲン病，糖タンパク蓄積症］ グリコーゲン代謝系酵素の障害により，筋肉，肝臓をはじめとした組織にグリコーゲンが異常蓄積する疾患群．0型～Ⅷ型に分類されている．症状・徴候からは，肝に代謝異常を呈する肝型，骨格筋に代謝異常を呈する筋型，全身に病変の広がる全身型に分類される．糖原病はまれな疾患ではあるものの，筋疾患のミオパチー患者では常に糖原病の可能性が探られる．ポンペ Pompe 病として知られるⅡ型は従来，有効な治療法がなく予後不良であったが，Ⅱ型の治療薬アルグルコシダーゼアルファが開発された．

糖原病Ⅰ型 glycogenosis type Ⅰ ［フォン=ギールケ病］ 糖原病の中で最も頻度が高く約50% を占める，グルコース6リン酸の脱リン酸過程の障害に基づく常染色体劣性遺伝性の疾患．病理的には肝細胞および腎尿細管細胞内にグリコーゲン顆粒の沈着を認める．症状としては，生後数か月で肝腫大，腹部膨隆がみられ，胸部や四肢，殿部に皮下脂肪が沈着し，人形様顔貌 doll-like face を呈する．痛風結節を肘，膝，耳介に認めることがある．生後約5年には低血糖に基づく血小板機能異常，貧血，痙攣発作，ケトーシスを呈する．Ⅰb型では好中球減少により易感染性となる．検査上，乳酸，ピルビン酸，遊離脂肪酸，アセトン体の高値があるが，グルコース投与によって速やかに低下する．治療としては，高炭水化物・低脂肪食が有効とされている．[987]

糖原病Ⅱ型 glycogenosis type Ⅱ⇨同酸性マルターゼ欠損症→1208

糖原病Ⅲ型 glycogenosis type Ⅲ⇨同コリ病→1131

糖原病Ⅳ型 glycogenosis type Ⅳ⇨同アンダースン病→206

糖原病Ⅴ型 glycogenosis type Ⅴ⇨同筋ホスホリラーゼ欠損性糖原病→805

糖原病Ⅵ型 glycogenosis type Ⅵ ［ハーズ病］ 肝内にグリコーゲンの蓄積をみる糖原病の一型で，グリコーゲンホスホリラーゼの欠損による．肝腫大のほか，腹部膨隆などが乳児にみられる．常染色体劣性遺伝によるとされる．[987]

糖原病Ⅶ型 glycogenosis type Ⅶ⇨同垂井病→1929

糖原病Ⅷ型 glycogenosis type Ⅷ ホスホリラーゼキナーゼの欠損に基づく糖原病．症状は比較的軽く肝腫大のほかは，脂質異常症，低血糖などはみられず，あっても軽度であるが，乳幼児の時期には注意を要する．保因者の女子にも軽度の肝腫大がみられる．予後は良好．高タンパク食が有効で，経年とともに肝腫大も縮小することがある．グルカゴンによる血糖上昇反応は必ずしもおかされない．本酵素はサブユニット構造が複雑で，伴性劣性遺伝の型(a型)と常染色体劣性遺伝の型(b型)が知られている．[987]

糖原分解 glycogenolysis ［グリコーゲン分解］ グリコーゲンが加リン酸分解によってグルコース-1-リン酸になること．エネルギー要求時にグリコーゲンはホスホリラーゼと脱分枝酵素によって，非還元末端のグルコースを切断しリン酸に転移する．生じたグルコース-1-リン酸は，ホスホグルコムターゼによってグルコース-6-リン酸になり解糖系に入る．グリコーゲンの分解速度は，アドレナリンやグルカゴンがサイクリック AMP を介してホスホリラーゼ酵素を活性化(リン酸化)することによって調節されている．[1303]

糖原変性⇨同グリコーゲン変性→828

瞳孔 pupil 虹彩の中央の孔．散大(散瞳)または縮小(縮瞳)により眼球内に入る光量の調節を行い，近見時に縮小して焦点深度を深くし眼底像を明瞭にする．瞳孔の詳細な観察により，中枢および関連神経系の機能を知ることができる．[154] ⇨参瞳孔散大筋→2104，瞳孔括約筋→2103，虹彩→1001

統合医療⇨同ホリスティック医療→2717

瞳孔括約筋 sphincter pupillae，sphincter muscle of pupil 虹彩を伸展させ，縮瞳させる筋肉．虹彩内に瞳孔縁から約1mm幅で，紡錘形の平滑筋細胞が5-8個ずつ筋束を形成して，同心円状に配列している．その周辺では，瞳孔散大筋の線維と融合している．網膜に入る光量が多いとき，副交感神経が瞳孔括約筋を収縮，瞳孔散大筋を弛緩させ，縮瞳する．[566]

統合カリキュラム integrated curriculum この用語は次の2つの意味をもつ．①わが国の看護教育制度では，看護専修学校では卒業とともに看護師の国家試験受験資格を得られ，保健師や助産師になる場合はそれぞれの課程を受験しなければならなかった．しかし，1996(平成8)年の「保健婦助産婦看護婦学校養成所指定規則」(現「保健師助産師看護師学校養成所指定規則」)の改正により，看護専修学校で4年間を通して(再度受験することなく)，看護師と保健師，または看護師と助産師の課程を履修できるようになった．このようなカリキュラムを統合カリキュラムと称している．②看護系大学では，以前より看護師課程と保健師課程(助産師課程)を分けずに，各々の看護職に必要な教育内容を吟味し，4年間で順序性を考慮し，総合的に学習する教育計画が実施されてきたが，これも統合カリキュラムと称する．[622]

瞳孔間距離 interpupillary distance；IPD 左右眼の瞳孔中央の間の距離．眼鏡処方の際，必要となり，近方と遠方で別々に測る必要がある．通常ペンライトの光を角膜に投影し，左右眼の反射点の距離を測ることで行われる．[1601]

瞳孔強直 pupillary paralysis ［瞳孔硬直］ 対光反射や近見反射で瞳孔の反応が欠如した状態．毛様体筋の障害も伴い，調節機能も欠如しているときは内眼筋麻痺とも呼ばれる．原因としては，動眼神経麻痺，硫酸アトロピンなどの抗コリン薬の点眼，外傷性散瞳などがある．動眼神経麻痺では眼球運動障害を伴っていることもある．動眼神経麻痺では瞳孔括約筋は障害されていないので，コリン作動薬である塩酸ピロカルピンの点眼などで縮瞳がみられるが，アトロピン散瞳や外傷性散瞳では瞳孔括約筋自体が障害されているので，塩酸ピロカルピンを点眼しても縮瞳はみられない．[1153]

登校拒否　school refusal⇨同不登校⇀2564

登校拒否児⇨同不登校児⇀2564

瞳孔緊張症　tonic pupil　［**アディー症候群，強直性瞳孔，アディー瞳孔**］　イギリスの神経科医アディー William J. Adie(1886-1935)によって報告された原因不明の瞳孔異常．鏡を見て瞳孔径の左右差に自分で気がつくか，他人から指摘されて受診することが多いが，羞明や近見障害を自覚することもある．中年女性で片眼性にみられることが多く，患眼は健眼よりも瞳孔径が大きく，対光反射は消失，または減弱しているが，近見時には緩徐ながらも縮瞳がみられる．この縮瞳時の虹彩の動きは蛇腹状と表現され，本疾患に特徴的であり，他の動眼神経麻痺などの疾患と鑑別する際のポイントとなる．副交感神経の節後線維の障害によって起こると考えられている．瞳孔括約筋の脱神経過敏性獲得により，健常眼では縮瞳しない低濃度のコリン作動薬を点眼した際にも縮瞳がみられ，診断の一助となる．瞳孔異常だけでなく，全身的に腱反射の消失，減弱を伴う場合にはアディー症候群と呼ばれる．良性の疾患で自然回復する例もある．瞳孔散大による羞明感が強い場合にはコリン作動薬である塩酸ピロカルピン点眼を処方することで，自覚症状が改善されることもある．[1153]

頭後屈反射　head retraction reflex　後頸筋の筋伸展反射である．方法は，首の力を抜いて頭を少し前屈させた状態で上口唇の少し上を検者の示指で押さえ，下向きに叩く．正常の場合，頭はさらに下向きに動くが，後頸筋を支配する上部頸髄より上の両側錐体路障害のときは，頭が反射的に後屈する．[1160]

瞳孔計　pupillometer　瞳孔径を測定する器具．大きさの異なる半円形の黒丸の描いてあるスケールを，患者の眼前で実際の瞳孔と比較測定するハーブ Haab 式のものがよく使われる．ほかに，瞳孔径の時間的変化を自動で記録測定し解析する電子瞳孔計もある．[480]

瞳孔径　pupil diameter　瞳孔の直径．明所では成人で約 4 mm，新生児と高齢者では 2.0-2.5 mm くらい．正常でありながら瞳孔径に左右差のある生理的瞳孔不同(0.5 mm 未満)が 10-20% にみられる．対光反射や近見反射のほか，三叉神経反射などで縮瞳し，精神性反射では散瞳する．[566]

瞳孔硬直　pupillary rigidity⇨同瞳孔強直⇀2103

瞳孔散大　dilatation of pupil⇨同散瞳⇀1213

瞳孔散大筋　dilator pupillae, iris dilator muscle　収縮によって瞳孔を散大させる筋肉．交感神経支配．虹彩裏面の虹彩色素上皮細胞層の内側を，虹彩巻縮輪周囲から虹彩根部に向かって放射状に配列する膜状平滑筋．[566]

統合失調型障害　schizotypal disorder⇨同偽精神病質性統合失調症⇀688

統合失調症

schizophrenia　〔D〕Schizophrenie；SC

【概念・定義】多くは青年期前後に発症して**幻覚**，**妄想**などの症状を呈し，その後ときに**再燃**を繰り返し，長期にわたり感情や意欲などの面で慢性症状を残すことのある精神疾患．いわゆる**内因性精神病**の1つ．従来の**精神分裂病**という名称は，不治の病というイメージを与えて実態に合わないことから，2002(平成14)年，日本精神神経学会によって「**統合失調症**」に変更され，その後「精神保健福祉法」でも同様に変更された．古くは狂気とみなされていたが，近年，医学的見地から疾患と認知されるようになった．

【歴史】19世紀後半，1874年にカールバウム Karl Kahlbaum が緊張病，1871年にヘッカー Ewald Hecker が破瓜(はか)病の概念を記述．クレペリン Emil Kraepelin は1896年の『精神医学』第5版で，これらに妄想型痴呆を加え，広義の精神病のうち，躁うつ病と異なり長期経過の後に痴呆化(荒廃化)傾向を示すものを**早発性痴呆**としてまとめた．次にクレペリンの早発性痴呆の概念を引き継ぎ，今日に至る疾患理解の基礎をつくったのがブロイラー Eugen Bleuler で，「慢性化したり，病勢推進(シューブ)を繰り返したり，それぞれの段階で停止したり，そこに戻ったりするが，おそらく完全にもとどおりに回復することはないような精神病群を早発性痴呆あるいは**精神分裂病**という名称で表現する」と『早発性痴呆または精神分裂病群』(1911年)の序文で述べている．さらに記述症候学的な立場から症候を整理し，常に存在する基本症状として**連想機能**，**情動性**，**両価性**，**自閉**などの障害をあげ，常に存在するとは限らないが本疾患を特徴づける副次的症状として**幻覚**，**妄想**，**興奮**などをあげた．ヤスパース Karl Jaspers は**心理的了解**，シュナイダー Kurt Schneider は**一級症状**，ミンコフスキー Eugène Minkowski は**現実との生ける接触性の喪失**，フロイト Sigmund Freud は**自己愛への退行**，ビンスワンガー Ludwig Binswanger は**世界内存在**などの概念で統合失調症の心性を説明したものの，疾患概念の内容自体には大きな変更はなかった．

【疫学】頻度(生涯有病率)は人口の約1%．毎年1万人につき 0.5-5 人の新しい患者が発生するといわれ，文化圏による差は少ない．寛解してほぼ普通の生活を送っている例も少なくない．遺伝性は研究によって異なるが，両親が統合失調症の場合 50%，片親が統合失調症の場合 15%，双生児の一致率は一卵性で 70%，二卵性で 10% 程度である．

【病態生理】基本的には不明．発症には，ドパミン系のうち**中脳辺縁系の活動亢進**や**中脳皮質系の活動低下**などが関連する(それぞれ陽性症状，陰性症状)という意見が有力であるが，遺伝，周産期的要因，病前性格，心因など，さまざまな因子が複合的に関与することから，**ストレス-脆弱性モデル**，**神経発達障害仮説**などの総合的な作業仮説が提唱され，知見が蓄積されつつある．

【症状・診断】症候のうち，**幻覚**，**妄想**，**自我障害**(**作為体験**，**考想伝播**など)，**思考滅裂**などを**陽性症状**，また従来欠陥症状といわれた**発動性低下**，**情動鈍麻**，**思考貧困**，**注意力低下**などを**陰性症状**としてまとめ，薬効などもその枠組みで論じることが多い．診断は特異的検査がないため，症候学的に行われる．診断基準として ICD-10，DSM-Ⅳ-TR(表)などが用いられるが，いずれもブロイラーが副次的症状とした陽性症状のほうを重視する傾向にある．病型は，従来の**破瓜型**(解体型)，**緊張型**，**妄想型**，**単純型**(ICD-10のみ)をほぼそのまま踏襲しているが，経過を含めた類型というより，そのときどきに優勢な症状で定義される．

【治療】 主体は抗精神病薬による薬物療法．長い間フェノチアジン系やブチロフェノン系薬剤などが使われていたが，最近は**非定型抗精神病薬**に急速にシフトしつつある．緊張病型などに対しては電気痙攣療法も行われる．これらの身体療法と並んで，各種集団療法，作業療法，認知行動療法，生活療法などの非身体療法も両輪の1つをなす重要な治療法である．[277] ⇨参精神分裂病→1685

●統合失調症の診断基準(DSM-Ⅳ-TR)

●診断基準

A. 特徴的症状：以下のうち2つ(またはそれ以上)，おのおのは，1か月の期間(治療が成功した場合はより短い)ほとんどいつも存在：

(1) 妄想

(2) 幻覚

(3) まとまりのない会話(例：頻繁な脱線または滅裂)

(4) ひどくまとまりのないまたは緊張病性の行動

(5) 陰性症状，すなわち感情の平板化，思考の貧困，または意欲の欠如

注：妄想が奇異なものであったり，幻聴がその者の行動や思考を逐一説明するか，または2つ以上の声が互いに会話しているものであるときには，基準Aの症状を1つ満たすだけでよい．

B. 社会的または職業的機能の低下：障害の始まり以降の期間の大部分で，仕事，対人関係，自己管理などの面で1つ以上の機能が病前に獲得していた水準より著しく低下している(または，小児期や青年期の発症の場合，期待される対人的，学業的，職業的水準にまで達しない)．

C. 期間：障害の持続的な徴候が少なくとも6か月間存在する．この6か月の期間には，基準Aを満たす各症状(すなわち，活動期の症状)は少なくとも1か月(または，治療が成功した場合はより短い)存在しなければならないが，前駆期または残遺期の症状の存在する期間を含んでもよい．これらの前駆期または残遺期の期間では，障害の徴候は陰性症状のみか，もしくは基準Aにあげられた症状の2つまたはそれ以上が弱められた形(例：風変わりな信念，異常な知覚体験)で表されることがある．

D. 統合失調感情障害と気分障害の除外：統合失調感情障害と「気分障害，精神病性の特徴を伴うもの」が以下の理由で除外されていること

(1) 活動期の症状と同時に，大うつ病，躁病，または混合性のエピソードが発症していない．

(2) 活動期の症状中に気分のエピソードが発症していた場合，その持続期間の合計は，活動期および残遺期の持続期間の合計に比べて短い．

E. 物質や一般身体疾患の除外：障害は，物質(例：乱用薬物，投薬)または一般身体疾患の直接的な生理学的作用によるものではない．

F. 広汎性発達障害との関係：自閉性障害や他の広汎性発達障害の既往歴があれば，統合失調症の追加診断は，顕著な幻覚や妄想が少なくとも1か月(または，治療が成功した場合は，より短い)存在する場合にのみ与えられる．

●病型

295.30 妄想型
295.10 解体型
295.20 緊張型
295.90 鑑別不能型
295.60 残遺型

髙橋三郎ほか訳：DSM-Ⅳ-TR 精神疾患の診断・統計マニュアル 新訂版，p.304-309，医学書院，2004，日本精神神経学会の用語集改訂(2008)に合わせて一部改変

統合失調症の看護ケア

【看護への実践応用】 治療は薬物療法，精神療法，作業療法などがある．薬物療法では，精神症状(幻覚妄想，思考障害，自我意識障害，自閉など)が薬物投与により軽減しているか，副作用(アカシジア，便秘，パーキンソン Parkinson 症状など)が出ていないかを観察する．患者自身が病気や薬物服用についてどのように認識し，感じているのかを把握しておく必要もある．精神療法には，対象を個人とするものや集団とするもの〔ソーシャルスキルトレーニング(SST)〕があるが，その中で患者が表現する言動やその後の反応などを観察する．作業療法では，作業療法中の患者の様子やその後の反応などを観察する．また，医療チームの一員として，多職種と連携していくことが必要．医療チームメンバー(医師，看護師，精神保健福祉士，作業療法士，臨床心理士など)とカンファレンスを行い，患者の全体像を深め，理解することが看護介入の前提となる．

【ケアのポイント】 患者の生育歴や病歴，発達段階，病型などによって，出現する症状や障害，予後も異なるため，個別性の高いケアが求められる．急性期の場合は，安全を保つケアと確実な服薬のためのケアが最も重要である．特に自傷・他害のおそれのある患者の場合は観察を密に行い，患者が訴えやすい環境をつくることも必要．幻覚・妄想の訴えに対しては否定も肯定もせず，訴えにひそむ感情に焦点化したケアを行う．この時期は，治療上やむをえず隔離・拘束を行うこともあって患者のセルフケアレベルは低下するため，身体状態を含めた細やかなケアが必要となる．急性症状が安定してきた時点で，退院に向けてのケアを始める．残存する精神症状や精神障害により，セルフケアレベルがどの程度保たれているのか，それを向上することができるのかをアセスメントし，ケアを考えていく．セルフケアレベルの向上が難しい場合は，レベルを維持することや退院後の社会資源を活用するために，保健師や訪問看護師，ヘルパーなどの社会資源の導入も考慮する．特にストレスに対して脆弱であることも多く，コーピングスキル(種々の困難やストレスを適切に処理する能力)について患者とともに考えていく姿勢が大切．家族に対しては，統合失調症に対する知識や障害を理解し，受容してもらうためのケア(家族教育)が必要である．家族自身も不安，焦燥感，怒りなどの感情をいだいていることも多く，家族が患者の病気や障害についてどのように考え，感じているかを理解することも必要である．[261] ⇨参統合失調症→2104

統合失調症性反応 schizophrenic reaction 通常は，重い負荷となる心的体験や葛藤に続けて起こる，統合失調症様の病態で経過する神経症性の一過性の異常体験反応を指す．DSM-Ⅳ-TRでは短期精神病性障害，著明なストレス因子のあるもの(短期反応精神病)と呼ばれている．[1347] ⇨参短期反応精神病→1934

統合失調症様障害 schizophreniform disorder 特徴的症状は統合失調症と同一で，幻覚妄想，言動の解体，緊張病性の特徴，陰性症状などを認める．統合失調症との相違は，DSM-Ⅳ-TRによると2点あり，1つは社会的・職業的機能低下が必要条件ではないこと，もう

1つは症状の持続期間が1か月以上6か月未満に限定されることである．初診時に統合失調症様障害(暫定)と診断された者のうち，1/3は6か月で回復し，統合失調症様障害と確定診断がなされる．あとの2/3は，統合失調症，あるいは統合失調感情障害と最終診断される．急性発症，錯乱・困惑，病前の良好な社会機能，陰性症状の欠如などが認められる例では，統合失調症への移行は少ないといわれる．治療は統合失調症の急性期に準ずる．[863] ⇨参非定型精神病→2460

瞳孔遮断　secluded pupil⇨同瞳孔ブロック→2106

瞳孔縮小　constricted pupil⇨同縮瞳→1388

瞳孔動揺　pupillary athetosis, hippus ［**虹彩動揺，瞳孔変動**］ 瞳孔径が通常の光量のもとで，自然に大きくなったり小さくなったりすることで，生理学的な変動であり診断的価値はない．[1160]

瞳孔反射　pupillary reflex ［**瞳孔反応**］ 散瞳や縮瞳など不随意的な瞳孔の動きのことで，以前は瞳孔反応と呼んでいた．生理的反射としては対光反射，輻湊(近見)反射，三叉神経反射などがある．[1601] ⇨参調節反射→2015，対光反射→1866

瞳孔反応　pupillary reaction⇨同瞳孔反射→2106

瞳孔不同　anisocoria　安静時において瞳孔が左右不同である状態．通常，左右の差が0.25 mm以下の場合は正常とみなされる．安静時の瞳孔不同は生理的にもよくみられるが，対光反応に際しての瞳孔不同，すなわち動的瞳孔不同はほとんど常に病的である．その場合はまず，眼自体の病的状態，例えば視力低下，失明，虹彩炎などを考える．それ以外の場合として，一側性の瞳孔散大は重要な徴候であり，動眼神経麻痺のことが多い．一側性の縮瞳は交感神経障害によるホルネル Horner 症候群の際にみられる．一側性に軽度散瞳し，女性に発症頻度の高いアディー Adie 症候群の場合は，調節反応，輻湊反応は保たれているがやや緩徐であり，対光反射は鈍い．[1160]

瞳孔ブロック　pupillary block ［**瞳孔遮断**］ 後房から前房への房水の流れが瞳孔と水晶体で阻害された状態．このため後房圧は上昇し，虹彩は前房側に膨隆するので，房水の出口である隅角は閉塞し，急性緑内障発作をきたす．眼球内で水晶体体積の占める割合が大きくなるほど瞳孔ブロックを起こしやすいので，眼球の小さい遠視眼や水晶体が膨化する白内障で多くみられる．[1153]

瞳孔ブロック緑内障　pupillary block glaucoma　加齢による水晶体の膨化や前方偏位，外傷や病気に伴う水晶体亜脱臼などにより虹彩後面と水晶体前面の接触が強くなるとき，あるいはぶどう膜炎に伴う虹彩後癒着などによって水晶体前面と虹彩後面が癒着してしまったときに，結果として，房水が前房へ流れなくなり，後房圧が上昇して周辺虹彩を膨隆させて閉塞隅角緑内障をきたす病態．後房から前房への房水流出路を確保するため，治療はレーザー虹彩切開術，周辺虹彩切除術，水晶体摘出術などの外科的治療を行うことが多い．[975]

瞳孔変動⇨同瞳孔動揺→2106

瞳孔膜遺残　persistent pupillary membrane　胎生期に瞳孔領の水晶体の前面を覆い，水晶体を前面から栄養していた瞳孔膜が生後何らかの原因で退化・消退せずに，その一部あるいは全部が残存したもの．紐状の虹彩組織が瞳孔を横切るように，巻縮輪に付着して存在するのが観察される．まれに，視力障害をきたすことがある．[1250]

トウゴウヤブカ　*Aedes togoi*　日本各地に分布する中型のカ(蚊)で，胸背に4本の黄色の縦線，腹背に白色の数本の横帯がある．貯水槽や水たまり，海岸の海水だまりなどで発育し成虫となる．イヌ糸状虫やバンクロフト糸状虫を媒介する．[288] ⇨参フィラリア症→2515

瞳孔領　pupillary area　虹彩縁に囲まれた瞳孔の領域．[566]

橈骨　radius　前腕部の外側(母指側)に尺骨と並んで位置する長骨．上腕骨，尺骨とともに肘関節を構成する．近位から上端，橈骨体，下端に区別される．上端はボタン状に隆起しており，橈骨頭と呼ばれる．上面はくぼみ，上腕骨と腕橈関節をつくり，周囲は円形をしており，尺骨と上橈尺関節をつくる．橈骨体の断面はほぼ三角柱で，外側に軽く彎曲している．上端近くには橈骨粗面が隆起しており，ここに上腕二頭筋が付着している．下端は太く広がり，外側は茎状突起，内側は尺骨切痕と呼ばれる．尺骨切痕は尺骨とともに関節を構成している．また，下端下面は手根骨(舟状骨，月状骨，三角骨)とともに手関節を構成している．前腕の回内・回外動作は，橈骨が尺骨に対し回転を行う運動である．[670] ⇨参IP 関節→68

橈骨遠位端骨折⇨同スミス骨折→1655

橈骨現象　radial phenomenon ［**橈骨神経現象，シュトリュンペル橈骨現象**］ 握りこぶしをつくるとき，手関節が不随意に背屈する現象．大脳皮質の運動中枢や錐体路に障害がある場合にみられる．[485]

橈骨骨折　fracture of radius　骨折部位により大きく3つに分けられる．近位部骨折の橈骨頭骨折，橈骨頸部骨折は橈骨長軸方向に加わる介達外力にて生じる．中央部での骨折は尺骨骨折や尺骨遠位端の脱臼を合併(ガレアッチ Galeazzi 型脱臼骨折)することが多い．遠位部の骨折は橈骨骨折のなかで最も頻度が高く，特に骨粗鬆症を有する高齢者に多い．転位の少ないものは外固定のみ，もしくは徒手整復と外固定を行う．転位が大きいものは観血的整復内固定を行うことが多い．[265]

橈骨・尺骨骨折　fracture of radius and ulna　前腕の橈骨と尺骨が同時に骨折したもの．成人では，整復位の保持が困難なこと，骨癒合を得にくいことにより観血的整復内固定を行うことが多い．小児では自然矯正も期待できるため，徒手整復と外固定術を行うことが多い．[265]

橈骨静脈　radial vein⇨参橈骨動脈→2107

橈骨神経　radial nerve　腕神経叢の最大の枝で，上肢に入る神経の1つ．後神経束の大部分の線維からなり，第5-8頸神経(C_5-C_8)と第1胸神経(T_1)のすべてから線維を受ける．筋枝は上腕三頭筋，長・短橈側手根伸筋，総指伸筋など，上腕と前腕のすべての伸筋を支配し，皮枝は上腕と前腕の背側，手背の橈側半，第3指中央部から母指の橈側縁の皮膚に分布する．橈骨神経は，腋窩動脈の背側から上腕深動脈に伴行して上腕骨の内側から後側に回り，橈骨神経溝に沿って外下方に斜走し，上腕の下部で外側筋間中隔を貫き前側に出て肘窩に達する．橈骨神経は腋窩あるいは橈骨神経溝の部位で損傷を受けることが多い．上腕骨上端部の骨折，脱臼，松葉杖の圧迫による障害，腕枕などによる過度の伸展などがある．橈骨神経が損傷されると伸筋群が麻痺し，肘関節，手首関節あるいは指を伸展することができなくなる．伸筋群の麻痺による屈筋群(拮抗筋)の作用で下垂手を生ずる．[1044] ⇨参腕神経叢→3009，腋窩神経→352

橈骨神経現象 radial phenomenon⇨同橈骨現象→2106

橈骨神経麻痺 paralysis of radial nerve, radial nerve palsy 橈骨神経の障害により現れる，上肢筋の麻痺症状．原因としては上腕骨骨折や前腕骨骨折などの外傷性のものと，フローゼ Frohse のアーケード(回外筋上縁)による圧迫や，ガングリオンによる圧迫，神経痛性筋萎縮症 neuralgic amyotrophy などの非外傷性のものがある．麻痺の形態として高位麻痺と低位麻痺がある．前者は肘関節より中枢での障害で起こり，手関節の伸展不能(下垂手)，母指外転不能，中手指節間，関節(MP 関節)伸展不能(下垂指)，橈骨神経領域の知覚障害を呈する．後者は肘関節より末梢での障害で起こり，上記症状のうち手関節の伸展は可能となり知覚障害はないか，あっても軽度．[189]

橈骨頭 caput radii, head of radius 橈骨最近位部．橈骨が上腕骨小頭と腕橈関節をなす部位で皿状を呈す．[189]

橈骨動脈 radial artery 上腕動脈は肘窩で橈骨動脈と尺骨動脈に分かれる．橈骨動脈は前腕前面の橈骨側(母指側)を走行し手掌に至る動脈．手掌にて尺骨動脈と吻合し深掌動脈弓と浅掌動脈弓をつくる．前腕橈側の遠位端で皮下を走ることから，脈拍を容易に触れる．また，手根部で2つに分かれて外側枝は母指の背側に回り，橈骨小窩(解剖学的嗅薬函(きゅうやくばこ))でも脈を触れる．橈骨静脈は同名の深静脈で，おおむね2本が橈骨動脈の周囲に沿って互いに吻合しながら走り，肘窩で尺骨静脈と合流して上腕静脈に注ぐ．[1044] ⇨参尺骨動脈→1359

橈骨反射 radial reflex⇨同回外反射→428

同語反復症 palilalia〔D〕Palilalie ［反復言語，パリラリア］ もともと言語の反復という意味であるが，この障害では会話の一部の言葉，または無関係の言葉が反復して繰り返される．その言葉が反復されるに従って，次第に発語の速度が速くなるという特徴をもつ．自発的に始まる場合と，ある種の刺激に誘発されて始まる場合がある．アルツハイマー Alzheimer 病，脳血管障害後遺症などでみられる．[878] ⇨参言語間代→947，常同言語→1444，保続→2704

島細胞癌 islet cell carcinoma ［島細胞腺癌，膵島細胞癌］ 膵島由来の悪性腫瘍．島細胞腺腫よりまれであるが，膵内に浸潤性に蔓延するにとどまらず，膵周囲や肝門部リンパ節に転移巣を形成し，しばしば肝にも転移．ホルモン産生能をもつものもみられる．良悪性の判別はかなり困難なことがあり，周囲組織への浸潤と明確な血管侵襲が鑑別の手助けとなる．[1531]

島細胞腫 islet cell adenoma⇨同膵島腫瘍→1625

島細胞腺癌 islet cell adenocarcinoma⇨同島細胞癌→2107

洞細網症 sinus reticulosis⇨同洞組織球症→2117

陶材焼付鋳造冠 porcelain fused to metal crown⇨同メタルボンドクラウン→2798

動作学 kinesiology ［キネジオロジー，運動学《リハビリテーションにおける》］ 身体の運動，動作中の運動の要素や作用，姿勢の変化などについて研究，解析する学問の一分野．随意運動や反射運動，姿勢保持などにかかわる運動の要素を，解剖生理学や物理学などの基礎医学に基づいて研究する．研究対象は能動的な運動のみでなく受動的な運動も含めている．

倒錯型心室頻拍 torsades de pointes；TdP⇨同トルサード・ド・ポアント→2169

糖鎖抗原 15-3⇨同CA 15-3→32

糖鎖抗原 19-9 carbohydrate antigen 19-9⇨同CA 19-9→32

糖鎖抗原 50⇨同CA 50→33

糖鎖抗原 54/61⇨同CA 54/61→33

糖鎖抗原 72-4⇨同CA 72-4→33

糖鎖抗原 125⇨同CA 125→33

糖鎖抗原 130⇨同CA 130→33

動作時振戦 action tremor 動作時に生じるふるえであるが，さまざまな解釈があり，企図振戦と同義に用いる場合や，姿勢時振戦と企図振戦を合わせて呼ぶ場合がある．[1160] ⇨参振戦→1575

動作時ミオクローヌス action myoclonus⇨同企図時ミオクローヌス→697

洞察 insight 心理学や精神医学においては，自己理解の方法の1つをいい，無意識的な本能や原因について知的・感情的に認識することと，自分の態度や感情，行動の機制について認識することを意味する．患者が自分の抱えている不適応行動を自覚し，理解を深めていくと同時に，その成立を自ら理解していくことを指す．洞察は精神療法過程において治療者からの指摘や解釈によって促進され，患者の性格や行動を変化させ，適応力を増すうえで重要．知的洞察と情動的洞察があり，前者を経て後者に至ることが重要であるとされている．[878]

動作電位⇨同活動電位→532

動作電流⇨同活動電流→532

動作分析 motion analysis 人間行動分析の1つ．日常生活活動や作業(仕事や課題)に含まれる人間の身体運動を工学的に分析すること．動作分析を的確に行うために，電気角度計，筋電図，動作記録ビデオなどが用いられる．[562]

陶歯 dental porcelain 陶材でつくられた人工歯．高溶陶材を真空焼成して作製する．外観が天然歯に類似しているだけでなく，咬耗しにくく咬合関係が変化しにくい，吸水性がなく変質・変色しないなど，レジン歯に比べすぐれている．反面，衝撃に弱く破折しやすいなどの欠点がある．[1310]

凍死 freezing death, death from cold 低温に曝露され，体温降下をきたし死亡すること．低温曝露により身体の核心温度が35℃ 以下に下降すると疲労感・眠気が生じ，30℃ では意識低下，傾眠，血圧低下，不整脈が生じ，救助不能温度は 25-29℃ くらいといわれている．凍死における主な所見として鮮紅色の死斑やうっ血がある．[613]

同時回帰 simultaneous regression 研究事象を予測するすべての説明変数(独立変数)を取り込んで回帰分析を行うこと．回帰式に含める変数の個数はなるべく少数にすることが望ましい．多変量解析法のなかの重回帰分析がこれにあたる．[446]

闘士型 athletic type クレッチマー Ernst Kretschmer

(1888-1964)は体格と性格の関係に注目し，ある種の体格と精神疾患が対応していると提唱した．体型は，肥満型，やせ型，闘士型，発育異常型などに分類された．闘士型とはがっしりとして，筋骨隆々とした体型で，粘着気質やてんかんとの関連が強いとされた．[878] ⇨参クレッチマーの性格論→840

同時再現性 concurrent reproducibility ある測定法の信頼度を示す指標の1つ．短時間のうちに同一の方法で，繰り返し測定した結果の一致する度合いをいう．[258]

同時三点歩行 simultaneous three-point gait 両側に松葉杖を使用した歩行方法の一種．患側下肢と両側松葉杖を同時に出し，次に健側下肢を前方に出す歩き方．歩行速度，安定性がよい．一側下肢に障害があり，患側に体重負荷できないときに用いられる．[249] ⇨参三点歩行→1213

同時視 simultaneous perception；SP 大型弱視鏡を用いた両眼視機能検査の用語で，左右の眼でそれぞれ異なった像を，各眼交代ではなく同時に見ることができること．例えば一方の眼に「ライオン」，他眼に「檻」の図を見せると両画が重なって見える．斜視によって障害される．[1601]

糖脂質 glycolipid 分子中に脂肪酸やスフィンゴシンなどの脂質と水溶性の糖質を含み，脂質と糖質の中間的な位置を占める複合脂質の一種．グリセリド型とスフィンゴ型との2群に分けられる．植物，バクテリアではグリセリド型，一方，動物組織ではいずれもスフィンゴシンのアミノ基に脂肪酸がアミド結合したセラミドをもったスフィンゴ型の糖脂質である．これらは癌抗原，血液型活性糖脂質として重要であり，細胞膜の構成成分として膜を認識する機能に関係していると考えられている．[1303]

当事者組織⇨同セルフヘルプグループ→1744

同時収縮 co-contraction 筋が収縮しても関節の動きがない静的収縮様式で，関節運動が生じる際に，主となって収縮する動筋とその拮抗筋が同時に収縮することをいう．通常の関節運動では，動筋が収縮すると拮抗筋が弛緩して円滑な関節運動が遂行されるが，拮抗筋が動筋とともに同時に収縮すると，関節を固定するための共同作用として働く．マグヌス Magnus が陽性支持反射と命名した下肢の体重支持のメカニズムで，足底を床に押しつけるとその刺激によって下肢関節の伸筋と屈筋が同時に収縮し，体重を支えるように働く．[884]

瞠視(どうし)**症** inspectionism⇨同窃視症→1734

頭指数 cephalic index ［頭蓋係数］ 小児頭蓋の形状と大きさの参考となる係数．[breadth(前後像における最大径)/length(側面像での最大径)]×100で求める．80.0-84.9は短頭，85.0以上は過短頭という．[35]

糖質⇨同炭水化物→1944

糖質吸収 carbohydrate absorption ヒトが摂取する糖質は，主にデンプンなどの多糖類か二糖類であるが，腸管から実際に吸収されるのは単糖である．単糖の吸収のうち，六炭糖は主にナトリウム依存性ブドウ糖輸送体(SGLT)で，五炭糖は促進拡散を行う単輸送体(GLUT 5)により行われる．[842]

糖質吸収不全症候群 carbohydrate malabsorption syndrome⇨同糖不耐症→2128

ドゥシック Karl T. Dussik オーストリアの精神科・精神内科医．1942年，超音波透過法を用いて生体臓器を描出し，超音波の医学応用への道を開いた．1947年にはAモード法を用いて，脳エコーの検出を行った．[955]

島失語 insular aphasia ［島性失語］ 大脳の島皮質は弓状束とともに伝導性失語の原因部位と考えられている．島の最外包には側頭・頭頂葉と前頭葉運動野をつなぐ重要な連合線維が含まれており，島障害がウェルニッケ Wernicke 領域とブローカ Broca 領域の離断を引き起こし，伝導性失語の原因となりうるという考えがある．なお，伝導性失語は流暢型で，復唱障害が最大の特徴である．[1160] ⇨参伝導性失語→2087

糖質コルチコイド⇨同グルココルチコイド→834

糖質コルチコイド受容体⇨同グルココルチコイド受容体→834

糖質コルチコイド負荷試験 glucocorticoid loading test⇨同グルココルチコイド負荷試験→835

糖質消化吸収不全症 carbohydrate malabsorption 吸収不良症候群の一種で，選択的に糖質の消化吸収が先天的あるいは後天的な原因で不全となり，水様下痢便，腹部膨満感，嘔気・嘔吐，腹痛，栄養障害による発育障害，脱水などがみられる病態．食物として摂取された炭水化物が消化吸収されるには，以下の3つの過程が必要である．第1の過程は，唾液や膵液中のαアミラーゼによるデンプンおよびグリコーゲンの腸管管腔内での消化で，管腔内消化といわれているもの．この過程で多糖類は，2-10個のグルコースからなるオリゴ糖類に分解される．第2の過程は，膜消化あるいは終末消化と呼ばれるもので，第1過程でできたオリゴ糖類および食物中の二糖類であるラクトースやショ糖が小腸上皮細胞刷子縁膜に存在するラクターゼ，スクラーゼにより単糖に分解される．第3の過程は，膜消化により生じた単糖の吸収である．この単糖の吸収には特殊な機構が働いている．すなわち，グルコースとガラクトースは，同一のフロリジン感受性を有するナトリウム(Na^+)依存性の輸送機構を介して能動的に吸収される．フルクトースはグルコースやガラクトースとは異なった輸送系により吸収される．このフルクトースの吸収は能動輸送ではなく，輸送系を介した促通拡散によると考えられている．上述の3過程のいずれの障害でも起こりうるが，ほとんどは膜消化過程(第2過程)あるいは吸収過程(第3過程)の障害による．すなわち，二糖類分解酵素活性低下や単糖の吸収機能の低下によるものである．先天的なものでは，先天性グルコース・ガラクトース吸収不全症，先天性ラクターゼ欠損症，先天性スクラーゼ・イソマルターゼ欠損症が知られている．また，フルクトースの先天的な吸収障害(先天性フルクトース吸収不全症)の存在も示唆されている．後天的なものには腸の粘膜炎症性疾患に続発するもの，遺伝的原因で生じる成人型のラクターゼ欠損症などがある．消化吸収障害があると，糖は吸収されず管腔内に蓄積し，そのため腸管内の浸透圧は上昇し小腸内での水分の分泌が促進されるとともに小腸内通過時間が早まる．さらに，大腸で細菌による代謝を受け，有機酸が産生され便性は酸性となり，大腸での水分吸収も障害される．二次的な脂肪吸収障害も多くの症例に認められる．[987] ⇨参吸収不良症候群→721

同質倍数体 autopolyploid 相同のゲノムが整数倍で増加した細胞をいう．これに対して，構造が異なるゲノムを含んだ倍数性の変異細胞を異質倍数体と呼ぶ．[1293]

同時的血液透析濾過法 simultaneous hemodiafiltration 血液浄化療法の一種で，尿素やクレアチニンなどの小分子量物質除去に有利な血液透析と，中～大分子領域の物質除去に優れる血液濾過法を同時に行うこと．これにより幅広い領域の毒性物質を除去できる．また血液濾過の併用は循環動態への負荷が少なく，治療中安定した血圧を維持できるなどの利点があり，透析困難症例などに有用．一般には急性・慢性腎不全患者の治療に用いられるが，肝補助療法の一環として，肝性昏睡惹起物質の除去効果も報告されている．[491] ⇨参血液透析濾過法→890

透視板⇨同蛍光板→856

投射 projection 2つの意味がある．①中枢神経系のある部位のニューロン(神経細胞)群が，他の特定のニューロン群に軸索，線維終末(投射線維)を送り，両者の間に構造的・機械的な結びつきがあること．②感覚受容器が刺激され，その情報が大脳皮質に至り，受容器のある場所から生じたものとして感じること．これを感覚投射という．この場合，受容器から感覚情報を受け取る大脳皮質までのどこを刺激しても，受容器のある場所に感覚を生じる(投射の法則)．[1230] ⇨参感覚投射→571

橈尺関節 radioulnar joint 前腕の橈骨と尺骨がつくる関節で，近位関節は上橈尺関節，遠位関節は下橈尺関節である．上橈尺関節は腕尺関節，腕橈関節とともに肘関節をつくり，共通の関節包に包まれている．上橈尺関節は橈骨頭の環状関節面と尺骨の橈骨切痕の間の車軸関節で，橈骨頭は輪状靱帯で支持されている．下橈尺関節は尺骨頭の環状関節面と橈骨端の尺骨切痕の間の車軸関節である．橈骨と尺骨は強靱な前腕骨間膜で結合しており，尺骨を軸として橈骨が回転することにより前腕の回外位(橈骨と尺骨が平行になる)，回内位(橈骨と尺骨が交差する)をとる．手は手根部で橈骨の遠位端に結合しているために，前腕を肘関節で屈曲し前方に出した状態では，回外により手掌が上を向き，回内で下を向く．[1044]

等尺訓練法 isometric exercise⇨同等尺性運動→2109

等尺性運動 isometric exercise ［等尺訓練法，アイソメトリックス］ 関節を固定したうえで1つの筋あるいは1つの筋群を随意的に収縮させること．骨，関節損傷後に関節運動が起こせない場合の筋力維持や筋力強化として有用である．[249] ⇨参等運動性収縮→2094

●上腕二等筋の等尺性運動の例

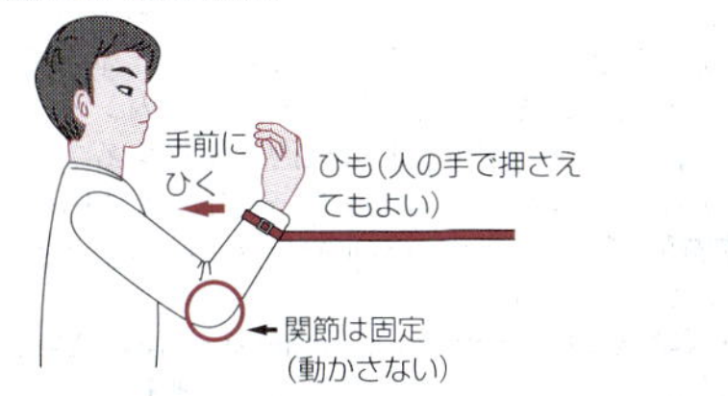

同尺性自己調節 homeometric autoregulation⇨同アンレップ効果→212

等尺性収縮 isometric contraction 筋の収縮様式のうち，収縮しても筋の全長に変化がないものをいう．筋の両端が固定された状態の収縮では，筋の緊張は非常に高くなるが関節の運動は起こらない．外力に抗して一定の状態を保とうとするときに起こる．[1421] ⇨参等張性収縮→2119

等尺性収縮《リハビリテーションの》 isometric contraction ［アイソメトリック筋収縮］ 筋が収縮しても筋の長さに変化がない収縮様式のこと．ある関節を固定し動かない状態で筋収縮を起こさせると，等尺性収縮が認められる．関節運動で疼痛を訴える場合は，関節運動がなくても最大収縮力を数秒発揮するだけで，最大の筋力強化の効果が得られるトレーニング方法として多用される．例えば大腿四頭筋等尺性収縮(セッティング)訓練では，膝関節を伸展させたまま大腿四頭筋を収縮させるため，関節への負担を軽減し簡便に筋力強化が行える．しかし，エクササイズを行った角度でのみ効果が得られる筋収縮であり，持久力トレーニングには向かない，関節運動が伴わないため運動の学習には向かないなどの欠点がある．[10] ⇨参大腿四頭筋等尺性収縮訓練→1883

橈尺骨癒合症 radioulnar synostosis 橈骨と尺骨が癒合する疾患で，外傷後に発生する場合と，先天性に発生する場合がある．先天異常では，ほとんどの症例が前腕近位部で癒合し，両側例が半数を占める．前腕が回内位に固定されることによる回外制限で，2-3歳以降に気づくことが多い．まれに指の欠損，手根骨や足根骨の癒合などを合併することがある．回内位固定が強度な症例では前腕近位部での回旋骨切り術が行われる．[419]

同種移植 homotransplantation, allotransplantation 同種だが遺伝的に異なる2つの個体間での移植のこと．骨髄移植，腎移植，肝移植，角膜移植などが盛んに行われている．一卵性双生児間移植は同系移植，動物から採取した移植片を移植することを異種移植という．[1372] ⇨参移植→238

同種移植片拒絶反応 allograft rejection ヒトからヒトへの同一種属間で行う同種移植の場合，一卵性双生児でない限りHLAを代表とする組織適合性抗原が異なるため，移植した移植片(提供者の皮膚，腎臓など)は生着せず，臓器が壊死に陥り，宿主から排除される現象のこと．このため，提供者(ドナー)と患者(レシピエント)の組織適合抗原を一致させることと，免疫抑制薬による拒絶予防が必須．[1372]

同種医薬品⇨同属性同等薬→1833

頭周囲⇨同頭囲→2092

同重核⇨同同重体→2109

同重元素⇨同同重体→2109

同重体 isobar ［同重元素，同重核］ 質量数(核子数)が同一の元素．陽子数と中性子数の和が等しい元素同士を互いに同重体あるいは同重元素と呼ぶ．互いの原子番号は異なる．[1127]

同種型 allotype⇨同アロタイプ→200

同種血球凝集素 isohemagglutinin, isoagglutinin 凝集反応を起こす抗体のことを凝集素といい，そのうち例えばB型の人に含まれるA型赤血球を凝集する抗体などのように同種の血球を凝集するものをいう．血液型

の判定に用いられる.[677] ⇨参ABO〔式〕血液型→21

同種抗原 isoantigen⇨同アロ抗原→200

投手骨折 投球動作時に回旋力が上腕骨骨幹部に作用して起こるらせん骨折で，腕相撲でも起こることがある．女性，若年男性には少なく，20歳代の男性野球愛好家に好発する.[265]

同種植皮 allo(homo) skin graft 植皮術の1つで，自分の皮膚を用いる(自家植皮)のではなく，他人からの植皮をいう．一般的には行われないが，人工真皮が手にはいらないときに代用することもある．拒絶反応のため，他人の表皮の生着はほとんど望めない.[395]

同種腎移植 renal allotransplantation 現在行われている腎移植で，ヒトからヒトへ(同種)の移植．そのうち一卵性双生児間の移植を同系腎移植という.[474]

同種組織腫瘍 homologous tumor 発生した部位の組織と類似した組織からなる腫瘍．これに対して，異なる組織からなる腫瘍を異種組織腫瘍 heterologous tumor という.[485] ⇨参異種組織腫瘍→235

導出 lead 心臓の電気的な変化を体表面で記録すること．主に用いられている標準的な導出法には標準肢導出，aV導出，前胸部単極導出がある.[226]

導出静脈 emissary veins 頭蓋腔内の静脈系と頭蓋腔外の静脈系を直接連絡する静脈の総称.[475]

同種弁 allograft valve, homograft valve 修復不能な心臓弁の代わりに置換される代用弁のうち，機械弁ではなく，同種類の動物(臨床的にはヒト)から提供される弁．臓器提供者から摘出した弁を保存液中で凍結保存し，必要時に解凍して移植する．提供される同種弁の個数が少なく，わが国での使用は一部の施設に限定されている.[867,1499] ⇨参人工弁→1545

同種末梢血幹細胞移植 allogeneic peripheral blood stem cell transplantation 白血病や悪性リンパ腫などの造血器悪性腫瘍に主に行われる治療法の1つ．HLAの一致した健常ドナーに顆粒球コロニー刺激因子(G-CSF)を投与し，骨髄から末梢血液に動員された造血幹細胞を成分分離装置で採取し，全身照射や抗癌剤の前処置を受けた患者にドナーの末梢血幹細胞を点滴で輸注する．血球回復は7-10日と非常に速やかだが，自家末梢血幹細胞移植とは異なり，急性および慢性移植片対宿主病(GVHD)が起こる．このため，GVHD予防を同種骨髄移植と同様に行う．骨髄移植と異なり，ドナーが全身麻酔下で骨髄採取術を受ける必要がないため，ドナーの負担は軽い.[1372]

同種免疫反応 alloimmunization, isoimmunization 生体内に非自己の同種抗原が入ったときに，免疫応答により同種抗原に対する特異的な抗体を産生する反応の総称．赤血球輸血に対する抗体の産生が代表的なもので，臓器移植の際の拒絶反応も同じ免疫反応による.[860]

凍傷 frostbite, congelation 低温，寒冷を原因として局所の組織に凍結をきたし，直接的な細胞の壊死と血管の収縮と動脈血栓に伴う循環不全となって生じる損傷．組織凍結のない凍瘡(しもやけ)とは区別される．凍傷の発現は状況(温度や時間など)や個人差に影響を受け，重症度によって4つに分類されている．第1度凍傷：手指，足趾，耳介，鼻などが蒼白，無感覚となり，その後，疼痛，血管麻痺による発赤，腫脹．第2度凍傷：加温後に充血，浮腫，水疱形成．第3度凍傷：皮膚前層から皮下組織まで障害が波及して壊死，潰瘍形成．第4度凍傷：障害が骨・軟骨まで及ぶもので，生活反応はみられず，黒化，ミイラ化して脱落．感染を併発すると悪臭および分泌物が発生する．医原性の凍傷は，腱・筋痛の治療時に局所麻酔のため塩化エチルを過剰に使用したときにみられる．初期治療としては，ゆっくりと温めることが有効であるが，その際，組織損傷を増大するため損傷部をこすってはならない．後期の治療は熱傷と同じである.[881]

同情⇨同共感→751

洞状線維腫 fibroma cavernosum 多量の線維組織を含む腫瘍で，内部に大きな血管腔があるもの.[485]

塔状短頭症 hypsibrachycephaly 冠状縫合，矢状縫合ともに早期に閉鎖したため，前頭部が広く，細長い塔状となった頭蓋．狭頭症の一種.[1631]

塔状頭蓋⇨同尖頭症→1789

動静脈奇形 arteriovenous malformation；AVM 毛細血管を介さずに動脈，静脈が異常に吻合する血管腫様の奇形．蔓状血管腫や叢状血管腫などさまざまな形を示す．出血あるいは盗血現象による虚血，ときには腫瘤性圧迫や静脈うっ血により症状が発生し，血管撮影で診断される．大脳に多く，表面の動静脈奇形(AVM)が破裂するとくも膜下出血，脳内の破裂では脳出血が続発する．若年男性に多い.[319] ⇨参脳内出血→2310

動静脈血酸素含量較差 arteriovenous oxygen content difference ［動静脈血酸素較差］ 動脈血と静脈血に含まれる酸素量の較差．フィック Fick の原理に従えば，酸素消費量を心拍出量で除した値．心拍出量が低下した場合や，酸素消費量の増加に比して血流量増加が相対的に小さい場合には増大する.[1213]

動静脈血酸素較差⇨同動静脈血酸素含量較差→2110

動静脈交差現象 arteriovenous crossing phenomenon 網膜細動脈硬化症でみられる動静脈交差部の硬化した動脈による静脈の口径や走行の異常．交差部の静脈が先細り状に見える先細り，動脈と接する部である幅だけ隠れて見えなくなる隠伏，静脈が交差部の末梢側でふくれる塞き止め，交差部の静脈が動脈を弧状に乗り越える乗り越えなどの所見がある.[1309] ⇨参ザールス交叉弓→1148

動静脈シャント arteriovenous shunt；A-V shunt ［動静脈短絡］ ①動脈・静脈系の間に微小循環系を介さない異常な交通があること，すなわち動静脈瘻のこと．先天的には，動脈管が閉鎖せずに開存した状態となる動脈管開存症があり，後天的には外傷や生検後などに生じることもある．②血液浄化療法を行うために必要な血流確保ルート(ブラッドアクセス)の1つ．末梢の動脈と静脈をシャントさせることにより体外循環に必要な血流量を確保する．外シャントと内シャントがあるが，慢性維持透析など恒久的に使用するアクセスとしては現在は皮下動静脈瘻である内シャントが主流.[491]

動静脈短絡 arteriovenous shunt；A-V shunt⇨同動静脈シャント→2110

動静脈吻合 arteriovenous anastomosis；AVA ［AVA］ 血液が毛細血管を経ることなく，細動脈から細静脈へ直接流れる短絡路の構造．動・静脈の間に橋をかけたような比較的単純な吻合や，いく筋もの血管が糸球状に吻合(糸球状吻合 glomus anastomosis)している場合などがある．主として身体の末端部で，指尖，母指球と小指球，鼻尖，鼻粘膜などに，また生殖器の陰茎海綿体などにみられる．[1044]

動静脈瘻(ろうう) arteriovenous fistula；AVF ［A-V フィステル，AVF］ 毛細血管を介さずに，動脈から静脈へ直接血流が短絡する異常な交通がある状態．先天性と後天性動静脈瘻とがある．先天性動静脈瘻はまれであるが，各臓器に発生しうる．動静脈瘻は多数となるが，短絡量は多くなく，外科的治療も困難で，再発を繰り返す．後天性動静脈瘻は外傷(刺創など)や，動脈瘤破裂によるもの，術後などがある．大きな後天性動静脈瘻を放置すると，静脈瘤を形成し，血圧が低下するため，代償的に心拍出量が増加し，心不全を引き起こすことがある．小さな動静脈瘻は，レーザー凝固療法やコイル塞栓により閉鎖可能であるが，後天性の大きな動静脈瘻の場合は，診断がつき次第，外科的に閉鎖する治療が必要になる．[1253] ⇨参動静脈シャント→2110，動静脈奇形→2110

洞徐脈⇨同洞性徐脈→2112

痘疹 pox，pock 痘瘡による発疹．痘瘡ウイルス(天然痘ウイルス)の感染によるが，潜伏期は10-14日ほどで，悪寒，戦慄，発熱の前駆症状が3日くらい続き，解熱と同時に顔面や四肢に発疹をみる．発疹は紅斑，丘疹，中心臍窩を有する水疱，膿疱，痂皮，瘢痕の順に進み，皮疹は遠心性に分布する．膿疱形成後に再び発熱し全身状態の悪化がみられるが，全経過17-18日で治癒する．[1333]

同心円性硬化症 concentric sclerosis ［バロー病，バロー同心円性硬化症］ 急性発症する中枢神経系の脱髄疾患の1つで，病理学的に脱髄した部分と髄鞘が残存する部分とが交互に同心円層状に起こる特徴がある．比較的まれな疾患であり，今のところ病因は明らかではないが，何らかの感染が引き金となって起こる自己免疫性脱髄疾患と考えられている．若年成人に好発し，女性にやや多い．つじつまの合わないことを言う，とんちんかんな受け答えをする，行動がおかしい，急に無口になったなどの大脳症状で発症することが多く，次いで急に片麻痺，四肢麻痺をきたし，無動・無言状態になる．MRIでは大脳白質に中等ないし大型の病巣が多巣性あるいは広範融合性に認められる．早期にステロイド療法を開始すれば，比較的よく回復する．治療の開始が遅れると後遺症が残ったり，死亡する場合もある．[1160]

同心円表示 concentric circular display⇨同ブルズアイ表示→2586

洞神経 sinus nerve ［頸動脈洞枝］ 舌咽神経の一枝で，頸動脈洞壁の圧受容器および頸動脈小体の化学受容器に分布する．頸動脈洞反射の求心性神経として，反射的な血圧調節という重要な役割を果たす．[202,1052]

糖新生 gluconeogenesis ［グルコネオゲネシス］ 糖以外の物質，すなわち非炭水化物基質よりブドウ糖を生合成すること．絶食時の血糖の維持に重要な役割をする．糖新生の基質は乳酸，ピルビン酸，グリセロール，アミノ酸などで，行う臓器は肝，腎，小腸上皮である．[418]

糖新生反応 gluconeogenic reaction 糖質以外のもの，すなわち糖原性アミノ酸，グリセロール，乳酸，ピルビン酸などからグルコースが生成される反応をいい，主に肝臓と腎臓で行われる．TCA回路内のオキザロ酢酸から脱炭酸反応でホスホエノールピルビン酸となり，以後解糖系をフルクトース-1,6-ジホスファターゼ，グルコース-6-ホスファターゼの作用を受けて逆行しグルコースとなり，細胞外へ放出し，他の組織にエネルギーを供給する．筋肉の場合はこのような系がなく，解糖系で生産された乳酸は血液で肝に運ばれ，糖新生系を経て血糖となる(コリ Cori 回路)．[1303] ⇨参糖新生→2111

等浸透圧液⇨同等張液→2118

銅腎毒性 copper nephrotoxicity 銅の摂取によって腎機能障害が惹起される性質をいう．臨床的には硫酸銅の摂取による急性乏尿性腎不全が報告されている．このような腎障害の成因は，銅の直接的腎毒性と溶血による障害である．高濃度の銅による酸化的ストレスの増大，ヘモグロビンの変性は，赤血球膜を障害し，血管内溶血を起こす．また細胞内 ATPase(アデノシン三リン酸水解酵素)，グルコース-6-リン酸脱水素酵素，カタラーゼなど種々の酵素を阻害することによって細胞機能を害する．このような腎での細胞障害は近位尿細管に強く，組織では急性尿細管壊死の像と溶血に起因するヘモグロビン円柱などがみられる．急性皮質壊死はまれ．[491]

頭鍼(とうしん)**法** head acupuncture，scalp acupuncture needling therapy 中国山西省で1973年に発表された鍼療法で，大脳皮質の機能局在理論を根拠に考案された．脳血栓や脳血管出血後の後遺症，パーキンソン病などに高率に有効という．大脳皮質の機能に基づいた頭皮の対応する部位に刺激区を求める．鍼はステンレス製の2-3寸(約6-9 cm)長で比較的太いものを用い，斜刺する．該当刺激区に撚鍼によって皮下または筋層まで刺入したのち，撚鍼と置鍼を行う．パルス波を用いた鍼療法の応用が可能である．[123] ⇨参撚鍼(ねんしん)法→2287

同性愛 homosexuality 〔D〕Homosexualität かつては性倒錯の旗頭とされていたが，1992年，世界保健機関(WHO)は「同性愛はいかなる意味でも治療の対象とはならない」と宣言した．このことからも，同性愛は性〔的〕指向 sexual orientation の問題であり，それ自体は病気ではない．性指向とは，性的興味や関心，魅力を感じる性別がどこへ向いているかということで，男性が女性に，女性が男性にと，性指向が異性に向けば異性愛であり，一方，同性に向くと同性愛，男女両方に向けられる場合には両性愛となる．同性愛は，①真性同性愛：性指向は同性に限られ，異性には全く興味がないか，あるいは嫌悪感を抱くもの，②両性的同性愛：同性と異性の双方が性対象となるもの，③機会的同性愛：異性に接することができないような特殊な状況(刑務所など)において性対象を代償的に同性に求めるもの，④仮性同性愛：異性愛傾向が弱いために状況的にたまたま同性愛的行為を行ったもの(②に含める場合もある)，に分類できる．最も先駆的な研究は，1940-50年代にかけてアメリカのキンゼイ Alfred C. Kinsey らによって行われた．彼らの報告によると，男性の37%，女性の13%で同性愛経験によってオーガズムに達したことがあり，また男性の4%で日常生活

上で同性愛を通し，また未婚女性の1-3%が同性愛者であるとした．この報告は一大センセーションを巻き起こしたが，研究方法の問題や対象の偏りも指摘されている．自身が同性愛者で，性の起源を脳の発達の観点から研究しているルベイ Simon LeVay によると，男性の4-5%，女性の2-4%が主として同性愛的な生活を送っているとするのが現実的であろうという．同性愛の成因についてはまだ明らかになっていないが，一卵性双生児の一致率が二卵性双生児の一致率よりも高いこと(50-65%：25-30%)，あるいはX染色体が2つ以上あるという男性の性染色体異常であるクラインフェルター Klinefelter 症候群(例えばXXY，XXXYなどで，正常男性はXY)ではきわめて同性愛者が多いことなどから，性指向に遺伝的因子が影響を与える可能性が示唆されている．さらに最近，ルベイは，同性愛者の脳のある部分(前視床下部間質核)の発達が異性愛者とは異なることを報告している．したがって，将来，同性愛に関する生物学的根拠が同定される可能性もあろう．治療対象となるケースとしては，同性愛自体に本人が苦痛を感じている場合(自我異質性同性愛)，あるいは同性愛者がその特有の関係を基盤にして起こってくる抑うつや不安，葛藤などが生じる場合などが考えられる．自我異質性同性愛については，ICD-10分類では「F 66.1　自我違和的な性の方向づけ」，DSM-Ⅳ-TR 分類では「302.9　特定不能の性障害」という診断カテゴリーに入れられている．治療的には精神療法が中心となるとされているが，効果はまちまちなようである．ちなみに，同性愛者は，身体も心も本来の性であることに苦痛を感じずに性的対象が同性であるのに対して，最近注目されている性同一性障害患者では，身体と心の性が異なっているために性転換を強く望むが，性指向についてはさまざまである．つまり，性同一性障害はジェンダーアイデンティティ(性同一性)の障害であり，性指向の問題ではない．[724] ⇨参自我異質性同性愛→1227

統制《看護管理における》 control　マネジメント機能の1つで，組織目標を達成するための調整的なアクション．すなわち管理者による，先を見越して予測される逸脱などに対して早期に対処し，それを予防する働きのこと．統制のプロセスには標準の確立，パフォーマンスを測定する，逸脱を是正するという3つの段階があり，適切な統制であるためには次の7つの条件が考えられる．①タイムリーであること，②経済的であること，③相対的であること，④特定的であり的確であること，⑤客観的であること，⑥責任を明らかにすること，⑦理解しやすいこと．[415]

統制群⇨同コントロール→1143

島性失語⇨同島失語→2108

洞性徐脈　sinus bradycardia　［洞徐脈］　洞房結節から遅い頻度で刺激が送られることにより生じる徐脈．一般に50/分以下(安静時)の遅い脈を指す．洞不全症候群で認められるが，必ずしも病的なものではなく，健常者においても夜間などの迷走神経の緊張亢進状態で生じることがある．[426] ⇨参洞性頻脈→2112

糖生成　glycogenesis　［グリコーゲン合成］　肝臓や筋肉などで単糖類からグリコーゲンが産生される反応をいう．グルコース-6-リン酸からグルコース-1-リン酸を経て生成したウリジン二リン酸グルコース uridine diphosphate glucose (UDP-glucose)が，グリコーゲンシンターゼによってグリコーゲンに取り込まれ，その繰り返しによる糖鎖の伸長，および1,4-αグルカン分枝酵素による分枝形成が行われる．[1303]

洞性調律⇨同洞調律→2119

洞性頻脈　sinus tachycardia　［洞頻脈］　洞房結節から速い頻度で刺激が送られることにより生じる頻脈．一般に100/分以上の速い脈を指す．運動や発熱，交感神経刺激状態などで生じる．[426] ⇨参洞性徐脈→2112

洞性不整脈　sinus arrhythmia　［洞不整脈］　通常では洞房結節からの刺激は規則的に送られるが，この洞調律がやや不整になることを指す．呼吸性の不整脈(吸気時に脈が速くなり呼気時に遅くなる)とそれ以外のものがあり，原因として洞房結節細胞に対する自律神経の関与や洞房結節内の歩調とり(ペースメーカー)細胞の交互移動などが考えられている．[426]

透析　dialysis　半透膜(水分，電解質や小分子量の物質は自由に通過させるが高分子量の物質は通さない膜)を介して，高分子の溶質を含む溶液と緩衝液の間に物質移動を起こさせること，あるいはこの原理を応用した浄化，化学的分析の手法．電解質や小分子量物質は膜の両側で平衡に達するが，例えばタンパク質などの高分子量物質が荷電していれば，電解質濃度が完全に平衡に達することを妨げる(ドナン平衡 Donnan equilibrium)．半透膜としては，膀胱膜，浮袋膜，硫酸紙，セロファン膜などがあり，これを血液浄化療法として臨床応用したものが血液透析療法．血液透析装置は透析器と透析液供給装置からなり，透析液供給装置には多人数用と個人用の装置がある．[491]

透析アミロイドーシス　dialysis related amyloidosis；DRA，hemodialysis amyloidosis；HA　［透析アミロイド症］　慢性腎不全・透析患者に特異的に認められるアミロイドーシスの一型で，アミロイド線維が骨や関節に沈着する．アミロイド線維の主要構成成分は分子量約1万1,800のβ_2ミクログロブリン(β_2mG)である．β_2mGは腎で代謝されるため，透析患者の血清β_2mG濃度は著明に高値を示す．β_2mGがアミロイド線維化する機序は明らかではないが，β_2mG分子の修飾，酸化ストレス，糖化などの関与が想定されている．発症のリスクファクターには，透析歴の長期化，高齢化があげられ，ほかに透析液純度の低下，透析膜の生体不適合，アポリポタンパク質E4遺伝子の存在なども報告されている．臨床的には，手根管症候群，ばね指，多発性関節炎，破壊性脊椎関節症，骨嚢胞などの関節・骨病変以外に，心臓，消化管，血管壁，舌，皮下組織などにもアミロイド線維の沈着が認められる．[491] ⇨参β_2ミクログロブリン→16，アミロイドーシス→178

透析アミロイド症　dialysis related amyloidosis；DRA⇨同透析アミロイドーシス→2112

透析液供給装置⇨参透析→2112

透析看護《合併症に対する》　nursing for patients with dialysis-related complications　〔**二次性(続発性)副甲状腺機能亢進症**〕長期透析の代表的な合併症の1つ．腎機能低下，血清カルシウム低下，骨からのカルシウム動員のための副甲状腺ホルモン分泌，骨吸収の亢進の結果，腎性骨症の1つである線維性骨炎を生じ，骨・関節痛を引き起こす．症状軽減には安静と保温が有効であるが，過度の安静はむしろ逆効果であり，関節可動域訓練やリハビリテーションを計画する．血清カルシウムとリンの適正化，ビタミンDの投与が行われ，リン含有量の多い食事を避けれるよう栄養士との連携による食事指導が求められる．〔**透析アミロイドーシス**〕長期透析の代表的な合併症の1つ．透析が長期化することによる骨，関節のほか全身臓器へのアミロイド線維タンパク（β_2ミクログロブリン）の沈着が原因となり，手根管症候群や関節拘縮を引き起こす．安静と保温により骨・関節痛の緩和を図るとともに，関節可動域訓練やリハビリテーションを行う．〔**循環器疾患**〕透析中の循環器疾患には心不全のほかに，虚血性心疾患，不整脈，透析低血圧，透析高血圧などがある．除水に伴う有効循環血液量低下に起因する透析低血圧では，患者の体重管理が重要である．透析患者では一般に体液過剰により透析高血圧となるが，除水と体重コントロールで対処する．一般に中1日の場合の体重増加は4% 以内，中2日では6% 以内とするのが目安である．〔**栄養障害**〕尿毒症症状に伴う食欲低下は栄養障害を招きやすいため，看護師は栄養士とともに透析食の構成，食事指導を行う．透析患者の栄養状態，食事摂取量を把握し，具体的な栄養分析の結果をフィードバックし，改善に役立てる．[697] ⇨参副甲状腺機能亢進症→2531，透析アミロイドーシス→2112

透析看護《障害をもつ人の》 nursing care for dialysis patients with various disorders 〔**聴力障害**〕人工透析の治療中あるいは治療後に一過性の耳鳴，軽度の難聴をみることがある．ときには不可逆性の急性高度難聴もみられる．透析患者の感音難聴の原因として，耳毒性薬剤の投与，内耳循環障害，電解質と浸透圧の変化，代謝異常，免疫異常などが疑われ，単一の原因ではなく，多くの要素の関連が考えられている．症状の有無や難聴の程度，治療状況を把握し，会話時には十分な配慮を行う．〔**視力障害**〕視力障害の程度は，基礎疾患や透析に至るまでの全身管理によって個人差が著しい．その原因は，網膜動脈の硬化症，糖尿病網膜症などによるものである．硝子体出血がある場合には，抗凝固薬の使用により出血が助長され回復に時間を要する．また透析の経過中に血液凝固能の変化を反映し，網膜静脈閉塞症をきたすことがあり注意を要する．患者の視力障害の程度を把握し，障害物による転倒に十分注意する．視力の回復が望めない場合が多く，精神的援助に努める．ニードに合わせてルーペ，弱視眼鏡などの視覚補助具を使用するとよい．〔**認知症**〕透析患者にみられる認知症では，脳血管性認知症が圧倒的に多い．症状が出現した場合，他の器質的疾患との鑑別が必要である．疾患に対する薬物による改善は困難であり，薬物療法では随伴する精神症状をコントロールする対症療法が主な目的となる．患者の言動や行動に対して，否定せず，叱らず，自尊心を傷つけない対応が重要である．食事療法の維持，内服薬の管理などが困難となるケースでは疾患の管理に影響をきたすため，十分に注意して観察を行う．[1235]

透析看護《小児期，成人期》 〔**小児期**〕多くは腎形成不全などが原因で発症する腎不全患児を対象に行う看護．幼小児は血液透析が適さないため腹膜透析が行われる．小児腎不全では成長ホルモンなどの分泌低下と栄養障害が避けられないため身体の成長に影響を及ぼす．また，母子関係が濃厚になりやすいため患児の精神的発育にも影響を及ぼし，社会適応障害がみられることが多い．発育に応じた小児看護に加えて透析療法の施行，セルフマネジメントの指導，母子関係の調整，精神面の援助が重要である．〔**成人期**〕慢性腎不全で血液透析療法や腹膜透析療法を受けている患者に対する看護で，技術的特殊性と透析患者の増加に伴い専門性が確立されてきた看護分野の1つ．透析療法は透析機器や器具を用いて医療施設や自宅で行われる．日常生活活動（ADL）の制限はないが尿量が減少しているため水分摂取量を控え，治療法に応じてリン，カリウム，塩分などに配慮した食事などセルフマネジメントが重要．したがって，透析療法の施行だけではなく，患者が自分の身体状況と透析療法を理解しセルフマネジメントができるように援助や指導を行い，合併症の予防と必要に応じて治療に結びつける役割をもつ．[1096]

透析看護《多臓器不全に対する》 nursing for dialysis patients with multiple organ failure 多臓器不全は死亡率の高い病態であり，血液浄化療法（血液透析・血液濾過透析・血液吸着）により腎機能を補い救命を図る．バスキュラーアクセスとして頸静脈にダブルルーメンカテーテルを挿入する．多臓器不全における緊急時の血液浄化は，医師，看護師，臨床工学技士のチームで行うが，看護師は透析導入前には穿刺針・消毒セット・採血の準備，バスキュラーアクセス確保時には穿刺および穿刺介助が求められる．体外循環中は，透析液流量，血液量，除水などの透析条件の設定，透析時間のチェック，透析ラインの観察のほかに，心電図モニター，酸素飽和度，血圧，呼吸状態を中心としたバイタルサインのチェックを行い，機器のトラブルや患者の一般状態の異常の早期発見と苦痛の緩和に努める．[697]
⇨参血液浄化療法→889，バスキュラーアクセス→2371

透析看護《導入原疾患からみた》 nursing care for dialysis patients with primary causes for starting dialysis 〔**糖尿病**〕導入時に合併症（神経障害，網膜症，虚血性心疾患，閉塞性動脈硬化症，足病変など）をみることが多く，病状把握と全身管理が重要．自律神経障害による透析中の血圧低下と起立性低血圧をきたしやすく，適切な除水計画と日常の塩分・水分制限が大切．また胃腸障害がある患者では血糖が不安定で，透析患者は経口糖尿病薬で低血糖を起こしやすい．インスリンは投与量や時刻を調節し，低血糖を起こさないように注意する．〔**糸球体腎炎**〕若年層の割合が高く合併症を伴わないため，透析は安定した経過をたどる．慢性腎不全保存期を経験している患者が多いため，食事制限，生活管理を理解している場合も多い．最も大切なのは，社会的自立を基本にした生活指導で，透析が日常生活の一部となりうるように，家族を含めた精神的援助が重要である．〔**腎硬化症**〕高齢者に多く，長期にわたる高血圧による動脈硬化があり，高血圧性心疾患や閉塞性動脈硬化症などの合併症を伴うことが多い．血圧コントロールが重要で，透析中の血圧変動には十分注意が必要で，降圧薬の内服時間の調節や透析前の内服中止などで血圧の安定を図る．自己管理不可能な高齢者では，キーパーソンに対する内服，食事，生活管理の

指導や精神的サポートが必要となる.[612]

透析看護《老年期，妊娠時》 〔**老年期**〕発達過程の最終段階である老年期の透析導入患者は全透析患者数の半数以上を占めている．加齢によるものと透析に合併するものとが絡み合い症状が出現するのが特徴．循環器疾患，脳血管障害，骨・関節障害，適応力の低下などから透析困難，自己管理困難，日常生活動作(ADL)の低下，精神症状などを起こしやすく要介護となりやすい．この時期は人生のまとめとして，その人らしい透析生活が送れるように患者および家族・地域との連携が特に重要である．〔**妊娠時**〕透析患者は月経異常や排卵障害から妊娠の早期診断が困難なため，妊娠可能な女性透析患者への計画妊娠のインフォームド・コンセントは重要．妊娠時の母体管理は，①十分な透析，②栄養管理，③血圧・体重コントロール，④貧血改善，⑤抗凝固薬の検討，⑥流・早産予防，⑦妊娠高血圧症候群の評価などがある．妊娠継続の条件には，①挙児への強い希望，②患者家族の協力，③良好な自己管理，④重篤な合併症がない，④良好な透析・産科チーム，⑤経済的安定などがある.[285]

透析看護認定看護師 certified nurse in dialysis nursing⇨参認定看護師→2273

透析関節症 dialysis arthropathy ［アミロイド骨関節症］ β_2ミクログロブリン(β_2mG)を前駆タンパク質とするアミロイドが，関節周囲組織に沈着して生ずる骨関節障害の総称．β_2mGアミロイドは関節，関節包，滑膜，腱，腱鞘，椎間板，骨などに沈着し，疼痛，こわばり，関節可動域の制限，運動障害をもたらす．肩関節，股関節は本症の好発部位であり，前者は透析肩〔症〕dialysis shoulderと呼ばれる．臨床症状，長期の透析歴(5年以上)，手根管症候群や骨嚢胞など他の透析アミロイドーシスの合併の有無などにより診断は比較的容易であるが，確定には関節鏡下などに採取した組織でコンゴーレッド染色，免疫染色などによりβ_2mGアミロイドを証明する.[491] ⇨参透析アミロイドーシス→2112

透析器⇨参透析→2112，血液透析器→890

透析器過敏性症候群 dialyzer hypersensitivity⇨同初回透析症候群→1468

透析器クリアランス dialyzer clearance 透析器の溶質除去性能を示す指標の1つ(計算式はクリアランスとダイアリザンスの項参照)．日本透析医学会では，尿素(分子量60)，クレアチニン(分子量113)，β_2ミクログロブリン(分子量1万1,800)などのクリアランスや限外濾過率などにより，血液浄化器をスタンダード透析器，ハイパフォーマンス透析器，血液透析濾過器，血液濾過器などに機能分類している.[491] ⇨参クリアランスとダイアリザンス→826

透析器反応 dialyzer reaction ［血液適合性］ 血液透析では血液が体外に導き出されて異物である透析器と接触するため，異物反応としてさまざまな生体反応が引き起こされるほか，用いた滅菌法による反応などもみられる．このような反応を総称して透析器反応という．生体では透析器との接触により白血球，血小板などの細胞成分が活性化され，凝固線溶系なども賦活化される．生体側の反応として極端な場合，アナフィラキシーを呈することがある．成因としてセルロース膜による補体活性化や，ACE(アンギオテンシン変換酵素)阻害薬服用下の陰性荷電膜使用によるブラジキニンの血中滞留などが知られている.[491]

透析肩〔症〕⇨参透析関節症→2114

透析後リバウンド postdialysis rebound 透析治療直後に血中溶質濃度が増加すること．生体内において各種溶質は理論的に血漿(血液)，間質(組織)液，細胞内液の3つのコンパートメントに存在すると仮定され，各コンパートメント間の移動速度は溶質の種類により異なると考えられている．つまり血液と間質液には毛細血管壁抵抗が，間質液と細胞内液との間には細胞膜抵抗が存在し，これが溶質の移動速度を規定している．血液透析などの血液浄化をある一定時間施行すると，循環血漿中の溶質は速やかに除去されて血中濃度は低下するが，間質液・細胞内液中の溶質は血漿中と同じ速度では除去されないため，治療後の血中溶質濃度は治療直後から徐々に増加する動きを示す．これを透析後のリバウンド現象と呼ぶ.[491]

透析困難症候群 di(y)sdialysis syndrome 透析療法にかかわる種々の要因により，無症状透析が行えないものを総称していう．これらには透析不均衡症候群，透析低血圧症(透析時低血圧および常時低血圧)，透析器材(透析膜，回路，滅菌法など)の生体不適合や透析液エンドトキシン汚染による症状，生理的物質の除去に由来する症状，原疾患や合併症に起因する症状，透析に対する心因反応などが含まれる．症状としては透析中の血圧低下，ショック，悪心・嘔吐，筋痙攣，胸痛，胸苦，不整脈，透析後の疲労感，発熱などを呈することが多いが，結果的に除水不良や透析不足，透析拒否の原因ともなりうることから，早期にその原因をつきとめて対処，治療することが肝要である.[491]

透析食 diet for dialysis patient 透析患者に対する治療食．透析患者の食事において透析導入前の保存期腎不全のときと最も異なる点は，タンパク質摂取制限の緩和である．透析量にもよるが通常1.0-1.5 g/kgのタンパク質摂取が勧められる．エネルギーは一般に30-35 kcal/kg程度の高エネルギー摂取が勧められ，これらは腎不全病態や透析療法自体が異化促進的にはたらくことによる．血液透析は間欠的治療法であるため，患者の残腎機能に応じた塩分やカリウム，リン，水分の摂取制限を行う必要がある．一方，持続的腹膜透析ではこれらの制限はほとんど不要であるが，腹膜透析液からのブドウ糖の体内吸収があるためエネルギー摂取は若干抑える必要がある．こうした食事による栄養管理は，栄養状態を良好に維持するのみならず，高血圧，心不全などの循環器系合併症や二次性副甲状腺機能亢進症の発症予防などにおいても重要な役割をもっている.[491]

透析腎 dialysis kidney⇨同後天性囊胞性腎疾患→1038

透析腎癌 renal cell carcinoma in dialysis patient 透析患者に生じる特有の腎癌．なかでも特に腎細胞癌の発症率が高い．透析歴の長期化に伴い萎縮した腎臓に多発性の囊胞形成がみられるようになり(後天性多囊胞化萎縮腎，後天性腎囊胞)，この一部が癌化するタイプと，囊胞とは無関係に発生するタイプの2種類がある．前者は透析患者に特有の腎細胞癌であり(透析腎癌)，組織型は顆粒細胞亜型や混合細胞亜型で乳頭型や管状型を呈するものが多い．リスクファクターとして，若年，男性，透析歴が長いこと，腫大した後天性腎嚢胞を有することなどがあげられる．後者は，透析歴が比較的短い高齢者にみられ，嚢胞を伴わず，一般の腎細胞癌に近いタイプであり，淡明細胞亜型で胞巣型を示すものが多い．[491] ⇨参後天性嚢胞性腎疾患→1038

透析性欠乏症候群 dialysis-induced deficiency syndrome 水溶性物質，タンパク結合性の低い小分子量物質など，血液透析で除去されやすい物質の欠乏により生ずると考えられる症候群．透析患者では透析液中への喪失のみでなく，食事制限や吸収障害などの影響も加わり欠乏症状を引き起こしやすい．アミノ酸(特に必須アミノ酸)，水溶性ビタミン，一部のタンパク質，微量元素(亜鉛，セレンなど)，カルニチンなどの欠乏が知られており，直接的あるいは酵素活性の障害などを介して間接的に慢性透析患者にみられる栄養障害，貧血，筋肉・心筋代謝障害，内分泌異常，免疫不全などに関与すると考えられている．透析膜の大孔径化，大量置換血液濾過透析の普及などにより，発症の増加が懸念されている．[491]

透析性骨軟化症 dialysis osteomalacia 骨軟化症は，保存期慢性腎不全では活性型ビタミンD不足により生じるが，透析導入後に認められる骨軟化症の多くは，骨の石灰化前線へのアルミニウム沈着による骨石灰化障害である．骨痛，易骨折性，骨の変形，近位筋萎縮などの症状に加え，他のアルミニウム蓄積症状である脳症(透析脳症症候群)やエリスロポエチン抵抗性の小球性低色素性貧血などを合併することもある．アルミニウムの侵入経路は，透析液の汚染あるいはリン低下薬として用いられたアルミニウム含有制酸薬の経口摂取によるが，透析用水の逆浸透処理，アルミニウム含有製剤の禁止などにより，発症頻度は減少している．治療にはキレート剤であるデフェロキサミンメシル酸塩が用いられる．[491] ⇨参透析脳症症候群→2115

透析性骨病変⇨参透析性骨軟化症→2115

透析性脳症⇨同透析脳症症候群→2115

透析性平衡障害症候群 dialysis disequilibrium syndrome；DDS⇨同透析不均衡症候群→2116

投石帯 sling 頭部の一部や下顎，鼻など，巻軸帯での被覆が困難な部位に用いられる布帛(はく)包帯．使用する部位に合わせてさらし木綿を長方形に切り，中央部を10-15 cmほど残して縦軸方向に両端を2つに裂く．前脚と後脚を交差させ，それぞれを結んで使用する．頭部に用いるものを特に頭四頭帯と呼ぶ．[485]

透析治療抵抗性合併症 dialysis resistant complication 透析療法によっても改善が困難な腎不全合併症．血液透析では，小分子領域の尿毒症性貯留物質の除去は良好であるが，中分子領域から低分子タンパク質領域の物質除去に劣る．こうした分子量領域に存在する尿毒症性貯留物質に起因すると考えられる透析治療抵抗性合併症(腎不全・透析合併症)は，血液透析による改善効果が不良である．原因物質が不明のものも多いが，尿毒症性末梢神経障害，皮膚瘙痒症などがあげられ，中分子領域の除去に優れる血液濾過や濾過透析などにより改善が得られる．広い意味ではβ_2ミクログロブリンによる透析アミロイドーシスなども含まれる．[491]

透析導入基準 criteria for starting dialysis 一般に透析導入の時期は，尿毒症に伴う臨床症状，腎機能低下の程度，日常生活障害度などにより決定される．1972(昭和47)年に厚生省透析療法基準検討委員会(当時)で策定された透析導入基準は，血清クレアチニン8 mg/dL以上(クレアチニンクリアランス10 mL/分以下)の条件が大きなウエイトを占めていたが，原疾患の変化や高齢化に伴い再検討の必要性に迫られ，1991(平成3)年に表に示す透析導入基準が作成された．これは臨床症状，腎機能，日常生活障害度を点数化し，さらに年少者あるいは高齢者，全身性血管合併症を有する者については点数を加算するなどの配慮がなされている．[491]

●慢性腎不全透析導入基準

A．臨床症状

1. 体液貯留(全身性浮腫，高度の低タンパク血症，肺水腫)
2. 体液異常(管理不能の電解質・酸塩基平衡異常)
3. 消化器症状(悪心，嘔吐，食欲不振，下痢など)
4. 循環器症状(重篤な高血圧，心不全，心包炎)
5. 神経症状(中枢・末梢神経障害，精神障害)
6. 血液異常(高度の貧血症状，出血傾向)
7. 視力障害(尿毒症性網膜症，糖尿病性網膜症)

これら1-7小項目のうち3個以上のものを高度(30点)，2個を中等度(20点)，1個を軽度(10点)とする

B．腎機能

血清クレアチニン(mg/dL) (クレアチニンクリアランスmL/分)	点数
8以上(10未満)	30
5-8未満(10-20未満)	20
3-5未満(20-30未満)	10

C．日常生活障害度

尿毒症症状のため起床できないものを高度(30点)，日常生活が著しく制限されるものを中等度(20点)，通勤，通学あるいは家庭内労働が困難となった場合を軽度(10点)

A．臨床症状
B．腎機能
C．日常生活
} 60点以上を透析導入とする

注：年少者(10歳未満)，高齢者(65歳以上)，全身性血管合併症のあるものについては10点を加算

1991年厚生科学研究，腎不全医療研究班

透析認知症 dialysis dementia⇨同透析脳症症候群→2115

透析脳症症候群 dialysis encephalopathy syndrome ［透析認知症，透析性脳症，アルミニウム性透析脳症］ 慢性血液透析患者において認められる原因不明の致死性痙攣性疾患を1つの症候群としてアルフレイ Allen C. Alfreyらが1971年に報告した．その後同様の報告が相次いだが，認知症症状や精神神経症状を呈することから，透析脳症，透析痴呆(当時)とも呼ばれるようになった．その後の検討によって，本症候群の主原因はアルミニウムの大脳組織への蓄積によることが明らかにされた．アルミニウムの蓄積はアルミニウムが含まれた透析液やリン吸着薬として用いられた経口アルミニウム製剤に起因するものである．透析液のアルミニウム汚染に対しては透析液の水処理装置としてアルミニウム除去可能な逆浸透 reverse osmosis(RO)装置が普及し，現在では透析液からのアルミニウム侵入は避けられている．透析患者，慢性腎不全患者において二次性副甲状腺機能亢進症の発症，進展防止のために血清リン管理は重要であるが，古くから水酸化アルミニウムなどのアルミニウム含有制酸薬がリン吸着薬とし

て用いられてきた．これらの内服によるアルミニウム吸収を避けるために，カルシウム製剤などの他のリン吸着剤へ切り替えが行われた．以上の理由により，アルミニウム蓄積による本症候群の発症はきわめてまれとなっている．本症候群の初期症状として言語障害（口ごもる，どもる，会話が遅い，表現失語など）で見いだされることが多いが，無言症に進行することもある．ミオクローヌスや振戦，強直性痙攣などの神経症状，無気力，無関心，記銘力低下，妄想，幻覚，幻聴，人格変化などの精神症状がみられ，認知症へと進行する．ウェルニッケ Wernicke 脳症様の眼球運動異常や失調性歩行を呈することもある．発症後 6-9 か月で死亡する．通常，血清アルミニウム濃度は 150-200 μg/L 以上の高値を示す．脳波異常は必発とされ，多源性，突発性の高振幅 δ（デルタ）波の出現や棘徐波複合などが認められる．治療はデフェロキサミンメシル酸塩（DFO）の投与によってキレートされたアルミニウム DFO 複合体の除去を図る．本症候群ではアルミニウム蓄積による他の合併症（透析性骨軟化症や小球性低色素性貧血）の頻度も高い．[1610] ⇒参透析性骨軟化症→2115，アルミニウム骨症→196

透析不均衡症候群　dialysis disequilibrium syndrome；DDS ［**不均衡症候群，透析性平衡障害症候群**］ 腎不全患者血中のさまざまな貯留物質や欠乏物質が，透析療法によって急激に除去，補充されることによって生じる血中と脳などの組織間の溶質のアンバランスに起因する症状の総称．狭義には，透析後半から透析後数時間以内に発症するさまざまな程度の脳神経症状（頭痛，悪心・嘔吐，意識障害，痙攣など）を指すが，広義には透析に伴う体液バランスの変化により生ずる症状（血圧低下，筋痙攣，不整脈，全身倦怠など）をも含んで透析不均衡症候群と呼ぶ．原因と考えられるものには，尿素，pH，ナトリウム，原因不明の浸透圧形成物質 idiogenic osmole の不均衡などが想定されている．一般に透析導入期にみられやすく，通常は 24 時間以内に回復する．[491]

透析膜　dialysis membrane　血液透析療法に用いられる人工膜で，治療体系の最も重要な部分．中空糸膜が主体であるが，一部に平板膜もある．原材料によりセルロース系膜と合成高分子膜に大別される．前者には木綿セルロースの天然繊維を溶解して再生する再生セルロースと，これに修飾を加えたセルロース誘導体があり，高親水性，薄膜化が可能，小分子量の溶質除去に優れるなどの長所がある．短所として透析開始早期に補体活性化に伴う一過性白血球減少が起きること（透析器反応）が問題視された．合成高分子膜は石油を原料とし，ポリアクリロニトリル，ポリスルホン，ポリメチルメタクリレート，エチレンビニルアルコールなどの素材がある．日本透析医学会では，膜の性能（限外濾過能，各種物質のクリアランスなど）によりスタンダード膜，ハイパフォーマンス膜，血液透析濾過膜，濾過膜に分類している．[491] ⇒参透析器反応→2114

透析療法　dialysis therapy　急性あるいは慢性腎不全に起因する水電解質および酸塩基平衡の異常や体内に蓄積した老廃物（尿毒症性物質）を人工腎臓によって是正，除去する治療法．肝不全や一部の薬物中毒にも応用される．透析療法は主に，透析膜に人工膜を利用する血液透析と，腹膜を利用する腹膜透析に大別される．わが国で広く普及している血液透析では内シャントやダブルルーメンカテーテルなどのブラッドアクセスから血液を体外に引き出して，血液と透析液（正常の細胞外液に近い組成で，重曹などのアルカリ化剤を含む）を半透膜である人工の透析膜を介して接触させ，拡散，浸透，濾過の原理により，血液の浄化と細胞外液量の除去をはかる．通常，血液流量として 200 mL/分前後，透析液流量として 500 mL/分を必要とする．短期的合併症としては体外循環に起因する血圧低下や循環不全，透析不均衡症候群などがあり，二次性副甲状腺機能亢進症，腎性骨異栄養症，透析アミロイドーシス，脂質代謝異常，動脈硬化の進展，栄養障害などが長期合併症として問題である．[491] ⇒参人工透析→1544，血液透析→890，腹膜透析→2550

同席療法　conjoint therapy　診療法の一形式で，治療者が同一面接室内で患者に加えてその家族（配偶者，親，子ども）を同席させて面接，診療を行う．また患者の家族以外のパートナーや，面接者以外の医師，看護師，その他の医療スタッフを同席させて診療を行う場合も，同席療法と呼ぶことがある．[1493]

頭節　scolex　条虫類の先端部で，虫体を宿主の腸粘膜に固着するための作用を有している．そのために吸溝，吸盤，額嘴，小鉤などがあり，虫種によって固着機構が異なる．[288]

銅線動脈　copper wire artery　網膜細動脈の動脈硬化性変化の 1 つで，血柱反射（眼底検査で血管内の血液に照明が反射して血管が輝いて見える現象）が亢進して網膜細動脈が磨かれた銅線のように見える状態．シャイエ Scheie の高血圧眼底分類では，この所見がみられると硬化性変化 3 度となる．[566] ⇒参銀線動脈→798

等線量曲線　isodose curve　組織等価ファントムまたは水の間に遮光フィルムをはさみ，放射線治療患者の照射野に合わせて放射線を照射したとき，フィルム上に照射表面から深部に向かって，放射線の強度（線量）に一致したフィルムの黒化が観測される．このフィルムの（黒化度）線量の等しい点を結んだ曲線が等線量曲線で，一般的に最大値を 100 として表示し，10% 間隔で等濃度曲線を描画する．黒化度の測定にはデンシトメーターが用いられ，照射フィルムをデンシトメーター受光部（微小な領域を測定）前で移動させ，位置に応じたフィルムの黒化度を描画器で自動的にプロットする等濃度描画器が用いられる．[1185]

等線量図　isodose chart　放射線治療において，ある照射法に対する吸収線量の分布を表したもの．この分布は，放射線エネルギー，照射野サイズ，形状，あるいは照射技術などに依存する．[1127]

凍瘡　chilblain，pernio ［**しもやけ**］ 俗称しもやけ．寒冷刺激によって生じる皮膚の血行障害．冬を中心に 1 日の温度差が大きくなる秋から春にかけて起こる．樽柿型と多形滲出性紅斑型がある．樽柿型は子どもにみられるもので，手や足の指全体が赤紫に腫れ上がり，ゴムのようなかたさになる．多形滲出性紅斑型は成人に多く，1-2 cm 程度の鮮紅色で辺縁が盛り上がり，中央がやや陥凹した紅斑が数個できる．手全体が赤く腫れあがるものや，紅斑の大きさがさまざまな非典型的なものは全身性エリテマトーデスやシェーグレン

Sjögren 症候群に出現しやすい．[235]

痘瘡 smallpox 〔L〕variola ［天然痘，疱瘡］ 痘瘡ウイルスによって経気道感染し，全身に水疱疹，膿疹を起こし，発熱，頭痛，倦怠感を伴い脳炎，肺炎などの合併症により致命率の高い疾患であった．しかし，WHO による全世界規模での種痘接種計画により 1980 年に天然痘撲滅宣言が出された．[1113] ⇨参ワクシニア→3007

痘瘡ウイルス⇨参痘瘡→2117

倒像鏡 indirect ophthalmoscope 眼底を観察するための器械．両凸の集光レンズを用いて眼底の倒像をそのレンズの焦点距離付近につくり，その像を観察する．単眼倒像鏡と双眼倒像鏡がある．直像鏡に比べて拡大率は小さいが，観察視野は広く，周辺眼底の観察に適している．使用するレンズには，＋14 D(ジオプトリー)，＋20 D，＋25 D など多くの種類がある．[480]

倒像鏡検査 indirect ophthalmoscopy 倒像鏡を用いて眼底を観察する検査．被検眼の前に集光レンズを置き，検眼鏡に内蔵された光源からの照明で，眼底の倒像を観察する．[480]

凍瘡状狼瘡(とうそうじょうろうそう) chilblain lupus DLE (円板状エリテマトーデス)の 1 亜型で，治りにくい．通常の DLE やリウマチ様関節炎，シェーグレン Sjögren 症候群に合併しやすいが，SLE(全身性エリテマトーデス)には移行しないことが多い．赤沈亢進，高ガンマグロブリン血症，クリオグロブリン，スペックル型抗核抗体を認めることがある．中心部は陥凹し，ときに潰瘍を伴うしもやけ様の角化性浸潤性紅斑局面で，指の背面，外足縁，耳介に好発し，冬季に悪化傾向がみられ女性に多い．[395]

闘争パラノイア 〔D〕Kampfparanoia ［闘争妄想症］ クレッチマー Ernst Kretschmer(1888-1964)はパラノイアを，敏感あるいは良心パラノイア，闘争あるいは誇大パラノイア，願望パラノイアに大別．闘争パラノイアでは，強力性特徴が前景に立ち，高揚した自我感情，外部に向けられた攻撃性や闘争心などが認められるとともに，克服しがたい怒りや劣等感が存在する．闘争パラノイアの人にとって，他者は自己を抑圧し，それに対して常に闘争を挑まなければならない存在ととらえられている．[878]

闘争妄想症⇨同闘争パラノイア→2117

痘瘡ワクチン smallpox vaccine ［天然痘ワクチン］ 痘瘡に対する免疫を獲得させるために接種する弱毒生ウイルスワクチン．痘瘡ウイルスはヒトが唯一の宿主であり，ヒトに持続感染を起こさず，抗原的に単一であり，ワクチン(種痘)の効果が確実で持続するので根絶可能な条件を満たしている．1980 年，WHO は痘瘡根絶宣言を行った．[378] ⇨参痘瘡→2117，種痘→1402

同側四半盲⇨同同名性四分盲→2134

橈側小窩⇨同解剖学的嗅薬函(きゅうやくばこ)→455

等速性運動 isokinetic exercise ［アイソキネティックエクササイズ］ 関節動作の速度を一定にして行う運動．運動に関与している筋力を測定することができる．[97]

同側損傷⇨同クー損傷→811

同側半盲 homonymous hemianopsia(hemianopia)；HH ［同名半盲］ 視野の半分が欠損した状態である半盲のうち，左右眼の同じ側に視野欠損があるものをいう．一眼の耳側(＝外側)半盲と他眼の鼻側(＝内側)半盲となる．視交叉より後方の視路の障害で生じ，右側の視路の障害では左同側(同名)半盲，左側の視路の障害では右同側半盲となる．後頭葉付近の障害による場合には，黄斑部に相当する視野が残っていることが多く，これを黄斑回避という．[651] ⇨参異側〔性〕半盲→246，半盲→2421

橈側皮静脈⇨参上腕の静脈→1467

同側複視 homonymous diplopia 内斜視の状態のときにみられ，健眼で見える像を真像，患眼で見える像を仮像といい，仮像が患眼と同じ側に見える状態をいう．右眼で見える像は右側に，左眼で見える像は左側に見える．[975]

洞組織球症 sinus histiocytosis ［洞カタル，洞細網症］ リンパ行性に原因物質(異物，抗原)が侵入した際にみられる変化で，時間がたつにつれて洞内皮が腫大し，組織球も増加．この時期のリンパ洞反応を洞組織球症あるいは慢性カタルという．[1531]

淘汰 selection ［選択］ 生物学の用語．選択，選抜ともいう．生物界において最も生存力の大きな個体が生き残る現象をいい，自然淘汰と人為淘汰がある．ダーウィン Charles R. Darwin(1809-82)が進化の要因として自然淘汰を重視したことから，生物界の重要な問題としてとりあげられるようになった．例えばナナフシの擬態，カメレオンの保護色，昆虫の認識色，毛虫の警戒色は自然淘汰の結果とした．遺伝子的に安定して環境に適応したものが，多くの生存の機会をもつということが，最近の実験進化学でも認められている．また人類は人為的に栽培植物や飼育動物を選択して望みにかなうものだけを残してきた〔人為淘汰(人為選択)〕．どのようなものもできると思われたが，デンマークの植物学者であるヨハンゼン Wilhelm L. Johannsen (1857-1927)が，インゲン豆の研究によって選択の効果は有限であることを示した．しかし現在では，生物は絶えず小さな突然変異を行っており，真の純系は存在しないことからすれば，選択の効果ははるかに永続性のあるものと考えられている．[1465] ⇨参自然淘汰→1297，性淘汰→1701

動態 CT⇨同ダイナミック CT→1894

動態撮影 kinetic imaging 放射性トレーサー投与直後から経時的に連続的に撮影すること．臓器の機能が複数の機能相に分かれる場合(例えば腎の濾過相や排泄相，肺の吸気相や呼気相など)，トレーサー分布が時間とともにどのように変化するかをとらえることで，それぞれの相についての機能情報が得られる．また，目的臓器へのトレーサーの到達のタイミングやトレーサーの血中からの消退の早さについても知ることができる．さらに，画像上区別できない複数の平衡状態が存在する場合〔例えば，フッ素 18 フルオロデオキシグルコース(FDG)がグルコトランスポーターを介して細胞内に取り込まれた状態とさらに酵素によって代謝された状態など〕は，それぞれの平衡状態に対する速度定数を定量指標として求めることができる．[876,1488]

糖代謝 carbohydrate metabolism，saccharometabolism ［炭水化物代謝］ 糖質の生体内での変化をいう．代謝経路は同化経路と異化経路に分けられるが，糖質はエネルギー源として使われることが多く，異化経路のほ

うが圧倒的に多い．食物として摂取されたデンプン，ショ糖，乳糖などは消化され，グルコース，フルクトース，ガラクトースに分解され，小腸から門脈を経て肝臓に入る．グルコースは血糖として各組織に運ばれるが，フルクトース，ガラクトース，マンノースは，酵素によりフルクトース-1-リン酸やグルコース-6-リン酸またはグルコース-1-リン酸などを経て共通の代謝系である解糖系に入る．グルコースはヘキソキナーゼ(肝ではグルコキナーゼ)によりグルコース-6-リン酸になり，ATP(アデノシン三リン酸 adenosine triphosphate)を生産しながらピルビン酸と乳酸になる．一方，ピルビン酸はアセチル CoA となり，TCA 回路を経てミトコンドリアで CO_2 と H_2O に分解され，ATP が生産される．エネルギーが十分なときには，グリコーゲンを合成して肝臓や筋肉に貯蔵し，必要に応じて分解グルコースを供給する．糖代謝はアセチル CoA を介して脂肪酸の代謝やアミノ酸代謝にも関係する．糖代謝はインスリン，グルカゴン，アドレナリンなどのホルモンやその他の複雑な機構によって調節されている．[1303]

銅代謝　copper metabolism　銅は成人の体内に 100-150 mg 含まれ，主に肝臓，腎臓，心臓，脳に多く，小腸で吸収されるが，吸収効率は摂取量によって異なり，体内での量が調節されている．体内では銅タンパク質のセルロプラスミンとして血清に存在するほか，鉄酵素と同様に酵素と相互作用し，ヒドロキシル化反応，酸化反応，電子伝達などに関与する．肝臓ではメタロチオネインと結合して貯蔵型として存在し，必要に応じてセルロプラスミンに組み込まれる．銅は胆汁の成分であり，胆汁が銅の主要排泄経路である．貯蔵鉄を血漿に動員するのに必要なセルロプラスミンの形成に必要なため，鉄があっても銅が欠乏すると貧血になる(銅欠乏性貧血)．銅の代謝異常には，銅欠乏を起こすメンケス Menkes 症候群や，銅排泄がうまくいかないために銅過剰になるウィルソン Wilson 病がある．[1303] ⇨参メンケス病→2812，ウィルソン病→315

糖耐性⇨同耐糖能→1888

洞大動脈反射　sinoaortic reflex　頸動脈洞と大動脈弓にある動脈圧受容器で，血圧の変動を中枢神経系に伝え，秒や分のオーダーで急速に修正する循環反射．伸展受容器の一種である圧受容器は，血管壁の伸展に伴い刺激を受けインパルスの発射を増大する．求心性インパルスは舌咽神経ないしは迷走神経を経て延髄孤束核から，循環中枢を刺激し，交感神経活動の低下や迷走神経活動の増加を促す．すなわち，急激な血圧上昇に対し，洞大動脈反射により，心臓においては徐脈となり心拍出量は減少，抵抗血管が拡張することにより，血圧降下作用が導かれる．[393] ⇨参頸動脈洞反射→869

到達度評価　achievement evaluation　行動目標的な方法から出てくる評価概念で，あらかじめ設定した教育の目標をどれだけ到達できたのかという評価である．あくまでもあらかじめ設定した目標から到達度をみるものであるから，その目標以外の到達度に関してはみないことになる．その目標に対する評価は，あくまでも測定可能性を前提としている．したがって，測りがたい，あいまいな教育目標は行動目標の形に翻訳され，「理解する」「考える」というような目標は，具体的に何ができる，という形で表されなければならない．[32]

糖タンパク質　glycoprotein　［グリコプロテイン］　純粋なタンパク質はアミノ酸の鎖だけからできているが，これに糖鎖を結合しているタンパク質のこと．生体中のタンパク質の大部分は糖タンパク質である．特異的な繰り返し糖鎖構造をもつ糖タンパク質を特にプロテオグリカンといい，狭義の糖タンパク質とは分けることもある．[930]

糖タンパク蓄積症　glycogen storage disease⇨同糖原病→2103

動注化学療法　intra-arterial chemotherapy　［動脈内インフュージョン法］　抗腫瘍薬などの薬剤を直接動脈に注入し，投与する方法．上顎癌に対しては，耳前部の浅側頭動脈から代謝拮抗薬(フルオロウラシル，テガフール)などの抗腫瘍薬を持続注入し腫瘍の縮小をはかる．[514]

銅中毒　copper poisoning　銅は電気製品，鋳物，送配水管などに使用される．経口摂取では，消化器症状，肝・腎障害，溶血などがみられる．職業曝露ではフューム fume 吸入による中毒が知られている．皮膚，粘膜への刺激性が大きく，接触性皮膚炎や吸入の場合は気道刺激症状を呈して，金属熱を生じる．皮膚，目への直接の障害の場合は速やかに水で洗い流して専門科を受診する．治療は胃洗浄，エチレンジアミン四酢酸(EDTA)，ペニシラミン投与，対症療法を行う．吸入の場合は新鮮な空気の場所に移し，呼吸状態に注意し，速やかに医師の診察を受ける．[479,1593]

等張　isotonic　体液浸透圧(約 290 mOsm/L)と同じ浸透圧のこと．[1335]

頭頂位　vertex presentation　分娩時の第 1 回旋の異常である反屈位(児頭が後ろに反り，体幹が伸びている状態)の 1 つで，児頭の大泉門と小泉門の中央(頭頂部)が先進している(内診上は大泉門と小泉門が同じ高さで先進している)もの．ほとんどは正常な後頭位となるか，前方前頭位(大泉門が先進し，母体の前面に向かって回旋する)もしくは低在横定位となる．[1323] ⇨参胎児先進部→1872，低在横定位→2048

等張液　isotonic solution　［等浸透圧液］　体液浸透圧(約 290 mOsm/L)と同じ浸透圧をもつ溶液．0.9% 食塩水(生理食塩水)や 5% グルコース液がそれに当たる．[1335]

頭頂骨　parietal bone　脳頭蓋の中央上面に存在する一対の扁平な骨．前方は前頭骨と，後方は後頭骨と接し，前頭骨との間で冠状縫合，後頭骨とラムダ縫合，左右の頭頂骨は矢状縫合にて形成されている．また左右側縁(鱗状縫合)により側頭骨と，前方の両角では蝶形骨と接している．[744]

等張食塩液　isotonic sodium chloride solution⇨同生理食塩水(液)→1710

同調性格　syntonic character　〔D〕Syntone　自己がおかれた環境に，特に努力をすることもなく，自然に同調していこうとする性格特徴を指す．クレッチマー Ernst Kretschmer(1888-1964)によれば肥満型の循環気質者で極端な快活や憂うつを認めない中間の状態を指し，ブロイラー Eugen Bleuler(1857-1939)によれば分裂気質との対極にある社交的で温かい性格を同調性と呼んだ．[878]

等張性再吸収　isotonic reabsorption　腎近位尿細管で，

と

ナトリウムの能動輸送によって生じる管腔内外の小さな浸透圧差により，水が再吸収されること．[851]

等張性収縮 isotonic contraction 筋の収縮様式のうち，筋の緊張がほとんど変化せずに収縮して筋の長さが変化するものをいう．一般的に筋の一端を固定した状態でもう一端に一定の荷重をかけ，筋が働いて関節運動を引き起こす収縮を指す．荷重よりも収縮力が勝って筋の長さが短縮し筋の起始と停止が近づく求心性収縮と，荷重よりも弱い収縮のため筋が伸張されて起始と停止が遠ざかる遠心性収縮がある．[1421] ⇨参等尺性収縮⇀2109

等張性収縮《リハビリテーションの》 isotonic contraction ［アイソトニック筋収縮］ 身体が動く際に最も多くみられる筋収縮形態の1つ．筋の張力が変化せずに収縮する状態をいう．等張性収縮の負荷強度はRM（repetition maximum，最大反復回数）で表される．関節運動では発揮される筋力は関節角度によって異なるため，筋力強化トレーニングの際はより効果的に筋力増強するための細かな設定が必要である．等張性収縮は関節運動を伴うため，関節の疼痛を訴える場合は注意が必要である．[10] ⇨参遠心性収縮⇀380，求心性収縮⇀722

等張性脱水症 isotonic dehydration ［正ナトリウム血症性脱水］ 体液のうち主として水が失われる型の脱水症である高張性脱水症と，主に電解質が失われる低張性脱水症が混合し，水分と電解質が細胞外液と同じ割合で喪失する脱水症の一型．血清ナトリウム濃度は130-150 mEq/Lにあり，体液は等張に保たれる．高度の嘔吐，下痢などによる消化液の喪失，出血，腹膜炎などでみられやすい．水と電解質の喪失は細胞外液が主体であり，細胞内液量は不変のため，臨床症状は主に循環血漿量減少による血圧低下や頻脈，循環障害によるチアノーゼ，ツルゴールturgor（皮膚の緊張度）の低下などである．治療は生理食塩水で欠乏量を補充する．[491] ⇨参脱水症⇀1918

同調性直流通電 synchronized direct current cardioversion 直流除細動器を用いて，心電図のQRS波の時期に一致して（同期または同調させて）直流を通電すること．直流除細動器で心室細動を除細動する場合は心室興奮のいずれの時期に通電してもよい．しかし，心房細動などの上室性頻脈を洞調律に復帰させる場合には，T波の時期に電流を流すと危険な心室性不整脈（心室細動など）が発生することがあり，このために同調性直流通電が行われる．ほとんどの除細動器にはこの機能が備わっており，上室性不整脈を除細動する場合には必ずこの設定をonにして行う．[426]

等張尿 isotonic urine，isosthenuria 血漿浸透圧（約280 mOsm/kg）とほぼ等しい浸透圧を呈する尿のこと．末期腎不全では，遠位尿細管や集合管の荒廃，尿細管間質の障害などにより，適切に尿の濃縮，希釈を行うことができなくなり，次第に尿は等張に近づく．[491]

同調培養 synchronous culture 培養している対数増殖期の細胞を細胞周期の一定時期にそろえることにより，個々の細胞で起きている現象を細胞集団全体の現象としてとらえることのできる培養法．細胞内で合成されるDNAやRNA，またタンパク質，脂質などの量的変化や，外界からの化学的・物理的刺激あるいは化学物質などの刺激による細胞の反応性を細胞周期と関連して調べるのに利用される．[388]

頭頂部瘤波 biparietal hump⇨同瘤波《脳波の》⇀2938

頭頂葉 parietal lobe 〔L〕lobus parietalis 頭頂部に存在する脳葉であるが，その広がりを明示する脳溝は外側面では前方部の中心溝と内側面では頭頂後頭溝が明瞭で，それ以外でははっきりしていないので，これらの溝の延長や外側溝の背側端を頼りに頭頂葉の広がりが想定される．頭頂間溝により上頭頂小葉と下頭頂小葉に分かれる．下頭頂小葉には感覚性言語中枢（ウェルニッケWernickeの言語中枢）の一部に対応する角回と縁上回がある．中心溝のすぐ後部の中心後回には一次体性感覚野があり，その後方部は頭頂連合野で，空間視や運動体に関与する背側視覚路が存在する．一次体性感覚野には体部位局在が認められる．[1043]

頭頂葉症候群 parietal lobe syndrome 頭頂葉機能の障害によって生じた巣症状focal symptomの総称である．頭頂葉では体性感覚と，視覚，聴覚，言語などの多様な感覚情報が統合的に処理されることから，自己と自己を取り巻く空間情報を調節し，運動を制御する役割を担うと考えられる．しがたって頭頂葉に損傷を受けた場合には，注意，運動，定位，言語に関するモダリティ（認識や判断のしかた）に特異的な認知機能障害が生じる．一次体性感覚野である中心後回postcentral gyrusの損傷では，体部位局在を反映し，病巣と反対側の感覚障害がみられる．連合野の障害としては左縁上回left supramarginal gyrusの損傷で伝導失語が，左角回left angular gyrusの損傷では失読失書，構成失行，計算障害がみられる．また同部位（角回）の損傷により左右識別障害，手指失認，失書，失算の四徴候が出現すると，ゲルストマンGerstmann症候群と呼ばれる．両側頭頂葉の損傷により精神性注視麻痺，視覚性運動失調，視覚性注意障害の三徴候からなるバリントBálint症候群が現れるが，これも代表的な頭頂葉症候群である．左側の頭頂連合野では観念運動失行や観念失行がみられ，右側の頭頂連合野の症状としては左半側空間無視，着衣失行，構成失行などがあげられる．脳腫瘍，脳血管障害，頭部外傷後遺症，進行麻痺，脳変性疾患などで出現する．[617]

洞調律 sinus rhythm ［洞性調律，洞リズム，洞律動］ 心臓収縮のリズムが，右房側壁にある洞房結節から出る刺激によって規則正しく繰り返されていること，その状態．洞房結節から出た刺激は刺激伝導系を通って心筋へと伝わり，心室筋が収縮する．正常な心臓が保っている調律であり，12誘導心電図ではP波がⅠ・Ⅱ・Ⅲ誘導で上向き（陽性）となる．[226]

疼痛

pain

【概念・定義】 熱，電気，化学あるいは機械（圧）的な侵害刺激が，神経終末を刺激すること，あるいは組織を損傷することなどによって生ずる痛み全般を指す．疼痛は体内の異常を認識し，取り除く行動をとるための生体防御反応の1つともいえる．

【分類】 痛みは病態や時間などからさまざまに分類される．生理学上，体性痛と内臓痛に分けられ，体性痛には表在痛と深部痛がある．表在痛は皮膚や粘膜にある痛点が刺激されて起こる局在性の痛みで，「刺すような」「ズキズキするような」などと表現される．深部痛は関節や骨格筋，骨膜にある侵害受容器が刺激されて起こる，うずくような痛みである．内臓痛は主に腸管などの中空内臓器官が急激に拡張されたり，内臓平滑筋が伸展されたりして生じる鈍い，うずくような痛みである．また時間による分類では，短時間の鋭い痛みの急性疼痛と，痛みが4週間以上続く慢性疼痛がある．ほかに末梢神経や中枢神経の損傷などによって生じる神経因性疼痛や不安やストレスなど心理的要因によって起こる心因性疼痛などがある．

【発生機序】 何らかの原因によって細胞組織が侵害されると，生理活性物質であるブラジキニンやプロスタグランジンが産生される．このうちブラジキニンが神経終末の侵害受容器を刺激し痛み(痛覚)を生じる．痛覚は伝導速度の速い有髄の Aδ 線維と伝導速度の遅い無髄の C 線維によって，脊髄を上行し大脳皮質に投射され，痛みが認識される．またプロスタグランジンはブラジキニンに対する感受性を高め，痛みの増強，血管拡張や毛細血管の透過性を亢進させ，炎症や浮腫を起こさせる．[299]

疼痛の看護ケア

【ケアの考え方】 疼痛は，身体組織の損傷あるいは外部・内部刺激により誘発される感覚で，人間にとってきわめて不快で苦痛な感覚や感情を引き起こす．同様の損傷，刺激を受けたとしても，個々の体験や不快を感じる程度は一定ではなく，当事者の主観的な体験でもある．疼痛に伴う体験には身体的なものだけでなく，心理・社会的側面が深くかかわることもある．疼痛の看護ケアの基本は，各種の**疼痛コントロール**手段により，その人が感じている刺激を**疼痛閾値**以下に抑え込むことである．その方法としては，薬剤や神経ブロックなどのように刺激の伝達を遮断する方法と，リラクセーションや気分転換などで，その人の疼痛閾値を上げることの2つがある．

【ケアのポイント】 疼痛をもつ人への看護の実際としては，①アセスメント：痛みの原因，増強因子，程度，部位，性質，経過などをアセスメントする．この際，疼痛は当事者の主観的な体験であることを念頭におき，客観的データとともに当事者の訴え(あるいは訴えられないこと)などを十分に把握する．さまざまな**疼痛スケール**〔visual analog scale(VAS)，フェイススケールなど〕が開発されており，それらの使用も有効である．次に②疼痛コントロール手段の選択：鎮痛薬の必要の有無，マッサージ，リラクセーション，罨法などの手段の選択とその効果を見積もる．③実施と評価：選択した疼痛コントロール手段を試み，その結果を評価する．近年，痛みをもつ人の苦悩を全人的にとらえた概念として，**全人的痛み** total pain の考え方が普及してきた．これは特に癌患者などが，身体の苦痛のみならず，心理的，社会的，霊的 spiritual な痛みを抱える存在としてとらえることの重要性を提唱するものである．[171] ⇨参トータルペイン→2137，疼痛→2119

疼痛のリハビリテーション　pain rehabilitation　痛みを除去する方法には，さまざまな鎮痛薬を用いる薬理学的方法，局所麻酔薬を用いる神経ブロック，外科的方法などがあるが，それらの方法で対処できない疼痛に対して行われるリハビリテーション治療．急性期の疼痛と慢性期の疼痛とに大別される．急性期では寒冷療法が主に遂行される．アイスパックや凍結ゲルパック，アイスマッサージ，冷却水渦流浴などが用いられる．慢性期の疼痛では温熱療法などの物理療法，電気刺激療法が行われる．しかし，慢性疼痛は情動的，社会心理的な要素が大きく，疼痛行動(言葉や目つき，体位の変化などによる痛みの訴えのほか，病欠や頻回の来院など痛みが存在することを周囲の人に伝える行動)を伴うような患者の場合には治療法の効果は少ない．治療チームとして首尾一貫した患者への対応に重点をおき，認知行動療法的な治療を基礎にリハビリテーションの目標を設定し，個々の患者に適した治療へと誘導することが重要である．不安や抑うつ，心気傾向が強い場合はリエゾンコンサルテーション(心理的サポートのための連携医療)による精神科医による役割も大きい．[525]

疼痛アセスメント　pain assessment　痛みの原因，増強因子，程度，部位，性質などを明らかにすること．痛みの治療を方向づけるために最適な診断や治療を考えるための第1のステップであり，痛みのマネジメントをするうえで最も重要なことの1つ．癌患者がかかえる痛みは全人的苦痛(トータルペイン)であり，チーム全体で痛みを多角的にとらえることが必要である．痛みは患者の主観的な体験であるため，患者が痛みを訴えたときは痛みが存在することを信じ，肯定的・共感的態度で対応することが前提となる．疼痛アセスメントは，初期アセスメントと継続アセスメントからなる．疼痛治療を開始するときは，初期アセスメントとして痛みの部位，強さ，性質，出現時間，頻度，持続時間，増悪因子と緩和因子，これまでに行ってきた疼痛緩和治療の効果，痛みによる日常生活への影響，心理・社会的状況についてアセスメントを行う．アセスメントツールを用いると，痛みを系統的に詳細に理解するのに役立ち，評価のバイアスも少なくなる．初期アセスメントにより，痛みの原因，性状を十分に把握し，病状や病態に応じた治療法を選択し鎮痛治療の目標を設定する．アセスメントを行うにあたっては，患者が自身で体験している痛みについて表現できるようにコミュニケーションを図りながら進め，患者の意思を尊重しながら治療方法を選択することが重要である．初期アセスメントにより導き出された疼痛緩和治療開始後は，痛みの変化，鎮痛薬の副作用，日常生活の変化について継続アセスメントを行い，疼痛緩和治療の有効性を評価し，必要であれば疼痛緩和計画の修正を行う．疼痛緩和計画の修正後は，再び継続アセスメントを行い，患者にとって最善の疼痛緩和治療を繰り返し検討する．[1623] ⇨参癌性疼痛→619，ペインスコア→2621

疼痛外来⇨同ペインクリニック→2621

疼痛性愛　algolagnia⇨同サド・マゾヒズム→1191

疼痛性障害　pain disorder　生理的あるいは器質的原因では十分に説明できないがんこで激しい疼痛が持続する状態で，それによって周囲からの関心や援助を得ることにしばしば強く関連している．完全に心理的要因だけから生じる疼痛もあれば，心理的要因と身体的要因が複雑に関与して生じる疼痛もあるので，総合的にとらえる必要がある．DSM-Ⅳ-TR では疼痛性障害は身体表現性障害の1つとして分類されている．[878] ⇨参慢

と

性疼痛⇀2756

疼痛性チック⇨回有痛性チック⇀2854

同定 identification 生物学においては，未知生物(または微生物)がどの生物に属するかを決定する作業．分類・命名とともに分類学の重要な部分．[324]

洞停止 sinus arrest ［洞休止］ 洞房結節からの興奮が一時的に停止すること．洞不全症候群で認められる所見で，数秒間以上心房興奮が欠落するものを異常とする．一般に，心電図上PP間隔が不規則に延長してRR延長が起こるものを指す．洞停止後に補充収縮が出現しない場合は心停止状態となる．3-5秒以上の洞停止または心停止で，めまいや失神などの症状が出現する．[426]

動的コンプライアンス dynamic compliance⇨回動肺コンプライアンス⇀2127

動的姿勢反射 dynamic postural reflex 次に起こるべき動きに対する構えの姿勢が起こること．[1230]

動的視野計測 kinetic perimetry 視標を周辺の見えない部分から中心に向かって動かしながら，視標が見え始める点を答えさせて視野を測定する検査．片眼ずつ遮閉して行い，主に周辺視野の測定に用いる．ゴールドマン Goldmann 視野計が一般的．[480] ⇨参ゴールドマン視野計⇀1075

動的装具⇨回機能装具⇀700

動的平衡 dynamic equilibrium ある反応系で1つの物質がたえず新しく生成し，一方では他の物質に変化していきながら一定量を保っているとき，その物質は動的平衡にあるという．化学，生化学における多くの化学平衡は動的平衡であり，生物体内ではほとんどあらゆる物質が動的平衡にある．[1303]

等電位化接地システム equipotential patient reference system⇨回EPRシステム⇀47

等電位線 isoelectric line ［基線，ゼロ線］ 一般には心電図の基線(ゼロ線)を指す．体表面電位図では電位の等しい箇所を結んだ線(等高線)を意味する．[426]

頭殿長 crown-rump length；CRL ［頂殿長，CRL］ 胎児の頭頂から殿部端までの直線距離．妊娠初期の胎児計測値であり，妊娠週数の確認に用いられる．妊娠8-11週頃の胎児発育の評価に用いる．[1323] ⇨参胎児計測⇀1868

等電的 isoelectric ①同じ電位であることを指す表現．②心電図の電気的基準線．[258]

等電点 isoelectric point タンパク質のように正と負の電荷をもつ両性電解質が溶液中で乖離し，正と負の電離度が等しくなる時のpHの値．たとえば，タンパク質の正負の電荷数は溶液のpHによって変化し，特定のpH下で正負の電荷数が等しくなる．このpHが等電点である．[1335]

同等性 equivalence 同じ対象の同じ特性について測定する際の測定用具の信頼性を推定する方法．一般には観察者間信頼性という方法で実施される．[446]

道徳狂⇨回背徳症⇀2345

道徳療法 moral therapy 〔F〕traitement moral ピネル Philippe Pinel(フランスの精神科医，1745-1826)がイギリスの精神療法の影響を受け，この療法を le traitement moral と命名し，実践したことに由来．古くは19世紀初頭に，フランスを中心とするヨーロッパで，メスメリズムなどの経験的精神療法から区別して呼んでいた療法で，宗教的訓練や作業などの精神的な働きかけを意味する．個人的レベルと集団的レベルとに大別され，以後，現代の精神療法・作業療法・生活療法などの端緒を開いた．以降，とりわけパーソナリティ障害などに対する精神療法的接近の1つとして応用されるようになった．20世紀以後，ピネル以降のフランス精神医学の伝統を強く自覚しているバリュック A. Baruk らによって人道主義的・社会的救済と科学の結合の名のもとに提唱され，患者の人道的取り扱いを眼目にすえつつ，実践されている．その道徳療法とは，個人的レベルで間違いをおかした人たちをはずかしめずに道徳意識を励ますことと，集団レベルでの社会的正義を確立することにより治療的雰囲気を創造することとする説があり，精神障害のノーマライゼーションを施行していく契機となった．[1049]

糖ナトリウム共輸送体 glucose sodium cotransporter 刷子縁壁に存在するナトリウムとブドウ糖を特異的に結合する担体．ナトリウムと結合したときだけブドウ糖と結合できる性質があり，ナトリウムの濃度差を利用してブドウ糖を輸送する．[842] ⇨参刷子縁膜担体⇀1189，アルドヘキソース系⇀195

豆乳 bean juice，soy milk 大豆タンパク質など熱水可溶性物を抽出した乳状の飲料．主成分はタンパク質(3.6%)，脂質(2.0%)である．[987]

導入動脈⇨回栄養動脈⇀349

糖尿病

diabetes mellitus；DM，diabetes

【定義】主にインスリン分泌の相対的不足や絶対的不足によって発症する糖質，脂質，タンパク質代謝異常で，慢性の**高血糖**の持続が特徴．

【分類】発症の要因には多くの因子が関与しており，糖尿病の成因により分類される．

【診断】2001(平成13)年に日本糖尿病学会から糖尿病診断の新ガイドラインが示された．診断は主に血糖値でなされ，①空腹時血糖≧126 mg/dL，②75 g糖負荷試験(OGTT)の2時間値≧200 mg/dL，③随時血糖≧200 mg/dLのいずれか(静脈血漿値)が，別の日に行った検査で2回以上確認できれば糖尿病と診断．

【症状・合併症】無症状のことが多いが，血糖の上昇が著しいと，口渇，多飲，多尿，体重減少などもみられる．合併症には**糖尿病昏睡**で代表される急性合併症と慢性合併症があり，慢性合併症には三大合併症(糖尿病性トリオパチー)として**糖尿病網膜症**，**糖尿病性腎症**，**糖尿病性神経障害**がある．その他に脳血管障害，虚血性心疾患，呼吸器・尿路・胆道系の感染症，肝硬変などを多く合併する．

【治療】食事療法や運動療法を基礎とし，必要に応じて経口血糖降下薬やインスリン療法を行う．[418] ⇨参1型糖尿病⇀2，2型糖尿病⇀3，糖尿病の分類⇀2122

糖尿病の看護ケア

糖尿病に関する正しい知識と，必要時，血糖コントロールを目的として，自己血糖測定法，経口血糖降下薬，インスリン自己注射の方法を指導する．また治療は食事，運動療法が基本となるため，日常生活での食事，運動など，ストレスや生活習慣を患者と共有し，家族も含めて問題解決のために話し合う．さらに退院後も定期的に受診するよう指導する．①食事療法：必要なエネルギー量と栄養素の摂取に努め，カロリーをコントロールして過剰な摂取は避ける．日本糖尿病学会発行の『糖尿病治療のための食品交換表』に指示される範囲内で，バランスのとれた栄養が摂取できるよう指導する．②運動療法：適度な運動はインスリン分泌抑制や糖，脂質の分解および血液循環を促すことを話し，血糖値の変化に注意しながら，速めの歩行や自転車など血圧や脈拍への影響が少ない軽めの全身運動を，1日1回20-30分程度行うよう勧める．③薬物療法：食事療法，運動療法によって血糖の調節がうまくいかない場合は，経口血糖降下薬やインスリン自己注射によって血糖をコントロールする．薬物の定期的な服薬や自己注射を指導し，副作用について説明する．⇨参糖尿病→2121

糖尿病の分類　classification of diabetes mellitus　日本糖尿病学会では成因による分類を示しており，表のような分類が主に用いられる．[418]

●糖尿病の分類(糖尿病と，それに関連する耐糖能低下* の成因分類)

Ⅰ.1型(β細胞の破壊，通常は絶対的インスリン欠乏にいたる)
　A.自己免疫性
　B.特発性
Ⅱ.2型(インスリン分泌低下を主体とするものと，インスリン抵抗性が主体で，それにインスリンの相対的不足を伴うものなどがある)
Ⅲ.その他の特定の機序，疾患によるもの
　A.遺伝因子として遺伝子異常が同定されたもの
　　(1)膵β細胞機能にかかわる遺伝子異常
　　(2)インスリン作用の伝達機構にかかわる遺伝子異常
　B.他の疾患，条件に伴うもの
　　(1)膵外分泌疾患
　　(2)内分泌疾患
　　(3)肝疾患
　　(4)薬剤や化学物質によるもの
　　(5)感染症
　　(6)免疫機序によるまれな病態
　　(7)その他の遺伝的症候群で糖尿病を伴うことの多いもの
Ⅳ.妊娠糖尿病

＊一部には，糖尿病特有の合併症をきたすかどうかが確認されていないものも含まれる

病態(病期)による分類(臨床で用いられることがある)

病態(病期) / 成因(機序)	正常血糖	高血糖			
	正常領域	境界領域	糖尿病領域		
			インスリン非依存状態		インスリン依存状態
			インスリン不要	高血糖是正に必要	生存に必要
1型					
2型					
その他特定の型					
妊娠糖尿病					

日本糖尿病学会糖尿病診断基準検討委員会：糖尿病の分類と診断基準に関する委員会報告．糖尿病42:388,1999

糖尿病黄斑症　diabetic maculopathy　糖尿病網膜症にみられる黄斑部の障害のことで，びまん性黄斑浮腫，嚢胞様黄斑浮腫，黄斑滲出物などの形態をとることが多い．治療には網膜光凝固，トリアムシノロンの後部テノン Tenon 嚢下注射や硝子体内注射，硝子体切除術などがある．[1309]

糖尿病合併妊娠　pregnancy complicated with diabetes mellitus　すでに糖尿病を有する女性が妊娠した場合を指す．糖尿病を有する妊婦では初期のコントロールが悪いと奇形発生のリスクが高まる．インスリンが胎盤で破壊され，胎盤から各種ホルモンが分泌されるため，妊娠中糖尿病は悪化することが多い．巨大児，胎児発育遅延など児の異常も増加する．妊娠中の耐糖能異常は妊娠性糖尿病の発生の一因であるが，妊娠性糖尿病と糖尿病合併妊娠は別概念である．[998]　⇨参糖尿病患者の妊娠→2122，妊娠糖尿病→2268

糖尿病看護認定看護師　certified nurse in diabetes nursing　1987(昭和62)年に日本看護協会が「専門看護婦(士)制度検討委員会」を発足させ，専門看護師制度の骨格が検討された過程で，大学院修了を要件とする専門看護師だけでは国民のニーズに対応できないという判断から，1994(平成6)年同協会総会で承認され，翌年に発足した制度で，2000(同12)年に分野が特定され，2002(同14)年より日本看護協会看護研修学校と福岡県立大学看護実践教育センターの2か所，定員45名で教育が開始され，現在に至る．6か月以上600時間の教育が行われている．認定を受けるには，糖尿病看護認定看護師教育課程修了後，実務研修5年(そのうち3年以上は糖尿病看護分野の実務研修)以上を経たものが日本看護協会認定部が行う試験に合格することが必要である．資格取得後5年ごとに，臨床看護実践，自己研鑽の状況を示す書類を日本看護協会認定部に提出し，更新審査に合格することで資格が継続される．2009(同21)年現在，認定者数は174名．糖尿病患者は食生活の欧米化など生活習慣の変化を背景に増加の一途をたどっており，糖尿病患者のセルフケア確立への支援を実践できるエキスパートナースの存在が必要とされている．糖尿病看護認定看護師教育課程は，最新の知識を基盤に，糖尿病患者を生活者ととらえ，疾患の発症，悪化を防ぐとともに，その人らしく健やかな生活を継続できるように，生涯続くセルフケアや療養生活を支援する看護実践力の修得を目的としている．教育内容は，すべての認定分野に共通する共通科目90時間以上のほか，専門基礎科目(①糖尿病ケア概論，②糖尿病患者および家族の理解，重要他者を含めた対象者への援助)，専門科目(①日常生活行動における生活調整と援助，②ライフステージに応じた生活調整と援助，③薬物療法と生活調整，支援，④合併症の病期に応じた生活調整，支援)，演習・実習200時間以上で構成されている．2008(同20)年の診療報酬改定において糖尿病合併症管理料として糖尿病足病変ハイリスク患者を対象としたフットケアなどの指導，管理を行った場合に月1回，170点の評価が認められた．[1513]　⇨参認定看護師→2273

糖尿病患者の妊娠　diabetes mellitus in pregnancy　糖尿病患者，特に網膜症や腎症を伴う患者が妊娠した場合は合併症を増悪しやすい．胎児は奇形や周産期の死亡が多く，新生児の低血糖をきたすこともある．糖尿病患者が妊娠を希望するときには計画妊娠をする．妊娠許可の条件は HbA_{1c} 5.8%未満(許容範囲7.0%未満)，かつ重篤な合併症のないこと．妊娠糖尿病 gestational diabetes mellitus（GDM）は，妊娠中に発症もしくははじめて発見された糖尿病であり，糖尿病患者の妊娠とは異なる．[418]

糖尿病教育入院 diabetes educational hospitalization 糖尿病患者の治療効果の向上を目的とした入院．糖尿病への理解，自己管理を実践するための知識，技術を身につける教育プログラムに沿って，医師や日本糖尿病療養指導士（CDEJ）の資格をもった看護師，管理栄養士，薬剤師などのチームにより指導がなされる．通常，1週間程度の短期入院で行われる．[418]

糖尿病教室 diabetes education class 多数の糖尿病患者や家族を対象に，糖尿病に関する教育，指導を行うこと．糖尿病の理解や治療法などの知識の伝達以外に，技術指導や患者間の交流の場にも利用．講義の担当者は医師，看護師，栄養士，薬剤師，運動トレーナーなどがあたり，チームとして指導の内容を組み立てる．[418]

糖尿病ケトアシドーシス diabetic ketoacidosis；DKA 糖尿病患者においてインスリンの作用の不足により生じる高血糖，高ケトン血症，アシドーシス．1型糖尿病患者に多く発症するが，2型糖尿病患者にも発症しうる．特に感染の併発や，インスリン注射の中断で発症することが多い．DKAによるアシドーシスは，ケトン体（βヒドロキシ酪酸，アセト酢酸，アセトン）の血中増加により，血液の緩衝機能が破綻して発症．血中ケトン体は，インスリンの作用不足の結果，脂肪分解が亢進し遊離脂肪酸が増加し，ケトン体の産生増加がもたらされる．重篤では昏睡をきたすことが多く，治療は，生理食塩水などの補液による脱水の改善と，インスリン注射による高血糖の是正．[418]

糖尿病昏睡

diabetic coma

【定義】 糖尿病患者が急性の糖代謝失調を起こし，意識障害をきたした病態．

【分類】 **糖尿病ケトアシドーシス**と**高浸透圧高血糖症候群**に大別される．糖尿病ケトアシドーシスは1型糖尿病患者やインスリン依存状態の2型糖尿病患者で，インスリン注射の中止あるいは感染症などでインスリン抵抗性の増大した際に発症しやすい．インスリンの不足により高血糖，高ケトン血症，アシドーシスをきたす．高浸透圧高血糖症候群はインスリン非依存状態の糖尿病患者で，高カロリー輸液やグルココルチコイド投与などを誘因とし，比較的高齢者に多く発症する．著しい高血糖と高度の脱水により，高浸透圧血症を呈するが，血液のpHは7.3-7.4と著しいアシドーシスはない．

●糖尿病昏睡

	糖尿病ケトアシドーシス（DKA）	高浸透圧高血糖症候群（HONK）
糖尿病タイプ	1型	2型
年齢	若い	高齢
身体所見	大呼吸，アセトン臭，皮膚乾燥	皮膚乾燥，大呼吸なし，アセトン臭なし
尿ケトン体	陽性	陰性
血糖値	300-1000 mg/dL	500-1500 mg/dL
血清浸透圧	正常～330 mOsm/L	>335 mOsm/L
血液pH	<7.3	>7.3

【治療】 生理食塩水などの補液と速効型インスリンの持続静脈内投与により，脱水の改善，電解質異常の補正，糖代謝失調の改善をはかる．[418]

糖尿病昏睡の看護ケア

【看護への実践応用】 糖尿病昏睡には，①ケトアシドーシス性昏睡（糖尿病ケトアシドーシス），②高浸透圧非ケトン性昏睡（高血糖高浸透圧性昏睡），③乳酸アシドーシス性昏睡がある．①は主に1型糖尿病患者に多く，インスリンの中断や，感染，暴飲・暴食，ストレスなどがきっかけで起こり，インスリンの不足によりブドウ糖の利用ができず，高血糖，脱水，ケトン体が血中に増加し代謝性アシドーシスとなる．②は主に2型糖尿病患者に多く，高カロリー輸液，経管栄養など医原性のものや，高齢者の口渇感の低下などがきっかけで，著しい高血糖，高浸透圧による脱水で発症する．③は，低酸素状態やビグアナイド薬の副作用などが原因で，血中の乳酸値が上昇し，急激な吐き気，嘔吐などの消化器症状で発症，全身痙攣を起こす場合もある．急性期の治療として，インスリン持続静脈投与による高血糖とアシドーシス，高カリウム血症の補正，および，輸液による脱水，電解質異常の補正が行われる．さらに原因に対する治療も行われる．

【ケアのポイント】 治療に伴う副作用として，低血糖，低カリウム血症，輸液に伴う脳浮腫，肺水腫，心不全などがある．また，ショックや併発する感染症，横紋筋融解症などの発症にも注意し，意識レベル，呼吸状態，血糖値，バイタルサインの変化，水分出納バランスを観察する．糖尿病昏睡は繰り返し起こすことがあるため，回復後はシックデイ（糖尿病患者が感染症や消化器疾患などに罹患した状態）の対処方法，インスリンを自己中断しないこと，ストレスをためない生活について，食事について，高齢者では脱水に注意することなど，自己管理の知識について患者・家族に指導する．[1117] ⇨参糖尿病昏睡→2123

糖尿病コントロールの基準 standard for diabetes control 糖尿病治療の目標は血糖，体重，血圧，血清脂質の良好なコントロール状態の維持によって，糖尿病細小血管障害および動脈硬化性疾患の発症，進展を阻止し，健康な人と変わらない日常生活の質の維持と寿命の確保を図ること．この目標を達成するために，日本糖尿病学会ではコントロールの指標を定めている．[418]

糖尿病性胃症 diabetic gastropathy ［糖尿病性胃障害］ 糖尿病患者における胃運動機能異常のため，悪心・嘔吐，心窩部痛，食欲不振などの症状を示す病態．糖尿病性神経障害の患者に発症し，胃排出遅延をみることが多い．診断は胃電図，アセトアミノフェンテストなどでなされる．[418]

糖尿病性胃障害⇨同糖尿病性胃症→2123

糖尿病性壊疽（えそ） diabetic gangrene ［脱疽（だっそ）］ 糖尿病の合併症の1つ．高齢者に多く，特に足底など下肢末端に好発する潰瘍で，感染を伴うことが多い．基礎疾患として糖尿病性神経障害や動脈硬化症があり，熱傷，外傷，靴ずれ，深爪，鶏眼（ウオノメ）などが誘因となる．患部にチアノーゼが出現，水疱を形成し，小潰瘍より重篤な潰瘍に進行．治療は局所の免荷，安

●血糖コントロールの指標と評価

指標	優	良	可		不可
			不十分	不良	
HbA_{1C}(%)	5.8 未満	5.8-6.5	6.5-7.0	7.0-8.0	8.0 以上
空腹時血糖値(mg/dL)	80-110	110-130	130-160		160 以上
食後 2 時間血糖値(mg/dL)	80-140	140-180	180-220		220 以上

日本糖尿病学会編：科学的根拠に基づく糖尿病診療ガイドライン 改訂第2版，p.19，南江堂，2007

●その他のコントロールの指標

1. 体重
   標準体重(kg)＝身長(m)×身長(m)×22
   BMI＝体重(kg)/身長(m)/身長(m)
   BMI 22 くらいが長命であり病気にかかりにくいという報告がある
2. 血圧
   収縮期血圧　130 mmHg 未満
   拡張期血圧　80 mmHg 未満
3. 血清脂質
   LDL コレステロール　120 mg/dL 未満
   HDL コレステロール　40 mg/dL 以上
   中性脂肪　150 mg/dL 未満
4. 合併症の有無の検索

日本糖尿病学会編：糖尿病治療ガイド2008-2009，p.26，文光堂，2008

静，壊死組織の物理的除去とともに血糖のコントロールを厳格に行う．感染を伴えば抗生物質の投与も併用．壊疽の予防にはフットケアの指導が欠かせない．[418] ⇒参壊疽(えそ)→361

糖尿病性仮性脊髄癆(ろう)⇒同糖尿病性偽性脊髄癆(ろう)→2124

糖尿病性合併症 diabetic complication ［糖尿病性トリオパチー］ 糖尿病昏睡などの急性合併症と慢性合併症があり，通常は慢性合併症を意味することが多い．慢性合併症は糖尿病網膜症，糖尿病性腎症，糖尿病性神経障害を三大合併症とし，糖尿病性トリオパチーとも呼ぶ．その他，脳血管障害，虚血性心疾患，呼吸器や尿路や胆道系の感染症，肝硬変症なども多く合併する．[418]

糖尿病性偽性脊髄癆(ろう) diabetic pseudotabes ［糖尿病性仮性脊髄癆(ろう)］ 糖尿病性ニューロパチーは多彩な症状を呈するが，最も頻繁にみられるのは左右対称性，遠位部優位の感覚性あるいは感覚運動性ニューロパチーである．このうち，著明な深部感覚障害，腱反射消失に加え，下肢潰瘍，関節症，膀胱障害，インポテンスなどの自律神経障害，瞳孔異常などを呈し，一見，脊髄癆様のものをいう．脊髄癆にきわめて特徴的な徴候である電撃痛は，本症では通常みられない．また，関節症の分布は，脊髄癆では近位部の大関節が主におかされるのに対し，本症では遠位部の関節がおかされる．[1160] ⇒参脊髄癆(ろう)→1721

糖尿病性筋萎縮症 diabetic amyotrophy 糖尿病性ニューロパチーにおける多発ニューロパチーの1つ．緩徐に進行する痛みを伴った両側の下肢近位部の筋萎縮と筋力低下をきたす病態．血糖のコントロール不良例に多くみられ，糖尿病性神経障害，特に多巣性の単神経障害が原因と考えられている．[418]

糖尿病性下痢 diabetic diarrhea 高度の糖尿病性神経障害患者に多くみられる無痛性の多量の水様性下痢．出血は伴わず夜間に多く，ときに便失禁を伴う．間欠性に下痢をきたす場合と持続的に下痢をきたす場合がある．原因として自律神経異常による小腸の通過時間の異常が推定されている．[418]

糖尿病性骨減少症 diabetic osteopenia 糖尿病患者で骨量の減少する病態．骨量はインスリン依存状態では減少するとの報告が多く，インスリン非依存状態の糖尿病では増加もしくは減少するとの両方の報告がある．原因は，高血糖による尿中カルシウムの排泄増加や骨代謝回転の低下，ビタミンDの作用の低下などと推定される．[418]

糖尿病性細小血管症 diabetic microangiopathy 糖尿病の合併症を起こす原因．特に糖尿病網膜症，糖尿病性腎症で重要視され，神経障害にも関与している可能性がある．高血糖を基盤として，細小動脈，毛細血管，細小静脈を主体とした病変をきたす．基底膜の肥厚や血液粘度の上昇・血液凝固異常などにより，組織内微小循環の低下をきたし，合併症を発症させると推定されている．[418]

糖尿病性糸球体硬化症 diabetic glomerulosclerosis 糖尿病性腎症の代表的病理学所見．①結節性病変：腎糸球体でエオジンで赤色に染まる円から楕円形の小さい結節で糖尿病に特有の病変，②びまん性病変：メサンギウムのびまん性肥厚をきたす病変，③滲出性病変：糸球体内に限局した硝子様物質の沈着した病変，の三群に大別される．これらの病変は臨床的にタンパク尿が認められる以前より出現する．[418] ⇒参糖尿病性腎硬化症→2125

糖尿病性歯周炎 periodontitis associated with diabetes mellitus 糖尿病患者にみられる歯周炎．通常の慢性歯周炎患者より歯肉の腫脹や出血，歯周膿瘍の形成，深い歯周ポケットの形成による骨の吸収などがみられる．糖尿病の合併症として網膜症，腎障害，神経障害，末梢血管障害，大血管障害とともに歯周病があげられる．その理由は，血液中に糖分が多いと血液中のタンパク質が糖化され，マクロファージなど白血球の一種である免疫細胞の作用に異常をきたし，過剰なケミカルメディエーターが歯周組織を破壊し，機能低下を招く結果，歯周病原細菌の感染とともに歯周組織の中で歯槽骨が破壊されていくことによる．高血糖は歯肉の毛細血管を減弱させ，歯肉のコラーゲン線維を減少させ，歯周病に罹患しやすくなる．[434]

●糖尿病性歯周炎

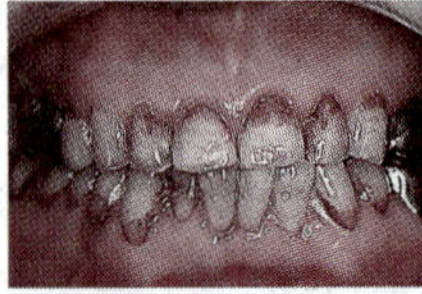

58 歳の男性．2 型糖尿病 10 年以上透析を行っている

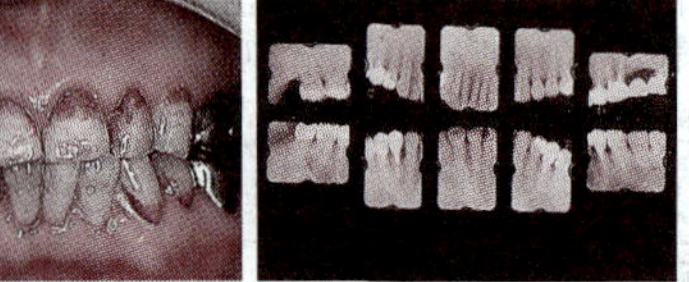

X 線写真像．歯槽骨の吸収が著しく，歯の動揺がある

糖尿病性自律神経障害 diabetic autonomic neuropathy 糖尿病性神経障害の1つ．よくみられる症状としては起立性低血圧や臥位性高血圧，消化管の運動障害に伴う便秘，下痢，胃無力症，残尿や排尿困難をきたす無力性膀胱，勃起障害，無症候性心筋虚血などがある．また何らの自覚症状もなくいきなり介助を要する低血糖に至る無自覚性低血糖もある．自覚症状のほかに心

電図 RR 間隔の変動の消失，胃症に対する胃電図やアセトアミノフェンテスト，神経因性膀胱の膀胱内圧測定などで評価することがある．[418]

糖尿病性心筋症 diabetic cardiomyopathy 糖尿病患者における，冠動脈疾患とは無関係の心筋病変で，心不全を呈することがある．心エコーでは拡張障害でとらえられ，心筋内のカルシウム輸送障害・脂肪酸代謝異常が，心筋細胞の肥大心筋線維化を招き発症すると推定される．[418]

糖尿病性神経因性膀胱 neurogenic bladder in diabetes 糖尿病性自律神経機能障害の1つ．残尿量が増加し，膀胱容量の増大，尿路感染症や膀胱尿管逆流現象を起こす．自律神経障害のため膀胱知覚障害をきたし，膀胱の過伸展や排尿筋収縮力の低下が起こり，無緊張型膀胱となる．診断には膀胱内圧検査が有用で，上部尿路の拡張をきたした例では膀胱内にバルーンカテーテルを留置する．[418] ⇨参糖尿病性自律神経障害→2124

糖尿病性神経障害⇨同糖尿病性ニューロパチー→2125

糖尿病性腎硬化症 diabetic nephrosclerosis 糖尿病に起因する腎障害(糖尿病性腎症)にみられる基本的な組織病変．大きく結節性病変 nodular lesion(NL)とびまん性病変 diffuse lesion(DL)に分類される．NL は，メサンギウム細胞が細胞外基質を過剰に産生することによりエオジン好性の結節性肥厚を呈する病変で，糖尿病に特徴的な病変といえる．DL は，メサンギウム基質がびまん性に増加した病態であり，糖尿病性腎症ではこれら両者がさまざまな程度に混在しているものが多い．[491] ⇨参糖尿病性糸球体硬化症→2124

糖尿病性腎症 diabetic nephropathy ［**糖尿病ネフロパチー**］ 糖尿病三大合併症の1つであり，細小血管症による合併症である．主要病変は糸球体にあり，臨床的には微量アルブミン尿(タンパク尿)を初発症状とするが，それ以前に糸球体内高血圧と過剰濾過 hyper filtration がある．進行すればネフローゼ症候群を呈し，病理学的には糸球体硬化を示す．結節性病変では結節をキンメルスチール・ウィルソン Kimmelstiel-Wilson 結節と呼ぶ．高度の例では腎不全となり，透析治療を要することもしばしばある．進展防止には，血糖の管理，高血圧の十分なコントロール，タンパク質制限食などが有用．[418]

糖尿病性水疱症 bullosis diabeticorum, diabetic bullae 末梢神経障害を伴う糖尿病患者の足の指腹，足底，足縁に外傷の既往がなく，突然生じる水疱．直径数 cm になり，無菌的に処置すれば数週間で瘢痕を残さずに治癒する．[418]

糖尿病性大血管障害 diabetic macroangiopathy ［**糖尿病性マクロアンギオパチー**］ 糖尿病患者における中小動脈および大動脈の動脈硬化症．虚血性心疾患と脳血管障害(脳梗塞)が代表的疾患．高インスリン血症，インスリン抵抗性が発症に関与していると推定される．[418]

糖尿病性単神経障害 diabetic mononeuropathy 糖尿病患者に，単一の神経束の障害で発症する神経障害．脳神経では動眼神経麻痺による突然の眼瞼下垂や，顔面神経麻痺がある．四肢および体幹の神経障害では尺骨神経，正中神経，大腿神経の障害が多い．原因は，神経内の小血管の部分的閉塞による虚血性の脱髄と考えられており，通常は予後は良好．[418]

糖尿病性トリオパチー⇨同糖尿病性合併症→2124

糖尿病性ニューロパチー diabetic neuropathy ［**糖尿病性神経障害**］ 糖尿病によるニューロパチーは7種類の病型に分類される．すなわち多発ニューロパチー，糖尿病性筋萎縮(近位ニューロパチー)，糖尿病性神経根症，自律神経ニューロパチー，多発性単ニューロパチー，単ニューロパチー，糖尿病眼筋麻痺である．これらは，血行障害性ニューロパチー，脱髄性ニューロパチー，軸索変性がそれぞれ混じて存在する．ニューロパチーのなかで最も多いものは多発ニューロパチーで，糖尿病患者の約25% に認められる．糖尿病性ニューロパチーで急性の神経虚血を原因とするのは，糖尿病眼筋麻痺，多発性単ニューロパチー，単ニューロパチーのみである．最も多くみられる多発ニューロパチーは手袋靴下型の知覚障害をきたし，下肢により強い感覚障害を呈する．糖尿病性ニューロパチーの原因はミオイノシトール，ソルビトールなどの代謝障害の可能性が指摘されているが，血糖値とニューロパチーの発現との関係は，まだ十分に明らかにされていない．患者の多くは高齢者で，下肢末梢の感覚障害は，軽度の感覚鈍麻からビリビリ感や痛みを伴うタイプまで，さまざまである．節性脱髄と末梢神経幹の軸索変性，血行障害を複雑に併せもつことが多い．糖尿病性ニューロパチーの一部には，抗ガングリオシド抗体などの免疫関連神経障害を合併する症例もあり，診断には慎重を要する．ていねいな血糖の治療が糖尿病患者の神経伝導の改善を認める例がある．[1245]

糖尿病性皮膚潰瘍 diabetic ulcer 糖尿病性神経障害の高度な患者に認められる皮膚の潰瘍．下肢，特に趾尖や足底に多く発症し，疼痛を認識しないため増悪しやすく，感染を併発して壊疽を引き起こすことがある．[418]

糖尿病性皮膚障害 diabetic dermopathy, dermatological complication of diabetes mellitus 糖尿病患者に特異的にみられる皮膚障害はないが，よくみられる皮膚障害は多数あり，神経障害の高度な例に好発する壊疽や皮膚潰瘍を代表とし，リポイド類壊死症，前脛骨部色素斑，糖尿病性水疱，皮膚の硬化，真菌感染症などがある．[418] ⇨参糖尿病性浮腫性硬化症→2125，糖尿病性皮膚潰瘍→2125，糖尿病性リポイド類壊死症→2125

糖尿病性浮腫性硬化症 diabetic scleredema 糖尿病患者において，後頸部から肩にかけての皮膚がかたく浮腫状に盛り上がった皮膚障害．押しても指圧痕を残さない非圧痕性浮腫 non pitting edema 状にみられる．病理学的には膨化した膠原線維の増加が認められる．[418]

糖尿病性マクロアンギオパチー ⇨同糖尿病性大血管障害→2125

糖尿病性無力性膀胱 diabetic atonic bladder 糖尿病の合併症の1つである神経障害により，感覚神経の障害に並行して尿意の低下とともに膀胱容量が増加する．また排尿筋の収縮力低下をもきたし，膀胱は無力化し残尿が増大する．これを糖尿病性無力性膀胱と呼ぶ．自覚症状が出現する以前から膀胱内圧測定でコンプライアンスの増大が認められる．残尿が多くなると尿路感染や腎機能障害が問題となるので，(間欠的自己)導尿が必要となる．[353] ⇨参神経因性膀胱→1519

糖尿病性リポイド類壊死症 necrobiosis lipoidica diabeticorum ［**リポイド類壊死症**］ 糖尿病患者の皮膚病変の

1つ．中年女性の下腿前面に好発する皮疹で，前腕，手背，顔の髪際部などに発症することもある．境界明瞭な紅色丘疹で始まり，拡大するとともに中央が萎縮し，特徴的な黄褐色の硬化局面となる．表面は軽く陥凹し硬化するが，周辺は活動性があり赤紫を呈する．原因は不明であるが，わずかな外傷が誘因となるとされる．[418]

糖尿病妊娠分類《ホワイトの》　classification of obstetric diabetes　糖尿病妊婦の重症度を示す分類であるが，AからIまで分類されている．近年では用いられない．[1323]　⇨参妊娠糖尿病分類→2268

糖尿病ネフロパチー⇨同糖尿病性腎症→2125

糖尿病白内障　diabetic cataract　糖尿病に併発する白内障．両眼性に発症する．後嚢下皮質に混濁が始まり急速に進行するタイプと，加齢白内障と同様に水晶体嚢下混濁や核混濁を呈し，比較的緩徐に進行するタイプがある．[1250]

糖尿病網膜症

diabetic retinopathy；DR

【定義】 糖尿病患者に見られる**網膜病変**で，長期の高血糖状態を経て発症する．糖尿病の慢性合併症の1つ．

【病態】 網膜の細小血管の障害により発症する．初期は血管瘤や小出血を認め，また血管の透過性が亢進し網膜の浮腫をきたす．進行すると細小血管は閉塞し，網膜に無血管領域が出現する．無血管領域には破綻しやすい新生血管が誘導され，さらに増殖膜を形成する．結果として**硝子体出血**，**牽引性網膜剝離**，**緑内障**などを発症し失明に至る．

【分類】 日本ではデイビスDavisの分類を改変したものが多く用いられる．また眼底病変と経過観察を組み合わせた福田の分類が用いられることもある．

【症状】 単純糖尿病網膜症や増殖前糖尿病網膜症は自覚症状を伴わないことが多い．増殖糖尿病網膜症となり黄斑部が障害されてはじめて視力低下や変視症などの自覚症状が出現する．

【診断】 直像検眼鏡や倒像検眼鏡による眼底検査を行う．詳細な検査にはフルオレセインナトリウム溶液を静注し，蛍光眼底撮影がなされる．蛍光眼底撮影により毛細血管瘤の検出，無灌流域の検出，新生血管の存在と造影剤の漏出の検出などが可能となる．

【治療】 糖尿病網膜症の進展防止には，血糖と血圧の管理が重要とされる．増殖前糖尿病網膜症・増殖糖尿病網膜症では失明防止のためレーザー光を用いた**光凝固療法**を行うことがある．硝子体出血や牽引性網膜剝離のある例では硝子体手術をし，血管増殖膜を除去して網膜を復位させることがある．[418]

●Davis分類(改変)

病期	眼底所見
単純糖尿病網膜症	毛細血管瘤，点状・斑状出血，火焔状出血，少数の軟性白斑
増殖前糖尿病網膜症	多発する軟性白斑，網膜内細小血管異常，静脈異常，無灌流域(蛍光眼底造影)
増殖糖尿病網膜症	新生血管，硝子体出血，線維血管性増殖組織，牽引性網膜剝離

●糖尿病網膜症の眼底写真

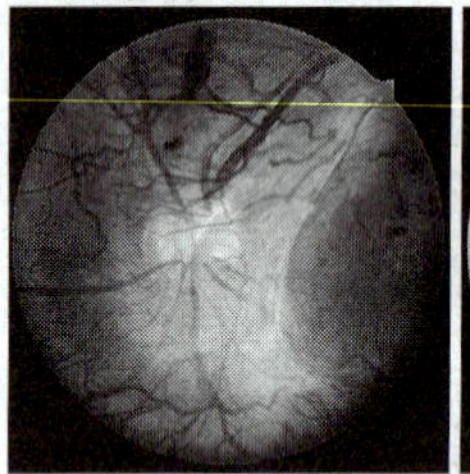

増殖性

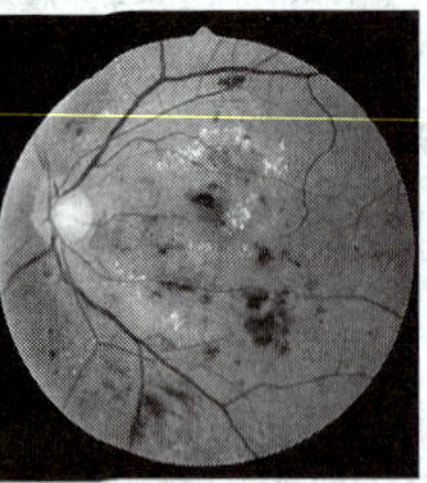

非増殖性

(写真提供　桂弘先生)

糖尿病網膜症の看護ケア

糖尿病網膜症は進行状態によって3つの段階に分類され，網膜に小さな出血を生じる単純糖尿病網膜症，さらに進行し，血管閉塞を生じる増殖前糖尿病網膜症の段階を経て網膜のいたるところに悪い血管(新生血管)が発生し増殖糖尿病網膜症に至る．糖尿病は罹病期間が長く，血糖コントロールが不良な場合，糖尿病網膜症に罹患する確率は高くなる．糖尿病網膜症の末期では，網膜剝離や血管新生緑内障を起こし失明することがある．そのため，原疾患である糖尿病の自己管理への援助や糖尿病網膜症とその治療についての知識を学習させるとともに，視力の予後に対する不安への対応が重要である．

【ケアのポイント】 ①単純糖尿病網膜症の段階では，自覚症状がなく，糖尿病と診断されて眼科受診後に発見されることもある．血糖コントロールを良好に保つことで軽快する可能性が高く，定期的に内科の診察を受けるとともに，眼科の検査と治療も必ず受けるように指導する．②増殖前糖尿病網膜症の段階では，レーザー光凝固術の治療が必要となる．この治療は，網膜の血流がない部分を熱凝固することにより新生血管の発生を抑制し，増殖糖尿病網膜症へ進行するのを防ぐ．重症な眼底病変にもかかわらず視力が良好な人は，レーザー治療により硝子体出血や網膜の浮腫を起こして視力が低下すると，不安や不信感で治療を中断してしまうおそれがある．疾患の正しい理解と十分な病状説明を行い，不安の軽減を図っていく．③増殖糖尿病網膜症の段階になると硝子体手術の適応となる．視力回復への希望と期待，不安と失望などの心理状態を理解し精神面のケアを行う．視力障害の程度により，自分の身を危険から守り，生活の質(QOL)を向上できるように，ロービジョンケア(見るための補助具の紹介など)や身体障害者手帳の申請など，福祉サービスについての情報を提供する．[1190]　⇨参糖尿病網膜症→2126

糖尿病モデル動物　animal model of diabetes mellitus　糖尿病を研究する目的で開発されたモデル動物．自然発症的に糖尿病をきたす動物では，NODマウス，db/dbマウス，BBラット，GKラット，OLETFラット，KDPラット，SDTラットなどが有名．実験的に糖尿病を発症させることも可能であり，薬剤ではストレプトゾトシン，アロキサン投与，遺伝子操作ではインスリン受容体キナーゼ基質(IRS)-1ノックアウトマウス，グルコキナーゼノックアウトマウスなどで糖尿病が誘発され，研究に用いられている．[418]

と

導尿法 urethral catheterization 通常，導尿とはカテーテルを尿道に挿入し膀胱尿を採取あるいは排出すること．目的としては女性の尿培養を行うために無菌的採尿，残尿測定あるいは尿閉に対して行う．無菌操作が肝要である．特殊な導尿には，神経因性膀胱などによる慢性的な尿閉に対して，患者自身で行う間欠的自己導尿法がある．慢性的尿閉に対してはカテーテル留置による導尿法もあるが，長期になると尿路感染が必発である．飲水と体動を促進する．[353]

糖忍容力⇨回耐糖能⇀1888

透熱灸 diathermic moxibustion 通常，灸といえばモグサ(艾)を直接皮膚にのせて行う有痕灸をいう．透熱灸はこのうち最も一般的に用いられる灸療法で，患部に対して直接あるいは遠隔的に施灸を行う．直接的な施灸には腰痛時に腰の要穴や圧痛点に行うなどがあり，遠隔的には面疔のときに効果があるといわれる手の合谷穴に，米粒大・半米粒大のモグサで行う施灸などがある．[123]

透熱療法⇨回ジアテルミー⇀1218

動肺コンプライアンス dynamic lung compliance；Cdyn ［**Cdyn，動的コンプライアンス**］ コンプライアンスとは，一定の圧力(P)をかけたときの肺容積(V)の変化量で，⊿V/⊿Pで示され，肺の弾性(ふくらみやすさ)を表す．実際の測定においては，胸腔内圧差は吸気時と呼気時の食道内圧の変化量で代用し，肺容積の変化量は一回換気量を用いる．静肺コンプライアンス(Cst)は換気中にいったん気流(換気)を止めた状態で測定したコンプライアンスで，肺の弾性のみを反映する．これに対し，動肺コンプライアンスは換気を停止することなく食道内圧を連続的に測定し，測定中に吸気と呼気が交代して気流速度がゼロになる2点間の圧差を測定する．このため，静肺コンプライアンスが肺の弾性のみを反映するのに対し，動肺コンプライアンスは肺の粘性抵抗(圧と流速の関係)の影響も受ける．また，動肺コンプライアンスは呼吸数の増加に依存して低下する特徴を有し(呼吸数依存性)，この現象は弾性の異なる肺胞が混在する肺気腫などの疾患で顕著になる．[1605] ⇨参コンプライアンス⇀1145

糖排泄閾値 renal glucose threshold，glycosuric threshold ［**ブドウ糖腎閾値**］ 尿糖が認められない血糖値の上限．健常者では糸球体で濾過された原尿中にはブドウ糖が含まれるが，尿細管で再吸収され，尿中には排泄されない．原尿中のブドウ糖がすべて再吸収される血糖値で，通常170-180 mg/dLとされ，この値が低下した場合を腎性糖尿という．[418]

頭髪ケア hair care⇨回洗髪⇀1791

登はん(攀)性起立 climb up his legs⇨回ガワーズ徴候⇀564

頭皮 scalp 頭部の皮膚．毛根と毛包を有し，血行が豊富で，外傷などでよく出血する．脂漏性湿疹，老人の血管肉腫，脂腺母斑など頭皮に好発する皮疹がある．[395]

糖被⇨回糖衣⇀2092

等皮質 isocortex ［**新皮質**］ 大脳皮質のうち，発生学上最も新しい部分で，感情，思考などの高次の精神活動を支配している．終脳から発生する大脳皮質では神経細胞が水平な層を形成するとき6層に区別することができる．細胞に富む深部錐体細胞層が第2層から第6層を形成し，主として線維からなる最外層(第1層)は分子層となる．この6層細胞配列はすべての新外套皮質に特徴的で，新皮質 neocortex，等皮質 isocortex または純一発生皮質 homogenetic cortex と呼ばれる．旧外套と古外套は6層を示さず，異皮質 allocortex をなす．[1245] ⇨参大脳皮質⇀1896

逃避性跛行(はこう) antalgic gait⇨回有痛性歩行⇀2854

頭皮損傷 scalp injury ［**頭皮剥皮**(ていひ)，**剥皮**(ていひ)**創**］ 頭部の皮膚の損傷．頭皮は厚いため通常，出血が多く十分な縫合処置を必要とする．特異的な損傷として，毛髪に牽引性外力が激しく働いた場合に頭皮に裂創を生じることがある．例えば，毛髪が機械に巻き込まれたため，全頭皮がカツラのようにはがれることなど．[881]

頭皮剥皮(ていひ)⇨回頭皮損傷⇀2127

頭皮剥脱創 scalp avulsion 外傷により頭皮が一塊として剥脱した創のこと．頭皮は頭蓋骨骨膜との間に帽状腱膜が存在しているため，比較的可動性に富んでいる．そのため頭髪が機械などに巻き込まれると，帽状腱膜下に頭皮が剥脱しやすくなる．前方からの剥脱が多く，眉毛と上眼瞼がともに剥脱する場合もある．大きな創では，剥脱により離断された血管を，顕微鏡下で吻合することにより剥脱組織を再移植する．[688]

逃避反射 withdrawal reflex⇨回屈曲反射⇀816

痘苗(とうびょう)**病** smallpox handler's〔disease〕 乾燥痘苗 freeze-dried smallpox vaccine により引き起こされる職業性過敏性肺臓炎．咳嗽，労作時呼吸困難などの症状を呈し，胸部X線写真上，肺野に小粒状影が出現し，ときにリンパ節腫大を伴う．[1605] ⇨参アレルギー性肺炎⇀198

ドゥビン・ジョンソン症候群 Dubin-Johnson syndrome ［**デュビン・ジョンソン症候群**］ 直接(抱合)型優位の体質性高ビリルビン血症の一病型．1954年，アメリカの病理学者ドゥビン Isadore N. Dubin(1913-80)とジョンソン Frank B. Johnson(1919生)により報告された．抱合ビリルビンの胆汁への輸送および排泄過程に障害があると考えられている常染色体劣性遺伝性疾患．肝臓は黒色を呈し，肝細胞内に褐色色素を認める．血液検査上，胆汁うっ滞所見はない(血清ALPと胆汁酸値は正常)．二相性を示すBSP検査と，尿中のコプロポルフィリン排泄総量が正常にもかかわらずコプロポルフィリンⅠの割合が多いのが特徴．ICG検査は正常．妊娠やピルで黄疸が増強．予後は良好で，治療の必要はない．[279] ⇨参ローター症候群⇀2998，高ビリルビン血症⇀1052

等頻度房室解離 isorhythmic atrioventricular(AV) dissociation 房室解離において，心房と心室の刺激頻度が等しいもの．上位ペースメーカー(心房)の興奮が低下したり，下位ペースメーカー(結節部〜心室)の興奮が亢進したときに生じる現象で，心房と心室がまったく独立して興奮するようになった(房室解離)状態ではあるが，心房と心室の興奮頻度は非常に近いあるいは等しい状態を指す．心房興奮が心室に捕捉されにくくなるので完全房室ブロック様の心電図を呈するが，その本態は洞徐脈または頻拍性心室調律 accelerated idioventricular rhythm であることが多いので注意を要する．[426] ⇨参房室解離⇀2669

洞頻脈⇨回洞性頻脈⇀2112

頭部 MRI 解剖　MRI では脳の解剖が異なるコントラストでよく観察できる．小脳テント，大脳鎌，大後頭孔などの周囲の構造，脳幹（延髄，橋，中脳），小脳，脳室系（側脳室，第３脳室，第４脳室），脳梁，前頭葉，頭頂葉，後頭葉，側頭葉，深部灰白質〔基底核（尾状核，淡蒼球，被殻），視床〕といった比較的大きな構造の立体的関係の把握のみならず，海馬，下垂体，内耳道（聴神経，顔面神経），松果体などの小さな構造の確認も可能である．T_1 強調画像では脳脊髄液が低信号（黒），脳白質が軽度高信号，T_2 強調画像では脳脊髄液は高信号，脳白質は軽度低信号となる．[8]

頭部 X 線規格写真⇨同セファログラム→1741

頭部外傷　head injury⇨同外傷性脳損傷→440

糖負荷試験　glucose tolerance test；GTT⇨同ブドウ糖負荷試験→2565

頭部奇形体　perocephalus　先天性に頭部に奇形をもつ児．[1631]

頭部挙上　head raising　［シェーカー法］　摂食・嚥下障害に対する間接的訓練．原著者の名前をとってシェーカー法 Shaker exercise とも呼ばれる．仰臥位で肩を床につけたまま，足の指が見えるように頭部のみを挙上する方法．原著ではこの運動を「1 分間持続，1 分間休憩を 3 回繰り返し，30 回実施」を 1 クールとし，1 日 3 クール 6 週間行うことがマニュアルとなっている．嚥下障害患者に用いられる訓練法のうち，食物を用いずに行う間接的訓練の一種であり，嚥下器官（発声・発語器官）に対してアプローチするための手技．食道入口部を開大させるため，輪状咽頭筋を受動的に開大させる喉頭挙上筋群（前頸筋群）を強化することを目的としている．[1550]　⇨参摂食・嚥下障害→1735

頭部計測　cephalometry　生きているヒトの頭，または軟部を除去していない頭の大きさや形状を測定すること．[35]

頭部計測 X 線写真⇨同セファログラム→1741

頭部結合体　syncephalus　頭部で結合する二重体（一卵性双胎の胎児の体の一部が癒合した状態）の 1 つ．[1631]

頭部後屈あご先挙上法　head tilt-chin lift technique　一次救命処置 basic life support（BLS）で気道確保を行う場合に推奨される方法で，舌根沈下防止のためにあご先を前上方に挙上する方法．さらに，項部から肩の部分に低い枕か腕を置いて頭部を後屈させることも有効である．[891]　⇨参下顎挙上法→465

頭部支持器⇨同頭部ホルダー→2129

洞不整脈⇨同洞性不整脈→2112

頭部浅在性白癬（はくせん）⇨同頭部白癬（はくせん）→2129

洞不全症候群　sick sinus syndrome；SSS　［洞機能不全症候群］　洞房結節自動能か洞房伝導のいずれか，あるいはその両者が器質的，機能的に障害されて心房興奮頻度が標準以下（毎分 50 未満，あるいは 3 秒以上の洞停止，24 時間総心拍数＜70,000）となった病的状態の総称．はじめてこの名称を提唱したフェラー Marie I. Ferrer（1968）は，①高度の予期せざる持続性洞徐脈，②一時的洞停止，③異所性補充調律を伴う持続性洞停止，④補充収縮が出ず，長い心停止を生じる洞停止，⑤薬物によらない洞房ブロック，⑥慢性心房細動，⑦慢性心房細動の除細動後，洞調律がなかなか出現しないもの，の 7 つの場合をあげた．しかし最近では I 群：著しい洞徐脈（＜50/分），II 群：洞停止，あるいは洞房ブロックの発作があり房室接合部性ないし心室性補充調律を伴う，III 群：徐脈頻脈症候群の 3 群に分けたルービンスタイン Rubenstein の定義がよく用いられる．複数の病型が混在する例も多い．徐脈頻脈症候群では心房が障害されていることが多く，心房性の頻脈性不整脈（心房細動，心房粗動，心房頻拍）を生じる．その際，頻拍時には洞調律が抑制されているが，頻拍停止時には洞房結節の機能不全のために洞調律を速やかに回復できずに洞停止あるいは心停止に陥る．心電図上では QRS 波の欠落に先立って P 波が欠落する．原因疾患として高血圧性心疾患，心筋症，虚血性心疾患などが認められることもあるが，高齢以外に特定しうる病態がみられない症例が最も多い．急性の洞不全を生じる原因として多いのは抗不整脈薬（ジギタリス薬，β 遮断薬など）と高カリウム血症による場合である．本症候群では房室ブロックとは異なり洞停止や心停止から死に至ることはまれ．慢性でめまいや失神症状が徐脈に由来することが明らかな場合や，4-5 秒以上の心停止がある場合にはペースメーカー植え込みの適応となる．[426]

糖不耐症　sugar intolerance　［糖質吸収不全症候群］　糖質の吸収障害により臨床症状を呈するもの．糖質が消化吸収不良により腸管内に残存することで，水分が腸管内に流出して浸透圧性下痢を引き起こす．さらに未消化のままの糖が大腸に至り，腸内細菌によって分解されガスや有機酸を生じ，腹部膨満，腹痛，大腸運動亢進性下痢をもたらす．便は水様性で酸臭を呈する．診断は，便 pH 試験，糖負荷試験，便中還元物濃度検査などを行う．治療は原因となる糖質を除去すること．[1074]　⇨参乳糖不耐症→2236

頭部単純 X 線撮影法　plain radiography of skull　［頭蓋骨単純 X 線撮影法，単純頭蓋撮影法］　脳神経疾患の画像検査は CT，MRI が主流だが，単純 X 線撮影法も基本的診断法の 1 つ．正面撮影，側面撮影，タウン Towne 撮影，軸方向（頭蓋底）撮影の 4 つがある．標準撮影としては正面，側面の 2 枚を撮影するが，タウン撮影を加えることもある．撮影に先だって読影診断を妨げるヘアピン，義歯などをはずしておく．[264]

動物間流行性　epizootic　ある動物集団の中で，一つの疫病が短期間に異常に多く発生すること．一時的な多発生ではあるが，ヒト集団に対しても影響を与える場合がある．[21]

動物恐怖症　zoophobia　〔D〕Zoophobie　特定の状況に限定してみられる恐怖症．WHO の「国際疾病分類」（ICD-10）やアメリカ精神医学会の『精神疾患の診断・統計マニュアル第 4 版』（DSM-IV）で定義された不安障害の「特定の恐怖症」の 1 つ．特定の動物または虫に対する著明で持続的な恐怖が特徴で，小児期に発症する．成人ではその恐怖が過剰なこと，不合理なことを認識しているが，小児の場合は不合理なことを認識していないこともある．恐怖刺激にさらされるとただちに不安反応が誘発される．動物に対する恐れから，その動物を回避する．過去に自らが動物に襲われた経験，他の人が動物を恐れるのを目撃すること，あるいは親が動物の危険性を繰り返し警告することなどが発症の誘因になる．症状は何十年も持続することもある．治療

としては行動療法の系統的脱感作が有効.[581]

動物極 animal pole ［**胚極，芽細胞極**］ 動物の発生の過程における卵の部位の名称の1つ．一次卵母細胞が極体を放出し，卵になる過程で，極体が放出された部分のこと．対極を植物極と呼ぶ．成熟していく間に色素顆粒や比重の小さい細胞質がこの極に集中し，卵の上方を向く．哺乳類ではここから外胚葉が生じる.[485]

動物幻視 zoopsia⇨同小動物幻視⇀1446

動物咬傷⇨同動物咬創⇀2129

動物咬創 animal bite ［**動物咬傷**］ 一般には愛玩用のイヌやネコ，サルなどにかまれた創をいい，筋膜や筋肉に達していることが多い．動物の歯牙には腐敗菌や嫌気性菌が多く，創は感染してガス蜂巣炎を呈し，壊死組織は腐敗分解して悪臭を放ちながら，正常筋肉内にも浸潤する．したがって，初療時の創処置は十分な洗浄と開放創とするのを原則とする．抗生物質は嫌気性菌感染を中心に混合感染を考慮して選択する．やむをえず創を閉鎖した場合は創の観察が重要で，一般に縫合創縁は壊死化している．なお，ヘビにかまれた場合は咬傷(咬症)，ハチに刺された場合は刺傷(刺症)という.[380]

動物嗜愛 buggery(zoophilia)⇨同獣愛⇀1362

動物磁気説 animal magnetism⇨同メスメリズム⇀2796

動物臭 jumentous 強い動物的なにおいを指す表現で，特にウマのにおいをいう．患者の尿のにおいを表現するのに用いられる.[258]

動物性愛 bestiosexuality⇨同獣愛⇀1362

動物性機能 animal function 筋肉収縮や神経活動など個体の移動などに関する機能を動物性機能といい，呼吸・循環，消化・吸収・代謝，内分泌など，それ以外の機能を植物性機能という．しかし，植物でも運動するものもあれば，感覚機能をもつものもあり，この分類は使われなくなってきた.[1335] ⇨参植物性機能⇀1485

動物性皮膚疾患 dermatozoonosis 動物によって引き起こされる皮膚病変の総称で，刺傷や咬傷による直接的な皮膚障害や寄生，体液・分泌物などが原因となる．主なものに，セルカリア皮膚炎，線状皮膚炎(アオバアリガタハネカクシ)，疥癬，毛じらみ，毛虫，ドクガ(毒蛾)皮膚炎，クリーピング病，蟯虫症，クラゲ刺症，クモ刺症，ムカデ咬症などがある．さらにツツガムシ(恙虫)病，ライム病(マダニ)，ネコひっかき病などリケッチア *Rikettsia* やボレリア *Borrelia*，細菌などの感染症が咬刺症によって媒介される場合も広義には含まれる.[395]

動物における心臓と血液の運動に関する解剖学的論究 Exercitatio Anatomica de Motu Cordis et Sanguinis in Animalibus 1628年，イギリスの医師・解剖学者であるウィリアム=ハーヴィ William Harvey(1578-1657)が血液の体循環説を発表した本．血液の体循環説は古代生理学理論の根本的な問いなおしを意味しており賛否両論の議論を巻きおこした．ハーヴィは他者の説を論ばくし，自己の説を提示する解剖学的論究 exercitatio としてこの本を書いているが，ここには生理学や解剖学，発生学上の豊富な知識と，適切に選択された動物の生体解剖に基づく実験，さらには量的推量を含む理論的考察が独自の形で構成されており，医学史上重要な書籍である.[983] ⇨参ハーヴィ⇀2319，血液循環説⇀889

頭部乳頭(嘴(し))状皮膚炎 dermatitis papillaris capillitii ［**ケロイド性毛包炎**］ 中年以降の男性の後頭部に発症する慢性の毛包性膿皮症．再発性の毛包炎による光沢ある丘疹が，長い間に集簇・融合してかたいケロイド状結節を生じたもの．肥満者に多く，毛髪はところどころに集合して生える.[395]

頭部白癬(はくせん) tinea capitis ［**しらくも，頭部浅在性白癬(はくせん)**］ 皮膚糸状菌が頭の硬毛に寄生して生じる感染症．境界明瞭な落屑斑を示し，毛が疎になる脂漏型，毛包内に変性した毛が残り，脱毛斑内に面疱様黒点として認められる黒点型がある．ともに炎症は軽微でかゆみもほとんどなく慢性に経過．ステロイド剤の使用で増悪．外用抗真菌薬は無効，テルビナフィン塩酸塩などの抗真菌薬の内服が必要．急性の化膿性変化を伴うケルスス禿瘡に移行することがある．主な原因菌はミクロスポルム・カニス *Microsporum canis*，トリコフィトン・トンスランス *Trichophyton tonsurans*，トリコフィトン・ビオラセウム *T. violaceum*.[1484] ⇨参禿瘡(とくそう)⇀2143

頭部粃糠(ひこう)疹 pityriasis capitis ［**乾性脂漏**］ 粃糠様落屑を特徴とする頭皮病変で，いわゆるふけ症のこと．ジンクピリチオン，コールタール含有シャンプーなどが有効なことがある．尿素ローションも使われる．脂漏性湿疹や尋常性乾癬が基礎に存在する場合は，抗真菌薬(前者)やステロイド外用剤，ビタミンB内服が有効なことがある．脱毛を合併する場合は粃糠性脱毛症といわれる.[395]

頭部ホルダー head holder ［**頭部支持器**］ 手術などの際，頭部が安定するように支持する器械．馬蹄型のものや三点にてピンで固定するものなどがある.[35]

頭部有肢奇形 cephalomelus 頭部から突出する腕や脚に似た組織をもつ奇形体.[1631]

頭部落下試験 head-dropping test 仰臥位で眼を閉じさせ，患者の頭を手でもち上げ，急に離す．このとき正常では，頭は重い物体のように速やかに落下し，待ち受けている手に当たって止まる．パーキンソン病で項部に筋固縮があるときには，ゆっくりと落ちる．このテストでは，できるだけ患者の注意をほかにそらすようにしながら行う.[1245]

盗癖⇨同窃盗強迫⇀1738

同胞関係 sibling relationship ［**同胞順位**］ 個人心理学の創始者のアドラー Alfred Adler(1870-1937)は，心の発達に重要な三条件として，家庭の雰囲気，同胞関係(順位)，器官劣等性をあげた．同胞関係(順位)では，同胞の長幼の序列が性格形成に強い影響を及ぼし，長子，次子，末子それぞれの性格特徴には共通点が認められ，生まれた順序で特徴あるライフスタイルができあがると主張した.[878]

洞房結節 sinoatrial node ［**洞結節，キース・フラック結節**］ 右心房上部の上大静脈開口部近くにある結節(長径10-15 mm)で，この洞房結節で心臓のリズム(調律)が決定され，心臓全体のペースメーカーの役割を担っている．洞房結節は脳・脊髄からの神経インパルスからは独立をし，1分間に60-80回の調律(リズム)で脱分極を繰り返し，電気的刺激を心臓内に送っている．洞房結節から発生した電気的興奮は，刺激伝導系(洞房

結節→前・中・後結節間路→房室結節→ヒス His 束→右脚・左脚→プルキンエ Purkinje 線維）から心室固有筋へと伝えられることで心臓は収縮を行う．洞房結節からの刺激生成異常による不整脈には洞性不整脈，洞性頻脈，洞性徐脈などがあり，興奮伝導異常による不整脈には洞不全症候群がある．[1311]

東邦（方）腫⇨同皮膚リーシュマニア症→2477

同胞順位　sibling rank⇨同同胞関係→2129

等方帯⇨同I 帯→70

洞房電位図　sinoatrial（SA）electrogram　洞房結節電位を直接記録したもの．近年ほとんど使われていない用語．[426]

洞房伝導時間　sinoatrial（SA）conduction time；SACT　洞房結節から心房筋まで刺激が伝わるのに要する時間．洞房結節電位図のSA 電位から双極誘導のP 波あるいは単極誘導の始まりまでを計測して求める．洞房結節電位を直接記録できない場合は，心房刺激後の洞調律出現時間を測定して間接的に洞房伝導時間を求める方法がある．[426]

洞房ブロック　sinoatrial（SA）block　［SA ブロック］　洞結節周囲の組織の伝導ブロックによる不整脈．心電図上，P 波の規則的な脱落として表現され，PP 間隔に不整があり，長いPP 間隔が短いPP 間隔の整数倍のときに診断される．洞結節から周囲の心房筋への伝導障害を想定しているが，洞結節そのものの興奮をとらえるのは通常の方法では難しく，洞結節の興奮そのものが起こっていない（洞停止）のか，興奮は起こっているが周囲に伝導していないのかとの鑑別は困難である．通常3 秒以上の休止期がある場合を洞停止とすることが多い．[1432]

等方輸送⇨同共輸送→773

動脈圧測定　arterial pressure measurement　［観血的血圧測定］　広義には血圧測定と同義である．血圧測定には，①観血的測定法（直接的），②非観血的測定法（間接的）とがあり，前者で得られる測定圧を動脈圧という．前者の手技は，手関節部の橈骨動脈に動脈カニューレを留置し，トランスデューサーと連結すれば，動脈圧波形を解析し，動脈圧（収縮期圧，拡張期圧，平均動脈圧など）が表示される．特徴は，血圧にかかわる正確な生体情報がリアルタイムに表示されることにある．したがって，手術直後やショックなどで血圧が不安定な場合や血圧が低下すると予測される場合の患者管理に重要で，多くは集中治療室で行われる．なお，患者が不穏な場合は留置カニューレがはずれ出血することがあるので注意を要する．平均血圧（動脈圧）＝拡張期血圧＋脈圧× 1/3で示される．[380]

動脈圧脈波　arterial pressure wave　大動脈での動脈内圧の変動．動脈内圧は心周期と同じ周期で時間的に変動する．波形は上行脚と下行脚からなり，下行脚には切痕がある．これは，駆出期の終わりに大動脈弁が急に閉鎖することによって生じる．[226]

動脈炎　arteritis　動脈壁の炎症性病変で，多くは結合組織の障害に伴って起こる．大動脈では巨細胞性動脈炎や高安動脈炎，中動脈では結節性多発動脈炎や川崎病血管炎，小動脈ではウェゲナー Wegener 肉芽腫症やアレルギー性肉芽腫性血管炎，膠原病に伴う血管炎など，多くの動脈炎がある．原因不明のものが多いが，例外として梅毒や肝炎ウイルスによるものがある．[1466]

動脈炎性多発性筋痛　polymyalgia arteritica　動脈炎に起因する多発性の筋痛．側頭動脈炎（巨細胞性動脈炎）に合併することが多いためこう呼ばれたが，最近はリウマチ性多発筋痛症 polymyalgia rheumatica の一部に分類されている．通常50 歳以上の人に発症し，首，肩甲帯筋および骨盤帯筋に少なくとも1か月以上続く痛みとこわばり，赤血球沈降速度の著明な亢進を認める．筋力低下や血清クレアチンキナーゼの上昇はみられず，少量のステロイド剤が著効するのを特徴とする．これらが側頭動脈炎に伴って認められる場合，動脈炎性多発性筋痛と呼ばれる．[491]　⇨参リウマチ性多発筋痛症→2918

動脈音⇨参血管音→898

動脈カニュレーション　arterial cannulation　狭義には観血的動脈圧測定や頻回の動脈血ガス分析を行うための手技の一部．手技は手関節部の橈骨動脈に20-22 G のテフロン針を用いて，内針で穿刺し，套管を留置し，圧モニター器に接続する．これがカニュレーションである．カニューレは血管内に留置する套管と穿刺用の内針の重管構造になっている．これに対しカテーテルは単管構造の導管である．集中患者管理に用いられる，循環状態の情報を得るスワン・ガンツ Swan-Ganz カテーテル，血管の中を造影し診断と治療を行うクック Cook カテーテル，緊急血液透析を行うためのダブルルーメンカテーテルなど多種多様なものがあり，カニューレとカテーテルとはキットとして市販されているので，カニュレーションとカテーテリゼーションとを呼び分けることが困難になっている．なお，橈骨動脈や足背動脈に穿刺，留置する場合は副血行路の存在確認のためにアレン試験 Allen test を行う．[380]

●動脈カニュレーション

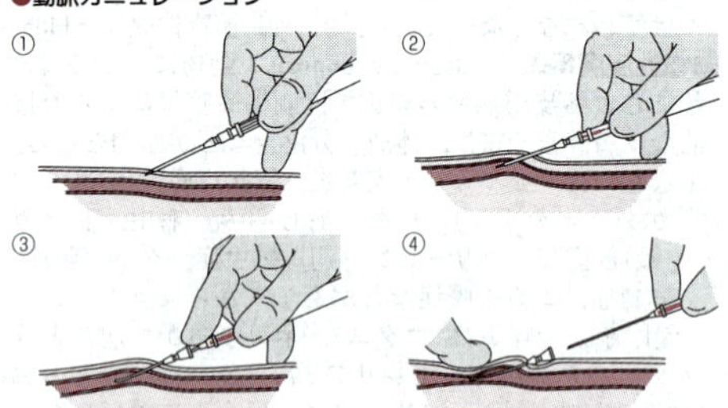

動脈管　arterial duct　［ボタロー管］　胎児循環に特徴的な血管の1つ．胎児の肺動脈と下行大動脈を結ぶバイパスの役割をする．動脈と動脈をつなぐ血管として動脈管と呼ばれる．胎生期のガス交換は胎盤で行われ，肺は機能していないため肺循環はなく，下大静脈から胎児の心臓に戻った血液は大部分が右心房から卵円孔を通って直接左心房に入り，左心室から大動脈に送られる．卵円孔に向かわなかった一部の血液は右心室に入り，頭部と上肢を流れ，上大静脈から還流した静脈血とともに右心室から肺動脈に送られるが，そのほとんどは動脈管を介して下行大動脈に流れ，一部の血流のみが肺に送られる．動脈管は発育中の肺に大量の血液がいかないように，しかも肺の発育に必要とする量は確保できるように調節している．ヒトは誕生と同時

に自力の肺呼吸をしなければならないため，肺組織の形成は第5週のはじめ頃から進行している．誕生後は動脈管の内腔が閉塞し，索状の動脈管索となる．(図参照⇒臍帯静脈⇀1162)[1044] ⇒参胎児循環⇀1869

動脈管開存症 patent ductus arteriosus；PDA ［ボタロー管開存症］ 胎生期の動脈管が出生後も閉じないで，血流短絡路として働き続ける奇形．動脈管はボタロー Leonardo Botallo(1530-87)により記載された大動脈弓部末端と左肺動脈を連結する血管で，通常生後1-2日で生理的に閉鎖して動脈靱帯 ligamentum arteriosus に変わる．動脈管が開いたままの状態では通常，高圧の大動脈から低圧の肺動脈へと左→右短絡血流を生じる．収縮期，拡張期にまたがる連続性雑音が上部胸骨下に聞かれ，左心系の拡大がみられる．心エコー(カラードプラー)検査，心血管カテーテル検査で確診される．肺高血圧を合併すると(アイゼンメンゲル Eisenmenger 化)左⇄右短絡となり，血管雑音は減弱する．短絡を通る血流量により症状は異なり，その血流量は動脈管の内径，肺血管と体血管抵抗，大動脈と肺動脈の圧較差によって変わる．短絡量が多いと肺高血圧症や心不全をきたしやすい．自然経過中に感染性動脈内膜炎の合併や，加齢とともに動脈管および動脈連結部周囲に石灰化を生じる．先天性心奇形の10-18%，全人口の0.3%に出現する．治療は外科的に PDA を結紮・離断するか，カテーテル塞栓術が行われる．[319] ⇒参先天性心疾患⇀1783

●動脈管開存症

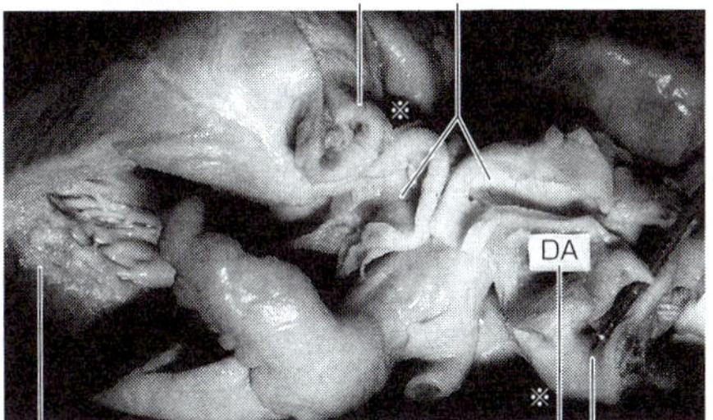

動脈管索 arterial ligament ［ボタロー靱帯］ 肺動脈と大動脈弓の間に存在する索状の結合組織．胎児循環では肺動脈に流入した血液の多くが動脈管を介して大動脈弓に流入するが，出生後に肺の呼吸機能が始まると動脈管は閉塞，退化して動脈管索となる．[202,1052]

動脈鉗子 artery forceps 動脈の一時的閉鎖や，結紮するまでの把持・圧迫に用いられる止血鉗子．大動脈などの太い血管にはフォガティ Fogarty 鉗子，ブラロック Blalock 鉗子，ディベーキー DeBakey 鉗子，クーリー Cooley 鉗子など，末梢血管にはポッツ Potts 鉗子，ブルドッグ鉗子などが使用される．いずれも血流を確実に遮断でき，血管壁の損傷を最小限にとどめられるよう工夫されている．[485]

動脈管閉鎖遅延 delayed closure of patent ductus arteriosus 胎生期に大動脈と肺動脈間の短絡路として働き，新生児期に生理的に閉鎖する動脈管が新生児期を過ぎても開いている状態．低出生体重児の動脈管開存は大部分数か月で閉鎖するので，奇形としての動脈管開存(PDA)とは区別される．[319] ⇒参動脈管開存症⇀2131

動脈グラフト⇒参A-C バイパス術⇀23

動脈血ガス分析 arterial blood gas analysis 動脈血中の pH，酸素分圧(Pa_{O_2})，炭酸ガス分圧(Pa_{CO_2})，重炭酸イオン濃度(HCO_3^-)，塩基過剰 base exess(BE)などの値の検査．これによって，肺におけるガス交換，体液の酸・塩基平衡の状態を知ることができる．血液ガス採血用キットを用いて，大腿動脈，肘動脈，橈骨動脈などを穿刺して採血し，血液ガス分析装置にかけて測定する．なお，Pa_{O_2} 60 mmHg ＝ Sa_{O_2} 90% ＝ Sp_{O_2} 90% の関係は覚えておくと便利である．Sa_{O_2} は動脈血酸素飽和度，Sp_{O_2} はパルスオキシメーターで測定した酸素飽和度．[380]

●動脈血ガス分析値の標準値(空気呼吸時)

pH	7.35-7.45
Pa_{O_2}	80-100 mmHg
Pa_{CO_2}	35-45 mmHg
HCO_3^-	22-26 mEq/L
BE	−2.5〜+2.5 mEq/L
Sa_{O_2}	95-97%
Ca_{O_2}	16-24 mL/dL

注：Ca_{O_2} は動脈血酸素含量(濃度)

動脈血ガス分析法⇒同血液ガス分析⇀887

動脈血酸素含量 arterial blood oxygen content；Ca_{O_2} ［動脈血酸素濃度，Ca_{O_2}］ 単位体積あたりの動脈血液中に存在している酸素の量．赤血球中のヘモグロビン(Hb)と結合した酸素と血液内に溶解している酸素との和．動脈血酸素含量の98-99%は Hb と結合した酸素であり，残りが血液中に溶解している酸素である．[177]

動脈血酸素濃度 arterial oxygen concentration；Ca_{O_2}⇒同動脈血酸素含量⇀2131

動脈血酸素分圧 arterial partial pressure of oxygen, arterial oxygen pressure ［Pa_{O_2}］ 動脈血中の酸素分圧をいう．大気圧 760 mmHg の平地では，動脈血酸素分圧は 100 mmHg で，酸素分子のほとんどはヘモグロビンと結合しており，血中に溶解している酸素分子は少ない．酸素が消費される組織では酸素分圧は 40 mmHg まで低下する．ヘモグロビンと酸素の結合は酸素分圧に依存し(ヘモグロビンの酸素乖離曲線)，酸素分圧の低い組織では酸素を乖離しやすい．つまり，酸素運搬には都合がよい．大気圧が低い高山にいる場合や呼吸器疾患のある患者では，動脈血酸素分圧が低下する．[1335] ⇒参血液ガス⇀885

動脈血酸素飽和度 arterial oxygen saturation；Sa_{O_2}, arterial blood oxygen saturation ［Sa_{O_2}］ 動脈血中の酸素に結合したヘモグロビンの割合．動脈血中の酸素はごく一部は物理的に血中に溶存しているが，大部分は赤血球のヘモグロビン分子に結合している．動脈血酸素飽和度は，$Sa_{O_2} = HbO_2/(Hb + HbO_2) \times 100(\%)$ で表すことができる．健常者では約97.4%．脳の障害を防ぐためには90%以上に維持するほうがよいとされている．臨床では，脈波の測定を併用した経皮的酸素飽和度測定装置(パルスオキシメーター)により採血なしで非侵襲的に Sp_{O_2}(経皮的動脈血酸素飽和度)として簡便に測定される．[177] ⇒参経皮的動脈血酸素飽和度⇀874

動脈血栓〔症〕⇒参動脈塞栓症⇀2133

動脈血炭酸ガス分圧　partial pressure of arterial carbon dioxide；Pa_{CO_2}, partial pressure of carbon dioxide in arterial blood ［動脈血二酸化炭素分圧，Pa_{CO_2}］ 動脈血中の炭酸ガスの分圧．肺胞換気量が減少しているかどうかをみる指標．体循環動脈（肺静脈）内の血液中において，液体中の炭酸ガス分子によって生じる．Pa_{CO_2} は肺胞換気量（$\dot{V}_A$）の指標で，$Pa_{CO_2} = 0.863 \times \dot{V}_{CO_2}/\dot{V}_A$ の関係にあり（$\dot{V}_{CO_2}$ は1分間に産生される炭酸ガス量），$\dot{V}_A$ の低下によって増加し（肺胞低換気），$\dot{V}_A$ の増加によって低下する（肺胞過換気，間質性肺疾患の初期など）．$\dot{V}_A$ が5 L/分以下では $\dot{V}_A$ のわずかな変化でもその影響は大きい．酸塩基平衡からみると Pa_{CO_2} の上昇は呼吸性アシドーシス，低下は呼吸性アルカローシスを示す．Pa_{CO_2} は呼吸中枢で厳密に調節されており，健常者では40±4 Torr に保たれている．記号のPはガス分圧 pressure，aは動脈血 arterial blood，CO_2 は二酸化炭素（炭酸ガス）のこと．$\dot{V}$ は単位時間あたりのガス流量（換気量），Aは肺胞ガス alveolar gas のこと．[177]

動脈血二酸化炭素分圧　partial pressure of carbon dioxide；Pa_{CO_2}⇨同動脈血炭酸ガス分圧→2132

動脈血肺胞気炭酸ガス分圧較差　arterial alveolar carbon dioxide difference⇨同肺胞気動脈血炭酸ガス分圧較差→2353

動脈血肺胞気窒素分圧較差⇨同 aAD_{N_2}→21

動脈硬化症

arteriosclerosis

【概念・定義】 動脈壁に肥厚と弾性の低下（硬化）を呈する病変で，進行すると動脈の狭窄や閉塞をきたす．

【病態】 病理学的には**粥状動脈硬化**（アテローム性動脈硬化），細動脈硬化，メンケベルク動脈硬化 Mönckeberg arteriosclerosis に分類される．中でも粥状動脈硬化が臨床的に重要．細動脈以上の径の動脈に生じ，**大動脈瘤破裂**や腎動脈狭窄のほか，冠状動脈硬化では狭心症や**心筋梗塞**，脳動脈では一過性脳虚血や脳梗塞，四肢動脈では間欠性跛行や足壊疽などの多彩な病変を呈する．リポタンパク質が血管内膜下に沈着し，そこで脂質が変性を受けるのが初期変化と考えられている．血管内腔から単球が動員され，変性リポタンパク質を貪食したマクロファージが泡沫細胞となり炎症や血管平滑筋の増殖などを生じ，石灰化，潰瘍形成，血栓を伴う複合病変へと進展する．

【診断】 X線CTやMRI，冠動脈造影などで血管の狭窄・閉塞状態を確認，プラークの検出をする．また動脈壁のかたさを大動脈波速度（PWV）でみる．ベーチェット Behçet 病などの慢性の血管閉塞を起こす血管炎や血栓塞栓症との鑑別診断をする．

【治療】 高血圧や脂質異常症，喫煙などの危険因子を除去すること，肥満の予防，血管拡張薬による薬物療法を行う．冠状動脈硬化などには経皮的血管形成術，ステント留置などの血行再建術が行われる．[121] ⇨参メンケベルク動脈硬化症→2813，アテローム性動脈硬化症→163

動脈硬化症の看護ケア

【看護への実践応用】 動脈硬化症は全身性の疾患で，喫煙，脂質異常症，高血圧，糖尿病，男性などがリスクファクターであり，生活習慣病の1つと考えられている．脳，心臓，腎臓および四肢の動脈に好発する．脳動脈硬化の症状としては，物忘れ，めまい，頭痛，手足のしびれ，舌のもつれなどが現れ，冠動脈硬化では，胸痛，むくみ，動悸などの症状，下肢閉塞性動脈硬化症の場合は，冷感，しびれ，間欠性跛行がみられる．

【ケアのポイント】 症状の出現や悪化に注意して観察し，血流の改善と維持に努め，疼痛や日常生活の制限による苦痛の緩和を図り，患者が症状の進行を防ぐための自己管理ができるように援助する必要がある．また，高血圧，脂質異常症，糖尿病などの原疾患に対するケアも必要である．患者とともに家族にも患者の状況が理解できるように以下のことを説明し協力が得られるようにする．①動脈硬化によって引き起こされる障害の予防，早期発見に努める．②食事療法として，コレステロールと中性脂肪の調整，ならびに高血圧の予防のために塩分を控えるよう指導する．カロリーが過剰な人には適切なカロリーになるように食事指導を行い，栄養相談を受講してもらう．③急激な血管の収縮と拡張を引き起こす酒，タバコ，急激な運動開始を避ける．④適切な運動が実施できるよう，合併症に注意しながら方法を指導する．⑤肥満があれば標準体重を示し，体重測定を習慣づけ，肥満の改善に努める．⑥処方された薬の作用・副作用を説明し，確実に服用するよう指導する．⑦次回の定期受診を受けるように指導する．[568] ⇨参動脈硬化症→2132

動脈硬化性間欠性跛行（はこう）　arteriosclerotic intermittent claudication　動脈硬化性病変により下肢の主要動脈が狭窄または閉塞して末梢組織の血行障害を生じた結果として起こる歩行障害．歩行により腓腹筋などに疲労感，緊張感，鈍痛が生じ，歩けなくなるが，休憩すると痛みがとれてまた歩行できるようになる状態を繰り返す．動脈硬化性病変の存在部位によらず腓腹筋に最も症状が強い．下腿動脈では足筋に，腸骨動脈では殿筋に疼痛が強い．間欠性跛行は下肢閉塞性動脈硬化症の初発症状として最も多く，特徴的である．同様の症状が腰部脊柱管狭窄症でもみられ，こちらは神経性間欠性跛行と呼ばれる．[1466] ⇨参間欠性跛行（はこう）→585

動脈硬化性血栓　thrombus due to arteriosclerosis　動脈硬化病変を基盤とし，そこに血小板や血液凝固因子などが主体となって形成される血栓．[202,1052]

動脈硬化性腎硬化症　arteriosclerotic nephrosclerosis ［**アテローム硬化症，老人性腎硬化症**］ 腎動脈の主幹またはその分枝のアテローム硬化によるもので，アテローム硬化症，老人性腎硬化症とも呼ばれる．全身のアテローム硬化症の部分症であり，高血圧，糖尿病の合併はこれを促進する．動脈の狭窄，閉塞により腎血管性高血圧の原因となったり，腎梗塞，腎の虚血性の萎縮をきたすことがある．肉眼的に腎はやや萎縮気味となり，表面の不整な凹凸ないし顆粒状変化を示す．[491]

動脈硬化性認知症　arteriosclerotic dementia　脳循環をつかさどる動脈の硬化により，循環不全（脳梗塞，脳虚血）を生じ，その結果として慢性的・不可逆的大脳機能不全をきたすことによる認知症．臨床症状に加えて動脈硬化のリスクファクターの検索や画像検査が診断に有用である．類似の病態を指す用語に，脳動脈硬化性認知症，多発梗塞性認知症，脳血管性認知症などがあるが，現在では動脈硬化やそれによる脳梗塞のみにその原因を限定せず，広く脳血管性認知症と呼ぶことが多い．[1054]

動脈硬化性脳動脈瘤 arteriosclerotic cerebral aneurysm 極度の脳動脈硬化が原因と考えられる動脈瘤．紡錘状を示すことが多く，動脈瘤そのものも肉眼的には黄色みを帯びることが多い．[35]

動脈撮影像 arteriogram 動脈内に挿入したカテーテルから水溶性造影剤を注入しＸ線撮影したもので，血管そのものの病変や血行動態のみならず，全身各臓器の病変の存在診断，質的診断，進展範囲の情報が得られる．撮影法には，空間分解能に優れた直接連続撮影法と，血行動態把握が容易なシネ撮影法がある．[1591] ⇨参アンギオ〔グラフィー〕→201

動脈穿刺 arterial puncture 動脈血から生体情報を得ようとする際に行う採血手技．動脈血から求められるデータには動脈血液ガス，血糖，動脈血中ケトン体，カテコールアミンなどがある．穿刺動脈は橈骨動脈，肘動脈や大腿動脈を用いる．穿刺方法は動脈の拍動を示指と中指でよく触知しながら，動脈の走行にほぼ垂直に穿刺する．なお，抜針後５分間は圧迫止血し，10分間程度止血状態を観察する．[380]

●大腿動脈穿刺

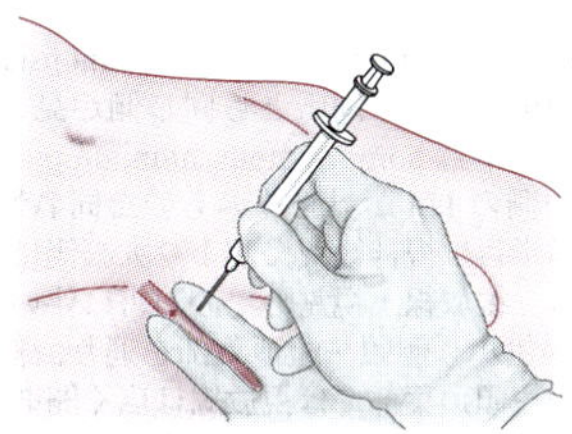

動脈造影法 arteriography；AG 動脈をＸ線的に撮影する方法．動脈を穿刺して直接造影剤を注入する方法と，カテーテルを目的の血管まで進めて造影する方法とがある．[264] ⇨参アンギオ〔グラフィー〕→201

動脈塞栓術 arterial embolization 血管にゼラチンスポンジ，金属製コイルなどの塞栓物質を注入し血流を遮断する方法．止血や腫瘍の壊死を目的に行う治療法．[485]

動脈塞栓症 arterial embolism 遠隔部位から血行性に運ばれた塞栓子 emboli によって頭蓋内動脈，膝窩動脈，大腿動脈，腹部大動脈などの動脈が閉塞され，閉塞部位の灌流域に虚血をきたす病態．塞栓子には心房細動，僧帽弁狭窄症，左室壁運動障害などの左心系心病変による血栓 thrombus が多く，ときに動脈瘤や動脈硬化壁などの病変から剥離した血栓もみられる．感染性心内膜炎に伴う疣贅(ゆうぜい)が塞栓子となることがある．また，外傷や手術などによって動脈内に混入した異物や空気，脂肪が塞栓子となることもある．頭蓋内動脈の塞栓が脳塞栓であり，脳細胞の壊死すなわち脳梗塞となる．腹腔動脈，腸間膜動脈の塞栓では急性腸管壊死を，腎動脈塞栓では血尿，腎梗塞を生じる．四肢の塞栓では患肢の激痛，脈拍消失，蒼白，壊死を生じる．いずれの場合も症状の発現は急激であり，死亡する場合もあるので適切な治療を早急に行う必要がある．[1466]

動脈塞栓性膿瘍 arterial embolic abscess 静脈性に生じた細菌性塞栓が動脈塞栓をきたして膿瘍を形成すること．先天性心疾患で房室中隔欠損がある場合には，脳に血行性に膿瘍が形成されることがある．[1531] ⇨参続発性膿瘍→1838

動脈損傷 arterial injury (trauma) 外傷などによる動脈の損傷．拍動性出血をみる場合は直接圧迫止血か間接圧迫止血を行う．次いで，駆血帯を緩めながら創部をよく観察する．出血がなければそのままの状態で，末梢側の皮膚の色調，脈拍の有無，可能ならばドプラ血流計で血流の有無を確かめる．動脈損傷の治療には，結紮，縫合，吻合などが行われる．動脈損傷は治療後の観察が重要で，①血流維持，②感染徴候などをみる．血流が低下し末梢部が虚血に陥ると，疼痛やチアノーゼが出現し，しびれ感(麻痺)を訴える．また，感染が始まると末梢部の発赤，腫脹がみられ，悪寒，戦慄を伴う発熱をみる．[380]

動脈中層硬化症 medial arteriosclerosis⇨同メンケベルク動脈硬化症→2813

動脈内インフュージョン法⇨同動注化学療法→2118

動脈波 arterial wave 心拍出によって駆出された血液の拍動による動脈壁の変化を記録したもの．末梢の指尖容積脈波は動脈波と静脈波から構成され，動脈波が立ち上がりピークを過ぎたあとに静脈波が続く．通常，診断には頸動脈波が用いられ，大動脈弁狭窄，大動脈弁閉鎖不全の検査に有用である．[1591]

動脈波曲線⇨同脈圧曲線→2772

動脈拍動 arterial pulse 心拍に伴って心臓から動脈に送り出される拍動波で，脈拍として触知される．体表では頸部，肘部，前腕橈側，鼠径部，膝窩部，足背部，後脛骨部で触知する．[618,438] ⇨参頸動脈波→869

動脈瘤 aneurysm 動脈硬化，外傷，感染(梅毒，真菌)などによって脆弱化した動脈壁が限局性，全周性に瘤状に拡張した状態．瘤の壁が本来の壁構造(内膜，中膜，外膜の３層)を保っているものを真性動脈瘤，本来の３層構造が破綻して周囲の結合組織で被覆されたものを仮性動脈瘤と呼ぶ．特殊なものとして，動脈の内膜亀裂から循環血液が動脈壁内に侵入し，中膜が２層に解離した解離性動脈瘤がある．形状からは嚢状動脈瘤，紡錘状動脈瘤に分類される．大動脈から末梢動脈までさまざまな部位に発生し，無症状のことも多いが，拡大すると周囲臓器への圧迫症状がみられる．動脈瘤

●動脈瘤の分類

〈壁構造による動脈瘤の分類〉

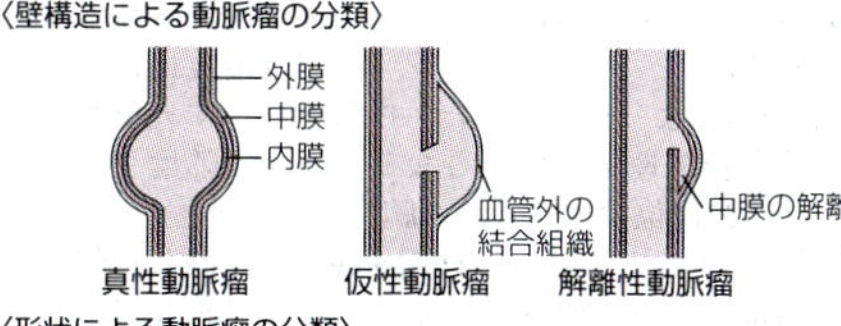

〈形状による動脈瘤の分類〉

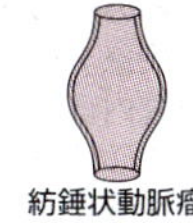

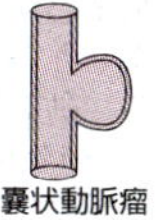

が破裂すると出血により循環障害，ショックをきたす．脳動脈瘤の破裂ではくも膜下出血となる．大動脈瘤では人工血管置換術やステントグラフト留置術が行われる．脳動脈瘤では開頭下に動脈瘤の頸部を金属製の小クリップで閉鎖するクリッピングが標準的に行われる．また，血管内治療としてコイル塞栓術が行われることもある．[1466]

動脈瘤頸部クリッピング　aneurysm neck clipping　動脈瘤に通常用いられる手術法．特殊なクリップ(器具)によって動脈瘤の頸部にクリップをかけ，瘤内への血流を遮断する．[35] ⇨参動脈瘤トラッピング→2134

動脈瘤針　ligature needle, aneurysm needle　動脈瘤などで血管を結紮する際に用いられる手術器具．彎曲した細い金属棒の先に結紮糸を通すための穴があいており，これを剝離した血管の後部に挿入して糸を一巡させる．1本の針に取っ手をつけたルヴェルダン Reverdin 針やデシャン Deschapms 針，両側に針をもつシュミーデン Schmieden 針などがある．[485]

動脈瘤性骨囊腫⇨同動脈瘤様骨囊腫→2134

動脈瘤性静脈瘤　aneurysmal varix　動静脈瘻を形成したために発生する静脈の拡張，蛇行．[202,1052]

動脈瘤トラッピング　trapping of aneurysm　頸部クリッピングが不可能な脳動脈瘤や特殊な動脈瘤に対し用いられる方法．動脈瘤頸部の近位側と遠位側の両血管そのものをクリップし，瘤内への血流を遮断する．[35]

動脈瘤破裂　rupture of aneurysm　動脈瘤とは動脈壁が限局性またはびまん性に脆弱化し拡張したもので，血管壁の構造によって，真性動脈瘤，仮性動脈瘤，解離性動脈瘤に分類する．真性動脈瘤は血管壁としての内膜，中膜，外膜の3層構造は残っている．仮性動脈瘤は，動脈壁が破綻しているが，動脈周囲組織や周囲臓器によって防壁を形成しているもので，外傷性動脈瘤がその典型である．解離性動脈瘤は内膜の一部に亀裂が生じて解離腔を形成し，血液は真腔と解離腔の両方に流れるようになる．動脈瘤が拡大すると隣接臓器への圧迫症状が出現する．切迫破裂や破裂では激しい疼痛，出血性ショックを伴う．また，血管壁が解離する場合は，灼熱感や電撃様疼痛を訴える．治療は動脈瘤に対しては血圧をコントロールし，動脈瘤の性状を精査して治療方針を決定する．動脈瘤破裂は緊急手術が絶対適応である．[380] ⇨参胸部大動脈瘤→769，腹部大動脈瘤→2547，脳動脈瘤→2309

動脈瘤様骨囊腫　aneurysmal bone cyst；ABC　［**動脈瘤性骨囊腫**］　長管骨骨幹端部に発生する良性単発性の血液貯留性骨囊腫．骨皮質が膨隆し，あたかも動脈瘤様であることから，1942年にジャッフィ Henry L. Jaffe (1896-1979)とリヒテンスタイン Louis Lichtenstein (1906-77)により命名された．血液を満たす大小多数の血管腔と線維性結合織からなる．好発年齢は10-20歳代で，好発部位は大腿骨，上腕骨，腓骨，脛骨など．[189]

動脈攣縮(れんしゅく)　arteriospasm　一時的な動脈平滑筋の収縮によって灌流域に虚血をきたす血管内腔の機能的狭窄．異型狭心症のみならず，その他の狭心症や急性心筋梗塞などといった虚血性心疾患全般の発症にかかわっている．動脈硬化による血管内皮障害があり一酸化窒素(NO)の生成放出が障害されて血管トーヌス(緊張)が亢進した状態にあると，血管作動物質に対して血管平滑筋が病的に強い収縮をきたしやすくなると考えられている．夜間や早朝は副交感神経の活動が亢進し，神経終末からアセチルコリンが分泌されてムスカリン受容体を刺激するが，内皮障害がある場合には直接血管収縮を生じやすくなる．また，早朝に交感神経が突然刺激されるとα受容体の活動がβ受容体よりも優位になり，早朝の軽い労作によっても動脈収縮をきたしやすくなる．[55] ⇨参血管収縮→900，冠〔状〕動脈攣縮(れんしゅく)→614

ドゥ=ミュッセ徴候　de Musset sign⇨同ミュッセ徴候→2774

冬眠腫⇨同ハイベルノーマ→2351

冬眠心筋　hibernating myocardium, myocardial hibernation　心筋壊死には陥っていないものの，慢性的な冠動脈血流の低下のために，心収縮能の低下を起こしている可逆性の心筋虚血病態．血行再建などにより冠動脈の血流が改善することで心機能の回復が期待される．評価には負荷心エコーや核医学検査が有用．[202,1052] ⇨参気絶心筋→689

冬眠腺腫　hibernoma　［**越冬腺腫**］　冬眠する動物には特殊な脂肪が存在するが，それに似た脂肪細胞からなる良性の新生物がヒトにできたもの．殿部や背部に生じることが多い．[485]

冬眠療法⇨同人工冬眠→1545

同名静脈⇨同伴行静脈→2408

同名性四半盲⇨同同名性四分盲→2134

同名性四分盲　homonymous quadrantanopsia　［**同名性四半盲，同側四半盲**］　両眼とも同じ側が見えないことを同名(同側)半盲 homonymous hemianopsia といい，このうち同側の1/4が見えないものを同名性四分盲と呼ぶ．同名半盲は視神経交叉部より大脳側に近い視索，外側膝状体，視放線，視覚野での障害に伴い発生する．視放線は内包から側頭～頭頂葉部を通り，後頭葉に達する．側頭～頭頂葉部では視放線は広く開散しており，マイアー係蹄 Meyer loop は側頭葉前端にあり，この部分の障害では上同名四分盲をみる．側頭～頭頂葉では，上下視野の線維が分かれており，下部が障害されれば上同名性四分盲となり，上部が障害されれば下同名性四分盲となる．後頭葉に近づくにつれて，完全同名半盲の形になる．[1245] ⇨参半盲→2421，同側半盲→2117

透明帯　zona pellucida　卵子の外層にある厚い透明な無細胞性の膜．卵巣内部において，卵子の発育中に卵子から分泌されてできる．精子は透明帯と結合し先端(先体)反応が起こる．受精卵は着床の過程で透明帯から脱する．着床したのちに透明帯は消失する．[996] ⇨参卵巣→2906

透明帯除去ハムスター卵精子侵入試験　zona free hamster-egg sperm penetration test　［**ハムスターテスト**］　卵子周囲の透明帯を除去したハムスター卵子にヒト精子が侵入できることを利用して，精子に受精能があるか否かを検査する方法(精子機能テスト)．[998]

透明帯反応　zona reaction　透明帯は卵を包む厚い透明な無細胞性の膜．発育中の卵子の中でつくられ，精子はこの膜を貫通して受精する．正常の受精過程で働く多数の精子の受精を阻止する機構を透明帯反応という．

透明中隔　septum pellucidum　両側側脳室の内側の壁で，左右別々に形成されたものが融合して形成される．

融合しないときには，第5脳室いわゆる透明中隔腔 cavum septi pellucidi となる．小児では星細胞から，成人では脳室上衣細胞からなっている．[1245]

透明中隔腔 cavity of translucent septum ［第5脳室］ 正常の場合，透明中隔は両側脳室間にほぼ垂直の線をなす，ごく狭い空間として存在．この空間が大きな腔となり，脳室との交通がないと両側側脳室前角間の距離が増し，透明中隔腔嚢胞となる．おおむね，新生児すべてにみられる．脳室との交通があれば，側脳室間にいわゆる第5脳室の形でみられる．成人では約10%に存在し，無症候性である．[35]

同名半盲⇨同同側半盲⇀2117

糖輸送体 sugar transporter ［糖輸送担体，ブドウ糖輸送担体］ 糖を細胞膜を通して，細胞内に取り込む膜タンパク質．促進拡散による受動輸送型と能動輸送型の2種類がある．前者にはアミノ酸相同性をもつ数種のグルコーストランスポーター glucose transporter (GLUT 1-5,7)がある．GLUT 1はほとんどの細胞に発現してグルコース需要をまかなう．GLUT 2は主に肝臓などでグルコースを血中に運び出し，GLUT 3は脳のグルコース輸送に重要な役割を果たしている．GLUT 4は筋肉と脂肪組織の糖輸送体で量的には身体の大部分のグルコース輸送を行っている．インスリンや運動によって活性化され，グルコースの取り込みを増加させる．グルコースの輸送障害による病態には，良性腎糖尿，脳脊髄糖減少，細菌性髄膜炎あるいは髄膜癌腫症，糖尿病などがある．能動輸送の糖輸送体 (SGLT 1-2)はナトリウムイオン(Na^+)の輸送と共役することでグルコースを輸送する．[1303] ⇨参グルコース輸送体⇀834

糖輸送担体⇨同糖輸送体⇀2135

灯油中毒 kerosene poisoning 灯油(石油)の経口摂取ないし，その蒸気の吸入による中毒状態．吸入毒性のほうが経口毒性よりも50倍強い．経口摂取中毒の症状は眠気，心拍促進，振戦，発熱を呈し，また吸引すると激しい肺臓炎を認める．催吐は禁忌．経口摂取に対する治療は，植物油(30-60 mL)を飲ませて胃の灯油の吸収を抑え，大量の水，生理食塩水ないし3% 重曹水で胃洗浄を行う．吸入時はアルコール様の一時的陶酔，多幸感，頭痛，めまいなどが現れる．治療は新鮮な空気と酸素の吸入，症状により呼吸補助を行う．カテコールアミンは致死的不整脈を誘発しかねないため禁忌．[1122] ⇨参石油製品中毒⇀1726

灯油皮膚炎 dermatitis due to kerosene 灯油との接触が原因で生じる皮膚炎．灯油がしみ込んだ衣服の長時間着用などにより，紅斑，浮腫，小水疱，びらんなどを認め，熱傷に症状が類似する．下着のゴムが当たるような密着している部位に症状が高度に出現することがある．治療はステロイド外用が有用．[395]

東洋医学 oriental medicine 2,000年以上前に中国医学，インド医学などによって成立して伝承発展した医学全般を指す．漢方，鍼灸，中医学，韓国の伝統医学(韓医学)，気功，あんま，呼吸法，食養生，民間療法などが含まれる．社団法人日本東洋医学会の専門医制度の研修カリキュラムには，漢方医学の歴史，基本構造，基本理念，漢方方剤の性格，証の定義，病態と治療(陰陽，虚実，寒熱，表裏，六病位，気血水，五臓六腑)，漢方の診断法(望診，聞診，問診，切診)，治療学(補法，瀉法，先表後裏，食養生，未病)，『傷寒論』などの重要古典条文，薬物学(生薬，和漢薬，漢方薬，四気・五味，方格の変化)，方剤(桂枝湯類，柴胡剤，瀉心湯類，麻黄剤，附子剤，地黄剤，人参湯類など)，副作用・相互作用，剤形(湯液，丸剤，散剤，エキス剤，外用剤)，領域別疾患と漢方，鍼灸(手技，種類，病態把握，診断法，治療法：標治法・本治法，経絡・経穴，適応・禁忌)，その他の伝統医学などが含まれている．[1170]

等容拡張(弛緩)期 isovolumetric relaxation phase 心周期において，拡張期初期は心室内圧が低下し大動脈圧や肺動脈圧を下回った際に半月弁が閉鎖する．その後も心室内圧は低下し続けるが，房室弁が開放するまでに時間差が存在する．これを等容性拡張期という．この間は心室内腔の容積に変化がないため，等容積性拡張期ともいう．[1591] ⇨参等容積性拡張期⇀2136

東洋眼虫 oriental eye worm, *Thelazia callipaeda* アジア地域に分布．成虫は1 cm前後の大きさで，終宿主であるイヌやネコの結膜嚢や涙管に寄生する．ヒトも終宿主になる．中間宿主はショウジョウバエ科のメマトイで，幼虫をもったメマトイが終宿主の涙をなめる際に感染すると考えられる．[288]

動揺胸壁 flail chest ［フレイルチェスト，胸壁動揺］ 胸壁の非穿通性外傷の中で最重症の病態の1つ．多発肋骨骨折を伴い，低酸素血症で救命救急センターや集中治療室での専門的治療を必要とする．隣接する3本以上の肋骨がそれぞれ2か所以上で骨折した場合や胸骨骨折に両側肋軟骨骨折を伴う場合に，正常呼吸運動とは逆の動き，すなわち吸気時に陥没し，呼気時に膨隆する(奇異呼吸)現象がみられる．これを動揺胸壁(フレイルチェスト)と呼ぶ．治療は除痛と低酸素血症の改善が主体となる．除痛にはリドカイン塩酸塩を用いた持続硬膜外鎮痛法を行う．低酸素血症に対しては気管内挿管して人工呼吸器による間欠的陽圧呼吸法を行いつつ動揺胸郭の安定化(内固定)を図る．また，喀痰による無気肺が呼吸状態を悪化させるので，加湿吸入法と頻回の喀痰吸引を行う．また，外傷性気胸を合併していることが多く，気胸に対しては胸腔ドレナージを行う．その後はこのまま治癒を待つ方法と，骨折した肋骨を固定し治療期間を短縮させる方法がある．[494] ⇨参胸郭損傷⇀750

等容収縮期 isovolumetric contraction phase 心周期において，心電図上QRS群開始に引き続き心室の収縮が開始し，心室圧の上昇が心房圧を上回ると房室弁が閉鎖する．心室内圧が大動脈圧，肺動脈圧を上回り半月弁が開放されるまでの間を等容収縮期という．この期間は房室弁が閉鎖されていて半月弁が開放されていないので，心室内の容積が一定となり，心室筋は収縮し，心室の形，位置は変化するが，血液の駆出はまだみられない．[1591] ⇨参等容積性収縮期⇀2136

動揺性肩関節症 loose shoulder 肩関節を構成する骨や筋肉には異常がなく，関節に異常な動揺性が認められる症候群のこと．明らかな外傷の既往はないのに，肩がだるい，運動時に鈍痛がある，肩が抜けるような不安感がある，持久力がない，などの症状を訴えることが多い．確定診断には関節唇損傷，インピンジメント

impingement 症候群，麻痺に伴う動揺関節，エーラース・ダンロス Ehlers-Danlos 症候群に伴う関節弛緩など，肩の動揺性を生ずる他の疾患を除外する必要がある．治療は肩関節周囲筋の筋力強化を中心とした保存的治療が主体であるが，難治性の場合は手術的治療が行われることもある．[1371]

等容性収縮時間　isovolumetric contraction time；ICT　心収縮の際に房室弁が閉鎖し，大動脈弁，肺動脈弁が開放されるまでの時間．この間は心室内圧は上昇するが，容積は変化していないため等容性収縮時間と呼ばれる．正常範囲は 0.018-0.05 秒．心不全，徐脈，脚ブロックなどの心室伝導障害や高血圧では延長する．[1591]

動揺性歩行　waddling gait　［**アヒル歩行，よちよち歩行**］　腰帯筋力の低下のために一歩ごとに骨盤が傾きアヒルのように腰を左右に振って歩く歩幅の狭い歩行．進行性筋ジストロフィーに特有な歩行．[1534]

等容積性拡張期　isovolumetric dilatation phase　［**心室等容拡張期**］　心室が拡張を始めると心室内圧は急速に下降を開始し，大動脈弁は閉鎖する．この時期は大動脈弁と房室弁が閉じているため，容積が変化なく拡張する．この拡張期を指す．[226] ⇨参等容拡張(弛緩)期→2135

等容積性収縮期　isovolumetric contraction phase　［**心室等容収縮期**］　心室が収縮を開始すると心室内圧はすぐに心房内圧より大きくなるので房室弁は閉鎖する．しかし，大動脈内圧より低いので大動脈弁は閉じたままである．入り口も出口も閉じた心室内腔に非圧縮性の血液を満たして収縮が行われるので，心室の容積の変化が起こらずに収縮する．この収縮期を指す．[226] ⇨参等容収縮期→2135

動揺病　motion sickness　［**加速度病，乗物酔い**］　乗物酔いともいい，本質は空間認知障害であり，感覚混乱により発症するとされている．船酔い，車酔い，空酔いなどに分類されるが発症のメカニズムは同じ．代表的な症状は，悪心・嘔吐，顔面蒼白，冷汗．動揺病の罹患は個人差が大きく，感受性は男性より女性のほうが高く，2 歳以下や 50 歳以上ではほとんど罹患しない．治療には抗ヒスタミン薬の投与がなされるが，刺激がなくなれば比較的速やかに消失し，また持続したとしても慣れれば 3-5 日程度で減弱するとされている．[509]

洞様毛細血管　sinusoidal capillary⇨同類洞→2965

東洋毛様線虫　*Trichostrongylus orientalis*　アジア地域に分布し，ヒトの小腸上部に頭部を刺入して寄生する 4-7 mm の細い線虫．糞便とともに排出された虫卵は発育して孵化し幼虫となる．終宿主に経口摂取された幼虫は小腸上部で成虫となる．寄生数が少ない場合は無症状のことが多いが，多数寄生すると腹痛や悪心，食欲不振などの症状が発現し，貧血を生じることもある．[288]

東洋瘤腫⇨同皮膚リーシュマニア症→2477

投与日数　dosing period　「保険医療機関及び保険医療養担当規則」第 20 条 2 項(投薬)では，「イ　投薬は，必要があると認められる場合に行う．ロ　治療上 1 剤で足りる場合には 1 剤を投与し，必要があると認められる場合に 2 剤以上を投与する．(中略)へ　投与量は，予見することができる必要期間に従ったものでなければならないこととし，厚生労働大臣が定める内服薬及び外用薬については当該厚生労働大臣が定める内服薬及び外用薬ごとに 1 回 14 日分，30 日分，又は 90 日分を限度とする」と診療の具体的方針が規定されている．医師は，これらのことを十分に認識し投与日数を予見する必要があり，薬剤の種類，病状，疾患により投与日数は医学的な判断のもとその裁量によって決定される．[530]

倒乱視　against-the-rule astigmatism，inverse astigmatism　正乱視の主経線による分類で，強主経線が水平方向の 180 度である乱視をいう．[975] ⇨参乱視→2905，直乱視→2025

洞リズム⇨同洞調律→2119

洞律動⇨同洞調律→2119

頭瘤　cephalocele　［**脳瘤**］　頭蓋閉鎖不全に伴い，頭蓋外にある嚢胞内に大脳あるいは小脳の一部が入り込んだ状態．脊髄髄膜瘤の 5 症例につき 1 例の割合で認める．[35] ⇨参脊髄髄膜瘤→1719

当量域　equivalent zone⇨同最適比→1166

透亮像　translucent area　X 線写真で，相対的に X 線透過性が高い(すなわち黒く見える)ことを表現する言葉．例えば胸部 X 線写真では，ブラ(気腫性嚢胞)，空洞，肺気腫などが透亮像としてみられる．[264]

同僚評価　peer review　ある職能において同じ立場にいる者が，他の人を評価すること．監査などで，同じ病院の看護師が他の病棟に出向いてその部署の看護師のパフォーマンスや記録などを評価する場合もある．同じ施設内とは限らず，同業者として他病院の機能を評価する場合も同僚評価である．[415] ⇨参ピアレビュー→2424

同類交配　assortative mating　［**選択交配**］　有性生殖において配偶者の選択が完全な無作為でなく，特定の種類の雌が特定の種類の雄と交配する傾向がある場合をいう．ヒトにおける交配(結婚)はこのタイプである．[368]

トゥレット障害　Tourette disorder　［**ジル=ド=ラ=トゥレット症候群，チック病，ブリソー病**］　多発運動性チック，および単発性か多発性の音声チックが現在あったか，あるいは過去にあったかするチック障害の一形式であるが，両方が同時に存在する必要はない．18 歳未満，多くは 2-13 歳の間に単純性チックとして発病．10 歳を過ぎると汚言が増え，思春期には増悪する傾向がある．成人期まで続くこともあるが，青年期・成人期に入って軽症化したり，ときには自然治癒することもある．運動性チックのなかには首を急速に振る，肩をすくめる，顔をしかめるなどのものがある．音声チックには爆発的で反復的な発声，咳ばらい，卑猥な言葉を発するなどがあげられる．物質や身体性疾患に伴って同様の症状が生じても，この診断名から除外される．ハロペリドールなどのドパミン性遮断薬が有効．[209] ⇨参チック症→1972，汚言症→404

登録　registration　広義には一定の事項を公の帳簿にのせること．疾病登録はあらかじめ規定した疾病について，必要な情報を収集し，利用可能な状態で保存することをいう．通常は疾病の罹患率の推測，受診状況の把握，予後の推定などを目的としている．登録情報を患者管理や患者サービスに利用する場合もある．わが国では，公的には感染症予防法に基づく特定の感染症患者の保健所への登録制度がある．その他，特定の地

域や学会単位で，癌，脳卒中，難病などの特定疾患の登録が行われている.[21] ⇨参疾病登録→1319

登録看護師 registered nurse；RN アメリカの州で認定された看護教育課程を修了し，全米の看護師を対象とした連盟試験(NCLEX-RN)に合格し，登録された看護師のこと.[321]

登録販売者 registered salesperson 2006(平成 18)年の「薬事法」改正で薬種商制度が廃止され，創設された医薬品登録販売者制度で，医薬品リスク区分の第二類および第三類の一般用医薬品を販売する際に必要な資格．第一類の一般用医薬品とは安全性上特に注意を要する成分を含む薬剤(H_2 ブロッカーなど)で薬剤師にしか販売は認められていないが，第二類(主なかぜ薬，解熱鎮痛薬，胃腸鎮痛鎮痙薬など)，第三類(ビタミンB・C含有保健薬，主な整腸薬，消化薬など)は登録販売者でも販売が可能である．登録販売者の第 1 回資格試験は2008 年 8 月から 10 月にかけて全国で実施され，合格者数は約 4 万人(受験者数約 6 万人，合格率約 68%)であった．受験資格は学歴(高卒程度)＋1 年以上の実地経験(およびそれを証明する書類)などである．登録販売者制度は 2009 年 6 月 1 日から施行されている．

当惑作話 confabulation out of embarrassment 作話は無意識的に事実に合わないつくり話をすることであるが，多くは記憶障害(健忘)によって空白になった記憶を補うためにする当惑作話である．なお，意識的につくり話をする虚言とは区別される.[579]

トーシック・ビング奇形症候群 Taussig-Bing anomaly syndrome⇨同タウシッヒ・ビング奇形→1907

ドーセット Marion Dorset アメリカの生化学者(1872-1935)．全卵およびリンゲル液からなるドーセット卵培地を工夫した．この培地は結核菌の培養に用いられることが多い.[1531]

トータルクオリティコントロール⇨同TQC→114

トータルクオリティマネジメント⇨同TQM→114

トータルペイン total pain ［全人的苦痛］ 近代ホスピス運動の創始者とされるソンダーズ Dame Cicely Saunders(1918-2005，イギリスの看護師，ソーシャルワーカーを経て 39 歳で医師となった)は，末期癌患者とのかかわりを通して，癌の苦痛を一面的な身体的苦痛としてでなく，total pain(全人的苦痛)ととらえた．これには 4 つの因子，すなわち身体的苦痛(直接的な身体の痛み，症状)，精神的苦痛(不安，恐れ，怒り，いらだち，孤独)，社会的苦痛(家庭，家計，仕事に関する問題)，スピリチュアルな苦痛(死生観，人生の意味)があるとし，これらが相乗して，患者の苦痛を形成しているとした．この考え方が後年，疼痛治療への関心を高め，ホスピスや緩和医療，緩和ケアにおいて結実することになる.[1321]

トータルヘルスプロモーションプラン Total Health Promotion Plan；THP ［健康保持増進計画，THP］ 1988(昭和 63)年の「労働安全衛生法」の改正により，労働者の心身両面にわたる健康保持・増進措置の実施が事業者の努力義務として法制化された事業の名称．スローガンは「心とからだの健康づくり」で，生活全体の健康管理を目的としており，職域はもちろんのこと，家庭・地域社会での調和などが対象となる．基本施策は，労働者健康保持増進対策を推進するための人材の育成および登録，サービス機関などの認定と事業者が行う健康測定・健康指導などに対する助成など．具体的な内容は，労働者の健康測定として，問診，生活状況調査，診察，医学的検査，運動機能検査を行うこと，および健康測定の結果に基づき，個々の労働者に応じた運動指導，心理相談，栄養指導，保健指導を行うこと．事業の実際の推進には，産業医，ヘルスケアトレーナー，ヘルスケアリーダー，産業保健指導者，心理相談員，産業栄養指導者のスタッフが当たる.[1015]

●THP における健康づくりスタッフと役割

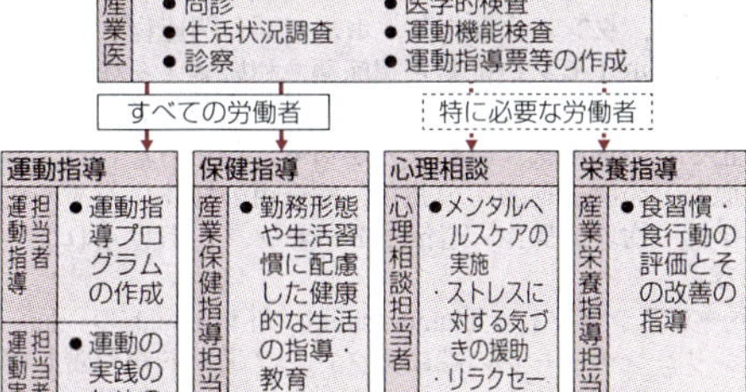

(財)厚生統計協会：国民衛生の動向・厚生の指標 増刊56(9)：320，図4，2009

トーチ TORCH トキソプラズマ toxoplasmosis，その他 others(水痘，コクサッキーなど)，風疹 rubella virus，サイトメガロウイルス cytomegalovirus，単純ヘルペスウイルス herpes simplex virus の頭文字．胎児期の感染症を意味し，TORCH と呼ばれる.[1631] ⇨参トーチ症候群→2137

トーチ症候群 TORCH syndrome 母子間の垂直感染が原因で起こる先天性胎児異常のこと．肝脾腫，黄疸，紫斑，肺臓炎，髄膜脳炎などの共通した異常を呈する症候群．TORCH とは，T(toxoplasmosis)：トキソプラズマ，O(others)：梅毒，コクサッキーウイルスなど，R(rubella)：風疹，C(cytomegalovirus)：サイトメガロウイルス，H(herpes simplex virus)：単純ヘルペスウイルス，による母子感染症である．妊娠中に母体がこれらの病原体の初感染を受けた場合に，胎盤を介して胎児に病原体が移行(胎内感染)する．診断はスクリーニング検査を含め血清学診断によるところが大きい．胎内感染の確定診断には胎児採血などの侵襲的検査が必要．代用として胎児超音波で厳重観察する．病原体によっては妊娠中に母体への抗ウイルス薬や抗生物質も考慮される．TORCH 症候群を発症した児は後遺症を残す可能性が高い.[454]

トート Thoth 古代エジプトの学問と知恵の神．月とかかわりがあり，「諸天の主」「夜の美」「沈黙せる存在」などさまざまの称号をもつ．トキ(朱鷺)の頭をもつ神像として現れ，ときにヒヒの姿をとる．新年に大祭が行われ，多くの祭祀において犬頭の類人猿の姿で現れる．はじめヘルモポリスの書記の神として崇められ，神殿医の守護神であった．医術の神とされる．ナイル川の氾濫と関係づけられることもあった．魔術にたけ，全国の書記の保護者であった．『トートの書』という 42 巻のパピルス文書はこの神によるものとされる．この書の最終部分の 6 巻は医学が主題である．ギリシャ人

とローマ人はこの神をヘルメス Hermes(メルクリウス Mercurius)神と同一視し，後世のグノーシス主義ではヘルメス=トリスメギストス Hermes Trismegistus(3倍も偉大なヘルメス)といわれる．ローマ帝国時代の占星術，錬金術および魔術にかかわるヘルメス文書(150-300)はエジプトの伝承に由来するものとされる．[733]

トーヌス tonus⇨参筋緊張→793

ドーパ⇨同ドパ→2157

ドーピング doping スポーツ選手の能力を薬理的・化学的・物理的な方法により一時的に高め，競技会での成績を上げること．世界アンチドーピング機構(WADA)が禁止物質と禁止方法を規定している．禁止物質は，タンパク同化薬，ホルモンと関連物質，β_2 作用薬，ホルモン拮抗薬と調節薬，利尿薬とその他の隠蔽薬の5つで，これらは常時禁止．ほかに競技会で禁止される興奮薬，麻薬などがある．禁止方法には，輸血などの酸素運搬能の強化，検査用の検体に対する化学的・物理的操作，遺伝子ドーピングがあげられている．[41]

トーマスシャント Thomas shunt 外シャントの一種．シリコンチューブの端にダクロンフェルトが付着しており，血管と縫合できるようになっている．外シャントは末梢の動静脈をシリコンチューブで連結して体外循環用のブラッドアクセスとするものであり，一般的には一時的な使用を目的とする．外シャントの問題点として，閉塞，血栓，感染などがあげられ，近年は一時的ブラッドアクセスとしてはダブルルーメンカテーテルが主流となっている．[491]

トーマスヒール Thomas heel 靴型装具をつくる際に，扁平足などの足部の矯正を目的につくられた特殊な形をした踵．踵の内側を前へ延長し，足底の内側支持性を高め足部の縦アーチを確保し，外反扁平足を矯正する．これとは逆に踵の外側を延長し，足底外側支持性を高め内反尖足の矯正を目的としたものが逆トーマスヒールである．[840] ⇨参自助具→1288

トーマス免荷装具 Thomas non-weight bearing orthosis 長下肢装具の1つで，装具上縁に坐骨をのせることで体重を受け，足の下のあぶみ(足の内くるぶしから外くるぶしに渡るU字形の下肢装具の部品)から足を浮かせた構造をとる．股関節や膝関節，大腿骨などの骨折の際に装着すると，患部に体重がかからない．[840]

トーマ・ツァイス計算板(盤) Thoma-Zeiss counting chamber 血球計算板(盤)の1つであるが，わが国ではビュルケル・チュルク Bürker-Türk 式や改良ノイバウエル Neubauer 式が一般的であり，あまり用いられていない．トーマ Richard Thoma はドイツの組織学者(1847-1923)．ツァイス Carl Zeiss はドイツの光学者(1816-88)．[1131]

ドール手術《心室瘤の》 Dor operation, Endoventricular circular patch plasty；EVCPP 1997年にモナコの心臓外科医ドール Vincent Dor らが，虚血性心筋症において前壁中隔を縫縮した症例の長期予後の検討から，この左室形成術は虚血性心筋症に対する手術として心臓移植に変わりうる方法と報告．1980年代からドールらは，左室瘤に対し，瘤切除後に直接瘤壁を縫合閉鎖するのではなく，切除部分にパッチを用いた左室形成を行ってきており，この方法を虚血性心筋症に応用した．まず梗塞に陥った左室前壁を切開し，前壁中隔に1針のタバコ縫合(フォンタン Fontan 縫合)をかけ，縫縮することにより生じた開口部に2×3cm程度のパッチを当て左室を形成する．左室がきわめて拡大した例では，形成後に左室の形態が球形になることも少なくない．[136] ⇨参左室形成術→1186

●ドール手術

①
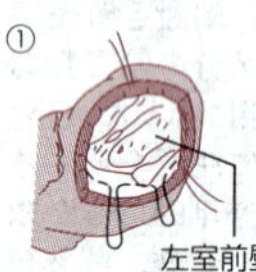

②
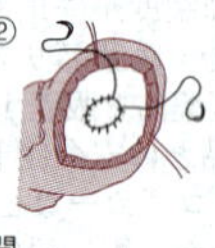
③
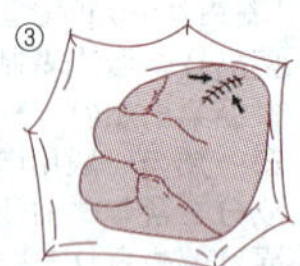

トーンワルド病 Tornwaldt disease 咽頭扁桃の基部にある鼻咽頭嚢・鼻咽頭管の遺残の開口部が閉鎖されて生じた嚢胞に感染が起こり膿瘍となるもの．主な症状に膿性の後鼻漏と頑固な頭痛がある．後鼻鏡や鼻腔ファイバースコープで上咽頭後壁の膨隆，鼻咽頭嚢開口部の膿汁流出や痂皮の付着がみられれば診断可能である．治療は嚢胞前壁を切除し嚢胞を開放する．トーンワルド Gustav Ludwig Tornwaldt はドイツの医師(1843-1910)．[701]

トガウイルス科 *Togaviridae* 一本鎖でプラス極性のRNAゲノムで，エンベロープ(外被膜)をもち，大きさが60-70nmの球形ウイルス．アルファウイルス属〔特に蚊によって媒介されヒトに感染するウイルス．東部ウマ脳炎ウイルス，西部ウマ脳炎ウイルスなどがあり、アルボウイルス(節足動物媒介性ウイルス)とも呼ばれる〕と風疹ウイルスの属するルビウイルス属で構成される．[1113]

兎眼(とがん) lagophthalmos, hare eye ［**兎眼**(とがん)**性角膜炎**］ 何らかの原因で閉瞼を十分に行うことができなくなり，角膜や結膜の表面が乾燥する状態．眼球突出，眼瞼の瘢痕，糖尿病や顔面神経麻痺による眼輪筋麻痺などが原因となる．乾燥のため，角結膜の炎症や上皮障害を生じる．重症の場合，角膜びらんや角膜潰瘍となり，細菌や真菌の感染を伴うこともある．[1130]

兎眼(とがん)**性角膜炎** exposure keratitis⇨同兎眼(とがん)→2138

トキシコデンドロール toxicodendrol⇨同ウルシオール→333

トキシコロジー⇨同毒理学→2152

ドキシサイクリン塩酸塩水和物 doxycycline hydrochloride hydrate；DOXY テトラサイクリン系抗生物質の1つ．グラム陽性菌，グラム陰性菌，マイコプラズマ，Q熱リケッチアなどに対して細菌のタンパク合成阻害による抗菌作用を示す．テトラサイクリン塩酸塩に比べ安定で腸管からの吸収性がよく，投与量の大半が胆汁中を経て糞便中に排泄されるため，腎障害時でも体内動態が変化せず，通常量を投与できる．血中濃度半減期は11-13時間で有効血中濃度が長時間持続されるため，1日1回投与が可能．小児で歯牙着色，エナメル質形成不全などのおそれがある．[204.1304] 商ビブラマイシン

トキシックショック症候群 toxic shock syndrome；TSS ［**毒性ショック症候群**］ 黄色ブドウ球菌の産生毒素が原因で起こる重篤な急性疾患．主に月経中の腟内タンポ

ンの取り出し忘れなど誤って使用したときに発生する．突然の高熱，発疹，発赤，倦怠感，嘔吐，下痢などの症状を示し，死に至ることもある．黄色ブドウ球菌は鼻腔，皮膚，腋窩などにも存在し，切創や熱傷が原因で男女を問わず発症することもある．[998]

トキソイド　toxoid　無毒化毒素．ジフテリアや破傷風などの予防接種では，病原体由来毒素 toxin をホルマリンなどで化学的に処理することで不活化させ，免疫原性を維持した形でワクチンとして使う．トキソイド注射により，特異免疫が誘導される．[1439] ⇨参ワクチン→3007

トキソカラ症　toxocariasis⇨同イヌ回虫症→270

トキソプラズマ抗体検査　*Toxoplasma* antibody test　トキソプラズマ *Toxoplasma gondii* 感染の血清学的検査法．初感染の診断には IgM 抗体の証明あるいは IgG 抗体の経時的上昇が参考になる．[1615]

トキソプラズマ症　toxoplasmosis　ヒトのトキソプラズマ症には先天性と後天性がある．妊娠中の母体が初感染を受けると経胎盤的に胎児に感染し先天性トキソプラズマ症を発症する．主な症状は，網脈絡膜炎，水頭症，脳内石灰化，精神運動障害などである．後天性トキソプラズマ症はリンパ節炎や網脈絡膜炎などがあるが，無症状のまま経過することが多い．免疫が障害されているとトキソプラズマ脳症（炎）が発症することがあり，HIV 感染者などの免疫が障害されている場合は特に注意を要する感染症である．[288] ⇨参先天性トキソプラズマ症→1785

トキソプラズマ性網脈絡膜炎　toxoplasmic retinochoroiditis ⇨同眼トキソプラズマ症→645

トキソプラズマ脳炎　toxoplasmic encephalitis　トキソプラズマ・ゴンディー *Toxoplasma gondii* による中枢神経系の感染症．ヒト免疫不全ウイルス（HIV）感染者の増大に伴い，症例が増加している．発熱，頭痛，リンパ節腫大，意識障害，項部硬直に痙攣を合併することが多く，失語症や片麻痺などの巣症状が亜急性に出現する．脳膿瘍を形成しやすい．肺炎，心筋炎，網脈絡膜炎などの合併もまれではない．MRI 造影画像でリング状に造影される病巣が，しばしば皮質・皮髄境界部，基底核に孤発または多発する．髄液中 IgG 抗体が高値を示す．ピリメタミン，スルファジアジンによる治療が必要である．[1245]

ドキソルビシン塩酸塩　doxorubicin hydrochloride；DXR（DOX）［DXR，ADM，アドリアマイシン］　抗悪性腫瘍薬の1つ．慣用名でアドリアマイシンと呼ばれることも多い．1967年イタリアで発見されたアントラサイクリン系の抗腫瘍性抗生物質で，腫瘍細胞の DNA と複合体を形成して DNA ポリメラーゼ反応，RNA ポリメラーゼ反応を阻害し，DNA，RNA いずれもの生合成を抑制して抗腫瘍作用を発揮する．注射剤があり，悪性リンパ腫，肺癌，胃癌などの消化器癌，乳癌，骨肉腫に投与されるほか，M-VAC 療法と称されるメトトレキサート，ビンブラスチン硫酸塩，シスプラチンとの併用が尿路上皮癌に適応．アントラサイクリン系薬には用量依存性の心毒性があり，ドキソルビシンでは総投与量が 500 mg/m^2 を超えると重篤な心筋障害を生じるおそれがある．新たに開発されたリポソーム化製剤は，エイズ関連カポジ Kaposi 肉腫と癌化学療法後に増悪した卵巣癌のみに適応をもっており，従来の注射剤とは有効性や安全性が異なるため，代替品としての使用はできないことに注意．[204,1304] 商アドリアシン

とぎれ言葉⇨同断綴（だんてつ）言語→1949

鍍銀（とぎん）染色法　silver impregnation method ［銀染色］　組織を硝酸銀などの銀塩の液に浸してホルマリンやピロガロールなどで還元した際に遊離して神経原線維などに沈着する銀粒子を黒染する方法．神経線維鍍銀染色法としてはビールショウスキー Bielschowsky 法，カハール Cajal 法，ボディアン Bodian 法などがある．細網線維の染色にも鍍銀法が用いられる．細胞内好銀顆粒の染色法としてはグリメリウス Grimelius 法があり，銀還元顆粒の検出にはマッソン・フォンタナ Masson-Fontana 法が用いられる．[1531] ⇨参好銀反応→988

毒　poison　生体に有害な影響をもたらす物質またはこれらの混合物の総称．毒性物質 toxicant．このうち，生物由来の物質をトキシン toxin という．また，ある種の生物が分泌する物質（多くはトキシンやその他の物質の混合物）で生理活性や生体影響を有するものをヴェノム venom という．トキシンには，タンパク質，脂質，炭水化物，核酸およびアルカロイドがある．なお，「毒物及び劇物取締法」では，毒物，劇物，特定毒物（毒物の中で特に毒性の強いもの）を定め，種々の規制が定められている．[1593] ⇨参毒物→2150，中毒起因物質→1996

特異性炎　specific inflammation ［特殊性炎］　肉芽腫病変を形成する炎症で，組織学的にある程度炎症の原因となる病原体を推定できるほど特異的な像を呈することから特異性炎という．特異性炎を特徴づける肉芽腫はマクロファージに由来する類上皮細胞および多核巨細胞の小結節性集合を形成している．肉芽腫はサルコイドーシス型，結核型，偽結核型，異物肉芽腫，アショフ Aschoff 結節，リウマトイド結節の6種に分類される．[1531]

特異体質　idiosyncrasy　通常は，原因物質（薬剤，食物など）に対する異常反応のうち，薬理学的副作用や，免疫，アレルギー反応以外の機序による異常反応をもつからだの性質を指す．[386]

特異的脱感作療法　specific hyposensitization　I型アレルギー（即時型アレルギー反応）による疾患において，原因物質であるアレルゲンが明らかで，抗原回避が困難な場合，少量から患者に投与（主に皮下注射）し徐々に増量していくことにより，アレルゲンに対する過敏性反応を軽減させる療法．アレルゲンの一定量を維持量として少なくとも6か月以上継続投与することが勧められる．これにより，継続投与したアレルゲンが生体内に再度侵入してもアレルギー反応を起こしにくくする．気管支喘息，花粉症，ハチアレルギーなどにおいて多く行われる．[386] ⇨参アレルゲン脱感作療法→199

特異的免疫療法　specific immunotherapy　免疫異常による疾患において，免疫全体に対して作用を及ぼす免疫抑制薬や，ステロイド剤など（非特異的免疫療法）に対比して，免疫異常を認める細胞，タンパク質，遺伝子などに対する特異的治療法を指す．非特異的免疫療法に比較して副作用が少なく，適正な効果を現すことが

期待されている.[386]

特異的療法⇨同特異療法→2140

特異度 specificity [無病正診率] 臨床検査において疾患のない人が陰性,異常なしという結果が得られる確率を特異度といい「1－偽陽性率」で表される.それに対して疾患のある人が陽性の結果が得られる確率を感度という.特異度と感度の間にはトレードオフ trade-off (両立しないこと)の関係があるため,必ずしも特異度の高い検査がよいとはいえない.一般に感度も特異度も高い検査は偽陽性,偽陰性となる確率が低く,検査陽性ならばその疾患,陰性ならばその疾患でないといえる確率が高い.よって,その検査を行うだけで診断が確定できる率が高い.しかし,この種の検査は一般にリスクが高い(侵襲が大きい)か,高価であるなどのデメリットがある.ROC 曲線 (receiver operating characteristic curve,x 軸:1マイナス特異度,y 軸:感度)を考えると,曲線が左上に偏っていて曲線下の面積が大きい検査ほど有用であり,ROC 曲線の曲線下面積(AUC)はその検査によるその疾患の識別能力を反映.理想的な検査では AUC＝1であり,AUC の大きな検査ほど,疾患の識別能力が高い(疾患群と非疾患群の分布の分離がよい)といえる.[21] ⇨参感度→644, ROC 分析→104

特異動的作用 specific dynamic action;SDA⇨同食事誘発性熱産生→1475

毒イモガイ poisonous cone shell 暖かい地域の海に存在し,アンボイナ,ツボイモなどいくつかの種類がある.いずれも矢舌(矢状の歯舌)を魚に刺し毒液を注入して殺し餌とする.毒成分はまだ十分には解明されていない.貝殻が美しいため,誤って貝をつかんで刺されることが多く,刺されると視力障害や言語障害などを起こすことがあり,死亡例もある.[288]

特異療法 specific treatment(therapy) [特異的療法] 病因(病気の原因)の除去を目的とする根本的療法.[1493] ⇨参原因療法→937

毒液 venom 毒ヘビやクモ,サソリ,ハチなどの昆虫から分泌される毒性物質を含む液体.咬傷や刺傷により注入され,組織壊死のほか咬傷部の著明な腫脹,細胞外液滲出による血容量性ショックを伴うことがある.ハチ毒の場合,毒液中のアミン類が疼痛を引き起こす.再度ハチに刺されると毒素に対する IgE 抗体のためアナフィラキシーショックから死亡することもある.救急時にはアドレナリン皮下注が有効.[461] ⇨参蛇毒→1359, ハチ毒→2376

ドクガ(毒蛾)刺症 poisonous moth bite⇨同ドクガ(毒蛾)皮膚炎→2140

ドクガ(毒蛾)皮膚炎 caterpillar moth dermatitis [ドクガ(毒蛾)刺症] *Dermatozoonosis* に属するドクガ(チャドクガやモンシロドクガなど)の毒針毛に刺されたことが原因で生じる動物性皮膚疾患で,その幼虫(毛虫)によることが多い.毒針毛に触れて数分から数時間後に激しい瘙痒と紅斑を生じ,その後紅色丘疹となる.丘疹が集簇して地図状の浮腫性膨疹を生じる.チャドクガの幼虫による例は6月と9月に好発時期があり,チャノキ,サザンカ,ツバキなどに幼虫が付着していることが多い.またモンシロドクガの幼虫はサクラ,ウメなどに発生する.治療は皮膚に刺入した毒針毛を洗い流し,ステロイド剤を外用する.[82]

ドクガ(毒蛾)類 poisonous moth 有毒のガ(蛾)で,幼虫,蛹,成虫に毒毛があり,その毒毛が皮膚に付着するとかゆみを伴う発赤や丘疹性の皮膚炎を起こす.多くの属や種類が知られており,特に幼虫の毒毛による被害が多い.日本では開張 30 mm で翅は黄色で前翅中央に褐色の帯状斑があるドクガ,開張 25 mm で夏型が褐色,秋型が黄色の翅をもつチャドクガ,開張 30 mm で体および翅が白色であるモンシロドクガで実害が知られている.[288] ⇨参ドクガ(毒蛾)皮膚炎→2140

得気 obtaining Qi, normal reaction to acupuncture〔stimulation〕 [鍼響(しんきょう),響(ひびき)] 鍼(はり)を刺入した際に得られる独特な感覚で,この指標には施術者側のものと刺鍼される側のものの2種がある.施術者が経穴に刺鍼を行ったときに感じる得気は,重い抵抗感や引き込まれるなどの手ごたえであり,一般には刺鍼される者のその部位に,だるい,重い,しびれる,はれぼったいなどの感覚が出現することをいう.鍼の響,鍼感ともいう.これらの反応は,刺鍼部位が経気を得たあかしといえる.得気が発現すると刺鍼による効果は大きいとされ,また鍼麻酔を効果的に行うためには得気の有無が非常に重要となるとの立場もあるが,得気と効果との関連については意見が一致していない.[123]

毒キノコ中毒 mushroom poisoning, mycetismus [毒茸中毒,キノコ中毒] キノコには約300種の食用キノコと約30種の毒キノコがある.わが国では秋に多くとれ,年間100例近い中毒患者が発生する.ツキヨタケやイッポンシメジなどによる中毒が多い.毒成分は毒キノコによって異なり,アマニタトキシン,イボテン酸,ムスカリン,シロシビンなどがある.それぞれ症状も異なるが,通常,食後数時間で嘔吐,腹痛,下痢,錯乱,幻覚などがみられ,毒性の強いキノコでは,痙攣,脱水,昏睡となり死に至る.病状からは胃腸型,コレラ型,神経精神型に分けている.[1618]

毒魚中毒 ciguatera poisoning フグ毒やシガテラ毒などの有毒物質を有する魚を摂取することによって発生する食中毒をいう.フグはテトロドトキシンという強い麻痺毒を含み,神経障害,筋肉麻痺を引き起こす.摂取後,口唇・舌のしびれ,四肢の麻痺,呼吸困難を経て死亡する.フグ毒による食中毒死は,全食中毒死の約60%を占めている.シガテラ魚毒は,南太平洋のサンゴ礁に生息するドクウツボ,バラフエダイ,ドクカマス,バラハタなどの一群の魚が含む毒で,わが国でも,これらの南方での漁獲魚の食用により中毒が発生している.海水中のプランクトンの毒をこれらの魚が蓄積することによるとされる.症状は多様で,嘔吐,下痢,血圧低下,徐脈,知覚異常などがみられる.[1618] ⇨参シガテラ中毒→1233, フグ(河豚)中毒→2544

毒グモ venomous spider 毒をもつクモ類の総称で,猛毒から弱毒まで多様な種類がある.猛毒のクモは南米に分布するクロドクシボグモ,中央・南アフリカに分布するクロゴケグモ,オーストラリアに分布するシドニージョウゴグモなどがある.セアカゴケグモやタランチュラも毒をもつが,前者のグループに比べてその毒性は低い.[288]

毒劇物 poisonous and deleterious substance 「毒物及び

劇物取締法」〔1950(昭和25)年〕により指定されている致死性の中毒を発生する可能性のある化学物質．毒物は黄リン，シアン化物，水銀，ヒ素など28種，劇物は塩化水素，アンモニア，重クロム酸，シュウ酸，硝酸，メタノール，タリウムなど93種が指定されている．これらの毒劇物は登録を受けた者でなければ，製造，輸入，販売，投与，貯蔵，運搬，陳列を行うことが禁止され，また取り扱い者は，盗難，紛失，流出などの防止処置が規定されている．しかし，これらの物質の管理は不十分で容易に入手でき，自・他殺に用いられたり，誤用により偶発性中毒を起こしやすく，多くの事件や事例がみられている．不可解な中毒の多発や集団発生，他の疾患では説明できない症状，急激な重篤症状の発生などがみられたら，毒劇物中毒をまず疑うことが重要．[1618] ⇨参毒物⇀2150

毒血症 toxemia，blood poisoning 血中に毒素(特に細菌由来)のある状態．英語のtoxemiaは子癇前症を指すこともある．[324]

特健⇨同特殊健康診断⇀2141

独語 monologue ひとり言を言うことで，幼児や健常者にも認められる．統合失調症の一症状として現れる独語では，患者は幻聴に対して答えたり，作為体験の結果として本人の意思に反して話を強要されて，周囲の状況とは無関係にひとり言をつぶやく．[878]

ドクササゴ中毒 clitocybe acromelalga poisoning 毒キノコの一種であるドクササゴ *Clitocybe acromelalga* による食中毒．通常，食後4-5日後に手足の指先，ペニスの先が赤くはれ，激痛が1か月以上続く(肢端紅痛症)．毒成分はクリチジンなどで，治療は活性炭投与による毒物の除去および対症療法．[1618] ⇨参毒キノコ中毒⇀2140

篤志看護婦 volunteer nurse 戦時や災害時に，正規の看護教育を受けた看護婦(現看護師)ではなく，皇族や貴族といったいわゆる上流社会の女性などが救急看護法など看護について簡単な手ほどきを受けたのち看護婦と同じ服装をして看護に従事したもので，報酬を期待せず自発的に看護活動に携わった看護婦をいう．誕生の背景には戦時に備え，救急看護婦養成の必要に迫られていたことがあった．日清戦争〔1894(明治27)～1895(同28)〕を契機に傷病者の看護をする看護婦の必要性が高まったが，当時の社会では看護婦はいやしまれ，軽蔑されていた．多くの看護婦を確保するために，上流婦人を使って看護婦のイメージアップを図る必要があった．[1451]

読字障害 dyslexia ［発達性失読症，発達性難読症］ 脳損傷後や学習障害児にみられる文字の読みの困難．児童期にみられるものは，発達性失読症 developmental dyslexia とも呼ばれ，ヨーロッパ，アメリカに比べ日本での頻度は低い．発達性失読症では，音韻に関する脳領域の障害が示唆されている．[413]

読字不能 word blindness⇨同失読⇀1317

毒蛇 poisonous snake ウミヘビ科，コブラ科，クサリヘビ科，ヘビ科などに属する有毒性のヘビの総称．多数の種類があり，熱帯や亜熱帯地方に多くが分布する．顎下腺や耳下腺の変化した毒腺をもち，神経毒作用，壊死作用，出血作用，溶血作用などのある蛇毒を毒牙から注入する．種類によって人畜に与える被害が異なる．[288]

毒蛇咬症(どくじゃこうしょう) poisonous snake bite⇨同蛇咬症(だこうしょう)⇀1914

特殊栄養食品 special food material 「栄養改善法」〔1952(昭和27)年〕第12条で，「栄養成分が補給できる旨の表示(強化食品)」と「乳幼児用・病者用などの特別の用途に適する旨の表示(特別用途食品)」として規定された．1995(平成7)年，同法の一部改正において栄養表示基準制度が創設されたことに伴い，強化食品の表示許可制度は廃止され，特殊栄養食品の名称が特別用途食品に改められた．この中には低ナトリウム食品，低カロリー食品，アレルギー疾患用食品などの病者用食品のほか，乳児用食品，妊産婦用食品，特定保健用食品が含まれている．2002(平成14)年「栄養改善法」は「健康増進法」に包含された．[987] ⇨参特別用途食品⇀2151，特定保健用食品⇀2145，保健機能食品制度⇀2690

特殊学級⇨同特別支援学級⇀2150

特殊顆粒 specific granule⇨同二次顆粒⇀2208

特殊感覚 special sensation ［五感］ 視覚，聴覚，味覚，嗅覚，触覚の5種類の感覚．平衡感覚を加える場合もある．[1482]

特殊健康診断 special health examinations ［特殊健診，特健］ 産業保健分野で実施される健康診断の一種．事業主は有害業務に常時従事する労働者に対して，その業務へ配置がえをするときと，6か月以内ごとに1回健康診断を実施することが義務づけられている．診断内容は有害業務の種類ごとに検査項目が定められている．実施が義務づけられている業務は，①粉塵業務，②高圧室内業務および潜水業務，③電離放射線業務，④特定化学物質などの製造・取り扱い業務，⑤鉛業務，⑥四アルキル鉛業務，⑦特定の有機溶剤業務，⑧石綿取扱い業務がある．さらに厚生労働省の通達や行政指導によって健康診断の実施を勧告されている業務が数多くある(「労働安全衛生法」第66条第2項)．[1015]

特殊健診 special health examination⇨同特殊健康診断⇀2141

特殊死亡率 special(specific) death rate 死亡率はある一定期間の死亡数が観察集団の人口に占める割合である．分母に出生児，出産児(出生または妊娠満22週以後の死産も含む)，ある年齢階級の人口，妊産婦など特定集団を用い算出するものを特殊死亡率という．よく用いられるものに，乳児(新生児，早期新生児)死亡率，周産期死亡率，年齢〔階級〕別死亡率，妊産婦死亡率などがある．[21]

特殊出生率 〔specific〕fertility rate 出生率は1年間の(出生数/人口)×1,000で定義される．分母に女性人口，妊娠可能年齢(WHOの定義では15-49歳と限定)女性人口など，特定集団を用い算出するものを特殊出生率という．よく用いられるものに，一般出生率，母の年齢階級別出生率，出生(出産)順位別出生率，合計特殊出生率，総再生産率，純再生産率(1人の女性が一生の間にその年次の年齢別出生率で生む平均女児数．予測人口統計学上は重要な指標)などがある．[21]

特殊性炎⇨同特異性炎⇀2139

特殊体位 special position ［変形体位］ 身体の部分の診察や手術を行う場合に用いられる体位．シムス位 Sims' position(半腹臥位 semiprone position)，膝胸位

knee-chest position，砕石位（切石位）lithotomy position，骨盤高位（頭低位，トレンデレンブルグ位 Trendelenburg position），ジャックナイフ位 jackknife position など，一般に臥位，座位，立位に属さない体位を総じていう．シムス位とは側臥位をより前方に傾斜した腹臥位に近い体位で，臥位の変形であることから特殊体位としない場合もある．下になった側の肩関節と上肢は後方に位置し，上になった側の上肢は前方に位置する．下半身は下になった側の膝関節を軽く屈曲し，上になった側の膝関節を腹部のほうに屈曲する．基底面が広く安定性がある．休息をとるときや肛門の診察時に用いられる．膝胸位とは，床面に前胸部と両膝をつけ体幹を支え，大腿は床面に対しおおよそ垂直とする体位．殿部は挙上され，顔は左右どちらかに向け，上肢は自由である．体位を保持する筋力を要する．肛門や子宮の診察時に用いられる．砕石位とは，仰臥位で股関節を外転・外旋し，大腿を挙上して膝関節を屈曲する体位．膝関節や下腿の支持に支脚器が用いられるが長時間体位を保持する場合には腓骨神経麻痺に注意が必要である．会陰や腟，子宮，直腸，肛門などの診察や手術時に用いられる．骨盤高位とは頭部を腹部や下肢より低くした体位．上体がずれ落ちやすいことと，内臓による胸部圧迫に注意が必要である．上体のずれ防止のため肩に支持器を用いる場合，上腕神経叢麻痺の危険性がある．ショック時などに用いられる．ジャックナイフ位とは腹臥位で殿部を屈曲し高くした体位．呼吸緩和を図るため，下腹部に枕を挿入する．仙骨部や肛門の手術時に用いられる．[1542]

●特殊体位

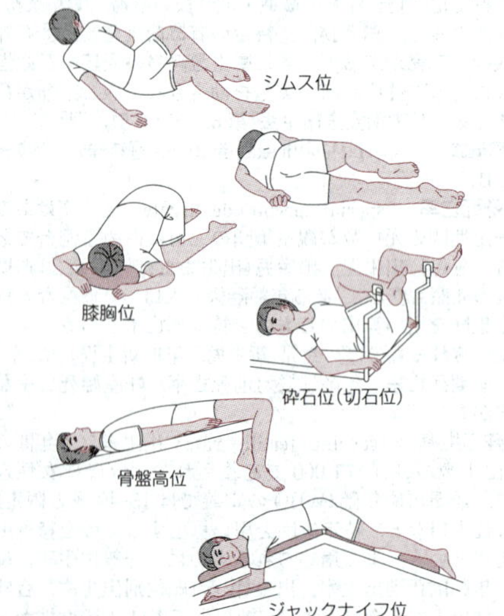

特殊調製粉乳　**special modified dry milk**　1959（昭和 34）年，厚生省令により，「乳または乳製品に母乳の組成に類似させるために必要な栄養素で，その種類および混合割合につき厚生大臣の承認を受けたものを混和したもの」と規格を定められた粉乳．1979（同 54）年厚生省令の改正により特殊調製粉乳の規格は廃止され，調製粉乳の規格〔1951（同 26）年制定〕が改められた．現在の調製粉乳は新しい規格に基づいている．[1631] ⇨参調製粉乳→2014

特殊病院　①主として精神病床のみを有する精神科病院，結核病床のみを有する結核病院を指していう．1958（昭和 33）年の厚生事務次官通知「特殊病院に置くべき医師その他の従業員の定数について」に基づく．②病院のうち，1 種類の特殊病床のみをもつものを指していう場合がある．特殊病床とは，「医療法」上，一般病床と区別されるもので，精神病床，感染症病床，結核病床があり，療養病床を含める場合もある．[818]

特殊包帯　**specific bandage**　包帯のうち，その形状が特殊なもの．腹帯，胸帯，T 字帯，多頭帯（多尾帯）は全身を覆う布帛（ふはく）包帯の特殊型．支持，固定のための代表的な包帯法の特殊型としてコルセット，頸部固定カラー，クラビクルバンド clavicle band（鎖骨帯），頸部固定カラーなどがある．このほか，眼帯，提乳帯なども特殊包帯の一種．[731] ⇨参多頭帯→1921

特殊浴槽　**bathtub for disabled, bathtub for handicapped**　入浴動作（歩行，衣類の着脱，浴槽をまたぐ，身体を洗うなど）ができない，または意識障害や麻痺，長期臥床の人を対象にして，座位や臥位の状態で全身の入浴を可能にする浴槽．対象者は臥床や座位の状態で入浴するため，専用の担架やいすに移動し，それを動かすリフトで浴槽に入るため，機械浴ともいわれる．特殊浴槽での入浴（機械浴）は，通常の入浴と同様に皮膚の清浄化を図ること以外にも，温熱刺激や浮力を利用して，浴槽内での四肢の運動を行い，覚醒を促すことで，長期臥床や意識障害のある対象者や麻痺のある人の全身の精神・運動機能の回復を促進することができる．特殊浴槽に入浴する際には，リフトの昇降，湯の温度調整などの機械操作を行うので，機械操作に習熟し，事故防止に留意する必要がある．また，利用対象者は長期臥床や麻痺などのため，浮力によりバランスを崩しやすいので，浴槽内に身体が沈まないように注意する．入浴前後のケアのポイントは入浴に準じる．理学療法（運動療法）の一部として温湯の効果を利用し，麻痺や関節拘縮のある人を臥位や座位のまま，リフトを用いて入浴させることをハバード浴という．これに使用するハバードタンク Hubbard tank（浴槽）はステンレス製で，形状はひょうたん型のものが普及している．ひょうたん型のくぼみの部分に運動療法施術者が立つようにできている．また，入浴中に加熱させた気泡を浴槽内に噴出させ身体に接触させることで，局所および全身のマッサージ効果を目的とするものを気泡浴という．

●ハバードタンク

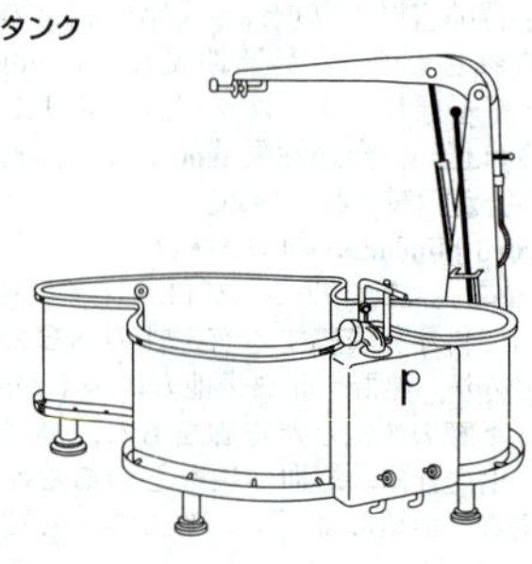

疲労回復や，マッサージによる血管拡張により血圧を低下させ，鎮静の効果が得られると考えられており，いずれの入浴の際にも気泡を併用することがある．[70] ⇨参入浴→2242，清拭→1670

読書障害⇨同発達性読み書き障害→2384

読書療法 bibliotherapy 精神科における治療法の1つで，通常は森田療法で行われる指導法を指すことが多い．同法は患者の思考，人格，感情の問題，苦悩などに対して治療的意味のある本を読むことによる心理・生理的効果を治療に生かすもの．自己の感情や苦悩をあるがままに受け止めて，自己実現を図るように努力することを会得させる．[1493]

毒針魚 fish with venomous spines アカエイ，アイゴ，オコゼ，ゴンズイなど，からだに毒針を有する魚のこと．これらの魚に刺されると，局所症状としては激しい疼痛，しびれ感，発赤，腫脹，蒼白，膨張などを引き起こし，全身症状として嘔気・嘔吐，下痢，腹痛，呼吸困難，痙攣，リンパ管炎，ショック症状などがみられる．処置は，毒物の除去(とげの除去，傷口の洗浄，食酢または消毒用アルコールによる消毒)を行い，対症療法(温浸による鎮痛，ステロイド軟膏塗布，ショック症状時の輸液など)を行う．重症の場合は呼吸循環管理が必要となることもある．[543]

読唇法(術) lip reading，labiomancy 難聴者が他人の唇の動き，身振り，表情などから発言を理解する方法．[701]

毒性学⇨同毒理学→2152

毒性ショック症候群 toxic shock syndrome；TSS⇨同トキシックショック症候群→2138

ドクゼリ中毒 cicutism，water hemlock poisoning ドクゼリ(毒芹)*Cicuta virosa* に含有されているシクトキシンによる中毒．地下茎が最も有毒．症状としてはチアノーゼ，散瞳，痙攣，呼吸筋麻痺および昏睡がみられる．治療は早期に胃洗浄，酸素呼吸，人工呼吸を行う．痙攣がみられる場合はチオペンタールナトリウムの静注．[1618]

毒素 toxin 通常，植物や細菌によって生じる毒物のことを指す．菌体の構成成分である内毒素 endotoxin や，分泌などにより菌体外に排出される外毒素 exotoxin などがある．[324]

禿瘡(とくそう) kerion 皮膚糸状菌による毛髪の感染(頭部白癬)に真皮の強い化膿性炎症を伴った状態．永久脱毛を残すことがある．[1484] ⇨参白癬(はくせん)→2361，頭部白癬(はくせん)→2129，ケルスス禿瘡(とくそう)→935

禿瘡(とくそう)性白癬(はくせん) tinea kerion⇨同ケルスス禿瘡(とくそう)→935

毒素型細菌性食中毒 exotoxigenic bacterial food poisoning 細菌性食中毒のうち，外毒素によるものをいい，ブドウ球菌食中毒やボツリヌス中毒がある．これらの食中毒菌は食物中で増殖するときに食物中へ毒素を出し，それを食べることによって中毒症状を起こす．菌そのものの生死は無関係で，特にブドウ球菌食中毒の毒素であるエンテロトキシンは耐熱性で，食前加熱は無効．通常2-4時間で嘔吐，下痢，腹痛がみられる．ボツリヌス中毒は1-2日で発病し，神経症状もみられるが，発熱は少なく，また抗生物質も無効である．どちらの中毒も，治療は十分な輸液が中心．ボツリヌス中毒には抗血清療法を行う．[1618] ⇨参ブドウ球菌食中毒→2563，ボツリヌス中毒→2710

毒素原性大腸菌⇨同腸管毒素原性大腸菌→2007

毒素原性大腸菌食中毒 enterotoxigenic *E.coli* food poisoning；ETEC，ETEC poisoning 病原性大腸菌食中毒の一種で，コレラ様毒素を産生し，コレラに似た急性の水様性下痢，腹痛，発熱，嘔吐を示す．毒素には易熱性毒素と耐熱性毒素がある．下痢原性の大腸菌のなかでは血清型で他と区別されやすく，旅行者下痢症の主な原因である．[1618] ⇨参大腸菌性下痢症→1886

ドクターカー 法規上では，厚生労働省が傷病者の救助を目的に，救急病院に助成金制度をもって配備した車のこと．その目的は医師が車に同乗して救急現場で一刻も早く治療を開始し救命率の向上を図る手段と位置づけられているが，広義には，医師が同乗して病院間を安全搬送する場合も含む．したがって，ドクターカーには傷病者搬送用のベッドのほか，心肺蘇生機器やそれに必要な輸液，救急医薬品が搭載されている．もちろん，同乗する医師・看護師は心肺蘇生や救急初療に熟練していなければならない．なお，最近ではドクターズカーの呼称は使用されなくなっている．[380] ⇨参ドクターヘリ〔コプター〕→2143

ドクターヘリ〔コプター〕 doctor helicopter 事故・急病の発生時，搬送時間を要するときに消防機関などからの要請に対して，救急専用の医療機器を装備したヘリコプター．医師と看護師が同乗し，救急現場に出動する．搬送時間短縮，現場から救命医療を開始でき，救命率向上が期待される．厚生労働省による補助事業として正式に国内で整備され，2008年現在18箇所のドクターヘリの基地が稼動している．[1059]

毒茸中毒⇨同毒キノコ中毒→2140

特徴的症状 pathognomonic symptom ある特定の疾患に特異的な症状．例えば，狂犬病を発病した人に水を恐れる恐水症が認められるようなこと．[543]

特定医療法人 specified medical juridical person 医療の普及・向上，社会福祉の貢献，その他公益の増進に著しく寄与し，かつ公的に運営されており，一定の基準に適合し，財務大臣の承認を受けた財団または社団の医療法人で，もち分の定めがないもの．承認を受けたあとの所得については，法人税の規定にかかわらず22％の軽減法人税率が適用されている．[321]

特定化学物質障害予防規則 Ordinance on Prevention of Hazards Due to Specified Chemical Substances ［特化則］化学物質などによる癌などの健康障害予防を目的として1972(昭和47)年に制定された規則．健康診断や環境測定，関連設備や廃棄物処理の定期自主点検，製造許可などについて規定している．対象物質および業務，製造・取り扱いなどにおいて講ずべき施設上の措置などにより，第1類物質から第3類物質に分類される．取り扱い作業で密閉または局所排気装置の必要な塩素化ビフェニルなどの第1類7物質，同様に装置や措置が製造および取り扱い作業ともに必要な塩化ビニルなどの第2類38物質がある．また第3類は8物質で大量漏洩防止設備の必要なアンモニアや一酸化炭素が含まれる．[1015]

特定感染症指定医療機関 新感染症の所見がある者また

は一類感染症，二類感染症もしくは新型インフルエンザ等感染症の患者の入院を担当させる医療機関として厚生労働大臣が指定した病院.[682] ⇒参感染症指定医療機関→633，第一種感染症指定医療機関→1858，第二種感染症指定医療機関→1894

特定機能病院 special functioning hospital 1992(平成4)年第二次「医療法」改正により，高度先端医療を必要とする患者に対応する病院として，病院の申請により厚生労働大臣が承認した病院．医療機関の機能別区分の1つで，①高度医療の提供と同時に開発，研修ができる，②他の病院や診療所から紹介された患者に医療を提供する(紹介率30%以上の維持，紹介状のない場合に，初診時特定療養費という名目で初診費用が加算される)，③内科，外科，精神科，小児科などの主要な10以上の診療科を有し，病床数400以上，医師・看護師などに関する条件などの外的要件を満たしているもの．高度先進医療の場合，各種健康保険が適用されないものがあり，費用が高額になる可能性がある．2008(平成20)年4月，全国大学病院，国立がんセンター，国立循環器病センター，大阪府立成人病センターの計82施設が承認されている．高度医療の提供と医療事故とは無縁ではなく，医療事故に伴い，特定機能病院としての承認取り消しや辞退もある.[321]

特定健康診査 2005(平成17)年12月1日の「医療制度改革大綱」に基づき，健康保険組合などの医療保険者に，被保険者およびその家族(いずれも40-74歳)に対して健康診断(特定健康診査)と保健指導(特定保健指導)が義務づけられ，2008(同20)年4月1日施行の「高齢者の医療の確保に関する法律」に規定されている．健診項目(表)はメタボリックシンドローム(内臓脂肪症候群)を調べるもので，その進行状況により対象者を階層化し，行動変容を中心に，情報提供から積極的支援の特定保健指導を行う．健診の「人員に関する基準」には実施に必要な医師，臨床検査技師および看護師などが確保されていることとなっている.[1618] ⇒参特定保健指導→2145，メタボリックシンドローム→2798，高齢者の医療の確保に関する法律→1068

●特定健康診査の項目

診察	質問(問診)		○
	計測	身長	○
		体重	○
		肥満度・標準体重	○
		腹囲	○
	理学的所見(身体診察)		○
	血圧		○
脂質	中性脂肪		○
	HDL-コレステロール		○
	LDL-コレステロール		○
肝機能	AST(GOT)		○
	ALT(GPT)		○
	γ-GT(γ-GTP)		○
代謝系	空腹時血糖		■
	尿糖	半定量	○
	ヘモグロビン A_{1C}		■
血液一般	ヘマトクリット値		□
	血色素測定		□
	赤血球数		□
尿	尿蛋白	半定量	○
心機能	12誘導心電図		□
眼底検査			□

○…必須項目
□…医師の判断に基づき選択的に実施する項目
■…いずれかの項目の実施で可
厚生労働省：標準的な健診・保健指導に関するプログラム(確定版)より

特定高齢者 designated elderly ［ハイリスク高齢者］ 基本健康診査時に「基本チェックリスト」の判定に基づいて抽出された候補者のうち，特定高齢者施策の利用者．要介護状態・要支援状態にはないが，潜在的なリスクをもつ高齢者を想定.[122] ⇒参介護予防事業→434，地域包括支援センター→1964

特定三行為 three specified acts 救急救命士の救急救命処置として，「救急救命士法」のもとで厚生労働大臣の指定する器具による気道確保，静脈路確保のための輸液，半自動式除細動器による除細動の3種類の総称．あらかじめ十分な訓練を受けて許可された救急救命士が行う．実施する場合には，心肺停止状態の傷病者に対し，除細動は医師の包括的指示のもとに実施し，それ以外の2行為については，医師の具体的指示のもとに行うことが義務づけられている.[166] ⇒参気道確保→695，静脈確保→1460，除細動→1487

特定施設 designated care facility 有料老人ホーム，ケアハウス，高齢者専用賃貸住宅，養護老人ホームのうち，一定の要件を満たし，介護保険の給付対象(特定施設入所者生活介護)事業所に指定された施設の呼称.[122]

特定疾患 specified disease ［指定難病］ 厚生労働省は1972(昭和47)年に定めた「難病対策要綱」に基づいて，その対象疾患を特定疾患としている．2009(平成21)年11月現在，特定疾患(成人難病)56疾患と，小児慢性特定疾患(悪性新生物，慢性腎疾患，喘息，慢性心疾患，内分泌疾患，膠原病，糖尿病，先天性代謝異常，血友病など血液疾患，神経・筋疾患)を治療研究事業として医療費負担の軽減などの対策がとられている．これらを含む130疾患が調査研究事業の対象となっている.[41] ⇒参難病→2202，小児慢性特定疾患治療研究事業→1452

特定疾患医療費助成制度 subsidy for designated disease ［難病医療］ 厚生労働省の「難病対策要綱」によって定義される原因不明，治療法未確立で，かつ後遺症を残す恐れが少なくない疾病(特定疾患)の研究推進のために行われているもので，保険診療にかかる患者自己負担分を公費から一部あるいは全額を負担する制度．2009(平成21)年11月現在，潰瘍性大腸炎，パーキンソン病，全身性エリテマトーデス，ライソゾーム病など56疾病が対象とされ，患者数は約58万人．以前は自己負担分の全額が公費負担されていたが1998(同10)年5月より一部負担が導入され，2003(同15)年10月改正により，治療の結果，症状が改善し，経過観察など一定の通院管理のもとで，著しい制限を受けることなく就労を含む日常生活を営むことができると判断された者は「軽快者」とし，公費負担対象外とされた．申

請は「特定疾患医療受給者証交付申請書」に医師の診断書，住民票を添えて患者の居住する管轄の保健所に提出する．[325] ⇨参難病医療費⇀2202

特定疾患対策 measures for intractable diseases パーキンソン Parkinson 病，重症筋無力症などの神経難病，全身性エリテマトーデス(SLE)などの膠原病など，いわゆる希少性のある疾患で，原因がわからず治療法も未確立であり，長期療養を必要とする特定疾患について，調査研究の促進，医療費負担の軽減，医療施設の整備などを目的としてつくられた対策．スモン(亜急性脊髄視神経症)が社会問題化したのを契機に 1973(昭和48)年，「特定疾患調査研究会事業」の制度が発足した．その当時，特定疾患は 4 疾患であったが，2009(平成21)年現在の対象疾患(厚生労働省が難治性疾患克服研究事業の対象としている)は 130 疾患となり，特定疾患対策懇談会の意見を聞き，選定されている．今後の対策の方向としては，研究，医学・医療面から，患者や家族の QOL(生活の質)の維持・向上に重点をおくべきとしている．[321]

特定承認保険医療機関 specifically insurance approved medical care facility 「健康保険法」により保険対象外の高度先進医療を行う施設として，都道府県知事が承認した保険医療機関．1993(平成 5)年に施行．第二次医療法改正で盛り込まれた「特定機能病院」に区分される．承認を受けるには高度先進医療を行える，①病床数の規模や施設が十分であること，②高度な技術を備える医師・看護師の数が十分で適切に配置されていること，③審査および評価，指導を行う専門委員会がおかれているなど体系が整備されていること，などがあげられる．一般の保険医療機関では自費医療と保険医療とを併用することは認められていないが，特定承認保険医療機関では高度先進医療以外の一般的な診療部分については医療保険から支払われる．特定承認保険医療機関の承認要件を医療技術ごとに設定するという変更がなされた．2006 年に廃止．[41]

特定心筋疾患 specific heart muscle disease；SHMD 原因または全身性疾患との関連が明らかな心筋疾患の総称で，原因不明の心筋症(特発性心筋症)から区別して取り扱われていた．しかし 1995 年の WHO/ISFC の心筋疾患の分類の改訂で特定心筋症 specific cardiomyopathy に改められて以来，本用語や続発性ないし二次性心筋疾患という名称は用いられなくなっている．この疾患群には，感染性，代謝性，栄養性，遺伝性，薬物中毒性心筋疾患やその他の血液疾患，神経・筋疾患，結合組織病など多臓器ないし全身性疾患に伴う心筋疾患が含まれていた．しかし，分子遺伝学の進歩により心筋症の原因としての遺伝子異常が次々と明らかにされ，特定心筋疾患として心筋症と区別することの意義が失われたとして改訂された．[1204] ⇨参特定心筋症⇀2145

特定心筋症 specific cardiomyopathy 原因または全身性疾患との関連が明らかな心筋疾患の総称．炎症性の心筋疾患や全身性疾患に伴う二次性のものも含まれる．これには虚血性心筋症，弁膜性心筋症，高血圧性心筋症，炎症性心筋症などのほか，代謝性，全身性(膠原病，サルコイドーシスなど)，筋ジストロフィー，神経・筋疾患，過敏性・中毒反応(アルコール，薬物，放射線，カテコールアミン)，周産期(産褥性心筋症)などが含まれる．[1204] ⇨参特定心筋疾患⇀2145

特定生物由来製剤 ヒトの血液または組織由来成分を原料とする医薬品．輸血用血液製剤のほかにも，血液や組織の一部を原料とした製剤(血漿分画製剤)，血液成分を遺伝子組換え技術で製造した製品も含まれる．使用に際しては，必要性と危険性の説明と同意が必要で，記録の保管は 20 年間．記録は使用患者名，患者住所，製造番号または製造記号，使用年月日となっている．未知のウイルスなどによる感染症のリスクを完全には排除できないため，問題が起きた場合，過去にさかのぼって対処するために法律で規定された．[969]

特定保険医療材料 保険診療において手術料や薬剤料とは別に算定できる特別な保険医療材料のこと．褥瘡や熱傷などで用いられる皮膚欠損用創傷被覆材や凍結乾燥豚皮，キチン不織布などをはじめ，血管内視鏡カテーテル，人工股関節材料，人工骨，固定用内副子，ペースメーカー，血管造影用カテーテル，カプセル内視鏡などさまざまな特定保険医療材料がある．通常の医療材料は手技料などに含まれており別に算定することはできない．

特定保健指導 2005(平成 17)年 12 月 1 日の「医療制度改革大綱」により特定健康診査(特定健診)に基づいて，医療保険者が被保険者およびその家族に行う保健指導をいう．2008(同 20)年 4 月 1 日施行の「高齢者の医療の確保に関する法律」に規定されている．メタボリックシンドロームの診断基準などに従って，対象者を情報提供レベル，動機づけ支援レベルおよび積極的支援レベルにグループ分けし，指導方法と内容が定められている．個別支援，グループ支援，電話や e-mail による支援が 3-6 か月実施され，中間および 6 か月後の生活習慣の改善や腹囲・体重の減少で評価され，また電子カルテなどによる医療と疾病の改善もチェックされる．特定保健指導は医師，保健師，管理栄養士が行うとされているが，初回面接，計画作成，評価の業務は高齢者の医療の確保に関する法施行後 5 年間は一定の保健指導の実務経験のある看護師も行えるとされている．なお，特定保健指導という言葉は「労働安全衛生法」に基づく労働者の二次健診給付制度でも用いられているので注意する必要がある．[1618] ⇨参特定健康診査⇀2144，メタボリックシンドローム⇀2798，高齢者の医療の確保に関する法律⇀1068

特定保健用食品 food for specified health uses；FOSHU [FOSHU] 栄養機能食品とともに保健機能食品の 1 つ．特定保健用食品(条件付き特定保健用食品を含む)は，身体の生理機能などに影響を与える保健機能成分(関与成分)を含んでおり，その摂取により当該保健の目的が期待できる旨の表示をする食品．条件付き特定保健用食品，規格基準型特定保健用食品，疾病リスク低減表示特定保健用食品からなる．血圧，血中コレステロールなどを正常に保つことをたすけたり，おなかの調子を整えるのに役立つなどの特定の保健の用途がある．特定保健用食品として販売するためには，食品の有効性や安全性について審査を受け，表示について国の許可を得て許可マークが付される．条件付き特定保健用食品とは「食生活において特定の保健の目的で摂取をする者に対し，その摂取により当該保健の目的が期待で

きる旨について条件付きの表示をすること」とされたものをいう．特定保健用食品(規格基準型)とは，別に定める規格基準を満たすものとして許可を受けたものをいう．特定保健用食品(疾病リスク低減表示)とは，疾病リスクの低減に関する表示を含むものをいう．保健の用途の表示の範囲は，健康の維持・増進に役立つ，または適する旨を表示するものであって，明らかに医薬品と誤認される恐れのあるものであってはならない．特定保健用食品としての必須表示項目は，特定保健用食品，原材料名，内容量，許可表示，栄養成分量および熱量，1日摂取目安量，摂取方法，摂取上の注意，調理または保存方法の注意事項，許可マークなどである．表示許可品目数は，2009(平成21)年8月現在894品目あり，保健の用途としては，整腸(オリゴ糖，乳酸菌，食物繊維)，コレステロール・血糖値・血圧の調節，血中中性脂肪・体脂肪の上昇抑制，歯や骨の健康維持，高吸収ミネラルである．[1170] ⇨参保健機能食品制度→2690，栄養機能食品→347

特定療養費 specified medical care 医療保障制度の1つ．法改正に伴い2006(平成18)年より保険外併用療養費と名称が変更された．先進医療などの評価療養(6項目)，または選定療養(予約診療など10項目)を受ける場合の基本的な治療に対して健康保険から給付される費用(通常7割)．評価療養，選定療養の費用は病院によって異なり，特別治療の料金は通常，全額自己負担．[21] ⇨参保険外併用療養費→2690

禿頭(とくとう) calvities, baldness 頭髪が抜けて薄くなった状態で，いわゆる脱毛のこと．代表的なものは円形脱毛症(過剰なストレスや自己免疫力の低下により1から数個の脱毛巣を形成)，男性型脱毛症(遺伝性で，男性ホルモンが関与し，進行性)，抜毛症(欲求不満から自分で毛を抜いて脱毛巣を形成)などがある．[1367]

禿頭(とくとう)**症**⇨同脱毛症→1920

特発性 idiopathic, spontaneous, cryptogenic ［本態性］疾患の原因が不明であること，すなわち疾患の原因となる明らかな外因や，基礎疾患が不明な状態を指す．以前に特発性とされていた疾患でも，原因が明らかにされた場合は特発性疾患から除かれる．[372]

特発性アジソン病⇨参アジソン病→149

特発性アルドステロン症 idiopathic aldosteronism；IHA 原因不明の両側副腎皮質過形成によるアルドステロン過剰症．本症のアルドステロン分泌調節はアンギオテンシンⅡの支配を受けており，腺腫による原発性アルドステロン症(APA)が副腎皮質刺激ホルモン(ACTH)による分泌調節を受けているのと対照的である．低カリウム血症を伴う高血圧症において片側性のAPAと両側性の本症を鑑別することはしばしば困難であるが治療上重要．APAに対し手術療法が行われるのに対して本症の治療はアルドステロン拮抗薬であるエプレレノンやスピロノラクトンによって内科的に行う．[284,383]

特発性壊疽(えそ) spontaneous gangrene, idiopathic gangrene 原因不明の四肢中小動脈の狭窄や閉塞による血管炎(閉塞性血管炎)により生じる．喫煙歴のある若年男性の下肢に好発．四肢末梢の血行不全のため虚血を生じ，疼痛や間欠性跛行を認め，患肢は末梢が壊死に陥り指の尖端が黒色へと変化．遊走性血栓性静脈炎をみることもある．禁煙および保温とともに血管拡張薬，プロスタグランジンE_1の投与などで加療するが，患肢切断術など外科的治療を要することもある．[82]

特発性過動心症候群 idiopathic hyperkinetic heart syndrome 明確な心疾患や甲状腺機能亢進症がないにもかかわらず，安静時の頻脈，心拍出量増加，血圧上昇など循環亢進状態を示す原因不明の症候群を指す．自覚症状として動悸，呼吸困難，めまい感，発汗，不安などを訴え，神経循環無力症 neurocirculatory asthenia，心臓神経症 cardiac neurosis，不安神経症 anxiety neurosis，パニック障害 panic disorder などとの共通点も指摘されている．イソプレナリン塩酸塩負荷により心拍数および心拍出量が著明に増加すること，β遮断薬により循環亢進状態および自覚症状が改善することから，βアドレナリン性過動循環状態 hyperdynamic beta-adrenergic circulatory state とも呼ばれる．[594]

特発性間質性肺炎 idiopathic interstitial pneumonia；IIP ［IIP］ 間質性肺炎は，肺胞壁や細気管支など肺の間質に炎症が起こる疾患で，原因不明のものと，原因が明らかなもの(塵肺，過敏性肺炎，薬剤，放射線など)あるいは他疾患と関連するもの(感染症，サルコイドーシス，膠原病肺など)がある．本症は最終的には広範な肺の線維化を招来する進行性の原因不明のびまん性間質性肺炎であり，病理学的には通常型間質性肺炎 usual interstitial pneumonia (UIP)の像をとることが多い．息切れ，乾性咳嗽を主訴とし，胸部X線写真上では，びまん性に粒状，網状，輪状影または多発小輪状陰影があり，拘束性換気障害，拡散障害，低酸素血症などをきたす疾患で，原因の明らかなものまたは原因不明でもすでに1つの疾患単位として認められるもの，または他臓器との関連で説明しうるびまん性間質性肺炎を除外したものを指す．原因は不明であるが，肺組織に免疫グロブリンや補体の沈着が認められ，本症の初期相において免疫複合体が重要な発症要因となりうる可能性が示唆されている．副腎皮質ホルモン剤，免疫抑制薬などが試みられているが，予後はきわめて悪い．[141]

特発性顔面神経麻痺 idiopathic facial paralysis⇨同ベル麻痺→2639

特発性気胸⇨同自然気胸→1295

特発性器質化肺炎 cryptogenic organizing pneumonia⇨同器質化肺炎→682

特発性急速進行性糸球体腎炎⇨参急速進行性糸球体腎炎→743

特発性起立性低血圧症 idiopathic orthostatic hypotension；IOH 起立性低血圧とは，仰臥位から立位になるとき，収縮期血圧が30 mmHg以上低下する場合をいう．症例によって，起立性低血圧を生じても，心拍数は頻脈になることなく経過するものと，心拍数が上昇したあとに徐脈となるものがある．血圧低下の大きい例では意識を消失する．起立性低血圧から失神に至る求心路は，起立に伴い血液が下肢にたまり静脈還流が減少し，左心室容量および動脈圧の減少が動脈圧受容体により感知され，迷走神経を介して延髄孤束核に送られ，視床下部の視索上核および室傍核に投射される．起立性低血圧を有する患者では，遠心性副交感神経の亢進，遠心性交感神経の抑制が起こり血圧低下が起こる．このうち末梢神経障害を伴わないものを特発性起立性低血圧症という．すなわち間脳視床下部，延髄，脊髄中間外側核を中心とする血圧調節機構の障害によって引き起こされる起立性の低血圧のことである．[1245] ⇨参起立性調節障害→787

特発性血小板血症⇨同本態性血小板血症→2722

特発性血小板減少性紫斑病 idiopathic thrombocytopenic purpura；ITP ［ITP，**免疫性血小板減少性紫斑病**，**ウェルホーフ病**］ 膠原病，悪性腫瘍，薬物の影響など明らかな原因がなく，自己の血小板に対する抗体により血小板減少をきたす疾患で，経過により急性型と慢性型に分けられる．急性型は主に小児でみられ，風疹などのウイルス感染症などの先行感染があり，一過性で自然治癒することが多い．慢性型は各年齢層にみられる．血小板減少のほか，骨髄巨核球は増加していることが多く，血小板関連免疫グロブリン値は増加することが特徴．また血小板寿命は短縮し，抗体により血小板が破壊されていることを示している．ステロイド療法，摘脾，免疫グロブリン大量療法などが行われる．わが国では，ヘリコバクター・ピロリ *Helicobacter pylori* の感染症との関連が指摘されており，ヘリコバクター・ピロリの除菌療法により血小板数が増加することもある．[1481]

特発性血尿 idiopathic hematuria⇨同本態性血尿→2722

特発性高シュウ酸尿症 idiopathic hyperoxaluria⇨同原発性高シュウ酸尿症→959

特発性思春期早発症 idiopathic precocious puberty ［**体質性思春期早発症**］ 二次性徴が異常早期に出現するものが思春期早発症で，そのうち視床下部，下垂体，性腺系が異常に早く活動を開始し，黄体形成ホルモン放出ホルモン(LH-RH)，黄体形成ホルモン(LH)，性ホルモンの分泌増加したものを中枢性思春期早発症と呼ぶ．さらにその中で脳腫瘍(過誤腫など)といった器質的疾患が明確でないものを特発性思春期早発症と分類している．男児では，9歳未満で精巣・陰茎・陰嚢の発育，10歳未満での陰毛発生，11歳未満で腋毛・ひげ・変声の出現．女児では，7歳6か月未満で乳房の発育，8歳未満で陰毛・腋毛の出現，外陰部成熟，9歳未満で初経の出現．以上の症状と下垂体性ゴナドトロピン，性ステロイド値，身長増加，骨年齢の亢進などを総合的に考慮して診断する．臨床的問題点として，基礎疾患の可能性，最終的な低身長，身体的に早熟でも精神的には年齢相当であることでの心理的・社会的問題などがあげられる．LH-RH アゴニストが治療に用いられる．[684] ⇨参思春期早発症→1283

特発性思春期遅発症 constitutional delayed puberty, constitutional delay in growth and puberty ［**体質性思春期遅発症**］ 第二次性徴の開始が通常より遅れるものの正常に起こり，性成熟は5年以内に完成し，成人したときには異常を示さない思春期遅発症．いわゆる「おくて」のこと．わが国においては，女児で13歳，男児で15歳になっても開始しない場合に遅発思春期と診断する．思春期は身体的には第二次性徴の出現から性成熟が完成するまでの時期をいい，女児では8-9歳から17-18歳頃，男児では11-12歳から18-19歳頃までに相当する．女児ではこの間に乳房発達，陰毛発生などの第二次性徴が始まり，初経を経て，第二次性徴の完成とともに月経周期がほぼ順調となる．男児では陰毛やひげの発生，精巣，陰茎，精嚢の発達，声音の低声化で特徴づけられる．[845] ⇨参遅発思春期→1979，思春期早発症→1283，性成熟→1688

特発性ジストニー症⇨同変形性筋ジストニー症→2642

特発性疾患 idiopathy, idiopathic disease 原因の明らかになっていない疾患．特発性間質性肺炎，特発性門脈圧亢進症，特発性血小板減少性紫斑病などがあり，続発性疾患以外の総称．原発性や本態性とは意味が異なるが，混同されて用いられる場合があり注意を要する．[1482]

特発性歯肉増殖症 idiopathic gingival hyperplasia⇨同歯肉線維腫症→1330

特発性上皮小体機能低下症 ⇨同特発性副甲状腺機能低下症→2149

特発性食道拡張症⇨同アカラシア→136

特発性食道破裂 spontaneous esophageal rupture ［**ブールハーヴェ症候群**］ 食道疾患の既往がなく突然に起こる原因不明の食道破裂で，1724年オランダの医師ブールハーヴェ Hermann Boerhaave(1668-1738)によってはじめて報告された．発生機転は嘔吐，努責，咳嗽などにより，食道内圧の上昇が誘因であると考えられているが，誘因がまったく認められない症例も約10%存在する．初発症状は嘔吐，胸背部痛，上腹部痛，呼吸困難，皮下気腫などがみられる．胸部X線で胸水貯留，縦隔気腫，皮下気腫などがみられ，食道造影で造影剤ガストログラフイン®の食道から縦隔内への漏出をみれば診断は確定する．ヘリカルCTによる造影CTの診断精度も同等に高い．内視鏡による診断は確定診断はできても，送気加圧により縦隔気腫を増長することがあるので禁忌である．緊急に縦隔ドレナージを行い，食道壁の欠損を修復しないと致死的である．[380] ⇨参食道損傷→1482

特発性心筋症 idiopathic cardiomyopathy；ICM, idiopathic myocardiopathy, idiopathic myocardial disease；IMD ［**原発性心筋症**，**ICM**］ 原因不明の心筋症をいう．拡張型心筋症，肥大型心筋症，拘束型心筋症の3型に大別される．これに対して神経筋疾患あるいは代謝性疾患に伴うものや心筋炎によるもののように原因の明らかな心筋疾患は特定心筋疾患あるいは二次性心筋疾患という．心筋症 cardiomyopathy は1980年の WHO（世界保健機関 World Health Organization)/ISFC(国際心臓連合 International Society and Federation of Cardiology)の報告では，病因や発症機序に対する知見が乏しかったこともあり「原因不明の心筋疾患」と定義され，原因の明らかな特定心筋疾患と区別されていた．しかし分子遺伝学的手法の導入により病因病態の理解が進むにつれ，原因不明のという言葉の意味が少なくなり1995年の WHO/ISFC の報告では，心筋症は「心機能障害を伴う心筋の疾患」と定義され，肥大型心筋症では遺伝子異常が病因となることが記載された．また拡張型心筋症，肥大型心筋症，拘束型心筋症，不整脈原性右室心筋症，分類不能の心筋症の5つの病型に，特定心筋症を加えた分類が用いられてきた．その後の分子遺伝的な研究の成果により定義と分類が見直され，2006年のアメリカ心臓協会の委員会報告では，「心筋症はしばしば遺伝的であるさまざまな原因による不適切な心筋の肥大あるいは拡大を通常

(しかし常にではない)示す，機械的あるいは電気的機能障害を伴う心筋の不均一な疾患の集団である．心筋症は心臓に限局しているあるいは全身の系統疾患の一部であり，しばしば心血管死あるいは進行性の心不全関連の機能障害をきたす」と定義された．また遺伝性genetic，混合性mixed，後天性acquiredの3つの病型に大きく分類され，肥大型心筋症や不整脈原性右室心筋症は遺伝性として，拡張型心筋症は混合型に分類された．[46,1005]

特発性腎出血 idiopathic renal bleeding 臨床上原因不明の無症候性の腎出血．あらゆる検査で原因病変を発見できない血尿を称する．検査は，腎超音波検査，内視鏡，尿細胞診，IVP，CTから適宜選択して行う．顕微鏡的血尿の場合は，上記検査で異常がなければ経過観察とする．肉眼的血尿の場合には，膀胱鏡検査により左右どちらかの尿管口からの血尿排出を確認できる．その他，動脈造影，腎生検，腎盂尿管鏡を行う．一般に全身状態はよく，予後も良好．治療は止血薬の投与，腎盂内に硝酸銀溶液を注入する．[474] ⇨参本態性血尿→2722

特発性真性(完全)早発思春期 idiopathic true(complete) precocious puberty 性腺機能亢進症の1つで，正常よりも早期に第二次性徴が出現する病態を早発思春期と呼ぶ．一般に女児では7-8歳未満，男児では9歳未満で第二次性徴が出現すれば早発思春期と診断される．脳の腫瘍や炎症など器質的原因によって起こる場合を「器質性」，器質的原因がない場合を「特発性」とする．視床下部-下垂体-性腺系が早期に活性化してゴナドトロピン分泌の亢進を伴うものを「真性」，卵巣や副腎腫瘍などゴナドトロピン非依存性に性ステロイドホルモンの亢進を伴う場合を「仮性」とする．また，第二次性徴がすべて開始するものを「完全」，乳房発育など一部のみが開始するものを「不完全」とする．女児におけるアンドロゲン産生腫瘍合併例のように異性の性徴が出現するものを「異性化」，同性の性徴がみられるものを「同性化」早発思春期と呼ぶ．[845] ⇨参仮性思春期早発症→505

特発性振戦⇨同本態性振戦→2722

特発性心房拡張症 idiopathic atrial dilatation 明らかな原因が認められないにもかかわらず，右心房が著明に拡大する病態．きわめてまれな疾患で，現在でも原因，経過，予後など不明な点が多い．サムナーSumnerらは1965年に診断基準として，右心房が他の心房心室に比して不均衡に大きいこと，右心房拡大を生じうるすべての心血管の疾患を除外しうること，の2点をあげており，現在でもこの基準が用いられている．先天性奇形との説があるが，短期間に右心房拡大が進行した症例，病理学的に心筋炎や心筋症を疑わせる症例もあり，先天性説では説明できない症例も報告されている．[1417]

特発性心膜炎 idiopathic pericarditis ［**非特異性心膜炎，急性特発性心膜炎**］ 急性心膜炎の原因として最も多いが，心膜炎を生じる原因が他にない場合の除外的診断となる．1-2週間前に先行する上気道感染症状を認めることがある．しかし，起因ウイルスが特定できないウイルス性心膜炎や自己免疫機序により生じるものも特発性心膜炎に含まれることがある．経過は一般的に良好であるが，ときに再発することがある．[1313]

特発性水腫⇨同特発性浮腫→2149

特発性脊柱側彎(わん)症 idiopathic scoliosis ［**特発性側彎(わん)症，構造性側彎(わん)症**］ 原因となるべき疾患を有さない側彎症で，全側彎症の約80%を占める．発生年齢により乳幼児期側彎症，学童期側彎症，思春期側彎症に分類される．乳幼児期側彎症は3歳以下の乳幼児に発症し，大半は1歳までに発症する．男子に多く，左凸の側彎が多い．学童期側彎症は3歳頃より思春期前に発症する．性差はなく，右胸椎側彎あるいはダブルカーブ(一次・二次カーブ)を有するものが多い．思春期側彎症は10歳頃より成長終了までの年齢に発症し，特発性側彎症の中で最多である．80%以上が女子で，右凸の側彎が多い．治療法として保存的には体操やミルウォーキー装具がある．若年期において進行性のもの，彎曲が40度をこえるもの，回旋成分や不安定性が高いものなどは手術的治療が必要となり，本症の約5-10%に該当．手術は通常脊椎インスツルメンテーションを用いた脊椎変形矯正固定術を行う．脊椎インスツルメンテーションには，ハリントンHarrington，ルークLuque，コトレル・デュブセCotrel-Dubousset，ISOLA，TSRH，ドワイヤーDwyer，ツィールケZielkeなど，さまざまなものが開発されている．[189]

●**特発性脊柱側彎症の脊柱，肋骨の変形**

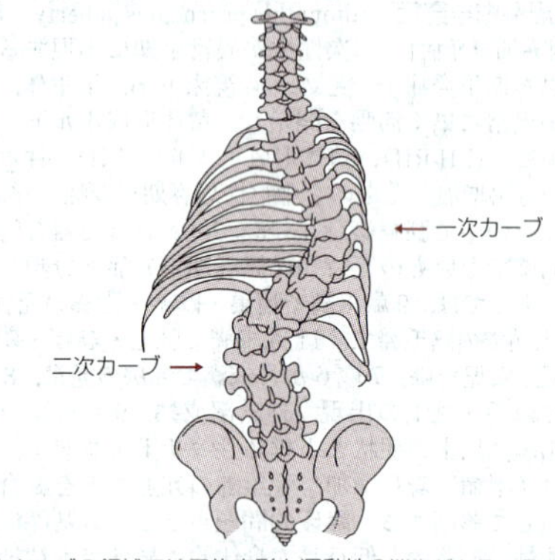

一次カーブの領域では回旋変形と運動性の消失がある．その上下は頭と骨盤を正常の位置に保つために可撓性のある二次カーブが生じる．最大側屈位で正面像を撮影すると，胸椎カーブと腰椎カーブの可撓性の程度がわかる．

堀尾重治：骨・関節X線写真の撮りかたと見かた 第7版，p.155，図5-22，医学書院，2007

特発性総胆管拡張症 idiopathic choledochal dilatation⇨同先天性胆管拡張症→1785

特発性側彎(わん)症⇨同特発性脊柱側彎(わん)症→2148

特発性大腿骨頭壊死 idiopathic osteonecrosis of femoral head；ION ［**無菌性大腿骨頭壊死，阻血性大腿骨頭壊死**］ 大腿骨頭壊死症は「非外傷性に大腿骨頭の無菌性，阻血性の壊死をきたし，大腿骨頭の圧潰(あっかい)変形が生じ，その結果二次性の股関節症にいたる疾患」と定義される．厚生労働省の特定疾患(いわゆる難病)に指定されている．原因として，副腎皮質ホルモンの投与歴，アルコール多飲歴が深く関連しているが，その発生機序は判明していない．約50%は両側に発生し，その大半は1年以内に発生する．治療法は，壊死の範囲が狭い例や壊死部が非荷重部に存在する例では経過観察を行う．それ以外は，壊死部を非荷重部に移動させる大腿骨内反骨切り術，大腿骨屈曲骨切り術，大腿骨前方回転骨切り術(杉岡式)の適応となる．大腿骨頭圧潰の強い症例や変形性関節症に至った症例では，人工骨頭置換術や人工股関節置換術が行われる．[1541]

特発性多発性出血性色素性肉腫⇨同カポジ肉腫⇀546

特発性痛風　idiopathic gout⇨同一次性痛風⇀250

特発性てんかん　idiopathic epilepsy, idiogenetic epilepsy ［**本態性てんかん，原発全般てんかん，原因不明てんかん**］ 遺伝性素因が推定される以外に明らかな基礎病因がないてんかんの総称．年齢依存性に発病し，その臨床症状と脳波所見に特徴を備えており，適切な治療が行われれば発作の良好なコントロールが得られることが多い．特発性局在関連(部分)てんかんと特発性全般てんかんとに分類されるが，前者の代表は，中心・側頭部に棘波をもつ良性小児てんかん benign childhood epilepsy with centrotemporal spike であり，後者には，小児欠神てんかん childhood absence epilepsy，若年ミオクロニーてんかん juvenile myoclonic epilepsy，覚醒時大発作てんかん epilepsy with grand mal seizures on awakening などが含まれる．[1619,421] ⇨参真性てんかん⇀1574

特発性肉芽腫性精巣炎⇨同自己免疫性精巣炎⇀1272

特発性ネフローゼ症候群　idiopathic nephrotic syndrome⇨参ネフローゼ症候群⇀2283

特発性嚢胞状大動脈中膜壊死　idiopathic cystic medial necrosis of aorta ［**嚢胞性特発性大動脈中膜壊死**］ 動脈の中膜筋細胞の壊死のこと．病理学的所見において，大動脈中膜の中層から外層に多数のムコ多糖類の小嚢胞の集積が認められ，弾性線維や平滑筋線維の変性と壊死を伴うものを嚢胞状中膜壊死といい，そのうち原因不明のものを特発性嚢胞状大動脈中膜壊死という．マルファン Marfan 症候群では先天性結合組織疾患の部分現象として認められる．嚢胞状大動脈中膜壊死に伴う大動脈壁の脆弱化によって，大動脈解離や大動脈弁輪拡張症 annulo-aortic actasia が形成される．[1466] ⇨参嚢胞状中膜壊死⇀2312

特発性肺血鉄症　idiopathic pulmonary hemosiderosis 肺胞内に繰り返して起こる出血が特徴で，このため，低色素性鉄欠乏性貧血と肺間質の線維化がみられる．患者の80%は10歳以下の小児．主症状は咳，血痰で出血の程度により臨床像は異なる．原因として免疫機構の関与が示唆されているが，詳細は不明．[1443] ⇨参グッドパスチャー症候群⇀819，肺ヘモジデリン沈着症⇀2351

特発性肺動脈拡張症　idiopathic dilatation of pulmonary artery　先天的に肺動脈主幹部(右心室から肺に向かう肺動脈が左右に分岐するまでの太い肺動脈幹のこと)が拡張している心奇形で，他の心肺疾患は伴わない．胸部X線写真で左第2弓突出を認めるが，一般に症状はなく予後良好．[1466]

特発性肺動脈性肺高血圧症　idiopathic pulmonary arterial hypertension；IPAH⇨参原発性肺高血圧症⇀961

特発性肺ヘモジデリン沈着症　⇨参肺ヘモジデリン沈着症⇀2351

特発性肥厚性大動脈弁下狭窄症　idiopathic hypertrophic subaortic stenosis；IHSS, muscular subaortic stenosis 閉塞性肥大型心筋症の以前の名称．カテーテルで左室流出路に圧較差を認めるが，手術時に閉塞がないために名づけられた．大動脈弁下狭窄症の一型でもある(グッドウィン Goodwin 分類など)．[357] ⇨参肥大型閉塞性心筋症⇀2452

特発性鼻出血　idiopathic epistaxis　一般に鼻出血の原因はさまざまであり，外傷，炎症，腫瘍などの局所的原因によるものや，血液疾患や高血圧などの循環器系疾患を含めた全身的な原因によるものなどがある．特発性鼻出血は，上記のような誘因がみられないものの，鼻をほじったり，かむことによる外傷，くしゃみや咳などの何らかの理由により一過性の脈圧の上昇と鼻粘膜血管壁の強靱性が減少し，小血管が破綻して突然に出血するものとされ，鼻出血全体の80%前後を占める．[451]

特発性皮膚萎縮症　idiopathic cutaneous atrophy, progressive idiopathic atrophoderma　単発あるいは多発性のわずかに紅色を呈する円形から類円形の斑として発症し，1-2週後に浅い陥凹を伴った褐色の萎縮斑となる．ある程度の段階で進行は停止し，以後変化しない．若年者の背部に好発するが，原因は不明．限局性強皮症 morphea の不全型とみなす説もあるが，萎縮症の1つとしてとらえられることが多い．生命的予後は良好だが有効な治療法はない．[82]

特発性副甲状腺機能低下症　idiopathic hypoparathyroidism；IHP ［**IHP，特発性上皮小体機能低下症**］ 副甲状腺ホルモン(PTH)の分泌低下により，低カルシウム血症をきたす．手足のしびれ，口唇周囲のしびれ，いらいら感，抑うつ(鬱)感，テタニーを呈することがある．従来は原因が不明であり，ひとまとめに特発性とされていたが，①奇形症候群に伴う副甲状腺の臓器発生の異常，②カルシウム感受性の異常，③免疫異常，④PTH遺伝子のプロセッシング，スプライシングの異常に大別でき，大部分の原因が特定できるようになってきた．①では心奇形，特異的顔貌，胸腺低形成，口蓋裂などの症状を呈するディジョージ DiGeorge 症候群が含まれ，③には自己免疫性多内分泌腺腫症カンジダ症が知られている．テタニーは四肢や顔面筋の硬直性痙攣のことで，クヴォステック Chvostek 徴候もこれに含まれる．慢性の低カルシウム血症による症状はうつ病様の精神症状，白内障，歯牙形成不全がある．テタニー発作の治療には10%グルコン酸カルシウムをゆっくり(1分間に10 mL以下)静注する．慢性期の治療には活性型ビタミンD製剤，乳酸カルシウムを経口投与する．この際，高カルシウム血症の発症に注意し，血清カルシウム値を基準下限に保つようにする．[610] ⇨参クヴォステック徴候⇀809，副甲状腺機能低下症⇀2532

特発性浮腫　idiopathic edema ［**周期性浮腫，特発性水腫**］ 原因不明な浮腫をいう．発症機序不明であるが，精神的因子，起立時の循環障害，毛細血管透過性の亢進，潜在的心筋症，潜在性甲状腺機能低下症，低アルブミン血症，アルドステロンやADH分泌亢進，性ホルモン異常などが考えられている．神経質な肥満した中年女性にみられることが多く，他の全身性浮腫疾患

を除外できる場合に疑う.[1531] ⇨参エスケープ現象⇀357

特発性発作性横紋筋融解症 idiopathic paroxysmal rhabdomyolysis アルコールの多飲，抗うつ薬を含む向精神薬の摂取，高中性脂肪血症改善薬の使用，筋挫滅，過度の筋労働に伴い，骨格筋の急性かつ数時間から数日の間に起こる横紋筋の崩壊で，ミオグロビン血症およびミオグロビン尿症により証明される．MRI上一部または全身の筋崩壊を呈し，CK(クレアチンキナーゼ)値は数万から10万台にまで上昇する．腎不全を合併しやすく，その場合には致死的となりうる．一部に家族性の症例もあるが，LDH(乳酸脱水素酵素)分画異常や異常ホスホリラーゼ活性が原因とされている.[1245]

禿髪(とくはつ)性毛包炎 folliculitis decalvans⇨同脱毛性毛包炎⇀1920

特発性門脈圧亢進症 idiopathic portal hypertension；IPH 原因となるべき肝硬変，肝内・肝外門脈閉塞，寄生虫症，肉芽腫性疾患などを証明できない門脈圧亢進症．日本人に多く，特に中年女性に多いといわれている．門脈圧は門脈血管抵抗と門脈流入血液量により規定されることから，本症の本態についてもこの両面からの学説がある．病理組織学的にはディッセDisse腔の線維化，末梢門脈枝の壁の高度な肥厚とつぶれ，門脈域の軽度の線維化がみられ，この事実から門脈血管抵抗増加を原因とする説が有力．しかし，これでは本症の脾腫が肝硬変より大きいことの説明がつかない．一方，本症では脾動脈と脾静脈の血流量が他の門脈圧亢進症より多いことが観察されている．このことから，脾流入血液量の増加が本症の原因であり，前述の組織学的変化は原因ではなく結果であるという説も根強い．肝機能検査は正常域のことが多く，脾機能亢進を反映して全血球成分の減少がみられる．肝静脈造影では本症特有の肝静脈相互間の吻合としだれ柳様所見を認める．診断は除外診断による．治療は他の門脈圧亢進症に準ずる.[279,1394] ⇨参バンチ症候群⇀2415，脾腫性肝硬変症⇀2442

毒物 poison, poisonous substance 毒，すなわち生体に有害な影響をもたらす物質またはこれらの混合物の総称．狭い意味では「毒物及び劇物取締法」により定義，規制される物質を指す．後者については，あるレベルの摂取により致死性となる物質で医薬品および医薬部外品以外のものを指す．毒物，劇物および特定劇物の判定基準は国立医薬品食品衛生研究所の安全情報部のホームページに公開されている.[1593] ⇨参毒⇀2139，中毒起因物質⇀1996

毒物及び劇物取締法 Poisonous and Deleterious Substances Control Law 毒物および劇物について，保健衛生上の見地から必要な取締りを行うことを目的として1950(昭和25)年法律第303号として制定された．毒性の強さによって毒物，劇物，特定毒物に分類され，内容としては禁止規定，毒物・劇物の表示，特定毒物研究者などについて記載されている．指定された物質は登録を受けた者でなければこれを製造・輸入・販売・授与・貯蔵・運搬・陳列することなどが規制されている．なお毒物については，赤地に白色をもって「毒物」，劇物については，白地に赤色をもって「劇物」の文字を容器・被包に表示しなければならない.[929] ⇨参毒物⇀2150，毒劇物⇀2140

毒物学⇨同毒理学⇀2152

毒物性皮膚炎 dermatitis venenata ［刺激性皮膚炎］ 物質の刺激性が強く，ただ1回の接触で発症する皮膚炎を指す．発症が急激で，灼熱感や疼痛などの自覚症状を伴い，接触した部位に紅斑，浮腫，水疱を生じる．酸，アルカリ，灯油，洗剤，殺虫薬，農薬，消毒薬，植物(アロエ，イラクサなど)，昆虫などが原因で発症する.[1367] ⇨参接触皮膚炎⇀1736

特別衛生地区保健館 わが国の公衆衛生医学教育機関や衛生施設の復興に対してロックフェラー財団の援助を受け，都市および農村の特別地区に設置された保健館．京橋に東京市「特別地区衛生保健館」〔1935(昭和10)年〕，農村地区として所沢市に県立「特別地区衛生保健館」〔1938(同13)年〕が開設された．それぞれの管轄地区住民を対象に公衆衛生活動の中枢，また公衆衛生技術者の臨地訓練機関でもあった．わが国の行政機関が最初に公衆衛生活動を展開したところであり1937(同12)年，「保健所法」(現「地域保健法」)制定にあたり，それぞれ保健所として改称.[321]

特別控除 special tax reduction 「所得税法」施行令第1条で定められている所得税と住民税を，納税者自身や家族の状況，支出の形態などによる租税能力の格差を考慮し，課税公平の原則から租税力の弱い部分に対してとられている措置．控除には雑損控除，医療費控除，社会保険料控除，小規模企業共済等掛金控除，生命保険料控除，地震保険料控除，寄付金控除，障害者控除，寡婦(夫)控除，勤労学生控除，配偶者控除，配偶者特別控除，扶養控除，基礎控除の14種類がある．そのうちの7種類〔障害者控除，寡婦(夫)控除，勤労学生控除，配偶者控除，配偶者特別控除，扶養控除，基礎控除〕は人的控除といい，①基礎的な控除と，②特別な控除に分類され，後者が通常，特別控除といわれている．寡婦(夫)控除，勤労学生控除，障害者控除などがある.[457]

特別支援学級 ［特殊学級］ 「学校教育法」第81条に基づき，心身障害をもつ児童，生徒のために設けられた特別な学級．知的障害者，肢体不自由者，身体虚弱者，弱視者，難聴者，その他障害のある者で，特別支援学級において教育を行うことが適当なものを対象として，小学校，中学校，高等学校および中等教育学校に置くことができる．1学級における児童・生徒数は，施行規則によって15名以下を標準とすると規定されているが，障害の種類や自治体によって違ってくる．特別支援学級においては，障害をもつ児童，生徒に，障害の種類や程度に応じたきめ細やかな教育が提供され，一人ひとりのもっている可能性と個性を最大限に伸ばして社会参加や自立を実現していくことが目指される.[1118]

特別支援学校 school for children with special needs ［養護学校］ 2006(平成18)年改正の「学校教育法」第72条で定められた学校で，視覚障害者，聴覚障害者，知的障害者，肢体不自由者または病弱者(身体虚弱者を含む)に対して，幼稚園，小学校，中学校または高等学校に準ずる教育を施すとともに，障害による学習上または生活上の困難を克服し自立を図るために必要な知識技術を授けることを目的としている．この改正は，知的な遅れのない発達障害も含めて，障害の種類にかかわらず幼児・児童・生徒一人ひとりの特別な教育的ニーズに応えていくという特別支援教育の理念に基づくもので，これにより，盲学校，聾学校，養護学校に分かれていた学校種は，特別支援学校という名称に一本化された．特別支援学校には幼稚部，小学部，中学部，高等部があり，それぞれの教育課程は幼稚園，小学校，中学校または高等学校に準じるものとされている．また，特別支援学校は，それまで蓄積してきた専門的な知識や技能をいかし，地域における特別支援教育のセンターとしての機能を果たすことが求められている．1947(昭和22)年の「学校教育法」により障害児を対象とする教育機関として特殊教育諸学校，特殊学級(2006年6月改正で「特別支援学級」と名称変更になった)が，普通学校とは別に「特殊教育制度」として定められた．1956(同31)年の「公立養護学校整備特別措置法」により養護学校が増設された．1979(同54)年に養護学校の義務制が施行され，養護学校教育が整備拡充された．2007(平成19)年4月から特別支援学校が法的に位置づけられた．[540] ⇨参特別支援学級→2150

特別児童扶養手当 special child rearing allowance 1964(昭和39)年に創設された「特別児童扶養手当等の支給に関する法律」に基づき，精神または身体に重度または中度の障害を有する20歳未満の者の福祉を増進するために支給される手当．心身障害児を養育している父母，またはその養育者に支給されるが，障害程度で1級と2級に分けられ，各級の障害の程度は政令で定められている．障害厚生年金などの公的年金との併給はできないが，児童扶養手当，児童手当，障害児福祉手当とは併給される．額は年度ごとに改定．また所得制限があり，受給資格者，その配偶者または同居家族(同住所地で世帯分離している世帯を含む)の扶養義務者の前年の所得に応じてその年度の手当の支給が制限される．[457]

特別障害者手当 special allowance for the disabled 「特別障害者手当等支給制度」に基づき，精神または身体に特に重度の障害を有し，日常生活に常時特別の介護を必要とする状態にある在宅の20歳以上の者に支給される．1986(昭和61)年に創設され，特別障害者手当，障害児福祉手当，経過的福祉手当があり，公的年金などと併給されるが，在宅福祉対策としての性格から，施設入所者および病院・診療所に継続して3か月以上入院している者には支給されない．所得制限がある．[457]

特別食 ［**特別治療食**］ 医療・福祉施設で提供される食事は，栄養処方箋によって指示される特別食と一般食(普通食)とに大別される．特別食は一般に，減塩(食塩制限)食，エネルギー制限食，タンパク制限食，高タンパク食など，栄養成分別に分類され，これを特別治療食ともいう．このほか，検査食，術前・術後食，無菌食，アレルギー食なども目的に応じて治療食として扱われることもある．治療食のほか，食形態による分類(おにぎり，きざみ食，ペースト食など)，ライフステージによる分類(離乳食，幼児食，褥婦食など)など，施設の特徴に応じさまざまな分類が設けられている．[731] ⇨参治療食→2026，減塩食→937，栄養処方→348

特別地方公共団体 special local autholity 地方公共団体の1つ．「日本国憲法」第92条は「地方公共団体の組織及び運営に関する事項は(中略)法律でこれを定める」と述べているが，地方公共団体とは何かについての規定はしていない．地方自治についての基本的法律「地方自治法」では，地方公共団体を普通地方公共団体と特別地方公共団体に分け，前者を2段階7種類に，後者を4種類に分けている．いずれも法人格を有し，行政を担当する．特別地方公共団体は，自治政策上，特定の目的のために設けられており，その組織や権能などにおいて特殊な団体のこと．①特別区として東京都23区(大都市行政の一体性を確保するため)，②地方公共団体の組合(地方公共団体が事務を共同で処理するための団体)，③財産区(市町村が山林・原野・墓地・有価証券を有していたり，公会堂・公民館などを設けている場合は，その管理のためにおかれる団体)，④地方開発事業団(都道府県や市町村が共同して地域の総合的開発，例えば住宅，港湾，下水道，公園などの建設を実施するために，その実施を委託すべき団体)の4種類が設置されている．[457]

特別治療食 ⇨同特別食→2151

特別非営利活動法人 ⇨同NPO→88

特別養護老人ホーム special nursing home for the elderly 「老人福祉法」に規定された老人福祉施設の1つ．入院治療は必要ではないが，身体上・精神上著しい障害があるために常時介護を必要とし，自宅において介護を受けることが困難な65歳以上の高齢者を収容し，養護することを目的とする．生活の場ということに主眼をおいた施設のため，医師の常駐は義務づけられておらず，入所者100名に対し，看護職3名，介護職31名，その他の職員で入所者の介護，看護を行っている．また「介護保険法」実施後，従来の4人部屋を主体としたあり方から，抜本的に改善し，入居者の尊厳を重視したケアが実現できるようにするため，ユニットケアを提供するユニット型特別養護老人ホームが出現し，漸次整備が進められている．2000(平成12)年からは，「介護保険法」により多くは介護老人福祉施設となった．介護老人福祉施設に入所するためには，介護認定審査を受けて要介護1-5に認定され，利用者本人と施設との契約が必要．介護保険による介護給付サービスの1つであり，都道府県が指定，監督を行う．[1451] ⇨参介護老人福祉施設→434

特別用途食品 food for special dietary uses 栄養成分を調製した食事を必要とする人や，健康上特別な状態にある人が，健康の維持増進に利用するための食品として厚生労働大臣が許可した食品で，特別用途食品のマークが付けられている．一定の基準への適合性が審査される「許可基準型」と，個々の食品について科学的証拠を提出し審査される「個別評価型」とがある．「許可基準型」食品の許可基準として，乳児用調製粉乳・妊産婦授乳婦用粉乳および高齢者用食品では，適用範囲，基本的許可基準，栄養素などおよびエネルギーの規定，摂取上の注意事項など各々の食品に必要な事項が定められている．病者用食品では適用範囲，基本的許可基準，概括的許可基準，食品群名，成分の含量に関する規格，許容される特別用途表示の範囲，摂取上の注意などの必要的表示事項が定められている．「個別評価型」食品は，特別用途食品の病者用食品のうち許可基準が設定されていないものを対象に，食事療法上の効果が認められる食品に対して，個別に審査・許可する制度が，1998(平成10)年に誕生した．特別用途食品の許可要件には，①特定の疾病のための食事療法の目的を達成し，食生活の改善に効果が期待できるものであること，②食品または関与成分(保健機能成分)について食事療法上の期待できる効果の根拠が医学的，栄養学的に明らかにされていること，③食品または関与成分について病者の食事療法にとって適切な使用方法が医学的，栄養学的に設定できるものであること，④食品または関与成分は食経験などからみて安全なものであること，⑤関与成分は物理化学的性状およびその試験方法，定性および定量試験方法が明らかにされていること，⑥錠剤型，カプセル型などをしていない通常の形態の食品であることなどがある．2009(平成21)年4月現在，特別の用途に適するという表示を付した病者用許可基準型食品(低ナトリウム食品，低タンパク質食品無乳糖食品，総合栄養食品)，病者用食品(個別評価型)，乳児用(調製粉乳)，妊産婦授乳婦用(粉乳)，高齢者用(嚥下困難者用食品など)としては88品目の食品が許可されている．[1170]

匿名性　anonymity　[**無名性**]　研究対象となる人が，他人(研究者も含む)に知られることがないように保護すること．類似語として守秘義務があるが，これは研究者が研究対象に関する情報を明らかにしないことである．[446]　⇨㊜インフォームド・コンセント→304

毒薬・劇薬　ヒトまたは動物の身体に摂取，吸収され，または外用された場合，有効量が致死量に近い，蓄積作用が強い，薬理作用が激しいなどのため，ヒトまたは動物の機能に危害を与え，またはその恐れのあるものとして，厚生労働大臣が指定する医薬品のこと．薬局および病棟などで毒薬を保管する場合は，かぎをかけなければならないとされている．毒薬は黒地に白枠，白字で，その品名および「毒」の文字が，劇薬は白地に赤枠，赤字で，その品名および「劇」の文字が記載されていなければならない．[969]

毒薬・劇薬・麻薬の管理　control of deadly poison, powerful drug, narcotic　毒薬・劇薬・麻薬の保管，保存，取り扱いは，「薬事法」「麻薬及び向精神薬取締法」「覚せい剤取締法」で定められている．毒薬・劇薬は，毒性が強く人体に危害を生じるおそれがある厚生労働大臣の指定した医薬品であり，毒性に応じて毒薬・劇薬の指定がされている．ラベル表示は，毒薬は黒地に白枠，白字で品名および「毒」の文字が，劇薬は白地に赤枠，赤字で品名および「劇」の文字が記されている．毒薬・劇薬は，他の薬剤と区別して保管し，特に毒薬は，かぎをかけての保管が義務づけられている．交付時は，管理帳簿にて管理する．麻薬は，中枢神経系に作用し精神機能に影響を及ぼす物質であり，依存性，乱用時の有害性が強い．モルヒネ，コデイン，コカインなどがある．都道府県知事の免許を受けた麻薬管理者が，常時かぎをかけた麻薬金庫に保管し麻薬管理簿で管理する．[20]

毒理学　toxicology　[**トキシコロジー，中毒学，毒物学，毒性学**]　毒物に関する科学で，生体にとって有害あるいは不利益な作用をもつ物質の生体に対する影響を研究する学問分野．中毒の原因物質，毒物の影響，検出法，代替物の開発，治療薬と治療の方法など中毒および毒物に関するすべてを網羅する．毒理(物)学は生命科学の多くの分野を包括するため，その研究には，化学や物理学，統計学，生理学，生化学，分子生物学などの手法が用いられる．多数の化学物質をつくり出し，環境汚染や公害を引き起こしてきた現代産業社会では，それらの化学物質による健康障害の機序の解明や予防に，毒理学は重要な役割を演じている．古典的毒理学では環境曝露と生体影響という関連で中毒をとらえていたが，その後生物毒性学が発達し，古典的毒理学でブラックボックスであった環境化学物質の生体内動態(吸収，分布，代謝，排泄)から中毒作用をとらえるようになった．最近では生態・生物毒性学というように毒理学が広義に用いられるようになっている．[1122]

独立脂腺　free sebaceous gland⇨㊐フォアダイス状態→2521

独立的観測　independent observations　調査研究において一連のデータ収集を行う際に，ある測定値が別の測定値に影響を与えたり影響を受けたりしない場合，その観測は独立しているという．例えばある人について測定した身長の値によって，別の人について測定した身長の値が左右されることはない．この場合，独立的観測が行われたといえる．しかし，例えば「臓器移植をどう思いますか」という質問を行った場合，他の回答者がどのように答えるかを聞いていた人は，その内容に影響された回答をするかもしれない．このような場合，独立的観測が行われたとはいえない．また1人もしくは複数の人から複数回の観測を行った場合，同一人についてのデータ同士は強い相関があると考えられるので独立的観測とはいえない．[917]

独立(組み合わせ)の法則⇨㊜メンデルの法則→2814

独立標本　independent samples　2つ以上の標本について，重複する部分がなく互いに影響を与えない状態であるとき，それらは独立した標本であるという．例えばA，Bの2つの薬の効果を比較するために，患者を2つのグループに分けて片方のグループにA，もう一方のグループにBの薬を投与する場合，それぞれのグループの構成員(標本)は重複しておらず，片方のグループに含まれるある人の特性が，他のグループのある人の特性に影響を与えることはない．このような場合を独立標本という．しかし同じグループに一定期間はAを，その後Bの薬を投与して効果を比較する場合は，独立標本とはいえない．[917]　⇨㊜従属標本→1375

独立変数　independent variable　最も単純な実験では，実験者は1つの変数を任意に操作し，別の変数に対するこの操作の効果を観察する．このとき操作される変数が独立変数で，事象や現象の原因および変動のもととなるものをいう．一方，観察される変数は従属変数dependent variableと呼ばれ，独立変数の従属変数への効果を評価する．例えば，術後患者の嘔吐へのケアについて研究するとき，看護ケアの内容は独立変数であり，ケアによって変化する術後の嘔吐の頻度が従属変数．通常，独立変数の操作を受ける実験群(条件)と操作を受けない対照群(条件)という複数の条件群が設定され，両群の従属変数の差異を比較することによって，独立変数の効果を検討する．[980]　⇨㊜変数→2646

毒力⇨㊐ビルレンス→2501

トグルブレーキ　toggle brake　車いすに使われるブレーキの一種．いくつかの回転軸をもったリンク機構をつくり，レバーアームを押したり引いたりすることでブレーキをかける構造．比較的弱い力でもブレーキレバーを動かすことが可能で車いすを停止できる．[840]

特例許可老人病院 specially authorized geriatric hospital 1983(昭和58)年の「老人保健法」施行と同時に設けられた実質的な老人病院．特例許可老人病棟〔1999(平成11)年より新設は不可，2003(同15)年廃止〕を有する．許可要件は，①高血圧症，糖尿病，関節リウマチなどの慢性疾患の高齢者が入院患者の7割以上を占める，②入院患者100人につき医師3人，看護師17人のほか，介護職員13人を配置していること．病状安定期にある高齢入院患者に対し，介護面にも重点をおいたケアが提供されるよう配慮している．1999(同11)年より新規の許可は廃止．[41] ⇨参療養型病床群→2944

ド=クレランボー症候群 de Clérambault syndrome⇨同クレランボー症候群→841

時計ガラス爪⇨同ヒポクラテス爪→2479

吐下血 hematemesis and melena 吐血および下血．消化液でヘモグロビンが塩酸ヘマチンに変化し，黒色のタール便が肛門より排出されることを下血といい，消化器の潰瘍性病変などで出血し，嘔吐によって口より排出したものを吐血という．吐血はトライツ Treitz 靱帯よりも口側の病変からの出血．[839] ⇨参吐血→2153，下血→880

吐血 hematemesis 上部消化管(食道，胃，十二指腸)からの出血により，血液を嘔吐すること．原因としては胃・十二指腸潰瘍，急性胃粘膜病変，胃癌，食道静脈瘤破裂，マロリー・ワイス Mallory-Weiss 症候群などがある．輸液や輸血により全身管理を行いつつ，速やかに原因検索を行う必要がある．バイタルサインが安定していることを確認して緊急内視鏡検査を行い，必要に応じて止血操作を行う．胃・十二指腸潰瘍では露出血管を認めたときに再出血率が高い．[839] ⇨参消化管出血→1424

ド=ケルバン甲状腺炎 de Quervain thyroiditis⇨同亜急性甲状腺炎→137

ドコサヘキサエン酸 docosahexaenoic acid；DHA 炭素数22個のω3(またはn-3)系列多価不飽和脂肪酸で分子中にシス二重結合を6個もつ．生体内では必須脂肪酸であるαリノレン酸から合成され，脳や網膜に多く含まれる．食品中では主に魚油に多く含まれ，大部分はトリアシルグリセロールの2位に結合している．アザラシや魚を常食するイヌイットは西洋型の食生活のグリーンランドイヌイットよりも冠動脈疾患が少ないという疫学研究から，魚油中のエイコサペンタエン酸 eicosapentaenoic acid(EPA)やドコサヘキサエン酸(DHA)の血栓性疾患および動脈硬化性疾患に対する効果が明らかにされた．DHAはEPAとは異なり，エイコサノイド eicosanoid の前駆体とはならないが，アラキドン酸からトロンボキサン A_2 やロイコトリエン leukotriene への産生を抑制し，血小板の凝集や血管の収縮を抑制することが知られ，脳や神経の機能に重要な役割を果たしている．[1303]

床ずれ⇨同褥瘡→1476

トコトリエノール⇨同ビタミンE→2456

トコフェロール tocopherol⇨同ビタミンE→2456

床屋疹 barber itch⇨同白癬(はくせん)性毛瘡→2362

床屋毛瘡⇨同白癬(はくせん)性毛瘡→2362

塗擦法 inunction 薬剤を液体や軟膏の形で体表面に塗布し，摩擦しながらすり込むことで経皮的に吸収させる方法．局所作用または全身作用がある．方法：①塗擦部位を観察する，②必要量をとり指腹で塗りながらすり込む，③施行後は，薬剤による痛み，腫脹，発赤，熱感，瘙痒感などの有無を観察する．吸収の効果を高めるには，塗擦する前に清拭する．[927] ⇨参塗布法→2158

都市化 urbanization 近代産業の発展に伴って産業の中心地域に人口が集中し，その地域の農地，山林などが市街地へと転化されて都市が形成されていく過程をいう．近代的な意味での都市化は産業革命以降に現れ，特に第二次世界大戦後，世界的規模で進行した．一般的に都市は経済的に繁栄し，文化的にも高度となるが，一方で過度の人口密集は衛生状態の劣悪化や貧困層の集積なども引き起こし，都市特有の社会問題，健康・環境問題を惹起する．[922]

都市ガス中毒 gas poisoning いわゆる都市ガス(天然ガス)は，主成分であるメタンとパラフィン系炭化水素(エタン，プロパン，ブタンなど)，二酸化炭素，窒素などの混合物で，組成は産地により異なる．メタンは常温常圧ではほとんど毒性がなく，加圧により麻酔作用を生じ，5%以上で酸素欠乏による障害が出，25-30%で脈拍増加，呼吸量増大，注意力減少，協同運動失調，50-80%で眠気，頭痛を認めるが，治療方法は呼吸管理のみで，回復例に重篤な神経学的後遺症は認められない．治療は新鮮な空気のある場所に移動して，酸素吸入または人工呼吸を行う．[1312]

都市公害 urban pollution 都市化に伴い発生する，大気汚染，水質汚濁，騒音・振動問題，悪臭，廃棄物問題などの都市型の公害．都市化は住民の生活利便性を高めるものの，都市における人口密集，産業活動，交通量，廃棄物量なども同時に拡大化させる．都市公害を防止するためには，適切な都市計画，住宅対策，交通対策，環境・公衆衛生対策が必要となる．[922]

閉じこもり《高齢者の》 housebound 高齢者が1日のほとんどを家の中あるいはその周辺で過ごし，日常の生活範囲が非常に限定された状態像をいうが，定まった定義はなく，厚生労働省の基準では外出頻度が用いられている．閉じこもりの状態が持続すると，廃用症候群を引き起こし，要介護状態に至る危険性が高くなると考えられるため，高齢者に向けた予防活動では介入の必要性が高い生活像の1つととらえられている．歩行障害といった身体的要因，うつ(鬱)的な状態などの心理的要因，本人と他者とのつながりなどの人的な環境，段差の多い道路などの物理的環境を含んだ環境要因が複合して生じると考えられる．すでに閉じこもり状態になっている人に対しては地域のサロンへの参加の促しや回想法を用いた介入などが試みられている．なお英語表記では housebound とされることが多いが，入院との対比概念として使われることもあり，必ずしもわが国の概念とは合致しない．[1195] ⇨参廃用症候群→2355，要介護状態→2865

都市保健 urban health 都市は人口密集地域であり，適切な対策がなされないと住民の健康レベルの低下，環境の悪化を引き起こす．このような問題に対応するため，都市生活者の健康保持・増進を目的とし都市における保健・環境問題を取り扱う．都市計画，住宅対策，公害や上下水道整備，廃棄物処理などの環境対策，貧困，犯罪，精神保健などの社会病理問題，交通・災害問題など多岐にわたる問題を対象とする．[922]

徒手矯正　manual correction ［用手矯正］ 筋性斜頸，先天性内反足などの先天奇形や，外傷などによる種々の拘縮に対して，正常な肢位，形態を回復させるべく非観血的，徒手的に外力を加えること．通常1回の手技では矯正できず，複数回にわたり行う必要があり，その間はギプスなどの外固定を併用することもある．筋性斜頸の徒手矯正は批判的な意見が多く，現在行われることはまれである．[1371] ⇨参徒手整復術→2154

徒手筋力テスト　manual muscle testing；MMT，manual muscle test ［筋力テスト，MMT］ ベッドサイドで行われる簡便な筋力評価法の1つ．0から5の6段階に分けられ，数値が大きいほど筋力が強いことを意味する．検者が被検者に対し徒手的に力を加え，被検者がそれに抗することにより筋力を測定する．半定量的な検査のため検者の力量に左右され，熟練を用する．[310]

●徒手筋力テスト

5=正常(normal)	最大の抵抗と重力に抗し，運動域全体にわたって動かせる．
4=優(good)	ある程度の抵抗と重力に抗し，運動域全体にわたって動かせる．
3=良(fair)	抵抗を加えなければ重力に抗して，運動域全体にわたって動かせる．
2=可(poor)	重力に抗さなければ運動域全体にわたって動かせる．
1=不可(trace)	筋の収縮がかすかに認められるだけで，関節運動は起こらない．
0=ゼロ(zero)	筋の収縮も認められない．

徒手整復術　manual reduction，manipulative reduction ［非観血的整復術(法)］ 転位のある骨折や，関節，腱などの脱臼に対して，非観血的，徒手的にもとの解剖学的位置に戻す手技．[1541] ⇨参徒手矯正→2154

土壌汚染　land pollution 「環境基本法」に規定された「典型7公害」の1つで，土壌中に汚染物質が持ち込まれ，人の健康被害や農作物の収量減をもたらす現象をいう．原因は，工場・事業所からの排出水による水質汚濁，大気汚染などを媒介として起こる重金属や有機物などによる土壌汚染などさまざま．カドミウム汚染によるイタイイタイ病の発生を契機に，農用地の土壌汚染防止に関しては「農用地汚染防止法」が1970(昭和45)年より施行され，カドミウム，銅，ヒ素については基準値をこえて汚染された農用地には客土などの対策事業を行うようになっている．しかし近年，工場跡地の再開発に伴い，市街地の土壌汚染が判明する事例が増加しているため，農用地以外の土地を対象に土壌汚染状況調査や汚染の除去などを規定した「土壌汚染対策法」が2002(平成14)年から施行されている．[119]

土壌伝播性線虫　soil-transmitted nematodes 土壌を介して感染を起こす線虫類の総称で，回虫，鉤虫，鞭虫などが含まれる．土壌が感染者の糞便で汚染されることが原因で，かつてのわが国では土壌媒介線虫が蔓延しており，公衆衛生上重大な問題であった．[288]

兎唇⇨同唇裂→1610

ドス⇨同DOS→43

度数多角形　frequency polygon ［度数分布曲線］ 度数分布表から作成する，データの分布の様子を示す直線で結んだ折れ線グラフ．階級(値)をx座標に，度数をy座標にとったもので，ヒストグラム(柱状図)の各上辺の中点を直線で結んだもの．2つ以上の度数分布の形を比較したいときなどに利用．さらにデータのサイズを大きくとり，階級の幅を小さくしていくと，折れ線グラフはしだいに滑らかな曲線に近づく．これを度数分布曲線といい，曲線下部の面積が度数曲線の下部面積，あるいはヒストグラムの面積と一致するように描く．[21] ⇨参ヒストグラム→2448，度数分布→2154

度数分布　frequency distribution 測定値の存在する範囲をそれぞれ一定のいくつかの区間に分けた場合，各区間に属する測定値が出現する回数(度数)を並べて分布を示したもの．ヒストグラムなどによって表す．区間の分け方は平均値や偏差値を規準としたり，また最大値や最小値の間を一定に分割するなどさまざま．測定値が出現する回数を絶対度数とし，測定値が出現する回数と測定値の総数との比を相対度数として表現することもある．[556]

度数分布曲線　frequency distribution curve⇨同度数多角形→2154

度数分布図⇨同ヒストグラム→2448

度数率　frequency rate 労働災害を表す指標の1つで，ある一定期間中の労働災害による死傷者数/のべ労働時間数100万対で表される．主な産業の度数率をみると，長期的には各業種で減少しており，2008(平成20)年は調査産業計1.80，鉱業0.61，建設業0.77，製造業1.12，運輸業3.27，電気・ガス・熱供給・水道業0.69，卸売・小売業2.18，情報通信業4.05，サービス業3.08．2005(同17)年は調査産業計1.95，鉱業1.84，建設業0.63，製造業1.01，運輸業3.07，電気・ガス・熱供給・水道業0.60，情報通信業2.76，卸売・小売業2.50，サービス業4.27であった(厚生労働省労働災害動向調査，日本標準産業分類による比較)．[21]

努(怒)責　straining，bearing down⇨同いきみ→221

努責排尿　straining to void 尿道狭窄や前立腺肥大症で排尿困難が高度な場合，排尿の際，強い腹圧をかけなければ排尿ができなくなる．このような排尿の方法を努責排尿と呼ぶ．[353]

途絶　blocking ［遮断，ブロック］ ①思考の流れが突然途絶える状態を指し，ブロイラー Eugen Bleuler はこれを統合失調症性思考障害の特徴の1つであるとした(思考途絶)．客観的には患者が話の脈絡とは関係なく突然黙りこんだりすることで明らかになる．主観的には患者は「突然，考えが消えてしまった」などと感じる．②麻酔薬を投与し刺激波の伝達を阻止すること(神経ブロック)．③アクチノマイシンDなどを用いて細胞内の生合成過程を阻害すること．[485] ⇨参ブロッキング→2597

塗装工仙痛　painters colic⇨同鉛仙痛→2196

怒張　engorgement 血管などがはれてふくれている状態．静脈怒張は，表在静脈が拡張して明瞭に観察される状態をいい，静脈内血液量の増加(うっ血)あるいは静脈の狭窄，閉塞によって生じる．頸静脈怒張は，右心不全の徴候として重要である．下肢静脈怒張は，静脈瘤，静脈血栓症などでみられ，門脈圧亢進症(肝硬変など)では，腹壁静脈の怒張がみられる．[776] ⇨参静脈怒張→1462

吶(とつ)⇨同吃音(きつおん)症→692

特化則⇨同特定化学物質障害予防規則→2143

ドック　Lavinia Lloyd Dock　アメリカの公衆衛生看護師の1人(1858-1957)．ニューヨークのベルビュー病院付属看護学校を1886年に卒業し，同病院の夜間監督を務めたのち，ボルチモアのジョンズ・ホプキンズ病院のイサベル=ハンプトン=ロブの助手となる．その後ニューヨークのヘンリーストリートの社会救済施設に加わり，リリアン=ワルドとともに働くことになり，公衆衛生看護に従事．1899年に創設された国際看護師協会の初代の書記となり，1922年まで運営にかかわり組織の基礎づくりに尽力．また婦人参政権運動に熱心に活動した．アデレイド=ナッティング Mary Adelaide Nutting と共著の『History of Nursing(看護史)』全4巻は看護史文献の古典となっている．[1236]

ドッグイヤー　dog ear ［**余剰皮膚，縫合端皮膚変形**］①類円形の皮膚欠損部を縫合閉鎖するときにできる両端の皮膚の隆起．②ドッグイヤー徴候(サイン) dog's ear sign：少量の腹水が貯留したとき，腹部立位単純X線画像で膀胱の左右に貯留した液体が，犬の顔と耳のように見える．[485]

突然死　sudden death，sudden unexpected natural death ［**内因性急死，頓死**］一見健康な生活をしている人が，何らかの疾病により不慮の急死(およそ発症後24時間以内の死亡)をとげることがあり，突然死あるいは内因性急死と呼ばれている．剖検により死因を確定できることも少なくないが，この場合には心・大血管疾患や脳血管疾患の頻度が高い．またいわゆる青壮年突然死症候群(ポックリ病)や乳幼児突然死症候群(SIDS)などのように，剖検によっても死因となりうる所見が明らかではないものもある．しかし，これら原因不明の突然死にあっても，剖検すると死因としての疾患こそ特定できないものの，いくつかの臓器に異常所見が認められることがあるので注意が必要．このような突然死の頻度は一般的には10歳前後ではきわめてまれであり，乳幼児と成人でしばしばみられる．死因統計では解剖により死因が判明したもののなかでは，心臓・大血管疾患が最も多く，中でも虚血性心疾患の頻度が高くなってきている傾向がある．次いで脳血管疾患，消化器疾患，呼吸器疾患の順となっている．[1331] ⇨参急死→720

突然変異　mutation ［**不連続変異，変異**］遺伝子の性状が変化し，それが次の世代の細胞に安定して引き継がれるような場合をいう．変異の本態は遺伝子DNAの塩基配列の変化と考えられる．古典遺伝学では連続性のある変動と異なり，突然新しい種が出現するような非連続性の変化を意味した．DNA塩基配列の変化は，塩基の置換，挿入，欠失や，染色体レベルでの欠失，重複，逆位，転位，転座などの機序によってもたらされる．生じた変異が個体の生存に有利であれば集団内に次第に集積していく．変異は生物の進化過程で重要な役割を果たしたと考えられる．変異の表現型から優性変異と劣性変異，また成因別に自然変異と誘発変異がある．[368]

突然変異株⇨同突然変異体→2155

突然変異原　mutagen ［**突然変異誘発要因**］自然発生よりも高い頻度で突然変異を誘発する物理的もしくは化学的物質．物理的突然変異原としては，X線や紫外線などの電磁波がある．化学的突然変異原としては，ニトロソグアニジンに代表されるアルキル化剤，アクリジン色素，ベンゾピレンなどがある．X線のようにDNAの切断を起こし，それが修復する過程で塩基配列の異常を起こすものと，紫外線やアルキル化剤のように，DNAの塩基を修飾することで正常な塩基対の形成を不可能にし突然変異を誘発するもの，さらにはアクリジン色素のように塩基対を付加または欠失させてフレームシフト変異を起こすものとがある．[1303] ⇨参変異原→2641

突然変異試験⇨同変異原性試験→2641

突然変異説　mutation theory　生物の進化論においてド=フリース Hugo M. de Vries(1848-1935)が提唱した学説で，突然変異により生物は連続した形質の変化を経ずに，非連続的に新しい形質を獲得し遺伝するとの観察に基づいている．現在では，それが遺伝子の変化や染色体の構造変化によってもたらされることが証明されている．[368]

突然変異体　mutant ［**ミュータント，突然変異株**］遺伝子構成に変化を起こし，その結果，形質の変化が観察可能な表現型として認められる生物個体，細菌，ウイルスなどを指す．[368]

突然変異テスト⇨同エイムス試験→346

突然変異誘発テスト⇨同エイムス試験→346

突然変異誘発(起)物質　mutagenic agent⇨同変異原→2641

突然変異誘発要因⇨同突然変異原→2155

ドットインパクトプリンター　dot impact printer⇨同インパクト型プリンター→303

トッドてんかん後麻痺　Todd postepileptic paralysis⇨同トッド麻痺→2155

トッド麻痺　Todd paralysis ［**トッドてんかん後麻痺**］一側の上下肢，上肢または下肢に一過性に出現する麻痺で，部分てんかんであるジャクソン痙攣 jacksonian epilepsy を起こしたあとに生ずる麻痺のこと．通常，数時間持続したあと完全に回復し，数日以上続くことはない．[1245] ⇨参てんかん後一過性麻痺→2077

突背⇨同亀背(きはい)→702

突発性難聴　idiopathic sudden sensorineural hearing loss, idiopathic sudden deafness　急激に発症する原因不明の感音難聴．診断基準は1973(昭和58)年，厚生省(当時)の調査研究班により作成された「診断のガイドライン」で，一側性あるいは両側性(7%)の高度の感音難聴が突然に発症する疾患となっている．随伴症状として難聴の発症に前後して同側の耳鳴やめまいはあるが，反復することはない．悪心・嘔吐を伴うこともある．聴神経以外には顕著な神経症状を伴うことはない．原因は不明であるが，ウイルス感染，内耳の循環障害などが考えられている．早期の診断，安静，治療開始が重要である．治療法はいまだ確立されていないが，細胞の代謝を改善するステロイド製剤，循環改善薬，代謝改善薬の投与や，高圧酸素療法などを併用することもある．予後は比較的よいが，発症1か月で聴力は固定するとされ，治療開始時期が3週間以上経過したもの，

聴力低下が高度なもの，10歳以下または高年齢層では予後が悪い．なお，突発難聴は突然起こる難聴を総称したものであり，原因不明の突発性難聴のほか，原因が明らかな難聴（腫瘍，ウイルス感染，細菌感染などによるもの），メニエール Ménière 病の反復する聴覚障害もこの中に含まれる．[887]

突発性発疹症　exanthema subitum　［**第6病，小児ばら疹，ザホルスキー病**］　乳幼児（好発年齢は6-15か月）に発症する発熱と発疹を伴う軽症のウイルス感染症．原因はヒトヘルペスウイルス human herpesvirus（HHV）6型と7型．軽度の上気道炎症状が前駆症状としてみられる場合もあるが，多くは突然の高熱で発症．発熱が3-5日間続いたのち突然解熱し，解熱後（多くは解熱直後や数時間以内）に発疹が出現．発疹はバラ色の特徴的な皮疹で，わずかに隆起した孤立性の紅色丘疹が全身に広がり，密集して癒合病変となることもある．瘙痒はなく，2-3日で色素沈着を残さず消失．有熱期に軟口蓋に紅斑（永山斑）がみられ，軽度の下痢を伴うことも多い．機嫌は高熱にかかわらず比較的良好．有熱期に大泉門膨隆や痙攣を認めることもある．軽症のため特に治療の必要はない．合併症としてまれに脳炎，髄膜炎がある．重篤な合併症例ではガンシクロビルなどの抗ヘルペスウイルス薬投与が考慮される．[1385]

●突発性発疹症の典型的パターン

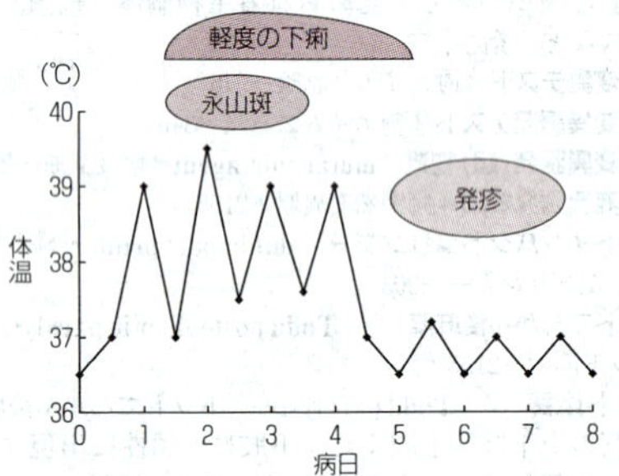

ドップラー　「ドプラ」の項目を見よ

ドッペルゲンガー　〔D〕Doppelgänger⇒同二重身体験→2212

ドティー手術《大動脈弁上部狭窄症の》　Doty operation　大動脈弁上部狭窄症に対して用いられる術式の1つ．ヴァルサルヴァ Valsalva 洞と上行大動脈の接合部 sinotubular junction（STJ）の狭窄部の遠位部から無冠動脈洞の中央にかけて切開し，次いで逆Y字形になるように狭窄部をこえて右冠動脈洞に切り込みを入れる．人工血管またはグルタールアルデヒド処理異種心膜を逆Y字形に裁断して作製したパッチを用いて切開部を補填し，狭窄部を拡大する術式．ドティー Donald Doty はアメリカの心臓外科医．[1342,1533]　⇒参大動脈弁上部狭窄症候群→1893

ド=デューヴ　Christian René de Duve　イギリス生まれのベルギーの細胞病理学者（1917生）．ルーヴェンのカトリック大学医学部を卒業したのち，1947年より母校の生理学講師，のちに教授となった．細胞の構造と機能を研究し，ラットの肝臓を用いてインスリンの研究をしている際，軽ミトコンドリア分画から酸性加水分解酵素の活性を見いだし，リソソームを分離した．1974年にはノーベル生理学・医学賞をベルギーのクロード Albert Claude，アメリカのパレード George E. Palade とともに受賞した．[1531]

徒党時代　gang age⇒同ギャングエイジ→713

届出感染症　reported communicable disease, notifiable infectious disease　「感染症法」で医師に届け出を義務づけられている感染症．一類から五類までと新型インフルエンザ等感染症の患者等である．一類：エボラ出血熱，クリミア・コンゴ出血熱，マールブルグ病，ラッサ熱，ペスト，痘瘡，南米出血熱，二類：ジフテリア，重症急性呼吸器症候群（SARS），急性灰白髄炎（ポリオ），結核，鳥インフルエンザ，三類：コレラ，細菌性赤痢，腸管出血性大腸菌感染症，腸チフス，パラチフス，四類：狂犬病，マラリア，A型肝炎など主に動物や物件を介して感染する感染症，五類：主にヒトからヒトへ感染する感染症で，一～四類までのように全数届けるものとして麻疹，クロイツフェルト・ヤコブ Creutzfeldt-Jakob 病，後天性免疫不全症候群，梅毒などが，定点把握疾患としてインフルエンザ，淋菌感染症など多くが指定されている．[1356]　⇒参感染症新法→633

ドナー　donor　輸血のための血液や移植用の臓器・骨髄などを無償で提供する人．血液のドナーは献血者（供血者）と呼ばれる．[860]　⇒参供血者→753

ドナーアフェレーシス⇒同成分輸血→1706

ドナーカード　donor card　［**臓器提供意思表示カード**］　自分が死亡した際に臓器提供を希望するか否かを表示したカード．わが国の成人の約10%弱が所持．以前はドナーカードによる意思表示が臓器提供には不可欠であったが，2009年の臓器移植法改正により，本人の拒否がない限り家族の同意により臓器提供ができるようになった．しかし，ドナーカードが代表的な意思表示手段であることに変わりはない．[1186]

ドナート・ランドシュタイナー寒冷自己抗体　Donath-Landsteiner cold autoantibody⇒同ドナート・ランドシュタイナー抗体→2156

ドナート・ランドシュタイナー抗体　Donath-Landsteiner antibody　［**DL抗体，二相性寒冷溶血素，ドナート・ランドシュタイナー寒冷自己抗体**］　発作性寒冷血色素尿症で陽性を示すIgG免疫グロブリン．20℃以下で結合，体温付近で溶血と二相性に赤血球膜に作用することから二相性寒冷溶血素とも呼ばれる．顕著な溶血作用をもつが凝集反応性は少ない．ドナート Julius Donath（1870-1950）とランドシュタイナー Karl Landsteiner（1868-1943）はともにオーストリアの医師．[442]

ドナート・ランドシュタイナー試験　Donath-Landsteiner test　［**二相性寒冷溶血試験**］　発作性寒冷血色素尿症患者の血液中にある寒冷溶血素〔ドナート・ランドシュタイナー Donath-Landsteiner 抗体（DL抗体）〕を試験管内で検出する試験．患者血清に健常者赤血球および補体を加え，氷冷後37℃に加温し，溶血がみられればDL抗体が存在する．[1615]

ドナヒュー症候群　Donohue syndrome⇒同妖精症→2872

ドナベディアン　Avedis Donabedian　レバノン生まれのアルメニア人で医療の質の評価方法についての大家（1919-2000）．ベイルート・アメリカン大学で医学を学びエルサレムで家族医として働く．第二次世界大戦後アメリカに渡り，1955年ハーバード大学で公衆衛生学修士号取得．ニューヨーク医科大学やミシガン大学などで研究，教育の研鑽をつむ．ヘルスケアの質の評価を構造 structure，過程 process，結果 outcome に体系化した．[415]

ドナン〔膜〕平衡 Donnan〔membrane〕equilibrium ［ギブス・ドナン膜平衡］ 半透性の膜を介して膜の内外に透過性のあるイオンと透過性のないイオンが混在して分布する時，平衡状態では膜に透過性のあるイオンにも濃度差が生じる．これをドナン〔膜〕平衡といい，この時，膜に平衡電位が生じる．ドナンの膜平衡は毛細血管壁を介して，非透過性のタンパク質イオンが多い血液と少ない組織間液に成立している．[1335]

吐乳 milk vomiting, milk vomit 乳児が乳を大量に吐くこと．乳児期には食道，胃の解剖学的発達の未熟，嘔吐中枢の刺激閾値の低値により，容易に反射性嘔吐をきたす．消化管の先天異常やイレウスによる吐乳も多い．呑気症，授乳後の養護不良，消化管の通過障害，消化不良症，腸管外感染，中枢神経の疾患が原因としてある．処置は吐物の誤嚥および窒息を防ぐ．嘔吐の状況や吐物の性状のほか，全身状態を十分に観察する．必要に応じて胃内容の吸引や輸液を行い，鎮静薬，鎮吐薬を投与．授乳後排気のときに空気とともに乳を吐くのは病的な吐乳ではない．授乳のたびにみられるようなら授乳の中間に排気させるとよい．また，授乳後排気させようとしても出ず，1-2時間後や次の授乳時に吐くのは，吸啜時に飲み込んだ空気が胃を通過して腸に入ったものが，しばらくして胃に戻ったためで心配ない．[1631]

利根川進 Tonegawa Susumu 分子生物学者〔1939(昭和14)生〕．マウスのリンパ球B細胞が抗体をつくる仕組みを研究し，免疫グロブリン遺伝子の再構成により多様な抗体が産生されるメカニズムを遺伝子レベルで解明した．1987(昭和62)年，日本人としてはじめてノーベル生理学・医学賞を受賞．[983]

トノグラフィー tonography 房水流出率を算出する検査で，緑内障の検査に用いられる．点眼麻酔後にシェッツ Schiötz 眼圧計を角膜上に数分間のせ，眼圧変動を経時的に測定する．最近ではあまり行われない．[480] ⇨参房水流出率→2680

ドノバンリーシュマニア *Leishmania donovani* 中国，インド，中東，地中海沿岸，中南米にかけて分布する，血液・組織寄生性鞭毛虫類に属する原虫．ヒトおよび家畜や野生動物にも寄生し，人畜共通疾患のリーシュマニア症を引き起こす．ヒトに感染した場合，血管やリンパ管の内皮細胞，肝臓，脾臓，骨髄などのマクロファージに感染して増殖し細胞を破壊し，カラアザールとも呼ばれる．一部は血中に出現し，サシチョウバエが吸血する際に取り込まれ，他のヒトを吸血する際に感染する．[288] ⇨参カラアザール→549，サシチョウバエ→1186，リーシュマニア症→2915

ドノラ事件 Donora episode 1948年にアメリカ・ペンシルバニア州ドノラで発生した著名な大気汚染事件．ドノラは渓谷であり，それに無風状態，気温の逆転層の形成といった条件が重なり，工場から排出された煤煙がドノラ上空に約5日間にわたって停滞した．煤煙中の硫黄酸化物や浮遊粒子状物質が原因となり，住民に呼吸困難，咳，胸部圧迫感，眼や鼻，咽頭の刺激，頭痛，悪心・嘔吐などの健康被害が生じ，20名の死亡者が発生した．[922]

ドパ dopa ［ドーパ，3,4-ジヒドロキシフェニルアラニン］ ドパミン，ノルアドレナリン，アドレナリンの前駆物質．チロシンがドパを経てドパミンに変換され，さらにノルアドレナリン，アドレナリンへと変換される．ドパはメラニンの前駆物質でもある．褐色脂肪細胞腫，神経芽細胞腫，悪性黒色腫ではドパの尿中排泄量が増加する．L-ドパ製剤(レボドパ)はパーキンソン Parkinson 病の治療に用いられる．[528]

ドパミン β-水酸化酵素 ⇨同ドパミン β-ヒドロキシラーゼ→2157

ドパミン β-ヒドロキシラーゼ dopamine β-hydroxylase；DBH ［ドパミン β-水酸化酵素］ ドパミン側鎖の β 位の炭素を水酸化して，ノルアドレナリンを生成する反応を触媒するタンパク質酵素．分子量7万5,000のサブユニットからなる四量体で，20% の糖鎖を含む．各サブユニットには2原子の銅イオン(Cu^{2+})が存在し，水素供与体にアスコルビン酸を必要とする．副腎髄質，交感神経終末部などカテコールアミン産生臓器に分布している．細胞内ではニューロンのシナプス小胞や副腎髄質細胞のクロマフィン顆粒に存在する．[1047]

ドパミン塩酸塩 dopamine hydrochloride ドパミンはチロシンからノルアドレナリン，アドレナリンへの合成経路の中間生成体．中枢神経内で神経伝達因子として機能し，また下垂体門脈に分泌されてプロラクチン分泌抑制因子としても働く．ドパミン塩酸塩としてショック時の昇圧薬として頻用される．[1260] 商イノバン，カコージン，プレドパ

ドパミン仮説《統合失調症の》 dopamine hypothesis of schizophrenia 統合失調症の成因は確定していないが，すべての定型的抗精神病薬がドパミン D_2 受容体遮断作用をもち，D_2 受容体に対するこれらの薬物の親和性と臨床的な力価の間に強い相関があること，アンフェタミンのようなドパミン作動薬が統合失調症の陽性症状に類似した症状を引き起こすことから，統合失調症のドパミン仮説が生まれ，現在でも統合失調症の最も有力な仮説である．[1592] ⇨参統合失調症→2104

ドパミン作動性伝達 dopaminergic transmission ドパミン作動性の神経伝達全般を指す．神経細胞の興奮をシナプス後細胞に伝え，興奮または抑制をシナプスにおいて化学的神経伝達物質であるドパミンを放出することによりシナプス後膜にあるドパミン受容体に伝達する．ドパミン受容体には D_1 から D_5 まで5つのサブタイプが存在している．[1245]

ドパミン受容体 dopamine receptor；DA-R 細胞膜を7回貫通する400前後のアミノ酸からなり，Gタンパク質に共役する受容体．ドパミン受容体には D_1，D_2，D_3，D_4，D_5 の5種のサブタイプが存在する．cAMPに対する反応の違いで，増加させる D_1 グループ(D_1，D_5)と減少させる D_2 グループ(D_{2S}，D_{2L}，D_3，D_4)に分類される．中枢ドパミン受容体(D_1，D_2，D_3，D_4，D_5)と末梢ドパミン受容体(DA_1，DA_2)にも分類されている．各サブタイプによりその分布は異なる．線条

体ではD_1とD_2が多く，運動の調節に関与している．D_3は辺縁系に多い．D_4は前頭葉に多く，精神機能への関与が注目されている．[1047]

ドパミン受容体作動薬 dopamine receptor agonist ドパミン受容体を直接刺激する薬剤．主に，パーキンソン Parkinson 病の治療に用いられる．その他，乳汁漏出症，下垂体腺腫などにも使用される．麦角系と非麦角系に分類され，前者には，ブロモクリプチンメシル酸塩，ペルゴリドメシル酸塩，カベルゴリン，後者には，タリペキソール塩酸塩，プラミペキソール塩酸塩水和物，ロピニロール塩酸塩などがある．パーキンソン病の治療開始薬として使用した場合，レボドパで治療を開始した群と比較して長期投与に伴う不随意運動，薬効時間の短縮(ウエアリング・オフ wearing-off 現象)発現を遅らせることができることから，治療開始薬として特に若年例で推奨される．さらに，最近では神経保護作用の可能性が示されている．副作用として消化器症状の頻度が高い．高齢者では精神症状に注意が必要である．[1156]

飛び石状病変⇨同スキップ病変→1635

とびとび伝導⇨同跳躍伝導→2019

とびひ⇨同伝染性膿痂疹→2084

ドブタミン塩酸塩 dobutamine hydrochloride 合成カテコールアミン(カテコラミン)であり，強心薬として重症心不全や心原性ショックに対して用いられる．静脈内に2-20 μg/kg/分で投与される．交感神経β_1受容体刺激作用(強心作用，心拍数増加作用)が主で，β_2受容体刺激作用(末梢血管拡張)およびα受容体刺激作用(末梢血管収縮)は弱い．その結果として心拍出量と心拍数が増加するが，ドパミン塩酸塩と異なり左室拡張終期圧や末梢血管抵抗を上昇させないという利点がある．一方，収縮期血圧上昇作用はドパミン塩酸塩より弱い．[594] 商ドブトレックス，ドブポン

吐物の誤嚥(ごえん) aspiration of vomitus 嘔吐した胃内容物を気道の中に吸い込むこと．誤嚥性肺炎や窒息の原因となる．特に急性アルコール中毒や脳血管障害により意識障害を有する場合，吐物による誤嚥・窒息を予防するため，側臥位をとらせるなど十分な注意が必要．またイレウスでは，吐物に大量の細菌が存在するため，重篤な誤嚥性肺炎を起こしやすい．[765,680] ⇨参誤嚥(ごえん)→1072

塗布法 embrocation 薬剤を皮膚，粘膜，創部などに塗ること．方法：①塗布部位を観察する，②必要量をとり指腹で塗布する，③塗布後は薬剤による痛み，腫脹，発赤，熱感，瘙痒感などの有無を観察する．[927] ⇨参塗擦法→2153

ドプラ音 Doppler sound 音が近づいてくるときに周波数が大きくなり離れていくときに小さくなるドプラ効果を利用し，胎児心音などを可聴音域に増幅して音に出したもの．新生児や乳児の血圧測定にも利用される．[1591]

ドプラ現象⇨同ドプラ効果→2158

ドプラ効果 Doppler effect ［ドプラ現象］ 運動する波源から発射される波の周波数が，その運動速度により偏移すること．観測者または対象物の移動により起こる．救急車が，観測者に接近するときは周波数が増加し高音に聞こえ，離れていくときは周波数が減少し低音に聞こえるのがこれにあたる．超音波検査法では，人体の血管や心臓内で移動する血流により返ってくる超音波の周波数の変化を調べて血流の方向や速度を知ることができる．ドプラ Christian J. Doppler はオーストリアの物理学者(1803-53)．[955]

ドプラ心エコー法 Doppler echocardiography ドプラ法を用いた心エコー検査．現在では，心エコー検査でドプラ法が常時使用されており，あらためてこの用語を使用する意義は低くなっている．[955]

ドプラスキャニング Doppler scanning 超音波検査において，ドプラ効果を利用して血液(赤血球)の流れる速さを計測する方法．主な検査法としてはカラードプラ法，パルスドプラ法，連続波ドプラ法がある．カラードプラ法は血流の情報を二次元カラーで表示する．パルスドプラ法は特定部位の血流の性状を検索できる．連続波ドプラ法は血流の最高速度を測定し，圧較差や心内圧を推定することができる．[1591]

ドプラスペクトル Doppler spectrum ［スペクトラム］ ドプラ信号は単一の周波数だけでなく，ある程度の広がりをもった周波数の集まり．この周波数の広がりをドプラスペクトルまたは単にスペクトルと呼ぶ．[955]

ドプラ組織イメージ tissue Doppler imaging ［ティッシュドプライメージ］ 組織の動きをドプラ信号によって表示すること．心筋・血管壁などの組織が動く速度をカラードプラ法を用いて表示したり，パルスドプラ法で動く速度を計測し評価する．[955]

ドプラ組織イメージング⇨同組織ドプライメージング→1844

ドプラ超音波⇨同超音波ドプラ法→2002

ドプラ法⇨同超音波ドプラ法→2002

ドプラ流速検査法 Doppler velocimetry 超音波によって経皮的に頭蓋内の血管内血流を測定する方法．頸部の血管にも用いられる．くも膜下出血後の血管攣縮の評価にも有用である．[35]

吐糞 fecal vomiting 糞臭を帯びた吐物のことで，病状が進行したイレウス(腸閉塞症)でみられる．閉塞部より上部の腸管に内容物が大量にうっ滞し，嚥下により取り込まれた空気も加わり腸管は膨満して内圧が高まり，胃に逆流し嘔吐をみる．イレウスが長期化すると，内容物が腸内細菌の作用によって腐敗し悪臭を放つ．緊急にイレウス管挿入もしくは外科的療法を要する重篤な徴候．糞臭を帯びた嘔吐を伴うため，イレウスを吐糞症ともいう．[839] ⇨参イレウス→287

トポイソメラーゼ阻害薬 topoisomerase inhibitor トポイソメラーゼは，二本鎖 DNA の超らせん構造で生じているねじれを解消するために二本鎖 DNA のいずれかまたは両方を切断，再結合する酵素で，DNA 複製に働く．二本鎖 DNA の片方のみを切断するⅠ型トポイソメラーゼと，両方を切断するⅡ型トポイソメラーゼがあり，これらを阻害して細胞死を引き起こす薬物がトポイソメラーゼ阻害薬と呼ばれる．イリノテカン塩酸塩水和物，およびノギテカン塩酸塩はⅠ型トポイソメラーゼ阻害薬であり，肺癌，胃癌，大腸癌などに用いられる(ノギテカンは小細胞肺癌のみ)．Ⅱ型トポイソメラーゼ阻害薬にはマンダラゲの抽出成分であるポドフィロトキシン系化合物のエトポシドがあり，各種癌への幅広い適応を有する．重篤な副作用として骨髄抑制を生じる．[204,1304]

ドマーク Gerhard Johannes Paul Domagk ドイツの病理および細菌学者(1895-1964).1925年ミュンスター大学病理解剖学の講師となり，その後バイエル染料工業会社の研究所へ移り合成染料における薬理効果の研究を行った.1935年マウスの感染症を赤色色素プロントジルが阻止することを発見，感染症におかされた自分の娘にプロントジルを投与してその効果を認めた.このことがサルファ剤開発のきっかけとなった.1939年ノーベル生理学・医学賞受賞.[1531]

塗抹細胞診⇨同パパニコロー法⇀2391

塗抹標本 smear，smear preparation 顕微鏡検査で用いられる標本で，組織試料をスライドグラス上に塗抹したもの.目的に応じ固定・染色などを行う.よい血液層塗抹標本の条件は，①適当な長さと厚さ，②引き終わりがほぼ直線，③段がついていない，④標本の辺縁が直線，⑤塗抹面に穴がない，⑥塗抹面に不規則なしま模様ができないこと.[1131]

トムゼン病 Thomsen disease⇨同先天性筋強直症⇀1780

ドメスティックバイオレンス domestic violence；DV［DV］ 直訳すると家庭内暴力であるが，配偶者間暴力(身体的・性的・精神的虐待など)を意味することが多い.DVストレスを受け続けた被害者(多くは女性で被虐待女性 battered woman と呼ばれる)には学習性無力感 learned helplessness と呼ばれる独特な抑うつ(鬱)感と無気力感がみられ，ときには加害者から離れることができなくなる.事例によっては重度なPTSD(外傷後ストレス障害)を発症する.DVが医学，心理，福祉の領域で取り上げられるようになったのは1970年代からのことで，その背景には第二次大戦後のウーマン・リブに始まるフェミニズム運動があった.アメリカでは70年代半ばアメリカ各地で被虐待女性のシェルター(避難所)がつくられるようになり，1980年にはDV対策のための連邦法が制定された.日本でも2001(平成13)年に「配偶者からの暴力の防止及び被害者の保護に関する法律」(「DV防止法」)が施行され，3年ごとの改正が予定されている.この法律によって配偶者虐待は「犯罪となる行為をも含む重大な人権侵害」とされ，裁判所は加害者に「被害者と共に生活の本拠としている住居からの退去(2か月)」や「被害者への接近禁止(6か月)」などの保護命令を出せることになった.[641] ⇨参加害者治療⇀464，心的外傷後ストレス障害⇀1588，家庭内暴力⇀534

ド=モーガン斑 De Morgan spots［サクランボ色血管腫］ 高齢者にみられる毛細血管の脆弱化により生ずる赤色の丘疹.[1225] ⇨参老人性血管腫⇀2990

トモセラピー® TomoTherapy® 小型の直線加速器を患者の周りで回転させると同時に，ベッドをスライドさせることにより，ヘリカルCTの原理で細いビームを用いてCT撮像と放射線治療を行う強度変調放射線治療専用機.[577]

どもり stammering⇨同吃音(きつおん)症⇀692

土曜日の夜麻痺 Saturday-night palsy 橈骨神経は，上腕のらせん状溝で筋管中隔を貫く部位で圧迫されやすく，その麻痺は夜，泥酔して上肢を枕にして眠ってしまった人や，恋人の頭を上腕に乗せたまま眠ってしまった人によくみられる.臨床的には，手関節の下垂と指の伸展筋の筋力低下がみられ，上腕三頭筋は障害を免れる.知覚障害はまれ.土曜日の夜に起こることが多いことから名づけられた.[1245] ⇨参橈骨神経麻痺⇀2107

ドライアイ dry eye［角膜乾燥症］ 涙液の分泌低下あるいは蒸発などによって眼表面での涙液安定性が低下し，眼部の不快感をきたす状態.眼乾燥感，異物感などの訴えが多い.涙液層の破綻により角膜上皮障害を伴う.治療として，人工涙液や角膜保護剤を点眼したり，涙点プラグ挿入や乾燥を防ぐフードつき眼鏡などが使用される.[1153] ⇨参乾性角結膜炎⇀618，眼球乾燥症⇀577，涙液分泌不全⇀2962

ドライアイス療法 dry ice therapy 病巣を超低温で冷却させる凍結療法の1つ.病変部を固形のドライアイスで数秒間圧抵し，これを数週間ごとに反復して行い，組織を破壊する治療法.太田母斑や表在性の色素母斑などに用いられる.[82] ⇨参雪状炭酸圧抵療法⇀1735

トライアンギュレーション triangulation［三角測量，三角法］ 1つの現象に関する研究について複数の異なるデータソース，研究手法，研究者，理論などを組み合わせて用い，それぞれの弱点を補強し合うとともにそれぞれの長所を生かして，より妥当性・信頼性の高い結果を得ようとすること.例えばある現象について研究する際に，複数の対象から情報を得たり，面接・参与観察・記録物など複数のデータソースから情報を収集したりすると，その現象についてさまざまな角度から検証することができ，より正確な解釈が可能になる.またフィールドワークは対象となる人びとの生活に密着して複雑な事象を明らかにすることができるが，研究対象の数はどうしても限られてしまう.一方，サーベイでは十分な対象数を得ることができても，一面的で限られた情報しか得られず，因果関係を明らかにすることも難しい.因果関係を明らかにするためには実験が最も優れた手法であるが，人工的で限定された状況での出来事が一般化できるかどうかに疑問が残る.このようにどの研究手法も社会現象を的確にとらえるのに十分であるとはいえず，単独の研究手法では現実のある一面しか明らかにできないが，いくつかの研究手法を併用しさまざまな角度から検討することによってそれを補うことができる.[917]

ドライウェイト dry weight；DW［乾燥体重］ 血液透析患者における治療後の目標体重.原意は，降圧薬を服用していない透析患者において，透析中の限外濾過により体液量を減少させていった結果，それ以上除水を行うと血圧が維持できなくなる限界に達した体重の意.ドライウェイトは透析間の体重増加を加味しても，極端な高血圧や心不全に陥ることのない安全域を保証できる体重といえる.臨床的には，身体所見(浮腫がなく，血圧正常)，胸部X線写真(心胸郭比50%以下)，透析中の血圧変動や自覚症状などによって，経験的に決定される.超音波による下大静脈径，心房性ナトリウム利尿ペプチド，生理学的アプローチなどから検討した報告もある.[491]

トライエージDOA® TriageDOA® 薬毒物の簡易分析法の1つで，尿中の薬物やその代謝物を定性的に検出するスクリーニングキット.分析原理は，金コロイド粒子免疫法に基づくイムノアッセイ法で，化学的に標識した薬物抱合体と尿中に存在する薬物との抗体に

対する競合反応を利用している．検出できる薬物は，フェンシクリジン塩酸塩，ベンゾジアゼピン類，コカイン類，アンフェタミン類，大麻類，モルヒネ系麻薬，バルビツール酸類，三環系抗うつ薬類の８種で，擬陽性や擬陰性に注意が必要．[1167]

ドライケミストリー⇨同固相化学分析→1099

ドライシャンプー dry shampoo⇨参洗髪→1791

ドライスキン dry skin, xeroderma, xerosis ［乾皮症，皮脂欠乏症］ 皮脂，天然保湿因子，セラミドなどの角質細胞間物質の減少による皮膚の水分保有量の低下が引き起こした状態．皮膚は乾燥し粃糠様落屑を伴い，ときに瘙痒がある．皮膚瘙痒症や皮脂欠乏性湿疹を続発することもある．高齢者やアトピー性皮膚炎でもみられる．スキンケアとして過度の洗浄を避け，保湿薬を外用すると効果的である．[82] ⇨参乾燥皮膚→640

ドライソケット dry socket 抜歯創の治癒過程における異常の１つで，抜歯窩内に血餅や肉芽組織の形成がみられず，窩壁の一部あるいは全部の骨が露出した状態．症状は限局性炎症で持続する強い自発痛と接触痛であり，多くの場合，抜歯窩の骨壁が肉芽におおわれて疼痛の消失に数日から２週間程度を要する．血餅脱落の要因には抜歯窩への血液供給不足，凝血の線溶亢進による融解，飲食など機械的刺激がある．治療は抜歯窩の骨を削除して新創面をつくって再度，正常治癒を促す観血的治療と，微温生理食塩水で無圧的に抜歯窩を洗浄し，表面麻酔薬，抗生物質軟膏やユージノール浸漬ガーゼなどの貼付，サージカルパックで封鎖する非観血的治療がある．[535]

ドライタップ dry tap⇨同無効穿刺→2783

トライツ靱帯 Treitz ligament ［十二指腸提筋］ 結合組織と平滑筋線維からなる靱帯で，胎生期に十二指腸間膜が消失する際に，十二指腸空腸曲部分の後側腸間膜の一部が残存したもの．十二指腸を後腹膜に固定している．トライツ Wenzel Treitz はオーストリアの医師，解剖学者(1819-72)．[34]

ドライマウス dry mouth⇨同口腔乾燥症→989

トラウベ腔 Traube space ［トラウベ半月腔］ 左肋骨弓下部の付近に胃底部の胃泡があり，打診によって鼓音を呈するところがある．この部分をトラウベ腔(半月腔)と呼ぶことがある．胃内の空気の量で音が違うことから，心臓や肺など周囲の臓器の状態や，心膜・胸膜内の液体の貯留状態などを間接的に知る手がかりに使われていた．現在では，臓器の形状の変化などは直接画像で観察できることから，画像での診断が進んできた．トラウベ Ludwig Traube はドイツの内科医(1818-76)，トラウベ聴診器などで知られる．[1044]

トラウベ重複音 Traube double sound ［トラウベ徴候，大腿動脈音］ 慢性重症型大動脈弁閉鎖不全症で，大腿動脈に聴診器を当てると収縮期と拡張期に２つの音を聴取する現象．[1432]

トラウベ徴候 Traube sign⇨同トラウベ重複音→2160

トラウベ聴診器 Traube stethoscope ［産科聴診器，胎児聴診器］ 筒状の胎児の心音聴診器．妊娠中期(16-27週)以後，母体腹壁上に当てて５秒間の心拍数を連続３回聴取する．不確実，不便なため現在ではあまり用いられていない．[1323]

トラウベ半月腔 Traube semilunar space⇨同トラウベ腔→2160

トラウマ⇨同精神的外傷→1682

トラウマバイパス trauma bypass 直近の医療機関をバイパス(回避)して，外傷の程度に応じた治療が最短時間で開始できる医療機関へ患者を搬送すること．防ぎえた外傷死 preventable trauma death(PTD)を低下させるため，ゴールデンアワー golden hour(受傷後１時間)内での適切な初療と最終的な治療 definitive treatment を開始することが重要である．このため直近の医療機関を回避してでも，上記治療が実施できる病院を選択し搬送すること．[833] ⇨参PTD→97

トラコーマ trachoma ［封入体結膜炎］ クラミジアトラコマチス *Chlamydia trachomatis* による瘢痕性の角結膜上皮疾患．反復感染することにより，増殖変化をきたし瘢痕化すると考えられている．先進国では激減し，わが国では現在ではみられないが，発展途上国ではいまだ失明の大きな原因の１つ．塩酸テトラサイクリン軟膏(酢酸ヒドロコルチゾン配合)，エリスロマイシンやアジスロマイシン水和物，オフロキサシン眼軟膏が有効とされている．瘢痕化した眼瞼に手術を行うこともある．[888]

ドラッカー Peter Ferdinand Drucker オーストリア，ウイーン生まれ，アメリカで活躍した経営学者，マネジメントコンサルタント(1909-2005)．その革新的アイデアは日本の産業界にも影響を及ぼしている．イギリスやドイツでも学びフランクフルト大学で法学の学位を取得．ヨーロッパで新聞記者を務めたあと，経営学者となりロンドンの銀行にも勤務．1937年アメリカに渡り，経済学者として活躍，1942年からは大学で政策学の教鞭をとるかたわら，経営，管理，政策などさまざまな分野に精通した革新的理論の執筆で知られている．[415]

ドラッグデリバリーシステム drug delivery system；DDS ［DDS］ 薬物の体内動態を制御することにより，適切な作用部位に，適切な濃度の薬物を適切な時間にわたって送達し，薬物治療の最適化を目指す方法の総称．標的部位に確実に薬物を送り届けることで有効性を高めるとともに，標的外の部位への作用を防ぐことで副作用を減少させる．徐放性を高めて薬効持続時間を制御する方法や，プロドラッグやアンテドラッグなどにより体内の代謝・吸収を制御する方法，作用部位を絞り込む方法などが開発・応用されている．

トラベクレクトミー trabeculectomy⇨同線維柱帯切除術→1749

トラベクロトミー trabeculotomy⇨同線維柱帯切開術→1749

トラベルビー Joyce Travelbee 『Interpersonal Aspects of Nursing(邦題：人間対人間の看護)』を著したアメリカの看護理論家(1926-73)．ルイジアナ州立大学卒業後，エール大学で看護学の修士号取得．ルイジアナ州立大学，ニューヨーク大学などで精神科看護の教育に携わった．トラベルビーは人間を個別的で独自的な存在でかけがえのない個体ととらえた．そして看護とは，「個人・家族・地域社会が病気や苦難を体験しないように防いだり，それに立ち向かうように援助し，必要なときはそれらの体験の中に意味を見いだすことができるように援助すること」とした．そしてそれは，ケア，サービスや援助を求めている個人としての人間と，必要な援助を与えることができる人間である看護師との，人間対人間の関係において成り立つ．この関係は，「最初の出会い」「アイデンティティ(同一性)の出現」「共感」そして「同感」を経て「ラポール(疎通性)」が形成されたときに確立し，また，看護の目的はこの関係の確立を通して達成されると考えた．さらに，コミュニケーションは，人間対人間の関係の重要な手段であることを強調している．トラベルビーのこの理論は，精神医学者フランクル Viktor Frankl のロゴセラピー理論とオーランド Ida Jean Oland の影響を受けていると考えられている．1973 年フロリダで博士課程の勉強を始めたが，その年に亡くなった．[6]

ドラマー麻痺　drummer palsy ［**円回内筋麻痺**］ 頻回の前腕回内回外の反復に伴って，正中神経が圧迫ないし刺激されることにより発生すると考えられている麻痺．正中神経が回内筋の二頭の間で圧迫されることにより出現し，前腕近位部の痛み，圧痛，手掌の知覚異常を呈する．[1245]

ドラムスティック　drumstick 女性の分葉核好中球の核から突出した，太鼓のばち状の構造物をいう．直径 1.2-1.5 μm の類円形の突起は，核本体と糸状構造で結ばれている．正常女性の性染色体構成は XX であり母方，父方に関係なく，いずれか片方は不活性化している(X 染色体の不活性化)．この不活性化 X 染色体は，間期核では塩基性色素に濃染する X クロマチンとして観察される．ドラムスティックはこの不活性化 X 染色体に由来すると考えられている．出現頻度は正常女性の約 2.5% で，男性には認められない．[1293]

ド=ランゲ症候群　de Lange syndrome⇨同コルネリア=デ=ランゲ症候群→1134

トランス　trance 清明な意識状態とは異なり，受動性が目立ち，自発的な意志行動が減退し，常同的な思考や行動が優勢になる特殊な意識状態．催眠，宗教体験，ヒステリーなどによって生じるトランスがある．[878]

トランスアミナーゼ　transaminase⇨同アミノトランスフェラーゼ→177

トランスコバラミン　transcobalamin；TC コバラミン(ビタミン B_{12})と結合するタンパク質の 1 つ．3 種類(TC I，TC II，TC III)あり，それぞれ異なった性質をもつ．TC II は肝，血管内皮細胞，線維芽細胞，腸上皮細胞などで産生され，回腸粘膜から吸収されたビタミン B_{12} の輸送を行う．TC I は幼若な顆粒球系細胞が産生し，ビタミン B_{12} の貯蔵に関与する．TC III は顆粒球の二次顆粒中に認められるが，TC I とはシアル酸量の違いだけしかなく人工産物とする考えが多い．[656] ⇨参ビタミン B_{12} 補酵素→2454，ビタミン B_{12}→2454

トランスコルチン　transcortin⇨同コルチコステロイド結合グロブリン→1133

トランスサイレチン(TTR)⇨同プレアルブミン→2588

トランスジェニックマウス　transgenic mouse ［**形質転換マウス，遺伝子導入マウス**］ 発生初期の受精卵に外来遺伝子を導入して得られる新しい形質のマウス．遺伝子の過剰発現効果を解析したり，遺伝子ノックアウトの表現型を観察することによって，遺伝子の機能を評価することができる．1980 年アメリカのゴードン J. Gordon(エール大学)によってはじめて作製された．受精卵の前核に外来遺伝子を微量注入し，生き残った受精卵を仮親の卵管に移植する方法と，培養中に多分化能をもつ胚性幹 embryonic stem(ES)細胞に，遺伝子を導入して胚盤胞腔中に注入することでキメラ胚を形成し，仮親の子宮に移植する 2 つの方法がある．[1303]

トランスセクシュアリズム　transsexualism⇨同性転換症→1701

トランスダクション　transduction ［**形質導入**］ ①形質導入ともいう．ある細菌がもつ遺伝物質が，ファージを介して別の細菌に運ばれる現象．すべての遺伝子が形質導入される普遍形質導入と，ある限定された遺伝子のみが形質導入される特殊形質導入に大別される．②ウイルスにより遺伝子をヒトや動物細胞に導入する方法．ヒトや動物細胞は特定のウイルスに感染する．このウイルスを改良したベクターを用いると，目的とする遺伝子を効率よく標的細胞に移入することができる．[981]

トランスデューサ　transducer ［**変換器**］ ある種のエネルギーを，観測や計測などの目的で別種のエネルギーに変換する装置．プローブ(探触子)などの素子もしくは電気的な機器であることが多く，体内埋め込み型のものもある．超音波検査では，ハンドグリップ式の小型の装置が用いられ，電気信号を音波に，また音波を電気エネルギーに変換する．

トランス配置⇨同トランス配列→2161

トランス配列　trans configuration(arrangement, position) ［**トランス配置**］ シス配列 cis configuration に対する語．①2 つの突然変異が同一細胞に共存するとき，2 個の突然変異が異なる染色体(または遺伝子)上に存在すること．② DNA から RNA が転写されるには，転写因子が遺伝子上のプロモーターに結合して RNA ポリメラーゼが活性化される必要がある．この転写因子がその遺伝子とは別の遺伝子によって合成され，プロモーター部位まで移動してきて作用する場合，トランス作用性という．[981] ⇨参相補性試験→1828

トランスファー⇨同移乗動作→237

トランスファー DNA⇨同転移 DNA→2073

トランスファー RNA　transfer RNA；tRNA ［**tRNA，転移 RNA，運搬 RNA，アダプター RNA**］ 伸長するポリペプチド鎖にアミノ酸を供給する RNA．分子量約 2 万 5,000 で，ヌクレオチド 70-80 よりなる．5′-末端はグアノシン，3′-末端は CCA ですべての tRNA で共通であり，アミノ酸は 3′-末端の-OH 基に結合する．二次構造はクローバー葉形で共通で，三次構造はそのクローバー葉が折りたたまれ，さらに数か所で水素結合し L 字形を示す．タンパク質生合成では DNA がメッセンジャー RNA(mRNA)に転写され，さらにその遺伝情報がタンパク質のアミノ酸配列に翻訳されるが，その際 tRNA が必要となる．それぞれのアミノ酸は活性化された状態で特定の tRNA に結合し，アミノアシル tRNA としてリボソーム上に運ばれる．次いで mRNA の遺伝情報が tRNA 分子内に存在するアンチコドンによって認識されると，リボソームに遺伝情報に合致したアミノ酸を供給し，ポリペプチド鎖が重合される．一方，このようなタンパク質合成以外に，遺伝子発現の制御，酵素活性の調節などいろいろな細胞機能の調節にかかわっていることも判明している．[981]

トランスフェクション　transfection　試験管内で細胞にDNA遺伝子を人為的に注入する方法．リン酸カルシウム法，リポフェクション法，電気的に入れるエレクトロポレーション electroporation 法(電気穿孔法)がある．導入した遺伝子の発現実験や機能解析を行う．[1113]

トランスフェリン　transferrin；Tf　[Tf]　血清中に存在する糖タンパク質の1つ．分子量は75 kDa(キロダルトン)であり，電気泳動ではβ_1グロブリン分画に含まれる．血清鉄の運搬を担っており，1分子のTfは2原子の鉄を結合することができる．Tfの量を結合可能な鉄量で表したものを総鉄結合能という．[656]

トランスフォーミング増殖因子⇨同形質転換成長因子→859

トランスフォーム細胞　transformed cell, transformant　[**形質転換細胞**]　主に実験発癌で用いられる用語で，表現形質が癌細胞あるいはそれと類似した表現形質に変化した細胞を指す．腫瘍ウイルス，化学発癌物質，X線照射などによってトランスフォーム(形質転換)する．培養が長期間に及ぶと既知の発癌因子の関与なしにトランスフォームする場合もある．接触阻止現象の喪失，軟寒天内コロニー形成，血清要求性低下，プラスミノゲン活性化因子産生，フィブロネクチン消失などの性質がみられる．[1531]

トランスフォーメーション　transformation⇨同形質転換→858

トランスポーター　transporter⇨同担体→1948

トランスポザーゼ　transposase　[**転位触媒酵素**]　あるDNA分子から他のDNA分子へ移動する遺伝子単位であるトランスポゾンが転位する際，DNAの組換え反応を触媒する酵素．トランスポゾンの末端には約50 bp(塩基対)の逆方向反復配列が存在し，トランスポザーゼはその内部にコードされており，DNAに切断を入れ転位標的部位との結合を起こす．[981]　⇨参転位性遺伝要素→2073

トランスポジション⇨同転位《染色体の》→2073

トランスポゾン　transposon　[**転位性遺伝因子，可動性遺伝因子**]　細胞内の染色体上の位置を転移することのできるDNA断片．動く遺伝子，転位因子ともいう．自分自身を特異的に受容DNAに挿入する酵素群をコードしている．DNAの転移は，染色体上のDNA配列が変化することにより突然変異を起こし，細菌における薬剤耐性の獲得のような生物の進化につながる．トランスポゾンの転移にはトランスポザーゼが必要で，トランスポゾンのもつ末端の逆転反復配列をトランスポザーゼが認識して切り出し，適当な部位に挿入する．遺伝子導入のベクターとして有用なため，分子生物学や遺伝学の分野でさまざまな生物に応用されている．[1303]　⇨参転位性遺伝要素→2073

トランスミッションスキャン　transmission scan　[**透過スキャン**]　人体による放射線の吸収を補正するための検査．投与する放射性薬剤〔放射性同位元素(RI)またはRIで標識された薬剤〕とは別に，装置に付属した放射性物質(外部線源)を使用し，放射線が被写体によってどの程度吸収されるかを計測する．被写体の多数方向から計測し断層像を作成することで，吸収係数の断層像を得ることができ，人体のような不均一な吸収体でも精度よく吸収補正することができる．PET(positron emission tomography 陽電子放射断層撮影)専用機では^{68}Ge/^{68}Ga(ゲルマニウム68/ガリウム68)や^{137}Cs(セシウム137)などの放射性物質が主に用いられるが，多くのPET-CT装置ではCTにより吸収補正が行われる．[876,1488]

トランスレーショナルリサーチ　translational research　基礎研究で見出された新しい知見を臨床応用するための翻案(翻訳)translation に必要な一連の実行プロセスのこと．トランスレーショナルリサーチは主に新薬開発の現場で行われ，翻案プロセスには関連領域から集められた多くの研究者が参加する．例えば，基礎的研究での有望な発見をもとにつくられた試薬は，前臨床試験，第Ⅰ，第Ⅱ，第Ⅲ相試験を経て承認審査にたどりつくが，これら一連のプロセスには膨大な経費を要するため，トランスレーショナルリサーチでは基礎医学，薬理学，化学，臨床医学，統計学，会計学などから専門家を集め，効率的に低コスト，かつ付加価値を高めた開発につなげようとする．トランスレーショナルリサーチはすでに事業化されており，大学，研究機関，バイオベンチャー企業などによる共同研究，委託研究，ライセンス契約，経営コンサルティング，資本参加など必要なプロセスのすべてがカバーされる．

トリアージ　triage　災害現場では，一度に多数の負傷者が発生する．一方，限られた人的・物的資源の中で，最大多数の負傷者に最大の医療を行い，1人でも多くの人命を救助することが求められる．そのために，負傷者の緊急度や重症度の判定をまず行い，治療の優先順位に沿って救助活動を展開する．これがトリアージ(選別)である．負傷者の重症度と搬送基準(表)は，災害の規模，種類，地域環境，救助の規模などによって異なる．識別に際して間違ってはならないのは，トリアージタッグの黄色(準緊急治療群)を赤色(緊急治療群)と判定すること(オーバートリアージ)は許容される

●災害時のトリアージ

優先順位	トリアージタッグの色	臨床評価	傷病名など
1位 (緊急治療群)	赤	生命の危機が迫っておりすぐに処置が必要な状態	呼吸障害(重症)，重症熱傷・気道熱傷，ショック，挫滅症候群(重症)，開放性胸部外傷，頭部外傷(意識障害を伴う)，高位頸髄損傷，切断肢など
2位 (準緊急治療群)	黄	2-3時間処置をおくらせても救命可能な状態	熱傷，多発または大骨折，意識障害を伴わない頭部外傷，脊髄損傷など
3位 (軽症群)	緑	軽症外傷(通院が可能な程度)	小骨折，切創，打撲，10%以下の熱傷，その他
4位 (死亡群)	黒	死亡または明らかに救命の可能性がない状態	心肺停止状態，脳脱出を伴う重症頭部外傷，100%の熱傷など

藤井千穂(加来信雄ほか編)：系統看護学講座 別巻4 救急看護学 第3版，p.346，表118，医学書院，1999より改変

と

が，赤色を黄色とする(アンダートリアージ＝実際よりも優先度を低めに判定すること)は可能な限り少ないことが望ましい．アンダートリアージは1人でも多く負傷者を救うという目的からはずれるからである．トリアージの原義は選別で，コーヒー豆のより分けを語源としている．ナポレオンの時代には助かる可能性がある傷病兵を早く戦線に復帰させて戦力を維持するための言葉として用いられ，ベトナム戦争で効果があったとされる．わが国では1995(平成7)年の阪神・淡路大震災で5万余人の死傷者を目のあたりにして，トリアージという言葉が医療関係者や防災関係者の間に広まった．[380] ⇒参トリアージタッグ→2163

トリアージタッグ　triage tag　大災害では軽・重症の負傷者が同時に混在して多数発生する．この負傷者の中から治療を必要とする負傷者を選び出し(トリアージ)て，早く医療機関へ搬送するための識別札をトリアージタッグという．目的は，多数の負傷者を重症者から順に搬送して，助かるはずの死亡 preventable death を減らそうとするものである．わが国では次のように統一されていて，赤色，黄色，緑色，黒色の4種に色分けされている．①赤色は(Ⅰ)緊急(最優先)治療群で，生命危機が迫っており，緊急に治療が必要なもの，②黄色は(Ⅱ)準緊急治療群で，手術などの処置が2-3時間遅れても生命には重大な影響がないもの，③緑色は(Ⅲ)軽症群で，外来治療で対応可能なもの，④黒色は(0)死亡および不処置群で，生命徴候の認められないもの，および平時でも救命できない最重症である．赤色から治療を優先するために，搬送順位も赤から黄，緑を経て黒の順になる．わが国のトリアージタッグは外側から緑→黄→赤→黒の順に配色されている．[380] ⇒参トリアージ→2162

●トリアージタッグ

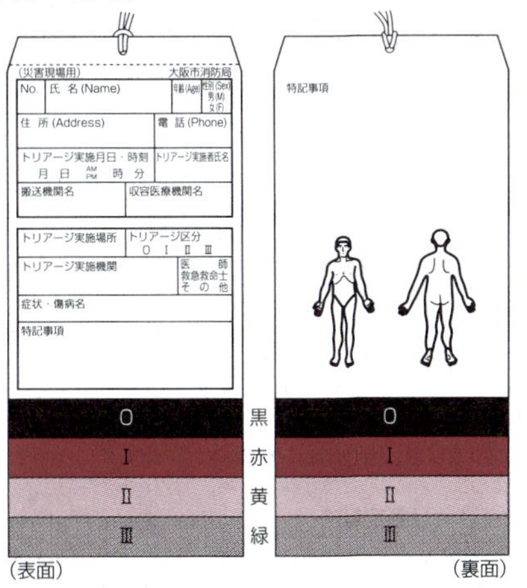

トリアージナース　triage nurse　災害時あるいは救急外来などにおいて，傷病者を治療の優先順位に基づいて分類(トリアージ)し，患者の状態によってそのときに最適な治療部門へと導く役割の専門看護師をアメリカではトリアージナースと呼ぶ．患者のフィジカルアセスメントができ，どのような部門が患者の治療に最も必要かを判断する知識と技術をもち合わせていなければならない．トリアージナースは医師の治療の前に主訴，バイタルサイン，問診票により2-5分以内で緊急度の評価を行う．緊急度が高いと判断した場合には，直ちに処置室に搬入して医師の治療にゆだねる．緊急度が低いと判断した場合には，待ち時間中にバイタルサインの再評価を行う．またプロトコルに基づき，単純X線撮影，血液・尿検査などを実施する．[560]

トリアシルグリセロール　triacylglycerol　［トリグリセリド］　グリセロールの3個のOH基がすべて脂肪酸と結合したエチルエステルで，自然界に存在する脂質の中で最も多い．中性脂肪とも呼ばれる．同一脂肪酸の場合を単純グリセリドと呼び，パルミチン，ステアリン酸によって構成されることが多い．異なる脂肪酸によって構成される場合を混合グリセリドという．生体内では脂肪組織，肝臓，小腸で合成され，超低密度リポタンパク質 very low-density lipoprotein (VLDL) として血中に放出される．食事由来のトリアシルグリセロール〔トリグリセリド triglyceride (TG)〕は小腸で膵リパーゼにより2つの脂肪酸とモノアシルグリセロール(モノグリセリド)に分解，吸収され，小腸粘膜でTGに再構築されたあと，カイロミクロンとして血中に放出される．カイロミクロンやVLDL中のTGは血中でリポタンパクリパーゼにより加水分解され，脂肪酸を遊離し，末梢組織でエネルギー源として利用される．[1303] ⇒参中性脂肪→1994

トリアシルグリセロール・脂肪酸回路　triacylglycerol-fatty acid cycle　脂肪酸は，アシルCoA合成酵素によってATP(アデノシン三リン酸)とCoA(補酵素A)の存在下でアシルCoAになる．2分子のアシルCoAはグリセロール3リン酸と結合し，ホスファチジン酸(1,2ジアシルグリセロールリン酸)となる．この反応はリゾホスファチジン酸を介する2種の段階を経由する．最初にグリセロール3リン酸アシルトランスフェラーゼによる反応があり，続いて1アシルグリセロール3リン酸アシルトランスフェラーゼによる反応が起こる．ホスファチジン酸はホスファチジン酸ホスホヒドラーゼによって1,2ジアシルグリセロールにかえられる．さらにもう1分子のアシルCoAは，ジアシルグリセロールトランスフェラーゼにより，ジアシルグリセロールとエステル結合してトリアシルグリセロールを形成する．[987]

トリアシルグリセロールリパーゼ　triacylglycerol lipase　トリアシルグリセロールを脂肪酸とグリセロールに分解する酵素で，リポタンパク質リパーゼ lipoprotein lipase (LPL) と肝性リパーゼ hepatic lipase (HL) の2種類ある．LPLは448個のアミノ酸からなる分子量約6万の糖タンパク質であり主に脂肪組織や心筋，骨格筋で合成され，内皮細胞表面のヘパラン硫酸プロテオグリカンに結合して血管壁に局在する．流血中のカイロミクロンや超低密度リポタンパク質(VLDL)に作用してトリグリセリド(TG)を分解し遊離脂肪酸(FFA)を生成することで，リポタンパク質代謝とエネルギー代謝の両面に重要である．HLは477個のアミノ酸からなる分子量約6万6,000の糖タンパク質であり主に肝臓で合成され，肝の類洞に面した肝細胞と内皮細胞表面のヘパラン硫酸プロテオグリカンに結合している．

HL はリポタンパク質の TG とリン脂質を分解し，中間密度リポタンパク質(IDL)から低密度リポタンパク質(LDL)への代謝と HDL_2(高密度リポタンパク質の分画)から HDL_3 への代謝に重要であると考えられている．空腹時には脂肪組織の LPL 活性は低下し筋肉組織の LPL は正常または増加し，食事後には脂肪組織の LPL 活性は上昇し筋肉での LPL は低下している．空腹時には筋肉に FFA を供給し，食後には脂肪組織に FFA を蓄積するのに適している．ヒト HL は血液中には微量しか存在しない．HL の測定にはヘパリンを静注したあとに採血した血漿が用いられる．[987]

トリアゾール系抗真菌薬　triazole antifungal drug　アゾール環に窒素3原子をもつトリアゾール骨格を有する化合物の総称．真菌のチトクローム P 450 と結合し，細胞膜の機能維持に重要なエルゴステロールの合成を阻害して静菌的な抗真菌作用を示す．血中半減期が長く，組織移行性が良好であり，細胞膜への直接的障害作用が少ないことから，全身投与に適している．カンジダ症やクリプトコックス症などの深在性真菌症に使用され，代表的なものにフルコナゾール，イトラコナゾールなどがある．[204,1304]

トリアムシノロン　triamcinolone　［フルオキシプレドニゾロン］　合成副腎皮質ホルモンの一種．抗炎症・抗アレルギー作用はヒドロコルチゾンの 5-40 倍，プレドニゾロンの 3-10 倍と強力で，水・電解質貯留作用は少ない特徴をもつ．一般的なステロイドの副作用の中では，タンパク異化作用によるミオパチーが強い．作用の持続する誘導体としてトリアムシノロンアセトニドがある．[284,383] 商レダコート　⇨参合成副腎皮質ホルモン→1024，プレドニゾロン→2590

トリーチャー=コリンズ症候群　Treacher Collins syndrome　［下顎顔面形成不全症，トリーチャー=コリンズ・フランチェスケッティ症候群］　眼瞼裂斜下(垂れ目)，下眼瞼外側1/3欠失，頬骨低形成，耳介奇形，外耳道閉鎖，小顎，巨口など頬部や下顎の低形成，異常を主徴とする遺伝性の奇形症候群．伝音難聴，摂食・呼吸障害を伴うことがあるが，成長障害，発達遅滞は通常伴わない．生命予後もよい．頻度は数万人に1人とされる．顔貌はゴールデンハー Goldenhar 症候群(鰓弓症候群)に似ているが，ゴールデンハー症候群では通常半側のみの罹患であり，本症候群では左右対称で角膜の類上皮腫を伴うことはない．表現の変異が大きな常染色体優性遺伝疾患だが，過半数は散発例で突然変異によるとされる．5番染色体長腕上にある *TCOF1* 遺伝子の異常，欠失が原因とされる．超音波エコーや遺伝子解析による出生前診断は可能である．トリーチャー=コリンズ Edward Treacher Collins はイギリスの眼科医(1862-1919)．[111] ⇨参耳介奇形→1226，小顎症→1426

トリーチャー=コリンズ・フランチェスケッティ症候群　Treacher Collins-Franceschetti syndrome⇨同トリーチャー=コリンズ症候群→2164

鳥インフルエンザ　avian influenza　元来は鳥類間で起こる感染症で，鳥類が A 型インフルエンザウイルスに感染して発症する．経口的にヒトに感染しても無症状のことが多いが，なかにニワトリ，ウズラなどの家禽類に感染し，高病原性で致死性の高い強毒ウイルスがあり，実際に家禽と接触したヒトへ感染し死亡した例が報告されている．呼吸器ほか多臓器に感染するが，現在のところ高病原性鳥インフルエンザの予防法は確立されていない．

トリウム　thorium；Th　［Th］　アクチノイド元素の1つで自然界(地殻中)に最も多量に存在する．元素記号 Th．原子番号 90．原子量 232.0．天然に存在する放射性同位元素(α壊変)．銀白色でやわらかい．生物学的役割は不明．人体中の全量 40 μg．皮膚炎を生じる．[182,57]

トリオース⇨同三炭糖→1212

トリオソルブ試験⇨参トリヨードサイロニン摂取率→2168

トリ型結核菌⇨同マイコバクテリウム・アビウム→2726

トリカブト中毒　aconite poisoning　トリカブトの有毒成分はアコニチンで，葉1-2枚で致死的含有量がある．中毒時には洞房結節に対する直接作用による心悸亢進，刺激伝導系そのものの抑制による不整脈がみられる．交感神経高位中枢の興奮に基づく肺浮腫惹起作用，運動神経系の抑制作用，体温降下作用，血圧上昇から下降作用，口内しびれ感，痙攣などもある．治療は集中治療が必要であり，中毒の一般的処置のほか，不整脈のモニター治療，吸着剤や下剤の投与，アトロピン硫酸塩水和物やリドカイン塩酸塩の投与を行う．[1122]

ドリガルスキー　Wilhelm von Drigalski　ドイツの細菌学者(1871-1950)で，腸内細菌を分離するための BTB (ブロムチモールブルー)乳糖寒天選択培地で知られる．[1531] ⇨参BTB 乳糖寒天→30

ドリガルスキー寒天⇨同BTB 乳糖寒天→30

ドリガルスキー培地⇨同BTB 乳糖寒天→30

トリカルボン酸サイクル　tricarboxylic acid cycle　［クエン酸回路，TCA 回路，クレブス回路］　糖，脂肪酸，アミノ酸などの代謝基質の炭素骨格を最終的に完全に酸化して二酸化炭素と水に分解するための代謝回路．1937 年にクレブス Hans A. Krebs によって提唱されたので，クレブス Krebs 回路ともいわれる．解糖や β 酸化によって生じたアセチル CoA のアセチル基は回路の1回転により完全に酸化される．この回路がクエン酸や cis-アコニット酸，イソクエン酸などのトリカルボン酸を経由するためトリカルボン酸回路の名がある．脱水素反応により生じた還元型補酵素ニコチンアミドアデニンジヌクレオチド reduced nicotinamide adenine dinucleotide (NADH) は電子伝達系により酸化型に戻り，同時に放出されるエネルギーにより ATP(アデノシン三リン酸 adenosine triphosphate)生成が起こる．また，2-オキソグルタル酸からグルタミン酸，オキサロ酢酸からアスパラギン酸など，アミノ酸新生の出発点ともなる．[1303]

トリグリセリド　triglyceride⇨同トリアシルグリセロール→2163

トリグリセリド定量法　determination of triglyceride　［中性脂肪定量法］　従来，化学的方法により測定されていたが，最近では，血清にリポタンパクリパーゼまたはリパーゼとキモトリプシンを添加してトリグリセリドを水解し，生成されるグリセロールを定量する酵素法が用いられている．血清トリグリセリドの基準値は 40-149 mg/dL．[1181]

トリクロロエタン中毒　trichloroethane poisoning　1,1,1-トリクロロエタン(第二種有機溶剤)は，トリク

と

ロロエチレンと並んで金属部品の脱脂洗浄剤として広く使用されてきたが，地下水汚染に加えてオゾン層の破壊係数が高いことから，1995(平成7)年に生産，使用が全廃となった．トリクロロエチレンより身体に吸収されにくく，代謝速度もきわめて遅く，毒性も低い．中枢神経抑制作用が主体で，器質的障害はほとんどない．水道水の水質基準は0.3 mg/L以下．異性体に1,1,2-トリクロロエタン(三塩化ビニル)がある．[1122] ⇨参有機溶剤中毒予防規則→2848

トリクロロエチレン中毒 trichloroethylene poisoning トリクロロエチレンは第一種有機溶剤で，ドライクリーニングのしみ抜き，金属部品や機械，カメラのレンズや半導体の製造時に優れた脱脂洗浄剤として広く使用された有機溶剤であるが，近年，地下水の汚染やマウスに肝癌の発生が認められたことから使用は減少している．皮膚，粘膜の刺激性があり，化学熱傷を引き起こす．肝臓，腎臓の障害性，多発神経炎，三叉神経炎など職業病の事例報告は多い．また，原発性大腸腸管嚢腫様気腫症との関連性も疑われている．第2群Bの発癌物質(日本産業衛生学会許容濃度委員会)．第二種特定化学物質(「化学物質の審査及び製造等の規制に関する法律」)．環境基準は年平均0.2 mg/m^{3}以下(「環境基本法」に基づく環境省告示)，0.03 mg/L以下(基準に関する厚生労働省令)．尿中トリクロロ酢酸あるいはトリクロロエタノールの測定により生物学的モニタリングが可能である．[1122] ⇨参有機溶剤中毒予防規則→2848

トリクロロメタン⇨同クロロホルム→848

トリコスポロン〔属〕 *Trichosporon* 担子菌系不完全菌酵母．土壌その他の環境に広く分布．トリコスポロン・クタネウム *T. cutaneum* (トリコスポロン・ベイゲリ *T. beigelii*)は真菌血症や心内膜炎などの日和見感染症の原因．トリコスポロン・クタネウムは毛髪をおかす表在性真菌症の1つである白色砂毛(日本ではまれ)の原因となる．また夏型過敏性肺炎と呼ばれるアレルギー性呼吸器疾患を起こすものもある．[324]

トリコチロマニー trichotillomania⇨同抜毛癖→2387

トリコフィチン反応 trichophytin reaction 白癬菌の培養濾液または菌体水溶成分であるトリコフィチンを用いた皮内反応検査．トリコフィチン抗原液0.1 mLを皮内注射し，48時間後に出現した皮疹の径を測定する．5 mm以下は陰性．ケルスス禿瘡や白癬菌性毛瘡などの深在性白癬や白癬疹に特異的であり，診断のみならず，経過観察にも用いられる．[82]

トリコフィトン〔属〕 *Trichophyton* ［白癬(はくせん)菌〔属〕］ 皮膚糸状菌の1つ．多くの種類があるがトリコフィトン・メンタグロフィテス *T. mentagrophytes* とトリコフィトン・ルブルム *T. rubrum* が代表的．ヒトや動物の皮膚や毛髪・爪に接触することで感染し，感染部位によって頭部白癬(しらくも)，頑癬(いんきんたむし)，足白癬(みずむし)などと呼ばれる．[324]

トリコモナス性尿道炎 trichomonal urethritis 腟トリコモナス *Trichomonas vaginalis* による尿道炎で，性感染症(STD)の一種と考えられている．腟トリコモナスは長円形または洋梨形で白血球より少し大きい原虫であり，腟炎の原因として知られている．男性の尿道炎としての症状は軽度で，病原性については統一した見解は得られていない．治療としては女性の腟炎と同様にメトロニダゾールが主体．[474]

トリコモナス〔属〕 *Trichomonas* 無性生殖で増殖し鞭毛をもち運動する原虫で，特定の中間宿主を必要としない．ヒトに病原性の腟トリコモナスのほか，非病原性の口腔トリコモナス，腸トリコモナスなどがある．[288]

トリコモナス腟炎 Trichomonas vaginitis, trichomoniasis ［腟トリコモナス症］ トリコモナス *Trichomonas* 原虫による腟の感染症．悪臭を伴う淡黄色の泡沫状の帯下や瘙痒感，灼熱感を訴える．帯下をスライドグラスに取り，生理食塩水を滴下して鏡検すると，活発に動く原虫を確認することで診断される．メトロニダゾール腟錠を投与する．性交で感染するため，性感染症と位置づけられ，同時にパートナーの治療も行い，男性には経口剤を投与する．[998] ⇨参細菌性腟症→1153

トリチウム tritium；^{3}H ［三重水素］ 水素の放射性同位体で三重水素とも呼ばれる．半減期は12.33年で，β線を放出するが，γ線は放出しない．β線放出体の中では，β線のエネルギーは最も低い．放射線を計測する液体シンチレーションカウンターを用いると正確な定量が可能となり，これを用いた標識化合物は試料の測定に利用されている．[876,1488]

トリックモーション trick motion 末梢神経麻痺や筋力低下などにより，目的とする関節運動が起こらずに，他の筋により代償性に似たような関節運動が起こること．例えば徒手筋力検査で股関節外転筋である中殿筋の測定時に，股関節を外旋させ股関節の屈筋群を働かせることで，あたかも股関節が外転しているような動きがみられることがある．ごまかし運動ともいう．[10] ⇨参代償運動→1875

トリテルペン誘導体 triterpene テルペンから誘導される化合物の総称．配糖体または遊離体として動植物中に存在．[1559]

トリトン-X-100® Triton-X-100® ロームアンドハース Rohm & Haas 社製の非イオン系界面活性剤の商品名．膜可溶化能が優れていてタンパク質の失活も少ないため，膜，組織，細胞などから構成成分を分離精製するときに溶解剤として使用する．生化学分野では広くさまざまな用途に使用される．[1303]

トリニトロフェノール中毒 trinitrophenol poisoning⇨同ピクリン酸中毒→2435

鳥肌 goose bumps ［鵞皮(がひ)］ 真皮上層にあり，毛包に付着する平滑筋束である立毛筋の収縮によって生じる現象で，毛孔一致性に表皮が隆起するとともに立毛．交感神経により支配される立毛筋は，寒さや恐怖などの刺激によって収縮．[82]

トリハダダニ類⇨同ヒョウヒダニ類→2493

トリパノソーマ症 trypanosomiasis トリパノソーマ原虫による感染症．ツェツェバエによって媒介されるアフリカトリパノソーマ症(別名：睡眠病)と，節足動物のサシガメ類によって媒介されるシャガス Chagas 病(アメリカトリパノソーマ；*Trypanosoma cruzi*)がある．アフリカトリパノソーマには，西アフリカトリパノソーマ(ガンビア型；*T. brucei gambiense*)と東アフリカトリパノソーマ(ローデシア型；*T. b. rhodesiense*)がある．ガンビア型では，数週間から数か月後に発熱，頭痛，疲労感や，睡眠病の症状が発症し，中枢神経系が侵されると，混乱，人格の変化，歩行困難などが現れる．ローデシア型はより急性の経過をたどり，無治療では数週間から数か月で死に至ることが多い．シャガス病は，発熱，疲労，脾腫などの急性症状を引き起こす場合もあるが，通常，4-8週で無症候期に移行する．その後，自然寛解する場合もあるが，感染後10-40年後に，慢性心筋症や巨大臓器症（巨大食道，巨大結腸など）を引き起こす場合もある．[682]

トリパノソーマブルセイ・ガンビエンセ ***Trypanosoma brucei gambiense*** ガンビアトリパノソーマ症（アフリカ睡眠病）の病原体．中部アフリカに分布し，ツェツェバエによって媒介される．ヒトの体内では初期に血液やリンパ節，末期に脊髄液中にみられる．[288] ⇒参トリパノソーマブルセイ・ローデシエンセ→2166，ツェツェバエ→2036，ガンビアトリパノソーマ症→650

トリパノソーマブルセイ・ローデシエンセ ***Trypanosoma brucei rhodesiense*** ローデシアトリパノソーマ症（アフリカ睡眠病）の病原体．東アフリカ高地帯に分布し，ツェツェバエによって媒介される．トリパノソーマブルセイ・ガンビエンセ *Trypanosoma brucei gambiense* よりも悪性の睡眠病を引き起こすとされている．[288] ⇒参トリパノソーマブルセイ・ガンビエンセ→2166，ツェツェバエ→2036，ローデシアトリパノソーマ症→2998

トリハロメタン **trihalomethane；THM** メタンの水素原子3つがハロゲン原子〔フッ素，塩素，臭素（Br），ヨウ素〕に置換された炭化水素の総称．環境汚染物質として注目されており，その一種であるクロロホルムには発癌性が証明されている．浄水操作時に消毒用塩素と水中有機物が反応して生成されうることが当面の課題で，現在は「水道法」により0.1 mg/L以下に規制されている．[922]

トリパンブルー **trypan blue** 細胞の生死の判定に用いる青紺色の色素．死細胞はこの色素により青色に染色されるが，生細胞はこの色素を細胞外に排出するため染色されない．これを用いて細胞の生存率を調べることができる．これをトリパンブルー排除テストという．[388] ⇒参免疫学的細胞傷害テスト→2808

トリ病 **ornithosis**⇒同オウム病→396

トリプシノゲン **trypsinogen** 膵臓で生成されるトリプシンの不活性型前駆体．これが腸液のエンテロキナーゼに活性化されてトリプシンに変わる．この活性化はいったんできたトリプシン自体によっても進み，このときトリプシノゲンからアミノ酸6個分のペプチドが切り離される．[1303]

トリプシン **trypsin** 膵液に含まれるエンドペプチダーゼに属するタンパク質消化酵素．活性中心にセリンをもつセリンプロテアーゼの1つ．まず，膵液から不活性なトリプシノゲンの形で分泌され，十二指腸細胞で生成される膜結合性プロテアーゼによって切断され，活性型のトリプシンに変わる．約250個のアミノ酸からなり，分子量2万3,300．至適pHは約8．タンパク質中のリジン，アルギニンのカルボニル側のペプチド結合に特異的に作用する．[1303]

トリプシンインヒビター **trypsin inhibitor** ［トリプシン阻害因子］ トリプシン酵素活性を阻害するポリペプチド．動植物起源のタンパク性インヒビターと微生物起源のペプチド性インヒビターがある．動物においてのトリプシンインヒビターはトリプシン様プロテアーゼの活性調節を行っていると考えられ，各種臓器や血清，卵などに存在．特に，膵臓トリプシンインヒビターは研究されており，塩基性のクニッツ Kunitz 型と酸性のカザール Kazal 型がある．前者はトリプシンのほかに，キモトリプシン，カリクレイン，プラスミンを阻害し，熱，酸，アルカリ，各種プロテアーゼに対して安定．後者はキモトリプシン，カリクレインは阻害せず，pH 2.2-9.0において安定である．[1559]

トリプシン阻害因子⇒同トリプシンインヒビター→2166

トリプシン定量法《糞便の》 **determination of trypsin in feces** 膵外分泌機能検査の1つ．通常はゼラチンフィルム法が利用され，以下の方法で糞便中のトリプシンの定量を行う．糞便をさまざまな倍率に希釈した希釈系列をつくり，X線フィルムのゼラチン面にのせる．37℃で1時間または室温で2時間放置後，冷水でフィルム面を洗い流す．トリプシンが作用するとゼラチンが融解するため透明孔となる．正常便では100-200倍希釈で周辺のみがわずかに透明になる．尿にはゼラチン融解物質が存在するので混入を避ける．メロン，パイナップル，はちみつなどはゼラチン融解酵素を含んでいるので，試験前3日間は食べないようにする．[1181]

トリプタン系薬剤 **triptans** 5-HT_{1B}および5-HT_{1D}受容体刺激薬で，片頭痛の急性期治療薬として使用．選択的に頭蓋内血管を収縮させることで効果を発揮すると考えられる．わが国では，スマトリプタン，エレトリプタン臭化水素酸塩，ゾルミトリプタン，リザトリプタン安息香酸塩，ナラトリプタン塩酸塩の5種が使用可能であり，内服薬以外にも注射剤や点鼻剤などの剤型もある．従来片頭痛に対して用いられているエルゴタミン系薬剤は頭痛の前兆時に服用することが推奨され，頭痛が生じてから服用しても効果に乏しいのが欠点であった．トリプタン系薬剤は頭痛急性期に服用することで効果がみられ（逆に頭痛出現前に服用しても効果がない），特に頭痛出現早期に服用すると効果的．[576]

トリブチル（トリフェニル）スズ **tributyl tin；TBT，triphenyl tin；TPT** TBTは$(C_4H_9)_3SnX$，TPTは$(C_6H_5)_3SnX$の構造式で，おのおのXの部分につく物質（ハロゲン，カルボキシル基，水酸基など）により種々の化合物がある．TBTは特有の臭気をもつ無色の液体，TPTは白色結晶．両物質ともに水に不溶，有機溶剤に可溶．TBTは殺菌薬，防黴剤，防汚剤（船底塗料，漁網）など，TPTは農薬，防黴剤などに使用．動物体内でアルキル基，フェニル基が容易にはずれ，ジ体，モノ体，無機スズとなり蓄積性は低い．TBTは酸化的リン酸化の阻害作用，中枢神経系の障害作用，特に脳白質の浮腫形成作用を有し，TPTは脂質異常症（高脂血症）を生じる．両物質共通の作用として血小板の凝集阻害作用，ホルモン分泌抑制作用など，細胞内シグナル伝達系の抑制作用が報告されている．経皮吸収物質．許容濃度0.1 mg/m^3，短時間曝露限度0.2 mg/m^3〔両値ともスズとして；アメリカ産業衛生専門家会議（ACGIH），2008〕．「毒物及び劇物取締法」劇物．内分泌撹乱化学物質．[182,732]

トリプトファン **tryptophan；Trp，W** インドール環を有する芳香族アミノ酸．小児の成長や成人の窒素バランスに欠くことのできない必須アミノ酸の1つ．キヌレニンを経由してニコチン酸アミドに代謝され，ナイアシンとして利用される．この経路でつくられるナイアシンは，トリプトファンの約1/60量で，かつ，アミノ酸が豊富にあるときにしかつくられない．またセロトニンもトリプトファンから生成される．代謝異常としては，トリプトファンピロラーゼ欠損によるトリプトファン尿症，キヌレニナーゼ欠損によるハイドロキシキヌレニン尿症が知られる．[1303]

トリプトファン反応 **tryptophan reaction** 結核性髄膜炎では，髄液中にトリプトファンが検出される．これは結核菌中の酵素がタンパク質を分解して生じるものと考えられている．トリプトファン反応はこの髄液中のトリプトファン検出のために行われる検査で，主として里見変法と呼ばれる方法が用いられる．髄液1 mLに濃塩酸5 mLと2% ホルムアルデヒド液1滴を加え，軽く振盪混和してから5分間放置．これに，0.06% の亜硝酸ナトリウム液1 mLを重層し，約3分後に両液の境界面に紫色の輪が現れれば陽性．この反応は，結核性髄膜炎以外にも，日本脳炎やポリオでも陽性になることがあるが，陰性であれば結核性髄膜炎を除外できるといわれる．[90]

トリプルX症候群 **triple X syndrome**⇨同XXX症候群→124

トリブレー試薬 **Triboulet reagent** 下部消化管の潰瘍性疾患(腸チフス，赤痢，大腸癌など)では便中に可溶性タンパク質が認められる．これを検出する検査(トリブレー反応)に用いる試薬で，塩化第二水銀(昇汞)3.5 g，氷酢酸1.0 mLを水100 mLに溶かしたもの．現在では行われることはまれで，歴史的な検査法といえる．[90] ⇨参トリブレー反応→2167

トリブレー反応 **Triboulet reaction** 下部消化管の潰瘍性疾患では，糞便中に腸管からの組織タンパク質(特にアルブミン)が認められるが，これを検出する検査法．試験管にとった糞便に水を加え攪拌し放置してから，上清を濾過し2本の試験管にとり水を加えて混ぜる．一方にトリブレー試薬を加えて室温に放置し，他方と比較して褐色沈殿を生じたときは陽性とする．腸結核や潰瘍性腸疾患で陽性となる．以前には行われたが，現在ではほとんど行われることはない．トリブレーHenri Tribouletはフランスの小児科医(1864-1920)．[90] ⇨参トリブレー試薬→2167

トリプレット《ヌクレオチドの》 **triplet** ［三連子］ アミノ酸を指定するヌクレオチドの3つ組のこと．三連子ともいう．遺伝情報を担うDNAは，アデニン(A)，グアニン(G)，シトシン(C)，チミン(T)の4種類の塩基，糖，リン酸とからなるヌクレオチドが多数結合した二重らせん構造を呈する．DNAはメッセンジャーRNA(mRNA)にコピーされ，それを鋳型にしてタンパク質が合成される．タンパク質合成の遺伝情報はDNA，RNAの塩基配列によって決められる．DNAの塩基配列とそれに対応するタンパク質のアミノ酸との関係は遺伝暗号と呼ばれ，3個の塩基(トリプレット)をグループとし，それぞれが1つのアミノ酸に対応している．このアミノ酸を指定するトリプレットをコドン(暗号子)と呼ぶ．遺伝暗号は64(4の3乗)通りあり，うち61がアミノ酸を指定し，残る3個が終止コドンである．通常タンパク質合成は開始コドン(メチオニンが対応)で始まり，終止コドンで終了する．[981]

トリフロー® **TriFlo®** 開腹術，開胸術の手術前後や呼吸器疾患患者などに対して，術後の肺合併症の予防や呼吸機能の回復を目的として用いられる呼吸練習用の器具．重さの異なる3つのボールが内蔵されており，浮上するボールの数で吸気の強さがわかるため，患者自身が自分の目で効果を確認しながら呼吸練習が行える．方法としては腹式呼吸で肺をゆっくり大きく拡張させたのち，最大吸気を3-5秒間保持させる．患者の理解や協力が得られない場合，深呼吸の保持ができない場合，過換気，疼痛，疲労などに注意する．[903]

●トリフロー®

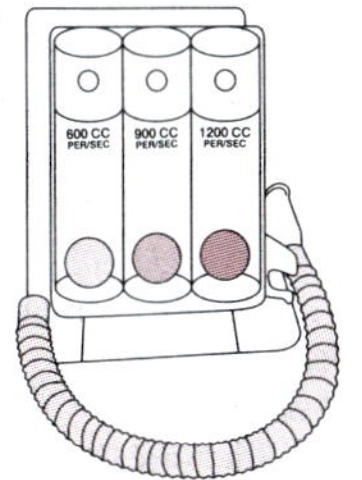

トリホスファターゼ ⇨同アデノシン三リン酸水解(加水分解)酵素→162

トリホスホピリジンヌクレオチド ⇨同ニコチンアミドアデニンジヌクレオチドリン酸→2207

トリメスター **trimester**⇨同三半期→1214

トリヨードサイロニン **triiodothyronine；T_3** ［トリヨードチロニン，T_3］ 甲状腺において産生分泌される甲状腺ホルモンの1つ．分子量650．甲状腺内に取り込まれたヨードイオン(I^-)は過酸化水素とペルオキシダーゼの作用によりI_2になる．I_2はチロシンと結合し，モノヨードチロシン(MIT)とジヨードチロシン(DIT)となり，1分子のMITと1分子のDITとが縮合してトリヨードサイロニン(T_3)となる．血中T_3のうち甲状腺自体から分泌されるものはその約20% にすぎず，残りの80% は主に肝や腎などの末梢組織で5′-脱ヨード酵素によりサイロキシン(T_4)から転換されるもの．T_3はT_4と同様に血中ではサイロキシン結合グロブリン(TBG)などの甲状腺ホルモン結合タンパク質(TBP)と結合しており，その約0.3% が遊離型として存在し細胞内へ移行して生物活性を発揮．T_3はT_4と比較して生物活性は高いが，血中濃度は低い．総T_3(TBP結合T_3を含む)はイムノアッセイにより測定可能．血中T_3濃度のみが変化する病態としては全身性疾患(低トリヨードサイロニン症候群)やトリヨードサイロニン甲状腺中毒症などがある．またT_3は薬剤としても用いられている．[385]

トリヨードサイロニン甲状腺中毒症 **triiodothyronine thyrotoxicosis；T_3-thyrotoxicosis** 甲状腺機能亢進症状．症候を示しながら，血中トリヨードサイロニン(T_3)および遊離T_3濃度が高く，サイロキシン(T_4)および遊離T_4濃度が正常の病態をいう．甲状腺刺激ホルモン(TSH)値は低い．甲状腺腫が大きく，TSH受容体抗体の活性が高く，抗甲状腺薬治療に抵抗性のある

症例に多くみられる．TSH 受容体抗体が T_4 から T_3 への転換を促進することが原因と考えられている．T_3/T_4 比が高い難治例は広い意味でトリヨードサイロニン優位型甲状腺機能亢進症と呼ばれている．なお低トリヨードサイロニン症候群と甲状腺中毒症を合併した場合には，T_4 および遊離 T_4 のみが高値を示すサイロキシン中毒症(T_4-toxicosis)が起こりうる．[385]

トリヨードサイロニン摂取率 triiodothyronine uptake；T_3-uptake，T_3-resin sponge uptake；RSU ［レジンスポンジ摂取量］ 患者血中のサイロキシン結合グロブリン(TBG)への ^{125}I 標識 T_3(トリヨードサイロニン)の結合能を測定することにより，TBG のサイロキシン(T_4)非結合部分の大きさを知ることができる．T_4 濃度が高いか，あるいは TBG 濃度が低い場合には ^{125}I 標識 T_3 の結合能が低下．逆に T_4 低値，または TBG 高値の場合には ^{125}I 標識 T_3 の結合能が上昇．遊離サイロキシン指数(総 T_4 濃度× T_3 摂取率)を計算するのに用いられる．検査法はトリオソルブ試験として知られているが，最近この検査はあまり行われていない．[385]

トリヨードサイロニン抑制試験 triiodothyronine suppression test⇨同甲状腺 T_3 抑制試験→1011

トリヨードチロニン⇨同トリヨードサイロニン→2167

努力義務予防接種⇨同義務予防接種→706

努力呼気肺活量 forced expiratory volume；FEV⇨同努力肺活量→2168

努力呼吸 effort respiration 必要な酸素を取り込むために，通常用いない胸壁の補助呼吸筋(大胸筋や頸部の筋)を使って胸郭を大きく動かし，努力して行う呼吸．喘鳴や鼻翼拡張とともにブーブー音が聞かれる．[953]

努力性呼気曲線 forced expiratory curve 最大吸気位より，できる限り速く一気に呼出させた場合の時間と呼出量〔努力肺活量 forced expiratory volume(FEV)〕との関係をいう．努力肺活量のうち，最初の 1 秒間に呼出される量を 1 秒量($FEV_{1.0}$)と呼ぶ．1 秒量の努力肺活量に対する割合を％で表すと $FEV_{1.0}/FVC \times 100$ となり，これを 1 秒率($FEV_{1.0}$%)という．この値が 70% 以下の場合を閉塞性障害という．[1213] ⇨参努力肺活量→2168

努力肺活量 forced vital capacity；FVC，forced expiratory volume；FEV ［努力呼気肺活量，FEV，FVC］ 呼吸機能検査で，被検者に最大吸気位から最大呼気努力を行わせ，最大呼気位まで一気に呼出したときに得られた最大呼気量のこと．正常では通常の肺活量(努力性肺活量と区別するため安静時肺活量ともいう)とほぼ等しいが，気道閉塞など閉塞性肺疾患のある患者では，より小さくなる．努力性肺活量の最初の 1 秒間の呼出量を一秒量(FEV_1)というが，閉塞性肺疾患では一秒量の低下が肺活量の低下より著しい．[893]

トリレンジイソシアネート tolylene diisocyanate；TDI ［トルエンジイソシアネート］ 2,6-トリレンジイソシアネートと 2,4-トリレンジイソシアネートの 2 種類の異性体があり，工業品はそれらの混合物．水に不溶，アセトンなどの有機溶媒に可溶．刺激臭を有する無色の液体だが空気に触れると淡黄色になる．沸点 251℃．ポリウレタン原料(フォーム，ゴム，塗料など)として用いられる．発泡工程での曝露が多い．ヒトへの障害は皮膚，粘膜への強い刺激性(皮膚につくと化学性熱傷，接触性皮膚炎を生じ，眼に入ると流涙，角膜炎，一過性の視力障害を起こす)と感作性で，気管支喘息様発作がよく知られている．気道感作性についてはヒトに対して明らかに感作性がある物質，皮膚感作性についてはヒトに対しておそらく感作性があると考えられる物質，ヒトに対しておそらく発癌性があると判断できるが，証拠が比較的十分でない物質，許容濃度 0.005 ppm，最大許容濃度(常時この濃度以下に保つこと)0.02 ppm〔日本産業衛生学会，2008，アメリカ産業衛生専門家会議(ACGIH)，2008〕．[182,732]

トリレンジイソシアネート中毒⇨同イソシアネート中毒→246

ドリンカー救命曲線⇨同救命曲線→746

トルイジンブルー異染性 metachromatic reaction to toluidine blue トルイジンブルーを用いた染色において，好塩基球や肥満細胞の顆粒がもつ酸性多糖が青紫色を呈する現象．異染性とは，用いた色素と異なる色調で細胞や組織が染色されることをいう．[656]

ドルーゼン drusen 網膜深層にみられる黄白色の小さな病変で，主に加齢性変化によって生じる．病理学的には，網膜色素上皮の基底膜とブルッフ Bruch 膜の間に限局性に黄白色物質が沈着したもの．臨床的に硬性ドルーゼンと軟性ドルーゼンに分かれる．硬性ドルーゼンは小型で丸く境界鮮明な黄色斑で，軟性ドルーゼンはそれより大きく境界不鮮明な外観を呈する．[1309]

トルエンジイソシアネート toluene diisocyanate⇨同トリレンジイソシアネート→2168

トルエンジイソシアネート中毒⇨同イソシアネート中毒→246

トルエン中毒 toluene poisoning トルエンは最も代表的な有機溶剤で，第二種有機溶剤に指定されている．用途も，シンナー，接着剤，塗料，インク，洗浄剤として広く使用されている．蒸気曝露による症状としては中枢神経系の抑制が最も頻繁にみられる．高濃度曝露においては強い麻酔作用を示す．反復曝露を受けた場合，記憶障害，運動失調，振戦，脳のびまん性萎縮などが報告されており，小脳をはじめとする中枢神経障害を引き起こす．また，末梢神経障害も報告されている．心理的依存がある物質で，シンナー遊びや接着剤遊びの主な原因となっている．吸入した場合の処置は，清浄な空気下で心電図モニターをつけ絶対安静，内服時は気道に入らぬよう慎重に胃洗浄，酸素補助呼吸を行う．アドレナリン，エフェドリン類の投与は禁忌．[1122] ⇨参有機溶剤中毒予防規則→2848，シンナー中毒→1593

トルク torque ［回転モーメント］ 物を回転させる力の作用のこと．回転モーメントともいう．トルクは，回転軸から作用点までの距離(m)と力の大きさ(N)を乗じたもので算出され，単位は Nm(ニュートンメートル)で表される．[10] ⇨参筋トルク→802

トルコ鞍 Turkish saddle 〔L〕sella turcica 中頭蓋窩の蝶形骨体部の中心よりやや前方にある長径約 1 cm の鞍形のへこみ．脳基底部の骨でできており，ホルモンの調節をつかさどる下垂体を含んでいる．[397]

トルコ鞍拡大 enlargement of sella turcica トルコ鞍内には下垂体があり，下垂体腫瘍が小さいときには拡大がみられないが，腫瘍が大きくなるとしばしば二重底が認められる．腫瘍がさらに大きくなると，トルコ鞍が風船状拡大を起こす．トルコ鞍の容積を算定する算

と

出法がある．最近では下垂体腫瘍の診断にはCTかMRIが用いられる．[1047]

トルコ鞍空洞症候群 empty sella syndrome ［エンプティセラ症候群］ トルコ鞍空洞(エンプティセラ)症候群は1951年にブッシュ Buschにより提唱され，多くの場合拡大したトルコ鞍 Turkish saddle内にくも膜が進展し，下垂体が後方に圧排された状態を指す．原発性あるいは特発性と手術操作や放射線治療後に生じる下垂体の萎縮に伴う二次性のものに分けられる．トルコ鞍空洞症候群では通常，臨床症状は伴わないが，ときに頭痛，視野障害，髄液鼻漏，内分泌異常を呈する．髄液鼻漏をきたした場合は経鼻的あるいは経頭蓋的に瘻孔の修復を行うか，脳室腹腔短絡(シャント)術(V-Pシャント)，あるいは腰椎腹腔短絡(シャント)術(L-Pシャント)が行われる．視野障害に対しては経鼻的に下垂したくも膜をもち上げトルコ鞍底を形成する方法が報告されている．[1080] ⇨参経蝶形骨洞下垂体切除術→865，ラトケ嚢胞→2898

トルコ鞍上部腫瘍⇨同鞍上部腫瘍→203

トルコ鞍上部病変⇨同鞍上部病変→204

トルゴール⇨同ツルゴール→2039

トルサード・ド・ポアント torsades de pointes；TdP ［倒錯型心室頻拍，TdP］ 心室頻拍(VT)の中に，QRSの極性が基線を軸としてねじれる(torsion of point)ように短い周期で形と極性を連続的に変える特徴を示すタイプの多形性心室頻拍のこと．近年，QT延長に伴って起こった多形性心室頻拍に対してTdPという名称をつけていることが多い．通常，数拍～数十拍続いたあとに自然に洞調律に復することが多いが，ときに心室細動に移行し，突然死の原因となることもある．[1432] ⇨参QT延長症候群→99

トルソー検査 Trousseau test 潜在性のテタニーを調べる検査で，上腕に血圧計のマンシェットを巻き，収縮期よりも強い圧力で3分間圧迫することにより，手の痙縮や手指伸展など「産科医の手」が起こる場合を陽性とする．陽性の場合は，低カルシウム血症か低マグネシウム血症の可能性がある．[1245] ⇨参トルソー徴候(現象)→2169，産科医の手→1199

トルソー徴候(現象) Trousseau sign(phenomenon) テタニーにみられる徴候の1つ．「産科医の手つき」と呼ばれる特徴的な手指の伸展，屈曲がみられる．神経幹を虚血状態にすると，神経の興奮性が高まって出現する．トルソー Armand Trousseauはフランスの医師(1801-67)．[1527] ⇨参トルソー検査→2169

●トルソー徴候

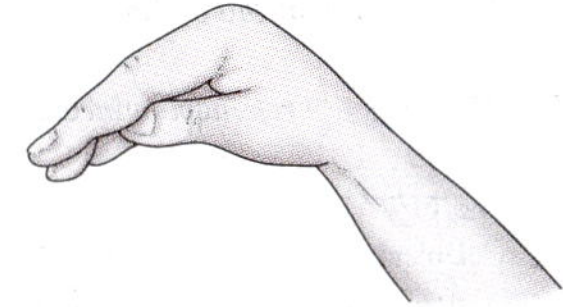

ドルノ線 Dorno rays 紫外線スペクトルの中の中波長域(280-320 nm)を指す言葉．スイスの気象学者ドルノ Carl W. M. Dorno(1865-1942)によって，太陽光線の中で最も生物学的作用があることが発見された．この紫外線は皮膚に紅斑を生じさせるとともに，皮下のエルゴステリンに作用してビタミンDに転化させ，くる病を予防する働きがある．[1015]

トルブタマイド⇨同トルブタミド→2169

トルブタミド tolbutamide ［トルブタマイド］ 代表的なスルホニル尿素薬(SU剤)．1956年に発表され，SU剤が世界中で広く用いられるもとになった薬剤．膵B細胞のSU受容体に結合してインスリン分泌を促進するので2型糖尿病の治療薬として用いられている．血糖降下作用は穏やかで半減期は約6-7時間，作用時間は6-12時間．[991] 商ブタマイド，ヘキストラスチノン ⇨参スルホニル尿素薬→1656

トレーサー tracer ［追跡子］ traceは追跡するの意味であることから，物質を追跡するための目印となるもの．物質の生体内での動きや生理的・病的な代謝過程を測定するために，放射性同位元素(RI)で標識された核医学検査用の標識物．知りたい物質に微量の放射能を出すRIをつけ，体内に投与し，体外から放射能の行方を追跡することで，物質が体内でどの部位に供給，代謝され，排泄されるかを知ることができる．検査目的によって異なるトレーサーが使われる．[1488]

トレーサビリティー traceability 臨床検査の測定値の精確さについて，測定法と標準物質で組み立てた階層構造を測定体系 measurement systemといい，この体系の中でより高い精確さに下位のものから次々と合わせられること．また逆に高位の精確さを順次下位のものに合わせていくことを伝達性 transferabilityという．[556]

トレードオフ仮説 trade-off hypothesis 慢性腎不全による二次性副甲状腺機能亢進症の発症機序を説明する仮説の1つ．腎機能が低下するとリンの排泄が低下し，血中リン濃度が上昇，血清カルシウム濃度が低下する．これに反応して副甲状腺ホルモン(PTH)分泌が亢進し，腎尿細管リン排泄は促進され，血中カルシウム，リン濃度は正常に戻る．このような調節機構が腎機能低下が進行するたびに起こり，副甲状腺ホルモンは高い状態で維持されることになるとする仮説．[493]

ドレーン drain 創部や体腔内にたまる血液や膿，分泌物などを体外に誘導するために挿入する管やガーゼなどのこと．形状によりチューブ型ドレーン，フィルム(シート)型ドレーン，サンプドレーンに分類する．また目的により治療ドレーン，情報(インフォーメーション)ドレーンに分類する．滲出液の量，性状の観察，閉塞させないような管理が重要となる．また逆行性感染が必ず起こるため，不必要な長期留置は避ける．[485] ⇨参カテーテル→535

トレオニン⇨同スレオニン→1657

ドレスラー症候群 Dressler syndrome⇨同心筋梗塞後症候群→1516

トレチノイン⇨同オールトランスレチノイン酸→401

ドレッシング材 wound dressings 創周囲皮膚の浸軟を防ぎながら創面の湿潤を保つことを目的につくられた，創傷部を覆う清潔なカバー．1970年代以降に発明され，ハイドロコロイド，ポリウレタンフィルム，ハイドロポリマー，ポリウレタンフォーム，ハイドロファイバー，アルギン酸塩，キチンなどがある．これらが開発され用いられるようになった背景には，創傷治癒には湿潤環境が必須であるという理論がある．[977] ⇨参

●ドレーン留置の位置

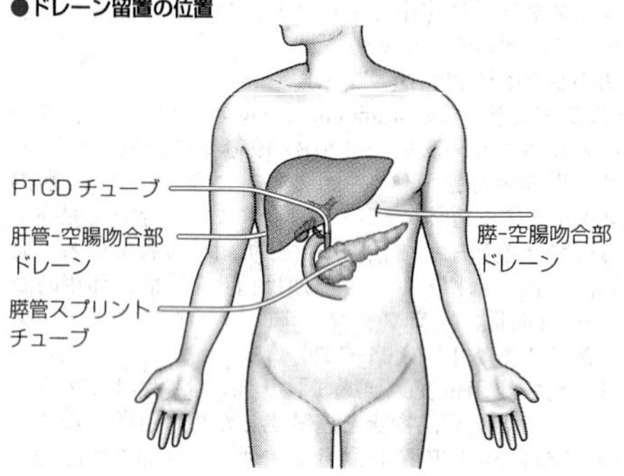

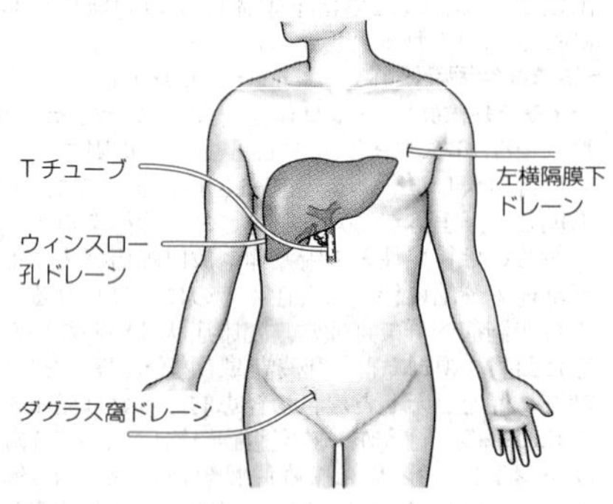

創傷被覆材→1817，包帯材料→2681，ウェットドレッシング→318

ドレッシング材料⇨回包帯材料→2681

トレッドミル運動負荷試験 treadmill stress test⇨回トレッドミル試験→2170

トレッドミル試験 treadmill test ［トレッドミル運動負荷試験］ 回転して一方向へ動くベルトの上を歩かせ，ベルトの回転速度とベルトの傾斜(登り勾配)を変えることで負荷量を任意に設定することができる定量的負荷試験で，ブルース Bruce のプロトコルが有名．運動中の心電図，血圧，酸素消費量などの生体情報を測定でき，潜在性の心筋虚血の有無の診断や運動能力の評価に用いられる．またリハビリテーションプログラムの決定や，最大酸素摂取量測定などにも利用される．症状に応じて負荷量を調整できることから心筋虚血の診断精度はマスター Master 負荷試験より高く，安全性も高い．運動様式が平易な歩行であり小児や女性，高齢者にも実施が可能である．しかし，被検者が自分で運動を中止することが難しいことから過負荷になりやすく，転倒や血圧低下，強い心筋虚血の誘発などに注意を必要とする．検査にあたりインフォームド・コンセントを得ることもある．[506]

●トレッドミル

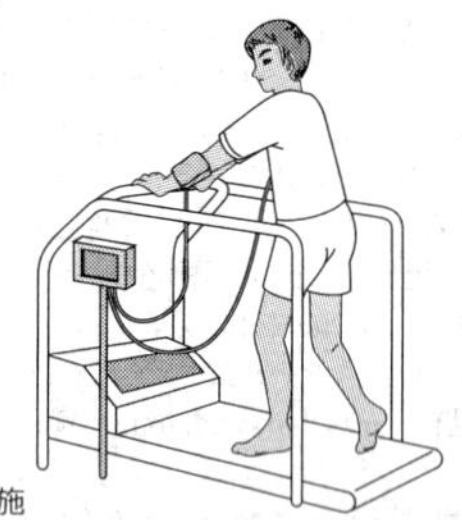

傾斜をつけて実施

ドレナージ drainage ［排液法，排膿法］ 創部や体腔内にドレーンを挿入し，貯留した血液や膿，滲出液などを体外へ排出させること．ドレーンの体外側断端を開放し自然に排液を促す開放式ドレナージと，ドレーンを密閉容器に接続して排液を容器内に集める閉鎖式ドレナージがある．また後者では，自然に排液させる場合と，陰圧をかけて吸引する場合とがある．ドレナージは，排液の状態を観察することにより創内の異常や回復の程度を知ることができる反面，体内と体外とを交通させるため感染の危険を伴う．排液が止まったら速やかにドレーンを抜去し，創の閉鎖を図る．[485]

ドレナージチューブ drainage tube ［排液管］ 創部や体腔内に貯留した液体や空気を，体外に誘導し排出するために用いられる管．一端を体内に挿入し，もう一端は体表から 2-3 cm 出してカットするか，貯留びん，吸引装置などに接続する．[485]

トレポネーマ〔属〕 *Treponema* スピロヘータ *Spirochaetaceae* 科に属する細長いらせん状の形態をした細菌．軸糸 axial filament と呼ばれる運動器官をもつ．この属の代表的な菌種として，梅毒トレポネーマ *T. pallidum* があり，性感染症である梅毒の原因菌．梅毒トレポネーマに感染すると，感染後約 3 週間の潜伏期ののち，感染局所に硬性下疳および所属リンパ節に無痛性の腫脹が現れる(第 1 期梅毒)．この状態が 3 か月続き，その後トレポネーマが血中に入って全身に感染が広がり，皮膚や粘膜の発疹が現れる(第 2 期梅毒)．感染後約 3 年で皮膚の潰瘍やゴム腫が現れる．さらに進行すると中枢神経がおかされ進行性麻痺などの神経梅毒となる(第 3 期梅毒)．母親から胎児に胎盤を通じて感染した場合は先天〔性〕梅毒と呼ばれる．梅毒トレポネーマは宿主体外での抵抗性は弱く，消毒薬・高温・乾燥で容易に死滅する．4℃ では 3 日間で死滅する．ペニシリン系抗菌薬に感受性がある．梅毒トレポネーマ以外には，熱帯地方に流行する皮膚病であるフランベジアの原因となるトレポネーマ・ペルタヌエ *T. pertenue*，中南米に流行する接触性伝染性皮膚病のピンタ pinta の原因となるトレポネーマ・カラテウム *T. carateum* などがある．[324]

トレポネーマパリダム *Treponema pallidum*⇨回梅毒トレポネーマ→2346

トレポネーマワンサンティ *Treponema vincentii*⇨回ワンサントレポネーマ→3009

トレムナー反射⇨回ホフマン反射→2714

ドレリー手術 Doléris operation 子宮脱に対して行う手術の 1 つで，子宮を上方に引き上げ腹壁に固定する方法．開腹し，子宮を支えている円靱帯を引き上げ腹直筋筋膜上に固定する．最近は腹直筋でなく筋膜前面に固定するギリアム Gilliam 変法が一般に行われている．ドレリー Jacque A. Doléris はフランスの婦人科医(1852-1938)．[1323] ⇨参子宮脱手術→1252

トレンデレンブルグ現象⇨同トレンデレンブルグ徴候⇀2171

トレンデレンブルグ手術 Trendelenburg operation ドイツの外科医トレンデレンブルグFriedrich Trendelenburg(1844-1924)によって考案された手術．下肢静脈瘤の治療法としての大伏在静脈結紮術，静脈瘤切除術，肺塞栓症に対する肺動脈の塞栓切除術，水腎症に対する腎盂切開後尿管再吻合術，狭骨盤の分娩困難症に対する恥骨結合切断術などがある．[485]

トレンデレンブルグ体位 Trendelenburg position ［**骨盤高位**］ 内診台や手術台上で仰臥位で骨盤を頭より高くした体位．傾斜角度はいろいろである．腸管が頭側に移動し骨盤内手術のときの視野が広がり，産婦人科の内診時は子宮付属器を触診しやすい．またショック時に脳血流改善を目的に頭低位とする(ショック体位)．呼吸器は圧迫される．[1323] ⇨参ショック体位⇀1492

トレンデレンブルグ徴候 Trendelenburg sign ［**トレンデレンブルグ現象**］ 中殿筋，小殿筋の機能低下を示す徴候．患肢で片足起立させるとき，骨盤を水平に保持する力が足りず，反対側の骨盤が下方に下降し，上体が患側に傾く現象をいう．原因としては，殿筋の麻痺，筋力低下や股関節脱臼，内反股，先天性股関節脱臼などがある．[1245]

トレンデレンブルグ歩(跛)行 Trendelenburg gait ［**中殿筋歩行，デュシェンヌ歩行**］ 股関節脱臼・亜脱臼や中殿筋麻痺性疾患などで，中殿筋の機能不全により股関節の外転障害が出現するために起こる特徴的な異常歩行．歩行中患側の立脚時に，中殿筋が骨盤を水平に保持できないため，骨盤は遊脚側に沈下してしまう．そのため，骨盤の傾斜に対して代償性に体幹を立脚側に振ってバランスを保とうとする．外見上では，肩を患側に落として歩く跛行となる．トレンデレンブルグFriedrich Trendelenburg(1844-1924)はドイツの外科医．[1541] ⇨参トレンデレンブルグ徴候⇀2171

●トレンデレンブルグ歩(跛)行

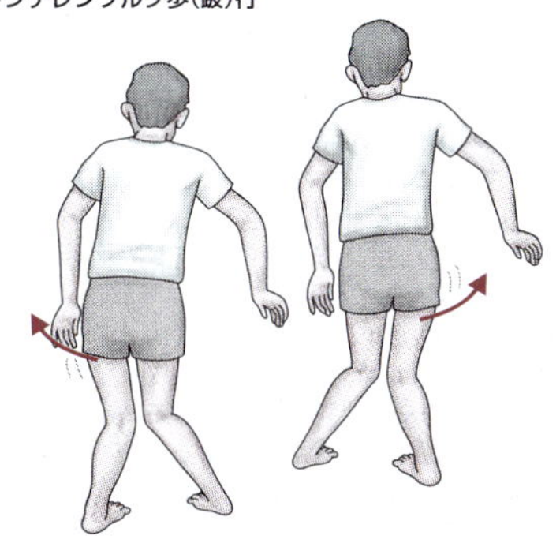

トロカール trocar⇨同外套(とう)針⇀448

トロサ・ハント症候群 Tolosa-Hunt syndrome 三叉神経第1枝の疼痛，特に眼窩後部痛と眼球運動障害による複視を主症状とし，一般的にステロイド剤が著効を示す疾患．原因は海綿静脈洞部の非特異的炎症性肉芽腫である．疼痛は眼筋麻痺に先行することが多い．ときに視神経や三叉神経第2，3枝の障害も伴う．MRIでも当初肉芽の見つからない例もあり，このような症例のなかにコーガンCogan症候群の初発症状のものも含まれる可能性がある．[1245] ⇨参海綿静脈洞⇀457，上眼窩裂症候群⇀1428

トロトラスト thorotrast コロイド状の二酸化トリウムで，1930-53年にかけて肝，脾，気管支，脳血管などのX線造影剤として用いられた．トリウムはα線(90%)，β線(9%)，γ線(1%)を放出する放射性物質で，生物学的半減期が長い．トロトラストは主に肝，脾に沈着し，α線の内部照射による種々の障害を与えた．1942年にトロトラスト血管内注入者の白血病がはじめて報告されたのに続き，使用の10-20年後に肝癌をはじめとする多数の悪性腫瘍例が報告され，現在ではまったく使用されていない．精巣沈着による子孫への影響も指摘され現在も追跡調査中である．[182,57]

トロポニン troponin 横紋筋の細いフィラメントを構成する分子量約8万のタンパク質の1つ．3つのサブユニット(I，C，T)からなる．細胞質内のカルシウムイオン(Ca^{2+})濃度が低いときはトロポミオシンとともに，アクチンとミオシンの相互作用を抑制し筋肉を弛緩させる．Ca^{2+}がトロポニンCと結合すると，立体構造変化が起こり，その抑制が解かれ筋肉が収縮する．[97]

トロポニンT/I troponin T/I トロポニンは筋原線維を構成する収縮タンパクであり，トロポニンC(TnC)，トロポニンI(TnI)，およびトロポニンT(TnT)の3つのサブユニットからなり，筋収縮のキーポイントであるカルシウムの活性化に関与し筋収縮機能を調整している．心筋由来のトロポニンT(cTnT)とI(cTnI)を特異的に測定するキットが開発され測定が可能となった．cTnT，cTnIは分子量がそれぞれ37 kDa，23 kDaと小さく，心筋細胞中に遊離型としても数%存在する．このため心筋が傷害されると逸脱機序により，傷害数時間後にまず遊離型が，続いて構成成分のトロポニンが血中に遊出・出現する．構成成分のトロポニンは傷害経過に合わせてゆっくりと血中に出現するので10-14日の長時間血中濃度が異常値となる．このように，cTnTとcTnIは心筋傷害の特異性が高く，早期から長時間異常値となるため，各国の心臓病学会での急性冠症候群(心筋梗塞，狭心症)診断の第一選択検査として推奨されている．[843]

トロホブラスト trophoblast⇨同栄養膜⇀349

トロポミオシン tropomyosin 横紋筋の細いフィラメントを構成する分子量約7万のタンパク質の1つ．細胞質内のカルシウムイオン(Ca^{2+})濃度が低いときはトロポニンとともに，アクチンとミオシンの相互作用を抑制し，筋肉の収縮を抑制している．[97]

と

トロポミオシン-アクチン結合 tropomyosin-actin coupling カルシウムイオン(Ca^{2+})濃度が低い状態ではトロポミオシンとアクチンが結合しており，アクチンがミオシンと結合するのを抑制している．Ca^{2+}濃度が高くなるとCa^{2+}がトロポニンと結合し，その結果トロポミオシンのアクチンに対する相対的位置が変化し，アクチンとミオシンとの結合が可能となり筋肉が収縮すると考えられている．[97]

トロラールの静脈 vein of Trolard, Trolard vein ［**上吻合静脈**］ 大脳浅層の浅中大脳静脈と上矢状静脈洞をつなぐ太い吻合静脈．上吻合静脈ともいう．浅中大脳静脈の受ける外側溝周囲の血液を上矢状静脈洞にも導く．下吻合静脈(ラベ Labbé の静脈)とともに大脳表在血流の重要な経路となる．トロラール Paulin T. Trolard はフランスの解剖学者(1842-1910)．[1044] ⇨参脳の静脈→2291，下吻合静脈→545

トロンビン thrombin ［**フィブリノゲン分解酵素，活性化Ⅱ因子**］ フィブリノゲナーゼ，活性化第2因子とも呼ばれる．血液凝固カスケードにおける主要なセリンプロテアーゼ．カルシウムとⅤa因子の存在下で，肝臓で生成される凝固因子の1つであるプロトロンビン(Ⅱ因子)が活性Ⅹ因子(Ⅹa)により活性化されて生ずる．フィブリノゲンをフィブリンに変えて凝固を生じるほか，Gタンパク質共役型のトロンビン受容体の一部分を特異的に切断することで，この受容体を自己活性化し，血液凝固を促進する．一方でトロンボモジュリンと結合して凝固の防止にも作用する．[1303]

トロンビン・アンチトロンビンⅢ複合体 thrombin-antithrombin Ⅲ complex；TAT 凝固系の活性化によって生じたトロンビンはアンチトロンビンⅢと複合体を形成し不活化される．したがってTATはトロンビン生成のマーカーとなる．トロンビンの血中半減期はきわめて短く測定不能であるが，TATを測定することによりトロンビン生成の有無と程度を知ることが可能．特に播種性血管内凝固症候群(DIC)で著明に増加し，早期から増加がみられるのでDIC準備状態の診断に有用な分子マーカーである．その他，血栓症，敗血症，肝硬変，悪性腫瘍，糖尿病，心筋梗塞，ネフローゼ症候群などで増加する．[1615]

トロンビン時間 thrombin time クエン酸加血漿にトロンビン溶液を添加し凝固するまでの時間．フィブリノゲンの低下または質的異常や，抗トロンビン物質〔ヘパリン，フィブリン分解産物(FDP)など〕の増加があると延長する．[1131]

トロンボエラストグラフ thromboelastograph；TEG ［**血栓弾性描写**］ トロンボエラストグラフィー(血液凝固過程を記録する装置)により描写されるパターンで，止血機能全般(凝固・線溶・血小板機能)の概要をみることができる．r(反応時間)，k(凝固時間)，ma(最大振幅)のパラメーターを測定する．血友病などの凝固異常症ではrとkの延長，凝固亢進症ではrとkの短縮とmaの増大，血小板の減少や機能低下ではmaの減少がみられる．線溶亢進ではmaに達したのち急速に減少し特有の紡錘型パターンを示す．[1131]

トロンボキサン thromboxane；TX ［TX］ アラキドン酸に代表されるエイコサポリエン酸から動物組織で合成される生理活性物質の一種．血小板で最も多く産生されることによりこの名称がついた．トロンボキサンA_2(TXA_2)は半減期約30秒と不安定で分解してTXB_2となる．TXA_2は血小板凝集作用，血管，気管および平滑筋収縮作用を示し，血栓，狭心症，喘息の病因の1つと考えられる．[1303]

トロンボキサンA_2 thromboxane A_2；TXA_2 血小板膜のリン脂質からアラキドン酸が遊離され，最終的にはトロンボキサン合成酵素の作用により合成される生理活性物質の1つ．生理的条件下では，半減期約30秒と不安定で速やかに分解されてトロンボキサンB_2になる．強力な血小板凝集作用と血管・気管支平滑筋収縮作用がある．一方，血管内皮細胞ではアラキドン酸からプロスタグランジン(PGI_2，プロスタサイクリン)という不安定な活性物質に転換する．これは血小板凝集抑制作用と血管拡張作用を有し，トロンボキサンA_2と拮抗する作用を示し，両者で血栓形成においてバランスをとっている．[1481]

トロンボテスト thrombo test；TT ビタミンK依存性因子である第Ⅱ，第Ⅶ，第Ⅸ，第Ⅹ因子を反映する検査．ビタミンK欠乏，ワルファリンカリウム投与，肝障害，播種性血管内凝固症候群(DIC)，凝固因子欠乏などで低下する．[1615]

トロンボブラスト⇨同巨核球→773

トロンボポイエチン thrombopoietin；TPO ［**トロンボポエチン**］ サイトカインの一種で造血幹細胞由来の巨核球から血小板が生成されるときに，その産生を特異的に増加させる造血因子．これまで造血因子として，赤血球への分化に作用するエリスロポエチン(EPO)，白血球を増加させるG-CSF(顆粒球コロニー刺激因子 granulocyte colony-stimulating factor)が精製され，日常診療に広く用いられている．一方，1960年代からTPOの存在が考えられ，1994年にはじめて単離・同定された．肝細胞と骨髄ストローマ細胞から恒常的に産生される．分子量は19-31 kDa(キロダルトン)とされ，EPOとの相同性も高い．強力な血小板増加作用を示し，その効果は用量依存性であるが赤血球や白血球数には大きな変化はみられていない．また，それ自体は血小板凝集を惹起しないが，TPOで前処置した血小板ではADP凝集が亢進する．TPOは，TPO抗体を用いたELISA法により測定が可能となった．TPOに対する骨髄巨核球の受容体としてc-Mplが同定されている．[1481]

トロンボポエチン⇨同トロンボポイエチン→2172

頓医抄(とんいしょう) 鎌倉時代の代表的医学全書．全50巻．梶原性全の編で，1302(乾元元)年ないし1304(嘉元2)年の成立とされる．医学全般にわたる内容が和文で著された最初の大部な書で，通俗性を意図したものらしい．主に中国北宋の『太平聖恵方』に依拠するが，唐代の『新修本草』『千金方』や宋代の『和剤局方』『三因方』なども多く引かれるほか，一部には性全の意見が記される．巻44には中国で失われた人体解剖図『存真環中図』からの引用があり価値が高い．のち性全は別な意図で医学全書の『万安方』を著した．[1399] ⇨参梶原性全(しょうぜん)→498，万安方(まんあんほう)→2747

貪飲作用⇨同飲作用→292

鈍器 blunt instrument ［**鈍体**］ 鈍的外力により身体に損傷を生じせしめる器物(成傷器)の総称．一般的に無刃，硬くてある程度の重量を有する道具(鈍体)を指すが，作用面が平坦，鈍円，鈍稜である物体すべてが鈍器として扱われる．石，ハンマー，バットなどの道具，手拳に加え，自動車や列車，床や壁，また墜落時の地面・水面なども広い意味で鈍器の一種といえる．鈍器による損傷の程度は，鈍器の種類と作用した力の強弱，受傷部位などによってさまざまである．[1415] ⇨参鋭器→342

呑気(どんき)**症** aerophagy，aerophagia ［**空気嚥下症**］ 正常でもある程度の空気が飲食物とともに嚥下されているが，主に心理的要因により習慣的に多量の空気を嚥下するために，消化管にガスが充満し，腹部症状が生じるもの．機能性胃腸疾患に分類される．特に結腸脾彎曲部口側にガスが貯留すると，脾彎曲部症候群と呼ばれ，腹痛，げっぷ，腹部膨満感，放屁などの症状を呈する．治療は保存的療法が主となるが，心理的療法も加える．[839]

頓挫(とんざ)性てんかん　abortive epilepsy　一般の意識消失を示すてんかん発作とは異なり，発作は一過性かつ瞬間的な意識消失にとどまり，意識回復がきわめて早いものをいう．抗てんかん薬治療による発作完全抑制の一歩手前の段階において経験されることが多く，その発作(頓挫発作)は，本来の発作が軽減して無症状発作の域をわずかにこして現れるものと考えられる．[1619,421]

頓挫(とんざ)療法　abortive treatment　感染後，症状が出現する以前または症状が出現後早期に治療を開始する方法で，感染症に対する治療方針の1つ．乳幼児，高齢者，もしくは免疫不全状態の患者が対象．強い抗菌力，広範囲なスペクトルをもつ抗生物質を大量に短期間投与する．[1493]

呑酸(どんさん)⇨同胸やけ⇀2789

頓死⇨同突然死⇀2155

豚脂様肝⇨同蝋(ろう)様肝⇀2997

豚脂様脾　lardaceous spleen⇨同ベーコン様脾⇀2621

貪食細胞　phagocyte ［**食細胞**］ 真菌，細菌，死んだ細胞などの大型の粒子を摂取し，しばしば消化する能力をもつ細胞の総称．好中球，単球，マクロファージがあげられる．目的とする異物に遊走，接着して原形質内に取り込み，ファゴソーム(食胞)を形成し，細胞内顆粒中の酵素による消化，殺菌を行う．[778]

貪食作用⇨同食作用⇀1474

鈍針　blunt needle　手術の際に使用される先端が丸い針．通過するときに組織を切らず，鈍的に剥離することで組織の損傷を避ける．肝臓などの実質臓器やもろい組織の縫合に用いたり，あるいは術者や助手の手指損傷(針刺し事故)を避けるために用いる．[485]

鈍性胸部外傷　blunt chest trauma　事故，転落，圧迫などの鈍的外傷による胸部の損傷．胸骨骨折や肋骨骨折では骨折片などにより血気胸，動揺胸壁(郭) flail chest を生ずることがある．大動脈損傷，横隔膜破裂などの実質臓器損傷をきたした場合は，チェストチューブによるドレナージや開胸手術が必要となる．[234]

遁(とん)走　fugue　日常生活の放棄，失踪とその間の健忘状態によって特徴づけられる解離反応の状態をいう．その間は一見正常であるが，その行動についての記憶は保持されない．このような状態はわずか数日間～数週間の場合が一般的であるが，まれに年余にわたることもある．この状態にある人は，放浪し，新しい職業につき，まったく異なった生き方を試みようとする．一般に，深刻な葛藤や慢性的なストレス負荷(心因性)により生じるが，てんかん発作後のもうろう状態に続いて起こることもある．[1263]

遁(とん)走発作⇨同疾走発作⇀1316

鈍体　blunt object⇨同鈍器⇀2172

鈍痛　dull pain　鈍い痛み．管腔を有する腹部臓器にみられる仙痛(平滑筋の過度の収縮によって波状的に起こる)や，腹膜炎，急性膵炎，絞扼性イレウス時の持続的な激痛とは区別される．腹部鈍痛をきたす疾患には，慢性胃炎，腸管癒着症，子宮内膜症，各種悪性腫瘍疾患などがあげられる．各種鈍痛を有する患者に対しては，まず原因疾患の探索が必要なことはいうまでもないが，日常診療上，明確な原因が見いだせずに不定愁訴，さらには心身症と診断される場合も多い．[416]

鈍的外傷　blunt trauma　外傷は加わった外力の質的な違い(鈍的，鋭的)により，鈍的外傷と鋭的外傷に区別される．その理由は両者が病態や治療面で大きく異なるからである．鈍的外傷は，交通事故，労働災害やスポーツ外傷で起こり，わが国の重症外傷の80％を占める．鈍的外傷を起こす外力は一般に鋭的外傷に比べて生体侵襲が大きく(殺傷外力とは異なる)，身体損傷は広範囲に及び，しかも損傷程度は重症で多発外傷の形態をとりやすい．そして，必ずしも創傷が外見されず，外出血も伴わないことが多いので，過小評価されやすい．[380] ⇨参鋭的外傷⇀346

鈍的心損傷⇨同心筋挫傷(ざしょう)⇀1517

鈍的剥離　blunt dissection　メスやはさみなどの刃物を使わずに，自然の分割線に沿って組織や器官を分離すること．[485]

トンネル感染　tunnel infection　カテーテルなどを皮下を通して留置する場合に，皮下トンネル部分に微生物が感染すること，またはその状態．皮下トンネル部の発赤，腫脹，疼痛があり，自然にまたはトンネル圧迫により，間欠的もしくは持続的な滲出液がみられる．トンネル部分は消毒洗浄ができないため感染が治りにくく，微生物が長期に定着し，体内へ感染が波及する原因となる．持続的携行式腹膜透析(CAPD)では反復性もしくは難治性腹膜炎の原因となる重要な合併症．[493]

トンネル形成術　tunnel preparation　根分岐部病変のある歯で，歯肉切除術や歯肉弁根尖側移動術によって骨縁に近い部位まで歯肉弁を切除し，または下方に歯肉弁を移動させ，根分岐部を完全に口腔内に開放する手技．露出根面はルートプレーニングを行い，歯周包帯をする．トンネル形成による貫通が行われたら，歯間ブラシなどで根分岐部の清掃をすることが必要である．通常，下顎第一大臼歯が適応とされ，術後管理は二次齲蝕にならないよう十分に注意深いメインテナンス〔歯周病管理 supportive periodontal therapy (SPT)〕が要求される．[434] ⇨参根分岐部病変⇀1146

トンプソン二杯試験法　Thompson two-glass test ［**トンプソン二杯分尿法**］ 血尿または膿尿の鑑別診断を行う場合に，おおまかな疾患部位を推定するために行う採尿法．一杯尿として最初に尿コップの2/3の尿を排尿させ，残りの尿を別のコップに二杯尿としてとる．一杯尿が混濁，二杯尿が透明であれば前部尿道，一杯尿が混濁，二杯尿がやや混濁であれば後部尿道，一杯尿，二杯尿とも混濁ならば膀胱または上部尿路の疾患が推定される．トンプソン Sir Henry Thompson はイギリスの外科医(1820-1904)．[493] ⇨参二杯分尿法⇀2217

トンプソン二杯分尿法⇨同トンプソン二杯試験法⇀2173

ドンペリドン　domperidone　胃腸機能を調整する健胃消化薬．ベンゾイミダゾールの誘導体で，上部消化管ならびに脳内の化学受容器引き金帯(CTZ)に作用して抗ドパミン作用を示し，胃内容物排出時間や小腸通過時間を適正化するなど上部消化管の運動機能を調整すると同時に，強い制吐作用を発現する．錠剤と細粒は，成人では慢性胃炎，胃下垂症，胃切除後症候群，抗悪性腫瘍薬またはレボドパ製剤投与時，小児では周期性嘔吐症，上気道感染症時などでの消化器症状(悪心・嘔吐，食欲不振など)に適応．ドライシロップと坐薬は小児に対し錠剤，細粒と同適応を有し，坐薬はそのほかに成人の胃・十二指腸手術後および抗悪性腫瘍薬投与時の消化器症状にも用いられる．プロラクチン分泌亢進に伴う女性化乳房などの副作用症状があり，プロラクチノーマには投与禁忌．[204,1304] 商ナウゼリン

な

ナーシングオーダー　nursing order ［**看護指示**］ 看護計画に基づいて決められた個別的なケアなど，通常業務以外の特別な看護ケアの実施を，師長もしくはリーダー，プライマリナースの責任において，スタッフあるいはチームメンバーに命ずること．何を，いつ，どこで，どのくらいの時間，どのくらいの頻度で行うかという指示内容と指示者のサインが記される．[415] ⇨参医師指示表→230

ナーシングトリートメント　nursing treatment⇨同看護治療→598

ナーシングホーム　nursing home ［**長期ケア施設**］ 主に看護ケアを必要とする疾病，健康障害をもつ高齢者を対象とした長期療養施設．療養生活上の介護および看護ケアを提供するほか，リハビリテーションを主たる目的としているものもある．通常は独立した施設であるが，病院併設型のものもある．また完全に自立した生活が困難な高齢者や障害者などを対象に，生活支援を行う居住介護施設を含めることもある．アメリカでは，介護・看護ケア，リハビリテーションのほか食事の宅配，ホームヘルプサービス，デイケアプログラムなどをサービスの一環として組み込み，ナーシングホームから自宅へ戻った高齢者がコミュニティ内での生活が可能になるような支援が普及している．[291]

ナーシングマネジメントミニマムデータセット　nursing management minimum data set；NMMDS ［**看護管理ミニマムデータセット，NMMDS**］ 看護実践を説明する際に核となる最小データを抽出することをたすける標準的アプローチ．基本となっている概念は，定型保健医療ミニマムデータセット Uniform Minimum Health Data Sets（UMHDS）で，これは「さまざまなデータを使っている人びとの主要なニードを満たすための統一的定義とカテゴリーに関する情報項目のミニマムセット」である．NMMDS の要素は，①看護ケア（看護診断，看護介入，アウトカム，看護ケアの密度），②患者またはクライアントの属性（ID 番号，生年月日，性別，人種，住所），③サービス（受持看護師，入院日，退院日など）である．このデータセットを使うことにより，病院間の比較や看護ケアに関する比較研究などが可能になる．[415]

ナースコール　nurse call　患者が緊急の連絡や用事があるときに看護師を呼ぶために用いる装置で，ナースステーションとつながっており，看護師が対応できるようになっている．病床ごとに取りつけられており，ナースステーションのみでなく，各部屋の入り口や廊下のランプが点灯する仕組みになっている．近年は特別養護老人ホームや老人保健施設などでも使われている．[1451]

ナースステーション　nurse station ［**看護師室，看護師詰所**］ 病棟において看護職やその他のスタッフが業務の記録をしたり，引き継ぎをしたりする部屋．看護師詰所，看護管理室などの表現もあるが，最近では，看護師のみが使う部屋ではないので，スタッフステーション，スタッフルームという名称も使用されている．[415]

ナースセンター　少子高齢社会に対処するため看護職の確保が重要な政策課題となり，1992（平成 4）年，「看護婦等の人材確保の促進に関する法律」（現「看護師等の人材確保の促進に関する法律」）に基づいて設置された．中央のナースセンターと都道府県ナースセンターとからなり，前者は厚生労働省の指定を受けた社団法人日本看護協会が，後者は都道府県知事の指定を受けて都道府県看護協会が運営．中央ナースセンターのホストコンピュータと都道府県ナースセンターの端末とはオンライン化されており，全国的規模で求人・求職情報など種々の情報交換が行われている．都道府県ナースセンターは従来のナースバンクの改組充実を図ったもので，都道府県から委託を受け，種々の事業を行っている．主な事業は，①ナースバンク事業，②訪問看護支援事業，③看護に関する啓発活動など．[1451]

ナースバンク　慢性的な看護婦（現看護師）不足を打開するために，1974（昭和 49）年より，旧厚生省が始めた事業で，再就職を希望する看護職者（潜在看護師），あるいは看護職の雇用を考えている施設に対し無料で就業先の紹介や看護職員の紹介が行われてきた．これらの事業をナースバンクと呼び，各都道府県に設置されていた．1992（平成 4）年に「看護婦等の人材確保の促進に関する法律」（現「看護師等の人材確保の促進に関する法律」）が制定され，それに伴い，都道府県のナースバンクは，都道府県ナースセンターとなり，事業も引き継がれた．ナースセンターは厚生労働大臣の認可を受けて各都道府県のハローワーク（公共職業安定所）の管轄のもと，無料職業紹介事業を行っている．[1451] ⇨参ナースセンター→2175

ナースプラクティショナー　nurse practitioner；NP ［**NP**］ アメリカで生まれた看護師の認定資格の1つで，プライマリヘルスケアの実務を医師にかわって担当することができる．通常，修士課程の2年間で専門的で高度な技術，技能を学ぶ必要がある．資格を得ればクライアントの最初の面接を受け持ち，問診とフィジカルアセスメントを行い，適切な診療科の医師へつなげたり，健康相談や保健指導をする．州により異なるが，許された範囲内で医療処置を行うこともあり，特定の薬を処方する権限もある．クリニックを開業することもできる．カナダやオーストラリアにも存在する．[415]

ナースミッドワイフ　nurse midwife　看護の基礎教育を受けたのち，助産師として必要な産科学や新生児看護などについて訓練を受けた看護助産師．アメリカ看護師助産師協会によって認定された登録助産師は Rigistered Nurse Midwife（RNM）という．日本の助産師と異なり，修士レベルの教育が主であり，クリニックでの婦人科検診，ピルの処方，正常な妊娠・分娩に

おけるケアを行う.[271] ⇨参ダイレクトエントリー→1906

ナイアシン　niacin ［ニコチン酸］ 水溶性のビタミンB群の一種. 通常ニコチンアミドとしてさまざまな植物や動物の組織, 特に肝臓にみられる. 食物ではレバー, 肉, 魚, 豆類, 小麦胚芽, 酵母などに多く含まれる. 細胞内では, ニコチンアミドとして酸化還元反応の補酵素であるNAD^+(nicotinamide adenine dinucleotide), $NADP^+$(nicotinamide adenine dinucleotide phosphate)の構成成分である. ヒト体内では肝臓においてトリプトファンを前駆体として生合成したり, 皮膚や神経組織の維持, 消化管の正常機能, 性ホルモンの合成に必須. ペラグラ pellagra の治療と予防にも有効であることから, 抗ペラグラ因子ともいわれる. ナイアシンが不足すると, 筋力減退, 倦怠感, 食欲不振, 皮膚炎, 口臭, 口内炎, 頭痛, 緊張, 不眠, 吐き気, 嘔吐, うつなどの症状がみられる. アメリカなどでは, 血中コレステロール低下の治療薬としても使用されるが, 日本では副作用の問題からあまり使われていない.[1303]

ナイアシンアミド　niacinamide⇨同ニコチン酸アミド→2207

ナイアシンアミド欠乏症　aniacinamidosis⇨同ナイアシン欠乏症→2176

ナイアシン欠乏症　niacin deficiency ［ニコチン酸欠乏症, ナイアシンアミド欠乏症］ ナイアシン(ニコチン酸)欠乏による栄養障害性疾患. ナイアシンの推定平均必要量は18-49歳男性で13 mgNE/日, 同女性で9-10 mgNE/日とされている. ナイアシン欠乏症であるペラグラは現在ほとんどみられない.[987] ⇨参ペラグラ→2634

ナイアシン試験　niacin test ナイアシンの産生量の差を利用した鑑別試験で, 結核菌と他の抗酸菌との鑑別に用いられる. 結核菌はナイアシン試験陽性.[324] ⇨参マイコバクテリウム・ツベルクローシス→2726

ナイーブ細胞　naive cell ［ナイーブリンパ球］ 抗原にさらされたことのない未感作リンパ球のこと. ナイーブリンパ球が抗原刺激を受けると, クローン増殖して免疫応答を引き起こす.[939]

ナイーブリンパ球　naive lymphocyte⇨同ナイーブ細胞→2176

内因　internal cause, intrinsic cause 病気の原因のうち, 外傷・感染症などの外因に対する用語で, 素因や遺伝性の異常のように生体側に原因のあるもの. 例えば奇形の原因における内因とは遺伝的要因をいう. 遺伝的要因, 環境的要因およびこの2つの要因の相互作用により奇形が発生するが, 染色体異常や遺伝子異常のように遺伝的要因は胎児側に内在. 一方, 環境的要因は風疹による白内障や心奇形, 梅毒による先天性聾(ろう)などの感染症, サリドマイドによるアザラシ肢症, 水銀による精神発達異常や脳性麻痺などの薬物性のほか, 放射線など胎児に外部から加わる要因であるので外因ともいう.[1531]

内因子　intrinsic factor ［キャッスル因子］ 胃底部, 胃体部の壁細胞から分泌されるアルカリ安定性のムコタンパク質(分子量4万4,000)で, 食物中のビタミンB_{12}と胃液中のペプシンと塩酸の作用により結合する. 内因子と結合したビタミンB_{12}は腸液で分解されず回腸末端で吸収されるが, 内因子分泌が欠乏するとビタミンB_{12}吸収不良となり悪性貧血をきたす. この内因子は, 1929年にキャッスル William Bosworth Castle が食物中に含まれる外因子(ビタミンB_{12})に対比して名づけたことから, キャッスル因子またはキャッスル内因子ともいわれる.[1038] ⇨参ビタミンB_{12}→2454, 外因子→425

内因死　death by intrinsic factors⇨参自然死→1296

内因子抗体　intrinsic factor antibody⇨同抗内因子抗体→1047

内因性インスリン　endogenous insulin 生体の膵臓から分泌されたインスリン. インスリン皮下注射などにより生体にあるインスリンは, 外因性インスリンと呼ぶ.[418]

内因性うつ(鬱)病　endogenous depression 古典的うつ病の分類では, ストレス要因なく起こる内因性うつ病と, ストレス要因や個人のパーソナリティなどの要因で起こる反応性うつ病に分けられていた. そうした分類では, 内因性うつ病には生物学的症状(気分の日内変動, 早朝覚醒, 体重低下, 性欲減退), 精神病性症状が多くみられ, 病前性格は良好で, 家族に同様に疾患が多くみられ, 経過中に躁病が見られることがあり, さらに生物学的治療法(特に電気痙攣療法)によく反応する.[488] ⇨参気分障害→703

内因性オピオイド　endogenous opioid⇨同オピオイドペプチド→409

内因性感染　endogenous infection 一般的には, 宿主に常在している病原体がその宿主の組織などに侵入して生じる感染をいう. 宿主の感染防御能の低下などが背景にあることが多い.[288] ⇨参日和見感染→2496, 外因性感染→425

内因性急死⇨同突然死→2155

内因性凝固機序　intrinsic coagulation mechanism 血漿中の接触因子(高分子キニノーゲン, プレカリクレイン, XIIおよびXI因子)が異物面に接触することにより活性化され, 開始される凝固機序. 外因性凝固機序と異なり, 血液中に含まれる因子のみで凝固が完成するため, 内因性凝固という. この系の凝固因子の欠乏は活性化部分トロンボプラスチン時間(aPTT)の異常としてとらえられ, 血友病であるIX因子およびVIII因子の欠乏で延長する.[229] ⇨参外因性凝固機序→425

内因性高トリグリセリド血症　intrinsic hypertriglyceridemia⇨同家族性高トリグリセリド血症→514

内因性湿疹　endogenic eczema⇨同アトピー性皮膚炎→165

内因性精神病　endogenous psychosis 〔D〕endogene Psychose 内因という用語は外因の対概念であり, 原因を生体内部の要因に求める場合をいう. ただし, 精神医学においていう場合には, 脳神経系の遺伝的・素因的側面を念頭においている. したがって, たとえ要因が生体内部にあっても, 症候性疾患のように脳神経系外にある場合や感染や腫瘍などの外的因子の場合は, 「症候性」「脳器質性」として外因とみなす. 一方, 心理的原因や状況的要因なども, 別の意味で外部の要因として特定できることから内因とは区別し, 「心因」という用語をあてるのが慣例である. 結局, 現在までに特定の身体的な原因がみつかっていない統合失調症と躁うつ病を総称し, 場合によっては非定型精神病を加えて内因性精神病と呼ぶ．これにやはり原因不明である真性てんかんによる精神病を加える場合もあるが，最近では除外することが多い．歴史的にはフランス学派の変質精神病の考えの影響を受けている．統合失調症も躁うつ病も，遺伝素因が関連していることは確かであるが，それだけが原因とは特定できていない．現在では，遺伝素因その他の何らかの生物学的な基盤のうえに，環境因子，心理的要因がからみあって発病すると考えられている．内因という概念は，このように多かれ少なかれ理念的，仮説的なものであることから，近年のより具体的な脳科学的病態・病因研究の進展とともに，次第にその枠組みとしての地位は低下しつつある．なお，英語圏では内因性精神病と心因性精神病を包括したものを機能性精神病 functional psychosis と呼ぶことがある．[277] ⇒参外因→424，心因→1504

内因性窒素 endogenous nitrogen 食事から体内へ入ったタンパク質ではなく，体内タンパク質の代謝による窒素排泄をいう．窒素をまったく含まない食事をしたときでも，体内タンパク質の分解で尿中に窒素が排泄される．これには尿素のほかに尿酸やクレアチニンも含まれる．また小腸上皮の剝離や腸内細菌による窒素化合物が便中に排泄される．[493]

内因性低体温症 endogenous hypothermia 生活適応能力などの生理学的な原因により発現する体温の低下．高齢者に好発する．多量の出血，消化管穿孔などの重症疾患などによる体温低下も内因性低体温症に含まれると考えられている．[1278]

内因性尿素クリアランス endogenous urea clearance 腎機能の簡便な指標の1つ．食事や尿量の影響を受けやすいので臨床的価値は劣るが，糸球体濾過値(GFR)が1-15 mL/分のときには GFR にほぼ近い値を示すため腎機能の指標として有効である．尿の尿素窒素濃度を U(mg/dL)，一分間尿量 V(mL/分)，血中尿素窒素濃度を B(mg/dL)とすると，尿量が2 mL/分以上のときには，尿素クリアランスは $U \times V/B$ で計算される．その値はイヌリンクリアランスの約60％である．尿量が2 mL/分以下のときには，$U \times \sqrt{V}/B$ で計算し，通常，基準値に対する％で表示する．体外から投与した物質ではなく体内にある物質を用いたクリアランスなので内因性と呼ばれる．[493]

内因性発熱物質 endogenous pyrogen ［白血球性発熱物質］ 外因性発熱物質が生体に侵入することにより，種々の免疫活性食細胞が刺激されて産生するポリペプチド．免疫活性食細胞には好中球，好酸球，単球，肝臓クッパー Kupffer 細胞，マクロファージなどがあり，最近インターロイキン1,2,6，腫瘍壊死因子(TNF)，インターフェロンなどの因子が同定されている．以前は白血球性発熱物質と呼ばれていた．[229]

内因性肥満 endogenous obesity 古典的肥満の分類の1つ．内分泌疾患や代謝疾患に続発する肥満で，外因性肥満は単純性肥満，多食性肥満を指した．[418]

内因性ぶどう膜炎 endogenous uveitis 手術や外傷，感染などの外因によるものではなく，自己免疫疾患など体内の原因によって生じるぶどう膜炎の総称．[1130] ⇒参外因性ぶどう膜炎→426

内因性モルフィン様物質⇒同オピオイドペプチド→409

内因変数⇒同内生変数→2184

内果 medial malleolus いわゆる内くるぶしのこと．足関節内側にある骨の突出部の名称．解剖学的には，脛骨遠位部に存在する．足関節の内側壁を形成しており，距骨の安定性に関与している．三角靱帯の付着部であり，後方には後脛骨筋腱，後脛骨動脈が走行している．[1541]

内括約筋 internal sphincter ［内尿道括約筋］ 膀胱の筋層から続く尿道の筋層は縦走筋と輪状筋とからなり，内尿道口を取り巻く発達した輪状筋のこと．[118]

内観⇒同内省→2184

内眼角 medial canthus, inner canthus ［目頭(めがしら)］ 眼裂において上下眼瞼が鼻側で交わる部分．内眼角の内側には涙丘があり，内眼角から6 mm くらいのところの上下眼瞼縁に涙点が存在する．[566]

内眼角靱帯 internal canthal ligament 内眼角に存在する靱帯で，眼輪筋の浅葉・深葉の腱に相当する部分が内眼角に集合して構成されている．主に上顎骨前頭突起に付着している．外傷や手術により靱帯が切離されたり，靱帯の付着している上顎骨が骨折をきたすと，眼角間距離が開大して間延びした顔貌となる．この場合，手術加療により靱帯を内側に引き寄せておくことが必要となる．[688]

内眼角贅皮(ぜいひ) epicanthus, epicanthal fold ［蒙古ヒダ］ 内眼角部が半月状の皮膚で覆われた状態．東洋人では必ずしも異常ではなく，思春期に鼻が高くなるとほとんどは消失する．上眼瞼から連なるものを上内眼角贅皮，下眼瞼と連なるものを下内眼角贅皮という．偽内斜視の原因となる．[566]

内環境⇒同内部環境→2189

内眼筋 intraocular muscle 眼球内にある筋肉の総称．虹彩に存在して瞳孔運動に関与する瞳孔括約筋，瞳孔散大筋，毛様体に存在して調節に関与する毛様体筋(縦走筋，輪状筋)の3つがある．これに対し，眼球の外に付着している筋肉を外眼筋といい，眼球運動に関与している．[566] ⇒参外眼筋→428

内眼筋麻痺 internal ophthalmoplegia 動眼神経の副交感神経線維支配の虹彩括約筋および毛様体筋が麻痺した状態．散瞳による羞明と，調節麻痺による近見障害が生じる．内眼筋麻痺だけがみられることもあるが，外眼筋麻痺を伴うことが多い．瞳孔運動，眼球運動などを詳細に観察し，原因精査を進める．[1153]

内嵌頓(かんとん)症 internal incarceration 体腔内の陥凹や裂孔に腹腔内臓器が嵌入する内ヘルニアの場合に，嵌入臓器が絞扼され，非還納性となり，血行障害をきたした病態．ヘルニア内容は小腸であることが多く，悪心・嘔吐，腹部膨満などの症状がみられる．治療は，診断がつき次第開腹してヘルニアを整復し，ヘルニア門を縫合閉鎖する．壊死に陥った部分があれば切除し，腸吻合を行う．[485] ⇒参内ヘルニア→2190

内観療法 Naikan-therapy, introspection 1930年代，吉本伊信〔1916-88(大正5～昭和63)〕によって始められた精神療法．過去に自分とかかわりの深い人について回想し，その人に自分がしたこと，その人からされたことを思い起こして内省し，治療者のたすけを借りながら自己の思考や感情について吟味していく．これを集中内観と呼ぶ．

内胸動脈グラフト internal mammary (thoracic) artery

graft 冠動脈バイパス手術(A-C バイパス術)に用いられる移植片の一種．内胸動脈は左右鎖骨下動脈の一分枝で胸骨の裏面外側を走行する．内胸動脈の虚血性心疾患に対する利用は1951年にバインバーグ Arthur Vineberg が心筋内移植手術として報告したのが最初．冠動脈への直達術としての利用は，1968年にグリーン George Green が左内胸動脈グラフトを前下行枝に吻合したのに始まる．内胸動脈は冠動脈との口径差が少なく，平滑筋よりも弾性線維に富む弾性血管に分類され，他の動脈グラフトに比べ攣縮をきたしにくい．また，動脈硬化をきたしにくく心筋の需要に応じて成長するなど，長期開存性に優れた最も信頼性の高いグラフト材料とされる．1986年にループ Floyd Loop らが左内胸動脈-前下行枝バイパスの長期予後改善における有用性を報告して以来，左内胸動脈は左前下行枝へのバイパスグラフトの第一選択とされる．現在では両側内胸動脈を用いて左前下行枝および左回旋枝領域の血行再建に利用されることも多い．[932] ⇒参A-C バイパス術→23

内筋麻痺 internus paralysis 声帯を閉鎖する声門閉鎖筋には披裂軟骨につく3つの筋があり，そのうちの1つの筋(甲状披裂筋)の麻痺である．声帯の内転や外転の運動性には異常がないが，発声時に声門に紡錘形の間隙ができるものをいう．症状としては声がかれるという訴えはあるが，実際には内筋のみの麻痺があるわけではない．現在では使用されず，習慣的に使われていた表現である．[887]

内頸静脈 internal jugular vein 頸部の一対の主静脈で，頸静脈孔から頭蓋腔を出る．脳からの血液を受ける．左側では胸管，右側では右リンパ本幹が，それぞれ内頸静脈と鎖骨下静脈の合流部(静脈角)に注ぐ．内頸静脈は，頭蓋底の頸静脈孔の後部でS状静脈洞に接続し，そこでわずかなふくらみ(頸静脈上球)を，また，静脈角の上方でもふくらみ(頸静脈下球)をつくる．この下球のやや上方に弁をもち，胸腔内圧が高くなる場合に内頸静脈への逆流を防ぎ，脳への影響を防いでいるとされる．[452] ⇒参外頸静脈→430

●頭頸部の静脈

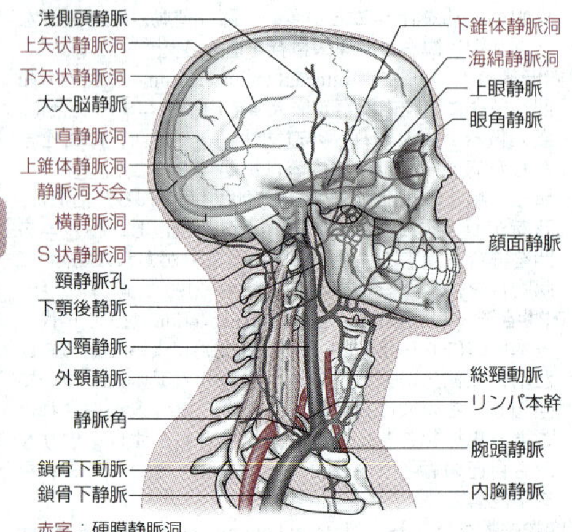

赤字：硬膜静脈洞

内頸静脈穿刺法 puncture of internal jugular vein 中心静脈穿刺法の1つ．皮膚から静脈までの距離が短いため，手技が容易で，肺や動脈をあやまって穿刺することが少ない一方，カテーテルを留置する際に固定しにくいことや，首の運動が制限されることなどの欠点があり，中心静脈栄養に用いられることは比較的少ない．麻酔中やICUでの循環系管理を目的に多く行われる．穿刺法には，①中間アプローチ，②前方アプローチ，③後方アプローチの3法がある．中間アプローチ法は，下顎を挙上し，胸鎖乳突筋の胸骨枝と鎖骨枝がつくる角の頂点付近から刺入し，左手で外頸動脈を内方に圧排しながら，そのすぐ外側を，同側の乳頭を目標に，水平面から約30度の角度で穿刺する．[485] ⇒参中心静脈穿刺→1992

●内頸静脈穿刺法

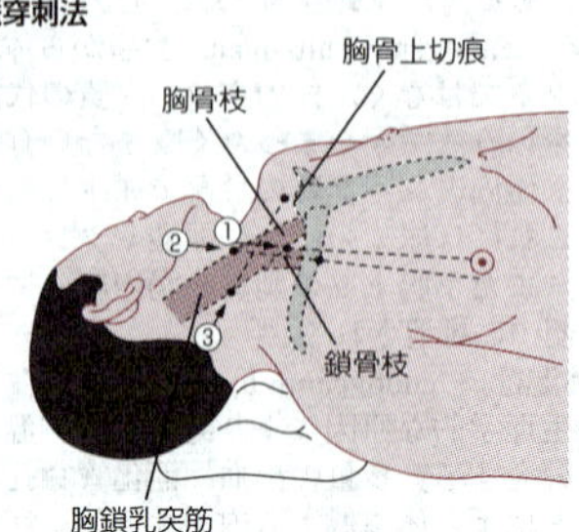

①中間アプローチ法：胸鎖乳突筋の胸骨枝と鎖骨枝の交点を穿刺部として，乳頭を目標に穿刺する．
②前方アプローチ法：甲状軟骨の高さの胸鎖乳突筋内縁を穿刺部として，鎖骨内側1/3，または乳頭外側1-2横指を目標に穿刺する．
③後方アプローチ法：鎖骨の上方3横指の胸鎖乳突筋後縁で外頸静脈との交点付近を穿刺部として，胸骨上切痕を目標に穿刺する．

内頸動脈 internal carotid artery；ICA 総頸動脈から分岐する2つの動脈の1つ(もう1つは外頸動脈)で，頸動脈洞を起始部とし途中で枝を出さずに頭蓋骨に入り，中大脳動脈と前大脳動脈に分枝して脳の大部分に分布．一部は目を養う(眼動脈)．内頸動脈と(鎖骨下動脈から分枝した)椎骨動脈の枝が脳底で吻合してウィリス Willis 動脈輪(大脳動脈輪)をなし，脳への血行を均等にする．(図参照⇒脳底動脈→2308)[452]

内頸動脈海綿静脈洞瘻(ろう) carotid-cavernous (sinus) fistula；CCF 内頸動脈と海綿静脈洞の間に生じる動静脈瘻．一側の眼球突出に，眼瞼結膜の充血浮腫，心拍に一致した雑音が本症の三主徴である．眼球突出は数mmから20mmにわたる．外眼筋麻痺や視力低下を訴えることが多い．内頸動脈本幹と海綿静脈洞間に瘻を形成する直接型と，頭蓋底を走る内・外頸動脈硬膜枝が関与する間接型がある．流出路は，下眼静脈と下錐体静脈洞である．直接型は海綿静脈洞部内頸動脈に発生した動脈瘤の破裂と外傷性のものが多い．診断には脳血管撮影が必要である．最近の治療法は血管内手術 intravascular surgery で，プラチナコイルやバルーンを置いてくる方法がとられる．[1245] ⇒参頸動脈海綿静脈洞瘻(ろう)→868

内頸動脈血栓症 thrombosis of internal carotid artery 動脈硬化症のアテローム(粥腫)や外傷による血栓により内頸動脈が狭窄あるいは閉塞した病態．閉塞により患側大脳半球の脳梗塞を起こし，片麻痺，半身の感覚

な

障害，高次脳機能障害，意識障害などを生じて死亡する例もある．しかし，血栓症の場合は側副血行が発達していることが多いことから，塞栓症による内頸動脈の閉塞と比べて軽症にとどまることもある．閉塞部位の特定にはMRIやCTを用いた血管撮影が用いられる．[1466]

内頸動脈閉塞症 occlusion of internal carotid artery アテローム硬化巣の形成による閉塞が多いが，急性発症の心原性塞栓症によるものも多い．アテローム硬化巣ではアテロームや泡沫細胞巣の形成により内膜が融解し，血栓の形成をみることが多い．両側性の閉塞もみられる．内頸動脈閉塞が症状を呈するかどうかは，側副血行路形成の度合による．ウィリス動脈輪 Willis circleを介して対側の内頸動脈から十分な血行を得られれば症状を呈さないが，急激な血流低下であれば，障害と反対側の麻痺や知覚障害，障害側の高次脳機能障害を呈し，障害が広範に及べば意識障害から生命の危機にまで陥ることがある．[1245]

内向性 introversion リビドーが内に向かい，関心や思考，エネルギーが自己の外部に存在する客体に向かわず，内面または自分だけにしか関係のない物事に向けられる傾向．外向性の神経症がヒステリーであるのに対して，内向性の神経症は神経衰弱であるとユング Carl G. Jung(1875-1961)は考えた．[878]

内呼吸 internal respiration ［組織呼吸］ 外呼吸と対語で，呼吸の1つ．外呼吸で摂取した酸素が細胞内に移動，消費され，細胞が炭酸ガスを形成，放出するガス交換の過程．血液が末梢組織の毛細血管領域を通過する際，ヘモグロビンから酸素が遊離し，組織中からミトコンドリア内部まで分圧勾配に従って拡散する．糖質などの基質は有酸素代謝の結果，炭酸ガスと代謝水を生成する．この炭酸ガスは細胞内，組織液，血液中へと拡散する．[1213] ⇨参外呼吸→432

内固定法 internal fixation 体内に金属を入れて骨折片を直接つなぎ固定する方法．通常，骨折を観血的に整復した後に行う．プレート，スクリュー，キルシュナーワイヤー，巻きワイヤー，髄内釘などが用いられる．骨折癒合後に抜釘することが多いが，高齢者などでは抜釘しないことも多い．骨に刺入したピンを体外に出し，これを体外に置いた器具で連結固定する創外固定，ギプスなどで固定する外固定と区別する．[714]

●足関節内果外果骨折の内固定

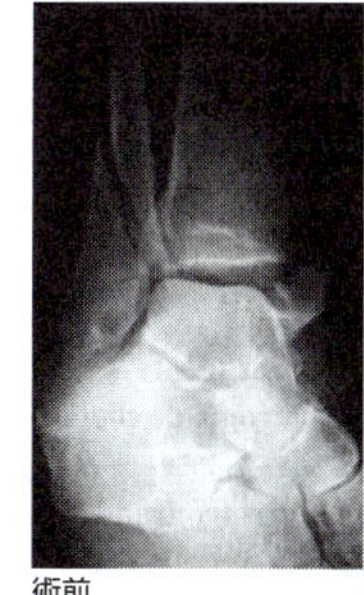

術前

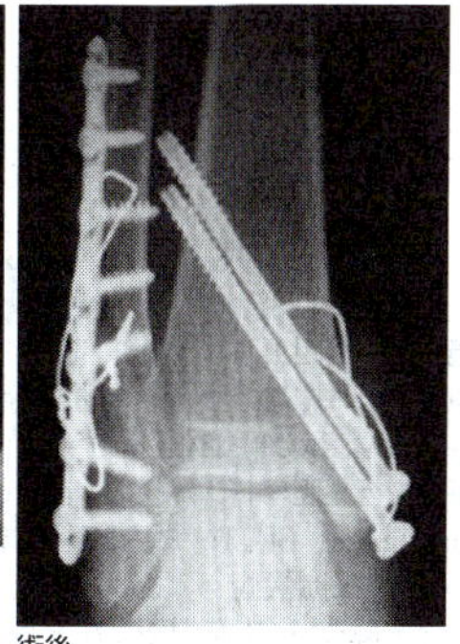

術後

内果はスクリューと巻きワイヤー．外果はプレート・スクリューと巻きワイヤーでの内固定

内在的評価 intrinsic evaluation 教科や教材などのカリキュラムにかかわる内容について，その妥当性を外との基準や結果から評価するというものではなく，あくまでも目標に照らして教材や学習活動の妥当性を評価するものである．その評価は実際の試行に至る以前の教材や教科内容が，その目標としているねらいに向かって適切であるか否かという点が第1に重要な評価となる．第2に，教材やそれに伴う学習活動をあらかじめ設定された目標ばかりでなく，教材自体の論理一貫性と学習活動自体の論理一貫性を評価することが重要になる．特に総合学習のように多様な活動の授業が増えると，その活動のねらいと実際の活動の妥当性が重要な評価基準となる．[32]

内細胞塊 inner cell mass ［胚結節］ 後期桑実胚の内部に残った細胞集塊．16細胞の桑実胚 morulaが子宮腔に入り，子宮内膜から分泌液が透明帯を通って進入すると，細胞間隙が統合して，1つの胞胚腔になり，胞胚 blastoceleとなる．内部に残って一方に偏在した細胞群が内細胞塊で，胚盤葉を経て胚子となりさまざまな組織を形成する．胞胚腔を囲むように存在する細胞群は外細胞塊で，やがて栄養膜を経て胎盤となる．[996]

内耳 inner ear，internal ear ［迷路］ 平衡覚と聴覚の受容器官．前後径約20 mm，幅約10 mmで，骨質の中に形成された複雑な管系(骨迷路)と，その中にある膜性の管系(膜迷路)からなる．骨迷路は外リンパ，膜迷路は内リンパによってそれぞれ満たされている．骨迷路は前庭，骨半規管，蝸牛(蝸牛らせん管)の3部に分けられ，それに対応して膜迷路も嚢部(卵形嚢と球形嚢)，膜半規管，蝸牛管の3部に分けられる．膜迷路の卵形嚢と球形嚢および膜半規管は平衡覚を，蝸牛管は聴覚を受けもつ．[154] ⇨参半規管→2406，前庭→1776，蝸牛→473

内耳の脈管 vessels of inner ear 脳底動脈の枝である迷路動脈(内耳道枝ともいう)が内耳孔から入り，内耳道底で蝸牛枝と前庭枝に分かれる．蝸牛枝は10数本の細枝に分かれて蝸牛軸を通り，らせん血管となってらせん器(コルチ Corti器)に分布する．前庭枝は卵形嚢，球形嚢および半規管に分布する．蝸牛と前庭の静脈は動脈に伴行し，迷路静脈は上錐体静脈洞または横静脈洞に入る．蝸牛管の側壁に存在する血管条は多数の毛細血管を含み，膜迷路を満たす内リンパを生産する部位と考えられている．[154]

内耳液 labyrinthine fluid カリウムが高濃度に存在する内リンパ液と，ナトリウムが高濃度に存在する外リンパ液の2種類の液体をいう．内リンパ液は膜迷路内にあり，外リンパ液は骨迷路と膜迷路の間に充満し，蝸牛小管を通じて直接，脳脊髄腔と連絡している．[211]

内耳炎 otitis interna，internal otitis ［迷路炎］ 中耳炎や外傷または全身性感染性疾患などが原因で内耳に起こった炎症．めまい，難聴，耳鳴りを生じる．[98]

内耳開窓術 fenestration of ear，windowing ［迷路開窓術］ アブミ骨底が固着をきたす耳硬化症で，外側半規管膨大部の骨壁に小窓を開けて膜様半規管を露出し，外耳道皮膚弁を用いて，この部より音の振動を蝸牛のリンパに伝える術式．迷路開窓術ともいうが，今日ではあまり行われていない．ウルスタイン Wullstein の鼓室形成術のⅤ型でアブミ骨底が固定されているとき，新しく外側半規管に開窓し蝸牛窓との間に音圧差をつくる．さらに先天性アブミ骨固着症，人工内耳の際の手術でも，卵円窓あるいは正円窓に開窓が行われている．また，中耳奇形とともに内耳窓奇形も伴い，アブミ骨の上部構造がなく卵円窓らしいくぼみがある場合，ここに開窓を行う．[887]

内痔核　internal hemorrhoid⇨参痔核→1229

内耳奇形　inner ear malformation　遺伝性障害，胎生期障害，周産期障害，ウイルス感染，薬物などが原因で起こる内耳の形成異常．内耳奇形は以下の5型に分類される．①ミシェル Michel 型：内耳が完全に欠如したもの，②モンディーニ Mondini 型：膜迷路だけでなく，骨迷路にも形成不全がみられるもの，③シャイベ Scheibe 型：膜蝸牛と球形嚢に形成不全がみられるもの，④アレキサンダー Alexander 型：膜蝸牛のみ形成不全がみられるもの，⑤ビング・シーベンマン Bing-Siebenmann 型：膜迷路の感覚細胞の発育障害に網膜色素変性を伴ったもの．内耳奇形は乳幼児感音難聴をきたし，言語発達を障害して聾唖の原因となるため，早期に診断して聴能訓練による言語習得を図る必要がある．[211]

内子宮口　internal cervical os　［子宮内口］　子宮腔と子宮頸管の移行部で，子宮体腔側への開口部である．解剖学的内子宮口(最も狭い部分)とこの外方にある組織学的内子宮口(子宮体部内膜と頸管内膜の移行部)に区別される．両者の間にある子宮峡部は，妊娠時に伸展し子宮下節(下部)を形成し，分娩時には子宮頸管・腟管とともに胎児の通過管となる．[996]

内視鏡　endoscope　外から見えない人体内部の臓器や病巣を直接観察して診断や治療を行う医療器具の総称．先端にレンズのついた管を体内に挿入して内部を観察することができる．代表的なものとしてグラスファイバーを束ねたファイバースコープがあり，最近ではスコープの先端に CCD カメラを組み込んでモニターテレビで観察する電子内視鏡が登場し，鮮明な画像が得られるようになった．[1317,790]

内視鏡下超音波検査⇨同超音波内視鏡→2003

内視鏡検査　endoscopy，endoscopic examination　内視鏡を用いて消化管内腔など身体内部の臓器や病巣を観察する検査．病巣の形態を観察，撮影するだけでなく，内視鏡を介して鉗子を入れて組織を採取し，病理組織学的な質的な診断を行うことが可能であり，癌などの診断に有用である．また，内視鏡を介して観察と同時に治療を行うことも可能．[1317,790]

内視鏡手術　endoscopic operation　［内視鏡治療，治療内視鏡］　内視鏡観察下に行う手術の総称．通常は，古典的な開腹・開胸手術に相対する用語として，腹腔鏡・胸腔鏡などを用いた手術を指すことが多い．腹腔鏡・胸腔鏡は手術部位の観察に用い，複数本の処置具を別の小切開創(ポートと呼ぶ)から挿入して手術を行う．古典的な手術に比べて皮膚切開創が小さく，侵襲が少なく，美容的にも優れる．臓器の一部を体外に引き出して縫合などの手術操作をした場合，あるいは内視鏡観察下ではあるが術者の手を腔内に挿入して手術を行った場合などは，内視鏡補助下手術というべきで，厳密な意味での内視鏡下手術とは区別される．広義には消化管，気管支，泌尿器，婦人科臓器，関節，脳室などの管腔内に挿入した内視鏡と，鉗子孔から挿入する処置具を用いて行う病変切除，病変焼灼，止血，切開，異物除去，拡張，ドレナージ，ステント挿入などすべての治療も含まれる．[392]

内視鏡治療　endoscopic therapy⇨同内視鏡手術→2180

内視鏡的逆行性膵管造影⇨同ERP→48

内視鏡的逆行性胆管膵管造影法

endoscopic retrograde cholangiopancreatography；ERCP　側視内視鏡観察下に，細いカニューレをファーター Vater 乳頭開口部より胆管ないし膵管に挿入し，造影剤を逆行性に注入してX線撮影を行い，胆管ないし膵管の状態を調べる検査法．胆石，胆管結石，慢性膵炎，膵嚢胞性疾患，胆道・膵の腫瘍性病変などの検査として重要．乳頭切開術やバルーン拡張術による胆管結石除去，胆道悪性腫瘍による胆管狭窄に対するステント留置，慢性膵炎に伴う結石や悪性腫瘍による膵管狭窄に対するステント留置など，治療にも応用される．検査に伴い，胆管炎，膵炎などを合併することがあるので，検査後の観察に留意．[60,279]

内視鏡的逆行性胆管膵管造影検査のケア

十二指腸用の内視鏡を用いて十二指腸まで挿入，造影チューブをさらに十二指腸乳頭開口部へ進めて造影剤を注入し，胆管，膵管を造影する検査．検査時は無菌的操作が必要であり，逆行性感染を起こさないよう注意する．透視下で確認しながら目的部位へチューブを進めていくために時間がかかり，侵襲の大きい検査となるので入院を必要とする．

【ケアの実際】検査の必要性について患者に十分説明し，同意を得る．看護者は具体的なオリエンテーションを行う．検査前日の21時以降は絶食とするが，循環器系の常用薬の服用については医師に確認し，その指示を伝える．検査3時間前までは水分摂取可能である．検査前には排尿をすませてもらい，義歯，眼鏡，装飾品をはずして検査着に着替えてもらう．患者の右手には点滴のための血管を確保する．咽頭麻酔を行い，透視下台で左側臥位をとらせる．緊張の強い患者の場合にはジアゼパム，ペチジン塩酸塩などで鎮静を図る．また十二指腸の蠕動を抑えるために鎮痙薬(ブチルスコポラミン臭化物)を静脈注射する．患者のそばで声かけをして緊張や不安を軽減するとともに観察を怠らないこと．検査終了後は咽頭麻酔が消失するまで1-2時間は絶飲食，当日はトイレ歩行以外安静に過ごすよう説明する．急性膵炎，急性胆道炎，まれに穿孔，ショックなどの偶発症が生じることがあるので，観察を継続する．[1248]　⇨参内視鏡的逆行性胆管膵管造影法→2180

内視鏡的逆行性胆管造影⇨同ERCP→47

内視鏡的逆行性胆道造影　endoscopic retrograde cholangiography；ERC⇨同ERC→47

内視鏡的逆行性胆道ドレナージ　endoscopic retrograde biliary drainage；ERBD⇨同内視鏡的胆道ドレナージ→2182

内視鏡的狭窄拡張術　endoscopic dilatation of stricture　消化管・膵管・胆道・尿管など管腔臓器の狭窄部を，内視鏡と処置具を用いて拡張すること．狭窄の原因は，悪性・先天性・炎症性・吻合術後・内視鏡治療後瘢痕など．現在はバルーン法が主流．内視鏡下にガイドワイヤーを狭窄部をこえて挿入し，次に透視下にバルーンをワイヤーにかぶせて挿入，狭窄部で加圧器を使ってふくらませ，しばらくのちに減圧する．狭窄が強い場合，バルーンの加圧と減圧を何回か繰り返し，あるいは小さいバルーンから大きいバルーンへ順次かえて徐々に行う．最近は内視鏡の鉗子孔を通して挿入可能なバルーンも市販されている．高度の狭窄には高周波メスやレーザー照射による切開を加えることもある．再狭窄防止の目的には内腔を保持させるためのステント(プロテーゼ)を留置する．[392] ⇨参バルーン拡張術⇀2399

内視鏡的硬化療法 endoscopic injection sclerotherapy；EIS ［**内視鏡的食道(胃)静脈瘤硬化術**］ 食道・胃静脈瘤に対し，内視鏡下に薬液を注入して治療する方法．現在認可されているのはモノエタノールアミンオレイン酸塩とポリドカノールで，前者は静脈瘤内に注入して血管内皮の変性脱落，血栓形成を，後者は近傍に注射して浮腫，血栓形成，線維化を促し，静脈瘤の消失を図る．また前者は緊急例や太い静脈瘤に，後者は細い静脈瘤に適しており，併用されることもある．モノエタノールアミンオレイン酸塩を注入する際は，血栓形成のため局所に停滞させる必要があり，肺や門脈，全身に流れるとさまざまな合併症をきたす．あらかじめ造影剤を混入し，内視鏡に装着したバルーンで血流を遮断し，透視下で注入する．最近では，より簡便な内視鏡的食道静脈瘤結紮術にとって代わりつつある．胃静脈瘤に対しては，食道静脈瘤と連続している場合は食道から硬化薬を注入．孤立性胃静脈瘤の緊急出血例では，胃静脈瘤を直接穿刺し，瞬間接着剤のシアノアクリレートを注入して硬化療法を行うことが多い．[392] ⇨参内視鏡的食道静脈瘤結紮(けっさつ)術⇀2181，注射硬化療法《痔核の》⇀1989

内視鏡的止血法 endoscopic hemostasis 食道胃静脈瘤による出血，胃・十二指腸潰瘍による出血の治療法は輸血を行いながら自然止血を期待するか，緊急手術を行うかのいずれかであった．しかし近年，内視鏡の改良と種々の止血薬や止血クリップ，電気凝固機器の開発が進み，食道静脈瘤には5% モノエタノールアミンオレイン酸塩，胃静脈瘤にはシアノアクリレート系薬剤ヒストアクリル®を用いた硬化療法，胃・十二指腸潰瘍には高張Na アドレナリン液やエタノール液の局注療法による止血が止血法の第一選択となった．さらに，食道胃静脈瘤には硬化薬の追加注入により静脈瘤の完全消失が期待でき，胃・十二指腸潰瘍にはH_2受容体拮抗薬により潰瘍の治療が可能になった．本法はショック下に行うため，バイタルサインの観察，嘔吐に対する口腔内吸引や気管内挿管の準備をしておかねばならない．[380]

内視鏡的食道拡張術 esophageal bougienage，endoscopic esophageal bougienage ［**食道鏡下ブジー拡張法，食道鏡下食道拡張術**］ 先天性(アカラシアなど)，食道癌，腐食性食道炎(アルカリ液誤飲などによる)，逆流性食道炎，吻合術や内視鏡治療後の瘢痕などによる食道狭窄に対して内視鏡下に拡張を行うこと．古くは硬性鏡や食道専用スコープもあったが，現在はパンエンドスコープが用いられる．拡張のためには，狭窄部にブジーと呼ばれる棒状の器具を通し，細いものから少しずつ太いものに交換していく方法があるが，その場合は内視鏡は用いず透視下に行う．現在はバルーン法が主流．内視鏡下にガイドワイヤーを狭窄部をこえて挿入し，次に透視下にバルーンをワイヤーにかぶせて挿入，狭窄部で加圧器を使って拡張する．15 分程度そのままにしたのち減圧する．狭窄が強い場合，バルーンの加圧と減圧を何回か繰り返し，あるいは小さいバルーンから大きいバルーンへ順次かえて徐々に拡張する．急激な拡張は疼痛，出血，穿孔をきたす恐れがあり，また１度の治療では再狭窄をきたしやすいので，週１回のペースで何回も行うことが多い．最近は内視鏡の鉗子孔を通して挿入可能なバルーンも市販されている．高度の狭窄には高周波メスやレーザー照射による切開を加えることもある．悪性狭窄には内腔を保持させるためのステント(プロテーゼ)を留置することが多い．[392]

内視鏡的食道静脈瘤結紮(けっさつ)術 endoscopic variceral ligation；EVL 古くから痔核に対して行われていた治療法をスティーグマン Stiegmann らが食道静脈瘤に応用したもの．何種類かの器具が市販されているが，基本的には，内視鏡先端に装着するフード，フードに装着する輪ゴム(O リングと呼ぶ)，O リングを発射させるための部分からなる．食道で内視鏡の吸引ボタンを押してフード内に静脈瘤を吸引し，O リングを発射して静脈瘤を結紮．1 回ごとに O リングを装着するため，内視鏡を何度も出し入れする必要があり，それを容易にするオーバーチューブを挿入留置して行う．最近は複数本の O リングが装着された連発式の器具もあり，その場合は内視鏡の出し入れの必要がない．硬化療法に比べて簡便で合併症が少ないが，単独では再発率が高いので，後日硬化療法を追加することが多い．胃静脈瘤への適応には慎重を要する．[392] ⇨参内視鏡的硬化療法⇀2181，経肝食道静脈瘤硬化療法⇀853

内視鏡的食道(胃)静脈瘤硬化術⇨同内視鏡的硬化療法⇀2181

内視鏡的膵管ドレナージ endoscopic drainage of pancreatic duct 膵癌，乳頭部腫瘍，慢性膵炎などによる膵管狭窄や，膵石，膵管内乳頭粘液腫瘍の粘液による膵液流出障害に対し，十二指腸内視鏡を用いて経乳頭的に膵管内にチューブを留置して膵液を排出させる方法．膵管造影ののちガイドワイヤーを狭窄部をこえて挿入し，チューブをガイドワイヤーにかぶせて挿入・留置する．経鼻的チューブと膵管ステントがあり，前者は短期間留置するときにのみ使用されるが，膵液採取ができるので成分分析や細胞診が必要な場合に適している．膵管と交通を有する膵仮性囊胞に対しても，経乳頭的経膵管的にドレナージを行うことがある．[392]

内視鏡的膵石除去術 endoscopic lithotripsy of pancreas 内視鏡を用いて膵石を摘出する術式のこと．乳頭部狭窄または膵管狭窄の解除(内視鏡的乳頭切開・膵管口切開)と，膵石そのものの除去に分けられる．前者の有効性については，症例または術者の考えにより異なる．後者は，内視鏡的に膵管内にバスケットカテーテルを挿入し，粉砕あるいは採石する方法．大きな膵石や鋳型状の膵石の場合，バスケット操作では除去は不可能なので体外衝撃波結石破砕術(ESWL)を用いる．[1394]

内視鏡的胆管ステント留置法 endoscopic biliary stenting　肝内・肝外胆管の狭窄による閉塞性黄疸症例に対し，十二指腸内視鏡を用いて経乳頭的にステントを挿入・留置する治療．経皮経肝胆道ドレナージ percutaneous transhepatic cholangio drainage（PTCD）や内視鏡的経鼻胆道ドレナージ endoscopic nasobiliary drainage（ENBD）と異なって体外にドレナージチューブを出す必要がないため，QOL に優れる．狭窄の原因としては，胆管癌，胆嚢癌，膵癌，リンパ節転移などの悪性疾患（通常手術不能例に対する姑息的治療，あるいは術前処置として行う）と，炎症や術後などの良性狭窄がある．ステントには樹脂製（チューブステント）と金属製（メタリックステント）がある．後者は形状記憶合金の網目でつくられ，自己拡張力を有し，内視鏡の鉗子を通じて挿入できるが，体内で 8-10 mm に拡張するので開存期間が長い．網目を通しての癌の浸潤を防ぐために樹脂でカバーされたものもある．チューブステントは内視鏡の鉗子孔より細い必要があるため，開存期間が短いのが欠点だが，安価で，また抜去や交換が容易なため，術前や良性狭窄例にも使用できる．胆管造影ののちにガイドワイヤーを狭窄部をこえて挿入し，ステントをガイドワイヤーにかぶせて挿入・留置する．ステント先端が乳頭から出た状態で留置する症例（チューブステントは全例）で，太いステントを使用する場合は，挿入を容易にする目的と膵管口圧迫による膵炎を防止するため，あらかじめ乳頭切開を行うことが多い．[392] ⇨参内視鏡的胆道ドレナージ→2182

内視鏡的胆道結石切石術⇨同内視鏡的胆道結石摘出術→2182

内視鏡的胆道結石摘出術　**endoscopic lithotomy of biliary tract**　［**内視鏡的胆道結石切石術**］　内視鏡下に胆石を除去する術式．十二指腸から経乳頭的，あるいは胆道ドレナージ，T チューブの瘻孔からバルーンやバスケット把持鉗子を挿入して結石を摘出する．開腹手術中に胆道鏡下カテーテルを介して行う場合もある．結石が大きい場合には鉗子，レーザー，マイクロ波，超音波，電気水圧衝撃波などにより結石を破砕したあと摘出する．[1394]

内視鏡的胆道ドレナージ　**endoscopic biliary drainage；EBD**　［**内視鏡的逆行性胆道ドレナージ**］　経口的に内視鏡を十二指腸乳頭部まで挿入し，逆行性に胆管を造影したあと，ガイドワイヤーを肝内胆管に挿入し，それを介してドレナージチューブを挿入・留置して減黄を図る方法．操作終了後，ドレナージチューブの口側を鼻腔経由で外に出す場合は内視鏡的経鼻胆道ドレナージ endoscopic nasobiliary drainage（ENBD）と呼ばれ，経皮経肝ドレナージ（PTBD）に比して侵襲が少なく安全性が高いという意味では有用であるが，減黄効果はやや劣るといわれる．[1394]

内視鏡的乳頭切開術　**endoscopic sphincterotomy；EST**　内視鏡下に高周波ナイフで十二指腸のファーター Vater 乳頭を切開する術式で，胆石除去や内視鏡的胆道ドレナージに応用される．はじめは胆嚢摘出後の遺残結石摘出のみを対象としていたが，現在は総胆管結石症，乳頭狭窄症，また胆管内視鏡検査時など適応の範囲が拡大されてきた．簡易に行える方法であるが，約5% の頻度で出血・穿孔などを合併し，死亡率も1% 前後との報告もある．胆嚢内に結石がある場合には胆嚢炎の合併率が高くなる．[1394]

内視鏡的粘膜下腫瘍摘出術　**endoscopic enucleation of submucosal tumor, endoscopic removal of submucosal tumor**　胃の消化管間葉系腫瘍 gastrointestinal stromal tumor（GIST）や直腸のカルチノイドなど粘膜下腫瘍を内視鏡的に摘出すること．病変の主座は粘膜下層に存在するため，生理食塩水などを注入して固有筋層から浮かせたのちに切除する．小さいものでは，内視鏡先端に透明フード（アタッチメント）とスネアを装着し，陰圧をかけて病変をフード内に吸引した状態でスネアを絞扼してから，通電して切除する〔キャップ法 endoscopic mucosal resection using a cap-fitted panendscope（EMRC）〕．食道静脈瘤結紮術の要領で病変の基部を輪ゴムで絞扼してからスネアをかける方法もある．大きいものでは粘膜を切開して病変を露出させてからスネアをかけて切除したり，最近では内視鏡的粘膜下層剥離術で病変の深部を剥離して切除する方法もある．ただし，固有筋層由来の GIST では切除により穿孔をきたす恐れがあり，また固有筋層に達するようなカルチノイドも内視鏡的治療の適応外である．内視鏡的切除不能例では，腹腔鏡下や開腹下に漿膜側からくりぬくように切除する方法を用いる（核出術）．[392]

内視鏡的粘膜下層剥離術　**endoscopic submucosal dissection；ESD**　［**ESD**］　消化管の腫瘍性病変に対し，内視鏡的にフックナイフや IT ナイフ（電気メス）などの機器を使用して，病変周囲粘膜を全周性に切開し，粘膜下層を直接剥離し病変の一括切除を行う方法．従来行われている内視鏡的粘膜切除術 endoscopic mucosal resection（EMR）に比べ，大型の病変や潰瘍瘢痕を有する症例においても切除可能となった．その一方で手技的難易度が高く，穿孔などの偶発症の問題もある．[1227,1359]

内視鏡的粘膜切除術　**endoscopic mucosal resection；EMR**　［**ストリップバイオプシー，EMR**］　通常ではスネアがかからない平坦な病変を内視鏡下に切除する方法．リンパ節転移のない食道・胃・大腸の早期癌（陥凹型・平坦型・広基性腫瘍）が主な対象となる．内視鏡下に病変の粘膜下に生理食塩水などを注入（局注）して膨隆・挙上させたのち，周囲正常粘膜を若干含めた状態で切除．①局注，②スネアで把持・絞扼，③通電切除（通常切開波か混合波），④病変の回収からなる．大腸病変は比較的容易に切除可能．食道・胃ではスネアでの病変の把持が容易でないため，内視鏡先端に透明フード（アタッチメント）とスネアを装着し，陰圧をかけて病変をフード内に吸引した状態でスネアを絞扼する〔キャップ法 endoscopic mucosal resection using a cap-fitted panendoscope（EMRC）〕方法や，2 チャンネルスコープを用いて把持鉗子で病変を挙上しながらスネアをかける方法（2 チャンネル法）などが存在する．偶発症としては出血・穿孔があり，切除時に筋層を巻き込まないようにすることが重要．出血部位にはクリップを用いることが多く，予防的に切除断面を複数のクリップで縫縮することもある．方法は簡便であるが，大きい病変では分割切除にならざるをえないことが多いため，治癒切除かどうかの判断保留となる難点がある．近年は内視鏡的粘膜下層剥離術で一括切除を図る傾向にあるが，早期胃癌を除いて，高度の技術と長時間を要し，偶発症のリスクが高い．[392] ⇨参内視鏡的ポリペクトミー→2183，内視鏡的粘膜下層剥離術→2182

●内視鏡的粘膜切除術

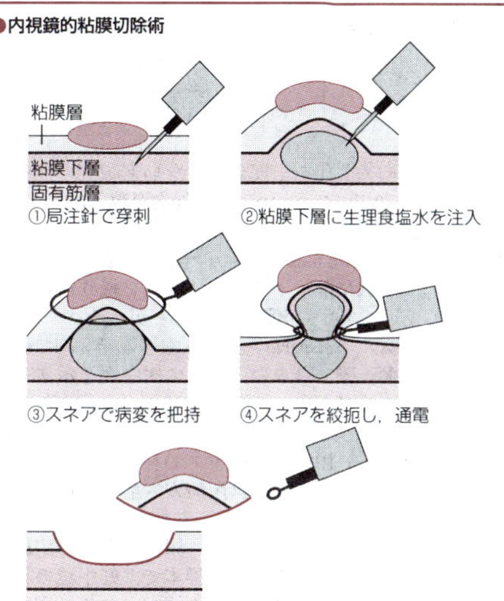

内視鏡的副鼻腔手術　endoscopic sinus surgery；ESS　鼻腔内より内視鏡を用いて副鼻腔および鼻腔疾患の外科的処置を行うこと.[514]

内視鏡的ポリープ切除術⇨同内視鏡的ポリペクトミー→2183

内視鏡的ポリペクトミー　endoscopic polypectomy　［内視鏡的ポリープ切除術，ポリペクトミー］　消化管，気管支，泌尿器，婦人科臓器などの管腔内に発生したポリープ(限局性隆起病変)を内視鏡的に切除することで，大腸・胃など消化管で最も頻繁に行われる．過去にさまざまな方法が存在したが，現在は，スネアという鋼線の輪でポリープの基部を絞扼し，高周波電流(通常は凝固波か混合波)を通電して切除するのが主流．切除断面には，後出血予防のためにクリップをかけることがある．茎部が太い場合はあらかじめ基部に生理食塩水やアドレナリン混入液を注射し，あるいは留置スネアで絞扼してから切除し，出血を予防する方法もある．病変が大きい場合は分割切除になることがある．切除されたポリープは回収し，病理学的に解析，診断する.[392]　⇨参内視鏡的粘膜切除術→2182，内視鏡的粘膜下層剝離術→2182

内耳神経　vestibulocochlear nerve　［第8脳神経］　第8脳神経で，2つの要素からなる特殊体性求心性神経．1つは蝸牛神経節に細胞体をもち，内耳の蝸牛管に分布し，蝸牛神経として聴覚情報を蝸牛神経核に伝える．他の1つは前庭神経節に細胞体をもち，平衡斑(卵形嚢斑，円形嚢斑)および膨大部稜に分布し，平衡覚情報を前庭神経核および一部は直接小脳へ伝える．内耳神経は内耳道底を通って橋の下端外側部から顔面神経と並んで脳内に入る．蝸牛神経と前庭神経の細胞体は脊髄神経節と異なり双極性を示す.[1043]　⇨参脳幹→2293

内耳振盪(とう)症　concussion of the inner ear⇨同迷路振盪(とう)症→2794

内耳性眩暈(げんうん)⇨同耳性めまい→1294

内耳性平衡障害　aural dysequilibrium，loss of balance　平衡障害の原因は大きく中枢性と末梢性とに分けられる．脳幹・小脳の病変による中枢性平衡障害に対し，末梢性のものを内耳性平衡障害といい，内耳の炎症や変性，循環障害，中毒，外傷などにより平衡障害をきたす．めまいの性状は回転性の場合が多く，聴覚症状の随伴をみるが，神経症状は伴わない．内耳性平衡障害をきたす疾患としては，メニエール Ménière 病，突発性難聴，良性発作性頭位眩暈症，前庭神経炎，内耳炎，薬物中毒，頭部外傷による内耳障害などがある.[451]　⇨参耳性めまい→1294，平衡障害→2617

内耳窓破裂症　rupture of inner ear window　［内耳窓瘻(ろう)孔］　前庭窓，蝸牛窓のどちらか1つ，あるいは両方が破れて瘻孔が生じ，中耳腔に外リンパが漏出した状態．外傷や運動，分娩，潜水，飛行機での上昇下降など，髄液圧，鼓室圧に急激な圧変化が加わった場合に生じる．症状として耳鳴，難聴，平衡失調，めまいなどをきたす．自然に治癒することもあるので，治療は保存的療法を原則とし，代謝改善薬，ステロイド剤などの投与を行う．症状の悪化がみられる場合は，試験的鼓室開放術を行い，外リンパの漏出を確認した場合は，筋膜などで閉鎖する.[211]

内耳窓瘻(ろう)孔⇨同内耳窓破裂症→2183

内耳摘出術　labyrinthectomy　［迷路摘出術，内耳破壊術］　急性中耳炎から内耳炎を起こしたり，真珠腫性中耳炎で外側半規管に瘻孔を生じ，内耳炎を起こす場合がある．内耳炎は頭蓋内合併症を起こすこともあり，手術治療として，中耳根治手術を行い三半規管を露出して開放する内耳摘出術を行う.[451]

内耳道　internal auditory canal，internal acoustic meatus　側頭骨錐体部にあり，後頭蓋窩に開孔する内耳孔から内耳道底に終わる骨性の管(盲管)．長さは約1-1.5 cm，直径は約4.5 mm．前上方に顔面神経(中間神経を含む)，骨管内には前下方に蝸牛神経，後上方に上前庭神経，後下方に下前庭神経が走る．内耳道内に聴神経腫瘍などが存在して増大すると骨が圧迫され内耳道の拡大を呈する.[887]

内耳動脈⇨同迷路動脈→2794

内耳梅毒　labyrinth syphilis　梅毒に由来する内耳炎．先天性と後天性に分類される．先天性内耳梅毒は胎児期に梅毒に罹患して発病したもので，先天性聾の主因である．後天性内耳梅毒は梅毒の第2・第3期に後天的に出現したもので耳鳴，難聴を伴うことが多い．後天性内耳梅毒には，急激に内耳機能の低下を示す突発難聴型，メニエール Ménière 症候を繰り返しメニエール病との鑑別が困難なメニエール病型もある.[211]

内耳破壊術⇨同内耳摘出術→2183

内斜位　esophoria；EP　両眼視をしているときは，両眼ともまっすぐ向いて正位だが，片眼を遮閉し，両眼の融像を崩すと，遮閉された眼の視線が内方に偏位する状態.[1153]　⇨参斜位→1344

内斜視　esotropia；ET，convergent strabismus　［ET］　目標物を固視するときに，固視していない片眼は内転位をとっている状態をいう．先天内斜視，調節性内斜視，非調節性内斜視，後天内斜視がある.[975]　⇨参先天内斜視→1788

内シャント　internal shunt　血液透析では1分間に150-250 mLの血液を人工腎臓に送らなければならない．そのために動静脈吻合を行い，静脈を拡大させると，必要なだけの血流を得ることができるようになる．動静脈吻合には橈骨動脈およびその周辺の静脈を使用することが多いが，上腕動脈，尺骨動脈，人工血管を使用する場合もある．[1487] ⇨参外シャント→437

内歯瘻(ろう)　**internal dental fistula**　口腔内，特に歯性の感染病巣の自壊により形成された病的交通路で，口腔粘膜上にある排膿路．原発病巣から表面に向かって壊死層が重なる管状の組織欠損を形成し，開口部を瘻孔，管状部を瘻管といい，瘻孔から膿汁，血液，滲出液などを排出する．瘻管が明確でないことが多い．原因は感染性根尖病巣，智歯周囲炎，埋伏歯や嚢胞の感染，歯性膿瘍の自潰やその病巣の不適切な処置などである．治療は原因病巣の除去が不可欠で，内歯瘻の多くは原因の病巣除去で自然消失する．[535] ⇨参外歯瘻(ろう)→440，瘻(ろう)孔→2988

内診　**internal examination，pelvic examination**　婦人科で基本となる診察法で，外性器および内性器を手指を用いて触診する方法．単に内診指を腟内に挿入して行う腟内診と，双手を用いる双合診がある．現時点での厚生労働省通達では医師，助産師が行うこととされる．腟内診では内診指を腟壁に沿って深く挿入して，外子宮口や腟の大きさ，形，表面の性状，子宮体部の移動性，裂傷の有無や腫瘤の存在などを触知する．双合診では，妊娠の疑いがないときは事前に排尿させ，膀胱を空虚にして砕石位(截石位，切石位)をとらせ，まず子宮の状態を触知する．示指(または示指と中指)をゆっくり穏やかに腟内に挿入し，腹壁に置いた他手で下腹部を圧迫して，子宮・付属器をはさむようにして診察する．子宮・付属器の大きさ，形，位置，表面の性状，移動性，硬度，圧痛の有無を知ることができる．続いて腟内の手指を腟円蓋後側方に移し，卵管・卵巣など付属器の状態を触知する．処女など内診が不可能なときは直腸診を行うこともある．潤滑油を指につけて肛門に挿入し，括約筋を側方に圧迫して弛緩させ双合診をする．不注意によって緊張を生じると内診が困難になるので，診察手順をあらかじめ患者に説明し，リラックスするように指示し，ときに開脚を助ける．診察終了後，分泌物・血液が付着していないか確認し除去する．[1594]

内水頭症　**internal hydrocephalus**　［**内脳水腫**］　髄液が脳室に限局して貯留し，脳室系が拡大した水頭症のこと．ほとんどの水頭症がこれに属する．[35]

内省　**introspection**　［**内観，自己観察**］　自分自身の意識過程を直接に観察・反省して，心理的経験の本質を明らかにしようとする営み．内観・自己観察ともいう．[446] ⇨参質的研究→1317

な

内性器　**internal genitalia**　［**内生殖器**］　骨盤腔内に存在する性器．女性の場合は卵巣，卵管，子宮，腟で構成される．男性の場合は精巣，前立腺，精巣上体，精嚢，精管で構成される．[996]

内生殖器　**internal genitalia**⇨同内性器→2184

内生変数　**endogenous variable**　［**内因変数**］　共分散構造分析やパス解析において因果モデルをつくる際，1つ以上の変数から影響を受けている変数のこと．パス図では単方向の矢印を受けている変数であり，モデルの内部でその変動が説明される．一方，他の変数から一度も影響を受けない変数を外生変数と呼ぶ．パス図上では単方向の矢印を一度も受けない変数．[980] ⇨参共分散分析→770，パス解析→2371，外生変数→441

●内生変数と外生変数

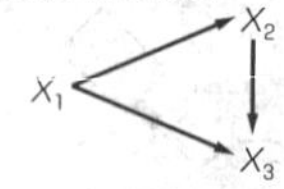

内生胞子(細菌)⇨同芽胞→546

内生毛髪　**ingrown hair**　毛幹が彎曲し皮膚表面から外に向かわず皮膚に陥入する状態．剃毛を繰り返す部位に生じやすい．炎症や化膿を伴うことがある．[140]

ナイセリア〔属〕　*Neisseria*　グラム陰性の無芽胞球菌．多くは双球菌．鞭毛はない．ヒトに病原性を示すものは淋菌 *N. gonorrhoeae*，髄膜炎菌 *N. meningitidis* である．他のナイセリアはヒトや動物の口腔，腸管，泌尿生殖器に常在．5-10% の炭酸ガスの存在下で発育が良好となるので，分離培養には炭酸ガス培養が用いられる．淋菌はヒトにのみ寄生し，淋病の原因となる．もっぱら性行為によって感染し，尿道炎などの泌尿生殖器の炎症を起こす．塗抹染色標本で，好中球の細胞質内にグラム陰性の双球菌として観察される．髄膜炎菌は流行性脳脊髄膜炎の原因菌であり，この病気の流行時にはヒトの鼻腔や咽喉から分離される．この菌は莢膜多糖体の抗原性の違いによって9群の血清型に分類され，このうち髄膜炎の患者から多く分離されるのはA，B，C，Yの血清型である．[324]

ナイセル染色法⇨参異染小体染色法→245

内旋　**internal rotation，medial rotation**　可動結合で連結する2骨間の関節運動の1つで，体肢をその長軸に沿って内側に回転させる運動．肩関節では上腕骨の長軸を軸として内側に回転する運動．肘関節を前方90度に屈曲した肢位では，前腕を体幹に近づける動き．肘関節では，尺骨を軸とした橈骨の内旋を回内と呼ぶ．股関節では大腿骨の長軸を軸として，つま先を内側に向ける運動．膝関節では屈曲位の状態でのみ，わずかに内旋できる．[1044] ⇨参外旋→442，関節可動域→621

内旋筋　**medial rotator〔muscle〕，internal rotator〔muscle〕**　肩関節，股関節および膝屈曲位での膝関節において，それぞれ上腕骨，大腿骨，下腿骨を内旋させる筋の総称．肩関節では手を腰背部にもっていくときに内旋が起こり，肩甲下筋，大円筋，広背筋などが働く．股関節では内股にする運動で，小殿筋や大腿筋膜張筋などの内旋筋が働く．下腿の内旋筋には半腱様筋，半膜様筋，膝窩筋などがある．[873]

内臓下垂症　**visceroptosis，splanchnoptosis**　［**グレナール病**］　立位時に腹腔内臓器が標準的な位置より下方に移動する状態を内臓下垂といい，生来の体型的な素因に由来するものを内臓下垂症と呼ぶ．一般的にはいわゆる胃下垂が有名であるが，これは胃バリウム透視上の診断名であり，実際には臨床的な意味に乏しいことが多い．腎臓は厳密な意味で腹腔内臓器とはいえないが，右腎下垂はかなりの頻度で認められる．ほとんどは無症状である．[416]

内臓感覚　**interoceptive sensibility**⇨同臓器感覚→1807

内臓逆位　**visceral inversion**　内臓の配置が鏡像のように左右反対になる奇形．すべての胸腔内・腹腔内臓器が左右逆になる完全内臓逆位の場合は，合併症がなければ生理的にまったく問題はないが，一部の臓器のみが逆になる部分的内臓逆位の場合は，機能的に問題が生じることがある．先天性心奇形を合併することは比較的多い．完全内臓逆位の場合は，まったくの無症状のまま過ごすことが多いので，成人してから他の疾病を発症した際の検査・検診などではじめて発見されることもある．[543] ⇨参完全内臓逆位→637

内臓弓 visceral arch⇨同鰓弓(さいきゅう)→1151

内臓筋 visceral muscle 個体の生命を保持するさまざまな器官に付着する筋であり，頸，胸，腹および骨盤内におさめられている．機能的観点から次のように系統別にまとめることができる．循環器系(心臓の心筋，脈管壁に層をなして分布するもの)，消化器系(食道，胃腸管，胆嚢，肝臓，膵臓の壁など)，呼吸器系(気道，肺などの壁)，泌尿生殖器系(尿管，膀胱，子宮，卵管，精管，精嚢腺などの壁)に付着し，その緊張の保持と収縮にあずかる．内臓筋の構成は平滑筋が主体となるが，心筋は横紋筋である．[636]

内臓脂肪 visceral fat 腸管周囲に付着した脂肪組織．脂肪組織は内臓脂肪と皮下脂肪に分類されるが，内臓脂肪は女性より男性に蓄積しやすく，メタボリックシンドロームとの関連性が指摘されている．内臓脂肪量の増加はCT検査で評価されることが多く，臍部で測定した内臓脂肪面積が100 cm^2 以上では疾患のリスクが高くなる．内臓脂肪細胞は代謝活性が皮下脂肪より高く，脂肪合成・分解が速やかに行われ，プラスミノゲンアクチベータ・インヒビター1(PAI-1)などのサイトカイン産生能が高い．[418] ⇨参肥満〔症〕→2480

内臓脂肪型肥満 visceral fat obesity 肥満の分類の1つで，腹腔内に脂肪が蓄積した状態．臍部で撮影したCT画像で，内臓脂肪面積100 cm^2 以上を内臓脂肪蓄積の目安とする．内臓脂肪の蓄積はインスリン抵抗性をきたし，耐糖能異常，脂質異常症，高血圧の合併が多い．[418]

内臓脂肪症候群⇨同メタボリックシンドローム→2798

内臓真菌症⇨同深在性真菌症→1547

内臓神経症 visceral neurosis⇨同器官神経症→674

内臓神経ブロック splanchnic plexus block⇨参腹腔神経叢ブロック→2529

内臓性てんかん visceral epilepsy 悪心・嘔吐，腹痛などの腹部症状，胸部不快感，頻脈，心悸亢進などの呼吸器・循環器症状，尿意，尿失禁などの泌尿器症状など，内臓における自律神経症状を主徴とする発作(自律神経発作)を示すてんかんをいう．特に腹部症状を主症状とするものは腹部てんかん abdominal epilepsy と呼ばれる．発作は間脳-下垂体または側頭葉に由来すると考えられる．[1619,421]

内臓知覚 visceral sensation⇨同臓器感覚→1807

内臓痛 visceral pain, visceralgia, splanchnodynia 平滑筋の過伸展，拡張，収縮などによって生じる．体性痛に比べて痛みの部位が不明瞭であり，しばしば悪心・嘔吐，冷汗，血圧低下などの自律神経症状を伴う．[839] ⇨参腹痛→2544

内臓転位 visceral ectopia, splanchnectopia 内臓の全部または一部が，正常の位置に対して左右逆の，鏡像の配置を示す奇形をいう．発生頻度は5,000-1万人に1人の割合といわれている．位置異常自体に病的な意味はないが，心奇形の合併が高率に認められる(正常の10倍程度)ほか，腹部では腸間膜回転異常，多脾症などを伴うことがある．画像診断はCT，MRIなどで容易であるが，解剖学的関係が通常と逆になるため，腹部手術などで術者がとまどうこともある．[416]

内臓頭蓋⇨同顔面頭蓋→656

内臓突起 celosomia ［セロソミー］ 内臓のヘルニア突出を伴う，胸骨の分裂または欠如を呈する先天性異常．[1631]

内臓-内臓反射 viscero-visceral reflex 自律機能における中枢性反射の1つで，求心路を内臓の感覚線維，遠心路を自律神経とする反射．例えば臓器に疾患が及ぶと，そこから求心性の刺激が自律神経を通じて脊髄あるいは延髄，間脳自律中枢に到達し，反射的に遠心性に自律神経の興奮を起こして種々の臓器に運動性，分泌性，排泄性の調節を行う．[1139]

内臓破裂 rupture of organ 内臓とは呼吸器，消化器，泌尿器などをいう．内臓破裂(穿孔)は外傷(外力)による場合と非外傷(疾病)による場合がある．前者は交通事故などにより，胸部では心・肺破裂があり，腹部では，肝・脾・腎・膵損傷および腸管穿孔などが代表的である．後者は，心筋梗塞の心筋壊死による心破裂，大動脈瘤破裂，肝癌による肝破裂などがあり，広義には胃・十二指腸潰瘍による穿孔も含まれる．病態は両者ともに実質性臓器破裂は出血が主体であり，管腔臓器穿孔では腸管内容物の腹腔内漏出で腹膜炎症状を呈し，心・血管破裂では出血性ショックとなる．[380]

内臓幼虫移行症 visceral larva migrans ヒトを終宿主としない寄生虫の幼虫がヒトに感染した場合に，その幼虫がある期間，体内を移動し人体に障害を及ぼすことがある．これを幼虫移行症と称するが，幼虫が内臓を移行した場合を内臓幼虫移行症と呼ぶ．他の幼虫移行症として皮膚幼虫移行症と皮膚内臓幼虫移行症がある．[288] ⇨参寄生虫→688，幼虫移行症→2874

内臓リーシュマニア症 visceral leishmaniasis⇨同カラアザール→549

内側 medial 身体の部位の方向を表す解剖学的用語．正中面(または正中矢状面)に左右，横から近づく方向を指す．また，相対的な位置関係についても用いられ，眼は耳よりも内側にあるという．[1044] ⇨参外側→443

内側広筋 vastus medialis 大腿四頭筋の中の1つの筋肉で，内側に存在．起始は大腿骨転子間線や粗線内側唇などで，停止は主として大腿四頭筋腱であるが，一部は内側広筋斜頭として膝蓋骨，膝蓋腱，脛骨粗面に停止する．支配神経は大腿神経枝である．膝関節の伸展筋として，また膝関節の外旋の制動筋，膝蓋骨の外方移動の制動筋として働く．[762]

内側縦束 medial longitudinal fasciculus；MLF 橋正中近くを両側性に走行し中脳から延髄にわたって存在し，個々の眼球運動神経核を互いに結びつけている線維束．さまざまな方向へ眼球が共同して動くためには，すべての眼球運動神経核の間に密接な連絡が必要とされ，これらの統合を担っている．これには，頸髄，前庭神経核，橋，および中脳の注視中枢を含んでいる網様体，大脳皮質，および大脳基底核からのインパルスも入力している．内側縦束が例えば右側で障害されると，左側の内直筋の神経支配がなくなる．内直筋は反射的な輻湊では内転可能であるが，右側を固視させると左眼は正中に残ってしまう．このとき，外転神経に支配されている右眼には単眼性眼振がみられる．両側の内側縦束は接近して走行しているため，たいていは両側性障害が問題となる．核間性眼筋麻痺は多発性硬化症で最も出現しやすい．[1245]

内側縦束症候群⇨同核間性眼筋麻痺→475

内側上腕皮神経⇨参上腕の神経→1467

内側前腕皮神経⇨参前腕の神経→1801

内鼠径(そけい)ヘルニア　**internal inguinal hernia**　［**直接鼠径(そけい)ヘルニア**］　鼠径ヘルニアの1つ．内側鼠径窩からヘッセルバッハ Hesselbach 三角(下腹壁動脈，腹直筋前鞘外縁，鼠径靱帯に囲まれた部位)を通って腹膜に包まれた腹腔内臓器が外鼠径輪部皮下に現れた状態．下腹壁動脈の内側にヘルニア門があることからの呼び名．加齢などに伴い腹壁抵抗が弱まる結果として後天的に生じる．外観だけで外鼠径ヘルニアと鑑別することは難しい．日本人では比較的少ない．[485]　⇨参鼠径(そけい)ヘルニア→1841

内大脳静脈　**internal cerebral vein**　大脳深部静脈系の1つで，透明中隔静脈がモンロー孔 Monro foramen で視床線条体静脈と合流して形成される．両側内大脳静脈は平行して第3脳室正中を後方に走り，脳梁膨大部と松果体の間を走り，合流してガレン大静脈 great vein of Galen(大大脳静脈)となる．脳底静脈を含む深在静脈のほとんどがガレン大静脈に入り，下矢状静脈洞と合流し，直静脈となる．[1245]　⇨参脳の静脈→2291

内胆汁瘻(ろう)　**internal biliary fistula**　胆嚢あるいは胆管と隣接管腔臓器との間に瘻孔が形成され，交通した場合をいう．これに対し，体外と交通した場合を外胆汁瘻という．内胆汁瘻の原因は胆石によるものが最も多く，その他の原因として消化性潰瘍，悪性腫瘍，外傷，手術などがある．瘻孔形態としては胆嚢十二指腸瘻が50-60%，胆嚢結腸瘻が25%，総胆管十二指腸瘻が10-25%，胆嚢胃瘻が約6% といわれている．ほとんど無症状な場合が多いが，消化管からの逆行性感染をきたすと腹痛，高熱，肝機能障害を生ずる．腹部単純X線写真で右上腹部に樹脂状の肝内胆管内ガス像 pneumobilia がみられ，上部・下部消化管造影で胆嚢もしくは胆管への造影剤の逆流が確認される．瘻孔の正確な把握には内視鏡的逆行性膵胆管造影(ERCP)，経皮経肝胆管造影(PTC)を行う．無症状の場合は経過を観察するが，感染・肝機能障害をきたした際には外科的処置を行う．[1394]

内腸骨静脈　**internal iliac vein**　大坐骨切痕の上縁に始まり，内腸骨動脈の背側を上行して骨盤上縁へと至る静脈．骨盤上縁で外腸骨静脈と合流し，総腸骨静脈となる．上殿，下殿，内陰部，閉鎖，外側仙骨，中直腸，膀胱，陰茎背側，子宮，腟など種々の静脈の分枝を受けている．[485]　⇨参外腸骨静脈→445

内腸骨動脈　**internal iliac artery；IIA**　［IIA］　総腸骨動脈から仙腸関節前方で分かれて後下方に向かって小骨盤腔に入り，骨盤内臓を含めた骨盤部に分布する．腸腰動脈，外側仙骨動脈，上殿動脈，閉鎖動脈，下殿動脈，臍動脈，下膀胱動脈，精管動脈(子宮動脈)，中直腸動脈，内陰部動脈が分枝する．[452]

内直筋　**medial rectus muscle；MR**　眼球を内転(内ひき)させる外眼筋の1つ．動眼神経支配を受け，外直筋とともに水平眼球運動に関与．[975]

ナイチンゲール　**Florence Nightingale**　イギリスの近代看護の創始者(1820-1910)．父親から幅広い教育を受け，教養ある人びととの交流を通して社会改良への目が培われた．訓練を受けた新しい看護師の必要性を認識し，31歳でドイツのカイゼルスヴェルト学園で短期間看護の実習を行った．1854年クリミヤ戦争のとき38名の看護師とスクタリに赴き，野戦病院の改革とイギリス兵士の看護に成果を上げた．この活動に感謝した国民からの寄付金をもとに1860年セント・トマス病院にナイチンゲール看護学校を設立．代表的著作『Notes on Nursing(看護覚え書)』には，「看護であるものとないもの」を見分ける新しい判断基準を提示し，一般女性向け(初版，1859)，看護師向け(改訂増補版，1860)，労働者向け(ポケット版，1861)の3種を出版して，健康の守り手である女性たちに呼びかけた．晩年の論文『Sick-Nursing and Health-Nursing(病人の看護と健康を守る看護)』(1893)では，看護の発展の方向性を打ち出し，道は開けると予言した．[240]

ナイチンゲール学説　**Nightingalism**　看護師自身の要求には最小限の個人的配慮を払いながら，看護師の第1の関心は患者の福祉であるという看護師の自己犠牲を強調する考え方．[321]　⇨参ナイチンゲール→2186

ナイチンゲール記章　**Florence Nightingale Medal**　ナイチンゲールが傷病者の看護の向上に献身し，人道博愛精神の高揚に尽した功績を記念して，看護活動に特に功労のある看護師を表彰する目的で与えられる世界最高の栄誉ある記章．スイスの赤十字国際委員会から授与される．第1回の表彰はナイチンゲール生誕100年を記念して1920年に行われ，わが国からは3名の看護師が受章した．その後，ほぼ隔年に，ナイチンゲールの誕生日の5月12日に受章者が発表されている．わが国では当初，赤十字事業に特に功労のあった看護師に受章者が限定されていたが，1953年頃より広く看護界全体から選ばれるようになった．受章者は，毎回最大50人，1992年から男性看護師も対象となった．2009年現在，受章者は世界全体で1,337人，わが国だけで101人にのぼる．[321]

ナイチンゲール誓詞　**Nightingale Pledge**　アメリカ，デトロイト市にあるハーパー病院フェランド看護師訓練学校(1883年開校，その後ハーパー病院看護学校と改称)の校長であったグレッタ L. E. Gletter(1858-1951)の作である．医学生が卒業時に「ヒポクラテスの誓い」をもって医師たる使命と責任を己に誓うことに準じ，1893年に教育委員会がこれを採択し，卒業式で学生がはじめて朗誦したとされる．近代看護の創始者ナイチンゲールに敬意を表し，「ナイチンゲール誓詞」と命名した．グレッタは，学生の訓練期間を18か月から2か年に，さらに3か年(1891)に延長するなど，教育のレベルアップに努めた．誓詞には，卒業生たちが己の職業に忠実であり，この職業を専門職として高める努力をするようにという期待が込められている．誓詞は，アメリカ国内の看護教育機関に広がり，わが国には第二次世界大戦後に導入された．看護職者に求められる倫理的規範として戴帽式で学生により唱和されてきた．[240]　⇨参ナイチンゲール→2186，ヒポクラテスの誓

な

い→2479

ナイチンゲール方式教育パターン educational patterns of Nightingale method ナイチンゲール Florence Nightingale(1820-1910)は，1860年にロンドンのセント・トマス病院 St. Thomas' Hospital 内にナイチンゲール看護学校 The Nightingale Training School and Home for Nurses を創設した．この学校で開始された看護教育の方式をナイチンゲール方式教育パターンまたはナイチンゲール方式という．具体的には，①理論と実践を結びつける教育方法を実施すること，②看護師の手による教育を実施すること，③学生が労働力とならないように病院から財政的に独立すること，④あらゆる宗教や主義から独立して教育を行う方式である．養成コースは2種類に分かれており，1つは下層階級出身の少女を対象に無料で実施した1年コース．もう1つは中上流階級出身の女性を対象にした有料の2年コースで，主に管理者の養成を目的とし，このコースの卒業生はイギリス国内をはじめ，世界中にナイチンゲール方式教育パターンを広める役割を果たした．教育内容は，患者の観察，病室の環境整備，ベッドメーキング，患者食の調理，マッサージ，浣腸，脱腸帯の扱い，手術の付添いなどであった．また，訓練生には物静かで，身だしなみがよく，清潔であり，規律正しい生活をおくるなどの品行方正さが求められるなど看護師としての資質を重視した厳しい訓練も行われた．ナイチンゲール方式教育パターンは，ナイチンゲール看護学校の卒業生によってロンドンを中心としたイングランド内からイギリス全土に広がった．その後，スウェーデン，デンマーク，ドイツ，イタリア，フランス，ベルギーなどのヨーロッパ諸国や，アメリカ，カナダ，オーストラリア，中国，韓国にも伝えられ広がっていった．わが国には1885年，高木兼寛とリード Mary E. Reade によって創設された有志共立東京病院看護婦教育所で導入された．[890] ⇨参ナイチンゲール→2186

内的一貫性 internal consistency ［内的整合性］ 信頼性を示す指標の1つ．内的一貫性による信頼性の測定値としてクロンバック Cronbach の α 係数がよく用いられている．α 係数は，(試験項目数×項目間相関係数の平均)/〔1＋項目間相関係数の平均×(項目数－1)〕で算出される．[980] ⇨参 α 係数→14

内的整合性⇨同内的一貫性→2187

内的妥当性⇨同内部妥当性→2189

内転 adduction ［ADD］ 四肢が前額面内で身体の中心軸方向へ向かって近づく運動．ただし手指では第3中手骨，足趾では第1・第2中足骨間が中心軸となり，それに向かう運動をいう．眼科では眼球が鼻側方向へ回転する運動をいう．[762] ⇨参外転→446，関節可動域→621

ナイトガード night guard 主に夜間睡眠時の歯ぎしりに対して使用されるマウスピース(バイトプレーン，バイトプレートの一種)．上顎あるいは下顎の切縁や咬合面を覆うタイプのものと，上下顎に装着するアクチバトールタイプのものがある．材質的にはソフトタイプ，ハードタイプがある．目的は歯ぎしりにより生ずる咬耗，轢音発生の防止，顎関節を含む顎機能関連組織の保護などである．[608]

ナイト型装具 Knight Taylor brace 腰仙椎部の支持と固定を目的とし，下方の骨盤帯(両端は腸骨稜と大転子の間，後方中央は後上腸骨棘と仙骨下端の間)と上方の横方向にある胸椎バンド(第9-10胸椎レベルで肩甲骨下角より2-3 cm下，側方端は胸郭側方の中線に垂直に位置する)を2本の腰仙椎支柱と2本の側方支柱で連結し，前方には腹部前当てをつけた装具．前屈，後屈，左右に曲げること(側屈)に対する制限が強い．椎間板ヘルニア，分離症，すべり症などに起因する腰痛に用いられる．[840]

内毒素 endotoxin⇨同エンドトキシン→384

ナイトケア night care 精神医学的リハビリテーションの一形態として，昼間の時間に行われるデイケアに対して，夜間に行う精神医学的なケアを指し，ナイトホスピタルともいう．この治療形態では，昼間は通学・通勤をして社会生活を経験している場合には，安心できる居場所を提供し，社会生活を経験することによるストレスや悩みに対応し，病状の変化に対処しうる精神医学的なケアが求められる．そのためには，昼間の勤務体制とは別に専門の治療チームを用意したり，生活時間帯の異なる入院患者とは独立した居室を用意する必要があり，単に夜間を病院で過ごすことではない．[1316] ⇨参ナイトホスピタル→2187

ナイトケアプログラム night care program 24時間の入院治療は必要ないが，定期的に計画された夜間帯の時間を基準にして，治療の目的で病院のサービスを利用する患者のための医療サービス．主に精神障害者の社会復帰を図る目的で，精神科病院などで実施されている．[321]

ナイトスプリント night splint⇨同夜間装具→2836

ナイトホスピタル night hospital ［夜間病院］ モル E. Moll によって始められた精神障害者の社会復帰運動で，昼間は通学・通勤させ，夜間は医療チームによるナイトケアを行う方法．精神科における薬物療法や生活療法の進歩により，精神医学的リハビリテーションの1つとしてこの治療形態が可能になり，1960年代からわが国の精神科病院でも取り入れられている．目的は，昼間には社会生活を経験することで生活圏を段階的に拡大することと同時に，病院に帰ったあと精神医学的なケアを行うというものであり，就労訓練だけが目的となることは避けなければならない．[1316] ⇨参ナイトケア→2187

内軟骨腫 enchondroma 骨髄腔内に発生する軟骨細胞からなる良性腫瘍．通常は単発性で指骨や中手骨に好発．無症状で経過し，X線撮影にて偶然発見されるか，病的骨折を起こし発見される．治療は病巣掻爬と自家骨または人工骨移植が行われる．まれに多発性に発生するが，その場合には内軟骨腫症 enchondromatosis またはオリエ Ollier 病，皮膚血管腫を合併するものはマフッチ Maffucci 症候群と呼ばれる．多発性のものは悪性化の可能性がある．[762] ⇨参軟骨腫→2198

内軟骨腫症 enchondromatosis⇨同軟骨腫症→2199

内軟骨性骨化⇨同軟骨内骨化→2199

内尿道括約筋⇨同内括約筋→2177

内尿道切開術 endourethrotomy 尿道狭窄に対して，尿道内から狭窄部を切開して拡張する方法．内視鏡で狭窄部を観察しながら専用の切開刀で切開する．術前に尿道造影で狭窄の範囲を調べておく．再発の可能性があるので術後長期観察が必要である．[353]

内脳水腫⇨同内水頭症→2184

内胚葉　endoderm⇨参胚葉から発生する器官・組織→2355

内胚葉腫瘍　endodermal tumor　頭蓋内もしくは脊椎内にできる腫瘍．病理組織学上，内胚葉系由来の組織から生じるものをいい，正中線上にできることが多い．[35]

内胚葉洞腫瘍　endodermal sinus tumor⇨同卵黄嚢腫瘍→2901

内麦粒腫　internal hordeolum　いわゆるものもらいの1つ．眼瞼の急性化膿性炎症で，マイボーム腺の感染により生じる．症状は限局性の発赤と有痛性の腫脹でかゆみを伴うこともある．抗菌薬の点眼，内服によって治療し，難治な場合は切開排膿を要する．[651]　⇨参ものもらい→2828，麦粒腫→2365

ナイハ心機能分類⇨同NYHA 心機能分類→89

内破療法⇨同フラッディング→2577

内反　varus　関節の位置異常を表現する用語．関節の近位部と遠位部のなす外側角が正常より開いていれば内反，正常より狭ければ外反という．例えばO脚は内反であり，X脚は外反となる．なお，内反と外反は変形に対して用いる用語であり，内返しと外返しは運動を表す用語である．⇨参外反→452

内反下腿⇨同下腿内反→520

内反股(こ)　coxa vara　頸体角(大腿骨頸部軸と大腿骨骨幹部軸がなす角度)が正常より減少している大腿骨近位部の形態異常．先天性股関節脱臼の乳児期の治療中に起こる大腿骨近位部の骨端線損傷による骨の発育異常に起因するものが代表的であるが，先天奇形，くる病，変形治癒骨折，大腿骨近位部に発生する線維性骨異形成などによっても起こる．また原因不明の幼小児期から進行する内反股 developmental (infantile) coxa vara もある．股関節外転筋不全と脚長差による歩容異常が著しい場合には，大腿骨近位部で外反骨切り術が行われる．[762]

内反歯⇨同歯内歯→1327

内反膝　genu varum⇨同O 脚→92

内反尖足　pes equinovarus, talipes equinovarus　足関節から足部の底屈と足部の内返しを合併した変形を呈する足．麻痺性疾患に起こりやすい足部変形で，痙性麻痺では片麻痺と脳性麻痺，弛緩性麻痺ではポリオ，二分脊椎，腓骨神経麻痺が代表的．変形による歩行障害に対して装具療法が行われるが，腱延長術，腱移行術，骨切り術，関節固定術などが適応となる場合もある．[762]　⇨参内反足→2188

内反足　club foot, talipes varus　足部の内反と内転を合併した変形をいうが，一般的には先天性内反足と同義で使用される．この場合，尖足変形と凹足変形も伴う．原因は，遺伝や胚芽異常などの内因説，子宮内圧迫や狭窄などの外因説，諸説あるが確定していない．発生頻度は1,500人に1人の割合で，男女比は2：1で男子に好発し，両側例が片側例よりやや多い．生下時・新生児期に特徴的な足部の外観(ゴルフクラブのヘッドの形状に似ていることから club foot とも呼ばれる)より気づかれ診断される．解剖学的には，距骨を主とした足根骨の形成不全と配列異常に加えて，足部後方，内方，足底の軟部組織の形成不全と拘縮が合併している．治療は，なるべく早期からギプス包帯による矯正を繰り返し，矯正位が獲得されれば，矯正靴およびデニス=ブラウン Denis Browne 副子などによる装具療法に移行．10歳以降まで治療を要することもまれではない．保存療法による難治例には手術を要する．手術法はさまざまであるが，乳児期には後方解離術および後内方解離術を，年長児には内方解離術，前方および底側解離術，三関節固定術などが行われる．先天性内反足に対し，後天的に内反足変形を呈するものとしては，その原因より麻痺性(神経性)，外傷性，炎症性，瘢痕性などに分類される．これらのうち神経障害による麻痺性内反足の頻度が高く，脳性麻痺や脳血管障害後の片麻痺などにみられる痙性内反(尖)足，ポリオ，二分脊椎，腓骨神経麻痺などにみられる弛緩性内反足などが治療の対象となる代表的なものである．治療の内容は変形の程度により装具療法や種々の手術療法が選択される．[762]　⇨参外転足→446，先天性内反足→1785

内反肘(ちゅう)　cubitus varus　肘関節伸展位で前腕が内方へ向き，肘関節部が外側凸になる内反変形を呈する状態．原因としては小児期の上腕骨顆上骨折後の変形治癒によるものが代表的であるが，まれに先天性の上腕骨滑車形成不全によるものもある．高度変形例で屈曲障害や尺骨神経麻痺を呈することもあるが，大部分は機能障害はなく，肘関節伸展時の醜形とそれに対するコンプレックスが愁訴となる．治療は上腕骨顆上部での矯正骨切り術によるが美容的要素が大きく，手術適応に一定の基準はない．[762]　⇨参外反肘(ちゅう)→452

内皮　endothelium　中胚葉に由来する扁平な細胞の層で，血管，リンパ管，心臓などの内面を覆う．特に血管の内皮細胞からは血管平滑筋の拡張，収縮を調整する物質が産生されるほか，内皮細胞は血液やリンパ液の保持の役割も果たしている．[202,83]

内皮細胞　endothelial cell⇨同血管内皮細胞→903

内皮細胞障害　endothelial injury　動脈の最も内腔面には一層の内皮細胞がある．1980年代に入って血管内皮細胞がさまざまな生理活性物質を産生分泌し，血管の恒常性維持にかかわっていることが明らかになった．一酸化窒素(NO)は内皮が産生する重要な物質で，血管拡張，血小板凝集抑制，平滑筋増殖抑制，活性酸素産生抑制などの作用を有する．内皮細胞障害は高血圧，脂質異常症，喫煙などにより惹起され，動脈硬化進展の原因となる．[1417]

内皮細胞由来弛緩因子　endothelium derived relaxing factors；EDRF　［内皮細胞由来平滑筋弛緩因子］　血管平滑筋は内皮細胞から遊離される各種の収縮物質，弛緩物質により制御されており，内皮細胞由来血管弛緩因子は弛緩物質の1つ．本体は一酸化窒素(NO)であることがわかっており，内皮細胞由来血管弛緩因子を放出させる物質としてアセチルコリンなどがある．内皮細胞以外にも神経細胞，マクロファージなどでも産生され，それぞれ神経伝達，細胞毒性などの作用をもつ．[362]　⇨参血管内皮細胞由来弛緩因子→903

内皮細胞由来平滑筋弛緩因子　⇨同内皮細胞由来弛緩因子→2188

内皮性骨髄腫　diffuse endothelioma⇨同ユーイング肉腫→2846

内フィステル⇨同内瘻(ろう)→2192

内部エコー internal echo 超音波検査法で臓器や腫瘤などの内部を表すエコー．内部エコーにより，臓器などの内部の様子を判断する．(図参照⇒外側陰影→443)[955]

内部環境 internal environment 〔F〕milieu intérieur ［内環境］ 生命現象の単位である細胞を取り巻く環境のなかで，皮膚などで境される個体内部と外部(大気，海水)のうち，個体内部で細胞と直接接触する組織間液などの諸性質を内部環境と呼ぶ．内なる海として，フランスの生理学者ベルナール Claude Bernard(1813-1878)が提唱した概念.[1335] ⇒参外部環境→453

内部記憶装置⇒同主記憶装置→1387

内部寄生虫 endoparasite 宿主の体内に長期間にわたって寄生する寄生虫.[288] ⇒参外部寄生虫→453

内服剤 oral medicine⇒同内服薬→2189

内服指示 ［経口与薬］ 薬剤を口から飲むことを内服といい，その指示を与えること．指示の内容は，患者の姓名，薬物の名称，投与日時，投与回数，投与量，投与方法(内服指示の場合は，経口投与)が記載され，医師の署名が必要．内服指示の場合でも投与日時，投与回数にはいくつかの方法がある．①定時指示：決められた時間に投与し続ける指示，②臨時指示：必要時に出される指示，③1回指示：継続しない1回のみの指示，④即時指示：今すぐ投与する指示，⑤口頭指示：医師の口頭による指示．また，投与時間，回数は飲み忘れ防止予防に1日3回食後が多いが，薬の作用と食事の関係，消化管への影響から食事前・後，食間が選択される．食事と関係なく，内服の必要性，血中濃度保持のためなど，内服する時間が指定される場合がある.[20]

●内服薬と食事の関係

項目	服用時間帯	略語	ラテン語 ドイツ語	使用される薬の例
食前薬	食事前 約30分	a.c. v.d.E.	ante cibum vor dem Essen	食欲増進薬，制吐薬など
食直前薬	食事を始める少し前			血糖上昇抑制薬など
食直後薬	食事後すぐに			
食後薬	食事後 約30分	p.c. n.d.E.	post cibum nach dem Essen	
食間薬	食事後 約2時間	z.d.E.	zwischen dem Essen	胃粘膜保護薬など
就寝前薬	就寝前 (21時頃)	h.s. v.d.S.	hora somni vor dem Schlafen	催眠薬，下剤など
時間薬	一定時間ごと	q.h. (例：q.4h.→4時間ごとに)	quaque hora	抗生物質，化学療法薬など
頓服薬	必要に応じて	p.r.n.	pro re nata	解熱鎮痛薬，発作時に使う薬など

内腹斜筋 abdominal internal oblique muscle⇒参腹斜筋→2536

内服薬 internal medicine, oral medicine ［内服剤，飲み薬，内用薬］ 口から嚥下され食道を通過し，胃で溶解，小腸で吸収され有効成分が目的とする組織で効果を示す薬剤のこと．薬効発揮後は，肝臓で代謝され，胆汁内に入り便中排泄または腎臓から尿として排泄される．内服薬の剤形には散剤，顆粒剤，錠剤，カプセル剤，水剤などがある．①散剤：薬剤を粉末状に製したもの，②顆粒剤：薬剤を粒状に製したもの，③錠剤：薬剤を一定の形状に圧縮して製するか，薬剤を湿潤させて練合物にし一定の形状にするか，一定の型に流し込んで成型して製したもの，④カプセル剤：薬剤を液状，懸濁状，のり状，粉末，顆粒状などの形でカプセルに充塡するか，カプセル基剤で被包成型し製したもので2種類ある(硬カプセル剤，軟カプセル剤)，⑤水剤：薬剤を水で溶かした薬で，懸濁剤，シロップ剤など．なお，舌下錠やトローチ錠は，口腔内で溶解させて作用をねらう薬剤なので，狭義の内服薬には含まれない.[20]

内部障害のリハビリテーション rehabilitation for internal disorder 心臓機能障害，腎臓機能障害，呼吸機能障害，膀胱・直腸機能障害，小腸機能障害の5つを内部障害と総称する．この中で医学的リハビリテーションの主な対象は心臓機能障害と呼吸機能障害である．呼吸機能障害に対するリハビリテーションの目標は原因となる病変の進展阻止と残存する呼吸機能の効率的な活用，体力の回復，家庭・社会生活への復帰とその持続である．心臓機能障害のリハビリテーションでは，運動療法を主体とした身体活動量の維持，危険因子の軽減，除去のための指導，精神的・心理的ケアなどが行われる.[525]

内部照射 internal irradiation 放射線源を身体内部に入れて照射する方法．高い線量の放射線を病変部に集中して照射することができ，周囲の正常組織への照射を最小限に抑えることができる.[1127]

内部精度管理 internal quality control；IQC 臨床検査の精度管理は内部精度管理と外部精度管理(外部精度評価)に大別される．このうち検査室で行われる検査管理のことを内部精度管理といい，検査の基礎的な管理データを用いた方法と患者データを用いた方法がある．前者は主に測定の工程を管理し，後者は測定値の矛盾や時系列変化の比較から検体のとり間違えなどをチェックする.[556]

内部妥当性 internal validity ［内的妥当性］ 特に実験研究において問題とされる妥当性で，実験で得られた結果が，どの程度意図した実験操作を反映したかを表す概念．ある実験が計画されたときに，被験者が実験者の意図をあらかじめ知っていた場合，実験者への協力のために実験操作よりも仮説に合致するようふるまっていたとしたら，内部妥当性は低くなる.[980] ⇒参外部妥当性→454

内部標準法 internal standard 主に金属の測定の際に安定した測定を行うために用いる方法．標準液に，測定しようとする金属元素以外の近縁の金属元素を加えておき，これも同時に分析することによって，測定のばらつきを抑えようとするもの．例えば炎光光度法によるナトリウムやカリウムの測定には，リチウムやセシウムなどを内部標準物質として用い，測定元素により発光した光と内部標準物質により発光した光を電気的に補正することで，ガス圧の変化，炎の変化，噴霧の変化などに起因する測定のばらつきが抑えられる.[556]

内分泌　internal secretion　［エンドクリン］　外分泌 exocrine secretion に対する用語．1859年にベルナール Claude Bernard（1813-78，フランスの生理学者）は，組織がその産生物質を導管 duct によらず，直接血液（体液）中に分泌する現象を内分泌と呼んだ．細胞でつくられた物質が，導管によって分泌されず，直接血行を介して遠隔部位の細胞に作用する形式．内分泌を行う腺を内分泌腺 endocrine（ductless）glands，その分泌物をホルモンと呼ぶ．[1047]　⇨参分泌→2608

内分泌攪乱（かくらん）**化学物質**　endocrine disrupting chemical，endocrine disrupting compound⇨同環境ホルモン→582

内分泌攪乱（かくらん）**物質**　endocrine disruptor　生体の恒常性，生殖，発生，あるいは行動に関与する種々の生体内ホルモンの合成や貯蔵，分泌，体内輸送，結合，そしてそのホルモン作用そのもの，あるいはそのクリアランスなどの諸過程を阻害する性質をもつ外来性の物質．エストロゲン様作用，抗男性ホルモン作用，甲状腺ホルモン阻害作用をはじめ，神経-内分泌-免疫系を攪乱する可能性がある．[1047]　⇨参環境ホルモン→582

内分泌機能検査　endocrine function test　ホルモン分泌の制御は，上位中枢と下位標的器官の二重支配を受けており，さらに厳密な負のフィードバック機構が備わっている．つまり，1つのホルモンの異常は，その調節にかかわる上位中枢と下位標的器官の異常を続発させることになるが，症状は類似しており，血中ホルモン値をある一点で測定しただけでは鑑別は困難である．その鑑別のために行われる検査．①各ホルモンの基礎分泌量の日内変動をはじめとし，②放出ホルモンを使用した刺激（負荷）試験〔甲状腺刺激ホルモン放出ホルモン（TRH）負荷試験，コルチコトロピン放出ホルモン（CRH）試験，ゴナドトロピン放出ホルモン（LH-RH）試験〕，③負のフィードバックの抑制試験（例：デキサメタゾン抑制試験）など多岐にわたる．[444,907]　⇨参負のフィードバック→2567

内分泌性高血圧　endocrine hypertension　二次性高血圧の中で内分泌性疾患に伴う高血圧の総称．満月様顔貌や中心性肥満，皮膚線状を特徴とし，コルチゾールやACTH（副腎皮質刺激ホルモン）の分泌亢進が原因とされるクッシング Cushing 症候群，低カリウム血症を伴いアルドステロンの分泌亢進が原因とされる原発性アルドステロン症，発作性高血圧や頭痛，頻脈を特徴としカテコールアミン産生亢進が原因とされる褐色細胞腫などがある．その他，甲状腺機能亢進症，先端巨大症などに伴って高血圧がみられる場合もある．内分泌性高血圧は原疾患の治療も重要．[104]

内分泌性精神障害　psychosis associated with endocrine disorder　種々の内分泌疾患に伴う精神障害の総称．症状は基礎疾患の重症度と経過によって異なる．急性重症例では外因反応型，慢性重症例は脳器質性症候群を呈する．軽症例では内分泌系ごとの個別症状とともに，次のようなブロイラー Manfred Bleuler（1903-94，スイスの精神科医）のいう内分泌精神症状群が共通して認められる．つまり，欲動（食欲，性欲，睡眠欲），発動性（亢進か低下），気分〔うつ（鬱），躁，不快〕の異常を呈する．慢性化して一種の人格変化と思われる状態を呈することもある．甲状腺，副甲状腺や副腎の機能異常に伴うことが多い．甲状腺機能亢進症では集中力低下，感情の不安定化が認められ，躁病的にみえる場合もあるが，患者は不安，抑うつに傾くことが多い．甲状腺クリーゼでは錯乱，せん妄，昏睡をきたす．甲状腺機能低下症患者は，運動が遅鈍で感情表出に乏しく知的能力も低下する．初老期認知症として見逃されていることが多い．抑うつ，不安，精神的攪乱，妄想，幻覚を伴うこともある．副甲状腺機能亢進症では，カルシウム値上昇の影響で昏迷やせん妄状態が生じることがある．一方，クッシング Cushing 症候群やステロイド製剤投与中などにも高頻度に精神・神経症状をきたす．抑うつ気分，意欲低下，ときに統合失調症様症状をきたすこともある．アジソン Addison 病でも活動性の低下や抑うつ状態がみられる．[385]

内分泌腺　endocrine gland　導管のない閉塞腺で，分泌物を上皮の外方へ放出することができず，近くの血管またはリンパ管の中に流し込む．この分泌物をホルモンといい，少量で他の器官または器官系に作用し，生体のホメオスターシス（恒常性）維持に重要な役割を果たす．甲状腺や下垂体中間部では，内分泌腺は閉鎖した小胞を形成する．副甲状腺，下垂体前葉，副腎皮質，膵臓ランゲルハンス Langerhans 島では細胞索を形成する．このほかの内分泌器官として胸腺，松果体，精巣，卵巣がある．各ホルモン相互の作用には協力的に働く場合と拮抗的に働く場合とがある．ある種のホルモンは他の内分泌腺に作用して，その分泌を促進または抑制する．例えば下垂体前葉から分泌する甲状腺刺激ホルモン（TSH）は甲状腺のサイロキシン分泌を促進し，逆にサイロキシン過剰の場合は下垂体 TSH の分泌は抑制される．[778]　⇨参外分泌腺→454

●主な内分泌腺

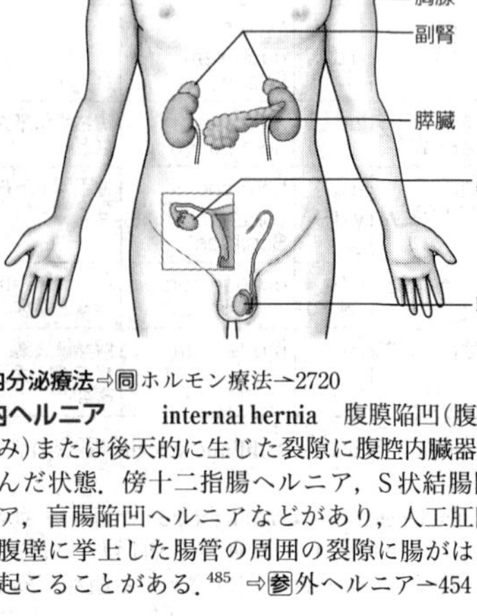

松果体
視床下部
下垂体
甲状腺
上皮小体
（甲状腺の背側）
胸腺
副腎
膵臓
卵巣（女性）
精巣（男性）

内分泌療法⇨同ホルモン療法→2720

内ヘルニア　internal hernia　腹膜陥凹（腹腔内のへこみ）または後天的に生じた裂隙に腹腔内臓器がはまり込んだ状態．傍十二指腸ヘルニア，S状結腸陥凹ヘルニア，盲腸陥凹ヘルニアなどがあり，人工肛門患者では腹壁に挙上した腸管の周囲の裂隙に腸がはまり込んで起こることがある．[485]　⇨参外ヘルニア→454

内包 internal capsule 大脳皮質から視床，脳幹，脊髄へ向かう遠心性線維と視床や脳幹から大脳皮質に向かう求心性線維の通路をなす非常に大きな神経線維の集合体．遠心性線維と求心性線維は互いに大まかに分離しており，前方部では尾状核頭部と被殻の間を分離するように貫き，後方ではレンズ核と視床の間を通過する．水平断では前方部(前脚)は前頭葉への入出力線が走行し，後方部(後脚)は後頭葉，側頭葉，頭頂葉への入出力線維が走る．前脚と後脚の移行部は屈曲し内包膝を形成する．膝部とその周辺には中心溝前後の大脳皮質への入出力線維が存在する．内包後脚には体部位局在が認められる．[1043] ⇨参錐体路→1622

内方回旋 intorsion 眼球が鼻側へ回旋すること．[1601]

内包性片麻痺 capsular hemiplegia 内包が障害されて生じる対側の痙性麻痺をいう．内包はごく狭い部分で錐体路，錐体外路がこの部分を密集して走っている．皮質延髄路も障害されると，対側の顔面・舌麻痺がみられる．対側の麻痺は最初は弛緩性麻痺であるが，数時間から数日後には痙性麻痺となる．慢性期にはウェルニッケ・マン姿勢 Wernicke-Mann posture がみられる．内包は吻側から足，体幹，手，顔面と背側に向かって錐体路が並んでおり，障害部位により症状が多少異なる．[1245]

内包的定義 connotative definitions ポール・ロワイヤル Port-Royal 論理学によれば，定義には「内包的定義」と「外延的定義」の2つがある．内包的定義というのは，定義するもの(以下Xとする)に属するすべてのもののなかから共通する性質，特徴をさがし出し，それを定義とするもので，外延的定義というのは，Xに属するものを列挙し，その集合を定義とするもの．[446] ⇨参外延的定義→427

内方偏位 esodeviation 眼球が正常よりも内側に偏位した状態．眼窩内壁の骨折や，外方からの腫瘍の圧迫などで起こりうる．[1153]

内膜 tunica intima，intima 中空器官(臓器)の最内層，内腔に面する部位を表す用語．脈管系(動脈，静脈，リンパ管)の内膜は単層の扁平上皮細胞である内皮とそれを裏打ちする薄い結合組織からなる．また，子宮では子宮の粘膜層を子宮内膜という．さらに，卵巣の卵胞を取り巻く結合織性の卵胞膜では，内卵胞膜を卵胞の内膜ということがある．[1044]

内膜肥厚 intimal thickening 粥状(アテローム性)動脈硬化症によくみられる現象．血管内膜に脂肪が巣状に沈着し，血管平滑筋細胞の増殖による線維性肥厚がみられる．[485] ⇨参アテローム性動脈硬化症→163

内網装置⇨同ゴルジ装置→1132

内有毛細胞 inner hair cell 内耳らせん器を構成する感覚細胞の1つで，上端に3列に並んだ聴毛を有す．形は上部が狭まったフラスコ形をしており，周囲は内有毛細胞を支持する細胞群に接する．構造は外有毛細胞とほぼ同じであるが，外有毛細胞よりも感受性が少ない．下方では主に求心神経線維とシナプスを形成する．[211]

内容的妥当性 content validity 尺度の項目が，測定すべき領域をどの程度適切にカバーしているかどうかを示す概念．質問のねらいや目標をはっきりさせ，質問の領域(枠組み)を明確に定めてから，質問内容に偏りがないように計画的に質問項目を作成すれば，内容的妥当性の高い尺度となる．[980] ⇨参妥当性→1921

内容分析 content analysis 質的研究方法による分析方法の1つ．叙述的・質的資料(質的データ)を扱う方法であるが，客観的，系統的，数量的な方法で分析を目指す研究スタイル．対象とするデータは日記，手紙，演説，対話，報告書，書物，論文，その他の言語的表現などである．分析を行う過程では，研究者は記録する変数または概念，内容の単位 unit を選択する．もう1つの単位として項目 item がある．より科学的妥当性の高い分析操作のためには，これらの内容の単位を分析するカテゴリーシステムの開発が必要となる．質的データを数量化する最も一般的な方法は，各カテゴリーに記録された頻度をカウントしたり，コーディングスキーマであげられた概念がデータ中にあるかどうかを調べる方法がある．この技法は既存の資料を用いて研究できる点において便利かつ効率的である．ただし主観が入り込む危険性があること，こまごまとした単調な作業が多量に必要になるといった特徴がある．[597] ⇨参エスノグラフィー→360，グラウンデッドセオリー→823，質的研究→1317

内用薬 oral medicine⇨同内服薬→2189

内用療法 internal use of unsealed source ［非密封線源治療］ 放射性医薬品を用いた核医学的治療．放射性同位元素あるいはそれを標識した医薬品を経口的にあるいは経静脈的に体内に投与し，病巣に集中させて体内から選択的に放射線照射を行う．外部照射治療に比べ，低線量率かつ持続照射となり生物学効果が異なる．利点は，癌病変の部位や個数にかかわらず治療できること．ヨウ素131(^{131}I)は甲状腺機能亢進症や甲状腺癌の治療に用いられ，その治療効果は高いとされている．[1127]

内リンパ endolympha，endolymph 内耳の膜迷路中に存在する液体．内リンパは高濃度のカリウムと低濃度のナトリウムを含み，細胞内液に似た組成を有する．蝸牛で測定される種々の電気反応のうち，蝸牛内リンパ電位(EP)と内リンパの特殊なイオン構成は密な関係があるといわれており，カリウム濃度の維持のために，蝸牛内リンパ電位が創出されているという説もある．[98] ⇨参外リンパ→462

内リンパ管 endolymphatic duct 内耳膜迷路の耳石器(球形嚢)から出て内リンパ嚢へ至る管．途中，骨組織に囲まれた部分では狭くなっている．[98]

内リンパ水腫 endolymphatic hydrops メニエール Ménière 病に特徴的な内耳病変で，ストレスや感染などの種々の誘因により内リンパ液が過剰産生あるいは吸収障害をきたした状態をいう．この状態は主に球形嚢と蝸牛管に著しく起きるため，膜迷路が拡張し，ライスネル Reissner 膜の転位が認められる．メニエール病すなわち内リンパ水腫と定義されることもある．[451] ⇨参メニエール病→2804

内リンパ電位 endolymph potential 蝸牛の鼓室階や前庭階に対して，中央階がもつ正の電位のことで，相対的に80 mVほど高い．これは中央階の血管条壁細胞のもつイオンの能動輸送による．また蝸牛の中央階は，高カリウム(K^+)，低ナトリウム(Na^+)，低カルシウム(Ca^{2+})を基本組成とする内リンパで，鼓室階や前庭階は一般的な体液組成の外リンパで満たされている．この中央階の特殊なイオン組成も血管条壁の働きによるものである．[1230]

内リンパ嚢 endolymphatic sac 錐体骨の後表層部の骨間隙ならびに後頭蓋窩の硬膜内側に位置する内リンパ管の末端部をいう．解剖学的な特徴から近位部，中間部，遠位部の3つの部位に分けられ，内リンパ管によって内耳膜迷路の耳石器(卵形嚢，球形嚢)とつながっている．機能は内リンパ液の吸収であると推定されるが，最近では内耳の免疫能との関連も指摘されている．[211]

内瘻(ろう) internal fistula ［内フィステル］ 体内の管腔臓器間や組織間に生じた異常な経路で，体表面に開口しないものをいう．炎症や悪性腫瘍による癒着から穿孔を起こす場合が多く，他に先天性や外傷性の内瘻もある．治療としては瘻を切除し，各臓器の瘻孔を縫合閉鎖する．[485] ⇨参外瘻(ろう)→462

ナイロンタオル皮膚炎 nylon towel dermatitis⇨同摩擦黒皮症→2733

長崎養生所 江戸末期に建てられた日本最初の西洋式病院．日本人医師を相手に系統的な医学教育を行う(長崎)医学所(のち精得館，現長崎大学)を併設．1857(安政4)年，長崎にオランダ人青年医師ポンペ Johannes L.C.Pompe van Meerdervoort(1829-1908)が来日して以来，医学教育は長崎大村町の医学所，患者診察は小島の養生所で行われていたが，次第に手狭になってきたため幕府に長崎養生所と医学所の建設を申請．1861(文久元)年3月に設立が許可された．建設用地は小島郷字佐古の畑の中であった．医学所と養生所は同年8月17日に開院．幕命により，屋根には日章旗とオランダ国旗がひるがえっていた．養生所には8部屋の病室があり，ベッド数は124床，隔離病室と手術室が4部屋，薬品と器械そして図書を備えた部屋が1つ，調理場と浴室，散歩用の庭園などが完備された本格的な西洋式の病院であった．患者は日本人のほかに，長崎に入港する外国人も受け入れた．貧富の差別なく医療が行われ，入院させたため，まだ身分制度のある封建制度のもとでは，いろいろと不便が生じたという．日本側医師の代表は幕臣の松本良順〔1832-1907(天保3～明治40)〕で，最初のころからポンペを手伝っていた．1862(文久2)年9月にポンペは5年間滞在した長崎を去り，そのあとボードウィン Antonius F.Bauduin(1822-85)やマンスフェルト Constant G.van Mansvelt(1832-1912)が教鞭をとった．また松本良順のあと，緒方洪庵〔1810-63(文化7～文久3)〕の適塾出身の長與専斎〔1838-1902(天保9～明治35)〕が校長として就任したことは有名．[503]

長さ-張力曲線《筋の》 length-tension curve ［張力長さ図］ 静止時に筋の長さが一定のまま収縮(等尺性収縮)させると張力が発生するが，その張力は筋の長さによって異なる．筋の長さをかえて発生する等尺性収縮を活動張力と呼び，これを記録し得られる曲線．筋肉を引き伸ばすと発生する張力，すなわち戻ろうとする張力を静止張力と呼び，活動張力と静止張力の和が全張力である．[97]

長島愛生園 National Sanatorium Nagashima Aiseien 長島という瀬戸内海の小島に，1930(昭和5)年に竣工した日本最初の国立ハンセン病療養所(岡山県瀬戸内市邑久町虫明)．初代園長はハンセン病予防と撲滅に生涯をかけた光田健輔〔1876-1964(明治9～昭和39)〕．1931(昭和6)年に多磨全生園から転園した患者85名で開園した．その後，設備を拡充し，福祉施設を充実させ，日本の代表的なハンセン病療養施設として続いている．1940(昭和15)年「らい予防法」による隔離政策のなかでハンセン病患者の収容・救済に献身的に働き病に倒れた女医小川正子〔1902-43(明治35～昭和18)〕の愛生園訪問記『小島の春』がベストセラーとなり，のちに映画化された．[654]

永田徳本 Nagata Tokuhon 室町後期から江戸初期にかけての医師〔1513頃-1630(永正10頃～寛永7)，生没年には諸説が存在〕．名は徳本，号は知足斎，乾室(乾堂)，茅庵．出身地は三河，信濃，美濃，甲斐と諸説あり，死没地も甲斐，信濃の両説がある．はじめ羽州の医残夢に医を習い，次いで渡明の僧医月湖の弟子である月鼎(または月湖の門人王哲)に学んだと伝えられる．古方派の興隆以前に「傷寒論」を信奉し，攻撃療法を用いたというが，真偽未詳．牛に乗り「甲斐の徳本，一服18文」と薬を売り歩き，徳川秀忠を治療したときも18文しか受け取らなかったという伝説がある．著書やその遺方を伝える書として『医之弁』『徳本翁遺方』『梅花無尽蔵』『針灸極秘伝』『徳本翁十九方』などがあるが，いずれも江戸後期に突如出現して刊行されたものが多く，徳本の著とするには問題が多い．[1355]

長與専斎 Nagayo Sensai 江戸末期から明治初期にかけての医師〔1838-1902(天保9～明治35)〕．内務省衛生局初代局長として1875(明治8)年から17年間在任し，日本の衛生行政の基礎を築いた．大村藩(現長崎県)の藩医，長與俊達の養子の中庵の子として生まれ，4歳のときに父を失う．専斎が17歳のとき，当時各地で流行していた痘瘡(天然痘)の予防・治療に苦闘していた祖父の俊達は，その克服のために，蘭学導入の必要性を痛感し，孫の専斎を大坂の緒方洪庵の適塾に入門させた．数年後に帰郷し，長崎で蘭医ポンペ Johannes L. C. Pompe van Meerdervoort について医学を学び，その後一時故郷に戻り家業を継いだが，藩命により再び長崎におもむき，ポンペの後任のボードウィン Antonius F. Bauduin，マンスフェルト Constant G. van Mansvelt に西洋医学を学ぶとともに，精得館頭取として後進の指導にあたった．1871(明治4)年に上京，同年，岩倉具視が特命全権大使を務める使節団に随行して欧米各地を歴訪．1873(明治6)年に帰国後，文部省医務局長となったが，欧米で見聞した衛生行政の日本への定着を目指して内務省に衛生局を設け初代局長に就任した．医制を制定し，医師・薬舗の開業試験制度を導入．また，防疫・検疫制度の導入，東京司薬場(現在の国立医薬品食品衛生研究所)，牛痘種継所の創設の他，大日本私立衛生会を発足させ，衛生思想の普及に尽力した．このような功績によって晩年男爵となり，64歳で死去．晩年自伝として書き遺した『松香私志』が，没後遺族により出版された．[1120]

流れ図⇨同フローチャート→2593

流れの剝離 flow separation 血流などにおいて，流管が急に拡張するところで流れが管壁より離れること．この領域では渦が形成される．[955]

泣き入りひきつけ breath-holding attack ［**憤怒痙攣，息止め発作**］ 乳幼児にみられる病態で，欲求不満などの情緒的刺激，あるいは驚愕，痛みなどの刺激が誘因となり，啼泣が先行したあと，急激な呼吸停止，蒼白またはチアノーゼ，意識喪失，後弓反張，間代痙攣などの特有の症状が現れる．生後6-18か月に始まることが多く，2歳以降の初発は少ない．臨床発作像によりⅠ型(青色失神)，Ⅱ型(白色失神)に分けられる．発作時の脳波ではⅠ，Ⅱ型とも急性脳虚血の典型的脳波所見を示す．発作時，Ⅰ型の20%，Ⅱ型の60%に2秒以上の心停止を認める．てんかんとの鑑別が重要．6歳までに90%は自然に発作は消失し，予後は良好．[1631]

泣き声 cry ［**啼泣**］ 言語が未発達な乳児もしくは前幼児期の児は，泣いて訴えることが重要なコミュニケーション手段であり，生後1か月頃には養育者の多くが，空腹，眠気，不快など泣き声の原因が理解できるようになるといわれる．児の泣き方とその原因は以下のように分析することもできる．①空腹：はじめは間をおいて悲しそうに泣き，徐々に訴えるように激しく泣く，②眠気：目を細めてつぶやくように泣く，③不快：小刻みにあえぎながら，その後こらえるようにして泣く，④かゆみ：頭や背中を枕やふとんにこすりつけるようにして泣く，⑤痛み：手足を縮めるようにして激しく大声で泣く．また耳疾患がある場合は耳たぶを手でひっかくようにして泣き，消化器疾患では断続的に繰り返し泣くと同時に嘔吐したりする．近年では，泣き声の周波数および波形を解析して，泣き声の原因を推定する研究も行われている．[1631]

ナグビブリオ食中毒 non-agglutinable vibrio food poisoning ［**NAGビブリオ食中毒，NAGビブリオ感染症**］ 生物学的・生化学的性状ではコレラ菌と区別できないが，コレラ菌に特有なO-1抗原やO-139抗原を保有していない一群の菌(*Vibrio cholerae* non-O-1)をナグビブリオという．この一群の菌による食中毒で，下痢，嘔吐，腹痛などがみられる．便から菌を分離して診断する．ナグビブリオに含まれる菌は主に汽水域に生息しており，汽水域で採れた魚介類の経口摂取で感染することが多い．[288] ⇨参細菌性食中毒→1152，コレラ→1136

梨子地眼底 mottled fundus 眼底後極部から赤道部をこえ，びまん性に小顆粒状の黄褐色の色素斑が多数みられる眼底所見．網膜色素線条症との関連が考えられている．[1309]

ナショナルミニマム national minimum 明確な定義はないが，国が社会保障などの公共政策によって，すべての国民に無差別平等に保障する最低限度の生活水準を意味する．イギリスにおいて1897年にウェッブ夫妻 Sidney & Beatrice Webbの『産業民主制論』により提唱されたのが最初で，賃金・労働時間・安全衛生などの労働者生活全搬にわたる最低限度の規定で，産業上の能率を高めるためのものとされた．その後，意味と内容が拡大され，1942年のベバリッジ Beveridgeの報告『社会保険および関連サービス』で具体的に政策目標として示された．わが国では「日本国憲法」第25条の生存権の保障としての規定が規範的概念としてのナショナルミニマムとされており，その水準と内容は，経済・社会構造の変化に応じて変動する．この概念は，国土の均衡ある発展という概念と統合され，国民が全国どこでも同等の公的サービスが受けられる状況を意味する言葉として用いられている．[457] ⇨参ベバリッジプラン→2629

那須・ハコラ病 Nasu-Hakola disease ［**膜性脂肪ジストロフィー**］ 1970年那須毅らとハコラ Hakolaらが別々に記載したもので，成人に発症し，脳のズダン好性白質ジストロフィー様病変に，骨髄その他の脂肪組織の膜嚢胞性病変ないし膜様構造物の形成がみられる疾患．進行性の認知症と病的骨折がみられ，脂質代謝異常が推定されている．原因，治療法ともに不明．[1245]

ナス法 Nuss procedure ナス Donald Nussにより開発された漏斗胸に対する胸骨挙上術の方法．ゆるく彎曲したU字型の金属バーを両側の肋間から胸骨下に通し，バーの凸型部分が腹側となるように固定する．バーは約2年後に抜去する．従来法に比べ手術時間が短く，術創も小さい低侵襲手術である．特に小児例で有効．[1633]

ナソロジー gnathology⇨同咬合学→998

ナチュラルキラー細胞 natural killer cell；NK cell ［**NK細胞**］ T細胞やB細胞のマーカーをもたないリンパ系細胞の一種．前感作や活性化などの免疫応答なしにある種の腫瘍細胞を傷害する働きが同定されたことより命名された．しかし，現在ではウイルス感染の初期段階で感染細胞を傷害したり，抗体依存性細胞傷害 antibody dependent cell cytotoxicity(ADCC)において重要な働きをしたりすることなどが明らかになってきた．T細胞，B細胞のマーカーは発現していないが，CD 11 bやCD 56などの表面抗原とともにインターロイキン2や各種インターフェロンに対する受容体を発現し，これらで活性化される．単核細胞で必ずしも一種類の細胞ではないと考えられている．大部分は細胞質に大型の顆粒を有する大型顆粒リンパ球(LGL)で，ウイルス感染阻止機能や抗腫瘍活性をもつ．[1221] ⇨参顆粒リンパ球増加症→556，キラーT細胞→785，大顆粒リンパ球→1863

ナチュラルキラー細胞活性 natural killer cell activity ［**NK細胞活性**］ ナチュラルキラー細胞の細胞傷害性作用を測る尺度．通常は，ナチュラルキラー細胞を含むと思われるリンパ球分画を同位元素で標識した白血病細胞株K 562と混合培養し，傷害された細胞から培養上清中に流出してくる同位元素量を測定することで知ることができる．生理的には男性のほうが女性より高く，思春期にピークを示し，運動により上昇することが知られている．癌や自己免疫疾患，後天性免疫不全症候群(AIDS)，チェディアク・東 Chédiak-Higashi症候群，ステロイド投与時などには低下する．[1221] ⇨参ナチュラルキラー細胞→2193

ナチュラルキラー細胞白血病 ⇨同アグレッシブNK細胞白血病→145

捺印細胞診 impression cytology 生検材料や外科的切除標本(主に腫瘍)そのものを直接スライドグラスに押し当てて，細胞を付着させ，固定，染色を経て顕微鏡的に観察・診断する検査のこと．脳腫瘍，軟部腫瘍，卵巣腫瘍などでしばしば行われる．捺印細胞診は迅速に行え，術中診断に用いることが可能である．また，腫瘍の種類によっては正確に良悪性や組織型を判定できる．乳癌，胃癌のセンチネルリンパ節生検の際に，リンパ節への癌転移の有無を術中に捺印細胞診を用いて診断している施設もある.[361,992] ⇨参スタンプ標本→1641

夏かぜ　summer minor illness　夏季に流行するかぜ症候群. 一般的に夏の高温・高湿度の環境で増殖しやすいウイルス(コクサッキー, エコー, エンテロ, アデノなどのウイルス)が原因のことがある. ヘルパンギーナ, 咽頭結膜熱(プール熱), 咽頭炎, 手足口病も夏かぜの範疇に入る. 乳幼児や老人などの元来抵抗力が弱い人がかかりやすく, 症状としては高熱, 発疹, 口内炎, 嘔吐に加えて, 下痢などの胃腸症状や脱水もみられることがある. 安静と水分補給が重要であるが, 肺炎や無菌性髄膜炎などの合併症を併発して重症化することもあるので注意が必要である.[234]

夏型過敏性肺臓炎⇨参アレルギー性肺炎→198

ナックルベンダー　knuckle bender　母指を除く4指の中手指節(MP)間関節を屈曲位に保持する装具. 手内在筋の麻痺や拘縮によるMP関節屈曲不能例, 伸展拘縮例の治療に使用. また, 指節間関節の伸展拘縮の治療に用いられる小型のものは指小型ナックルベンダーという.[762]

ナッティング　Mary Adelaide Nutting　カナダのケベック出身(1858-1948). 音楽・美術教育を受けたのち, イサベル=ハンプトン=ロブの監督するジョンズ・ホプキンズ看護学校の第1期生となる. ロブの後継者として同校の校長となったのち, コロンビア大学ティーチャーズカレッジの病院管理コースの家政管理学(のちに看護師教育学)の教授に就任. 世界初の看護学の大学教授であり, 1925年までにその職にあった. のちにラビニア=ドック Lavinia L. Dock とともに『History of Nursing(看護史)』全4巻を著す.[1236]

ナットクラッカー現象　nutcracker phenomenon　［くるみ割り現象］　左腎静脈が腹部大動脈と上腸間膜動脈との間にはさまれ, 圧迫を受けるために左腎静脈がうっ滞し拡張する現象. 左腎静脈は, 通常腹部大動脈の前方, 上腸間膜動脈の後方を横行し下大静脈へ至り, 右腎静脈より長い. このような解剖学的特徴により, 左腎静脈は周囲臓器より圧排伸展を受けやすくなっている. 腹部大動脈と上腸間膜動脈の距離が短いと左腎静脈は圧迫を受け, 静脈血のうっ滞が生じる. 腎静脈うっ滞による静脈圧亢進のため血尿を呈するが, 腰静脈や精巣(卵巣)静脈などの側副血行路が完成すると自然に血尿が消失することもある. 1972年デシェッパー A. M. DeSchepper が特発性(本態性)腎出血患者に対して静脈造影検査を施行し, 命名.[30] ⇨参特発性腎出血→2148

夏ばて　summer prostration⇨同夏負け→2194

夏負け　summer exhaustion　［夏ばて］　夏の暑さのためにからだが衰弱すること. 医学用語ではない. 症状としては, 胃腸症状として食欲不振, 下痢など, 全身症状として血圧低下, 下肢の疲れや浮腫など, 不定の神経症状として頭痛, めまい, 不眠などがみられることがある. 治療としては, 生活面では休養, 睡眠, 栄養, 冷房などに注意すること, 胃腸障害などがあればその治療および予防を行い, 必要により栄養剤の補給や点滴療法などの対症療法を行う.[1278]

ナトリウム　sodium　〔L〕Natrium；Na　［Na］　元素記号がNa, 元素番号が11, 原子量が22.99のアルカリ金属族に属する金属. 間質液中の主電解質で, 浸透圧の維持に不可欠であり, 生活細胞の透過性を増すように働いている. 唾液や胃液, 膵液などの分泌物の主要成分でもある. さらに血量の保持, 体液の貯蔵, 皮膚および腎臓からの排出に関係があり, これらのナトリウム代謝は副腎皮質ホルモンによって調節されている. ナトリウムは興奮性の原形質の作用に不可欠なことが知られており, 神経内を興奮が伝わるときにはその内部の K^+ と外部の Na^+ とが交換される.[362]

ナトリウム依存性高血圧　sodium-dependent hypertension⇨同食塩感受性高血圧→1470

ナトリウム依存性リン酸塩輸送　sodium(Na) dependent phosphate transport　生体の交換可能なリンはほとんどすべて腎臓によって調節され, 糸球体濾過された80%が近位尿細管で, 20%が遠位尿細管や集合管で再吸収される. 近位尿細管のリン再吸収の律速段階は管腔側にある $2Na/HPO_4$ 共輸送担体である. 基底膜側にある Na/K-ATPase が形成するナトリウム(Na)の細胞内外の濃度差に依存して, 管腔側から Na とともに HPO_4 が細胞内に入る. 細胞内・管腔内水素イオン濃度, 活性型ビタミンDなどによる本輸送体の調節がリン代謝調節機構の中心となる.[493]

ナトリウムエスケープ現象　sodium(Na) escape phenomenon　原発性アルドステロン症ではナトリウム(Na)再吸収増加により体内にナトリウムが貯留しても臨床的には浮腫を生じない. これはナトリウムが排泄される機序が働くためで, ナトリウムエスケープ現象と呼ばれる. アルドステロンが過剰になっても, 体液量の過剰という因子がレニン・アンギオテンシン・アルドステロン系に抑制的に作用し, 糸球体濾過値の増加, 近位尿細管でのナトリウム再吸収の抑制などが起こるためと考えられている.[493]

ナトリウム過剰症　sodium retention　体内のナトリウムが過剰に多くなった状態. ミネラルコルチコイド過剰症やクッシング Cushing 症候群, 浮腫性疾患のため腎臓からのナトリウム排泄が減少した場合と, 経口的過剰摂取もしくは経静脈的に過剰投与された場合がある.[493] ⇨参高ナトリウム血症→1047

ナトリウム-カリウム〔依存性〕ATPアーゼ　Na-K〔dependent〕ATPase, sodium-potassium〔dependent〕adenosine-5′-triphosphatase　［Na-K〔輸送〕ATPアーゼ］　高等動物細胞膜に存在するATP加水分解酵素で, Na^+, K^+ を能動輸送する酵素. 細胞の電気的活動, 物質の共輸送などに必要な細胞内の高 K^+ 濃度, 細胞外の高 Na^+ 濃度を維持する重要なナトリウムポンプである. その活性には Mg^{2+} を必要とし, Na^+ と K^+ の両者が存在するとき, ATPをADPと無機リン酸に加水分解する. 細胞膜中では脂質二重層中に常に一定の方向を保って存在し, 活性中心は細胞内面に存在し, 生産物であるADPと無機リン酸も常に細胞質側に存在する. 強心配糖体のウアバインは Na^+ の能動輸送とともに本酵素の作用を強く抑制する.[402]

ナトリウム欠乏症　sodium depletion　体内のナトリウムが欠乏した状態. 経口摂取不能によるナトリウム欠乏のほかに, 副腎皮質機能低下症, 塩類喪失性腎炎, 利尿薬投与などが原因となる. 腎不全では腎臓からのナトリウム排泄が増加するため，ナトリウム欠乏を起こしうる．腎外からの喪失では，嘔吐，下痢，消化液ドレナージなどの消化管からのナトリウム喪失が多い．腸閉塞時の腸管内の体液貯留や，大量出血による体液喪失，発汗や熱傷による皮膚からの喪失でもみられる．[493] ⇨参低ナトリウム血症⇀2052

ナトリウム制限食 reduced salt(sodium) diet⇨同減塩食⇀937

ナトリウム説⇨同イオン説⇀217

ナトリウム定量法 quantitative analysis of sodium 血液中や尿中のナトリウム濃度を測定する方法．ふるい分け検査としては，血清や尿を試料としてこれを一定のイオン強度をもつ希釈液で希釈し，イオン選択電極法によって測定する(希釈電極法)．緊急検査などで全血を試料とするときは，希釈せずに直接イオン選択電極法によって測定する(非希釈電極法)．イオン選択電極法は，特定のイオンに反応する電極を試料に浸すと濃度に比例した電位が生じることを利用した測定法．ベッドサイドや在宅検査用では，使い捨てのイオン選択電極や光センサーを用いた方法が用いられる．[556]

ナトリウム〔尿〕排泄増加 natriuresis ［ナトリウム利尿］ 腎臓はナトリウム(Na)の負荷や体液量に合わせてナトリウム排泄量を調節しており，さらにホルモンなどの調節因子によっても排泄量は変化する．尿中ナトリウム排泄の増加は，①高ナトリウム食などのナトリウム負荷量が増加した場合，②尿細管でのナトリウム再吸収が減少する場合(副腎皮質機能不全，ナトリウム喪失腎炎，利尿薬などの薬剤，浸透圧利尿など)，③ナトリウム濾過の増加(細胞外液量の増加や ADH 不適切分泌症候群)などでみられる．[493]

ナトリウム排泄増加薬 natriuretic agent 腎尿細管でのナトリウム(Na)再吸収を減少させることにより，尿中ナトリウム排泄を増加させる薬剤．[493]

ナトリウム〔分布〕空間 sodium space ナトリウムイオンは主として細胞外液に分布し，細胞内液には少ない．これは細胞膜にナトリウムイオンをくみ出し，カリウムイオンを取り込むポンプが存在するためで，細胞膜は機能的なナトリウム不透過膜とみなすことができる．細胞外液量を測定する方法として，細胞外液にしか機能的に分布しないナトリウムイオンの放射性同位元素を用いた希釈法がある．この方法で得られる値は実際の細胞外液量よりも大きく，ナトリウム空間(Na space)と呼ばれる．[1335]

ナトリウムポンプ sodium pump 細胞膜に存在する膜タンパク質．ナトリウム-カリウム依存性 ATP 水解酵素(Na^+-K^+ ATPase)ともいう．ATP の加水分解エネルギーを使い，細胞内の Na^+ を 3 個細胞外へ出し，細胞外の K^+ を 2 個細胞内へ運び込み，細胞外に比べ細胞内 Na^+ 濃度を低く K^+ 濃度を高く維持している．[97]

ナトリウム・ヨードシンポーター Na^+/I^- symporter；NaIS ⇨同ヨードトランスポーター⇀2879

ナトリウム利尿⇨同ナトリウム〔尿〕排泄増加⇀2195

ナトリウム利尿ペプチド受容体 natriuretic peptide receptor ナトリウム利尿ペプチドには，心房性ナトリウム利尿ペプチド(ANP)，脳ナトリウム利尿ペプチド(BNP)，C 型ナトリウム利尿ペプチド(CNP)の 3 種類がある．それらの受容体として，A 受容体，B 受容体，C 受容体が存在する．いずれも細胞膜 1 回貫通型の構造をしている．A 受容体と B 受容体は細胞質内にグアニル酸シクラーゼドメインをもち，セカンドメッセンジャーとして cGMP(グアノシン環状リン酸)を増加させる．C 受容体はグアニル酸シクラーゼドメインを欠き，ナトリウム利尿ペプチドのクリアランスに関与すると考えられている．ナトリウム利尿ペプチド受容体の内因性リガンドとしては ANP，BNP，CNP が存在する．親和性の強さから A 受容体は ANP および BNP に対する受容体，B 受容体は CNP に対する受容体と考えられている．C 受容体に対する親和性は ANP＞CNP＞BNP の順に強い．[1047]

難波薬師(なにわのくすし) 百済から来日・帰化した医師徳来の一族．古代史書の記録によると，朝鮮半島の医学である韓医方が日本に最初に入ったのは 414(允恭天皇 3)年，新羅の金武が来朝して天皇の病を治療したときとある．459(雄略天皇 3)年に良医を百済に求めたところ，百済王の推挙によって高麗の医師徳来が招きに応じて渡来し，難波の地に居住して医療の求めに応じ，韓医方を紹介して普及に尽力した．徳来ら一族は当時の医学後進国である日本に帰化定住し，韓医方の専門職として代々世襲で医薬の仕事に従事するようになった．これらの特殊技能をもった帰化医療技術集団に属する人々に対し，その定住地名を冠して難波薬師と呼称するようになった．[464]

七日熱⇨参秋疫(あきやみ)レプトスピラ症⇀136

ナノグラム nanogram 記号は ng．1 ng = 10^{-6} mg = 10^{-9} g，1/10 億グラムのこと．[258]

ナノコルミア nanocormia 異常に小さい体幹をもつ発育異常．[1631]

ナノメリア nanomelia⇨同小肢症⇀1435

ナフサ naphtha⇨同石油ナフサ⇀1726

ナフチルチオウレア α-naphthylthiourea⇨同アンツー⇀207

ナフトール ASD クロロアセテートエステラーゼ naphthol ASD chloroacetate esterase；NASDCE エステラーゼ染色の一法で，骨髄性白血病の細胞の診断に用いられる．骨髄芽球が陽性に染まり，単芽球，リンパ芽球は陰性である．これと同時に行うものはαナフチルブチレートエステラーゼ染色であり，単芽球が陽性で骨髄芽球は陰性である．[1495] ⇨参エステラーゼ染色⇀357

ナボット小胞⇨同ナボット囊胞⇀2195

ナボット腺 Nabothian gland⇨参ナボット囊胞⇀2195

ナボット囊胞 Naboth ovule，nabothian cyst ［ナボット卵，ナボット小胞］ 子宮頸のナボット Naboth 腺の開口部が閉鎖して内部に分泌物が貯留した囊胞．子宮腟部に存在し，腟鏡で観察することができる．外見上灰白色で小卵様であることからナボット卵とも呼ばれる．存在自体は特別な障害をきたさないので放置，経過を観察するが，大きいものは切開あるいは穿刺により内容を排除することがある．ナボット Martin Naboth はドイツの解剖学者(1675-1721)．[998]

ナボット卵 nabothian follicle⇨同ナボット囊胞⇀2195

なまけもの白血球症候群 lazy leukocyte syndrome 骨髄中の好中球数は正常であるが，末梢血中では好中球数は著明に減少し，運動能，走化能が低下しているために，幼少時から気道感染，皮膚化膿症，リンパ節炎など，多くの場合に軽症の感染症を反復する症候群．好中球の貪食能と殺菌能に異常はなく，形態異常も伴わない．好中球の細胞骨格の異常により運動能と骨髄から末梢血への移動が障害されて起こると考えられているが，証明はされていない．重篤な感染症はまれで，一般に予後は良好．治療は対症療法が中心．多くは乳幼児期に診断されるが，成人になってから診断された例も報告されている．1971 年にミラー Michael E. Miller らにより提唱された．[1225] ⇨参好中球機能異常→1033

なまず⇨同癜風(でんぷう)→2088

鉛　lead〔L〕plumbum；Pb　[Pb]　元素記号 Pb．原子番号 82．原子量 207.19．灰白色の金属元素で，主要鉱石は方鉛鉱(PbS)．融点 327.5℃，沸点 1,740℃．最大の用途は鉛蓄電池の極板で，鉛板，鉛管，ハンダ，軸受合金にも用いられる．職業性曝露ではフュームや粉塵として呼吸器や消化器から吸収され中毒を起こす．鉛は骨髄に作用してヘム合成経路の阻害による貧血を生じ，鉛縁(歯肉縁の青灰着色の帯状線)を生ずるほどに曝露が進むと鉛仙痛，末梢神経麻痺による伸筋麻痺や脳症を生ずる．アメリカではは げ落ちた鉛含有ペンキ片の摂取による小児の脳症が多く報告されている．治療としては Ca-EDTA(エデト酸カルシウム二ナトリウム)の点滴静注による鉛動員排泄が有効．緊急時あるいは脳症の初期治療にはジメルカプロール(バル®)の筋注を併用する．発癌性についてはヒトに対して発癌性の可能性が高い物質〔国際癌研究機関(IARC)，2008〕，証拠が比較的十分でない物質(日本産業衛生学会，2008)，動物実験では発癌が確認されたがヒトの発癌との関連が未知の物質〔アメリカ産業衛生専門家会議(ACGIH)，2008〕．許容濃度は鉛として 0.1 mg/m^3(日本産業衛生学会，2008)，0.05 mg/m^3(ACGIH，2008)．鉛化合物は「毒物及び劇物取締法」劇物．[182,56]

鉛縁　lead seam，lead line　慢性鉛曝露者で，口腔内細菌により産出された硫化水素と歯肉縁の鉛が反応し硫化鉛になり沈着したもの．暗青色から黒色の線状に認められる．[489,1593]

鉛神経炎　lead neuritis⇨同鉛麻痺→2196

鉛腎毒性　lead nephrotoxicity　鉛の摂取によって腎機能障害が惹起される性質をいう．鉛の精錬，蓄電池，鉛管，塗料，鉛を含む合金，ステアリン酸鉛(塩化ビニルの安定剤)，四エチル鉛(アンチノック剤)などを取り扱う職場で，溶解・加工過程で粉塵やフュームを吸入することで体内に入ることが多い．鉛は近位尿細管を選択的に障害し，封入体を認める．病像は糸球体濾過値(GFR)の低下，腎血流の低下，間質性腎炎であり，タンパク尿や沈渣の異常は認めないことが多い．急性中毒では急性乏尿性腎不全をきたす．小児の急性中毒以外ではファンコニ Fanconi 症候群を認めず，尿酸クリアランスが低下し，高尿酸血症がみられる．治療にはエデト酸カルシウム二ナトリウム(Ca-EDTA)およびペニシラミンが用いられる．[493]

鉛仙痛　lead-colic，saturnine colic　[塗装工仙痛]　急性大量鉛曝露で起こることが多い．自律神経系障害により腸管蠕動が抑制されて，生じるといわれている．通常は血中鉛濃度が 100-200 μg/dL 以上でみられる．[489,1593] ⇨参鉛→2196

鉛中毒　lead poisoning　無機鉛(金属鉛およびその無機化合物)と有機鉛により中毒が生じるが，通常は前者による中毒を指す．臨床所見は比較的血中濃度との量-影響(反応)関係が成り立っている．主な症状として貧血，筋麻痺，腹部症状(鉛仙痛)，脳症および腎障害がある．治療には曝露からの隔離が一番であるが，明らかな臨床症状がある場合や血中鉛濃度が高い場合，エデト酸カルシウム二ナトリウム水和物($CaNa_2EDTA$)を用いたキレート療法を行う．[489,1593]

鉛中毒性口内炎　lead stomatitis　口腔内細菌により産生された硫化水素と鉛が反応し硫化鉛が生成される．これが歯肉に沈着し，さらに口腔粘膜まで広がった結果，炎症を引き起こし，びらん，出血などがみられる．[489,1593]

鉛中毒性歯肉炎　lead gingivitis⇨同鉛毒性歯肉炎→383

鉛中毒予防規則　Ordinance on the Prevention of Lead Poisoning　[鉛則]　「労働安全衛生法」および「労働安全衛生法施行令」の規定に基づき，また同法を実施するために定められた省令．職業性の鉛曝露による健康障害の予防のために，適用業務，設備基準，換気装置，作業管理，作業環境管理，健康管理，保護具，作業主任者講習などについて定めている．同規則に基づき，鉛作業者の健康診断が雇用時，配置時および定期に(半年に 1 回)行われる．[1593]

鉛痛風　lead gout　通常の痛風と同様の臨床像を示すが，発作は中足指節関節よりも膝関節に出現しやすく，多関節に及びやすい．痛風結節は生じにくい．発作に対する急性期やその後の血中尿酸管理などの治療は，通常の痛風と同様である．鉛曝露の既往や鉛動員試験の高値により診断される．[489,1593]

鉛当量　lead equivalent　含鉛塩化ビニル，含鉛ゴム，含鉛ガラスなどの放射線防護用具の X 線阻止力を表す値．鉛板の厚さ何 mm に相当するかで表される．防護用エプロン，手袋の鉛当量は，通常 0.25 mm．[264]

鉛ニューロパチー　lead neuropathy　運動障害が主体のニューロパチーで，下垂手や下垂足を呈し，運動ニューロン疾患に類似している．末梢血検査では，貧血と赤血球中の好塩基性顆粒の点在が認められ，腎機能障害と脳症を合併することもある．橈骨神経麻痺を起こすことで有名．ヒトの鉛ニューロパチーは軸索変性が主体であり，複合筋活動電位 compound muscle action potential(CMAP)の振幅は著しく低下する．[1245] ⇨参鉛麻痺→2196

鉛貧血　lead anemia　鉛によるヘム合成阻害および赤血球膜脆弱化(赤血球寿命短縮)のために起こる貧血．小球性低色素性であり，網状赤血球が増加する．血中鉛濃度が 60 μg/dL 以上くらいから起こりうる．ヘム合成の阻害の指標としてのデルタアミノレブリン酸脱水酵素(ALAD)の活性低下や尿中デルタアミノレブリン酸(ALA)の増加が血中鉛 30 μg/dL 以上くらいから認められる．赤血球中の好塩基性斑点は特徴的な所見であり，これは鉛によるピリミジン-5-ヌクレオシダーゼ pyrimidine-5-nucleosidase(P 5'N)活性の阻害によるピリミジンの蓄積のためといわれている．[489,1593]

鉛麻痺　lead palsy(paralysis)　[鉛神経炎]　鉛中毒の主な症状の 1 つで，伸筋麻痺が多い．代表的なものとして橈骨神経麻痺による下垂手がある．これは，回復が

な

早く比較的予後がよいが，四肢麻痺は回復が遅い．麻痺が肋間筋などの呼吸筋にまで及んだ場合，生命にかかわることがある．末梢神経伝導速度低下は血中鉛濃度が 30 μg/dL 以上で認められるが，麻痺は 100-150 μg/dL 以上で起こるとされている．[489,1593] ⇨参鉛ニューロパチー→2196

生ワクチン⇨同弱毒生ワクチン→1353

涙 tears⇨同涙液→2962

なめし皮様皮膚⇨同粒起革様皮膚→2935

ならし培地 conditioned medium；CM, conditioned culture medium ［コンディションドメディウム，調整培地，順化培地］ 細胞の底面への付着，増殖コロニー形成などを促進する目的で使用される培地で，新しく作製した培地ではなく，ある一定の短期間にある種の細胞を培養したあとに回収した培地．少数あるいは増殖しにくい細胞の培養に使用．[1531]

ナラティヴアプローチ narrative approach⇨参ナラティヴセラピー→2197

ナラティヴセラピー narrative therapy 患者の語るナラティヴ(語り，物語)に焦点を合わせたセラピーで，1980 年代後半に家族療法家のホワイト M. White とエプストン D. Epston によって創始された．問題を患者や家族に内在する欠陥や病理としてとらえるのではなく，外部にあって患者や家族を支配し影響を及ぼすものととらえる問題の外在化，患者や家族を束縛しているドミナント・ストーリー dominant story を相対化してオルタナティブ・ストーリー alternative story をセラピストと患者が協働で紡ぎ出すリ・ストーリングなどの方法がある．狭義にはこれらの特徴をもつセラピーを指すが，広義にはリフレクティング・チーム reflecting team や無知の姿勢など，ナラティヴの変容に焦点を当てた方法を広く含めて，ナラティヴ・アプローチと呼ばれている．[1163]

ナリジクス酸・セトリマイド培地⇨同NAC 培地→86

ナルコレプシー narcolepsy 昼間の過度の眠気と居眠りの発作(睡眠発作)を主症状とする原因不明の疾患．睡眠発作はデートや商談の最中などの健常者では居眠りが生じるとは考えがたい状況でも生じる．睡眠発作は数分から十数分持続し，自然に回復する．目ざめたときの患者は爽快感を自覚するが，2-3 時間後には再び耐えがたい眠気におそわれる．脱力発作もナルコレプシーの主症状である．入眠幻覚，睡眠麻痺(入眠期の金縛り)と併せてナルコレプシーの四主徴と呼ばれることがある．睡眠発作はノンレム睡眠，その他の三症状はレム睡眠関連症状．HLA 抗原の DR 2 の陽性率は，日本人ではほぼ 100%．治療として，睡眠発作には中枢神経刺激薬(モダフィニルなど)が，レム睡眠関連症状には三環系抗うつ薬が用いられる．[751] ⇨参カタプレキシー→522，入眠時幻覚→2240

慣れ habituation 同じ感覚刺激が繰り返し加わった場合，それに対する反応が徐々に小さくなること．[1230]

ナレッジマネジメント knowledge management 個人のもつ知識を組織で共有することで業績の改善を図るための経営技法．ここでいう知識とはデータ，情報といった目に見える形式知のみではなく，知識を応用させた知恵のような言語化されない暗黙知も含まれる．ナレッジマネジメントによる組織的知識創造の手法の1つとして野中・竹内の SECI モデルがある．SECI モデルには，形式知と暗黙知の知識変換として，組織内の個人の暗黙知を組織全体の暗黙知として共有する共同化(socialization)，組織全体の暗黙知を文章化することで形式知とする表出化(externalization)，形式知を組み合わせることでより質の高い形式知を生み出す連結化(combination)，新たに生み出された形式知を個人が体得することで暗黙知とする内面化(internalization)の 4 つのプロセスがある．この知のスパイラルで組織全体の創造性を高めることが目標となる．[682]

ナローバンド UVB 療法⇨参紫外線療法→1228

ナロキソン塩酸塩 naloxone hydrochloride オピオイド受容体，特に μ 型サブタイプの拮抗薬．麻薬，あるいはオピオイドペプチドのオピオイド受容体への結合に拮抗してその作用を阻害する．末梢投与で脳内へも移行する．臨床的にも用いられ，麻薬による呼吸抑制ならびに覚醒遅延の改善が効能とされている．[1260]

軟 X 線⇨同軟線→2200

軟 X 線撮影 soft X-ray radiography 腫瘍組織や筋肉，血管，リンパ節などが読影可能なコントラストを示すように，20-40 kV 前後の低管電圧で撮影する方法．乳房撮影が代表的．[264]

軟 X 線療法 soft X-ray therapy ［近接照射，接触照射］ エネルギーが紫外線に近い X 線を用いた放射線治療．0.1-2 keV(キロ電子ボルト)程度のエネルギーをもつ X 線だが，紫外線との境界は定義されていない．透過性が非常に弱いために皮膚や表在疾患の治療に用いられる．[1127] ⇨参表在治療→2488

軟化ゾウゲ(象牙)質 softened dentin ［齲蝕(うしょく)ゾウゲ(象牙)質］ 急性齲蝕にみられる脱灰され軟化したゾウゲ質．ゾウゲ質齲蝕ではまず脱灰，軟化が起こり，ついで着色が起こり，そのあとに細菌の侵入増殖が起こる．したがって軟化ゾウゲ質は細菌感染がない内層と，細菌感染のある外層とに区別される．齲蝕治療の際に，細菌感染のある外層は二次齲蝕の発生を防止するために完全に除去する必要があるが，この部分の除去は痛みを感じない．このためわが国で，感染した軟化ゾウゲ質外層を識別する方法が検討され，齲蝕検知液(1% アシッドレッドのプロピレングリコール液)で赤染する方法が確立された．[1369] ⇨参ゾウゲ(象牙)質齲蝕(うしょく)→1811

南京虫 bedbug 茶褐色の扁平な楕円形をした節足動物で羽根はなく，5-8 mm の大きさで夜間に吸血する．吸血されたあとは強いかゆみ，発赤，疼痛がみられる．幼虫，成虫，雌雄にかかわらず吸血する．特定の病原体を媒介したとする報告はない．[288]

喃語(なんご) babbling 生後 6-8 週頃から乳児が発する無意味な音のこと．乳児が機嫌のよいときなどに発することが多い．母音に似た発声から徐々に口腔内器官を使用した子音らしい音が現れる．これらは反射的性質が強く，本来の言語とは本質的に異なる．[701]

軟口蓋 soft palate 口腔と鼻腔との境をなし，前方の硬口蓋骨部の後方に続く部分．中咽頭に属する．軟口蓋の後方から続く中央には，下方に長く円錐状に下垂する口蓋垂がある．口蓋垂は口蓋垂筋からなり，基部からは 2 本の彎曲した筋粘膜の口蓋帆(口蓋咽頭弓，口蓋舌弓)が弓状に下がり，同名の筋肉からなっている．

口蓋帆と口蓋垂は嚥下に際し上方に上がり，後端は咽頭後壁に接し食物の鼻腔への逆流を防ぐ.[887] ⇨参口腔→988，鼻腔→2433

軟口蓋反射 palatal reflex 軟口蓋を舌圧子などで刺激すると，軟口蓋の挙上，口蓋垂の後退が起こる反射で，刺激側で強く起こる．反射中枢は延髄で求心路は舌咽神経，遠心路は迷走神経とされているが二重神経支配は否定できない．一側性にこの反射が消失しているときは病的意義をもつ.[1245]

軟口蓋麻痺 paralysis of soft palate ［口蓋麻痺］ 主に軟口蓋の口蓋帆挙筋を支配する神経が障害され生じる麻痺．麻痺が左右対称な場合と非対称な場合がある．原因としては，延髄球麻痺，筋萎縮性側索硬化症などによる中枢性のものと，急性扁桃炎，ジフテリアなどの炎症性障害による末梢性のものがある．単独に生じることは少なく，他の脳神経麻痺，特に喉頭麻痺を伴う頻度が高い．症状は開鼻声と嚥下障害が特徴的であり，患側軟口蓋はカーテン徴候を呈し，健側へ偏位する.[98]

軟口蓋ミオクローヌス palatal myoclonus ［口蓋振盪(とう)］ 口蓋に限局しているミオクローヌスを口蓋ミオクローヌスまたは口蓋振盪 palatal nystagmus と呼ぶ．軟口蓋および口蓋垂の律動的な収縮で，毎分 50-180 回程度起こる．口蓋のみでなく，咽喉頭，眼球，横隔膜，四肢にも同時にミオクローヌスのみられる場合もある．責任病巣としては，ギラン・モラレの三角 Guillain-Mollaret triangle(一側の小脳歯状核と反対側の赤核とオリーブ核を結んだ経路)が知られている.[1245] ⇨参口蓋ミオクローヌス→979

軟口蓋裂 cleft of soft palate 軟口蓋に限局して発現する裂奇形で，口蓋垂にとどまるものを口蓋垂裂といい，軟口蓋粘膜下の筋層に裂がみられるものを粘膜下口蓋裂という．機能的障害の症状としては開鼻声の言語障害がみられる．治療としては障害の程度に応じて鼻咽腔閉鎖機能の獲得を目的に1歳6か月から2歳時に口蓋形成術が行われる．また鼻咽腔閉鎖機能不全に対しての治療は外科手術のほかに言語療法，補綴的治療が行われる.[608]

軟膏基剤 ointment base 外用剤の調製時に添加剤として用いられる薬効のない賦形剤．疎水性(油脂性)・乳剤性(吸水性および親水性)・水溶性基剤に大きく分けられる．石油から生成されたワセリンは油脂性基剤の代表例であり，親水ワセリンは乳剤性基剤に，ポリエチレングリコールは水溶性基剤として用いられる．これらに薬理活性はないが，ときに皮膚に影響を与えて配合剤をより効果的にする.[82]

軟膏療法 ointment therapy⇨同膏薬(こうやく)療法→1063

軟骨 cartilage 軟骨細胞と軟骨基質とからなる支持結合組織の1つ．軟骨基質は多量の酸性ムコ多糖類(ゲル状)と線維(膠原線維，弾性線維など)を含み，圧迫力や屈曲力に対して柔軟性を示す．軟骨は血管，リンパ管，神経を欠く．このため，軟骨基質を拡散・浸透してくる組織液(軟骨膜の血管由来)や滑液(関節腔由来)によって軟骨細胞は栄養されている．成人では主として関節面(関節軟骨)，軟骨胸郭前面(肋軟骨)に加えて，常に開口している必要のある管腔壁(喉頭，気管，気管支，鼻，耳介など)に認められる．軟骨表面は通常，軟骨膜(密線維性結合組織)に覆われている．ただし，関節腔内にある関節軟骨には軟骨膜はなく，滑液に直接触れている．胎児の骨格のほとんどを構成し，のちに骨に置き換わる軟骨を一次軟骨という．永久的軟骨の種類は，基質の組成により硝子軟骨，線維軟骨，弾性軟骨に分けられる.[1044] ⇨参硝子軟骨→1437，線維軟骨→1749，弾性軟骨→1945，支持組織→1279

軟骨異栄養性筋緊張症 chondrodystrophic myotonia⇨同シュヴァルツ・ヤンペル症候群→1362

軟骨異形成症⇨同骨軟骨異形成症→1114

軟骨壊死 chondronecrosis 軟骨細胞の壊死に引き続き軟骨基質の吸収消失が起こる病態．化膿性関節炎，結核性関節炎，リウマチ性疾患による関節滑膜炎，外傷，長期間の関節固定などにより起こるが，大腿骨頭すべり症に続発する股関節の軟骨壊死や小児股関節に起こる特発性軟骨溶解症 chondrolysis など，原因不明のものもある．疼痛と運動制限ののち関節拘縮をきたす．X 線所見では，骨変化が軽微なわりに関節裂隙の狭小化が目立つ．治療は原疾患の治療に加え関節の安静と免荷が基本となるが，予後は必ずしも良好でない.[762]

軟骨外胚葉異形成症 chondroectodermal dysplasia；CED⇨同エリス・ファン=クレフェルト症候群→369

軟骨芽細胞腫 chondroblastoma 長管骨骨端部に好発し，側頭骨や頭骨などにもみられる良性腫瘍．丸みをおびた軟骨芽細胞様の単核細胞と，破骨細胞様の多核巨細胞からなる，一見，骨巨細胞腫様の細胞成分に富んだ組織と，そのところどころに存在する少量の軟骨成分よりなる．巣状の石灰化を伴うことが多い．年齢は 20 歳以下のことが多い．骨巨細胞腫と誤診されやすいが，軟骨芽細胞腫に比して発症年齢が高い点，軟骨性分化や石灰沈着がみられない点などが鑑別のポイントとなる.[1531]

軟骨化生 cartilaginous metaplasia ［類軟骨性化生］ 間葉系組織に生じる化生で，軟骨組織が線維性結合組織や瘢痕組織，癌の間質などに形成される．軟骨組織とともに骨組織の形成がみられることもある．不可逆的な変化で，原因として局所の酸素供給不足などが考えられている.[1531] ⇨参化生→505

軟骨形成不全症 achondroplasia，chondrodystrophia foetalis⇨同軟骨無形成症→2199

軟骨結合 synchondrosis 骨と骨の間が軟骨により結合される軟骨性関節の1つ．軟骨結合は骨と骨が硝子軟骨で連結されている．その表面は骨膜に続く軟骨膜で覆われ，関節包や関節腔，骨膜を欠く．頭蓋底の軟骨結合や成長期の骨幹と骨端をつなぐ骨端軟骨がそれにあたる．関節の可動性に乏しい不動関節である.[1612] ⇨参軟骨性関節→2199

軟骨細胞 chondrocyte 軟骨内の小腔に単独または数個集団で散在する球形または円板状の細胞．成長軟骨板では柱状の配列をする．軟骨基質の膠原線維やプロテオグリカンを合成・分泌し，軟骨の形成と代謝を行っている.[762]

軟骨腫 chondroma 成熟した硝子軟骨細胞に類似した腫瘍細胞が増殖する良性骨腫瘍．骨髄内に発生するものを内軟骨腫，骨皮質外側に発生するものを外軟骨腫と呼ぶ．後者はごくまれで，軟骨腫と内軟骨腫はほぼ同義で使用されている．良性骨腫瘍のなかでは比較的

頻度の高いもので指骨や中手骨に好発.[762]

軟骨腫症 chondromatosis ［**内軟骨腫症，多発性内軟骨腫**］ 内軟骨腫が多発性に発生するものをいう．そのなかでも，主としてからだの半側に発生するものはオリエ Ollier 病，多発性の皮膚血管腫を合併するものはマフッチ Maffucci 症候群と呼ばれる．単発性の内軟骨腫と病理学的には同じであるが，臨床的には，若年者に発生しやすい，手足の短管状骨以外の大腿骨，脛骨，上腕骨などの長管骨にも発生しやすい，著しい骨関節の変形を呈しやすい，悪性化することがあるなどの点で異なる.[762]

軟骨小結節 cartilaginous nodule⇨同シュモール結節⇀1406

軟骨性関節 cartilaginous joint 骨と骨の間が軟骨により結合されるもの．硝子軟骨で連結される軟骨結合 synchondrosis と，線維軟骨が介在する線維軟骨結合 symphysis の2種類がある．関節包や関節腔，骨膜を欠き，関節の可動性が乏しい不動関節である．軟骨結合は頭蓋底の軟骨結合や成長期の骨幹と骨端をつなぐ骨端軟骨がそれにあたり，線維軟骨結合には椎間板を挟む椎間関節や恥骨結合がある.[1612] ⇨参軟骨結合⇀2198

軟骨性鼻中隔前下部⇨同キーセルバッハ部位⇀663

軟骨石灰化症 articular chondrocalcinosis⇨同仮性痛風⇀506

軟骨組織 cartilage⇨参軟骨⇀2198

軟骨低形成症 hypochondroplasia 四肢短縮型低身長症の1つ．常染色体優性遺伝疾患であるが散発例も多い．新生児期・乳児期には著変を認めないが，成長とともに四肢の短縮と低身長が目立ち始め，幼児期になり診断されることが多い．軟骨無形成症にみられる顔貌や手指の変化はなく，四肢体幹も比較的均衡がとれている．ただ，その程度は個体差が大きく，重症例では軟骨無形成症と酷似し，軽症例では低身長の健常者と区別しにくい．X線所見では，四肢長管骨の短縮，骨幹端部横径の拡大，腰椎椎弓根間距離の短縮，腸骨翼の方形化，大腿骨頸部の短縮などが特徴的.[762]

軟骨内骨化 endochondral ossification, intracartilaginous ossification ［**内軟骨性骨化**］ 骨の発生様式の1つ．骨の発生様式には軟骨内骨化と膜内骨化があり，軟骨内骨化は軟骨原基が骨組織に置換されることで骨が形成されるものである．頭蓋底の諸骨，体幹や四肢の骨など大部分の骨(付加骨を除く)は，胎生期に軟骨としてつくられたものが軟骨内骨化で骨組織に置き換えられたもので置換骨と呼ばれる．長骨の骨端の二次骨化中心で起こる骨形成や，長骨の長軸方向の成長にかかわる骨端軟骨で起こる骨形成も軟骨内骨化によるものである．膜内骨化では緻密骨がつくられるが，軟骨内骨化では海綿骨がつくられる.[1612] ⇨参骨発生⇀1115

軟骨肉腫 chondrosarcoma 軟骨組織を形成する骨原発の悪性腫瘍．既存病変がなく新たに発生する原発性軟骨肉腫と，骨軟骨腫(軟骨性外骨腫)や内軟骨腫などが悪性化して発生する続発性軟骨肉腫とがある．発生頻度は骨原発性悪性腫瘍のなかでは骨肉腫に次いで多く，成人以降の幅広い年齢層に発生．好発部位は骨盤，大腿骨，上腕骨，脛骨で，手や足の発生例は少ない．疼痛や腫脹で発症し，X線像では境界不明瞭な骨透亮像，骨破壊像を呈し，斑点状・綿毛状の石灰沈着を伴うこともある．骨膜反応像はまれ．病理組織学的には，核分裂像や異型軟骨細胞を認める未分化型と，良性の軟骨腫との鑑別が問題となる分化型とに分類．治療は切断術，離断術が基本であるが，分化型では広範切除術も適応．手術不能例に対する放射線治療の効果は限られている．予後は骨肉腫に比べ良好で，肺転移の出現時期も遅く5年生存率は50% をこえる.[762]

軟骨発育不全症⇨同軟骨無形成症⇀2199

軟骨無形成症 achondroplasia ［**軟骨形成不全症，軟骨発育不全症，胎児性軟骨発育不全症，無軟骨形成症**］ 四肢短縮型低身長症の代表的疾患．*FGFR3*(fibroblast growth factor receptor 3)遺伝子の変異によるもので，常染色体優性遺伝の遺伝様式をとるが，約90% は突然変異による散発例で10万人に3-4人の頻度で出生．四肢の著しい短縮，前額部の突出と鼻根部が陥凹した鞍鼻による特徴的な顔貌より，生下時に診断されることが多い．さらに，胸腰移行部の後彎，下部腰椎の前彎増強，三尖手 trident hand などの形態異常が共通してみられる．X線所見では，太くて短い四肢長管状骨，大坐骨切痕が著しく狭隘した骨盤，骨性脊柱管の狭窄などが特徴的．四肢の骨延長術や思春期以後に発症する脊柱管狭窄による脊髄障害に対する手術的治療を要することがある.[762] ⇨参軟骨低形成症⇀2199

軟骨様汗管腫 chondroid syringoma⇨同皮膚混合腫瘍⇀2472

軟菜⇨同軟食⇀2199

難産 dystocia 明確な定義はないが，分娩の進行が遅れ，産婦の肉体的・精神的負担が大きい出産の異常．妊婦の肥満，巨大児，児頭骨盤不均衡(CPD)，胎位の異常，陣痛や腹圧不全などさまざまな要因により発生する．CPD が除外できる場合，陣痛促進などの処置を行うが，適切な陣痛が得られない場合，あるいは強い陣痛があっても分娩が進行しないときは帝王切開が選択される.[998] ⇨参分娩遷延⇀2610

軟産道 soft birth canal 分娩時に胎児および付属器の通り道となる産道のうち，子宮下部，子宮頸部，腟，外陰および会陰など軟部組織から構成される部位.[1323] ⇨参産道⇀1213

難消化性多糖類 nondigestible polysaccharide 植物細胞の非構造物質で細胞内にある貯蔵物質(多糖類)として，消化酵素で水解されない高分子の難消化性成分を含んでいるものをいう．可溶性で粘性の高いものが多い．ペクチン質は果実類に多く，粘質物はグアーガム(ガラクトマンナン)やこんにゃく粉(グルコマンナン)などに多く含まれる．海藻多糖類には，褐藻類(アルギン酸)，紅藻類(カラギーナン)などがある．近年，ポリデキストロース(グルコースとソルビトールが縮重合した分子量約1,500の合成多糖類)なども利用されている．血糖値，血清コレステロール値の低下作用を有する.[987] ⇨参繊維性食物⇀1748

軟食 soft diet ［**半流動食，軟菜**］ かゆ(粥)食，軟菜とも呼ばれ，主食はかゆ，副食は半固形の消化しやすい形態にしたもので，多くの疾患の食事形態に用いられる.[987] ⇨参かゆ(粥)食⇀548

軟水 soft water 一般に硬度100 mg/L 未満の天然水をいうが，科学的に明確な定義はなされていない．

テーラー Taylor 分類によれば，硬度(水中カルシウムイオン，マグネシウムイオン量に対応する炭酸カルシウム量)50 mg/L 以上 100 mg/L 未満の水を中等度の軟水，50 mg/L 未満の水を軟水という．石けんが泡立ちやすく，豆がやわらかく煮える性質をもつ．ヨーロッパ諸国では原水が硬水であることが多く，浄水操作の際に軟水化処理をしているところが多いが，わが国ではほとんどが軟水である．[922]

軟水化⇨同水の軟化法→2767

軟性カテーテル　flexible catheter⇨同ネラトンカテーテル→2284

軟性下疳(げかん)　soft chancre, chancroid ［**陰部下疳**(げかん)］　性交による性感染症(STD)の一種で，連鎖桿菌に属する軟性下疳菌 *Haemophilus ducreyi* が起因菌．感染から 2-3 日後に男性では亀頭・冠状溝・包皮，女性では腟口や陰唇などに，発赤を伴う軟性の小丘疹を生じ，膿疱化し，ついには潰瘍となる．皮疹は自家接種により多発．著しい疼痛を伴う．およそ 1-2 週間後には鼠径部のリンパ節が腫大し，しだいに軟化・自潰し，有痛性横痃となる．これに対して梅毒では無痛性横痃を認める．治療として抗生物質，抗菌薬が有効．[82]

軟性下疳(げかん)菌　*Haemophilus ducreyi* ［ヘモフィルス・デュクレイ］　ヘモフィルス *Haemophilus* 属の一菌種．1980 年イタリアの皮膚科医デュクレイ Augosto Ducrey によって，性感染症の 1 つである軟性下疳の患者より検出分離された．グラム陰性通性嫌気性桿菌で，大きさ 0.5 × 1.5-2.0 μm，鞭毛・莢膜・芽胞はもたない．感染は性行為による．培養はきわめて困難．[324]

軟性コルセット　soft corset ［ダーメンコルセット］　腰痛症や腰部の外傷・手術後などの腰椎病変(ときに胸椎病変)に対して，固定を目的に広く用いられている体幹装具．素材には麻布，帆布など種々使われてきたが最近は通気性のよいナイロンメッシュ素材にゼンマイ鋼やアルミ製の支柱で補強したものが主流である．より強固な固定や矯正が必要な際にはプラスチック製の硬性コルセットが用いられる．[1201]

軟性耳垢(じこう)　wet〔type〕ear wax (cerumen) ［**湿性耳垢**(じこう)］　外耳道に痕跡的に存在するアポクリン汗腺から生じる分泌物に剝脱表皮，塵埃などが混じったものを耳垢という．乾燥したものが多いが，体質的に黄褐色のやわらかいものがあり，これを軟性耳垢という．耳漏と誤る場合がある．[451]

軟性粥腫　soft plaque ［**軟性プラーク**］　血管内エコー法 intravascular ultrasound (IVUS) による動脈硬化病変の分類で，エコー画像において粥腫全体の 8 割以上が外膜のエコー輝度よりも低いやわらかなエコー像を示す血管内膜の肥厚性病変を指す．脂質や疎な線維成分，平滑筋細胞，血栓や壊死性組織から形成される．密度が高く線維成分に富むプラーク硬性粥腫(hard plaque)や，カルシウムが沈着した石灰化部位 calcification mixed plaque と対比して用いられる．血管内視鏡で観察される脂質の沈着と菲薄化した被膜のため黄色調が強い黄色粥腫やアテローム斑 atheromatous plaque と類縁の病変と考えられる．[1182]

軟性線維腫　soft fibroma, fibroma molle ［**スキンタッグ，糸状線維腫，有茎性軟腫**］　線維芽細胞と膠原線維とからなる線維腫の一種で，脂肪組織が混在してやわらかいものをいう．皮膚あるいは粘膜表層近くに生じる限局性の隆起性病変で，表面からポリープ状あるいは疣状に突出する．頸部・上腕などに好発するものはアクロコルドンと呼ばれる．[1531] ⇨参アクロコルドン→146

軟性ドルーゼン　soft drusen　大型でやや境界不鮮明なドルーゼン(網膜深層にみられる黄白色の小さな病変)．ドルーゼンは加齢に伴ってみられ，網膜色素上皮とブルッフ Bruch 膜の間にヒアリン様物質が沈着することで起こる．軟性ドルーゼンに対し，大きさが小さめの硬性ドルーゼンがある．融合傾向の強い軟性ドルーゼンは，加齢黄斑変性症の前病段階の可能性があり，脈絡膜新生血管の発生がないか注意が必要である．[1153] ⇨参ドルーゼン→2168

軟性白斑　soft exudate ［**綿花状白斑**］　網膜にみられる境界不鮮明でやわらかい外観を呈する白斑．局所的な急性虚血による網膜神経節細胞線維の白濁変化．網膜血管に微小梗塞を起こす疾患，例えば糖尿病網膜症，高血圧性網膜症，腎性網膜症，膠原病などにみられる．[1309]

軟性プラーク　soft plaque⇨同軟性粥腫→2200

軟線　soft radiation ［軟 X 線］　管電圧が約 30 kV で発生する X 線．波長が長く，透過力は弱い．乳房，頸部などの撮影に利用される．[264] ⇨参X 線の硬さ→124

ナンセンスコドン　nonsense codon　特定のアミノ酸を規定するコドンをセンスコドンと呼ぶのに対し，特定のアミノ酸を規定しないコドンのこと．一般に終止コドンとほぼ同義に用いられ，タンパク質合成の終了を指令する役割をになう．[800] ⇨参終止コドン→1368

ナンセンス突然変異　nonsense mutation ［**無意味突然変異，ナンセンス変異，アンバー変異**］　タンパク質をコードする遺伝子内で，特定のアミノ酸に対応するコドンが塩基の置換，欠失，付加，挿入などによりナンセンスコドン(終止コドン)に変化した突然変異をいう．この変異をもつ遺伝子では，翻訳反応が途中で停止し，本来よりも短いタンパク質が合成される．そのようなタンパク質は機能的に不完全であることが多く，遺伝子疾患の原因ともなる．[800]

ナンセンス変異⇨同ナンセンス突然変異→2200

軟属腫　molluscum　光沢を有する軟らかい半球状の小結節で，伝染性軟属腫などの疾患でみられる．[82] ⇨参伝染性軟属腫→2084

ナンダ⇨同NANDA→86

難治性潰瘍　intractable ulcer　治りにくい潰瘍のことであり，治癒に 3 か月以上の内科的療法を要するものをいうことが多い．最近では H_2 遮断薬抵抗性潰瘍を難治性ということもある．治癒に要する期間も 2 か月が適切，6 か月とすべきなどさまざま．合併症の有無の検討，原因の検索も必要．[1531]

難治性心不全　intractable heart failure ［**治療抵抗性心不全**］　心不全に対する十分な経口剤〔アンギオテンシン変換酵素(ACE)阻害薬，利尿薬，β 遮断薬，ジギタリスなど〕治療にもかかわらず，改善がみられないものを難治性心不全または治療抵抗性心不全と呼ぶ．薬剤投与量不足，服薬コンプライアンス不良，貧血，甲状腺機能異常，アルコール摂取，薬物性心筋抑制，腎不全，不整脈(心房細動)，無症候性心筋虚血，僧帽弁閉鎖不全症などの心不全悪化要因が存在することが多く，これらを是正することにより改善が得られることも多い．これらの是正が無効の場合は，入院のうえ静注薬(利尿薬，カテコールアミン，血管拡張薬など)による治療を開始する．近年では，心室再同期療法(両室ペーシング)cardiac resynchronization therapy(CRT)も行われる．これらが無効の場合は，補助循環(大動脈内バルーンパンピング intraaortic balloon pumping；IABP，補助人工心臓)，外科治療(冠動脈バイパス術，僧帽弁形成術，左室縮小術など)，心臓移植を考慮する．[594]

難治性喘息 intractable asthma ［**ステロイド抵抗性喘息**］ 吸入ステロイド剤を主体とした通常の喘息治療にもかかわらず，症状の管理，コントロールが困難な喘息をいう．ステロイド抵抗性喘息ということもある．近年，吸入ステロイド療法の普及によって，気管支喘息のコントロールは著明に向上し，喘息死の激減および喘息患者の QOL の改善がみられるようになった．しかし，いまだにコントロール困難で増悪・寛解を繰り返す症例も少なくない．原因は不適切で不十分な治療，服薬アドヒアランスの不良，薬剤吸入使用法の誤りなどもしばしばみられる．そのため，正しい薬剤吸入方法の実施指導，患者教育なども治療上の重要なポイントである．ピークフロー測定，喘息日誌による病状の把握を行うとともに，増悪因子(ダニ，ペットの落屑などの吸入抗原，喫煙，副流煙，ストレスなど)の除去を行うことも重要である．基本的には十分量のステロイド剤吸入を基礎とした治療を継続し，増悪時の具体的な対処方法の指導を行いながら，緩和状態の維持を目指す．[494] ⇨参気管支喘息⇀672

難聴

auditory disturbance, hearing loss, deafness, hearing impairment, hardness of hearing, impaired hearing

【概念・定義】 何らかの原因により聴力が障害された状態．外部からの音は，外耳道から鼓膜，耳小骨，蝸牛，聴神経などの器官を経由して脳に伝わっていく．外耳から中耳伝音系までに異常があって音が伝わりにくい場合を**伝音難聴**，蝸牛から中枢側に異常があって音が伝わりにくい場合を**感音難聴**，両方に障害があるものを**混合性難聴**，前記の経路に器質的な病変がない場合を**心因性難聴**という．難聴の程度は，聴力図(オージオグラム)で 30 dB(デシベル)までの聴力低下を**軽度難聴**，30-60 dB を**中等度難聴**，60-90 dB を**高度難聴**，90 dB 以上を**聾**(ろう)と区分する．軽度難聴はささやき声は耳もとでなければ聞こえない程度で，小声の会話が聞き取りにくいが社会適応はあるとされる．中等度難聴は会話中に聞き返しや聞き間違いがあり不自由を感じるが，対面での会話は可能．高度難聴は大声でないと聞こえないため会話は難しく，耳もとに口をつけて大声でゆっくり話しかける必要がある．聾は補聴器を使っても会話は不可能．

【病態生理・症状】 ①伝音難聴：音を伝える伝音機構に障害があるための難聴で，聴力図では気導聴力が低下しているが骨導聴力は正常であるため，気導骨導差 air bone gap を生じる．理論的には中耳伝音系の気導聴力損失は 60 dB をこえることはない．感音系には異常がないため，言葉を正しく聞き取れるかどうかの**語音明瞭度**は保たれている．伝音難聴の原因は，耳垢栓塞，外耳道狭窄・閉鎖，耳管狭窄，鼓膜穿孔，中耳炎，耳小骨奇形などがある．②感音難聴：障害の部位によって**内耳性難聴**と**後迷路性難聴**に分類される．内耳性難聴は蝸牛の有毛細胞に原因がある場合が多く，特に蝸牛の基底回転に障害を受けやすい．音を少し大きくしただけでも，その変化を大きく感じる補充現象(リクルートメント現象)陽性が特徴的．聴力は高音域が低下することが多く，語音明瞭度も低下する．内耳性難聴の原因は内耳炎，内耳梅毒，ストレプトマイシン硫酸塩などの聴器毒，騒音性難聴，音響外傷，突発性難聴，老人性難聴などがある．後迷路性難聴は，さらに末梢神経性難聴と中枢神経性難聴に区分される．語音明瞭度は著しく低下し，リクルートメント現象は陰性．後迷路性難聴の原因は聴神経腫瘍，脳腫瘍，脳梗塞出血，頭部外傷などがある．③混合性難聴：気導・骨導の障害の程度がさまざまで，原因は中耳炎性内耳炎，高齢者の中耳炎，耳硬化症の重症例などがある．④心因性難聴：器質的に原因がなく，ヒステリーや詐聴も含まれる．

【診断】 問診により難聴の出現時期・発症年齢を特定し，先天性か後天性かを診断する．発症が急激だったか徐々に進行したか，一側性か両側性か，遺伝性の有無，原因となる炎症，外傷，薬物，騒音，ストレスなどがあるか，高血圧，動脈硬化，糖尿病などの合併症の有無などを明らかにする．診察で耳鏡所見により耳垢，中耳炎，外傷などの有無をみる．検査として純音聴力検査，アブミ骨筋反射，語音聴力検査，自記オージオメトリー，聴性脳幹反応検査などを行う．

【治療】 伝音難聴は原因疾患の治療を行い，補聴器の使用や鼓膜形成術，鼓室形成術などを行う．感音難聴は原因疾患の治療のほか，人工内耳や聴能訓練などを行う．[451] ⇨参伝音難聴⇀2074，感音難聴⇀567，混合性難聴⇀1140

難聴遺伝性腎炎 hereditary nephritis with deafness ［**アルポート症候群**］ 難聴を伴う遺伝性の腎炎．アルポート Alport 症候群とも呼ばれる．腎症状として，血尿，タンパク尿などの慢性腎炎の症状がみられる．難聴は 10 歳前後に気づかれることが多く，両側性の進行性感音難聴である．部分的伴性・優性遺伝を示し，男性に多い．合併症として水晶体異常や先天性白内障が報告されている．アルポート Arthur C. Alport は南アフリカの医師(1880-1959)．[451] ⇨参遺伝性難聴⇀264

難聴学級⇨同難聴特別支援学級⇀2201

難聴特別支援学級 special support class for hearing impaired children ［**難聴学級，聴力言語障害学級**］「学校教育法」が 2007(平成 19)年に改正施行され，従来の特殊学級が特別支援学級と改称され，難聴学級も難聴特別支援学級となった．特別支援学校(聾学校)に入学するほど高度ではないが，補聴器を使用すれば会話可能な児童・生徒を対象に聞き取りや会話の訓練を行うクラスを難聴特別支援学級という．就学前に地区の教育委員会と保護者の相談により，通学中の一定時間，児童・生徒はこのクラスに入って授業を受けることができる．各学校にあるわけではなく，地区に 1 クラスという程度である．[98] ⇨参特別支援学級⇀2150

難抜歯　complicated exodontia　歯根肥大，骨の癒着歯などに対して骨の開削または歯根分離を行い抜歯する方法．実際には，歯科用切削機械のタービン，エンジンまたは骨ノミにより骨の削除が行われる．歯科診療報酬関連の用語として用いられるもので，高血圧などの全身状態との関連から，単に抜歯にあたり注意を要する抜歯については難抜歯の適応とはならない．[608]

南蛮外科　16世紀半ばキリスト教布教目的で来日した南蛮人宣教師が施し，伝授した外科医術．ここでいう南蛮はポルトガルを指す．1569(永禄12)年，織田信長は京都に南蛮寺を建立し，宣教医たちに医療，弟子養成をさせた．のちに豊臣秀吉は邪教とみなして宣教医を弾圧し，寺も破壊したが，弟子の数人は地方に逃れ細々と灯を守った．いっさい弾圧すれば特にわが国古医方では対処できない外科治療に困る．そこで宣教師フェレイラ Christovão Ferreira は棄教し，沢野忠庵と改名し医療に一生をささげた．彼や栗崎道喜らにより南蛮医学(外科)が確立された．しかし徳川幕府も引き続きキリスト教弾圧を続け，布教と一体の南蛮医学も閉め出される．さらに幕府の開国貿易相手がオランダに代わると，南蛮医学もやがて和蘭医学(紅毛流)にとって代わられた．[585]

軟斑性膀胱炎⇨同マラコプラキー→2745

難病　intractable disease　厚生労働省が特定疾患に指定した疾患の総称．1972(昭和47)年に策定された「難病対策要綱」では，難病の概念を，①原因不明，治療方法未確立であり，かつ，後遺症を残すおそれが少なくない疾病，②経過が慢性にわたり，単に経済的な問題のみならず介護等に著しく人手を要するために家族の負担が重く，また精神的にも負担の大きい疾病，としている．以下の特定疾患治療研究事業対象疾患は，医療費の自己負担軽減が予算措置されている．1．ベーチェット病，2．多発性硬化症，3．重症筋無力症，4．全身性エリテマトーデス，5．スモン，6．再生不良性貧血，7．サルコイドーシス，8．筋萎縮性側索硬化症，9．強皮症／皮膚筋炎及び多発性筋炎，10．特発性血小板減少性紫斑病，11．結節性動脈周囲炎：⑴結節性多発動脈炎　⑵顕微鏡的多発血管炎，12．潰瘍性大腸炎，13．大動脈炎症候群，14．ビュルガー病(バージャー病)，15．天疱瘡，16．脊髄小脳変性症，17．クローン病，18．難治性肝炎のうち劇症肝炎，19．悪性関節リウマチ，20．パーキンソン病関連疾患：⑴進行性核上性麻痺　⑵大脳皮質基底核変性症　⑶パーキンソン病，21．アミロイドーシス，22．後縦靱帯骨化症，23．ハンチントン病，24．モヤモヤ病(ウィリス動脈輪閉塞症)，25．ウェゲナー肉芽腫症，26．特発性拡張型(うっ血型)心筋症，27．多系統萎縮症：⑴線条体黒質変性症　⑵オリーブ橋小脳萎縮症　⑶シャイ・ドレーガー症候群，28．表皮水疱症(接合部型及び栄養障害型)，29．膿疱性乾癬，30．広範脊柱管狭窄症，31．原発性胆汁性肝硬変，32．重症急性膵炎，33．特発性大腿骨頭壊死症，34．混合性結合組織病，35．原発性免疫不全症候群，36．特発性間質性肺炎，37．網膜色素変性症，38．プリオン病：⑴クロイツフェルト・ヤコブ病　⑵ゲルストマン・ストロイスラー・シャインカー病　⑶致死性家族性不眠症，39．原発性肺高血圧症，40．神経線維腫症Ⅰ型／神経線維腫症Ⅱ型，41．亜急性硬化性全脳炎，42．バッド・キアリ症候群，43．特発性慢性肺血栓塞栓症(肺高血圧型)，44．ライソゾーム病：⑴ライソゾーム病(ファブリー病を除く)⑵ライソゾーム病(ファブリー病)，45．副腎白質ジストロフィー，46．家族性高コレステロール血症(ホモ接合体)，47．脊髄性筋萎縮症，48．球脊髄性筋萎縮症，49．慢性炎症性脱髄性多発神経炎，50．肥大型心筋症，51．拘束型心筋症，52．ミトコンドリア病，53．リンパ脈管筋腫症(LAM)，54．重症多形滲出性紅斑(急性期)，55．黄色靱帯骨化症，56．間脳下垂体機能障害：(1) PRL 分泌異常症 (2) ゴナドトロピン分泌異常症 (3) ADH 分泌異常症 (4) 下垂体性 TSH 分泌異常症 (5) クッシング病 (6) 先端巨大症 (7) 下垂体機能低下症 (2009年11月現在)．[41] ⇨参特定疾患→2144

難病医療⇨同特定疾患医療費助成制度→2144

難病医療費　healthcare cost for intractable disease　特定疾患医療費助成制度の対象疾患のほか，小児慢性疾患も含まれる難病治療に要する費用．保険診療の一部負担金が公費助成され，2008(平成20)年度の予算額は1,119億円．従来は全額助成であったが，1998(平成10)年5月より重症者を除き，定額の一部負担金が導入されている．[325] ⇨参特定疾患医療費助成制度→2144

難病対策　measures for intractable diseases　スモンのように原因不明で難治性の疾患が全国的に散発するようになり，社会問題化してきたため1972(昭和47)年，当時の厚生省は「難病対策要綱」を定め，対策を講じるようになった．難病として行政対象とする疾病の範囲は，①原因不明，治療法が未確立であり，かつ後遺症を残すおそれが少なくない疾病，②経過が慢性にわたり，単に経済的な問題のみならず，介護などに著しく人手を要するために家族の負担が重く，また精神的にも負担の大きな疾病，とされた．それをふまえ，同年に難治性疾患(難病)対策がスモン，ベーチェット Behçet 病など8研究班でスタートした．その後多くの変遷を経て，2001(平成13)年に事業の見直しが検討され，2003(同15)年から難病対策は次のように実施されている．①調査研究の推進：厚生科学研究費補助金特定疾患対策研究に移行し，難治性疾患克服研究事業・臨床調査研究分野の対象疾患は2009(同21)年11月現在130疾患，②医療施設などの整備：難病患者拠点・協力病院の整備，③医療費の自己負担の軽減：2009(同21)年11月現在，56疾患で公費負担が行われているが，1998(同10)年からは患者の一部負担が導入されたほか，2003(同15)年からは軽快者を対象外とした，④地域における保健・医療・福祉の充実・連携：地域支援対策，在宅医療支援対策，難病相談・支援センター事業など，⑤ QOL；quality of life(生命の質)の向上を目指した福祉施策の推進：難病患者等居宅生活支援事業．[1356]

軟部好酸球肉芽腫　eosinophilic lymphoid granuloma⇨同木村病→706

軟部腫瘍　soft part tumors⇨同軟部組織腫瘍→2202

軟部組織腫瘍　soft tissue tumors　［軟部腫瘍］　実質臓器，骨格，造血臓器を除いた中胚葉由来の非上皮性組織と，外胚葉由来の末梢神経などの神経組織から発生．軟部組織由来の腫瘍の総称．組織球，血管とリンパ管の内皮細胞と外皮細胞，脂肪細胞，線維芽細胞，滑膜

な

細胞，平滑筋細胞，横紋筋細胞，シュワン Schwann 細胞，末梢神経細胞などの細胞から発生し，組織像も多様．頻度の高いものは，良性では脂肪腫，血管腫，神経鞘腫で，悪性では悪性線維性組織球腫，脂肪肉腫，横紋筋肉腫，平滑筋肉腫などのほか，軟部組織内に発生する骨肉腫や軟骨肉腫を含めることもある．[762]

軟便 soft stool 糞便に水分を 80-85% 以上含み，正常便よりやわらかい便．さらに水分含有量が 90% ほどと高いものは泥状便，それ以上のものを水様便と呼ぶ．正常便の水分含有量はおよそ 60-70%．[839] ⇨参下痢〔症〕⇀934

軟膜《髄膜の》 pia mater 中枢神経系を包む髄膜(硬膜，くも膜，軟膜)のうち，最も内側の薄い血管に富んだ被膜．脳と脊髄の全表面を覆い，深い溝や裂の中まで入り込んでいる．くも膜の下にあり，両膜の間はくも膜下腔となって脳脊髄液で満たされ，物理的衝撃から中枢神経系を保護している．軟膜のうち脳を覆う部分を脳軟膜，脊髄を覆う部分を脊髄軟膜という．第 4 脳室上壁など上衣層のみからなる部位では，その外表面を覆い脈絡組織をつくる．軟膜には硬膜と異なり痛覚神経はない．神経分布の密度は脈絡叢と脳底の部分が高く，脳表面や大脳縦裂の部位では低い．[636]

軟脈 soft pulse，pulsus mollis 脈拍の緊張度を示し，測定者の指で被検者の動脈を触知すると緊張の弱い脈が触知される．心臓や血管をアセスメントする際の情報の 1 つ．低血圧やショックの際に出現する．[976] ⇨参脈拍⇀2772，硬脈⇀1060

軟毛 vellus hair ［産(うぶ)毛］ 出生直後にみられる細い毛で，体表の大部分を覆っている．無髄で長さは短く(1 cm 以下)，淡い茶褐色を呈している．生後 3-6 か月で，軟毛の一部は毛髄質があり，メラニン色素も多い硬毛に変化する．[1367] ⇨参毳毛(ぜいもう)⇀1709

軟疣(ゆう) ⇨同伝染性軟属腫⇀2084

に

ニアミス⇒同インシデント→292

新潟水俣病　Niigata Minamata disease ［**第二水俣病**］ 第二水俣病ともいう．1964（昭和 39）年頃から阿賀野川流域で発生したメチル水銀中毒による公害．正式に確認されたのは1965（同 40）年に新潟大学神経内科の椿忠雄教授らが発見し，県衛生部に報告したことによる．発生源は昭和電工の工場排水であり，アセトアルデヒド製造工程から排出されたメチル水銀が生物濃縮により魚から人へと摂取され，中毒を発生させたとされる．主要症状は水俣病と同じく四肢の感覚障害，小脳性運動失調，構音障害，求心性視野狭窄，中枢性眼球運動障害，中枢性聴覚障害，平衡機能障害などである．認定患者は 2006（平成 18）年 3 月末で 692 人と報告されている．[479,1593]

新島襄　Niijima Jou　キリスト教教育者（1843-90）．同志社創立者．父は上野国（群馬県）安中藩士，民治．母はとみ．江戸の安中藩邸にて出生．幼名は七五三太（しめた）．1864（元治元）年，アメリカへ密航．アーモスト大学，アンドーヴァー神学校卒業．1872（明治 5）年，岩倉使節団に通訳として加わり，欧米の教育事情を調査・視察．1874（同 7）年，帰国後，キリスト教人格教育による近代化リーダー育成を目指し，翌年，同志社英学校を開校．1877（同 10）年には，同志社女学校を開校．1886（同 19）年，宣教医ベリー John C. Berry とともに，わが国 2 番目の看護教育機関である京都看病婦学校と同志社病院仮診療所を設立．近代医療システムを構築するため，医学校開校も予定していたが志半ばで倒れた．明治の六大教育家の一人とされている．[176]

新島八重　Niijima Yae　新島襄の妻（1845-1932）．八重子ともいう．父は会津藩砲術師範山本権八．母はさく．1868（慶応 4）年，会津戦争では髪を切り男装して自ら銃を撃ち，砲撃の指揮をとるなど忠君愛国の精神で藩のために戦った．このとき前夫川崎尚之助と生き別れ，その後川崎は病死．1871（明治 4）年，京都府顧問となっていた兄の山本覚馬を頼り，母とともに上洛．外国人から英語や聖書を習う．女紅場（にょこうば）（京都府立第一高等女学校の前身）の教師・舎監となる．1876（同 9）年，兄の同志新島襄と結婚．同年，女子塾を開き，同志社女子部の基礎とするなど同志社の発展に貢献した．夫の死後，日清戦争では篤志看護婦として傷病兵の看護にあたり，勲七等宝冠章，日露戦争では従軍し勲六等従軍記章を受章．晩年は作法教授として生け花や茶道を教え，88 歳で死去．同志社葬が行われた．[176]

ニート　not in education, employment or training；NEET　イギリスで，16-18 歳の教育機関に所属せず，雇用されていず，職業訓練にも参加していない者を労働政策上ニートと分類したことに始まる．わが国では 2004（平成 16）年に厚生労働省が「主婦と学生を除く非労働力人口のうち，15-34 歳の若年層の無業者」と定義し，玄田有史ほかの著書『ニート』により広く一般に知られるようになった．ニートは本来「○○していない」という状態を指す語であるが，マスコミがニート＝働く意欲のない若者として報道したことで，現在は，そのような意味でとらえることが多い．[1451]

ニード分析　need analysis　患者，組織，コミュニティなどのニードを測定するためのデータを収集，分析する研究スタイル．ニード分析の方法には，①主要情報提供者（キーインフォーマント）アプローチ：集団内のニードを知る立場にあると思われる人から情報収集する方法，②調査法：ニードのアセスメントの対象となる標的集団から標本を抽出してデータを収集する方法，③指標アプローチ：既存の報告や記録のうち利用できる統計から推論を行うもの，などの方法がある．ニード分析は，プログラムもしくは方針が設定された時点だけではなく，それが実行に移されたあとでも有用であり，たえずニードが変化している組織やコミュニティを対象とする研究には効果的である．[597] ⇒参評価研究→2486

ニーマン・ピック病　Niemann-Pick disease ［**スフィンゴミエリン脂質症**］ スフィンゴミエリンとコレステロールの臓器内蓄積，肝脾腫，骨髄中泡沫細胞（ニーマン・ピック細胞）の存在を特徴とする常染色体劣性の遺伝性脂質代謝異常．A，B，C の 3 型に分類され，A 型，B 型はリソソーム内でスフィンゴミエリンを加水分解する酸性スフィンゴミエリナーゼの欠損が，C 型はリソソーム内タンパク質である NPC 1 と NPC 2 の遺伝的欠陥によるコレステロールのエステル化障害が原因と考えられる．中枢神経障害は，A 型では乳児期から，C 型では小児期から成人期に認められるが，B 型ではみられない．眼底検査では，A 型の約半数にチェリーレッドスポットを認め，B 型では胸部 X 線上に浸潤陰影を認めることが多い．確定診断は酵素活性の測定や遺伝子診断で行われる．治療は A 型，B 型では骨髄移植や酵素補充療法が期待されるが，C 型に対して有効な治療法は現時点ではない．ニーマン Albert Niemann はドイツの小児科医（1880-1921），ピック Ludwig Pick はドイツの病理学者（1868-1944）．[753]

ニーランデル試薬　Nylander reagent　尿中の糖の検出に用いる試薬の 1 つ．次硝酸ビスマス 2.0 g，酒石酸カリウムナトリウム 4.0 g，10% 水酸化ナトリウム 100 mL を加温し溶解したもの．尿中の糖により，次硝酸ビスマスが還元されて金属ビスマスに変化し黒色を呈することを利用したもの．ニーランデル C. W. G. Nylander はスウェーデンの化学者（1835-1907）．[90]

ニーランデル反応　Nylander reaction　尿糖検出に用いられる反応．ニーランデル試薬に尿を混ぜ煮沸する．尿糖が陽性であれば濃黒色～褐色となる．[270]

二塩化アセチレン　acetylene dichloride⇒同1,2-ジクロロエチレン→1

二塩化エチレン　ethylene dichloride⇒同1,2-ジクロロエタン→1

においの強さ odor intensity ［臭気強度］ 嗅覚の閾値は個人差が大きいが，においの強さを主観的に表す方法として，0-5までの6段階に分ける方法がある．0：無臭，1：わずかに感じるにおい，2：楽に感じるにおい，3：明らかに感じるにおい，4：強く感じるにおい，5：耐えがたい強いにおい．[514]

におい物質 odor substance ［臭気物質］ 嗅覚検査に用いられる臭気を有した物質．代表的なものに，基準嗅覚検査で用いる基準臭がある．[514] ⇨参基準臭→685

荷おろしうつ(鬱)病 relief depression 精神的負荷から解放された荷おろしの状況で発症するうつ病のこと．シュルテ Walter Schulte が1951年，第二次世界大戦後捕虜収容所からの帰還兵で，捕虜生活から解放された直後に神経疾患やうつ病が多いことに注目して記載した．負荷状況はうつ病の発症に抑制的に働き，負荷からの解放がむしろうつ病の発症に結びつくという．また，負荷がかかるとむしろうつ病が改善する症例をあげて，うつ病の経過にも負荷-荷おろし状況が大きな意味をもっていることを主張した．「内因性」精神疾患であるはずのうつ病が，ある状況によって引き起こされうることを指摘した点で歴史的に重要な業績である．なお，今日的視野からすると，うつ病は荷おろし状況のみによってではなく，その他の負荷状況や喪失状況によっても引き起こされることが明らかにされている．[693]

二価抗体 bivalent antibody IgG，IgA，IgEなどのように，抗原結合部位が2つある抗体．これに対して，IgMは二価の基本構造が5つ集まった五量体なので10価である．[1439]

二価染色体 bivalent chromosome 第一減数分裂の太糸期(厚糸期)pachytene stageにみられる相同染色体が対合したもの．二価染色体は父方，母方双方に由来する4本の姉妹染色分体からなり，合糸期(接合期)zygotene stageを経てシナプトネマ構造が完成する．[1293]

苦味 bitter taste，bitterness 4基本味の1つ．苦味としては塩酸キニーネ，安息香酸デナトリウムなどがある．塩酸キニーネは味細胞尖頭部のカリウムチャネルを抑制する．安息香酸デナトリウムはGタンパク質共役受容体の活性化によりホスホリパーゼCを介してIP_3産生を亢進し，その結果小胞体からカルシウムを遊離させる経路とcAMPを減少させる経路が働く．なお，苦味は「くみ」とも読む．[842]

二期的手術 two-staged operation 手術的治療の実施方法の一分類で，一連の手術を2回に分け，目標とする最終形を完成する手術をいう．例えば閉塞性大腸癌において，初回手術で腫瘤を切除し，2回目の手術で消化管再建を行うなどの方法．[485] ⇨参一期的手術→254

にきび pimple⇨同尋常性痤瘡(ざそう)→1558

ニキビダニ⇨同毛包虫→2819

握り反射⇨同把握反射→2322

二腔ペーシング dual chamber pacing ペーシングリードを心房と心室に留置して人工的にペーシング(心筋を刺激すること)を行うこと．[426] ⇨参心臓ペースメーカー→1580

肉眼的血尿 macroscopic hematuria，macrohematuria 赤血球の尿への混入が多量で，褐色あるいは赤褐色の色調を呈し，肉眼でも明らかに血液が混じっているのがわかるような尿．尿路腫瘍や結石，炎症などでみられる．[474]

肉芽 granulation 炎症の終焉の創傷治癒過程においてみられる盛んに増殖する若い結合組織で，線維芽細胞を主体として毛細血管や炎症細胞を基本成分とする．滲出液の消退，結合組織活性化ペプチドの産生，ヒアルロン酸の形成，コラーゲンおよびエラスチン前駆物質とプロテオグリカンの分泌，フィブリルの形成，マトリックスの消失，フィブリルの架橋促進によるコラーゲン束，エラスティックファイバーの完成というステップを経て肉芽が形成される．このような成分を産生するのは通常，線維芽細胞．[1531]

肉芽腫 granuloma 結節あるいは腫瘤をなす炎症性病変で，異物処理の過程でみられるような異物を囲むマクロファージ反応と組織修復の器質化組織(すなわち肉芽組織)の反応とをまとめていう場合と，病変の主体をなすマクロファージ反応部のみを呼ぶ場合とがある．一般の肉芽組織の反応の強さは種々の条件によって変動するが，マクロファージ集簇部の大きさとは比例関係にない．一方，結核症，ハンセン病，梅毒，サルコイドーシスなどを特徴づける病変は，マクロファージの1つである類上皮細胞の集簇よりなる結節であり，肉芽腫反応の有無はマクロファージ集簇部の有無で決まる．結核型，偽結核型，異物型，サルコイドーシス型，アショフAschoff結節，リウマトイド結節はそれぞれ特徴的形態を示し，多核巨細胞が出現．結核型と偽結核型肉芽腫およびリウマトイド結節はそれぞれ病巣の中心に壊死を形成する．壊死形成は結核型では乾酪化，偽結核型では膿瘍化といい，リウマトイド結節の場合はフィブリノイド壊死を示す．[1531] ⇨参肉芽腫性炎〔症〕→2205

肉芽腫性炎〔症〕 granulomatous inflammation 慢性化した炎症でみられるもので，結節状あるいは腫瘤をなす炎症性変化．組織学的にはマクロファージの増殖と変容，線維芽細胞の増殖と膠原線維の増生が特徴．またリンパ球や形質細胞などの免疫担当細胞の浸潤が著明．マクロファージの変容は損傷の種類と個体の条件により異なり，代表的なものとして類上皮細胞と多核巨細胞がある．[1531]

肉芽腫性回腸炎 granulomatous ileitis 肉芽腫を伴う回腸の炎症性疾患を指す．クローンCrohn病に最も多く認められ，回腸クローン病の古い名称でもある．組織的に回腸壁の全層性の肉芽腫形成が認められ，クローン病以外に結核，サルコイドーシスなどの疾患によるものもある．[1632] ⇨参回腸クローン病→445

肉芽腫性間質性腎炎⇨参肉芽腫性腎病変→2205

肉芽腫性口唇炎 granulomatous cheilitis 口唇に発生する浮腫性の無痛性腫脹で，明らかな原因は不明であるが病巣感染やアレルギーが関与しているといわれている．突発性に発症し自然消失するが，症状を反復することもある．根治的な治療法はない．[42]

肉芽腫性糸球体腎炎⇨参肉芽腫性腎病変→2205

肉芽腫性腎病変 granulomatous renal disease 肉芽腫性病変を伴う腎障害をいう．サルコイドーシスと腎結核では肉芽腫を伴う慢性尿細管間質性腎炎〔肉芽腫性(尿細管)間質性腎炎〕がみられる．その他，黄色肉芽腫症，ウェゲナーWegener肉芽腫症，チャーグ・シュトラウス Churg-Strauss 症候群(アレルギー性肉芽腫性血管炎)，腎カンジダ症，ヘロイン中毒，空腸回腸吻合術後，ぶどう膜炎，糸球体腎炎(肉芽腫性糸球体腎炎)などに伴ってみられる．[493]

肉芽腫性前立腺炎　granulomatous prostatitis　前立腺に肉芽腫性病変を形成する病態．結核性前立腺炎，真菌性前立腺炎の際に生じるほか，アレルギーや前立腺液の漏出などで生じる．最近は表在性膀胱癌の治療，再発予防に行われている BCG(bacillus Calmette-Guérin)膀胱内注入療法後に認められることが多い．前立腺に硬結を触知するので癌との鑑別が問題となる．生検により診断する．アレルギー性の場合はステロイド剤が著効を示す．[353]

肉芽腫性動脈炎　granulomatous arteritis　全身の中・小動脈をおかす血管炎が基礎病態の壊死性肉芽腫性血管炎で，免疫障害による．血管周囲への異型リンパ球，形質細胞，組織球の肉芽腫様増殖病変が特徴である．虚血性末梢神経障害を合併し，皮膚や鼻，肺，腎障害も合併しやすく，発熱，関節痛，体重減少を伴いやすい．血液検査上 P-ANCA(抗好中球細胞質抗体)高値，CRP 上昇，赤沈の亢進を伴う．シクロホスファミドが第1選択薬剤となり，これとステロイド剤を併用する．[1245]

肉芽腫性ぶどう膜炎　granulomatous uveitis　臨床的には　隅角結節や虹彩結節などを特徴とするぶどう膜炎．大きな角膜後面沈着物(豚脂様角膜後面沈着物)がみられやすい．病理学的にはぶどう膜に対する類上皮細胞や炎症巨細胞主体の炎症．サルコイドーシス，フォークト Vogt-小柳-原田病，交感性眼炎，結核，梅毒，トキソプラズマ症などが原因となる．非肉芽腫性ぶどう膜炎に対比して用いられる．[975]

肉芽性治癒　healing by granulation⇨同三次治癒→1205

肉芽組織　granulation tissue　多数の毛細血管からなる組織で線維性コラーゲンに取り囲まれる．一次的な治癒はせず，創傷治癒のプロセスにおいて形づくられる若い結合組織のことである．皮膚の創面などでは顆粒状で桃色に見え，盛んに増殖しつつある血管に富むやわらかい組織である．創傷の壊死性組織を吸収して欠損部を埋めて，線維化を起こす．組織学的には毛細血管の間に多形核白血球を含む炎症性細胞浸潤，細長い紡錘状の線維芽細胞が認められる．[1531]

肉腫　sarcoma　腫瘍の実質細胞が非上皮性組織由来の悪性腫瘍をいう．一般に灰白色で境界は不明瞭で，癌腫に比べて弾性軟である．腫瘍の実質細胞と間質成分とは密に入り混じる．母組織の形態に応じた個々の特徴がある．線維肉腫，脂肪肉腫，軟骨肉腫，骨肉腫，筋肉腫(平滑筋肉腫，横紋筋肉腫)，管肉腫(血管肉腫，リンパ管肉腫)などに分類される．[1531]

肉汁⇨同ブイヨン→2515

肉汁培地　meat infusion broth⇨同ブイヨン→2515

にくずく肝　nutmeg liver⇨同うっ(鬱)血性肝硬変→328

肉柱膀胱　trabeculated bladder　［膀胱壁内憩室］尿道の通過障害(尿道狭窄や前立腺肥大症など)により尿道抵抗が増大すると，それにうちかって排尿するために膀胱の排尿筋は肥厚する．すると筋束が膀胱粘膜表面に隆起し，粘膜面があらい網目模様を呈するようになる．さらに排尿時の膀胱内圧の上昇が続くと筋束間の膀胱壁を外側に圧出し，陥凹を形成するようになる(膀胱壁内憩室)．このような形態が著明な膀胱を肉柱膀胱と呼ぶ．[353]

ニクバエ類　flesh fly　ニクバエ科 Sarcophagidae の昆虫の総称．多数の種があり，成虫は灰白色で体長 5-15 mm，胸背に3本の黒い線がある．肉食で，ある種は人畜の皮下に寄生し，またある種は消化管や耳などに偶発ハエウジ症を起こすことがある．[288]

肉ばなれ　muscle strain　瞬間的な強い筋収縮により起こる筋腱単位の損傷(不全断裂)をいう．走る，跳ぶ，蹴る，空中よりの着地などの際に起こり，大腿二頭筋，大腿四頭筋，下腿三頭筋に好発．自発痛・運動痛が現れ受傷筋の収縮に支障をきたすが，安静により数週から数か月で自然治癒する．[762]　⇨参筋断裂→799

肉変　carnification⇨同肉様変化→2206

肉様変化　carnification　［肉変］　肺炎の際，抗生物質の多量投与によって白血球の滲出が抑えられ，タンパク質分解酵素の放出が不足して肺胞内の滲出物の分解が十分に起こらずに，肺胞壁よりマクロファージ，線維芽細胞，血管の新生が肺胞腔内に起こり，肺胞腔内に肉芽組織が形成されること．[1531]　⇨参器質化性炎→682

二経路化学療法　two channel chemotherapy　2つの異なる投与経路から異なる薬剤を投与する化学療法．動脈経路と静脈経路，静脈経路と腹腔内経路などの組み合わせがある．[117]

二元配置法　two-way layout　分散分析および実験計画で用いられる．因子が1,2と2つあり，p,q 個の水準に分かれているとすると全体では pq 個のサブブロックがある．r 回の繰り返し測定をした場合の因子1,2の主効果，その交互作用効果を検討する．[21]　⇨参分散分析法→2605

二項分布　binomial distribution　離散変数の確率分布の1つで，相反する結果に関連する確率を求めるもの．事象Eの起こる確率を p，起こらない確率を q とする($p + q = 1$)．このような2つの互いに背反な母集団において n 個の標本を抽出したとき，x 個に事象Eの起こる確率は $Px = nCxp^x q^{n-x}$ で表される．このような分布を二項分布と呼ぶ．平均 np，分散 npq となる．[21]

ニコチナマイド⇨同ニコチン酸アミド→2207

ニコチンアミドアデニンジヌクレオチド　nicotinamide adenine dinucleotide；NAD　［NAD］　酸化還元酵素に関与する補酵素の1つで，還元型は NADH である．体内に最も多量に存在する補酵素であり，天然 NAD はニコチンアミドとリボースが α グリコシド結合した α-NAD が約 10% 存在するが，大部分は β グリコシド結合の β-NAD である．通常の酸化還元反応には β-NAD が作用する．酸化型 NAD におけるピリジン環の窒素はピリジニウムイオンとして存在するので，これを NAD^+ と表示する．NAD^+ の生合成は，動物では主に肝臓でトリプトファンが前駆体となり，キノリン酸を経て合成される．またビタミンのニコチン酸，ニコチンアミドからも合成される．NAD^+ の重要な機能は生体エネルギー産生機構に NAD^+ の還元が共役している点にある．クエン酸回路や脂肪酸の β 酸化の際生成される還元型 NAD(NADH)の水素はミトコンドリアにおける一連の呼吸鎖に伝達され最終的に酸素に受け取られ水となる．このとき1 molのNADHの酸化によって3 molのATPが生成し，高いエネルギー効率が得られる．[402]

ニコチンアミドアデニンジヌクレオチド《還元型》 ⇨同NADH→86

ニコチンアミドアデニンジヌクレオチドリン酸 nicotinamide adenine dinucleotide phosphate；NADP ［**トリホスホピリジンヌクレオチド，NADP**］ ペントースリン酸回路の律速酵素として知られているグルコース-6-リン酸デヒドロゲナーゼ(G6PD)の酵素反応などに関与する補酵素で，還元型はNADPHと略記される．NADPの構造は基本的にはNADと共通であり，NADのアデニル酸のリボースの2′位にリン酸がエステル結合している．生体内では肝臓に多く存在するが，その含量はNADの約半量．関与する反応はG6PDのほかにイソクエン酸デヒドロゲナーゼ，L-グルタミン酸デヒドロゲナーゼなどがある．脂肪酸やステロイドなどの生体成分の合成反応には数次の還元過程を伴うが，これらの反応の水素供与体のほとんどはNADPH．逆に，解糖系，TCAサイクル，脂肪酸のβ酸化などの分解系やエネルギー産生系の反応には酸化型の$NADP^+$は関与せず，NAD^+とフラボタンパク質があたる．細胞内におけるNADPとNADの酸化還元の存在状態の相反と機能分担は明らかである．[402]

ニコチンアミドアデニンジヌクレオチドリン酸《還元型》 ⇨同NADPH→86

ニコチンアミドモノヌクレオチド nicotinamide mononucleotide；NMN ［NMN］ ニコチンアミドのN1位にリボース-5-リン酸がβ結合したヌクレオチドで，通常NMNと略される．ニコチンアミドアデニンジヌクレオチド(NAD^+)とニコチンアミドの中間代謝産物であり，またNMN-アデニリルトランスフェラーゼによってアデノシン三リン酸(ATP)と反応しNAD^+に転換する．酸化還元反応において，NADやニコチンアミドアデニンジヌクレオチドリン酸(NADP)のような補酵素活性をもたない．[800]

ニコチン依存 nicotine dependence ニコチン(あるいは喫煙)は精神依存を起こす各種の物質の中でも最も頻用されるものである．ニコチンは陽性報酬物質に分類されている．用量に応じて刺激様，あるいは抑制様作用を示すが，一般には間接作用として興奮薬であるコカインやアンフェタミンの効果と類似の効果を示す．すなわち，ニコチンはドパミン細胞およびその神経終末に働いてドパミンを遊離させることによって，その効果を引き起こすと考えられている．[674]

ニコチン作用 nicotinic action 自律神経節，副腎髄質，および横紋筋の運動終板に対する，ニコチン様物質の刺激作用を指す．ニコチン受容体は骨格筋型と神経細胞型の2群に分けられる．アセチルコリンがニコチン受容体に作用すると，シナプス後膜には時間経過の速い興奮性後シナプス電位 excitatory postsynaptic potential(EPSP)が発生する．このEPSPが神経細胞の興奮性を高め，ニコチン性神経伝達は促進される．内臓平滑筋の収縮，外分泌腺への刺激，心筋収縮力の抑制などが考えられている．[1245]

ニコチン酸 nicotinic acid⇨同ナイアシン→2176

ニコチン酸アミド nicotinamide ［**ナイアシンアミド，3-ピリジンカルボン酸アミド，ニコチナマイド**］ ビタミンB複合体の1つで，肝臓に多い．生理作用はニコチン酸と同等で，ペラグラの治療と予防に効果がある．ビタミン作用はニコチンアミドが補酵素(NAD^+, $NADP^+$)の構成成分であることに起因する．ニコチンアミドからNAD^+生合成は，直接ニコチンアミドモノヌクレオチドを経由する経路と，アミダーゼによってニコチン酸に変化後，ニコチン酸モノヌクレオチドを経由して合成される経路がある．[402]

ニコチン酸欠乏症 nicotinic acid deficiency⇨同ナイアシン欠乏症→2176

ニコチン受容体 nicotinic receptor ［**ニコチン性アセチルコリン受容体**］ アセチルコリン受容体にはニコチンで作動するものとムスカリンで作動するものとがある．その前者に相当する受容体のこと．中枢神経，自律神経節，副腎髄質，神経筋接合部に存在する．イオンチャネルを形成しており，アセチルコリンと結合するとそのイオンチャネルが開き，その結果ニューロンや骨格筋細胞に脱分極を引き起こす．[930]

ニコチン性アセチルコリン受容体 nicotinic acetylcholine receptor⇨同ニコチン受容体→2207

ニコチン中毒 nicotinism, nicotine poisoning タバコの葉の中に存在するアルカロイドであるニコチンによる中毒および，農業用殺虫薬(硫酸ニコチン)や殺菌薬などに使用されるニコチン摂取による急性中毒をいう．急性中毒では唾液分泌過多症，嘔吐，下痢，発汗，心悸亢進，不整脈，痙攣などが認められる．重篤な場合には呼吸不全により死に至る．小児によるタバコの誤飲では重篤な例は少ない．喫煙による慢性中毒では心悸亢進，不整脈，胃腸障害，振戦などがみられる．急性中毒の処置としては，胃洗浄(過マンガン酸カリ1,000倍溶液)，活性炭や下剤の投与を行う．痙攣に対しては気管内挿管補助呼吸下でチオペンタールナトリウムまたはジアゼパムの静注が有効．重症の場合は，速やかに人工呼吸，心マッサージ，アトロピン硫酸塩水和物の投与，抗ショック療法を行う．[1122] ⇨参タバコ中毒→1923

ニコチン離脱 nicotine withdrawal ニコチン摂取(喫煙)を中止した場合，空腹感，焦燥，不安，抑うつ(鬱)，集中力低下，疲労感，ニコチンへの渇望などの離脱症状が起こる．さらに体重増加，心拍数の減少も認められる．これらの離脱症状は中断3-4日後に最大となり，5週間ほど続く．体重増と空腹感は10週間ほど続くようである．なお，ニコチン離脱中は作業能力も低下することが報告されている．[674]

二語文 two-word sentence, two-word utterance 1歳半以降の子どもが2つの意味内容をつないで発する「ママコッチ」「ブーブーノル」などの言葉．[273] ⇨参一語文→248

ニコラ・ファーヴル病 Nicolas-Favre disease⇨同鼠径(そけい)リンパ肉芽腫→1841

ニコルスキー現象 Nikolsky phenomenon ［**ニコルスキー徴候**］ 一見，正常な皮膚に圧力をかけると表皮が剥離し水疱，びらんを呈する現象．各種の天疱瘡，中毒性表皮壊死剥離症 toxic epidermal necrolysis(TEN)などでみられる．実際には水疱を圧すると水疱の辺縁が広がることで判断する．ニコルスキー Pyotr V.

Nikolsky はロシアの皮膚科医(1858-1940).[1179] ⇨参天疱瘡(てんぽうそう)→2089, 中毒性表皮壊死剝離症→1998

ニコルスキー徴候 Nikolsky sign⇨同ニコルスキー現象→2207

二細胞パターン two cell pattern 卵巣の未分化胚細胞腫, 精巣の精上皮腫, 松果体などの胚細胞腫にみられるように大型円形, 淡明な胞体と大型円形核を有する腫瘍細胞が単一に増殖し, その間にごく少量の間質が胞巣状〜小葉性に分画し, この間質にリンパ球浸潤を伴うパターン. また, 乳腺や前立腺で, 腺上皮細胞と筋上皮細胞の2種類の細胞からなる構造の保持が良性の指標となることがあり, このような場合は細胞の「二相性」あるいは「二層性」が保たれているという.[1531]

二酸化硫黄 sulfur dioxide；SO_2 [亜硫酸ガス] 分子式 SO_2, 分子量64.07, 常温では無色, 不燃性の気体. 還元剤, 漂白剤として利用される. 1 ppm 未満で腐敗した卵のような独特の刺激臭を有し, 5 ppm 程度になると気道への刺激や気道抵抗を増加させる. 硫黄を含む石油や石炭の燃焼によって発生し, 大気汚染の主要物質の1つ. 公害のような低濃度長期曝露で閉塞性呼吸器疾患や過剰死亡(通常以上に死者が増えること)を引き起こす. 環境基準では1時間値の1日平均値で0.04 ppm 以下となっている.[922]

二酸化硫黄中毒⇨同亜硫酸ガス中毒→185

二酸化炭素⇨同炭酸ガス→1936

二酸化炭素吸収装置⇨同カニスタ→539

二酸化炭素曲線⇨同カプノグラム→545

二酸化炭素結合能 carbon dioxide〔combining〕capacity (power)⇨同炭酸ガス結合能→1936

二酸化炭素電極 carbon dioxide electrode⇨同炭酸ガス電極→1936

二酸化窒素 nitrogen dioxide；NO_2 大気中窒素酸化物の主要成分. 大気中窒素酸化物の最大の発生源は石油や石炭などの燃料の燃焼であり, 燃料中の窒素化合物が酸化して窒素酸化物になる以外に燃焼中に大気中窒素が酸化されて生成される. 大気汚染の主要物質の1つ. 褐色の気体で強い刺激臭があり, 呼吸器に対する影響を有する. 環境基準では1時間値の1日平均値で0.04-0.06 ppm のゾーン内またはそれ以下とされている.[922] ⇨参窒素酸化物→1974

二次 X 線⇨同二次放射線→2211

二次移植片拒絶反応⇨同再移植拒絶反応→1148

二次ウイルス血症 secondary viremia 麻疹ウイルスや水痘ウイルスは上気道にまず感染する. 局所リンパ節でウイルスが増殖し一次ウイルス血症を起こし, その後末梢リンパ球に感染して全身臓器にウイルスが播種される. これが二次ウイルス血症である.[1113] ⇨参ウイルス血症→313

二次運動野 secondary motor area 運動性皮質で, 運動前野と半球内側面の補足運動野のこと. 一次運動野の前方にあり, ブロードマン Brodmann の脳地図では6野に相当する. 経験的に習得した熟練運動, 運動の切り換え, プログラミングなどに関係する.[1230]

二次顆粒 secondary granule [特殊顆粒] 顆粒白血球は, その成熟段階において骨髄芽球, 前骨髄球を経て好中球, 好酸球, 好塩基球へと分化, 成熟する. 前骨髄球にみられる赤紫様の色調を呈する顆粒を一次顆粒(アズール顆粒)と呼ぶ. その後の分化過程で出現するそれぞれの特異的な顆粒を二次顆粒(特殊顆粒)と呼び, それぞれの機能を反映するさまざまな物質を貯蔵している. 好中球, 好酸球, 好塩基球のおのおのの二次顆粒を中性好性顆粒, 酸好性顆粒, 塩基好性顆粒と呼ぶ. 中性好性顆粒は淡いオレンジ色を呈し, 酸性色素にも塩基性色素にも染まりにくいために中性好性と名づけられた. 一方, 好酸性顆粒は赤色調のオレンジ色, 好塩基性顆粒は暗紫色を呈する. 顆粒のサイズは中性好性顆粒(0.2-0.4 μm)＜好酸性顆粒(0.5-0.7 μm)＜好塩基性顆粒(1.0-2.0 μm)である.[1377] ⇨参アズール顆粒→151

二次感覚野 secondary sensory area 隣接する一次感覚野からの情報や視覚, 聴覚などの特殊感覚の情報を受け, 感覚の質と量の判定に関与する領域. 2種以上の感覚に応答, 精密な解析をする.[1230] ⇨参一次体性感覚野→250, 二次体性感覚野→2211

二次感染 secondary infection [続発感染] ある病原性微生物に一次感染(初発感染)した状態の患者が, さらに別の病原性微生物に感染して重篤な状態に陥る場合を二次感染あるいは続発感染という. 例としては, インフルエンザウイルスに一次感染した高齢者に連鎖球菌などが二次感染して肺炎を併発した場合や, HIV に一次感染した患者が自己の保有する弱毒の細菌により日和見感染を起こす場合などがあげられる. 治療における概念は, 重篤な状態にある患者にどのような対処をするかという点で二次感染に注目する比重が大きいが, 特に易感染患者を看護している場合には, 一次感染から二次感染へ速やかに進行しやすいことに留意すべきである. すなわちできるだけ一次感染を予防することが肝要であり, バイタルサインの絶対値だけでなくその変化の大きさと方向に注意して観察すること, 万一, 一次感染が起きてしまったら, 二次感染をきたさないような援助を計画することが大切. また本用語は, 初感染巣から自己のからだの別の部位への感染(内因性再感染)を指すこともある.[33]

二次基準測定操作法⇨同実用基準法→1320

二次喫煙 second-hand smoking⇨同受動喫煙→1403

二次救急医療施設⇨参救急医療機関告示制度→717

二次救命処置

advanced cardiac life support；ACLS [高度救命処置, ALS, ACLS] 心肺停止に対する心肺蘇生法には, 一次救命処置と二次救命処置がある. 前者は一般市民が特殊な医療機器を用いることなく人工呼吸や胸骨圧迫(心マッサージ)を行うもので, 後者は医師や医療チームが種々の蘇生機器や蘇生医薬品を用いて高度な蘇生術を行うものである. 二次救命処置として行われるものには, 気管挿管による気道確保と人工呼吸, 電気的除細動や開胸的心マッサージ, 急速輸液のための静脈路確保などがある. 蘇生に関する医薬品には輸液をはじめとしてドパミン塩酸塩やアドレナリンなど昇圧薬を主体にしたものを用いる. 心肺停止時間を最短にすることが, 機能障害を残さずに社会復帰を可能にするうえで重要であり, 医師, 看護師は心肺蘇生の専門家として共働して救命処置にあたらねばならない.[380] ⇨参一次救命処置→249

二次救命処置のケア 心停止状態の傷病者に対して心肺蘇生法と除細動を早期に実施し，速やかに救命医療機関に引き継ぐことが蘇生率の向上につながることが明らかとなったが，二次救命処置はそれらの一次救命処置 basic life support (BLS) に引き続くもので，救命医療機関での的確な診断とそれに基づく適切な救命処置を指す．二次救命処置に含まれるものは，心電図による致死性不整脈の判定とそれに基づく直流型電気除細動の実施，薬物療法，気道確保と人工呼吸，鑑別診断などである．[171] ⇨参二次救命処置→2208，心肺蘇生法→1596

二次強化《高次の学習の》 secondary reinforcement オペラント条件づけにおいて，条件刺激のあとに無条件刺激を与えて条件づけを強める過程で，条件刺激の性質または強度を変えて学習効果を高めたり，変化させる操作または過程．反応数に基づく定率強化や時間間隔に基づく定間隔強化などの間欠強化も含む．[1230] ⇨参オペラント条件づけ→410

二軸性関節 biaxial joint 可動関節のうち，屈曲，伸展だけでなく側方への運動のように互いに交わる2つの運動軸をもつ関節．2つの軸を組み合わせると，円を描く分回し運動が可能な関節である．顆状関節である橈骨手根関節や鞍関節である第1手根中手関節などが代表的である．[1421] ⇨参関節の種類と機能→620

二次元電気泳動法 two dimensional gel electrophoresis タンパク質などをより細かく分離するために，電気泳動を2回行う方法．まず試料に対し一方向(一次元)に電気泳動を行い，さらに続けて直角の方向(二次元)に電気泳動を行う．一次元に等電点電気泳動を，二次元にSDS-ポリアクリルアミドゲル電気泳動を行うオファーレル O'Farrel 法が有名．試料を平面的(二次元)に展開できるため，数百種ものタンパク質の分離が可能．[930]

二次孔型心房中隔欠損症 ostium secundum ASD；ASD-Ⅱ ⇨同卵円窩型心房中隔欠損症→2900

二次構造《タンパク質の》⇨同タンパク質の二次構造→1955

二次高調波⇨同セカンドハーモニクス→1713

二次視覚野 visual area 2；V 2，secondary visual area (cortex) ［傍有線野］ 一次視覚野を囲む鳥距溝周辺のブロードマン Brodmann の脳地図の18野，19野にあり，一次視覚野(V 1)，三次視覚野(V 3)，四次視覚野(V 4)との線維連絡をし，基本となる視覚の情報処理をする．[1230]

二次止血 secondary hemostasis 血管が破綻し出血した部位に，血小板がフォン=ヴィルブランド因子 von Willebrand factor やフィブリノゲンと結合することにより粘着，凝集をきたし，血小板血栓を形成することにより止血することを一次止血というのに対して，血小板血栓ができたあとに内因系と外因系の凝固因子も作用し，フィブリノゲンがフィブリンとなりフィブリン血栓が形成され，血管の破綻部位を覆い止血することをいう．[1481] ⇨参一次止血→250

二指症 bidactyly ［カニ鋏手］ 手の先天奇形の裂手の一種で，示指・中指・環指を欠損し母指列と小指列のみが残存した手．その形態よりカニ鋏手とも呼ばれる．両側性にみられることが多く，足にも同様の奇形をみることもある．各種の機能再建術は幼児期に行われる．[762]

二次小節⇨同胚中心→2343

二次性アルドステロン症 secondary aldosteronism⇨同続発性アルドステロン症→1837

二次性近位尿細管性アシドーシス ⇨参尿細管性アシドーシス→2247

二次性結核 secondary tuberculosis⇨同再感染《肺結核の》→1149

二次性高血圧症 secondary hypertension ［症候性高血圧］ 種々の基礎疾患に伴う高血圧の総称．高血圧症の約10-20%を占めるとされている．加齢に伴う動脈硬化の進行を主な原因とする本態性高血圧を除いた高血圧症に用いられることが多い．睡眠時無呼吸症候群，内分泌性高血圧(クッシング Cushing 症候群，原発性アルドステロン症，褐色細胞腫など)，腎血管性高血圧(腎動脈の狭窄による)，腎実質性高血圧，薬物性高血圧などがある．二次性高血圧は原疾患の治療により改善の可能性があり，高血圧患者において二次性高血圧かどうかを診断することが重要である．[104] ⇨参高血圧症→993

二次性甲状腺機能低下症 secondary hypothyroidism ［続発性甲状腺機能低下症，下垂体性甲状腺機能低下症］ 甲状腺自体に異常はないが，甲状腺の上位調節機序の異常により発症する腺機能低下症．視床下部・下垂体に腫瘍，虚血，炎症，形成不全などの障害が生じてTRH-TSHの分泌が低下し，甲状腺ホルモンの合成分泌が低下する．原疾患の治療を行うとともに，甲状腺ホルモンの投与によって甲状腺機能低下症を補償する．他の下垂体ホルモンについても，分泌障害の有無について検査を必要とする．[783] ⇨参甲状腺刺激ホルモン放出ホルモン(TRH)受容体異常症→1016

二次性高トリグリセリド血症 secondary hypertriglyceridemia 続発性に生じる高トリグリセリド血症．原因として以下の状態あるいは疾患がみられる．①食事性として，高脂肪食，高炭水化物食，高カロリー食，アルコールの摂取，②代謝性疾患として，糖尿病，タンパク漏出性胃腸疾患，肥満，痛風，脂肪肝など，③内分泌疾患として，甲状腺機能低下症，クッシング Cushing 症候群，末端肥大症などでみられる．その他急性・慢性膵炎，ネフローゼ症候群，薬剤投与(副腎皮質ステロイドホルモン，サイアザイド系薬剤，経口避妊薬など)でもみられる．原疾患の治療により本症は改善される．[987] ⇨参高中性脂肪血症→1035

二次〔性〕骨核 secondary ossification center⇨同骨端核→1112

二次性糸球体疾患 secondary glomerular disease⇨同続発性糸球体疾患→1838

二次性脂質異常 secondary dyslipidemia 基礎疾患や薬剤が原因で生じた脂質異常症をいう．原因として甲状腺機能低下症，ネフローゼ症候群，閉塞性黄疸，サイアザイド系降圧利尿薬，副腎皮質ホルモン製剤，β遮断薬などが知られている．[987]

二次性ショック secondary shock 重症外傷などにおける疼痛，恐怖，不安などにより，主として神経原性の機序で即座に発生するショックを一次性ショック primary shock と呼ぶ．これに対して，出血や心筋収縮力低下，薬物などといった明確にショックの原因となる要因が存在し，それに続発するショックを二次性ショックと呼ぶことがある．しかし現在では，この語が使用されることはまれであり，出血によるショックは低容量性ショック hypovolemic shock，心筋収縮性低下によるショックは心原性ショック cardiogenic shock と呼ばれる．[594]

二次性心筋疾患　secondary myocardial disease ［**続発性心筋疾患**］ 心筋症は原因不明の心筋の疾患と定義され，原因または全身性疾患との関連の明らかな心筋疾患は二次性あるいは続発性心筋疾患と呼ばれていた．その後，特定心筋疾患と呼ばれ，現在はWHOの改訂により特定心筋症と改められている．アルコール性心筋症，産褥性心筋症，心内膜心筋線維症，心内膜線維弾性症などが該当．また，SLE(全身性エリテマトーデス)，PSS(進行性汎発性強皮症)，PN(結節性動脈周囲炎)などの膠原病，サルコイドーシスやアミロイドーシス，神経筋疾患などの全身疾患の一分症として生ずることもある．[1204] ⇨参特定心筋症→2145

二次性頭痛　secondary headache ［**症候性頭痛，続発性頭痛**］ 2004年に国際頭痛学会がまとめた「国際頭痛分類第2版」(ICHD-Ⅱ)で，頭痛は，一次性頭痛，二次性頭痛，顔面痛・神経痛に三大別したうえで14のグループに分類された．二次性頭痛は，症候性頭痛，続発性頭痛とも呼ばれ，器質的疾患に起因する頭痛群であり，原因疾患は外傷，血管障害，腫瘍などの非血管性頭蓋内疾患，感染症など8グループからなる．二次性頭痛であれば頭痛に対する対症的な治療だけではなく，原因そのものの治療が必要である．①突然の頭痛，②今まで経験したことがない頭痛，③いつもと様子の異なる頭痛，④頻度と程度が増していく頭痛，⑤50歳以降に初発の頭痛，⑥神経脱落症状を有する頭痛，⑦癌や免疫不全の病態を有する患者の頭痛，⑧精神症状を有する患者の頭痛，⑨発熱，項部硬直，髄膜刺激症状を有する頭痛，などの特徴がある場合には二次性頭痛を疑い，画像，血液，脳脊髄液検査などを行う．頭痛と同時に見つかった疾患が頭痛の原因か否かの判断は，以下のICHD-Ⅱの二次性頭痛の診断基準で行う．①頭痛は，以下の(または以下に列挙した)特徴のうち1項目(または複数)を有し，かつ③および④を満たす，②他の疾患が，頭痛の原因となることが証明されている，③頭痛が他の疾患と時期的に一致して起こる，または，頭痛が他の疾患と因果関係を示す他の証拠が存在する(あるいはその両方の場合)，④頭痛は原因疾患の治療成功または自然寛解後，3か月以内(これより短期間になる疾患もある)に大幅に軽減または消失する．[1156] ⇨参一次性頭痛→250

二次性徴⇨同第二次性徴→1894

二次性糖尿病　secondary diabetes　明らかに特定の原因で発症する糖尿病．日本糖尿病学会の分類では，その他，特定の型の糖尿病の中で「他の疾患，条件に伴うもの」と分類されている疾患群が相当．インスリン分泌では膵疾患に代表される分泌低下するものと，クッシングCushing症候群に代表される分泌亢進するものがある．代表的疾患を分類すると以下のようなものがある．①膵疾患：膵炎，膵腫瘍，膵摘出，ヘモクロマトーシスなど，②内分泌疾患：クッシング症候群，先端巨大症，褐色細胞腫，アルドステロン症，甲状腺機能亢進症など，③肝疾患：慢性肝炎，肝硬変など，④薬剤や化学物質によるもの：糖質ステロイド，インターフェロンなど，⑤感染症：先天性風疹，サイトメガロウイルス，エプスタイン・バー(EB)ウイルスなど，⑥免疫機序によるまれな病態：インスリン受容体抗体，インスリン自己免疫症候群など，⑦その他の遺伝的疾患で糖尿病を伴うことの多いもの：ダウンDown症候群，プラダー・ウィリーPrader-Willi症候群，ターナーTurner症候群，ウェルナーWerner症候群など．[418]

二次性ネフローゼ症候群　secondary nephrotic syndrome⇨同続発性ネフローゼ症候群→1838

二次性能動輸送〔系〕　secondary active transport〔system〕 一次性能動輸送が，直接生体エネルギーを使用してイオンなどの物質を，細胞膜を通過させて輸送するのに対し，二次性能動輸送は，特定物質に関して一次性能動輸送の結果生じた膜内外の濃度勾配や電位勾配を利用して輸送する機構である．腎臓の近位尿細管におけるナトリウムイオンの再吸収はその典型例であり，ナトリウム・カリウム(Na-K)ポンプにより生じた尿細管細胞内外のナトリウムイオン濃度勾配に沿って，ナトリウムイオンが担体を介して尿細管から細胞内に流入する．[1335] ⇨参一次性能動輸送〔系〕→250，能動輸送→2309

二次性肺高血圧症　secondary pulmonary hypertension　原因となる基礎疾患のある肺高血圧症．原因不明な原発性肺高血圧症に対して用いられる．肺静脈圧上昇によるもの(左室機能障害，左右短絡性先天性心疾患，肺静脈の閉塞など)，肺胞低換気によるもの(慢性閉塞性肺疾患，神経筋疾患，胸郭の変形，特発性肺胞低換気など)，肺血管床の減少によるもの(肺塞栓，動脈炎，寄生虫による閉塞，肺線維症，サルコイドーシス，膠原病など)がある．左右短絡性先天性心疾患による二次性肺高血圧を特にアイゼンメンゲルEisenmenger症候群と呼ぶことがある．原疾患の治療が原則．[104] ⇨参肺高血圧症→2336

二次性白血病　secondary leukemia⇨同治療関連白血病→2025

二次性肥満　secondary obesity⇨同症候性肥満症→1432

二次性副甲状腺機能亢進症　secondary hyperparathyroidism⇨同続発性副甲状腺機能亢進症→1839

二次性(下垂体性)副腎皮質機能低下症　secondary (pituitary)-adrenocortical insufficiency⇨同続発性副腎皮質機能低下症→1839

二次精母細胞　secondary spermatocyte ［**精娘細胞**］ 精子は精祖細胞→一次精母細胞→二次精母細胞→精子細胞→成熟精子のプロセスで成熟し，二次精母細胞は精子に至る途上の一段階．精祖細胞からつくられた一次精母細胞が第一減数分裂によって2個の二次精母細胞(精娘細胞)となり，その二次精母細胞がさらに第二減数分列を起こして，それぞれ2個の精子細胞を形成する．1個の精粗細胞からは約70日をかけて4個の精子が形成される．ちなみに卵子は，卵祖細胞→一次卵母細胞→二次卵母細胞→卵子細胞→成熟卵子となり，妊娠の成立に備えることになる．[1335] ⇨参精母細胞→1708

二次性膜性腎症　secondary membranous nephropathy⇨同続発性膜性腎症→1839

二次セット拒絶反応⇨同再移植拒絶反応→1148

二次体性感覚野 second somatosensory area；SⅡ，secondary somesthetic area 中心後回の外側部から頭頂側頭弁蓋に及ぶ領域．一次体性感覚野や腹側基底核群などからの投射を受けており，周辺の頭頂連合野や運動野へ投射している．中心後回にある一次体性感覚野とともに，体性感覚の質と量の判定に関与．体部位再現性は一次体性感覚野ほどではない．[1230] ⇨参一次体性感覚野⇀250

西田病 Nishida disease⇨同全身無汗無痛症⇀1769

二次治癒 healing by second intention ［二次癒合，第2期治癒，第2期癒合］ 健全な創面が相接していない場合にみられる創傷治癒過程．創内部に壊死組織があったり，創に感染を起こした場合にもみられる．創内はまず肉芽で充塡され，ある期間は上皮のない肉芽面が露出した状態で経過し，しだいに上皮化して瘢痕を残し治癒する．[862] ⇨参一次治癒⇀251

二次聴覚野 secondary auditory area 大脳皮質の側頭葉側頭回(一次聴覚野)の外側にあり，内側膝状体から間接的に音刺激に応答する領野．[1230] ⇨参一次聴覚野⇀251

二室性 bilocular, biloculate ［二房性］ 2つの空間をもつもののこと．また，臓器や嚢胞などが2つの小胞に分かれていること．二室性膀胱などのように使われる．[485]

二次培養⇨同継代培養⇀864

二枝ブロック bifascicular block ［二束ブロック］ 脚ブロックにおいて，三枝(右脚，左脚前枝，左脚後枝)のうち二枝がブロックを起こしたもの．一般に右脚ブロックに左脚の前枝または後枝のヘミブロックが重なったものを指すことが多い．[426] ⇨参一枝ブロック⇀255，三枝ブロック⇀1205，脚ブロック⇀709

二次分析 secondary analysis ある研究者が収集したデータを別の研究者が新しい研究仮説を検証するために再分析する手法．研究者が自分の研究仮説を検証するにあたって，これまで明らかにされてきている既存のデータを利用する．この方法は他の方法と違って新しいデータを収集，もしくは組織化するのではなく，これまで研究者が収集してきた入手可能なデータを利用するため研究過程での時間と費用の節約につながり，非常に簡便である．短所としては研究者がデータ収集で一定の役割を果たしていない場合，データに何らかの不足や問題が起こりやすい．また研究領域に関するデータを見つけることが困難な場合も多い．[597]

二次放射線 secondary radiation, scattered radiation(X-ray) ［二次X線］ 放射線が人体あるいは他の物質に入射すると散乱などの相互作用が起こる．その際，入射放射線ではない電子や特性X線などを放出するが，相互作用の結果放出される放射線のうち，入射放射線以外のもののこと．[1127]

二次メモリー装置 secondary memory device コンピュータのプログラムやデータの記憶に用いられる装置．コンピュータ内部にもつメモリー以外のコンピュータ本体の外に接続して用いる記憶装置．[258]

二次妄想 secondary delusion ［妄想様観念］ 妄想はその発生形態に従って，一次妄想と二次妄想に分けられ，二次妄想は感情，体験などから妄想発生の導出理由が理解できるもの．妄想様観念，続発妄想，妄想的発展ともいう．[488] ⇨参一次妄想⇀251

二重ABCXモデル double ABCX model ［ABCXモデル］ アメリカのマッカバン Hamilton I. McCubbin が，家族ストレス理論を集大成し，ヒル Reuben Hill(1912-85)のモデルを長期的な視野に立って家族ストレスを分析したもの．このモデルでは，横軸にとった時間の流れは前危機段階と後危機段階とに分けられる．前危機段階は，a(ストレス源)，b(既存資源)，c(ストレス源に対する認知)の三要因が相互に影響し合いつつ，x(危機)をもたらすとし，後危機段階は，この危機状態への対処，つまり適応過程とみなされる．この段階での家族のストレス源は，aA(ストレス源の累積)としてとらえられ，その対処行動の一要素として既存および付加的なストレス源，新旧の資源，バランス回復に必要な要素などについての評価(cC要因)と相互作用して，全過程の結果である家族適応(xX要因)が起こるという構造である．マッカバンのモデルは，ヒルの理論に比べて，時間要因を分析枠組みの中に明確に位置づけ，より長期にわたるストレスの影響をとらえることを可能にしている．[1166] ⇨参ヒル⇀2499

二重鞍底 double floor ［二重底《トルコ鞍の》］ 下垂体腫瘍がトルコ鞍内で大きくなったときに最も特徴的にみられる所見．腫瘍増大が左右いずれかに強く伸展すると，側面像で鞍底部が二重底に見える．[35]

二重陰影《心の》 double shadow 胸部単純X線写真正面像において，左心房拡大の際には左第3弓の突出を認める．さらに著明に拡大した際に認める右第2弓(右心房)のやや内側に拡大した左心房右縁の張り出しのこと．また，左心房拡大の所見としては気管分岐角の開大を認める．左心房が拡大する疾患としては，僧帽弁疾患，慢性心房細動，高血圧症，心不全，収縮性心膜炎，先天性心疾患(心室中隔欠損症，動脈管開存症で短絡量が多い例)などがある．[1591]

二重エネルギーCT dual energy computed tomography 2つの異なる線質のX線を同一部位に同時に照射して，X線吸収値の差を従来より詳細に解析するCT．2つの管球や二重の検出器を用いる．[8]

二重回避葛藤 double-avoidant conflict ［回避-回避型葛藤］ レヴィン Kurt Lewin(1890-1947)の想定した3つの基本的葛藤場面の1つ．2つ以上の対立する衝動や要求があり，行動の決定が困難な状態として接近-接近型葛藤，回避-回避型葛藤，接近-回避型葛藤が考えられる．二重回避葛藤は回避-回避型葛藤に相当し，AとBの選択肢があった場合，AもしたくないがBもしたくないので選びにくいという状況における精神内部の葛藤を指す．[1362] ⇨参二重接近葛藤⇀2212

二重拡散法 double diffusion⇨同オクタロニー試験⇀404

二重管理図⇨同$\bar{x}$-R管理図⇀123

二重結紮(けっさつ)法 double ligature 重要な血管や大量の組織を切離する際に，断端の結紮をより確実にするために，位置をわずかにずらして2か所で結紮する方法．[485]

二重見当識 double orientation 場所，時間，人物などに対して，二重の見当識をもつ状態．場所であれば，ここがAであり，かつBであるという病態となる．記憶障害をもつ器質性精神障害で出現することもあるが，多くは統合失調症などにおいて，妄想などにより誤った見当識をもちながら，正しい現実的な見当識が併存される状態をいう．妄想と現実が共存し，患者は2つの世界にまたがった生活をする．例えば統合失調症の患者が，精神病院という現実の世界にありながら，「ここは太陽であり，自分は宇宙大王である」などと，妄想のうえの見当識も同時に述べることを指す．ブロイラー Eugen Bleuler (1857-1939，スイスの精神科医)が複式簿記と記述した病態である．この二重見当識を，統合失調症の本質的な病理と考える研究者もいる．慢性化した統合失調症では，現実から遊離した，このような妄想世界と現実世界を矛盾なく生きるようになるといわれる．[413]

二重拘束　double bind　［ダブルバインド］　心因，もしくは家庭・社会因を重視する統合失調症の成因論の1つで，ベイトソン Gregory Bateson らによって提唱された．例えば「子どもなんかいないほうがいい」と内心で思っている母親が，口では「私はお前のためを思って，してやっているんだよ」と言うとき，子どもは母親が自分を愛してくれているのか疑念を抱く．しかしたてまえ上は，愛情を疑うことは許されない．このような状況下では，子どもが母親の言うとおりにしようとすると，「なぜ，そんなことをするのか」と非難され，しないでいると「なぜ，しないのか」と非難されるため，子どもは混乱する．すなわち，どう振る舞っても非難され，しかもその状況から逃れることも許されないのが二重拘束の状況である．[348]

二重思考　duplicated thinking　〔D〕Doppeldenken　考想化声の一型．自分の考えが声になって聞こえ，さらにそれを他人も聞くことができると，患者は確信している．この幻声は患者の思考と同時に，またはわずかに先行したり遅れたりして生じる．読字の際が最も多く，書字の際にも生じる．患者は「私が読むと，他人がそれを繰り返してしゃべる」などと述べる．統合失調症にみられることが多い．[1325]

二重条痕　tramline bruising　［二重線条］　棒状の鈍体で殴打された場合に，打撲部位の外側に一致して2本の平行して走る線状皮下出血がみられることをいう．通常の打撲傷の場合には，打撲部位に一致して皮下血管の破綻による出血がみられ，その大きさが成傷器(凶器)の大きさとほぼ一致することが多いが，棒状の鈍体で殴打された場合には打撲部位の圧迫が急激かつ強いため，周辺に血液が押し出されて中央に蒼白部をはさむ二重条痕を形成する．成傷機転から明らかなように，成傷器たる棒状物の幅は二重条痕の内側の蒼白帯の幅とほぼ一致する．[1331]

●二重条痕

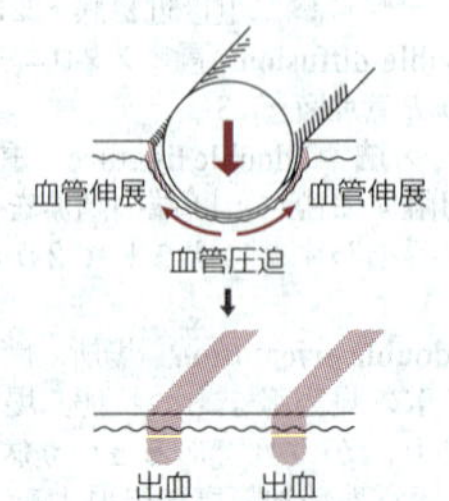

高津光洋(石津日出雄ほか編)：標準法医学・医事法 第6版，p.110，図66，医学書院，2006

二重焦点レンズ　bifocal lens　多焦点レンズの1つで，異なる2つの屈折力をもつレンズ．代表的なものは遠近両用レンズだが，用途に応じて中近レンズや近近レンズも用いられる．[257]

二重人格　double (dual) personality⇨同交代人格→1031

二重神経支配　double innervation　ある部位と機能的に関連のある神経線維が2種類の異なった神経から二重に神経支配されていること．胸鎖乳突筋は頭側浅部は副神経支配を受けているが，第2頸髄あるいは第3頸髄で起こった胸鎖乳突筋神経が深部から侵入し，一筋を副神経と頸髄神経とで二重神経支配していることになる．すなわちこの筋の障害は頸髄あるいは延髄の病変によっても起こりうることを示している．[1245]

二重身体験　〔D〕Doppelgängererlebnis　［自己像幻視，ドッペルゲンガー］　自分が2人になり，その存在を外に感じること．自らの姿が見えると自己像幻視になり，自分にそっくりな他人と感じられる場合は自己ソジー〔F〕sosie (瓜二つ)という．自我障害の一種，自我の二重化体験である．統合失調症，てんかんなどに生じるが，古くから伝説や文学の題材にもなった．[1205,1228]

二重積⇨同ダブルプロダクト→1927

二重接近葛藤　double-approach conflict　［接近-接近型葛藤］　レヴィン Kurt Lewin (1890-1947)の想定した3つの基本的葛藤場面の1つ．2つ以上の対立する衝動や要求があり，行動の決定が困難な状態として接近-接近型葛藤，回避-回避型葛藤，接近-回避型葛藤が考えられる．二重接近葛藤は接近-接近型葛藤に相当し，AとBの選択肢があった場合，AもしたいがBもしたいのでどちらも選びにくいという状況における精神内部の葛藤を指す．[1362]　⇨参二重回避葛藤→2211

二重線条⇨同二重条痕→2212

二重造影法　double contrast method, double contrast radiography　陽性造影剤と陰性造影剤との二重コントラストによるX線検査法．消化管，関節，膀胱などの検査に用いられる．特に食道，胃・十二指腸，大腸などの微細診断に有効．[264]

二重ソケット　double socket　義肢ソケットの中で義肢本体に直結した外ソケットと，切断端に接触する内ソケットからなるものをいう．外ソケットの材質は大半は硬化プラスチックであるが，近年，内ソケットは材質的にも構造的にも飛躍的な発展を遂げた．二重ソケットとなっているのは，着脱を容易にすること，切断端表面が内ソケット全体に密着することで圧の分散と安定性向上を図り，義肢と一体化した動作を可能とするためである．例えば，下腿義足の内ソケットでは，シリコーン樹脂によるソケットに懸垂装置をつけた全面接触荷重ソケット〔TSB (total surface bearing) ソケット〕や，断端全体で体重を支持する全面荷重式ソケット Icelandic roll-on silicone socket (ICEROSS)が有名である．また最近では，膝離断やサイム Syme 切断にも二重ソケットを用いることが多くなっている．[1557]

二重底《トルコ鞍の》⇨同二重鞍底→2211

二重平行徴候⇨同parallel channel sign→93

二重脈⇨同重複脈→1382

二重免疫拡散法　double immunodiffusion　支持体である寒天ゲル内で抗原と抗体を拡散させることにより，沈降反応を観察する方法．試験管内で行う一次元的な方法とシャーレなどの平板内で行う二次元的な方法がある．[388] ⇨参オクタロニー試験→404，免疫拡散法→2808

二重盲検法 double-blind method，double-blind study 人為的バイアスを防ぐ目的で検査対象者に割りつけられた介入(治療)内容を，検査対象者および検査実施者とも不明にして行う研究法．二重盲検法は，多くは治験，治療研究などで行われ，各被験者に割りつけられた治療を，被験者にも治験実施者にも知らせない．治験実施者とは治験実施医師だけでなく，治験依頼者，被験者の治療や臨床評価に関係するスタッフまで含めて考える．コントローラーと呼ばれる治験監督者を治験実施者とは別に設定する，あるいは薬の効果を調べるために，偽の薬(偽薬：プラシーボ)を用意する，また薬剤の濃度を変えて検討することもある．被験者および治験実施者がどちらを使っているかわからないようにしてかたよりを除く．独立したコントローラーが定期的に成績を監視し，統計学的な手法を用いて有効性を判定する．なお治療研究は研究の目的や方法などの情報を被験者に与え，納得を得たうえで実施するなど，被験者の権利が侵害されないよう慎重に計画し，治験審査委員会(IRB)の承認を得なければならない．[21]

二重らせん double helix ［ワトソン・クリックモデル］ DNAの分子構造に関するモデル．1953年にワトソン James D. Watson とクリック Francis H. C. Crick により提唱されたので，ワトソン・クリックモデルともいう．DNAはアデニン(A)，グアニン(G)，シトシン(C)，チミン(T)の4種類の塩基と，糖およびリン酸とからなるヌクレオチドが多数結合してできた構造を呈す．その際，2本のDNAは同一軸を中心として逆方向右巻きに巻きついた二重らせん構造を形成し，糖-リン酸骨格は外側に，塩基は内側に向いており，一方の鎖に配列している塩基は他鎖の塩基と水素結合で対合することにより安定化している(図)．その塩基の対合は決まっており，アデニンとチミン，グアニンとシトシンとの間で起こる．[981]

●二重らせん

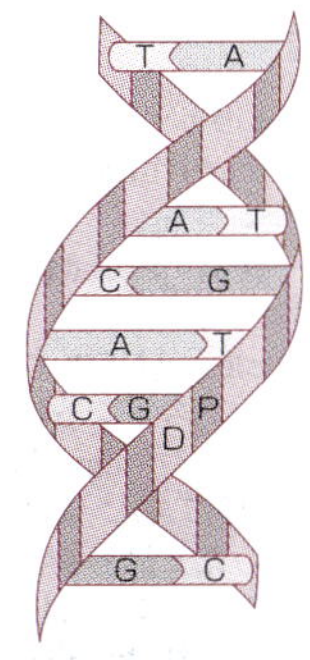

二重濾過血漿分離⇨参二重濾過法→2213

二重濾過法 double filtration 血液浄化療法の一方法．血液を2回濾過することにより分子量の異なる血漿成分を分離除去する方法．全血漿交換療法は血球と血漿を分離して血漿を除去し，凍結血漿などの代理血漿と血球を体内に戻す治療である．これをさらに進め，一次膜で血球と分離した血漿を，さらに二次膜を通して分子量の大きな物質を除去し，濾過された血漿を血球とともに体内に返還する血漿交換法が二重濾過血漿分離である．これにより目的とする物質を有効に取り除くことができる一方で，アルブミンをはじめとする体内に必要な物質の除去は避けられる．また補充血漿の量を減らせることも利点で，補充液にアルブミン液を用いて，血液製剤の使用を避けることもできる．[493]

二次癒合⇨同二次治癒→2211

二硝酸エチレングリコール⇨同ニトログリコール→2217

二次予防 secondary prevention 予防医学の段階の1つで，疾患の早期発見・早期治療を行い，合併症の併発を防ぐことを目的としている．循環器検診や癌検診などの各種検診を受診し，病気の早期発見とその早期治療に努めることを意味する．個人対象の臨床医学的アプローチが有効とされ，家族や地域社会を背景とした包括的医療の立場から，ライフスタイルおよび労働の改善などの指導を行う必要がある．[904] ⇨参一次予防→251，三次予防→1207

二次リンパ系器官 secondary lymphoid organ⇨同末梢リンパ組織→2740

二進数 binary number 二進法で表される数．通常は0と1で表される．1個の二進数字は1ビット(b)の情報量をもつ．[258] ⇨参二進法→2213

ニシンの骨徴候⇨同herringbone appearance→59

二進法 binary system 0と1の2つの数字をもとにした数体系．コンピュータで使用されるもので，2ずつで上の桁に上がるので，それぞれの桁は2の何乗かのべき数を表す．よく引用される例で，二進法の10111は十進法の23に相当する．つまり $1 \times 2^4 + 0 \times 2^3 + 1 \times 2^2 + 1 \times 2^1 + 1 \times 2^0$ と表される．[258]

ニスタグムス nystagmus⇨同眼振→616

二舌 biligulate 口腔内に舌または舌状構造が重複して存在するもの．胎生期における器官形成異常で，病的意義は乏しい場合が多い．[1482]

にせの相関関係 spurious relationship，spurious correlation ［疑似相関，見せかけの相関］ 本来は無関係であるにもかかわらず，何らかの要因によって生じる見せかけの相関．例えば，身長と学力についての相関をとると，しばしば有意な相関関係がみられる．しかしこれは身長が学年と強く関連しているために生じてくる，にせの相関関係であり，ほんとうの相関は学年と学力の間に存在している．このように表面的に観測される相関関係から本来の相関関係をみるためには，偏相関 partial correlation を用いる必要がある．[980]

二尖大動脈弁 bicuspid aortic valve 本来3枚の半月弁尖をもつはずの大動脈弁が2枚の弁尖で構成される奇形で，全人口の2%にみられる．二尖は同じ大きさであることはまれであり，大小二尖に分かれることが多い．大型尖の裏側中央から大動脈にかけて未完成の縫線隆起 raphe が三尖構造の名残りを残していることが多い．加齢とともに血流の機械的刺激が大型尖の下垂と弁尖の肥厚，弁体から大動脈洞にかけての石灰化などを続発して大動脈弁狭窄・逆流を合併する．弁の変形が強まると細菌や真菌(カビ)などの付着により感染性弁膜炎発症の危険が大となる．[319]

二尖弁 bicuspid valve 僧帽弁(左房室弁)のこと．形態

学的に僧帽弁は前尖(葉)と後尖(葉)の二弁尖で構成されているため，右側の三尖弁に対して二弁尖と呼ぶことがある.[319] ⇨参僧帽弁→1826

二爪鉤(にそうこう) double hook 先端に2本のフックを有する鉤の1つ．皮膚切開縁の牽引に用いられることが多い.[485]

二相性寒冷溶血試験 biphasic cold hemolysin test⇨同ドナート・ランドシュタイナー試験→2156

二相性寒冷溶血素 ⇨同ドナート・ランドシュタイナー抗体→2156

二相性基礎体温 biphasic basal body temperature⇨参基礎体温→690

二相性ジスキネジア diphasic dyskinesia, onset-and end-of-dose dyskinesia ジスキネジアは不随意運動の1つであり，頭部，頸部，四肢，体幹に出現し，舞踏病様の速い動きから，アテトーゼのような緩徐な動きまでさまざまである．パーキンソン病患者のジスキネジアのなかにはL-ドパ(レボドパ)内服後1-3時間の間に出現する血中濃度最高時ジスキネジア peak-dose dyskinesia(舞踏病様の速い動きが多い)と，レボドパ内服後15-30分のこれから薬が効き始める時期とレボドパの効果が終了するころの二相性に一過性に出現するドパ誘発ジスキネジア dopa-induced dyskinesia があり，後者を二相性ジスキネジアという.[1245]

二層胚葉 bilaminar blastoderm ヒトの発生では，受精卵が細胞分裂(卵割)を開始し，細胞数がおよそ100個近くになると(胚盤胞)，将来胎児となる細胞群(内細胞塊)と胎盤を形成する細胞群(栄養膜層)とに分かれてくる．この時期は，子宮に到達して着床が進行している時期に相当する．胎児に分化する細胞群はこれまでの塊状から，上・下二層のシート上に配列してくる(受精後第8-13日頃)．この発生段階を二層胚葉(もしくは二層性胚盤)という．上層は背の高い細胞 epiblast が，下層は小型の細胞 hypoblast が並ぶ．二層胚葉の形成に伴い，体軸(頭尾，背腹，左右)が決まり，個体としての発生が始まる．こののち，上層は主に外胚葉と胚体内中胚葉に，下層は主に内胚葉と始原生殖細胞(生殖細胞の起源となる細胞)に分化する．また，上層側に羊膜と羊膜腔が，下層側に卵黄膜と卵黄嚢が形成される．羊膜，卵黄膜のように胎児の細胞で形成される膜構造を胎膜という.[1044] ⇨参胚芽→2329，胎膜→1902

二束ブロック⇨同二枝ブロック→2211

二大血管右室起始症 double outlet right ventricle；DORV, origin of both great vessels from right ventricle ［両大血管右室起始，部分的(大動脈)転位］ ピーコック Thomas B. Peacock の記載(1858)が最初で，二大血管(大動脈，肺動脈)がともに右室から派生して左室流出路は心室中隔欠損孔に限定される奇形．心室中隔欠損孔が大動脈弁下に位置するI型と，肺動脈弁下に位置するII型(タウシッヒ・ビング Taussig-Bing 奇形)に分けられる．二大血管は並列位 side by side malposition をとり通常大動脈が右側であるが，まれに左側のこともある．また心室逆位の場合は大血管も鏡像位置をとる．合併する奇形としては肺動脈狭窄，大動脈縮窄，動脈管開存などがある．先天性心奇形の3-4%を占め，男性優位である．治療としては左室と大動脈間に流出路造設術などが行われる.[319] ⇨参タウシッヒ・ビング奇形→1907

二大血管左室起始症 double outlet left ventricle；DOLV ［両大血管左室起始］ 大動脈，肺動脈幹とも形態学的左室から派生するまれな奇形．右室は低形成で，心室中隔欠損孔に二大血管のどちらかが軽度に騎乗する形をとる．形態学的右室が左側に位置する逆位心室での二大血管左方偏位とは区別する必要がある.[319]

二代雑種 second filial generation；F_2 ［雑種第二代］ 雑種第一代(F_1)の個体間の交配によって生まれる子．より広義には2つのヘテロ接合系の交配によって生まれる子の世代を指す．F_2 と記号で表す.[368]

二対称頭胸結合体⇨同頭胸結合体→2100

二段階説《発癌の》 two step theory ベレンブルム Berenblum によって唱えられた説で，細胞の腫瘍化には2つの段階があるとする説．正常細胞は起因 initiation と促進(増殖) promotion の2つのステップを経て腫瘍化すると考える．本来は initiating factor と promoting factor の両者を備えた発癌因子を完全発癌因子とし，一方，特に promoting factor を欠くものを不完全発癌因子とするものとして発表された.[1531]

二段排尿 two-phase micturition(voiding), micturition in two stages 排尿終了後に再び尿意を催して，もう一度排尿する状態．大きな膀胱憩室，高度な膀胱尿管逆流症などにみられる．憩室の収縮力が弱いことから，排尿後の膀胱憩室内の尿が流れるために尿意を催し排尿する.[474]

二段脈 bigeminy ［二連脈］ 正常心拍と期外収縮が1拍ごとに交互に認められる脈.[1432]

日間再現性⇨同再現性→1155

日常いらだち事⇨同日常的混乱→2214

日常生活活動⇨同ADL→23

日常生活関連動作 activities parallel to daily living；APDL 日常生活動作(ADL)が家庭における身のまわりの動作を意味するのに対し，日常生活動作の応用的な動作を日常生活関連動作(APDL)という．具体的な項目としては，調理，掃除，洗濯，買い物などの家事動作，育児，交通機関の利用，自動車の運転，屋外活動，安全管理，金銭管理などがあげられる.[786] ⇨参生活関連動作→1660

日常生活動作 activities of daily living；ADL⇨同ADL→23

日常生活動作訓練 activities of daily living training；ADLT⇨同ADL訓練→23

日常生活動作テスト activities of daily living test；ADLT ⇨同ADLテスト→23

日常的混乱 daily hassles ［日常いらだち事］ 日常的に生じるさまざまなストレスとなる出来事のこと．これを測定するためにラザルス Richard S. Lazarus とコーエン J. B. Cohen は1977年に「日常いらだち事尺度 hussles scale」を開発した．最も初期に開発されたストレス尺度は，1967年のホームズ Thomas H. Holmes とレイ Richard H. Rahe の社会的再適応評価尺度 social readjustment rating scale であり，20年間支配的であった．しかしこの尺度は，配偶者の死，結婚，離婚など特別な出来事で構成されているため，日々体験している日常的な出来事によって生じるストレスがとらえられなかった．そこで新たに日常的なストレッサーを取り入れた本尺度が開発され，社会的再適応評価尺度に比べ，健康との相関が高いことが確認された．しかし，その後のストレスの過程を重視するシステム理論展開のあとには，これらの入力型の尺度は十分なものではないことが認識され，今日では単独で用いられることは少ない．[980]

日内再現性⇨同再現性⇀1155

日内リズム　circadian rhythm⇨同サーカディアンリズム⇀1147

日没現象　setting-sun phenomenon(sign), sunset eyes ［落陽(日)現象］　両眼球が不随意に下降してしまい，下眼瞼に虹彩下部が隠され強膜が露出するため，太陽が沈むように見える様子からこのように呼ばれている．乳幼児水頭症や核黄疸でみられるが，生後2-3か月までは生理的にも認められることがある．第3脳室後部の松果体上窩が拡大し，四丘板を圧迫するためとされる．[804]　⇨参水頭症⇀1625

日母分類　gynecological cytologic classification⇨同婦人科細胞診クラス分類《日母》⇀2555

日間(日差)変動　inter-day variation⇨同測定間変動⇀1835

ニック・トランスレーション法　nick translation〔method〕　DNAを放射性同位元素などにより試験管内で標識する方法の1つ．大腸菌DNAポリメラーゼⅠは，DNaseⅠとエキソヌクレアーゼを同時に兼ね備えている．プローブとなるDNA断片に大腸菌DNAポリメラーゼⅠを作用させると，まずDNaseⅠの作用によりDNAにランダム(無作為)に切れ目(ニック)が入り，そこからDNAが一部消化され一本鎖となる．次に5′→3′のエキソヌクレアーゼ活性により，一本鎖となったDNA部分が修復され，DNA鎖が新たに合成された鎖に置き換えられる．このとき基質にα位が^{32}Pで標識されたdCTP(デオキシシチジン三リン酸)([α-^{32}P]dcTP)など放射活性をもつものや，ビオチン，ジゴキシゲニンで標識したものを用いることでDNA断片を標識し，サザンSouthern法，ノーザンnorthern法に用いることができる．ただし，現在ではより高い比活性が得られるランダムプライマー法が頻用されることが多い．[981]

ニッケル　nickel；Ni　［Ni］　銀色で延性と展性に富む金属元素．元素記号Ni．原子番号28．原子量58.69．人体中の全量15 mg．人体への有害性として，瘙痒感のある丘疹が生じる接触性のニッケル皮膚炎．ニッケル含有粉塵の吸入による肺や鼻の発癌．高濃度ニッケル製造過程に使用される揮発性の油状物であるニッケルカルボニル吸入により呼吸困難，気管支炎，肺炎を起こし，ときには死に至る場合もある．許容濃度はニッケルとして1 mg/m^3(日本産業学会，2008)，「特定化学物質障害予防規則」でニッケルカルボニルは特定第二類物質，ニッケル化合物は管理第二類物質．[182,57]

ニッケルカルボニル　nickel carbonyl；$Ni(CO)_4$　ニッケル製造，鋳造，ガス溶接，有機化学合成，石油精製などに用いられ，これらの作業で吸入または経皮吸収により中毒が起こる．急性症状として，頭痛，めまい，胸部絞扼感，悪心・嘔吐，脱力，発汗，息切れなど多彩な症状がみられる．曝露から数時間から数日後に，胸・背部痛，咳，チアノーゼ，痙攣や肺炎などの遅発症状が認められる．慢性曝露による肺癌が知られている．診断には尿中ニッケル濃度上昇が役立つ．治療は曝露からの隔離とジメルカプロール(バル®)投与が行われる．[1593]　⇨参ニッケル中毒⇀2215

ニッケルカルボニル中毒⇨同ニッケル中毒⇀2215

ニッケル中毒　nickel poisoning　［ニッケルカルボニル中毒］　金属ニッケル，無機化合物の粉じんまたはフューム吸入・曝露により，粘膜・眼刺激症状，肺好酸球増多症(レフラーLöffler症候群)，喘息などを起こす．また，皮膚接触により感作(ニッケル痒疹)を起こす．職業性慢性曝露による副鼻腔癌，肺癌の報告がある．[1593]　⇨参ニッケルカルボニル⇀2215

ニッケル皮膚炎　nickel dermatitis⇨参接触皮膚炎⇀1736

日光角化症⇨同老人性角化腫⇀2990

日光過敏症⇨同光線過敏症⇀1025

日光湿疹　solar eczema, eczema solare　原因不明の光線過敏症である多形日光疹のうち，日光曝露部に丘疹，小水疱，紅斑など接触皮膚炎様の炎症性の皮疹を呈するもの．日光を避けステロイド剤の外用によって治療する．[82]

日光消毒　sunlight disinfection, disinfection by sunlight　太陽光の紫外線・熱線を利用する消毒法で，衣類・寝具・書籍などに適する．簡便であるが効果は不確実．照射は，気象・地域・季節によって大きな差があるが，少なくとも4-6時間は必要で，太陽と直角にする，地面と離すといった注意や，陰となった部分に効果がないことを認識する必要がある．[41]

日光蕁麻疹(じんましん)　solar urticaria　日光曝露により急性に発症する蕁麻疹の1つで，まれ．光線曝露中または曝露後しばらくして曝露部に著明な瘙痒と灼熱感を伴った紅斑や膨疹などを生じる．ショック症状を起こすこともある．光誘発試験により皮疹を生じる作用波長を決定し診断する．ハーバーHarberの分類によりⅠ-Ⅵの型に分類される．日光を避けることが必要だが，原因波長の紫外線を少量，反復照射することによる減感作が有効な例もある．[82]

日光曝露　solar radiation, solar exposure　太陽光線を急激または大量に浴びることを指す．サンバーン(日焼け)やサンタン(色素沈着)，あるいは光線過敏症を引き起こす．[1027]

日光皮膚炎　solar dermatitis　［日焼け］　海水浴，スキー，屋外労働などの際，過度の日光照射により生じる急性の皮膚炎．320 nm以下の中波長紫外線(UVB)が原因．照射後数時間で紅斑・灼熱感・疼痛を生じ，しだいに色素沈着ないし落屑を伴った色素脱失を残して治癒．重症例では浮腫や水疱形成を伴う．広範囲例では，高熱や意識障害をきたしたりする．治療は熱傷に準ずる．すべての人に発症しうるが，反応の程度は人によってさまざま．[82]

日光網膜症⇨同日食網膜症⇀2216

日光浴　sun bath　紫外線が皮膚のエルゴステリンをビタミンDに転化する作用があることから，1960年代にくる病対策として盛んに推奨された．しかし栄養状態の改善，住宅環境の変化などによりくる病が激減したこと，また紫外線の発癌性や日光皮膚炎などの観点から，現在は以前ほど積極的に勧められない．しかし寒暖の変化や湿度の変化に対して皮膚は身体をまもる役割があり，適度な外気浴はこのような環境の変化に慣らしていくという意味で大切である．長時間の強い紫外線を避けること，紫外線の強い朝10時頃から昼14時頃は外出を避けること，出かけるときにはサンスクリーン(日焼け止め)などの紫外線対策や衣類，帽子，日よけなどの総合的な防御を心がけるよう指導を行う．[767]

日光療法 heliotherapy, sun therapy 太陽光線の作用を利用した治療法．紫外線はビタミンD不足による骨軟化症，くる病の治療を目的に用いられた．また赤外線は熱線として，血液循環の促進を目的として利用されている．[1493]

ニッシェ niche ［壁龕(へきがん)］ 胃・十二指腸などの潰瘍性病変でバリウムが組織欠損部に入って形成される陰影突出像．[264]

日射病⇨参熱中症→2282

日照権 right of (to) sunlight 日照を得て健康的で快適な生活を送る権利で，環境権の1つと考えられる．日照は単に採光のために必要であるばかりではなく，温度条件，照明，換気など居室環境に大きな影響を及ぼす生活環境快適化の重要条件の1つ．都市では建築物の高層化の影響で日照の妨害が起こるようになり，1976(昭和51)年「建築基準法」に日照権を直接保護する日影規制が設けられた．[922]

日蝕性網膜炎 solar retinitis⇨同日食網膜症→2216

日食網膜症 solar retinopathy, eclipse retinopathy ［日光網膜症，日蝕性網膜炎］ 太陽光を直視することによって生じる網膜障害．太陽光線が網膜黄斑部に集光し，黄斑部の機能が障害される．羞明や中心暗点を主訴とし，黄斑部や傍黄斑部に浮腫，囊胞，出血，円孔などの所見がみられる．人工光による障害は眼科手術による障害が知られ，網膜上の同一部位，特に黄斑部への強い光の長時間照射には注意が必要である．[1309]

ニッスル小体 Nissl body 神経細胞の細胞質で，ニッスル染色などの塩基性色素に斑状に染まる．粗面小胞体と遊離のリボソームの塊で，各神経細胞に特有なタンパクが合成されている．ニッスル Franz Nissl はドイツの神経科医(1860-1919)．[1486]

ニッスル小体変性 Nissl degeneration⇨同虎斑溶解→1126

ニッスル小体融解⇨同クロマトリシス→846

日精看⇨同日本精神科看護技術協会→2222

ニッパチ闘争 1963(昭和38)年，全日本国立医療労働組合(全医労)は看護師の夜間勤務規制などについて人事院に行政措置を求めた．人事院は，「夜勤は月8回を目ざし，1人夜勤は廃止する方向で努力するよう」裁定を下したが，裁定は実行されず，1968(同43)年，新潟県立病院の看護師が，月8日以上の夜勤と1人夜勤を拒否し，自主的に夜勤体制を組む実力行使に出て，県当局に裁定の実行を求めた．県当局が要求を受け入れ問題は解決．この運動が全国的に広がり，2人夜勤と月8日以内の夜勤を求めての闘争であったため，ニッパチ闘争といわれている．[1451]

ニップ NIP⇨同ニトロフェン→2217

ニップルシールド nipple shield ［乳頭保護器］ 授乳時に乳頭保護を目的に乳頭と乳輪周囲にフィットさせて用いる超薄型のシリコン製器具．ゴムやラテックス素材の製品は厚みがあり，乳児が母乳を十分に飲めず体重増加不良になったり，乳汁分泌が低下するなど，母乳育児の阻害要因となっていたが，新素材の開発により密着度が向上し，有用性が見直されている．なお，乳頭の傷の痛みに対して用いても，乳頭の傷の予防，軽減，治癒促進への効果は期待できない．使用の適応を的確に判断し，使用中のトラブルに対処し，最終的に装着せずに直接授乳できるよう支援することが重要である．適応は①乳房に吸いつけない(latch-on problem)乳児，②舌を前に押し出したり，舌を引っ込めたり，神経系に問題があったり，吸啜(きゅうてつ)の弱い乳児，③母親が陥没乳頭である場合，④早産児，である．使用に際しては以下の点に注意する．①あらゆる方法を試みても乳房への吸着ができない場合に使う．②母親の乳頭に合ったサイズの薄いシリコン製のものを使う．③密着させるために湯や母乳をつけてから装着する．④乳児が深く口に含むようにする(シールドの先だけを吸うようにしない)．⑤授乳後に搾乳して乳汁分泌を減少させないようにし，乳児の体重を経過観察する(装着から1-2日後に体重測定し，その後は毎週行う)．⑥とりはずすと飲まない場合には，まだ問題は解決していない可能性が高いととらえる．⑦乳頭の突出状態，乳輪部のやわらかさをみて，数日間に1回は装着せずに授乳を試み，乳児が直接哺乳できるかを観察する．⑧装着することに過度に依存しないよう注意しながら，直接哺乳できるようになるまで援助する．[180] ⇨参ブレストシェル→2590

●ニップルシールド

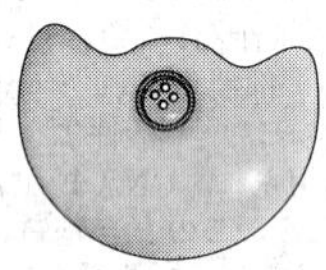

日脯(にっぽ)熱⇨同消耗熱→1464

二点一点歩行 two and one point gait 健側に松葉杖を使用した歩行方法の一種．松葉杖と患側下肢を同時に出し，次に健側下肢を出す歩き方．[249]

二点歩行 two point gait 一側の松葉杖と反対側になる患側下肢を同時に出し，次にその反対側の松葉杖と健側下肢を出す歩き方．歩く速度は四点歩行より速いが，安定性は四点歩行より劣る．[249]

二頭奇形 craniodidymus 体幹が合体しており，2つの頭をもつ接着双生児．[1631]

二頭筋 biceps 複数の起始(筋頭)をもつ筋のうち，2つの筋頭を有する筋の総称．例えば，上腕二頭筋は長頭と短頭の2つをもち，長頭は肩甲骨の関節上結節から，短頭は烏口突起から起こる．ほかに大腿二頭筋がある．三頭または四頭筋などとは区別する．骨格筋では起始と停止(または付着)を区別しているが，起始は動かないほうの骨につき，停止は動くほうの骨で終わっている．四肢では起始は常に近位にあり，停止は遠位にある．筋頭は起始にあり，筋腹に移行し，腱となって終わる．[636] ⇨参筋の形状→802

二頭体 dicephalus 一卵双生児において分裂異常のため身体の一部で結合している結合体のうち，頭部が独立して2つあるもの．2頭2脚2腕体，2頭2脚3腕体，2頭2脚4腕体に分類される．[1154] ⇨参結合体→910

二糖類 disaccharide ［ビオース］ 単糖類2分子が結合したもの．グルコース2分子がα1-4結合したマルトース(麦芽糖)やα1-1結合したトレハロース，また，キシロース2分子がβ1-4結合したキシロビオースなどを同一単糖からなるホモ二糖類という．ガラクトースとグルコースがβ1-4結合したラクトース(乳糖)やグルコースとフルクトースがα1-β2結合したスクロース(ショ糖)などは異種単糖からなるヘテロ二糖類という．[1617]

二糖類不耐症 disaccharide intolerance⇨同二糖類分解酵素欠損(乏)症→2217

二糖類分解酵素欠損(乏)症 disaccharidase deficiency ［二糖類不耐症］ 糖質消化吸収不全症の一種．二糖類分解酵素(スクラーゼ，イソマルターゼ，ラクターゼなど)が先天的に欠損あるいは後天的に激減するために，下痢などを呈する病態．先天性ラクターゼ欠損症のほか，スクラーゼ・イソマルターゼ活性の著明な低下のみならず，マルターゼ活性の低下が同時にみられる先天性スクラーゼ・イソマルターゼ欠損症が知られている．スクラーゼ・イソマルターゼ複合体は総マルターゼ活性の80%を占める．先天性スクラーゼ・イソマルターゼ欠損症は一般に，デンプンなどの炭水化物に比較的よく耐え，加齢とともに症状が軽快するといわれている．本症は他の難治性下痢症と同様に，下痢や腹痛，成長障害などを主症状とし，通常はスクロースを含む離乳食の導入とともに発症する．また，離乳期前に上気道炎などの場合に投与されるシロップやドライシロップなどに含まれるショ糖が発症のきっかけとなることもある．また後天性のものには，腸の粘膜炎症性疾患などに続発するもの，遺伝的原因で生じる成人型のラクターゼ欠損症などがある．二糖類分解酵素欠乏症は二糖類不耐症と同義に扱われることも多いが，二糖類不耐症には二糖類分解酵素欠乏以外のグルコース・ガラクトース吸収不全症などの吸収障害によるものも含まれる．[987] ⇨参乳糖不耐症→2236，ラクターゼ欠損(乏)症→2894，糖質消化吸収不全症→2108

ニトログリコール nitroglycol ［エチレングリコールジニトレート，二硝酸エチレングリコール］ 無色の油状液体で，「特定化学物質等障害予防規則」で，管理第2類物質に指定されている．グリセリンに混合してニトロ化し，ダイナマイトを製造する場合に使用される．多くの有機溶剤に溶ける．蒸気に点火すれば燃焼する．急激に加熱したり，加圧下で加熱すると爆発する．[1122]

ニトログリコール中毒 nitroglycol poisoning ニトログリコールが皮膚あるいは呼吸器から吸収されると，頭痛，めまい，動悸，四肢末端のしびれ，消化器症状，血圧低下などが起こる．血管拡張作用を有し，中毒はすべてこの作用と関連している．曝露を繰り返すと耐性を獲得し，代償性血管収縮により血管拡張作用が打ち消される．いわゆる月曜病といわれる，冠状動脈の痙攣性収縮による狭心症様発作を引き起こし，死亡することもある．[1122] ⇨参月曜病→931

ニトロサミン nitrosamine⇨同ニトロソアミン→2217

ニトロソアミン nitrosoamine ［ニトロサミン，*N*-ニトロソ化合物］ アミンのN基にニトロソ基(-NO)がついた化合物の総称で，ジメチルニトロソアミン(*N*-ニトロソジメチルアミン)$(CH_3)_2NNO$などがある．亜硝酸塩とアミン類が反応すると*N*-ニトロソ化合物が生成され，一般に発癌性を有し，特にニトロソジメチルアミンの発癌性は強力である．ニトロソジメチルアミンは干物，ハム，ソーセージ，燻製，ベーコンからも検出されている．亜硝酸塩とアミン類は生活環境中に広く分布し，酸性の条件下では亜硝酸塩とアミン類の反応が進みやすく，ヒトや動物の胃内は*N*-ニトロソ化合物生成の好適な条件となる．癌を誘発する動物は魚類からげっ歯類，霊長類まで広範であり，各ニトロソ化合物はそれぞれ特有の発癌標的臓器を有し，経胎盤発癌を起こす物質もある．[182,732]

ニトロフェノール剤中毒 nitrophenol poisoning 殺虫薬や殺菌薬に使われるニトロフェノール剤の皮膚および肺からの吸収による中毒．組織におけるリン酸化を阻害し，ATP(アデノシン三リン酸)などの産生を抑制する．初期には食欲亢進，発汗異常，発熱がみられ，重症時には低血圧，心室性期外収縮，肺水腫，肝・腎機能障害，メトヘモグロビン血症などがみられる．[1122]

ニトロフェン nitrofen ［ニップ］ 純品は淡黄色針状結晶．$C_{12}H_7Cl_2NO_3$．融点70-71℃．アセトン，メタノールに可溶．水田，畑地用の除草剤として用いられていたが，日本では1982(昭和57)年より使用禁止．アレルギー性結膜炎，角膜炎の報告があるが，急性毒性，慢性毒性ともに軽度である．内分泌攪乱化学物質．[182,732]

ニトロブルー・テトラゾリウム還元試験 ⇨同NBT還元試験→86

ニトロベンゼン中毒 nitrobenzene poisoning ニトロベンゼンは薄黄色の油性液体で，アニリン，靴ずみ，石けん，染料および人工香料の製造に用いられる．蒸気は特に有毒で，産業での労働者の曝露は蒸気吸入および経皮吸収による．急性中毒例では，眠気，吐き気，頭痛，失調，チアノーゼがみられる．重症例では呼吸不全を引き起こす．汚染された衣服は取り除き，皮膚は酢で洗浄後，石けんと水で洗う．酸素吸入，輸血のほか，重症例では血液透析も必要となる．経口摂取した場合は希酢酸液による胃洗浄後，塩類下剤，流動ワセリンを与え，必要により酸素吸入と輸血を行う．1%メチレンブルー静注も有効．ニトロベンゼンへの慢性曝露では，倦怠感，頭痛，食欲不振および貧血がみられる．[1122]

二杯試験⇨同二杯分尿法→2217

二倍体 diploid ［倍数体，多倍数体，ディプロイド］ 2つの完全な相同染色体の組をもつ生物あるいは細胞のことをいい，$2n$で表す．一方，精子や卵子など一組の染色体だけをもつものを単相体または半数体と呼びnで表す．ヒト正常体細胞は二倍体($2n$)だが，癌細胞などでは染色体に構造異常があり正常な二倍体を示さないものが多い．成人肝細胞などでは，さらに四倍体($4n$)，八倍体($8n$)など染色体数の増加したものがみられる．[800]

二杯分尿法 two-glass test ［二杯試験］ 男性患者の肉眼的血尿または膿尿による混濁尿がみられる場合に，およその病巣部位を簡単に推測するために用いられる採尿方法．1回の排尿を，2個のカップに最初の1/3とあとの2/3を分けて採取する．最初のカップのみに血尿や混濁がある場合は前部尿道に，2番目のカップのみに異常がある場合は後部尿道または膀胱頸部に，両者が陽性の場合は膀胱より上位の腎臓や尿管の病変が

●二杯分尿法による診断

区分	第1杯尿	第2杯尿	病変部位
初期血尿	陽性	陰性	前部尿道
終末血尿	陰性	陽性	後部尿道または膀胱頸部
全血尿	陽性	陽性	腎臓，尿管

示唆される．[533] ⇨参三杯分尿法→1214，混濁尿→1142，トンプソン二杯試験法→2173

ニハ心機能分類⇨同NYHA 心機能分類→89

ニフェジピン　nifedipine　ジヒドロピリジン系の第1世代に属するカルシウム拮抗薬で虚血性心疾患治療薬．筋の興奮収縮関連物質であるカルシウムの血管平滑筋および心筋細胞内への流入を抑制して，冠血管を拡張するとともに，全末梢血管抵抗を減少させ，抗高血圧作用と心筋酸素需給バランスの改善作用を現す．剤形には普通剤，徐放剤があり，降圧効果は強力であるが浮腫などの副作用が懸念される普通剤は主に狭心症に，1日1-2回投与が可能な徐放剤は本態性高血圧症，腎性高血圧症にも使用される．肝臓でチトクローム P-450 酵素により代謝される．[204,1304] 商アダラート

二腹筋〔間〕線　interdigastric line　［フィッシュゴールド線］　X 線学的に，前後像で二腹筋溝を左右に結んだ線をいう．正常例では歯状突起先端が，この線のほぼ1cm 下にある．頭蓋底嵌入症では歯状突起はこの線に近づき，またはこの線をこえる．[35]

ニブル　nibble　1ニブルは4ビットあるいは1/2バイトとして表されるコンピュータのワード(語)の大きさ，すなわち情報量の単位．[258]

二分陰嚢　bifid scrotum　正中で癒合し陰嚢縫線を形成すべき陰嚢が，左右に分離した状態を指す．高度の尿道下裂において特徴的な合併症．また二分陰嚢は陰茎前位陰嚢に合併して生じることも多く，両者は表裏一体で，その部分症状ともいえる．本症は高度の尿道下裂や陰茎前位陰嚢に合併して生じるため，通常これらの疾患の治療と並行して形成術が行われる．[30]

二分胸骨　bifid sternum⇨同胸骨披裂→755

二分脊椎⇨同脊椎披裂→1725

二分法　dichotomy　ものごとを対立的な2つの概念に区分すること．分割の基準には測定可能な数量値が用いられることもあるが，男性か女性か，生か死か，患者中心医療か施設中心医療かというように，互いに相反する属性あるいは質的特性が用いられることもある．分析には有用な方法であるが，二者択一にすることでものごとを単純化してしまう側面もある．[917]

二方向混合リンパ球反応　two way mixed lymphocyte reaction　MHC クラスⅡ抗原のタイプが異なる2つの個体から単核球を分離し，両細胞集団を *in vitro* で混合培養すると，集団内の T 細胞は単核細胞上に存在している MHC クラスⅡ抗原に反応し増殖する．一方の細胞集団を X 線照射しておき抗原性を残したまま反応性を抑制し混合培養を行うと，X 線非照射側の T 細胞の反応の強さを検出できる．これを一方向混合リンパ球反応といい，どちらの細胞集団も X 線照射しないで混合培養することを二方向混合リンパ球反応という．[388] ⇨参混合リンパ球培養法→1140

二方向性心室頻拍⇨同両方向性心室頻拍→2944

二方向ブロック　bidirectional block⇨同両方向ブロック→2944

二房三腔心　cor triloculare biatriatum　心房中隔により右房と左房は分けられるが心室は1つの奇形．単心室(左室型，右室型，心室中隔無形成型)，単独心室(右心低形成，左心低形成)，完全型共同房室口などが含まれる漠然とした総称である．[319] ⇨参単心室→1943，完全型共同(共通)房室口→629

二房性⇨同二室性→2211

二峰性脈　bisferiens pulse　1回の収縮期に2回の収縮脈波が触れるような脈．原因として大動脈血流速度が増加する場合と収縮中期に血流が低下する場合の2つがある．前者の代表は大動脈弁閉鎖不全で，後者の代表は閉塞性肥大型心筋症．大動脈弁閉鎖不全ではとくに軽度の狭窄を伴った場合のほうが，上行大動脈内の血流速度が増加するために認められやすい．[1432]

ニボー〔像〕　niveau, air fluid level　［液性鏡面像］　腸管，胸膜腔，肺の空洞など限られた空間内に液体と空気が共存するとき，立位または側臥位正面 X 線像でみられる水平な液面形成のこと．正常の小腸ではあまりみられない．ニボーを示す胸水貯留がみられたら，胸膜腔と気管支などの交通があることを意味する．[264]

日本医学会　The Japanese Association of Medical Sciences　全国の医師有志が会合し，医学の知識を交換するため，1889(明治22)年，石黒忠悳，三宅秀ら乙酉会が首唱し，翌年，同業の有志が東京に集合し開催された第1回日本医学会を起源とする団体．しかし趣旨に異を唱える森鷗外らの反対で第2回〔1893(同26)年〕で中止となる．1901(同34)年，諸学会(分科会)の連合総会開催を決め，翌年，田口和美・北里柴三郎を会頭・副会頭に第1回日本聯合医学会を開催．第2回は1906(同39)年に催され，第3回〔1910(同43)年〕からは日本医学会と改称．以降4年ごとに東京，京都，大阪，名古屋などで総会が開催され，今日に至る．1947(昭和22)年第12回総会の際，4年ごとの総会開催にとどまらず「恒常的に幅広い活動をすべし」と日本医学会を常設し，日本医師会付置の常置団体となった．わが国の医学界の代表機関であり，2009(平成21)年現在，107分科会で構成される．[585]

日本医師会　Japan Medical Association　現在の社団法人日本医師会は，1916(大正5)年設立の大日本医師会を前身として1947(昭和22)年に設立された団体で，医道昂揚，医学医術公衆衛生の向上，社会福祉増進を掲げる．最初の医師の全国的組織は1893(明治26)年発足の大日本医会で(理事長 高木兼寛)，医師の権利伸張，業務保護を目指した．次いで1903(同36)年，帝国聯合医会，1914(大正3)年，日本聯合医師会，1916(同5)年，大日本医師会(会長 北里柴三郎)に至り，1923(同12)年，法定化された．1942(昭和17)年，国家総動員体制に入り，官制化され，日本医療団と国策協力を分担．そして第二次世界大戦後の1947(同22)年，任意設立任意加入の自主的団体として新制日本医師会(会長 中山寿彦)は誕生した．47都道府県医師会(2008年現在，会員約16万5,000人)で構成され，当初の目的事業はもちろん，生命倫理など今日的問題にも取り組む．[585]

日本医療機能評価機構　Japan Council for Quality Health

Care；JCQHC ［JCQHC］ 財団法人日本医療機能評価機構．病院などの医療機関の機能を学術的観点から中立的な立場で評価し，その結果明らかになった問題点の改善を支援する第三者機関として設立され，病院からの要請に基づき医療サービスの評価を行っている．審査は，書面審査と訪問審査から成っている．その結果基準に達していると認定証が交付され，実効期間は5年間．2009（平成21）年8月現在2,556病院が認定を受けた．事業として，病院機能評価事業，病院機能改善支援事業，評価調査者（サーベイヤー）の養成事業，病院機能評価に関する研究・開発事業，病院機能評価に関する普及・啓発事業を行っている．運営を維持するための資金は，保健・医療・福祉に関する団体や企業，被保険者を代表する団体，一般企業，個人などから広く出資を募っている．運営費は，評価を受ける施設が負担する審査手数料や医療機能評価などに関する委託研究の受け入れなどの収入によってまかなわれている．[415]

日本医療団 1942（昭和17）年に設立された政府全額出資の特殊法人．本来わが国の医療制度は自由開業医制であったが，1938（同13）年の「国家総動員法」を契機に国家主導が図られた．第二次世界大戦が総力戦体制を帯びるにつれ，予防医学の充実，結核撲滅（結核療養所増設），無医地域解消，産院設置が急務となる．1942（同17）年「国民医療法」が成立し，国民体力（軍事力）の向上，医療の普及を掲げる医療制度改革が実現．これに基づき同年，特殊法人日本医療団が設立された（総裁稲田龍吉）．しかし活動半ばで敗戦を迎え，結核療養所は国営に移管，その他施設も売却するなどし，1947（同22）年の法令により解散するに至った．完全清算削減は1977（同52）年．同団は業半ばに終わったが，戦後の医療政策，同運営民主化に与えた影響は大きい．[585]

日本医療労働組合連合会 ［日本医労連］ 1957（昭和32）年，全医労，全日赤，国鉄医協，東京都医協，新潟県医労協など9組織（6万人）によって医療労働者の労働組合として結成された日本医療労働組合連絡協議会を前身とする．同協議会は1987（同62）年に現在の名称に改称され，現在，7全国組合，47都道府県医労連で構成され，約17万人が加入する．かつて政府は第二次世界大戦後10年して「国民健康保険法」改正を機に，社会保障費，医療費の見直しを図ったが，これに対応して全国医療機関で働く医療労働者が産業別組織の統合に動き出し，同協議会が結成されたのである．医療改革運動は第二次世界大戦前後の革新的医師たちに始まるが，このあたりから主勢は看護婦（師）層に移り，1960年代に入り労働条件闘争もあいまって各地で病院ストに発展した．[585]

日本医労連⇨同日本医療労働組合連合会→2219

日本外傷学会肝損傷分類 JAST classification of hepatic injuries ［肝損傷分類《日本外傷学会》］ 肝損傷は次のように分類する．Ⅰ型：被膜下損傷（a.被膜下血腫，b.実質内血腫），Ⅱ型：表在性損傷，Ⅲ型：深在性損傷（a.単純型，b.複雑型）．[380]

日本外傷学会腎損傷分類 JAST classification of renal injuries ［腎損傷分類《日本外傷学会》］ 腎損傷は次のように分類する．Ⅰ型：被膜下損傷（a.被膜下血腫，b.実質内血腫），Ⅱ型：表在性損傷，Ⅲ型：深在性損傷（a.単純型，b.複雑型）．[380]

日本外傷学会膵損傷分類 JAST classification of pancreatic injuries ［膵損傷分類《日本外傷学会》］ 膵損傷は次のように分類する．Ⅰ型：被膜下損傷，Ⅱ型：表在性損傷，Ⅲ型：深在性損傷（a.単純型，b.複雑型）．[380]

日本外傷学会脾損傷分類 JAST classification of splenic injuries ［脾損傷分類《日本外傷学会》］ 脾損傷は次のように分類する．Ⅰ型：被膜下損傷（a.被膜下血腫，b.実質内血腫），Ⅱ型：表在性損傷，Ⅲ型：深在性損傷（a.単純型，b.複雑型）．[380]

日本外傷データバンク Japan Trauma Data Bank 外傷診療の質を向上させることを目的として，日本救急医学会の診療の質評価指標に関する委員会と日本外傷学会のTrauma Registry検討委員会が中心となり，2003（平成15）年に開設された外傷診療に関するデータバンク．厚生労働省特別研究事業（有賀徹研究班）などによる科学研究から得た知見をもとに構築された．北米のNTDB（National Trauma Data Bank）を念頭におき，わが国の外傷患者にかかわるデータを広く集積し，集積したデータを解析，その結果を医療現場にフィードバックすることでその目的を達しようとしている．[1390]

日本家族計画協会 Japan Family Planning Association；JFPA 1954（昭和29）年日本家族計画連盟として発足．1956（同31）年に厚生省（現厚生労働省）から社団法人として認可され活動してきたが，同連盟は2002（平成14）年解散，現在は同連盟の傘下にあった日本家族計画協会が活動している．設立当初の目的は，家族計画，受胎調節の啓発，普及にあった．現在ではより広い概念であるリプロダクティブ・ヘルスサービスの普及および啓発を目的としている．主な事業として，研修会の開催，機関紙の発行，遺伝相談，家族計画研究所事業，調査研究，クリニック診療やカウンセリング（婦人科，泌尿器科，思春期保健，避妊，不妊，性感染症など），衛生教育用教材の作成・頒布，受胎調節用品の廉価頒布などを行っている．また，政府と協力関係をもちながら，母子保健推進会議や人口問題に関する国際会議などにおいて少なからぬ役割を担っている．最近は，性暴力や児童虐待の防止，子どもの事故予防などに関する事業も母子保健関係者と進めている．[1352] ⇨参リプロダクティブヘルス/ライツ→2932

日本学校保健会 Japanese Society of School Health 国・地方自治体の教育行政とタイアップしながら学校・地域社会・家庭が協力して学校に通う児童・生徒が健やかに成長するために必要な健康の保持増進事業を行う団体．理論研究よりも，究明された施策の学校現場実践を充実させることを目的としている．1910（明治43）年，日本の学校保健の向上発展と国の学校保健行政に協力する目的をもって，帝国学校衛生会として発足．1935（昭和10）年，文部大臣認可による財団法人となり戦前の学校保健の向上に努力した．1946（同21）年，財団法人日本連合学校歯科医会と合併し，財団法人日本学校衛生会として認可された．その後1954（同29）年に現在の財団法人日本学校保健会と改称．事業は一般事業と学校保健センター事業に大別され，一般事業の内容は，①国の学校保健行政に対する協力，②全国学校保健研究大会，全国学校保健協議大会などの開催，③加盟団体，関係諸団体との連携，④会報，学校保健の動向などの図書出版，⑤学校保健関係図書や用品の推薦，⑥学校保健功労者の顕彰，⑦学校保健の課題についての実践方法の研究，⑧その他，本会の目的達成に必要な事項となっている．学校保健センター事業の内容は，①普及指導事業，②調査研究事業，③健康推進事業(委託事業)である．[457]

日本がん看護学会 Japanese society of cancer nursing；JSCN 1987年(昭和62)に設立され日本学術会議に登録された学術団体．目的は，がん看護に関する研究，教育および実践の発展と向上に努めることで，目的達成のための事業は，①定期学術集会の開催，②看護専門職に対する教育活動(研究会，講習会，研修会)，③一般市民に対する教育活動(啓発，相談)，④学会誌発行，⑤国際活動，⑥その他本会の目的に沿った活動，としている．正会員はがん看護学の研究，教育，および実践に携わっている者で，準会員は保健医療に関して研究する者であり，賛助会員は会の目的に賛同する個人・団体である．役員は，理事長，理事，監事で，選挙規定に従って選出された評議員の中から選出し，総会の承認を得る．事業の円滑な実施を図るために，理事会の議決によって委員会を置く．定期総会は毎年1回，定期学術集会の会期中に開催する．International Society of Nurses in Cancer Care (ISNCC)と連携し，活動に参加する．[710]

日本看護科学学会 Japan Academy of Nursing Science；JANS 看護学の発展を図り，広く知識の交流に努め，もって人びとの健康と福祉に貢献することを目的に，1981(昭和56)年に発足した学会．当時の看護系6大学からなる「日本看護系大学協議会」を基盤として準備された．第1回学術集会は同年12月，林滋子学会長のもと，東京で開催．設立時の会員数は185名であったが，毎年確実に増加し，2008(平成20)年末では5,409名．1987年には日本学術会議に登録され，1992年には，第1回国際看護学術集会が日本で開催された．2004年には，看護学会機関としてわが国初の英文雑誌となる『Japan Journal of Nursing Science』を創刊．目的遂行のための活動は，年1回の学術集会の開催，学会誌(和文誌年4回，英文誌年2回)の発行，各種委員会(和文雑誌編集委員会，英文雑誌編集委員会，看護学学術基盤整備委員会，看護学学術用語検討委員会，研究・学術情報委員会，国際活動推進委員会，看護倫理検討委員会，表彰制度検討委員会，社会貢献委員会，法人化準備委員会)の活動が行われている．[321]

日本看護学教育学会 Japan Academy of Nursing Education 1991(平成3)年，全国看護教育研究会を母体に，看護教育の向上を図り，看護学の発展に寄与することを目的に設立．主な事業は，学術集会の開催，会誌の発行，看護教育に関する研究および情報交換，研究助成事業など．母体の全国看護教育研究会は，看護学校専任教員養成講習会の卒業生を中心に，1952(昭和27)年に看護婦学校専任教員養成所同窓会を結成し，その後看護教育研究会を経て，全国看護教育研究会へと発展．研究会の実績，長年の会員の希望，社会情勢の変化，看護学の進歩もあいまって日本看護学教育学会へと発展し，今日に至っている．入会資格は，正会員は看護学を専攻し看護の実践，教育・研究に携わっている者，賛助会員は会の目的に賛同する個人または団体とされている．会員は現在3,000名をこえている．[1451]

日本看護学会 society of Japanese nursing research 日本看護協会の事業の1つとして，広く会員に研究発表と研鑽の場を提供し，看護の実践現場における研究の支援を通して看護職の学術研究の振興に努め，人々の健康と福祉に貢献することを目的として，1967(昭和42)年に発足した(看護研究)学会．第1回は看護総合学会として開催され，1973(同48)年までは同協会各部会開催の学会であったが，1974(同49)年から3部会(保健婦部会・助産婦部会・看護婦部会)の学会を統合し日本看護学会となった．初期には，9つの専門領域別学会(看護管理，看護教育，成人看護Ⅰ，成人看護Ⅱ，老人看護，母性看護，小児看護，地域看護，看護統合)であったが，2004(平成16)年より精神看護領域が加わり，10の専門領域別学会が，学会開催県看護協会により主体的に企画・運営されている．[321]

日本看護協会 Japanese Nursing Association 保健師，助産師，看護師，准看護師が構成する看護専門職能団体であり，1946(昭和21)年，日本保健婦会，日本産婆会，日本帝国看護婦協会が大同団結して「日本産婆看護婦保健婦協会」という名称で発足．その後1951(同26)年に現在名に改称．会員の自治によって，保健師，助産師，看護師，准看護師の親睦と福祉を図るとともに，職業倫理の向上，一般的教育ならびに看護(保健・助産を含む)に関する専門的学術の研究に努め，国民の健康と福祉の向上に寄与することを目的としている．全国各都道府県ごとに部会別に支部があり，支部協議会単位で活動している．協会の仕事としては，看護制度の開発・改善，看護教育，会員の福祉，調査研究，広報などがある．国際的には国際看護師協会(ICN)や国際助産師連盟(ICM)，その他，各国看護師協会と交流がある．1977(同52)年には第16回ICN大会が東京で開催された．[321]

日本看護協会看護研修学校 Japanese Nursing Association Institute of Graduate Nurses 看護教員の養成を目的として，1972(昭和47)年，日本看護協会によって設立された現任教育機関．従来，期間も内容もさまざまな講習が行われていたが，より「人を育てる人を創る」ためにふさわしい機関として，多様な看護基礎教育，現場の看護の実態，学生の多様性を前提にユニークな40名・1年間の教育プログラムを展開した．1982(昭和57)年からは看護教育コース，看護管理コース，研究課程の3コースとなるが，研究コースは看護系大学，大学院が進展する中で1990(平成2)年に募集を停止．一方で研修学科(看護教育・管理)80名に増加となり，1998(平成10)年の研修学科終了まで，看護教員の不足を補い，看護管理者などの指導者層の育成に寄与した．1996(平成8)年，看護教育研究センター内に認定看護師教育課程を設置，救急看護と創傷・オストミー・失禁(WOC)看護(現 皮膚・排泄ケア認定看護師)のコースを開始し，その後コースは増加している．[321]

日本看護研究学会 Japan Society of Nursing Research；JSNR 1975(昭和50)年，国立大学教育学部特別教科(看護)教員養成課程の教官および卒業生が中心になり，大学における看護学の教育と研究を考えるため，4大学研究協議会から独立して研究会を発足．1981(同56)年に改称．本学会の目的は，広く看護学研究者を組織し，看護学の教育研究の進歩・発展に寄与することであり，活動としては，研究会の開催，学術講演会の開催，学会誌の発行，奨学会事業，関係学術団体との連絡・提携，その他，目的達成に必要な活動などがある．2009(平成21)年には会員数は賛助会員を含めて5,700名となり，看護系学会では日本最大の規模．[321]

日本看護婦会　1929(昭和4)年に在京看護婦を中心に結成された看護婦の職能団体．1932(同7)年に，日本帝国看護婦(協)会と改称．当時の看護婦は閉鎖的な環境ゆえに組織率は低かったが，1933(同8)年に開催された「第7回国際看護婦協会」(現国際看護師協会)の総会で，本協会の正式加盟が承認され，国際舞台に登場するようになった．独自の活動は，1946(同21)年，日本産婆看護婦保健婦協会が結成されるまで続けられた．[321]

日本看護連盟　Japanese Nursing Federation　1959(昭和34)年に，日本看護協会と並立する団体として発足した「政治資金規正法」に基づく政治団体．看護職の地位向上・待遇改善，併せて国民の健康と福祉に寄与することを目的に，看護界の代表を国会や地方自治体の決議機関に送り，また看護の諸問題解決のため，看護協会とともに国政や地方行政に積極的な働きかけを行っている．日本看護協会の会員を正会員とし，会の主旨に賛同する者を賛助会員としている．[321]

日本結核予防会　Japan Anti-Tuberculosis Association；JATA ［結核予防会］ 1939(昭和14)年5月，平沼内閣が官民一体となって結核予防事業を遂行するため，財団法人結核予防会の創設を決定し，設立．国民の結核を中心とする疾病の予防ならびに治療に関する事業を行い，もって国民保健の向上を図るとともに，結核対策に関し必要な国際協力を行うことが目的で，①広報教育，②予防事業の助成と資金造成，③予防と治療，④調査研究，⑤教育研修，⑥国際技術協力などの活動を行っている．[41]

日本健康・栄養食品協会　Japan Health Food & Nutrition Food Association；JHNFA ［JHNFA］ 1985(昭和60)年に設立された厚生労働省所管の公益法人(財団法人)．発足当初は日本健康食品協会(JHFA)といい，健康補助食品の規格基準であるJHFAマークの認定を1986(同61)年から行っている．会員数は783社〔2009(平成21)年現在〕．主な事業は，①公衆衛生の見地から健康補助食品の規格基準の設定，および当該基準にかかわるJHFAマーク表示認定制度の運営・普及に関する事業，②健康補助食品GMP認定制度の運営・普及に関する事業，③保健機能食品(特定保健用食品，栄養機能食品)，特別用途食品の申請にかかわる指導に関する事業，④栄養表示基準に従った適切な栄養表示の普及に関する事業，⑤健康補助食品の適切な知識の普及啓発事業および調査研究に関する事業，⑥学術誌の刊行および海外文献の翻訳に関する事業，⑦「食品保健指導士」養成事業，⑧国内・外の情報および資料の収集・管理ならびに提供に関する事業，である．消費者のための健康補助食品相談室を開設しており，正しい健康補助食品の利用法，JHFAマーク表示製品の内容，広告にかかわることなどの相談に電話で応じている．また，健康補助食品展示ルームを開設しており，健康補助食品の展示ならびに食品保健指導士が種々の相談に応じている．[1170] ⇒参JHFA(ジャファ)マーク表示許可食品→71

日本紅斑熱　Japanese spotted fever ［紅斑熱群リケッチア症］ 1984(昭和59)年に日本で発見された紅斑熱群に属するリケッチア症．リケッチア・ジャポニカ *Rickettsia japonica* を有するマダニに刺されることにより感染．潜伏期は2-8日間，刺し口を認める．発熱とともに特徴的な発疹が手足・手掌，顔面に出現し，速やかに全身に広がる．徳島県で発見されて以降，九州や四国など西日本を中心に多くの臨床例が確認されている．[324]

日本子ども家庭総合研究所　Japan Child and Family Research Institute；JCFRI　1938(昭和13)年に愛育研究所として開設されて以来，母子保健および子ども福祉に関連した調査研究機能，情報提供機能，相談機能，研修機能を有する研究所．同研究所では，調査研究結果や最新の国，地方自治体の子ども家庭福祉に関する施策情報などのデータベースをはじめ，子どもの病気や医療，生活，意識，教育まで，あらゆる分野の調査データを収録した『日本子ども資料年鑑』を毎年刊行するなど，幅広く情報提供を行っている．[1517]

日本昏睡尺度　Japan coma scale；JCS⇒同JCS→71

日本産業衛生学会　Japan Society for Occupational Health ［産衛学会］ わが国の産業衛生に関する学術研究，情報交換を設立目的として結成された団体．事業として，学会・協議会・研究会の開催，機関誌〔定期刊行物『産業衛生学雑誌』(旧『産業医学』)〕の発行，産業医学に関する調査研究および教育研修，資料の収集や編纂などがある．学会の特色として，委員会や研究会を有しており，許容濃度等に関する委員会，生涯教育委員会，産業医部会などがあり，選出された委員は産業衛生の諸問題を取り上げて討議を行い，その内容は答申書として公開されている．[1015]

日本産婆看護婦保健婦協会　1946(昭和21)年，日本産婆会，日本保健婦会，日本帝国看護婦協会が合同して結成された看護専門職能団体．第二次世界大戦後，新しい看護制度の発足とともに，看護関係団体の再編成が要求され，広義の看護関係団体として看護婦，助産婦，保健婦の一体化が望まれたが，三者は個別な発展を遂げ，独立した団体を結成していたので，その統合は困難であった．しかし，連合国軍最高司令官総司令部の指導もあり同年統合に至った．1949(同24)年には，国際看護師協会にも再加盟．その後1951(同26)年に日本看護協会と改称．[321]

日本産婦人科医会　Japan Association of Obstetrics and Gynecology ［日本母性保護医協会］ 前身は「母体保護法」〔1996(平成8)〕の指定医の団体である日本母性保護医協会．もともと同協会は「母体保護法」の前身である「優生保護法」〔1948(昭和23)〕の適正な運営と実施の推進，啓蒙，母子保健に関する調査研究，先天異常対策，会員の学術研修などの役割を担っており，法の改正後も同様に運営されていた．月間『母性保護医報』(現在では『日本産婦人科医会報』)を発行しており，各都道府県に支部が置かれている．2001(平成13)年より社団法人日本産婦人科医会と名称が変更され，母子の生命健康を保護するとともに，女性の健康を保持・増進し，国

民の保健の向上に寄与する目的で事業が展開されている.[1352]

日本肢体不自由児協会 Japanese Society for Disabled Children 肢体不自由児の福祉とリハビリテーションを目指して1948(昭和23)年に高木憲次らによって東京に設立された, 全国に支部をもつ組織. 専門施設として整肢療護園を運営するほか, 療育相談にも積極的に取り組んでいる. 肢体不自由児とは, 生まれつきまたは出産時の障害, あるいは幼いときの病気や事故などによって上肢・下肢または体幹の運動機能障害のある児童(18歳未満)をいう. この非差別的表現はもともと高木憲次による造語といわれ, IQ 35以上とし重症心身障害児とは区別している.[321]

日本住血吸虫症 oriental schistosomiasis, schistosomiasis japonica 日本住血吸虫 *Schistosoma japonicum* の感染に起因し, 種々の症状がある. セルカリア(有尾幼虫)が経皮侵入する際に皮膚炎を起こす. 成虫が門脈系血管内で活動し虫卵を産生する時期には発熱, 下痢, 粘血便などがみられる. 産生された虫卵の一部は血行性に肝臓, 肺, 脳などへ移行し微小血管を閉塞して虫卵結節を形成し, 慢性期には肝住血吸虫症で肝脾腫, 低栄養, 腹水貯留が, 脳住血吸虫症で痙攣発作などそれぞれの障害部位に起因する症状がみられる.[288] ⇒参住血吸虫症→1367

日本小児看護学会 Japanese Society of Child Health Nursing；JSCHN 1991(平成3)年, 前身である日本小児看護研究学会として発会した学術団体〔1999(同11)年登録〕. 主に小児看護に携わる看護師, 保健師, 助産師, 研究者で構成される. 小児看護に関する実践, 教育および研究の発展と向上に努め, それらを通して子どもの健康増進に寄与することを目的とし, 学術集会の開催および学会誌の刊行など, 会員同士の情報交換, 交流や子どもの健康促進のための社会への啓蒙活動を行っている.[1517]

日本小児保健協会 Japanese Society of Child Health 小児保健の普及および指導に努めるとともに小児保健に関する学術の進歩を図り, 小児の福祉の向上に寄与することを目的に1962(昭和37)年設立された社団法人. 小児科医を中心として, 歯科医師, 保健師, 助産師, 看護師, 栄養士, 養護教諭, 保育士, 心理関係の実践家や研究者など幅広い職種で構成され, 小児保健に関する学術集会やセミナーの開催, 機関誌の刊行, 小児の健康に関する調査・研究や指導を行っている.[1517]

日本食品標準成分表 Standard Tables of Food Composition in Japan ［**食品標準成分表**］ 分析値, 文献値をもとに, わが国において常用される食品について, 1食品1標準成分を収載する食品成分表である. 原材料食品は動植物由来の天然物であり, その成分値は種類, 生産環境など諸種の要因からかなりの変動幅がある. また加工食品においても原材料の配合, 加工法によって差異を生じる.[987]

日本助産師会 Japanese Midwives' Association 女性の健康と母子保健推進のため, 助産師の連携を図り, 助産師業務の水準の維持, 改善, 向上を目指すことを目的に設置された助産師独自の職能団体. 1955(昭和30)年に創立した. 前身は1927(同2)年にわが国最初の助産師職能の全国組織として設立された日本産婆会である. 会員は助産師であり, 開業助産師だけでなく, 施設勤務助産師の割合も増加しつつある. 主な活動としては, 助産師職の発展や身分保障を目的とする活動, 助産学および母子保健の発展と推進にかかわる調査研究や情報の提供, 開業助産師養成, 卒後教育の企画と運営, 助産所の経営・管理改善に関連する活動などがあげられる. また, ICM(国際助産師連盟)加入団体として, 国際的な助産師関連団体の集会や研修, 国際支援などへの参加も行っている.[746]

日本人の食事摂取基準 Dietary Reference Intakes (DRIs) for Japanese 食事摂取基準は, 厚生労働省(旧厚生省)により1970(昭和45)年から5年周期で「日本人の栄養所要量」として策定されていたが, 2004(平成16)年11月に, 2005年4月から5年間を使用期間とする『日本人の食事摂取基準2005年版』が発表された. これは「国民の健康の維持・増進, エネルギー・栄養欠乏症の予防, 生活習慣病の予防, 過剰摂取による健康障害の予防」を目的とし, エネルギーおよび各栄養素の摂取量の基準を示したものである. 設定指標として推定エネルギー必要量のほか栄養素に関する5つの指標, すなわち推定平均必要量, 推奨量, 目安量, 目標量, 上限量が設定され, これらをもとに年齢別に摂取量が評価(アセスメント)できるようになっている. このほか児童家庭局からは「児童福祉施設における『食事摂取基準』を活用した食事計画について」(通知)も出されている. ⇒参栄養所要量→348

日本精神衛生会 精神衛生思想の普及と精神衛生相談活動を主目的として, 1950(昭和25)年に設立された財団法人. 前身は精神病者の治療と看護を援助することを主目的として1902(明治35)年に設立された精神病者慈善救治会, および精神病院の発展・向上と精神衛生思想の普及を目指して1926(昭和元)年に設立された日本精神衛生協会. 第二次世界大戦中に, 日本精神衛生協会, 精神病者救治会, 日本精神病院協会の3者が合併して財団法人精神厚生会となった. しかし終戦後, 精神厚生会は解散し, 改めて「日本精神衛生会」とし, 今日に至っている. わが国は, 1953(昭和28)年に, 世界精神保健連盟に加盟. 主に国際精神保健活動や国内精神保健福祉団体への協力, 精神保健福祉活動従事者およびボランティアの育成, 精神保健福祉関係図書の出版などの活動を行っている.[1451]

日本精神衛生連盟 Japan Federation for Mental Health 精神衛生に関する仕事をしている諸団体の連絡・協調を図り, 精神衛生事業を発展させることを目的に, 1953(昭和28)年に結成された社団法人. 現在は社団法人日本精神保健福祉連盟として, 日本精神衛生会, 日本精神科病院協会, 復光会, 全日本手をつなぐ育成会, 矯正協会, 精神衛生普及会, 日本知的障害者愛護協会, 全国教護協会, 教育と医学の会, 全国精神衛生連絡協議会, 全日本断酒連盟などが属し, 活動を続けている.[1451]

日本精神科看護技術協会 Japanese Psychiatric Nurses Association ［**日精看**］ 精神科看護に携わる者の看護技術向上, 精神障害者の社会復帰促進, 国民の健康と福祉の増進を目的に活動している社団法人. 1947(昭和22)年に発足した全日本看護人協会を前身に1958(同33)年, 日本精神科看護協会への改称を経て, 1976(同

51)年に現在の名称となる．1988(同63)年，同協会は「精神疾患を有する者の保健およびメンタルヘルスケアの改善のための諸原則に関する国連決議」を受けて，10項目からなる「精神科看護倫理綱領」を提示．そして「精神科看護の定義」を理念とし，看護者の責務を遂行するように努めることとしている．両者は2004(平成16)年に改訂された．1995(同5)年に精神科看護領域の優れた看護技術，知識，実践力をもった看護師の育成を目指し，精神科認定看護師制度を創設．2007(同19)年，同制度を改正，専攻領域が退院調整，うつ病看護，精神科薬物療法看護などを含む10領域へ細分化された．また1998(同10)年から7月1日を「こころの日」として，精神疾患や精神障害者に対する正しい理解やこころの健康について，社会への働きかけを行っている．[1451]

日本精神科看護協会⇨㊜日本精神科看護技術協会⇀2222

日本精神科病院協会 Japanese Association of Psychiatric Hospitals 全国の私立精神科病院の団体の名称．公立・私立の別を問わず，精神病院が相互に連絡をとり合い向上していくために，1920(大正9)年に日本精神病医協会が発足．1943(昭和18)年には，日本精神病院協会，日本精神衛生協会，精神病者救治会が合併して精神厚生会となった．さらに紆余曲折を経て，1949(同24)年に私立精神病院が再び集まり，社団法人日本精神科病院協会をつくり，私立精神科病院の相互の向上と発展を目指し，今日も活動を続けている．[1451]

日本精神神経学会 Japanese Society of Psychiatry and Neurology 精神医学の学術団体で社団法人．精神科医の学会としてわが国で最も古く，会員数1万4,000人超と最大．1902(明治35)年，呉秀三，三浦謹之助両東京帝大教授によって日本神経学会として創立された．創立当初は精神医学・神経学をともに含んでいたが，1935(昭和10)年に現在の名称となり(現理事長：鹿島晴雄)，1960(昭和35)年には神経学専門学会として日本神経学会が別に独立した．学会は150人の評議員と20人の理事により運営され，機関誌『精神神経学雑誌』(月刊)の刊行，年1回の学術大会開催など定期の学術事業のほか，1999(平成11)年から出版事業も開始した．理事会の下に精神保健，医療・福祉，専門医，教育，法・倫理，用語，国際関連など各種委員会があり，これら委員会の研究に基づく活発な活動を通して，厚生労働省はじめ社会にさまざまな提言を行っている．近年では「精神保健福祉法」改正や，「心神喪失者等医療観察法」「障害者自立支援法」などへの提言がある．最近では世界精神医学会(WPA)との関係も深まり，学会100周年にあたる2002(平成14)年には第12回世界大会を開催した．[798]

日本赤十字社 Japanese Red Cross Society 略称は日赤．わが国において赤十字活動を行う唯一の団体．1952(昭和27)年に制定された「日本赤十字社法」によって設立された認可法人．赤十字は「人道，公平，中立，独立，奉仕，単一，世界性」という7つの普遍的な原則(赤十字の基本原則)のもとに活動しており，「赤十字国際委員会」「国際赤十字・赤新月社連盟」「各国の赤十字社・赤新月社」の3つの機関で構成される．日本赤十字社は世界の186か国に広がる赤十字・赤新月社の1つである．東京に本社があり，各県に支部をもつ．病院や診療所など(104)，看護師養成の日本赤十字看護大学や専門学校など(25)，血液センター(65)，献血ルーム(111)，社会福祉施設(28)などをもつ〔数値は2009(平成21)年3月末〕．また，赤十字の思想目的に賛同するボランティアで構成される「奉仕団」を保有する．通常時は事業の支援活動を，災害時には無給で救援活動を行う．[165] ⇨㊜国際赤十字⇀1087

日本赤十字社看護婦養成所 1890(明治23)年，佐野常民，橋本綱常らにより開設された日本赤十字社病院付属の看護婦養成所．ロンドンのセント・トマス病院のナイチンゲール看護学校の規則や方針を参考にして，1889(同22)年「看護婦養成規則」がつくられたといわれる．当初の入学資格は20歳以上30歳未満の身体強壮，誠実温厚で素行がよく，読み書き，算術ができる者で東京府下在住を最低限の条件としていた．修業年限は3年で，教育はすべて医師が行った．養成所の目的は，戦時中に患者の看護にあたる人を養成することで，生徒には毎月5円支給され，学費はいっさい必要なかった．そのかわり卒業後2年間は病院に看護婦として勤務し，20年間は身上にどのような異動が生じても，国家有事の際には日本赤十字社本社の召集に応じ，負傷者の看護にあたることが義務づけられていた．のちに各地の日赤支部にも開設されたが，最初につくられた東京の看護婦養成所は，1954(昭和29)年に日本赤十字女子短期大学となり〔1966(同41)年に日本赤十字中央女子短期大学と改称〕，1986(同61)年には日本赤十字看護大学となった．1993(平成5)年に大学院看護学研究科修士課程，1995(同7)年には博士後期課程が設置された．[1451]

日本赤十字社血液センター⇨㊜日本赤十字社⇀2223

日本対がん協会 Japan Cancer Society；JCS 1958(昭和33)年に民間の「がん対策運動の推進母体」として設立され，2001年に名称を「日本対ガン協会」から改称した財団法人組織．東京都千代田区に本部があり，46道府県に支部を設置している．運営方針は理事会，評議員会で決定され，癌研究や治療の主導的な立場にある国立がんセンターや財団法人癌研究会および同付属病院などと緊密な連携を保ちながら活動している．活動の主体は，「がんの知識普及・啓発」と，「がんの予防・早期発見」を目指す集団検診活動(市町村からの委託が中心)に重点をおき，特に道府県支部(県対がん協会など)では，集団検診が重要な事業になっている．また，癌予防面を重点にした調査研究の助成，癌検診に従事する専門家の育成研修なども行っており，厚生労働省の委託を受けた「がん無料相談」を東京(本部)や支部で開催している．[24]

日本中毒情報センター Japan Poison Information Center；JPIC 1986(昭和61)年に日本救急医学会が中心となり設立された中毒情報に関する財団法人．事業内容は，①問い合わせに対する情報提供，②中毒防止に関する啓蒙教育，③中毒情報に関する資料の収集・整備，④中毒に関する教育・研究の支援，⑤中毒症例の収集・解析ならびに中毒に関する統計の作成・整備，⑥国内外の毒性情報関連機関との連絡調整が中心となっている．さらに，化学物質(家庭用品，医薬品，農薬などを含む)および動植物の毒による急性中毒についての応急処置に関する緊急情報の提供を行い，一般市民向けにも無料の情報提供を電話で対応している．医療機関向けには登録による有料制度がとられている．また，一般向け中毒情報データーベースには検索機能があり，家庭薬品・自然毒に関する毒性内容・症状・処置法が記載されている．検索は http://www.j-poison-ic.or.jp/homepage.nsf で可能．[24]

日本脳炎 Japanese encephalitis；JE コガタアカイエカが媒介する日本脳炎ウイルスによって発症する急性脳炎．日本脳炎ウイルスは熱帯，温帯のアジア一帯に生息しており，西はパキスタン，インドからインドシナ半島，東は中国，日本，韓国，南はインドネシア，フィリピン，パプアニューギニア，オーストラリアの一部まで広がっている．顕性感染は数百から 1,000 人に 1 人であり，不顕性感染が大部分．脳炎型，髄膜脳炎型，髄膜炎型，不全型に分けられ，脳炎型が最も多い．症状は頭痛，発熱など軽症で終わるものから，高熱が続き，痙攣，意識障害をきたすものまである．急激に発症し，発熱，頭痛，嘔気に続き，髄膜刺激症状，強直，痙攣，錐体外路症状，不随意運動などを示す．完治率は約 50-60%，致命率は 15%，後遺症(精神症状，知能障害，言語障害，麻痺)を残すことも多い．治療は対症療法が中心であり，刺激を避け安静を保ち，十分な栄養補給に努める．[1357]

日本脳炎サーベイランス surveillance of Japanese encephalitis 生後 4-6 か月の肥育ブタがヒトの感染源であるコガタアカイエカの感染源であることから，流行状況把握のため，伝播の増幅因子であるブタの抗体陽性率を収集し，旬報として還元している．近年，50% 以上のブタが血清抗体陽性の地域は，西日本を中心に関東から福島に及んでいる．[41]

日本脳炎ワクチン Japanese encephalitis vaccine 日本脳炎ウイルスをマウス脳内に接種し，ウイルスが増殖した脳をアルコール・プロタミン精製法，超遠心法などにより精製した後，ホルマリン法などにより不活化，緩衝食塩水で希釈し，安定剤を加えたもの．外観は無色透明または，わずかに白濁しており，タンパク窒素含有量も 1 mL 当たり 10 μg 以下となっている．1 回接種量は 0.5 mL(3 歳未満 0.25 mL)．接種時期は，予防接種法では，第 1 期(3 回)：初回接種(2 回)生後 6 か月以上 90 か月未満に 1-4 週の間隔で接種，追加接種(1 回)初回接種後おおむね 1 年を経過した時期，第 2 期(1 回)：9 歳以上 13 歳未満としている．また，厚生労働省は 2005(平成 17)年 5 月 30 日以降，急性散在性脳脊髄炎(ADEM)の副反応のため，積極的勧奨は中止し，希望者に接種することとしている．今後組織培養法による日本脳炎ワクチンが承認され，接種勧奨が再開される見込みである．[1357]

日本版デンバー式発達スクリーニング検査 Japanese Denver Developmental Screening Test；JDDST デンバー式発達スクリーニング検査 Denver Developmental Screening Test(DDST)はアメリカのコロラド大学で潜在的発達障害を客観的に明らかにするための補助用具として考案され 1967 年に出版された．JDDST はアメリカで標準化された DDST を日本版として標準化したもので，子どもの年齢が長じるにつれて発達する種々の行動を「個人-社会」「微細運動-適応」「言語」「粗大運動」の 4 分野に分類し，一定の検査用具を用いてマニュアルに従って実施する．[375]

日本病院会 Japan Hospital Association 日本の全病院の一致団結により，病院の向上発展と使命の遂行とを図り，社会の福祉増進に寄与することを目的として 1951(昭和 26)年，「日本病院協会」の名称で設立され，その後組織の拡大とともに 1976(同 51)年に日本病院会と改称された社団法人である．この会の目的および趣旨に賛同し，入会した病院を管理する病院長が正会員となっている．会の目的は，医の倫理の高揚，病院医療の質と病院機能の向上，患者サービスの向上，病院職員の教育研修の充実などであり，国民がだれでもいつでもどこでも，安心してよい医療を受けられる体制の確立を図ることとしている．会の事業として，病院職員のための各種研修会およびセミナーなどの開催，機関誌・機関新聞の発行，医療制度・病院制度の調査研究，国際協力活動などがある．研究活動の集大成として日本病院学会が毎年各地で開催されている．現在の会員数は 2,644 病院(平成 21 年 8 月)．[321]

日本病理剖検輯報(しゅうほう) Annual of the Pathological Autopsy Cases in Japan ［病理剖検輯報(しゅうほう)］1958(昭和 33)年以来，毎年発行されているわが国における剖検症例をまとめた記録．1974(同 49)年以降は年齢・性・主病理診断などがコード化，データベース化されており，全国レベルでの疾患の地域別分布や悪性腫瘍の全体像，特性などの検索が容易となった．[1531]

日本保健婦会 「保健婦規則」の公布された 1941(昭和 16)年に結成された保健婦(現保健師)の職能団体．看護関係の職能団体のうちで最も遅く設立された．独自の活動はわずか数年のみで 1946(同 21)年，日本帝国看護婦協会・日本産婆会と合併して，日本産婆看護婦保健婦協会となり，のちに日本看護協会と名称を変更．[321]

日本母性保護医協会 Japan Association for Maternal Welfare；JAMW⇨同日本産婦人科医会→2221

日本薬局方 Japanese Pharmacopoeia ［薬局方，局方］『薬局方』は医薬品の性状および品質の適正を図るための規格基準書で，国ごとに制定されている．日本では，「薬事法」の規定に基づき厚生労働大臣が薬事・食品衛生審議会の意見を聞いて定められている．日本薬局方は 1886(明治 19)年に内務省令として公布されて以来，10 年に 1 度改正されてきたが近年は 5 年ごとに改正され，現在は 2006(平成 18)年に第十五改正日本薬局方が公示されている．通則(用語の解説，定義など)，生薬総則(生薬に関する規定など)，製剤総則(カプセル剤，錠剤，坐薬，散剤，顆粒剤などの剤形の規格や純度の基準など)，一般試験法および収載医薬品から構成されている．第十五改正日本薬局方は「日本薬局方」ホームページ(http://www.mhlw.go.jp/topics/bukyoku/iyaku/yakkyoku/)で公開されている．[644] ⇨参国際薬局方→1089

二名法⇨参学名→491

二命名法⇨参学名→491

入院 hospital admission 何らかの理由で診療が必要となり医療機関に滞在することをいう．受診してから入院まで期間がある予定入院と，事故や急激に身体状況が変化したことによる緊急入院の区別，検査入院や教育入院，手術など治療のための入院など目的による区別，「精神保健福祉法」による任意入院や医療保護入院，措置入院，応急入院という本人の安全確保の観点からの区別がある．いずれの場合にも，日常生活の場とは異なり，集団の生活，診療上の制約のある生活環境での生活となる．入院時の看護では，手続きやオリエンテーションなど看護者側の予定業務を急がず，入院までに体験してきた緊張や不安，期待をくみ取り，安心して安全に生活できる場になるよう，可能な限り個人の意向に添った環境調整を行う．[1513]

入院環境《子どもの》 environment for hospitalized children ［**療育環境**］ 入院する子どもの生活環境．子どもが入院する場は，小児専門病院のほかに，病院の経営規模や診療科のいかんにより，小児病棟，小児科病棟，成人との混合病棟の3つに分けられる．日本看護協会による小児看護領域の「看護業務基準」では，病気の回復とその発達段階に応じた発育を促進するための環境を整え，維持すべきであると明記されている．物理的環境としては，発達段階に応じて安全に使用できるベッドや床頭台，トイレ，洗面所などの設備が整えられるとともに，プライバシーの保持ができるような配慮が必要である．さらに，プレイルームや学習室など，子どもが自由に出入りでき遊んだり，学習したりする場も必要である．また，人的環境としては，入院中の子どもの遊びや日常生活の援助や学習の援助をする保育士や学校教師などの配置が望ましい．看護師は，互いの専門性を尊重しつつ，連携をとりながら子どもにとって望ましい入院環境を整える役割を担う．[1279]

入院基本料 basic hospitalization charge 2000(平成12)年度の診療報酬改定で新設され，それまでの看護料，入院時医学管理料，入院環境料，入院診療計画加算，院内感染防止対策加算をまとめたもの．病棟を10種類(一般病棟，療養病棟，結核病棟，精神病棟，特定機能病院，専門病院，障害者施設など，老人病棟，有床診療所，有床診療所療養病棟)に分けている．基本点数は平均在院日数，看護職員配置，看護師比率の3つで決まる．その後，2006(同18)年度の診療報酬改定でそれまでの「褥瘡対策未実施減算」などが廃止され，入院時医学管理加算，診療録管理体制加算，療養環境加算，緩和ケア診療加算，栄養管理実施加算，褥瘡患者管理加算などが新設された．[415]

入院時オリエンテーション patient orientation on admission 患者が入院生活や環境に適応できるように，主に入院時に行う生活指導のこと．内容は，①病院や病棟，病室内の構造，設備やそれらの使用法(ナースコールの使い方など)，②同室者への紹介，③1日の過ごし方，週の予定，生活上のルール，面会方法，療養上必要な安静や食事などの留意事項の説明，④医療スタッフの紹介，看護スタッフの紹介，⑤診療計画，予定されている検査や処置の説明，などである．[927]

入院集団精神療法 group psychotherapy in hospital 入院中の患者に対する集団療法．わが国では，入院中の統合失調症に対する集団療法が主であったが，近年ではパーソナリティ障害や摂食障害に対する集団療法も行われるようになってきており，集団療法の対象を広げる努力がなされている．病棟全体を対象とする大集団療法(コミュニティグループ)，サイコドラマ(心理劇)，アルコールや薬物依存のセルフヘルプグループなども行われている．集団療法の有効性について，人間はもともと集団だからという説明がなされることがある．自分を認めてくれるちょっとした他人の一言が不思議なほどの安堵感をもたらす経験などを振り返ってみると，集団の中での自分の位置(集団の中で自分は何者なのか)についての感覚が，人間の心の奥底に組み込まれていることがわかる．そのため広義の集団療法の概念は多岐にわたる領域で活用されうる．フロイト Sigmund Freud(1856-1939)は，教会や軍隊における集団心性を分析し，集団を精神分析的にみることの基礎を開いた．ビオン Wilfred R. Bion(1897-1979)は，グループは依存，闘争-逃避，ペアリングという3つの基底的想定の状態を経て機能的な状態に至ると考え，グループを個々のメンバーの状態の合計としてではなく，1つのもの group as a whole としてみる観点を示した．基底的想定とは集団が不安に直面したときにとる防衛的な反応である．精神科領域での典型的な集団療法では，少人数(7±3名程度)のメンバーとリーダー(コンダクター，ファシリテーター)が定期的に決まった場所で集まり，言語的に交流し，その交流を通じて，個々のメンバーの変化や成長，あるいはグループそのものの変化や成長をみていく．ヤロム Irvin D. Yalom(1931年生まれ)の治療的要因の理論によれば，自分と同じ悩みをもっている人がいるのを知ること，人のために役に立てる経験をすること，対人関係の学習，模倣，グループの凝集性の高まりをともに体験すること，限界を受け入れること(実存的要因)などが集団療法の効果を生み出すとされる．[739] ⇨参集団療法→1377，精神療法→1687

入院分娩推奨政策 「母子衛生対策要綱」の中で打ち出された入院分娩を推奨する政策．第二次世界大戦後のわが国の保健福祉政策は，連合国軍最高司令官総司令部(GHQ)公衆衛生福祉局(PHW)によって大改革がなされた．1947(昭和22)年当時，わが国の分娩は開業助産師による家庭分娩がほとんどであり，施設分娩の割合はわずかに2.4%であった．さらに死産率，妊産婦死亡率ともに高率であり，当時助産師制度のなかったアメリカ軍人を中心とするGHQにとっては，最も改革すべき分野としてとらえられた．その結果，1948(同23)年に「児童福祉法」が施行され，その具体的方法を示した「母子衛生対策要綱」の中で，入院分娩の推奨を政策として打ち出した．戦後，産科医師が増加し，正常・異常を問わず医師の分娩立ち会いが加速的に増えてきたのは，この政策が発端．その後，施設分娩の割合は急増し，1975(同50)年頃には98-99%に達している．[1352]

乳暈(にゅううん)⇨同乳頭輪→2237

入学資格 eligibility for admission, admission requirements 年齢，性別，学歴，能力など，個々人の属性として考えられるすべての要素がその要件となりうる．その資格については学校の目的，趣旨に合わせて合理的に決められる．ただしその要件は，属性を規定するものであっても，その属性を除いては機会の平等は保障されるべきものである．[32]

入学者選抜方法 学校がその教育課程で求める水準を考えたうえで，入学を志願する者の中から，入学者を決定するための選抜方法．入学者選抜の方法には，一般選抜と特別選抜がある．一般選抜には，学力検査による選抜(一般入試)，論文や面接などでその教育機関が求める学生像(アドミッション・ポリシー)に適合しているかどうかを視点に選抜を行うアドミッション・オフィス入学者選抜(一芸入試，自己推薦入試など)がある．特別選抜には，高等学校などの教育機関からの推薦を前提に一定の基準を満たしたものを対象に行う推薦選抜，帰国子女枠や社会人枠など特別な背景をもつ入学希望者に行われる選抜がある．1990(平成2)年，文部省(当時)は「我が国の文教施策」として高等教育における「多様な入学者選抜の推進」の方向性を示した．過度な偏差値重視，受験戦争の過熱化の弊害を是正し，入学者および教育機関ともに多様化，個性化を推進することが目的となっている．測定される学力だけで入学者を選抜するのではなく，多様な視点で入学希望者の能力をとらえることができるように，複数の選抜方法を実施することが要望されている．看護教育の領域では，2003(同15)年にまとめられた「看護師等養成所の教育活動等に関する自己評価指針作成検討会報告書」として，推薦による選抜や社会人特別選抜など多様な入学者選抜制度の推進が示されている．[268]

乳痂《脂漏性皮膚炎の》 milk crust，crusta lactea 主に頭部や顔面などの脂漏部位に生じる黄白色の厚い油性痂皮．特に新生児や乳児期の脂漏性皮膚炎では紅斑性局面に付着してみられる．洗髪前にオリーブ油や椿油などの湿布を行うと剥離しやすい．[82]

乳管 galactophorous duct，lactiferous duct ［催乳管］ 乳腺の腺葉の中にある乳汁の通路．1側に15-20ある各乳腺葉から1本ずつ出て乳頭に向かう管．[485] ⇒参乳腺→2234

乳癌

breast cancer，mammary carcinoma

【定義】 乳腺組織の乳管上皮や腺房上皮から発生する**上皮性悪性腫瘍**．

【疫学】 患者の99%は女性で，40-50歳代が最も多く，60歳以上と30歳代がこれに続く．アメリカでは女性の癌の中で最も多い疾患であり，わが国でもライフスタイルの欧米化に伴って著増傾向を示している．動物性脂肪の摂取増加，肥満，早期初経・晩期閉経による有月経年数の延長，未婚，初産年齢の高齢化，出産数の減少などが発症リスクを上げるとされている．また，家族に乳癌歴をもつ者がいる場合は罹患率が高くなり，母親に乳癌歴があると娘の発症年齢は低くなる傾向がある．

【症状】 好発部位は乳房の外側上部で，通常は一側性．症状としては，無痛性，孤立性，表面凹凸不整の，境界やや不鮮明なかたい腫瘤が触れ，しばしば皮膚に**えくぼ症状**を認める．浸潤が周囲組織に及ぶと癒着を起こし，腫瘤の可動性が悪くなる．その他，**乳頭異常分泌**，乳頭びらん，乳頭陥没などがみられることもある．

【診断】 触診，画像診断，穿刺細胞診，生検などを行って確定する．

【治療】 外科的切除が基本で，癌の性状や進行度により定型的乳房切除術，非定型的乳房切除術，単純乳房切除術，乳腺部分切除などのうちいずれかが選択される．術後は，放射線療法，化学療法，ホルモン療法などが施行される．男性乳癌では手術，化学療法に加え，精巣と副腎の摘出，下垂体の摘除などが行われることもある．[485] ⇒参乳房切除術→2239

乳癌の看護ケア

【看護への実践応用】 乳癌に対する治療は，癌の種類や部位，進行度によっても異なるが，手術療法，放射線療法，化学療法，ホルモン療法などがあり，通常は複数の治療が組み合わされる．そのため，疾患や治療，術式などに関しての十分なインフォームド・コンセント，および患者の自己決定を支えるケアが重要となる．

【乳房切除術後のケア】 術後ケアでは創部出血および後出血の早期発見に努める．切除部分の死腔には滲出液が貯留するため，胸壁内や腋窩内にドレーンが挿入される．ドレーンからの排液の流出量や血性の程度を観察し，排液の重さや体動でドレーンが抜去しないようにしっかりと固定する．患側上肢は，リンパ節郭清による循環障害から二次性のリンパ浮腫を起こしやすいため枕などで挙上し，点滴や血圧測定は避ける．また，末梢神経の損傷および術中の体位による知覚異常や運動障害を起こしやすいので，各関節や指の可動域，感覚鈍麻，しびれ，疼痛の有無などを観察する．疼痛により呼吸が抑制されやすいので，疼痛緩和とともに深呼吸を促して肺合併症を予防する．一般的には手術の翌日から歩行開始となりADLを拡大していくが，患側上肢の挙上ができない間は洗髪や清拭などの日常生活動作を適宜援助する．術後の運動機能障害は患側上肢の筋力低下と肩関節の可動域の制限が主なものである．患者には術前からリハビリテーションの必要性を十分に説明し，術後の状態のイメージや注意点を理解してもらうことが大切である．手術当日から患側の指，手首，肘の関連運動を行い，次第に上肢の挙上運動へと拡大していく．これらの運動は術後の状態や時期によっていくつかのプログラムが考案されている．退院時には患側上肢で重い物を持たない，浮腫の観察，患側にはなるべく指輪や腕時計をつけない，感染予防として外傷や虫刺されに注意する，などの日常生活に関する説明をしておくことが大切である．女性にとって乳房は女性性や性的魅力においても重要な器官であり，乳房切除による不安や喪失感，死の恐怖，性的パートナーとの関係性の変容などをきたしやすいため，精神的なケアが不可欠である．また，補正下着や乳房再建術，患者会などの情報提供を行い，患者が生活やリハビリテーションに前向きに取り組めるようなケアが必要である．[1352] ⇒参乳癌→2226

乳がん看護認定看護師 certified nurse in breast cancer nursing 1987(昭和62)年に日本看護協会が「専門看護婦(士)制度検討委員会」を発足させ，専門看護師制度の骨格が検討された過程で，大学院修了を要件とする専門看護師だけでは国民のニーズに対応できないという判断から，1994(平成6)年同協会総会で承認され，翌年に発足した制度で，2003(同15)年に分野が特定され，2006(同18)年より千葉大学看護実践研究指導センターにおいて定員30名で教育が開始され，現在に至る．6か月以上600時間の教育が行われている．認定を受けるには，乳がん看護認定看護師教育課程修了後，実務研修5年(そのうち3年以上は乳がん看護分野の実務研修)以上を経たものが日本看護協会認定部が行う試験に合格することが必要である．資格取得後5年ごとに，臨床看護実践，自己研鑽の状況を示す書類を日本看護協会認定部に提出し，更新審査に合格することで資格が継続される．2009(同21)年現在，認定者数は78名．乳がん看護認定看護師教育課程は，乳がん看護の質向上を図るために，乳がん患者に対する適切なアセスメントを行い，乳がんの集学的ケアとセルフケア確立に向けた指導，相談ができる能力を育成することを目的とし，乳がんの早期発見と乳がん患者，家族への看護に必要な専門的知識，技術を修得し，専門性の高い看護実践を提供し，その実践を基盤として関連する他分野の専門・認定看護師と協働する能力と看護師の相談，指導に対応できる能力の育成を目指している．教育内容は，すべての認定分野に共通する共通科目90時間以上のほか，専門基礎科目〔①腫瘍の診断と治療，②臨床倫理，③がん患者，家族の心理過程を理解するための諸理論(ライフサイクル，危機理論，ストレス・コーピング)，④対象の主体的な取り組みを支援するための諸理論と方略(セルフケア，ヘルスプロモーション，社会福祉・社会資源・制度)〕，専門科目〔①乳がん看護概論(乳がん患者，家族の特徴の理解)，②集学的治療を受ける乳がん患者の看護(手術，化学療法，放射線療法，内分泌療法)(副作用のケア，セルフケアの促進)，③乳がんサバイバーとその家族へのサポート(サバイバーシップ，サポートグループ)(ストレスマネジメント，代替・補完療法，家族へのサポート)，④乳がんの専門的看護技術〕，演習・実習200時間以上で構成されている．[1513] ⇨参認定看護師⇀2273

乳癌検診 screening for breast cancer 少子化，晩婚化，高脂肪食増加などのリスクファクターの変化によって，わが国でも乳癌の増加が懸念されている．問診，視診，触診による一次検診ののち，要精密検査者にはマンモグラフィー，超音波，細胞診などを行うことが多い．わが国では有病率が低いため発見率が欧米ほど高くない，見落としがかなりありうること(欧米では見落とし防止のために一次検査から積極的にマンモグラフィーが用いられている)，自己検診の普及などが今後の課題である．[374]

乳癌術後のリハビリテーション⇨参乳房切除術後訓練⇀2239

乳巌治験録(にゅうがんちけんろく)⇨参華岡青洲⇀2388

乳管洞 lactiferous sinus 乳頭に開口する直前の乳管の広い膨大部．乳腺の腺実質は，終末部である腺房が集合して小葉を形成し，各小葉は導管である乳管を伸ばす．いくつかの小葉から伸びた乳管が集合しさらに太い乳管を形成する．この1本の乳管によって結ばれた小葉の集合を腺葉という．成熟した乳腺では1側の乳腺は15-20の腺葉から形成される．乳管は乳頭直下で紡錘形に内腔を広げ，再び細くなって乳頭に開口．[485]

乳管内乳癌 intraductal carcinoma 乳管の上皮内層から発生する悪性腫瘍で，特に非浸潤性のものをいう．腫瘍細胞は乳管内でのみ増殖し，腫瘍塊や乳頭状突起を形成して管腔を閉塞する．他に転移を起こさないため，術後の予後は良好．周囲組織に侵入，転移する浸潤性の乳管癌は腺管癌と呼び区別する．[485]

乳管内乳頭腫〔症〕 intraductal papilloma 乳頭分泌(血性，漿液性など)を契機にみつかる良性上皮性腫瘍の1つ．腫瘍を触知することもある．乳管内乳頭腫は単発病変に対して使われる疾患名で，多発症例は乳管内乳頭腫症，あるいは多発性乳管内乳頭腫という．また乳管の一部が嚢胞状に拡張し内部に腫瘤形成したものを嚢胞内乳頭腫と呼ぶ．好発年齢は30-40歳代．マンモグラフィーでは異常がみつからないことが多い．超音波検査では，乳頭近くの乳管内に高エコー腫瘤として認められる．病理組織学的所見上，乳管あるいは嚢胞内に毛細血管を伴う結合織性の茎を有する乳頭状増殖性病変として確認できる．しかし，鑑別診断として乳管内癌(DCIS)があり，病理組織学的にも鑑別が難しいことが多い．そのため，乳管内視鏡下生検，超音波下吸引組織生検(マンモトーム)または切開生検を必要とすることがある．[898]

ニューギニア肺症⇨同アレルギー性肺炎⇀198

ニューキノロン系抗菌薬 new quinolone キノロン系抗菌薬のキノリン骨格に，6位フッ素や7位ピペラジニル基を導入し，有効菌種の拡大，組織移行性の改善，抗菌力の増強がはかられた抗菌薬の総称．DNAジャイレースとトポイソメラーゼⅣに作用してDNA合成を阻害するため，グラム陰性菌に加えグラム陽性菌にも有効で幅広い抗菌スペクトルを有する．インフルエンザ菌や緑膿菌などの嫌気性菌，結核菌に抗菌力を有するものもある．ノルフロキサシンはじめエノキサシン水和物，オフロキサシン，トスフロキサシントシル酸塩水和物，塩酸ロメフロキサシン，レボフロキサシン水和物などがあり，尿路感染のほか，呼吸器系，耳鼻科領域，婦人科系，皮膚科領域の各種感染症に広く用いる．肺炎球菌に対する抗菌活性を高めたモキシフロキサシン塩酸塩などはレスピラトリーキノロンと称される．軟骨の成長阻害や頭蓋内圧亢進のため，ノルフロキサシンなど一部を除いて小児への投与は禁忌．副作用として光線過敏症があり，金属イオンとの併用で吸収低下，非ステロイド系抗炎症薬(NSAIDs)との併用で痙攣のおそれがある．[204,1304]

乳剤 emulsion 2つの溶け合わない液体，つまり油性と水性の薬剤を乳化剤によって全質均等に乳化した製剤．水中油型(O/W型)と油型水中型(W/O型)がある．内用乳剤としては水中油型乳剤が用いられ，水で希釈可能であるが，微生物が繁殖しやすい特性があり，保存料を加える必要がある．アラビアゴム，CMC-ナトリウム，アルギン酸ナトリウム，非イオン性界面活性剤のTween，Spanなどが乳化剤として用いられる．[41] ⇨参エマルジョン⇀367

乳剤性軟膏 emulsion ointment 界面活性剤を用いて油と水を乳化させた基剤を用いる外用剤．水中油O/W型(親水軟膏，バニシングクリーム)と油中水W/O型(吸水軟膏，コールドクリーム)がある．べとつきが少なく水で洗い流しやすい利点がある．皮膚への浸透力も高い．[82] ⇨参親水軟膏⇀1562，油中水型乳剤⇀2861

●乳剤性軟膏

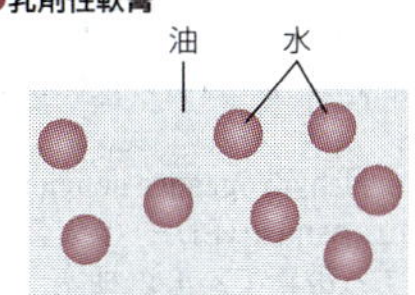

吸水軟膏(油中水W/O型)

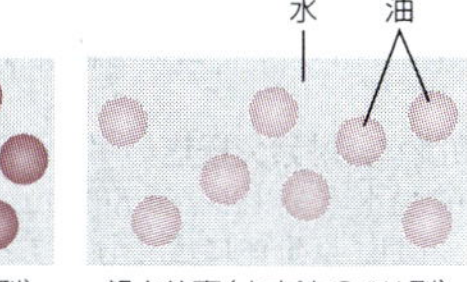

親水軟膏(水中油O/W型)

乳酸 lactic acid, lactate 糖質代謝で生成されるαヒ

ドロキシ酸で，$CH_3CH(OH)COOH$ で示され，L・D・DL 型がある．DL-乳酸は発酵乳酸とも呼ばれ，多くの植物や発酵した物質に存在し，ヨーグルトの酸味の主成分．L-乳酸は肉乳酸とも呼ばれ，筋肉や動物組織中に存在．生体では，激しい運動時の筋肉のように酸素の供給が十分でないときには，解糖系の終末代謝産物として，ピルビン酸より乳酸がつくられる．乳酸は十分に酸素が供給されると，水と二酸化炭素に代謝されたり，肝においてブドウ糖に再合成される．[418]

乳酸アシドーシス lactic acidosis ショック，敗血症，ビグアナイド薬服用などさまざまな原因により，血中に乳酸が蓄積することによって生じる代謝性アシドーシス．健常な状態でもピルビン酸の還元により少量の乳酸が産生されるが，通常は肝臓で代謝され速やかに除去されている．ショック，心停止，心不全，脱水症，敗血症，末梢循環不全などで組織が低酸素状態になったため乳酸産生が亢進，輸液からの乳酸の過剰負荷，ビグアナイド系血糖降下薬などの服用，先天代謝異常，重症患者の末期状態，肝不全で乳酸処理能の低下などで発症する．症状は嘔吐，腹痛などの消化器症状，過呼吸，冷たい皮膚，血圧低下などであり，重篤な場合は意識障害をきたす．検査ではアニオンギャップの増大，アシドーシス($pH<7.35$)，乳酸高値となる．原因疾患の治療，血圧の保持，重曹製剤の投与，血液浄化療法などで対処するが，予後は不良．[418]

乳酸回路 lactic acid cycle⇨同コリ回路→1131

乳酸桿(かん)菌⇨同ラクトバシラス〔属〕→2894

乳酸菌 lactic acid bacteria 乳酸発酵(糖質を分解して乳酸をつくる)を行う細菌の総称．多くの属，種が知られているが，代表的な属は，グラム陽性球菌ではストレプトコッカス *Streptococcus* 属，ペディオコッカス *Pediococcus* 属，ロイコノストック *Leuconostoc* 属，グラム陽性桿菌ではビフィドバクテリウム *Bifidobacterium* 属，ラクトバシラス *Lactobacillus* 属など．ヨーグルトや乳酸飲料，漬物などのさまざまな発酵食品の製造に用いられている．[324]

乳酸酸素負債 lactic acid oxygen debt ［遅い酸素負債］ 酸素負債のうち時間的に遅い成分．主に中等度または強度運動によって筋肉に生じた乳酸を，酸化によって除去するために消費される．[1213] ⇨参最大酸素負債量→1162，非乳酸性酸素負債→2465

乳酸脱水素酵素 lactate dehydrogenase；LDH，lactic acid dehydrogenase ［乳酸デヒドロゲナーゼ，LDH］ 解糖系の最終段階でピルビン酸から乳酸を生成する反応を可逆的に触媒する酵素(EC 1.1.1.27)．NADH を補酵素とする．あらゆる組織に広く分布し，各組織の細胞破壊により血液中に逸脱してくるので LDH 活性の測定は臨床検査上重要である．ただし疾患特異性はあまり高くない．5種のアイソザイムが存在し(主として LDH 1,2 は心，腎，赤血球．LDH 4,5 は肝，骨格筋)，これらアイソザイムの分画測定が由来臓器の推測に有用．[930]

乳酸脱水素酵素欠損症 lactic dehydrogenase deficiency 乳酸脱水素酵素 lactic dehydrogenase (LDH) の欠損疾患．LDH は生体に広く分布する酵素で，心筋梗塞，溶血性貧血，悪性リンパ腫，白血病などの疾患の酵素的診断に重要である．H サブユニットおよび M サブユニット欠損の2種の欠損症が存在する．H サブユニット欠損症では溶血性貧血を伴わず合併症もない．M サブユニット欠損症では，骨格筋に激しい運動後の筋融解(横紋筋融解)を認め，ミオグロビン尿症が観察される．一般的検査で，H サブユニット欠損症では著しい血清 LDH 活性の低下がみられるが，M サブユニット欠損症ではあまり気づかれない．確定診断は血清，赤血球溶血液での LDH アイソザイム分析による．M サブユニット欠損症では過度の運動を避け，ミオグロビン尿症に注意する．[987]

乳酸デヒドロゲナーゼ⇨同乳酸脱水素酵素→2228

乳酸デヒドロゲナーゼ測定 lactate dehydrogenase determination⇨同血清乳酸脱水素酵素測定→920

乳酸発酵 lactic acid fermentation 糖を無酸素的に分解して乳酸を生成する発酵．アルコール発酵とともに生物の二主要発酵とされ，動物組織では特殊の臓器を除きほとんどこの発酵を営む性質を有し，これを特に解糖という．2つの発酵形式があり，生産物に乳酸のみが含まれるホモ乳酸発酵と，乳酸以外にエタノール，酢酸などが含まれるヘテロ乳酸発酵とに区別される．いずれの形式に属するかは，菌の種類や基質である糖の種類によって異なり，基本的には糖がどのような代謝経路を経て分解されるかによって決まる．[362]

乳歯 milk teeth ［脱落歯，第一生歯］ ヒトの歯は2回生えるが，このうち生後6か月頃〜3歳頃までに生える最初の歯のこと．乳歯の総数は，乳中切歯，乳側切歯，乳犬歯，第一乳臼歯，第二乳臼歯の20歯である．7-12歳くらいの間に順次脱落し，代生歯と生え替わる．永久歯に比べて色は青白で，歯冠は短く幅径が大きく，歯根が長いという特徴がある．[760] ⇨参生歯→1669

乳児 infant 出生後1年未満の子どもを指し，人間の生涯で最も成長発達が認められる．主な養育者との密接で継続的な関係を築くことによって，より安定した身体発育と精神・情緒の発達が促される．[151] ⇨参新生児→1564，幼児→2868

乳児一過性低γグロブリン血症 transient hypogammaglobulinemia of infancy 免疫グロブリンの合成が遅延し，生理的低γグロブリン血症を示す生後6か月を過ぎてもγグロブリンの低値が続く状態．他の免疫機能異常は呈さない．母親由来の IgG は生後3-6か月でほぼ消失するため，IgG 濃度が 200 mg/dL 以下となって症状が出現する．ほとんど無症状で経過する例と中耳炎，気管支炎，副鼻腔炎，尿路感染症などの感染を繰り返す例があるが，原因菌はグラム陰性桿菌が多い．末梢の B 細胞数は正常．T 細胞数も正常のことが多いが，まれには CD 4 陽性 T 細胞が減少することがある．細胞表面 IgG 陽性 B 細胞から形質細胞への分化が障害されており，これはヘルパー T 細胞の成熟遅延が原因と考えられている．治療は感染症に対する抗生物質投与，感染を繰り返す重症例ではγグロブリンの投与が必要である．予後は良好で，2-4歳で血清 IgG 値は正常化する．[601] ⇨参無γグロブリン血症→2778

ニュージーランドブラックマウス New Zealand black mouse；NZB mouse さまざまな自己抗体が出現し，ヒトの全身性エリテマトーデス(SLE)に類似した症状を自然発症する黒毛のマウス．ニュージーランドで純系化された．自己免疫性溶血性貧血や免疫複合体腎炎などを発症し，早期に死亡する．ニュージーランドホワイト(NZW)マウスとの F_1 雑種(NZB/WF_1)はさらに強い免疫異常を示し，SLE の疾患動物モデルと考えられている．[388]

ニュージーランドホワイトマウス New Zealand white mouse；NZW mouse ニュージーランドブラック(NZB)マウスと比較してその免疫異常は少ないが，NZB マウスとの F_1 雑種(NZB/WF_1)，特にその雌には NZB マウスより強い自己免疫異常が存在しており，ヒトの全身性エリテマトーデス(SLE)の疾患動物モデルと考えられている．[388]

乳児院 baby home 父母の死亡または離婚，養育者の病気，児童虐待などにより適切な養育が受けられないなどの理由がある乳児の入所施設．「児童福祉法」では「乳児院は，乳児(保健上，安定した生活環境の確保その他の理由により特に必要のある場合には幼児を含む)を入院させて，これを養育し，あわせて退院した者について相談その他の援助を行うことを目的とする施設とする」(第 37 条)と規定されている．入所時の年齢は原則として 1 歳未満であるが，保健上そのほかの理由により児童相談所が必要と判断した場合には 2 歳未満までとなっている．2007(平成 19)年現在，約 3,190 人が入所している．また最近は少子化の中で子育て支援の拠点としての役割も求められており，電話相談，育児相談，里親・養育家庭相談，病児保育，デイサービスなどを行っている施設も増えてきている．[205]

乳児栄養失調症 infantile malnutrition 乳児における栄養素の量的または質的欠乏による病的状態．カウプ Kaup 指数では 13 以下を，体重では標準体重の 80% 以下をいう．また標準体重 60% 以下は特に消耗症(マラスムス)ということがある．不十分な栄養摂取，不適切な栄養法のほか，養護の不十分，感染，疾病の繰り返し，体質異常などにより起こる．また，近年では児童虐待も直接的な原因となりうる．体重減少，発育不良，不機嫌，食欲不振，睡眠障害，および皮下脂肪の消失，筋萎縮，便秘または下痢を認める．また貧血，低タンパク血症を生じ，皮膚疾患など，感染症に対する抵抗力が低下するため感染防止を心がける．治療は栄養状態に応じた食事の増量と質的な改善を行う．[1631]
⇨参乳児栄養障害→2229

乳児栄養障害 infant nutrition disorder ドイツ医学では，乳児の栄養失調と乳児下痢症の両者を 1 つの疾患と考え乳児栄養障害として扱う．症状により次のように分類される．①急性栄養障害：急性消化不良症，消化不良性中毒症，②慢性栄養障害：栄養失調症，消耗症．[1631]

乳児嘔吐下痢症 infant vomiting and diarrhea 晩秋から冬季にかけて，乳幼児の間で流行するウイルス性の急性胃腸炎を指すことが多い．年長児や成人にも認められるが，乳児ではより症状が強く，脱水症をきたして集中治療が必要となることもある．通常，感染性胃腸炎として発症するが，食中毒としても発症する．原因ウイルスとしてはロタウイルス，ノロウイルス，アデノウイルスなどが多く，かつては圧倒的にロタウイルスが多かったが，最近は小型球形ウイルスの 1 つであるノロウイルスも増えている．症状は嘔吐で始まり，水様性の下痢をきたすことが多いが，嘔吐や下痢のみの場合もある．水様性下痢は白色調を呈することがあるが，血便を認めることはまれである．症状が強い場合は脱水症に注意が必要である．診断は流行状況や症状，便検査(抗原検査や電子顕微鏡検査)から行う．治療はまず脱水の程度判定を行い，輸液(経口，経静脈)，止痢薬，整腸薬などを選択する．抗菌薬の投与は行わない．食事については，母乳はそのまま与え，ミルクや離乳食も軽症であれば制限はいらない．海外ではロタウイルス感染症の予防としてワクチン接種が行われているが，わが国では実用化には至っていない．[753]

乳児壊血病 infantile scurvy ［メラー・バーロウ病，バーロウ病］ ビタミン C 不足によって起こる栄養性の疾患．調製粉乳にはビタミン C が強化されているが，母乳では少ないため，長期間の母乳だけの摂取が本症の原因となる場合がある．皮膚，粘膜などの出血傾向や歯肉の腫脹を伴い，四肢の関節痛のため下肢を動かすことをしなくなり，啼泣したり食思不振に陥る．果汁などビタミン C が豊富な食品の摂取や粉乳にビタミン C を添加するなどし，必要な場合はビタミン C の静注を行う．メラー Julius O. L. Möller はドイツの外科医(1819-87)．バーロウ Sir Thomas Barlow はイギリスの医師(1845-1945)．[1631]

乳児仮性脱毛 postnatal alopecia ⇨同新生児後頭脱毛→1566

乳児型神経軸索ジストロフィー infantile neuroaxonal dystrophy；INAD 乳幼児に発症し，神経軸索におけるスフェロイド spheroid(球状体)形成を特徴とする疾患．中枢神経系全体，特に脊髄，脳幹，小脳に軸索の腫大変性をきたす．知的障害，退行，錐体路徴候，視神経萎縮，感覚障害などを呈す．基底核に鉄が増加しており，ハラーフォルデン・シュパッツ病 Hallervorden-Spatz disease との異同が問題になっている．[1245]

乳児型囊胞腎 infantile type of polycystic kidney disease ⇨同常染色体劣性〔遺伝〕多発性囊胞腎→1441

乳児脚気(かっけ) infantile beriberi 母乳のビタミン B_1(サイアミン)不足によって乳児に起こる脚気．近年はまったくみられない．2-4 か月の乳児に起こりやすく，腱反射消失，筋力低下，心不全を呈する．治療はビタミン B_1 投与，心不全に対する処置を行う．[1631]

乳児簡単分類表 乳児死亡の死因順位の選択基準．1968 年の「国際疾病・傷害および死因統計分類(ICD)」の第 8 回改正とともに，厚生省(現厚生労働省)統計調査部において新たに定められた乳児固有の基準．1967(昭和 42)年までは一般死因と同じ方法を適用していた．[1631]

乳児寄生菌性紅斑 erythema mycoticum infantile カンジダ性間擦疹の 1 つ．おむつをしている乳児にみられる．主にカンジダアルビカンス *Candida albicans* が原因菌．殿部，肛囲，陰股部などに，小水疱，小膿疱を多数生じ，疱膜が破れると紅斑となり，その辺縁に鱗屑や水疱，膿疱が新生する．病変部より鱗屑を採取して 30% 水酸化カリウム標本を作製し，顕微鏡的に *Candida* の菌糸あるいは胞子を確認することにより確定診断ができる．おむつ皮膚炎や湿疹との鑑別が必要．抗真菌薬の外用にて治療する．[82]

乳児丘疹性先端皮膚炎 infantile papular acrodermatitis ⇨同ジアノッティ・クロスティ病→1218

乳児クラミジア肺炎 infantile chlamydial pneumonia ［新生児・乳児クラミジア肺炎］ 一般に生後6か月未満の乳児にみられ，多くは生後4-11週に発症．ほとんどがクラミジアトラコマチス *Chlamydia trachomatis* によって引き起こされる．通常，鼻汁や軽度の咳嗽で発症し，無熱性で遷延性の多呼吸や湿性咳嗽を呈する．ときに体重増加不良で受診する例もある．既往を含め約半数に結膜炎症状を認める．感染は子宮頸管に *C. trachomatis* を保菌している母から経腟分娩で生まれた児に起こる．未治療の妊婦から出生した児の3-20%が肺炎を発症．肺炎と診断された児の鼻咽腔ぬぐい検体から菌の存在を証明(生菌分離，抗原もしくは核酸検出)するか，血清特異抗体価を測定することで診断する．治療はマクロライド系，場合によってはテトラサイクリン系抗菌薬の内服．妊婦の全例スクリーニングとパートナーを含めた陽性妊婦のマクロライド系抗菌薬による除菌治療が最も重要で有効な予防．[1537] ⇨参母子感染→2697，トラコーマ→2160

乳児下痢症 infantile diarrhea 次の4型に分けるのが実用的である．①単一症候性下痢症(単純下痢症)：下痢のみを症状とし，食欲不振，体重減少，不機嫌などを認めない．②急性乳児下痢症(急性消化不良症)：下痢のほか食欲不振，体重減少，不機嫌，嘔吐，発熱などを伴う．③消化不良性中毒症：激しい急性乳児下痢症の症状と，循環不全と神経症状がある．④慢性乳児下痢症(慢性消化不良症)：慢性の下痢に栄養失調を伴う．治療の根本は，食事療法と脱水に対する経口または静脈点滴による水分補給．腸管または腸管外感染に対する抗生物質投与，臨床症状に応じた止痢薬，鎮静薬，制吐薬，強心薬などの投与を行う．[1631] ⇨参下痢〔症〕→934

乳児健(検)診⇨同乳幼児健康診査→2241

乳児股関節炎 infantile coxitis 乳児にみられる化膿性の細菌による股関節炎．乳児が股関節を痛がるときは，これを疑う．ほとんどが血行性のもので全身症状も強く，内臓疾患と間違えられることもある．X線や超音波検査で関節腔の拡大を疑えば，穿刺をして関節液の培養により確定診断をする．[1638]

乳児湿疹 infantile eczema 乳幼児期に発症する湿疹の総称．脂漏性湿疹やアトピー性皮膚炎も含まれる．アトピー性皮膚炎では，頭部・耳介・顔面に紅斑，鱗屑，丘疹として初発することが多い．皮膚が乾燥しやすい冬期に増悪する傾向にあり，2-4歳頃まで続く．[82]

乳児死亡 infant death 生産児で，1年未満に死亡するものを指す．乳児が生存するか否かは母体の健康状態，周囲の環境条件など，その地域の社会・経済・教育状態などを反映．わが国では1950(昭和25)年には14万人であったが，2007(平成19)年は2,828人となった．乳児死亡の原因は，先天奇形，変形および染色体異常37%，周産期に特異的な呼吸障害および心血管障害13%．[21] ⇨参新生児死亡→1567

乳児死亡率 infant mortality rate，infant death rate 母子保健にかかわる人口動態統計指標の1つで，1歳未満の死亡数を出生数で除し1,000倍したもの．一定地域の一定期間(通常1年間)における割合で，保健衛生水準の1つの指標．わが国の乳児死亡率は1955(昭和30)年31，1975(昭和50)年10，2008(平成20)年2.6と減少し，世界のトップレベルにある．また，わが国の新生児死亡率〔2008(同20)年1.2%〕は乳児死亡率の45-60%．[21] ⇨参新生児死亡率→1567

乳瘍(にゅうし)**腫**⇨同乳頭腫→2235

乳児進行性脳灰白質異栄養⇨同アルパース病→195

乳児進行性脳白質ジストロフィー 〔L〕poliodystrophia cerebri progressiva⇨同アルパース病→195

乳児性骨皮質過形成 infantile cortical hyperostosis⇨同カフィー病→542

乳児早期てんかん性脳症 early infantile epileptic encephalopathy；EIEE ［大田原(おおたはら)症候群］ 年齢依存性てんかん性脳症の1つで乳児期早期発症の難治性てんかん症候群．発症年齢と強直痙攣 tonic spasms(頸部・体幹・四肢の対称性，ときに非対称性の短い筋収縮を繰り返す)と呼ばれる発作型，サプレッションバースト suppression-burst と呼ばれる脳波所見で診断．発症年齢は通常生後1か月以内で，重度の精神運動発達遅滞を合併．各種治療に抵抗性できわめて難治．半数以上は生後4-6か月頃にウェスト West 症候群に移行．[243] ⇨参点頭てんかん→2087

乳児多発性汗腺膿瘍 multiple sweat gland abscess of infant ⇨同あせもの寄り→156

乳児テタニー infantile tetany テタニーは神経細胞や末梢神経を取り囲んでいる体液中のイオン濃度の異常によって神経系の興奮性が高まった状態．乳児期に発症するものの原因としては，血清カルシウムの低下，マグネシウムの低下，アルカローシスによるものなどがあげられる．またテタニーは低カルシウム血症の主症状でもある．症状は全身痙攣，手足の痙縮，喉頭痙縮(吸気性閉塞によってかん高い吸気性泣き声，無呼吸のこともある)などであるが，これらの症状はなく，診察手技によって眼のピクピクや手足の痙縮が出現するものもある．胸腺と副甲状腺が欠損している第3・第4鰓弓症候群では低カルシウム血症によるテタニーや，T細胞の欠如のための免疫不全がみられる．新生児テタニーは生後1-2週頃に発症する低カルシウム血症である．リンの含有量の多い人工栄養により血清中のリンが上昇するためカルシウム低下をきたすもので，古典的新生児テタニーとも呼ばれ，現在ではみられない．早産児，仮死，呼吸障害，糖尿病母体から出生した児では，カルシウムの蓄積や摂取不足，副甲状腺機能未熟，末梢受容体の反応不全などのための低カルシウム血症が起こる．生後3日以内に発症．治療は低カルシウム血症に対してはグルコン酸カルシウム，低マグネシウム血症には硫酸マグネシウム，一過性の副甲状腺機能低下にはビタミンDを使用．[1631]

乳児殿部肉芽腫 granuloma gluteale infantum 生後数か月の乳児殿部に生じる比較的かたい多発性の非特異的肉芽腫性結節．おむつ皮膚炎など先行する皮膚疾患が多く，何らかの刺激の関与が推測される．治療は抗生物質外用，ステロイド剤外用などが有効．[58]

乳児動脈炎 infantile arteritis 全身の中小動脈に多発性の炎症が起こる多発動脈炎で，乳児に発症するものは乳児型多発動脈炎と呼ばれる．発熱，関節炎，全身倦怠のほか，血管炎の起こる臓器によって血尿，タンパク尿，高血圧，狭心症様症状，心悸亢進，神経炎など多彩な症状を呈する．[1631] ⇨参動脈炎→2130

乳児内斜視 infantile esotropia⇨同先天内斜視⟶1788

乳児ネフローゼ症候群 infantile nephrotic syndrome 乳児期に生じるネフローゼ症候群．タンパク尿(乳児：≧3.5 g/日ないし≧100 mg/kg/日，早朝起床第1尿で≧300 mg/dL)が3-5日持続し，かつ低タンパク血症〔乳児血清総タンパク値(TP)≦5.5 g/dL，乳児血清アルブミン値(Alb)≦2.5 g/dL〕を認めるものをいうが，脂質異常症と浮腫があれば診断はより確実．生後3か月以内に発症するものを先天性ネフローゼ症候群といい，一般にフィンランド型を指すが，WHOの区分では，生後1年までに発症する先天性ネフローゼ症候群フランス型を乳児ネフローゼ症候群と同義に扱っている．原因は一次性(特発性)と全身疾患による二次性に分けられる．小児のネフローゼ症候群は80％以上が微小変化型であり，ステロイドへの反応性が良好のため，腎生検はせずステロイド剤投与を先に行う．ステロイド剤の効果がみられないステロイド抵抗性のものは，約80％が巣状糸球体硬化症で難治性の場合が多い．[493]

乳児嚢胞性腎症 infantile microcystic disease 腎の発達異常による腎異形成．乳児嚢胞性腎症には，①嚢胞形成を主体とした多嚢胞性腎異形成，②多発性嚢胞腎，③腎錐体の集合管のびまん性拡張または嚢状変化を伴う髄質海綿腎などがある．①多嚢胞性腎異形成：片側性の場合無症状であるが，対側腎に膀胱尿管逆流現象や腎盂尿管接合部閉塞などの異常がみられることも多い．②多発性嚢胞腎：常染色体優性遺伝(成人型)と常染色体劣性遺伝(幼児型)があり，乳児においても腎機能の低下が問題となる．③髄質海綿腎：常染色体優性遺伝で無症状であるが顕微鏡的あるいは肉眼的血尿がみられ，結石や感染の合併が多いが予後は良好．[493]

乳児の栄養 infant feeding 乳児期の栄養は，生後4か月頃までは母乳または人工乳で行われ，その後は離乳食が追加される．栄養法には，母乳のみによる母乳栄養，調製粉乳を用いる人工栄養，母乳栄養と人工栄養を併用する混合栄養がある．母乳栄養が最適であることはいうまでもないが，母乳分泌が不足する場合には他の栄養法への切り替えをちゅうちょすべきではない．いずれにしても，乳児が健康に発育するために必要な栄養素を過不足なく摂取させることが最も重要．[1631]

乳児の生理的貧血 physiological anemia of infancy 生後1週頃より認められる生理的な貧血．新生児期には赤血球数，ヘモグロビン(Hb)，ヘマトクリット値が成人よりも高値を示すが，生後1週以内に低下し始め，Hb 9-11 g/dL程度となる．これは誕生により，より多くの酸素がヘモグロビンと結合できるようになること，ヘモグロビンが胎児型から成人型へ変化し，組織での酸素濃度の上昇からエリスロポエチン生成が抑制されることなどが関係している．葉酸や鉄といった造血に不可欠な栄養を十分与える以外の治療は特に必要ない．[659]

乳児梅毒 infantile syphilis ［早期先天梅毒］ 先天性梅毒のうち，生後2-6週頃から症状を現すもの．発熱，体重増加不良，貧血のほか，皮膚症状(手掌や足底の肥厚・浸潤，爪甲炎，脱毛など)，粘膜症状(鼻閉塞など)，骨症状(骨軟骨炎，パロー Parrot 仮性麻痺など)，肝脾腫，リンパ節腫脹，ときに強い黄疸などを認める．神経症状では，ときに髄膜炎，水頭症が現れる．[1631] ⇨参梅毒⟶2345

乳児白内障 infantile cataract 新生児期には認めなかった白内障が，乳児期に出現し進行したもので，先天白内障の一種．[1250]

乳児ビタミンK欠乏性出血疾患 hemorrhagic disease of infant associated with vitamin K deficiency 母乳栄養児に起こる，ビタミンK依存の凝固因子(Ⅱ，Ⅶ，Ⅸ，Ⅹ)の欠乏による出血性疾患．母乳中のビタミンKの不足，母乳栄養児の腸内にビタミンKを産生する大腸菌が少ないことが原因．多くは消化管出血で，臍帯・皮膚・頭蓋内出血もみられる．凝固時間，プロトロンビン時間の延長を認めるが，血小板数，フィブリノゲン値は正常．予防にビタミンKが投与される．[1631]

乳児ペラグラ⇨同クワシオルコル症候群⟶849

乳児ボツリヌス症 infant botulism ［**乳児ボツリヌス中毒**］ 腸管から吸収されたボツリヌス菌体外毒素による神経障害のうち，乳児期に発症するもの．便秘，哺乳力減退，脱力が主徴．重症例では呼吸困難を呈するが乳児型ではまれ．治療は輸液と多価抗毒素血清の投与．汚染はちみつによる発症例もあり，厚生労働省は乳児には与えないよう勧告している．[1631]

乳児ボツリヌス中毒 infant botulism⇨同乳児ボツリヌス症⟶2231

乳児ミオクローヌス性てんかん infantile myoclonic epilepsy ［**乳児ミオクローヌス性発作，乳児ミオクロニーてんかん**］ 乳児期におけるミオクロニー発作を主症状とするてんかんの総称であり，さまざまな重症度の症候群が含まれる．乳児良性ミオクロニーてんかん benign myoclonic epilepsy in infancyは，生後1-2年に発病し，全般性ミオクローヌスの短い群発を特徴とし，治療によく反応し予後は良好．乳児重症ミオクロニーてんかん severe myoclonic epilepsy in infancyは，生後1年間に発病し，ミオクロニー発作に加え全身痙攣発作や部分発作を合併し，知的障害がみられ治療に抵抗性を示す．[1619,421]

乳児ミオクローヌス性発作 infantile myoclonic seizure⇨同乳児ミオクローヌス性てんかん⟶2231

乳児ミオクロニーてんかん ⇨同乳児ミオクローヌス性てんかん⟶2231

入射線量 inlet dose，surface dose 物質あるいは人体に入射した線量で，特にその表面の空気中線量，表面線量，皮膚線量などと同じ意味で用いられることが多い．入射後の物質あるいは体内での吸収線量を表す線量ではない．[1127]

乳汁因子⇨同母乳因子⟶2711

乳汁産生 lactation，lactogenesis 乳汁は分娩1-2日後に乳腺から産生される分泌物質で，組成は乳糖，脂肪，アミノ酸，タンパク質，ミネラル，ビタミンからなる．乳汁中の脂肪は児が消化しやすいように小脂肪球となっている．母体では妊娠4か月後にはすでに乳汁産生の準備が整っているが，妊娠中高値を示したエストロゲン，プロゲステロンが急激に減少し，分娩後それまでエストロゲン，プロゲステロンによって抑制されていたプロラクチン活性が上昇することにより乳汁が生産される．乳汁産生は児への授乳がなくとも3-4週は持続するが，乳頭への児の吸啜刺激によるオキシト

シン分泌-プロラクチン分泌が刺激されることで，安定した乳汁産生が維持される.[1335]

乳汁生成 milk production, lactogenesis 発育した乳腺において，乳汁生成は主にプロラクチンによって行われるが，ほかにヒト胎盤性ラクトゲン，甲状腺刺激ホルモン〔卵胞刺激ホルモン(FSH)，黄体形成ホルモン(LH)〕，サイロキシン，コルチコステロンなども関与する．分娩後から乳汁生成が盛んとなり，児の乳頭吸引 suckling に刺激されプロラクチンとオキシトシンが放出される．プロラクチンは乳汁生成を維持するとともに産生量の増加に寄与する．オキシトシンは，乳頭吸引のほか視覚・聴覚の刺激によって乳腺の平滑筋を収縮させ，たまった乳汁を噴出させる.[1510]

乳汁貧血 milk anemia 鉄，銅，葉酸などが欠乏している乳汁のみで子どもを長期間育てると出現する貧血の総称．鉄，銅が不足すると小球性低色素性貧血となり，葉酸が欠乏すると大球性正色素性貧血の巨赤芽球性貧血となる．ヤギの乳汁で育てると葉酸が欠乏して巨赤芽球性貧血となることが欧米から報告されている.[1038]

乳汁分泌 lactation 胎盤娩出後プロラクチン，副腎皮質ホルモン，甲状腺ホルモンの作用によって乳汁が分泌されること．妊娠が進むにつれてプロラクチンの分泌量は増加する．妊娠末期には乳房から乳汁分泌を開始させるに十分な濃度となる．しかし，胎盤でつくられ，血中に循環している高濃度のエストロゲンとプロゲステロンが乳汁産生の腺房細胞に作用するため，プロラクチンの働きが妨げられてしまい，乳汁分泌は起こってこない．これらのホルモンが，腺房細胞の表面にあるプロラクチン受容体を占領して，プロラクチンが細胞内に入るのを妨げている．胎盤娩出後２日以内に，血中のエストロゲンとプロゲステロンの濃度はプロラクチンが腺房細胞内に入れるほど十分に低下するため，腺房細胞は乳汁を合成し分泌できるようになる.[1510]

乳汁分泌の段階 stages of lactation 乳汁分泌には，乳腺発育期 mammogenesis，乳汁生成Ⅰ期 lactogenesis Ⅰ，乳汁生成Ⅱ期 lactogenesisⅡ，乳汁生成Ⅲ期 lactogenesisⅢ，乳房退縮期 involution の５段階がある．妊娠中の乳腺発育期には，主にエストロゲンによって乳管系の増殖と分化が，プロゲステロンによって乳腺腺房や小葉の発育が促される．その結果，妊娠中に乳房の大きさは変化する．しかし，乳房の大きさが産後の乳汁産生量を決めるわけではない．①乳汁生成Ⅰ期(妊娠中期から産後２日頃まで)：乳腺が乳汁分泌を開始する妊娠中期から後期，そして産後２日目頃までを指す．妊娠 16 週頃には初乳の分泌が始まり，腺房内に脂肪滴やカゼイン様分泌物がみられるようになる．妊娠後期には，血中プロラクチン濃度が高まり乳汁産生の準備が整うが，多量のエストロゲンとプロゲステロンなどの働きにより，乳汁は本格的には分泌されない．この時期の乳汁は初乳とほぼ同じ成分で，ラクトース(乳糖)濃度は低くカゼインは含まれず，ナトリウムやクロル，感染防御のための免疫グロブリン，ラクトフェリンなどが多く含まれている．出産直後から本格的に乳汁が産生される産後２日までは，乳児の吸啜(きゅうてつ)刺激がなくても初乳が分泌される．②乳汁生成Ⅱ期(産後 2-3 日頃から８日頃)：胎盤娩出による血中プロゲステロンの急激な減少が引き金となり，抑制されていたプロラクチンが作用し始めて乳汁生成Ⅱ期となる．産後１日目後半から４日目(36-96 時間)にかけて，乳汁分泌量が急速に増加する．産後４日目までに初乳が移行乳となり，産後 8-10 日目頃には成乳になる．乳汁成分も大きく変化し，産後２日目以降は初乳中に多く含まれていたナトリウムやクロルが減り，ラクトースと乳脂質が増えてくる．産後早期の初乳の産生量は 7-123 mL/日で平均 37 mL/日であるが，3-4 日目にかけて急増し，５日目には 500 mL の乳汁が分泌される．出産直後から十分に授乳していれば乳房は軽く緊満する(生理的緊満)程度で，乳汁は日を追うごとに増加してくる．しかし，乳児が乳房から効果的に母乳を飲んでいない(または，母子分離ケースの場合に搾乳していない)場合には，腫脹，痛み，熱感を伴った乳房の緊満(病理的緊満)が起こり，直接授乳が難しくなることもある．また，この時期に授乳をしないと１週間でプロラクチンは非妊時の値まで低下し，乳汁は初乳のようになり数日間で分泌が停止することもある．出産直後からの 1-2 週間は乳汁分泌を確立するきわめて重要な時期なので，乳児の効果的な吸啜(それが不可能な場合には搾乳)により初乳，移行乳を確実に乳房から取り出すことが乳房の病理的緊満を予防し，乳汁分泌増加を促すかぎになる．③乳汁生成Ⅲ期〔産後９日頃から乳房退縮期(最後の授乳から約 40 日間)の始まりまで〕：分娩後９日以降の成乳分泌が維持される段階を指す．産後継続的に授乳を続けていても，血中プロラクチンの基礎値は分娩後から徐々に下がる．しかし，乳児が乳房を吸啜する刺激によって一時的にプロラクチン濃度が上がり，乳汁が分泌される．これに加えてこの段階の乳汁産生量は，授乳(搾乳)により乳房から取り除かれる乳汁量によって乳汁産生量が決まる．つまり，乳房内の局所的で短期的なオートクリンコントロール(乳児と母親の乳房の精密な需要-供給バランスシステム)によって乳汁分泌が調整され続けている時期といえる．この時期の母乳量は徐々に増えて，産後６か月には１日 550-1,150 mL，平均 800 mL の乳汁が分泌される．乳汁生成はプロラクチン，オキシトシンなどの内分泌ホルモンによるエンドクリンコントロールと，乳房局所での自己制御的オートクリンコントロールによって調整されている.[180] ⇨参オートクリンコントロール《乳汁分泌の》→398，エンドクリンコントロール《乳汁分泌の》→383

乳汁分泌ホルモン galactopoietic hormone ［乳腺刺激ホルモン，黄体刺激ホルモン，ルテオトロピン］ 下垂体から分泌され，乳腺に作用して乳汁の分泌を促すホルモンの総称．通常，男女ともに少量分泌されているが，値が高くなりすぎると男女ともに不妊症の原因になる(高プロラクチン血症)．女性では，黄体機能不全，無排卵，無月経を引き起こし，男性では，造精機能に障害が出る.[1510] ⇨参プロラクチン→2602

乳汁分泌を促進するケア care to increase milk production 出産直後からの母子の早期接触と早期授乳が行われ，新生児の乳頭への接触刺激や吸啜(きゅうてつ)刺激が加わり，初乳が飲まれることが重要である．これらに引き続き，母子同室など母子がともにいる環境で，

●表1 児が母乳を飲みたがっている早期のサイン

・吸うように口を動かす
・吸う時のような音を立てる
・手を口にもっていく
・急速な眼球運動(レム睡眠時)
・クーとかハーというような柔らかい声を出す
・むずかる

国際ラクテーション・コンサルタント協会(日本ラクテーション・コンサルタント協会訳):母乳だけで育てるための臨床ガイドライン，p.10，NPO法人日本ラクテーション・コンサルタント協会，2008

●表2 乳汁分泌を促進するケア

1. 遺残なく完全に胎盤が娩出される:胎盤性ホルモンのエストロゲン，プロゲステロンなどの血中濃度が高いと，プロラクチンの作用発現が遅れるので，母体から胎盤が完全に取り除かれる．
2. 産後早期からの母子の肌と肌のふれあいを行う．
3. 産後早期からの授乳を行う．
4. 医学的適応のない水分，人工乳の補足は行わない．
5. 生後早期に人工乳首やおしゃぶりを与えない．
6. 終日の母子同室を行う．
7. 快適で適切な授乳姿勢で授乳を行い，乳児も適切な吸着によって効果的に吸啜し，確実に母乳を飲みとれるようにする．
8. 乳腺腺房内にある初乳が乳児に十分に飲みとられるようにする(母子分離の場合，または現在の分泌量よりさらに増量したい場合は，授乳の合間に搾乳する)．
9. 24時間に8-12回，制限を設けずに授乳する．昼間は1時間から1時間半ごとに，夜間は最低3時間ごとに授乳する．
10. 授乳に適した覚醒状態(ステート)*で，乳児がおっぱいをほしがるサインに応じて授乳をし，乳児が飲み終わるまで片方の乳房で授乳し，ほしがればもう一方の乳房でも授乳する．
11. 母親が乳児を見る，さわる，声を聞く，においをかぐ，乳児のことを考えられる環境を提供し，オキシトシン分泌を促す．
12. 母親が乳頭痛や創部痛などの強い痛み，猜疑心，羞恥心，不安などを感じないようにする．
13. 痛みへの対処，リラックスし安心できる環境を提供する．
14. 乳児が積極的に飲まず眠りがちな場合，射乳反射によって出てくる分の母乳を飲み終わる頃に，乳房を圧してさらに母乳を出すようにする．
15. 母体へのマッサージをして，緊張や不安を軽減する．
16. 温かい飲み物やシャワー，服装，掛け物で身体や乳房を温める．ハーブティーとしてはFenugreek**の乳汁分泌効果が報告されている．しかし母乳分泌効果の確認されていないハーブティーもあり，また多量に摂取することによって乳児の腸を刺激し，ガスを発生させやすくすることもあるので，適量を楽しんで飲む程度がよいとされている．
17. 母親が過度な不安をもたず現状を冷静に判断できるよう，母親に「母乳産生量が決まる要因」「おっぱいをほしがっているサイン」「母乳が飲まれているサイン」「効果的に母乳育児が行われていないサイン」「眠りがちな乳児を起こす方法」「直接授乳ができないときの搾乳方法」を知らせておく．
18. 毎日の食事を通して，適度な水分と栄養を摂取する．
19. 服薬:プロラクチン抑制因子 prolactin inhibiting factor (PIF)の作用を抑制する薬剤，ドンペリドン．
20. 母親が自信をもって乳児のケアや母乳育児ができるよう，セルフケアを促すよう支援する．

*授乳に適した覚醒状態
授乳に適しているのは，以下の6段階の状態(ステート)のうち3-5であり，乳児が泣いてから授乳するのは，遅すぎる対応であるとされている．
ステート1:深い睡眠 deep sleep
ステート2:浅い睡眠 light sleep
ステート3:まどろみ drowsy
ステート4:静かに目覚めている quite alert
ステート5:活動的に目覚めている active alert
ステート6:泣いている crying

**フェヌグリーク Fenugreek〔地中海地方原産のマメ科の1年草植物，カレーの香辛料として使われている．和名はコロハ(胡盧巴)〕

乳児が母乳を飲みたがっている早期のサイン(表1)に応じ，ほしがるままに十分に授乳することで乳汁生成Ⅰ期からⅢ期へのスムーズな移行が促される．すなわち，プロラクチンとオキシトシンの分泌が促され(エンドクリンコントロール)，乳房局所では産生された母乳がたまりすぎて乳汁分泌抑制因子が作用することのないように(オートクリンコントロール)速やかに直接授乳または搾乳されることがかぎとなる(表2)．さらに，母親が強い不安や緊張，痛みなどを感じている場合にはそれらを緩和するケアを行う．[180] ⇨参乳汁分泌の段階→2232，オートクリンコントロール《乳汁分泌の》→398，エンドクリンコントロール《乳汁分泌の》→383

乳汁分泌を抑制するケア care to decrease milk production 乳汁分泌を抑制するには，分泌を促進するケアと反対のケアを行って，エンドクリンコントロール，オートクリンコントロールにネガティブに働きかける．すなわち，直接授乳や搾乳を行わず，乳頭，乳房に刺激を与えないようにする．苦痛を伴う乳房の過度な緊満や乳腺炎を起こさない範囲で，乳房内に母乳が貯留するようにする．乳汁分泌過多の場合に分泌を抑制する方法としては，①1回の授乳で片方のみ直接授乳する:2時間以内に乳児が母乳をほしがった場合は，同じ乳房で授乳する．その方法で1週間程度様子をみても分泌過多が収まらないようであれば，片方の乳房だけで授乳する時間を3時間，4時間と引き延ばす，②もう片方の乳房が張りすぎて不快感を伴う場合には，乳房をそっと圧して乳房の緊満を軽減させ，母親が不快感を感じない程度に排乳しておく．このとき，乳頭や乳房を過剰に刺激したり，母乳をしぼりすぎたりしないように留意する，③乳房が緊満してほてり，不快に感じる場合には，母親が心地よいと感じれば，気化熱を奪うことによって通常体温程度の温度が保てる湿布剤を貼用してもよい．乳児の死や他の理由によって母乳育児を途中で中止しなければならない場合は，両方の乳房に対して上記②③の方法を行う．乳汁分泌を低下させていく経過中は，乳房の部分的なかたさ，痛み，発赤などの有無を観察し，乳汁の過度なうっ滞によって乳腺炎にならないよう気をつける．乳汁分泌を抑制，中断せざるをえないことが母親にとって不本意な出来事である場合には，母親の精神的サポートも十分に行う．[180] ⇨参乳汁分泌を促進するケア→2232

乳汁漏出症⇨同乳漏症→2242

乳児油性脂漏 seborrhoea oleosa neonatorum ［新生児油性脂漏］ 生後2週間から3か月までの新生児や乳児の頭部(特に前頭部)や顔面に，黄色調の鱗屑や痂皮が付着する状態．1か月までの場合を新生児油性脂漏，1か月以降の場合を乳児油性脂漏という．母体や胎児由来のアンドロゲンの作用により脂腺機能が亢進するためである．にきび(痤瘡)の発症母地となる場合もある．通常炎症は伴わないが，紅斑を伴う場合は脂漏性湿疹や乳児湿疹による油性脂漏になるので，他の身体部位に湿疹性の変化があるかどうかをよく観察する．またアトピー性皮膚炎(に移行)の可能性もある．入浴時に頭髪用のシャンプーを用いていねいに洗うように指導する．必要に応じて外用ステロイド剤を使用する．[809]

入出力 input/output；I/O ［アイ・オー］ コンピュータの入力と出力のこと．入力とはコンピュータに情報をデータとして与えることで，出力はコンピュータの処理結果を周辺機器に送ること．入力装置にはキーボード，マウス，ビデオ，カメラ，スキャナーなどが

あり，出力装置としてはディスプレイ，プリンタ，スピーカーなどがある.[1418]

乳状脂粒⇨同キロミクロン⇀789

乳児様低身長症　infantile dwarfism　遺伝子異常や発育障害などが原因で，成人期において精神・身体の発達が遅滞している状態.[1631]

入所命令⇨同命令入所制度⇀2794

乳児緑内障　infantile glaucoma　［早発型発達緑内障］乳児期に発症する緑内障で，現在では発達緑内障の早発型に相当．若年緑内障に対する言葉として使用されていた．乳児の眼は組織伸展性が高いため，高眼圧をきたすと角膜や強膜が伸展して牛眼となる.[975] ⇨参発達緑内障⇀2385

乳歯列生理的空隙　physiological space of deciduous dentition　顎骨の成長に伴い乳歯列に生じる歯間空隙のこと．歯間空隙には霊長類にみられる霊長空隙(上顎では乳側切歯と乳犬歯の間，下顎では乳犬歯と第一乳臼歯の間にみられる空隙)と，個体や時期によって生じる部位が異なる成長空隙がある．永久歯列に歯間空隙がみられるときは何らかの異常が疑われるが，乳歯列では成長する顎骨，乳歯の大きさ，萌出位置などとの関係によって，乳歯より大きな代生歯が萌出するための空隙が生じると考えられ，生理的空隙と呼ばれる.[760]

乳腺　mammary gland　［乳堤］成熟女性の左右乳腺は，乳頭を中心として放射状に真皮内に入る15-20の乳腺葉の集合体である．各乳腺葉は結合組織性の乳房提靱帯により境界される．各乳腺葉から各1本の乳管が出る．乳管は直径約2mmで，乳頭に開口する直前で紡錘形に拡張して乳管洞をつくり，乳頭前面の乳口に開口する．乳腺葉はさらに腺房で満たされた乳腺小葉に分けられる．各小葉内の腺管や腺終末部を囲む小葉内結合組織は毛細血管や細胞に富むが，膠原線維や脂肪組織に乏しく，妊娠時や授乳時の際に肥大した乳腺が占める余地を残している．妊娠すると腺房の大部分が完成され，授乳期になると機能も完全になる．腺細胞は乳汁分泌に当たって活発なアポクリン分泌を営みタンパク質と脂肪を分泌するが，多量の脂肪滴は乳小体として腺腔中に排出される．乳汁分泌が終わると腺細胞は破壊される.[778] ⇨参乳房⇀2238

乳腺の石灰化　mammary calcifications　乳腺内にカルシウムが析出すること．多くの場合は，乳腺症や乳腺線維腺腫など良性疾患に伴うものであるが，乳癌に伴うこともある．特に早期の乳癌では，乳腺の石灰化だけからしか発見できず，そのうえで生検をして診断するので重要な所見といえる．マンモグラフィーで石灰化の形状を見ると，良性と悪性の鑑別は多くの場合可能である.[543]

乳腺炎　mastitis　乳腺に起こる炎症で，急性と慢性とに分けられる．急性乳腺炎は産褥期，授乳期に多く，乳汁のうっ滞による急性うっ滞性乳腺炎，黄色ブドウ球菌や連鎖球菌などが乳頭に感染する急性化膿性乳腺炎などがある．慢性乳腺炎は急性乳腺炎が治りきらずに再発を繰り返すもので，細菌感染により乳輪下膿瘍を引き起こす．急性乳腺炎では乳房の疼痛，圧痛，発赤，発熱，悪寒など，慢性乳腺炎では上記に加え自発痛，しこり，浮腫などの症状がみられる．治療は局所の安静を保ち，うっ滞乳汁の除去，冷罨法，抗炎症薬，抗生物質の投薬を行う．膿瘍を形成した場合は切開・排膿する．予防には，乳汁のうっ滞を避け，乳頭を清潔に保つことが大切．治癒するまで患側乳房からの哺乳は中止する.[485] ⇨参急性化膿性乳腺炎⇀724，うっ(鬱)滞性乳腺炎⇀330

乳腺刺激ホルモン　luteotropic hormone⇨同乳汁分泌ホルモン⇀2232

乳腺周期　breast cycle⇨同周期性乳腺変化⇀1366

乳腺腫瘍　breast tumor　乳腺に発生する良性および悪性の上皮性腫瘍の総称．良性には乳管内乳頭腫，乳頭部腺腫などがあり，前者は40歳代の女性にみられることが多い．結合組織性と上皮性の混合腫瘍である線維腺腫も良性であり，20-30歳代にみられる．悪性はほとんどが乳癌(腺癌，髄様癌，パジェットPaget病など)であり，乳腺症と鑑別する．妊娠中に発見された乳癌は予後が悪いとされるため，妊娠初期には乳癌検診が勧められる.[998]

乳腺症　mastopathy　［マストパチー，線維嚢胞性乳腺症，乳腺線維嚢胞症］乳腺疾患の中で30歳代後半から閉経期の女性に多くみられる疾患．乳腺の腫瘤や乳腺の疼痛が主な症状．病理学的には乳腺の増殖，萎縮，化生がみられ，エストロゲンの作用によるとされる．月経周期に応じて症状が変化し，開始直前に最も顕著になる．腫瘤は境界不明瞭で表面は結節顆粒集合状である．さまざまな大きさの嚢胞形成がみられることがある．乳腺全体に及ぶ生理的変化であり乳癌の早期発見の妨げになるため，マンモグラフィーや乳腺超音波検査，場合によっては生検による乳癌との鑑別が必要である．治療は特に必要としないが，疼痛症状の強い場合はホルモン療法を数週間行う．乳癌との鑑別が困難な場合は外科的切除を行う.[996]

乳腺線維腺腫　intracanalicular fibroadenoma　腺上皮と線維組織からなる乳腺の良性腫瘍．乳腺線維腺腫は管内型，管周囲型，類組織型，乳腺症型に亜分類される.[485] ⇨参線維腺腫⇀1749

乳腺線維嚢胞症　fibrocystic disease of breast⇨同乳腺症⇀2234

乳腺肉腫　mammary sarcoma　乳腺に生じる非上皮性の悪性腫瘍．頻度はまれであるが，発育増殖が早く，肺や骨に転移しやすい．半数が悪性葉状腫瘍で，悪性リンパ腫，線維肉腫，脂肪肉腫，血管肉腫，白血病などもある．好発年齢は一般に乳癌よりも若年．治療には胸筋温存乳房切除術または胸筋合併乳房切除術が行われる．悪性リンパ腫では腋窩リンパ節郭清が必須で，化学療法も併用される.[485]

乳濁液⇨同エマルジョン⇀367

乳堤⇨同乳腺⇀2234

乳糖　lactose, milk sugar　［ラクトース，β-D-ガラクトピラノシル-(1→4)-D-グルコース］化学式 $C_{12}H_{22}O_{11}$，分子量342.3の二糖類．哺乳類の乳汁に存在する．授乳期の乳児のエネルギー源として重要．乳酸菌は産生するが，通常の酵母は産生しない．ラクターゼによりグルコース(ブドウ糖)とガラクトースに加水分解される.[1617] ⇨参糖⇀2092

乳頭　nipple, papilla　①乳房の中央に突出する部分．平滑筋に富む．10数本の乳管を含み，乳管の開口部があり，淡褐色ないし黒褐色を呈する．周囲に色素に富む乳輪がある．②乳頭状に突出した構造物．舌乳頭，毛細血管や膠原線維を含む真皮乳頭，腎乳頭，歯乳頭などがある．[778]

乳頭炎 inflammation of nipple 授乳期に強い吸引刺激などを受けて乳頭にできた亀裂やびらんが原因となり生じた化膿性炎症．乳腺炎の原因にもなる．直接授乳は疼痛と症状を悪化させるため中止し，抗生物質の軟膏塗布ないし内服薬による治療を行う．軽症であれば，搾乳，授乳は許可する．[998]

乳頭炎《視神経の》 papillitis 視神経炎のうち検眼鏡的に乳頭部に発赤，腫脹がみられるもの．蛍光眼底造影検査では乳頭部の過蛍光がみられる．[1153]

乳頭括約筋形成術⇨回乳頭形成術⇀2235

乳頭括約筋切開術⇨回ファーター乳頭切開術⇀2506

乳頭管 papillary duct 腎尿細管の集合管系の中で，腎髄質を下行する多数の直線状の集合管が合流して太くなり，腎錐体の内帯から腎乳頭部を経て腎乳頭先端の乳頭孔から小腎杯へ開口するまでの部分をいう．[493]

乳頭陥凹 optic disc cupping⇨回視神経乳頭陥凹⇀1290

乳頭癌《甲状腺における》 papillary carcinoma, papilliferous carcinoma, papillary cancer 甲状腺癌の一型に分類される悪性腫瘍．組織学的には腺腔構造が多数の突起を形成する乳頭状を呈する．全甲状腺癌の約90%を占め，女性に多い．小児や若年者にも発生することがある．結節状で灰白色のかたい腫瘤をつくる．組織学的には，腫瘍組織の乳頭状増殖が著しく，同時に濾胞構造のみられることもしばしばある．腫瘍組織内部やその周囲部に層状構造をもった石灰沈着巣がみられ，これを砂粒小体と呼ぶ．転移は頸部リンパ節に多い．細胞像が特徴的で，すりガラス状核，核溝，核内細胞質封入体が有名．[1531] ⇨参乳頭〔状〕腺癌⇀2236

乳頭陥没 inverted nipple, retracted nipple⇨回陥没乳頭⇀653

乳糖吸収不全症 lactose malabsorption⇨回乳糖不耐症⇀2236

乳頭亀裂 nipple fissure 新生児や乳児の乳頭吸引により乳頭表面にできたびらんや小さな裂傷のこと．びらんや水疱のある状態に炎症が加わると悪化し，裂傷を生じて疼痛を伴う．乳頭部の清潔を保ち，予防に努める．[998]

乳頭筋 papillary muscle 心臓の心室の内面には筋性隆起(肉柱)がみられる．特に乳頭状(円錐状)に突出している筋を乳頭筋といい，右心室では3つ(前・後乳頭筋および心室中隔から起こる中隔乳頭筋)，左心室では2つ(前・後乳頭筋)ある．これら乳頭筋の先端には腱索がついていて，房室弁(三尖弁，僧帽弁)の弁尖につながっている．腱索は膠原線維束でそれ自体は伸び縮みしない．心室が収縮すると乳頭筋も収縮して，弁尖を心室側に引っ張り房室弁が房室口を閉じる．このため，心室の血液が心房へ逆流することを防ぐ．このとき，心室内の血液に強く抵抗して，房室弁が風をはらんだ帆のような形状をとることから帆状弁と呼ばれる．心室が拡張するときには，乳頭筋も弛緩して房室弁は緩み，心房の内圧により血液が心室に流れ込む．[1044]

乳頭筋機能不全症候群 papillary muscle dysfunction syndrome 心臓の房室弁を支えている乳頭筋の収縮障害により房室弁の閉鎖不全が生じ，逆流(主に僧帽弁閉鎖不全症)が生ずること．乳頭筋機能不全は乳頭筋の虚血により生ずることが多いが，その他の疾患による線維化，萎縮などでも生じる．冠動脈の灌流域の関係から，後乳頭筋機能不全の出現頻度が高い．急性に生じた場合(ときに乳頭筋断裂もあり)，急速に心不全が悪化するため，速やかな治療が必要である．治療はまず基礎疾患の治療(虚血性心疾患の治療など)を行い，改善されない場合あるいは乳頭筋断裂の場合は，僧帽弁形成術，弁置換術を行う．[776] ⇨参僧帽弁閉鎖不全症⇀1828

乳頭筋線維弾性腫⇨回乳頭状線維弾性腫⇀2235

乳頭筋断裂 papillary muscle rupture 僧帽弁は前外乳頭筋と後内乳頭筋の2つの乳頭筋で支えられている．前外乳頭筋は前交連の下の左心室自由壁にあって，前尖，後尖のどちらからも腱索を受けている．後内乳頭筋は後交連の直下の左心室後壁にあって，両方の弁尖の後半から腱索を受けている．本症は急性心筋梗塞の合併症の1つで，乳頭筋梗塞により乳頭筋が壊死化，断裂したものである．後下壁梗塞の後乳頭筋断裂が多い．高度の僧帽弁逆流を生じ，急速に肺水腫，ショックに陥り，人工弁置換手術が必要になる．[380]

乳頭形成術 sphincteroplasty ［十二指腸乳頭形成術，ファーター乳頭形成術，乳頭括約筋形成術］ 乳頭部を胆管壁と十二指腸壁が解離する点より以上に切開し，この間を縫合して大きな開口を得る胆道ドレナージ術式．その目的は乳頭括約筋(オッディ Oddi 筋)の機能を完全に廃絶することにある．急性再発性膵炎，胆管結石の再発予防のために施行されるほか，乳頭狭窄，乳頭部嵌頓結石，良性乳頭部腫瘍の局所切除などが適応となる．上部胆管に狭窄を有する肝内結石症に本術式を行うと上行性に感染を起こす危険性がある．内視鏡的乳頭切開術，拡張術が普及した今日，胆管結石再発防止の意味で本術式が施行されることはきわめて少ない．[1401]

乳頭血管新生 disc neovascularization, new vessels on disc；NVD 視神経乳頭部に新生血管が生じることで，増殖糖尿病網膜症でみられることが最も多い．新生血管が破綻すると硝子体出血が生じ急激な視力低下を起こすことがある．[1153]

乳頭欠損 optic disc coloboma⇨回視神経欠損⇀1290

乳頭コロボーマ optic disc coloboma⇨回視神経欠損⇀1290

乳頭腫 papilloma, villous tumor ［乳嘴(にゅうし)腫］ 樹枝状または小葉状に増殖している上皮性の良性腫瘍のこと．基底細胞乳頭腫，皮膚乳頭腫，線維上皮性乳頭腫，管内乳頭腫，嚢胞内乳頭腫などが知られている．[1531]

乳頭腫ウイルス⇨回パピローマウイルス〔科〕⇀2392

乳頭腫脹 optic disc swelling 圧迫，虚血，炎症などさまざまな原因で視神経線維の軸索輸送が障害され，検眼鏡的に視神経乳頭部が腫脹した状態．視神経乳頭を立体的に観察すると，隆起して周囲の浮腫も伴い，境界が不鮮明に見える．頭蓋内圧亢進による乳頭腫脹をうっ血乳頭と呼ぶ．その他，視神経乳頭炎などの疾患でみられる．[1153] ⇨参乳頭浮腫⇀2236

乳頭状線維弾性腫 papillary fibroelastoma ［乳頭筋線維弾性腫］ 心臓の原発性の良性腫瘍の一種．肉眼的には有茎性の乳頭状腫瘍で弁膜や心内膜に付着している．組織学的には線維組織，弾性線維，平滑筋などから構成される．発生部位は，大動脈弁，三尖弁，肺動脈弁，僧帽弁，その他の順で好発する．無症状のことが多いが，大動脈弁に発生した場合は虚血性心疾患の症状を合併することがあり，その際は外科的切除が必要とされる．[253] ⇒参心〔臓〕腫瘍→1578

乳頭〔状〕腺癌 papillary adenocarcinoma 高分化型の腺癌の一型で，組織学的に高円柱状ないし立方状の癌細胞が樹枝状に細く伸びた間質を取り巻くように増殖した構造を示すもの．腫瘍細胞は軸性が保持され，1層に配列していることが多い．肺，子宮，卵巣，消化器，甲状腺などでみられる．[1531]

乳頭〔状〕腺腫 papillary adenoma ［腺管絨毛腺腫］ 乳頭状の形態を呈する良性の腺腫．胆嚢によくみられ，その他に卵管などにも認められる．[1531]

乳頭線 mammillary line⇒同鎖骨中線→1185

乳頭損傷時の看護ケア nursing care for sore nipple, cracked and damaged nipple 乳頭損傷の種類には，発赤，浮腫，亀裂，水疱，血疱，白斑，痂皮，裂傷，潰瘍，びらんなどがあり，産後早期の母親の96％は乳頭痛を，そのうち65％が乳頭損傷を経験している．産後0-3日目までの乳頭の発赤や乳頭痛は，産後2-4日目にかけて乳汁分泌が増加する時期までに一過性に生じ，その後消失することが多い．しかし，乳頭損傷が長引く，悪化する，生後数か月目に新たに生じる場合などは，母子の授乳場面，母親の乳房，乳頭，乳輪の観察，感染，アレルギー，搾乳器の使用の有無，ブラジャーや母乳パッドの種類と使用方法，乳児の覚醒状態（ステート），口腔内，歯牙の観察などから得られた情報をもとに原因を究明して対処する．

【乳頭損傷の予防策】〔**妊娠中**〕母親の母乳育児への動機づけを高め，授乳姿勢（ポジショニング），乳房への吸着の仕方（ラッチオン），生後早期の赤ちゃんへの授乳の実際について理解を促す．〔**出産後**〕①適切で効果的な授乳姿勢，②適切で効果的な乳房への吸着（ラッチオン）を母親自身ができるようにセルフケアへの支援をする，③出産後早期から児の哺乳欲求に合わせて十分に授乳する，④母親の緊張，不安，痛みを軽減する，などによって早期に乳汁分泌を高めることが有益なケアとされている．他方，乳頭損傷予防法として従来から行われている，①妊娠中に乳頭を鍛える，②乳頭にクリームを塗る，③妊娠中に初乳をしぼり出す，④授乳時間や授乳回数を制限する，などに効果はないことが確認されている．

【乳頭損傷へのケア】 すでに生じてしまった損傷に対しては，以下の対処方法が推奨されている．①適切で効果的な授乳姿勢（ポジショニング），乳房への吸着（ラッチオン）ができるよう再確認する．②自分の搾母乳を乳頭に塗る：母乳中には，感染防御因子，抗炎症因子，上皮成長促進因子などが含まれ，他の塗布剤と比べてアレルギーのリスクがない．③創傷の保湿治療 moist wound healing：創部の表皮が再生するためには表皮細胞が遊走するのに十分な，創面から分泌される滲出液による湿潤環境が必要とされる．④保湿剤，被覆材：植物性，動物性のオイルやクリームを塗布することがある．これらが創傷治癒を促進したり，損傷を軽減させたりする効果はほとんど確認されていないが，純正ラノリンによって痛みが緩和されたという報告はある．ハイドロジェル被覆材はラノリンと比べて，痛みが軽減され感染が起こらなかったという報告がある一方，感染率が高いという相反する知見が出ており，効果は確定されていない．何かつけることが手当てをしたという母親の満足感と安心感につながることもあるが，母親が搾母乳以外の塗布剤を使用する場合には，品質保証されている製品を使用するよう注意を促す．⑤テーピング：裂傷に対しては，薄く透明なポリウレタンフィルムやサージカルテープなどでテーピングし，創面を保護し痛みを緩和させる．⑥創部の感染予防：創部の清潔保持のため，水圧の弱い温水シャワーなどでそっと洗い流す．消毒薬は創治癒を阻害し，細胞傷害性があるので使用しない．⑦感染治療：創部がびらんまたは潰瘍状態で治癒せず，カンジダ *Candida* やブドウ球菌などによる感染が疑われる場合は，抗菌薬の軟膏や内服薬の使用も考慮する．⑧出血：創部からの出血を乳児が飲んでも害はないが，嘔吐したり便が多少黒くなったりすることがある．⑨鎮痛薬：疼痛が激しい場合には，児への安全性が高い鎮痛薬の使用も考慮する．⑩直接授乳の中止：乳頭損傷があっても授乳は継続できるし，うつ乳や乳腺炎予防のためにも継続したほうがよい．しかし，乳頭の傷による痛みが耐えられないほど激しい場合には一時的に授乳を中止し，その間搾乳しておく．⑪乳頭損傷と痛みのために母乳育児継続に困難を感じている母親に対しては，母親の体験と痛みに共感し，支え励ます．[180]

乳頭体 mamillary body 〔L〕corpus mamillare 視床下部の底部に位置し，灰白隆起の後方で左右の大脳脚の間にみられる左右1対の球状に隆起した構造物．小細胞性の内側核，大細胞性の外側核，中間核の3つからなる．入力線維は海馬からの線維が脳弓を経て入り，出力線維は乳頭体視床束を経て視床の前核群に連絡している．乳頭体は背側および腹側被蓋核と相互に線維連絡している．（図参照⇒間脳→648）[1043] ⇒参視床→1283，海馬→450

乳糖尿症 lactosuria⇒同ラクトース尿症→2894

乳頭びらん nipple erosion⇒参乳頭亀裂→2235

乳頭部歯肉 papillary gingiva⇒同歯間乳頭→1237

乳頭浮腫 papilledema, optic disc edema 視神経乳頭部の浮腫．検眼鏡（眼底鏡）で観察できる．乳頭が発赤し，その境界が部分的または全般に不鮮明に見える．しばしば網膜動脈の狭小化や網膜静脈の怒張蛇行，網膜・乳頭部の出血を伴う（うっ血乳頭）．視力障害が高度の際は視神経乳頭炎との鑑別を要する．頭蓋内圧亢進を示唆する重要な徴候で，脳腫瘍をはじめ，脳血管障害（くも膜下出血や硬膜下血腫など），眼窩疾患（眼窩腫瘍など）などでみられる．[576] ⇒参乳頭腫脹→2235，うっ（鬱）血乳頭→330

乳糖不耐症 lactose intolerance ［**ラクトース不耐症，乳糖吸収不全症，牛乳不耐症**］ 乳糖（ラクトース）摂取により下痢などの消化吸収障害を引き起こす病態．糖質消化吸収不全症の一種で，小腸粘膜より分泌される消化酵素のラクターゼが先天的に欠損あるいは後天的に活性低下するラクターゼ欠損（乏）症のために生じることが多い．乳糖不耐症を示す病態には以下のようなものがある．①成人におけるラクターゼ欠損（乏）症．1）続発性：細菌性やウイルス性の急性腸炎などのラクトース分泌，単糖吸収を行う小腸粘膜が障害されるために起こるもので，通常他の酵素の分泌の減少も伴う．原因疾患が改善されれば正常に戻る一過性のもの．2)遺伝性：ラクターゼの活性低下に関与する遺伝子は常染色体劣性遺伝形式をとり，ラクターゼ遺伝子の転写の段階にかかわっている可能性がある．多くの人種で認められ，症状は早ければ3-4歳ごろから，通常思春期ごろからのミルク嫌いで始まるとされており，乳幼児期には乳糖不耐は認めないことが多い．②1)先天性ラクターゼ欠損症：ラクターゼ欠損の確認されている例は少なく，近年本症はきわめてまれな疾患と考えられている．遺伝形式は，常染色体劣性とされている．2)先天性グルコース・ガラクトース吸収不全症：非常にまれな病態で，なかでも近親結婚によって生まれた乳児に多く，全体の半数あまりを占める．常染色体劣性遺伝性疾患で，グルコースとガラクトースは同一のフロリジン感受性を有するナトリウム(Na^+)依存性の輸送機構を介して能動的に腸管粘膜に吸収されるが，この能動輸送が障害されることによるとされる．その他の果糖やキシロース，ロイシン，アラニンなどの吸収は保たれている．[987] ⇨参糖質消化吸収不全症→2108，二糖類分解酵素欠損(乏)症→2217

乳糖分解酵素欠損(乏)症 alactasia⇨同ラクターゼ欠損(乏)症→2894

乳頭保護器⇨同ニップルシールド→2216

乳頭輪 nipple areola, areola papillaris ［乳輪，乳暈(にゅううん)］ 乳房の乳頭を取り巻く円形の色素沈着した部分．乳輪腺の存在を示す15-20の突起がみられる．[485] ⇨参モントゴメリー腺→2832

乳突洞 mastoid antrum 側頭骨乳様突起部にある比較的大きな空洞で，乳突蜂巣と連絡し，鼓室からの粘膜で覆われている．骨性の鼓室天蓋は中頭蓋腔と鼓室を区分しており，内耳の外側半規管は内腔に突出している．鼓室と空間的に連なっている．[98] ⇨参乳様突起→2242

乳突洞炎 mastoiditis⇨参乳様突起炎→2242

乳突部 mastoid region 側頭骨を構成する部分で中耳腔を含む．鼓室，乳突洞，乳様突起，乳突蜂巣が存在する．[98]

乳突蜂巣 mastoid cell 側頭骨の乳様突起中に発達した含気腔．鼓室壁と同様に薄い粘骨膜で覆われており，乳突蜂巣から乳突洞を経て上鼓室腔と交通している．乳突蜂巣の発生，発育は，胎生期に充満している結合織が，生後呼吸により耳管から空気が入ると鼻咽頭の粘膜が侵入して，生後1年の経過とともに耳管，鼓室，乳突洞が形成される．その後，さらに既存の乳様突起内の結合織は順次，海綿様骨髄に置き換わり，小含気腔として乳突蜂巣が発生し，蜂巣の発育も12歳頃までは成長とともに大きくなる．蜂巣の発育程度は個人差が大きく，また乳幼児期の中耳炎の既往あるいは慢性炎症がある耳では蜂巣の発育は抑制される．乳突蜂巣も含め，広く中耳腔の粘骨膜下には毛細血管が存在し，中耳腔のガス交換に関与している．[887]

ニュートンの粘性法則 Newton law of viscosity 粘性をもつ血液が血管を通常の速度で循環するとき，流れの垂直方向では相接する部分は混じり合うことはなく，お互いにずりあって動く．ずり変形の速度をずり速度(shear rate)といい，ずり変形に抗して相接する2つの流層に働く接線力をずり応力(share stress)という．血流が均質である太い血管では，ずり速度はずり応力と粘性率(粘度)の積で表すことができ，これをニュートンの粘性法則という．[1335]

乳鉢 mortar 薬の調剤に用いる容器．乳棒を用いて，鉢の中の材料を砕きすりつぶす．[258]

ニューパブリックヘルス new public health 健康を重視した公共政策の開発，健康の増進，疾病の予防，社会的公平の促進を目的とした，社会全体の組織化された取り組みで，従来の公衆衛生の範囲を拡大したもの．予防，治療，ケアなどの個々の保健医療サービスだけでなく，健康の主な決定要因である物理的・社会的・経済的環境を改善することに力点がおかれている．またそのためには，保健医療部門だけでなく他の行政部門やNGOなどとの連携が必要とされる．この概念は1996年のWHOの報告書"New challenges for public health"の中で明示されたが，1978年の「アルマ・アタ宣言」，1986年の「ヘルスプロモーションに関するオタワ憲章」の中でも，この考え方はすでに導入されていた．そのため，ニューパブリックヘルスがヘルスプロモーションの文脈で理解されることも多い．[916] ⇨参ヘルスプロモーション→2637

ニューパブリックマネジメント new public management；NPM 民間企業の経営の理念や手法を行政組織に導入して業務の効率化・活性化を図ることで，1980年代，財政赤字，住民ニーズの増大と多様化などを背景に，イギリスやニュージーランドなどで形成された行政運営理論．主眼は，市場機構や競争原理の活用，業績や成果による組織管理にある．前者には，公的企業の民営化，民間委託，独立行政法人化，規制緩和などがあり，行政サービスの効率化や行政組織の縮小化を目的とする．後者は，法令や規則の遵守といったプロセスではなく，業績や成果を表す数値化された指標を用いて組織や業務を管理・評価することである．アウトプット(例えば健康教育の回数)による執行評価とアウトカム(例えば住民の行動変容や健康水準の向上)による政策評価があるが，保健医療分野においては，アウトカムの数量化が困難であること，アウトプットとアウトカムの因果関係が明確でないことなどの問題がある．[916]

乳び(糜) chyle 腸管のリンパは，食後に脂肪球を多く含んで白濁する．これを乳び(糜)といい，トリグリセリドはタンパク質とコレステリンからなるリポタンパク質で覆われ小球を形成している．乳び腹水は炎症，腫瘍によるリンパ管系の閉塞により生じる．[839]

乳び(糜)管 lacteal, chyliferous vessel 乳び(糜)を運ぶ腸管から出るリンパ管のこと．小腸のリンパ管は脂肪の吸収により乳び球を含み，そのリンパは白濁した乳びとなる．[34]

乳び(糜)管腫 chylangioma 乳白色に混濁した乳びを管腔に入れるリンパ管腫の一種．発生頻度はまれで，腸間膜のリンパ管や乳び管に主として生じる．大小種々である．[1531]

乳び(糜)胸 chylothorax 胸腔内の胸管が損傷されて乳び(糜)が胸腔内に漏出した状態．手術操作や交通事故などによる胸管の損傷が原因となる．乳び胸水貯留による圧迫症状として，咳，呼吸困難を呈する．乳び胸水は無臭で淡黄乳白色を呈し，遠心沈殿(遠沈)しても上清は混濁したままであり，胸水中の中性脂肪が110 mg/dL 以上であれば乳び胸と診断できる．乳びの漏出部位を確認するためリンパ管造影を行う．治療は，低脂肪食，高カロリー輸液，必要に応じて胸腔内吸引を行いながら保存的に損傷した胸管の閉鎖を待つ．改善が得られなければ胸管を結紮する手術を行う．[1019]

乳び(糜)血尿 hematochyluria ［血リンパ尿］ 血液とリンパ液が混入した尿．ピンク色ないし血尿様の色調の混濁尿である．フィラリア症による乳び尿に腎杯粘膜や拡張したリンパ管と小静脈の吻合した箇所からの出血が混入してみられる．[493]

乳び(糜)心膜症 chylopericardium ［心膜乳び(糜)腫］ リンパ系そのものの異常により心膜腔内に乳び液が貯留するものを原発性乳び心膜症と呼び，まれな疾患である．しかし，リンパ管造影などを行っても異常を認めない場合もあり，原因ははっきりしない．一方，二次性に起こる乳び心膜症は外傷，手術，炎症性疾患，腫瘍などによりリンパが流れる胸管を障害するために発症する．確定診断は，心膜腔に貯留した液体が乳び液であることを確認することである．治療は，心膜腔穿刺，排液で治療抵抗性であれば，心膜開窓術および胸管結紮術が選択される．[1313]

乳び(糜)槽 chyli cistern 胸管の下部で嚢状にふくらんだ部分．両側の腰リンパ本幹と腸リンパ本幹が合流して胸管が生ずる部分は，第1,2腰椎の高さに相当する．その前面でやや右側に偏したところでは胸管が嚢状に拡大する．[778]

乳び(糜)尿 chyluria 乳び槽周囲のリンパ系の閉塞によりリンパ液が逆流して混入した尿．多量のタンパク質を含むことが多く，白色寒天様に白濁し，尿中脂肪球陽性となる．フィラリア糸状虫が後腹膜リンパ管に感染し，リンパ流が停滞，腎リンパ本管内圧が亢進し，リンパ液が尿中に漏れ出るために生じる．後腹膜腔の腫瘍による乳び槽の閉塞や胸管の閉塞，脂肪血症でもみられる．[493]

乳び(糜)腹水 milky ascites, chylous ascites ［脂肪性腹水］ 乳白色状の腹水．脂肪を多量に含み，乳白色状に白濁したリンパ液を混じた腹水であるが，この乳びは成人では腸管リンパ管から胸管までの経路のいずれかから漏出して生じると考えられる．原因疾患としては，小児では先天性のリンパ系異常，成人では結核や悪性腫瘍が多く，タンパク漏出性胃腸症，フィラリア，肝硬変，外傷，術後などにもみられることがある．[1454] ⇨参腹水→2542

乳び(糜)瘻(ろう) lacteal fistula 乳び管に開口する異常経路．リンパの狭窄，閉塞，障害などによりリンパが多臓器に乳び瘻を通じて漏出する．[1454]

乳房 breast, mamma 胸郭前面にあって，大胸筋を覆う1対の乳汁分泌器官．乳房の形状，大きさは，年齢，性別，人種，機能状態により差が大きい．女性の乳房は哺育器として発達し，哺乳時においてその分化が顕著になる．完全に発育した乳房の底面の直径は10-12 cm に達する．男性の乳房は思春期までは女性の乳房と大差がないが，それ以後は分化が軽微で，乳頭と乳輪は認めるが腺体は主として結合組織からなる．女性の乳房の主体は乳房体で，乳腺実質と乳房脂肪体と呼ばれる脂肪組織からなる．後者には多方向に走る結合組織性線維束が含まれており，腺体の基底面を胸筋筋膜と連結して乳房を胸壁に固定している．[778]

乳房X線写真 mammogram ⇨同マンモグラフィー→2760

乳房温存療法 breast conserving therapy ［乳房部分切除術］ 乳房温存手術に残存乳房への放射線療法を組み合わせて，乳房の形態を保ちつつ治療する方法．乳癌標準治療の1つとして行われている．これに対するものは乳房切除術である．乳房温存手術のみでは乳房内再発が高く，術後放射線治療を行うことで局所再発率を下げ，乳房切除術と同等の生存率が得られることが臨床試験で示されている．乳房温存手術は乳房部分切除術とも呼ばれ，腫瘍を一部正常組織とともに切除しつつ乳房の形態を温存しようとするものであり，腫瘍の乳房内での広がりと乳房そのものの大きさによって適応が決定される．切除の仕方は従来，乳房円状部分切除術と乳房扇状部分切除術に分けられていたが，画像診断の進歩により腫瘍の進展範囲に合わせて切除するようになっているため，現在これらの用語はあまり使われなくなっている．乳房温存療法が困難な大きさの腫瘍であっても，術前化学療法を行うことで温存可能な状態に腫瘍を縮小させることができる場合もあり，積極的に行われている．通常，乳房の手術とともに腋窩の手術も行われるが，センチネルリンパ節生検または腋窩郭清が標準術式として選択される．非浸潤性乳管癌では腋窩転移を起こすことはまれであるため，腋窩の治療をまったく行わないこともある．放射線治療は乳房温存手術後に乳房内に残存しているかもしれない腫瘍細胞を消失させることが目的であり，高エネルギーのX線を体外から照射する．正常組織への障害を最小限にするため少量分割照射が行われている．乳房全体へ接線方向に斜め左右から照射する．切除前に腫瘍があった部位にさらに追加照射をすることがあり，正面から当てるため深部への影響のない電子線を用いる．[1512] ⇨参乳房切除術→2239

乳房外パジェット病 extramammary Paget disease 乳房以外の部位の表皮，アポクリン汗管，毛包内などに発症し，病変部に癌細胞であるパジェット Paget 細胞を認めるパジェット病の一型．外陰部(陰唇，恥丘，陰嚢，陰茎など)に生じる例が最も多く，続いて肛囲，腋窩にみられる．湿疹様病変として始まり，進行するとかたい腫瘤を触れる．アポクリン腺由来の表皮向性癌または表皮細胞由来の表皮内癌と考えられるが，表皮基底膜を破り真皮に浸潤し，さらに遠隔転移を起こすこともある．また多臓器癌を併発する症例も多い．湿疹，カンジダ症，頑癬などとの鑑別を要する．[82]

乳房下垂 breast ptosis 加齢とともに乳房が下垂した状態．若年時に比較的大きい乳房に多くみられる．美容外科的観点から下垂乳房の挙上術により矯正される．一般に乳頭を矯正位に挙上したのち，余剰の皮膚を切除し，乳房全体を挙上位に固定する方法が行われる．デュフォーメンタル・ムーリー Dufourmentel-Mouly 法(1968)が有名である．[688]

乳房管理 lactation counseling, care of breasts and nipples 乳房は，妊娠，分娩，産褥期を通して，授乳に備えて生理的に変化するが，その過程を阻害せず，児への授乳がスムーズに行われるように援助することを目的とする．妊娠中は乳腺の発育を妨げないゆったりとしたブラジャーの着用と乳頭の清潔を指導する．扁平乳頭や陥没乳頭の場合は，乳頭をつまみ出すマッサージやブレストシールドの着用が勧められるが，必ずしも必要ではないという説もある．妊娠38-40週頃には授乳に備えて乳管を開通させておくとよい．産褥期の乳房は，妊娠期よりさらに乳腺が発育し増大するため，乳頭や乳房を締めつけないためにはブラジャーより乳帯が勧められる．乳腺炎を防ぐために乳頭や乳房の清潔に留意し，飲み残した母乳は搾乳して乳汁のうっ滞(うつ乳)を避ける．乳房マッサージは，乳汁産生の促進やうつ乳緩和の目的で行われる．[1352]

乳房形成術 mammoplasty⇨同乳房再建術→2239

乳房再建術 breast reconstruction ［**乳房形成術**］ 乳房切除後に自家組織を移植，または人工物を用いて乳房の形態を外科的に形成する方法．自家組織としては一般に広背筋皮弁，または腹直筋皮弁が用いられる．一部では微小血管吻合の技術を用いて，遊離皮膚脂肪弁を移植することもある．人工物としてはティッシュエキスパンダー(組織拡張器)といわれる生理食塩水を注入するためのバッグを大胸筋の裏に挿入し，術後少しずつ生理食塩水を注入してバッグをふくらませ，皮膚を伸展させていく．その後人工乳房(シリコンバッグが代表的)を外科的に入れ替える．さらに後日，乳輪と乳頭を順次形成する．乳房再建を行う時期としては乳腺腫瘍の手術と同時に行う一期的(即時)再建と，乳房切除後一定期間をおいてから行う二期的再建があり，それぞれの長所短所を考慮して患者に情報を提供しなければならない．また放射線治療後には人工物による再建が困難になることが多いため，注意が必要である．[1512]

乳房撮影法 breast radiography⇨同マンモグラフィー→2760

乳房自己検査法 breast self-examination；BSE ［BSE，**乳房自己検診**］ 乳癌を早期発見するための自己検査法．乳房のしこり，えくぼ，ひきつれ，ただれ症状，乳頭陥凹，乳頭からの異常分泌，腋窩のしこりの有無を調べる．特に，乳房のしこりは乳癌患者の95%以上にみられ，好発部位は乳房外側上1/4である．検査方法は，視診と触診がある．視診の場合には，鏡の前に立ち両腕を下げたまま左右の乳房に異常がないかを調べる．次に両腕を上げ，正面・側面・斜めをうつし異常がないかを調べる．触診の場合には，仰向けに寝て乳房の内側半分・外側半分を反対側の指の腹でていねいに静かに圧迫してしこりがあるかどうかまんべんなく調べる．腋窩のしこりや乳頭をしぼってみて異常な分泌物がないかも調べる．閉経前は，生理開始後5日目頃に行うとよい．[271]

乳房自己検診⇨同乳房自己検査法→2239

乳房縮小術 reduction mammaplasty 炎症や腫瘍などの疾患とは無関係に増大した乳房を外科的に縮小する手術．美容上の観点より治療することが多いが，ときには，乳房の重みによって肩こりや運動制限などの機能的障害をきたすこともあり，手術加療の適応とされる．現在は一般に，乳頭を有茎で移動したのち，余剰の皮膚と乳房内組織を切除縫縮する方法が行われる．欧米では巨乳の女性が多く，いくつもの手術法が報告されている．[688]

乳房切除術 mastectomy 乳房内の腫瘍の範囲が広く，乳房温存手術を行うことが不適当と判断される場合，乳腺組織全体を切除する方法．乳癌標準治療の1つとして行われている．これに対するものは乳房温存療法である．局所再発率は乳房温存療法のほうが高いが，生存率は同等であることに留意して治療法の選択を行う．現在は胸筋温存乳房切除術が標準であり，大胸筋および小胸筋の切除を必要とすることはまれである．すなわち胸筋を合併切除してもしなくても予後に差がないことが重要である．乳頭・乳輪および一部皮膚も含めて紡錘状に切除するのが一般的だが，乳頭・乳輪のみ切除し皮膚をできる限り残す皮膚温存乳房切除術や，乳頭・乳輪も残す乳頭乳輪温存乳房切除術もときに選択されることがある．腋窩の手術も乳房切除術とともに行われるが，乳房温存療法と同様にセンチネルリンパ節生検または腋窩郭清が標準である．乳房切除術を選択する場合は，さらに乳房再建術のオプションがあることをあらかじめ説明する必要があり，一期的再建を希望する場合は十分考慮しなければならない．乳房切除後の放射線治療は原則として不要であるが，腫瘍径が5cm以上，皮膚浸潤，胸筋浸潤，あるいは胸壁浸潤がある，腋窩リンパ節転移が4個以上ある場合には胸壁，鎖骨下，鎖骨上領域への放射線治療が推奨されている．これにより局所再発率を低下させるだけでなく，生存率も改善させることが臨床試験において証明されている．[1512]

乳房切除術後訓練 post-mastectomy exercises 乳房切除術後の筋肉の短縮と関節の拘縮を予防するための重要な機能回復訓練．方法は以下の通り．手術直後から患肢の手指の屈伸をさせ，前腕の回内，回外も促す．術後1-3日目は，肩関節を安静にし，指関節，手関節，肘関節の屈伸を行う．ゴムボールやタオル握り，歯みがきなどが効果的である．4-6日目から，肩関節運動を開始する．肩回しや対側の肩をタッチする，肩をすくめる運動，タオルしぼり，前方挙上などがある．ドレーン抜去後は，肩関節側方挙上など運動範囲を拡大する．患肢側方挙上，耳つかみ運動，髪をとかす，壁はい運動，振り子運動，タオルを使った背ふきなどの運動がある．[271]

乳房切除術後リンパ浮腫症候群 postmastectomy lymphedema syndrome 乳癌の手術で腋窩リンパ節の郭清を行うことがあり，その際に上肢と体幹を結ぶリンパ管が切断されたために発症する．この部分のリンパ液の流れが悪くなり，患側上肢にリンパ液がうっ滞し，むくみとして出現する．むくみの程度はさまざまで，目に見えないレベル(何となく手が握りにくいなど)から，対側の倍以上のむくみが出現することまである．治療法としては，徒手的リンパマッサージや弾性ストッキング，包帯のほかに，スキンケアも含まれる．リンパ浮腫で最も注意が必要なのは蜂巣炎であり，リンパの流れが悪いため，すぐに悪化したり治療が長引くことが多い．[898]

乳房切断術 mammary amputation 乳房切除術の古い呼称．乳癌と乳腺肉腫に行われる根治術．通常，腫瘍とその周囲の皮膚，リンパ節を含めた腫瘍周囲と腋窩

の脂肪組織を切除する.[485] ⇨参乳房切除術→2239

乳房摘出後リンパ管肉腫 postmastectomy lymphangiosarcoma 乳癌の根治切除術施行より数年を経て発症する悪性腫瘍で，術後長期間にわたるリンパ浮腫が存在する患者の上肢に発生することがある．リンパ管肉腫はきわめて悪性度が高い腫瘍で，組織学的には異型性を示す1層ないし多層の内皮細胞が大小不同のリンパ管を形成しながら増殖.[1531] ⇨参スチュワート・トリーブス症候群→1641

乳房パジェット病 Paget disease of breast 乳癌の特殊型で，乳頭や乳輪に湿疹様紅斑，びらんを呈する．乳腺排出管細胞に生じた表皮向性癌または表皮細胞由来の表皮内癌と考えられている．中高年女性に好発．表皮内に大型のパジェットPaget細胞を認める．経過が進行すると，真皮へ浸潤，さらに腋窩リンパ節などへも転移しうる．乳房湿疹，体部白癬などとの鑑別を要する．乳癌に準じた治療が必要となり，早期でも乳房切断，所属リンパ節の郭清術を行うこともある.[82]

乳房発育開始 thelarche 思春期の始まりの徴候として，7-11歳頃から乳房の発育が始まること．これは卵巣からの女性ホルモンであるエストロゲンの分泌が増えて乳腺組織の発育が始まることによる．まず乳輪が大きくなり，少し色が濃くなる(色素が沈着する)，乳輪の下にこりこりした組織(乳腺組織)ができる，などの順で発育していく．18歳頃には成人型となり，ほぼ左右均等になる.[1510]

乳房〔発育〕早発症 premature thelarche⇨同早発乳房症→1824

乳房部分切除術 partial mastectomy⇨同乳房温存療法→2238

ニューマン，B. Betty Neuman 1972年に自身のモデルをはじめて発表，1974年，リールJ. P. Riehlとロイ C. Roy監修の『“Conceptual models for nursing practice”(看護実践のための看護モデル)』のなかで，ベティ=ニューマン・システムモデルを発表し，注目を浴びる．ニューマン理論の邦訳は，1999年に出版され，以来わが国の看護界にも浸透している〔ベティ・ニューマン看護論．ベティ・ニューマン，(野口多恵子・河野庸二・塚原正人訳)，医学書院〕．ニューマン理論の特徴は，ストレスとその反応という視点にあり，これはセリエH. Selye(1950)の生物学的ストレスの理論，さらにベルタランフィL. Bertalanffy(1968)の一般システム理論，エデルソンM. Edelson(1970)のゲシュタルト理論，カプランG. Caplan(1964)の予防レベル理論などを基礎にしている．ニューマンは人間・集団にかかわらずクライエントを1つのシステムととらえる．クライエント・システムは生理的・心理的・社会文化的・発達的・霊的変動要素からなり，これらの要素はさまざまに発達変化し，広範囲の相互作用様式と力をもつ．同心円で表されたクライエント・システムは，その中心部分に基本的構造・エネルギーの源を有し，これを取り囲むように，その外部に抵抗のライン，実線・点線で表された通常の防御ライン，柔軟な防御ラインがあり，これらのラインは外部のストレス因子に対する反応の程度を多様に示す．外部からのストレス因子が通常の防御ライン，抵抗のラインを横切って基本的構造に達すると死や崩壊に至るが，到達しない場合は，抵抗のラインで抵抗しながら反応することで再構成を成し遂げることができる．また看護介入は，システムの安定性を保持するための3つの予防的介入である．一次予防はウェルネスの維持であり柔軟な防御ラインの強化である．二次予防は内部の抵抗のライン強化によって基本的構造を防御する．三次予防は，クライエント・システムの再構築を保護する.[554]

ニューマン，M. Margaret A. Newman 看護理論家．アメリカ看護アカデミー会員．『Health as Expanding Consciousness(邦題：マーガレット・ニューマン看護論)』(1986，1994，邦訳は1995)においてニューマンが主張する「拡張する意識としての健康」は，略して「健康の理論」とも呼ばれる．1933年生まれ．テネシー州メンフィス出身．20歳代に，筋萎縮性側索硬化症に罹患し身体の動きをまったく失った母親のケアに専念した．日常的活動を制限されたニューマンは，苦悩のうちに意味と洞察を得る体験を母親とともにし，人は窮地に陥ってもその真っ只中で生きられるという境地に達した．そして，人間の全体性は疾患によって損なわれることはないこと，健康という現象は，疾患の有無がその基準とはなりえないことを悟った．この体験が土台となって，のちに疾患と非疾患を合一化して，看護の視点からみた新しい「健康」の概念を創出し，時間，空間，運動，意識(その人全体)が，理論の重要概念になった．母親の死後すぐに，テネシー大学看護学部入学を決意．カリフォルニア大学サンフランシスコ校を経て，ニューヨーク大学のマーサ・ロジャーズ Martha Rogersに師事し，博士号を取得．理論は，ロジャーズの「統一体としての人間の科学」を源とし，人間は部分には分割されず，人間と環境も切り離すことはできないという前提に立つ．ともに開放系である人間と環境が相互に浸透し合うことを重視し，両者が変容していく過程を，「健康の現象」とみる．人が疾病などの予期せぬ出来事で混乱に陥っているときは自己組織化の真っ只中にあると察知したニューマンは，このときこそ看護職者が求められるときであると主張．さらに看護職者は，その人の豊かな環境となって，その人が自分自身のパターン(自己のあり様全体)を認識できるようにかかわるならば，そのパターンにいまの苦悩の意味を見出し，洞察を得て，人間全体として進化を遂げ，同時に看護職者も進化すると主張．ベントフ Itzhak Bentov，ヤングArthur Young，プリゴジン Ilya Prigogine，ボームDavid Bohmなどの理論と調和し，看護学に，関係性に基づく現象の全体性を重視する新しい視点を導入した.[240]

入眠幻覚⇨同入眠時幻覚→2240

入眠時幻覚 hypnagogic hallucination 〔D〕hypnagoge Halluzination ［入眠幻覚］ 通常は入眠後1時間以上経過したあとにはじめて現れるレム睡眠が入眠時に出現することにより，夢が幻覚として体験される現象．夢と同様に視覚性の内容であることが多い．ナルコレプシーの患者に主にみられる症状であるが，健常者にもみられることもある．同時に睡眠麻痺(金縛り)が生じる場合には患者は強い恐怖感を覚えることがある．持続は数分であり，完全に覚醒することで消失する.[751] ⇨参出眠時幻覚→1402，ナルコレプシー→2197

入眠障害 disorder of initiating sleep 寝つきに長時間を

に

要することを特徴とする不眠症のタイプ．原発性不眠症ではこのタイプの不眠が多い．睡眠時無呼吸症候群，睡眠時ミオクローヌス，むずむず脚症候群が原因となることもある．[751]

ニューモシスチスカリニ *Pneumocystis carinii* ［**カリニ肺胞嚢虫**］ 世界中に広く分布．多くのヒトが不顕性に感染しており，感染者の免疫能が低下すると肺炎を起こす．3-10 μm の栄養型と 5-7 μm のシスト(嚢子)があり，以前は原虫に分類されていたが，現在は真菌に分類する考えが有力である．HIV 感染者では本病原体による肺炎が AIDS 指標疾患の 1 つとなっている．最近，名前が *Pneumocystis carinii* から *Pneumocystis jirovecii*(ニューモシスチスイロベチー)に変更され，本病原体による肺炎をカリニ肺炎からニューモシスチス肺炎と呼ぶようになった．[288]

ニューモシスチス肺炎 *Pneumocystis* pneumonia ［**カリニ肺炎，間質性形質細胞性肺炎**］ 原虫の一種と考えられている微生物ニューモシスチスイロベチー *Pneumocystis jirovecii*(旧名；*Pneumocystis carinii*)による感染症で，肺胞内で増殖し重篤な肺炎を引き起こす．免疫不全状態にある患者，乳児，ステロイドなど免疫抑制薬を使用している白血病などの血液疾患や悪性腫瘍，後天性免疫不全症候群(AIDS)の患者などが感染しやすい．症状は発熱，乾性咳，頻呼吸などで，チアノーゼなどを伴う．確定診断には，肺生検標本に PAS 染色などを行い原虫を検出することで行う．胸部 X 線所見では全肺野にさまざまな陰影を認める．治療はスルファメトキサゾール・トリメトプリム合剤(ST 合剤)またはペンタミジンイセチオン酸塩が有効である．[953]

ニューモタコグラフ pneumotachograph ［**呼吸気流量計**］ 呼吸運動に伴う呼吸ガスの肺への流量を測定，記録する機器．以前は気流抵抗器の前後の圧差を測定し，電気的に積分をして気流量を計算していたが，現在は流速を流量に変換する流量測定装置 respiratory volume meter が用いられる．[177]

ニューモビリア pneumobilia ［**胆道気腫**］ 胆管内に空気が侵入している状態．乳頭形成術や胆管消化管吻合術後例などでみられることがある．[1454]

乳幼児健康診査 health examination for young children ［**乳児健(検)診**］ すべての乳幼児が身体的，精神的および社会的に最適な発育・発達を遂げ，維持することを目的とした母子保健対策の 1 つ．「母子保健法」第 12 条で，市町村は，満 1 歳 6 か月をこえ満 2 歳に達しない幼児(1 歳 6 か月児)，および満 3 歳をこえ満 4 歳に達しない幼児(3 歳児)に対し，健康診査を行わなければならないとしており，また乳児の健康診査については第 13 条で，市町村は必要に応じ，妊産婦，乳児，幼児に対して健康診査を行い，または健康診査を受けることを勧奨しなければならないとしている．これに基づいて乳児，1 歳 6 か月児，3 歳児の健康診査が実施されている．①乳児健康診査：身体の異常の発見(股関節脱臼，心臓の異常など)や悪性腫瘍の発見，離乳指導，生活指導および予防接種の指導などに適した生後 3-6 か月に 1 回，心身の異常の発見，離乳指導，育児・生活指導などに適した 9-11 か月に 1 回，それぞれ健康診査を受けることができ，必要に応じて精密検査が受けられる．なお，市町村によっては満 1 歳までに 3-4 回の健診が行われているところもある．②1 歳 6 か月児健康診査：身体発育状況，栄養状態，脊柱・胸郭・皮膚・歯・口腔の疾病および異常の有無，四肢運動障害の有無，精神発達の状況，言語障害の有無，予防接種の実施状況，育児上の問題(生活習慣の自立，社会性の発達，しつけ，食事など)などについて行われる．③3 歳児健康診査：②の項目に眼・耳・鼻・咽頭の疾病および異常の有無の項目が追加される．②③とも，必要に応じて児童相談所や医療機関などで事後指導，精密検査が行われる．乳幼児健康診査は公費と私費によるものがあり，公費によるものは市町村が実施主体となっている．実施方法には集団健康診査と個別健康診査がある．[629] ⇨参1 歳 6 か月児健康診査実施要綱→2

乳幼児健全発達支援相談指導事業 乳幼児健康診査などの結果から，要経過観察と判断された子ども，育児不安を抱えている母親，その他地域内の問題を有する子どもなどを対象に，保育所，乳児院，養護施設，児童福祉施設，保健所，母子保健センターなどが主体となって子どもの健全な育成を図るために 1991(平成 3)年より行っている事業．実施主体は市町村であり，さまざまなニードに合わせて個別・集団指導や相談，友だちづくりの場の提供，親子の遊び方の指導などを展開している．[516] ⇨参育児等健康支援事業→223

乳幼児突然死症候群 sudden infant death syndrome；SIDS ［**SIDS**］ 乳幼児の原因不明な突然の死亡をいう．WHO によると「乳幼児の突然死のうち，その死亡がそれまでの健康状態や病歴から予知できず，しかも死亡時の状況や精密な解剖検査によっても死因が不詳であるもの」と定義されている．生後 4 か月をピークとして 2-6 か月までに発生することが多く，睡眠中にいつの間にか呼吸が止まり，心停止している例が多い．うつぶせ寝，両親の喫煙，人工ミルクなどが要因にあげられ，脳の呼吸循環調節機能不全が原因と考えられているが，わが国では解剖率が非常に低く，実態の把握は十分ではない．解剖検査はもとより，組織，毒物，ウイルス，生化学的検査によっても死因決定ができない乳幼児死亡をいい，諸検査後にはじめてつけられる剖検診断名であり，乳幼児の突然の死亡と同義ではないことの理解が重要．また，①原因不明であるため母親に自己の責任ではとの動揺と次回妊娠への不安を与える，②犯罪や不慮の事故死のかくれみのとして利用される，③保育所，託児所の管理責任問題，④生前の受診医療機関との医事紛争，⑤鼻口部閉塞や吐乳吸引による窒息との鑑別の困難さなど，複雑な事柄が関連するため，死体検案のみで診断することは極力避けるべきで，解剖検査による場合も安易にこの診断名を用いるべきではない．[1135]

乳幼児発達検査⇨同発達検査→2384

乳幼児発達検査法 ［**発達テスト**］ 乳幼児の発達状態を客観的・多面的に評価し，発達状態に応じた適切な援助に役立てようとする検査法．対象とする児の年齢，状態，目的に合わせてさまざまな方法を組み合わせて用いる．乳幼児期は被検者の協力が得られにくく，検査時の状況の影響も受けやすいため，熟練した検査者が実施したり，1 回のみの評価で断定せず，経時的に評価するなどの注意が必要である．代表的な検査法としては，遠城寺乳幼児分析的発達検査法，津守・稲毛式乳幼児精神発達質問紙，新版K式発達検査，日本版デンバー発達スクリーニング検査，田中ビネー Binet 式知能検査，WPPSI知能検査，WISC-Ⅲ知能検査，グッドイナフ Goodenough 人物知能検査などがある．他に感覚，知覚，認知の処理過程の発達検査として，フロスティッグ Frostig 視知覚発達検査，ITPA言語学習能力診断検査，認知処理機能を評価するK-ABC心理・教育アセスメントバッテリーなども用いられる．[1241] ⇨参発達指数→2384，知能検査→1978

乳様突起 mastoid process 側頭骨錐体部の円錐形の突起．頭板状筋，頭最長筋，胸鎖乳突筋を含む筋群がついている．乳様突起には上鼓室の後上方に乳突洞があり，中頭蓋底と接している．乳突洞と交通する乳突蜂巣が広がっており，その含気比，発育の程度は個人差が大きく，中耳炎によって含気は不良となる．[451]

乳様突起炎 mastoiditis 急性中耳炎あるいは慢性中耳炎の急性増悪期に，鼓室の炎症が乳突洞から乳突蜂巣に波及したもので，粘膜の腫脹，膿汁の貯留をきたす．進行すると側頭骨乳様突起にも炎症が広がり，肉芽形成，蜂巣隔壁の骨の融解をきたし膿瘍を形成する．乳突部の自発痛，圧痛，耳漏，発熱，頭痛に加え，外耳道後上壁の下垂，耳後部の腫脹，耳介が前下方に押し出されるなどの特徴的な所見をみる．治療は抗生物質の静脈内投与．難治では手術が必要である．[887]

乳様突起間線 bimastoid line X線の前後像で乳様突起下端を結ぶ線．正常例では歯状突起先端がほぼこの線上にある．[35] ⇨参二腹筋〔間〕線→2218

乳様突起削開術 mastoidectomy 急性・慢性乳様突起炎に行う手術．急性乳様突起炎は中耳腔の急性炎症，あるいは慢性中耳炎の急性増悪に引き続き起こる．中耳腔の周囲に存在する乳突蜂巣に炎症が波及し，骨膜炎，膿瘍形成，内耳炎，顔面神経麻痺，錐体炎，頭蓋内へと重篤な合併症を引き起こす．耳後部の皮膚を切開し，骨を削除し乳突蜂巣を広く開放し，病巣の除去と鼓室からの排膿を行う．[887]

入浴 bath 湯を満たした浴槽に入る全身浴やシャワー浴のほかに，ベッド上やベッドサイドで身体の一部を温湯に浸して洗う部分浴がある．入浴は，皮膚の清潔や皮膚機能の正常化などの目的のほかに，鎮静，爽快感，活力などを増す目的でも行う．入浴の効果には，①温熱作用，②静水圧作用，③浮力作用などがある．①温熱刺激により身体組織は軟化し，38-40℃ 前後の温湯では末梢血管の皮膚血流が増加し，副交感神経優位となり血圧の下降やリラックス効果がある．42℃ 以上では交感神経優位となり，血圧上昇，精神的緊張の増加，消化管運動の抑制が起こる．②水中では，水面からの深さに応じ体表面にあらゆる方向から静水圧がかかり，水深が深いほど圧は強くなる(水深 30 cm ごとに 22.1 mmHg)．首から下すべてを湯に浸す全身浴では，静水圧が強くなり循環器系への負荷が増し，浴槽底部の身体末梢部分で特に圧力が大きく，静脈やリンパの還流が促されるため右心房系の負荷が増える．③水中での浮力により体重負荷が減少し(頸部まで湯につかると体重が90% 軽くなる)，腰や膝への負担は軽減する．このように，温熱作用や静水圧作用により循環器系への負荷が大きくエネルギー消費量も多いので，入浴前後のバイタルサインを観察し発汗による脱水をきたさぬよう水分補給に努める．また浴槽から出た際は，気化熱により体温が奪われ寒気を感じたり酸素消費量が増加しないよう，水分をよくふき取り乾燥させる．対象者のセルフケアレベルによっては，ぬれた床や脱衣所から浴室，浴室から浴槽への段差で転倒などの危険も伴い介助を要する場合もある．入浴後は，清潔な下着や寝衣に着替える．一方，シャワー浴は，静水圧作用，浮力作用がなくエネルギー消費が少ないが，浴槽に浸かる習慣をもつ人には満足感が乏しい．[70] ⇨参清拭→1670，部分浴→2568，特殊浴槽→2142

入浴中の死(急死) death while bathing わが国では，年間1万3,000-1万5,000人(推計)が入浴中に急死している．多くは浴槽内の溺水状態での死亡であるが，これは諸外国ではみられない日本特有の傾向で，日本人の特異な入浴習慣である高温全身浴が大きな要因となっている．冬期に高齢者で頻発しており，以前は急死の原因として虚血性心疾患や脳血管障害などが考えられていたが，多くの臨床・解剖報告例によると，明らかにこれらの疾患が原因で急死している場合はむしろ少ないとされている．最近では，寒い脱衣所から高温湯に入ることによる温度変化や水圧の影響で生じる急激な血圧変動，動脈硬化と脱水による脳虚血，高温湯に長時間つかることによる熱中症などのさまざまな要因により，浴槽内で意識障害が起きた結果溺水すると推察されている．予防法として，脱衣所や浴室内の保温，高温湯への長時間の入浴を控える，水分の補給などが有効とされる．[548]

ニューラルネットワーク neural network ヒトの神経細胞は，シナプスと呼ばれる多くの結合により信号を受け取り，信号量がある一定の値をこえると，ニューロン自体が信号を発射するシステムになっている．このような原理と同様な機序で，ある一定の値以上の信号が入ると，信号を出力するようなコンピュータモデルを作製し解析を行う手法．超音波画像では，良性腫瘍と悪性腫瘍の鑑別目的で，画像からたくさんの因子を取り出し，一定以上の条件を満たすと良・悪性の判定ができるような研究が行われている．[955]

入力装置 input apparatus(device) コンピュータに情報を入力するための装置．キーボードから手で入力するか，記録媒体としてユニバーサル・シリアル・バス(USB)，コンパクト・ディスク・レコーダブル(CD-R)，コンパクトディスク・リライタブル(CD-RW)，フロッピーディスク(FD)，磁気テープ(MT)，磁気カード，画像入力機(スキャナー)，光学式文字読み取り機(OCR)などを介した入力方法がある．[556]

乳輪⇨同乳頭輪→2237

乳輪腺 areolar gland⇨同モントゴメリー腺→2832

乳漏症 lactorrhea, galactorrhea ［**乳汁漏出症**］ 妊娠・授乳期以外に生じる乳汁分泌を乳汁漏出という．通常，プロラクチンの分泌増加によって起こり，下垂体腫瘍の一症候として現れることがある．女性に多いが男性でもみられる．乳汁分泌はプロラクチンの分泌増加を伴うとは限らず，乳頭の刺激や胸壁，胸郭内の病変による求心性感覚神経の過剰刺激によっても生じる．スピロノラクトンやジギタリス製剤も乳腺に直接作用して乳汁漏出をもたらしうる．[1260] ⇨参高プロラクチン血症→1055，フォーブス・オルブライト症候群→

2522
乳漏性無月経 galactorrhea-amenorrhea 授乳期以外に乳汁の漏出を認め，無月経を伴うもの．約 90% に血中プロラクチン値の上昇が認められる．血中プロラクチンの上昇を伴う場合，高プロラクチン血症性無月経と呼び，視床下部-下垂体-卵巣系が抑制され月経異常，黄体機能不全，不妊を引き起こす．[1510] ⇨参高プロラクチン血症性無月経→1055

ニューロキニン A neurokinin A⇨同サブスタンス K→1192

ニューロステロイド neurosteroid 末梢のステロイド合成器官とは別に，独立して神経系内でコレステロールあるいは末梢由来の前駆物質から合成されて神経系に作用を及ぼすステロイドを指し，プレグネノロン，デヒドロエピアンドロステロン(DHEA)，プロゲステロンとその代謝物が含まれる．ニューロステロイドの作用の一部は，ステロイドホルモンの作用を媒介する核内受容体への結合と遺伝子転写の制御により発揮されると考えられる．[1047]

ニューロテンシン neurotensin 視床下部および小腸に存在する脳腸ペプチド．中枢系では体温低下作用や下垂体ホルモンの分泌刺激，消化器系では平滑筋収縮・弛緩や胃酸分泌，インスリン分泌刺激および血管拡張や血圧低下などの多岐にわたる生理作用が知られる．[284,383]

ニューロナビゲーションシステム neuronavigation system ［**頭蓋内位置検出装置**］ 特殊な装置を用い，手術中に三次元的にオリエンテーションをつけるシステム．システムの基本は，三次元位置検出装置(ニューロナビゲーター)，コンピュータ，画像入力システムの 3 つからなる．主に脳腫瘍などの手術に用いられる．ナビゲーターの基準になる CT・MRI は，術前に位置合わせのためのマーカーを最低 3 つ置いて撮影する．[35] ⇨参定位脳手術→2042

ニューロフィジン neurophysin 下垂体後葉ホルモンにはバソプレシンとオキシトシンがある．バソプレシンは大分子前駆体として生合成される．この前駆体は N 端側にバソプレシン，次にニューロフィジンⅡ，C 端側に糖タンパク質を有している．オキシトシンも大分子前駆体からつくられ，ニューロフィジンⅠが同時に産生される．視床下部で生成されたバソプレシンとオキシトシンは，このニューロフィジンとともに軸索を通じて下垂体後葉へ運ばれる．[1047]

ニューロフィジンⅠ ⇨同エストロゲン誘発ニューロフィジン→360

ニューロフィラメント neurofilament；Nf ［**神経細線維，神経フィラメント**］ 神経細胞の突起である軸索の中を縦に走る神経細線維．哺乳動物ニューロンでは分子量 20 万，16 万，6.8 万の 3 種類のタンパク質から構成されている．軸索内の移動速度は各種の軸索内輸送の中で最も遅い．ニューロフィラメントは細胞骨格としてニューロンの特異な形態を維持するのに役立つと考えられる．[1531]

ニューロペプチド Y neuropeptide Y；NPY 中枢神経，末梢神経に広く存在し，副腎髄質にも高濃度に存在する神経ペプチド．36 個のアミノ酸からなり，膵ポリペプチド(PP)やペプチド YY(PYY)と高い相同性をもち PP ファミリーを形成している．NPY の中枢作用としては，血圧降下作用，視床下部ホルモンや下垂体ホルモンの分泌調節作用，食欲亢進作用がある．末梢作用としては，心血管系に対する作用，腸管運動抑制作用，膵内・外分泌抑制作用などがある．[991]

ニューロメジン neuromedin 脳や消化管に微量に分布するアミノ酸 10-12 個程度の直鎖ペプチドの一群．受容体もいずれも G タンパク質結合型をとり，ストレス反応の修飾作用が知られるニューロメジン B，平滑筋収縮作用と摂食抑制作用で注目されるニューロメジン U，体内リズム，食欲抑制，性ホルモン分泌調節に関与するニューロメジン S，摂食抑制に関与するニューロメジン C，神経伝達因子としてのニューロメジン K〔ニューロキニン B(β)〕などが知られるが，その機能の多くはこれからの解明を待たねばならない．[1260]

ニューロレプト麻酔法 neuroleptanalgesia；NLA，neuroleptanesthesia 強力な神経遮断薬 neuroleptic と鎮痛薬 analgesic を併用して，手術など侵害刺激に反応しない強い鎮痛状態とともに(意識は存在するかもしれないが)周囲に無関心な鎮静状態を得る古典的な麻酔方法．最近では鎮静，鎮痛，筋弛緩を別々の薬物を用いて全身麻酔を実現するバランス麻酔の一種と考えられている．原法では鎮痛薬としてフェンタニル，鎮静薬(神経遮断薬)としてドロペリドールが用いられた．このほかにも，鎮痛薬としてペンタゾシンやモルヒネ，鎮静薬としてジアゼパムやミダゾラムを用いるなど，各種の変法(NLA 変法)が利用されている．[1075] ⇨参NLA 変法→87

ニューロン⇨同神経単位→1529

ニューロン切断変性 transneuronal degeneration⇨同経ニューロン変性→869

ニュルンベルク規範 Nuremberg code ［**ニュルンベルク綱領**］ 第二次世界大戦後，ナチス・ドイツによる研究名目の非人道的人体実験への反省から 1947 年にドイツのニュルンベルクで行われた国際軍事裁判(ニュルンベルク裁判)で示された生体実験に関する規範．被験者の自発的同意が必要であること，実験遂行に正当な理由があること，精神的・肉体的苦痛を与えないこと，被験者がいつでも中止要求ができることなど厳守すべき 10 の基本原則を規定している．[548]

ニュルンベルク綱領⇨同ニュルンベルク規範→2243

尿 urine，uria 腎臓で血液から生成され体外に排泄される液体．腎臓の糸球体で血液が濾過され，尿細管で再吸収および分泌され，最終的に，腎盂，尿管，膀胱，尿道を経て排出される．腎臓は尿を産生する過程で，老廃物の排泄，水・電解質の調節，酸塩基平衡の調節，薬剤や有害物質の排泄を行い，生体の内部環境の恒常性を維持している．正常な状態の生体では，尿はウロクロームという色素により淡黄色を呈し，尿量は 1-1.5 L/日，比重は 1.002-1.030，pH は 4.6-8.0，浸透圧は 50-1,500 mOsm/kg・H_2O である．水以外の尿の主な成分は尿素，アンモニアなどの有機成分，および塩化ナトリウム，カリウム，塩素などの無機成分，また微量の酵素，ビタミンなどを含む．有形成分として塩類の結晶，赤血球，白血球，腎尿細管や尿路の上皮がみられる．尿は体内環境の変動に従って調節されるため，尿の検査は病態や疾患の診断の手がかりとなる．[493]

尿pH　determination of urine pH　健常者の尿pHは5.0-8.5の間を変化する．腎臓は肺とともに血液の酸塩基平衡を維持するために，体内に過剰のアルカリがあればアルカリ尿を排出し，酸が過剰となれば酸性尿を排出することによって体内のpHを7.4前後の一定の値に保つ．放置された尿では細菌汚染によってアルカリ性を示すので注意が必要．高度のアルカリ尿は試験紙法による尿タンパク検査を偽陽性にすることがある．[1610]

尿pH測定法　urine pH test，pH estimation of urine　尿のpHは，試験紙を使用し検査する．正常尿はpH6.0程度であるが，摂取した食物の種類により4.5-8.0の間で変動．さらに，さまざまな病態で変動する．例えば，アシドーシス時などで酸性となり，細菌尿でアルカリ性となる．[907]

尿愛　urophilia　性嗜好の異常(性倒錯 paraphilia)の一種で，尿に関連する性的興奮のこと．糞便愛 coprophilia，浣腸愛 klismaphilia と同様，排泄行為における不潔さに魅了されることがその中心的な特徴をなす．[693]

尿意減少　oligakisuria　［稀尿］　1日の排尿回数が正常より少ない状態．通常，成人の1日排尿回数5-6回より減少するもので，主に乏尿により起こるが，そのほか神経因性膀胱，膀胱憩室，巨大膀胱などによるものがある．[474]

尿意促迫　vesical(urinary) tenesmus　［尿しぶり，膀胱しぶり，膀胱テネスムス］　排尿の回数が極度に増加し，数分ごとに排尿を試みる状態．膀胱刺激が過度になり強い残尿感と苦痛を伴う．前立腺肥大症，前立腺炎，膀胱炎などにみられる．[474]

尿意頻数⇨同頻尿→2505

尿インジカン反応　urinary indican reaction⇨同オーベルマイヤー試験→400

尿ウロビリノゲン　urobilinogenuria，urine urobilinogen；UU　尿検査でウロビリノゲンが過剰に検出される状態．胆汁から排泄されたビリルビンは腸管内で還元されてウロビリノゲンとなり，その一部が門脈より吸収され，肝臓で再処理できない余剰分が尿中に排泄される．肝機能障害や血球破壊亢進の際に陽性となるが，特異性，感度ともに低く，日常検査法としての意義は低い．現在ではあまり使用されていない．[279]

尿ウロビリノゲン定量法《ワトソンの》　determination for urobilinogen in urine　［ワトソン尿ウロビリノゲン定量法］　ウロビリノゲンの尿中排泄が最も多い午後2-4時の2時間の新鮮尿を用い，直接にエールリッヒ Ehrlich 試薬を加えて定量する簡便な方法．具体的な手順は，①午後2時に排尿させ，コップ1杯の水を飲ませ，午後4時に採尿し，2時間の尿量を計る．②新鮮尿10 mLにアスコルビン酸100 mgを加えて溶かし(ウロビリンをウロビリノゲンに還元)，1.5 mLを2本の試験管に分注(1本は盲検用)．③エールリッヒ試薬1.5 mLを加え混合し，直ちに飽和酢酸ナトリウム3 mLを加え混合，5分以内に吸光度を測定，計算により定量値を求める．基準値は，2時間値0.03-0.97エールリッヒ単位/dL．1単位以上は異常．1日量では0.5-2.0エールリッヒ単位/dL，3エールリッヒ単位以上は異常．1エールリッヒ単位はほぼ1 mgウロビリノゲンに相当．溶血疾患，肝障害などに対して検査される．新鮮尿を用いることが肝要であり，1時間放置ですべてのウロビリノゲンは酸化して消失する．[135]

尿円柱　urinary cast⇨同円柱→382

尿管　ureter　［輸尿管］　腎臓で生成された尿を膀胱へ運ぶ，平滑筋性の伸展に富む1対の管．左右の腎臓の腎盂から膀胱まで全長約25 cmあって，その1/2は腹腔に，残る1/2は骨盤腔にあり膀胱上壁の尿管口へ入る．骨盤腔に入る際に外腸骨動脈の枝(子宮動脈)を横切る．[1519]　⇨参尿道→2253，陰茎→290

尿管S状結腸吻合術　ureterosigmoidostomy　膀胱全摘除術を行った症例や膀胱外反症に対する尿路変更術で，尿管下部で切断された尿管の断端をS状結腸に端側吻合する．肛門括約筋機能が正常の場合に行う．肛門からの排尿は可能となるが，尿の再吸収による酸血症を予防するため，炭酸水素ナトリウムの服用が必要．[474]

尿管異所開口　ectopic ureteral opening　［異所性尿管］　尿管が正常位置以外に開口する状態．正常な尿管は膀胱三角部の後辺をなす尿道口間靭帯の一端に開口．胎生期に中腎(ウォルフ管)に開口していた尿管はしだいに下方に移動して，尿管は膀胱に，中腎管は尿道に開口する．中腎管は精管，精嚢，精巣上体になる．女子では中腎管の下方が卵巣上体と卵巣傍体となる．このため尿管がこれらの部位に開口することがある．男子では後部尿道，精嚢，精巣上体に，女子では尿道，腟前庭，腟，子宮などに開口する．異常開口尿管は単一尿管，重複尿管の両方，上方腎盂からの尿管などの場合もあり，腎の発育異常を伴うことも多い．異所開口部はしばしば通過障害がみられ，水尿管，水腎症の原因となる．尿路感染や膀胱刺激症状がみられ，女子では尿管性の尿失禁がみられる．治療は腎機能が良好であれば，尿管膀胱吻合術，不良なときには腎尿管摘除術を行う．[493]

尿管炎　ureteritis　細菌感染や周囲組織の炎症の波及，結石の機械的刺激などによって起こる尿管の炎症．腎盂腎炎や膀胱炎などに伴って生じることが多い．[474]

尿管回腸膀胱新吻合術　ureteroileocystoneostomy　尿管と回腸の口側を吻合し，回腸の肛門側と膀胱を吻合する術式．尿管外傷，尿管瘻，炎症性尿管狭窄などでの尿管病変部が長い場合には，尿管と膀胱，尿管と尿管が吻合できないために，尿管と膀胱の間を遊離回腸で補うことを目的に行われる．尿路の腸管利用のため，尿混濁，尿中に腸粘液物の混入を認める．[474]

尿管拡張術　ureteral dilation　尿管内腔が狭くなった状態(尿管狭窄)を拡張することをいう．通常，麻酔を施し経尿道的内視鏡下にガイドワイヤーを腎盂まで挿入し，ガイドワイヤーに沿わせて拡張用バルーンカテーテルを狭窄部まで挿入，X線透視下に希釈した造影剤をバルーンに注入して3-5分間拡張を行う．拡張後は尿管内径の維持を目的に，やや太めの尿管ステントを4-6週間程度留置する．[30]

尿管カテーテル法　ureteral catheterization　内視鏡操作にて，左右の尿管口からカテーテルを挿入し，別々に尿を採取，その成分を分析して，左右別々の腎の機能を知る方法．左右のカテーテルから造影剤を注入することによって，腎盂の詳細な像を得ることができる(逆行性腎盂造影)．また，尿管狭窄の拡張などの治療にも応用される．患者にとって挿入時痛や血尿を伴うことも多いので，不安を軽減する意味からも一時的なものであることを事前に説明しておく．[474]

尿管癌⇨参尿管腫瘍⇀2245

尿管逆流〔現象〕⇨同膀胱尿管逆流⇀2666

尿管狭窄 ureteral stenosis (stricture) 先天性と後天性があり，先天性狭窄は尿管膀胱移行部，腎盂尿管移行部，尿管体部の順でみられる．後天性狭窄には外傷，結核，炎症などによるものがあり，通過障害による尿路感染症，水腎症の症状を主とする．診断は腎・尿管X線像により行う．治療は狭窄部を切除し，尿管膀胱新吻合術，尿管端端吻合術，尿管回腸膀胱新吻合術，尿路変更(向)術を行い，高度の腎障害を呈する場合は腎摘除術を行う．尿管の生理的狭窄は腎盂尿管移行部，総腸骨動脈上を走る部位，膀胱に入る部位にある．[474]

尿管結石症 ureteral calculus, ureterolithiasis 一般に腎結石が落下してきたもので，結石部位は生理的狭窄部位(腎盂尿管移行部，尿管膀胱移行部，腸骨血管との交差部)に多い．主な症状は腰部，側腹部，背部にかけての仙痛発作，血尿，結石の排出，無尿など．結石が膀胱に近い場合は膀胱刺激症状(頻尿，残尿感)がみられ，仙痛は陰囊，大陰唇，大腿方向に放散．尿検査，膀胱鏡検査，X線検査，CTスキャンなどにより診断する．治療は水分摂取，運動，仙痛除去，TUL(経尿道的尿管砕石術)，PNL(経皮的腎尿管砕石術)，ESWL(体外衝撃波結石破砕術)，尿管切石術を行う．再発防止には，腎結石の予防をする．[474]

尿管腫瘍 ureteral tumor 比較的まれな原発性尿管腫瘍と，腎盂・尿管・膀胱の尿路上皮に同時または続発するものがある．好発部位は尿管内の下1/3で，組織型は主に移行上皮癌で乳頭状の発育を示すものが多い．腺癌，扁平上皮癌，非上皮性腫瘍はまれ．患側の左右差はない．好発年齢は40-60歳代で，頻度は男性が女性の2倍．血尿，疼痛，腎部腫瘤形成を主に呈する．尿細胞診，膀胱鏡，X線撮影などにより診断する．治療は腎・尿管・膀胱部分切除術，レーザー照射術を行う．[474]

尿管ステント ureteral stent ［ダブルピッグテイルカテーテル，ダブルJカテーテル］ 尿管狭窄，腎後性無尿，ストーンストリート(結石が数珠つなぎになって排出されにくい状態)の防止，尿管手術の術後などの場合に，尿管内腔を維持し尿流を確保する目的で留置するカテーテルをいう．カテーテルの両端がJ型またはブタのしっぽ pig tail のような形になっている．長期にわたる留置にも使用されるため，変性したり，結石が付着しないようにシリコンなどの合成樹脂で作製されている．ガイドワイヤーをカテーテルに通し，屈曲部をまっすぐに伸ばして腎盂から膀胱にかけて設置したのち，ガイドワイヤーを抜去するとカテーテルの両端が再度腎盂と膀胱内で屈曲し，尿管内に固定される．カテーテルが体外と交通していないため尿路感染症の頻度は減少する．必要に応じて膀胱鏡で摘出することができる．[30]

尿管性尿失禁 ureteral incontinence 先天性の尿管異所開口部(尿道，腟，子宮など)から直接尿が漏出する尿失禁で，尿道括約筋機能とは無関係．尿管異所開口の女児で，麻痺も認めず昼夜の差もドライタイムもみられない持続する尿失禁は，尿管性尿失禁の可能性が高い．治療は，異所開口腎の機能が良好で形態に問題がなければ尿管膀胱〔新〕吻合術を行うが，機能，形態に異常を伴う非過剰腎では腎尿管摘除術，また重複腎盂尿管では腎部分摘除術を行う．[118] ⇨参尿管異所開口⇀2244

尿管切石術 ureterolithotomy 尿管結石を摘出する手術．結石のある尿管に外科的に到達し，尿管切開により結石を摘出後，結石残存・尿管狭窄のないことを確認して，尿管縫合を軽く行い，漏出する尿を排除するためにドレーンを挿入する．早期離床に努める．経皮的腎尿管結石破砕術(PNL)，経尿道的尿管結石破砕術(TUL)，体外衝撃波結石破砕術(ESWL)などによる治療により，施行例は激減している．[474]

尿管蠕動 ureteral peristalsis 腎臓でつくられた尿をリズミカルな収縮・弛緩によって膀胱まで輸送する伝播性収縮．すなわち，腎盂より押し出された尿塊は，しだいに尿管壁を興奮させて収縮を起こさせながら下方へ転送される．ちょうど腸管の内容物が腸の蠕動運動によって能動的に運搬されるのと同様である．尿管筋電図により，蠕動のようすや伝播速度を知ることができる．[30]

尿管損傷 ureteral injury 後腹膜腔にある尿管は，細く可動性もあるため開放性損傷はきわめてまれであり，骨盤腔内臓器の疾患，特に子宮癌，直腸癌などの全摘除術，尿管カテーテルの挿入，バスケットカテーテルの術中合併症としての損傷が大部分．直接生命の危険はなく，尿の漏出(尿管瘻)をみて気づくことが多い．尿路感染症・尿浸潤を合併する．診断は逆行性腎盂撮影，静脈性腎盂尿管撮影などにより行う．軽症の場合は自然治癒を待ち，新鮮な損傷であれば尿管ステントを挿入・留置．尿管膀胱吻合術，尿管回腸新吻合術，ボアリー Boari 手術などを尿管の損傷部の長さによって行う．[474]

尿管腟フィステル⇨同尿管腟瘻(ろう)⇀2245

尿管腟瘻(ろう) ureterovaginal fistula ［**尿管腟フィステル，腟尿管瘻(ろう)**］ 婦人科的手術，直腸癌手術の際の尿管損傷，または長い距離にわたる尿管周囲の剝離により発生した尿管瘻の瘻孔から尿が漏出し尿浸潤となり，抵抗の弱い腟断端部が破れて尿が漏出する状態．片側ならば腟からの尿漏れと排尿が可能であるが，両側性では膀胱からの排尿量は減少するか，すべて認められなくなる．両側尿管について尿管瘻の有無の検査が必要である．逆行性腎盂撮影，腎盂尿管撮影あるいは内診による瘻孔発見で診断する．治療は瘻孔切除，尿管膀胱再吻合術，腎摘除術などを行う．先天的なものは尿管異所開口．[474] ⇨参尿管膀胱新吻合術⇀2246

尿管剝離術 ureterolysis 原因は不明であるが後腹膜腔の脂肪線維組織が板のようにかたく肥厚し，その中を通る尿管が圧迫されて著しい通過障害をきたす後腹膜線維化症という疾患がある．ステロイド療法などが行われるが，外科的治療として尿管剝離術を行うことがある．線維化組織中から尿管を掘り出して，できれば腹膜腔内へ遊離する．癌の浸潤や放射線照射後などでまれに同様の手術を行う場合もある．[1431]

尿管皮膚移植術⇨同尿管皮膚瘻(ろう)造設術⇀2245

尿管皮膚瘻(ろう)造設術 cutaneous ureterostomy ［**尿管皮膚移植術**］ 尿路変更術の1つであり，下部尿管以下の疾患による水腎症の悪化時，腎機能低下時，膀胱全摘術後に行う．尿管を途中で切断し，その近位尿管断端を遊離し，側腹部の皮膚に直接開口させる．通常，尿管腔には留置用カテーテルを腎盂まで挿入し，留置カテーテル末端に人工膀胱(集尿袋)を装着．尿路感染症を併発しやすいので，カテーテルの尿通過，挿入の長さなどに注意する．また，開口部に狭窄が起きないように工夫すれば無カテーテルでも可能．最近では，日常の生活や，腎機能の保持に問題があるためあまり用いられていない．[474]

尿管膀胱移行部狭窄症　ureterovesical junction stenosis；UVJ stenosis ［膀胱前尿管狭窄症］ 尿管が膀胱壁に入る部分を尿管膀胱移行部と呼び，尿管の生理的狭窄部の1つである．この部位に尿の輸送が障害されるほどの狭窄が生じたり閉塞を起こし，水腎症や水尿管症を生じた状態．主に先天性であり，男性に多く，しばしば両側性である．尿路感染症，血尿，腹痛などの症状で気づかれる．水腎・水尿管の程度にもよるが，手術の適応となる．手術療法としては狭くなった部分を切除し，近位部の尿管の拡張が著明な場合，尿管を縫縮したうえで尿管膀胱新吻合術を行う．保存療法としては尿管ステントの留置が行われる．[474]

尿管膀胱新吻合術　ureteroneocystostomy，ureterovesicostomy　尿管下端部の狭窄や膀胱腫瘍などで尿管口を含む膀胱部分切除術を行った場合，腎移植術などの際に施行する手術．尿管を膀胱壁に直接吻合する方法と，逆流を防止するために膀胱粘膜下にトンネルを形成して吻合する方法とがある．なお，尿管の欠損部が長く，直接尿管を膀胱に吻合できない場合，膀胱壁の一部を弁状に切開し，これをロール状にして，その先端に尿管断端を吻合する方法(ボアリー Boari 法)や，膀胱壁を引き上げ腰筋筋膜に固定し，そこで尿管を吻合する方法もある．[474]

尿管縫縮術　ureteral tailoring　巨大尿管症や膀胱尿管逆流での手術時，尿管を膀胱に再吻合するだけでは拡張した尿管内に尿が停滞するため，拡張した尿管を細くする手技．中部や下部尿管の栄養血管は膀胱近位部以外は大動脈や腸骨動脈より分岐してくるので，栄養血管が入っていない外側の尿管壁を切除した後に縫合することにより尿管は細くなり，停滞する尿の量は少なくなる．尿管縫縮術以外に尿管壁を切除しない皺襞術が行われることもある．[1244]

尿管瘤　ureterocele　尿管下端が腫瘤状に膨張して膀胱内に突出した先天性異常．尿流を妨げ，水腎症および腎機能の廃絶をきたすこともある．膀胱鏡検査と腎盂撮影によって診断．不可逆的な腎機能障害を防ぐため手術によって修復する．膀胱外に発生するものは異所性尿管瘤といわれる．[474]

に

尿器　urinal ［蓄尿瓶，しびん］ トイレまで歩行できない患者や間にあわないような場合は，ベッド上もしくはベッドのそばで排尿することになるが，そのとき使用する尿を入れる容器．ガラス製とプラスチック製があり，持ちやすいように取っ手がついていて，尿量を見るために50 mL ごとに目盛りがきざまれている．尿器の種類には，筒状の男性用尿器，朝顔型の女性用尿器，就床患者用の安全尿器がある．[1451]

尿希釈能　diluting capacity(power)　腎臓において尿を希釈する能力をいう．水分負荷時には腎臓は尿を希釈し，溶質に比し水分を多量に排泄して対応する．体内水分量を一定に保つための浸透圧調節機構として，視床下部・下垂体-腎臓系が，抗利尿ホルモン(ADH)と口渇を介して作用している．腎臓は48-65 mOsm/kg・H_2O まで尿を希釈でき，1日20 L の水分排泄が可能である．ADH 分泌異常症候群や糖代謝に関与する副腎皮質ホルモンであるグルココルチコイドの欠乏状態，甲状腺機能低下症，腎不全などの場合に尿希釈能障害がみられる．[493]

尿器使用法とケア　using of urinal container and care　尿器にはプラスチック製のものとガラス製のものがあり，口の部分(受尿口)が筒型のものが男性用尿器であり，朝顔型のものが女性用尿器である．男性に尿器を使用する際には，受尿口に陰茎を入れ，このとき，受尿口から陰茎がはずれないようにしっかりと尿器の取っ手を持って固定する．このとき，受尿口に陰茎が直接触れることによって生じる不快感をなくすために受尿口から筒の内側周囲にかけてティッシュペーパーを巻くなどの配慮が必要になる．また，男性は仰臥位より側臥位のほうが排尿がスムーズにできることが多いため，適宜，体位に対する配慮も必要になる．女性に尿器を使用する際には，尿器の受尿口の先端をしっかりと会陰部に当て，会陰部に当てた受尿口の先端が会陰部からズレないようしっかりと尿器の取っ手を持って固定するか，砂嚢を用いて尿器を固定する．このとき，尿の飛散を防ぐために短冊状に折ったティッシュペーパーの一端を恥骨上部に，もう一端を受尿口の中に入れるなどの配慮が必要になる．尿器を用いた排尿においては男性，女性ともにプライバシーを守る，可能であれば自分で尿器を把持してもらう，感染予防と使用時不快感が生じないよう常に乾燥した清潔な尿器を用いる(必要であれば，温めた尿器を用いる)，排尿後は速やかに片づけるなどの配慮が必要である．[894]

尿禁制　urinary continence　排尿するのに適した時間まで尿を膀胱内にとどめておく能力で，尿を保持する機構には膀胱頸部括約筋機構，内尿道括約筋機構，外尿道括約筋機構がある．[1244]

尿-血漿濃度比　urine/plasma ratio；U/P ratio ［U/P 比］ 尿中への物質の排泄の指標として用いられる比．例えばクレアチニンの尿-血漿濃度比との比から求める排泄分画(FE)では，物質が糸球体で濾過されたものの中で尿中へ排泄される割合を示すので，より有用である．その他，ナトリウム排泄分画(FENa)は尿細管でのナトリウム再吸収の程度を表し，急性腎不全の鑑別診断などに用いられる．またリンの排泄分画(FEP)を用いた1－FEP(%)は% TRP(リン再吸収率)と呼ばれ，リンの尿細管の再吸収を表し，尿細管機能や副甲状腺ホルモン(PTH)の異常を示す．[493]

尿結石⇒同尿路結石症→2259

尿検査　urinalysis，urine analysis，uroscopy ［検尿］ 尿中の化学的成分や細胞成分の沈渣，細菌検査，細胞診，尿結石検査などがある．尿中には，タンパク質や核酸代謝の終末産物や中間代謝物，無機塩類，解毒物質，ホルモン，酵素などがあり，その量的変化を調べることにより，腎・尿路疾患のみならず，心臓・肝臓・内分泌機能などの異常を把握できる．また，沈渣の有形成分検査からは腎・尿路疾患の直接的な病的変化を知ることができる．尿検査は血液検査に比べ検体の採取が容易であり，患者に苦痛を与えることなく反復実施することにより予後や治療法の判定ができるため，各種検査のなかでも重要な位置を占める．方法は肉眼的検査，生化学的検査，顕微鏡的検査，細菌学的検査，尿細胞診に大別される．採取法にも早朝尿，24時間尿，スポット尿，中間尿，カテーテル尿，二杯分尿があり，目的に応じた採取法が選択される．肉眼的には色調，混濁の有無をみる．生化学検査ではpH，比重，タンパク質，糖，鮮血の測定が行われるが，最近では試験紙法の普及によって一般外来のスクリーニング検査として用いられている．顕微鏡的検査では赤血球・白血球・上皮細胞・円柱などを観察する．細菌学的検査では細菌の同定と薬剤感受性試験が行われる．尿細胞診は尿路腫瘍の診断に有用である．[263]

尿検体採取 **urine specimen collection** 尿検査は，身体侵襲が少なく簡便に多くの量が採取できるため，腎・尿路，代謝，肝機能，心機能など多くの目的で検査が行われる．就寝前に排尿し，朝起きて最初の尿を採取したものを早朝尿といい，尿成分が多く含まれるので尿検査にはこの尿を使うことが多い．検査には中間尿を使うが，これは外尿道や膣由来の成分の影響を防ぐためである．採取方法は，局所を清拭したのち，排尿始めと最後の尿を採取せず，中間の尿のみを採取する．中間尿は細菌検査にも使用される．中間尿採取は，本人の理解と採取方法に必要な排尿を一時止めることが可能かどうかの判断が重要である．また，24時間尿の検査ではその一部を部分尿の検体として提出する場合と全排尿量を提出する場合がある．蓄尿の方法は，排尿したあとから24時間後の排尿(尿意がなくても排尿する)までの全排尿を蓄積しておく方法と，1回の排尿量の一定割合を蓄積しておく方法がある．[1239] ⇨参中間尿採集法→1986

尿混濁⇨同混濁尿→1142

尿細管 **renal tubule, kidney tubule** 腎小体で生成された原尿を運ぶ細長い管．毛細血管が球状になった糸球体から血液を濾過して原尿をつくり，さらに原尿から必要なものを再吸収あるいは原尿へ分泌する．糸球体を入れる袋(ボウマンBowman嚢)と，ここから順に近位尿細管，ヘンレHenleループ，遠位尿細管の4つの部位から構成され，最後の遠位尿細管は集合管へと続く．尿細管の全長は集合管を含めて45-65 mmである．[1519] ⇨参腎小体→1558

尿細管壊死⇨参尿細管疾患→2247

尿細管炎⇨参尿細管疾患→2247

尿細管間質疾患⇨参尿細管疾患→2247

尿細管間質性腎炎 **tubulointerstitial nephritis；TIN** 間質性腎炎の多くは尿細管にも病変が及んでいるので，尿細管間質性腎炎として扱われる．急性型では細菌性の急性腎盂腎炎や全身性の感染症に伴うことが多く，浮腫が主病変．慢性型では非細菌性の慢性腎盂腎炎をはじめ，重金属や薬物性，多発性骨髄腫など細菌に起因しない原因に基づき，線維化，瘢痕形成が主病変．[118] ⇨参間質性腎炎→605

尿細管間質性腎炎ぶどう膜炎症候群 **tubulointerstitial nephritis and uveitis syndrome；TINU syndrome** ［TINU症候群］ 尿細管と間質に病変のある腎炎のうち，原因不明のぶどう膜炎を伴う特発性尿細管間質性腎炎のことをいう．病理学的には，骨髄やリンパ節に肉芽腫性病変を認めるため，サルコイドーシス，結核，トキソプラズマ症，シェーグレンSjögren症候群，ウェゲナーWegner肉芽腫などの疾患と鑑別診断が必要．[481] ⇨参尿細管間質性腎炎→2247

尿細管機能不全⇨同腎尿細管機能不全→1594

尿細管係蹄(けいてい)⇨同ヘンレ係蹄(けいてい)→2656

尿細管再吸収 **tubular reabsorption** 糸球体から尿細管へ濾過，あるいは尿細管内へ分泌された物質が，再び吸収され血液へ輸送されること．近位尿細管でのナトリウムイオン(Na^+)を例にとれば，Naポンプによる一次性能動輸送，Na^+との共輸送によるブドウ糖やアミノ酸の二次性能動輸送，水素イオンの排泄に共役したNa^+の逆輸送がある．受動輸送や等張性再吸収も行われる．[851]

尿細管再吸収量 **tubular reabsorption rate；TRR** ある物質が尿細管で再吸収される量は，糸球体での濾過量〔物質の血漿中濃度(P)×糸球体濾過値GFR($U \cdot V/P$)〕と尿中排泄量〔尿中濃度(U)×尿量(V)〕の差で示される．GFRよりクリアランスの小さい物質が，尿細管で再吸収される．[851]

尿細管最大輸送量 **tubular transport maximum；tubular Tm** 尿細管で再吸収または分泌される物質の量は，その物質の血中濃度が高くなるにつれ一定の限度まで増加する．この限度のことをいう．[851] ⇨参Tm制限性再吸収→113

尿細管細胞毒性 **tubular cell toxicity** 尿細管細胞を障害するものとしては，遺伝性による内因性物質，病原性微生物，消炎鎮痛薬，抗菌薬，重金属(カドミウム，鉛)などの薬剤，放射線，抗尿細管抗体，免疫複合体などさまざまなものがあげられる．これらはファンコニFanconi症候群，尿細管性アシドーシス，間質性腎炎などを起こし，腎障害の原因となる．[493]

尿細管疾患 **renal tubular disease** 尿細管障害による腎疾患．尿細管腎症，尿細管間質疾患とおおむね同義に用いられる．原因別には遺伝性，腎毒性物質(薬剤，重金属など)によるもの，閉塞性または逆流性腎障害，急性尿細管壊死，腎乳頭壊死，感染症，沈着性，免疫性，血行障害によるものと多岐に及ぶ．症状別には薬剤過敏性および特発性急性間質性腎炎では尿細管炎を示し，近位尿細管型ではファンコニFanconi症候群，近位尿細管性アシドーシスなどを示し，遠位尿細管型では遠位尿細管性アシドーシス，ナトリウム喪失性腎炎などを示す．集合管や髄質の障害では尿濃縮障害を呈する．尿細管疾患の尿所見では，尿細管性タンパク尿がみられることが多い．[493]

尿細管性アシドーシス **〔renal〕tubular acidosis；RTA** ［腎尿細管性アシドーシス，RTA］ 尿細管からの酸排泄減少もしくは重炭酸イオンの再吸収障害のために，代謝性アシドーシスを呈した病態を指す．アニオンギャップ正常の高クロル性代謝性アシドーシスを呈する．病型によりⅠ型～Ⅳ型の3型に分類されている(Ⅲ型は現在ではⅠ型の重症例と考えられており，Ⅰ型，Ⅱ型，Ⅳ型の3型である)．尿細管性アシドーシスは，糸球体濾過値が正常で腎機能低下がないことを前提とした概念であるが，Ⅳ型は糸球体濾過値の低下を伴うことがある．Ⅰ型は遠位型ともいわれ，遠位尿細管における水素イオン分泌が不十分なタイプであり(遠位尿細管性アシドーシス)，特発性以外に多くの原因疾患がある．シェーグレン Sjögren 症候群，全身性エリテマトーデス(SLE)，多発性骨髄腫などの高γグロブリン血症を伴うもの，副甲状腺機能亢進症，ビタミンD過剰，高カルシウム血症などのように腎石灰化を伴う疾患のほか，鎮痛薬やアムホテリシンBなどの薬剤，遺伝性疾患として鎌状赤血球症や髄質嚢胞腎などが原因となる．Ⅰ型ではまた，ナトリウム，カリウム排泄が増加し，カルシウム再吸収や尿中クエン酸排泄が低下し，腎結石や腎の石灰化がみられる．くる病，骨軟化症，骨粗鬆症，腎の多発嚢胞などを合併する．アシドーシスの存在下で早朝尿の pH は 5.5 以上，低カリウム血症，尿中アンモニア排泄低下もみられる．尿中重炭酸イオン(HCO_3^-)排泄率は 5% 以下である．Ⅱ型は近位型ともいわれ，近位尿細管における HCO_3^- の再吸収障害を呈する(近位尿細管性アシドーシス)．臨床的にファンコニ Fanconi 症候群を伴うものと伴わないものに分けられる．糖，アミノ酸，リン酸などの再吸収障害も同時に伴うものがファンコニ症候群で，特発性に加えてネフローゼ症候群やアミロイドーシスなどの腎疾患，ビタミンD欠乏，ウィルソン Wilson 病などが原因となる．Ⅱ型は成長障害が主症状である．低リン血症を伴うファンコニ症候群ではくる病を合併する．尿の pH 5.5 以下，尿中 HCO_3^- 排泄率は 15% 以上である．Ⅳ型は遠位尿細管でのアルドステロン作用の低下によって水素イオン，カリウムイオンの分泌障害が生じるものであり，血中カリウムは高値を示す(高カリウム血性遠位尿細管性アシドーシス)．原因はアルドステロン欠損症やアジソン Addison 病などでみられるアルドステロン欠乏，糖尿病などでみられる低レニン性低アルドステロン症，閉塞性尿路疾患や移植腎(拒絶反応時)においてみられるアルドステロンに対する反応性低下などである．Ⅳ型では高カリウム血症，尿中アンモニア排泄低下もみられ，尿中 HCO_3^- 排泄率は 10% 以下である．尿細管性アシドーシスは一般にアシドーシスと電解質補正が十分に行われれば，予後は良好である．原疾患が明らかな場合はそれに対する治療が最優先される．アシドーシス補正は重曹などのアルカリ化薬によって行う．サイアザイド系利尿薬は細胞外液の減少を介して HCO_3^- 再吸収を刺激するので有用である．Ⅳ型ではカリウム吸着性レジンやフロセミド投与による高カリウム血症の是正でアシドーシスの改善も得られる．アルドステロン欠乏に対しては外因性ミネラルコルチコイドの投与が行われる．[1610] ⇨参代謝性アシドーシス→1874，ファンコニ症候群→2509

尿細管性腎症⇨参尿細管疾患→2247

尿細管性タンパク尿⇨参尿細管疾患→2247

尿細管性利尿　tubular diuresis　尿細管でのナトリウム(Na)再吸収が低下するため尿中ナトリウム排泄が増加すること．浸透圧利尿や尿細管性利尿薬などで起こる．[493]

尿細管内逆流⇨同腎盂尿細管逆流→1507

尿細管負荷〔量〕　tubular load　尿細管の再吸収・分泌にかかる負荷を毎分当たりの数値で示したもの．[851]

尿細管ブドウ糖再吸収極量　tubular maximal reabsorptive capacity for glucose；Tmg　尿細管でブドウ糖を再吸収できる最大限の量．腎機能検査法の1つとして，特に近位尿細管による最大輸送能力を測定する際に用いられる．血糖値が上昇し，尿細管内に濾過されるブドウ糖の量が尿細管ブドウ糖再吸収極量より多くなると尿中に糖が排泄される．基準値は 340 mg/分とされる．尿細管ブドウ糖再吸収極量の低下は，ファンコニ Fanconi 症候群や特発性の尿細管のブドウ糖再吸収閾値低下でみられ，血糖が上昇しないのに尿糖がみられる腎性糖尿を示す．[493] ⇨参腎性糖尿病→1574

尿細管分泌　tubular secretion　尿細管細胞による腎尿細管における血液から管腔内への物質輸送，細胞内合成物質の管腔内への分泌．尿細管からの分泌は多くの場合，能動的に行われている．分泌には一定の上限があり，これを尿細管分泌極量という．[851]

尿細管分泌極量⇨同最大尿細管分泌能力→1163

尿細管リン再吸収率⇨同リン再吸収率→2948

尿細菌検査⇨同尿培養→2257

尿細胞診　urinary cytology　尿より採取した遊離細胞の形態学的検討によって診断する方法．細胞ならびに核の構造上の変化，配列，密集などの相互関係の変化などを基準にして5段階に判定．尿検体は採取が容易であり，患者に与える苦痛がほとんどないので，尿路移行上皮腫瘍のスクリーニング，早期発見に有用．[474]

尿酸　uric acid；UA　［2,6,8-トリヒドロキシプリン］2,6,8-トリヒドロキシプリン 2,6,8-trihydroxypurine の慣用名．化学式は $C_5H_4N_4O_3$．加熱すると分解して，尿素，アンモニア，二酸化炭素となる．鳥類，陸上爬虫類，昆虫類(双翅目を除く)では窒素代謝の主要な最終生成物として排出される．尿酸の代謝が乱れると，痛風の症状が引き起こされる．尿中の尿酸濃度が上昇すると，腎臓内で尿酸塩がつくられ，腎臓結石となることもある．[362]

尿酸塩腎症　urate nephropathy　高尿酸血症に伴い，尿酸塩が腎に沈着し腎障害を起こした状態をいう．尿酸塩の腎への沈着は不可逆的で，尿細管腔内に沈着した尿酸塩は尿細管上皮，尿細管基底膜を破壊し，間質へと及んでいくと考えられる．[1610] ⇨参痛風腎〔症〕→2036

尿酸塩尿　uraturia，urate crystalluria　尿中に含有されている塩類のうち尿酸塩が析出して尿混濁を呈するもの．酸性尿で認められる．試験管に入れた尿を加熱すると透明化する．[474] ⇨参アルカリ尿症→186

尿酸過剰血症　hyperuricemia⇨同高尿酸血症→1048

尿酸クリアランス　uric acid clearance；C_{UA}　血液中の尿酸が尿中にどれだけ排泄されたかをみるもの．尿酸の排泄は，動物種により大幅な差があり，そのクリアランスは GFR(糸球体濾過値)より高いもの(モルモット)，ほぼ等しいか低いもの(ウサギ)，著しく低いもの(霊長類，イヌ，ラット)がある．ヒトでは濾過量と同程度の尿酸が近位尿細管で分泌され，それらの大部分が再吸収されて，結果として濾過量の 10% に当たる量が排泄される．[851]

尿酸結石　uric acid calculus　わが国においては尿路結石の 5-10% にみられ，表面は平滑でやや赤みを帯びた黄色の尿酸を主な成分とする結石である．尿中の尿酸濃度が高く尿の pH が低いと，弱酸である尿酸は溶解度が低いため，尿酸が析出し尿酸結石が形成される．X線透過性が高く，腹部単純X線写真では判明せず，尿路造影では陰影欠損として描出されることが多い．一方，腹部単純CTでは明瞭に尿酸結石が描出されるので，腎盂腫瘍や尿管腫瘍との鑑別に重要である．尿酸結石の原因となる高尿酸尿症は先天性代謝疾患やプリン体の大量摂取，アルコールによる尿酸の過剰産生でみられる．高尿酸血症が必ずしも高尿酸尿症となるわけではないが，痛風患者の20%程度に尿酸結石が合併しているとの報告もある．尿酸結石は外科的治療のほかに経口溶解薬が有効な結石で，尿酸合成阻害薬で尿酸排泄量を低下させ，尿アルカリ化薬により尿のpHを6.5-7.0に保つことにより，溶解される．これらの経口溶解薬は再発防止にも有用である．なお尿酸塩結石としては，まれではあるが酸性尿酸アンモニウム結石や尿酸ナトリウム結石がある．[1244] ⇨参尿路結石症⇀2259

尿酸性関節炎 uratic arthritis⇨同痛風性関節炎⇀2036

尿酸尿症 uricaciduria ［**高尿酸尿症**］ 通常，尿中の尿酸の排泄が過剰である状態を指し，臨床的には高尿酸尿症と表すことが多い．尿酸は大部分が腎臓から排泄されるので，糸球体からの排泄障害，尿細管での再吸収・分泌障害によって尿中尿酸値は変動する．尿酸の尿中排泄が増加する疾患として多くのものがあげられるが，尿酸過剰産生型の高尿酸血症，痛風が最も多い．悪性腫瘍などに際し細胞崩壊に伴い多量の核酸が遊離したときも起こりうる．他に先天性異常としてプリンヌクレオチド代謝異常の一種であるレッシュ・ナイハン Lesch-Nyhan症候群がある．[1610]

尿ジアゾ反応 diazo reaction of urine 体内で旺盛なタンパクの異化を伴う熱性疾患，例えば腸チフス，発疹熱，麻疹，リンパ肉芽腫，重症敗血症では，トリプトファンから3-オキシキヌレニンやキサンツレン酸が尿中に排泄される．この成分はスルファニル酸によるジアゾ反応で深紅色を呈するため，これら熱性疾患，特に腸チフスの検査法として利用される．現在はあまり利用されていない．[263] ⇨参ジアゾ反応⇀1217

尿試験紙 reagent strips for urinalysis 尿中の化学成分や白血球，細菌由来の物質を検出する試薬が濾紙に浸透させてあり，各成分に呈色する強さからそれらの成分の半定量ができるように開発された試験紙．尿成分のスクリーニング検査として利用されており，pH，タンパク，ブドウ糖，ケトン体，潜血，ビリルビン，ウロビリノゲン，亜硝酸塩(細菌尿)，白血球エステラーゼ，比重などの検出用試験紙がスティック状のプラスティック支持片に固定されている．試験紙を尿に浸して引き上げ(dip and read法)，それぞれの判定時間後の変色程度から各成分の半定量値を知ることができる．色調表による目視判定と専用の検出装置によって自動判定することもできる．血尿，ビリルビン尿など生体色素が多量に存在するときには判定誤差を伴う．また，アスコルビン酸(ビタミンC)が多量に含まれている尿では，一部の試験紙で偽陰性を示すため注意が必要．タンパクはアルカリ尿で偽陽性を示すので注意が必要である．[263]

尿失禁 urinary incontinence, incontinence of urine ［**不随意性排尿，尿漏れ**］ 膀胱と尿道括約筋の随意的支配が不完全となり，尿が不随意的に排出すること．おおよそ溢流性，切迫性(急迫性)，腹圧性(緊張性)，反射性に分類される．子どもでは尿失禁は精神的なものやアレルギー性のものもあるが，器質的疾患(尿管性尿失禁など)を十分除外しなければならない．①溢流性尿失禁：膀胱にたまった尿がある一定以上に達し，尿道括約筋の限界をこえてあふれ出る状態．高度の排尿障害(尿閉を伴う前立腺肥大症など)があるのに，失禁してしまうことから，一般には奇異性尿失禁 paradoxical incontinenceと称されることもある．厳密には両者は異なり，溢流性尿失禁はまったく排尿筋の収縮を伴わずに生じ，奇異性尿失禁は弱い排尿筋の収縮を伴う．治療は排尿障害の改善を先行させる．②切迫性尿失禁(急迫性尿失禁)：急性膀胱炎，無抑制型の神経因性膀胱(脳動脈硬化症，パーキンソン Parkinson病など)で，膀胱が過敏になり，または上位の排尿中枢からの抑制が障害され，きわめて強い尿意が突然生じ，尿が漏れてしまう(トイレまで間に合わず漏れてしまう)状態をいう．脳動脈硬化症，脳梗塞，脳腫瘍，脳内出血などの脳内器質的病変により，膀胱の収縮(無抑制収縮)が誘発され生じるものを運動性切迫性尿失禁という．また，前立腺肥大症，膀胱炎，尿道炎，膀胱癌などの下部尿路疾患により生じた強い尿意のために膀胱の収縮が起こるものを知覚性(感覚性)切迫性尿失禁という．両者の鑑別は必ずしも容易ではないこともある．治療は原疾患の治療に加えて，抗コリン薬，カルシウム拮抗薬，鎮痙薬などの薬物療法が中心．③腹圧性尿失禁(緊張性尿失禁)：尿道括約筋の機能低下や軽度の損傷があり，咳やくしゃみ，また重いものを持ち上げたりして，急に腹圧を加えた場合，膀胱内圧が高まり尿が漏れる状態をいう．中年以降の女性に圧倒的に多く，特に多産婦に多い傾向がある．前立腺術後などの括約筋障害の場合にも起こることがある．薬物療法としては膀胱排尿筋の収縮を抑える抗コリン薬やカルシウム拮抗薬が用いられている．薬物が有効でない場合には尿道つり上げ術や尿道周囲へのコラーゲンなどの注入療法が行われる．薬物的，外科的，あるいは精神科的治療が行われる．④反射性尿失禁：中枢神経疾患や脊髄損傷のときにみられ，尿意なしに比較的大量に失禁する．治療は，排尿訓練や自己導尿および薬物療法が行われる．[474]

尿しぶり⇨同尿意促迫⇀2244

尿浸潤 urinary infiltration 急速な尿路閉塞や尿路損傷によって尿が尿路外に漏出し，組織内や組織臓器間腔(腹腔や後腹膜腔など)に浸潤していく状態．腎機能障害や感染症を起こす．瘻孔部の閉鎖，ドレーン挿入による尿漏れの体外排出を試みる．[474]

尿腎症 uronephrosis⇨同水腎症⇀1618

尿浸透圧 urine osmolality, urine osmotic pressure 尿と水を半透膜(水は通すが溶質は通さない性質をもつ)を隔てて接触させると，水は半透膜を通って尿側に移動しようとする．この圧力を尿浸透圧という．尿浸透圧の強さは尿中の溶質の粒子数に比例し，その増減は一般に尿の濃縮能，希釈能をよく表す．すなわち尿浸透圧は腎機能，血中の抗利尿ホルモン濃度のほか，尿中の溶質量自体に影響される指標でもある．健常者では50-1,300 mOsm/kg程度．[1260] ⇨参等張尿⇀2119，高

張尿→1035

尿浸透圧測定法 measurement of urinary osmotic pressure 腎臓の尿の希釈・濃縮力，浸透圧調節機能を調べるために行われる検査法．一般的には氷点降下法により浸透圧計で測定される．健常者の尿浸透圧は，主として尿中電解質と尿素濃度などにより決まり，飲水量によっておおよそ100-1,300 mOsm/kgH_2Oの広い範囲で変動する．尿の比重と浸透圧は原則として比例するので，ほとんどの場合は尿比重で代用することが可能．尿浸透圧の測定は無原則的に行われるべきではなく，適応を選び，その評価は血漿浸透圧と比較して判断する必要がある．[533] ⇒参尿比重→2258，血漿浸透圧→912

尿生殖隔膜 urogenital diaphragm ［泌尿生殖隔膜］ 会陰の前方の尿生殖三角で恥骨弓と直腸前壁の間にある三角形の横紋筋からなる筋膜板で，尿生殖裂口を閉鎖している．上・下尿生殖隔膜筋膜と深会陰横筋と尿生殖括約筋からなり，骨盤隔膜とともに骨盤底を支持している．男性では尿道が，女性では腟と尿道が貫いている．(図参照⇒陰茎→291)[1244] ⇒参尿生殖括約筋群→2250

尿生殖括約筋群 urogenital sphincter 腟収縮性の腟括約筋群に尿道括約筋を加えた筋群．尿道括約筋は排尿時に膀胱の開け閉めを行う働きをもつ．[996]

尿生殖洞 urogenital sinus ［泌尿生殖洞］ 胎生期の器官である後腸 hindgut が尿道中隔により前方と後方に分けられ，前方が尿生殖洞となり，後方が肛門直腸となる．尿生殖洞は腟，腟前庭と遠位部尿道になる．[996]

尿生成機構 urine formation system 尿は腎機能の基本単位であるネフロンで生成される．ネフロンは，腎小体(糸球体とそれを包むボウマン Bowman 嚢)，近位尿細管，ヘンレ Henle ループおよび遠位尿細管の4つの部位からなる．ネフロンは左右の腎臓に各100万から400万個存在する．腎動脈から腎臓に入った血液は腎小体の糸球体で毛細血管網に放たれ，その壁(嚢)で血液を濾過する．濾過された液はボウマン嚢から近位尿細管へ流れ，ヘンレループ，遠位尿細管を通って集合管に流れ込む．尿細管の上皮で水やグルコース，ナトリウムイオンなどが再吸収され，さらに集合管壁で水分の再吸収が行われ尿は濃縮される．したがって糸球体で濾過される原尿は1日約180 L であるが，尿量は1.5 L/日にすぎない．血液中からはクレアチニン，尿素，尿酸，ナトリウムイオンが除去され，グルコース(ブドウ糖)は100% 再吸収される．[1519] ⇒参ネフロン→2284

尿石溶解法⇒同結石溶解法→922

尿線異常 abnormal urinary stream 健常成人男性の排尿では尿線は太い弧を描き，中断・分裂することなく，前方に放出される．下部尿路異常により，尿線細小(尿道径の減少：前立腺疾患，尿道腫瘍，尿道狭窄など)，放出力の減退(排尿時の膀胱内圧の低下や尿道抵抗の上昇：神経因性膀胱，前立腺疾患など)，尿線中絶(膀胱内の結石，異物など)，二段排尿(膀胱憩室や高度の水腎水尿管症)，尿線の分裂(尿道狭窄，尿道腫瘍など)などの異常を生ずる．[474]

尿潜血反応 occult blood in urine 尿中に排泄されている赤血球を過酸化物と無色の還元型クロモゲンを含有する試験紙により検出する血尿の検査法．ヘモグロビンが有するペルオキシダーゼ様活性により過酸化物から活性酸素が遊離し，還元型クロモゲンが青色の酸化型クロモゲンとなり，試験紙が黄色から緑色に変色する．試験紙の感度は製造会社によって異なるが，一般に(±)の場合でも尿沈渣を検鏡すると一視野5個前後の赤血球が認められるので，(±)以上を臨床的血尿と判断しても問題はない．アスコルビン酸含有尿，高比重尿，高度タンパク尿の際には偽陰性を呈したり，ヘモグロビン尿やミオグロビン尿で陽性を呈することがあり，血尿の診断には尿沈渣の検査も重要である．[1244] ⇒参血尿→929

尿線細小 small urinary stream 前立腺に起因する排尿障害の1つ．尿線が異常に細く，腹部に力を入れても太さは増加しない．尿道狭窄でもみられる．[474]

尿線中絶 sudden stoppage of urinary stream ［排尿中断］ 排尿中に，尿がまだ膀胱内に残っているのに突然に尿線が中絶する状態．尿流とともに結石などが内尿道口に移動してふたをするような状態になるために起こる．膀胱結石，膀胱頸部腫瘍，膀胱内凝血などにみられる．[474]

尿素 urea ［カルバミド］ $CO(NH_2)_2$，分子量 60.06．ウレアまたはカルバミドともいう．タンパク質代謝の主要最終産物．アミノ酸のアミノ基の窒素(N)を主成分にして，肝臓で尿素回路(オルニチン回路)でつくられ，尿中に排泄される．1日25-30 g が排出され，尿中総窒素量の約90% を占める．腎機能の指標となる．タンパク化学の領域では変性剤としても使われる．[930]

尿素アミドヒドロラーゼ⇒同ウレアーゼ→334

尿素回路 urea cycle ［オルニチン回路，クレブス・ヘンゼライト回路，尿素サイクル］ アミノ酸代謝で生成されたアンモニアの解毒のための酵素反応系で，主に肝に局在．この回路1回転によりアンモニア2分子が同化され1分子の尿素に変換される．尿素はアンモニアに比べ毒性が少なく，尿から排泄される．この回路には5種類の酵素が関与するが，各酵素について遺伝的欠損症が知られており，いずれも尿素合成が抑えられるため高アンモニア血症を呈する．[279]

尿素クリアランス urea clearance；Cu 腎臓の働きによってある物質を血中から除去することをクリアランスという．尿素のクリアランスは糸球体濾過値(GFR)を推定するための検査法の1つで，1分間に尿中に排泄される尿素の量を測定することによって求める．しかし尿素の一部は尿細管で再吸収されるため，厳密には実際のGFRとは異なる．尿素の尿中濃度をU mg/dL，血中濃度をP mg/dL，尿量をV mL/分，体表面積をA m^2とすると，尿素クリアランスは，尿量が2 mL/分以上あれば$(UV/P)\times(1.73/A)$(健常者平均80 mL/分)で算出され，2 mL/分以下であれば$(U\sqrt{V}/P)\times(1.73/A)$(健常者平均60 mL/分)で算出される．1.73(m^2)は日本人の平均体表面積を表す．通常，結果は健常者平均値に対する百分率(%)で表し，70-130% を正常とする．[1181]

尿素サイクル urea cycle⇒同尿素回路→2250

尿素窒素 urea nitrogen⇒同血清尿素窒素→920

尿素分解酵素⇒同ウレアーゼ→334

尿タンパク protein in urine 尿タンパクの由来は大部

●尿素回路

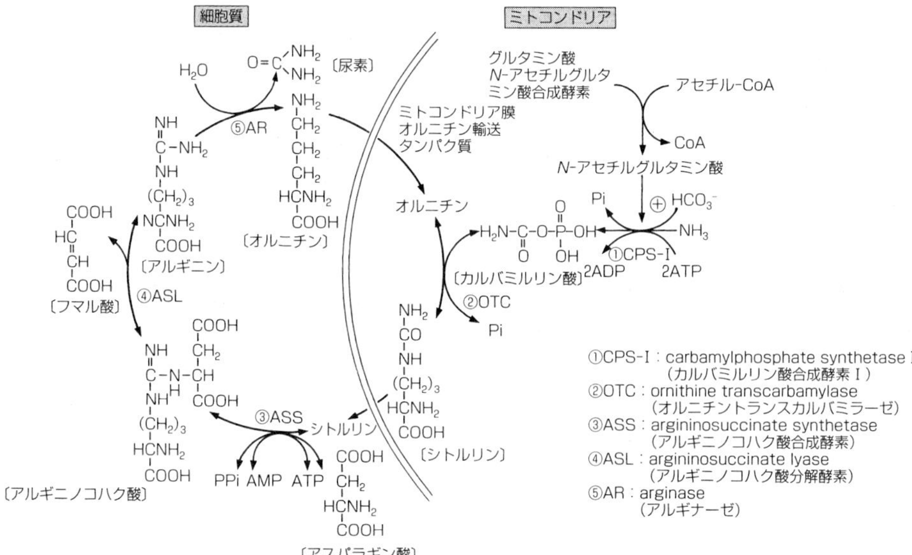

分が血漿タンパクによるが，健常者でも 150 mg/24 時間未満の生理的タンパク尿が出現．腎性タンパク尿には，糸球体障害による糸球体性タンパク尿(主にアルブミン)と尿細管障害による低分子性タンパク(β_2 ミクログロブリンなど)を主成分とする尿細管性タンパク尿がある．骨髄腫やマクログロブリン血症患者では，ベンス=ジョーンズ Bence Jones タンパクが出現．また組織崩壊が亢進したときにはタンパクの分解産物としてアルブモーゼなどが出現する．微量アルブミン定量検査は糖尿病腎症の早期発見に利用されている．[263] ⇨参タンパク尿⇀1957

尿タンパクの選択性 **proteinuria selectivity index, selectivity index；SI** ［**タンパク尿の選択性，基底膜の透過性**］ 腎炎により糸球体基底膜に及ぼされる影響により漏出するタンパク尿の選択性が変化し，それを数値で表したものが選択指数 selectivity index．尿中に漏れてくるタンパク質が小さいもの〔トランスフェリン(Tr)〕が主なのか，大きいもの〔免疫グロブリン G(IgG)〕が主なのかを比較することで糸球体基底膜のタンパク選択性を評価する．SI = IgG のクリアランス/Tr のクリアランスで算出する．選択性が高い(SI<0.2)，選択性が低い(SI≧0.2)で評価し，ネフローゼ症候群をきたした腎炎の原因を想定したり，ステロイド剤への治療反応性が期待できる(SI≦0.1)かどうか，基底膜の障害がどの程度かを検討するために検査される．選択性が高い疾患として微小変化型ネフローゼ症候群や膜性腎症が想定され，選択性が低い疾患として巣状糸球体硬化症，膜性増殖性糸球体腎炎などがある．あくまでも参考となる検査であり，疾患を確定するには腎生検が必要で，その他の検査所見や臨床経過が重要となる．[1628] ⇨参トランスフェリン⇀2162，ネフローゼ症候群⇀2283，IgG⇀67

尿タンパク検出法⇨同エスバッハ法⇀360

尿中 17-KS 定量⇨同尿中 17-ケトステロイド定量⇀2251

尿中 17-OHCS **urinary 17-hydroxycorticosteroid；urinary 17-OHCS** ステロイド核の C_{17} 位に OH 基をもつステロイド群で，17-ヒドロキシコルチコステロイド 17-hydroxycorticosteroid の略語．尿中の 17-OHCS は副腎皮質からのグルココルチコイド(コルチゾル cortisol，コルチゾン cortisone)が体内で代謝され，グルクロン酸や硫酸の抱合を受けて尿中に排泄されたステロイドである．この量はコルチゾールの分泌動態を反映するため，副腎皮質機能検査としてよく利用される．尿中 17-OHCS の測定は視床下部-下垂体前葉-副腎皮質系の機能検査に用いられ，一般には 24 時間の尿中 17-OHCS 排泄量が用いられている．蓄尿を検体とするが，その保存はできるだけ低温にして防腐薬を添加しないことが望ましい．基準値は男性 2.11-11.5 mg/日，女性 2.6-7.8 mg/日．[263]

尿中 17-ケトステロイド定量 **quantitative tests for urinary 17-ketosteroid** ［**尿中 17-KS 定量**］ 尿中 17-ケトステロイド(17-KS)は男性ホルモン(アンドロゲン)の代謝産物として尿に排泄される．男性ホルモンはステロイド核の 17 位にケト基をもつホルモンで，副腎皮質と性腺由来があるが，副腎性が多い．その代謝産物はグルクロン酸や硫酸抱合され尿中に排泄され，この量は副腎皮質機能を反映するするため，副腎機能亢進症や副腎性器症候群の診断に利用される．副腎由来のものは年齢による変動がきわめて少ないので，男性では尿中 17-KS 排泄値は精巣からのアンドロゲン分泌のよい指標になる．しかし男性でも副腎の疾患の場合には 17-KS 値に異常をきたすので，測定意義が大きくなる．定量法は，尿中から 17-KS を有機溶媒で抽出して呈色反応(チンマーマン Zimmermann 反応)を用いて赤紫色に呈色させ，比色定量する．尿中17-KS排泄量は日内変動が大きいので，少なくとも3日間連続蓄尿して測定し，その平均値を利用．蓄尿する場合1-2 mLのトルエンを加え，冷所に保存．基準値は成人男性3.5-13 mg/日，成人女性3-8 mg/日．[263]

尿中β_2ミクログロブリン　urinary β_2-microglobulin　β_2ミクログロブリンは正常な糸球体を自由に通過することのできる低分子タンパク質で，このような低分子タンパク質は尿細管でほとんど再吸収され，一部が尿中に出現する．したがって近位尿細管に障害が生じた場合などには尿中β_2ミクログロブリンの排泄が増加するという現象がみられる．[1610]

尿中E_3測定法　determination of urinary estriol⇨[同]エストリオール測定法→358

尿中アミノ酸検査　amino acid assay in urine　［尿中遊離アミノ酸検査］　尿中にアミノ酸が増加する原因として，タンパク質の異化亢進，肝疾患によるアミノ酸代謝異常，先天性アミノ酸代謝異常症などによる血中アミノ酸の増加と，尿細管でのアミノ酸再吸収異常がある．こうした尿中アミノ酸の測定法として，陽イオン交換樹脂クロマトグラフィーを用いて成分を分離する自動アミノ酸分析装置による測定法が汎用されている．[1181]

尿中アルブミン排泄率　urinary albumin excretion rate；UAER　尿中に排泄されたアルブミンを定量するとき，夜間尿，24時間尿などを用いるため，その排泄速度(μg/分など)を用いて表現する．通常の臨床で蓄尿が困難な場合には，簡便法として，尿中クレアチニンで補正したアルブミン・クレアチニン比(mg/g・Cr)を用いることが多い．正常では24時間尿にて15 μg/分以下，尿中アルブミン・クレアチニン比22 mg/g・Cr以下．試験紙によるタンパク尿検査よりも微量のタンパク尿を検出でき，早期の腎障害の検出に有用．[418]

尿中エストリオール　urinary estriol⇨[同]エストリオール測定法→358

尿中カテコールアミン定量　determination of urinary catecholamine　カテコールアミン(CA)は，3,4-ジヒドロキシフェニル骨格をもつアミンの総称である．生体内にはドパミン(DA)，ノルアドレナリン(NA)，アドレナリン(A)の3種類が存在し，中枢神経系，交感神経系，副腎髄質，腎などに多く分布している．CAは，チロシンからドパを経て，DA，NA，Aの順に生成するが，中枢神経系，交感神経系ではNAまで変換されるのに対して，副腎髄質ではAまで変換される．したがって，DAとNAが中枢神経系，交感神経系の活動状態を反映するのに対し，Aは副腎髄質の活動状態を反映する．尿中CAの測定は，神経芽細胞腫や褐色細胞腫などの交感神経系腫瘍や副腎髄質由来の腫瘍の診断に用いられている．尿中CAの定量は主に高速液体クロマトグラフィー(HPLC)法で測定されており，抱合型を含めたトータルのDA，NA，Aが個々に定量される．尿試料は，通常，塩酸添加24時間蓄尿が用いられる．検査に際しては，メチルドパ水和物など測定に影響する薬剤を中止し，DAを含むバナナや，CAの分泌を促進するカフェイン飲料の摂取を前日から禁止する．[1345]　⇨[参]ノルアドレナリン→2316，アドレナリン→166

尿中肺炎球菌抗原検査　*Streptococcus pneumoniae* antigen in urine　肺炎球菌は，肺炎，副鼻腔炎，髄膜炎，敗血症などさまざまな感染症の起炎菌になる．肺炎球菌の莢膜の多糖体抗原は尿中からも検出可能で，イムノクロマト法により30分程度で結果が得られ，肺炎球菌感染症の迅速診断法として用いられる．自己融解酵素のため死滅しやすい肺炎球菌が検体から分離されない場合や抗菌薬による治療後でも，尿中抗原検査が陽性であれば診断に役立つ．[1615]

尿中微量アルブミン　urinary microalbumin　糖尿病腎症のごく初期にみられる腎病変の指標．臨床的にタンパク尿が指摘される前に，尿中に排泄されるアルブミンの増加が報告されている．増加のみられる例では，臨床的に糖尿病腎症への移行が多い．[418]

尿中ブドウ糖⇨[同]尿糖→2253

尿中遊離アミノ酸検査　free amino acid assay in urine⇨[同]尿中アミノ酸検査→2252

尿中レジオネラ菌抗原検査　*Legionella pneumophila* antigen in urine　レジオネラ属*Legionella*は環境中に広く存在する土壌細菌で，クーリングタワー水，循環式浴槽，温泉などで発育している．レジオネラ感染症は重症肺炎を発症させるが，培養に特殊な培地が必要で，喀痰からの検出率が低いことから診断が難しい場合が多かった．イムノクロマト法による尿中レジオネラ抗原の検出は，侵襲が少なく迅速に結果が得られ，スクリーニング検査として広く用いられるようになった．[1615]

尿貯留腫　urinoma　［尿嚢腫，ウリノーマ］　尿路より尿が漏出して，局在した組織内に相当量の尿が貯留していること．主な原因は尿路の外傷性および医原性損傷(手術創など)からの漏出．[118]

尿沈渣(さ)　urinary sediment　［沈渣(さ)，尿沈渣(さ)検査］　腎および尿路系に由来する各種細胞などの尿中成分を遠心力で集めたもの．新鮮尿をよく混合し約10 mLを遠心管に入れ，1,500回転/分(400-500 G)で5分間遠心．上清を捨て沈渣成分0.1 mLを残し，スライドグラスに1滴落とし鏡検する．沈渣成分には，血球成分，上皮細胞，円柱，細菌，酵母，寄生虫などが含まれ，腎・尿路系疾患の検査材料として重要．[263]

尿沈渣(さ)検査　urinary sediment examination⇨[同]尿沈渣(さ)→2252

尿通過障害　urinary stasis　尿路に何らかの障害が起こり，尿の円滑な運搬が障害され尿のうっ滞が生じ，正常な腎機能が保持できなくなる状態を指す．この状態を腎の機能および形態の面からみた場合に閉塞性腎症と呼ぶ．[1610]

尿定性検査　qualitative analysis of urine　尿中の成分を定性的に調べる検査．通常，試験紙を用い，用手法や自動機器で検査する．試験紙で，比重，pH，タンパク，ブドウ糖，ケトン体，潜血反応，ビリルビン，ウロビリノゲン，亜硝酸塩(細菌尿の推定)，エステラーゼ(白血球)などが測定できる．結果の表示は記号と半定量値がある．初診時のスクリーニング検査として，また特定疾患の経過観察に有用．尿中の代謝産物や薬物などにより偽陽性，偽陰性を呈することがある．[533]　⇨[参]試験紙法→1263，スクリーニング検査(テスト)→1637

尿糖 urine sugar ［尿中ブドウ糖］ 尿中の糖，一般に尿中ブドウ糖を指す．健常者では糸球体で濾過されたブドウ糖は尿細管でほとんど再吸収されるため，2-20 mg/dL の微量なブドウ糖のみしか排出されず，通常の検査では陰性となる．血糖値が 160-180 mg/dL 以上の高血糖になると，濾過されたブドウ糖量が尿細管の再吸収閾値をこえるため尿糖が陽性となる．高血糖がなくても尿細管の糖再吸収障害により尿糖が陽性になる場合は，腎性糖尿と呼ばれる．[533] ⇒参高血糖→995，腎性糖尿病→1574

尿道 urethra 膀胱から尿を体外へ排出するための線維性と筋性の管．男性では前立腺内部で射精管が開通しているため，精液も通過する．尿などが尿道内にない場合は尿道は閉鎖している．長さや位置などに男女差がある．男性の尿道は膀胱頸から始まって前立腺部，隔膜部および海綿体部を経て外尿道口までで，全長約 20 cm である．女性の尿道は内尿道口から尿生殖隔膜を貫いて陰部の陰核後方に位置する尿道口に達する．全長約 4 cm で，男性尿道の前立腺部と隔膜部とを合わせた長さに等しい．[1519] ⇒参陰茎→290，生殖器→1675，外尿道口→449

尿道異物 foreign body in urethra 尿道的経路が多く，オナニーやいたずらによって挿入されたものが多い．そのほかカテーテルの一部が異物として残留したもの，爆弾破片のような外傷によるものもある．異物には針，ヘアピン，鉛筆，ろうそく，体温計，ビニール管，麦わら，草などがある．排尿痛，排尿障害，尿閉，血尿あるいは尿道出血をきたす．異物鉗子による摘出や外尿道切開などを行う．[474]

尿道炎

urethritis

【概念・定義】尿道に限局した炎症は男性が主であり，女性では膀胱炎や腟炎などの結果として生じることが多い．通常，男性では性感染症としてとらえられている．起炎菌としては淋菌，クラミジア *Chlamydia* が主なもので，その他にウレアプラズマ *Ureaplasma*，腟トリコモナス *Trichomonas vaginalis* などがある．起炎菌により淋菌性と非淋菌性とに分類される．

【淋菌性尿道炎】**淋菌 *Neisseria gonorrhoeae*** による尿道炎であり，急性前部尿道炎として発症．〔**症状**〕感染後 2-5 日の潜伏期ののち，尿道瘙痒感，外尿道口発赤および粘液性尿道分泌物を認め，次いで，1-2 日くらいで粘液性から膿性となり，量も増加．〔**診断**〕尿道分泌物の塗抹標本のグラム染色で，多核白血球内にグラム陰性双球菌を確認すれば，淋菌陽性と判断される．不確実な場合は淋菌培養(CO_2 培養)または遺伝子診断法(核酸増幅法)を行う．なお 20-30% はクラミジア感染を合併しているので，クラミジア検査は必須である．〔**治療**〕経口セフェム系薬が有効．しかし性感染症の治療は，短期間で 90-95% 以上の効果をあげる必要があることから，注射剤(セフォジジムナトリウム，スペクチノマイシン塩酸塩水和物，セフトリアキソンナトリウム水和物)の単回投与が推奨されている．従来使用されていたペニシリン系薬剤やニューキノロン薬は耐性化が顕著となり，効果は期待できない．なお性感染症なので，パートナーの治療も必須．

【非淋菌性尿道炎】性感染症としての尿道炎の中で，淋菌以外の原因で起こるもの．起炎菌は**クラミジアトラコマチス *Chlamydia trachomatis*** が半数以上を占めている．〔**症状**〕潜伏期は 1-4 週間とやや長い．臨床症状も淋菌性と比較して一般に軽い．尿道分泌物は膿性よりはむしろ粘液性，漿液性で量も少ない．〔**診断**〕臨床症状および尿所見からクラミジア感染を疑う．クラミジアの検出は初尿を検体として遺伝子診断法(核酸増幅法)により容易．〔**治療**〕治療薬として有効性が確認されている薬剤はテトラサイクリン系薬剤，マクロライド系薬剤，ニューキノロン薬である．[474]

●淋菌性尿道炎と非淋菌性尿道炎の比較

分類	淋菌性	非淋菌性
感染機会	有	有
潜伏期	2-5 日	1-4 週
発症	急性	急性～亜急性
尿道分泌物	多量 膿性	中等量～微量 漿液性～粘液性
診断	グラム染色 培養(CO_2) 遺伝子診断法	遺伝子診断法
治療	経口セフェム 注射剤(セフォジジムナトリウム，スペクチノマイシン塩酸塩水和物，セフトリアキソンナトリウム水和物)	テトラサイクリン系薬剤，マクロライド系薬剤，ニューキノロン系薬剤

岸洋一：イラスト泌尿器科，p.105，文光堂，1990

尿道炎の看護ケア

【ケアのポイント】観察のポイントは排尿痛，尿道痛，外尿道口からの排膿である．羞恥心のため受診が遅れがちになるが，早期に受診，治療(主に内服治療)を行うことで速やかに改善する．水分を多く摂取し，排尿をがまんしないことを説明する．原因菌が淋菌やクラミジアトラコマチス *Chlamydia trachomatis* などの場合は性感染症としてパートナーも一緒に受診することを勧める．[1506] ⇒参尿道炎→2253

尿道外括約筋筋電図 sphincter electromyography 排尿機能検査の1つで，針電極を会陰部から直接，尿道外括約筋に刺入して，筋電図を記録するもの．膀胱内圧測定などと同時に行い，利尿筋と括約筋の相互作用を観察し，排尿異常時の利尿筋・尿道括約筋協調不全の診断に有用．[474]

尿道外傷⇒同尿道損傷→2255

尿道海綿体 corpus spongiosum penis 陰茎内にある尿道を包む勃起組織で，先端は亀頭を形成し尿道が開口．後端は膨大して尿道球をなし，尿生殖隔膜の下面に密接し，その後端部の上面から尿道が進入．その背部に左右 2 個の陰茎海綿体 corpus cavernosum penis があり，それぞれの海綿体は白膜に覆われて，これらの海綿体が陰茎の幹をなしている．(図参照⇒陰茎→291)[474]

尿道拡張術 bougienage ［尿道拡張法，ブジールング］尿道狭窄の治療法の1つ．間欠的拡張法と持続拡張法とがある．間欠的拡張法は金属ブジーを用いるもので，狭窄が外尿道口から振子部尿道までならば直線金属ブジーを，後部尿道など遠位の狭窄ならば主にジッテルブジー(曲ブジー)を使用．ブジーは細いものから始めて順次太いものに換え，一定の日時をあけて次第に拡張する．金属ブジーが入らない場合は糸状ブジー(細いカテーテル)を使用して徐々に拡張することもある．持続拡張法はゴム製カテーテル(バルーンカテーテル)を挿入し，数日間そのまま留置して次第にカテーテルを太くして拡張する．いずれの場合も粘膜麻酔薬による局所麻酔下に行うが，挿入困難な初期は腰椎麻酔下に行うこともある．[474] ⇨参尿道狭窄症→2254

尿道拡張法 urethral dilatation⇨同尿道拡張術→2253

尿道括約筋 urethral sphincter ［外尿道括約筋］ 男性では尿道の隔膜部を輪状または，ループ状に囲み(尿生殖括約筋)，かつ尿道球部を含み，上端は前立腺の筋質に移行．女性では大部分は尿道の下部と腟とを共同に囲み，小部分は尿道と腟との間に入る．尿道括約筋(尿生殖括約筋)と深会陰横筋は内外から上および下尿生殖隔膜筋膜に覆われ，全体として尿生殖隔膜を形成する．[118]

尿道カテーテル法 urethral catheter〔catheterization〕, urinary catheter 外尿道口から尿道を通して膀胱へ挿入する管であり，その行為を尿道カテーテル法という．尿閉や排尿障害のある患者の導尿，尿検査，尿培養のための尿の採取，残尿量の正確な測定，膀胱内の洗浄，膀胱内への薬物や造影剤の注入などに際し用いられる．材質は軟性(ゴム製)と硬性(金属製)があるが，現在では硬性のものは用いられていない．主なものとしてネラトン Nélaton カテーテル，チーマン Tiemann カテーテルが，留置するものとしてバルーンカテーテルなどがある．[118] ⇨参尿道留置カテーテル→2256，間欠的導尿法→586

尿道カルンクル urethral caruncle ［尿道小阜，尿道小丘］ 女性の尿道に発生する腫瘍の中で最も多く，良性であり，50 歳以上に多い．外尿道口内側から発生し，外観上小さなイチゴ状で，触れると出血しやすく，ときに排尿時に疼痛を伴う．組織学的には血管増生の強い肉芽組織からなる．鑑別診断として尿道癌，尿道脱，尿道ポリープなどがある．治療は局所麻酔下に切除または電気凝固する．[474]

尿道下裂 hypospadias 男性にみられる外陰部奇形で，外尿道口が亀頭先端部に開口せず，下面陰嚢方向に開口している．尿道開口部は亀頭に近い陰茎末端部から陰茎腹面，会陰部までいろいろな部位に生じ，部位によって亀頭部下裂，陰茎部下裂，陰茎陰嚢部下裂，および会陰部下裂に分類．整容目的と排尿機能・性機能の正常化を目的に形成手術を行う．[474] ⇨参尿道上裂→2255

尿道癌 urethral carcinoma, urethral cancer 尿道の悪性腫瘍で，尿道粘膜を構成する上皮から発生する比較的まれな癌．扁平上皮癌，移行上皮癌，腺癌などがあり，頻度は扁平上皮癌が最も高い．尿道前部，特に尿道球部に多くみられる．男女比は1：3で，50 歳代以上の女性に多い．尿道出血，血尿，腫瘤触知，尿瘻形成，排尿困難，尿閉，頻尿，排尿時および性交時疼痛などが自覚症状．診断の確定には腫瘤の生検が必要．予後は一般に不良である．治療は外科的治療が主体となる．非浸潤癌であれば腫瘍切除が可能で，原発腫瘍の深達度により，女性では尿道部分切除術，尿道全摘除，骨盤前方全臓器摘除が，男性では尿道端端吻合術，陰茎部分切除術，陰茎全摘除が行われる．進行した尿道癌に対して，最近は化学療法と手術療法，あるいは放射線療法と手術療法との併用も試みられている．[474]

尿道関節症候群 urethro-synovial syndrome⇨同ライター症候群→2890

尿道騎乗損傷⇨同尿道跨(こ)状損傷→2255

尿道球腺 bulbourethral gland⇨同カウパー腺→463

尿道鏡検査法 urethroscopy 尿道粘膜の状態，炎症・腫瘍の有無，膀胱頸部の状態などを観察する内視鏡検査で，膀胱尿道鏡と呼ばれる金属製外套とレンズ系光学視管を主体とした硬性鏡が使用されるが，最近は軟性鏡が使用されることも多くなった．[118] ⇨参膀胱尿道鏡→2667

尿道狭窄症 urethral stricture 尿道壁が瘢痕化して拡張性を失い，その内腔が狭くなった状態．先天性と後天性がある．後天性には外傷性狭窄，炎症性狭窄(淋疾，尿道炎，結核などによる)，瘢痕性狭窄(化学療法薬の影響による)がある．排尿困難(頻尿，尿線狭小，残尿感など)が現れ，高度になれば尿閉，尿路感染症，腎機能低下をきたす．尿道 X 線撮影により診断する．治療は原疾患の加療とともに尿道拡張法を行い，高度の場合は尿道形成術を行う．[474]

尿道憩室 urethral diverticulum 尿道の一部と交通する嚢状腔．先天性もあるが，大部分は後天性．多くは無症状であるが，頻尿，尿路感染が主にみられる．他覚的所見として腟前壁に腫瘤形成を認める．大きさや硬度は一定せず，外尿道口から膿性分泌物をよく認める．腟内触診所見，尿道膀胱鏡，尿道 X 線撮影で診断する．治療は小さな嚢腫はマッサージ，化学療法，大きいものは憩室摘除術を行う．尿道瘻に注意する．[474]

尿道形成術 urethroplasty 尿道損傷および尿道狭窄，また尿道奇形(尿道下裂)に対する手術が主なもので，なるべく正常な排尿状態になるように行う．尿道球部・振子部の損傷や狭窄で，範囲が 2-3 cm 以下であれば，その部分を切除し，端端吻合が可能．また切除部が長い場合は，皮膚弁によるヨハンソン Johanson 法などがある．尿道下裂の形成術としては，デニス=ブラウン Denis Browne 法が知られている．[474]

尿道結石症 urethral stone(calculus), urethrolithiasis 大部分は上部尿路結石(腎結石，尿管結石，膀胱結石)が嵌頓したもので，原発性結石(尿道憩室，尿道瘻，尿道狭窄，尿道異物などのため形成される結石)はごくまれ．結石が停滞する部位は尿道後部が最も多く，振子部，球部，舟状窩が次ぐ．男性に多く，女性では尿道憩室内結石を除きほとんどみられない．血尿，排尿困難，排尿痛，ときに尿閉となる．触診による結石の有無，金属ブジー挿入，尿路撮影，単純 X 線撮影などで診断する．治療は，前部尿道結石では尿道異物鉗子などによる摘出，外尿道・内尿道の切開を行う．後部尿道結石では金属ブジーで結石を膀胱まで押し戻したのち，膀胱結石に準じて砕石する．尿道憩室内結石，その他の原発性結石では根治的に憩室摘除術などの基礎疾患の治療を行う．[474]

尿道口切開術 urethral meatotomy ［外尿道口切開術］ 外尿道口の狭窄症に対して，狭くなった外尿道口を切開し拡張することをいい，外尿道口狭窄による排尿障害，カテーテルや内視鏡の挿入が困難な場合などに行われる．外尿道口狭窄は先天性，おむつかぶれ，化学薬品の接触や経尿道的処置などにより発生し，視診により容易に診断できる．切開部両側の亀頭，尿道粘膜下に局所麻酔を施し，外尿道口より無鉤鉗子を挿入したうえで，外尿道口より陰茎腹側に向かって小剪刀を用いて十分に切開する．切開後，亀頭粘膜と尿道粘膜が切開面で離開している場合には，細い吸収糸で左右1針ずつ縫合を加える．狭窄が軽度の場合は，無鉤鉗子を外尿道口より挿入し，鉗子を広げるだけで拡張できることもある．[30]

尿道跨(こ)状損傷　straddle injury ［尿道騎乗損傷］ 尿道損傷は解剖学的位置関係から，前部尿道損傷と後部尿道損傷に分けられる．その中で前部尿道損傷は受傷機序が，自転車で転倒したり，梯子や棒などの上で足を滑らせて会陰部を打ち，またいだ姿勢で尿道を恥骨との間にはさんで生じたもので，好発部位は尿道球部である．受傷時の格好が騎乗に似ているところから騎乗(跨状)損傷という．血液や尿が陰茎や陰嚢に溢流し，皮下出血をみる．安易に尿道カテーテルを挿入してはならない．[380]

尿道索　chordee ［陰茎索］ 尿道を形成するはずの海綿体の部分が索状組織となり，陰茎を腹側に屈曲させている先天異常．尿道下裂を伴う場合が多く，治療のため2-3歳頃に索切除術および尿道形成術を行う．手術によって正常な外見が得られ，立位での排尿，将来の性交が可能となる．[1631]

尿糖試験紙　dipstick，strip for urine glucose 尿糖検出に用いる試験紙．試験紙にブドウ糖酸化酵素，ペルオキシダーゼ，オルトトリジンを含ませたもので，尿に浸したのち空気中に1分間放置すると，尿中のブドウ糖が糖酸化酵素によって酸化されて過酸化水素を出す．この過酸化水素とオルトトリジンの反応にペルオキシダーゼが作用して試験紙が青色に変化する．試験紙による尿中物質検出法のうち，最初に行われたもの．[90]

尿道周囲膿瘍　periurethral abscess 多くは尿道炎が尿道周囲にまで波及し，膿瘍を形成したもの．カテーテル留置患者においてカテーテル挿入時に尿道を損傷して生じることがある．外傷などで尿道周囲に炎症を生じ膿瘍を形成することもある．抗菌薬投与を行う．切開排膿を行うこともあるが，のちに尿道瘻を形成することがある．[353]

尿道出血　urethral bleeding ［尿道性血尿］ 尿道から出血し血尿を呈する状態をいう．出血部位の推定にはトンプソン Thompson の二杯分尿法(トンプソン二杯試験法)が用いられるが，一般に後部尿道からの出血，すなわち排尿終末時血尿または分娩後出血の形をとることが多い．前部尿道からの出血では排尿に関係なく出血をみることもある．尿道出血を呈する疾患として，急性尿道炎，尿道腫瘍，尿道損傷，尿道結石や異物，尿道カルンクルなどがあげられる．急性尿道炎や尿道異物では血性膿による下着の汚染をみることが多い．[30]

尿道小丘⇨同尿道カルンクル→2254

尿道症候群　urethral syndrome ［膀胱尿道症候群］ 女性の膀胱・尿道およびその周囲に神経的にも器質的・機能的にも病変が認められないにもかかわらず，頻尿，排尿困難や膀胱部痛を生じる病態の総称．病因は不明である．[353]

尿道小阜⇨同尿道カルンクル→2254

尿道上裂　epispadias 男性の外尿道口が陰茎の背面に開口する先天奇形．尿道下裂に比べて頻度はきわめてまれ．女性にもまれに尿道前壁の裂口としてみられる．開口部の位置により，亀頭型，陰茎型，恥骨陰茎型に分類される．治療は形成手術による．[474]

尿道性血尿　urethral hematuria⇨同尿道出血→2255

尿道洗浄　urethral wash 男性の尿道炎に対し，外尿道口から前部尿道内に消毒薬や抗菌薬を注入し，尿道を洗浄する方法．外尿道口を圧迫しつつ薬液を少量注入し，圧迫をといて薬液を排出する．これを数回繰り返す．最近はあまり行われない．[353]

尿道前立腺部⇨同前立腺部尿道→1800

尿道造影　urethrography⇨同尿道膀胱造影→2256

尿道損傷　urethral injury ［尿道外傷］ 主に会陰部の打撲によって受傷するもので，男性に多い．男性では受傷部位により後部尿道(膜様部)損傷と前部尿道(球部および振子部)損傷に分類され，女性はまれ．多くは後部尿道損傷で，骨盤骨折に伴うことが多く，完全尿道断裂と不完全尿道断裂に分けられる．完全尿道断裂では尿道出血，尿閉を認め，不完全尿道断裂では排尿は可能であるが尿道出血，血尿を認める．前部尿道損傷は球部尿道外傷と振子部尿道外傷に分けられる．球部尿道外傷は尿道の挫傷・断裂(不完全・完全)を，振子部尿道外傷では尿道出血，陰茎腫脹を認める．治療は，尿道断裂などの排尿困難な症例には恥骨上に膀胱瘻を造設して二次的に尿道形成術を行う．尿道損傷が疑われるときは尿道留置カテーテルの挿入は避け，尿道造影を行い損傷の部位・程度を確認する．軽度の損傷ではカテーテル留置を，軽微なものは安静，抗生物質投与を行い経過観察．後遺症としては尿道狭窄，勃起不能が問題となる．[474]

●尿道損傷

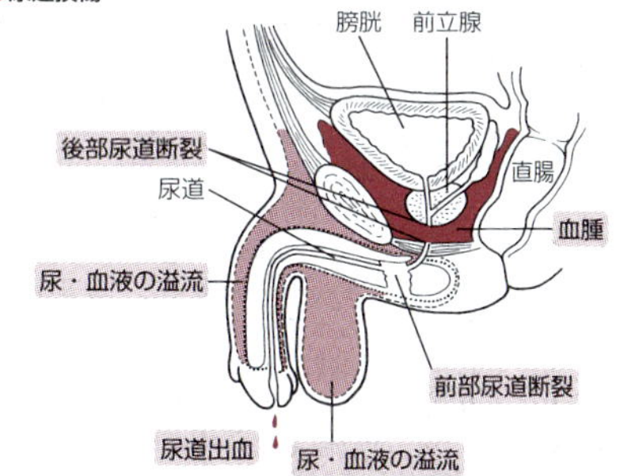

尿道脱　urethral prolapse，prolapse of urethra，urethrocele 尿道粘膜が外尿道口より反転脱出したもの．完全尿道脱(尿道粘膜の全周が脱出した状態)と部分的尿道脱(尿道粘膜の一部が脱出したもの)がある．女性のみにみられる疾患で，高齢者と小児に好発．外傷，分娩，あるいは強い努責(いきみ)が誘因となる．イチゴ状の腫瘤を外尿道口に認め，出血や排尿障害をきたす．整復による治療は再発しやすく，脱出した尿道粘膜の根元を尿道に挿入したゴムカテーテルとともに結紮して，壊死脱落させる．切除術も行われる．[474]

尿道直腸瘻(ろう) urethrorectal fistula⇨同直腸尿道瘻(ろう)→2024

尿道抵抗曲線⇨同尿道内圧曲線→2256

尿道内圧曲線 urethral pressure profile；UPP ［尿道内圧図，尿道抵抗曲線，UPP］ 尿道に挿入したカテーテルの側孔から，一定流量の水または二酸化炭素を流出させ，そのカテーテルを引き抜きながら，膀胱頸部から尿生殖隔膜へ至る括約筋部尿道のそれぞれの内圧を連続的に測定し，またその長さを求める．尿の禁制機能の診断に有用．[474]

尿道内圧図⇨同尿道内圧曲線→2256

尿道分泌物 urethral discharge 外尿道口より分泌される液状のもので，生理的なものと病的なものがある．生理的なものとしては排尿終末時の結晶尿，排便時の前立腺漏，性的刺激による分泌物があり，病的なものは淋菌性，非淋菌性(主としてクラミジア性)のものがある．特に後者は尿道炎の主要症状で，その塗抹・培養検査は診断に必須．[474]

尿道弁 urethral valve 尿道に薄い弁状の隔膜を有する先天性疾患で，ほとんどは男児にみられ，排尿困難や尿閉を合併することが多い．下部尿路通過障害に基づく水腎症，水尿管，膀胱尿管逆流，尿路感染，腎機能障害などの症状が認められる．弁状構造のある部位により前部尿道弁と後部尿道弁に分けられる．通常，後部尿道弁は遠位前立腺部尿道に，前部尿道弁は陰囊陰茎移行部あたりの尿道にみられる．通常，後部尿道弁の場合が多い．診断は尿路造影と内視鏡によってなされ，治療は弁状構造物の切開，切除である．膀胱尿管逆流は弁状構造物の除去により改善することが多いが，経過観察しても消失しない場合にはその治療も必要となる．[1244]

尿道傍管 paraurethral duct ［スキーン管］ 尿道粘膜周囲にあるいくつかの傍尿道腺から尿道に開口する管．女性では外尿道口の両側に開口し，細菌感染の起こりやすい部位である．[996] ⇨参スキーン腺→1634

尿道膀胱造影 urethrocystography；UCG ［尿道造影］ 下部尿路の形態，機能を評価観察するため，ヨード造影剤を用いて膀胱尿道を描出するX線検査で，逆行性と排泄性がある．逆行性尿道膀胱造影では外尿道口より造影剤を40 mLほど注入し，尿道が造影剤で充満され，膀胱へ逆流しているところを撮影する．排泄性尿道膀胱造影ではあらかじめカテーテルなどで膀胱を造影剤で充満しておき，排尿時にX線撮影をする．逆行性では外力により加圧された状態が描出されるため非生理的形態を呈すが，排泄性では自然排尿時の撮影であるためより生理的な形態が描出される．検査対象となる疾患は尿道狭窄，尿道憩室，尿道弁，尿道結石，尿道損傷，尿道腫瘍，膀胱頸部硬化症，前立腺肥大症，前立腺癌，神経因性膀胱などがある．膀胱尿道鏡の発達により，多くの情報は内視鏡検査で得られるようになったので最近では検査の頻度は減少している．チェーン膀胱尿道造影といって女性の尿失禁の診断の際，尿道に金属製の鎖も挿入して膀胱底と尿道の角度を測定する検査もある．[1244]

尿道留置カテーテル urethral indwelling catheter ［持続的尿道カテーテル法］ 外尿道口より逆行性に挿入したカテーテルを膀胱内に留置させて行う排尿法で，自然排尿が不可能なとき，あるいは手術後などで自然排尿が得にくいとき，時間尿量を正確に把握したいとき，尿道手術の際の治癒促進のときに行われる．フォーリーFoley(バルーン)カテーテルが主に用いられている．その他，目的に応じ，ネラトンNélatonカテーテル，チーマンTiemannカテーテル，マレコーMalécotカテーテルがある．実施にあたっては，次の点に留意する．①挿入前のバルーンのテスト，②カテーテル挿入後，バルーンの滅菌水の注入による固定，③尿道・膀胱に緊張や牽引感のないよう，大腿部(女性は大腿内側，男性は大腿前面)への絆創膏などによる固定，④カテーテル留置後，連結管を装備したランニングチューブによる蓄尿バッグへの尿の誘導，⑤カテーテルの排液装置からの脱着時・接続時の相互の消毒，および消毒後の装着，⑥尿の流出状態の時間ごとのチェック(手術後など短時間の尿量の確認が要求されるときは採尿用カップを2-3個用意して決められた時間に交換する．これは出血状態の確認にも効果的)．原則的には自然排尿が望ましく，本法は一時的な目的達成のための次善の処置として考えるべきである．留置期間が長期に及べば尿路感染を招来しやすく，膀胱の拡張・収縮機能も弱まり，抜去後の自然排尿に困難をきたす可能性がある．[474]

尿道留置カテーテル感染予防 prevention of urethral indwelling catheter-related infection 持続的に導尿を行う目的で尿道から膀胱内に留置するカテーテルに関連して発生する尿路感染を予防するための対策．膀胱留置カテーテルvesical indwelling catheterの無菌的な挿入と維持に関する知識と技術をもった医療従事者が膀胱留置カテーテルを取り扱う．膀胱留置カテーテルを取り扱う医療従事者はカテーテルの留置に伴う合併症に関する教育を定期的に受ける．膀胱留置カテーテルは必要時にのみ留置し，医療従事者の便宜のために使用してはいけない．また，操作する直前および直後には手指消毒を行う．挿入時は清潔器具を用いて無菌操作で挿入する．挿入後はカテーテルの移動と尿道の牽引を避けるため，下腹部に固定する．尿道損傷を最小限にするため，あまり太いカテーテルは用いない．閉鎖式採尿システム(膀胱留置カテーテルと採尿バッグが一体化したもの)を使用する．大量の尿を必要とするときは，採尿バッグの排液口から採取する．外尿道口周囲を清潔に保つには洗浄のみ行い，消毒はしない．[564]

尿道瘻(ろう) urethral fistula 尿道と他の部位との間に瘻孔を形成し，尿が漏れる状態．瘻孔を形成する部位は直腸，腟，会陰部，陰囊部などである．先天性と後天性があるが，後天性のものには外傷，炎症，癌などがある．瘻孔部から尿の漏れ，排尿障害，尿路感染症を認める．治療は原疾患を加療し，瘻孔切除術，尿路変更術，カテーテル留置などが行われる．[474]

尿毒症 uremia 原因を問わず，腎不全が高度になると各種の臓器系細胞の機能障害によって多彩な臨床症状を呈するようになる．この病態を尿毒症と呼ぶ．症状としては，①頭痛，傾眠，昏睡，失見当識，しびれなどの中枢神経障害，②尿毒症性口臭(アミン臭)，食欲不振，悪心・嘔吐，下痢，消化性潰瘍，消化管出血などの消化器症状，③下肢静止不能症候群restless leg syndrome，灼熱足症候群などの末梢神経障害，④肺うっ血と肺水腫像である尿毒症性肺臓炎や尿毒症性胸膜炎，心不全，尿毒症性心膜炎などの呼吸・循環障害，⑤二次性副甲状腺機能亢進症とビタミンD活性化障害に基づく骨・関節障害(腎性骨異栄養症)，⑥腎性網膜症や尿毒症性黒内障，尿毒症性視力障害(弱視)などの眼障害，⑦エリスロポエチン産生低下による腎性貧血，⑧味覚や嗅覚の低下，知覚障害，⑨血小板機能障害による出血傾向，⑩リンパ球減少などによる細胞性免疫能の低下と易感染性，⑪尿毒症性筋障害による筋力低下，⑫不妊，生理不順，インポテンスなどの性機能障害，⑬瘙痒，色素沈着などの皮膚症状，⑭糖・脂質，内分泌代謝異常による脂質異常，などがある．これらの症状の多くは透析療法により改善がみられる．原因は，腎機能低下により過剰に体内に蓄積した尿毒症性物質，すなわち尿素，ペプチド，酵素などであるが，その全容はまだ完全には明らかとなっていない．[963]

尿毒症性アシドーシス⇨参尿毒症性疾患⇀2257

尿毒症性胸膜炎⇨参尿毒症性疾患⇀2257

尿毒症性筋障害(症)⇨参尿毒症性疾患⇀2257

尿毒症性口内炎⇨参尿毒症性疾患⇀2257

尿毒症性骨異栄養症⇨参尿毒症性疾患⇀2257

尿毒症性昏睡⇨参尿毒症性疾患⇀2257

尿毒症性疾患 uremic syndrome 末期腎不全における全身の諸臓器病変によって起こるさまざまな病態や疾患を指す．代表的なものとしては，尿毒症性アシドーシス，尿毒症性胸膜炎，尿毒症性筋障害(症)，尿毒症性口内炎，尿毒症性骨異栄養症，尿毒症性昏睡，尿毒症性神経毒，尿毒症性精神病，尿毒症性脳症などがある．[146] ⇨参尿毒症⇀2256

尿毒症性心外膜炎 uremic pericarditis 心臓の外側を覆う心外膜に炎症を起こした結果，心嚢液が異常に貯留した状態を心外膜炎という．心外膜炎の原因は多彩であるが，尿毒症に伴って出現する心外膜炎を尿毒症性心外膜炎という．診断は感染症，膠原病，悪性腫瘍などによる心外膜炎を除外することによって行われる．心嚢液が異常に貯留する真の病態生理はいまだ解明されていない．炎症が遷延すれば，最終的に収縮性心外膜炎へと移行する．保存期腎不全や透析期における治療が進歩した結果，今日ではかつてみられたような重篤な心外膜炎を末期慢性腎不全患者でみることが少なくなった．しかしいまだに患者は存在する．心嚢腔穿刺，排液は心タンポナーデなどの緊急状態を回避する場合にのみ行われる．保存期腎不全患者で本疾患を認めた場合，透析導入にて8割以上が改善するという．透析患者で本疾患を認めた場合には十分な透析量の確保に努める．[1503]

尿毒症性神経毒⇨参尿毒症性疾患⇀2257

尿毒症性心膜炎 uremic pericarditis 尿毒症に関連した心膜炎で慢性的な尿毒症の状態で生じることがあるが，病因は不詳．近年の血液透析の普及に伴い頻度は減少してきている．胸痛，発熱，心膜摩擦音などの心膜炎の徴候，胸部X線検査では心陰影の拡大，心臓超音波検査では心嚢液の貯留を認める．血液透析を施行することにより心嚢液の改善を認めることが多いが，ステロイドが有効なこともある．心嚢液が多量で血行動態の破綻が危惧される場合にはドレナージを行う．[852,38]

尿毒症性精神病⇨参尿毒症性疾患⇀2257

尿毒症性トキシン uremic toxin⇨同ウレミック・トキシン⇀334

尿毒症性毒素 uremic toxin⇨同ウレミック・トキシン⇀334

尿毒症性ニューロパチー uremic neuropathy 慢性腎不全の合併症としてよく知られるニューロパチーで，慢性透析患者の25% 前後にみられる．適切な人工透析や腎移植によって改善がみられることが多く，透析可能な代謝産物の蓄積によって多発ニューロパチーが発生していると考えられている．下肢遠位に感覚障害が現れ，ふくらはぎの筋痙攣，終始脚を動かさずにいられない下肢静止不能症候群(restless leg syndrome)，下肢優位の筋力低下としびれ感が進行する．[1245]

尿毒症性脳症 uremic encephalopathy⇨参尿毒症性疾患⇀2257

尿毒症性肺炎 uremic lung, uremic pneumonia 尿毒症の際にみられる透過性亢進型の肺水腫．主な原因に，肺毛細血管の透過性亢進，水分過剰などがあげられる．胸部X線写真では肺門部を中心に左右に蝶が羽を広げたような形の陰影が認められることが特徴で，病理学的には肺胞壁の肥厚，硝子膜形成，線維素析出，毛細血管のうっ血などを伴う肺水腫の像である．[141]

尿毒症性痒疹 prurigo uremica 亜急性痒疹または慢性痒疹は，アトピー性皮膚炎，悪性腫瘍，糖尿病など種々の基礎疾患を有していることが多く，そのなかで尿毒症を基礎疾患とするもの．皮膚は乾燥し，苔癬化局面上に瘙痒の強くかたい小結節や丘疹が散在．貧血による蒼白や色素沈着，斑状出血を伴ったり，カルシウムの沈着を認めることもある．成人発症例が多く，激しい瘙痒を伴うことが多い．皮膚瘙痒症を併発し，痒疹結節のない部位も瘙痒が強いことがある．[82]

尿嚢遺残⇨同尿膜管遺残⇀2258

尿嚢腫⇨同尿貯留腫⇀2252

尿濃縮 concentration of urine 尿濃縮力によるもので，対向流増幅系(ヘンレ係蹄)と対向流交換系(直血管)，および抗利尿ホルモンが働き，尿は高浸透圧となる．ヒトでは1日に排泄される溶質(塩化ナトリウムや尿素など)の量を500 mLに濃縮しうる．このときの尿の浸透圧は1,400 mOsm/kgH_2O(血漿の約5倍)．[851]

尿濃縮試験 urinary concentration test⇨同フィッシュバーグ濃縮試験⇀2513

尿濃縮力 urinary concentration 腎が高浸透圧の尿をつくり出す能力をいう．哺乳動物の尿の濃縮機構においては尿素が重要な役割を担い，個体の水分維持に関する物質として腎と密接に関連している．尿濃縮力は尿浸透圧を測定することによって知ることができ，代表的なものにはフィッシュバーグ Fishberg 濃縮試験がある．この浸透圧は，最終的に対向流増幅系に接する尿細管を通過する尿流量に影響される．エネルギー源の潤沢でない髄質では，効率よく高張性を維持するために尿素の再循環が重要な意味をもつ．もし尿素の再循環機構がなければ，尿細管液中の尿素を排泄するためより多くの水が必要となるので，尿の濃縮，すなわち水の保持機構は効率よく作動しないであろうと考えられる．[1610]

尿排泄⇨同排尿⇀2347

尿培養 urinary culture ［尿細菌検査］ 尿路系の感染症の起炎菌を調べるために行う培養検査．尿道や外陰部の常在菌の混入を最小限にするため，外陰部の清拭後に中間尿を採取する．[1615]

尿比重 urine specific gravity，specific gravity of urine 尿比重は尿中に溶けている全溶質の濃度(重量)によって決まる．その濃度は髄質のヘンレ Henle 係蹄および遠位尿細管に存在する対向流系における尿濃縮機能と尿希釈機能の相互作用によって決定される．主要溶質成分は塩化ナトリウムと尿素である．健常成人の尿比重は1.015-1.025 程度であり，1.030 以上を高比重尿，1.010 以下を低比重尿(希釈尿)と呼ぶ．通常，尿比重計などの浮秤を用いて測定する．[1610]

尿比重計 urinometer，urometer 尿比重を測定するための器具．ガラス製円筒の管底内におもりを入れた目盛りつきの浮秤を，尿を入れた容器に浮かべ，液面の目盛りを読み取る方法が標準法であるが，日常検査では，屈折計，試験紙などで代用する．屈折計法は浮秤法による実測比重と尿の屈折率との相関から求める．試験紙法は尿中ナトリウム濃度から推定する．基準範囲は1.015-1.025 とされているが，随時尿では水分摂取量，食事成分，運動量，季節などにより大きく影響され，水分摂取の制限時には1.030-1.035，多量の水分摂取をすると1.001-1.005 まで大きく変動する．健常者では尿素や電解質排泄量により比重が決まるので，尿比重は尿量と反比例し，尿の色の濃さと並行している．腎不全では希釈・濃縮力とも低下するため1.010 の等張尿となる．[533] ⇨参屈折計→819

尿閉 urinary retention 膀胱に多量の尿が貯留しているにもかかわらず，膀胱や尿道の疾患のため排尿ができない状態．前立腺肥大症，前立腺癌，尿道狭窄などで生じることがある．1 滴の尿も出ないような状態を完全尿閉，少量の排尿はあるが残尿量が多いものを不完全尿閉という．完全尿閉の場合，不完全尿閉から慢性的に移行したものと，突然尿閉状態になる急性のものとがある．急性尿閉では，強い不安感と苦痛を伴う．膀胱に尿の貯留を認めない無尿との鑑別を要する．[474]

二葉弁《人工心臓弁》 pivoting disc prosthetic heart valve 弁のディスクが中心軸に沿って傾斜し，開閉する構造をもった人工弁(機械弁)の総称．主にパイロライトカーボンという材料でできた半月状の2 枚の弁葉が開閉する構造をしている．[867,1499] ⇨参セントジュード弁→1790

尿崩症 diabetes insipidus 抗利尿ホルモン(ADH)とも呼ばれるバソプレシンの分泌・作用の低下により，尿量が1 日4 L 以上，尿比重が1.006 以下となった病態をいう．尿崩症にはバソプレシンの産生・貯蔵部位である視床下部-下垂体後葉系の障害により発生する中枢性尿崩症と，その作用部位である腎臓の集合尿細管機能の障害によりホルモン作用が発揮できない腎性尿崩症がある．中枢性尿崩症の原因は三群に大別され，視床下部-下垂体後葉領域の腫瘍，炎症など器質的原因による続発性中枢性尿崩症，器質性疾患が認められない特発性中枢性尿崩症，遺伝性に発生する家族性中枢性尿崩症がある．腎性尿崩症の原因は腎の器質的疾患に基づく続発性腎性尿崩症と，出生時に発症する先天性腎性尿崩症に分類される．症状は多飲，多尿，口渇，皮膚乾燥などで，小児発症例ではこのほか，発熱，嘔吐，痙攣を伴うことが多い．[1047]

尿膜 allantois 脊椎動物の発生初期に卵黄嚢の一部として形成され，将来，臍帯となる胎芽の結合茎へ伸びたものだが，やがて総排泄腔の膨出部となる．出生前には退化し管状構造としてのみ痕跡を残す．ヒトの胚子では細管は尿膜管 urachus となり，先端は尿膜嚢となる．尿膜壁から生じた血管は臍帯動静脈となる．尿膜の後腸へ伸びた部分は膀胱となる．尿膜管は膀胱頂から臍部に至る線維性索として残存する．尿膜管の退化が不完全な場合，尿膜管遺残といい，臍からの尿の流出や感染の原因となる．[996] ⇨参胎膜→1902

尿膜管 urachus，pedicle of allantois 胚齢17 日頃に卵黄嚢の尾側に出芽する憩室．鳥類などでは老廃物の尿酸などをためる嚢となることから尿膜嚢(尿膜管，尿膜)という．ヒトではそのような働きはないが，尿膜管の近位部は胚体内に取り込まれて膀胱の発生にかかわり，内胚葉性の膀胱上皮組織を形成する．ただし，膀胱三角の領域は中胚葉性の中腎管に由来する．注目すべき点は，ヒトの臍帯血管系は尿膜管の血管系に由来すること．発生初期に尿膜管が付着茎(胚と絨毛膜をつなぐ組織)内に伸長すると，それに付随して発生した血管系が絨毛膜に発生した血管系とつながり，臍帯血管系(臍動脈，臍静脈)となって胎児-胎盤循環を形成する．[1044] ⇨参尿膜管開存症→2258

尿膜管遺残 urachal remnant，urachal rest ［**尿嚢遺残**］ 胎生初期に，臍部には尿膜嚢と膀胱を結ぶ尿膜管が通っている．尿膜管は通常，胎生8 週頃には内膜が閉鎖される．しかしこの発生過程に異常があると尿膜管遺残などの先天異常が出現する．[1531]

尿膜管開存症 patent urachus ［**臍尿瘻**(さいにょうろう)］ 尿膜管が閉鎖せず，膀胱と臍の間に交通がみられる状態．臍帯が脱落する頃に，臍から膀胱尿が漏出する(尿瘻)．治療は臍と尿膜管およびその付着部の膀胱部分切除を行うことにより，瘻孔を閉鎖する．[474]

尿膜管癌⇨同尿膜管腫瘍→2258

尿膜管奇形 urachal anomaly 尿膜管は尿嚢と膀胱を結合する管の遺存物であり，胎生3 か月に閉鎖して，正中臍靱帯となる．この尿膜管または正中臍靱帯が，ともに内腔上皮を有した狭い管腔として残ったもの，閉鎖が起こらず開存したもの(尿膜管開存)，膀胱に憩室を形成したもの(尿膜管憩室)，残った尿膜管に嚢胞を形成したもの(尿膜管嚢胞)などの奇形がみられる．[474]

尿膜管臍瘻(さいろう) urachal fistula ［**尿膜管フィステル，膀胱臍瘻**(さいろう)］ 胎生期に胎児の膀胱と尿嚢とを連絡している尿膜管は正常では出生後閉鎖するが，これが閉鎖しないで残存するもの．①臍尿瘻：尿膜管がまったく閉鎖しない場合で，膀胱尿が臍から漏れる．尿膜管を切除する．②尿膜管臍瘻：尿膜管腔が臍に開いている状態で，炎症を伴わなければ軽度の分泌物が臍から出るが，炎症を併発すると膿汁が出る．[474] ⇨参尿膜管開存症→2258

尿膜管腫瘍 urachal tumor ［**尿膜管癌**］ 特殊な膀胱腫瘍の1つで，膀胱頂部から臍部に縦走する索状の胎生期遺残物である尿膜管から発生する腫瘍．腺癌または膠様癌で，悪性腫瘍が大多数．40-60 歳代の男性に多い．主な症状は血尿で，その他は膀胱刺激症状．最初は無症状に過ぎ，膀胱粘膜に浸潤して血尿などを認めるまで気づかず発見が遅れ，予後は悪い．早期診断の

もとに根治手術が重要な治療法.[474]

尿膜管嚢腫 urachal cyst ［尿膜管嚢胞］ 尿膜管の閉鎖不全で中央部が嚢腫を形成するもの．エンドウ豆大から鶏卵大くらいまでで，内容は粘液性あるいは水様性．膀胱と臍との交通はない．感染を起こすと頻尿，排尿痛，自発痛（下腹部），圧痛，発熱などをみる．抗生物質投与，外科的切除を原則とする.[474]

尿膜管嚢胞 allantoic cyst⇨同尿膜管嚢腫→2259

尿膜管フィステル⇨同尿膜管臍瘻（さいろう）→2258

二羊膜性双胎 diamniotic twin 双胎の膜性診断による一分類．双胎を包む内膜（羊膜）が2枚である双胎．一卵性の場合と二卵性の場合とがありうる．さらに絨毛膜（外膜）のパターンから，二絨毛膜性（胎盤が分離するものと結合するものとがある）と一絨毛膜性とに分類される.[1301] ⇨参一羊膜性双胎→253，多胎妊娠→1916

尿漏れ urinary incontinence⇨同尿失禁→2249

尿力学的検査法⇨同尿流動態検査→2259

尿流測定法 uroflowmetry；UFM ［尿流量測定］ 単位時間に尿道を通じて排泄される尿量（排尿量）を，流量曲線として描出する検査法．尿流時間，最大尿流率，最大尿流率到達時間，排尿量，平均尿流率が測定される．排尿障害の程度を知るうえで有用．正常では，流量曲線は排尿開始とともに急峻な立ち上がりを示し，3-5秒で最大に達し，その後，ゆるいカーブで下降し，15-25秒で終了.[474]

尿流動態検査 urodynamic study ［尿力学的検査法］ 下部尿路の排尿機能を調べる検査法で，膀胱内圧測定，尿道内圧測定，尿流測定，尿道外括約筋筋電図などが含まれる．神経因性膀胱，尿道疾患，前立腺疾患の鑑別診断に施行される.[474]

尿流率 urinary flow rate；Q 1秒当たりに排尿される尿量で，mL/秒で表される．Qと略称されることが多い．排尿状態を客観的に評価するために尿流計で測定する．これにより排尿の速度つまり尿流率が経時的に測定され，尿流曲線が描かれる．最大尿流率と平均尿流率は尿流曲線から判断し，排尿状態を評価する指標となる．最大尿流率は排尿時に単位時間当たりの排尿量が最大（排尿開始から3-5秒）となった時点での尿流率で，男性で20-25 mL/秒，女性で25-30 mL/秒が正常範囲と考えられる．平均尿流率は排尿開始から終了までの尿流率の平均で，15 mL/秒以上が正常範囲と考えられる．いずれの値も排尿量が少ないと低くなるため，検査時には250 mL以上の排尿量があることが望ましい．前立腺肥大症などの排尿困難や高齢者において尿流率ともに低下する.[1244]

尿流量測定⇨同尿流測定法→2259

尿量 urinary output 1日に排出された尿の量．成人では通常，700-2,000 mL程度を正常とする．水分摂取量，発汗量などのさまざまな生理的条件，腎疾患の状態によって尿量は変化する.[474]

尿量過少⇨同乏尿→2681

尿量測定 urine volume measurement 排尿された尿量を測定すること．通常は，1日あるいは時間当たりの一定時間内の尿を蓄尿し計測するが，1回の排尿量を測定することもある．成人の1日尿量は800-1,600 mL程度．100 mL/日以下は無尿，400 mL/日以下は乏尿，2,000 mL/日以上は多尿と呼ぶ．健常成人の排尿回数は24時間で5-6回，就寝中は0-1回，1回の排尿量は200-400 mLであるが，個人差が大きい．患者には，蓄尿開始時の排尿は蓄尿容器に入れず，その後の排尿からすべて，排便時の尿も捨てずに，指定された最後の時間まで蓄尿するよう指導する．蓄尿は汚物処理室やトイレに置かれた袋，びんなどの蓄尿容器でなされ，尿量測定は看護師などの業務であったが，尿量と尿比重測定ができる自動機器が市販されている．また，排尿前後に超音波検査を実施し，およその膀胱内残尿量や残尿率〔残尿量/(排尿量＋残尿量)〕を測定することも行われる.[533] ⇨参蓄尿→1968，排尿→2347

尿路 urinary tract 腎で産生された尿が排出されていく通路，すなわち腎杯，腎盂，尿管，膀胱，尿道，外尿道口を指す．腎と尿路おのおのの正常な機能が一体となってはじめて腎機能が正常に保たれる.[1610]

尿瘻（ろう） urinary fistula 感染や組織の損傷，悪性腫瘍の浸潤などの原因により，尿路と周辺の臓器または皮膚との間に形成された瘻（交通路）をいう．結腸膀胱瘻，直腸膀胱瘻といった隣接する消化管との尿瘻や，膀胱腟瘻，尿管腟瘻などの女性性器との間の尿瘻が多い．原因としては尿路の手術や骨盤内臓器の手術，尿路感染症の周囲組織への波及や憩室炎，クローンCrohn病といった隣接臓器の炎症性疾患の尿路への波及，悪性腫瘍の浸潤などがよくみられる．女性の場合には出産時の児頭による圧迫や外傷によって性器と下部尿路の間に尿瘻が生じることがある．尿瘻の修復は外科的に行われるが成功率は必ずしも高くなく，手術が繰り返されることもある.[1244]

尿路感染症 urinary tract infection；UTI，infection of genito-urinary tract ［UTI］ 尿路に発症した細菌による感染症で女性に好発．膀胱炎，腎盂腎炎，尿道炎などがある．グラム陰性菌，中でも大腸菌やクレブシエラ *Klebsiella*，変形菌，緑膿菌，エンテロバクター *Enterobacter* など，およびグラム陽性菌が原因となる．頻尿・排尿痛などを訴え膿尿を認める．尿路に基礎疾患を有さない単純性尿路感染症と基礎疾患を有する複雑性尿路感染とに分類．感染部位と原因の診断に尿沈渣の顕微鏡的検査，尿検体の細菌培養，放射線診断や膀胱鏡検査が行われる．治療には抗菌薬を投与.[474]

尿路結核⇨同尿路性器結核→2261

尿路結石症

urolithiasis ［尿結石］

【概念・定義】 尿路（腎，尿管，膀胱，尿道）に結石を生じた疾患の総称であるが，前立腺・精嚢腺結石を含める場合もある．特別の場合を除き，常に腎臓で発生し，これが他の部分に移動し，そこで成長してその部の結石になる．部位別に腎・尿管結石を上部尿路結石，膀胱・尿道結石を下部尿路結石という．

【疫学】 わが国での推定年間有病率は人口約10万当たり約100人であり，生涯罹患率は100人当たり約5人．東南アジアや中近東では頻度が高い．結石の部位では1950年頃より上部尿路結石の占める割合が高くなり，95％となっている．年齢分布では上部尿路結石が30-50歳代に多く，下部尿路結石は60-80歳代に多い．男女比では2.5：1であるが，下部尿路結石は6：1で圧倒的に男性が多い．

【成因】尿の膠質化学的異常により塩類が析出されることによって発生するといわれ，その誘因として異物(細菌，膿塊，凝血など)があげられている．その他に利尿低下，尿停滞なども結石生成を促進する．結晶成分としてはシュウ酸カルシウム，リン酸カルシウム，リン酸マグネシウムアンモニウム，尿酸，シスチンの5種類が大部分で，その他にキサンチン，炭酸カルシウムがあるがまれ．またシュウ酸カルシウムとリン酸カルシウムの各単独または混合結石が全体の2/3を占めている．リン酸マグネシウムアンモニウム結石は尿路感染が原因で生ずることが多い．
【症状】腎・尿管結石では尿流が停止すると腎盂内圧の急激な上昇により，悪心・嘔吐，冷汗，顔面蒼白などの自律神経症状を伴った特有の**仙痛発作**が起こる．痛みは側腹部から尿管走行に沿って下方に放散．尿管結石では約70%が仙痛発作で受診．結石が膀胱近くに下降すると，頻尿，排尿時痛，残尿感などの膀胱刺激症状を呈する．顕微鏡的血尿はほとんどに認められ，仙痛発作時には肉眼的血尿もみられる．感染を伴えば，腎盂腎炎の症状が加わる．膀胱結石では常に膀胱刺激症状があり，膀胱頸部を結石が閉塞したり，尿道に結石が嵌頓する(尿道結石)と，尿線の中絶，尿閉を生じる．
【診断】特有な痛みと尿所見により推定できる．患側の側腹部に圧痛を認める．X線単純撮影にて90%以上の結石が描出される(尿酸，シスチン結石は写りにくい)．結石が疑われたら，排泄性腎盂撮影を行い，尿路の通過障害の程度を検索する．なおCTスキャンは尿酸などを含め，すべての結石を明瞭に描出する．
【治療】仙痛発作に対しては鎮痛薬，鎮痙薬を投与．悪心・嘔吐が強い場合は補液が必要となる．結石の長径が10 mm未満であれば自然排出が期待できる．水分の多量摂取，補液，利尿薬投与にて尿量を増加させる．また適度の運動も効果がある．尿酸結石やシスチン結石は薬物療法がとられる．尿酸結石では尿のアルカリ化のためクエン酸や炭酸水素ナトリウムの投与が有効．シスチン結石ではD-ペニシラミンやチオプロニンを投与することにより，シスチンの尿中溶解度が高まる．自然排石が期待できない上部尿路結石に対しては外科療法が広く行われてきたが，1980年頃より**体外衝撃波結石破砕術(ESWL)**，**経皮的腎尿管砕石術(PNL)**，**経尿道的尿管砕石術(TUL)**が導入され，外科療法は激減．ESWLは体外で発生させた衝撃波を収束させて，体内の結石に伝播し，結石を破砕し，結石片を自然排出させる治療法．PNLは超音波下または透視下で経皮的に腎瘻を作製し，そこより腎盂鏡を入れ，超音波砕石機や鉗子類にて結石を破砕，吸引する方法．TULは尿道より尿管鏡を尿管内に入れ，直視下に鉗子で摘出し，大きい結石はレーザーや超音波で破砕し摘出．この3療法の単独か併用によって上部尿路結石の大部分は治療できる．膀胱結石は経尿道的に摘出するか，少し大きい結石は砕石用膀胱鏡で，砕いて吸引摘出する．なお尿道結石はブジーにて膀胱へ押し戻し，膀胱結石に準じて処置する．[474]

尿路結石症の看護ケア

【ケアのポイント】結石の存在部位や大きさによっては腎機能低下や重篤な尿路感染症を引き起こすため，早期に治療(体外衝撃波結石破砕術や外科的治療)を必要とする．生活指導としては水分を多く摂取して，ジョギング，階段昇降などの運動の必要性を説明し自然排石を促す．再発予防はきわめて重要であり，排石した場合は成分分析を行い食事指導につなげる．成分によっては内服治療を必要とすることも多い．[1506] ⇨参尿路結石症→2259

尿路結石促進因子　promoting factor of urinary calculus formation　尿中に含まれる結石の形成を促進する物質．尿路結石には，シュウ酸カルシウムやリン酸カルシウムなどの結晶を構成する無機物質以外にマトリックス(有機物質)成分が含まれており，マトリックス成分が結晶の成長や凝集に関与していると考えられている．マトリックス成分のうち，オステオポンチン，ネフロカルシン，カルプロテクチンなどは結石促進因子ではないかとされている．[1244]

尿路結石阻止因子　inhibitory factor of urinary calculus formation　通常，尿路結石患者だけでなく健常者の尿も，尿路結石を形成する成分に関しては物理化学的溶解度を超えて過飽和状態となっている．しかし，健常者では結石ができないことからして尿中には結石の形成を阻害する物質が存在していることがわかる．それらの物質を尿路結石阻止因子といい，代表的なものにクエン酸，マグネシウム，亜鉛，ピロリン酸などがあり，その他にムコ多糖類，RNA様物質などがある．[1244]

尿路再変更(向)術⇨同尿路変更(向)復元術→2261

尿路疾患　uropathy　尿路すなわち腎・尿管・膀胱および尿道に生じる病変．腎に生じる結石を筆頭に，尿管結石，膀胱感染などがわが国では多い．[474]

尿路上皮癌　urothelial carcinoma　[**移行上皮癌**，**移行細胞癌**]　移行上皮癌と同義語．今日では移行上皮癌という用語の代わりに用いられることになった．WHO腫瘍組織分類の命名法の改訂により，わが国の「膀胱癌取扱い規約」ではすでに尿路上皮癌が正規の用語として採用されている．尿路上皮(移行上皮)由来の悪性腫瘍で，膀胱，尿管，尿道，腎盂のほか，咽頭などにも発生することがある．通常，病変は内腔方向に乳頭状に隆起．腎の集合管系の腫瘍にもこの種のものがみられる．同じ部位に発生する扁平上皮癌よりは予後がよい．治療は浸潤・分化の進行度，発生部位により異なる．重症の後部尿道尿路上皮癌では膀胱尿道全摘除が一般的．[1531]

尿路上皮乳頭腫　urothelial cell papilloma　[**移行上皮乳頭腫**]　腎盂，尿管，膀胱，尿道の尿路系上皮に発生する良性上皮性腫瘍．繊細な血管結合組織の茎をもつ乳頭状構造を示す腫瘍．腫瘍細胞に異型はなく，上皮の被覆は6層をこえない．1999年のWHO分類では移行上皮transitional cell epitheliumを尿路上皮urothelial epitheliumと表記することを推奨している．わが国の腫瘍取扱い規約もそれに準じて，尿路上皮(移行上皮)乳頭腫urothelial (transitional cell) papillomaの記載となった．[758] ⇨参尿路上皮癌→2260

尿路性器悪性腫瘍　genitourinary (urogenital) malignancy　尿路とは腎，尿管，膀胱，尿道を，性器とは精巣(睾丸)，精巣上体(副睾丸)，精管，陰茎，陰嚢，前立腺，精嚢，女性の外陰部を指す．これらの器官から発生する癌・肉腫など悪性の腫瘍であり，膀胱癌，

前立腺癌が多い.[118]

尿路性器結核 urogenital tuberculosis ［泌尿生殖器結核，尿路結核］ 主に肺の一次感染巣から結核菌が血行性にまず腎皮質に感染し，病巣を形成する．この病巣が拡大し尿路に病変が及ぶと，尿路を介して尿管，膀胱，尿道へと波及する．男性ではさらに精管を介して性器結核(前立腺，精嚢，精管，精巣上体，精巣結核)へと進展する．まれに性器が初発感染巣となることもある．なお，尿路性器結核は，女性では尿路結核と性器結核が合併してみられることは少ないため，主に男性の場合に用いられる.[353]

尿路造影法 urethrography⇨参経静脈性尿路造影法→860

尿路超音波断層法 ultrasound examination of urinary tract Bモード超音波断層法によって，腎，尿管，膀胱，前立腺などの断面を描出する形態学的検査法．体表から行う走査法以外に，経直腸や経尿道的な走査法がある．主に外来やベッドサイドにおいて，腎腫瘍，水腎および水尿管症，尿路結石，膀胱腫瘍，前立腺肥大症，前立腺癌などの疾患の非侵襲的な診断法として用いられるほか，残尿量の簡易な測定にも応用されている.[30]

尿路通過障害 urinary obstruction⇨同尿路閉塞性疾患→2261

尿路内視鏡手術 endoscopic surgery of urinary tract 尿路の病変に対して，種々の内視鏡的手術が行われる．多くは経尿道的に膀胱へ内視鏡を挿入し操作をするが，経皮的に腎盂内へ挿入し操作する場合もある．主なものとして経尿道的前立腺切除術，膀胱腫瘍切除術，内尿道切開術，膀胱砕石術，尿管砕石術などがある．細径の軟性尿管鏡の開発により経尿道的に腎盂，腎杯まで観察可能となり，生検や砕石術が行われている．大きな腎結石に対しては経皮的腎砕石術が行われることがあり，また腎盂尿管移行部狭窄症に対しては，内視鏡的に切開する方法も行われる.[353]

尿路乳頭腫 urinary tract papilloma 小血管に富む結合組織が樹枝状に分岐し，その表面を膀胱または腎盂粘膜に相当する数層の移行上皮が覆う腫瘍．乳頭状が細長く絨毛状を呈することもある．膀胱の移行上皮性乳頭腫では切除後の再発が多く，のちに癌腫になることも少なくないため，実際には grade 1 の移行上皮癌(尿路上皮癌)とみなされるケースもある.[1531]

尿路閉塞性疾患 urinary obstruction disease ［尿路通過障害］ 腎(腎杯，腎盂)，尿管，膀胱，尿道からなる尿の排泄路(尿路)のいずれかの部位で通過障害(閉塞)が生じ，その部位より上部の尿路に尿の停滞が起こること．上部尿路の閉塞は，腎杯，腎盂，尿管の拡張を引き起こし，水腎・水尿管症となり腎機能障害をもたらす．下部尿路の閉塞は膀胱頸部から尿道の間で起こり，通常，患者は排尿障害を訴える．下部尿路閉塞の場合も慢性に経過すると，上部尿路に尿の停滞が起こり腎機能障害を招来する．原因には，尿路の先天異常，腫瘍，結石，炎症，外傷などがある．治療はいずれの場合でも尿路の閉塞機構を除去すること.[30]

尿路変更(向)術 urinary diversion 尿路の通過障害に際して，正常の尿路を変えてバイパスをつくり体外へ誘導する方法．腫瘍，外傷，炎症，結核，結石，放射線障害，あるいは尿管，膀胱，尿道，前立腺の機能障害や先天性疾患などによって尿の通過障害を起こし，腎機能の低下をきたす場合に，尿路を変更して尿を体外に導くことによる腎機能改善を主目的とする．下流臓器の病変の治癒を待つために一時的に行う場合と，下流臓器の摘除に伴い永久的に造設する場合がある．腎瘻(ろう)術，腎盂瘻術，尿管S状結腸吻合術，尿管皮膚移植術，膀胱瘻術，尿道瘻術，さらに腸管利用による回腸導管術などがある.[474]

尿路変更(向)復元術 〔urinary〕undiversion ［変更解消手術，尿路再変更(向)術］ 尿路のいずれかの部位に病変がある場合，その上流で尿の流路を変えて正常な外尿道口以外の部位から尿を体外に導く方法を尿路変更術といい，一時的なものと半永久的に行うものがある．一時的に行ったものを，病変が治療によって治癒，除去されたあとにもとの尿路に戻すことを尿路変更復元術という．一時的に行われる尿路変更術には，腎瘻造設術，膀胱瘻造設術がある．一時的腎瘻は尿路の通過障害があり腎後性腎不全に陥っている場合や，腎盂形成術，尿管吻合術の術後の際に行われる．一時的膀胱瘻は前立腺肥大症，尿道外傷などによる尿閉，あるいは尿道形成術の際に行われる.[118]

二卵性双胎 dizygotic twin 双胎の卵性診断による一分類．2個の接合子がそれぞれ着床することにより生じる双胎．膜性ではそのほとんどが二絨毛膜二羊膜性となるが，着床するときの接合子の位置関係により，胎盤が分離するタイプと融合するタイプとに分かれる．ごくまれに，2個の接合子が着床する前に融合した結果，一絨毛膜二羊膜性となることもある．日本ではもともとは一卵性双胎のほうが二卵性双胎より高い頻度であったが，不妊症治療で排卵誘発薬の使用や生殖補助医療の導入がなされたことにより，後者の発生数が増加し，結果として前者をしのぐに至っている.[1301] ⇨参二羊膜性双胎→2259

二硫化炭素中毒 carbon disulfide(bisulfide) poisoning 二硫化炭素はビスコースレーヨンやセロファン製造，ゴム加硫剤などに使用され，「有機溶剤中毒予防規則」で第一種有機溶剤に指定されている．大部分は吸入により肺から吸収されるが，一部皮膚からも吸収される．急性曝露の場合，軽度のときはエーテル麻酔様状態で上機嫌であるが，中等度になると，頭痛，悪心・嘔吐，めまい，多弁などを呈する．亜急性曝露では精神症状が主体で，頭痛，眠気，不眠の三症状が特徴的．消化器症状も多くみられる．慢性曝露においては多発神経炎が主体であるが，肝障害，貧血，網膜症，腎症を特徴とする血管障害を起こす．治療法は，新鮮な空気のある場所へ移動し，呼吸管理を行う.[1122] ⇨参有機溶剤中毒予防規則→2848

二量体⇨同ダイマー→1902

二類感染症 category Ⅱ infectious diseases⇨参感染症新法→633

二連脈 bigeminal pulse⇨同二段脈→2214

ニワトリ歩行⇨同鶏状歩行→860

任意給付⇨同付加給付→2525

任意交配 random mating ［パンミクシア］ 有性生殖における配偶者の選択に何の制限もない，無作為交配．ヒトの集団における場合は任意交配ではなく，同類交配 assortative mating である.[368] ⇨参同類交配→2136

任意入院　voluntary admission　精神障害者の意思や人権を尊重し，本人の同意に基づいて行う入院．「精神保健福祉法」第22条の3で「精神科病院の管理者は，精神障害者を入院させる場合においては，本人の同意に基づいて入院が行われるように努めなければならない」と定めている．また，第22条4では，任意入院に際して，精神科病院の管理者は，精神障害者本人に退院などの請求に関することや処遇の改善についての事項を書面で知らせ，精神障害者から自ら入院する旨を記載した書面を受けなければならないことを定めている．さらに，任意入院者から，退院の申出があったときには退院させなければならないが，精神保健指定医による診察の結果，医療および保護のための入院を継続する必要があると認めたときには，精神科病院の管理者は，72時間を限り退院させないことができると規定している．その他，第37条第1項の規定に基づいて厚生労働大臣が定める処遇の基準として，任意入院者は，原則として開放的な環境での処遇〔本人の求めに応じ，夜間を除いて病院の出入りが自由に可能な処遇(開放処遇)〕を受けることができると定めている．[1118]

任意予防接種　voluntary vaccination(immunization)　「予防接種法」による定期一類および定期二類予防接種のほかは任意接種となり，インフルエンザ菌b型(Hib)，肺炎球菌，インフルエンザ(定期二類対象の高齢者以外)，麻疹(定期外)，風疹(定期外)，水痘，流行性耳下腺炎，B型肝炎，A型肝炎のほか，黄熱，破傷風，ジフテリア，狂犬病，コレラ，肺炎球菌，ワイル病・秋疫(あきやみ)などが国内で接種可能．[41]

人形の頭・目現象　doll head eye phenomenon　［頭位変換眼球反射］　意識障害があり，外眼筋に麻痺がない場合，頭を受動的に急速に左右に回転させると眼球は回転させた方向と反対側を向く現象のこと．覚醒しているときにはこの反応がうまく導出できない．この反射が両側性に出現しないときは，脳幹障害を示唆する所見となる．[1245]

人魚体奇形　sirenomelia　［無足奇形，両足結合奇形，合肢体，合足体］　左右の下肢が完全に癒合している奇形．足のまったくない無足合脚体，左右の下肢の区別ができない一足合脚体，区別ができる両足合脚体がある．[1631]　⇒参一足合脚体→256，両足合脚体→2943

人間化⇒同擬人化→686

人間科学　human science　人間存在を基盤として，総合的に人間をとらえようとする学問．それぞれの環境で「生活している人間」全体を研究の対象とする．この概念が提唱された背景として，第二次世界大戦の殺戮体験があり，そこから人間存在や人間性の根源的な問いが立てられた．1945年，アメリカの文化人類学者リントン Ralph Linton が編纂した『世界危機における人間科学』に始まり，人類学・心理学・社会学の学際的提携がみられるようになる．このような流れを受け，1950年代以降アメリカでは行動科学が発展した．これは実験的方法により人間行動を自然科学的に説明・予測することを目的とし，内在的な人間行為に迫るという方向性はみられなかった．このような行動科学的アプローチとは別に，1930年末頃からフランスを中心に開かれた人間科学が急速に発達した．それが人間存在に迫る内在的理解の方法や了解的方法を排除しない人間科学，シアンス・ユメーヌ〔F〕sciences humaines である．「人文科学」と翻訳されることもあるが，哲学をはじめ社会学，心理学，人類学，歴史学，教育学など幅広い分野が含まれている．わが国の看護学は，自然科学，特に医学に依拠して発展してきた．近年，質的研究が注目されながらも，看護における人間科学についての議論は十分であるとはいえない．また，看護学における理論の多くは，アメリカの看護学に依拠しており，行動科学的アプローチの影響を大きく受けているといえる．そのようななか，ワトソン Jean Watson は哲学や現象学に理論の基盤を求め，人間主義的価値体系をケアリング科学構築の土台として看護における人間科学を説いた．その著書『Nursing；Human Science and Human Care. A Theory of Nursing(邦題：ワトソン看護論－人間科学とヒューマンケア)』の中では，看護を「一個の人間が職業として提供する専門的・個人的・科学的・審美的，かつ倫理的なヒューマンケアによって，人間の健康-不健康の経験を解決していくことに関与する人間科学である」と定義している．[718]

人間学　anthropology　［人間学的精神病理学］　現代の精神医学は「精神病は大脳の病である」という前提から出発したが，実際の臨床ではすべての精神症状が脳の器質的病変に還元できないことは明らかであった．そこで，19世紀末から20世紀初頭にかけて，精神医学者は当時の心理学や生物学の体系に基づいて，精神症状を整理し，理解しようと試みた．さらに，20世紀になり，人間を状況とのかかわりをもちつつ固有の営みを行う全体的な存在としてとらえ，生存していくうえでの均衡の破綻から精神病を理解していこうという動きが出てきた．そして，存在論的哲学を基盤にし，人間存在の分析を行い，人間を相互依存的共同体へと復帰させていこうとしたのが人間学(的心理学)である．代表的な研究者である，ビンスワンガー Ludwig Binswanger (1881-1966) やボス Medard Boss (1903-1990)などドイツの精神病理学者が本格的につくり上げたものなので「人間学的精神病理学」ともいわれる．[878]

人間学的精神病理学　〔D〕anthropologische Psychopathologie⇒同人間学→2262

人間関係論　human relations　人間関係という言葉が注目されるようになったのは，1927-32年にかけて行われたホーソーン(Hawthorne：アメリカシカゴにある地名)実験である．この実験結果から人間関係論 human relations という用語ができ，経営学や産業界で使われるようになった．ここでは経営管理上の色彩が強く，生産性を考えるうえで重要視された．しかし産業界だけでなく医療・福祉・教育の分野でもその必要性が注目され，目的のための手段としての人間関係のあり方が研究されるようになる．看護界において最初に人間関係に注目したのはペプロウ Hildegard E. Peplau (1909-99) で，その著書『Interpersonal Relations in Nursing(邦題：人間関係の看護論)』の中で看護師-患者関係に焦点を当て，対人関係のプロセスの構造的な概念を記述することによって看護モデルを開発した．またヘンダーソン Virginia Henderson(1897-1996)は，看護師を「患者の基本的ニーズを充足する行動を専門的立場から援助するもの」ととらえ，看護師-患者関係，看護師-医師関係，ヘルスケアの一員としての看護師，それぞれの関係性の必要性を述べた．またトラベルビーはその著書『Interpersonal Aspects of Nursing（邦題：人間対人間の看護）』の中で，人間対人間の関係は看護の目的をなし遂げるための手段であるとし，「人間対人間の関係は看護師と看護を受ける人とが最初の出会い，同一性の出現，共感，同感という段階を経たあと，ラポール rapport の段階に達したとき確立される」と定義している．[718] ⇨参質的研究→1317

人間機械論 Man-machine theory 人間を機械モデルによってとらえようとする説．古代ギリシャに始まるが，17世紀半ばのデカルト René Descartes（1596-1650）の『L'Homme（人間論）』で明確に示された．デカルトは人間の精神活動を機械的現象と峻別する二元論の立場をとったが，ラ＝メトリ Julien Offroy de La Mettrie（1709-51）は『L'homme-machine（人間機械論）』（1748）で徹底した唯物論的一元論を採用し，精神作用も物質的な脳の機械的運動に還元した．時代が進み多様な機械が出現するにつれ多様な人間機械論が登場する．20世紀半ば，電子計算機の発達に伴って始まった，人間全体を一種の有限オートマシン（自動機械）としてとらえるアメリカの数学者ウィーナー Norbert Wiener（1894-1964）提唱のサイバネティックスもその1つである．[983] ⇨参ラ＝メトリー→2899

人間工学 human engineering，ergonomics ［エルゴノミクス］ 人間の機能的，形態的，心理的，精神的特性に適合した機械，器具，環境などをつくることによって，操作性の向上，作業者の負担軽減，作業効率および安全性を高めることを目的とする学問．誤操作を防止するためにスイッチ類を異なった形状にするのも，また日常使用する机，椅子，パソコンのキーボードのキー配列について人間の姿勢や疲労度などの観点から設計するのもこの分野である．[1360]

人間裁判⇨同朝日訴訟→147

人間性心理学⇨同ヒューマニスティック心理学→2483

人間生態学⇨同人類生態学→1610

人間ドック multiphasic health check-up 健康状態の総合的評価と疾病の早期発見などを目的に，個別に詳しく短期間で精密検査を行い，各専門医による総合的な検査診断を行うシステム．既往歴，家族歴，身体の理学的所見，血液・尿・X線検査のほかに，直腸鏡検査，泌尿器系，婦人科の検査も行われる．1954（昭和29）年7月，国立東京第一病院で成人病を対象に1週間の短期入院で健康状態をチェックしたのが始まりで，「ドック」は船のドックに由来する．その後，1週間もしくは2-3日程度入院する簡易ドックや日帰りドックなどが普及し，特定の疾患や部位に限定した癌ドックや脳ドックなども加わり，疾病の早期発見と予防を可能にするシステムとして定着した．

人間発達学 human developing，human development 人間は生涯を通じて発達を遂げていくということを基本的立場とし，加齢に伴って単純に発達課題がクリアされていくと考えるのではなくて，各個人がどの年齢でどのような文化に出合い，どのような行動・思考様式を身につけ，どのように一生を通じて変化し続けていくのかという過程を研究対象とする学問．発達の概念が提唱された端緒にあっては，人間はちょうど巻物を開いていくように（develop には envelop されたものを開くという意味もある），時間の経過に応じて成長・発達を遂げていくものと考えられていた．しかし最近では発達はそのように単純なものではなく，個人と，社会，文化との相互的な関係で成立していくものと考えられている．人間の発達は身体的な成熟と精神的な発達の双方が複雑にからみ合って進展する．身体的な成熟は遺伝的に規定されてはいるが，時代や文化，栄養状態や衛生状態の変遷により変化しうる．精神的な発達もまた同様である．かつての情報発信源が一元化されていた社会では，精神発達も逐次付与される情報に依存する度合が高かったであろう．しかし，現代社会では人は年齢を問わず多様な文化と大量の情報にさらされ，そこでの取捨選択の幅がかつてよりも格段に広がり，発達の様相も一律にとらえられなくなってきている．社会の価値基準である文化が多様化した現代では，個々人の発達は多くのサブカルチャーに方向づけられ，したがってある年代に期待された発達課題も常に変わりつつある．[730]

妊産婦健康診査 health examination for expectant or nursing mother 「母子保健法」第13条では，妊産婦の健康の保持増進，疾病予防および早期発見を目的として以下のように規定している．「市町村は，必要に応じ，妊産婦または乳児もしくは幼児に対して，健康診査を行い，または健康診査を受けることを勧奨しなければならない」とされ，一般の病産院，保健所，母子健康センターなどで実施されている．妊娠満23週までは4週間に1回，妊娠満24-35週までは2週間に1回，妊娠満36週以降分娩までは1週間に1回，分娩後1か月に実施するのが望ましいとされているが，合併症や異常のある場合はより頻回に実施される．問診，血液検査，尿検査，血圧測定，体重測定，子宮底および腹囲計測，触診，内診，超音波診断などから総合的に女児の健康状態および胎児の成長発達の良否を判断する．さらに今後の妊娠，分娩経過について予期的指導をしたり，異常の予防，早期発見，マイナートラブルに対する生活指導など，妊娠経過や個別のニーズに応じた保健指導を行う．これらの健康診査や保健指導の内容は母子健康手帳に記入され，母子の健康管理の一助となる．[1352] ⇨参母子健康手帳→2697

妊産婦死亡 maternal death ［*母性死亡，母体死亡*］ 妊娠・分娩に伴う母体の死亡をいい，妊産婦の保健管理指標となる．1995（平成7）年以後は厚生統計におけるICD-10（国際疾病・傷害および死因統計分類）の採用により，妊産婦死亡（直接産科的原因・間接産科的原因による妊娠中または妊娠終了後42日未満の死亡）と後発妊産婦死亡〔直接または間接産科的原因による死亡，産科的破傷風，ヒト免疫不全ウイルス（HIV）感染症のうち，妊娠終了後42日以降1年未満の死亡〕とに分類されている．妊産婦死亡は直接産科的死亡（不適切な処置や産科的合併症により死亡したもの）と間接産科的死亡（妊娠前から存在あるいは妊娠中に発症した疾患が妊娠により増悪し，それが原因で死亡したもの）の2群に分類される．[21]

妊産婦死亡率 maternal mortality rate 妊娠期間および妊娠の部位にかかわらず，妊娠中または妊娠終了後42日未満における女性の死亡と定義されている．主なものは妊娠・出産の異常によるもので，死亡原因は出血，肺塞栓症，羊水塞栓症，妊娠高血圧症候群であるが，偶発合併症の悪化によるものも含まれる．死亡率は出産数10万に対する死亡数で示す．妊産婦死亡率＝[1年間の妊産婦死亡数/1年間の出生数(妊娠12週以後の死産数も含む)]×10万．直接産科的死亡と間接産科的死亡に分けて表現することもある．日本の妊産婦死亡率は1950(昭和25)年の161.2から年々低下し，2007(平成19)年は3.1と世界最高レベルに達している．なお，妊産婦死亡率を国際比較する場合は出生数10万に対する死亡数を使用する．[998]

妊産婦体操 prenatal exercise 分娩準備教育の1つとして，妊婦に必要な基本的な運動を組み合わせた体操．妊娠中および分娩後の正しい姿勢，分娩時の補助動作，産褥体操などを含み，基本動作は弛緩法(リラクセーション)と呼吸法からなる．1971(昭和46)年に厚生省(当時)が普及活動を行ったときからこの名称が用いられているが，最近ではマタニティヨガや，よりスポーツ化したマタニティビクス，マタニティスイミングなども行われている．[1352] ⇨参妊娠期の運動→2265

妊産婦手帳 現在の「母子健康手帳」の前身であり，1942(昭和17)年に妊産婦手帳制度として創設された．登場した背景には，昭和10年代におけるわが国の人口増強対策時代での母と子の健康増進という目的があった．その後1947(同22)年の「児童福祉法」の制定とともに「母子手帳」となり，さらに1965(同40)年の「母子保健法」の制定に伴い，現在の「母子健康手帳」に改称された．[1352] ⇨参母子健康手帳→2697

認識論 epistemology 認識の起源・性質・範囲や価値などについて研究する哲学の一分野．認識論は，デカルト René Descartes の「我思う，ゆえに我あり」や，カント Immanuel Kant の客観が主観に写るといった模写説，その人独自の色眼鏡とでもいえるようなフィルターを通すことにより，物事を構成する構成説といった「主観主義」の克服を目指している．[446]

忍性(にんしょう) Ninsyou 鎌倉時代に社会事業を行った真言律宗僧〔1217-1303(建保5～嘉元元)〕．大和国の磯城嶋(現奈良県)生まれ．16歳のとき，寵愛してくれた母が亡くなり，この衝撃と悲嘆が出家の大きな要因であるといわれている．24歳のときに叡尊について具足戒を受け，西大寺に住んだ．そしておおいにハンセン病患者の世話をした．奈良の北，般若寺の近くの北山に，俗に「北山十八間戸」と称するわが国最古の救療施設があるが，これは忍性がハンセン病患者のために中興したものといわれている．1267(文永4)年に鎌倉の極楽寺に入り，没するまでの間「療病所」を桑ヶ谷に建てたり，孤児，貧困者，病人などの救療活動を積極的に行ったり，さらには日本最初の馬病舎をつくったりと，慈善救療活動を行った．これらの社会事業は文殊菩薩の信仰のもとに行われた．それは『文殊経』に「文殊菩薩は，慈悲心をもって奉仕活動を行う者の前に救済を必要とする人間として現れるので文殊を感見することができる」とあるのを見て深く感激したからで，さらに戒律を正しくまもって修行している者は，けがれのある者の救済活動を行ってもけがれないで清らかである，という画期的な論理をもっていたからである．[787]

認証標準物質 certified reference material；CRM 標準物質は測定の精確さを保証する目的で作製され，使用される．1つまたはそれ以上の特性値が，検証可能な技術的に妥当な手順を踏んで確定された物質をいう．特性値には不確かさの大きさがついている．これを認証値という．標準物質の認証を行う団体によって発行された認証書が添えられているもの．日本では(社)検査医学標準物質機構(Reference Material Institute for Clinical Chemistry Standards：ReCCS)などで認証書を発行しているものがある．[556]

人参(にんじん) Ginseng Radix，ginseng root 生薬の1つ．基原はウコギ科のオタネニンジンの根．サポニンであるジンセノサイド ginsenoside が主要成分．伝統的作用として，胃腸の働きを高めて気(き)を補う作用がある．易疲労や食欲不振などの症状を改善し，免疫力を高めて体力回復に役立つ．薬理効果は抗ストレス，抗疲労，抗腫瘍，抗炎症，抗潰瘍，血液循環改善作用など．副作用として皮膚炎がみられることがある．代表的処方は補中益気湯(ほちゅうえっきとう)，十全大補湯(じゅうぜんたいほとう)，帰脾湯(きひとう)，加味帰脾湯(かみきひとう)，人参養栄湯(にんじんようえいとう)，人参湯(にんじんとう)など．[508]

妊娠黄色肝萎縮症 obstetric yellow liver atrophy ［妊娠性急性肝不全］ 急性黄色肝萎縮のうち，妊娠に伴うもの．妊娠高血圧症候群に伴うことが多い．急性脂肪肝を背景に，出血と肝細胞壊死から肝臓の萎縮が起こり，肝機能障害が生じ妊娠性急性肝不全状態に陥る．肝性昏睡，腎不全を発症することもある．血清トランスアミナーゼ上昇，血小板減少，フィブリノゲン減少，ビリルビン軽度上昇が特徴である．妊娠高血圧症候群の患者が右上腹部痛を訴えた場合は注意する．対応は急速遂娩．分娩後2-3日で血液所見は改善する．[998] ⇨参黄色肝萎縮→389

妊娠黄体 corpus luteum of pregnancy 受精卵が着床して妊娠が成立したときの黄体．非妊娠時には退縮しホルモン分泌能を失うが，絨毛からのヒト絨毛性ゴナドトロピン(hCG)などによりプロゲステロン分泌を続ける．このプロゲステロンにより妊娠が維持される．[998] ⇨参黄体→391，妊娠黄体嚢胞→2264，妊娠黄体腫→2264

妊娠黄体腫 gestational luteoma，pregnancy luteoma 妊娠中のルテイン細胞(黄体細胞)がヒト絨毛性ゴナドトロピン(hCG)刺激などで肥大増殖して嚢胞化したもの．真の意味の腫瘍ではなく，自然消退するため，手術適応はない．まれにアンドロゲンが分泌され，胎児が女児の場合，男性化が発生することがあるとされる．[998] ⇨参黄体腫→392

妊娠黄体嚢胞 luteinized follicular cyst of pregnancy 妊娠時にヒト絨毛性ゴナドトロピン(hCG)の分泌が高まり，その影響により妊娠黄体が増大して貯留嚢胞となったもの．多くは単房性で，超音波断層法により辺縁が平滑で内部エコーは一様な嚢胞として観察される．妊娠に合併した卵巣嚢腫と鑑別する必要があるが，経過観察により自然に消失するので，手術適応はない．絨毛疾患時に，hCGが高値になり妊娠黄体嚢胞と同様な所見を示すことがある．[998] ⇨参妊娠黄体→2264

妊娠黄疸 icterus gravidarum 妊娠中に肝内胆汁がうっ滞し，黄疸が発生することがある．成因は不明であるが，高エストロゲン状態が関係すると考えられる．

瘙痒感を伴うことがある．血中ビリルビン上昇のほかに，アルカリホスファターゼ，ASTなどの肝酵素活性の軽度上昇を認める．分娩後には自然に消失する．[998] ⇒参妊娠性肝内胆汁うっ(鬱)滞→2266

妊娠悪阻(おそ)　hyperemesis ［つわり，悪阻(おそ)］ 妊娠初期およそ6週に出現する悪心・嘔吐．原因は不明であるが，社会的環境が関係することもある．空腹時に症状が強いことが多いので，食事や水分を少量，何回にも分けて摂取するなど空腹を避ける工夫をする．悪心・嘔吐が激しいときにはメトクロプラミドの経口投与を行うこともある．体重減少，脱水，ケトン尿などの症状が発生する場合は重症妊娠悪阻で，点滴，入院管理を行うこともある．[998]

妊娠開始　conception 妊娠開始は受精とする考えがあったが，生殖補助医療では多数の受精卵を扱うことから，着床をもって妊娠開始とする考えが有力になっている．[998] ⇒参胎齢→1906，妊娠成立→2267

妊娠確徴　positive sign of pregnancy 妊娠の診断に対する比較的古い用語で，児心音の聴取など確実に妊娠していることを示す徴候のこと．妊娠疑徴と対比された．現在では超音波断層法により，胎嚢，胎芽の確認，胎児心拍検出で行われる．[998]

妊娠顔貌　mask of pregnancy⇒同妊娠性肝斑→2266

妊娠期間　duration of gestation ［妊娠持続期間］ 最終月経の初日を0日として満日または満週数で表す(WHO)．正常妊娠持続日数を280日とし，7日を1週と定め，妊娠維持を40週とする．[1323] ⇒参胎齢→1906

妊娠期の運動　pregnancy exercise 妊婦体操を含む妊娠期の運動の総称．妊娠期の運動にはウォーキング，水泳，ジャズダンス，ヨガ，エアロビクスなどの種類があり，このような運動を積極的に行う妊婦が増えている．運動の程度や種類は妊婦の体力や妊娠経過，合併症や異常の有無などにより一概に決められないが，妊娠中も適当な運動を行い，妊娠期間を明るい気分で過ごすことが勧められる．妊娠期の運動には，健康感がもてて楽しく過ごせる，血液循環を円滑にして疲労や筋肉の機能低下を防ぐ，妊娠中のマイナートラブルの予防や緩和をする，分娩時の補助動作を容易にするなどの効果がある．運動の開始前および終了時には血圧，脈拍，児心音，子宮収縮や性器出血の有無などを中心とした観察を行い，母児の健康状態を十分に確認する．からだ全体を使ってゆったりと楽しむ運動は妊婦に勧められるが，瞬発性や競技性を伴うバレーボール，バスケットボール，水上スキー，スキューバダイビングなどの運動は適していない．[1352]

妊娠月数　month of pregnancy，month of gestation 妊娠0週0日(最終月経日の初日)から妊娠3週6日までを妊娠1か月とする「かぞえ」がわが国では用いられる．28日を1か月とし，妊娠10か月で280日とする．[1323]

妊娠高血圧症候群

pregnancy induced hypertention；PIH ［妊娠中毒症］

【定義】妊娠20週以降，分娩後12週までの期間に，**高血圧**，あるいは高血圧に**タンパク尿**を伴うもので，これらの症状が単なる妊娠の偶発合併症によるものではないもの(日本産科婦人科学会)．妊娠による負担が母体の恒常性維持機構を破綻させ，適応不全を起こした状態とされる．全妊娠の3-5％に認め，周産期死亡の主な原因の1つである．従来，妊娠中毒症と呼ばれていたが，三大主徴とされた高血圧，タンパク尿，浮腫のうち，タンパク尿，浮腫が高血圧に付随する症状であるとの見解から，2005(平成17)年，妊娠高血圧症候群へと改称された．

【分類】病型分類として次の4つに分類される．①**妊娠高血圧腎症**；妊娠20週以降にはじめて高血圧を発症し，かつタンパク尿を伴うもの．分娩後12週までに正常に復する．②**妊娠高血圧**；妊娠20週以降にはじめて高血圧を発症し，分娩後12週までに正常に復するもの．③加重型妊娠高血圧腎症；1)高血圧症が妊娠前，あるいは妊娠20週前までに存在し，20週以降タンパク尿を伴うもの．2)高血圧症とタンパク尿が妊娠前，あるいは妊娠20週前までに存在し，20週以降いずれかあるいは両症状が増悪するもの．3)タンパク尿のみを呈する腎疾患が妊娠前，あるいは妊娠20週までに存在し，妊娠20週以降に高血圧が発症するもの．④**子癇**；妊娠20週以降にはじめて痙攣発作を起こし，てんかんや二次性痙攣が否定されるもの．

【治療】急変の予防と妊娠の継続を目的に，心身の安静を図るとともに，食事の塩分を制限(7-8 g/日)し，カロリー過多にならないよう注意する．重症高血圧や妊娠高血圧腎症の場合は入院管理．また，血圧が160/110 mmHg以上の場合には脳出血，心不全，子癇発作を予防する目的で降圧薬を投与する．[1323]

妊娠高血圧症候群の看護ケア

【看護への実践応用】心身の安静，食事療法，薬物療法が主．安静は，血圧の下降および子宮胎盤の血流量の増加，浮腫の改善に効果がある．また，下肢の浮腫の軽減には下肢挙上で臥床させる．重症の場合は子癇発作を防ぐために絶対安静とし，室温調節や照明を暗くし，騒音も避けた環境を保つ．食事療法はカロリー制限と減塩が基本となり，その程度は軽症，重症ともに同じ指導でよい．従来は高タンパク食の指導が行われたが，現在はタンパク尿を認めた場合は比較的低タンパク食としている．動物性脂肪と糖質は制限し，高ビタミン食がよい．1日の総エネルギー量は1,800 kcal程度の低エネルギーとし，非妊娠時BMI 24未満の妊婦であれば30 kcal×理想体重(kg)＋200 kcal，非妊娠時BMI 24以上の妊婦は30 kcal×理想体重(kg)を目安とする．タンパク質は理想体重×1.0 g/日，塩分は7-8 g/日程度とする．水分摂取は特に制限しない．薬物療法は安静および食事療法に加え必要に応じて行われ，降圧薬，抗痙攣薬などが投与される．子癇発作が予測されるときは，緊急時に備えて子癇トレイなどを準備しておく(開口器，舌圧子，舌鉗子，巻綿子，懐中電灯，救急薬品，気管吸引および酸素吸入用具など)．妊娠高血圧症候群では胎盤機能低下による慢性の胎児機能不全が起こりやすいため，胎児の健康状態を十分に監視する．胎児の状態によって分娩誘導や帝王切開術によるターミネイション(妊娠の中断)が行われる．

【ケアのポイント】血圧(入院後は3回/日～持続)，タンパク尿(時に蓄尿による尿検査)，浮腫，体重，児心音，胎動の状態と血算(血小板数)，アンチトロンビン活性，AST，ALT，LDH，尿酸，BUN，FDPの変化に注意して観察する，重症では特に頭痛，頭重感などの脳症状，悪心・嘔吐，胃痛などの胃症状，眼華閃発や霧視などの眼症状の有無を観察する．過労やストレス，過食や塩分のとりすぎに気をつけることによりある程度予防が可能であり，妊娠中の保健指導を十分に行うことが大切．発症後も安静と食事療法が基本であるため，疾患の理解および検査や治療の必要性を十分に説明する．さらに疾患や胎児に対する不安の軽減を図り，家族の協力を得ることが必要．[1352] ⇨参妊娠高血圧症候群→2265

妊娠高血圧症候群に伴う腎症　renal lesion in pregnancy-induced hypertension　妊娠高血圧症候群においては糸球体内皮細胞の腫大 glomerular endotheliosis やメサンギウム細胞の腫大がみられる．また巣状分節状糸球体硬化症や膜性増殖性糸球体腎炎に類似した基底膜の二重化を呈することもある．[1610]

妊娠甲状腺中毒症　gestational thyrotoxicosis, pregnancy-induced hyperthyroidism　健常者の妊娠初期に起こる妊婦特有の甲状腺機能亢進症．絨毛性疾患に生じるものと同様，ヒト絨毛性ゴナドトロピン(hCG)の甲状腺刺激作用が原因．妊娠悪阻による症状と相関関係がある．[385]

妊娠三半期　pregnancy trimester⇨同三半期→1214

妊娠子宮破裂　rupture of pregnant uterus⇨同子宮破裂→1257

妊娠持続期間　duration of pregnancy⇨同妊娠期間→2265

妊娠週数　gestational week　週数を「満」で数える．したがって最終月経開始日は妊娠0週0日となり，出産予定日は40週0日となる．[1323] ⇨参妊娠月数→2265，胎齢→1906

妊娠週数相当児　appropriate for gestational age fetus；A〔F〕GA fetus　［妊娠齢相当児］　妊娠週数相当に発育している児．妊娠週数は，超音波断層法によって妊娠7週までは胎嚢，妊娠8-11週までは頭殿長，それ以降は児頭大横径，大腿骨長を計測して確認する．胎児体重の推定は，超音波断層法による胎児各部分の計測値を用いて行われる．胎児各部分の計測パラメーターとして児頭大横径，頭部周囲長，体幹径，胸部周囲長，腹部周囲長，脊椎長，大腿骨長などがあり，これらを使った胎児体重推定式が考案されている．[75]

妊娠腫瘍⇨同血管拡張性肉芽腫→899

妊娠腎　pregnancy kidney　妊娠時には，経過とともに正常時にはみられない種々の形態的・機能的変化がみられるが，妊娠により腎機能障害が生じ，むくみや高度のタンパク尿，高血圧，腎盂炎(妊娠腎盂炎)などを示す病態のこと．通常，妊娠時の腎は腫大し，妊娠6週頃より腎杯，腎盂，尿管など尿路系の拡張がみられ，経過とともにその程度が増強する．妊娠腎の症状は妊娠後期(妊娠32週頃)にみられることが多く，そのメカニズムは不明だが動物性タンパク質や脂肪の過剰摂取などが原因という説もある．腎機能は妊娠の全期間で亢進がみられるが，特に腎血漿流量は妊娠中期に最大となり，非妊娠時より60-80% 増加する．糸球体濾過値も妊娠初期より増加し始め，ほぼ全期間を通じて約50% の増加をみる．また尿細管機能にも変化がみられ，特に血清尿酸値の低下，尿酸クリアランスの増加は特徴的．[1610]

妊娠腎盂炎⇨参妊娠腎→2266

妊娠性エプーリス　pregnancy epulis　妊娠中の女性の歯間乳頭部歯肉に発生する腫瘤状の限局性増殖病変．妊娠2-3か月頃から発生し，肉芽腫様，血管腫様，線維腫様の組織像を示す．比較的急速に進行し，出産後に縮小あるいは消失することから，プラークが初発因子で，妊娠初期の性ホルモンが局所の特殊因子として強く修飾し関与している．自然に消退することもあるので，咀嚼障害や胎児の発育障害がない場合は，経過観察することが多い．[434] ⇨参妊娠性歯肉炎→2267

妊娠性肝内胆汁うっ(鬱)滞　intrahepatic cholestasis in pregnancy　妊娠後期(平均26週)に瘙痒感と軽い黄疸で発症し，分娩後1-2週で軽快する肝内胆汁うっ滞症．原因は不明だが遺伝的素因とエストロゲン，プロゲステロン上昇に反応した毛細胆管脂質の組成変化と推測される．肝生検では，肝細胞・門脈域に著変なく，中心静脈周囲の胆汁うっ滞のみ認められる．経口避妊薬の内服でも発症することがある．南米チリ，ヨーロッパ北部スカンジナビアなどに多くアジアでは少ない．全身状態は良好で安静や中絶の必要はないが，胎児に対する影響は大きく仮死・早産の危険性が高い．再び妊娠した際に高頻度に再発する．[1394]

妊娠性肝斑　chloasma of pregnancy　［妊娠顔貌，妊娠性黒皮症］　妊娠中にみられる顔面の色素沈着の1つ．額，頬，鼻，口唇などに左右対称性の褐色斑として現れることが多い．紫外線(日光)によって増悪する．分娩後に消失するか軽快することが多い．妊娠中のメラニン細胞刺激ホルモン melanocyte-stimulating hormone(MSH)とエストロゲンの増加が発症に関係しているといわれている．有色人種より白人に頻度が高い．妊娠中には一般的に色素沈着が亢進し，特に下腹部正中の褐色の線状色素沈着は多く認められる．他にも血管拡張性肉芽腫，妊娠性瘙痒症，妊娠性痒疹，妊娠性ヘルペスなど，妊娠中に発症し，分娩後に消退する皮膚疾患がある．[845] ⇨参妊娠性痒疹→2267，妊娠性瘙痒(そうよう)症→2267，妊娠性ヘルペス→2267

妊娠性急性肝不全　acute liver failure of pregnancy⇨同妊娠黄色肝萎縮症→2264

妊娠性急性脂肪肝⇨同急性妊娠性脂肪肝→738

妊娠性血管内凝固症候群　disseminated intravascular coagulation(DIC) in pregnancy　播種性血管内凝固(DIC)は妊娠に特有な産科基礎疾患をもとに起こることがある．胎盤，脱落膜，羊水などに含まれる組織トロンボプラスチン様物質が母体血行に流入することにより発生する場合と，大量出血による出血性ショックに続発する場合がある．基礎疾患としては常位胎盤早期剝離が最も多く，50-60% を占める．羊水塞栓症や多量出血(2,000 mL 以上)も多い．急性腎不全を合併することや線溶優位の DIC を呈することが多い．急性の経過をたどることが多いので，できるだけ早期に治療を開始する．基礎疾患の除去に努め，凝固線溶系が亢進している場合はその抑制のために酵素阻害療法を行う．ガベキサートメシル酸塩やナファモスタットメシル酸塩がよく用いられる．[998] ⇨参播種(はしゅ)性血管内凝固症〔候群〕→2368

妊娠性黒皮症　melasma gravidarum⇨同妊娠性肝斑→2266

妊娠性色素沈着　pigmentation of pregnancy　妊娠中に多量のエストロゲンとプロゲステロンの影響で，腹部中心線上に褐色色素斑(黒色線 linea nigra), 顔面や頸部に不規則形の褐色斑ができること. この色素沈着は分娩後消失する.[998]

妊娠性歯肉炎 pregnancy gingivitis 従来, 妊娠によって起こる歯肉炎(妊娠性歯肉炎 pregnancy gingivitis)といわれていたが, 口腔清掃が十分行われている妊婦には歯肉炎がみられないので, 主原因はプラークである. 妊娠するとエストラジオールやプロゲステロンなどの性ホルモンが血液中に増加し, 歯肉溝滲出液中に漏出する. 一部の歯周病細菌は, この性ホルモンを栄養源として発育増殖し, 歯肉炎が増悪する. 性ホルモンは, 肥満細胞からのヒスタミンやタンパク質分解酵素などを遊離し, 歯肉の炎症を助長する. プラークコントロールが不良な妊婦では 2-8 か月の間に歯肉の炎症がみられ, 発赤, 易出血性となる. 妊娠中もプラークコントロールを十分行うことが大切で, 歯周病がある場合は, 妊娠以前に治療しておくことが望ましい.[434] ⇨参妊娠性エプーリス⇀2266

妊娠性瘙痒(そうよう)症 pruritus gravidarum 妊娠に伴い発症する瘙痒のみで皮疹を認めない皮膚瘙痒症をいう. 瘙痒が外陰部に限局する局所性の症例も多いが, 妊娠に伴う肝内胆汁うっ滞による全身性の例もあり, その場合は, 通常, 妊娠 7 か月を過ぎた頃から瘙痒を自覚するようになり, そのあとに黄疸を生じるが, 出産後数週間で消失. エストロゲンの関与(代謝異常, 感受性)が示唆されている.[82]

妊娠性タンパク尿 gestational proteinuria 妊娠中に腎機能の障害により尿中にタンパク質が出現するもの. 潜在性の腎疾患が妊娠によって一時的に悪化したものと, 妊娠高血圧症候群の前駆症状の 1 つとして現れるものがある. 2005 年に日本産科婦人科学会により妊娠中毒症から妊娠高血圧症候群へ名称変更され, 定義が改変されたが, それによると, 妊娠タンパク尿は「妊娠 20 週以降にはじめてタンパク尿が指摘され, 分娩後 12 週までに消失した場合をいうが, 病型分類には含めない」とされる. つまりタンパク尿のみでは妊娠高血圧症候群とは認めず, 以下のように高血圧を伴う場合に, 軽症または重症の妊娠高血圧症候群と分類される. ①軽症：収縮期血圧 140 mmHg 以上 160 mmHg 未満, 拡張期血圧 90 mmHg 以上 110 mmHg 未満の場合で, 24 時間尿を用いた定量法で 300 mg/日以上, 2 g/日未満のタンパク尿が認められる場合, ②重症：収縮期血圧 160 mmHg 以上, 拡張期血圧 110 mmHg 以上の場合で, 2 g/日以上のタンパク尿が認められる場合.[1323]

妊娠性浮腫 gestational edema 浮腫を起こすような疾患の既往がない妊婦に発生する浮腫. 特に妊娠後半においては子宮の拡大による骨盤内静脈や下大静脈の圧迫のため, 下肢の血流の停滞と静脈圧の上昇が起こり, 下肢に浮腫が発生しやすい. 側臥位で浮腫が消失するときには, 病的ではない.[1323]

妊娠性ヘルペス herpes gestationis ［妊娠性疱疹］ 妊娠中に母体の皮膚に生じるヘルペス様の瘙痒感を伴う疱疹のこと. 妊娠による母体変化であり, ウイルス感染によるものではない.[454]

妊娠性疱疹 pemphigoid gestationis ⇨同妊娠性ヘルペス⇀2267

妊娠性痒疹 prurigo of pregnancy 〔L〕prurigo gestationis 妊娠 3-4 か月頃から四肢や体幹に多発する激しいかゆみを伴う丘疹. 分娩後に軽快するが, 妊娠ごとに再発することが多く, 一般に 2 回目以降の妊娠で発症する. 治療は副腎皮質ホルモン剤の外用療法や抗ヒスタミン薬内服などによる対症療法が主体.[102]

妊娠成立 establishment of pregnancy 受精卵が子宮内膜に接着, 埋没し, 受精卵の栄養膜が子宮内膜に侵入後, ヒト絨毛性ゴナドトロピン(hCG)を分泌し, 母体の卵巣の黄体を刺激する. このように受精卵と母体が生物学的につながった状態. 受精後 12 日には完了する.[1323]

妊娠線 striae gravidarum 妊娠の後半の急激に増大する子宮や乳腺の影響で, 母体の腹壁や殿部, 乳房の皮膚が急激に伸展され, 皮下組織が断裂することによって生じる波状の皮膚の線. 新妊娠線は断裂した部分から毛細血管が透けて見えるため赤色を呈し, 分娩後の妊娠線は瘢痕化し白色を呈する(旧妊娠線).[1323]

妊娠中絶 termination of pregnancy 広義には自然の流・早産を含めた妊娠終了を示すが, 通常は人工的な妊娠の中絶を意味する. 22 週未満では, 「母体保護法」に基づく人工流産が該当する. 22 週以降母体ないし胎児の必要により人工的に妊娠を終了させることもある.[998] ⇨参人工妊娠中絶⇀1545

妊娠中毒症 gestational toxicosis ⇨同妊娠高血圧症候群⇀2265

妊娠中の食事指導 dietary intervention during pregnancy 妊婦と胎児にとって適切な食事について妊婦やその家族に向けて, 妊婦のニーズに沿った相談と教育を行うこと. 目標は, 妊婦が自らの食事について把握し, 妊娠中の食事の必要性や食事方法の情報を理解し, 食事に関するセルフケアが行えることである. 妊婦の健康保持増進のために, 妊娠中に適切かつ必要な栄養を摂取することが重要. その必要性は, ①妊娠に伴う母体の変化, ②胎児の発育および胎児付属物の生成・増殖, ③分娩時の体力や出血への準備, ④産褥期の母体回復, ⑤産後の母乳分泌, にある. 特に, 胎児は自己の生命維持, 発育に必要な栄養素をすべて母体に依存しているため, 母体が摂取する栄養は重要である. 指導内容には, 母体の必要栄養素やエネルギーを摂取するための栄養学的な知識と, 生活の中での食育に関する知識が含まれる. また, 厚生労働省などから通達や勧告が出ている胎児奇形をはじめとする胎児への影響のある食べ物に関する情報を提供する. 対象は, 正常妊娠経過の逸脱を予防するために正常経過にある妊婦, 妊娠性高血圧や, 糖尿病, 貧血, 肥満, つわりや妊娠悪阻などの合併症等のある妊婦である. その場合, 症状の改善や悪化防止といった治療の一環として食事指導を行うことがある. 指導方法には個別指導と集団指導がある. 特に集団指導では一方的な講義だけではなく, 参加型や双方向による指導, 試食や実演など精神運動領域の指導方法を組み合わせることで学習が強化できる. その人の行動変容につながる動機づけの強化のために, 資源の提供, 励ましなどの支援を行う. 特に集団指導においては, 対象が妊婦のため, 長時間の同姿勢を避けることや排尿のための時間の確保などの留意事項がある.[849]

妊娠徴候 sign of pregnancy 妊娠により母体の全身に

出現する種々の変化のこと．皮膚では妊娠性肝斑，乳房，乳頭，乳輪の拡大と色素沈着，乳輪に分布する腺組織(モントゴメリー Montgomery 腺)の隆起，腹部では妊娠線，腟壁の軟化，腟腔の延長，腟内の酸性化，子宮腟部や腟壁の色調の変化であるリビド着色(チャドウィック Chadwick 徴候)，体重増加などがある．[1323]

人参湯(にんじんとう) ninjinto ［理中湯］ 医療用漢方製剤の1つ．補剤の代表処方の1つで，主として新陳代謝が低下した人の慢性胃腸疾患に用いる．漢方医学では，脾虚で内臓の冷えがある例で，腹部は総じて軟弱無力で心下振水音を聞くもの，あるいは腹壁が薄く硬く，腹直筋がベニヤ板のように触れるものなどに用いるとする．臨床的には，比較的体力の低下した冷え性の人で，胃腸虚弱，血色がすぐれない，顔に生気がない，舌は湿潤して苔がない，尿は希薄で量が多い，唾液が薄く口にたまる，軟便で下痢しやすい，手足が冷えやすいなどの例に用いる．慢性胃炎，慢性腸炎，妊娠悪阻，小児のアセトン血性嘔吐症(自家中毒症)などに応用される．偽アルドステロン症，ミオパシーなどの副作用に注意．アルドステロン症，ミオパシー，低カリウム血症のある患者には禁忌．出典：『傷寒論』，『金匱要略』．構成生薬：ニンジン，ジュツ，カンゾウ，カンキョウ．[1287] ⇨参脾虚→2433，補剤→2695

妊娠糖尿病 gestational diabetes, gestational diabetes mellitus；GDM 妊娠中に発生したか，またははじめて耐糖能低下を認識した場合に下される診断(日本産科婦人科学会周産期委員会，1995)．診断基準は 75 g 経口ブドウ糖負荷試験(OGTT)にて空腹時血糖≧100 mg/dL，1 時間後血糖≧180 mg/dL，2 時間後血糖≧150 mg/dL のうち 2 つ以上を満たす場合である．妊娠 20 週以降に発症することが多く，妊娠によるインスリン抵抗性の増加が原因である．妊娠中に胎盤から分泌されるヒト胎盤性ラクトゲン(hPL)にインスリン抵抗作用があるからである．妊娠糖尿病を発症した場合，母体，胎児，新生児にさまざまな合併症が発症する頻度が高いので，厳密な血糖コントロールが必要である．また分娩後の耐糖能評価が正常化しても，将来糖尿病を発症する確率が高いので，定期的な検査が必要である．[1323] ⇨参糖尿病合併妊娠→2122

妊娠糖尿病分類 classification of gestational diabetes mellitus 妊娠糖尿病(妊娠中に発症またははじめて耐糖能低下を指摘された場合)および糖尿病合併妊婦(すでに糖尿病に罹患していた女性が妊娠した場合)の両方について重症度を分類したホワイト Priscilla White による糖尿病妊娠分類 classification of obstetric diabetes(1978)があるが，現在では産科的に独自に分類することはなく，内科的な管理に準ずる．[1323] ⇨参糖尿病妊娠分類《ホワイトの》→2126

妊娠届出 report on pregnancy 母子の健康管理対策の1つであり，「母子保健法」第 15 条により，妊娠した者は速やかに，保健所を設置する市または特別区においては保健所長を経て市長または区長に，その他の市町村においては市町村長に妊娠の届出をするように規定されている．同法施行規則第 3 条によって，届出の事項は，①届出年月日，②氏名，年齢，職業，③居住地，④妊娠月数，⑤医師または助産師の診断または保健指導を受けたときは，その氏名，⑥性病および結核に関する健康診断の有無，となっている．[1352]

妊娠反応 pregnancy test 尿中に排泄されるヒト絨毛性ゴナドトロピン(hCG)を検出することで，妊娠か否かを判定すること．hCG は水溶性で，胎盤の合胞体細胞から産生される糖タンパク質ホルモンであり，非妊娠時や男性では産生されない．妊娠していれば妊娠 4 週頃より尿中で検出可能．[1323] ⇨参免疫学的妊娠反応→2808

妊娠貧血 anemia of pregnancy 妊娠中に起こる貧血の総称．妊娠中は循環血漿量が増加するために血液が希釈されて起こる生理的な妊娠貧血と，鉄分の不足で生じる病的な妊娠貧血とがある．後者の大部分は胎児に優先的に鉄が移行してしまい，母体に鉄が欠乏する鉄欠乏性貧血であるが，まれに葉酸欠乏，ビタミン B_{12} 欠乏に関連した大球性貧血を認めることもある．妊婦の貧血は胎児の発育遅延，微弱陣痛，低出生体重児，乳児貧血の原因となるので，生活指導および栄養指導が母児管理上重要である．[1038]

妊娠妄想 delusion of pregnancy 〔D〕Schwangerschaftswahn 統合失調症に出現する古典的な一症状で，「お腹の中に高貴な人物の赤ん坊を宿した」などと訴えることが多い．血統妄想などが同時にあり，荒唐無稽な内容が多い．しかし，妊娠しているという妄想的確信，胎動，つわり，陣痛などの主観的徴候のほかに無月経，乳房の変化，腹部膨満などの身体的徴候を示す場合には，いわゆる想像妊娠を鑑別しなければならない．これは妊娠願望の強い独身女性にみられることが多く，精神科診断上は身体表現性障害に該当する．[320] ⇨参想像妊娠→1819

妊娠齢相当児⇨同妊娠週数相当児→2266

妊娠暦計算機 pregnancy calender calculator 最終月経日，現在の妊娠週数などを入力すると，出産予定日を計算する機器．[1323]

認知機能 cognitive function 思考，判断，記憶など脳の高次の機能の総称．知能に近い概念．認知の障害で，認知症，せん妄，健忘障害が発生する．一方，心理学の領域では，自分や周囲，将来のとらえ方を認知と定義している．ベック Aaron T. Beck(1921 生)は，こうした意味での認知にゆがみが生じるのがうつ(鬱)病であるとした．[488]

認知機能障害 cognitive impairment⇨参高次脳機能障害の看護ケア→1009

認知行動療法 cognitive behavioral therapy；CBT 精神療法(心理療法)の1つ．行動療法の基盤のうえに，バンデューラ Albert Bandura による社会的学習理論と，ベック Aaron T. Beck によるうつ(鬱)病に対する認知療法の理論的・臨床的研究を発展させたもの．行動療法において開発された多様な技法に加えて，認知的な技法を導入し，患者の認知の問題と行動の問題を合わせて治療するものである．認知とは人間の行動や心を導く重要な要素であり，人間が自分の周囲の世界をどうみるか，どう構造づけるかという認知によって，感情や行動が影響を受ける．その認知がゆがむと無気力や不安になったり，うつ的になると考えられる．そこで，まず認知のゆがみの修正を行うべく，否定的自動思考(習慣的思考)と，さらにその背景にあるスキーマ，仮説，信念などの上位の概念にアプローチし，悲観的で偏った認知に焦点を当て，より現実的なものに修正することで沈み込んだ気分を改善しようとする．また，実際にロールプレイやソーシャルスキルトレーニング(SST)，さらに自己主張トレーニングを通して実践的に練習していく．認知行動療法には，ベックの認知療法をはじめ，合理的情動的心理療法，自己指示法，ストレス免疫療法，系統的合理的構成法，行動的家族療法，不安管理訓練，問題解決法療法，社会的スキル訓練などがある．認知行動療法はうつ病以外にも，パーソナリティ障害，パニック障害，摂食障害，外傷後ストレス障害(PTSD)，統合失調症，強迫性障害，物質使用障害などの治療に効果をあげている．特に最近，アメリカにおいてはうつ病に対する標準治療法として，薬物療法とともに認知行動療法が位置づけられるようになってきている．[404] ⇨参行動療法→1046，認知療法→2272

認知症

dementia

【概念・定義】 いったん正常に発達した知能が，**後天的な脳の器質的変化によって慢性的に低下**する病態．これまで認知症の経過は，一度症状が発症すると一般的に非可逆的で回復不能であるとされてきたが，最近では，**意識障害のない高次脳機能の全般的障害**を認知症と呼ぶこともあり，身体疾患に伴って二次的に認知症の症状を呈するものの中には，原疾患の早期治療に伴って回復が見込まれる場合もある．

【疫学】 わが国における65歳以上の推計認知症患者数は2005(平成17)年の時点で189万人であり，今後も人口の高齢化に伴い増加の一途をたどることが予測され，2020(同32)年には292万人になると見積もられている．

【臨床症状】 その経過中にほぼ固定して持続的に出現する知的機能の低下を主とした中核症状と，中核症状に随伴して出現し，動揺性で可逆的であるものの，介護上の困難を伴うことが多い行動・心理症状(behavioral and psychological symptoms of dementia；BPSD)の2つに大別される．**中核症状**には，記憶障害，見当識障害，失語，失認，失行，判断力や理解力の低下などがあり，**BPSD**としては，せん妄，幻覚，妄想，興奮，抑うつ気分，不安，焦燥感などの精神症状や気分症状のほか，睡眠障害，徘徊，失禁，過食，拒食，異食，拒否，拒絶，暴力行為などの行動障害や性格変化などがみられる．BPSDは従来，随伴症状，周辺症状，問題行動などと呼ばれていたが，1996年に国際老年精神医学会主催の国際会議で「認知症の行動・心理症状(BPSD)」という呼称が提唱されて以降，使用されるようになった．

【認知症を呈する疾患】 初老期，老年期に認知症を呈する疾患としては，変性疾患(アルツハイマー Alzheimer病，レビー Lewy小体病，ピック Pick病など)，脳血管障害(脳梗塞，脳出血など)をはじめ，感染症(クロイツフェルト・ヤコブ Creutzfeldt-Jakob病，AIDS，神経梅毒，脳炎など)，外傷・脳外科疾患(慢性硬膜下血腫，正常圧水頭症など)，代謝・内分泌疾患(甲状腺機能低下症，ビタミンB_{12}欠乏症など)，中毒・薬物(アルミニウム，鉛，水銀，抗コリン薬など)など多岐にわたる．これらのうち，わが国に多い認知症は**アルツハイマー型認知症**と**脳血管性認知症**である．〔**アルツハイマー型認知症**〕原因不明の神経変性疾患であり，著しい神経細胞の減少と脳萎縮がみられ，特に知的機能に重要な大脳皮質や**短期記憶に関係する海馬の神経細胞の脱落**が特徴的．神経病理学的には特徴的な神経原線維変化やアミロイドタンパク質の沈着による**老人斑**が観察される．神経細胞の脱落に伴って，アセチルコリンが著しく減少し，神経細胞の相互伝達に支障をきたして，**記憶障害**などの中核症状が出現する．発症は緩徐であるが進行性の経過をたどり，末期には高度の知的機能低下と**人格の崩壊**をきたすことが特徴的である．〔**脳血管性認知症**〕脳梗塞や脳出血などの**脳血管疾患**に起因した脳実質(神経細胞や神経線維)の障害による認知症の総称．記憶障害に加え，障害された部位により，麻痺，感覚障害，嚥下障害，言語障害などを伴うことがあり，**意欲や活動性の低下**がみられる．アルツハイマー型認知症と比較して，段階的に経過し，症状の動揺性がみられることが特徴的である．人格は比較的保たれ，精神機能の低下が平均的ではない，いわゆる**まだら認知症**の病像を呈する．予防のためには脳血管疾患の予防が重要である．

【各種検査】 各種評価尺度検査や画像検査により診断や重症度評価が行われる．

【治療】 さまざまな治療薬の開発が進められているが，わが国では1999(同11)年からアルツハイマー型認知症治療薬として抗コリンエステラーゼ阻害薬の**ドネペジル塩酸塩**が使用されている．このほか，精神症状や睡眠障害などのBPSDの治療には，抗精神病薬，抗うつ薬，抗不安薬，睡眠薬などの向精神薬が対症療法的に使用される．[164] ⇨参認知症検査→2270

認知症の看護ケア

【看護への実践応用】 認知症患者は記憶が障害され，時間や空間，状況などに関する見当識の障害が生じることにより混乱し，不安が生じやすい状態にあると考えられる．これらの不安や混乱を少しでも軽減するようにかかわることが重要．会話は簡潔な表現を用いてゆっくりと話す．代名詞の使用はなるべく避け，一度に多くのことを言わない．話しかけるときにはその内容に応じた表情や動作をする．援助の際には必ず声をかける．徘徊や攻撃的言動，焦燥などの認知症の行動・心理症状 behavioral and psychological symptoms of dementia(BPSD)が生じている場合は患者の安全を確保し，看護者や周囲は患者をおびやかさないよう，動作や発言をゆっくりとするよう心がける．その行動の誘因となるもの，あるいは刺激となるものがあれば除去する．痛みや発熱，脱水，排泄欲求などの体調不良や不快感，不安，怒り，寂しさ，驚き，緊張などの心理的ストレスによりこれらの症状が増悪する場合がある．また，服用している薬物の作用によりBPSDの症状が出現あるいは増悪する場合もあり，内服薬の調整が必要となる．看護者は日頃から患者が服用中の薬物を把握し，作用や副作用の状況を観察する．また，せん妄や抑うつが生じていないか注意する．両者とも認知症と併発しやすく，それぞれ適切な対処と治療が求められる．認知症の中核症状やBPSDの状況だけでなく，患者の身体的健康状態の観察も行う．本人に対するサポートと同時に介護を行う家族に対するサポートも重要．家族の身体面・心理面における健康状態のアセスメントを行い，必要な援助を行う．家族にも疾患の説明や利用できる資源に関する情報を提供する．
【ケアのポイント】認知症を有する人の尊厳を尊重し，少しでもその人らしい暮らしを続けられるよう援助する．[1450] ⇨参認知症→2269

認知症のリハビリテーション rehabilitation of dementia 認知症のリハビリテーションでは，QOLの維持が基盤とされている．ヒトは人生を通して，触覚，嗅覚，その他の感覚刺激に反応して生きており，これらの反応の回復は認知症患者のリハビリテーションを行ううえで重要となってくる．リハビリテーションでは，注意力の増加や，昔の写真や音楽を利用し，当時の記憶を引き起こさせるための特別な感覚入力の機会を多くする手法がとられている．しかし，一度に多くの情報刺激を提供することは禁忌である．提供する量は一度に1つの感覚刺激を入力することが重要とされている．[562]

認知障害
cognitive disorder 「いったん発達し獲得された知的能力が器質的病変により失われ，日常生活に支障をきたす程度に低下した状態」と定義されている慢性・持続性の認知機能障害．中心症状は記憶障害，見当識障害，判断力の低下などで，認知症に陥ると必ず認められる．しかし，記憶障害については，老化に伴う記憶障害と区別する必要がある．行動・心理症状(behavioral and psychological symptoms of dementia；BPSD)としては，幻覚，幻想，睡眠障害，徘徊，介護への抵抗，異食，過食，抑うつ(鬱)状態，依存，不安，攻撃的行動などがあげられている．これらの症状が，時間管理や日常の機能的活動などを行う能力に大きな影響を与える．認知症の中核症状である認知機能障害を評価するための評価法としては「長谷川式認知症スケールHasegawa dementia scale-revised(HDS-R)」，「ミニメンタルステート試験mini-mental state examination(MMSE)」，「柄澤式老人知能の臨床的判定基準」などがあげられる．[562]

認知障害の看護ケア
【看護への実践応用】薬物療法と同時に，精神症状や日常生活全般へのケア，環境の調整などが重要となる．精神症状では，例えば，せん妄が生じた場合，患者の安全を確保することを優先し，落ち着いた態度で接するように心がける．意識障害，血圧，呼吸など全身状態の観察を密に行い，幻覚や妄想の出現に対しては否定せず，安心できるような言葉かけをする．日常生活機能面では食，排泄，清潔，睡眠など全体的にケアが必要で，十分なアセスメントと残存機能をいかすことが重要である．例えば，食事や更衣などに時間がかかってもせかしたりせず，見守るようにし，途中で動作が止まっても，「こうするといいですね」とさりげなく促すようにするとよい．また，徘徊，せん妄がみられる場合などには転倒や転落，他者とのトラブルなどが生じる可能性があるため，病棟内やベッド周囲の整理整頓を常に行い，事故防止に努め，他者との関係の調整も行う．
【ケアのポイント】個々のそれまでの人生を尊重したかかわりが特に大切である．看護師の価値観を押しつけず，患者の過去の思い出に耳を傾けることもよい．また，失われた機能の部分にばかり注目するのではなく，患者のできること，よい面を見つけ，それをケアにいかすことが大切である．さらに，患者は孤立しやすく，他者との関係形成が困難なため，適度な言葉かけを行い，他の患者とも交流がとれるように働きかけるとよい．以上のようなケアは，個々の患者のクオリティ・オブ・ライフ(QOL)の向上に重要である．[317] ⇨参認知障害→2270

認知障害のリハビリテーション rehabilitation of congestive disorder 思考，判断，記憶などの高次脳機能のほか，視覚，聴覚，触覚，味覚，嗅覚などの一次的な知覚刺激に対する反応が障害された患者に施されるリハビリテーション．認知障害患者では，これらの障害は，失語，失行，失読，失認，半側空間無視，注意集中力障害，記憶障害，知能障害，情緒行動障害(うつ状態を含む)となって現出する．リハビリテーションでは，実生活への適応を目的とし，記憶障害に対する手続き記憶学習，半側空間無視に対しては無視空間を把握しやすいプリズムレンズの装着，注意障害に対してはコンピュータによる特異的注意力訓練やattention process trainingなど，訓練と代償訓練により，損なわれた機能の回復が図られる．

認知症看護認定看護師 certified nurse in dementia nursing ⇨参認定看護師→2273

認知症ケア専門士 qualified dementia carer，dementia carer qualified 認知症ケアに対する優れた学識，技能，および倫理観を備え，わが国における認知症ケアの向上と保健・福祉に貢献する専門的な技術をもつとして，日本認知症ケア学会によって認定された者．[144]

認知症ケアマッピング Dementia Care Mapping；DCM 認知症ケアの実践をアセスメントしてケアの質を評価するための観察法と，そのフィードバックなどを含めたパーソン・センタード・ケアの理念に基づいた認知症ケア評価システム．認知症ケアの質の改善を目的としており，ブリーフィング(事前説明)からケア場面での行動評価手法，フィードバックなどの一連のシステムが構築されている．研究手法として用いられる場合には，観察手法のみを指していることもある．評価法は，共有スペースにおける認知症の人々の行動に対して5分ごとに24項目の行動カテゴリー・コード(BBC)とよい状態(well-being)の指標であるWIB値(6段階評価)の2種類を組み合わせて評価し，さらにケア提供者とのかかわりから個人の価値を低める行為のコード(PD)，よい出来事の記録(PE)を記録する．結果をフィードバックし，ケアプランを改善するための検討を通して，ケアチームのパーソン・センタード・ケアに関する気づきを促し，ケアの質の向上を図る．[812]
⇨参パーソンセンタードケア→2324

認知症検査 dementia rating scale，neuroimaging for dementia 日常臨床での認知症の検査は，簡易知的機能検査(疾患のスクリーニング)，評価尺度を用いた検査〔疾患の全般的重症度や行動・心理症状(BPSD)の臨床特性の経時的な推移を評価〕，画像検査(病因の特定や認知症の下位診断)などを組み合わせて，診断および重症度の判定を行う．最近では一部の家族性アルツハイマー Alzheimer 病において遺伝子検査による診断が可能となり，その実用化が検討されている．〔**評価尺度を用いた検査**〕認知症のスクリーニングに用いる知的機能検査は，国際的に広く使われているミニメンタルステート検査 Mini Mental State Examination（MMSE）の日本語版，長谷川式認知症スケール（HDS-R），N 式認知症検査，国立精研式認知症スクリーニング検査などがある．いずれも，見当識や記憶課題に重点がおかれ，ウェクスラー Wechsler 成人知能検査（WAIS-R）より簡便で，得点に応じて認知症が診断される．ほかにアルツハイマー型認知症に対して，アルツハイマー病評価尺度（ADAS；認知機能と BPSD の重症度の推移を把握），機能評価別病期分類 Functional Assessment Staging（FAST；重症度を正常老化も含めた 7 段階で評価），アルツハイマー病行動病理学尺度（Behave-AD；精神症状を 25 項目で評価）などが用いられる．老年期認知症全般に対する評価尺度には，臨床認知症尺度 Clinical Dementia Rating（CDR；疾患の重症度評価）や柄澤式老人知能の臨床的判定基準（KDS），GBS 認知症症状評価尺度（GBS-DRS；BPSD の臨床特性や経過観察のための行動観察尺度），問題行動評価尺度 Troublesome Behavior Scale（TBS）などがある．〔**画像検査**〕脳の構造的変化をみる CT や MRI（磁気共鳴画像）のほか，機能的変化をみる SPECT（シングルフォトンエミッションコンピュータ断層撮影，血流をみる）や PET（陽電子放射断層撮影法，代謝をみる）がある．CT や MRI は，認知症の症状を呈する脳腫瘍や慢性硬膜下血腫などの診断や脳の萎縮の程度をみるために行われる．アルツハイマー型認知症では脳全体の萎縮のほかに側頭葉内側面の萎縮が認められるのに対して，脳血管性認知症では出血や梗塞巣の存在，大脳白質病変がみられることが多い．SPECT 検査では，アルツハイマー型認知症では特に側頭・頭頂部を中心に脳全体の血流低下がみられ，脳血管性認知症では多発性，びまん性の血流低下がみられる．PET を用いたアルツハイマー型認知症検査では側頭・頭頂葉を中心とした代謝の低下がみられ，脳血管性認知症は多発性の低下が多くみられる．しかし，比較的典型例でも画像検査に特徴的な所見がないことも多く，正確な診断には評価尺度を用いた臨床症状に関する諸検査の結果と組み合わせて総合的に判断する必要がある．[164]

認知症行動障害尺度　**dementia behavior disturbance scale；DBD scale**　バウムガルテン Baumgarten らにより開発された，認知症にしばしば認められる問題行動の重症度を判定するための尺度．ここでの問題行動とは，認知機能障害，心理的障害，生理学的障害などを背景として出現する症状で，介護者のストレスの原因になりやすいものと定義されている．質問は 28 項目からなり（例：同じことを何度も聞く，やたらに歩き回る），各項目について「まったくない（0 点）」から「常にある（4 点）」までの 5 段階で評価し，総得点（最高 112 点）を算出する．主たる介護者を対象とする面接法によって評価するよう設計されており，時間は 5 分程度を必要とする．質問紙を手渡し，自己記入してもらう形式でも使用できる．溝口らによって日本語に翻訳され，その再現性，内的整合性，評価者間信頼性が明らかにされている．[1535] ⇨参認知症検査→2270

認知症高齢者グループホーム　⇨同認知症対応型共同生活介護→2271

認知症高齢者の日常生活自立度判定基準　認知症と診断された高齢者の認知症の程度を踏まえた日常生活における自立の程度を表すもの．地域や施設において保健師・看護師・介護福祉士などが簡便にかつ短時間に介護の必要度を判定し統一するために使用される．自立の程度は，症状や行動，意思疎通の程度から判定され，何らかの認知症を有するが日常生活は家庭内および社会的にほぼ自立しているランクⅠから，常に介護を必要とするランクⅣ，および著しい行動・心理症状（BPSD）あるいは重篤な身体疾患がみられ専門医療を必要とするランク M（ランクⅡ・Ⅲはさらに各 a・b の 2 つに区分）の計 7 つに区分される．ランクは介護の必要度を示すものであり，認知症の程度の医学的判定とは必ずしも一致するものではない．判定されたランクには必要な介護サービスも併せて示される．この基準は「介護保険制度」の要介護認定において要介護認定調査や主治医意見書に用いられ，一次判定や介護認定審査会による二次判定時の参考にされる．[1174]

認知症対応型共同生活介護　**daily life care in communal living for the elderly of dementia**　［**認知症高齢者グループホーム**］　1997（平成 9）年に，国庫補助により創設された事業で，一般にグループホームと呼ばれる．2000（同 12）年からは，「介護保険法」で，居宅サービスの 1 つとして位置づけられた．さらに 2005（同 17）年の一部改正（第 8 条 18 項）により，グループホームは地域密着型サービスとして位置づけられ，市町村が指定・監督を行うことになった．グループホームは，認知症の要介護高齢者が，家庭的な環境や地域住民との交流のもとで，介護職員から支援を受けながら共同生活を営む．主に利用者の入浴，排泄，食事の介護やその他，日常生活を営んでいくうえで必要な世話，および機能訓練などを行う．各自独立した部屋をもち，居間や食堂などは共用で，他の人と交流できる場がある．2005（同 17）年の「介護保険法」一部改正により，介護報酬単位などの見直しがなされ，ケアの質や地域に開かれた事業運営，夜勤の義務づけ，健康管理，医療連携体制などサービスの質の確保と向上に努めなければならないとされた．そのために，提供するサービス内容についての自己評価と都道府県が選定した評価機構の実施するサービス評価（外部評価）を受け，それらの結果を公開することが義務づけられた．[1451] ⇨参グループホーム→832

認知症の人と家族の会　1980 年，京都で発足した認知症にかかわる当事者を中心とした全国的な民間団体であり，全国 43 都道府県に支部をもつ．2006 年 6 月に団体名を「呆け老人をかかえる家族の会」から「社団法人認知症の人と家族の会」（略称「家族の会」）（英語表記 Alzheimer's Association Japan）へ変更．国際アルツハイマー病協会に加入している．認知症の人を介護している家族の集い，会報の発行，電話相談，研究集会，調査・研究，厚生労働省や自治体への要望，国際交流，啓発活動などの活動を通して，認知症の理解を深め，認知症高齢者とその家族への援助，および福祉の向上を図ることを目的としている．認知症高齢者を介護している家族，医療や介護の専門職，認知症に関心のあ

る人，ボランティアなどだれでも入会できる.[518]

認知心理学 cognitive psychology 近年，情報処理理論，コンピュータ科学，チョムスキー Chomsky 言語学などの発達を受けて急速に進歩し，心理学の中心の1つとなった領域．知覚，思考，意識，記憶，言語，発達などを主たる研究対象とし，脳科学や生理学ともかかわって，認知科学の一分野として発達している．チョムスキー Noam Chomsky (1928 生) はアメリカの言語学者.[1269]

認知的構造論 cognitive structural theory 個々人の知識，記憶，理解というような認識活動に関係するプロセスの構造をどのように描くかということにかかわる議論．認知の基本的な構造は「わかる」ことにある．わかることは「分ける」ことからきている．物事についての判断を二進法的に進めて複雑に絡み合ったものが判断につながり，物事の理解につながる．そして，分けることとは，同じものは同じものとして同定することでもある．この分け隔ては，認知における基本的な構造が普遍的な基礎をもっていることを想定して成り立っている．この基本的な構造が認知的な発達過程においてみられるものと仮定し，観察したのがピアジェ Jean Piaget (1896-1980) で，この認知的な構造は発達段階の普遍的な構造を基礎としており，個体発生は系統発生を繰り返すという生物の発達原理と同じように，認知的な発達段階においてもみられるものと仮定している.[32]

認知的不協和 cognitive dissonance 人間の認知的空間には，他者，自分自身，それらの行動などについてのさまざまな情報が含まれるが，ある対象についての認知的要素の間に相いれない不適合な関係が存在する状態を認知的不協和と呼ぶ．例えば，親に対する知的認知と感情的認知の不適は認知-感情不協和という．認知的不協和は，心理的には不快であるので，さまざまな方法でこれを減少させようとする.[1269]

認知の発達 cognitive development ［ピアジェの発達理論］ ピアジェ Jean Piaget (1896-1980) の発達理論が最も一般的で，この理論では子どもは感覚運動期，前操作期，具体的操作期，形式的操作期の4つの段階を通って発達すると述べられている．ピアジェは1つの段階から次の段階に進む本質は同化，調節，均衡化という3つの過程であると考えた．同化とはすでにもっている自分のシェマ〔F〕schéma (思考方法) を用いて外的情報を自分の中に取り入れること，調節とはすでにもっているシェマでは同化できないときにシェマを外界に合わせて変容，修正すること，均衡化とは既存のシェマと新しい外界との間の相互作用全体を示す．子どもは最初自分のシェマに満足しており均衡状態にあるが，自分のシェマの不備に気づき不満を抱くのが不均衡であり，これがより高度の認知発達段階へ進む一要因となる．感覚運動期は出生後から2歳頃までの段階で，出生時の認知システムは運動反射に限られている．子どもは偶然始めた動作を系統的に繰り返し，幅広い状況に一般化し，協応させてさまざまなシェマを獲得し外界を認知する．前操作期は2歳から7歳頃の段階で，さらに表象的思考段階と直感的思考段階に細分される．表象的思考段階は2歳から4歳までの段階である．子どもは表象機能，特に言語が著しく成長し言葉で外界を認知するようになる．しかしこの段階の子どもは思考が個々のイメージ中心で関係の把握は十分ではない．4歳から7歳の直感的思考段階では事物を関連づけるが，その判断は知覚的に目立った特徴に左右され一貫した論理的操作がみられない．このため上記の前操作期の認知は自己中心性が特徴である．具体的操作期は6-7歳から11-12歳頃までの時期で，知覚の優位性や自己中心性を脱し，具体的に理解できる範囲のものに限定して体系的で論理的な思考で認知する．しかし，高度に抽象的な概念は理解できない．12歳以降の形式的操作期では，具体的現実から離れ「もし～であれば」と仮説演繹的思考や命題間の関係を思考し認知する.[1625] ⇨参操作的思考→1815

人中 philtrum 上口唇の中央部に存在する陥凹部分．陥凹部の両側端の高まり部分は人中稜，中央の陥凹部分は人中窩と呼ばれる．人中下端は赤唇縁との間で弓状をなし，その形態からキューピッド弓と呼ばれる.[688]

認知療法 cognitive therapy (remediation) アメリカの精神科医ベック Aaron T. Beck (1921 生) によって考案された精神療法．認知療法では，患者によって意識された思考や，視覚的なイメージに注目する．うつ(鬱)病や不安状態にある患者は，健康なときに比べてあらゆる状況を多面的に解釈することが困難である．認知療法では，患者の誤った認知パターンを修正することを通して，不快な感情の改善を図ることを目標とする．よって，治療者と患者の良好な治療関係のうえに成立する．治療は一般的に精神科医や臨床心理士によって行われる．認知療法はうつ病に有効であるとされており，治療効果も報告されている.[562]

認知理論 cognitive theory 人間の認知活動を研究する認知心理学や認知科学の基礎となる理論．認知とは事物や事象について，それに気づき，それに関する知識・情報を獲得する過程の総称．すなわち感覚，知覚，記憶，判断，推理，問題解決などの知的活動を総称するものであるが，感覚，知覚を含まず，推理や思考に基づく高次の認識過程に限定する場合もある．認知心理学はそれまで盛んであった行動主義心理学を批判して生まれ，1960年代以降，急速に支持を得て現在の心理学の大きな流れの中心になっている．すなわち外界の刺激(S)と人の反応(R)の間に結びつきができることが学習であるという考え方(連合説)に対して，外界の刺激全体に対する認知の変化が学習であるという考え方(認知説)を主張した．ケーラー W. Koehler の洞察説，レヴィン K. Lewin の場の理論，トールマン E. C. Tolman のサインゲシュタルト説などがその代表．認知科学は心理学，言語学，神経科学，情報科学などを源流とする学際的な科学をいい，人間が情報を求め，意味のある体験として情報を受け取り，変換し，保持し，利用することに注目している．1960年代にアトキンソン R. C. Atkinson とシフリン R. M. Shiffrin が人間の記憶システムのモデルを構築したのをはじめとして，情報処理の方略，知識獲得，概念形成などの生体における仕組みの解明，社会や環境との相互作用についてなどの研究が進められている.[79] ⇨参学習理論《心理学における》→480

認定医 certifying physician 指導医のもとで一定の研修プログラムに従って履修したあと，学会の認定試験に合格した医師のこと．学会により，指導医，専門医とも呼称された．認定医制度は各専門領域における医師の質の向上を目的として導入された．わが国における医師の資格認定医制度は1962(昭和37)年に発足した日本麻酔指導医制度が最初である．2008(平成20)年現在，日本医師会に加盟している学会が集まって日本専門医制評価・認定機構(社団法人)を組織し制度の拡充を図っている．呼称は専門医と統一され，資格を認定する団体の基準に，①会員数が1,000人以上で，8割以上が医師，②法人格を有する学術団体，③5年相当の活動の実績などがあり，専門医認定には①5年以上の研修の受講，②定期的に更新する制度，③適正な試験の実施などの条件が必要となる．[1271] ⇨参専門医制度→1796

認定看護管理者 certified nurse administrator 日本看護協会認定看護管理者認定審査に合格し，管理者として優れた資質をもち，創造的に組織を発展させることができる能力を有すると認められた者．受験資格は，5年以上の実務経験をもち，看護管理における所定の教育，経験の要件を満たしていることである．1999(平成11)年に初の認定が行われた．レベル保持のために認定後5年ごとに更新審査が実施されており，看護管理実践の実績と自己研鑽の実績などの要件が設けられている．[290]

認定看護師 certified nurse 日本看護協会の認定看護師認定審査に合格し，ある特定の看護分野で，熟練した看護技術と知識を有し看護実践ができる者をいい，水準の高い看護実践を通して看護師に対する指導・相談活動を行う者．実務経験5年以上で，そのうち3年以上は認定看護分野の経験を有するものが6か月，600時間以上の専門教育を修了し，認定審査に合格後，認定看護師として登録される．救急看護，皮膚・排泄ケア看護，集中ケア，緩和ケア，がん化学療法看護，がん性疼痛看護，訪問看護，感染管理，糖尿病看護，不妊症看護，新生児集中ケア，透析看護，手術看護，乳がん看護，摂食・嚥下障害看護，小児救急看護，認知症看護，脳卒中リハビリテーション看護，がん放射線療法看護の19分野がある．1996(平成8)年に第1回の認定が開始された．[321] ⇨参専門看護師→1796

認定患者 国の医療保障制度には，医療保険制度(社会保険制度・後期高齢者医療制度・退職者医療制度)と公費負担制度があり，公費負担制度を活用する場合には本人が機関に対し申請し，認定を受けた者のことで，医療費の自己負担分が公費で負担される．例えば，原因の究明や治療方法の開発が困難な疾患を特定疾患(難病)に国が指定し，医療費の自己負担分を公費で負担している(都道府県の特定疾患対策協議会の意見を聴取し，知事が審査し，認定されると「特定疾患医療受給者証」が交付される)．公害健康被害の場合は，「公害健康被害の補償等に関する法律」〔1974(昭和49)年施行〕において定められた指定疾患(第1種指定地域では慢性気管支炎，気管支喘息，喘息性気管支炎，肺気腫ならびにこれらの続発症，第2種指定地域では水俣病，イタイイタイ病，慢性ヒ素中毒症など)について申請に基づき市長が認定し，補償の給付〔補償給付事業＝療養の給付および療養費(医療費)の支給，障害補償費，児童補償手当，療養手当，遺族補償費，遺族補償一時金，葬祭料の7種類〕と保健福祉事業〔転地療養，リハビリテーション(呼吸機能訓練，成人喘息音楽教室，喘息教室など)家庭療養指導施設，療養用具支給〕が行われる．公害認定患者は障害に応じて，特級から3級までと等級外の5段階に区分し，第1種地域指定は，1988(同63)年に解除され新たな認定は行われていないが，それまでの認定患者の補償は続けられている．このほかにも小児慢性特定疾患患者，身体障害者，原爆被爆者などの場合にも認定制度は用いられる．[457]

妊馬血清ゴナドトロピン pregnant mare serum gonadotropin；PMSG 妊娠したウマの血清から抽出・精製されるゴナドトロピン．卵胞刺激ホルモン(FSH)として卵巣の卵胞発育を促す．このFSH作用により卵胞発育を促進し，次にLH(黄体形成ホルモン)作用をもつヒト絨毛性ゴナドトロピン(hMG)を投与し排卵を誘発するゴナドトロピン療法がある．ウマから抽出される異種タンパク質ホルモンのため，ヒト体内において抗体が産生され効力が減衰するほか，アナフィラキシー反応の危険も伴うことから，現在では閉経後の女性尿中より抽出したゴナドトロピン製剤が主流となっている．[1510]

ニンヒドリン反応 ninhydrin reaction ［胃液ニンヒドリン反応］ タンパク質やアミノ酸を含有する溶液に，ニンヒドリン試薬 triketohydrindene hydrate を加え煮沸すると青色を呈する反応．[835]

妊婦健診 prenatal examination 「母子保健法」に基づいて実施され，母児ともに健全な状態で妊娠分娩を終了させることを目標とする健診．妊婦健診では妊娠が正常に経過していることを確認し，妊娠中のトラブルの早期発見，合併症の予防，胎児異常の有無の診断，分娩時期予測，分娩の決定，保健指導などを行う．[1323] ⇨参分娩準備教育→2610

妊婦体操 prenatal exercise 妊娠中に骨盤の柔軟性を増すなど分娩に備えた運動を含めて実施する体操．過剰の体重増加の予防にも役立つ．過度の運動は腹圧の上昇や子宮収縮をまねくので，適度に行う必要がある．切迫流産，切迫早産では禁忌で，多胎や筋腫合併症，妊娠高血圧症などの場合も控えるべきである．[998]

妊孕(にんよう)期 fertile period⇨同受(授)精能期間→1393

妊卵⇨同受精卵→1393

ぬ

ヌードマウス　nude mouse　無毛，無胸腺の形質を示す突然変異系統のマウス．T細胞機能が欠損していることから移植片拒絶がうまくできず，このためにヒト悪性腫瘍の移植実験のためにしばしば用いられる．しかし，ナチュラルキラー細胞，ナチュラルキラーT細胞は正常に存在していることから，すべての腫瘍が移植可能ではない．[1439] ⇨参無胸腺マウス→2780

ヌーナン症候群　Noonan syndrome　［ウルリヒ・ヌーナン症候群，男性ターナー症候群，偽ターナー症候群］ターナー Turner 症候群に似た外見を呈するが，染色体異常を認めず，肺動脈狭窄などの先天性心疾患の合併を特徴とする症候群．常染色体優性遺伝により発症する．男女ともにみられ，それぞれ男性ターナー症候群，偽ターナー症候群と呼ばれることもある．身体所見としては低身長，翼状頸，盾状胸，漏斗胸または鳩胸，外反肘など，顔貌では眼間開離，内眼角贅皮(ぜいひ)，眼瞼下垂，斜視などがみられる．精神発達遅滞を合併することも多い．先天性心疾患では，ターナー症候群に多い大動脈弁疾患や大動脈縮窄は認めず，肺動脈狭窄，心房中隔欠損，心室中隔肥大が多い．約40%において *PTPN11*(protein-tyrosine phosphatase, non-receptor type 11)遺伝子の変異が原因であるといわれている．ヌーナン Jacqueline A. Noonan(1921 生)はアメリカの小児心臓学者．[845] ⇨参ターナー症候群→1852

ヌカカ類　biting midges, punky　ハエ目ヌカカ科 Ceratopogonidae の昆虫の総称．成虫は1-2 mm と小型で，翅脈と翅膜上に剛毛が密生する．幼虫は水中や湿地で生活する．食性は種により異なり，吸血性のもの，昆虫捕食性のもの，花蜜性のものなどさまざまである．吸血性のものでは昼間活動性が多く，雌成虫が吸血する．吸血性のものはフィラリア症を媒介．[288]

ヌクレアーゼ　nuclease　［核酸分解酵素］ 核酸の分解に関与する加水分解酵素の総称．基質に対する特異性で分類すると，RNA だけに作用するリボヌクレアーゼ，DNA だけに作用するデオキシリボヌクレアーゼ，DNA にも RNA にも作用する酵素に分けられる．分解様式からはエンドヌクレアーゼとエキソヌクレアーゼに大別される．分解産物からは5′末端にリン酸基をもつヌクレオチドを生成するものと3′末端にリン酸基をもつヌクレオチドを生成するものに分けられる．[402]

ヌクレオカプシド　nucleocapsid　ウイルス核酸を取り囲むタンパク質の外殻をカプシド capsid といい，ウイルス核酸とカプシドで構成するものをヌクレオカプシドと呼ぶ．規則的な配列構成から，立方対称型とらせん対称型の形態に分けられる．らせん対称型は中心軸をウイルス核酸とカプシドタンパク質がらせん状に配列している．[1113] ⇨参カプシド→544

ヌクレオシド　nucleoside　核酸の塩基と糖とがグリコシド結合したもの．リボースを含むものはリボヌクレオシド，デオキシリボースを含むものはデオキシリボヌクレオシドで，それぞれ RNA と DNA の構成成分である．塩基ではプリン塩基を含むものをプリンヌクレオシド，ピリミジン塩基を含むものをピリミジンヌクレオシドという．ヌクレオシドにリン酸がエステル結合したものがヌクレオチドで核酸の基本単位となる．[1617]

ヌクレオシド三リン酸　nucleoside triphosphate；NTP　塩基(プリンまたはピリミジン)と糖にリン酸が3個結合したもの．糖にはリボースとデオキシリボースとがある．リボヌクレオシド三リン酸には ATP(アデノシン三リン酸)，CTP(シチジン三リン酸)，GTP(グアノシン三リン酸)，UTP(ウリジン三リン酸)が，デオキシヌクレオシド三リン酸には dATP，dCTP，dGTP，dTTP(デオキシチミジン三リン酸)があり，RNA，DNA 生合成の基質として用いられる．[930]

ヌクレオソーム　nucleosome　［ν(ニュー)ボディ］ ヒストンタンパク質複合体に約146塩基対の DNA が巻きついて構成される，染色質(クロマチン)の基本単位をいう．分裂中期の染色体では，数珠状につながったヌクレオソームがらせん状に巻き上がることでソレノイド構造をとり，さらにこのソレノイドがらせん状に巻き上がりスーパーソレノイド構造をとる．これによって，染色体特有のコンパクトな形態を保持している．[800]

ヌクレオチド　nucleotide　五炭糖(ペントース)と塩基が結合したヌクレオシドの糖部分にリン酸基がエステル結合した化合物．糖部分が D-リボースのもの，D-2-デオキシリボースのものがある．前者はリボヌクレオチドと呼び RNA の構成成分となる．後者はデオキシリボヌクレオチドと呼び DNA の構成成分となる．ヌクレオチドの名称は，相当するヌクレオシドのあとにリン酸基の結合位置と数をつける．例えば，糖の5′位に3個結合したものはアデノシン-5′-三リン酸(ATP)と呼ぶ．リン酸基が1個結合したヌクレオチドに限り，アデノシン5′-一リン酸(AMP)のほかに5′-アデニル酸と呼ぶこともある．[800]

ヌクレオヒストン　nucleohistone　核内で DNA は塩基性タンパク質であるヒストンに巻きついてヌクレオソームと呼ばれる構造を形成している．ヌクレオソームはヌクレオヒストンの反復単位構造をなし，ヌクレオヒストンは細胞核内の染色質(クロマチン)の主要構成要素をなす複合核タンパク質である．[1225]

布鉗子　towel clamp　［バックハウス型鉗子，タオル鉗子］ 手術用被い布を固定することを主な目的とした鉗子．先端嘴部が短く，強く屈曲し，物をはさむようにつくられている．先端部は鋭くとがった形状のものと，溝のついた平たい形状のものがある．バックハウス Backhaus 型鉗子とも呼ばれる．[485]

●布鉗子

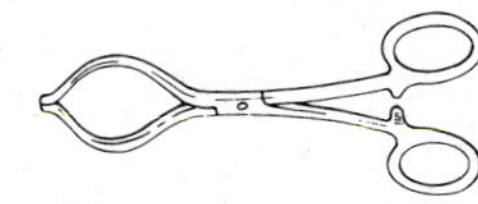

ね

寝汗　night sweat⇨回盗汗⇀2098

ネイルケア　nail care ［**爪の保護，爪の保清**］ 爪を切り，皮膚と爪の間を清潔にすること．感染を防ぎ，爪の末梢循環を促す効果がある．①爪を短く切る，②ヤスリで爪先を滑らかにする，③爪の付着部の表皮のささくれを切る，④手を清潔にし，クリームでマッサージをして，手を滑らかにするとともに，血液循環をよくする．[109]

ネーゲリ型白血病　Naegeli type leukemia⇨回急性骨髄単球性白血病⇀728

ネーゲレ鉗子　Naegele forceps　鉗子分娩の際に使用される最も一般的な鉗子．児頭をはさむ鉗子匙，接合部，鉗子柄からなり，全長 35 cm の左右対称の 2 葉からなる金属製のもの．原則として左葉から右葉の順に挿入する．[1323]

ネーゲレ分娩予定日計算法　Naegele rule　分娩予定日の簡易計算方法．最終月経第 1 日目の月の数に 9 か月を足す(最終月経開始が 1-3 月の場合)か，3 か月を引き月数を決める．日にちは 7 日を加え，日数を決定する．最終月経第 1 日が 9 月 8 日→予定日は 6 月 15 日，最終月経第 1 日が 3 月 28 日→予定日は翌年の 1 月 4 日となる．ネーゲレ Franz K. Naegele はドイツの婦人科医(1778-1851)．[998] ⇨参分娩予定日⇀2611

ネオ抗原⇨回新生抗原⇀1563

ネオシネフリン試験　neosynephrine test ［**フェニレフリン試験**］ 妊娠末期の潜在性胎児機能不全の診断をする負荷試験．フェニレフリン試験とも呼ぶ．合成交感神経興奮薬を母体に投与後，子宮胎盤動脈が一過性に強く収縮し，絨毛間腔血流量の減少による胎児血の低酸素症を起こす．これに対する胎児の心拍数の変化などから診断する．通常，フェニレフリン塩酸塩などの交感神経興奮薬を母体に投与後，胎児の心拍数を 5 分間記録し，頻脈または徐脈が 30 秒以上続けば潜在性胎児機能不全と判定する．

ネオフロイディズム　neo-Freudism　フロイト S. Freud (1856-1939)の主たる学説を受け入れながら，独自の修正を加え，人の精神現象の理解と解明を行おうとする学説．フロイトは患者のさまざまな心理要因(本能，自我，超自我)が力動的に相互影響し合って精神症状が起こると考えた．マイヤー A. Meyer(1866-1950)は患者の全人格が，患者のおかれた社会的環境の全体と相互に力動的に反応し合って，いろいろな症状や行動様式が現れると考え，精神医学のなかにソーシャルワークの概念を導入した．アメリカ精神医学における社会的要因の重視は，その後も一貫した傾向として続いており，正統派の Freudian の精神分析に対して，人間関係や社会的・文化的要因をその理論のなかに取り入れた新フロイト派 neo-Freudian (アドラー A. Adler，ホーナイ K. Horney，サリバン H. S. Sullivan，フロム E. Fromm ら)の出現をみたのも，このような傾向を反映したものと考えられる．アメリカで発展した集団療法，家族療法，さらに地域精神医療活動にネオフロイディズムの貢献があったといっても過言ではない．[999]

ネオモルフ　neomorph　遺伝子変異のうち，その変異が正常な対立遺伝子と質的に異なる新しい形質の発現をもたらすものを指す．[368]

ネオン　neon；Ne ［Ne］ 希ガス元素の 1 つで，原子番号 10，原子量は 20.18 の無色，無臭の気体．大気中には 18.2×10^{-6}(体積比)含まれており，ある種の鉱石や隕石にもわずかに含有されている．液体空気の分画蒸留を繰り返して濃度を高めたうえで，酸素，窒素を除去し，ヘリウムと分離することで得られる．電気伝導性に優れ，放電によって橙赤色の光を発する(グロー放電)．この性質が，過電流防止器の警告用ランプ，ネオンサインなどに利用されている．[1122]

ネガティブフィードバック⇨回負のフィードバック⇀2567

ネクサス　nexus⇨回ギャップ・ジャンクション⇀712

ネグリジェンス　negligence　日本語の「怠慢」にあたり，法的用語で，任務を遂行するべき人がその任務を怠ること．また，それによる過失．遂行すべき内容は，他の同業者が標準的に行うことと比較対比される．例えば，褥瘡ができやすい寝たきりの患者に体位変換を行わなかったり，点滴中の幼児の針の刺入部を観察するのを忘れたりすること．[415]

ネグリ小体　Negri body ［**狂犬病ウイルス封入体**］ 狂犬病ウイルスに感染したイヌ，動物，ヒトの脳の海馬領域のパラフィン包埋組織切片をメチレンブルー染色した際に細胞内に検出される封入体．狂犬病ウイルスに感染した細胞内のヌクレオカプシドタンパク質の集合体．[1113] ⇨参狂犬病⇀753

ネグレクト　neglect　児童虐待 child abuse は身体的虐待，性的虐待，ネグレクト，心理的虐待に分類され，ネグレクトは児童の心身の発達を妨げるような著しい減食や長期間放置することをいう．具体的には不適切な衣食住(食事を与えず不潔なまま放置するなど)，教育や健康・安全への配慮の怠慢(家に閉じこめるなど)，情緒的欲求に応えないなど．早期発見や予防が難しく，性的虐待とともに「静かなる虐待」と形容される．基礎疾患のない低栄養状態はネグレクトを疑わせ，発育障害や発達遅滞といった深刻な影響をもたらす．わが国では年々増大が危惧され，早期発見，養育者への支援や養育環境の改善に向けた取り組みが必要とされている．また最近では，高齢者や病者などに対して必要なケアや配慮を怠ることもネグレクトといわれている．[456] ⇨参児童虐待⇀1322

ネグレリアフォーレリ　*Naegleria fowleri*　自由生活性アメーバで，生活環が栄養型，鞭毛型，シスト(嚢子)からなる．ヒトに髄膜脳炎を起こし，有効な治療法がない．淡水で水泳中に感染したと考えられる症例が報告されており，経鼻的な感染が推測されている．[288] ⇨参自由生活性アメーバ⇀1374

ネコ回虫 *Toxocara cati* 世界中に分布し，成虫は雄で6 cm，雌で10-12 cmほどでネコの小腸に寄生．ヒトは成熟卵もしくは幼虫感染のニワトリやウシの肝臓の生食によって経口感染するが，ヒトは固有宿主ではない．幼虫移行症を起こすことがある．しかしイヌ回虫症よりもその報告症例数は少ない．[288] ⇨参イヌ回虫症→270，幼虫移行症→2874

根こぎうつ(鬱)病⇨同根こぎ抑うつ(鬱)→2276

根こぎ抑うつ(鬱) uprooting depression〔D〕Entwurzelungsdepression ［**根こぎうつ(鬱)病**］ 根こぎ(根こそぎ)状況〔D〕Entwurzelungssituationとは，例えばナチス時代のユダヤ人が強制収容所からの解放後，家族を失い，社会的地位を失い，言葉の通じない国で暮らすなどの社会的関係が一切失われるような状況のことで，そのような圧倒的な力により，慣れ親しんだ生活状況や生の目的が奪われると，突然にうつ病を発症する場合を根こぎ抑うつという．かつては環境の影響を受けがたいと思われていたうつ病が，環境の変化により急速に発症する場合があり，その抑うつ状態は内因性うつ病と区別しがたい．実証的検証がなされている概念ではないため，慎重に用いる必要がある言葉．[1606]

猫背 stoop，hunchback 胸椎の屈曲と肩甲骨の外転傾向のため背中が丸くなっている姿勢異常．人間の胸椎ははじめから後彎しているが，立位二足歩行をするなかで重力の影響や疲労により胸椎がより屈曲しがちである．また上肢の重みで肩甲骨が外転すると，より強調されて見える．姿勢の矯正と，脊椎および肩甲骨周囲の筋力強化などの運動，特に胸椎の背屈伸展と上肢の挙上運動が勧められる．[1638] ⇨参円背(えんぱい)→385

ネコ鳴き症候群 cat cry syndrome〔F〕cri-du-chat syndrome ［**ネコ鳴き病，5p－症候群**］ 子ネコの鳴くような泣き声と満月様顔貌を特徴とする，乳幼児のまれな先天性疾患．5番染色体短腕の部分欠失により起こり，女児に多い．泣き声は生後1週間くらいで消失するが，眼間開離，眼瞼裂斜下，口蓋裂，口唇裂，耳介奇形，低体重などのほか，ほとんどが知的障害を伴う．[1631]

ネコ鳴き病 cat cry disease⇨同ネコ鳴き症候群→2276

ネコひっかき病 cat-scratch disease バルトネラ菌 *Bartonella henselae* によって引き起こされる細菌性感染症．ネコにひっかかれたり，かまれたりして起こることが多いが，イヌからの感染も報告されている．感染していてもネコには症状が出ないため，どのネコが感染しているか判断はつかない．子ネコのほうが感染源となる可能性が高い．症状は，外傷部の皮膚の感染(炎症，膿疱，硬結)に加え，リンパ節腫脹を引き起こしたり，頭痛や食欲不振，吐き気などを伴うこともある．[682]

猫眼 cat's eye⇨同白色瞳孔→2361

ネズミ類 rat，mouse 小型哺乳類で，全世界に分布し，日本でも約20種類が知られる．人家に住むものと，山野に住むものに分けられ，種々の感染症を媒介し，さらに農林業に重大な影響を与えている．代表的なものに人家に住むクマネズミ，ドブネズミ，山野に住むアカネズミ，ヤチネズミなどがある．[288]

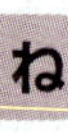

ネゼロフ症候群 Nezelof syndrome 重症複合免疫不全の1つで細胞性免疫の低下を示す．B細胞性免疫は正常あるいは軽度の減弱を呈する．病因は不明．他のT細胞異常を示す免疫不全症の除外が必要．乳児期早期より，細菌，ウイルス，真菌による感染症を繰り返す．ニューモシスチス肺炎も発症する．遷延性下痢，口内炎，肺炎，敗血症などの感染症を繰り返す．多くの症例で成長障害を伴う．γグロブリン低下に対してγグロブリン補充療法も有効．根治療法としては造血幹細胞移植が有用である．ネゼロフ Christian Nezelofはフランスの病理医(1922生)．[422]

寝たきり bedridden 状態を示す用語であり，一般には「6か月以上寝たきりの状態，あるいはそれに準ずる状態にあって，食事，排泄，入浴のいずれかを介護してもらう者」とされている．統一された定義はなかったが，1991(平成3)年に旧厚生省通知「障害老人の日常生活自立度(寝たきり度)判定基準」(表)により，客観的に判断されるようになった．それによると，ランクB・Cを寝たきりとし，①1日中ベッドで過ごすかどうか，②食事，排泄，着替えの介助を必要とするかどうか，③自力での寝返りの可否，により判断される．しかし近年は「寝たきり」でなく，「寝かせきり」による寝たきりであるといわれ，寝たきりゼロを目指して「新寝たきり老人ゼロ作戦」が展開されている．寝たきりの原因となる主な疾患には，脳血管障害，リウマチ，骨折，老衰などがあるが，寝たきりになる高齢者側の要因として，これら疾患のほか，役割の喪失，意欲の喪失などが深くかかわっているといわれている．[1451] ⇨参認知症高齢者の日常生活自立度判定基準→2271

●障害老人の日常生活自立度(寝たきり度)判定基準(厚生労働省)

生活自立：ランクJ	何らかの障害などを有するが，日常生活はほぼ自立しており独力で外出する ①交通機関などを利用して外出する ②隣近所へなら外出する
準寝たきり：ランクA	屋内での生活はおおむね自立しているが，介助なしには外出しない ①介助により外出し，日中はほとんどベッドから離れて生活する ②外出の頻度が少なく，日中も寝たり起きたりの生活をしている
寝たきり：ランクB	屋内での生活は何らかの介助を要し，日中もベッド上での生活が主体であるが座位を保つ ①車椅子に移乗し，食事・排泄はベッドから離れて行う ②介助により車椅子に移乗する
：ランクC	1日中ベッドで過ごし，排泄・食事・着替えにおいて介助を要する ①自力で寝返りをうつ ②自力で寝返りもうたない
期間	ランクA，B，Cに該当するものについては，いつからその状態に至ったか 年　月頃より(継続期間　年　か月)

＊判定にあたっては，補装具や自助具の器具を使用した状態であっても差し支えない．

寝たきりゼロへの10か条⇨同寝たきり老人ゼロ作戦→2277

寝たきり老人 bedridden elderly 老衰や病気(脳卒中，リウマチ，神経痛)などで，1日の大半を臥床して過ごす高齢者をいい，食事，排泄，入浴など身のまわりのことに介護が必要な場合が多い．高齢者は病気により一度床につくと，寝たきりになってしまいやすい．1999(平成11)年，旧厚生省が行った「国民生活基礎調査」では65歳以上の在宅寝たきり老人数は全国で延べ100万人以上にも及び，今後増加の一途をたどることが予測され，大きな社会問題になっている．在宅寝たきり老人に対する地域活動として，①在宅老人家族訪問事業，②家庭奉仕員派遣事業，③日常生活用具給付事業，④寝たきり老人短期保護事業，⑤デイサービス事業，⑥老人短期保護事業などがある．市町村が実施主体となり，65歳以上の高齢者を対象に行っている主な事業内容は，食事・通院介助，洗濯・掃除などの家事援助，身の上に関する相談および助言などがある．その他，在宅老人機能回復訓練事業，老人健康相談事業なども行われている．[1451] ⇨参障害老人の日常生活自立度(寝たきり度)判定基準→1423

寝たきり老人ゼロ作戦 campaign to prevent bedridden elderly ［寝たきりゼロへの10か条］ 1989(平成元)年に旧厚生省が示した「高齢者保健福祉推進10か年戦略(ゴールドプラン)」の中の1施策．高齢者人口が急増し始めた1970年代以降，不適切な医療，ケアによる寝たきり，寝かせきりの高齢者の増加が医療費面，人道的な面から社会問題化し，これに対する解決策として打ち出された．寝たきりは予防できること，原因疾患やけがの予防，生活環境の改善，適切な治療，リハビリテーションの重要性が説かれている．[524]

寝たきり老人対策 measure for bedridden elderly 寝たきり老人は65歳以上人口の5%以上と推定されている．2025(平成37)年には230万人となることが予測されており，老年期の重要な問題である．1999(平成11)年に策定された「今後5か年の高齢者保健福祉施策の方向」(いわゆるゴールドプラン21)では，①健康で活力ある状態を保持すること，②介護サービスの質量両面にわたる確保を目指すこと，③高齢者に対する支援体制を地域社会のなかでつくること，④契約によるサービス提供を定着させるためにサービスの信頼性を高めることが強調されている．また，ゴールドプラン21では，これらに付随して，在宅サービス(ホームヘルプサービス，ショートステイ，デイサービス，訪問看護など)，施設サービス(介護老人福祉施設，介護老人保健施設など)，マンパワー養成の整備目標が定められ，寝たきり老人を中心とする高齢者の問題に取り組んでいる．[374]

寝違え neck strain，neck sprain 寝て起きてみると痛みのため頸を動かせないという状態で，この名がある．頸椎の椎間関節の捻挫，椎間板の変性，周囲の筋の障害などによって起こる病態．症状は軽度なものから数週間かかるものまで程度の差がある．病態に合わせて投薬や理学療法・物理療法が処方される．[1638]

ネチケ⇨同ネチケット→2277

ネチケット netiquette，net-etiquette ［ネットマナー，ネチケ］ ネットワーク network とエチケット etiquette を組み合わせた造語で，コンピュータネットワーク上で必要とされるエチケットやマナー，倫理的基準のこと．ネチケットのガイドラインの翻訳(高橋邦夫訳)，財団法人インターネット協会の定義がある．電子メールやメーリングリスト，チャット，電子掲示板などを利用する人が最低限守るべきルール．特定の人物の中傷や差別的な用語などを用いない，メールに内容を示すヘッダ header をつける，メーリングリストで1人でも不快に思う人がいる場合，個人宛にメールを返信する，など常識的なエチケットがある．その他に，文字コード制限，大容量メールの配信，チェーンメール，ホームページの改ざん，無断で複製することなどの禁止や，他者が不快に思ったり，害を及ぼすようなことの禁止が含まれる．インターネットの普及が加速，ネットを利用した犯罪やトラブルが顕在化し，行政などの規制が必要となってきている．[403]

熱 calor 炎症における症状の1つとしての発熱．[1278]

熱汚染 thermal pollution 発電所や工場で使用された冷却水が温排水として環境水圏に放出され，水圏の温度を上昇させること．水温上昇は生物代謝量の増加や溶存酸素の減少により水圏の生態系に大きな変化を及ぼす．わが国では工業用水の多くは冷却用であり，特に火力・原子力発電所からの温排水は大量で，環境水温より5-10℃高い温排水が放出され，養殖や漁業に影響を及ぼしている．現時点では，わが国には熱にかかわる排出基準値はない．[1360]

熱吸収 heat absorption 生体外より生体内に熱が供給されること．体内温が上昇し，頭痛，めまい，失神，熱痙攣などを起こす．[229]

熱狂人⇨同狂信型精神病質者→757

ネックカラー cervical collar，neck brace 頸部損傷を疑う傷病者に装着すべき筒状の頸部用の副子．頭部の前後方向に対しての抑制は比較的強いが，左右方向の抑制は弱い．周囲に頸椎損傷の疑いのある傷病者であることを知らせる目印としての効果もある．[166] ⇨参頸椎捻挫(ねんざ)→867，頸椎損傷→867，頸椎装具→867

熱型 courses of pyrexia 疾病による特有の発熱の経過で，診断や観察に役立てられる．稽留熱 continued fever，弛張熱 remittent fever，間欠熱 intermittent fever などがある．稽留熱は，高熱が1日中続く型で，肺炎，腸チフスなどでみられる．弛張熱は，体温の変化が1日に1℃以上となるが常に平熱よりは高い熱が続く型で，敗血症，結核などでみられる．間欠熱は，高熱と平熱の状態が一定の期間をおいて交互に現れる型で，マラリア，回帰熱などでみられる．

熱蛍光線量計 thermoluminescence dosimeter；TLD⇨同熱ルミネセンス線量計→2283

熱型表⇨同体温表→1861

熱痙攣 heat cramp ［発熱痙攣］ 熱中症の一型．高温多湿環境下で激しい筋肉労働や運動を行ったとき，水分および電解質代謝失調によって発症する，痛みを伴う随意筋の痙攣．大量発汗による塩分(NaCl)の減少と脱水が原因と考えられている．この際，水分のみ補給されて NaCl が補給されないと，NaCl 濃度が低下し，症状は増強されることが多い．骨格筋の強直性痙攣で，労作時最もよく用いた筋肉に好発し，四肢筋のみならず体幹筋にも及ぶ．治療は，涼しく風通しのよい場所で安静にさせ，食塩水を経口投与する．重症例では生

理的食塩水を点滴静注する.[1360] ⇒参熱中症→2282

熱硬直 heat rigor, heat contracture 加熱・燃焼した死体(いわゆる焼死体)にみられる, 骨格筋が温熱の作用により熱凝固して収縮し, 硬直する現象. 骨格筋を構成するタンパク質が加熱により変性し, 収縮・凝固するために生じる. 一般に人体の骨格筋は, 屈筋群のほうが伸筋群よりも筋肉の量が多いことから, 焼死体では諸関節が半屈位をとり, いわゆる拳闘家姿位(ボクサー様姿位)と呼ばれる姿勢を呈することが多い. この姿勢は焼死した死体のみならず, 死後に焼けた死体においてもみられる. 熱硬直は, 一般的な死体現象として生じる死後硬直とは異なるので, 区別する必要がある.[1415] ⇒参死体硬直→1303

熱産生 heat production 安静時, 体内での基礎熱産生は, 主に脳および胸腹腔内臓器で行われる. 運動時には筋による熱産生が加わる. 寒冷刺激時には, 骨格筋の収縮の繰り返しによるふるえによる熱産生と, 臓器での産生増加による非ふるえ熱産生とが行われる.[229]

熱産生中枢⇒同寒冷中枢→660

熱産生ホルモン heat-producing hormone エネルギー代謝に関与し, 熱産生を起こすホルモンのこと. 熱産生は, エネルギー基質の分解により発生したエネルギーがATP(アデノシン三リン酸)産生に利用されず, 熱として失われること. 熱産生臓器である褐色脂肪細胞にはミトコンドリア内膜に脱共役タンパク質が存在し, ATP合成に必要な水素イオンをトラップし, バイパスする. その結果, 基質分解により発生したエネルギーは熱となる. 熱産生ホルモンである甲状腺ホルモンは褐色脂肪細胞に作用して脱共役タンパク質を誘導する. また, アドレナリン, ノルアドレナリンは, 脂肪細胞において脂肪を分解し, エネルギー基質を供給するほか, 褐色脂肪細胞に作用して, 熱産生を増加させる.[1335]

熱射病 heat stroke ［うつ(鬱)熱症, 熱性発熱］ 最も重症の熱中症で, 高温・多湿な環境下で長時間の作業や運動をした際などに突然起こる. 運動などによる熱産生がいったん熱放散を上まわりバランスが崩れると, 急速に体温が上昇し, うつ熱状態となる. それが進行すると, 視床下部の体温調節中枢は機能失調し, 過高熱状態となる. 発汗の減少または消失, 皮膚の紅潮や乾燥が認められ, 体温は40℃以上に上昇する. 高熱によりあらゆる臓器の細胞障害が生じるため, 重篤例では脳圧亢進による意識障害, 痙攣, 肝不全, 腎不全, DIC(播種性血管内凝固症候群)などを呈して死に至ることがある. 治療は, 身体冷却(アルコール湿布と送風または冷却ブランケットを用いる), 呼吸, 循環, 体液の管理(酸素吸入, 輸液など)を行うが, 全身状態に常に注意を払いながら進める必要がある.[664] ⇒参熱中症→2282, 熱疲労→2282

熱傷

burn ［やけど］

【概念】火炎をはじめとする高熱物質だけでなく, 低温物質や化学物質, 放射線などのさまざまな原因による皮膚組織の損傷.

【病態】時間経過により病態が異なり, 大きく3期に分けられる. 受傷直後はさまざまな**サイトカイン**が放出されることによって, 血管透過性が極端に亢進するため, 血漿成分は血管外へ漏出し, **循環血液量減少性ショック**となる(ショック期). 受傷後48-72時間になると血管透過性が正常化し, 血管外へ漏出して浮腫となっていた血漿成分が血管内へ戻ってくる**リフィリング refilling(再流入)現象**のため, 循環血液量が増大し尿量も増加する(利尿期). ただし, 熱傷範囲に比例して利尿期の開始は遅延する. その後, 熱傷創が上皮化するまでの期間は, 皮膚による外界からのバリア機能が欠如しているため, 感染症から敗血症を生じやすくなる(感染期). 創部の治癒後は, 熱傷面積や瘢痕拘縮の程度によってリハビリテーションが必要となる.

【評価】熱傷面積, 深達度, 合併症, 年齢から, **熱傷指数 burn index**, **熱傷予後指数 prognostic burn index** (PBI), **アルツ Artz の基準**を用いて評価する. 合併症として, **気道熱傷**, 軟部組織熱傷, 骨折, **電撃傷**, **化学熱傷**があれば, 重症と判断する. 面積は簡易的に**9の法則**(成人), **5の法則**(幼・小児), **手掌法**(手掌とすべての指腹を合わせて1%の面積と概算)を使用し, 正確な面積は**ランド・ブラウダー Lund-Browder** の法則で評価する. 深達度は外観と疼痛の程度から4つに分類される. **1度熱傷**〔表皮熱傷 epidermal burn(EB)〕は皮膚の発赤と軽度の疼痛のみであり, 瘢痕なく治癒する. **浅達性2度熱傷**〔真皮浅層熱傷 superficial dermal burn(SDB)〕は真皮に赤色の水疱と強い疼痛, 腫脹を認め, おおむね瘢痕なく1-2週間前後で治癒する. **深達性2度熱傷**〔真皮深層熱傷 deep dermal burn (DDB)〕は真皮に白色の水疱と知覚の鈍麻を認め, 3-4週間で治癒するが瘢痕やケロイドが残ることが多い. **3度熱傷**〔皮下熱傷 deep burn(DB)〕は皮膚の全層が傷害され疼痛を感じることはない. 表面は白色に乾燥もしくは炭化している. 治癒には1-3か月を要し, 植皮術が必要である.

【治療】ショック期には大量の輸液が必要であり, 通常は乳酸リンゲル液を使用した**バクスター Baxter 法**を用いる. 1日輸液総量を4 mL × 2度以上の熱傷面積(%)×体重(kg)で決定し, 投与開始から8時間で総量の1/2を, 続く16時間で残りの1/2を投与する. ほかに高濃度ナトリウム輸液による**HLS(高張乳酸加食塩水 hypertonic lactated saline solution)法**があり, 輸液総量を少なくできるため利尿期における循環系への負荷を減らすことができる. 小児であればシュライナー熱傷研究所 Shriners Burn Institute 法, 生理食塩水を使用するエヴァンス Evans 法など輸液量を決定する公式は多いが, 実際の臨床現場においては, バクスター法により輸液の開始速度を決定し, 適正な尿量(0.5-1.0 mL/kg/時)を得られる範囲で輸液量を制限するように調節することになる. 血管透過性が亢進している急性期におけるコロイド輸液の使用は, 血管外に漏出した血漿成分の膠質浸透圧を上昇させ, 利尿期への移行を遅らせることになるため避けるべきである. リフィリング現象が始まり利尿期になると, ショック期に投与した大量の輸液が心負荷となり, 肺水腫から呼吸不全を生じることがある. カテコールアミンや利尿薬を使用し, 気管挿管が必要となることもある. 感染期はもちろん全経過を通じて創感染の回避が重要であり, 抗生物質の全身投与に加えて, 創部のシャワー洗浄，抗生物質軟膏の外用を行いつつ，早期に植皮術を施行する必要がある．[1498] ⇨参熱傷の局所ケア→2279，熱傷深度→2279

熱傷患者の看護ケア

【ケアのポイント】熱傷の重症度は作用時間，温度，皮膚の受傷範囲により多様で，ケアの内容も異なる．一般に，①熱傷を受けた場合は，まず早急に局所を流水で冷却する(15-30分)．②皮膚が直接受傷した場合はガーゼなどで患部を軽く覆い，その上から清潔な水で冷却する．衣服の上から受傷した場合は，衣服をつけた上から冷やしたのち，水疱を破らないよう注意して衣服をはさみで切りとる．無理に脱がそうとすると皮膚が剝け，さらに状態を悪化させてしまうので注意する．③十分に冷やしたのち，受傷部の程度に応じて医師の指示により処置を行う．④熱傷により壊死した組織は細菌感染を起こしやすいので，感染予防の目的で十分な消毒を行い，滅菌ガーゼで覆うなどの処置を行う．⑤重度の熱傷では，ショック症状への対応が重要であり，また受傷部からの多量の滲出液による低タンパク血症に注意し，栄養管理を十分に行う．⇨参熱傷→2278

熱傷の局所ケア topical burn wound care 熱傷創部は洗浄・消毒し清潔な状態を保つ必要がある．特に化学物質による熱傷の場合は大量の水で洗い流す．疼痛は十分に冷却することで緩和できる．1度熱傷部位はステロイドを含有する軟膏を外用し，鎮痛薬の内服処方のみで外来通院が可能である．2度熱傷部位は抗生物質軟膏を塗布した非固着性ガーゼで保護し感染と乾燥を予防する．深達性2度熱傷は3度熱傷へ進行することがあるので経時的変化を確認する必要がある．3度熱傷部位は化学的デブリドマンを目的とした外用剤を使用し，感染源となる前に外科的デブリドマンと植皮術が必要である．顔面は血行が豊富なため抗生物質の軟膏を外用し開放創とする．水疱は注射針などで穿刺，切開する．破傷風の予防接種と治療歴を確認し，沈降破傷風トキソイドと抗破傷風ヒト免疫グロブリンを投与する．四肢に全周性の3度熱傷がある場合は末梢循環不全を予防する目的で減張切開が必要である．また，胸部に全周性の3度熱傷があれば胸郭の拡張困難から換気不良となるので減張切開が必要である．[1498] ⇨参植皮術→1483，減張切開→956

熱傷の重症度分類⇨参熱傷指数→2279

熱傷のリハビリテーション burn rehabilitation 熱傷初期，急性期，リハビリテーション期のケアプログラム全期にわたって行われる．目的は，①急性期から皮膚瘢痕と拘縮による関節可動域制限を最小にする，②浮腫の軽減，③筋力の維持，回復，増強，④基本動作能力の維持，自立，⑤呼吸機能の維持である．基本手技として，①肢位設定：変形を予防する肢位をとらせる，②関節可動域の維持・拡大訓練：自動運動プログラムを主体とし，他動運動は積極的には勧めない，③筋力の維持・増強訓練：体幹上下肢の徒手抵抗運動や漸増抵抗運動を行う，④基本動作能力の維持・自立：手指部の熱傷例では自助具を作製するか，装具を処方し，食事，更衣，トイレ動作の維持，自立に努める，⑤呼吸機能の維持：胸郭の可動性の維持と気道の閉塞を予防するため肺理学療法を行う．胸部熱傷例では胸郭の拡張と胸椎の伸展運動を促す．[525]

熱傷死 death from burn 外因死の1つ．高温・高熱などへの曝露により生じる局所障害を熱傷といい，特に火焔，高温固体，輻射熱などによるものを火傷 burn，高温液体，高温蒸気などによるものを湯傷 scard という．熱傷の結果，全身障害により死亡した場合を熱傷死あるいは火傷死と呼ぶ．熱傷は障害の程度により第1度(紅斑形成)，第2度(水疱形成)，第3度(壊死)，第4度(炭化)に分類される．熱傷死の死因は，血管透過性亢進に伴う血漿成分の血管外漏出による循環血液量の減少と，細胞膜の障害により生ずる機能的細胞外液量の減少を主体とする熱傷性ショックによるものである．また，化学薬品や放射線などによっても同様の傷害を生じる場合がある．[1415] ⇨参外因死→425

熱傷指数 burn index；BI ［BI］ 熱傷面積と深度を加味した熱傷重症度の判定法の1つで，熱傷面積の表示と併記する．熱傷指数＝3度熱傷面積(%)＋2度熱傷面積(%)×1/2で求められ，この数値と累積死亡率との間にはS字状の関係があり，指数がおおよそ10-15以上を重症熱傷とし，全身管理の指標となる．[380] ⇨参熱傷面積→2280

熱傷ショック burn shock ［火傷ショック］ 広範囲の熱傷によって起こるショック状態．熱傷ショックの主体は全身性の血管透過性亢進に基づく血漿成分の組織間移行と熱傷創面からの喪失により，ヘマトクリット値の上昇とタンパク質やアルブミンの低下を伴う循環血液量減少性ショックである．この血管透過性亢進は受傷直後より始まり24-48時間持続するため，この間に大量の輸液を必要とする．初期輸液は乳酸加リンゲル液を用い，バクスター Baxter の公式により行う．1日の輸液量(mL)＝4 mL×熱傷面積(%)×体重(kg)で求め，輸液速度(量)は受傷後初期の8時間に1/2量，次の16時間に1/2量を投与する．その他，熱傷の壊死組織から遊離した種々の熱傷性トキシンの中で，心筋抑制因子は心拍出量を低下させ，ある種のものは交感神経の機能失調をもたらし，全末梢血管抵抗や肺血管抵抗が減弱し，循環血液量減少性ショックと血液分布異常性ショックをあわせもつ病態を呈する．[380] ⇨参循環血液量減少性ショック→1413

熱傷深度 depth of burn 熱作用により受けた皮膚障害の深さを組織学的に表示したもので，1度から3度熱傷へと重症化する．2度はさらに浅達性と深達性に分けられる．熱傷面積が同じならば，3度は2度に比べて死亡率は2-4倍高い．体液喪失量は，1度<2度<3度の順に増加する．なお，3度熱傷の組織は壊死化しており，創感染の頻度が高く，壊死組織除去を行う．3度熱傷が体表の10%以上は重症，10%以下は中等症，2%以下は軽症とする．熱傷深度は日本熱傷学会分類が用いられる．[380] ⇨参熱傷面積→2280

熱傷センター burn center 広範囲熱傷など重症熱傷患者のための集中治療を行えるように，十分に訓練され，高度な専門技術を有するスタッフにより熱傷ケアを行う施設．熱傷ユニットより充実した設備で，全国に設置されてきている．[1028]

熱傷敗血症 burn wound sepsis 広範囲熱傷では液性および細胞性免疫能の低下や好中球，単球，マクロファージなどの食細胞機能の低下，細網内皮系の機能

●熱傷の深度分類と治癒経過

分類		外見	症状	治癒期間	障害組織	治癒機転
表層熱傷	1度　epidermal burn(EB)	発赤 紅斑	疼痛 熱感	数日	表皮 角質層	表皮
	浅達性2度　superficial dermal burn (SDB)	水疱 発赤 びらん	強い疼痛と灼熱感 知覚鈍麻	1-2週	真皮　有棘層 基底層	表皮
	深達性2度　deep dermal burn(DDB)			4-5週	真皮　乳頭層 乳頭下層	毛包 皮脂腺 汗腺
全層熱傷	3度　full thickness burn, deep burn(DB)	蒼白 羊皮紙様	無痛性	1か月以上	真皮全層 皮下組織	辺縁表皮

島崎修次(日本救急医学会監)：標準救急医学 第3版，p.369，図14-1，医学書院，2001

低下などが受傷後2週間にかけて進行し，3週間で生体は易感染性宿主に陥る．この間に感染が存在すると敗血症に容易に進展する．経験的に熱傷面積が50%をこえると敗血症の治療に難渋するので，この期間中に皮膚移植を行って熱傷面積を30%以下に減じておくことが敗血症防止の唯一の治療法である．感染症の起炎菌の侵入経路は，熱傷創面からの感染，各種のカテーテル感染，腸内細菌の血中移行などであるが，最も多いのは採血や薬物注入時の不潔操作によるカテーテル感染である．[380]

熱傷瘢痕　burn scar　温熱による皮膚傷害が真皮の深層以下に及ぶ熱傷では，治癒後に瘢痕を残す．熱傷瘢痕は，毛包や汗腺などの皮膚付属器や成熟した弾性線維を欠いている．瘢痕治癒後に生じる肥厚性瘢痕は受傷後数年で自然軽快する．ときに熱傷瘢痕上に有棘細胞癌を生じる．[102]

熱傷瘢痕癌　burn scar carcinoma　［火傷瘢痕癌］　熱傷瘢痕を発生母地とする皮膚癌で，表皮細胞から生じる有棘細胞癌が多い．瘢痕治癒したあと，数十年の経過を経て発生する．難治性のびらん・潰瘍，結節形成には生検を行って診断する．外科的切除が治療の第1選択で，ほかに放射線照射や抗癌剤の全身投与を行うこともある．[102]

●熱傷瘢痕癌

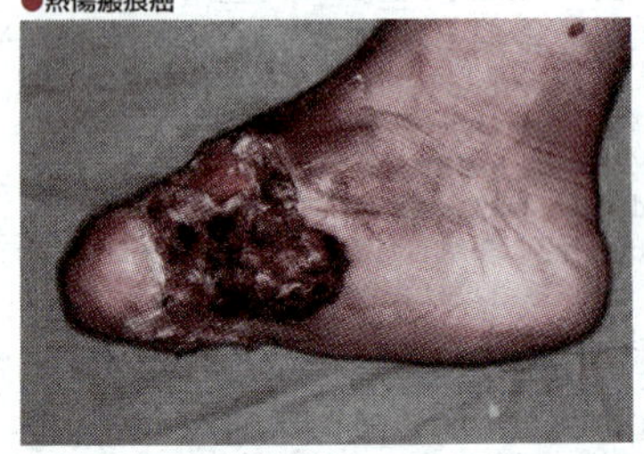

熱傷面積　extent of burn, burn surface area；BSA　熱傷の重症度を最もよく表す指標で，熱傷指数と合わせて表示する．熱傷面積は熱傷深度2度以上の熱傷部位を「9の法則」で算出し，成人で30%以上，幼小児で15%以上を重症とする．その他，簡便法として手掌法がある．これは患者の片手の全指腹と手掌の面積がほぼ体表面積の1%に相当することから，一般市民向けの情報と応急指示に用いられる．[380] ⇨参ランド・ブラウダーの法則→2911，熱傷深度→2279，9の法則→6

熱消耗⇨同熱疲労→2282

熱傷輸液公式　formula for estimating fluid requirements in burn patient　熱傷の初期には，熱の直接作用，種々の直接作用，種々のケミカルメディエーター活性化により血管透過性が亢進し，循環血漿量，細胞外液量が減少する．この減少した体液を補うためバクスター Baxter(パークランド Parkland)，エヴァンス Evans，ブルック Brooke などの輸液公式が考案された．一般的によく使用されているバクスターの公式では，最初の24時間はコロイドを使用しないで乳酸加リンゲル液を単独投与する．輸液量は，熱傷面積(%)×体重(kg)×4 mL を1日投与量とし，1/2量を最初の8時間で，残りの1/2量を次の16時間で投与する．また，エヴァンスの公式は，浮腫液の検討から使用する輸液は，コロイド，生理的食塩水，5% グルコース(ブドウ糖)とした．ブルックの公式は，ショック離脱に要した輸液について検討したうえで，エヴァンスの公式に比べコロイドを減量し乳酸加リンゲル液が増量された．[36] ⇨参バクスター公式→2361

熱ショックタンパク質　heat shock protein；HSP　［ストレスタンパク質］　生物細胞が最適温度以上の条件にさらされると，多くの遺伝子の転写が停止するとともに，熱ショックタンパク質(HSP)と呼ばれる一群の特異的タンパク質の転写が開始され，細胞保護的に働くと考えられている．細胞膜を受動拡散により通過したグルココルチコイド(GC)は細胞内GCの受容体(GR)と結合するが，GRはGC非結合時には90 kDや59 kDなどのHSPと結合したオリゴマーとして細胞質に存在．GCとGRが結合しHSPが遊離されたあと，GC-GR複合体がDNA結合能を獲得して核内に移行する．[284,383]

熱性痙攣　febrile convulsion　通常38℃以上の発熱に伴って生じる発作性疾患(痙攣，非痙攣発作を含む)．中枢神経感染症，代謝異常その他明らかな発作の原因疾患(異常)のないものと定義されている．わが国の小児の5-8%が5歳までに経験するとされるが，大多数の小児では1-2回の発作のみで治癒し，予後良好な疾患である．部分発作または発作が15-20分以上24時間以内にくり返し，神経学的異常または発達遅滞などがある例では，てんかんに移行する可能性があり，小児科専門医の診察を受け抗痙攣薬の投与を行うか検討する必要がある．[1245] ⇨参熱痙攣→2277

熱性高体温症　heat hyperpyrexia⇨同熱性高熱症→2280

熱性高熱症　heat hyperpyrexia　［熱性高体温症］　熱射病の一型．高温環境曝露後，体温調節機能失調によって発症する熱射病は，体温の異常上昇，全身的発汗停止，中枢神経系障害を三主徴とするが，意識があり，発汗がみられ，体温のみ上昇している場合に熱性高体温症と呼ばれることがある．[1360] ⇨参熱射病→2278

熱性頭血腫⇨同燃焼血腫→2287

熱性発熱⇨同熱射病→2278

熱絶縁単位⇨同クロ→841

熱線式流量計 hot-wire anemometer 気体流量を測定する装置．熱せられた白金線の熱量が気流で冷却され消失する値を測定する．

捏造記憶 fabricated memory⇨同偽記憶→676

熱損失 heat loss⇨同熱放散→2282

ネッタイイエカ *Culex pipiens fatigans* 熱帯・亜熱帯地域に広く分布し，日本では奄美諸島や沖縄地域に分布する．夜間に吸血し，赤褐色でアカイエカに類似し外見では区別困難．バンクロフト糸状虫を媒介する．[288]

ネッタイシマカ yellow fever mosquito, *Aedes aegypti* 熱帯・亜熱帯地域に広く分布し，胸背に白線と白点がある．屋内外の小さな水たまりに産卵し，幼虫，蛹とも水中で成育する．雌の成虫が産卵のため吸血し，黄熱やデング熱を媒介する．[288] ⇨参ヤブカ→2844

熱帯性アフタ⇨同熱帯性スプルー→2281

熱帯性鵞口瘡(がこうそう)⇨同熱帯性スプルー→2281

熱帯性巨脾症 tropical splenomegaly カラアザールにみられるような巨大脾腫をいう．カラアザールはリーシュマニアドノバニ *Leishmania donovani* という原虫によって引き起こされる疾患で，症状は高熱，貧血，肝脾腫などがあり，慢性期になると顔面や腹部に黒褐色の色素沈着をみる．適切な処置をしないと全身衰弱になり感染症で死亡する．[1495] ⇨参カラアザール→549

熱帯性痙性不全対麻痺症 tropical spastic paraparesis；TSP ［ハム症候群《脊髄症》，HAM 症候群《脊髄症》］ レトロウイルス retrovirus の一種であるヒト T 細胞リンパ球向性ウイルス 1 型 human T-cell lymphomatic virus type 1（HTLV-Ⅰ）の感染が関与した痙性不全対麻痺．最初は別々に報告されたが，日本で報告された HAM 症候群と同一疾患であることが明らかになった．ウイルスの神経組織への直接感染あるいは自己免疫的機序が推定されている．女性に多い．輸血後発症や家族内発症も報告されている．カリブ海などの熱帯地帯に多く，わが国では，九州，沖縄地方に多い．緩徐進行性の痙性歩行，排尿障害，感覚障害で発症し，深部腱反射亢進，腹部以下の異常感覚がみられる．シェーグレン症候群 Sjögren syndrome や T リンパ球性肺胞炎を合併することもある．髄液中 HTLV-Ⅰ抗体が陽性である．プレドニゾロンが症状の改善に有効な症例もある．[1245]

熱帯性下痢⇨同熱帯性スプルー→2281

熱帯性好酸球増多症 tropical eosinophilia 末梢血の好酸球増加に突発する乾性の咳嗽や気管支喘息様発作を伴う症候群で，一般的に予後は良好．血清 IgE の高値を認め，胸部 X 線写真は正常か，気管支血管陰影の増強，びまん性の粟粒影，中肺野や下肺野のまだら状の淡い陰影などがみられることがある．インド，パキスタン，東南アジアに患者が多く分布する．動物やヒト寄生性の糸状虫が原因とされ，抗糸状虫薬の投与で改善．[288] ⇨参熱帯性肺好酸球増多症→2281

熱帯性〔侵食〕潰瘍⇨参皮膚リーシュマニア症→2477

熱帯性スプルー tropical sprue ［**熱帯性下痢，熱帯性アフタ，熱帯性鵞口瘡**(がこうそう)］ 南インド，フィリピン，プエルトリコ，ハイチなどのカリブ海諸島の一部といった熱帯地域に発生する消化器症状を中心とする症候群．慢性下痢，脂肪便，体重減少，葉酸およびビタミン B_{12} の欠乏症状を呈する．病因は完全には明らかにされていないが，感染，複数の細菌毒素，食物中の不飽和脂肪酸代謝産物，グルテンなどがその一因とされている．原住民にも居住外国人にも発症する．診断は該当する熱帯地域の居住者で，前述の症状を呈し，寄生虫その他の感染症を除外診断することによりなされる．小腸粘膜生検では，非特異的だが，粘膜固有層に高度の円形細胞浸潤を認めることが多い．治療は，広域抗生物質（テトラサイクリン塩酸塩など），葉酸投与が有効である．[1632] ⇨参スプルー→1653

熱帯性多発乳頭腫⇨同フランベジア→2579

熱帯性肺好酸球増多症 tropical pulmonary eosinophilia 末梢血の好酸球増加に乾性咳嗽や気管支喘息様発作などを伴う症候群．ときに微熱や血痰，リンパ節腫脹を認める．胸部 X 線写真は正常か，中肺野や下肺野に粟粒状やまだら状陰影を認め，進行した例では多巣性の線維化をみる．病理的には肺胞に好酸球の浸潤を認める．ヒトや動物の糸状虫が原因と考えられ，本態は肺や血中のミクロフィラリアに対する免疫の過剰反応と推測されている．抗糸状虫薬の投与で改善する．熱帯性好酸球増多症と混同して使用されている．[288] ⇨参熱帯性好酸球増多症→2281

熱帯性貧血 tropical anemia 栄養不足や鉤虫症，その他の寄生生物の感染により起こる貧血で，熱帯地方の住民や旅行者にみられる．慢性的下痢と体重減少を認める熱帯性スプルーでは小腸の細菌叢異常と絨毛の萎縮のためビタミン B_{12}，葉酸が欠乏して熱帯性貧血を生じる．汚染地域への渡航者には事前に感染予防教育を行うことが重要である．[1038]

熱帯熱マラリア falciparum malaria ［悪性マラリア］ 熱帯熱マラリア原虫によるマラリア．潜伏期は 12 日前後で発熱を主症状とする．重症では脳マラリアや腎不全を引き起こす．重要な感染症で，免疫のない日本人などが感染すると無治療の場合死亡する確率が高くなる．悪性マラリアとも呼ばれる．[288] ⇨参マラリア→2745

熱帯熱マラリア原虫 falciparum malaria parasite, *Plasmodium falciparum* 熱帯熱マラリアの原因病原体．スポロゾイト（胞子小体）をもったカ（蚊）がヒトを吸血する際にスポロゾイトが体内へ侵入し，肝細胞内へ入って増員生殖（シゾゴニー）し，メロゾイトを形成する．メロゾイトは赤血球に侵入して無性生殖で増殖し，さらに新たな別の赤血球に侵入する．メロゾイトの一部は生殖母体となり，カに吸血される際に取り込まれ，カの体内で有性生殖を行いさまざまな段階を経てスポロゾイトが形成される．輪状体は他のマラリア

●熱帯熱マラリア原虫

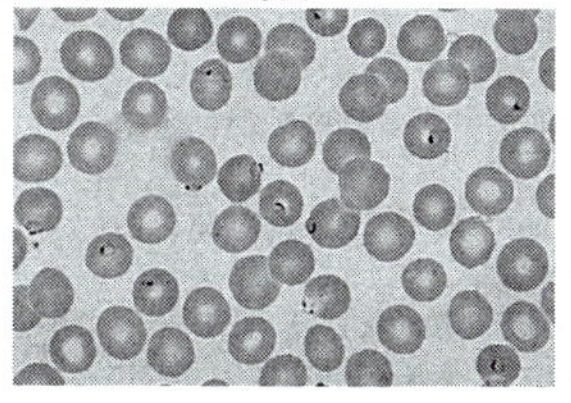

原虫より小型で，生殖母体は三日月状やバナナ状である．[288] ⇨参スポロゾイト《マラリアの》→1655，メロゾイト→2807

熱帯病 tropical disease 主に熱帯地方で認められる疾患の総称．ラッサ熱，睡眠病，黄熱，熱帯性下腿潰瘍，カポジ Kaposi 肉腫，バルトネラ症，パラコクシジオイデス症，クワシオルコル，鎌状赤血球貧血，およびコレラ，マラリアなどを含めた通称．[41]

熱帯覆盆子腫⇨同フランベジア→2579

熱帯リーシュマニア症⇨同皮膚リーシュマニア症→2477

熱中症 heat attack，heat stroke ［渇病］ 暑熱環境下で水分補給が不足した状況により生じる身体の障害の総称．炎天下の労働や運動，体育館内での運動などで発生することが多いが，夏場，冷房を使用していない室内で寝たきりの高齢者が熱中症になることもある．熱中症は古くから熱痙攣，熱疲労，熱射病，日射病などに分類されてきたが，2007 年，よりわかりやすく臨床に即した三段階の重症度分類が日本救急医学会で提案され普及しつつある．Ⅰ度は軽症で，立ちくらみ，こむらがえりがみられるもので，経口での水分摂取で改善できる．Ⅱ度は中等症で，皮膚血管の拡張や発汗による脱水によるめまい，頭重感，強い疲労感，悪心・嘔吐，体温上昇などが出現する．治療は乳酸加リンゲルなどの輸液を行う．Ⅲ度は重症型で，放熱よりも熱産生が上まわった状態でうつ熱状態となり体温調節機能が破綻し高体温(深部体温 39℃ 以上，腋窩温では 38℃ 以上)を呈する．皮膚は発汗が停止し乾燥している．進行すると循環不全，意識障害，肝障害，腎障害，血液凝固障害など多臓器障害が発生する．治療は冷却，輸液と集中治療室での全身管理が重要．高体温による細胞障害を防止するため，氷枕，氷嚢，冷却マットなどでの冷却のほか，不十分なときは冷却生理食塩水による胸腔，腹腔，胃，膀胱内の洗浄や，体外循環を利用して，早急に強制的に 38℃ 台まで冷却することが救命には必要．そのため救命救急センターなどでの初期治療が望ましい．熱中症は予防が重要であり，特に活動の前やその最中に 0.2% 程度の塩分(ナトリウムにして 40-80 mg/100 mL)を含んだ水分補給(活動前に 250-500 mL，活動中は 1 時間ごとに 500-1,000 mL)が有効．[36]

熱中枢⇨同温熱中枢→420

熱伝達《生体内の》 heat conduction 体内で産生された熱が伝導と対流により伝達されること．熱伝達によって体内温度はほぼ均一に保たれる．また伝達は体表面にまで及び，体表から放散される．このとき，伝導は組織間の熱伝導を指し，また対流は血流による熱の伝達を意味する．[229] ⇨参対流→1905

熱湯傷⇨同熱湯熱傷→2282

熱湯熱傷 scald burn，hot liquid burn ［熱湯傷］ 熱源の性状による熱傷の分類の 1 つ．熱湯や高温の液体による熱傷で，浴槽内への転落，なべややかんの熱湯を浴びることなどで生じる．[190] ⇨参接触熱傷→1736，火炎熱傷→464

熱当量 thermal equivalent⇨同カロリー価→563

ネットマナー⇨同ネチケット→2277

熱疲労 heat exhaustion ［熱消耗］ 熱痙攣，熱射病などと並んで熱中症の 1 つとして使用されてきた概念で，近年開発，普及しつつある熱中症の重症度分類のⅡ型に相当．従来の概念では熱射病の前段階で，熱射病に比べると体温上昇は軽度であり，脱水，塩化ナトリウム NaCl の減少などによる循環血漿量減少性ショックがその本態である．発汗，頻脈，血圧低下，血液濃縮，高ナトリウム血症がみられる．治療は輸液療法を中心に行う．[36] ⇨参熱中症→2282

熱布清拭 hot application 70-80℃ 程度の湯に浸し，かたく絞ったタオル数枚を重ねて目的の部分に当てて温罨法し，マッサージ後，清拭する．前胸部や腰背部に行われることが多く，特に腰背部に行う場合をバックケアという．清拭の援助の一部分として行うこともあるが，清潔目的だけでなく，腰背部痛の軽減，鎮静，腸蠕動運動の促進，褥瘡予防のために行われることもある．温罨法による温熱刺激とマッサージによる皮膚や筋肉の圧迫で血液循環が良好になり，入浴に近い感覚が得られる．対象は，何らかの理由により入浴やシャワー浴ができない人や，手術後などで体位変換が自由にできない人．全身清拭の一部分として行う場合は熱布清拭をする部分を最初に行う．熱布清拭する部分がなるべく露出するように体位を工夫し，バスタオルで保温する．援助者は厚手のゴム手袋を着用し，フェイスタオルを重ねたものを 70-80℃ の温湯に浸し，かたく絞る．バックケアを行う場合は，対象者の背部に乾燥したフェイスタオルを当て，その上に絞ったフェイスタオルを当て，バスタオル，ビニールシートで覆い，手で押さえて密着させマッサージする．温度が下がってきたら，タオルを絞り直し保温する．罨法する時間は，個人差はあるが 10 分前後とする．このあと汚れている場合は石けんをつけて清拭する．褥瘡予防のためには，乾いたタオルでふき，背部のマッサージを行う．清拭のケアと同様に保温とプライバシーに配慮して行う．[70] ⇨参温罨法→417，清拭→1670，ホットパック→2709

●**背部熱布清拭の方法**

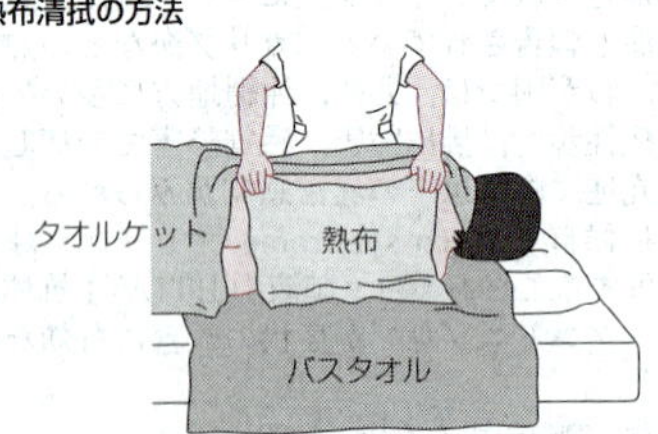

有田清子：系統看護学講座 専門Ⅰ 基礎看護学[3] 基礎看護技術Ⅱ 第15版，p.158，図5-8，医学書院，2009

熱分利 febrile crisis，crisis of fever 体温が高熱であったものが急激に下がり，数時間から 12 時間後には平熱になること．肺炎などの治癒過程で認められることがある．急な解熱に伴いショック状態となることもあるが，通常は体調，気分ともに改善．[1278]

熱放散 heat dissipation ［熱損失］ 体内で産生された熱が，体表面に輸送され，皮膚や気道から放散されること．皮膚からの熱放散は放射，伝導と対流，蒸発により行われる．[229]

熱瘤⇨同ハンセン病《皮膚科における》→2413

熱量測定 calorimetry 生体から放散されたり，産生されたりする熱量を測ること．生体から出る熱放散量を測定する直接熱量測定法のほか，酸素消費量，二酸化炭素排出量，尿中窒素排泄量から熱産生量を計算する間接熱量測定法があり，生体内でのエネルギー代謝量を測定できる．間接熱量測定法は，1g当たりのエネルギー基質（糖質，脂質，タンパク質）が燃焼するのに必要な酸素量とそのとき出される熱量を知り，酸素消費量から熱量を計算する方法である．[229] ⇨参アトウォーター・ベネディクト熱量計→164，代謝率の直接的測定→1875

熱ルミネセンス線量計 thermoluminescence dosimeter；TLD ［**熱蛍光線量計**］ 放射線照射された結晶性物質を加熱したときに生ずるルミネセンス（蛍光）を利用した線量計．放射線照射によって結晶内で分離した電子や正孔（ホール hole）が，熱刺激によって再結合するときに発光する原理を利用したもの．読み取り装置はTLD素子を400℃付近まで加熱し，熱ルミネセンスの発光量を測定して放射線の照射量（集積線量）を求める．加熱により照射の影響を除かれるので，再使用が可能である．硫酸カルシウム（$CaSO_4$），フッ化リチウム（LiF），ケイ酸マグネシウム（$MgSiO_4$），フッ化カルシウム（CaF_2），酸化ベリリウム（BeO）などが多く用いられる．個人線量測定器としての需要が最も多いが，環境の集積線量測定にも利用される．[18]

ネビラピン nevirapine；NVP ヒト免疫不全ウイルス（HIV）感染症の抗ウイルス薬で，逆転写酵素阻害作用を有する．逆転写酵素阻害薬の中にはジドブジン（アジドチミジン，AZT）のように核酸（チミジン）拮抗物質であり，かつチミジンキナーゼを阻害するものもあるが，ネビラピンはHIVのRNA依存性DNAポリメラーゼの疎水性ポケットに結合することで活性を阻害する．ネビラピンは変異株を生じやすく耐性が発現しやすいため，AZTや他の抗HIV薬で異なる作用機序のプロテアーゼ阻害薬と併用療法を行う．[1113] 商ビラミューン

ネフェロメーター nephelometer ［**比濁計**］ 気体もしくは液体中に懸濁された微小物質や細菌などの濃度を，一定の強さの光を当てることによって生じる散乱光から測定する装置．[258] ⇨参比濁法→2453

ネフェロメトリー⇨同比朧（ろう）法→2502

ネブライザー療法 nebulizer therapy ［**エアゾール療法**］ 鼻腔や副鼻腔あるいは喉頭，気管，肺の気道に薬剤を微細な粒子（エアゾール）にして粘膜に直接噴霧するための器具をネブライザーという．エアゾールを鼻腔，副鼻腔や他の気道に噴霧する治療法をネブライザー療法という．ネブライザーには2種類あり，粘膜への沈着率に差がある．上気道には粒径の大きなジェットネブライザーを，下気道には粒径の小さな超音波ネブライザーがよい．[887]

ネフローゼクリーゼ nephrotic crisis ［**ネフローゼ発症**］ ネフローゼ症候群患者に急性に発症する腹膜刺激症状で，発熱を伴うことが多い．タンパク質が尿中に漏出し，血中浸透圧の低下により血中水分が流出して血管内脱水をきたす．放置すると脱水がさらに進み，下痢などにより脱水が増長されると血圧低下によるショック状態を呈する．ネフローゼ患者の約5%に発症するとされ，小児に好発する．ネフローゼ以外の原因として，腹膜炎のほか肺炎球菌による菌血症などがある．治療は点滴による水分補給やアルブミンを投与する．[1503]

ネフローゼ症候群

nephrotic syndrome；NS

【概念・定義】 尿中に多量のタンパク成分が排出され（**高度タンパク尿**），**低タンパク血症**，**脂質異常症**，**浮腫**をきたした病態．原因が明らかでない原発性糸球体病変による一次性（特発性または原発性）ネフローゼ症候群と，全身疾患に続発した二次性（続発性）ネフローゼ症候群に大別される．非常に多くの疾患がネフローゼ症候群を呈する．

【診断】 わが国においては以下の診断基準が用いられている．①タンパク尿（成人：≧3.5g/日，学童，幼児，乳児：≧3.5g/日ないし≧100mg/kg/日，早朝起床第1尿で≧300mg/dL）の3-5日の持続，②低タンパク血症（成人，学童，幼児：血清総タンパク値（TP）≦6.0g/dL，血清アルブミン値（Alb）≦3.0g/dL，乳児：TP≦5.5g/dL，Alb≦2.5g/dL），③脂質異常症（成人，学童：血清コレステロール値≧250mg/dL，幼児：≧220mg/dL，乳児：≧200mg/dL），④浮腫．以上のうち①と②が必須条件とされている．

【治療】 一次性ネフローゼ症候群に対しては**副腎皮質ステロイド**が第一選択で，これに免疫抑制薬，抗血小板薬，抗凝固薬を併用する．そのほかアンギオテンシン変換酵素（ACE）阻害薬やアンギオテンシンⅡ受容体拮抗薬（ARB）も使われる．著しい脂質異常症を伴う巣状糸球体硬化症では**LDLアフェレーシス**を考慮する．二次性ネフローゼ症候群では原疾患の治療を優先する．ネフローゼ症候群ではこれらの薬物療法のほかに安静療法，食事療法，水分管理も重要である．[146]

ネフローゼ症候群の看護ケア

【看護への実践応用】 ネフローゼ症候群の程度により，安静療法や食事療法の内容が異なる．浮腫が高度な場合は臥床安静とし，塩分や水分の制限を行う．腎機能が低下した状態では，タンパク質摂取制限も行う．薬物療法では，浮腫に対してループ利尿薬が用いられる．一次性ネフローゼ症候群の治療薬には通常はステロイド剤が比較的長期に投与される．そのため，副作用を熟知し患者や家族にもそのことが理解できるように説明する必要がある．ステロイド剤の副作用には，易感染性，血圧上昇，糖尿病，消化器症状（胃潰瘍など），不眠，精神神経症状〔抑うつ（鬱）など〕，筋肉痛，関節痛，満月様顔貌，易疲労感などがある．また，抗凝固薬や抗血小板薬が併用されることもある．

【ケアのポイント】 高度な浮腫の場合は，全身倦怠感や胸水・腹水貯留に伴い呼吸困難症状が出現しやすく，ファウラーFowler位など体位の工夫を行う．また，感染症合併や皮膚損傷の危険も高く，清潔（特に陰部や腋窩など2面が接する部位や口腔）を保持し，圧迫を避けるために締めつけないような衣類の工夫をする．体位変換も患者自身でできない状況にあるため，安楽枕を使用し時間ごとの体位変換も必要である．生活必要物品が取りやすいように身のまわりを整理しておくことや，排泄援助も必要となる．はじめてネフローゼ症候群の診断を受けた場合と再燃で再入院してきた場合とでは，病態に関する知識の理解度も異なる．いずれ

の場合も，学習の機会をもつ前に，病気や将来のことなど患者の不安な感情に注目して受容的態度で接することが大切である．ステロイド剤服用中の抑うつ状態は不眠から発症してくるため，睡眠への介入は重要なケアとなる．[763] ⇨㊜ネフローゼ症候群→2283

ネフローゼ発症 nephrotic crisis⇨㊐ネフローゼクリーゼ→2283

ネフログラム nephrogram 経静脈性尿路造影の早期に得られる腎実質造影像のこと．造影剤の静注直後にX線撮影すると，造影剤が腎盂，腎杯に排泄される前に腎実質に停滞し，腎の形，大きさなどが示される．腎動脈性高血圧症では，動脈の狭窄が原因で患側のネフログラムの出現が遅れる．[264]

ネフロトキシン nephrotoxin⇨㊐腎毒性物質→1592

ネフロトキシン〔血清〕腎炎 nephrotoxic〔serum〕nephritis ［馬杉腎炎］ 1930年代に馬杉復三により報告された抗糸球体基底膜(GBM)抗体による実験的糸球体腎炎(馬杉腎炎)．ラットの腎粥やGBMの抽出物を抗原としてウサギを免疫し，その後，ウサギから抗体を抽出してラットに静注して発症させた重篤な腎炎．この腎炎はウサギ抗ラットGBM抗体がラットのGBMに結合して起こる第1相 heterologous phase と，注射されたラットにウサギ血清に対する抗体が血中に産生され，それが自己GBMに結合しているIgGと反応して発症する第2相 autologous phase に分かれる．[1610]

ネフロン nephron ［腎単位］ 腎臓の構造上，機能上の単位で，腎小体と尿細管系で構成される．腎小体は腎毛細血管の糸球体と，それを覆うボウマン Bowman 嚢からなり，尿細管系は近位尿細管，ヘンレ Henle 係蹄，遠位尿細管で構成され，集合管へとつながる．糸球体は輸入細動脈と輸出細動脈の間が23-30本の毛細血管に分かれ球状を呈する構造で，毛細血管内皮には多数の細孔(内径20-90 nm)があり，その外側を基底膜とボウマン嚢の内層上皮細胞が取り巻く．この上皮細胞(足細胞)は足状の突起が10-20 nmの間隔をあけて血管壁にからみつくように覆っている．内皮細胞，基底膜，足細胞から構成される構造を濾過膜という．ネフロンでの尿産生の過程には，濾過作用，再吸収作用，分泌作用の3段階がある．糸球体の濾過膜を通過(濾過作用)した血漿成分(原尿)はボウマン嚢に集められ，逐次，尿細管中を流れ，その過程でブドウ糖，アミノ酸，ナトリウムイオン，水など体内に必要な物質が原尿から血管中に再び戻される(再吸収作用)．これと同時に，体内に過剰となったカリウムイオンなどを尿中に分泌する(分泌作用)．こうして尿細管から集合管に流れた尿からさらに水が再吸収され，その残りが尿として体外に排出される．糸球体での血液の濾過には，腎動脈のレベルで60 mmHgの血圧が必要である．血圧が下がると，糸球体傍装置によりレニン-アンギオテンシン系を作動させて，自動的に血圧を調節することができる．また，糸球体で濾過される物質の大きさは毛細血管孔と濾過膜の陰性電荷によって制御される．この陰性電荷のため，血漿タンパク質(アルブミンなど)は細孔よりサイズは小さいにもかかわらず，ほとんど濾過されずに血中に残る．左右の腎にはそれぞれ約100万個のネフロンがあるといわれる．しかし，すべてのネフロンが同時に働いているわけではない．ネフロンの腎小体は皮質の随所にあり，表層に近い皮質(被膜下)ネフロンと，髄質に近い髄傍ネフロンとでは構造的，機能的にも均質ではない．皮質ネフロンに比べ，髄傍ネフロンはより長い尿細管をもち，より濃縮した尿を産生する．腎臓ではネフロンを新生することはできない．そのため40歳を過ぎると，10年ごとに約10%のネフロンが失われ，80歳では40歳の頃に比べ40%も少なくなっているという．しかし，腎臓の機能は全ネフロンの70%近くが失われない限りはほとんど生存に影響することはないとされる．全体として腎機能がおよそ1/4以下になり，全身の組織に悪影響を及ぼしてくることを腎不全という．慢性腎不全では発症原因にかかわらず，60%以上のネフロンが不可逆的に減少するといわれる．残存しているそれぞれのネフロン自体の変化は，同一腎臓内でもそれぞれに異なっていることが多く，糸球体が肥大しているものから，かなり変性が進んでいるものもある．同時に，尿細管も萎縮，肥大など多岐にわたる障害がみられる．[1044] ⇨㊜腎小体→1558

●ネフロン

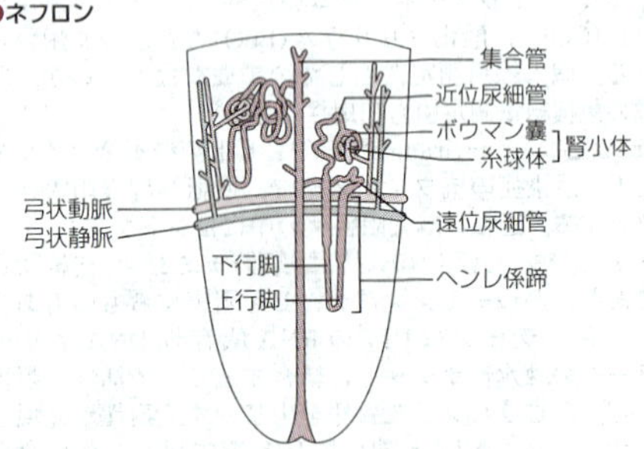

ネマリンミオパチー nemaline myopathy⇨㊐杆(かん)状体ミオパチー→612

ネラトンカテーテル Nélaton catheter ［ゴム製カテーテル，軟性カテーテル］ 尿道を通じて，膀胱に挿入することを主目的としたゴム製の管．カテーテルの挿入は尿道狭窄の有無，残尿測定・膀胱造影などの検査，そして尿閉の治療にも行われる．ネラトン Auguste Nélaton はフランスの外科医(1807-73)．[474]

ネルソン症候群 Nelson syndrome ［副腎摘出後症候群］ クッシング Cushing 病での両側副腎全(亜全)摘術後に，下垂体の副腎皮質刺激ホルモン(ACTH)産生腫瘍が発育増大して皮膚粘膜に高度の色素沈着をきたした病態．1958年にネルソン Don H. Nelson (1925-2010)らにより報告された．クッシング病では慢性的な高コルチゾール血症によって発育が抑制されていた患者のACTH産生腺腫が，副腎摘出後のグルココルチコイド補充量では発育が抑制できずに増大することが病因と考えられている．クッシング病での両側副腎摘除患者の約10%に発生．下垂体組織の大部分が嫌色素性腺腫である．高度な色素沈着の原因はACTHやリポトロピン(LPH)によるメラニン細胞刺激作用による．予防のために試みられた下垂体への放射線照射の効果は不確実．最近ではクッシング病の治療として経蝶形骨洞的下垂体腺腫摘出術がまず行われるため，本症候群の発生は減少した．[284,383]

ネルフィナビルメシル酸塩 nelfinavir mesilate；NFV ヒト免疫不全ウイルス(HIV)感染症の抗ウイルス薬で，HIV 由来のプロテアーゼ活性を選択的に阻害する．ヒト由来のアスパラギン酸プロテアーゼに対する阻害活性はほとんどなく，高い特異性を有する．HIV 構成タンパク質は前駆体ポリタンパク質がプロテアーゼにより切断されるが，プロテアーゼ阻害薬はその切断を阻害することで感染性 HIV の産生に必要なタンパク質をつくらせないようにする．[1113] 商ビラセプト

ネルンストの式 Nernst equation 膜を境して接する溶液中の同一イオンの濃度に差があるとき，膜には電位が発生する．発生する電位と膜の両側のイオン濃度との間には一定の関係が成立し，ネルンストの式で表される．[1335]

粘液 mucus 口腔，消化管，鼻孔，気管支，生殖器などの粘膜上皮細胞より分泌される粘性物質の総称．主成分はムチンと呼ばれる糖タンパク質で，他に水，塩類，剥脱細胞などを含み，粘膜上皮の表面を覆い細胞を保護している．[307]

粘液芽細胞腫 myxoblastoma⇨同粘液腫→2285

粘液癌 mucinous carcinoma ［粘液腺癌］ 粘液産生の亢進した癌で，病巣内に粘液の貯留を認める．粘液内には印環細胞や低分化腺癌の細胞が浮遊する．浮遊細胞が少なく診断が困難な場合，PAS 染色などの粘液染色が診断に有用．癌病巣内の粘液は変性し，石灰化をきたす場合がある．[1267] ⇨参膠様癌→1063

粘液球菌性中耳炎 mucosus otitis 肺炎球菌の 3 型(血清型)ストレプトコッカス・ニューモニエ *Streptococcus pneumoniae* type 3)が起炎菌である急性中耳炎．最近，セフェム系の抗菌薬に耐性の本菌(90% 以上が *pbp2x* 遺伝子変異をもつ)に感染した難治性の急性中耳炎が問題となっている．[887]

粘液細胞 mucous cell ムコ多糖類を多く含む物質を分泌する細胞．舌下腺や顎下腺に多く，腸の杯細胞などもこれに属する．[34] ⇨参粘液腺→2286

粘液細胞癌⇨同印環細胞癌→290

粘液細胞性腺癌 mucocellular adenocarcinoma⇨同印環細胞癌→290

粘液産生腫瘍 mucin-producing tumor 単層性高円柱上皮からなり，細胞質は粘液性空胞を有し，核はやや扁平化して基底部に配列し，線毛はみられない．上皮は子宮頸部粘膜上皮あるいは腸管の杯細胞に類似し，まれに好銀性細胞やパネート Paneth 細胞を含む．悪性のものは上皮配列の偽重層化が目立ち，不規則な腺管状，乳頭状増殖を示し，核の異型性，壁内浸潤像を認める．[1531]

粘液産生膵腫瘍 mucin-producing tumor of pancreas 本来，粘液貯留による主膵管のびまん性拡張，乳頭口拡大，粘液排出などの特異な臨床的あるいは肉眼的所見を伴う上皮性膵腫瘍のこと．多くは膵管内乳頭腺腫および膵管内乳頭腺癌．粘液〔産生〕嚢胞性膵腫瘍との異同に関しては統一見解が得られていないが，「膵癌取扱い規約」では別に分類されている．腹痛，黄疸，発熱，倦怠感などが主な症状で，主膵管に貯留する粘液により生じると考えられる．無症状の場合もある．高年男性の膵頭部に好発する傾向がある．診断は画像診断(超音波検査，CT，MRI，血管造影，ERCP)が中心となり，場合によっては細径針を用いて超音波下で，嚢胞内容液の吸引細胞診を行う．根本的な治療は外科的切除であるが，悪性化の可能性の有無や臨床経過と患者の状態を考慮して適応を決める．膵実質に浸潤すると膵癌と同様の経過となる．[1394]

粘液〔産生〕嚢胞性膵腫瘍 mucin-producing cystic tumor of pancreas 「膵癌取扱い規約」では嚢胞と膵管との交通がない上皮性腫瘍として，粘液産生膵腫瘍と分けて分類されているが，実際は混同して用いられている．粘液性嚢胞腺腫 mucinous cystadenoma と粘液性嚢胞腺癌 mucinous cystadenocarcinoma に分類．良性の嚢胞腺腫も将来悪性化する可能性が高い．嚢胞の好発部位は膵体尾部で 70-95% を占める．嚢胞内には多量の粘液が貯留し，嚢胞壁に石灰化をみる．中年以降の女性に多い．症状は出にくいが，嚢胞の増大に伴い膵周囲臓器への圧迫症状が出現し，腹部膨満感や鈍痛がみられる．診断は画像診断(超音波検査，CT，MRI，血管造影，ERCP)が中心で，場合によっては超音波下で細径針を用いて嚢胞内容液の吸引細胞診を行う．[1394]

粘液脂肪腫 myxolipoma ［粘液腫様脂肪腫］ 脂肪細胞と線維芽細胞が混在し，毛細血管が目立ち，腫瘍細胞を囲んで粘液物質が多量に認められるもの．[1531]

粘液腫 myxoma, mucous tumor ［粘液性腫瘍，粘液芽細胞腫］ 臍帯などにみられる粘液組織類似の比較的まれな良性腫瘍．成人に多く，好発部位は骨格筋内，特に大腿の骨格筋内．また心臓においてもみられ，心臓原発性の良性腫瘍の中で最も多い．肉眼的には周囲組織への浸潤性発育を示し，組織学的には豊富な粘液状基質を背景に小型円形，紡錘形ないし星状細胞が散在．血管成分が少なく，特定の間葉細胞はみられない．[1531]

粘液腫性線維腫⇨同粘液線維腫→2286

粘液腫性塞栓症 myxomatous embolism 粘液腫は原発性良性心臓腫瘍のうちで頻度の高いものであり，心房，特に左心房内に孤発性に形成されることが多い．腫瘍による塞栓症を起こすことがある．腫瘍そのものの断片であったり，腫瘍表面に生じた血栓が塞栓子となり，脳，腎などの血管を閉塞する．全身性の腫瘍血栓は左房粘液腫 left atrial myxoma の 40-50% に起こり，粘液腫の表面が不規則で，乳頭様，葉状のものが脳，腎，四肢に発症しやすい．[852,38]

粘液腫様脂肪腫⇨同粘液脂肪腫→2285

粘液水腫 myxedema 皮膚にムチン(ムコ多糖)が過剰に沈着した状態．甲状腺機能低下症に伴う汎発性粘液水腫では，皮膚の乾燥や蒼白化，冷感，圧痕を残さない浮腫状変化を示す．甲状腺機能亢進症に伴う脛骨前粘液水腫(限局性粘液水腫)では，脛骨前面に結節を形成する．原疾患の治療を優先する．[102] ⇨参ムコ多糖体蓄積症→2783

粘液水腫心 myxedema heart 甲状腺機能低下症に伴う心疾患．倦怠感，寒がり，意欲低下などの甲状腺機能低下による諸症状と胸痛，呼吸困難，浮腫などの心不全様症状を認めた場合に疑わなければならないが，見過ごされることも多い．胸部 X 線検査でいわゆる水がめ様(water bottle)の心陰影の拡大，心電図検査では低電位差とときに心房細動を認める．心エコー図では心嚢液貯留を認め，心筋壁肥厚との鑑別を行う．ときに大量の心嚢液貯留を認めるが心タンポナーデを起こす

ことはまれである．冠血管障害や器質的な心疾患がなければ，甲状腺ホルモンを補充することで改善するが，脂質異常症の合併が多く，冠血管の動脈硬化をきたしていることもある．甲状腺ホルモンの補充で代謝が高まり狭心症を誘発する可能性があり，特に高齢者では慎重なホルモン補充療法が必要である．[852,38]

粘液水腫性苔癬(たいせん)　lichen myxedematosus　［**丘疹性ムチン沈着症**］ ムチン沈着症の1つで，頭頸部，腋窩，前腕伸側に帯黄色調のろう様光沢をもつ小結節が集簇する．原因不明であるが，多発性骨髄腫，糖尿病，肝障害，異常タンパク血症などを伴うことが多く，甲状腺機能は正常．硬化性粘液水腫は本症の亜型と考えられる．[102]

粘液性脂肪肉腫　myxoid liposarcoma　脂肪肉腫のうち最も多い型で，下肢に好発．組織学的には繊細な網状の毛細血管と粘液状基質を背景に，紡錘形ないし星状細胞が疎に配列し，脂肪空胞を有する脂肪芽細胞が散在．[1531] ⇒参脂肪肉腫→1342

粘液性腫瘍⇒同粘液腫→2285

粘液性漿液性膿性痰　seromucous purulent sputum⇒同三層痰→1209

粘液性腺癌　mucinous adenocarcinoma　著しく粘液を産生する腺癌．大小さまざまな大きさの粘液貯留がみられる．その中に遊離しているように癌細胞がみられることもあるし，粘液結節を包囲する間質の内壁を円柱状ないし立方状の癌細胞で内張りされているような高分化腺癌のこともある．[1531] ⇒参膠様癌→1063

粘液性嚢胞性卵巣腫瘍　mucinous cystic ovarian tumor　卵巣の表層上皮性間質性腫瘍において，粘液性腫瘍に分類されるもの．嚢胞の内容物が粘液であり，子宮頸管腺細胞由来と考えられる．良性，境界悪性，悪性がある．[998]

粘液性嚢胞腺癌　mucinous cystadenocarcinoma　［**ムチン性嚢胞腺癌**］ 粘液産生性の嚢胞形成性腺癌．卵巣では粘液性卵巣腫瘍の12% 程度，全悪性卵巣腫瘍の10-15% を占める．組織学的には上皮配列の偽重層性が目立ち，不規則な腺管状・乳頭状増殖を示し，核の異型性・壁内浸潤像を認める．その他，虫垂癌や膵癌でもみられる．[1531]

粘液性嚢胞腺腫　mucinous cystadenoma　［**偽ムチン性嚢胞腺腫**］ 粘液を充満させた嚢胞を形成する良性の腺腫．虫垂では異型性を伴う高円柱上皮で内張りされた嚢胞状の粘液産生性腫瘍をいい，腫瘍細胞は腺管絨毛状ないし絨毛状を呈する．卵巣では粘液性腫瘍の多くが単層性高円柱上皮性嚢胞からなる粘液性嚢胞腺腫であり，細胞質は粘液性空胞を有して核は若干扁平．粘液性腫瘍には，良性，悪性のほかに中間群として境界悪性型という分類も設けられている．また膵では，高円柱上皮により被覆された嚢胞内に粘液を入れた形態で粘液性嚢胞腺腫がみられる．膵尾部に好発し，主膵管との交通を認めることがある．軽度異型，中等度異型，高度異型に分類される．[1531]

ね

粘液腺　mucous gland　粘度の高い分泌物である粘液を分泌する腺．腺細胞内に貯留した粘液の前段階を粘液原と呼び，粘液原をもちムチンを主成分とする粘液を分泌する細胞を粘液細胞という．粘液細胞の核は扁平で基底部に位置し，細胞質は円柱状，明調を呈し，全体に分泌顆粒が分布する．腺腔は一般に広い．粘液腺の例として口蓋腺，食道腺，大前庭腺(バルトリン Bartholine 腺)などがあり，粘膜上皮の表面を覆って細胞を保護する作用を有する．[778] ⇒参漿液腺→1419，混合腺→1140

粘液線維腫　myxofibroma　［**粘液腫性線維腫**］ 粘液腫様の組織を含む線維性腫瘍．[1531]

粘液腺癌　mucinous adenocarcinoma⇒同粘液癌→2285

粘液栓嵌頓(かんとん)　mucoid impaction　［**ムコイドインパクション，粘液塞栓**］ 大きな気管支に粘稠な気道分泌液が貯留し，気管支を閉塞した状態．胸部X線写真では，拡張した気管支の中に粘液が充満して濃度を増し，気管支鋳型陰影を認めるものが典型的であるが，腫瘤様の類円形陰影や無気肺を呈することもある．アレルギー性気管支肺アスペルギルス症に特徴的とされる所見であるが，近年，肺癌や結核などでも同様の状態をきたすことが知られるようになり，広義にはムコイドインパクション症候群 mucoid impaction syndrome としてとらえることもある．[948]

粘液仙痛　mucous colic　過敏性腸症候群の一型で，結腸に器質的病変が存在しないにもかかわらず，左下腹部仙痛とともに粘液の排泄を生じる病態．結腸癌など器質的疾患における粘液便とは異なり，便と混合していない粘液のみの排泄がみられる．心理的要因に起因して，結腸の運動や分泌機能に異常が生じると考えられており，心身症の範疇に含まれる．[1482]

粘液線毛運動　mucociliary action　気道粘膜と気道粘膜上皮の線毛細胞によって行われる気道の浄化作用(異物排除機能)のこと．気道内の異物(細菌やウイルス)や分泌物は粘液線毛運動によって約1 cm/分の速度で口側へと運ばれる．[177]

粘液塞栓⇒同粘液栓嵌頓(かんとん)→2286

粘液痰　mucous sputum　痰は膿性痰，粘膿性痰，粘性痰，漿液性痰の4つに分けられ，粘液痰はミラー・ジョーンズ Miller-Jones 分類では，膿をまったく含まない粘液痰(M_1)と，多少膿性のある粘液痰(M_2)に分けられている．粘液痰は半透明な痰で喫煙者によくみられる．また気管支に慢性炎症(慢性気管支炎)があると，炎症細胞が浸潤して気管支や気道の粘膜を刺激して粘液痰が産生される(気道粘液の過分泌)．感染を伴うと粘稠性が増し，次第に膿性痰となる．[897]

粘液嚢炎⇒同滑液包炎→525

粘液嚢腫　mucous cyst，mucocele　［**指趾粘液嚢腫，口唇部粘液嚢腫**］ 指趾末節骨背面に生じるものは直径5 mm前後の水疱様，半球状に隆起した淡紅色の偽嚢腫性病変．高率に指の変形性関節症(ヘバーデン Heberden 結節)を合併する．口腔内に生じるものは半球状に隆起した弾力性のある偽嚢腫で，唾液腺の存在する部位，特に下口唇に好発する．後者では誘因として歯による咬傷などの外傷が有力視されている．[356]

粘液表皮癌⇒同粘表皮癌→2288

粘液変性⇒同類粘液変性→2965

粘液変性線維腫　fibroma mucinosum　粘液様変性をきたした線維腫．[485]

粘液包　synovial bursa⇒同滑液包→525

粘液包炎⇒同滑液包炎→525

粘〔液〕類表皮癌　mucoepidermoid carcinoma⇒同粘〔液〕類

表皮腫⇀2287

粘〔液〕類表皮腫 mucoepidermoid tumor ［粘〔液〕類表皮癌］ 扁平上皮細胞，粘液産生細胞および両者の中間型の細胞よりなる腫瘍．全唾液腺腫瘍の5-10％を占め，うち90％は耳下腺に発生．高分化型のものから低分化型のものまでさまざまであるが，きわめて高分化型のものでも転移をきたすことがあり，本質的には悪性腫瘍と考えられている．[1531]

年金制度 pension scheme 老齢者，障害者，死亡者の遺族の最大の不安である健康と生計の維持の保障のために，すべての国民を対象に制定された給付金制度のこと．1959(昭和34)年には「日本国憲法」第25条の理念に基づき，「国民年金法」が制定され，1986(同61)年に改正，全国民に適応される基礎年金を土台として，従来の厚生年金や共済年金が上乗せされて支給されることになり，公的年金制度が確立した．公的年金(国民年金，厚生年金，共済年金)のほかに私的年金制度(企業年金：企業がその従業員を対象として運営，国民年金基金：自営業者などが任意に加入，個人年金・財形年金：各種金融機関で販売される金融商品など)がある．この社会保障給付には，スライド制による物価などの指数変動に応じた給付額に自動的に改定が行われることになっている．指数のとり方により物価スライド制(国民年金の基礎年金・厚生年金)と賃金スライド制(「労働者災害補償保険法」による補償年金)がある．[457]

粘血便 mucous and bloody stool 粘液および血液の付着した糞便．消化管出血は消化管粘膜に潰瘍やびらんなどが形成されるさまざまな疾患により起こるが，粘血便は特に潰瘍性大腸炎の症状として重要．細菌性赤痢，アメーバ赤痢，病原性大腸菌などの感染性大腸炎，また大腸癌との鑑別も大切であり，海外渡航歴を含めた注意深い病歴聴取と便の細菌培養検査，大腸内視鏡検査などが必要である．[593]

捻挫(ねんざ) sprain, distortion ［関節軟部外傷］ 関節に強い外力が加わることにより起こる靱帯や関節包の損傷．X線像では骨折を認めない．靱帯損傷は関節を支える靱帯の断裂程度によりⅠ度，Ⅱ度，Ⅲ度に分けられる．捻挫と靱帯損傷を使い分けるときは，捻挫はⅠ度からⅡ度の軽いものを指し，Ⅱ度(軽いものを除く)からⅢ度を靱帯損傷という．急性期の症状は疼痛，腫脹，発赤などが認められ，症状の持続・強さは結合織の傷害の程度により異なる．急性期の治療はRICEの原則に従う．固定と抗炎症のためのアイシングが中心になる．固定は包帯固定からギプス固定，装具固定，手術まで，症状と患者の活動度によって選ばれる．慢性期では交代浴・温熱・超音波治療も有効なことがある．必要な安静をしっかりとらせること，早期からの計画に基づく段階的な可動域訓練と筋力強化が早期回復に役立つ．患者に痛みを伴うことをさせないことが最大の留意点で，骨に異常がないからといってあなどってはならない．下肢の場合は松葉杖を持たせるなど，患肢の保護に注意する．[1638] ⇨参RICE⇀103，靱帯損傷⇀1584

捻糸⇨同撚(よ)り糸⇀2888

捻除⇨同抉出(けっしゅつ)⇀911

燃焼血腫 heat hematoma ［熱性頭血腫］ 高熱によって頭部が焼かれ，脳や硬膜が凝固し，頭蓋骨と硬膜の空隙に静脈洞内の血液が圧出されて熱凝固したもの．高熱による死体の変化であり，生活反応を意味していないが，硬膜外血腫との鑑別が重要である．燃焼血腫は断面が鎌状で，れんが色を呈し，熱凝固は頭蓋骨内面に膠着する．一方，硬膜外血腫は頭部の外傷によるものであり，暗赤色の血腫の断面は紡錘状で弾力性があり硬膜に膠着する．[1271]

年少人口〔指数〕 ratio of young (juvenile) population 年齢別人口の構造を考えるときの指標の1つで，0-14歳の人口を年少人口といい，1955(昭和30)年には3,000万人であったが，その後しだいに減少し2008(平成20)年には1,720万人となった．年少人口指数とは年少人口を生産年齢人口(15-64歳)で割り，100倍した値．2008年には20.9．[21] ⇨参従属人口指数⇀1375

燃焼水⇨同代謝水⇀1874

年少幼児 toddler ［幼児前期］ 1歳以上，3歳以下の子どもをいう．母親との関係が主であり，基本的生活習慣が確立される時期．[28] ⇨参年長幼児⇀2287，幼児⇀2868

撚鍼(ねんしん)**法** free-hand regular method 中国より渡来した刺鍼法で，毫鍼(ごうしん)を用いる．押手の第1指と第2指で鍼先をはさみ，軽く皮膚に接触する程度にして鍼体を立てる．刺手の第1指と第2指で鍼柄をつまみ，ひねりながらゆるやかに刺入していく．目標の深さに到達したら鍼をふるわせる，上下に動かすなどの適切な手技を行い，抜鍼する．ひねりおよび深さの程度は，症状により決定する．一般に臨床においては，無痛性で刺入が簡便な管鍼法が多く用いられるが，大鍼，長鍼などを刺入する必要のある場合も撚鍼法で行うことがある．[123] ⇨参打鍼(だしん)法⇀1915

粘性 viscosity 流体が流れるとき速度勾配があると，速度差を一様にしようとする力が働く．この性質を粘性と呼ぶ．また，粘度が高まれば円管中を流れる液体の流量(流速)は粘度に比例する．粘度の測定に用いるオストワルドの粘度計は，細管中を一定体積の流体が流れる時間から測定する方法である．[893]

粘着気質 〔D〕visköses Temperament ［粘着性］ 几帳面，凝り性，熱中性，習慣や義理を重んじるという特徴を示す人格類型．ドイツの精神科医クレッチマー Ernst Kretschmer (1888-1964) によって記載された3つの人格類型(循環気質，粘着気質，分裂気質)の1つであり，筋肉質の闘士型の体型と親和性があり，てんかんと関連すると仮説された．そのためてんかん気質とも呼ばれた．しかし体型とてんかんとの関連性をめぐる仮説は，ドイツにおけるいくつかの実証研究で否定されている．臨床的な人格記述としても，今日用いられることはあまり多くない．[693] ⇨参情動性人格異常⇀1445

粘着性⇨同粘着気質⇀2287

粘着ドレープ⇨同サージカルドレープ⇀1147

粘着包帯⇨同絆創膏⇀2414

年長幼児 preschool child ［幼児後期］ 4歳以降，小学校就学前の子どもをいう．母親以外の他者との関係を形成し始め，集団生活が可能になる．[28] ⇨参年少幼児⇀2287，幼児⇀2868

捻転 volvulus 軸を中心にしたねじれるような運動による臓器の位置異常．消化管が捻転する腸捻転，精巣が捻転する精巣捻転，卵巣では後腹膜，子宮とを結ぶ索状物が過度にねじれる卵巣腫瘍茎捻転がある．消化管においては最初に消化管内腔の閉塞が生じ腸閉塞(イレウス)となる．さらに進行すると捻転部分の動静脈の血流障害が生じ，遠位部に虚血，壊死を生じる．主にS状結腸に起こる(S状結腸軸捻症 sigmoid volvulus)．緊急の対処を要する病態の1つである．[1515]

捻転歯 twisted tooth, torsiversion ［回転歯］ 歯の位置異常の1つ．歯の長軸を中心に正常な萌出に比較して回転したもの．[1369]

捻髪音 crepitation, fine crackle 肺聴診上の副雑音は，連続性ラ音(従来の乾性ラ音)と断続性ラ音(従来の湿性ラ音)とに大別され，後者はさらに粗な水泡音 coarse crackle と密な捻髪音 fine crackle に分けられる．捻髪音は，毛髪を指で捻ったときに聞かれるチリチリした音に似ていることからその呼び名がある．肺炎，間質性肺炎，肺線維症，石綿肺，過敏性肺炎，肺水腫などで聴取され，一般に吸気の終末に背側肺底部で聴取されることが多く，呼気時に虚脱していた末梢の肺胞が吸気終末時に急激に開くために発生する音と考えられている．病的意義は特になくても，高齢者の深吸気の最初に2-3回肺底部で聴取されることもある．[141] ⇨参ベルクロ・ラ音→2636，湿性ラ音→1316

粘表皮癌 mucoepidermoid carcinoma ［粘液表皮癌］ 腺の導管由来の悪性腫瘍で粘液細胞，類表皮細胞(扁平上皮細胞)，未分化小型の中間細胞からなり，胞巣状構造を形成し嚢胞形成や充実性増殖を示す．悪性度は構成細胞の出現度，細胞分化度，浸潤形式が重要．高分化型，中分化型，低分化型に分けられる．高分化型は肉眼的に比較的明瞭な嚢胞構造を認め，粘液産生細胞が50% 以上を占め，高分化の扁平上皮がみられる．中分化型は細胞異型の少ない扁平上皮や中間細胞からなり，充実性増殖を示すが嚢胞形成がある．低分化型は肉眼的に境界不明瞭な充実腫瘍としてみられる．唾液腺腫瘍の10% 程度で，そのうち約70% が大唾液腺，特に耳下腺にみられる．小唾液腺では口蓋に好発し，まれに顎骨中心性にみられ，また肺などにもみられる．治療は安全域を十分にとった切除が基本である．[535]

粘膜 mucous membrane, mucosa 消化管や呼吸器など中空性臓器の内腔表面を覆う柔軟な組織層．表面は淡紅色調で湿潤している．粘膜は上皮とその下の結合組織層の粘膜固有層，ないしは粘膜下組織からなる．消化管粘膜に限って粘膜筋板で粘膜固有層と粘膜下層が分けられている．上皮は臓器や箇所によって種類が異なり，重層扁平上皮，単層円柱上皮，多列絨毛上皮，移行上皮などがある．上皮はところどころで外方に落ち込み，分泌腺を形成する．各腺は導管によって粘膜内面とつながる．粘膜固有層は豊富な脈管を伴う線維性結合組織で，上皮との間に基底膜がある．粘膜下組織は疎性結合組織からなり，平滑筋の収縮によって粘膜ひだをつくる．[778] ⇨参漿膜→1459，滑膜→533

粘膜下下甲介骨切除術 submucosal conchotomy ［粘膜下下鼻甲介切除術］ 肥厚した下甲介に対し下鼻介骨の切除を行う手術療法の1つ．骨による隆起が除かれる効果がある．[514]

粘膜下下鼻甲介切除術 submucous resection of inferior nasal concha⇨同粘膜下下甲介骨切除術→2288

粘膜下口蓋裂 submucous cleft palate 正常では口蓋帆挙筋が正中で融合するが，これが分離している状態で，軟口蓋粘膜に裂はなく筋に裂のある状態．①軟口蓋正中の透明帯，②口蓋垂裂，③口蓋骨後端の裂(骨欠損)，の口腔内の所見をカルナンの三徴候 Calnan triad と呼ぶ．開鼻声で気づかれることが多い．手術的に鼻咽腔閉鎖機能不全を改善したのち言語訓練を行う．[701]

粘膜下神経叢 submucosal plexus ［マイスネル神経叢］ 消化管の粘膜下組織にある神経叢．外来性神経(交感神経節後線維，副交感神経節前線維，内臓一般感覚線維)と内在性神経(粘膜下神経節のニューロンで，副交感神経の節後ニューロンにあたる．神経伝達物質の1つであるアセチルコリンおよび種々の神経ペプチドをもつ)からなる．主として消化管粘膜の分泌や粘膜筋板および粘膜内の平滑筋の運動を支配する．ドイツの組織学者マイスネル Georg Meissner (1829-1905) が発見した．[399]

粘膜癌 mucosal carcinoma 病変が粘膜内に限局している癌で，粘膜下層に進展のみられないもの．早期癌に属し，予後は良好．[1531] ⇨参上皮内癌→1456

粘膜カンジダ症 mucosal candidiasis 白色の膜ないし塊が粘膜に付着するカンジダ感染症．真菌(カビ)であるカンジダ *Candida* は少数ながら口腔粘膜(口腔カンジダ症)や外陰粘膜(外陰カンジダ症)などに常在している．抗生物質や抗癌剤などの投与により，カンジダが異常に増殖して粘膜に炎症を起こす．糖尿病患者や妊娠中の AIDS 患者にみられることもある．鏡検で多数の仮性菌糸を確認できる．[102]

●粘膜カンジダ症

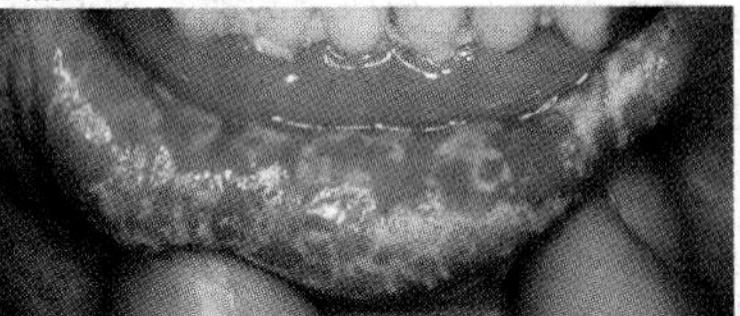

粘膜関連リンパ系腫瘍 mucosa-associated lymphoid tissue lymphoma；MALT lymphoma 主として消化管の粘膜内リンパ装置を発生母組織とする悪性リンパ腫．①臨床像は局所的な腫瘍で，外科的に切除されることがある，②細胞遺伝学的に t(11；18)を示す，③B細胞性である，などの特徴がある．胃に発生する症例はヘリコバクター・ピロリ *Helicobacter pylori* による慢性胃炎に関連し，除菌によって消退することがある．病理組織学的には単一な腫瘍性リンパ球の増殖像からなり，粘膜上皮内への浸潤，破壊像を散見する．[1071] ⇨参悪性リンパ腫→143，胃 MALT リンパ腫→213

粘膜関連リンパ組織リンパ腫 mucosa-associated lymphoid tissue lymphoma；MALT lymphoma ［MALT リンパ腫］ 1984 年 Isaacson らは粘膜固有リンパ装置由来のリンパ腫の存在を提唱し，消化管リンパ腫の大部分，気道，唾液腺，甲状腺，生殖器粘膜のリンパ腫の少なくとも一部が属するとした．従来の消化管の反応性リンパ組織増生 reactive lymphoid hyperplasia (RLH) の中から単一性増殖を認められた症例を分離し，命名された疾患．臨床的にはきわめて進行が遅い．[1531]

粘膜筋板 muscularis mucosae, lamina muscularis mucosae 消化管の粘膜に存在し，粘膜組織と粘膜固有層と

の間にある薄い平滑筋層で，粘膜の表面の形を変える働きがある．粘膜内に発生した癌の浸潤に対して一定のバリア機能をもつ．[34]

粘膜固有層 〔L〕lamina propria mucosae 粘膜上皮下に存在する比較的緻密な結合組織層．粘膜上皮とともに絨毛，ヒダ，腺構造などの粘膜の構造を形成し，脈管，神経に富む．[34]

粘膜除去手術 mucoclasis ［**粘膜抜去術，粘膜破壊術**］消化管などの粘膜のみを除去(または破壊)する手術．炎症性変化などで目的とする臓器(またはその一部)を全切除できない場合や筋層を温存したい場合などに行う．例えば，胆嚢胆石症の際に，胆嚢と肝臓が炎症性変化で強く癒着して剥離が困難な場合に，胆嚢を切開し，内腔から粘膜のみ切除または焼灼を行う．十二指腸潰瘍に対して広範囲胃切除を試みる際，幽門輪周囲の剥離が困難な場合に胃の漿膜筋層を前庭部で全周性に切開し，粘膜下層で幽門輪までの胃粘膜を剥離し切除を行う．潰瘍性大腸炎や家族性大腸ポリポーシスでは，結腸全摘に加え，直腸の筋層および肛門括約筋を温存しながら直腸の粘膜を切除(抜去)し，回腸肛門吻合を行うなどがある．[485]

粘膜疹 enanthema 口唇，頬粘膜，歯肉，舌，口蓋粘膜，咽頭・扁桃，眼球結膜，眼瞼結膜，外陰部など粘膜部に生じる病変．診断学上重要な所見が多い．[95] ⇨参発疹(ほっしん)→2708

粘膜内癌 intramucosal carcinoma 粘膜内に限局する癌で，癌細胞は粘膜筋板を破らないで粘膜下層に進展することはない．癌細胞の広がりには水平方向と垂直方向の進展があるが，垂直に管腔側へ向かうものは隆起を形成し，そのほとんどは分化型癌であるのに対し，水平方向への進展には分化型癌と未分化型癌とが存在するが，粘膜内の進展であり広範囲でも予後がよい．[1531] ⇨参上皮内癌→1456

粘膜破壊術⇨同粘膜除去手術→2289

粘膜抜去術⇨同粘膜除去手術→2289

粘膜反射 mucosal reflex 粘膜に加えられた刺激により，筋が反射的に収縮する場合をいう．粘膜反射の多くは多シナプス反射で潜時が少し長く，疲労しやすい．角膜反射，結膜反射，くしゃみ反射，咽頭反射，口蓋反射がこれにあたる．[1245] ⇨参反射→2410

粘膜皮膚カンジダ症 mucocutaneous candidiasis 皮膚，粘膜に慢性的カンジダ感染を引き起こす先天性免疫不全症の1つの型．慢性口腔内カンジダ症，多発性内分泌異常を伴う粘膜皮膚カンジダ症，慢性限局性カンジダ症，慢性びまん性カンジダ症，胸腺腫を伴うカンジダ症，間質性角膜炎を伴うカンジダ症の6型に分類されている．いくつかの研究からT細胞機能の異常が示唆されているが，すべての患者が同一の障害をもつわけではなく，T細胞が関与する免疫の一部分の障害で発症すると考えられている．[601]

粘膜皮膚眼症候群 mucocutaneous ocular syndrome⇨同皮膚粘膜眼症候群→2474

粘膜皮膚リーシュマニア症 mucocutaneous leishmaniasis 南米に分布するブラジルリーシュマニア *Leishmania* (*Viannia*) *braziliensis* が原因病原体と考えられており，病原体が鼻腔，口腔やその付近の細胞に感染して増殖し，細胞を破壊して潰瘍を形成する．さらに深部の軟骨や骨を含めた組織にも感染して潰瘍を形成し，組織欠損をきたす．病巣部に細菌の二次感染を起こし，死亡することもある．サシチョウバエが媒介する．潰瘍周辺から生検で組織を採取し病原体を検出することで診断する．エスプンジア espundia ともいわれる．森林性げっ(齧)歯類が保虫宿主．[288] ⇨参ブラジルリーシュマニア〔群〕→2574，リーシュマニア症→2915

粘膜ポリープ mucosal polyp 肉眼的に粘膜が限局性に肥大して隆起状となったもの．炎症などが原因となる．潰瘍性大腸炎やクローン Crohn 病などでみられる．[1531]

粘膜免疫機構 mucosal immune system 粘膜が生来もつ機能による外来微生物に対しての防御機構．眼，口腔，気管などでは粘膜の機械的洗浄が外来菌の侵入を妨害するが，さらに多くの抗菌性物質がある．リゾチームはグラム陽性球菌の細胞壁成分であるムコペプチドの *N*-アセチルグルコサミン *N*-acetyl glucosamine と *N*-アセチルムラミン酸 *N*-acetyl muramic acid 間の結合を切る．ラクトフェリンは重要な栄養素に結合して細菌に利用されるのを防ぐ．抗体は最も強力な抗病原体作用をもち，特に分泌型IgAが最も重要．分泌型IgAはIgA 2分子に分泌成分 secretory component (SC) が1分子とJ鎖 joining chain が結合している．SCは粘膜上皮細胞内の粗面小胞体でSCの担体と結合した状態で合成される．担体は小胞体内に残ったまま側壁膜まで運ばれ，膜が融合してSCのみが細胞外に露出され2分子IgA・J鎖結合体の受容体として働く．細胞内に取り込まれたあとは管腔側に運ばれ融合して開口する．そこで担体と切断され分泌型IgAとして管腔内に遊離すると考えられている．[601]

年齢階級別死亡率 age-specific mortality rate 年齢階級(通常は5歳階級)別の死亡率をいう．通常，1年間における年齢階級別の死亡数をその年齢階級の総人口で割り，10万(または1,000)倍したもの．各年齢階級別の人口10万人(または1,000人)当たりの1年間の死亡者数ともいえる．わが国の年齢階級別死亡率は5-14歳では世界的にみて最も低く，その後上昇し75歳以上で急増する．先進諸外国と比べると，1-4歳でやや高めの数値となっている．[21]

年齢階級別罹患率 age-specific incidence rate 一定期間(通常1年間)におけるある年齢階級の新患発生数(罹患数)を，ある年齢階級の該当疾患発生の危険に曝露した人口で割り，10万倍したもの．新患発生の把握は急性疾患ではほぼ可能であるが，慢性疾患では登録制などがないと困難な場合が多い．[21]

年齢調整死亡率 age-adjusted death rate ［**訂正死亡率，年齢訂正死亡率，調整死亡率，標準化死亡率**］ 観察集団の年齢構成・性別などの影響を調整した死亡率．人口1,000対の値を用いるが，死因別に関しては人口10万対の値を用いる．年齢調整死亡率＝〔(観察集団の各年齢階級の死亡率×標準人口集団における該当年齢階級の人口)の各年齢階級の総和/標準人口集団の総和〕×1,000で計算する．訂正死亡率，標準化死亡率から名称変更された．国内での比較に用いる標準人口は1985(昭和60)年モデル人口，国際比較で用いる標準人口はWHO(ヨーロッパ)人口．2008(平成20)年で男5.6，女2.8であり，依然減少傾向にある．[21]

年齢調整罹患率 age-adjusted incidence rate ［**年齢訂正**

罹患率］［(観察集団の各年齢階級の罹患率×標準人口における該当年齢階級の人口)の各年齢階級の総和/標準人口の総和]×1,000 で計算し，人口 1,000 対の値を用いる．死因別に関しては人口 10 万対の値を用いる．年齢構成が非常に異なる集団間での罹患率などに関し，その年齢構成の差を取り除いて比較する場合に利用する．国内での比較に用いる標準人口は 1985(昭和 60)年モデル人口，国際比較の場合は WHO(ヨーロッパ)人口．しかし，罹患者数を正確に知ることは法的裏づけ，登録制度などがないと難しい．[21]

年齢訂正死亡率⇨同年齢調整死亡率→2289

年齢訂正罹患率⇨同年齢調整罹患率→2289

の

ノイズ noise ［雑音］ 目的にとって不要な，または有害な成分．電気信号などが乱れる場合もノイズという．[955]

ノイバウエル血球計算板(盤) Neubauer counting chamber 血球計算板(盤)の1つ．ビュルケル・チュルクBürker-Türk 計算板(盤)とともに一般に広く用いられている．ノイバウエル Johann E. Neubauer はドイツの解剖学者(1742-77)．[1131]

ノイローゼ neurosis 〔D〕Neurose⇨同神経症⇀1525

嚢 sac, bladder ①袋状になった器官のこと．②腫瘍の被膜や嚢胞の壁などの内容物を包む袋状の膜．[485]

膿 pus ［膿性滲出液，膿(うみ)］ 淡黄色～黄緑色のクリーム状あるいは粘性の液状滲出物で，好中球の多量の貯留があり，好中球の酵素によって組織が融解し，好中球自体も変性あるいは融解する．原因としては細菌感染症による場合が多い．[1531] ⇨参化膿性炎⇀540

脳 brain 頭蓋内にあって，脊髄より上位の中枢神経系を構成する部分．大脳，小脳，間脳，脳幹(延髄，橋，中脳)からできている．系統発生学的にみると頭部では，まず神経網内に散在的に存在している神経細胞(ニューロン)の中枢化が生ずる．つまり，神経細胞と神経突起が交じり合った網様体の中で一部の神経細胞が集合し，核を形成する．この核は頭部に集まっている各感覚受容器(視覚，聴覚，味覚，触覚)からの入力を受ける中枢となる．それらを処理し，脊髄の各分節に存在する運動神経細胞に指令を送ったり，自律機能と呼ばれる内臓の活動を調節する働きをする．これらは脳の基本的活動を保証する機能を有し，この部分が脳幹である．ここには鰓弓(さいきゅう)の中胚葉から発生した横紋筋(表情筋，咽頭筋など)に分布する運動性の脳神経細胞の核を含んでいる．初期の脳幹は神経細胞の比較的単純な集団にすぎないが，間脳，中脳，後脳(小脳，橋)および髄脳(延髄)ができ，ついには間脳の前方に終脳(大脳)が，後脳の背面に小脳が生じる．[636]

●脳

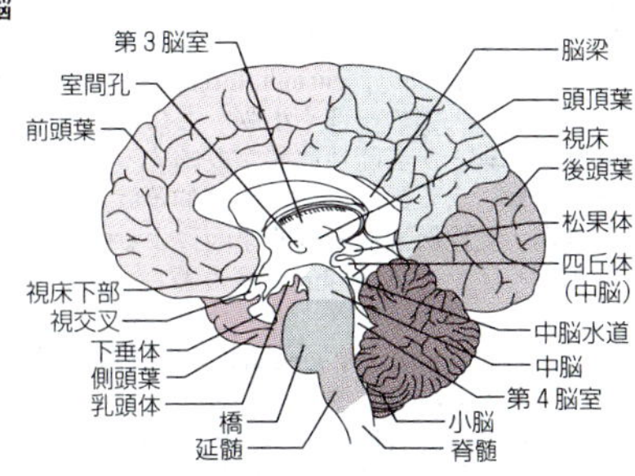

脳の静脈 veins draining the brain 脳の静脈系は動脈系とは独立した走行をとり，分布形態が異なっている点が特徴．大別すると，①大脳表在静脈系，②大脳深部静脈系，③脳幹小脳静脈系，④硬膜静脈洞に分けられる．①大脳表在静脈系：上方・下方の表在静脈とそれらをつなぐ上吻合静脈(トロラール Trolard の静脈)，下吻合静脈(ラベ Labbé の静脈)で，最終的に硬膜静脈洞に合流する．②大脳深部静脈系：内大脳静脈，脳底静脈，大大脳静脈がある．透明帯，視床線条体，脈絡叢の静脈血は内大脳静脈に集められ，辺縁系，大脳核，視床下部などの静脈血は脳底静脈に集められる．内大脳静脈と脳底静脈の血流はともに大大脳静脈を経て直静脈洞に注ぐ．③脳幹・小脳の静脈血：主として後頭蓋窩にある近隣の硬膜静脈洞に注ぐ．④硬膜静脈洞：上記静脈系の大部分の血液を受けて内頸静脈に注ぐ．このほかに，一部の静脈血は導出静脈や板間静脈を通して外部(顔面や頸部)の静脈と交通する．脳の静脈系や硬膜静脈洞は弁をもたない．[1044] ⇨参硬膜静脈洞⇀1059

●脳の静脈

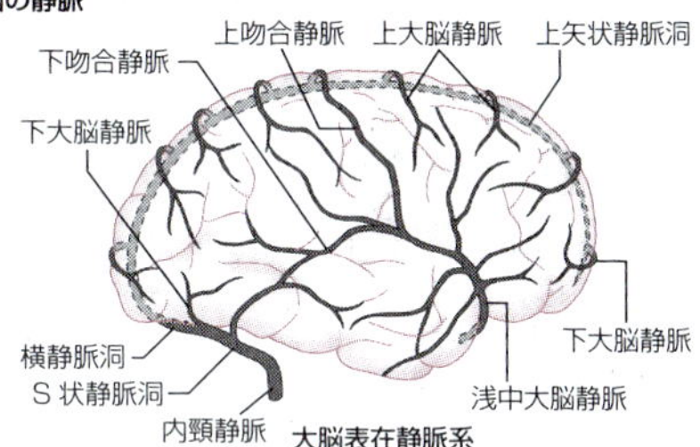

脳の髄質の神経線維 cerebral medullary nerve fibers 大脳皮質間の各部や，大脳皮質と下位中枢の構造(脳幹や脊髄など)とを連絡する神経線維で，大脳半球の髄質をなす．神経線維を包む髄鞘は類脂質を多く含むため新鮮な標本では光に反射して白色を呈するので，白質とも呼ばれる．神経線維には交連線維，連合線維，投射線維がある．①交連線維：左右半球の皮質の対称部間を連絡する線維で，脳梁，脳弓，前・後交連，海馬交連など．②連合線維：同側半球皮質内を連合するもので，短いものは隣の脳回と連絡し，長いものは鉤状束，上縦束，下縦束などがある．③投射線維：大脳皮質と大脳基底核，脳幹，小脳，脊髄などを連絡する神

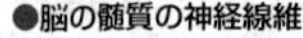
●脳の髄質の神経線維

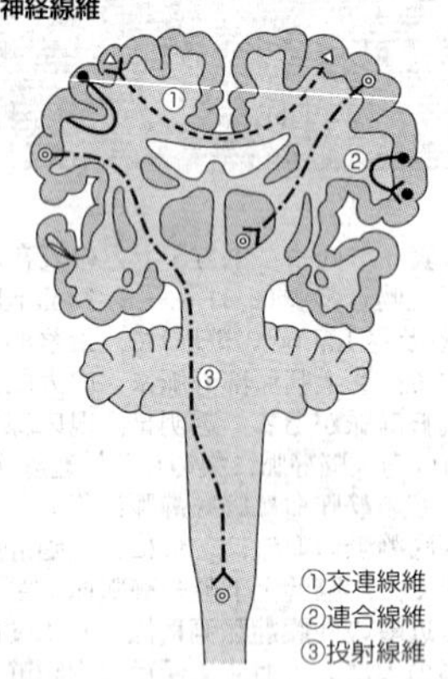

経線維で，内包は投射線維が集束して通る場所である.[636] ⇨参大脳髄質→1896

脳の動脈　arteries supplying the brain　脳を栄養する血液は左右の内頸動脈と椎骨動脈により供給される．内頸動脈，椎骨動脈およびそれらの分枝血管は，脳の実質に入るまでは，くも膜下腔を走行する．①内頸動脈：脳底で頸動脈管から頭蓋腔に入り，眼動脈，後交通動脈などを分岐しつつ，前大脳動脈と中大脳動脈に終わる．②椎骨動脈：頸椎の横突孔を上行して大後頭孔から頭蓋腔に入り，延髄の上縁で左右が合して脳底動脈となる．脳幹部と小脳に側枝を出しながら脳底を上行し，橋上縁で左右に分かれ，後大脳動脈に終わる．③内頸動脈と椎骨動脈の枝は互いに吻合して大脳動脈輪を形成(図参照⇒大脳動脈輪→1896)．④それぞれの分枝血管は，くも膜下腔から軟膜を貫通して脳実質に入り，皮質に分布する皮質枝，深部に分布する中心枝となる．皮質枝は一般に終動脈であるため，閉塞すると，その分布領域に虚血性壊死を生ずる．皮質枝と中心枝との間にも吻合はないといわれる．代謝の活発な脳は大量の血液を必要とし，安静時心拍出量の約15%が脳に給血される.[1044] ⇨参脳循環→2302，前大脳動脈→1773，中大脳動脈→1995，後大脳動脈→1031

●脳の主幹動脈

脳の発生　development of brain　外胚葉から発達した頭部の領域では，神経管は拡張して数個の脳胞となる．吻側の脳胞はのちに前脳となり，後方のものはのちに脳幹になる．同時に神経管に頭屈と頸屈の2つの屈曲が生ずる．脳幹はこの初期の段階で，延髄，橋，小脳および中脳を区別できる．脳幹の発達は前脳より早い．発生2か月では終脳はまだ壁の薄い嚢状構造を示す状態であるが，すでに脳幹では神経細胞の分化が終わり，脳神経が出現してくる．間脳からは眼胞が出て，眼胞の前に終脳胞ができ，最初は無対であるが，やがて両外側に向かって発達して左右の終脳半球(のちの大脳半球)となる．胎児期第3か月では前脳が増大し，終脳と間脳は溝によって分けられる．第4か月には終脳半球が他の脳部をしのいで発育を始める．第6か月では島が露出している.[636] ⇨参脳→2291

脳圧　intracranial pressure；ICP　脳組織，脳脊髄液，血液が頭蓋腔内に存在するが，これら容積の総和と頭蓋腔容積とのバランスで形成される圧であり，通常成人では15-18 cmH_2O の陽圧に保たれている．脳浮腫や脳腫瘍などの脳実質の増大，脳血液量の増大，脳脊髄液の貯留，血腫などの頭蓋内占拠性病変により，その圧力が亢進する．脳圧亢進が持続すると，脳灌流圧の低下や脳血流量の減少により頭痛，吐きけをきたす.[1230] ⇨参脳脊髄液圧→2305，頭蓋内圧→2096，頭蓋内圧亢進症→2096

脳圧亢進　brain hypertension⇨同頭蓋内圧亢進症→2096

脳圧モニタリング⇨同頭蓋内圧モニタリング→2097

脳アミロイド血管症　cerebral amyloid angiopathy；CAA　くも膜下腔および大脳，小脳皮質の小動脈壁(中膜，外膜)ないし毛細血管壁にβアミロイドが沈着する病態．高齢者で後頭葉，側頭葉の皮質下に出血をくり返し，葉性の大出血をきたすことが多い．アルツハイマー認知症を呈している例が多いが，健常者にもみられる．血圧は正常のことが多く，無症候性のことも多いが，通常頭痛，不全麻痺，失語，失行，痙攣などの巣症状を示し進行すると意識障害を呈してくる．この脳出血は予防法がない．アイスランドから報告された優性遺伝型CAAはシスタチンの変異であることが判明しているがCAA全体の1/50にも満たない.[1245]

脳萎縮　cerebral atrophy，encephalatrophy　脳が容積を減じる状態で，大脳の一部や小脳などに局所性に生じる限局性脳萎縮と，広範性に脳が萎縮するびまん性脳萎縮とに分類．また加齢による生理的萎縮と，先天性疾患・外傷・変性疾患など病的原因による萎縮とがある．アルツハイマー Alzheimer 病の著しい脳萎縮が有名.[1531]

脳エコー法　echoencephalography　超音波断層像により頭蓋内を描出する手法.[955]

脳炎　encephalitis，cerebritis　ウイルスあるいは各種細菌などによる脳の炎症をいう．原因によっても異なるが，一般的には頭痛，発熱，意識障害，痙攣などを主症状とする．しかし，単純ヘルペス脳炎などのように片麻痺や錯語などの局所症状を示すこともある．予後は良好でほぼ完全に回復するものから重篤な後遺症を残すもの，さらに死に至るものまである．脳以外に脊髄症状を合併することも多く，この場合は脳脊髄炎と呼ばれる．ウイルスや細菌など感染症以外の原因，例えば有機鉛などでも同様の症状をきたすことがあるが，この場合は通常，脳症 encephalopathy と呼ぶ．[1527]

脳炎後パーキンソン症候群 postencephalitic parkinsonism；PEP 脳炎後遺症としてのパーキンソニズムはエコノモ Economo 脳炎後が最も有名であるが，日本脳炎後遺症やその他の脳炎後遺症でも出現する．日本脳炎後のパーキンソニズムは，急性期から仮面様顔貌，寡動症，表情の硬さ，筋固縮などを中軸症状とし，これに振戦，眼症状などが加わる．徘徊，落ち着きのなさ，抑制の喪失など人格の変化を認めやすい．症状は次第に軽快することが多い．病理所見では視床，アンモン角 Ammon horn および黒質に神経細胞脱落とグリア増殖およびアルツハイマー神経原線維変化を認めている．エコノモ脳炎は 1917 年に世界中で流行したが，その後流行をみない．後遺症はいったん症状が軽快したあと，1 か月から 10 年後に出現，進行し，停止する．50 年以上罹患していた人もいる．左右差のある筋固縮，振戦を認め，眼球回転発作 oculogyric crisis を呈しやすく，道徳感の欠如，抑止力の減弱から社会生活に不適応な症例もある．病理所見は黒質，青斑核，中脳水道周囲，アンモン角での神経細胞脱落や，グリア増殖とアルツハイマー神経原線維変化を認める．[1245]

脳黄斑変性症 cerebromacular degeneration 網膜と脳の両方の変性病変を特徴とする神経疾患で，神経セロイドリポフスチン症(NCL)ともいうリソソーム蓄積症である．NCL 乳児型は視力障害と知的障害，痙攣で発症し，ミオクローヌス，小脳失調，痙性四肢麻痺，認知症，網膜色素変性症が加わり，進行性ミオクローヌスてんかんの臨床症状を呈す．リソソーム蓄積症で今までに 8 種類のリソソーム異常が同定されている．常染色体劣性遺伝で，全身臓器にリポフスチンが蓄積するまれな疾患である．[1245] ⇨参神経セロイドリポフスチン症→1529

脳温 brain temperature 脳内温度のことで，皮膚温とともに体温調節中枢を刺激する．皮膚温よりも調節作用が強い．[229]

脳回 gyrus 大脳半球を形成する丸みを帯びた隆起で，表層部分と溝の壁や床に隠されている部分からなる．新皮質が著明に発達した結果，多くの脳回や脳溝が形成され，脳表は非常にしわがよったようにみえる．脳皮質の 1/3 しか表面に存在せず，残りの 2/3 は脳溝のなかに隠れている．[1245] ⇨参脳溝→2297

脳回圧痕⇨同指圧痕→1217

脳外傷 brain injury⇨同外傷性脳損傷→440

脳回状網脈絡膜萎縮⇨同脳回転状脈絡網膜萎縮→2293

脳回転⇨同大脳回→1895

脳回転状皮膚 cutis verticis gyrata 肥厚した皮膚により形成される深いしわとかたい皮丘が蛇行しながら並行して走り，脳回転を思わせるひだ様の皮膚．前額や被髪頭部などに好発し，膠原線維の増加がみられる．先天性(結合組織母斑あるいは厚皮骨膜症の部分症状)と，後天性(肺癌，気管支拡張症，肺気腫などに伴う)とがある．[102] ⇨参結合組織母斑→910

脳回転状脈絡網膜萎縮 gyrate atrophy of choroid and retina ［脳回状網脈絡膜萎縮］ 常染色体劣性遺伝で，進行性の網脈絡膜の変性疾患．眼底中間周辺部に円形の萎縮巣が発生し，拡大，融合して網脈絡膜萎縮が出現し，脳回転(大脳回)を思わせる眼底所見を示す．夜盲で発症し，輪状暗点や求心性視野狭窄，白内障が進行する．オルニチン代謝酵素の先天的な欠損が原因と考えられており，高オルニチン血症，高オルニチン尿症を呈す．治療は，ビタミン B_6 反応型には大量のビタミン B_6 を投与し，また低アルギニン食による食事療法を行う．[1309]

脳回肥大症 pachygyria 発生不全に関連し，大脳皮質が異常に肥厚し扁平になっている状態．[35]

能書 package insert⇨同医薬品添付文書→279

膿痂疹 impetigo 表皮角層から有棘層上層部に水疱ないし膿疱，痂皮を形成する病変．膿痂疹がつく病名には伝染性膿痂疹，水疱性膿痂疹，痂皮性膿痂疹，ボックハルト膿痂疹などの細菌感染や疱疹状膿痂疹のような非感染症がある．[809]

膿痂疹性湿疹 eczema impetiginosum ブドウ球菌や連鎖球菌感染による膿痂疹に湿疹が合併，あるいは湿疹を掻破することによって二次的に細菌感染して膿痂疹を合併した状態．治療は伝染性膿痂疹と湿疹の治療を併せて行う．[102]

脳下垂体⇨同下垂体→499

脳下垂体機能検査 putuitary function test 下垂体は，前葉から成長ホルモン(GH)，プロラクチン(PRL)，卵胞刺激ホルモン(FSH)，黄体形成ホルモン(LH)，甲状腺刺激ホルモン(TSH)，副腎皮質刺激ホルモン(ACTH)，後葉からバソプレシン(抗利尿ホルモン，ADH)とオキシトシンを分泌する．これらのホルモン値は下垂体腺腫などで異常を示すが，血中ホルモン値を一点で測定しただけでは病気の鑑別が難しい．このために行われるホルモン分泌を刺激あるいは抑制して変化をみる検査．機能検査としては，放出ホルモンを使用した刺激(負荷)試験〔甲状腺刺激ホルモン放出ホルモン(TRH)負荷試験，コルチコトロピン放出ホルモン(CRH)試験，ゴナドトロピン放出ホルモン(LH-RH)試験〕，負のフィードバックの抑制試験(例：デキサメタゾン抑制試験)など多岐にわたる．[444,907]

嚢下白内障 subcapsular cataract 前嚢あるいは後嚢の直下に混濁を認める白内障のこと．[1250]

脳幹 brain stem 〔L〕truncus encephali 発生学的に中脳胞由来の中脳，菱脳胞由来の橋および延髄の 3 つの部分からなるが，間脳胞由来の間脳を含めることもある．嗅神経(Ⅰ)と視神経(Ⅱ)を除くすべての脳神経がみられ，それらに対応する脳神経核が存在し，主に頭部顔面領域を支配している．脳幹網様体を背景的構造とし，その中に運動，感覚に関連した多数の神経核，小脳前核群，アミン系(ノルアドレナリン，セロトニン，ドパミン)神経核，および運動系，知覚系，自律神経の伝導路や線維束が存在．中脳蓋，橋および延髄腹側部にはそれぞれの脳区分に特有な構造物を示すため，脳幹は非常に複雑で多様な構造を示す．脳幹は動物の生命維持活動の基本となる心臓血管系，呼吸，発声，咀嚼，嚥下などの一定のリズムをもった運動パターンをつくり出すが，主に延髄網様体にあるパターン発生機構によって生成されると考えられている．アミン系伝導路は大脳皮質，大脳基底核に広く分布し，睡眠，覚醒などの脳の活動レベルを調節している．その他，姿勢反射や中脳が深く関与する視覚運動反射，聴覚反射，歩行誘発，感情を伴う自律神経反射などが脳幹機能として知られている．[1043] ⇒参脳幹網様体→2294

●脳幹の側面図

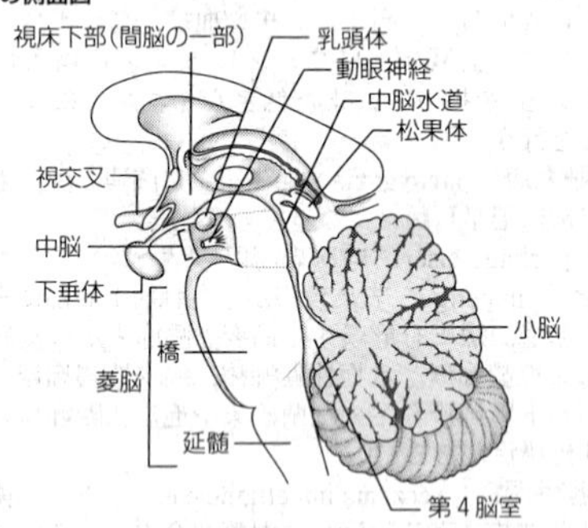

脳幹死 brainstem death　後頭蓋窩すなわちテント下の障害により，自発呼吸が停止し，脳幹反射がすべて消失した，かぎりなく脳死に近い状態をいう．例えば，橋延髄接合部での亀裂または完全離断，さらに中脳橋接合部の完全離断や亀裂など原発性脳幹部損傷では，大脳からの脳波検査ではまだ脳波が同定される場合が多い．また無酸素状態，低血圧状態，広範な脳梗塞や大きな脳出血により生じた脳圧亢進と経テントヘルニアにより，脳幹部が下方に偏位すれば，脳幹が圧迫されて偏位が強く起こり二次的に脳幹出血や虚血壊死をきたし，全上位脳幹が壊死に陥る．このような病態でも脳波が検出されれば，脳死とはならない．臨床的にはこのような病態を脳幹死という．[1245]

脳幹聴覚誘発電位 brainstem auditory evoked potential；BAEP⇨同聴性脳幹反応→2014

脳嵌頓(かんとん)　cerebral herniation⇨同脳ヘルニア→2311

脳嵌入(かんにゅう)　cerebral herniation⇨同脳ヘルニア→2311

脳幹脳炎 brainstem encephalitis　脳幹部に病変の主座をもつ脳炎の総称で大きく３種類に分類される．①ビッカースタッフ型脳幹脳炎 Bickerstaff brainstem encephalitis (BBE) (傍感染性脳幹脳炎 parainfectious brainstem encephalitis)，②感染性脳幹脳炎(結核性，ヘルペスウイルス性，日本脳炎など)，③原因不明のもの(神経ベーチェット Behçet 病など)．ビッカースタッフ型脳幹脳炎(BBE)の一部は抗ガングリオシド抗体であるGQ 1 b 抗体が原因で発症していることが判明したが，まだ全容は不明である．抗ガングリオシド抗体陽性 BBE は血漿交換のよい適応で回復が早い．BBE の臨床像は，嘔吐，発熱，頭痛に引き続いて，進行性に意識障害をきたし，運動失調，外眼筋麻痺，顔面麻痺，咬筋麻痺，聴力低下，嚥下障害，四肢麻痺，深部反射消失，バビンスキー徴候 Babinski sign 陽性などさまざまな症状を呈す．発症から1-8週間で症状は固定し，3-18か月でほぼ回復に至る．髄液所見で細胞数，タンパク質のおのおのに正常例も異常例も認める．MRI 上正常例と脳幹に高信号域を認める例とがあり，不均一な症候群である．ヘルペス性脳幹脳炎は発熱，嘔気，めまい，頭痛，顔面麻痺，舌麻痺，構音障害，嚥下障害，しゃっくり，意識障害などを初発症状として発症するが，進行すると縮瞳，眼瞼下垂，眼球運動制限，眼振，口蓋ミオクローヌス，小脳症状，腱反射亢進または低下，失調性呼吸，四肢麻痺などを呈する．症状のみから他の原因の脳炎と区別することは不可能である．アシクロビルが効かなければガンシクロビルが効果的である．[1245]

脳幹反射 brainstem reflex　反射弓(反射路)が脳幹に存在する反射の総称．脳神経はⅠ嗅ぐ，Ⅱ見る，Ⅲ動眼，Ⅳ滑車，Ⅴ三叉，Ⅵ外転，Ⅶ顔面，Ⅷ聴く，Ⅸ舌咽，Ⅹ迷走，Ⅺ副，Ⅻ舌下の12対の神経からなり，その多くは脳幹にあり，おのおの密に線維連絡をとって種々の反射弓を形成している．これを介して起こる反射を脳幹反射という．例えば眼に光を当てれば両側の瞳孔が収縮する．すなわち視神経から入った刺激は，視索，外側膝状体に至り，上丘に進み視蓋前野に終わり，介在ニューロンが両側のエディンガー・ウェストファール核 Edinger-Westphal nucleus に至り，動眼神経を通って瞳孔括約筋を両側性に収縮させる．また角膜反射は三叉神経の末梢枝で眼窩裂から出る眼神経を角膜で刺激することにより三叉神経主知覚核に神経入力が入り，両側の顔面神経にインパルスを送り，両側性の閉眼を起こさせる．このような反射弓を利用しながら脳幹障害の有無を検索し障害部位の推定を行う．[1245]

脳顔面血管腫症 encephalofacial angiomatosis⇨同スタージ・ウェーバー奇形→1639

脳幹網様体 reticular formation of brain stem ［延髄網様体］脳幹の広い領域を占める中心的な構造物．さまざまな形と大きさの神経細胞が散在的に分布し，そこから出る神経線維も大部分が散在性で密な線維束を形成していないが，あるものは上行性および下行性に長く伸びている．これに対し，樹状突起は軸索とは直角方向(背腹方向)に束をなして長く配列し，種々の神経線維がその間隙をさまざまな方向に走っている．網様体には脳神経や中継核のほか，上行性線維や下行性線維が走っている．細胞構築的には大まかに，①縫線核群からなる正中部と傍正中部，②大型細胞を多数含む出力系の内側部，③感覚二次ニューロンの側枝を受ける小細胞性の外側部，の３つの領域に区分される．下方では脊髄の後角基部や中間部に，上方では視床の網様体，髄板内核や不確帯などに続く．網様体の下行線維は筋の伸展反射，屈筋反射を促進または抑制する．このほか，ノルアドレナリン作動性ニューロン群が心血管系を調節している．延髄，橋網様体背側部には呼吸中枢が広がっている．上行線維は大脳皮質に覚醒脳波をもたらす長い毛帯経路(視床の特殊核に終わる)以外に，脳幹網様体の破壊や刺激実験および形態的，臨床的観察から，脳幹を上行する種々の感覚神経路の側枝を介して皮膚を非特異的に刺激し，活性化させる網様体上行賦活系の存在が示された．上行賦活系の主要な経路は中心被蓋路とされている．中脳縫線核のセロトニン線維は視床下部，線条体，さらに扁桃体，海馬，皮質内側面に至り，上行賦活系や辺縁系に関与している．行動に慣れが生じると脳幹網様体に起因する脳波の覚醒反応の低下が起こることから，賦活系は意識レベルの上昇以外に，行動の慣れとも関係しているとい

われている.[1043]

脳幹網様体賦活系 brainstem reticular activation system ［**上行性網様体賦活系，網様体賦活系**］ 大脳皮質に広く働きかけて興奮性を高め，意識レベルの調節に関与している系．部位は延髄から視床に及ぶ脳幹網様体で，脳幹を上行する種々の感覚神経路を介して流れ込む神経インパルスによって非特異的に駆動される.[1230]

脳灌流圧 cerebral perfusion pressure；CPP 脳に血液を送り出す駆動力であり，脳の動脈内圧と静脈内圧との圧力差のこと．一般に臓器の血流量は灌流圧に比例増減するが，脳では脳血流量の自己調節機構が働くため，脳灌流圧の広範な変化に対応して一定に保たれる.[1230]

膿気胸 pyopneumothorax 膿胸と気胸の合併，すなわち胸腔内に膿と空気が共存して貯留した状態．気胸により気道内の病原体が胸腔内に侵入して膿胸を続発させる場合や，肺内の感染巣が胸腔を穿孔して膿気胸となる場合，胸腔穿刺創に感染が続発する場合などがある．小児の膿気胸はブドウ球菌によるものが多く，緊張性膿気胸もみられる．排膿(胸腔ドレナージ)と感受性のある抗菌薬投与が基本であるが，開胸手術が行われることもある.[234]

脳器質性精神症候群 organic mental syndrome；OMS 〔D〕organisches Psychosyndrom 1916年，ブロイラー Eugen Bleuler(1857-1939)が大脳皮質の慢性・びまん性の障害によって生じる健忘症候群の同義語として精神器質症候群〔D〕psychoorganisches Syndrom という用語で提唱したもの．その後息子のブロイラー Manfred Bleuler(1903-94)がさらに検討を加えた．症状は，記憶障害，見当識障害，思考障害，感情障害を要素的障害とし，これらの組み合わさった複合症状の障害ならびに人格変化などから構成される．アメリカ精神医学会のDSM-Ⅲ-R による器質性精神症候群 organic mental syndrome はより広義に用いられ，器質精神病だけでなく，症状精神病および中毒性精神病にみられる精神症状を包括した用語となっている.[768] ⇨参器質性脳症候群→683

脳脚幻覚症 peduncular hallucinosis 〔F〕hallucinose pédonculaire ［**中脳幻覚症，レルミット幻覚症**］ 中脳脚部の損傷によって，独特の視覚性幻覚を生じることが知られている．人物，動物，情景などが現れ，ときに幻聴，幻触を伴うこともある．損傷部位の性質上，多くの場合は眼球運動障害を伴う．患者はそれが幻覚であることをよく知っており，ときにはそれを楽しむようなこともある．睡眠中の夢の体験に類似しているともいわれる．フランスの精神科医レルミット Jean-Jacque Lhermitte(1877-1959)が記載した.[296]

膿球 pus corpuscle ［**膿細胞**］ 好中球の浸潤を特徴とする化膿性炎における滲出液を膿といい，膿の細胞成分を膿球という．その主なるものは好中球と変性・壊死した好中球の崩壊物であり，その他に種々の浸潤細胞や局所細胞，組織の崩壊物が含まれる.[1531] ⇨参化膿→540

脳弓 fornix ［**弓隆，穹窿**(きゅうりゅう)］ 大脳半球深部の内側面を弓状に走る線維束で，海馬および海馬台の錐体細胞からの出力線維(海馬采)と内側中隔核などから海馬体へ向かう線維を含む．海馬采の線維は脳弓脚を形成し，脳梁の腹側では脳弓体となり，左右の脳弓体の間には脳弓交連がある．室間孔前方で左右に分かれ，脳弓柱となり，間脳内に埋没する．前交連の前方へ向かう線維束と前交連後方へ向かう線維束に分離．交連前脳弓は外側中隔核，線条体へ，交連後脳弓は視床前核，視床下部，乳頭体へ終止する．脳弓の縁には脳弓ヒモがあり，分界条(脈絡叢ヒモ)との間に側脳室脈絡叢が張る．(図参照⇒間脳→648)[1043]

脳弓交連 commissure of fornix ⇨同海馬交連→451

膿胸

pleural empyema, pyothorax

【概念・定義】 肺が収められている体腔のことを胸腔といい，胸膜の炎症により胸腔内に膿性あるいは膿様の分泌物が貯留した状態を膿胸という．また，肉眼的に膿性でなくても混濁を認め，好中球が多い場合も膿胸として扱うことがある．発症から3か月以内のものを**急性膿胸**，3か月以上経過したものを**慢性膿胸**と分類．また，治療によって経過は修飾されるが，胸膜変化は病理学的に急性期(第1期)，化膿期(第2期)，慢性期(第3期)に分類される．

【病因・病態】 感染により胸膜の炎症と胸水貯留が認められる．この炎症が遷延化するとフィブリンなどが胸腔内に析出し，被膜形成が行われ，胸腔内での肺の伸展を阻害する．最も発症頻度が高いのは肺炎や肺膿瘍などの肺感染症由来である．特に高齢者，糖尿病患者，ステロイド剤長期投与中などの抵抗力が低下している場合に多い．起炎菌としては黄色ブドウ球菌が最も多く，肺炎球菌，グラム陰性桿菌，クレブシエラなどがある．慢性膿胸になりやすいものに**結核性膿胸**がある．その他の原因として，外科手術後，横隔膜下膿瘍，肝膿瘍，食道破裂などによるものがある．

【症状】 急性期には悪寒・戦慄を伴う発熱，胸痛，咳嗽，呼吸困難感などの症状を認める．特に気管支瘻などの有瘻性の場合，多量の膿性痰が排出される．慢性期は急性期と比べ症状が軽いことが多いが，次第に同症状を認めはじめ，さらには肥厚した被膜が肺の膨張を阻害するため，呼吸障害を認めることもある．

【診断】 胸部X線写真で胸水貯留を認め，血液検査で白血球の増加，C反応性タンパク質(CRP)高値，赤血球沈降速度亢進などの炎症所見があれば膿胸を疑う．また，胸腔穿刺にて胸水所見，または胸水培養で細菌が検出された場合に膿胸と診断する．胸水所見で色調は混濁から膿性までさまざまであり，嫌気性菌ではにおいが腐敗臭を呈する．また，胸水中タンパク濃度(>3 g/dL)，乳酸脱水素酵素(LDH)濃度(>550 IU/L)，糖濃度(<40 mg/dL)，pH(<7.2)，白血球数および分画(多形核球，>2万5,000/μL)から判断できる．その他，身体所見では胸水貯留が著明であれば呼吸音の減弱をきたす．以上の検査で確定診断できる．

【治療】 治療は急性期と慢性期で異なる．急性期の治療は第1に抗菌薬治療と排膿(ドレナージ)である．抗菌薬治療は起炎菌に対して感受性のある薬物を投与するが，起炎菌の同定ができない場合，あるいは早急な投与が必要な場合には胸腔内への移行性がよい広域ペニシリン，セフェム系薬を使用する．これらの効果がない場合，あるいは嫌気性菌が考慮される場合はカルバペネム系抗菌薬が有効．排膿（ドレナージ）は胸腔内にチューブを留置し持続的に十分に排液させ，肺を膨張させる．有瘻性でなければ生理的食塩水による洗浄を行い，胸腔内に抗菌薬を注入し閉鎖させることもある．通常，これらの治療で2-3週間で治癒する．慢性期の治療は膿胸発症から3か月以上経過したものが多く，胸膜の器質化が進んでおり肺の膨張が困難であるため，急性期と同じ治療では不十分であることが多く，原則的には手術が必要となる．手術には肺剥皮術，胸膜肺全摘除術，エアプロンベージ air plombage（空気充填）法，腔縮小術，肺遊離術，有茎性大網充填術などがある．これらの目的は肺を膨張させること，あるいは膿胸腔を閉鎖・縮小させることである．また，有瘻性では瘻の閉鎖も同時に行う必要がある．膿胸は早期診断を行い，急性期に徹底的な治療を行うことで慢性膿胸への移行を防ぐことが大事である．[494] ⇨参結核性胸膜炎⇀894，化膿性胸膜炎⇀540

膿胸の看護ケア

【ケアの実際】急性期ケアでは，炎症に伴う発熱，咳嗽，呼吸困難，胸部痛など身体症状の苦痛緩和に努める．同時に膿胸が続発したと考えられる原疾患のケアを行う．また，酸素療法，抗菌薬投与など，治療方針に基づいた治療が確実に受けられるよう援助する．重症例で，経皮的胸腔ドレナージを持続的に行い排膿する場合には，ドレーン挿入，留置による痛みや体動制限による苦痛の緩和に努める．またドレーンの圧迫，閉塞により，排膿が妨げられないようルートを管理する．炎症が落ち着き回復期へと移行した場合は，炎症によって低下した栄養状態の改善を図り，安静による筋力低下の回復のためにリハビリを開始するなど離床へ向けての準備が必要となる．膿胸は糖尿病に合併することも多く，回復期には血糖コントロールの見直しを行い，自己管理をしていけるよう教育する必要がある．さらに，膿胸の治療は長期に及ぶ場合が多いため，精神面への配慮も行い，ケアしていくことが重要である．[946] ⇨参膿胸⇀2295

脳橋⇨同橋⇀748

膿胸腔開窓術 fenestration of empyema 膿胸に対する外科的ドレナージ法．胸腔ドレーンによるチューブドレナージで治癒しない症例に対して行う．全身状態不良例や有瘻性慢性膿胸例などが対象となる．膿胸腔上の肋骨を切除し皮膚を内翻させ開放創とする．ガーゼ交換により膿胸腔の清浄化を図り，引き続き筋肉弁充填術などで腔閉鎖を目指す．[1633]

●膿胸腔開窓術

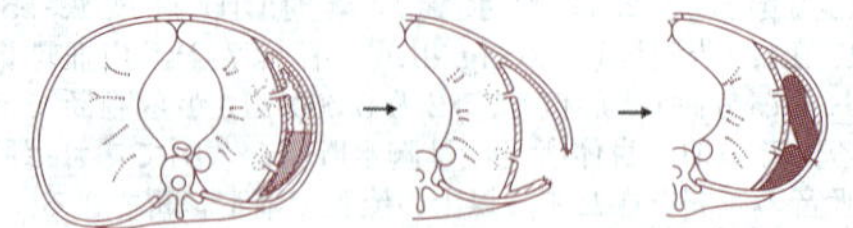

森隆（渡邉洋守ほか編）：臨床呼吸器外科 第2版，p.394，図X-51，医学書院，2003

脳橋空洞症 syringopontia⇨同延髄空洞症⇀380

農業病 agricultural disease⇨同農夫（婦）症⇀2311

脳虚血評点 ischemic score ［**ハチンスキー虚血評点**］ハチンスキー Hachinski 虚血評点．多発性脳梗塞を伴う認知症患者と，アルツハイマー病患者とを鑑別するための有効な手段．精神状態の相違ではなく臨床像の経時的変化と既往歴に基づき鑑別する．点数は突然の発症2，段階的な認知症進行1，変動性の経過2，夜間錯乱1，比較的保存された人格1，抑うつ（鬱）症1，身体症状の訴え1，情動失禁1，高血圧症の既往1，脳卒中の既往2，アテローム性動脈硬化症との関連性1，神経学的局所症状2，神経学的局所徴候2である．4以上の評点は患者が純粋なアルツハイマー病ではなく，血管性要素が臨床的症候群の原因もしくは大きな要因であることを示唆する．[1245]

脳空洞症⇨同孔脳症⇀1049

脳血管疾患 cerebrovascular disease；CVD 脳血管の異常により急性あるいは慢性に脳虚血または脳出血を起こし，脳の一部ないし広範な機能障害に陥る病態を指す．脳梗塞は脳血栓（アテローム硬化性病変に基づく），脳塞栓（心原性塞栓），ラクナ梗塞の3つに分けられる．脳血栓は血小板血栓で，そのうえにフィブリン主体の血栓が成長し内頸動脈を含む主幹動脈ないしその分枝の閉塞をきたす．脳塞栓は心房内や大動脈弁などでゆっくりと形成されたフィブリン主体の血栓で，血小板の関与が少なくもろい．活動時に突発完成し，主幹動脈の完全閉塞をきたし，後日出血性梗塞になることが多い．ラクナ梗塞は100-200 μm の脳深部穿通枝領域の血管が動脈硬化から血管壊死や硝子様変性をきたして閉塞するもの．脳出血は，硬膜下出血，硬膜外出血，高血圧性脳内出血，脳動脈瘤や脳動静脈奇形からのくも膜下出血，アミロイドアンギオパチーからの皮質下出血とに分けられる．[1245] ⇨参脳卒中⇀2306

脳血管障害 cerebrovascular disease⇨同脳卒中⇀2306

脳血管性認知症 cerebrovascular dementia⇨同血管性認知症⇀902

脳血管抵抗 cerebrovascular resistance 脳血流量 cerebral blood flow（CBF）を規定する重要な因子．脳血流量は脳灌流圧 cerebral perfusion pressure（CPP）に比例し，脳血管抵抗に反比例する．血管抵抗は血管の半径の4乗に反比例する．脳灌流圧は，動脈圧－静脈圧（ほぼ0に近い）であり，血圧が上昇し，血管半径が太くなれば血流は増加する．しかし，正常脳では血圧変動に対して，血管径を自動調節して脳血流が一定に維持される．[935]

脳血管盗血 cerebrovascular steal 脳血管が閉塞すると近位の脳血管が拡張して血流が増加し，増加した血液が閉塞している血管に吸い取られること（盗血現象）．盗血現象は左鎖骨下動脈に起こるものが有名で，手を挙上したり力仕事をした際に脳への血流が低下し，一過性の脳虚血症状（めまい，立ちくらみ，頭痛など）が出現する．また脳血管盗血による脳虚血症状は脳動静脈奇形でよくみられる．治療は外科的な血行再建術，あるいは血管内手術が行われる．[327] ⇨参鎖骨下動脈盗血症候群⇀1184

脳血管攣縮（れんしゅく） cerebral vasospasm，cerebrovascular spasm ［**脳動脈攣縮**（れんしゅく）］ くも膜下出血を発症してから数日後に脳動脈の内径が狭小化すること．その結果，局所脳血流量が減少して脳梗塞を発症し，患者の生命および機能予後に多大な影響を及ぼす．くも膜下出血発症後7日目頃に最も発生しやすい．くも膜下出血患者の30-40% に発症するとされている．くも膜下血腫の除去，トロンボキサン thromboxane A_2 阻害薬やカルシウム拮抗薬などの種々の薬剤の投与により発症を減少させることができる.[1173]

脳血腫 cerebral hematoma⇨同脳内出血⇀2310

膿血疹 pyaemid ［敗血疹］ 敗血疹(敗血症でみられる皮疹)の一種．主に体内の感染病巣から黄色ブドウ球菌や大腸菌などの化膿菌が血行性に播種して多臓器障害をきたす．皮膚の病変としては径数 mm 前後の紅斑や膿疱・血疱が多発したり，蕁麻疹様紅斑，猩紅熱様紅斑などさまざまな皮疹を呈する．予後不良.[102]

脳血栓症 cerebral thrombosis 脳血管障害の1つで，脳の血管が詰まった(閉塞した)状態をいう．脳血管の閉塞は，通常，脳梗塞といわれるが，脳動脈硬化症などにより生じる脳血管の狭窄部位に血栓(血液の小凝塊)が増大して閉塞する脳血栓症と，心臓弁膜症など他臓器に生じた血栓が血流にのって流れ出し，脳の血管が閉塞する脳塞栓症に大別される．臨床的には，閉塞した血管の種類・部位により種々の症状を呈する．超急性期(3-6 時間)に血栓溶解薬などを使用することにより予後が大きく変わる.[1527] ⇨参脳塞栓症⇀2306，脳梗塞⇀2297

脳血流シンチグラフィー cerebral blood flow scintigraphy, cerebral perfusion scintigraphy 脳局所の血流分布を画像化する核医学検査．シングルフォトンエミッションコンピュータ断層(SPECT)で撮影される．放射性医薬品には拡散性トレーサー〔キセノン 133(^{133}Xe)ガス〕と蓄積型トレーサー(^{123}I-IMP, ^{99m}Tc-HMPAO, ^{99m}Tc-ECD)がある．^{133}Xe ガス法は容易に血流の絶対値が測定できるが，専用の吸入装置と多検出器型やリング型の撮影装置が必要．^{99m}Tc-HMPAO などの蓄積型トレーサーは静注するだけで検査でき，単検出器型のシンチカメラでも撮影できるので広く普及している．脳血管障害をはじめとして各種の脳疾患の診断に用いられるが，最近は認知症に対してよく行われる．特にアルツハイマー Alzheimer 病では側頭頭頂部の血流低下という特徴的な所見がみられ，診断意義が高い.[737] ⇨参局所脳血流量測定⇀776

●脳血流シンチグラフィー

アルツハイマー病の ^{99m}Tc-ECD 脳血流 SPECT

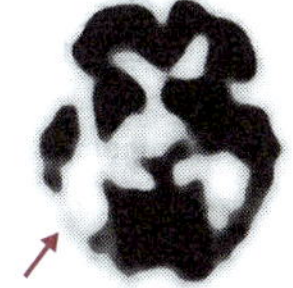

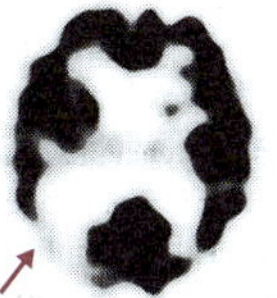

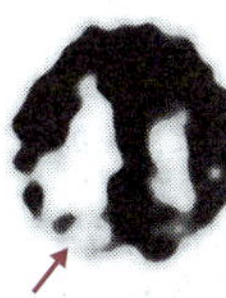

右側の側頭葉から頭頂葉に強い血流低下域(矢印)がみられる.

脳血流量 cerebral blood flow；CBF ［CBF］ 脳を単位時間内に灌流する血液量．健常者の場合，約 50 mL/100 g/分である．シングルフォトンエミッションコンピュータ断層撮影〔法〕single photon emission computed tomography (SPECT)，ポジトロンエミッション断層撮影〔法〕positron emission tomography (PET)で局所脳血流量の評価が可能であり各種疾患の診断に用いられている．脳血管障害，認知症性疾患などでは脳血流量の低下が認められ，てんかん患者の発作時などでは脳血流量の上昇が認められる．一定範囲の血圧の変動に対しては，脳血管の拡張もしくは収縮が起こり脳血液量を変動させるため脳血流量は一定に保たれる．これを脳血流の自動調節能 autoregulation という.[1173]

脳腱黄色腫症 cerebrotendinous xanthomatosis；CTX ［ヴァン=ボゲール病］ 知能低下，錐体路症状，小脳症状などの神経症状と，膝蓋腱やアキレス腱などの黄色腫，白内障を示す常染色体劣性の遺伝性疾患．本症の原因は胆汁酸合成経路におけるミトコンドリアのステロール 27-水酸化酵素欠損であり，その遺伝子異常も近年明らかにされた．5-15 歳頃に白内障，知能低下，黄色腫，歩行障害などで発症し，若年から動脈硬化性病変を合併しやすい．血中コレスタノール(コレステロールの代謝産物)の著明な上昇が認められ，その測定は必須である．症状が進行してからの回復は困難であり，早期診断，治療が必要．治療は胆汁酸の補充，HMG-CoA(ヒドロキシメチルグルタリル・コエンザイム A)還元酵素阻害薬の併用である.[1173]

脳研式記銘力検査⇨同三宅式対語記銘力検査⇀2774

脳研式標準知能検査 東京大学医学部附属脳研究所で作成した知能検査法．文字を使わないため，言語障害者や聴覚障害者，外国人に施行しやすい特徴をもつ．①立方体の計算，②絵の充填，③絵の誤りの発見，④時間的順序の把握，⑤類推を用い，各 20 点，合計 100 点で判定する.[360]

脳溝 cerebral sulcus 脳表を分ける溝のこと．脳溝により脳の表面は脳回に分けられ，脳の表面レリーフを形づくる．すべての脳で同じようにつくられるものとそれぞれの脳で変異があるものがある．脳溝には個々に名前がつけられており，中心溝(前頭葉と頭頂葉を分ける)や外側溝(側頭葉と前頭，頭頂葉を分ける)など数多くある.[1173] ⇨参大脳溝⇀1896

濃厚血小板血漿⇨同血小板濃厚液⇀916

脳溝消失徴候 effacement sign of cerebral sulci 急性や慢性の硬膜下血腫など，脳表から脳実質を圧迫する病変がある場合に脳溝が閉じて扁平化し，一見，脳溝が消失したようにみえる所見．頭部 CT では圧迫病変が脳実質と等吸収域の場合に重要な所見となる(図).[935]

●脳溝消失徴候

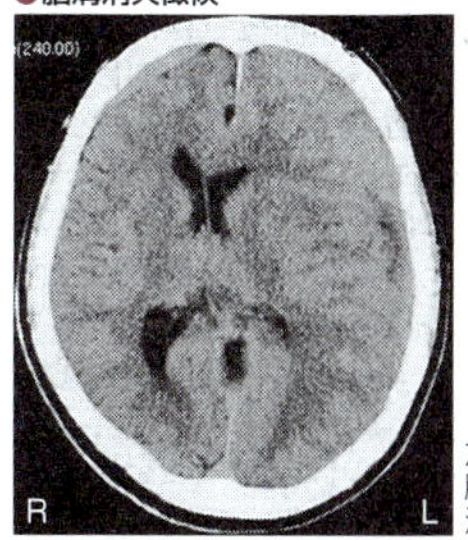

左に多いが両側性に慢性硬膜下血腫があり，脳実質が圧迫され，脳溝が消失している様子がわかる.

濃厚赤血球⇨同赤血球濃厚液⇀1732

脳梗塞

cerebral infarction, brain infarction

【概念・定義】 血管性病変により脳に虚血性器質性の病変をきたしたもの．発症機序により**血栓性，塞栓性，**

血行力学性に分けられ，臨床病型として**アテローム血栓性，心塞栓性，ラクナ梗塞**，その他に分けられる．アテローム血栓性は粥状硬化による脳動脈の狭窄・閉塞により，心塞栓性は心内血栓による脳動脈の閉塞により，ラクナ梗塞は深部穿通枝動脈の閉塞により生じる．危険因子として高血圧，糖尿病，脂質異常症，喫煙，心房細動，心臓弁膜症などがあり，男性に多い．

【症状】 構音障害，片麻痺などのさまざまな神経脱落症状で発症する．日中の突発発症で数分で症状が完成する場合には心塞栓性が，起床時に発症し段階的進行を示す場合はアテローム血栓性が考えられる．急性期には症状が進行すること，また再発を起こすことが多く，神経症状の変化を注意深く観察することが重要である．

【治療】 頭部CTにて脳出血を否定し，抗血栓療法，抗凝固療法，抗脳浮腫薬投与などを行う．急性期は安静を守らせ，慢性期にはリハビリテーションを行いADL(日常生活動作)の拡大をはかる．また慢性期には危険因子の管理と再発予防療法が必要である．[1173]

脳梗塞の看護ケア

【ケアの考え方】 脳梗塞のうち，脳血栓症は脳動脈硬化(アテローム硬化)を起こした動脈に血栓が形成され血管の閉塞を起こすもので，脳塞栓症は心原性脳塞栓が主で血圧には関係がないが，それ以外の原因としては動脈硬化が大きな原因となっている．危険因子としては，高血圧，加齢，ヘマトクリット値の上昇，糖尿病，痛風，脂質異常症，喫煙，飲酒などがあげられる．看護として重要なことは脳機能障害を最小に抑え，障害回復のための訓練と動脈硬化に対応する生活改善である．

【看護の実践】 初期には救急処置として，気道の確保，血管確保，意識レベルの程度と舌根沈下の度合い，バイタルサインの状態を確認し，脳浮腫による頭蓋内圧亢進症状の観察を続ける．脳浮腫を軽減させるために抗脳浮腫薬が点滴される．その効果をみるために尿カテーテルが留置され，尿量の観察を行う．脳浮腫が軽減し脳サインも安定してきたら，なるべく早期に食事を開始する(意識障害のある場合は，その程度に準じた方法で行う)．嚥下反射が低下している場合には経管流動食とし，消化器を正常に保ち栄養を確保し，舌や咽頭のアイスマッサージを行い反射の回復をはかる．手足の麻痺に対しては，各関節を他動的に動かしマッサージなどにより筋萎縮を予防，ベッドを少しずつ挙上していく．この場合，常に血圧の変動(圧受容器が働かないことが多いため，急に血圧が下降することがある)に注意し，20 mmHg以上の変化を起こさない．血圧変動が正常になったら車いすや立位，歩行へと進める．尿カテーテルは早期に抜去し，尿意の自覚を促しトイレなどへ誘導する．

【ケアのポイント】 高齢者は心身の機能の衰えを自覚し社会的に孤独と不安をかかえながら生きている．こうした状況下での脳梗塞の障害は，生きる意欲を失わせ絶望に陥りやすく，機能訓練や生活レベルを高める指導などは受け入れがたいものにもなる．まずは，障害受け入れの過程をたすけながら，生きる意欲を引き出す，患者の「人としての尊厳」を尊重し，患者の前向きの意思決定には全面的に従い，意欲を高めることが基本的条件となる．そのうえで，脳梗塞は生活習慣病の1つであり，脳への危険因子を軽減する生活が重要となることを説明し理解を得る．食事の指導として，コレステロールが高いと，血管起始部の梗塞を起こしやすいことを説明する(しかし，きつい制限はかえってストレスとなる)．年齢と対処能力に合わせた指導の工夫が必要である．水分のとり方として，脱水傾向になるとヘマトクリット値が上昇するので，十分な水分(1,500 mL/日以上)をとるように知識を提供する．タバコの有害性についても知識の提供が必要である．また適度な運動も必要だが，年齢を考え患者が楽しく苦痛なくできることを一緒に考えることが大切である．[1388] ⇨参脳梗塞→2297

脳硬膜 cranial dura mater 頭蓋骨の内面を内張りする強い被膜で，大後頭孔のところで脊髄硬膜につながっている．脳硬膜は骨膜も兼ねている．脳硬膜からは2つの強大な中隔が頭蓋内腔に突出しており，大脳鎌，小脳テントと呼ばれる．頭蓋内は大脳鎌，小脳テントにより分けられ，その中に左右大脳半球，小脳が位置する．脳硬膜内には脳内の静脈灌流にとって重要な硬膜静脈洞が存在する．[1173] ⇨参硬膜→1057

脳硬膜動脈筋血管癒合術 encephalo-duro-arterio-myosynangiosis；EDAMS もやもや病に対する間接的な血行再建術の1方法．特に広範囲の血行再建を期待して行われる．本法では頭皮の血管である浅側頭動脈と側頭筋を血流のある状態で脳表に密着させ，脳表血管との間に側副血行路の新生を促す．特に小児例で良好な形成が期待できる．他の間接的血行再建術として脳硬膜動脈血管癒合術(EDAS)，脳筋血管癒合術(EMS)，multiple burr-hole 法などが用いられている．[327]

膿細胞 pus cell⇨同膿球→2295

脳挫傷(ざしょう) cerebral contusion, brain contusion 頭部外傷に伴う脳の損傷で，受傷部直下の直撃(クーcoup)損傷と反対側に生じる対側(コントルクーcontrecoup)損傷に分けられる．頭部CT所見ではsalt and pepper appearanceと呼ばれる低吸収域と高吸収域の混合像が典型的である．治療は頭蓋外因子や頭蓋内因子に伴う二次性の脳損傷を予防する目的で行われる．脳挫傷の局所の症状として，半身の麻痺(片麻痺)，半身の感覚障害，言語障害，痙攣発作などが現れることがある．予後は一般的に入院時の意識障害の程度に比例し，昏睡状態の重症脳挫傷では死亡率44%，社会復帰は31%と報告されている．[327]

脳三叉神経領域血管腫症 encephalo-trigeminal angiomatosis⇨同スタージ・ウェーバー奇形→1639

脳酸素消費量 cerebral metabolic rate for(of) oxygen；CMR-O_2, cerebral oxygen consumption volume 血流により運ばれ，脳組織に摂取されて消費される酸素の量．酸素消費量＝血流量×動脈酸素含量×酸素摂取率の関係がある．ポジトロンエミッション断層撮影(PET)を用い，脳血流量と脳酸素摂取率を測定して算出される．正常灰白質の酸素消費量は3.6-5.9 mL/100 g/分であり，脳血流量が変動しても比較的安定している．[737]

脳酸素摂取率 oxygen extraction fraction；OEF 血流により脳に運ばれた酸素のうち，脳組織に取り込まれて代謝に利用される比率．ポジトロンエミッション断層撮影(PET)を用い，$C^{15}O_2$吸入法または$H_2{}^{15}O$静注法により局所脳血流量の測定と組み合わせて測定する．

正常脳組織の酸素摂取率は灰白質，白質とも 40% 前後で，3 倍近い予備能がある．脳血流が低下すると，まず血管が拡張して血流を一定に保とうとする循環予備能が作動する．さらに血流が低下して循環予備能では代償できなくなると，脳酸素摂取率が増加して脳酸素消費量を一定に保とうとする代謝予備能が作動する．[737]

脳死 brain death，cerebral death 脳幹を含む脳全体に及ぶ全脳機能の不可逆的消失をきたしたもの．機能的な不可逆性であり全脳細胞の死のことではない．1985(昭和 60)年に厚生省(当時)により「脳死の判定指針および判定基準」が発表されており，①深昏睡，②自発呼吸消失，③瞳孔固定，④脳幹反射消失，⑤平坦脳波，⑥①-⑤の各条件を満たして 6 時間以上変化なく経過したものを判定基準としている．その後，1997(平成 9)年に「臓器の移植に関する法律」によって，臓器移植に関して，脳死をヒトの死とする法的な根拠が明らかにされた．これに基づき，1999(平成 11)年 10 月には厚生省(当時)の脳死判定手順に関する研究班による報告書として「法的脳死判定マニュアル」が出された．[1173] ⇨参植物状態→1485

●脳死と植物状態

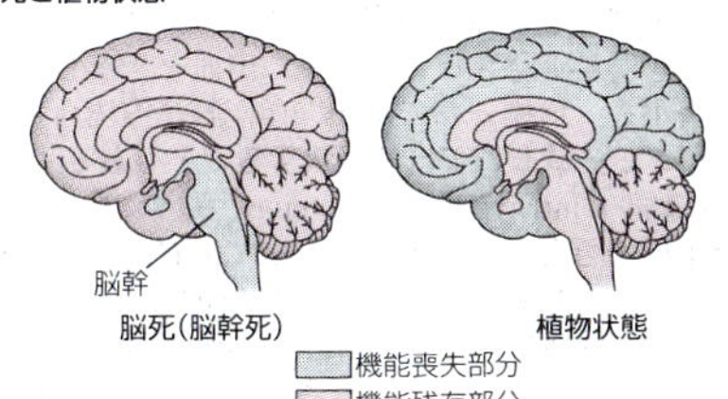

嚢子 cyst⇨同シスト→1292

脳脂質症 cerebral lipidosis 脳神経細胞内に脂質の蓄積が認められる一群の疾患の総称．現在までにさまざまな脂質代謝異常が報告され細分化されている．その症状は各疾患によって異なるが知的障害，痙攣，進行性痙性四肢麻痺などの症状が多くの疾患に共通して認められる．治療法は現在のところほとんど見つかっていない．[1173]

脳磁図 magnetoencephalogram；MEG ［MEG］ 脳内の電位変動を磁界の変化として頭外で記録したもの．脳磁界が地磁気の 10 億分の 1 程度以下ときわめて微弱なため，超伝導量子干渉計(SQUIDs)を用いて計測する．脳磁界は頭蓋内に磁場をゆがめるものがなく，脳波と比べ脳脊髄液や頭皮などの影響を受けないので，時間的・空間分解能が高く，脳内のどの部位でどの方向にどれだけの電流が発生したかを推定できる脳機能診断法である．臨床ではてんかん焦点の推定や術前の機能検査に用いられる．また高次脳機能に関する研究も進められている．

脳室 〔cerebral〕ventricle 中枢神経は中空状の神経管から発生して脳と脊髄に分化する．内部の腔所は，脊髄では中心管として原型をとどめているが，複雑に変形を繰り返す脳の部分では，ともに変形して特徴的な形状の脳室を形成する(図)．大脳半球の内部では脳室は左右に分かれて 2 つの側脳室となり，間脳内部と橋，延髄，小脳領域ではそれぞれ第 3 脳室と第 4 脳室が形成される．左右の側脳室と第 3 脳室は室間孔(モンローMonro 孔)でつながり，第 3 脳室と第 4 脳室は中脳水道で交通し，尾方は脊髄の中心管につながる．脳室の壁は 1 層の上衣細胞に覆われていて，ところどころに特別なセンサーを備えた脳室周囲器官が発達している．脳室内は側脳室，第 3 脳室，第 4 脳室の脈絡叢から分泌される脳脊髄液で満たされている．脳室を流れた脳脊髄液は第 4 脳室の正中口と左右の外側口から流出して，くも膜下腔を満たす．くも膜下腔は中枢神経(脳，脊髄)の全体を取り囲んでいるため，中枢神経は脳脊髄液の中に浮かんだ状態になっている．浮力により，脳重量(約 1,200-1,500 g)を大幅に軽減すると同時に，脳底部への圧迫を防いでいる．脳脊髄液は機械的な保護に加えて，リンパ系を欠く脳・脊髄の代謝産物の処理にもかかわっており，1 日当たり 400-500 mL の脳脊髄液が産生され，循環している．ちなみに，脳室＋くも膜下腔の容積は約 130 mL で，流路の障害で脳室内に大量に貯留すると，内圧が高まり水頭症を招くことがある．[1044] ⇨参脳脊髄液→2304，脳室周囲器官→2300

●脳室

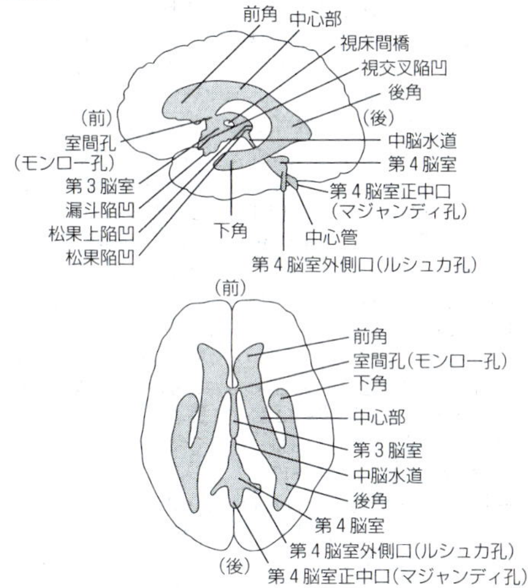

(図提供 後藤昇先生)

脳室炎 ventriculitis 脳室内へ波及した感染．脳膿瘍や髄膜炎を併発することがある．多くは脳室内に留置されたカテーテルからの感染や脳膿瘍の脳室内穿破が原因となる．頭部 CT，MRI では脳室壁に沿って上衣の造影効果が観察されることが多い．治療法は髄液移行の良好な抗生物質の投与や原疾患の治療，感染源の除去である．脳室ドレナージも有効であるとする報告も多い．[1080] ⇨参髄膜炎→1629，脳炎→2292

脳室カテーテル ventricular catheter ［脳室ドレナージチューブ］ 頭蓋内圧のコントロールや脳室内の血腫の体外ドレナージ(排出)を目的に脳室内に挿入する細いチューブ．通常，穿頭術で脳室を穿刺するが開頭術時に脳室を穿刺して留置されることもある．前角穿刺と後角穿刺がある．一般的には前者を用いることが多い．長期の留置には逆行性感染の危険がある．[1080] ⇨参脳室

ドレナージ→2300，脳槽ドレナージ→2306

脳疾患集中治療部(病棟)　neurological intensive care unit；NCU　医療施設内で，高齢，合併症などで高度な全身管理を要する重症脳神経疾患患者の集学的治療・看護を担当する部署．神経内科，脳神経外科など脳神経疾患の専門医のほか，看護師，理学療法士，薬剤師，栄養士，ソーシャルワーカーなど多職種からなるスタッフがチームをつくり，患者の包括的評価を行い，協調的に治療を行う．[1446]

脳室空洞症　porencephalia⇨同孔脳症→1049

脳室系　ventricular system　脳脊髄液が満たされている脳の内腔．側脳室，第3脳室，第4脳室からなる．脳脊髄液は側脳室の脈絡叢で産生され，側脳室→室間孔(マジャンディ孔 Magendie foramen)→第3脳室→中脳水道→第4脳室(ルシュカ孔 Luschka foramen)→くも膜下腔の順に流れていく．[1173]

脳室撮影法⇨同脳室造影→2300

脳室周囲器官　circumventricular organ　脳の底部やその周辺領域(側脳室，第3脳室，第4脳室周辺)にある器官．終板器官，脳弓下器官，松果体，正中隆起，脳下垂体後葉，交連下器官および第4脳室の最後野がこれに相当する．脳室周囲器官はヒトでは退化しているものもあり，あるものは胎生期に一過性に出現するにすぎない．これらの器官に共通する特徴として，脳室系の狭窄部に存在し，豊富な血管と液間隙があること，血液脳関門が緩やかなことなどから，脳脊髄液の組成や圧の調節に関与し，神経分泌と関係があるとされる．しかしその機能はいまだ不明なところが多い．[636]

脳室周囲低吸収域　periventricular low density；PVL，periventricular lucency　頭部CTで側脳室周囲に認められる境界不明瞭なびまん性の低吸収域．脳血管性認知症例で高頻度に認められる．深部白質の低灌流状態が生じていると考えられているが，健常高齢者，無症候性脳梗塞患者などにも認められ，病的な意味をもつかどうかはその原因疾患によって異なる．[1173]

脳室出血⇨同脳室内出血→2300

脳室上衣(皮)腫⇨同上衣腫→1417

脳室上大静脈短絡術　ventriculo-caval shunt　水頭症の改善を目的に行う短絡術(シャント術)の1つ．通常，側脳室を穿刺し脳室カテーテルを留置，上大静脈と短絡させる方法．髄液の排出過多あるいは過少を予防するために頭皮下に差圧バルブを設置し適度な圧調節をする必要がある．感染時に敗血症を合併する危険性が高いため，近年では脳室腹腔短絡術(VPシャント)が一般に行われている．[1080]　⇨参水頭症→1625，VPシャント→119，脳室心房シャント→2300

脳室心房シャント　ventriculoatrial shunt；V-A shunt，ventriculoauriculostomy，ventriculoatriostomy　[VAシャント，脳室心房(耳)造瘻(ろう)術，脳室心房フィステル形成術]　水頭症の際に外科的に造設するシャントの1つ．脳室と右心房の間につくられ，チューブと一方向性の弁からなり，脳から過剰な髄液を排出する．[1527]

脳室心房(耳)造瘻(ろう)術⇨同脳室心房シャント→2300

脳室心房フィステル形成術⇨同脳室心房シャント→2300

脳室穿刺　ventricular puncture，ventricular tapping　脳室ドレナージ，シャント手術の際に脳表面から脳室内にカテーテルを挿入するための穿刺法．神経症状が出現しないよう穿刺部を選択する．脳室内圧が高いときは穿刺時に髄液を一度に多量に排液しないよう注意する．[1173]

脳室造影　ventriculography　[脳室撮影法]　脳室に穿刺を行い，空気または酵素，ヘリウムなどを注入して脳室を造影する方法．中脳水道，第4脳室での閉塞診断などに用いられる．穿刺による造影剤注入のため，感染症を起こす危険があるなどの欠点も多く，CT，MRIなどが普及した現在ではあまり行われない．[1527]　⇨参気脳写→699

脳室ドレナージ　ventricular drainage　[脳室排液]　脳室内の髄液を持続的に脳室外に排液し，頭蓋内圧亢進を改善させる方法．髄液の通過障害による閉塞性の水頭症などの場合に亢進した頭蓋内圧を低下させる．排出ルートには種々のものがある．頭蓋内への感染を避けるため排液の逆流に注意し，清潔な操作を行う必要がある．[1173]

脳室ドレナージチューブ　ventricular drainage tube⇨同脳室カテーテル→2299

脳室内出血　intraventricular hemorrhage；IVH，intraventricular bleeding　[脳室出血]　高血圧性脳出血，脳動脈瘤破裂などに伴い脳室内に出血が波及したもの．頭部CTにて確認される．大量の出血をきたした場合は予後不良．治療として減圧開頭，脳室内洗浄を行う場合がある．放置にて自然軽快することもある．[1173]

脳室内腫瘍　intraventricular tumor　狭義には，脳室内に発生母地を有し脳室内で主として発育，増大する腫瘍のこと．上衣腫，上衣下腫，上衣下巨細胞性星細胞腫，中枢性神経細胞腫，脈絡叢乳頭腫，脈絡叢乳頭癌，コロイド嚢胞，第3脳室内脊索腫様膠腫，髄膜腫などがある．広義には脳室内に進展する腫瘍全般を指し，脳室外に発生母地をもち脳室内へと進展する腫瘍を含む．また，脳室内腫瘍は腫瘍局在により側脳室内，第3脳室内，第4脳室内に分けられる．[1286]

脳室排液　ventricular drainage⇨同脳室ドレナージ→2300

脳室腹腔シャント　ventriculoperitoneal shunt；V-P shunt　[脳室腹膜腔シャント]　水頭症の際に外科的に造設するシャントの1つ．脳室と腹腔の間につくられ，チューブと一方向性の弁からなり，脳から過剰な髄液を排出する．通常，横隔膜下もしくはダグラス Douglas 窩にチューブを挿入する．腹膜炎などの合併症を起こすこともあるが，術後再建が比較的容易であり，技術的にも簡単なため現在もよく行われる．[1527]　⇨参VPシャント→119

脳室腹腔短絡術　ventriculoperitoneal shunt；V-P shunt⇨同VPシャント→119

脳室腹膜腔シャント⇨同脳室腹腔シャント→2300

脳室偏位　ventricular displacement　脳室は正常では左右対称の形態をしているが，脳室が，脳浮腫や大きな血腫，腫瘍などによって患側から健側へ圧排され，位置が変化することをいう．[935]

脳死判定　diagnosis of brain death　臓器移植を目的とした場合にのみ，人の死を，通常の死の三徴候である心停止，呼吸停止，瞳孔散大ではなく，脳死か否かで判定すること．脳死は，死の三徴候のうち心停止の条件を満たさない状態で，脳幹部を含むすべての脳の機能が不可逆的に停止し，人工呼吸によらなければ呼吸が維持できない状態である．わが国では「臓器の移植に関する法律」〔1997(平成9)年〕に基づいて移植目的で脳死体から臓器を摘出する場合のみ，脳死をもって人の死とすることが認められている．これを法的脳死という．法的脳死の判定は，原疾患が確実に診断されている器質的脳障害により深昏睡および無呼吸をきたし，現在行いうるすべての適切な治療をもってしても回復の可能性がまったくないと診断される症例で，かつ急性薬物中毒でないこと，深部温が32℃以下の低体温でないこと，代謝・内分泌障害がないこと，15歳以上であること，知的障害者など本人の意思表示が有効でないと思われる症例でないこと，といった条件を満たした症例に対して，一定の資格を有する判定医により判定される．判定基準は，①深昏睡，②瞳孔の固定散大，③脳幹反射の消失(対光反射消失，角膜反射消失，毛様脊髄反射消失，眼球頭反射消失，前庭反射消失，咽頭反射消失，咳反射消失のすべてを満たすこと)，④平坦脳波，⑤自発呼吸の消失の5項目の確認である．さらに1回目の脳死判定終了後6時間以上経た時点で2回目が行われ，2回目終了をもって脳死と診断される．なお脳死体から臓器を摘出するにはこの脳死の診断に加えて，患者の生前の意思表示の確認その他の手続きが必要である．法的脳死判定の5項目のうち，自発呼吸消失以外の4項目が満たされた状態を臨床的脳死といい，これは，あくまでも患者の脳神経系の働きの状態を医学的に判断するもので，臓器提供の意思の有無にかかわらず判定することができる．しかし臨床的脳死の段階で死の判定はできず，人工呼吸器をはずすことも認められていない．なお，2009(同21)年7月に成立(施行は1年後)した「臓器の移植に関する法律」の改正により，脳死を一律に人の死としてとらえ，本人の文書による意思表示がなくても，家族による承諾があれば脳死の判定を行うことができるようになった．それによって15歳未満の子どもに対しても脳死判定を行うことができるようになった．[294]

嚢子保有者　cyst passer　［シスト保有者，シストキャリア］　シスト保有者ともいう．原虫の嚢子(シスト)を保有しているヒトのこと．通常は，無症状で嚢子を排出しているヒトを指すことが多い．[288] ⇨参原虫〔類〕→955

嚢腫　cystoma, cystic tumor　［嚢胞状腫瘤］　本質的には腺腫の修飾型であり，大きさは問わない．腔の数により単房性と多房性に分けられ，貯留内容の性状により漿液性と粘液性に分けられる．[1531]

脳腫脹⇨同脳浮腫→2311

脳出血　cerebral hemorrhage(bleeding)　脳血管障害(脳卒中)の1つ．頭蓋内出血には，硬膜外血腫，硬膜下血腫，くも膜下出血，脳実質の出血，脳室出血があるが，通常は脳実質内の出血をいう．高血圧などが危険因子となって脳実質内に出血するもので，脳梗塞に比し症状の発現は急であり，出血した血液の量にもよるが，血腫が腫瘤として作用して周辺組織を圧迫し，神経細胞の壊死を招く．症状は出血した部位・程度により大きく異なる．初期の治療は止血薬の投与，血圧のコントロールなどとともに頭蓋内減圧術(グリセロールの点滴あるいは開頭減圧術)が行われる．[1527] ⇨参脳内出血→2310

脳腫瘍

brain tumor

【概念・定義】頭蓋内に発生する新生物の総称で，**原発性脳腫瘍**と**転移性脳腫瘍**に分けられる．原発性脳腫瘍には，神経膠腫などの脳実質内から発生した腫瘍と，髄膜腫などの脳実質外から発生した腫瘍が含まれる．組織別発生頻度を表に示す．髄膜腫が第1位を占め，**神経膠腫**，**下垂体腺腫**，**神経鞘腫**と続く．以前は神経膠腫が第1位であったが，MRIの普及により無症候性髄膜腫が増加して髄膜腫が第1位となった．小児では，**星状細胞腫**，**胚細胞腫**，**髄芽腫**，**頭蓋咽頭腫**，**上衣腫**が多い．

【疫学】原発性脳腫瘍の発生頻度は，人口10万人について1年間に14.0人といわれている．発生率は高齢者で増加する．有病率では，10万人につき130人が脳腫瘍に罹患している．

【病態生理】一般に脳実質内から発生する脳腫瘍は浸潤性に，実質外から発生する脳腫瘍は圧排性に発育する．周辺脳組織を圧排ないし損傷することにより，脳**局所症状**を呈し，ときに刺激症状として痙攣発作を引き起こす．さらに脳腫瘍や腫瘍周囲の脳浮腫が増大したり水頭症を引き起こすと，**頭蓋内圧亢進症状**が出現する．

【症状】頭蓋内圧亢進症状として，頭痛，嘔吐，視神経乳頭浮腫による視力障害が出現する．外転神経麻痺による複視を呈することもある．頭蓋内圧亢進が進行すれば，脳ヘルニアのために意識障害に至る．局所症状として，前頭葉が傷害されると反対側片麻痺や優位半球では運動性失語，側頭葉が傷害されるとマイヤーMeyerループの障害による上四分盲や優位半球では感覚性失語，頭頂葉が傷害されると反対側感覚麻痺や優位半球ではゲルストマンGerstmann症候群，後頭葉が傷害されると反対側同名性半盲などをきたす．さらに，松果体部腫瘍では上方注視麻痺(パリノーParinaud徴候)，小脳橋角部腫瘍ではブルンスBruns眼振，脳幹部腫瘍では部位に応じた脳神経麻痺と神経路徴候を呈する．また，下垂体病変では下垂体機能低下や機能亢進などの内分泌症状が出現し，トルコ鞍上部腫瘍では両耳側半盲や尿崩症が出現する．

【診断】最も重要な検査は**MRI**である．部位，周囲組織との関係，造影程度などから組織診断が推察できることが多い．**CT**は，骨の破壊状況や石灰化の有無を確認するために必要である．**脳血管撮影**は，血管芽腫など血管性腫瘍の診断，腫瘍の血流程度を確認するため，また術前検査として行われる．神経膠腫など腫瘍の悪性度を判定するためには**PET**や**MRスペクトロスコピー(MRS)**が有効なことがある．また，下垂体腫瘍には**下垂体ホルモン**の測定が，胚細胞腫瘍には血中および髄液中のαフェトプロテイン(AFP)，ヒト絨毛性ゴナドトロピン(hCG)，癌胎児性抗原(CEA)，胎盤性アルカリホスファターゼ(PLAP)など**腫瘍マーカー**の測定が必要である．

【治療】ほとんどの脳腫瘍に対する治療の基本は**手術**である．髄膜腫，神経鞘腫，下垂体腺腫などの脳実質外腫瘍や境界明瞭な脳実質内腫瘍では，全摘出を目指して手術を行う．一方，手術で全摘出のできない悪性神経膠腫，悪性リンパ腫，胚細胞腫，髄芽腫などには補助療法として**放射線治療**と**化学療法**を計画する．また，**ガンマナイフ**などの定位的放射線手術は，3 cm 以下の髄膜腫，神経鞘腫，下垂体腺腫，頭蓋咽頭腫などに有効であり，高い確率で腫瘍の成長を止めることができる．良性脳腫瘍の予後は一般に良好である．一方，悪性の神経膠腫は予後不良で，5 年生存率は退形成星状細胞腫で 23.4%，膠芽腫では 7% と低い．[638] ⇨参髄膜腫→1630，神経膠腫→1523

●脳腫瘍組織別頻度

組織名	%
髄膜腫 meningioma	25.8
神経膠腫 glioma	25.2
星状細胞腫 astrocytoma	7.7
退形成星状細胞腫 anaplastic astrocytoma	4.8
膠芽腫 glioblastoma	9.0
乏突起膠腫 oligodendroglioma	1.1
上衣腫 ependymoma	1.1
脈絡叢乳頭腫 choroid plexus papilloma	0.3
その他の神経膠腫	1.3
下垂体腺腫 pituitary adenoma	17.9
神経鞘腫 schwannoma	10.4
頭蓋咽頭腫 craniopharyngioma	3.5
悪性リンパ腫 malignant lymphoma	2.9
胚細胞腫 germ cell tumor	2.8
血管芽腫 hemangioblastoma， 　血管周皮腫 hemangiopericytoma	2.0
類皮腫 dermoid，類上皮腫 epidermoid	1.5
髄芽腫 medulloblastoma	1.1
神経節膠腫 ganglioglioma	0.4
神経芽腫 neuroblastoma	0.2

脳腫瘍全国集計調査報告．Neurol Med Chir 43 Suppl：2003

脳腫瘍の看護ケア

【看護への実践応用】脳腫瘍の症状には巣症状（focal sign，特定部位に出現する徴候）と頭蓋内圧亢進症状があるが，いずれも，異常の早期発見と適切な対応が大切である．病変の部位により，巣症状は異なるため（表），症状を予測した看護が重要である．麻痺や歩行障害のある場合は，杖や車いすなどの補助具を使用し，転倒，転落を防止する．上肢の麻痺には，三角巾などで関節を保護し脱臼を予防する．意識障害があれば，ベッドからの転落や転倒，無断離院やドレーン類の自己抜去などの危険性が高いため，安全の確保に十分留意する．失語などの障害には，時間をかけて患者の訴えに耳を傾け，筆談や文字盤の使用や，「はい」「いいえ」で答えられる質問をするなどコミュニケーションの工夫が必要である．頭蓋内圧亢進時は突然の嘔吐や持続的頭痛を認める．意識レベルの低下，瞳孔不同，血圧上昇，徐脈，呼吸状態の変化に注意する．脳腫瘍の末期ではいびき様呼吸や窒息様呼吸を呈することがあるため，首の下にタオルをおくなどの気道確保を行い，患者や家族の不安を取り除く．高浸透圧利尿薬やステロイド薬を投与する際は投与間隔・時間，血糖値に注意する．痙攣発作時は呼吸状態の確認，酸素投与，ラインの確保などの救急処置の対応を行う．発生時痙攣が左右のどこから始まり，局所的か全身的か，持続時間を観察する．ジアゼパム投与後は呼吸抑制に注意し Sa_{O_2}（動脈血酸素飽和度）モニターを装着し，頻回に観察する．

【ケアのポイント】悪性脳腫瘍は分類が複雑で予後不良となることも多く，意識障害や ADL の低下が起こるため患者，家族の不安が強い．そのため治療の初期段階から家族と本人に対して時間をかけて説明し，同意を得ていくことが大切である．ADL が低下した場合には，少しでも有意義に過ごせるよう，ソーシャルワーカーにも介入してもらい，在宅看護や各種の公的制度を利用できる援助を行う．[1191] ⇨参脳腫瘍→2301

●巣症状

障害部位		症状
前頭葉	優位半球	対側の運動麻痺，失語，認知力障害 感情，判断力，想像などの精神活動の変化 ゲルストマン Gerstmann 症候群
	劣位半球	対側の運動麻痺
側頭葉	優位半球	感覚性失語，健忘性失語，幻聴，耳鳴り，幻臭，記銘力障害
	劣位半球	人の顔が見分けられない
頭頂葉	優位半球	対側の感覚障害，手指失認，失算，失書，左右失認，観念失行
	劣位半球	対側の感覚障害
後頭葉	優位半球	視野異常（半盲），失読
	劣位半球	視野異常（半盲），地誌的失語

脳循環　**cerebral circulation**　解剖学的には，左右 1 対ずつの総頸動脈および椎骨動脈（合流し脳底動脈となる）から供給され，脳底部のウィリス Willis 動脈輪において互いに交通する．この部分より派生する 1 対の前・中・後大脳動脈が脳の主な栄養血管である．これらは枝分かれしたのち脳表面から脳実質に入る．心拍出量の約 15% が脳血流となり，脳組織はブドウ糖以外の基質をエネルギー源とせず脳機能の恒常性には安定した血流供給が必要となる．そこで脳循環の調節には，脳血流量が一定となるような自己調節機構が存在し，血圧変動などによる広範な脳灌流圧の変化に対しても一定に保たれている．[1230]

脳循環時間　**cerebral circulation time**　内頸動脈と椎骨動脈から脳血液が供給され，静脈洞から内頸静脈を経て脳から出るまでに要する時間で，5-10 秒程度．脳血管の予備能の指標とされ，非侵襲的な PET（ポジトロンエミッション断層撮影）および SPECT（シングルフォトンエミッションコンピュータ断層撮影）により脳血液量と脳血流量を同時に測定することによって算出する．[1230]

脳循環不全症　**cerebrovascular insufficiency，cerebral insufficiency**　脳血管が閉塞あるいは狭窄をきたしたために，その末梢域の脳循環が十分保てなくなった状態をいう．体血圧や血液粘稠度の変動，あるいは血管に対する機械的な圧迫の強弱によって，動脈狭窄部を通過する血流や，ウィリス Willis 動脈輪などを介して補われる側副血行が低下し，一過性の神経症状が生じる場合がある．閉塞・狭窄部位は内頸動脈，中大脳動脈，椎骨動脈などである．椎骨脳底動脈不全症候群では，椎骨動脈の動脈硬化や，頸椎症による機械的な圧迫によって，めまいなどの症状が一過性に生じる．頸動脈閉塞・狭窄症では，感覚運動障害，構音障害，言語障害などが生じる．治療方法には，狭窄部位の拡張を行う方法(機械的圧迫の原因となるものの除去，頸動脈内膜剝離術，経皮的血管形成術，ステント術など)と，頭皮下の動脈を頭蓋内の動脈と吻合し血流のバイパスをつくる方法(浅側頭動脈-中大脳動脈吻合術，後頭動脈-上小脳動脈吻合術など)がある．また近年，慢性脳循環不全の診断基準が作成され利用されるようになっている．[1306]

脳症 encephalopathy 脳の疾患のうち，一般に大脳皮質および皮質下領域がびまん性広範に障害される状態をいう．感染性因子(細菌，ウイルス，プリオン)，代謝障害あるいはミトコンドリア機能障害，頭蓋内圧亢進症，薬物や金属などによる中毒，栄養障害，酸素欠乏や脳循環障害などが原因となる．主症状は精神状態の変化であり，進行性の記憶・認知能の低下，性格変化，意識レベルの低下などが脳症の型と重症度に応じてみられる．ミオクローヌス，眼振，振戦，痙攣，認知症など神経症状の随伴も否定できない．[475]

脳-消化管ペプチド brain-gut peptide⇨同脳-腸管ペプチド→2308

囊状動脈瘤 saccular aneurysm ［桑実状動脈瘤］ 動脈瘤は動脈が部分的に病的に大きくなったもので，形態から，囊状動脈瘤と紡錘状動脈瘤とに分類される．囊状動脈瘤は一か所に限局して大きくふくらんだものをいい，広範囲で大きくふくらんだものを紡錘状動脈瘤という．囊状動脈瘤の病因は，動脈硬化症，囊状中膜変性，細菌感染および外傷による場合がある．外傷や細菌感染が原因の動脈瘤は囊状動脈瘤を形成することが多い．動脈瘤の瘤径が6 cm以上になると破裂の危険性が高くなるため手術療法の適応と考えられるが，囊状動脈瘤は紡錘状動脈瘤と比較すると6 cm以下の小さな瘤径であっても破裂しやすいといわれている．脳の動脈瘤については，動脈分岐部にできる風船状の囊状動脈瘤と，脳の血管自体がふくらんでできる本幹動脈瘤群がある．囊状動脈瘤は破裂すると，くも膜下出血を生じる．動脈瘤といえば，血管分岐部の囊状動脈瘤のほうを指す場合がほとんどである．[852,38]

囊状動脈瘤《脳の》 saccular aneurysm 脳血管壁が袋状にふくらんだ状態で，内頸動脈-後交通動脈分岐部，前交通動脈，中大脳動脈，脳底動脈終末部，椎骨動脈-後下小脳動脈分岐部といった，脳底部脳動脈の分岐部に好発する．脳動脈分岐部における，内弾性板の血行力学的ストレスによる断裂に，血管内皮・内膜を障害する因子の作用，あるいはそれらを修復する因子の低下や，さらに拍動性の血流によるずれ応力が働き，血管壁が膨隆すると考えられている．脳動脈瘤の有病率は1-5%であり，破裂するとくも膜下出血をきたす．未破裂脳動脈瘤の破裂率は動脈瘤の大きさにより異なるが，平均して年間1%弱であるとされる．破裂を起こしやすくする因子として，多発性動脈瘤，喫煙，飲酒，高血圧などがあげられる．脳血管造影，CTアンギオグラフィー，MRアンギオグラフィーによって，多くの場合診断が可能である．治療には脳動脈瘤頸部クリッピング術，あるいは脳動脈瘤内コイル塞栓術が行われる．[1306]

脳真菌症⇨同真菌性脳炎→1517

脳神経 cranial nerves 顔面から一部頭頸部にかけての運動・感覚を支配する神経で，左右12対の神経の総称．嗅神経(第1脳神経あるいは脳神経Ⅰ)，視神経(第2脳神経，脳神経Ⅱ)，動眼神経(第3脳神経，脳神経Ⅲ)，滑車神経(第4脳神経，脳神経Ⅳ)，三叉神経(第5脳神経，脳神経Ⅴ)，外転神経(第6脳神経，脳神経Ⅵ)，顔面神経(第7脳神経，脳神経Ⅶ)，聴神経(内耳神経)(第8脳神経，脳神経Ⅷ)，舌咽神経(第9脳神経，脳神経Ⅸ)，迷走神経(第10脳神経，脳神経Ⅹ)，副神経(第11脳神経，脳神経Ⅺ)，舌下神経(第12脳神経，脳神経Ⅻ)をいう．第1，第2脳神経は直接脳から出ており，厳密には脳の一部といえるが，第3脳神経以下は脳幹部から出る末梢神経で，基本的には脊髄から出る末梢神経と同じ性格の神経といえる．[1527] ⇨参脳幹→2293

脳神経核 cranial nerve nuclei 脳神経は12対あり，遠心性神経線維の起始ニューロンや求心性神経線維の終止ニューロンが集まっている部位をそれぞれの脳神経核と呼んでいる．ただし，第1脳神経(Ⅰ；嗅神経)と第2脳神経(Ⅱ；視神経)は求心性神経線維の束で，それぞれの起始ニューロンは嗅粘膜と網膜にある．それ以降の第3～第12脳神経(Ⅲ～Ⅻ)の神経核の多くは脳幹(中脳，橋，延髄)に位置している．動眼神経核(Ⅲ)と滑車神経核(Ⅳ)は中脳に，三叉神経核(Ⅴ)は中脳から延髄にかけて，外転神経核(Ⅵ)，顔面神経核(Ⅶ)，内耳神経核(Ⅷ)は橋に，舌咽神経核(Ⅸ)，迷走神経核(Ⅹ)，舌下神経核(Ⅻ)は延髄に，副神経核(Ⅺ)は延髄から頸髄にかけて位置する．運動神経の起始核を運動核，また感覚線維が脳内に入って終わる終止核を感覚(知覚)核という．運動核は以下の3つに大別される．①一般体性運動核(Ⅲ, Ⅳ, Ⅵ, Ⅻ)：体節に由来する横紋筋(外眼筋，舌筋)を支配する．②特殊内臓性運動核(Ⅴ, Ⅶ, Ⅸ, Ⅹ, Ⅺ)：鰓弓の中胚葉に由来する横紋筋(咀嚼筋，表情筋，咽頭・喉頭・食道の横紋筋，頸部の筋など)を支配する．③一般内臓性運動核(Ⅲ, Ⅶ, Ⅸ, Ⅹ)：平滑筋，心筋や唾液腺，涙腺などの腺を支配する自律神経線維(副交感性)の起始核．また感覚核は以下の4つに分けられる．①一般内臓性感覚核(舌咽神経背側核；Ⅸ，迷走神経背側核；Ⅹ)：一般内臓感覚の終止核．②特殊内臓性感覚核(孤束核；Ⅶ, Ⅸ, Ⅹ)：特殊内臓感覚(味覚)の終止核．③一般体性感覚核(Ⅴ)：顔面の皮膚および鼻腔，口腔の粘膜の体性感覚の終止核．④特殊体性感覚核(Ⅷ)：特殊感覚(聴覚・平衡覚)の終止核．[1044] ⇨参脳神経→2303，脳幹→2293

膿腎症 pyonephrosis ［化膿性腎炎，腎化膿症，膿水腎症］ 水腎症に細菌の感染が加わって，腎盂・腎杯や腎実質にも感染が波及し，腎実質を覆う袋の中に膿が充満した状態．腎結石が原因となることが最も多い．結核によるもの，すなわち多数の腎実質内の空洞が互いに融合して，大きな腫瘍を形成した結核性膿腎症は激減している．悪寒戦慄を伴うような高熱，全身倦怠感など全身症状が強い．化学療法により改善しないときは，外科的治療(ドレナージなど)が必要．[474]

脳シンチグラフィー brain scintigraphy 脳病巣に集積する性質のある放射性核種(RI)を投与し，病巣の局在診断を行う核医学検査．$^{99m}TcO_4^-$(過テクネチウム酸ナトリウム)や^{99m}Tc-DTPA(ジエチレントリアミン五酢酸テクネチウム)を用いる．脳組織には血液-脳関門があり，$^{99m}TcO_4^-$などのRIは取り込まれないが，腫瘍や急性期の梗塞などの病巣では関門が破壊されているのでRIが集積する．また血液容積の増加した病巣にも集積．この検査は疾患に対する特異性がないので，最近はほとんど行われない．[737]

脳振盪(とう)　cerebral concussion, brain concussion　頭部外傷後に一過性の意識消失，徐脈，ショック様顔面蒼白を伴うが神経系に外見上障害がみられない状態．脳になんら器質的変化をみないとされている．予後良好である．[1173]

脳水腫　水頭症と同義語．正式な用語集や教科書ではもはや使用されていない．[935]

膿水腎症⇨同膿腎症→2303

脳性嘔吐　cerebral vomiting　頭蓋内圧亢進や嘔吐中枢の直接刺激により生じる嘔吐のこと．消化器系の異常と誤認されることがある．突然，射出するように嘔吐するという特徴を呈する場合もある．[935]

脳性過高熱　cerebral hyperthermia⇨同中枢性過高熱→1994

脳性巨人症　cerebral gigantism⇨同ソトス症候群→1848

脳性小児麻痺　cerebral infantile palsy⇨同脳性麻痺→2304

膿性滲出液⇨同膿→2291

膿性痰　purulent sputum　痰は膿性痰，粘膿性痰，粘性痰，漿液性痰の4つに分けられ，膿性痰はミラー・ジョーンズ Miller-Jones 分類では，膿性部分が1/3以下の膿性痰(P_1)，1/3〜2/3の膿性痰(P_2)，2/3以上の膿性痰(P_3)に分けられている．好中球や各種細菌が含まれることから黄色ないし緑色の痰で粘稠性．インフルエンザ桿菌，肺炎球菌，緑膿菌などの細菌感染によって生じる．嫌気性菌感染の場合には悪臭がある．[897]

脳性ナトリウム利尿ペプチド　brain natriuretic peptide；BNP　[BNP]　ナトリウム利尿ペプチドの1つで，BNPははじめは脳より単離された32個のアミノ酸であるが，主として心室から分泌され，膜型グアニル酸シクラーゼそのものであるGC-A(グアニル酸シクラーゼ-A)に結合し，細胞内cGMP(グアノシン環状リン酸)の上昇を介してその生物作用を発揮する．BNPは心室から分泌されるホルモンとして水ナトリウム利尿や血管拡張など循環器系に作用し，血漿BNP濃度あるいはN端プロBNP(NT-proBNP)は，心不全や心肥大の最も鋭敏な生化学的マーカーとして広く臨床で用いられている．[610]　⇨参心房性ナトリウム利尿ペプチド→1603，C型ナトリウム利尿ペプチド→38

膿性分泌物　purulent discharge　[**化膿性分泌物**]　黄白色〜黄緑色の分泌物で，白血球(特に好中球)や組織の破壊物，特にバクテリアや白血球の種々の酵素によって分解されたものと原因菌などの混在物，タンパク，ペプチド，核酸，脂質，特にコレステロール系物質を含む．[1531]

脳性麻痺

cerebral palsy；CP　[CP，**脳性小児麻痺**]

【概念】種々の原因により胎生期，分娩期および出産後早期に神経系に障害を受け，原則的に非進行性で永続的に症状が持続するもの．

【原因・症状】原因としては分娩時の神経系の損傷が多く，その他，感染，核黄疸など多岐にわたる．症状により**痙縮型**，**アテトーゼ型**，**失調型**，**固縮型**，**無緊張型**，**混合型**に分けられる．

【治療】理学的療法と特殊教育が主な治療法である．個々の症例に応じて特別な治療法を選択する．[1173]

脳性麻痺の看護ケア

【看護への実践応用】脳神経の障害から起こる一次的な運動障害を治すことは難しいため，二次的な運動障害の予防や日常生活活動(ADL)の拡大を目的とした理学療法や作業療法が主な治療となる．早期訓練の効果が認められているため診断後早期に訓練を開始するとともに，家族に自宅で行える訓練の指導を行う．また，中枢神経の損傷による筋力低下や筋緊張の亢進，不随意運動などによる運動の偏りから，関節の変形や拘縮，脱臼などを起こしやすいため，麻痺のある部位を中心に骨格の継続的な観察が必要である．さらに，脳性麻痺の子どもは嚥下障害による誤嚥や水分摂取不足，筋緊張の亢進から発汗による脱水，運動量の不足による便秘など，体調を崩しやすい．機嫌や顔色，バイタルサインなどの全身の一般状態の観察を行い，異常の早期発見に努める必要がある．

【ケアのポイント】①患児は，課題を達成しようとしても運動障害から失敗体験に終わることが多い．そのため，子どもが自分から動いて目的達成できるような遊びや教育などの工夫や対象物の配置など，楽しみながら発達を促すことができるような療育環境が大切である．②日常生活行動が制限されたり，活動の制限や参加の制約を受けることが多い．社会性の拡大のために，健康な子どもと同じように対人関係をもつ機会をつくったり，各発達段階に応じた社会生活をおくるための支援が必要となる．また，新しい環境は，筋緊張の亢進をもたらすなど身体への影響が大きいため，子どもの体調をみながら徐々に進めるなど十分に配慮する必要がある．③脳性麻痺の障害は生涯にわたるため，介護を行う家族を支える援助が必要となる．家族の障害の受け止め方や介護状況をアセスメントし，家族のよき理解者，相談者としてかかわるとともに，具体的なケア方法の指導，訪問看護や療育施設などの社会資源の活用を調整していく必要がある．[1149]　⇨参脳性麻痺→2304

脳脊髄圧　cerebrospinal pressure⇨同脳脊髄液圧→2305

脳脊髄液　cerebrospinal fluid；CSF, spinal fluid　[**髄液**，CSF]　無色透明な液体で，脳室，くも膜下腔，脊柱管を満たしている．脳の機能調節や代謝産物の排出にも関与している．また中枢神経系は脳脊髄液の中に浮いている状態で，脳と脊髄を物理的・機械的衝撃からまもる働きもある．脳脊髄液は側脳室，第3脳室，第4脳室にある脈絡叢でナトリウムイオンとクロルイオンの能動輸送によって産生，分泌され脳室系を満たす．さらに第4脳室にある正中口と外側口からくも膜下腔に出てそこを満たし，くも膜顆粒から静脈洞に排出され，血液中に入る．この排出が，先天性異常による脳室系の狭窄や閉鎖，または炎症や腫瘍によって妨げられると，水頭症を引き起こす．脳脊髄液は比重1.004-1.007，pH 7.35-7.4である．成人では75-150 mL存在している．通常はグルコース50-75 mg/dL，タンパク質15-45 mg/dLで，数種で少量の無機化合物を含んでいる．また，出血，炎症，腫瘍などでその成分が変わることから，これを採取して検査することは，診断や治療のうえで重要である．[636]　⇨参脈絡叢→2773

の

脳脊髄液圧 cerebrospinal fluid pressure ［**脳脊髄圧，髄液圧**］ 脳室の脈絡叢で産生される脳脊髄液くも膜下腔における圧のこと．臨床では，頭蓋内圧を推定する目的のため側臥位で腰椎穿刺し測定する．正常では 6-18 cmH_2O である．脳内の占拠性病変(脳腫瘍や脳内出血など)，脳浮腫，水頭症などにおいて脳脊髄液圧が亢進し，頭痛や吐きけの症状を伴う．[1230]

脳脊髄液圧波効果 water hammer effect ［**髄液圧波効果**］ 脳脊髄圧が脳室壁や脳実質に与える影響．脳室周囲の粗鬆化や正常圧水頭症との関連が示唆されている．[935]

脳脊髄液検査 cerebrospinal fluid test ［**リコール検査，腰椎穿刺検査**］ 脳脊髄液は脳室内および脳脊髄のくも膜下腔を満たす無色透明の液体で，容量は成人で 120-150 mL，1 日当たりの産生量は約 500 mL，1 日に 3-4 回程度の循環がある．主たる産生の場は脳室系の脈絡叢で，側脳室と第 3 脳室はモンロー Monro 孔，第 3 脳室と第 4 脳室は中脳水道により交通し，大部分は第 4 脳室のルシュカ Luschka 孔，マジャンディ Magendie 孔からくも膜下腔へと流入して，最終的には頭蓋内のくも膜顆粒において吸収される．脳脊髄液は，中枢神経を機械的衝撃から保護し，神経細胞の浸透圧平衡，不要物を除去する作用がある．脳脊髄液は，脳血液関門により，体循環の血液とは物質移行の制限を受けており，中枢神経系特有の病態に関する情報を提供してくれる．採取は，両側腸骨稜を結ぶヤコビー Jacoby 線を基準として腰椎 L_4～L_5 間の穿刺で行うことが多いが，後頭下穿刺でも可能．通常，採取量は 5-10 mL 程度である．検査時には，穿刺直後の初圧と検査終了時の終圧を測定する．一般に正常範囲は 60-150 mmH_2O とされるが，腹圧などにも影響される．外頸静脈の圧迫により，圧が上昇するかどうかを確認するクエッケンシュテット Queckenstedt 試験も行い，容易に圧が上昇しない場合は，クエッケンシュテット試験陽性として通過障害の可能性を考える．髄液中の細胞数は 5 個/μL 以下で，これ以上では髄膜炎，腫瘍細胞浸潤などの病態を考える．生化学検査では，糖，タンパク質，クロル(Cl)が重要．糖の基準値は，同時採血した血糖値のほぼ 1/2～2/3．糖の低下は，細菌，結核，真菌による髄膜炎を疑うが，ウイルス性では低下しない．タンパク質は 15-45 mg/dL が基準値であり，種々の炎症性疾患で上昇するほか，髄液通過障害によっても上昇することがある．腫瘍性疾患では細胞診を，髄膜炎では各種培養検査，ウイルス抗体価，DNA 検索のための PCR(ポリメラーゼ連鎖反応)法を追加する．[520,1422] ⇨参髄液検査→1612

●**脳脊髄液検査(腰椎穿刺)**

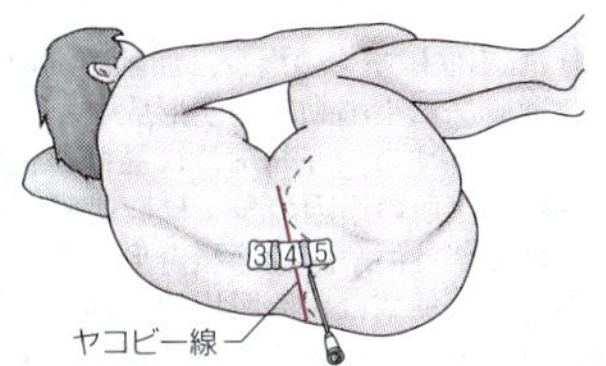

脳脊髄液細胞増多 pleocytosis 髄液中の細胞が 5/mm^3 以上に増加している状態．何らかの中枢神経病変の存在を示唆する．リンパ球，単核球，多核白血球などが認められ，その種類も診断に重要である．脳炎，髄膜炎で認められるが，その他多くの疾患(脱髄性疾患，脳血管障害，脳腫瘍，寄生虫感染など)でも認められることがある．[1173]

脳脊髄液循環 circulation of cerebrospinal fluid ［**髄液循環**］ 脳脊髄液はくも膜下腔，脳室，脊髄管を満たしている．この脳脊髄液は主として脳室の脈絡叢およびグリア細胞によって産生され，第 4 脳室後壁の正中孔および左右の外側孔よりくも膜下腔へ流出する．くも膜下腔にはくも膜絨毛が静脈内に突出しており，そこから血管内へ吸収される．この循環のこと．[226]

●**脳脊髄液循環**

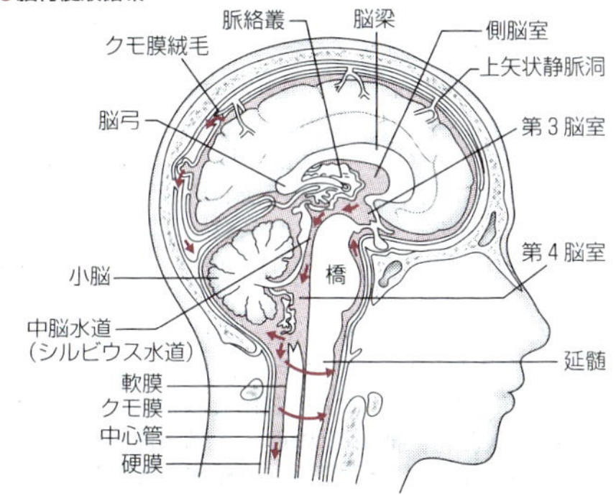

脳脊髄液性耳漏⇨同耳性髄液漏→1293

脳脊髄液タンパク質増加 hyperproteinorrhachia 髄液中のタンパク質が 45 mg/dL 以上に増加している状態．さまざまな疾患で上昇が認められ，疾患特異性を欠く．髄液細胞数の増加はタンパク質の増加を伴うことが多い．ギラン・バレー症候群 Guillain-Barré syndrome や脊髄くも膜下腔の閉塞による遮断髄液ではタンパク質増加があるが細胞数の増加がみられないことがあり，これをタンパク細胞解離という．[1173]

脳脊髄液糖減少 hypoglycorrhachia 髄液中の糖が血糖に比して異常な低下を示した状態．髄液中の糖は血糖の 1/2～2/3 といわれ，基準値は通常 45-90 mg/dL である．脳炎，結核性髄膜炎などある種の髄膜炎，くも膜下出血，低血糖などで認められる．髄液中の糖を調べる際には同時に血糖値もチェックしておく必要がある．[1173]

脳脊髄液漏 liquorrhea, cerebrospinal fluid leakage；CSF leakage ［**髄液漏，髄液鼻漏，髄液耳漏**］ 頭部外傷や頭部手術などを原因として脳脊髄液(CSF)が鼻腔や外耳道から漏出するもの．部位により髄液鼻漏(CSF rhinorrhea)または髄液耳漏(CSF otorrhea)と呼び，外傷性で最も多いのは鼻漏である．頭蓋底骨折を伴う場合が多い．漏部の診断には高解像度 CT や MR 脳槽撮影 MR cisternography が用いられる．外傷性のものは保存的治療で大部分が治癒しうる．手術治療は，断裂硬膜を補修し髄液漏出を防ぐ目的で行われる．[327] ⇨参耳性髄液漏→1293

脳脊髄腔シンチグラフィー cisternoscintigraphy⇨同脳槽シンチグラフィー→2306

膿栓 pus plug 表皮の陥入によって生じた毛根を取り巻く上皮性組織を毛包(毛嚢)といい，この部分が化膿性炎症を起こし，壊死に陥ると癤(せつ)が生じ，さらに膿瘍が形成される．壊死に陥った黄色を呈する毛包は，この膿瘍に栓をしているように見える．これを膿栓といい，膿栓が取り除かれれば膿が流れ出し膿瘍は消失する．[953]

濃染顆粒 dense body；DB ［高電子密度小体］ 血小板にあるほぼ球形の顆粒で，内容は均質無構造で電子密度が著しく高いためこの名がある．セロトニン，ADP，ATP，アンチプラスミン，カルシウムなどを含んでおり，トロンビン，コラーゲン，ADP，アドレナリンにより血小板粘着・凝集が起こるときに，開放小管系を介して中に含まれている物質を放出する．[1481]

嚢腺腫⇨同嚢胞腺腫→2313

膿瘡(のうそう) ecthyma⇨同尋常性膿瘡(のうそう)→1558

脳槽系 cistern system 脳表面とくも膜が離れているために頭蓋腔内でくも膜下腔が拡張している場所の総称．脳槽はくも膜下腔の一部であり脳脊髄液で満たされている．解剖学的な部位によって，脚間槽 interpeduncular cistern，迂回槽 ambient cistern，大槽 cisterna magna などがある．[1173]

脳槽シンチグラフィー RI cisternography，cisternoscintigraphy ［脳脊髄腔シンチグラフィー］ 脳脊髄腔に放射性核種(RI)を投与し，その動態を観察する核医学検査．水頭症(特に正常圧水頭症)の鑑別診断，脳脊髄液短絡路の機能評価，脳脊髄液漏の検出などに用いられる．^{111}In-DTPA(ジエチレントリアミン五酢酸インジウム)を腰椎穿刺にて髄腔内に注入し，注入後 2-3 時間から 48 時間まで経時的に撮影．RI は髄液の流れに従って脳表まで上昇し，その動態は生理的な髄液の循環と吸収を反映．健常成人では投与後 3 時間でシルビウス Silvius 裂まで上昇し，24 時間後には円蓋部まで到達．小児では流れが速く，高齢者では遅延する．側脳室への逆流はみられないが，高齢者では一過性に軽度の逆流がみられることもある．[737]

●脳槽シンチグラフィー(頭部外傷後の正常圧水頭症)

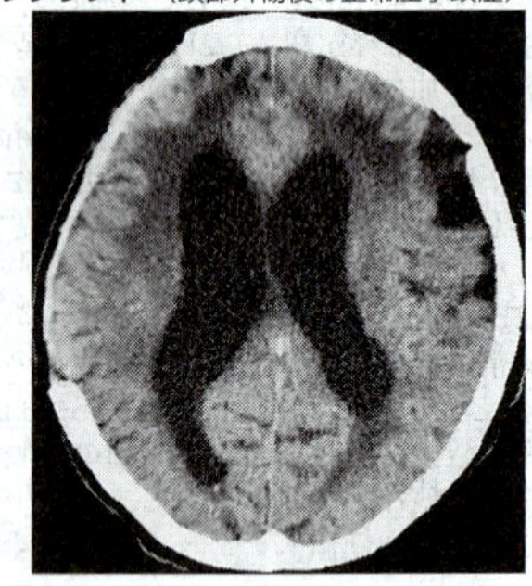
a

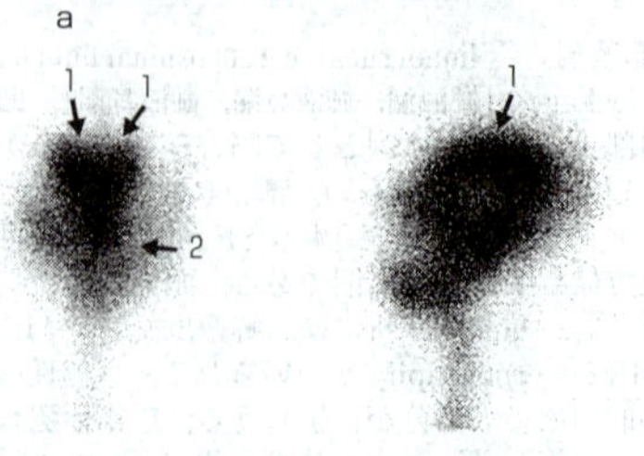

頭部単純 CT(a)では側脳室の拡大がみられる．脳槽シンチグラフィーの 24 時間後の正面像(b)と右側面像(c)では拡張した側脳室への強い RI 逆流(矢印 1)がみられる．左側のシルビウス裂は閉塞され，起始部より描出されていない(矢印 2)．

嚢相同器官 bursa equivalent organ⇨同ブルサ相同器官→2586

脳槽ドレナージ cisternal drainage ［脳槽排液法］ 脳槽(くも膜下腔)の髄液や血腫を排出すること．通常，くも膜下出血の開頭クリッピング術時にくも膜下腔に流出した血腫を体外に排出する目的でチューブを留置する．脳血管攣縮の予防，頭蓋内圧のコントロールを目的に行うが感染に注意を要する．[1080] ⇨参脳室ドレナージ→2300

脳槽排液法 cisternal drainage⇨同脳槽ドレナージ→2306

脳塞栓症 cerebral embolism 血栓子による突然の脳血管閉塞によって発症する脳梗塞の一病型．心原性と動脈原性の血栓子があり，それぞれ心原性脳塞栓，動脈原性脳塞栓といわれる．基礎疾患として心臓弁膜症，心房細動，頸動脈硬化などがある．脳血栓症に比し発症が突発的であり，重篤で意識障害を伴うことが多い．治療としては抗脳浮腫薬投与，再発予防療法(抗凝固薬投与など)を行う．出血性梗塞が高頻度に認められるため，抗凝固療法施行には十分な注意を払う．慢性期には再発予防を引き続き行い，リハビリテーションにて ADL(日常生活動作)の拡大を図る．[1173] ⇨参脳梗塞→2297，脳血栓症→2297

脳卒中

cerebral apoplexy，stroke ［脳血管障害］

【概念・定義】 すべての脳血管障害を指す一般名．出血や梗塞，動脈や静脈の違いは問わない．代表的な疾患として，**脳出血**，**くも膜下出血**，**脳梗塞**，**一過性脳虚血発作**などが含まれる．脳出血は脳血管が破綻することで脳実質内に血腫を生じた状態を指し，高血圧性脳出血が 70% を占めるが，アミロイドアンギオパチーや脳動静脈奇形，血管腫，モヤモヤ病なども原因となる．くも膜下出血は，脳血管の破綻により生じる，くも膜と軟膜との間のくも膜下腔への出血．脳梗塞は，不可逆的な虚血性脳血管障害のことで，臨床病型として**アテローム血栓性脳梗塞**と**心原性脳塞栓**，**ラクナ梗塞**などに分けられる(表)．

【疫学】 三大生活習慣病の 1 つで(その他は癌と心臓病)，わが国における死亡原因のうち 3 番目に多い．脳卒中死亡の 60% は脳梗塞で，25% は脳出血，10% 強はくも膜下出血．

【病態生理】 脳出血は多くの場合，加齢，高血圧などの影響で脳穿通動脈に小脳動脈瘤が形成され，これが破綻することで発症する．好発部位は被殻，視床，橋，小脳．くも膜下出血の原因の多くは脳動脈瘤破裂であり，その他は頭部外傷や脳動静脈奇形などである．アテローム血栓性脳梗塞は，糖尿病や高血圧，脂質異常症(高脂血症)などによりアテローム硬化を生じることにより，頭蓋内主幹動脈や頭蓋外大血管が細くなり血流が減少ないし途絶えることで脳梗塞を生じる．心原性脳塞栓は，心臓内(特に左房)で形成された血栓や，シャント性心疾患(卵円孔開存など)により静脈系から心を通過してきた塞栓が脳動脈を閉塞して生じる脳梗塞．血栓形成の原因として**非弁膜性心房細動**が最も高頻度である．ラクナ梗塞は穿通枝動脈の血流障害により脳深部(大脳基底核や視床，内包，放線冠，橋)に生じる 15 mm 以下の小梗塞．

【診断】 経過，臨床症状などから脳卒中が疑われたら速やかに画像検査(CT ないし MRI)を行い，診断する．一般に出血性疾患(くも膜下出血，脳出血)に関しては CT が，脳梗塞については MRI のほうが有用．くも膜下出血では血管撮影を行い破裂・未破裂動脈瘤の検索を行う．脳梗塞では MRA により閉塞動脈の確認や主幹動脈狭窄の評価を行う．頸動脈超音波検査は狭窄の程度や動脈硬化病変の性状評価に有用．心原性脳塞栓においては，経食道心超音波検査などにより基礎疾患の検索を行う必要がある．

【治療】 全身管理のもとに各疾患に応じた治療を行う．くも膜下出血，脳出血では止血薬の投与とともに厳密な血圧管理を行い，必要に応じ抗脳浮腫薬を投与する．脳出血での外科治療(血腫吸引術)は，①出血量 31 mL 以上の被殻出血で中等度以下の意識障害がある場合，②出血量 50 mL 以上の皮質下出血で，意識レベルが傾眠から昏迷を示し，60 歳以下，③最大径 3 cm 以上の小脳出血で，神経学的に症候が増悪している場合や，小脳出血で脳幹を圧迫し水頭症を生じている場合が適応となる．くも膜下出血での動脈瘤クリッピング術ないし血管内手術は，一般にハント Hunt とコスニック Kosnik による重症度分類でグレード 1-3 で適応となる．アテローム血栓性脳梗塞には，抗凝固薬の点滴と抗血小板薬の内服を，ラクナ梗塞では抗血小板薬の投与(点滴，内服)を行う．心原性の脳塞栓には脳保護薬と抗脳浮腫薬を投与する．発症早期(3 時間以内)の脳梗塞で，中等度以上の神経徴候を示す場合，**経静脈的血栓溶解療法**の適応となる．[576] ⇨参虚血性脳血管障害→779，脳血管疾患→2296

●脳卒中の各病型の特徴

病型		基礎疾患	症状の発現	神経症状	神経症状以外の症状
くも膜下出血		脳動脈瘤 高血圧	急激(数分以内)	意識障害やてんかんをきたしやすい	激しい頭痛と嘔吐
脳出血		高血圧	比較的急激(数分から数時間かけて進行)	部位によりさまざまな症状	頭痛や嘔吐
脳梗塞	アテローム血栓性脳梗塞	糖尿病，高血圧，高脂血症	緩徐かつ階段状に進行(数時間から数日かけて進行)	片麻痺や高次脳機能障害をきたしやすい	まれ
	心原性脳塞栓	心疾患	突発完成(数分以内)	高度の意識障害や片麻痺，高次脳機能障害をきたしやすい	ときに悪心・嘔吐あり
	ラクナ梗塞	高血圧	緩徐(数時間)	片麻痺や構音障害を示すが，意識障害はない	なし

脳卒中の看護ケア

【看護実践への応用】 脳卒中は脳の循環障害で，急激に発症し，意識障害や麻痺を合併する．障害された脳の部位や範囲によって後遺症の種類や程度は異なるが，いずれの場合においても発症時から退院後の日常生活を想定したリハビリテーションや生活指導，家族指導，社会資源の活用などについて計画的に進めていく必要がある．①急性期：バイタルサインや意識障害の変化，神経症状の変化など生命にかかわる異常の早期発見と，感染症や褥瘡などの合併症の予防が重要となる．リハビリテーションは麻痺側の他動運動といった軽い運動から早期に開始する．また発症時は，突然の麻痺などの障害に直面し，患者や家族は動揺し不安が強い時期である．そのつど病状や処置に関しての説明をし，疾患の理解を促すとともに，訴えを傾聴する姿勢でかかわり，不安の軽減に努める．②回復期：社会復帰を念頭においたリハビリテーションが開始される．リハビリテーションの目標は，患者の障害の程度や家庭，社会的背景によって異なってくる．患者や家族とともに，目標を共有し，患者が意欲的に継続できるよう動機づけ，励ましていく．言語や嚥下などの障害が残った場合は，回復に時間がかかることが多い．焦らず，あきらめずにリハビリテーションを続けていくことが重要であることを説明し，回復までの間の代替のコミュニケーション手段や栄養摂取方法の工夫などについても情報提供する．後遺症の程度が重く，介護が必要な場合は，介護の方法について指導するだけでなく，家族など介護に携わるマンパワーの調整や，自宅の改造，介護用品の調達など，介護環境の整備が必要である．同時に，家族や介護者の負担感をできるだけ少なくし，継続して介護できるよう，介護保険などの医療福祉サービスを活用し，療養環境を整える．また，継続してサポートが受けられるように，地域の医療機関とも連携をとる必要がある．[1265] ⇨参脳卒中→2306

脳卒中登録 registry of apoplexy 目的は患者情報を収集し，予防から社会復帰までの脳卒中対策を計画・実施・評価することにある．登録実務は市町村の脳卒中登録センターが担当し，方法は患者発生を脳卒中通報票，連絡票，調査票で確認し，センターに登録して管理票を作成する．また，患者の希望に応じ(在宅)保健福祉サービスなどを提供する．[21]

脳卒中リハビリテーション看護認定看護師 certified nurse in stroke rehabilitation nursing⇨参認定看護師→2273

農村病⇨同農夫(婦)症→2311

農村保健⇨参農夫(婦)症→2311

膿苔(のうたい) 〔D〕Eiterbelag 膿の乾燥した黄褐色の苔状物質で，化膿性炎時の皮膚や粘膜表面にみられる．細菌や剝離上皮も含まれている．[1531]

脳地図 brain map 脳の特定の部位が特定の機能を担うという考えに基づき，大脳皮質を機能によりあたかも地図のように区分けしたもの．ブロードマン Brodmann の脳地図が有名であるが，これはもともと大脳皮質を細胞構築の特徴により区分けしたもの．脳機能をより直接的に調べる手段として，最近では頭蓋内脳波，ポジトロン断層法，脳磁図，近赤外線分光法，機能的 MRI などが利用されており，これらの所見に基

づき作成された脳地図が臨床応用されている.[1203]

嚢虫 bladder worm ［**嚢尾虫**］ 条虫の幼虫である嚢虫の総称で，擬充尾虫，擬嚢尾虫，嚢尾虫，共尾虫，包虫などの種類がある．擬充尾虫は孤虫症，嚢尾虫は嚢虫症，包虫は包虫症(エキノコックス症)を引き起こす．

嚢虫症 cysticercosis ［**嚢尾虫症**］ 条虫の幼虫である嚢虫の感染症で，ヒトは六鉤幼虫を含んでいる虫卵を経口摂取して感染する．また腸管に感染している成虫により自家感染を起こすこともある．六鉤幼虫は血流にのり筋肉や脳で嚢虫に発育する．嚢虫形成部位により，さまざまな症状が出現する．痙攣の原因となる脳の嚢虫症が有名．嚢虫の種類として有鉤嚢虫がよく知られている.[288] ⇨参有鉤嚢虫症→2851

脳-腸管ペプチド brain-gut peptide ［**脳-腸ペプチド，脳-消化管ペプチド**］ 神経系と胃，腸，膵に共通して存在する生理活性ペプチドの総称．消化管ホルモンの多くが脳にも存在することから生まれた概念．1975年，視床下部にあって成長ホルモンを抑制するソマトスタチンが胃，腸，膵のD細胞にも存在することから研究が始まった．その後，脳で見つかっていた神経ペプチド(TRH，サブスタンスP，ニューロテンシン，エンケファリンなど)が消化管に存在することが示され，逆に胆，膵，消化管に存在するホルモン(コレシストキニン，ガストリン，VIP，グルカゴンなど)が脳でも認められた．内分泌系と神経系が，情報伝達に共通の生理活性物質を用いているという神経内分泌学の概念にまで発展した．消化管の内分泌細胞のように神経的性格をもつ，一群の内分泌細胞および感覚細胞をパラニューロンとも呼ぶ.[991]

脳-腸ペプチド brain-gut peptide⇨同脳-腸管ペプチド→2308

脳底静脈 basal vein ［**ローゼンタール静脈**］ 前大脳動脈の伴行静脈の前大脳静脈と，中大脳動脈の伴行静脈の深中大脳静脈が合流する静脈(図参照⇨脳の静脈→2291)．脳底静脈は視索に沿って進み，大脳脚(中脳)を回って大大脳静脈に注ぐ．辺縁系，大脳核，内包，視床下部，中脳などからの静脈血も合流する.[1044]

脳底髄膜炎 basilar meningitis ［**頭蓋底髄膜炎**］ 脳底部に炎症の主座をおく脳髄膜炎のこと．結核性髄膜炎のときによく認められる．頭部CT，MRIによる画像上造影剤で脳底部の増強効果をみる．意識障害を含め脳神経障害などさまざまな神経症状が出現．水頭症を併発することもある．治療は原疾患によって異なる.[1173] ⇨参結核性髄膜炎→895

脳低体温療法⇨同低体温療法→2051

脳底動脈 basilar artery；BA ［L］arteria basilaris 左右の椎骨動脈は大後頭孔から頭蓋腔に入ると，延髄の上縁で合流して1本の脳底動脈となる．脳底動脈は前下小脳動脈，迷路動脈(内耳にいく)など種々の側枝を出しつつ橋の腹側を上行し，上小脳動脈を分岐したのち，橋・中脳移行部で左右に分かれて後大脳動脈に終わる．脳幹，小脳などを養う基幹血管.[1044] ⇨参後大脳動脈→1031，大脳動脈輪→1896

脳底動脈先端症候群 top of basilar artery syndrome 脳底動脈遠位部の閉塞により多彩な臨床症状をきたす症候群．脳幹，中脳，視床，後頭葉，海馬などに梗塞をきたし，眼球運動障害，視覚異常，精神行動異常，健忘などの特異な症状を呈する.[1173]

●脳底動脈の分布

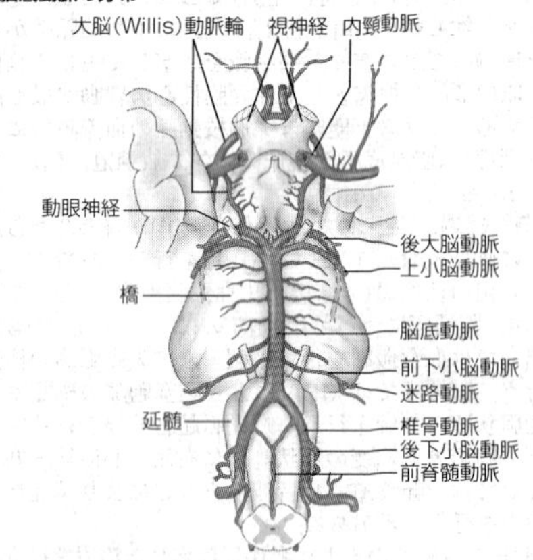

脳電図⇨同脳波→2310

脳糖⇨同ガラクトース→549

能動意識 consciousness of activity ヤスパース Karl Jaspers(1883-1969)の自我意識の1つ．知覚，表象，思考，追想，行為などが自分のもので，自分が行っているという意識のこと．損なわれると精神活動を自身のものとして統合できなくなり，さまざまな活動が断片・無縁化し，ひとりでに動き出す自動症(自生思考，記憶表象など)になる．体験に自分らしさが失われ，自分の意志で行っている確かな実感が薄れることを離人症といい，内的体験の変容を自覚する内界意識離人症，外の対象が生き生きと感じられない外界意識離人症(現実感消失)，空腹や満腹感がつかめないなど身体感覚の疎隔を感じる身体意識離人症がある.[1205,1228] ⇨参自我→1225

脳頭蓋 neurocranium⇨同頭蓋→2094

能動義手 body-powered upper extremity(limb) prosthesis, functional upper extremity prosthesis 健常側上肢帯，切断側残存上肢帯，体幹の動きをハーネスによってとらえ，コントロールケーブルを介して手先具や継手を随意的に操作する機構をもつ義手．切断者の身体の動きを利用しているため体内力源義手とも呼ばれる．これに対して，電動，圧縮炭酸ガス，油圧などを利用し義手を操作するものを体外力源義手という．上腕・前腕義手にも用いられ，手先具は能動フック，能動ハンド，作業用手先具が選択できる.[1557] ⇨参コントロールケーブルシステム→1143

脳動静脈奇形 cerebral arteriovenous malformation；cerebral AVM ［**AVM**］ 胎生早期(約3週)に発生する先天性奇形で，脳動脈(導入動脈 feeder)が異常な血管塊(ナイダス nidus)を介して静脈(導出静脈 drainer)に直接吻合する異常．毛細血管を介さず動脈血が圧の高いまま静脈に流入するため静脈性の出血を起こす．AVMの出血は年間2-3%であるが，出血例の初年度の再出血は6%と高く，初回出血による死亡率は10%である．AVMの重篤度分類にスペッツラー Spetzler分類が広く使用されている．この分類はナイダスの大きさ，病変周囲脳の機能的重要度，導出静脈の型で点数化したもので，手術の危険性，予後に相関する．治療は手術による摘出，血管内治療による塞栓術，放射線外科治療(ガンマナイフなど)を単独もしくは組み合わせて用いられる．[327]

脳動静脈瘻(ろう) cerebral arteriovenous fistula 先天的要因や外傷，その他の二次的要因で脳動脈と静脈との間に瘻孔が形成され直接交通している状態．頭蓋内疾患で多い動静脈瘻は硬膜動静脈瘻で，その代表例が内頸動脈と海綿静脈洞間に瘻孔を形成する頸動脈海綿静脈洞瘻 carotid-cavernous sinus fistula(CCF)である．一側の眼球突出，結膜の充血浮腫，心拍に一致した雑音が三主徴で，そのほか外眼筋麻痺による複視，視力障害を訴える場合が多い．自然治癒はまれで積極的治療を要する．最新の治療法としては血管内手術でコイルや液体塞栓物質を用いて瘻孔を閉塞させる方法がある．[327] ⇨参頸動脈海綿静脈洞瘻(ろう)→868

能動透過⇨同能動輸送→2309

能動ハンド functional hand 能動義手の手先具の一種で，外見は手を模した5本指となっている．行える動作は3点つまみ，側面つまみ，握り動作のうち1種類のみである．機能的には母指だけが動くもの，3本の指(母指，示指，中指)が対立し動くもの，5本の指が全部動くものがある．能動フックに比べ見かけはよいが機能的には劣っている．随意開き式と閉じ式がある．[1557]

能動フック functional hook 能動義手の手先具の代表的なもので手先具の一種．手鉤型に彎曲した2本の金属製の指で手指のはさむ機能を代償する手先具．指鉤(フィンガー)の開閉操作には随意開き式と随意閉じ式があり，2本のフィンガーでつまみ動作が可能で，さらに引っかける動作なども可能である．力源のゴムがスプリングにより制御レバー(フックの母指)に掛けたワイヤーを引っ張ることで開閉される構造になっている．[1557]

脳動脈硬化症 cerebral arteriosclerosis 脳動脈硬化に基づく脳循環障害によると思われる自覚症状，精神症状(めまい，しびれ，耳鳴，頭重感など)を有するが脳の局所徴候はなく，またCT，MRIでも局所異常を認めないものとされている．他の多くの疾患とまぎらわしく漠然としていたため，近年本病名にかわる慢性脳循環不全の診断基準が作成され，利用されるようになっている．[1173] ⇨参脳循環不全症→2302

脳動脈瘤 cerebral aneurysm ［頭蓋内動脈瘤］ 脳の動脈が局部的にこぶのように拡張突出した状態．ウィリス Willis 動脈輪の前半部に好発し，前大脳動脈-前交通動脈・内頸動脈-後交通動脈の分岐部，中大脳動脈の起始部が好発部位．多くは先天性の桑実状動脈瘤 berry aneurysm で，その他，外傷，動脈硬化，高血圧などにより形成され，紡錘状，囊状に大別される．動脈瘤(多くは囊状動脈瘤)が大きくなるにつれ，その圧迫により動眼神経麻痺など発生場所に応じて種々の症状を呈してくるが，腫瘤の大きさ・部位により症状は異なる．動脈瘤が破裂した場合はくも膜下出血となり，激しい頭痛・意識障害などを呈し，約1/3は1回の発作で死亡するといわれ，また，再発率も高いので緊急の手術が必要となる．脳ドックの普及により発見されることの多い未破裂動脈瘤への対応が大きな問題となっており，対応はケースバイケースといえる．手術としては，動脈瘤の型，場所，大きさなどによりいくつかの方法がある．最近，血管内塞栓術(カテーテルによる血管内閉塞術)が普及してきている．診断は，CT，MRI検査もしくは髄液検査によるが，くも膜下出血発症から手術までの間は，頭部を45度挙上させた体位で臥床させ，暗くて静かな環境を保持し，鎮静薬の投与，抗痙攣薬の投与，頭蓋内圧降下薬の点滴など，必要な処置を行う．[1527] ⇨参囊状動脈瘤《脳の》→2303

●脳動脈瘤の手術方法

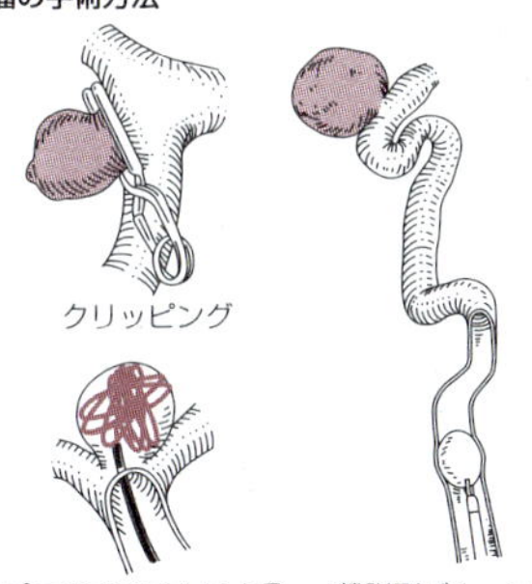

田中隆一(山浦晶ほか編)：標準脳神経外科学 第10版，p.208，図234，医学書院，2005

脳動脈攣縮(れんしゅく) cerebral arterial spasm⇨同脳血管攣縮(れんしゅく)→2296

能動免疫 active immunity, active immunization ［活動免疫］ 生体に抗原を投与して積極的に免疫を与えること．ワクチンはその例．あるいはそのようにしてできた免疫状態を指すこともある．受動(受身)免疫に対する言葉．[1439] ⇨参受身免疫→323

能動輸送 active transport ［能動透過，活性輸送］ 細胞内外の化学ポテンシャルあるいは電気化学ポテンシャルの濃度勾配に逆らって起こるカチオンの生体膜輸送．それに対して濃度勾配に従って起こる物質輸送を受動輸送という．電気化学的勾配に逆らってイオンを輸送するためには，イオン輸送に伴う自由エネルギーの増加を上回る量の自由エネルギーが他から供給されなければならない．これには一般に代謝反応で遊離される自由エネルギーが使われる．最も広く用いられているエネルギー源はATPである．細胞膜のナトリウム(Na)ポンプが行う Na^+ と K^+ の能動輸送と，筋小胞体のカルシウム(Ca)ポンプが行う Ca^{2+} の能動輸送はATPをエネルギー源とした代表的なもの．[362] ⇨参浸透〔現象〕→1591，受動輸送→1404

濃度計 densitometer ［デンシトメーター］ 透過光と光電管を使って試料中の物質の濃度を測定する装置．[258]

濃度勾配 concentration gradient 溶液中に含まれる物質の濃度が，部位によって異なることによる濃度差のこと．物質は濃度勾配に従って拡散し，平衡状態では溶液は均一な濃度となる．[1335]

脳ドック detection of asymptomatic brain disease 無症状の健常者を対象にして，脳の症候性疾患に対する一次予防を目的とする検査．頭部MRI(MRイメージング)，MRA(MRアンギオグラフィー)，血液生化学検査などを中心として行われる．認知症の早期発見のため高次脳機能検査などが行われることがある．未破裂脳動脈瘤や無症候性脳梗塞などが見つかった場合には，危険因子などを考え合わせ治療法を選択する．[1173]

濃塗標本 thick blood film⇨同血液濃塗標本→890

脳内出血 intracerebral hemorrhage；ICH ［**脳血腫**，ICH］ 脳血管（動脈，静脈，毛細血管）の破裂により脳実質内に出血をきたすこと．原因としては高血圧性脳出血が最も多く約60％を占めるといわれる．その他の原因として脳動脈瘤，脳動静脈奇形，モヤモヤ病，アミロイド血管症，血液疾患，出血性素因，脳腫瘍内の出血，外傷などがある．出血の部位としては被殻などの基底核領域が最も多く，皮質，小脳，橋の順となる．症状としては日中に発症し頭痛，嘔吐などに引き続き，数分から数時間の間に神経脱落症状を呈してくることが多い．出血が大きいと意識障害も出現する．診断は頭部CTにて出血を確認することでくだされる．治療は血圧管理（160 mmHg 以下），抗脳浮腫薬の使用および安静である．意識障害があり，血腫が巨大なときまた増大する場合はICU（集中治療室）にて管理し，血圧，脈拍数，呼吸数，対光反射，瞳孔不同の有無などを記録する．外科的に血腫除去術を行う場合もある．出血原因の明らかな場合は，それらに対する治療もあわせて行う．後遺症の残った場合にはリハビリテーションを行いADL（日常生活動作）の拡大をはかる．[1173]
⇨参脳出血→2301

脳内盗血現象 intracerebral steal phenomenon ［**脳内盗血症候群**］ 脳虚血が起きたときには虚血巣の血管は拡張するため脳血管拡張薬に対して反応性が低下する．このとき脳血管拡張薬を用いると健常部位の血管のみが拡張し，脳血流の再分布が生じ虚血巣の血流がさらに減少してしまう現象．このため脳梗塞急性期には脳血管拡張作用のある薬物の投与には注意が必要である．[1173]

脳内盗血症候群 intracerebral steal syndrome⇨同脳内盗血現象→2310

脳軟化症 cerebral softening, encephalomalacia 広い範囲や多発性の脳梗塞では，壊死を起こした脳組織がやわらかくなるという，病理解剖の所見から生まれた名称．脳梗塞とほぼ同義．近年，使用される頻度は低いが，白質軟化症というような表現で残っている．[1306]
⇨参脳梗塞→2297

膿尿 pyuria 炎症性の白血球細胞で混濁した尿．尿中には正常でも1日当たり数十万個の白血球が排泄されている．尿を遠心分離した沈渣を400倍で検鏡すると，正常な場合では白血球はほとんど見当たらないが，1視野に5個以上の白血球を認める場合を膿尿という．赤血球が混在する場合には血膿尿という．白血球が多量に含まれている場合には肉眼的にも尿混濁を呈することがある．通常は男女とも中間尿を採取し検査するが，女性の場合，腟分泌物などの混入を防ぐため，カテーテルで膀胱尿を採取することもある．男性の前立腺炎や尿道炎の場合には初尿を採取したほうが膿尿を検出しやすい．膿尿をきたす疾患には腎盂腎炎や膀胱炎，尿道炎などの尿路感染症，尿路結核，尿路結石の存在などが考えられる．[1244]

膿嚢胞 pyocele, pyocyst 副鼻腔に発生する粘液嚢胞に混合感染し，内容が膿性となったもの．試験穿刺すると黄色粘稠な内容液が証明され，培養で細菌が認められる．眼痛や流涙などの眼症状がみられることが多い．治療は外科的に嚢胞を摘出．[1531]

脳膿瘍 brain abscess, cerebral abscess ［**頭蓋内膿瘍**］脳実質内に膿瘍を形成したもの．原因として中耳炎，副鼻腔炎，気管支炎，心臓弁膜症などがある．起炎菌としては連鎖球菌，黄色ブドウ球菌が多い．頭痛，発熱，白血球増多，髄膜刺激症状，局所神経症状などの症状で発症する．診断には頭部CT，MRI（造影で環状増強），髄液検査（多核球増多，タンパク質上昇）が有用である．抗生物質，抗脳浮腫薬，ステロイド剤の投与を行い症例によっては外科的に排膿を行う．[1173]

脳波 electroencephalogram；EEG ［**脳電図**］ 頭皮上，蝶形骨底，鼓膜，脳表，脳深部などに置いた電極によってヒトや動物の脳から生じる電気活動を記録し観察するもの．覚醒・睡眠の別，脳の機能障害（てんかん，意識障害など）の有無・程度や広がりなどを知ることができ，医療における臨床検査，また医学，生理学，心理学，工学領域での研究に用いられる．頭皮上から臨床脳波としてとらえられるものは，主として皮質錐体細胞の深部あるいは表層の樹状突起における活動電位，シナプス後電位などの総和である．電気現象は電源から遠ざかるほど急激に減弱する．さらに，髄膜，髄液，頭蓋骨，皮膚を通過する際には，周波数が速い変化ほど強く吸収される．それゆえ，臨床脳波に最も大きな影響を与えているのは，皮質表層に近い先端樹状突起における電位変化となる．〔**脳の活動と脳波の周波数変化**〕ヒト，動物の脳は，常にさまざまな周波数からなる電気の振動を発生しており，それぞれ異なった生理学的な意義をもつ．周波数帯域ごとにδ波（0.5-3 Hz），θ波（4-7 Hz），α波（8-13 Hz），β波（14-30 Hz）に分類され，δ，θ波を徐波，β波を速波と呼ぶ．小児では徐波が多く，18歳前後で成人脳波になり，高齢者ではα波の徐波化がみられる．通常，健常成人（18歳以上）の覚醒・閉眼・安静時には後頭部を中心にα波が多く出現し，そこにβ波が混入する．開眼すると速やかにα波は振幅が減衰し，計算などの精神作業ではα波が消え，β波に置き換わる．また睡眠の深さ（睡眠深度）も，入眠期，軽睡眠期，中等度睡眠期，深睡眠期，レム（REM）期の各ステージに特徴的な脳波の周波数などから判断される．このように，感覚入力（体性感覚，聴覚，視覚など），運動，覚醒状態の変化，認知活動などによって周波数成分が変わるので，生理学や心理学研究で応用される．高速フーリエFourier変換，周波数フィルターなどの信号処理技術が必要となる．また脳波に呼吸曲線，眼電図，心電図，筋電図などを加えた多チャンネル・長時間睡眠記録は，睡眠時の種々の異常（睡眠時無呼吸症候群など）の病態解析に役立つ．〔**脳波の異常**〕脳波の異常からさまざまな疾患の診断や病態解析ができ，脳死判定にも重要な検査である．具体的な異常所見として，①正常所見の抑制・消失や左右非対称，②健常者にみられない異常活動（棘波，徐波，棘徐波結合などの発作波）の出現などがある．てんかんでは，各臨床発作型に特徴的な脳波（発作波）がみられ，鑑別診断，治療薬の選択や中止の判断材料となる．また，脳炎による脳障害や意識障害の程度，臨床経過，治療効果，予後などの判定や局在診断に役立つ．クロイツフェルト・ヤコブ Creutzfeldt-Jakob 病，亜急性硬化性全脳炎，単純ヘルペス脳炎などでは周期性同期性放電がみられることがある．さらに，甲状腺機能異常，糖尿病性昏睡，低血糖昏睡，無酸素脳症，一酸化炭素中毒，尿毒症，肝性昏睡(三相波)でも脳波異常が出現する．脳血管障害，脳腫瘍，頭部外傷，精神疾患，アルツハイマー Alzheimer 型認知症などでは，徐波化などの非特異的所見を呈する．脳幹症，非定型精神病，行動異常児などでも特異な発作波を呈するものがある．〔**脳波の観察・解析**〕波形を直接記録する方法と，波形に何らかの加工を行って解析する方法がある．臨床検査に用いられるのは直接記録する方法で，背景脳波(基礎律動)や突発活動(てんかん波形など)を観察する．各種てんかん，変性疾患，代謝性疾患，神経系の感染症，脳器質的疾患，意識障害，睡眠障害，精神疾患などの診断の補助，状態把握などに用いられる．波形を加工する方法として，加算平均法，双極子推定法，周波数解析，コヒーレンス法，主成分分析，独立成分分析などがあり，一部は臨床でも用いられる．最近ではコンピュータの進歩により，双極子追跡法などさまざまな解析が可能になっている．〔**記録方法**〕脳波の記録方法には，電極を頭皮上に配置する方法と脳表に配置する方法がある．頭皮電極の場合は，通常，国際 10-20 法にしたがって 21 個の電極を置く．研究が目的の場合は，より多くの電極を置くこともあり，モニタリングでは数個の電極でモニターすることもある．電極は円板状や皿状のものを特殊な帽子や導電性ペーストを用いて頭皮に固定する場合と，針電極を頭皮内に挿入する場合がある．円板状電極，皿状電極を頭皮に固定する場合は，侵襲がなく安価であるが，導電率の異なる脳，硬膜，脳脊髄液，頭蓋骨，皮膚などを通して観察するため空間分解能が低下，高周波活動の低減，頭皮との接触不良による雑音混入，筋電図混入などで精度が低下する．一方，脳表電極の場合は開頭手術が必要で侵襲は大きいが，頭皮電極では記録しにくい脳底面などにも電極を置くことが可能で，より精度の高い記録が得られる．[1343]

脳波検査法 electroencephalography；EEG 大脳皮質の神経細胞群から発生する電気活動の総和を頭皮上の電極を用いて導出・記録する方法．頭蓋表面に多数の探査電極を貼付し，8-40 チャンネルで記録．電極は国際的基準である 10-20 法に従い配置する．耳朶に置いた基準電極と各探査電極間の電位差を記録する基準導出法(単極導出法)と各探査電極間の電位差を記録する双極導出法とがある．脳波の記録は，被検者が安静に閉眼している状態で行うのが原則であるが，安静時には不明か軽度にしか存在しない異常脳波を，開閉眼，過呼吸，光，睡眠などを賦活させて発現させる．てんかん，脳死を含む意識障害，代謝性脳症，ナルコレプシー，睡眠時無呼吸症候群などでは，最も重要な検査である．[475]

脳波賦活⇨同脱同期化⇀1919

膿皮症 pyoderma，pyodermia 皮膚細菌感染症の総称．部位，経過により毛包性膿皮症，汗腺性膿皮症，非付属器性膿皮症，慢性膿皮症などといわれる．黄色ブドウ球菌，表皮ブドウ球菌，連鎖球菌が原因となる．[1545]

嚢尾虫⇨同嚢虫⇀2308

嚢尾虫症⇨同嚢虫症⇀2308

脳浮腫 brain edema，cerebral edema ［**脳腫脹**］ 脳実質の細胞内あるいは細胞外への異常な水分の貯留によって，脳組織の容積が増大する状態．①細胞内の浮腫(細胞毒性浮腫)と，②細胞外の浮腫(血管原性浮腫)に分類される．細胞毒性浮腫は，脳虚血，代謝異常などによって，エネルギー代謝障害をきたし，Na^+/K^+ ATPase によるポンプ機能の消失や，グルタミン酸の吸収から，水分が細胞内に貯留し生じる．また，アクアポリンという細胞膜上の水チャネルも関与するとされる．血管原性浮腫では，脳腫瘍，脳挫傷，脳虚血の際に，血管壁の透過性が亢進および，血液脳関門の破綻が生じ，血管内から血清タンパク質と水分が透過し，細胞外組織間隙が拡大して生じる．臨床的には，頭蓋内圧の亢進，周辺脳組織の圧迫損傷が起こり，重篤な場合，脳ヘルニアをきたすこともある．治療には，高浸透圧剤(高張グリセロールなど)，利尿薬やステロイド剤が使用され，著しい場合には，減圧開頭術が行われる．[1306]

農夫(婦)症 peasant syndrome，farmers syndrome ［**農民症，農業病，農村病**］ 昭和 10 年代頃まで多発した農民に共通する一定の自覚症候群(腰痛，肩こり，手足のしびれ，夜間多尿，息切れなど)のこと．過酷な筋肉労働が長期間にわたって続くことに起因する慢性疲労現象とも考えられた．中年の農婦に多発するとの報告があったため農婦症と称され，多産が要因と考えられたが，その後，農夫にも高率に認められたことから，現在の名称となった．上記五大症状に不眠，めまい，腹張りを加えた採点法による診断が広く用いられている．近年，農業労働の機械化などによる農業近代化により着実に減少．農夫(婦)症，高血圧症など農村に多発する疾病の予防，健康増進などの施策全般を農村保健という．[41]

脳ブドウ糖消費量 cerebral metabolic rate for glucose；CMRGlu 血流により運ばれ，脳組織に摂取されて消費されるブドウ糖(グルコース)の量．正常では脳の血流と酸素代謝，ブドウ糖代謝は一致している．脳へのブドウ糖の供給量には十分な予備能があり，正常では血流で送られたブドウ糖の約 10% が脳で消費されているだけである．ポジトロンエミッション断層撮影(PET)を用い，^{18}F-FDG や ^{11}C-DG を投与して測定される．[737] ⇨参フッ素 18 フルオロデオキシグルコース⇀2561

農夫肺 farmer's lung 過敏性肺炎の一種で，干し草に付着したカビ，好熱性放線菌のミクロポリスポラ・ファエニ *Micropolyspora faeni*，サーモフィルス・ブルガリス *Thermophilus vulgaris*，あるいはその他の有機粉塵の吸入によって起こる．カビの胞子に対して抗体ができた患者に起こり，咳，発熱，悪寒，呼吸困難，頻脈などを主症状とする．治療には副腎皮質ホルモン剤の経口投与などを行う．[953]

農夫皮膚 farmer skin⇨同項部菱形(りょうけい)皮膚⇀1055

脳ヘルニア cerebral hernia，cerebral herniation ［**脳嵌入**(かんにゅう)，**脳嵌頓**(かんとん)］ 脳内の拡張性・占拠性病変により他の部位が圧迫を受け，二次的に脳の形と位置が変化し隣接区間へ嵌頓した状態．ヘルニアを起こす場所により数種類に分けられる．脳ヘルニアにより脳幹部の圧迫が高度になると意識障害，呼吸の異常，瞳孔の左右差などがみられ，生命の危険が生じる．治療は占拠性病変の除去，浮腫の軽減，減圧術など脳の圧迫を取り除くことである．[1173]

●脳ヘルニア（冠状断）

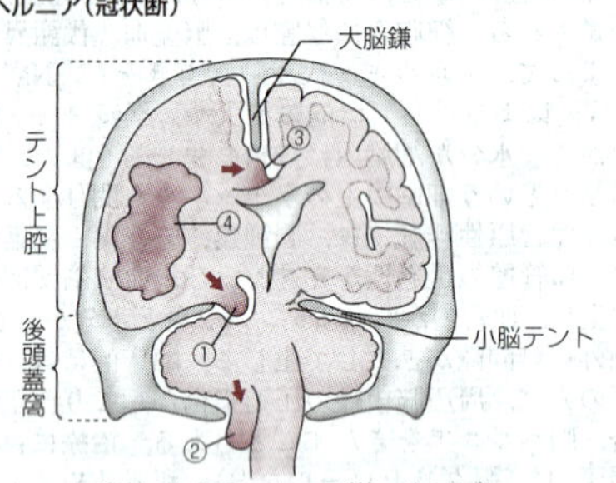

①テント切痕ヘルニア（鉤ヘルニア）
②大後頭孔ヘルニア（扁桃ヘルニア）
③大脳鎌下ヘルニア（帯状回ヘルニア）
④占拠性病変

膿疱　pustule　水疱の内容物が膿からなるもので，不透明な黄色調を呈する．細菌性膿疱や真菌性膿疱（白癬性膿疱）のような感染症に伴うものと，原因不明の無菌性膿疱を示す膿疱症などの疾患群がある．細菌・真菌培養検査により両者は鑑別される．[1179]

●膿疱

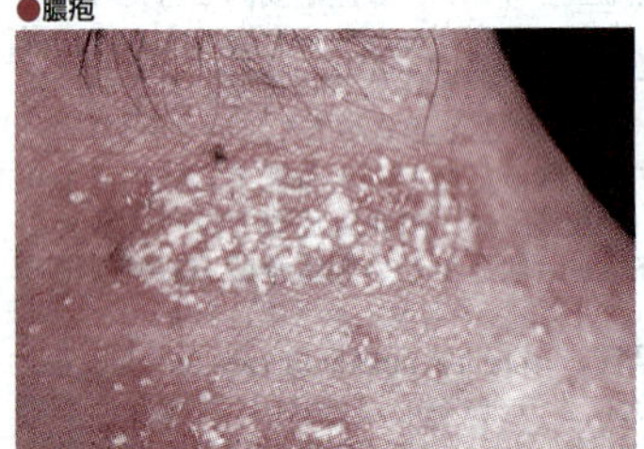
膿疱性乾癬にみられた膿疱

嚢胞　cyst　袋状に内腔を形成し，液や気体，角質などの内容物を中に入れるもの．単房性あるいは多房性がある．嚢胞内腔が上皮によって覆われる真性嚢胞と，被覆上皮を欠いて嚢胞壁は結合織などからなる仮性嚢胞に分類．原因としては先天性・炎症性のほか，寄生虫や腫瘍によるものなどがある．[1531]　⇨参嚢腫→2301

嚢胞肝　polycystic liver　原因を問わず肝臓に嚢胞が多発している状態を意味するが，通常は遺伝的疾患である多発性嚢胞腎の一分症に対して用いられることが多い．嚢胞肝は嚢胞腎より遅れて加齢とともに出現．嚢胞腎は徐々に増大しいずれ腎機能廃絶に至らしめるが，嚢胞肝は巨大になっても肝機能異常をきたすことはなく，これが原因で肝不全になることはない．[279,1394]　⇨参肝嚢胞→649，嚢胞腎症→2312

嚢胞状腫瘤⇨同嚢腫→2301

嚢胞状中膜壊死　cystic medial necrosis，medionecrosis of the aorta　大動脈壁の中膜の弾性組織ならびに筋肉組織のムコ多糖沈着と変性を伴う多巣性消失をいう．胸部大動脈に多く，まれに冠動脈も侵される．高度かつ広範囲になると，大動脈壁は脆弱化して解離性ないしは非解離性の大動脈瘤を生じる．胸部大動脈瘤の主要な原因であり，大動脈弁閉鎖不全を伴うことがある．[202,83]

嚢胞状リンパ管拡張症　cystic lymphangiectasia　嚢胞状に拡張したリンパ管とその周囲に増殖したリンパ管から構成される．1歳以下の小児の頸部が嚢状に腫脹するのが本病変の定型である．腫瘤が大きくなると呼吸困難や嚥下障害を引き起こす．[1531]　⇨参嚢胞性リンパ管腫→2313

嚢胞状リンパ管腫　cystic lymphangioma⇨同ヒグローマ→2435

嚢胞腎症　cystic kidney disease　大小さまざまな嚢胞が腎実質内に形成され，徐々に大きくなっていく疾患で，ほとんどが両側性．遺伝性かつ先天性であり，常染色体優性遺伝型（成人型多発性嚢胞腎）と，常染色体劣性遺伝型（幼児型多発性嚢胞腎）の2タイプがある．常染色体優性遺伝型では多くの場合，30-50歳前後で腹部腫瘤，腰痛，血尿などの症状が生じ，進行すると腎不全，尿毒症となる．肝・膵臓にも同じような嚢胞ができることがある．常染色体劣性遺伝型では生後8週頃より，両側腹部腫瘤，腎不全で発見され，発症の早いものは生存期間が短く，思春期まで生存するのはまれ．小嚢胞が充実し，正常のネフロンがほとんどない．[474]　⇨参後天性嚢胞性腎疾患→1038，多発性嚢胞腎症→1925

膿疱性乾癬（かんせん）　pustular psoriasis⇨参乾癬（かんせん）→628

嚢胞性甲状腺腫　cystic goiter　嚢胞を伴う甲状腺腫．嚢胞の状態の診断には，超音波検査と細胞診が有効．①単独の嚢胞で平滑，整状の嚢胞壁に囲まれたもの（単純性嚢胞），②単独の嚢胞で，その嚢胞壁は不均一で細胞固形成分をもつもの（濾胞腺腫や濾胞癌など），③細胞固形成分と嚢胞変性の混在する結節（腫瘍の自壊したものや腺腫瘍甲状腺腫など）などの種々の形態が存在する．単純性嚢胞は，穿刺排液だけで治癒するものがあるが，多胞性嚢胞や細胞固形成分が混在するものは，腫瘍性増殖を生じるために手術療法の適応になることも少なくない．[783]　⇨参甲状腺嚢胞→1018

嚢胞性腎疾患　cystic disease of kidney　一方の腎に3個以上の嚢胞を有する腎臓を嚢胞腎といい，臨床症状を呈したり，腎機能に影響を及ぼしたりした場合に嚢胞性腎疾患と称する．嚢胞の発生原因は明らかではないが，多くは嚢胞上皮細胞の増殖が関与していると考えられている．遺伝性の有無や遺伝形式，病態や予後などはさまざまであり，その分類法もいまだ確定されたものはない．1987年にアメリカ小児科学会により提唱された分類を以下に示す．遺伝性のあるものは，①常染色体優性多発性嚢胞腎，②常染色体劣性多発性嚢胞腎，③若年性ネフロン癆，④髄質嚢胞腎，⑤先天性ネフローゼ，⑥多発奇形症候群 multiple malformation syndrome に合併した嚢胞に分類される．遺伝性のないものは，①先天性多嚢胞性腎，②多房性腎嚢胞，③単純性腎嚢胞，④髄質海綿腎，⑤後天性嚢胞腎，⑥腎盂性嚢胞，腎杯憩室に分類される．[1244]　⇨参嚢胞腎症→2312

嚢胞性膵線維症⇨同嚢胞性線維症→2313

嚢胞性線維腫　cystic fibroma　内部に嚢胞または嚢胞様

の病巣が形成されている線維性腫瘍.[485]

嚢胞性線維症 cystic fibrosis ［嚢胞性膵線維症，線維性嚢胞膵症］ 全身の外分泌腺から異常な分泌物が産生され，それによって種々の組織障害，特に肺や消化器が損傷を受ける疾患であり，常染色体劣性遺伝を示す．白色人種では，約2,500の出生に1例の割合で発症するといわれるが，黒人，東洋人ではまれ．特徴は，①膵と気道の粘液分泌腺にきわめて粘稠な分泌液が産生され，これを閉塞する，②汗中へ過剰の電解質が失われることにある．さらに膵における高度の線維増生と導管の嚢胞状拡張が著明で，消化吸収障害をきたす．新生児期には，異常に粘稠で凝固しやすい粘液のために胎便の排泄が妨げられ，約10%の症例で胎便性イレウス(腸閉塞)を生じ，手術を要することも多い．膵病変は2-3歳頃から明らかとなり，粘稠な分泌物による膵管分枝の閉塞，膵液のうっ滞による膵線維化，無数の小嚢胞，脂肪浸潤を認め，外分泌障害に基づいた消化吸収障害により栄養発育障害が進む．また，気道外分泌腺からの粘稠な分泌物による細気管支の閉塞などのため肺炎や気管支炎を繰り返す．さらに，夏季など発汗の多い状態では，電解質喪失による症状を呈する．根本的治療は存在せず，呼吸器感染症のため小児期に死亡することが多い．[60,279]

嚢胞性特発性大動脈中膜壊死 ⇨回特発性嚢胞状大動脈中膜壊死⇀2149

嚢胞性二分脊椎⇨回脊髄形成異常症⇀1717

嚢胞性パターン cystic pattern 超音波診断において，目的とする部位の内部エコーがみられないか，ごく弱いエコーしかみられないパターン．嚢胞性の病変でよくみられるためこう呼ばれる．[955]

嚢胞性卵巣腫瘍 cystic ovarian tumor 卵巣腫瘍の性状が嚢胞性のもので，良性，境界悪性，悪性に分かれる．嚢胞性は1個ないし複数の球形の袋を持ち，液状物質で満たされている．奇形腫や子宮内膜症(チョコレート嚢胞)をはじめ良性腫瘍の頻度が高い．超音波検査により，多房性あるいは嚢胞壁の肥厚などが認められる場合には，悪性の可能性がある．腫瘍マーカーも参考にした鑑別診断が必要である．また，黄体嚢胞などの機能性嚢胞を鑑別し，手術療法の適応となる．[998]

嚢胞性リンパ管腫 cystic hygroma，cystic lymphangioma ［頸部嚢胞水腫］ 先天性のリンパ管奇形による液体の貯留．幼小児の頸部や肩にみられることが多い．まれに成人後に発現するものもある．治療は外科的切除，または腫瘍はそのままにブレオマイシン塩酸塩や抗悪性腫瘍溶連菌製剤(ピシバニール®)などの抗癌剤を注入して内腔をつぶす方法がとられる．前者は周囲の組織や血管に広がった腫瘍を完全に除去するのが難しく，最近は美容上の観点からも後者がよく選択される．どちらも再発の可能性を残す．[485] ⇨参ヒグローマ⇀2435，嚢胞状リンパ管拡張症⇀2312

嚢胞線維腺腫 cystadenofibroma⇨回線維腺腫⇀1749

嚢胞腺癌 cystadenocarcinoma ［ふるい状癌］ 嚢胞状を呈する腺癌．膵臓や卵巣にみられ，漿液性と粘液性に分けられる．増殖が速く，より悪性なものほど複雑な多嚢胞状を示し，嚢胞内への乳頭状・充実性増殖が目立つ．[1531] ⇨参漿液性嚢腺腫⇀1419，粘液性嚢胞腺腫⇀2286

嚢胞腺腫 cystadenoma，cystoadenoma ［腺嚢腫，嚢腺腫］ 嚢胞状の構造を呈する腺腫．膵臓ではまれにみられ，体尾部に多い．多房性で漿液性と粘液性に分けられ，後者は潜在的に悪性といわれている．卵巣では漿液性腫瘍と粘液性腫瘍の良性のものを嚢胞腺腫と呼び，悪性のものは嚢胞腺癌という．嚢胞腺腫の中に境界悪性のものもある．[1531]

嚢胞内乳頭腫⇨参管内乳頭腫⇀647

嚢胞様黄斑浮腫 cystoid macular edema；CME 黄斑部の浮腫が長期化し，中心窩周囲に嚢胞が花弁状に形成されたもの．糖尿病黄斑浮腫，網膜静脈閉塞症，慢性ぶどう膜炎などの疾患や眼内手術の術後などにみられる．治療は副腎皮質ホルモン剤の後部テノン Tenon 嚢下注射や硝子体内注射，硝子体手術などが行われる．[1309]

脳膜炎 cerebral meningitis⇨回髄膜炎⇀1629

脳マラリア cerebral malaria 重症のマラリアで，マラリア原虫が感染した多数の赤血球が脳の毛細血管を閉塞し，それにより中枢神経症状が現れた状態．意識障害が主症状で，熱帯熱マラリアでときにみられる．[288] ⇨参熱帯熱マラリア⇀2281

農民症⇨回農夫(婦)症⇀2311

農薬 pesticide，agricultural chemical 「農薬取締法」第1条の2では「『農薬』とは，農作物(樹木及び農林産物を含む)を害する菌，線虫，だに，昆虫，ねずみその他の動植物又はウイルスの防除に用いられる殺菌剤，殺虫剤その他の薬剤(中略)及び農作物等の生理機能の増進又は抑制に用いられる成長促進剤，発芽抑制剤その他の薬剤をいう」と規定している．わが国における用途別の農薬原体数の割合は，殺虫薬34%，殺菌薬25%，除草剤27%，植物成長調整剤7%である〔2006(平成18)年現在〕．組成による分類では，化学農薬と生物農薬に大別される．大部分の農薬は化学農薬に属し，さらに無機化合物，有機合成化合物，天然化合物，抗生物質に分類される．第二次世界大戦前の農薬はほとんどが無機化合物であったが，戦後はBHC(六塩化ベンゼン)，パラチオンなどの有機合成化合物が汎用されるようになった．有機合成化合物は有機リン系，有機塩素系，カーバメート系，ピレスロイド系などに分類される．[182,56]

農薬汚染 pesticide pollution，agricultural pollution 使用された農薬，およびそれらの分解生成物質が，大気，土壌，作物などに残留，蓄積し，人畜の健康または生活環境に好ましくない状態をもたらすこと．戦後の合成有機農薬の多用は，『Silent Spring(邦題：沈黙の春)』(レイチェル=カーソン Rachel Carson 著)で指摘されたような，食物連鎖を通じて直接または間接に人体に影響を与える農薬汚染を生じた．わが国の代表的な食物の農薬汚染例としては，コメの水銀汚染，牛乳のBHC(六塩化ベンゼン)汚染，キュウリ，ジャガイモなどのディルドリン汚染があげられる．わが国では，「食品衛生法」により食品の残留農薬基準が，「農薬取締法」により農薬の作物残留にかかわる登録保留基準が設けられている．2006(平成18)年に，食品に残留する農薬等に関する「ポジティブリスト制度」が導入され，残留基準が設定されていない農薬などであっても一定量をこえて残留する場合には販売などを原則禁止すること

ができるようになった.[182,56]

農薬中毒 pesticide poisoning 農薬を原因物質とした中毒．わが国では1970年代から強急性毒性農薬(パラチオンなど)や強残留性有機塩素系農薬(BHC，DDTなど)が使用禁止となった．症状により，大量曝露後の急性中毒と長期間低曝露の慢性中毒に大別できる．多くの急性中毒は中毒症状が数時間以内に現れるが，一部の有機リン系殺虫薬でみられる神経中毒のような遅延毒性もある．近年，全身性の急性中毒は減少したが，接触性皮膚炎，アレルギー性皮膚炎，結膜炎などの皮膚や粘膜への障害が問題である．慢性中毒の事例として，低毒性有機リン系農薬やシロアリ防除剤摂取による慢性中毒，CNP(水田除草剤クロルニトロフェン)によって生じたと考えられる胆囊癌多発事例などがあった．現在でも，生態系への影響，食物連鎖による生物濃縮，その結果としての健康影響は世界的問題である．対策としては，農薬の毒物，劇物の区分，残留農薬1日摂取許容量(acceptable daily intake；ADI)の設定，食品中の残留農薬基準設定がなされている.[182,56] ⇨参有機リン中毒→2849

膿瘍 abscess 化膿性炎症により組織が限局性に融解し，膿状滲出物の貯留する腔を形成した状態．膿は主に崩壊した好中球や組織細胞からなり，その周囲を死滅していない好中球の浸潤層が取り囲んでいる．膿瘍の治癒には，膿が完全に分解・吸収されるか，自壊または切開して排膿することが必要．排膿せずにおくと周囲に肉芽組織が形成され，膿瘍を包んで膿瘍膜となる.[485]

脳葉萎縮 lobar atrophy 脳葉(前頭葉，頭頂葉，後頭葉，側頭葉)の皮質に焦点性に起こる後天性の萎縮．ピック Pick 病では前頭葉と側頭葉の系統発生的に新しい領域の高度な限局性萎縮を呈し，皮質の神経細胞消失，皮質と皮質下のグリオーシスが認められる.[1531]

脳葉出血 lobar hemorrhage 大脳皮質下，白質を中心とした大きい脳出血．頭頂葉に最も多く認められ，頭痛を伴うことが多い．発症部位により症状は異なる．主要原因としてはアミロイド血管障害があげられる．その他，脳動静脈奇形，抗凝固薬投与，脳腫瘍などでみられる.[1173] ⇨参脳アミロイド血管症→2292，皮質下出血→2440

膿様髄 pyoid bone marrow 慢性骨髄性白血病時にみられる骨髄の病態．顆粒球系細胞の増殖のために骨髄が肉眼的に膿瘍のように見える状態で汚い黄色調を呈する.[1495]

膿瘍性穿掘性頭部毛囊周囲炎 multiple abscesses of the scalp with destructive cellulitis⇨同膿瘍性穿掘性頭部毛包周囲炎→2314

膿瘍性穿掘性頭部毛包周囲炎 perifolliculitis capitis abscedens et suffodiens ［膿瘍性穿掘性頭部毛囊周囲炎，膿瘍性穿掘性毛包炎］ 慢性膿皮症の1つで，後頭部から項部にかけて膿疱，有痛性結節，膿瘍が繰り返し出没するもの．皮下でこれらの膿瘍が互いに交通して，瘻(ろう)孔を形成し，しだいに瘢痕局面となる．青壮年男性に好発する．抗生物質や抗菌薬の効果は少なく，外科的治療が有効．ホフマン Hoffmann により1907年に命名された.[102] ⇨参化膿性汗腺炎→540，慢性膿皮症→2756

膿瘍性穿掘性毛包炎 folliculitis abscedens et suffodiens⇨同膿瘍性穿掘性頭部毛包周囲炎→2314

脳瘤 encephalocele⇨同頭瘤→2136

脳梁 callosal body ［L］corpus callosum ［胼胝(べんち)体］ 左右の大脳半球の間に存在し，左右の大脳皮質を連絡する交連線維が通過する部位．ヒトでは約2億本の神経線維があるとされている．脳梁は前腹側部を脳梁吻，最前方部の屈曲部を脳梁膝，背側主部を脳梁幹，尾側部の厚い部位を脳梁膨大といい，その区分は大脳の正中断面で明瞭である．古くは胼胝体といわれた．(図参照⇒間脳→648)[1043] ⇨参大脳髄質→1896

脳梁欠損症 agenesis of corpus callosum ［脳梁無発育］ 脳梁が先天的に，部分的もしくは全体が欠損している状態．病因は不明．無症状の例もあるが通常は小児期までに発症し水頭症，知的障害，痙攣，小頭症などがみられることが多い．さまざまな奇形を合併することが知られている．治療は対症療法にとどまる.[1173]

脳梁失行 callosal apraxia⇨同一側性失行→256

脳梁膨大下到達法 infrasplenial approach 松果体部の腫瘍に対する手術アプローチの1つ．脳梁後端とガレン Galen 大静脈の間のくも膜を剝離し，脳ベラで脳梁膨大部を前上方へと牽引してスペースを確保，同部より腫瘍の剝離や切除を行う．本法が単独で用いられることはまれで，主として上方へと進展する大きな松果体部腫瘍に対して，後頭部経テント到達法と併用して用いる.[1286]

脳梁無発育 corpus callosum agenesis⇨同脳梁欠損症→2314

能力障害 disability 1980年に世界保健機関(WHO)によって提唱された国際障害分類(ICIDH)では，障害を機能障害，能力障害，社会的不利の3つに分類した．このうちの能力障害は，「人間として正常とみなされる方法や範囲で活動していく能力の(機能障害に起因する)何らかの制限や欠如」と定義されている．能力障害は機能障害の直接的な結果として起こり，日常生活の基本的な構成要素とされている複合的な動作や行動，例えば，適切な態度での行動，身辺処理(排泄のコントロール，清潔，整容，食事の能力など)，その他の日常生活動作，移動動作などがうまくできないことが含まれる．ICIDHは2001年に改訂され，国際生活機能分類(ICF)として制定され，ここでは能力障害という用語は使用されていない.[525] ⇨参国際障害分類→1086，ICF→64

膿漏眼 ophthalmoblennorrhea⇨同淋菌性結膜炎→2948

ノーウォークウイルス Norwalk virus⇨同ノロウイルス〔属〕→2316

ノーウッド手術 Norwood operation ノーウッド William Norwood が1980年に報告した左心低形成症候群の新生児に対して行われる姑息的手術．左右分岐部の手前で肺動脈を離断し，細い大動脈の代わりに，肺動脈から人工血管を介して大動脈弓部に吻合する．大きな心房中隔欠損を作製する．また肺動脈離断部末梢は閉鎖し，ブラロック・タウシグ Blalock-Taussig 手術で肺血流を維持する．この手術の目的は，右房と左房の混合血を右室から離断した肺動脈そして大動脈へと流れるように体循環血流路をつくることと，肺血流を至適レベルにコントロールすること．第2期手術として両方向性グレン Glenn 手術，第3期手術として最終目標のフォンタン Fontan 手術を行う．手術成績および遠隔期成績はいまだ不良である．[867,1499] ⇨参ブラロック手術→2578

ノーザンブロット法 northern blotting technique⇨同ノーザン法→2315

ノーザン法 northern technique ［**ノーザンブロット法**］ RNA の質的・量的変化を解析する方法．サンプルから抽出した RNA を適当な制限酵素で切断し，ニトロセルロース膜に転写し，RNA 断片と相補性をもつ標識プローブとハイブリダイゼーションさせ，オートラジオグラフィーなどで検出する．メッセンジャー RNA のサイズや量的異常の検出に用いられている．DNA 解析のために開発されたサザン法 Southern method が RNA の解析に用いられるようになったため対をなすものとしてノーザン法の名がある．[1615] ⇨参サザンブロット法→1185

ノートナーゲル症候群 Nothnagel syndrome 患側の動眼神経，対側の運動失調，注視麻痺をきたす症候群．中脳被蓋部，上小脳脚の病変で生じる．脳腫瘍による同部位の圧迫で起こることが多いが，血管障害などでも生じる．[1173]

ノートンスケール Norton scale 褥瘡の発生する危険性の指標．ブレーデンスケールに比べ簡易．全身状態，精神状態，活動性，可動性，失禁の状態について数値化し，総合点で評価する．[485] ⇨参ブレーデンスケール→2588

ノーベル生理学・医学賞 Nobel Prize in Physiology or Medicine ダイナマイトの発明などで有名なノーベル Alfred B. Nobel(1833-96)の遺言で制定されたノーベル賞の一部門．ノーベルが実験系の自然科学を重視したことを反映して 19 世紀末に基礎医学の中心として研究の進められていた生理学が医学の先に置かれている．ストックホルムの王立カロリンスカ医学研究所のノーベル会議規定に基づき召集されるノーベル委員会により，受賞者が選定される(受賞者枠は 3 名以内)．授賞式は毎年ノーベルの命日である 12 月 10 日にスウェーデンのストックホルムで行われる．1901 年の第 1 回受賞者はドイツの細菌学者ベーリング Emil Adolf von Behring(1854-1917)(ジフテリアの血清療法の創始者)であった．日本人では 1987 年に利根川進(1939 生)が受賞している．[983]

ノーマライゼーション normalization 考え方はいろいろあるが，「(知的)障害者のために可能な限りノーマルな生活状態に近い生活を創造する」(デンマーク，1959 年法)という考えが基盤となっている．社会福祉の基本的な原理の 1 つであり，国際障害者年(1981)を契機に，障害者福祉の普遍的な価値観として国際的に広まっていった．1993 年には国連で「障害者の機会均等化に関する標準規則」が採択され，ノーマライゼーションの理念の達成に向けて各国が取り組む施策が合意された．歴史的には，バンク=ミケルセン Neils E. Bank-Mikkelsen，ニィリエ Bengt Nirje，ヴォルフェンスベルガー Wolf Wolfensberger の 3 人の思想によって，より体系化が図られた．このうちニィリエの 8 つの原理は有名であり，ノーマライゼーションに基づいた障害者の権利保障のあり方を示した点で重要．[350]

ノーマンズランド no man's land 手掌の中手指節(MP)関節から中節骨中央までの部分をいう．Zone Ⅱといわれるこの部位には靱帯性腱鞘(A 1 プーリー)があり，浅指屈筋と深指屈筋が接して走行している．手の手術の開拓時代，この部位の腱断裂の一次的縫合の手術は術後の成績が悪く，だれがやってもだめだという意味でこの名前がついた．二次的手術で腱移植が行われていたが，最近では鋭利な創に対しては一次的に腱縫合することも可能になった．[1638]

ノカルジア症 nocardiosis ノカルジア *Nocardia* 属細菌によるヒトの日和見感染症．肺炎，肺膿瘍，膿胸などの肺病変を起こす．全身性の感染症を起こす場合もある．起因菌としてノカルジア・アステロイデス *N. asteroides*， ノカルジア・ブラジリエンシス *N. brasiliensis* などがある．[324]

のせガラス凝集反応⇨同スライド凝集反応→1656

のぞき見トム⇨参窃視症→1734

後産(のちざん) afterbirth ［**後産**(あとざん)］ 分娩第 3 期の胎盤娩出の俗称．[1323] ⇨参胎盤剝離様式→1899

ノックアウトマウス knockout mouse ［**遺伝子欠損マウス，遺伝子ターゲッティングマウス，標的遺伝子破壊マウス**］ 相同遺伝子組換えを利用した遺伝子ターゲッティングによって，染色体上の標的遺伝子だけに変異を導入し，遺伝子機能を欠損させたマウスのこと．標的遺伝子内の構造遺伝子部分を別の構造遺伝子に置き換えてつくられたものはノックインマウスという．この遺伝子改変マウスの表現型を解析することにより，特定の遺伝子産物の生理的機能を解析することができる．これは，遺伝性疾患の病態解明に向けた疾患モデル動物の作出へとつながる．通常，胚性幹細胞(ES 細胞)において相同遺伝子組換えにより目的遺伝子を欠損させ，この ES 細胞を胚盤胞へと導入し，さらに偽妊娠マウスの子宮に移植操作を施すことによってマウス個体を得る．[800] ⇨参胚操作→2341

ノックインマウス ⇨参胚操作→2341，ノックアウトマウス→2315

ノックス⇨同窒素酸化物→1974

ノット法⇨同固有受容性神経筋促通法→1130

伸び反応⇨同折りたたみナイフ現象→414

ノブル凹溝⇨同口囲放射状瘢痕→973

飲み薬 oral medicine⇨同内服薬→2189

飲み込み⇨同嚥下運動→375

飲み込み小胞⇨同ピノソーム→2466

ノミ類 flea ［**隠翅**(いんし)**類**］ ノミ目(隠翅目)Siphonaptera の昆虫の総称．ヒトノミ，イヌノミ，ケオプスネズミノミなどいくつかの種類があり，卵，幼虫，蛹と生育し成虫となる．成虫は雌雄ともに吸血性で翅(はね)を欠く．ペスト菌や発疹熱リケッチアを媒介する．[288]

ノモグラム nomogram 数値間の関係をグラフに表示するもので，複数の変数をグラフ上にプロットし，それらの間を直線で結んで，他の変数の値を求める．身長と体重から体表面積を求めるウエスト West のノモグラムが代表的な例である．[258]

乗換え《遺伝子の》 crossing-over ［交差］ 相同染色体が対応する部位で切断され，次いで相手方と再結合することにより染色質(クロマチン)が交換する現象．その結果，遺伝的組換えが起こる．通常は減数分裂でみられキアズマ chiasma(交差)として認められるが，体細胞分裂でも起こる．2つの遺伝子の間で生じる乗換えの頻度から遺伝子間の距離を知ることができる．交差ともいう．[368]

乗物酔い⇨[同]動揺病⟶2136

ノルアドレナリン noradrenaline；NA ［ノルエピネフリン］ カテコールアミンの一種で，交感神経の伝達物質．副腎髄質からもアドレナリンとともに分泌される．フェニルアラニンからチロシン→ドパ→ドパミンを経て生合成される．α作用はアドレナリンと同程度であるがβ作用は弱い．またアドレナリンと異なりβ_1作用がβ_2作用より強い．また，各種疾患に基づく急性低血圧やショックの治療に用いられる．本剤の投与によって，主としてα作用による末梢血管抵抗の増大に伴う著明な血圧上昇がみられるが，圧受容体を介する反射性徐脈が生じるため心拍出量は減少する．[284,383]

ノルアドレナリン作動性伝達 noradrenergic transmission ノルアドレナリンが神経伝達物質として機能していること．交感神経系では二次ニューロンの神経線維末端でノルアドレナリンが放出され，瞳孔拡大，心拍増加，血圧上昇作用などがある．中枢神経系にも認められ，覚醒睡眠リズム，不安，情動，意欲などの調節に関与するとされる．[1173] ⇨[参]アドレナリン作動性伝達⟶166

ノルアドレナリン試験 noradrenaline test ［ノルエピネフリン試験］ 自律神経機能の評価に用いられる試験の1つ．ノルアドレナリン（ノルエピネフリン）投与によって末梢性に引き起こされた血圧上昇が頸動脈洞を介して視床下部副交感神経中枢を刺激し，副交感神経症状である二次的徐脈を誘発することを利用して自律神経中枢機能を評価する．高度な血圧上昇を引き起こすことがあるため，現在ではあまり行われていない．[284,383] ⇨[参]自律神経機能検査⟶1498，アドレナリン試験⟶166

ノルウェー疥癬（かいせん） Norwegian scabies⇨[参]疥癬（かいせん）⟶441

ノルエピネフリン norepinephrine；NE⇨[同]ノルアドレナリン⟶2316

ノルエピネフリン試験 norepinephrine test⇨[同]ノルアドレナリン試験⟶2316

ノルマル normal⇨[同]規定《臨床検査の》⟶694

ノルマルヘキサン中毒 *n*-hexane poisoning ノルマルヘキサンは「有機溶剤中毒予防規則」で第二種有機溶剤に指定されている無色，石油臭の液体で，接着剤や精密機械脱脂洗浄剤に使用される．皮膚，粘膜の刺激性があり，蒸気曝露により麻酔作用が現れる．長期間の反復曝露により手足の感覚麻痺，歩行困難など多発神経炎が発生する．三重県桑名市ではヘップサンダル製造作業者に94名もの中毒者が発生した．その後，長野県において腕時計の指針の印刷作業者にも中毒者が発生したが，最近，中毒は減少している．尿中2,5-ヘキサンジオンの測定により生物学的モニタリングが可能．治療は，灯油中毒などの処置と同様．[1122] ⇨[参]有機溶剤中毒予防規則⟶2848

ノルム norm 統計学や疫学などの領域において，ある事象を測定または判断する場合に，標（基）準となるもの．これを標（基）準として測定あるいは判断する．[258]

ノルメタネフリン normetanephrine；NM 血中のノルアドレナリンが主に肝臓においてカテコール-*O*-メチル基転移酵素（COMT）によって*O*-メチル化を受けた中間代謝産物．カテコールアミンの分泌動態を推定する指標．尿中には遊離型，グルクロン酸抱合型および硫酸塩として排泄され，24時間尿中のノルメタネフリンやメタネフリンの測定は，褐色細胞腫や交感神経芽細胞腫の診断や治療判定にきわめて有用．[284,383]

ノルモテスト⇨[同]ヘパプラスチン試験⟶2629

ノロウイルス感染症

Norovirus infection ［小型球形ウイルス感染症］ ノロウイルスが原因で起こる感染性下痢症．ノロウイルスに汚染された食品，感染者の糞便（大量のウイルスが存在）を介して経口感染によって数日の潜伏期を経て発症する．冬季の11月から3月に多く発症し，発熱，嘔吐，下痢，腹痛を伴う．ウイルス分離は困難で糞便を検体に酵素抗体法，遺伝子検索法が用いられている．通常は下痢が1-2日持続するが予後は良好で，治療の必要はない．乳幼児，高齢者では脱水で重症化する症例もあり施設内流行が報告されている．[1113]

ノロウイルス感染症の看護ケア

【看護への実践応用】観察のポイントは嘔気・嘔吐，腹痛や下痢の状態，発熱の有無など．嘔吐や下痢が頻回の場合には，脱水症状を防ぐために輸液もしくは水分補給をこまめに行う．1-2日で嘔吐や下痢は治まるが，ウイルスは2週間以上にわたって排泄されることもあるため二次感染に留意する．

【ケアのポイント】乾燥した嘔吐物や便から飛散したウイルスを吸い込んだり，接触したりすることで感染するため，汚染物の処理ではガウン，マスク，手袋を着用して飛散しないよう袋に密閉し廃棄する．汚染しやすい箇所（トイレ，ドアノブ，蛇口，手すりなど）や汚染した床，リネン類は，汚れを落としたうえで次亜鉛素酸ナトリウム（塩素濃度約200 ppm）によって消毒する．手袋をはずしたあとは，石けんと流水で手洗いを行う．感染の拡大を防ぐため，汚染物をさわったあとや食事前には十分に手洗いし，タオルを共用しないようにする．[1458] ⇨[参]ノロウイルス感染症⟶2316

ノロウイルス〔属〕 *Norovirus* ［ノーウォークウイルス，小型球形ウイルス，ヒト胃腸炎ウイルス］ 1968年アメリカ・オハイオ州ノーウォークNorwalk地方で集団発生した急性胃腸炎患者から電子顕微鏡で小型球形ウイルスが検出されたことから，ノーウォークウイルスと命名された．カリシウイルス科に属し，1982年から電子顕微鏡観察での形態により小型球形ウイルスsmall round virus（SRV）と呼ばれてきたが，遺伝子レベルの解析が進み，2002年の国際ウイルス命名委員会の決定でSRV，ノーウォークウイルスはノロウイルスと呼ぶことに統一された．冬季の11月から3月の感染性下痢症の原因となる．[1113] ⇨[参]カリシウイルス〔科〕⟶553

ノンコーディング領域 non-coding region ［非コード領域，非翻訳領域］ 生物のゲノムを構成するDNAの全塩基配列には，タンパク質コード領域と非コード領域とがある．一般に，前者をコーディング領域，後者をノンコーディング領域と呼ぶ．広義には，アミノ酸をコードしないすべての領域を指し，これまでノンコーディング領域の大半は機能をもたないジャンクDNA

と考えられてきた．しかし現在では，この領域において非タンパク質コードRNA(ncRNA)など転写を受ける領域もあることがわかっており，何らかの機能を果たしているとの見方が強まっている．ヒトでは，サテライトDNAを含むノンコーディング領域が全ゲノムの95%以上を占める．なお狭い意味で用いる場合には，DNA複製起点をはじめ，プロモーター，エンハンサー，サイレンサーといった遺伝子発現にかかわる制御領域，そして翻訳制御やRNA代謝にかかわる非翻訳領域などを指すこともある．[800]

ノンコンタクトトノメーター⇨同非接触眼圧計→2449

ノンコンプライアンス　non-compliance　医療従事者が指示する養生法を患者が理解し，それに応じた行動をとることをコンプライアンスというが，それらを患者が遵守しないことを指す．医療職者が医学的な立場で必要と判断する養生法を患者が何らかの理由で理解できない，あるいは実践できていない状態である．コンプライアンスを妨げる要因としては，コンプライアンスへの態度形成や動機づけが十分でないこと，養生法の環境や方法が適切でないこと，また医療職者の態度や患者との関係に問題があることなどがある．ノンコンプライアンスは患者の行動が医療職者の助言にどの程度一致しているかというその程度を示している．NANDAインターナショナルの定義では，「患者あるいは家族とヘルスケア専門職との間で同意された健康増進計画や治療計画に一致できない患者あるいは患者の行動」と定義している．[321]　⇨参コンプライアンス→1145，アドヒアランス→164

ノンストレス試験　non-stress test；NST　［NST］　子宮収縮などのストレスがない状態で，分娩監視装置を用いて胎児心拍数と子宮収縮を同時に一定時間記録監視し，その心拍数図のパターンにより，胎児の状態を判定しようとする検査．実際には妊婦の上体を30度上げて胎児心拍を40-60分間(胎児睡眠周期20-40分を考慮して)モニターし，胎児心拍数の変化を測定する．胎動と心拍数の変化の関係がとりわけ重要であり，胎動に伴う一過性頻脈が認められればリアクティブ reactive と判定され胎児は健康であると考える．一方，一過性頻脈が認められなければノンリアクティブ non-reactive と判定され潜在性の胎児機能不全が疑われ，さらに詳細な検討が必要となる．また，一過性徐脈の有無や基線細変動の程度も同時に観察する．現在では周産期管理における必須の検査方法として，広く行われている．[432]　⇨参オキシトシン負荷(チャレンジ)試験→403

ノンネ・フロアン症候群　Nonne-Froin syndrome　種々の疾患で完全脊髄ブロックをきたしたときに，髄液内のタンパク質が高度に増加し，そのため髄液が黄色調(キサントクロミー)を呈し自然凝固を起こすようになった状態．脊髄腫瘍，くも膜癒着，変形性頸椎症などの疾患で観察される．[1173]　⇨参クエッケンシュテット試験→813

ノンネ・マリー症候群　Nonne-Marie syndrome⇨同マリー運動失調症→2745

ノンパラメトリック検定　nonparametric test　分布の型に依存しない統計推理法．粗点の分布型には関係なく，粗点を序数に変換し，それに基づいて統計的な検定を行う方法のこと．これに対し，分布の母数を推定して行われる統計推理法をパラメトリック検定という．順序尺度に基づいて推定された変数には，一般にノンパラメトリック検定を用いる．[980]　⇨参パラメトリック統計学→2397

ノンパラメトリック法　nonparametric method　［**分布によらない検定法**］　仮説検定の際，母集団分布を仮定することなく検定する，または母集団分布を仮定したとしても母数(パラメーター)以外の仮説を検定する場合の総称．分布によらない検定法とも呼ばれ，分布が正規分布でない場合に用いられる．名義尺度，順序尺度を利用するのが一般的．[21]

ノンレム睡眠　non-rapid eye movement sleep；non-REM sleep　［**徐波睡眠，NREM 睡眠**］　ヒトや動物の睡眠状態の1つで覚醒時にはみられない徐波を認める．レム(REM)睡眠と対をなすノンレム(NREM)睡眠は脳波パターンなどに基づき国際分類法(1968)で4段階に分けられる．ノンレム睡眠の第1期である入眠期は浅い眠りが数分続くのみで，すぐにレム睡眠に移行する．第4期の深睡眠期は最も眠りが深く夢も見ない．この時期の眠りは特に徐波睡眠といわれ，脳波が徐波，高電圧で，心拍数や血圧のような自律神経の活動が低く，規則正しい状態にある．徐波睡眠を広義でレム睡眠ととらえる場合もある．ノンレム睡眠は90分から2時間継続し，一晩でレム睡眠と交互に周期的に現れる．[1230]

●睡眠の周期

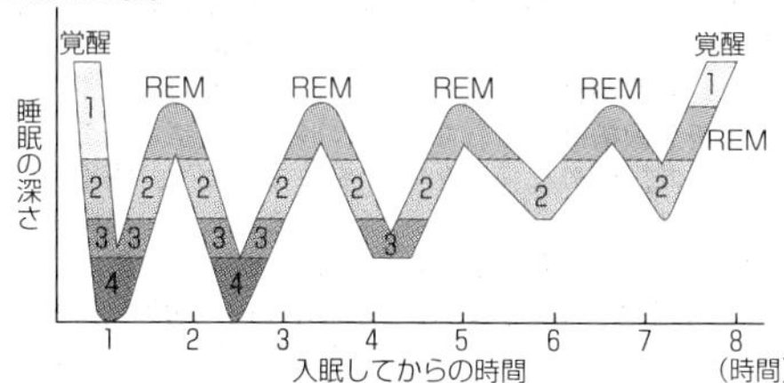

REMはレム睡眠を，1-4の数字はノンレム睡眠の段階を示している．
坂井建雄ほか：系統看護学講座　専門基礎1　解剖生理学　第8版，p.404，図8-30，医学書院，2009

は

歯 tooth ゾウゲ(象牙)質とその口腔内露出表面を覆うエナメル質および歯根表面を覆うセメント質からなる硬組織．骨の中から上皮を貫通して体外に露出する特異な組織であるが，内部には血管と神経およびゾウゲ質をつくるゾウゲ芽細胞からなる歯髄組織を蔵する．エナメル質は外胚葉由来で，上皮に相当し，健康な状態では，歯頸部エナメル質に歯肉が付着していて，歯が上皮を貫通しているわけではない．ヒトの歯は一生の間に一度生え替わる二生歯性で，幼児期に萌出する20本の乳歯と，小児期から成人期に萌出する32本の永久歯に区別される．[1369] ⇒参歯の発育→2319

●歯槽内の切歯と支持組織の縦断面

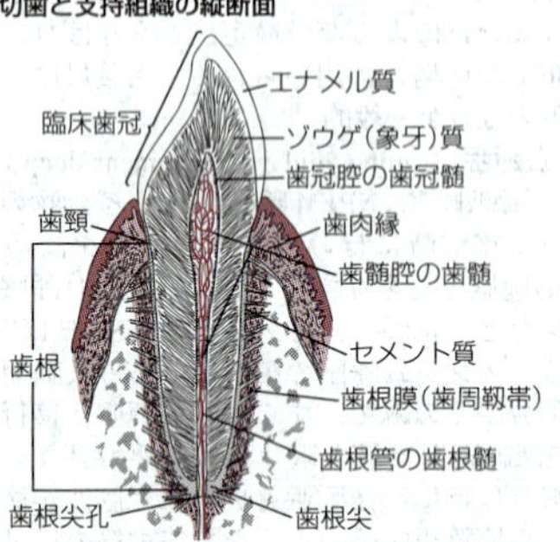

歯の移植 tooth transplantation ［ゾウゲ(象牙)移植］ ある歯を他の部位(歯槽部)に植え替えること．通常，齲蝕や外傷などにより保存不可能となった歯を抜去し，その部位に他部の抜去した歯(埋伏歯，智歯など)を移植する方法が行われる．移植歯の歯根の完成程度，手術の条件，環境により術後の歯髄の生活反応は影響される．条件が良好な場合は移植後，X線的に正常な歯と同様な歯槽硬線と歯根膜腔の形成が観察される．それ以外は，歯の移植は生着するのではなく，歯根と歯槽骨が骨性の癒着の経過をたどることとなり，将来的に歯根は徐々に吸収され脱落することとなる．[608]

歯の形成不全 hypoplasia of tooth 歯の発生期から萌出までの過程において全身・局所的な原因により歯の形態・歯質の形成が不完全な歯の総称．エナメル質に現れることが多く，臨床的には審美性だけでなく齲蝕に罹患しやすいなどの問題がある．原因としては，①全身的：栄養障害，ビタミン欠損または過剰，内分泌障害，感染症(先天性梅毒)，薬物(テトラサイクリン)，化学物質(フッ素過剰斑状歯)，遺伝，環境，②局所的：炎症，放射線，外傷などさまざまなものがある．[535]

歯の形態異常 anomalies in shape of tooth 歯の発生から形成の過程，萌出のそれぞれの時期に障害を受けて歯の形に現れる歯の異常の1つ．この異常は，①歯冠の異常：1)大きさの異常(円錐歯，矮小歯，巨大歯)，2)形の異常(癒合歯，癒着歯)，3)異常結節(切歯結節，中心結節，カラベリー Carabelli 結節，臼傍結節，臼後結節)，4)歯内歯，5)形成異常(エナメル質形成不全，ハッチンソン Hutchinson 歯，斑状歯など)，②歯根の異常：1)過剰歯根，2)歯根癒合(樋状根，台状根)，3)エナメル滴，③歯髄腔の異常〔タウロドンティズム(長髄歯)〕などに分けられる．[535]

歯の交換期 replacement period of teeth 脊椎動物にみられる歯の更新現象(換歯)のこと．ヒトの歯は一度生えかわる二生歯性である．3歳までに生える歯(第一生歯)を乳歯といい，乳歯が脱落して生える歯(第二生歯)と乳歯の後方に生える歯(加生歯)を永久歯という．歯の交換は乳歯列から混合歯列そして永久歯列へと発達する．乳歯から永久歯への交換は，6-7歳くらいに下顎中切歯から始まり，ついで上下顎の切歯が交換(前歯群交換期)し，9-12歳くらいに上下臼歯，犬歯が生えそろう(側方歯群交換期)．歯の萌出順序が変わると歯列不正を起こしやすい．また，乳歯の晩期残存，永久歯の萌出遅延，萌出位置異常や埋伏歯などは，歯列不正や咬合の発育異常をきたす．[760]

歯の酸蝕 tooth erosion 歯が減る現象(tooth wear)の1つで，酸によって化学的に歯が溶解する(エナメル質はpH 5.5以下で溶解する)ことをいう．このような歯を酸蝕歯という．齲蝕も歯垢細菌の産生する酸によって起こるが，これとは区別されている．工業的に酸が空気中に飛散する場所で就業する者に現れ，下顎前歯部の酸蝕を特徴とする「歯牙酸蝕症」が最も有名で，この発生の予防のため「労働安全衛生法」で歯科医師による特殊健康診断が法的に定められている．これ以外に，最近注目されているのは，pH 5.5以下の酸性の飲食物の過食によるもの，胃食道逆流症(GERD)で胃液の逆流によって起こるもの，拒食症や過食症に代表される摂食障害に伴う嘔吐の繰り返しによるものなどがある．酸性の飲食物としては，レモン，オレンジなど柑橘系の果物(クエン酸が主体)やジュース，コーラなどの炭酸飲料，スポーツドリンク，ビタミンC，黒酢，食酢，ワインなどがある．歯の酸蝕は，唾液分泌が低下し緩衝作用が低下した人で重篤になりやすく，歯ぎしりや過度のブラッシングなどがあると進行しやすい．酸性の飲食物による歯の酸蝕予防では，過食や就寝前の飲食をやめることが重要であるが，胃食道逆流症や摂食障害によるものは，専門の診療科で疾患や障害の適切な治療を受けることが第一である．[1369]

歯の支持組織 dental supporting tissue 歯根表面のセメント質とそこに嵌入した線維組織からなる歯根膜，そしてそれを支える固有歯槽骨，その外側の支持歯槽骨，その辺縁をおおう辺縁部歯肉からなる組織を歯の支持組織という．[1310]

歯の充塡修復法 filling restoration of tooth 歯の歯冠が齲蝕，咬耗，磨耗，外傷，エナメル質形成不全，形成異常などのため，形態的，機能的，審美的に障害を生じたときに，その一部あるいは全部を人工的に修復して機能や形態を回復させることを歯冠修復といい，そのうち歯冠の一部を修復する方法として充塡法がある．充塡材料にはセメント，レジン，アマルガム，金箔などがある．それぞれの充塡材料に適応した窩洞を歯冠面に切削形成し，泥状あるいは流動状になった材料を窩洞に塡塞し，可塑性があるうちに形態を整えて硬化させ，欠損した歯質を補塡修復する．[830] ⇨参歯冠修復→1236

歯の小移動⇨同マイナートゥースムーブメント→2727

歯の着色 tooth pigmentation, tooth discoloration　外来性色素が歯の表面または組織内部に沈着した状態．組織内部の着色は，①テトラサイクリン系抗生物質による着色(黄～濃緑色～褐色)，②新生児重症黄疸(新生児溶血症)の胆色素(緑～淡黄色)，③先天性ヘマトポルフィリン尿症のポルフィリン(赤～赤褐色)，④新生児メレナ(胎児性赤芽球症)(青紫色)，⑤鉛，蒼鉛，水銀，ニッケルなどの重金属(灰褐色～黒褐色～黒色)など．外因性のものはタバコのヤニのほか，食品の色素など多様であるが，研磨および漂白により容易に改善する．[1369]

歯の動揺度 tooth mobility　歯の動揺は，歯を支持している歯周組織の量と質で変化する．量的には歯槽骨の喪失や歯根膜線維の崩解など，質的には咬合性外傷や炎症による歯根膜や骨質の低下などにより，動揺度が増加する．早期接触など歯根膜に咬合性外傷が加わると動揺は増加する．臨床的測定法は，ピンセットを用いて前歯部は切縁をはさみ，臼歯部はピンセットの先端を歯の咬合面や側面に当て，歯の動揺と動きを判定する．判定はミラー Miller の動揺度基準(0，1，2，3度)による．[434]

歯の発育 development of tooth　乳歯は生後6か月くらいから下顎乳中切歯が萌出し，3歳くらいには上下顎第二乳臼歯が萌出して乳歯列咬合が完成する．乳歯はやがて脱落し，6-7歳くらいから永久歯(上下中切歯)の萌出が始まる．乳歯および永久歯の発育経過は表に示すとおりである．[760]

●**歯の発育**

乳歯

発育		中切歯	側切歯	犬歯	第1乳臼歯	第2乳臼歯
上顎	石灰化開始期[1)]	18	19	20	20	22
	石灰化完了期[2)]	24	23	40	24	40
下顎	石灰化開始期[1)]	18	19	20	20	24
	石灰化完了期[2)]	20	22	40	24	40

[1)]胎生(単位：週)，[2)]生後(単位：月)

永久歯

発育(歳)		中切歯	側切歯	犬歯	第1小臼歯	第2小臼歯	第1大臼歯	第2大臼歯
上下顎	石灰化開始期	1	2	3	5	5	出生時	6
	歯冠石灰化完了期	5.5	6	8	9	9	5	9.5
	歯根石灰化完了期	12	12	16	16	16	14	18

曾田忠雄(中西睦子ほか編)：看護・医学事典 第6版，p.720，医学書院，2002

歯の発育異常⇨参歯の形態異常→2318

歯の発生 development of tooth, odontogenesis ［歯牙発生］　歯は外胚葉(エナメル質)および中胚葉〔ゾウゲ(象牙)質・セメント質・歯髄〕から形成される．乳歯は胎生6週頃に発生し，口腔上皮最下層が深部に向かって嵌入し帯状に増殖・肥厚して歯堤(土手状の隆起)を形成する．乳歯の萌出予定相当部位である歯堤は増殖して蕾状の上皮塊をつくり，歯の原基である歯胚を形成する(蕾状期)．歯胚の上皮性部分の辺縁部は急速に増殖して先端に凹みをつくり，帽子状(杯状)のエナメル器を形成する(帽状期)．エナメル器の凹みでは間葉細胞が密集して歯乳頭を形成し，エナメル器と歯乳頭は歯小嚢と呼ばれる結合織鞘に包まれる．象牙発生が進むと，エナメル器陥凹部は深くつりがね(釣鐘)状の形になる(鐘状期)．エナメル器は外エナメル上皮，エナメル髄，中間層，内エナメル上皮に分化し歯胚は増大する．エナメル器が歯冠外形に相応する大きさに成長すると，歯乳頭に接する内エナメル上皮は歯乳頭の間葉細胞を誘導してゾウゲ質の基質を形成し石灰化を行う．さらに歯乳頭は歯髄となる．エナメル器はエナメル質を形成し歯冠をつくる．内・外エナメル上皮は歯胚下方に伸び，ヘルトヴィッヒ上皮鞘をつくり，歯根部のゾウゲ質が形成される．歯小嚢は歯周組織(歯肉，歯根膜，セメント質，歯槽骨)の一部をつくる．胎生16週頃に発生する永久歯胚は乳歯胚と同じ歯堤の深層舌側で伸びはじめ，永久歯のエナメル器が形成される．乳歯が萌出してから脱落するまでの間，永久歯胚ではエナメル質，ゾウゲ質，歯根が形成されている．[760]

歯の漂白 tooth bleaching　歯の表面の変着色は，研磨剤で除去するとともに過酸化水素水を主剤とするペーストなどで漂白することができる．アメリカで白い歯が好まれることから，ゲル状の漂白剤を歯面に盛ってレーザーなど光照射によって強い漂白効果を得る方法(バイタルブリーチング)や，歯をおおうトレーに漂白剤を入れたまま長時間過ごすホームブリーチングが広まっている．テトラサイクリン系抗生物質の副作用による着色歯のような歯の内部組織の変着色でも，程度によっては効果がある．歯の内部に由来する変着色で，失活歯の場合には，漂白剤を歯髄腔の中に塡入する方法(ウォーキングブリーチ)で漂白する．歯の表面からの漂白については，生活歯の場合には術中・術後に知覚過敏を生じることが多い．また，術後時間が経つと後戻りがある．[1310]

歯のフッ素症 dental fluorosis ［斑状歯，歯牙フッ素症］　歯の形成期に，継続してフッ素を過剰摂取した場合に生じる歯の石灰化障害．エナメル質表面に点状，線状あるいは縞状の白濁が現れる．重症の場合は実質欠損を伴い，茶褐色，褐色の着色を認める．特定の地域に集団的に現れることが多い．フッ素を含む飲料水の摂取が，歯の耐酸性を高め，齲蝕予防効果に優れているという発見は，歯のフッ素症の疫学研究から生まれた．[1369] ⇨参フッ素症→2562

ハーヴィ William Harvey　17世紀イギリスの医師，解剖学者，生理学者であり，血液の体循環説の提唱者(1578-1657)．フォークストンに生まれる．ケンブリッジのゴンヴィル・アンド・キーズカレッジで学んだあと，北イタリアのパドヴァ大学に留学し，アリストテレス Aristoteles の自然哲学と16世紀以来の解剖学の伝統を受け継いだ．帰国後，ロンドン内科医師会の会員となり，ラムリ講義 Lumleian Lecture（16 世紀以来今日まで年 1 回行われる公開講座）の公開解剖の講師を務めた．ジェームズ 1 世，チャールズ 1 世の侍医を歴任，1627 年には医師会の最高幹部の 1 人となった．この間，人体解剖，多数の動物の生体解剖実験を含む観察に基づく生理学研究を行い，その一部が血液の体循環説として結実した．これは，1628 年『Exercitatio Anatomica de Motu Cordis et Sanguinis in Animalibus（動物における心臓と血液の運動に関する解剖学的論究）』として発表されたが，ガレノス Galenus により集大成された古代生理学理論を根底からくつがえすものであったため，賛否両論の議論を巻きおこした．動物の発生についても研究を重ね，1651 年『Exercitationes de Generatione Animalium（動物の発生）』を書いた．この中には胚盤が記載されている．[983] ⇨参血液循環説→889

パーカッション　percussion ［カッピング，クラッピング］ 呼吸リハビリテーションにおける喀痰排出のための手技の 1 つ．体位排痰法と併用し，手掌をカップ状にして手の中に空気のクッションを作り，両手で交互に痰のある部位に相当する胸壁を叩く．そのエネルギー波が胸壁を貫通して粘液をやわらかくしたり，気管壁から分泌物を遊離させて除去すると考えられ，慢性気管支炎や気管支拡張症など痰量の多い患者に使用される．古くから用いられていたが明らかな効果が認められず，行われなくなっている．他の排痰の手技としてスクイージング，スプリンギング，ポストリフトなどがあげられる．[1189] ⇨参タッピング→1919

バー《義歯の》　bar　歯列の両側に欠損がある場合，両側の部分床義歯を連結する装置．同様に片側の義歯と反対側に設置した維持装置を連結する際にも用いる．上顎に使用するものはパラタルバー，下顎に使用するものはリンガルバー．[1310]

バーキット腫瘍　Burkitt tumor⇨同バーキットリンパ腫→2320

バーキットリンパ腫　Burkitt lymphoma ［バーキット腫瘍］ 非ホジキン non-Hodgkin リンパ腫の一型．白血病化したものは急性リンパ性白血病（FAB 分類：L 3）．アフリカにみられる流行地型 endemic type と非流行地型 nonendemic type がある．非流行地型には，重症免疫不全（主にエイズ）に合併するものも含まれる．ほとんどの症例で *c-myc* 遺伝子が存在する 8 番染色体と免疫グロブリン遺伝子の相互転座を認める．t(8；14) が最も多く，その他，t(2；8) や t(8；22) が認められる．エプスタイン・バー Epstein-Barr ウイルス DNA が流行地型ではほとんどの症例に，重症免疫不全に合併した症例では 25-40% に認められるが，非流行地型で非重症免疫不全症例ではほとんど認められない．臨床的には，流行地型は小児が，非流行地型は大人に多い．男女比は 2-3：1．流行地型では下顎および他の顔面骨がよく侵される．非流行地型では下顎病変は少なく，主に腹部病変（回腸末端，盲腸，腸間膜，卵巣，腎臓）が多い．以前は予後不良とされたが，最近は大量化学療法により治癒例もみられるようになった．バーキット Denis P. Burkitt はアイルランド生まれの外科医（1911-93）．[1464]

パーキンソニズム　parkinsonism ［パーキンソン症候群］ 振戦（特に安静時の振戦），筋固縮，動作緩慢（無動）を三大症候とする．姿勢反射障害も重要視されている．錐体外路系，特に黒質および淡蒼球の障害により生じる．最も頻度の高い疾患はパーキンソン病 Parkinson disease（PD）であり，安静時振戦があれば PD の可能性が高い．薬物性パーキンソニズム，脳血管性パーキンソニズムなどの頻度も高く，他に多系統萎縮症や大脳皮質基底核変性症，進行性核上性麻痺などの神経変性疾患などがある．[716]

パーキンソン症候群⇨同パーキンソニズム→2320

パーキンソン認知症複合　Parkinson［ism］-dementia complex ［平野病］ パーキンソン Parkinson 症状と認知症症状をともに呈する疾患のうち，1961 年に平野朝雄（1926 生，神経病理学者，アメリカ在住）らによって報告された，グアム島のチャモロ Chamorro 族に多発する原因不明の神経変性疾患．筋萎縮性側索硬化症との合併も多いとされる．男性に多くみられ，そのほとんどが初老期に発病している．無動，仮面様顔貌，歩行異常といったパーキンソン症状と，記憶障害，思考障害などの認知症症状を合併し，両者は並行して進行する．抑うつ（鬱）的であるなど他の精神症状も合併しうるという．グアム島以外では，西ニューギニアの一部や紀伊半島の一部にも本症類似例の多発があるといわれている．最終診断は病理学的に下される．[1054]

パーキンソン病

Parkinson disease ［振戦麻痺］

【概念・病因】黒質緻密層ドパミン神経細胞の変性ならびにレヴィ Lewy 小体の出現を特徴とする疾患で，進行すると青斑核ノルアドレナリン作動性ニューロン，マイネルト Meynert 基底核のアセチルコリンニューロンなどにも変性が及ぶ．線条体および黒質でのドパミンが著しく減少する．残存する黒質神経細胞が若年健常者の約 20% に低下すると症状が出現するとされている．

【疫学】わが国での有病率は 10 万人当たり 100-120 人程度．多くは遺伝歴をもたない孤発型であるが，遺伝性パーキンソン病が約 5% 存在するとされている．

【症状】発症は 50-70 歳が多いが，80 歳以降で発症する例もある．初発症状は一側上肢の**安静時振戦**あるいは歩行障害が多い．歩行は小刻みで，姿勢は前屈となる．また，上肢の振りが小さくなる．振戦は 4-5 Hz の規則的な安静時の振戦で，この安静時振戦はパーキンソン病と他のパーキンソニズムを鑑別するうえで非常に価値の高い所見．振戦は上肢に多いが，下肢，頭頸部，口唇にも出現する．**筋固縮**，**動作緩慢**，単調言語，仮面様顔貌なども伴う．進行すると**姿勢反射障害**を認めるようになる．症状の重症度を示す指標としてホーン・ヤール Hoehn-Yahr の分類があり，初発時の一側のみの症状（stage Ⅰ）から，立つことが不可能で介護なしではベッド，車いすでの生活を余儀なくされる stage Ⅴまで 5 段階に分類され，日常臨床で用いられている．振戦や筋固縮には**左右差**を認めることが特徴で，最初は一側であり，両側になっても初発の側に症状が強い．自律神経障害では便秘が高頻度に認められる．抑うつ（鬱）症状を示す例が多い．約 10-30% に認知症を合併するといわれている．

【診断】 頭部CTやMRIは他疾患を鑑別する意味では有用であるが，あくまでも診断には外来での病歴の聴取および神経学的診察が決め手となる．鑑別すべき重要な疾患には薬剤性パーキンソニズム，脳血管性パーキンソニズムがあり，その他，多系統萎縮症，大脳皮質基底核変性症，進行性核上性麻痺などの神経変性疾患がしばしば鑑別の対象となる．

【治療】 視床下核刺激術をはじめとした外科的治療法が脚光を浴びてきている現在もなお，治療の基本は薬物療法で，最も有効な薬剤は**レボドパ L-dopa**．脳内で減少しているドパミンを補充することになるので，最も病態生理に即した治療法である．しかし，レボドパの長期使用，特に中等量以上の長期単剤使用により薬効が低下したり，不随意運動であるジスキネジアが出現してくるなどの問題が生じてくるため注意が必要．その他ドパミンアゴニスト，抗コリン薬，モノアミン酸化酵素B阻害薬，ドロキシドパなどの内服薬を適宜組み合わせる．患者の年齢や活動度など個々の症例に応じた柔軟な治療が求められる．レボドパの長期服用の問題点が明らかになってきた近年，40-50歳代など比較的若い時期に発症したケースでは初期治療としてドパミンアゴニスト単剤もしくは少量のレボドパとドパミンアゴニストの併用療法が選択されることが多くなってきている．生命予後はレボドパの導入後著明に改善し，報告によっては一般人と変わらないところまできている．薬物療法をうまく行えば発症10年が経過しても80％は自立した生活が可能といわれている．[716]

●パーキンソン病患者の前屈姿勢

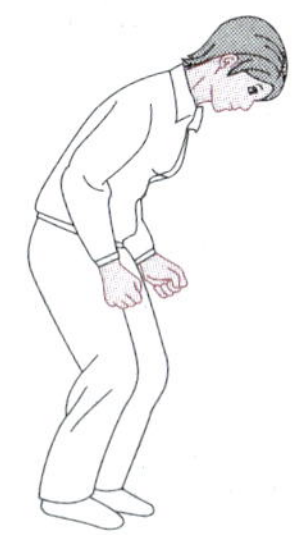

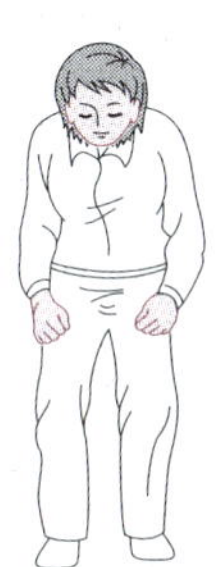

パーキンソン病の看護ケア

【ケアの考え方】 パーキンソン病患者のライフスタイルとして，旧厚生省「特定疾患・難病の疫学調査研究班」の分析は以下のような特徴を示している．①偏食で野菜，海藻が少ない，日本的食事でない．②喫煙歴がなく，タバコを吸っても量が少ない．③飲酒歴が少ない．④趣味が少なく，あっても一人で行うものが多い．⑤仕事中心で生活の場が狭い，自分の周辺以外に関心が薄い．⑥習慣性便秘が多い．⑦体操をしない．⑧病前性格は小心，几帳面，陰気，内向的，完璧癖，責任感が強いというものである．こうした状況が脳のドパミン枯渇状態を生み，淡蒼球，視床などの機能障害を起こすとされている．パーキンソン病の症状は振戦，筋固縮，動作欠如・緩慢，姿勢異常が代表的で，これらの症状は生活動作を不便にさせ，また外見上の変化に対しても劣等意識をもち，抑うつ的症状が強く他人との接触を避けるようになる．現段階では根治療法がなく，生涯にわたりセルフコントロールを要することから，看護者は患者の心理的反応（苦悩）を受けとめながら，残されている行動能力を一緒に工夫開発し，エンパワーメント概念を用いて実践することが必要である．

【ケアのポイントと実践】 生活機能障害度Ⅰ度（通院期）の段階で，疾病の特徴についての十分な説明を患者の理解度に合わせながら行う．次いでライフスタイルをアセスメントし，食事や排便への注意および指導，生活環境を拡大する必要性（運動を取り入れる，旅行を楽しむなど）を説明し，集団（家族，仕事仲間，趣味仲間など）内での積極的な対話や活動を勧める．服薬については，医師あるいは薬剤師の説明を理解，納得できているかを確認する．ドパミンの服用は病気の進行阻止に役だつことを理解してもらう．生活機能障害度Ⅱ度（通院や日常生活に介助が必要，入院期）に入ると，患者は抑うつ状態であることが多く，また多様な心理的反応を副作用として表出することもある．薬の服用状況も含め，ライフスタイル，患者が安全に行える行為（残されている機能），および援助を必要とする行為をアセスメントし，患者が最も強く表出するニードに対して看護計画を立てる．目標を短期で達成できる可能性のある段階に設定して看護計画を作成し，行為獲得の訓練をともに進める．目標達成時の評価基準を作成し，患者が達成できた喜びを感じられることに重点をおく．目標達成の喜びは，意欲の向上，気分の高揚につながり，心理的反応を安定に導くことになる．こうした目標達成行為と同時に，手を大きく振る運動や歩き始めるときの足踏み運動の習慣化，リラクセーションなどを自発的にできるよう支援する．食生活では可能なかぎり経口摂取を進めていく．食事はレボドパ服用患者の場合タンパク質再配分食で，朝・昼食は低タンパク食，夕食は1日に必要なタンパク質量を摂取することになるので，その意義について理解を促す．薬効の発現時間にあわせて計画実施や他の生活行動ができるよう調整する工夫が大切である．また，同室者（入院中の場合）や同じ生活機能障害度の患者などとのレクリエーション活動の場などを設け，グループ参加や仲間意識の高揚を築くことができるよう支援する．このような援助は感情の交流や精神活動の活発化におおいに影響を与える．生活機能障害度Ⅲ度（日常生活に全面的な介助を要し，歩行・起立不能な状態）では自力体動が困難となり，同一体位は苦痛である．患者がどのくらいの時間で体位を変換してもらいたいと望んでいるかを知り，日中と夜間の体位変換のスケジュールをつくる．日中の体位変換時には，四肢のマッサージと関節運動を行い，快適さを感じられるよう配慮する．また，嚥下障害が起こることが多いため，食事の調理はきざみ食や流動食が必要であるが，好みの味を感受できるよう味つけの工夫に重点をおく．経管流動食となっても患者の望む味を舌に少量のせ，味を感受できるようにする．全身清拭時は，知覚異常はないので熱めのタオルでしっかり清拭し，快適さを感じてもらう．生活援助の目的は，患者が快適と感じられることを第一義とする．また声量の減少が起こるため，コミュニケーションが不十分となる．手握りや指サインなどを取り入れた表現を日ごろから練習しておくことが望ましい．患者は回復はしないことを十分知っている．患者の苦悩をしっかり受けとめ，1日のなかに少しでも「癒し」になるケアを取り入れ，生きる意欲を支えることが重要である．[1388] ⇨参パーキンソン病→2320

パーキンソン歩行　parkinsonian gait　歩幅が小さく小刻みな歩行で，歩行時の上肢の正常な振れが減少し，前屈姿勢をとる．歩いていると次第に小走りに歩くようになり，止まろうとしても停止できず，前方へ突進する．これを突進現象という．歩行の開始時に足が床に膠着したようになり，なかなか第一歩が踏み出せなくなる症状を伴うことも多く，この症状をすくみ足という．[716] ⇨参小刻み歩行→1078

●パーキンソン歩行

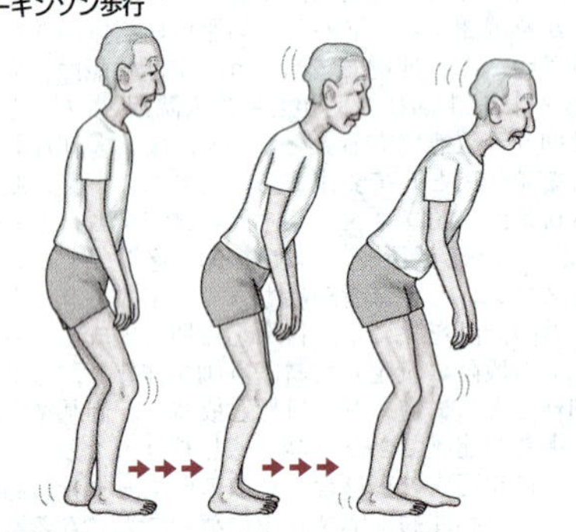

把握性筋強直　grip myotonia　筋強直性ジストロフィーなどで特徴的に認められる徴候．患者に手を強く握らせると筋弛緩がうまくできないため速やかに開けないもの．[1173]

把握反射　grasping reflex，grasp reflex　［握り反射］　被検者(患者)の手掌(母指と示指の間)を指や打鍵器などで軽くこすると，被検者の手指が屈曲し，これをつかもうとする運動のこと．被検者の手から物をとり去るとそれを手探りでとろうとすることがあり，あたかも被検者の手が物体に引かれるようであり，これを強制把握という．足にも同様の反射があり，足底または足趾の裏をこするとすべての足趾が屈曲する．原始反射の1つで通常乳幼児にはみられるが，手掌の把握反射は生後4か月頃に，足の把握反射は生後9-10か月頃に消失する．成人でみられる場合は異常であり前頭葉の障害を表す．[441] ⇨参強制把握〔反射〕→761

パークランド法　Parkland formula⇨同バクスター公式→2361

バークレー報告　Barclay Report　1982年イギリスの社会サービス大臣の要請により編成された委員会の研究成果『Social Workers：Their Role and Tasks 邦題：「ソーシャルワーカー：役割と任務」』を発表．委員長バークレー Peter Barclay の名前にちなんでこう呼ばれる．コミュニティーソーシャルワークの概念を問うもので，シーボーム Seebohm 報告の統計理論に基づくコミュニティー活動の延長線上に，ソーシャルワーカーの活動の新任務開拓を目指している．①地方自治体に新しいソーシャルサービス部(SSD)をつくる，②部長はソーシャルワークの専門職がなる，③従来の専門別のサービスが統合され一般的にソーシャルワーカーになる，④ソーシャルワーカーは地方自治体に雇用され地域に出る，などが要旨である．[457] ⇨参シーボーム報告→1220

パークレン中毒⇨同テトラクロロエチレン中毒→2067

パークロレイトテスト　perchlorate test　［パークロレイト放出試験，過塩素酸塩放出試験］　甲状腺が無機ヨードを有機化することによってホルモン合成に利用できるか否かを評価する甲状腺核医学検査の一種．放射性無機ヨードである ^{123}I(ヨウ素123)を経口投与し，3時間後に甲状腺への ^{123}I の取り込み率を測定したのち，過塩素酸塩〔パークロレイト；$KClO_4$(過塩素酸カリウム)または $NaClO_4$(過塩素酸ナトリウム)〕1gを経口投与し，1時間後に取り込み率を再測定する．過塩素酸塩は甲状腺に摂取されたものの有機化されていないヨードを甲状腺から放出させるため，有機化障害のある先天性甲状腺機能低下症や慢性甲状腺炎(橋本病)では再測定時の取り込み率が低下する．[1260]

パークロレイト放出試験⇨同パークロレイトテスト→2322

ハーゲドルン・イエンセン法　Hagedorn-Jensen method　古典的なブドウ糖定量法の1つ．ブドウ糖の還元性を利用した測定法であるが，現在では使用されない．[1181] ⇨参血糖定量法→929

ハーゲマン因子　Hageman factor⇨同第XII因子→1856

バーコード　bar-code　バーコードシンボルという白と黒の縦の棒を組み合わせた縞模様を使って，データを表現する符号のこと．物流システムの導入により，医療材料の物流や在庫管理を行うために用いられるようになった．発展的利用として，患者に使用した医療材料のバーコードをリーダで読み取って医事会計に利用したり，実施直前入力により患者誤認防止などの医療安全への応用があげられる．バーコードは大別して施設独自のものと標準化されたものがある．[220]

パーコール®　Percoll®　表面をポリビニルピロリドンで被覆されたコロイド状シリカ(ケイ素粒子)の商品名．密度勾配遠心法や浮遊密度勾配遠心法の溶媒として利用され，細胞，ウイルスなどを分離・分画できる．パーコールの粒子は比較的大きく，通常の平衡密度勾配遠心法では平衡に到達するには長時間かかるため，異なる濃度のパーコール溶液を遠心管の中に重層する混合重層法により，境界面に集まる細胞を回収できる．またグラジエントフォーマーを用いて濃度勾配を形成させた溶液をつくり，その中で遠心操作を行えば，短時間で細胞を生きたまま分画できる．[800]

ハーシー　Paul Hersey　アメリカ国籍の行動科学者，起業家．「状況別リーダーシップ Situational Leadership」の提唱者．ブランチャード Kenneth Blanchard (1939生)と『Management of organizational behavior(邦題：行動科学の展開)』を共同執筆している．[415]

バージェス　Ernest Watson Burgess　1920年代シカゴ学派の隆盛を支えたアメリカの社会学者(1886-1966)．制度として家族をとらえる考えから，関係性を強調するとらえ方へとパラダイムシフトを起こす，「制度型から友愛型へ」と至る家族型の研究〔ロック Harvey J. Locke との共著『家族』(1945)〕は有名．[1166]

バージャー病　Buerger disease⇨同閉塞性血栓性血管炎→2619

バー小体　Barr body⇨同性クロマチン→1666

パースィ　Rosemarie Rizzo Parse　自らの理論に基づいて教育，研究，実践活動を続けている現象学的看護理論家．アメリカのペンシルバニア州ピッツバーグに生まれ育ち，1960-70年代の現象学のメッカと目されていたデュケイン大学で看護基礎教育を受けた．ピッツバーグ大学にて修士号・博士号を取得．実践経験を経たのち，母校デュケイン大学で教師生活を開始し，看護学部長を務めた．デュケイン大学における学生・教師生活が，のちの理論構築に最も大きな影響を与えている．その後，ニューヨーク市立大学ハンターカレッジやロヨラ大学などで教師や博士課程の学生の指導にあたり，パースィ理論を受け継ぐ優秀な人材の育成とともに，ディスカバリーインターナショナル Discovery International 社を創設し，国際看護理論家会議をはじめ多くの研修を開催し，ピッツバーグを中心に活躍を続けている．また，88年より理論，研究，実践を統合する学術誌『ナーシング・サイエンス・クォータリー Nursing Science Quarterly』の編集長を続けている．パースィ理論は，81年に「Man-Living-Health(健康を-生きる-人間)」として発表されたが，辞書の man の定義が male gender(男性)と変わったために，91年から「Human becoming(人間生成)」と称している．理論の内容は81年以来変わっていない．パースィは学生時代から医学モデルによる看護の教育に疑問をもち，看護・看護学の独自性を追求し続け，結実したのが「人間生成理論」である．この理論は，ハイデッガー Martin Heidegger やサルトル Jean-Paul Sartre，メルロー=ポンティ Maurice Merleau-Ponty らの実存的現象学と，マーサ=ロジャーズ Martha E. Rogers(1914-94)の看護科学に源泉があり，人間の「生きられた体験」をその人の側から理解しようとする，人間科学としての看護理論である．パースィ理論の原理や概念は難解に思われるが，そこで求められるのが，他者とともに「真にともにあること(true presence；真の現前)」であり，実践，教育，研究の中で本理論を看護者自らが生きることである．[866]

バースセンター　birth center　アメリカにおける分娩施設の一形態．正常な妊娠，分娩が予測される健康な女性が利用できる施設をいう．病院ではハイリスクな妊産婦をケアするのに対し，バースセンターではリスクのない正常な妊産婦のケアをする．病院に併設されているところもあるが，多くは独立しており，助産師，産科医，小児科医によってケアサービスがなされ，運営されている．周産期医療の進歩はハイリスクな母子の救命に寄与しているが，分娩の多くは生理的で文化的な現象であり，過度の医療的介入は不必要であるとの考えから，健康な妊産婦に対して助産師による個別的で家庭的なケアが行われる．わが国では，助産所が古くからこのような役割と機能を担ってきている．[1352]

ハースト脳炎　Hurst encephalitis⇨同急性出血性白質脳炎→730

バースト放電⇨同群発放電→850

ハーズ病　Hers disease⇨同糖原病Ⅵ型→2103

バーセル指数　Barthel index；BI　［BI］　アメリカで1965年に報告された，患者の自立に関する簡単な指数．評価項目は食事，いすとベッド間の移乗，整容，トイレ動作，入浴，移動，階段昇降，更衣，排便自制，排尿自制の10項目からなる．総合点が100点になるように評点が分配されている．この指数の利点は評価方法が簡便なところである．評価段階の項目がほぼ自立，部分介助，介助の3つであり，各項目の評価内容を理解すればだれでも正確に迅速に採点できる．しかし，各項目の得点はADL(日常生活動作 activities of daily living)を阻害している因子を分析するには不十分であり，また，100点満点でも1人で生活できるという意味ではなく，入院中の身のまわり動作の自立度を表している．[811] ⇨参機能的自立度評価法→700，カッツ指数→532

パーセンタイル値(法)　percentile　［百分位］　百分位のことで，量的データを順位に注目して扱う方法の1つ．量的データを小さい順に並べて各グループが同数のデータからなるように100グループに分け，最も小さい値からなるグループを1として順に最も大きい値からなるグループ100まで番号をふる．各データをその属するグループの番号で代表させて扱う方法．母子手帳の小児の身長や体重のデータにはパーセンタイルも表記されている．[467]

パーセント⇨同百分率→2483

パーソナリティ⇨同人格→1509

パーソナリティ障害

personality disorder；PD　［人格異常，人格障害］

【概念・定義】 パーソナリティ，すなわち個人を広範に持続的に特徴づける内的体験と行動の様式の正常範囲からの逸脱があり，そのために苦痛や障害を引き起こす精神障害．シュナイダー Kurt Schneider (1887-1967)の**精神病質人格**と同義であるが，近年の国際的精神障害診断分類ではパーソナリティ障害(人格障害)が用いられる．

【症状】 パーソナリティ障害の記述で今日最も広く用いられているのは，アメリカ精神医学会による『精神疾患の診断統計マニュアル第4版』(DSM-Ⅳ)によるものである．これによると，10の類型が記載され，3群に分けられている．A群：妄想性，統合失調質(シゾイド)，統合失調型(失調型)．B群：反社会性，境界性，自己愛性，演技性．C群：強迫性，依存性，回避性．日常の精神医療では，パーソナリティ障害はもっぱら反社会的行動や自己破壊的行動が目立つ患者を指す場合に用いられる傾向があるが，これはパーソナリティ障害の一面のみを強調した偏った用語法である．他の精神障害とパーソナリティ障害が合併して存在することがあり，その場合，当該の精神障害の治療予後が不良であることを示す報告がある．

【治療】 精神療法を行い，抑うつや不安が強いときは補助的に抗不安薬などを投与する．[693] ⇨参精神病質人格→1684

パーソナリティ障害の看護ケア

【看護への実践応用】 パーソナリティ障害の治療は，主として精神療法が行われ，抑うつ(鬱)や不眠などの症状に対して薬物療法が補助的に用いられる．治療は短期間で終了するものではなく，長期にわたる．治療にあたっては，治療目標やチームメンバーの役割などの治療構造を明確にするとともに，患者と共同して治療を進めることが重要である．治療チームの中での看護師の役割は，患者が自身の健康な部分を働かせて日常生活を送ることができるように援助していくことであり，日常生活場面で生じるさまざまな問題を「今ここで」に焦点を当てて扱うことで，患者が適切な行動や感情表現ができるようにかかわる．

【ケアのポイント】 パーソナリティ障害の患者は，治療に対する抵抗や，行動化，操作などが起こりやすい．明確な治療構造を提供し，治療チームが一貫した対応をすることで，患者の混乱を避け，退行を防ぐ．また，パーソナリティ障害患者への対応では，繰り返される患者の行動化や操作などにより，スタッフが無力感や不全感を抱くことがある．これは，患者の病理が投影されることによって起こる感情である．治療にかかわるチームメンバーが定期的にミーティングをもち，自分たちの感じている感情に患者の何が投影されているのか明らかにする．また，それぞれのチームメンバーに見せる患者の側面を統合することで，患者像が立体的になり，ケアの方向性を確認することができる．[183]
⇨参パーソナリティ障害→2323

パーソナルコンピュータ　personal computer；PC　［パソコン，PC］　個人用の小型のコンピュータで，価格も個人で購入できる程度のもの．[258]

パーソナルスペース　personal space　［対人間距離］　近接心理学・近接空間論 proxemics（アメリカの文化人類学者ホール Edward T. Hall の造語）など社会心理学の用語で，日常生活のなかで人と人とが互いの身体の間にどの程度の物理的距離をとるかを表す．両者の関係の質，両者が属する社会の文化，両者が置かれている社会的状況（社会的地位など），性別・性格・年齢などにより左右される．一種のなわばりともいえる．通常は両者が親密であればあるほど，両者間の身体距離はより近くなる．対人関係の重要な手段であるコミュニケーションには，言語によるものと動作，しぐさ，表情など非言語的なものとがあるが，パーソナルスペースは一種の非言語的なコミュニケーションとしての身体言語 body language である．この考えは，患者や家族との間にどの程度の距離をとるべきかを判断しなければならない看護師にも有効な視点を提供してくれる．[1508]

パーソナルファイアウォール⇨同ファイアウォール→2506

パーソナルヘルスデータ　personal health data；PHD　［PHD］　個人健康情報のこと．個人に関する最も取り扱いに注意を要するデータ．個人の医療記録ばかりでなく，行動パターンなども含まれている．PHD の悪用による人権侵害から保護するために法的なプライバシー保護が必要である．[1170]

パーソネイジ・ターナー症候群　Parsonage-Turner syndrome⇨同神経痛性筋萎縮症→1530

パーソンイヤー⇨同人年→1594

パーソンセンタードケア　person centered care　意識的に患者の立場の視点を取り入れたケアアプローチ．キットウッド Tom Kitwood が最初に認知症に関連して提唱し，認知症の人々の立場に立った視点を重視した認知症ケアの理念．対象には認知症患者だけではなく，高齢者，一般の患者やこれらの人々にケアを提供するスタッフまで含んでいる場合もある．人々に寄り添い，信頼し合う相互関係のなかからその人を尊敬し，その人のニーズに注意深く対応して能力を発揮できるように支援すること，その人の障害を補って成長の機会を育成する豊かな心理社会環境を提供すること．[812]
⇨参認知症ケアマッピング→2270

バーター症候群　Bartter syndrome, juxtaglomerular hyperplasia with hyperaldosteronism　低カリウム血症をきたす先天性疾患．1962 年にバーターらが尿細管の異常による低カリウム血症，代謝性アルカローシス，傍糸球体細胞の過形成，高レニン性高アルドステロン血症，正常血圧を特徴とする症例をはじめて記載した．慢性の嘔吐，下痢や利尿薬，下剤の乱用などによっても同様の症状，検査所見を呈する（偽性バーター症候群）．バーター Frederic C. Bartter はアメリカの内科医（1914-83）．[1610]

ハーダー腺腫瘍　Harder gland tumor, harderian gland tumor　動物の瞬膜深部のハーダー腺と呼ばれる副涙腺に発生する腫瘍．研究によく用いられるのは，C3H 系マウスのハーダー腺に発生した腫瘍．ハーダー Johann Jakob Harder はスイスの解剖学者（1656-1711）．[1531]

バーチャルライブラリー⇨同電子図書館→2082

バーチャルリアリティ　virtual reality；VR　［仮想現実感］　視覚や聴覚などを介した仮想的環境をあたかも現実の世界のように体験させる技術．本来バーチャルとは実質的ないし実在という意味で，仮想という訳語は必ずしも適切ではない．全視野を覆うヘルメット型の表示装置（HMD），手やからだの姿勢と位置を計測できる手袋やスーツが代表的な装具．高速の計算機で瞬時に画像と音声を生成してインタラクティブ（双方向的）に提示する．近年は部屋の上下左右前後のスクリーンに映像を投影して，没入感を与える装置も開発されている．医療福祉分野では遠隔手術，リハビリテーションやメンタルヘルスなどに応用されつつある．[1424]

ハーツバーグの二要因理論　Herzberg two factor theory　［動機づけ衛生理論］　ハーツバーグ Frederick Herzberg（1923-2000）によって提唱された仕事に対するモチベーションに関する理論で，2 つの要因の職務満足と不満足は同一線上の両極ではなく，それぞれに別の要因が対応している，とする．①環境要因：管理体制，労働条件，地位などであり，それらが満たされていない状態はただ「不満がない」ということで，満足とは異なる．②動機要因：達成感，昇進，責任，仕事そのものなど，これらが満たされてはじめて「満足である」状態となる．この理論はすべての対象に一般化できるものではないが，管理職や専門職にはよくあてはまる．ハーツバーグはアメリカのケース・ウェスタン・リザーブ大学の心理学教授でマネジメントが専門．[415]

ハーディ手術《エプシュタイン病》　Hardy operation for Ebstein disease　［三尖弁挙上転位術］　ハーディ Kenneth Hardy が 1964 年に報告したエプシュタイン Ebstein 病に対する根治術の 1 つ．心室側に偏位した三尖弁後尖および中隔尖を正常の弁輪部までつり上げるように縫合，固定する方法．右房化された右室（心房化右室）が縮縮され，また三尖弁閉鎖不全症を軽減する．[867,1499]

ハーディ法　Hardy method　現代では下垂体病変に対する第一選択とされる手術的アプローチ法．下垂体腫瘍の摘出のほか，下垂体病変の生検などにも用いられる．下垂体への外科的アプローチは開頭術と経鼻的アプローチに大別されるが，ハーディ法は後者の代表的な術式である．下垂体については歴史的には19世紀末に開頭術式でのアプローチが始まった．20世紀初頭になって経鼻的アプローチが加わったが，治療効果の面で開頭術をしのぐには至らなかった．1960年代に入り，経鼻的アプローチのうち術中に顕微鏡を用いて蝶形骨洞を経て下垂体底に至る術式がカナダの脳神経外科医ハーディ Jules Hardy（1932生）によって始められたが，この方法が顕微鏡手術用器具の進歩，抗生物質，グルココルチコイド製剤などの薬剤の進歩と相まって経鼻的アプローチに著しい手術成績の向上をもたらし，一挙に下垂体手術の第一選択とされるに至った．[1260]

ハーディ・ワインベルグの法則 Hardy-Weinberg law メンデル Mendel 遺伝様式を示すある対立遺伝子の頻度と遺伝子型の頻度は，任意交配集団において選択，移動，突然変異がないときには，一定に保たれるとする法則．対立遺伝子 A と a の配偶子における頻度がそれぞれ p と q であるとき（$q = 1 - p$），平衡状態での遺伝子型の頻度は，AA が p^2，Aa が 2 pq，aa が q^2 となる．ハーディ Godfrey H. Hardy はイギリスの数学者（1877-1947），ワインベルグ Wilhelm Weinberg はドイツの医師（1862-1937）．[368]

ハートインフュージョン培地 heart infusion medium 細菌培養のために用いるウシの心筋抽出液を用いた寒天あるいは液体培地．ペプトンと塩化ナトリウムが加えられている．[1615]

ハードコンタクトレンズ hard contact lens；HCL 角膜より小さい，水分を含まないかたいレンズ．屈折異常を矯正するのに用いられるが，乱視矯正はソフトコンタクトレンズより優れる．[257]

ハートナップ病 Hartnup disease ［ハルトナップ病］尿細管と小腸上皮に限局した中性アミノ酸輸送障害による恒常性中性アミノ酸尿，およびペラグラ様皮疹と間欠性小脳失調を呈する常染色体劣性遺伝性疾患．中性アミノ酸輸送障害は，トリプトファンを含む中性アミノ酸（モノアミノモノカルボン酸）12種類の尿中への排泄量増加，小腸でのこれらアミノ酸の吸収障害をきたす．このため，トリプトファンから生成されるニコチン酸が体内で欠乏する．症状としては，光過敏性の皮疹は強い日焼けのようで容易に水疱形成し，かゆみを伴う．間欠性小脳失調は数日間の持続後に自然に消失する．ニコチン酸アミドの内服で皮膚症状は改善する．[1256] ⇨参アミノ酸尿→177，光線過敏症→1025，小脳性運動失調症→1454

ハート〔療法〕 highly active antiretroviral therapy；HAART⇨同HAART〔療法〕→56

バートン骨折 Barton fracture 橈骨遠位端の関節内骨折で末梢骨片が手根骨とともに転位するもの．橈骨遠位端骨折の1つ．掌側に転位する掌側バートン骨折と背側に転位する背側バートン骨折がある．治療は掌側バートン骨折は手関節背屈位で，背側バートン骨折は手関節掌屈位で整復される．整復位の保持が困難な場合は内固定を行う．バートン John R. Barton（1794-1871）はアメリカの外科医．[1376]

バーネット Sir Frank MacFarlane Burnet オーストラリアのウイルス学・免疫学者（1899-1985）．免疫の基礎である抗体産生について，ポーリング Linus C. Pauling（1901-94）の直接鋳型説を批判して間接鋳型説，さらにクローン選択説を提唱し，1960年にメダワー Sir Peter B. Medawar とともにノーベル生理学・医学賞を受賞した．[983] ⇨参クローン選択説→843

バーネット症候群 Burnett syndrome⇨同ミルクアルカリ症候群→2776

ハーバード医学校 Harvard Medical School ［ハーバード大学医学部］ 1782年，アメリカマサチューセッツ州ボストン郊外ハーバードカレッジ内に創設された医学校．18世紀末，初代教授ウォーターハウス Benjamin Waterhouse がアメリカ初の種痘を実施した．1871年，3年課程制・病院実習を導入，医学教育改革の先駆けとなった．インスリン，ポリオワクチンの開発，腎臓移植の成功など，アメリカの医学研究を推進してきた．[805]

ハーバード大学医学部⇨同ハーバード医学校→2325

ハーマンスキー・パドラック症候群 Hermansky-Pudlak syndrome ［出血型白皮症］ 眼振・羞明・眼皮膚型白皮症（毛髪は黄色調）のほか，血小板放出能の異常（骨髄巨核球における顆粒の形成障害による放出顆粒の欠損）によるストレージプール storage pool 病のために出血傾向を呈する．細胞内膜輸送に関与するタンパク質の遺伝子変異により発症する．細網系組織や口腔粘膜にセロイド様物質が沈着する．ハーマンスキー F. Hermansky とパドラック P. Pudlak はチェコの医師．[102] ⇨参白皮症→2364

ハーラー症候群 Hurler syndrome ［ムコ多糖体蓄積症IH型，脂肪軟骨ジストロフィー，多発性異骨症］ ムコ多糖体蓄積症の1つ．発育・発達障害が生後6-18か月で現れ，特異な顔貌（大きな頭，低い鼻根部，厚い唇など），進行性難聴，角膜混濁，肝脾腫，臍および鼠径ヘルニアを認める．鷲手，突背，トルコ鞍のJ型変形もみられる．αイズロニダーゼが欠損し，ムコ多糖体が冠動脈，心臓弁膜に沈着して心不全をきたす．通常，思春期までに呼吸器合併症により死亡する．[987]

ハーレキン現象 harlequin phenomenon ［ハーレキン発赤（ほっせき）］ 出生の翌日から4日目頃までの健康な新生児にみられる境界明瞭な半身の発赤．側臥位になった新生児の正中線から下側に発作性に生じ，30秒～20分ほどで消退する．血管運動神経の未熟もしくは左右差により起こるとされている．ハーレキン harlequin は道化役の意．[1631]

ハーレキン胎児⇨同道化師様胎児→2101

ハーレキン発赤（ほっせき） harlequin flush⇨同ハーレキン現象→2325

バーロウ病 Barlow disease⇨同乳児壊血病→2229

バーンアウト症候群⇨同燃えつき症候群→2824

肺 lung 胸郭に囲まれた胸腔内にあり，左右の肺は縦隔（心臓，気管，食道，大血管など）を間に挟むように位置する．呼吸器として働く．肺の重量および容積は通常，男性のほうが女性より重く大きい．両肺で約800-1,200 g，肺活量の平均は男性で3,500-4,000 mL，女性で2,500-3,000 mL．肺表面は淡紅色で，加齢とともに塵埃が沈着し暗青色の斑状がみられる．左右肺とも，尖端（肺尖）が上方を向き，外側（肋骨面）は肋骨に

は

沿って丸く，横隔膜円蓋部の上にある肺底部(横隔面)と内側面(縦隔面)は陥凹していて，全体として半円錐形をしている．肺尖は鎖骨上2-3 cm上方にある．一般に，右肺は左肺よりやや大きく(右：左＝10：9)，右肺は斜裂と水平裂により上・中・下の3葉に，左肺は斜裂により上・下の2葉に分けられる．肺の表面と肺に面する胸腔の内面は，連続した漿膜(胸膜)で覆われて袋状となり，内腔(胸膜腔)には小量の液体(胸膜水)を入れている．動き続ける肺と周囲の組織との摩擦を防ぐ役割をもつ．肺の表面を覆う臓側胸膜(肺胸膜)は，縦隔面中央の肺門で翻転して胸腔壁を覆う壁側胸膜となる．肺門では，気管支，血管系(肺動・静脈，気管支動・静脈)，リンパ管，神経が通る．肺動・静脈はガス交換にかかわる機能血管系，気管支動・静脈は肺組織に酸素を供給する栄養血管系である．気管支は肺門を入ると，樹が枝分かれするように分岐を繰り返し，細い分枝は肺の表面に向かって広がり，最終的に袋状の肺胞につながる(気管支→葉気管支→区域気管支→細気管支→…→終末細気管支→呼吸細気管支→肺胞管→肺胞嚢→肺胞)．気道系を支持する軟骨，平滑筋，弾性線維なども細くなるにつれて次第になくなり，肺胞の周囲では弾性線維と細網線維網のみが取り巻く．呼吸器としての肺では，気道系(空気を運ぶ)と肺動脈(静脈血を運ぶ)が伴行して枝分かれを繰り返し，最終的に肺胞と毛細血管網となり，両者の間でガス交換が行われる．[829]

●肺

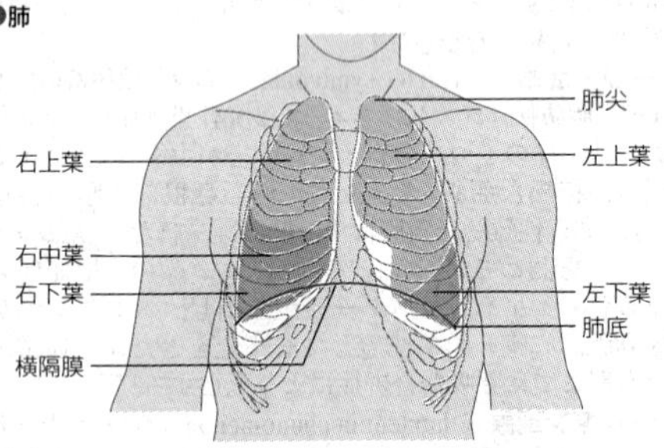

左肺は上・下の2葉に分かれる．右肺は左肺よりも大きく，上・中・下の3葉に分かれる．

肺の脈管　pulmonary vascular system　肺へは肺動脈と気管支動脈の2種類の血管が入る．肺動脈は肺の機能(ガス交換)にかかわる機能血管(静脈血)，気管支動脈は酸素 O_2 を運ぶ栄養血管(動脈血)．肺動脈は右心室から出て，気管支(気道系)に沿って肺門を入る．気道系と肺動脈系は伴行して分岐を繰り返し，最終的に肺胞とその周囲の毛細血管網となり，ガス交換を行う．酸素分圧の高くなった血液(動脈血)は肺静脈の枝を流れて肺静脈に集められ，肺門を出て左心房に向かう．肺静脈の枝は気道系とは離れて，単独で結合組織内を走行している．一方，肺動脈の走行に注目すると，区域気管支(右肺では10，左肺では9)に伴行するそれぞれの区域動脈は，区域間の血管吻合がほとんどみられない終動脈の形状をとっている．すなわち，1つの区域動脈は1つの血流支配領域(肺区域)をもつことになる．従って，区域気管支：区域動脈：肺区域＝1：1：1のセットとなっている．この肺区域のセットは肺の実質的な機能単位として，臨床では重要とされる．気管支動脈は胸大動脈からの分枝で気管支枝に分布し，肺胞管の部で肺動脈の毛細血管と吻合をもつが，その他の部位でも動脈間，静脈間そして動静脈間で吻合がみられる．リンパ管は肺胞管，細気管支周囲から肺門に向かい気管支肺リンパ節に入り，肺胸膜下リンパ叢を形成する．肺表面のリンパ管は気管支リンパ節に入り，気管支や肺からのリンパ液を送る．[829] ⇨参気管⇀666，肺⇀2325，肺胞⇀2352

肺アクチノミセス症⇨同肺放線菌症⇀2353

バイアス⇨同かたより(偏り)⇀523

肺アスペルギルス症　pulmonary aspergillosis　アスペルギルスが肺組織内に直接侵入増殖する組織侵入型，既存空洞内にアスペルギルスが腐生的に増殖する菌球型(肺アスペルギローマ)，慢性的に肺を破壊進展する慢性壊死性肺アスペルギルス症，アスペルギルスが吸入抗原として発症するアレルギー性気管支肺アスペルギルス症 allergic bronchopulmonary aspergillosis (ABPA)の4型に大別される．これらの病変の成立には，宿主の免疫状態と気管支・肺の局所的な異常の関与が重要であり，それぞれ特徴的な病態および画像所見を呈する．組織侵入型は白血病や免疫抑制薬投与時などの免疫不全状態にみられる日和見感染症で，早期診断，早期治療を行わないと予後はきわめて不良．肺アスペルギローマは画像上特徴的な菌球陰影とメニスカスサイン(三日月形の空気層を認める)を呈する．慢性壊死性肺アスペルギルス症は，感染に対する抵抗力の減弱した宿主に発症し，進行は緩徐であるが，治療に対する反応も良好である．ABPAは通常，喘息症状を伴い，画像上粘液栓で充満した中心性気管支拡張が特徴とされる．前3者は抗真菌薬(アムホテリシンBなど)による治療が主体となるが，ABPAはアレルギー的機序によるため，副腎皮質ホルモン剤が有効である．[141] ⇨参アスペルギルス症⇀153

肺圧量曲線⇨同圧容量曲線⇀160

配位結合　coordinate bond　一方の原子からのみ電子対が提供され，それを両者で共有するような化学結合をいう．例えば，アンモニアと水素イオンからアンモニウムイオンが生成する反応では，アンモニアの窒素原子の非共有電子が結合に使用される．また，配位結合には金属イオンを中心原子として，これに非共有電子対をもつ分子やイオンが配位した複雑な化合物があり，これを錯体と呼ぶ．[1559]

配位子⇨同リガンド⇀2920

肺移植　lung transplantation　従来の治療法では予後数年と予想される原発性肺高血圧症，特発性肺線維症，気管支拡張症，リンパ管平滑筋腫症(LAM)，肺気腫などの慢性進行性肺疾患に対して両側もしくは片側の肺を摘出し，他者の肺を移植する治療法．わが国の肺移植の一般適応指針ではレシピエントの年齢制限は両肺で55歳未満，片肺で60歳未満とされている．国際心肺移植学会 International Society for Heart and Lung Transplantation (ISHLT)の集計によれば2007年6月の時点でこれまでに約2万5,950件の肺移植が行われ，術後生存率は3年約60%，5年約50%，7年約40%である．移植手術後の生存率が5年を経過しても低下し続けることは肺移植全般の傾向であるが，生存中の患者の8割は肺機能の回復により介助なしに生活ができている．肺移植には脳死患者から片肺もしくは両肺を提供される脳死肺移植と，健常成人2人から左右の下葉を1つずつ提供してもらう生体肺移植がある．世界的には生体肺移植は肺移植のうちの1% 程度にすぎない．一方，わが国では1997(平成9)年に「臓器移植法」が施行されて以来，2006(同18)年までに87例の肺移植が実施されたが，内訳は脳死肺移植30例，生体肺移植57例で生体肺移植が全体の2/3を占めており，わが国の臓器移植における特殊性が表れている．[460]

胚移植 embryo transfer；ET 体外受精または顕微授精で得られた受精卵，胚を子宮内および卵管内に移植すること．現在は子宮内移植が主流．[1078]

肺うっ(鬱)血 pulmonary congestion 肺組織や肺胞にうっ血を生じた状態．左心不全により肺循環に障害をきたした際に起こり，うっ血が強度の場合は肺水腫となる．僧帽弁，大動脈弁の異常や心筋炎，冠状動脈疾患などによる心機能低下が原因となり，チアノーゼや呼吸困難，咳嗽，血痰および起座呼吸を認める．治療はジギタリスなど強心薬の静注および酸素吸入を行い，場合により気管支拡張薬を投与する．[141] ⇨参うっ(鬱)血肺→330

排液管⇨同ドレナージチューブ→2170

肺エキノコックス⇨同肺包虫症→2353

排液法⇨同ドレナージ→2170

肺壊疽(えそ)⇨参肺化膿症→2330

ハイエム液 Hayem solution 赤血球数の算定を用手法で行う場合に用いられる希釈液．塩化ナトリウム1.0 g，硫酸ナトリウム5.0 g，塩化第二水銀0.5 g，精製水200 mLにて調製する．血球数の算定には赤血球用メランジュールを用い，血液を0.5目盛り吸引したのち希釈液を101の目盛りまで吸引して希釈し，計算盤を使い顕微鏡にて算定を行う．希釈液は血液と等張で凝固を防ぐものであればよく，他にガワーズGowers液なども用いられる．[1423,1472]

肺エラスタンス lung elastance；E_L 肺内圧の変化(ΔP)を肺容積の変化(ΔV)で除した値($\Delta P/\Delta V$)．肺の弾性力を表す．肺コンプライアンスの逆数であり，単位はcmH_2O/L．[1213]

パイエル板 Peyer patch ［集合リンパ小節］ 主として回腸において，腸間膜付着部の反対側の粘膜にみられるリンパ性組織で，長径2-10 cmの小判形をなす．10個から数百個のリンパ小節とその間を占めるびまん性リンパ組織からなり，集合リンパ小節とも呼ばれる．表面はドーム状に盛り上がっており，絨毛を欠く．ドームの上皮には通常の吸収上皮細胞とともにM細胞が散在する．M細胞には刷子縁がなく，腸管腔に面した細胞表面から細菌，ウイルス，抗原性のある高分子などを取り込む．そしてM細胞側面の陥入に存在するTリンパ球やBリンパ球に抗原を提示し，これらのリンパ球が抗原に感作される．感作リンパ球はリンパ管，リンパ節に入って局所と全身の免疫を担当する．パイエル板は病原体が侵入する部位ともなり，腸チフスなどの感染症では腫大したり潰瘍を生じたりする．パイエルJohann C. Peyerはスイスの解剖学者(1653-1712)．[399]

肺炎

pneumonia

【概念・定義】 細菌，**真菌**，**マイコプラズマ**などの病原体の感染により，肺胞や細気管支に急性の炎症を起こし，肺胞や細気管支内に滲出液の貯留，白血球の浸潤を起こす疾患．ウイルスの感染では肺胞内浸潤が少なく，間質の浮腫，細胞浸潤が多く，**間質性肺炎**と呼び，肺炎とは区別する．肺炎の種類には，感冒や体力低下などが誘因になり発症する**市中肺炎**と，病院で診療中に院内の起炎菌に感染して起こる**院内肺炎**がある．肺の1葉あるいはそれ以上の範囲に起こる**大葉性肺炎**と，気管支を中心として周辺の小葉に限局する**気管支肺炎**とがある．大葉性肺炎 lobar pneumoniaは肺炎球菌により発症することが多く，発症後の経過は充血期→赤色肝変期→灰色肝変期→融解期を経て治癒する．気管支肺炎 bronchopneumoniaはあまり明確な病期はみられない．原因となる起炎菌には多種類あり，起炎菌によって症状，経過が異なる(表参照)．

【症状・徴候】 発熱，全身倦怠，食欲不振などの全身症状に続き，呼吸器症状として，咳，痰，ときに血痰，膿血痰，病側の胸痛がある．通常，抗生物質療法が行われ，有効であれば1-2週間で急性期の症状は消失するが，免疫不全状態や起炎菌が抗生物質に耐性の場合には症状が軽快せず，呼吸困難，呼吸不全，全身衰弱で死亡することもある．

【検査・診断】 胸部X線検査で病巣部の浸潤陰影を認める．大葉性肺炎では病巣の肺葉に一致する境界明瞭な濃厚陰影となる．気管支肺炎では病巣部の境界不明瞭な雲状陰影になる．症状が消失して，治療効果良好でも1-2か月は陰影が残存し，徐々に減少し，あとを残さず消失する．血液検査では，細菌性肺炎では白血球，好中球の増加，赤血球沈降速度(赤沈)の亢進，CRPの著明な増加があるが，ウイルス，マイコプラズマなどでは赤沈はあまり変化がない．喀痰は膿性で，好中球が多数認められ，血痰になると赤血球の増加がみられる．また血痰ののち赤血球が白血球に貪食され，喀痰検査で褐色の細胞がみられる．喀痰の塗抹検査や

●肺炎の原因となる主要な病原体

- **細菌**
  - 肺炎球菌
  - クレブシエラ菌
  - 黄色ブドウ球菌
  - インフルエンザ菌
  - レジオネラ菌
  - その他
- **肺炎マイコプラズマ**
- **クラミジア**
- **ウイルス**
  - インフルエンザA，B，C
  - パラインフルエンザ
- **真菌**
  - カンジダ
  - アスペルギルス
  - クリプトコッカス
- **原虫**
- **リケッチア**

培養で起炎菌の検出，感受性検査を行う．病巣が大きく呼吸障害があると，血色素の酸素飽和度が低下し，パルスオキシメーターで Sp_{O_2}(経皮的動脈血酸素飽和度)の低下，**チアノーゼ**を認める．

【治療】 細菌性肺炎では抗生物質療法が行われる．肺炎球菌肺炎では早期から原則としてペニシリン系薬剤が用いられる．これに耐性がある場合にはテトラサイクリン系，キノロン系，セフェム系薬剤が用いられる．マイコプラズマにはマクロライド系あるいはテトラサイクリン系薬剤が用いられる．免疫不全患者やICUの院内感染患者では耐性菌の感染が多く，**第3，4世代セフェム系薬剤，アミノグリコシド系薬剤**が用いられる．予防としては肺炎球菌に対する免疫療法が行われているが，効果はいまだ確実とはいえない．[953]

肺炎の看護ケア

【観察のポイント】 発熱の程度，血圧の変化，呼吸状態(呼吸回数，呼吸音，咳嗽や喀痰の有無)，呼吸困難，胸痛などの症状，および発熱に伴う脱水症状の有無，消化器症状(悪心，嘔吐)の有無を観察する．

【ケアのポイント】 体力を消耗しやすい状態となるため，安静を保ち，安楽な体位をとることで治癒能力を促進していくこと．また，発熱に対する悪寒には保温に努め，悪寒にはクーリングを行う．脱水予防として水分や栄養補給を行う．排痰が多い場合には気道の浄化として，体位ドレナージやネブライザーの使用，スクイージングなどで排痰援助を行う．低酸素血症を伴う場合には酸素療法が必要となるため，必要性を説明して投与するとともに，呼吸状態の把握が重要となる．ただし，慢性閉塞性肺疾患(肺気腫，気管支炎など)を有している場合は，高濃度の酸素投与によって高炭酸ガス血症になることがあるので注意が必要である．指導のポイントは，うがいや手洗いの実施，マスクの着用などの感染予防行動をとれるようにすることである．[770] ⇨参肺炎→2327

肺炎桿(かん)菌　*Klebsiella pneumoniae*⇨参肺炎桿(かん)菌感染症→2328

肺炎桿(かん)菌感染症　*Klebsiella pneumoniae* infection　肺炎桿菌(クレブシエラ *Klebsiella*)による感染症．クレブシエラは厚い莢膜を有する非運動性のグラム陰性桿菌である．クレブシエラ属には4種が知られているが，基準種であるクレブシエラ・ニューモニエ *K. pneumoniae* による感染症が臨床上問題となる．呼吸器感染では大葉性肺炎，肺化膿症，膿胸などを引き起こし，画像上空洞を形成することがあり，臨床症状では粘稠な鉄錆色痰が特徴的である．市中肺炎の場合，しばしば大酒家にみられ，急激で重篤な経過をとる傾向が強い．院内感染では菌交代症としてみられることが多く，誤嚥性肺炎や菌血症に続発した血行性肺炎も少なくない．呼吸器感染のほかに，尿路感染，髄膜炎などの原因にもなる．[1605] ⇨参クレブシエラ感染症→840

肺炎球菌　*Streptococcus pneumoniae*　［肺炎連鎖球菌］　ストレプトコッカス *Streptococcus* 属に含まれるグラム陽性通性嫌気性球菌．双球状で，莢膜をもつ．鞭毛，芽胞はもたない．血液寒天培地上で α 溶血を示し，中央がややへこんだコロニーをつくる．ヒトに大葉性肺炎，敗血症，髄膜炎，中耳炎，副鼻腔炎などを起こす．ペニシリンに感受性があったが，近年ペニシリン系抗菌薬に耐性の菌が増加し問題となっている．ペニシリン耐性菌にはカルバペネム系抗菌薬が使用されている．[324]

肺炎クラミジア⇨同クラミジア肺炎→825

肺炎マイコプラズマ⇨参マイコプラズマ〔属〕→2726

肺炎連鎖球菌⇨同肺炎球菌→2328

バイオアッセイ⇨同生物学的検定法(測定法)→1704

バイオインフォマティクス　bioinformatics　［生命情報科学］　生物学 biology で集められた膨大なデータを情報科学的な手法を用いて新しい知識を創出すること．生命科学と情報科学の融合領域であることから，生命情報科学または生物情報学ともいわれる．国際共同チームのヒトゲノムプロジェクトにより，ヒトゲノムの約32億塩基対からなる塩基配列が2003年までに明らかにされているが，これらのゲノム情報をもとにした，遺伝子発現データやタンパク質構造アラインメントのデータの蓄積と分析，遺伝子発現とタンパク質間相互作用の予測がバイオインフォマティクスの研究分野である．バイオインフォマティクスの解析技術はまたゲノム創薬にも応用されている．⇨参ゲノム創薬→933

バイオエシックス　bioethics　［生命倫理］　生命倫理，生物倫理ともいう．生命科学や医療技術の急激な進歩・発展に対応して1970年代初頭からアメリカで勃興し，統合されてきた新しい学問分野であり，生命科学・医療・保健の分野での人間のあり方を倫理的・道徳的観点から系統的に論ずる学問．それまで，医の倫理が医師・患者の関係を扱ってきたのに対し，さらに広義の医療体系の問題(試験管ベビー，冷凍受精卵，男女産み分け，胎児診断・治療，遺伝病集団検診，遺伝子治療，人工臓器，妊娠，中絶，医療費，脳死，尊厳死，安楽死，ターミナルケア，患者の権利，心身障害，移植用臓器売買，人体実験，生命の質など)，治療には直接関係しない生命科学の基礎研究の問題(遺伝子組換え，細胞融合，クローニングなどのバイオテクノロジー，動物実験)，地球環境・人口問題(公害，環境ホルモン，妊娠，中絶)までをも含み，これらを医学のみならず倫理・宗教・文化・法律・哲学などの専門領域から考察する，総合的な学問的立場であるとされているが，実学的側面をもつ．[473]

バイオクリーンルーム　bioclean room　［無菌室］　微細孔フィルターを数層用いる空気清浄装置によって空気が供給され，さらに温度，湿度が制御されたクリーンルームの一種．工業用クリーンルームと構造は基本的に同様であるが，塵埃制御よりも微生物制御に力点がおかれている．清浄度を表す指標であるNASA規格ではクラス100(1立方フィートに生物粒子0.1個以下)が要求される．医療用途では骨髄移植時の患者管理，手術室やICU，医薬品の製造など無菌環境が必要なときに利用される．[922]

バイオテクノロジー　biotechnology　［生物工学］　生物学の知見をもとに生物のもつ機能を有用に活用する技術の総称．特に遺伝子操作に関連する分野は遺伝子工学とも呼ばれる．遺伝子工学技術や，細胞融合，組織培養などの細胞工学的技術などが医療，製薬，工業化学，情報科学，育種，環境浄化などに利用されている．

しかし最近では概念が拡大され，生物機能の有用性を模倣する技術，例えば生物の信号・情報処理機能を利用したコンピュータ素子の開発などもバイオテクノロジーに含めることがある．[1465]

バイオテレメトリー　biotelemetry⇨同生物テレメトリー⇀1706

バイオハイブリッド人工膵島　bio-hybrid artificial pancreas ⇨同ハイブリッド型人工膵島⇀2351

バイオハザード　biohazard ［**生物災害**］ 原虫，真菌，細菌，ウイルスなどの微生物，および核酸，タンパク質など微生物の構成成分や産生物質を取り扱う際に生じる災害をいう．[324]

バイオフィードバック　biofeedback 1960年代から始まった理学療法の1つ．生体反応を光や音など視覚的，聴覚的な情報に単純化し本人に認識させることで，目的とされる反応を引き出す治療法．筋収縮を感知する筋電図，関節の動きをとらえる関節角度計，体重圧をとらえる圧力計などが用いられる．麻痺を呈した患者の麻痺筋の促通や抑制，骨折など整形外科疾患の患肢への荷重制御，姿勢の調節，非効率的なパフォーマンスの矯正などを目的とする．この方法を行う際は集中しやすい静かな環境を選ぶべきであり，患者の集中力や理解力が不十分であると効果的ではない．[903]

バイオフィジカルプロファイルスコア　biophysical profile score；BPS ［**胎児バイオフィジカルプロファイルスコア，胎児活動スコア，BPS**］ 超音波を用いた胎児呼吸様運動，胎動，筋緊張，羊水量の観察にノンストレス試験(NST)所見を加えた合計5項目より胎児のウェルビーイング well-being を評価する方法．各パラメーターは2点であり，合計8点以上あれば児は問題ないと評価する．[1323] ⇨参ノンストレス試験⇀2317

バイオフィルム　biofilm ある種の細菌がものの表面に定着して増殖した際，菌が分泌した多糖類(グリコカリックス glycocalyx)と菌体周辺の物質とが結合してできる粘液状の物質のこと．カテーテル，人工関節などの生体内異物で起こる感染症や慢性呼吸器感染症の感染局所でみられる．菌体はバイオフィルムに囲まれた状態なので抗菌薬療法に抵抗し，難治性で慢性の経過をとることが多い．[324]

バイオフィルムプラーク　biofilm plaque⇨同歯垢⇀1264

バイオプシー　biopsy⇨同生検⇀1667

バイオメカニクス⇨同生体力学⇀1696

胚芽　germ ヒトの発生においては，受精から3胚葉形成終了(胎齢3週末)までの胞胚をいう．その後は胎芽(胚子)といわれる．胚芽は胚子の芽の意味と思われる．[996]

徘徊(はいかい)　poriomania，wandering 認知症の行動・心理症状(BPSD)としてみられる徘徊 wandering は，一見すると目的もなくウロウロと歩き回ることであるが，知らない間に自宅から出ていくこともあるので，介護上の大きな課題の1つとなっている．目的がないようにみえても，実際には，道順がわからずに迷っている，自分の家を他人の家だと思い込んで帰宅しようとする，探し物をしているなど，それなりの目的をもっていることが多いので，対策としてはまず原因を探るように心がけ，状況がわかれば説得ではなく納得してもらえるように対応する．迷子に備えて，住所や名前がすぐにわかるようにしておき，近所との協力体制もつくっておくようにする．一方，ストレス関連障害で葛藤からの逃避行動として心因性に起きたり，急性期の精神障害などにみられる徘徊 poriomania や放浪癖 dromomania では，突然あてもなく歩きまわる行動が，ときに無意識的に起こり，のちに健忘を残すことがある．[164]

胚外性中胚葉　extraembryonic mesoderm 胎齢11-12日の胚盤胞において，栄養膜細胞層内面と卵原細胞黄嚢の外面との間に存在する卵黄嚢由来の新しい細胞集団．栄養細胞層を伴い栄養膜合胞体層内に進入し，内部に胎児血管が存在するようになる．[996]

媒介変数⇨同介在変数⇀435

胚芽期　germinal stage ［**前胎芽(胚子)期**］ 受精卵期ともいう．妊娠0から2週の時期．[996]

背核　dorsal nucleus⇨同胸髄核⇀758

肺拡散能　pulmonary diffusing capacity；D_L，diffusing capacity of the lung 換気により肺胞腔に達した呼吸ガスは，ガス交換過程で肺胞上皮，毛細血管膜を透過して，赤血球内のヘモグロビンへと結合する．この呼吸ガスが肺胞上皮，毛細血管膜を移動する効率が拡散能である．拡散能はガスの種類により異なり，1 Torr のガス分圧差があるときに1分間に移動したガス量(mL/分/Torr)で表される．酸素の肺拡散能を直接測ることが技術的に困難なため，一酸化炭素の肺拡散能力(D_{LCO})が一般的に測定される．肺拡散能は肺胞膜(肺胞上皮，間質，毛細血管内皮)の膜拡散機能のほか，ガス交換にあずかる有効な肺毛細血管血液量にも影響を受ける．D_{LCO} が低下する病態には，肺毛細血管膜の障害(間質性肺炎など)，ガス交換面積の減少(肺気腫など)，肺毛細血管血量の減少，血液ヘモグロビン濃度の低下などがあげられる．D は diffusing capacity(拡散能)，L は lung(肺)，CO は一酸化炭素の略．[847] ⇨参ガス交換⇀503，一酸化炭素肺拡散能⇀255

肺過誤腫　pulmonary hamartoma 上皮成分と間葉成分より構成される肺の過誤腫で，一種の奇形腫．胸部X線像で硬貨様病変 coin lesion として偶然発見されることが多く，大きさは直径1-6 cm．胸膜に近い肺末梢部に位置することが多く，多発することもある．骨，軟骨，平滑筋，脂肪組織，リンパ球集団が雑然と並び，同時に立方上皮や線毛円柱上皮で覆われた管腔が多数存在．管腔内には粘液が認められる．肺胞類似の腔が形成されることもある．[1531]

倍加時間　doubling time 1個の細胞が分裂して2個になる時間が細胞倍加時間，ある特定の細胞集団が2倍になるのがポテンシャル倍加時間，癌の容積が2倍になるのを体積倍加時間という．[52] ⇨参細胞周期⇀1171

排ガス　exhaust gas 主として化石燃料の燃焼に伴って排出される燃焼ガス．自動車や船舶など移動発生源からの排出ガスを指すことが多いが，ボイラーや焼却炉などの固定発生源からの排出ガスを指すこともある．この中には大気汚染物質として硫黄酸化物，一酸化炭素，窒素酸化物，光化学オキシダント，ベンゼン，トリクロロエチレン，テトラクロロエチレン，粒子状物質が含まれるほか，温室効果ガスである二酸化炭素も含まれる．大気汚染物質による健康被害には慢性気管支炎，気管支喘息，結膜や咽頭粘膜刺激などがある．

は

排出対策は固定発生源の場合，硫黄含有量の少ない化石燃料の使用，脱硫装置や脱硝装置の使用，効率的に燃料を使用することなどがあげられる．移動発生源の場合は低燃費車やハイブリッド車の使用促進，アイドリングの防止などに加えて鉄道や船舶などの効率的な輸送手段への移行(モーダルシフト)も進める必要がある．[664]

倍加線量 doubling dose⇨同遺伝的障害倍加線量→265

胚芽層 germinal layer⇨同基底層→694

肺活量 vital capacity；VC ［VC］ 通常，最大吸気位から最大呼気位までゆっくり呼出したときの空気の量である．呼気肺活量のこと．最大吸気位から最大努力により呼出させたときの呼気量は努力性肺活量という．最大呼気位から最大吸気位まで吸入したときの気量は吸気肺活量という．いずれも肺活量の一種である．肺活量は年齢，性別，身長，体位によって変化する．肺組織の減少(無気肺，浮腫，線維症，肺炎，肺切除，腫瘍など)や，胸郭運動の制限(腹水，胸壁変形，神経筋疾患，気胸，妊娠)，あるいは気道閉塞によって減少する．[953] ⇨参肺気量〔分画〕→2333

肺活量測定 spirometry ［肺気量測定］ 最大吸気位から最大呼気位まで最大呼出をして得られる肺気量を肺活量 vital capacity (VC) といい，時間をかけてゆっくりと最大に呼出して得られる肺活量 slow vital capacity と，できるだけ早く努力呼出して得られる努力肺活量 forced vital capacity (FVC) とがある．両者はおおむね等しいが，空気とらえ込み air trapping があると FVC はより小さくなる．肺活量はスパイロメーター(肺活量計)を用いて測定される．[141] ⇨参スパイロメトリー→1651，肺気量曲線→2333

肺化膿症 pulmonary suppuration 肺炎の化膿性炎症部分が膿瘍を形成し，壊死に陥った状態をいう．気管支と交通すると空洞 cavity が形成され，中に滲出物が貯留する．原因菌は，黄色ブドウ球菌，嫌気性菌などが多い．悪寒戦慄，発熱，咳嗽，膿性痰などの症状がみられる．胸部 X 線写真で，浸潤影の中に鏡面形成像(ニボー niveau)を伴った空洞が認められる．喀痰培養により起炎菌を同定する．治療は，抗生物質の投与を行う．結核菌，真菌，寄生虫で類似の X 線像を呈する場合があるが，これらは化膿性炎症ではないので肺化膿症とはいわない．[1019] ⇨参肺膿瘍→2349

肺癌

lung cancer 肺の悪性腫瘍で，病因として，喫煙，大気汚染，クロムやニッケルなど重金属類の曝露が知られている．近年，わが国の肺癌は急速に増加している．肺癌は大部分が気管支上皮から発生する．組織型には主として扁平上皮癌，腺癌，小細胞癌，大細胞癌の 4 種があり，これらは小細胞癌とそれ以外の非小細胞癌に大別される．それぞれ発生部位，進展様式，転移，予後に差がある．診断は胸部 X 線写真，CT，気管支ファイバースコープ，肺生検，喀痰細胞診などによる．確定診断後，病期診断を行う．症状は，咳，痰，血痰，肺炎の反復などで，末期には胸痛，呼吸困難などを伴う．他の臓器に転移すれば転移巣の症状が加わる．治療法には，抗腫瘍薬による化学療法，放射線療法，外科療法があり，小細胞癌と非小細胞癌とでは治療法が異なる．小細胞癌は化学療法，放射線療法に感受性が高く，両者による治療が行われる．治癒切除可能な非小細胞癌(肺癌病期分類Ⅰ-ⅢA)では，外科的摘除術が最も有効な方法である．手術不能な場合は，化学療法，放射線療法が選択される．放射線療法は転移巣や限局的病巣の治療として行われる．再発や転移もみられ予後はあまりよくない．[953] ⇨参肺癌の臨床病期分類→2330

肺癌の看護ケア

【看護への実践応用】 主な治療法は手術療法，化学療法，放射線療法である．いずれの場合も，治療やそれに伴う後遺症，副作用などについて医師の説明が理解されているかを確認し，患者が主体的に意思決定できるよう援助する．肺癌は初期では無症状のことが多く，進行に伴って咳，血痰，胸痛，呼吸困難などの症状が出現するため，それらの症状を観察する．また骨転移による疼痛，脳転移による麻痺や意識障害などの症状が呼吸器症状より先に出現することもある．手術療法では，術後合併症を起こさないようケアすることが重要であり，術前は禁煙を指導し，呼吸訓練を行う．術後は，出血などの合併症を早期発見するためバイタルサイン，胸腔内ドレーンからの排液などの観察を行う．また術創の痛みの緩和を図り，早期離床ができるよう援助する．化学療法・放射線療法では，治療スケジュールや副作用として起こりうる症状を具体的に説明する．その際，過度な説明によって不安を増強させないよう注意する．化学療法の副作用には，悪心，嘔吐，粘膜障害，骨髄抑制などがある．それらの症状を観察し，適切な対処法を実践するとともに，患者へ副作用の対処法，感染予防策を指導する．放射線療法の副作用には，皮膚炎，粘膜炎，放射線性肺臓炎などがある．皮膚炎，粘膜炎に伴う疼痛の緩和を図り，患者自身が対応できるよう衣類や食事の工夫など日常生活上の注意点を説明する．また放射線性肺臓炎では咳，発熱，呼吸困難などの症状が急激に生じることがあり，注意して観察する必要がある．

【ケアのポイント】 患者は癌に罹患した悲しみとともに死への不安を抱き，精神的ショックからなかなか立ち直れないこともある．看護師は，そのような患者の思いを受け止めつつ，患者が主体的に治療に取り組めるよう支援していく必要がある．[145] ⇨参肺癌→2330

肺癌の臨床病期分類 staging of lung cancer 肺癌の病期分類は UICC (国際対癌連合) の TNM 分類によってなされる．肺癌の TNM 病期分類は T (tumor，腫瘍の広がり)，N (lymph node，リンパ節への転移)，M (metastasis，他臓器への転移)，の各因子の組み合わせによって，潜伏期，0 期，ⅠA，ⅠB 期，ⅡA，ⅡB 期，ⅢA，ⅢB 期，Ⅳ期に分類されており，この病期分類に基づいて治療方針が決定される．[897]

肺換気 pulmonary ventilation⇨同換気→574

肺換気シンチグラフィー lung ventilation scintigraphy ［換気シンチ］ 放射性希有ガスを吸入させて肺胞まで到達させ，局所の換気分布を画像化する核医学検査．キセノン 133 (^{133}Xe) とクリプトン 81 m (^{81m}Kr) を用いる．^{133}Xe は閉鎖循環回路を使用し，その中に注入して吸入させ，経時的に撮影して取り込みや洗い出しの状態を観察する．^{81m}Kr はジェネレーター(カウ)に酸

●肺癌の TNM 分類(要約)

肺癌の本体の広がり(T；tumor)

T1：腫瘍径が 3 cm 以下
T2：腫瘍径が 3 cm をこえる
T3：腫瘍が胸壁や横隔膜に及ぶもの
T4：腫瘍が，心臓，大血管，気管，食道などに浸潤するもの

リンパ節への転移(N；node)

N0：リンパ節転移なし
N1：肺門リンパ節に転移あり
N2：肺癌と同側の縦隔リンパ節に転移あり
N3：反対側の縦隔リンパ節あるいは鎖骨上リンパ節に転移あり

他臓器への転移(M；metastasis)

M0：他臓器に転移なし
M1：他臓器に転移あり

病期	TNM
ⅠA 期	T1　N0　M0
ⅠB 期	T2　N0　M0
ⅡA 期	T1　N1　M0
ⅡB 期	T2　N1　M0 T3　N0　M0
ⅢA 期	T1, T2　N2　M0 T3　N1, N2　M0
ⅢB 期	T に関係なく　N3　M0 T4　N に関係なく　M0
Ⅳ期	T，N に関係なく　M1

日本肺癌学会編：臨床・病理肺癌取扱い規約 第6版，金原出版，2003

素ガスを注入して溶出し，それを持続的または急速に吸入させて撮影する．^{81m}Kr は半減期が短いので吸入後の洗い出しの評価はできないが，繰り返し施行できるので多方向撮影が可能．また ^{81m}Kr は小児や呼吸状態の悪い患者にも施行できる．[737] ⇨参クリプトン 81 m →831

肺換気装置⇨参人工呼吸器→1539，間欠的陽圧換気→586

肺カンジダ症　**pulmonary candidiasis**　肺の真菌感染症の1つ．口腔内常在菌であるカンジダ属の真菌(通常はカンジダ・アルビカンス *Candida albicans*)によって引き起こされる．衰弱した肺疾患患者に多くみられ，肺炎，気管支炎，胸膜炎などを伴う．治療はアムホテリシン B やフルシトシン(5-FC)のような抗真菌薬の経口あるいは局所投与が行われる．[897] ⇨参肺真菌症→2339

肺感染症　**pulmonary infection**　細菌，ウイルス，真菌，クラミジア，原虫，スピロヘータ，寄生虫などの微生物による肺の感染症．宿主の免疫状態に応じて，起炎微生物が異なる．健常者では肺炎球菌，連鎖球菌，黄色ブドウ球菌，嫌気性菌，マイコプラズマ，クラミジアなどが主な病原体である．免疫力の低下した宿主では，大腸菌，肺炎桿菌，緑膿菌，レジオネラなどのグラム陰性桿菌や，カンジダ，アスペルギルスなどの真菌，サイトメガロウイルス，原虫による感染が免疫不全の程度に応じてみられる．[378]

肺灌流　**lung perfusion**　［**肺血流**］　生体肺または摘出された肺に，血液あるいは適当な液を用いて血管内または細胞外に連続的に流すこと．血液で灌流する場合を肺血流という．肺血流の測定法には，熱(色素)希釈法(スワン・ガンツ Swan-Ganz カテーテルを用いる)とフィック Fick の原理に基づく方法とが汎用される．心拍出量(肺灌流)の値は左心系と右心系では等しく，約 5.0 L/分である．[1213]

排気　**belch**　乳児の吐乳を防ぐ目的で授乳後に行うもので，授乳の際に乳汁とともに飲み込んだ空気を吐き出させること．乳児を縦に抱いて上体をやや前かがみにし，顎が少し上を向くようにして，背部を軽くたたくか，さする．[1631]

肺気腫

emphysema，pulmonary emphysema

【概念・定義】 終末細気管支より末梢の気腔が破壊されて，永続的に拡大した疾患と定義されている．終末細気管支および肺胞道を中心に拡大した状態を**小(細)葉中心型肺気腫** centrilobular emphysema といい，肺胞が均一性に拡張した状態を**汎小葉型肺気腫** panlobular emphysema という．また，遠位細葉型肺気腫 paraseptal emphysema といわれる肺胞道，肺胞嚢に主病変が存在する肺気腫もある．肺気腫は全剖検例の 3% にみられ，頻度の高い疾患である．男性の高齢者に多く，喫煙者に多い．特に小(細)葉中心型肺気腫は喫煙者に多い．肺胞破壊を阻止する機能をもつ **α_1 アンチトリプシン**の欠損症では肺気腫を発生しやすく，まれに遺伝的にみられる．

【症状・徴候】 臨床症状は，肺内に全般的な肺胞破壊があるため，気道が圧迫されて狭窄を起こし，**呼出障害**が起こり，換気不全となる．病初期は坂道や階段をのぼるときに息切れを感じるようになり，さらに息切れのために歩行距離が短縮し，ついには室内の移動や体動によっても息切れを生じるようになる．息切れに伴い，咳，痰を合併することが多い．換気障害が増悪すると血液中の酸素が減少し，チアノーゼをみることがある．さらにばち指，樽状胸郭，呼気延長，努力呼出，補助呼吸筋の使用などがみられる．検査所見では，胸部 X 線検査で，胸郭の拡大，樽状に膨張した円形胸郭，横隔膜の平低化(低位平坦化)，胸郭横隔膜角の鈍化，肺紋理の減少，肺野透過性の亢進，ブラの陰影がみられる．心陰影が滴状心となり，肺血管陰影は拡大し肺門部に圧排される．側面写真で前後径の拡大，胸骨後腔，心後腔の透過性の亢進，心陰影の滴状化，横隔膜の平低化，胸部 CT では肺内ブラ，肺の気腫化がさらに明瞭に描出される．呼吸機能検査では，スパイロメトリーで 1 秒率が低下し，70% 以下になれば肺気腫の疑いが強い．フローボリューム曲線ではボリューム(肺気量)に対してフロー(流量)の著明な低下がある．残気率が増大し，気道抵抗，呼吸抵抗が増大する．肺拡散能力も低下する．換気血流比の不均等があり，ガス交換能力の低下がみられ，血液ガスの酸素飽和度が低下し，Sp_{O_2}(経皮的動脈血酸素飽和度)が低下してチアノーゼがみられる．心電図では，肺性 P があり右心負荷の所見がある．

【治療】 不可逆性の肺気腫には根治療法はないが，禁煙は増悪を予防することに有用である．対症療法としては，気管支拡張薬として，抗コリン薬，β_2 刺激薬の吸入，去痰薬の吸入や内服が用いられる．低酸素血症には酸素吸入が行われ，**在宅酸素療法**として酸素濃縮器や携帯型酸素ボンベを使用する．リハビリテーション

としては，腹式呼吸，口すぼめ呼吸，体位ドレナージや運動療法，栄養療法が行われる．近年では，治療により進行を抑制し，死亡率を低下させることがわかっている．[953]

●肺気腫

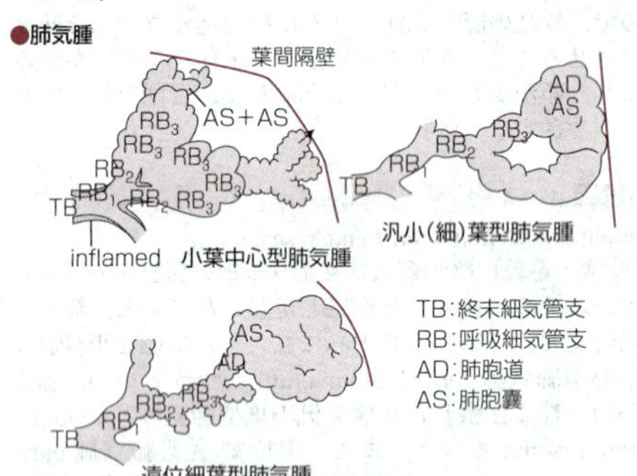

永井厚志(泉孝英編)：標準呼吸器病学，p.250，図4-58，医学書院，2000より改変

肺気腫の看護ケア

【看護への実践応用】 肺気腫は非可逆性のため，完治することはない．肺気腫患者は，残された肺機能を最大限に発揮し，上手に病気と付き合い，より充実した生活を送ることが重要となる．換気不全に伴う低酸素血症や高炭酸ガス血症に付随する症状の観察，咳嗽，喀痰，労作時呼吸困難の程度など日常生活上支障となる症状を把握しておく．進行例の合併症として気胸は重要であり，自覚症状や気胸所見の有無を確認する必要がある．また在宅療養中に自己管理の不足や感染症から急性増悪に至るケースがある．これは呼吸不全へと移行していくため，患者によっては致命的な事態へと陥る可能性が高い．

【ケアのポイント】 病気とともに生きていこうという積極的な考え方ができるような精神的サポートと，セルフケア中心の患者教育がポイントとなる．具体的には，①日常生活指導(禁煙，感染予防など)，②薬物療法，③栄養指導(体重コントロール，筋力増強など)，④酸素療法(機器の取り扱い，酸素を吸うことへの抵抗感を減らすなど)，⑤肺理学療法(呼吸訓練法，ストレッチ，排痰法など)，⑥運動療法(日常生活におけるADL向上のための指導など)，⑦社交活動(日常活動，旅行の支援など)を，各領域が連携したチーム医療として行わなければならない．看護師はそのチームの中心となり，コーディネーターとしての役割を果たすことが求められている．[836] ⇨参肺気腫→2331

肺機能検査 pulmonary (lung) function test；PFT ［呼吸機能検査］ 肺機能と一般的にいう場合，ガス交換のほか，脂質代謝，肺胞サーファクタントの生合成，サイトカインなど生理学的活性物質の産生と分解，血圧の調節，抗体の産生，粘液・線毛上皮系の浄化作用などを指す．このうち肺機能検査の対象となるのは換気による外気(空気)と肺胞気とのガス交換に関するものである．肺機能検査として，肺気量分画，肺コンプライアンス，血液ガス分析，呼気ガス分析，クロージング・ボリュームなどの測定が行われる．[893]

肺機能障害 pulmonary function insufficiency 肺内の肺胞-毛細血管間で行われるガス交換(外呼吸)が十分に行えなくなった状態．肺機能障害には，外気と肺胞気の交換に異常をきたす肺換気障害，末梢気道から毛細血管へのガス拡散が障害される拡散障害，毛細血管流の短絡(シャント)による換気-血流比不均等がある．また，1秒率と％肺活量からは閉塞性，拘束性，混合性に分類され，閉塞性肺機能障害(肺気腫や気管支喘息など)は1秒率が70％未満，拘束性肺機能障害(肺結核や肺線維症など)は％肺活量が80％未満のものをいう．[897]

廃棄物 waste 人の生命や生活活動，産業活動によって生ずる不要物で，固形または液状の物質を指す．「廃棄物の処理及び清掃に関する法律」(廃棄物処理法)によれば，ごみ，粗大ごみ，燃えがら，汚泥，糞尿，廃油，廃酸，廃アルカリ，動物の死体，その他の汚物または不要物か廃棄物であって，固形状または液状のものとしている．さらに，事業活動によって生じた19種類の廃棄物を産業廃棄物，産業廃棄物以外の廃棄物を一般廃棄物としている．[922]

廃棄物処理 〔solid〕 waste treatment 快適で健康的な生活を送るためには，ごみなどの廃棄物が適切に処理されなくてはならない．わが国では，「廃棄物の処理及び清掃に関する法律」(廃棄物処理法)によって，一般廃棄物は市町村の責務で，産業廃棄物は事業者の責任で処理することが規定されている．一般廃棄物排出量は2005(平成17)年度で1人1日当たり1,131 gと1 kgをこえている．ごみは，直接焼却，資源化などの中間処理，直接資源化などの処理を経て，最終処分される．産業廃棄物は例年年間4億トン前後排出されており，再生利用や直接処分されるもの以外は，脱水，焼却，破砕などの中間処理後，最終処分される．1997(平成9)年より産業廃棄物の適正な処理確保のためマニフェスト制度が導入された．一般廃棄物と産業廃棄物のうち，人の健康や生活環境に影響を及ぼす爆発性，毒性，感染性などの性質を有するものは特別管理一般廃棄物，特別管理産業廃棄物として区分し，廃棄物が排出された時点から，分別，保管，収集，運搬，処分について，通常の廃棄物より厳しい規制がなされている．廃棄物については，最終処理場の逼迫や環境汚染，資源の有効利用を図るためにも，減量化や再資源化・再利用を図る必要性が訴えられている．それを背景として，2000(平成12)年に，廃棄物・リサイクル対策を総合的に進めることを目的とした「循環型社会形成推進基本法」が制定され，排出責任や拡大生産者責任の基本的考え，経済的手法など政策手法などを具体的に定めることとなった．また，排出量が特に多い廃棄物や処理が困難な廃棄物は，個別的にリサイクルの推進や適正処理を目的とした法律が制定されている．例えば，「容器包装リサイクル法」では，一般廃棄物中に占める割合が大きい容器包装を低減するために，容器包装のリサイクルを義務づけている．「家電リサイクル法」では，家電製品のうち，エアコン，テレビ，冷蔵庫，洗濯機を対象として一定水準以上のリサイクルを義務づけた．「建設リサイクル法」「食品リサイクル法」「自動車リサイクル法」も定められ，それぞれの分野での廃棄物の発生抑制と減量化，再生利用化を目指している．[922] ⇨参廃棄物→2332，産業廃棄物→1202

廃棄物処理法 Waste Management and Public Cleaning Law ［廃棄物の処理及び清掃に関する法律］ 廃棄物の

定義や処理責任の所在，処理方法，処理施設，処理後の基準などを定めた法律．廃棄物は一般廃棄物と産業廃棄物に大別され，このうち医療機関から排出されるすべての廃棄物は医療機関廃棄物と呼ばれ，そのうち「医療行為に伴って発生する廃棄物」を医療廃棄物，それ以外の非医療廃棄物とに分別される．さらに医療廃棄物のうち感染症を生じる恐れがある廃棄物は感染性廃棄物とされ，密閉した容器での収集・運搬，感染性を失わせる処分方法などが処置基準として定められている．そのため院内においてはいずれの廃棄物もその種類や性状に合わせた専用容器へ分別し，専門業者に処理を依頼することが重要である．[1629] ⇨参感染性廃棄物→636

廃棄物の処理及び清掃に関する法律⇨同廃棄物処理法→2332

肺吸虫 paragonimiasis 成虫が哺乳類の肺に寄生する吸虫で，第1中間宿主が淡水産の小型巻貝，第2中間宿主が淡水産のカニである．ヒトは幼虫であるメタセルカリア(被嚢幼虫)が付着したカニをなま，あるいは加熱不十分な状態で摂食して感染する．幼虫は小腸壁を通過し，腹壁の筋肉で一定の発育をとげ，再度腹腔に出て横隔膜を通過し，胸腔を経て肺に至り発育する．アジア，アフリカ，中南米地域などに分布する．わが国ではウェステルマン肺吸虫と宮崎肺吸虫が主要な虫種である．ヒトでは喀痰排出，血痰，胸痛，呼吸困難などの症状が現れ，胸部放射線検査で肺に腫瘤状陰影，気胸，胸水貯留などがみられる．脳など肺以外の器官にも病巣を形成することがある．治療にはプラジカンテルが使用される．[288] ⇨参ウェステルマン肺吸虫→318，宮崎肺吸虫→2774

肺吸入シンチグラフィー lung inhalation scintigraphy ［吸入シンチグラフィー］ エアゾール粒子など微粒子化した放射性核種(RI)を吸入させて末梢気道に沈着させ，換気分布を画像化する核医学検査．^{99m}Tc-phytate(テクネチウム 99 m フチン酸)，^{99m}Tc-DTPA(ジエチレントリアミン五酢酸)，^{99m}Tc-HSA-D(ヒト血清アルブミン)などを用い，超音波ネブライザーなどでエアゾール化する．粒子径は2 μm 以下が望ましく，粒子が大きいと中枢気道に沈着する．また微細な炭素粒子に ^{99m}Tc を標識した ^{99m}Tc-テクネガス(technegas)も使用される．これは粒子径が0.2 μm とタバコの煙と同程度に小さく，肺胞まで到達してそこに沈着する．^{99m}Tc-テクネガスは専用の製造装置を用いて病院内で生産できるので，緊急検査にも対応できる．[737] ⇨参放射性エアゾール→2671

肺胸郭コンプライアンス compliance of lung and thorax；LTC，compliance of lung and thorax；C_{rs} 一定の圧力をかけたときの肺や胸郭の容積変化で，肺と胸郭のふくらみやすさを示す．肺胸郭コンプライアンス(C_{rs})は肺コンプライアンス(C_{lung})と胸郭コンプライアンス(C_{cw})とに分けられ，その関係は $1/C_{rs} = 1/C_{lung} + 1/C_{cw}$ の式で表される．胸郭の場合は静的と動的な換気でコンプライアンス曲線はほぼ等しく，胸郭の筋を完全に弛緩させて外気圧を人工的に加え，胸腔内圧と外気圧の差 ΔP を設定し，換気量の変化 ΔV を測定することによりなされる．臨床的には胸郭コンプライアンスはあまり問題とならず，肺コンプライアンスの意義がより重要である．肺コンプライアンスは肺の圧量曲線の傾きから求められるが，これはゆっくりした換気を行うか速い換気を行うかで異なってくる．ゆっくりした換気での測定を静肺コンプライアンス(C_{st})，速い換気での測定を動肺コンプライアンス(C_{dyn})という．肺コンプライアンスが低下する疾患として間質性肺炎などがあり，上昇する疾患として肺気腫などがある．ほかに加齢でも上昇する．[847] ⇨参静肺コンプライアンス→1703，動肺コンプライアンス→2127

胚極⇨同動物極→2129

肺気量⇨同肺容量→2356

肺気量曲線 spirogram，lung volume curve ［**スパイログラム，肺容量曲線，呼吸曲線**］ 肺活量計(スパイロメーター)を用いて測定する呼吸運動時の肺容積の変化を表す曲線．これにより，肺活量 vital capacity(VC)などの残気量が含まれない肺気量分画が測定できる．肺気量分画には4つの分画(予備吸気量，一回換気量，予備呼気量，残気量)(volume)とその複合分画(capacity)がある．実測した肺活量は年齢，身長，性別に依存するので，予測肺活量 predicted VC に対する割合で評価する〔%肺活量(% VC)〕．%肺活量が80% 以下の場合を拘束性障害という．[1213] ⇨参スパイロメトリー→1651

●肺気量曲線

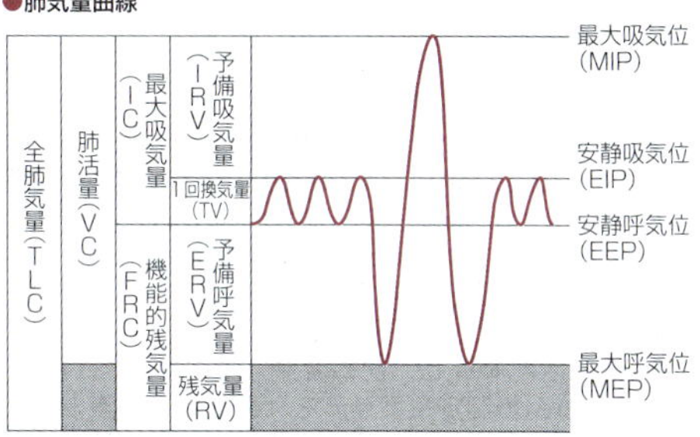

肺気量測定⇨同肺活量測定→2330

肺気量〔分画〕 lung volume faction 肺気量は気道，肺胞を含む口から肺胞までの気腔の量であり，肺気量分画はこれを分類したものである．スパイロメーターで，肺活量 vital capacity(VC)，最大吸気量 inspiratory capacity(IC)，予備吸気量 inspiratory reserve volume(IRV)，一回換気量 tidal volume(TV)などを測定できる．残気量 residual volume(RV)，機能的残気量 functional residual capacity(FRC)，全肺気量 total lung

●肺気量〔分画〕

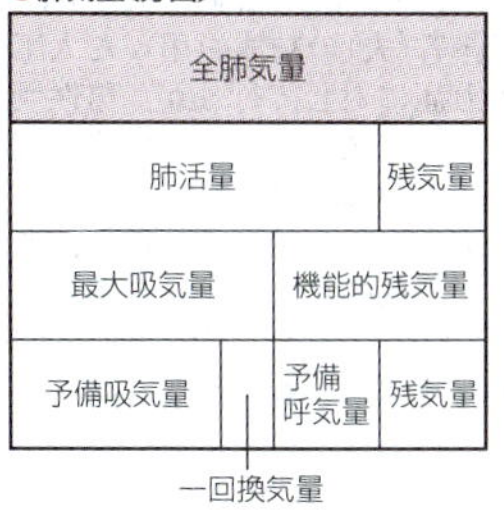

capacity(TLC)はヘリウム希釈法，体プレチスモグラフ法などにより測定する.[847] ⇨参肺活量→2330

肺区域⇨同気管支肺区域→673

肺区域切除術 lung segmentectomy 肺の解剖学的区域に沿って肺を切除する方法．肺葉切除に比べ肺容量は温存される．切除予定区域に分布する肺動静脈と気管支を切断し，血流や含気の違いから区域間の境界線を確認しながら切除する.[130]

配偶子 gamete ［生殖子，ガメート］ 生物の有性生殖において，接合や合体によって次世代の新たな個体を生み出す生殖細胞のこと．配偶子は接合して接合子を生じるので，配偶子の染色体数は接合子の染色体数の半分である．通常2種類存在し，ヒトでは運動性をもたない卵子と運動性をもつ精子がこれにあたり，受精(接合)により新たな個体(子ども)が生まれる.[1510]

配偶子形成 gametogenesis 精祖細胞から精子，卵祖細胞から卵子がつくられること．動物では，ごくわずかの例外を除き，卵子と精子の接合によって生じた受精卵は，体細胞分裂によって発生，分化，成長し，再び配偶子をつくる．配偶子を形成する際に，染色体数を半減する減数分裂を行う.[1510]

配偶子減数分裂過程⇨同卵子減数分裂過程→2905

配偶子病 gametopathy 配偶子すなわち卵子あるいは精子に生じた異常が原因で起こる疾患．トリソミーやモノソミーのような染色体異常による胎児病が相当する．例として21番染色体を3本有するダウンDown症候群は，卵子あるいは精子の染色体不分離による.[998]

配偶子母細胞 gamont⇨同生殖母体《胞子虫類の》→1676

配偶者からの暴力の防止及び被害者の保護に関する法律 Act on the Prevention of Spousal Violence and the Protection of Victims ［DV防止法，配偶者暴力防止法］ 配偶者からの暴力の防止，被害者の保護を目的として2001(平成13)年に制定された法律.「DV(ドメスティックバイオレンス)防止法」「配偶者暴力防止法」ともいう.「DV防止法」の制定により，それまで婦人保護事業として行われてきた夫からの暴力被害者への支援が法的に位置づけられ，裁判所により接近禁止令，退去命令，子供に対する接近の禁止などの保護命令が出されることによって，被害者の安全が図られることになった．また，各都道府県の婦人相談所には「配偶者暴力相談センター」が設けられ，被害者の一時保護，婦人相談員による相談支援なども図られている．しかし，暴力の証拠保全が実際には難しいことや，公証人の認証を求めた保護命令申し立ての煩雑さなど，法が実効をあげるにはまだ問題が残されている．⇨参ドメスティックバイオレンス→2159

配偶者間人工授精 artificial insemination with husband's semen；AIH ［AIH］ 配偶者(夫)の精液を用いた人工授精．乏精子症，精子無力症に対して行うが，男性側の勃起障害，射精障害，頸管粘液不全，精子頸管粘液不適合，原因不明不妊症などの場合にも行う．超音波検査で排卵日を予測し，実施当日に精液を採取し，通常，精液検査を行ったうえで運動良好精子を濃縮のうえ，約0.3 mLの精液を子宮内に注入する．事前に配偶者の感染症チェックを行う.[998] ⇨参非配偶者間人工授精→2466

配偶者暴力防止法 ⇨同配偶者からの暴力の防止及び被害者の保護に関する法律→2334

配偶子卵管内移植⇨同胚卵管内〔胚〕移植→2356

背屈⇨参底屈→2044

肺クリプトコッカス症 pulmonary cryptococcosis ［酵母菌症］ クリプトコッカス・ネオフォルマンス *Cryptococcus neoformans* による肺感染症．厚い莢膜を有する真菌で，ハトやニワトリなど鳥類の排泄物に汚染された土壌中に生息する．この真菌を吸入することにより経気道的に感染するが，ヒトからヒトへの感染はない．咳嗽，喀痰，発熱などの非特異的呼吸器感染症状に加え，胸痛を伴うことも多い．画像上は浸潤影，肺門リンパ節腫脹，胸水など多彩である．孤在性結節影が特徴的で，空洞が形成されることもあり，腫瘍や結核との鑑別が必要になる．診断には，喀痰や気管支洗浄液などの墨汁染色(厚い莢膜が染色されずに様に抜けて見える特徴的所見)，培養による真菌の同定，血清抗原値などが有用である．治療にはアムホテリシンBやフルシトシンなどの抗真菌薬が有効である.[1605] ⇨参クリプトコッカス症→831

ハイグローマ hygroma⇨同ヒグローマ→2435

背景因子 contextual factors 2002年にWHOから発表された国際生活機能分類 International Classification of Functioning, Disability and Health(ICF)の構成因子の1つで，個人の人生と生活に関する背景全体を表す．背景因子は，その人個人の生活や人生にかかわる個人因子と，その人が生活している物的環境や社会的環境，人々の社会的な態度などの環境因子の2つから構成される．背景因子は，その人の社会の一員としての実行状況，課題や行為の遂行能力，心身機能・構造に対して，肯定的あるいは否定的な影響を及ぼす.[346] ⇨参ICF→64，環境因子→579，個人因子→1097

胚形質理論 germ plasm theory⇨同ワイスマン説→3006

肺結核化学療法 chemotherapy of pulmonary tuberculosis 結核治療において根幹的な役割に位置づけられる．標準的には最初の2か月の初期強化期間にイソニアジド(INH)，リファンピシン(RFP)，ピラジナミド(PZA)，エタンブトール塩酸塩(EB)の4剤併用，その後4か月間INH，RFP(＋EB)を併用する6か月短期化学療法が推奨され，実施されている．肺結核治療においては感受性薬による多剤併用療法が必要であり，薬剤耐性がある場合は感受性薬の組み合わせによるより長期の治療を要する．また，主に喀痰塗抹陽性肺結核患者を対象として直接服薬確認治療 directly observed treatment, short course(DOTS)が推奨され普及してきている．その目的は治療の中断を防ぐことで治療の成功率を向上させ，薬剤耐性化を防止することである.[847]

肺結核症 pulmonary tuberculosis ［肺癆(ろう)］ 結核菌を病原菌とする肺感染症．飛沫感染により経気道的に侵入した結核菌が，感染局所と肺門リンパ節に乾酪巣(初期変化群)を形成する初感染結核と，初感染から数年〜数十年経過して発病する二次性結核(既感染結核ともいわれる)がある．今日の成人肺結核の大半は二次性結核である．臨床症状は，咳，痰，発熱，全身倦怠感などの非特異的呼吸器症状を呈することが多い．胸部X線写真上，病変は肺尖部，S^6に好発し，空洞性病変や浸潤性病変など多彩な陰影を呈する．リンパ節腫脹，胸膜炎，気管・気管支結核，粟粒結核を呈する場合がある．確定診断は，喀痰，胃液などで結核菌を証明する．治療は抗結核薬による強力な化学療法を行う．[1019]

肺結核病型分類 classification of pulmonary tuberculosis 日本結核病学会が作成した肺結核症の胸部 X 線所見の分類で，感染性，医療の要否，病勢などを判定するために必要最小限の情報を得ることを目的として作成された．診断や「感染症法」に基づく所轄保健所への届け出の際に必要である．病巣の性状（病型）を肺野病変 6 型と 3 種の特殊型に分類し，病側および病巣の広がりを組み合わせて，病側，病型，病巣の広がりの順に記載する．[1605] ⇨参NTA 分類《肺結核症の》→89

●肺結核病型分類

a．病巣の性状
- 0　病変がまったく認められないもの
- Ⅰ型　（広汎空洞型）：空洞面積の合計が広がり b1（後記）をこえ，肺病変の広がりの合計が一側肺に達するもの
- Ⅱ型　（非広汎空洞型）：空洞を伴う病変があって，上記Ⅰ型に該当しないもの
- Ⅲ型　（不安定非空洞型）：空洞は認められないが，不安定な肺病変があるもの
- Ⅳ型　（安定非空洞型）：安定していると考えられる肺病変のみがあるもの
- Ⅴ型　（治癒型）：治癒所見のあるもの

以上のほかに次の 3 種の病変があるときは特殊型として次の符号を用いて記載する
- H：肺門リンパ節腫脹
- Pl：滲出性胸膜炎
- Op：手術のあと

b．病巣の拡がり
- 1：第 2 肋骨前端上縁を通る水平線以上の肺野の面積をこえない範囲
- 2：1 と 3 の中間
- 3：一側肺野面積をこえるもの

c．病側
- *r*：右側のみに病変のあるもの
- *l*：左側のみに病変のあるもの
- *b*：両側に病変のあるもの

d．判定に際しての約束
- ①判定に際し，いずれに入れるか迷う場合には，次の原則によって割り切る
  ⅠかⅡはⅡ，ⅠかⅢはⅢ，ⅢかⅣはⅢ，ⅣかⅤはⅣ
- ②病側，広がりの判定は，Ⅰ～Ⅳ型に分類しうる病変について行い，治癒所見は除外して判定する
- ③特殊型については，広がりはなしとする

e．記載の仕方
- ①（病側）（病型）（広がり）の順に記載する
- ②特殊型は（病側）（病型）を付記する．特殊型のみのときは，その（病側）（病型）のみを記載すればよい
- ③Ⅴ型のみのときは病側，広がりは記載しないでよい

「日本結核病学会用語委員会編：新しい結核用語事典，p.118，2008，南江堂」より許諾を得て転載

肺血管造影法 pulmonary angiography 肺栓塞，塞栓，腫瘤性病変，血管病変の診断などの目的で行われる X 線検査．肘静脈からエラスター針を挿入して造影剤を注入する方法と，カテーテルの先端を左右主肺動脈や，さらにそれらの分枝に選択的に挿入して造影剤を注入する方法がある．DSA（デジタル・サブトラクション・アンギオグラフィー）が利用される．[264]

肺血管抵抗 pulmonary vascular resistance；PVR ［PVR］ 肺血管床（肺動脈，肺細動脈，肺毛細血管床）における血流に対する抵抗のことで，（平均肺動脈圧－平均左房圧）/心拍出量で表される．肺血管内圧の上昇に対して低下するように働く．これは，正常では働いていない予備血管床が豊富にあるためであり，内圧の上昇時にはそれらが働くことや血管が拡張することで抵抗を低下させる．また，肺血管抵抗は肺気量によっても規定される．[226]

敗血症

sepsis，septicemia 感染により生じた全身性炎症反応 systemic inflammatory response syndrome（SIRS）を敗血症という．宿主の体内へ侵入した病原体に対し，宿主の炎症反応が過剰に反応することがその本態と考えられている．症状として，発熱，意識障害，血圧低下，出血傾向がみられる．血液検査で白血球数の増加，血小板数の減少が観察される．感染した病原体がグラム陰性菌であれば，菌が産生するエンドトキシンによりショックが引き起こされる．治療は抗病原体薬の投与を中心とし，循環動態の管理を含めた全身管理を行う．なお，SIRS の定義として①体温が＞38℃または＜36℃，②脈拍数が＞90/分，③呼吸数が＞20/分または Pa_{CO_2}＜32 torr，④白血球数が＞12,000/mm³，あるいは＜4,000 mm³，または幼若血型（band）が＞10％の 4 項目のうち 2 項目以上を満たす場合とされている．[288] ⇨参SIRS→107

敗血症の看護ケア

【看護への実践応用】 敗血症は健常者に発症することはまれであり，基礎疾患のある患者が易感染状態にあるときに発症する．基礎疾患には血液疾患，悪性腫瘍などがあり，化学療法や放射線治療などにより成熟好中球が激減した状態，手術後，熱傷などの侵襲的治療を受けた患者，肝胆道系疾患，膠原病や代謝性の疾患などがある場合に発症しやすい．また，近年医療技術の進歩による各種のカテーテル挿入が原因で発症する場合が増加している．症状は，悪寒・戦慄，頻脈，血圧低下，低血糖，嘔気，下痢，ショック症状を呈することがある．しかし，常にこれらの症状がそろうことはまれであるため，患者の既往歴や治療などと臨床症状が重要なカギとなる．検査所見では血小板の増加あるいは減少，白血球数の急上昇または減少を認め，培養検査で菌を検出する．培養検査は採血時の汚染を防止することが重要である．そのためには，採血部位や時間を変えて 2 回以上の採血を実施することが望ましい．また，すでに抗菌薬が開始されている場合は次回投与直前に採血を行う．

【ケアのポイント】 臨床症状の経時的な観察とそれぞれの症状に応じた対症的なケアが求められる．急性期は救命を第一にショック症状の対応にあたる．悪寒・戦慄には保温が重要であり，血圧低下にはショック体位の保持などを速やかに実施する．カテーテルが挿入されている場合，無菌操作が重要である．血管内留置カテーテルの場合，いつ挿入されたか，刺入部の発赤，滲出，疼痛などの症状はないかを観察するとともに，発熱との関係を検討する．治療としてはカテーテルの抜去が最も効果的であり，適切な抗菌薬による治療を

行うことが求められる．感染対策で重要となるのは免疫力を高めることであり，栄養状態をアセスメントし，栄養状態の改善に努めることも重要である．[1291] ⇨参敗血症→2335

敗血症性梗塞　septic infarct　細菌性塞栓症に伴い生じる梗塞で，貧血(虚血)性梗塞・出血性梗塞とともに梗塞の一型として分類される．感染巣より遊離した細菌塊によって形成される塞栓が原因となり，血管が閉鎖されて梗塞に陥るもの．敗血症性梗塞の多くは貧血性梗塞で，これに化膿菌感染を伴うと高度の化膿性炎を起こす．塞栓に化膿菌を有するものや経気管支感染を伴うものなどがみられる．[1531]

敗血症性ショック　septic shock　［**菌血症性ショック，エンドトキシンショック**］　敗血症の患者が出血，心筋梗塞など他の原因がなく血圧の低下，末梢循環不全の症状を伴うときをいう．敗血症は，感染によりマクロファージ，ケミカルメディエーターなどが活性化され，全身に炎症反応が及んだ全身性炎症反応症候群(SIRS)が惹起された状態と定義されるので，敗血症性ショックは感染に引き続きSIRSが発症し，さらに末梢循環不全が合併した状態．敗血症の初期には，高心拍出量，全末梢血管抵抗低下で循環亢進状態 hyperdynamic circulation を呈する．この状態で血圧の低下，尿量の減少がみられるのがいわゆるウォームショック warm shock で，しだいに進行すると低心拍出量の低循環状態 hypodynamic state，コールドショック cold shock となる．[252,36] ⇨参敗血症→2335

敗血症性ペスト　septicemic plague　［**ペスト性敗血症，ペスト性菌血症**］　ペスト菌 *Yersinia pestis* による敗血症．通常は腺ペストから移行して敗血症性ペストとなる．発熱，悪寒，下痢，嘔吐，頭痛などさまざまな症状となり，ショックや播種性血管内凝固症候群(DIC)をきたす．早期に適切な治療がなされなければ死亡する．全身が黒色となることから黒死病とも呼ばれている．ペストは「感染症法」では，1類感染症に分類．[288] ⇨参ペスト→2625，肺ペスト→2351，腺ペスト→1793

敗血症性流産　septic abortion　感染性流産の1つ．化膿菌の感染により敗血症症状から引き起こされる流産．

敗血疹　septic〔a〕emid〔e〕⇨同膿血疹→2297

敗血性関節炎⇨同化膿性関節炎→540

胚結節　embryoblast⇨同内細胞塊→2179

肺血栓塞栓症　pulmonary thromboembolism；PTE⇨参肺塞栓症→2342

肺血鉄症⇨同肺ヘモジデリン沈着症→2351

肺血流⇨同肺灌流→2331

肺血流シンチグラフィー　lung perfusion scintigraphy　［**肺血流スキャン**］　肺の血流分布を画像化する核医学検査．肺塞栓症，慢性閉塞性肺疾患，肺癌などの診断に用いられる．放射性医薬品には ^{99m}Tc-MAA(テクネチウム大凝集ヒト血清アルブミン)を用いる．MAAは平均粒子径が35 μmと毛細血管径よりも大きく，静注されたMAAは肺動脈前毛細血管床に捕獲され，一過性の微小塞栓を形成する．したがって，MAAの分布は肺の局所の血流を反映．通常の使用量では全肺毛細血管床の0.2-0.3%が閉塞されるだけで，肺機能に影響を及ぼさない．またMAAは徐々にアルブミンに分解され，塞栓は消失する．肺血流は重力の影響を受けるので，通常仰臥位で静注する．[737]

肺血流スキャン　lung perfusion scan⇨同肺血流シンチグラフィー→2336

肺血流量　pulmonary blood flow；PBF　［$\dot{Q}$］　肺血管系を流れる血流量．記号は $\dot{Q}$ で表す．健常者では心拍出量にほぼ等しいので，肺血流量測定により心拍出量を知ることができる．肺血流量は心臓弁膜症，原発性肺高血圧症や弁膜症に伴う肺高血圧症，先天性心疾患の患者では減少し，心室中隔欠損などでは増加する．また，激しい運動でも肺血流量は増加する．肺血流量を測定するには直接フィック Fick 法，指示薬希釈法，熱希釈法など数多くの方法がある．[177]

肺血流量測定　measurement of pulmonary blood flow　肺血流量は肺動脈を流れる血液の量で，測定にはフィック法と色素希釈法が主に用いられる．フィック法は酸素摂取量を動脈血の酸素含有量から混合静脈血酸素含量を減じたもので除し，これに100を乗じて求める．色素希釈法は，色素，放射性同位元素，冷水などの指示薬を静注し，動脈での指示薬の変化を計算で求める．[893]

肺減量手術⇨同肺容量減少術→2356

配向⇨同オリエンテーション《遺伝子の》→413

肺高血圧症　pulmonary hypertension；PH　［**肺動脈高血圧症**］　肺動脈圧が高い状態．WHOでは平均圧25 mmHg以上(収縮期圧30 mmHg，拡張期圧15 mmHg)を診断基準としている．原発性と二次性の肺高血圧がある．原発性肺高血圧の原因は明らかになっていない．二次性肺高血圧の原因としては，肺血流増加をきたす疾患(左心不全，僧帽弁狭窄症，左右短絡性先天性心疾患など)，肺実質の破壊に伴う肺血管抵抗の増大をきたす疾患(肺結核後遺症，肺線維症，肺気腫など)，肺塞栓などがある．[104] ⇨参原発性肺高血圧症→961，二次性肺高血圧症→2210

肺好酸球浸潤症候群⇨同PIE症候群→95

肺好酸球〔増多〕症　pulmonary eosinophilia⇨同PIE症候群→95

肺梗塞⇨参肺塞栓症→2342

配合変化　composition change　2剤以上の薬剤を混合すると，薬物の特性により配合変化が起こることが考えられる．一般的に，治療学的配合変化(薬物の体内での相互作用による薬効の変化)，物理学的配合変化(溶解度などの変化で結晶析出，沈殿，混濁などが生じる)，化学的配合変化(加水分解などによる力価低下など)が起こりうる．配合変化には，着色が起こっても薬効に何ら問題がない場合や，外観変化がないにもかかわらず，有害物質が生じる場合もあるので，注意が必要である．注射剤では主薬と主薬，主薬と添加剤，添加剤と添加剤といった組み合わせで配合変化が起こる．3剤以上の混合では，組み合わせ数が膨大になり，その反応はきわめて複雑となる．また，配合変化が経時的に起こり，徐々に結晶が析出する場合もあるため，医療現場では，高カロリー輸液療法などを行う際には注意が必要となる．[530]

肺呼吸　pulmonary respiration⇨同外呼吸→432

肺コクシジオイデス症　pulmonary coccidioidomycosis　［**渓谷熱，コクシジオイデス症**］　土壌中に存在する真菌の一種であるコクシジオイデス・イミチス

Coccidioides immitis を病原菌とする感染症．北米から中南米の比較的限局した地方に風土病的に発生する．特にアメリカのカリフォルニア州のサンホアキン渓谷が有名で，渓谷熱，砂漠熱などとも呼ばれる．強風などでほこりが舞い上がり，土壌中の菌を吸引することで肺に感染する．無症状のことが多いが，インフルエンザに似た気道感染症状を示すこともある．通常は自然軽快するが，進行性の肺炎や全身性に播種した場合は予後が悪い．日本ではカリフォルニア州やアリゾナ州への海外渡航歴を有するものが大部分ではあるが，輸入綿花からの感染例が報告されている．日本の「感染症法」で 4 類感染症に規定されている．[1019]

肺根　pulmonary root，root of lung　肺の内側面（縦隔面）の肺門（第 5-7 胸椎の高さ）を出入りする構造を指す．気管支，肺動脈，肺静脈，気管支動・静脈，肺神経叢，リンパ管，気管支リンパ節からなる．気管支は肺門を入ると，樹が枝分かれするように分岐を繰り返すことから，その樹の根元に見立ててこの部位を肺根と呼ぶ．肺門での位置関係は後方から気管支，肺動脈，肺静脈の配列をとる．[829]

肺コンプライアンス　lung compliance；LC⇨参肺胸郭コンプライアンス⇀2333

配座⇨同コンフォメーション⇀1145

肺サーファクタント⇨同肺表面活性物質⇀2350

胚細胞⇨同生殖細胞⇀1675

胚細胞腫瘍　germ cell tumor　原始生殖細胞由来の腫瘍の総称．卵巣や精巣の性腺のほか，性腺外生殖細胞腫瘍として，縦隔，後腹膜，仙尾部，腸間膜，松果体など人体の正中線に沿った部位に発生する．精巣の胚細胞腫瘍のうち，性腺原発性のものは予後が良好だが，性腺外にみられる性腺外生殖細胞腫瘍は一般に悪性度が高く，男性では精上皮腫（セミノーマ seminoma），非精上皮腫（非セミノーマ）ともに発生する．セミノーマと同じ組織像を示すものを，卵巣では未分化胚細胞腫（ジスジャーミノーマ dysgerminoma）と呼ぶ．胚細胞腫瘍は全卵巣腫瘍の 20-25% を占めるが，20 歳以下では全卵巣腫瘍のおよそ 60% が胚細胞腫瘍で，すなわち若年層に発生頻度が高い．ほとんどが良性だが 10 歳以下では悪性度がきわめて高くなる．

肺挫傷（ざしょう）　pulmonary contusion　鈍的外傷により肺に挫滅，血腫形成などの損傷をきたしたもの．解剖学的には肺胞内出血を特徴として，一部に肺胞や気道の破壊による空気の貯留像もみられる．肺胞換気量減少と肺内シャント増大による低酸素血症が病態の中心となる．呼吸困難，頻呼吸，血痰，チアノーゼなどがみられ，胸部 X 線検査でも多くは 1 時間以内に，また肺 CT 検査では直後から，肺区域に限定されない浸潤陰影が明瞭となる．治療は，酸素投与，疼痛緩和，肺理学療法を行う．酸素投与下でも低酸素血症のときは，気管挿管，呼気終末陽圧換気（PEEP），人工呼吸管理を行う．[252,36]

胚子⇨同胎芽⇀1861

胚子期　embryo stage⇨同胎芽期⇀1862

肺子宮内膜症　pulmonary endometriosis ［胸郭子宮内膜症］　骨盤外子宮内膜症の一病型．広義には胸膜・横隔膜子宮内膜症を含む胸郭子宮内膜症と同義に用いられるが，狭義には肺実質内に異所性子宮内膜組織が存在する病態を指す．狭義の肺子宮内膜症では，月経に一致して血痰，喀血，咳嗽などの症状が出現し，月経が終了すると自然消失するのが特徴である．一方，胸膜・横隔膜子宮内膜症では月経に一致して気胸が発生するために月経随伴性気胸と呼ばれ，胸痛と呼吸困難が主症状になることが多い．気胸は右側に起こることが多く，血性胸水を伴うこともある．[1605]

肺ジストマ症⇨参ウェステルマン肺吸虫⇀318

廃疾給付　invalidity benefit ［障害給付］　障害者に対する保険金，年金の支払いを指す．廃疾という言葉は条文や勧告などで用いられていたが，障害者に差別的であることから，マスコミでは使用禁止用語としている．現在，条文などでは「障害給付」が用いられている．[41]

廃疾年金　障害者に対する年金．廃疾という言葉はマスコミでは障害者に差別的とされ使用禁止用語としている．1950（昭和 25）年の社会保障制度審議会の勧告において，「社会保障制度とは，疾病，負傷，分娩，廃疾，死亡，老齢，失業，多子その他困窮の原因に対し，保険的方法又は直接公の負担において経済保障の途を講じ，生活困窮に陥った者に対しては，国家扶助によって最低限度の生活を保障するとともに，公衆衛生及び社会福祉の向上を図り，もってすべての国民が文化的社会の成員たるに値する生活を営むことができるようにすること」と定義している．これに基づき制定された「厚生年金保険法」「国民年金法」により，障害年金，遺族基礎年金，障害基礎年金として，障害の程度に応じて給付が行われる．[41]

廃疾保険金　障害者に対する保険金を指す．廃疾はマスコミでは障害者に差別的とされ使用禁止用語としている．[41]

排出　excretion，elimination　細胞内での代謝過程で生じた老廃物質を細胞外に放出する現象．これら老廃物質を特定の器官を介して体外へ出す過程も排出に含める．細胞からの排出物としては二酸化炭素や各種窒素化合物があるが，これらは肺や腎を介して呼気ないしは尿中へ排出されている．[1482]

排出規制　effluent control　大気汚染，水質汚濁，土壌汚染などの環境汚染を防止するため，それらの原因となる物質の排出を規制すること．狭義には大気汚染物質に対する規制を指す．「大気汚染防止法」では，煤煙を排出する工場などの施設や自動車に対して排出規制を設けている．規制の方法としては，濃度規制方式と，総量規制方式（濃度と排出量の積）がある．大気汚染の固定発生源（工場など）対策としては基準となる総排出量を定めた総量規制が実施されている．[922]

排出物　discharge，excretion　細胞内の代謝過程で生じた老廃物質が細胞外または体外に放出される現象を排出といい，出てきた物質を排出物というが，より広義に，細胞や器官で産生・分泌される物質を総称する場合もある．その際は，鼻汁，喀痰，糞便，精液など管状器官より体外に出される物質がすべて含まれる．[1482]

肺腫瘍　lung neoplasm，pulmonary tumor　気管粘膜上皮から肺胞領域に発生する腫瘍で，良性と悪性に分かれる．良性腫瘍は原発性肺腫瘍の 5% 程度で比較的少ないが，組織的には多彩である．上皮性腫瘍（乳頭腫など），軟部組織腫瘍（平滑筋腫，血管腫など），中皮腫，傍神経節腫，腫瘍類似性病変（過誤腫，硬化性血管腫など)がある．悪性腫瘍は原発性と転移性に分かれる．原発性には，扁平上皮癌，腺癌，小細胞癌，大細胞癌とともに，カルチノイド，肉腫など多数の種類がある．転移性肺腫瘍の原発巣は，胃癌，乳癌，肺癌が多いが，これらは原発巣の発病頻度を反映している．肺転移の経路は，血行性とリンパ行性があるが，血行性の頻度が高い．[1019] ⇒参肺癌→2330

肺受容器　pulmonary receptor　肺に存在する受容器で，この活動の変化により呼吸変化が起こる(呼吸反射)．機能的または解剖学的特性により以下の3つに分類される．①肺伸展受容器：気道平滑筋に存在する遅順応性受容器であり，肺伸展により活動が増加し，吸息・呼息切り換えの促進や，呼息時間の延長による呼吸抑制反射をもたらす．②被刺激受容器(速順応性受容器)：呼吸亢進や咳が誘発される．③C線維受容器(気管支と肺，傍毛細管受容器に存在)：浅速呼吸が誘導される．[1213]

肺循環　pulmonary circulation　［小循環］　右心室から肺動脈，肺毛細血管，肺静脈を経由して左心房に戻るまでの循環のこと．肺動脈には静脈血が流れ，肺胞-肺毛細血管で酸素と二酸化炭素のガス交換が行われ，肺静脈には動脈血が流れる．[1019] ⇒参体循環→1875

肺循環圧　pulmonary circulation pressure　駆動圧，血管内圧(大気圧を0とする)と血管壁内外圧差．駆動圧は血液を肺動脈から肺静脈・左心房に流す力で，平均肺動脈圧と平均左房圧の圧差であり約8-10 mmHg．平均左房圧は肺動脈楔入圧で代用される．カテーテルを肺動脈の末梢まで送り込み，肺動脈で閉塞された圧を肺動脈楔入圧という．肺血管内圧は低く，肺血管壁は薄いので，肺胞内圧や胸腔内圧などの血管外圧との関係で，肺血流は大きく影響される．したがって，圧-流量関係を評価する場合には血管壁内外圧差が用いられる．[1213]

肺循環血液量　pulmonary circulation blood volume　肺血管内に分布する血液量．総循環血液量の10-20% (0.5-1.0 L)を占め，肺動脈に約150 mL，毛細血管に約100 mL，残りは肺静脈に分布．仰臥位から立位への体位変換により，肺血液量は約25% 減少する．吸息で増加，呼息で減少し，ヴァルサルヴァ Valsalva 様動作や陽圧人工呼吸で減少する．[1213]

肺循環時間　pulmonary circulation time　血液が肺血管系を通過するのに要する時間．肺血管系の距離は全身血管系に比較して短く，通過時間は約4-6秒程度．肺毛細血管の入口から出口までの通過時間は約0.75秒で，運動負荷などで心拍出量が増加すると短縮する．[1213]

肺小細胞癌　small cell lung carcinoma；SCLC　［小細胞肺癌］　肺癌の組織型の1つで，肺癌全体の15-20% を占める．比較的早期にリンパ行性転移や血行性転移を認めることが多く，通常は手術の適応にならない．予後は不良だが化学療法や放射線療法に対する感受性は高く，診断時に限局型 limited disease(LD)の場合，治療により15-20% の3年生存率が期待される．肺癌のうち他の組織型(扁平上皮癌，腺癌，大細胞癌など)は小細胞癌と性質が大きく異なり，まとめて非小細胞肺癌と呼ばれることがある．[162]

賠償神経症　compensation neurosis　［災害神経症，要求神経症，外傷神経症］　事故や災害に対する補償制度のもと，多くの補償金，賠償金を得たい，あるいは多くの保護を受けたいという無意識の願望から発生する神経症．症状の表出や経過は，しばしば受傷状況に相応しない．身体的外傷による直接的な機能障害や賠償金を目当てとする意図的な詐病からは，概念のうえでは明確に区別されるが，現実には区別が困難な場合も多い．フロイト Sigmund Freud(1856-1939)は，ヒステリーや神経症により無意識的に求められる疾病利得を重視した．この中には，葛藤の解決と心理的な満足を得る一次的利得と，疾病の発生により結果的に得られる同情，補償などの二次的利得があり，賠償神経症の成立には特に後者が大きく関与する．補償神経症，利得神経症なども同義．[366]

肺上皮内癌　carcinoma *in situ* of lung　［気管支上皮内癌］　癌細胞の増殖が上皮内にとどまり，基底膜を浸潤・破壊していない状態を上皮内癌という．肺癌においては単独で上皮内癌が発見されることはきわめてまれ．上皮内癌は子宮頸癌においてよく認識されており，通常はその診断基準に従っている．[162]

肺静脈　pulmonary vein　肺循環過程の一部を担う重要な血管．肺門を出て左心房に向かう左右に2本ずつある静脈．肺で酸素を受けて動脈血化された血液を左心房へ戻す．伸展性に富み血液送出量の調節も行っている．左右の上肺動脈は肺の上部の血液を集め肺門の最も前面から，また下肺静脈は肺の下部の血液を集め肺門の最も下から出る．右肺静脈は右心房，上大静脈の背側を通り，左肺静脈は下行大動脈の前方を横切る．[829]
⇒参肺の脈管→2326，肺動脈幹→2343

肺静脈還流異常　anomalous pulmonary venous return (drainage)；APVR(D)　［肺静脈結合異常］　肺静脈が左房へ還流しないで右心系へ還流する奇形で，4本すべての肺静脈が右心系へ結合する総肺静脈還流異常と肺静脈の一部が右心系へ結合する部分的肺静脈還流異常に分類される．先天性心疾患の1.6-2% を占める．異常還流は右房，上大静脈，左・右腕頭静脈，奇静脈，冠状静脈洞，総肺静脈腔，横隔膜下静脈などに開き，単独または複数の異常還流枝をもつ．異常静脈(枝)の閉塞，狭窄の合併も多い．心房中隔をはさんで肺静脈が一部左房，一部右房へ還流する型，静脈洞型心房中隔欠損孔に肺静脈枝が騎乗する型，心房中隔無形成例の肺静脈還流位置異常，内臓錯位症候群に合併するものなどがある．新生児期に外科的治療が必要な例が多

●肺静脈還流異常と胎児静脈

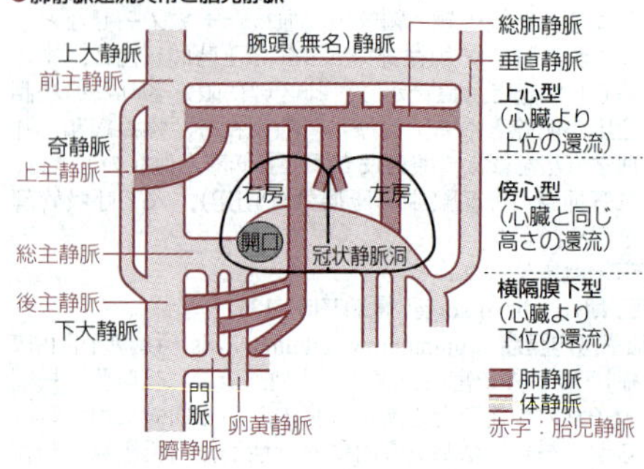

い.[319] ⇨参総肺静脈還流異常症⇀1823

肺静脈血 pulmonary venous blood 肺静脈内の血液. 肺胞でのガス交換を終え左心房に流入する血液であり，酸素分圧の高い静脈血である.[229]

肺静脈結合異常 anomalous pulmonary venous connection ⇨同肺静脈還流異常⇀2338

肺小葉 pulmonary lobule 発達した小葉間隔壁に囲まれた領域を指す. 通常ミューラー Müller の二次小葉と同義である. 多角形で大きさは0.5-2.5 cm 程度，支配気管支は直径1 mm 前後. 一方，リード Reid の二次小葉は，終末細気管支3-5本を結ぶ細気管支が支配する領域をいい，大きさは1 cm 程度でほぼ一定. ミューラーの二次小葉の小さいものはリードの二次小葉と一致するが，大きいものは中に複数のリードの二次小葉を含む.[162]

肺小葉間中隔 septal line⇨同カーリー線⇀423

肺真菌症 pulmonary mycosis, pneumomycosis 真菌を病原菌とする肺，胸膜の感染性疾患と，真菌を抗原とするアレルギー性疾患のこと. 真菌による肺感染症は，宿主の全身性，局所性の生体防御が低下した場合に発病する. アレルギー性肺疾患は宿主の過敏性素因をもとに発症する. 全身性因子としては，悪性腫瘍，膠原病などの基礎疾患とそれに対する治療で，抗癌剤，抗生物質，副腎皮質ステロイド製剤などの長期連用時があげられる. 局所性因子としては，肺結核の残存空洞，気管支拡張症など肺局所の防御機構の破綻などがある. わが国では，アスペルギルス症，クリプトコッカス症，ムコール症，ノカルジア症が主なものである. 臨床症状は一般呼吸器感染症とあまり変わらず，診断は病変部から直接真菌を検出するか，血清中の真菌抗原あるいは特異的抗体の検出を行う. 治療は，基礎疾患のコントロール，外科的切除，抗真菌薬の局所・全身投与を行う.[1019]

肺心症 pulmonary heart disease⇨同肺性心⇀2340

肺腎症候群 pulmonary-renal syndrome⇨同グッドパスチャー症候群⇀819

肺伸展受容器 pulmonary stretch receptor；PSR 肺伸展により活動が増加し，遅順応性 slowly adapting 反応を示す受容器. 有髄神経の一部が気道平滑筋の中に入り込み，気道平滑筋の伸展を受容し，迷走神経求心性線維を介して多シナプス性に呼吸中枢と結合している. 反射効果としては，吸息・呼息の早期切り換えと，呼息の延長からなる無呼吸反射(ヘーリング・ブロイエル Hering-Breuer 反射)が誘起される.[1213] ⇨参吸息-呼息切り替え⇀743

廃水 wastewater 人の生活活動や産業活動の結果，不要となって排出される水を指し，一般生活活動によって排出される生活廃水と事業活動によって出る産業廃水がある. 生活廃水は屎尿や風呂などの排水，食事に伴う排水などを指しており，有機物に富み，悪臭源となったり，鼠族害虫の生息を助長したり，富栄養化など閉鎖水域の水質を悪化させる. 産業廃水は工業廃水，施設廃水，事業所廃水と分類され，事業活動によって異なる多種多様な物質を含む. 有害物質を含む工業廃水は，工場内で一定レベル以下まで有害物質を除いたうえで下水道に流すことが義務づけられている. 廃水は放置すると生活被害や健康被害を発生させるので，下水道の整備など適切な処理を行わなければならない.[922]

排水基準 water emission standard ［放流基準］ 工場や事業場などから排出される廃水に対し，「水質汚濁防止法」で規定されている水質にかかわる基準. 事業者などに遵守させることによって自然水域の水質悪化の防止を図っている. 排水基準は，カドミウム，水銀など人の健康にかかわる被害を生じさせる恐れのある物質(有害物質)に関する基準と，水素イオン濃度，化学的酸素要求量(COD)などの生活環境にかかわる被害を生じさせる恐れのある項目からなっている. また，国が定めたこれらの一律排水基準に加え，この基準では環境基準達成が困難な水域に対して都道府県は条例によりさらに厳しい基準(上乗せ排水基準)を設定できる.[922]

肺水腫 lung(pulmonary) edema ［肺浮腫］ 肺の毛細血管から水分がしみ出ることにより，肺血管外の水分量が増加した状態. 咳嗽，呼吸困難を伴い，淡紅色の泡沫痰の喀出がみられることもある. 起座呼吸となり，末梢静脈，頸静脈の怒張，頻脈のほか断続性ラ音，喘鳴を聴取することが多い. うっ血性心不全が原因のことが多いが，低アルブミン血症でも起こる. うっ血性心不全では，血流は肺胞毛細血管から肺胞へ押し戻され，急速に細気管支，気管支に入る. 治療は原疾患の治療とともにガス交換を改善し，酸素吸入をし，低ナトリウム食，水分制限のほか，利尿薬や気管支拡張薬の投与，呼吸を落ち着かせ不安を除去するためモルヒネを静脈内注射する. 心臓の負荷を軽減するために駆血帯を使用する方法もある.[953]

倍数性 polyploidy 真核生物の体細胞は二倍体($2n$)であり，ヒトでは46本の染色体からなる. 配偶子はその半数体(n)の染色体で構成されるが，この半数体の整数倍で染色体数が増加した場合をいう. 倍数性は通常，植物や動物の特殊な細胞において認められるが，それらを除いて染色体異常の1つとされている. 倍数性の程度に応じて三倍体 triploid，四倍体 tetraploid などと呼ぶ.[1293]

倍数体⇨同二倍体⇀2217

バイスタンダー by stander 救急現場に居合わせた人のこと. 救急車到着までに救命のための心肺蘇生法などの応急手当(一次救命処置)を適切に行うことで，心肺停止患者の生存率を高める役割を果たしうる一般市民.[1059] ⇨参心肺蘇生法⇀1596，一次救命処置⇀249

バイステック Felix P. Biestek バイステック Felix P. Biestek はイエズス会の司祭で，アメリカのシカゴにある同会経営のロヨラ大学社会事業大学院教授. 著書『"The Casework Relationship"邦訳：「ケースワークの原則」』は，社会事業を学ぶ者の必読本とされる. ケースワーカーはどう援助すればクライアントを成長させられるかという視点からの援助関係形成技法について，ケースワーク全体とその要素を分析し，7章に分類し解説し論じている. この「バイステック7つの原則」はケースワークの基本姿勢として認識されており，概略は以下のものである. ①個別化：クライアントの抱える問題は，類似することはあっても「同じ問題(ケース)は存在しない」(ワーカーによるクライアントのラベリングやカテゴライズの防止). ②受容：クライアントの考えは，人生経験や思考の総体であって個性なのだから「決して頭から否定せず，なぜそう考えるのかを理解する」(ワーカーのクライアントへの直接的な命令，行動や感情の否定の禁止)．③意図的な感情表出：クライアントの感情表現の自由を認める(クライアントの感情表現を助け，自らの外的・内的環境を客観的にとらえられることを可能にする)．④統制された情緒的関与：ワーカー自身のクライアントへの感情移入の防止(ワーカー自らの感情を統制して接し，正確な問題解決が図れるよう支援する)．⑤非審判的態度：クライアントの行動・思考に対し善悪を判じない(クライアント自身が問題解決し，善悪の判断もクライアントが行う)．⑥利用者の自己決定：決定はあくまでクライアント自らが行う．⑦秘密保持：個人情報保護の原則．[457]

ハイスピードオートクレーブ high speed autoclave ［スピードクレーブ］ 約2気圧の飽和蒸気圧下，121℃で約20分間滅菌するオートクレーブ(高圧蒸気滅菌器)が，手術器材，ガラス器具，手術衣，ゴム手袋などに広く用いられている．空気を完全に追い出して飽和蒸気下にする操作がオートマチック化して，従来より短時間で滅菌することが可能となった．これをハイスピードオートクレーブという．133℃で5分間の滅菌の場合，全体で10分以内で操作が終了する．いったん使用した手術器材や術中に不潔となった器具をすぐに再使用したいときに効果を発揮する．[1461] ⇨参高圧蒸気滅菌器→970

肺性P波 pulmonary P wave 心電図の下壁誘導であるⅡ，Ⅲ，aV_Fにおける高く鋭いP波．0.25 mV以上をP波増高の基準とする．前胸部誘導(V_1，V_2)では，高く鋭い陽性波ののちに鋭い陰性波を示すことが多い．右房負荷をきたす疾患でこのようなP波を示すことが多く，かつ右房負荷をきたす疾患で最も多いのが肺疾患であるため，この呼び名がある．しかし健常者でも，やせて心房の興奮ベクトルが下を向いている場合も同様な変化を示す．[1432]

胚性幹細胞 embryonic stem cell；ES cell⇨同ES細胞→48

肺生検 lung biopsy 肺の疾患を病理組織学的に確定診断するための検査方法．患者の状態や病巣により，以下の方法から選択される．①経皮肺生検：胸壁，胸膜，胸壁に接するような末梢肺野の限局性病変に対して行われる．目的病巣に確実に穿刺できるよう，透視下，超音波ガイド下，CTガイド下に行われる．②開胸肺生検：患者の負担は大きいが，組織片が大きく確実に採取できる．びまん性肺疾患の診断に有用である．③経気管支(肺生検)法：気管支ファイバーを介して生検鉗子により肺組織を採取する．組織の大きさに限界はあるが患者負担は小さく容易であり普及している．びまん性肺疾患に対して透視下に行われる経気管支肺生検 transbronchial lung biopsy (TBLB)と，末梢の限局性病変(肺癌，結核など)に対して行われる経気管支生検 transbronchial biopsy (TBB)がある．④胸腔鏡下肺生検：胸腔鏡を用いて肺生検を行う方法．開胸肺生検より侵襲は小さく，肉眼的観察ができ，組織片を大きく採取できる．[1019]

肺成熟 lung maturity⇨同胎児の肺成熟→1867

肺成熟障害症候群⇨同ウィルソン・ミキティ症候群→315

肺性心 cor pulmonale；CP ［肺心症，CP］ 肺の構造あるいは機能の障害が原因となって肺循環障害をきたし，右室肥大から右心不全を生じた状態．発症の様式から急性肺性心と慢性肺性心に分けられる．急性肺性心の代表的疾患は肺塞栓であり，手術後の突然死やエコノミークラス症候群として注目を集めている．慢性肺性心は，慢性気管支炎，肺気腫など肺実質の変化によるものと，肺塞栓の反復のように肺血管に原発する疾患によるものに大別される．症状は，呼吸困難，咳痰，血痰がみられ，右心不全に陥ると浮腫，肝腫大，腹水，頸静脈怒張が出現する．[1417]

肺性脳症 pulmonary encephalopathy 呼吸器疾患に基づく高度の低酸素血症，高二酸化炭素血症の結果引き起こされる意識障害のこと．特に高二酸化炭素血症による場合はCO_2ナルコーシスといわれる．CO_2ナルコーシスは，脳組織内のpH低下によって起こり，動脈血pHが7.30以下になると傾眠傾向となり，7.10以下では昏睡状態となる．治療は，動脈血ガス分析の結果をみながら酸素投与や人工呼吸器を使用して呼吸管理をするとともに，誘因(感染，心不全など)の治療を行う．[1019] ⇨参CO_2ナルコーシス→36

排泄機能の発達⇨同排泄の発達→2341

排泄腔 cloaca 後腸(内胚葉)から尿膜が伸びて枝分かれし臍帯内に入り，枝分かれ部位から遠位の後腸の内腔が拡張してつくられた器官で，排泄腔膜によって外部の羊膜腔と区分される．妊娠7週頃に，この排泄腔に頭方から中胚葉性の尿直腸中隔が楔状に進入することによって，前方の尿生殖洞と後方の直腸肛門管に分割され，排泄腔膜も尿生殖膜と肛門膜に分けられる．[996]

排泄訓練 exercise of excretion 一般に手術後の排泄が順調に行われるように手術前に行う訓練を指す．手術後の尿閉や便秘を予防するために，事前にベッド上で尿器や便器を使用して，実際に術後の排泄方法を患者に体験させること．[927]

肺接合菌症⇨同肺ムコール症→2354

排泄作用 excretion 生体内で生じた酸化分解産物や組織の老廃物質などの生体に不用の物質を，種々の器官を通じて体外に排出すること．[229]

排泄障害 elimination disorder 尿や便をためたり排出する機能の障害で，排尿障害(尿失禁，排尿困難，頻尿)と，排便障害(便失禁，下痢，便秘，頻便など)がある．原因は脳血管障害などの中枢神経疾患，自律神経障害，泌尿生殖器系の疾患，加齢による身体機能低下などさまざまである．[1319]

肺切除術 pulmonary resection, pneumonectomy 肺の腫瘍，炎症，奇形，例えば肺癌，肺結核，気管支拡張症といった肺の疾患において，内科的治療で効果のみられない場合や他の外科的治療が不可能な場合に，病変を含む肺の一部または片肺全部を切除する手術をいう．切除する範囲により，①左右どちらかの肺をすべて切除する一側肺全摘術，②片側の肺葉(左肺では1葉，右肺では1-2葉)を切除する肺葉切除術，③右は1〜10，左は1＋2〜6，8〜10に分けられる肺の区域の1つまたはいくつかを切除する肺区域切除術，④肺葉や区域にかかわりなく肺の一部を切除する肺部分切除術に分類．肺切除にあたっては，病変の性状，大きさ，位置，予想される残存肺機能，術後合併症の可能性などについて，慎重に考慮し切除範囲を決定することが重要．[485]

排泄自立への看護ケア 個人が独立して社会生活を営むうえで尿や便の排泄の自立は重要な条件と考えられている．排泄の自立の障害は，排泄に関する神経生理学的障害と解剖学的障害に，運動障害，認知障害，心理的問題などが複雑に絡み合って生じることが多い．看護ケアとしては，排泄障害の病態理解をもとに，運動・認知機能の両側面から排泄自立を阻害する要因を明らかにする．阻害要因として，トイレへの移乗・移動障害，上肢巧緻動作障害，視覚障害，トイレ排泄に対する認識の欠如，見当識障害などがあげられる．対策として，下肢と体幹の筋力増強訓練，バランス訓練，上肢巧緻動作訓練，着脱が容易な衣服の工夫，開閉しやすいトイレのドア，トイレへの手すり設置，便座の高さの調整，片手で切れるトイレットペーパーホルダーの設置など運動機能の改善と環境調整などを行う．認知障害，視覚障害がある場合は，トイレが識別しやすいような工夫や，トイレへの移動通路に障害物を置かないようにする．[513] ⇨参排泄障害→2340

排泄性腎盂造影法 excretory pyelography⇨同経静脈性腎盂造影法→860

排泄性尿路造影法 excretory urography⇨同経静脈性尿路造影法→860

排泄の発達 development of elimination ［**排泄機能の発達**］ 延髄にある排泄反射中枢が未熟な時期では，膀胱に尿がたまったり直腸に便が送り込まれたりすると反射的にもらしてしまう．1歳頃になると延髄から大脳皮質にまで情報が到達するようになり，尿意や便意を知覚できるようになってくる．排泄の反射を抑制する機能も整いはじめ，膀胱に尿をためることができるようになる．排便についても，準備が整った段階で意識的に肛門を開いて便を体外に排出したり，横隔膜や腹筋を緊張させていきむことで腹圧をかけたりする行動もできるようになる．2歳頃になると夜中の排尿が少なくなり，1日の排便時間も決まってくる．3歳頃には排泄時に言葉で知らせることができるようになり，5歳頃にはトイレまで排泄をがまんできるようになっていく．おむつ交換の際に尿や便を認識させるように働きかけ，徐々に排泄の場所やタイミングを教えながら，子どものペースでトイレットトレーニングを進めていくことが大切である．[355] ⇨参トイレットトレーニング→2092

排泄物 excrement, bodily waste 体外に排出される老廃物質，不要物質のうち，特に尿と糞便をいう．患者の経過を観察する際には，この両者の回数，量，性状を記録することが重要．[1482]

排泄量測定 measurement of output 一定の時間内または1日の水分出納バランス，腎臓・消化器障害の程度，術後臓器の回復の状態をみるために排泄物の量を測定することをいう．排泄物には，尿，便，痰のほかドレーンからの排液，出血があれば血液，不感蒸泄を含み，その合計量を測定する．通常は24時間の合計量をみるが，1日量は0-24時の間の値とする．また急激な体内循環の変動が予測されるときには時間ごとに合計量を記録・報告し，看護のアセスメントに役立てる．[109] ⇨参インテーク/アウトプット→299

肺尖 apex of lung 肺の上端部で，鎖骨の上方2-3 cmに達する領域．右肺は上葉の肺尖区，左肺は上葉の肺尖後区の一部にあたる．前方には鎖骨下動・静脈が走り，後方には第1肋骨の頸がある．壁側胸膜の上をさらに胸膜上膜で覆われて保護されているが，外傷などを受けやすい．(図参照⇒肺→2326)[1044]

背仙位 dorsosacral position⇨同切石位→1737

肺線維症 pulmonary fibrosis 肺に線維性結合組織の増殖を起こす病的状態をいい，多くの肺疾患の結果として起こる．種々の間質性肺炎の終末像としてもみられる．主症状は息切れで，胸部X線上多発輪状影，蜂巣状陰影と肺容積の縮小がみられる．呼吸機能検査では拘束性障害と拡散障害を呈し，高度になると低酸素血症をきたす．線維化した部分に対する有効な治療法はない．呼吸不全になれば酸素療法を行う．[1019] ⇨参間質性肺疾患→605

肺尖キャップ⇨同apical cap→25

肺尖撮影法 apical view, lordotic view 肺尖部の観察を容易にするためのX線撮影法．鎖骨が，腹背方向撮影では上方に，背腹方向撮影では下方に投影されるように整位する．胸部X線写真正面像で肺尖野は鎖骨や上部肋骨陰影が重複して見えにくいので，これらの投影をはずして撮影する方法で，通常腹背方向で撮影する．肺尖に好発する結核病巣や中葉病変の検査に用いられる．[264]

肺穿刺生検法 lung needle biopsy method 肺野末梢病変に対して経皮的に穿刺し生検する方法．通常はX線透視下に行うが，近年増加傾向にある径2.0 cm以下の末梢型肺癌(いわゆる早期癌)の診断などにおいては，CTガイド下の生検が行われるようになった．[162]

肺尖剥離術 apicolysis 肺尖部壁側胸膜を脊椎に固定しているスビロー Sebileau 靱帯を切離する術式で，肺結核の外科治療のうち虚脱療法の一術式に分類される．胸郭成形術の際，肺病巣の萎縮を目的として併用される．[706] ⇨参胸郭成形術→750，虚脱療法→784，肺結核症→2334

肺臓炎⇨同間質性肺疾患→605

肺藻菌症⇨同肺ムコール症→2354

胚操作 embryo manipulation 初期胚に人為的操作を加え，人工胚や人工動物を作出するための手段．例えば，哺乳類や両生類の初期胚をガラス針で二分すると一卵性双生児を得ることができる．人工動物に関しては，マイクロインジェクションによって受精卵へ外来的に遺伝子導入したトランスジェニック動物が作出されている．また，相同遺伝子組換えによって特定の遺伝子破壊を施した胚性幹細胞(ES細胞)を樹立し，これを胚盤胞に戻すことでノックアウトマウスやノックインマウスの作製も可能となっている．さらに核移植技術の発展により，クローン動物の作出も行われている．[800]

背側 dorsal ［**後方**］ 身体の部位の方向を表す解剖学的用語．身体の背中(せなか)側を指す．立位のヒトの場合は後方と同義．[1044] ⇨参腹側→2544

背側胃間膜⇨同大網→1903

背側縦束 dorsal longitudinal fasciculus ［**シュッツ束**］ 視床下部と脳幹の種々の核，および網様体の諸核とを結ぶ上行性，下行性の線維の束．中脳で次第に集められて中脳水道，第4脳室底で上衣直下を走り延髄下部に至る．一部の線維は副交感性の動眼神経副核，上・下唾液核および迷走神経背側核などと連絡する．視床

下部からのインパルスを伝える自律神経系線維の通路の1つにもなっている.[1044]

肺塞栓症

pulmonary embolism；PE ［PE］

【定義】下肢や骨盤の静脈系からの塞栓子(血栓，脂肪，腫瘍)が肺末梢の小動脈を閉塞して，急性・慢性の肺循環障害をきたす疾患．塞栓子の多くは下肢や骨盤からのものである．塞栓部位から末梢肺の領域で出血・壊死が起こったものを肺梗塞と呼ぶ．血流分布の多い下肺野に好発し，一般に**深部静脈血栓症**による急性の**肺血栓塞栓症**の場合が多い．ほかに脂肪塞栓，羊水塞栓，空気塞栓，腫瘍細胞によるものがある．

【症状，検査所見】無症状から突然死をきたすものまであり，突然の呼吸困難，胸痛，ショック，失神などで発症し，時に血痰，喀血を伴う．心電図上は急性右心負荷所見，聴診でⅡ音の亢進，胸部X線写真では肺動脈拡大，不鮮明化，生化学検査ではLDH，総ビリルビン値上昇がみられ，Dダイマー，FDPの上昇も手がかりの1つになるが，特徴的な検査所見に乏しい場合が多い．ほかの胸痛，呼吸困難をきたす疾患を除外し，原因のはっきりしない場合には本症を疑う．

【原因】下肢の深部静脈血栓症の存在は重要である．長時間の飛行機搭乗後に肺血栓塞栓症が出現するロングフライト血栓症が最近注目されている．静脈血栓の誘発因子として長期臥床，肥満，妊娠による血液停滞，静脈炎，手術などによる静脈壁異常，基礎疾患や経口避妊薬による血液凝固亢進などがある．

【治療，予防法】確定診断は肺動脈造影によるが，造影CT検査，肺血流シンチグラフィーも有用である．急性期の死亡率は高く，早期診断と適切な**抗凝固療法**，**血栓融解療法**が重要である．また低血圧，出血傾向，低酸素血症の有無について注意深く観察する．発症予防としては骨盤・下肢の静脈のうっ血を防ぐことである．具体的には下肢挙上，運動，弾性ストッキングなどによる圧迫を行う．下大静脈フィルターを挿入する場合もある.[897]

肺塞栓症の看護ケア

肺血栓塞栓症は，症状がまったくないものから急激な呼吸困難，胸痛を伴い死に至るものまでさまざまである．治療は，抗凝固薬の投与が行われるが，抗凝固薬が使用できない場合や，下肢などの深部静脈血栓由来の肺塞栓症で再発を繰り返す場合には下大静脈にフィルターを挿入することがある．看護は，発症の早期発見と発症時の迅速な対応および再発予防への教育がポイントとなる．発症時，患者は突然の症状にパニック状態に陥ることも多く，呼吸困難への援助と心拍出量の維持，疼痛，不安・恐怖を緩和する援助が重要である．具体的には，呼吸状態，循環動態(血圧，脈拍，尿量，中心静脈圧)を観察し，低酸素血症改善のため，指示に従った確実な酸素投与を行う．呼吸状態が改善しない場合は人工呼吸器による呼吸管理が行われることや，循環動態を維持するために昇圧薬が投与されることも予測しておく．激しい胸痛に対しては指示に従い鎮痛薬を投与し，痛みに伴う患者の不安や死への恐怖の軽減に努める．全身状態の安定後，深呼吸や効果的な咳嗽，排痰法の指導を行う．抗凝固薬は，血液検査(トロンボテスト)の結果によって指示量が変化するので，与薬時は指示量の確認を行うこと，また副作用として出血傾向がないか皮膚，口腔，鼻腔からの出血の有無，排泄物などの性状に留意する．経口剤のワルファリンカリウムはビタミンKを多く含む食品(納豆など)により作用が阻害されるため，食事指導を行う．また，催奇形性があるため，妊娠希望者の場合は服薬の意思決定の支援も必要となる．症状の再発，悪化防止に向け，日常生活の指導が大切である．具体的予防策として，弾性ストッキングの着用，正座をしない，下肢のマッサージをしない，体重増加を防ぐなどがある．また，定期的な受診，抗凝固薬の確実な内服と副作用の管理，日常生活の中で出血を予防するための注意事項(やわらかい歯ブラシを使用)について説明し，症状出現時にはすぐに受診するよう指導する.[1572] ⇨参肺塞栓症→2342

肺組織抵抗　pulmonary tissue resistance；R_t ［**肺組織の粘性抵抗**］ 肺抵抗(R_{pl})から気道抵抗(R_{aw})を引いた値．直接測定することはできない．健常者では肺抵抗の約10%(0.2 cmH_2O/L/秒)を占める．末梢気道の抵抗が肺組織抵抗を含む.[1213]

肺組織の粘性抵抗⇨同肺組織抵抗→2342

肺損傷　lung injury　肺あるいは生体に加わった種々のストレスにより，直接あるいは間接的にメディエーターの媒介によって生じる肺の非特異的炎症をいう．敗血症，外傷，肺炎などに続発して発症する急性肺損傷 acute lung injury は，その致死率の高さからも臨床上の大きな問題となっている.[162]

肺大細胞癌　large cell carcinoma of lung　肺癌の組織型の1つ．癌細胞が特定の分化した配列を示さない未分化癌で肺癌全体の約5%を占める．治療においては，扁平上皮癌，腺癌などと合わせて非小細胞肺癌と分類されることがある．治療は第1に手術の適応について検討される．化学療法に対する感受性は低く，予後は不良.[162]

肺打撲症　pulmonary bruise　胸部打撲による衝撃が圧波となって，肺組織内を急激に通過し，組織の破壊が生ずること．肺胞，毛細血管の破綻をきたし，衝撃が強いと中小気管支やその血管の損傷を伴う.[1019]

バイタリウム　vitallium　生体内で腐食しない外科材料として開発されたコバルト，クローム，モリブデンからなる白色の合金．義歯や骨折用のプレート，人工関節などに用いられてきた.[1638]

バイタルサイン　vital signs；VS ［**生命徴候**］ 人間が生きている状態，生きている証を示す徴候(生命徴候)をいう．人間は生きていれば，呼吸し，心臓は拍動し，したがって血圧があり，体温が維持され，排泄する．これらはさまざまな数値情報として表される．通常，バイタルサインの対象となるのは，血圧，脈拍，呼吸，体温の4つを指すことが多いが，救急医療の現場などでは，意識レベルなどもバイタルサインとしてチェックされる．さらに，尿量をバイタルサインに含めることもある．

バイタルサイン測定　assessment of vital signs　体温，脈拍，心拍，呼吸，血圧，のほか，救急時には意識レベルなどが含まれる．バイタルサインは生命を維持するうえで不可欠な呼吸，循環，脳の状態を示すものであり，生理的状態や変化を示す重要な徴候である．測定者は，正常値，基準値を理解し，逸脱する所見について知識をもって測定することが前提である．バイタルサイン測定に際してはプライバシーの保護，測定に影響する因子を考慮し，正確な測定値が得られるように実施する．測定値は，医療チームで共有する情報であり，緊急性の判断，ケアの実施前後の身体状況，経時的な身体状況のアセスメント，治療の経過判定，看護介入の評価など多岐にわたって活用される．測定に際しては，対象者を尊重し，説明，同意のもとに実施する．守秘義務に注意し，手や聴診器を温めて不快な思いをさせないように実施する．[976]

肺炭疽(そ)　**pulmonary anthrax**　炭疽菌 *Bacillus anthracis* によって起こる感染症を炭疽という．人獣共通感染症で，家畜や獣毛を取り扱う者に多い．病型として肺炭疽のほか，皮膚炭疽，腸炭疽がある．肺炭疽では肺炎，肺門リンパ節腫大，胸水，縦隔浮腫をきたす．炭疽菌は空気感染するため，バイオテロに使用されることが懸念される．治療としてペニシリンなどの抗菌薬の投与を行う．[162]

排痰法　**bronchial drainage**　痰の喀出を補助する手技のことで肺理学療法に含まれる．体位排痰 postural drainage に軽打 tapping や振動 vibration を加える方法が一般的だが，深い吸気のあと十分強い咳をさせる方法(コッフィング coughing)や，最大吸気から声門を開いたまま強く長い呼気をさせる方法(ハッフィング huffing)などがある．去痰薬や気管支拡張薬を併用することも多い．[162] ⇨参体位ドレナージ→1858，タッピング→1919

培地　**〔culture〕medium**　［**培養基，培養液**］　微生物や細胞の培養に必要な栄養源を含んだ液状(液体培地)または固形のもの(固形培地)をいう．固形培地は通常寒天で固化したものが用いられる(卵や血清も使用されることがある)．肉汁やペプトンなどの天然物を組成中に含むことが多い．一方，化学組成のわかっている物質のみからつくられる培地もあり，合成培地 defined(synthetic)medium という．また，特定の選択物質を添加して目的の微生物のみが増殖できるようにつくられたものを選択培地 selective medium という．[324] ⇨参培養→2355

胚中心　**germinal center**　［**反応中心，二次小節**］　リンパ小節の中央部をいう．大型の比較的核質に乏しい細胞の集合からなるため組織標本では明調に見える．胚中心は主として大リンパ球，中リンパ球，組織球からなる．大・中リンパ球は幼若なリンパ球と考えられ，小リンパ球に分化しつつ周辺に移行する．胚中心で増殖するのはリンパ球のうちB細胞の系統で，ピロニン好性大リンパ球ないし形質細胞に分化し，液性抗体の産生を行う．胚中心の消長は免疫との関係が深く，抗原物質を注射すると胚中心は肥大し，出生後無菌的環境で飼育した動物は胚中心を欠如する．ヒトでも青年期を過ぎると胚中心は少しずつ退化を始める．(図参照⇨リンパ組織→2959)[778] ⇨参リンパ組織→2959

ハイデンハイン病　**Heidenhain disease**　クロイツフェルト・ヤコブ Creutzfeldt-Jakob 病の亜型．クロイツフェルト・ヤコブ病は記銘力障害で発症することが多いが，本症は後頭葉が病初期より高度に障害されるため視力障害で発症する．[1173]

バイト　**byte；B**　コンピュータシステムにおける情報を表す単位．情報の最小単位(ビット：1桁の二進数0と1)が8つ(8ビット)まとまって1バイト(B)を構成する．1バイトで2の8乗(256)種類の文字や数字を表せる．1,024 B＝1 KB(キロバイト)，1,024 KB＝1 MB(メガバイト)，1,024 MB＝1 GB(ギガバイト)，1,024 GB＝1 TB(テラバイト)となる．[1418] ⇨参ビット→2459

肺動静脈瘻(ろう)　**pulmonary arteriovenous fistula**　肺動脈が肺毛細血管を介することなく直接肺静脈につながっている状態のこと．肺動静脈瘻を通る血流において，静脈血がガス交換を受けることなく大循環に流入するため(左右シャント)，シャント血流が多くなると動脈血中の酸素分圧が低下し，チアノーゼ，ばち指，多血症を呈する．多発性にみられることが多い．本症の60％は，ランデュ・オスラー・ウェーバー Rendu-Osler-Weber 病(遺伝性出血性毛細血管拡張症 hereditary hemorrhagic teleangiectasia，常染色体優性遺伝の遺伝性疾患)の部分症状としてみられる．胸部X線上で多発結節性陰影を呈し，肺血管造影で確定診断する．外科的治療あるいはコイルによる塞栓術が行われる．[1019] ⇨参ランデュ・オスラー・ウェーバー病→2911

配糖体⇨同グリコシド→828

肺動脈圧　**pulmonary arterial pressure；PAP**　［**肺動脈内圧**］　肺動脈内圧のことで，通常右心カテーテル法により末梢静脈よりカテーテルを肺動脈まで挿入し測定する．正常圧は，収縮期15-30 mmHg，拡張期6-12 mmHg，平均10-20 mmHg．肺動脈圧が上昇する病態を肺動脈高血圧(PAH)という．[162]

肺動脈カテーテル⇨同スワン・ガンツカテーテル→1657

肺動脈幹　**pulmonary trunk**　右心室から肺へと血液を送る肺動脈のうち，右心室の肺動脈弁口に起始し，後方へ屈曲して，右・左肺動脈に分岐するまでの部位．[202,83]

肺動脈狭窄症　**pulmonary artery stenosis**　［**肺動脈弁狭窄症**］　肺動脈は静脈血を右心室から肺へ送る脈管．この肺動脈の漏斗部(弁下部)，肺動脈の弁口部や弁上部が狭くなった状態が肺動脈狭窄症．このために右室圧が肺動脈圧より高くなり，右室心筋は求心性肥大を呈し，狭窄末梢の肺動脈基幹部は拡大する．多くは先天性である．肉腫や粘液腫が肺動脈弁に広がり弁狭窄をきたすこともある．心内膜炎やリウマチ熱，結核でも弁に狭窄病変を形成することがある．先天性肺動脈狭窄の75％に他の血管奇形(ファロー Fallot 四徴症など)を合併する．狭窄が高度な場合(圧較差75 mmHg)には致命的となる．中等症以上の例ではバルーン弁形成術が行われることもある．[1466]

肺動脈血栓症　**pulmonary artery thrombosis**　肺動脈内腔で一次性に血栓が形成され，肺動脈を閉塞した病態．静脈系で生じた塞栓子が二次的に肺に運ばれて肺動脈を閉塞したものは肺動脈塞栓症というが，原因が血栓か塞栓子かの区別が困難なことから臨床的には両者を合わせて肺血栓塞栓症という．肺高血圧症を合併することが多く，呼吸困難や胸痛をきたす．[1466] ⇨参肺塞栓症→2342

肺動脈楔(けつ)**入圧**　**pulmonary arterial wedge pressure；PAWP**　［**肺毛細血管楔**(けつ)**入圧**］　肺動脈末梢にカテー

テル先端を進め，血流を閉ざした状態で測定した小肺動脈の圧．一般的にはスワン・ガンツ Swan-Ganz カテーテルを用いて測定する．左房圧を反映し，左室拡張末期圧，肺うっ血の指標となる．正常値は5-13 mmHg．僧帽弁逆流，慢性肺疾患，頻脈では必ずしも左心機能を反映しない．心不全の重症度評価にも用いられる．[618,438] ⇨参心カテーテル検査→1510，フォレスターの分類→2523

肺動脈血流量　pulmonary arterial flow　一定の時間に肺動脈を流れる血流量．通常1分あたりの血流量を指す．心房中隔欠損症，動脈管開存症などの短絡疾患が存在しなければ心拍出量と等しい．スワン・ガンツ Swan-Ganz カテーテル検査の際に熱希釈試験，フィック Fick 法，色素希釈試験で計測できる．フィック法の際は，酸素消費量/(肺静脈血酸素含有量－肺動脈血酸素含有量)で求められる．[1591]

肺動脈高血圧症⇨同肺高血圧症→2336

肺動脈絞扼(こうやく)術　pulmonary artery banding　肺動脈幹に幅約1 cm のテープを巻いて絞扼し，人工的な肺動脈狭窄を作製する術式．肺血流量の減少と肺高血圧症の進展予防を目的に行う姑息的手術．心室中隔欠損症をはじめとする左→右短絡を有する先天性心疾患で，肺血流量増加と肺動脈圧上昇のためにうっ血性心不全や気道感染を反復する症例に対して行われる．[867,1499]

肺動脈塞栓症　pulmonary embolism；PE　静脈系で発生，遊離した血栓が塞栓子となり肺動脈を閉塞する疾患．塞栓子には，血栓以外にも骨折に伴う脂肪，外部から侵入した異物，空気などがあるが，その99% は血栓が占める．血栓の起原の80% 以上は腸骨静脈～下肢深部静脈である．静脈壁の傷害，凝固能の亢進，血流の停滞が静脈血栓形成の三大因子となる．基礎疾患として骨折，産褥，下肢静脈炎，うっ血性心不全，悪性腫瘍などがあり，各種術後状態，長期臥床も危険因子となる．症状は胸痛，呼吸困難，咳，血痰，失神など．大きい血栓が太い肺動脈を塞栓すると，肺循環の虚脱が起こり，短時間のうちに死亡する．診断には動脈血ガスで Pa_{CO_2} 上昇を伴わない Pa_{O_2} 低下，心電図右室負荷(右軸偏位，右脚ブロック，$S_{I}Q_{III}T_{III}$)，凝固線溶因子であるDダイマー上昇，CT による肺動脈内血栓描出，肺血流シンチグラムによる血流欠損像，肺動脈造影による血流途絶と造影欠損所見が有用である．最近はマルチスライス CT の発達により，造影後の動脈相で肺動脈を，静脈相で下肢静脈を撮影することにより，容易に肺塞栓症とともに深部静脈血栓症を診断することが可能となっている．肺梗塞は肺塞栓症例の10% 以下にしか発生しない．気管支動脈による血流があるためで，肺梗塞を発症した場合はほとんど出血性梗塞となる．治療は抗凝固療法，血栓溶解療法，下大静脈フィルター留置，カテーテルによる血栓の吸引除去，外科的手術が行われる．[1466] ⇨参肺塞栓症→2342，肺動脈血栓症→2343

肺動脈塞栓摘出術　pulmonary embolectomy　肺動脈主幹部および分枝が血栓や異物などの塞栓子によって閉塞した際に行われる塞栓子除去手術．開胸下あるいはバルーンカテーテルなどを用いて摘出する．深部静脈血栓症による急性肺動脈血栓塞栓症の発症時には緊急の治療が必要となる．[867,1499]

肺動脈内圧⇨同肺動脈圧→2343

肺動脈分枝狭窄症　stenosis of pulmonary artery branches ［末梢性肺動脈狭窄症］ 肺動脈幹から細小肺動脈を除く末梢肺動脈に狭窄をもつ疾患で，1953 年に最初の臨床報告がなされた．多くは先天性であり，母体妊娠中の風疹罹患後の発生が知られている．本症の約2/3 に種々の心奇形を合併する．[162]

肺動脈閉鎖症　atresia of pulmonary artery，pulmonary atresia ［肺動脈弁閉鎖症］ 肺動脈幹と右心室との連結が完全にとだえている奇形．両者間の隔壁が弁尖様膜性組織からなる型では肺動脈側から見ると3または2陥凹 tri-or bi-dents がかろうじて半月弁尖の面影を残している．右室流出路がキューポラ状に先細りとなり筋組織内の盲端に終わる型では，肺動脈幹も弁に向かって先細りとなり線維索に置換されている．肺動脈閉鎖が三尖弁閉鎖・狭窄と合併すると右室低形成症候群となり，ファロー Fallot 四徴や心室中隔欠損を伴う完全大血管転位，心室中隔欠損と合併すると正常ないし拡大した右室となることもある．心室中隔欠損をもたない肺動脈閉鎖でも三尖弁逆流が高度であると，右室が大型となる例もまれに存在する．早期の外科的治療が必要である．[319]

肺動脈弁　pulmonary valve　右心室上方の動脈円錐上部にある肺動脈口において，肺動脈幹起始部に存在する3枚の半月状の弁(半月弁)をいう．洞と呼ばれるポケット状構造が動脈に向いて開く．拡張期には弁が洞をふさぎ，肺動脈から右心室への血液の逆流防止の作用をする．3枚の弁をその発生の由来から前・右・左半月弁と呼び，隣の半月弁との付着部を交連という．半月形の自由縁中央には半月弁結節と呼ばれる肥厚がある．[829] ⇨参大動脈弁→1892，僧帽弁→1826，三尖弁→1208

肺動脈弁下部狭窄〔症〕　pulmonary subvalvular stenosis⇨同肺動脈漏斗部狭窄症→2345

肺動脈弁逆流症　pulmonary regurgitation；PR⇨同肺動脈弁閉鎖不全症→2344

肺動脈弁狭窄症⇨同肺動脈狭窄症→2343

肺動脈弁〔尖〕欠損症　〔congenital〕absent pulmonary valve〔cusps〕 先天的な肺動脈弁の形成不全で，肺動脈弁輪部の内部は完全に平滑であることも，痕跡的な不規則に変形した線維組織の小塊をもつこともある．弁輪は小型から拡大を呈するものまでさまざまである．ファロー Fallot 四徴，漏斗部狭窄，動脈管開存，二(両)大血管右室起始，共同(通)房室口，マルファン Marfan 症候群などに合併することがある．先天性心疾患の0.2% に出現する．[319]

肺動脈弁閉鎖症　pulmonary valve atresia⇨同肺動脈閉鎖症→2344

肺動脈弁閉鎖不全症　pulmonary insufficiency；PI ［肺動脈弁逆流症］ 右心室と肺動脈の間にある肺動脈弁自体の異常，あるいは肺動脈圧上昇によって二次的に生じる肺動脈弁の閉鎖不全のことで，右心室への血液の逆流が生じる．弁自体の異常によるものは先天性と後天性とに分けられるが，先天性の場合は単独で出現するものはまれである．後天性にはリウマチやカルチノイド症候群などがあるがやはり単独では非常に少ない．

むしろ，僧帽弁狭窄症あるいは僧帽弁閉鎖不全症に伴って起こることが多い．肺高血圧に伴う肺動脈逆流雑音はグラハム・スチール Graham-Steel 雑音と呼ばれる．[301]

肺動脈漏斗部狭窄症 pulmonary infundibular stenosis；PS-Inf ［**肺動脈弁下部狭窄〔症〕**］ 肺動脈弁下漏斗部の狭窄で，エリオットソン John Elliotson の記載(1830)が最初である．他の奇形を合併しない PS-Inf は右心室流出路狭窄群中 2-10% を占める．線維筋性帯(バンド)が漏斗部入口を狭める型では右室は流入部と流出路に分けられる．この狭窄部は右室二腔症よりも肺動脈弁口に近い位置を占める．厚い心筋のため漏斗部が狭められる型では心室中隔の非対称性肥厚が目立ち，右室型閉塞性肥大型心筋症とも呼べる疾患となり，ターナー Turner 症候群と合併することがある．まれに三尖弁，乳頭筋，肉柱などにまたがる線維組織のかたまりが肺動脈弁下狭窄の原因となる．外科的治療が必要である．[319] ⇨参肺動脈狭窄症→2343，ファロー四徴症→2509

梅毒 syphilis スピロヘータ科であるトレポネーマパリダム *Treponema pallidum* による性感染症であり，性行為により感染し，何年にもわたってその作用は続く．各病期に特徴がみられる．トレポネーマパリダムは人間の胎盤も通過することができるので，先天性梅毒を起こす．感染後およそ 3 週間で，皮膚または粘膜に小さな無痛性の膿疱状の硬結(初期硬結)が出現する(初期梅毒)．身体各部が感染部位となりうるが，肛門・性器部に多い．病変はすぐにびらん状となり，無痛性の出血のない潰瘍(硬性下疳)となり，滲出液中はトレポネーマパリダムで満たされる．硬性下疳は自然に消退してしまうので，気づかず多くの人に感染することがある．次いでトレポネーマパリダムが増殖し体内に広がり，およそ 3 か月後に瘙痒感のない麻疹状の発赤を生じる(第 2 期梅毒)．全身倦怠感，食思不振，吐き気，発熱，頭痛，脱毛，骨や関節の痛み，口や咽頭部の扁平白色の潰瘍，皮膚の湿った部の扁平コンジローマ状丘疹を伴う．その後 2-3 年間にわたって再発を繰り返す．15-20 年以上も発症しないこともあるが，感染からおよそ 3 年後，やわらかいゴム状の腫瘍(ゴム腫)が出現(第 3 期梅毒)．この期では，皮膚や粘膜以外に，ほぼ全身の諸器官がおかされる．治療は，ペニシリンなどの抗生物質投与を行い，梅毒血清反応の抗体価の消長をみながら治療を継続する．わが国では「性病予防法」に分類されていたが，現在では「感染症法」の五類感染症に含まれている．[474]

梅毒《皮膚科》 syphilis 梅毒トレポネーマ *Treponema pallidum* 感染による性病(性感染症)．経胎盤性に子宮内感染したものを先天梅毒，生後に感染したものを後天梅毒という．先天梅毒の場合，胎盤が完成する妊娠 4 か月末期以降に母体から胎児に感染する．早期梅毒の母親は妊娠 5 か月以降に流・早産することが多い．後天梅毒のほとんどは性交および類似行為を感染契機とし，皮膚の微小外傷や正常粘膜から菌が侵入する．皮膚・粘膜病変のある時期を顕症梅毒，これらを欠く時期を潜伏梅毒と呼ぶ．菌の動態によって 4 病期に分ける．第 1 期：感染部位と所属リンパ節で菌が増殖する時期．感染の約 3 週後に感染部位に一致した硬い無痛性丘疹(初期硬結)が生じ，速やかに潰瘍化する(硬性下疳)．陰部感染例では，硬性下疳出現 1-2 週後に鼠径リンパ節が無痛性に腫脹し(無痛性横痃(おうげん))，硬性下疳とともに 5-6 週間で消退する．第 2 期：感染 12 週頃より菌が血行性に全身へ移行する．2 期疹は 2-3 か月で消退するが，数年間は出没を繰り返す．この時期の皮疹には，梅毒性ばら疹，丘疹性梅毒，梅毒性乾癬，扁平コンジローマ，梅毒性粘膜疹，梅毒性脱毛，梅毒性白斑，膿疱性梅毒がある．第 3 期：感染 3-5 年後に肉芽腫を形成する時期．結節性梅毒，ゴム腫が顔面などに現れる．第 4 期：感染後 10 年以上経過すると心血管系病変(心筋炎，大動脈炎，動脈瘤)と神経系病変(脊髄癆，進行麻痺)のみとなる．感染力の強い第 1-2 期を早期梅毒(WHO では感染後 2 年まで)，第 3 期以降を晩期梅毒とする．血清学的診断はカルジオリピンを抗原とする STS 法(ワッセルマン反応，RPR カード法など)と *T. pallidum* を抗原とする TPHA 法または FTA-ABS 法を組み合わせて行う．第 1 選択の治療はペニシリン系抗生物質の 4 週間投与．他にマクロライド系やテトラサイクリン系も有効である．治療終了後の効果判定は STS 法での抗体価の低下を指標とする．[102] ⇨参梅毒→2345，性病→1703

梅毒血清検査⇨同血清梅毒反応→920

背徳症 moral insanity ［**道徳狂**］ 精神病質，社会病質，パーソナリティ障害などの先行概念の 1 つで，イギリスの精神科医プリチャード James C. Prichard (1786-1848)が唱えた言葉．モラル moral という言葉から背徳狂とも訳されたが，意志欠如(抑制欠如)，情性欠如，爆発性を三徴候とし，凶悪な犯罪者や累犯者に多くみられると考えられた．現在は使われない．[1269]

梅毒疹 syphilid⇨参梅毒性乾癬(かんせん)→2345，梅毒《皮膚科》→2345

梅毒性乾癬(かんせん) syphilitic psoriasis ［**落屑(らくせつ)丘疹性梅毒，乾癬(かんせん)状梅毒**］ 第 2 期梅毒(感染後約 3 か月〜3 年)でみられる丘疹性梅毒疹の 1 つ．手掌と足蹠(せき)に限局する角化や鱗屑を伴う赤銅色の浸潤性紅斑で，梅毒に特異性の高い皮疹．[102]

●梅毒性乾癬

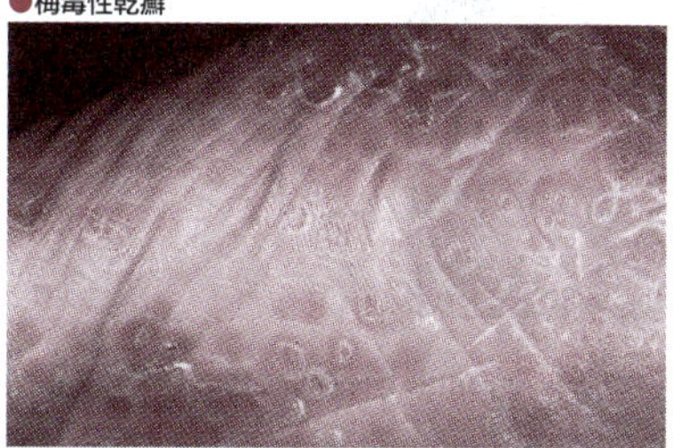

梅毒性口内炎 syphilitic stomatitis 梅毒は特異性炎の 1 つであり梅毒トレポネーマの感染を原因とする．本疾患は梅毒の第 2 期に口腔内に境界明瞭な発赤として発生する．発赤部には丘疹や潰瘍形成をみることもある．疼痛は比較的少ない．病巣からは多数のトレポネーマパリダム *Treponema pallidum* が検出される．[42]

梅毒性骨軟骨炎⇨同パロー仮性麻痺→2403

梅毒性ゴム腫 syphilitic gumma ［ゴム腫］ 第 3 期梅毒

(感染後約3-10年)でみられる皮疹．皮下の結節として触れる肉芽腫性の病変．中心部に壊死巣を形成し，自潰して潰瘍を形成したのちに瘢痕治癒する．皮膚や粘膜以外の諸臓器にも生じることがある．[102]

梅毒性大動脈炎　syphilitic aortitis, luetic aortitis ［梅毒性大動脈中膜炎］ 梅毒の第3期に出現する大動脈の炎症．炎症性変化は動脈壁中膜において最も高度であり外膜にまで及ぶ．胸部，特に上行大動脈や大動脈弓にみられる．病変が進行すると大動脈では瘤を形成し，大動脈弁では大動脈弁閉鎖不全症を引き起こす．[1220] ⇨参梅毒《皮膚科》→2345，梅毒性動脈瘤→2346

梅毒性大動脈中膜炎　syphilitic mesoaortitis⇨同梅毒性大動脈炎→2346

梅毒性脱毛症　syphilitic alopecia　第2期梅毒(感染後約3か月〜3年)において，側頭部から後頭部にかけてみられる不完全脱毛斑．爪甲大の不完全脱毛斑が多発，融合して虫食い状の外観を呈する．びまん性脱毛となることもある．[102]

梅毒性動脈瘤　syphilitic aneurysm　梅毒性中膜炎による中膜破壊が原因となり生じる動脈瘤で，ほとんどが上行大動脈や大動脈弓に発生．気道や縦隔を圧迫したり，食道・気管・心嚢などへ破れることがある．大動脈弁が巻き込まれると梅毒性大動脈弁閉鎖不全を起こす．[1531]

梅毒性白斑　syphilitic leukoderma　第2期梅毒(感染後約3か月〜3年)でみられる皮疹の1つ．項部や腰部などに，網状を呈する境界不明瞭な不完全脱色素斑が多発する．20-30歳代の男性にみられる原因不明の偽梅毒性白斑との鑑別を要する．[102]

梅毒性ばら疹　syphilitic roseola ［斑状梅毒］ 第2期梅毒(感染後約3か月〜3年)の初期にみられる皮疹で，爪甲大までの淡紅色斑が体幹・四肢に多発する．数日間で消退するために気づかれないことが多い．かゆみなどの自覚症状は伴わない．[102]

●梅毒性ばら疹

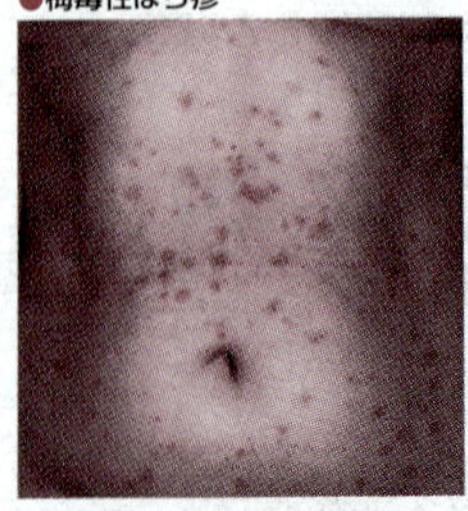

梅毒性リンパ節炎　syphilitic lymphadenitis⇨同無痛性横痃(おうげん)→2788

梅毒トレポネーマ　*Treponema pallidum* ［トレポネーマパリダム］ 梅毒を引き起こす病原体で，5-20×0.1-2 μmのらせん状の菌．性的接触時の粘膜や皮膚から感染し，感染局所で増殖しその後全身感染を起こす．熱や乾燥に弱い．スピロヘータ科トレポネーマ *Treponema* 属に含まれ，1905年にシャウディン Fritz Schaudinn とホフマン Erich Hoffmann によって発見された．[288] ⇨参梅毒→2345

梅毒トレポネーマ感作赤血球凝集試験　*Treponema pallidum* hemagglutination test；TPHA test ［TPHAテスト］ 梅毒の血清反応のうち梅毒トレポネーマ *Treponema pallidum* 抗原を用いた間接受け身赤血球凝集反応．特異性が高いが，梅毒が治癒しても陰性化しにくい．[1615]

バイトブロック　bite block ［咬合阻止器］ 気管チューブやラリンジアルマスクが咬合により閉塞しないよう上下顎間にかませるゴムまたはプラスチック製の器具．咬合による舌や歯牙の損傷を防止することも目的であり，ガーゼなどで代用する場合もある．[1060]

ハイドロコロイドドレッシング　hydrocolloid dressing　湿潤環境理論に基づいて開発された創傷被覆材．傷からの滲出液をゲル化しながら創面に人工的に水疱に類似した創傷治癒に最適の環境をつくるシート状のものがよく用いられ，外側が疎水性で創面を保護する防水層，内側が浸出液を吸収することで湿潤したゲルとなる親水性コロイド粒子の粘着面という複合ポリマーになっており，大きさや形もさまざまなものがある．ペースト状や顆粒状のものあり，陥凹した創やポケットを形成した褥瘡に使われる．創内を観察できないため，感染時には使用しない．⇨参湿潤環境理論→1314

ハイドロラパロスコピー　hydrolaparoscopy　ダグラス窩を穿刺し骨盤内を生理的食塩水で満たし，細径内視鏡で観察する技術．同時に子宮側より通色素検査を行い，卵管の通過性を確認することもできる．レーザーの使用により子宮内膜症病変や多嚢胞性卵巣の処置も可能である．腹壁からのアプローチや気腹を必要とせず，より低侵襲な手技である．[998]

肺内圧　intrapulmonary pressure⇨同肺胞内圧→2354

肺内外圧差　transpulmonary pressure ［経肺圧］ 肺胞壁内外，つまり肺胞内圧と胸腔内圧の圧差．生体内においては，肺弾性収縮圧は気流のない状態で口腔内圧＝肺胞内圧(肺弾性収縮圧＋胸腔内圧)から胸腔内圧を引いた値．肺内外圧差－換気量(肺気量)曲線の傾斜が肺コンプライアンス．[1213]

肺内ガス分布　gas distribution in lung, pulmonary gas distribution ［ガス分布］ 肺内に吸入された空気が肺内各所に分布するときの差違を示す指標．局所のガス分布障害による不均等分布と，上気道から下気道への不均等分布とがある．不均等ガス分布の検出法は，100% 酸素(O_2)を最大呼気位から最大吸気位まで吸入し，ゆっくりと呼出する間の窒素(N_2)濃度変化と呼出量を測定し，呼出量に対する窒素濃度曲線を作成して解析する．この曲線で，最大吸気位より750 mL呼出したときから1,250 mLまでの間の窒素濃度差をΔN_2とする．不均等換気がある場合は濃度変化は大きく，ΔN_2が大きくなる．基準値は1.5% 以下とされる．一

●肺内ガス分布

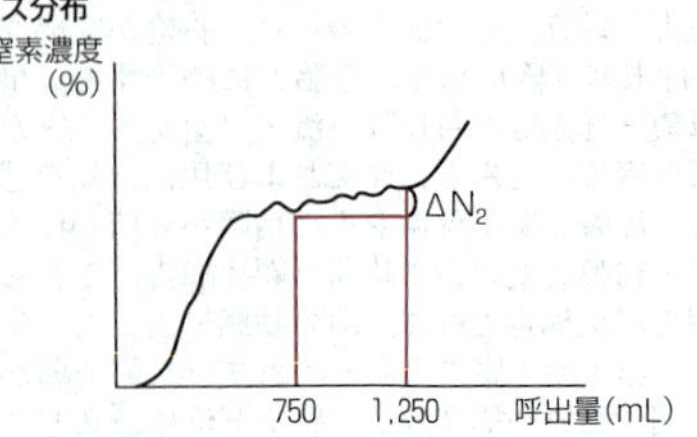

方，クロージングボリューム(CV)は肺の上下気道における不均等を表し，細気管支の病変の指標とされる．このほかの検査法には，繰り返し呼吸による肺内ガス洗い出しの解析，肺内ガスコンパートメント解析などがある．希釈ガスとして酸素のほかヘリウム(He)や六フッ化硫黄(SF_6)を用いることもある．これらのガスを吸気のはじめに少量吸入し，残りの吸気に空気を吸入して呼出時のガス濃度から同様の曲線を描くボーラス法もある．[953] ⇨参クロージングボリューム→842

肺内血流分布 intrapulmonary distribution of blood flow 肺における血流の分布．重力の影響で立位のヒトの肺では血流は均一ではなく，肺尖部では肺基底部に比べて血流量はきわめて少ない．肺尖部は肺底部から 25-30 cm の高さにあるので，平均肺動脈圧 15 mmHg では重力に打ちかって，血液を送ることはできない．肺内の局所血流量は肺動脈圧(Pa)，肺静脈圧(Pv)と肺胞内圧(P_A)により決定される．肺尖部では，肺動脈圧が肺胞内圧より低いために血流量は減少し，ガス交換能は低下する(肺胞死腔)．仰臥位や側臥位では肺内血流の不均等は小さい．[1213]

肺内シャント intrapulmonary shunt 右心室より拍出された血液(静脈血)が肺内でガス交換を受けることなく左心室に戻る状態を指し，低酸素血症の原因の 1 つとなる．先天性心疾患，肺梗塞，無気肺などでシャントが増大する．通常 100% 酸素を 15-20 分吸入下で，動脈血の酸素含量を測定して(正確には右心カテーテル下に混合静脈血を測定して)シャント率を求める．基準値はシャント率で 2-5%．[162]

胚内体腔 intraembryonic coelom(celom) 心臓，肺，腸管を取り囲んでいる体内の腔所(心膜腔，胸膜腔，腹膜腔)．ヒトの発生では，胚齢 14 日頃から中胚葉細胞群が発生してきて，体軸の左右に配列する．体軸に近い細胞群から，①沿軸中胚葉，②中間中胚葉，③側板中胚葉となり，それぞれ①体幹の骨格や筋，②泌尿・生殖器系などに分化する．③最外側に位置する側板中胚葉は，その後二次的に細胞塊内に腔所が現れ，最終的に体壁側と内臓側の 2 葉に分かれる(壁側板，臓側板)．この 2 葉間の腔所が胚内体腔の原基となる．当初，この腔所は胚外体腔とつながっているが，引き続いて起こる胚盤の折りたたみ(頭屈，尾屈，側屈)により，2 葉は辺縁部で癒合し，閉鎖された腔所としての胚内体腔が形成される．胚内体腔の内表面は体腔上皮(漿膜)で覆われ，内部に少量の液体(漿液)を分泌している．この時期，内臓の発生，分化が進み，特に心臓，肺，腸管は発育するに伴い，あたかもゴム風船にこぶしを入れるように，徐々に胚内体腔領域へ増大してくる．このため，心臓，肺，腸管の表面は漿膜で覆われ(臓側漿膜)，体腔をはさんで反対側の漿膜(壁側漿膜)に面する．胚内体腔は最終的に 3 つに仕切られ，それぞれ心臓，肺，腸管を取り囲む心膜腔，胸膜腔，腹膜腔となる．体腔上皮は慣例として中皮とも呼ばれ，アスベストで発症する中皮腫は胸膜などの腫瘍を指す．[1044] ⇨参漿膜→1459，胚盤胞移植→2350

排尿 micturition, urination ［尿排泄］ 尿を体外に排出する現象をいう．ヒトの 1 日の尿量は経口的に摂取される水分量を反映して約 500-2,000 mL の間で変化する．尿の生成は絶え間なく続き，膀胱内蓄積量が約 400 mL に達すると，膀胱内圧が上昇して尿意が生じる．[1610] ⇨参排尿反射→2349

排尿圧 voiding pressure 排尿時の膀胱内圧を一般に指す．膀胱内圧は排尿筋圧に腹腔内圧が加わったもので，排尿筋圧が真の膀胱内圧とも表現できる．[118] ⇨参膀胱内圧→2666

排尿運動 micturition action 排尿とは膀胱にたくわえられた尿を尿道を通して体外に排泄することで，排尿運動は尿意を感じ，膀胱利尿筋の収縮と尿道括約筋の拡張という協調作用が発動されること．この協調作用は脊髄反射で行われるが，随意的な排尿も可能．[851] ⇨参排尿機構→2347

排尿回数 frequency of urination 個人差はあるが，健常者の 1 日の排尿回数はおよそ昼間 4-6 回，夜間 0-1 回くらいである．通常生活において，排尿回数が異常に増加する場合を頻尿(尿意頻数)，減少する場合を稀尿(尿意減少)という．[474]

排尿機構 mechanism of micturition, voiding mechanism 排尿は脳，脊髄，末梢神経の調節によりコントロールされている．そして，直接の排尿にかかわる膀胱と尿道は胸椎・腰椎 Th_{10}～L_2 からの交感神経，仙骨 S_2-S_4 の副交感神経，同じく S_2-S_4 の陰部神経(体性神経支配)の 3 つの神経支配を受けている．膀胱に尿がたまってくると，膀胱の感覚神経末端は膀胱壁の伸展を感知して，副交感神経経由で脊髄，脳に情報伝達する．これに伴い，外尿道括約筋と膀胱頸部や前立腺部尿道では反射性収縮が起こって尿禁制が維持される．膀胱容量が 300 mL 程度に達すると尿意を感じるが，膀胱自体の収縮は排尿可能となるまで起こらない．自発的な排尿は副交感神経からアセチルコリンが放出され，排尿平滑筋にあるムスカリン受容体に結合して刺激が伝達され，膀胱体部の収縮が起こる．これと同時に交感神経と陰部神経の神経刺激が一時的に停止するので，持続的に収縮している膀胱頸部と外尿道括約筋，前立腺部尿道が弛緩する．さらに膀胱内圧が上昇すると膀胱頸部が漏斗状になり排尿が開始する．最大排尿筋圧は 40 cmH_2O 以下である．[1147,1244] ⇨参尿禁制→2246

排尿筋 detrusor muscle⇨同膀胱括約筋→2662

排尿筋括約筋協調不全 detrusor sphincter dyssynergia；DSD 蓄尿時には排尿筋が弛緩し尿道括約筋が収縮，反対に排尿時には排尿筋が収縮し尿道括約筋が弛緩するという機能の協調作用により，膀胱機能は正常に働く．この協調作用が低下した状態．主に排尿筋が収縮しても尿道括約筋が弛緩せず，むしろ収縮して円滑な尿の排出が障害される状態をいう．仙髄の排尿中枢より上の脊髄の疾患(特に脊髄損傷)に認められる．括約筋に問題があることが多いので，自己導尿法や症例によっては括約筋切開などを行う．[474]

排尿筋過反射⇨同排尿筋反射亢進→2348

排尿筋機能障害 detrusor〔muscle〕dysfunction 排尿機構に関与する神経系の種々の障害によってさまざまの形で排尿筋の機能障害を生ずる可能性がある．特に仙髄(S_2-S_4)の末梢神経核ないしそれより末梢の神経系が障害されると排尿反射がなくなり膀胱は弛緩する．副交感神経系に障害を生じれば排尿筋は収縮しない．また，排尿筋の収縮と括約筋との協調を調節している上位中枢(主に橋部)に障害を生じても，排尿筋括約筋協

は

調不全を生じて円滑な排尿筋の作用が発揮されない.[1431]

排尿筋反射亢進　detrusor〔muscle〕hyperreflexia　［**排尿筋過反射**］　橋部排尿中枢に入る中枢神経系の排尿抑制中枢(主に大脳皮質から脳幹部)に障害を生ずると排尿筋の排尿反射が亢進し，膀胱の無抑制収縮，切迫尿失禁を起こす．脳血管障害，脳腫瘍，脳外傷，脳変性性疾患などの際に生ずる可能性がある.[1431]　⇒参過活動膀胱→470

排尿訓練⇒同膀胱訓練→2662

排尿困難　urinary hesitancy，difficulty of urination　［**有痛性排尿困難**］　尿意はあるがなかなか排尿できず，いきむことによってようやく開始される．このような排尿を意図してから開始までの時間が延長するものは遷延性排尿といわれ，また排尿が始まっても尿線に勢いがなく，排尿時間が延長するものを苒延(ぜんえん)性排尿という．これら排尿困難は通常，膀胱の出口と外尿道口の間の閉塞や狭窄，あるいは膀胱の神経障害によって起こる．男性では前立腺の肥大，女性では尿道口狭窄が原因であることが多い．アメリカではdysuriaという語は排尿痛を伴う排尿困難を指し，膀胱炎，尿道炎，前立腺炎，尿路腫瘍などの症状をいう．日本では排尿痛とは関係なく，困難(hesitancy，difficulty)を意味する場合に用いている.[474]

排尿失神　micturition syncope⇒同排尿性失神→2348

排尿時膀胱尿道造影法⇒同排尿性膀胱尿道造影法→2348

排尿障害

urinary disturbance，disturbance of urination

【概念・定義】正常の排尿メカニズムでは，①尿が腎臓で生成される，②尿を何ら苦痛なく一定量膀胱に保持できる，③尿意を感じて，排尿の意思によってただちに排尿が開始される，④力強い尿線を描いて中断なく短時間で終了する，⑤膀胱が空になる，のステップをとる．この5つのステップの1つでも障害を生じたものを排尿障害と総称する．

【分類】①の障害としては尿量の異常がある．健常者の1日尿量は700-2,000 mLであり，2,000 mL以上が続くと**多尿**，400 mL以下のときを**乏尿**，100 mL以下を**無尿**という．病的多尿としては尿崩症，糖尿病，慢性腎不全などがあり，その結果として頻尿となる．乏尿，無尿は尿が膀胱内にほとんどないか，わずかしか貯留していない状態．無尿は原因がネフロン以前にあるもの(腎前性)，腎そのもの(腎性)によるもの，尿管の閉塞により膀胱に尿が到達しないもの(腎後性)に分けられる．②の障害として主なものは，尿失禁と排尿回数の異常(特に頻尿)がある．尿失禁は尿道括約筋の機能異常，膀胱排尿筋の過敏性，排尿反射の異常，高度の通過障害などにより，腹圧性(緊張性)，切迫性(急迫性)，反射性，溢流性に分類される．排尿回数は個人差があるが，日中4-6回，夜間0-1回くらいである．頻尿をきたす原因としては尿量そのものの増加(多尿)，器質的膀胱容量の減少(膀胱壁の病変，内腔の病変，膀胱壁外よりの圧迫)，機能的膀胱容量の減少(残尿の増加)，膀胱の排尿筋の反射亢進などがある．また心因性のものとして，神経性頻尿がある．③の障害としては神経因性膀胱(上位の排尿中枢に至る知覚路の損傷，下位の排尿中枢と膀胱との間の知覚路の損傷)があげられる．④の障害としては膀胱の収縮機能の低下と下部尿路の抵抗が増強した場合とがある．前者には神経因性膀胱や排尿筋外括約筋協調不全などがあり，後者は膀胱疾患(結石，腫瘍，膀胱瘤など)や尿道・前立腺疾患(前立腺肥大症，前立腺癌，膀胱頸部硬化症，尿道狭窄，尿道腫瘍など)による閉塞性疾患が主なものである．尿線は細くなり，放尿力も弱くなり，このような状態が高じると尿線をなさず滴下するようになる．また後部尿道に異物や結石などが嵌頓すると尿線が中絶する．⑤の障害は③や④の障害の結果として残尿が生じたもの.[474]

排尿障害の看護ケア

【観察・情報収集のポイント】排尿障害とは尿の貯留・排出に関する何らかの障害がある状態である．蓄尿障害(尿がためられない，尿失禁)，排出困難(尿が出せない)の種類や程度を把握する．また原因となる疾患は何かなど，排尿障害のタイプを診断することが重要である．具体的には，尿意の有無，排尿の回数や時間，尿量，性状，尿排出時の勢い，残尿感，尿漏れの有無，排尿時痛の有無，身体障害の有無，中枢神経や末梢神経障害の有無などを把握する．情報収集は，排尿チェック表と，患者・家族からの問診によって夜間入眠状況や日常生活状況を確認する．羞恥心を伴いやすいので，患者の言動，表情をよく観察し，情報収集する時間，場所にも留意する．また，病歴や経過，随伴症状(不安，いらいら感，意欲の低下)，陰部や皮膚の状態(湿潤，発赤，びらん)，水分摂取状況などについても把握する．治療は，排尿障害の程度や種類により外科的治療，薬物治療，下部尿路リハビリテーション(骨盤底筋訓練法，膀胱訓練法，骨盤底筋電気刺激法，生活指導)などがある．また神経学的あるいは器質的な障害によって膀胱内の尿を完全に排出できない状態にあるときは，清潔間欠自己導尿法clean intermittent self-catheterization(CISC)を指導する．CISCは膀胱の伸展を防ぎ残尿をなくすことによって，上部尿路感染症の頻度や腎機能低下，膀胱の器質的変化を最小限にとどめることができる．

【ケアのポイント】排尿障害の援助としては腎機能の維持，尿路感染予防，生活の質quality of life(QOL)改善を目標とする．治療や検査での精神的・身体的苦痛に共感し，プライバシーの保持に努める．そして，治療が円滑に行えるよう，受け止めや指導内容の理解度を確認し個別的な排尿自立に向けた支援を行うことが必要である．また，尿失禁に伴うスキントラブルの予防ケアや，臭気対策も重要である.[708]　⇒参排尿障害→2348

排尿初期血尿　initial bleeding⇒同初期血尿→1469

排尿性失神　micturition syncope　［**排尿失神**］　排尿が終わる頃に一過性に意識を消失してしまうもの．若年男性で夜間，飲酒後に起こることが多い．膀胱緊張の解除による血管運動神経抑制，起立性低血圧(迷走神経反射)などの関与がある．予後は良好だが，他の失神をきたす疾患との鑑別が重要である.[1173]

排尿性膀胱尿道造影法　voiding cystourethrography；VCUG　［**排尿時膀胱尿道造影法**］　カテーテルにより希釈した造影剤を逆行性に膀胱に充満させ，透視下に排尿させながらスポット撮影やビデオレコーダーに記録する．尿道の異常や膀胱尿管逆流の診断に用いられる．[264]

排尿中枢 micturition center 脊髄内の仙髄(S_2〜S_4)に存在する仙髄神経核(副交感神経核)，陰部神経核(体性神経核)と，胸腰髄(Th_{11}〜L_2)に存在する胸腰髄神経核(交感神経核)である．排尿の高位中枢として大脳皮質(前頭葉利尿筋運動中枢，尿道周囲感覚中枢)，視床，大脳基底核，大脳辺縁系，視床下部，小脳，脳幹網様体があげられる．[851]

排尿中断 interruption of urinary stream⇨回尿線中絶→2250

排尿痛 miction(micturition) pain, pain on miction(urination) 排尿に伴う膀胱・尿道・下腹部痛．尿路疾患，特に膀胱・尿道および前立腺に炎症性疾患があるときにみられる．排尿初期痛は尿道炎，前立腺炎，尿道結石などにより生じる．排尿終末時痛は膀胱から後部尿道にかけての炎症により生じ，膀胱炎，前立腺炎による場合が多い．全排尿痛は高度な急性膀胱炎，間質性膀胱炎，結核性膀胱炎，膀胱異物などにより生じる．[474]

排尿・排便のしつけ⇨回トイレットトレーニング→2092

排尿反射 micturition reflex 排尿を起こす一連の生理的反射．膀胱内圧が高まる結果，膀胱壁の収縮と外尿道括約筋の弛緩が起こり，腹圧を高めることによって排尿が始まる．[474]

●排尿反射の神経回路

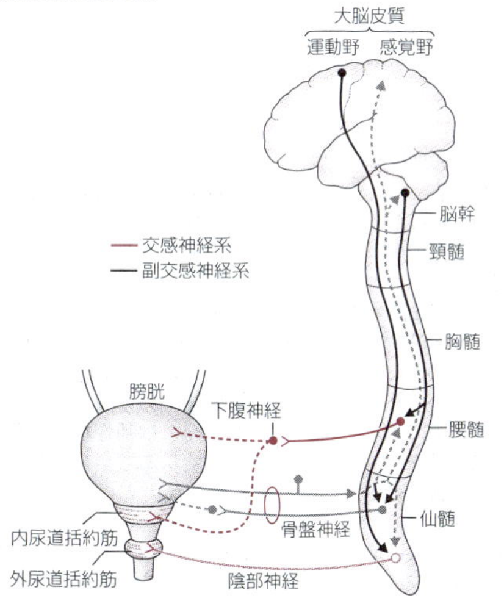

排尿量 voided volume；Vv 単位時間に尿道を通じて排泄される尿量．[474] ⇨参尿流測定法→2259

ハイネ・メディン病 Heine-Medin disease⇨回急性脊髄前角炎→735

肺粘性抵抗 pulmonary viscous resistance 管の中を液体が流れる場合，その流れを阻止する方向に働く力を粘性抵抗という．具体的には，2点間の圧力差をP_1-P_2(cmH_2O)，流量をV(L/秒)とした場合，$P_1-P_2=kV$で表される式の比例定数kを粘性抵抗(cmH_2O/L/秒)という．肺粘性抵抗は口腔内圧と胸腔内圧差と気流量から求められ，基準値は1.0-2.0(cmH_2O/L/秒)．[162]

肺囊虫症 pulmonary cysticercosis 囊虫とは，条虫の幼虫形態の1つで，代表的なものは，有鉤条虫(サナダムシの一種)の幼虫(囊虫)である．有鉤囊虫(幼虫)はブタの筋肉に寄生し，有鉤条虫(成虫)はヒトの小腸に寄生する．ブタ生肉や虫卵付着輸入野菜の経口摂取，あるいは感染者との異常性行為から感染する．囊虫症とは，摂取虫卵，あるいは腸管内寄生の有鉤条虫が腸内で産卵した虫卵から孵化した幼虫が血行性に体内随所に侵入して病変をつくり，幼虫のまま長期間寄生する疾患のこと．主に皮下組織，筋肉内に寄生するが，脳や眼球に寄生すると予後不良である．肺に寄生した場合を肺囊虫症といい，桜実大の陰影をつくり，囊虫が死ぬと石灰化などを残す．[1019]

排膿法⇨回ドレナージ→2170

肺囊胞症 pulmonary cyst ［**気腫性囊胞症，肺囊胞性疾患**］ 何らかの病的機序のため，肺内に異常な気腔を生じる疾患の総称．ブラ bulla，ブレブ bleb，ニューマトセル pneumatocele，進行性気腫性囊胞 progressive emphysematous bulla(バニッシングラング vanishing lung)がある．胸膜には2層の弾性板，すなわち肺限界弾性板と胸膜弾性板がある．ブレブとは，肺限界弾性板が破れて肺胞内の空気が2つの弾性板の間に入り込んで形成される気腔をいう．一方，ブラは肺胞壁の破綻に基づいて肺内に形成された囊胞で，通常径1cm以上のものをいい，肺尖部や肺辺縁部に好発する．ブラおよびブレブは通常，治療の対象とならないが，頻回の自然気胸の原因となる場合は部分切除を行う．ニューマトセルの定義はあいまいであるが，通常は破壊を伴わない過膨張性の気腔を指し，自然消失することもある．進行性気腫性囊胞は肺尖部から始まり，次第に拡大して重篤な呼吸器症状を呈するに至る特殊な肺胞性囊胞で，30歳代の比較的若い年代に始まり，何らかの先天性障害が関与していると考えられている．[1019] ⇨参ブラ→2570，ブレブ→2591

肺囊胞性疾患 cystic disease of lung⇨回肺囊胞症→2349

肺膿瘍 lung abscess, pulmonary abscess 細菌感染により肺実質に化膿性壊死による膿瘍形成をきたした病態で，広義の肺炎に含まれる．高齢者，ステロイド治療中の患者，糖尿病患者，アルコール依存症患者などに発症しやすい．症状は咳，痰，発熱などで，喀痰は悪臭を伴うことが多い．胸部X線上，空洞内の鏡面形成像を認めることが特徴的．診断のため，喀痰培養などで起炎菌の同定および肺結核や肺真菌症などの除外を行う．治療として抗菌薬の投与が必要であるが，難治性のものには外科的治療も考慮される．[162] ⇨参肺化膿症→2330

肺ノカルジア症 pulmonary nocardiosis 好気性放線菌類に属するノカルジア *Nocardia* によって発症する，急性・慢性の化膿性疾患．原因菌種はノカルジア・アステロイデス *N. asteroides* が約90%を占める．ノカルジアは土壌，水などの自然界に広く分布し，浮遊菌を吸入して経気道的に，あるいは庭土，プールの水を介して経皮的に感染する．白血病などの悪性疾患やステロイド剤，免疫抑制薬投与中の患者に発症しやすい．

肺ノカルジア症の約半数が血行性に全身播種し，脳への播種が最も多い．治療はST合剤が第一選択である．[1019] ⇨参ノカルジア症→2315

パイノサイトーシス⇨同飲作用→292

パイノソーム⇨同ピノソーム→2466

ハイパーサーミア⇨同温熱療法→421

ハイパーダイナミック症候群 hyperdynamic syndrome, hyperdynamic shock syndrome 敗血症性ショックの初期に認められる徴候で，心拍出量は正常以上に増加し，末梢血管の拡張が著明な状態をいう．臨床症状としては悪寒・戦慄，急激な体温上昇，皮膚紅潮，血圧の変動がみられ，血行動態としては末梢血管抵抗の減少，循環血液量の減少，心拍出量の増加，頻脈を呈する．重症感染症の際に体内で活性化される腫瘍壊死因子(TNF)，インターロイキン1などのケミカルメディエーター(化学伝達物質)がこの病態に関与している．[776] ⇨参敗血症性ショック→2336

ハイパートリコーシス⇨参男性型多毛症→1944

ハイパーモルフ hypermorph ［高次形態］ 変異遺伝子で，その効果は標準的な野生型遺伝子と類似するが，より大きな場合を指す．[368]

肺剥皮術 lung decortication 慢性膿胸に対する外科療法の1つで，通常，第一選択とされる．元来，肺の臓側胸膜の表面に生じた線維性の膜や組織層を除去することにより，肺の膨張を容易にし膿胸腔の閉鎖を目指す術式であるが，壁側胸膜や横隔胸膜にも該当するようになった．適応は器質化血胸や膿胸に起因する線維化変化であり，本来の胸膜は温存される．ただし肺内に大きな瘻や病変がある場合などは適応されない．[706] ⇨参慢性膿胸→2756，胸膜→770

ハイパフォーマンス膜(メンブレン) high performance membrane⇨同高効率膜→1000

胚盤 embryonic disc, blastodisc は虫類や鳥類の卵は大量の卵黄をもち，受精後の胚発生では，分裂・増殖した細胞群は卵黄嚢の上に広がり盤状の構造をとる．この盤状構造を胚盤という．ヒトは胎盤を介して母体から栄養物が供給される(胎生)ために卵黄の蓄積はないが，系統発生のなごりとして卵黄嚢が形成され，胚細胞も一過的に盤状の配列をとる．胚盤形成期(胚齢8-19日頃)は個体発生上きわめて重要な時期で，体軸(背腹軸，頭尾軸，左右軸)の決定と胚葉の分化が始まる．①胎児に分化する細胞群が上・下2層の円盤状に配列すると，この時点で，背腹軸が決定する(二層性胚盤)．ついで，②将来口になる部位(脊索前板)と肛門になる部位(総排泄口膜)が出現し，この両者を結ぶ線が頭尾軸となる．同時に，③左右軸が決定される．体軸の決定と同時進行で，胚齢12日ごろから二層性胚盤の間に細胞が陥入して三層性胚盤となり，外・中・内3胚葉の分化が始まる．胚齢20日頃から，胚盤は順次，前後・左右に折りたたまれ(頭屈，尾屈，側屈)て，立体的な身体構造がつくられるようになる．[1044] ⇨参胎芽(胚子)生成・発育→1863

背反射 trunk incurvation response⇨同ガラント反射→551

胚盤胞 blastocyst 哺乳類の初期発生において，胎齢5日～3週頃の胞胚内で内細胞塊から胚盤が分化した段階のもの．内細胞塊と栄養膜から構成される．[996]

●胚盤胞

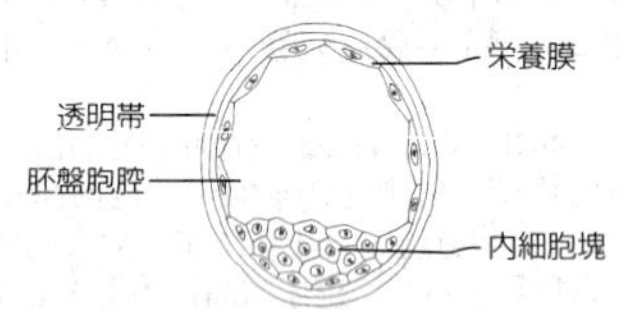

胚盤胞移植 blastocyst transfer 生殖補助医療の1つで，胚盤胞に達した受精卵を子宮に戻す方法．胚移植では通常，受精後4-8細胞期の初期胚を子宮腔内に戻す方法がとられている．受精卵の培養技術の向上により良好な胚，胚盤胞を得ることができ，自然に近い状態で受精卵を子宮に移植できるようになった．良好な胚は約5日間の培養で胚盤胞に達する．この移植による妊娠率はあがっている．[998]

肺表面活性物質 pulmonary surfactant ［肺サーファクタント］ 肺胞壁の内面の液膜に含まれるリン脂質で，肺サーファクタントとも呼ばれる．肺胞はその表面張力により収縮する傾向をもつが，界面活性作用をもつリン脂質により表面張力が減少し，肺胞が拡張しやすくなる．肺表面活性物質は肺胞上皮細胞で産生される．[1335]

パイピング piping 医療施設において，病棟とは離れた場所に酸素(液化酸素タンクや大型酸素ボンベ)，圧縮空気，窒素，笑気の医療ガス供給源および医療真空装置を置き，それらを送気・吸引するために病棟や手術室など院内各部署に向けて配管がされていること．また，その配管供給・接続口(アウトレット)に器材を接続することを指す．通常，病室においては病床ユニット(メディカルウォール)に酸素，吸引，圧縮空気の3種類の接続口が組み込まれている．手術室などにはこの3種類に窒素・笑気ガスを加えた4種類の接続口が設置されている．[731] ⇨参中央配管システム→1984

パイフェル液⇨参石炭酸フクシン液《チールの》→1722

背腹方向 posteroanterior〔projection〕, dorsoventral〔projection〕 ［後前方向］ 後前方向ともいい，X線撮影でX線中心の入射方向を表す用語．[264]

肺浮腫⇨同肺水腫→2339

背部弾性線維腫⇨同背部弾力線維腫→2350

背部弾力線維腫 elastofibroma dorsi ［背部弾性線維腫］ 線維腫の1つで，片側または両側の背部肩甲下部に生じる．わが国では南九州，特に沖縄県に集中し，重労働歴のある人が大部分．組織学的には弾性線維と同一の染色性を示す均質好酸性の線維状あるいは球状物質が多数含まれる膠原線維束からなる．[1531]

拝物愛⇨同フェティシズム→2518

背部痛 back pain 背中の痛みは頸部痛や肩こり，腰痛と合併することが多い．多くは機能性のもので，スポーツ障害ではゴルファーなどに多くみられる使いすぎ症候群の1つである．中高年では，姿勢異常によるものや疲労性のものが多い．また心臓や腎臓・肝臓などの内臓疾患の放散痛であることがある．まれに椎体の炎症性疾患であったり，脊髄・脊椎腫瘍や転移性腫瘍によるものもある．[1638]

肺部分切除術 partial resection of lung 肺の解剖学的単位である肺葉や肺区域の間面に必ずしも沿わずに行う肺の切除方法．この術式は主として肺野の良性腫瘍や未確診結節，気胸などに用いられる．肺癌においても肺葉切除が不可能な症例などに用いられる場合がある．肺の実質に切り込むため，空気漏れや出血の制御のために通常切除面の縫合閉鎖が必要となる．近年は自動縫合器を用いて行われることが多い．[130]

肺浮遊試験⇨同肺浮揚試験→2351

肺浮揚試験 hydrostatic test of lung, lung flotation test ［肺浮遊試験］ 1681年にシュライヤー Schreyer により報告された生死産判定法の1つ．生産児の呼吸肺は空気を含有し，比重が1以下(0.343-0.739)であることから，冷水に投じると浮遊(陽性)するが，死産児の未呼吸肺は比重が1以上(1.045-1.056)であるために沈む(陰性)．ただし，出産後短時間での死亡や，呼吸運動があっても呼吸自体は不可能な状況(水中分娩など)では生産児でも陰性となり，また，腐敗ガスや人工呼吸により偽陽性を呈する場合もある．[1415] ⇨参胃腸浮揚(遊)試験→253，子殺し→1095，嬰(えい)児殺→343

ハイブリダイゼーション hybridization ［ハイブリッド形成，雑種核酸分子形成］ ①核酸の塩基配列の相同性を調べる遺伝子検査法．熱変性によっていったん分離した相補性を有する核酸分子同士は，ゆっくり冷やすと二本鎖を形成する．DNA同士で二本鎖分子を形成することをDNA-DNAハイブリダイゼーション，DNAとRNAの場合をDNA-RNAハイブリダイゼーションという．二本鎖形成の効率は相補性の程度が高いほど高くなる．方法には，液中で直接行う液相ハイブリダイゼーション，一本鎖核酸をメンブレンフィルター上に固定し検索するフィルターハイブリダイゼーション，細胞や染色体上の目的遺伝子を検出する *in situ* ハイブリダイゼーションなどがある．サザンブロットおよびノーザンブロットハイブリダイゼーションは，それぞれDNAとmRNAをフィルターに固定して行うフィルターハイブリダイゼーションである．最近では，マイクロアレイに細胞から作成したcDNAをハイブリダイゼーションし，網羅的な遺伝子発現解析が行われている．②交雑ともいい，遺伝的組成の異なる個体間の交配を指す．[981]

ハイブリッド hybrid ［雑種］ 遺伝的背景の異なる両親，あるいは種の異なる両親から生じた子孫を指す．単に，ホモ接合体に対してヘテロ接合体を指すこともある．最近では，異なる細胞種や異なる生物種の細胞を融合させて生じた融合細胞を指したり，デオキシリボ核酸(DNA)とDNA(サザン Southern 法)あるいはリボ核酸(RNA)とDNA(ノーザン northern 法)の間にみられる塩基配列の相補性によって二本鎖を形成させる操作やその生成物を指すのに用いられることが多い．[368]

ハイブリッド型人工膵島 hybrid artificial pancreas ［バイオハイブリッド人工膵島］ 機能は生体成分(膵島)に行わせ，それを支持するための人工物を組み合わせた人工臓器．人工膵島では膵島細胞を人工膜表面で培養したり，マイクロカプセルで包埋したりして膜を介して血糖値を感受しインスリンを放出するシステムの開発が進められている．ドナー不足の問題のないブタなどの異種膵島を用いたハイブリッド型人工膵島の場合には，グルコース濃度変化応答性のインスリン分泌能の保持，生育だけでなく，異種膵島を拒絶反応から保護する必要がある．[1360] ⇨参植込み型人工膵島→317

ハイブリッド形成⇨同ハイブリダイゼーション→2351

ハイブリッド抗体 hybrid antibody⇨同キメラ抗体→707

ハイブリッドデンチャー hybrid denture⇨同オーバーデンチャー→399

ハイブリドーマ hybridoma 同種あるいは異種の細胞間に，ある種のウイルス(センダイウイルス，RNAウイルスなど)や細胞融合誘起物質(ポリエチレングリコールなど)，電気パルスなどを作用させてできた融合細胞のこと．この融合細胞は両細胞から染色体を受け継ぎ2つの細胞の性質(特徴)を獲得することにより，さまざまな分野における研究解析が可能となった．代表例として，抗体産生細胞であるB細胞と腫瘍(骨髄腫)細胞を融合させることにより，1つのエピトープに反応しうるモノクローナル抗体の作製が可能となった．これは免疫学，生物学あるいは医学，医薬品などの分野に広く利用されている．またB細胞の代わりにT細胞を用いることにより，さまざまなエフェクターT細胞機能の解析などに応用されている．[388]

バイブレーション vibration 患者の胸部に両手を重ねて，呼気時に断続的に圧迫しながら細かく速い振動を加える排痰法．末梢気道の痰の移動に効果的であり，同部位に30秒～1分の振動を加えるとよい．電動式バイブレーターを利用する場合もあり，このときの周波数は10-15 Hz(ヘルツ)が最もよいとされている．骨折部や術創部への実施は禁忌とされており，合併症としては気胸や血胸がある．骨粗鬆症の患者に実施する際には肋骨骨折を起こさないよう十分に注意しなければならない．[903] ⇨参排痰法→2343

肺分画症 pulmonary sequestration 肺の一部が正常の気道から分離して交通をもたず，体動脈から異常動脈により血液供給を受けている状態を指す．胎生期に肺組織の一部が正常肺組織と分離した副肺芽を生じ，副肺芽が肺側に分化したために起こる先天異常で，共通の胸膜に被包されるか否かにより，肺葉内肺分画症と肺葉外肺分画症に分類される．本来，正常気管支と交通をもたないため無症状のことが多いが，気管支と交通をもつと感染に伴う症状をきたすことがある．胸部X線写真では主に縦隔側の均等な陰影として認め，診断のために大動脈造影や胸部CT(3次元再構成)により肺動脈と大動脈の交通を確認する．治療は外科的切除が検討される．[162]

肺ペスト pulmonary plague ペスト菌 *Yersinia pestis* による肺疾患で，腺ペストの末期や敗血症ペストの経過中にみられる．また他の肺ペスト患者からのペスト菌を含んだエアゾールの吸入で感染し発症することもある．血痰や呼吸困難が認められ，適正な治療を行わなければ致死率が高い．[288] ⇨参ペスト→2625

肺ヘモジデリン沈着症 pulmonary hemosiderosis ［肺血鉄症］ 肺出血が原因となり，ヘモジデリンが肺胞内もしくは間質内に沈着した状態．肺血鉄症とも呼ばれ，特発性と続発性に分類される．特発性肺血鉄症は小児にまれにみられ，肺胞内の出血および喀血を繰り返すが原因は不明．続発性肺血鉄症は肺高血圧症，僧帽弁狭窄症，心室不全のほか，大量の反復輸血および非経口鉄剤の過剰投与などが原因となる．[162]

ハイベルノーマ hibernoma ［冬眠腫，胎児性脂肪細胞腫，胎児性脂肪腫］ 冬眠動物にみるような褐色脂肪よ

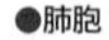

りなるまれな良性腫瘍で，若年成人の背部肩甲間部や頸部の皮下に生じる．通常褐色脂肪は胎生期にみられるものであり，そのほとんどは生後消失．組織学的には好酸性顆粒状の泡沫細胞からなる小葉構造が特徴．[1531]

排便機構 mechanism of defecation 大腸内容物を直腸から体外に排出する機構．直腸は平常，空虚で前後に細長い管腔となっているが，大腸内容が直腸に送られたことによる直腸の伸展が引き金となって，排便反射が誘発される．直腸が拡張されたことによる伸展受容器の興奮は，仙部副交感神経核(S_2-S_4)とオヌフ(オヌフロヴィッツ)核(S_1-S_2)に作用する．仙部副交感神経核の興奮は骨盤神経に伝わり，直腸の蠕動運動と直腸縦走筋の収縮を起こし，直腸は短縮されその内圧が上昇する．またオヌフ核の興奮は抑制され，外肛門括約筋(陰部神経支配)が弛緩して便が排出される．オヌフロヴィッツ Wladislaus Onufrowicz はスイスの解剖学者(1836-1900)．[452]

排便障害 dyschezia 便失禁や便秘を含む排便の障害．大腸で形成された便は大腸の蠕動運動によって直腸に下り，直腸壁の壁伸展受容体が刺激される．この刺激情報は骨盤神経を経て，脊髄を上行し大脳へと伝達され便意を催す．排便行動に入ると，直腸の内圧上昇により直腸肛門反射(内肛門括約筋の弛緩と外肛門括約筋の緊張低下)が促され，さらに意識的に腹圧をかけることによって便は体外に排出される．このように排便機能は一連の神経反射と内・外肛門括約筋をはじめとする筋肉群の協調作用によって調節されている．しかし脳卒中，脳損傷，脊髄損傷，腫瘍などにより大脳や脊髄機能に障害をきたした場合，局所反射的に排便が起こり失禁状態となる．また，肛門括約筋損傷や直腸の障害により排便障害をきたす場合もある．このように便の排出が抑制されない場合のほかに，大腸内に長く停滞する便秘も含まれる．[1319]

排便反射 defecation reflex⇨同直腸反射→2024

肺胞 pulmonary alveolus 肺門から入った気管支の枝は終末部で肺胞管に移行し，2-5 個の肺胞嚢につながり，ついで肺胞に至る．肺胞は両肺で数億個になる．肺胞の広さは約 1 m^2/kg で，体重 60 kg の人で約 60 m^2 にも及ぶという．肺胞の内面を覆っている単層の肺胞上皮は扁平肺胞細胞(Ⅰ型肺胞細胞)と大肺胞細胞(Ⅱ型肺胞細胞)の 2 種類．扁平肺胞細胞(呼吸上皮)の細胞質は薄く扁平で，核の部位だけが肺胞腔に突出している．肺胞の内側はこのきわめて薄い細胞質に覆われ，外側は毛細血管網(←肺動脈)で包まれている．肺胞のガス交換(O_2⇔CO_2)の行われる部位(血液-空気関門 blood-air barrier)は，厚さ 0.1-0.2 μm で，扁平肺胞細胞の薄い細胞質，毛細血管の内皮細胞，その間の薄い基底膜で構成されている(図)．一方，大肺胞細胞は肺胞口の近くに位置し，細胞内に分泌顆粒(層状封入体)をもち，肺の表面張力を低下させる界面活性物質を分泌している．肺胞内には生体防御機能をもつ肺胞マクロファージが存在する．隣接する肺胞間の肺胞中隔には小孔(径 7-9 μm)があり肺胞間を連絡している．[829]

肺胞音⇨同肺胞呼吸音→2353

肺胞ガス交換 alveolar gas exchange 肺胞内の肺胞気と肺毛細血管血液間において，物理的拡散によって行

●肺胞

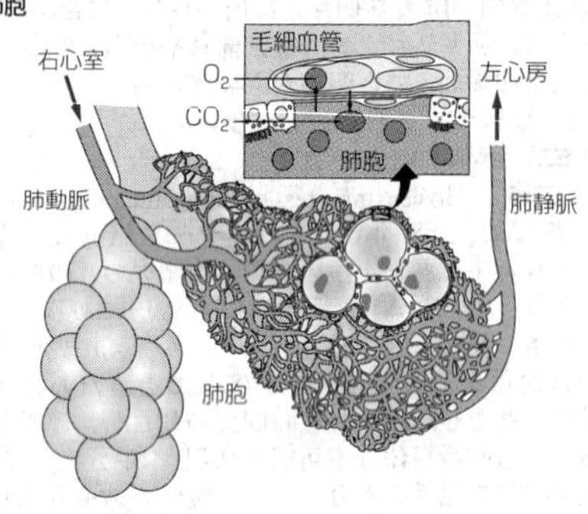

われる酸素と炭酸ガスの交換．フィック Fick の拡散の第 1 法則[$\dot{V} = A \times D \times (P_1 - P_2)/T$]に従う($\dot{V}$：ガス移動量，A：拡散面積，D：拡散係数，T：肺胞毛細血管膜の厚さ，$P_1 - P_2$：2 点間の分圧差)．拡散係数はガスの溶解度(α)に比例し，分子量の平方根に逆比例する(グラハム Graham の法則)．炭酸ガスの拡散係数は酸素に比較して 20 倍高い($D_{CO_2}/D_{O_2} = 0.567\sqrt{32}/0.0239\sqrt{44} = 20.2$)．D・A/T をまとめて D_L(肺の拡散能 diffusing capacity of lung)という．実際臨床に用いる場合には，一酸化炭素を用いて測定し，D_{LCO} と記載する．基準値は約 25-35 ml/分/mmHg．[1213] ⇨参ガス交換→503，肺拡散能→2329

肺胞ガス分画 alveolar gas fraction 肺胞内におけるガスの割合．乾燥ガス(水蒸気圧は除く)に含まれるガスの割合を分画 fraction といい，それぞれのガス分画を合計すると 1 となる．肺胞(混合)ガスにおける酸素分画(F_{AO_2})は 0.14，炭酸ガス分画(F_{ACO_2})は 0.056 であり，残りは窒素分画(F_{AN_2})である．[1213]

肺胞管 alveolar duct⇨同肺胞道→2354

肺胞換気量 alveolar ventilation〔volume〕；$\dot{V}_A$ ［有効換気量，$\dot{V}_A$］ 1 分間に肺胞に出入りする新鮮な空気の量を指す．一回換気量に呼吸数を乗じて求められる分時換気量($\dot{V}_E$)と死腔換気量($\dot{V}_D$：気道にありガス交換に関与しない)は，$\dot{V}_E = \dot{V}_A + \dot{V}_D$ の関係にある．また，二酸化炭素(CO_2)の分時呼出量を $\dot{V}_{CO_2}$ で示した場合，肺胞換気量($\dot{V}_A$)は $\dot{V}_A = 0.863 \times \dot{V}_{CO_2}/Pa_{CO_2}$ の式(肺胞交換式)で表される．通常 $\dot{V}_{CO_2}$ があまり変化しないものとすれば，$\dot{V}_A$ と Pa_{CO_2} は反比例の関係にある($\dot{V}$ は単位時間当たりの変化量を表す：$\Delta V/\Delta t$)．[162]

肺胞気 alveolar air, alveolar gas 肺胞内にあり，肺胞におけるガス交換に関係する空気のこと．呼吸によって肺胞でガス交換をし，肺毛細血管内の血液と酸素，炭酸ガスが平衡した状態のものをいう．肺胞気の組成は肺胞換気量と代謝量(酸素消費量と炭酸ガス排出量)により規定される．肺胞ガスの酸素および炭酸ガス分画(F_{AO_2} と F_{ACO_2})は 0.14 と 0.056 であり，分圧に換算するとそれぞれ 100 mmHg と 40 mmHg である(気圧を 760 mmHg と仮定する)．[1213]

肺胞気酸素分圧 oxygen tension of alveolar air；P_{AO_2} 肺胞における酸素分圧を指し，基準値は 104 Torr 前後．肺胞気酸素分圧と動脈血酸素分圧(Pa_{O_2})との差，つまり肺胞気動脈血酸素分圧較差(AaD_{O_2})がガス交換の臨床評価に用いられる．室内気吸入下での肺胞気酸

素分圧(P_{AO_2})は，近似的に次式で計算される．P_{AO_2} = 150 − Pa_{CO_2}/0.8(Pa_{CO_2}；動脈血二酸化炭素分圧)．[162]

肺胞気炭酸ガス分圧 alveolar carbon dioxide pressure (tension)；P_{ACO_2} ［肺胞炭酸ガス圧］ 肺胞内のガス交換に関係する炭酸ガス，または肺毛細血管血液と平衡した肺胞内ガスの炭酸ガス分圧のこと．通常，動脈血炭酸ガス分圧(Pa_{CO_2})で代用される．[1213] ⇨参動脈血炭酸ガス分圧→2132

肺胞気動脈血酸素分圧較差 alveolar-arterial oxygen differences；AaD_{O_2} ［AaD_{O_2}］ 肺胞気酸素分圧(P_{AO_2})と動脈血酸素分圧(Pa_{O_2})との差．室内気吸入下では近似的に次式で計算される．AaD_{O_2} = 150 − Pa_{CO_2}/0.8 − Pa_{O_2}(Pa_{CO_2}；動脈血二酸化炭素分圧)．基準値は8 mmHg以下であり，ガス交換が障害されると拡大する．拡大の原因としては拡散障害，シャント，換気・血流分布不均等がある．[162]

肺胞気動脈血炭酸ガス分圧較差 alveolar arterial carbon dioxide tension difference；AaD_{CO_2} ［AaD_{CO_2}，動脈血肺胞気炭酸ガス分圧較差］ 肺胞気炭酸ガス分圧(P_{ACO_2})と肺動脈血炭酸ガス分圧(Pa_{CO_2})との圧差．酸素分圧とは異なり炭酸ガス分圧では正常肺の場合ほとんど差がみられない．肺胞膜を通してのガス交換は速やかに行われるため，肺胞気でのP_{ACO_2}と肺から心臓へ向かうPa_{CO_2}は，理論上等しくなる．しかし実際には，肺胞での換気障害や血流の不均等，シャントによってAaD_{CO_2}に分圧差が生じる．この分圧差が開大すると肺胞レベルでの拡散障害が疑われる．肺胞気動脈血窒素分圧，肺胞気動脈血酸素分圧でも同様の分圧差が発生する．記号のAは肺胞 alveolar，aは動脈血 arterial blood，Dは拡散能 diffusing capacity，CO_2は二酸化炭素(炭酸ガス)のこと．[177]

肺胞呼吸音 vesicular breath sound ［肺胞音］ 肺内気道の末梢で聴診される正常な呼吸音．胸壁全体で聴取でき，吸気中は調子が高く強いが，呼気では調子が低く急速に聴取されなくなる．[953]

肺胞混合静脈血麻酔薬分圧較差 alveolar-mixed venous anesthetic partial pressure difference 肺胞気と混合静脈血での吸入麻酔ガス分圧較差のこと．上大静脈血と下大静脈血と冠静脈血が混合したものを混合静脈血といい，肺動脈血は混合静脈血である．吸入麻酔薬は，導入時に肺胞混合静脈血麻酔薬分圧較差に従い，肺胞内から肺胞周囲の血管内へと移行する．したがって，高濃度の吸入麻酔薬を投与すると肺胞混合静脈血麻酔薬分圧較差が大きくなり，麻酔薬の血液内への移行は早くなる．平衡に達すれば肺胞混合静脈血麻酔薬分圧較差は消失する．一方，麻酔終了時に吸入麻酔薬投与を中止すると，肺胞内の吸入麻酔薬濃度がまず低下するので，吸入麻酔薬は混合静脈血から肺胞内へと肺胞混合静脈血麻酔薬分圧較差に従って移行する．その結果，吸入麻酔薬の血中分圧，さらには中枢神経系の分圧が低下して患者は覚醒する．[163]

肺胞死腔量 alveolar dead space volume；VDA 気道・肺胞系においてガス交換に関与しない部分を死腔といい，その容積を死腔量という．肺胞死腔は換気量が血流量に比べて著しく多い場合(究極的には血流が途絶した場合)や肺胞内にガス分布障害が存在する場合に存在しうる．肺胞死腔と解剖学的死腔 anatomical dead space(鼻腔，咽頭腔，喉頭腔，気道)を合わせて生理学的死腔 physiological dead space という．[162]

肺胞上皮⇨参肺胞→2352

肺胞上皮〔細胞〕癌 alveolar〔cell〕carcinoma⇨同細気管支肺胞上皮癌→1150

肺放線菌症 pulmonary actinomycosis ［肺アクチノミセス症］ 放線菌(主にアクチノミセス・イスラエリイ *Actinomyces israeli*)による肺感染症．分類上は細菌感染症に属するが，細菌および真菌症に類似した臨床像を示し，慣習的に真菌症として取り扱われることがある．放線菌は口腔内に常在しているため，本症は抜歯や口腔手術後に発症しやすく，病変は下葉に多い．症状は胸痛，咳，痰，発熱などがあり，痰は膿性，ときに血性で，特徴的な黄色菌塊(硫黄顆粒 sulfur granule)を認めることがある．胸部X線では肺病変が葉間をこえて進展したり胸壁に及ぶことが多く，肋骨や胸椎の破壊像を認めることもある．診断において，特に慢性化した場合，肺結核や肺癌との鑑別が困難．治療としてペニシリンなどの抗菌薬を投与する．[162] ⇨参アクチノミセス〔属〕→144，放線菌症→2680

肺胞大食細胞 alveolar phagocyte⇨同塵埃(じんあい)細胞→1503

肺胞炭酸ガス圧⇨同肺胞気炭酸ガス分圧→2353

肺胞タンパク症 pulmonary alveolar proteinosis 肺胞腔内に肺表面活性物質(サーファクタント)が蓄積することにより生ずるまれな疾患．サーファクタントは90%のリン脂質と10%のサーファクタントプロテインよりなり，Ⅱ型肺胞上皮細胞およびクララ細胞で分泌される．約70%はⅡ型肺胞上皮細胞で，残りの30%は肺胞マクロファージにより分解・除去されるが，本疾患においては肺胞マクロファージの機能異常によりサーファクタントが肺胞から除去されずに貯留すると考えられている．小児に発症する先天性，血液疾患や感染症などに続いて発症する二次性，特発性に分類される．わが国では約90%が特発性であり，抗GM-CSF(顆粒球マクロファージ刺激因子)自己抗体が肺胞マクロファージの成熟障害の原因であることが明らかになった．治療は，呼吸不全の強い症例には全肺洗浄が行われる．二次性の場合は原疾患の治療，特発性の場合にはGM-CSF吸入療法が行われる．[1019]

肺包虫症 pulmonary hydatidosis, pulmonary hydatid disease ［肺エキノコックス］ エキノコックス *Echinococcus* 属の単包条虫と多包条虫の幼虫(単包虫と多包虫)による肺寄生虫感染症であり，肺エキノコックス症とも呼ばれる．単包虫症は牧羊地域に多いがわが国ではまれ．多包虫症は北海道などで発生しており，キツネが排泄する虫卵を摂取することにより感染すると考えられる．多包虫症においては，肝，肺，脳などに多発する嚢胞が形成され，放置すれば致死的な経過をとる．治療としてアルベンダゾールの投与や肝切除，肺切除などが行われる．[162]

肺胞低換気 alveolar hypoventilation 肺胞でガス交換を行う換気量が，身体の代謝必要量に足りない場合に生じ，吸気の肺内不均等分布や無気肺などによる肺組織の減少，呼吸中枢反応の異常などが原因となり，低酸素血症，高炭酸ガス血症，呼吸性アシドーシス，肺高血圧などを引き起こした状態．チアノーゼ，ばち指，多血症，動脈血酸素分圧(Pa_{O_2})の低下，動脈血炭酸ガス分圧(Pa_{CO_2})の上昇，呼吸機能低下を特徴とする．治療には，体重の減量，人工呼吸，気管切開などがある．[953]

肺胞道　alveolar duct　［肺胞管］　呼吸細気管支の最も末梢の部分．肺胞嚢になる前の管状の部分．管壁は薄くガス交換能力がある．肺胞管ともいう．[953]　⇨参気管支樹→671

肺胞-動脈血分圧較差　alveolar-arterial tension gradient　肺胞気ガス分圧(P_A)と動脈血ガス分圧(Pa)との間に生じる分圧差(AaD)のこと．理想的肺胞では分圧差は0だが，肺胞気に含まれる酸素(O_2)，二酸化炭素(CO_2)，窒素(N_2)の各ガスについて分圧差は存在しうる．各基準値は，AaD_{O_2}：8 mmHg 以下，AaD_{CO_2}：0.4 mmHg 程度，AaD_{N_2}：4 mmHg 程度．分圧差の拡大の原因としては，拡散障害，シャント，換気・血流分布不均等がある．[162]

肺胞内圧　alveolar pressure；P_{alv}　［肺内圧］　肺胞内のガス気圧(約±1.0 cmH_2O)．胸腔内圧の影響で吸気時にはわずかに陰圧となり，呼気時にはわずかに陽圧となる．肺胞内圧と大気圧との圧差により，空気の出入りが生じる．[1213]

肺胞内嚢胞⇨同ブラ→2570

肺胞内面液膜　alveolar lining film　肺胞壁の内面を覆う水性の薄い膜．肺胞の内張り被膜を構成する．肺表面活性物質を含み，肺弾性収縮力の一部を構成し，肺表面積依存性に表面張力を変えることで膨張・収縮に伴う肺圧量曲線のずれ(ヒステレーシス)を発生させたり，また虚脱傾向の肺を膨張させることにより無気肺への進展を防ぐ．[1213]

肺胞微石症　pulmonary alveolar microlithiasis　肺にびまん性に粟粒大の微石形成を認める疾患．プア L. Puhr らにより1933年に命名された．まれな疾患であり，世界で数百例，わが国で100例余りの報告がある．小児期に胸部X線写真で発見されることが多く，初期は無症状であるが中年以降に嚢胞形成や気胸を併発し呼吸不全に至る．近年，萩原弘一らにより責任遺伝子(*SLC34A2*)が同定された．[162]

肺胞マクロファージ　alveolar macrophage　肺胞上皮の表面に付着するマクロファージ(大食細胞)．経気道的に侵入する病原体や異物と直接接触しうる唯一のマクロファージであるため，他の組織に存在するマクロファージと異なった機能が発達し，貪食作用のほか，分泌細胞として種々の物質を分泌し，抗原提示細胞として免疫応答にも関与する．肺胞マクロファージは気管支肺胞洗浄法により回収される細胞の多数を占めるが，本法により肺胞マクロファージの研究は大きく進展した．[162]　⇨参塵埃(じんあい)細胞→1503

肺胞-毛細管ブロック症候群　alveolocapillary block syndrome；A-C block syndrome　［A-C ブロック症候群］　肺胞と毛細管の間(間質と呼ばれる)の病的変化によりガス交換が障害された状態を指し，拡散障害と同義．クールナン Andre F. Cournand らが1951年に提唱した概念であり，間質の細胞浸潤や線維性肥厚をきたす間質性肺炎・肺線維症や，間質への腫瘍の浸潤などが原因となる．現在，肺胞-毛細管ブロックのみを検出する肺機能検査法はないが，通常は拡散能(D_{LCO})が指標として用いられる．[162]

バイポーラ電気凝固器⇨同双極電気凝固器→1810

ハイポモルフ　hypomorph　［低次形態］　変異遺伝子で，その効果は標準的な野生型遺伝子と類似するが，より小さな場合を指す．[368]

肺ムコール症　pulmonary mucormycosis　［肺藻菌症，肺接合菌症］　ムコール(*Rhizopus oryzae*, *Cunninghamella bertholletiae*, *Rhizomucor* spp. など)による肺真菌症．肺藻菌症または肺接合菌症とも呼ばれる．血液疾患や腎不全など免疫不全状態において発症し，予後はきわめて不良．診断において菌を培養することが必要だが，生前の診断率は低い．治療として，アムホテリシンBが投与される．[162]

ハイムリック法　Heimlich maneuver　［ハイムリッヒ操作］　気道異物除去のための手技の1つ．成人と1歳以上の小児の気道異物による重度の窒息傷病者が対象となる．乳児には行わない．まず傷病者の背部に立つ，またはひざまずき，両前腕を傷病者の腹部に回す．一方の手は拳をつくり，その母指側を傷病者の腹部に当てる．当てる場所は臍の上部，剣状突起から十分下方の正中．その拳を他方の手で包み，拳を傷病者の腹部の上方に素早く押し込む．異物が気道から除去されるか，傷病者の反応をみながら繰り返す．本手技により腹腔内臓器の損傷を発生することがあるため，本手技を受けた傷病者は合併症の有無について評価を受けるべきである．ハイムリック Henry J. Heimlich はアメリカの胸部外科医(1920生)．[938]

●ハイムリック法

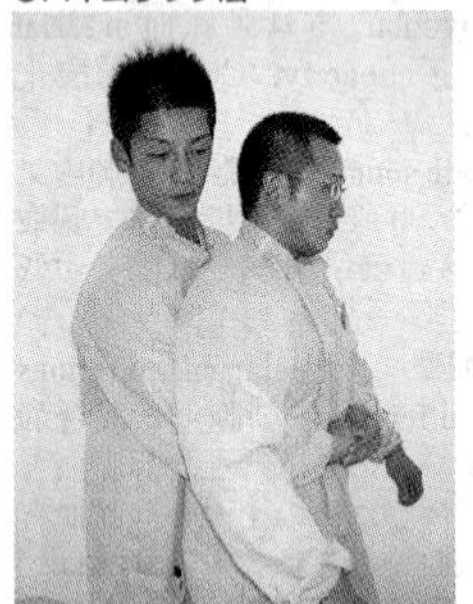

ハイムリッヒ操作　Heimlich maneuver⇨同ハイムリック法→2354

肺迷走神経反射⇨同ヘーリング・ブロイエル反射→2623

背面開放座位　sitting position without back support　［背面開放端座位］　姿勢反射によって頸部が保持され，背面が開放された座位．背面をギャッチベッドやいすに密着させて支えるのではなく，背面開放座位保持具(座ろうくん®)を用いてこの姿勢を保持することで，脊柱を垂直方向に支える状態となり姿勢反射を刺激する．このことから，背面開放座位は姿勢バランス保持のために反射の協調的働きが生じ，遷延性意識障害患者の意識覚醒を促すという報告もある．[1542]

背面開放端座位⇨同背面開放座位→2354

背面倒首説　江戸時代の産科医，賀川玄悦(子玄)〔1700-77(元禄13～安永6)年〕が『子玄子産論』において，母体内の胎児の正常位置について打ち出した説．「背面倒首説」は頭位を意味し，これに対し「上首下臀説」は骨盤位を意味している．18 世紀半ばまでは，中国およびヨーロッパでは，胎児の「上首下臀」が医師の間では広く信じられていたが，玄悦は自分で確かめた事実に確信をもち「背面倒首説」を主張し，産科学の基礎的な誤りを訂正するという画期的な業績をあげた．[1352] ⇨参産論⇀1216

ハイモア洞 antrum of Highmore⇨同上顎洞⇀1426

肺毛細血管楔(けつ)入圧 pulmonary capillary wedge pressure；PCWP⇨同肺動脈楔(けつ)入圧⇀2343

肺門 pulmonary hilum 両側肺臓の内側面のほぼ中央で，胸膜に覆われていない凹状の部位をいう(第 5-7 胸椎の高さ)．気管支および肺や気管支の血管，肺神経叢，リンパ管といった肺根を構成する組織が出入りする部位である．[829]

肺紋理 lung marking，pulmonary marking 胸部 X 線写真上にみられる肺血管の陰影．肺門部では太いが次第に細くなり樹枝状に分枝して末梢に至る．その増強，減弱，乱れなどが胸部疾患診断のよりどころの 1 つとなる．[264]

肺門リンパ節 hilar lymph node ［気管支肺リンパ節］ 両側の肺が心臓に接して血管，気管支などが出入りする肺門部付近に存在するリンパ節．解剖学的には気管支肺リンパ節と呼ばれ，肺内のリンパ流を受け気管支縦隔リンパ本管に流出していく．結核の初期病変，サルコイドーシス，肺癌の転移，悪性リンパ腫などがみられることがあり臨床的に重要である．[1221]

肺門リンパ節結核症 tuberculosis of hilar lymph nodes 初感染結核症において，肺門リンパ節腫脹や乾酪化を主徴とする病型を示す．小児結核の大部分を占めるが，最近の結核発症率の低下に伴い，青・壮年患者にもみられる疾患となった．成人の肺結核症のうち 1-5%，縦隔腫瘍の約 3% を占める．肺門リンパ節腫大は通常一側性で，気管支を圧迫して無気肺を生じたり，気管支を穿破し肺病巣を形成することがある．治療は肺結核症と同様．[162]

バイヤルジェ帯⇨参大脳皮質⇀1896

肺葉 pulmonary lobe 肉眼的に肺を大きく区分したものの 1 単位．右肺は水平裂と斜裂により 3 つの肺葉(上葉，中葉，下葉)に，左肺は斜裂により 2 つの肺葉(上葉，下葉)に分かれており，それぞれ 1 つの肺葉気管支 lobar bronchus の支配領域となっている．個々の肺葉は通常分離して胸膜に包まれているが，ときに分離が不十分(不完全分葉)で結合織性隔壁しかみられないことがある．[162]

胚葉 germ layer 動物の胚発生の過程で胞胚中に形成される細胞の層状の集団．外胚葉，内胚葉，中胚葉がある．[996]

培養 culture 特定の微生物または細胞を固形培地または液体培地に接種して増殖させること．固形培地上には微生物 1 個が増殖して集落(コロニー)となったもの，またはコロニーがかたまりとなった状態がみられる．液体培地には微生物が増殖して液体培地が濁った状態(透明の場合もある)が観察される．[324] ⇨参培地⇀2343

培養液⇨同培地⇀2343

胚葉から発生する器官・組織 胚葉には外胚葉(羊膜腔側)，中胚葉，内胚葉(卵黄嚢側)の 3 種がある．外胚葉から発生する組織は，中枢神経系，末梢神経系，眼や耳，鼻の感覚上皮，表皮(毛，爪を含む)，乳腺，下垂体，皮脂腺，歯牙のエナメル質など．中胚葉から発生する組織は，生殖器およびその導管，心臓，血管，リンパ管および血球，横紋筋と平滑筋，骨，軟骨および結合組織，腎臓，脾臓，副腎皮質など．内胚葉から発生する組織は，胃腸管，腎臓および膵臓，気道上皮，膀胱と尿道上皮，扁桃，甲状腺，副甲状腺，胸腺，鼓室と耳管上皮など．[550]

培養癌 cultural cancer 個体から分離して培養した癌．癌化の遺伝的検索や発癌機序，癌の特性，抗癌剤の開発・応用などといった癌の研究に用いられる．[1531]

培養基⇨同培地⇀2343

肺葉気管支 lobar bronchus 左右の主気管支から分岐して各肺葉に分かれた気管支．[953] ⇨参気管支樹⇀671

廃用症候群

disuse syndrome 身体の全部あるいは一部を使用せずにいることによって，全身あるいは局所の機能的，形態的障害を生じる症候群．機能障害に伴う活動性の制限によって，また疾患に対する治療を目的とした安静であっても，過度の安静や長期の安静では廃用を生じる可能性がある．加齢因子の影響は大きく，高齢者では廃用症候群の影響を特に受けやすい．臨床症状として，筋肉系(筋力低下など)，骨・関節系(骨萎縮，拘縮など)，心血管系(起立性低血圧など)，呼吸器系(肺活量低下など)，消化器系(食欲低下，便秘など)，内分泌系(耐糖能障害など)，皮膚系(褥瘡)，中枢神経系(うつなど)への障害を認める．これらの障害は個々別々に現れることはまれで，多くは複雑に影響し合った状態で現れる．[525]

廃用症候群予防の看護ケア

【ケアのポイント】廃用症候群では，不活動状態が心身機能を低下させ，さらなる活動性の制限につながり，悪循環を繰り返して寝たきりになることもある．悪循環に陥らないためのかかわりが重要である．最も重要な予防策は，筋骨格系，心血管系，呼吸器系，消化器系などあらゆる臓器の活動性を向上させるため，早期に日常生活のリズムを確立することである．治療上必要な安静であっても，廃用症候群の可能性を念頭におき，安静が過度になっていないか気を配る．ベッド上の生活でも座位をとって過ごすようにする．身体的な活動性のみでなく，心理・社会的な活動性も重要であるため，積極的な精神支援を行う．「病気になったら安静が重要」という思い込みから，患者や家族が必要以上に活動を制限する場合もあるので，安静のとりすぎがかえって健康を害する可能性があることを説明する．

【家族に対するケア】リハビリテーションが継続しやすい環境づくりのために，家族にも目を向ける必要がある．家族も廃用症候群予防の知識と技術を身につけて援助できるようにし，また環境整備をアドバイスする．[346] ⇨参廃用症候群⇀2355

廃用性萎縮 disuse atrophy ［非活動性萎縮，無為萎縮，無動萎縮］ 廃用性筋萎縮と廃用性骨萎縮の総称．廃用性筋萎縮はなんらかの原因により長期に筋肉を使用しなかったために筋体積が減少し筋の萎縮をきたしたもので，ギプス包帯固定や長期臥床に伴うものが多い．

筋の瞬発力だけでなく持久力も低下する．病的な筋萎縮と異なり萎縮の程度に比し筋力は保たれている．臥床中でも運動を行うことが予防に重要である．廃用性骨萎縮は骨への力学的刺激の欠如，低下によって起こり，骨密度計測を行うと著明な骨密度減少があり，骨折の危険性が高まっていることがわかる．[1173] ⇒参筋萎縮症→789

肺葉切除術　pulmonary lobectomy　右肺の上・中・下葉，左肺の上・下葉の5葉のうち1葉を切除する術式．肺癌に対する標準術式として広く行われている．悪性腫瘍，止血の困難な気管支拡張症，肺結核などが対象となるが，肺結核は最近では化学療法が主流となっている．開胸は後側方経路が標準的．[953]

肺葉内肺分画症　intralobar pulmonary sequestration　先天異常の肺分画症のうち，異常肺組織が胸膜に覆われ正常肺組織に内蔵されている場合を指す．異常肺組織が胸膜外にある肺葉外肺分画症 extralobar pulmonary sequestration と区別する．[162]

培養皮膚　cultured skin　表皮細胞を培養して作製された皮膚．1982年にオコナー N. E. O'conner らにより，広範囲熱傷患者に培養皮膚の移植を行い救命した症例が報告されている．採取した皮膚から表皮細胞のみを培養するが，2-3週で重層化した培養表皮が作製される．5-6層程度の厚さで基底・有棘・顆粒層からなり，またメラノサイトも含まれる．広範囲にわたる重症熱傷などで創面に移植する皮膚がほとんどない場合に培養表皮の移植は有用となる．そのほか熱傷瘢痕，刺青，あざなどの治療にも使用される．一方，感染に弱く移植面に真皮がないと正着しにくいという問題がある．[688]

廃用膀胱　disused bladder　廃用萎縮に陥った膀胱．何らかの原因で尿路変更が行われたり，血液透析が行われたりして膀胱に尿が貯留しなくなると膀胱は廃用萎縮に陥り，壁は薄くなり，伸展性がなくなる．このような状態の膀胱をいう．[1244]

肺容量　lung volume　［肺気量］　肺が呼吸により保持できるガス（通常は空気）の容量であり，最小の分画を volume で表す．一回換気量 tidal volume（VT），吸気予備量 inspiratory reserve volume（IRV），呼気予備量 expiratory reserve volume（ERV），残気量 residual volume（RV）に分けられる．一方，この組み合わせでつくられる分画を capacity といい，全肺気量（TLC），最大吸気量 inspiratory capacity（IC），肺活量（VC），機能的残気量 functional residual capacity（FRC）がある．[162]

肺容量曲線　spirogram⇒同肺気量曲線→2333

肺容量減少術　lung volume reduction surgery；LVRS　［肺減量手術，LVRS］　肺気腫に対し，気腫性変化の強い部分を切除し呼吸機能や呼吸苦の改善を得る手術．肺胞壁が壊れ，機能していない部分の肺容量を減少させることにより，肺弾性圧の増加と横隔膜運動の正常化を得，1秒量の増加や換気効率の改善など，結果として患者の QOL の向上をもたらすと考えられている．内科的治療に反応しない重症肺気腫の症状改善に有効な治療法として期待される．主として胸腔鏡下手術と胸骨正中切開下手術の2つの術式がある．[706] ⇒参肺気腫→2331

バイラー病　Byler disease　乳児早期より進行性の肝内胆汁うっ滞をきたす常染色体劣性遺伝性疾患．原因は胆汁酸の代謝・分泌障害と考えられている．新生児期より脂肪便性下痢を，乳児早期より黄疸，皮膚瘙痒症，くる病性骨変化，発育遅延を生じ，脂肪吸収障害に伴って脂溶性ビタミンの欠乏をきたす．検査では直接型高ビリルビン血症，血清アルカリホスファターゼ値の上昇，血清総胆汁酸が顕著に増加するのが特徴．予後は不良で，肝硬変の進行や肝細胞癌により思春期までに死亡．[1394]

排卵　ovulation　卵胞が成熟し，卵巣の表面で卵胞が破裂して卵子が外に排出される現象のこと．卵子は卵管采から卵管に取り込まれ卵管を経て子宮に入る．平均的には月経開始後約2週間で排卵が起こり，妊娠しない場合排卵後約14日で月経が起き，次の卵胞の成熟が開始する．[1510]

胚卵管内〔胚〕移植　tubal embryo transfer；TET，embryo intrafallopian transfer；EIFT　［配偶子卵管内移植］　体外受精による受精卵（胚）を腹腔鏡下に卵管内に注入することおよび手技の総称．[1078]

排卵機構　mechanism of ovulation　卵巣から卵細胞（二次卵母細胞）が放出される現象を排卵といい，その機構は視床下部，下垂体前葉，卵巣の種々のホルモンにより巧妙に調節されている．健康な女性では，およそ28日の性周期で通常1個の排卵が起こる．①性周期の月経期に入ると，視床下部のゴナドトロピン放出ホルモン（GnRH）が分泌され，下垂体前葉から卵胞刺激ホルモン（FSH），黄体形成ホルモン（LH）が順次分泌される．②FSH は卵巣の卵胞発育を促進（二次卵胞⇒胞状卵胞．ただし，この時期の卵胞では，一次卵母細胞は第1減数分裂前期で休止状態にある）．③FSH と LH の刺激で発育中の胞状卵胞からエストロゲンが分泌される．④エストロゲンの分泌量が増大すると FSH の分泌は抑制される（負のフィードバック）．しかし，視床下部 GnRH と下垂体 LH の分泌は促進され（正のフィードバック），最終的に LH の多量一過性分泌を招来する（LH サージ）．⑤多量の LH により，成熟卵胞の卵母細胞は第1減数分裂を完了させ（二次卵母細胞），ただちに第2減数分裂に入る．⑥LH サージの約12時間後に成熟卵胞から排卵が起こる．放出された二次卵母細胞は第2減数分裂中期にあり，透明帯と放線冠に取り囲まれている．卵胞破裂に先立ち，LH により分泌促進されたプロゲステロンがタンパク質分解酵素を活性化させ，局所的に卵胞壁を弱めている．排卵後の卵巣に残された卵胞組織は黄体となり，大量のプロゲステロンを分泌して妊娠の維持にたずさわる．排卵周期には卵巣由来のインヒビン，アクチビンもかかわっている．[1044] ⇒参卵胞→2912，下垂体ホルモン→502

排卵期出血　ovulation bleeding　［中間期出血］　排卵期にあたる2-3日間に子宮内膜から出血が生じること．排卵期に血中のエストラジオール濃度が低下し，これにより子宮内膜の一部が剝離することで出血が起こる．一時的なものでかつ少量であり治療の必要はない．同時に排卵痛を感じることもある．ストレスにより出血量が増加することもある．[1510]

排卵性サージ　ovulatory surge，luteinizing hormone surge；LH surge　下垂体から分泌される性腺刺激ホルモン〔卵胞刺激ホルモン（FSH），黄体形成ホルモン

(LH)〕は通常，性ホルモンの負のフィードバック制御を受けている．卵胞期後半になり性ホルモンの血中濃度が徐々に高まるにつれて，視床下部レベルあるいは下垂体レベルで急速に正のフィードバック制御に変化し，排卵性サージが惹起される．ヒトの場合，性腺刺激ホルモンの排卵性サージから12-24時間後に排卵が起こる．[1335] ⇨参LHサージ⇀77

排卵痛 ovulation pain 〔D〕mittelschmerz ［中間期痛］ 排卵時の痛み．卵胞流出液や血液の腹膜刺激による痛みで，排卵側に感じる．個人差があり痛みを感じない場合も多い．[1510]

排卵誘発法 induction of ovulation 卵胞発育および排卵を目的に行う一連の操作．排卵誘発薬としては経口剤(クロミフェンクエン酸塩)や注射剤が用いられる．LH-RH超音波断層法により卵胞の大きさを観察しながら行う．通常1個の排卵を目指すが，体外受精の場合多数の卵子の獲得を目指し過排卵刺激を行う．[998]

排卵誘発薬 ovulation-inducing agent 排卵を起こすための薬剤の総称．排卵誘発には視床下部-下垂体-卵巣系がそれぞれ正常に機能する必要があるが，障害がある場合，部位や程度に基づいた薬物を選択することが必要である．ヒト下垂体性性腺刺激ホルモン(hMG，注)，クロミフェンクエン酸塩(経口)などがある．[998]

排卵抑制法《避妊法としての》 ovulation suppression, ovulation inhibition 避妊の目的で排卵を抑制する方法．女性ホルモンの投与を受けると中枢へのフィードバックによりゴナドトロピンの分泌が低下する．その結果，卵胞発育は停止し，排卵も抑制される．中用量・低用量ピルは女性ホルモンの含有量が異なるが，いずれも排卵を抑制し経口避妊薬としても用いることができる．経口避妊薬は正しく服用すれば，ほぼ100% 近い避妊効果がある．[998] ⇨参経口避妊薬⇀856

肺理学療法 lung physical therapy, pulmonary physiotherapy 呼吸器系疾患または胸部外科手術の前後に肺に対して行う理学療法．胸部外科手術後の呼吸能力低下防止を目的に行うほか，胸膜炎後の癒着および胼胝形成の防止，慢性閉塞性肺疾患の有効な呼吸を確保するため，気管支拡張症などの排痰のためにも行われる．具体的な療法として，緊張を伴わない呼吸法や口すぼめ呼吸などの指導による呼吸練習，スクイージングなどによる喀痰排出，体位療法，体位ドレナージによる体位排痰法の基本手技がある．[818]

ハイリスクアプローチ high-risk approach 健診結果から高血圧，心疾患，脳卒中，骨粗鬆症などの疾病に罹患しやすい人(ハイリスク者)を同定し，必要な保健指導や医療を提供し，予防すること．しかし，心疾患，脳卒中などの疾患に罹患する人数は，ハイリスク高血圧者よりも母集団数の多い正常高値者のほうが圧倒的に多いのが現実である．ハイリスクアプローチは一見合理的にみえても，実際はハイリスク者のサバイバルアプローチ(延命への働きかけ)をしているに過ぎないことになる．このようにハイリスクアプローチの限界が認識されることによって出現したのが，例えば生活習慣病対策として集団全体に，食生活改善活動や定期健診受診の徹底などを推進するポピュレーションアプローチである．ポピュレーションストラテジー(集団戦略)により，低タンパク質，低脂肪，高食塩摂取などのリスクの高い食習慣を改善指導したことが，脳卒中(主に脳出血)の死亡率低下に寄与したことが知られている．⇨参ポピュレーションアプローチ⇀2713，ポピュレーションストラテジー/ハイリスクストラテジー⇀2713

ハイリスク高齢者⇨同特定高齢者⇀2144

ハイリスク児 high-risk infant, high risk baby ［ハイリスク新生児］ 既往および所見から生命に対する危険が高いと予想されたり，発育・発達過程において何らかの問題が生じる可能性があり，出生後ある一定期間の観察さらには発育支援を必要とする新生児．先天性・後天性の母体疾患および母体の服用した薬物，妊娠合併症および分娩異常，在胎週数および出生体重，新生児自身の所見に起因する因子などがある．ハイリスク妊婦に対しては新生児専門医が分娩に立ち会い，出生した児に対して一般的な処置・診察を行うとともに，それぞれのリスク因子に応じた観察，管理を行うことが必要とされる．[75] ⇨参ハイリスク妊娠⇀2357

ハイリスク新生児 high-risk neonate⇨同ハイリスク児⇀2357

ハイリスクストラテジー ⇨参ポピュレーションストラテジー/ハイリスクストラテジー⇀2713

ハイリスク妊娠 high risk pregnancy 母体もしくは胎児，あるいは両方に重篤な予後が予想される妊娠(日本産科婦人科学会)．①母体因子：35歳以上か18歳以下の初産，妊娠以前からの肥満，常習性薬服用，習慣的な喫煙や過度の飲酒，遺伝性疾患，糖尿病，高血圧，血液疾患，精神疾患がある場合．②既往妊娠・分娩歴：難産，頻回流早産，仰臥位低血圧症候群，癒着胎盤，帝王切開，吸引・鉗子分娩，弛緩出血，死産がある場合．③妊娠経過：妊娠高血圧症候群，頸管無力症，早発陣痛，前期破水，早産，過期妊娠がみられたり，破水後長時間経過している場合．④胎児因子：異常胎位(骨盤位，横位など)，多胎，奇形，子宮内胎児死亡，子宮内胎児発育遅延，巨大児の場合．⑤胎児付属物の異常：低位胎盤，前置胎盤，常位胎盤早期剝離，羊水過多・過少などがみられる場合．⑥何らかの疾患を合併している妊娠：子宮癌，卵巣癌など，子宮筋腫，卵巣腫瘍，子宮奇形，感染症(梅毒，HIV感染症，トキソプラズマ症，単純ヘルペス感染症，風疹，結核)などがみられる場合．いずれも適切な早期の診断と治療が重要である．[1323]

背理性反射 paradoxical reflex⇨同逆転反射⇀709

稗(はい)粒腫 milium 真皮浅層に生じる角質を入れ，直径1-2 mmの，薄い重層扁平上皮の壁をもつ囊腫で，ありふれた疾患．眼瞼に好発する原発性のものと，表皮下水疱をきたす疾患や熱傷や外傷のあとに，再生した表皮の下に埋入された付属器上皮に由来して生じる続発性のものとがある．針やCO_2(炭酸ガス)レーザーで小孔を開け，内容を圧出するのみで治癒する．[1571]

排臨 appearing⇨同児頭排臨⇀1326

肺リンパ管筋腫症 pulmonary lymphangioleiomyomatosis；LAM ［肺リンパ脈管筋腫症］ びまん性過誤腫性肺脈管筋腫症 diffuse pulmonary hamartoangiomyomatosis として山中晃らにより1970(昭和45)年に報告された原因不明の疾患であり，最近では肺リンパ脈管筋腫症と呼ばれることが多い．難病の1つ．両肺びまん性

は

に薄壁の嚢胞形成を認め，組織学的には肺実質に不規則に分布する平滑筋の増生を認める．病型として，常染色体優性遺伝性疾患である結節性硬化症 tuberous sclerosis complex（TSC）の肺病変として発症する場合と，TSC とは関係なく発症する場合（孤発性 LAM）がある．妊娠可能な女性に頻発し，多くが進行性で気胸の合併などにより呼吸不全に至る．ホルモン療法などが行われるが効果は不十分であり，肺移植の適応となる．[162]

肺リンパ循環 lymphatic circulation of lung 肺内のリンパ管の分布は結合組織の発達とほぼ平行しており，胸膜下リンパ管，小葉間リンパ管，肺静脈に伴うリンパ管，肺動脈に伴うリンパ管，気管支に伴うリンパ管に分類される．前3者は間質系リンパ管，後2者は実質系リンパ管と呼ばれ，それぞれ集合リンパ管を経て肺門に導かれる．いずれも肺門，縦隔の所属リンパ節を介して静脈角に注ぐ．[162]

肺リンパ脈管筋腫症 lymphangioleiomyomatosis；LAM⇨同肺リンパ管筋腫症→2357

パイル病 Pyle disease⇨同骨幹端異形成症→1103

配列型探触子 array probe 振動子を多数個並べる，または分割配列された探触子．[955]

肺瘻（ろう） pulmonary fistula 何らかの原因で肺表面に瘻孔が生じた状態．多くは肺切除後の切離面などに発生する．気管支瘻とは異なり，胸腔ドレナージなどの保存的治療により治癒することが多い．[1633]

肺癆（ろう）⇨同肺結核症→2334

パイログロブリン pyroglobulin 異常免疫グロブリンの一種．血清中に存在すると56℃，30分間の加熱により白濁化し，不可逆的にゲル状となり温度を下げても溶解しない．凝固には Fab（抗原結合フラグメント antigen-binding fragment）部分の高次構造の変化が関与することが推定されている．多発性骨髄腫，マクログロブリン血症，ときに膠原病患者の血清で見いだされている．[677]

パイロジェン⇨参発熱〔原〕試験→2386

パイロット研究 pilot study 計画に基づいて研究を行う際，または新たなシステムを現行のシステムと置き換える際に，本調査あるいは本実験に先立って，実際よりも小さな規模でデータ収集を行う研究．これによって，うまくいかない箇所を点検・修正し，より有効に本調査・本実験を行うことを可能にする．例えば，操作的定義によって定義された変数を実際に観察し測定可能かどうかを点検したり，質問項目のわかりにくい表現はないかなどを明らかにし修正していく．[980] ⇨参予備テスト→2885

パイロニー病⇨同ペイロニー病→2621

パイロン義足 pylon prosthesis 下肢切断術直後から断端にギプスでつくったソケットのみ装着し，創の治癒後にソケットに直接，適当なパイロン（モジュラー義足における支柱）を取り付け，仮義足として用いるもの．リジッド・ドレッシング（切断直後にギプス包帯などで断端を覆い，これを管理する方法で，断端の浮腫を予防し創治癒を促す）の長所に加え，術後早期離床，早期歩行練習が可能となり日常生活動作（ADL）の自立も早いことや，切断術後から義肢が装着されることによって，下肢の喪失感が少ないなどの長所を有する．[840] ⇨参仮義足→553，モジュラー義肢→2826

ハインツ Robert Heinz ドイツの病理学者（1865-1924）．ヘモグロビンの変性沈殿によって生じる赤血球内封入体であるハインツ小体を最初に報告した．この小体はヘモグロビンH病や不安定ヘモグロビン血症，G6PD（グルコース-6-リン酸デヒドロゲナーゼ）欠損症などの赤血球にみられる．ハインツ小体は赤血球膜に結合し，赤血球の弾力性を低下させるため，溶血性貧血が生じてくる．[1531]

ハインツ小体 Heinz body 赤血球内に認められる直径 1-5 μm の円形顆粒．異常構造物の1つで，変性したヘモグロビンが凝集して集塊を形成したものであり，超生体染色によって検出される．ヘモグロビンの還元状態を維持するために必要な酵素の異常〔グルコース-6-リン酸脱水酵素（G6PD）欠乏症など〕，ヘモグロビン自体の異常（不安定ヘモグロビン症），摘脾後などで出現する．ハインツ Robert Heinz（1865-1924）はドイツの病理学者．[656]

ハインツ小体溶血性貧血 Heinz body hemolytic anemia 酸化刺激で変性されやすい性質を有するヘモグロビン（不安定ヘモグロビン）が赤血球内に沈殿すると，ハインツ小体となり，赤血球膜と結合して赤血球の変形能が低下する．そのため赤血球が細網内皮系，特に脾臓を通過するときに捕捉，破壊され（血管外溶血）溶血性貧血となる．これをハインツ小体溶血性貧血といい，貧血症状，黄疸，脾腫，全身倦怠感を認める．[1038] ⇨参不安定ヘモグロビン→2511

ハヴァース管 haversian canal ［中心管，ハバース管］骨を栄養する血管を通す口径 20-100 μm の管．緻密骨は血管系に富み，骨膜中の血管はフォルクマン Volkmann 管とハヴァース管を介して骨質中に入り，骨髄に達する．ハヴァース管の内壁は骨内膜（1層の骨芽細胞層）に覆われ，内部は動脈，静脈，毛細血管，神経が通り，ごくゆるい結合組織で満たされる．ハヴァース管は骨の長骨の長軸方向に走行し，その周りを同心円状のハヴァース層板が取り囲み直径約 200 μm の円柱を形成し，その円柱1個をハヴァース系あるいは骨単位（オステオン）と呼ぶ．緻密骨はハヴァース系が束になってできている．ハヴァース管は横方向に走行するフォルクマン管によって骨髄腔，骨膜や他のハヴァース管と連絡する．フォルクマン管は層板の鞘をもたない．海綿骨は骨髄から浸透で血液が供給されており，ハヴァース管をもたない．ハヴァース管の直径は一定しないが，骨代謝を反映して幼若な骨ほど太い．ハヴァース Clopton Havers はイギリスの解剖学者（1650頃-1702）．[1612]

ハヴァース系 haversian system⇨同骨単位→1112

ハヴァース層板 haversian lamella ［ハバース層板］緻密骨の長軸に平行に走行するハヴァース管を中心として，その周囲に同心円状に形成された 5-20 層の骨層板のこと．ハヴァース層板によって直径約 200 μm の円柱が形成され，その円柱1個を骨単位（オステオン）またはハヴァース系という．1枚のハヴァース層板は 3-7 μm の厚さで，おのおのの層板内では膠原線維束が同一方向に規則的に配列する．しかし，隣接するハヴァース層板の膠原線維束は互いにほぼ直角に交差するように走行しており，骨の力学的な強度を高めてい

る.[1612] ⇨参緻密骨→1980, 骨層板→1110, ハヴァース管→2358

ハヴァヒル熱 Haverhill fever⇨同鼠(そ)咬症→1842

ハウエル William Henry Howell アメリカの生理学者(1860-1945). 濃染した核と同様に赤紫色に染まる円形のハウエル・ジョリー Howell-Jolly 小体について報告した. 悪性貧血や溶血性貧血, 脾機能低下症などでみられる. この小体は, 赤芽球の核分裂時に染色体が取り残されたものである.[1531]

ハウエル=エバンス症候群 Howel-Evans syndrome 遺伝性掌蹠角化症の一型. 掌蹠の角化のほか, 多汗や食道癌合併を特徴とする. 男性に多く, 常染色体優性遺伝.[102] ⇨参掌蹠(しょうせき)角化症→1440

ハウエル・ジョリー小体 Howell-Jolly body ［ジョリー小体］ 通常の染色によって赤血球内に認められる直径 0.5 μm 以下の円形小体. 異常構造物の 1 つで, 核の遺残物と考えられており, 摘脾後のほか, 骨髄異形成症候群や巨赤芽球性貧血など赤血球造血の異形成状態, 造血亢進状態で出現する. ハウエル William Henry Howell(1860-1945)はアメリカの生理学者, ジョリー Justin Marie Jules Jolly(1870-1953)はフランスの組織学者.[656]

ハウシップ窩 Howship lacuna 破骨細胞の働きにより形成された骨表面の凹み. 破骨細胞は骨組織を吸収し, そこに新たな骨形成を誘導する働きをもつ. いくつもの突起をもつ不規則な形の細胞で, 骨表面をアメーバ様に運動して, 酸とプロテアーゼ(タンパク質分解酵素)を分泌し, 骨の結晶と膠原線維性骨基質を分解する. 骨質が吸収されて骨表面にできた凹みをハウシップ窩と呼び, 破骨細胞がこの凹みに収まっているところがしばしば観察される. ハウシップ John Howship はイギリスの外科医(1781-1841).[1612]

ハウスダスト house dust ［室内塵(じん)《アレルゲン》］ 室内塵のこと. ヒトや動物の皮屑, ダニ, カビ, 細菌, 綿や絹などの糸屑など多様な物質で構成されている. アレルギー疾患(アレルギー性鼻炎, 結膜炎, 気管支喘息, アトピー性皮膚炎など)の重要なアレルゲンとなりうる. 特に, ヤケヒョウヒダニやコナヒョウヒダニなどのダニ類はハウスダストの中でも主要なアレルゲンで, 掃除, 寝具の日干しや洗濯, 室内換気などで, アレルゲンの除去に努めることが重要である.[922]

パウチ pouch ［代用膀胱］ 本来,「ふくろ」とか「くぼみ」の意味であるが外科的に消化管で嚢を形成した場合も嚢, パウチと称する. 泌尿器科領域では膀胱全摘術などで尿路変更を行った際に作製される代用膀胱をパウチと呼び, 回腸を用いてつくられるコックパウチ Kock pouch 法, 回腸と結腸を用いてつくられるインディアナパウチ Indiana pouch 法, マインツパウチ Mainz pouch 法などがある.[1244] ⇨参禁制型尿リザーバー→797

バウヒン弁 Bauhin valve⇨同回盲弁→458

バウムガルテン Paul Clemens von Baumgarten ドイツの病理学者(1848-1928). 20 世紀初頭に, 腹壁上に臍静脈拡張のため発せられる静脈雑音を認めるクルヴェイエ・バウムガルテン Cruveilhier-Baumgarten 症候群を報告した. これは, 門脈圧亢進によるものである.[1531]

バウムテスト 〔D〕Baumtest ［樹木画テスト］ 被検者にバウムすなわち樹木を描かせ, その絵から心理的特徴をとらえようとする投影法に分類される心理検査法. 1920 年代後半にユッカー Emil Jucker が創案し, 1949 年にコッホ Karl Koch が体系化した. 標準的実施法は, 被検者に画紙と鉛筆を与え,「実のなる木を 1 本描いてください」と教示し, 消しゴムの使用は制限しない, 写生をしないなど, いくつかの注意事項以外, 被検者には自由に木を描かせる. 結果は, 描かれた樹木の位置, 大きさ, 全体および部分の形状などにより分析されるが, 分析の枠組みには異なった立場がある.[348]

パヴリックハーネス法 Pavlik harness method⇨同リーメンビューゲル〔法〕→2916

ハウンズフィールド Sir Godfrey Newbold Hounsfield X 線 CT(コンピュータ断層撮影)を開発したイギリスの電子技術者(1919-2004). CT に関する数学的な基礎を独自に解決した物理学者のコーマック Allan M. Cormack(1924-98)とともに 1979 年度ノーベル生理学・医学賞を受賞した.[983]

ハウンズフィールド値 Hounsfield unit；HU ［CT 値, ハウンズフィールドナンバー］ CT 画像を構成する画素の CT 値(X 線吸収係数)のこと. 相対的なスケールで, 人体をつくっている骨から空気までが, 水の値を 0 として −1,000〜+1,000 の間に割り当てられている. CT の開発者でノーベル生理学・医学賞受賞者の一人である Godfrey N. Hounsfield(1919-2004)の名をとってハウンズフィールドナンバーとも呼ばれる.[264]

ハウンズフィールドナンバー Hounsfield number⇨同ハウンズフィールド値→2359

ハエ(蝿) fly 衛生動物(ヒトの衛生に害を及ぼす動物の総称)の一種. 飲食物にサルモネラ菌, 赤痢菌, 大腸菌などを付着させることがある. 熱帯地域では, 吸血ハエが睡眠病のほか寄生虫を直接, ヒトに媒介することが知られている.[41]

ハエ(蝿)ウジ症⇨同ハエ(蝿)幼虫症→2359

ハエ(蝿)幼虫症 myiasis ［ハエ(蝿)ウジ症］ ヒトおよび哺乳類の体内や体表にハエの幼虫がとどまることにより, 体液, 消化器官中の食物, 組織などを摂取して共存すること. また, それによって起こる感染症. 通常は外傷や潰瘍から侵入するが, ごくまれに健常な皮膚から侵入しても起こる.[1618]

破壊性甲状腺中毒症 destructive thyrotoxicosis 甲状腺組織が何らかの原因により急激に障害を受け, そのために甲状腺濾胞および濾胞細胞の崩壊が起こり甲状腺内に貯蔵されていた甲状腺ホルモンが血中に放出される病態. その結果, 血中甲状腺ホルモン濃度が増加し, 頻脈, 多汗, 体重減少などの甲状腺中毒症状を呈する. 亜急性甲状腺炎や無痛性甲状腺炎が甲状腺破壊の原因となることが多く, これらは破壊性甲状腺炎とも呼ばれている. 臨床上, バセドウ Basedow 病による甲状腺機能亢進症との鑑別が重要. 甲状腺ヨウ素 123(^{123}I)やテクネチウム 99 m(^{99m}Tc)摂取率がバセドウ病では高いが, 本症では低い.[385]

破壊性腺腫⇨同悪性腫瘍→141

破壊性胞状奇胎 destructive mole⇨同侵入奇胎→1594

破壊肺⇨同荒蕪肺→1055

歯がため teether 乳歯が萌出する前に, 乳児の歯肉をかためて丈夫にし，顎の発達を促す目的で，おしゃぶり用玩具などをかんだり，くわえさせたりすること．[760]

吐きけ　vomiturition⇨同悪心→405

歯ぎしり　teeth grinding，bruxism⇨同ブラキシズム→2573

バキュロウイルス　baculovirus　昆虫の病原ウイルス．昆虫に感染すると昆虫細胞内で多角体(ポリヘドリン)という封入体をつくり出す．この多角体のプロモーターを利用することで遺伝子の大量発現が可能となった．バキュロウイルスのポリヘドリン発現遺伝子のプロモーターの下流に外来遺伝子を挿入し高率に発現させるベクターとして広く利用されている．昆虫培養細胞，カイコ(蚕)を用いて外来タンパク質の発現に利用される．[1113]

破局反応　catastrophic reaction　〔D〕Katastrophenreaktion　ゴールドシュタイン Kurt Goldstein が提唱した概念．脳卒中や腫瘍などの脳器質性病変によってさまざまな欠陥が残ることが知られている．このような欠陥をもった慢性期の患者に，病前には可能であったが現在では遂行困難な課題を課すと，それまで平穏であった態度が動揺し，著しい不安と焦燥を呈し，あるいは突然泣き出してしまうことがある．このような外的刺激に対する反応様式を破局反応といい，これを引き起こしてしまった状況を破局状況という．さらにこの状況下では，従来容易に遂行可能であった課題さえも解決不可能に陥ってしまい，心的秩序も崩壊してしまう．左大脳半球損傷患者で生じやすいとされる．[724]

萩原タケ　1873(明治6)年-1936(昭和11)年．看護師の草分け的存在として，ヨーロッパでの体験をもとにわが国の看護師の地位向上に貢献した．東京都西北部郊外に生まれ，幼少時に「ナイチンゲール伝」を読んで深い感銘を受け，看護師を目指して1893(明治26)年日本赤十字社に入学．在学中の日清戦争戦時下で傷病兵の看護や災害救援にあたり，さらに北清事変や日露戦争でも戦時救護にあたった．1907(同40)年，山内侯爵の留学先パリへ赴く夫人の健康管理をあずかる付添看護師として渡仏し夫妻帰国後も現地に残り，その後，梨本宮のヨーロッパ各国帝室歴訪に随行するかたわら各国病院の看護を見聞した．1909(同42)年，ロンドンで開催された第2回看護婦国際会議(ICN大会)に出席し，帰国後，日本赤十字社病院看護婦4代目監督となり看護師教育に力を尽くした．1920(大正9)年に第1回ナイチンゲール記章を受賞し，1929(昭和4)年，日本看護婦協会が設立され初代会長に就任した．1935(同10)年，日赤本社敷地内に看護婦養成所と寄宿舎をあわせた「養心寮」が完成しそこで翌年没．[1567]　⇨参ナイチンゲール記章→2186

バグ　bug　プログラムの欠陥部分のこと．事前のテストで，ある特殊な状況でしか障害が発生しないようなバグを発見することは非常に難しく，すべてのソフトに何らかのバグがあると考えたほうがよい．[1341]

博愛社　日本赤十字社の前身．1877(明治10)年の西南戦争時に，敵味方の区別なく死傷者の救護を行うという精神に基づき，佐野常民と大給恒らが設立した．佐野はヨーロッパに渡り赤十字の精神に共鳴し実践に移した．1,400余名の主に傷病兵士を200余名の医師，看護人(男性)が救護したとされるが，女性の看護人はまだいなかった．その後，博愛社病院が設立され，1887(明治20)年に日本赤十字社と改称された．[1567]　⇨参日本赤十字社→2223

白暈母斑　halo nevus⇨同遠心性後天性白斑→379

迫害妄想　delusion of pursuit　〔D〕Verfolgungswahn⇨同被害妄想→2428

麦芽エキス⇨同マルツエキス→2746

麦芽糖　maltose，malt sugar　［マルトース］　化学式 $C_{12}H_{22}O_{11}$，分子量342.3．2分子のグルコース(ブドウ糖)がα-1,4-グリコシド結合したもの．二糖類であり還元性をもつ．デンプンやグリコーゲンの主な構成単位である．マルターゼにより加水分解され2分子のD-グルコースになる．甘味はスクロース(ショ糖)の約1/3であり，水あめなどに利用される．[1617]

麦芽労働者肺症　malt-worker lung　［麦ひき人肺］　穀物を扱う人の気道に発症する呼吸器疾患．小麦や大麦などの穀物や麦芽の塵埃を吸入し，塵埃中の真菌に曝露することによって気道に発症する疾患．[953]

薄筋　gracilis muscle　恥骨結合の外側から起こり大腿の最内側を通る長い帯状の筋で，大腿骨内側上顆の後ろをまわり脛骨内側面の鵞足に加わり停止する．閉鎖神経支配で，作用は大腿の内転，膝屈曲と下腿内旋，および膝関節内側の安定性を高める．[873]　⇨参大腿内側の筋→1884

白質　white matter，substantia alba　中枢神経系や末梢神経系の中で神経線維群が集積する場所．新鮮な標本では，神経線維を包む髄鞘(ミエリン鞘)が光に反射して白色を呈す．中枢神経系の場合，白質は伝導路の集束部位である．大脳では白質は皮質(灰白質)の深部を占めるが，脊髄では灰白質の全周を取り巻き，主として縦走する有髄神経線維群を主体とする各種の伝導路の領域となる．[636]　⇨参脊髄→1715

白質異栄養症⇨同白質ジストロフィー→2360

白質ジストロフィー　leukodystrophy　〔L〕leukodystrophia　［白質異栄養症，白質変性症］　中枢神経系の白質の系統的な病変(脱髄)をきたす疾患の総称．髄鞘の構成成分やその代謝機構に障害があり，その結果として髄鞘の形成の異常あるいは髄鞘の崩壊が生じるものと考えられている．疾患によっては末梢神経障害(脱髄)をきたす場合がある．画像所見では，CTでは白質のびまん性の低吸収域を呈し，MRIではT_2強調画像，FLAIR強調画像で高信号域を呈する．主な疾患として，副腎白質ジストロフィー，異染性白質ジストロフィー，クラッベ Krabbe 病(グロボイド細胞白質ジストロフィー globoid cell leukodystrophy)，ペリツェウス・メルツバッハー Pelizaeus-Merzbacher 病，カナヴァン Canavan 病，アレキサンダー Alexander 病などがある．[716]

白質脳症　leukoencephalopathy　化学療法や脳への放射線療法後に脳の白質に炎症を伴わない壊死巣が出現し，行動異常，知能低下などいわゆる脳症の症状を呈するもの．重度になると昏睡状態になる．放射線照射とメトトレキサートの併用の場合に多い．治療は対症療法にとどまり，多くの場合非可逆性であるが薬物の中止で改善する症例もある．[1173]

白質変性症　leukodegeneration⇨同白質ジストロフィー→2360

白日夢　waking dream，day dream　〔D〕Wachtraum

［覚醒夢，白昼夢］ 覚醒時に出現する夢を見ているような体験または現実とかけ離れた空想．フラストレーション場面などで生じる，現実では達成困難な願望を，空想を描くことによって満足感に変える逃避に分類される防衛機制の1つ．一時的に限られた範囲でみられる場合には正常と考えられるが，習慣化したり，現実生活から逃避するようになったり，空想と現実とを混同するようになった場合には，非社会的行動や精神症状として問題となる．[348]

縛傷 ひも類で主に手足などを強く緊縛することによりできる傷．末梢部のうっ血を伴う蒼白の帯状圧迫痕，表皮剥脱，皮下出血，水疱形成などがみられる．長時間にわたり全身を強く緊縛すれば緊縛部の阻血性組織傷害により挫滅症候群と同様の全身障害が生じ，腎機能不全や緊縛性ショック tourniquet shock を引き起こし，また胸部圧迫などでは呼吸運動障害を起こすことがあり，死亡の危険も生じる．なお，頸部における緊縛(縊頸(いけい)や絞頸)のときは，索痕や索溝といわれることが多い．[1135]

爆傷 explosion injury，explosion wound ［爆創］ 爆発による損傷の総称．炭鉱，工場，建設現場，交通機関の事故災害，可燃性燃料を扱う一般家庭などで発生しうる．爆風の風圧，高熱，飛来したガラス片などの物体による一次性損傷，爆風ではね飛ばされた際に物体に衝突してできる二次性損傷とがある．爆発が著しい場合には，人体の原形をとどめないこともある．[41] ⇨参爆発損傷→2364

瀑状胃 cascade stomach，waterfall stomach 胃穹窿(きゅうりゅう)部が胃体部を境として後方へ大きくふくらんで折れ曲がった形態の胃．肥満傾向を示す人に多くみられ，上部消化管造影検査で，穹窿部の折れ曲がりとバリウムのたまりを認める．集団検診では3-8%の頻度で認められる．原因として，機能性と器質性に分けられる．前者は輪状筋や斜走筋の痙性収縮や過緊張によるものが多い．後者は周囲臓器の圧迫や潰瘍瘢痕や癌によるものがある．無症状のことが多いが，上腹部膨満感や胃部不快感，狭心症様症状を認めることがある．[1267]

白色角化症 leukokeratosis⇨同白板症→2364

白色角板症⇨同白板症→2364

白色仮死⇨参チアノーゼ仮死→1961

白色筋⇨同白筋→2378

白色血栓 white thrombus⇨同血小板血栓→914

白色梗塞 white infarct 動脈枝の阻血による貧血(虚血)性梗塞で，腎臓，心臓，脾臓などの充実性臓器でみられる．時間が経過すると梗塞周囲より炎症性細胞の浸潤や肉芽組織が形成される．肉芽組織はやがて線維性の瘢痕へと置換される．腎臓や脾臓の場合，多くは楔状梗塞の形をとる．これに対して，肺や腸などにみられる出血性梗塞のことを赤色梗塞ともいう．[1531]

白色脂肪組織 white adipose tissue⇨参脂肪組織→1341

白色水晶様汗疹 miliaria crystallina alba 汗疹の一型に分類される透明な帽針頭大の小水疱で，高温あるいは発熱などにより多発する．かゆみや発赤は伴わない．体表への流出が障害された汗が角質層下や表皮内に貯留した状態．白い鱗屑を形成し自然治癒する．一般的に治療の必要はない．[102]

白色帯下 leukorrhea，white vaginal discharge 外陰部や腟，子宮頸管などからの分泌物が病的に増加し，白色ではあるが性状が変化したもの．トリコモナス腟炎，カンジダ腟炎，頸管粘液増量，子宮内膜炎などで認められる．性状の変化としては，白色牛乳様，泡沫状，粥状，粒子状で帯下が小片を形成し腟壁に付着する，悪臭がするなどがあげられる．[1510]

白色癜風(でんぷう) pityriasis versicolor alba，tinea versicolor alba⇨参癜風(でんぷう)→2088

白色瞳孔 leukocoria ［猫眼］ 水晶体後方の混濁のため，瞳孔からの反射が白く見える状態．患者は乳幼児であるため視力低下の訴えなどがなく，両親が白色瞳孔に気づいてはじめて眼科を受診することが多い．原因疾患である網膜芽細胞腫，第一次硝子体過形成遺残，コーツ Coats 病などの眼底疾患が発見されるきっかけとなる．[1153] ⇨参黒内障性猫眼→1091

白色肺炎 pneumonia alba，white lung(pneumonia) 先天性梅毒による肺のびまん性間質性増殖性炎で，新生児にみられる．肉眼的に肺は灰白色でかたい．組織学的には壊死が少なく，線維増生と血管周囲のリンパ球，形質細胞浸潤が中心．[1531]

白色粃糠(ひこう)**疹** pityriasis alba⇨同顔面単純性粃糠(ひこう)疹→656

白色皮膚描記症 white dermographism⇨参皮膚描記症→2475

白色便性下痢症⇨同仮性小児コレラ→505

白唇⇨参赤唇→1715

麦穂帯 spica bandage⇨同八字包帯法→2376

バクスター公式 Baxter formula ［パークランド法］ アメリカのテキサス州ダラスにある代表的熱傷センターのパークランド Parkland 記念病院の外科医バクスター Charles R. Baxter らが提唱した熱傷患者への輸液療法である．欧米ではパークランド法，わが国ではバクスター法と呼ばれ各種熱傷輸液の公式の中で最も多用されている．最初の24時間は原則コロイドを使用せず電解質液を投与する．1日輸液量は熱傷面積(%)×体重(kg)×4 mL で，この1/2を最初の8時間で，残りの1/2を16時間で投与する．[36] ⇨参熱傷輸液公式→2280

白赤芽球症 leukoerythroblastosis 末梢血中に骨髄芽球などの顆粒球系幼若細胞や赤芽球などが出現する状態をいう．骨髄と末梢血管の関門 marrow-blood barrier が破壊され，血球放出機構に異常をきたした結果みられる．癌の骨髄転移，骨髄線維症，重症感染症などのときにみられる．小児の高度な出血，溶血性貧血でも起こることがある．[1495]

白癬(はくせん) tinea，dermatophytosis 皮膚糸状菌(白癬菌)による角質，爪，毛髪の感染症．同じく皮膚糸状菌を原因菌とする黄癬や渦状癬とあわせた三者を皮膚糸状菌症と総称することがある．病変の部位により頭部白癬，体部白癬，股部白癬，足白癬，手白癬，爪白癬などに分けられる．この中では足白癬の患者数がきわめて多く，わが国では2,500万人以上が罹患し，皮膚科外来患者の10-20%を占めると推測される．顔面白癬は体部白癬に含まれるが，他の部位の病巣と異なり，健康な部分との境界が明らかでなく鱗屑が少ないことで湿疹などと誤診されやすい．臨床像は皮膚の局所的特徴，宿主の免疫能の影響によりきわめて多彩．皮疹の形態から頑癬，小水疱性斑状白癬などと記述され，また真菌の増殖する深さや炎症の深さから浅在性白癬，炎症性白癬，深在性白癬に分類されることがある．かゆい病気の代表のように考えられているが必発ではなく，頭部白癬，爪白癬や手足白癬のうち角質増殖型ではかゆみがない．炎症性白癬，びらんや亀裂が生じた例では痛みがある．診断は皮疹上の鱗屑，病爪，病毛などの検体から水酸化カリウム(KOH)直接鏡検法やサブロー Sabouraud 培地，マイコセル Mycosel™ 培地での真菌培養で白癬菌を検出すれば確定する．主要原因菌は好人性のトリコフィトン・ルブルム *Trichophyton rubrum*，トリコフィトン・メンタグロフィテス *T. mentagrophytes*(トリコフィトン・インターディジタル *T. interdigitale*)で，全分離株の99%を占める．好獣性のミクロスポルム・カニス *Microsporum canis*，トリコフィトン・メンタグロフィテス *T. mentagrophytes* などが分離されるが，好人性菌以外の菌による白癬は一般に炎症症状が強い．治療はイミダゾール系，アリルアミン系，ベンジルアミン系，モルホリン系，チオカルバメート系などの抗真菌薬の外用が有効であるが，頭部白癬，爪白癬，手足白癬のうち角質増殖型の治療には内服抗真菌薬テルビナフィン塩酸塩やイトラコナゾールが必要である．[1484] ⇨参足白癬(はくせん)→150，爪白癬(そうはくせん)→1823

白線 linea alba 剣状突起から恥骨結合までのいわゆる腹部中央を縦に走る結合織．これは左右の腹直筋を包む筋膜(腹直筋鞘)が正中線上でまじり合ってつくられる腱膜様癒合帯である．腹直筋鞘は側腹筋腱膜を介して側腹筋群とつながっており，白線は腹部を取り巻く筋群が収縮できる土台を与えている．[873]

白癬(はくせん)菌〔属〕⇨同トリコフィトン〔属〕→2165

白癬(はくせん)疹 trichophytid 白癬菌が代謝・産生する物質あるいは菌体自体の成分によって，アレルギー反応を介して二次的に引き起こされる皮疹．足趾などの白癬罹患部に細菌感染や接触皮膚炎などを合併して湿潤病巣が形成されたときに，掌蹠を含む全身に漿液性丘疹や小水疱が多発性にみられる．このように，血行性に菌由来の物質が皮膚に散布されてアレルギー性の皮疹を生じる反応をイド反応といい，この皮疹(イド疹)から菌は検出されない．副腎皮質ホルモン剤の内服が有効である．[102] ⇨参白癬(はくせん)→2361

白癬(はくせん)性肉芽腫 granuloma trichophyticum 皮膚糸状菌が深部組織中で増殖して形成される肉芽腫で，深在性白癬に属する．小指頭大までの皮下結節を生じ，所属リンパ節の腫脹を伴う．免疫不全状態の患者に発症しやすい．先行する浅在性白癬病巣に小結節を生じる限局性(マヨッキー肉芽腫)と，全身に結節や膿瘍が多発する汎発性の2つに分類される．前者はステロイド外用により増悪するために生じると考えられており，後者は白血病やリンパ腫などの基礎疾患に合併することが多い．治療として抗真菌薬の内服を行う．[102]

白癬(はくせん)性毛瘡 tinea sycosis 〔L〕sycosis parasitaria ［床屋疹，床屋毛瘡］ 毛包性の炎症である毛瘡の一種で，男性のひげの部分に好発する深在性白癬．白癬菌が毛包内の角質や毛に寄生し，毛包一致性の丘疹や膿疱を形成し，やがて融合して鬚髯(しゅぜん)部全体が発赤・腫脹する．圧痛があり，膿汁が毛孔より排出される．副腎皮質ホルモン剤の誤用が原因のことが多く，抗真菌薬の内服を行う．[102] ⇨参ケルスス禿瘡(とくそう)→935

白線ヘルニア hernia of linea alba⇨同上腹壁ヘルニア→1457

爆創⇨同爆傷→2361

薄層クロマトグラフィー thin layer chromatography；TLC 試料から特定の物質を分離する方法の1つで，板の表面に吸着剤を塗布して薄層 thin layer をつくり，これを用いて分離を行う方法．吸着剤は主にシリカゲルが用いられる．薄層に試料をスポットした状態で，薄層の一端を溶媒に浸すと毛細管現象によって溶媒は浸み込み，試料を溶媒によって物質に分離することができる．この操作を展開といい，例えば複合脂質の展開にはクロロホルム，メタノール，水などのアルコールを含む系の溶媒，単純脂質にはヘキサン，エーテル系の溶媒が用いられる．[556]

薄層血液塗抹(とまつ)法 thin blood film マラリア原虫をはじめ血中に存在する寄生虫を検出するのに使用される方法．血液を1滴，スライドグラスの端にとり，全体に薄く塗布する．その後，乾燥，固定，染色，水洗，乾燥して観察する．[288]

薄束 slender fasciculus，gracile fasciculus ［ゴル束］ 脊髄後索の内側部で，上行性の神経線維が走る領域．薄束の線維は下肢を含む下半身からの識別性触覚，圧覚と体肢の位置と姿勢の情報を伝える．薄束には体部位局在がみられ，仙髄からの線維は内側に，腰・胸髄からの線維は順次その外側に加わって並んで走る．胸髄の上部を境として，上肢を含む上半身からの多量の線維が外側に加わり楔状束を形成する．頸髄の横断面では，薄束と楔状束が顕著に認められる．薄束線維は延髄の薄束核でニューロンを代え，交差して，対側を視床へ向かう．[1044] ⇨参後索→1003，脊髄白質→1720，深部感覚→1598

白体 corpus albicans 妊娠が成立しないとき，黄体は排卵後約12日目から脂肪性退化変性を起こし，線維化し，硝子化して機能を失う．肉眼的にも黄色から白色に変化することから白体と呼ばれる．[996] ⇨参卵巣→2906

剥脱 exfoliation⇨同落屑(らくせつ)→2893

剥脱性口唇炎 exfoliative cheilitis，factitious cheilitis 口唇炎の一種で，口唇唇紅部に細かな鱗屑を付した状態が慢性に続く．患者自身が口唇をなめたり，吸引したりすることが原因で生じる．少女や若い女性に多く，心身症的問題を背景にもつことが多いので，その面でのケアが必要．接触皮膚炎，アトピー性皮膚炎，光線性口唇炎などとの鑑別を要する．[102]

剥脱性紅皮症 exfoliative dermatitis⇨同紅皮症→1051

剥脱性皮膚炎⇨同紅皮症→1051

白昼夢 day dream⇨同白日夢→2360

バクテリア⇨同細菌→1151

バクテリオシン bacteriocin 細菌が産生する殺菌性をもつ物質．産生されるバクテリオシンはそれぞれ特異性をもち，大腸菌の産生するものをコリシン，緑膿菌ではピオシン，土壌中に生息する腐生菌ではメガシンと呼ばれる．バクテリオシンの抗菌力にも強弱があり，赤痢菌や緑膿菌ではその度合いによって菌型を分類し，疫学的統計や遺伝子研究などに利用されている．[324]

バクテリオファージ bacteriophage ［ファージ，**細菌ウイルス**］ 細菌を宿主とするウイルスの総称(細菌ウイルス)．単にファージともいう．増殖様式の違いにより，ビルレントファージ virulent phage とテンペレートファージ temperate phage に分類される．ビルレントファージは宿主細菌に感染したのち増殖して子ファージを放出する(溶菌サイクル)．一方，テンペレートファージは，ビルレントファージのような溶菌サイクルばかりでなく，宿主の染色体に組み込まれたりあるいは染色体とは独立したプラスミドとして細菌と共存した状態で存在しうる．このような細菌と共存できるファージの性質を溶原性，またファージが溶原化した状態にある細菌を溶原菌と呼ぶ．溶原菌に存在するファージゲノムをプロファージと呼ぶ．[324]

バクテロイデス〔属〕 ***Bacteroides*** グラム陰性の無芽胞桿菌．偏性嫌気性で，ヒトや動物の腸管・口腔・腟内の常在菌．それら常在部位に傷などが生じると，ヒトに術後の腹膜炎や子宮内膜症などのような化膿性の感染症を起こす．嫌気性菌による感染症の中で最も多く分離される．主な種として，バクテロイデス・フラギリス *B. fragilis*，バクテロイデス・ブルガータス *B. vulgatus*，バクテロイデス・オバツス *B. ovatus*，*B. distasonis* など．[324]

白点⇒同白斑→2364

白点状網膜炎 retinitis punctata albescens 眼底に小さな白点がみられる疾患で，停止性夜盲を呈する白点状眼底とは異なり，進行性で，周辺網膜の変性や骨小体様色素沈着，網膜血管の狭細化を呈するなど網膜色素変性症の亜型と考えられている．常染色体優性遺伝，劣性遺伝ともに報告がある．[1309]

拍動 pulsation⇒同心拍〔動〕→1597

拍動性眼球突出 pulsating exophthalmos 心臓の拍動と同期して脈打つ眼球突出．内頸動脈海綿静脈洞瘻でみられる．眼球突出のほかに強膜や結膜充血がみられ，眼圧の上昇，眼底出血，眼筋麻痺なども合併することがある．聴診器で眼窩の拍動性雑音を聴取できる．内頸動脈海綿静脈洞瘻の確定診断は脳血管造影で行われる．保存的治療で改善しない例には，血管内手術で瘻孔を閉鎖する．[1153]

拍動性頭痛 throbbing headache, pulsatile headache 片頭痛のときによく認められる頭痛で，患者はズキズキ，ガンガンと表現することが多い．片頭痛では一側性に起こることが多い．薬物摂取，発熱，低酸素症，痙攣発作後などにもみられる．これらの場合は両側性に起こる．治療は原因によって異なる．[1173]

拍動流 pulsatile flow 経時的に規則的に変化する速度(流速)をもつ流れ．超音波検査では，例えば心臓の影響を受けやすい腹部大動脈などでは拍動流を示し，脾門部などの静脈では定常流を示す．[955] ⇒参定常流→2049

白内障

cataract ［しろそこひ］

【概念・定義】 水晶体の混濁をいう．白内障の程度に応じ，霧視，羞明，視力障害などを自覚する．

【病態】 加齢によって生じる**加齢白内障**が最も多く，他に先天白内障，外傷性白内障，併発白内障，糖尿病白内障，アトピー性白内障，放射線白内障，中毒性白内障，後発白内障などがある．混濁の程度，混濁の部位，発生時期，発生原因により分類される(表)．

【治療】 進行予防のための点眼剤治療や根治的な手術療法がある．手術療法としては，超音波水晶体乳化吸引術，水晶体嚢外摘出術，水晶体嚢内摘出術がある．現在では，超音波水晶体乳化吸引術に加え，**眼内レンズ挿入術**を行うことが多い．[1250]

●白内障の分類

1)混濁の程度による分類	4)発生原因による分類
・初発白内障	・外傷性白内障
・未熟白内障	・加齢白内障
・成熟白内障	・併発白内障
・過熟白内障	・中毒性白内障
2)混濁の部位による分類	・ステロイド白内障
・極白内障；前および後極に混濁	・放射線白内障
・皮質白内障；皮質の混濁	・併発白内障
・層状白内障；核周囲の混濁	・遺伝性(染色体異常，頭蓋顔面骨症候群，骨格異常，中枢神経異常，筋肉疾患など)
・核白内障；核の混濁	
・全白内障；水晶体全体の混濁	・発達異常(第一次硝子体過形成遺残，水晶体後部線維増殖，ハラーマン・シュトライフ症候群)
・後囊下白内障；後囊下の混濁	・胎内感染(風疹，水痘，サイトメガロウイルス)
・核硬化	
3)発生時期による分類	・内分泌・代謝障害
・先天白内障	・皮膚・全身疾患に伴う(アトピー性皮膚炎)
・加齢白内障	
	・欠乏性(栄養失調，ビタミンA欠乏)

白内障の看護ケア

【看護への実践応用】 白内障には，先天白内障，加齢白内障，他の眼疾患に関連して発症する併発白内障，糖尿病やアトピー性皮膚炎などの全身性疾患に伴って起こる白内障，薬剤性白内障，外傷性白内障などがある．治療は進行を遅らせる点眼薬などがあるが，根本的な治療は手術である．白内障の手術は，患者の希望や眼の状態に合わせて，日帰りで行う場合と入院の場合がある．白内障の患者は高齢者が多く，入院生活や手術に対する不安や緊張で安全への認識が低下しているため，転倒や打撲をおこしやすい．入院時の情報収集では，白内障による視力低下や難聴の程度，移動の手段，既往症，認知機能，手術や疾患に対する理解の程度などを把握しておく．また，短期入院であるので退院後の生活状況を含めたアセスメントを行い，援助方法を選択する必要がある．

【ケアのポイント】 眼を手術するということは不安をいだきやすいので，患者の疑問や質問には速やかに答え，親身になって対応し，できるだけリラックスして手術が受けられるように援助していくことが大切である．難聴がある場合には，術中の医師の指示が聞こえずトラブルを招くおそれがあるので，補聴器の使用を考慮する．認知症などで術中の同一体位が保てない患者の場合は，全身麻酔となることもある．術後は，眼を打撲しないように注意し，抗菌薬や抗炎症薬を3か月点眼して経過をみていくことを説明する．約3,000人に

1人の頻度で発生する眼内炎を予防するために，術後1週間は眼をぬらさないこと，点眼前の手洗い方法など正しい点眼手技を指導する．急激な視力低下や眼痛が起きた場合は，眼内炎を疑い速やかに眼科の受診を指導する．[1324] ⇨参白内障→2363

白内障手術　cataract surgery ［**水晶体摘出術**］ 加齢などにより混濁した水晶体を除去する手術．現在では超音波で水晶体を乳化吸引する手術が広く行われている．摘出した水晶体の屈折力を補うため，眼内レンズを挿入する．その他，核を嚢外に押し出す水晶体嚢外摘出術や水晶体を嚢に包まれたまま摘出する水晶体嚢内摘出術などがある．[257]

爆発型精神病質⇨同爆発性人格異常→2364

爆発者⇨同爆発性人格異常→2364

爆発性言語　explosive speech 小脳障害患者でみられる特徴的な構音障害．発声時に個々の音節の開始が唐突であり一音一音の強さが変わり，この急激な強さの変化が爆発性の発音となる．[1173] ⇨参言語蹉跌(さてつ)→947

爆発性人格異常　explosive personality disorder ［**爆発型精神病質，爆発者**］ 誘因となる心理社会的なストレスと比較してはなはだしく不つり合いに激しい攻撃的衝動を爆発させ，暴力，破壊などの行動をしばしば繰り返す人びとのこと．アルコール，薬物などの影響によってこの爆発性が増強されることが多く，脳波検査で多彩な異常が認められることが多い．ドイツの精神医学者クレペリン E. Kraepelin (1856-1926) のいう衝動人，シュナイダー K. Schneider (1887-1967) のいう爆発型精神病質者などの概念に由来し，アメリカ精神医学会の診断分類(DSM-Ⅱ)に採用された概念であるが，DSM-ⅢとⅣでは「他のどこにも分類されない衝動制御の障害」の中の「間欠性爆発性障害」に位置づけられた．[1269]

爆発損傷　explosion injury 爆発により生じる損傷で，爆発時に発生した爆風とその破損物の飛来により生じる．爆風は気体であってもエネルギーが大きく固体のごとく人体に作用する．また爆発の風圧で身体が吹き飛ばされ建造物に打ちつけられたり，さらに爆発により生じる破損物も飛来するため，鈍的な重量物と鋭器が作用したような損傷が混在することが特徴．化学爆発では外傷のほかに熱傷，気道熱傷，一酸化炭素中毒も合併する．[252,36]

白斑　leukoderma ［**白点**］ 正常状態よりも皮膚にメラニン量が少ないために生じる病変を指す．代表的疾患として，先天性では遺伝性の眼皮膚白皮症，まだら症があり，後天性では尋常性白斑，老人性白斑がある．尋常性白斑は，後天的に表皮の色素細胞が消失する疾患で，俗にいう白なまずである．沈静期と増悪期を繰り返しながら徐々に進行する汎発型と，皮膚の神経分布に沿って急速に広がるが数か月から数年で固定化する分節型がある．[979] ⇨参尋常性白斑→1558

白板症　leukoplakia ［**ロイコプラキー，白色角板症，白色角化症**］ 粘膜移行上皮，皮膚粘膜移行部，粘膜の白色角化性局面を指す症状名であり，その本態は良性の反応性上皮増殖症と有棘細胞癌の早期病変の両方の場合がある．50歳以上の男性の喫煙者に多い．本症は口唇や口腔粘膜に好発するが，包皮，亀頭，外陰，腟，子宮，肛門などにもみられる．口腔粘膜では，舌，口蓋，歯肉などに単発性あるいは多発性に生じ，白色の程度もさまざまで，表面も平滑であったり，顆粒状に隆起したり，周辺粘膜に紅斑性変化のあるもの，病巣内にびらんを伴うものなど多彩な病態を示す．喫煙，義歯の刺激，歯や修復物による外傷などの局所的因子が誘因とされる．良性と悪性の鑑別のために，生検による組織診断が不可欠．悪性の場合は，外科的切除が治療の第一選択．[850]

●白板症

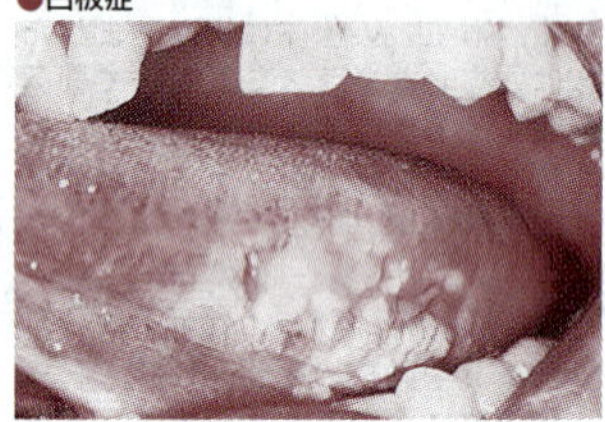

白斑病変　white spot lesion⇨同初期齲蝕(うしょく)→1468

白皮質　white cortex⇨同海馬傍回→451

剝皮術⇨同削皮術→1183

白皮症　albinism ［**眼皮膚型白皮症，先天性白皮症，しらこ(白子)**］ メラノサイトにおけるメラニン色素生成が欠如ないし減少する先天的な疾患で，かつては，①全身性白皮症，②限局性白皮症，③眼白皮症に分類されていた．しかし②はメラノサイトそのものが部分的に欠如するために発症し，①③とは発症病理が異なることから，近年②は piebaldism(まだら症)として白皮症からはずされ，それに伴い全身性―，限局性―という病名は現在使われない．旧来の全身性白皮症は③の眼白皮症に対応したもので，今では眼皮膚型白皮症と呼ばれる．眼皮膚型白皮症は常染色体劣性遺伝で，病因遺伝子によりチロシナーゼ関連型(1型)，*P* 遺伝子型(2型)，チロシナーゼ関連タンパク1型(3型)，*SCL45A2*(*MATP*)遺伝子型(4型)に分類されている．さらに症候性として，ハーマンスキー・パドラック Hermansky-Pudlak 症候群1-4型，チェディアック・東 Chédiak-Higashi 症候群，グリセリ Griscelli 症候群1-3型があり，これらの症候群の中の一症状として眼皮膚型白皮症がある．病因遺伝子には未知のものがまだ存在すると予想され，それらが明らかになるにつれて病型も逐次増加するであろう．臨床症状は病型に関係なく，メラニンのほとんどが欠落して白髪を呈する患者から，金髪，褐色から黒褐色の髪までさまざまである．眼症状の眼振，羞明，視力低下も程度はさまざまである．遺伝子の変異部位により，その遺伝子産物の生物活性がさまざまなため，それに応じて臨床症状の程度も変わる．したがって臨床症状から病因遺伝子や病型を決めることはできない．ハーマンスキー・パドラック症候群1型では，白皮症のほかに中年以降に肺線維症を発症する．また易出血性のため，四肢に紫斑がたえない．すべての病型の眼皮膚型白皮症に共通して日光角化症や紫外線による皮膚癌が発症しやすいので，乳幼児期から紫外線防御を心がける．[1033] ⇨参ハーマンスキー・パドラック症候群→2325，チェディアック・東症候群→1966，先天性メラニン欠乏症→1787

白脾髄 white pulp, splenic white pulp 脾臓の中心動脈の周囲のリンパ組織が集積した部分をいう．周囲の赤脾髄と区別される．白脾髄は胚中心を含むリンパ濾胞と中心動脈を囲む動脈周囲リンパ組織鞘からなる．前者はB細胞，後者はT細胞からなる．感染や中毒の際には反応性に腫大する．また脾うっ血の際には赤脾髄に血液が充満し白脾髄は縮小する．またB細胞の抗体産生細胞への分化がここで行われている．(図参照⇒脾臓→2450)[869] ⇨参脾臓→2450，脾髄→2445，赤脾髄→1725

剝皮創 dissociation of skin from subcutaneous tissue〔F〕décollement 広い範囲にわたり皮膚と皮下組織あるいは筋膜との結合が離断されて形成されるもの．車両による人体轢(れき)過時には，轢過部やその周囲がタイヤの摩擦力と回転によって皮膚が巻き上げられ，下部組織と離断されることにより剝皮創が形成される．表皮に皮弁状の開放創を伴うこともある．[613] ⇨参轢(れき)過創→2974

白膜 tunica albuginea 膠原線維が密に集まって形成している膜構造．膠原線維が集まると肉眼的に白く見えるために白膜という．伸縮性はほとんどなく，眼球，精巣，陰茎などを一定の形状に保持するのに適した構造．精巣と陰茎の白膜のほか，白膜とは呼ばないが，眼球の強膜(白目の部分)，脳や脊髄の硬膜，筋肉の腱や筋膜もこれに該当する．[1044]

白毛症 poliosis, canities ［白髪，しらが］ 毛髪の色調が退色して白色となる状態．毛髪の色は，毛母に存在する色素細胞が皮膚と同様にメラニン melanin を産生して決定されるので，白毛はメラニンが欠落した毛髪といえる．主に生理的現象であるが，一部は病的機序により発症．眼皮膚白皮症(OCA 1型)では皮膚・毛髪は生涯を通じて白い．限局性白毛としては，まだら症，円形脱毛症，尋常性白斑などが基礎疾患となる．近年，毛包のバルジ領域に色素細胞の幹細胞が存在することが報告された．この色素幹細胞の維持には抗アポトーシス分子 *Bcl2* および *MITF* (microphthalmia-associated transcription factor)遺伝子が必須であり，その異常により白髪が起こる可能性がある．[979]

麦門冬湯(ばくもんどうとう) bakumondoto 医療用漢方製剤の1つ．主として粘膜乾燥などによって気道過敏となった者の発作性の咳嗽に用いる．臨床的には，体力中等度もしくはそれ以下の人で，身体の枯燥，咽喉乾燥感，顔面紅潮を伴う発作性の咳嗽などに対して使用する．漢方医学では心下痞鞕(しんかひこう)(心窩部に軽度の抵抗)を認める例に用いる．気管支炎，気管支喘息，咽頭炎，喉頭炎，嗄声，妊婦の咳などに応用される．間質性肺炎，偽アルドステロン症，ミオパシー，肝機能障害などの副作用に注意．出典：『金匱要略』．構成生薬：バクモンドウ，ハンゲ，ニンジン，コウベイ，タイソウ，カンゾウ．[1287] ⇨参気逆→677

剝離 abrasion, ablation 外科的処置や外傷，炎症などにより結合している組織の一部が引きはがされること．癒着剝離(術)，網膜剝離，剝離骨折，皮膚剝離(擦過傷，落屑)など．[485]

白痢⇨同仮性小児コレラ→505

剝離骨折 avulsion fracture ［裂離骨折］ 靱帯・腱・筋との付着部が剝離する骨折．強力な外力が加わったときや，外力ではなく自らの筋肉の収縮によっても生ずる．腱を介して強烈な力が働いて骨から付着部小骨片が剝離して発生することもある．運動中の関節の肢位により二関節筋に通常では考えられないような強い収縮が起こり，腱の牽引力が骨の付着部に作用したときに発生する．[1638]

剝離細胞診⇨同擦過細胞診→1188

剝離細胞診断法 exfoliative cytology 剝離した細胞を光学顕微鏡などを用いて検査する方法．病巣，喀痰，分泌物，尿，その他を検体とし，吸引，擦過，塗抹，組織洗浄などによって細胞を採取する．以前は細胞診にこの方法がよく用いられたが，現在ではより積極的に擦過細胞診や穿刺吸引細胞診が行われることが多い．[953]

剝離性間質性肺炎 desquamative interstitial pneumonia；DIP 特発性間質性肺炎(IIP，原因不明の間質性肺炎)の一型．ちなみに特発性間質性肺炎は，わが国の診断基準(第4次改訂，2003)において特発性肺線維症(IPF)，非特異性間質性肺炎(NSIP)，急性間質性肺炎(AIP)，特発性器質化肺炎(COP)，剝離性間質性肺炎(DIP)，呼吸細気管支炎による間質性肺炎(RB-ILD)，リンパ球性間質性肺炎(LIP)に分類される．病理学的には肺胞壁の炎症は軽度だが，肺胞腔内へのマクロファージの滲出が認められる．ステロイド剤に反応し，予後はIPFと比べて良好．[162]

麦粒腫 hordeolum, stye 眼瞼に生じる急性化膿性炎症．ものもらいとも呼ばれる．病巣の部位により，マイボーム腺に生じるものを内麦粒腫，ツァイス Zeis 腺やモル Moll 腺に感染するものを外麦粒腫と呼び区別する．皮膚の常在菌であるブドウ球菌によるものが多く，抗菌薬の点眼や内服によって治療する．ときに切開排膿を要する．[651] ⇨参ものもらい→2828，内麦粒腫→2188

白リン white phosphorus⇨同リン→2947

歯車様固縮 cogwheel rigidity 筋トーヌスが亢進した状態の1つで，錐体外路障害，特にパーキンソン Parkinson 病の重要な症状の1つ．受動的に関節の屈伸運動を行うとき，歯車を回転させるときのようなグイグイグイとしたぎくしゃくな抵抗を感じるものをいう．手関節の受動的屈伸運動でよくわかることが多い．[1527] ⇨参筋強剛→792，痙性→862，鉛管様筋強剛→374

曝(暴)露 exposure 広義には，疾病関連要因にさらされることすべてを指して用いられる．特に疫学では，内部要因以外のものすべてを指し，曝露人口・曝露量などの指標を求める．狭義には，化学物質・病原菌など，生体に有害作用のあるものにさらされることをいう．経皮，経口，経気道，経静脈，経腹膜などの曝露経路があり，吸収率の差によって中毒の出現に差異がある．[41]

暴露ウイルス《コンピュータの》⇨参ファイアウォール→2506

曝露限界 exposure limit 労働者が有害物質に曝露される場合に，当該物質の空気中の濃度がこの数値以下であれば，ほとんどすべての労働者に健康上の悪影響がみられないと判断される濃度のことをいい，許容濃度(日本産業衛生学会)，アメリカのTLV®(作業時間加重平均値 threshold limit values)などの指標の総称として用いられる語．国際労働機関(ILO)が作業環境に起因する職業性疾病からの労働者の保護に関する条約を採択した際，従来各国で使用されてきた最大許容濃度・閾値などの概念を包括して曝露限界と呼ぶようになった.[1015] ⇨参許容限界→785

曝露人口⇨同危険人口→679

バクロフェン髄注 intrathecal baclofen；ITB 錐体路が障害され，脊髄前角運動神経細胞への上位からの抑制が低下するため，反射の亢進，筋緊張の増強をきたす病態を痙縮という．脳血管障害，頭部外傷，脊髄損傷，脳性小児麻痺，脊髄小脳変性症などで痙縮をきたす．部分的な痙縮は，末梢運動神経縮小術などの末梢神経レベルでの手術治療が有効であるが，脊髄損傷などで生じる広範な痙縮は治療困難で，バクロフェンの内服治療などが行われる．しかし，経口投与されたバクロフェンの髄腔内移行率は非常に低く，痙縮の強い症例では効果が得られにくいため，欧米では埋め込み型ポンプによるバクロフェン持続髄腔内投与がすでに行われ，効果をあげている．わが国では2006年に保険収載され，実質的に臨床開始された．利点は，効果の調節性に優れること，可逆性であることなどで，この治療が可能な施設には限りがあるが，生活の質を向上させうる治療法として注目される.[1218] ⇨参痙性→862

羽子板様胎盤⇨同臍帯辺縁付着→1163

破骨細胞 osteoclast，osteophage 数十個～50個以上にも及ぶ核を有する直径20-100 μm の巨大細胞であり，単球から分化するとされる．骨再生の際，破骨細胞は仮骨が形成される過程で出現して過剰な骨を吸収して骨梁を整える．しばしば骨表面の侵食窩(ハウシップ Howship 窩)にみられる．破骨細胞は酸性ホスファターゼ活性を有し，骨質の破壊や消化を行う．電子顕微鏡的には細胞質内に多数のミトコンドリアがみられる．核の近くにはリソソームが発達している．骨質に接する細胞表面には密なひだがみられる．副甲状腺ホルモンにより破骨細胞の形成や活動が促進され，血中のカルシウム濃度を保っている．骨芽細胞と破骨細胞の働きによって骨吸収と骨形成のバランスがとられている.[1531] ⇨参ハウシップ窩→2359

破骨細胞活性化因子 osteoclast activating factor；OAF ［OAF］ 破骨細胞を活性化し骨吸収を促進させるサイトカイン，リンホカインの総称．活性化されたリンパ細胞から分泌されるとされ，インターロイキン-1 (IL-1)や腫瘍壊死因子-α(TNF-α)，血管内皮増殖因子(VEGF)，マクロファージ炎症タンパク質-12 (MIP-12)が代表的なものとしてよく知られている．ほかに骨吸収を刺激する因子として副甲状腺ホルモン(PTH)があるが，一般的にはOAFとは異なる因子とされている.[825]

破骨細胞腫 osteoclastoma⇨同巨細胞腫→780

箱庭技法 sand play technique⇨同箱庭療法→2366

箱庭療法 sand play therapy 〔D〕Sandspiel ［箱庭技法］ ローウェンフェルト Margaret F.J. Lowenfeld(1890-1973)が子どもの心理療法として考案した世界技法をもとに，その後カルフ Dora M. Kalff(1904-90)がユング Carl G. Jung(1875-1961)の心理学の理論を導入して，成人にも効果のある Sandspiel(砂遊び)として発展させた．わが国では河合隼雄が「箱庭」遊びに見立てて命名．患者は，半分程度まで砂の入った一定寸法の箱にミニチュアの玩具を自由に並べて遊びながら，自らの世界を創造的に表現する．カルフは，箱庭療法において最も重要なことは治療者と患者との人間関係であるとし，それを「母子の一体性」と表現している．この「自由にして保護された空間」の中で，患者の自己治癒力が活性化され癒されていく．できあがった箱庭は患者の心象であり象徴であると解釈される.[769]

ハザード比 hazard ratio 危険性の程度を示す指標のこと．相対危険度の1つ．例えば，特定の薬剤治療を行った群で，合併症や副作用などの有害事象 hazard が起こる危険性を1とした場合，別の薬剤では有害事象の発生率(危険性)がどのくらいになるかを数値化したもの．有害事象のリスクを表すほかに，特定の疾患での生存率や生存期間などでも用いられる．⇨参オッズ比→407，相対危険〔度〕→1820

破砕赤血球 fragmented red blood cell ［分裂赤血球］ 破片状の赤血球で，三角形，ヘルメット形などの多彩に変化した断片が末梢血に出現する．成因によって，人工弁などによる大血管性，播種性血管内凝固症候群(DIC)，血栓性血小板減少性紫斑病(TTP)，溶血性尿毒症症候群(HUS)などによる微小血管障害性のものに大別される.[1233]

ハサップ hazard analysis critical control point；HACCP ⇨同HACCP→56

鋏(はさみ) scissors 物を切離するための器具の1つ．用途によってさまざまな形状・大きさがあり，種々の名前で呼ばれる．人名のついたものには，メイヨー Mayo 剪刀，クーパー Cooper 剪刀，メッツェンバウム Metzenbaum 剪刀などがある.[485] ⇨参剪刀(せんとう)→1788

はさみ脚歩行 scissor gait⇨同はさみ歩行→2366

波佐見熱 Hasami fever ［秋疫(あきやみ)］ *Leptospira autumnalis* を病原とした秋季レプトスピラ症．日本各地に散発的に流行し，流行地により種々の病名がつけられているが，そのうち長崎県波佐見地方で流行したもの．主な症状は発熱，頭痛，筋肉痛，リンパ節腫脹などで，類似疾患のワイル病よりは一般的に軽症.[909] ⇨参秋疫(あきやみ)レプトスピラ症→136，レプトスピラ症→2981

はさみ歩行 scissor gait ［はさみ脚歩行，環状歩行］ 痙性対麻痺患者にみられる特徴的な歩行．下肢の伸筋と大腿内転筋のトーヌス(緊張)が高まるために起こる．下肢全体をつっぱらせ，両足が内転し，はさみのように互い違いに交差させながら歩く.[1173]

バザン硬結性紅斑 erythema induratum Bazin ［硬結性皮膚結核，バザン病］ 結核疹(原則として病変部に結核菌は証明されない)の1つに分類される．青年期の女性に多い．下腿に硬結を伴う紅斑が多発し，自潰して潰瘍化することもあり，瘢痕治癒する．組織学的には，皮下脂肪織に類上皮細胞肉芽腫形成とリンパ球主体の炎症を認める．通常，全身症状を欠き，ツベルクリン反応は強陽性を示す．他臓器の結核病巣の有無を検索する．バザン Antoine Pierre Ernest Bazin はフランスの皮膚科医(1807-78).[102]

バザン病⇨同バザン硬結性紅斑→2366

把持⇨参現象学的還元→952

パジェット癌 Paget carcinoma 通常，乳房ではパ

●バザン硬結性紅斑

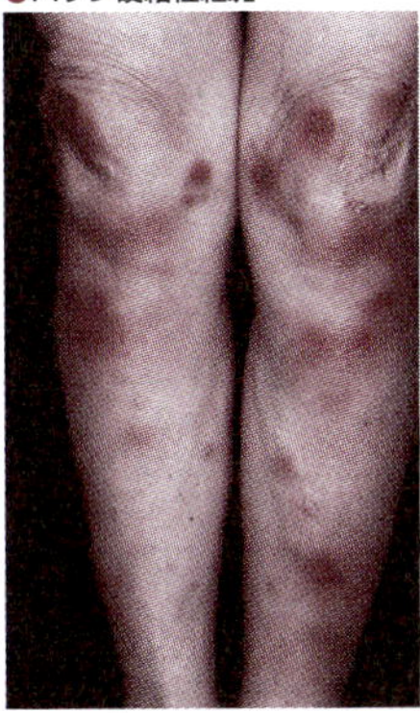

ジェット病と同義であり，外陰部や肛門部などにみられる乳房外パジェット病では腫瘍細胞(Paget 細胞)が表皮内から真皮内に浸潤したものをパジェット癌と呼ぶ．臨床的には，湿疹様紅斑やびらんがみられ，進行すると硬結あるいは腫瘤となる．アポクリン汗腺由来と推定されている．[102] ⇨参パジェット病⇀2367

パジェット細胞 Paget cells 乳房および乳房外パジェット病の表皮内や皮膚付属器(汗管，毛包，乳腺)上皮内で増殖する腫瘍細胞．明るい細胞質と明瞭な核小体をもつ異形の大型核がみられる大型の腫瘍細胞で，腺細胞への分化傾向を有し，細胞質にはグリコーゲンやムコ多糖などが含まれる．腫瘍細胞の起源は乳房パジェット病では乳管上皮，乳房外パジェット病ではアポクリン腺とする考えが有力である．パジェット Sir James Paget(1814-99)はイギリスの外科医．[102]

パジェット病 Paget disease ［ページェット病］ 1877年イギリスの外科医パジェット Sir James Paget(1814-99)により報告された．病態は以下の3つ．①骨疾患で変形性骨炎 osteitis deformans と呼ばれる．反復する骨吸収と骨形成により骨の肥厚や変形が生じ，組織学的にはモザイク構造を特徴とする原因不明の代謝性疾患．欧米に多いがわが国ではまれ．中高年に発症し，頭蓋，骨盤，腰仙椎や大腿骨に好発する．X 線写真では骨吸収による透明像と反応性の骨硬化像が混在し，特有なもやもやとした不透明像を呈する．初期は無症状であるが，のちには疼痛を訴えることもある．骨の肥厚や変形のため神経の絞扼症候群，病的骨折，難聴が生じる．また骨肉腫など悪性化の報告も知られる．血清カルシウム，リンは正常もしくはやや増加するが，血清アルカリホスファターゼ値は著明に上昇することが特徴的．尿中カルシウム，ハイドロキシプロリンの値も上昇する．対症療法として，骨痛に対してカルシトニンが有効．骨折にはギプス固定，高度変形には骨切り術を行う．臥床安静時には高カルシウム血症に注意する．②乳房パジェット病 mammary Paget disease と呼ばれ，乳輪と乳頭を侵すまれな疾患である．乳癌に続発する一種の転移皮膚癌であり，乳輪と乳頭の表皮内浸潤を特徴とし，早期乳癌に含まれる．全乳癌の約1% にみられ，他の乳癌に比べ予後はよい．③乳房外パジェット病 extramammary Paget disease と呼ばれ，乳腺以外の同様な類似疾患で，外陰部，腋窩，肛門部を侵すことが多い．徐々に拡大する難治性の境界鮮明な湿疹様赤色びらん面として認められる．放置すると真皮皮内に浸潤してリンパ節，その他へ転移する．[1141] ⇨参パジェット癌⇀2366，骨パジェット病⇀1115

パジェット様前悪性黒色症 pagetoid premalignant melanosis 表在拡大型悪性黒色腫の前駆症で，癌細胞が表皮内にとどまっている時期のものを指す．表皮内で癌化したメラノサイト(色素産生細胞)は，初期の段階では表皮と皮膚付属器上皮内で胞巣を形成しながら増殖・拡大する．その後，癌細胞は真皮へ侵入し，転移の危険性が発生する．この明るい胞体をもつメラノサイトの増殖形態が乳房・乳房外パジェット病の腫瘍細胞のそれと似ているためにパジェット様前悪性黒色症と呼ばれる．[102] ⇨参悪性黒色腫⇀140，表在拡大型悪性黒色腫⇀2487

はしか measles⇨同麻疹⇀2733

はしかウイルス⇨参麻疹⇀2733

はしか口内疹⇨同コプリック斑⇀1126

はしかワクチン⇨同麻疹ワクチン⇀2734

把持鉗子 grasping forceps 組織を固定，保持するための鉗子．一般の手術のほか，内視鏡下手術，内視鏡治療でも種々の鉗子が用いられる．内視鏡下に胆石を除去する際にもバスケット鉗子とともに用いられている．[34]

ハシシュ hashish⇨同大麻⇀1902

ハシシュ中毒(嗜癖)⇨同大麻中毒⇀1902

把持装具 prehension orthosis 母指と示指，中指でつまみ動作を行えるよう考えられた装具．これを使用して母指を対立位にし手関節を伸展すると，中手指節(MP)関節，近位指節間(PIP)関節，遠位指節間(DIP)関節が屈曲して物を把持する肢位がとれる．また手関節を屈曲すると各関節が伸展位をとれるようになっている．ランチョ Rancho 型とエンゲン Engen 型がある．[818]

歯，舌，口腔，咽頭，喉頭のアセスメント 口腔は食物および空気の通り道であり，生命を維持するうえできわめて重要な部位．外界と直接，接する部位であるため，雑菌や異物が入りやすい．飲食および飲食に関する背景について問診し，舌圧子やライトなどを用いて視診，触診し，唾液分泌，齲(う)歯，食物の咀嚼，嚥下，咬合の状態，舌筋群の機能，口腔内の発赤，舌苔，腫脹の有無などを観察する．問診，視診，触診に加え，加齢や疾患(神経障害，歯周疾患，免疫力の低下など)による影響の有無も考慮し，対象者の飲食行動や栄養，消化にどのような問題が生じているのか，今後予測される生活上の問題について総合的にアセスメントする．[976]

ハシトキシコーシス hashitoxicosis 橋本病をベースとする自己免疫性慢性甲状腺炎に，甲状腺ホルモン合成分泌が亢進した局所病態が混在するもの．ヨードやテクネチウムの摂取率が高値であり，臨床的にはバセドウ Basedow 病に類似した所見を示す．バセドウ病に比較して抗甲状腺薬の効果が高いが，再燃しやすい．甲状腺組織が自己免疫障害によって局所的に多彩な反応を示した状態と考えられている．[783]

橋本病 Hashimoto disease⇨同慢性甲状腺炎⇀2750

は

橋本病急性増悪　acute exacerbation of Hashimoto thyroiditis, painful Hashimoto thyroiditis　橋本病として経過をみている患者に認められる，亜急性甲状腺炎様の発熱，疼痛，炎症所見を示す病態．抗甲状腺抗体が陽性であることが亜急性甲状腺炎との鑑別点．亜急性甲状腺炎と異なり，必ずしも甲状腺中毒症を呈さず，ヨウ素123(^{123}I)またはテクネチウム99m(^{99m}Tc)甲状腺摂取率も必ずしも低値を示さない．組織は亜急性甲状腺炎でなく慢性甲状腺炎の像を呈する．[385]

播種(はしゅ)**状環状肉芽腫**　disseminated granuloma annulare ［汎発型環状肉芽腫］　環状肉芽腫の一型で，変性したコラーゲンを取り囲む類上皮細胞肉芽腫が真皮内に形成される．小丘疹が環状ないし集簇性に分布し，これらが体幹・四肢末端に左右対称性に生じる．原因不明であるが，女性に多い．しばしば糖尿病を合併し，糖尿病治療により皮疹も軽快することがある．[102]

●播種状環状肉芽腫

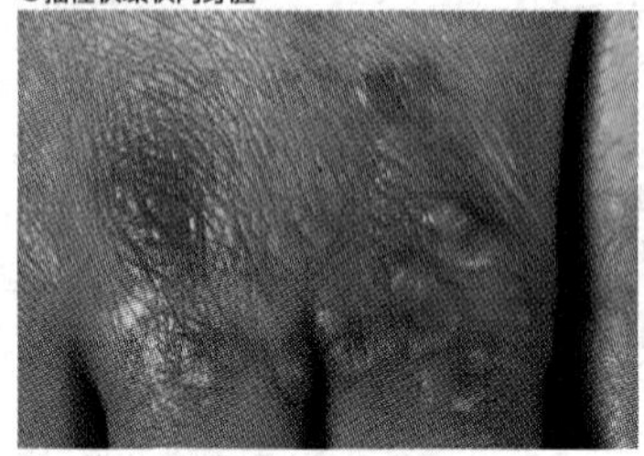

播種(はしゅ)**性**　disseminated, generalized ［散在性］　器官，組織あるいは身体中に散布された状態を指す．①病原体が全身に感染巣をつくる．②腫瘍が浸潤し，漿膜を破り体腔へ散布性の病変をつくる(播種性転移)．③全身の細血管内で多発性に微小血栓が形成される(播種性血管内凝固)．[372] ⇨参転移《腫瘍の》→2073，播種(はしゅ)性血管内凝固症〔候群〕→2368

播種(はしゅ)**性黄色腫**　xanthoma disseminatum　若年性黄色肉芽腫に類似する疾患で，小結節が関節の内側，乳房下，眼瞼などを好発部位として多発する．成人に発症し，尿崩症を合併することがある．[588] ⇨参若年性黄色肉芽腫→1353，黄色腫→390

播種(はしゅ)**性汗孔角化症**　disseminated superficial porokeratosis　汗孔角化症の一型として分類される常染色体優性遺伝性疾患．中心はやや萎縮陥凹し，辺縁は中心を囲んで堤防状に角質増殖を示して隆起する小型の表在性病変が掌蹠，体幹，四肢に多発する．汗孔角化症は掌蹠角化型および播種型のほか，古典的局面型(Mibelli型)，巨大単発型，播種性表在性光線型がある．播種性表在性光線性汗孔角化症では，日光露出部に皮疹が多発する．[102] ⇨参汗孔角化症→588

播種(はしゅ)性血管内凝固症〔候群〕

disseminated intravascular coagulation〔syndrome〕; DIC ［汎発性血管内凝固症，DIC］

【概念・定義】 種々の疾患を基礎に血管内で凝固系が活性化され，全身の細小血管内に凝固血栓が多発し，血栓症による臓器障害，血栓形成過程で消費されるための血小板減少および凝固因子欠乏(消費性凝固障害)と二次線溶亢進による出血症状をきたす複雑な病態．必ず基礎疾患が存在し，それらはしばしばきわめて重篤．概念が確立される以前は，産科領域において，常位胎盤早期剝離や羊水塞栓などでフィブリノゲン減少を特徴とする出血傾向がみられ，脱線維素症候群と呼ばれていた．その後これはフィブリノゲンをはじめとする凝固因子および血小板の消費によることが判明し，また，多くの重症疾患，外傷などでも起こることが明らかにされ，消費性凝固障害と呼ばれるようになった．しかし，凝固因子や血小板の減少が軽度ないしほとんどなく，むしろ凝固亢進状態が目立つ病態もある(代償性DIC)ことから，播種性血管内凝固症(DIC)と呼ばれるようになり現在に至っている．DICの重要な点は必ず原因となる基礎疾患があり，それはしばしば重症かつ難治性であること．悪性腫瘍，特に急性白血病などの造血器腫瘍と転移性癌(特に胃のムチン産生腺癌)，敗血症をはじめとする重症感染症，劇症肝炎，産科的疾患，大きな外傷や広範な熱傷，不適合輸血，ショックなどがあげられる．内科系で最も高頻度にDICを合併するのは**急性前骨髄球性白血病**(APL)であり，外科系では**成人呼吸窮迫症候群**(ARDS)，**敗血症**，**急性膵炎**などの手術の合併症と考えられる疾患で高頻度に発症している．産科領域では**常位胎盤早期剝離**が症例数・頻度ともに最も多い．臨床経過から急性DICと慢性DICに分けられるが，前者は非代償性DIC，後者は代償性DICである．また，凝固線溶の病態から凝固優位型(線溶抑制型)のDICと線溶優位型のDICに分けられ，敗血症では凝固優位，APLでは線溶優位，癌やその他の急性白血病ではその中間型である．

【疫学】 わが国における大規模な調査成績はなく，全国の発症者数は不明．基礎疾患別の発症率は，内科領域ではAPL 64%，劇症肝炎35%，急性リンパ性白血病26%，慢性骨髄性白血病急性転化23%，敗血症19%，外科領域ではARDS 32%，敗血症24%，急性膵炎23%，小児科領域ではAPL 82%，急性骨髄性白血病20%，敗血症20%，産科領域では常位胎盤早期剝離31%，ショック30%，などの成績が得られている．

【病態生理】 基礎疾患のいかんにかかわらず，何らかのトリガーにより凝固系が活性化され，全身の細小血管内に病的凝固血栓が多発することは共通した現象．トリガーとなるのは白血病や癌などの腫瘍細胞や外傷，熱傷，外科手術など組織の崩壊によって血液中に流入したり，障害された血管内皮細胞や活性化された単球に発現する組織因子などの凝固促進物質．重症感染症，特にグラム陰性菌敗血症ではエンドトキシンがDIC発症の重要な役割を担っている．エンドトキシンは多彩な作用をもち，単球・マクロファージを活性化することによる組織因子の発現のほか，インターロイキン-1(IL-1)，腫瘍壊死因子(TNF)などの炎症性サイトカインの産生，放出を促進させるほか，直接的および循環不全による低酸素症，アシドーシスにより血管内皮を障害し，組織因子の発現，抗血栓性に働くトロンボモジュリンや組織プラスミノゲンアクチベータ(t-PA)の低下，**プラスミノゲンアクチベータ・インヒビター**(**PAI**)の増加により，血管内皮を本来の抗血栓性の性質から血栓が発生しやすい性質へと変える．多発性の血栓形成による腎をはじめとする臓器障害や破砕赤血球の出現を特徴とする細小血管障害性溶血性貧血，血栓形成に伴う凝固因子および血小板の消費(消費性凝固障害)，二次線溶の亢進により出血症状が現れる．進行すると多発性臓器不全に至る．敗血症では血管内皮障害のほか，PAI，α_2プラスミンインヒビター(α_2PI)増加などにより線溶は抑制されるので出血症状より血栓症状が優位となる(凝固優位型DIC，線溶抑制型DIC)．APLでは白血病細胞に組織因子が発現するが，アネキシンⅡの発現によりt-PAによるプラスミノゲンのプラスミンへの転化促進と顆粒球エラスターゼにより線溶が著明に亢進するため血栓症状はほとんどみられず著明な出血症状が現れる(線溶優位型DIC)．

●DICの病態生理

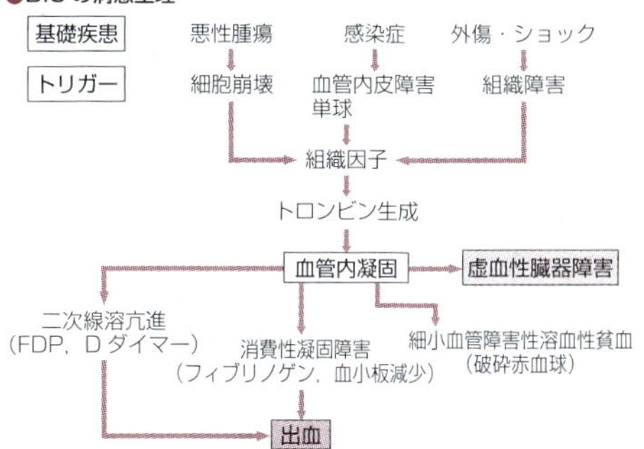

【診断】基礎疾患の存在，血栓・出血症状，臨床検査で血小板減少，フィブリノゲン低下，フィブリン分解産物〔FDP(特に**Dダイマー**)〕の増加があれば比較的容易に診断されるが，病態が複雑化した状態で発症することが多いので，診断に苦慮することもあり，わが国では厚生省(現厚生労働省)のDIC診断基準を用いて診断することが多い．基礎疾患の有無，出血・血栓症状の有無，血小板数，フィブリノゲン値，プロトロンビン時間，血清FDP値によってそれぞれ点数をつけ，その合計点数で診断する方式．しかし合計点数が診断基準に達していなくてもDICを合併しやすい基礎疾患であれば緊密に経過を監視し，速やかに診断のうえ，適切な治療を開始すべきである．上記の検査所見のほか，アンチトロンビンⅢ(ATⅢ)の低下，プラスミノゲンの低下，α_2PIの低下，フィブリンモノマーの出現がみられる．トロンビン-AT複合体(TAT)の増加，プラスミン-α_2PI複合体(PIC)の増加はDICの準備状態ですでに認められる．鑑別診断はTTP，HUS，非代償期の肝硬変，一次線溶亢進である．

【治療】基礎疾患の治療が最も重要かつ有効であることはいうまでもない．同時にDICの病態そのものに対する治療を速やかに行う．血管内凝固の進行を阻止するための抗凝固療法と消費された血小板や凝固因子の補充が行われる．抗凝固療法としては**ヘパリン**が最もよく用いられる．最近では，未分画ヘパリンより出血の副作用が少ない低分子ヘパリンが用いられている．ヘパリンはATの作用促進に働くので，AT低下があると効果がない．したがってAT低下例ではAT製剤の補充が必要．その他，ヘパリノイドの1つで活性化第Ⅹ因子を特異的に抑制するダナパロイドナトリウムやガベキサートメシル酸塩，ナファモスタットメシル酸塩などの合成プロテアーゼ阻害薬は出血の副作用がヘパリンに比べて少ないためよく用いられている．トラネキサム酸などの抗線溶薬は通常，禁忌であるが，APLなど線溶優位のDICでは抗凝固療法と併用されることもある．補充療法として血小板輸血は血小板数3-5万/μL以上，新鮮凍結血漿輸注はフィブリノゲン濃度100 mg/dL以上，AT製剤投与はAT活性値90%以上を目標値に行う．出血の危険が高いのでベッド上安静が必要であり，侵襲的処置は避けるべきである．注射部位からの出血は遷延しやすいので注意が必要．[1131]

播種(はしゅ)性血管内凝固症〔候群〕の看護ケア

【看護への実践応用】基礎疾患の存在下に，凝固機序が活性化され，全身の微小血管内に血栓が形成される．その結果，臓器の循環障害による多臓器不全や血小板，凝固因子，線溶因子の消耗に基づく消費性凝固障害による強い出血傾向をきたし，重症例は死亡率も高くなる．観察のポイントである出血症状は，病状の程度によって異なるが全身に及び漏出性(皮下，紫斑，注射・採血部位など)，消化管が多く，血尿や鼻出血，口腔粘膜にもみられる．治療の進歩により頻度は低下したが頭蓋内出血もある．また，臓器症状は，多発性血栓による障害と重篤な基礎疾患の症状が関与し合い複雑である．①中枢神経症状(昏睡，痙攣，片麻痺，言語障害，一過性脳虚血発作など)，②循環器症状(心電図のST上昇，Q波出現，まれに四肢末梢壊死)，③腎症状(血尿やタンパク尿，乏尿や無尿，クレアチニン上昇など腎不全徴候)，④消化器症状(吐・下血，腹痛，血栓による壊死性変化)，⑤呼吸器症状(血痰，呼吸困難など肺塞栓症状)などがある．血小板の減少，部分トロンボプラスチン partial thromboplastin time(PTT)の延長，フィブリン分解産物(FDP)の増加などの検査所見にも注目する．治療法は，基礎疾患の改善および抗凝固療法，補充療法などである．

【ケアのポイント】治療中は一過性に凝固能や出血傾向を助長することがあるため，全身の出血傾向の観察と止血，出血の予防(圧迫，打撲，摩擦を避ける，十分な止血)，バイタルサインの変化を重視する．抗凝固療法時は，正確な輸液管理を行うとともに，血腫予防のため筋肉注射は避ける．DICの予後は悪く，死亡率も高いため，患者の心身の苦痛を緩和し，闘病意欲を喪失しないように支援するとともに，可能な限り家族との時間を優先させる．[222] ⇨参播種(はしゅ)性血管内凝固症〔候群〕→2368

播種(はしゅ)性淋菌感染症 disseminated gonococcal infection；DGI 淋菌の菌血症によるもので，発熱，多発性関節炎および丘疹性・点状出血性あるいは出血性膿疱性皮疹で発症する．淋菌の侵入部位の症状を欠くこともある．最初の関節障害は数個の関節に非対称性に限局した腱鞘炎である．次いで，膿性関節液の貯留を伴う化膿性関節炎が1つあるいは多数の関節に続発し，疼痛と腫脹が認められる(淋菌性関節炎)．治療が遅れると関節の進行性破壊をきたす．その他，軽度の心筋心嚢炎と中毒性肝炎をきたすことがあり，まれではあるが心内膜炎や髄膜炎を合併すると重篤となる．[353] ⇨参淋菌感染症→2947

派出看護婦会 看護婦(現看護師)を派出する会で，鈴木まさ〔1857-1940(安政4～昭和15)〕は，特権階級のためには看護婦が派遣されているが庶民も同様に派出看護婦が必要であることを痛感し，1891(明治24)年，日本で最初の民間人のしかも看護婦の手による派出看護婦会(慈善看護婦会)を東京本郷森川町につくった．常に数名の看護婦と助産婦(現助産師)を置き，各家庭や病院に派出する制度をとった．しかし，料金が安いうえに貧困者には無料としたので経営が思わしくなく，1896(同29)年に東京看護婦会と名前を改め，規定料金を定めて再建を図った．特筆すべきことは，看護婦を雑用に使わない，連日の看護には6時間以上休ませる，看護婦は派出先から勝手に外出しない，みだりに病状を口外しないなどの規定を設けていたこと．東京看護婦会はその後，大関和に引き継がれた．派出看護婦制度は隆盛をみた時期もあったが，第二次世界大戦後，連合国軍最高司令官総司令部(GHQ)はこれを解散させ，「職業安定法」に基づく職業紹介とした．[1451]

波状熱⇨同ブルセラ症→2586

破傷風 tetanus ［テタヌス］ 土壌中に存在する破傷風菌 *Clostridium tetani* が外傷部位から感染し，局所で菌が産生する外毒素が原因で症状が出現．潜伏期は3日～3週間で，倦怠感，頭痛，筋肉痛などから始まり，開口障害，嚥下障害，全身の疼痛性筋肉収縮，全身骨格筋の強直性痙攣をきたす．強直性痙攣による症状の1つである後弓反張は有名．意識はおかされない．治療は外毒素に対し破傷風免疫グロブリンを投与し，受傷部位の菌に対し抗菌薬を，さらに痙攣に対し抗痙攣薬を投与する．重症では呼吸管理が重要となり，集中治療室での対応が必要となる場合が多い．[288]

破傷風顔貌 tetanic face 破傷風にみられる特徴的な症状．破傷風は全身の横紋筋の緊張と硬直を主な特徴とする．症状は感染局所の筋肉の緊張感より始まり，しだいに開口障害・嚥下障害が出現し，さらには顔面筋の痙攣のため口笛を吹くような表情になり微笑するように見える特有の顔貌(痙笑)を呈する．[909]

破傷風強縮⇨同破傷風強直→2370

破傷風強直 tetanus, tetanic muscular contraction ［破傷風強縮］ 破傷風にみられる特徴的な症状．発症後は感染局所の筋肉の緊張感より始まり，開口障害，顔面筋の痙攣のための特有の顔貌(痙笑)を呈する．さらには頸部，上肢，体幹，下肢の順に硬直を起こし，ついには全身的な弓なり緊張を起こす．硬直性の痙攣は些細な物音や風などの刺激により誘発され，数秒～数分間持続する．痙攣時は開口障害も進み気管や口腔内に分泌物が増加するが，咽頭痙攣のため喀出できなくなり窒息死することもある．[909]

破傷風抗毒素血清 antitoxin serum of tetanus 破傷風の毒素を中和し中毒症状を緩和するために用いる血清．破傷風にはヒト血清から精製した免疫グロブリン(90%以上がγグロブリン)を用いる．3,000-6,000 IU(国際単位)を筋注することが望ましい．なお，神経細胞に毒素が結合したあとでは抗毒素血清では中和しえないので，開口障害発現以前の早期に十分量を投与することが望ましい．投与後臨床症状が悪化しても追加投与は無効．[909]

破傷風トキソイド tetanus toxoid ［破傷風不活性化ワクチン］ 破傷風菌の産生する神経毒素に薬品を加えて無毒化したもの(トキソイド)を体内に投与して，自己の免疫機能により抗体を産生させて免疫性を獲得させる能動免疫の一種．ジフテリア，百日咳との三種混合で用いられるのが一般的．[166] ⇨参破傷風→2370，三種混合ワクチン→1206

破傷風毒素 tetanus toxin ［テタノスパスミン］ 破傷風菌 *Clostridium tetani* が産生する分子量約15万の単純タンパクの神経毒素．非常に強力な毒素．局所で産生された毒素は末梢神経に沿って中枢に達し，運動ニューロンと結合して骨格筋の強直性痙攣を起こす．[324]

破傷風不活性化ワクチン⇨同破傷風トキソイド→2370

バシラス〔属〕 *Bacillus* ［バチルス〔属〕］ グラム陽性の有芽胞桿菌．好気性または通性嫌気性．ヒトに病原性を示す菌種として，炭疽菌 *B. anthracis* とセレウス菌 *B. cereus* がある．炭疽菌は主として家畜(ヤギ，ヒツジ，ウシ，ウマなどの草食獣)の感染症である炭疽 anthrax の起因菌で，まれにヒトが感染．感染経路によって，皮膚炭疽，肺炭疽，腸炭疽の病型をとる．肺炭疽と腸炭疽は急激な経過をとり致命率が高い．セレウス菌は自然界に広く分布し，ヒトに感染型食中毒を起こすことがある．[324]

バシリウス 〔L〕Basilius ［バシレイオス《カエサリアの》］ ギリシャ教父(330頃-379)．カッパドキア(現在のトルコ)のカエサリアに生まれ「大バシレイオス」と呼ばれた．アリウス派などの異端問題の解決に尽力したほか，「修道規則」を著し，東方教会の「修道生活の父」として尊敬された．教会と修道院のまわりに病院や救貧院を建て，貧者，老人，孤児のほか，レプラ(ハンセン病)などの病人を収容し，障害者の社会復帰をたすけた．[983]

ハシリドコロ中毒 scopolia poisoning ナス科の植物で，わが国の山野に自然に生育するハシリドコロ *Scopolia japonica* は，ヒヨスシアミン，アトロピン，スコポラミンなどのアルカロイド性毒を有する．誤食による症状出現は食後約2時間で，口渇，嘔吐，めまい，意識障害，呼吸麻痺などがみられる．治療はアトロピン中毒と同様．[1618]

バシレイオス《カエサリアの》⇨同バシリウス→2370

破水 rupture of bag of waters 卵膜が破れ(破膜)羊水が流出すること．人工破膜以外は通常，羊水の流出や，腟内pHのアルカリ化により証明される．発生時期により適時破水，前期破水，早期破水，遅滞破水に分類される．また自然破水と人工破膜による破水と区別がある．[1323]

破水を確認する検査 正常妊婦の腟内が酸性(pH 4.5-6.0)であるのに対して，羊水がアルカリ性(pH 7.0-8.5)であることを利用した検査法には，ニトラジンイエロー(エムニケーター：黄色→青色)，ブロムチモールブルー(BTB：黄色→青色)がある．また，流出している分泌物のスライドガラスでの乾燥塗抹標本で羊歯状結晶を認めれば破水の可能性が高い．胎児由来の物質を特殊なキットで検出する免疫クロマト法では，腟分泌液中インスリン様成長因子結合タンパクⅠ型(チェックPROM)，胎児性フィブロネクチン(ROMチェック)などがある．破水を診断する精度は100%ではなく，試薬には使用期限，保存方法などの注意が必要．上記の検査ができなくても，視診で流出物の中に毳(ぜい)毛を認めれば破水と判断できる．また，羊水に

は特有の臭気がある.[260]

パス解析 path analysis 重回帰分析を応用し，変数間の相関関係をある因果モデルに基づいて吟味する統計手法の1つ．手順としては，はじめに因果モデルを構築する．この際，作成される流れ図は，因果の筋道を表す図という意味でパスダイアグラムと呼ばれる．パスダイアグラムの中で示される矢印は因果の方向性を表し，これによって1つの因果モデルを表現する．このとき，どの変数からも矢印の及んでいない変数は外生変数といい，その変数に影響を及ぼす原因がその因果モデルの枠外にあることを示す．また，何らかの影響が及んでいる変数は内生変数と呼ばれる．次に，各事象の因果にかかわる寄与の大きさを，ある内生変数に対して直接原因となる変数による線形関数として表されることを仮定し，重回帰分析を用いて標準偏回帰係数(β)を算出する．このβが，ある内生変数への相対的な寄与の大きさを示す指標として用いられ，パス係数と呼ばれる.[980] ⇒参内生変数→2184，外生変数→441

パスカル PASCAL 変数に数値を当てはめていく代入を繰り返し行うことを基本に考えられているコンピュータの，高水準のコンパイラ言語の1つで，数値計算のために開発されたアルゴル ALGOL 60 を改良したもの．プログラミングを学ぶ際に最も頻繁に用いられる.[258]

パスカルの原理 Pascal principle(law) 密閉した容器内の静止流体(気体，液体)は，外部から圧力を加えられると圧力はすべての方向に一様に伝わり，流体内のすべての点の圧力は同じだけ増加するという物理的法則．パスカル Blaise Pascal(1623-62)によって発見された．人体についても，常圧下で人体表面に加わっている圧力は，液体とみなされる軟組織のあらゆる部分に伝わり，さらに体腔内の気体にも伝わって全身の圧力がつり合っている．高気圧環境下に入ると，パスカルの原理に従って増加した圧力は体表面から体液や軟組織を介して身体各所に伝わり，新しい圧力の平衡が起きる．この際，体内の空間と外界との交通がなく，しかもこの空間の体積が自由に変化できない構造であると，空間内圧と周囲組織間に圧力差を生じ，組織の変形，圧迫，うっ血，出血などの気圧障害を起こす.[1360]

バスキュラーアクセス vascular access ［ブラッドアクセス］ 血液浄化療法を行ううえで，適切な血液浄化を施行するに十分な血液流量を確保するための手段．通常の皮静脈では血液浄化に必要な血流量が得られないため動静脈間にシャントを作製するか，中心静脈にカテーテルを挿入する．内シャントは主に上肢の動脈および表在静脈を外科的に吻合し，その動脈化した表在静脈を使用する半永久的なシャントであるのに対し，外シャントは末梢の動脈と静脈をカテーテルで吻合したもので，中心静脈に挿入された留置カテーテルとともに主に緊急時に一時的に使用される.[214]

バスケットカテーテル basket catheter 従来はX線透視下で操作用膀胱鏡を用いて尿管に挿入し，下部尿管の結石を捕捉し，抽石する非観血的治療法に用いるための特殊なカテーテルであった．挿入時にはバスケット部分はカテーテル内に格納され(写真1)，押し出すと拡張する構造(写真2)になっている．現在では尿管鏡で確認しつつ，尿管結石を捕捉し，抽石したり，経尿道的尿管結石破砕術の際に結石が移動しないように固定したり，破砕片を取り出したりするのに補助的に用いられることが多い(写真3)．尿管結石だけでなく腎盂や腎杯内の結石も軟性鏡を用いて捕捉することがある．バスケットカテーテルの太さは尿管鏡を通して使用するため3Fr(フレンチ，チューブの太さを表す単位，フレンチサイズの1/3が直径mmなので3Frは直径1mm)以下のことが多く，バスケット部分は細いワイヤーで構成され，目的により種々の形状をしている．最近では胆道系の結石を内視鏡下で捕捉するのにも用いられることがある.[1244]

●バスケットカテーテル

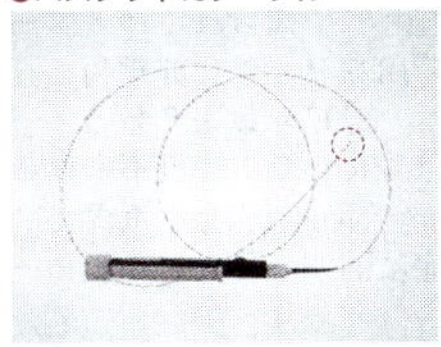
写真1

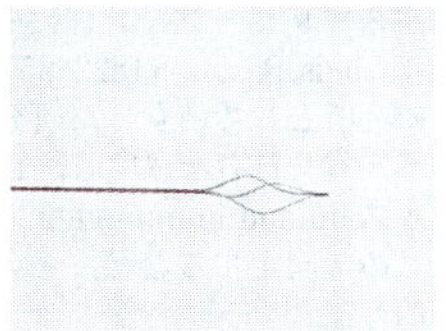
写真2

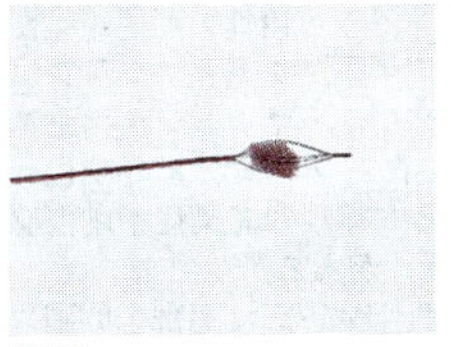
写真3

バスケット鉗子 basket forceps 先端が籠状に広がる金属製針金を用いた結石捕捉用鉗子で，内視鏡的に尿路結石，胆管結石を捕捉して体外へ排出する際に用いられる.[34]

パス染色 PAS stain⇒同パス反応→2372

パスタ剤 paste ［泥膏］ 元来，脂肪と粉末を練り合わせて泥状にした外用剤をいうが，現在では成分とは無関係に泥状の外用剤を指すこともある．油脂としてはワセリンやグリセリン，粉末としてはデンプン，硫黄，亜鉛華などが用いられる.[102]

パスチア徴候 Pastia sign 小児期に多い急性伝染性疾患である猩紅熱患者の肘窩部にみられる特異な徴候で，桃色もしくは紫色の横線を呈する．皮内出血の結果としてみられるもので，猩紅熱以外に麻疹や発疹チフスでみられることもある.[909]

パスツーリゼーション pasteurization⇒同低温殺菌法→2043

パスツール Louis Pasteur フランスの化学者，微生物学者(1822-95)．光学的に不活性とされていたパラ酒石酸が右旋性と左旋性の結晶からなることを示し(1848)，分子の非対称性の研究を進めた．さらに発酵現象の研究に転じ，乳酸発酵(1857)，アルコール発酵(1860)，酢酸発酵(1861)に関する論文を発表.「発酵は生命と相関する現象である」と主張し，単なる化学反応とするフォン=リービヒ Justus von Liebig(1803-73)らと対立した．フランス科学アカデミーの懸賞課題にこたえて出した微生物の自然発生を否定する一連の論文，特に白鳥の頸フラスコの実験は有名．こうした研究はブドウ酒の変質を防ぐために工夫したパスツール滅菌法(低温殺菌法，パスツーリゼーション pasteurization)(1866)や，リスター Joseph Lister(1827-1912)らの外科手術の際の石炭酸による無菌処理法(1867)を生みだした．また，カイコ(蚕)の流行病から感染病研究をはじめ，ニワトリコレラの弱毒化した菌による免疫現象を観察．ワクチン療法の基礎を築き，狂犬にかまれた少年にはじめて試み有効な結果を得た．ソルボンヌ大学教授(1867-74)，パスツール研究所所長(1888-95)として19世紀後半のフランス科学界を代表する活躍をしたばかりでなく，20世紀生命科学の多様な分野に大きな影響を与え，近代微生物学，生化学，免疫学の創始者とされている．[983] ⇨参低温殺菌法→2043

パスツール研究所 Pasteur Institute 狂犬病ワクチンやパスツリゼーション(低温殺菌法)で知られるパスツール Louis Pasteur(1822-95)が1887年パリに非営利私設研究所として創立した研究所．1907年以来8名のノーベル賞受賞者を輩出し，1983年にはヒト免疫不全ウイルス human immunodeficiency virus(HIV)を世界ではじめて同定するなど，感染症に関する研究のリーダー的存在．[41]

パスツール法⇨同低温殺菌法→2043

パスツレラ〔属〕 *Pasteurella* グラム陰性の通性嫌気性の小桿菌．この属の中では，パスツレラ・マルトシダが臨床的に重要な種．パスツレラ・マルトシダは動物の病原菌であるが，ヒトはイヌやネコなどの咬傷，ひっかき傷などから感染する．呼吸器感染症や創傷感染が多い．ペニシリンに感受性がある．[324]

バストバンド bust band ［肋骨固定帯］ 患部を的確に固定する胸部固定帯の1つ．使用目的としては，痛みの緩和，変形の予防と矯正，関節の固定，保持，制動などがあげられる．肋骨骨折後の保存療法として多く使用されるが，転位のない上腕骨頸部骨折や鎖骨骨折，胸部手術における胸骨正中切開術後などにも使用される．[1189]

パストラルケア pastoral care⇨同スピリチュアルケア→1652

ハスナー弁 Hasner valve 膜性鼻涙管の下鼻道への開口部にあるとされている弁．近年，内視鏡による臨床所見からは，その存在を否定する意見が多い．ハスナー Joseph Hasner はボヘミア(現チェコ)の眼科医(1819-92)．[566]

パス反応 periodic acid Schiff reaction；PAS reaction ［パス染色，過ヨウ素酸シッフ反応］ 細胞や組織内に存在する多糖類の組織学的証明法として最も用いられる反応(染色法)の1つ．[324]

外れ値 outlier ［外測値］ 全体の分布から極端にはずれている値のこと．外れ値があると平均は大きく影響を受け，代表値としての妥当性を欠くことになる．標準偏差も同様．また標準偏差と共分散で定義される相関係数も外れ値の影響を受ける．はじめに散布図を描いて外れ値がないことを確認してから，相関係数を算出することが必要．[980]

パスワード password もともとは敵味方を識別するための秘密の言葉，いわゆる「合い言葉」の意味で使われてきた．『Random House Webster's College Dictionary』の語源欄には1810-20年と記載されている．1979年に編纂された『Collins English Dictionary』では通行許可を得るための仕草もパスワードとしている．このためか多くの英語辞典では「合い言葉」を第一義として掲げ，コンピュータでの利用者認証のために用いる文字列という意味は記載そのものがないかあるいは第二義としている．わが国では『日本語大事典』(講談社，1989)もこの順序で記載しているが，『大辞林』(第16版，三省堂，1989)や『国語辞典』(集英社，1993)では，(コンピュータで)情報の機密保持や利用者を識別する文字・記号という説明を第一義とし，「合い言葉」は第二義に落としている．特に個人情報保護法の制定以降，コンピュータシステムに対してパスワードで利用者を制限することが急速に一般化し，パスワードもコンピュータ用語として定着してきた感がある．パスワードの定義を単純に「利用者を識別する文字・記号」とするならば，生体認証で用いる指紋などもその範疇に含められそうであるが，通常これらはパスワードとは呼ばない．コンピュータ用語として用いる場合，原則として，システムを提供する側が利用者を特定するために設定する記号列と利用者側がシステムを利用するために申請する記号列の組み合わせで個人を認証している．前者がユーザIDや識別番号といった言葉で表される内容であり，後者がパスワードに相当．クレジットカード番号などは前者に属す．[1576]

長谷川式簡易知能スケール ⇨同長谷川式認知症スケール→2372

長谷川式認知症スケール Hasegawa dementia scale-revised；HDS-R ［長谷川式簡易知能スケール，改訂長谷川式簡易知能スケール，HDS-R］ 認知症の診断ないし重症度を測定するための評価尺度のなかで，わが国で最も普及しているもの．改訂長谷川式簡易知能スケールという名称であったが，2004(平成16)年に「痴呆」が「認知症」に名称変更されたのに伴い，2005年に長谷川式認知症スケールと改称．スケールは全9問から構成されており，30点満点．正答が多いほど点数が高く，カットオフポイントは20点/21点に設定されている．つまり，20点以下の場合認知症が疑われる．スケールの感度は0.83，特異度は0.92である．[1606] ⇨参認知症検査→2270，臨床認知症評価スケール→2952

長谷川泰 Hasegawa Yasushi(Tai) 明治の医学教育者，政治家．東京医学校(東京大学医学部の前身)教官，長崎医学校校長，東京府病院長，代議士，内務省衛生局長を歴任した医師〔1842-1912(天保13～明治45)〕．越後国福井村(現新潟県長岡市)に生まれ，はじめ泰一郎と称したが，明治以降は泰と改称．佐倉の順天堂で医学を学んだのち，江戸に出て松本良順に師事．大学東校の教師となり長崎に行くが，1876(明治9)年長崎医学校廃止を受け，東京で私立医学校済生学舎を創立し，医術開業試験の受験生を教育した．閉校となる1903(同36)年までの間に，済生学舎で学び医師になった者の数は9,600人余と公称される．第1回帝国議会から3回連続して代議士に当選．明治中期の医療行政に多大な影響を与えた．[654] ⇨参済生学舎→1158

バゼックス症候群 Bazex syndrome 内臓悪性腫瘍随伴症状としてみられる皮膚病変(デルマドローム)．指趾および爪に乾癬様炎症性角化病変が生じ，悪性腫瘍の進行とともに病変は四肢，顔面(脂漏性皮膚炎様)へと拡大する．上気道の扁平上皮癌が多い．[102]

●長谷川式認知症スケール(HDS-R)

No	質問内容		配点	記入
1.	お歳はいくつですか?(2年までの誤差は正解)		0 1	
2.	今日は何年の何月何日ですか? 何曜日ですか? (年月日，曜日が正解でそれぞれ1点ずつ)	年 月 日 曜日	0 1 0 1 0 1 0 1	
3.	私たちが今いるところはどこですか? 自発的に出れば2点，5秒おいて，家ですか? 病院ですか? 施設ですか? の中から正しい選択をすれば1点		0 1 2	
4.	これから言う3つの言葉を言ってみてください．あとでまた聞きますのでよく覚えておいてください (以下の系列のいずれか1つで，採用した系列に○印をつけておく) 1:a)桜，b)猫，c)電車， 2:a)梅，b)犬，c)自動車		0 1 0 1 0 1	
5.	100から7を順番に引いてください (100−7は? それからまた7を引くと? と質問する．最初の答が不正解の場合，打ち切る)	(93) (86)	0 1 0 1	
6.	私がこれから言う数字を逆から言ってください (6−8−2，3−5−2−9) (3桁逆唱に失敗したら打ち切る)	2−8−6 9−2−5−3	0 1 0 1	
7.	先ほど覚えてもらった言葉をもう一度言ってみてください (自発的に回答があれば各2点，もし回答がない場合，以下のヒントを与え正解であれば1点) a)植物，b)動物，c)乗り物		a:0 1 2 b:0 1 2 c:0 1 2	
8.	これから5つの品物を見せます．それを隠しますので何があったか言って下さい． (時計，鍵，タバコ，ペン，硬貨など必ず相互に無関係なもの)		0 1 2 3 4 5	
9.	知っている野菜の名前をできるだけ多く言ってください． 答えた野菜の名前を右欄に記入する．途中詰まり，約10秒待ってもでない場合にはそこで打ち切る 5個までは0点，6個=1点，7個=2点，8個=3点，9個=4点，10個=5点		0 1 2 3 4 5	
	満点:30		合計得点	

カットオフポイント:20/21(20以下は認知症の疑いあり)．

長谷川和夫:長谷川式認知症スケール(HDS-R)，三京房，2005

バセドウクリーゼ⇨同甲状腺クリーゼ→1014

バセドウ心 Basedow heart 甲状腺機能亢進により生じる定常的高心拍出状態．生理学的には心拍数と心拍出量の増加，心筋収縮速度の増加，冠動脈血流の増加，体血管抵抗の低下を伴う．心房細動，うっ血性心不全，虚血性心疾患を引き起こすことがある．過剰甲状腺ホルモンに対する治療を行うとともに心臓に対する治療を行う．[1220] ⇨参バセドウ病→2373

バセドウ病

Basedow disease ［グレーブス病，パリー病］

【概念・定義】 **甲状腺中毒症**の90%を占める代表的な**甲状腺機能亢進症**．1825年パリー Caleb H. Parry (1755-1822)，1835年グレーブス Robert J. Graves (1797-1853)，1840年バセドウ Karl A. von Basedow (1799-1854)によって発表された．

【疫学】 15-50歳女性に発症することが多く，有病率は女性の約0.3%といわれる．男女比は1:7-10．

【病態生理】 自己免疫性甲状腺疾患の1つで，**抗TSH受容体抗体**が甲状腺を刺激することによって引き起こされる．家族内や一卵性双生児での多発発症の報告があり，遺伝的素因も認められる．

【症状】 臨床症状は，甲状腺機能亢進状態によるものと甲状腺外症状に大別される．前者は，動悸，多汗，体重減少，易疲労感，手指振戦などの自覚症状やびまん性甲状腺腫大，頻脈などの他覚症状を呈する．後者は，眼症状(眼球突出・複視)や前脛骨部浮腫があげられる．甲状腺腫，頻脈，眼球突出は**メルセブルグ Merseburg 三徴候**といわれる．症状の内容や程度の個人差は大きいが，特に年齢による差が著明．高齢者では通常は頻脈になりにくく甲状腺腫が小さい傾向にあるので，動悸や甲状腺腫の訴えが少ない．一般検査でALP(アルカリホスファターゼ)上昇やコレステロール低下などを認める．軽度肝機能異常を呈することもしばしばある．

【診断】 上記の臨床症状，甲状腺ホルモン上昇とTSH低下に基づく甲状腺中毒症，抗TSH受容体抗体陽性，**放射性ヨード摂取率**上昇によって行う．学会の診断ガイドラインを参照(表)．鑑別診断として，他の甲状腺中毒症を呈する疾患(無痛性甲状腺炎，亜急性甲状腺炎，プランマー Plummer 病など)が重要．

【治療】 抗甲状腺薬による内科的治療，放射性ヨードによる**同位元素治療**，**甲状腺亜全摘**による外科療法がある．それぞれ長所と欠点があるが，わが国では内科的治療が第一選択として圧倒的に好まれており(88%)，同位元素治療は11%，手術療法は1%のみ．抗甲状腺薬は甲状腺内でのヨードの酸化・有機化の抑制などによって，甲状腺ホルモンの合成を低下させる．バセドウ病の寛解を得るには1-2年の長期にわたる投薬が推奨される．副作用として，蕁麻疹・発疹(5-10%)，無顆粒球症(0.1-0.2%)，肝障害(まれ)などがある．放射性ヨード療法は中高年者で抗甲状腺薬治療によって副作用が出たり寛解しない例や手術後の再発例が対象となる場合が多い．手術療法は内科的治療で寛解しないもしくはコントロール不良な若年者，抗甲状腺薬の副作用例，腫瘍の合併例，短期間の治療希望者，甲状腺腫が非常に大きい場合などに適応となることが多い．甲状腺機能亢進症状が強いときはβ**遮断薬投与**も併用する．[26] ⇨参バセドウ病眼症→2374，甲状腺中毒症→1017

●バセドウ病の診断ガイドライン

a）臨床所見
1. 頻脈，体重減少，手指振戦，発汗増加等の甲状腺中毒症所見
2. びまん性甲状腺腫大
3. 眼球突出または特有の眼症状

b）検査所見
1. 遊離 T_4，遊離 T_3 のいずれか一方または両方高値
2. TSH 低値(0.1 μU/mL 以下)
3. 抗 TSH 受容体抗体(TRAb，TBII)陽性，または刺激抗体(TSAb)陽性
4. 放射線ヨード(またはテクネシウム)甲状腺摂取率高値，シンチグラフィーでびまん性

1）バセドウ病
a)の 1 つ以上に加えて，b)の 4 つを有するもの

2）確からしいバセドウ病
a)の 1 つ以上に加えて，b)の 1，2，3 を有するもの

3）バセドウ病の疑い
a)の 1 つ以上に加えて，b)の 1 と 2 を有し，遊離 T_4，遊離 T_3 高値が 3 か月以上続くもの

付記
1. コレステロール低値，アルカリホスファターゼ高値を示すことが多い．
2. 遊離 T_4 正常で遊離 T_3 のみが高値の場合がまれにある．
3. 眼症状があり TRAb または TSAb 陽性であるが，遊離 T_4 および TSH が正常の例は euthyroid Graves' disease または euthyroid ophthalmopathy といわれる．
4. 高齢者の場合，臨床症状が乏しく，甲状腺腫が明らかでないことが多いので注意をする．
5. 小児では学力低下，身長促進，落ち着きのなさ等を認める．
6. 遊離 T_3(pg/mL)/遊離 T_4(ng/dL)比は無痛性甲状腺炎の除外に参考となる．

日本甲状腺学会：甲状腺疾患診断ガイドライン(第7次案)

バセドウ病の看護ケア

【看護への実践応用】 バセドウ病の症状は，甲状腺腫，眼球突出，頻脈，動悸，息切れ，易疲労感，食欲亢進，体重減少，下痢，収縮期高血圧，発汗過多，手指振戦，情緒不安定，いらいらや落ち着きがなく喜怒哀楽が激しいなどがある．これらの観察をしながら，代謝亢進によるエネルギーの消耗が最小限になるケアを行う．**【ケアのポイント】** 動悸や頻脈の症状がみられる場合には，安静にするように指導する．また，発汗が多いため，寝衣や寝具の交換により清潔を保ち，室温の調整を行い，入院環境を整えて安静が保てるように援助する．代謝機能が亢進することで，体重が減少しやすいため，食事は消化のよい栄養バランスのとれたものを摂取する．ヨードを大量に摂取すると悪化することがあるため，ヨードを含む海藻類，特に昆布などの大量摂取は控える．動悸，頻脈，発汗過多などの症状は，甲状腺ホルモンの分泌改善により回復するが，眼球突出は改善しないため，サングラスで光線やほこりなどから角膜を保護し視力障害を予防する．治療法は，抗甲状腺薬の内服治療が第一である．内服治療の副作用として，重篤な感染症(無顆粒球症)を起こす危険性があるため，発熱，咽頭痛，かぜのような症状が出現した場合は，ただちに受診するよう指導する．また，症状が改善したあとも数年にわたり服薬を続ける必要があるため，内服薬の自己判断による中断は再発につながることを説明し，定期受診するよう指導する．一方①内服薬で効果が得られない，②副作用で薬が使用できない，③早く寛解させたい，などの理由で，手術(甲状腺亜全摘)，放射性ヨードでの治療を選択する場合がある．妊娠や出産に関しては，甲状腺機能異常がみられる場合，月経異常や不妊あるいは流早産の可能性があるが，これらについても甲状腺ホルモンの改善に伴い回復してくる．妊娠や出産の希望があるときには，あらかじめ医師に相談し，甲状腺機能を正常に保つことが重要である．[559] ⇨参バセドウ病→2373

バセドウ病眼症 Basedow ophthalmopathy ［**甲状腺関連眼症，グレーブス病眼症，甲状腺機能亢進性眼病変**］〔**概念・定義**〕バセドウ病に認められる眼症状の総称．甲状腺ホルモン過剰によって起こる交感神経機能亢進作用による機能性眼症(眼瞼後退，瞬目減少など)から眼窩組織内の器質的変化(眼球突出，複視など)までを含む．後者の変化は，必ずしも甲状腺中毒症の合併を伴わない場合もあり，甲状腺機能正常型グレーブス euthyroid Graves 病と呼ばれる．また，高度の外眼筋運動障害，角膜病変，視野障害をきたすほどの重症例は悪性眼球突出症と呼ばれる．〔**疫学**〕交感神経機能亢進作用による機能性眼症は30-50% のバセドウ病で観察される．一方，眼窩組織内の器質的変化をきたすものは，バセドウ病の10-25% 程度．バセドウ病と同様に女性に多い(男：女＝1：7-10)が，重症例では男性の比率が上昇する(男：女＝1：1-2)．〔**病態生理**〕交感神経機能亢進作用による機能性眼症は，交感神経支配にあるミュラー Müller 筋(眼瞼挙筋の補助的働きをする)が甲状腺ホルモン過剰による交感神経感受性亢進に伴って緊張状態になるために起こる．したがって，甲状腺ホルモン正常化とともに通常は軽快する．一方，眼窩組織内の器質的変化は，自己免疫的機序によって後眼窩脂肪組織や結合組織の増生腫大や外眼筋の炎症性肥厚が生じ，眼球の前方への突出や眼球運動障害をきたすためと考えられている．刺激型抗 TSH 受容体抗体との関連や細胞性免疫の関与が想定されているが，真の自己抗原と標的細胞は不明．喫煙が悪化因子であるという報告がある．〔**症状**〕眼球突出が高度になると閉眼不能(兎眼)となり，眼球乾燥感や角膜病変をきたす．外眼筋病変では複視が問題となる．種々の眼症状について，以下のような徴候名がついている．グレーフェ Graefe 徴候：下方視の際，上眼瞼と黒目の間に白目が見える，ダルリンプル Dalrymple 徴候：眼裂開大，シュテルワーク Stellwag 徴候：瞬目の低下・消失，メ

ビウス Möbius 徴候：眼球輻輳運動障害．〔**診断**〕上記眼症状に加えて，バセドウ病の合併，刺激型抗 TSH 受容体抗体陽性が重要．眼球突出度はヘルテル計や CT で計測される．外眼筋病変，角膜病変，視野障害がある場合は，眼科での専門的診察が必要．眼窩病変，特に外眼筋腫大の評価には CT や MRI が，外眼筋の炎症評価には MRI が有用である．通常，病変は両側性．〔**治療**〕機能性眼症に対しては甲状腺ホルモンのコントロール，器質性病変に対しては軽度の場合は点眼剤のみで観察する．複視，角膜病変，視野障害など高度の場合は，副腎皮質ホルモンパルス療法や放射線外照射が行われる．副腎皮質ホルモンパルス療法で約 60% に改善効果が認められるが，完全寛解は困難．複視が残存して患者の QOL を損ねる場合，炎症性病変が沈静化した不活動期には手術も行われる．バセドウ Karl A. von Basedow はドイツの内科医(1799-1854)．[26]

バセドウ病《狭義の》　Basedow disease⇨同甲状腺機能亢進症⇀1012

バセドウ病昏睡⇨同甲状腺クリーゼ⇀1014

バセビッツ　Bassewitz　1904 年に，ブラジル人に毛細血管拡張性肉芽腫類似疾患(バセビッツ腫瘍)を発見した．[1531]

パソコン⇨同パーソナルコンピューター⇀2324

バソトシン　vasotocin；VT　哺乳類以外の脊椎動物の下垂体後葉に見いだされるペプチドホルモンで，抗利尿作用がある．アルギニンバソプレシン(AVP)の 3 番目のフェニルアラニン(Phe)がイソロイシン(Ile)に置換されている．[1047]　⇨参抗利尿ホルモン⇀1064

バソプレシン　vasopressin；VP⇨同抗利尿ホルモン⇀1064

バソプレシン検査　vasopressin test　下垂体後葉機能検査の 1 つで，抗利尿ホルモン(ADH，バソプレシン)の分泌不全である中枢性尿崩症と抗利尿ホルモンの腎臓での作用に異常をもつ腎性尿崩症とを鑑別するために行われる検査法．合成バソプレシンを筋注，あるいはデスモプレシン酢酸塩水和物を点鼻投与後，尿浸透圧が血漿浸透圧をこえて上昇し，尿の濃縮が起これば尿崩症，起こらなければ腎性尿崩症と診断する．通常，水制限試験によって尿崩症の診断がつけられたあとに行われる．[1260]　⇨参抗利尿ホルモン試験⇀1065

バソプレシン受容体　vasopressin receptor　バソプレシン〔あるいは抗利尿ホルモン(ADH)〕受容体には V_{1a}，V_{1b}，V_2 の 3 つが知られている．V_{1a} 受容体は全身に広く分布し，血管平滑筋の収縮を起こしての血圧上昇作用，肝細胞のグリコーゲンを分解しての血糖上昇作用などがある．また，腎の集合管や髄質間質細胞からプロスタグランジン E_2(PGE_2)の合成を促進させる．V_{1b} 受容体は下垂体前葉にあり，副腎皮質刺激ホルモン(ACTH)を分泌させる．V_2 受容体は腎集合管を中心とする尿細管に限局して存在し，主に水の再吸収を促進し，血漿浸透圧を恒常的に保っている．また，V_2 受容体は血管内皮細胞にあり，血液凝固第Ⅷ因子の放出に関与している．いずれも 7 回膜貫通構造を有し G タンパク質共役型である．V_{1a} 受容体および V_{1b} 受容体の細胞内情報伝達系はホスファチジルイノシトール水解・C キナーゼ系が，V_2 受容体は cAMP・A キナーゼ系がそれぞれ機能している．[1047]

バターイエロー　butter yellow⇨同パラジメチルアミノアゾベンゼン⇀2395

パターソン・ケリー症候群　Patterson-Kelly syndrome⇨同プランマー・ヴィンソン症候群⇀2579

パターナリズム　paternalism　温情主義父親的干渉，父権主義．パター pater はラテン語で父 father を意味し，もともとは父親が自分の未熟な子どものために世話を焼く，あるいは温情をもってふるまうことを指す言葉．父(家父長)の言うがままに行動することが善であるというもので，同様に医療でも専門家たる医師の言うがままにまかせることが患者のためであり，素人がよけいな口出しをすべきでないという考えのこと．しかし，パターナリズムは個人の自己決定権に対する侵害であり，合理的判断や意思決定不能の場合を除いてインフォームド・コンセントに基づく医療の推進が強く求められるようになった．母親が子どもの自主性を無視して一方的に世話を焼くのと同じように，ケアする人が患者の自己決定を無視して，よけいな世話を行うことをマターナリズム maternalism(mater はラテン語で母 mother)と呼ぶ場合がある．[157]

パターンリバーサル VEP　pattern reversal VEP⇨同図形反転視覚誘発電位⇀1637

はたけ⇨同顔面単純性粃糠(ひこう)疹⇀656

パタニティブルーズ　paternity blues　母親の抑うつ感情であるマタニティブルーズに対し，父親の抑うつ感情を示す用語で，1986 年，ロビンソン Robinson とバーレット Barret により報告された．マタニティブルーズの抑うつ状態と類似した臨床症状である誕生後ブルーズ post birth blues が，父親の約 62% にみられるとしている．児の誕生時は気分の高揚がみられるが，次第に落ち込み，抑うつ状態が生後 3 か月頃まで続き，その後は普通の状態に戻っていく．また，プルエット Pruett(1987)も児の誕生後最初の 3 か月くらいまでの間に，児の父親に起こる心身の変化を報告しており，期待される父親役割に漠然とした不安を感じ，情緒が不安定になり，ときに周囲に対してフラストレーションを感じ，逸脱行為に及ぶこともあるとしている．[1352]

バタラー治療プログラム　batterer treatment program⇨同加害者治療⇀464

破綻出血　breakthrough bleeding⇨同破綻性子宮出血⇀2375

破綻性子宮出血　breakthrough bleeding　［破綻出血］排卵がないためにプロゲステロンが分泌されず，エストロゲン分泌が持続し，子宮内膜が異常増殖し，栄養血管の増生が追いつかず血行障害となり出血すること．[1510]

ハチ(蜂)刺症　bee sting　ハチの毒による被害は，通常，疼痛と腫脹を伴う．わが国では，ミツバチ，アシナガバチ，ケブカスズメバチ，キイロスズメバチの 4 種による刺症が多い．特にスズメバチ類は攻撃的で，被害も甚大であり注意を要する．ミツバチの針は通常刺部に残されるので，これを除去する必要がある．疼痛は氷嚢を当てたり，重曹と水の泥膏を当てると軽減する．抗ヒスタミン軟膏，ステロイド軟膏の塗布やジフェンヒドラミン，メチルプレドニゾロンの投与もよい．多数箇所を刺されたり，顔面・頭部を刺されたり，ハチの毒が直接循環系に注入された場合には重大な反応を引き起こすことがある．また，過敏性のある人ではハチに 1 か所刺されただけでもアナフィラキシー

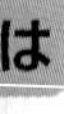

ショックと気管支攣縮のため死亡することがある．全身反応やショック症状に対しては，アドレナリンの注射，輸液やヒドロコルチゾンの大量注射が有効．過敏性のある人にハチ刺症の可能性が考えられるときには，救急処置用具一式を携帯させる．[1618]

バチスタ手術⇨同バティスタ手術《拡張型心筋症の》→2387

ばち爪⇨同ヒポクラテス爪→2479

ハチ毒 vespid venom アセチルコリン，アドレナリン，セロトニン，ヒスタミン，ヒスチジンほか多くの成分を含み，種類によりその組成は異なるが，いずれもアミン，ペプチドおよびある種の加水分解酵素を含む．ハチ毒の直接の薬理作用として激痛，発赤，腫脹をきたす．さらには痙攣，呼吸困難などを引き起こすこともある．[288]

パチニ小体 pacinian corpuscle⇨同層板小体→1825

八字包帯法 ［麦穂帯］ 関節を越えて包帯固定する際に関節伸側を中心にして「8」の形に交互に重ねることにより，関節可動性を残す巻き方．踵や頭頸部における三角帯，膝や肘における麦穂帯などがある．[1201] ⇨参8字帯→6

八味丸 hachimigan⇨同八味地黄丸(はちみじおうがん)→2376

八味地黄丸(はちみじおうがん) hachimijiogan ［八味丸］ 医療用漢方製剤の1つ．主として加齢に伴って生じる諸症状に用い，特に中年期以降に頻用される．漢方医学的には，下半身の疲労脱力，排尿異常(頻尿，乏尿)，腰痛など，腎虚の症状および腹証として小腹不仁(臍下が脱力し軟弱無力であること)または小腹拘急(腹直筋が下腹部で緊張していること)，臍下正中芯(臍下に白線触知)を目標とする．口渇(多量の飲水あり)，口乾(口が乾くがゆすぐ程度で可)，手足の煩熱(ほてり)または冷えを訴えることがある．臨床的には，上記症候を目標に，前立腺肥大，膀胱炎，腰痛，陰萎，坐骨神経痛，間欠性跛行，糖尿病，白内障，老人性難聴などに応用される．副作用として，悪心や胃もたれなどの消化器症状を起こすことがあるため，元来胃腸虚弱であったり，食欲不振，悪心，下痢，腹痛などの症状がある場合には用いないことが多い．腰痛が激しく，しびれやむくみが強いものには牛車腎気丸(ごしゃじんきがん)を用いる．出典：『金匱要略』．構成生薬：ジオウ，サンシュユ，サンヤク，タクシャ，ブクリョウ，ボタンピ，ケイヒ，ブシ．[544] ⇨参腎虚→1513，小(少)腹不仁→1457，正中芯→1696

ばち(撥)指 clubbed(drumstick) finger ［ヤモリ指，鼓桴(こふ)状指，太鼓ばち(撥)指］ 手指，足趾の末節骨が丸く腫大した状態．爪の爪甲基部が盛り上がり丸く彎曲している〔ばち(撥)状爪〕．指頭では血管増生による血流増大のため軟部結合組織が増殖しており，ムコ多糖類の沈着を認める．重症になると肥大性骨関節症となる．遺伝性(強皮骨膜症，トゥレーヌ・ソラント・ゴレ Touraine-Solente-Golé 症候群)や特発性のほか，低酸素症を伴う肺疾患やチアノーゼ性先天心疾患，感染性心内膜炎，消化器疾患などが原因となることが多い．[1220] ⇨参ヒポクラテス爪→2479

波長域⇨同スペクトル→1653

バチルアルコール batyl alcohol 毒性が低く，皮膚刺激も少ないうえ保湿性に優れているので，化粧品に使用されている．天然には魚肝油に存在．[1360]

バチルス〔属〕⇨同バシラス〔属〕→2370

ハチンスキー虚血評点 Hachinski ischemic score⇨同脳虚血評点→2296

発育 growth，development 身長，体重，臓器の重さなどのように量で示されるものの増大が成長で，機能の増進が発達であるが，この両者を併せて発育という．社会的発達，心理的発達などは心の機能の増進．[1631]

発育因子⇨同成長因子→1698

発育温度域 temperature range for growth 細菌が増殖するのに適した発育可能な温度の上限から下限までの温度域のことで，それぞれの菌が生息する場所によって異なり，低温菌，中温菌，高温菌に分けることができる．[324]

発育鶏卵培養⇨同ふ(孵)化鶏卵培養→2525

発育溝 developmental groove 歯冠の外層を覆うエナメル質表面にみられる細い線状の溝．歯の発生時には発育葉が癒合して歯冠がつくられる．前歯では近心・中心・遠心の3つの発育葉が癒合して1本の歯を形成するが，前歯切縁には3つの発育葉に癒合した名残として2か所(唇側および舌側)の発育溝を認める．[760]

発育指数 growth quotient 体重，身長，胸囲，座高などの組み合わせによって相対的発育状態や栄養状態を表す指数．ケトレー Quetelet 指数(体格)，比胸囲(胸囲/身長×100)，比座高，ローレル Rohrer 指数(栄養状態)，カウプ Kaup 指数(乳幼児期の体格)，ブローカ Broca 指数(肥満度)のほか，ペリジン指数，ポンディラール指数などがある．[1631]

発育障害⇨同発達障害→2384

発育性股関節脱臼 developmental dysplasia of hip⇨同股関節脱臼→1078

発育不全 hypoplasia，hypoplasty 成長過程において，身体ないし特定の器官や組織の発育が遅延・停止し，その大きさや重量が同年齢の基準範囲より低下している状態．身体の発育不全は低身長症と呼ばれ，成長期に生じた内分泌・代謝異常により生じる．器官や組織の発育不全は，形成不全または低形成の同義語として用いられている．生命維持に必須の器官に生じると，胎生期または出生直後に死亡するが，例外として成人になってから発見される場合もある．肝左葉外側区の低形成などがその例．[1482] ⇨参形成不全→862，低形成→2045

発育不全腎 renal hypoplasia⇨同形成不全腎→862

発育不全体質⇨同低形成性体質→2045

発育抑制⇨同低形成→2045

発音障害 dyslalia⇨同構音障害→976

発音補助装置⇨同スピーチエイド→1651

発芽管 germ tube 真菌の胞子が栄養形発育するときに胞子の一部分から突出した管状の構造物をいう．カンジダ・アルビカンス *Candida albicans* の場合，ヒト血清を加えて培養すると発芽管を生じる．これは他のカンジダからカンジダ・アルビカンスを区別するための重要な性状．[324] ⇨参カンジダ・アルビカンス→604

麦角アルカロイド ergot alkaloid ライ麦や小麦などのイネ科植物に寄生する麦角菌によって産生されるアルカロイド(植物塩基)．アルカロイドにはアミン型，ペプチド(アミノ酸)型など数種類あり，アミン型にはメチルエルゴメトリンマレイン酸塩，エルゴクリスチン，ペプチド型ではジヒドロエルゴタミンメシル酸塩がある．メチルエルゴメトリンマレイン酸塩には子宮収縮作用があり，分娩後の出血抑制に用いられる．ジヒドロエルゴタミンメシル酸塩は血管収縮作用があり，片頭痛治療に使用される．[998]

麦角中毒 ergot poisoning ［**エルゴチズム**］ ライ麦がカビの一種である麦角菌におかされると，穂先に黒くてかたい錐体状の菌殻が形成され，麦角アルカロイドであるエルゴタミンが産生される．それをライ麦パンにして食べると，エルゴタミンによる交感神経刺激による手足の先の灼熱感と疼痛，壊疽による黒色化脱落などがみられる．脈拍微弱，昏迷，痙攣も出現，死に至ることもある．また子宮収縮作用があるため，流産の誘因ともなる．かつて中世のヨーロッパで何年かに一度，流行がみられた．[1618]

二十日熱 twenty-day fever⇨同七島熱→1304

発癌 carcinogenesis, oncogenesis, tumorigenesis 正常な細胞が腫瘍化すること．原因として，喫煙や食物中に含まれる発癌物質の摂取と，肝炎ウイルス(肝臓癌)，ヘリコバクター・ピロリ *Helicobacter pylori*(胃癌)の感染などがあげられる．上記により癌遺伝子(癌化を促進する．正常では増殖因子や受容体などとして機能)，癌抑制遺伝子(癌化を抑制する．細胞周期制御などで機能)，DNA 修復遺伝子(DNA の傷を治す)に異常が起き，結果として細胞の異常増殖，分化異常などが起こり，細胞は癌細胞へと変化する．遺伝子(DNA)レベルでの変化として，突然変異，挿入，欠失，染色体転座，メチル化などがある．通常，複数の癌関連遺伝子の異常が重なって癌化(多段階発癌)する．発癌を予防するためには，禁煙や食事への注意などが重要である．なお，癌関連遺伝子に先天的異常があるため，遺伝性(家族性)に癌が多発する家系(家族性大腸ポリポーシスなど)が少数あり，遺伝カウンセリングなどのケアが必要である．[1584] ⇨参発癌物質→2378，発癌遺伝子→2377，癌化→567

発汗 sweating, perspiration 汗腺から汗が分泌される生理現象のこと．汗腺にはエクリン汗腺，アポクリン汗腺，アポエクリン汗腺がある．エクリン汗腺は身体のあらゆる部位に存在し，水分の多い汗を分泌して体温調節を行う．体温が上昇すると視床下部の体温調節中枢から発汗刺激が発生し，エクリン汗腺を支配している交感神経に伝えられる．交感神経終末から分泌されたアセチルコリンがエクリン汗腺のムスカリン受容体に結合して汗分泌が起こる．手掌と足底はエクリン汗腺が数多く分布し発汗量が多い．アポクリン汗腺は腋窩，乳輪，外陰部に存在し，思春期以降に分泌が活発になる．アポクリン汗腺から分泌される汗はタンパク質を多く含み，分解されると強いにおいを発する．思春期以降に，腋窩にアポエクリン汗腺が出現する．アポエクリン汗腺はアポクリン汗腺と同様に大型の分泌部を有し，エクリン汗腺と同様に表皮に汗管が開口している．[652] ⇨参エクリン汗腺→354，体温調節→1861，アポクリン汗腺→174

抜管 extubation 器官や体腔，挿入された管を抜くこと．最も一般的には，麻酔管理や人工呼吸のために挿管した気管内チューブを抜くことを指す．[485]

発汗異常 dyshidrosis 発汗は交感神経に支配調節されており，体温調節などに重要な働きをしている．発汗異常には多汗症と無汗症があり，多汗症には高温や感染症などによる全身性の発汗と，精神的緊張などの際にみられる手掌や腋窩などの局所的な発汗がある．無汗症は視床下部病変による温熱中枢の異常，シャイ・ドレーガー Shy-Drager 症候群，ファブリー Fabry 病，脊髄空洞症などの各種疾患でみられるほか，基礎疾患をもたない特発性のものもある．[1527] ⇨参多汗症→1911

発癌遺伝子 oncogene ［**癌遺伝子，腫瘍遺伝子，オンコジーン**］ 腫瘍ウイルスに存在する，宿主の癌化を引き起こしうる遺伝子(ウイルス癌遺伝子 viral oncogene；v-*onc*)を指す場合と，正常細胞内に存在する癌原遺伝子(プロトオンコジーン proto-oncogene)が，染色体の転座，癌原性物質の曝露による点変異や欠失変異(塩基1つが置換，挿入，欠失すること)，あるいは遺伝子の過剰増幅など，通常の制御下から逸脱することにより細胞の癌化を誘導する能力を有するようになった遺伝子(細胞性癌遺伝子 cellular oncogene；c-*onc*)を指す場合がある．現在までに，ラウス Rous 肉腫ウイルスから見いだされた *src* 遺伝子，ハーヴェイ Harvey マウス肉腫ウイルスから見いだされた *ras* 遺伝子，トリの RNA 腫瘍ウイルスである急性赤芽球症ウイルスから見いだされた *erbB* 遺伝子をはじめ，30 種類以上の癌遺伝子が同定されている．[825]

発癌因子 carcinogenic factor ［**癌原因子**］ 正常細胞に作用して癌化させる原因となる因子．外因では，放射線・紫外線などの物理的因子，化学物質による化学的因子，ウイルスなどの生物因子，および内因ではホルモンなどがある．DNA に構造変化を生じさせる発癌イニシエーターとイニシエーターにより変異した細胞に作用して癌化を促進する発癌プロモーターがある．発癌物質の多くは両方の作用を同時にもっているが，プロモーター作用が弱いものもある．ジベンゾ(a，c)アントラセン，クリセン，ベンゾ(a)アントラセン，ウレタン，トリエチレンメラミン，エピクロロヒドリン，クロロメチルメチルエーテルなどは発癌プロモーターと協同してのみ発癌因子となる．一方，ホルボールエステルやフェノバルビタールはプロモーターとして発癌を促進．[1531]

発癌ウイルス⇨同腫瘍ウイルス→1407

発汗過多症 excessive sweating⇨同多汗症→1911

発汗検査 sweating test⇨同発汗試験→2377

発汗試験 sweating test ［**発汗検査，ミノール法**］ 発汗機能を知る検査法．発汗誘導と発汗測定を組み合わせて行う．発汗誘導はアセチルコリン皮内注射，ピロカルピンイオン導入法，サウナ，入浴，運動などにより行う．発汗測定にはヨードデンプン法，汗孔計数法，換気法，発汗重量測定法などがある．ヨードデンプン法はヨード・アルコール液とデンプン・ひまし油との混合液を試薬として用い，ヨードの存在下で汗の水分がデンプンを黒色にする反応を利用．代表的方法にミノール Minor 法や和田・高垣法がある．[652]

発癌性 carcinogenicity 生体の器官や組織のどこかに癌病巣を出現させる能力．ミクロのレベルでは，正常細胞に癌細胞としての性質を発現させる能力を指す．発癌においては，イニシエーション，プロモーションという少なくとも2段階以上の過程を経る．特定の環境因子に発癌性があるかどうかを知るうえでは疫学調査が有用であり，化学物質における発癌性の試験は実験動物を用いた長期曝露試験が行われる．[22]

発汗性外胚葉形成異常 hidrotic ectodermal dysplasia ［有汗性外胚葉形成異常］ 先天性外胚葉形成異常の一型．全頭脱毛あるいは貧毛，爪の異栄養性萎縮，関節背面の色素沈着が特徴で，ときに斜視，知能障害，ばち(撥)指，掌蹠角化を伴う．無汗性外胚葉形成異常とは異なり，汗腺や脂腺機能は正常．常染色体優性遺伝．クルーストン Clouston タイプは *GJB6* 遺伝子の異常と推定されている．[102]

発癌性試験 carcinogenicity test, experimental production of cancer 化学物質の発癌性の有無を検索する方法．3か月試験から求めた検索物質の最大耐量をラットに24か月，マウス，ハムスターに18か月投与して腫瘍発生率の上昇をみる方法で，国際的レベルで実施されている．[1531]

発癌促進物質⇨同補発癌性物質→2712

発汗中枢 sweat center 発汗は交感神経に支配されており，上位中枢は視床下部の体温調節中枢である．脊髄に発汗中枢があるという考えもある．[229]

発汗反射 sweating reflex さまざまな刺激によって発汗することで，温熱性発汗と非温熱性発汗とに大別される．温熱性発汗は外部の温度の上昇や体内温度の上昇に反応して起こる発汗で，手掌や足底以外の全身の体表でみられる．非温熱性発汗には精神性発汗(精神的・情緒的に興奮した際，腋窩や手掌，足底にみられる発汗)，味覚性発汗(酸味や辛味などの味覚刺激によって顔面にみられる発汗)などがある．[1173]

発癌物質 carcinogen ［癌原性物質］ 狭義には「実験動物に投与し，比較的短期間に高率に癌を発生させる物質」と定義されるが，生体に内分泌環境の変化を起こし癌を誘発する物質，自然発生腫瘍の発現を促進する物質なども含まれる．人工的に合成されるもの以外に自然界にも存在し，放射能や紫外線，ウイルスなども含まれる．化学物質としては，多環芳香族炭化水素，アゾ色素，ハロゲン化炭素，重金属などさまざまである．[22] ⇨参発癌→2377，多段階発癌→1916

発癌プロモーター carcinogenic promoter 発癌過程において，それ自体に発癌性はないが，他の発癌物質の存在下にその作用を増強促進する因子のこと．[368]

発癌補助物質 cocarcinogen その物質自体の単独の作用では正常細胞を癌化させることはないが，他の物質と協同して発癌作用を発揮する物質のこと．ホルボールエステルのほか，フェノールやドデカンなどがある．[1531] ⇨参発癌プロモーター→2378

パッキオニ顆粒(小体) pacchionian granulation(body)⇨同くも膜顆粒→822

はっきり目覚め反応⇨同α波減衰→16

白金 platinum；Pt ［プラチナ，Pt］ 元素記号Pt．原子番号78．原子量195.078．融点1,772℃，沸点3,827℃．銀白色の金属で延性と展性に富む．咳，咽頭痛．眼に入ると発赤，痛み．経口摂取により腹痛，悪心，嘔吐．白金の化合物である白金製剤は抗癌剤として使用されるが，悪心などの副作用がある．許容濃度0.001 mg/m^3(水溶性白金塩，Ptとして)，気道，皮膚とも感作性物質第1群(日本産業衛生学会，2008)，許容濃度1 mg/m^3(金属)，0.002 mg/m^3〔水溶性塩類，Ptとして；アメリカ産業衛生専門家会議(ACGIH)，2008〕．[182,732]

白筋 white muscle ［白色筋］ 身体の運動をつかさどる骨格筋のうちタイプⅡBに分類され，ミオグロビン含有量が赤筋に比べて少ないため白っぽく見える筋．速筋とも呼ばれ，収縮速度が速くかつ強いため速い運動に適しているが，疲労しやすい．ATP生成は解糖によっているが，解糖は酸化的代謝よりも速く進行し，速い筋では収縮に酸素を多く必要としないため，毛細血管もあまり豊富でない．[97] ⇨参遅筋→1968

バッキング bucking 気管内チューブを挿管するときにみられる，咳反射に似た運動．[953]

白金耳 platinum loop, loop 微生物，特に細菌や真菌を培地に接種するのに使われる器具．白金線が使われたためこの名があるが，現在ではニクロム線が使われている．ニクロム線の先端を内径数mmの円形にしたもので，この円形の中に一定の菌をとって接種する．接種前後にバーナーで火炎滅菌して使用する．[324]

白金製剤 platinum drug ［プラチナ製剤］ 白金を含有し，癌細胞のDNAと結合してDNA鎖を切断し，DNAの合成および癌細胞の分裂・増殖を阻害し，抗腫瘍作用を示す薬物．シスプラチン，カルボプラチン，ネダプラチン，オキサリプラチンがある．シスプラチンは幅広い適応をもち強力な効果を示すが，腎毒性や骨髄抑制などの重篤な副作用が問題となることから，これらの軽減を目的にカルボプラチンが開発された．[204,1304]

バックグラウンド放射線 background radiation ［自然放射線］ 測定器に測定試料がまったくないのに1分間に数十カウントの計数が観測される．地表に達した宇宙線や地球誕生時に生成された極端に長い半減期の核種からの放射線，原爆実験や原子炉事故による地球規模の長半減期汚染物質からの放射線によるカウントであり，この名がついた．1945年の人類最初の原爆実験以後，増加の一途をたどり続けている．カウント数(被曝量)は地域や気象条件によって変化する．わが国では高エネルギーの放射線施設外の地域で，天然放射性物質から体内取り込みによる被曝は0.2 mSv(ミリシーベルト：人体を対象とした単位)，体外からの放射線として宇宙線から0.28 mSv，地殻から0.44 mSv，合わせて平均1 mGy(ミリグレイ)の被曝があるとされている．宇宙線以外の地殻でのバックグラウンド放射線に関与する放射性核種はK^{42}，Rn^{222}などがある．[1185]

バックケア⇨参熱布清拭→2282

パックス PACS⇨同PACS→93

バックハウス型鉗子 Backhaus clamp⇨同布鉗子→2274

バッグバルブマスク bag-valve-mask ［バッグマスク］ 人工呼吸をする際の補助的な装置で，アンビューバッグ Ambu-bag® とジャクソン=リース Jackson-Rees 麻酔回路がある．マウス・トゥ・マウス人工呼吸法と比較すると，直接口をつけなくてよいことと吸入酸素濃度を上げられることなどの特徴がある．アンビューバッグ®ではF_{IO_2} 0.3-0.4が得られ，ジャクソン=リース麻酔回路ではF_{IO_2} 1.0とすることも可能．片手で下顎挙上による気道確保とマスクの密着を行わなければならない点に熟練を要する．[948]

バッグバルブマスク法 bag-valve-mask technique ［マスク換気］ 自己膨張式バッグとフェイスマスクと非再呼吸弁からなるバッグバルブマスクは，陽圧換気を行う際に最も使用される器具．救助者が1人の場合は，患者の頭側で，親指と人差し指でマスクを押さえ，残りの指で顎を挙上して気道を確保しながら，もう片方の手でバッグを押して換気する．救助者が2人の場合は，頭側の救助者が両手でマスクを保持し，もう1人の救助者がバッグを押す．いずれの場合も胸部が挙上するのを確かめながらバッグを押すことが重要．[1616] ⇨参バッグバルブマスク→2378，口対マスク人工呼吸法→816，ポケットマスク→2689

バッグプロテーゼ bag prosthesis 豊胸術において使用されるシリコン製の袋でできているバッグ型豊胸材．豊胸材の内容は，1963年にクローニン T.D.Cronin の開発したシリコンゲルを包含するものが長年世界的に普及していたが，その後，生理食塩水を注入するタイプが頻用されている．最近ではシリコンゲル包含のものが再び広く使用されている．乳腺下または胸筋下に挿入し，そのバッグが体内である程度可動域を有するようにする．通常の外圧で破裂することはない．[688]

バックボード back board ［全脊柱固定具，スパインボード］ 受傷機転や症状から脊椎・脊髄損傷の恐れのある傷病者を仰臥位で固定する全身固定用副子．体幹を固定するベルトと頭部を固定するヘッドイモビライザーを取りつけることができる構造になっている．創傷などの保護用資器材に分類されるが，交通事故などの傷病者を現場から病院へ搬送する際に，救急隊が頻用している．[166] ⇨参脊髄損傷→1720

バッグマスク⇨同バッグバルブマスク→2378

バックレスト backrest 背もたれのこと．ベッド上で患者が半座位やセミファウラー位をとる際に，座いすのように背部を支える目的で用いられる看護用具で，カンバス製と金属製がある．マットレスの下に入れ，角度を適宜調節して用いる．近年は，バックレストの機能を備えたギャッチベッドや電動ベッドが主流となり，あまり使われなくなってきた．[1451]

パッケージング packaging ファージ粒子，ウイルス粒子構造を実験的に再構成させること．[1113]

白血球 white blood cell；WBC，leukocyte，white blood corpuscle ［WBC］ 赤血球，血小板とともに血液の血球成分の1つ．核と細胞質を備えた，形態的・機能的に異なる複数の細胞（顆粒球，単球，リンパ球に大別）の集団である．顆粒球はさらに好中球，好酸球，好塩基球に分類され，好中球は侵入した微生物を貪食，消化することで最初の生体防御機構を担う．好酸球は寄生虫などに対する生体防御機構や免疫を制御する働きがあり，好塩基球はアレルギー反応の中心的役割を果たす．単球は組織に移行してマクロファージとなり，老廃物や異物の貪食消化のほか免疫にも関与する．リンパ球には，抗体を産生する形質細胞に分化し体液性免疫を担うB細胞と，細胞性免疫の一次的担い手であるT細胞，および機能発現の違いからナチュラルキラー（NK）細胞，キラー（K）細胞，リンホカイン活性化キラー（LAK）細胞と呼ばれる細胞傷害活性を有するキラーリンパ球がある．日常的な検査では白血球は形態および染色性から，好中球（桿状核球および分葉核球：43-59%），好酸球（2-5%），好塩基球（0-1%），単球（3-6%），リンパ球（30-43%）に分類される．[229]

白血球アルカリホスファターゼ ⇨同好中球アルカリホスファターゼ→1033

白血球エラスターゼ leukocyte elastase 好中球の顆粒に存在するタンパク質分解酵素で，細菌や異物を分解する．しかし酵素活性が強いため，本来防御すべき生体側の組織を破壊したり，凝固や補体系の因子を活性化して重篤な障害を起こすこともある．生体内には α_1 トリプシンインヒビターという活性阻害物質が存在し，その活性を制御している．[229]

白血球円柱⇨参円柱→382

白血球回転 leukocyte kinetics，leukokinetics ［白血球動態］ 白血球の産生から崩壊に至る動的過程を，それぞれの過程に至る所要時間，その過程にある白血球の量などで表したもので，具体的には，寿命，交代率，分布（プール）などで表現される．それぞれの白血球は造血幹細胞から始まり，分裂・増殖を繰り返しながらそれぞれの前駆細胞から成熟細胞へと分化・成熟し，末梢血液中に流出し，さらに組織中に移行して機能を発揮し，寿命を終える．この動的過程は白血球の種類によって大きく異なるので，一律に論じることはできない．また，種々のサイトカイン，組織や細菌などの病原体で産生されるさまざまな化学物質によって影響を受ける．さらに，それぞれの白血球は相互に影響し合うと考えられる．比較的解明されているのは好中球回転で，骨髄芽球の世代時間（有糸分裂により2個になるまでの時間）は約24時間，成熟するにつれて世代時間は長くなり，約7-8日間で骨髄球，さらに後骨髄球を経て6-7日間で成熟好中球となり，半数が末梢血に流出する．末梢血での滞在時間は約10時間なので，1日に2回ほど入れ替わっている．組織中に出ると2-4日で寿命を終えるとされる．好酸球は末梢血に出現するまでの時間は約7日，末梢血中滞在時間は約1日とされるが，その後は不明．好塩基球については不明である．単球は骨髄で前駆細胞から単芽球を経て単球となり，速やかに末梢血中に流出し，半減期約8.4時間の滞在で組織に移行し，マクロファージとなって働く．リンパ球はリンパ系幹細胞からそれぞれT，B，NK細胞へと分化・成熟するが，顆粒球などと異なり再循環など複雑な細胞回転をするので，寿命は一定でなく，3-4日のものから数年に及ぶ長命のものまである．[1131] ⇨参顆粒球交代率→554，循環顆粒球プール→1412

白血球機能異常症⇨同好中球機能異常→1033

白血球共通抗原 leukocyte common antigen；LCA⇨同CD45→34

白血球減少〔症〕 leukocytopenia，leukopenia 白血球の基準値には個人差があるが，一般に末梢血白血球数が3,000/μL以下に減少した場合をいうことが多い．白血球分画の多くを占める好中球が減少している場合が多く，リンパ球減少は比較的まれ．好中球減少の原因として，骨髄における産生の低下（薬剤，放射線照射，感染症，再生不良性貧血，骨髄異形成症候群，白血病などの骨髄占拠性疾患など），骨髄における成熟障害（巨赤芽球性貧血など），分布の異常（脾腫を伴う病態），消費・破壊の亢進（感染症，自己免疫機序など）が考えられる．リンパ球減少をきたす病態としては，副腎皮質ホルモン剤投与，クッシング症候群，原発性・後天性免疫不全症候群，悪性リンパ腫，自己免疫疾患などがあげられる．[1225]

白血球抗原⇨同HLA 抗原→61

白血球抗原系検査⇨同HLA タイピング→61

白血球産生　leukopoiesis, leukocytopoiesis⇨同白血球新生→2380

白血球除去赤血球　leukocyte poor red cell；LPRC　赤血球製剤の1つで，白血球除去フィルターを用いて，赤血球濃厚液から大部分の白血球を除去した白血球除去赤血球浮遊液．白血球を含む赤血球輸血による白血球抗体産生予防や，白血球抗体産生によって起こる発熱反応など輸血副作用の予防，また臓器移植の際の HLA 抗体産生の抑制や，細菌汚染防止の目的でも使用される．白血球除去フィルターの除去能はログで表し，第3世代フィルターの開発によって除去能は飛躍的に高まっている．現在，日本赤十字社血液センターから供給されている血液は，すべて採血後 24 時間以内に白血球の混入を少なくした保存前白血球除去製剤である．[860]

白血球除去フィルター　leukocyte depletion filter　ふるい(篩)あるいは粘着能を利用したフィルターで，主に白血球による輸血副作用を防ぐために用いる．ふるいの目の大きさを変えることにより白血球を除去し，赤血球と血漿を回収するデプスフィルター depth filter も実用化されている．現在，日本赤十字社血液センターから供給されている血液は，すべて白血球を除去した血液製剤(保存前白血球除去)である．[860]

白血球新生　leukopoiesis, leukocytopoiesis　［白血球生成，白血球産生］　造血器官(出生後は主に骨髄)において多機能幹細胞から白血球系の顆粒球系，巨核球系，リンパ球系の幹細胞に分化し，それぞれの細胞に成熟すること．これらを刺激するコロニー刺激因子(CSF)に，顆粒球マクロファージ CSF，顆粒球 CSF，マクロファージ CSF などがある．リンパ球は骨髄で初期の分化を終えたあと，胸腺，脾臓，リンパ節などでさらに成熟する．[229]

白血球シンチグラフィー　white blood cell scintigraphy　放射性核種(RI)で標識した白血球を炎症巣に集積させ，それを画像化する核医学検査．インジウム 111 (^{111}In)を用い，患者血液を採取して白血球を分離し，その浮遊液に ^{111}In-オキシン(oxine)を加えて標識する．通常，顆粒球，リンパ球，単球などすべての白血球を標識する混合白血球標識を用いる．混合白血球標識法を用いると急性炎症から慢性炎症までを描出できる．撮影は静注後 3-4 時間と 24 時間で行う．標識操作が煩雑なため，あまり普及していない．脳血流イメージング製剤の ^{99m}Tc-HM-PAO を用いて白血球を標識する方法もあるが，保険適用にはなっていない．[737] ⇨参炎症シンチグラフィー→378

白血球数　white blood cell count；WBC, leukocyte count　血液の単位容積当たりのすべての種類の白血球の総数．国際的には1L 当たりの数で表示されるが，わが国では慣例的に1 μL 当たりの数で表示されることが多い．性差はない．基準値は 4,000-9,500/μL 程度で，4,000/μL 未満を白血球減少症，1万/μL 以上を白血球増加症とするが，必ず同時に白血球分類を行い，増減した血球の種類を確認することが重要．[1131]

白血球生成⇨同白血球新生→2380

白血球性発熱物質　leukocytic pyrogen⇨同内因性発熱物質→2177

白血球増加症　leukocytosis　白血球の基準値には個人差があるが，一般に末梢血白血球数が1万/μL 以上に増加した場合をいうことが多い．白血球分画の多くを占める好中球が増加している場合が多いが，他の成分の増加もときにみられる．腫瘍性の機序と反応性の機序によるものがあり，後者はさらに骨髄での産生亢進と体内での分布の変化による場合がある．好中球増加の原因として，腫瘍性機序によるものでは慢性骨髄増殖性疾患(慢性骨髄性白血病，真性多血症など)が代表的で，反応性のものでは細菌感染，慢性炎症(膠原病など)，組織損傷(火傷，心筋梗塞，手術など)，薬物中毒，代謝障害，薬剤(副腎皮質ホルモン剤など)，悪性腫瘍，急性出血，溶血のほかにストレス，妊娠，運動などの生理的な原因や喫煙があげられる．リンパ球増加症はウイルス感染症，結核などの細菌感染症，慢性リンパ性白血病などの血液疾患，甲状腺機能亢進症，副腎機能低下症，潰瘍性大腸炎，クローン病などに伴ってみられる．好酸球増加症はアレルギー疾患，寄生虫疾患，悪性リンパ腫，骨髄増殖性疾患，好酸球性白血病などの血液疾患，好酸球増加症候群などでみられる．好塩基球増加症はまれであるが，骨髄増殖性疾患に伴うことがあり，ほかに水痘，粘液水腫，潰瘍性大腸炎でみられることがある．単球増加は，結核，感染性心内膜炎，水痘，麻疹などの感染症や肝疾患に伴ってみられることがある．慢性骨髄単球性白血病では単球が 1,000/μL 以上に増加し，ホジキンリンパ腫でも単球増加がみられることがある．[1225]

白血球走化性因子　leukocyte chemotactic factor；LCF　［白血球遊走因子］　白血球の走化性(ケモタキシス)を誘導する因子の総称．分子量約1万程度で，特定の構造をもったものを特にケモカインという．以前はケモカインは炎症の際だけに働くと考えられていたが，最近の研究から種々のリンパ球サブセットや樹状細胞の生体内局在を決める一群のケモカイン(リンフォイドケモカイン)の存在が明らかになり，研究の進展がめざましい．腫瘍細胞の転移や幹細胞の局所への移住にも関与する可能性が示唆されている．[1439]

白血球〔層〕輸血⇨同顆粒球輸血→555

白血球動態　leukokinetics⇨同白血球回転→2379

白血球毒　leukotoxin　［ロイコトキシン］　末梢血中の好中球や単球に対して強力な毒性を示す因子．黄色ブドウ球菌と歯周病の原因菌から白血球毒が分泌され，標的細胞の細胞膜を障害し破壊する．黄色ブドウ球菌から出される白血球毒はロイコシジンと呼ばれている．[1038]

白血球百分率　differential leukocytes count　白血球をさらに桿状核球，分節核好中球，リンパ球，単球，好塩基球，好酸球などに細かく分類(白血球分画)し，それぞれの百分率を求めたもの．末梢血塗抹標本を鏡検して求めるほか，自動血球計数器によりフローサイトメトリー法を用いて，組織化学的，光学的，電気物性的に自動的に分類を行うことができる．[1615] ⇨参白血球分画→2380

白血球分画　differential white blood cell count, differential leukocyte count ［白血球分類］ 末梢血白血球を種類別に分類し，百分率で表したもの．普通染色塗抹標本を顕微鏡で観察し，100ないし200個の白血球につき，好中球(桿状核球および分葉核球)，好酸球，好塩基球，単球，リンパ球の5種類に分類し，正常では末梢血に出現しない幼若細胞や異常細胞は別に分類する．赤芽球が認められた場合は白血球分画にカウントせず，白血球100ないし200個当たりの数として記載する．このような目視法は労力を要するので，現在はスクリーニング検査の場合は全自動血球総合分析装置で自動分類されているのがほとんどである．しかし，血液疾患が疑われたり，全血算に異常値がみられたり，自動血球分析装置で異常flagが表示された場合には必ず目視法で確認しなければならない．絶対的な基準範囲はないが，好中球50-70%(うち桿状核球10%以下)，好酸球2-5%，好塩基球1%以下，単球3-6%，リンパ球30-40%である．[1131] ⇨参白血球百分率→2380

白血球分類⇨同白血球分画→2380

白血球遊走因子 leukocyte chemotactic factor⇨同白血球走化性因子→2380

白血球遊走阻止試験 leukocyte migration inhibition test リンパ球機能検査の1つで，感作リンパ球を特異抗原とともに培養し，培養上清中に白血球を封入した毛細管を包埋して白血球の遊走面積を測定する．対照として特異抗原不添加培養上清で同様に行った白血球の遊走面積との比で白血球遊走阻止能を表す．抗原刺激を受けたTリンパ球はリンホカインの1つである白血球遊走阻止因子(LIF)を産生する．したがって，白血球遊走阻止能は細胞性免疫を反映する現象の1つと考えられる．ホジキンHodgkinリンパ腫，サルコイドーシスなど免疫不全状態では遊走阻止がみられないが，ギラン・バレーGuillain-Barré症候群では末梢神経抗原に反応して遊走阻止を示すとされている．[1131]

白血性反応 leukemic reaction⇨同類白血病反応→2965

白血病

leukemia

【概念・定義】 白血球の悪性腫瘍の1つで，増殖した異常な白血球(白血病細胞)が全身の骨髄や臓器に広がり，末梢血液中にも現れる．白血球数は増加することが多いが，減少することもある．

【分類】 増殖能により自律性増殖を続ける**急性白血病**と，分化・成熟能を保持している**慢性白血病**に分けられる．FAB(French-American-British)分類が用いられ，未熟な芽球が骨髄に30%以上認めるものが急性白血病(WHO分類では白血病細胞が20%以上)，30%未満は骨髄異形成症候群(MDS)である．形態，特殊染色，表面マーカーからリンパ性と骨髄性に分けられる．その他に成人T細胞白血病や骨髄腫が白血化した場合，形質細胞性白血病という．

【病態】 骨髄で白血病細胞が増加することにより，正常造血細胞が減少し，貧血，好中球減少，血小板減少が起こり，感染や出血を起こしやすい状態となっている．ウイルス，放射線，抗癌剤，染色体異常などが原因にあげられるが，原因不明なことが多い．どの年齢にも発生する．

【治療】 化学療法，免疫療法，**造血幹細胞移植**があり，単独あるいは組み合わせて行われる．予後は病型により異なる．[1495]

白血病の看護ケア

【看護のポイント】 治療には副作用が避けられない化学療法や造血幹細胞移植が適用され，心身ともに多くの看護上の問題を有する．また長期にわたる治療のため闘病意欲が継続できるように援助することが求められる．

【看護の実践】 観察のポイントは，白血球減少による感染や発熱，赤血球減少による貧血症状，血小板減少による出血がある．白血病細胞増殖による肝腫大，脾腫，関節痛なども出現する．急性白血病と慢性白血病とでは病期により症状の程度が異なってくる．急性骨髄性白血病の発症時は，急激な発症で全身苦痛を伴うことがあるため，症状緩和の援助を行い，また確定診断後速やかに化学療法が開始されることが多いため，告知後におけるケアが重要である．治療は完全寛解を目的とした寛解導入療法(化学療法)と，その状態を維持するために寛解後療法や造血幹細胞移植が行われる．治療の副作用は強く多彩なため，治療計画別に副作用発現時期を把握し，異常の早期発見ならびに副作用に予防的に介入するなど，苦痛を最小限にする援助が重要である．寛解期は外来通院となり日常生活に戻っていく．しかし，引き続き感染や出血の危険性，再発の可能性もあるため，予防行動や異常の早期発見とその対処法の指導が必要となる．慢性骨髄性白血病の慢性期は自覚症状が乏しく，全身倦怠感，微熱などが発症する程度で，健康診断で発見される場合も多い．治療はイマチニブメシル塩酸塩などの分子標的治療薬の内服が中心となる．移行期，急性転化期になると急激に症状が悪化し，急性白血病と同様に化学療法が中心となるが，治療抵抗性であることが多い．急性転化したことで予後への不安が増し，症状に伴う苦痛が出現するため，精神的援助や症状緩和，そして化学療法における看護が必要となる．白血病治療の効果が十分得られなかった場合(終末期)は，白血病細胞の急激な増殖のため全身苦痛を伴った症状が出現する．症状緩和目的で化学療法が行われることもあり，副作用に対する援助を含む緩和ケアが必要となってくる．[1397] ⇨参白血病→2381

白血病性網膜症 leukemic retinopathy 白血病細胞が眼および視神経に浸潤し，眼底で網脈絡膜への浸潤により，網膜血管の拡張と蛇行，網膜出血，綿花状白斑，漿液性網膜剝離，網膜浮腫がみられる状態．症状として視力障害が起こる．治療法は中枢神経系白血病に準じた治療を行うが，放射線照射は有効である．[1495]

白血病様反応⇨同類白血病反応→2965

白血病裂孔 leukemic hiatus 急性白血病において，末梢血にみられる白血球の形態が好中球と骨髄芽球のみで，中間段階の骨髄球や後骨髄球がみられない現象．[1495]

発現調節 〔gene〕expression regulation⇨同遺伝子発現調節→261

発酵 fermentation 食物(炭水化物)を酵素あるいは微生物の働きにより嫌気性化学変化によって分解すること．酸素供給が少ない嫌気的条件のもとでは重要なエネルギー獲得形式の1つであるが，好気的条件(酸素供

給が多大)ではこの経路の活性化が著しく抑制される(パスツール Pasteur 効果). 典型的な発酵には, 酵母のアルコール発酵, 乳酸菌の乳酸発酵, プロピオン酸菌のプロピオン発酵などがある. 分子状酸素が関与するものの, 不完全な分解としては酢酸菌の酢酸発酵などが知られている.[825]

発語失行 verbal apraxia, speech apraxia, apraxia of speech [**構音失行, 純粋語唖**] 脳の損傷によって起こる症状で, 発声発語器官に筋力低下, 協調運動の障害, 筋緊張の異常などの障害がないにもかかわらず, 構音とプロソディー(prosody, 韻律)が障害される状態で, 目的的・随意的に話そうとすると, 言葉が出なかったり, 発しようとした音と異なった音になってしまい, たどたどしい, 滑らかさに欠ける話し方になる. 音の誤りには一貫性がなく, 他の子音への置換が最も多い, 構音器官の探索行動がみられるなどが特徴的な症状である.[1573]

白骨化 skeletonize 人間は死後, 早期死体現象の発現のあと腐敗, 自己融解などの後期死体現象を経て, 白骨となりついには無機物にまで還元されるが, ある保存条件下では白骨化した死体がそのままの形態を保持しつつ長期間経過することがある. この場合には骨の成分が脱水化していたり, 埋葬された環境成分や埋葬法が白骨の分解を妨げる形になっていたり, 土壌の性質により白骨にミネラルが浸透する鉱化という変化が起こったりなど, さまざまな偶然や人工的要因がからんでいる. 地上の死体は通常1年で白骨になるといわれているが, 土中では3-4年を要するという. 海中では数か月以内に白骨になることも少なくない. このように白骨になるまでに要する時間は, 条件によっては種々であるため, 死後経過時間の判定が困難な場合も少なくない.[1331] ⇒参死体現象→1303

ハッサル・ウィルヒョウ小体⇒同ハッサル小体→2382

ハッサル小体 Hassall corpuscle, Hassall body [**ハッサル・ウィルヒョウ小体, 胸腺上皮〔細胞〕角化小体, 胸腺小体**] 胸腺の髄質に認められる小体で, 上皮性細胞が同心円状に集まったもの. 小体の中心部に向けてケラトヒアリン顆粒を含有する細胞やケラチンに富んだ細胞が出現. 小体中心部は退化変性し, 石灰化したり空洞化している場合もある. ハッサル Arthur Hill Hassall はイギリスの医師(1817-94).[1531]

抜歯 tooth extraction, exodontia 歯槽から歯を抜去, 摘出すること. 通常の方法としては, 抜歯てこ(エレベーター)および抜歯鉗子を用いて歯根膜線維(シャーピー Sharpey 線維)を断裂させて, 歯と歯槽骨の連絡を断ち, 歯を弛緩動揺させ歯を歯槽から抜去する. また難抜歯(歯根肥大, 骨との癒着歯などが通常の操作では抜歯できない場合)は, 骨の開削または歯根分離を行い抜歯する. 抜歯の適応症としては, ①乳歯抜去:晩期残存乳歯で後継永久歯の萌出を妨げるもの, または歯周組織, 咬合に障害をきたすもの. ②歯そのものの問題により保存不可能な場合:1)歯の著しい崩壊により修復不能な齲蝕歯, 2)根管治療や歯根端(尖)切除術を行っても保存不可能な歯, 3)重度の歯周病により歯槽骨が吸収され動揺が著しく保存できない歯, 4)外傷などにより歯の破折, 脱臼を生じ修復や保存が不可能な歯, ③他に悪影響を与える歯:1)骨折線上にあり, 骨折の治癒を妨げる歯, 2)歯列不正や不正咬合の原因となる転位歯, 3)隣在歯, 周囲組織に現在あるいは将来に悪影響を及ぼす恐れのある埋伏歯や過剰歯, 4)補綴治療, 修復治療に際して障害となる歯, 5)矯正治療を行ううえで抜歯が必要な歯, 6)悪性腫瘍治療に際して妨げとなる歯, 7)全身疾患や病巣感染の原因と考えられる場合:心内膜炎, リウマチ性疾患, アレルギー疾患など.[608]

抜糸 removal of suture, dermal sutures out ; DSO 創傷の縫合糸を抜去すること. 通常, 皮膚では顔面や頸部が2-5日目, 他の部位では5-8日目, 緊張のある部位では10-14日目に行われる. 抜糸の時期は, 早すぎると創が十分に接着せず, 遅れると瘢痕が悪化し, 二次感染を起こすこともあるので注意を要する. 手技としては, 縫合糸の一方の端をピンセットで引っぱり, 皮下に埋没した部分を露出させ, そこを切離して糸を引き抜く.[485]

バッシーニ手術 Bassini operation 成人の外鼠径ヘルニアに行われる代表的な手術. 鼠径管前壁を切開してヘルニア嚢を高位結紮切断したのち, 精索を挙上して内腹斜筋, 腹横筋, 横筋筋膜を鼠径靱帯に縫着し鼠径管後壁をつくる. その上に精索を置き, 外腹斜筋腱膜を縫合して鼠径管前壁とする. 鼠径管後壁の補強と精索の転位を目的とする. なお, 小児の場合は精索の転位により精巣の発育障害や萎縮を起こす恐れがあるため施行されない. バッシーニ Edoardo Bassini は, イタリアの外科医(1844-1924).[485] ⇒参外鼠径(そけい)ヘルニア→443

パッシーニ・ピエリーニ型進行性特発性皮膚萎縮症 Pasini-Pierini atrophoderma, progressive idiopathic atrophoderma 進行性の皮膚萎縮で, 若年者の体幹にわずかに赤みをもった指頭大から手拳大までの類円形の斑が単発ないし多発する原因不明の病変. 多発性の場合, 片側性や列序性のこともある. 経過とともに皮疹表面は褐色調を帯び, 真皮が菲薄化するために周囲皮膚より陥凹する. 限局性強皮症を伴う例などの報告もあり, 斑状限局性強皮症(モルフェア)の一種とする考えもある. パッシーニ Angustine Pasini とピエリーニ Luigi Pierini はアルゼンチンの皮膚科医.[102] ⇒参限局性強皮症→941

抜歯偶発症 accident caused by tooth extraction 抜歯に関連して, または継発して起こる局所的もしくは全身的不快症状および事故をいう. この偶発症には抜歯前(麻酔中など), 抜歯中, 抜歯後に起こるものに分けられる. ①抜歯前の偶発症:精神的要因, 緊張などによる循環器系, 呼吸器系に関連する不良症状, 全身的合併疾患の悪化, 局所麻酔薬などによるアレルギー, 注射針の破折およびそれによる障害, 注射針による神経損傷, 神経麻痺, 局所麻酔操作に関連する感染, 内出血, 血腫の形成. ②抜歯中での偶発症:抜歯対象歯の歯根破折や残留, 隣在歯など他歯の外傷(動揺, 歯冠破折, 脱臼, 充填物や補綴物の破損, 脱落), 乳歯抜歯時の後継永久歯の損傷, 周囲軟組織の損傷, 周囲骨(歯槽骨, 顎骨)の損傷, 上顎洞への穿孔, 上顎洞への歯の迷入, 軟部組織(口底部, 頬側部など)への迷入, 抜去歯の誤嚥, 気管内吸引, 下顎管内神経血管の損傷, 顎関節の脱臼, 抜歯用器具の破折, 組織内への異物迷入など，術中各種ショックおよびそれに準ずる症状(過換気症候群，貧血症状など)．③抜歯後での偶発症：抜歯後異常出血，抜歯後異常疼痛，ドライソケット，抜歯後感染，皮下気腫など．[608]

抜糸時期 timing of suture removal 患者の状況，縫合の方法によって異なるが，通常，皮膚では顔面および頸部が2-5日，他の部位では5-8日を目安にする．緊張の強い部分では2週間以上抜糸しないことがある．糸のまわりに炎症があれば直ちに抜糸することが望ましい．[485]

発射⇨同放電⇀2681

発情⇨参発情周期⇀2383

発情周期 estrous cycle 女性の性周期と同じ．ラットでは，排卵性のLHサージから約10時間後に性行動(発情)が起こる．[1335] ⇨参生殖周期⇀1676

発症前診断⇨同早期診断⇀1808

発条ランセット spring lancet ［スプリング乱切刀］ ランセット(小さな両刃のメス)のうち，血液検査の際に血液を少量採取するのに用いる槍状をした刀．バネの力で刃が飛び出す構造になっている．[258] ⇨参ランセット⇀2906

発症率⇨同罹患率⇀2920

発疹(はっしん)⇨同発疹(ほっしん)⇀2708

発振器 oscillator 任意の周波数の正弦波または方形波などを発生する装置．低周波ではRC発振器，高周波ではLC発振器や水晶発振器があり，目的に応じて使用する．[258]

抜髄針 barbed broach ［クレンザー］ 根管内歯髄を除去するために使用する器具．別名クレンザーといい，細い針状の金属線の先端に棘状の微細な突起のついた器具をブローチホルダーに装着する．根管内へ挿入し，2-3回軽く回転すると歯髄が棘突起に巻きついて除去される．細いものから000，00，0，1，2，3番のサイズがある．[434]

抜髄法 pulp extirpation, extirpation of dental pulp 歯髄除去療法の1つで，歯冠から歯根尖までの歯髄をすべて除去する治療法．抜髄の主目的は，患者の疼痛軽減のために感染歯髄を除去し，根尖歯周組織炎を防止すること．抜髄法には麻酔抜髄法(直接抜髄法)と失活抜髄法(間接抜髄法)とがある．後者では最近，歯髄失活剤(亜ヒ酸，パラホルムアルデヒド)の使用頻度は低くなっている．前者は局所麻酔後，髄室を開拡し，根管を確認後，抜髄針を挿入して感染歯髄を除去する．その後，歯髄残片や根管壁をファイルやリーマーで器械的に，また有機質溶解剤により化学的に溶解，除去して根管充塡を可能にする．適応は急性漿液性歯髄炎，急性化膿性歯髄炎，壊疽性歯髄炎，慢性潰瘍性歯髄炎などであるが，その他，歯の破折，高度ゾウゲ(象牙)質知覚過敏，補綴処置に必要な便宜的抜髄などがある．[434]

発声 phonation, voice production 呼気流が声帯の部分で声の音源に変換されること．つまり声の音源をつくること．声帯閉鎖筋によって閉じられた声門に呼気が吹き込まれると，声帯が振動して呼気流が断続気流となり，声門上に空気の疎密波となって現れる．この部分で発生する音を喉頭原音という．声帯は垂直あるいは水平運動の組み合わさった複合運動をしている．この音が咽頭，口腔，鼻腔などで共鳴を加えられて声として発せられる．[887]

発声障害 voice disorder⇨同音声障害⇀419

発生反復説 recapitulation theory, biogenetic law ［ヘッケルの法則，反復説］ ドイツの生物学者ヘッケル Ernst H. Haeckel(1834-1919)の提唱した，個体発生は系統発生の短縮反復であるという説．ヒトにも胎児期に鰓裂がみられるように，個体はその胚発生の過程で，その個体の種が進化の途中で経過した段階と全般的に構造図式からみて類似した段階を経過するという説で，進化論の受け入れと研究刺激に果たした生物学史上の役割は大きかったが，現在この原則を正しいとする生物学者はまれ．[1505] ⇨参生物発生説⇀1706

発声不能症⇨同失声⇀1315

発生率⇨同罹患率⇀2920

バッセン・コーンツヴァイク症候群 Bassen-Kornzweig syndrome 網膜色素変性，有棘赤血球症 acanthocytosis，フリードライヒ Friedreich 型運動失調，脂肪吸収障害を特徴とする症候群．1950年にバッセン Frank A. Bassen とコーンツヴァイク Abraham L. Kornzweig により報告された．その後，本症では著しい低コレステロール血症および低トリグリセリド血症をきたし，リポタンパク質電気泳動上βおよびpre-βリポタンパク質が欠如していることが判明し，現在無βリポタンパク血症としてリポタンパク代謝異常症の1つに位置づけられる，まれな常染色体劣性遺伝疾患である．アポB(アポリポタンパク質B)含有リポタンパク質であるカイロミクロン，超低密度リポタンパク質(VLDL)，低密度リポタンパク質(LDL)が欠損しており，血中のアポBはアポB100，アポB48ともに認められない．そのため本症の病因はアポB含有リポタンパク粒子の合成・分泌過程の障害であることが推定されていたが，1993年に本疾患においてミクロソームトリグリセリド転送タンパク質 microsomal triglyceride transfer protein(MTP)の遺伝子異常が同定されMTP欠損症として分子レベルでの病態解明が進んでいる．血中トリグリセリド値は10 mg/dL以下のことが多く，総コレステロール値も25-45 mg/dL程度でほとんどが高密度リポタンパク質(HDL)である．小腸で吸収された食事性脂肪はリポタンパク質(カイロミクロン)として転送されずに細胞内に蓄積するため脂肪吸収が障害され，同時に脂溶性ビタミンの吸収障害も生じる．授乳開始とともに脂肪便，下痢をきたし発育障害を呈する．末梢血に特徴的な有棘赤血球 acanthocyte が出現し，肝では脂肪肝を認め脂溶性ビタミン欠乏により思春期までに網膜色素変性や多彩な神経障害(脊髄小脳変性による運動失調や痙性麻痺，末梢神経障害による知覚低下など)を起こす．治療は脂溶性ビタミン，特にビタミンEの補充療法と脂肪を制限し，カイロミクロンを経ずに吸収される中鎖脂肪を投与する．[987] ⇨参神経有棘赤血球症⇀1532

発達 development 出生後成人になるまでの身体的・社会的・心理的変化を一般には指すが，部分的には広く老年期さらには死までの変化を含めることもある．遺伝的に規定される面と環境の影響があり両者の交互作用として進み，それぞれの段階で達成すべき心身の発達課題がある．[1444]

発達課題　developmental task　子どもの育ちをみると，形態面での量的増大という成長の側面だけでなく，行動や心理など機能面でも多くの発達的変化が起こる．多くの学者はその変化に着目し，一定の順序で展開する発達段階を設定している．各発達段階において，次の段階へ至るために要求される課題を適正に果たす必要があり，これを発達課題と呼んでいる．ある段階で課題達成に成功する能力は，その時期より前の発達段階における発達課題をマスターしているかどうかにかかっている．ハヴィガースト Robert J. Havighurst は，発達の特定の時期に個人が達成すべきいろいろな発達課題を具体的に記述した．近年は生涯発達という視点が重視されるようになり，乳児期から青年期までにとどまらず，老年期の成熟に至るまでの発達課題が検討されている．[756]

発達危機　development crisis　危機とは，不安が強度な状態で，個人が通常もつ有効な問題解決能力が使えない，またはその機能が大きく低下している心理的な非常事態を示す．そのうち，入学・卒業・就職・結婚・出産・定年退職など成長発達するうえで避けられない場面で遭遇する危機を発達危機という．エリクソン Erik H. Erikson (1902-94) の発達理論に基づけば，各段階で特徴的な発達課題をのりこえることにより発達危機は解消され，個人は次の発達課題へと進んでいくことができる．[375] ⇨参発達段階→2384，発達課題→2384，エリクソンの8発達段階→368

発達検査　developmental test ［乳幼児発達検査］ ある子どもの発達が通常の発達のどの段階にまで到達しているかを判断するための検査．知能検査をはじめとして，認知，運動，姿勢，言語理解などから判断するものなど，さまざまな検査がある．これによって発達年齢が算出される．[756] ⇨参発達指数→2384

発達指数　developmental quotient；DQ　乳幼児の発達レベルを数値で表すもの．発達年齢/暦年齢×100で表す．発達年齢は精神機能，情緒機能，社会技能に関する発達水準の推定値．[1631] ⇨参知能指数→1978

発達障害　developmental disorder, developmental disability ［発育障害］ 認知，言語，運動あるいは社会的技能の獲得における障害であり，知能の発達の遅れに関係していると考えられていたが，最近は知的能力の高い広汎性発達障害への関心が高まってきている．アメリカ精神医学会のDSM-Ⅲ-R (1987) で，これらの障害を一括する言葉として使用され始めた．そこには，知的(発達)障害のような全般的な発達の遅れ，広汎性発達障害(自閉症を中心とする)のような質的なゆがみを伴う複数の領域の障害，学習障害のような特定領域における技能獲得の遅れなどが含まれている．このようなとらえ方は1992年にWHOが刊行した『国際疾病分類第10版』(ICD-10) でもおおむね採用されて，知的障害(精神遅滞)はF7と別枠で扱われているが，それ以外の発達を巡る障害はF8に一括されている．[756]

発達障害者支援法　発達障害者とは発達障害があるため日常生活，社会生活に制限を受ける人をいう(18歳未満は発達障害児という)．具体的には自閉症，アスペルガー Asperger 症候群，その他の広汎性発達障害，学習障害，注意欠陥・多動性障害などの発達障害をもつ人で，それらの人への援助について定めた法律．2005 (平成17)年から施行されている．この法律では，①発達障害の早期発見，②発達支援を行うにあたっての国と地方公共団体の責務(発達障害者支援センターの設置など)，③発達障害者の自立や社会参加に資するための支援などが定められている．

発達スクリーニング　developmental screening　小児の運動機能，知的能力，心理機能は年齢とともに発達するが，その時点での発達の程度を簡便に評価するためのテスト．あくまでスクリーニングであり発達の遅れが認められた場合はさらなる検査，評価が必要である．[1173]

発達性言語障害　developmental language disorder ［発達性失語，言語発達障害］ 発達の初期段階から正常な言語習得過程が損なわれるもの．子どもの初語には大きな幅があり，この障害の有無を判断するには慎重でなければならないし，知的障害など全般的な発達の遅れとは区別する必要がある．子どもの発達に関連した言葉の障害を，ICD-10では心理発達における会話および言語の障害の中で，DSM-Ⅳではコミュニケーション障害の中でそれぞれの障害としてカテゴリー化している．[756] ⇨参発達性構音障害→2384，表出性言語障害→2489

発達性構音障害　developmental articulation disorder　その子どもの年齢や生活地域という条件をこえて構音に支障があり，その結果として他人がその会話内容を理解できないもの．語音の省略，ゆがみ，置き換えなど．[756] ⇨参音韻障害→417

発達性失語⇨同発達性言語障害→2384

発達性失読失書⇨同発達性読み書き障害→2384

発達性失読症　developmental dyslexia⇨同読字障害→2141

発達性難読症⇨同読字障害→2141

発達性読み書き障害　developmental dyslexia and dysgraphia ［発達性失読失書，読書障害，綴字障害］ 学習障害の一種．知的能力は平均的に保たれており，非常に不適切な学校教育を受けたという理由もないのに，読み，書字，あるいはその両方が選択的に障害されているもの．[756] ⇨参書字障害→1489

発達段階　developmental stage　連続的な過程で一定の方向性をもつ成長発達を，大多数に共通する特徴をもつ期間で区分したもの．人間の成長発達の観点や考え方によって区分は異なる．幼稚園，小学校，中学校などの社会的習慣に基づく区分や，シュトラッツ Carl H. Stratz (1858-1924) の身体各部位の発達段階，認知発達に関するピアジェ Jean Piaget (1896-1980) の段階理論，エリクソン Erik H. Erikson (1902-94) の人格発達論など，各研究者独自の基準によりある程度限定された領域について段階設定が主張されている区分がある．[375] ⇨参ピアジェ→2423，エリクソンの8発達段階→368

発達段階別教育　education based on developmental stage　教育の段階を発達段階によって分ける教育のシステム一般のこと．発達段階によらない教育とは，近世以前の教育がその典型で，例えば寺子屋には，手習いの内容についての難易や上下はあるが年齢制限はなく，何歳になっても，何を学んでもよい．幼児期とか青年期というようにそれぞれに発達段階の独自性を認めて，カリキュラムをおのおのの発達段階に合わせて不連続のような形につくりあげるようになったのは，近代において「子どもの発見」という観念が強調され，発達の構造に不連続性を見いだすようになってからである．[32]

発達的危機 developmental crisis 人の成熟過程は個体によって一様ではないが，心理発達，身体成長，社会機能の伸びの間にずれが生じたり，一部に発達の停滞が起こったりすることで，個体にさまざまな失調や適応障害を招くことがあり，これを発達的危機という．通常は一過性の状態であるが，重篤な場合には精神病的な状態に至ることもある．[756] ⇨参青春期危機→1672，アイデンティティクライシス→133

発達テスト⇨同乳幼児発達検査法→2241

発達年齢 developmental age；DA 各種の発達検査によって得られる精神機能，情緒機能，社会技能に関する発達水準の推定値．用いられる検査自体の方法論にも大きな問題があり，検査施行の手技にも熟練度や被検者の情緒状態が関連するので，判定には慎重でなければならない．これをもとにして発達指数を計算する．[756] ⇨参発達指数→2384

発達モデル developmental model 人間の誕生から死までの一生涯を発達の過程とする理論枠組み．代表的なものにフロイト Sigmund Freud (1856-1939) のパーソナリティの発達理論をもとに独自の理論を確立したエリクソン Erik H. Erikson (1902-94) の発達論がある．人間の発達を段階的にとらえる考え方は，ダーウィン Charles R. Darwin (1809-82) の進化論の影響を受けているともいわれている．看護の分野では，人間のパーソナリティは発達，成長するものであると捉え，どのような状況にあっても，その人が成熟し自立していくことができるように支えていくことが看護師の役割であると主張したペプロウ Hildegard E. Peplau (1909-99) の看護論が知られている．ペプロウはさらに，看護師-患者関係の発展過程は，患者の成長発達を支援するための教育の過程であり，その援助を通して看護師もまた自らを成長させ発達させることができると主張した．人間関係論に基づくペプロウの発達モデルは，看護モデルの中では初期に開発された援助の枠組みの1つである．[1118]

発達緑内障 developmental glaucoma ［先天緑内障，牛眼］ 先天的な隅角形成異常に起因する緑内障．早発型発達緑内障，遅発型発達緑内障，他の先天異常を伴う発達緑内障に分けられる．早発型はかつての先天緑内障に相当し，乳幼児期に発症するが，遅発型は隅角形成異常の程度が軽いため，発症時期が 10-20 歳代と遅くなる．早発型で高眼圧が持続すると，角膜や強膜が伸展して眼球が大きくなることがある．特に角膜径が大きく目立つため，強膜露出部が少なくなって牛の目のように見えることから牛眼と呼ばれる．[975]

発達理論 development theory 人間の発達とは誕生から死に至るまでの過程であるが，フロイト Sigmund Freud (1856-1939) の性心理発達論，エリクソン Erik H. Erikson (1902-94) の心理社会的発達論，マーラー Margaret Mahler (1897-1985) の対象関係論，ピアジェ Jean Piaget (1896-1980) の認知発達論などが発達の理論として知られている．フロイトは性心理の発達に関して口唇，肛門，生殖器などの生物的・性的ニードを満たす器官に着目し，主に乳幼児期から思春期への過程を順に口唇期，肛門期，男根期，潜伏期，性器期の5段階の時期として特徴づけた．この5つの段階を通して人格発達を説明し，特に誕生から数年間の時期がのちの人格形成に影響を与えるとした．エリクソンは人格発達における社会化の過程を研究し，乳幼児期から老年期まで8つの発達段階ごとに課題や役割を明らかにした．また，発達課題の獲得に失敗するとそれぞれの段階で苦悩するとした．それぞれの発達段階の課題とその獲得の失敗としては，基本的信頼と不信，自律性と疑惑，自発性と罪悪感，勤勉と劣等感，同一性と同一性拡散，連帯感と孤立，生成性と停滞，統合性と停滞などがある．マーラーは人の誕生から 36 か月の期間を自閉，母子の共生，母の像から分離-個体化の過程として理論化した．誕生から1か月までを他者や外的環境を認識できない自閉期，1-5 か月は母子が精神的共同体としての共生期，5-10 か月は母の像から分離する初期的認識の始まる分化期，10-16 か月は自己の分離感覚が増加する練習期，16-24 か月は自己が母から急激に分離する感覚により「感情的な強化」を探求する再接近期，24-36 か月は分離の感覚が完成した個体化期とされる．[486]

ハッチウェイ装置《患者移送用》 patient transfer hatchway 患者搬送システムの一種．手術室などの閉鎖区域に患者を搬入する際に，通路に2か所の開閉扉をつけて，中間に小空間を設け，外界との隔離をより完全にするようにしたもの．まず，外側の扉を開けて患者を小空間に搬入し，外側の扉を閉じて外界から遮断する．次いで内側の扉を開けて，患者を手術室に搬入する．[485]

パッチテスト patch test ［貼布試験］ アレルギー性接触性皮膚炎や薬疹などの原因物質（アレルゲン）を特定する検査法．原因と予想される物質を非特異的な反応を起こさない（感作されていない個体が刺激による炎症反応を起こさない）濃度に希釈してリント布あるいは濾紙などにつけ，通常は患者の背部に貼付し，48 時間後と 72 時間後に紅斑や水疱などの有無を確認する．原因物質の予測がつかない場合は一般に，アレルギー性接触性皮膚炎の原因となりやすいことが知られている 20 種類ほどの物質を集めた標準系列を用いる．他に金属シリーズや医薬品シリーズなどの特殊系列も市販されている．本検査により，患者が陽性反応を示した物質に対して感作されており，遅延型の過敏反応を起こすことが確認できる．[989]

ハッチンソン顔貌 Hutchinson facies 両側外眼筋麻痺でみられる特徴的な顔貌．両側動眼神経麻痺のため，両眼瞼下垂，眼球運動障害が起こり，さらに代償的な前額部の収縮のため，眉があがり前額部にしわがよる．表情のない眠そうな顔貌である．[1173]

ハッチンソン・ギルフォード症候群 Hutchinson-Gilford syndrome 早老症の代表的疾患で，小児期に発症．著しい成長遅延，低身長症，鳥様顔貌，しわの多い皮膚と脱毛があり動脈硬化が促進し，早期に心・脳血管障害で死亡する．[991] ⇨参早老症→1829

ハッチンソン黒色斑 Hutchinson melanotic freckle ［悪性黒子］ 主に高齢者の顔面に発症する悪性黒色腫の早期病変．悪性黒子ともいう．小さな黒色斑として初発し，徐々に拡大して数 cm の大きさとなる．組織学的には表皮内に異型メラノサイトの増殖が認められる．放置すると，転移能を有する悪性黒子型黒色腫となる．[850] ⇨参悪性黒色腫→140，黒色癌前駆症→1090

ハッチンソン三主徴 Hutchinson triad ［晩発性先天梅毒三主徴，ハッチンソン三徴候］ ハッチンソン歯（上顎門歯が短く樽型で，咀嚼面にM型の切れ込み），内耳性難聴，実質性角膜炎の三徴を指す．先天性梅毒に共通してみられ，学童期～思春期に発症することが多く，生涯にわたって残る．三徴がそろうことは少ない．ハッチンソン Sir Jonathan Hutchinson（1828-1913）はイギリスの外科医および神経学者．[102]

ハッチンソン三徴候 Hutchinson triad⇨同ハッチンソン三主徴→2386

ハッチンソン歯 Hutchinson teeth 先天性梅毒による歯の形態異常で，ハッチンソン三主徴の1つ．永久歯の上顎中切歯の切縁に半月状切痕を認め，隅角が丸みをおび，歯冠の中間が膨らんだ樽状歯冠形態で，また正常に比べ歯冠幅径が小さい．両側に発現するが，片側性のこともある．その後，他の上下顎の切歯，犬歯，第1大臼歯，第2乳臼歯などにみられることが明らかになった．特に，大臼歯では形態から桑実状あるいは蕾状臼歯，発見者の名前でフールニエ Fournier，あるいはムーン Moon の歯と呼ばれる．梅毒の胎盤循環による感染で，この循環形成以前に形成される歯にはみられない．ハッチンソン Sir Jonathan Hutchinson はイギリスの外科医および神経学者（1828-1913）．[535] ⇨参ハッチンソン三主徴→2386

発痛物質 pain producing substance；PPS，alogogenic substance，algesic substance ［PPS］ 組織損傷の結果，二次的に産生され，痛みの原因となる物質を内因性発痛物質（ブラジキニンなど），組織外部から投与されて痛みを誘発する物質を外因性発痛物質（カプサイシンなど）という．[935]

バッド・キアリ症候群 Budd-Chiari syndrome 肝静脈ないし肝下部下大静脈が狭窄あるいは閉塞し，肝血流の流出障害によるうっ血肝と門脈圧亢進症を呈する病態の総称．わが国では肝下部下大静脈の膜様閉塞が多い．原因として先天的要因が考えられているが，血栓の器質化などの後天的要因を主張する説もあるほか，血液疾患，静脈炎，自己免疫性疾患，妊娠などの合併症や経口避妊薬の副作用としての肝静脈血栓症も原因としてあげられている．外傷性狭窄や腫瘍による圧迫によることもある．原因不明の場合，原発性肝静脈閉塞症という場合もある．肝静脈の閉塞やうっ血により腹水，肝腫大，腹壁静脈怒張，下肢の静脈瘤・浮腫，食道静脈瘤などをきたす．診断には下大静脈造影が不可欠で，閉塞部位の状況，併存血栓の有無，側副血行路の形成状態なども把握でき，治療法の選択のうえでも必要である．内科的には抗血栓療法を行うが，根治的にはカテーテルを用いた膜様部の穿破や拡張術，外科的再建術などが行われる．バッド George Budd はイギリスの医師（1808-82），キアリ Hans Chiari はオーストリアの病理学者（1851-1916）．[279,1394] ⇨参肝部下大静脈〔膜様〕閉塞症→651

ハット選択 HAT selection⇨同HAT 選択→56

発熱

fever，pyrexia

【概念】何らかの原因で体温が平熱より上昇した状態．臨床上は腋窩温で37.0℃ 以上を指すことが多く，37.5℃ 前後を微熱，38℃ 以上を高熱と呼ぶ．体温はバイタルサインの5項目（意識，血圧，体温，脈拍，呼吸）の1つであり，患者情報の基本となる．患者の訴える熱感と体温が必ずしも対応しないこともある．また若年者は基礎代謝などの関係で平熱が高く，感染症などへの反応による発熱がはっきり現れるのに対し，高齢者，糖尿病患者などでは，病気の重症度に比べ発熱の有無がはっきりしない場合があるので注意を要する．

【メカニズムと原因】メカニズムはごくまれな中枢性を除けば，炎症などに関係する生理活性物質が中枢神経に働きかけ，ふるえや悪寒による熱産生の増大，末梢循環抑制，四肢冷感による熱拡散の抑制によってもたらされる．原因は感染症，悪性腫瘍，膠原病，内分泌疾患，薬物性など多岐にわたり，原因を特定できない不明熱も臨床的に遭遇する．

【分類】1日のうちの体温変化により熱型分類がなされ，①**稽留熱**：1日の体温差が1℃ 以上の変化をとるが，37℃ 以下にまでは下がらないもの，②**弛張熱**：1日の体温差が1℃ 以内で，38℃ 以上の高熱が持続，③**間欠熱**：1日の体温差が1℃ 以上の変化をとり，37℃ 以下にまで下がるものがある．さらに週，月の単位での変動型として，④**波状熱**：発熱時期と発熱しない時期とが区別されているもの，⑤**周期熱**：規則的周期で発熱があるもの，に分類される．疾患によっては特異な熱型を示し診断に有用となるが，抗菌薬，解熱薬などの投与により変化することもあり，熱型の解釈は総合的に行う．[1594]

発熱の看護ケア

【ケアのポイント】発熱時は，発熱の原因，発熱状況（熱型），症状，患者の訴えなどをもとにアセスメントを行いケアの指針とするとともに，経過や随伴症状についての観察を継続する．発熱に引き続き，あるいは同時に発疹やリンパ節腫脹，咳嗽や鼻汁など，さまざまな症状が出現することで，罹患している疾患の診断がつくことも多い．発熱は生体の防御システムの1つであるため，一律に解熱を図るものではない．しかし，患者の苦痛を緩和するための頭部の冷却，発汗による不快感の除去，関節痛緩和のマッサージなどは積極的に行う．また発熱時は発汗，不感蒸泄，下痢や嘔吐，食思不振などで脱水に陥りやすく，この傾向は特に乳幼児では顕著である．したがって十分な水分とともに，塩分，ミネラル，ビタミンなどが補給できるよう環境を整え，摂取を促す．経口摂取が進まないときは，輸液で補う必要がある．積極的な体温低下処置としては，解熱薬の服用，表在性動脈部位（頸部，腋窩，鼠径部など）への氷嚢の貼用，アルコールマッサージなどがある．[171] ⇨参発熱→2386

発熱痙攣⇨同熱性痙攣→2277

発熱〔原〕試験 pyrogen test 体温中枢を直接または間接的に刺激する物質（発熱物質 pyrogen）を検出する試験で，医薬品の品質管理に用いられる．特にグラム陰性菌の内毒素が発熱物質として最も重要．検査法とし

てはウサギに静脈内投与する方法，リムルス試験などがある.[324]

発熱物質⇨参発熱〔原〕試験⇀2386

発熱療法 fever therapy，pyretotherapy ［人工発熱］ 抗生物質のない時代に，神経梅毒，特に進行麻痺に用いられた治療法．三日熱マラリア原虫を投与することで，39℃ から 40℃ の発熱を約 10 回程度引き起こし，キニーネ塩酸塩によって中断するといった手荒い方法であったが，当時は効果が認められていた．その後，発熱物質として副作用の少ないチフスワクチンが用いられるようになった．現在ではペニシリンなどの抗生物質にとって代わられた.[1493] ⇨参マラリア療法⇀2745

発病率⇨同罹患率⇀2920

バッファー⇨同緩衝液⇀610

バッフィコート《遠心血液の》 buffy coat エチレンジアミン四酢酸(EDTA)などの抗凝固薬添加血液を遠心分離した際に下層の赤血球層と上層の血漿層の間にはさまれた形で認められる黄白色の薄い層で，白血球と血小板のほとんどが含まれる．比重の関係で血小板は白血球に比べて血漿層により近く存在する．バッフィコートが厚みを増している場合には白血球あるいは血小板の著明な増加が示唆される.[1131]

ハッフィング huffing 排痰を促すための手技の 1 つ．気管支の第 4-5 分岐部より中枢にある痰の除去に有効とされており，最大吸気位から声帯を開き「ハー」と強く呼気努力を行う方法．この方法を行うには十分な吸気が必要とされる．ハッフィングは咳と同様な効果があるが，声帯が開いていることから，咳よりも胸腔内圧の上昇が少なく気道内圧も高まらない．したがって循環動態への影響が小さく，術後の患者では創部の疼痛も少ない．しかしこの手技は患者の協力が必要とされるため，意識障害や理解力が低下している患者には適応とならない.[903] ⇨参排痰法⇀2343

パップ剤 cataplasma 医薬品を水やグリセリンなどの液状物質とともに成形した外用剤．泥状に製するか，あるいは布の上に伸ばして成形している．湿布として，急性炎症に対する消炎鎮痛などに使用される．パップはオランダ語で糊・泥状を意味する語に由来．

パップ試験 Pap test⇨同パパニコロー法⇀2391

パップ法 cataplasm，poultice 泥状(糊状)の薬剤を布に伸ばして貼用する方法で，消炎や鎮痛などを目的として用いられることが多い．現在では，既製の湿布用の外用剤が市販され，簡便に使用できる．方法：①湿布剤貼用部位をあらかじめよく観察しておく，②患部を清拭し乾燥させてから，患部に刺激を与えないようにゆっくりと貼る，③必要に応じて貼用部を絆創膏，包帯などで固定する，⑤施行後は，薬剤による痛み，腫脹，発赤，熱感，瘙痒感の有無を確認する，⑥除去後の皮膚は清拭により清潔にする.[927] ⇨参湿布剤⇀1318

パッペンハイマー小体 Pappenheimer body 通常の染色によって赤血球内に認められる濃青色の小顆粒．異常構造物の 1 つで，非ヘム鉄がタンパク質などと複合体を形成して生じたものであり，プルシアンブルー Prussian blue 染色(ベルリンブルー Berlin blue 染色)においても染め出される．摘脾後や鉄芽球性貧血で出現する．パッペンハイマー Alwin Max Pappenheimer (1878-1955)はアメリカの病理学者.[656]

パッペンハイム Arthur Pappenheim ドイツの血液学者(1870-1916)．メイ・グリュンワルト May-Grünwald 液で固定・染色し，さらにギムザ Giemsa 液で染色を行う方法を，パッペンハイム染色という．血球や骨髄塗抹標本の染色に用いられる.[1531]

発明妄想 delusion of invention 誇大妄想の 1 つ．事実と異なるが，自分は重大な発明をしたと信じること.[488]

抜毛 depilation 毛を引き抜くこと．成人女性では美容目的で腋窩，下肢の毛を毛抜きで抜くことがある．小児では欲求不満やストレスから頭皮の毛を引き抜いて脱毛斑を形成することがあり，これを抜毛症 trichotillomania という.[1367]

抜毛鉗子 epilating forceps 鉗子の一種．毛を抜くときに用いる.[113]

抜毛癖 trichotillomania ［トリコチロマニー，毛髪痒感狂］ 体毛，特に頭髪を強迫的に引き抜く病的衝動行動．女性により多いとされる．抜毛による緊張感の高まりやコントロールできない怒りの解消と理解されるが，明らかな合理的動機はない．精神分析的には去勢不安の緩和と解釈される．自傷行為の一型としてみることも可能で，統合失調症や知的障害でもみられることがある.[1263]

発揚型精神病質者 hyperthymic psychopath 〔D〕 Hyperthymischer Psychopath ［発揚者，軽躁者］ ドイツの精神医学者シュナイダー K. Schneider (1887-1967)が提唱した精神病質人格の 1 類型．ほがらかで楽天的で陽気な気分をもち，多血性の気質，高度の活動性を伴う．親切で調子がよいが，軽率で分別を欠き，信頼できないことが多い．興奮性，好争性，軽佻者，虚談者などの亜型がある．知的に恵まれた，均衡のとれた発揚者は社会的に有能・有為な人として認められ活躍することも多い．犯罪学的には，窃盗，詐欺，暴行などの小犯罪に手を染めることもあるが，改悛，悔悟の情を示すことは少ない．進行麻痺の初期，脳炎後遺症，頭部外傷後遺症，酩酊などで発揚性が認められることもある.[1269]

発揚者⇨同発揚型精神病質者⇀2387

発露 crowning ［児頭発露］ 分娩の経過中，児頭が陣痛の発作時のみならず間欠時にもに常に陰裂から露出している状態．通常，排臨(間欠時に児頭が陰裂から膣内に戻り見えなくなること)に続き，児頭最長周囲部を膣口，外陰がリング状に囲むクラウニング(発露)を経て分娩になる．発露の状態で会陰の伸展が不十分で会陰裂傷が避けられないと判断したときには，会陰切開を行う.[998] ⇨参児頭排臨⇀1326

馬蹄(ばてい)**形裂孔** horseshoe tear 硝子体牽引により，硝子体網膜癒着部で網膜が引き裂かれた際，裂孔が馬蹄形を呈する場合が多く，これを指す.[1309]

馬蹄(ばてい)**形瘻**(ろう)**孔** horseshoe fistula 肛門を半円形に取り囲んでいる瘻孔．瘻管の両端は皮膚表面に開口.[485]

バティスタ手術《拡張型心筋症の》 Batista operation ［左室部分切除術，バチスタ手術］ ブラジルの心臓外科医バティスタ Randas J. V. Batista (1947 生)らが 1995 年に報告した手術法で，種々の心筋症により拡大した左室の後側壁を部分的に切除，縫合し，左室径を縮小させる左室形成術．心筋症に起因する心拡大は従来，心収縮力の低下を補うための代償機能としての左室拡張終期容量の増加によるとされていたが，本法は心筋症による左室収縮機能の低下の原因は，物理的なラプラスLaplaceの法則によると，左室径の拡大そのものが左室内圧を増加させ，心収縮力を低下させているとする逆転の発想に基づいて考案された．左室の後側壁を切除すると径が縮小され，左室機能が改善する．しかし，すべての心筋症に応用できることはなく，本法により左室の拡張障害が発生することがあるため，病変部の正確な判断を行い，手術適応を決めることが必要．[136] ⇨参左室形成術→1186

●バティスタ手術

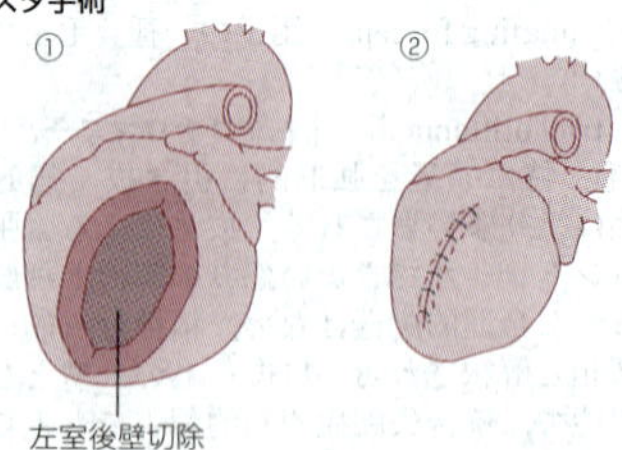

馬蹄鉄（ていてつ）**腎**⇨参融合腎→2850

パドヴァ大学　Università degli Studi di Padova　1222年，ボローニャ大学の分校としてイタリアのパドヴァに開校された大学で，1260年ころに独立を果たした．本来法律の大学と医学／自由科の大学に分かれ，アリストテレス主義による研究教育方針に貫かれていた．14世紀の初頭には高名なピエトロ=ダバノ Pietro D'Abanoが教鞭をとり，初期の興隆に導く．また，ボローニャと同様に死体解剖も行われている．15世紀にはミケーレ=サヴォナローラ Michele Savonarolaが実践的な医学の伝統を保持したのに対し，レオナルド=ブッフィ Leonardo Buffiなどは解剖学派の基礎を固めた．その伝統は16世紀に解剖学と外科学の教授となったアンドレアス=ヴェサリウス Andreas Vesaliusによって頂点に達し，血液の体循環の研究で名高いハーヴイ William Harvey(1578-1657)もここで学んでいる．また16世紀末からガリレオ=ガリレイ Galileo Galilei(1564-1642)がこの大学で数学を講じ，近代物理学の基礎を築いた．[982] ⇨参ボローニャ大学→2721

パトー症候群　Patau syndrome⇨同13トリソミー→7

パトリック徴候　Patrick sign　痛みを訴える下肢を膝で曲げ，その踵を対側の膝に置いてもらった状態で，その下肢を外下方に押さえつけたときに股関節に生じる疼痛．神経根障害による下肢痛を訴える患者では生じない．股関節疾患では強く痛む．パトリック Hugh Talbot Patric(1860-1938)はアメリカの神経科医．[935]

鼻　nose　外鼻と鼻腔からなる．外鼻は顔面の正中部の額の下方から口唇の上方にかけて突出した鼻腔を前方から覆う部分をいう．外鼻は骨と軟骨からなり，結合組織と皮膚で覆われている．外鼻の各部は鼻根，鼻背，鼻尖，鼻翼，鼻橋(鼻柱)，外鼻孔からなる．鼻腔は鼻中隔により左右に分けられ，前鼻孔から後鼻孔に至る腔で，鼻前庭，鼻中隔，鼻腔側壁からなる．嗅覚，加温，加湿，除塵，構音機能をもつ．[887]

パナー病　Panner disease　小児の肘の上腕骨小頭にみられる骨端線の障害．スポーツ障害として野球少年にみられる離断性骨軟骨炎と異なり，より年齢が低いこと，明らかな外傷歴がないことから診断される．パナー Hans J. Pannerはデンマークの放射線科医(1870-1930)．[1638]

華岡青洲　Hanaoka Seishuu　江戸後期の漢蘭折衷外科医，華岡流外科開祖〔1760-1835(宝暦10～天保6)〕．1804(文化元)年にマンダラゲ(チョウセンアサガオ)を中心にして得た通仙散を麻酔薬として用い，世界初の全身麻酔による乳癌摘出術に成功した．その過程を記録したものが『乳巌治験録』である．紀伊国平山(現和歌山県紀の川市)に医家の長男として生まれ，吉益南涯，大和見立に学ぶ．春林軒を生地に建て診療と門弟の教育に従事し，門弟は全国から集まった．「内外合一，活物窮理」をそのモットーとした．紀州藩に出仕し，奥医師に累進したが藩医と在野の医業を兼務．自ら執筆した医書はないが，口授を門弟らが録した多くの写本や手術図が伝わっており，彼が創意を加えた手術器具が残っている．のちに呉秀三が『華岡青洲先生及其外科』(1923)を出版．戦後，作家有吉佐和子の『華岡青洲の妻』刊行で彼の名が一般市民にも広く知られることとなり，近年，春林軒が復元された．麻酔学史，外科史の中で世界に知られる．[1082]

鼻かぜ　common cold, coryza　［急性鼻炎，鼻感冒］　ライノウイルスやコロナウイルスを病原とする上気道感染症の俗称．潜伏期は1-3日で，くしゃみ，鼻汁，鼻閉，咽頭痛などの症状を呈する．その他，発熱・頭痛・全身倦怠を起こすものもある．病期は1週間程度で予後は一般にきわめてよい．小児の場合には肺炎や気管支炎などの症状を呈する場合があり注意を要する．[909] ⇨参普通感冒→2559

鼻カニューレ　nasal cannula　両側あるいは片側の鼻腔から酸素を供給する器具．軽症から中等症の低酸素血症に対し，鼻腔に短い管を挿入して酸素を投与する．簡便であり，食事や会話を妨げることなく酸素を吸入することができる．[571] ⇨参酸素鼻腔カニューレ→1211

鼻感冒⇨同鼻かぜ→2388

花キャベツ癌　cauliflower cancer(carcinoma)　［カリフラワー癌］　形態的に花キャベツ(カリフラワー)状を示す癌．肉眼的に見た形態による癌の型には乳頭型，結節型，浸潤型などがあり，乳頭型では花キャベツ状の腫瘤として粘膜面から内腔に突出し，比較的限局した形をとることが多い．胆嚢癌などにみられる．[1531]

バナジウム　vanadium；V　［V］　元素記号V．原子番号23．原子量50.9415．融点1,887℃，沸点3,377℃．銀灰色金属．ヒトにとっての必須元素とされるが，1日必要摂取量2 μgに対して，平均的な1日の食事には40 μgほど含まれているため，欠乏症はほとんどない．ストレプトゾトシン streptozotocin誘発糖尿病(STZD)ラットを用いて血糖降下作用が示唆され，これらの効果はヒトにおいても報告されている．粉塵，フュームの吸入により舌に無痛性の緑色斑を生じ，慢性では気管支炎を生じる．五酸化バナジウムの許容濃度は0.05 mg/m^3(日本産業衛生学会，2008)．アメリカ産業衛生専門家会議(ACGIH，2007)では五酸化バナジウムの発癌性を動物実験では確認されたがヒトの発

癌との関連は未知の物質としている.[182,732]

鼻たけ nasal polyp, rhinopolypus ［鼻ポリープ，鼻茸(びじょう)］ 鼻・副鼻腔粘膜が浮腫性に腫脹して生じた炎症性増殖性腫瘤．副鼻腔炎などによる慢性炎症刺激が誘因となり生じることが多い．しかし発症機序に関しては種々な要因があげられており，鼻たけを生じやすい体質や喘息などの素因との関連性も指摘されている．ポリープ polyp はクラゲという意味で，半透明で浮腫状のものが多いが，灰白色，淡赤色，表面が壊死状のもの，白苔の付着したもの，茎のあるもの，広基性のもの，孤立性のもの，多発性のものなど多種多様である．中鼻道や中鼻甲介外側に好発する．特に上顎洞から発生し後鼻孔から咽頭へ増大するものを後鼻孔ポリープ(鼻たけ)という．副鼻腔炎のほかアレルギー性鼻炎，アスピリン喘息などに合併することが多い．症状は鼻閉，嗅覚障害が主である．治療は鼻たけ摘出術で，最近では内視鏡下の手術が主流である．再発しやすく難治であり種々のサイトカインの関与がある.[887] ⇨参後鼻孔ポリープ→1051

鼻たけ切除術 nasal polypectomy ［鼻ポリープ切除術］ 鼻たけを切除するための手術．鼻腔内から鼻用の針金による係蹄(鼻茸(びじょう)絞断器)を鼻たけ基部にかけ，牽引することにより基部粘膜とともに除去する．残存部は鉗子にて除去する．術後出血の可能性があるので，止血あるいは術後出血予防の目的で鼻内にガーゼタンポンの挿入を行う．中鼻道から後鼻孔に落ち込んだ大きな後鼻孔ポリープの切除には特別な手術法がある．鼻たけは再発しやすいので，鼻たけの原因疾患である慢性副鼻腔炎に対する術後治療を十分に行い，さらに術後の観察もすべきである．現在ではマイクロデブリッダーが内視鏡手術に導入され，切除された鼻たけの組織片や術中の血液などを吸引，除去しつつ，さらに術創を蒸留水で洗浄しながら術野を獲得しての操作が可能になった.[887]

鼻づまり⇨同鼻閉→2477

鼻ポリープ切除術 nasal polypectomy⇨同鼻たけ切除術→2389

花むしろ状線維性黄色腫 storiform fibroxanthoma⇨同隆起性皮膚線維肉腫→2936

鼻用ピンセット nasal forceps⇨同膝状鑷子(せっし)→1314

バニシングクリーム⇨同親水軟膏→1562

バニシングツモール vanishing tumor 胸部X線において腫瘤影と類似した陰影を呈する肺葉間に限局貯留した胸水．治療すると速やかに消失することからバニシングツモール(突然消えてなくなる腫瘍)と呼ばれる．胸膜癒着などにより胸水が可動性を失い限局性に貯留したもので，うっ血性心不全，胸膜炎などでみられる.[1220] ⇨参一過性腫瘤状陰影→254

パニック障害

panic disorder ［恐慌性障害］

【概念・定義】 病的な**不安** anxiety は，フロイト Sigmund Freud (1856-1939) 以来1世紀近く不安神経症の中心症状であった．1980年に登場したアメリカ精神医学会の『精神疾患の診断・統計マニュアル第3版』(DSM-Ⅲ)は，不安が病像の中心をなす疾患を「不安障害」として分類し，パニック障害は，**発作性の不安**が重視され，不安障害の1つに取りあげられている．パニック障害は，DSM-Ⅲでは**パニック発作が頻発する疾患**と定義されたが，その後のDSM-Ⅲ-Rでパニック発作の反復から**予期不安**，さらに**広場恐怖**が生じ，**生活機能が障害される疾患**と詳しく定義された．

【疫学】 1年有病率は0.5-1%，生涯有病率は3.5%と報告されている．**女性**に多く，青年期後期から30代半ばが好発年齢．

【病態生理】 抗うつ(鬱)薬のイミプラミン塩酸塩がパニック発作に有効なこと，乳酸の点滴静注，カフェインやCO_2負荷がパニック発作を誘発することから，パニック発作に身体的な基礎があることが推定される．神経解剖学的には扁桃核を中枢とし，海馬，前頭前野に連絡する**脳内の恐怖ネットワーク**の関与が示唆されている．**発症の1年～半年前にストレス的な出来事を経験**していることが多く，体質的な素因をもった人に，ストレス因子が加わってパニック発作が生じると考えられている．

【症状】 突然に強い恐怖が襲ってくる**パニック発作**と，発作の反復がもたらす**生活機能の障害**が特徴．パニック発作は**危険や破滅が迫っているという強い恐怖の感覚**に，自律神経系の興奮による**動悸，息切れ，めまい感**など多彩な身体症状と**死の恐怖**などの認知症状を伴う．10分以内に症状はピークに達し，60分以内に次第に減弱する．パニック発作が反復すると，発作がまた起こるのでないかと不安になる(**予期不安**)．また，発作は重篤な病気のためだろうと心配し，検査を求める**心気症**の状態になる．自制心や正気を失うかもしれないという心配，あるいは発作に関連した行動の変化(例：仕事をやめる)も生じてくる．発作に対する予期不安から，逃げられない場所や助けが得られない場所を恐れる**広場恐怖**が生じ，それらを避ける(**回避行動**)．自己評価は低下し，自尊心は傷つき，**続発性うつ病**へと進展する．

【診断】 DSM-Ⅳ-TRの診断基準では，パニック発作の反復，および発作後に，①予期不安，②発作の意味についての心配，あるいは③日常行動の変化のいずれかが1か月以上持続することが求められている．パニック発作に類似した症状は，不整脈，喘息，メニエール Ménière 病，褐色細胞腫，甲状腺機能亢進症など多くの身体疾患や，カフェイン中毒などの薬物の影響でみられる．パニック発作と診断するには身体的な原因を除外する必要がある．また，パニック発作はいろいろな不安障害においても生じるが，パニック障害では**思いがけないときに発作が起こる**ことが特徴であり，他の不安障害では発作の起こる状況が限定される．

【治療】 治療のゴールは，**パニック発作のコントロール**と**随伴症状の解消**である．認知行動療法と薬物療法が有効．薬物では，三環系抗うつ薬，高力価のベンゾジアゼピン系薬物および選択的セロトニン再取り込み阻害薬(SSRI)がいずれも同程度の効果を有する．認知行動療法では心理教育，継続的なパニック症状の観察，**不安を抑える技術の習得，認知再構成**，実際の不安・刺激場面を体験させる**エクスポージャー** exposure などを組み合わせて行う．

【予後・予防】 経過は慢性的で，症状の増悪と軽快を繰り返す．治療後6-10年後の転帰をみると，約30%は健康となり，40-50％は改善し，20-30％は不変か若干悪化していた．**過労**，**寝不足**，**かぜ**がパニック発作の三悪といわれる．適度な運動と規則正しい生活習慣を守ることが再発予防に求められる．[581]

パニック障害の看護ケア

【看護への実践応用】 著しい苦痛を伴うパニック障害の主症状はパニック発作である．発作時には，発作により出現した身体的苦痛（動悸，呼吸困難，発汗，ふらつきなど）の軽減を図る対処や安心感を与え，身体損傷などの危険を防ぐための環境調整も行う．パニック障害は，発作時だけではなくそれ以外の生活においても，継続的な発作への不安や，自分に重大なことが生じているのではないかといった心配がある．そして，パニック発作が起こることを恐れるために，本来の生活行動が制限され，支障をきたす．また，睡眠中にも発作がみられるため，活動と休息のリズムが崩れて疲労感が増強し，気分も不安定になりやすい．したがって，基本的な日常生活行動を援助したり，リラクセーションや気分転換活動を用いて心身の休息と安定を促す．発作を繰り返すと，さらに周囲や自分自身に対して否定的なとらえ方をしやすくなり，不安を強くすることにつながるため，正確で十分な病状の説明とその人の認識や考えを客観的にとらえ直し，前向きなものに変容できるような教育的アプローチを行う．また，パニック発作の様態や誘因，原因と考えられるものをアセスメントしたうえで，パニック発作に陥る不安への対処方法を提供する．

【ケアのポイント】 パニック発作と，それが繰り返されることにより起こる予期不安，発作を誘発すると認識している事柄からの回避行動，続発性のうつ（鬱）状態によって，自分自身や人生を悲観し，絶望的な感情が生まれることがある．そして，唯一の救われる方法が死であると考え，自殺を試みてしまうこともあるので自殺予防の対策を講じる必要がある．日頃から適切な対象にたすけが求められるような関係を構築することや，不安の解決には適切な治療があることを十分に説明する．また，他者との交流にも支障があり孤立しやすいため，家族や身近な人への疾患教育や関係性の調整を行い，協力を得る．パニック状態ではないときにも不安や恐怖はあり，それにはレベルがある．そのレベルを適切にアセスメントし，看護介入を選択する必要がある．不安のレベルが強度の場合は話に耳を傾ける，入浴やマッサージなど日常生活で行うことができるリラクセーションなどを行い，全面的な安全と安楽を提供する．中等度から軽度の場合は，深呼吸をする，不安を言語化するなど患者本人が実行可能で興味や関心がある不安への対処法を一緒に考え，その実践を支援する．対処が効果的であった場合は，肯定的に評価をする．また間違って物事をとらえて不安が強くなる場合には，正確な事実を伝えたり，一緒に事実を確認するなどを行う．これらのように不安の原因をともに検索し，その対処法の習得をすること，あるいは物事や不安のとらえ方や考え方を見直す，不安の要因に近づき慣れていく治療や介入を行っていると，不安の原因を目前にすることで，不安が喚起されることもあるため，不安のレベルのアセスメントを継続して行い，適宜，レベルにあった対応をとる．[293] ⇨参パニック障害→2389

パニック値　panic value⇨同緊急異常値→791

パニック発作　panic attack　［恐慌発作］　1980年のアメリカ精神医学会の『精神疾患の診断・統計マニュアル第3版』（DSM-Ⅲ）および1992年のWHOの国際疾病分類第10版（ICD-10）によって定義された．症状的には従来の不安神経症の不安発作に相当．強い不安感，恐怖，または脅威が突然始まり，破滅が目前に迫ってきている感じを伴う発作であり，自律神経性の刺激症状（動悸，発汗，振戦・ふるえ，口渇），胸部・腹部に関する症状（呼吸困難感，窒息感，胸部の疼痛や不快感，嘔気や腹部の苦悶），精神状態に関する症状（めまい感，現実感喪失，離人感，自制不能感，気の狂いそうな感じ，死の恐怖）および全身的な症状（紅潮または寒け，しびれ感）などがみられる．診断基準では上記症状のうち4つ以上の存在が求められる．乳酸の点滴静注により発作が誘発され，また抗うつ（鬱）薬のイミプラミン塩酸塩で発作がコントロールされることから，身体的な要因の存在が示唆される．しかし，乱用薬物や治療薬の影響でなく，甲状腺機能亢進症や褐色細胞腫などの身体疾患によるものでもない．発作の発現状況に3つあり，①何のきっかけもなく自然に起こる「予期しないパニック発作」はパニック障害に特徴的．②特定のきっかけに直面すると必ず生じる「状況依存性発作」は社会恐怖，特定の恐怖症などの不安障害の経過中に起こる．③きっかけにさらされると生じやすいが，常に発生するわけではない「状況準備性発作」もパニック障害に多くみられる．[581]

バニッシングラング　vanishing lung⇨同進行性気腫性嚢胞→1542

馬尿酸合成試験　hippuric acid test　肝臓の解毒機能を検査する方法の1つ．安息香酸ナトリウムを投与したのち，尿中に排泄される馬尿酸量を測定．安息香酸ナトリウムは肝細胞でグリシンと抱合して馬尿酸となり尿中に排泄されるが，肝解毒機能低下時には馬尿酸の尿中排泄量が低下．安息香酸ナトリウムの投与には静注法と経口法があるが，静注法が多用される．[1181]

バニリルマンデル酸測定法　measurement of vanillylmandelic acid（VMA）　［VMAの測定］　バニリルマンデル酸（VMA）はカテコールアミン（ドパミン，アドレナリン，ノルアドレナリン）の代謝物として尿中に排泄される．その測定法には定性と定量分析法とがある．前者には濾紙法があり，後者には高速液体クロマトグラフィー法（HPLC）がある．濾紙法は1滴の尿を濾紙上に落とし自然乾燥させる．塩酸酸性下で*p*-ニトロアニリンに亜硝酸を反応させジアゾ試薬を調製する．その試薬を濾紙上（尿乾燥スポット）に噴霧し発色の有無を観察する．健常者は陰性．陽性はスポット全体が紫色に発色する．バナナ，バニラの摂取で偽陽性を示すことがある．陽性を示す主な疾患には褐色細胞腫，神経芽細胞腫などがある．濾紙法は簡単に郵送できることから乳児期のマススクリーニングに適している．定量法は電気化学検出器（ECD）を用いたHPLC法が用いられることが多い．酸性蓄尿を試料とし，HPLCで分析する．基準値は1.4-4.9 mg/日あるいは1.2-4.9 μg/mg・Crである．[822]

パネート　Josef Paneth　オーストリアの生理学者

(1857-90). パネート細胞にその名を残す. シュバルベG. Schwalbeによって1872年に記載されたパネート細胞を分泌性の細胞と考え, これについて1888年に詳しく研究報告した. パネート細胞とは小腸の陰窩の底部にみられる円柱状をした細胞で, エオジン好染の1 μmをこえる大きな顆粒を含む. この顆粒には溶菌作用をもつ酵素であるリゾチームが含まれており, 腸内細菌の調節に関与していると考えられている. 胃の腸上皮化生にもパネート細胞が出現する.[1531]

はね返り現象 rebound phenomenon⇨同スチュアート・ホームズ徴候→1641

ばね股⇨同弾発(撥)股→1958

ばね指 snapping finger, trigger finger ［弾発指］ 母指あるいは指の屈伸運動時に弾発現象を起こすもの. 屈筋腱の腫瘤状の肥大を伴い, 中手指節(MP)関節掌側部に圧痛と結節を触れる. 小児では母指に発生し, 先天性の原因によると考えられ, 半数以上が自然治癒する. 成人では中年女性の母指や他の指に多発し, 男性には比較的少ない. 治療はステロイド剤の腱鞘内注射などが行われるが, 陳旧例では腱鞘切開が行われる.[1037] ⇨参狭窄性腱鞘(しょう)炎→756

馬脳炎⇨同ウマ脳炎→332

パノラマX線撮影法 panoramic radiography⇨同歯科パノラマX線写真撮影法→1233

ハバース管 haversian canal⇨同ハヴァース管→2358

ハバース層板⇨同ハヴァース層板→2358

ハバードタンク Hubbard tank アメリカのシカゴの技師ハバード Carl P. Hubbardによって考案された水治療法に用いられる大型浴槽. ひょうたん型, 鍵穴型にデザインされ, 患者は寝たまま身体を浸すことができる. 長さ220-230 cm, 幅145-165 cm, 深さ50-90 cmのものが普及し, 通常では気泡発生装置や噴流発生装置が取り付けられている. 理学療法士はハバードタンクのくびれた部分から関節可動域練習や筋力増強練習を実施できる. 温熱効果とマッサージ効果による疼痛軽減や筋緊張緩和, 浮力や水の抵抗を利用した筋力増強および筋持久力増大が期待できる. しかし現在では管理上の問題からほとんど使用されていない.[903] ⇨参特殊浴槽→2142

パパイナーゼ papainase⇨同パパイン→2391

パパイン papain ［パパイナーゼ］ 熱帯メロン樹であるパパイヤの乳液に存在するシステインプロテアーゼ(タンパク質分解酵素の一種). 212のアミノ酸よりなる1本のポリペプチド鎖で, 分子量約2万4,000. 8 M尿素溶液中でも変性しない安定なエンドペプチダーゼで, 切断するアミノ酸配列の特異性は広く, アルギニン, リシン, グルタミン, ヒスチジン, グリシン, チロシン残基のC末側のペプチド結合を切断する. 至適pHは6-7. 壊死組織の酵素的除去などに用いられてきた.[825]

母親学級 mother class 分娩やその後の育児を容易にするための妊婦教育. 産婦人科医, 小児科医, 助産師などが講師となり, 妊娠中の母児の生理的変化や病的状態, 分娩の仕組みや呼吸法といきみ, 異常分娩の病態や対応, 無痛(和痛)分娩, 新生児の取り扱いなどをあらかじめ教えて理解させる. 内容は施設ごとに異なるが, 分娩室見学や妊婦体操を加えるところもある. 両親学級, 父親学級を別途実施する施設もあり, 母親学級に夫が参加することも有意義である.[998]

母親役割 maternal role 妊娠, 分娩, 育児期において, 子どもを産み育てるために必要な母親の役割のこと. 具体的には, 妊娠を受容する, 胎児によいといわれることを行う, 児の用品をそろえる, 子どもの養育に必要な知識や世話の方法を身につける, 安全な環境を提供し子どもの成長発達を促すなどがあげられる.[1352] ⇨参母性行動→2703, 母性意識→2703

羽ばたき運動 wing beating⇨同羽ばたき振戦→2391

羽ばたき振戦 flapping tremor ［羽ばたき運動, 肝性羽ばたき, 固定姿勢不能症］ 鳥の羽ばたきのように手首から先を反復性に屈曲・伸展させる不随意運動で, 通常は両側性. 安静時よりも緊張したり意図した動作時に増強. 肝性脳症Ⅱ-Ⅲ度にみられる症状の1つで, 昏睡期には消失. 軽症の脳症の発見に有用.[279] ⇨参肝性昏睡→618

母と子の関係を考える会⇨同MCG→80

パパニコロー George Nicholas Papanicolaou アメリカで活躍したギリシア人細胞学者で, 細胞診を診断学の一部門として発展させた功労者(1883-1962). 剝離細胞標本に多色染色法(パパニコロー染色法)を用いた. この染色法は透明度が高く, 微細構造まで観察でき, 婦人科領域をはじめ癌のスクリーニングに広く用いられている. また腫瘍の細胞診を5つのクラスに分類するパパニコロー分類でも有名. 著書に『Diagnosis of Uterine Cancer by Vaginal Smear(腟分泌物塗抹による子宮癌の診断)』(1943, トロート Herbert Trautと共著)などがある.[654]

パパニコロー染色 Papanicolau stain⇨同パパニコロー法→2391

パパニコロー分類 Papanicolau classification 細胞診の5段階クラス分類で, クラスⅠは異型細胞をみない, クラスⅡは異型細胞はあるが悪性細胞をみない, クラスⅢは悪性を疑わせる細胞をみるが確診できない, クラスⅣは悪性がきわめて濃厚な異型細胞, クラスⅤは悪性と診断可能な異型細胞である. パパニコロー分類の問題点は, 対象臓器により判定基準が異なること, 採取法の多様化により判定基準が異なることなど. わが国では広く日常診療に用いられているが, 諸外国ではすでに使用されておらず, 陽性(悪性), 疑陽性(良・悪性不明), 陰性(良性)の3段階分類が一般的.[1531] ⇨参ベセスダシステム→2625

パパニコロー法 Papanicolau smear method ［塗抹細胞診, パパニコロー染色, パップ試験］ 細胞診染色を代表するもので, パパニコロー George N. Papanicolaou (1883-1962)が創始した染色法. 施設により染色方法が多少異なるが, ヘマトキシリン, OG-6(オレンジG-6), EA(エオジン・アズール eosin-azure)の各種色素は必ず使用されている. 特徴は, 細胞の透明度がよく, 細胞が重なっていても観察可能で核構造も見分けることができる点である.[1531]

馬尾 cauda equina ラテン語でcaudaは「尾」, equinaは「馬の」の意味. 腰髄, 仙髄レベルの脊髄神経根のことであり, 硬膜嚢内で脊髄から出る様子が馬の尾に似ている.[935]

馬尾障害(損傷)症状⇨同馬尾症候群→2392

馬尾症候群 cauda equina syndrome ［馬尾障害(損傷)症状，円錐障害］ 馬尾は脊髄円錐よりも下部にあるL_2(第2腰椎)以下の神経根の集合で，その障害で生じる症候群のこと．馬尾の上位レベル障害では，L_2以下の運動感覚障害をきたす．馬尾の下位レベル障害では下肢の症状に乏しく，肛門周囲，会陰部を主とした乗馬ズボンの尻当てに似た全感覚障害を呈する．これは，鞍状，騎袴状，あるいはサドル状感覚消失と呼ばれる．尿閉，大便失禁，勃起障害を伴う．L_1(第1腰椎)以下の骨折，腫瘍などで生じる．[1156]

馬尾神経腫瘍 cauda equina tumor 馬尾に生じた腫瘍で馬尾症候群を呈する．神経鞘腫がほとんどである．[935] ⇨参馬尾症候群→2392

馬尾神経性跛行(はこう) cauda equina claudication 腰部脊柱管狭窄症の症状．起立歩行で，馬尾神経根が圧迫され，下肢に異常感覚，疼痛を生じるもので，安静で軽快する．下肢動脈閉塞による跛行より疼痛が長引く．馬尾神経性間欠性跛行 cauda equina intermittent claudication ともいう．[935] ⇨参間欠性跛行(はこう)→585，腰部脊柱管狭窄症→2877

馬鼻疽(ばびそ) glanders 鼻疽菌 *Burkholderia mallei* の感染によるウマの伝染性疾患であるが，皮膚の傷口や上気道を介してヒトに感染することがある．病変は粘膜の化膿性炎症および皮膚の膿疱を特徴とする．臨床的に急性と慢性の2型があり，ヒトの場合は急性に経過することが多く致死率が高い．本症はアジアやアフリカ，中近東の一部に存在し，先進国にはほとんどみられない．[909]

パピヨン・ルフェーブル病 Papillon-Lefèvre syndrome；PLS ［非限局性びまん性掌蹠(しょうせき)角化症］ 遺伝性掌蹠角化症の一型で，メレダ型に似た潮紅と多汗を伴う掌蹠のびまん性角化と歯肉炎および歯周囲炎を主徴とする．歯肉炎および歯周囲炎のために乳歯は5歳頃までに，永久歯も14歳頃には脱落する．カテプシンC遺伝子の異常による常染色体劣性遺伝のまれな角化症である．パピヨン M.M.Papillon とルフェーブル Paul Lefèvre はフランスの皮膚科医．[102] ⇨参掌蹠(しょうせき)角化症→1440

ハビリテーション habilitation⇨参リハビリテーション→2929

パピローマウイルス〔科〕 *Papillomaviridae* ［乳頭腫ウイルス］ 直径50-55 nmのDNA型ウイルス．ヒトの皮膚や粘膜に感染していぼを起こすことで知られているヒトパピローマウイルス(HPV)は，80種類以上の型が分離されている．その中の悪性型が子宮頸癌などのある種の癌をヒトに誘発する発癌ウイルスであると強く疑われている．なお、最近までパポバウイルス科 *Papovaviridae* の同名の属であった．[1113] ⇨参パポバウイルス→2393

バビンスキー型病態失認⇨同病態失認→2491

バビンスキー徴候 Babinski sign⇨同伸展性足底反射→1590

バビンスキー反射 Babinski reflex⇨同伸展性足底反射→1590

パフ puff ［RNAパフ］ 多糸染色体の横縞模様の特定部が，非ヒストンタンパク質の作用で選択的に緩み膨らんだ構造をいう．昆虫の脱皮や変態の前など細胞分化の特定時期に一定の順序で生じ，その後消失する．パフ領域では主にmRNAが合成されており，RNAパフとも呼ばれる．また，キノコバエにおいてはDNAの複製を行うDNAパフが局部的に存在し，これをDNAパフという．[825]

歯フィステル dental fistula⇨同歯瘻(ろう)→1502

ハフィング huffing ［強制呼出法，強制呼気法］ 強制呼出，強制呼気法とも呼ぶ．気管支拡張症や嚢胞性線維症患者など気道が不安定で，咳をした際に気道が潰れてしまうために十分な咳嗽の効果を得にくい場合，あるいは呼吸不全患者や，術後などで線毛運動が低下している状態などに有効な方法．手順は，中等度から少量の空気を吸った状態にして，咳を行わずに口を軽くあけ，「ハッ，ハッ」という呼吸で一気に空気を吐き出すようにする．同時に自分で自分の胸を圧迫すると，なお効果的である．気道の安定性を保ったまま，痰の排出を促すことが可能であり，声門の閉鎖が不完全であっても呼気を速く呼出することで，咳に近い効果を得ることができる．[171]

ハブ咬症(こうしょう) habu bite ハブは東南アジアに広く分布する毒蛇で，わが国では奄美大島や沖縄諸島に生息する．夜行性で攻撃性があり，一定範囲に近づくと攻撃する．体長は2 mに及ぶこともある．年間数100件の咬症事例があり，四肢をかまれることが多い．咬傷部の激痛，腫脹，皮下出血のほか，嘔吐，頻脈，微弱脈，血圧低下，チアノーゼなどの循環器系のショック症状も起こる．救急処置としては，咬傷部を水で洗い，咬傷部の10-20 cm高位を軽くしばり，傷口を吸って排毒する．抗血清の静脈注射も治療に有効．死亡率は1-2%で，死因はショックと播種性血管内凝固(DIC)による．[1618] ⇨参蛇咬症(だこうしょう)→1914

ハプテン hapten 低分子量の化学物質で，タンパク質のようなキャリア(担体)と結合することによりはじめて抗原性を示す(抗体を誘導する)ようになるもの．ジニトロフェニル基やトリニトロフェニル基がその例．[1439] ⇨参DNP→43

ハプトグロビン欠乏血症 haptoglobin deficiency 血清中のハプトグロビンが減少した状態．ハプトグロビンは，ヘモグロビンと結合する血漿タンパク質であり，複合体を形成したのち短時間のうちに血中から消失する．遊離状態のヘモグロビンは生体に有毒であることから，これを取り除くためである．ハプトグロビンの減少は，種々の溶血性貧血や遺伝性ハプトグロビン欠損症においてみられる．[656]

ハプトグロビンシステム haptoglobin system⇨同HP型→62

パブリックニューサンス public nuisance イギリスにおける公害のとらえ方であり，ニューサンス(迷惑，厄介者，生活妨害の意)をパブリックとプライベートとに分けて扱い，プライベートニューサンス private nuisance に対する語．パブリックニューサンスは加害者が特定可能で民法上の損害賠償や刑法上の刑事責任を問える場合を指す．例えば工場や鉱山からの排水，排煙，悪臭，騒音などはパブリックニューサンスとして扱われる．一方，自動車による排出ガスや騒音，振動といった加害者が不特定多数の問題をパブリックニューサンスとして扱うことには議論がある．ただし，わが国の場合，自動車による問題も含めて公害として処理されることが多い．[664]

バブル bubble 一般的には泡のこと．超音波検査では，造影剤として1-3 μ程度の微細な気泡を使用する．[955]

ハブ類 Habu pit viper 沖縄本島，奄美大島，徳之島やその周辺の島々に分布する猛毒の毒ヘビ類で，ハブ，ヒメハブ，サキシマハブなどがある．夜行性で昼は石垣や倒木の下などにひそむ．重症ハブ咬症は死亡することがある．[288] ⇨参毒蛇→2141

パブロフ Ivan Petrovich Pavlov ロシアの生理学者(1849-1936)．1904年に「消化生理に関する研究」でノーベル生理学・医学賞を受賞．司祭の子息としてロシアの地方都市リャザンに生まれた．地元の神学校を卒業後，1870年にサンクトペテルブルグ大学理学部に進学．75年に大学卒業後，医学アカデミー(のちに軍医アカデミーに改組)に編入学し80年に卒業．83年に博士号を取得後，84-86年にはドイツに留学．90年に軍医アカデミー教授に任命され，同時に新設の実験医学研究所の生理学部門の長になった．1870年代に血液循環の生理学の実験的研究を開始し，80年代には消化作用の生理学的研究に進み，90年代には外科手術を施した実験用のイヌを組織的に用いて，消化液分泌の神経による支配の機構を解明した(これがノーベル賞の対象になった)．その過程で消化液の分泌が心理的要因の影響を受けることを発見し，1901年から条件反射の研究を開始．1907年に科学アカデミー会員に選出されると，特別な施設を建設してイヌの条件反射に作用する諸要因を系統的に研究した．ロシア革命と内戦の混乱時には，パブロフの研究は中断し生活も困窮した．パブロフは革命政権に批判的だったが，1920年以降西側にもアピールする大物科学者としてレーニンの支持を得ることに成功し，ソビエト連邦政府の全面支援のもとに中枢神経系の研究をさらに発展させた．1924年のレニングラードの大洪水直後に，洪水を体験した実験犬で条件反射の混乱が発見され，「実験神経症」と名づけられた．1935年にレニングラードで開かれた第15回国際生理学者会議を主催し，栄光のうちに翌年没した．その死後，一時ソ連ではその研究方法が偏重されて，生理学における他の研究法の発展を妨げた．[391] ⇨参古典的条件づけ→1123，条件反射(反応)→1431

パブロフ型条件づけ Pavlov conditioning⇨同古典的条件づけ→1123

パブロフの小胃法 Pavlov miniature stomatch 胃分泌研究用にパブロフ Ivan Petrovich Pavlov (1849-1936)により作成されたモデル．胃の一部(小胃)を嚢状に腹壁に開口させ胃液の分泌を体外から測定できる．[229]

バベシア症 babesiosis 赤血球内に寄生するバベシア *Babesia* 属の感染症でダニによって媒介される．野生動物や家畜の感染症であるが，ヒトに感染することもある．発熱を主症状とし，貧血を呈する．[288]

バベシア〔属〕 *Babesia* ピロプラズマ目の原虫．栄養型は2-5 μmでマラリア原虫様であり，ウシなどの赤血球に寄生する．人体寄生例も報告されている．[288]

破片骨折⇨同粉砕骨折→2605

パポバウイルス papovavirus パピローマウイルス papillomavirus とポリオーマウイルス polyomavirus, vacuolating virus (SV 40)からの合成語．パピローマウイルスの中ではヒトパピローマウイルス，ポリオーマウイルスの中ではJCウイルス，BKウイルスがヒトに病原性がある．なお，現在はパピローマウイルス科，ポリオーマウイルス科として独立，分類されており，両者をまとめたパポバウイルス科という分類上の名称はなくなった．[1113]

破膜 rupture of amniotic membrane 羊膜を人工的に破り破水させること(人工破膜)．自然に破水が起こる場合を自然破膜ということもある．破膜には分娩の進行を促したり，流出する羊水の性状を観察し，児の状態を推察する意義がある．[998] ⇨参人工破膜→1545，破水→2370

歯みがき援助⇨同口腔ケア→989

歯みがき剤 dentifrice ［**歯磨剤**］ 歯ブラシと併用して口腔清掃の効果を高め，歯科疾患の予防のために用いられるペーストあるいは液体．基本成分は研磨剤，発泡剤，結合剤，湿潤剤，香味剤などであり，これらの成分だけのものは化粧品歯みがき剤，基本成分に薬用成分(齲蝕，歯肉炎，歯周炎，歯科疾患を予防するため，または口臭を予防するための成分)を加えたものは医薬部外品歯みがき剤に分類される．薬用成分は，齲蝕予防にフッ化ナトリウム，モノフルオロリン酸ナトリウム，フッ化スズ，歯肉炎予防に塩化セチルピリジニウム，トリクロサン，歯周炎予防にグリチルリチン酸，トラネキサム酸，プラーク(歯垢)の分解にデキストラナーゼなどがある．現在，わが国で市販されている歯みがき剤の90％が医薬部外品であり，特にフッ化物配合歯みがき剤の普及はわが国の齲蝕減少に大きく寄与している．[1369]

歯みがき法 toothbrushing method⇨同ブラッシング法→2576

ハム試験 Ham test ［**酸性化血清試験，酸性溶血試験，酸溶血試験**］ 発作性夜間ヘモグロビン尿症の診断に用いられる検査．睡眠中は血清pHが酸性に傾くことにより溶血が起こることに関係した検査である．洗浄した患者赤血球に，補体を含んだ健常者血清と塩酸(HCl)を加えてpHを6.5-7.0に酸性化することで補体を活性化し，60分間孵置(恒温器に入れておく)したのち溶血の有無を判定する．[1495] ⇨参発作性夜間ヘモグロビン尿症→2708

ハム症候群《アジソン病》 HAM syndrome⇨同HAM症候群《アジソン病》→56

ハム症候群《脊髄症》 HAM syndrome⇨同熱帯性痙性不全対麻痺症→2281

ハムスターテスト hamster test⇨同透明帯除去ハムスター卵精子侵入試験→2134

ハムストリング筋 hamstring group, hamstring muscles ［ハムストリングス］ 大腿後部の大腿二頭筋および半腱様筋，半膜様筋を合わせた大腿屈筋群．大腿二頭筋短頭以外は坐骨結節から起こる二関節筋で股関節伸展の主動作筋．立位姿勢で体幹が前に折れるのを防ぐ姿勢筋(抗重力筋)である．大腿二頭筋の長頭は大腿後面の外側を下り途中で短頭の筋を加えて腓骨頭に停止するため外側ハムストリングスといい，半膜様筋と半腱様筋は内側に位置し脛骨内側に停止するため内側ハムストリングスといわれる．これらは膝関節屈曲の主動作筋でもある．[873] ⇨参大腿二頭筋→1884

ハムストリングス hamstrings⇨同ハムストリング筋→2393

パム染色⇨同PAM 染色→93

ハム様脾　ham spleen⇨同ベーコン様脾→2621

ハムラビ法典⇨同ハンムラビ法典→2421

場面緘黙(かんもく)⇨同選択性緘黙(かんもく)→1773

場面幻覚　scenic hallucination⇨同情景的幻視→1430

速い Na⁺ 電流⇨同速い内向き電流→2394

速い内向き電流　fast inward current　[速い Na^+ 電流]　活動電位発生の初期に心筋細胞内に流入するナトリウムイオン(Na^+)電流．心筋細胞が興奮する際には活動電位が発生する．それを構成する膜電流の中で，陽電荷をもったイオンが膜の外から内に向かって流入する場合，または陰電荷をもったイオンが流出する場合を内向き電流という．なかでも心房筋や心室筋またはプルキンエ Purkinje 線維の細胞では隣接した細胞からの伝導刺激により膜電位が閾値電位(－60 mV)以上になると，細胞外から内へ Na^+ が数 msec 以内の間に急速に流入し，膜は －90 mV から約 ＋30 mV にまで脱分極して活動電位の 0 相が形成される．この Na^+ による急速なイオン電流が速い内向き電流である．脱分極が続くと Na^+ 電流は不活性化され，再分極しないかぎり再び活性化されることはない．この速い内向き電流はフグ毒(テトロドトキシン tetrodotoxin)やⅠ群抗不整脈薬により抑制される．[426]　⇨参内向き電流→328

速い酸素負債⇨同非乳酸性酸素負債→2465

林塩　Hayashi Shio　兵庫県生まれ，1904-92(明治 37～平成 4)．日本赤十字社看護婦(師)．大阪赤十字病院救護看護婦養成所卒業．日赤の外国語学生として津田英学塾卒業．大阪赤十字病院で看護婦長，看護教育に従事したのち，日中戦争で病院船に勤務．戦後は日赤本社看護課に勤務し，養成課長，看護課長を経て，日赤短期大学助教授となる．1953(昭和 28)-59(同 34)年日本看護協会会長．語学力を生かして ICN 理事会，国際会議に日本代表として出席し，日本の看護を国際的に紹介．1962(同 37)年には全国区参議院議員に 6 年議員として当選．1936(同 11)年ナイチンゲール石黒記念牌を受賞，日赤の特別社員になった．[1236]

流行眼(はやりめ)　epidemic conjunctivitis　狭義ではアデノウイルス性結膜炎のことを指すが，広義ではエンテロウイルスによる急性出血性結膜炎を含めたウイルス性の急性結膜炎のこと．[975]　⇨参流行性角結膜炎→2936

ハラーフォルデン・シュパッツ病　Hallervorden-Spatz disease；HSD　[パントテン酸キナーゼ関連神経変性症，PKAN]　まれな常染色体劣性遺伝の疾患．幼児期発症で，鉄およびその他の色素が淡蒼球および黒質に沈着し，結果としてグリオーシスを生じるのが特徴．大脳の脱髄やスフェロイド spheroid(軸索終末の腫大・変性)が基底核・視床の神経細胞体，軸索，樹状突起に出現する．臨床的には視神経萎縮，網膜色素変性，進行性ジストニー，舞踏運動，構音障害，精神衰退，パーキンソニズム，錐体路徴候が認められる．運動性末梢神経障害合併例もある．発症後 5-20 年で死亡する．発症が遅いタイプもある．現在は主にパントテン酸キナーゼ関連神経変性症(PKAN)の名称が使用されている．ハラーフォルデン Julius Hallervorden(1882-1965)とシュパッツ Hugo Spatz(1888-1969)はともにドイツの神経病理学者．[935]

パラアミノ安息香酸　para-aminobenzoic acid；PABA　葉酸分子の構成成分で，細菌の増殖を阻害する作用をもつ．皮膚科では UVB(中波長紫外線)領域の紫外線を吸収するサンスクリーン剤の有機系素材として用いられるが，光接触皮膚炎を起こしやすく，使用頻度は少なくなった．[1500]

パラアミノ馬尿酸　para-aminohippuric acid；PAH　[PAH]　生体に無害な芳香族の有機酸．体内で代謝を受けず，糸球体で一部濾過されたのち，ほとんどが近位尿細管において分泌され，以後再吸収を受けることなくそのまま尿中に排泄される．血漿中の濃度が比較的低い(約 10 mg/dL 以下)場合は，1 回のネフロン循環でほぼ 100% 除去され，腎静脈中の濃度はほとんどゼロになるため，そのクリアランスは腎機能検査においてPAH クリアランスとして腎血漿流量を示すものとされる．本薬剤は結晶性の粉末で水やアルコールに溶ける性質がある．[1610]　⇨参パラアミノ馬尿酸ナトリウムクリアランス→2394

パラアミノ馬尿酸ナトリウムクリアランス　sodium *p*-aminohippuric acid(PAH) clearance；C_{PAH}，para-aminohippuric acid sodium clearance　[PAH クリアランス，PAHA ナトリウムクリアランス]　腎血漿流量を調べる検査法．パラアミノ馬尿酸(PAH)は分子量が 194 で腎糸球体を完全に濾過できるサイズであり，生体内で分解も受けず，タンパク質と結合することもなく，血漿が腎を 1 回通過する間に糸球体からの濾過と尿細管からの分泌によって血中からほぼ完全に除去される物質である．したがって PAH のクリアランスは腎血漿流量を表すことになるため，腎血漿流量の測定に用いられる．クリアランスの計算式は，PAH クリアランス＝単位時間尿量×尿中 PAH 濃度/血中 PAH 濃度で表される．クリアランスの基準値は 600-750 mL/分．[146]

払いのけ反射　wiping reflex　手根管症候群では，夜間に母指，示指，中指に異常感覚 Paresthesia を強く感じるが，腕を振ったり，手首を屈伸させることによりかなり軽快することがある．このような動作がものを払いのけるしぐさに似ているため，払いのけ反射という．しかし，この語の教科書的な記載はめったにない．[935]

バラ色粃糠(ひこう)**疹**　pityriasis rosea⇨同ジベルバラ(薔薇)色粃糠(ひこう)疹→1338

パラインフルエンザウイルス感染症　parainfluenza virus infection　パラミクソウイルス科に属するパラインフルエンザウイルス感染によって引き起こされる病変で，上気道から下気道まで幅広く呼吸器系に炎症を生じることが知られる．特に小児の呼吸器感染症，およびクループの原因として重要．ウイルス性肺炎の起炎ウイルスにもなるが，その頻度は低い．発熱，咳，嗄声，咽頭痛などの症状で発症し，成人では軽症で回復することが多いが，小児では気管支炎や肺炎をきたすことがある．[162]　⇨参ウイルス感染症→312

パラガングリオーマ　paraganglioma⇨同頸静脈グロムス腫瘍→860

パラクライン　paracrine　[パラクリン，傍分泌]　情報伝達物質を産生・分泌する細胞と標的細胞が近接している場合，その物質が血中に分泌されず直接標的細胞に作用する情報伝達機構のこと．古典的ホルモンのように物質が一度血中に分泌されて情報を伝える機構をエンドクライン endocrine，情報伝達物質が分泌した細胞自身に作用する機構をオートクライン autocrine という．[991]

パラクリン paracrine⇨同パラクライン→2394

パラ血友病 parahemophilia⇨同第Ⅴ因子欠乏症→1855

パラケルスス Paracelsus ［ホーエンハイム］ スイスに生まれ，宗教改革期に動乱の欧州を広く遍歴した医師，医哲学者〔1493(1494 とも)-1541〕．パラケルススは通称で，本名はフィリップス=アウレオールス=テオフラストゥス=ボンバストゥス=フォン=ホーエンハイム Philippus Aureolus Theophrastus Bombastus von Hohenheim．錬金術に流れ込んだ古代諸思想とキリスト教を統合し，自然の創造物の中に想定した霊妙なアルケウス archeus(生物の成長と存続をつかさどる生命の力)を人体内の錬金術師とする神秘的かつ哲学的な独特の医学理論を展開した．また珪肺などの鉱山職業病の研究や，梅毒に対するグアヤック樹の無効性の指摘と医化学薬品の推奨も医学史のうえで重要．死後も彼の理論の信奉者たちはパラケルスス派として大きな影響力を発揮した．[983]

パラコート腎症 paraquat nephropathy⇨参パラコート中毒→2395

パラコート中毒 paraquat intoxication ［グラモキソン中毒］ 毒性の高い除草剤である二塩化パラコートの経口摂取による中毒．大量摂取した場合，数時間で生じる粘膜びらんによる食道穿孔や，副腎障害によるショック，呼吸困難により死亡することもある．服用後1-2日で乏尿，無尿となり，数日で肺線維症，食道・腎・肝障害が出現するのが特徴．いったん線維症が出現すると，3週間以内に死亡する場合が多い．事故性の職業性曝露によることが多いが，わが国では自殺目的に用いられやすい．現在，特効的治療法はなく，直ちに体外除去することが重要．胃洗浄，下剤または吸着剤投与，強制利尿，活性炭カラムを用いた血液灌流のほか，ステロイドパルス療法を行う．[1122] ⇨参除草剤中毒→1491

パラコート肺 paraquat lung 除草剤であるパラコートによって引き起こされる肺疾患．パラコートは経口摂取された場合には致死的に働き，自殺企図により服用されることがある．服用あるいは散布の際に多量に吸引された場合には多臓器病変をきたす．肺病変は初期の肺出血・肺水腫と後期の肺線維症に分かれる．予後はパラコート血中濃度によるが，致死量は10-20 mL とされ，急性期の多臓器障害を乗りきった場合でも，その後肺線維症が進行し，呼吸不全により死亡する例が多い．[162]

パラコクシジオイデス症 ⇨参パラコクシジオイデス・ブラジリエンシス→2395

パラコクシジオイデス性肉芽腫 ⇨参パラコクシジオイデス・ブラジリエンシス→2395

パラコクシジオイデス・ブラジリエンシス *Paracoccidioides brasiliensis* パラコクシジオイデス症(または南米型分芽菌症)と呼ばれる深在性真菌症を起こす二形性真菌．パラコクシジオイデス症は中南米地域の風土病としてみられ，経気道的に感染し，肺に初期病変をつくることを特徴とする慢性肉芽腫性疾患．[324]

パラジウム palladium；Pd ［Pd］ 原子番号46の元素，元素記号Pd，原子量106.42．銀白色の金属で，白金族の元素の1つ．貴金属，希少金属でもある．

パラジクロロベンゼン中毒 paradichlorobenzene poisoning；PDB poisoning パラジクロロベンゼンは防虫・防臭剤，染料，農薬，有機合成の中間体として使用される．大量誤飲時の症状として，吐き気，嘔吐，腹痛，下痢，メトヘモグロビン血症によるチアノーゼ，肝・腎機能障害などがみられる．蒸気に長時間曝露されると，頭痛，肝・腎臓障害，溶血性貧血，肺水腫などの症状が現れる．また，皮膚，眼，のどの刺激性がある．大量嚥下時には胃洗浄や下剤投与を行う．室内濃度指針値(厚生労働省)は0.04 ppm．[1122]

パラジメチルアミノアゾベンゼン *p*-dimethylaminoazobenzene；DAB ［バターイエロー，メチルイエロー，4-ジメチルアミノアゾベンゼン］ 黄色葉状結晶．$C_6H_5N=NC_6H_4N(CH_3)_2$．融点114-117℃．水に難溶，エタノール，ベンゼンに可溶．染料などの原料．強い眼刺激のほかに皮膚を刺激し皮膚炎を起こす．1936(昭和11)年にラットに経口投与すると肝癌を発生することが証明され，肝癌発生機構の解析実験に用いられてきた．ヒトに対しておそらく発癌性があると判断できるが，証拠が比較的十分でない物質(日本産業衛生学会，2008)．「特定化学物質障害予防規則」特定第二類物質．[182,732]

パラシュート僧帽弁 parachute mitral valve 先天性僧帽弁狭窄症の1つである．僧帽弁乳頭筋の融合に伴い，複数あるすべての腱索(僧帽弁と乳頭筋を結んでいる腱)が前後2つの乳頭筋ではなく，1つの乳頭筋に付着している状態のこと．ショーン Shone 症候群や大動脈縮窄を合併することもある．[301] ⇨参僧帽弁狭窄症→1827，大動脈縮(絞)窄症→1891

パラシュート反射 parachute reflex ［パラシュート反応，落下傘反射］ 小児の体幹を抱え，落下するかのように突然前傾させることで誘発する反射．小児は，保護機構として肩屈曲・外転，肘伸展し，手指を開いて，身体を支えようとする．腹臥位での移動が可能になる生後8-9か月に陽性になり永続する．出現初期には軽度の左右差を認めうる．12か月以降も出現しない場合，骨折，疼痛，末梢神経障害などがなければ，脳神経の成熟の遅れが疑われ，脳性麻痺や運動発達遅滞の可能性がある．[1241]

パラシュート反応 parachute reaction⇨同パラシュート反射→2395

パラ睡眠⇨同レム睡眠→2983

パラセタモール paracetamol⇨同アセトアミノフェン→155

パラソルモン⇨同副甲状腺ホルモン→2533

原田病 Harada disease⇨同フォークト・小柳・原田病→2522

原田・森濾紙培養法 Harada-Mori filter paper culture⇨同濾紙培養法→3001

パラチオン中毒 parathion poisoning パラチオンは代表的な有機リン系農薬(殺虫剤)で，吸入・誤飲などによりコリンエステラーゼ(ChE)活性を阻害する．急性毒性が強く，血清 ChE の低下に伴い悪心・嘔吐，腹痛，縮瞳，筋の線維性攣縮，呼吸困難などの症状を呈する．治療はアトロピン硫酸塩水和物またはプラリドキシムヨウ化物の投与，血液灌流，重篤な場合は蘇生と酸素吸入を行う．1971(昭和46)年6月以降，わが国では使用禁止となっている．[1013] ⇨参有機リン中毒→2849，ホリドール®中毒→2717

パラチフス paratyphoid fever パラチフスA菌 *Salmonella serovar paratyphi* A による全身感染症．症状などは腸チフスに類似．わが国では「感染症予防法」〔2006(平成18)年改正〕で三類感染症に定められている．[324] ⇨参腸チフス→2016

パラチミー⇨同錯感情→1181

ばらつき dispersion，measure of dispersion ［散布度］代表値(平均値，中央値など)の近くに，集中して分布しているか，散らばって分布しているかを示す測度．つまり，分布のすその広がり具合，集中の程度を示すもの．分散，標準偏差，四分位偏差，変動係数，範囲などが多用される．[21]

パラニトロアニリンジアゾ試薬 尿中のバニリルマンデル酸(VMA)の検出に用いる試薬．尿中のVMAの増加は神経芽細胞腫や副腎髄質の褐色細胞腫で認められる．ジアゾ試薬とともに，①パラニトロアニリン0.1gと濃塩酸2mLを水1dLに溶解した液，②亜硝酸ナトリウム水溶液(0.2g/dL)，③炭酸カリウム水溶液(10g/dL)の3種を1：1：2の割合で混合して，比色定量する．[90] ⇨参バニリルマンデル酸測定法→2390

パラネオプラスチック症候群 paraneoplastic syndrome⇨同傍腫瘍性症候群→2678

パラノイア paranoia ［妄想症，偏執病］ 自分の権利が不当に損なわれたという侵害妄想を中核に，被害・誇大的色彩が混じり合う精力的，熱情的な妄想性障害．かつてドイツでは偏執症，フランスではモノマニーと呼ばれ，ハインロートJohann Christian A. Heinroth(1773-1843)がパラノイアと名づけた．周囲の出来事を妄想的に自分に結びつける解釈妄想と，損害の補償を求めて乱暴な行動を起こす復権妄想があり，互いに移行がある．多くは中年以降に始まり，幻覚を伴わず長く人格が保たれるので，その概念の範囲，疾患分類上の位置づけに議論がたえない．クレペリンEmil Kreapelin(1856-1926)は，内的原因から生じ，持続的で揺るぎない妄想体系が徐々に発展し，思考，意欲および行為の明瞭さは完全に保たれている疾患と考えた．クレッチマーErnst Kretschmer(1888-1964)は特有な人格者に生じる心因反応であるとし「パラノイアという疾患があるのではなく，パラノイア的な人間がいるのみである」と主張した．クレランボーGaëtan Gatian de Clérambault(1872-1934)は，病的な熱情と扇形に広がる支配観念(恋愛，復権，心気)を重視して熱情精神病と呼んだ．[1205,1228] ⇨参パラフレニー→2396

パラノイド性格 paranoid personality 強固な妄想が慢性に続く精神疾患であるパラノイアにみられる性格のこと．頑固，懐疑的，自尊心が強い，誤った判断を下しやすいなどで特徴づけられる．この性格が妄想を形成させる素地となる．[1435]

パラビオーゼ parabiosis 〔D〕Parabiose ［並体結合］ 2つの生体の一部を手術的に連結して生活させ，互いへの影響を観察する方法．血管やリンパ管が交通することにより，相手に対する免疫学的反応や代謝物の影響が観察できる．一般的には同種の生物同士で行うが，異種間でも可能．[1221]

パラ百日咳 parapertussis パラ百日咳菌 *Bordetella parapertussis* を病原とする小児に多発する急性呼吸器感染症．飛沫感染し，百日咳と同様に痙攣性の咳嗽を起こすが，百日咳よりは軽症で経過も短いことが多い．軽症の百日咳との区別は困難で，菌の分離により診断する．治療は百日咳と同様であるが，百日咳よりも抗生物質は効きにくい．[909] ⇨参百日咳→2482

パラフィノーマ⇨同パラフィン腫→2396

パラフィリア paraphilia⇨同性的倒錯→1700

パラフィン腫 paraffinoma ［油腫，パラフィノーマ］ かつて豊胸術や隆鼻術など外表の膨隆を目的にパラフィンなどの材質が注射として使用され，注入物が硬結して腫瘤となったもの．乳房，鼻，額，頰，オトガイ(頤)などの顔面各部，陰茎，手，下腿などあらゆる部位に注入され，腫瘤は当該部位に広く認められた．治療は，腫瘤・異物の切除・摘出手術を行う．これら注入異物の体内反応として，ヒトアジュバント病との関連も指摘され，豊胸術後では癌による硬結と鑑別しにくいこともあった．現在はこのような方法は決して行われない．[688]

パラフィン切片法 paraffin sectioning method 光学顕微鏡で観察するために，組織片をパラフィン包埋して薄い切片を作製する方法．ホルマリンなどで固定した組織をアルコールなどで脱水・脱脂したあと，パラフィンになじみやすくするためにキシロールなどで脱アルコールを行い，パラフィン包埋し，ミクロトームで数～10 μm程度に薄く切って切片をつくる．[1531]

パラフィン浴 paraffin bath パラフィンの保温効果を利用した温熱療法の1つ．浴槽内に固形パラフィンと流動パラフィンを100：3の割合で混合し，加熱溶解させて50-55℃に設定する．その浴槽内に患部を1-2秒浸けては上げる動作を約10回繰り返してパラフィンの被膜をつくる間欠浴と，10分ほど持続的に患部を浸す持続浴がある．温熱，血流増加，鎮静などの生理学的作用があり，打撲，捻挫，関節拘縮，上肢の外傷・骨折，関節リウマチなどに適応される．禁忌は急性期疾患，出血性疾患，悪性腫瘍，知覚障害，アレルギーなどの皮膚疾患である．[233]

パラフェニレンジアミン中毒 p-phenylenediamine poisoning⇨同染毛剤中毒→1795

パラフレニー paraphrenia 〔D〕Paraphrenie クレペリンEmil Kraepelin(1856-1926)による妄想性障害で，早発性痴呆(統合失調症)に比べて情意面での障害が軽く人格の崩れが少ないとされ，幻覚が前景に立つ系統型，誇大妄想をもつ誇大型，追想錯誤から作話を生じる作話型，変化しやすい空想的な妄想をもつ空想型の4型が区別された．今日のドイツではいずれも妄想型統合失調症に含まれる．フランスのパラフレニーは虚言を伴う空想妄想，イギリスの遅発パラフレニーは高齢女性の妄想(被害，心気)を指す．[1205,1228] ⇨参パラノイア→2396

パラメータ⇨同母数→2700

パラメディック paramedic アメリカの救急隊員には，一次救命処置を中心にトレーニングを受けたEMT-Ⅰ(救急医療技師emergency medical technician-Ⅰ)と，救命のために必要な医療行為のトレーニングを受け，州法で定められた範囲の医療行為を行えるEMT-Ⅱがいる．パラメディックとは後者のことで，2年の短大に相当する専門教育と訓練が行われ，各州，地方自治体の救急担当局がライセンスを交付している．虚血性心疾患，外傷，ショックなどでは，静脈路確保，強心薬の注射，心電図読影，除細動，気管挿管などの医療行為を行える．[36]

パラメトリック統計学 parametric statistics データが正規分布する，あるいは対数正規分布する母集団に属していると仮定して検定を行う統計学．[258]

バラライム baralyme；BL 水酸化バリウムと水酸化カルシウムの混合物に少量のケイ酸を加えて粒状にした二酸化炭素吸収剤．麻酔器や検査装置の呼吸回路に用いて呼気中の二酸化炭素を除去し，再吸入を可能とする．同様のものに水酸化ナトリウムと水酸化カルシウムを混合したソーダライムがある．[485] ⇨参ソーダライム→1830

パラレルフォーム parallel forms 研究対象に対して，複数の測定可能な手段がある場合，それらの測定手段の信頼性を確かめる手法．[446]

パラワクシニア⇨同搾乳者結節→1183

バランスシート⇨同貸借対照表→1874

バランス式前腕装具 balanced forearm orthosis；BFO⇨同BFO→29

バランス・スコアカード ⇨同バランスト・スコアカード→2397

バランスト・スコアカード balanced scorecard ［バランス・スコアカード］ 1992年にキャプラン，ノートンらによって業績評価システムとして提唱され，戦略的経営システムとして発展してきた概念．従来の財務的指標を中心とした業績評価の欠点を補うべく，組織のビジョンを複数の視点から多角的に評価する手法．財務的指標からでは企業の過去の姿しかわからなかったのに対し，この手法では，財務の視点，顧客の視点，内部業務プロセスの視点，学習と成長の視点の4つの視点から評価することで，企業の現在・過去・未来，財務・非財務といった複数の姿からバランスよく経営管理をしていくことができる．病院経営を考える際には財務的な指標のみでなく，病院に蓄積された技術，顧客，信用，イメージといった無形資産を評価することが重要で，非財務的指標を重視しているバランスト・スコアカードに対する関心が高まっている．[682]

バランチジウム症 balantidiasis 大腸バランチジウム *Balantidium coli* の感染症で，ヒトはシスト(嚢子)を経口摂取して感染する．寄生部位は腸管で消化器症状を引き起こすが，症状は無症状から重症の赤痢様症状までさまざま．[288] ⇨参大腸バランチジウム→1887

針⇨同注射針→1989

バリア機能 barrier function 皮膚最外層にある角質層は，外的刺激から皮膚内部を守るとともに水分の蒸散を防ぐことによって生体の恒常性を保つために働いており，これをバリア機能という．角層は主としてケラチンとセラミドから構成されている．角層に障害が及ぶアトピー性皮膚炎などの病態ではこのバリア機能が損なわれている．[102] ⇨参アトピー性皮膚炎→165

パリアティブケア⇨同緩和ケア→661

針穴瞳孔 pinhole pupil⇨同針先瞳孔→2397

バリアビリティ⇨同胎児心拍数基線細変動→1870

バリアフリー barrier-free バリアフリーの考え方は，1960年代に欧米の建築家から生まれた発想であり，障壁(バリア)を取り除く(フリー)という意味をもつ．高齢者，障害者，妊婦，幼児，ベビーカーを押す人などが生活活動をするうえで障害となるものを取り除き，地域社会で一般市民と同様の生活がおくれるような環境のあり方をいう．また，段差などの物理的なバリアのみならず，視聴覚障害者への不十分な情報伝達による情報のバリア，偏見や無理解などの心理的なバリア，きまりやしきたりなどによる社会的・制度的なバリア(盲導犬の立ち入りを禁止するなど)が存在する．日本では，2006(平成18)年に「高齢者，障害者等の移動等の円滑化の促進に関する法律(バリアフリー新法)」が施行され，高齢者や障害者が円滑に特定建築物や交通手段を利用できる環境整備がなされている．[1319]

バリアプリコーション barrier precaution 微生物は感染源を出ると，直接または間接的接触，飛沫，空気などの感染経路を経て，感受性宿主に伝播する．この伝播経路を断つ方法として何らかのバリアを用いることをいう．この対策には，手洗い，マスク，ガウンなどの使用があり，ケアや処置により方法が異なる．例えば，末梢血管カテーテル挿入の際はラボ手袋で十分であるが，中心静脈カテーテルを入れる場合に，マキシマル・バリアプリコーションとして滅菌ガウンやマスク，滅菌手袋，大きいドレープを用いることが，感染率を下げることに効果があると報告されている．[740]

ハリー=アッバース Haly Abbas⇨同アリ=アッバス→185

パリー病⇨同バセドウ病→2373

パリー・ロンベルク病⇨同進行性顔面片側萎縮症→1542

バリウム barium；Ba ［Ba］ 原子番号56の元素でアルカリ土類金属元素の1つ．消化管造影検査の造影剤には硫酸バリウム($BaSO_4$)が用いられる．硫酸バリウムはX線を吸着する特性があるため造影剤として使用され，胃液や腸液に溶解されず，消化管から吸収されないので毒性はない．消化管造影検査で用いる場合は液状で高濃度，低粘性のものが一般的．上部消化管では約200 mL，下部消化管では約300 mLを使用する．[580,1608]

バリウム注腸 barium enema；BE バリウムを造影剤として用いて行う注腸造影検査．通常，大腸病変の検索，診断目的で行われる．また，腸重積の場合に入り込んだ腸を整復する目的で希釈したバリウムを肛門から注入する，いわゆる高圧浣腸で用いられる．バリウムは消化管から吸収されない．排便によって体内から排泄するためにセンノシドやピコスルファートナトリウム水和物などの下剤を用いることがある．[580,1608] ⇨参注腸造影法→1995

針先瞳孔 pinpoint pupil ［針穴瞳孔］ 両側の瞳孔径が約1 mm程度に縮瞳した状態のこと．対光反射は保たれている．モルヒネ中毒，橋出血などの完全な交感神経支配の喪失により生じる．[935]

針刺し事故 needlestick accident 血液汚染した針(または刃物)により受傷すること．特に一度はずした針のキャップを再びつける(リキャップする)ときに事故が多発するので，リキャップしないことが原則である．針(または刃物)を刺した箇所から病原体感染を起こす可能性があるため，針刺し事故を起こした場合には，

患者の安全を確保したのちに作業を中断し，すぐに次のことを行う．①針(または刃物)を刺した箇所を確認し，血を絞り出しながら流水で洗い流す．②ポビドンヨード液または消毒用エタノール液で消毒する．③針についていた血液(の患者)が感染症かどうかを調べる．患者に感染症がある場合は，事故当事者の血液検査を行う．④患者に感染症の既往がなく，1年以内の検査で陰性が確認されている場合は原則的に感染症陰性と判断され，事故当事者の血液検査は必要ない．⑤患者の陰性が確認されていない場合には，事故当事者の血液検査とともに，患者にも説明し検査を行う．これらの対応や連絡・報告システムを「針刺し事故マニュアル」として整備しておく．針刺し事故はさまざまな状況で発生している．例えば，針捨ての容器の先端から飛び出した針を処理しようとして，翼状針で採血していて失敗しリキャップしようとして，針のついた輸液セットを処理しようとしてなどの場面がある．針刺し事故の状況をよく分析して，手順や製品改良に役立てることも必要である．[1239] ⇨参針刺し事故の防止→2398，リキャップ→2921

針刺し事故の防止　prevention of needlestick accident　針刺し事故防止には社会的な取り組みが必要である．組織内では「針刺し事故防止」についての職務教育を行う．特にリキャップ時の針刺し事故が多く，事故防止の観点から，針からはずしたキャップはすぐに専用容器に捨てることが原則である．やむをえずリキャップをする場合には，針のキャップを処置を行う台に置き，片手で針のついたシリンジを持って，キャップに差し入れるようにする．また輸液セットやメスの刃などはその処理過程で事故を起こすことが多い．針や刃物を手にしているときには，周囲の人を傷つける可能性も考えて，急に身体の向きを変えたりしないようにする．針や刃物を扱うときには手に合った手袋を必ず着用し，針のついた輸液セットなどの処理の際に針先がはねて手指を傷つけるというような事故を予防する．また，針製品を落としたり，床に落ちていた針製品を踏んだりして足に傷を受けることもあるため，サンダル型シューズを履かないことも予防になる．リキャップしないための具体的な手順の整備や，針を使用する職員の安全行動が習慣化するまでの教育，指導を組織全体で行う．同時に，血糖値測定で針を使用する患者や家族にも教育，指導する．また，廃棄容器を処理する清掃員への教育も必須である．針や刃物を捨てる容器は七分目程度で蓋をして安全を確保する．針捨て容器，針をつけた注射器や点滴セットを捨てるための容器をベッドサイドでも使用できるように整備する．安全装置付き翼状針の導入などを積極的に行う．安全性や機能性を考慮し，感染や事故の発生が減少できるような製品改良，開発に使用者として参加していくことも必要である．[1239] ⇨参リキャップ→2921，針刺し事故→2397

バリスム　ballism　ギリシャ語の「投げる」の意．顔面，四肢，体幹筋の広範囲で強く素早く，かつパターン化に乏しくて制御できない動きのこと．このような激しい放り投げるような不随意運動はルイ Luys 体(視床下核)の病変による．ラクナ梗塞が多い．片側性の形をとることが多くヘミバリズム(hemiballism)と呼ばれ，両側性の場合はパラバリスム(paraballism)という．[935]

針生検　needle biopsy　病理組織検査あるいは生化学検査に供する材料を得る目的で，細い針を用いて生体組織の一部を採取する手技．歴史的には肝生検が最初だが，近年では内視鏡技術や超音波エコーの飛躍的な発展により，臓器や組織への適応は拡大している．方法としては，腹腔鏡下肝生検など直視下に行うもの，超音波やCTなどの診断装置を用いて経皮的に行うもの(穿刺吸引細胞診など)，解剖学的根拠に基づき非直視下に行うものなどがある．[64]

針生検《超音波ガイド下の》　needle biopsy　病変組織の一部を切除して病理組織学的検索を行う方法を生検と呼び，針生検とは穿刺した針を通じて組織を採取する方法のこと．このほか生検には部分切除生検と切除生検がある．針生検は最も簡単な方法で，甲状腺や乳腺のような体表器官，肝や腎のような体内の実質臓器の生検に用いられる．問題点は得られる資料が少なくて全病変の典型的な部分を採取できなかったり，うまく病巣に当たらないことなどであった．最近では超音波やCTのガイド下に実際に見ながら場所を特定しつつ行うことで，より正確性を増している．[1531]

ハリソン溝　Harrison groove　くる病にみられるような肋骨の変形で，胸郭下縁にできる凹状の溝．これは横隔膜が肋骨につく部位に相当する．ハリソン Edward Harrison はイギリスの医師(1766-1838)．[1044] ⇨参くる病→837

針付き縫合糸⇨同無傷針→2786

バリデーションセラピー　validation therapy；VT⇨同バリデーション療法→2398

バリデーション療法　validation therapy；VT　［バリデーションセラピー］　1963年，アメリカのソーシャルワーカーであるフェイル Naomi Feil(1932生)によって提唱された認知症高齢者とのコミュニケーション技法の1つ．相手の言動に表れた主観的な現実を理由のあるものとして受容し，尊敬と共感をもってかかわることを基本としている．人生の各ステージにおける発達課題を十分解決しないまま老年期に入り，認知症になると，心の中にやり残した課題がそのまま存在している．高齢者は安らかな死を迎える前に，そのやり残した未解決の課題を解決しようと行動して，徘徊・不安・幻覚・妄想などさまざまな認知症の行動・心理症状(behavioral and psychological symptoms of dementia；BPSD)を現す．バリデーション療法では，課題の解決に際して，4つの認知症の段階(認知障害，日時や季節の混乱，繰り返し動作，植物状態)ごとに，それぞれ言語的・非言語的テクニックを組み合わせて適切に対応していく．[518]

バリ島宣言　World Medical Association Declaration on the Rights of the Patient　1995年9月インドネシアのバリ島で行われた世界医師会(WMA)総会で採択されたもので，「質の高い医療を受けるため医療機関を選ぶ自由」とともに，情報に対する権利を具体的に明記した「患者の権利に関するリスボン宣言修正案」のこと．世界医師会は「良質の医療を受ける権利」「選択の自由の権利」「自己決定の権利」などについて規定した「患者の権利に関するリスボン宣言」を1981年に採択，さらに1995年に修正した．冒頭には「患者は自分のあらゆる医療記録に記された自分についての情報の提供を受け取る」とあり，情報提供の第一の方法として医療記録の開示をあげたのが注目される．序文で「医師はこれらの権利を保障し，回復するために適切な手段を講じなくてはならない」とうたい，情報提供の例外を認めているほか，「情報はその患者を取り巻く文化に適した方法で，かつ患者が理解できる方法で与えられなければならない」としている．[883] ⇨参リスボン宣言⇀2924

パリノー症候群 Parinaud syndrome⇨参パリノー徴候⇀2399

パリノー徴候 Parinaud sign ［垂直性共同性注視麻痺］ 両眼を上に向けることができない状態をいう．垂直性共同性注視麻痺ともいい，中脳背側部の病変で生じ，上方注視麻痺と下方注視麻痺に分けられる．上方注視麻痺のことが多く，視床出血，視床・中脳梗塞，松果体腫瘍，パーキンソン Parkinson 病などでみられる．健常高齢者でもしばしば上方注視の制限がある．下方注視麻痺は進行性核上性麻痺でみられる．垂直性共同性注視麻痺と輻湊運動麻痺を合併したものはパリノー Parinaud 症候群と呼ばれるが，垂直性共同性注視麻痺のみをパリノー症候群と呼ぶ場合もある．パリノー Henri Parinaud はフランスの眼科医(1844-1905)．[369] ⇨参中脳水道症候群⇀1998

鍼(はり)麻酔 acupuncture anesthesia 刺鍼による麻酔法．手術対応部位に関連する穴位を選んで刺鍼し，特定の刺激伝達の作用を応用する．鍼麻酔効果発現のメカニズムとして，ゲートコントロール説，脳内モルヒネ様物質の関与などが推定されている．操作が簡単で経済的，手術中の患者の意識が清明で出血が少ない，薬物アレルギーの患者に最適，などの利点がある．一方，麻酔効果には個人差があり，鎮痛効果の不十分，筋弛緩の不確実，内臓牽引痛への無効性などの欠点がある．刺鍼中は，鍼を出入させる雀啄(じゃくたく)やひねりなどの手技，あるいは低周波通電刺激により，相応の得気が常に必要とされる．[123]

パリラリア palilalia⇨同同語反復症⇀2107

バリン valine；Val,V $C_5H_{11}NO_2$，分子量 117.15 のアミノ酸の1つ．L 型はタンパク質を構成する分岐アミノ酸の1つ．D 型はアクチノマイシン D などの抗菌性物質に含まれる．ピルビン酸から生成する 2-オキソイソ吉草酸がアミノ化されて生合成される．哺乳類，鳥類では生合成を行うことができないため，栄養分として外部から摂取が必要な必須アミノ酸であるが，タンパク質中での含量が比較的高く食事により摂取しやすい．[825]

バリント症候群 Bálint syndrome 両側の頭頂・後頭葉の広範な病巣で起こる．次の三症候から成り立つ．①精神性注視麻痺：視線を随意的に動かすことができず，凝視している点以外のところにある物に対する注意がきわめて低下し，視線の周辺での物の動きなどによって視線が動かされることはない．しかし，視線がある一点を凝視していないときは，視線はあちこちと動き，偶然にある物に視線が遭遇するとそれに固定する．よって視線固定と視線の揺れとが交代する．②視覚性失調症：中心視野で見ている物をつかもうとしても大きくずれてしまう現象を指す．③視覚性注意障害：視覚性の刺激に対する注意が非常に低下していて，視覚以外の刺激に対する注意と対比的である．視線上にある物については十分に注意が払われるが他の物が視野にはいってきても無視してしまう．注意視野の求心的狭窄ととらえることができる．[716]

パリンドローム palindrome ［回文，回文構造，回文配列］ 二本鎖 DNA 中の対称構造で，相補鎖をそれぞれ同方向(5′→3′)からみると同一の塩基配列をもつ部位のこと．一般的に制限酵素の認識配列は回文構造をもつ(回文とは前から読んでも後ろから読んでも同じ文句となる文)．また，転写因子結合領域などにもみられ，タンパク-DNA 相互作用において重要な役割を果たす．回文構造の例として，制限酵素 *Eco*RI の認識配列：5′-GAATTC-3′，3′-CTTAAG-5′．TRE〔TPA responsible element ＝転写因子 AP-1(active protein-1)の結合配列〕：5′-TGACTCA-3′，3′-ACTCAGT-5′．[825] ⇨参制限酵素⇀1667

バル⇨同気管支肺胞洗浄⇀673

バルーン拡張術 balloon dilation(dilatation) バルーンカテーテルを用いて尿管狭窄や尿道狭窄を拡張したり，尿管鏡を挿入する前に尿管口を拡張する手技．バルーンカテーテルは膨張させると一定の太さの円柱状になるように設計されている．通常は X 線透視下で行い，まず，バルーンを膨張させずにカテーテルを挿入し，バルーンがちょうど尿管口や狭窄部に位置するように設置する．次いでバルーンを希釈した造影剤でゆっくりと膨張させ，バルーンの圧力で狭窄部位が十分に拡張される様子を確認する．[1244]

バルーンカテーテル⇨同フォーリーカテーテル⇀2522

バルーン心房裂開術 balloon atrioseptostomy；BAS ［ラシュキンド法，バルーン中隔切開術］ 大血管転位，三尖弁(右心房と右心室の間の弁)閉鎖，肺動脈閉鎖などに対し，経静脈的にカテーテルを左心房まで進め，左心房内でバルーンを膨張させたまま急速に右心房側へ引き抜くことで，心房中隔の卵円孔を裂開する方法．これにより心房間の交通が改善し，チアノーゼと低酸素血症が軽減される．[1311] ⇨参大血管転位⇀1865

バルーン塞栓術 balloon embolization 脳血管内治療においてマイクロカテーテルの先端につけた小さな風船(バルーン)を脳血管内の目的部位まで進めたのち，バルーン内部に造影剤，シリコンまたは樹脂を入れて膨張させて病変部を閉塞する治療．バルーンは膨張後にマイクロカテーテル先端から離脱され，体内に残る．かつて脳動脈瘤内にバルーンを入れて閉塞する治療に使用されたが，再発，破裂の危険が高く，今は行われていない．また脳動静脈奇形(AVM)の流入血管閉塞にも用いられたことがある．外傷性内頸動脈海綿静脈洞瘻内に複数個のバルーンを入れて瘻孔閉塞を行う方法，脳動脈瘤に対し治療目的で近位血管をバルーンで永久閉塞して動脈瘤への血流を遮断する方法は今でも有用な治療手技である．[1262]

バルーンタンポン balloon tampon⇨同鼻出血止血用バルーン⇀2442

バルーンチップカテーテル balloon-tip catheter 先端にバルーンのついたカテーテルの総称．目的によりバルーンの性状が異なる．バルーンカテーテルは検査や治療において，①拡張して一定の位置に固定する，②狭くなった部位でふくらんで狭窄部位を拡張する，③

血管を閉塞し閉鎖部位への血液の混入や圧の影響を少なくする，④カテーテル先端を覆うように拡張することによりカテーテルの先端が血管壁や心臓壁に当たって傷害することなく血流に乗ってカテーテルを順行性に進めることができる，などが有用な点である．①には膀胱留置用のカテーテル，心房中隔欠損症の閉塞用のカテーテルがあり，②は血管形成術（PTCA）や僧帽弁形成術用のカテーテルが有名，③は血管内内視鏡を行うために血管を閉塞するバルーン，④についてはスワン・ガンツ Swan-Ganz カテーテル（血流指向性肺動脈カテーテル flow-directed pulmonary artery catheter）が有名で，末梢静脈から肺動脈まで比較的容易に挿入することが可能であり，肺動脈楔入圧（左房圧），肺動脈圧，右房圧のほか，熱希釈法による心拍出量を測定して心機能の評価を行うことができる．[1182]

バルーン中隔切開術　balloon septostomy⇨同バルーン心房裂開術→2399

バルーンパンピング法　balloon pumping⇨同大動脈内バルーンパンピング法→1892

バルーン弁形成術⇨同経皮的弁形成術《バルーンによる》→874

バルカン腎炎⇨同バルカン腎症→2400

バルカン腎症　Balkan nephropathy　［バルカン腎炎］旧ユーゴスラビア，ルーマニア，ブルガリアを含むバルカン半島のドナウ川流域の一部で地域的に発生する慢性尿細管間質性腎症．発生率は人口の10-30％で，30-60歳の農業従事者に好発し，若年時に同地を去った者には発症しないが移入者が同地域に15年以上居住すると罹患するという．潜行性に発症し，進行性で尿路系の良性ないし悪性移行上皮腫瘍を30-40％の症例に合併する．腎障害の特徴として尿細管性タンパク尿を含む種々の尿細管性機能障害が出現する．成因として環境因子が検索されたが，確定していない．近年は，新しい発症は自然減の傾向にある．[1610]

バルサルタン　valsartan　アンジオテンシンⅡ（AⅡ）受容体拮抗薬の1つ．アンジオテンシンⅡ（AⅡ）タイプ1（AT_1）受容体に選択的に結合して，血管平滑筋の収縮や副腎でのアルドステロン分泌を抑制して降圧作用を示すことから，高血圧症に使用される．新たにサイアザイド系利尿薬であるヒドロクロロチアジドとの配合錠が発売され，相乗的な降圧効果や服薬コンプライアンスの向上が期待される．[204,1304] 商ディオバン，コディオ（配合錠）

バルサルバ　「ヴァルサルヴァ」の項目を見よ

ハルシノニド　halcinonide　合成副腎皮質ホルモン剤の1つであり，軟膏，クリームとして湿疹・皮膚炎群（進行性指掌角皮症，ヴィダール Vidal 苔癬を含む），痒疹群（蕁麻疹様苔癬，ストロフルス，固定蕁麻疹を含む），乾癬，掌蹠膿疱症が適応となる．[987]

パルスオキシメーター　pulse oximeter　指先などに光センサーを装着し，経皮的に酸素飽和度（Spo_2）を測定する装置．ヘモグロビンは酸素と結合していないとき（還元型ヘモグロビン）は赤色光（660 nm）を吸収し，酸素と結合しているとき（酸化型ヘモグロビン）は赤外光（940 nm）を吸収する．両者の透過光の比から酸素飽和度（全ヘモグロビン中の酸化型ヘモグロビンの割合）を計算している．吸収された光のうち，拍動成分のみを分析することで動脈血酸素飽和度（Sao_2）を算出するが，パルスオキシメーターで得られた酸素飽和度は Spo_2 として区別する．大気中の健常者の Spo_2 基準値は95-100％．特別な較正も必要なく，装着後すぐに非侵襲的かつ連続的に酸素飽和度が測定できることから，麻酔時や呼吸管理時のルーチンモニターとなっている．モニター音のピッチ数で心拍数を，モニター音の高さで酸素飽和度の変化を判断できる．指尖脈波が表示されれば循環状態の判断にも利用できる．[1416] ⇨参動脈血酸素飽和度→2131

パルスオキシメトリ⇨同脈波型酸素飽和度測定法→2772

パルス繰り返し周波数　pulse repetition frequency；PRF　繰り返し送信される超音波パルスの毎秒当たりの数．[955]

パルス系列　pulse sequence　MRIでは画像をつくるためにラジオ波 radiofrequency wave（RF波，高周波電波）と傾斜磁場パルスを用いる．ラジオ波は90度パルス，180度パルスなどがあり，傾斜磁場パルスは空間の3つの方向へ加えられる．これらの時間的組み合わせによってNMR信号の種類や得られる情報が異なる．[264]

パルス状電流　pulse current　パッチクランプ法において，電流がパルス状に記録されることをいう．[1274]

ハルステッド　William Stewart Halsted　外科レジデント制度を創始したアメリカのジョンズ=ホプキンス大学の外科教授（1852-1922）．消毒薬による手指の荒れに悩む看護師（のちのハルステッド夫人）にゴム手袋の使用を提案したことが契機となり，手術用ゴム手袋が臨床の場に取り入れられるようになった．温存・縮小手術の普及により今日ではほとんど行われなくなったが，1894年に発表した「乳癌を胸筋群や腋窩リンパ節と一塊として摘出する手術（いわゆる標準的根治的乳房切断術）」は一時代を画する手術となった．鼠径ヘルニア手術や甲状腺手術の改良を推進するとともに，コカイン注射による局所麻酔法の先駆的研究を行ったことでも知られる．その門下からはその後のアメリカの外科学をリードする多くの俊英が巣立っていったが，特にアメリカにおける脳外科手術の開拓者であるクッシング Harvey W. Cushing（1869-1939）やダンディー Walter E. Dandy（1886-1946）が有名である．[698]

ハルステッド鉗子　Halsted forceps⇨同モスキート止血鉗子→2826

パルスドプラ超音波検査法　pulsed Doppler ultrasonography　［パルスドプラ法］　パルスドプラ法を用いる超音波検査．最近では，断層像による検査と併用されるのが一般的で，この呼び方は一般的でなくなっている．[955]

パルスドプラ法　pulsed Doppler method⇨同パルスドプラ超音波検査法→2400

パルス幅　pulse width　超音波パルスが継続している時間．[955]

パルス療法　pulse therapy　薬剤投与を大量，間欠的に行う治療法で，ステロイド剤，ビタミンD，抗腫瘍薬使用時にしばしば用いられる．特に副腎皮質ホルモン剤のパルス療法が臨床的に頻用される．本法は，比較的副作用（代謝作用）の少ないメチルプレドニゾロンを大量（500-1,000 mg）に数時間かけて点滴静注することを連続3日間繰り返す方法であり，1-4週間の間隔をおいて繰り返し行う．腎移植の拒絶反応，ループス腎炎や全身性エリテマトーデス(SLE)の中枢神経障害，再生不良性貧血などの予後の悪い重篤な疾患に対して用いられ有用性が報告されている．パルス療法の副作用としては，感染症，糖尿病悪化，無菌性骨壊死，消化性潰瘍，急性膵炎などのほか，ステロイド点滴中の血圧上昇やステロイド精神病の発症，重症例ではショック，突然死などの報告もあるため，通常のステロイド療法以上に慎重に行われるべきである．[284,383] ⇨参ステロイドパルス療法→1645

バルソニー病 Bársony disease ［**項靭帯骨化症，項靭帯石灰化症**］ 項靭帯の限局性の退行変性により石灰化または骨化を呈する疾患．好発部位は第5・第6頸椎棘突起間後方で，X線では縦長な石灰化陰影が項靭帯の走行と一致して認められる．変形性頸椎症に伴うことが多く，バルソニー徴候ともいわれる．バルソニー Theodor Bársony はハンガリーの放射線外科医(1887-1942)．[435]

パルタウフ低身長症 Paltauf nanism ［**リンパ体質性低身長症**］ リンパ系組織の代謝障害により起こる低身長症．[987]

バルデー・ビードル症候群 Bardet-Biedl syndrome 常染色体劣性遺伝様式を示す遺伝性疾患．生下時より知的障害，視力低下，肥満，多指症，腎臓の異常，性腺機能低下を呈する．以前は，ローレンス・ムーン症候群 Laurence-Moon syndrome の一病型と考えられ，ローレンス・ムーン・ビードル病と呼ばれていたが，現在では，異なる症候群であると考えられている．[1225]

パルトグラム partogram⇨同分娩経過図→2609

ハルトナップ病⇨同ハートナップ病→2325

バルトネラ症 bartonellosis ［**カリオン病，ペルーいぼ病**］ グラム陰性の小桿菌であるバルトネラ *Bartonella* 属細菌による感染症．バルトネラ・ヘンセラエ *B. henselae* による人獣共通感染症であるネコひっかき病 cat scratch disease，ヒトに固有の菌種バルトネラ・バシリフォルミス *B. bacilliformis* によるアンデス地方の風土病であるオロヤ熱やペルーいぼ(サシチョウバエが媒介)，バルトネラ・クインタナ *B. quintana* による塹壕熱(シラミが媒介)などがある．[324] ⇨参ネコひっかき病→2276

ハルトマンアメーバ *Entamoeba hartmanni* 従来は赤痢アメーバの小型のものと考えられていたアメーバで，大きさを除いて形態的には赤痢アメーバに似る．栄養型は8-13 μm，シスト(嚢子)は5-12 μm で，病原性はないと考えられている．[288]

バルトリン腺 Bartholin gland ［**大前庭腺**］ 大前庭腺ともいわれ前庭球の後側にある分泌腺．腟口の中央両側に開口し潤滑する．細菌感染によりバルトリン腺炎を起こすことがある．開口部の閉塞によりバルトリン腺嚢腫を発症する．バルトリン Caspar T. Bartholin Jr. はデンマークの解剖学者(1655-1738)．[998] ⇨参スキーン腺→1634，尿生殖洞→2250

バルトリン腺炎 bartholinitis 腟口に左右対称に存在する粘液を産生，排出するバルトリン腺に細菌感染が起こり，化膿性炎症をきたすもの．炎症のために排泄管が閉鎖されると化膿巣や分泌液が充満し，高度の腫脹と疼痛を発する．抗生物質の内服や塗布を行う．ときに，減圧，排膿が必要．[454]

バルトリン腺嚢胞 cyst of Bartholin gland バルトリン腺の開口部が何らかの炎症によって閉鎖した結果，透明な分泌液や炎症性滲出液がバルトリン腺内に貯留し嚢状に腫脹するもの．疼痛が強い場合は減圧のために開窓術や嚢胞摘出を行う．バルトリン腺腫瘍との鑑別が必要．[454] ⇨参バルトリン腺炎→2401

バルトリン腺嚢胞開窓術 fenestration of Bartholin 〔gland〕 cyst 分泌物を十分に排泄させる目的でバルトリン腺嚢胞部分の皮膚と嚢胞壁を大きく切開し，内容を除去後，皮膚と壁(粘膜)を縫合する．癌の場合は摘出する．[1078]

バルトリン腺膿瘍 bartholinian abscess バルトリン腺への細菌感染に伴って腺管が閉鎖する結果，膿がバルトリン腺内に充満して膿瘍を形成している状態．連鎖球菌や大腸菌が原因となることが多い．膿瘍は，小陰唇部に半球状に膨隆し，ときに5 cm をこえるほど腫大する．強い疼痛，圧痛を伴うことが多いが，異物感で気づくこともある．自然軽快や抗生物質投与もあるが，外科的に切開もしくは開窓術で排膿するほうが早期に軽快する．開窓術は開口部を形成するので，排膿が促され，再発しにくい．[454]

バルビタール療法 barbiturate therapy ［**バルビツレート〔昏睡〕療法**］ バルビタールは鎮静薬であり，その作用は前シナプス・後シナプス受容体での γ-アミノ酪酸(GABA)による抑制を増強することによって神経伝達を減少させることである．結果として興奮性後シナプス電位を低減させる．脳保護の目的で使用されることがある．心臓弁膜手術の術後の認知機能障害を減少させうるが，心血管系の不安定性を引き起こしたり，麻酔からの覚醒が遅延することがある．医療用途でのバルビタールの使用は近年減ってきている．[935]

バルビツール酸中毒 barbiturate poisoning ［**バルビツレート中毒**］ バルビツール酸の誘導体は催眠作用をもつものが多い．フェノバルビタール，バルビタール，ペントバルビタールなど，主に催眠鎮静薬として使用されている．常用量で過敏症を起こす場合があり，服用後に眠気，注意力・反射運動の低下が起こるため，車の運転や危険を伴う機械の操作に従事しない．急性中毒は，悪心，嘔吐，嗜眠，意識混濁，妄想と幻覚を伴う興奮，運動失調，痙攣，血圧低下，呼吸停止などの症状をきたす．服薬量の急な減量，服用中止により，不安，不眠，幻覚，妄想，錯乱を起こすことがある．治療は呼吸管理下で胃洗浄，吸着剤，下剤，強制利尿，症状に応じた対症療法，重症の場合は血液透析，血液灌流などを行う．[1013]

バルビツール酸誘導体 barbiturate ［**バルビツレート**］ マロン酸と尿素の結合体であるバルビツール酸を基本骨格とする化合物．バルビツール酸自体には中枢神経系抑制作用はないが，5位の炭素に結合した水素をアルキル基で置換すると鎮静・催眠作用が，フェニル基で置換すると抗痙攣作用が出現し，置換基により作用持続時間が大きく異なる．医療分野においては，鎮静・催眠・痙攣抑制などを目的に用いられるが，肝薬物代謝酵素(CYP)誘導作用を有するため薬物相互作用を生じやすいことや，耐性と交叉耐性および低い安全性のため，現在では使用機会が減少している．フェノバルビタール，ペントバルビタールカルシウム/ナトリ

ウム，セコバルビタールナトリウム，アモバルビタールなどが代表的な薬物である.[204,1304]

バルビツレート　barbiturate⇨回バルビツール酸誘導体→2401

バルビツレート〔昏睡〕療法　barbiturate〔coma〕therapy⇨回バルビタール療法→2401

バルビツレート中毒　barbiturism⇨回バルビツール酸中毒→2401

バルプロ酸ナトリウム　valproate sodium；VPA，sodium valproate　分枝鎖脂肪酸構造の抗てんかん薬．γ-アミノ酪酸(GABA)分解酵素や興奮性T型Ca^{2+}チャネルの抑制などにより，内因性GABA神経機能を活性化させ脳内の抑制系を賦活化して，抗てんかん，抗躁などの効果を現すと考えられる．各種てんかん発作に対する広範囲の有効スペクトラムが特徴で，特に特発性強直性-クローヌス性発作，欠神発作，ミオクロニー発作では第一選択薬となる．てんかんに伴う性格行動障害，あるいは躁病にも用いられる．半減期が比較的短時間で1日3-4回投与が必要になるが，徐放性製剤(錠，細粒)では1日1-2回投与が可能．肝で代謝され，一過性あるいは重篤な肝障害のおそれがあるため，定期的な肝機能検査が必要．重篤な肝障害患者には禁忌．有効血中濃度は40-120 μg/mLを中心に各種の報告がある.[204,1304] 商セレニカR，デパケン

パルボウイルス〔科〕　*Parvoviridae*　エンベロープ(外被膜)をもっていない一本鎖DNAのパルボウイルス科のウイルスで，増殖時にアデノウイルスなどのヘルパーウイルスを必要とするアデノ随伴ウイルス属Adeno-associated virus(AAV)，節足動物の細胞内で単独増殖するデンソウイルス属*Densovirus*，脊椎動物細胞内で単独増殖するパルボウイルス属*Parvovirus*の3つの属からなる．パルボウイルス属のヒトパルボウイルスB19が伝染性紅斑の原因ウイルスとして知られている．学童に感染し，7-10日前後の潜伏期で瘙痒感を伴う発疹が顔面，頬部，下肢に出現する．先天性溶血性貧血が基礎疾患としてある場合には，ヒトパルボウイルスB19感染により骨髄無形成発症aplastic crisisを起こす．また妊娠20週以前に感染すると胎児水腫を起こし，胎児死亡，流産の原因となる．ウイルス分離が困難で，ポリメラーゼ連鎖反応(PCR)法で遺伝子を検出するか，免疫抗体法により抗原検出を行う．もしくは酵素免疫測定法(EIA法)により抗体測定を行う.[1113]

パルマッツ・シャッツステント　Palmaz-Schatz stent　ジョンソン・エンド・ジョンソンJohnson & Johnson社製の第一世代の冠動脈用ステント．材質がステンレススチールでチューブ型のため，バルーンで得られた血管内腔の拡張を保持することに優れる．バルーン単独の血管形成術に比し，より良好な再狭窄予防効果が実証され(STRESS試験，BENESTENT試験)，ステント時代の先駆けとなった.[1086] ⇨参冠〔状〕動脈ステント→613

波留麻和解(はるまわげ)⇨回江戸ハルマ→363

パルミチン酸　palmitic acid　［*n*-ヘキサデカン酸，セチル酸］　$C_{15}H_{31}COOH$で示される炭素数16の飽和直鎖脂肪酸．分子量256.43．ステアリン酸とともに生物界に広く分布する．あらゆる生物はパルミチン酸を合成可能であり，動物では肝，脂肪組織，乳腺などが高い合成酵素活性を有する．パーム油，綿実油のそれぞれ35%，20%を占める．また，ヒトの精巣のセミノリピド，肺胞のジパルミトイルレシチンなど，生体脂質成分の構成脂肪酸としても重要である.[825]

パレ　Ambroise Paré　アンブロワズ=パレ(1510？-90)はフランスの外科医．最初は理髪外科医であったが，外科学を専攻し軍医として，数々の戦役に従軍，戦傷治療に従事した．歴代フランス国王の侍医も務めた．出血に対しては，それまで油を注いだり，焼きごてを当てて焼灼して止血していたが，はちみつ，テレピン油，卵黄，ブランデーなどを混合した軟膏を塗布し止血した．さらに大出血には羊皮の繊維を使用して，血管結紮法を考案し，多くの患者を救済した．このほかにも，銃創の治療法，異常分娩の娩出法，義肢・装具の考案，小児ヘルニアの治療，梅毒と動脈瘤の関連など多くの業績をあげた．近代外科学の基礎となった，パレの著書『外科全集』は1575年に出版され，新しい医術，技法の普及に寄与した．わが国にも江戸時代に紹介され，『紅夷外科宗伝』(1706)，『和蘭外科宗伝』(1714)などに，豊富なパレの図が引用されている．彼の残した有名な言葉は，「私が処置し，神がそれを治し賜うたJe le pensai，et Dieu le guérit」である.[598]

馬鈴薯(ばれいしょ)**肝**　potato liver　［瘢痕肝］　広範肝壊死後の瘢痕治癒の肉眼的形態像の1つ．深い瘢痕帯と部分的な再生肥大により，あたかも馬鈴薯が連なっているかのような外観を呈する．比較的進行が緩徐な亜急性肝壊死の場合や，肝壊死の分布が不均一で広範でない場合に，循環動態の異常も関与して数か月から数年を経て移行するといわれる．かつては腹腔鏡上の診断名であったが，各種の画像診断法を総合して診断できるようになった.[1394]

バレー圧痛点⇨回ヴァレイ圧痛点→309

バレー試験　Barré test　上肢あるいは下肢の軽い不全麻痺をみるのに有用な検査．上肢では，手のひらを上にして両腕を前方に水平に挙上し，閉眼してそのままの位置を保つようにする．麻痺側では手のひらが回内し，落下する(上肢のバレー試験陽性)．下肢では，腹臥位になって膝を約45度曲げた状態を保つようにする．麻痺側では次第に落下する(下肢のバレー試験陽性).[576] ⇨参片麻痺→2654

●下肢のバレー試験

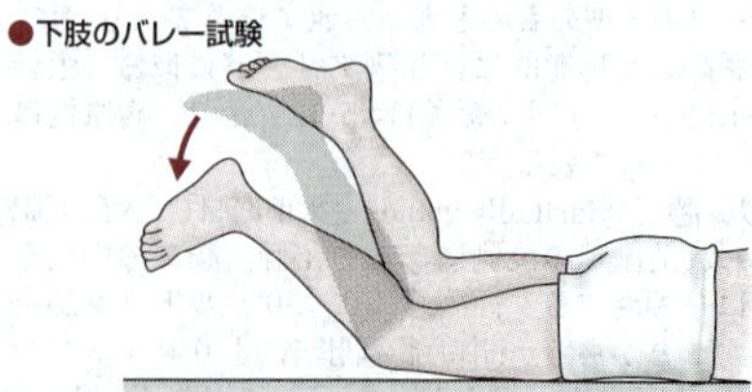

パレート分析　Pareto analysis　イタリアの経済学者パレートVilfredo F. D. Pareto(1848-1923)が用いた統計的傾向の分析手法．例えば，イタリアの国の富の総額の80%は国民総数の20%でこれを所有しているという統計から，80対20の法則として，さまざまな統計的数値の傾向に用いられる．科学的な在庫管理に用いるABC分析もこの法則を応用したもの．その組織で使用するA在庫群とB在庫群の物品数は，在庫品目数

のおおよそ20%程度を占め，その額は総仕入れ額の80%を占めている．またそれと反対に，約80%の品目数で総仕入れ額の20%を占めている傾向もパレート分析でとらえることができる．ABC分析は80対20の法則と呼ばれる統計的な分析手法であり，パレート分析と共通といえる．例えば在庫管理をするときに，在庫品目数をおおまかにA，B，Cの3つの在庫グループに分けると，Aグループの在庫とBグループの在庫で品目数のおおよそ20%前後を占め，出庫金額の80%前後を占めることが傾向としてわかる．また，Cグループは残りのおおよそ80%の多種な品目数を含み，出庫金額の20%を占める傾向がみられる．したがって，品目数20%の限られたAとBグループの在庫に着目して徹底的に管理すると，金額的には全体総額の80%に影響を及ぼすことができ，一方，Cグループ在庫は品目数は多いが在庫総額は少ないことがわかる．[1361,1031]

●パレート分析

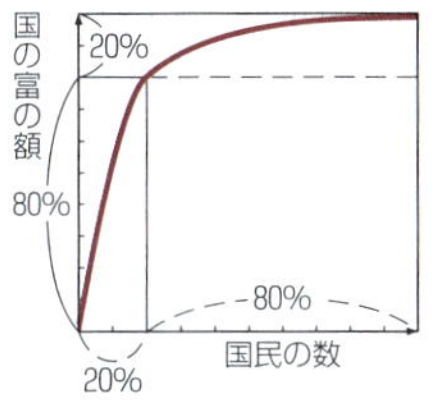

国民総数20%が国富の80%を所有する

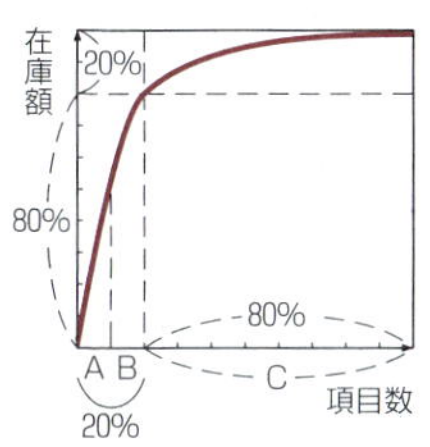

A項目＋B項目で全体項目数の20%を占める
A項目在庫とB項目在庫で在庫総額の80%を占める
C項目在庫は項目数では全体の80%と多量であるが在庫金額とすると全体の額の20%である

パレード〔様〕配列⇨同観兵式状配列⟶652

パレステジア par〔a〕esthesia ［**異常感覚，異常知覚，感覚異常**］ ギリシャ語でpara「はずれた」＋esthesia「知覚」の意．神経支配が失われてはいないが，障害されている部分での焼けるようなあるいはヒリヒリする，チクチク刺すような異常な感覚のこと(異常感覚)．北米ではparesthesiaが一般的であるが，イギリスではparaesthesiaと二重母音表記される．19世紀にはどのような感覚かによらず錯感覚のことを意味していた．[935] ⇨参錯感覚⟶1181

破裂 rupture ［**断裂**］ 組織や臓器が裂開すること．特に肝臓，脾臓などの充実臓器や，胃，腸，血管，心臓，膀胱，子宮などの内腔をもつ臓器に起こるものをいい，腱や筋に起こるものは断裂と呼んで区別することもある．治療は破裂した部分の縫合閉鎖．臓器によっては摘出が必要となる場合もある．[485]

バレット症候群⇨参バレット食道⟶2403

バレット上皮 Barrett epithelium 上部消化管の扁平上皮と円柱上皮の移行部が横隔膜より上方にあり，円柱上皮により全周性に覆われている食道をバレット食道といい，バレット上皮は円柱上皮で，ときに腸上皮化生を伴う特殊上皮．この上皮から腺癌の発生をみることが多い．バレット Norman R. Barrett はイギリスの外科医(1903-79)．[1531]

バレット食道 Barrett syndrome 本来は扁平上皮である食道の粘膜が円柱上皮化したもの．成因については，後天性で慢性の胃食道逆流による逆流性食道炎の修復結果と一般に考えられている．しかし，逆流性食道炎の10-15%にしかバレット症候群が発生せず，詳細な発生条件は解明されていない．本来の胃・食道接合部から食道側への円柱上皮のはい上がりが3cm未満のものをバレット上皮 short segment Barrett esophagus (SSBE)と呼び，3cm以上のものをバレット食道 long segment Barrett esophagus (LSBE)と呼ぶ．両者の総称がバレット症候群．欧米ではバレット食道の頻度が高いが，日本ではバレット上皮のほうが多くみられる．バレット食道に腺癌の併存する頻度が高いことは以前より指摘されており，バレット食道は前癌状態と考えられている．バレット食道自体の確立した治療法はないので，バレット食道癌を早期に発見，治療するのが現実的な対応である．バレット Norman R. Barrett はイギリスの外科医(1903-79)．[184] ⇨参逆流性食道炎⟶710，バレット上皮⟶2403

はれもの⇨同腫瘤⟶1411

バレリアン酸⇨同吉草(きっそう)酸⟶693

バレ・リエウ症候群 Barré-Liéou syndrome ［**後頸部交感神経症候群**］ 後頭部痛，眼痛を伴う角膜潰瘍，耳痛，回転性めまい，耳鳴，血管運動性の障害，顔面痙攣などがみられる．頸椎病変を有する関節リウマチ患者の椎骨動脈上の交感神経叢の障害が原因と考えられている．1928年にバレ Jean Alexander Barré (1880-1967，フランスの神経内科医)の弟子であるリエウ Yang-Choen Liéou (1879生，医師)の論文で最初に記載された．[935]

バレリン酸⇨同吉草(きっそう)酸⟶693

ハロー halo 腫瘤の境界または周辺部に認められる環状低エコー帯．肝細胞癌では，転移性肝癌に比べ薄いハローがあることが診断の根拠とされる．なお，乳癌に認められる周辺の高エコー帯もハローと呼ばれるようになってきた．[955]

●ハロー

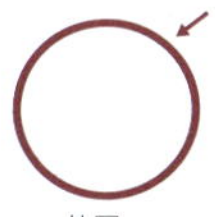

ハロー

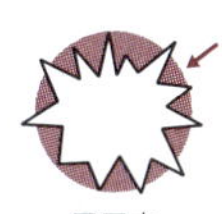

コロナ

パロー仮性麻痺 Parrot pseudoparalysis ［**梅毒性骨軟骨炎，パロー偽麻痺**］ 早期先天梅毒の骨症状の1つ．骨軟骨炎による骨端部の離開が疼痛を起こすため，患児は四肢を動かさなくなる．これが一見麻痺のようにみえるため，仮性麻痺と呼ばれる．上腕・大腿骨の骨端線に沿ってカルシウム(Ca)の沈着を認め，骨膜の不規則な肥厚もみられる．骨化により軟骨は骨折しやすくなる．パロー Joseph Marie Jules Parrot (1829-83)はフランスの医師．[102]

パロー偽麻痺⇨同パロー仮性麻痺⟶2403

ハロー装具 halo brace 頭蓋骨にピンで固定した金属製の輪(ハロー)を，金属製支柱で胸椎装具に連結した頸胸椎装具．頸椎の前屈，後屈，側屈，回旋を強く制限する．頸椎の固定術後などに用いられる．[840] ⇨参ハ

は

ローベスト⇀2404

バロー同心円性硬化症 Baló concentric sclerosis⇨同同心円性硬化症⇀2111

バロー病 Baló disease⇨同同心円性硬化症⇀2111

ハローベスト halo vest, halo brace 頭蓋骨に直接刺入した数本のピンで固定されたハローリング halo-ring(円形や馬蹄形などがある)を，硬性体幹装具と4本の支柱で連結したもの．体幹装具がチョッキ型のことが多いためハローベストと呼ばれている．最も強固な頸椎外固定法の1つ．頸椎外傷や特殊な頸椎疾患の保存療法のみならず，手術後の固定にもしばしば用いられ，術後の早期離床に寄与している．支柱がチタン合金やカーボン製のMRI対応タイプが最近の主流である．[1201]

ハローワーク⇨同公共職業安定所⇀987

パロキセチン塩酸塩水和物 paroxetine hydrochloride hydrate 選択的セロトニン再取り込み阻害薬(SSRI)．セロトニンの取り込みを阻害し，反復投与により5-HT_{2C}受容体のダウンレギュレーション down regulation を誘発して，抗うつ(鬱)作用及び抗不安作用を示す．うつ・うつ状態のほか，強迫性障害，またわが国ではじめてパニック障害の適応を取得している．うつ病の第一選択薬の1つとして広く使用されている．突然の中止，減量で，数日以内に離脱症状(めまい，錯感覚，電気ショック様感覚，睡眠障害，不安など)が生じることがあるため徐々に減量する．自殺リスクが懸念され，特に18歳未満の患者への投与には慎重さが求められる．[204,1304] 商パキシル

ハロゲン化麻酔薬 halogenized anesthetics 炭化水素の水素基を塩素(Cl)，フッ素(F)，臭素(Br)などの元素周期律表第17族元素(ハロゲン)に置換した構造の吸入麻酔薬．現在使用されているものに揮発性麻酔薬のイソフルラン，セボフルラン，エンフルラン，デスフルラン(2009年現在，海外のみ)，ハロタンがある．このうちハロタン以外はハロゲン化エーテルである．ハロタンはエーテル構造をもたない．常温では液体であるため，臨床では気化器で気体にして吸入する．体内に吸収されたハロゲン化麻酔薬の一部は代謝され，ときにその代謝産物が毒性を発揮することもあり，代謝率は麻酔薬の種類に依存し，ハロタンの20%以上からデスフルランの0.1%以下までである．新しく開発されたセボフルランやデスフルランはフッ素以外のハロゲン基をもたない．[409] ⇨参吸入麻酔薬⇀745

ハロセン肝炎⇨同ハロタン肝炎⇀2404

ハロタン肝炎 halothane hepatitis ［ハロセン肝炎］ 吸入麻酔薬として広く普及していたハロタン(現在は，本症のためほとんど使用されていない)による肝障害．組織像は一般のウイルス性肝炎と類似する．ハロタン麻酔後の肝障害の発生頻度は約0.01%で，他の麻酔薬に比して多くはない．しかし，ハロタン麻酔を繰り返し行った症例では肝障害は重症化し，それによる死亡例が多い．全身倦怠感，発熱，黄疸などを呈し，肝胆道系酵素の上昇をみるが，非特異的．肝障害の発症機序は不詳であり，ハロタン自体またはその代謝産物による肝毒性，過敏反応，免疫反応，肝血流の減少による低酸素状態などが原因として疑われている．[1050]

ハロペリドール haloperidol ブチロフェノン誘導体で高力価の抗精神病薬．中枢神経系において，ドパミンD_2受容体拮抗作用やノルアドレナリン作動系に対する抑制作用を有し，これらの作用はクロルプロマジンより強い．幻覚，妄想に強力な効果を示し，統合失調症，躁病に使用される．循環器系の副作用は比較的軽微であり，治療初期から標準量を投与することも可能．注射剤は，急激な精神運動興奮などの緊急時に使用する．錐体外路症状を生じやすい．[204,1304] 商セレネース

ハロペリドール中毒 haloperidol poisoning 無臭，白色または微黄色の結晶体であるブチロフェノン系の精神神経用薬による中毒．ドパミン受容体を遮断し，ドパミンの代謝を促進させる．その中毒症状は食欲不振，腸管運動麻痺，眠気，錐体外路症状，振戦，痙攣，血圧下降，心電図異常，呼吸抑制などがみられる．アルコール，バルビツール酸系の多くの薬剤との相互作用がある．治療は呼吸管理，胃洗浄，吸着剤，下剤，輸液，症状に応じた対症療法，例えば抗パーキンソン病薬のビペリデン筋注などを行う．[1013]

ハワード試験⇨同ハワード・ラポポート試験⇀2404

パワードプラ法 power Doppler method 動く物質に対して超音波を発すると，反射波の周波数が変化し，プローブ(探触子)に近づく物質では高く，遠ざかる物質では低くなる．これをドプラ現象と呼び，血流の計測に応用されている．カラードプラは，血流の方向，流速，乱れ具合を赤から青の色調の違いで表示．またパワードプラは，血流の方向，流速，乱れ具合によらず，血流の強さのみを表示．蛇行した血管や細い血管の表示に向くため，腹部や表在臓器の検査によく用いられる．[1338] ⇨参カラードプラ法⇀549

ハワード・ラポポート試験 Howard-Rapoport test ［ハワード試験］ 腎動脈狭窄時において狭窄側の診断に用いられる分腎機能検査法の1つ．ハワード試験は両側の尿管にカテーテルを挿入したのち左右別々に採尿し，片方の尿量が60%以上減少，尿中ナトリウム濃度が15%以上減少，尿中クレアチニン濃度が50%以上増加している場合を陽性とする．ラポポート試験は，ハワード試験のように尿管カテーテルの挿入なしに，尿中のナトリウム濃度とクレアチニン濃度だけを測定して tubular rejection fraction ratio(TRFR)を以下の式から求める．$TRFR = LU_{Na}/LU_{cr} \times RU_{cr}/RU_{Na}$．TRFRは，健常者や慢性腎盂腎炎，本態性高血圧症例では0.6-1.6の範囲内に入るが，0.5以下なら左腎動脈狭窄，1.6以上なら右腎動脈狭窄と診断される．ハワード John E. Howard はアメリカの内科医(1902-85)，ラポポート Abraham Rapoport はカナダの泌尿器科医(1926-2007)．[1610] ⇨参分腎機能検査⇀2607

パワーポイント PowerPoint アメリカ Microsoft 社製のプレゼンテーション用のソフト．学会や会議でのパソコンを使った発表や配布資料の作成に使用される．写真やグラフを使ったビジュアルで見やすい資料を容易に作成することができる．[1341]

パワーリハビリテーション power rehabilitation わが国の高齢社会向けに開発された介護予防，維持期リハビリテーションの手法．医療用に開発されたトレーニングマシンを使用し，低負荷によるトレーニングによって動作性と体力の向上，維持をはかる．筋力強化を目的としたトレーニングではなく，全身の中で使っていない筋肉を動かすことで，老化や器質的障害によ

り低下した身体的・心理的活動性を改善し，自立性の向上とQOLの高い生活への復帰を目指すリハビリテーションの新しい手法.[1189]

斑 macule, macula 皮膚が色調の変化を示し，あまり隆起せず，比較的平らな皮膚の病的変化．色調が紅色のときは紅斑，白色のときは白斑，色素性のときは色素斑，また皮内出血のための色調の変化を示すときは紫斑という.[95]

半陰陽 intersex, hermaphroditism ［インターセックス］ 性腺と外性器の性が一致しない，あるいは外性器から性を判別しづらい場合を指す．真性半陰陽と偽半陰陽があり，前者は精巣と卵巣の両方を有し，後者は精巣，卵巣の一方を有する．女性偽半陰陽は，46,XX染色体で卵巣を有するが，外性器は陰核肥大，陰唇癒合を伴い男性に似た外観を呈する．副腎性器症候群や女児鎖肛の直腸総排泄腔瘻でみられる．男性偽半陰陽は，46,XY染色体で精巣を有するが，外性器は尿道下裂，停留精巣によって女性に似た外観を呈するものから，精巣性女性化症 testicular feminization のように完全な女性表現型を呈するものまである．真性半陰陽はまれで，精巣と卵巣が別々に存在する場合と1つの性腺に両方の組織が混在する卵精巣 ovotestis の場合がある．染色体は多くが46,XXであるが，46,XYや両方のモザイクもある.[158] ⇨参性分化異常→1706

半羽状筋 unipennate muscle 筋の形状によりつけられた名称で，半羽状筋は一側が羽毛状の筋．長い縦走する腱に短い筋線維が羽状に付着している．これによって比較的強い筋力が生じる．半膜様筋などがある．両側が羽毛状の筋すなわち双羽状筋は筋線維の停止が腱の両側にあり，幾重にも羽毛をもつ筋は同様に多羽状筋という.[636] ⇨参筋の名称→803，筋の形状→802，羽状筋→324

パンエンドスコープ panendoscope ［上部消化管内視鏡］ 1回の挿入操作で食道，胃，十二指腸までを観察するための内視鏡を指す．当初は斜視型の内視鏡が使われていたが，現在では細径化された前方直視型の内視鏡が普及している．最近では鼻から挿入する極細径の経鼻内視鏡も開発されている.[1317,790]

半横臥位 semirecumbent position, semi-side lying position 仰臥位と横臥位（横向きの臥位あるいは側臥位）の中間姿勢．身体を半分くらい（30-45度位）横向きにして枕等にもたれかかった姿勢．側臥位は，肩，側部に圧迫が加わるが，半横臥では，圧迫は少なくなり，また枕などにもたれかかることで身体を支える面積が広くなり安定，安楽な姿勢である．嘔気，嘔吐の予防，吐物の誤嚥予防時にとられる体位.[321]

反回神経 nervus laryngeus recurrens, recurrent laryngeal nerve 迷走神経から分岐する下喉頭神経のことで喉頭の前筋を除くすべての内喉頭筋を支配する．右側は鎖骨下動脈，左側は大動脈弓で分岐し，動脈周囲を前から後ろへ反回し総頸動脈の深部を走り，気管と食道の間を通り，再び頸部を上行し内喉頭筋へ分布するので反回の名がある．反回神経は胸・頸部で種々の組織を通過またはそれに接するため，種々の障害（麻痺）が発生しやすい．解剖学的に左反回神経は右より長いため障害の頻度が高い.[98]

反回神経麻痺 recurrent〔laryngeal〕nerve paralysis, paralysis of recurrent laryngeal nerve 迷走神経の分枝で声帯の運動を支配する反回神経（とその分枝である下喉頭神経）の障害のため生じた麻痺．反回神経は，その長い経路の途中でさまざまな障害を受けやすい．特に左反回神経は右反回神経より長く走行するため種々の原因が関与してくる．反回神経麻痺は一側性と両側性，あるいは末梢性，特発性のものに分類される．末梢性の原因としては頸部腫瘤による神経の圧迫，肺癌や大動脈瘤などの胸部疾患，気管挿管によるもの，頸部外傷，甲状腺や心臓，肺，食道などの手術による神経の損傷，ウイルス感染，薬物による中毒性神経炎などがある．また原因不明のものも多く，特発性麻痺といわれ，感冒後のものは特発性に分類されることもある．一側性反回神経麻痺の主な症状は嗄声で，発声持続時間の短縮，声量不足，声域縮小などの気息性嗄声である．その他，咳嗽，嚥下困難，声門閉鎖不全のため誤嚥を起こすことがある．両側性反回神経麻痺では，声帯の運動制限があるため労作時の呼吸困難を訴えることもあるが，麻痺が軽度であれば無症状のこともある．ただし，炎症などによる声帯の腫脹，浮腫により高度の呼吸困難をきたすこともあるので注意が必要である．原因疾患に対する治療が原則であるが，原因不明のものにはビタミンB_1, B_2, B_{12}，アデノシン三リン酸二ナトリウム水和物（ATP），ステロイド剤の投与など，麻痺に対する一般療法を試みる．症状が固定したものに対しては手術療法を行う．一側性反回神経麻痺に対する手術は，シリコーン，テフロン，コラーゲン，自家脂肪などを声帯内に注射する声帯内注入術などが行われる．神経損傷に対しては神経端端吻合術，神経移植術などが行われる．両側反回神経麻痺の手術では，声帯突起のみを残して披裂軟骨を除去し，声帯突起に糸をかけて外側方に牽引し，甲状軟骨に固定する声帯外側固定術（ウッドマン Woodman 法）などが行われる．またレーザーによる声帯切除が行われることもある.[887]

反回抑制 recurrent inhibition ［レンショウ抑制］ 神経細胞がその反回性軸索側枝により抑制性介在ニューロンを介して，自己あるいは他の同種の神経細胞を抑制すること.[1274]

汎拡張期 holodiastolic ⇨同全拡張期→1751

汎下垂体機能低下症 panhypopituitarism 下垂体前葉から分泌される成長ホルモン（GH），ゴナドトロピン（LHとFSH），甲状腺刺激ホルモン（TSH），副腎皮質刺激ホルモン（ACTH），プロラクチン（PRL），すべてのホルモンが分泌障害により低下した場合をいう．LHとFSHが最も高頻度に障害され，次いでTSH，ACTHの順で，プロラクチンの欠損はあまりみられない．下垂体自体の障害によっても，また視床下部の障害によっても起こる．病因としては腫瘍の頻度が高く，循環障害，炎症，手術などがある．症状にはホルモンの分泌低下に基づく欠落症状と，原疾患に起因する症状がある．前者は低血糖，低体温，精神的な活動性の低下，中等度の貧血などがある．重度の障害では意識障害（下垂体性昏睡）をきたす．その診断には内分泌的機能検査が不可欠である．治療には不足するホルモンを補う補償療法と原疾患に対する治療がある.[1047] ⇨参シモンズ病→1344，シーハン症候群→1220

半価層 half-value layer；HVL, half value thickness 入

射光子の強度(光子エネルギー×光子数)を半分に減衰させるのに必要な吸収体の厚さ($d_{1/2}$)を示し，線減弱係数をμ(単位はcm^{-1}またはm^{-1})とすると，$0.693/\mu$で示される．光子強度が第1半価層からさらに半分(最初から1/4)に減衰する吸収体の厚さを第2半価層と呼ぶ．連続エネルギーの光子では第2半価層は第1半価層より厚い．$(1/2)^n$に光子放射線強度が減衰する吸収体の厚さをn半価層，$1/n$に減衰する厚さを$1/n$価層と呼ぶ．[1185]

ハンカチテスト cloth on the face test 仰臥位の乳児の顔にハンカチ大の布を被せ，取り除けるかどうかを観察することで脳性麻痺，精神遅滞，麻痺を除外するテスト．布をかけると，健常児では5-6か月頃には，ほぼ片手で取り除く反応が見られ，反応が見られなければ異常と考えられる．脳性麻痺児では布をつかむ動作が見られず，また精神遅滞では反応が鈍い．テストは左右両側で行われるが，一側のみで布をつかみ，別の一側ではつかめない場合は対側の麻痺が考えられる．[270]

汎眼球炎 panophthalmitis⇨同全眼球炎→1752

半関節 amphiarthrosis 運動可能の程度による関節の分類の中で，わずかに動く関節を指す．典型的なものは軟骨板をはさんで骨が連結する場合で，例えば骨盤の恥骨結合や脊柱で椎体が線維軟骨性の椎間板をはさむ関節などがある．[435]

半規管 semicircular canal 内耳の骨迷路の一部をなす骨半規管と，その内部に収納される膜迷路の一部である膜半規管がある．膜半規管は卵形嚢に開口し，平衡機能に関与する．内部の膜半規管は頭の回転に応じてその角速度を検出する器官である．前膜半規管，後膜半規管，外側膜半規管の3つ(三半規管)が，互いに垂直な三次元平面に位置する．このため頭のあらゆる方向への動きに対応して，膜半規管とそれを満たしている内リンパの間にずれが生じ，その動きは各膜半規管の基部にある膨大部内の膨大部稜において受容される．これに対して，頭の直線的な運動の加速度や傾きは，膜半規管とともに膜迷路の一部を構成する卵形嚢と球形嚢で受容される．[154] ⇨参平衡覚伝導路→2616

半規管機能低下 canal paresis；CP ［半規管麻痺］ 平衡機能検査の1つである外耳道に冷水を挿入して行う温度刺激検査で，外側半規管の機能低下が認められた状態(CP陽性)をいう．[211]

半規管麻痺 canal paresis；CP⇨同半規管機能低下→2406

半規管瘻(ろう)孔 semicircular canal fistula ［骨半規管瘻(ろう)孔］ 中耳真珠腫などが迷路骨包を破壊して生じた半規管の瘻孔．主に外側半規管に生じる．中耳加圧により同側へ，減圧により反対側へ水平性眼振が誘発される．また，中耳腔の処置中にめまいを生じる．[211]

晩期障害⇨同晩発性放射線障害→2419

半奇静脈 hemiazygos vein 奇静脈系の1つ．脊柱の前方に位置し，左肋下静脈と左上行腰静脈の合流に始まり，左肋間静脈の下半部を縦に連結し，第8胸椎の高さで奇静脈に入る．[452] ⇨参奇静脈→686

晩期生歯 retarded dentition, delayed dentition ［晩期萌出］ 歯の萌出が平均的な萌出時期より遅れること．発育不良，栄養障害，遺伝などが原因として考えられる．甲状腺・副甲状腺の機能低下，下垂体機能低下，くる病などの疾患は歯胚の発育異常や位置異常，歯肉の肥厚などをまねく．永久歯列では乳歯の晩期残存をみる．萌出後は歯列不正をみることが多く，矯正治療の適応となる．[760]

晩期梅毒 late syphilis 梅毒の病期は，臨床経過によって通常3-4期に分類されるが，各病期の境界が判然としないことがある．このため，感染後4年を基準として大まかに早期梅毒，晩期梅毒と分ける呼び方がある．晩期梅毒は皮膚の潰瘍と諸臓器のゴム腫が特徴で，3-20年続く．感染から10年以上経過すると中枢神経がおかされ，脊髄癆や神経性麻痺などの症状を呈することがある．現在ではわが国でほとんどみられない．[909]

晩期萌出⇨同晩期生歯→2406

半球切除術⇨同大脳半球切除術→1896

半球優位性 cerebral dominance ［大脳半球優位性］ 大脳半球には右脳(右半球)と左脳(左半球)で機能の差があること．高次神経機能が局在している．分離脳や最近のPET(ポジトロンエミッショントモグラフィー)での研究では，言語，計算，言語的思考能力は左脳優位で，空間，映像，音楽的能力は右脳優位である．[1230]

反響言語 echolalia ［オウム返し言葉］ 反響症状の1つ．相手の言葉をオウム返しに繰り返すこと．例えば，面接者の「今日はいかがですか」という問いに対し，患者の「今日はいかがですか」という答えや，面接者の「どうしてまねするのですか」に対し，患者の「どうしてまねするのですか」というもの．意志発動性の低下によることもある．[488]

反響行動 echo actions ［反響動作］ 検者が言ったことや行ったことを正確に患者が繰り返す行為．ときに認知症疾患の晩期にみられるが，統合失調症の徴候であることが多い．[935] ⇨参反響症状→2406

反響症状 echo symptom, echomatism 相手の発言をオウム返しに繰り返したり(反響言語)，相手の動作をまねる行動をとること(反響動作 echopraxia)の総称．軽度の意識障害のほかに意志発動性の低下のこともある．[488] ⇨参反響言語→2406

反響動作 echopraxia⇨同反響行動→2406

ハンギングキャスト hanging cast⇨同懸垂ギプス→953

ハンギングドロップ法 hanging drop method ［水滴法］ 脊髄硬膜外腔を穿刺するときに硬膜外腔に針先が達したことを確認する方法の1つ．硬膜外針を棘間靱帯まで進めたのち，内筒を抜き針の基部に生理食塩水などの液体を1滴つけて，針をさらに進める．針の先端の孔が黄色靱帯をこえて硬膜外腔に入ると，そこに生じる陰圧によって水滴が針の内腔に吸い込まれていくのが観察される．[485]

ハングアップ hang-up⇨同フリーズ→2579

反屈位 deflexion ［反屈胎勢］ 分娩時，胎児が児頭を回旋させながら産道を通過する第1回旋時にみられる胎勢(胎児の姿勢)の異常．正常では骨盤入口部を屈位(頭を前傾させ，四肢を折り曲げ，背中を少し丸めた状態)で進入するため先進部が後頭となるのに対し，反屈胎勢では，児頭が後方に反って下顎が胸から離れ，体幹が伸展した姿勢をとる．下顎が胸から離れるほどに反屈の程度は重くなる．先進部は大泉門，額，下顎となり，先進部によって前頭位，額位，顔位に分類される．[1323]

反屈胎勢 deflexion attitude⇨同反屈位→2406

バング熱 Bang fever ［バング病］ 人獣共通感染症であるブルセラ症のなかで，ウシ流産菌 *Brucella abortus* の感染によりヒトに発病する熱性疾患．ウシに由来し，皮膚の傷口，結膜，消化管から感染．発熱と種々の疼痛を主症状とするが，ヒトに発病するブルセラ症のなかでは比較的軽症である．治療にはテトラサイクリンとストレプトマイシンの併用が有効．予後は一般的によい．[909]

バング病 Bang disease⇨同バング熱→2407

ハングマン骨折 hangman's fracture⇨同軸椎関節突起間骨折→1260

パンクレアスタチン pancreastatin 膵から単離されたペプチドで，49のアミノ酸からなる．インスリン分泌抑制作用があるといわれる．前駆体はクロモグラニンAで，膵以外に副腎，消化管，神経にも存在．[991]

パンクレアチックポリペプチド pancreatic polypeptide；PP⇨同膵ポリペプチド→1629

パンクレオザイミン pancreozymin；PZ⇨同コレシストキニン→1135

パンクレオザイミンセクレチン試験 pancreozymin secretin test⇨同セクレチン試験→1727

パンクレオザイミンセクレチン誘発試験 ⇨同セクレチン誘発試験→1727

バンクロフト糸状虫 *Wuchereria bancrofti* ［バンクロフトフィラリア］ 熱帯・亜熱帯地域に分布し，雌が80 mm前後，雄が40 mm前後で，ヒトのリンパ組織に寄生する．ヒトが唯一の終宿主．成虫はリンパ組織の中で幼虫であるミクロフィラリアを産生し，ミクロフィラリアは夜間に末梢血中に出現する．カ(蚊)がヒトを吸血する際にカの体内に取り込まれ，発育し，他のヒトを吸血する際に感染する．幼虫によるアレルギー性の炎症と成虫によるリンパ系の炎症やリンパ管の閉塞を起こす．バンクロフト Joseph Bancroft はイギリスの内科医(1836-94)．[288] ⇨参クサフルイ→814，フィラリア症→2515

バンクロフトフィラリア Bancroft filaria⇨同バンクロフト糸状虫→2407

パンケーキ腎 pancake kidney⇨同完全融合腎→637

半夏厚朴湯(はんげこうぼくとう) hangekobokuto 医療用漢方製剤の1つ．主として不安障害，気分障害に用い，咽喉頭閉塞感に用いる代表的な処方である．東洋医学的には，気のうっ滞を解消し，気分を改善する作用がある．腹診上は心下振水音やガス滞留による腹部膨満を認め，脈証は一定しない．臨床的には，体力中等度以下の人で，不安障害や気分障害などを伴う例に用いる．咽喉頭異常感症をはじめ，各種精神疾患，心身症のほか慢性胃炎，気管支喘息，妊娠悪阻などにも用いられる．最近では，嚥下障害例に有効との報告がある．服用後脱力感をみることがあり注意を要する．出典：『金匱要略』．構成生薬：ハンゲ，ブクリョウ，ショウキョウ，コウボク，ソヨウ．[115] ⇨参気うつ(鬱)→663

半夏瀉心湯(はんげしゃしんとう) hangeshashinto 医療用漢方製剤の1つ．主として機能性胃腸症に用いる．漢方医学では，心下痞鞕(しんかひこう)があり，腹中雷鳴して下痢する者に用いるとする．瀉心(しゃしん)とは，心因性に上腹部に何かがつまったような重苦しい不快感を取り除くという意．臨床的には，体質中等度で，上腹部不快感，嘔気，食欲不振，胸やけ，げっぷなどのある例に用いる．慢性胃炎，ストレス性胃炎，過敏性腸症候群，下痢症のほか，口内炎などにも有効．間質性肺炎，偽アルドステロン症，ミオパシー，肝機能障害などの副作用に注意．アルドステロン症，ミオパシー，低カリウム血症のある患者には禁忌．出典：『傷寒論』，『金匱要略』．構成生薬：ハンゲ，ニンジン，オウゴン，オウレン，カンゾウ，カンキョウ，タイソウ．[161] ⇨参心下痞鞕(しんかひこう)→1510

半月 meniscus，lunula ①肩鎖関節，膝関節などの関節にある半月状の線維性軟骨(関節半月ともいう)．②爪半月(lunula)は爪の基部にある三日月の形をした白い弧を指す．[258]

汎血管炎 panangitis ［血管全層炎］ 動脈壁は，内膜，中膜，外膜の3層から構成されているが，動脈壁の3層の全層にわたる炎症が起こっている状態．[1158]

汎血球減少症 pancytopenia 赤血球，白血球，血小板の3系統の血球数がすべて減少している状態．成因として，骨髄での血球産生低下(多能性造血幹細胞の減少あるいは無効血球の産生)と，末梢での血球寿命短縮が考えられている．汎血球減少を起こす疾患には，再生不良性貧血，巨赤芽球性貧血，ビタミンB_{12}欠乏性貧血，急性白血病，骨髄異形成症候群，悪性リンパ腫，各種原因による脾機能亢進症がある．[1038] ⇨参再生不良性貧血→1158

半月神経節 semilunar ganglion ［三叉神経節，ガッセル神経節］ 三叉神経(第5脳神経)の感覚性神経節で1×2 cmの扁平の半月状の形状をとる(図)．体性神経系の神経節で，自律神経節とは違い，神経節内にシナプスはない．半月神経節は脊髄神経節と同様に偽単極のニューロン集団で構成されている．偽単極性ニューロンの末梢枝(樹状突起)で構成される三叉神経の3つの枝〔眼神経(V_1)，上顎神経(V_2)，下顎神経(V_3)〕は，それぞれの領域に分布し感覚情報を受容する．これらの感覚情報は中枢枝(軸索)を通して脳内へ伝えられる．中枢枝の終止する神経核は感覚情報の種類により以下のように異なっている．①触覚→三叉神経主感覚核，②痛覚と温度覚→三叉神経脊髄路核，③咀嚼筋の筋感覚(固有感覚)→三叉神経中脳路核(注意：筋感覚を受容する線維の起始ニューロンは半月神経節ではなく，中脳路核の中に存在するニューロン)．三叉神経運動核に由来する運動線維はこの神経節には入らない．[1044] ⇨参三叉神経→1204

●三叉神経系

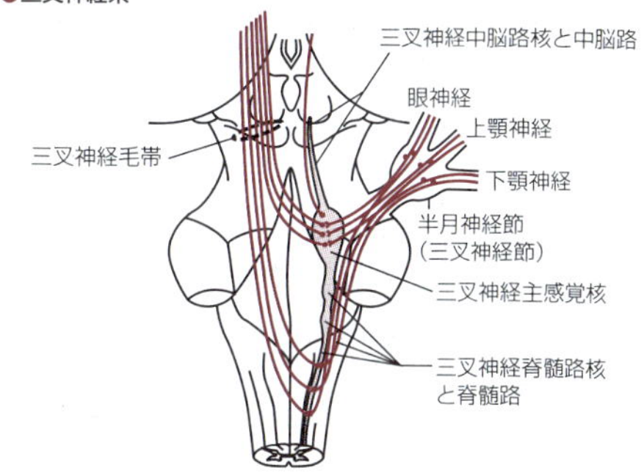

半月神経節ブロック⇨同ガッセル神経節ブロック→531

半月線 semilunar line ［スピーゲル線］ 腹直筋の外側縁に相当してみられる外腹壁の浅い溝．正中線にやや彎曲して平行する．腹横筋の腱膜移行部でもある．[485] ⇨参白線→2362

半月損傷⇨同半月板損傷→2408

半月体 crescent 半月体形成性糸球体腎炎での病理組織学的所見．腎の機能的最小単位であるネフロンにおいて，丸い形状の糸球体周囲のボウマン Bowman 嚢内に上皮細胞の増殖が顕微鏡下で半月状に見える．半月体形成は，急速に進行する不可逆的な腎機能低下を認める腎炎の所見．病期の進行により細胞性の半月体から線維性の半月体に移行．[1158] ⇨参半月体〔形成〕性糸球体腎炎→2408

半月体〔形成〕性糸球体腎炎 crescentic glomerulonephritis 病因はさまざまであるが，光学顕微鏡上の病理所見において，糸球体に多数の半月体形成を認め，急速な腎機能低下を伴う糸球体腎炎のこと．病因から原発性糸球体疾患と全身性疾患に大別される．原発性糸球体疾患のうち他の原発性糸球体腎炎や全身性疾患の合併がないものを特発性半月体〔形成〕性糸球体腎炎と呼び，①抗糸球体基底膜抗体型腎炎，②免疫複合体型腎炎，③免疫グロブリンや補体の沈着を伴わない糸球体腎炎(pauci-immune 型)が含まれ，これらが狭義の急速進行性糸球体腎炎である．これに対し，IgA 腎症や膜性増殖性糸球体腎炎，感染後糸球体腎炎などでも半月体形成がみられることがあり，これらは広義の原発性糸球体疾患として扱われる．全身性疾患に伴うものとしては，グッドパスチャー Goodpasture 症候群，多発性動脈炎，ウェゲナー Wegener 肉芽腫症，紫斑病性腎炎，ループス腎炎などがある．臨床症状，検査所見は急速進行性糸球体腎炎の像を呈す．治療はステロイド剤のパルス療法や，ステロイド剤に免疫抑制薬，抗血小板薬，抗凝固薬を加えたカクテル療法を行う．[1158] ⇨参急速進行性糸球体腎炎→743

半月体形成性腎炎⇨同管外増殖性糸球体腎炎→568

汎結腸切除術⇨同結腸全摘〔出〕術→928

半月刀症候群⇨同三日月刀症候群→2763

半月板石灰化症 calcification of meniscus 膝関節半月板に石灰(通常，ピロリン酸カルシウム結晶)が沈着した状態で，正常では石灰が認められない軟部組織中に石灰が沈着する異所性石灰化の1つ．ピロリン酸カルシウム結晶が関節軟骨や靱帯などに沈着して，関節炎や関節周囲炎をきたす偽痛風でみられる．[754]

半月板切除術 meniscectomy ［膝関節半月板切除］ 外傷などで損傷した膝半月板の治療法の1つ．損傷し不安定になった半月板を関節鏡視下に必要最小限だけ切除する部分切除術が主流．半月板は外周 1/3 程度には血行が存在するので，この部位に限局した縦断裂は縫合術が適応となる．[88]

半月板損傷 meniscus injury ［半月損傷］ 膝関節半月板の断裂．膝関節の軟部組織損傷である膝内障のなかで頻度の高いものの1つ．欧米では内側半月損傷が多いが，わが国では外側半月の損傷が多い．また膝前十字靱帯損傷に合併することが多い．発生原因からは外傷型・変性型・形態異常型に分けられる．運動痛・嵌頓 locking，膝くずれ giving way，伸展障害が主症状で，理学所見としては関節裂隙圧痛，過伸展時痛，大腿四頭筋萎縮，マクマレー McMurray テスト陽性などが認められる．補助診断として，以前は関節造影が広く行われたが，現在では MRI 検査が行われる．関節鏡は診断と治療を兼ねて行われる．保存的に経過観察しても症状が持続するものは手術治療の対象となり，一般的には関節鏡を利用して鏡視下切除術が行われる．前十字靱帯損傷に合併した一部の内側半月損傷に対しては，縫合術が試みられる．半月板切除術後の予後は良好であり，スポーツ活動も可能になる．[754]

半月ヒダ plica semilunaris, semilunar fold ［結膜半月ヒダ］ 球結膜の内眼角に存在する涙丘との間にある半月形のヒダ．杯細胞に富んでいて，結膜結石を生じることがある．[566]

半月弁 semilunar valve 弁尖が半月状を呈する3つのポケット状の弁膜からなる，動脈弁(肺動脈弁，大動脈弁)をいう．[452]

半夏白朮天麻湯(はんげびゃくじゅつてんまとう) hangebyakujutsutemmato 医療用漢方製剤の1つ．主として，虚証の頭痛，頭重，めまいに用いる．漢方医学的には，平素胃腸虚弱で水毒が逆上した状態に用いるとされる．腹証では，腹力は弱く心下部に振水音を認めることが多い．臨床的には，比較的体力の低下した，胃腸虚弱で胃下垂傾向があり手足が冷える人の頭痛，頭重，めまいなどに用いられる．食後に手足倦怠や嗜眠を訴えることがある．上記症状のほか，起立性低血圧症などに応用される．出典：『脾胃論』．構成生薬：チンピ，ハンゲ，ジュツ，ブクリョウ，テンマ，オウギ，タクシャ，ニンジン，オウバク，カンキョウ，ショウキョウ，バクガ，シンキク．[544] ⇨参脾虚→2433，水毒→1625

半健康状態 sub-health state 疾病として症状が顕在化する前の段階をいう．集団への適切なスクリーニングによって，このグループを抽出することができれば，予防の効果は大きい．[41]

反抗 negativism 検者の指示を拒否し，反対の行動を自動的に示すこと．例えば検者が「右を見てください」というと左を向くような行動．[488] ⇨参拒絶症→782

反抗期 period of negativism, period of resistance 子どもの発達途上において反抗や拒否といった態度，行動が現れる時期．3-4 歳頃の幼児に現れるものを第1反抗期，12-15 歳頃の青年初期にみられるものを第2反抗期と呼ぶ．第1反抗期の幼児は，親や周囲の年長者に対して反発したり，自分の意思を強く主張するが，これは身体能力が向上し自我がめばえつつあるため．第2反抗期の思春期の子どもは，周囲の環境や慣習，社会制度などに矛盾を感じ反抗的な態度を示す．これは著しい身体的変化に加えて，自我同一性を確立しようとする葛藤から起こるもので，子どもの発達過程に重要な意味をもつ．[1631]

伴行静脈 concomitant vein, accompanying vein ［同名静脈，随伴静脈］ 動脈に伴って走っている静脈で，伴行している動脈と同じ名称で呼ばれることから，同名静脈ともいう(例：上腕動脈，上腕静脈)．また，体表から深い位置にあることから深静脈ともいう．上肢と下肢では動脈に沿って 2-3 本の伴行静脈が互いに吻合しながら走っている．[1044] ⇨参静脈→1460

半構成的面接 semistructured interview 構成的面接が，

あらかじめ厳密に構造化された質問項目に対する問答が中心となるのに対して，半構成的面接は，対象者と質問者との関係性や場面・状況を配慮して，ある程度構造化された質問事項(面接ガイドライン)をもとに，柔軟に面接を展開していくもの．看護研究の課題は，対象1人ひとりの特質を大切にすることから，このような面接方法による研究が多く行われている．[446]

反抗挑戦性障害 oppositional defiant disorder；ODD アメリカ精神医学会のDSM-Ⅲにおいて「反抗性障害 oppositional disorder」として1980年に確立されたカテゴリーであるが，WHOのICD-10では小児期および青年期に通常発症する行動・情緒の障害「F 91 行為障害」の1つとして「F 91.3」にあげられたもの．10歳未満の小児にみられる挑戦的で，不服従で，挑発的な反抗的行動パターンを特徴とする．あくまでも，正常な範囲をこえた行動であるが，他人の権利を侵害するような攻撃的で反社会的な行動には至っておらず，その場合は「行為障害」の範疇に振り当てる．「注意欠陥多動性障害」が先行し，本障害ののちに行為障害，さらには反社会性パーソナリティ障害が続くことが多く，破壊的行動障害 distruptive behavior disorder (DBD)のマーチといった一連のシリーズをなすとする考えもある．代表的な症状は，よく知っている大人(特に権威ある人物)の要求やルールに背き，怒りっぽく，癇癪を起こしやすく，周囲に対していらだちやすい．[1085] ⇨参行為障害→972，注意欠陥・多動性障害→1983

バンコマイシン塩酸塩 vancomycin hydrochloride；VCM アミコラトプシス・オリエンタリス *Amycolatopsis* (旧名 *Streptomyces*) *orientalis* が産生するグリコペプチド系抗生物質．細菌細胞壁の合成阻害により殺菌的に作用し，メチシリン耐性黄色ブドウ球菌(MRSA)，ペニシリン耐性肺炎球菌(PRSP)を含むほとんどのグラム陽性菌に強い抗菌力を示し，MRSAに対する切り札として重症MRSA感染症に点滴静注される．グラム陰性菌，嫌気性菌には無効．海外ではバンコマイシン耐性の腸球菌(VRE)，黄色ブドウ球菌(VRSA)も分離されている．腎から排泄され，経口投与では腸管からほとんど吸収されない．投与期間中は血中濃度モニタリングが推奨され，点滴終了1-2時間後で25-40 μg/mL，最低血中濃度は10 μg/mLを超えないことが望ましい．高濃度が継続すると聴覚障害，腎障害などの副作用を生じるおそれがある．[204,1304]

バンコマイシン腎毒性 vancomycin nephrotoxicity バンコマイシンはグリコペプチド系の抗生物質でありメチシリン耐性黄色ブドウ球菌(MRSA)に使用されるが，急性腎不全や間質性腎炎などの腎機能障害を起こしやすく腎毒性をもつ．したがって血中濃度をモニタリングして血中濃度を管理して副作用を減じる対策が必要．特に腎障害患者，高齢者では，排泄が遅れるため使用量を慎重に検討すべきである．[1158]

瘢痕⇨同瘢痕組織→2410

瘢痕化 cicatrization⇨同器質化→682

瘢痕肝⇨同馬鈴薯(ばれいしょ)肝→2402

瘢痕癌 scar cancer，scar carcinoma 熱傷や外傷，慢性的な臓器・組織の炎症あとの瘢痕部に生じる癌．肺では近年，腺癌の増加傾向が著しく，腺癌の発癌因子について種々の肺疾患により生じた瘢痕部が発癌母地となるとの考えがある．[1531]

瘢痕形成 cicatrization，scar formation 外傷，手術，炎症などにより損傷を受けた組織は肉芽組織によって置換される．そのあと順次，浸潤細胞の消失や毛細血管の退行が発生し，膠原線維は増殖して基質の硝子変性が起こる．こうした組織学的変化を瘢痕といい，瘢痕が形成されることを瘢痕形成という．[778] ⇨参器質化→682

瘢痕拘縮 cicatricial contracture，scar contracture 熱傷などにより形成された瘢痕組織が収縮し，骨，関節および筋肉に拘縮を生じるもの．軽症のものは理学療法で改善されるが，重症例では拘縮を解除する瘢痕切除や植皮術が行われる．[435]

瘢痕サルコイドーシス scar sarcoidosis ［瘢痕浸潤］ 乾酪壊死を伴わない原因不明の肉芽腫形成が多臓器に及ぶサルコイドーシスの皮膚症状の1つ．膝などにある陳旧性瘢痕部が突然，発赤・腫脹をきたし，数か月経過ののちに軽快する．組織学的には類上皮細胞肉芽腫が存在し，ときにシリカ(二酸化ケイ素)などの異物が存在するので偏光顕微鏡で確認する．[102]

瘢痕浸潤 scar infiltration⇨同瘢痕サルコイドーシス→2409

半昏睡 semicoma 意識障害の程度を表す用語の1つで，障害の程度は昏迷 stupor と昏睡 coma の間に相当する．自発運動はほとんどなく，痛み刺激を与えると手ではらいのけたり顔をしかめたりするなどごく簡単な反応を示す．ただし昏睡と同じく，刺激しても覚醒させることはできず，眠り込んだままの状態で，筋は弛緩し，尿，便ともに失禁状態である．[576] ⇨参意識障害→228，昏睡→1141

瘢痕性潰瘍 scar ulcer 小さく浅い潰瘍は治癒の方向に向かえば短期間に病変部が再生上皮によって覆われて閉鎖性となるが，びらんとは異なって粘膜筋板が断裂により多少なりとも傷害されているために，潰瘍の組織学的な完全修復は望みがたいことが多い．筋板断裂部の粘膜下層の結合組織の増生とその線維化による収縮のために，底部に傷痕を残して不完全治癒し閉鎖性となっている状態．[1531]

瘢痕性狭窄 cicatricial stricture，cicatricial stenosis 管腔や囊構造を呈する臓器が炎症や潰瘍などによって損傷された際に，治癒過程で形成される瘢痕組織によって起こる開口部あるいは内腔の狭窄．化学物質を経口摂取した場合などに食道や胃などの上部消化管が穿孔を起こし，その瘢痕部位に瘢痕性狭窄を残すことも知られている．[1531]

瘢痕性食道狭窄 cicatricial esophagostenosis 食道に生じた潰瘍，炎症の治癒過程で形成された瘢痕組織が原因で生じた狭窄．重症の逆流性食道炎が原因となるほか，塩酸などの酸や硝酸などのアルカリが原因となる場合，食道癌の治療後に生じることもある．嚥下障害，嘔吐，脱水症状，栄養障害などの症状がある．狭窄が著しい場合はバルーンやブジーによる拡張を行う．狭窄部の外科的切除が必要な場合もある．[184] ⇨参良性食道狭窄→2942，腐食性食道炎→2554

瘢痕性脱毛症 cicatricial alopecia 外傷，熱傷，放射線などの物理的な要因のほか，感染による炎症，円板状エリテマトーデス，斑状強皮症などによって瘢痕を生じ，毛包が失われたために起こる永久的な脱毛．可能

であれば，形成外科的治療を行う.[102]

瘢痕性禿髪(とくはつ)症　cicatric alopecia　頭部に熱傷などの外傷を受け，禿髪となった状態．老年性禿髪症とは瘢痕の有無により鑑別がつく．治療は禿髪部の縫縮術が基本だが，範囲が比較的大きい場合には有毛頭部のいくつかの皮弁を使用して，禿髪部分の縮小術を行う．また側頭部から前頭部にかけての禿髪に対しては，その周囲の有毛部より有茎皮弁を移動して，おのおのの生え際を作製し，残りの禿髪部にはかつらを使用する.[688]

瘢痕組織　scar，cicatrix，cicatricial tissue，scar tissue ［瘢痕］ 創傷治癒過程でみられる組織で，炎症性細胞が減少して線維形成が進行した段階にみられる，膠原線維を主とした密な結合織．炎症の終焉においてリンパ球によって活性化されたマクロファージによる老廃物の除去，リンパ球や血小板，マクロファージなどから産生される種々の増殖因子やサイトカインによって増生・活性化された線維芽細胞や毛細血管による清掃と修復が強く促進される．このような新生組織を肉芽組織といい，最終的に肉芽組織は器質化されて瘢痕組織となる.[1531]

瘢痕治癒　healing scar　病状としてはすでに軽快しているが，組織などに瘢痕を残している状態.[435]

瘢痕ヘルニア　incisional hernia　［術後ヘルニア］ 手術や外傷後の瘢痕部で腹壁が離開してできるヘルニアで，腹壁ヘルニアの中では一番多い．縫合不全や創感染，ドレーン挿入などを誘因とする例が多く，肥満や妊娠，栄養障害なども発症に関与する．創感染が多く，腹圧の加わりやすい下腹部創に好発する．ヘルニア内容は，小腸や大網が多い．ヘルニア門が小さければ嵌頓の危険があるが，頻度は低い．ヘルニア門の大きい例では，メッシュを用いた手術を行わないと再発しやすい.[396]

半座位　semi-sitting position⇒同ファウラー位→2507

犯罪者予防更生法　offender prevention and rehabilitation law　1949年(昭和24)に定められた法律142号のこと．更生保護活動は古くから行われており，種々の変遷を経て第二次世界大戦後の犯罪の増加・悪質化に加え，刑の執行猶予者や仮出獄者の増加などの諸情勢の変化を考慮し，従来の実績から保護観察を中心とする更生保護制度を確立することになった．「犯罪者予防更生法」の制定に始まり，1954(同29)年の「執行猶予者保護観察法」の制定に至るまで，6年間にわたって一連の立法措置がとられた．「犯罪者予防更生法」は中核をなす法律．内容は，①犯罪者の改善・更生をたすけ，②恩赦の適正な運用を図り，③仮釈放その他の管理制度を定め，もって社会を保護し個人・公共の福祉を増進することを目的とし，保護観察を中心として仮釈放・恩赦など更生保護の組織と運用を規定する．中央更生保護審査会，地方厚生保護委員会，保護観察所などが組織機関として定められている．2008(平成20)年に施行された「更生保護法」により，本法および「執行猶予者保護観察法」は廃止となった.[457]

犯罪心理学　criminal psychology　犯罪現象や犯罪者について心理学的な研究を行い，犯罪の本質を解明する理論科学であるとともに，犯罪や非行の予防，犯罪者・非行少年の矯正・治療・更生に寄与することを目指す応用科学でもある．イタリアの精神科医ロンブローゾ C. Lombroso(1836-1909)に始まる犯罪学は，犯罪現象をマクロに扱う犯罪社会学と，犯罪の主体を扱う広義の犯罪生物学に分化し，犯罪生物学は，研究者の教養によって犯罪精神医学，犯罪人類学，犯罪心理学などに細分化した．犯罪心理学は，研究対象が犯罪・非行にあることから定義された学問領域であって，方法論としては一般心理学，特に発達心理学，臨床心理学，学習心理学，人格心理学，教育心理学，行動分析学，精神分析学などがその基礎となっている．日本犯罪心理学会の会員には法務省，警察などに勤務する心理職者，精神科医，家庭裁判所調査官，刑事，精神鑑定に従事する医師などが多い.[1269]

犯罪被害者等基本法　Basic Act on Crime Victims　犯罪被害者に対する国や地方公共団体，国民の責務を明らかにし，犯罪被害者の権利，利益の保護を図ることを目的として2004(平成16)年に制定された法律．犯罪被害者の尊厳が重んじられ，その尊厳にふさわしい処遇を保障される権利の確保，さらには再び平穏な生活を営むことができるよう支援することが基本理念となっている．そのために国，地方公共団体が講じるべき基本的施策として，①相談と情報の提供，②損害賠償の請求についての援助，③給付金の支給制度の充実，④保健医療サービス，福祉サービスの提供，⑤犯罪被害者の二次被害防止，安全確保，⑥居住や雇用の安定，⑦刑事手続きの機会拡充のための制度の整備，⑧捜査，公判などでの配慮などがあげられている．

汎細(小)葉性肺気腫　panacinar(panlobular) emphysema　肺の細葉全体が気腫性変化を示す肺気腫で，肺胞の拡張，肺血管床の破壊がある．小葉中心性肺気腫に対応する.[953]

半肢症　hemimelia　上下肢の先天性の発育異常で，四肢いずれかまたは複数の末梢部が欠損したり短くなっている病態．腓骨性，橈骨性，脛骨性，尺骨性の半肢症などがあり，橈骨性，脛骨性はサリドマイド奇形のものが多い.[1631]

反射　reflex　受容器の刺激に対応した反応が，中枢のニューロンを介して無意識下に効果器に起こること.[1274]

反射異常　reflex disorder　反射には四肢の腱反射(固有反射)や表在反射のほか，自律神経系の反射，姿勢反射など多くのものが含まれるが，一般的には前二者を指す．腱反射の代表的なものは膝蓋腱反射，アキレス腱反射であり，表在反射は皮膚反射と粘膜反射に分けられる．これらの反射は通常より著明に出現する場合(反射の亢進)と減弱ないし消失する場合があり，総称して反射異常という．その他，通常はみられない反射が一定の病的状態に際して出現する場合があり，これを病的反射と呼んでいる．その代表的な例は，錐体路障害のあるときにみられるバビンスキー Babinski 反射(徴候)である.[1527]

反社会性パーソナリティ障害　antisocial personality disorder　［非社会性パーソナリティ障害］ アメリカ精神医学会の診断分類(DSM-Ⅳ)ではパーソナリティ障害の1類型として反社会性パーソナリティ障害と呼ばれ，WHOの国際疾病・傷害および死因統計分類第10版(ICD-10)では非社会性パーソナリティ障害と呼ばれる．反社会性パーソナリティ障害は，15歳以前に行為障害を発症した18歳以上の人で，徴候は，法律に違反する行為を反復し，自分の利益や快楽のためにうそをつき，人をだまし，衝動的に行動し，攻撃的で暴力的であり，自分や他人の安全を考えず，一貫して無責任で，仕事は長続きせず，経済的な義務は果たさない．良心の呵責に欠け，自分の反社会的行為に無関心であるか，正当化する傾向がある．累犯者や重大犯罪者に多くみられるパーソナリティ障害で，かつては社会病質(サイコパス)，精神病質，背徳症状群，情性欠如者などと呼ばれた．[1269]

反射弓 reflex arc⇨同反射路→2411

反射亢進膀胱 hyperreflexic bladder⇨同無抑制膀胱→2790

反射時間 reflex time 反射弓(入力神経，介在神経，出力神経)を情報(神経活動インパルス)が流れるのに要する時間．脊髄反射においては，入力(感覚)神経が直接，出力(運動)神経に連絡する単シナプス反射と，1個以上の介在ニューロンを介して連絡する多シナプス反射がある．反射時間は前者のほうが数m/秒短い．[1230]

反射性交感神経萎縮症⇨同複合性局所疼痛症候群→2534

反射性交感神経性ジストロフィー reflex sympathetic dystrophy；RSD ［反射性ジストロフィー，RSD］ 動けないほどの痛みを伴った手の腫脹，乾燥，熱感を生じる状態．骨粗鬆症を併発する．心筋梗塞，上肢・肩への外傷，頸部や肩関節の疾患後にみられ，中枢・末梢神経両方の疾患に伴うこともある．肢を支配する交感神経の障害が原因とされる．[935] ⇨参カウザルギー→462

反射性ジストロフィー ⇨同反射性交感神経性ジストロフィー→2411

反射性頻拍 reflex tachycardia⇨同反射性頻脈→2411

反射性頻脈 reflex tachycardia ［反射性頻拍］ 身体や感情の変化，交感神経緊張，迷走神経緊張，薬物，低酸素症などに対して反応性に起こる洞性頻拍．基礎心疾患を伴わないことが多い．[1220]

反射性膀胱 reflex bladder⇨同痙性膀胱→863

反射性無尿 reflex anuria 片方の腎臓に尿路結石による尿路閉塞が起きた場合，強い痛みやそれにより引き起こされた病側腎の無尿が健常側の腎臓に影響を及ぼし，腎前性の要素が起きていない健常側の腎臓でも尿の流出が止まり無尿になること．[1158]

反射中枢 reflex center 反射において入力神経系が出力神経系に連絡(シナプス)する部位．脊髄反射では脊髄が，脳幹(延髄)反射では脳幹(延髄)が反射中枢である．[1230] ⇨参脳幹反射→2294

反射てんかん reflex epilepsy 何らかの知覚刺激によって引き起こされるてんかん発作．知覚誘発性てんかんというほうが正しい．光の間欠性の刺激，つまり点滅などによるものでは，テレビてんかんがよく知られている．一方，知覚以外の情動因子が関与する驚愕てんかんは，知的障害をもつ子どもにみられる．その他，特定の刺激によるタイプがあるが，同一の刺激で繰り返し生起する発作が定義上の条件．読書，図形，音楽などによって引き起こされるタイプが報告されている．[1318]

反射〔法〕 reflection 超音波が物体の境界面で当たってはね返ってくること．散乱が波長より小さい物質で起こるのに比べ，波長より十分大きい物体で起こる．超音波画像は，これらの反射または散乱してくる超音波信号を取り出す反射法により，画像を作成している．[955]

反射路 reflex pathway ［反射弓］ 反射を起こす神経の経路．受容器が刺激されて起こった興奮が，求心性神経を経て脊髄などの中枢神経での反射中枢において意識とは無関係にシナプス結合を介して，遠心性神経から効果器に伝えられて反応が起こるという経路．[452]

汎収縮期雑音 pansystolic murmur⇨同収縮期逆流性雑音→1369

斑状アミロイドーシス macular amyloidosis 原発性皮膚アミロイドーシスの一型．アミロイド沈着によって生じた点状灰褐色斑が肩や背中などに，線状ないしさざ波状に配列する．ナイロンタオルによる摩擦黒皮症 friction melanosis との鑑別を要する．[102]

斑状黄色腫⇨同扁平黄色腫→2653

斑状角膜変性症 macular corneal dystrophy 常染色体劣性遺伝による角膜変性症．わが国では比較的まれな疾患．10歳頃までに発症し，角膜中央の表層にびまん性の細かい混濁を生じるため，自覚症状として羞明を訴えることが多い．角膜混濁は進行性で徐々に角膜深層に及び，20-30歳には著しい視力低下をきたす場合もある．視力低下が著明になれば全層角膜移植を行う．術後に再発が起こることもある．[888] ⇨参角膜ジストロフィー→489

半消化態栄養剤 defined formula diet；DFD 経腸栄養剤の1つであり，窒素源としてアミノ酸ではなく大豆タンパク質，乳タンパク質，カゼインなどを含み，糖としてはデキストリン，二糖類を主に含んでいる．脂肪分，ビタミン，電解質なども十分量含有．消化態栄養剤(成分栄養剤)に比べて，ある程度の消化，吸収が必要なため腸管安静度は劣るが，脂肪分の不足がないこと，経口投与が可能なため患者のQOLを向上させ在宅栄養に適している，などの長所がある．クローンCrohn病では，活動期の治療法，寛解期の維持療法として広く用いられている．[34] ⇨参成分栄養剤→1706

斑状歯 mottled tooth，dental fluorosis⇨同歯のフッ素症→2319

斑状出血 ecchymosis⇨同溢血(いっけつ)斑→255

斑状出血《眼の》 blot hemorrhage 網膜深層にみられる円形でやや境界不鮮明な出血斑で，主に網膜外網状層内の血液貯留である．糖尿病網膜症や高血圧性網膜症などさまざまな網膜疾患でみられる．[1309]

斑状小水疱性白癬(はくせん)⇨参足白癬(はくせん)→150

板状髄膜腫⇨同扁平髄膜腫→2653

斑状脱髄 patchy demyelination 脱髄疾患でみられる斑状の脱髄病巣．原因不明の炎症性の髄鞘病変を主体とする疾患(脱髄疾患)の代表的なものが多発性硬化症．中枢神経に多巣性に斑状病巣が存在し，髄鞘が軸索に比べて強くおかされており，斑状硬化症という名称を経て現在は多発性硬化症という名称となった．[1531]

斑状梅毒⇨同梅毒性ばら疹→2346

汎静脈炎 panphlebitis 静脈炎のうち，炎症が内膜・中膜・外膜の全層に及んでいるものをいう．起炎作用には，静脈外膜から静脈のまわりの炎症が及ぶものと，静脈内膜から発生するものがある．[1531] ⇨参汎血管炎→2407

斑状網膜症候群 flecked retina syndrome 白点状眼底，白点状網膜炎，黄色斑眼底の総称で，ともに眼底に小白点が散在してみられる．白点状眼底は先天性停止性夜盲の一疾患で，視野や視力に異常がみられない．白点状網膜炎は，視野障害や視力障害を伴い，網膜電図(ERG)および眼電位図(EOG)が異常となる．黄色斑眼底は黄色斑が後極部に散在するものの，黄斑部に萎縮病変がみられない．黄斑部の萎縮がみられるシュタルガルト Stargardt 病と遺伝的に同一疾患であると考えられ，シュタルガルト病・黄色斑眼底症候群とも総称される．EOG や ERG は病気の進行に伴って異常を示すようになる．斑状網膜症候群は現在のところ有効な治療法がなく，視力障害の程度に応じて，ロービジョン(低視力)ケアで対処している．[1309]

汎神経症　panneurosis 〔D〕Panneurose　1949 年にホック P. H. Hoch とポラティン P. Polatin が提唱した概念で，広義の境界状態に含まれる．表面的には不安，恐怖症状，強迫症状，心気症状，離人症状，抑うつ症状，転換症状，関係観念などの多彩な神経症的症状が順次あるいは混在して現れ，常に広範な不安が存在し，それが病者のあらゆる体験に影響を与える．これらの状態を汎神経症 panneurosis および汎不安 pananxiety と呼んだ．背後には統合失調症的障害が隠されているものとして偽神経症性統合失調症と称した．対人関係は不安定で両価的で，生活は自閉的，非現実的で，短期間の精神病的エピソードをみることがある．[512]

半身麻痺　hemiplegia⇨同片麻痺⇀2654

反芻(はんすう)嘔吐⇨同反芻(はんすう)性障害⇀2412

反芻(はんすう)症⇨同反芻(はんすう)性障害⇀2412

反芻(はんすう)性障害　rumination disorder　［**反芻(はんすう)症，反芻(はんすう)嘔吐，偽嘔吐**］　乳児，幼児または小児における反芻(食物の吐き戻しやかみ直しの繰り返し)を特徴とする障害．反芻そのものは消化器系あるいは他の身体疾患などで認められるが，そのような場合は精神科疾患としての障害に含まれない．病因的背景として，知的障害では自己刺激的行動であることが多く，児童思春期に特有の神経症圏障害と考えられ，母子関係での「放置されていることへの不安」の身体化と考えられることもある．治療法として行動療法的接近が多いが，自然治癒もありうる．アメリカ精神医学会の DSM-Ⅳでは，「幼児期または小児期早期の哺育，摂食障害 307.53 反芻性障害」と分類され，少なくとも 1 か月間の持続，消化器系または他の一般身体疾患(例：食道逆流)によるものでないこと，および神経性無食欲症，神経性大食症の経過中のみに起こるものでないこと，などと診断基準が記されている．WHO の ICD-10 では「F 98.2 乳幼児期および小児期の哺育障害」の中に，器質性疾患がないにもかかわらず，拒食や極端な偏食が一般的で，反芻(吐き気あるいは胃腸疾患がないにもかかわらず，反復する吐き戻しを意味する)を伴うことがある，と記されている．[1085]

半数体　haploid　［一倍体］　ゲノムの完全な 1 組をもつ細胞．細胞遺伝学的には二倍体細胞から減数分裂により生じた配偶子がもつ基本的な染色体構成をいう．ヒトでは 1 から 22 番と X または Y のいずれかの 23 本の染色体からなり，n で表す．有性生殖により二倍体 $2n$ の接合子が形成される．[1293]

半数致死量⇨同LD_{50}⇀75

半数中毒量⇨同50% 中毒量⇀10

半数有効量⇨同50% 有効量⇀10

伴性　sex-linked　性染色体(X 染色体または Y 染色体)上の遺伝子の異常に伴って起こることを指す．伴性劣性遺伝では原因遺伝子が X 染色体上にあり，女子では変異遺伝子がホモの場合のみ発症するが，男子では常に発症する．[372]

伴性遺伝　sex-linked inheritance　［X 関連遺伝］　性染色体上にある遺伝子によって支配される形質の遺伝で，その発現には性別が関与する．ヒトの性染色体には X と Y があるが，臨床的に意味のある異常が発現するのは X 染色体上に位置する遺伝子にほぼ限られるので，X 関連遺伝 X-linked inheritance と同義と考えてよい．通常，変異遺伝子は劣性形質であり，ヘテロ接合の母親は発症せず保因者となる．変異遺伝子をもつ一方の X 染色体によって子に伝えられるので，女児は発症せず，半数が保因者となり，男児の半数のみが発症．色覚異常，血友病，デュシェンヌ Duchenne 型筋ジストロフィー症などが代表的な疾患．[368] ⇨参伴性劣性遺伝⇀2413

伴性遺伝性疾患　sex-linked genetic disease⇨同伴性疾患⇀2412

伴性疾患　sex-linked disorder　［**伴性遺伝性疾患，X 連鎖疾患**］　性染色体により支配される疾患．X・Y 染色体の数の異常によるターナー Turner 症候群(X 染色体を 1 本欠失した女性)やクラインフェルター Klinefelter 症候群(X 染色体を 1 本過剰にもつ男性)なども含むが，それらの多くは減数分裂での染色体不分離による．その他の伴性疾患は X 染色体上に位置する遺伝子の変異による X 関連遺伝性疾患であり，伴性劣性遺伝様式をとる．Y 染色体上の遺伝子と関連した臨床的に重要な疾患は知られていない．[368]

反精神医学　antipsychiatry　1960 年代前半にヨーロッパ，北アメリカに現れた考え方または運動で，疾患モデルを中心とした治療論への反論である．精神病は神話であるという極端な考え方もあるが，レイン Ronald D. Laing，クーパー David Cooper らによって対人関係論，家族研究を通して新しい視点が生まれたことも確かである．哲学者ミシェル=フーコー Michel Foucault，文化人類学者グレゴリー=ベイトソン Gregory Bateson の影響を受け精神疾患の原因を社会関係に求めた．その主張は①精神医学の疾病分類は他の医学分野のそれとは同じようにはできない，②精神病院収容主義への批判，③科学主義への批判，にまとめられる．[784]

汎生説　pangenesis　からだの各部位は小さな粒子となって配偶子の中につめ込まれており，受精とともに卵子の中で両親の特徴が混ざり合って子どもに表現されるとする考え．ダーウィン Charles R. Darwin (1809-82)の時代に広く信じられていた個体の発生に関する説で，今は過去のものである．[368]

伴性無γグロブリン血症　X-linked agammaglobulinemia；XLA　［**X 連鎖無γグロブリン血症，BTK 欠損症**］　伴性劣性遺伝を示す原発性免疫不全症の 1 つ．骨髄における B 細胞の分化障害のために末梢血の B 細胞が欠如して，すべてのγグロブリンが産生されないため抗体産生不全をきたす．原因は X 染色体長腕に局在するブルトンチロシンキナーゼ Bruton tyrosine kinase

(BTK)の欠損による．母体からの移行抗体が消失する生後6か月頃から細菌感染症に罹患し，肺炎，中耳炎などの呼吸器感染症，髄膜炎などの重症細菌感染症を反復．また，エンテロウイルスによる中枢神経感染症も重症化．血中γグロブリンは低値(IgG 200 mg/dL以下，IgAとIgMは感度以下)で，B細胞数(CD 19またはCD 20陽性)は1% 以下を示す．治療は定期的(毎月)なヒト免疫グロブリン補充療法(点滴静注)．[1385] ⇨参原発性免疫不全症候群⇀962

伴性免疫不全 X-linked immunodeficiency ［X連鎖免疫不全症］ 原因遺伝子がX染色体にあるため，女性は保因者となり，発症は男性のみに限られる免疫不全症．このうち，遺伝子の異常がほぼ明らかになっている疾患は，次の3疾患である．①小児伴性低γグロブリン血症(X連鎖低γグロブリン血症，ブルトンBurton型無γグロブリン血症)は*Btk*(Bruton tyrosin kinase)遺伝子の異常でX染色体長腕(Xq 21.3-22)にある．②ウィスコット・オールドリッチ症候群は原因遺伝子は*WASP*(Wiskott-Aldrich syndrome protein)遺伝子でありX染色体短腕(Xp 11.22)に位置する．③慢性肉芽腫症(CGD)のチトクローム*b*の重鎖，軽鎖が欠損する型ではgp 91^{phox}遺伝子が原因遺伝子であり，X染色体短腕(Xp 21.1)にある．[601]

汎性欲説⇨同性心理的発達論⇀1687

伴性劣性遺伝 X-linked recessive inheritance 遺伝子病のうち，父，母の両方から1対の病的遺伝子を受け継いだ場合だけに発症するものを劣性遺伝，病的遺伝子が性染色体上に座を占めているものを伴性遺伝，両者を兼ねたものを伴性劣性遺伝といい，最も多い遺伝様式．血友病A・B，仮性肥大型進行性筋ジストロフィー，赤緑色覚異常がこれに属する．病的遺伝子がX染色体上に座を占め，外見上は健康に見える女性(保因者)によって子孫に伝えられ，まれな例外を除いて男子だけに発症する．[368]

伴性劣性リンパ増殖症候群 X-linked recessive lymphoproliferative syndrome；XLP ［ダンカン症候群，X連鎖リンパ増殖症候群］ 致死的な伝染性単核球症を合併するまれな原発性免疫不全症．伴性劣性の遺伝形式をとる．発端者の家系にちなんでダンカンDuncan病とも呼ばれる．伝染性単核球症のほかに悪性リンパ腫，低γグロブリン血症，再生不良性貧血，血管炎，リンパ性肉芽腫などを生じ，20歳頃までにほとんどの患者が死亡する．X染色体上に存在するSAP遺伝子の異常が本疾患の原因で，これによりT細胞の細胞傷害活性が阻害されエプスタイン・バーEpstein-Barr(EB)ウイルスが感染したB細胞や悪性リンパ腫を排除できなくなるものと考えられている．[1221]

半接合体⇨同ヘミ接合体⇀2632

ハンセン病 Hansen disease ［らい〔病〕，レプラ］ らい菌*Mycobacterium leprae*の感染症で以前はらい病とも呼ばれていた．感染経路は乳幼児期の反復性皮膚接触と考えられるが，感染力はきわめて弱い．潜伏期は数か月から数十年で，症状として，知覚麻痺を伴う皮膚の斑紋，手足の知覚麻痺，末梢神経の肥厚などがみられる．リドリー・ジョプリングRidley-Joplingの分類で病型はらい腫型(結節を形成するLL)，類結核型(斑紋性局面を形成するTT)，LLとTTの中間型あるいは混合型である境界群(BL，BB，BT)と初期の未定型群(早期のもので将来LLあるいはTTのいずれに発展するか不明)の2型2群に分けられているが，WHO分類の多菌型multibacillary (MB)と少菌型paucibacillary(PB)も使用される．治療は，リファンピシン，クロファジミン，ジアフェニルスルホン，ニューキノロン系抗菌薬などを組み合わせて投与する．[288] ⇨参ハンセン病《皮膚科における》⇀2413，ハンセン病療養所⇀2414，らい予防法⇀2892

ハンセン病化学療法 chemotherapy of Hansen disease 1943年，ファジェットFagetらがスルホン剤の有効性を報告して以来行われている治療法．ジアフェニルスルホンdiaphenylsulfoneのほかにクロファジミンclofazimine，リファンピシンrifampicinなどの抗ハンセン病薬がある．[1526]

ハンセン病研究センター Leprosy Research Center 国立感染症研究所に所属する4研究センターのうちの一施設で東京都東村山市にある．以前は国立多摩研究所として存在し，1997(平成9)年もとの国立予防衛生研究所の細菌部，結核・抗酸菌室と統合・改組されたもの．研究組織としては病原微生物部(4研究室：細菌ワクチン工学，分子機構解析，分子生物学，病態治療)ならびに生体防御部(4研究室：細菌学，病理学，免疫学，薬学)より構成されており，主な業務は抗酸菌類疾病ならびにハンセンHansen病の検査，診断，治療，予防，疫学を広範に含む基礎から臨床までの領域が含まれる．また，アジア地域の医師・専門職を対象とした研修業務，開発途上国の研究機関との国際共同研究も行っている．1997年からは「ハンセン病検査要項」が施行され，センター内で行政検査(ハンセン病病理学的検査，血清抗体価検査，PCR検査，薬剤耐性遺伝子検査)が実施されているが，検査件数はハンセン病の発生率低下に伴い減少傾向にある．[24]

ハンセン病《皮膚科における》 Hansen disease ［熱瘤］ らい菌*Mycobacterium leprae*による抗酸菌感染症で，皮膚と末梢神経が主な病変．らい菌に対する抵抗性(免疫能)の差から病型が分類される〔多菌型(MB)と少菌型(PB)のWHO分類と，LL型，B群，TT型，I群などリドレー・ジョプリングRidley-Jopling分類〕．「らい予防法」は1996(平成8)年に廃止され，診療は一般の医療機関(保険診療)で行われている．らい菌の感染力はきわめて弱く，乳幼児期の呼吸器感染以外はほとんど発病しない．遺伝病ではない．日本での新患数は，日本人は毎年数名，在日外国人は6名前後．皮疹は紅斑，白斑，丘疹，結節，環状の紅斑など多彩．皮疹にかゆみはなく，知覚(触覚，痛覚，温冷覚など)の低下，末梢神経の肥厚，神経運動麻痺などを認め，気づかずの外傷や熱傷なども起こる．臨床(皮疹)，神経学的所見，らい菌の検出(皮膚スメア検査，PCR法，病理抗酸菌染色など)，病理組織学的所見の4項目を総合して診断する．治療は外来で，2-3種類の抗ハンセン病薬を併用する(6か月から数年間)．治療中ないしその前後に急性の反応が起こり皮疹の増悪や神経痛，運動障害などが起こる(らい反応)ことがあるが，早期のステロイド剤内服で治癒に向かう．さらに，早期診断，早期治療を心がけることで，神経炎や後遺症を残さず治癒する．外来の消毒は一般細菌と同様の対応である．

ハンセン病療養所では約2,600人(平均年齢80歳)の元患者(回復者)が療養所生活をしている．ハンセン病は治癒したが，高齢で，重い後遺症や親族がいない，社会生活から遠ざかっていたなどの理由による．偏見・差別を助長し，人権に配慮しない「らい予防法」は廃止されたものの，依然残るハンセン病に対する偏見・差別の解消のために啓発活動が行われている．ハンセン G. H. Armauer Hansen はノルウェーの医師(1841-1912).[99] ⇨参ハンセン病→2413，ハンセン病療養所→2414，らい予防法→2892

ハンセン病療養所 sanatorium of Hansen disease ［**らい療養所，らい隔離病院**］ 1953(昭和28)年制定の「らい予防法」に基づいて国が設置した隔離療養施設．患者は都道府県知事の勧奨または命令により入所した．入所者には外出制限などの社会からの隔離措置があり，長期入所を強いられた．1996(平成8)年4月，WHOが提唱する多剤併用療法によって完治することなどの理由で「らい予防法」は廃止されたが，法の存在した間には不当な社会的差別を生み，患者の尊厳を傷つけ，苦しみを与えた．現在，国が長期入所者に対する必要な療養や福祉の措置を継続し，入所者に対する給与金や補償金を支給するなどの補償を行っている.[41] ⇨参ハンセン病→2413

搬送 transportation ［**移送**］ 自力では移動できない，あるいは自力で移動してはならない場合に，対象者をある場所から目的地まで移動すること．施設外から施設，あるいは施設間では，救急車や民間の患者搬送車，自家用車，タクシーなどが使用される．施設内ではストレッチャーや車いす，歩行器，杖などを患者の状態によって選択する．病期や障害の程度，治療上の制限や検査による影響，痛みの有無などから，仰臥位で移動しなければならない状態(担送)か，付き添いが必要(護送)か，単独での移動が可能(独歩)かを判断する．担送，護送，独歩は救護区分として，災害時に避難誘導をする際に使用される.[780]

絆創膏 adhesive plaster ［**粘着包帯**］ 創傷部を保護する被覆材料の一種で，患部に貼りつけることにより細菌の侵入や感染の予防，また圧迫止血，固定などを目的とした粘着性のもの．一般に絆創膏として認知されているものは，片面粘着性の膏体の一部に創傷接触部としてガーゼ，ナイロンネット，不織布などのパッドをあらかじめ貼付し一体化した，いわゆる救急絆創膏である．医療用の絆創膏として，採血やカテーテル穿刺後の圧迫止血や手術創の保護など，さまざまな目的に応じた商品が開発されている．近年，水絆創膏という粘着性の液体も開発され，創傷部に塗布し乾燥させることで患部に密着した被膜を形成し，細菌の侵入などを予防できる．このほか，ガーゼ，脱脂綿，包帯やカテーテル，チューブなどの固定を目的としたいわゆる医療用テープ(サージカルテープ)や粘着包帯まで含めて絆創膏と呼ぶ場合もあり，絆創膏の目的，素材，形態の種類は数多い．粘着剤によるアレルギー反応を起こす場合もあるので，個々に応じた選択を行う.[731] ⇨参医療用テープ→286

絆創膏牽引のケア 四肢の骨折や脱臼時に，患肢の皮膚に絆創膏を牽引方向に貼付し，その上に弾性包帯を巻き，絆創膏の接触する力を利用して間接的に牽引を行う．整復，固定，疼痛緩和，安静を図る介達牽引の一種．簡便であるため幼小児の骨折に用いられることが多い．絆創膏の代わりにフォームラバー包帯を用いる場合をスピードトラック牽引という．牽引開始時のケアは，①絆創膏に対する過敏症反応の有無を調べる，②患肢の清拭を行う，③十分な幅と長さの絆創膏を用意する，④しわやたるみがないように貼りつける，⑤十分な粘着を確かめてから包帯を巻き牽引を開始する，などの必要がある．牽引時のケアに準じるが，皮膚の水疱や発疹の観察や瘙痒感や灼熱感などの訴えに注意を払い，絆創膏による皮膚障害か，牽引による神経・循環器障害であるかを判断する．皮膚障害が顕著な場合は中止し皮膚の治療を行うとともに，他の方法を用いる.[1215] ⇨参牽引療法時のケア→937

半側型脊髄損傷⇨同脊髄横断性知覚障害→1716

半側顔面痙攣 facial hemispasm, hemifacial spasm ［**片側顔面攣縮**(れんしゅく)］ 顔面神経の刺激性が亢進し，顔面筋が発作性，反復性に不随意に収縮する疾患．はじめは眼輪筋のぴくつきから始まり，数か月～数年で口輪筋に及び，持続的な収縮となる．顔面神経が脳幹から出る部分で，延長・蛇行した血管に圧迫されることにより起こることが多い．この場合は手術で圧迫を解除することにより著明に改善する．そのほかに顔面神経麻痺後の再生過程や，脳幹腫瘍，小脳橋角部腫瘍による圧迫で起こることもある．明らかな圧迫がない場合や手術ができない場合は収縮している筋に直接ボツリヌス毒素を局所注射すると，数日で筋が弛緩し改善する．効果は一般に3-4か月持続し，反復投与が必要となる.[1268] ⇨参ボツリヌストキシン注射療法→2710

半側空間失認 unilateral spatial agnosia⇨同半側空間無視→2414

半側空間無視 hemispatial agnosia, hemispatial neglect ［**半側空間失認，片側失認**］ 身体軸に対して半側の空間(およびその空間内の物)への注意障害と考えられており，このため，左ないしは右の半側空間を無視するような現象が生じる．視空間失認 visuospatial agnosia の一型として，半側空間失認 unilateral spatial agnosia とも呼ばれるが，今日では失認ではなく，むしろ不注意 inattention や無視 neglect の呼称が一般的である．多くのケースでは，左右の視空間の左半側外空間を無視し，その空間内にある対象に気づかず反応しない．しかし，空間ではなく，1つの物の左半分が無視されることもある．例えば，患者自身の前に複数の対象があれば，各対象のそれぞれ左半分を無視する場合もある．右半球後頭・頭頂葉の病変によって左の半側空間が無視されることが多い．また，自己の身体の左半側を無視する半側身体失認 hemiasomatognosia を合併することもある．これらは無視症候群 neglect syndrome の名のもとに包括されることがある．類縁の現象として，一側視野のみに刺激が提示されると知覚できるのに，左右の視野に各1個の刺激を同時に提示すると，右方のみしか知覚されない消去現象 extinction がある.[413] ⇨参視空間失認→1259

半側麻痺 hemiplegia⇨同片麻痺→2654

半側無視 unilateral neglect 左側の外空間や身体空間(内空間)に対する無視または不注意をこのように呼ぶ．これらを含む一連の症状を無視症候群 neglect syndromeと呼ぶことがある．もっぱら右大脳半球の損傷に由来する．[1042]

ハンター，J． John Hunter イギリスにおいて科学的外科学 scientific surgery を創始したスコットランド出身の外科医(1728-93)．ロンドンで開業し外科学や解剖学の講義を行っていた兄ウィリアム William の助手となって医学修行を始めた．その後チェセルデン William Cheselden やポット Percival Pott に師事してイギリスにおける指導的外科医となり，科学的外科学を主導していった．その研究対象は，博物学，比較解剖学，炎症学，軍陣外科(銃創治療)，性病学，歯科学，移植実験など多領域に及んだ．特に博物学に造詣が深く，家財のほとんどを注ぎ込んで蒐集した莫大な博物学標本が，王立外科医協会内のハンタリアン博物館に保存展示されている．種痘法を創始したジェンナー Edward Jenner(1749-1823)や多くの先駆的手術を行ったクーパー Astley Cooper は，ハンターの名の知れた弟子である．[698]

ハンター，W． William Hunter ジョン=ハンター John Hunter の兄にあたるスコットランド出身の医学者(1718-83)．内科学のカレン William Cullen(1710-90)，産科学のスメリー William Smellie，解剖学のダグラス James Douglas(1675-1742)に師事して医学を学んだのち，1746年ロンドンで開業した．かたわら外科学や解剖学を講じるようになり，1769年にロンドンで博物館と医学校(1839年閉鎖)を創設するに至った．彼の死後母校グラスゴー大学に寄贈された博物学コレクションをもとに，1807年にはグラスゴーにハンタリアン博物館が開館して，今日に至っている．[698]

ハンター症候群 Hunter syndrome ［ムコ多糖症Ⅱ型］ イズロン酸スルファターゼの欠損を原因とするムコ多糖体蓄積症の1つで，男児のみに発症するX染色体連鎖劣性遺伝疾患．2-3歳頃から低身長，ガーゴイル様顔貌，骨変形，脊椎後彎，知的障害などが現れる．ハーラー Hurler 症候群に似ているが，角膜混濁はみられず，骨変形などの症状は同症に比べ軽度．診断には尿中のデルマタン硫酸，ヘパラン硫酸の増加を認め，皮膚線維芽細胞，リンパ球の酵素活性低下を証明する．治療法は特になく，軽症型の場合は成人まで生存するが，重症型の場合は15歳頃までに死亡．保因者の女性が男児を妊娠した場合，生まれた子どもの50%に発症．[1631] ⇨参ムコ多糖体蓄積症→2783

ハンター・ラッセル症候群 Hunter-Russell syndrome 有機水銀の慢性中毒による疾患．日本では水俣病が有名．易刺激性，感情動揺，不眠，痙攣，視力障害，視神経萎縮，求心性視野狭窄，眼振，小脳失調，難聴，四肢末梢の異常感覚，知能低下を生じる．治療にはビタミンB_6を併用下にペニシラミンを使用する．ハンター Donald Hunter(1898-1978)はイギリスの産業病予防医学者，ラッセル Dorothy S. Russell(1895-1983)はイギリスの病理学者．[935] ⇨参水俣病→2769

反対牽引法 counter traction⇨同カウンタートラクション→463

反対咬合 reversed occlusion，anterior crossbite ［下顎近心咬合，下顎突出症］ 上下顎の歯を咬み合わせたとき，正常な咬合とは反対に下顎歯が上顎歯を被蓋している状態．欧米人に比べて日本人に比較的多くみられる不正咬合の1つで，下顎，オトガイ(頤)が突出して受け口状態になる．反対咬合は歯性，機能性，骨格性に分類される．①歯性：上顎前歯が舌側に傾斜，あるいは下顎前歯の唇側に傾斜するもの，②機能性：咬合時に下顎が前方にスライドするもの，③骨格性：下顎骨の過成長あるいは上顎発育不全などによるもの，などがある．咀嚼・嚥下機能や発音などが障害される場合もある．[760] ⇨参下顎前突→467

ハンタウイルス〔属〕 *Hantavirus* 3分節一本鎖RNAウイルスのブニヤウイルス科の一属．ネズミの排泄物や体液から感染し，出血熱や脳炎の原因となる．[1113]

パンダの目⇨同眼鏡様血腫→582

ハンタンウイルス *Hantaan virus*；HTN ブニヤウイルス科ハンタウイルス属のウイルス．韓国で流行していた腎症候性出血熱の原因として，流行地を流れるハンタン(漢灘)江 Hantaan river で捕獲された野ネズミからウイルスが分離されたことから命名された．ブニヤウイルス科ハンタウイルス属には，ハンタンウイルス以外に腎症候性出血熱，ハンタウイルス肺症候群などの原因となるウイルスのほか，各地のウイルス性出血熱ウイルスがある．ドブネズミを中心にげっ歯類が自然宿主となっており，不顕性・持続感染しているげっ歯類の排泄物によりヒトに感染する．[1113] ⇨参ハンタウイルス〔属〕→2415

バンチ症候群 Banti syndrome 1904年，イタリアの病理学者バンチ Guido Banti(1852-1925)がはじめて報告した疾患概念で，その存在について長年論議の的となった．バンチは病期を3期に分け，第1期(貧血期)は貧血と巨大な脾腫，第2期(移行期)は黄疸や肝障害の出現，第3期(腹水期)は腹水と肝萎縮による肝不全で死に至るとしている．さらに，原因を脾臓で産生される本態不明の毒素に求めた．その後，本態は門脈圧亢進症であり，脾腫や貧血は二次的なものとして説明可能との説が主流になった．単一の疾患単位としてとらえるのではなく，特発性門脈圧亢進症，肝硬変症，肝外門脈血栓症などが含まれていると解釈されるため，通常は本病名は用いない．しいていえば，特発性門脈圧亢進症と同義に使用されることがあるが，正しくはない．[279,1050] ⇨参脾腫性肝硬変症→2442

パンチバイオプシー punch biopsy⇨同子宮腟部組織診→1252

反張 recurvatum 蝶番関節において過度伸展で伸側凹となる変形や，長管骨において背側・後方突起になる変形．[754] ⇨参反張膝→2415

反跳〔現象〕 rebound phenomenon⇨同スチュアート・ホームズ徴候→1641

反張膝 back-knee ［膝反張］ 膝関節が過度伸展で後方突となる変形．軽度の反張膝は小児や関節の弛緩性の高い健常者でもみられる．病的な反張膝は脊髄性小児麻痺・脳性小児麻痺などの麻痺性疾患による下腿三頭筋や大腿四頭筋の麻痺を原因とする筋力不均等によるもの，股関節伸展拘縮や足関節の尖足拘縮に伴う荷重線の変化から代償性に発生するもの，大腿骨や脛骨の変形によって生じるものなどがある．重度のものに対しては，脛骨矯正骨切り術や原因となる関節拘縮の矯正が行われる．[754]

反跳性頭痛 rebound headache⇨同薬物乱用性頭痛→2842

ハンチントン病　Huntington disease⇨同ハンチントン舞踏病→2416

ハンチントン舞踏病　Huntington chorea；HC　［ハンチントン病］　慢性進行性の舞踏運動と認知障害を主要徴候とする常染色体優性遺伝性疾患．原因遺伝子としてハンチンチン huntingtin 遺伝子が第4染色体短腕上に同定されている．ハンチンチン遺伝子の第1エクソンに存在するCAG(シトシン-アデニン-グアニン cytosine-adenine-guanine)の3塩基配列の異常な延長が認められている．ハンチンチン遺伝子はハンチンチンタンパク質をコードしている．すなわちハンチントン病は「ハンチンチン」と呼ばれる特定タンパク質の変異によって起こる病気である．欧米人に多く人口100万人当たり40-80人，アジアでは2-5人，わが国では1-4人といわれている．40歳前後で発症するが，10歳代の発症もある．手足の舞踏運動から始まり，体幹，顔面など全身の舞踏運動が出現，パーソナリティ障害，認知障害も徐々に出現してくる．若年発症の場合は固縮を主症状とする．母親が発症者である場合に比べ，父親が発症者であるほうが発症年齢は低い傾向がある．病理学的には，線条体の小型神経細胞の変性・脱落と前頭葉・側頭葉を中心とする大脳皮質の萎縮が主な病理学的変化である．本症は一般に進行性の経過をとり，10-15年で感染症，嚥下困難に伴う呼吸障害などで死亡する例が多い．ハロペリドール，チアプリド塩酸塩などの薬剤が対症療法として使用される．ハンチントン George S. Huntington はアメリカの神経学者(1850-1916)．[475]　⇨参舞踏病→2565

パンディ反応　Pandy reaction　髄液中のグロブリン濃度を調べる検査．タンパク定量が可能な現在では意義はない．パンディ Kalman Pandy(1868-1945)はハンガリーの精神科医．[935]

汎適応症候群　general adaptation syndrome　［セリエ症候群］　ストレス状態における生体反応．1936年，内分泌学者セリエ Hans Selye(1907-82)により提唱され，生体反応はアドレナリン系，下垂体前葉，副腎皮質を介して生じることを示した．この反応は警告反応期，抵抗期，疲弊期の経過をとる．[987]　⇨参ストレス→1648

バン=デ=グラーフ加速器⇨同ヴァン=デ=グラーフ加速器→309

パンデミック　pandemic　限られた期間にある感染症が世界的に大流行すること．感染症の流行はその規模に応じて，①エンデミック(風土病などの地域限定の流行)，②エピデミック(国内レベルでの流行)，③パンデミック(世界規模での汎発流行)に分類される．これまでパンデミックを引き起こした感染症には，インフルエンザ(1918年のスペイン風邪，1968年の香港インフルエンザなど)，痘瘡，結核，マラリア，コレラ，AIDSなどがある．WHO(世界保健機関)は，パンデミックに至る各段階を6つの警戒段階(フェーズ phase)に分けている．フェーズ1：ヒト感染のリスクは低い，フェーズ2：ヒト感染のリスクはより高い，フェーズ3：ヒト-ヒト感染はまだないか，きわめて限定的，フェーズ4：ヒト-ヒト感染が増加していることの証拠がある，フェーズ5：かなりの数のヒト-ヒト感染があることの証拠がある，フェーズ6：効率よく持続したヒト-ヒト感染が確立．そして，フェーズ1，2の段階をパンデミック間期(動物間に新しい亜型ウイルスが存在するが，ヒトへの感染はまだない)，フェーズ3-5をパンデミックアラート期(新しい亜型ウイルスによるヒト感染の発生)，フェーズ6をパンデミック期としている．各国はWHOの警報フェーズに応じて感染症対策を構築することになる．最近では2003(平成15)年に発生したH5N1型の高病原性鳥インフルエンザ，2009(平成21)年発生の豚インフルエンザで，WHOの警報フェーズが発せられている．⇨参流行→2936

バン=デル=ヘーヴェ症候群　van der Hoeve syndrome⇨同ヴァン=デル=ヘーヴェ症候群→310

反転回復法　inversion recovery；IR　MRI撮像法の1つ．励起パルスとして，スピンエコー法の90度パルスのかわりに180度パルスを用いる．T_1強調画像が得られるほか，信号強度が強くて読影のじゃまになる脂肪からの信号抑制などに利用される．[264]

斑点熱⇨参ロッキー山紅斑熱→3002

反動形成　reaction formation　防衛機制の1つ．意識には受け入れがたい衝動が出たときに，それとは逆の言動を無意識にとること．強い憎しみを抱くがゆえに嫌いな相手に過度に親切にする，性的に未熟なものがかえって性的に誘惑的態度をとるなど．周囲には「…しすぎ」などと不自然さを感じさせる．[488]

半導体集積回路⇨同IC《コンピュータの》→65

反動痛⇨同ブルンベルグ徴候→2588

半透膜　semipermeable membrane　他の物質は透過させるが，特定の物質は透過させない膜．内皮細胞によって形成される毛細血管はイオンやグルコースは透過させるが，大分子のタンパク質は透過させない半透性の膜とみなすことができる．[1335]

パントグラフ　pantograph　原図の線をなぞることで，そのままの大きさあるいは拡大・縮小してコピーできるようにした装置．原図をなぞる動きに合わせてコピー側のペンも同じ軌跡を描く．[258]

ハンドグリップ運動(負荷)　handgrip exercise　循環器負荷試験の一種．静的(等尺性)運動負荷試験として行われるもので，最大握力を測定したあと，その15-75%を負荷量として3-6分間保持させる．圧負荷に対する心機能変化を評価するのに使われる．[1591]

ハンド・シュラー・クリスチャン病　Hand-Schüller-Christian disease　［シュラー・クリスチャン病，脂質性組織球症，皮質性組織球症］　主として小児期に生じる組織球性の浸潤を伴う網内系細胞の原因不明の肉芽腫性増殖．眼球突出，膜様骨の多発性欠損，尿崩症を三主徴とするが，このすべてを伴わない場合もある．丘疹様，湿疹様の皮膚病変や結節を伴うことも多い．本症とレッテラー・シーベ Letterer-Siwe 病，好酸球性肉芽腫は同一疾患の異なる表現型と考える学者が多く，現在は1953年にリヒテンスタイン Lichitenstein が提唱したヒスチオサイトーシスX(組織球増殖症)と総称されることが多い．なお1960年代後半になり，これら三疾患の増殖細胞内にランゲルハンス Langerhans 細胞に由来するL細胞顆粒(バーベック Birbeck 顆粒)が見いだされ，ランゲルハンス細胞組織球症と呼ばれることもある．治療には副腎皮質ホルモン剤や免疫抑制薬が使われる．病態の自然消退もありうるが，本質的には慢性に進行する．ハンド Alfred Hand はアメリカの小児科医(1868-1949)，シュラー Artur Schüller はオーストリアの神経科医(1874-1958)，クリスチャン Henry A. Christian はアメリカの医師(1876-1951).[1070] ⇨参組織球症 X⇀1843

ハント症候群 Hunt syndrome ［ラムゼー=ハント症候群］ 水痘-帯状疱疹ウイルス varicella-zoster virus (VZV)感染による症候群で，①耳介・外耳道の帯状疱疹，②顔面神経麻痺，③難聴，耳鳴，めまいなどの内耳疾患症状を伴うものをいう．三症候の揃うものを完全型といい，1つ欠くものを不全型と呼ぶ．帯状疱疹を欠く症例はウイルス抗体価の測定により確定診断される．治療は急性期には保存的にステロイド製剤，代謝賦活薬，抗ウイルス薬，ビタミン製剤などの投与を行う．しかし，保存的治療で改善を認めない場合や，予後不良と診断された場合は，顔面神経減荷術を考慮する．ハント James Ramsay Hunt はアメリカの神経学者(1872-1937).[701]

ハント神経痛 Hunt neuralgia, geniculate neuralgia ［膝神経痛］ 水痘-帯状疱疹ウイルスが顔面神経で活性化し(厳密には膝神経節ではない)，外耳と口腔粘膜に水疱が生じ，顔面神経麻痺も伴う．これをラムゼイ=ハント症候群 Ramsay Hunt syndrome と呼ぶが，外耳道に刺すような痛みを生じる場合をハント神経痛と呼び，後遺症として残ることもある．発症早期にステロイドと抗ウイルス薬(バラシクロビル塩酸塩など)を投与することにより回復率を高め，後遺症を減らせるとされる．ハント James Ramsay Hunt(1872-1937)はアメリカの神経科医.[935] ⇨参ベル麻痺⇀2639

パントテン酸 pantothenic acid $C_9H_{17}NO_5$，分子量 219.24．βアラニンとパントイン酸がペプチド結合したもので，生体内では CoA(補酵素 A)や ACP(acyl carrier protein，アシルキャリアタンパク質)として機能し，炭水化物，脂質，タンパク質の代謝に重要である．植物や動物の組織に広く分布しており，微生物の生育因子，抗ヒナ皮膚炎因子でもある．欠乏症としては，皮膚，副腎，末梢神経，消化管など各種組織の障害，抗体産生および生殖機能障害が知られる.[825]

パントテン酸キナーゼ関連神経変性症 pantothenate kinase-associated neurodegeneration；PKAN⇨同ハラーフォルデン・シュパッツ病⇀2394

ハンドバス hand bath⇨同手浴⇀1411

ハンドピース hand piece 歯の切削用具の1つ．歯科用バーや切削ポイント類を本体の先端に挿入し，手指で本器具を固定して切削に使用する．高速切削用(エアタービンハンドピース)と低速切削用(電気エンジン用ハンドピース)とがある.[434]

ハンドフットクロスモニター hand-foot-clothing monitor 放射性同位元素を使用したあとで，手や履物，衣服が放射性同位元素で汚染されていないことを検査する専用の放射線検出装置．管理区域の出入り口に設置する.[292]

パントモグラフィー pantomography⇨参オルソパントモグラフィー⇀414

ハンドリム handrim 車いすの駆動輪の外側に取り付けられた輪で，これをつかみ車いすを駆動する．利用者の駆動力や握力が弱い場合は，ハンドリムの表面にゴムをコーティングし摩擦力を大きくして駆動しやすくする．極度に握力が弱く握れない場合にはハンドリムにノブを取り付け，それを手や上肢でひっかけて車いすを動かせるようにする.[840]

ハンドル外傷⇨同ハンドル損傷⇀2417

バンドル収縮輪 Bandl ring ［病的収縮輪］ 子宮体部の過収縮のために子宮下部が伸展して，収縮輪(生理的収縮輪)が恥骨結合上縁 6 cm 以上のところまで上昇したもの．子宮破裂の前兆や，児頭骨盤不均衡がある分娩において認められる．収縮輪は解剖学的な内子宮口の輪状の隆起であり，通常，恥骨結合上縁の 4-5 cm のところで触知する．視認できないものの，陣痛開始後から認められ，子宮体部は収縮により肥厚し，一方，子宮下部は伸展し菲薄化することによって生じる.[1323] ⇨参収縮輪⇀1370

ハンドル損傷 steering wheel injury ［ハンドル外傷］ 交通事故において運転手がハンドルとの衝突による外力で生じる胸腹部外傷を指す．急性減速性外傷の1つでもある．胸部外傷として気胸，胸骨骨折，肋骨骨折，心臓損傷，大動脈損傷が，腹部外傷として肝損傷，脾損傷，膵・十二指腸損傷などがあげられる.[1077,1254]

ハンドロール hand roll 脳卒中や上肢麻痺患者などの手指の拘縮を防ぐために使用するタオルや包帯などでつくられた円筒形の副子．手掌で握り，母指は対立位に保持する．痙性が強く，手指や手関節が屈曲傾向を示す患者の屈曲拘縮を予防する.[840]

パンヌス pannus さまざまな炎症性疾患により角膜に侵入した新生血管や瘢痕組織のこと．角膜フリクテン，春季カタル，睫毛乱生などさまざまな疾患に続発する.[888]

パンネンスティール切開 Pfannenstiel incision 下腹部横切開の方法．恥骨結合上2横指にあるパンネンスティール腺に沿って皮膚，皮下組織と筋膜を横切開して開腹する．縦切開より美容的によい.[1078]

反応 reaction 生体の刺激に対する応答．アレルギーにおける過敏反応，免疫学における抗原-抗体反応，薬理学における副反応など．また物質の相互作用で別の物質を生じる化学反応や核反応がある.[1169]

万能解毒薬 universal antidote 酸化マグネシウム1＋タンニン酸1＋活性炭2の割合の混合物 16 g を水約 100 g に懸濁させたもの．アルカロイド，グリコシド，重金属，農薬，ニコチンなどの成分の吸着・沈殿作用を利用して毒物を中和・沈殿・吸着し，体内への吸収を抑制する．中毒症状が起きたとき，呼吸・循環を管理しながら内服させる.[1013]

反応性 AA アミロイドーシス⇨同続発性アミロイド症⇀1837

反応性愛着障害 reactive attachment disorder ［アタッチメント障害］ 出生直後からみられる母親と乳児の間の信頼関係をもとにしたきずな(結びつき)を愛着(アタッチメント attachment)といい，そうした愛着の形成が損なわれた状態をいう．母子の相互作用によって愛着は成立する．言語で表現できない乳幼児はアイコンタクト(目線を合わせること)や泣き叫びあるいは体動などで自分の意思や情緒を表現し，母親はそれらを適切に理解していく．この意思疎通を繰り返すことで，子どもは意思伝達の方法を確立していく．愛着行動を発達させる養育環境がひどく不適切であったり(望まなかった出産，心理的虐待，母親の精神的不調など)，または欠如(育児放棄，子どもへの無視)したり，情緒的側面が無視されたり，施設などで社会的孤立を体験させられたりすることによって生じた，社会的反応性の未熟さ，不適応性を特徴とする状態をいう．発症は通常，乳児期であり，多くは5歳以下で社会的関係パターンが持続的に異常を示す．養育者などによる刺激(励ましを含む)に対するさまざまな反応の欠如(無感情)，過度な恐れと警戒，自分自身や他人への攻撃性，異常な不安定さ(自己コントロールの欠如)などを認める．身体的な成長不全を伴うこともある．WHOのICD-10では小児期・青年期に特異的に発症する社会的機能の障害の一亜型「F 94.1 小児〈児童〉期の反応性愛着障害 reactive attachment disorder of childhood」として記載されているが，さらに「F 94.2 小児〈児童〉期の脱抑制性愛着障害 disinhibited attachment disorder of childhood」(だれにでもしがみつく行動，見境なく注意を引こうとする行動など)も別の亜型(施設病)として範疇化されている．アメリカ精神医学会のDSM-Ⅳでは「313.89 幼児期または小児期早期の反応性愛着障害」とされ，その亜型として抑制型および脱抑制型が分類されている．[1085] ⇨参不安定な愛着→2511，ホスピタリズム→2701

反応性アミロイド症 reactive amyloidosis⇨同続発性アミロイド症→1837

反応性うつ(鬱)病 reactive depression ［D］reaktive Depression ［外因性うつ(鬱)病］ 従来，うつ病は遺伝素質または体質に基づき内部から自然に起こる内因性うつ病と，心理・社会的環境要因によってもたらされるものに分類され，後者は反応性うつ病あるいは心因性うつ病と称されてきた．しかし，実際にはうつ病は内因，心因，状況因が重なり合って起こり，症例によって相対的強さに違いはあるもののその境界はあいまいであり，明確に分類することは困難であると最近では考えられる傾向にある．このことは，DSM-Ⅳ診断基準において，両者を区別することなくともに含めて大うつ病性障害と称していることにも表れている．[1115]

反応性充血 reactive hyperemia 冠動脈などを閉塞して血流をストップさせたあとに再解放すると生じる顕著な充血．[1531]

反応精神病⇨同心因反応→1505

反応性星状膠細胞⇨同肥胖(ひはん)星状膠細胞→2467

反応性低血糖 reactive hypoglycemia 食後に起こる低血糖．食事性低血糖と特発性低血糖がある．食事性低血糖は，消化管からのブドウ糖の吸収が亢進して急激に血糖が上昇するためインスリンが過剰分泌され，食後1-2時間に低血糖が起こる．胃切除後や甲状腺機能亢進症で認められることが多い．特発性低血糖は，糖負荷後の血糖は正常であるが，その2-4時間後に起こる一過性の低血糖で，自律神経系の異常や肝障害・糖尿病の初期に起こることがある．[418]

反応性統合失調症 reactive schizophrenia 国際疾病分類第10版(ICD-10)における急性一過性精神病性障害にあたる状態．症状は統合失調症のそれであるが，急激な発症を示し，予後は良好．発症前に重大なストレスフルな出来事や状況がある．症状の多くは，そうした出来事や状況から理解できるものである．[488] ⇨参統合失調症→2104

反応性リンパ細網細胞増生 reactive lymphoreticular hyperplasia；RLH ［反応性リンパ組織増生，RLH］ 胃にみられる腫瘍類似の病変で，多発性潰瘍および瘢痕を伴い，肉眼的早期胃癌分類のⅡc(表面陥凹型)，Ⅱc＋Ⅲ(陥凹型)様病変を呈する．組織学的には悪性リンパ腫と誤りやすく，粘膜層から粘膜下層にかけて胚中心を伴うリンパ濾胞の著明な増生とびまん性のリンパ球浸潤をみる．リンパ球に異型像はない．増生リンパ球表面の免疫グロブリンのポリクローナリティーが診断に有用．従来，消化管の反応性リンパ細網細胞増生と診断されたもののうち，単一性増殖が認められる症例をMALTリンパ腫として区別する．[1531]

反応性リンパ組織増生 reactive lymphoid hyperplasia⇨同反応性リンパ細網細胞増生→2418

反応速度 reaction velocity (rate) 化学反応の進行する速度．反応物質の濃度を高める，反応温度を上げる，正触媒を用いるなどの方法により反応速度を上げることができる．また一定温度下で，物質A，B，C，D間に $a\mathrm{A} + b\mathrm{B} \rightarrow c\mathrm{C} + d\mathrm{D}$ (a，b，c，d は係数)で表される反応が起きるとき，反応速度 v は $v = k[\mathrm{A}]^m[\mathrm{B}]^n$ の関係式が成り立つように表され，この式を反応速度式，比例定数 k を速度定数，$m + n$ を反応次数という．[1559]

反応速度定数⇨同速度定数→1837

反応速度〔分析〕法 kinetic analysis ［レイトアッセイ］ 酵素活性を基質あるいは補酵素の吸光度の変化で調べるように，化学反応を経時的に変化するパラメーターで調べて，物質の濃度あるいは活性を測定する方法．[258]

反応中心⇨同胚中心→2343

万能薬 panacea，cure-all ①いろいろな疾病に対して効果を有する薬のこと．②古来の名称で，治療効果があった薬用植物などがそう呼ばれた．[1493]

反応レベル尺度 reaction level scale；RLS 意識レベルの評価法．グラスゴーコーマスケール Glasgow coma scale(GCS)に含まれる要素のほか，8項目について評価したもので，傾眠傾向と見当識に関する総合評価を加えてある．①清明：反応遅延なし，②傾眠あるいは混乱：軽微な刺激で反応できる，③かなりの傾眠あるいは混乱：強い刺激でやっと反応できる，④意識不明：局所的な疼痛刺激の場所を同定できるが払いのけることはできない，⑤意識不明：疼痛刺激で逃避反応のみ，⑥意識不明：疼痛刺激で除脳あるいは⑦除皮質硬直をみる，⑧意識不明：疼痛刺激に反応なし．[935]

ハンバーガー甲状腺中毒症 hamburger thyrotoxicosis ひき肉に混入している甲状腺ホルモンを大量に摂取することによって生じる甲状腺中毒症．品質管理の悪い食肉加工過程では，ひき肉に甲状腺組織を混ぜて調理されることがあり，このようなひき肉を用いたハンバーガーなどを食すると，含有している甲状腺ホルモンが経口摂取されて薬物性甲状腺中毒症を呈する．該当する食品の摂食を中止することにより治癒する．[783]

ハンバーガーの移動 Hamburger shift⇨同塩素イオン移動→381

バンパー創 bumper injury 自動車が立位や歩行中の人に衝突した際にバンパーの打撃により生じる損傷のこと．被害者の前方や後方からの衝突では，下腿(大型車なら大腿)の左右ほぼ同じ高さに挫創，皮下・筋肉内出血，骨折などがみられる．バンパー骨折が生じるには，普通乗用車が前方や側方から衝突した場合 40 km/時以上，後方からの衝突では膝関節が屈曲したり厚い筋肉によって保護されるため 80-100 km/時程度の速度が必要とされる．車両の走行中や急停車時には車体が沈み込むことから，通常バンパー創の生じる高さは車の静止時におけるバンパーの高さより低い傾向がある．[548] ⇨参交通事故損傷⇀1035

汎発型環状肉芽腫⇨同播種(はしゅ)状環状肉芽腫⇀2368

汎発性 generalized, diffuse ［全身性，広汎性］ ①巣状あるいは局所的ではなく，ある器官全体に病変や作用が及んでいる状態を指す．例えば，腹膜の炎症が腹腔内全体に波及した汎発性腹膜炎などがある．②全身に作用が起こっていることを指す．[372] ⇨参びまん性⇀2480

晩発性 delayed⇨同遅発性⇀1979

汎発性強皮症 diffuse scleroderma⇨同全身性強皮症⇀1768

汎発性血管内凝固症 ⇨同播種(はしゅ)性血管内凝固症〔候群〕⇀2368

汎発性黒子症 lentiginosis profusa ［LEOPARD 症候群］ 黒子(ほくろ)が多発する先天性疾患の1つ．多発性黒子 lentigines(L)，心電図異常 ECG abnormalities(E)，眼隔開離 ocular hypertelorism(O)，肺動脈狭窄 pulmonary stenosis(P)，性器異常 abnormalities of genitalia(A)，成長遅滞 retardation of growth(R)，難聴 deafness(D)を主症状とする(LEOPARD 症候群)．常染色体優性遺伝のまれな疾患．*PTPN11* 遺伝子が責任遺伝子の1つと推定されている．[102]

●汎発性黒子症

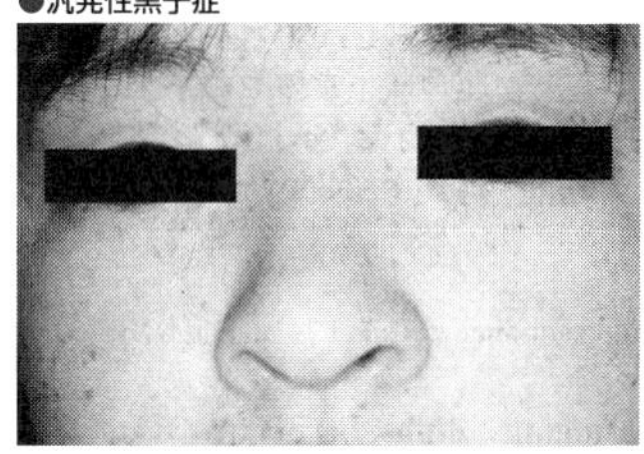

晩発性障害⇨同晩発性放射線障害⇀2419

晩発性小脳皮質萎縮症 late cortical cerebellar atrophy；LCCA ［LCCA］ 50歳代で潜行性に発症し，非常に緩徐に進行する．死亡まで 15-20 年の猶予がある．失調性歩行，体幹の不安定性，頭部と手の振戦，断綴(だんてつ)性言語を示す．眼振はまれで，通常，知能はおかされない．膝蓋腱反射は亢進し，アキレス Achilles 腱反射は消失する．孤発例と常染色体優性遺伝のホームズ型 Holmes type がある．神経病理学的には小脳前葉と特に小脳虫部が障害される．プルキンエ Purkinje 細胞は消失ないし減少する．アルコール性小脳変性症と鑑別を要する．[935]

汎発性神経皮膚炎 neurodermatitis universalis 著しい瘙痒を伴う慢性化(苔癬化)した皮疹が全身に多発する皮膚炎．限局性神経皮膚炎(ビダール苔癬)の多発との考え方や，アトピー性皮膚炎との異同についても議論がある．また，ストレスなど心理的因子の重要性が指摘されている．衣類などによる摩擦や搔破の予防が看護のポイントとなる．[865] ⇨参瘙痒(そうよう)⇀1828，苔癬(たいせん)化⇀1881

汎発性線維腫症 diffuse fibromatosis 線維芽細胞の増殖を主体とした病変で，境界が線維腫に比して不明瞭であり，浸潤性に増生することが多いが，転移はきたさない．[1531]

晩発性先天梅毒三主徴 triad of late congenital syphilis⇨同ハッチンソン三主徴⇀2386

汎発性脱毛症 alopecia universalis⇨参円形脱毛症⇀375

汎発性白癬(はくせん) trichophytia universalis 白癬病巣が全身皮膚の大部分を侵した状態．誤った副腎皮質ホルモン剤の外用療法の有無，あるいは悪性リンパ腫，後天性免疫不全症候群など免疫機能低下を生じる基礎疾患の有無を確認し，他者への感染防止に注意する．[865]

晩発性皮膚ポルフィリン症 porphyria cutanea tarda；PCT ［遅発性皮膚ポルフィリン症］ 肝障害による光感作性のポルフィリン体の増加により発症する．長期多量飲酒，薬剤，C 型肝炎の関与が想定されている．遺伝の有無は確定されていない．露出部に外傷により容易に水疱，びらんを形成し，瘢痕・色素沈着を残して消失することを反復する．日光過敏症，多毛，稗粒腫，肝障害なども伴う．禁酒と遮光を心がけ，機械的刺激を避ける必要がある．[865] ⇨参光線過敏症⇀1025，肝機能障害⇀576

汎発性腹膜炎⇨同汎腹膜炎⇀2420

晩発性放射線障害 late radiation injury, late radiation effect ［遅発性放射線障害，晩発性障害，晩期障害］ 放射線の効果を時間的にみると，照射中から照射後早期に障害が出現する場合(急性放射線障害)と，半年から年余にわたり障害が出現する場合(晩発性放射線障害)がある．急性放射線障害は粘膜炎，皮膚炎，小腸炎などの上皮細胞の反応であるが，晩発性放射線障害は間質性の線維性変化を主とし，照射されたいずれの臓器でも起こりうる．[52] ⇨参急性放射線障害⇀741，遅発性放射線効果⇀1980

汎発性モルフェア generalized morphea 斑状強皮症(モルフェア)が多発したもの．レイノー Raynaud 現象，関節痛，食道・肺病変などの全身症状は軽微か欠く場合が多く，この病態にとどまれば予後は良好だが，全身性強皮症へ移行する場合もある．[865]

晩発先天梅毒 late congenital syphilis, syphilis hereditaria tarda 胎児期に母体から感染する先天梅毒のうち，7-16 歳頃に発症する梅毒．特徴的な症状としてハッチンソン Hutchinson 歯，角膜実質炎，内耳性難聴のハッチンソンの三徴候を呈する．[909] ⇨参ハッチンソン三主徴⇀2386

反発痛⇨同ブルンベルグ徴候⇀2588

晩発てんかん late epilepsy⇨同遅発性てんかん⇀1979

半腹臥位 semi-prone position ［シムス位］ 腹臥位の変法として分類される体位で，うつ伏せの状態より左右の一方側が上がり反対側が下になるような胴位の回旋を伴う体位の総称．脳神経外科手術では，特に松果体部周辺病変に対する後頭部経テント到達法(後頭開頭を行い，小脳テントを切開して松果体周辺の病変にアプローチする手術方法)で本体位が用いられる．重力により後頭葉が自然に外側へ偏移するため，無理なく後頭葉内側のルートを確保できるほか，空気塞栓の合併症が少なく，術者の疲労が少ないなどの利点がある．シムス位は，患者が下側の腕を後ろにし，上側の大腿を下側の大腿よりも深く曲げて横向きに横たわる．主に産婦人科領域で腟検査を容易にするために用いられるが，肛門指診，吐物の誤嚥の予防の目的でも用いられる．[1286]

●半腹臥位

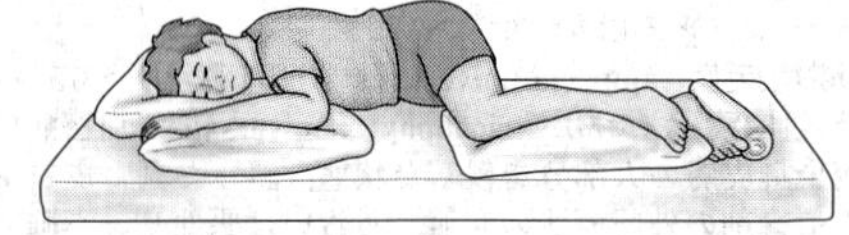

反復感染症候群 repeated infection syndrome 遺伝子異常や臓器・組織の発育異常による先天性免疫不全，あるいは悪性腫瘍，HIV 感染，慢性代謝性疾患などに伴う続発性免疫不全による免疫能の著しい低下の結果，多種多様な感染症に繰り返し罹患する状態．[909]

反復拮抗運動不能症 adiadochokinesis⇨同運動変換不能症→340

反復言語 palilalia⇨同同語反復症→2107

反復興奮 repetitive excitation, multiple excitation 膜の興奮が反復的に起こる現象．自発的あるいは反復刺激によって起こる．[1274]

反復語唱⇨同語唱→1097

反復刺激後増強 post-tetanic potentiation；PTP 反復刺激(テタヌス刺激)のあとにシナプス伝達の促通が一過性にみられる現象．主にシナプス後膜の興奮性の一過性上昇によると考えられている．[1274]

反復刺激後抑圧 post-tetanic depression 反復刺激(テタヌス刺激)のあとにシナプス伝達の抑圧が一過性にみられる現象．主にシナプス後膜の興奮性の一過性の減少によると考えられている．[1274]

反復試験(テスト)⇨同再テスト法→1166

反復性耳下腺炎 recurrent parotitis 年に数回の一側あるいは両側耳下腺の有痛性腫脹を伴う耳下腺炎をいう．小児に多いが成人にも発症する．増悪時にはステノン Stenon 管より膿汁の排出をみる．治療として口腔内の洗浄と，増悪時は抗生物質の全身投与を行う．[514] ⇨参急性耳下腺炎→729

反復性持続性血尿症候群 recurrent and persistent hematuria 無症候性に血尿が持続する病態のこと．血尿が主な症状であるためこう呼ばれる．他の検査所見は正常範囲内にあり，タンパク尿があっても軽度．臨床症状においても，高血圧や浮腫などを認めず，長い経過中においても腎機能障害の進行がなく腎不全に至ることがない．これらは腎機能障害の進行する慢性腎炎症候群と初期には鑑別が難しく，5 年以上の長期経過の中で安定した経過をたどることで鑑別される．[1158]

反復性大うつ(鬱)病性障害 recurrent major depressive disorder DSM-Ⅳ診断基準における気分障害(躁うつ病)の 1 亜型．躁病相を示すことなく大うつ病エピソード(うつ病相)のみを 2 か月間以上の間隔をおいて反復して 2 回以上示す．従来の周期性うつ病や，単極性うつ病 unipolar depression にほぼ相当するが，心因の有無は問わない．同診断基準の気分障害にはこの他に大うつ病エピソードを 1 回のみ示す単一エピソード大うつ病性障害，あるいは大うつ病エピソードに加えて躁病ないしは軽躁病エピソード(躁病相ないしは軽躁病相)を示す双極性障害などがある．治療には，抗うつ薬，無痙攣性電気痙攣療法などが用いられる．[1115]

反復性脱臼⇨同習慣性脱臼→1364

反復説⇨同発生反復説→2383

反復測定計画 repeated-measures design ［反復測定デザイン，被験者内計画］ 実験計画法の中の 1 つ．被験者内計画とも呼ばれ，各被験者が 2 回以上実験条件にさらされる点に特徴がある．これによって各被験者が，自分自身の統制として役立つ結果，群間の個人差が相殺される．さらに，各被験者に 2 回以上測定が行われるので，1 回の測定より多くのデータをその群に集めることができる．この他，実験計画法には独立被験者計画 independent subject design，被験者釣り合わせ計画 matched-subject design，要因計画 factorial design がある．[980] ⇨参実験→1309

反復測定デザイン⇨同反復測定計画→2420

反復唾液のみテスト repetitive saliva swallowing test；RSST ［唾液のみテスト，RSST］ 嚥下機能のなかでも特に随意的な反射惹起性を定量的に測定する方法．患者の負担がほとんどなく，特別の器具を使用しないことが特徴．被検者は原則として座位とし，ベッド上の場合はリクライニング位とする．検者は被検者の喉頭隆起および舌骨に指腹を当て「できるだけ何回もゴックンと唾液を飲むことを繰り返してください」と説明後，30 秒間，唾液(空)嚥下運動を繰り返させる．喉頭隆起と舌骨は嚥下運動に伴って，指腹をのりこえ上前方に移動し，またもとの位置へ戻る．この上下運動の下降時点を嚥下完了時点の 1 回としてカウントする．触診で確認した嚥下回数を測定値とし，30 秒間に 3 回以上を正常とする．不完全な運動は正常の喉頭挙上とは区別する．反復唾液飲み検査と嚥下造影検査 videofluoroscopic examination of swallowing(VF)の所見は高い相関を示すといわれている．[1573] ⇨参改訂版水のみテスト→445

反復配列 repeated sequence⇨同繰り返し配列《DNA の》→827

汎腹膜炎 panperitonitis, diffuse peritonitis ［汎発性腹膜炎，広汎性腹膜炎］ 汎発性腹膜炎とも呼ばれ，腹膜全体に炎症が波及したもの．限局性腹膜炎から進展した例が多いが，外傷性腹膜炎などではいきなり汎腹膜炎を呈する例もある．急性汎発性腹膜炎は，消化管穿孔や外傷に伴う続発性腹膜炎が多く，致死率が高い．腹部全体に激痛が広がるが，原疾患の部位の疼痛が特に強い．体動により疼痛が増強するため，身体を前屈させて腹膜の伸展を避けながら，安静を保とうとしていることが多い．ブルンベルグ Blumberg 徴候や筋性防御などの腹膜刺激症状が著明で，腹部は板状硬となり，腸管麻痺のため腸管蠕動音は低下または消失している．ただし高齢者では，汎腹膜炎があっても腹膜刺激症状の乏しい例があり注意が必要．検査所見では，白血球増加や C 反応性タンパク(CRP)上昇などの炎症所見が著明．脱水や循環障害，ショック，敗血症などを合併し予後不良な例が多いため，全身状態が許せば診断が確定していなくても緊急手術を行う場合もある．[396] ⇨参急性腹膜炎→740

ハンプサイン hump sign 肝腫瘍などで，臓器表面から腫瘍部が突出して観察される部分．腫瘤を探すのに有用である．[955]

ハンプトン線 Hampton line 胃 X 線造影上，胃潰瘍頸部にみられる 1-2 mm の辺縁整な帯状の透亮像．胃良性潰瘍の特徴的所見．[286]

ハンプトン=ロブ Isabel Hampton Robb 看護教育を体系的に整備する先駆的役割を担ったアメリカの看護教育者（1860-1910）．ジョンズ=ホプキンス Johns Hopkins 看護師養成学校の初代校長．看護の理論と実践を網羅した看護教育を目指し，病院と提携した臨床実習，段階を追った教育システムを最初に整備し，今日のアメリカの看護教育の水準を基礎づけた．さらに看護教育と卒後教育コースを併設した大学の設立にも力を注いだ．『American Journal of Nursing』（アメリカンジャーナル・オブ・ナーシング）の創始者の一人で，アメリカ看護師協会の前身であるアメリカ・カナダ看護師卒業者連合を設立した．

半閉鎖式麻酔法 semi-closed system anesthesia 呼気の一部を再吸収し，残りを麻酔回路外に放出する方式の吸入麻酔法．麻酔器の呼吸回路に二酸化炭素吸収装置を用いて呼気中の二酸化炭素を除去し，呼気と吸気を循環させる．現在最もよく使われている．[485]

判別関数 discriminant function ［識別関数］ 多変量解析の手法の1つで，2群以上に分割される群がある場合，その群間の差を最大限に識別できるように作成された合成変数．母分散共分散行列に等分散性が仮定できる場合，合成変数の全分散に対する級間分散の比を最大にすることにより判別関数を一次式として導出可能．仮定できない場合は二次以上の式となる．[21]

判別分析 discriminant analysis 多変量解析の1つの手法で，従属変数が質的変数，独立変数が量的変数の場合に用いられる．各ケースの観測された特性に基づき，所属グループの予測モデルを構築する場合に有効．手続きは，グループ間で最良の判別を行う予測変数の線形結合をもとに判別関数を生成する．グループ間の線の入れ方の違いにより，線形判別関数による判別方法と，マハラノビス Mahalanobis の距離による判別方法の2種類がある．関数は所属グループが明らかであるケースの標本から生成され，その関数は所属グループの明らかでない予測変数の測定を含む新しいケースに適用することができる．[980] ⇨参判別関数→2421

●判別分析

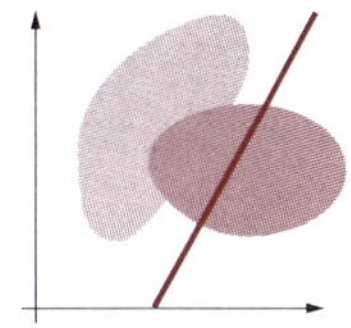

線形判別関数による境界線の入れ方

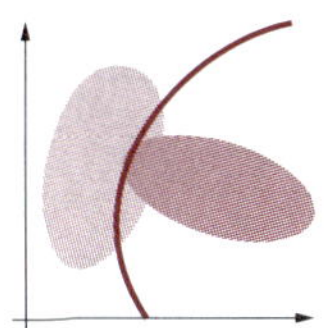

マハラノビスの距離による境界線の入れ方

ハンマー⇨同打腱器→1913

ハンマー足趾（そくし） hammer toe 足趾が槌状に変形したもの．主に関節リウマチの足趾の変形としてみられ，中足趾節間 metatarsophalangeal（MTP）関節で基節骨が背側に脱臼し，近位趾節間 proximal interphalangeal（PIP）関節で屈曲拘縮を起こしたものをいう．[435] ⇨参外反母趾→452

ハンマー指⇨同ツチ（槌）指→2037

ハンマン・リッチ症候群 Hamman-Rich syndrome⇨同急性間質性肺炎→725

パンミクシア panmixia⇨同任意交配→2261

ハンムラビ法典 Code of Hammurabi ［ハムラビ法典］ バビロン第1王朝の第6代の王ハンムラビ Hammurabi（紀元前 1792-50）が制定した法典．完全な形で残る「世界最古の法典」と呼ばれたが，その後ウル Ur 第3王朝の創設者ウル=ナンム Ur-Nammu（紀元前 2112-2095）のウル=ナンム法典，イシン王国のリピト=イシュタル Lipit Ishtar（紀元前 1934-14）法典，エシュヌンナ法典などの断片の発見により，ハンムラビ法典はこれらの法典を継承したものと考えられている．282 条からなり，ハンムラビがバビロンを首都とする大帝国をつくり，バビロニアを政治的，文化的に統一した自らの業績を称揚する目的をかねて制定した．この法典の前・後文はそのための文章である．1901 年，石碑に刻まれたものがイランのスサで発見され，現在パリのルーブル美術館に収蔵されている．「ユスティニアヌス法典」「ナポレオン法典」と並び称されてきた．しかし実質は法典というより，純粋の法理論を欠いた実際の裁判の判例集である．ウル王ウル=ナンム，イシンのリピト=イシュタルなどの先駆者の影響も指摘されている．医術に関するさまざまの記述もあり，医師，手術師，獣医，理髪師を区別し，患者の地位や身分に応じて価を定め，医療過誤はその軽重に応じて処罰された．重罪の場合には手の切断の重罰が科せられた．しかし上層市民（アヴィールム awilum），一般市民（ムシュケーヌム muškēnum），奴隷身分（ウァラードゥム warādum）間でハンディキャップはあるものの，賠償金によって解決される場合もあり，社会階層間に差別があり，必ずしも階級をこえて「眼には眼を」の原則が貫徹されていたわけではないことに注目すべきである．一般に下層階級に対する上級階級者の刑罰や報酬は軽く，刑も金銭で解決される傾向にあった．全 282 条のうち，外科医療の料金と事故の損害賠償規定は，第 215 条から 223 条にあるが，第 224，225 条は獣医関係である．眼科，整形外科（骨折）などおおむね外科医療にまつわる事例である．第 218 条では，医師がアヴィールム（上層市民）を手術によって死なせたり，眼を損なった場合，腕が切り落とされるとある．[733]

半盲 hemianopia, hemianopsia 視野の半分が，水平または垂直方向に欠損した状態．頭蓋内の病変では両側性に生じることが多い．視交叉より後方の視路障害が起こると左右眼の同側が欠損し，同側（同名）半盲となる．また，左右眼の内側（鼻側）あるいは外側（耳側）が欠損するものを異側（異名）半盲という．視交叉の病変によって起こる場合には両耳側半盲となり，まれであるが，視交叉が両側から障害されると両鼻側半盲となる場合がある．[651]

汎網膜光凝固術 panretinal photocoagulation 糖尿病網膜症や網膜中心静脈閉塞症など網膜に広範な無灌流領域が存在する疾患では，網膜は虚血状態となり，血管新生緑内障や増殖網膜症を発症する．この虚血状態を解消するために，網膜を4象限全周にわたって豆まき状に光凝固斑をおくこと．[975] ⇨参光凝固→2430

万有引力の法則　**law of universal gravitation**　1665年，ニュートン Isaac Newton により発見された，すべての物体の間には引力が働き，2つの物体間に働く引力の大きさは物体の質量の積に比例し，物体間の距離の2乗に反比例するという法則．[446]

汎用機⇨同ホストコンピューター→2701

半卵円中心　**centrum semiovale**　大脳半球の灰白質，白質からなる構造．大脳を除いた場合に脳幹の最上位に位置する．基底核と内包からなる．[935] ⇨参内包→2191，大脳基底核→1895

半流動食　**semi-liquid diet**⇨同軟食→2199

ひ

比 ratio 量的変数で他の量的変数を割った値．2つの変数の単位は同じであるのが一般的．aとbの比は，a/bもしくは$a:b$となる．罹患率同士の比である相対危険度，観察死亡数を基準人口の死亡率から計算した期待死亡数で割った標準化死亡比などがある．比率 rate と混同されやすいので注意が必要．[467]

非β細胞性膵島腫瘍 non-β islet cell tumor of pancreas ［非β細胞性ランゲルハンス島腫瘍］ 膵臓の膵島（ランゲルハンス Langerhans 島）由来の腫瘍のうち，β細胞由来のインスリノーマ insulinoma を除いた腫瘍．多くがホルモンを産生する機能性腫瘍で，特異な症候を呈するか否かにより症候性腫瘍と無症候性腫瘍に分類．症候性腫瘍にはα細胞由来で耐糖能異常，低アミノ酸血症，天疱瘡様皮膚病変などを呈するグルカゴノーマ glucagonoma，胃前庭部G細胞由来と考えられる消化性潰瘍であるゾリンジャー・エリソン Zollinger-Ellison 症候群を呈するガストリノーマ gastrinoma，D細胞由来で消化管ホルモンを抑制して耐糖能異常，下痢，脂肪便，胆石症などを呈するソマトスタチノーマ somatostatinoma，VIP（vasoactive intestinal polypeptide，血管作動性腸管ポリペプチド）を産生して水様性下痢，低カリウム血症，無酸症など WDHA（watery diarrhea，hypokalemia，and achlorhydria）症候群を呈するVIP産生腫瘍（VIPoma），ヒスタミン，セロトニンなどを産生してカルチノイド症候群を呈するカルチノイド腫瘍などがある．無症候性腫瘍には PP（pancreatic polypeptide，膵ポリペプチド）を産生する膵ポリペプチド腺腫（PPoma），症候群を呈さないグルカゴノーマなどがある．多ホルモン産生腫瘍も多い．悪性である頻度は各腫瘍で異なるが，通常は低い．診断には血管造影，CT検査などの画像検査のほかに，負荷試験や門脈血の採取も含めたホルモン検査も行われる．原発腫瘍の摘出だけでなく，ホルモンの標的臓器の摘出術が行われたり，また症候群に対して，内科的治療が選択される場合もある．[279,1050] ⇒参膵島細胞腫瘍→1624，膵島腫瘍→1625

非β細胞性ランゲルハンス島腫瘍 ⇒同非β細胞性膵島腫瘍→2423

非IgA型糸球体腎炎 non IgA mesangial proliferative glomerulonephritis 慢性糸球体腎炎の中で，原発性糸球体腎炎の割合が最も多く，その分類の中で，メサンギウム増殖性糸球体腎炎はさらにIgA型糸球体腎炎と，非IgA型糸球体腎炎に分類され，ともに頻度が高い．光学顕微鏡上，組織所見での判別が難しく，両方ともびまん性に増殖性の糸球体メサンギウム病変を認める．診断のために，蛍光抗体法でIgAの沈着を認めるものと認めないもので分類し，沈着を認めない場合を非IgA型糸球体腎炎とする．[1158]

非Q波心筋梗塞 non Q wave myocardial infarction⇒同心内膜下梗塞→1593

被愛妄想⇒同色情症→1238

ピアカウンセリング peer counseling 相談者（クライアント）と共通点のある経験をした人や同年齢層の人が先輩として相談者の話を傾聴し，アドバイスを与えるというカウンセリングの一変法．ピア peer は，年齢や能力，背景などが同じような仲間の意．現在最もよく行われているのは母性の領域で，若者の性に関する不安や性行動に関する問題点，妊娠・出産などの相談を，若い看護学生や医学生が中心になって受ける．障害者福祉の領域では，1970年代アメリカで発祥した自立生活運動のなかで「障害者こそ障害の専門家である」との理念のもとに自立生活センターの活動が広まった．日本でもそれを学んできた人たちによって自立生活センターが生まれ，障害者自身がピアカウンセラーとなり，クライアントである障害者の自立と自己決定をたすけている．また，セルフヘルプグループ（自助グループ）において，神経性過食症の経験者が自分の体験を話したり，食べ吐きをすることの意味について同じ目の高さから考えていくというのも一種のピアカウンセリングととらえることができよう．人生経験の少ない若年者がカウンセリングを行う場合は確かに疑問や不安も伴うが，「わかってもらえた」という安心感をクライアントに与えられることもある．また経験を話すことはカウンセラー自身の自己肯定にもつながる．ピアカウンセラーとしての公的資格制度はないが一定の研修が必要で，正確な基本的知識と温かい対人態度が要求される．研修内容をより精細にすることで，その有効性は高められるものと考えられる．[730]

ピアサポート peer support ソーシャルサポートの一形態．同じ問題や状況があり，親しく交流している仲間 peer 同士による相互支援活動であり，問題解決や精神的支援の効果を期待するもの．専門家に頼らず，そこに参加するメンバー同士が自分の体験や考えを他のメンバーに伝え，メンバー同士で解決方法を見いだし，同じ体験や感情を共有し支え合うことができる．メンバーの上下関係がなく，個々人の自由意思による参加が望ましい．妊娠中や育児期の母親，障害をもつ人やその家族，思春期の性教育などの活動が代表的．[1352] ⇒参ピアカウンセリング→2423，セルフヘルプ→1744

ピアジェ Jean Piaget スイスの発達心理学者（1896-1980）．特に認知発達の領域に多大な功績を残した．ピアジェの認知発達過程の中で最も特徴的な点は，学習や発達を刺激-反応で説明しようとした連合主義心理学や行動主義心理学とは異なり，発達の機構を外界の事象に適応したシェーマ（認識の枠組）の形成，その分化と発展，統合と協調から説明したところである．これらのシェーマの考えに基づいて，子どもの認知発達の段階を，①感覚運動的段階（0-18か月），②前操作の段階（18か月～7歳），③具体的操作の段階（7-12歳），④形式的操作の段階（12歳以上）に区別し，その段階について，シェーマの特質と発展のみでなく，論理学・数

学の論理をもとに一定の均衡状態にあるシェーマの論理モデル化を試みている.[980] ⇒参認知理論→2272

ピアジェの発達理論 Piaget's theory of cognitive development⇒同認知の発達→2272

ピアソンの積率相関 Pearson product moment correlation 2つの量的変数同士の関係を示す指標の1つ. 2変数 X と Y の組 (x_1, y_1), (x_2, y_2), …… (x_n, y_n) を n 個のデータの組として, X と Y の間の相関の強さを, 順位でなく値そのものに注目して示す. X と Y の共分散をそれぞれの(不偏)標準偏差の積で割った値. −1.0 から +1.0 の間の値をとり, +1.0 に近いほど正の相関が, −1.0 に近いほど負の相関がそれぞれ強く, 0に近いほど相関が弱いことを示す. ピアソン Karl Pearson(1857-1936)はイギリスの統計学者.[467]

ピアニシジン⇒同ジアニシジン→1218

ピアノ演奏様指〔現象〕 piano-playing finger〔phenomenon〕 位置覚異常による徴候の1つ. 患者の両手を伸ばした状態で閉眼してもらうと, 患肢はもとの肢位から漂うようにずれていき, 手指が広く開かれている場合には, 次々とその位置を変化させる動きがみられる. 一見, ピアノを弾いている様に似ているため, こう呼ばれる.[935]

ヒアリノーシス《皮膚粘膜》 hyalinosis cutis et mucosae 常染色体劣性遺伝による疾患. ヒアリンと呼ばれる物質が皮膚粘膜に沈着することにより起こる. 症状は乳幼児期までに嗄声, 口唇腫脹, 巨舌をきたし, 皮膚や粘膜に黄白色の丘疹, 結節を生じる. 有効な治療法はなく, ときにてんかん, 歯形成異常, 糖尿病の合併もみられるが予後は良好である.[1626]

ヒアリン形質 hyaloplasm ［硝子形質, 細胞硝子質］ 細胞質の一部で透明で流動性がある液状をなす部分. 顆粒, 微細管, 微細線維などを含まない.[1225]

ヒアリン血栓 hyaline thrombus ［硝子様血栓］ ヒアリンはガラス質の意味. 小動脈や毛細血管の血栓が均質・無構造で, エオジン染色に染まるタンパク変性物質によって構成されているときに認められる病理組織学的所見. 硝子様変性には, 細胞質内の分泌物質が濃縮した細胞質ヒアリン, 動脈壁, 陳旧化組織や結合組織タンパク質の変性物質よりなる結合組織ヒアリンがある.[1158]

ヒアリン滴変性 hyaline droplet degeneration ［硝子滴変性］ 細胞変性の1つで, 細胞質にヘマトキシリン・エオジン染色またはアザン・マロリー AZAN-Mallory 染色で赤色に濃く染まる大小の顆粒が充満しているもの. タンパク尿を伴うような場合に腎尿細管, ことに近位尿細管上皮でみられる現象で, 腎尿細管上皮のアルブミン顆粒の再吸収が亢進した結果とされる.[1531]

ヒアリン軟骨⇒同硝子軟骨→1437

ヒアリン変性 hyaline degeneration ［硝子化, 硝子〔様〕変性］ ヘマトキシリン・エオジン染色でエオジンにて均一に強く染色される無構造な好酸性物質をヒアリン(硝子物)と総称し, 結合組織, 血管, その他の組織の一部がヒアリンで置き換えられたり, ヒアリンが沈着して組織の性状が変化する現象をいう. 一般には細胞間質に現れる病変を指し, そのような場合にヒアリンは結合組織や血漿成分に由来するタンパク質であることが多いが, ある種の細胞(神経細胞, 尿細管上皮細胞など)では細胞質内にヒアリンが形成されることもある.[1589]

ヒアリン膜 hyaline membrane ［硝子膜《肺胞の》］ 低出生体重児の呼吸窮迫症候群の際の肺胞道に主としてみられるヘマトキシリン・エオジン染色で赤色, アザン・マロリー AZAN-Mallory 染色で赤紫色に染まる均質な物質であり, 高濃度のタンパクを含む. 成人でも間質性肺炎, ウイルス性肺炎, 尿毒症肺, リウマチ肺, 放射線性肺炎時などにみられる. また高酸素肺にもみられる.[1531]

非アルコール性脂肪性肝炎 non-alcoholic steatohepatitis；NASH 常習飲酒者でないにもかかわらず, 組織学的にアルコール性肝炎類似の病理組織像を呈する病態で, ウイルスや自己免疫などの他の肝障害の要因を排除できたものをいう. 1つの病因から生じる単一の疾患ではなく, 共通の組織像を示す疾患群である. アルコール性肝炎類似の病理組織像とは, 肝細胞の著明な脂肪沈着に加えて好中球を中心とする炎症性細胞浸潤(脂肪肝炎 steatohepatitis), 肝細胞の膨化, マロリー Mallory 小体, 肝細胞周囲性ないし小葉中心性(中心静脈周囲)の線維化を指す. 進行例では脂肪性肝硬変像を示す. 組織像のみからはアルコール性肝障害とは鑑別できない. これまで原因不明の肝硬変や肝細胞癌症例の一部に本病態の進行例があることが知られている. 生活習慣病やメタボリックシンドロームとの関係が注目されており, 発症にはアルコール以外の肥満や薬剤などの脂肪肝をきたす第一の機序 first hit に別の傷害機序 second hit が作用するという2段階説が提唱されている. 別の傷害機序 second hit としては酸化ストレス, サイトカイン, インスリン抵抗性, 鉄などがあげられている. 診断は, まず非アルコール性脂肪性肝疾患 non-alcoholic fatty liver disease(NAFLD)を診断し, その中から肝生検で確定する. 脂肪肝を基盤に進行するので, 食事療法や運動療法などの脂肪肝の治療が本疾患の治療につながる. 薬物としては, インスリン抵抗性改善薬, ビタミン剤, ウルソデオキシコール酸などが用いられる.[60]

ヒアルロニダーゼ hyaluronidase ヒアルロン酸を加水分解する酵素. 皮下注射や放射性物質の吸収改善などの目的で, 非経口的薬剤の吸収と拡散を促進する薬剤として処方される. 急性炎症や感染, 本薬剤に対する過敏症がある場合は禁忌である. 副作用の過敏症に注意する.[987]

ヒアルロン酸 hyaluronic acid β-D-N-アセチルグルコサミン(GlcNAc)と β-D-グルクロン酸(GlcA)が交互に結合し, ポリマー化により形成されるムコ多糖類. 硝子体液, 関節液のほか, 皮膚, 腱, 筋肉, 軟骨, 血管, 脳など広範囲の組織でみられる. ヒアルロン酸は組織のセメント基質として知られ, 細胞間隙でゲル状の形態として存在し, 細胞接着に重要な役割を果たす.[825]

ピアレビュー peer review 同僚審査. 専門職が行った行為の内容を同じ専門分野の人が審査すること. 医師によって行われた医療行為は, 同じ医師職, 厳密には同じ専門領域の医師でなければ行えないという原則に基づくもの. ピア peer とはラテン語で equal(平等)という意味がある. 医療評価はもともとピアレビューの形で始まった. この評価方法は, 保険請求における診療報酬の査定や，各専門領域が多施設共同で医療内容評価を行う例もある．評価に時間がかかり，主観的で判断にばらつきが生じやすく，統計的な積み上げが困難で論理的なフィードバックが行えないなどの弱点も存在する．しかし論文審査ではピアレビューの厳しい医学雑誌が信用され，病院医療評価機構も第三者評価とはいえ，ピアレビューという方法で評価審査が行われている．[883]

鼻アレルギー⇨回アレルギー性鼻炎→198

ピアン⇨回フランベジア→2579

ビーヴァー徴候 Beevor sign ［ビーボア徴候，ビーバー徴候］ 第9-10胸髄レベルに障害がある患者で，仰臥位から頸部・上半身を挙上させたときに臍が上方に移動する徴候のこと．腹直筋の下半分が麻痺していることを示す．臍の左右への偏位をいっているのではない．当初，イギリスの神経内科医ビーヴァー Charles Edward Beevor (1854-1908)は，身体表現性障害の患者での拮抗筋の同時収縮のことを1904年に記載していた．[935]

ピーエイチ⇨回pH→95

ピーエイチ試験紙 pH indicator paper⇨回pH試験紙→95

非イオン性界面活性剤 nonionic detergent 水溶液中でイオンに解離する基をもたない界面活性剤の総称．主に，A群：高級アルコール，アルキルフェノール，脂肪酸などの疎水性部分にエチレングリコールを親水基として結合させたもの，B群：多価アルコールの部分エステルであるモノグリセリド(高級脂肪酸グリセロールエステル)，ソルビトールの脂肪酸エステルなど，C群：ポリエチレングリコール重合体，の3つに大別される．非イオン性界面活性剤は通常，低温で溶解しやすく界面活性の強さを調節しやすい．生化学分野ではポリエチレングリコールソルビタンアルキルエステル類(上記B群)であるトゥイーン Tween 系界面活性剤，ポリオキシエチレングリコール *p-t-*オクチルフェニルエーテル類(上記C群)であるトリトン Triton 系界面活性剤などが，細胞の溶解剤として繁用されている．[825]

ピークフロー peak expiratory flow；PEF，highest value of expiratory flow ［最大呼気流速，最大呼気流量，PEF］ 被検者が呼出できる最大の呼気流速度(L/分)を意味し，スパイロメーターやピークフローメーターなどを用いて測定される．基準値は，PEF(L/分)＝[0.076×身長(cm)－6.91]×60のジャバスクリプト JavaScript の計算式で算出された予想値として示される．スパイロメーターより得られるフローボリューム(縦軸に流速，横軸に容積)曲線上では初期に出現する急峻な尖った瞬間的フローとして表現される．ピークフローは被検者の努力に依存しており，肺気量(肺内ガス量)が大きいほど高値になる．一秒量(最初の1秒間の呼出量)と相関するため，気道閉塞の程度を検出するのに適しており，近年喘息患者における客観的指標として器具の筒状部分に息を吹き込む簡易ピークフローメーターによる測定が行われている．[162] ⇨参肺活量測定→2330

●ピークフロー(最大呼気 flow-volume curve)

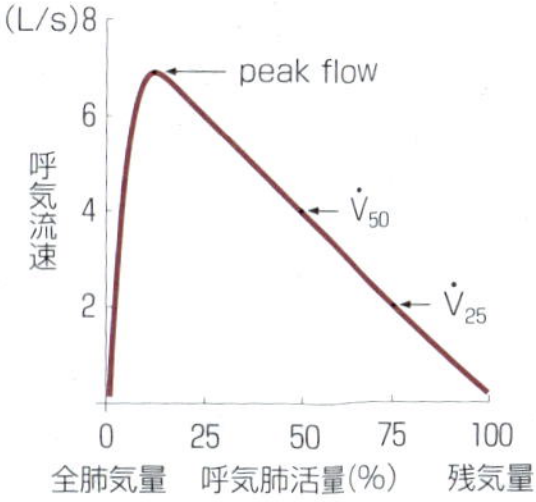

ピークフローベロシティー《血流ドプラの》 peak flow velocity ［最大流速］ ドプラ法などを使用して流速を計測する場合に，心収縮期から心拡張期までの心周期を通じて最も速い流速．[955]

ビーズワックス⇨回蜜蝋(みつろう)→2768

ヒータープローブ凝固法 heater probe coagulation⇨回ヒータープローブ止血法→2425

ヒータープローブ止血法 heater probe coagulation ［ヒータープローブ凝固法］ 主に上部消化管出血に対する電気熱を利用した止血法．内視鏡下に鉗子孔からプローブを出血部位に接触させ，先端を加熱して粘膜のタンパク質凝固により止血する．止血効果はレーザー止血法と同等であり，簡便，低コスト，凝固が浅いため止血後の治癒が早い，などの利点がある．[34]

ビーチャム分類 Beecham classification 子宮内膜症の進行期分類の1つ．内診と手術所見により4期に分類される．Ⅰ期は内診では異常を認めない腹膜病変など．Ⅱ期は内診で子宮後壁，卵巣に限局性の硬結を触れるが大きな癒着のないもの．Ⅲ期は卵巣が腫大し，癒着により子宮の可動性が制限される．Ⅳ期ではダグラス Douglas 窩が閉鎖し，凍結骨盤を呈する．現在はアメリカ生殖医学会のR-ASRM分類が主流となり，あまり用いられない．ビーチャム Clayton T. Beecham はアメリカの産婦人科医．[998] ⇨参R-ASRM分類→101

ヒートプローブ法 heat probe 胃・十二指腸潰瘍などからの消化管出血に対する熱凝固止血法の1つで，比較的容易で組織破壊の程度が軽く安全とされている．出血性病変に対し内視鏡の鉗子孔からプローブを挿入し，出血部位にプローブを押し当て数回焼灼し止血が得られるまで繰り返す．止血機序は，プローブ先端に内蔵された発熱ダイオードの電気熱で200℃以上に急速に加熱し組織にタンパク凝固を起こさせて止血を図る．消化性潰瘍出血に対する止血率は90%以上で他の止血法とほぼ同様．[1227,1359]

ビードル George Wells Beadle アメリカの遺伝学者(1903-89)．ショウジョウバエの交差，眼色発現に関する眼原基移植実験を行う．またアカパンカビを用いた栄養素要求性の突然変異株の実験を行い，「一遺伝子一酵素」という概念を確立して遺伝学の発達に貢献した．テータム Edward L. Tatum とレダーバーグ Joshua Lederberg とともに，1958年度ノーベル生理学・医学賞受賞．[1225]

ビーバー徴候 Beevor sign⇨回ビーヴァー徴候→2425

ピープ positive end-expiratory pressure；PEEP⇨回終末呼気陽圧→1383

ビーボア徴候 Beevor sign⇨回ビーヴァー徴候→2425

ヒーラー細胞 HeLa cell 1951年に世界で最初に株化されたヒト細胞．アメリカのヘンリエッタ=ラックス Henrietta Lacks(HeLa)という患者の子宮頸癌に由来

ひ

する上皮様細胞株で医学・生物学研究によく用いられる.[1221] ⇨㊟株→542

ヒーリング　healing　［**癒し《看護における》**］　人間に本来備わった自然治癒力を高め，病み傷ついた心やからだを回復させる力をたくわえさせる援助行為．手段としては人と人とのつながりやかかわり合い，自然や芸術との対話などがある．癒しの専門職としては医師，看護師，教師，臨床心理士，カウンセラー，芸術家などがあげられる．特に看護においては精神科リエゾン専門看護師の活躍が期待されている.[718]

ビールショウスキー頭部傾斜試験　Bielschowsky head tilt test　［**頭位傾斜試験**］　垂直性の外眼筋麻痺の診断に用いられる検査．正面視，側方視，頭部回旋の3ステップの眼位によって診断される．上斜筋麻痺の診断に必須．ビールショウスキー Alfred Bielschowsky はドイツの眼科医(1871-1940)．パークス・ビールショウスキー Parks-Bielschowsky 頭部傾斜試験ともいう.[480]

ビールメル音響変換　Biermer change of sound　［**ゲルハルト音響変換**］　胸水貯留を伴う気胸の胸部打診所見で，体位変換により打診音が変化する現象．ドイツの医師ビールメル Michael A. Biermer(1827-92)により記載された．胸壁の空洞の中に液体が貯留している際にも同様の所見(ゲルハルト Gerhard 音響変換)が得られる.[162]

ビールメル貧血　Biermer anemia⇨㊐悪性貧血→142

脾胃論　Piwei Lun　中国金代の名医李東垣(1180-1251)の著作．1249年の成立．東垣の没後，弟子の羅天益が刊行して世に出た．版本により2巻本，3巻本，4巻本の相違はあるが，内容は同じで医論36篇と方論63篇からなる．本書に先だつ東垣の『内外傷弁惑論』(1247)は，風，寒，暑，湿，燥，火などの外邪により発症した外傷病と，五臓六腑，特に脾胃の変調で発症した内傷病を区別して治療すべきことを主に論じるが，本書はこれを一歩進め，書名のごとく脾，胃の重視を強く主張している．人参，黄耆(おうぎ)を配剤した処方とその加減方を多数創出し，脾胃の補養による治療法を確立した．脾胃は五行説で土に配当されるため，この東垣流を後世，補土派という．本書は明代初期に編纂された医学叢書『東垣十書』におさめられて以来広く流行し，現在に至るまで影響を与え続けている.[1399]

鼻咽腔血管線維腫⇨㊐鼻咽頭線維腫→2426

鼻咽腔ファイバースコープ　nasopharyngoscope　径2.5-3.5 mmの細い内視鏡を外鼻孔から挿入して上咽頭(鼻咽腔ともいう)をみる検査法．本来は間接鏡による後鼻鏡検査では観察ができない症例で行う検査法ではあるが，現在では日常診療で常時使用している.[887]

鼻咽腔閉鎖機能不全　dysfunction of nasopharyngeal closure　上咽頭(鼻咽頭)と中咽頭(口腔咽頭)の間を遮断閉鎖できないことをいう．口蓋裂やその術後の機能回復不十分な状態，粘膜下口蓋裂，口蓋筋麻痺などの場合に起こる．症状として食物が上咽頭や鼻腔に流入することによる嚥下障害，構音障害が起こる．外科的治療を必要とし，口蓋の後方延長や挙筋の構築，咽頭形成術(咽頭後壁弁形成，咽頭後壁膨隆形成，咽頭側壁形成)を行う.[701]

鼻咽頭　nasopharynx⇨㊐上咽頭→1418

鼻咽頭の吸引　鼻洗浄，副鼻腔洗浄などの際に，吸引管を用いて洗浄液や分泌物の吸引を行うこと．リドカイン塩酸塩などの表面麻酔薬と血管収縮薬を綿棒で鼻粘膜に塗布し，吸引管で鼻粘膜を傷つけないよう鼻内を吸引する．副鼻腔炎の場合，自然口より膿性分泌物を吸引することもある.[451]

鼻咽頭エアウェイ　nasopharyngeal airway(tube)　［**経鼻エアウェイ**］　上気道閉塞や麻酔中の気道確保の目的で，鼻孔より咽頭まで挿入するチューブ．口咽頭エアウェイより刺激が少なく，ゴム製やプラスチック製のものがある．先端を舌根部のま後ろに位置させないと，気道を閉塞させることがあるので注意を要する.[451] ⇨㊟鼻腔エアウェイ→2434

鼻咽頭癌　nasopharyngeal carcinoma⇨㊐シュミンケ癌→1406

鼻咽頭線維腫　nasopharyngeal fibroma　［**上咽頭線維腫，鼻咽腔血管線維腫，若年性鼻咽腔血管線維腫**］　思春期の男子に好発する鼻閉と反復する鼻出血を呈する鼻(上)咽頭の腫瘍．腫瘍は弾性硬，易出血性で血管成分に富み，それが増殖した線維組織内に存在する．上咽頭天蓋と後壁に生じることが多い．比較的まれな疾患で，組織学的には良性であるが，増殖し周囲臓器に及んで変形や破壊を起こすため，臨床的には悪性を示す．片側性の鼻閉，鼻出血が初発症状であるが，増大すると閉鼻声，耳閉感，難聴，嚥下障害などをきたす．反復する出血のため，全身的には貧血，るいそうがみられる．治療の主体は全摘出であるが，それに先立ち栄養血管の結紮・塞栓術が必要.[451]

非齲蝕(うしょく)**誘発性甘味料**⇨㊟キシリトール→686

ビウレット反応　biuret reaction　［**ビューレット反応**］　血清中のタンパク質を定量する方法の1つ．強アルカリ溶液中でタンパク質中のペプチド結合が第二銅イオンと反応し赤紫色もしくは青紫色を呈することをいう．検体中の血清タンパク濃度により発色濃度は異なるので，標準液と比色してタンパク濃度を測定する.[258]

被影響現象　〔F〕phénomène d'influence⇨㊐作為体験→1181

被影響妄想⇨㊐影響妄想→343

非営利　non-profit　利益配当を目的にしないこと，すなわち事業活動の結果によって生じる経済的利益を出資者に配当しないことが明確になっている事業組織の性格をいう．財団法人，社会福祉法人，宗教法人，医療法人財団などが非営利組織となる.[1361,1031]

非営利団体⇨㊐NPO→88

ピエール=ロバン症候群　Pierre Robin syndrome　［**ロバン症候群**］　先天性小下顎症における下顎後退症とオトガイ(頤)の後退，それによる舌後退(舌根沈下)，上気道の狭窄による呼吸障害を呈する症候群．症状としてはそれらに関連して，鳥貌，呼吸困難，チアノーゼ，嚥下困難，栄養障害，吸気時の肋骨下部陥凹，ときに口蓋裂などがみられる．原因としては，胎児においての母体子宮内異常，栄養障害などが考えられるが明らかではなく，遺伝傾向はみられない．治療は初期においては呼吸障害の改善，呼吸路の確保であり，軽症例では体位の工夫(腹臥位または側臥位)，必要に応じての呼吸補助用具，重症例では舌の前方牽引，気管切開が行われる．下顎後退症に対しては成長の経過観察を行い，状況や状態に応じ矯正治療，外科的矯正治療が適応となる．ピエール=ロバン Pierre Robin はフラン

スの口腔外科医(1867-1950).[608]

非エステル結合型脂肪酸 nonesterified fatty acid；NEFA⇨同遊離脂肪酸→2857

鼻壊疽(えそ) non-healing granuloma ［**壊死(疽)性鼻炎，壊疽**(えそ)**性肉芽腫，鼻性 NK/T 細胞リンパ腫**］ 鼻腔を中心に鼻咽腔領域に壊死性病変を生じ，進行性で予後不良の疾患の臨床的な名称．従来はウェゲナー Wegener 肉芽腫，細網肉腫，悪性肉芽腫に大別されていたが，現在ではウェゲナー肉芽腫は臨床的にも病理組織学的にも他の2者とは異なる疾患であることが認められている．その後，免疫組織学的手法など種々の分子生物学的検索により，本症はT細胞型リンパ腫とされた．さらに腫瘍細胞がT細胞とNK(ナチュラルキラー)細胞の両方の細胞形質を有するとされ，現在では鼻性NK/T細胞リンパ腫といわれている．また，本症ではEB(Epstein-Barr エプスタイン・バー)ウイルスの抗体価が高値を示すことが多いため，EBウイルスとの関連性が考えられている．好発年齢は30-50歳代．初発症状は鼻閉，鼻出血，悪臭鼻漏，弛張熱に続き眼球突出，視力障害などがある．腫瘍の浸潤は鼻腔，咽頭，気管，肺へと進行し，遠隔臓器への浸潤も高頻度に起こり，顔面中央部が広範に脱落欠損し死に至る．診断は生検での病理診断による．治療は悪性腫瘍に準じた化学療法と放射線療法の併用療法が原則であるが，予後はきわめて不良である．[887] ⇨参進行性鼻壊疽(えそ)→1544

ピエゾ現象⇨同ピエゾ電気現象→2427

ピエゾ効果⇨同ピエゾ電気現象→2427

ピエゾ電気現象 piezoelectric phenomenon ［**ピエゾ現象，ピエゾ効果，圧電効果，圧電現象**］ ある種の結晶または弾性体に力を加えてひずみを与えると電気分極を発生する現象．超音波の発信源となる振動子には圧電物質が使われる．キュリー兄弟により1880年に発見された．反対に，同じ物質に電圧を負荷すると物質が伸び縮み超音波を発生することを，逆圧電現象(逆ピエゾ効果)という．[955]

脾炎 splenitis, lienitis ［**脾臓炎**］ 脾臓の炎症．原因は細菌，ウイルスであり敗血症などの重篤な病態でおこることがある．[1038]

鼻炎 rhinitis 鼻腔粘膜の炎症で粘膜の腫脹と鼻漏を伴う．急性と慢性があり，慢性には肥厚性，萎縮性，アレルギー性などがある．急性鼻炎はほとんどがかぜ症候群で，ウイルスによって引き起こされ，小児ではライノウイルス，成人ではRSウイルスが主である．気候の変わり目に多い．前駆症状としてむずむず感やくしゃみが頻発する．全経過は1-4週間とされる．咽頭炎を併発することもある．[887] ⇨参鼻かぜ→2388

ビオー呼吸 Biot breathing⇨同失調性呼吸→1317

ビオース⇨同二糖類→2216

ピオグリタゾン塩酸塩 pioglitazone hydrochloride インスリン抵抗性改善薬．チアゾリジン誘導体であり，インスリン受容体のインスリン結合部以降に作用してインスリン抵抗性を軽減し，肝での糖産生を抑制するとともに末梢組織での糖利用を高め，血糖を低下させる．インスリン抵抗性の2型糖尿病に適応．副作用として体重増加，浮腫，心不全の発症・増悪，肝機能障害などがあり，浮腫は女性での報告が多い．[204,1304] 商アクトス

ピオシアニン pyocyanin 緑膿菌 *Pseudomonas aeruginosa* が産生する色素の1つで，青緑色を呈し水とクロロホルムに溶ける性質をもつ．ピオシアニンが産生されると培地は青緑色に染まり，すぐに緑膿菌の存在が確認される．菌株によっては産生しないものもあり，また培地や培養温度などによって産生条件に差異が生じる．[324]

ビオチン biotin ［**ビタミンH，補酵素R**］ $C_{10}H_{16}N_2O_3S$ で表される分子量244.31の無色の結晶．8種の異性体(分子式は同じだが，化学構造が異なる物質)が存在し，そのうちD-ビオチンのみが生理活性を有する．酵母の成長に必要な因子ビオスの一成分(ビオスⅡb)として分離された，水溶性のビタミンB複合体．卵黄，肝，ピーナツ，カリフラワーなどに多く含まれる．また生体内においては，アセチルCoAカルボキシラーゼ，ピルビン酸カルボキシラーゼなどのいわゆるビオチン酵素のリジン残基とアミド結合してビオシチンとして存在しており，その1′-*N*位がカルボキシル化された反応中間体が基質にカルボキシル基を供給する(カルボキシル基転移反応)ことで補酵素として働いている．ビオチンは腸内細菌により合成されるため通常は欠乏は生じないが，卵白に含まれるアビジンと特異的に結合するので，生の卵白を多く含む食事をとると，ビオチン欠乏が誘発されることがある．これが卵白障害で，皮膚炎，食欲不振，筋肉痛，貧血，不眠などの症状がみられる．[825]

ビオチン欠乏症 biotin deficiency⇨同ビオチン欠乏症候群→2427

ビオチン欠乏症候群 biotin deficiency syndrome ［**ビオチン欠乏症**］ ビオチンの欠乏により起こる病態．ビオチンはビタミンB複合体の1つで，卵黄，肝，ピーナッツ，カリフラワーなどに多く含まれる．生の卵白を多く含む食事をとると，ビオチン欠乏が誘発され，卵白障害を引き起こすことがある．皮膚炎，脱毛，食欲不振，筋肉痛，貧血，不眠などの症状を呈する．[987]

微温 tepidity, lukewarmth 触れた際に軽度の温かさを感じる体温で，健常体温とほぼ同一の状態．体内に投与する製剤は，温度変化による生体侵襲を避けるため，原則として微温に保つ．輸血や注腸療法など短期間に大量の製剤を投与する際に，この原則は特に重要．[1482]

非温熱性発汗 nonthermal sweating⇨同局所性多汗症→775

被蓋 tegmentum tegmentum はラテン語で「被い」の意味．中脳 midbrain と橋 pons の背側部分を構成し，それぞれ中脳被蓋，橋被蓋と呼ばれる．具体的には，中脳水道の背側にある領域は中脳蓋，腹外側にある部分は大脳脚，両者の間の領域が中脳被蓋である．橋のほぼ中央にある内側毛帯の背側が橋被蓋である．[935]

被害観念 ［**被害念慮**］ 周囲から害を受けていると感じるが，その確信度が妄想までには至らないもの．[488]

被蓋《咬合の》 over lap, overbite 上顎歯列の前歯切縁または臼歯の頬側咬頭が下顎歯列をおおっている状態．永久歯の垂直被蓋(オーバーバイト)は下顎切縁から1/4～1/3程度，水平的な突出具合を水平被蓋(オーバージェット)という．被蓋が正常よりも深いものを過蓋咬合(クローズドバイト)，被蓋がなく空隙のあるも

ひ

のを開咬(オープンバイト)という.[1310]

脾外傷　splenic injury⇨㊐脾損傷→2451

非外傷性縫合針　atraumatic needle⇨㊐無傷針→2786

被蓋上皮⇨㊇上皮組織の名称と機能→1456

被害対策⇨㊐ダメージコントロール→1928

被害念慮⇨㊐被害観念→2427

非開放性損傷　closed wound, closed injury　鈍的外力が加わって生じる皮膚や粘膜の損傷を伴わない機械的損傷．皮膚挫傷や皮下出血などの皮下だけにとどまる表在性損傷と，筋膜，筋，腱，腱鞘，血管，神経，骨，内臓などに挫傷，断裂が起こる深在性損傷とに分けられる．特に深部臓器に起こるものでは発見が遅れる場合があるため注意が必要となる.[485] ⇨㊇開放性損傷→456

被害妄想　delusion of persecution　［迫害妄想］　周囲から自分が迫害され，あるいはこれから害を受けると確信する内容の妄想.[488]

日帰り介護⇨㊐通所介護→2034

日帰り手術センター⇨㊐外来手術センター→460

皮下陥凹瘢痕⇨㊐外傷性えくぼ→438

皮下気腫　subcutaneous emphysema　［皮膚気腫］　皮下軟部組織に空気が侵入した状態．外傷の際や胸部手術後などで，損傷した気道から漏れた空気が，その圧力で比較的粗な皮下組織へ移動して生じる．中等度から高度の皮下気腫では，皮膚はむくんだように伸展されしわがなくなり，圧迫すると空気の移動でぎゅっというような独特な感触がある．呼吸苦や痛みなどの症状が強い場合，皮膚切開で空気を排出することもあるが，一般に原因治療が第一であり，原因が解消されれば自然に吸収され消失することが多い．外傷患者の頸部を中心とした皮下気腫は，中枢気道の損傷を意味し，さらに縦隔内へ気腫が進展すると呼吸循環が圧迫で障害され重篤な状態に陥るため緊急の対処が必要である.[232] ⇨㊇気道損傷→696，胸郭損傷→750

●胸部 X 線写真上の皮下気腫所見(矢印)

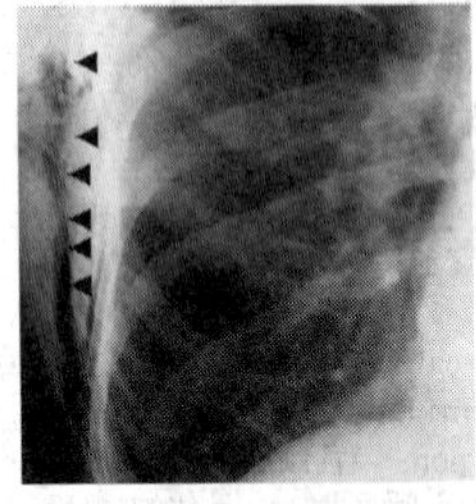

皮角　cutaneous horn　皮膚面に生じるかたい角状に隆起した角質増殖による腫瘤．老人性角化症，脂漏性角化症などでみられ，疾患というより症状と考えたほうが理解しやすい．悪性腫瘍の場合もある.[19]

被殻　putamen；PU　大脳基底核を構成するものの1つで，その入力部にあたる終脳の一部．被殻と尾状核を合わせて線条体をなす．線条体には内包が入り込んで両者を分け，外側にある神経核が被殻．また淡蒼球(外節・内節)と合わせて，その凸レンズ状の形態からレンズ核といい，ともに錐体外路系の中継核である.[1043] ⇨㊇尾状核→2442，大脳基底核→1895

被角血管腫　angiokeratoma　［角化血管腫，毛細血管拡張性疣贅(ゆうぜい)］　真皮乳頭部の毛細血管拡張と表皮の過角化を伴い，疣贅状の外観を呈する特徴的な血管腫．臨床像から次の5型に分類されている．①ミベリMibelli 被角血管腫：凍瘡を先駆症状として手足の先端部に多発性に生じる5 mm 大までの疣贅様暗紅色小丘疹．5-10 歳の女児に好発．②陰嚢被角血管腫：中年男性の陰嚢，まれに女性の大陰唇に散在性に多発する2-3 mm 大の暗紅色小丘疹．③母斑様〔体部〕被角血管腫：半数は出生時より，遅くとも思春期までに，列序性の紅斑および紅色丘疹が片側の四肢や体幹に多発性に生じる．次第に角化が強くなり，疣贅様となる．深部に海綿状血管腫を伴うこともある．④びまん性体幹被角血管腫(ファブリ Fabry 病)：初発症状は四肢の感覚異常と発汗異常．思春期頃から点状の暗紅色小丘疹が体幹に広く多発．伴性劣性遺伝の先天性糖質代謝異常症で，αガラクトシダーゼ欠損による．腎機能低下のため予後不良．⑤単発性丘疹性被角血管腫：10-40 歳の下腿に好発する2-10 mm 大の暗紅色丘疹．外傷後に生じることがある．突然拡大したり黒色化して悪性黒色腫と類似することがある.[945]

被殻出血(血腫)　putaminal hemorrhage (hematoma)　レンズ核の最外側部(被殻 putamen)の出血で，高血圧性脳出血の代表的なもの．レンズ核線条体動脈外側枝の破綻による．血腫の量，左右の違いにより片麻痺，意識障害，失語，感覚障害，同名半盲などさまざまな神経症状を呈する．血腫除去術の適応になることもある．シルビウス Sylvius 裂の動脈瘤破裂による血腫が脳実質に穿破した場合，ときに慎重な鑑別が必要となる.[935]

比較心理学　comparative psychology　異なる動物同士，あるいは動物と人間，あるいは異なる文化に属する人間同士などの心理や行動の異同などを心理学的に比較し考察する学問.[1269]

比較的濁音　relative dullness　［相対濁音］　打診において実質臓器の上の体壁を叩打することにより得られる持続の短い，高調の音を濁音という．濁音は心臓・肝臓が体壁に直接接する部位での共鳴を欠いた絶対的濁音と，心臓・肝臓が肺と重なる部位での比較的濁音に分類される.[162]

比較病理学　comparative pathology　ヒトを地球上の数百万種の生物の一種ととらえて，多様な生物を材料にして病気・病因の研究をし，それらの生物とヒトとの関係・差異・遺伝的背景などを比較・検討することにより，動物の研究をヒトの病気の理解に応用する学問.[1531]

比較文化精神医学　transcultural psychiatry　「少なくとも2つ以上の文化圏の精神医学的観察を企てる」(ウィットカワー E.D. Wittkower, 1969)精神医学の一領域．最近では，異なる文化の接触から生じるさまざまな精神医学的問題の予防や治療に重点をおく立場から，多文化間精神医学と呼ばれることもある.[283]

非確率的影響　non-stochastic effect⇨㊇確定的影響→487

皮下茎皮弁　subcutaneous pedicle flap　局所皮弁の1つで，皮下脂肪組織を皮弁の茎としたもの．皮弁の血行を皮下脂肪組織に頼るため，血行のよい顔面に多く使用され，小皮膚欠損創などの被覆に有用で，小範囲の上・下眼瞼の欠損再建などに多く使用される．皮弁が島状となるため，周囲との境目に凹凸が残ることもある．顔面のどの部位も採皮部とできるが，術後の瘢痕を考慮して，鼻唇溝などのしわの線に平行となるような部位に作製するのが好ましい．[688]

皮下結節⇨参リウマトイド結節⇀2918

美化作用⇨同昇華⇀1419

皮下脂肪 subcutaneous fat 皮下の脂肪で，中性脂肪の貯蔵庫としてエネルギーをたくわえたり，体温を保持するなどの役割を果たし，体重の増減にも関与する．内臓脂肪と比較すると代謝活性は低い．皮下脂肪は新生児期や思春期に発達，増大するが栄養状態により変動する．脂肪細胞の細胞質は1個の脂肪滴で充満し，核や細胞内小器官はすべて細胞辺縁に偏在する．脂質の大部分は中性脂肪のトリグリセリドからなる．これは有機溶媒に可溶性のため，脂肪細胞はパラフィン切片では空胞状に見えるが，凍結切片ではスダンⅢ染色などで染色される．近年，抗動脈硬化作用，抗糖尿病作用をもつアディポネクチンをはじめ，いくつかのアディポサイトカインを産生することが明らかになった．[778] ⇨参皮下組織⇀2429

皮下脂肪壊死 subcutaneous fat necrosis ［**新生児皮下脂肪壊死**］ 新生児の頬部，仙骨部，殿部，腰背部などに好発する皮下脂肪組織の壊死．生後数日から2週間にみられ，暗赤色の皮下硬結を認める．鉗子分娩による産科的外傷などが原因と考えられているが不明な点も多い．自然治癒する．[1631]

皮下脂肪カリパス skinfold calipers⇨同皮膚測径器⇀2474

皮下脂肪厚 skinfold thickness ［**皮厚，皮脂厚**］ 皮下組織中の脂肪の厚さで，栄養状態の評価に用いられる．その測定は，下垂した上腕背部中間点と肩甲骨下部の皮厚計(キャリパー caliper)による測定値の和で判定する．皮下脂肪厚が男性 40 mm 以上，女性 50 mm 以上を肥満者とする．[987]

皮下脂肪組織 subcutaneous fatty tissue 眼瞼と男性外陰部以外の全身に，上方を真皮，下方を筋膜にはさまれて存在する脂肪組織．ここでは脂肪細胞の集まりが，コラーゲン線維や血管からなる隔壁によって分葉状に区画されている．体温を遮蔽する断熱材，内外の機械的な力に対するクッション，カロリーとしての脂肪の貯蔵場の役割を果たす．[1100]

皮下出血 subcutaneous bleeding 皮内(真皮内)出血と皮下出血は厳密には異なるが，一般的には両者合わせて皮下出血と呼ぶことが多い．真皮および真皮より下層に分布する血管の血管外に液体成分が漏出するときは浮腫となり，赤血球が漏出するときは出血(皮内出血，皮下出血)と定義される．外表からこれを観察すると，血管の充血性変化の結果である紅斑と異なり，出血による色調の変化はガラス圧迫により消退しない．色調は初期には紅色ないし紫紅色に見えるが，しだいに紫色調が強くなり，約1週のうちに褐色となり，黄色となりやがて消退する．これは血管外に出たヘモグロビンがヘモジデリンに変化し，処理されるのに対応している．[95] ⇨参紫斑⇀1333，溢血(いっけつ)斑⇀255

皮下真菌症⇨同深部皮膚真菌症⇀1601

ヒ化水素 hydrogen arsenide ［アルシン，**水素化ヒ素**］ ニンニク臭を有する無色の気体．AsH_3．亜鉛，カドミウム，銅などの金属精錬時に発生するため，吸入による災害事例が多い．きわめて毒性が強く，溶血，赤血球数の急激な減少，血液および組織の酸素欠乏症が病態の中心．慢性中毒では全身倦怠感，頭痛，悪心，黄疸，腎障害を起こす．許容濃度 0.01 ppm，最大許容濃度(常時この濃度以下に保つこと) 0.1 ppm(日本産業衛生学会，2008)．アメリカ産業衛生専門家会議(ACGIH)では許容濃度を 0.005 ppm に変更(2007)．「毒物及び劇物取締法」毒物．[182,732]

ヒ化水素中毒 hydrogen arsenide poisoning ［**アルシン中毒，水素化ヒ素中毒**］ ヒ素化合物の1つであるヒ化水素による中毒．ヒ化水素は金属精錬時に発生するため，吸入による中毒が多い．毒性が強く，溶血作用が強く認められ，赤血球数の急激な減少や血液，組織の酸素欠乏症を伴う．急性中毒では，腹痛，血尿，黄疸など，慢性中毒では貧血，全身倦怠感，頭痛，嘔気，黄疸，腎障害を引き起こす．治療は，曝露からの離脱，交換輸血，血液透析などである．

皮下組織 subcutaneous tissue，hypodermis 皮膚の真皮と筋膜または骨膜，軟骨膜の間を埋める間葉系組織．脂肪細胞が大半を占めるが，結合組織性の隔壁には血管，リンパ管，神経，線維芽細胞が分布する．皮下組織内には汗腺の腺体およびファーター・パチニ Vater-Pacini 小体(層板小体)やルフィニ Ruffini 小体などの神経終末が存在する．全身のエネルギー代謝に関与するとともに，物理的にも保温作用，外力に対するクッションの作用を有する．皮下組織は男性より女性で，成人よりは小児でよく発達している．同一個体でも身体の部位により発達の程度は異なり，頬部，腹部，殿部，大腿，膝窩，腋窩，手掌，足底，女性の乳房には多く，眼瞼，鼻背，口唇，小陰唇，陰嚢には少なく，陰茎包皮では欠如する．(図参照⇒皮膚⇀2468)[778]

皮下注射 subcutaneous injection 注射法の一種で皮下組織内に薬液を注入する方法．方法：①使用物品(トレイ，注射指示箋，注射剤，注射器，針，アルコール綿など)を準備し，注射指示箋を見て薬液を取り出し確認する(1回目の確認)．注射針は 23 G(油性薬剤の場合は 21 G または 22 G)を用意する，②注射器に針を接続する，③再度，注射指示箋で薬液を確認してから(2回目の確認)，アンプルをカットし薬液を吸い上げる，④使用済アンプルは注射指示箋と再度照合してから捨てる(3回目の確認)．麻薬など使用後の空アンプル，残薬を保管するものは返納する，⑤患者と注射指示箋を照合しながら確認し実施する．患者の確認は氏名，性別，生年月日などで確実に行う，⑥注射部位は，少量のと

●皮下注射を施行する上腕部とその解剖

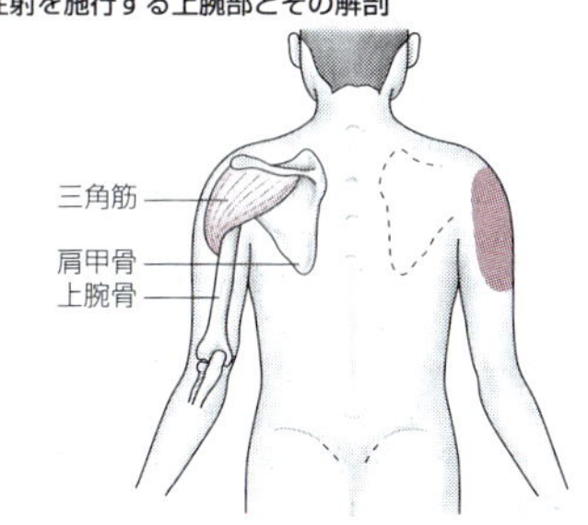

きは上腕外側の部位が選ばれる，⑦注射部位を消毒し，皮膚をつまみ上げ注射針を刺入し，ゆっくり薬液を注入する，⑧注入後アルコール綿を当てて素早く針を抜き，注射部位を軽くマッサージする，⑨実施事項や観察事項を記録，報告する．ケアのポイント：①誤薬に注意する，②無菌操作を確実に行う，③異常を認めたときは速やかに医師に報告し，対処する．[927]

比活性　specific activity　ウイルスやワクチン，毒素など活性をもつ標品（指定成分の性質を測定するために使われる試料）の活性を一定の単位をもって表した値．酵素についてよく用いられ，この場合，酵素の単位重量当たりの活性をいう．通常，1分間に1 μmol の基質を生成物に転換することのできる酵素活性の単位数（μmol/分，unit）で表す．一定の条件下における酵素の触媒能を示す値であり，各酵素に特有の値であることから，酵素の精製過程における純度の指標としても用いられる．新国際単位では，酵素1 kg 当たりのカタール katal（kat）数で表され，これは1秒間に1モルの基質を生成物に転換することのできる活性の量（md/s）を示す．[825]

非活動性萎縮　inactivity atrophy⇨同廃用性萎縮→2355

非活動性副腎腫瘍⇨同非機能性副腎腫瘍→2432

非活動性慢性肝炎　chronic inactive hepatitis；CIH⇨同慢性非活動性肝炎→2757

非化膿性甲状腺炎　non suppurative thyroiditis⇨同亜急性甲状腺炎→137

光アレルギー　light allergy，photoallergy　原因となる物質と，光が作用することによりアレルギー性皮膚炎を起こすことを指す．原因物質が光の影響のもとに皮膚のタンパク質と結合して抗原として作用したり，光が原因物質や皮膚のタンパク質を変性させ，抗原性をもち，抗原抗体反応が起こると考えられている．原因物質としては，サルファ剤，ハロゲン化フェノール（殺菌防腐剤），非ステロイド系消炎鎮痛薬などがある．局所投与のみでなく注射，内服などの投与でも起こりうる．[386]　⇨参接触皮膚炎→1736

光アレルギー性接触性皮膚炎　photoallergic contact dermatitis⇨参接触皮膚炎→1736

光アレルギー反応　photoallergic reaction　特定波長の光線の作用により分子が変化して（光化学反応）アレルギー反応を起こす可能性のある物質を光抗原という．光抗原には内因性物質と，薬物や食べものなどの外因性物質の両者が知られている．光抗原が生体タンパク質と結合して完全抗原が生じ，これに感作された個体に生じる免疫反応を光アレルギー反応という．この反応は，初回曝露には反応を起こさず，2回目以降は抗原，光線ともに少量でも発症し，また個体間で症状に差が出るなど免疫反応としての特徴を有する．これらの点で，光化学反応を基盤としながらも免疫反応の関与しない光毒性反応とは異なっている．[1492]

光カード　optical memory card　キャッシュカードのようなものに一定程度のデータを記録できる機能をもたせたカード．データの追加はできるが書き換えはできないため，データの改ざんを防ぐことができるという特徴があった．ICカードの機能向上と普及により，現在では光カードを使用する事例はほとんどみられない．[1341]　⇨参ICカード→65

光過敏性薬疹　drug induced photosensitivity⇨同光線過敏型薬疹→1025

光感受性てんかん　photosensitive epilepsy　［光原性てんかん，視覚性反射てんかん］　光刺激で誘発される発作（光感受性発作）をもつてんかんをいう．光によってのみ発作が引き起こされるもの（純粋光感受性てんかん）と，光刺激がなくても起こる自発発作をもつが，光刺激によっていっそう発作が起こりやすいもの（自発発作をもつ光感受性てんかん）がある．純粋光感受性てんかんは，小児期後期から思春期にかけて多く，年齢とともに発作が起こりにくくなるといった年齢依存性が高く，女性に多い．光刺激により，光突発反応と呼ばれる異常波の賦活が認められる．発作症状としては強直性-クローヌス性発作がほとんどで，欠神発作，ミオクロニー発作もときにみられる．頻回に発作が誘発される場合には抗てんかん薬の服用も必要．一方，自発発作をもつ光感受性てんかんでは，自発発作をもつてんかん患者のうちで特に光感受性が高いことを意味している．したがって，安静時から脳波の異常が認められることが多く，光によっていっそう発作が増強．てんかん全体の約2%，7-19歳のてんかん患者の約10%に光感受性発作がみられるといわれている．このような例ではテレビ視聴時，ディスコの照明，太陽光線のちらつき，木漏れ日，水面の光の反射などで発作が引き起こされることがある．[1529]

光凝固　photocoagulation；PHC　高エネルギーのレーザー光を照射することにより，組織を熱凝固する方法．糖尿病網膜症，網膜静脈閉塞症，網膜裂孔など網膜疾患が適応になることが多い．アルゴンレーザー，クリプトンレーザー，ダイレーザー，カラーレーザーなどがある．照射力，照射時間，スポットサイズ，波長，凝固数などは症例に応じて決定する．[257]　⇨参レーザー光凝固→2973

光駆動　photic driving　安静かつ閉眼した状態の被検者の眼前（15-30 cm）で，一定の間隔で強い光を点滅させたときに，光刺激に同期して，頭頂・後頭部領域に誘発される周波数と一致した，あるいは調和関係にある周波数の脳波が認められる正常な反応．光刺激と同じ周波数の波が出現するものを基本同調駆動反応 fundamental driving，刺激の周波数の整数倍の波が出現するものを高次同調駆動反応 harmonic driving，刺激の周波数の整数分の1の波が出現するものを低次同調駆動反応 subharmonic driving と呼ぶ．[947]

光磁気ディスク　magneto-optical disk（disc）；MO，MOD　［MO］　コンピュータ用の記憶装置の一種．記憶メディア（媒体）を交換できるため，データのバックアップや持ち運びに利用される．3.5インチサイズが主流で，記憶容量は230 MB（メガバイト），640 MB，1.3 GB（ギガバイト）などの種類がある．医療画像のような大きなデータの記録に使われていたが，書き込み型DVDやCD-R（書き込み可能なCD）の普及に伴い，使用されることは少なくなった．[1341]　⇨参ディスク→2050，光ディスク→2431

光受容細胞　photoreceptor cell⇨同視細胞→1275

光接触皮膚炎　photocontact dermatitis⇨参接触皮膚炎→1736

光貼布試験　photopatch test　［光パッチテスト］　光アレ

ルギー性接触皮膚炎の診断や原因物質を明らかにするための検査．通常の皮膚貼付試験を両側同時に実施し，48時間後に皮膚の変化を判定，さらにそのあと片側にのみ，紅斑を生じるための最小照射量である最小紅斑量(MED)よりやや少なめの紫外線を照射して，24時間後に判定．照射を行った部位のほうが，照射を行わなかった部位より湿疹様の激しい皮膚の炎症反応を示せば陽性．つまり紫外線照射側のみ陽性を示す物質が原因として特定される．なお，貼付する検体の濃度は光毒性を引き起こす量より薄いものを使用する．[502]

光ディスク optical disk(disc)，optical storage ［光学ドライブ］ レーザー光を使用してデータの読み書きを行う媒体または記憶装置．CD-ROM，CD-R/RW(書き込み可能なCD)，DVD，書き込み型DVD，MO(光磁気ディスク)などの総称．画像や音声，大量データなどの保存または配布に使用される．書き込み型DVDには多くの規格が並存しており，互換性に注意が必要である．デジタルハイビジョン放送の普及に伴い，次世代DVDと呼ばれるブルーレイディスク(blu-ray disc，注：blueではない)やHD DVD(high-definition digital versatile disc)も製品化されている．[1341] ⇨参光磁気ディスク→2430

光内服試験 photo challenge test，photodrug test 薬剤内服の前後に紫外線照射を行い，作用波長に対する反応性の差異をみるもので，内服薬剤による光線過敏の診断に高い再現性をもつ．薬剤の種類，皮疹の型，光線過敏症のタイプなどにより実施方法は異なり，普遍的なプロトコルは確立していない．[1492]

光発色菌 photochromogen 非結核性抗酸菌non-tuberculous mycobacteria(非定型抗酸菌atypical mycobacteria)の中でラニオンRunyon分類のⅠ群に分類される抗酸菌群で，光で活性化されるカルテノイド色素をもつ．色素を形成していない暗所で増殖したコロニーを光に1時間さらしてから6-24時間再度培養すると黄色の色素を形成する(光発色試験)．カンサシ菌*Mycobacterium kansasii*，マイコバクテリウム・マリヌム*M. marinum*などがあり，日和見感染症(肺感染)の原因となる．[324]

光パッチテスト⇨同光貼布試験→2430

光老化 photoaging 顔や手など衣服から露出している皮膚が，長年の日光曝露のために傷害されて生じる病的老化．遺伝的に規定された内因性の老化に対していう．臨床的には乾燥性，萎縮性の皮膚で，深いしわや色素沈着を伴い，組織学的には表皮菲薄化，ランゲルハンスLangerhans細胞減少，弾性線維変性を呈する．変化が高度になると農夫皮膚farmer's skin，水夫皮膚sailor's skin，項部菱形皮膚cutis rhomboildalis nuchae，ファーブル・ラクーショFavre-Racouchot病などの臨床症状を示す．広義の前癌状態．[1492]

非観血的血圧測定法 indirect blood pressure measurement 動脈圧を間接的に測定する方法．上腕にマンシェットを巻いて上腕動脈を圧迫し聴診器を用いてコロトコフKorotkoff音を聴取する聴診法，触診により拍動を触知して収縮期血圧のみ測定できる触診法，ドプラDoppler式聴診器を用いる超音波ドプラ法，脈圧による動脈壁振動パターン変化から血圧を認識するオシロメトリック法，指尖血圧計に応用されている容積振動法などの測定方法がある．[618,438]

非観血的心機能検査法 noninvasive cardiac function test ［非侵襲性心機能検査法］ 手術などによる侵襲を伴わず心機能を評価する検査の総称であり，心臓カテーテル検査などの観血的検査に対比して用いられる．血圧測定，胸部X線検査，X線CT，MRI(核磁気共鳴画像法)，心電図，心音図，心機図，心臓超音波検査(心エコー)，核医学検査などがある．[1591] ⇨参心カテーテル検査→1510

非観血的整復術(法) closed reduction⇨同徒手整復術→2154

非観血的治療 non-invasive treatment 手術による治療を観血的治療というが，それに対して身体に何らの傷害を加えないで行う治療の総称．整形外科やリハビリテーションでの補装具や理学療法によって機能回復を目指す治療法で，古典的ではあるが近年そのニーズは高まりつつある．[435] ⇨参観血的治療→586

非観血的モニター noninvasive monitor ［非侵襲的モニター］ 生体に出血を伴う侵襲を加えることなく，患者の体温・呼吸数・血圧・心拍数，心電図曲線，動脈血酸素飽和度，あるいは妊娠・分娩時の胎児の心拍数などの生命徴候を連続的に監視・記録する装置．[1505]

非干渉的研究 unobstructive research 調査対象者に調査されていることを気づかれないように行う研究．特に，隠しカメラなどを用いての非参加観察を行う場合には，対象のプライバシー保護に十分な配慮が必要．[446]

非感染創⇨同無菌創→2782

非貫壁性心筋梗塞 nontransmural myocardial infarction 心筋壊死が心内膜下筋層や心筋内に限局する心筋梗塞で，左室壁全層に壊死が及ぶ貫壁性心筋梗塞に対して用いられる．閉塞冠動脈が早期に再開通したり良好な側副血行を有する場合，あるいは冠動脈が完全に閉塞せずにわずかでも順行性血流が残っている状況がその条件となる．心電図では異常Q波を認めずに持続性のST低下やT波の陰性化のみを呈する場合が多く，不安定狭心症，心肥大，心筋炎，心膜炎，電解質異常，ジギタリス効果などとの鑑別が必要となる．一方，病理学的には異常Q波と不可逆的心筋障害とは必ずしも一致しないことから，Q波の有無で貫壁性，非貫壁性心筋梗塞を判別することはできない．症状，血清酵素値，心エコー所見などを参考に診断を進めていく必要がある．[1086]

ひき運動⇨同単眼運動→1931

引き起こし反応 traction response 両上肢を持って仰臥位から座位の体位まで引き起こすときの反応のことをいう．頸定(けいてい)のない正常な新生児では引き起こされることに反応して，頸筋，肩筋，上肢の筋肉が収縮して首がついてくる反応が認められ，首があたかも座っているかのように見える．引き起こし反応をした際に過緊張のために下肢まで突っ張って，体全体が立ち上がってしまったり，また首がまったくついてこずに後方に首が反ったりする症状(head lag)が認められる場合は，脳性麻痺を疑う所見である．[1132]

鼻気管チューブ⇨同経鼻カテーテル→871

引きこもり social withdrawal 主として長期にわたり就学，就労などの社会参加をしておらず，家族以外の対人関係が乏しい状態を指す(各精神疾患における社会参加，対人関係からの退却などの症状像を指す場合もある）．特に近年は青年期事例が問題となることが多い．精神医学的背景として統合失調症，気分障害，不安障害〔強迫性障害，摂食障害，PTSD（心的外傷後ストレス障害）など〕，発達障害〔AD/HD（注意欠陥・多動性障害），LD（学習障害）など〕などもあるが，これらが明確に存在せず何らかの高ストレス経験により本状態を呈している場合もある．また家族関係の緊張が高まることも多く，家庭内暴力の存在にも注意を要する．支援としては支持的精神療法，デイケア・グループ活動，就労・就学支援などがあげられる．また状況に応じて薬物療法や発達の偏りに対する支援も必要となる．なお本人との接触の難しさや，家族の精神的困窮などから，家族支援（家族療法，心理教育など）が重要である．近年，セルフヘルプグループやボランティア，NPO 法人などによる支援活動も広がりをみせつつある．[1602]

非器質性〔心〕雑音⇨同機能性〔心〕雑音→699

引き継ぎ　report⇨同申し送り→2817

ひきつけ⇨参痙攣→877

比気道コンダクタンス　specific airway conductance；sG_{aw}　気道コンダクタンス（G_{aw}）と肺気量 lung volume は比例関係にあるので，その傾斜はほぼ一定値をとり，それを比気道コンダクタンス（sG_{aw}）という．基準値は約 0.20 L/秒/cmH_2O．気管支喘息患者（発作時）では低下するが，気管支拡張薬の吸入により増加する．[1213] ⇨参気道コンダクタンス→695

引き抜き　nerve root avulsion　外傷性腕神経叢損傷と分娩麻痺に特徴的にみられる神経根の損傷様式．頸神経根が強い牽引力を受け，硬膜内で根糸が脊髄の一部を伴って脊髄付着部から引きちぎられるものと考えられる．自然回復はなく，神経断裂に対するような外科的修復も無効のため，治療としては肋間神経など他の健常な神経の移行が行われる．最近では臨床例での修復の試みも報告されている．[337]

引き抜き損傷　avulsion injury　主に事故により肢が身体から離れるように強く引っ張られた際に，脊髄神経根が脊髄自体から引き抜かれる（分離する）ことにより生じる．オートバイ事故では頸髄で生じる．予後不良．[935]

脾機能亢進症　hypersplenism　脾臓に赤血球，白血球，血小板が滞留し貪食することによって貧血，白血球減少，血小板減少をきたす病態で脾腫を認める．一般的に他の基礎疾患（感染症，肝硬変による門脈圧亢進症，フェルティ Felty 症候群，全身性エリテマトーデス，白血病，悪性リンパ腫，溶血性貧血，ゴーシェ Gaucher 病など）に伴って二次性に起こり，脾臓が腫大することが多い．[1038]

非機能性腺腫　non-functioning adenoma　下垂体腺腫の中でホルモン産生能がみられない腫瘍．50 歳代の男性に多く，視野障害，前葉機能不全のほか頭痛を伴う．治療は経蝶形骨洞下垂体手術や放射線治療を行う．[791]

非機能性副腎腫瘍　non-functioning adrenal tumor　［非活動性副腎腫瘍］　クッシング Cushing 症候群，原発性アルドステロン症や褐色細胞腫などの原因となるホルモンを産生する副腎腫瘍が機能性副腎腫瘍であるのに対して，明らかなホルモン産生性を認めない副腎腫瘍を指す．最近では，腹部画像診断が広く行われるようになり偶然に副腎腫瘍が発見される場合があり，副腎偶発腫（インシデンタローマ）と呼ばれ，ホルモン産生性についての検討が必要となる．[284,383] ⇨参副腎偶発腫瘍→2538

被虐嗜愛⇨同マゾヒズム→2737

被虐性愛⇨同マゾヒズム→2737

被虐待児症候群

battered child syndrome　［**非事故性外傷**］

【定義】1961 年，アメリカの小児科医ケンプ C. Henry Kempe によって命名されたもので，親または親に代わる保護者により年少児に対し故意に加えられた，反復する虐待により発生する医学的所見．わが国における**児童虐待**とは，保護者がその監護する児童に対し，身体に外傷が生じる（または生じうる）暴行を加えたり，わいせつな行為をしたり（またはさせたり），保護者としての監護を著しく怠ったり，著しい心理的外傷を加える言動を行うことをいう（「児童虐待防止法」第 2 条）．0-6 歳の子どもが虐待の対象になることが多い．児童虐待は以下の 4 つに分類される．①児童の身体に外傷が生じ，または生じる恐れのある暴行を加えること（**身体的虐待**）：首をしめる，なぐる，ける，投げ落とす，熱湯をかける，布団蒸しにする，溺れさせる，逆さづりにする，異物を飲ませる，食事を与えない，冬に戸外に閉め出す，一室に拘束するなど．②児童にわいせつな行為をすることまたは児童をしてわいせつな行為をさせること（**性的虐待**）：子どもへの性交，性的暴行，性的行為の強要，教唆など．性器や性交，ポルノグラフィーを見せたり，被写体となることを強要するなど．③児童の心身の正常な発達を妨げるような著しい減食または長時間の放置，その他の保護者としての監護を著しく怠ること（**ネグレクト**）：家に閉じこめる（登校させない），重大な病気になっても医療機関を受診しない，乳幼児を家に残したままたびたび外出する，乳幼児を車の中に放置する，子どもにとって必要な情緒的欲求に応えない（つまり愛情を与えない），食事を与えない，下着など長期間ひどく不潔なままにする，極端に不潔な環境の中で生活させるなど．④児童に著しい心理的外傷を与える言動を行うこと（**心理的虐待**）：言葉によるおどかしや脅迫，子どもを無視したり拒否的な態度を示す，子どもをおびえさせたり心を傷つけるようなことを繰り返し言う，子どもの自尊心を傷つけるような言動，他の兄弟姉妹とは著しく差別的な扱いをするなど．

【症状】栄養状態は悪く，発育は遅延しており，顔貌は無欲状か，おびえによる緊張状態がみられ，精神発達障害の存在を疑わせる．直接的な傷害による変化として最もよくみられるものは皮膚症状であり，不潔，皮下出血，血腫，擦過傷，裂傷，創傷，熱傷などが混在し，四肢よりも体幹や背部に集中してみられる．骨折は多発性である．頭部では，致命的なものとして硬膜下血腫がしばしば認められ，大泉門の膨隆，頭囲の急速な拡大，嘔吐，痙攣，昏睡などの神経症状が現れ，網膜出血もみられる．眼科的所見も重要であり，特に眼底出血など広汎な眼内出血を生じ，視力障害を永久に残すことが多い．胸部では肋骨骨折，胸腔内出血がみられる．腹部損傷としては十二指腸，空腸，膵臓，腸間膜の傷害頻度が高い．その他，胃，肝臓，腎臓破裂でショック状態となる場合もある．
【診断】エルマー Elmer らは，①骨の X 線検査で新旧種々の時期の骨折が多発してみられる，②傷害症状を裏づける疾病が見あたらない，③殴打したり虐待したことがあるか，または傷害症状発生を満足に説明する既往がないという三条件を診断基準としてあげている．鑑別診断として単なる事故など，さまざまな骨折を引き起こす骨疾患や代謝疾患，出血傾向を示す血液疾患，神経症状を示す中枢神経疾患などがある．
【治療】小児の虐待はその多彩な症状から，小児科医のみならず，外科(特に脳外科)，整形外科，眼科，耳鼻咽喉科，精神科医，さらには，看護師，保健師，医療社会事業担当者(メディカル・ソーシャルワーカー)など各方面の協力により治療を行っていく必要がある．大事なことは虐待の早期発見で，わが国では虐待を疑われた子どもが病院を受診した場合，診察した医師は，速やかに警察に通報する義務がある．また「児童虐待の防止等に関する法律(児童虐待防止法)」においては，発見した者すべてが児童相談所などに通告の義務がある(第 6 条)と定められている．この通告義務は他の法が定める守秘義務より優先される(同条 3 項)ことも同時に定められている．
【予後】被虐待児の予後は虐待の程度および期間により異なる．硬膜下出血，内臓損傷が生じた場合は致命的である．また身体的発育遅延，知的障害，情緒障害，言語発達遅延などの医学的心理学的に重要な欠陥が残存する．幼児期に虐待されて育った者が，成長してから自らの子どもに虐待する現象(**世代間伝達**)が生じることも報告されている．被虐待児の中には，PTSD(**心的外傷後ストレス障害 posttraumatic stress disorder**)と診断される者もいる．[1053] ⇨参児童虐待→1322，ネグレクト→2275

被虐待児症候群の看護ケア
【虐待早期発見の観察ポイント】子どもに対しては，①新旧の外傷，②ストレス反応としての身体症状，行動異常および精神症状，③不潔な着衣，④発育不全や栄養障害などの成長障害，⑤言語発達や情緒発達の遅れなどの精神発達障害，などの有無や程度があげられる．養育者に対しては，①養育者の説明が子どもの様子や傷と対応しているか，②子どもに対する不自然な態度がないか，などがあげられる．
【虐待が疑われる場合のケア】①子どもの安全性の確保，②背景にある問題の明確化を早期に行う．具体的には，子どもの身体的な傷への適切な処置を行い，養育者の個人的資質や精神状態，置かれている環境や状況，兄弟姉妹が巻き込まれていないかなど現状を把握したうえで，子どもと養育者を一時的または永久的に遠ざける必要があるか緊急性を判断し，介入を検討，実施する．
【虐待が起きている場合のケア】被虐待児には，①食事や睡眠，清潔，遊びなどの基本的なニーズを満たし，すぐに援助が受けられることを体感できる安定した生活と場所の提供，②言語的，非言語的なアプローチによる温かい受容的なかかわりを行う．養育者には心理的ケアを行い，養育者が子どもや自分の行動を理解するのを助け，具体的な支援，解決策を養育者と一緒に考えていく．
【総合的な援助】虐待防止，早期発見，早期対応，再発防止，自立支援など子どもと養育者に対する総合的援助を行うために，児童相談所などの専門機関や地域と連携して長期的な介入を行う．
【ケアのポイント】子どもは被害を受けていても自ら語るとは限らず，注意深い観察から子どもと養育者が示すサインに確実に気づくことが大切である．被虐待児に対しては，かかわりを通して安全と安心，自己と他者への信頼を回復し，現在と未来のつながりをもてるよう援助し，養育者に対しては，否定的にならずに，虐待が起こる複雑な問題背景を理解し，温かな関心と関与をもって支援することが重要となる．[1530] ⇨参被虐待児症候群→2432

備急千金要方(びきゅうせんきんようほう) ⇨同千金方(せんきんほう)→1753

脾虚 spleen qi deficiency 漢方医学的病態概念の 1 つ．脾とは漢方医学の解剖学的概念である五臓の 1 つで，現代医学における脾臓とは異なり，消化機能を統括する臓器とされる．脾虚とは脾胃すなわち消化器系機能の低下を意味し，消化器症状，例えば消化不良，腹満(腹部膨満)，腸鳴，下痢などのほか，その機能低下に基づくと考えられる全身倦怠感，浮腫，内臓下垂などの症候を含む概念である．[1497] ⇨参五臓→1099

鼻鏡 rhinoscope, nasal speculum 外鼻孔から挿入する前鼻鏡と，開口し咽頭後壁から挿入する後鼻鏡の 2 種類があるが，一般には前鼻鏡として用いる器具を指す．外鼻孔から鼻前庭(鼻毛のある場所)に挿入し鼻腔内を観察する．[887]

非極性 nonpolar 電極をもたない分子，液体．[987]

非極性分子 non-polar molecule 電気陰性度が異なる原子の結合は電気的に分極し，双極子となる．このような永久双極子モーメントをもたないように電荷が分布している分子のこと．[1559]

皮筋 cutaneous muscle 皮下にあって皮膚につく横紋筋の総称．ヒトでは顔面筋，広頸筋および手掌に短掌筋があり，これら以外は退化している．顔面筋は表情筋ともいわれ，表情をつくるのに重要な働きをしている．口周囲では話す，吸う，吹くなどの繊細な機能を有する．表情筋は顔面神経の支配を受けている．パーキンソン Parkinson 病などの錐体外路系疾患では，筋の緊張増加により表情筋の動きが悪くなり仮面状顔貌を呈する．[778] ⇨参表情筋→2490

ビグアナイド系薬剤 biguanides；BG 経口血糖降下薬の一種．主に嫌気性解糖を促進し，血糖降下作用を示すとされてきたが，肝での糖新生の抑制，筋など末梢組織へのブドウ糖取り込み促進など膵外作用にて血糖値が低下することも明らかにされている．副作用として乳酸アシドーシスの発症が注目されたこともあった．現在，メトホルミン塩酸塩，ブホルミン塩酸塩などが用いられている．[418]

鼻腔 nasal cavity 鼻中隔で左右に分離された外鼻孔から後鼻孔に通じる腔．前方は左右の外鼻孔によって外界に開き，後方は後鼻孔によって上咽頭に通じる．外鼻孔から梨状口縁(頭蓋の前鼻口)までの皮膚(粘膜)と鼻毛のある鼻前庭，および梨状口縁より後方の固有鼻腔からなる．鼻前庭と固有鼻腔の境を鼻限という．固有鼻腔は上壁，下壁，外側壁，内側壁（鼻中隔）に囲まれている．鼻腔外側壁には上・中・下鼻甲介が内側に突出し，各下方には上・中・下鼻道がある．上鼻道は中鼻甲介上縁に沿って斜めに広がり，後篩骨洞が開口する．中鼻道は中鼻甲介の下外側にあり，副鼻腔の多くが開口する．下鼻道は下鼻甲介の下方と側方にあり，前部には鼻涙管が開口する．上壁は鼻腔の天蓋をなして頭蓋腔と境し，粘膜には嗅糸が分布している．下壁は鼻底をなし口腔との境を形成している．鼻腔は嗅覚，構音機能，呼吸機能に関与している．[887]

●鼻腔

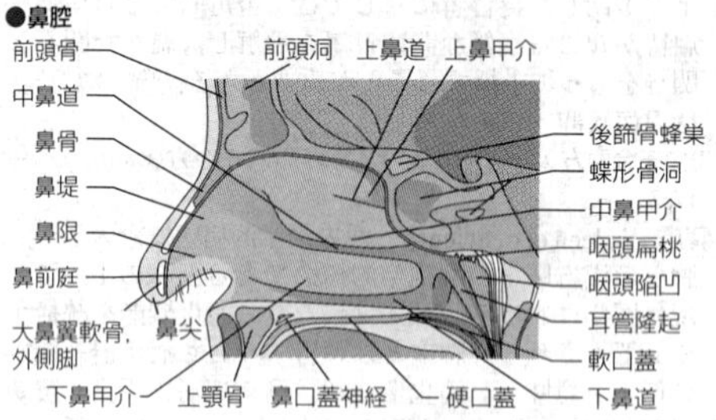

鼻腔異物　foreign body (bodies) in nasal cavity　鼻腔内に誤って入った異物のこと．幼児期に多く，玩具，紙，球，豆などさまざま．患児が訴えず，鼻呼吸障害や片側の悪臭のある鼻漏で親が気づくことが多い．[451]

鼻腔エアウェイ　nasopharyngeal airway　自発呼吸を有する意識障害，開口障害の患者に適応となる．頭蓋底骨折や明らかな顔面外傷がある場合は頭蓋内迷入の可能性があり，細心の注意が必要．サイズは体格に応じて選択し，潤滑剤を使用し，顔面に対し垂直に近い角度で鼻腔の下鼻道をねらって愛護的に挿入する．挿入時に鼻粘膜損傷，鼻出血を起こすことがある．エアウェイが長すぎると嘔吐反射を起こす可能性がある．挿入後，呼吸を観察し，気道が開通していることを確認する．[1616]　⇨参鼻咽頭エアウェイ→2426，口咽頭エアウェイ→974

鼻腔栄養チューブ　nasal feeding tube，nasogastric tube　経腸栄養剤を投与するため鼻腔を経由し上部消化管内（胃内または十二指腸内）に留置するチューブのこと．外径 5-8 Fr（フレンチサイズ）の細いチューブで，できるだけ患者に違和感を与えず，鼻炎，咽・喉頭炎などを起こしにくく，耐久性に優れた専用の製品が市販されている．内径が太いものを長期間留置すると誤嚥性肺炎を合併しやすくなる．細すぎると栄養剤によりチューブ詰まりを起こしやすい．[36]　⇨参経鼻カテーテル→871，経鼻胃管→871

鼻腔栄養法　nasal feeding　［鼻腔カニューレ法］　消化管機能に問題はないが経口摂取ができないときに，鼻腔栄養チューブを用いて経腸栄養剤を上部消化管内に投与する栄養投与法．脳血管障害，脳神経障害，頭部外傷後の意識障害時などに適応となる．チューブ留置による違和感，鼻炎，咽・喉頭炎，鼻中隔炎，食道損傷，誤嚥性肺炎の合併症が発生することがあり，長期間になるときは内視鏡的または手術的に栄養瘻造設を考慮したほうがよい．チューブが胃内に留置されているときは胃がリザーバー（気体を貯える袋）の役目をするので分割（間欠的）投与が可能である．十二指腸内に留置されているときは少量を長時間投与（持続投与）する必要がある．[1515]　⇨参高カロリー輸液→983，経腸栄養法→865

鼻腔カニューレ法⇨同鼻腔栄養法→2434

鼻腔吸引　nasal suction　［経鼻吸引］　経鼻的にカテーテルを挿入し，咽頭，喉頭内から鼻腔にかけて貯留した分泌物や吐物，異物，または血液などを取り除くことをいう（到達部位は同じでも経口的にカテーテルを挿入した場合は口腔吸引）．気管吸引時との相違点は，それよりも強い陰圧〔26-52 kPa（キロパスカル）：約 200-400 mmHg〕を加えてよいこと．無菌操作は必要としないが，スタンダードプリコーションに基づき，防護用のディスポーザブル手袋をつけて実施する．特に頻度が高いのは分泌物の吸引で，咽頭，喉頭までカテーテルを進め，カテーテルを回転させながら抜き去る過程で鼻腔内の分泌物も徐々に除去していく．[731]　⇨参口腔吸引→989，気管内吸引→675

鼻腔酸素カニューレ⇨同酸素鼻腔カニューレ→1211

鼻腔洗浄⇨同鼻洗浄法→2449

鼻腔タンポン挿入　nasal packing　大量の鼻出血に対して鼻腔内にベロック Bellocq タンポンを挿入し止血を図る方法．鼻腔内よりネラトンカテーテルを挿入して口から出し，これにタンポンをつけカテーテルを引き戻し口腔内よりタンポンを後鼻腔に挿入して後鼻腔を閉鎖し，さらに鼻腔内へ軟膏ガーゼを挿入する．顔面骨骨折，頭蓋底骨折に合併して大量出血となることがある後鼻出血でしばしば使用される．[1515]

ピクセル　pixel　［画素］　超音波像などでモニター上の画像を構成する最小の面積．なお三次元画像などを構成する最小単位体積はボクセル voxel という．[955]　⇨参画素《CT の》→508

ピクトグラム　pictogram　絵文字のこと．ピクトグラムの代表ともいえる非常口マーク（走る人間の影のグラフィック）は日本全国のあらゆる病院，ビル，駅などの公共空間で使われている．禁煙サイン，車いすサインなどのほか高速道路のパーキングエリア標識，携帯電話の絵文字にもピクトグラムは採り入れられている．日本では，言語による垣根を越えてのコミュニケーションを目指した 1964（昭和 39）年の東京オリンピックで用いられたのが最初である．国際的には，ISO（国際標準化機構）によって，国際規格のピクトグラムとして公共案内用図記号の標準化が進められている．

ピクノレプシー　pyknolepsy⇨同小発作→1459

ピグミー　Pygmy　アフリカに居住し，低身長を特徴とする狩猟民族．成長ホルモンは正常であるものの，成長ホルモンの作用でつくられ，身長増加につなげるホルモンであるインスリン様成長因子 insulin-like growth factor Ⅰ（IGF-Ⅰ）が低値であり，IGF-Ⅰの合成障害が低身長の原因と考えられている．[1260]

非クラミジア性尿道炎　nonchlamydial urethritis　従来，非淋菌性尿道炎と呼ばれた尿道炎のうち，診断技術が開発されてクラミジアトラコマチス *Chlamydia trachomatis* によるものが診断されるようになった．しかし，ウレアプラズマ *Ureaplasma*，トリコモナス *Trichomonas*，その他一般細菌，淋菌，クラミジア *Chlamydia* 以外の微生物によると考えられる尿道炎が存在する．これを非クラミジア性尿道炎と呼ぶ．[353]

ピクリン酸中毒 picric acid poisoning ［**トリニトロフェノール中毒**］ ピクリン酸（2,4,6-トリニトロフェノール）はニトロ化合物で黄色の固体，爆発性を有する．1-2gの経口摂取で重篤な中毒症状を呈す．他に急性胃腸炎，中毒性肝炎，痙攣，腎障害，腎不全，無尿などがみられ，治療は胃洗浄，下剤，輸液，ブドウ糖の静注，対症療法を行う．吸入および接触により眼，鼻，皮膚の粘膜刺激作用があるときは，石けんおよび多量の水でよく洗う．吸入の場合は新鮮な空気のところに移し，呼吸を管理し，症状により経口投与の場合に準じた処置を行う．[1013]

ヒグローマ hygroma ［**ハイグローマ，嚢胞状リンパ管腫**］ リンパ管の嚢胞状良性腫瘍で，嚢胞状リンパ管腫と同義であり，60％は先天的に生じる．腋窩や頸部に巨大な嚢腫として現れることが多く，他にも胸壁や腹壁，口腔底にもみられる．壁はリンパ管が拡張したものより形成される．リンパ管は拡張し，膠原線維や平滑筋は厚くなっている．単房性もしくは多房性で，嚢腫状である．一方，外傷や炎症による硬膜下の髄液貯留もヒグローマと呼ばれる．[1531] ⇨参嚢胞性リンパ管腫→2313

鼻形成術 rhinoplasty 外傷や手術による変形，先天性奇形，梅毒や結核などの炎症，腫瘍（ウェゲナー Wegener 肉芽腫など）が原因で，外鼻の形態が機能的あるいは美容上問題があるときに行う形成術．鞍鼻には隆鼻術，鉤鼻には低鼻術，斜鼻には骨切り術などが行われ，形態を改善する．外鼻欠損に対しては，有茎皮弁などを用いた造鼻術が行われる．[887]

匙形（ひけい）爪 spoon nail⇨同スプーン状爪→1652

非結核性抗酸菌 non-tuberculous *Mycobacterium*, atypical *Mycobacterium* ［**非定型抗酸菌**］ 結核菌と同じマイコバクテリウム *Mycobacterium* 属に分類される抗酸菌群．I群（光発色菌），II群（暗発色菌），III群（非発色菌），IV群（迅速発育菌）に分類されている（ラニオン Runyon 分類）．ヒトの日和見感染症として肺やリンパ節，皮膚などに感染病巣をつくる．マイコバクテリウム・カンサシイ *M. kansasii*（I群），マイコバクテリウム・スクロフラセウム *M. scrofulaceum*（II群），マイコバクテリウム・アビウム *M. avium*（III群），マイコバクテリウム・イントラセルラーレ *M. intracellulare*（III群），マイコバクテリウム・フォルトゥイタム *M. fortuitum*（IV群）などが臨床材料から分離される．抗結核薬に耐性のものが多い．[324]

非結核性抗酸菌症⇨同非定型抗酸菌症→2459

脾結腸曲症候群 splenic flexure syndrome⇨同脾彎（わん）曲部症候群→2502

非ケトーシス型高グリシン血症 nonketotic hyperglycinemia⇨同遺伝性高グリシン血症→262

非限局性びまん性掌蹠（しょうせき）角化症 ⇨同パピヨン・ルフェーブル病→2392

非言語性コミュニケーション nonverbal communication ［**非言語的コミュニケーション**］ 言葉によらないさまざまな非言語的手段を用いてのコミュニケーションのこと．表情，首振り，指差しなどの動作，ジェスチャー，パントマイムなどの象徴的な身体動作，絵を描いて示すなどがあり，いずれの方法も1つの表現はそれに対応する1つの意味を表している．このように何らかの意味を表している点で，言葉に類似した機能をもつことができるが，非言語的手段で表現できる意味内容は単純なレベルにとどまらざるをえない．[1573] ⇨参非言語的意思疎通→2435

非言語的意思疎通 nonverbal communication 声の調子，表情，身振り，身体運動，接触，イメージなど，言葉を介さないコミュニケーション．言語的意思疎通に比べてあいまいだが，言語を補足したり，言語の代用品となりうる．例えば，子どもとの交流に絵を媒介として用いると，言葉で表現できない感情や考えが伝達され理解が深まる．[769]

非言語的コミュニケーション ⇨同非言語性コミュニケーション→2435

被験者 subject 実験研究を行う際，実験の対象とされる者のこと．実験を実施する者は実験者．また，観察研究では観察の対象者を被観察者，観察の実施者を観察者，調査研究では調査の対象を調査対象者，調査の実施者を調査者という．いかなる研究法を用いるにしても事前に対象者を特定しておくことは必要であり，どのような母集団について結論を引き出したいかによって対象が異なる．また実験の場合，実験デザインによって被験者の人数もある程度決まってくる．[980]

被験者内計画⇨同反復測定計画→2420

非行 delinquency 広い意味では社会的な規範やマナーに違反する行為一般を意味する言葉であるが，法的には，成人の犯罪行為に対して，未成年者の犯罪行為（14歳以上20歳未満で刑法に触れる行為），触法行為（14歳未満で刑法に触れる行為），虞犯行為（将来，罪を犯すおそれがある行動を繰り返すもの）を総称して少年非行という．この場合の少年は20歳未満の未成年者を意味し，女子も少年の中に含まれる（法律的には男子少年，女子少年という）．少年少女の非行に対しては「少年法」が適用される．犯罪を犯した未成年者は警察から検察庁を経て家庭裁判所に送られ，家庭裁判所調査官の調査を受ける．この過程で，非行少年の1割ほどは観護処分によって身柄を少年鑑別所に収容されて資質の鑑別と調査を受ける．微罪，初犯であれば不処分，審判不開始となるが，少年少女の資質，環境，罪質などに問題があれば審判が開かれて保護処分が決まる．保護処分には保護観察，試験観察，少年院送致などがあるが，罪状が悪質な場合は検察庁に逆送されて，成人と同じ刑事裁判を受けて刑事処分を受ける．日本の少年の非行は第二次世界大戦後に3つのピークがあり，それぞれ生活型非行（1951年前後），反抗型非行（1964年前後），遊び型非行（1983年前後）と呼ばれている．[1269] ⇨参少年非行→1453

肥厚 thickening 厚さを増していること．例えば肥厚性胃炎では胃底腺粘膜が正常の構造を保持しつつ厚さが2-3倍になる．肥厚性鼻炎では慢性刺激などによって下鼻甲介粘膜が厚くなり，高血圧症では圧負荷によって左心室壁に肥厚が認められる．[1531]

皮厚⇨同皮下脂肪厚→2429

鼻孔 nare 鼻，咽頭，肺へと通じる呼吸の流入出路．前方は外鼻孔，後方は後鼻孔．[953] ⇨参鼻腔→2433

鼻甲介 turbinate, nasal turbinates, concha nasalis 鼻腔の外側壁で内側に突出した上・中・下鼻甲介の3つ

の甲介をいう．各鼻甲介の下方にはそれぞれ上・中・下鼻道が存在．[451]

鼻口蓋神経ブロック　nasopalatine nerve block　歯科治療時の麻酔，三叉神経痛の疼痛除去に用いられる麻酔法．切歯後部の切歯管に針を刺入し，放散痛が得られたら 0.5-1.0 mL の局所麻酔薬を注入する．[485]

鼻甲介切除術⇨同下甲介切除術→492

微好気性菌　microaerophile, microaerophilic bacterium　増殖のために，大気中に存在するよりも低い濃度(5%以下)の酸素を必要とする細菌．代表的な細菌としてカンピロバクター *Campylobacter*〔属〕やヘリコバクター *Helicobacter*〔属〕がある．[324]

被後見　wardship⇨同禁治産→799

皮垢抗原　dander antigen　ネコ，イヌ，ウマ，ウサギなどの動物の皮垢(皮膚のあか dander)は，その毛髪などに比べ強い抗原性が認められ，アレルギー疾患を有する患者の 5-40% が，これらに対する皮膚試験に陽性を示す．皮垢抗原負荷試験に反応を示す患者は，皮垢抗原に対する曝露を避けることが重要である．また，皮垢抗原とダニ抗原などが交差反応を示す場合やペットに寄生するダニが問題となることも多く，アレルギー患者は室内でのペット飼育は避けるべきである．[1370]

粃糠(ひこう)疹　pityriasis　角質層が剝離し，頭皮のふけの大きさで皮質面に固着した状態をいう．脂漏性皮膚炎，類乾癬，癜風，ジベル Gibert バラ色粃糠疹，毛孔性紅色粃糠疹，顔面単純性粃糠疹など種々の疾患で生じる．[1492]

肥厚性胃炎　hypertrophic gastritis　臨床的にはメネトリエ Ménétrier 病もしくは巨大皺襞性胃炎と呼ばれるもの．組織学的には胃体部の腺粘膜が肥大し，胃体部大彎の粘膜ひだが全体的に太くなり蛇行する．本態は不明であり，内分泌異常が疑われている．タンパク漏出症を合併し低タンパク血症と全身の浮腫を認めることがある．メネトリエ病の場合，軽症であれば経過観察されるが，タンパク漏出が高度の場合には内科的治療(中心静脈栄養療法，輸血)，外科的治療(胃全摘，部分切除)が選択される．他方，限局性肥厚性胃炎と呼ばれる病態があるが，これはヘリコバクター・ピロリ菌 *Helicobacter pylori* の局所的な感染に伴う萎縮性過形成性胃炎が原因とされ，抗生物質による除菌治療によって粘膜の肥厚は改善される．[1267]　⇨参胃炎→216，慢性胃炎→2748，胃巨大皺襞(すうへき)症→222

●肥厚性胃炎

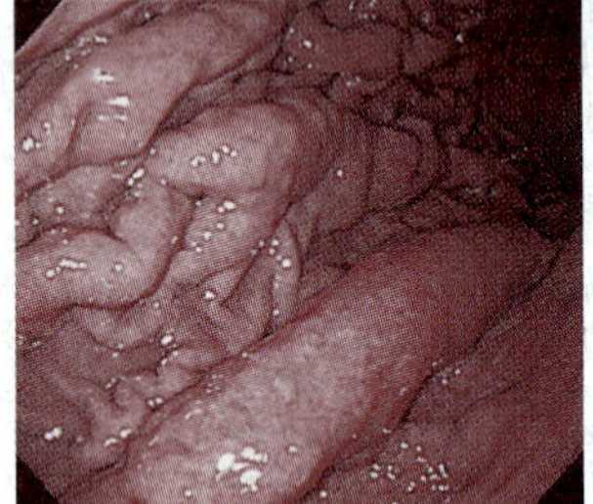

(写真提供　中村真一先生)

粃糠(ひこう)性脱毛症　alopecia pityroides　頭部粃糠疹による頭皮の脆弱化を原因として生じる脱毛症．脱毛部頭皮に多数の鱗屑，落屑を伴い，脱毛した毛孔下端に未角化の根鞘の付着を認める．治療は，頭部粃糠疹に準じ，頻回の洗髪により防止できる．[1492]　⇨参頭部粃糠(ひこう)疹→2129

肥厚性瘢痕　hypertrophic scar　［偽性蟹足(かいそく)腫］　外傷や熱傷の治癒過程で膠原線維の過剰増殖が起こり，皮膚に紅色で表面平滑な隆起性局面が生じたもの．手術や外傷などで一時離断された組織は瘢痕組織(結合組織)により修復される．修復後も瘢痕組織が増加を続け，以前の皮膚表面よりも隆起する．真性ケロイドとは異なり最初の病巣をこえて増大し続けることはない．発赤，瘙痒，疼痛などを伴うが，約6か月ほどでそれらの症状は消退．治療は，副腎皮質ホルモン剤の局部注入，密封閉鎖やスポンジ，シリコンゲルによる持続圧迫，トラニラスト内服などが行われる．数年のうちに萎縮し，平坦化する．[1492]

肥厚性鼻炎　hypertrophic rhinitis　慢性の鼻炎で粘膜および粘膜下の炎症による慢性的な肥厚がある．特に血管，結合織の肥厚が著明である．下鼻甲介，中鼻甲介，鼻中隔結節の肥大があり，粘膜の表面は凹凸不整となる．鼻閉，嗅覚障害，鼻漏，頭痛などの症状を伴う．副鼻腔炎を併発していることもある．治療は，血管収縮薬の点鼻などの保存的治療を行う．点鼻薬の使用で効果がない場合は，肥厚した粘膜を切除する下鼻甲介切除や，粘膜は残して下鼻甲介骨を切除する粘膜下下鼻甲介切除を行う．これらの手術療法は術後に出血をきたすことがあり，術後の止血処置は十分に行うことが必要である．最近ではレーザー手術で肥厚した粘膜を蒸散，焼灼する治療も行われ，術後の出血は心配がなく，表面麻酔のみで十分であり，日帰り手術が可能である．[887]　⇨参萎縮性鼻炎→234

肥厚性幽門狭窄症　hypertrophic pyloric stenosis；HPS　［肥大性幽門狭窄症，先天性肥厚性幽門狭窄症］　幽門部輪状筋の肥厚により内腔が狭窄された状態をいう．それにより胃内容物の排泄障害が起こる．先天性と成人性の2つに分類される．先天性は生後 4-8 週頃の男児に多く，哺乳後の無胆汁性噴水状嘔吐が特徴．嘔吐を起こすことにより脱水を認め，低クロル性アルカローシスをきたす．右上腹部に表面平滑，可動性のある弾性硬のオリーブと呼ばれる腫瘤を認め，腹部単純 X 線検査にてガスで増大した胃を認める一方，腸管ガスは少量．消化管造影では，幽門部の狭小と延長(ストリングサイン string sign)と肥厚した幽門筋による十二指腸球部底部の圧迫像(カークリンサイン Kirklin sign)を呈する．腹部超音波検査では，胃幽門筋の肥厚した胃幽門部のくちばし徴候 beak sign やショルダーサイン shoulder sign が特徴的．治療は粘膜外幽門筋切開術(ラムステット Ramstedt 手術)である．成人性は消化性潰瘍や胃癌に合併してみられることがある．30-60歳の男性に多いが，わが国ではまれな疾患である．治療は，幽門側胃切除と胃十二指腸吻合術などを行う．[1267]

非構造ウイルスタンパク質　nonstructural viral protein；NS　ウイルス粒子を形成する構造タンパク質やウイルスが増殖するための機能タンパク質以外のタンパク質で，ウイルス粒子内には存在せずに感染細胞内でウイ

ルス増殖やゲノム複製に関与しているものと考えられる.[1113]

脾梗塞 splenic infarction ［脾臓梗塞］ 腫瘍，炎症，血栓，塞栓症，外傷などに起因する脾動脈循環障害により生じる虚血性病変．左側腹部の激痛で発症するが，疼痛の消退は速やか．左肩への放散痛を認めることもある．無症状で健診などで偶然発見されることも多い．腹部CT検査で，脾臓に楔形の低濃度吸収域や非造影領域を認め，臨床症状を総合すれば診断は容易．鎮痛や安静のみの対症療法でよいが，まれに敗血症性の脾梗塞により脾感染を合併し，摘脾術を要することもある.[1050]

非交通性⇨同閉鎖性⇀2618

非交通性水頭症 noncommunicating hydrocephalus⇨同閉塞性水頭症⇀2619

非コード領域⇨同ノンコーディング領域⇀2316

鼻呼吸 nasal respiration，nasal breathing 口を閉じた状態で鼻孔を通して外気を取り込み，また呼出する呼吸法．外気を取り込む際，鼻毛および鼻粘膜線毛上皮によって異物の侵入が防御される.[162]

非固着性シリコーンガーゼ non-adherent silicone treated gauze 2度熱傷の局所療法は感染の予防と創面保護が主体である．創面は湿潤状態 wet environment を保つことにより上皮化が促進されるので，この目的に合わせた種々の創傷被覆材が開発されたが，抗菌性がないため感染を生じることが多く，抗菌薬含有の軟膏療法が必要となった．非固着性シリコーンガーゼ(トレックス®ガーゼ Trex® gauze)は非固着・剝離性，耐油性，耐薬性，生理的不活性などの特性をもち，オルガノポリシロキサン organo-poly siloxane を通気性の大きい合成繊維上に固定したものである．このガーゼを創傷面に直接置くと，分泌物はガーゼに吸収され，ほとんど無痛・無刺激状態でガーゼの剝離が行われ，再生上皮の剝離脱落が少ない．また，種々の軟膏を調剤してガーゼに塗布して創面に当てることもできる.[380]

腓(ひ)骨 fibula，calf bone 下腿の後外側を脛骨と平行して走る長〔管〕骨．体重を支えないため脛骨に比して著しく細い．上端は肥大して腓骨頭となり，皮膚から容易に触診できる．その外側を総腓骨神経が横切っているため外圧に対して圧迫麻痺(足を組んだ座位でのしびれなど)を起こしやすい部位である．下端は外側がふくらんで外果(外くるぶし)となり，内側は足関節の関節面の一部となる．腓骨頭および骨幹部には長腓骨筋，短腓骨筋，ひらめ筋など下腿の前側，後側の多くの筋が停止している.[873]

鼻骨 nasal bones 外鼻の骨格を形成する骨の1つ．鼻根部，鼻背部の基礎をつくる左右一対の長方形の骨で，上方で前頭骨，下方で外側鼻軟骨と接し梨状口(頭蓋の前鼻口)の上縁をなす．側方で上顎骨，内前方で鼻中隔軟骨，内後方で篩骨垂直板と結合している．転倒や殴打などの外傷により骨折をきたすことが多い.[887] ⇨参鼻腔⇀2433

尾骨 coccyx 脊柱の下端，仙骨の下位に位置する尾椎が融合したもの．骨性骨盤腔の最下端を占めている．胎児期に9個ある尾椎のうち成長とともに下方のものが退化して上方の3-6個が残り，成人で全部あるいは一部が癒合．第1尾椎は横突起や上関節突起など不完全ながら椎骨の特徴を残し，下部から第1尾骨神経を出すが第2尾椎以下は痕跡的な椎体だけで神経はない．60歳前後で性差なく仙骨と癒合する.[337]

非骨化性線維腫⇨同線維性骨皮質欠損⇀1748

腓(ひ)骨筋⇨参下腿外側の筋⇀519

尾骨筋 coccygeus，musculus coccygeus 坐骨棘と仙棘靱帯を起始とし，尾骨と第5仙椎外側線に停止する三角形の膜状の筋．ヒトでは退化している．第3-5仙骨神経の支配を受け，肛門挙筋の背側でともに骨盤隔膜を形成する.[337]

腓(ひ)骨筋区画症候群 peroneal compartment syndrome 下腿の外側区画に生じる筋区画症候群．原因として，骨折や打撲などの外傷，熱傷，薬物中毒，運動などがある．単独，あるいは他の筋区画症候群と同時に生じるが，前区画症候群よりはるかに少ない．症状は長・短腓骨筋の運動麻痺と足背部の感覚障害で，治療は他の筋区画症候群と同様に早期の筋膜切開である.[337] ⇨参コンパートメント症候群⇀1144，前脛骨筋症候群⇀1755

腓(ひ)骨骨折 fibular fracture，fracture of fibula 発生部位により近位の腓骨頭部，中央の骨幹部，遠位の足関節外果周辺に分けられる．頭部と骨幹部の骨折は単独で生じることは少なく，ほとんどが膝関節の骨折や脱臼か脛骨骨幹部骨折に伴う．骨幹部骨折の特殊なものとして，足関節骨折に伴って近位骨幹部に生じるメゾヌーヴ Maisonneuve 骨折がある．治療は，頭部・骨幹部骨折では合併する膝関節や脛骨の治療だけで十分で，腓骨自体には不要なことが多い．遠位外果部は足関節の適合性によって保存療法か手術かを決める．骨幹部の単独骨折は痛みに応じて保存的な対症療法でよい.[337]

鼻骨骨折 fracture of nasal bone，nasal fracture 外傷による顔面骨骨折のうち鼻骨が損傷を受けたもの．顔面骨折のうち最も頻度が高く，他の部位の顔面骨骨折との合併もある．受傷直後は外鼻の変形の観察は容易であるが，それ以後から4-5日間は皮下浮腫や出血のため変形の度合の把握は不正確になる．鼻中隔の骨折にも注意する．X線検査では鼻骨軸位法，側面法とウォーターズ Waters 法を行う．CT検査も有用である．受傷後1-2週間であれば非観血的に整復が可能であるが，陳旧例では観血的整復が必要となる．整復にはワルシャム Walsham 鉗子やランゲンベック Langenbeck 剝離子が用いられる.[736]

尾骨骨折 coccygeal fracture，fracture of coccygeal bone 尻もちをついたとき，出産で児頭が大きい場合に娩出するときなどに発生する．自然治癒することが多い.[1141]

尾骨神経ブロック⇨同仙骨麻酔⇀1759

腓(ひ)骨神経麻痺 peroneal nerve palsy 通常は総腓骨神経の麻痺の意味で用いられる．総腓骨神経は膝窩部で坐骨神経から分岐し，腓骨頸部に接して前方へ回り込み長腓骨筋筋膜の深層へ入りながら，浅・深両腓骨神経に分かれる．原因としては，膝窩周辺の外傷と腓骨頭部での圧迫が多いが，殿部や大腿部での坐骨神経損傷，長時間の蹲踞，腫瘍などによっても生じる．症状は，足関節と足趾の背屈不能，下腿外側から足背にかけての感覚鈍麻で，完全麻痺では下垂足を呈し，歩

容が鶏歩となる.[337]

尾骨痛　coccygalgia, coccygodynia　単に症状を意味する場合と狭義に疾患名(外傷や炎症・腫瘍などによる)として用いる場合とがある. 明らかな原因が見つからない尾骨の痛みを指す. 軟部組織の異常, 体質的な彎曲異常, 心因など諸説があるが, 診断には他疾患の除外が必要. ほとんどが局所の安静で軽快するが, まれに部分切除術の報告もある.[337]

腓(ひ)骨頭　caput fibulae, fibular head　腓骨近位端の球状に膨隆した部分. 頭側は近位脛腓関節面となっており, 外側後方に突出する部分を腓骨頭尖という. 近位外側は大腿二頭筋と外側側副靱帯の付着, 遠位では前外側が長腓骨筋, 前内側が長趾伸筋, 後方はひらめ筋の起始となっている.[337]

ピコルナウイルス感染症　picornavirus infections　ピコルナウイルス科のエンテロウイルス, ライノウイルス, ヘパトウイルス属に属するウイルスによる疾患. エンテロウイルス属に属するポリオウイルス, コクサッキーA・Bウイルス, エコーウイルス, エンテロウイルスによる感染は不顕性感染が多いが, 臨床症状は多彩で重症度もさまざまである. 1種類のウイルス感染が異なる症状を示したり, 異なるウイルス感染で同一疾患を起こす. 代表的な疾患として, 急性灰白髄炎(ポリオ), ヘルパンギーナ, 無菌性髄膜炎, 麻痺, 急性出血性結膜炎, 手足口病, 発疹, 心筋炎, 心膜炎などがあり大半は非特異的な熱性疾患である. A型肝炎はヘパトウイルス属のA型肝炎ウイルスに汚染された飲料水や食物などからの経口感染による肝臓の急性炎症. 鼻かぜ(急性鼻炎)はライノウイルスを主病原とする鼻粘膜の急性カタル性炎症.[909] ⇨参A型肝炎→27, 鼻かぜ→2388, 急性脊髄前角炎→735

脾コロニー形成細胞　colony forming unit in spleen ; CFU-S　[CFU-S]　脾コロニーを形成する細胞. 1961年カナダのティル James E. Till とマカロック Ernest A. McCulloch が報告した. はじめは colony forming unit (CFU) と呼んだが, のちに *in vitro* の軟寒天法で造血細胞コロニー形成法が成功し, これと区別する必要から前者を脾コロニー形成細胞 colony forming unit in spleen (CFU-S), 後者をコロニー形成細胞 colony forming unit in culture (CFU-C) と呼ぶようになった. CFU-S は多能性幹細胞であり, 自らが枯渇してしまわないための自己複製能とあらゆる種類の血液細胞へ分化しうる能力を有している.[1377]

比コンプライアンス　specific compliance　肺コンプライアンス(肺の伸展性)は肺気量に依存する. 例えば, 一側肺全摘術を受けた患者は, 残った肺の弾性が変化しなくとも, 肺コンプライアンス(C_L)は約半分になる. 小児や小動物のコンプライアンスも小さい. 肺気量に関係なく, 肺の弾性を表す指標として, 比コンプライアンス(C_L/機能的残気量)が使用される. この値は肺気量とは無関係であり, 約0.06 L/cmH_2O/L.[1213] ⇨参肺胸郭コンプライアンス→2333

微細運動　fine motor　小児の運動発達の2種のうちの1つで, 握る, つかむ, はなす, スプーンや箸を使うなど手の細かい動作, 運動をいう. それに対し, 座る, 歩く, 走る, 木登りなど大きい筋肉に基づく運動を粗大運動という. 3か月頃から意思をもって握るようになり, 4-6か月で手の全体で握る手掌持ちから次第に微細運動が発達し, 11-12か月で母指と示指でのつまみ持ちができるようになる. 以後, スプーンや箸などの使用, 積み木を積み重ねたりすることへと成熟していく.[804] ⇨参粗大運動→1846

微細管⇨同微小管→2442

非細菌性前立腺炎　nonbacterial prostatitis　前立腺炎の分類の中で, 前立腺炎の症状を有し, 前立腺圧出液に白血球が増加しているが, その培養で細菌が検出されない病態. 多くは慢性前立腺炎の状態であり, ウレアプラズマ *Ureaplasma* などが関連していると考えられているが, まだ不明の微生物による可能性もある. 治療は抗菌薬の投与を行う.[353]

微細脳機能障害　minimal brain dysfunction ; MBD⇨同微細脳損傷症候群→2438

微細脳機能不全症候群　minimal brain dysfunction syndrome ; MBD⇨同微細脳損傷症候群→2438

微細脳損傷症候群　minimal brain damage syndrome ; MBD syndrome　[微細脳機能障害, MBD, 微細脳機能不全症候群]　他人との協調における障害, 過度な身体活動, 衝動性, 情動の不安定性, 集中力持続困難, そしてしばしば特有の学習障害を示す症候群. はじめて学校に通い始める時期に明らかになることが多い. 注意欠陥障害の原因の1つ.[935] ⇨参注意欠陥・多動性障害→1983

膝(ひざ)折れ　buckling　下肢に荷重した際, 膝関節を伸展位に保持できず急激に屈曲が生じてしまう現象. 大腿四頭筋の筋力低下によるもので, 麻痺性あるいは疼痛性疾患でみられる.[337]

膝カフ　knee cuff　下腿義足であるPTB式下腿義足の付属品. 大腿下部周囲を覆い, 膝蓋骨直上から膝蓋腱中央の高さでソケット中央から10-15 mm後方の位置につく革製のベルト. 機能的には歩行時の義足の懸垂力として働く. 消耗品としてとらえ, 1年に1回の交換が必要である.[834] ⇨参PTB下腿義足→97

●膝カフの取り付け

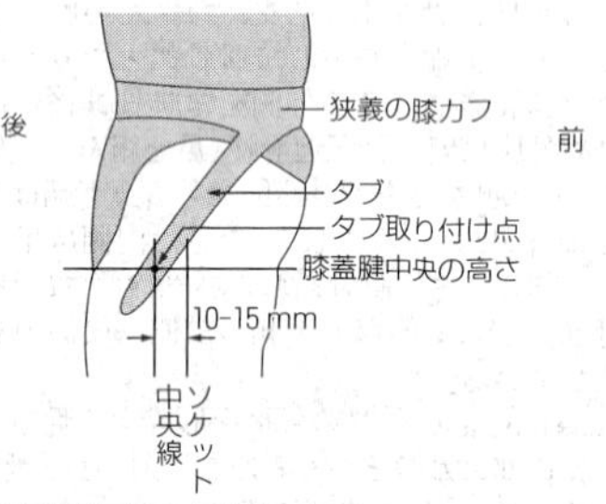

川村次郎(日本整形外科学会・日本リハビリテーション医学会監):義肢装具のチェックポイント 第5版, p.160, 図238, 医学書院, 1998

膝関節　「しつかんせつ(膝関節)」の項目を見よ

膝義足　knee disarticulation prosthesis　膝関節離断に対し, 体重を支え歩行可能とするために用いられる義足で, ソケット(差し込み式, 全面接触式), 膝継手, 下腿部, 足継手部, 足部からなる. 断端末が広い荷重面をもち安定性が得られる, 優れた懸垂機能をもつといった利点がある.[1202]

膝くずれ　giving way⇨同ギビングウェイ→702

膝(ひざ)**伸展下肢挙上試験** straight leg raising test ［下肢伸展挙上テスト，SLR テスト］ 腰部神経根または坐骨神経の異常を調べる検査法．被検者を仰臥位とし，検者が被検者の膝を伸展位に保ったまま下肢を挙上．正常では垂直近くまで痛みなく挙上できるのに対し，それ以下の角度で痛みを訴えたり，抵抗のために挙上できなくなった場合を陽性とし，挙上角度と痛みの部位を記載する．坐骨神経の伸展によって，腰部神経根あるいは坐骨神経の過敏状態にある部分が刺激されることによる．ラゼーグ Lasègue 試験と似るが厳密には異なる．[337]

●膝伸展下肢挙上試験

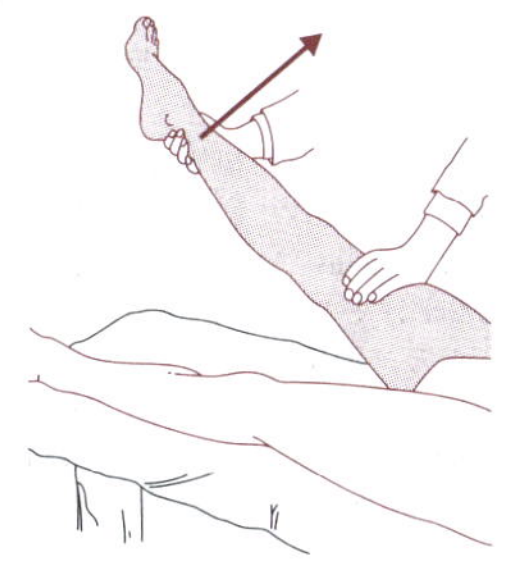

膝立ち kneeling 床に両膝をついた状態で，膝より近位部は直立位となる．基底面は膝から足部のみでつくられ，姿勢保持に立位よりも体幹，股関節周囲の保持に努力を要することが多い．[249]

膝継手 knee joint 下肢装具では，膝関節の動きを調整する部分．義足では大腿と義肢をつなぎ，膝関節の動きを代償する部品．装具においてはダイヤルロック式，スイスロック式などの種類があり，義足では面摩擦膝，多軸膝，生理膝，流体制御膝などの種類がある．[1202]

久山町研究 Hisayama study 1961(昭和 36)年から行われている福岡県久山町(人口約 7,600 人)の 40 歳以上の全住民を対象とした前向きコホート研究．特に脳卒中，心血管疾患と生活習慣病との関連における疫学研究として有名．年齢分布や職業構成は全国と比較しても偏りがなく，特徴として住民の 8 割以上が検診に参加し，調査追跡率が 99% 以上と高く，また死亡時の剖検率が 8 割と高いことなどから，信頼性の高い日本人の疫学調査として知られている．[1171]

膝離断 knee disarticulation 解剖学的な膝関節離断 through-knee と大腿骨顆部切断を含む．利点として，①広い断端支持が可能であること．膝立ちで歩けるために和式生活には適している，②出血量をはじめ手術侵襲が少ないこと，③断端荷重性と大腿部の，てこの長さにより義足のコントロールによる安定性が得られやすい，④大腿骨顆部の膨隆によりソケットの懸垂が得られやすい．欠点として，①血行障害時には従来の前方の長い皮膚弁では創の良好な治癒が得にくい，②大腿骨顆部が大きいため不格好となりやすい，③ソケットの良好な適合が得られにくい，④遊脚相制御装置をつけるスペースがない，などがあげられる．最近の切断手技の改善および遊脚相制御機構をもつ膝継手の開発により，大腿切断よりも優れた切断部位としての評価を得ている．[525] ⇨参下肢切断→495，関節離断術→628

膝離断性骨軟骨炎 osteochondritis dissecans〔of the knee〕；OCD 関節面から骨軟骨片が分離する疾患．原因は不明であるが，外傷という考え方もある．10-20 歳代に発症し，男性に好発．膝・肘関節に好発．膝関節の場合は疼痛，特に運動時痛が強く，完全に遊離すると膝の嵌頓(locking)が生じる．観血的治療として，遊離骨軟骨片の摘出，遊離片整復固定，骨髄穿孔術(ドリリング，マイクロフラクチャー)，骨軟骨柱移植(モザイクプラスティ)などが行われる．最近では，軟骨細胞移植も試みられている．[874]

●離断性骨軟骨炎の関節鏡視像(大腿骨内顆)

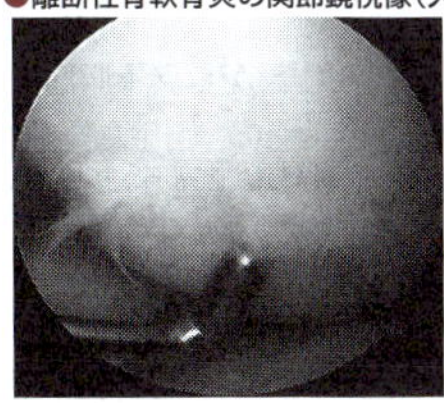
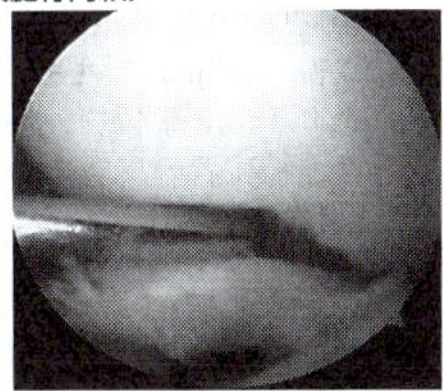

膝ロック lock knee gait 大腿四頭筋の筋力低下がある場合の歩行方法の 1 つ．患側下肢で体重を支持する際，膝折れを防止するために膝関節を最大伸展位に保持して立脚する状態のこと．重心線を膝の前方へ位置させて立脚するように歩行する．[884]

ビザンツ医学 Byzantine medicine ［ビザンティン医学］首都ビザンティン(現在のイスタンブール)の名を冠した東ローマ帝国(395-1453)時代の医学．基本的には，古代以来のヒポクラテス Hippocrates，ガレノス Galenus 医学の継承である．初期の代表的医学者としては『医学要覧』の著者オレイバシオス Oreibasius を模範とする，アエティオス Aetius，アレキサンドロス Alexandros，パウロス Paulus などがいる．彼らは当時のギリシャ医学の体現者であり，ビザンツ医学の水準を高めたとされる．痘瘡，赤痢，コレラ，ペストなどの疫病に関する記載はこの時代の医書の特色である．事実この時代は各種疫病の大流行の時代だった．ユスティニアヌス Justinianus 帝の 531-580 年にかけて悪疫の大流行があり，医学史上これをユスティニアヌスのペスト Plague of Justinian と呼んでいる．ビザンツ医学の後期は，全体として，独創的展開がみられない．わずかにメレティオスの通俗医学書，教訓詩のほか，テオファネス=ノンノス(9-10 世紀)，ニケタスの外科書，ステクアノス=マグネーテスの薬剤書(11 世紀)，ニコラス=ミレプソス Nicholas Myrepsos の処方集，デメトリオス=ペパゴメノース Demetrios Pepagomenos の痛風論(13 世紀)，ヨアンネス=アクアトゥアリオス Joannes Actuarius の医学書(14 世紀)がビザンツ医学の最後を飾る名著である．ビザンツ医学の晩期には，ペルシア，アラビア，インドなどの中近東およびアジア文化の影響を広く受けるに至る．1453 年ビザンツ帝国は滅亡する．[733]

ビザンティン医学⇨同ビザンツ医学→2439

皮脂 sebum 脂腺からの分泌物で，脂質と細胞の残骸との混合物．表皮では皮脂のほか表皮細胞由来の皮質が加わり，表皮脂質を形成する．汗とまじりあうことで，皮表脂質は油性，湿性の弱酸性膜となり，皮膚や毛を潤し柔軟に保つとともに，抗真菌作用，抗細菌作用などのバリア機能を発揮する.[778]

肘(ひじ) elbow 上腕骨，橈骨，尺骨の間につくられる関節．上腕骨滑車と尺骨滑車切痕の間の腕尺関節，上腕骨小頭と橈骨頭の間の腕橈関節，尺骨滑車切痕と橈骨頭環状面の間の上橈尺関節の，種類の異なる3つの関節からなる．腕尺関節は肘の屈伸，腕橈関節は肘の屈伸と前腕の回内外，近位橈尺関節は前腕の回内外に関与する.[337]

肘関節 「ちゅうかんせつ(肘関節)」の項目を見よ

皮脂欠乏症⇨同ドライスキン→2160

皮脂厚⇨同皮下脂肪厚→2429

皮脂厚計 caliper ［キャリパー］ 体表から皮下脂肪の厚さを0.1 mm単位で測定する器具(キャリパー)．測定時は，被検者の皮膚をつまんで器具を下方45度に向けて測定する．肩甲下部や上腕背側で測定されることが多いが，皮膚の厚さや姿勢などに影響されて誤差も生じやすいため同一部位を数回測定し，平均値を測定値とする．身体各部位の体脂肪や皮下脂肪，内臓脂肪の程度を把握し，糖尿病や心疾患などの予防，治療，食事療法に活用するためのデータであるが，健康教育やダイエットの指標に使用されることも多い．超音波式の皮脂厚計では，特定の内臓の脂肪の程度まで測定することができる.[976]

非事故性外傷 non-accidental trauma；NAT⇨同被虐待児症候群→2432

非指示的精神療法 nondirective psychotherapy ロジャーズ Carl R. Rogersの来談者中心療法において，面接者は忠告や助言などの指示的な働きかけを控え，来談者自らの自由な表現を重視する場面構成を行い，受容や明確化などの非指示的手段を重視するため，それまでのカウンセリングと対比して非指示的精神療法と呼ぶ．ロジャーズは，援助過程の実現のために必要な治療者の態度として，無条件の肯定的配慮 unconditional positive regard，共感的理解 empathic understanding，そして真実性 genuinenessを重視している．ロジャーズの考え方は現在のカウンセリング理論に大きな影響を与えた.[277] ⇨参来談者中心療法→2890

皮脂腺 sebaceous gland ［脂腺］ 真皮中層にあり，色調の淡い細胞質に富む細胞が分葉状に増殖している外分泌腺で，脂腺ともいう．分葉の辺縁部で細胞分裂を行い，成熟して細胞質内に脂質を蓄積するとともに細胞核を失って分葉中心部に移動し，細胞ごと腺管から分泌される．頭皮，前額，眉間，鼻翼，前胸部，肩甲部，腋窩，外陰部などのいわゆる脂漏部位に多く，手掌および足底には認められない．通常，毛包漏斗部に結合しているが，口唇，頰粘膜，小陰唇，乳輪，包皮に存在するものは毛包との関連をもたない．男性ホルモンにより増殖が促進されるため，思春期以後肥大し，皮脂分泌が増す．脂肪成分は大半が中性脂肪およびその分解物で，その他にリン脂質，コレステロールエステルなどからなる．(図参照⇒皮膚→2468)[139]

鼻歯槽囊胞 nasoalveolar cyst⇨同鼻前庭囊胞→2449

非持続性心室頻拍 nonsustained ventricular tachycardia；NSVT 心室期外収縮が3連発以上続く心室頻拍のうち，30秒以内に停止する場合をいう．頻拍の機序として非リエントリー性のものが多く，持続性心室頻拍ほど危険でないことが多い．心筋梗塞や心筋症などの心疾患で認められるが，その他に基礎心疾患を伴わない例(特発性)にも多く認められる．特発性の非持続性心室頻拍はそのほとんどが右室流出路から発生して，心電図波形は左脚ブロック+下方軸を呈する.[426] ⇨参持続性心室頻拍→1300

肘台付松葉杖 platform crutch ［プラットホーム杖］ T字杖の握り手の代わりに肘を支える台が固定され，握り手がその前方についている杖．前腕を肘を支える台にのせ，肘関節を自然に曲げた状態で体重を支えることができる．前腕で体重を支えるため，肘関節や手関節に負荷がかからず自然な状態に保てるので，両関節への免荷目的で用いられる．⇨参松葉杖→2741

比湿⇨同相対湿度→1820

皮質萎縮 cortical atrophy 副腎皮質の萎縮で，ACTHの欠乏により皮質の大部分を占める束状帯と網状帯に起こる．副腎皮質腺腫の発生により代償的に下垂体前葉からのACTH分泌が抑制された場合や，治療目的の副腎皮質ホルモン剤長期投与によっても起こる.[1531]

皮質下血腫 subcortical hematoma⇨同皮質下出血→2440

皮質下出血 subcortical hemorrhage ［皮質下血腫］ 高血圧性，血管奇形の破裂，高齢者でのアミロイドアンギオパチーなどが原因．頭痛，痙攣，不全麻痺，失語，失行，失認などを呈する.[935]

皮質下性感覚失語症 subcortical sensory aphasia ［リヒトハイム失語］ 表出性失語 expressive aphasiaの一型．患者はしゃべれないが，言いたい単語の音節の数を指で示すことなどはできる．ドイツの病理学者，神経内科医のリヒトハイム Ludwig Lichtheim(1845-1928)により記載された.[935] ⇨参失語→1311

皮質下性失語 subcortical aphasia 大脳基底核や視床など皮質下の損傷により生じた失語を指す．皮質機能との関連を考えることが重要である．大脳基底核の損傷では，片麻痺を伴う失語症状が出現する(例：線条体失語)．また視床損傷による失語(視床失語)では，動揺する言語症状，失名辞，語尾の不明瞭，復唱の保存がみられる.[413]

皮質下性認知症 subcortical dementia 皮質下の神経組織の変性と関連して生じる認知障害．特徴として，健忘，思考プロセスの著明な遅延，活動低下を伴った人格変化，感情鈍麻，抑うつ(鬱)があげられる．ときに焦燥感，多幸症を認める．不適切な感情表現もありうる．抽象概念を操ることが困難(計算ができなくなる)となる．構音障害，運動障害を合併するのが一般的．代表的な原因疾患は，パーキンソン Parkinson病，進行性核上性麻痺，ハンチントン Huntington病，進行性皮質下神経膠症，ハラーフォルデン・シュパッツ Hallervorden-Spatz病(HSD)，正常圧水頭症，傍正中視床梗塞などである．皮質性の障害(失語，失行，失認，視野障害など)は明らかではない.[935]

皮質下脳波⇨同深部脳波→1600

皮質下白質 subcortical white matter⇨同大脳髄質→1896

皮質間結合 cortico-cortical connection 大脳皮質での同側または両側半球間での神経連絡．運動前野から運動野までのように短い結合から，脳梁を介するものまで多種存在する.[1230]

皮質橋〔核〕路 **corticopontine tract** 前頭葉，頭頂葉，後頭葉，側頭葉の皮質から発する神経線維は内包 internal capsule を経て，大脳脚 cerebral peduncle を通り，内側部と外側部が橋 pons に入り，橋核に終わる．この経路が皮質橋路である．橋核からは横走線維が出て中小脳脚を経て小脳に入る．大脳脚の中間部が錐体路 pyramidal tract であり，これとは異なる．[935]

皮質構築学的領野 **cortical cytoarchitectonic area** 神経細胞体の形，大きさ，密度や線維構造の違いによって区分された大脳皮質の解剖学的分類．ブロードマン Brodmann の脳地図では4野は運動に関係し，構築による分類は特定の機能と相関性をもつ．[1230] ⇨参ブロードマン野⇀2594

皮質骨 **cortical bone**⇨同緻密骨⇀1980

皮質除去固縮⇨同除皮質硬直⇀1494

皮質性運動失語 **cortical motor aphasia**⇨同ブローカ失語⇀2593

皮質性感覚失語 **cortical sensory aphasia**⇨同ウェルニッケ失語症⇀319

皮質性失語症 **cortical aphasia** 運動性失語 motor aphasia と感覚性失語 sensory aphasia の2つがある．前者はブローカ失語 Broca aphasia ともいわれ，古典的な非流暢性失語であり，ゆっくりとして途切れがちの努力性の発語が特徴．責任病巣は優位半球の下前頭回の後方部分，前頭頂領域，島，ローランド Rolando 溝(中心溝)の両側の脳回とその深部構造である．後者はウェルニッケ失語 Wernicke aphasia ともいわれ，流暢性失語の一型であり，言語性および音韻性錯語があり，聴覚理解，復唱，呼称が強く障害されている状態．書字能力も低下するが，文法，発音，音韻，句の長さは正常であることが多い．責任病巣は後部側頭葉，下頭頂葉，外側後部側頭葉の広範な病変で生じる．右大脳半球での病変で生じることもある(dissociated aphasia)．フランスの作曲家ラヴェル Joseph-Maurice Ravel(1875-1937)がこの症状を呈していた．[935]

皮質性組織球症 ⇨同ハンド・シュラー・クリスチャン病⇀2416

皮質脊髄路 **corticospinal tract**⇨同錐体路⇀1622

皮質ネフロン⇨同短ループネフロン⇀1960

皮質白内障 **cortical cataract** ［**楔**(けつ)**状白内障**］ 水晶体皮質の浅層または深層に発生する混濁．水晶体線維に沿って赤道部から中央に向かって楔状に混濁する．加齢白内障でみられることが多い．[1250]

皮質盲 **cortical blindness** ［**中枢盲**］ 外側膝状体から鳥距溝に至る視覚路の障害により生じる視覚障害．まれにアントン Anton 症候群といって，この視覚障害を患者本人が否定するという症状が伴うことがある．完全な失明はめったになく，黄斑回避(中心視野の保存)が生じる．血管障害の場合は回復は望めず，心臓手術や血管造影の合併症の場合は予後はよい．亜型として，常染色体劣性遺伝の先天性疾患もあり，この場合，多指症，精神遅滞，発育不全を伴う．[935] ⇨参アントン症候群⇀209

皮質聾(ろう) **cortical deafness** 両側性に前部および後部ヘシュル Heschl の横側頭回，あるいはそれらとの連絡路が障害された場合に生じるまれな病態．末梢聴覚伝導路は保たれているが，言語，非言語によらず，聴取された音の理解ができなくなる．音の順番や空間的な局在も把握できなくなる．純粋語聾(聴覚性失認)が両側性の上側頭皮質の梗塞で生じうる．[935]

微視的理論⇨同狭範囲理論⇀768

非シナプス性伝達 **ephaptic transmission** シナプスによらない細胞間での情報伝達．平滑筋細胞，心筋線維間で認められるギャップ結合は細胞間通路を通じて直接的に行われる．[1230]

ビシャ **Marie François Xavier Bichat** フランスのパリ学派を代表する解剖学者，生理学者，外科医(1771-1802)．リヨンとパリで解剖学と外科学を学び，のちにパリに私塾を開設．主著は『Anatomie générale, appliquée à la physiologie et à la médecine(解剖学総論，その生理学と医学への応用)』(1801)．病理解剖に基づき人体の構成要素として21の組織を分け，その働きを感覚性と収縮性をもとに生と死の相の中に系統立てて説明し，病理組織学の基礎を築いた．脳のビシャ裂溝とビシャ管，仙腸のビシャ靱帯などにその名を残している．[983]

非社会性パーソナリティ障害 **dissocial personality disorder** ⇨同反社会性パーソナリティ障害⇀2410

微弱陣痛 **weak pains** ［**陣痛微弱**］ 陣痛が弱く分娩が進行しない状態．陣痛が起こりながらまったく分娩が進まない原発性微弱陣痛と，ある程度進行したが陣痛が弱まってしまう続発性微弱陣痛がある．子宮収縮の周期が長く，持続時間は短いことが多い．[998] ⇨参異常陣痛⇀236

比尺度⇨同比率尺度⇀2497

脾腫 **splenomegaly** ［**巨脾**］ 脾臓が腫大した状態の総称．正常では脾は肋骨弓内に存在しており，肋骨弓下で触知される場合は脾腫があるといえる．通常，正常重量(100-150 g)の約2倍になると触知される．脾腫をきたす疾患は，①感染症(ウイルス感染，マラリアなど)，②膠原病〔全身性エリテマトーデス(SLE)，サルコイドーシス〕，③血液疾患(溶血性貧血，白血病，悪性リンパ腫，慢性骨髄増殖性疾患)，④門脈循環障害(肝硬変，特発性門脈圧亢進症，バッド・キアリ Budd-Chiari 症候群)，⑤代謝異常症(ゴーシェ Gaucher 病，ニーマン・ピック Niemann-Pick 病)などがあげられる．巨大脾腫(左肋骨弓下より8 cm 以上，脾重量 1,000 g 以上)をきたす疾患は，慢性骨髄性白血病，慢性リンパ性白血病，骨髄線維症，マラリアなどがあげられる．[869]

比重 **specific gravity；sp.gr.,sg** ［**sp.gr.，sg**］ ある物体の密度を，同体積の基準となる物体の密度との比で表したもの．通常，液体や固体の基準として用いるのは4℃ の水で，液体ないし固体の比重が2であれば密度はその2倍である．気体では0℃，1気圧の空気や水素を基準とすることが多い．[1505]

比重計 **hydrometer** ［**浮きばかり**］ 水と同じ体積の液体の質量(比重)を測定する器具で，浮きばかりや比重びんなどの種類がある．浮きばかりは目盛りのついたガラス管を測定しようとする液体の中に入れ，液面の位置の目盛りを読みとることで比重を測定できる．[258]

微絨毛 **microvillus, microvilli** ［**微小絨毛**］ 小腸，腎尿細管，精巣上体管などの上皮細胞の自由表面に多数存在する微細な指状の突起で，大きさや機能は細胞の種類によってさまざま．小腸の吸収上皮細胞では直径80 nmで長さ1-1.5 μm，1細胞につき約1,000本存在し，表面積を増加させることで吸収能率を上げている．[152] ⇨参刷子縁→1189

脾腫性肝硬変症　splenomegalic liver cirrhosis　［巨脾性肝硬変症］　脾腫に起因する肝硬変症という歴史的概念．1904年バンチ Guido Banti(1852-1925)が肝硬変を惹起する脾腫を独立疾患として報告したが，現在では肝硬変に至るこうした疾患の存在は否定的である．[1050] ⇨参バンチ症候群→2415，特発性門脈圧亢進症→2150

鼻出血　nasal bleeding，epistaxis　鼻腔から流出する出血のこと．大部分は鼻中隔彎曲の凸側に多く，鼻中隔前下部のキーセルバッハ Kiesselbach 部位から起こることが多い．季節的には春から夏，特に5月と8月が多い．ただし入院を要する重症例は冬に多い．原因の多くは，くしゃみや咳による特発性鼻出血で，70-85%が特発性である．特発性鼻出血では一過性の脈圧の上昇と鼻粘膜血管壁の強靱性が減少し，小血管が破綻して出血する．その他，外傷や炎症，腫瘍などによる局所的な原因，血液疾患，循環器系疾患などによる全身的な原因によるものがある．また鼻出血の特殊な形態として，月経の代わりに規則的に鼻出血が起こることがあり，これを代償性鼻出血と呼んでいる．これらの原因の明らかなものは症候性鼻出血といわれる．鼻腔に分布する動脈は外頸動脈からのものが90%であり，鼻腔の上方1/3が内頸動脈で，下方2/3が外頸動脈からである．ただし鼻出血の好発部位のキーセルバッハ部位は内・外両頸動脈の吻合が著しく多い．鼻出血は一側性のものが多い．救急処置としては，座位にて軽くうつむき，血液の嚥下を防止し，咽頭に流出したものは吐き出すようにする．また鼻腔を正中方向へ指で両側からつまんで圧迫し，出血を抑制する．持続的な出血には，綿球，ガーゼまたは吸収性止血薬を鼻孔に挿入して圧迫止血する必要がある．鼻腔にガーゼを詰めるベロック Bellocq タンポンによる処置が必要なこともある．反復する頑固な鼻出血には外頸動脈，顎動脈，篩骨動脈の結紮も行われる．患部の冷罨法，止血薬，血圧が高い場合は降圧薬の投与を行う．血圧の下降によるショックには注意が必要である．[887]

鼻出血の救急処置　第1に出血部位を確認し，出血程度，全身状態の把握に努める．出血が中等度以上の例では脈圧や血圧測定が必須であり，出血に伴うショックの対策や輸血や補液，止血薬の投与を考慮する．出血の部位や程度により止血法は異なる．止血法には指頭・綿球による圧迫や，出血点の焼灼，腐蝕，鼻腔タンポン挿入，ベロック Bellocq タンポンやバルーンタンポンなどの後鼻孔タンポンなどがある．また止血がきわめて困難な場合は，外頸動脈・篩骨動脈などの結紮を行う．[451] ⇨参ベロックタンポン→2640，鼻出血止血用バルーン→2442，鼻腔タンポン挿入→2434

鼻出血止血用バルーン　balloon tampon　［バルーンタンポン］　鼻出血の止血用につくられたバルーン．原理はベロック Bellocq タンポン法と同じ．まず，前鼻孔より空気を抜いたバルーンを挿入し，咽頭に至ったらバルーンをふくらませ，管を引いて後鼻孔をふさぐ．続いてもう1つのバルーンを前鼻孔付近でふくらませ，前鼻孔からの血液の流出を防ぐ．本法は健常鼻粘膜の損傷が軽く，ベロックタンポン法よりも患者の苦痛が少ない．またバルーン内の空気量を調節することで圧迫の程度も変えられる．ただしバルーンが破れると止血不能となるのが欠点．[451] ⇨参ベロックタンポン→2640，鼻出血の救急処置→2442

●鼻出血止血用バルーン

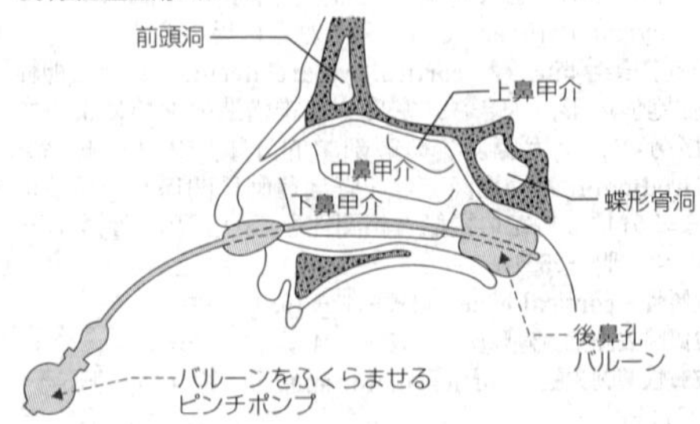

鼻茸(びじょう) ⇨同鼻たけ→2389

微笑うつ(鬱)病　smiling depression　十分な症状をもつうつ病でありながら笑顔を示す患者．通常，うつ病患者は抑うつ感情に一致した抑うつ的な表情を示すが，微笑うつ病患者は面接時に笑顔を示す．女性に多いが，笑顔はしばしば自然であり，無理をしている感じを与えない．一見うつ病らしくみえず，あるいは実際よりも軽症にみえるために医師の判断を誤らせることがある．患者自身はしばしば自分がそのような表情をしていることに気づいていない．もっとも，微笑うつ病はこれらの特徴を示すというのみで，特別の亜型を意味するわけではない．[1115]

尾状核　caudate nucleus　大脳基底核の1つ．全長にわたり側脳室の壁に沿って伸びる前後方向に細長い弓状をした灰白質のかたまり．前方より尾状核頭，尾状核体，尾状核尾に分けられる．尾状核頭は側脳室の前角内に突出する．また，被殻に移行する部分は内包前脚を走る多数の線維により貫かれている．尾状核体は視床の背外側に位置し，視床との境に分界条および分界静脈が存在する．尾状核尾はしだいに細くなりつつ後方へ伸び，視床の後方に沿って腹方，次いで前方に向かって弓状に曲がり，最後は側脳室下角の天井の一部をなし，扁桃体の中心核に接して終わる．構造，線維連絡，機能とも同じものである被殻とともに線条体，あるいは新線条体と呼ばれる．内包が形成されない鳥類以下では被殻，尾状核の区別はなく，〔新〕線条体という．被殻と同様に錐体外路系の一部をなし，大脳皮質の広い領域からの入力線維を受けるが，大脳皮質への出力線維はもたない．[1043] ⇨参被殻→2428，大脳基底核→1895

微小管　microtubule　［微細管］　細胞質内の小器官の1つで，主に細胞の形や細胞の動きを支える細胞骨格として働く．微小管はチューブリン tubulin という二量体タンパク質のサブユニットが13本集合してつくられている中空状の線維で，随時，重合と脱重合を繰り返している．微小管には極性があり，重合，脱重合の盛んなほうをプラス(+)端，緩やかなほうをマイナス(−)端という．一般に，細胞内では運動の盛んな部位にプラス端が配置されている．細胞骨格として神経細胞の突起や精子の鞭毛，上皮細胞の線毛の軸糸を構成するほか，細胞内の小胞やタンパク質の輸送，細胞分裂時には2つの娘細胞への染色体の分離運動などに関与する．細胞骨格となる代表的な線維状の構造には，微小管(直径約25 nm)のほかに中間系フィラメント(直径約10 nm)，アクチンフィラメント(直径約8 nm)などがある．[1044] ⇨参チューブリン→1999

微小管関連タンパク質⇨同微小管結合タンパク質→2443

微小管結合タンパク質 microtubule-associated proteins；MAPs ［**微小管関連タンパク質**］ チューブリンが管状に重合した構造体である微小管に結合し，チューブリンの重合促進，形成された微小管の安定化に寄与している．微小管同士あるいは微小管と他の細胞骨格成分とのリンカーとしても機能する．[747] ⇨参チューブリン→1999

微小血管外科 microvascular surgery 一般に直径1-2 mm前後の径を有する血管の吻合を主体とした手術で，顕微鏡下に血管吻合や修復を行う手技．切断肢指の再接着や血管柄つき組織移植に用いられる外科．この外科の応用により血行を温存したままの手術が可能となり，骨・筋肉・皮膚のほか，神経なども離れた部分に移植できるようになった．微小血管に対する手技であるため，手技を修得するには多少の期間を要する．また吻合後に血栓が形成される場合もあり，吻合の際は，手技の正確さに加えて手術器具，手術用双眼顕微鏡，ヘパリン加生理食塩水などの準備を万全とする．[688]

微小血管障害 microangiopathy ［**細小血管症**］ 径100 μm以下の細動脈から毛細血管を経て細静脈までの微小血管レベルでの血流障害をいう．その機序として組織浮腫による微小血管の圧迫，微小血管の内膜障害，多核白血球による塞栓，微小血栓の形成，微小血管攣縮が考えられている．糖尿病に特徴的な合併症である神経障害，網膜症，腎症は，いずれも高血糖に起因する微小血管障害が主要な原因である．[55]

微小血管性狭心症 microvascular angina 狭心症様の胸痛があって発作時や運動負荷試験で心電図上広範囲な領域で明らかに虚血性ST下降を認めるにもかかわらず，冠動脈造影を行うとまったく正常所見を呈し，冠動脈攣縮の関与もみられない一群の疾患をいう．機能的あるいは器質的冠微小循環障害に基づくとされる．機能的な異常としては心筋細胞レベルでの酸素拡散障害やヘモグロビン酸素解離曲線の異常，乳酸代謝異常，微小血管の盗血現象，内皮機能異常，ジピリダモール投与下にみられる冠予備能の低下などが考えられている．器質的な異常としては心筋生検によって微小血管周囲の線維化に加え，中膜平滑筋の増殖や肥厚による内腔狭小化が認められている．心機能はよく保たれ予後も良好で，治療は症状を改善することにある．発作時は血圧や心拍数が上昇して症状が出現することが多いため，β遮断薬が投与される．[55]

微小結石⇨同微石→2449

微小血栓 microthrombus 非常に小さな血栓．血液の凝固亢進のために生じる播種性血管内凝固症候群(DIC)のときには全身性に多発し，臓器障害をきたすとともに，凝固因子や血小板が消費されて減少し，線溶系の活性化も亢進され，顕著な出血傾向をきたす．微小血栓の多発は，組織トロンボプラスチンの血中への放出や血管内皮障害，免疫複合体などによる凝固系の活性化を引き金として生じる．[1531]

微小興奮性接合部電位 miniature excitatory junction potential；mEJP 伝達物質素量の最小単位の放出により，シナプス後膜もしくは骨格筋の終板に起こる微小な一過性脱分極．前者を微小興奮性シナプス後電位，後者を微小終板電位という．[1274]

微小糸球体病変⇨参微小変化型ネフローゼ症候群→2444

微小斜視 microstrabismus, microtropia 微小角度の斜視があり，斜視眼に偏心固視がみられることもある．その場合，調和性網膜異常対応を示し，両眼視機能は，おおまかな融像と立体視がある．[975] ⇨参斜視→1356

微小終板電位 miniature endplate potential；MEPP 運動神経終末からの伝達物質素量の最小単位の放出により終板に起こる微小な一過性脱分極．神経刺激をまったく加えなくても生じる．[1274]

微小絨毛⇨同微絨毛→2441

微小循環 microcirculation 細小血管，すなわち細動脈～毛細血管～細静脈の血流．毛細血管を流れる血流は神経活動や代謝などにより調節される．毛細血管は組織との物質交換を行い，細胞の生命活動を維持している．[1471]

●微小循環の構築

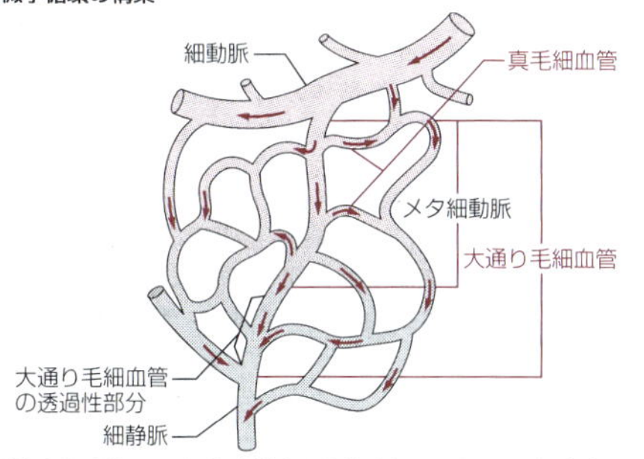

大橋俊夫(小澤瀞司ほか総監)：標準生理学 第7版，p.603，図9-83，医学書院，2009

微小浸潤癌 microinvasive carcinoma ［**子宮頸部癌**］ 子宮頸癌のⅠ期は子宮頸部に限局したものであるが，扁平上皮癌細胞が基底膜をわずかに破って浸潤癌となったもの．基底膜からの浸潤が3 mm未満の場合でⅠa期と分類される．Ⅰa期には原則的に拡大子宮全摘出術が適用されるが，挙児希望が強い場合，状況により円錐切除を実施し子宮温存を検討する．[998]

微小腺腫 microadenoma⇨同下垂体微小腺腫→502

微小塞栓 microembolus 血管を閉塞する栓子のうち，顕微鏡的に観察されるような小さなもの．虚血性心疾患のまれな原因として敗血症から冠状動脈微小塞栓が生じ，微小梗塞を起こすことがある．[1531]

微小電極 microelectrode 先端が0.1～数μmの電極で，細胞内電位や細胞外電位を記録する．通常ガラスを熱して急速に引きのばしてつくる(ガラス微小電極)．[1274] ⇨参ガラス微小電極→551

微小乳癌 minimal breast cancer ［**管内乳癌**］ 臨床的，すなわち触診や画像診断などの手段では捕捉が困難な小さい，あるいは直径5 mm以下の乳癌を指す．早期乳癌については，日本乳癌学会が「乳癌取扱い規約」の中で，「腫瘤の大きさが触診上2.0 cm以下で，転移を思わせるリンパ節を触れず，遠隔転移を認めないもの」と定義している．[485]

非上皮性腫瘍 non-epithelial tumor 腫瘍は組織発生的に上皮性，非上皮性，その他に分類されるが，そのうち，間葉系組織に由来するものをいう．個々の腫瘍実質細胞の間に間質が入り込んでいる．良性と悪性があり，悪性の腫瘍は肉腫と呼ばれる．良性のものは腫瘍発生の母組織により線維腫，脂肪腫，平滑筋腫，横紋筋腫，軟骨腫，骨腫などと呼ぶ．腫瘍細胞の形態や染色性は母組織の性状をよく残している．悪性の肉腫も腫瘍発生母組織により線維肉腫，脂肪肉腫などのように名称がつけられている．[1531]

微小変化型ネフローゼ症候群 minimal change nephrotic syndrome；MCNS ［足突起病，リポイド腎症，リポイドネフローゼ］ ネフローゼ症候群は，糸球体の病変により多量のタンパクが尿中に排泄される病態を示す．それに伴い低タンパク血症となり，血液中の脂質が増加し脂質異常症となる．特にアルブミンの低下により臨床上さまざまな病態を引き起こし，血管内の浸透圧の低下により全身の浮腫と血管内脱水，胸水や腹水の大量貯留による呼吸状態の悪化，低酸素血症を合併する．血液は凝固しやすい状態になり，血管内脱水と併せて腎前性の急性腎不全を起こす例もある．微小変化型はそのネフローゼを起こす1つの病因疾患で，腎生検の光学顕微鏡所見上，糸球体の病変が微小であることからこう呼ぶ．検査ではタンパク尿の選択性がよく，ステロイド剤が著効する．疫学的には小児，若年層に多く，再発が多いが腎機能の予後はおおむね良好．[1158]

脾静脈 splenic vein；SV ［SV］ 門脈系静脈の主要な1つで脾臓からの血液を還流する．脾臓から出る5-6本の枝が合流して1本の脾静脈となり，膵静脈，短胃静脈，左胃大網静脈，下腸間膜静脈を受ける．膵臓の上背部にある脾動脈の下を左から右に走行し，上腸間膜静脈と合流し門脈となる．[829]

皮静脈 cutaneous vein 皮下組織すなわち皮膚と筋膜との間を走る浅静脈をいう．皮静脈は動脈の走行とはまったく無関係に走行し，深静脈とは多数の吻合により結合される．皮静脈における吻合枝内の血流は，血圧の高低差により流れる．このため表層から深層へ流れるだけでなく，部位によってはその反対方向にも流れる．特に四肢で発達する．上肢では橈側皮静脈，正中皮静脈，尺側皮静脈，下肢では大伏在静脈，小伏在静脈などがある．四肢の皮静脈は弁がよく発達している点も特徴である．[778]

皮静脈充満試験 venous filling test 四肢動脈における血流うっ滞の有無を，静脈灌流から推察する簡便な理学的検査手法．表在静脈の一端を指で圧迫しながら，他の指で中枢方向へその静脈をしごきながら血管内血液を排除する．圧迫をやめ，その静脈が血液で再び満たされるまでの時間によって判定する．正常なら10秒未満で満たされるが，30秒以上かかる場合は動脈閉塞，動脈狭窄が疑われる．

卑小妄想 micromania⇨同微小妄想→2444

微小妄想 micromania ［卑小妄想］ 自己の能力や価値を過小に評価する妄想．罪業妄想，心気妄想，貧困妄想を合わせた概念．[488]

尾状葉 caudate lobe 肝の後下面で，下大静脈と肝門部との間に位置する領域と，この右側に隣接するやや隆起した小領域（尾状突起 caudate process）を合わせた区域を指す．クイノー Couinaud の肝区域分類のⅠ区域 segment 1（S_1）に相当．この区域は左葉に位置するが左右両方の門脈枝から血流を受ける．[279] ⇨参肝区域切除術→583

比色定量法 colorimetry ［比色分析，比色法］ 液体中の物質の濃度を測定する方法の1つ．比色計を用いて着色した物質の色の濃さを標準液の色の濃さと比べ濃度を調べる方法で，日常の臨床検査としてよく用いられる．光の吸収量に基づいて定量する光電比色法と肉眼的比色法があり，簡単な操作で微量物質の定量もでき感度もよい．[258]

比色分析⇨同比色定量法→2444

比色法⇨同比色定量法→2444

ビショップスコア Bishop score 妊産婦の子宮頸部の成熟度をスコア化したものであり，子宮口開大度，頸管展退度，児頭の位置，頸管の硬度，子宮口の位置の5つの項目で評価する．13点満点で4点以下は頸管未成熟，9点以上で頸管成熟とし，分娩が近いことを意味する．[1323]

ビジョン⇨同ヴィジョン→310

皮疹 rash⇨同発疹（ほっしん）→2708

飛塵（じん）感染⇨同塵埃（じんあい）感染→1503

鼻唇溝 nasolabial sulcus, nasolabial groove 口角の外方から鼻翼の外側縁にかけての溝をいう．法令線の別称がある．[451]

●口と鼻およびその付近

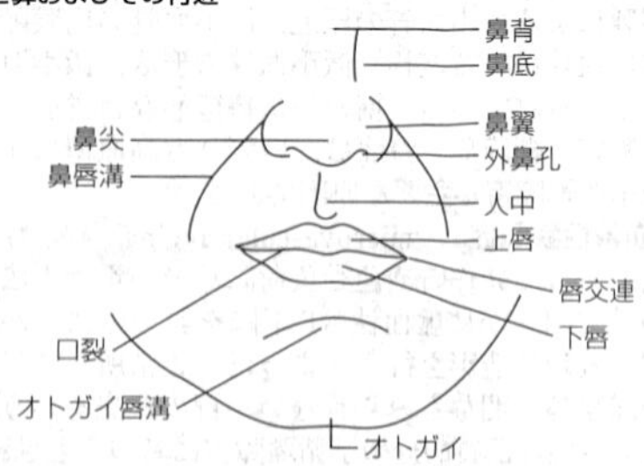

鼻唇溝皮弁 nasolabial flap 鼻唇溝部に作製される皮弁で，鼻や口唇の皮膚欠損創などの再建に頻用される．その栄養血管は顔面動脈が終末の眼角動脈に至る間の，上口唇動脈・頬枝・外側枝であり，これらを介して豊富な血行を有している．採皮部は一次縫縮され，鼻唇溝に沿った比較的目立たない線状瘢痕となるため，有用な皮弁である．[688]

非侵襲性心機能検査法⇨同非観血的心機能検査法→2431

非侵襲的モニター⇨同非観血的モニター→2431

非侵襲的陽圧換気療法 non-invasive positive pressure ventilation；NPPV, NIPPV⇨同NPPV→88

非浸潤癌 non-invasive carcinoma（cancer），non-infiltrating carcinoma（cancer） 癌が周囲組織へ浸潤しない初期の状態のもの．いわゆる上皮内癌 carcinoma *in situ*，TNM分類の0期（Stage 0）にほぼ一致．非浸潤癌に対して浸潤癌の用語がある．非浸潤癌は予後がよい．[1531] ⇨参上皮内癌→1456

非浸潤性導管癌⇨同管内癌→646

脾腎静脈吻合術 splenorenal shunt operation 門脈圧亢進症に起因する食道静脈瘤に対するシャント手術の1つで，脾静脈と腎静脈を吻合する方法．門脈の減圧は確実であり，出血の予防には有効であるが，術後の脳症(エック Eck 症候群)，肝不全の発生率が高い．現在，内視鏡的硬化療法をはじめとした非手術的治療法の進歩により，本手術はほとんど実施されていない．[1401]

脾シンチグラフィー spleen scintigraphy 脾に集積する性質をもつ放射性核種(RI)を投与し，その形態や機能を評価する核医学検査．無脾症や副脾などの診断にも用いられる．放射性医薬品には ^{99m}Tc-コロイドや ^{99m}Tc-障害赤血球を用いる．^{99m}Tc-コロイドは網内系細胞に貪食されるので，肝や骨髄にも集積する．^{99m}Tc-障害赤血球は体外標識した ^{99m}Tc-赤血球を熱処理したもので，脾の老廃・障害赤血球抑留破壊作用により脾だけに特異的に取り込まれる．^{99m}Tc-コロイドは静注後15分より，^{99m}Tc-障害赤血球は静注後2時間より撮影する．[737]

ヒス Philip Hanson Hiss アメリカの細菌学者(1868-1913)．肺炎球菌などのような細菌にみられる菌体の細胞壁の外側にある境界明瞭な粘稠性の莢膜を染色する方法であるヒス染色に，その名を残す．ヒス染色はスライドグラス上に塗抹した菌を乾燥，固定したのちに，5% フクシン液，1% クリスタル紫液，5% ゲンチアナ紫液のいずれかで加温染色するもので，フクシン液では莢膜は桃色，菌体は赤，クリスタル紫液やゲンチアナ紫液では莢膜は薄紫色，菌体は濃紫色に染まる．[1531]

脾髄 splenic pulp 脾臓の支持組織となっている脾柱の間にある細網結合組織網を脾髄と呼ぶ．脾臓の割面を肉眼で観察すると赤褐色に見える赤脾髄と，その中に無数に点在する灰白色で小さな円形状を呈する白脾髄が確認できる．白脾髄は脾リンパ小節(マルピギー小体)と呼ばれるリンパ組織である．T リンパ球からなる中心動脈周囲のリンパ組織鞘と，周囲の B リンパ球からなるリンパ小節からなり，濾胞形成がみられる．[829] ⇨参脾臓⇀2450

非膵性高アミラーゼ血症 non-pancreatic hyperamylasemia アミラーゼは膵以外に唾液腺やそのほかの臓器でも産生されるが，膵に由来しない高アミラーゼ血症(基準値は測定に用いる基質によって異なる)のこと．血中のアミラーゼは，アイソザイム検査により膵型と唾液腺型に分けられるが，唾液腺型が増加した病態．これがあるときは，唾液腺疾患，婦人科疾患，アミラーゼ産生腫瘍などを疑う．[1050]

ビスクロロメチルエーテル bis-chloromethyl ether；BCME エーテル臭の無色揮発性の液体．分子式 $(ClCH_2)_2O$．沸点104-105℃．エーテルに可溶，水によりホルムアルデヒドと塩化水素になる．合成化学工業の原料に用いられたが現在では製造，輸入，使用とも禁止．高濃度を吸入すると，肺水腫，肺炎となることがある．また，体内に吸収されると中枢神経の抑制，腎障害が起こることがある．ヒトに対して発癌性がある物質〔日本産業衛生学会，2008，アメリカ産業衛生専門家会議(ACGIH)，2008〕．[182,732] ⇨参クロロメチルメチルエーテル⇀849

ヒス心室時間 His-ventricle(HV) interval；HV ［HV 間隔，HV 時間］ ヒス束心電図上のヒス His(＝H)電位から心室電位(興奮)開始時間(QRS 波の開始時間＝V)までの間隔を指す．ヒス束から心室筋までの興奮伝導時間を反映している．正常値は 35-55 msec.[426] ⇨参ヒス束心電図⇀2445

ビズスコープ visuscope 固視標が内蔵された直像検眼鏡．片眼を遮閉し，補正レンズを使って視標を眼底に投影して，患者に視標を固視させる．眼底像と図形を重ねて，中心固視しているか，もしくは周辺の網膜で固視しているかを観察して斜視，弱視患者の固視状態を調べる．[480]

ヒス束 bundle of His，His bundle ［房室束］ 心臓の刺激伝導系の1つで，特殊心筋線維よりできている．房室結節より起こった興奮はここを介して，心室中隔を下行して左右(左脚，右脚)に分岐する．それぞれの先はプルキンエ Purkinje 線維となり左・右心室壁に放散して終わる．ヒス Wilhelm His Jr. はスイス生まれの解剖学者(1863-1934)．[452]

ヒス束心電図 His bundle electrogram；HBE ［ヒス束電位図，HBE］ 心腔内で記録される種々の電位(心電図)のうち，ヒス His 束周辺(三尖弁輪部の右房高位中隔側)で記録される電位を指す．洞調律時には H 波(ヒス束電位)のほかに A 波(心房電位)と V 波(心室電位)がヒス束心電図上で記録される．洞調律時や電気刺激時にヒス束心電図を記録すれば，心房-房室結節-ヒス束-心室間の伝導時間を計測でき，房室結節とヒス-プルキンエ Purkinje 系の興奮伝導機能を診断できる．また他の部位の心内電位を同時に記録することにより頻拍機序も診断しうる．ヒス束心電図という用語は，心腔内電位記録が普及しはじめた1970年代には電気生理学的検査全体を意味する言葉として頻繁に用いられたが，その後の電気生理学の進歩によってあまり使われなくなり，現在では心腔内のある一部分(ヒス束部位)の電位を表現する用語としてのヒス束電位図が主に用いられている．[426]

ヒス束電位図⇨同ヒス束心電図⇀2445

ヒス束内ブロック intra-His(intra-hisian) bundle block ［HH′ ブロック］ 房室結節内(AH)ブロック，ヒス His 束内ブロック，ヒス束下(HV)ブロックに分類される房室ブロックのうち，ヒス束内でのブロック(興奮伝導障害)を指す．ヒス束心電図上で2つまたは分裂したヒス束電位が記録される．I 度のヒス束内ブロックでは分裂または2つのヒス電位のあとに心室電位が認められるが，II 度以上では心房電位に続くヒス電位(H)と，心室電位の前に認められるヒス電位(H′)が解離する．一般にヒス束以下の房室ブロックはペースメーカー植込みの適応となることが多い．[426] ⇨参房室ブロック⇀2670

ヒスタミン histamine 活性アミンの一種．ヒトでは，肥満細胞，好中球，胃の腸クロム親和性細胞，視床下部乳頭結節神経細胞などで合成され，分泌される．ヒスタミンには，血管透過性の亢進，気道平滑筋の収縮，胃酸分泌の刺激，覚醒などの作用が知られている．[1335]

ヒスタミン受容体 histamine receptor ヒスタミン(H)と結合する受容体には H_1 受容体，H_2 受容体，H_3 受容体がある．H_1 受容体は種々の平滑筋，血管内皮細胞，副腎髄質，心臓，胎盤，中枢神経系に存在し，毛細血管の拡張，血管透過性亢進や血圧低下，気管平滑筋の収縮作用がある．H_2 受容体は胃粘膜壁細胞，心房，平滑筋，リンパ球，中枢神経系に存在し，胃酸分泌を刺激したり，心拍数を亢進させる．H_3 受容体はヒスタミン神経末端に存在する．[1047]

ヒスチジン　histidine；His,H　タンパク質を構成する塩基性アミノ酸の1つ．検出・定量法としてはパウリ反応が有名．$C_6H_9N_3O_2$，分子量155.15．イミダゾール環の性質から酵素の活性中心としてプロトン転移に関与することが多い．5-ホスホリボシル-1-二リン酸から複雑な過程で生合成されるが，新生児では合成量が少ないため必須アミノ酸とされている．分解は2-オキサグルタル酸を経てクエン酸回路に入るが，哺乳類では主にホルムイミノグルタミン酸を経てグルタミン酸となり，さらに脱炭酸されてヒスタミンとなる．[747]

ヒスチジン血症　histidinemia ［高ヒスチジン血症］ ヒスチダーゼの遺伝的欠損による代謝異常．遺伝形式は常染色体劣性遺伝である．新生児マススクリーニングにおいて，わが国は諸外国に比して多く，発生頻度は9,000人に1人である．軽度の知的障害が認められるが，多くの場合は知能発達の遅滞は免れる．また痙攣発作を認めないアミノ酸代謝異常の1つである．確定診断には，血・尿中のヒスチジン定量，ウロカン酸定量，皮膚のヒスチジン分解酵素(ヒスチダーゼ)活性測定による．ガスリー Guthrie 法，尿塩化第2鉄反応がある．治療は低ヒスチジン食を与える．[987]

ヒステリー　hysteria 〔**概念**〕古い歴史をもつヒステリーは，過剰な情緒表現，抑圧による心理的葛藤の発現，人格障害，神経症症状，精神病様症状など多義的である．ヒステリーの語源が子宮 hysterus であるため，あたかも女性に特有な状態であるかのような誤った印象を与えるので，今日では精神病理学用語としては使用されない．ヒステリーは，①ヒステリー性格，②ヒステリー神経症，③ヒステリー精神病の3つの意味で使用される．〔**症状と分類**〕①ヒステリー性格は，自己顕示性が強く，小児的で未熟な性格であるといったニュアンスで使用される．アメリカ精神医学会の『診断・統計マニュアル改訂第4版(DSM-Ⅳ-TR)』では，ヒステリー性格は演技性パーソナリティ障害や境界性パーソナリティ障害の中にまとめられている．②ヒステリー神経症は，転換症状，解離症状，身体的な基礎のない多種類の身体愁訴を指し，DSM-Ⅳ-TR では解離性障害と身体表現性障害の多くの部分に該当する．③ヒステリー精神病は，心因により急性発症し，幻覚妄想などの陽性症状を呈するが，その内容は心因から了解でき，短い持続で挿話性に終結し，挿話後に欠陥状態を示さない病態をいう．DSM-Ⅳ-TR ではおよそ短期精神病性障害に該当する．〔**転換症状としてのヒステリー**〕診察時点では器質的要因もなく，ヒステリーと診断された症例を長期に追跡すると，多くは真の身体疾患が顕在化することが報告されている．メイス Mace ら(1996)は，10年以前に十分な診察の結果ヒステリーの診断が下された73名の患者を調査したところ，11名がその後に初診時の偽神経学的症状を説明できる真の神経学的疾患が出現したことを見いだしている．転換症状のすべてが真の身体疾患の前駆症状(あるいは単なる誤診)ではないにしても，転換症状の評価と診断には慎重な配慮が必要である．[488] ⇨参ヒステリー性神経症→2447

ヒステリー弓　hysterical bow⇨同ヒステリー性弓なり反張→2447

ヒステリー弱視　hysterical amblyopia ［**眼ヒステリー，ヒステリー盲，ヒステリー性黒内障**］ ヒステリーによる機能的な視力低下で，器質的変化や他覚的な異常所見はない．視力障害があるにもかかわらず日常生活に不自由はなく，治療には暗示療法が効果的．[975] ⇨参弱視→1351

ヒステリー性格⇨同ヒステリー性人格→2447

ヒステリー性仮性認知症　hysterical pseudodementia ヒステリー機制が関連するとされる仮性認知症であり，仮性認知症とは治療により回復する可逆性の認知症類似状態．歴史的には，ウェルニッケ Carl Wernicke (1848-1905)が，ヒステリー症状の1つに拘禁状態におけるガンザー Ganser 症候群と同様の症状がみられることを報告し，仮性認知症と呼んだ．幼児のような言葉遣いや態度と，どこかわざとらしい間違った答えをする的はずれ応答(当意即答)が特徴で，例えば，「年は？　3つ」「1＋1は？　3」「指の数は？　6本」のように返答し，箸で字を書こうとするなど日常慣れた動作を間違えて行い，道化者に似た行為をする．また，多くは種々の程度のヒステリー性もうろう状態を伴う．発症に至る心因や現実逃避的願望の検討，詐病との鑑別が重要．[1294] ⇨参ヒステリー→2446，仮性認知症→506，ガンザー症候群→600

ヒステリー性感覚消失　hysterical anesthesia ヒステリーの転換症状．原因となりうる身体疾患が存在せず，神経学的に器質的障害が認められないにもかかわらず，感覚が鈍麻したり消失するもの．近年，典型的なものは少なくなったが，手袋型あるいは靴下型(ストッキング型)の知覚脱失として現れる．すなわち，その知覚脱失は解剖学的な神経分布に一致せず，手・足・顔といったような機能的区分に沿って現れ，その境界がきわめて明瞭であることが特徴とされる．また，他の感覚障害として，皮膚感覚の過敏，頭痛，腹痛，視力障害，難聴，味覚障害などがみられる．治療は精神療法が主となる．[1294] ⇨参ヒステリー性神経症→2447，ヒステリー弱視→2446

ヒステリー性健忘⇨同心因性健忘→1505

ヒステリー性黒内障　hysterical amaurosis⇨同ヒステリー弱視→2446

ヒステリー性失声症　hysterical aphonia ［**心因性失声**］ ヒステリーの転換症状．発声器官に器質的異常所見は認められないのに患者は，突然に声がかすれたり(嗄声)，ささやき声で話し，まったく発声ができなくなることもある．しかし，反射的な発声や，怒ったり泣いたりするなど激しい感情表出に伴う発声は可能な場合が多い．また，無意識の咳や咳ばらいは有響声である．喉頭鏡検査において，発声を指示しても声帯は完全に閉じないが，咳ばらい時には声帯の閉鎖がみられる．治療は，抗不安薬の投与および発声練習と精神療法の併用が効果的．[1294] ⇨参ヒステリー→2446

ヒステリー性斜視　hysterical strabismus ヒステリーによる斜視で，眼位は不安定．器質的異常はなく，他覚的に異常所見もみられない．出現頻度は低い．[975] ⇨参

斜視⇀1356

ヒステリー性人格 hysterical personality ［**ヒステリー性格**］ 特徴は，言語・態度が大げさで演技的，虚栄心が強く派手好き，自分を実際以上によく見せようとし，一見魅惑的で，自己中心的，依存的，被暗示的，わがままで子どもっぽい未熟な性格，空想的であさはか，情緒不安定，などがあげられる．ドイツ語圏では自己顕示者と呼ばれる．従来，ヒステリー性人格とヒステリーとの密接な関係が強調されてきたが，ヒステリー症状を示す患者がすべてヒステリー人格者というわけではなく，近年の研究報告には両者の関係に懐疑的なものもみられる．しかし，ヒステリー性人格は，今日においてもなお，ヒステリーを診断し治療する際の重要な要素であることに変わりはない．[1294] ⇨参演技性パーソナリティ障害⇀375

ヒステリー性神経症 hysterical neurosis ヒステリー症状は無意識的防衛の結果ととらえられる．ヒステリー症状のうち，転換症状とは葛藤を身体症状に置き換えて無意識的欲求を充足するものであり，解離症状とは葛藤を意識野から切り離し，意識や人格の統合性が一時的に減弱された状態である．これらの症状を示す神経症をヒステリー性神経症といい，女性に多い．その症状は時代背景の影響を受けやすく，近年は後弓反張などの典型的な転換症状は減少し，健忘などの解離症状が増え，多重人格の報告も増えている．[1294] ⇨参ヒステリー⇀2446

ヒステリー精神病 hysterical psychosis ヒステリー人格を基盤にして発生する精神病状態．典型的には意識狭縮の形で現れるもうろう状態を主とした意識障害とともに，幻聴と幻視を主とした幻覚および妄想の出現と精神運動性興奮が認められる．その幻覚妄想症状は種々のストレスや気分変動と時期的にも内容的にも関連した場合が多く，意識障害の程度や興奮性が高くない場合，患者自身は幻覚の出現を非日常的なものとして認識できることが多い．近年，ヒステリーという用語は使われない傾向にあり，診断ガイドライン ICD-10（国際疾病分類第 10 版）によれば，ヒステリーを解離性（転換性）障害あるいは身体表現性障害と呼び，その経過中に生じた精神病状態は通常，急性一過性精神病性障害に含まれうる．[1294] ⇨参ヒステリー性神経症⇀2447，ヒステリー⇀2446

ヒステリー性トランス hysterical trance ヒステリーの解離症状の1つ．ヒステリー性意識障害の際に現れ，意識狭縮を示すもうろう状態において，夢幻や恍惚感を体験すること．一般にトランスは，エクスタシー（忘我），憑依，あるいはこの両者を含んだ状態の意味で用いられることが多い．トランス trance はラテン語の transeo がその語源で，「こえていく」の意味がある．イタコ（霊媒）は，宗教的行為において自らをトランス状態へと導き，日常生活的空間をこえて超自然的空間（霊界）にいき，祖先の霊などと直接交流をもつ．イタコは，自己催眠ともいえる方法でトランス状態を引き起こすのに対して，ヒステリー性トランス患者は，何らかの強い情動体験を契機として，無意識的にトランス状態へ移行する．ここには，現実状況から疾病への無意識的な逃避が認められ，患者はトランス状態に陥ることによって，患者を取り巻くさまざまな困難な事柄から一時的にしろ離れることが可能となる（疾病利得）．[1294] ⇨参ヒステリー性神経症⇀2447，ヒステリー⇀2446，トランス⇀2161

ヒステリー性難聴 hysterical deafness ①心因性難聴のうちの1つ．成人の心因性難聴ではヒステリー性難聴が多く含まれる．②難聴を伴う神経症の1つ．測定のたびに測定値の動揺をみることが多い．[211]

ヒステリー性弓なり反張 hysterical opisthotonus ［**後弓反張，ヒステリー弓，弓なり緊張**］ ヒステリー性の痙攣発作．外見は強直性発作で，仰臥位から胸腹部が弓なりに上方へ突出し，頭部と足底のみで全身を支えた弓形の橋のような姿勢となる．危険な場所や人のいない所では起きにくく，情動的不快体験が先行する．発作中の意識はほぼ保たれ，刺激に反応し記憶は部分的であれ追想できる．発作持続時間は長く，数十分から数時間に及ぶ場合もある．てんかん発作にみられる呼吸停止，失禁，瞳孔反射消失，病的反射はみられず，脳波異常もまれである．しかしシャルコー Jean M. Charcot によるヒステリーてんかんなど，ヒステリーとてんかんの共存や両者の相互関係など解明されていない点も多い．[1294] ⇨参ヒステリー⇀2446，ヒステリー性神経症⇀2447

ヒステリーてんかん hysteroepilepsy ［**中間てんかん**］ てんかん発作とヒステリー発作（偽発作）が同一患者にみられること，あるいは双方いずれか見分けのつかないような発作のこと．しかし，ビデオモニターシステム（発作・脳波同時記録装置）の導入以来，発作時の臨床所見と脳波が同時に記録されることによって，行動上の発作様変化と脳波変化の対応についての知見も集積し，偽発作を真の発作から区別することが可能となってきた．てんかん患者では強制正常化に伴うヒステリー発作の出現や，抗てんかん薬の中毒による意識障害がヒステリー発作を招来しやすくしていることが観察される．[846]

ヒステリー発作 hysterical seizure, hysterical attack 狭義にはヒステリー性の痙攣発作を意味するが，臨床上はヒステリーでみられる諸症状のうち，発作的に生じるものを総称し，それら症状を示す状態をヒステリー状態という．転換型の発作症状は，弓なり反張を伴う痙攣発作が代表的であるが，最近は珍しく，突然生じる失立発作，失声，視力障害が比較的よくみられる．解離型の場合は，遁走，昏迷，健忘，トランス状態などがみられ，最近注目されている多重人格障害における人格変換も発作的に生じる．治療はヒステリー発作と疾病利得との関連を検討する必要がある．また，転換型の発作症状は人目に触れやすく，看護上の取り扱いに注意を要するため，前もって主治医の治療方針を確認し，スタッフの対応が統一されたチーム医療が大切である．[1294] ⇨参ヒステリー性神経症⇀2447，ヒステリー⇀2446

ヒステリー盲 hysterical blindness ⇨同ヒステリー弱視⇀2446

非ステロイド系抗炎症薬 nonsteroidal anti-inflammatory drugs；NSAIDs ［**解熱鎮痛薬，消炎鎮痛薬，NSAIDs，エヌセイズ**］ 非特異的に鎮痛・消炎・解熱作用などの薬理作用があり，ステロイドと化学構造や作用機序が異なる薬剤の総称．代表的薬剤であるアスピリン以外にも現在50種類以上のNSAIDsがあり，経口・経直腸・経静脈・経皮膚で投与することが可能．副作用として胃腸障害，肝・腎障害，血液・神経系障害やアスピリン喘息などがある．主な作用機序としてはシクロオキシゲナーゼ(COX)活性を阻害して，炎症に関与するアラキドン酸からのプロスタグランジンの合成を阻害することによる．最近はCOXはCOX-1とCOX-2とに分類され，COX-1は生理的機能に役割が大きく，COX-2が炎症に対する役割が大きいことが示されている．その理論に従いCOX-2を選択的に阻害する割合が大きいNSAIDsに期待がかけられるようになったが，その効果および副作用の優越は胃腸障害を除いて明確になったわけではない．[341]

ヒステロスコープ　hysteroscope⇨同子宮鏡⇀1243

ヒステロスコピー　hysteroscopy⇨同子宮鏡検査⇀1243

ヒストグラフィー　histography［組織描写］皮膚，骨，筋の形態的特徴をとらえた組織・肉眼レベルでの描写をいう．または，それら生体組織を詳細に記述したもの，ノイエス(新しさ)のある論文にしたものをいう．[21]

ヒストグラム　histogram［度数分布図，柱状図］度数分布表から分布の形を視覚的にとらえるために作成する柱状のグラフ．横軸(x軸)に測定値をとり，それを階級幅によって等間隔に区切り，そのうえに各階級の度数に比例した高さの柱を必ず接した形で描く(y軸)．統計学，数学，画像処理の領域で多用される．階級幅が大きくなるに従って分布の形が視覚的によくわかるようになるが，あまりに大きくなると分布の形についての情報が失われていくことになる．[21] ⇨参度数分布⇀2154

ヒストプラスマ・カプスラーツム　*Histoplasma capsulatum* ⇨参ヒストプラスマ〔属〕⇀2448

ヒストプラスマ〔属〕　*Histoplasma*　二形性真菌で，網内系に親和性をもち肉芽腫性の全身感染症(ヒストプラスマ症)を引き起こすヒストプラスマ・カプスラーツム *H. capsulatum* を含む不完全真菌の属．病変部では酵母形，腐生状態では菌糸形の形態をとる．ヒストプラスマ症は北アメリカの特定地域および南アメリカ(アルゼンチン，ウルグアイ，ブラジル，ベネズエラなど)に多く発生．日本では海外渡航者による輸入真菌症としての報告がある．[324]

ヒストプラスミン皮膚反応　histoplasmin skin test　真菌感染症であるヒストプラスマ症の診断法の1つ．ヒストプラスマ菌の培養濾液または酵母型加熱死菌からつくられるヒストプラスミンによる皮膚の遅延型アレルギー性反応を観察する．[388]

ヒストン　histone　核内でDNAと結合し染色質(クロマチン)を構成する比較的低分子量(1万〜2万)の塩基性アミノ酸を多く含むタンパク質．5種の成分が知られ，それらはDNA鎖と結合して複合体を形成しDNA鎖を規則的に折りたたむ役割を果たす．複合体の基本となる構造単位はヌクレオソームと呼ばれ，146塩基対の長さのDNAを含む．ヒトのヒストン遺伝子群は7番染色体にあり，細胞のDNA合成と同調して発現する．ヒストンのさまざまな生化学的修飾によって遺伝子発現の調節も行われると考えられる．[368]

ヒス・プルキンエ系　His-Purkinje system　心臓の組織中，房室結節に発するヒスHis束から心室内の遠位プルキンエPurkinje線維までの刺激伝導系．[202,83]

ビスホスホネート　bisphosphonate　ヒドロキシアパタイトに強い親和性をもつP-C-P骨格を有する化合物で，骨表面に吸着したあと，破骨細胞に取り込まれ，その活性を抑制し，骨吸収を抑制する．骨粗鬆症治療薬として骨量増加作用，骨折抑制効果がある．注射剤は悪性腫瘍に伴う高カルシウム血症や骨転移性病変などに対する治療に用いられている．[610] ⇨参骨吸収抑制薬⇀1104

ビスマス　bismuth；Bi［蒼鉛(そうえん)，Bi］元素記号Bi，原子番号83．やや赤味をおびた銀白色の金属．かつては駆梅薬として，現在は止瀉薬として次硝酸ビスマス，整腸薬として次炭酸ビスマスなどが用いられている．これらの薬剤を1日3-20gの連続経口投与により，間代性痙攣，昏迷，錯乱などの精神神経系障害が現れたとの報告がある．また歯肉，口腔内粘膜に青色または青黒色の着色がみられる場合がある．[1360]

ビスマス歯肉炎　bismuth gingivitis　駆梅療法などの全身疾患の治療薬として，ビスマス(蒼鉛)剤を長期間投与された患者に認められる金属中毒症状の1つ．歯肉に蓄積されたビスマスと口腔の硫黄が化合して硫化ビスマスとなり，歯肉縁に沿って黒青色の線状に沈着するのが特徴．潰瘍を形成して出血することもある．[22] ⇨参歯肉炎⇀1329

ビスマス中毒⇨同蒼鉛(そうえん)中毒⇀1804

鼻声　rhinolalia，nasal speech　語音の鼻腔共鳴の異常．開鼻声と閉鼻声に大別される．開鼻声は発音時に鼻咽腔閉鎖不全のため語音がゆがむことであり，軟口蓋麻痺や口蓋裂などが原因となる．閉鼻声は鼻腔共鳴が減少，消失したものでいわゆる「はなごえ」を指す．鼻たけ(茸)，鼻中隔彎曲，アデノイド，上咽頭腫瘍など固有鼻腔から上咽頭に閉塞がある場合に認められる．[736]

鼻性NK/T細胞リンパ腫　nasal NK/T cell lymphoma⇨同鼻壊疽(えそ)⇀2427

非正視　ametropia　調節休止時の眼に入ってくる平行光線が網膜面に結像しない眼をいう．網膜面に結像する眼を正視といい，正視以外の遠視，近視，乱視の屈折異常のすべてをいう．[975] ⇨参屈折異常⇀818

鼻性視神経炎　rhinogenous optic neuritis　副鼻腔の病変によって起こる視神経障害．過去の副鼻腔手術後などに生じた副鼻腔嚢腫による機械的圧迫が原因となるほか，副鼻腔炎そのものの波及によるものも含まれる．速やかに耳鼻科的治療が必要となる．[1153]

非精上皮腫性胚細胞腫　nonseminomatous germ cell tumor　精巣の胚細胞腫瘍はその性状などから精上皮腫(セミノーマ)と非精上皮腫(非セミノーマ)に大別される．非精上皮腫は精上皮腫に比べて発生年齢が明らかに若く20-30歳に好発し，悪性度も高い．非精上皮腫には胎児性癌，絨毛癌，奇形癌などがある．しばしばα-フェトプロテイン(AFP)やβサブユニット(β-hCG)などの過剰分泌を示す．比較的早期から転移を生ずることが多い．以前は予後不良の疾患であったが癌化学療法の著しい発展によって，転移巣を有するものでも高率に根治できるようになった．[1431]

脾性造血　spleen hematopoiesis，splenic hematopoiesis［脾造血］髄外造血(骨髄以外での造血)の1つで，主

に胎生期に脾臓で造血すること．個体発生の時期により造血器官が変化し，胎生3か月頃までは中胚葉性造血といい卵黄嚢の血管壁細胞が有核赤血球を産生し，胎生3-4か月をピークに肝臓や脾臓による造血が多くなる．胎生4か月頃から骨髄での造血が始まり，出生後には肝臓，脾臓は造血機能を失い骨髄のみで造血される．骨髄線維症などの病的状態では成人でも肝臓とともに脾臓は髄外造血部位として重要で，造血が盛んになると脾腫を認める．[229] ⇨参肝性造血→619

非政府組織⇨同NGO→87

微生物 microorganism, microbe 肉眼で観察できない微小な生物の総称．微生物には真核生物である原虫 protozoa や真菌 fungus，原核生物である細菌 bacterium，そしてウイルスが含まれる．[324]

微生物学 microbiology 微生物を研究対象とした学問の領域．細菌，ウイルス，リケッチア，原虫，真菌など多岐にわたり，医学をはじめ，農業など種々の分野で重要な学問領域である．[288]

微生物〔性皮〕疹 microbid⇨同細菌疹→1152

微石 microlith ［微小結石］ 小児の突発性腎出血の原因の1つとして尿中カルシウム排泄の増加している例や，尿中尿酸排泄の多い例にみられる微小な結石のこと．腎出血の機序は不明だが，微石が尿管障害に関与して出血を起こす可能性が示唆されている．[1158]

微石症 microlithiasis 肺胞内に微細な石灰が層状に沈着する疾患で，小児期に始まる．肺割面は微細な砂紙状．無症状に経過することが多いが，肺線維症を起こしたり，心肺不全により死亡することもある．家族性に発症することもあるが，原因は不明．[1531] ⇨参肺胞微石症→2354

皮節 dermatome⇨同皮膚分節→2476

鼻癤(せつ) nasal furuncle ブドウ球菌，溶血性連鎖球菌などの感染による外鼻鼻前庭の皮脂腺，毛包の急性化膿性炎症．症状としては，鼻入口部に発赤，疼痛，腫脹が認められる．重症になると，周囲の皮下静脈から感染し敗血症や髄膜炎に至る場合がある．治療は抗生物質の内服，軟膏塗布を行う．[736]

鼻切開術 rhinotomy 鼻背，鼻翼の一側に沿って切開を入れる方法．上顎全摘出術の際に行われる皮膚切開には種々の方法があるが，下眼瞼から人中(にんちゅう)口唇に達する切開もある．全身麻酔下，あるいは局所麻酔下に鼻腔内をよく見えるようにする．[887]

非接触眼圧計 noncontact tonometer ［ノンコンタクトトノメーター］ 空気を利用した圧平眼圧計．空気を角膜に噴射し，角膜表面が一定面積まで圧平されるのに要した空気圧から眼圧を算出する方法．メリットは，非接触性であることから涙液を介した感染の危険性がきわめて低い点．デメリットは，角膜びらんなど術後角膜表面が不整なときなどに，測定できなかったり精度が落ちる点．[975]

ひぜん(皮癬)⇨同疥癬(かいせん)→441

微線維性コラーゲン塩酸塩 hemostatic collagen fleece 手術中の止血に用いる材料の1つ．天然コラーゲンを線維状に加工したもので，出血部位に強く付着し，血小板を粘着させ，血小板凝集を起こす．各微線維間に血小板凝集による止血血栓を形成し止血する．[485]

鼻洗浄法 nasal irrigation, nasal douche ［鼻腔洗浄，鼻内洗浄］ 鼻腔内にたまっている分泌物(鼻汁など)，異物(病原菌，花粉など)を排出させるために，刺激の少ない洗浄液を使って洗い流す方法．副鼻腔炎，慢性鼻炎などの炎症により鼻汁が排出困難な場合やかぜなどの鼻づまりを軽減する目的で行われる．また，近年，花粉症やアレルギー性鼻炎に対して鼻洗浄器具が市販されていることもあり，症状緩和，予防手段としてセルフケアとして行っている人も少なくない．すでに中耳の障害がある場合，炎症や鼻づまりのひどい場合，嚥下障害のある場合，施行中の注意が守れない場合は禁忌である．鼻腔内の粘膜を損傷させず，複雑な解剖構造を知ったうえで合併症を起こさないように実施する．洗浄液は鼻粘膜の線毛運動を損なわないよう生理食塩水を用いる．体温より低めに温め，通常300-500 mLを使用する．実施時は，着衣が汚れないよう防護し，頭部を前屈させた姿勢をとる．洗浄時は口呼吸で軽く口を開けて「アー」と発声させ，つばを飲み込んだりしないように注意する．こうすることで，気管や耳管への流入を回避しやすい．片方ずつ数回に分けて鼻孔から洗浄液を軽く圧を加えて静かに流し入れると，液は鼻中隔の後側を回って，他方の鼻孔から排出する．圧を強くしすぎると，また，頭部が上向きだと口腔から流れてくる．しばらくしたら注入量が完全に排出したかどうか確認する．最後に軽く鼻をかんでもらい，排出させる．実施中に咳き込み，呼吸が苦しくなった場合はすぐに中止する．実施後，強く鼻をかまないよう注意し，中耳障害の徴候(めまい，耳塞感など)の有無を確認する．具合が悪くなったときに手で合図するなど，一連の行為について事前にシミュレーションを取り入れ協力を得ることが不可欠である．特に初心者の場合，恐怖心を取り除くよう看護者は傍らを離れず，一連の流れをオリエンテーションしながらそばにいるとよい．[1248]

ヒゼンダニ *Sarcoptes scabiei* 体長0.4 mm前後の小型のダニで，体表に多数の棘状突起がある．ヒトの皮膚(角層)にトンネルを形成して寄生し産卵する．疥癬の原因となる．[288]

非穿通性心損傷⇨同心筋挫傷(ざしょう)→1517

非穿通性頭部外傷⇨同閉鎖性頭部外傷→2618

鼻前庭 vestibule of nose, nasal vestibule ［鼻入口部］ 前鼻孔から鼻内入口部にあたる約1 cmの部位で，鼻腔最前部にあたる．顔面皮膚の延長部位であり，重層扁平上皮で覆われており，皮脂腺，鼻毛が存在する．固有鼻腔粘膜との境を鼻限 limen nasi という．(図参照⇒鼻腔→2434)[451]

鼻前庭湿疹 eczema of nasal vestibule 鼻入口部皮膚の発赤，腫脹，びらん，痂皮の付着を認める疾患．疼痛，瘙痒感を伴う．原因として鼻腔や副鼻腔の炎症性鼻漏，指で掻くなどの機械的刺激，顔面湿疹の一分症などがあげられる．患者は，局所に触れてしまうことが多く，二次感染を起こしやすい．治療は原因の除去と，局所を清潔にし，抗生物質入りのステロイド軟膏を塗布する．[701]

鼻前庭嚢胞 nasolabial cyst, mural cyst ［鼻歯槽嚢胞］ 球状突起，外側鼻突起，上顎突起など，胎生期に起こる癒合時の残存上皮から生じる嚢胞．増大すると鼻翼のつけ根の部分や鼻前庭部が膨隆．嚢胞中には淡黄色の漿液性あるいは粘液性の液体が認められる．発育は緩慢であるが，感染を引き起こすと疼痛をきたすことがある．治療は外科的に摘出する．[451]

鼻前頭管 nasofrontal duct 中鼻道の前上方から前頭洞に続く部位．前頭洞の内側底部に位置し，前頭洞の排泄口となる．[514]

ヒ素 arsenic；As ［金属ヒ素，As］ 元素記号 As．原子番号 33．原子量 74.92．融点 817℃，昇華点 616℃．ヒ素原体は半導体原料などに，ヒ素化合物であるヒ酸塩，ヒ酸鉛は殺虫薬や除草剤などに用いられる．魚介類に多く含まれる．致死量は 0.1-0.2 g，中毒量は 0.005-0.05 g の毒物であるが，耐性が生じやすい．致死作用の機序は細胞内の SH 基と結合しての，酵素系の阻害である．急性中毒の症状は嘔吐，下痢など激しい胃腸症状が特徴的であり，慢性中毒ではその他にヒ素性黒皮症などの皮膚粘膜症状や多発性神経炎などの神経症状が現れる．無機化合物と有機化合物では生体毒性が異なる．爪，毛髪，尿中のヒ素は曝露の指標となる．解毒薬としてジメルカプロール（バル®）筋注が有効である．医療の場でも使用され，既承認薬剤のトリセノックス® Trisenox® は三酸化ヒ素（亜ヒ酸）を有効成分とし，再発または難治性の急性前骨髄球性白血病の骨髄寛解治療に有効である．発癌性（皮膚，肺，肝臓など）を示す過剰発癌評価値 10^{-3} に対し 3 $\mu g/m^3$，10^{-4} で 0.3 $\mu g/m^3$〔日本産業衛生学会，2008〕．許容濃度 0.01 mg/m^3（ACGIH，2008）．[182,56]

鼻疽（びそ） glanders ブドウ糖非発酵のグラム陰性桿菌であるバークホルデリア・マレイ *Burkholderia mallei* による感染症．主にウマ，ロバ，ラバなどがおかされる．ヒトは感染馬から直接または間接的に感染する．粘膜の激しい炎症と潰瘍をつくる皮膚結節を特徴とする．治療には抗生物質を使用するが，治療が遅れると，骨・肝・中枢神経系，その他の組織に感染が広がり，死亡することもある．わが国には存在しない．[324]

脾臓 spleen 左上腹部（左季肋部）の横隔膜と胃底部と左腎の間にある血管に富んだ器官．大きさは一般に成人で長さ約 12 cm，幅約 7 cm，厚さ約 4 cm で，重量は 100-150 g．細網内皮系に属する実質臓器であるが，年齢やその人の状態によりかなりの変動がある．表面からの区分では，前端，後端，上縁，下縁，横隔面，臓側面に分けられ，臓側面では接触している隣接臓器により胃面，腎面，結腸面が区分される．胃底部後壁に接する胃面には細長いまたは連続的な裂孔を示す脾門があり，脾動静脈，神経，リンパ管が出入りし，胃面下部では膵尾部末端にも接している．脾門部以外の表面は腹膜に覆われ，後方では脾門で腹膜が翻転し横隔膜脾間膜と脾腎間膜の外面を形成する．前方では大網の前葉を形成し胃脾間膜となり，脾臓を固定している．胃脾間膜内に副脾がみられることがあるが，大きさ（数 mm から 1-2 cm 大）や数は一定していない．脾臓の漿膜（腹膜）下の線維弾性膜が実質内に無数の線維束（脾柱）を出し，実質内で分岐，吻合し脾臓の支持組織となっている．脾柱間は脾髄と呼ばれ，赤脾髄と白脾髄が割面において肉眼で観察できる．脾臓の血管系は腹腔動脈の 1 枝である脾動脈と（肝）門脈に注ぐ脾静脈である．脾臓の機能には，不必要となった赤血球の食作用による破壊や血液の濾過，リンパ球や免疫抗体の産生，鉄の代謝などがある．胎生期では髄外造血を行う重要な臓器でもある．神経支配は腹腔神経叢から受けており，大部分無髄線維である．脾内の血管と脾被膜と脾柱内の平滑筋に分布する．交感神経の刺激により脾臓が収縮し，脾臓にたくわえられていた血液が末梢循環系に出される．[829] ⇨参脾臓の血管→2450

●脾臓

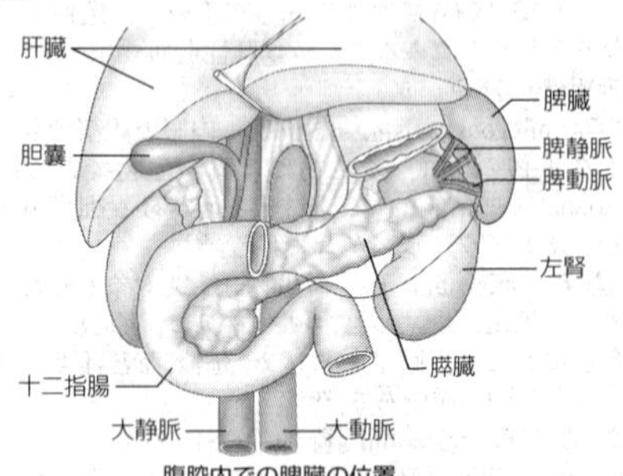

腹腔内での脾臓の位置

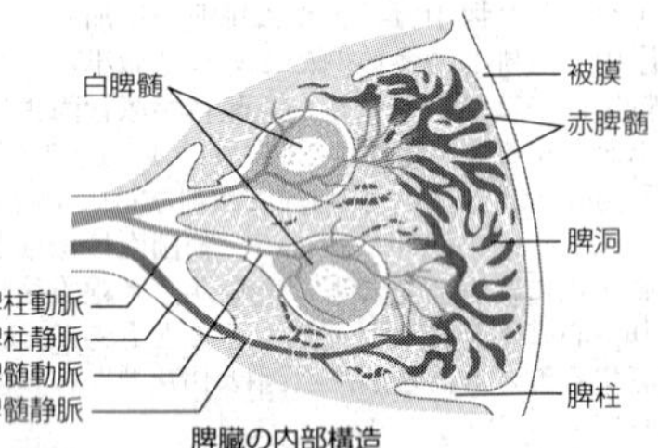

脾臓の内部構造

脾臓の組織は赤脾髄と白脾髄に分けられる．白脾髄にはリンパ球があり，生体防御の一端を担っている．

脾臓の血管 blood vessel of spleen 脾臓の血管系は腹腔動脈の 1 枝である脾動脈と（肝）門脈に注ぐ脾静脈である．脾動脈は脾門から入り，枝分かれして脾柱動脈となり脾柱内を走行し，白脾髄に入り中心動脈となる．そのあと赤脾髄で多数に分かれ，筆毛動脈，莢（さや）動脈を経て終末毛細血管となる．毛細血管は直接脾洞に接続せず，血液は疎な細網線維と脾洞の基底膜の間隙を通り抜け脾洞に流れ入る．脾洞から出た静脈は脾柱内の脾柱静脈となり，集合し太くなり脾静脈となって脾門から出る．脾動脈の分枝は終動脈で，一定の区域の血流支配を行い，区域間での吻合はみられないが，脾静脈では多数の吻合がみられる．[829]

脾臓炎 splenitis，lienitis⇨同脾炎→2427

脾造血⇨同脾性造血→2448

脾臓梗塞⇨同脾梗塞→2437

非増殖糖尿病網膜症 non-proliferative diabetic retinopathy；nonPDR ［単純糖尿病網膜症］ 1960 年代までの糖尿病網膜症が，失明の危険がある増殖糖尿病網膜症と失明の危険のない非増殖糖尿病網膜症の 2 つに分類されていたときに用いられた用語．その後，非増殖糖尿病網膜症の中でも軟性白斑や網膜内細小血管異常，静脈異常を呈する症例は増殖網膜症に移行しやすいことから，デイヴィス Davis らにより 3 所見のうち 1 つ以上を有するものを前増殖糖尿病網膜症として分離するよう提唱された．[975] ⇨参糖尿病網膜症→2126，前増

殖糖尿病網膜症⇀1771

ヒ素角化症 arsenic keratosis きわめて長い潜伏期をもって生じる慢性ヒ素中毒症の一症状で，両側の手掌や足蹠(そくせき)に角化性病変を生じる．四肢末梢に左右対称性の知覚異常をみることがある．長い期間を経て悪性化する癌前駆症で，多発性ボーエン Bowen 病，有棘細胞癌，あるいは肺癌など内臓悪性腫瘍の発生に注意が必要．[139]

ヒ素化合物中毒 arsenic compounds poisoning⇨同ヒ素中毒⇀2451

ヒ素癌 arsenic cancer，arsenical carcinoma 農業や工業に従事する職業人の慢性ヒ素中毒に起因する癌．皮膚や粘膜の上皮内癌（ボーエン Bowen 病）や皮膚癌，膀胱癌や肺癌を発生する．国際癌研究機関（IARC）はヒ素およびヒ素化合物を Group 1（ヒトに対して発癌性あり）としている．日本産業衛生学会も，第1群（ヒトに対して発癌性あり）とし，ヒ素による 10^{-4} の過剰発癌リスクレベルと対応する評価値として $0.3\,\mu g/m^3$ を定めている．[461]

微測計⇨同ミクロメーター⇀2765

ヒ素黒皮症 arsenic melanosis ヒ素による慢性中毒の一症状で，およそ次の2型に分類される．第1はびまん性に全身的に色素が増強するもので，淡褐色，灰褐色，セピア褐色，黒色を呈し，鼠径部，腋窩，会陰部などが好発部位であり，そのほか機械的刺激を受けやすい部位にも生じる．第2は斑状の色素沈着で，からだのいずれの部位にも生じうる．脱色素斑も混在することが多い．ヒ素がメラニン色素合成のカギとなる酵素，チロシナーゼの活性を増強することから起こる．[139]

ヒ素腎毒性 arsenic nephrotoxicity ヒ素の障害は無機化合物で問題になる．排泄の 90% 以上が尿中であるため，急性尿細管壊死による腎機能障害が認められる．曝露する化合物により異なるが，所見として乏尿やタンパク尿，沈渣で円柱が現れることがあり，ショック状態に至る例もある．蓄積性があり残留時間も長いため，急性中毒では血液透析も検討される．[1158] ⇨参ヒ素中毒⇀2451

ヒ素中毒 arsenic compounds poisoning ［**ヒ素化合物中毒**］ ヒ素，ヒ素化合物の経口摂取や吸入により生じる中毒．長期に少量ずつ吸収されると慢性ヒ素中毒となる．体重減少，皮膚の色素沈着，角化症，爪の白線（ミース Mees 線），多発性神経炎，肝障害などの症状を伴い，ときに皮膚癌の発生をみる．経口摂取による急性中毒では，口腔や食道の灼熱感，嚥下障害，激しい胃痛，腹痛，血性下痢，悪心・嘔吐および四肢の腫脹，頻脈がみられ，腎不全やショックにより死亡することもある．吸入した場合は，呼吸困難，気管支炎などを生じる．治療は，温水による胃洗浄，塩類下剤の投与，輸液療法，ジメルカプロールの筋注など．重症では血液透析を行う．[461]

ヒ素白斑症 arsenic leucoderma 慢性ヒ素中毒症に伴って出現する白斑で，ヒ素角化症やヒ素黒皮症に伴う場合が多い．白斑部では，メラニン色素を生合成している細胞のメラノサイトが，ヒ素の作用により消失している．[139]

脾損傷 splenic injury ［**脾外傷**］ 交通事故や転落事故などの外力により脾臓が損傷されること．鈍的外傷によることが多く，損傷形態は被膜下損傷，被膜損傷，実質損傷，脾門部血管損傷に分類される．症状は上腹部痛や嘔気が主であるが，損傷の程度や他臓器損傷の有無によって異なる．診断には腹部CT，血管造影が有用．腹腔内出血によりショックをきたした場合は緊急手術を要する．脾外傷の治療はこれまで脾摘が一般的であったが，最近は脾機能をできる限り温存しようとする脾温存手術へ変化しつつある．バイタルサインが安定し，出血の進行がなければ保存的治療が行われる．[1401]

脾損傷分類《日本外傷学会》 ⇨同日本外傷学会脾損傷分類⇀2219

肥大 hypertrophy 組織，臓器を構成している個々の細胞や細胞間物質の容積が増加することによって，臓器の大きさが増すこと．肥大は仕事量の増大に対する応答の一型で，骨格筋などの非分裂細胞からなる臓器に顕著に現れる．一定期間，恒常的な作業負荷が肥大の原因であるが，肥大は一定の限界に達するとそれ以上は起こらない．可逆性を示すこともある．疾病とは関係のないスポーツなどによる筋の肥大を生理的肥大，心臓病，高血圧などといった疾病が原因となって起こる筋の肥大を病的肥大という．肺動脈狭窄症や肺線維症の場合にみられる右心肥大，僧帽弁狭窄症や大動脈狭窄症の場合にみられる左心肥大が病的肥大の代表例である．平滑筋においても作業性肥大は起こる．また，対をなす臓器の一方が機能を失ったり手術摘出を受けたりすると残った一方が肥大を起こすことがあり，代償性肥大という．片腎を摘出すると残った腎臓は著明に腫大し約2倍の大きさになる．[59]

肥大型心筋症

hypertrophic cardiomyopathy；HCM ［HCM］

【定義・分類】左室あるいは両室の心筋肥大をきたす**特発性心筋症**をいい，心室の拡大は伴わない．通常は中隔肥大が左室自由壁肥大より著明（非対称性中隔肥大）で，左室流出路閉塞をしばしば伴う．心尖部の心筋肥大が強い（心尖部肥大型）特異な病型も存在．原因は不明なことも多いが，遺伝子異常の確認される例も多い．肥大のために，左室拡張期圧の上昇と心拍出量の低下をきたす．左室流出路閉塞の有無により閉塞性および非閉塞性肥大型心筋症に分類される．

【診断・治療】心エコー法により診断は容易である．**労作時呼吸困難**や胸痛，めまいを訴えることが多く，突然死も多い．治療薬にはβ遮断薬などを用いるが，高度の不整脈には植込み型除細動器（ICD）が必要となる．過度の運動を避け，定期的に診察や諸検査を受けるように指導する．[357] ⇨参心筋症⇀1517

肥大型心筋症の看護ケア

【観察のポイント】死因の約半数が突然死であり，看護のポイントは突然死の予防と急変時の対応となる．症状は動悸，狭心痛に加え，めまい，失神があり，これらは突然死の徴候となる．特に左心流出路の狭窄を伴う閉塞性肥大型心筋症（HOCM）は，突然に心拍出量低下を起こすことに留意する．非閉塞性肥大型心筋症（HNCM）に関しては，心室筋の肥大による左室拡張期圧の低下による心不全症状，狭心症発作，致死性不整脈の出現が観察のポイントとなる．

【ケアのポイント】治療では，左室拡張障害に対しβ遮断薬やカルシウム拮抗薬(ベラパミル塩酸塩)を使用するため，血圧の低下や心拍数の低下に注意する．また，最近では狭窄の原因となる心室中隔への血流を中隔枝の塞栓により閉ざし，流出路圧較差を軽減する経皮的中隔心筋焼灼術(PTSMA)も行われており，心室中隔穿孔や致死性不整脈など，バイタルサインの変化に注意する．持続性心室頻拍や心室細動の既往例に対しては，植込み型除細動器(ICD)が必要となるため，不整脈出現の有無に注意し，患者の心理的ケアが重要である．

【患者指導のポイント】肥大型心筋症は経年的に病態が変化することを伝える．症状出現時はもちろんのこと，症状がなくても定期受診と内服の必要性を十分指導する．日常生活に関しては突然死予防のため，年齢，重症度に応じた運動制限が必要となるが，心臓の予備能力を最大限にいかした日常生活がおくれるように支援する．[1354] ⇨㊜肥大型心筋症→2451

肥大型非閉塞性心筋症 hypertrophic nonobstructive cardiomyopathy ［非閉塞性肥大型心筋症］ 肥大型心筋症のうち左室流出路閉塞を伴わないもの．動悸や労作時呼吸困難，胸痛，めまいを訴えることが多く，突然死も多い．治療にはβ遮断薬などを用いるが致死性不整脈も少なくない．高度の運動を避け，定期的に診察や諸検査を受けるよう指導する．[357] ⇨㊜肥大型心筋症→2451

肥大型閉塞性心筋症 hypertrophic obstructive cardiomyopathy；HOCM ［非対称性中隔肥厚，閉塞性肥大型心筋症，HOCM］ 肥大型心筋症において左室流出路閉塞を伴うもの．左室流出路閉塞が心不全や心拍出量の低下を増長させるので，動悸，労作時の呼吸困難，胸痛，めまい，失神などの症状が強いことが多い．また，収縮期心雑音も出現する．左室肥大に伴う僧帽弁の異常運動(収縮期前方運動)がその原因である．心エコー法により容易に診断される．特殊かつまれな病型として，左室流出路でなく僧帽弁直下に閉塞が出現する心室中部閉塞性肥大型心筋症がある．治療とケアは肥大型心筋症に準ずるが，激しい運動，利尿薬や血管拡張薬および強心薬の使用は特に注意を要する．[357] ⇨㊜肥大型心筋症→2451

肥大吸虫症 fasciolopsiasis ヒトやブタの腸管に寄生する肥大吸虫 *Fasciolopsis buski* の感染症で，アジア地域に分布．多数寄生で下痢，食欲不振，嘔吐などが出現．[288]

比体重 body-weight ratio⇨㊐ケトレー指数→932

非代償性アシドーシス uncompensated acidosis アシドーシスとは何らかの原因で酸の蓄積あるいは塩基の喪失が起こり，細胞外液の pH が低下した状態であり，二次的な代償変化による pH の回復が認められず酸血症(体液 pH 7.35 以下)になる状態をいう．正常な生体内では腎や呼吸での重炭酸緩衝系における代謝性因子と呼吸性因子のバランスを保つことによりおおむね pH 7.36-7.44 の間に保とうと試みるが，この代償が十分に機能しない状態を非代償性アシドーシスと考える．[1158]

非代償性アルカローシス uncompensated alkalosis アルカローシスとは塩基の増加，または酸喪失のいずれかにより細胞外液の pH が増加した状態．二次的な代謝性および呼吸性の代償機序による pH の低下がなされないためアルカリ血症(pH 7.45 以上)になる．非代償性アルカローシスは，非代償性アシドーシスと同様に他の代償因子による代償が働かない状態．[1158]

非代償性肝硬変 uncompensated liver cirrhosis 肝硬変の臨床的分類の一型．肝機能不全が進展し，臨床的に腹水，黄疸，精神神経症状，消化管出血などの肝不全症状が出現した肝硬変を指す．代償性肝硬変と必ずしも明瞭に判別されず，塩分制限，飲水制限，利尿薬投与で腹水が消失したり，タンパク食制限や便秘の解消で肝性脳症から回復するなどにより代償性肝硬変へ改善することもある．[1050]

非対称性緊張性頸反射 asymmetric tonic neck reflex；ATNR 原始反射の1つ．頭の回旋に伴って，顔面側の上下肢は伸筋の緊張が高まり，後頭側は屈筋の緊張が高まる反射．評価方法は乳児を仰臥位にし頭部を中間位，上下肢を伸展位にした状態から，頭部を一側に回旋する．陽性反応としては顔を向けた側の上下肢の伸展が起き，反対側の屈曲が起こる．健常児は4-6か月までは陽性反応であり，それ以後の陽性は反射性成熟の遅滞で，中枢神経系の発達の遅れを意味するが，健常者においても潜在的に残っており，筋が最高の力を発揮するときにこのパターンをとりやすい．[525] ⇨㊜対称性緊張性頸反射→1876

●非対称性緊張性頸反射

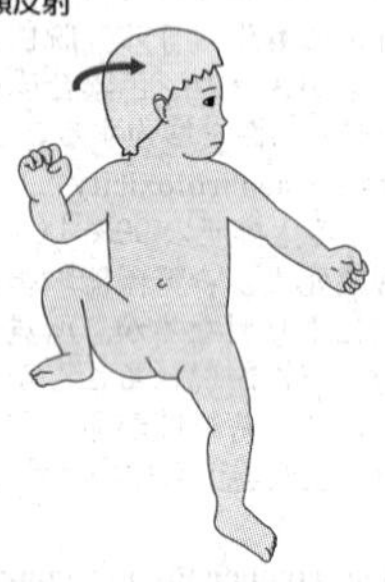

非代償性ショック uncompensated shock ［不可逆性ショック，抗療性ショック］ いかなる治療を行っても回復不可能なショック状態．ショックを病態と進行過程により分類すると，代償性(可逆性 reversible)ショック，非代償性(不可逆性 irreversible)ショックに分けることができる．例えば動物実験や新鮮な症例で脱血により血圧低下をきたすショックモデルにおいて，脱血した血液を体内に戻すと血圧が回復するタイプが代償性ショックで，脱血した血液を体内に戻しても血圧が回復しないタイプが非代償性ショック．ショックの程度がひどく，持続時間が長いと非代償性ショックに陥りやすい．[252,36]

非代償性腎不全 uncompensated renal failure セルディン Seldin による慢性腎不全の病期分類において腎不全期(第3期)に相当する時期をいう．この分類では腎機能が正常から約半分程度，すなわち糸球体濾過値(GFR)が 50% まで悪化した場合を腎予備能減少期(第1期)と呼び，GFR が 50% まで悪化しても腎の予備能により代償されるためクレアチニン(Cr)や血中尿素窒素(BUN)の上昇もなく臨床症状も認めない．続く腎機能不全期(第2期)は，軽度の高窒素血症，尿濃縮力の低下を認めるが，日常生活に支障はなく，GFRは50-30%．この時期はまだ代償機能が働いているため，代償性腎不全期とも呼ばれる．さらに腎機能が進行的に低下すると腎予備能による代償が十分でなくなるので，この時期を腎不全期(第3期)または非代償性腎不全期と呼ぶ．GFRは正常の30%以下となり，代償不全に陥って，高窒素血症，高リン血症，アシドーシス，貧血などの症状が現れる．第4期は末期腎不全であり，生命の維持が困難になる．[1158]

非対称性胎児発育遅延 asymmetrical intrauterine growth retardation；asymmetrical IUGR 胎児発育遅延は児頭(児頭大横径)と体幹(腹囲)で評価される．胎児において，児頭あるいは体幹のどちらかの発育が遅れている場合を指す．通常は，児頭の大横径が正常で腹囲が正常より小さい(低体重)やせ型となる．胎盤機能不全による栄養不良によるもので，エネルギーの配分は脳に集中される傾向にあり，胎児の脂肪消費が増加し，児頭の発育は保護されるが，全体として発育は遅延する．[998] ⇨参子宮内胎児発育遅延→1254，対称性(均一性)胎児発育遅延→1876

非対称性中隔肥厚 asymmetric septal hypertrophy；ASH ⇨同肥大型閉塞性心筋症→2452

非対称比 asymmetric ratio⇨同(A＋T)/(G＋C)比→27

肥大星状膠細胞⇨同肥胖(ひはん)星状膠細胞→2467

肥大性幽門狭窄症⇨同肥厚性幽門狭窄症→2436

比濁計 nephelometer⇨同ネフェロメーター→2283

比濁法 turbidimetry 液体中に分散し懸濁された微小粒子の濃度を測定する定量測定法．微小粒子の懸濁液に光を入射させると，光はこれらの粒子により散乱するため，この懸濁液を透過する光は弱められる．あらかじめ懸濁液の濁度を濃度として表し，これを透過して得られる光の強さ(吸光度)との関係を決めておけば，未知試料の吸光度の大きさから濃度を求めることができる．免疫反応によって生じる濁度を測定するものを免疫比濁法といい，C-反応性タンパク質(CRP)濃度などの測定に用いられる．[556] ⇨参比朧(ろう)法→2502

火だこ⇨同温熱性紅斑→420

脾脱疽(ひだっそ)⇨同炭疽(そ)→1947

非脱分極性筋弛緩薬 non-depolarizing muscle relaxant⇨参筋弛緩薬→795

ビタミン vitamin 栄養素は炭水化物，脂質，タンパク質の主栄養素とミネラルなどの微量栄養素に大別できるが，無機物以外の微量栄養素をビタミンという．脂溶性ビタミンと水溶性ビタミンに大別され，脂溶性にはA，D，E，K，水溶性にはB複合体とCなどがある．ビタミンは身体の正常な発育と代謝にとって非常に重要だが，体内で合成できないか，できても不足するため，食事から摂取する必要がある．ビタミンが不足するとそのビタミン特有の欠乏症状を呈する．[747]

ビタミン1日所要量 recommended daily vitamin allowance⇨同ビタミンの食事摂取基準→2457

ビタミンA vitamin A 抗夜盲症因子として発見された脂溶性ビタミンで，ビタミンA_1(レチノール)とA_2(3-デヒドロレチノール)がある．アルコールデヒドロゲナーゼによりレチナールに(可逆的)，さらにレチナールオキシゲナーゼによりレチノイン酸に(不可逆的)変化する．動物体内では合成されず，緑黄色野菜などの植物中に存在するプロビタミン(カロチンやクリプトキサンチン)が生体内で代謝されることにより生成される．牛乳，バター，魚介類などの動物性食品にも多く含まれる．網膜や軟骨，生体膜などの機能維持，上皮組織の保持などに関与する．ヒトの血中ビタミンAのほとんどがレチノールである．1日の推定平均必要量は成人(18-69歳)男性で600 μg RE(RE：レチノール当量)，成人女性で450-500 μg RE，耐容上限量は2,700 μg REである．欠乏すると眼球乾燥症，夜盲症，皮膚や粘膜の角化，粘膜からの感染症に対する抵抗力低下などがみられる．過剰症としては脳圧亢進，四肢の疼痛性腫脹などが知られている．[747]

ビタミンA酸 vitamin A acid⇨同レチノイン酸→2977

ビタミンB_1 vitamin B_1 抗神経炎作用のある水溶性ビタミンの1つで，脚気を予防することから抗脚気因子とも呼ばれる．pH 2-4で安定しているが，アルカリや熱で分解されやすい．生体内では補酵素として種々の酵素反応を触媒し，特にペントース-リン酸回路をはじめとする糖代謝に不可欠．穀物の種子(特に胚芽)や豚肉などの赤身肉に多量に含まれている．欠乏により食欲不振，疲労感といった初期症状から，さらに末梢神経炎症状やうっ血性心不全の症状としての脚気，浮腫などが現れる．1日推定平均必要量は成人男性18-49歳で1.2 mg，50-69歳で1.1 mg，成人女性(18-69歳)で0.9 mg．[747] ⇨参チアミン→1961

ビタミンB_2 vitamin B_2 ［リボフラビン］ イソアロキサンチン環とD-リビトールとが結合した構造をもち，光に対しては不安定な反面熱には安定している．$C_{17}H_{20}N_4O_6$，分子量376.36．レバー，牛乳，チーズ，卵，ピーナッツなどに多く含まれる．生体内ではほとんどがリン酸のついたフラビンモノヌクレオチド(FMN)あるいはアデニル酸のついたフラビンアデニンジヌクレオチド(FAD)に変換され，酸化還元酵素の補酵素として重要な役割を果たす．欠乏症はアリボフラビノーシス(無リボフラビン症)ともいわれ，口唇炎，口角炎，舌炎，皮膚炎，角膜混濁，結膜炎，虹彩炎などが知られる．過剰分は糞尿中に排泄されるため過剰症はない．1日の推定平均必要量は成人男性18-49歳で1.3 mg，50-69歳で1.2 mg，成人女性(18-69歳)で1.0 mg．[747]

ビタミンB_2欠乏症 vitamin B_2 deficiency ［リボフラビン欠乏症，無リボフラビン症］ 食事の摂食不足，吸収障害のほかに，血中ビタミンB_2濃度が正常であっても活性化障害があれば欠乏症状がみられる．活性化には，甲状腺ホルモン，副腎皮質刺激ホルモン(ACTH)，アルドステロンが関与し，これらが低下した状態では活性化が障害される．その他，抗生物質による腸内細菌でのビタミンB_2合成抑制，精神安定薬，経口避妊薬，アルコールなどもビタミンB_2との複合体形成，フラビンモノヌクレオチド(FMN)やフラビンアデニンジヌクレオチド(FAD)の合成酵素，フラビン酵素およびリボフラビン結合タンパク質を阻害し，欠乏状態をつくる．症状としてビタミンB_2欠乏舌炎，脂漏性皮膚炎などが出現する．[987]

ビタミンB_6 vitamin B_6 ［アデルミン］ ネズミのペラ

グラ様皮膚炎の予防因子として発見された水溶性ビタミン．ピリドキシン(PN)，ピリドキサール(PL)，ピリドキサミン(PM)の総称．植物性食品中に存在するピリドキシンの糖誘導体も発見され，いずれもビタミン B_6 として作用するため，全部で7種類の化合物がビタミン B_6 群と呼ばれる．タンパク質代謝と関連が深く，体内ではリン酸エステルのピリドキサール-5′-リン酸(PLP)となり，主にタンパク質(アミノ酸)代謝に関係する多くの酵素の補酵素として機能する．そのため B_6 の要求量はタンパク質摂取量に応じて増大する．1日推定平均必要量は成人男性(18-69歳)で1.1 mg，成人女性(18-69歳)で1.0 mg，耐容上限量は男性55-60 mg，女性45 mg．欠乏症としては成長停止，体重減少，てんかん様痙攣，動脈硬化性血管障害，筋肉の緊張低下，貧血，口内炎，皮膚炎，神経炎などが報告されている．[747] ⇨参ピリドキサール→2497，ピリドキシン→2497

ビタミン B_6 依存症　vitamin B_6 dependency ［ピリドキシン依存症］ ビタミン B_6 依存性痙攣が生後数日から出現し，通常の抗痙攣薬に反応せずに，大量のビタミン B_6 投与で痙攣を抑えることができる疾患群．ビタミン B_6 投与を中止すると痙攣が再び起こる．放置すれば知的障害に陥り，予後不良である．本症は脳におけるグルタミン酸脱炭酸酵素の障害により，神経伝達物質であるGABA(γアミノ酪酸)の減少をまねき痙攣を起こすのではないかと考えられている．[987]

ビタミン B_6 依存性キサンツレン酸尿症　vitamin B_6-dependent xanthurenic aciduria　家族性にみられるトリプトファン代謝異常．トリプトファン負荷後，キサンツレン酸，キヌレニン，ヒドロキシキヌレニンの著明な排泄増加を呈する．この代謝異常は，キヌレニン→アントラニル酸およびヒドロキシキヌレニン→ヒドロキシアントラニル酸の転化をつかさどるキヌレニナーゼの過程の障害に一致する．このパターンのトリプトファン代謝異常はビタミン B_6 欠乏の際にみられるものであるが，本症では欠乏は考えにくく，しかも多量のビタミン B_6 投与によって一過性に代謝異常が消失することからビタミン B_6 依存性の概念に一致する．[987]

ビタミン B_6 依存性痙攣　vitamin B_6 dependent seizure ［ビタミン B_6(ピリドキシン)反応性痙攣］ 常染色体劣性遺伝を示し，新生児期(通常，日齢1前後に発症)あるいは胎生期に全身性痙攣などで発症．一般的な抗痙攣薬は無効で，ビタミン B_6 投与で改善を示すまれな代謝異常症．病因は不明．GABA合成に重要なグルタミン酸脱炭酸酵素異常が推測されている．治療はビタミン B_6 の投与で，補充は一生必要となる．他の代謝異常症(ホモシスチン尿症，シスタチオニン尿症，オルニチン血症など)もビタミン B_6 依存性痙攣の原因となる．[243] ⇨参ピリドキシン→2497

ビタミン B_6 欠乏症　vitamin B_6 deficiency ［ピリドキシン欠乏症］ ビタミン B_6 の欠乏によって，痙攣，貧血，抗体形成不全，抗腫瘍作用，シュウ酸尿，アミノ酸吸収不全，アミノ酸尿，脂肪肝および肝硬変，脂質異常症および動脈硬化，口内炎，皮膚炎，全身倦怠感が起こりうる．またビタミンの必要量は厳密な意味では，個々のヒトの身長，体重，年齢，性，妊娠，筋肉運動量や気候，食習慣によって異なるものであり，さらに遺伝的素因と薬物などの摂取によって大きく左右される．イソニアジド(INAH)，ペニシラミン，サイクロセリンなどは，副作用としてビタミン B_6 欠乏症を起こす典型的な薬剤．[987]

ビタミン B_6(ピリドキシン)反応性痙攣　⇨同ビタミン B_6 依存性痙攣→2454

ビタミン B_6 反応性貧血　vitamin B_6-responsive anemia　多量のビタミン B_6 投与に特異的に反応する巨赤芽球性貧血に対して，ビタミン B_6 の欠乏によるものをビタミン B_6 反応性貧血とした．これはヘム合成過程でαアミノレブリン酸シンターゼがピリドキサールリン酸(PLP)を補酵素とすることから，おそらく当該酵素の異常によるものと推測される．[987]

ビタミン B_{12}　vitamin B_{12} ［シアノコバラミン］ $C_{63}H_{88}CoN_{14}O_{14}P$，分子量1,355.37．広義ではコバラミン，狭義ではシアノコバラミンを指すため，広義の場合は水酸化物(ヒドロキソコバラミン)，塩化物(クロロコバラミン)などが含まれるが，シアン化物が構造的に最も安定している．抗悪性貧血因子として発見された水溶性ビタミンで，生体内で補酵素型 B_{12} に変換される．B_{12} 関与酵素として知られる酵素はメチル基転移に関与し，核酸，タンパク質，脂質，炭水化物の代謝などに関係している．また葉酸とともに赤血球の形成に必須の因子．ビタミン B_{12} は動物，微生物中に存在し，動物性食品より摂取する必要がある．吸収には胃粘膜中の内因子と呼ばれる糖タンパクが必要であるため，胃切除などで内因子を欠くと悪性貧血を起こすことがある．1日推定平均必要量は成人で2.0 μg.[747] ⇨参外因子→425

ビタミン B_{12} 吸収試験⇨同シリング試験→1500

ビタミン B_{12} 吸収不全症　malabsorption of vitamin B_{12}　ビタミン B_{12} 欠乏を生じる原因の1つ．ビタミン B_{12} は，胃壁細胞から分泌される内因子 intrinsic factor (IF)と結合して回腸粘膜上皮から吸収されるため，胃切除後のIF欠如のほか，クローン Crohn 病や腸結核による小腸粘膜障害などが原因となってビタミン B_{12} の吸収不全が引き起こされる．また，盲係蹄内などで異常増殖した腸内細菌や寄生した広節裂頭条虫によって，IF-ビタミン B_{12} が取り込まれてしまうことで吸収不全をきたすこともある．[656]

ビタミン B_{12} 不応性巨赤芽球性貧血　vitamin B_{12}-refractory megaloblastic anemia　ビタミン B_{12} 欠乏以外の原因によって生じる巨赤芽球性貧血．主なものに葉酸欠乏性貧血があるが，そのほかオロト酸尿症，レッシュ・ナイハン Lesch-Nyhan 症候群など先天性のDNA合成障害においてもみられる．[656]

ビタミン B_{12} 補酵素　vitamin B_{12} coenzyme ［コバラミン］ ビタミン B_{12} 活性をもち，コバルトを含んだコリノイド化合物をいう．血中および組織内の主要なものはメチルコバラミン，5-デオキシアデノシルコバラミンやヒドロキソコバラミン．ビタミン B_{12} はホモシステインをメチオニンに転換する反応の補酵素として働くが，補酵素となりうるのはヒトではメチルコバラミン，5-デオキシアデノシルコバラミンのみであり，通常ビタミン B_{12} 製剤として服用されるシアノコバラミンは体内でシアノ基が取り除かれて活性型に転換する．

ホモシステインをメチオニンに転換する反応はDNA合成に必要なメチル基の供給を円滑にするために非常に重要で，ビタミンB_{12}欠乏は骨髄におけるDNA合成の障害から巨赤芽球性貧血を引き起こす.[305]

ビタミンB群⇨同ビタミンB複合体→2455

ビタミンB複合体 vitamin B complex ［**ビタミンB群，B複合ビタミン**］ 水溶性ビタミンからビタミンCを除いたビタミンB群の総称．肝や酵母などに水溶性物質として存在するビタミンBは単一の化合物ではなく，異なった構造と生物学的効果をもつさまざまなものを含むことが判明し，ビタミンB複合体と呼ばれるようになった．B_1，B_2，B_6，B_{12}，ニコチン酸，パントテン酸，ビオチン，葉酸，コリン，イノシトールなどが含まれる.[747]

ビタミンC vitamin C ［**セビタミン酸**］ 柑橘類など新鮮な果実や野菜に多く含まれ，水溶性で酸性を呈し強い還元力がある．ヒトは1日当たり40-100 mgとる必要があるが，体内では生合成できないため食物から摂取する必要がある．欠乏すると壊血病となり，小児では全身の疼痛による偽性麻痺やカエル様姿位が特徴のメラー・バーロウ Möller-Barlow 病となる．$C_6H_8O_6$，分子量176.14.[747] ⇨参アスコルビン酸→151

ビタミンC欠乏症 vitamin C deficiency⇨同アスコルビン酸欠乏症→151

ビタミンD vitamin D ［**カルシフェロール**］ 抗くる病作用をもつ脂溶性ビタミンの1つ．共通の基本構造をもつD_2～D_7が知られているが，人体にとって重要なのはD_2(エルゴカルシフェロール)とD_3(コレカルシフェロール)の2つ．ビタミンDは肝と腎において代謝され，活性型の1,25-ジヒドロキシコレカルシフェロールになる．活性型ビタミンDは細胞質内に存在するビタミンD受容体に結合し，このビタミンD-ビタミンD受容体の複合体が核内に移行し，遺伝子の転写調節領域に存在する特定の配列に結合することでさまざまな遺伝子の発現を調節する．特に小腸では粘膜上皮細胞に作用してカルシウムとリンの吸収促進に働く．欠乏すると体内のリンやカルシウムが減少し，小児では骨の発育不全によりくる病に，成人では骨カルシウムの離脱排泄により骨軟化症となる．一方，過剰になると食欲不振，嘔吐，異所性の石灰化などの症状が現れる．1日の目安量は成人で5.5 μg，耐容上限量は50 μg.[747]

ビタミンD依存性くる病 vitamin D-dependent rickets Ⅰ，Ⅱ型に分けられ，いずれも常染色体劣性遺伝である．ビタミンDは，肝臓で25(OH)ビタミンDとなり，次いで腎において活性型である1,25$(OH)_2$ビタミンDとなって末梢の受容体に作用し，カルシウム代謝にかかわる．Ⅰ型は，腎での1,25$(OH)_2$ビタミンDに変換する酵素(1α水酸化酵素)が先天的に欠損することにより発症し，ビタミンD欠乏性くる病と同症状を呈する．治療には通常のビタミンD欠乏症に比べて3-5倍のビタミンD大量投与が必要．Ⅱ型は，末梢でのビタミンD受容体の先天的欠損によって発症する．1,25$(OH)_2$ビタミンD値は異常高値をとるが，低カルシウム血症，禿頭，二次性副甲状腺機能亢進症を認める．治療はカルシウムの大量投与を行う.[684]

ビタミンD依存性くる病Ⅱ型⇨同ビタミンD受容体異常症→2455

ビタミンD過剰症 hypervitaminosis D 不適当な大量のビタミンD投与や，ビタミンDに対する感受性が異常な患者に生じる．大量のビタミンDは直接腸管からのカルシウム吸収を促進させ，破骨細胞による骨吸収を刺激する．高カルシウム血症，全身のカルシウム沈着が特徴的である．進展した段階では骨の脱石灰化が起こる．臨床症状は，主に高カルシウム血症と腎へのカルシウム沈着による腎不全による．高カルシウム血症により，食欲低下，嘔気・嘔吐，多尿，脱水などがみられる.[987]

ビタミンD欠乏症 vitamin D deficiency ビタミンDの欠乏により，小児ではくる病(発育期の骨端線の化骨障害，頭蓋癆，鳩胸，O脚，X脚)が，成人では骨軟化症が生じる．日光不足による皮膚でのビタミンDの生合成低下，食事からの摂取不足，胆管閉塞などによる吸収障害，肝障害や腎障害によるビタミンD活性化障害によってビタミンDの作用が低下し，上記症状が出現する.[987]

ビタミンD受容機構異常症 ⇨同ビタミンD受容体異常症→2455

ビタミンD受容体異常症 vitamin D-dependent rickets type Ⅱ ［**ビタミンD受容機構異常症，ビタミンD依存性くる病Ⅱ型**］ ビタミンDは肝臓，腎臓で水酸化を受け，活性型ホルモンである1,25$(OH)_2$Dとなり，核内受容体ファミリーに属するビタミンD受容体に結合して，遺伝子の転写活性を調節することにより作用を及ぼす．このビタミンD受容体遺伝子に異常が生じ，ビタミンD受容体のビタミンDに対する反応が低下あるいは欠如してビタミンDの作用が低下している状態をいう．ビタミンD作用の低下により，低カルシウム血症，低リン血症をきたし，くる病性の骨変化，アルカリ性ホスファターゼ高値を示す．二次性副甲状腺機能亢進症の状態となり，血中の1,25$(OH)_2$Dは高値となる．毛根細胞にビタミンD受容体が存在するため，約半数に禿頭がみられる．まれな疾患で，報告例は約50例にとどまる．2歳以前に発症することが多いが，発症年齢，症状ともに症例により異なり，活性型ビタミンD製剤に対する反応もさまざま．常染色体劣性の遺伝形式をとるが，現在までに13種類以上のビタミンD受容体遺伝子変異が同定されている．これらの異常により，受容体そのものの欠失・低下，ホルモンに対する親和性の欠如・低下，核への移行の障害，ビタミンDと結合した後のDNAへの結合の低下が生じビタミンDの作用が低下する．ビタミンD依存性くる病Ⅱ型とも呼ばれる．なお，Ⅰ型は25(OH)D-1α水酸化酵素の異常により1,25$(OH)_2$D合成が障害される病態で，ビタミンD受容体に異常はみられない.[1225] ⇨参ビタミンD依存性くる病→2455

ビタミンD抵抗性くる病 vitamin D resistant rickets ［**ビタミンD不応性くる病，低リン血症性くる病**］ 臨床的症状，化学的所見はくる病に類似しているまれな疾患．Ⅰ型とⅡ型があり，Ⅰ型は1,25$(OH)_2D_3$(1,25ジヒドロキシビタミンD_3)生成障害が原因とされ，Ⅱ型はビタミンDが欠如する.[987]

ビタミンD抵抗性骨軟化症 vitamin D resistant osteomalacia⇨同原発性低リン〔酸〕血症性くる病→960

ビタミン D パルス療法　vitamin D pulse therapy　腎臓や肝臓が担うビタミン D を活性型ビタミン D に代謝する能力が低下している慢性腎不全患者に対し，ビタミン D を投与する方法の1つ．活性型ビタミン D の不足により，腸管からのカルシウムやリンの吸収が低下し，二次性副甲状腺機能亢進症が認められる．通常の治療は，活性型のビタミン D の内服だが，薬剤への抵抗性や高カルシウム血症のため，連日の服用が無効または困難なケースにおいて大量のビタミン D を週に1-3回投与する．また内服だけでなく，注射剤として活性型ビタミン D を同様に透析時に使用することも可能．これら大量間欠療法により，副甲状腺ホルモン(PTH)の分泌抑制と，腫大した副甲状腺の縮小効果を期待する．近年は活性型ビタミン D の類似誘導体で，カルシウムの上昇効果の少ない注射剤が使用される.[1158]

ビタミン D 不応性くる病　vitamin D-refractory rickets⇨同ビタミン D 抵抗性くる病→2455

ビタミン E　vitamin E ［トコフェロール，トコトリエノール］ 抗不妊因子として発見された脂溶性ビタミンで，水にはほとんど不溶．天然には $\alpha \cdot \beta \cdot \gamma \cdot \delta$-トコフェロールと $\alpha \cdot \beta \cdot \gamma \cdot \delta$-トコトリエノールの8種類が存在する．動植物に広く分布し，ピーナッツ，大豆，アーモンド，小麦胚芽，マーガリン，卵，マヨネーズなどに多く含まれる．また動物体内のほとんどの組織に分布し，特に副腎や卵巣に高濃度で存在する．血液中のビタミン E は90% が α-トコフェロール，10% が γ-トコフェロールで，血中濃度は600-1,200 μg/dL が基準値とされている．1日の目安量は成人男性で7.0 mg，成人女性で6.5 mg，耐容上限量は男性で800-900 mg，女性で650-700 mg.[747]

ビタミン H⇨同ビオチン→2427

ビタミン K　vitamin K　抗出血性ビタミンとも呼ばれる脂溶性ビタミン．天然に存在するビタミン K_1(フィロキノン)と K_2(ナメキノン)，人工的に合成され作用の強い K_3(ナメジオン)がある．ビタミン K_1 は緑葉，海藻類，アルファルファなどに多く含まれる．K_2 は納豆や乳製品などに多く含まれるほか，腸内細菌により体内でも合成される．ビタミン K はプロトロンビンの生合成や複数の血液凝固因子(Ⅶ，Ⅸ，Ⅹなど)の生成促進に欠かせない．またプロトロンビンなどグルタミン酸残基を γ-カルボキシグルタミン酸に変換する際に電子伝達体として働く．腸内細菌により合成されるため通常欠乏症はみられないが，消化管からの吸収低下などによりビタミン K が欠乏すると，血液凝固能の低下および出血をきたす(低プロトロンビン血症)ため，抗出血性ビタミンとも呼ばれる．新生児の出血性疾患に著効を示すこともある．抗ビタミン K 剤にワルファリンカリウム，ジクマロールなどがある．1日の目安量は成人男性(18-69歳)で75 μg，成人女性18-29歳で60 μg，30-69歳で65 μg.[747]

ビタミン K 依存性凝固因子　vitamin K dependent blood coagulation factor　グルタミン酸残基がビタミン K 存在下で γ カルボキシル化されることにより，凝固因子としての機能をもつようになるタンパク質．プロトロンビン(第Ⅱ因子)・第Ⅶ・Ⅸ・Ⅹ因子のほか，生理的凝固阻止物質であるプロテイン C とプロテイン S もビタミン K 依存性タンパク質である.[1131] ⇨参第Ⅶ因子→1855，第Ⅸ因子→1856，第Ⅹ因子→1856

ビタミン K 過剰症　hypervitaminosis K　ビタミン K 剤の大量・長期投与により，溶血性貧血，高ビリルビン血症が生じる．低出生体重児や新生児では核黄疸をきたす.[987]

ビタミン K 欠乏症　vitamin K deficiency　ビタミン K は脂溶性ビタミンで，体内では腸内細菌によって合成される．長期間にわたる抗生物質投与で，腸内細菌によるビタミン K 合成の抑制，胆道閉塞性疾患などによる脂肪吸収障害時や脂肪吸収を抑制するコレスチラミン投与時のビタミン K の吸収障害，肝障害時のビタミン K の活性化障害，クマリン系凝固薬などのビタミン K 拮抗物質投与により，欠乏状態が生じる．欠乏によりプロトロンビン減少による出血傾向，新生児メレナ，乳児ビタミン K 欠乏性出血症がみられる.[987]

ビタミン K 欠乏性出血症　vitamin K deficiency bleeding　新生児，乳児においてビタミン K が不足することで，ビタミン K 依存性凝固因子が減少し，消化管出血，頭蓋内出血などをきたした状態．ビタミン K の胎盤移行性は低く新生児において貯蔵量が少ない，腸内細菌叢での産生量が少ない，小腸での吸収能が低い，肝臓での利用能が低い，母乳中のビタミン K 含有量が少ないなどの要因による．抗生物質を投与し腸内細菌叢が乱れることも危険因子になる．頻度は全出生児の1/4,000人(予防策実施前)．特に母乳栄養児，男児に多い．生後24時間以内の初期型，日齢1-7の古典型，生後2週〜6か月(多くは2か月まで)の後期型があり，肝・胆道などの基礎疾患によるビタミン K 吸収障害・利用障害に続くものを続発性，基礎疾患を認めないものを特発性という．初期型では頭血腫，帽状腱膜下血腫，臍出血で発症することが多く，母体が一部の抗痙攣薬を内服していることが危険因子となる．古典型では消化管出血で発症することが多く，新生児メレナの鑑別疾患の1つとなる．後期型は乳児ビタミン K 欠乏症とも呼ばれ，約半数が頭蓋内出血で発症し予後不良．臍出血，皮下出血などの警告的出血症状に対する速やかな原因検索が重要となる．プロトロンビン時間などの血液凝固能検査値が延長，ヘパプラスチンテスト低値，PIVKA-Ⅱ高値を示す．直ちにビタミン K の静脈内投与，止血処置を行う．頭蓋内出血の場合，凝固因子を補充しながら血腫除去術を行う．新生児に対するビタミン K シロップ予防内服により発症数は激減したが，今なお年間数例の発症がみられる.[245] ⇨参真性メレナ→1575

ビタミン U　vitamin U；MMSC ［塩化メチルメチオニンスルホニウム］ キャベツ汁から発見され，新鮮なキャベツやパセリに多く含まれる水溶性ビタミン様物質．核酸合成の活発化，細胞分裂の促進，タンパク質合成促進などの機能があるとされる．消化管粘膜の修復保護，胃酸分泌抑制効果があり，胃・十二指腸潰瘍などの予防や治療に用いられている．分子式 $C_6H_{15}NO_2ClS$，分子量199.70.[747]

ビタミン過剰症　hypervitaminosis　食物からのビタミン摂取では過剰症とはならないが，高単位のビタミン剤の投与によって過剰症がみられるようになる．主に，脂溶性ビタミンで生じる.[987]

ビタミン拮抗体 antivitamin⇨同抗ビタミン→1052

ビタミン欠乏症 vitamin deficiency, avitaminosis ビタミン異常症の1つで，ビタミン含有食物の摂取不足，吸収障害，腸内細菌叢の変化，活性化障害などにより起こる.[987]

ビタミンの食事摂取基準 dietary reference intake for vitamin ［ビタミン1日所要量］ 健常者が1日に摂取することが望ましい各種のビタミン量.「日本人の食事摂取基準(2010年版)」では，水溶性ビタミン，脂溶性ビタミンとも推定平均必要量，推奨量，目安量，耐容上限量などが性別，年齢別に定められている.[987]

ビダラビン vidarabine ［アラ-A，アデニンアラビノシド］ 化学名は9-β-D-arabinosyladenineで，1970年代に開発された核酸構造類似体の抗ウイルス薬．細胞内でリン酸化されて三リン酸塩(ara-ATP)となり，DNAの伸長，複製を阻害する作用とmRNA(メッセンジャーRNA)の3′末端のポリアデニル化を阻害し，ヘルペスウイルス，水痘ウイルス，サイトメガロウイルスに有効といわれている．ウイルスに特異的に作用するわけではなく，また中枢神経系，骨髄，消化管などの副反応のため，あまり使用されていない.[1113]

左冠〔状〕動脈 left coronary artery 冠動脈の1つで，両心室と左心房に血液を送っている．左冠動脈洞より起こり，前下行枝と回旋枝に分かれる.[202,83] ⇨参右冠〔状〕動脈→2763，冠〔状〕動脈→612

左冠〔状〕動脈肺動脈起始症 anomalous origin of left coronary artery from pulmonary artery ［ブランド・ホワイト・ガーランド症候群］ 本来であれば大動脈から起始する左冠〔状〕動脈が，肺動脈から起始する先天性疾患．ブルックスH. St. J. Brooks(1886)による2例の剖検例が最初に報告されたが，ブランドEdward F. Bland，ホワイトPaul D. WhiteおよびガーランドJoseph Garland(1933)が詳しく記載したためにBWG症候群と名づけられた．先天性心疾患の0.46%，全人口の0.003%を占め，男女差はない．左冠〔状〕動脈は肺動脈から分枝したあと，正常の分布型をとる．新生児期は比較的無症状であるが，乳児期に心電図で前・側壁虚血所見が出現して左室壁は薄く拡張し，心内膜線維弾性症を合併する．僧帽弁逆流，うっ血性心不全により1年以内の死亡が多い．右冠〔状〕動脈からの副血行の発達がよければ，まれに成人期まで生き延びる．早期に根治手術が可能である.[319]

●左冠〔状〕動脈肺動脈起始症

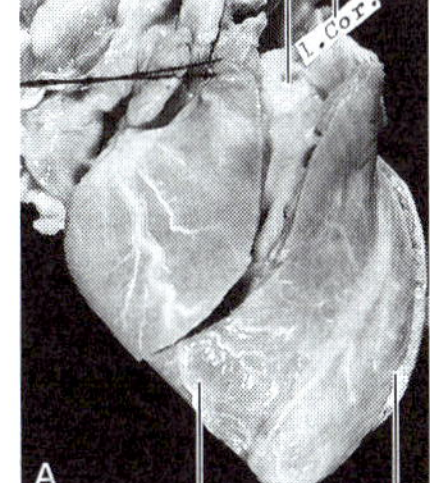

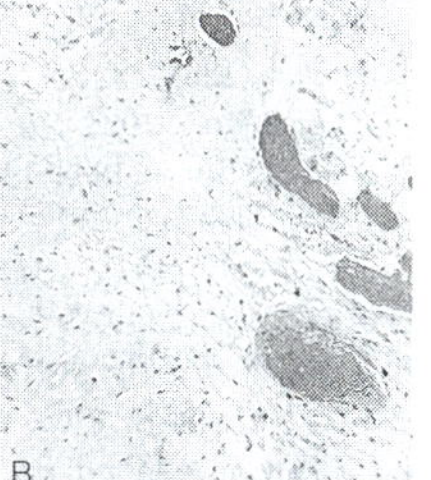

A:心臓前面，B:左心室心内膜下心筋組織像．疎な心筋線維症と大小多数の新生血管．H-E染色．100倍

左頸リンパ本幹 left jugular trunk 左頭頸部のリンパ流を集め，左鎖骨上窩付近に始まり胸管に至る短いリンパ本幹.[1221]

左鎖骨下動脈 left subclavian artery 腕頭動脈，総頸動脈とともに大動脈弓から分岐する枝の1本で，3つの部分に分けられる．最初の部分は頸のつけ根に向かって上行したあとに前斜角筋へ向かって外側に彎曲し，脊椎，脊髄，耳，脳などへ6つの枝を出す．次に前斜角筋の背側を弧を描いて進む．最後に前斜角筋から第1肋骨までいき，腋窩動脈に移行する.[202,83]

左鎖骨下リンパ本幹 left subclavian trunk 左上肢のリンパ管が合流してできる短いリンパ本幹．左静脈角に合流する直前の胸管につながる.[1221]

左総頸動脈 left common carotid artery, arteria carotis communis dextra⇨参総頸動脈→1811

左前 亡くなった人の着物の襟合わせを反対にして着せること．左の襟が手前にくることから呼び名がついた．普段と逆の作法や慣習をすることで，生者との区別をする葬送儀礼としての逆さごとの1つ.[1067]

左リンパ本幹⇨同胸管→751

悲嘆〔過程〕⇨参キューブラー=ロス→746

ヒダントインリンパ節〔腺〕腫 hydantoin lymphoma 抗痙攣薬であるヒダントイン系薬剤を長期使用することで，リンパ節腫脹が認められるようになることがある．薬剤の使用を開始して，数週から数か月してリンパ節腫脹は現れ，主に頸部リンパ節にみられる．同時に発熱，皮疹，好酸球増多や肝脾腫を認めることがあり，臨床的にも病理学的にも悪性リンパ腫に類似するが，薬剤投与の中止により，リンパ節腫脹などの症状は消失する一過性の良性反応.[1278]

非タンパク性呼吸商 nonprotein respiratory quotient；NPRQ 二酸化炭素呼出量と酸素摂取量の比を呼吸商というが，このうちタンパク質燃焼の影響を除去して，糖質と脂質の酸化により発生した二酸化炭素量と消費した酸素量の比のこと．尿中窒素はタンパク質代謝の最終産物であるので，尿中窒素量から体内で燃焼されたタンパク質量がわかる．尿中窒素1gは体内で6.25gのタンパク質が燃焼したことを示し，このとき5.293Lの酸素が消費され，4.75Lの二酸化炭素が発生する．これにより，非タンパク性呼吸商=(二酸化炭素発生量−4.754×尿中窒素量)/(酸素摂取量−5.293×尿中窒素量)を算出できる．これが1.0ならば糖質のみの燃焼，0.71ならば脂質のみの燃焼を意味する.[229]

非タンパク性ホルモン non-protein hormone 非ペプチドホルモンともいう．ホルモンにはペプチドホルモンのほか，副腎皮質ホルモンや性ホルモンなどのステロイドホルモン，甲状腺ホルモンや活性アミンなどのアミノ酸誘導体ホルモンが知られている．ペプチドホルモンが水溶性なのに対し，非ペプチドホルモンには脂溶性ホルモンが多く，血液中では担体(キャリアタンパク質)と結合している．標的細胞では，細胞膜を透過して細胞質受容体あるいは核受容体と結合して，遺伝子転写を制御する.[1335]

非タンパク窒素 nonprotein nitrogen；NPN⇨同残余窒素→1215

非タンパク窒素定量法 determination of nonprotein nitrogen；determination of NPN ［残余窒素定量法，NPN定量］ 血液や尿中に存在するタンパク質以外の窒素化合物のことを非タンパク窒素(NPN)という．NPNの血液中の割合は尿素窒素が45%，アミノ酸窒素が20%，残り35%が尿酸，他にクレアチニン，クレアチン，アンモニアなどである．血清を試料としたNPNの定量はケルダール Kjeldahl 法によって行う．方法はまず血清からタンパクを除いた濾液に酸化剤を加えて加熱し湿性灰化する．これをアルカリ性下で水蒸気蒸留するとアンモニアが発生する．これを酸に吸収し余分の酸を滴定することによって，窒素量を求める．[556]

悲嘆〔反応〕⇨参死別反応→1337

脾柱 trabeculae splenicae 脾臓は表面を結合線維からなる被膜で覆われているが，この被膜から脾臓内部に直径数mmの突起を伸ばし網状構造を形成している．この突起が脾柱で，脾臓の支持組織として機能し，血管などの通路でもある．[1225]

鼻中隔 nasal septum 鼻腔を左右に分ける隔壁をなす．粘膜で覆われた骨・軟骨からなる．鼻中隔を構成する骨部は後上方の篩骨垂直板，後下方の鋤骨，軟骨部は前方の鼻中隔軟骨が主体をなし，上鼻翼軟骨は鼻前庭をなす小さい軟骨である．前下部はキーセルバッハ部位 Kiesselbach area と呼ばれる粘膜の薄い部分に血管叢が左右にあり，鼻出血の好発部位である．[887]

鼻中隔矯正術 reconstruction operation of nasal septum, submucous resection of nasal septum ［鼻中隔彎(わん)曲矯正術］ 鼻中隔彎曲症のうち，鼻閉などの自覚症状がある症例に対して行われる手術．外鼻の発達が完成する16歳以降に行うのがよい．局所麻酔あるいは全身麻酔で行う．鼻中隔軟骨前縁より約1cm内方の鼻中隔粘膜に切開を入れ，軟骨を剥離・切除する．術後の鼻中隔は粘膜のみとなるが，機能的には問題ない．術後2-3日は，止血のために両側鼻内にタンポンを挿入．術後後遺症として，ときに鼻中隔穿孔を生じる．[1569]

鼻中隔穿孔 nasal septum perforation, perforation of nasal septum 原因として，医原性(鼻中隔彎曲症の手術の失敗，不適切な鼻処置など)，化学物質(クロム酸などの腐食性薬品の吸入)，外傷，乾燥性鼻炎，ウェゲナー Wegener 肉芽腫症など全身性疾患の一症状として起こる．治療は原疾患により異なるが鼻内の清浄を保ち，ワセリン，ステロイド軟膏を塗布する．外科的に形成術を行うこともある．[701] ⇨参クロム潰瘍→846

鼻中隔彎(わん)曲矯正術⇨同鼻中隔矯正術→2458

鼻中隔彎(わん)曲症 septal deviation, deviation of〔nasal〕septum, deflected〔nasal〕septum 鼻腔の正中隔壁が偏位している状態．鼻中隔彎曲は大部分の成人に認められ，外傷によって生じることもある．彎曲の程度が軽い場合は自覚症状はないが，程度が強くなると，鼻閉，頭重感などが生じる．著しい鼻中隔彎曲は，鼻中隔矯正術で矯正される．[451]

非直視下僧帽弁交連切開術 closed mitral commissurotomy；CMC 体外循環を用いずに僧帽弁狭窄を解除する術式．左開胸下に，僧帽弁交連部を指や弁口拡大器により非直視下に裂開する．到達法は経左心耳法と左室心尖部からの経左室法がある．最近ではバルーンカテーテルで裂開する方法(PTMC)が一般的となっており，本法は歴史的治療法となっている．[867.1499]

非直視下肺動脈弁交連切開術⇨同ブロック手術→2597

ピチロスポルム毛包炎⇨同マラセチア毛包炎→2745

筆圧計 writing pressure gauge 文字を書くとき，筆やペン先に加わる圧力を筆圧というが，筆圧の変化をグラフにし筆跡の特徴をとらえる計器．この計器はクレペリン Emil Kraepelin の研究によるところが大きい．クレッチマー Ernst Kretschmer は筆圧計により描出される筆圧曲線が体質や性格に関連のあることを指摘，現在，犯罪学や法医学領域で主に筆跡鑑定に用いられている．[660]

ひっかき痕⇨同掻破痕(そうはこん)→1824

ひっかき反射 scratch reflex ［掻爬(そうは)反射］ 側背部皮膚の刺激に対して，イヌ，ネコおよびカエルなどにみられる反射運動のこと．刺激部位を後肢でひっかく運動を繰り返す．足を刺激部位に近づける運動とひっかく動作を繰り返す2つの要素からなる．長脊髄(髄節間)反射の1つ．[1274]

ピックウィック症候群 Pickwickian syndrome 肺胞低換気を伴う著明な肥満を示す症候群．1956年にバーウェル C.S. Burwell らにより報告された．命名はディケンズ C. Dickens の小説に基づいている．症候として肥満，傾眠，筋攣縮，チアノーゼ，周期性呼吸，多血症，肺性心を認める．睡眠時無呼吸症候群を合併することが多い．[162]

ピック管状腺腫 Pick tubular adenoma セルトリ Sertori 細胞の小さな管状配列よりなる精巣の結節のことをいう．管状腺腫と呼ばれたが，真の腫瘍性病変ではなく，現在はほとんど用いられない用語．停留精巣にも通常の精巣にもみられることがある．ピック Ludwig Pick はドイツの病理学者(1868-1944)．[1531]

ピック小体 Pick body 神経細胞の細胞質内封入体で，ピック病の海馬および大脳皮質に多くみられる．核とほぼ同じ大きさで，球形・等質状をなし，好銀性で銀染色により黒褐色に染色される．電子顕微鏡的には正常の微小管および神経細線維のほか，対らせん状細線維，直線状小管を含む細線維状ないし顆粒状物質からなる．[1531]

ピッグテールカテーテル pigtail catheter 左心系の圧計測，左室造影や大動脈造影などの左心系造影に用いられるカテーテル．カテーテル先端が収縮と拡張を繰り返す．左室の内壁に当たっても刺激が少ないように，先端は渦巻状になっている．その渦巻の手前に側孔が複数あり，そこから造影剤が注入される．豚のしっぽに似ていることからこのように名づけられた．[1591]

ピック病 Pick disease チェコの精神科医ピック Arnold Pick(1851-1924)により1898-1906年にかけて最初に記載され，1926年に大成潔(1885-1939)とシュパッツ Hugo Spatz(1888-1969)によりピック病と命名された初老期認知症．現在では前頭側頭型認知症の一型とされているように，前頭葉や側頭葉の限局性萎縮が特徴的で，前頭葉のみが萎縮する前頭型，側頭葉のみが萎縮する側頭型，両者が萎縮する前頭側頭型に区別されるが，前頭側頭型が最も多い．40-60歳代に発病し，初期には人格変化(脱抑制行為や意欲・自発性の障害)が目立ち，経過とともに失語や認知症が加わり，進行すると高度の認知症に陥り，数年から10数年の経過で死亡．最近はタウ陽性のピック小体を有するもの

(ピック小体病)をピック病と呼ぶ傾向がある.[579] ⇨参前頭側頭型認知症⇀1789

ピック病《心膜炎》 Pick disease⇨同収縮性心膜炎⇀1369

びっくり眼(まなこ) bulging eyes ジョセフ病 Joseph disease の特徴的な症状. 眼瞼が後退することにより眼球が目立って見えることを表現している. パーキンソン Parkinson 病でも同様に瞬目の減少などにより眼球が目立って見えることがあるが, この場合びっくり眼とはいわない.[935] ⇨参マシャド・ジョセフ病⇀2733

引越しうつ(鬱)病 〔D〕Umzugsdepression ［引越し抑うつ(鬱)］ 住まいの変化(家の売買, 転居)が発病の状況因(誘因)となって発生するうつ病. 引越しには, 転勤, 離婚, 失職など多くの理由があり, また引越しの結果, 人間関係に劇的な変化を強いられ, それまでの役割の喪失, 社会的孤立などが発生する. 引越しがうつ病を引き起こすのは, それらの複合的メカニズムによると思われる.[488]

引越し抑うつ(鬱) 〔D〕Umzugsdepression⇨同引越しうつ(鬱)病⇀2459

羊飼いの杖変形⇨同shepherd's crook deformity⇀106

必死の力⇨同死力⇀1499

必須アミノ酸療法 essential amino acid supplement 必須アミノ酸は動物の体内において合成できないアミノ酸で, 腎不全の状態では, 窒素代謝物の濾過が困難になり体内に蓄積する. したがって腎機能障害患者に必須アミノ酸を用いて, 効率的な窒素付加を目指した輸液や食事療法を必須アミノ酸療法と呼ぶ. 体内の尿素の窒素を非必須アミノ酸として利用するまで, タンパク質の代謝を改善させる.[1158]

必須栄養素 essential nutrient 体内では合成されないため, 食品から摂取する必要のある栄養素. 生命の維持, 活動, 成長のために欠かせず, 外界から取り入れる必要がある.[987]

必須元素 essential element 生体の正常な発育, 機能維持に必須な元素の総称. 主要元素である水素 H, 酸素 O, 炭素 C, 窒素 N を含め 20 種類が知られている. 1 日摂取量が 1 mg 以上であるものを必須元素, それ以下のものを必須微量元素という. 必須元素にはナトリウム Na, カルシウム Ca, リン P, カリウム K, マグネシウム Mg, 塩素 Cl, イオウ S などがあり, これらは 1 日の通常の食事から比較的容易に摂取できる. 必須微量元素のうち鉄 Fe, 亜鉛 Zn, コバルト Co, ヨウ素 I, フッ素 F などは生体の構成成分となり, セレン Se, マンガン Mn は酵素の触媒反応を助ける補因子となる.[747]

必須脂肪酸 essential fatty acid ［不可欠脂肪酸］ 生体中で合成されず食事から摂取する必要がある脂肪酸を指す. 一般にリノール酸, リノレン酸, アラキドン酸が該当するが, 広義では α リノレン酸をもとに合成される n-3 系脂肪酸であるドコサヘキサエン酸(DHA), エイコサペンタエン酸(EPA)も含む. プロスタグランジンやトロンボキサンなどの前駆物質として, また脂肪の輸送, 代謝に重要な役割を果たし, 細胞膜の構成成分として膜の流動性の維持を果たしている. 紅花油, 大豆油, とうもろこし油などの天然植物油, マーガリン, 小麦胚芽, ゴマ, 魚の油などに多く含まれ, 欠乏すると発育不全や皮膚の角化, 脱毛などの症状がみられる. また n-3 系必須脂肪酸には血清コレステロール値の改善, 血栓防止, 血圧低下などの効果が知られている.[747]

必須微量元素⇨同微量元素⇀2498

ピッチ pitch ［音の高さ］ 音調の高さのことで, 振動数と強さに依存した音の質. 振動数が一定の場合, 高音域では強くなるほど高く感じ, 低音域では強くなるほど低く感じる. 強さで高さがあまり変わらないのは, 1,000-3,000 Hz 内といわれる.[1505]

ピッティング pitting ［陥凹形成］ 指で皮膚を圧した際に生じる圧痕のこと. 浮腫により皮下の間質液量が増大した際に生じる. 下腿に生じる場合が多く, 前脛骨部の皮膚を圧することで浮腫の有無を鑑別する. なお痘痕(アバタ)や爪に生じる斑状の小陥凹の意味で用いられる場合もある.[1482] ⇨参指圧痕⇀1217

ビット bit 二進数 binary digit の略. コンピュータにおける情報量を表す最小単位であり, 2 種類の値(0 と 1)を表すことができる. 8 ビット(2 の 8 乗＝256)を 1 バイト(B)という.[1418] ⇨参バイト⇀2343

ビットナー因子 Bittner factor⇨同母乳因子⇀2711

ピットパターン pit pattern ［腺口形態］ ピットとは粘膜表面の小さな腺管開口部のことで, 大腸ポリープなどでは, 粘膜表面の微細構造が細かい模様状に観察できる. 色素内視鏡, 拡大内視鏡を用いての観察では, 病理切片(病変の水平断面)のルーペ像観察に匹敵する像が得られ, *in vivo* で組織検査に相当する診断が即時に得られる. 大腸のピットパターン分類は, Ⅰ, Ⅱ, Ⅲs, ⅢL, Ⅳ, Ⅴ型に分類.[485]

ヒップラン hippuran⇨同ヨウ化ヒプル酸ナトリウム(^{131}I)⇀2865

必要換気量 ventilation requirement 室内において二酸化炭素など有害物質が発生するとき, 健康保持のためには室内の有害物質濃度が許容量以下になるよう空気を清浄に保つ必要がある. そのために必要とされる換気量を指す. 二酸化炭素濃度を基準とすれば, 成人 1 人当たり約 30 m^3/時間が必要換気量となる(「労働安全衛生規則」).[922]

必要病床数 required(desired) hospital bed capacity⇨参基準病床数⇀685

必用養草(ひつようやしないぐさ) ⇨同老人養草(ろうじんやしないぐさ)⇀2993

非定型⇨同異型⇀223

非定型抗酸菌 atypical mycobacteria⇨同非結核性抗酸菌⇀2435

非定型抗酸菌症 atypical mycobacteriosis ［非結核性抗酸菌症］ 非定型抗酸菌(結核菌群 *Mycobacterium tuberculosis* complex 以外の抗酸菌の総称. 最近は欧米と同様に非結核性抗酸菌と呼ばれる)による感染症のこと. 感染部位は肺がほとんどであり, 肺外感染症はまれ. AIDS 症例では全身播種型感染が問題となる.[162] ⇨参皮膚非定型抗酸菌感染症⇀2475

非定型抗精神病薬 atypical antipsychotic 定型抗精神病薬に比べ錐体外路症状が少なく, 陽性症状に加え陰性症状(意欲低下, 感情鈍麻など)や認知機能への有用性があり, 治療抵抗性の統合失調症にも効果を有する抗精神病薬の総称. 国内外のガイドラインで, 統合失調症治療の第一選択薬とされている. わが国では, ド

パミン D_2 受容体遮断とともにセロトニン 5-HT_{2A} 受容体遮断作用をもつセロトニン・ドパミン拮抗薬 serotonin-dopamine antagonist(SDA)(リスペリドン，ペロスピロン塩酸塩水和物，ブロナンセリン)，セロトニン・ドパミン受容体に加え，ヒスタミン受容体やアドレナリン受容体，ムスカリン性アセチルコリン受容体など複数の受容体に作用する多元受容体標的化抗精神病薬 multi-acting receptor targeted antipsychotics (MARTA)(クエチアピンフマル酸塩，オランザピン)，さらに周囲にドパミンが少ないシナプス前部受容体では作動薬として，ドパミンが多いシナプス後部受容体では拮抗薬として作用するドパミン D_2 受容体部分作動薬 dopamine system stabilizer(DSS)(アリピプラゾール)が使用されている．[204,1304] ⇨参定型抗精神病薬→2045

非定型精神病 atypical psychosis 内因性精神病がクレペリン Emil Kraepelin(1856-1926)によって2つに大別されて以来，いずれにも組み入れにくい非定型病像を呈する群については，①統合失調症の異型，②躁うつ(鬱)病の異型，③両者の混合，④独立した疾患群，⑤両者を両極とした連続体の中間に位置する症候群とする考え方がある．非定型精神病は④の独立群に属する概念で，臨床的特徴として，①急性に発症して相期性に経過すること，②病像は，統合失調症様の妄想幻覚症状も呈しつつ，錯乱-せん妄，あるいは夢幻状態などの意識障害を含んで，多形的で変化すること，③症状は重篤であるが短期に寛解し，欠陥を残さないことがあげられる．ICD-10 においては急性一過性精神病性障害に含められる．わが国では満田久敏らの非定型精神病は遺伝的にも独立した疾病群として取り上げたもので，疾病論的には二大精神病とともにてんかんとも対比して，その位置づけをこれらの三大精神病が互いに交錯する境界領域に定めている．[181] ⇨参類循環性精神病→2963

非定型性片頭痛 atypical migraine⇨同普通型片頭痛→2559

非定型白血病 atypical leukemia 急性白血病の一般的な臨床所見を呈さないものの総称．急性白血病は骨髄および末梢血に芽球が増殖し，治療しなければ短期間のうちに死の転帰をとる腫瘍性の疾患であるが，これに対して，白血病類似の病態はみられるが芽球が少なく，抗白血病薬による治療をしなくとも緩慢な経過をたどる白血病をいう．これらは，くすぶり型白血病 smoldering leukemia，低形成性白血病 hypoplastic leukemia，低比率白血病 low percentage leukemia などと呼ばれている．[1495] ⇨参くすぶり型急性白血病→815

否定妄想 delusion of negation 〔D〕Verneinungswahn 自分の存在や身体や精神，あるいは世界や神などが存在しないという内容の妄想観念．1880年，フランスのコタール Jules Cotard(1840-87)は，「重症不安性うつ(鬱)病の心気妄想」として，否定観念を主としたこの病態を記載した．これはのちに否定妄想症候群，コタール症候群と呼ばれることになった．症候群の特徴は，メランコリー性不安や，劫罰もしくは悪魔憑依の妄想観念，自殺念慮，無痛症，不死の妄想であり，慢性化すると訴えの内容が途方もなく広がる巨大妄想もみられる．高齢者の不安焦燥の強いうつ病でしばしばみられる．[181] ⇨参虚無妄想→784，コタール症候群→1099

ビデオエンドスコピー video endoscopy スコープ先端に組み込まれた超小型 CCD(電荷結合素子)の働きにより得られた画像データを電気信号に変換したのち，ビデオ処理装置にてビデオ信号に変換し，これをモニターテレビ上に映像化する機能をもつ内視鏡．デジタル時代の内視鏡であり，鮮明な画像を複数人で共有できることから，臨床応用された1980年代以降，診断，治療や教育に大きく貢献した．現在ではファイバースコープに代わり広く普及している．[1065,790] ⇨参電子内視鏡→2082

ビデオ下胸腔手術 video-assisted thoracic surgery；VATS ⇨同胸腔鏡下手術→752

ビデオ胸腔鏡下手術⇨同ビデオ補助下胸部手術→2460

ビデオテープ収録法⇨同VTR→119

ビデオ補助下胸部手術 video-assisted thoracic surgery；VATS ［ビデオ胸腔鏡下手術，VATS］ 胸腔内に挿入した胸腔鏡と光学ビデオシステムとの連携により得られた画像をテレビモニターで見ながら行う検査，治療のことで，ヴァッツ VATS と呼ばれる．自然気胸，肺癌，慢性肺気腫，びまん性間質性肺疾患の診断や治療のほか，胸膜病変，食道・横隔膜疾患や手掌多汗症など対象となる疾患は多い．[706] ⇨参胸腔鏡下手術→752

非適時破水 陣痛開始前に破水する前期破水，および陣痛開始から子宮口全開大前の早期破水と，子宮口全開大となり胎児の先進部が骨盤内に深く進入しても卵膜が破れない遅滞破水がある．[1323] ⇨参前期破水(膜)→1752，早期破水→1809

脾摘出術 splenectomy ［脾摘除術，摘脾術］ 脾臓を摘出する手術．脾原発性腫瘍，脾膿瘍，外傷性脾破裂など脾の原発性疾患のほか，遺伝性球状赤血球症，自己免疫性溶血性貧血，特発性血小板減少性紫斑病などの血液疾患，門脈圧亢進症による脾機能亢進症などが適応．また，胃癌，膵癌など近接臓器の外科治療のため合併切除される場合がある．鏡視下手術の発達により，腹腔鏡下摘脾術を行う施設が増加している．術後合併症として免疫能低下による重症感染症，血小板数増加による深部静脈血栓症がある．[1401]

脾摘除術⇨同脾摘出術→2460

悲田院(ひでんいん) 仏教の福田(田に種をまいて実りが得られるように，布教を行うと徳が得られるという意)思想に基づき，貧窮・孤独の人を寄住させ，飢渇を救うために設けられた施設．四天王寺，興福寺などにも置かれたが，官設のものは730(天平2)年，光明皇后が創建．平安京では九条南に東西悲田院が官設され，藤原氏の財政支援を受けて葬儀にもかかわる．建物は焼失，再建を繰り返し，中世はじめにはその機能を停止．その後，安居院悲田院が設置され，さらに泉涌寺に移設される．[777]

非電解質 non-electrolyte 溶液中で解離してイオンを分離する分子のこと．食塩(NaCl)は水中で完全に解離し，Na^+ と Cl^- に分かれる(強電解質)．グルコースは解離しない．解離はするが，中性分子とイオンが一定の割合で存在する物質もある(弱電解質)．[1335]

皮電計 dermometer，skin electropermeability meter 体表上の病態反射を電気的な特異点として検索することを目的とした計測器．1951年に石川太刀雄の研究理論によって開発された．それによれば，内臓に障害があるとその刺激は脊髄神経を介して特定の体壁の皮下小動脈分岐部に反映し，その結果，神経性の血管運動障害を招き，皮膚上に小さな点状となって出現するという．これらの変化によって現れた点(皮電点)は肉眼視が不可能なため，一種のテスターである皮電計を用いてインピーダンス減弱点(電気抵抗が低い皮膚の反射点)として測定される．[123]

非伝導性期外収縮 blocked premature beat 心房の興奮が心室に伝導されない上室性(心房性)期外収縮．通常，上室性期外収縮が出現すると刺激伝導系を介して心室に興奮が伝えられるが，あまりにも早期に期外収縮が起こると房室結節以下の部位が不応期の間に興奮が伝導されてしまう．そのため心房からの興奮が伝導されずに，そこでブロックが起こりQRS波形をつくらない．不応期が延長している場合は比較的遅いタイミングで期外収縮が起こってもブロックを形成することがある．[426] ⇨参上室性期外収縮→1437

非電離放射線 nonionizing radiation エネルギーが低いため，空気，物質を電離する作用をもたない電磁波．紫外線，可視光線，赤外線，電波などがその例．[18] ⇨参電離放射線→2090

ヒトT細胞白血病ウイルス⇨参成人T細胞白血病→1676

ヒトT細胞白血病ウイルスⅠ型母子感染 HTLV-Ⅰ mother-infant infection⇨同HTLV-Ⅰ母子感染→62

ヒトTリンパ球向性ウイルス脊髄症 HTLV-Ⅰ associated myelopathy；HAM ［HAM］ 20-30歳代に生じる潜行性に進行する対麻痺で，レトロウイルスの一種であるヒトTリンパ球向性ウイルス感染後に生じる細胞傷害性T細胞の関与した脱髄が原因とされる．鹿児島大学医学部で最初に発見された疾患で，現在も精力的に研究が続けられている．主要な特徴は足のヒリヒリ燃えるような感覚，のちには痙性歩行となり，痙性膀胱，陰萎が男性ではみられる．加えて，腰部の帯状の痛み，下肢痙性，反射亢進，ミオクローヌス反射，緩徐進行性の振動覚低下，足の知覚低下がみられる．日本では九州，沖縄に多い．海外では熱帯，熱帯雨林地域に多い(インド，アフリカ，セーシェル，ジャマイカ，コロンビア)．感染経路は垂直感染や輸血などであり，性行為による感染は少ない．HAM(またはHAM/TSP)ともいわれる．[935] ⇨参熱帯性痙性不全対麻痺症→2281，成人T細胞白血病→1676

ヒトイソスポーラ *Isospora hominis*⇨同イソスポーラホミニス→246

ヒト胃腸炎ウイルス⇨同ノロウイルス〔属〕→2316

ヒト遺伝子地図 human genetic map 同一の染色体上にある遺伝子の種類，配列順序および相対的位置関係を直線状に表した地図で，ヒト染色体の遺伝学的構造を示す．DNA分子の物理的・生化学的分析により作成される物理的地図とあわせて遺伝地図とも呼ばれ，細胞学的地図とあわせて染色体地図と総称される．遺伝子地図に基づいて「ヒトゲノム解析計画」が遂行され，2003年には30億個の塩基配列の解読が完了し，2004年にはより正確な解析結果が発表された．遺伝子地図ではハンチントンHuntington舞踏病や筋ジストロフィー，嚢胞性線維症など多くの遺伝性疾患の原因遺伝子が同定されている．[747]

ヒトインスリン human insulin ヒトの膵島(ランゲルハンスLangerhans島)β(B)細胞で生合成されたインスリンと同じタンパク構造をもつインスリン．インスリンは51個のアミノ酸よりなり，動物種により少しずつ構成するアミノ酸が異なる．インスリン注射が臨床に応用され始めたころは，ウシやブタの膵より抽出・精製された動物インスリンを原料としていたが，ヒトインスリンと比較してウシインスリンでは2か所，ブタインスリンでは1か所アミノ酸組成が異なる．このため臨床応用ではインスリンアレルギーやインスリン抗体の出現など動物インスリンの抗原性が問題となり，ヒトインスリンへの転換が進んだ．現在は遺伝子組み換えによるヒトインスリンが多用されている．[418]

脾洞 venous sinus of spleen 脾臓の赤脾髄の約30%を網目状吻合を示す脾洞が占めている．脾洞は特殊な洞様毛細血管からなり，その杆状核は血管の長軸方向に細長い内皮細胞で覆われ，周囲を輪状に細網線維が取り巻いている．終末毛細血管から赤脾髄の疎な細網線維(脾索)間に出た血液は，脾洞の基底膜の間隙を通り脾洞内に入る．脾洞を出た静脈は脾柱静脈を経て脾静脈に集まる．[829] ⇨参赤脾髄→1725，脾臓の血管→2450，脾臓→2450

鼻道 nasal meatus 鼻腔内の外側壁で内側に突出した上・中・下鼻甲介の下方にそれぞれ上・中・下鼻道がある．上鼻道には後篩骨蜂巣と蝶形骨洞が開口し，中鼻道には前頭洞，前篩骨蜂巣，上顎洞が開口している．下鼻道には鼻涙管が開口している．[451] ⇨参上鼻道→1456

非働化 inactivation 一般に生物活性を失わせる操作，処理のことであるが，免疫学では特に，血清中に存在する補体の活性を失わせる操作，処理のことを指す．通常は56℃，30分の熱処理により補体が失活する．[1439]

非同期 asynchronous コンピュータの中央処理装置のもつ時間回路とうまく同期せずに，システムなどが作動しないこと．[258]

非同調症候群 desynchronosis syndrome ［**時差ぼけ，ジェット遅滞**］ 飛行機などで地上の2点間を高速で移動した際に，実際的な時刻と体内時計のずれによってほぼ24時間を周期とする生体の概日リズム(サーカディアンリズム)が乱れた状態．体温をコントロールして眠りに重要なきっかけを与えるサーカディアンリズムはおよそ1日を周期とした精神的・生理的変化をもつため概日リズムともいわれている．概日リズムをつくる体内時計は脳の中心下部の視交叉上核にあり，覚醒や睡眠ではなく，時刻で体温やホルモン生産リズムをコントロールしている．この概日リズムの変化は時差に比べて緩やかであるため，いくつかの時間帯を横切って旅行するなど生体が時差を伴う新しい環境に到達した際，現地の時間と概日リズムとの間に位相のずれを生じ，睡眠障害，消化器症状，疲労などの心身症状態を呈する(時差ぼけ)．[370] ⇨参サーカディアンリズム→1147，体内時計→1894

脾動脈⇨参腹腔動脈→2529

ビトー斑 Bitot spot ビタミンA欠乏症による角膜輪部の角化性病変．外側の瞼裂部に白い斑点として現れる細かい泡状の点の集合である．進行すると角膜軟化症を併発する．ビトーPierre A. Bitotはフランスの医師(1822-88)．[651] ⇨参乾性角結膜炎→618

人および脊椎動物の神経系組織　Textura del sistema nervioso del hombre y de los vertebrados　スペインの解剖組織学者で1906年にノーベル生理学・医学賞を受賞したカハール Santiago Ramón y Cajal(1852-1934)の主著．1904年に出版された．ヒトの脳と他種の脊椎動物の中枢神経との組織解剖学的な比較が行われ，大脳皮質機能局在説に組織学的基礎を与えたとされている．[983] ⇨参カハール→541

ヒト型結核菌　⇨同マイコバクテリウム・ツベルクローシス→2726

非特異性エステラーゼ　unspecific cholinesterase⇨同血清コリンエステラーゼ→918

非特異性刺激療法　nonspecific stimulation therapy　［**非特異的変調療法**］　病原体に対して特効薬や抗毒素血清を用いて治療をする特殊療法と違い，ある種の生物製剤を非経口的に投与して，生体の新陳代謝を高めることで，感染症やアレルギー疾患への治癒力を高める療法のこと．[909]　⇨参減感作療法→940

非特異性心膜炎　nonspecific pericarditis⇨同特発性心膜炎→2148

非特異性腟炎　nonspecific vaginitis⇨同細菌性腟症→1153

非特異性投射系⇨同非特殊投射系→2462

非特異的喉頭部肉芽腫　nonspecific granuloma of larynx⇨同喉頭肉芽腫→1044

非特異的変調療法⇨同非特異性刺激療法→2462

非特異療法　nonspecific therapy　疾病の病態生理に即して問題点を改善するのではなく，全般的に漠然と状態を改善させることを期待して行う治療法．[1493]

非特殊投射系　nonspecific projection system　［**非特異性投射系，広汎性視床皮質投射系，視床非特殊投射系**］　大脳皮質への入力の仕方で，皮質投射系，視床投射系以外に，皮質構造から視床の非特殊核(正中線核，髄板内核)を介して広汎な皮質に入力する経路．睡眠-覚醒と関係がある．[1230]

被毒妄想　delusion of poisoning　自分に毒が盛られているという妄想．食べた物に毒があるという妄想に先立って，食べたときの味が変である(幻味)とか，その匂いがおかしい(幻嗅)という体験があることが多い．[488]

ヒト血清アルカリホスファターゼ　⇨同アルカリホスファターゼ→186

ヒト血清アルブミン⇨同血清アルブミン→917

ヒト絨毛性甲状腺刺激ホルモン　human chorionic thyrotropin；hCT, HCT　ヒト胎盤の絨毛から母体血中へ分泌される糖タンパク質．分子量約2万8,000．妊娠中において，甲状腺刺激ホルモン(TSH)の血中濃度が不変であるのに対し，ヒト絨毛性甲状腺刺激ホルモン(HCT)濃度は分娩間近になると30 μg/mL と，妊娠初期の4倍程度に上昇する．妊娠に続発する絨毛腫瘍患者には大量の HCT が認められ，それが原因となって甲状腺機能亢進症状を呈するとされる．

ヒト絨毛性ゴナドトロピン　human chorionic gonadotropin；hCG, HCG　［**ヒト絨毛性性腺刺激ホルモン，胎盤性ゴナドトロピン，絨毛性ゴナドトロピン，hCG(HCG)**］　胎盤の絨毛組織で分泌される分子量約3万7,000の糖タンパク質．α および β サブユニットからなり，α サブユニットは下垂体から分泌される LH(黄体形成ホルモン)と免疫学的にも同一であるが，β サブユニットは LH とは異なる免疫性を有する．絨毛性疾患では hCG の過剰産生がみられるが，特に β サブユニット(hCG-β)がより過剰に産生されることが多い．このため奇胎や卵巣，精巣から発生する絨毛癌などの腫瘍マーカーとして有用である．また，血中半減期は24時間と長いため，尿中で測定が可能であり，妊娠反応に用いられる．[1431]

ヒト絨毛性ゴナドトロピン β サブユニット　human chorionic gonadotropin-β subunit⇨同hCG-β→58

ヒト絨毛性性腺刺激ホルモン　human chorionic gonadotropin⇨同ヒト絨毛性ゴナドトロピン→2462

ヒト絨毛性ソマトマンモトロピン　human chorionic somatomammotropin；hCS⇨同ヒト胎盤性ラクトゲン→2462

ヒト絨毛性マンモトロピン　human choriomammotropin⇨同ヒト胎盤性ラクトゲン→2462

ヒトジラミ　human louse, *Pediculus humanus*　アタマジラミ，コロモジラミ，ケジラミがあり吸血性である．アタマジラミとコロモジラミは体長2-4 mm で灰白色をしており，形態的にほとんど同じだが，アタマジラミは頭髪に，コロモジラミは衣類の繊維に寄生することで区別される．ケジラミは陰毛に寄生し，0.8-1.2 mm でカニ様形態をしている．[288]　⇨参アタマジラミ→157，コロモジラミ→1138，ケジラミ→881

ヒトスジシマカ　stegomyia mosquito, *Aedes albopictus*　成虫の胸背に白い縦線とその後方に逆 M 字型の白線がある小型のカ(蚊)．竹やぶや墓地に多く昼間に吸血し，デング熱を媒介する．日本では東北地方より南に分布．[288]

ヒト胎盤性ラクトゲン　human placental lactogen；hPL　［**ヒト絨毛性マンモトロピン，ヒト絨毛性ソマトマンモトロピン，胎盤ラクトゲン，hPL**］　胎盤絨毛の合胞体栄養細胞 syncytiotrophoblast(シンシチウム細胞)から産生されるタンパク質ホルモン．妊娠6週頃から血中に測定され，妊娠の進行とともに増加し，分娩後は急速に消失する．主に脂質代謝に関与し，脂質分解により胎児へのエネルギー供給を維持する．また，抗インスリン作用を介しても胎児への糖の供給を促進し，胎児の発育，成長に寄与するといわれている．血中 hPL 値は胎盤機能や胎盤重量と相関し，血中半減期も10-30分と短いため，胎盤機能検査としても用いられたが，胎児モニタリング検査が進歩した現在では，以前ほど行われることは少ない．胎児発育遅延や胎盤機能不全で低値となり，多胎妊娠や糖尿病合併妊娠で高値となる．なお，hPL 欠損症例でも胎児発育に異常を認めないことから必須のものではないと考えられている．胎盤部トロホブラスト腫瘍 placental site trophoblastic tumor (PSTT)など絨毛性疾患の一部で血中濃度の上昇を認めることがあり，その場合は腫瘍マーカーとして有用である．[845]　⇨参ヒト絨毛性ゴナドトロピン→2462

ヒトノミ　human flea, *Pulex irritans*　体長1.5-4 mm のノミで主にヒトを吸血する．イヌ，ネコ，ネズミも吸血する．中胸側枝は小さく，眼剛毛は眼下縁から出る．吸血されると瘙痒感がある．[288]

ヒト白血球抗原⇨同HLA 抗原→61

ヒトパピローマウイルス⇨参パピローマウイルス〔科〕→2392

ヒトブラストシスチス　*Blastocystis hominis*　腸管に寄生する原虫の一種．直径8-32 μm の球形で，中に大きな空胞がある．感染経路は経口で，下痢の原因になると考えられている．[288]

ヒト閉経期ゴナドトロピン human menopausal gonadotropin；hMG ［閉経婦人尿ゴナドトロピン，ウロゴナドトロピン，hMG］ 卵胞刺激ホルモン（FSH）作用をもつ排卵誘発薬．閉経後の女性は卵胞ホルモンによる中枢へのネガティブフィードバックが弱まっているため，下垂体からのゴナドトロピン（卵胞刺激ホルモン；FSH，黄体形成ホルモン；LH）放出が増え，尿中に排泄される．この尿に含まれるゴナドトロピンを抽出したものがhMG．hMGはFSH作用を期待して使用され，卵巣に働いて卵胞の発育を促進する．市販されているhMG製剤は製品によりFSHとLHの比率がさまざまであるが，FSHのみを抽出したFSH製剤や，最近では尿を原料としない遺伝子組み換え型FSHも利用されている．副作用としては卵巣腫大，胸水，腹水，多胎妊娠などの卵巣過剰反応がある．LH作用を期待するものにはヒト絨毛性ゴナドトロピン（hCG）がある．[590,1]

人見知り fear of stranger 見知らぬ人に対する不安や恐れの情動反応．子どもが心の中で親を認識でき，見知らぬ人との識別ができるようになったという認知的能力の発達を示す．生後6-8か月頃に現れ，頂点に達したあとは徐々に治まる．[1363]

ヒト免疫不全ウイルス human immunodeficiency virus；HIV ［エイズウイルス，HIV］ レトロウイルス科レンチウイルスに属する，HIV感染症の原因ウイルス．逆転写酵素を有し，ウイルスRNAを鋳型にしてDNAを合成する．男性同性愛者や薬物中毒者の間で免疫系に異常をきたし日和見感染を繰り返す後天性免疫不全症候群（エイズ）acquired immunodeficiency syndrome（AIDS）が特異的な疾患として1980年代に現れ，その後，爆発的に全世界に広がった．血液や精液などの体液を介して感染するため，近年では性感染症の1つと認識されている．フランスのモンタニエLuc Montagnierのグループが発見し，リンパ節炎ウイルスlymphadenopathy-associated virus（LAV）と命名し，アメリカのギャロRobert C. Galloのグループも遅れてウイルスの大量培養系を確立した．1983年に分離されたHIV-1と，1986年に発見され中央アフリカに多くみられるHIV-2の2種類の血清型が存在する．血液や体液を介して感染し，ウイルス表面に存在する糖タンパク質（gp 120）が，ヒトCD 4分子と結合し感染する．CD 4陽性のTリンパ球に感染し，抗体が検出されるようになるには数週間が必要．感染しても症状の出現しない無症候性キャリア（保菌者）からエイズ関連症候群（ARC），エイズまで幅広い症状を呈する．リンパ球の低下，CD 4陽性細胞の低下により免疫能の低下を起こす．[1113] ⇨参HIV感染症→59

ヒト免疫不全ウイルス感染症⇨同HIV感染症→59

ヒトヨタケ中毒 coprinus atramentarius poisoning 鐘形で灰褐色の傘をもつ担子菌類のキノコ．飲酒の前後にヒトヨタケ *Coprinus atramentarius* の若い子実体を食べると，全身の紅潮，頭痛，めまい，嘔吐，呼吸困難がみられる．毒素はコプリンで，アルコール脱水素酵素を阻害し，体内アルコール濃度が長く高濃度に保たれることによる中毒症状とされる．治療は，強制利尿，血液浄化法によるアルコールの除去，輸液など．[1618]

ヒドラジン〔化合物〕中毒 hydrazines poisoning 還元性が強いヒドラジン（ジアミド）は無色，アンモニアに似た刺激臭のある発煙性油状液体．皮膚粘膜への刺激，中枢神経抑制，溶血作用が強いため，摂取により，結膜炎，角膜炎，皮膚炎，皮膚熱傷，肝障害，悪心，抑うつ（鬱）などの症状がみられる．治療は，経口の場合，胃洗浄，下剤，輸液，ビタミンB_6の静注，対症療法を行う．接触した場合，眼，鼻，皮膚に刺激作用がみられるときは，石けんおよび多量の水でよく洗う．吸入の場合は新鮮な空気のところへ移し，呼吸管理し，症状により経口投与の場合に準じた処置を行う．[1013]

ヒドララジン塩酸塩 hydralazine hydrochloride 血管拡張性降圧薬．降圧薬として古くから用いられてきた．新しい種々の降圧薬が出現したことや副作用などから最近では妊娠時の高血圧以外ではあまり用いられていない．副作用として頻脈，心悸亢進，全身性エリテマトーデス（SLE）様症状などがある．[1366] 商アプレゾリン

ヒドララジン症候群 hydralazine syndrome ヒドララジン塩酸塩は降圧薬で，末梢細動脈の血管平滑筋に働き，血管を拡張する．妊婦での降圧にも使用される．まれではあるが副作用として発熱，顔の紅斑，赤色斑点，リンパ節の腫脹，関節および筋肉の痛みと胸部痛などの抗核抗体の陽性化により全身性エリテマトーデス（SLE）様症状を認める．腎臓では薬剤誘発性ループスとして，免疫複合性糸球体腎炎を引き起こすが，可逆的で原因薬剤の中止により改善する．ペニシラミン，プロカインアミド塩酸塩，クロルプロマジン，ペニシリン系抗生物質，キニジン硫酸塩水和物，フェニトイン，インターフェロン製剤などの薬剤も同様の薬剤誘発性ループス症候群を引き起こす．[1158] ⇨参ヒドララジン中毒→2463

ヒドララジン中毒 hydralazine poisoning 高血圧症の降圧薬として用いられており，薬用量をこえて服用すると中枢神経抑制，交感神経血圧上昇因子遮断，腎血流の増加，脳血管緊張の緩和などの作用がある．多量服用時の治療は，催吐，胃洗浄，吸着剤投与などによる除去，対症療法を行う．[1013]

ひとり遊び solitary play パーテンMildred Partenによる，小児の社会性からみた遊びの形の1つ．たとえ同じ場所で複数の子どもが遊んでいても，それぞれ自分の好きな遊びを別々に行う．各人は他の子どもには干渉せず，違ったおもちゃを使って個別にひとり遊びに熱中する．幼児期に多い．[1631] ⇨参連合遊び→2983，平行遊び→2616，傍観遊び→2660

ひとり歩き walk well 支えがなくても1人で歩けること．中枢神経系と平衡感覚，運動の効果器である筋の機能発達の影響を受けている．子どもが1歳前後になると，つかまり立ち，つたい歩き，ひとり立ちを繰り返し，ひとり歩きができる．[273] ⇨参つかまり立ち→2036，つたい歩き→2037

ひとりっ子 only child 近年，1家族における子どもの数の減少により，ひとりっ子の占める割合が増えている．きょうだい関係を経験していないこと，親の過干渉や過保護が生じやすいことなどが子どもの社会性の発達に影響すると考えられている．[1363]

ひ

ヒトリンパ球抗原⇨同HLA 抗原→61

ビトレクトミー⇨同硝子体切除術→1436

ピトレシン試験　pitressin test⇨同抗利尿ホルモン試験→1065

ヒドロキシウレア⇨同ヒドロキシカルバミド→2464

ヒドロキシカルバミド　hydroxycarbamide ［ヒドロキシウレア，ヒドロキシ尿素］ 抗腫瘍薬の1つで，白色から微黄白色の結晶性粉末．受動拡散によって細胞内に入り，主に細胞周期上のDNA合成期(S期)に作用し，リボヌクレオチドからデオキシリボヌクレオチドへ変換する酵素リボヌクレオチドレダクターゼを阻害することによってDNA合成を阻害し，細胞増殖を抑制する．代謝拮抗薬として慢性骨髄性白血病，真性多血症，本態性血小板増多症などの骨髄増殖性疾患における白血球数のコントロール，血球増加に起因する症状の緩和に広く使用される．副作用としては骨髄機能抑制，間質性肺炎，皮膚潰瘍，悪心，嘔吐がある．その他，抗レトロウイルス薬との併用によって死亡を含む重篤な副作用(膵炎，肝・末梢神経障害)を発現することが報告されている.[1022] 商ハイドレア

ヒドロキシシクロヘキサン　hydroxycyclohexane⇨同シクロヘキサノール→1261

ヒドロキシトルエン　hydroxy toluene⇨同クレゾール→840

ヒドロキシ尿素　hydroxyurea；HU⇨同ヒドロキシカルバミド→2464

ヒドロキシベンゼン　hydroxybenzene⇨同フェノール→2519

ヒドロキシリジン　hydroxylysine；Hyl　リジンの5位が水酸化された誘導体．$C_6H_{14}N_2O_3$，分子量162.19．コラーゲン，ゼラチンなどに存在する．コラーゲンでは，プロコラーゲンがリジンヒドロキシラーゼにより水酸化されヒドロキシリジンとなり，糖鎖の結合部位となる．ヒドロキシリジン尿症は，ヒドロキシリジンの分解障害によると考えられている.[987]

ヒドロキシル基⇨同水酸基→1615

ヒドロケイ皮酸　hydrocinnamic acid ［ヒドロ桂皮酸，ベンジル酢酸，3-フェニルプロピオン酸］ 分子量150.18，ケイ皮酸を還元して得られる．$C_6H_5CH_2CH_2COOH$．白色粉末状結晶で，融点47-48℃，沸点280℃，冷水よりは温水に溶ける．アルコール，ベンゼン，クロロホルム，エーテル，氷酢酸などに溶ける．カルボキシペプチダーゼCNの阻害薬.[1559]

ヒドロ桂皮酸⇨同ヒドロケイ皮酸→2464

ヒドロコルチゾンコハク酸エステルナトリウム　hydrocortisone sodium succinate　注射用のグルココルチコイド製剤として静脈内注射，点滴静脈内注射，筋肉注射，関節腔内注射，硬膜外注射，脊髄腔内注射，注腸などに広く用いられる.[1260] 商サクシゾン，ソル･コーテフ

皮内試験　skin test⇨同皮内テスト→2464

鼻内上顎洞開窓術　intranasal antrostomy ［下鼻道開窓術］ 上顎洞炎や術後性上顎洞嚢胞に対する手術法で，病巣部の除去と排液路を確立するために対孔を形成する方法．現在は鼻内視鏡を用いる鼻内法がほとんど．下鼻道外側壁に浸潤麻酔ののち，鼻涙管を損傷しないように注意しながら下鼻道外側壁に開窓し，上顎洞または嚢胞と広く交通をつける.[555]

皮内鍼(しん)〔**法**〕　intradermal needle　特殊な鍼(はり)を皮膚内に留置する手法，あるいはそれに用いる小さく短い鍼のこと．1952年に赤羽幸兵衛により創案された．形状は一端がリング状，あるいは平型で板状の鍼柄となっており，これを専用の鑷(せっ)子ではさみ，真皮内に2-3 mmほど刺入する．鍼柄の下へまくらのように小さい絆創膏をはり，その上からさらに絆創膏で鍼全体を覆うように固定する．鍼を一定の間留置することで，その刺激が保たれる．からだに痛みのある場合には，患者自身に痛む点を指示させて，そこに刺入する.[123]

鼻内洗浄⇨同鼻洗浄法→2449

皮内注射　intracutaneous injection　皮内に薬液を注入する方法．疾病の診断(ツベルクリン反応，アレルギーや薬物過敏など)や予防(ワクチン接種)のために用いられることが多い．方法：①注射部位は前腕内側や上腕外側で，血管が走行していない部位とする，②使用物品と準備の手順は皮下注射に準ずるが，注射針は27 Gを用いる，③アルコール綿で消毒したのち，よく乾燥させてから皮膚を十分に伸展させ，針が表皮と真皮の間に入るように水平に近い角度で刺す，④注射器の目盛りに注意しながら，薬液をゆっくり注入する，⑤記録，報告する．ケアのポイント：皮下注射に準ずる．ただし注入後はマッサージはせず，自然吸収させる．また反応を見る場合，患者に判定時刻を知らせ，注射部位に触れないよう説明する.[927] ⇨参皮下注射→2429

皮内テスト　intradermal test ［皮内反応，皮内試験］ 花粉症(アレルギー性鼻炎)やアトピー性皮膚炎の患者で，原因物質(アレルゲン)が何であるかを判断，決定するための，即時型皮膚反応を利用した検査．他にⅠ型(即時型)アレルギー反応薬疹の原因物質の同定，遅発相の反応(4-6時間後)，ツベルクリン反応などの遅延型反応(24-48時間後)の検査にも用いる．被検者の前腕屈側にアレルゲン液あるいは使用薬剤を100-1,000倍に希釈した薬液を0.02 mL皮内に注射し，15分後に膨疹と発赤を観察して抗原(アレルゲン)が何であるかを決定する．アナフィラキシーの既往がある患者では，皮内テストでも全身症状やショックを起こすことがあるので，より安全なプリックテストから開始したほうがよい.[1382] ⇨参即時型アレルギー→1833，ツベルクリン反応→2038，プリックテスト→2582

皮内反応　intracutaneous reaction⇨同皮内テスト→2464

皮内縫合　subcuticular suture⇨同埋没縫合→2728

ビニー　Lucio Bini　イタリアの精神科医(1908-64)．1938年，ツェルレッティ Ugo Cerletti(1877-1963)とともに論文「Un nuovo metodo di shockterapia：“L'elettroshock”(ショック療法の新方法：電気ショック)」を発表し，精神病患者の電気ショック療法の開拓者となった．この療法は，同年，日本の安河内五郎，向笠広次によっても同様の方法で考案されている.[983]

非肉芽腫性ぶどう膜炎　nongranulomatous uveitis　肉芽腫性ぶどう膜炎に対比される言葉で，臨床的には隅角結節や虹彩結節を形成しないぶどう膜炎．角膜後面沈着物は小さく微塵様であることが多い．肉芽腫性と比較すると，前眼部症状は急激で強い傾向がある．ベーチェット Behçet 病，強直性脊椎炎，HLA-B 27関連ぶどう膜炎，炎症性腸疾患や若年性関節リウマチに合併するぶどう膜炎などが原因.[975] ⇨参肉芽腫性ぶどう膜炎→2206

ビニャミ Amico Bignami イタリアの病理学者(1862-1929). ローマ大学卒業. 1902年病理学教授となった. 1903年にローマ大学の臨床医学・病理学教授のマルキアファーヴァ Ettore Marchiafava とともにマルキアファーヴァ・ビニャミ病(原発性脳梁変性症)を報告した. この疾患は長期のアルコール飲用者に主として発症し, 脳梁部に特徴的な脱髄をきたす原因不明のまれな疾患である. 日系, 中国系, ドイツ系アメリカ人など数々の症例が報告されているが, 特にイタリア系男性に多く, 人種特性があるものと推定されている.[1531] ⇨[参]マルキアファーヴァ・ビニャミ病→2746

鼻入口部⇨[同]鼻前庭→2449

非乳酸性酸素負債 alactic acid oxygen debt [速い酸素負債] 酸素負債のうち時間的に速い成分で, 強い運動時の乳酸とは無関係. 主に運動中に消費された ATP, クレアチンリン酸(CP)を再合成するために用いられる. 無酸素閾値以下では酸素負債の大部分は非乳酸性酸素負債であり, 無酸素閾値以上では非乳酸性酸素負債と乳酸性酸素負債(遅い酸素負債)の合計である.[1213] ⇨[参]最大酸素負債量→1162, 乳酸酸素負債→2228

泌尿器科 urology 男性の尿路・生殖器および女性の尿路についての解剖・生理・疾患を研究し, 治療にあたる医学の一分野. 副腎(腎上体), 腎, 尿管, 膀胱, 尿道, 精巣(睾丸), 精巣上体(副睾丸), 精管, 精嚢, 前立腺, 陰茎, 陰嚢, 小陰唇, 大陰唇, 陰核, 腟前庭が含まれる.[474]

泌尿生殖隔膜 urogenital membrane⇨[同]尿生殖隔膜→2250

泌尿生殖器 urogenital organs 性器(生殖器)および尿路系の総称. 器官の構造および機能をも含めた呼称. 尿路系として副腎(腎上体), 腎, 尿管, 膀胱, 尿道, 男性の生殖器として精巣(睾丸), 精巣上体(副睾丸), 精管, 精嚢, 前立腺, 陰茎, 陰嚢, 女性の生殖器として卵巣, 卵管, 子宮, 腟, 小陰唇, 大陰唇, 陰核があり, これらを総称する.[474]

泌尿生殖器結核⇨[同]尿路性器結核→2261

泌尿生殖洞⇨[同]尿生殖洞→2250

ビニルハウス〔作業者〕病 vinyl-house works disease 農業で使用されるビニルハウス, 温室などで発生する疾病. ほとんどは, 密閉度の高いビニルハウス内における農薬散布により高濃度の農薬を吸入して発症したもの. 散布時のエアロゾル粒径, 散布後の揮発, さらに呼吸保護具の着用, 皮膚を露出しないことなどの作業時の曝露を低減するための指導が必要.[41]

否認 denial, negation 不快な感情や不安, 恐怖をもたらすような外的な現実から目をそむけ, 不快な知覚や感覚を意識から排除する防衛のこと. 幼児には否認を用いて自己愛や万能感を保つ段階があるが, 現実検討機能が発達するにつれて否認は中心的な防衛ではなくなる. 健常者でも否認は用いられるが, 一方で現実認識が保たれているために否認は意識的に停止できる. これに対して, 自我全体が弱化すると幼児的な否認への退行が起こり, 否認を用いていることを自覚できない状態になる. このような状態で不安や恐怖をもたらす現実に直面すると, 健忘や遁走などの解離性障害が発現しやすい.[1316]

避妊効果 contraceptive effectiveness 避妊法の効果は失敗(妊娠)しない割合で評価される. 一般的に100女性年(100人の女性の1年間)の妊娠数で表される. 避妊効果が高いのは経口避妊薬で99.7%, コンドームは一般的には85% 程度である.[998] ⇨[参]避妊法→2465

避妊法 contraceptive method 性交において, 性感を妨げず, かつ望まない妊娠を避けるための方法. わが国ではコンドーム法が最も普及している. 正しく使用すれば失敗率3% だが, 一般的には15% 程度である. 性感染症予防にも効果があり, 正しい使用法を指導する必要がある. ペッサリー法は腟内に半球状のゴム膜を挿入することで精子の進入を防ぐもの. 殺精子剤は避妊効果が低いので単独では用いられることは少なく, コンドームやペッサリーとともに使用する. 荻野式や基礎体温法は排卵日を避けて性交する方法だが, 失敗率が高い. 子宮内に器具を挿入する子宮内避妊具(IUD), 主として排卵を抑制する経口避妊薬は, すぐれた避妊法といえる. ホルモン剤による性交後避妊も緊急避妊として存在する. 腟外射精は成績が悪く避妊法とはいえず, また不妊手術は可逆性がなく避妊法には含まれない.[998]

避妊薬 contraceptive⇨[参]経口避妊薬→856

避妊リング contraception ring 子宮内避妊具(IUD)の1つ. プラスチック製の直径約2.5 cm リングを子宮内に挿入する. 避妊効果は, 受精卵の着床を阻止する作用によると考えられる. 他のIUD がひも付きなのに対して, 抜去するには抜去器具の先端に引っ掛けて取り出す必要がある.[998]

ビネー式知能テスト Binet intelligence scale [ビネー・シモン式知能検査] 小児の精神発達を評価する方法は年齢によって異なる. 幼児期の精神発達評価には新K式発達検査や乳幼児精神発達質問紙が適切であり, 精神年齢が3歳以上の精神発達評価には田中・ビネー式知能検査を用いる. ビネー式知能検査はフランスの心理学者であるビネー Alfred Binet(1857-1911)が友人の医師シモン Théodore Simon(1872-1961)の助力を得て1905年に発表した個別的知能検査法の基礎定式である. はじめは普通教育の授業についていけない学業不振児童(精神遅滞, 知的障害の児童)を判別するための客観的な知能検査法であった. 今日の知能検査法の基礎となり, 児童心理, 教育心理の研究に貢献した. 精神年齢が6歳以上の精神発達評価にはウェクスラー児童用知能検査 Wechsler intelligence scale for children (WISC)を施行する.[1132]

ビネー・シモン式知能検査 Binet-Simon test⇨[同]ビネー式知能テスト→2465

微熱 low grade fever 体温が37.0-37.9℃ になる発熱がある期間続くこと. 原因としては感染性疾患, 悪性腫瘍, 貧血, 甲状腺機能亢進症, 膠原病, 肝硬変, 寄生虫疾患や神経性疾患などがある. また女性では生理的に月経前期や妊娠により微熱を認める. 微熱のみを主症状として他に原因疾患を疑わせる所見や変化がない場合は, 本態性高体温症であることが多い. 年齢的に小児は比較的体温が高く生理的にも微熱を呈しやすい. 一方やや体温の低い高齢者は一般に発熱しにくいので, 微熱を認めたら器質性疾患がある場合が多く, 特に症状の乏しい心筋梗塞や悪性腫瘍を疑って, その有無を注意深く検討する必要がある.[1278] ⇨[参]本態性高体温症→2722

非熱帯性スプルー　non-tropical sprue⇨同ウィップル病→311

ピネル　Philippe Pinel　［フィリップ=ピネル］　フランス精神医学の創設者と呼ばれている(1745-1826). トゥルーズ, モンペリエで医学を学び, 1778年パリに出る. 医学新聞の記者, 私立病院の医師などを経てフランス革命の恐怖政治の最中, 1793年にビセートゥル施療院 L'hôpital de Bicêtre の医師に任命される. ここで看護師プサン Jean-Baptiste Pussin(1746-1811)の患者対応を評価し, 推進した. プサンは肺結核でビセートゥル施療院に入院していたが, 結核が癒えたあと看護師として働いていた. 彼は精神病患者から鎖を解くことをピネルに進言した. ピネルはプサンの看護態度, 看護方法を道徳療法または精神的対応 traitement moral(moral treatment)として高く評価した. 1795年ピネルはサルペトリエール病院 L'hôpital de la Salpêtrière の医師長となり, この考えを積極的に進めた. 1801年『精神病に関する医学哲学提要 Traité médico-philosophique sur l'aliénation mentale』を世に出した. この中で, 患者の入院施設内での日常生活, 病院職員の態度, 管理を考察した. 互いの信頼のもとでのあたたかい雰囲気が治療環境には重要であることを強調している. 道徳的対応についてはほぼ時期を同じくイギリスでもいわれていた. さらにプサンが実際には行っていたことであり, ピネルはその行為の承諾者であったことから, 精神病者からの鎖の解放行為をのちにピネル神話と呼んでいる.[784]

鼻粘膜　nasal mucosa　鼻腔内の粘膜は多列線毛上皮で覆われ, 杯細胞をもつ. 呼吸上皮として温度と湿度の調節および線毛運動によりフィルターとしての役目ももつ. 嗅部の粘膜は嗅上皮で覆われ, 嗅覚に関与している.[451]

鼻粘膜嗅部　olfactory region of nasal mucosa　上鼻道の内側・外側壁で篩板の下方にみられ, 上鼻甲介およびこれに対する鼻中隔部を占める部分. 嗅細胞, 支持細胞, 基底細胞よりなる嗅上皮を有し, 嗅覚をつかさどる.[451]

鼻粘膜充血除去薬　nasal decongestant　充血による鼻粘膜の腫脹で起こった鼻閉を改善する薬物. 適応は急性鼻炎, 肥厚性鼻炎, 急性・慢性副鼻腔炎など. 血管収縮薬としてナファゾリン硝酸塩, テトラヒドロゾリン硫酸塩, オキシメタゾリン塩酸塩, トラマゾリン塩酸塩, 塩酸テトラヒドロゾリン配合剤などがある. 鼻腔内局所に点鼻, 塗布, 噴霧する. 連用により効果の減弱, 反応性の充血で鼻閉の増強が生じ, 副作用として心悸亢進, 血圧上昇を起こすことがある.[887]

鼻粘膜誘発試験　nasal mucosa test　アレルギー検査の一方法. 下鼻甲介前端よりやや後方に, 抗原を含ませた濾紙またはディスクを置き, 誘発反応の有無を判定する. 試験の前に, 抗原を含まない濾紙またはディスクを検査部位に置き, 反応がみられないことを確認したうえで行う. 試験では, 水性鼻汁, くしゃみ, 粘膜の腫脹, 粘膜の蒼白化, 鼻内の瘙痒感の5症状について観察し, 症状がまったく認められないものを陰性, 2つ以上症状が認められたものを陽性と判定.[514]

被嚢性腹膜硬化症　encapsulating peritoneal sclerosis；EPS　［腹膜硬化症, 硬化性腹膜炎］　腹膜透析合併症の1つ. びまん性に肥厚した腹膜の広範囲な癒着により間欠的あるいは反復性に腸閉塞症状を呈する症候群と定義. 従来は硬化性被嚢性腹膜炎 sclerosing encapsulating peritonitis(SEP)と称されていたが, 発症時には病理組織上すでに腹膜の炎症所見が認められないことから, 腹膜の形態所見を表す用語として被嚢性腹膜硬化症と呼ばれている. 細菌感染や開腹手術, 自己免疫疾患, 透析液中のシリコンやタルク, アスベストなどの化学物質, 肝硬変や腹膜悪性腫瘍に伴う線維素の出現, 強い酸性や高い糖濃度の透析液使用, 長期間の腹膜透析療法などにより腹膜結合組織が変性して腹膜組織の癒着や線維化が生じ, 腹膜炎などの炎症を契機に被嚢性腹膜硬化症が発症, 進展すると考えられている. 通常は腹膜透析開始後8年以上で発症頻度が増加. 臨床症状として腸閉塞症状(腹痛, 嘔気・嘔吐)は必発で摂食障害, 低栄養のほか, 微熱, 腹水, 体重減少などの炎症徴候, 血性排液や腹部の塊状物を触知することもある. 臨床症状で被嚢性腹膜硬化症が疑われたら, 単純X線, CT検査が有効で, 腹膜の病理組織検査により肥厚した腹膜硬化像と中皮細胞の脱落があれば被嚢性腹膜硬化症と診断する. 治療の基本は速やかな腹膜透析の中止で, 少量から中等量のステロイド剤治療も有効である. 腹膜洗浄は癒着防止に有効であり, 発症予防の側面から腹膜透析終了後一定期間実施することが多い. 絶飲食で腸閉塞症状が改善しない場合, 外科的な癒着剝離術も選択される. 急激な腹膜機能低下を認めた長期腹膜透析患者では, 発症を予防するため明らかな臨床症状がなくても腹膜透析の中止が望ましい.[563]

被嚢幼虫　metacercaria⇨同メタセルカリア→2797

ピノソーム　pinosome　［飲み込み小胞, 飲作用小胞, パイノソーム］　細胞膜が積極的に関与して, 水溶性の物質または, 微小な物質を取り込む現象を飲作用 pinocytosis と呼ぶ. この飲み込みによって細胞内につくられた微小な小胞をピノソーム(飲み込み小胞)という. 細胞内に取り込まれた小胞は水解小体(リソソーム)と融合して, 加水分解酵素で消化される.[1044] ⇨参ファゴソーム→2507, 飲作用→292

非配偶者間人工授精　artificial insemination with donor's semen；AID　［AID］　配偶者(夫)が無精子症ないし顕微授精などの生殖医療技術によっても妊娠できない重度の精子障害がある場合, 夫婦の希望により第三者(非配偶者)の精液を使用して人工授精を行うことをいう. わが国では昭和20年代から少数の施設で行われている. 倫理的問題として子の出自を知る権利などが考えられる. 実際には夫婦の嫡出子として扱われ, 出生児に告知されることは少ないという.[998]

非配偶者間体外受精(胚移植)　体外受精-胚移植はわが国では配偶者間に限って行われるが, アメリカ, イギリスなど一部の国においては, 非配偶者の精子または卵子を用いた体外受精が行われる. 夫が無精子症あるいは精子に重大な問題があり顕微授精でも対応できない場合, 妻が先天的に卵巣を欠損あるいは卵巣摘出後や閉経後の場合が該当する. 実施の可否については, わが国でも検討されている.[998] ⇨参体外受精-胚(配偶子)移植→1861

鼻梅毒　nasal syphilis　先天性梅毒でみられる新生児鼻

梅毒と，後天性鼻梅毒がある．新生児鼻梅毒では鼻部の骨・軟骨膜炎により，鼻閉，外鼻変形をきたす．後天性梅毒では初期感染で鼻部の初期硬結，第2期に鼻粘膜のばら疹や急性鼻炎様症状を認めることがある．鼻症状は第3期梅毒で多く現れ，骨・軟骨膜炎による臭鼻症，鼻中隔穿孔，外鼻変形を認める．[1569]

被曝⇨同放射線被曝⇀2676

被曝管理 radiation protection 電離放射線を被曝する可能性がある業務従事者や公衆の放射線被曝を，合理的に管理すること．[292] ⇨参放射線防護⇀2676

被曝管理用測定器⇨同放射線防護用測定器⇀2677

菲薄(ひはく)**基底膜症候群(病)** thin basement membrane syndrome (disease) 糸球体疾患のWHO分類で，遺伝性腎疾患に分類されるもの．常染色体優性遺伝と考えられる．肉眼的または顕微鏡的血尿が主な尿所見で，タンパク尿は認めないことが多い．電子顕微鏡所見において，糸球体の基底膜が正常と比して明らかに薄く，およそ半分の厚みである．血尿の成因は基底膜でのコラーゲンの産生が低下し基底膜が薄くなり，薄い基底膜の一部から赤血球が漏れ出すためと考えられる．薬物性に同様の症状を認めることがある．家族性の発症が明らかなものを良性家族性血尿と呼び，腎機能の予後は良好で，無治療で腎機能低下は認めない．家族歴で腎機能低下が認められればアルポート Alport 症候群が疑われる．[1158] ⇨参家族性血尿症候群⇀513

被曝線量 exposure dose, exposed dose, radiation dose 放射線を浴びた全身あるいは局所の放射線量．放射線の種類やエネルギーにより被曝線量の評価は異なる．単位はGy(グレイ)またはSv(シーベルト)を用いる．[292]

非白血性白血病 aleukemic leukemia 末梢血には白血病細胞がみられないが，骨髄には白血病細胞が充満している白血病．末梢血だけでは再生不良性貧血の所見とまぎらわしい．[1495]

非発酵グラム陰性桿(かん)**菌感染症** infectious disease of nonfermentable gram-negative bacilli シュードモナス属 *Pseudomonas*，アシネトバクター属 *Acinetobacter*，アルカリゲネス属 *Alcaligenes* などのブドウ糖非発酵グラム陰性桿菌によって起こる感染症の総称．これらに属する一部の細菌は平素無害菌であるが，血液疾患や悪性腫瘍などを基礎疾患にもつ患者や高齢者，新生児など感染症に対して抵抗力の落ちた宿主に対し敗血症や尿路感染症などを引き起こすことがある．そのなかでも最も重要な疾患に *P. aeruginosa*(緑膿菌)による感染症がある．*P. aeruginosa* は，多くの抗生物質や消毒薬〔クロルヘキシジン(ヒビテン®)など〕に抵抗を示すため日和見感染や院内感染の原因となりやすく，呼吸器感染症，尿路感染症，敗血症，消化器感染症，髄膜炎などを引き起こし，患者の基礎疾患の重篤度によっては致死的となる．[909]

被髪頭部 scalp 頭蓋骨を覆う皮膚を顔面と頭部に分け，頭部のうち毛髪をいただく領域を被髪頭部と呼ぶ．毛髪は真皮を貫通するため脱毛後は収縮してしわにならない．[179] ⇨参頭皮⇀2127

皮斑⇨同リベド⇀2933

肥胖(ひはん)**細胞** mast cell, mastocyte⇨同肥満細胞⇀2480

肥胖(ひはん)**細胞性星細胞腫** gemistocytic astrocytoma びまん性星細胞腫の亜型の1つで，病理組織学上，偏在する核と好酸性硝子様の広い細胞質をもつ肥胖細胞が主体をなして増殖することが特徴である．その他の星細胞腫亜型でも反応性に肥胖細胞が出現することがあり，本亜型と診断するためには構成細胞の2割以上を肥胖細胞が占めていることが必要である．成人の大脳半球にみられ，他の星細胞腫亜型より浸潤性性格が強く予後がやや悪い傾向にある．神経上皮性腫瘍のWHO分類では grade Ⅱ に分類される．[1286]

肥胖(ひはん)**症**⇨同肥満〔症〕⇀2480

肥胖(ひはん)**星状膠細胞** gemistocytic astrocyte ［**反応性星状膠細胞，肥大星状膠細胞**］ 好酸性の細胞質の辺縁に偏在する核を入れる腫大した星状膠細胞．中枢神経組織の変性により星状膠細胞は腫大や増殖を示す．突起が少なく，大きく腫大した均質な胞体をもつ肥胖星状膠細胞として反応することもある．星状膠細胞腫の分類には，肥胖星状膠細胞腫という一型がある．[1531] ⇨参星〔状〕細胞腫⇀1673

響(ひびき) needle sensation⇨同得気⇀2140

ヒビテン® Hibitane® 消毒に用いられるグルコン酸クロルヘキシジン製剤の商品名で，イギリスICI社(現アストラゼネカ社)によって研究開発された．グラム陽性菌，グラム陰性菌に対し殺菌作用をもつ．手指消毒や医療用器具，リネン類の消毒，器具・物品の消毒，その他，注射や手術部位の皮膚消毒に用いられる．手指消毒には，①スクラブ法 scrub method(洗浄法)，②ラビング法 rubbing method(擦式法)，③スワブ法 swab method(清拭法)があり，目的に合わせて薬剤と濃度，手指消毒方法を選択．主要な商品にはヒビテン®のほか，ヒビテン®グルコネート，ヒビスクラブ®，ヒビディール®，ヒビソフト®などがある．[1451]

非病原菌 nonpathogenic bacteria 健康なヒトや動物に感染し病気を発症させる能力を病原性というが，この能力をもたない微生物を慣用的に非病原菌という．健康な人には通常病原性を示さないが，悪性腫瘍や糖尿病，免疫不全などの基礎疾患をもつ患者や低出生体重児，高齢者など感染症に対して抵抗力の弱い人に対して感染症を起こすことがある．[909]

非標本誤差 non-sampling error 標本誤差以外のすべての誤差．原因は，不適切な標本抽出法，調査漏れ，重複調査，誤解答，虚偽解答，記憶ミス，記載ミス，転記ミス，集計ミス，測定ミスなど種々の要因が考えられる．偶然誤差(真の値との差に方向性のない誤差)であると確信が得られない場合は，系統誤差(偏り)と扱ったほうがよい．[21] ⇨参標本誤差⇀2495

皮膚 skin, cutis ［**外皮**］ 皮膚は人体の表面を覆い，外界との隔壁をなす臓器．物理的・化学的刺激，紫外線，水の侵入，体液喪失などから身を守る．また体温調節作用，感覚作用(触覚，痛覚，温覚，冷覚)，汗や皮脂などの分泌・排泄作用，免疫機能，呼吸作用(肺の呼吸する酸素の約1/100量を吸収)，経皮吸収など，生命維持に不可欠な機能を営む．皮膚は表皮，真皮，皮下組織，および付属器(毛，爪，汗腺，脂腺)により構成される．総面積は成人の平均で約1.6 m^2，皮下組織を含む皮膚の重量は約9 kgで体重の約14%に相当し，人体最大の臓器といえる．皮下組織を除く皮膚の厚さは約1.5-4 mm (表皮は0.06-0.2 mm)で，一般に男性＞女性，伸側＞屈側，成人＞幼児であり，部位的差異もある．皮膚の表面は菱形または三角形に隆起した皮丘と，くぼみである皮溝からなり，毛孔と汗孔が開口する．皮膚色はメラニン，カロチン，ヘモグロビンなどの色素の量と深さ，角層の性状により規定され，人種，性，部位などにより差がある．[778]

●皮膚

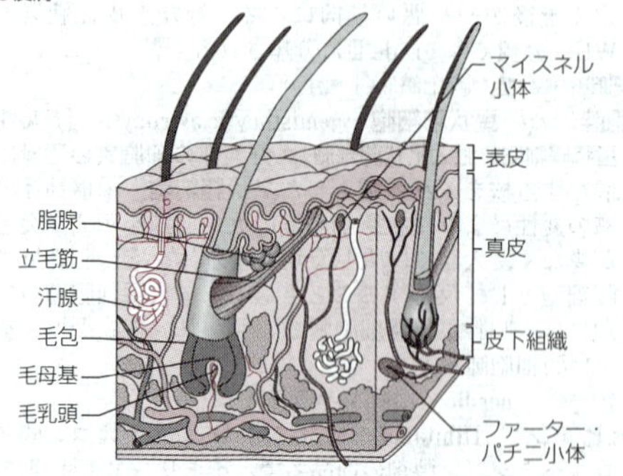

皮膚は，表皮，真皮，皮下組織の3層からなる．表皮は上皮組織から，真皮は線維性結合組織から，皮下組織は疎性結合組織からなっている．

皮膚T細胞リンパ腫　cutaneous T-cell lymphoma；CTCL　幹細胞から分化したリンパ球はT細胞，B細胞，NK細胞に大別されて機能や性状を異にし，おのおのに生じた疾患も臨床像が異なる．本症は皮膚に初発ないし原発したT細胞の悪性腫瘍をいうが，概念が論者によって異なりヘルパーT細胞由来の悪性リンパ腫に限定する分類もある．セザリー Sézary 症候群，レトロウイルス感染に起因する成人T細胞リンパ腫，その他の特徴ある病型に分類される．診断の根拠となる皮膚症状は多彩で，他の皮膚疾患との鑑別が問題となる．生命予後不良の疾患なので，皮膚の専門家による慎重な観察が重要．[74]

皮膚アミロイドーシス　cutaneous amyloidosis，amyloidosis cutis　アミロイドと呼ばれる特殊な線維状タンパク質が皮膚に沈着した状態．全身性アミロイドーシスに伴うものと，皮膚にのみ限局する限局性皮膚アミロイドーシスに大別される．最も多くみられるアミロイド苔癬は瘙痒が激しく，角化性の丘疹が集簇し，褐色の局面になる．他に斑状，結節性，肛門仙骨部型などがあるが，いずれも中高年に多い．[303]

●皮膚アミロイドーシス

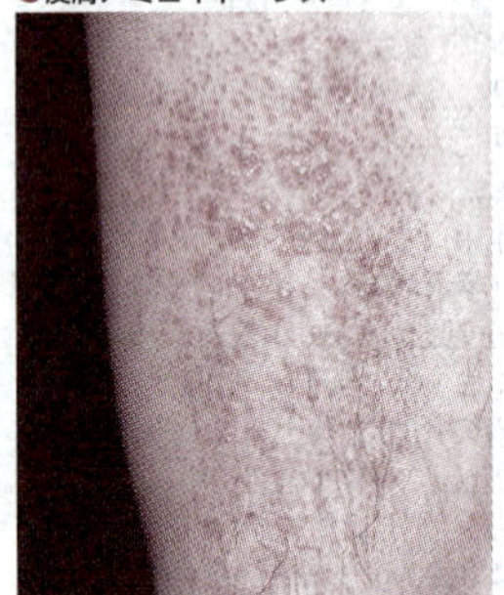

多島新吾(亀山正邦ほか監)：今日の診断指針 第5版，p.1441，図2，医学書院，2002

皮膚アレルギー性血管炎　cutaneous allergic vasculitis　好中球の血管周囲浸潤と血管壁のフィブリノイド変性が皮膚の小血管でみられる血管炎．皮膚生検によって診断．女性に多く，慢性に経過し，皮疹の出没を繰り返すことが多い．皮疹は多彩で主に両側下腿に蕁麻疹様紅斑，紫斑，水疱，血疱，壊死などを生じる．関節痛，腎機能障害，消化器症状，発熱もみられることがあるが予後は良好．病巣感染や薬剤アレルギーなどが引き金となっている症例がみられる．治療は安静のうえ，非ステロイド系消炎薬の内服，副腎皮質ホルモン剤やコルヒチンの内服，誘因の除去などを行う．[303]

●皮膚アレルギー性血管炎

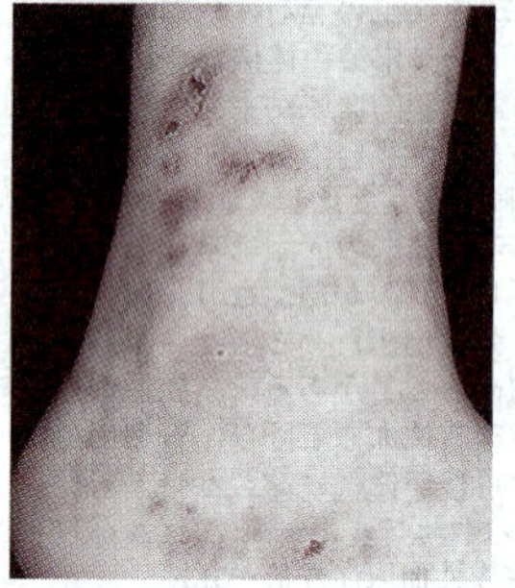

瀧川雅浩(西川武二ほか監)：標準皮膚科学 第8版，p.194，図13-7，医学書院，2007

皮膚萎縮症　atrophia of skin，atrophoderma　表皮細胞の減少による表皮の菲薄化と真皮結合組織の減少による真皮の菲薄化，これらのどちらか一方ないし両者の起こっている状態．表皮が萎縮すると表皮はほとんど透明に見え，表面は平滑，真皮が萎縮すると皮膚陥凹を生じ，しわ状となる．原因は皮膚の老化・外傷・炎症，妊娠線条，強皮症，皮膚筋炎，放射線皮膚炎，皮膚悪性リンパ腫，副腎皮質ホルモン剤の長期外用，原因不明のものなどさまざまである．[303]

皮膚移植術　skin grafting⇨同植皮術→1483

皮膚壊疽(えそ)　cutaneous gangrene　阻血のため皮膚が深部まで壊死に陥り，厚い痂皮や壊死組織が付着した状態．糖尿病や血管炎などによる動脈閉塞，あるいは外傷に続発する細菌感染などさまざまな原因により生じる．全身状態を管理のうえ，血行促進に努め，感染によるものは起炎菌に応じた抗生物質の与薬または切除を行う．[303]

皮膚炎　dermatitis⇨同湿疹→1315

皮膚温　skin temperature　皮膚表面の温度．部位により異なり，四肢末梢部では環境温度の変化に対し大きく変化するのに対し，体幹部や頭部，前額部の皮膚温の変化は小さい．皮膚血流量は皮膚温度を左右する因子として重要で，増加すると皮膚温は高くなる．[229]

ピブカ⇨同PIVKA→95

ピブカⅡ⇨同PIVKA-Ⅱ→95

皮膚開窓テスト　skin window test　炎症反応の観察法の1つ．実験的につくった生体の皮膚創部に小さなチャンバーあるいはカバーグラスを固定．化学的・物理的刺激によって，皮膚組織部分に認められる細胞成分の変化あるいは組織変化，さらにこれらの変化に対する薬品・生理活性物質などの影響を観察するために考案

された実験モデル.[388]

皮膚潰瘍 skin ulcer 外傷，手術や熱傷，血行不良，糖尿病などが原因で起こる皮膚の潰瘍．下肢に多く発症する糖尿病性のものは，疼痛を伴わないため増悪しやすく，感染から起こる壊疽などに注意する．外陰部に発症するものはベーチェット Behçet 病を疑う．治療は壊死組織を除去し，局所血流障害の改善と血管新生の賦活，表皮や肉芽形成の促進と線維芽細胞増殖を目的に，創傷被覆材の使用や肉芽形成を促進する作用を有する外用剤を塗布する．

皮膚科学 dermatology 皮膚に生じる形態学的変化の記載による疾患の認識と分類，治療を行う学問．解剖学，生理学，組織学を含み，病態解明と治療には分子生物学的，免疫学的，分子遺伝学的に高度な手法が駆使される．

皮膚顎口虫症 cutaneous gnathostomiasis ［顎口虫症］ ヒトに感染した有棘顎口虫，ドロレス顎口虫，日本顎口虫，棘顎口虫など，線虫類に属する顎口虫の幼虫または幼若成虫の経口感染．感染から 2 週間以後または 3-4 週間後に，移動性の紅斑を伴うあるいは伴わないかたく触れる腫脹や，蛇行状線状紅斑が突然出現し，数日で消退するという経過を繰り返す．さまざまな程度のかゆみ，痛みを伴う．ときに，初期に発熱など全身症状を認める．有棘顎口虫では皮膚腫瘤を，剛棘顎口虫，ドロレス顎口虫，日本顎口虫は皮膚爬行症を起こす．根治的治療は皮内を移動する虫体の摘出であるが，皮内，皮下を移動しているので困難である．しかし多くの場合，数年で無症状となる．予防はドジョウやヘビ，その他の淡水魚や両生類，爬虫類の生食を避ける．特に流行地の東南アジアや中国では注意することが大切.[74]

皮膚型結節性多発動脈炎 cutaneous polyarteritis nodosa 主に下肢に生じる皮膚限局性血管炎．紫斑，血疱，潰瘍，結節などの症状を示す，組織学的には真皮皮下境界部の動脈の壊死性血管炎．予後良好であるが，まれに全身性の結節性多発動脈炎に移行する.[235]

皮膚割線⇨同割線→531

皮膚癌

skin cancer，cutaneous carcinoma，skin carcinoma

【概念・定義】皮膚に発生する悪性腫瘍．狭義には上皮性の悪性腫瘍である**有棘細胞癌**(図 1)，**基底細胞癌**(図 2)，皮膚付属器癌を指すが，**悪性黒色腫**(図 3)や種々の肉腫も含めた総称として用いられることが多い．

【疫学】発生頻度には顕著な人種差があり，白人に多く，日本人をはじめとする有色人種には少ない．例えば，有棘細胞癌の早期病変とみなされる日光角化症の有病率は白人成人で 11-25% の高頻度であるが，日本人ではわずかに 0.12-1.27% と報告されている．また，悪性黒色腫の人口 10 万人当たりの年間発生数はオーストラリアでは 25-30 人であるが，日本では 1.5-2 人にすぎない．一般に皮膚癌の発生には**紫外線**が重要な役割を演じており，このような顕著な人種差は皮膚の**メラニン色素**の多寡によるものと考えられている．有棘細胞癌では持続的な紫外線曝露が，悪性黒色腫では小児期における強い，間欠的な紫外線曝露がその発生にきわめて重要．

【病態生理】種類により，生物学的態度や悪性度が大きく異なる．有棘細胞癌は 5-10% の症例で所属リンパ節に転移．これに対して，基底細胞癌は放置すると筋や骨などの下床の組織を破壊して増殖するが，転移することはなく，生命予後は良好．悪性黒色腫はきわめて悪性度が高く，早期から高率にリンパ節転移や血行性転移をきたし，予後が悪い．

【症状】有棘細胞癌は高齢者の頭頸部や熱傷・慢性放射線皮膚炎などの瘢痕組織に発生し，びらんした腫瘤や潰瘍としてみられることが多い．基底細胞癌は顔面，特に眼や鼻の周囲に好発し，黒色の結節性病変としてみられ，しばしば潰瘍化する．悪性黒色腫は白人では体幹や四肢の間欠的露光部位に好発するが，日本人ではその過半数は足底や手足の爪部に発生．一般に不整形の色素斑として始まり，やがて病巣内に結節や腫瘤を生じる．なお，悪性黒色腫の約 10% はメラニン色素の産生を欠く**無色素性黒色腫**であるので，注意が必要．

【診断】臨床症状から診断は比較的容易であるが，確定診断はあくまでも病理組織学的所見による．なお近年，非侵襲的検査法である**ダーモスコピー**が皮膚癌の診断に広く用いられるようになりつつある．

【治療】いずれも外科的治療が第一選択となるが，切除範囲や術式は癌の種類により大きく異なる．基底細胞癌や早期の有棘細胞癌は，原則として外科的切除で治癒する．リンパ節転移を有する有棘細胞癌では，原発腫瘍の切除とともに所属リンパ節郭清が行われる．より進行した症例には化学療法や放射線治療が考慮される．悪性黒色腫では，原発腫瘍の切除とともにセンチネルリンパ節生検が行われることが多い．さらに，転移のリスクの高い症例には術後にインターフェロン製剤の投与などの補助療法が選択される.[850] ⇨参有棘細胞癌→774，基底細胞癌→694，悪性黒色腫→140

●皮膚癌

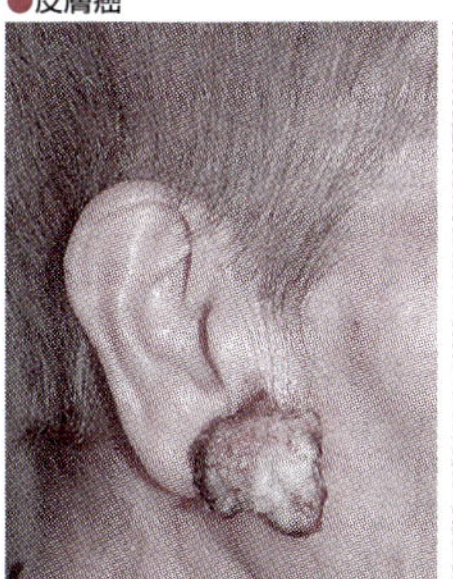

図 1 有棘細胞癌

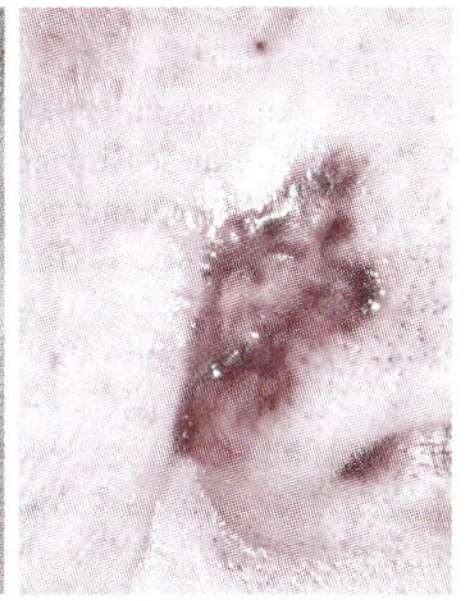

図 2 基底細胞癌

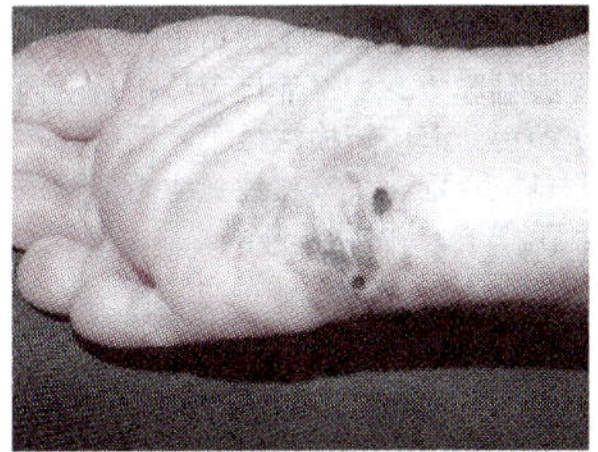

図 3 悪性黒色腫

皮膚癌の看護ケア

【ケアの考え方】皮膚癌は皮膚に生じる癌腫，肉腫を含め固形皮膚悪性腫瘍の総称として使われ，基底細胞癌，有棘細胞癌，悪性黒色腫，パジェット Paget 病などがある．一般的治療は，手術療法，化学療法，放射線療法である．今や癌は慢性疾患でもあり，継続治療が必要となってくるため，経過や症状に合わせた看護が求められる．

【ケアのポイント】①手術療法では，術後の機能障害やボディイメージの変化が生じることがあり，術前の適切な説明と支援が大切．手術部位や術式，切除範囲により術後の安静度が重要となってくる．安静により患者の日常生活動作(ADL)が制限されること，顔面などの手術部位によっては，精神面へのアプローチ，術後のリハビリテーションも必要となる．患者には高齢者も多く，長期間の安静による精神的な影響の出現，下肢の筋力低下，離床時や ADL の拡大に伴う転倒などの身体損傷にも注意が必要である．下肢の弾性ストッキング着用や術後，下肢のエアマッサージなどによる肺梗塞予防も重要である．また，最近は腫瘍切除後の創閉鎖に植皮術が行われるようになり，術後の植皮生着のための安静保持や感染予防も必要である．②化学療法では，繰り返し治療が行われるため，末梢血管では治療継続が困難となることがある．そのため，中心静脈(CV)カテーテルを挿入し治療を行うこともある．また，定期化学療法では治療終了とともに退院となることが多く，自宅での症状コントロールについての指導は重要となる．③放射線療法では，照射部位の皮膚の状態はもちろんのこと，部位や状況によっては出血の危険性もあるため，滲出液の増加や減少などを含めた観察は重要である．疾患や経過によっては，患者自身で消毒・ガーゼ交換を余儀なくされることがある．消毒・ガーゼ交換が患者自身で行えるか，家族の協力が必要かをアセスメントし，指導を行っていく．[297] ⇒参皮膚癌→2469

皮膚感覚　skin sensibility⇒同皮膚知覚→2474

皮膚感作抗体　skin-sensitizing antibody⇒同レアギン→2970

皮膚カンジダ症　cutaneous candidiasis　常在菌として口腔や消化管，腟などに存在する真菌類糸状菌目に属するカンジダ・アルビカンス *Candida albicans* の皮膚感染症の総称．水仕事の多い人の手の指間に浸軟，びらんを生じる指(趾)間びらん症，湿気のたまりやすい間擦部に紅斑，びらん，膿疱を生じる分芽菌性間擦疹，乳児のおむつを着用する陰股部に紅斑や薄い鱗屑を生じる乳児分芽菌性紅斑，爪囲が疼痛を伴い発赤腫脹するカンジダ性爪囲炎などさまざまな病型がある．糖尿病などの全身疾患，ステロイド剤・抗生物質・免疫抑制薬投与，多汗などが誘因で生じ，また角化性紅斑が多発融合する慢性皮膚粘膜カンジダ症は免疫不全や内分泌疾患への合併が多い．直接鏡検法により菌の存在を検索して，湿疹と見誤らないように注意する．治療は抗真菌薬外用による．[74]

皮膚気腫⇒同皮下気腫→2428

皮膚寄生虫妄想　delusion of dermatozoiasis　むずがゆさや刺すような皮膚の異常感を感じ，皮膚領域に寄生虫がいると妄想的に確信する精神障害．慢性幻覚症に近縁のものであるとする考えや内因性精神病の経過中に出現するとする意見など，その疾病学的位置づけについてはさまざまな見解がある．[1110]

皮膚筋炎

dermatomyositis；DM

【概念・定義】皮膚と筋肉の病変を特徴とする膠原病で，主として四肢近位筋群，頸筋，咽頭筋などの**対称性筋力低下**をきたす．

【疫学】年間発病率は 100 万人当たり 2-5 人と推測されており，男女比は 1：2 で女性に多い．発症年齢は 5-15 歳と 40-60 歳にピークがあり，2 峰性分布を示す．高齢者では悪性腫瘍を合併する例がみられる．

【病態生理】遺伝的素因に加えて，ウイルスなどの環境因子・免疫異常が関与して，筋などの組織障害が起こると推定されている．

【症状】〔**皮膚症状**〕上眼瞼を中心とした紫紅色浮腫性紅斑である**ヘリオトロープ疹**や手指関節背面の紫紅色角化性紅斑・丘疹である**ゴットロン Gottron 徴候**が特徴的であるとされている．他に，四肢伸側や体幹の浮腫性紅斑，内眼角や耳前部の紅斑，頸部に光線過敏を思わせる紅斑(V ネックサイン)や爪囲紅斑など多彩な皮膚症状を呈する．小児では，成人に比べ皮下の石灰沈着が多い．〔**筋症状**〕両側性の筋力低下，筋痛，脱力が主症状．特に**四肢近位筋群の筋力低下**がみられるため，階段昇降，重いものの持ち上げなどが困難となる．咽頭と喉頭筋がおかされると嚥下障害や構語障害も生じる．血清中の筋原性酵素(クレアチンキナーゼ，アルドラーゼ，ミオグロビンなど)の上昇がみられる．慢性例では筋萎縮が目立つ．なお，ほとんど筋症状が存在しない amyopathic DM (ADM)もある．〔**肺病変**〕**間質性肺炎**が予後を左右する．大半は慢性に経過するが，急速進行性間質性肺炎の病型ではステロイド治療に反応せず，きわめて予後不良．特にこの病型は ADM で多いので注意を要する．〔**その他**〕発熱，全身倦怠感，体重減少，関節痛といった全身症状や，不整脈，心筋障害といった心病変もみられることがある．〔**悪性腫瘍の合併**〕間質性肺炎と並んで**悪性腫瘍**の合併が重要な生命予後因子となる．悪性腫瘍は成人 DM の約 3 割に合併するといわれている．合併する悪性腫瘍の部位別頻度は，悪性腫瘍全体の頻度と変わらない．

【診断】厚生労働省自己免疫疾患調査研究班による診断基準(表)によれば筋炎が存在しなければ DM の診断はできないことになるが，実際は**典型的な皮疹**が存在すれば皮膚症状のみで DM は診断可能である．なお，抗核抗体の陽性率は約 60%．

【治療】急性期には**安静の保持**が大切であるが，筋力低下が著しい際には，良肢位の保持や誤嚥防止も重要．筋炎が落ち着いてきたら筋萎縮を予防する目的で**リハビリテーション**を行う．薬物療法の基本は**副腎皮質ホルモン剤**であり，初回投与量はプレドニゾロン 1 mg/kg/日の経口投与とする．2-4 週間継続投与した後，徒手筋力テストなどの筋肉の理学所見と筋原性酵素値の改善を指標にして 2 週間に 10% の割合で漸減する．初回投与に反応が悪い場合は，経口投与量の増量やステロイドパルス療法が行われる．ステロイド剤に反応が悪い場合は，**免疫抑制薬**の併用が行われる．皮疹のみの場合は，基本的にはステロイド剤外用と遮光で経過を観察する．予後は，5 年生存率が約 90% であり，小児では特に生命予後がよい．死因としては，悪性腫瘍，間質性肺炎，感染症などが多く，前述の急速進行性間質性肺炎では特に予後が悪い．[1504,1478]

●**多発筋炎/皮膚筋炎の診断基準**

1. 診断基準項目
   (1) 皮膚症状
      (a) ヘリオトロープ疹：両側または片側の眼瞼部の紫紅色浮腫性紅斑
      (b) ゴットロン徴候：手指関節背面の角質増殖や皮膚萎縮を伴う紫紅色紅斑
      (c) 四肢伸側の紅斑：肘，膝関節などの背面の軽度隆起性の紫紅色紅斑
   (2) 上肢または下肢の近位筋の筋力低下
   (3) 筋肉の自発痛または把握痛
   (4) 血清中筋原性酵素(クレアチンキナーゼまたはアルドラーゼ)の上昇
   (5) 筋電図の筋原性変化
   (6) 骨破壊を伴わない関節炎または関節痛
   (7) 全身性炎症所見(発熱，CRP上昇，または赤沈亢進)
   (8) 抗Jo-1抗体陽性
   (9) 筋生検で筋炎の病理所見：筋線維の変性および細胞浸潤

2. 診断基準
   皮膚筋炎：(1)の皮膚症状の(a)～(c)の1項目以上を満たし，かつ経過中に(2)～(9)の項目中4項目以上を満たすもの
   多発筋炎：(2)～(9)の項目中4項目以上を満たすもの

3. 鑑別疾患を要する疾患
   感染による筋炎，薬剤誘発性ミオパチー，内分泌異常に基づくミオパチー，筋ジストロフィー，その他の先天性筋疾患

Tanimoto K, et al: J Rheumatol 22:668-674, 1995

皮膚筋炎の看護ケア

【看護への実践応用】 患者は筋力低下により日常生活が制限され，精神的なストレスも大きい．患者にとっての安全な行動範囲と程度を把握し，基本的な日常生活面のサポートが必要である．

【ケアのポイント】 4 つのポイントに分けて，①観察プラン，②ケアプラン，③教育プランを示す．〔**ポイント 1**〕非感染性の炎症を伴う発熱と，全身症状に伴う筋肉痛の苦痛がないように努める．プランは，①全身倦怠感，関節痛，筋肉痛，疼痛に伴う症状(朝のこわばり)，日常生活動作(ADL)障害の程度，②バイタルサインのチェック，安楽な体位，保温と身体の清潔，不安の有無と精神的支援，③患者が指示された安静を守れるよう環境調整をする．〔**ポイント 2**〕四肢の筋力低下の程度に合わせて身のまわりのことができるように援助する．プランは，① ADL チェック，筋肉痛，筋力低下の部位，程度，② ADL 充足度に合わせた援助，身のまわりの環境整備，③患者の機能障害の改善のためのリハビリテーションを目標に最大可動域まで動かす．〔**ポイント 3**〕皮膚症状に伴う外見上の変化によるコンプレックスに対し，疾患を正しく理解でき症状が増悪しないよう支援する．プランは，①皮膚病変の部位，種類(紅斑，蝶形紅斑，脱毛，潰瘍)，それに伴う疼痛，増悪の因子，レイノー Raynand 症状出現の時期と持続時間，精神症状の有無，②直射日光の当たる窓際のベッドは避ける，潰瘍部位の消毒と薬剤の塗布，患者の疾患に対する不安の傾聴，③保清は石けんやシャンプーは刺激の少ないもの，ブラシは毛先の丸いものを使用する．また患者にも保清の指導をする．〔**ポイント 4**〕長期間ステロイド剤を内服するため，患者がその副作用を知り，自己コントロールができるように指導する．プランは，①吐血，下血，便潜血，睡眠状態，いらいら感，骨の痛み，呼吸器症状，満月様顔貌の有無と程度，②消化管出血の早期発見，精神状態の把握と環境整備，③骨折予防，食事指導(低脂肪・高タンパク食)，感染予防(清潔，手洗い，含嗽の励行)の指導をする．[745] ⇨参皮膚筋炎→2470

皮膚緊張感⇨同ツルゴール→2039

被服気候⇨同衣服気候→273

腓(ひ)腹筋 gastrocnemius muscle 下腿後面でふくらはぎをつくる強大な下腿三頭筋は浅層の腓腹筋と深層のひらめ筋とからなる．腓腹筋は 2 頭をもち，大腿骨の外側上顆(外側頭)と内側上顆(内側頭)から起こり，下方でひらめ筋と合して踵骨腱(アキレス Achilles 腱)をつくり，踵骨の後方(踵骨隆起)につく．2 関節筋で膝関節(屈曲)と足関節(底屈)とに作用する．ただし，膝関節と足関節に同時に作用することはできない．踵を上げる運動(底屈)は，特に歩行や走行の際に重要となる．仙骨神経叢の脛骨神経の支配を受ける．[1044]

腓(ひ)腹筋痛 calf pain 腓腹筋の強直性痙攣による痛み．痙攣には中枢神経疾患や中毒性疾患などでみられる病的なものと，健常者の運動中や就寝時に発生する生理的なものとがある．運動中のものは，特にこむら返りと呼ばれ，ウォーミングアップ不足や筋疲労などが誘因．足関節底屈動作時に突然腓腹部強直と疼痛が生じ歩行不能となるが，膝の屈伸・足趾の伸展などにより軽快する．[337]

被覆細胞腫⇨同中皮腫→1999

腓(ひ)腹神経生検 sural nerve biopsy 末梢神経障害の診断と研究のために末梢神経組織を採取することがあり(神経生検)，生検材料として足の外側面の感覚をつかさどる腓腹神経が好んで用いられる．腓腹神経は純粋感覚神経であることから採取しても運動障害は出現しないとされる．しかし，創部感染，疼痛を伴う断端部神経腫，永続する異常感覚，血栓性静脈炎などの後遺症が出現する可能性があり，慎重さが求められる．慢性炎症性脱髄性多発末梢神経障害などの炎症性疾患，血管炎，アミロイドーシスや遺伝性の末梢神経障害などに適応があり，子どもでは異染性白質ジストロフィーなどが適応となる．[935]

皮膚クリプトコッカス症 cutaneous cryptococcosis カンジダ同様に不完全菌類の酵母の 1 つで，クリプトコッカス科に属するクリプトコッカス・ネオフォルマンス *Cryptococcus neoformans* による感染症．鳥類の糞尿や土壌中の塵埃などの吸入により肺に感染し，血行性に髄膜に転移する．皮膚病変の多くは，中枢神経系病変に血行性に続発して生じる．皮下にしこりを伴う紅斑や，痂皮を付着した局面，潰瘍などが徐々に拡大する．多くはエイズなどの免疫不全者の合併症として発症．[74]

皮膚削り術 dermabrasion ［**皮膚剝削術**］ 皮膚表面を外科的に薄く削りとる方法．医療用の高速回転グラインダーを用いる方法や炭酸ガスレーザーを用いる方法がある．ウルトラパルスあるいはスーパーパルスの炭酸ガスレーザーを用いると同じ厚さで均一に削ること

ができる．対象に応じて削る厚さを調節するが，通常は表皮および真皮浅層までを削りとる．真皮網状層より深く削ると瘢痕，ケロイドを残すので注意を要する．削りとったあとは保存的に上皮化させるが，通常1-2週間を要する．刺青，表皮母斑，痤瘡瘢痕，ヘイリー・ヘイリー Hailey-Hailey 病などが対象となる．[113] ⇨参削皮術→1183

皮膚結核　cutaneous tuberculosis　結核菌感染による皮膚疾患．限局性の皮膚病変部に結核菌を検出する真性皮膚結核，菌が血行性に全身散布している皮膚粟粒結核，病変部に菌を検出しない結核疹の3型に分類される．前2者では家族内感染に注意が必要．[74]

皮膚血管腫　cutaneous hemangioma, angioma cutis　皮膚に発生する血管の母斑または良性腫瘍で，以下に分類される．①単純性血管腫：生下時より認められる皮面と同高の赤色斑で，毛細血管の拡張による．晩年に結節状隆起を生じることがある．自然消退傾向はなく，レーザー治療が有効，②いちご(苺)状血管腫：未熟な毛細血管の増殖で，通常単発性であるが多発することもある．扁平またはドーム状に隆起．生下時または生後すぐに毛細血管拡張性紅斑様に出現し漸次増大するが，5-7歳までに自然消退する，③海綿状血管腫：皮下に発生する弾性軟腫瘍で，奇形性血管由来．自然消退はない，④血管拡張性肉芽腫：外傷を受けた部位に発生する毛細血管増殖．表面は肉芽様で，易出血性．切除または電気焼灼が有効，⑤老人性血管腫：中年以降にみられる多発性の鮮紅色結節で，放置してよい，⑥グロームス腫瘍：特殊な動静脈吻合装置であるグロームスの平滑筋細胞の増殖で，四肢末端，特に爪床に好発し疼痛を伴う，⑦被角血管腫：表面皮膚の角質肥厚を伴うもので，手足に出現するミベリ Mibelli 被角血管腫，男性陰囊に多発する陰囊被角血管腫，下肢に局面を形成する母斑様体部被角血管腫，ライソゾーム蓄積により生じるびまん性体幹被角血管腫．[1367]

皮膚牽引⇨参介達牽引法→444

皮膚限局性アミロイドーシス　⇨同限局性皮膚アミロイドーシス→942

皮膚好塩基球性過敏症　cutaneous basophil hypersensitivity；CBH⇨同ジョーンズ・モート反応→1468

皮膚硬化症　sclerema, scleroderma　遺伝性または後天性に，皮内または皮下の浮腫や物質沈着，細胞浸潤，線維増生などのために，限局性ないしびまん性に皮膚がかたく触れたりつまみにくくなった状態．新生児皮膚硬化症，ムコ多糖症，限局性強皮症，進行性全身性硬化症，青年性浮腫性硬化症，慢性に続いたうっ滞性皮膚炎，硬化性脂肪織炎，ポルフィリン症など，その他のさまざまな疾患にみられる．[74]

皮膚紅痛症　erythromelalgia⇨同肢端紅痛症→1304

皮膚紅斑性狼瘡(ろうそう)　cutaneous lupus erythematosus ［円板状紅斑性狼瘡(ろうそう)，円板状エリテマトーデス］膠原病の一疾患である炎症性のエリテマトーデスにおいては多彩な皮疹が出現することからこう称され，以下のように分類されている．急性型：蝶形紅斑(鼻背を中心に左右対称性に両頬部にみられる浮腫性紅斑)，亜急性型：①環状紅斑(露光部を中心にみられる環状の紅斑)，②丘疹鱗屑性皮疹(乾癬様とも称される鱗屑を伴った紅斑)，慢性型：①円板状疹；1)限局型(主に露光部に境界明瞭な萎縮性紅斑を形成，日光曝露で増悪し慢性に経過するが，全身型に移行することはほとんどない)，2)播種状型(紅斑が四肢，体幹に多発し，5-10% の症例が全身性エリテマトーデスに移行するといわれている)，②凍瘡様皮疹(四肢末梢，顔面，耳介などにみられる凍瘡様の紅斑局面をいう)．[1367]

皮膚紅斑量　skin erythema dose　放射線照射で皮膚に紅斑を生ずる線量で，6-8 Gy とされている．放射線量の測定法が確立していなかった時代に，急性放射線障害である皮膚紅斑の変化で線量を推定していた．生物学的線量推定法の1つ．[1127]

皮膚呼吸　cutaneous respiration　両生類などにおける湿潤した皮膚を介しての，血液と外界との間のガス交換をいう．ヒトでは体表は酸素や炭酸ガスをほとんど透過させないので皮膚呼吸は無視できる．[452]

皮膚骨腫　osteoma cutis　皮膚に生じる骨形成組織による骨形成．先行病変を伴わない例と，長期に存在した尋常性痤瘡に続発する例がある．[74]

皮膚混合腫瘍　mixed tumor of skin　［軟骨様汗管腫］　頭頸部に好発する汗腺由来の良性腫瘍．紅色色調の結節で，かたく触れる．病理組織像で，管腔や嚢腫構造を形成する立方型細胞が索状ないし集塊状に増殖する部分と，粘液状の無構造物質沈着部内に紡錘形細胞が散在して骨様に見える部分が混在する．[74]

皮膚細菌叢　cutaneous flora⇨同皮膚常在細菌叢→2473

皮膚採取器⇨同デルマトーム《器具》→2072

ヒプサリスミア　hypsarrhythmia⇨同ヒプスアリスミア→2473

皮膚サルコイドーシス　cutaneous sarcoidosis　類上皮細胞結節を形成する原因不明の病変が皮膚に生じたもので，皮膚症状はきわめて多彩．自覚症状なく頭頸部や四肢に好発．原因不明の呼吸器・循環器症状が本症内臓病変に起因することがあり，皮疹の正しい診断が重要．[74]

皮膚弛緩症　cutis laxa　弾性線維の主要構成成分であるエラスチンの異常により，皮膚がたるみ，老人様外観を呈する症候群．先天性と後天性(全身性エリテマトーデス，サルコイドーシスなどに続発)があり，先天性皮膚弛緩症には，①皮膚症状に限局する例(常染色体優性遺伝)，②皮膚症状以外に肺気腫，動脈瘤，多発性消化管憩室などの多彩な症状を伴う例(常染色体劣性遺伝)，③皮膚症状以外に骨格異常，尿路系異常を伴う X 染色体劣性型，がある．[58]

皮膚糸球腫⇨同グロムス腫瘍→847

皮膚試験⇨同皮膚反応→2475

皮膚糸状菌症　dermatophytosis⇨参皮膚真菌症→2473

皮膚受容器　cutaneous receptor　［表在受容器］　体性感覚受容器のうち，皮膚や皮下組織などに存在し，主に外部から与えられる機械的変形，温度変化などによって興奮するもの．これに対して筋，腱，関節などの深部にあり，運動により興奮する深部受容器がある．[229]

皮膚障害　skin disorders　皮膚構造の連続性が途切れた状態および正常な皮膚生理機能が低下した状態をいう．主には，発疹，湿疹や皮膚の損傷である．発疹には，斑，丘疹，膨疹，水疱，膿疱，鱗屑(りんせつ)，痂皮，亀裂，瘢痕などがある．皮膚の損傷の程度として，発赤，滲出性紅斑，びらん，表皮剥離(部分創創傷)，潰瘍(全層創傷)の4段階に分けることができる．浮腫，出血，肥厚，菲薄化，硬化などの変化が伴うことがある．皮膚障害の発生の主な原因は，排泄物，加齢，ストレス，栄養障害，紫外線，粘着剤，薬剤，熱，圧迫，湿潤，感染，放射線，疾患などさまざまであり，複数の要因が関与することが多い．複雑な要因をアセスメントすることによって，ケアに結びつけることができる．[1090] ⇨参発疹(ほっしん)→2708，湿疹→1315

皮膚常在細菌叢　normal cutaneous(skin) microflora［皮膚細菌叢］ ヒトの皮膚の常在細菌叢．多く見いだされるのは，皮脂腺の多い毛根部に生息しているプロピオニバクテリウム・アクネス *Propionibacterium acnes*，コアグラーゼ陰性のブドウ球菌 *Staphylococcus*〔属〕，コリネバクテリウム *Corynebacterium*〔属〕，ストレプトコッカス *Streptococcus*〔属〕，ミクロコッカス *Micrococcus*〔属〕の菌である．グラム陰性菌，真菌も常在している．[324]

皮膚書字覚消失　graphanesthesia　閉眼したままの被検者の手掌に数字や文字を書いて判読できるかを試す皮質性感覚障害の検査(皮膚書字試験 skin writing test)を行った際の判読の障害．[584]

皮膚真菌症　dermatomycosis, cutaneous fungal infection　病原真菌が皮膚(表皮，真皮内，皮下組織)で増殖して生じる感染症．約50種の真菌が皮膚に感染することが知られている．表皮(角質を含む)を増殖の場とする表在性皮膚真菌症では皮膚糸状菌症(白癬)，皮膚カンジダ症，癜風(でんぷう)がある．このうち，白癬の患者数が最も多く，国民の20%以上が罹患し，皮膚科外来受診者の10-20%を占めると推察される．真皮以下を増殖の場とする深在性皮膚真菌症ではスポロトリコーシス，黒色真菌症が患者数も比較的多く重要である．[1484] ⇨参白癬(はくせん)→2361，スポロトリコーシス→1655

皮膚神経内分泌癌　neuroendocrine carcinoma of skin⇨同メルケル細胞癌→2807

ヒプスアリスミア　hypsarrhythmia［ヒプサリスミア］生後6か月(3-8か月)前後の乳児期に発症する点頭てんかん(別名ウェスト West 症候群)の脳波所見の呼び名で，その特徴は棘波，徐波が時間的，部位的にまったく無秩序に出現し，全体的に高振幅である．ヒプスは脳波の波形が高振幅であることを表し(hyper voltage)，アリスミア arrhythmia は無秩序でばらばらでリズムがないという意味である．[1132]

皮膚生検　skin biopsy　さまざまな炎症性皮膚疾患や腫瘍について，視診のみでは診断が確定できない状況は珍しくない．皮膚生検とはこのような状況下，正確な診断を下すために皮膚を採取して病理組織像を観察すること．採取部位は慎重に選ぶことが大事であり，典型的病変を採取して標本を作成する．小さい病巣は全部摘除するが，大きい病巣は辺縁の正常部をわずかに含めて病巣一部を採取する．悪性腫瘍では，病変の広がりや浸潤の深さを知るために，数か所の生検をする場合もある．[74]

皮膚節　dermatome⇨同皮膚分節→2476

皮膚石灰症　calcification of skin⇨同皮膚石灰沈着症→2473

皮膚石灰沈着症　calcinosis cutis［皮膚石灰症］ 主としてリン酸カルシウム，さらに炭酸カルシウムなどが皮膚に沈着した状態をいう．高カルシウム血症や高リン酸血症といった血中イオン濃度異常により生じた例を転移性石灰沈着症，そのような血液異常はないが膠原病，外傷，腫瘍などの基礎疾患による組織障害部に生じた例を栄養障害性石灰沈着症，血液異常や基礎疾患を認めない例を特発性石灰沈着症と呼ぶ．[74]

皮膚線維腫　dermatofibroma［硬線維腫］ 四肢に好発し，臨床的には茶褐色ないしは黒褐色を呈する直径2-3 cm までのかたい結節性病変．病理組織学的には真皮内に限局した膠原線維と組織球の増殖がみられ，小外傷などに対する反応性増殖と考えられている．多くは単発であるが，多発性の場合エリテマトーデスなどの膠原病に合併してみられることがある．単発性では外科的に切除する．[356] ⇨参線維性組織球腫→1748

皮膚線維肉腫⇨同隆起性皮膚線維肉腫→2936

皮膚穿孔性毛包性毛包周囲性角質増殖症　hyperkeratosis follicularis et parafollicularis in cutem penetrans⇨同キルレ病→788

皮膚線条　striae cutis distensae　急激な皮膚の過伸展による線状皮膚萎縮のため伸展方向と垂直に皮膚弾性線維が断裂または欠如した状態．腹部，殿部，大腿部に好発し，幅は1 cm 程度，長さ10 cm 以上となることがある．初期は紅色隆起で，やがて灰白色の萎縮陥凹となる．生理的なものとして妊娠期，思春期，急激な体重増加時などで出現．病的なものではクッシング Cushing 症候群やステロイド長期投与があり，膠原線維の産生低下，皮膚の菲薄化，血管透過性亢進などにより赤色の皮膚線条となる．[284,797]

皮膚全層熱傷⇨同第3度熱傷→1854

皮膚腺病　scrofuloderma　皮膚結核の一病型．通常リンパ節，ときに骨や関節の結核病巣から被覆皮膚に病変が波及し，分泌物，潰瘍，瘻孔，瘢痕形成を伴う紫紅色結節を生じる．頸部に好発し，膿からは結核菌が検出される．[74]

皮膚線量　skin dose　身体外部から放射線を照射した場合に皮膚が受ける線量．X線検査では透過性の弱い低エネルギーX線を利用するために，人体入射後の皮膚の線量が最も高くなる．皮膚線量がわかれば，体内での線量がある程度把握できる．放射線治療では比較的透過性のある高エネルギーX線を用いるため，皮膚線量は低く体内入射後のビルドアップが飽和に達した深部(4 MV-X線で1 cm，6 MV-X線で1.5 cm，10 MV-X線で2.5 cm，15 MV-X線で3 cm)で最大の線量となる．[1127] ⇨参表面線量→2495

皮膚瘙痒(そうよう)症　cutaneous pruritus　瘙痒を伴う皮膚疾患は数多いが，診断名としての皮膚瘙痒症は原因となる皮膚疾患を認めず瘙痒を主訴とする状態．したがって発疹は通常存在しないが，掻破痕や二次的苔癬化を認める場合もある．かゆみは主観的なものなので，かゆみの強さ，持続，季節性，日内変動，部位などをよく問診することが重要．皮膚疾患でありながら発疹の著明でない状態との鑑別を要し，原因となる基礎疾患の有無を検討する．3型に分類する．①汎発性皮膚瘙痒症：全身のかゆみを訴えるもの．内分泌疾患，黄疸などの肝臓疾患，病巣感染，血液疾患，悪性腫瘍，その他さまざまな身体的疾患，精神的疾患，妊娠，薬剤副作用などが原因となりうる，②限局性皮膚瘙痒症：外陰部，肛門に多くみられる(尿道炎，前立腺炎，卵巣機能低下，痔，肝障害などが原因)，③老人性皮膚瘙痒症：老化に伴う皮膚の乾燥化などが原因となる．瘙痒は日常生活にたいへんな苦痛を与える．患者の訴えをよく受け止めることが大事であり，保湿薬外用や抗ヒスタミン薬内服などによって症状を軽減する．[74] ⇨参瘙痒(そうよう)症→1828

皮膚測径器 skinfold calipers ［皮下脂肪カリパス］ 皮下脂肪厚の評価に用いる器具(カリパス，キャリパーまたはノギス)．皮膚を脂肪ごと指でつまみ上げ，その厚さを本器の両脚ではさんで計測する．測定部位やつまむ方向は国際的な基準が定められている．[896] ⇨参体脂肪率→1873

皮膚粟粒(ぞくりゅう)結核 cutaneous miliary tuberculosis 結核菌が血行性に全身播種されて生じた皮膚症状．急性粟粒性結核の皮膚症状として，丘疹，水疱，膿疱，紫斑，紅斑，小潰瘍を多発することがあり，これを指す．皮疹部には結核菌が検出され，菌が全身に撒布されるので予後は不良．[74]

皮膚知覚 skin perception ［皮膚感覚］ 皮膚には触覚，圧覚，温覚，冷覚，痛覚が点状に分布し，それぞれ別の感覚点において感知される．瘙痒は痛覚と密接に関連していると考えられており，物理的ないしヒスタミンなどによる化学的刺激によって惹起される．皮膚で受容された感覚は感覚神経〜脊髄〜脳幹・視床を経て，大脳皮質知覚野に伝達される．身体のおのおのの領域に対応する皮質領域の面積は，触覚刺激の頻度に比例して変動する．ここでは前述のような一次的感覚のいくつかが総合されて，さまざまな二次的感覚が得られる．例えば，湿潤度の知覚には圧覚と冷覚が関与するといわれる．対象の表面の性質や形の認識には，頭頂連合野が関与している．また，成長過程において乳幼児期の皮膚知覚は，その後の精神的・身体的発育に影響が大きい．環境刺激や自身の探索によって得られる1-4歳頃の皮膚知覚は自身の身体形象形成に重要である．なお，知覚と感覚という言葉は厳密に区別しないで用いる例が多い．[74]

皮膚知覚帯 dermatome⇨同皮膚分節→2476

皮膚潮紅 skin flush 一過性の一次的皮膚毛細血管拡張によって紅色に見える皮膚の状態．[74] ⇨参潮紅→2010

皮膚ツベルクリン反応⇨同ピルケ試験→2499

皮膚電気抵抗 electric skin resistance；ESR 皮膚に通電したときの電気抵抗で，体脂肪が多いと抵抗は高い．発汗により低下する．[1274]

皮膚電気反応 galvanic skin response；GSR ［GSR］ 手掌や足底では，精神的な動揺や情緒的な興奮によって精神性発汗を認める．このときに皮膚で起こっている一過性の電位変動と電気抵抗の変化のこと．臨床では，交感神経遠心路の機能を評価するために利用される．

皮膚洞 dermal sinus 仙尾部の先天性皮膚陥凹で，陥凹底は皮膚で覆われている．感染を起こすことは少なく，美容目的以外に切除する必要はない．血管腫や腫瘤を伴う場合は潜在性二分脊椎の可能性があるので画像による精査が必要となる．[158]

皮膚凍結療法 cryotherapy 病巣を局所的に急速に凍結させて，その凍結障害を治療に利用する方法．現在頻用されているのは液体窒素を綿球にしみ込ませたものを患部に接触させる方法．尋常性疣贅の治療に用いる例が最も多いがその他，良性・悪性皮膚腫瘍，母斑などにもよく利用される．雪状炭酸圧抵法(ドライアイス療法)も同種の治療法．[74] ⇨参雪状炭酸圧抵療法→1735

皮膚瞳孔反射 cutaneous pupil reflex ［毛様体脊髄反射］ 頸部皮膚疼痛刺激によって，瞳孔が散大する反射．[584] ⇨参脳幹反射→2294，脳死→2299

皮膚粘膜カンジダ症 mucocutaneous candidiasis ［慢性皮膚粘膜カンジダ症］ 不完全菌類のカンジダ属によって生じる皮膚，爪，粘膜のカンジダ病巣が，通常の治療を行っても難治であったり再発を繰り返す状態．原因不明であるが，他に皮膚あるいは全身的な感染症を合併する例では免疫不全状態や内分泌異常を伴う場合がある．[74]

皮膚粘膜眼症候群 mucocutaneous ocular syndrome ［粘膜皮膚眼症候群］ 多形紅斑(多形滲出性紅斑)に眼や粘膜症状が加わり，高熱や全身倦怠感などの全身症状を伴う疾患．浮腫が強い多形紅斑が全身皮膚に急速に出現する．出血，水疱，びらんなどの粘膜症状を眼，口腔，鼻，肛門周囲，外陰粘膜などに伴い，疼痛が強い．眼症状は重症例では結膜炎や癒着，角膜潰瘍をきたし，失明などの重い後遺症を残すことがある．薬剤に対するアレルギーが原因として重要であるが，ウイルスなどの感染症に伴う場合もある．早期診断，早期治療が重要であり，診断がつけば直ちに副腎皮質ホルモン剤の全身投与を行い，薬剤中止などの原因除去を行う．軟膏外用にて皮膚や粘膜を保護し，全身管理を行う．適切な治療を行わなければ中毒性表皮壊死剝離症(TEN)に進展し，死亡する可能性もある．[645] ⇨参多形滲出性紅斑→1912，スティーヴンス・ジョンソン症候群→1643

皮膚粘膜吸収⇨同外部吸収→453

皮膚粘膜ヒアリン沈着症 hyalinosis cutis et mucosae⇨同リポイドタンパク症→2933

皮膚粘膜リンパ節症候群 mucocutaneous lymphnode syndrome⇨同MCLS→80

皮膚ノカルジア症 cutaneous nocardiosis ノカルジア属を主とする好気性菌による感染症．土壌中などに存在．熱帯地方に多く，国内には少ない．結節などの病変の好発部位は足で，次いで下腿，前腕に発症する．外傷などで直接皮膚に侵入する場合と内臓，特に肺ノカルジア症から血行性に皮膚病変を形成する続発性皮膚ノカルジア症がある．治療はサルファ剤，抗生物質，温熱療法，ときに足切断．[66]

ヒプノゾイト hypnozoite ［休眠体，肝内休眠体］ 三日熱マラリア原虫と卵形マラリア原虫でみられる原虫の一形態．肝細胞内に長期間分裂せずに存在し，何かの機会に分裂を開始しメロゾイトを形成する．三日熱マラリア，卵形マラリアが再発を起こす原因と考えられている．休眠体とも肝内休眠体ともいう．[288] ⇨参三日熱マラリア→2768，卵形マラリア→2904

皮膚・排泄ケア認定看護師 certified nurse in wound, ostomy and continence nursing 1987(昭和62)年に日本看護協会が「専門看護婦(士)制度検討委員会」を発足させ，専門看護師制度の骨格が検討された過程で，大学院修了を要件とする専門看護師だけでは国民のニーズに対応できないという判断から，1994(平成6)年同協会総会で承認され，翌年に発足した制度で，制度発足と同時にWOC(創傷 wound，ストーマ ostomy，失禁 continence)看護として分野が特定され，1997(同9)年より教育が開始された．排泄物による皮膚障害だけにとどまらず，褥瘡や慢性潰瘍へのケア全般に適用されるとして分野名称を皮膚・排泄ケアと変更し，2009(同21)年現在13か所，総定員360名，6か月以上600時間の教育が行われている．認定を受けるには，皮膚・排泄ケア看護認定看護師教育課程修了後，実務研修5年(そのうち3年以上は皮膚・排泄ケアの分野での実務研修)を経たものが日本看護協会認定部が行う試験に合格することが必要である．資格取得後5年ごとに，臨床看護実践，自己研鑽の状況を示す書類を日本看護協会認定部に提出し，更新審査に合格することで資格が継続される．2009(同21)年現在，認定者数は全分野中で最も多い815名．皮膚・排泄ケアは，ストーマや瘻孔周囲の皮膚の保護や皮膚障害のケアとして開発された知識や技術が，褥瘡や慢性潰瘍への対処や予防へと発展したもので，健康を害した皮膚や皮膚障害のリスクの高い脆弱な皮膚の健康を取り戻すこと，身体の機能低下や社会生活を制限する排泄障害に対して苦痛を取り除き，尊厳を保ち，生きる意欲や人間らしさを取り戻すための専門的な知識・技術を指す．皮膚・排泄ケア認定看護師教育課程は，すべての認定分野に共通する共通科目90時間以上のほか，専門基礎科目〔①皮膚・排泄ケア概論，②リハビリテーション概論，③病態栄養学，④アプライアンス(ストーマ用品，失禁用品などの装具の知識)〕，専門科目(①ストーマケア論，②創傷ケア論，③失禁ケア論)，演習・実習200時間以上で構成されている．2006(同18)年の診療報酬改定で，急性期入院医療において，褥瘡予防・管理が難しく重点的な褥瘡ケアが必要な患者に対し，適切な褥瘡発生予防・治療のための予防治療計画に基づき，総合的な褥瘡対策を実施する場合に，褥瘡ハイリスク患者ケア加算として，1回の入院につき500点が加算されることとなった．この加算を受けるには，「専従の褥瘡管理者を配置していること」が要件であり，皮膚・排泄ケア認定看護師は，2007(同19)年の調査では，有資格者の50% が専従として独立したポジションを獲得して活動している．[1513] ⇨参認定看護師→2273

皮膚剥削術⇨同皮膚削り術→2471

皮膚剥削法⇨同削皮術→1183

皮膚爬行症 creeping disease⇨同クリーピング病→826

皮膚白血病 leukemia cutis 白血病細胞が皮膚に浸潤した状態．皮膚は腫脹し黄褐色，紫色，青味を帯びた赤色を呈するようになり，丘疹，結節形成，びまん性浸潤など多彩である．急性，慢性，骨髄性，リンパ性いずれでもみられるが，単球性白血病での頻度が高い．難治性の白血病にみられることが多い．[1495]

皮膚バンク⇨同スキンバンク→1636

皮膚反応 skin reaction，cutaneous reaction ［皮膚試験］ ①診断や研究を目的として皮膚で行う検査．パッチテスト，スクラッチテスト，皮内テスト，ツベルクリン反応，最少紅斑量測定，皮膚描記症，針反応，薬力学的皮膚反応などによる皮膚の反応．②環境の変化や情動などの生理的要因，身体的ないし精神的疾患，薬剤などといったさまざまな原因により引き起こされた皮膚の変化．[66]

皮膚非定型抗酸菌感染症 atypical mycobacteriosis of skin 抗酸菌のうち結核菌群とらい菌を除く非結核性抗酸菌(非定型抗酸菌)による皮膚感染症．原因菌はマイコバクテリウム・マリナム *Mycobacterium marinum* が多く，魚，特に熱帯魚を扱う者に発症することが多い．手や四肢などの外傷部に丘疹，結節，疣状結節，膿瘍，潰瘍などを生じ，慢性化する．診断は皮疹から菌を検出，同定．治療はテトラサイクリン系薬剤が第一選択，温熱療法，外科的切除がある．予後は一般に良好である．[66] ⇨参マイコバクテリア感染症→2726，非定型抗酸菌症→2459

皮膚描画症⇨同皮膚描記症→2475

皮膚描記症 dermographia，dermographism ［皮膚描画症］ 指先，ペン軸，紐などで皮膚を擦過することにより，その部位に一致して皮膚が蒼白化するか，または紅斑(こうはん)と膨疹(ぼうしん)を生じること．いずれも刺激後数分以内に生じ，数十分以内に消退する一過性の反応で，皮膚血管の過敏性を反映する．前者は白色皮膚描記症と呼ばれ，苔癬(たいせん)化を伴うような湿疹，皮膚炎ではしばしば観察され，特にアトピー性皮膚炎では高率に観察される．後者は紅色皮膚描記症，機械性蕁麻疹などと呼ばれ，物理性蕁麻疹の一型である．紅色皮膚描記症ではかゆみを伴う．白色皮膚描記症そのものは治療の必要はないが，背景にある皮膚炎は治療の必要がある．機械性蕁麻疹に対しては，できるだけ皮膚を擦過する刺激を避け，症状の程度に応じて抗ヒスタミン薬(ヒスタミン H_1 受容体拮抗薬)を内服させる．[1232] ⇨参蕁麻疹(じんましん)→1606，デルモグラフィー→2072

●皮膚描記症

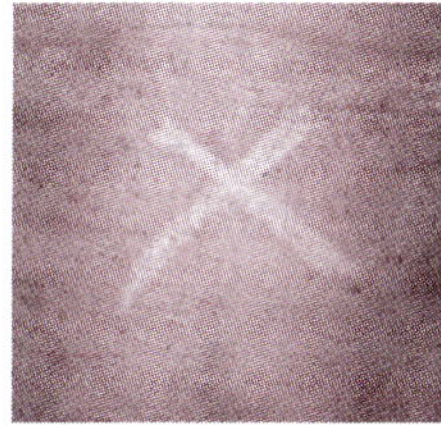

白色皮膚描記症

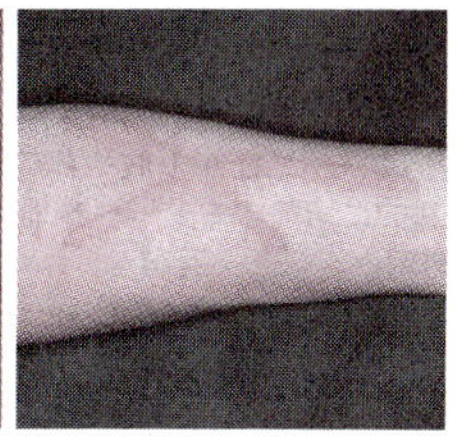

紅色皮膚描記症

皮膚描記法⇨同デルモグラフィー→2072

皮膚表在反射 skin reflex 皮膚や粘膜の表在受容器の刺激により起こる反射．[1274] ⇨参表在反射→2488

皮膚ブラストミセス症 cutaneous blastomycosis，cutaneous moniliasis ［皮膚分芽菌症］ 不完全酵母すなわち有性胞子を形成しない酵母類，分芽菌綱 Blastomycetes に属する菌のうち，病原性をもつクリプトコッカス *Cryptococcaceae* 科に属するカンジダ *Candida* およびクリプトコッカス *Cryptococcus* による感染症．通常はカンジダによる皮膚カンジダ症(皮膚モニリア症)のことを指し，たいていはカンジダ・アルビカンス *C. albicans* によって起こる．個々の疾患としては，分芽菌性(カンジダ性)指趾間びらん症，分芽菌性(カンジダ性)間擦疹，乳児分芽菌性(カンジダ性)紅斑，カンジダ性口角炎，鵞口瘡，カンジダ性爪囲炎・爪炎，陰嚢カンジダ症，先天性皮膚カンジダ症，慢性皮膚粘膜カンジダ症，カンジダ性肉芽腫などがある．クリプトコッカスによる皮膚クリプトコッカス症は主にカンジダ・ネオフォルマンス *C. neoformans* の感染によって起こる．初発病巣は主に肺で，皮膚や粘膜をおかす頻度は低い．患者の半数は白血病やホジキン病などの基礎疾患をもつ．わが国ではまれであるが，北アメリカ分芽菌症はブラストミセス・デルマティティジス *Blastomyces dermatitidis* による慢性感染症で，土壌から口腔内あるいは皮膚に吸入されて肺に侵入する．南アメリカ分芽菌症はパラコクシジオイデス・ブラジリエンシス *Paracoccidioides brasiliensis* による慢性感染症で，土壌ないし植物から口腔あるいは肛囲の粘膜の小損傷部位よりもち込まれる．[95] ⇨参カンジダ症→604，ブラストミセス症→2574

皮膚分芽菌症⇨同皮膚ブラストミセス症→2475

皮膚分節　dermatome ［**皮膚知覚帯，皮節，デルマトーム《皮節》，皮膚節**］ 皮膚にみられる分節構造で皮節(デルマトーム)とも呼ばれる．しかし，皮膚自体が分節的に構成されているのではなく，脊髄神経の感覚神経が帯状の皮膚領域を支配しているため，この帯状の領域を皮膚分節(皮節)という．ある一定の皮節における感覚の脱落は，脊髄の対応する高さ(領域)に損傷があることを示しており，脊髄損傷の高さを診断するのに意義がある．しかし，脊髄の1つの髄節の損傷が直ちに特定の皮節領域の感覚脱落を招くことはほとんどない．というのは，皮節は前後の髄節からの重複した神経支配を受けているためである．体幹から派生した上肢・下肢では派生した領域の感覚神経支配を受けているが，その帯状領域の位置関係は発生過程のねじれなどにより，著しく変形している．[1044]

皮膚平滑筋腫　cutaneous leiomyoma　皮膚または皮下の平滑筋線維由来の良性腫瘍．血管平滑筋腫は下肢に好発し，有痛性の弾性硬の皮下結節である．立毛筋由来の腫瘍は多発性(多発性平滑筋腫)のものが多く，平滑な硬い小結節が上肢や体幹に多発する．単発性では外科的に切除する．[356] ⇨参血管平滑筋腫→904

皮膚弁⇨同皮弁→2478

皮膚放線菌症　cutaneous actinomycosis　放線菌目アクチノミセス *Actinomyces* 科に属するアクチノミセス・イスラエリ *A. israelii* 感染による皮膚病変．放線菌目に属する菌は分枝を示す糸状構造をもつ一群のグラム陽性菌で，構造は真菌に似るが，核や細胞壁の構造は細菌．胞子を形成しない嫌気性放線菌の代表的な菌種に，アクチノミセス・ボビス *A. bovis*，アクチノミセス・イスラエリなどアクチノミセス科に属する菌が含まれる．好気性放線菌にはノカルジア・ブラジリエンシス *Nocardia brasiliensis* やノカルジア・アステロイデス *N. asteroides* などが含まれ，放線菌腫の原因菌となる．なお結核やハンセン病などを引き起こすマイコバクテリウム *Mycobacterium* 科に属する細菌は近縁の関係にあり，同じ目に分類される．皮膚放線菌症は口腔内に常在するアクチノミセス・イスラエリにより，外傷，齲歯，抜歯後に発症することが多い．好発部位は下顎部や側頸部で，深部に板状の硬結を生じ，表層に波及して潰瘍化あるいは瘻孔を形成．分泌物中には黄白色の顆粒がまじり，顆粒の辺縁に棍棒体がみられ，顆粒をつぶしてグラム染色するとグラム陽性の微細糸状体および桿菌様物がみられる．陳旧病巣は瘢痕化する．胸壁，回盲部にも生じることがある．[95]

皮膚保護材　skin barrier ［**スキンバリア**］ ストーマ造設術後のストーマ周囲皮膚障害に対し，アメリカの外科医ターンブル Turnbull が粉末のカラヤガムを用いたのが皮膚保護材のはじめといわれている．①皮膚に密着する粘着性，②汗や滲出液を吸収する吸水性，③胃液のような強酸性や膵液のような強アルカリ性を中性から弱酸性に緩衝させる緩衝作用，④細菌の繁殖を抑える静菌作用などを備えるのが皮膚保護材の特徴である．最初の皮膚保護材であるカラヤガムは吸水性が高く，水分が多くなると容易に溶けて流れ効果がなくなってしまうものだったが，耐久性に優れた複合ポリマーによる合成系皮膚保護材が開発され，ストーマケアの発展に貢献した．皮膚保護材の開発は，創傷を治療するハイドロコロイドドレッシングの開発の基盤ともなっている．[1090] ⇨参ハイドロコロイドドレッシング→2346

皮膚ボタン　skin button　体内埋設型補助人工心臓の動力伝達管が皮膚から出る部分を覆う装置．プラスチックと線維で構成され，周辺組織にポンプ圧が伝達されることを防ぐ．[867,1499]

皮膚未分化小細胞癌　cutaneous undifferentiated small cell carcinoma⇨同メルケル細胞癌→2807

皮膚ムーコル症　cutaneous mucormycosis ［**藻菌症**］ 日和見感染の1つで，ムーコル *Mucor* 属による皮膚真菌症．ムーコル(ケカビ)は接合菌門，ムーコル目に属する科で21属からなり，医学的に重要な菌属にはアブシジア *Absidia*(ユミケカビ)，ムーコル，リゾムーコル *Rhizomucor*，リゾプス *Rhizopus*(クモノスカビ)などがある．白血病や糖尿病などの抵抗性の減弱した患者に起こり，急性でしばしば死の転帰をとる重篤な感染症であり，皮膚や粘膜あるいは消化管から侵入し，血管壁，リンパ管壁で増殖し，穿孔する．血中やリンパ液中で生育し，血管炎や血栓形成による梗塞が起こり，末梢組織は壊死に陥る．さらに血行性に全身に転移する．主に熱帯地方の風土病であるエントモフトラ症と合わせ接合菌〔類〕症 zygomycosis，あるいは藻菌症 phycomycosis と呼ばれることもある．[95] ⇨参接合菌症→1733

皮膚毛細血管抵抗試験⇨同毛細血管抵抗試験→2817

皮膚紋画症　dermatographism　先端の鈍な器具で皮膚を傷つけないようにこすると，膨隆したミミズ腫れを生じる症状．物理的アレルギーによる．[584]

皮膚紋理　dermatoglyphics　皮膚の表面には無数の細かいくぼみ(皮膚小溝，皮溝)と皮溝に囲まれる隆起(皮膚小稜，皮丘)があり，これらによって大小の種々の網の目の紋様をつくる．特に手掌，足底では皮溝と皮丘が流線状に並び，指紋や掌紋あるいは足底紋をつくり，これを皮膚紋理という．[95]

皮膚紋理《法医学における》　epidermal ridge configuration, dermatoglyphics　指腹，手掌，足底，足趾にみられる皮膚模様(溝と稜で形成される線状の紋理)．手掌に指紋と掌紋があるように，足底にも足趾紋と足紋がある．これらの皮膚紋理は万人不同であり，かつ同一人では終生不変である．その特徴を利用して，特に指紋は個人識別の指標に用いられる．[920]

皮膚疣(ゆう)状結核 tuberculosis verrucosa cutis ［**疣(ゆう)状皮膚結核**］ 二次的な結核菌感染による真性皮膚結核の1つ．青壮年男性の四肢末端，四肢大関節部，殿部，肛囲に好発．結核免疫のある個体に，主として外傷により外来性に菌が接種されて生じる．紅褐色丘疹として始まり，拡大し，辺縁は堤防状に隆起して表面はいぼ状，中央部は瘢痕状になる．[95] ⇨参皮膚結核→2472，結核疹→894

皮膚幼虫移行症 cutaneous larva migrans ヒトを終宿主としない寄生虫の幼虫がヒトに感染した場合に，幼虫のまま皮下を移動したり止まって起こす病変．本来は線虫の幼虫が感染した場合に用いられていた用語であるが，最近は吸虫や条虫の幼虫の場合にも使用されている．[288] ⇨参幼虫移行症→2874，クリーピング病→826

皮膚用軟X線装置 dermatological soft-radiation apparatus 極端に管電圧の低い，低エネルギーX線発生装置．発生してくる軟X線の波長は1 nm(ナノメートル)から10 nmくらいであり紫外線の波長に近いが，境界ははっきり定義されていない．軟X線は物質に対する透過力が低く，人体に照射すると大部分が皮膚表面で吸収されてしまうので，皮膚疾患の治療に用いられる．[1127] ⇨参軟X線療法→2197

皮膚リーシュマニア症 cutaneous leishmaniasis ［**東洋瘤腫，東邦(方)腫，熱帯リーシュマニア症**］ 人畜共通感染症の1つで，トリパノソーマ科に属するリーシュマニア原虫によって引き起こされ，病変が皮膚に限局するものを指す．宿主であるメスのサシチョウバエに刺されると，そこから熱帯リーシュマニア *Leishmania tropica* やメキシコリーシュマニア *Leishmania mexicana* complexなどの原虫が経皮的に侵入して感染．2週から数か月の潜伏期を経て刺傷部に虫刺症様の小結節を生じ，徐々に大きくなって潰瘍化．その後，1年未満に自然退縮し永久免疫を得る．外科的切除または有機アンチモン剤が有効．わが国ではサシチョウバエは生息しておらず，発生は非常にまれ．アフリカ，南米，中東など熱帯地域に多い．[1367] ⇨参カラアザール→549

ビブリオ・コレレ⇨参コレラ→1136

ビブリオ〔属〕 *Vibrio* ビブリオ *Vibrionaceae* 科に属する細菌．グラム陰性無芽胞桿菌．通性嫌気性．鞭毛をもつ．淡水や海水，魚介類などから分離され，ヒトに胃腸炎，下痢症，創傷感染，敗血症などを起こす．臨床的に重要な菌種として，コレラ菌 *V. cholerae* O1，腸炎ビブリオ *V. parahaemolyticus* などがある．コレラ菌はコレラを，腸炎ビブリオは食中毒を起こす．[324]

ビブリオ・パラヘモリティカス *Vibrio parahaemolyticus* ［腸炎ビブリオ］ ビブリオ *Vibrio* 科ビブリオ *Vibrio* 属に含まれるグラム陰性通性嫌気性桿菌．コレラ菌と並んで病原性ビブリオとして重要．沿岸の海水に生息し魚介類から広く検出される好塩性の菌．魚介類を介してヒトに食中毒を起こす．潜伏期は10-24時間で腹痛，下痢，発熱が主症状．わが国では非常に多い食中毒の原因菌．[324]

皮膚良性リンパ節腫症⇨同皮膚リンパ球腫→2477

皮膚リンパ球腫 lymphocytoma cutis ［**ベッフェルステット病，皮膚良性リンパ節腫症，シュピーグラー・フェント類肉腫**］ 皮膚リンパ組織球系細胞の種々の刺激による反応性増殖を偽リンパ腫 pseudolymphoma と呼び，その一型．臨床的には紅色の境界鮮明なドーム状丘疹あるいは結節，ときに浸潤性紅斑ないし局面を示し，組織学的には真皮上層から中層にわたるリンパ濾胞形成を伴うBリンパ球の稠密な細胞浸潤とTリンパ球の混在からなる．好発部位は頬部，鼻，眼瞼部で，10-40歳代の女性に多い．発症原因は不明なことが多いが，誘因となる刺激には，外傷，虫刺，ボレリア感染，悪性腫瘍，予防注射，日光照射などがあげられている．これ自体は良性の疾患であるが，ときに悪性リンパ腫へと進展，変化する場合がある．[95]

非ふるえ熱産生 non-shivering thermogenesis 肝臓などの臓器での熱産生で，主に血液中のノルアドレナリンにより調節される．寒冷刺激時に，体性神経により支配される骨格筋のふるえとともに熱産生の増加を行う．[229] ⇨参ふるえ熱産生→2585

微分干渉顕微鏡 differential interference microscope ［**干渉顕微鏡**］ 試料の厚さの差を色，明暗あるいは干渉縞の変化として観察できるように構成された顕微鏡を干渉顕微鏡と総称．その中で，成分の異なる2つの光波を透過させ，人工的に微小な偏光のずれを生じさせて2つの波面の干渉を利用して観察するもの．分解能が高度で，生きた細胞標本の観察や培養細胞の観察に適している．[1360]

飛蚊(ひぶん)症 floaters, myodesopsia, muscae volitantes 眼前に虫や黒煙が動いているように見える症状．加齢に伴い，硝子体が液化して凝縮し，網膜から離れて硝子体腔で浮遊するようになり，その浮遊した硝子体の影が網膜に投影されるために飛蚊を自覚する．特に視神経乳頭と付着した硝子体が浮遊した場合は，飛蚊の自覚が強くなることが多い．多くは，飛蚊を訴えるものの視力低下など異常を認めない，いわゆる生理的飛蚊症である．しかし，硝子体と網膜に強固な癒着部分があると，硝子体が前方へ凝縮して網膜を牽引し，網膜裂孔が生じたり，網膜血管が断裂して硝子体出血を引き起こすこともある．また，眼内での炎症が硝子体に波及した場合も著明な飛蚊症を自覚する．逆に網膜剥離の場合，飛蚊症が受診契機となることもあるため，飛蚊の訴えがあり，硝子体内に細胞や色素がみられた場合は，詳細な眼底検査が必要となる．[1309]

非分泌型骨髄腫 nonsecretory myeloma 骨髄腫の中で骨髄腫細胞がMタンパクを産生しているにもかかわらず，Mタンパクが細胞外に分泌されず，血清および尿中に検出されないもの．全骨髄腫の約1%にみられる．Mタンパク陰性のため，しばしば誤診される．予後不良との報告が多い．[1464]

鼻閉 nasal obstruction ［**鼻づまり**］ 鼻がつまること．ほとんどの鼻疾患にみられる症状である．鼻たけ(茸)，鼻腫瘍，アデノイド，肥厚性鼻炎，鼻アレルギーなどがある．持続性鼻閉と左右交互に鼻閉が生じる交代性鼻閉や片側性鼻閉がある．鼻閉は，口呼吸，気管支の炎症，いびき，閉鼻声などの原因となる．[98]

非閉塞性肥大型心筋症⇨同肥大型非閉塞性心筋症→2452

ピペット pipet〔te〕 一定体積の液体をとるための器具．採取した液体を全部流出させると所定の体積になるものが全容ピペットまたはホールピペット，メニスカスの移動を目盛りで読み取って流出した液の体積を知るのがメスピペット．ガラス製または使い捨てのプラスチック製がある．また単に液体を移しとるのが駒込ピペットである．[556]

ヒペルエルギー hyperergy 抗原により生体が感作された状態で，再度同一の抗原が生体へ侵入すると，最初の抗原侵入時とは異なった強い反応が起こることを指す．広い意味で，現在でいうアレルギー反応全体に相当する．[386]

ピペロニルブトキシド中毒 piperonyl butoxide poisoning コクゾウ虫など穀類の防虫剤(ピペロニルブトキシド)による中毒．ピレトリンとの混合により防虫効果が高くなる．蚊取り線香など家庭用殺虫剤に含有していることが多い．毒性は低い．誤飲の場合，対症療法を行う．[1013]

皮弁 skin flap ［皮膚弁］ 何らかの皮膚欠損を覆うための皮膚外科的手技のため，目的に応じて種々の深さで下床から剝離し，弁状に切離された皮膚および皮下組織．隣接部位に作製して縫合を容易にする方法であり，基部から血行を受ける．作製される部位より隣接皮弁，遠隔皮弁などいくつもの種類，分類がある．[95]

飛蜂音⇨同ブンブン音→2608

非抱合型ビリルビン nonconjugated bilirubin⇨同間接ビリルビン→627

比放射能 specific activity 放射性同位元素を含有する物質の単位質量当たり(1 g または 1 mg)の放射能の強度．単位は，ベクレル(Bq)またはキュリー(Ci)で表される．[1127]

非乏尿性急性腎不全 nonoliguric acute renal failure⇨同非乏尿性腎不全→2478

非乏尿性腎不全 nonoliguric renal failure ［非乏尿性急性腎不全］ 1日尿量 400 mL 以下を乏尿，100 mL 以下を無尿と呼ぶ．急性の腎機能障害時に，腎前性の要素が強いものでは無尿，乏尿になりやすいが，腎性の原因では乏尿にならないまま腎機能が低下する病態．尿量は保たれながら，電解質の調整や老廃物の濾過機能が障害される．軽度の腎機能障害や，薬物性の腎性腎不全において認められる．通常は乏尿性の腎不全よりも予後がよいとされるが血液透析が必要な症例も存在する．また慢性腎不全では腎不全であっても時期によっては乏尿を認めない．腎機能障害を尿量の低下と考えがちであるが，腎機能の推移を乏尿がなくてもクレアチニン(Cr)，血中尿素窒素(BUN)などの濾過と調節機能で追っていく必要がある．[1158]

ヒポキサンチンホスホリボシルトランスフェラーゼ(HPRT)欠損症 hypoxanthine-guanine phosphoribosyltransferase deficiency⇨同レッシュ・ナイハン症候群→2977

ヒポキサンチンリボシド hypoxanthine riboside⇨同イノシン→272

ヒポクラテス Hippocrates 古代ギリシャの最も偉大な医師(紀元前 460 頃-357 頃詳細不詳)．エーゲ海のコス島に生まれ，後世の伝説的伝記によると父は医師ヘラクレイデス，母はファイナレテといい，祖父の名もヒポクラテスといったので，彼はヒポクラテス2世と呼ばれた．はじめ父に医学を学び，のちにクニドスの医学校に学び，ギリシャ各地を遍歴し，医術を磨き，ペストの防疫に努めた．芳香性の植物や脂膏の類を燻じて効果を上げたので，アテネ市民は感謝して彼の彫像を建てて顕彰したというが，定かではない．テッサリアのラリッサで 104 歳で死去したとされる．わかっているのは，彼は医神アスクレピオス Asclepius の後裔といわれるアスクレピアダイ Asclepiadae に属すということで，いわゆるギリシャ医学のコス派の教祖となる．病人と病状の観察を重視する経験科学としてのコス派医学の祖とされる．アスクレピアダイはアスクレピオス神殿に仕えた神官医師団であるとする説と，アスクレピオスの創立した医師組合で，いわゆる「誓詞(誓い)」によって職業集団(ギルド)としての結束を図った医師団であるとの説がある．おそらく最初は神官医師集団に始まって，漸次神殿医療から独立する医師が出るに従って「誓詞」によって医師としての団結と権威を保証しようとしたものであろう．「誓詞」も密儀的集団から職業的集団の誓詞へと変わっていったと考えられる．ヒポクラテスの名に帰せられる多くの著作があり，70 数編にも及ぶ．紀元前3世紀にアレクサンドリアで編纂された『Corpus Hippocraticum(ヒポクラテス集典)』の名のもとに伝存しているが，いずれも無署名論文で，複数の人の手になることは明らかである．文体，内容ともに不統一で，有名な四体液説を肯定するものから否定するものまであり，必ずしも首尾一貫したものではない．彼の名に帰せるものとして，集典中の論文のほかに，アフォリズム(箴言集)があり Ars longa, vita brevis(技芸は長く，人生は短い)に始まる一句は最も有名である．一般にヒポクラテス医学は四体液説(血液，粘液，黒胆汁，黄胆汁)よりなる．体液病理説に立ち，自然治癒力を重視し，ディアイタ(生活習慣)を重視するもので，その治療法の中心思想である生活様式 diaitema(ディアイタと同義)の見本は食養生法 regimen であり，空気や水，地形など住環境から風土にまで配慮した，ホリスティック的視点に立つものである．彼の医学はガレノス Galenus，アヴィセンナ Avicenna と引き継がれて，西洋医学史の中で重要な役割を果たすと同時にアヴィセンナを開祖とするユーナニ医学の伝統につながって現在に生きている．さらに近年ピンポイント的な現代医学 biomedicine の欠点を補うものとして，今日の医療の中で再評価され，高い評価を受けている．[733]

ヒポクラテス顔貌 hippocratic face ［死期顔貌］ 悪性腫瘍のような長期にわたる消耗性重篤疾患の末期にみられる死を予感させる苦悶様顔貌．眼窩の陥凹，頰部の窩陥，頰骨突出，口唇の弛緩，鉛色の顔色などが特徴．[543]

ヒポクラテス集典 Corpus Hippocraticum ［ヒポクラテス全集］ 紀元前 4-5 世紀のギリシャ医学に関する文献の集成で，ヒポクラテスに帰せられる 70 数編の論文が集められている．コス島を拠点とする医神アスクレピオス Asclepius の末裔アスクレピアダイ Asclepiadae と称するヒポクラテス派の医師団による論文の集成である．紀元前3世紀初頭にアレキサンドリアにおいて，プトレマイオス王家の委嘱を受けて編纂された，アレキサンドリア文献学の1つの記念碑的全集である．いずれも無署名であるが，内容，文体ともに不統一で，複数の人々の著作の集成であることは明らかである．紀元前3世紀にアレキサンドリア図書館で稿本の校正，写本が行われ，以後 10 世紀から 16 世紀にかけて各種の写本がつくられた．その後各国で研究され，多くの研究，翻訳がなされたが，医術の学問的確立を目標としたいわゆるクニドス派に対して，経験と臨床治療を主眼としたヒポクラテス医学はもとより，ほぼギリシャ医学の全貌を示す原資料として人類の至宝ともいうべき貴重な文献である．[733]

ヒポクラテス誓詞⇨回ヒポクラテスの誓い⟶2479

ヒポクラテス全集⇨回ヒポクラテス集典⟶2478

ヒポクラテス爪 hippocratic nail ［**時計ガラス爪，ばち爪**］ 肺癌などの肺疾患，心疾患などの際にみられる皮膚症状の１つ．指趾末節部がムコ多糖沈着により腫大し，太鼓のばち状を示し〔太鼓ばち(撥)指〕，その先端を包み込むように丸くなった爪のことで，時計ガラス爪ともいう．[95] ⇨参ばち(撥)指⟶2376

ヒポクラテスの誓い Hippocratic Oath ［**ヒポクラテス誓詞**］ ヒポクラテス Hippocrates は，紀元前 460-357 年頃の古代ギリシャの医師で，迷信を排して観察や経験を重んじ，当時の医術を集大成するという偉業をなした人物．医学の祖，あるいは医術の父と称せられている．「ヒポクラテスの誓い」はヒポクラテスに由来するといわれる医師の倫理を述べた誓文で，古今を通じて医師のモラルの最高の指針とされている．この中では医師のモラルの基本として，患者の身分や貧富および性差にかかわらず医療を施し，また秘密を保持すること，頼まれても死に導くような薬を与えないことなどを説き，能力と判断の限りを尽くして患者の利益となる養生法を施すとともに，技量の及ばない病態に不用意にかかわらないように戒めている．[613]

ヒポコンドリー性基調 hypochondriacal temperament ［**神経質性格，神経質傾向**］ ヒポコンドリーとは心気症のことであるが，その語源は肋軟骨 chondor の下部 hypo，すなわち心窩部から季肋部あたりを意味する．心配なときはこの部分に違和を感ずるため，本来は物を気にするという意味から起こった語である．森田正馬(1874-1938)はヒポコンドリーを広義に解釈し，内向的，自己内省的で，自己の状態を過敏に気にしやすい気質をヒポコンドリー性基調と呼んだ．このような精神的素質を有する人びとが，何らかの誘因により自己の心身の不快や異常感覚を気にすると，注意と感覚が悪循環的に作用して(精神交互作用)，神経質の諸症状が発展するとした．森田のいう神経質は，「国際疾病分類」第 10 版(ICD-10)では社会恐怖や広場恐怖などの恐怖症性不安障害，パニック障害，全般性不安障害，強迫性障害，心気障害などの神経症性障害に該当する．なお今日ではヒポコンドリー性基調という病因概念の代わりに，神経質性格という記述的用語が広く用いられている．[1104] ⇨参森田療法⟶2829，神経質症⟶1524，心気症⟶1511

被保佐 curatorship⇨回準禁治産⟶1414

非ホジキンリンパ腫 non-Hodgkin lymphoma；NHL ［NHL］ 悪性リンパ腫のうちホジキン Hodgkin 病以外のものの総称．さまざまな分類法があるが，現在は新 WHO 分類が汎用されている．[1464] ⇨参悪性リンパ腫⟶143

非発作性結節性頻拍 non-paroxysmal atrioventricular (AV) nodal tachycardia 恒久的に続く QRS 幅の狭い頻拍で，先行する P 波が認められないもの．一般的には自動能を機序として房室結節周辺から発生する頻拍を指すが，減衰伝導特性を有する特殊な副伝導路を介した永続性のリエントリー性頻拍などが含まれることもある．[426]

非発作性房室接合部頻拍 non-paroxysmal atrioventricular (AV) junctional tachycardia 恒久的に続く QRS 幅の狭い頻拍で，先行する P 波が認められないもの．一般的には自動能を機序として房室結節～ヒス His 束周辺から発生する頻拍を指すが，減衰伝導特性を有する特殊な副伝導路を介した永続性のリエントリー性頻拍や下部心房起源の永続性の心房頻拍などを含む場合もある．房室接合部頻拍という用語は洞頻脈や心房頻拍を除く上室性頻拍を総称する用語として，上記の頻拍以外の種々の頻拍に対して広く用いられていたが，個々の頻拍の機序が解明された現在では使用されることが少なくなっている．[426] ⇨参非発作性結節性頻拍⟶2479

ピボットシフト試験 pivot-shift test⇨回軸移動テスト⟶1259

鼻ポリープ nasal polyp⇨回鼻たけ⟶2389

非翻訳領域⇨回ノンコーディング領域⟶2316

被膜下精巣摘除術 subcapsular orchi〔d〕ectomy⇨回精巣摘除術⟶1693

被膜拘(収)縮 capsular contracture 豊胸術でシリコンバッグ，生理食塩水バッグを乳腺下または大胸筋下に挿入された場合，挿入される異物に対する反応として，異物周囲に被膜が形成(カプセル形成)される．ときにこの被膜が術後しばらくして拘縮をきたし豊胸した乳房が硬結・変形することがあり，これを被膜拘縮という．被膜拘縮をきたすと乳房が全体にかたく，バッグの移動性もなくなって締めつけられた感じを残す．治療は用手的に拘縮した被膜を破裂させることもあるが，一般には外科的に拘縮被膜を解除し，さらには剝離が拡大してバッグの移動域を広げる．[688]

被膜児⇨回幸帽児⟶1057

被膜切除術 capsulectomy 被膜または外膜を切開，除去する手術．関節嚢や水晶体嚢，豊胸術で用いた埋入物の周囲に生じる被膜などに対して行われる．[485]

飛沫核感染 droplet nuclei infection 空気感染ともいう．微生物を含んだエアゾールが気道・肺胞などに入り感染する経気道感染の１つ．粒径 5 μm 以下の粒子に付着した微生物(飛沫核)は長時間空中を浮遊しており，感染が拡大しやすい．麻疹，水痘，結核などがこのような感染経路で伝播する．[324] ⇨参感染経路⟶631，塵埃(じんあい)感染⟶1503

飛沫感染 droplet infection 肺や気道の病巣から病原体が咳や痰とともに喀出され，飛沫となって飛び散ったとき，身近にいる人の吸気により肺内に吸入されて，感染すること．結核やインフルエンザの感染において最も典型的である．[953]

肥満遺伝子 ob gene，obese gene ［ob **遺伝子**］ 遺伝性肥満モデルである *ob/ob* マウスの病因遺伝子がポジショナルクローニングで単離同定され，肥満(ob)遺伝子と名づけられた．肥満遺伝子は脂肪細胞に特異的に発現しており，その遺伝子産物である ob タンパクは飽食因子であることが明らかとなり，レプチンと命名された．*ob/ob* マウスは肥満遺伝子の異常によりレプチン欠如による肥満であることが判明した．ヒトでは肥満遺伝子の異常により引き起こされる肥満はきわめて少ない．レプチンがきっかけになり脂肪組織が多くの情報伝達物質(アディポサイトカイン)を分泌することが明らかになった．[991] ⇨参レプチン→2981，倹約遺伝子→965

肥満細胞　mast cell, mastocyte　［**肥胖**(ひはん)**細胞，マスト細胞，組織好塩基球**］　表皮や真皮，血管周囲などに存在し，皮膚以外にも気道や消化管粘膜など，結合組織や粘膜組織に広汎に存在し，アルシアンブルー，トルイジンブルーなどの色素で染色される細胞．細胞質内に粗大な好塩基顆粒を豊富にもち，ヒスタミン，ヘパリン，セロトニン，ブラジキニンなどを含む．細胞膜にはIgEが結合する受容体を有し，抗原が細胞膜に結合した複数のIgEと反応したり，さまざまな化学物質が作用すると，肥満細胞から顆粒が放出されて蕁麻疹などの反応が始まる．肥満細胞は多能性幹細胞由来の細胞であるが，好塩基球が末梢血から組織内へ侵入したものではない．[1377]

肥満細胞腫　mastocytoma　肥満細胞が皮膚および皮膚以外の組織で増殖する肥満細胞症のうち，皮膚に生じるものを肥満細胞腫として区別する場合がある．その多くは，乳幼児期から赤色～黄褐色の丘疹ないし結節としてみられるウンナ Unna 型であるが，成人になって発症する病型もある．一種の母斑性の増殖と思われる．[95] ⇨参肥満細胞症→2480

肥満細胞症　mastocytosis　［**マストサイトーシス，色素性蕁麻疹**(じんましん)］　皮膚および皮膚以外の組織で肥満細胞が増殖する疾患．本症に含まれる疾患として，皮膚の肥満細胞症(色素性蕁麻疹，肥満細胞腫を含む)，全身性肥満細胞症，悪性肥満細胞症(肥満細胞白血病を含む)があり，最も頻度の高いのは色素性蕁麻疹．この場合，真皮上層～中層にわたり肥満細胞が多数浸潤・増殖し，幼児に多くみられるウンナ Unna 型と，真皮上層に少量の肥満細胞が散在し，成人に多くみられるロナ Rona 型に分類される．皮膚描記法により瘙痒を伴う膨疹を生じる．臨床的には褐色の色素斑あるいは局面を呈し，水疱や潰瘍，結痂などを伴うこともある．[95] ⇨参肥満細胞腫→2480

肥満細胞増殖因子　mast cell growth factor；MCGF⇨同造血幹細胞因子→1812

肥満〔症〕

obesity　［**肥胖**(ひはん)**症**］

【概念】体脂肪が正常の範囲よりも著しく増加した状態．単純性(一次性)，症候性(二次性)肥満がある．**BMI(体格指数)**が25以上を肥満と呼んでいる．BMI≧25で肥満に起因する健康障害(心不全，高血圧，脂質異常症，糖尿病，睡眠時無呼吸症候群など)を合併している場合を肥満症と呼ぶ．また**内臓脂肪**が蓄積している場合も生活習慣病と密接に関係することから，肥満症として管理する(男性ウェスト85 cm上，女性90 cm以上を**内臓脂肪型肥満**と診断する．臍高レベルでのCTで内臓脂肪面積を測定して判断することもある)．[987]

肥満〔症〕の看護ケア

【観察のポイント】身長，体重，体格指数(BMI)，体脂肪率，腹囲などを計測し，肥満の程度と肥満のタイプを把握する．臨床で使用する最も簡便な判定方法としてBMIが用いられ，BMI 25以上で肥満とされる．そのうえで，肥満に起因，ないしは関連する健康障害を合併するか，その合併が予測される場合に，肥満症と判断され治療の対象となる．

【ケアのポイント】治療の中心は食事・運動療法であるが，その基本は，摂取エネルギーを減らし，消費エネルギーを増やし，体内のエネルギーバランスを負とすることである．食事療法の内容は，糖尿病の食事療法に準ずるが，肥満患者の場合，食行動が乱れていることも多く，食事を規則正しく，よくかんでゆっくり食べることなど，食行動の改善が必要であることが多い．運動療法においても糖尿病の運動療法に準ずる．患者が生活の中で運動を取り入れ，習慣的に実施できるようサポートしていく．肥満症治療では食事や運動を中心とした生活習慣の改善が不可欠であり，患者自身の治療に対するモチベーションが治療の成功のカギを握る．治療を始める段階からこれまでの生活習慣について，患者とともに振り返り，肥満に至る原因を明らかにしていく．患者は，自身の生活について看護師と話すことによって，その問題点に気づくことも多く，患者自身が問題を自覚できるような介入を行う．また，肥満の成り立ちや肥満によって生じる健康上の問題点などについて説明し，治療への動機づけを行う．肥満患者は，ボディイメージの変容，治療における食という基本的欲求の制限などさまざまなストレスにさらされることが多い．それらのストレスは，やけ食いなどにもつながるため，ストレス発散方法について十分に話し合い，家族も含め有効な対処ができるよう支援していく．また，患者の日々の努力を認め，意欲をもって治療の継続ができるよう長期的に支えていく必要がある．[966] ⇨参肥満〔症〕→2480

びまん浸潤性胃癌⇨同スキルス胃癌→1635

びまん性　diffuse　炎症細胞や腫瘍細胞が，組織内に境界を不明瞭に広範に広がっている状態で，その状態を表す接頭語としても用いられる．炎症細胞が広がった場合には蜂巣炎という．腫瘍細胞が広がった場合には浸潤性増殖という．[758] ⇨参巣状病変→1817，蜂巣炎→2680，汎発性→2419

びまん性間質性肺炎　diffuse interstitial pneumonia　［**間質性肺炎**］　肺胞壁の炎症(胞隔炎)および肺の線維化を示す疾患であり，通常は進行性で不可逆性である．間質性肺炎の疾患概念や分類は歴史的に変遷を重ねているが，肺線維症もほぼ同義に用いられている．間質性肺炎は一般に病変がびまん性に分布しており，旧厚生省の研究班による名称変更が行われた1981(昭和56)年以前には，びまん性間質性肺炎と呼ばれた．[162]

びまん性管内増殖性糸球体腎炎　diffuse endocapillary proliferative glomerulonephritis　原発性糸球体疾患の組織病型．溶血性連鎖球菌感染後急性糸球体腎炎とほぼ同義．びまん性糸球体腎炎に属する増殖性糸球体腎炎の1つ．感染後糸球体腎炎に特異的な所見で，ループス腎炎，IgA腎症でも巣状分節状の管内増殖性糸球体腎炎を認める．係蹄内に核が多く認められることがあり内皮細胞，炎症細胞により係蹄内の狭窄や閉塞を認める．A群β溶血性連鎖球菌12と49が高頻度で免疫複合体を形成して糸球体に沈着する．治療は安静を保ち，塩分制限を行う．予後はタンパク尿は2-3か月，血尿は半年程度で消失することが多い．検査所見として血清抗ストレプトリジンO抗体(ASO)値の上昇と血清補体値の減少が重要な所見．[1158] ⇨参びまん性糸球体腎炎⇀2481，溶血性連鎖球菌感染後急性糸球体腎炎⇀2866

びまん性硬化症 diffuse sclerosis⇨同広汎性硬化症⇀1050

びまん性糸球体硬化 diffuse glomerulosclerosis 糖尿病性糸球体硬化症の一病変で，糸球体係蹄壁の周囲の基底膜が肥厚し，メサンギウム部に線維が増加している状態をいう．[1158]

びまん性糸球体腎炎 diffuse glomerulonephritis 糸球体において免疫的な機序，免疫複合体の沈着などの作用などにより病的変化，炎症性変化が起こり，びまん性の糸球体変化を伴う腎炎．[1158]

びまん性糸球体病変 diffuse glomerular lesion メサンギウム基質のびまん性増殖，係蹄基底膜のびまん性肥厚により，特に蛍光抗体法で係蹄基底膜に沿ったIgGの沈着などの所見が得られる病変をいう．びまん性とは病変が広範囲に広がっている所見である．[1158]

びまん性軸索周囲脳炎 encephalitis periaxialis diffusa⇨同副腎白質ジストロフィー⇀2540

肥満性脂肪肝 fatty liver due to obesity 糖尿病，アルコール多飲，中毒性薬剤の摂取，飢餓など他の原因がなく，過栄養(肥満)により，肝に中性脂肪が増加した状態．消化管経由の食事性の脂肪酸の流入増加のみでなく，食事エネルギー過剰による内因性脂肪酸合成の亢進や，肝からの中性脂肪動員の低下など成因は単一でない．中心静脈周囲に大滴性に脂肪が沈着する．他の原因を除外し，肝機能検査と腹部超音波検査で診断．摂取カロリーの制限と適度の運動による減量で改善し，予後は良好．[1050]

びまん性腎脂肪腫⇨同腎脂肪腫⇀1554

びまん性線維症 diffuse fibrosis ［慢性びまん性肺線維症］ 結合織が臓器内でほぼ均等に増殖した状態をいい，具体的には肺線維症，骨髄線維症などが知られる．肺線維症では結合織のびまん性増殖が肺に起こり，肺組織の硬化と萎縮をきたし，正常の肺構造の破壊と荒廃を招く．骨髄線維症では骨髄の線維化や骨新生を伴い，他臓器に髄外造血を認める．[1531]

びまん性増殖性糸球体腎炎 diffuse proliferative glomerulonephritis⇨参メサンギウム増殖性糸球体腎炎⇀2796

びまん性増殖性ループス腎炎 diffuse proliferative lupus nephritis；DPLN 全身性エリテマトーデス(SLE)による腎炎をループス腎炎と呼び，I型：正常，II型：メサンギウム増殖性，III型：巣状増殖性，IV型：びまん性増殖性，V型：膜性，VI型：進行した硬化症に分類されるもののうちIV型に属するもの．強い細胞増殖，硬化性変異，壊死がすべての糸球体にびまん性に認められることが特徴で，多彩な尿所見を示し急速に進行する例も多く，治療抵抗性．[1158]

びまん性低分化性リンパ球性リンパ腫 ⇨同リンパ芽球性リンパ腫⇀2954

びまん性脳硬化症 diffuse cerebral sclerosis 通常は小児に発症．進行性で広範囲に両側大脳半球をおかす．シルダーSchilder病(副腎白質ジストロフィー)とロイコジストロフィー(白質ジストロフィー)に大別される．シルダー病は10歳代に発症し，数年で死亡．ロイコジストロフィーは家族性に出現し，主として幼児をおかす．[1531]

びまん性肺疾患 diffuse lung disease 胸部X線上，両肺野にびまん性に分布する異常陰影(多くの場合，網状・粒状影)を示す疾患．感染症(マイコプラズマ肺炎，ニューモシスチス肺炎など)から非感染性炎症性疾患(サルコイドーシス，過敏性肺炎など)，腫瘍性疾患(癌性リンパ管症など)に至るさまざまな疾患を含んでいる．[162]

びまん性半月体形成性糸球体腎炎 diffuse crescentic glomerulonephritis 50%以上の糸球体に半月体を認めた糸球体腎炎．半月体は腎糸球体のボウマンBowman嚢上皮細胞の増殖により出現し，臨床上，急速進行性糸球体腎炎(RPGN)を呈することが多い．抗糸球体基底膜(GBM)抗体や免疫複合体の所見と臨床病型から，抗GBM抗体型，免疫複合体沈着型，免疫グロブリンの沈着を認めないpauci-immune型，半月体形成を伴う一次性糸球体腎炎，顕微鏡多発血管炎(MPA)などの全身性疾患に続発した二次性に分類される．pauci-immune型やMPAではしばしば血清中の抗好中球細胞質抗体(ANCA)が陽性となる．ANCAは蛍光パターンからPR 3-ANCA(c-ANCA)とMPO-ANCA(p-ANCA)に分類され，前者はウェゲナーWegener肉芽腫症で，後者はpauci-immune型やMPAでしばしば陽性となる．臨床上数週間から数か月の経過で腎不全に進行し，予後不良となることが多い．[563] ⇨参糸球体腎炎⇀1249

びまん性汎細気管支炎

diffuse panbronchiolitis；DPB

【概念・定義】 両肺びまん性に呼吸細気管支領域に慢性炎症をきたす原因不明の疾患．1960年代にわが国で提唱された疾患概念であり，その後東アジアに集積する疾患であることが判明した．

【疫学】 発症年齢は40歳代をピークとするが幅広く，男女差はない．わが国での有病率は減少傾向にあるが，人口10万対11(2008年)である．

【病態生理】 発症要因は明らかではない．内的要因(疾患感受性)と環境要因が発症に関与すると想定されている．高率に慢性副鼻腔炎を合併し，気道粘膜の防御機能が障害されていることが想定される．**副鼻腔気管支症候群** sinobronchial syndromeの1つとしてとらえられる．日本人ではHLA-B 54との関連が，韓国人ではHLA-A 11との関連が強いとされている．

【症状】 持続性の咳，痰，労作時息切れ(呼吸困難)が主症状．慢性に経過するため，年単位で進行・増悪する．

【診断】 厚生省特定疾患びまん性肺疾患調査研究班の診断基準(2002)によると，必須項目として，①臨床症状：持続性の咳・痰，および労作時息切れ，②**慢性副鼻腔炎**の合併ないし既往，③胸部X線での両肺野びまん性散布性陰影，または胸部CTでの両肺野びまん性**小葉中心性粒状病変**があり，3項目すべて満たせばほぼ確実となる．これに加えて参考項目として，①胸部聴診所見での断続性ラ音(多くは水泡音coarse crackles)，②呼吸機能での一秒率低下(70%以下)および血液ガス所見での低酸素血症(80 Torr以下)，③血液所見での**寒冷凝集素価**高値(ヒト赤血球凝集法で64

倍以上)があり，3項目中2項目以上を満たせば臨床診断の判定は確実となる．

【治療】 わが国では，**マクロライド療法**(**エリスロマイシン**などのマクロライド系抗菌薬を少量・長期間使用する治療)が導入され，1980年代半ばに治療法として確立した．1970年代の5年生存率は6割程度であったが，マクロライド療法の導入により予後が改善し，1985(昭和60)年以降の5年生存率は9割をこえるに至った．ただし進行例では治療が困難であり，高度の呼吸不全のため肺移植の対象となる．[162]

●びまん性汎細気管支炎の胸部CT所見
両肺野びまん性小葉中心性粒状病変

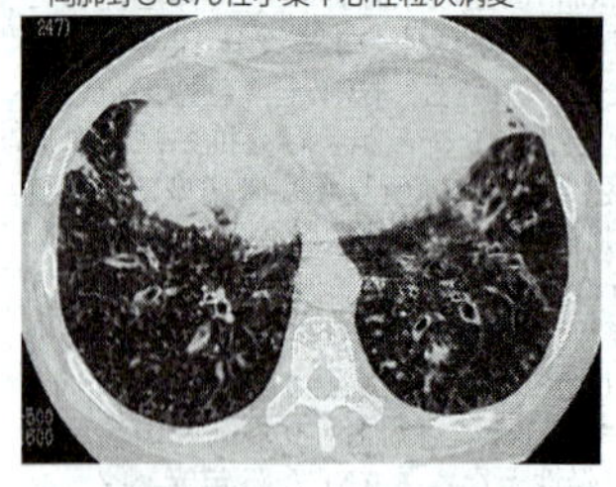

びまん性汎細気管支炎の看護ケア

【看護への実践・応用】 難治性の慢性気道疾患で慢性副鼻腔炎を合併することが多い．症状としては，持続性の咳嗽，膿性の痰，労作時の呼吸困難である．進行すると湿性咳嗽や呼吸困難の自覚症状は消失することがない．疾患を抱えながら在宅療養となるため，患者のセルフケア能力を高める必要がある．看護ケアとしては，薬物の確実投与に加えて，酸素療法，呼吸リハビリテーションの指導が重要となってくる．

【ケアのポイント】 大量の膿性痰は，進行例の患者の強い苦痛となるため，特に排痰法の習得は，早期に開始することが望ましい．指導のポイントとしては，疾患の理解と並行して，体位排痰法など，在宅療養での効果的な排痰法を習得する必要がある．また在宅酸素・吸入療法が必要となる場合が多いため，使用方法，メンテナンスを含めた指導や，地域支援の必要がないかのアセスメントを行い，準備を進めることが望ましい．インフルエンザ菌，肺炎球菌の同時感染により重篤化する可能性が高いため，日頃の感染予防行動の徹底も重要である．[836] ⇨参体位排痰法→1858，在宅酸素療法→1164，びまん性汎細気管支炎→2481

びまん性表層角膜炎 keratitis superficialis diffusa；KSD⇨同点状表層角膜症(炎)→2083

びまん性リンパ腫 diffuse lymphoma 悪性リンパ腫のうちホジキンリンパ腫 Hodgkin lymphoma を除く非ホジキンリンパ腫 non-Hodgkin lymphoma は，病理学的に組織の形態所見から結節状あるいは濾胞様の所見をとるもの(濾胞性リンパ腫)と均等な浸潤性増殖様式をとるもの(びまん性リンパ腫)とに大別される．濾胞性リンパ腫の多くがB細胞性であるのに対し，びまん性リンパ腫ではB細胞性，T細胞性のいずれもみられる．びまん性は一般に進行が早く悪性度が高い．[368] ⇨参悪性リンパ腫→143

びまん性レビー小体病 diffuse Lewy body disease；DLBD ⇨同レビー小体型認知症→2981

秘密性の保持 rule of confidentiality 研究実施にあたって，研究協力者の人権やプライバシーを守るために，個人情報を決して公にしないこと．[446]

非密封線源治療 unsealed source therapy⇨同内用療法→2191

秘密漏示罪 duty of confidentiality,〔crime of〕disclosure of a secret 一般に守秘義務といわれるものに違反したときに受ける罰．医師，助産師，看護師などの医療従事者は，職業上知りえた秘密を他人に漏らしてはならない(刑法第134条)．刑法では秘密漏示罪と記されており，医師のほか薬剤師，医薬品販売業者，助産師，弁護士(人)，公証人などが対象．なお守秘義務により，これらの職にある人は業務上知りえた秘密を法廷で証言することを拒むことができる(刑事訴訟法第149条)．[1410]

ヒメダニ類 Argasidae, soft tick 哺乳類，鳥類などに寄生．顎体部は前方腹面部にあり，外皮はしわがあり柔軟で疣(いぼ)状突起があり，吸血すると膨張する．回帰熱を媒介する．[288]

ピメリンケトン pimelic ketone⇨同シクロヘキサノン→1261

非メンデル遺伝 non-mendelian inheritance 形質の遺伝についてメンデル Mendel の遺伝の法則によらないものを指す．メンデル遺伝は両親の染色体上にある遺伝子が配偶子の形成と融合に際して染色体の動きと一致することによるのに対し，ミトコンドリア，クロロプラスト，プラスミドなどが担うDNAによって支配される形質は染色体とは異なる挙動をとるので，メンデルの法則には従わない．[368]

百寿者研究 centenarian study 全国の100歳以上の高齢者(百寿者)の生活習慣や身体的な特徴から，長寿の要因を調査する研究．百寿者研究から，百寿者は西日本以南に多く，糖尿病が少ない，喫煙率が低いことなどの特徴が報告されている．わが国の百寿者は増加の一途をたどり2005(平成17)年には2万5,000人に達し，決して特別な存在でなくなってきたため，現在は105歳以上を対象とした超百寿者調査が開始されている．また世界でも約10の地域で百寿者研究が行われている．[1171]

百日咳 pertussis, whooping cough 百日咳菌によって起こる伝染力の強い急性呼吸器疾患．乳幼児に好発．発作性の強い咳が持続するのが特徴で，咳は夜間に多い．咳やくしゃみにより飛沫感染する．診断は鼻咽頭分泌液から百日咳菌を分離し，百日咳菌に特異的な蛍光抗体法で抗体価の上昇をみる．7-14日の潜伏期ののち，鼻汁，くしゃみ，咳嗽を伴う1-2週間のカタル期，そして痙攣性の咳が連続し特徴的な笛声もみられる痙咳期を経て回復期に向かう．痙咳期は約1か月，回復期が2-3週間と長い．出席停止期間は特有な咳が消失するまでとされている．治療としては安静，適切な水分補給のほか，エリスロマイシンなどの抗生物質が処方される．予防には沈降精製ワクチンによる予防接種を行う．ジフテリア，破傷風との三種混合ワクチンを生後3か月から12か月までの間に3-8週間間隔で3回，3回目終了後から12-18か月後に4回目を接種(標準的な接種年齢)．[1631]

百日咳免疫グロブリン pertussis immune globulin 百日咳の受動免疫として使用されるグロブリンの滅菌溶液．

副作用としてアナフィラキシー反応をきたすことがあり，慎重投与が必要である．[1631]

百分位⇨同パーセンタイル値(法)⇀2323

百分率 percent, percentage ［パーセント］ 全体を100とした場合の成分の割合をいう．百分の一を1%と表現する．例えば，溶媒の%は100 mL単位の溶液に百分率数量に相当する成分を含んだものをいう．統計学的に一連の変数区間を百等分し，観察事項の優劣，高低，大小などに準じて配列した曲線，図表，表示，等級の順位を示す．臨床検査の場合，許容誤差基準(変動係数 coefficient of variation；CV)，陽性率，陰性率，回収率などを表すのに用いる．[677]

日焼け sunburn⇨同日光皮膚炎⇀2215

ヒャッポダ(百歩蛇) Deinagkistrodon acutus クサリヘビ科マムシ亜科に属するやや大型の毒ヘビで，台湾，中国南部からベトナム北部に分布．小型哺乳類，トカゲ，カエルなどを捕食し，山地の森林などに生息．猛毒であるが毒の成分は出血毒で，致死率自体は高いものではない．[288] ⇨参毒蛇⇀2141

ヒヤリ・ハット⇨同インシデント⇀292

ヒヤリ・ハット事例 臨床での看護実践において，看護師の医療器具・器械の誤操作，与薬や注射のミスなどから患者の安全を一時的におびやかす結果となった事例．報告が義務づけられているが，単に事例として報告するだけでなく，病棟単位で誤りをおかさないアプローチの方法を標準化，マニュアル化し，システムとして確立しておくことが望ましい．[415]

日向熱 Hyuga fever⇨同エールリキア〔属〕⇀351

ヒュー=ジョーンズの呼吸困難度 degree of dyspnea by Hugh-Jones ［フレッチャー・ヒュー=ジョーンズ分類］ 呼吸困難の程度を示すのに用いられる分類．Ⅰ度：同年齢の健常者と同様に労作可能で，歩行，坂・階段の昇降も健常者と同様にできる．Ⅱ度：同年齢の健常者と同様に歩行できるが，坂・階段は健常者並みには登れない．Ⅲ度：平地でも健常者と同様に歩行できないが，自分のペースならば1マイル(1.6 km)またはそれ以上歩ける．Ⅳ度：休みながらでなければ50ヤード(45 m)以上歩けない．Ⅴ度：会話や衣服の着脱により息切れがする．息切れのため外出できない．[162]

ヒューズ分類 Hughes score イギリスの神経免疫学者ヒューズ Richard A. C. Hughes によって提唱されたギラン・バレー Guillain-Barré 症候群の重症度評価法．オリジナルは1978年に発表されたが，より細かく規定された改訂版が1993年に発表され，現在では改訂版がよく用いられる．スコア0：異常なし，1：軽度の症候はみられるが走ることができる，2：介助や歩行器，杖なども用いずとも5 mの歩行が可能，3：介助や歩行器，杖などを用いて5 mの歩行が可能，4：5 mの歩行ができず，車いす，または寝たきり状態，5：補助呼吸を要する．主に歩行と呼吸機能に着目したスケールであるが，上肢の筋力に着目した評価法もヒューズらによって報告されている．スコア0：異常なし，1：軽い症候があるが，座った状態で手を自分の頭の上に置くことができ，かつ母指を第2-5指すべてに接触させることができる，2：スコア1の2つの動作のうち一方しかできない，3：上肢，指をわずかに動かすことはできるが，スコア1の2つの動作のいずれもできない，4：上肢，指をまったく動かすことができない．他の重症度評価法に神経学的障害スコア Neurological Disability Score(NDS)がある．[576] ⇨参ギラン・バレー症候群⇀786

ヒューター三角 Hüter triangle, bony triangle of elbow 肘を屈曲し後方から視診したとき，上腕骨外側上顆，内側上顆，肘頭の3点を結んでできる二等辺三角形．この三角形が変形していれば，外傷，発育障害，先天性疾患などによる骨変形を疑う．ヒューター Karl Hüter はドイツの外科医(1838-82)．[337]

●ヒューター三角

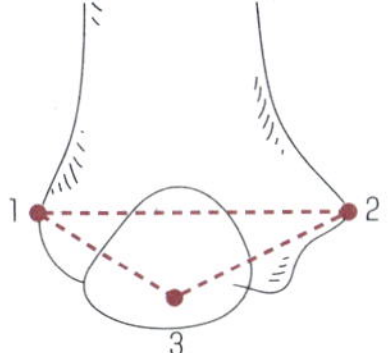

1：外側上顆　2：内側上顆　3：肘頭

ヒューナー試験 Huhner test⇨同子宮頸管粘液性交後試験⇀1245

ヒューマニスティック心理学 humanistic psychology ［人間性心理学］ 心理学の精神分析学，行動主義心理学に対しての人間性心理学．精神分析学は神経症患者や精神病患者の研究に，行動主義心理学は動物の研究に基づいているが，人間性心理学は精神的に健康な人を対象として，人間の成長・発達という側面を重視し，それを人間がより高い人間性を獲得する過程としてとらえた．代表者としてオルポート Gordon W. Allport，マズロー Abraham H. Maslow，ロジャーズ Carl R. Rogers がいる．[1465]

ヒューマンエラー human error ［人為的過誤］ 人によって起こされる過ち，過失のこと．疲労や錯覚，思い込みなどが原因で起こる．医療事故をはじめ，さまざまな事故や災害を引き起こす可能性を内包する．看護場面では，業務上の行為から逸脱したもの(行うべきことをしない，間違ったあるいは不適切な行為)が該当する．そこで「人は誰もがエラーを起こすもの」という考え方のもとに，ヒューマンエラー防止策がとられている．代表的なものとして，注意を喚起する指差し確認，事前に潜在する危険を予想，指摘し合って事故を防ぐ危険予知トレーニング(KYT)などがあり，救命救急センターやICUなどを中心に広まっている．また，疲労を起こさせない勤務時間管理も管理職者の重要な役割である．⇨参リスクマネジメント《看護管理》⇀2923

ヒューマンカウンター⇨同ホールボディカウンター⇀2687

ビューレット反応⇨同ビウレット反応⇀2426

ピューロマイシン puromycin；PM 抗細菌，抗腫瘍性活性をもつ放線菌由来のアミノヌクレオシド系抗生物質．広い抗菌スペクトルを示す．原核細胞や真核細胞のtRNAの3′末端部と類似構造をもち，リボソーム上でペプチド鎖のC末端に結合することによってペプチド転移反応を中断し，タンパク質合成を阻害する(ピューロマイシン反応)．種々の細胞のアポトーシスを誘導する．毒性が強いため臨床的には用いられないが，ピューロマイシンテクノロジー(*in vitro* virus 法およびタンパク質C末端ラベル化法)として，進化分子工学や機能性ペプチドの探索を含む遺伝子ネットワーク解析に広く用いられている.[1022]

ヒュギエイア Hygieia，Hygeia ギリシャ神話の医神アスクレピオス Asclepius の娘．アスクレピオスにはエピオネ Epione との間にマカオン Machaon(外科医術)，ポダレイリオス Podaleirios(内科医術)，イアーソー Iaso(医療)，パナケイア Panacea(すべてを癒すもの)の5人の子どもがいたとされるが，娘ヒュギエイアは健康，衛生をつかさどるとされた．hygiene〔衛生(学)，健康法，摂生法〕は彼女の名に由来．医神アポロン Apollon の孫娘にあたる．医神アスクレピオスが蛇杖で象徴されるように，ヒュギエイアもしばしば蛇を随伴した姿で現れる．蛇は脱皮を繰り返して再生していくので，古来，不死，復活，再生の象徴として崇められてきた(蛇は旧約聖書では，イブを誘惑する悪魔の化身であるが，他方，多くの民族文化において聖なる動物として尊崇されたきた神話的な動物である).[733]

ビュルガー病 Buerger disease⇨同閉塞性血栓性血管炎→2619

ビュルケル・チュルク計算板(盤) Bürker-Türk counting chamber 血球計算板(盤)の1つで，ノイバウエル Neubauer 改良型計算板(盤)とともに広く普及している．1辺が3 mm の正方形の中に1×1 mm の9個の正方形がある大区画がある．中央の大区画には最小の区分(0.05×0.05 mm)である小区分がある．小区分4×4個からなるものが中区画．ドイツのビュルケル Karl Bürker とオーストリアのチュルク Wilhelm Türk による.[1131]

ビュルピアン萎縮⇨同ヴュルピアン萎縮→333

ビュロウ吸引排膿法 Bülau siphon drainage 膿胸に対して行われる閉鎖排膿法．肋間穿刺を行って胸腔内にカテーテルを挿入し，胸壁に固定したのち消毒液を入れた滅菌受膿びんとゴム管で連結する．受膿びんをカテーテル挿入部位より低い位置に置くと，持続的に吸引排膿される．膿胸のほか，開胸術後や自然気胸に用いられることもある．ビュロウ Gotthard Bülau はドイツの内科医(1835-1900).[485]

病衣 clothing of patient ［寝衣］ 入院している対象者が着用する衣服のことで寝衣ともいう．療養生活が送りやすいように，身体を締めつけず，肌ざわりがよく，皮膚を刺激しない，吸湿性がよい，着脱が容易であり，対象者の好みに合うものなどが条件となる．パジャマ式，和式(ガウン式)があり，対象者の状況に合わせて用いる．発汗，汚染した場合や，1日のリズムをつくるため，清拭・入浴後など対象者の状況や目的に応じて病衣交換の援助を行う．身体の皮膚表面と，衣服の間に形成される環境のことを衣服気候といい，人体から衣服への水分と熱の移動により形成される．一般的には，衣服内が32±10℃，湿度50±10% が快適とされている．また，ベッドに入った場合，寝具と身体の間に形成される環境のことを寝床(病床)気候といい，33℃ 前後，湿度50% 前後が睡眠を促すといわれている．療養者は1日の大半をベッド上かベッド周囲で過ごすことから，自由に衣服を選択することが困難である．ことに，小児，意識障害者，重症者などについては，衣服気候，寝床気候が適切に保たれるように看護師が病衣の選択を行う場合もある．医療機関が，入院中の対象者の療養上の世話に必要な病衣などの寝衣類を準備・貸与し，その消毒，洗濯，管理を基準に則って扱う寝衣を「基準寝衣」という.[70]

病衣交換⇨同寝衣交換→1504

憑依(ひょうい)妄想 delusion of possession 〔D〕Besessenheitswahn ［つきもの妄想，狼化妄想］ 患者が霊や動物，神仏に「乗り移られ」たり「とりつかれ」て，自分の意思とは無関係にしゃべらされたり，行動させられたりするという妄想．自我の能動性を奪われた状態やそうした妄想体験，妄想様観念を指すもので，被害的な内容をもつことが多いが，ときとして誇大的内容をもつ．通常，幻覚，妄想のほか，激しい精神運動興奮を認め，また恍惚状態や衒奇(げんき)的行動，人格変換，意識変容に相応するさまざまな言動を認めうる．憑依現象と表現する場合は通常心因反応の場合を指し，心因性もうろう状態として継時的二重人格を呈するものを指すが，古典的多重人格や近年の解離性同一性障害における交代意識の出現，人格交代という現象にも似て，それが心因反応として，あとまで記憶欠損を残す場合が多いのに対して，憑依妄想という場合には自我意識の連続性は保たれ，通常は記憶欠損を残さない場合が多い．本症候は統合失調症の一部分症としてのさせられ体験(作為体験)の病的体験を解釈するための二次妄想であると説明される場合が多い．しかし，挿話的に個人の同一性が霊や悪魔などの別の同一性にとってかわり，その間の出来事の完全または部分的な健忘を伴うという憑依トランス possession trance として生じる憑依妄想もある．近年，統合失調症軽症化に伴って，典型的な症例は比較的まれになった．他方，ヒステリー，器質性精神障害，非定型精神病，てんかん精神病などさまざまな疾患でも同様の病態を認めうる．妄想体験の内容に関しては，しばしば帰属する民俗的，宗教的文化に影響される点についてはわが国では佐藤親次らによる報告がある.[1107] ⇨参キツネつき→693

病因 cause of disease 疾患の原因．病因は，細菌，ウイルスなどの病原性微生物や化学物質，外傷といったような外因と，個体または臓器などによって特にある種の疾病にかかりやすい体質あるいは臓器構造にもともと内在しているような個体側に起因する内因とに大別される．内因のうち，個体に関するものは体質・素質と同義語であり，臓器の内因とともに素因ともいわれる．内因になりうるものには一般的素因(生理的な素因)と個人的素因(病理的な素因)とがある．外因には栄養性・物理的・化学的要因および病原性生物体があげられる.[1531]

病院 hospital 20床以上の収容ベッドを有し，医師・歯科医師が科学的かつ適正な診療を行うことを目的として組織・運営される施設．2008(平成20)年現在，病院数は8,794あり，一般病院が7,714施設，療養病床を有する病院が4,067施設ある．設立主体によって公的病院と民間病院に分かれるが，その65.1% が医療法人の経営．医療制度上の分類として，公的医療機関，地域医療支援病院および，大学病院と2つの国立センターからなる特定機能病院がある．また，省令で定められた救急指定病院があり，防災基本計画では，基幹災害拠点病院(基幹災害拠点医療センター)と地域災害拠点病院(地域災害拠点医療センター)に分かれる．2006(平成18)年の第五次「医療法」の改正で，従来公立病院などが担っていた医療を民間の医療法人も積極的に担うよう推進し，非営利性の徹底を通じた医療法人に対する国民の信頼を確立し，効率的で透明性のある医業経営の実現による地域医療の安定的な提供をしようとしている．[883]

病院会計準則 general standard of hospital accounting 1965(昭和40)年に厚生省(現厚生労働省)医務局が全国の病院に対して用いるのが望ましいと定めた会計処理の基準書．経営成績および財政状態を適正に把握できるようにし，これによって，同じ準則を用いる他病院との経営比較が可能となり，病院経営の質的な改善向上を図ることができる．[1031]

病院開設者 founder of hospital 病院を実際に開設した者のこと．「医療法」第15条1に「病院または診療所の管理者は，その病院または診療所に勤務する医師，歯科医師，薬剤師その他の従業者を監督し，その業務遂行に欠けるところのないよう必要な注意をしなければならない」とあるように，実際の病院を運営管理する者という意味で，「病院管理者」と同等に扱われる場合が多い．厳密には開設者と管理者は異なり，病院の開設者により管理者がおかれる．開設者は医師とは限らない．[895]

病因学 etiology 疾患や病態の発生にかかわる原因を研究する学問体系．病原体，アレルゲン，中毒物質または遺伝子異常など疾患の成因を追究する．実験のみでなく疫学的手法が用いられる場合もある．[1482] ⇨参病因論→2486

病院管理 hospital management(administration) [医療管理] 経営を含めて病院を管理・運営することで，病院の資源，つまり人，物，金，および情報を管理しながら，効率的な経営を行っていくことを目標とする．また，病院の組織は多数の部門を有し，多種多様な専門職種によって構成されており，部門別や職種別の組織を管理する機能も重要．わが国の病院は医師を中心として発展してきたため，科学的手法を用いた近代的な管理の実践を軽視し，病院管理を専門とする人材の育成も怠ってきた．しかし，医療の高度化や多様化，あるいは医療保険財源の逼迫に伴う経営環境の厳しさなどを背景として，病院管理の近代化とその重要性が改めて認識されつつある．最近ではこうした流れを受けて，いくつかの大学医学部には「病院管理学」や「医療管理学」などの講座が設けられており，病院経営の人材養成を目的にした大学の学部・学科の新増設などもみられる．[1010]

病院管理学 hospital administration [医療管理学] 病院の科学的な管理運営に関する研究を行う分野で，医学，看護学，経営学，経済学，社会学，システム工学，あるいは建築学などの多彩な分野を集合した学際的な研究領域．従来は病院の内部管理を主な研究対象としてきたが，医療の高度化や多様化，あるいは病院と地域社会とのかかわりが深まるにつれて，広く医療の提供システムに関する事柄を研究対象とするようになり，「医療管理学」とも呼ばれるようになってきた．自然科学を基盤とする医学によって得られた成果を，医療として社会に適用するために必要なしくみなどを研究する分野．[1010]

病院管理者 hospital administrator 病院開設者によっておかれる病院の管理者で，従業者を監督する．病院または診療所が医業をなす場合は医師が，歯科医業をなす場合は歯科医師が管理者となり，また助産所では助産師が管理者となる．病院開設者が上記管理者の資格を有する者であれば，例外を除き自らその病院，診療所，助産所を管理しなければならない(「医療法」第12条)．[895]

病院機能評価事業 hospital accreditation program 1995(平成7)年に設立された財団法人日本医療機能評価機構が実施する第三者による病院の評価事業．病院の組織体制や運営の計画性，患者の権利の尊重，医の倫理，医療の安全確保の体制，感染管理，療養環境や患者サービス，診療の質にかかわる院内各部門の体制や運用，ケアプロセス，人事・財務・物品管理やリスクマネジメントなどに関し，設定された評価項目に従って評価を行い，一定の水準を満たしている病院に認定証を発行する．[223] ⇨参JCAHO→71

病院給食 hospital food service [病院食] 病院で疾患の治療を目的として患者に提供される食事．特に栄養素の制限を加えない一般食と，特定の疾患(糖尿病，腎臓病，肝臓病，心臓病など)の患者に対しての栄養量などの制限を加えた特別食に区分される．[987] ⇨参病人食→2492

病院群輪番制 1977(昭和52)年から始まった初期(一次)・二次・三次救急医療機関の体制の中で，外来患者を主に扱う初期医療機関と重症患者を診療する三次救急医療機関(救命救急センター)との中間にあたる二次救急医療機関を運営する方法．二次救急医療機関は，三次救急医療機関での診療が必要なほどではないが帰宅させることができない患者を中心に診療するため，入院設備を有する病院が24時間体制で運営することが必要となる．地域の入院設備を有する病院が日替わり交代で順番に二次輪番を営む体制をいう．[36]

病院自動化⇨同ホスピタルオートメーション→2702

病院情報システム hospital information system；HIS 病院における診療に関連する情報を，コンピュータを主とした情報技術によって扱うシステム．医事会計，物品在庫管理，病床管理など病院管理業務に関するシステム，診療所見，薬剤，臨床検査，看護，病歴などの診療関連業務のシステムを含むが，近年ではネットワーク技術の発展に伴い地域医療情報システム，医薬品情報システムなど院外システムの利用も推進されている．部門システム(医事会計システム，検査システム，薬剤システム，看護システムなど)と，部門を結ぶシステム(オーダーエントリーシステム，予約システム，入院患者移動登録システム，診療情報保存システムなど)の2種類に大別できる．近年，診療に関する情報は電子カルテシステムに統合化されつつある．[1418] ⇨参電子カルテ→2081，オーダーエントリーシステム→398

病院食 hospital diet⇨同病院給食→2485

病院精神医学 hospital psychiatry, asylum psychiatry 主として精神科病院の入院患者を対象とする精神医学の実践，研究，学問体系などを指す．ヨーロッパでは

18世紀から19世紀にかけて精神病患者を収容する精神病院 asylum(ドイツ語では施設を意味する Anstalt)がつくられ，精神病院に勤務した医師が入院患者の観察に基づいて精神病の診断学や症状学を提唱した．その後，多くの大学医学部に精神病学講座が開講されて精神医学が発展したので大学精神医学〔D〕Universitätspsychiatrie と呼ばれるようになり，これに対比して病院精神医学という言葉が生まれた．現在では，精神科病院の入院患者の医療や社会復帰の研究と実践を主として行う精神医学の領域をいう．[389]

病院前救護⇨同プレホスピタルケア→2591

病院チェーン hospital chain 医療機関の開設者が，2つ以上の病院をもつ医療法人のこと．わが国では，経営的視点から病院チェーンが増加してきている．2002年には全国349，病院数は850といわれ，チェーン化比率は施設数で約16%，病床数では約22%という報告もある．また医療機関の開設者が，同一法人または関連・系列法人とともに，各種の保健・福祉施設のうちのいくつかを開設し，保健・医療・福祉サービスを自己完結的に提供するグループを複合体と呼び，1994年以降急増している．独立採算制をとっているところが多いが，医療と経営を分離して，経営のノウハウ，さまざまなサービスの共有化や共同購入などによる合理化を図っているところも多い．アメリカでは営利病院が許されており，経営的視点から病院チェーンが広く展開されている．市場の寡占や合理化による優良経営を行っているが，問題点も指摘されている．[883]

病院内ブドウ球菌感染 hospital staphylococcal infection 病院内で発生する黄色ブドウ球菌や表皮ブドウ球菌による感染症で，院内感染症として重要．ブドウ球菌の院内感染は，菌を保有している入院患者や医療従事者などの手指あるいは診療器具などを介して，他の患者などへ感染することで発生．医療現場では病院内ブドウ球菌感染で死亡者も発生している．特にメチシリン耐性黄色ブドウ球菌(MRSA)による院内感染はきわめて重要で，医療機関ではその対策が必要不可欠の状況となっている．[288] ⇨参ブドウ球菌感染症→2563，院内感染→302

病院賠償責任保険 hospital liability insurance 病院など医療施設の開設者が加入する医師賠償責任保険のこと．開設者のもとで勤務する医師を含む医療従事者やその他の従業者が起こした医療事故は，法的に組織の代表者である開設者が損害賠償金を支払わなければならないことがある．組織的な医療活動に対して患者やその家族から医療過誤かどうかが争われ，病院側に損害賠償責任があると判断された場合に備えて，経済的リスクを補完する視点から医療施設の開設者が加入しておく保険．医療過誤のほか，患者の私物の破損や手すりなどが壊れていたために外傷を負わせた場合など，建物や設備の使用および管理上の事故，給食による事故が保険金支払いの対象となる．[1361,1031] ⇨参医師賠償責任保険→231

病院放浪者⇨同ミュンヒハウゼン症候群→2775

病院前外傷観察・処置プログラム⇨同JPTEC™→72

病院前外傷教育プログラム⇨同JPTEC™→72

病因論 pathogenesis 疾患や病態の成立機序を研究する学問体系．病因学 etiology が病原体やアレルゲンなど疾患の起因物質を解明することに重点をおくのに対して，病因論では因果関係についてさぐり，疾患成立に至る細胞ないし分子生物学的機構の探求に焦点が当てられる．[1482] ⇨参病因学→2485

評価 assessment, evaluation すべての治療に先行して実施されるもので，患者独自の問題点を導き出し，問題解決のための治療，訓練，指導などを始めるにあたっての必要不可欠な過程．評価の基礎技術として面接，観察，検査測定があげられる．各種の手段を用いて情報収集をし，その情報を整理，分析，統合，解釈する作業．[562]

病覚 consciousness of disease⇨同病識→2488

病学通論 緒方洪庵〔1810-63(文化7～文久3)〕が1849(嘉永2)年に出版したわが国最初の病理学総論書．洪庵の師である宇田川玄真(榛斎)が，当時わが国に舶載されていたドイツ医学書のオランダ語訳を読解したうえで参考折衷し，有用な部分を本として刊行する計画を立て，玄真の死後これを引き継ぐ形で洪庵が編纂を進めた．当初，12巻の予定であったらしいが，刊行されたのは3巻までであり未完の書といえる．参考にされた原著は，フーフェラント Christoph W. Hufeland，コンラディ Johann W. H. Conradi，コンスブルフ Georg W. Consbruch など，19世紀ドイツで盛んであった生気論(生体の基礎に物理化学の法則を越えた特別な力を想定する学風)の医学書である．序文に相当する「題言」には本書成立のいきさつが書かれ，個々の病気を扱う病理学各論に対して，病気の本質，成因，症候を一般的・理論的に扱う病理学総論の重要性が説かれている．『解体新書』の70年後に出されたこの本は当時の医療界に理論面から大きな影響を与えた．[983] ⇨参緒方洪庵→402

評価研究 evaluation research 応用研究の一種．あるプログラム，実践，手順，方針などがどの程度うまく遂行されているかをアセスメントまたは評価を行う研究デザイン．評価研究は看護ケアが患者の示す結果に対してどういう影響を与えるかを理解するものである．評価研究の方法には，①プログラムの目標の決定，②目標の達成度を測定する手段の開発，③データ収集，④目標に照らしたデータの解釈がある．評価研究を行う研究者はプログラム，手順，方針などを開発したのは人間であることを忘れず，対人関係を十分に保ちながら謙虚な姿勢で研究を行う必要がある．[597]

評価者間の信頼性 inter-rater reliability 観察によってデータを得る場合，同じ現象を2者あるいは3者で観察し，その一致の程度によって信頼性を検討する．行動目録によってデータを得た場合には，2者あるいは3者での回答率が一致する程度を検討する．信頼性係数＝[2者間(あるいは3者間)一致総数]/行動総延べ数×100，基本的には一致率が高いほど信頼性が高いと考えてよい．おおむね0.85以上であれば適当と考えられる．また評定法によってデータを得た場合には，相関係数を求める．R(信頼性係数) = n(観察者の数) × r(観察者間の相関平均)/1 + (n − 1)rで算出することができる．[980] ⇨参信頼性→1607

病家須知(びょうかすぢ) 江戸時代後期の町医者である平野重誠〔1790-1867(寛政2～慶応3)〕が著した全8巻の家庭医学看護書で，1832(天保3)年に書かれたそのうちの1-6巻．書名の『病家須知』とは，「病人のいる家すべからく知っておくべきこと」の意味．この本の中には，家庭生活のなかで実践できる看護の手だてがわかりやすく説明されている．最後の第7巻，第8巻はそれより2年前に書かれた『坐婆必研』を合刻したもの．2006年に現代語訳が発刊された．[1236]

描画テスト drawing test 描画を用いた投影法による心理検査の総称．描画行動が精神発達水準や知的水準，さらに性格特性の一指標となりうることから盛んに用いられている．樹木法(バウムテスト)，人物画テスト，風景構成法，家族描画法，HTP(house-tree-person)テスト，自由画などがあるが，解析には十分な経験が要求される．[724]

病感 feeling of illness 〔D〕Krankheitsgefühl 患者自らが疾病に罹患していることを認識している状態で，病識と同意語として用いられる．統合失調症など内因性精神疾患の患者は原則的に病識がない．なお病感は，体調の変化や疾患の存在を示唆する全身倦怠感，熱感などの不定愁訴の意味として，病識より広義に用いられる場合もある．[1482] ⇨参病識⇀2488

病期 disease stage 疾患の時期の分類．その経過の特徴・進行程度により分類される．用いられる用語は疾患の種類により異なる．第1期，第2期，第3期あるいは早期，末期など．[1505]

病気行動 illness behavior 病気から起こる何らかの異常(痛み，不快，機能異常などの徴候)を感じた人がとるすべての行動．自覚症状が前提となっており，この症状をどう認知し判断するかが行動を起こす重要な条件である．病気の段階，相，時間の長さにかかわらず，異常の徴候を手がかりに引き起こされるあらゆる行動が含まれる．行動の目的は，健康状態を確かめ，適切な治療を求めることにある．この救助行動としては，①病気の症状を取り除く活動を起こす，②活動を起こさない，③行動をしたりしなかったり動揺しながら自然の流れに任せる，④手がかりに対立するような対処行動をする，などがある．どのような行動をとるかは，異常徴候の性質や特徴，個人的要因(年齢，性別，社会経済的地位など)，社会文化的要因などによって影響される．[321]

病期分類⇨同腫瘍進展度⇀1409

病型 disease type 病気を特質や特性をもとに分類したもの．[1505]

表計算ソフト spreadsheet software ［ワークシート］ 文字や数値，計算式を，画面上の表に入力することにより，自動的に集計が行えるソフト．Microsoft社のExcel®(エクセル)が有名．入力したデータから条件に一致したものを検索する機能もあり，台帳や名簿管理など，手軽なデータベースとしても使用できる．グラフ作成や統計解析の機能も豊富であり，業務分析や論文の作成などにも有効．[1341] ⇨参エクセル⇀354

美容形成外科⇨同美容整形外科⇀2490

美容外科 cosmetic surgery⇨同整容外科⇀1709

非溶血性輸血反応⇨参輸血反応⇀2860

非溶血性連鎖球菌性感染後急性糸球体腎炎 ⇨同非連鎖球菌性感染後急性糸球体腎炎⇀2501

表現型 phenotype ［フェノタイプ］ 観察可能な形で発現した生物個体の形態的，生理的，生化学的性状を指すが，表現型はその形質を支配する遺伝子の作用と環境因子の影響の両者によって規定される．表現型と遺伝子型とは必ずしも一致せず，優性形質については遺伝子型は優性遺伝子のホモ接合のこととヘテロ接合のことがある．しかし発現形質の測定が高感度で特異性があれば両者を判別できることが多い．[368]

表現型発現⇨同遺伝子発現⇀260

病原菌 pathogenic agent⇨同病原体⇀2487

病原性 pathogenicity 微生物が他の生物に対して病気(感染症)を起こす能力をいう．微生物がもつ病原性を発揮しうる物質・性質を病原性因子 virulence factor という．[324] ⇨参ビルレンス⇀2501

病原性大腸菌食中毒⇨参毒素原性大腸菌食中毒⇀2143

病原性微生物 pathogenic microorganism 寄生虫，真菌，細菌，ウイルスなどの微生物の中で，ヒト，動物，植物に感染して病気を引き起こすもの．[324]

病原体 pathogen, infectious agent ［病原菌］ 疾患の原因となる微生物．[324]

病原体保有者 carrier⇨同キャリア⇀713

表現的失語 expressive aphasia ［表出性失語］ 言語表出面での障害を主体とする失語．ブローカ Broca 失語，皮質下性運動失語，超皮質性運動失語を含み，ブローカの言語中枢(優位半球下前頭回後部)，またはその周辺の病巣でみられる．[475] ⇨参非流暢(りゅうちょう)性失語⇀2498

病原保有体 reservoir ［保菌動物，リザーバー］ 病原性微生物を保有しているヒトや動物などをいう．感染の伝播には，病原保有体との接触，ノミ，シラミ，カなどの媒介動物 vector や，飲食物を介する伝播などがある．[324] ⇨参ベクター⇀2624

費用効果分析 cost-effectiveness analysis ［費用便益分析］ 医療における経済的評価方法の1つであり，「同じ効果が得られるならば，より安い金額で達成できるほうが望ましい」という考え方を基礎に，さまざまな医療プログラムの相対的価値を比較し，それらによって生み出される平均生存年数(余命)の延長の程度を測定する方法．具体的には，特定の医療プログラムについてかかった費用を，得られた効果で除することによって，1単位の効果を獲得するためにかかった費用を計算する．いくつかの代替案が存在する場合，この費用／効果比の小さいものから実施することが効率的なプログラムの選択につながり，「一定の費用で最大の効果を達成する」あるいは「目標の効果を最小の費用で達成する」ことが可能となる．[1177]

病後保菌者 convalescent carrier⇨参キャリア⇀713

表在拡大型悪性黒色腫 superficial spreading melanoma；SSM ［表在拡大型黒色腫］ 悪性黒色腫の4病型の1つで白人では最も頻度が高い．主として体幹や四肢の間欠的露光部に発生．[850] ⇨参悪性黒色腫⇀140，パジェット様前悪性黒色症⇀2367

表在拡大型黒色腫⇨同表在拡大型悪性黒色腫⇀2487

表在癌 superficial carcinoma, superficially limited cancer 食道癌では，癌浸潤が粘膜下層までにとどまりリンパ節転移のないものを早期癌と呼ぶが，リンパ節転移や予後を加味する以前に内視鏡的に深達度が粘膜下層までの病変と考えられる癌を表在癌としている．胃癌では癌の浸潤が粘膜下層にとどまるものが表在癌で

あり，リンパ節転移の有無にかかわらず，早期癌と同意語となっている．[1531] ⇨参早期癌→1807

表在受容器⇨同皮膚受容器→2472

表在性潰瘍 superficial ulcer 皮膚・粘膜における浅い組織欠損．胃潰瘍は，組織欠損の深さによってUl-Ⅰ，Ul-Ⅱ，Ul-Ⅲ，Ul-Ⅳの4段階に分類されており，Ul-Ⅰは粘膜固有層のみの欠損，Ul-Ⅱは粘膜下層までの欠損であり，表在性潰瘍とはUl-Ⅱまでの潰瘍をいう．Ul-Ⅰは表在性潰瘍の中でも最も浅在性の病変であり，びらんとも呼ばれる．[1531]

表在性感染 superficial infection ［表面感染，浅在性感染］ 感染が皮膚の表皮，毛髪，爪，気管・気管支粘膜，口腔・消化管粘膜などのような表層組織にとどまり，それより深部の皮下組織や粘膜下組織に進展しない状態をいう．[288]

表在性脂肪腫性母斑 nevus lipomatosus cutaneous superficialis 多くは思春期ごろに出現する凹凸不整の黄色調を示すやわらかい結節ないし局面を形成する母斑性の病変．成熟脂肪組織が真皮内に異所性に増生したもので，殿部および腰部に好発．成人に発症する懸垂性の単発腫瘍に対しても，組織学的にこのように診断する場合がある．[95]

表在治療 superficial radiotherapy ［表在放射線治療］ 皮膚面に表在する疾患に対して行われるX線治療．皮膚癌や陰茎癌などの悪性腫瘍，ケロイドなど比較的皮膚直下に病巣が広がっている疾患が対象．管電圧で200 kVp（キロボルトピーク）程度の表在治療専用のX線発生装置もあり以前には治療が行われていたが，現在では数MeV（メガ電子ボルト）の電子線や高エネルギーX線の接線照射などが使われる場合が多い．[1127]

表在ネフロン⇨同短ループネフロン→1960

表在反射 superficial reflex 皮膚または粘膜を刺激することによって引き起こされる神経反射の総称．刺激から四肢を遠ざけようとする逃避反射が特徴．代表的なものには，咽頭反射，挙睾筋反射，腹壁反射，角膜反射，足底反射，肛門反射などがある．[397]

表在腹壁反射 superficial abdominal reflex⇨同腹壁反射→2548

表在放射線治療 superficial radiotherapy⇨同表在治療→2488

病児 sick child，child suffering from disease 病気をもつ子どものこと．病気は，身体的な側面だけでなく，心理的側面や家族，周囲を含めた社会的側面など，さまざまな影響を受けたものである．入院の有無は関係なく，病気をもって家庭で生活している子どももいる．[149]

標識 label 化合物や分子に関する情報を得るために，化合物の一部を修飾して目印をつけること．核医学検査で使われる放射性トレーサーは，放射性同位元素で目印をつけている．[1488] ⇨参標識化合物→2488

病識 insight into disease，insight ［病覚］ 自分が心の疾病を有していることとその性質を，同一文化圏，同一教育水準の人がもつであろう程度に，十分理解すること，あるいは理解していること．つまり，個人が自己の疾病に対して洞察を有すること．病識はないものの自分は病気であるとの感じを漠然ともつことは病感〔D〕Krankheitsgefühl といい，病識ほど明確ではないが，「以前とは違う」「健康ではない」との認識，不安をもつ．病識が欠如する代表的な疾患は統合失調症であるが，現実には疾病分類と病識の有無には明確な一致をみない．病識は，単に診断学的概念にとどまらず，服薬順守性（コンプライアンス compliance）を高める要因であり，さらに治療同意判断能力（コンピテンシー competency）の重要な一要素．[1606] ⇨参病感→2487

標識化合物 labeled compound，tagged compound 調べたい物質の一部に，その物質と親和性の高い放射性物質を結合させた（標識）もの．放射性物質が放出する放射線を検知することによって，調べたい物質のたどる物理的，化学的，生物学的，免疫学的な過程を追跡することができる．放射性核種としてはテクネチウム99m（^{99m}Tc）が広く使われる．[876,1488] ⇨参ラベリング→2899

標識染色体⇨同マーカー染色体→2724

表示値 assigned value 臨床検査試薬などをメーカーあるいは施設が常用基準法に基づいて，精度管理用試料を用いて測定した成分の濃度表示値．臨床検査での標準法の確立と精度管理を統一する目的で行われており，各検査試薬についてメーカーおよび測定した施設ごとに参考値として表示する．[677]

病室 patient room 入院患者が生活する部屋であるとともに，診療・看護を受ける場でもある．ベッドのほかに床頭台（鍵つき引出し，冷蔵庫など），ナースコール，医療ガス，テレビ，洗面台，個人ロッカー，開口部（窓）には遮光・防寒用のカーテンや障子を備える．さらに一部ではパソコン用接続口も設備されている．個室・多床室（療養病床は4床以下）・差額病室・感染症病室・無菌病室などがあり，多床室でもトイレを付属させる病院が増加している．[448]

病室建築基準 building standards of ward 病院や診療所などに利用される建築物は，「医療法施行規則」によって規制されている．病床の床面積は，内法（うちのり，内側の寸法）で患者1人につき6.4 m^2以上，それ以外の病室の床面積は，患者1人を入院させるもの（個室）では6.3 m^2以上，患者2人以上では患者1人につき4.3 m^2以上とすると規定されている．ただし，小児だけの病室は，患者2人以上の床面積では2/3以上とすることができる（第16条3，4項）．患者が使用する廊下の幅については，精神病床と療養病床では内法で1.8 m以上，ただし，両側に居室がある場合2.7 m以上としなければならない．それ以外の廊下（病院）は，1.8 m以上，両側に居室がある場合は2.1 m以上である．診療所はそれぞれ1.2 m以上，1.6 m以上とされている（第16条9-11項）．また，病室に必要な窓面積は，床面積の1/7以上と規定されている（建築基準法第28条）．多床室での患者間のベッド間隔については，ベッド付属家具の配置や感染防止，プライバシーの確保およびケア・処置などの作業能率を考慮すると1.2 m以上が必要である．[557]

被用者保険 employee's health insurance⇨同職域保険→1470

病者役割 sick role ［患者役割］ 病者は好んで病気に罹患したものではないが，社会あるいは病院内の人間関係において，病者としての役割を理解し遂行することが，より早く社会復帰するために有用なことであり，それは病者の権利であり義務であるという．アメリカの社会学者パーソンズ Talcott E. F. Parsons (1902-79)は，「役割」を通して人間の行動や社会のあり方を理解しようとする「役割理論」において，病者は社会的責任を免除されるが，医師などの専門的助言を取り入れ，協力し治療に専念しなければならないとしている．しかし，人は期待される役割をそのまま受け入れることは少なく，状況に応じてその役割に修正を加えながら，より主体的にかかわることで社会のなかで適切な行動を保っている．また，病者の社会的地位や病状あるいは疾患の種類などによって，病者役割は変化するものである．本来，病者役割は病者自らの意思に沿うものであるが，一部の疾患では社会的力が大きな影響力をもつ．例えば，精神疾患の場合，「精神保健福祉法」において，病者とその家族および医師の権利と義務が詳細に規定されており，その範囲内において病者役割を認識し行動することが要求される．[1294]

表出性言語障害 expressive language disorder DSM-Ⅳではコミュニケーション障害を表出性言語障害と受容-表出混合性言語障害に分けている(ICD-10では表出性言語障害と受容性言語障害)．言語理解は正常範囲であるにもかかわらず，表出性言語を使用する能力がその小児の精神年齢に即した水準からみて明らかに低下している特異的発達障害を指す．語彙は著しく限定され，単純な文章で話すこと，現在時制のみで話すこと，特定の語を想起する際の遅れまたは誤り，長い複雑な文章をつくる際の誤り，などが認められる．広汎性発達障害，聴力の欠陥，または神経学的疾患(失語症)に起因するものではない．[853]

表出性失語⇨同表現的失語→2487

標準温度圧力乾燥度⇨同STPD→110

標準化 standardization 標準を設定し，これを活用する組織的な行為．標準 standard とは，関係する人々の間で，利益または利便が公正に得られるように，統一・単純化を図る目的で，性能，能力，動作，手順，方法，手続き，責任，義務，権限，考え方，概念などについて定めた取り決め．[556]

標準開胸法 standard thoracotomy⇨同後側方開胸法→1029

標準化死亡比 standardized mortality ratio；SMR⇨同期待死亡数→691

標準化死亡率 standardized mortality rate⇨同年齢調整死亡率→2289

標準菌株⇨同基準株→684

標準誤差 standard error；SE 標本の測定値から計算される統計量(標本平均値，標本分散など)の標準偏差のこと．一般には，標本平均の標準偏差をいう．標本から得られた標準偏差を標本数の平方根で割ると値が出る．推定・予測・測定用がある．[21]

標準失語症検査 Standard Language Test of Aphasia；SLTA 日本失語症学会(現日本高次脳機能障害学会)によって標準化された失語症検査．聴く，話す，読む，書く，計算の能力について系統的に検索を行えるようになっている．聴覚的理解，語健忘，復唱能力，書字言語能力(読み書き)，計算能力などを数量化して示すことができる．失語症の程度や状態を広い範囲にわたってパターン化して評価できるだけでなく，その経過についても客観的に判定することが可能．2003年に改訂版が出され，また，SLTAのみではカバーできない実用的能力を調べることができるように，標準失語症検査補助テスト(SLTA-ST)が開発されている．[296]

標準死亡診断書 standard death certificate ［規格死亡診断書］ 医師または歯科医師が診療中の人が死亡した際，死因などに対する医学的判断を証明する公式な書類として使用される文書で，全国的に規格が統一されているもの．死亡診断書はその人の臨終に立ち会い，死を見届けた場合に発行する書類であり，死体検案書は死体を検案したとき発行する書類．ただし，死亡の前24時間以内に診療した患者であって，診断のついている傷病の自然のなりゆきで死亡したと思われる場合に限り，死体をみなくても死亡診断書を発行できる．[1505] ⇨参死亡診断書→1340

標準肢誘導 standard limb lead 12誘導心電図の四肢誘導，すなわち四肢双極誘導(Ⅰ，Ⅱ，Ⅲ)および四肢単極誘導(aV_R，aV_L，aV_F)の6誘導のこと．心臓の上下左右方向の電気の流れを主として反映する誘導法．これに対して心臓に近い前胸壁～左側胸壁に電極を置くものを胸部誘導という．[426] ⇨参胸部誘導→770

標準状態⇨同STPD→110

標準人口 standard population ［基準人口］ 直接法年齢調整死亡率を算出する際に基準とする性・年齢別人口構成のこと．死亡率，罹患率などを比較するとき，比較すべき2つの国・地域・年などでは人口構成が異なるのが一般的であり，そのまま比較するとその影響を受ける．そのため，ある年，ある地域の人口構成〔国内では1985(昭和60)年モデル人口，国際比較ではWHO(ヨーロッパ)人口〕を用いて率を再計算する．そのときの人口が標準(基準)人口で，計算された死亡率を年齢調整死亡率，罹患率を年齢調整罹患率と呼ぶ．[21]

標準線源 standard radiation source ［校正用線源］ 放射線のエネルギー，放射能(または放射線の放出率)，線量率などが既知である放射線源で，国家標準(わが国では産業技術総合研究所において供給)とのトレーサビリティーが確保されている線源．放射線量計や放射線測定器の校正に用いられる基準となる線源．放射線の種類，線源の構造と組成，校正される放射線測定器の種類などによりさまざまに異なる．[1127] ⇨参トレーサビリティー→2169

標準体格児⇨同AFD児→24

標準体重 standard body weight 身体組成における除脂肪体重と体脂肪量が身長との対比で，最も理想的な状況にある場合の体重．一般に死亡率や有病率が最も少なくなる．標準体重の算定法は，ブローカ Broca・桂変法〔身長(cm) − 100〕× 0.9や，BMI 22をもとに計算する方法〔22 × 身長(m)^2〕が一般的．他に，主に乳幼児期の体格の指標であるカウプ Kaup 指数，学童の指標であるローレル Rohrer 指数などがある．[418]

標準物質 reference (standard) material (substance) ［参照物質］ 特定の化学物質を含む試料や薬物の量・成分を調べる際に比較基準とする製品で，特定の化学物質を一定濃度含んでいるもの．標準物質と比較することによって対象とする試料や薬物に含まれる化学物質を分析，測定する．[258]

標準偏差 standard deviation；SD ［SD］ 分布の広がりを示す指標の1つで，非常に重要な統計量．個々のデータのバラツキを示しており，分散の平方根で表現される(次式).

$$SD=\sqrt{\frac{\sum(x_i-\bar{x})^2}{n-1}}$$

正規分布ではデータがその範囲内に含まれる確率は，

mean±1 SD	67.0%
mean±2 SD	95.0%
mean±3 SD	99.7%

となる．バラツキを測る手段としては，平均偏差よりも，はるかに多く用いられる．理論的な取り扱いに便利であるという利点を持っているためである.[1152]

標準模擬患者⇨同sp→108

標準予防策⇨同スタンダードプリコーション→1640

表象　representation⇨同観念→647

表情　expression　特別な感情的意味・気分を表現する顔面の動き．顔面神経の支配を受け，骨から起こり顔面の皮下に付着する前頭筋，眼輪筋，口輪筋，笑筋などの表情筋群の動きによりつくられる.[1505]

病床　patient bed　入院患者が療養生活を送る場であり，医療施設の規模を示す指標となる．二次医療圏単位で標準的な病院病床数が示されている．ベッドは日本工業規格で病院用ベッドの規格(JIS T 9205)が1983年に定められ，日本医療福祉設備協会もJISに加えギャッチベッドを含めた基準づくりを行った．医療行為と生活行動などから急性期と慢性療養では使用する高さや必要とする付属仕様が異なる．患者のベッド搬送から移動性能も要求される．また近年，ベッドからの転落や柵に挟まれる事故が問題となっている.[448] ⇨参病室→2488

病状悪化⇨同病状再燃→2490

病床回転率　bed turnover rate　一定期間に1ベッドが何人の患者に使われたかという病床回転数．1年間の回転数は365日(または366日)を年間平均在院日数で割って求める.[1361]

病床稼働率⇨同病床利用率→2490

病床管理　bed control　主に病院経営的側面から許可病床を最も効率よく効果的に活用することを目指した管理をいう．目標となる病床管理指標の設定，目標を達成するための具体的な方法の確立と計画づくり，その実施の見直しを含む一連のしくみの構築が必要である．主な目標となる指標には，①実働する1床当たりの医業収益，②一定期間の病床利用率，③入院患者の平均在院日数，④一定期間の病床回転率などがある.[1031]

病床気候　climate in bed　［寝床気候］　人が寝具の中に臥床したときに身体のまわりに形成される温度・湿度のこと．快適な病床気候は，温度33℃前後，湿度は50%前後といわれている．この条件を保つためには，寝具のやわらかさや保温性，吸湿性，軽さ，寝具の材質および室内の温度・湿度などの環境や個人の健康状態が影響する．快適さを保つには年齢，性別，習慣など個人差を考慮する必要がある.[557]

病床規制　sickbed regulation　2006(平成18)年改正の「医療法」第30条の4第2項第12号の規定に基づき，地域医療計画における基準病床数(以前の必要病床数)は病院病床数が対象となるが，療養病床，一般病床数の算定単位は二次医療圏であり，精神病床，感染症病床，結核病床では三次医療圏が単位である．基準病床数に対して，過剰な病床を有する医療圏では，「特定の病床の特例」を除き新たな増床は原則として認められない.[157]

表情筋　facial muscle, muscle of facial expression　［顔面筋］　頭部，顔面，頸部の皮下表層に存在する非常に薄い骨格筋で，骨から起こり皮膚につくために皮筋ともいわれる．感情表現を表す働きに関与している筋で，これらはすべて顔面神経によって支配されている．前頭筋，眼輪筋，口輪筋，頰筋など26種がある．発生学的には第2鰓弓(舌骨弓)に由来する.[744] ⇨参皮筋→2433

病状再燃　recrudescence　［再燃，病状悪化］　自然経過ないし治療により軽快していた病状が増悪することにより，疾患の重篤性が増すこと．寛解期にあった疾患の病態が急性増悪することで生じる．B型肝炎ウイルスキャリアにおける肝炎劇症化や慢性骨髄性白血病の急性転化などがこれに相当する.[1482] ⇨参増悪→1803，急性増悪→735

病床種別　type of bed　わが国における法的な病院病床の種類は一般病床，療養病床，精神病床，結核病床，感染症病床の5種類.[448] ⇨参医療法→285，医療計画→282

病症利得⇨同罹病利得→2931

病床利用度調査　hospital bed utilization review　［利用度審査］　医療施設への入院や入院期間が適切であるかどうかを知るための事後評価．同一疾患の平均入院期間と比較して経済的効率を評価することも行われる.[415]

病床利用率　hospital bed utilization rate　［病床稼働率］　月間，四半期，半期，年間など一定期間の使用可能な実働病床の延べ数で，同じ一定期間の入院患者数の延べ数を割った値の百分率.[1031]

氷食症　pagophagia⇨同食氷症→1483

病診連携⇨同医療施設連携→283

病勢極期　fastigium　疾病の自然経過の中で最も病状や全身状態が悪くなる時期．この時期に死に至らなければ，疾病は軽快し治癒に向かうか，一定の症状が固定，あるいは慢性化する.[543]

美容整形外科　cosmetic surgery　［美容形成外科］　外見的美観を整えることを目的とした外科の分野.[485]

病跡学　pathography　天才の研究など，特別な人物の精神生活と創造活動の関連を精神病理学的立場から解明しようとする学問分野．興味のある特定人物の精神生活の側面を述べ，そうした人物の創造的な活動にとってその精神生活の諸現象，諸過程がどのような意義をもつかを明らかにしようと生活史をたどる〔ヤスパース Karl Jaspers(1883-1969)による〕．研究対象となった主な人物として，欧米ではヘルダーリン Jahann C. Friedrich Hölderlin，ゴッホ Vincent van Gogh，ムンク Edvard Munchなど，わが国では夏目漱石，三島由紀夫などがあげられる.[534,78]

猫喘(びょうぜん)　purring thrill　［スリル］　前胸部の触診の際に感ずる低周波成分の振動(振戦)をいう．狭窄部を血流が通過すると多くの渦が生じて血管壁に共振し，これが手に触れて聴診すると雑音が聞かれる．この名はゴロゴロ鳴る猫の喉頭部の感触に類似している

ことに由来.[913]

病前性格 premorbid character 統合失調症と統合失調症気質，躁うつ(鬱)病と循環気質，うつ病と執着性格やメランコリー親和型性格など，精神疾患発病前の患者に共通する性格傾向のこと．主にドイツ精神医学で伝統的に用いられてきたが，近年の実証的研究では，特定の人格特徴とその後に発現する精神疾患の間にはかつて信じられていたほどの強い関連はないとする報告もなされている.[488]

瘭疽(ひょうそ) felon, whitlow 指趾末節の急性化膿性炎症で，線維性結合組織に生じる一種の限局性蜂巣炎．発赤，腫脹，疼痛，拍動痛が生じる．多くは黄色ブドウ球菌感染による．周囲ではなく，深部に向かって進行する傾向にある．抗菌薬投与あるいは排膿によって治療する.[95]

病訴 complaint⇨同自覚症状⇀1230

病巣感染 focal infection ［焦点感染，中心感染］ 宿主に限局性の感染病巣があり，病原体などがその限局性病巣から他の組織などに血流やリンパ流を介して到達し，感染巣を形成する状態をいう．齲歯(うし)が原因で発症した心内膜炎などが含まれる.[288]

病巣症状 focal symptom ［焦点症状］ 脳梗塞や脳出血，脳腫瘍などの脳内疾患において，脳内に生じた病巣の位置に一致して生じる症状のこと．それぞれ脳の場所ごとに特有の症状が生じるため，逆に症状から病巣部位をある程度予想でき，診断のたすけとなる．CT検査が発明される以前は，病巣部位診断の唯一の方法であるといえた.[543]

表層性胃炎 superficial gastritis 浮腫や点状・斑状発赤を主な所見とする可逆的な胃粘膜変化．胃底腺や幽門腺の萎縮を伴うことはなく，粘膜固有層に炎症細胞浸潤を認めるが，浸潤範囲は表層部に限局する．通常，表層性胃炎は急性胃炎とほぼ同一の病態と考えられるが，炎症が1か月以上続くものは慢性表層性胃炎という.[1267]

病巣線量⇨同腫瘍線量⇀1409

病態識別値⇨同境界値⇀749

病態失認 anosognosia ［バビンスキー型病態失認］ 狭義には，脳疾患患者が自己の片麻痺(主として右半球損傷による左側麻痺)を否認する症状のことであり，この語を最初に使用したフランスの神経学者バビンスキーJoseph F. F. Babinski(1857-1932)にちなみ，バビンスキー型病態失認ともいう．anosognosiaを正確に訳せば疾病無認知である．患者は片麻痺に気づかず，またはあたかも気づいていないように振る舞う．麻痺側上肢の挙上を命じても健側を上げて平然としていたりする．広義には，麻痺に対して無関心(疾病無感知 anosodiaphoria)を意味し，麻痺の存在を指摘されれば認めるが，それほど苦にしていない無関心な態度がみられる．積極的に否認する場合は片麻痺否認 denial of hemiplegia と呼ばれる．バビンスキー型病態失認の責任病巣は右半球損傷が重視されていて，身体図式障害との関連性が深いと考えられている．病態失認は片麻痺だけでなく他の多くの病態についても同様の状態がみられるので，失語無認知，健忘無認知などと広く使われている.[624] ⇨参アントン症候群⇀209

病態生理学 pathophysiology, morbid physiology, pathologic physiology ［病理生理学］ 疾患組織の機能にかかわる物理・化学的過程についての研究をする学問，および生体の正常な生理機能の疾患による変化についての研究をする学問．疾病の治療に直接関与するのではなく，疾病の症状や徴候に起因する身体内部の過程について説明する学問.[1531]

病徴的 pathognomonic ［疾病特徴的］ ある疾病に特徴的な症状や所見．診断において，その疾病である可能性を高め，他の疾患との鑑別に役立つ．症状はもとより，病理所見，X線像，検査所見などが含まれ，それらの経過も含めて診断は総合的に行われる.[543]

氷枕 ice pillow⇨参冷罨法⇀2970

標的 target ［ターゲット］ 放射線治療で放射線照射の対象となる領域．巨視的腫瘍や顕微鏡レベルの腫瘍細胞範囲だけを指すのではなく，臨床的な浸潤範囲や体内移動を伴う場合には移動範囲，あるいは治療の際の位置固定の不正確性を考慮した範囲なども対象．定義は国際放射線単位測定委員会(ICRU)が勧告として発表したレポート70で示されている.[1127]

標的遺伝子組換え⇨同遺伝子ターゲッティング⇀260

標的遺伝子導入⇨同遺伝子ターゲッティング⇀260

標的遺伝子破壊マウス⇨同ノックアウトマウス⇀2315

標的器官 target organ ［標的臓器《ホルモンの》］ 作用原(ホルモンなど)に対し，その作用を受ける器官の総称．例えばプロラクチンの主な標的器官は乳腺である．通常，ホルモンは特定の標的器官のみに作用し，他の器官には作用しない．この性質を器官特異性と呼び，ホルモンの特質の1つである．ホルモンの場合，標的器官の細胞には特定のホルモンに対する受容体が存在し，内分泌腺から血中に分泌されたホルモンがこの受容体に作用して特異的作用を発現できる．受容体は細胞膜上あるいは細胞内に存在する.[1047]

病的吸収 pathologic absorption 何らかの原因により，本来体内に取り入れることのない病原性物質や有害物質などを吸収してしまうこと.[543]

病的虚言症 pathological pseudology⇨同空想虚言〔者〕⇀811

病的近視 pathological myopia ［悪性近視，変性近視］ 眼軸長が異常に長く，眼底に網膜脈絡膜萎縮などの器質的変化がみられ，視機能障害を伴った近視．診断基準は，5歳以下では－4.0Dをこえるもので矯正視力0.4以下，6-8歳では－6.0Dをこえるもので0.6以下，9歳以上では－8.0Dをこえるもので0.6以下のもの.[975]

病的骨折 pathologic fracture 何らかの原因で骨の強度が低下し，通常では骨折を生じない程度の弱い外力で発生する骨折．骨の脆弱化をもたらす原因のうち，全身的なものとしては骨形成不全症や骨大理石症などの先天性疾患，骨粗鬆症・骨軟化症・副甲状腺機能亢進症などの代謝性疾患，局所的なものとしては良性・悪性を問わず腫瘍性疾患が代表的．通常の外傷性骨折の治療に加えて原疾患の治療が必要.[337]

病的骨突出 morbid bony prominence due to soft tissue atrophy 長時間の臥床などによる筋肉組織の廃用性萎縮や，劣悪な栄養状態などにより，周囲組織が全体的に減少して生理的骨突出部が相対的に異常に突出した状態．褥瘡の好発部位となる.[485]

病的嫉妬⇨同オセロ症候群⇀405

病的収縮輪　pathological retraction ring⇨同バンドル収縮輪⇀2417

標的説　target theory　［的弾説，標的理論］　細胞内の標的に当たった放射線の個数が細胞生存に影響を与えると仮定し得られる数式を，実験から得られた細胞生存率曲線に当てはめる方法．標的1個に当たった放射線の数が1個で死ぬと仮定したものを1標的1ヒット説 one-target-one-hit theory という．それぞれ複数の標的に放射線の数が1個で死ぬと仮定したものを多標的1ヒット説 multi-target-one-hit theory という．この式から派生するパラメーターとして標的数 n，細胞生存曲線の最初の傾きを示す Dq，最終傾きである直線から Do が得られる．1回照射のデータを解釈することに優れているが，分割照射を解釈することは数学的に困難で線形二次曲線モデル(LQ model)が用いられる．[52] ⇨参細胞生存率曲線⇀1172

標的赤血球　target cell　くぼんだ部分の中央に隆起を生じた赤血球．奇形赤血球の1つであり，血液塗抹標本では弓道の標的のように見える．ヘモグロビン量の減少(鉄欠乏性貧血やサラセミアなど)，赤血球膜脂質の増加(肝障害など)によって，膜脂質の相対的な増大が生じたときにみられる．また，脾臓はこのような異常血球を除く役目を担うため，摘脾後にも出現する．[656]

病的窃盗⇨同窃盗癖⇀1738

標的像⇨同ブルズアイパターン⇀2586

標的臓器《放射線治療の》　target organ　［ターゲット臓器］　放射線治療施行時に，放射線を照射する標的(ターゲット)となる癌細胞や組織を含む臓器．例えば前立腺癌では前立腺となる．[1007]

標的臓器《ホルモンの》⇨同標的器官⇀2491

病的脱臼　pathological dislocation　広義には外傷性脱臼以外の脱臼を総称し，狭義にはそこから先天性脱臼を除外したものを指す．外傷性脱臼と本質的に異なるのは脱臼した骨が関節包内にとどまる点にある．病態として，関節包内に関節液が貯留して関節包が広がることによる拡張性脱臼，関節を構成する骨・軟骨・靱帯の破壊による破壊性脱臼，筋の弛緩性または痙性麻痺による麻痺性脱臼，関節を構成する骨の成長の不均衡による脱臼などがある．[337]

標的徴候⇨同target sign⇀112

病的賭博　pathological gambling　衝動制御障害の1つ．パチンコ，麻雀，競輪，競馬などの賭博に興奮し，熱中しやめられなくなり，損失があっても，それを取り戻そうとさらに賭博を行い，その結果，適応に問題を起こす状態．アルコールや薬物の乱用にも類似している．うつ(鬱)病などの気分障害の合併も多い．[488]

病的反射　pathological reflex，pathologic reflex　錐体路系の器質的障害に伴ってみられる反射．原始反射，脊髄自動反射，姿勢反射，連合運動なども含む．[584]

病的酩酊(めいてい)　pathological drunkenness，pathological alcoholic intoxication　急性アルコール中毒の異常酩酊に分類される．単純(尋常)酩酊とは質的に，複雑酩酊とは強い意識障害が存在する点で区別される．もうろう状態(もうろう型)やせん妄(せん妄型)を呈する．急激なアルコール血中濃度の上昇とともに急激に意識障害が起こり，著しい見当識障害や通常の人格を逸脱するような了解不能な言動，欲動の発散を生じる(急速に頂点に達した血中濃度は，その後ゆっくりと下降)ため，完全健忘を残す．精神鑑定では刑事責任能力を問われないことが多い(心神喪失)．種々の脳器質性疾患や性格偏倚を有する者にみられやすい傾向がある．また，酩酊中に脳波異常を認める例が報告されている．[134]

標的理論⇨同標的説⇀2492

費用転嫁⇨同コストシフト⇀1098

病棟　ward，nursing unit　入院患者に適切な診療・看護と生活環境を提供するために，特定の患者グループとそれに対応した看護チームおよびそれに属する施設をいい，機能的には看護単位ともいう．患者グループは内科・外科など診療科別，心臓・脳などの臓器別，小児・高齢者など年齢別であったり，それらの混合であったりする．看護職員の夜勤体制から病棟の病床規模が決まり，わが国では2：8看護体制から50床くらいと大きいが，欧米では35床前後が多い．アメリカでは看護単位と看護管理単位を分け，看護業務を行う前者は10床前後だが，それらが集まり，看護師を統括する後者としては80床くらいの大きな単位とする病棟もある．2006年，診療報酬改定で今までよりも多い看護配置基準が認められ，これからは欧米並みの病棟規模が実現する．建築的には病室，スタッフステーション(看護師と他職種)などの看護諸室，浴室などの生活諸室，廊下やエレベーター，階段の交通施設などから構成される．[448]

病棟クラーク　ward clerk　クラークとは事務員のこと．病棟において退院患者のカルテを整えたり，物品の請求などの事務的な処理業務を行う．具体的業務内容や所属(看護部か事務部か)は施設により異なる．また最近は，クラークを外部の業者に業務委託している施設もある．[415]

病棟巡視　round in ward　病棟内を管理者の視点で見まわること．患者の状態の観察とともに病棟内の環境の点検や安全の確認を行う．[560]

病棟調剤　病院や診療所に設置されている中央の薬局から離れて，病棟ごとに設けられた薬局で薬剤師が行う調剤業務のこと．施設によっては，病棟薬局において注射剤の混合のほか，医薬品の管理および入院患者への服薬指導や薬歴管理，内服薬処方箋・注射指示箋のチェックなど，薬剤師が多岐にわたる業務を行っている．[1344]

病人食　sick diet，patient food　患者の状態に合わせて経口により行われる栄養補給(経口栄養法)．疾病の種類や目的により一般食，特別食，試験食，検査食に大別される．一般食とは全身の栄養状態を改善し自然治癒力を増大させるための食事であり，患者の状態により，常食(固形食)，軟食〔全がゆ(粥)，七分がゆ，五分がゆ，三分がゆ〕，流動食の形態で提供される．特別食とは疾病治療の直接的手段として，患者の病態や栄養状態に基づき医師の発行する食事箋によって提供される食事である．特別食も病状により常食，軟食(一般的には三分がゆ食まで)の形態で供給される．試験食，検査食は疾病の診断や臨床検査に際し検査精度を高める目的で与えられる(潜血食，注腸食など)．[987]

氷嚢　ice bag　薄いゴムでできており，風船状のものと細長いタイプの氷頸がある．袋の中に氷を細かくくだいて入れ，主に解熱や止血，安楽の目的で用いられる．風船状は額や腋窩，鼠径部に貼用し，細長いタイプのものは中央を一度ねじって頸部にフィットするようにして用いる．いずれの場合も，ガーゼやタオルなど乾いた布で覆い直接皮膚にあてないこと，貼用中は低温による皮膚や末梢神経への影響の有無を観察することが重要．[1451]

皮様囊腫 dermoid cyst ［成熟囊胞性奇形腫］ 主として卵巣に，成熟表皮扁平上皮で被覆され，毛髪を含むグリース状の皮脂成分で充満された囊胞として認められる．壁には成熟皮脂腺，毛根その他の皮膚付属器がみられ，歯，骨組織などを含むことも多い．神経外胚葉性の神経組織，膠組織や，中胚葉性の軟骨，脂肪，筋組織，あるいは内胚葉由来の呼吸上皮，消化管腺上皮などを認めることも少なくない．成熟囊胞性奇形腫とも呼ばれる．一方，皮膚では，真皮深層より皮下にかけてみられる囊胞で，表皮類似の構造のほかに毛包，脂腺，汗腺などの皮膚付属器を伴うが，卵巣でみられるような骨，軟骨，歯の成分は伴わない．皮膚では胎生期の顔裂閉鎖時に迷入すると考えられている．[1531] ⇨参成熟充実性奇形腫→1672

漂白剤中毒 bleach poisoning 酸素系酸化漂白剤，塩素系酸化漂白剤，過炭酸ナトリウム，過ホウ酸ナトリウムなどによる中毒．①酸素系酸化漂白剤：過炭酸ナトリウムが主剤である漂白剤の濃厚液を大量服用すると，悪心・嘔吐，下痢，下血，脱力，振戦などがみられる．過ホウ酸ナトリウムは体内で過酸化水素とホウ酸ナトリウムに分解され，前者は粘膜刺激作用，後者は細胞毒性と中枢神経抑制作用がみられる．中毒症状はホウ酸による．治療は，胃洗浄および下剤投与による毒物の除去，粘膜保護薬(スクラルファート水和物，アルギン酸ナトリウム)の投与，輸液を行う．重症の場合は血液透析，腹膜灌流を行う．②塩素系酸化漂白剤：次亜塩素酸ナトリウムは胃酸により塩素酸を発生して，口腔，咽頭，食道，胃粘膜の障害に伴う灼熱感や疼痛が生じる．少量および希釈液の経口摂取の治療は牛乳を投与する．大量および濃厚液の経口摂取は，胃洗浄・吸着剤・下剤による毒物の除去，卵白乳，牛乳，粘膜保護薬(酸中和薬合剤，アルギン酸ナトリウム)の投与，輸液を行う．[1013]

表皮 epidermis 皮膚の表層部分で，大部分が上皮細胞であるケラチノサイト(角化細胞)からなり，これに非上皮系細胞であるメラノサイト(色素細胞)，ランゲルハンス Langerhans 細胞(免疫防御系)，不確定細胞およびメルケル Merkel 細胞(触覚細胞)が混在する．表皮は基底膜側から表層へ向け，基底層，有棘層，顆粒層，角層の4層からなる．掌蹠(手のひら，足の裏)では角層の下に透明層がみられる．基底細胞はケラチノサイトの幹細胞に当たり，盛んな細胞増殖が生じ，分裂により生まれた細胞は有棘層へ移動し，さらに顆粒層を経て角層を形成する．この一連の分化の過程を角化という．基底細胞から角層の角質細胞まで分化し，垢として脱落するまでの表皮のターンオーバー時間は40-50日である．隣接するケラチノサイトは光学顕微鏡では互いに細胞間橋と呼ばれる棘で接着しており，電子顕微鏡で観察されるデスモソームに該当する．細胞質内には直径7-8 nmのトノフィラメントが豊富であり，顆粒層ではさらにヘマトキシリンに濃染するケラトヒアリン顆粒を含有する．角層では核が消失し，エオジンに好性の均質な層状構造をとる．(図参照⇒皮膚→2468)[778]

表皮化生 epidermi〔dali〕zation⇨同扁平上皮化生→2653

表皮形成促進 epidermization promotion 熱傷などで表皮に障害が及び脱落したときに必要となる表皮化促進．周囲の正常な表皮細胞の増殖を促すこと．表皮細胞の増殖を促す環境は，乾燥環境 dry，湿潤環境 wet のどちらがよいかについて以前より議論の分かれるところであるが，近年は湿潤環境下に軟膏処置，被覆材の使用が良好な表皮化促進を促すとされている．さらに同種の培養表皮の使用も検討され一部使用され始めている．当然のことながら，局所に感染や機械的圧迫などがなく，栄養状態が良好なことが前提条件となる．[1515]

表皮細胞 epidermic cell，epidermal cell 表皮を構成する細胞の約95％は角化細胞(ケラチノサイト)であり，単に表皮細胞というときは角化細胞を意味する場合が多い．しかし角化細胞以外に，少数ながら含まれる色素細胞(メラノサイト)やランゲルハンス Langerhans 細胞，α樹枝状細胞などの構成細胞を含めた全体をいう場合もある．[95] ⇨参角質細胞→479

●表皮の微細構造

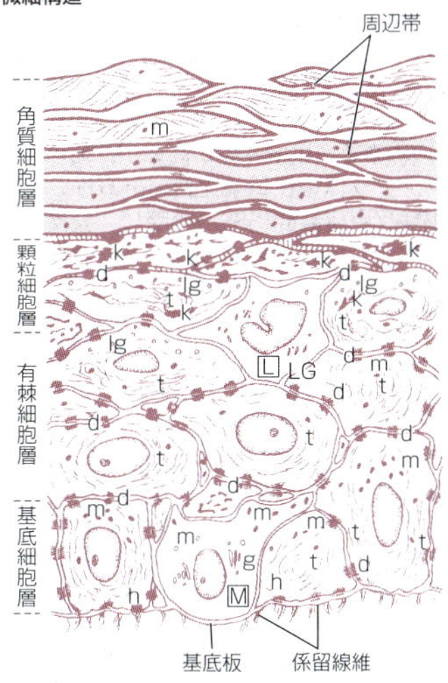

d:デスモソーム，g:ゴルジ装置，h:ヘミデスモソーム，k:ケラトヒアリン顆粒，lg:層板顆粒，L:ランゲルハンス細胞，LG:ランゲルハンス細胞顆粒，m:メラノソーム，M:メラノサイト，t:張原線維(ケラチン線維)

表皮水疱症 epidermolysis bullosa 先天性の皮膚の脆弱性から外力の当たるところに水疱を生じる疾患．予後の良好なケラチン5/14遺伝子異常から生じる単純型表皮水疱症，ラミニン332の遺伝子異常から生じる致死的なヘルリッツ Herlitz 接合部型表皮水疱症，Ⅶ型コラーゲンの異常から生じ，治癒後に瘢痕，稗粒腫を残す栄養障害型表皮水疱症に大別される．[1179] ⇨参栄養障害型表皮水疱症→348，単純性表皮水疱症→1941，遺伝性表皮水疱症→264

ヒョウヒダニ類 epidermoptid mites，Epidermoptidae

●表皮水疱症

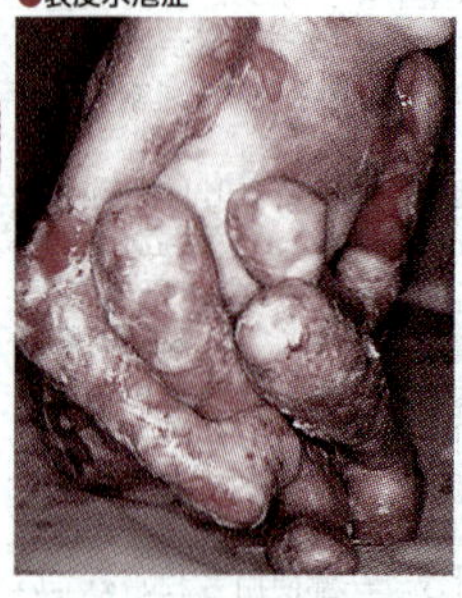

[トリハダダニ類] 体長0.2-0.4 mmの小型のダニ類で，体表に細線紋理がある．コナヒョウヒダニやヤケヒョウヒダニは室内塵に混在し，アレルギー疾患の原因となる．[288]

表皮熱傷⇨同第1度熱傷→1853

表皮嚢腫 epidermal cyst⇨同アテローム→163

表皮剥脱 excoriation 爪などによって掻破したために表皮の表面が線状に傷つき，剥離・欠損すること．ときに点状出血，痂皮の付着を伴う．続発疹の1つで，瘙痒があることの証拠となる．[95]

表皮剥脱素⇨同表皮剥脱毒素→2494

表皮剥脱毒素 exfoliative toxin；ET，exfoliatin [表皮剥脱素] 黄色ブドウ球菌の産生する細胞外毒素(菌体外物質)の1つ．ファージⅡ群71型(コアグラーゼⅤ型)がこの毒素を産生する率が高いが，他の型の菌も産生する．ブドウ球菌性伝染性膿痂疹あるいはブドウ球菌性熱傷様皮膚症候群(SSSS)の際に，表皮角層下に剥離，水疱が生じる原因といわれる．その他，黄色ブドウ球菌が産生する菌体外物質として，ロイコシジン leukocidin(白血球を破壊する)やエンテロトキシン enterotoxin(食中毒を起こす)などがよく知られる．[95]

表皮剥脱《法医学における》 abrasion，excoriation 鈍体が皮膚を擦過・打撲・圧迫することにより表皮が剥離し，真皮を露出した状態のことを指す．実際には表皮のみならず真皮も剥離していたり，逆に表皮の一部のみがわずかに粃糠状に剥離し真皮が露出していない状態も含むことがある．生体の真皮を含む表皮剥脱では出血を伴い時間の経過とともに血痂を形成，上皮が再生して感染や汚染などを伴わなければ1-2週間で治癒する．また生体の死亡後表皮剥脱の剥離部は同部からの水分蒸発に伴い皮革様化しかたくなる．表皮剥脱は皮膚の表在損傷であるためそれ自体は重症でなく臨床的には重要視されないが，法医学的には受傷部位，成傷器(創傷形成の原因となるもの，凶器)の性状や作用方向などを推定するために重要．[1547]

表皮剥脱輪⇨同挫滅輪→1194

表皮剥離 excoriation，keratolysis 皮膚の表皮が脱落し真皮が露出すること．[258] ⇨参擦過傷→1189

表皮剥離性角質増殖症 epidermolytic hyperkeratosis⇨同水疱型先天性魚鱗癬(ぎょりんせん)様紅皮症→1628

表皮ブドウ球菌 *Staphylococcus epidermidis* 皮膚の表皮に常在するブドウ球菌．黄色ブドウ球菌に比べて病原性は弱いが，易感染宿主に敗血症，カテーテル感染症などを起こす．[324]

表皮母斑 epidermal nevus [硬母斑，疣(ゆう)状母斑] 表皮の角質細胞の発生途上における何らかの異常による母斑．通常は限局性ではじめは平坦であるが，しだいに角質が増生し，いぼ状の外観を示す．出生児約1,000人に1人の割合で出現するといわれるが，男女差はない．単発例のほか，多発・融合例，線状発症例などさまざまである．[95]

表皮様嚢腫 epidermoid cyst [類表皮嚢腫，類上皮嚢腫，エピデルモイドシスト] 単発・多発のものがあり，毛のあるところにみられる単房性の角質嚢腫．表皮の各層を示す壁よりなり，嚢胞内腔に向かって著明な角化をみる．周囲は増加する結合組織に取り囲まれているが，嚢壁が破れることがあり，異物反応を起こす．異物巨細胞が角質を貪食しているのがみられる．[1531]

病病連携⇨同医療施設連携→283

病変 lesion 病気の部分そのもの，病気によって変化した組織そのもののこと．病変の評価・診断および病変に対する治療はもちろん大切であるが，病変と非病変部の境界部の様子，病変と周辺部の変化との関係，病変と病変を含む臓器あるいはその病変をもつ個体全体との関係を見極めて診断・治療を行うことも重要．[1531]

費用便益分析 cost-benefit analysis⇨同費用効果分析→2487

標榜(ひょうぼう)診療科 proclaimed specialty 広告に掲げられる専門診療分野．2006(平成18)年の第五次「医療法」改正により大幅な広告の規制緩和が図られ，広告できる診療科名も，それまでは「医療法施行令」で具体的に規定したもののみ可能としていたが，患者が自分の症状に合った適切な医療機関の選択を行うことを支援するという観点から，身体の部位や患者の疾患など一定の性質を有する名称を診療科名とする方式に改正された．具体的には内科，外科は単独で診療科名として使用できるとともに，①身体や臓器の名称，②患者の年齢，性別などの特性，③診療方法の名称，④患者の症状，疾患名についても「医療法施行令」に規定する事項に限って内科，外科と組み合わせて新しい診療科名として広告することができる(例：呼吸器内科，肝臓・消化器外科，老年・呼吸器内科など)．また，精神科，アレルギー科，リウマチ科，小児科，皮膚科，泌尿器科，産婦人科(産科，婦人科)，眼科，耳鼻咽喉科，リハビリテーション科，放射線科(放射線治療科，放射線診断科)，救急科，病理診断科，臨床検査科についても単独の診療科名とすることができるほか，これらも上記①-④に掲げる事項と組み合わせて新しい診療科名として広告することができる．その他，麻酔科は厚生労働大臣の許可を得た医師に限り認められる診療科名として使用可能である．なお，従来広告可能であった神経科，呼吸器科，消化器科，胃腸科，循環器科，皮膚泌尿器科，性病科，肛門科，気管食道科などの診療科名は広告することが認められなくなった．[157] ⇨参広告規制→1000

漂母皮 washerwoman hands and feet，washerwoman skin [漂母皮形成，漂母皮化] 生体や水死体で手足の皮膚が水の浸漬作用により膨化し，白色の皺状になったもの．水死体の腐敗が進行し漂母皮化が高度になると，表皮は真皮から手袋や足袋状に爪を伴い剥離する．これを蝉脱(ぜんだつ)という．ともに水死体によくみら

れる変化であるが，溺死の特異所見ではなく，水分の多い所に死体が置かれていたことを示す所見である．[1135]

漂母皮化⇨同漂母皮⇀2494

漂母皮形成⇨同漂母皮⇀2494

標本 sample ［試料］ ①検査のため採取された試料．例えば組織片をスライドグラスに固定した顕微鏡標本など．②統計学的な調査研究を目的として，母集団から抽出された部分の集合．抽出には一定の基準がある．部分の集合は標本集団として，母集団のもつ特性や傾向をさぐる糸口として使われる．[677]

標本誤差 sampling error ［抽出誤差］ 標本の値から母集団統計値を推測する際に，標本抽出変動に伴い必然的に生じる誤差．標本抽出が無作為に行われれば，母集団統計値と特定標本値からの差で決まり，標本抽出の偶然性により誤差の方向・大きさが決まり，特定の方向性はない．統計学的に推測可能であり，標本数に依存し，標本数が多いほど標本誤差は小さくなる．しかし，全数調査を行わない限りゼロ(0)にすることはできない．[21] ⇨参非標本誤差⇀2467

標本採取の誤り 採血時などにおける検体の取り違え，検体の保存方法，検体管理(例えば食事と採血の関係，薬剤の投与など)上のミスによる検査データの誤り．検査で正確な分析が行われたとしても，これらの管理が不十分であれば診断・治療上，誤診の原因となる．[677]

標本抽出⇨同サンプリング⇀1214

標本抽出法 sampling method 統計処理において対象となる人間の全集団あるいは事物の全集団を母集団という．また母集団を調べるためにそこから取り出した個体を標本 sample といい，標本抽出法は母集団から標本を取り出すそのやり方をいう．このうち母集団の中のどの個体も等しい確率で選ばれるように計画された標本抽出法をランダムサンプリング(無作為抽出)，母集団をいくつかの層に分けて，各層からおのおのランダムサンプリングすることを層別サンプリングという．[556]

標本調査 sample survey⇨同抽出調査⇀1990

標本分布 sampling distribution ある母集団から抽出された標本平均の分布．この標本平均はデータをとるごとに変動し，確率変数になる．この特性を用いて，標本から計算される平均・分散・相関係数などの統計量を，母集団における何らかの母数の推定量とみなすことができる．母集団が正規分布をするとき，そこから無作為抽出を繰り返して標本を取り出していくと，ヒストグラム(柱状図)は単峰分布に近づいていく．すなわち標本平均xの分布とは，$m=\infty$(標本の数が無限大)の場合，極限分布を指し，正規分布となる．また母集団が正規分布をしない場合でも，標本の大きさが大きくなるにつれて，中心極限定理によって正規分布に近づいてくる．[980]

●標本分布(単峰分布)

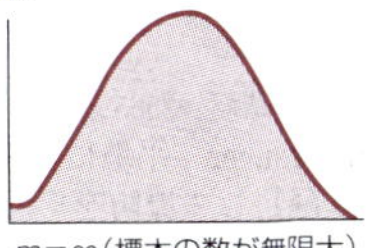

$m=\infty$(標本の数が無限大)

病名告知 declaration of disease 患者の病名を医師が告げることで，病名を含む医療情報を患者は知る権利がある．この流れとしてカルテ開示が行われつつある．ただ末期の悪性疾患と精神疾患の場合，医師の判断で，病名の告知をしないことがありうるとされている．病名告知の目的は患者が主体性をもって治療に臨むことができる，人生の区切りをつけるなど前向きに受けとめられることである．インフォームド・コンセントでは病名，治療法とその副作用，代替療法，治療を行わなかった場合の不利益などをわかりやすい言葉で，患者が理解したかを確かめながら情報を提供する．病名告知はインフォームド・コンセントの一部をなす．病名告知だけでなく，病状告知も患者の自己決定の観点から重要である．真実告知の原則で，適切な状態像の説明がなされていることが大切である．本人に段階的に話すとともに少しでも何らかの希望がもてるように話すべきである．[883] ⇨参バリ島宣言⇀2398

表面加温法 active surface rewarming, external thermotherapy 深部温が30℃ 以上 35℃ 以下の軽～中等度低体温のときに使用する加温法．内因性の熱産生に期待し毛布などで包む受動的な再加温法と，電気毛布，湯たんぽ，ウォームマット，40-42℃ の温水浴などにより身体の外から熱を与える積極的な外部再加温法がある．ただし，体表面の加温により体表の末梢血管が拡張し血圧が低下する rewarming shock(復温過程でのショック)や，末梢の血流が中枢側に流れ込み深部温がさらに低下するアフタードロップなどをきたす危険性もある．深部温が30℃ 以下のときにはさらに積極的な中心加温法を用いる．[1515]

表面型大腸腫瘍 superficial colorectal neoplasm 1977(昭和52)年，狩谷らにより最初に報告された大腸の表面型腫瘍．従来，大腸の早期癌の形態はポリープ型がほとんどで，表面型早期大腸癌はきわめてまれな早期癌と考えられていた．しかし，大腸内視鏡で詳細に観察することにより，このタイプの癌が実際より多く存在することがわかり，最近では表面陥凹型が最も重要な早期大腸癌として認識されてきている．垂直発育型の腫瘍とは対照的に水平発育型増殖を特徴としている．平坦・陥凹型の表面型大腸腫瘍を診断するには，内視鏡検査において，淡い発赤や退色などの色調変化を見逃さないことが大切．陥凹型癌の治療は小さなものは内視鏡的粘膜切除 endoscopic mucosal resection (EMR)を行い，切除標本の組織学的検索を行ったうえで治療方針を選択する．ある程度大きいもの(10 mm以上)で粘膜下(sm)癌を疑う場合は手術的治療を考慮する．表面陥凹型は早期大腸癌の中で特に速く進行癌へ至るものであり，臨床的にきわめて重要である．[106]

表面感染 superficial infection⇨同表在性感染⇀2488

表面形質 surface marker⇨同表面マーカー⇀2496

表面線量 surface dose 放射線照射による物質表面あるいは人体皮膚表面の放射線量．人体を対象とした場合には，皮膚線量と同じ意味で使われる．透過性が低いほど表面線量は高くなるが，その値は放射線の種類とエネルギーによって異なる．[1127] ⇨参皮膚線量⇀2473

表面的妥当性 face validity 何を測定しているかではなく，何を測定しているように見えるかを表す概念．例えば，滅菌操作の能力を測定するときに，実際に滅菌操作をさせてその正確さを評価したり，成人看護学の能力を測定するときに，実際に成人看護学の問題を解かせてその成績を得点化する．これらの場合には何を測定しているかは自明であり，表面的妥当性が高いといえる．[980] ⇨参妥当性→1921

表面マーカー　surface marker　［膜表層マーカー，表面形質］　細胞表面に存在する分子で，その細胞の帰属を決定する分子の総称．例えば，B リンパ球表面の表面免疫グロブリンや T 細胞表面の T 細胞抗原受容体や CD 3 分子がこれに相当する．[1439] ⇨参分化抗原→2604，CD 抗原→35

表面免疫グロブリン　surface immunoglobulin；sIg⇨同膜型免疫グロブリン→2729

病理解剖　pathological autopsy　［剖検］　病理医による病死後の身体の検索．主病変および副病変の状態，治療の効果，死因について主として検索する．摘出された臓器や組織は，まず肉眼的所見を記述し，次いで組織の代表的試料について組織学的検索を行い，診断に供する．[1531] ⇨参ゼクー→1726，死体解剖→1302

病理解剖学　pathological anatomy，morbid anatomy　解剖学の中の応用解剖学の一分野であり，疾患に関連した身体の組織・細胞の構造と形態の変化を研究・解明する学問．[1531]

病理学　pathology　身体の構造や機能に認められる疾病の特徴，原因，経過，本態，および影響について研究・解明する学問であり，疾病における細胞・組織の変化の研究や実験室での検査を利用した疾病の研究も含まれる．身体全体が対象であり，生体から死体の変化までを扱い，肉眼形態から分子レベル，遺伝子レベルの検討まで行い，医学の広範な分野を包括．[1531]

病理学者　pathologist　大学医学部，病院，研究所，実験室などで疾患の病理学的検索・研究を専門とする医師．最近では，人体病理学を専門とする病理学者(病理医)と，分子病理学を専門とする病理学者に大別される傾向がある．[1531]

病理形態学　pathological morphology　疾病の主として形態的な変化を検索・究明する学問．病理学は肉眼的ならびに顕微鏡的形態学を基盤として発展してきた．一方，機能病理学が発達して組織細胞化学，分子生物学，免疫学，遺伝学などが導入されているが，現在でも病理形態学は病理診断および病理学の研究において重要な位置を占めている．形態学も肉眼レベル，光学顕微鏡レベルから電子顕微鏡レベルまで幅広く扱っている．[1531]

病理検査　pathological examination　病気・病変の，肉眼レベルおよび組織・細胞レベルでの検査で，電子顕微鏡や光学顕微鏡を用いて行う微細なレベルの検索も含む．今日の学問大系の中では病理学は基礎医学系に属しているが，臨床医学との関連が深く，病院の日常業務として病理医が病理検査による検体の病理診断を行っている．剖検・生検ならびに細胞診が病理検査で行うもので，生検は外科病理学ともいわれるが，外科の手術材料のみならず各臨床科の検体についての診断を行うものであり，細胞診に関しては病気のスクリーニング的性格が強い．[1531]

病理診断　pathological diagnosis　剖検診断から生検組織診・細胞診までを含む．身体の組織や細胞の実質を検索することによってくだされる診断であり，組織学的検査技法を用いて組織の異常な変化の検索が行われる．剖検診断は，疾病で死亡した人の解剖を通して生前の疾病の診断，治療効果判定，死因検索をし，外科病理学では生体から得られた材料をもって疾患の診断を行い，手術材料の診断，生検組織診，細胞診がこれに含まれる．診断学上，病理診断は最終診断(確定診断)と位置づけられている．[1531]

病理生理学　pathological physiology⇨同病態生理学→2491

病理組織検査⇨同組織学的検査→1843

病理剖検輯報(しゅうほう)　⇨同日本病理剖検輯報(しゅうほう)→2224

病歴　medical record　患者が過去に罹患した疾病をはじめとする健康状態に関する記録．また既往歴，現病症，経過に関する総合記録．出産時の状況，発育の経過，月経，妊娠，薬の服用，輸血の有無，罹患疾患などの情報が含まれる．[1505]

病歴管理者　medical record administrator　医療上，管理上，法律上，倫理上，規定上，そして制度上の必要条件を満たすために，患者の病歴や診断，治療，転帰などの診療の記録情報を適切に保管・管理する人．[321]

鼻翼　ala nasi，nasal ala　外鼻を構成する部分の 1 つで，外鼻孔の外側にふくらんだ軟骨の壁．[98]

鼻翼呼吸　nasal alar breathing　吸気時に鼻翼がふくらむ動きを伴う呼吸のことで，呼吸困難の兆しとされる．換気量を保とうとする努力性呼吸で，急性肺炎，心疾患，死前期などに認められる．[162]

鼻翼軟骨　alar cartilage　外側鼻軟骨などとともに，外鼻の下部を構成する軟骨群で，大・小鼻翼軟骨，副鼻翼軟骨がある．[514]

日和見感染　opportunistic infection　［臨機感染］　免疫不全状態などで，本来は病原性の低い病原体によって感染症が引き起こされた状態．先天性免疫不全症のみならず，副腎皮質ホルモン剤，免疫抑制薬，生物学的製剤(サイトカイン阻害薬)などの使用によって免疫不全状態となると，緑膿菌などの細菌感染症，結核や真菌(カンジダ，ニューモシスチス・イロベチーなど)などの細胞内寄生菌による感染症，ヘルペスウイルスやサイトメガロウイルスなどのウイルス感染症が起こりやすくなる．このような免疫不全状態にあり易感染性の高い宿主を免疫不全宿主 immunocompromised host と呼ぶ．[1438] ⇨参易(い)感染性宿主→221

日和見病原体　opportunistic pathogen　健常者にはほとんど病気を起こさないが，生体防御機構が極端に低下している易感染宿主に重篤な感染を起こしうる非病原微生物あるいは平素無害菌と呼ばれる微生物の総称．[324]

ビヨルク・シャイリー弁　Björk-Shiley valve　心臓の人工弁置換術に用いられる機械弁のうち，傾斜円盤弁(ディスク弁)の商品名．円盤形のディスクが弁座内で傾斜することで開閉する．術後は抗凝固療法が必要となる．1970 年代から多数の弁が移植されたが，現在わが国ではほとんど使用されていない．[867,1499] ⇨参ディスク弁→2051

ヒョレア　chorea⇨同舞踏病→2565

平皿状癌　dish-like cancer　平坦に陥凹した潰瘍底を中心として辺縁部は隆起して堤防を形成する癌の肉眼的形態による呼称．胃や皮膚などでみられる．[1531]

ピラゾロン系剤中毒 pyrazolone poisoning⇨回アンチピリン中毒→207

平田病 Hirata disease⇨回インスリン自己免疫症候群→295

平野重誠 Hirano Juusei 江戸末期の町医者〔1790-1867(寛政2～慶応3)〕. 名は元良，号は革谿道人. 医を多紀元簡に学び，江戸両国薬研堀で開業した.『為方絜矩』(未刊)『坐婆必研』〔1830(天保元)〕『病家須知』〔1832(同3)〕など多数の著作がある.[806]

平野病 Hirano disease⇨回パーキンソン認知症複合→2320

ピラミッド型組織 hierarchy, pyramid structure 組織全体の目的や任務を果たすために，機能の責任範囲と活動範囲を職務遂行可能な単位に分け，その単位間の関係を指揮命令系統で示した図を組織図というが，その形がピラミッド形をなす組織のこと. 機能が縦型に分化してトップ管理職，中間管理職，現場監督者，従業員の階層構造で，トップにいくほど少ない人数となる. 少数のトップ管理職がその組織の最高責任者あるいは最高権力者に位置する.[415]

ピラミッド胸 pyramidal chest 胸郭と腹部の境界，すなわち剣状突起の付着する部位を頂点として，前胸部がピラミッド状に突出した状態. ハリソン Harrison 溝がみられ，剣状突起はこれより下後方へと向かう. 病因は不明だが，横隔膜の発達異常に起因するという説が有力. 胸郭変形の中では，肺機能障害および肺循環障害をきたしやすい. 治療は対症療法となるが，幼児期に発見された場合など，胸郭形成術も考慮される.[162]

ひらめ筋 soleus muscle ふくらはぎを形成する下腿三頭筋の一頭で，腓腹筋(残り二頭)の深部にある. 腓骨頭から脛骨のひらめ筋線にかけて張った腱弓から起こる幅広い起始をもつ，呼び名のとおり平たい筋肉で，下腿外側でその筋腹を容易に触診できる. 腓腹筋と合してアキレス Achilles 腱となり踵骨隆起後面に停止する. 背伸びなどに必要となる強い足関節底屈筋であるが，持続収縮に適する赤筋線維が多く含まれ，立位保持にきわめて重要な姿勢筋でもある. 神経支配は脛骨神経(L_4～S_2).[873]

平山病 Hirayama disease⇨回若年性一側上肢筋萎縮症→1353

ビラレー症候群⇨回ヴィラレー症候群→311

びらん erosion ［ただれ］ 皮膚では，真皮に至らない表皮の部分的欠損をいう. 新鮮紅色を呈するが出血はしない. 表面は漿液で潤い，接触痛がある. 続発疹の1つで，小水疱，表皮内水疱，膿疱，あるいはこれらの融合した病変の疱膜が破れて生じる. 粘膜では粘膜筋板に達しない粘膜欠損を指す. どちらの場合でも潰瘍の浅い状態で，上皮化は通常容易で，治癒後に瘢痕を残さない.[95]

非ランゲルハンス細胞性組織球症 non-Langerhans cell histiocytosis⇨回若年性黄色肉芽腫→1353

びらん性胃炎 erosive gastritis 重篤な全身疾患によるストレス，尿毒症，広範な熱傷，脳外傷，さらにはヘリコバクター・ピロリ *Helicobacter pylori* 感染などさまざまな原因によって胃炎が生じ，その結果，胃粘膜に粘膜筋板をこえない組織欠損を生じた病態をいう.[1267]

ビリオン virion 完全な型のウイルス粒子のこと. その中に遺伝性情報を担う核酸とそれを取り囲むタンパク質の殻があり，ヌクレオカプシド nucleocapsid を構成する. その外側に外被タンパク質(エンベロープ envelope)をもつウイルスともたないウイルスがある.[1113] ⇨参ウイルス粒子→314

ピリジン〔塩基〕 pyridine base ピリジンとはベンゼンの炭素原子の1個が窒素原子に置き換わったもの. ピリジン塩基とはニコチン酸やニコチンアミドの補酵素型分子ニコチンアミドアデニンジヌクレオチド(NAD^+，還元型はNADH)，ニコチンアミドアデニンジヌクレオチドリン酸($NADP^+$，還元型はNADPH)の総称. NAD^+，$NADP^+$ は酸化還元反応を触媒するデヒドロゲナーゼの補酵素であり，ニコチン酸，ニコチンアミドの欠乏では生体内のさまざまな酸化還元反応が阻害される. 欠乏症としてはペラグラ，皮膚炎，消化管吸収低下，腸内出血などが知られる.[747]

比率尺度 ratio scale ［比尺度，比例尺度］ 絶対0点を原点にもち，そこから任意の一定単位で目盛られた尺度. 重さ(グラム単位)，長さ(メートル単位)，時間(秒単位)などで，その多くは物理計測値. 数の性質は間隔尺度と同様であり，数学的にはすべての操作が可能.[980]

ピリドキサール pyridoxal；PL ビタミンB_6作用をもつ物質の1つで，他にピリドキシン(PN)，ピリドキサミン(PM)も同様の作用をもつ. $C_8H_9NO_3$，分子量167.16. リン酸化されて，生体内ではピリドキサール5′-リン酸(PLP)になるか，アルデヒドオキシダーゼにより4-ピリドキシン酸に変換され排泄される. PLPはアミノ酸代謝酵素の補酵素として働くほか，核酸代謝酵素の阻害作用，ステロイドホルモン効果の抑制作用なども示すことが明らかになった.[747] ⇨参ビタミンB_6→2453

ピリドキサールリン酸 pyridoxal phosphate；PLP ビタミンB_6作用をもつ物質の1つであるピリドキサールに，リン酸がエステル結合した活性型. ビタミンB_6酵素群の補酵素として，アミノ基転移反応や脱炭酸反応，脱水反応などに関与する. 生体中のビタミンB_6栄養状態のスクリーニング検査のほか，ビタミンB_6の欠乏または代謝障害がかかわる疾患の治療にも用いられる. ⇨参ピリドキサミンリン酸→2497，ビタミンB_6→2453

ピリドキサミンリン酸 pyridoxamine phosphate；PMP ビタミンB_6作用をもつ物質の1つであるピリドキサミンに，リン酸がエステル結合した活性型. ピリドキサールリン酸と同じく，ビタミンB_6酵素群の重要な補酵素. ⇨参ピリドキサールリン酸→2497，ビタミンB_6→2453

ピリドキシン pyridoxine ビタミンB_6と総称される6つの化合物の中の一型. リン酸ピリドキシンはグリシンとサクシニルCoAからδ(デルタ)アミノレブリン酸(δ-ALA)の合成に関与するALA合成酵素の補酵素として働く. この反応はポルフィリン生成の第1段階でありピリドキシンはヘム合成に必須. 先天性鉄芽球性貧血の一部と後天性鉄芽球性貧血でピリドキシンの大量投与(100-200 mg/日)に部分的に反応するものがあり，ピリドキシン反応性貧血と呼ばれる.[1098] ⇨参ビタミンB_6→2453

ピリドキシン依存症 pyridoxine dependency⇨回ビタミンB_6依存症→2454

ピリドキシン欠乏症　pyridoxine deficiency⇨同ビタミンB_6欠乏症→2454

ピリドキシン反応性貧血　pyridoxine-responsive anemia　鉄芽球性貧血の一病型．本疾患はヘム合成酵素の遺伝子異常が原因とされているが，先天性鉄芽球性貧血の一部と，まれに後天性鉄芽球性貧血の中で，ビタミンB_6(ピリドキシン)の投与によってヘム合成に必要な酵素であるδアミノレブリン酸合成酵素(δ-ALAS)活性が正常化し，貧血が改善する症例が存在する．このような病態の病名として扱われている．[1038]　⇨参家族性ピリドキシン反応性貧血→515

ピリドスチグミン臭化物　pyridostigmine bromide　重症筋無力症の代表的な治療薬の1つで，神経筋接合部のコリンエステラーゼ活性を阻害し，アセチルコリン活性を高める．作用持続時間は長い(4-6時間)．副作用としてムスカリン作用(下痢，腹痛など)とニコチン作用(筋痙縮など)があり，また，過剰投与によりコリン作動性クリーゼを生じることがあるので，投与については慎重を要する．[1527]　商メスチノン

ビリベルジン　biliverdin　［デヒドロビリルビン，胆緑素］　ヘムの代謝分解過程で最初に生成する緑色の胆汁色素で，これが還元酵素によって還元されてビリルビンとなる．検査においては血清中のビリルビンの有無を知る目的で，ビリルビンをビリルビン酸化酵素(BOD)で酸化してビリベルジンにし，ビリルビンの吸光度の減少量から濃度を求める方法として用いる．ビリベルジンは健常者の新鮮血清中では検出されないが，閉塞性黄疸の血清中では存在するので，鑑別に有用である．[556]

ピリミジン　pyrimidine　［1,3-ジアジン］　含窒素六員環化合物で，化学式は$C_4H_4N_2$．分子量約80．融点22℃，沸点124℃．ピリミジン核の置換誘導体であるピリミジン塩基は，プリン塩基とともに生体内では核酸，ヌクレオチド，ヌクレオシドの構成成分として存在する．ピリミジン塩基のうち，シトシンはRNAとDNAの両方に，チミン，ウラシルはそれぞれDNA，RNAのみに存在する．[981]

ピリミジン5′ヌクレオチダーゼ欠乏症　pyrimidine 5′-nucleotidase deficiency　ピリミジン5′ヌクレオチダーゼ活性が低下し，ピリミジンヌクレオチドが蓄積し，解糖系が障害され溶血をきたす疾患．末梢血に塩基性斑点を認める．[1038]

ピリミジン代謝　pyrimidine metabolism　ピリミジンヌクレオチドにはウリジル酸(UMP)，シチジル酸(CMP)，チミジン(TMP)があり，CMPはUMPへと代謝される．UMPおよびTMPは分解によってそれぞれピリミジン塩基のウラシルとチミンを生じ，ウラシル環への水素付加と開環反応を経てそれぞれβアラニン，βアミノイソ酪酸へと分解される．βアラニンとβアミノイソ酪酸の一部は尿中に排出され，残りはアセチルCoAとプロピオニルCoAなどへ転換される．ピリミジンは還元的に分解されるのに対し，プリンは酸化的に分解される．[747]

鼻瘤〔腫〕　rhinophyma　［酒皶(しゅさ)鼻，赤鼻，槌(つち)鼻］　原因不明の発赤と血管拡張である酒皶(赤鼻)の進行した状態(酒皶Ⅲ度)．鼻部の皮膚の脂腺が増生し，鼻部全体が不整形にでこぼこし腫大して，特有の外観を呈する．病変部において，結合組織の線維化を伴うと鼻部の腫大は不可逆性になり，形成外科・美容外科的治療の対象となる．[95]

非流暢(りゅうちょう)性失語　nonfluent aphasia　［運動失語，前方型失語］　失語症は，自発話の流暢性を指標にして流暢性失語と非流暢性失語に分類するが，プロソディー(韻律)，構音，発話の衝動性からアナルトリー(失構音)や音韻のゆがみが顕著で，発話の少ない失語を非流暢性失語という．非流暢性失語は運動失語群で，前方に病巣がみられる前方型失語で，ブローカBroca失語，超皮質性運動失語などがある．[624]　⇨参流暢(りゅうちょう)性失語→2938

微量アルブミン尿　microalbuminuria　［ミクロアルブミン尿］　通常の尿タンパク検査法では検出されないが，より検出感度の高い測定法によって尿中にアルブミン排泄量が増加していることが証明される尿をいう．糖尿病患者において通常の試験紙法では尿タンパク陰性となる病期に，初期の腎臓病変を診断する指標の1つとして測定され，微量アルブミン尿の出現により糖尿病性腎症と診断され，経過観察および予後推定に用いられる．慢性糸球体腎炎の潜在期や良性腎硬化症などの非糖尿病性腎疾患や尿路感染症，高血圧，うっ血性心不全などでも出現するので，除外診断が必要である．血管系合併症による死亡率との関連が指摘されている．[533]　⇨参糖尿病性腎症→2125

●アメリカ糖尿病学会(ADA)の尿中アルブミン排泄異常に関する定義(2004)

分類	随時尿(μg/mg·クレアチニン)	24時間蓄尿(mg/24時間)	時間蓄尿(μg/分)
正常	<30	<30	<20
微量アルブミン尿	30-299	30-299	20-199
臨床的アルブミン尿	≧300	≧300	≧200

微量金属　trace metal⇨同微量元素→2498

微量元素　trace element，minor element　［必須微量元素，痕跡元素，微量金属］　生体での存在割合が0.01％以下の元素．少量しか体内に存在しないが，物質代謝や酵素の生成に必須であることより生理機能に欠くことができない元素である．ヒト必須微量元素として鉄(Fe)，亜鉛(Zn)，銅(Cu)，セレン(Se)，クロム(Cr)，マンガン(Mn)，ヨウ素(I)，コバルト(Co)，モリブデン(Mo)などがある．通常の食事を続けている限り欠乏症状はほとんどみられない．長期にわたる静脈栄養や成分栄養などの経腸栄養施行時に欠乏症状がみられることがある．[1505]

微量注入法⇨同マイクロインジェクション法→2725

微量免疫沈着型糸球体腎炎⇨同ANCA関連腎炎→25

ビリリズム　virilism⇨同男性化→1944

ビリルビン　bilirubin　［胆赤素］　胆汁色素の主成分で，主にヘモグロビンの構成分子であるヘムがヘムオキシゲナーゼにより酸化的に開裂されビリベルジンとなり，さらに脾臓のビリベルジンレダクターゼにより還元されて生成する．生成されるビリルビンのほとんどは成熟赤血球のヘモグロビンに起因している．血中では非抱合性で水に溶けないが，アルブミンに結合して非抱合型ビリルビン(間接ビリルビン)となって血液中を移動し，肝でグルクロン酸抱合を受けると水溶性の抱合

型ビリルビン(直接ビリルビン)となって胆汁中に排泄される．健常者では1日約250-300 mgのビリルビンが産生され，胆汁中に排泄されたのち，腸管内で腸管細菌によって還元され，ウロビリンやウロビリノゲンとなって大部分は大便に排泄される．一部は再吸収されて腸肝循環に入って尿中ウロビリノゲンとなる．特徴的な黄疸の色は血中および皮膚のビリルビンの蓄積によるもの．血中ビリルビン値の測定は通常ジアゾ反応により行われ，肝疾患・胆道閉塞および溶血性貧血の診断に重要である．$C_{33}H_{36}N_4O_6$，分子量584.67.[747]

●ビリルビンの代謝経路

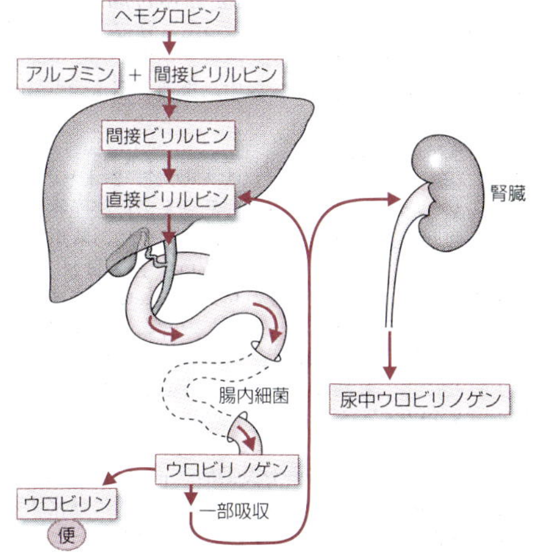

ビリルビン過剰血症 hyperbilirubinemia⇨同高ビリルビン血症→1052

ビリルビンカルシウム結石 calcium bilirubinate stone⇨同ビリルビン結石→2499

ビリルビン結石 bilirubin stone ［ビリルビンカルシウム結石］ ビリルビンカルシウムを主成分とする胆石．胆汁うっ滞に伴う反復性の胆道感染の結果生じる．細菌由来の因子が抱合型のビリルビンや胆汁酸に作用し，非抱合型に変え，これがカルシウムイオンと結合し，沈殿，結石となる．胆嚢でも形成されるが胆管結石の大部分はこの結石である．しばしば多発性であり，レンガ色から黒色の色調を呈し，不整形でもろい特徴がある．割面は層状または無構造である.[1050]

ビリルビン定量法 determination of bilirubin 試料中のビリルビンを定量する方法にはさまざまなものがある．新生児黄疸のような高ビリルビン血症の迅速定量には，毛細管にとった血液を高速遠心して得た血漿の吸光度を直接測定し，これから計算によって求める．試薬を用いて反応をみる方法では，試料中のビリルビンをジアゾ試薬によりアゾビリルビンに変える．これを銅イオンの存在下でアルカリ性で青色のアルカリアゾビリルビンにして比色定量する．またビリルビンをビリルビン酸化酵素(BOD)あるいは金属(バナジウムなど)で酸化して緑色のビリベルジンに変化させ，このときのビリルビンの吸光度の減少量から濃度を求める.[556]

ビリルビン脳症 bilirubin encephalopathy 血中の高濃度のビリルビンに関連した重症の神経症状をもつ新生児の状態．基底核や被殻，淡蒼球，尾状核が小脳，延髄核，大脳灰白質とともに濃黄色に染まり，広範な破壊性変化を伴う．通常，新生児の重症黄疸の続発症としてみられる.[584] ⇨参脳性麻痺→2304

非淋菌性尿道炎 nongonococcal urethritis；NGU⇨参尿道炎→2253

ピリン疹 pyrine rash, antipyrine exanthema 特定の薬剤を投与すると繰り返し生じる固定薬疹の一種で，ピリン系薬剤によるもの．以前は固定薬疹を生じる薬剤として圧倒的にピリン系の薬剤が多かったため，これをピリン疹と呼ぶことがあったが，最近はピリン系薬剤の使用が激減し，固定薬疹の原因として他の薬剤の占める割合が多い．固定薬疹を示す用語としては現在では不適切である.[95]

ヒル Reuben Hill 家族ストレス対処理論の先駆者(1912-85)．1949年に「ストレス下の家族」の研究に基づき，危機に対する家族の適応過程をジェットコースターモデルおよびABCXモデルとして提示．ジェットコースターモデルは，家族危機発生後，時間を横軸に，家族の組織化の水準を縦軸に表し，家族危機-組織解体期間-回復角度-再組織化水準として表している．また，ABCXモデルはマッカバン Hamilton I. McCubbinらによって，二重ABCXモデルへと発展されていった.[1166] ⇨参二重ABCXモデル→2211

鼻涙管 nasolacrimal duct 涙嚢から下鼻道に至る長さ約17 mmの管で，涙嚢窩下端から下鼻道までの筒状の経路は骨性鼻涙管と呼ばれ，この中を膜性鼻涙管が通る．涙液は涙点から涙小管を通って涙嚢に入ったのち，この鼻涙管に入り，下鼻道に排出される.[566]

鼻涙管狭窄 nasolacrimal duct stenosis 涙嚢と下鼻道側壁をつなぐ鼻涙管が狭窄した状態．加齢変化によって生じることが多い．流涙症や涙嚢炎の原因となる.[651]

鼻涙管閉塞 nasolacrimal duct obstruction 鼻涙管が閉塞した状態．涙嚢部の圧迫で粘膿液の排出がみられる．先天性や加齢変化，鼻・涙嚢疾患によって生じる．鼻涙管閉塞があると，細菌や真菌などの感染により涙嚢炎が発症しやすくなる．後天性の場合は，シリコーンチューブ留置術や涙嚢鼻腔吻合術などが行われることがある．先天性の場合は，生後自然に開通することもあるが，涙管ブジーを行うこともある.[651]

ビル管理法 ⇨同建築物における衛生的環境の確保に関する法律→955

ピルケ試験 Pirquet test ［ピルケ反応，皮膚ツベルクリン反応］ ツベルクリン反応の1つ．皮膚にツベルクリン液を滴下したあと皮膚を傷つけ，ツベルクリン液を乾燥させ24時間あるいは48時間後の同部位の皮膚反応を観察する．ピルケ Clemens P. von Pirquetはオーストリアの小児科医(1874-1929).[388] ⇨参ツベルクリン反応→2038

ピルケ指数 Pirquet index 1916年にオーストリアの小児科医ピルケ Clemens P. von Pirquet(1874-1929)の提唱した指数で，

$$\sqrt[3]{体重(g)\times 10}/座高(cm)$$

と表現される．主として成人を対象に身体充実度，栄養状態を体重と座高のみで判断する．そのためやや問

題もあるが，簡便なためよく利用される．[21] ⇨参ローレル指数→2999，BMI→29

ピルケ反応　Pirquet reaction⇨同ピルケ試験→2499

ヒルシュスプルング病　Hirschsprung disease　［**先天性無神経節性巨大結腸症**］　1886年，デンマークの小児科医ヒルシュスプルング Harald Hirschsprung（1830-1916）によりはじめて紹介された結腸が拡張する病態で，先天的な腸管壁内神経節細胞の欠如による患部の腸管蠕動運動の欠如あるいは減弱のために，糞便がたまり，腸管の拡張をきたす．症状は，生後1週過ぎ頃からの間欠的な便秘，下痢，嘔吐であり，腹部は膨隆．一般に乳児期に診断可能であるが，軽症例では成人になって発見されることもある．その場合も食欲不振，排便困難，腹部膨隆，栄養状態不良などの症状を呈する．診断はバリウム注腸X線像や直腸肛門内圧測定法，障害部の腸管生検で神経節がみられないことから確定できる．早期に外科的手術を行い，通常は予後良好．一時的に結腸切開術を行い，人工肛門を作製し，神経節欠如部を切除．その後，乳児期後期に根治手術を行う．[1631] ⇨参巨大結腸症→783

ヒルシュスプルング病類縁疾患　pseudo-Hirschsprung disease　先天的に腸管内の神経節細胞が欠損するヒルシュスプルング病と異なり，神経節細胞が認められるにもかかわらず排便障害を生じる疾患．原因はいまだ不明．神経節細胞の欠損がないことから機能的に異常を示す腸管の範囲を正確に決定することは難しい．病変の範囲が著しく長いものが多く治療はきわめて困難．長期に中心静脈栄養が必要となり予後は不良．ヒルシュスプルング Harald Hirschsprung はデンマークの小児科医（1830-1916）．[1154]

ヒルシュベルグ試験　Hirschberg test⇨同角膜反射法→490

ヒル徴候　Hill sign　大動脈閉鎖不全症における収縮期血圧所見で，下肢最高血圧が上肢最高血圧より50-100 mmHg高い状態．上肢と下肢の最高血圧との間には差があり，両者を測定することが診断のたすけとなる．正常例では下肢血圧のほうが10-20 mmHg高い．[913]

ヒルデガルト　Hildegard von Bingen　ドイツのベネディクト派の修道女，自然学者，神秘家（1098-1179）．アルツァイ近郊の富裕な領主の第10子として生まれ，1106年，8歳でベネディクト派の修道院に入り，1113年に修道女，1136年に修道院長となる．1150年，ビンゲン近郊のルーペルツベルクに新たに女子修道院を創設し，1179年に死を迎えるまでとどまった．主著は10年にわたる自らの幻視を集成した『Scivias（神の道を知れ）』で，これをもって広く聖俗の有力者に認められた．その他の著述は，詩学，音楽（作曲），図像学，倫理学，神学，聖書注解と多岐にわたるが，自然科学，医学関係の重要な著作としては『Physica（自然学）』と『Causae et Curae（病因と治療）』があげられる．『Physica』はいわば博物誌的な著作で，植物，動物，鉱物が主として医学の視点から論ぜられている．『Causae et Curae』は文字どおり，病気の原因とその治療法を論じており，人体を小宇宙（ミクロコスモス）にたとえる思想がみられる．病気の理論は四体液説に基づいて説明されるが，これはベネディクト派の伝統的な医学思想でもある．ヒルデガルトはこれによって「ドイツ最初の女医」と呼ばれ，その医学理論はルネサンス期まで影響を及ぼした．[982]

ヒル・バートン計画　Hill-Burton programs　アメリカで1946年に成立した「全国病院査定および建設法 Hospital Survey and Construction Act」のプログラムで，小規模病院，老朽化病院の統廃合を推進し，大規模高機能病院の建設促進を図るとともに，大規模化による入院日数削減を目的としたもの．医療システムの発達促進時，施設拡大期には有効であるが，縮小・適正化期には効果をもたないと評価されている．[338]

ヒル・バートン法　Hill-Burton Act⇨参ヒル・バートン計画→2500

ビルハルツ住血吸虫　*Schistosoma haematobium*　アフリカ，西南アジア，ヨーロッパの一部に分布する住血吸虫で，主に膀胱壁に分布する静脈に寄生する．虫卵の卵殻端の一方は突起様で，尿中に虫卵が出る．[288] ⇨参住血吸虫症→1367

ビル病⇨同冷房病→2972

ピルビン酸　pyruvic acid　［**焦性ブドウ酸，2-オキソプロピオン酸，αケトプロピオン酸**］　解糖系の最終産物で，クエン酸回路，糖新生系などへの出発点にある重要な代謝中間体．$CH_3COCOOH$，$C_3H_4O_3$．分子量88.06．ホスホエノールピルビン酸のリン酸転移で生成する．ピルビン酸デヒドロゲナーゼなどの酵素によりアセチル CoA を経てクエン酸回路に入るほか，乳酸デヒドロゲナーゼにより乳酸に還元される．糖新生系におけるピルビン酸カルボキシラーゼの基質でもあり，アミノ酸代謝にも関与する．[747]

ピルビン酸カルボキシラーゼ欠損症　pyruvate carboxylase deficiency　ピルビン酸をオキサロ酢酸に転化する反応触媒酵素であるピルビン酸カルボキシラーゼが欠損した疾患．オキサロ酢酸の補給が不足すると，アセチル CoA からクエン酸の合成速度が低下し脂肪酸などのクエン酸回路による酸化が減少．この結果，ケトン体が増加しアシドーシスを引き起こす．[313]

ピルビン酸キナーゼ欠乏症　pyruvate kinase deficiency　常染色体劣性遺伝の疾患．赤血球酵素であるピルビン酸キナーゼの著しい活性低下により起こる先天性非球状溶血性貧血である．新生児期には高ビリルビン血症，乳幼児期に慢性の溶血性貧血を生じる．治療は貧血が強い場合には摘脾が行われる場合もある．[987]

ピルビン酸脱水素酵素欠損症　pyruvate dehydrogenase deficiency　ミトコンドリア・ミオパチーの1つ．筋肉においてケトン体と脂肪酸はグルコースが細胞内に取り込まれ，グルコース6リン酸になる過程やホスホフルクトキナーゼ反応あるいはピルビン酸が酸化的に脱炭酸される過程を阻害するので，グルコースは節約される．遊離脂肪酸とケトン体が酸化されるとクエン酸の細胞内濃度が増加し，これがホスホフルクトキナーゼとアロステリックに阻害する．遊離脂肪酸やケトン体が酸化されるとアセチル CoA/CoA 比と ATP/ADP 比（アデノシン三リン酸/アデノシン二リン酸の比）が上昇し，ピルビン酸脱水素酵素の阻害が起こる．[987]

ピル服用後無月経　post-pill amenorrhea　排卵抑制を目的とする経口避妊薬服用を中止すると，およそ90%は2か月以内に月経が発来するが，3か月までの間に月経が起こらない場合をいう．高プロラクチン血症が原因の高プロラクチン血症性無月経が多い．[998]

ヒル類 Hirudinea チスイビル，ニホンヤマビル，ハナヒルなどがあり，環形動物に属する．ヒトや動物から吸血し，その際に血液凝固阻止物質を分泌し吸血を容易にする．皮膚から吸血する外部吸血性のものと，食道や咽頭などに寄生し吸血する内部吸血性のものとがある．[288]

ビルレンス virulence ［**菌力，毒力**］ 毒力ともいう．微生物のもつ病原性(動物または植物に寄生して病気を起こす能力)の程度または大小を表現する言葉．[324]

ビルロートⅠ法手術 Billroth operation Ⅰ ⇨参ビルロート法→2501

ビルロートⅡ法手術 Billroth operation Ⅱ ⇨参ビルロート法→2501

ビルロート胃切除術 Billroth gastrectomy⇨同ビルロート法→2501

ビルロート法 Billroth gastrectomy, Billroth operation ［**ビルロート胃切除術**］ 胃腸の手術における先駆者であるドイツの外科医ビルロート Christian A. T. Billroth (1829-94)がはじめて施行，成功した胃切除再建術．現在でも胃・十二指腸潰瘍や胃癌などの治療に，いくつか改良された形式で世界的に用いられている．幽門側胃切除後，残った胃と十二指腸を端端吻合するビルロートⅠ法と，十二指腸断端を閉鎖して胃空腸吻合術を行うビルロートⅡ法がある．Ⅱ法はさらに結腸前胃空腸吻合と結腸後胃空腸吻合とに分けられる．Ⅰ法では食物が生理的に通過することが可能であるが，吻合部狭窄をきたしやすい．吻合部狭窄が懸念される症例にはⅡ法が選択されるが，輸入脚に食物が逆流しないように輸入脚のつり上げや，輸入脚・輸出脚を吻合するブラウン Braun 吻合が追加される場合もある．[106]

比例計数管 proportional counter 放射線測定に用いられる検出器．2極真空管の一種で，内部にはPRガス〔アルゴン(Ar) 90％ ＋メタン(CH_4) 10％の混合ガス〕が封入されている．これに放射線が入るとアルゴンガスが電離され，光電子が発生．電極に電圧をかけておくと光電子が加速され，それが次々に二次電子を発生させ，電子なだれと呼ばれる電子の増殖現象が起こる．電極に流れる電流の大きさは入射した放射線のエネルギーに比例するので，波高分析器をつければエネルギーの異なる放射線を弁別して計測できる．[737] ⇨参ガイガー・ミュラー計数管→427

比例尺度⇨同比率尺度→2497

非裂孔原性網膜剝離 nonrhegmatogenous retinal detachment 裂孔原性網膜剝離に対比される言葉で，網膜裂孔がないにもかかわらず，網膜下に漿液あるいは滲出液がたまった状態．滲出性網膜剝離と牽引性網膜剝離に分けられる．滲出性網膜剝離は，原田病などのぶどう膜炎，後部強膜炎，中心性漿液性脈絡網膜症，多発性後極部網膜色素上皮症，コーツ Coats 病，網膜の腫瘍性病変などが原因．牽引性網膜剝離は，糖尿病網膜症や未熟児網膜症などが原因．[975] ⇨参裂孔原性網膜剝離→2977

非連鎖球菌性感染後急性糸球体腎炎 nonstreptococcal postinfectious acute glomerulonephritis ［**非連鎖球菌性糸球体腎炎，非溶血性連鎖球菌性感染後急性糸球体腎炎**］ A群溶血性連鎖球菌以外の先行感染に続発した急性糸球体腎炎の総称．肺炎球菌，肺炎桿菌，ブドウ球菌，髄膜炎菌などによる糸球体腎炎があるが，溶血性連鎖球菌に比べて頻度は低く，潜伏期間の特定がはっきりせずに症状が長期化する場合がある．また，メチシリン耐性黄色ブドウ球菌(MRSA)ではMRSAの外毒素が抗原となって免疫的機序で発症し，急速進行性糸球体腎炎の経過をとることが多い．ウイルス感染に続発した糸球体腎炎ではB型，C型肝炎ウイルスのほかにサイトメガロ，エプスタイン・バー(EB)，麻疹，インフルエンザなどのウイルス感染症が関与する．[563]

非連鎖球菌性糸球体腎炎 nonstreptococcal glomerulonephritis⇨同非連鎖球菌性感染後急性糸球体腎炎→2501

非連続性病変⇨同スキップ病変→1635

鼻漏 rhinorrhea, nasal discharge さまざまな鼻・副鼻腔病変により前鼻孔から流出する液体．鼻汁ともいい，このうち咽頭に流下するものを後鼻漏という．病変によりその性状は異なり，水様性(漿液性)，粘性，膿性，血性などに分類される．水様性は急性炎症や鼻アレルギーに特徴的．場合によっては，外傷や手術の侵襲で頭蓋底が損傷し，脳脊髄液が鼻腔に流出することがあり，これを髄液性鼻漏 cerebrospinal rhinorrhea という．粘液性や膿性のものは慢性炎症，特に慢性副鼻腔炎に特徴的．膿性の鼻漏は悪臭を伴うことが多い．血性のものは外傷や急性炎症，悪性腫瘍の際に認められる．[451]

疲労曲線 fatigue curve 反復刺激によりしだいに筋収縮力が低下していく過程を表す曲線．[1274]

疲労骨折 fatigue fracture, stress fracture ［**過労性骨折**］ 骨の同一部位に小さな外力が繰り返し加わることによって骨が金属と同様の疲労現象をきたし，骨梁の断裂・骨膜反応を起こして，ついには明らかな骨折に至る現象．歴史的には行軍による中足骨骨折が有名であるが，現在ではほとんどがスポーツにより起こる．部位としては下肢，特に脛骨が最も多く中足骨がこれに次ぐ．初期にはX線像に異常が現れないため，早期診断にはMRIや骨シンチグラムが必要．治療は，多くが数週間のスポーツ活動の休止により治癒するが，なかには脛骨跳躍型骨折のように難治性で長期の休養か手術が必要なものもある．[337]

疲労測定 measurement of fatigue 日本産業衛生学会産業疲労研究会では「疲労とは人間の1つの状態変化を示すものであって，生体内に生じる自覚的疲労の症状，客観的に把握できる生体変化，または仕事の能率の低下などから抽象化した1つの概念である」と定義している．疲労は精神的疲労と肉体的疲労に，さらに全身疲労と局所疲労に大別される．疲労の測定には，主観的方法では疲労感や自覚疲労などを調査するため疲労症状質問票を主に用いる．客観的方法としては生理学的・生化学的検査法，心理学的検査法などがあるが，疲労の本体ではなく疲労の結果生じた状態変化を測定している．[1015]

疲労判定法 assessment of fatigue 疲労の判定には，主観的方法と客観的方法がある．主観的測定である自覚症状の調査は，面接や問診票などによって判定するが，個人の愁訴の程度が異なることから定量的に測定しにくい．客観的測定である他覚的疲労調査は，血圧の低下，心拍数の増加，膝蓋腱反射およびアキレス腱反射の刺激閾値の低下，皮膚二点間識別距離の増加，フリッカー値の低下，尿タンパク量の増加などを指標とする．ただし，局所疲労の場合はこれらの変化が顕著ではないので，主観的にも客観的にも判定しにくい．[1015]

比朧(ろう)法　nephelometry　［ネフェロメトリー］　液体中や気体中に分散し懸濁した微小粒子の濃度を測定する定量法には，比濁法と比朧法がある．比朧法はネフェロメーターを用いて入射光に対する散乱光の強さを測定し濃度を求める方法．これに対して比濁法は懸濁液を透過して得られる光の強さ(吸光度)から濃度を求める方法．[258]　⇨参比濁法→2453

ピロール　pyrrole　複素環式化合物．ポルフィリンは，メチレン基を介して4個のピロール環が結合したテトラピロールの構造をもつ．[313]

ピロカテキン⇨同カテコール→536

ピロゴッフ角　Pirogoff angle⇨同静脈角→1460

広場恐怖　agoraphobia　［空間恐怖，外出恐怖］　雑踏，公衆の場所，自動車，バス，飛行機での旅行，1人での外出，家で1人になるなどの状況に対して不安が生じる．逃げたくても逃げられない状況や，パニックが生じたときに人の助けを得られず孤立無援になることへの不安が基本症状．字義どおりに広い場所に対する恐怖とするのは誤解である．また，不安の対象が特定の動物，高所，雷，閉所，血液など特定のものに限定される特異的恐怖症とは区別される．操作的診断では，広場恐怖にパニック障害を伴うか否か〔国際疾病分類第10改訂版(ICD-10)〕，あるいは，パニック障害に広場恐怖を伴うか否か〔精神疾患の分類と診断の手引き新訂版(DSM-Ⅳ-TR)〕など，パニック障害との関連で分けている．[168]　⇨参閉所恐怖→2618

ピロリ菌⇨同ヘリコバクター・ピロリ→2635

ピロリジン-2-カルボン酸⇨同プロリン→2602

ピロリン酸　pyrophosphoric acid；PPi　2分子の正リン酸が脱水縮合したリン酸化合物．$H_4P_2O_7$，分子量177.98．潮解性をもち水に易溶性で，ガラス状または結晶状で存在．緩衝液に用いられる．アデノシン三リン酸(ATP)がアデノシン3′,5′-一リン酸(AMP)に変換される際に生成され，細胞質に存在するピロホスファターゼにより速やかに分解される．金属をキレートする作用が大きい．[747]

脾彎(わん)曲部症候群　splenic flexure syndrome　［脾結腸曲症候群，左結腸曲症候群］　左上腹部に強い痛みと腹満感をきたす病態で，横行結腸から下行結腸への移行部である脾彎曲部にガスが捕捉されるために起こる．器質的には病変がなく腸管の機能異常によると考えられるものが多く，過敏性腸症候群 irritable bowel syndrome の1つとされている．排便ないし放屁により症状が軽快する．[279]

貧栄養湖　oligotrophic lake　湖沼型の1分類で，窒素，リンなどの栄養塩類が水中に少なく，生物生産力が低い湖沼をいう．表層と深層における溶存酸素濃度(水中に溶けている酸素量)など水質の差は富栄養湖のように顕著ではない．また，腐植質，懸濁物質(水中に浮遊している小粒状物質)が少ないので透明度が高い．摩周湖，十和田湖などの水深の深い湖に多い．[922]　⇨参富栄養湖→2518

頻回排尿⇨同頻尿→2505

敏感関係妄想　sensitive delusion of reference　クレッチマー Ernst Kretschmer(1888-1964，ドイツの精神科医)は，自信がなく相手の気持ちに敏感な性格の者が，困難な対人的状況に置かれて逃れえないとき，関係妄想，注察妄想，被害妄想などを抱くことがあるとし，敏感関係妄想と呼んだ．性格反応性妄想の1つの型とされる．妄想には一次妄想(真正妄想)と二次妄想(妄想様観念)があり，敏感関係妄想は後者の中で，適応困難な状況への反応として理解すべき妄想と位置づけられる．妄想の中に社会的状況から了解できるものがあり，適切な精神療法によって改善する可能性があることを示した点で，本概念の歴史的意義は大きい．しかし実際の臨床においては性格や環境から理解できる妄想のようにみえても，統合失調症やその周辺疾患を慎重に鑑別しなければならないことが多い．[1434]　⇨参敏感者→2502

敏感者　sensitive　クレッチマー Ernst Kretschmer(1888-1964，ドイツの精神科医)によると敏感関係妄想に至りやすい性格傾向を有する者である．強い感受性をもち，それを内面に保持し発散できず，一方，高い自尊心や倫理観をもっている．シュナイダー Kurt Schneider(1887-1967，ドイツの精神科医)は自らの精神病質の分類の中で，自信欠乏者 Selbstunsichere の一亜型として取り上げている．[1434]　⇨参自信欠乏型精神病質者→1290

敏感度⇨同感度→644

ピンクス病　Pinkus disease⇨同光沢苔癬(たいせん)→1032

ピンク病　pink disease⇨同肢端疼痛症→1304

ビンクラー病　Winkler disease⇨同耳介(輪)慢性結節性軟骨皮膚炎→1228

貧血

anemia

【概念・定義】末梢血の**赤血球数，ヘモグロビン濃度，ヘマトクリット値**が正常より低下した状態を貧血と呼ぶ．WHOの基準ではヘモグロビン濃度が男性13 g/dL，女性12 g/dLを下回った場合を貧血としている．一般人が使用している貧血はめまいのことを指し，医学的な意味では貧血ではない．赤血球，ヘモグロビン，ヘマトクリット値の基準値には男女差がみられる．小児期までは男女差は認められないが，有経期の女性の基準値は男性よりも低値となり，閉経すると男女差はなくなる．老人になると青年期よりも基準値は低下する．

【病態生理・分類】赤血球数，ヘモグロビン濃度，ヘマトクリット値が低下すると組織の酸素分圧が低下し，動悸，息切れ，全身倦怠感などが出現する．貧血の患者をみたらまず平均赤血球容積(MCV)，平均赤血球ヘモグロビン濃度(MCHC)，平均赤血球ヘモグロビン量(MCH)を計算し，これらの赤血球指数から小球性低色素性貧血，正球性正色素性貧血，大球性正色素性貧血に分類する．小球性低色素性貧血では鉄欠乏性貧血，鉄芽球性貧血，慢性炎症や癌による二次性貧血，サラセミアを，正球性正色素性貧血では急性出血，溶血性貧血，再生不良性貧血，腎性貧血，骨髄異形成症候群を，大球性正色素性貧血では巨赤芽球性貧血，再生不良性貧血，骨髄異形成症候群などを疑い検査計画を立てる．もう1つの分類は貧血の原因から行い，骨髄機能が低下した病態(再生不良性貧血)，造血に必要な物質が欠乏した病態(鉄欠乏性貧血，ビタミンB_{12}または葉酸の欠乏による巨赤芽球性貧血)，赤血球の崩壊が120日よりも早くなった病態(溶血性貧血)に分けられる．

【症状】 赤血球が減少し組織の酸素分圧が低下したときには，顔面蒼白，動悸，息切れ，全身倦怠感，頭痛，狭心症などの所見がみられる．鉄欠乏では舌乳頭の萎縮による舌痛，口角炎，嚥下障害，匙状爪が，ビタミンB_{12}欠乏では舌乳頭の萎縮による舌痛(ハンターHunter舌炎)，黄疸，白髪，知覚異常などが出現する．急性出血ではヘモグロビンが12 g/dL程度に減少するだけで動悸，息切れ，めまいなどが出現するが，血液疾患などでは8 g/dL以下に減少しても長期間にゆっくり貧血となるため症状が認められないことが多い．また，顔面蒼白，眼瞼結膜の蒼白化も気温が下がるとみられる所見であるので，貧血の絶対的な所見ではない．貧血の診断は採血による．

【診断】 最初に赤血球，ヘモグロビン，ヘマトクリット値が基準値より低下しているかどうかをみる．貧血がみられたらMCV，MCH，MCHCを計算し，生化学検査(血清鉄，総鉄結合能，血清フェリチン，ビタミンB_{12}，葉酸)，**クームスCoombs試験**などを施行して鑑別を進める．末梢血液所見のみで診断ができないときは骨髄に針を刺す骨髄穿刺を施行し，骨髄の血液細胞の数，形，異常細胞の有無をみて診断していく．

【治療】 鉄欠乏性貧血では鉄剤を投与するとともにその原因を探し治療する．巨赤芽球性貧血ではビタミンB_{12}または葉酸を投与する．再生不良性貧血ではタンパク同化ステロイド，抗胸腺細胞グロブリン，シクロスポリンの投与，あるいは造血幹細胞移植を施行．溶血性貧血では免疫が関与していれば副腎皮質ホルモンを使用する．全身状態が悪いときは赤血球の輸血を施行する．血液疾患ではヘモグロビンを7 g/dL，慢性出血では6 g/dLを保つように輸血を施行するのが一般的である．[1038]

●**血球正常値(成人)**

分類	男	女
赤血球(万/μL)	450-610	380-530
ヘモグロビン(g/dL)	13-18	11-16
ヘマトクリット(%)	40-54	35-47
白血球(/μL)	4,000-8,000	
血小板(万/μL)	12-40	

●**発症様式からみた貧血の分類**

前赤芽球 → 好塩基性赤芽球 → 多染性赤芽球 → 正染性赤芽球 → 網赤血球 → 赤血球

再生不良性貧血(前赤芽球)　巨赤芽球性貧血・鉄芽球性貧血(好塩基性赤芽球)　溶血性貧血(赤血球)

貧血の看護ケア

【看護への実践応用】 WHOの基準では，ヘモグロビン濃度が成人男性では13 g/dL以下，成人女性では12 g/dL未満を貧血としている．貧血の症状は多彩で特異的ではないが，観察のポイントは，代表的な4つの症状(めまい，耳鳴，息切れ，動悸)および全身倦怠感，頭痛，易疲労感などの自覚症状である．また，他覚症状として粘膜の色や顔色不良，白髪や脱毛，爪の脆弱化やスプーン状爪(匙(さじ)状爪)，呼吸困難，易感染性などのほかに，頸部や心臓・血管系，神経・筋肉系などにも影響を及ぼすため，多彩な全身症状を観察し，適切なフィジカルアセスメントを行い，ケアに反映させる．また，ヘモグロビンの検査データの結果と症状により，日常生活動作の制限をし，酸素消費量を少なくする必要がある．

【ケアのポイント】 原因により異なるが，患者は労作により症状が悪化することが多いため，安静を保持できるように日常生活に対する援助を行うとともに，感染予防に努める．また体力保持の目的で高タンパク質・高エネルギー，ビタミンの豊富な食事，鉄欠乏性貧血などでは鉄分の多い食事が必要である．患者説明のポイントとしては，患者自身が疾患について理解し，日常生活が調整できるように指導する．また治療継続の必要性を，患者および家族に説明し協力を得る．[377] ⇨参貧血→2502

貧血食 diet for anemia 貧血の食事療法での食事のこと．貧血に対する治療は原因療法に加えて，高タンパク・高カロリー食，高鉄分食，高ビタミン食などの食事療法が行われる．鉄分はレバーやウナギ，ほうれんそう，大豆に，ビタミンB_{12}はレバー，カキ(牡蠣)，魚肉に豊富に含まれている．[442]

貧血性梗塞 anemic infarct 梗塞は肉眼所見より虚血性梗塞または貧血性梗塞と出血性梗塞に分けられ，貧血性梗塞は一般に充実性臓器や組織の動脈の閉塞により起こる．脾，腎の動脈はその主枝のみならず臓器内動脈も終末動脈であり，血栓・塞栓による閉塞は血液灌流を途絶し，その組織が凝固壊死に陥って梗塞をきたす．[1531] ⇨参梗塞→1027

貧血性雑音 anemic murmur 貧血に伴い血液粘稠度の低下，血流量および血流速度の増加により生じる収縮期雑音．雑音最強点は通常肺動脈領域にあるが，心尖部にもかなりの頻度で聴取できる．心房中隔欠損症の収縮期雑音と似る．[1432]

貧血性母斑 nevus anemicus ［貧血母斑］ 真皮の血管系の異常により，限局性に境界鮮明な青白い斑を示す病変．先天性，母斑性の疾患．日光照射による色素沈着は起こるが，物理的刺激や薬剤に対して発赤などの皮膚反応は生じない．[95]

貧血性無酸素症 anemic anoxia 出血などによる赤血球数の低下，機能的なヘモグロビン濃度の低下などにより，組織に酸素を運搬する能力が極度に低下し，組織が酸素欠乏状態になっていること．大量の出血，一酸化炭素中毒，塩素酸塩中毒，さまざまな貧血などによって生じる．無酸素状態のため，組織には不可逆的な障害が起こる．[1038]

貧血母斑⇨同貧血性母斑→2503

貧血網膜症 anemic retinopathy 貧血に合併した網膜症．鉄欠乏性貧血や白血病，再生不良性貧血などに伴って発症する．一般にヘモグロビン濃度6 g/dL以下，ヘマトクリット値30%以下のときに起こりやすいといわれている．通常，視力障害をきたさないが，高度の貧血の場合は網膜や視神経の虚血をきたし，視力障害を呈することもある．眼底では，網膜出血や白斑，静脈拡張などがみられる．原疾患に対する治療で貧血が改善すれば網膜症も改善する．[1309]

頻呼吸　tachypnea　呼吸数が増加した状態をいう．安静時における成人の呼吸数は1分間に16-20である．呼吸の深さが増した状態を指す過呼吸とは意味が異なるが，両者を併せもった状態，つまり呼吸数と呼吸の深さが増した場合を過換気という．[162]

貧困　poverty　経済的困窮状態である貧困は，飢餓や感染症の蔓延などの社会的要因となっている．開発途上国における主要な疾病は，安全な水や食糧の供給，保健医療などのプライマリヘルスケアの整備が不十分なのが原因であるといわれる．[41]

貧困妄想　delusion of poverty　自分の経済状況が困窮しており，どうにもならないと確信している妄想をいう．うつ(鬱)病患者でみられる場合，抑うつ気分から理解できる二次妄想とされる．[1434]

瀕死⇨回危篤→697

品質管理　quality control；QC　工業製品の製造について組み立てられた論理で，買い手の要求に合った品質の品物またはサービスを経済的につくり出すための手段の体系．近代的な品質管理は，統計的な手段を採用しているので，統計的品質管理という．また品質管理は関係者全員の参加と協力によって製造，財務，人事，教育などの企業活動の全段階にわたって実施される．これが臨床検査に導入され，検査結果の信頼性を保証する手段として利用されている．精度管理はその一部．看護や医療においてケアの質について触れるとき，特に「質の管理」という言葉が用いられている．[556]

品質保証　quality assurance；QA　通常は消費者の要求する品質が十分に満たされていることを保証するために，生産者が行う体系的な活動をいう．臨床検査では特に測定値の精密さと精確さを保証し，信頼性の高い結果を出せるようにすることを指す．医療においては特に質の保証といい，看護や医療の質を定期的に評価するプログラムを指す．[556]

ヒンジ領域　hinge region　［**蝶番**(ちょうつがい)**部**］　免疫グロブリンH鎖の中央部で折れ曲がる部分．H鎖は1つの可変部(V)領域と3つの定常(C)領域(C_H1，C_H2，C_H3)からなり，C_H1とC_H2の間にヒンジ領域が存在する．この部分をいわば支点のようにして2個の抗原結合部位がH鎖，L鎖のN末端に存在し，抗原を結合する．[1439]

ピンス徴候　Pins sign⇨回エワルト徴候→371

ビンスワンガー型白質脳症　Binswanger leukoencephalopathy⇨回ビンスワンガー病→2504

ビンスワンガー型老年認知症　senile dementia of Binswanger type　血管性認知症の一種であり，大脳の側脳室周囲の広範な白質病変を特徴とする疾患で，ビンスワンガー Binswanger 病と同義．病理学的には，病変部位に高度の脱髄 demyelination に加え，軸索 axon を含めた神経線維の脱落が認められる．また，脳内小動脈の線維性硝子様肥厚も認められ，その成因として高血圧，収縮期血圧の動揺，起立性低血圧などの血圧異常が重視されている．ベネット Bennett らはビンスワンガー病の診断基準として，①臨床的に明らかな認知症の存在，②以下の3項目のうち2項目の存在，1)血管系の危険因子あるいは血管疾患の存在(高血圧，糖尿病，虚血性心疾患，不整脈，心不全など)，2)局所性脳血管障害の存在(脳卒中の既往，錐体路徴候，感覚障害など)，3)皮質下性脳機能障害(パーキンソニズム，すくみ足，筋強直，尿失禁など)，③画像診断，1)X線CTにおける両側性の白質希薄化 leukoaraiosis〔脳室周囲低吸収域 periventricular lucency(PVL)〕，または2)MRIのT_2強調画像における両側多発性・びまん性の白質高信号〔脳室周囲高吸収域 periventricular hyperintensity(PVH)〕，をあげている．本疾患のPVLは不整形で左右差を示すものが多く，前角前方のみならず体部から後方に広がるものが多い．また，類縁疾患として，若年性遺伝性ビンスワンガー型血管性認知症があり，皮質下梗塞および白質脳症を伴った常染色体優性脳動脈症 cerebral autosomal dominant arteriopathy with subcortical infarcts and leukoencephalopathy；CADASIL などが知られる．本疾患は緩徐進行性の経過を示し，認知症に加え，歩行障害，仮性球麻痺が日常生活を制限し，末期には無動無言状態となる．特異的な治療法は確立していないが，脳循環改善薬，抗血小板薬の投与や血圧管理による認知症の進展抑制が期待されている．[1535] ⇨参ビンスワンガー病→2504，血管性認知症→902

ビンスワンガー脳症　Binswanger encephalopathy⇨回ビンスワンガー病→2504

ビンスワンガー病　Binswanger disease　［**ビンスワンガー脳症，進行性皮質下性血管性脳症，ビンスワンガー型白質脳症**］　スイスの精神・神経学者ビンスワンガー Otto L. Binswanger(1852-1929)が提唱した脳血管性認知症の代表的な疾患の1つで，大脳皮質に比べ大脳白質が広範に障害されることが特徴．50歳以降に発症し男性に多い．高血圧の既往があることが多く，大脳白質の細動脈に高度の動脈硬化が，大脳白質にびまん性の髄鞘の脱落と梗塞巣がみられる．神経学的には，皮質下性認知症を呈するほか，パーキンソニズム(筋固縮，動作緩慢，歩行障害，易転倒性)や不全片麻痺，錐体路徴候(腱反射亢進，バビンスキー Babinski 徴候陽性)，構音・嚥下障害，排尿障害(頻尿，尿失禁)，運動失調など，さまざまな神経徴候を伴う．画像検査(CT，MRI)では，両側性の高度の白質病変を有し，白質の希薄化，両側側脳室の拡大を認める．特異的な治療法はないが，過降圧に注意しながら降圧治療を行うことが重要．高血圧の既往がなく若年発症である場合，遺伝性疾患 CADASIL(cerebral autosomal dominant arteriopathy with subcortical infarcts and leukoencephalopathy，皮膚下梗塞および白質脳症を伴った常染色体優性脳動脈症)の可能性を考慮すべきである．[576]

ピンセット⇨回鑷子(せっし)→1734

ピンタ　pinta⇨参トレポネーマ〔属〕→2170

品胎　triplets⇨回三胎→1212

頻度依存性ブロック　frequency-dependent block　［**使用依存性ブロック**］　薬剤の効果が頻脈(頻度)に依存して増強する(ブロックが起こる)こと．薬剤の受容体への親和性は活動電位の時相で異なっており，例えばナトリウムチャネルに結合する薬剤では活動電位の0相(立ち上がり期)と2相(プラトー期)に結合し，4相(静止期)に解離する．したがって心拍数が遅いときは静止期が長くなるので薬剤が解離してしまうが，心拍数が速いときは薬剤がチャネルから解離する時間がなくなり，チャネルに高濃度に結合することとなって効果が増強する．[426] ⇨参イオンチャネル⇀217

頻度分布図 frequency distribution map ある集団に対して測定された区分の頻度の要約統計の分布を図示したもの．頻度とは計数的に測定した値，つまりその集団のうち何人(何匹，どの割合)がある値(または範囲)にあるのかを示すもの．また図示の仕方は国別・都道府県別・市町村別・町内会別など地域別，あるいはまったく違う区分別まで，用途によりさまざま．[21]

頻尿 pollakisuria, urinary frequency ［頻回排尿，尿意頻数］ 排尿回数の異常な増加をいう．頻尿をきたす疾患または状態としては，①尿量の増加(多飲，尿崩症，糖尿病など)，②膀胱容量の器質的減少(膀胱壁自体の変化，膀胱内腔の病変，膀胱壁外からの圧迫など)，③膀胱容量の機能的減少(神経因性膀胱，前立腺疾患などの下部尿路の閉塞性疾患)，④膀胱の排尿筋の反射亢進(炎症，排尿中枢の制御障害，膀胱三角部の刺激など)，⑤心因性(神経性頻尿)がある．排尿回数の増加が特に夜間に著しいものを夜間頻尿という．[474]

頻拍⇨同頻脈⇀2505

頻拍後 T 波逆転 post-tachycardiac T wave inversion ［カーディアックメモリー］ 長時間持続した頻拍(特に心室頻拍)が洞調律に復帰した際，12 誘導心電図上一部の誘導で T 波の逆転が認められる現象．カーディアックメモリーともいい，興奮伝播過程が変化したあとにも以前の再分極特性が残存するために起こる．洞調律時の T 波の方向は当初，心室頻拍の QRS 波の向きにほぼ一致し(QRS 波が陰性であった誘導で T 波が逆転する)，そのあと徐々に本来の向きに変わる．このような T 波の逆転現象は，心室頻拍以外にも心室ペーシングのあとや間欠性ウォルフ・パーキンソン・ホワイト Wolff-Parkinson-White(WPW)症候群で認められる．本現象は急性の心筋虚血や心筋梗塞とまちがわれやすいので注意を要する．[426]

頻拍性心室調律 accelerated idioventricular rhythm；AIVR 洞房結節は正常に刺激を送る機能を有しているにもかかわらず，なんらかの理由で洞調律より少し速い頻度(100/分以下)で心室から規則的な興奮が送られている状態をいう．この調律の多くはヒス His-プルキンエ Purkinje 系〜心室での自動能の亢進の機序に基づいている．[426]

頻発月経 polymenorrhea 24 日以下の月経周期が連続する場合．無排卵周期が多いが，卵胞期の短縮ないし黄体期短縮によることもある．基礎体温で鑑別される．不正出血を月経と誤解することもある．治療が必要なときは，カウフマン Kaufmann 療法あるいはクロミフェンクエン酸塩による排卵誘発を行う．[998]

ピンポンボール骨折 ping-pong ball fracture ［ダービーハット型骨折］ 頭蓋骨骨折は形状により線状骨折，陥没骨折，粉砕骨折に分類され，ピンポンボール骨折は乳幼児に起こる特殊な陥没骨折である．乳幼児の頭蓋骨は成人に比して薄く弾力性に富むため，外力が加わった部分を中心に凹むことが多く，この形状から名づけられた．[327]

頻脈 tachycardia ［頻拍］ 心拍数が 1 分間に 100 以上の状態をいう．小児は全般に心拍数が多く 100 を超えても生理的なものであることが多い．生理的な頻脈として洞房結節から速い頻度で刺激が送られることにより生じる洞性頻脈がよくみられるが，これは激しい運動や発熱，精神的高揚による交感神経刺激状態などでも生じる．一方，病的な頻脈には心房頻拍，心房細動，心房粗動，発作性上室性頻拍，房室接合部頻拍，心室頻拍，心室細動などがある．[426] ⇨参徐脈⇀1495

頻脈性異所性調律 accelerated ectopic rhythm 洞房結節は正常に刺激を送る機能を有しているにもかかわらず，なんらかの理由で洞房結節以外の部位(心房，結節部，心室)から洞調律より少し速い頻度(100/分以下)で規則的な興奮が送られている状態．[426]

頻脈性(型)不整脈 tachyarrhythmia 頻脈を呈する不整脈の総称．上室性のものと心室性のものとに大別される．上室性には心房細動，心房粗動，心房頻拍，発作性上室性頻拍(房室回帰性頻拍，房室結節回帰性頻拍)，房室接合部頻拍などがあり，心室性のものには心室頻拍，心室細動，トルサード・ド・ポアント torsades de pointes，脚枝間リエントリーなどがある．[426]

ふ

ファージ　phage⇨回バクテリオファージ→2363

ファーストメッセンジャー　first messenger　［第1メッセンジャー，第一次情報伝達物質］　生体内の分子レベルでの情報伝達物質 signal messenger には，サイトカイン，ホルモンなどのファーストメッセンジャー（第一次情報伝達物質）と，ファーストメッセンジャーによってもたらされたシグナルを，細胞内に伝達するセカンドメッセンジャー（第二次情報伝達物質）とがある．ファーストメッセンジャーによるシグナル伝達は，サイトカインやホルモンが標的細胞の細胞膜受容体に結合することで行われる．[1335]　⇨参セカンドメッセンジャー→1713

ファーター乳頭⇨参十二指腸乳頭→1381

ファーター乳頭炎　Vater papillitis⇨回オッディ乳頭炎→407

ファーター乳頭形成術⇨回乳頭形成術→2235

ファーター乳頭切開術　sphincterotomy　［乳頭括約筋切開術］　経十二指腸的に乳頭を切開する方法で，総胆管と膵管が開口するファーター Vater 乳頭部の括約筋を切開する．嵌頓結石や胆管結石の摘出，乳頭狭窄症などに対して行われる．かつては開腹下に行われることが多かったが，最近では内視鏡的に十二指腸乳頭部へアプローチして電気メスで同部を切開する内視鏡的乳頭括約筋切開術 endoscopic sphincterotomy（EST）が行われることが多い．また，乳頭括約筋を切開せずにバルーンで拡張して総胆管内の小結石を取り除く内視鏡的乳頭バルーン拡張術 endoscopic papillary balloon dilatation（EPBD）という手技も最近広く行われるようになっている．[106]

ファーター・パチニ小体　Vater-Pacini corpuscle⇨回層板小体→1825

ファータイルユーナック〔症候群〕　fertile eunuch syndrome　fertile eunuch は適切な日本語訳がないが，妊孕（にんよう）能を有する類宦官（かんがん）症（精巣機能低下症）という意味であり，続発性精巣機能低下症のまれな病型の1つと考えられている．男性二次性徴の発現が不十分であるにもかかわらず造精機能を保持している病態で，病因としてはLH（黄体形成ホルモン）単独欠損症によるものと推定されている．最も一般的なゴナドトロピン単独欠損症の軽症型との区別は困難．治療にはhCG（ヒト絨毛性ゴナドトロピン）の投与が行われる．[1431]

ファーバー試験　Farber test　新生児の消化管が閉塞しているかどうかを調べる顕微鏡的検査．胎児は胎生期に，羊水とともにうぶ毛や皮膚の脱落細胞を飲み込んでおり，消化管を通って胎便中に排泄される．うぶ毛や皮膚の脱落細胞が胎便中にみられない場合は消化管が完全に閉塞していることを示す．[1631]

ファーマコゲノミクス　pharmacogenomics　薬理学 pharmacology とゲノムの構造や機能を解析するゲノミクス genomics の造語．薬理ゲノム学または薬理ゲノミクスともいわれる．患者の遺伝子の情報をもとに，①個々人の遺伝子が医薬品にどのような影響を及ぼすかを調べ，最適な薬剤を選択すること（オーダーメイド医療，テーラーメイド医療），さらには②特定の疾患群の患者に共通な遺伝的特徴を把握し，その疾患に特異的な効力を発揮する薬剤の開発（ゲノム創薬）を研究する学問領域である．⇨参ゲノム創薬→933，オーダーメイド医療→398

ファーマシー　pharmacy　①調剤：薬剤の調合・処方．②薬局：調剤の業務を行う場所．③薬学：調剤および薬剤投与を研究する学問．[1505]

ファール病　Fahr disease　特発性非動脈硬化性脳内脈管石灰化症．大脳基底核や小脳歯状核に石灰化を生ずる．一般に副甲状腺機能低下症は伴わない．錐体路・錐体外路徴候，てんかん，知能障害などを呈する．[584]

ファイアウォール　firewall　［パーソナルファイアウォール］　外部のネットワークからの不正なアクセスやコンピュータウイルスなどによって引き起こされるシステム異常やデータの漏洩などを阻止して，システムの安定性を確保することをネットワークセキュリティ対策と呼び，ファイアウォールはその手段の1つ．インターネット（外部のネットワーク）とLAN（内部のネットワーク）の間に障壁となるソフトウェアや機器を導入することにより，外部からの不正なアクセスを制限することができる．ウイルスとは，広義では自己増殖能力をもちコンピュータに悪影響を及ぼす不正なプログラムの総称．自分が感染すると周囲のコンピュータにも感染して被害を広げる危険があるので，ウイルス対策は各自の責任である．特に暴露ウイルスと呼ばれるものは悪質で，パソコンに保存されているさまざまな情報をネット上に流出させてしまう．Winny（ウィニー）というファイル交換ソフトを使用しているパソコンがこの暴露ウイルスに感染したことが原因で情報漏洩が起こり社会問題となっている．スパイウェアとは，ユーザーのキーボード操作やインターネットの閲覧履歴などの情報を集めて，あらかじめ設定された相手に送信したりするソフト．広義ではユーザーの了解なしにインストールされ，コンピュータの動作に不具合をもたらすソフトの総称．スパムメール（迷惑メール）は，受信側の承諾なしに一方的に送りつけられてくるメールのことで，ほとんどが不要な勧誘や広告．パーソナルファイアウォールとアンチウイルスソフトを導入するとともにOSのセキュリティアップデートを実施することにより，上記の障害の大半を防止することができる．ネット利用者にはネットワークセキュリティ対策の責任が求められる．[1341]　⇨参LAN→75，インターネット→298

ファイト・スメリー法　Veit-Smellie maneuver　腰部や足が先進している骨盤位分娩において手，足，体幹が娩出したあとに，児頭を娩出する方法として最も一般的な手技．術者の右の第2,3指間で児の首をはさみ，他指を肩にかけ，左の示指先端を腟内の児の口の中に入れ顎を胸に引きつけ小斜径周囲で産道を通過できるように牽引する方法．合併症には鎖骨骨折や腕神経叢麻痺がある．ファイト Aloys C. C. Gustav Veit はドイツの産婦人科医(1824-1903)，スメリー William Smellie はスコットランドの産科医(1697-1763)．[1323] ⇨参骨盤位牽出術→1116

ファイバースコープ fiberscope 細く柔軟性のあるガラス繊維の束からなる内視鏡．先端から入った光を全反射させ，反対側に伝えるガラス繊維の性質を利用している．臨床応用された1960年代以降，急速に普及した．従来の内視鏡に比べファイバー径が細く，操作性が向上した医療用内視鏡である．その他，産業機器の分野では密集した精密機械内部の点検に用いられるなど，幅広い用途をもつ．[1065,790]

ファイル file 書類．コンピュータにおいて，プログラムやデータを一定の規則に従ってハードディスクやフロッピーディスクなどの記憶装置に記録したもの．テキストファイルとバイナリーファイルがあり，前者は文書を，後者はデータやオブジェクトプログラムを収めたものを指す．通常，ファイルにはファイルの名前(ファイル名)のほかに拡張子(.txt や .xls, .doc など)がつけられており，これによってファイルの種類が判別できる．なおウィンドウズ Windows やマックオーエス Mac OS などのコンピュータ画面では，ファイルはその種類別にデザインの異なるアイコン(絵や記号)で表される．[1418]

ファウラー位 Fowler position ［**半座位，セミファウラー位**］ ベッドの頭部を約30-60度挙上し，上半身を起こした体位．横隔膜や内臓が下がり，胸郭の運動も大きくなるため呼吸しやすく，臥位と比較して脳からの静脈還流量は増加し，下半身からの静脈還流量は減少するため，うっ血性心不全や呼吸困難な状態を緩和できる．逆に下肢の浮腫や血圧の急な下降がある場合は避けるべきである．回復期における仰臥位から座位への移行過程に活用される．膝を屈曲させることで上半身が下方にずれ落ちることを防ぎ，腹部や下肢の筋緊張緩和が図れる．ベッド頭部を20度程度挙上した体位はセミファウラー位という．ファウラー George R. Fowler はアメリカの外科医(1848-1906)．[1542]

●ファウラー位

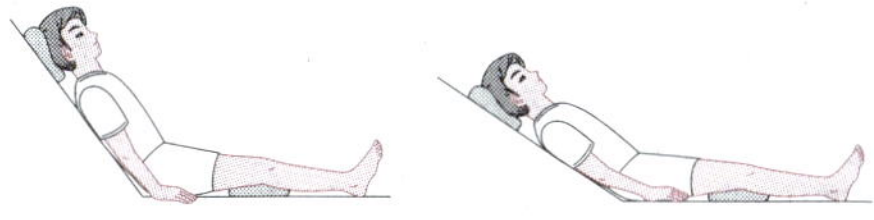

ファウラー検査 Fowler test ［**両耳音の大きさバランス検査**］ 聴力検査の手法の1つで，主に内耳性難聴に特有の補充現象(リクルートメント recruitment 現象)を検出することを目的とした検査．補充現象とは，閾値より強い音を聞いた際，健常耳に比し，実際に強くした以上に大きな音として感じられる現象をいう．本検査は，一側の難聴を対象に，まず健側耳に閾値より20 dB(デシベル)強い音を与え，続いて患側耳で同じ大きさの音と感じる音の強さを求める．患側耳でも閾値上20 dBの場合を補充現象陰性とし，20 dB以下の場合を陽性とする．その後，同様に20 dBごとに強い音を与え，数回これを繰り返す．ファウラー Edmund Prince Fowler はアメリカの耳鼻科医(1873-1966)．[211]

ファウラー法 Fowler method 解剖学的死腔量を測定する方法．ゆっくりと純酸素を吸入し，一定の速度でゆっくりと呼出する．その経過中の呼気の窒素ガス濃度と呼気流量を連続的に測定する．呼出直後には窒素ガス濃度0の死腔ガスが排出され，次いで死腔-肺胞混合ガス，肺胞ガスと順次呼出され，窒素ガス濃度は一定の値となる．死腔-肺胞混合ガスのコンパートメントを死腔と肺胞ガス成分に分割し，死腔量を算出する．[1213]

ファゴサイトーシス⇨同食作用→1474

ファゴソーム phagosome ［**食べ込み小胞，食胞**］ 細胞膜が積極的に関与して，大型の物質や細胞などを包み込んで細胞内に取り込む現象を食作用 phagocytosis，あるいは食べ込み作用と呼ぶ．食べ込み作用により細胞内に取り込まれた構造をファゴソーム(食胞)という．水解小体(リソソーム)と融合して加水分解酵素により食べ込んだものが消化される．免疫防御系の抗原提示細胞であるマクロファージ(大食細胞)によくみられる．また，顆粒白血球の好中球も活発な食作用を行い，侵入した細菌や異物への対応にあたる．[1044] ⇨参貪食細胞→2173，食作用→1474

ファゴライソソーム⇨同ファゴリソソーム→2507

ファゴリソソーム phagolysosome ［**リソファゴソーム，ファゴライソソーム**］ 食細胞が行う食作用の過程で，リソソームとファゴソームが融合して形成される構造体(小胞)．リソソームの加水分解酵素によりファゴソーム内の貪食された外来物質を分解する．[1225]

ファシリテーションテクニック facilitation technique ［**促通手技，神経筋促通法，神経生理学的アプローチ**］ 神経生理学的知見あるいは発達学的な理論を背景にし，運動機能の回復を促通(促進)することを目的とした手技．感覚入力の操作によって中枢神経系へ影響を及ぼし，不足した正常の要素を促通し，異常な反射機構を抑制しようとすのもの．代表的な方法には，ブルンストローム Brunnstrom 法，PNF 法(固有受容体神経筋促通法)，神経発達学的側面から運動学習をとらえたボバース Bobath 法などがあげられる．これらの中で最も代表的なものはボバース法で，これは，イギリスの医師であるカレル=ボバース Karel Bobath(1906-91)と理学療法士のベルタ=ボバース Berta Bobath(1907-91)により開発され，1940年代に始められたリハビリテーション治療概念の1つであり，異常な姿勢パターンを制御することにより正常な筋トーヌスを得ることを目的としている．[1189]

ファス抗原 Fas antigen⇨同Fas 抗原→49

ファビズム favism ［**ソラマメ中毒**］ 地中海沿岸地方で fava bean(ソラマメの一種)の摂取により急性溶血発作をきたす疾患が古くからファビズム favism として知られていた．発熱，腹痛，重症貧血，意識障害などが認められ，赤血球酵素であるグルコース-6-リン酸脱水素酵素(G6PD)欠乏症患者に起こることがわかった．[1233] ⇨参グルコース-6-リン酸デヒドロゲナーゼ欠損症→834

ファブ分類《急性白血病の》⇨同FAB 分類《急性白血病の》→49

ファブリー病 Fabry disease⇨同広汎性体幹角化血管腫→

1051
ファブリカ　Fabrica　ベルギー生まれの解剖学者ヴェサリウス Andreas Vesalius(1514-1564)が1543年に出版した解剖学書で，近代解剖学の出発点となる歴史的大著．正式の表題を『De humani corporis fabrica libri septem(人体の構造についての7巻)』といい，『ファブリカ』は略称．ヴェサリウスは1537年にイタリアのパドヴァ大学の解剖学教授となり，その後5年半ほどの研究のあと，この本を著した．ほぼA3判で，全体で700ページをこえる大著の『ファブリカ』には，骨格人や筋肉人をはじめとする精緻でありかつ美術的にもすぐれた多数の解剖図が含まれている．内容は本の表題のとおり7巻に分かれ，①骨，②筋，③血管，④神経，⑤腹部内臓，⑥胸部内臓，⑦頭部の器官，を扱っている．ヴェサリウスの時代には，古代ローマのガレノス Claudius Galenus(129-201頃)が医学における絶対的権威として尊ばれていた．しかし『ファブリカ』により人体そのものを観察し，観察したことをもとにして考える，という近代医学の基礎が築かれた．[655]

●ファブリカ

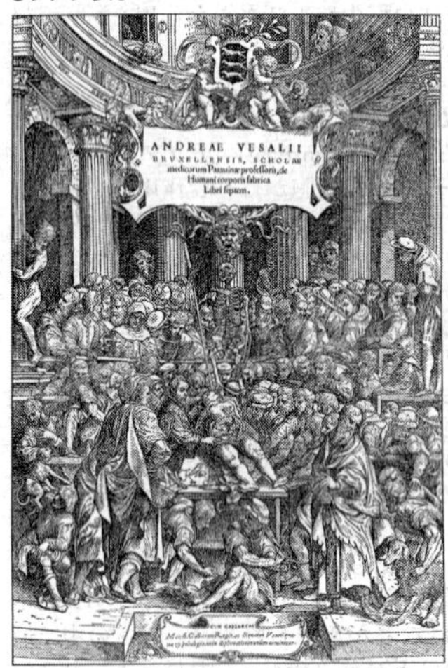

ファブリキウス嚢　bursa of Fabricius　鳥類の総排泄腔の近くにあるリンパ組織で，体内のすべてのBリンパ球を産生する．ヒトなどの哺乳類には存在しないが，成体では骨髄がファブリキウス嚢相同器官であり，B細胞産生のほとんどが行われる．B細胞のBは，ブルサ bursa(嚢)のBをとったものである．ファブリキウス Hieronymus　Fabricius はイタリアの解剖学者(1537-1619)．[1439]　⇨参ブルサ相同器官→2586，B細胞→31

ファミリーカウンセリング　family counceling　[家族カウンセリング，家族精神療法]　クライアントの属する家族のダイナミズムを重視し，家族構成員を対象に行うカウンセリング，精神療法．障害児・思春期障害患者の親，認知症患者の家族，慢性の精神疾患患者をもつ家族などが対象となる．疾患に関する情報を与える教育的アプローチ，心理的サポート，問題解決技法などの方策が用いられ，家族カウンセリング，家族療法と呼ばれることが多い．従来，神経症から精神疾患に至るまでの主に精神的な問題は患者個人の問題としてとらえられるのが一般的であった．しかし，1956年にイギリスの社会人類学者ベイトソン Gregory Bateson(1904-80)が統合失調症患者とその家族とのコミュニケーションを分析した「二重拘束説 double bind theory」を提唱．患者対家族の関係に目が向けられ，やがて神経症を含む精神疾患は，家族全体のコミュニケーションのゆがみ，家族サブシステム(成員同士)間の関係性のゆがみであると認識され，家族システムの問題としてとらえられるようになった．その後，家族システム理論とコミュニケーション論を基礎に，家族精神医学が発達し，家族全員が治療の対象であると考えられるようになった．具体的な方法としては，家族合同面接が行われることが多い．その様子を観察することで，だれが家族の力動を支配しようと試みているか，両親間の結びつきの度合いはどうか，患者となっている成員に実は家族のダイナミクスの問題点が未解決のまま押しつけられていないかなどが理解できる．基本的には，祖父母，両親，兄弟(姉妹)といった世代を同一にする者同士の連合が強く，世代間境界が明確な家族ほど健康であると考えられている．他方，例えば摂食障害や非行などの問題行動は，世代間境界が明らかでなく親子連合が強すぎる場合や，逆に適切な世代間での結びつきがみられないことが原因となる場合がある．観察をもとに，家族全体のシステムの結びつき方を変革し，本来問題の解決にあたるべき成員がその任につきうるように調整を図るのもファミリーカウンセリングの1つの方策である．[170]　⇨参家族療法→517

ファモチジン　famotidine　H_2受容体拮抗性の酸分泌抑制薬(H_2ブロッカー)の1つ．胃粘膜壁細胞のヒスタミンH_2受容体を遮断し，強力かつ持続的な胃酸分泌抑制作用を示す．消化性潰瘍の攻撃因子である塩酸やペプシンの分泌を抑制し，粘膜防御因子を相対的に優位にすると考えられている．普通錠，口腔内崩壊錠，散剤および注射剤がある．胃・十二指腸潰瘍，吻合部潰瘍，消化性潰瘍，急性ストレス潰瘍，出血性胃炎による上部消化管出血，逆流性食道炎，ゾリンジャー・エリソン Zollinger-Ellison 症候群などに適応があり，また注射剤は大手術などの侵襲ストレスによる上部消化管出血の抑制や麻酔前投薬にも適応．安全性が比較的高く，消化性潰瘍とその類縁疾患の標準的治療薬である．[204,1304]　商ガスター

ファヨール　Henri Fayol　フランスの実業家(1841-1925)．成功する管理職とは，管理機能の基本(計画，組織化，行動化，統制)をよく理解してそれを実践することだと説いた．それまでの官僚的管理から経営的管理アプローチの発展に貢献した．労働の分化，権力・指示の一本化，報酬，公平など14の管理原則を提案した．[415]

ファラッド　farad；F　静電容量の単位．コンデンサーの大きさを示す．たくわえる電気量を電気容量(キャパシタンス)と呼び，ファラッド(F)という単位で表す．[153]

ファレウス・リンドクビストの効果　Fahraeus-Lindqvist effect　一般に流体の粘性率は流れる管の径に

よって変化しないが，血液の場合，血管の内径が300 μm以下になると，細ければ細いほど見かけの粘性率が低くなる現象をいう．細い血管では血管の中心を赤血球が，周辺を血漿成分が流れることによる．血管径が小さいほどその影響が大きい．ファレウス Robin Sanno Fåhraeus（1888-1968）はスウェーデンの生理学者．リンドクビスト Johan Torsten Lindqvist（1906生）はスウェーデンの医師．[229] ⇨参軸集中効果→1260

ファレン徴候 Phalen sign ティネル Tinel 徴候とならんで手根管症候群の診断に有用な徴候の1つ．手関節を強く屈曲位として1-2分間保つと，指のしびれ感が増強し，もとに戻すと軽快する現象を指す．手根管は手関節の骨と横手根靱帯で構成されている間隙で，この中を正中神経が走っている．この部位で正中神経が何らかの原因で障害され，手関節部より末梢部の神経障害を起す病態を手根管症候群という．[716] ⇨参手根管症候群→1389，ティネル徴候→2053

ファロイジン phalloidin〔e〕 タマゴテングタケ，ドクツルタケなどの毒キノコに含まれる環状ペプチドで肝細胞毒性をもつ．経口摂取により突然の激しい下痢，嘔吐，腹痛，さらに肝機能障害，腎不全を起こす．上記のキノコはさらに毒性の強いアマトキシン（αアマニチン，βアマニチン）なども含有する．[1013]

ファロー三徴症 trilogy of Fallot 心房中隔欠損，肺動脈狭窄，右室肥大を合併している先天性心奇形．現在ではほとんど使われていない用語．[319] ⇨参ファロー四徴症→2509

ファロー四徴症

tetralogy of Fallot；TOF，T/F

【定義】ステンセン Niels Stensen が第1例を報告（1673）してファロー Étienne-Louis A. Fallot によって概念が確立（1888）された先天性心疾患．①**肺動脈（右室流出路）狭窄**または閉鎖（閉鎖は極型ファロー extreme Fallot またはスーパーファロー super Fallot とも呼ばれる），②**心室中隔欠損**，③**大動脈騎乗**，④**右室肥大**，の四徴をいう．

【病態】右側大動脈弓，心房中隔欠損，動脈管開存，左上大静脈遺残，肺動脈弁欠如，CATCH 22（22番染色体部分欠失），ダウン Down 症候群などの合併がみられる．先天性心疾患中11-15%を占め，軽度の男性優位を示す．乳児期から小児期にチアノーゼ発作や蹲踞（そんきょ）姿勢などが出現する．聴診で収縮期雑音と単一Ⅱ音が聞かれ，胸部X線写真で木靴型心陰影，心電図で右室肥大所見がみられる．

●ファロー四徴症（極型）

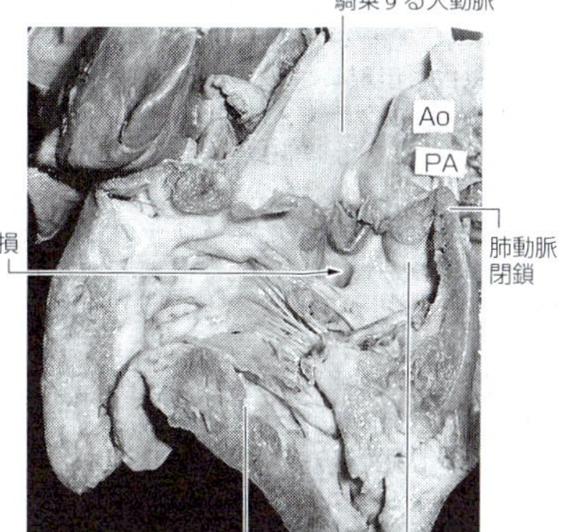

【治療】鎖骨下動脈を肺動脈に吻合するブラロック・タウシッヒ Blalock-Taussig 手術や心内修復根治手術の適応がある．チアノーゼ発作にはβ遮断薬が投与される．[319] ⇨参ブラロック手術→2578

ファロー四徴症兼肺動脈閉鎖 tetralogy of Fallot with pulmonary atresia⇨同心室中隔欠損を伴う肺動脈閉鎖→1552

ファロー四徴症心内修復術 ⇨同コノトランカルリペアー法《ファロー四徴症の》→1125

ファロー五徴症 pentalogy of Fallot ファロー Fallot 四徴症（TOF）に心房中隔欠損を合併する奇形で，TOFに卵円窩型心房中隔欠損が合併する率は15%とかなり多い．最近ではほとんど使われない用語である．[319]

ファロッピオ管 aqueduct of Falloppio，Fallopian canal⇨同顔面神経管→655

ファロピウス管 fallopian tube⇨同卵管→2902

不安 anxiety 漠然とした未分化な恐れの感情．恐怖がはっきりとした外的対象に対するものであるのに対し，不安は内的矛盾から発する，対象のない情緒的混乱とされる．不安は身体的表出を伴うことが多く，動悸，血圧変動，発汗，めまい，悪心，瞳孔散大などがみられる．不安はほとんどの精神疾患でみられるが，それが主症状となるのは従来，不安神経症と呼ばれてきたものである．最近，何らかのきっかけで発作的に出現する不安が主症状のものをパニック障害，慢性に持続する場合を全般性不安障害と呼ぶようになった．[1607]

ファンクショナルイメージ functional image ［**機能画像**］ 臓器の放射性核種（RI）の摂取率や洗い出し率などの機能量を1枚の画像で表示したもの．まず連続撮影を行って，画像の各画素についての時間放射能曲線を作成し，それを解析して必要な機能量を算出する．次にその数値の大きさを濃度差に変換し，各画素に割り当てることで機能画像が作成される．心臓の局所収縮の強さと収縮の遅れを表す位相解析画像は広く普及している．[737] ⇨参機能描画法→701

ファンクショナルイメージング functional imaging⇨同機能描画法→701

ファンクショナルリーチ functional reach 身体のバランス機能を測定する簡便な検査．立位で壁の定規に対して平行に腕を伸ばし，手指の先端部分の位置を確認後，前方のできるだけ遠くに届くように手を伸ばして，再度，移動した距離を測る．[812]

不安啓示精神病 〔D〕Angst-Eingebungspsychose⇨同不安至福精神病→2510

不安恍惚妄想病 〔D〕ängstlich-ekstatische Wahnpsychose⇨同不安至福精神病→2510

ファンコニ症候群 Fanconi syndrome ［**デ=トーニ・ドゥブレ・ファンコニ症候群**］ 近位尿細管の再吸収障害をはじめとする広範な腎尿細管機能障害のため起こる症候群．腎性糖尿，アミノ酸尿，低リン血症，代謝性アシドーシスが引き起こされ，くる病や骨軟化症などの骨変化を呈する．病態生理は以下のとおり．①近位尿細管におけるブドウ糖再吸収閾値低下→腎性糖尿，②アミノ酸尿，③リン再吸収低下→リンクリアランス上昇→高リン酸尿症→血中リン低下→低リン血症，④カルシウム再吸収低下(ビタミンD活性化障害)，骨軟化症，くる病，⑤カリウム再吸収低下→低カリウム血症，⑥近位尿細管における代謝性アシドーシス(アニオンギャップ正常)，重炭酸イオンHCO_3^-の再吸収低下→Ⅱ型尿細管性アシドーシス(RTA)→低カルシウム血症，⑦尿細管性タンパク尿を示す(尿中リゾチーム，β_2ミクログロブリンの増加など)．[987] ⇒参リニャック・ファンコニ症候群→2928

ファンコニ貧血　Fanconi anemia　先天性再生不良性貧血の一種．スイスの小児科医ファンコニGuido Fanconi(1892-1979)によって報告された．低身長，骨格異常，皮膚の色素沈着，腎尿路系奇形などを合併する常染色体劣性遺伝疾患．10%に悪性腫瘍の合併もみられる．14-25%では前述の身体的特徴を欠く．染色体の脆弱性が特徴的で，患者のリンパ球・造血細胞および線維芽細胞はDNA修復不全，酸化的ストレスに対する感受性増大，細胞寿命の短縮などのさまざまな細胞遺伝学的異常を示す．このため，アルキル化剤や放射線に対する感受性が亢進している．またヘモグロビンFの増加が認められる．治療にはアンドロゲン投与や造血細胞移植が施行される．造血細胞移植の際にはアルキル化剤の減量を考慮する必要がある．生命予後は不良で，予測される生存年齢の中央値は30歳．[659] ⇒参再生不良性貧血→1158

不安至福精神病　〔D〕Angst-Glückspsychose　［不安啓示精神病，不安恍惚妄想病，不安多幸精神病］　レオンハルトKarl Leonhard(1904-88)が提唱した類循環性精神病〔D〕zykloide Psychoseの3つの亜型の1つ．ほかに運動精神病，錯乱精神病がある．これらはいずれも急性に発症し，病相的に経過し，欠陥を残さぬことが特徴であり，亜型相互の間には移行がみられる．不安至福精神病では，不安と至福ないし恍惚が両極として現れる．不安精神病では，非難や脅迫の内容の関係念慮や幻覚が，また至福精神病では自分の立場に関する誇大念慮や他人を幸福にする力があるという誇大念慮がみられる．この2つの極は長い間欠期をはさんで起こることもある．[181] ⇒参変質精神病→2645

不安障害　anxiety disorder　1980年のアメリカ精神医学会の『精神疾患の診断・統計マニュアル第3版』(DSM-Ⅲ)では，神経症概念は採用せず，神経症を不安障害，身体表現性障害および解離性障害に分割し，主観的に体験される顕著な不安を中心症状とする疾患が不安障害としてまとめられた．DSM-Ⅲの改訂版DSM-Ⅳ-TRで不安障害は，広場恐怖を伴う(または伴わない)パニック障害，パニック障害の既往歴のない広場恐怖，特定の恐怖症，社会恐怖，強迫性障害，外傷後ストレス障害，急性ストレス障害，全般性不安障害，一般身体疾患による不安障害，物質誘発性不安障害，特定不能の不安障害に分類されている．WHOの「国際疾病分類」(ICD-10)では神経症性障害，ストレス関連障害および身体表現性障害のカテゴリーの中に含められている．ただ神経症という病態がなくなったわけではない．正確な診断を要求されるときは神経症という包括的な考えでは不十分であるとの指摘もある．[581]

不安神経症　anxiety neurosis　フロイトSigmund Freud(1856-1939)は不安を主症状とする神経症として神経衰弱から不安神経症を分離し，疾患単位として位置づけた．神経症の中で最も多く，症候学的には，全般的な刺激性，対象のはっきりしない漠然とした浮動性不安，心悸亢進や呼吸困難，発汗，死の恐怖などを伴う強い不安感に襲われる不安発作，および慢性の懸念，予期不安がみられるが，中でも不安発作が特徴的．近年，不安発作はパニック発作として身体的な面からの研究が進み，パニック障害(DSM-Ⅲの分類)へと導かれた．他方，慢性の懸念や予期不安が持続する場合は，多数の出来事や活動について過剰に心配(憂慮)し，しかもその心配をコントロールできないことを特徴とする全般性不安障害としてまとめられた．治療は抗不安薬や抗うつ(鬱)薬の有効性が認められ精神療法との併用が重視される．[581]

不安多幸精神病⇒同不安至福精神病→2510

不安定因子　labile factor⇒同第Ⅴ因子→1855

不安定型糖尿病⇒同ブリットル型糖尿病→2582

不安定型ヘモグロビンA_{1c}　unstable glycohemoglobin A_{1c}　ヘモグロビンとブドウ糖が酵素を介さないで結合するとき，不安定なアルジミン(不安定型HbA_{1c})を経てアマドリ転位し，酸により加水分解を受けにくいケトアミン(安定型HbA_{1c})となる．初期生成物のアルジミンは可逆的であり，不安定型HbA_{1c}と呼ばれる．不安定型HbA_{1c}は総HbA_{1c}の10-20%を占め，血糖値の変動に速やかに反応するため，長期の血糖コントロールの指標としては用いにくく，現在では陽イオン交換カラムを用いた高性能液体クロマトグラフィー(HPLC)にて不安定型HbA_{1c}を除いた，安定型HbA_{1c}を指標として用いている．[418]

不安定狭心症　unstable angina　安定狭心症に対する用語で，狭心症を症状の出現のしかたや強さ，時間により分類したものの一型．安定・不安定狭心症に分けるこの分類は心筋梗塞への移行の予測に役立てるためのものである．不安定狭心症は冠動脈の粥腫の破綻，血小板凝集，血栓形成により血流が遮断される急性冠症候群のカテゴリーに属するが，急性心筋梗塞や突然死に移行する可能性の高い狭心症と考えられている．ブラウンワルドBraunwaldの重症度分類では，クラス1：労作性狭心症の新規出現あるいは増悪，クラス2：1か月以内に出現した安静時狭心症(ただし，48時間以内は無症状)，クラス3：48時間以内の安静時狭心症，に分類される．48時間以内の虚血症状の進行(安静時の)，20分以上の胸痛，心不全，不整脈の合併，心電図異常(新たに出現した脚ブロック，深い陰性T波，Q波の出現)，トロポニンI，トロポニンTの著明な上昇などはハイリスク群であり，心筋梗塞と同程度に予後不良である．不安定狭心症と診断がついたらCCU(冠疾患集中治療室)に収容して24時間心電図モニターを行い，抗血小板薬(アスピリン)，抗凝固薬(ヘパリン)，抗狭心症薬(β遮断薬，硝酸薬，カルシウム拮抗薬)を使用する．薬物で発作が抑制できないときは冠動脈造影を施行して血管形成術あるいは冠動脈バイパス手術などを考慮するが，ステントの使用が一般化してからは，早期のPCI(経皮冠状動脈インターベンショ

ン)が薬物療法より優れるというデータが示されている.[1314] ⇨参狭心症⇀757, 安定狭心症⇀207

不安定な愛着 insecure attachment 精神的な安全と安定を示す「安定した愛着」に対する用語. 愛着対象にしがみつく, 拒絶されることに恐れを抱く, いらだち, 警戒心, 回避, 怒りなどを表すなど精神的なきずなの不安定さを示す. 子どものパーソナリティ発達に影響を及ぼすと考えられている.[239] ⇨参愛着⇀132, 愛着行動⇀132

不安定排尿筋 unstable detrusor⇨同不安定膀胱⇀2511

不安定ヘモグロビン unstable hemoglobin アミノ酸の置換または欠損によりヘモグロビンの三次元の形が変化して, 分子構造が不安定になったもの. 不安定ヘモグロビンは自己酸化によりハインツ Heinz 小体を形成する. ハインツ小体が赤血球内に沈殿し赤血球変形能が減弱すると溶血をきたし貧血となる. 遺伝形式は常染色体優性遺伝である.[1038] ⇨参ハインツ小体溶血性貧血⇀2358

不安定膀胱 unstable bladder [不安定排尿筋] 1981年に国際禁制学会 International Continence Society (ICS)が「明らかな神経学的異常を認めず, 排尿を抑制しようとしているにもかかわらず排尿筋(膀胱)が収縮する状態」と定義. これに対して神経学的異常に基づく排尿筋の活動状態は排尿反射亢進と定義した.[118]

ファントスクロル定量法 Fantus test for urinary chloride 尿中の食塩を定量する古典的な測定法. 小ピペットで試験管に尿を10滴とり, これにクロム酸カリウム液を指示薬として加え, 硝酸銀液を1滴ずつ試験管内の尿が赤褐色に変化するまで滴下して滴定する. 滴下数が10であれば, 尿中の食塩濃度は10 g/L. ファントス Bernard Fantus はアメリカの薬理学者(1874-1940).[556]

不安度テスト⇨同MAS⇀80

ファント=ホッフの法則 van't Hoff low 浸透圧は, 相接する溶液中に存在する浸透圧物質のモル濃度差, 気体恒数, 絶対温度に依存するという法則.[1335]

ファントム《超音波の》 phantom 医用超音波用の標準試験体または対比試験体. 画質, 音場, 分解能などの校正や測定に使用する. 容器内部物質は, 水・寒天・ゲルなどの性状により生体に近い音速値・減衰値に調整されている.[955]

ファントム《放射線照射の》 phantom 原義は幻影. 医療用放射線を照射する場合に用いられる人体に擬した模型. 実際に人体に照射する線量には制約があるため, 人体と等しい吸収・散乱特性を有する模型などに線量計を挿入した人形型のものや, 人体横断面とほぼ類似した30×30×30 cm程度の水槽をいう. 人体の代用としてさまざまな実験, 測定, 研究に使用する.[1007]

ファン=ブッヘム症候群 van Buchem syndrome [骨内膜骨化過剰症, 全身性皮質過骨症] 先天性の骨格異形成疾患で, 常染色体劣性遺伝形式をとる非常にまれな疾病. 小児期より骨幹と頭蓋幹の肥厚化と下顎骨肥大を生じ, 顔面神経麻痺や難聴を合併する. 死亡の原因にはならず, 寿命に影響することはない.[543]

ファン=ヘルモント Johannes Baptista (Jan Baptist) van Helmont [ヘルモント] フランドル(現ベルギー)の自然哲学者, 医師(1577頃-1644). パラケルスス Paracelsus とともに医療化学派の代表的人物とされ, 病気が起こるのは特定の病気の種子 semen の中の, 水であり別の側面からみると気体であるアルケウス archeus(生物の成長と存続をつかさどる生命の力)によるとする, 神秘的, 存在論的な発病論を展開した. 気体 gas という語をはじめて導入したことでも有名.[983]

フィードバック feedback [帰還] 一連の反応のなかで, 反応結果(効果)が反応過程に作用して, 効果を制御する様式のこと. 負のフィードバック(単にフィードバックともいう)は効果が抑制される様式, 正のフィードバック(フィードフォーワードともいう)は効果が促進される様式である.[1335]

フィードバック制御 feedback control [帰還制御] 生体では, 特定機能の恒常性維持機構にみられる. たとえば, 内分泌系では血中ホルモン濃度を一定範囲内に制御する機構として存在し, 上位ホルモンが下位ホルモンの分泌を刺激する一方, 下位ホルモンは上位ホルモンの分泌を抑制する.[1335]

フィードフォワード型抑制 feedforward control 正のフィードバックのこと. 効果が促進される様式である.[1335]

フィードラー心筋炎 Fiedler myocarditis [間質性心筋炎, 急性孤立性心筋炎] 間質への細胞浸潤が特徴的な心筋のみがおかされるまれな心筋炎で, ドイツの医師フィードラー Carl L. A. Fiedler (1835-1921)によって報告された. 心不全, 心電図異常を認める予後不良な急性型と, 経過が遷延する慢性型がある. ウイルス感染や自己免疫などの説もあるが, 病因は不明である.[1365]

フィールドスタディ field study 実際の場で現象を観察・調査して行う質的研究. すなわち対象が普通に生活している場へ出かけ(フィールドワーク), その場とのかかわりを通して目的とするデータを収集. 収集されるデータは, 主に研究者の観察, 対象との会話, 入手可能な記録文書などの叙述資料である. 民族看護学という質的研究手法を提案したレイニンガー Madeleine Leininger (1925年生まれ)は, このフィールドスタディを研究手法として明確に位置づけた代表的な看護理論家である.[446] ⇨参エスノグラフィー⇀360

フィールド調査 field survey [現地調査] 医療施設外の人間集団を対象とする調査で, 実験的方法を用いず, 情報を組織的に収集する手法. 身長, 体重, 血圧, 心電図, 脳波, 尿, 血液性状など測定機器を用いて検査する調査と, 質問紙を用いて行う面接(構造化面接, 半構造化面接)調査, 郵送調査, 電話調査, 集合調査, 留め置き調査, 電子調査などに分類される. 調査時に考慮すべき点は, ①調査方法, ②調査対象・調査項目(何を知りたいのか, 対照群の設定は必要か), ③どのような形のデータが必要か, ④測定方法と必要な道具, ⑤研究費用, ⑥調査への協力・助言者, ⑦調査の場の確保, ⑧調査期間の見通しと期限, ⑨既存資料の調査・収集など.[21]

フィールド電位 field potential [電場電位] 接する2相の界面で記録される電位.[426]

負イオン negative ion⇨同陰イオン⇀289

部位感覚消失 topoanesthesia 皮膚の触覚自体は保たれているが, その部位を判別する感覚が消失すること.

ふ

通常頭頂葉の病変で起こる.[274]

不育症 infertility 妊娠はするが自然流産あるいは子宮内胎児死亡で生児を得ない状態. 生児がまったくない場合を原発性不育症, 生児がある場合を続発性不育症という. 習慣流産も不育に包含される.[998]

フィコエリスリン phycoerythrin;PE 抗体をはじめとする生物試薬の標識によく用いられる藻類由来の蛍光色素. 同じく蛍光標識のために頻用される色素フルオレセインイソチオシアネート(FITC)が 488 nm の励起光で 530 nm 付近の緑色蛍光を発するのに比べ, フィコエリスリン(PE)は同じ励起光で 600 nm 付近の黄橙色蛍光を発する. このため, フローサイトメトリー法において, FITC 標識抗体, PE 標識抗体を同時に用いることにより, 細胞表面上の 2 種類の抗原の有無を同時に解析することができる.[1439]

フィジカルアセスメント physical assessment 対象者の身体の構造や機能がどのような状態かをとらえて, 情報を整理し, 現状や予測される問題について分析する. フィジカルアセスメントには①全身について系統的に行うもの, ②患者の訴えや症状から関連する部位について行うものの 2 種類がある. 系統的な分類には, 呼吸, 循環, 栄養, 消化, 感覚, 神経系, 運動器に関するアセスメントがある. 対象者への問診のほか, 視診, 触診, 聴診, 打診などのフィジカルイグザミネーションによって, その状態が正常であるのか正常とは異なるのかを解剖生理学・病態生理学的な根拠をもとに判断する. 中でも生命の維持に不可欠な呼吸と循環のフィジカルアセスメントは緊急度を判断するのに重要である. 正確な情報を得るために, 聴診器, ペンライト, 角度計, 音叉などを使用することもある. 対象者に特異的な所見があるときは, 複数の所見の関連, 程度を具体的にとらえ, 治療や生活への影響を総合的にアセスメントする. 全身各部位のアセスメントが常時, 必要なのではなく, 対象者の身体・精神状況に応じて意図的に優先度を考慮して行う. アセスメントに際しては対象者を尊重し, 実施する目的, 内容, 方法の説明, 同意を得る. 対象者に触れるときは, 手や聴診器を温めて不快な思いをさせないように実施する.[976]
⇨参ヘルスアセスメント→2636

フィジシャンアシスタント physician assistant;PA アメリカにある職種で, 医師の助手として, 医師の指示のもと患者の診察や処置など医療行為の一部を行う者. 業務の範囲や免許の有無は州によって異なる.[415]

フィステル⇨同瘻(ろう)孔→2988

フィタン酸蓄積症 phytanic acid storage disease⇨同レフスム症候群→2981

フィチン酸 phytic acid イノシトールの六リン酸エステル(ミオ-イノシトールの六リン酸). 動植物, 特に穀物の種子に多く含まれ, 植物の主なリン酸の貯蔵物質である.[987]

フィックの拡散法則 Fick law of diffusion 組織における液体やガスの移動・分布, すなわち拡散に関する法則. 第 1 法則と第 2 法則がある. 第 1 法則は, 物質の単位時間当たりの拡散量は拡散面積と拡散物質の濃度差に比例し, 拡散距離に反比例するというもので, $J=-DA(dC/dx)$ の式で表される. ここで, J:流束(拡散量), D:拡散係数, A:拡散面積, C:濃度, x:拡散距離, dC/dx:濃度勾配(濃度差)を表す. フィック Adolf Eugen Fick はドイツの生理学者(1829-1901).[618,438]

フィックの原理 Fick principle フィック Adolf Eugen Fick(1829-1901)が考案した心拍出量(血流量)測定法の原理. 肺動脈と肺静脈の酸素含量の差(=動静脈酸素較差)と, 肺で摂取される酸素量(=酸素消費量)をそれぞれ測定することにより肺血流量を算出することができるとするもので, 肺血流量すなわち心拍出量を次の式で求めることができる. 心拍出量=酸素消費量÷動静脈酸素較差. 心拍出量の成人での正常値は 4-8 L/分. この原理は質量保存の法則に基づくものとされ, 他臓器の血流量測定にも用いられる.[618]

フィッシャー, E. Hermann Emil Fischer ドイツの有機化学者(1852-1919). 1881 年にカフェイン, 尿酸とその関連物質の研究を始めた. 1914 年にははじめてヌクレオチドの合成に成功し, 彼自身の命名によるプリン化合物を体系づけた. かつて発見したフェニルヒドラジンを用いて糖を結晶誘導体にすることに成功し, 構造決定, ファント=ホッフ Jacobus H. van't Hoff の不斉炭素原子理論から考えられる 16 個のアルドヘキソースのうちの 13 個までを合成して確認し, 1891 年にその立体化学説を実証した(今日用いられている不斉炭素原子の立体配置を示す投影式も考案). 糖を分解する酵素の研究から, 酵素と基質の関係をかぎとかぎ穴にたとえた. 1902 年にはプリンと糖の研究でノーベル化学賞を受賞. 1907 年には 18 個のアミノ酸を結合してポリペプチドを合成した. なお, ビタミン B_1 を発見した鈴木梅太郎も 1901 年にベルリン大学のフィッシャーのもとへ留学しタンパク化学を学んでいる.[1559]

フィッシャー症候群 Fisher syndrome, syndrome of ophthalmoplegia-ataxia-areflexia 外眼筋麻痺, 運動失調, 深部腱反射の消失を特徴としたギラン・バレー Guillain-Barré 症候群の亜型と考えられる症候群. 顔面・四肢の麻痺, 嚥下障害, 感覚障害を合併することもある. 前駆症状として呼吸器感染症をもつ例が多く, 髄液検査でタンパク質の上昇を認めることが多い. 治療は血漿交換療法, γ-グロブリン大量療法などを行う.[584]

フィッシャーの直接確率〔計算〕法 Fisher exact〔probability〕test 2 標本の度数の差の比較で最も正確な計算方法. 一般に, χ^2 検定では期待度数が 5 以下のものがあるとき確率が低めに計算されてしまうので, この欠点を補うための検定に用いる. 期待度数は事象 A の生じる確率を p とし, これを n 回調べたときの値 np を求める.

a	b	r_1
c	d	r_2
c_1	c_2	n

表のように 2 × 2 分割表があり, 周辺度数 r_1, r_2, c_1, c_2 を固定したとき最小のセルの度数(仮に a とする)が 0 になるまでの確率の和を求める(片側検定).

$$pl=\sum\frac{r_1!r_2!c_1!c_2!}{a!b!c!d!n!}$$

加えて a が c_1 から c_1-a になるまでで個々の確率が

$$\frac{r_1!r_2!c_1!c_2!}{a!b!c!d!n!}$$

未満の確率の和，

$$pu=\sum\frac{r_1!r_2!c_1!c_2!}{a!b!c!d!n!}$$

を求め，$pl+pu=p$ とする（両側検定）．フィッシャー Ronald A. Fisher はイギリスの統計学者（1890-1962）．[21]

フィッシャー比 Fischer ratio 血中の分岐鎖アミノ酸（BCAA：バリン，ロイシン，イソロイシン）と芳香族アミノ酸（AAA：フェニルアラニン，チロシン）のモル濃度比（BCAA/AAA）．健常者の値は 3-4．重症肝疾患では，肝におけるアミノ酸代謝障害，肝組織崩壊によるアミノ酸プールからの逸脱，末梢組織におけるタンパク質の異化亢進，門脈・大循環系短絡路などにより，血漿遊離アミノ酸に大きな変動がみられる．特に劇症肝炎では AAA が著増し，肝性脳症を呈する肝硬変では BCAA の低下が顕著となる．いずれの病態でもフィッシャー比は 1 以下に低下．1974 年フィッシャー J. E. Fischer により肝硬変における脳症はこのアミノ酸のバランスの乱れによるとの仮説が唱えられ，種々のアミノ酸輸液製剤が開発された．臨床的に効果が認められており広く使用されている．[279,1050]

フィッシュゴールド線 Fischgold〔digastric〕line⇨同二腹筋〔間〕線→2218

フィッシュバーグ濃縮試験 Fishberg concentration test［**水制限試験，尿濃縮試験，脱水試験**］ 一定時間の飲水制限により脱水状態を起こし腎の尿濃縮機能をみる古典的な検査．アメリカの医師フィッシュバーグ Arthur M. Fishberg（1898-1992）の考案による．方法は，検査前日の午後 6 時までに水分の少ない夕食を摂取後，翌朝起床まで飲食を禁止し，翌朝覚醒時，1 時間後，2 時間後に尿浸透圧（尿比重）を測定する．少なくともいずれかの尿で尿浸透圧 850 mOsm/kgH_2O 以上（尿比重 1.022 以上）になれば正常とみなす．水分摂取が不足すると血漿浸透圧が上昇し，抗利尿ホルモンの分泌が増加し，遠位尿細管と集合管での水の再吸収が増え，体内への水分貯留と尿の濃縮が生じる．抗利尿ホルモンの分泌が正常なら，フィッシュバーグ濃縮試験の異常は腎障害，特に髄質の病変を示唆する．近年，多くの腎機能を反映する検査項目があり，本試験の腎機能のスクリーニングとしての価値は高くはなく，かつ腎不全，糖尿病，痛風などの患者では水分制限による脱水のため原疾患の病態が悪化する危険性があるので，ほとんど実施されなくなった．[533] ⇨参腎濃縮能→1595

フィッツジェラルド因子 Fitzgerald factor⇨同高分子キニノゲン→1056

フィッツジェラルド因子欠乏症 Fitzgerald factor deficiency［**先天性高分子キニノゲン欠乏症，ウィリアムズ・フィッツジェラルド・フロージェック因子欠乏症**］先天性の血漿因子欠乏症．1975 年に齋藤英彦らによって報告された．出血症状はないが，部分トロンボプラスチン時間の延長，線溶活性化およびキニン生成の障害を特徴とする常染色体劣性遺伝性疾患．本症で欠乏する血漿因子は高分子キニノゲンであることが明らかにされた．[1131]

フィッツパトリック Joyce J. Fitzpatrick 1944 年生まれ．生涯展望リズムモデル life perspective rhythm model の提唱者．アメリカのジョージタウン大学で看護学士，オハイオ州立大学の精神心理保健で修士号，ニューヨーク大学の看護学で博士号を取得．1989 年にはシグマ・シータ・タウ・インターナショナルから優秀看護研究賞を授与された．生涯展望リズムモデルはマーサ=ロジャーズ Martha E. Rogers の思想と理論に基づいて構築され，看護，人間，健康，環境の 4 つの主要な概念からなる．フィッツパトリックはロジャーズのもとで研究を行っており，この生涯展望リズムモデルもロジャーズの統合された人間という前提とモデル概念に基礎をおく．さらにハウス E. Haus とルース G. G. Luce の頂点と波のパターンの考え方，カプラン Gerald Caplan の危機理論も取り入れている．その他にモデルの開発にはフィッツパトリック自身の危機における専門的経験も使われている．そして「危機を経験している人びとは，現在の状況を生涯展望のなかに統合させるのが困難である」という仮説を導き出している．このモデルは開発途上の段階にあり今後の研究や実証，実践への応用が期待される．[1021]

フィッツ=ヒュー・カーチス症候群 Fitz-Hugh and Curtis syndrome 淋菌やクラミジア子宮頸管炎の原発巣からの上行感染に伴って生じる肝周囲炎による症候群のこと．発熱，右上腹部痛，圧痛，黄疸，腹部膨満，ときに肝部位の摩擦音などの症状が発生．病原微生物に対する治療と消炎鎮痛薬の投与を行う．フィッツ=ヒュー Thomas Fitz-Hugh, Jr.（1894-1963），カーチス Arthur Curtis（1881-1955）はともにアメリカの医師．[60,279]

フィトヘマグルチニン phytohemagglutinin；PHA［**植物性血球凝集素，PHA**］ 植物に含まれるタンパク質あるいは糖タンパク質性の細胞凝集素で，動物細胞の表面に結合して細胞凝集能を示す植物レクチンの総称．赤血球を凝集し，T 細胞の分裂を促進する作用がある．[1157] ⇨参レクチン→2974

フィビゲル Johannes Andreas Grib Fibiger デンマークの病理学者（1867-1928）．寄生虫に感染したゴキブリの多い中で育てたラットに実験的に胃癌を発生させて発癌刺激説を証明した功績により，1926 年にノーベル生理学・医学賞を受賞．しかしその後，フィビゲルの癌はビタミン A 欠乏による扁平上皮化生であることが判明した．[1531]

フィブラート系薬剤 fibrate 肝臓でのコレステロールや脂肪酸の合成抑制，あるいは超低密度リポタンパク（VLDL）の異化促進により，主に血清トリグリセライド（TG），また血清コレステロールを低下させる．同時に HDL-C は増加させる．特に高 TG 血症または高 TG＋高コレステロール血症によい適応．クロフィブラート，クリノフィブラート，フェノフィブラートなどがある．HMG-CoA 還元酵素阻害薬（スタチン）との併用で横紋筋融解症のおそれがあり併用しない．[204,1304]

フィブリノイド壊死⇨同細動脈壊死→1166

フィブリノイド変性 fibrinoid degeneration［**フィブリン様変性，類線維素変性**］ 基質の化学的変化が主体であり，主として線維素と γ グロブリンの沈着よりなる．

エオジンで赤色に染まり，アザン・マロリー AZAN-Mallory 染色で新鮮なときには赤色，やや古くなると青色をおびて染まる．最もよくみられるのは結節性多発動脈炎の場合で，肉眼的には筋型の動脈が白く結節状に見える．悪性腎硬化症の細小動脈やリウマチなどの皮膚の真皮などにもみられる．[1531]

フィブリノキナーゼ　fibrinokinase　組織中のプラスミノゲンを活性化する酵素．[1131]　⇨参組織プラスミノゲンアクチベーター→1844

フィブリノゲン　fibrinogen ［第Ⅰ因子，線維素原］　血液凝固機序の最終段階で基質として働く凝固因子で，トロンビンによりフィブリンとなり血液は凝固する．血液凝固のほかに血小板凝集において必須の物質であり，血管内皮細胞との結合など接着分子としての機能を有している．肝実質細胞で生成され，血液(約80%)および組織液(約20%)に分布する分子量34万の巨大糖タンパク質で，血小板内にもごく微量存在する．トロンビン(第Ⅱa因子)によりフィブリノペプチドA・Bを遊離し，フィブリンモノマーとなる．フィブリンモノマーは重合してフィブリン網となり，さらに第XIIIa因子により分子間で架橋結合が起こり強固な安定化フィブリンが形成され，血液凝固が完了する．[1131]

フィブリノゲン異常症　dysfibrinogenemia ［異常フィブリノゲン血症］　フィブリノゲンの分子構造の異常による常染色体優性遺伝性疾患．フィブリノゲンの機能異常により出血あるいは血栓症を引き起こすが，無症状例もある．現在まで240例以上が報告されている．[1131]

フィブリノゲン加第XIII因子　factor XIII with fibrinogen　手術中によく用いられる凝固機能促進薬の1つ．ヒト血液凝固第XIII因子とフィブリノゲンをアプロチニン液で溶解したA液とトロンビンを塩化カルシウムで溶かしたB液を，目的部位に同時に滴下または噴霧して組織の接着，閉鎖を行う．肝切除面のウージング oozing (じわじわとした出血)や人工血管置換時の針穴からの出血，肺の縫合面からの空気の漏出の補修などに有効．ベリプラストP®，ボルヒール®などの名で市販されている．[485]

フィブリノゲン受容体　fibrinogen receptor　血小板は刺激により活性化され，フィブリノゲンが橋渡しとなって血小板どうしが結合する．これが血小板凝集である．活性化されていない状態では血小板はフィブリノゲンとは結合しないが，刺激を受けると血小板膜糖タンパクGPⅡb/Ⅲa(インテグリン $\alpha_{IIb}\beta_3$)が分子構造変化を起こし，受容体となってフィブリノゲンを結合する．血小板無力症(グランツマン Glanzmann 病)ではGPⅡb/Ⅲaの欠損あるいは異常のため血小板凝集が起こらない．[1131]

フィブリノゲン増加症⇨同高フィブリノゲン血症→1053

フィブリノゲン定量法　determination of fibrinogen ［線維素原定量法］　フィブリノゲンは肝で合成され，血小板凝集による一次止血にも血液凝固による二次止血にも働く重要な成分で，産生の低下や止血機序による消費，線溶亢進などで減少し，炎症や悪性腫瘍で増加する．フィブリノゲン定量法では過剰量のトロンビンによるフィブリノゲンのフィブリンへの転化速度がフィブリノゲン濃度に依存することを利用するトロンビン時間法がよく用いられる．かつて標準法であったチロジン法では採取した血液にトロンビンを加えて凝固させ，水酸化ナトリウム(NaOH)とフェノール試薬で分解，発色させ，チロジン溶液を標準液として比色定量する．[1615]

フィブリノゲン分解酵素　fibrinogenase⇨同トロンビン→2172

フィブリノゲン分解産物　fibrinogen degradation product；FgDP　フィブリノゲンのプラスミンによる分解産物．一次線溶亢進で血液中に増加する．X・Y・D・E分画がある．最終的には1分子のフィブリノゲンから2分子のD分画と1分子のE分画が生じる．[1131]

フィブリノペプチド　fibrinopeptide　フィブリノゲンがトロンビンの作用によりフィブリンに転換される際に，フィブリノゲンの Aα鎖とBβ鎖のN末端から切断され遊離したペプチド(フィブリノペプチドA，フィブリノペプチドB)．[1131]

フィブリノリジン　fibrinolysin⇨同プラスミン→2575

フィブリン　fibrin ［線維素］　フィブリノゲンがトロンビンの作用により生じた線維状の不溶性タンパク質．血小板とともに血栓の主成分であり，凝血塊が半固形状を呈するのはフィブリンの析出による．凝固過程でトロンビンによりフィブリノゲンからフィブリノペプチドAとBが切断されフィブリンモノマーが生じ，重合してフィブリンポリマーとなりフィブリン網を形成する．さらに第XIIIa因子により安定化フィブリンとなり，強固な血栓が完成する．[1131]

フィブリン安定化因子　fibrin stabilizing factor；FSF⇨同第XIII因子→1856

フィブリン安定化因子欠乏症　fibrin stabilizing factor deficiency ［第XIII因子欠乏症］　出血傾向と創傷遅延を特徴とする常染色体劣性遺伝性疾患で，第XIII因子の欠乏症．1960年にデュカート Dukert により最初に報告された．ヘテロ接合体例は出血症状はないが，流産の確率が健常者に比べて高いといわれている．手術や外傷後の遷延出血，いったん止血して24-36時間後の再出血(分娩後出血)が多い．新生児期の臍帯出血も特徴的．PTやAPTTなどの凝固スクリーニング検査は正常であるが，5M尿素あるいは1%モノクロール酢酸添加により，いったん形成されたフィブリン塊が再溶解するのが診断の一助になる．治療としては，新鮮血漿あるいは第XIII因子濃縮製剤の輸注を行う．[1131]

フィブリン凝塊⇨同フィブリンクロット→2514

フィブリンクロット　fibrin clot ［線維素凝塊，フィブリン凝塊］　フィブリンによって形成される線維状・網状の不溶性のタンパク質．第XIIIa因子の作用によって強固な凝塊となり血栓を形成する．[1131]

フィブリン血栓　fibrin thrombus ［線維素性血栓］　フィブリンの沈着により生じる血栓．播種性血管内凝固症候群(DIC)で全身性に，特に肺，腎，脳などの細小血管に多発性に発生する．[1131]

フィブリン接着剤　fibrin adhesive⇨同フィブリン糊→2514

フィブリン沈着　fibrin-deposition⇨同線維素沈着→1749

フィブリン糊　fibrin glue ［創縁接着剤，フィブリン接着剤］　外科手術などで創部の止血と生体組織の癒合を目的に用いる外用接着剤．創縁接着剤としてはフィブリン接着剤が一般的に用いられる．フィブリノゲンやフィブリン安定化因子(血液凝固第XIII因子)を含む混液などを患部に用い，フィブリン塊を形成することにより接着効果を得る．[860]

フィブリン分解産物 fibrin degradation products；FDP, fibrin split products；FSP 線溶系の活性化によりプラスミノゲンより生じたプラスミンによってフィブリンが分解されて生じた物質．多くの場合フィブリノゲンのプラスミンによる分解産物(FgDP)も混在する．分解の中間産物・終末産物は，XとY分画，DとE分画に分類される．フィブリノゲンの分解ではD分画はモノマー，フィブリンの分解ではD分画はダイマーとなる．抗トロンビン作用，フィブリンモノマー重合阻止作用，血小板凝集抑制作用がある．臨床的には，血液中のFDPの増加は血栓の形成と，それに引き続く線溶活性化を示しており，播種性血管内凝固症候群(DIC)の診断，治療効果の判定に必須である．[1131]

フィブリンポリマー fibrin polymer フィブリンモノマーが互いに重合したもの．血液凝固の過程において，カルシウムの作用によりフィブリンモノマーが重合し，難溶性のフィブリンポリマーになる．[229]

フィブリンモノマー fibrin monomer フィブリノゲン分子はα, β, γ鎖のサブユニットのダイマー(二量体)で総計6本でできており，トロンビンはα鎖とβ鎖のN末端のペプチド fibrino-peptide A(FPA)および fibrino-peptide B(FPB)を遊離する．これらのペプチドが遊離してできたもの．これがさらに重合してフィブリンポリマーになる．[229]

フィブリン溶解酵素⇨同プラスミン→2575

フィブリン溶解療法 fibrinolytic therapy 血管内に形成されたフィブリンを主体とする血栓を溶解する治療法．脳血栓症や心筋梗塞などの急性期に行われる．続発性血栓の進展防止目的に行われる抗凝固療法よりも積極的に血栓を消滅させる意図があり，理論的には理想的な治療法．薬剤としてはプラスミノゲンアクチベータであるウロキナーゼプラスミノゲンアクチベータ(u-PA)や組織プラスミノゲンアクチベータ(t-PA)が用いられる．最近ではフィブリン親和性の高いt-PAが心筋梗塞ではよく用いられている〔経皮的動脈内血栓溶解法(PTCR)〕．最も重大な副作用は出血であり，活動性の出血性疾患，出血性脳梗塞，解離性大動脈瘤の疑いがある場合などでは禁忌．[1131]

フィブリン様変性 fibrinoid degeneration⇨同フィブリノイド変性→2513

フィブロネクチン fibronectin［ガラクトプロテインα，細胞表面タンパク］ 動物の細胞表面，結合組織，血液中などに存在する糖タンパク質．分子量約24万のサブユニットが二量体または四量体を形成している．コラーゲン，ヘパリン，フィブリン，インテグリンなどに結合し，細胞接着，細胞伸展の促進，細胞形態調節，細胞増殖，細胞分化，細胞移動，組織構築，癌転移など非常に多様な生理作用を有する．[1157]

フィブロネクチン受容体 fibronectin receptor フィブロネクチンの受容体で，膜糖タンパクのGPⅡb/Ⅲa(インテグリン$\alpha_{IIb}\beta_3$)，GPⅠc/Ⅱa($\alpha_5\beta_1$)が知られている．フィブロネクチンは細胞の形態維持，細胞同士の接着に大切な役割を担っている糖タンパクで，細胞膜，血漿，細胞間基質に存在するほかに，血小板α顆粒にも認められる．[1131]

ブイヨン broth〔F〕bouillon［肉汁，肉汁培地］ 微生物，特に細菌の培養に使用する液体培地の総称．[324]

フィラデルフィア染色体 Philadelphia(Ph^1) chromosome；Ph［Ph^1染色体］ 慢性骨髄性白血病に特異的に認められる微小な派生22番染色体をいう．1960年，アメリカのフィラデルフィアにおいて腫瘍ではじめて発見されたという意味をこめて当初，Ph^1染色体と命名された．その後，染色体分染法で9番長腕と22番長腕の相互転座であることが明らかとなった．現在では分子生物学的研究により9番染色体上の*ABL*遺伝子と22番染色体上の*BCR*遺伝子が転座の結果融合し，その遺伝子産物であるP210の*BCR/ABL*キメラタンパク質が病態に深く関与することが知られている．一部の急性リンパ性白血病にも認められることがあり，この場合主にP190の*BCR/ABL*キメラタンパク質が産生される．最近，この異常タンパク質に特異的に作用する分子標的薬，イマチニブメシル酸塩が開発され，治療効果を高めている．[1293]

フィラリア型幼虫 filariform larva［F型幼虫］ 鉤虫，東洋毛様線虫，糞線虫などの線虫類の幼虫の一形態．ラブジチス型幼虫(R型幼虫)から脱皮した幼虫で食道の形がフィラリアに似るのでフィラリア型幼虫と呼ばれる．F型幼虫と略記されることがある．R型幼虫には感染能力はないが，F型幼虫になると感染能力をもつ．[288] ⇨参ラブジチス型幼虫→2898

フィラリア仔虫 microfilaria⇨同ミクロフィラリア→2765

フィラリア症 filariasis［糸状虫症］ 糸状虫の感染によって引き起こされる疾患．成虫寄生によるものと幼虫寄生によるものがある．成虫寄生によるリンパ管炎，幼虫寄生による眼症状などがあるが，原因となる糸状虫の種類によりさまざまな症状が出現する．代表的なものにバンクロフト糸状虫症，マレー糸状虫症，オンコセルカ症やイヌ糸状虫症がある．[288]

フィラリア熱発作 filarial fever⇨同クサフルイ→814

フィリップ=ピネル⇨同ピネル→2466

フィリピン毛細虫 *Capillaria philippinensis*［フィリピン毛頭虫］ フィリピンのセブ島で多数の感染者が発生し，死者も出たため注目された線虫．以前はフィリピン毛頭虫と呼ばれていたが，改称された．成虫の雌が2.3-5.3 mm，雄が1.5-3.9 mmで小腸粘膜内に寄生し，腸カピラリア症を起こす．雌は虫卵を産生するものと幼虫を産生するものがある．幼虫は自家感染を起こすため感染虫体数が増加する．ある種の淡水魚が虫卵を摂取するとその体内で感染性をもった幼虫となる．ヒトは幼虫をもった淡水魚を摂取すると感染する．日本でも感染者が報告されている．[288] ⇨参腸カピラリア症→2006

フィリピン毛細虫症 Capillaria philippinensis infection⇨同腸カピラリア症→2006

フィリピン毛頭虫 *Capillaria philippinensis*⇨同フィリピン毛細虫→2515

フィリピン毛頭虫症 Capillaria philippinensis infection⇨同腸カピラリア症→2006

フィルム取り枠⇨同カセット→508

フィルムバッジ film badge 小型の写真フィルムを入れたバッジで，フィルムの黒化度から放射線の被曝線量を知ることができる個人用被曝線量測定具．生殖年齢の女性では腹部，男性では胸部に1個を装着する．ほかに被曝線量が高くなると予想される部位にも装着して測定する．[264]

フィロウイルス感染症 **filovirus infection** フィロウイルスは一本鎖RNAウイルスで粒子の形態が直径約80 nm，長さ約1,000 nmとひも状filamentousであるところから命名され，この中にエボラウイルス属とマールブルグウイルス属が存在する．1976年にスーダン，ザイール(現コンゴ)で出血熱が流行し，流行地の河川名からエボラウイルスと命名され病名もエボラ出血熱とされた．マールブルグウイルスは，ドイツのマールブルグで1967年にアフリカミドリザルを介した出血熱(マールブルグ病)の流行に際しウイルスが分離された．フィロウイルスの自然宿主はサルと考えられている．サルとの接触により感染し，ヒト-ヒト感染は，感染者の血液，体液，分泌液，排泄物との接触による．2-20日の潜伏期を経て初期症状として発熱，筋肉痛を認め，呼吸不全，腎不全，出血，ショック症状と急速に進行する．[1113]

フィンガープリント法 **fingerprinting method** 生物種や個体によって，特定のタンパク質ではアミノ酸配列が，DNAの特定領域では塩基配列が異なる場合がある．これは，あたかも指紋fingerprintのようであり，それらの相違を酵素処理や，ポリメラーゼ連鎖反応polymerase chain reaction(PCR)法で増幅したのち，電気泳動などでみる方法をフィンガープリント法と呼ぶ．DNAに関しては，特にDNAフィンガープリントと呼び，ミニサテライトを用いた個人識別や疾患原因遺伝子の検索などにも用いられている．また，RNAの発現量の相違を検討することをRNAフィンガープリントと呼ぶこともある．[1157] ⇨参DNAフィンガープリント→42

風眼⇨同淋菌性結膜炎→2948

風疹 **rubella，German measles** ［三日ばしか，流行性ばら疹］ 風疹ウイルスの感染による．飛沫感染で，発疹出現前約1週間から出現後1週間は伝染可能期間とされている．1回の感染で終生免疫を獲得．潜伏期は2-3週間．まず耳介後部や後頭部のリンパ節が腫脹し，2-3日して顔面に桃紅色の細かい斑状丘疹が出現し，速やかに頸，体幹，四肢に広がり，この順に5-7日で消退する．色素沈着や落屑はなく，消退時期に軽い瘙痒感がある．出席停止期間は発疹消退まで．症状は軽いが合併症には重いものもある．髄膜脳炎が5,000人に1人，血小板減少性紫斑病が3,000人に1人の割合にみられるが，関節炎は小児よりも成人の特に女性に多い．その他，多発神経炎や溶血性貧血がまれにみられる．妊婦が風疹ウイルスの感染を受けると，先天性風疹症候群といわれる児を出産することがある．第5-10週で感染すると，児に白内障，心奇形，小頭症，難聴，知的障害が現れ，その後の母感染では重症な奇形や白内障はまれとなり，知的障害や難聴がみられる．先天性風疹症候群を予防するために中学3年生の女子に風疹ワクチンの接種が2003(平成15)年9月まで行われていたが，2006(同18)年4月からは定期接種として麻疹との二種混合生ワクチン(MRワクチン)を生後12-24か月未満と小学校入学1年前の4月1日から入学の年の3月31日までに各1回接種するように指示されている．2008(同20)年4月から5年間に限り，中学校1年生に相当する1年間と高等学校3年生に相当する1年間に接種するよう通達されている．[1631] ⇨参先天性風疹症候群→1786，麻疹→2733，猩紅熱(しょうこうねつ)→1432

風疹白内障 **rubella cataract** 妊娠初期に母体が風疹に罹患することにより器官形成期にある胎児に障害を与えたため，児に先天白内障が生じたもの．白内障のほか，難聴や動脈管開存症などを伴うものを先天性風疹症候群という．[1250] ⇨参先天性風疹症候群→1786

風疹網膜症 **rubella retinopathy** 難聴や心奇形とともに，先天風疹感染症でみられる症状の1つ．妊婦が妊娠中，特に妊娠初期に風疹に感染したため生じる網膜症．網膜症のほかに白内障，眼振，斜視などもみられる．網膜症は特徴的なごま塩状眼底を呈するが，視力障害への影響は少ないと考えられ，経過観察となることが多い．白内障は視力への影響が大きく，最近では早期に白内障手術を行い，術後コンタクトレンズによる屈折矯正と視機能訓練を行う．[1309]

風疹ワクチン **rubella vaccine** 風疹ウイルスをウサギの腎細胞で継代した弱毒生ワクチンで，1回の接種により高い抗体獲得率と長期間，抗体が維持できる．2006(平成18)年から麻疹・風疹二種混合生ワクチンが生後12-24か月と小学校入学前の1年間の2回接種法に移行した．妊娠中の風疹は胎児への影響(先天性風疹症候群)があるため，妊婦への接種は避ける．また接種後最低でも2-3か月は避妊する必要がある．[1113] ⇨参混合ワクチン→1140

ブースの社会調査 イギリスの社会改良主義者ブースCharles Booth(1840-1916)がロンドンの貧困者を調査したロンドン調査のこと．その結果をまとめた『"Life and Labour of the People of London"邦題：「ロンドン市民の生活と労働」』(1903)は全17巻にも及び，既存のデータと聞き取り調査によって得られた新たなデータを数値として分析する手法で(踏査的方法)，貧困の数量的解析を直接の目的とし，その組織性と包括性において信頼性の高いものであった．内容は「貧困」「職業」「宗教的影響」の3部からなっており，特に貧困シリーズは階級と貧困線の分析を行い，市民の約3割が貧困線以下にあって，その原因は不安定就労，低賃金など社会的・経済的要因であることを明らかにした．この調査は社会的にも反響を呼び，その後のイギリスの社会政策・社会福祉への影響を与えた．また学際的にも先駆的業績として，その後の社会調査研究へ影響を与えたが，ブースが目指した統計的手法においてではなく，記述的分析のほうが評価された．[457]

風土病⇨参地方病的流行→1980

風土病的変形性関節症 **endemic osteo arthrosis deformans** ⇨同カシン・ベック病→498

風土病的流行⇨同地方病的流行→1980

封入奇形胎児 **fetal inclusion** ［封入胎児］ 正常な胎児の体内に，小さく不完全な胎児が寄生するような形態で存在する奇形．[1301] ⇨参胎児内胎児→1873

封入体 **inclusion body** 無機物，有機物の細胞内沈着物やウイルス粒子やその前駆体などからなる，核内および細胞質内に認められる異常な構造物．ウイルス感染の場合，ウイルスの種類により細胞内の局在や形状が特徴的な封入体を形成するため，病原体の同定に診断的価値が高い．なお，甲状腺乳頭癌細胞の核にみられる核内細胞質封入体は，核縁の複雑な陥入により細胞質が核の中に取り残されたものであり，真の封入体と区別して偽封入体とも呼ばれる．[372] ⇨参核内封入体→488

封入体筋炎 inclusion body myositis；IBM 緩徐進行性の筋力低下と筋萎縮を主徴とする筋炎の一種．50-60歳代で発症し，男性に多い．顔面や四肢の筋肉がおかされ，ときに嚥下障害をきたす．ステロイド治療や免疫抑制療法は効果がない．筋線維内に空胞形成がみられ，超微形態的には筋細胞質内に渦巻き状の膜様構造物とその周囲にフィラメント構造がみられ，核内にもこのフィラメント構造物があり封入体と考えられている．[584]

封入体結膜炎 inclusion conjunctivitis⇨同トラコーマ→2160

封入体細胞病 inclusion cell disease⇨同I-細胞病→69

封入胎児⇨同封入奇形胎児→2516

封入体脳炎 inclusion body encephalitis 急性封入体脳炎は急性単純ヘルペス脳炎の別名であり，カウドリーA型Cowdry type A封入体と呼ばれる封入体が細胞核内に認められる．また，亜急性封入体脳炎は現在では亜急性硬化性全脳炎(SSPE)と呼ばれる．[584]

封入体病 inclusion body disease ヘルペスウイルス，アデノウイルス，巨細胞性封入体症ウイルス(サイトメガロウイルス)などの感染で，核内に封入体が出現するもの．ヘルペス感染時は初期の封入体はウイルス粒子そのものの集合であり好塩基性，すなわちDNAが染まるが，のちに好酸性となり感染による副産物であるタンパクが染まる．[1531]

プーバ療法 psoralen-ultraviolet A therapy⇨同PUVA療法→98

フーフェラント Christoph Wilhelm Hufeland ドイツの内科医(1762-1836)．ベルリン大学の初代医学部長．ジェンナーEdward Jenner(1749-1823)の方法を取り入れて天然痘の予防や，チフスの撲滅に貢献した．その著書『Enchiridion medicum(医学必携)』はオランダ語に訳され，さらに杉田成卿により『医戒』『済生三方』，緒方洪庵により『扶氏経験遺訓』，青木浩斎により『察病亀鑑』としてそれぞれ和訳刊行され，幕末日本の医療に大きな影響を与えた．[983]

フーリエ Jean Baptiste Joseph Fourier フランスの数学・物理学者(1768-1830)．偏微分方程式理論に明るく，フーリエ級数〔sin$f(x)$，cos$f(x)$からなる無限級数展開〕を発見し，フーリエ解析を提唱した．任意の関数が，要素となる三角関数に対する解の重ね合わせで表せると主張し，熱方程式の一般解を得た．[21]

フーリエ解析 Fourier analysis ［調和解析］ フーリエJean B. J. Fourierが1811年に発表した熱伝導研究に端を発する解析法．任意の関数が三角関数の重ね合わせで表され，すべての線形微分方程式の解はこの方法で得られ，係数が積分により求められる近代解析学の画期的発見．積分の定義は関数の三角級数による表現可能性を示しており，集合論，位相空間論も三角級数の研究で始まった．積分論や積分方程式に始まる関数解析学はフーリエ解析と強く結びついている．三角級数の理論を一般位相群またはリーLie群に拡張するのが群上調和解析である．[21]

フーリエ変換 Fourier transform；FT ある振動から複数の信号を選り分け，時間の関数として表す数学的手法．医用画像工学の分野でCTやMRIによって得られた情報を解読して画像として表現する場合などに用いる．フーリエJean B. J. Fourierはフランスの数学者(1768-1830)．[258]

プーリング pooling 造影検査において造影剤が特定の部位に貯留すること．通常，壊死腔や拡張した血管腔に造影剤が貯留した場合にみられる．脈管造影では毛細管相から静脈後期相まで造影剤が消失しないことをいう．[580,1608]

プール血清 pooled serum 臨床検査における精度管理を行うのに用いられる自家製の管理血清で，毎日その一部を測定し，測定値が一定の範囲内にあることを確認し，検査の正確度を保つように管理する．プール血清は毎日検査室に提出される血清試料を貯蔵したものを集め，あらかじめ使用する分量に分注して冷凍保存したもの．最近では凍結乾燥したものが市販されており，用時一定量の溶解液に溶解して使用している．[677]

プール〔性〕結膜炎 swimming-pool conjunctivitis⇨同咽頭結膜熱→300

プール肉芽腫 swimming pool granuloma ［魚槽肉芽腫］ マイコバクテリウム・マリヌム *Mycobacterium marinum* 感染による皮膚非結核性抗酸菌症の一型．プールで水泳のあと，あるいは魚の水槽に手を入れたあとに，肘頭，膝蓋，手指背などの外傷部位にみられる肉芽腫性皮疹．丘疹，結節，膿瘍，潰瘍を生じ，排膿もみられる．消毒薬の使用によりプールでの感染は減少したが，熱帯魚を飼う人や漁業従事者，水族館員などの魚を扱う人に多い．ダイビングなどのマリンスポーツによる感染例もある．テトラサイクリン系抗菌薬の内服，温熱療法(高温に弱い)，切除などを行う．[1560]

プール熱 pool fever⇨同咽頭結膜熱→300

ブールハーヴェ Herman Boerhaave 18世紀オランダの医学者(1668-1738)．聖職者の子として生まれ，ライデン大学で哲学をおさめたあと医学を学び，1701年に同大学で医学講師，1709年以降は植物学，医学の教授を務めた．ヒポクラテスHippocratesの医の精神にならい臨床的観察を重視．ベッドサイドティーチングを医学教育に取り入れるとともに，17世紀の新哲学の影響を受け，生体の働きを機械論と化学理論を取り入れて説明する総合的な医学理論体系を打ち立てた．医学教育者として高い評価を得て，ライデン学統を世界各地に広めた．大きな影響力をもった著書『Aphorismi de cognoscendis et curandis morbis(疾病の認識と治療についての箴言)』(1709)は，高弟スヴィーテンGerard van Swietenの注釈を経て江戸時代後期に蘭方医坪井信道(1795-1848)により和訳され，『蒲爾花歇(ブールハーヘ)の万病治準』として日本にも影響を及ぼした．[983]

ブールハーヴェ症候群 Boerhaave syndrome⇨同特発性食道破裂→2147

フェアバンク病 Fairbank disease⇨同多発性骨端異形成症→1925

フェイススケール face scale ウォングDonna WongとベイカーConnie Morain Bakerによって開発された，顔の表情によって痛みの程度を表す尺度で，子どもが体験している痛みを評価するツール．「全然痛くない」

●フェイススケール

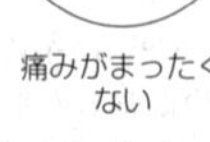

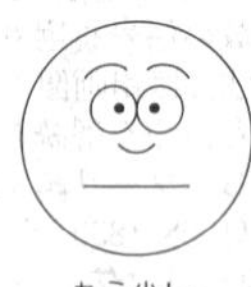

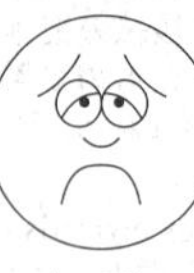
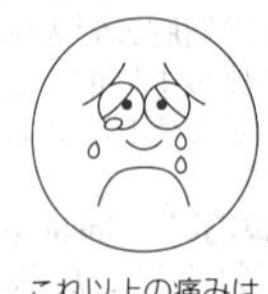

を表す笑顔から，「最悪の痛み」を表す泣き顔までの6つの顔からなり，描かれた表情の中から，自分の痛みに当てはまるものを選ぶ自己報告式のスケール．3歳以上の子どもに使用することができるとされているが，日本における妥当性の検証では，3-7歳のグループがフェイススケールのみで痛みを評価することは困難であった．[79]

フェイ法　Fay method　1950年代にアメリカの脳神経外科医フェイ Temple Fay(1895-1963)により開発された脳損傷児に対する運動療法．ファシリテーションテクニックあるいは神経生理学的アプローチといわれる手技の1つで，脳性麻痺患者に用いられる．魚類，両生類，爬虫類などの原始的な動物と新生児の運動パターンには系統発生的に類似性があることを利用している．脳性麻痺児では随意運動が認められなくても同側上下肢の同一パターンや交叉性パターンが反射として出現することがあり，フェイ法ではこの残存パターンを用いて治療する．[903]

富栄養化　eutrophication　湖沼などの閉鎖水域への家庭廃水や農薬，産業排水などの流入により，栄養塩類である窒素やリンが増加した状態．過度に富栄養化すると，プランクトンが増加して赤潮などが発生し，水中の酸素が消費され溶存酸素量(DO)が減少する．その結果，悪臭の発生や水が濁るなど水質が悪化したり，魚介類の死滅が起こる．1970年代後半から注目され出した琵琶湖におけるくさい水，瀬戸内海における赤潮などがある．[1169]

富栄養湖　eutrophic lake　植物栄養塩類および有機物の濃度が高く，プランクトン，藻類などの植物生産が大きい湖沼のこと．特に夏期藍藻類のアオコの異常増殖により臭気の発生，魚介類の斃死をもたらす．自然の富栄養化よりも，生活廃水や工業排水など人間の活動による人為的なもののほうが大きい．[1013]　⇨参富栄養化→2518

フェーズⅠ⇨同第1相試験→1853

フェーズⅡ⇨同第2相試験→1854

フェーズⅡブロック　phase two block⇨同脱感作性ブロック→1917

フェーズⅢ⇨同第3相試験→1854

フェーズドアレー法　phased array method　超音波診断において，配列型の探触子の各振動子に遅延素子などを接続し，その遅延時間(位相量)を変化させて電子的にビームの方向を任意に制御することにより，目的の走査を行う方法．扇形にビームを走査するセクタ走査などに使用される．[955]

フェーデ病⇨同リガ・フェーデ病→2920

フェーリング液(試薬)　Fehling solution　尿中のブドウ糖や乳糖，ショ糖など還元糖の検出に用いられる定量試薬．硫酸銅と酒石酸カリウムナトリウム塩に水酸化ナトリウムを加え水に溶かした青色の溶液で，還元糖を入れて煮沸すると赤色の沈殿物が観察される．フェーリング Hermann von Fehling はドイツの化学者(1812-85)．[258]

フェーリング病　Følling disease⇨同フェニルケトン尿症→2519

フェール病　Feer disease⇨同肢端疼痛症→1304

フェオヒフォミコーシス⇨同黒色糸状菌症→1090

フェティシズム　fetishism〔D〕Fetischismus［異物嗜愛，物神崇拝，拝物愛］　性障害(パラフィリア)の一種で，性対象の倒錯といえる．すなわち，その患者にとっては特定のものが性的興奮や満足を与えるという異常性愛である．この特定のものはフェティッシュ(物神 fetish)と呼ばれ，異性のからだの一部(髪，足，指，唇，乳房など)，異性が身につける物(下着，靴，ハンカチなど)さまざまであり，そのフェティッシュを集めたり，自慰に利用したりすることに情熱を傾ける．男性に多い．思春期の少年の下着窃盗などは，性対象の獲得が困難なために行われる代償的な行動であって，真のフェティシズムではない．[1269]

フェティシズム的服装倒錯症　fetishistic transvestism⇨同服装倒錯的フェティシズム→2543

フェティッシュ　fetish〔D〕Fetisch［物神］　フェティシズムの志向をもつ人(フェティシスト)が性的な興奮やオルガズムを得るために必要とする無生物または人体の一部のこと．最もよくみられるフェティッシュは，足，髪の毛，女性の下着や靴など．フェティシストの大多数は男性．フェティシストは，フェティッシュを手に持ったり，身体にこすりつけたり，においをかいだりしながら自慰をすることがしばしばで，または性的接触の間相手にその対象物を身につけるように頼むこともある．[1595]　⇨参フェティシズム→2518

フェトスコピー　fetoscopy⇨同胎児鏡検査→1868

フェナセチン腎炎　phenacetin nephritis⇨同フェナセチン腎症→2518

フェナセチン腎症　phenacetin nephropathy［フェナセチン腎炎］　非ステロイド系抗炎症薬であるフェナセチンを通常，数年にわたり長期連用すると出現する腎障害で，尿浸透圧の低下，無菌性膿尿，尿酸性化能の低下，血尿などの症状がある．特徴的な組織所見は腎尿細管におけるリンパ球などの炎症細胞の浸潤に伴う間質のびまん性線維化や腎乳頭壊死などの間質性変化が主体であり，自己免疫反応により出現すると考えられている．近年減少傾向にあるが，フェナセチンと尿路系悪性腫瘍との関連も指摘されている．[563]　⇨参薬剤性

腎症⇀2839

フェニール酸⇨同フェノール⇀2519

フェニックス計画 Phoenix Plan 廃棄物の広域的な埋立処分計画のこと．厚生省(現厚生労働省)，運輸省(現国土交通省)，関係地方公共団体の共同で，東京湾・大阪湾において都府県をこえた港湾区域内の海面を活用する処理場を設置するため，1981(昭和56)年6月「広域臨海環境整備センター法」が制定された．近畿圏では，1982(同57)年3月に「大阪湾広域臨海環境整備センター」が設立．尼崎沖，泉大津沖，神戸沖，大阪沖の4つの処分場が建設されたが，すでに前者2処分場はすでに飽和状態となっており，残り2つもほぼ10年後には満杯になることが予想されている．また，首都圏では1998年に7都県市首脳会議によって東京湾フェニックス計画は凍結された．[41]

フェニトイン phenytoin；PHT ヒダントイン系で，現在最も広く使われている抗てんかん薬の1つ．反復刺激後増強の抑制，ニューロンのナトリウムチャネルの不活化による膜安定化作用などを有し，抗痙攣作用にすぐれる．経口剤はてんかんによる強直クローヌス発作や焦点発作での痙攣発作，自律神経発作，精神運動発作に使用される．注射剤はてんかん発作重積症や，経口投与不可能時，急速なてんかん様痙攣発作の抑制を要する場合に使用．有効血中濃度は10-20 μg/mLであるが，血中濃度が投与量に比例せず，一定量を超えると急速に増加するため(非線形)，至適投与量の検討および中毒症状防止を目的とした血中濃度測定を要する．[204.1304] 商アレビアチン

フェニトイン歯肉増殖症 dilantin gingival hyperplasia, phenytoin-induced gingival hyperplasia ［ダイランチン性歯肉増殖症］ てんかんの抗痙攣薬であるフェニトンを長期間にわたって服用した場合の副作用として口腔内に生じる歯肉増殖症．発現率は0-80％(平均55％)前後といわれ，口腔清掃状態の不良な患者に多く，プラークが発症率を高めている．歯肉増殖が特徴で，重度の場合は歯冠部をピンク色や暗赤色でかたい線維性歯肉が覆う．歯槽骨の吸収は少ない．治療法はプラークコントロールの徹底．歯肉増殖に対しては歯肉切除(歯肉整形術)を行い，プラークの除去，管理を徹底して行う．[434] ⇨参歯肉増殖症⇀1330

●フェニトイン歯肉増殖症

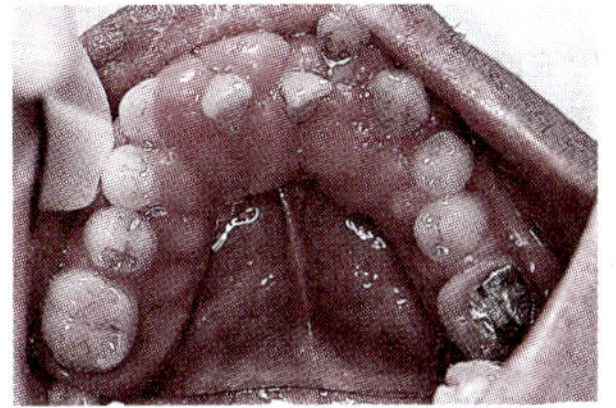

38歳の男性．上顎口蓋側面観 前歯部の歯肉肥厚がみられる

フェニトロチオン fenitrothion⇨同スミチオン®⇀1655

フェニトロチオン中毒 fenitrothion poisoning；MEP フェニトロチオンは有機リン系農薬(殺虫剤)の1つで，パラチオンより毒性は低い．吸入・誤飲などによりコリンエステラーゼ(ChE)活性を阻害．急性中毒では悪心・嘔吐，唾液分泌過多，縮瞳，筋の線維性攣縮など，慢性中毒ではChEの低下が認められる．治療はアトロピン硫酸塩水和物またはプラリドキシムヨウ化物の単独または併用投与を行う．中毒症状・治療ともにパラチオンに類似．[1013] ⇨参有機リン中毒⇀2849，パラチオン中毒⇀2395

フェニルアラニン phenylalanine；Phe L型，D型の光学異性体をもつ芳香族αアミノ酸の1つ．L型はタンパク質を構成する．$C_9H_{11}NO_2$．分子量165.19．小児の正常な成長・発達に，また生涯を通じて正常なタンパク質代謝のために必要なアミノ酸であり，必須アミノ酸の1つ．哺乳類，鳥類ではフェニルアラニンヒドロキシラーゼによりチロシンに変換される．この酵素の先天的不全によってフェニルアラニンが体内に蓄積し，尿中にフェニルピルビン酸を大量に排泄するフェニルケトン尿症(PKU)を呈する．[1157]

フェニルアラニン血症 phenylalaninemia⇨同高フェニルアラニン血症⇀1053

フェニルアルコール phenyl alcohol ベンジルアルコール，βフェネチルアルコールなどがあり，香料として広く用いられている．ともに皮膚から吸収され，グルクロン酸抱合され，前者は馬尿酸，後者はフェニル酢酸として排泄される．麻酔作用がある．[1013]

フェニルイソチオシアネート phenylisothiocyanate；PITC ⇨同エドマン試薬⇀363

フェニルケトン尿症 phenylketonuria；PKU ［フェーリング病，PKU］ フェニルアラニン(アミノ酸の1つ)が体内に過剰に蓄積され，フェニルピルビン酸が尿中に大量に排泄される疾患．フェニルアラニンをチロシンに代謝させるフェニルアラニン水酸化酵素の欠損によって起こる先天性代謝異常．フェニルアラニンが脳組織に蓄積すると高度の知的障害をきたす．またメラニン色素欠乏により頭髪色素は少なく赤毛となり，皮膚も白みをおびる．汗や尿はネズミの尿に似たにおいを呈し，湿疹をきたす．わが国では7万の出産に1人の頻度でみられる．多くの国々で，全新生児に対して早期発見のためのスクリーニングテストを行っている．わが国ではガスリー Guthrie 法によって，ホモシスチン尿症，ガラクトース血症，メープルシロップ尿症などとともにスクリーニングを行っている．フェニルアラニンの摂取制限により症状の出現を抑える．[1631] ⇨参高フェニルアラニン血症⇀1053

フェニル酢酸 phenylacetic acid アリール酢酸に属する非ステロイド系抗炎症薬(NSAIDs)の1つで，ジクロフェナクナトリウム，アンフェナクナトリウム水和物などがある．抗炎症，鎮痛効果はアスピリンの2-4倍と高く，特にジクロフェナクナトリウム水和物坐薬は注射剤を除く消炎鎮痛薬の中でも強力な鎮痛効果を発揮する．NSAIDsに共通する胃腸障害は比較的少ない．副作用として肝機能障害があり，長期間の使用が制限される．[563]

フェニルピルビン酸 phenylpyruvic acid フェニルアラニンの代謝産物の1つ．フェニルケトン尿症では尿中に大量に排泄される．[1631]

フェニレフリン試験 phenylephrine test⇨同ネオシネフリン試験⇀2275

フェノール phenol ［フェニール酸，石炭酸，ヒドロキシベンゼン］ 無色，有臭の液体または固体．水，有機溶

媒に可溶．サリチル酸，農薬，医薬品，合成繊維，合成樹脂，染料などの製造原料．毒性が高く，腐食性がある．3-4% 溶液は消毒殺菌薬として用いる．[1013] ⇨参特定化学物質障害予防規則→2143

ふ

フェノール係数 phenol coefficient⇨同石炭酸係数→1721

フェノールスルホンフタレイン試験 phenolsulfonphthalein test；PSP test ［PSP 試験，ゲラティ試験，ローントリー・ゲラティ試験］ 腎機能を調べる負荷試験の1つ．フェノールスルホンフタレイン(PSP)はアルカリ添加により濃紅赤色に発色する色素である．PSP を静注すると約4% が糸球体で濾過され，90% 以上が近位尿細管から分泌されるので，PSP 試験は近位尿細管機能と腎血漿流量のおおまかな推定に役立つ．通常は，注射約30分前に500 mL の水を飲み，PSP 1 mL(6 mg)を静注したのち，15，30，60，120分後の尿を全量採取し，尿中の PSP を定量する．特に15分値(基準値25-50%)は腎血漿流量とよく相関するとされ，腎機能のスクリーニングとして実施されていたが，精度に問題があり，近年は行われなくなった．[533] ⇨参腎機能検査→1511，腎循環血漿量→1557

フェノール中毒 phenol poisoning⇨同石炭酸中毒→1721

フェノールフタレイン phenolphthalein 水素イオン濃度(pH)指示薬の1つで，かつて緩下剤として便秘の治療に処方されていたが，現在ではほとんど使用されていない．重篤な副作用として，腹部痙直，腹痛，アレルギー反応(特に皮膚)，脱水，緩下剤依存症などがある．虫垂炎，急性腹症，糞便嵌頓，腸閉塞または穿孔，本薬物に対して過敏症の既往のある者には使用を禁止．[34]

フェノキシ剤中毒 2-methyl-4-chlorophenoxy acetic acid poisoning 一般的にはクロロフェノキシ系の農薬(MCP 剤，MCPB 剤，MCPP 剤などの除草剤)の誤飲または吸入によって起こる中毒を指す．皮膚粘膜への刺激作用，経口の場合は肝・腎障害，痙攣，心不全などをきたす．治療は胃洗浄，下剤，呼吸管理，対症療法などを行う．[1013] ⇨参除草剤中毒→1491

フェノタイプ⇨同表現型→2487

フェノチアジン系精神安定薬 phenothiazine tranquilizers⇨参抗精神病薬→1023

フェノチアジン系中毒 phenothiazine poisoning フェノチアジン(ジベンゾチアジン)系の薬剤としては，クロルプロマジンなどが精神神経用薬として用いられている．薬用量をこえて経口摂取すると，散瞳，悪心，口渇，痙攣，低血圧，心室細動，錐体外路症状などが起こる．急性中毒の処置は呼吸管理，胃洗浄，吸着剤，下剤，輸液，対症療法を行う．吸入曝露の場合は粘膜刺激，皮膚の日光過敏症，瘙痒感がある．眼や皮膚と接触したときは十分な水で洗浄する．酸と反応して発生する硫黄と窒素との酸化物のフュームは有毒．[1013] ⇨参クロルプロマジン中毒→848

フェヒナーの法則⇨同ウェーバー・フェヒナーの法則→316

フェミニズム feminism ［女性解放思想・運動，女権拡張思想・運動］ 女性の性差に起因する差別や偏見，抑圧からの解放を目指す思想と行動．第一波と呼ばれる女性の権利拡張運動は，19世紀半ばから20世紀初頭にかけ欧米の女性参政権運動で始まった．第二波は，1970年代の「ウーマンリブ」に代表され，男女平等の権利獲得のほかに，イデオロギー面での女性差別や抑圧を問題にした．第三波はジェンダー観に着目する．フェミニズムは女性の性差別に視点を置いた批判であり，固定的思想ではない．フェミニズムは，それぞれの立場からリベラル，マルクス主義，ラディカル，エコロジカル，社会主義などに分類される．[271]

フェムト femto；f⇨同f→49

フェリチン ferritin 細胞内で鉄貯蔵を行っているタンパク質．遊離の鉄は細胞毒性があるので，細胞は鉄をフェリチン内に封じ込めるような形で貯蔵している．まったく鉄を含まないものをアポフェリチン，鉄と結合したものをフェリチンという．血中濃度は鉄欠乏状態では減少し，輸血後，炎症，悪性腫瘍などで増加する．[930]

フェルティ症候群 Felty syndrome 関節リウマチ(RA)，脾腫，白血球減少を三主徴とする症候群で，1924年にフェルティ Augustus Roi Felty(1895-1963)により報告された．RA 罹患後10-15年経過して発症するが，発症率は RA 患者の1% 未満．好中球減少(<2,000/μL)，貧血，血小板減少のほかに，リウマトイド因子高値，免疫複合体陽性などの検査所見を示す．RA 治療(抗リウマチ薬，免疫抑制薬)とともに感染症対策(抗菌薬)，白血球減少症に対する治療〔副腎皮質ステロイド，顆粒球コロニー刺激因子(G-CSF)製剤の投与〕を行う．[1038]

ブエルム暗点 Bjerrum scotoma 初期緑内障にみられ，ブエルム領と呼ばれる中心から15度円周領域にみられる孤立暗点．進行してマリオット Mariotte 盲点とつながると弓状暗点となる．緑内障の初期視野変化は，95% 以上がこのような中心30度以内に現れることが多いため，静的自動視野計の自動プログラムは，効率よくこの範囲の視野異常を検出するようにつくられている．ブエルム Jannik P. Bjerrum はデンマークの眼科医(1851-1920)．[1153] ⇨参弓状暗点→721

ブエルム領域 Bjerrum area 視野検査において，固視点の上下10-20度の帯状の領域のこと．初期の緑内障ではこの部位に弓状暗点が生じる．ブエルム Jannik Petersen Bjerrum はデンマークの眼科医(1851-1920)．[1601] ⇨参ザイデル暗点→1166，ブエルム暗点→2520，マリオット盲点→2745

フェロオキシダーゼ ferro〔o〕xidase⇨同セルロプラスミン→1745

フェロカイネティクス ferrokinetics⇨同鉄回転→2065

フェロモン pheromone 同種間の個体で交わされる化学的情報伝達物質．ギリシャ語の pherein(運ぶ)と hormon(興奮させる)という言葉からつくられた．ホルモンが体内の情報伝達物質であるのに対応する．昆虫で最も研究が進んでいる．[991]

フェンウィック夫人 Mrs. Bedford Fenwick エセル=マンソン(後にフェンウィック夫人)はイギリスのスコットランドに生まれ(1857-1947)，マンチェスターの王立救貧院看護学校で訓練を受けた．セントバーソロミュー病院に勤め総看護師長となる．1887年にベッドフォード=フェンウィック医師と結婚．1888年イギリス看護師協会を設立．この協会は世界最初の看護師組織であり，さらに1899年には世界の看護師に連帯を呼びかけて国際看護師協会(ICN)を結成し初代会長となった．イギリス看護師の国家登録制度を提唱して1919年に実現．現存する看護雑誌『The Nursing Record』を1893年に創刊したことでも知られ，また看護学校の大学化にも貢献した．[1236]

フェンシクリジン依存 phencyclidine dependence フェンシクリジン phencyclidine は，麻薬性鎮痛薬の開発の過程で合成された幻覚発現薬．フェンシクリジンも渇望を生じるが，臨床例では耐性形成と離脱症状は報告されていない．1日2-3回以上吸煙して薬物体験にひたり，心身の障害を生じていることを知りながら常用する．急性中毒時には病識を欠き，判断を誤って危険な行動をとりやすい．好争性，暴力的行動，衝動性，予測不能の行動，精神運動興奮，判断低下がみられるのが特徴．[702] ⇨参物質依存→2560

フェンシクリジン中毒 phencyclidine intoxication フェンシクリジンの吸煙や静脈内注射の直後にみられる不適応行動(好争性，暴行，衝動性，唐突さ，精神運動興奮，誤判断，社会的・職業的な機能低下)である．眼振，高血圧，頻脈，痛覚麻痺，失調，構音障害，筋固縮，痙攣，昏睡，聴覚過敏の2つ以上がみられる．自分でも薬で生じた非現実的な体験とわかりながら，幻覚や錯覚が現れるのが特徴．現実を検討する能力が損なわれて幻覚が現れているときにはフェンシクリジン誘発性の精神病性障害と診断される．[702]

フェンシクリジン誘発性障害 phencyclidine-induced disorder フェンシクリジンで誘発される障害の1つで，急性中毒と物質誘発性の精神障害からなる．フェンシクリジン中毒症状は吸煙や静脈内注射の最中から現れる急性中毒で，著明な行動異常と身体症状がみられる．臨床例ではフェンシクリジンによる離脱の報告はない．フェンシクリジン誘発性の精神障害には，せん妄，妄想や幻覚を伴った精神病性障害，気分障害，不安障害などがある．精神病性障害では，現実検討能力も損なわれる．[702]

フェンシクリジン乱用 phencyclidine abuse フェンシクリジンの使用パターンの障害．アメリカ精神医学会では，その使用による社会的機能(仕事，学校，家庭など)の障害，有害な状況下での使用，フェンシクリジン使用に関連した違法行為の存在，そうした障害を知りながらさらに使用を繰り返すのうちのいずれかがある場合をいう．[702]

フェントラミン試験 phentolamine tests⇨同レギチーン®試験→2974

フォア症候群 Foix syndrome⇨同海綿静脈洞血栓症→457

フォアダイス状態 Fordyce condition ［独立脂腺］ 脂腺は主として毛包と共存し，毛孔に開口して皮脂を分泌するが，身体部位によっては毛包と無関係の脂腺(独立脂腺)がみられる．独立脂腺が増生・肥大して，口唇，頰粘膜，包皮内板などで，半米粒大までの黄色ないし黄白色の小丘疹としてみられることをいう．[95]

フォア・マリー徴候 Foix-Marie retraction sign⇨同マリー・フォア徴候→2745

フォヴィル症候群 Foville syndrome ［フォビル症候群］ 橋下部傍正中部の被蓋，橋底部の病変により患側への水平注視麻痺，患側の末梢性顔面神経麻痺，対側の片麻痺を呈する症候群．広義には水平注視麻痺のみを指す．脳底動脈からの穿通枝の閉塞による梗塞によることが多い．[584] ⇨参交代性片麻痺→1031

不応期 refractory period 神経や筋が興奮し，膜が十分脱分極しており，強い刺激を与えても刺激に対して反応しないか，あるいは刺激に対する興奮性が低下している時期のことで，絶対不応期と相対不応期に分けられる．絶対不応期では，完全な脱分極のため，どんな刺激にも細胞は反応しない．膜が再分極してくると再び刺激に応じるようになるが，回復期の早い時期では静止期よりも閾値が上昇しており，静止期と比べより強い刺激を与えないと興奮しない．この閾値の高い時期を相対不応期という．[226]

不応性貧血 refractory anemia 本来は造血薬に反応しない貧血の総称であった．現在はWHO分類により骨髄異形成症候群の一病型として分類され，末梢血では芽球1%未満，骨髄では芽球5%未満，環状鉄芽球15%未満，赤芽球系細胞のみに異形成を認める疾患と定義されている．本態は造血幹細胞の異常で，骨髄が正形成から過形成であるにもかかわらず無効造血のため末梢血では貧血，白血球，血小板の減少を認める．そのほか，大球性赤血球，大小不同，奇形赤血球がみられる．染色体異常は不応性貧血の1/4の症例でみられるが，特徴的な異常はない．骨髄移植が行われる場合もあるが，多くは対症的に輸血や血小板輸血，G-CSF(顆粒球コロニー刺激因子)製剤の投与といったサイトカイン療法や免疫抑制療法が行われる．まれに，白血病に移行することもあるので十分な経過観察が必要である．定期的な通院や輸血がストレスとなることが多いため精神面でのケアが重要となる．[1038]

フォーカシング focusing アメリカの哲学者・心理学者であるジェンドリン Eugene T. Gendlin(1926生)によって考案された自己理解および心理療法の方法．言葉や概念としては未形成だが，何となく感じている感覚，雰囲気や気分をフェルトセンス felt sense といい，フォーカシングはフェルトセンスに注意を向け，それを言語象徴などで言い表す過程をいう．この過程において，何となく感じられていたフェルトセンスの意味が明らかになっていき，新しい気づきや状況認識を生み出す．独自の心理療法として用いられるが，他の心理療法と併用することも可能で，欧米では通常クライアント(来談者)中心療法と併用される．また心理療法以外にも，創作活動，夢理解，学校教育，セラピスト教育，看護教育，哲学，瞑想，危機介入などでも用いられ，個人的成長体験，人間関係教育や新しい発想を導く方法として利用されている．[93] ⇨参来談者中心療法→2890

フォーカスチャーティング focus charting フォーカスとは全体としてみている患者の問題を，細部に焦点(フォーカス)を当てて個別にみていくという意味．看護診断あるいは問題志向型システム problem-oriented system(POS)において，収集した情報を問題別に整理する目的でチャートに書き込むことをいう．以下の4つの要素がある．①F(フォーカス focus)：POSの問題リストに相当．②D(データ data)：フォーカスの証拠となるデータ．③A(行動 action)：ケア提供の内容．④R(反応 response)：提供されたケアによる患者の反応．[415]

フォーカルスポット focal spot⇨同焦点→1444

フォークォーター切断 forequarter amputation ［**肩甲帯離断術，肩甲胸郭間切断**］ 上肢切断術のうち最も近位からのもので，肩甲骨と胸郭の間の筋を切離し，鎖骨を切断して肩甲帯全体を体幹から離断する方法．肩関節や肩甲骨の悪性腫瘍・重篤な外傷や感染症などで，やむをえず用いられる．美容上問題が多く，着衣のためにも義手が必要であるが機能的な実用性は乏しい．[337]

フォークト・小柳・原田病 Vogt-Koyanagi-Harada disease ［**原田病，ぶどう膜炎髄膜炎症候群**］ わが国における三大ぶどう膜炎の1つで，全身のメラノサイトに対する自己免疫疾患と考えられている．日本人を含めモンゴロイドに多くみられ，白人にはまれで，HLA-DR 4と強い相関を示す．前駆症状として頭痛，発熱などの感冒様症状がみられ，その後視力低下を起こす．両眼性の汎ぶどう膜炎であり，脈絡膜炎による滲出液が網膜下に貯留し，多胞性の漿液性網膜剝離を呈し，視神経乳頭の発赤や腫脹を示すこともある．眼外症状には頭痛，項部硬直などの髄膜炎症状，耳鳴，めまい，難聴などの内耳症状，白髪，脱毛などの毛髪症状，白斑などの皮膚症状がある．診断には眼所見とともに髄液細胞増加や感音難聴の検出が有用である．治療はステロイド剤の大量療法あるいはパルス療法が中心で，重症例にはステロイド剤の後部テノン Tenon 囊下注射を併用する．寛解期には脈絡膜の脱色素による夕焼け状眼底，角膜輪部の脱色素(杉浦徴候)を呈する．脱毛は回復することもあるが，白髪や白斑は発症後1年以上たってから出現することが多い．多くの場合視力予後は良好であるが，黄斑部の変性や色素沈着による視力不良例もある．病名の由来は，1906年，フォークト Alfred Vogt(1879-1943)が毛髪白変を伴う両眼性ぶどう膜炎を報告．さらに，1926年に原田永之助(1892-1946)が網膜剝離と髄液細胞増加を合併した両眼性急性びまん性ぶどう膜炎を，1929年に小柳美三(1880-1954)が白髪，白斑，脱毛，難聴を合併した両眼性ぶどう膜炎をそれぞれ独立した疾患として報告した．現在ではすべて同一の疾患としてフォークト・小柳・原田病と呼ばれている．[1130] ⇨参交感性眼炎→985

フォークト病 Vogt disease ［**先天性舞踏病**］ 先天性で両側性の不随意運動(アテトーシス)を伴う疾患．小児期に発症することもある．病変は大脳基底核にある場合が多い．[1631]

フォーゲス Daniel Wilhelm Otto Voges ドイツの細菌学者(1867-没年不詳)．腸内細菌に水酸化カリウム溶液を添加してピンクから赤色を示すものを陽性とする反応を，フォーゲス・プロスカウエル Voges-Proskauer 反応という．腸内細菌の鑑別に用いられる反応で，ブドウ糖を分解してアセトインを産生する能力をもっていることを示す．[1531]

フォースフィールドアナリシス force field analysis ［**力場分析**］ レヴィン Kurt Lewin の力の場 force field の理論に基づく，変革を実施する前に解決策の有用性や変革への抵抗を診断するためのツール．新しいことを始めようとするとき，抑止力(改革に対しての抵抗要因)と推進力(改革に対しての推し進める力)の両方を明らかにし，どのように進めたら推進力が抑止力を上まわって変革を成功させられるかの戦略を練ることができる．人に限ったことではなく社会的情勢，経済状況，世論などさまざまな側面に応用できる．レヴィンはドイツ生まれのアメリカの社会心理学者(1890-1947)．[415] ⇨参変革理論→2642，レヴィン→2972

フォートラン⇨同FORTRAN→50

フォーブス・オルブライト症候群 Forbes-Albright syndrome 下垂体のプロラクチン産生腫瘍により，高プロラクチン血症，乳汁分泌，無月経が認められる疾患．CT または MRI により下垂体腫瘍の存在が認められる．腫瘍が小さいときは高プロラクチン血症治療薬を用いる．大きい場合は手術治療も考慮する．フォーブス Anne P. Forbes (1911-92)，オルブライト Fuller Albright (1900-69)はともにアメリカの内分泌学者．[998] ⇨参乳漏症→2242

フォーブス病 Forbes disease⇨同コリ病→1131

フォーマット format 書式，形式の意味．コンピュータにおいて，記録メディア(フロッピーディスクやハードディスクなど)の記録方式のことを指す場合と，記録方式に従って記録メディアの初期化を行うことを指す場合とがある．[1418]

フォーミュラ食 formula diet ［**低エネルギー食**］ 高度肥満者の減量目的で治療薬として用いられる食事．超低エネルギー食であり，必要最少量の必須脂肪酸，ビタミン，ミネラル，電解質などが含有される．420 kcal/日のフォーミュラ食では7-8 kg/月の減量が可能である．高尿酸血症，起立性低血圧症などの副作用をきたすこともあり，治療食使用中は入院とすることが多い．[418]

フォーリーカテーテル Foley catheter ［**バルーンカテーテル**］ 導尿に用いる先端にバルーン(風船)のついたゴム製のカテーテルで，膀胱に挿入後，自然抜去を防止するためバルーンを空気または滅菌水でふくらませて留置する．フォーリー Frederic E.B. Foley はアメリカの泌尿器科医(1891-1966)．[474]

フォールアウト fallout⇨同放射性降下物→2671

フォーンズ法⇨参ブラッシング法→2576

フォガーティカテーテル Fogarty catheter ［**フォガーティ静脈塞栓摘出用カテーテル**］ 動脈塞栓症などで末梢の動脈に流れ込み血管を閉塞させた物質(心臓などで血栓化した物質，塞栓子)を除去するために使用されるバルーン付きのカテーテル．突然の閉塞により閉塞部位より末梢に急激な阻血症状が生じる場合には早急に血栓除去術が必要となる．実際には，塞栓子の中枢側の血管に切開を加え，同部から末梢にカテーテルを挿入し，塞栓子の末梢側でバルーンを拡張させ塞栓子を中枢側まで引き出し除去する．動脈塞栓用と静脈塞栓用があり静脈用のほうがやわらかい．[1515]

フォガーティ静脈塞栓摘出用カテーテル ⇨同フォガーティカテーテル→2522

フォザーギル手術 Fothergill operation⇨同マンチェスター手術→2760

フォザーギル神経痛 Fothergill neuralgia⇨同三叉神経痛→1204

フォス遺伝子⇨同*fos* 遺伝子→50

フォスター=ケネディ症候群 Foster Kennedy syndrome ［**ケネディ症候群**］ 頭蓋内圧亢進があると通常は両眼性にうっ血乳頭がみられるが，前頭蓋底の腫瘍では一側の視神経が腫瘍によって圧迫され萎縮し，頭蓋内圧亢進があっても対側の視神経乳頭のみうっ血乳頭を呈することがあり，これをいう．MRIなどの画像検査を行えば鑑別は容易だが，眼所見だけをみた際には，時期をずらして発症した視神経炎や前部虚血性視神経症とまぎらわしく注意が必要．鞍結節部や蝶形骨縁の髄膜腫などが原因となる．フォスター=ケネディ Robert Foster Kennedy はアメリカの神経科医（1884-1952）．[1153] ⇨参うっ（鬱）血乳頭⇀330

フォックス・フォアダイス病 Fox-Fordyce disease アポクリン汗管が角化により角栓を生じて閉塞し，著明な瘙痒を伴う汗疹を形成する比較的まれな疾患で，掻破により小水疱内の汗が流出して二次的に炎症を生じる．思春期後の女性の腋窩，外陰，乳輪などのアポクリン腺存在部位に好発．経過は慢性で，しばしば毛包炎を合併する．フォックス George Henry Fox（1846-1937）とフォアダイス John Addison Fordyce（1858-1925）はアメリカの皮膚科医師．[95]

フォトケラトスコープ photokeratoscope 角膜形状を知るための写真撮影装置．角膜に何重もの同心円を投影してその反射像（マイヤー像 mire image）を撮影し，コンピュータで画像処理を行う．中央のリングの形状やリング間の間隔などを見る．正常では中央のリングが正円であるのに対し，直乱視では横長，錯乱視では逆に縦長の楕円となる．リング間の間隔が狭い場合は急峻を，広い場合は扁平を意味する．[480] ⇨参角膜形状解析装置⇀489

フォトスキャン photoscan⇨同シンチグラフィー⇀1586

フォトン⇨同光子⇀1007

フォニオ法 Fonio method 視算による血小板算定法は直接法と間接法に大別され，間接法の代表的な方法．血液塗抹標本で血小板の赤血球に対する比率を出し，赤血球数に掛けて血小板数を算定する．利点は標本を保存できることであるが，欠点は血小板の分布が均一でないため成績のばらつきが大きいこと．フォニオ Anton Fonio はスイスの医師（1889-1968）．[1131] ⇨参血小板数算定⇀915

フォビア phobia⇨同恐怖症⇀769

フォビル症候群 Foville syndrome⇨同フォヴィル症候群⇀2521

フォルクマン拘縮 Volkmann contracture 筋の阻血性壊死と続発する線維化によって生じる特徴的な筋の拘縮．1881年にフォルクマン Richard von Volkmann によってはじめて報告された．壊死の病態は筋区画症候群と同じと考えられ，筋区画内圧の上昇と阻血が悪循環を繰り返しながら増悪する結果，筋が壊死に陥り最終的に線維性瘢痕組織に置換される．筋区画内を走行する神経があれば，同時に神経麻痺も生じる．小児の上腕骨顆上骨折後に前腕屈筋に生じるものが有名であるが，成人にもみられ，骨折以外の外傷によっても起こりうる．急性期の症状として特徴的なのは通常よりも異様に強い痛みで，特に筋の受動伸展時に強い痛みがあれば本症を強く疑う．治療としては，緊急の筋膜切開により筋区画内の減圧を行うが，早期でなければ効果が乏しい．拘縮が完成した場合は，二次的手術として筋腱の解離・延長・移行・移植などを組み合わせて行う．[337]

フォルスマン抗原 Forssman antigen ［異好性抗原］ モルモットの腎臓組織をウサギに免疫した際にできる抗体で認識される糖鎖性抗原．発見者のフォルスマン John Forssman（1868-1947）の名前がつけられている．この抗原はモルモット組織だけでなく，ヒト，ヒツジ，ウシ，イヌ，ニワトリなどに広く存在する．このため，本抗原に対する抗体は動物種をこえて結合するため，異好性（フォルスマン）抗体と呼ばれる．[1439]

フォルスマン抗体⇨参フォルスマン抗原⇀2523

フォルスマン抗体検査⇨同異好抗体検査⇀225

フォルハルト試験 Volhard test⇨同希釈濃縮試験⇀683

フォレスターの分類 Forrester subset, Forrester classification 1976年フォレスター J. S. Forrester らにより発表された心不全の重症度を表した分類．心筋梗塞後の心不全の状態を，スワン・ガンツ Swan-Ganz カテーテルから得られる心係数（CI）を 2.2 L/min/m², 肺動脈楔入圧（PCWP）を 18 mmHg で区切り，重症度，治療方針を4群に分類したもの．臨床状態を比較的よく反映するとして CCU などで用いられる．I群（CI≧2.2, PCWP≦18）：肺うっ血，末梢循環不全をともに認めず，不整脈の管理が主体となる．II群（CI≧2.2, PCWP>18）：肺うっ血は認めるが末梢循環不全は認めない．利尿薬，血管拡張薬により対応．III群（CI<2.2, PCWP≦18）：末梢循環不全は認めるが肺うっ血は認めない．輸液，カテコールアミンなどの強心薬を投与．IV群（CI<2.2, PCWP>18）：肺うっ血，末梢循環不全をともに認める．利尿薬，血管拡張薬，強心薬，補助循環法（機械的に心臓のポンプ機能を補助する）も考慮．[1591] ⇨参キリップ分類⇀787, NYHA 心機能分類⇀89

●フォレスターの分類

（L/分/m²）

心係数	肺動脈楔入圧（mmHg）≦18	肺動脈楔入圧（mmHg）>18
2.2以上	I群 末梢循環不全（－） 肺うっ血（－）	II群 末梢循環不全（－） 肺うっ血（＋） 〔利尿薬・血管拡張薬〕
2.2未満	III群 末梢循環不全（＋） 肺うっ血（－） 〔輸液〕	IV群 末梢循環不全（＋） 肺うっ血（＋） 〔血管拡張薬・強心薬・大動脈内バルーンパンピング法〕

フォレスティエ病 Forestier disease ［強直性脊椎骨増殖症］ 脊椎の前縦靱帯の骨化を特徴とする疾患．病因は不明．50歳以上の男性に好発し，発生部位は下部胸椎に多く，頸椎と腰椎にもみられる．症状は少なく，まれに頸椎で食道圧迫による嚥下障害を起こすことがある．強直性脊椎炎・変形性脊椎症との鑑別が問題となるが，前者とは年齢と炎症反応がないことで，後者とは椎間板の狭小化がないわりに骨化が著しいことで区別される．フォレスティエ Jacques Forestier はフランスの内科医（1890-1978）．[337]

フォローアップ調査⇨同追跡研究⇀2033

フォローアップミルク follow-up milk ［離乳期幼児期用粉乳］ 離乳期から幼児期の栄養補給を目的とする調製粉乳．わが国では生後9か月～3歳くらいを対象とし，

タンパク質，灰分，ビタミン，鉄などの補給を目的に組成が調整されている.[1631]

フォロワーシップ followership 組織的な職務の遂行にあたっては，リーダーとフォロワーの２つの役割が存在する．フォロワーとはリーダーに従う者のことで，リーダーにリーダーシップが求められるのと同様に，フォロワーにはフォロワーとしての資質や能力が求められ，その特性のことをいう．すなわち，担当した仕事を自己管理できる能力，他のメンバーやリーダーとよい人間関係を保つことができるなど.[415] ⇨参メンバーシップ→2814

不穏 restlessness 定義および評価については確立していないが，一般には軽い意識混濁により状況認識能力が低下したとき，不安や恐怖によって引き起こされる意識変容の一種であると考えられる．患者は不安げで落ち着きがなく興奮する，あるいは興奮することを予測させる状態にある．精神疾患がみられなくとも，感染症，電解質異常，代謝，中毒，脳障害などの身体的要因でも引き起こされる．また，高齢者では入院などの環境変化への不適応としてみられることもある．不穏状態の原因を確かめて対処することが必要である.[1607]

フォン=ヴィルブランド病 von Willebrand disease；vWD ［ウィルレブラント病，血管性血友病，フォン=ビルブランド病］ 先天性出血性疾患で，発症率は血友病Aの次に多い．ほとんどは常染色体優性に遺伝し，男女両性に発症する．一部に常染色体劣性遺伝例・散発例がある．1型(古典型)，2型(変異型)，3型(重症型)に大別され，2型はさらに2A，2B，2M，2Nの亜型に分類される．その他，血小板に異常がある血小板型もある．活性化部分トロンボプラスチン時間(APTT)延長，凝固第Ⅷ因子活性の低下のほかに出血時間の延長があり(そのため血管性血友病といわれる)，後者は血小板機能異常(粘着障害)による．出血症状は紫斑，溢血斑，鼻出血，歯肉出血，性器出血などの浅在性出血が多い．血友病Aに比べれば程度は軽いが，外傷や手術，抜歯で出血しやすく，止血しにくい．本症では第Ⅷ因子複合体を形成するサブユニットのうち分子量の大きなサブユニット〔ⅧR：WF，またはフォン=ヴィルブランド因子(vWF)〕が欠乏ないし分子構造の異常を示す．第Ⅷ因子のキャリアタンパク質であるvWFの欠乏により血漿中の第Ⅷ因子が低下することになる．出血時には，vWFを含む第Ⅷ因子製剤の輸注を行う．1型ではデスモプレシン酢酸塩水和物の静注も有効．フォン=ヴィルブランドEric Adolf von Willebrandはフィンランドの医師(1870-1949).[1131]

フォン=ギールケ病 von Gierke disease⇨同糖原病Ⅰ型→2103

フォンタン手術 Fontan operation ［心房肺動脈吻合術，右心房-肺動脈バイパス手術］ フランスの外科医フォンタンFrançois M. Fontanが，1968年に三尖弁閉鎖症に対してはじめて行った機能的修復術で，1971年に報告された．現在はその変法である総大静脈肺動脈吻合術total cavopulmonary connection(TCPC)が多くの機能的単心室症に対して行われている．原法は，右房流入部で結紮した上大静脈と離断した右肺動脈とを端側吻合するグレンGlenn吻合に加え，残る右肺動脈中枢側断端を卵円孔(または心房中隔欠損孔)を閉鎖した右心耳(または右心房)と吻合し，主肺動脈を結紮または離断する術式．下大静脈血の逆流を防止するために同種大動脈生体弁aortic valve homograft(ヒト死体より摘出)を下大静脈右房流入部に挿入し，また右心耳と右肺動脈中枢側断端との間にも間置した．TCPCではまず上大静脈を離断して右肺動脈に端側吻合する両方向性グレン吻合を行い，次に下大静脈血を心房内につくった側壁トンネルlateral tunnelや心外導管extracadiac conduitなどによって右肺動脈に流す.[867,1499]

●フォンタン手術とその変法(三尖弁閉鎖症の手術術式)

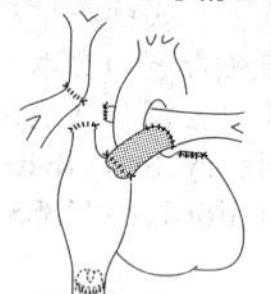
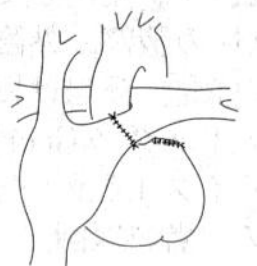
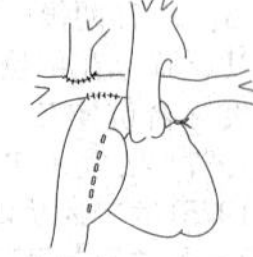

(a)フォンタン原法 (b)クロイツァー変法 (c)TCPC手術

加藤木利行(松野正紀監)：標準外科学 第11版，p.446，図6-25，医学書院，2007

フォンテーン分類⇨同Fontaine分類→50

フォン=ヒッペル病 von Hippel disease ［網膜血管腫］ 網膜に生じる血管腫症をいう．周辺部網膜に生じることが多く，血管腫からの滲出や出血がみられることもあり，続発性に血管腫周囲や後極部に硬性白斑を生じたり，黄斑部網膜上膜，滲出性または牽引性網膜剝離を生じることもある．本症でみられる血管腫は，網膜だけでなく，小脳と内臓臓器に生じることもあり，この場合はフォン=ヒッペル・リンダウvon Hippel-Lindau病と呼ばれ，常染色体優性遺伝を示す．根本的な治療方法はないが，視力障害を起こす場合には，光凝固または冷凍凝固を行う.[1309] ⇨参フォン=ヒッペル・リンダウ病→2524

フォン=ヒッペル・リンダウ病 von Hippel-Lindau disease ［フォン=ヒッペル・リンダウ母斑症］ 母斑症の1つで，常染色体優性遺伝の網膜血管腫(フォン=ヒッペル病)のほかに小脳，脊髄，延髄などの中枢神経系にも血管腫を合併したものをいう．その他の内臓諸器官(腎細胞癌，褐色細胞腫などを比較的高率に合併)や，まれに皮膚にもみられることがある．網膜血管腫は無症状であるが，しばしば滲出性で網膜剝離を続発する．視力障害から発見されることが多い．また小脳に血管腫を生じると，てんかん症状を呈する．フォン=ヒッペルEugen von Hippelはドイツの眼科医(1867-1939)，リンダウArvid Lindauはスウェーデンの病理学者(1892-1958).[95]

フォン=ヒッペル・リンダウ母斑症 von Hippel-Lindau phacomatosis⇨同フォン=ヒッペル・リンダウ病→2524

フォン=ビルブランド病 von Willebrand disease；vWD⇨同フォン=ヴィルブランド病→2524

フォン=ヘブラ⇨同ヘブラ→2631

フォン=ベルタランフィ Ludwig von Bertalanffy ［ベルタランフィ］ オーストリア生まれの理論生物学者，行動科学者(1901-72)．一般システム理論を提唱し，機械論的に閉じたシステム(例えばサイバネティックス)とは区別された開いたシステムとしての生活・行動システムの発生，成長，分化，制御，競争などの過程を分析した．著書に『Robots, Men and Minds：Psychology in the Modern World（邦題：人間とロボット）』（1967），『General System Theory（邦題：一般システム理論）』（1968）などがある．[1166]

フォン=ベルツ　Erwin von Bälz　ドイツ人医師（1849-1913）．南ドイツシュトゥットガルトの近郊ビーティヒハイムに生まれ，1866年チュービンゲン大学に入学して医学をおさめ，1868年からライプチヒ大学で臨床課程を学び1872年卒業．同大学の内科学教授ヴンダーリヒ Karl R. A. Wunderlich（1815-1877）のもとで助手をつとめたあと，1876（明治9）年教授資格試験に合格．同大学病院で日本人留学生を治療したことが契機となり，同年6月東京医学校（現東京大学医学部）の教師として来日した．生理学のほか，内科学，病理学，産婦人科学，精神医学などを講義し，診療に従事．当時の日本の風土病を中心とした疾病［ツツガムシ（恙虫）病，脚気，ハンセン病，肝ジストマなど］の研究のほか，児斑，柑皮症，狐つきなどにも注目し，温泉の効用を認める．1892（同25）年帝国大学（現東京大学）名誉教授の称号を与えられ，1900（同33）年勲一等瑞宝章が贈られた．1905（同38）年帰国の当日，旭日大綬章を贈られ，その後恩給として終身年金2,000円が給与された．夫人は日本人ハナ．子息のトクが編集した『ベルツ日記』（1943）はお雇い外国人の見た明治日本の記録として貴重である．[654]

フォン=レックリングハウゼン病 ⇨同レックリングハウゼン病→2977

フォン=ローゼン装具　von Rosen splint　先天性股関節脱臼に対する新生児期の治療用装具．アルミまたはジュラルミン製の井桁様の板で，新生児の背中に当て肩・体幹・大腿を保持するように曲げ，股関節を開排位に保つ．最近ではおむつの当て方など予防知識が広まったので，あまり用いられない．[337]

不快音レベル　uncomfortable loudness level；ULL　聞かせる音を次第に強くしていくと気持ちが悪い，耐えられないレベルに達する．このように音が強大で，長く聞くことができないと感じるレベルを不快音レベルという．[211]

不快指数　discomfort index；DI　温熱環境を評価する尺度で，気温と気湿の条件から得られる不快さを表す指標．温湿度指数（temperature humidity index；THI）ともいわれる．乾球温度と湿球温度を用いて，不快指数＝0.72×〔乾球温度（℃）＋湿球温度（℃）〕＋40.6で計算される．日本人では不快指数75までは快適，77で半数以上の人が不快，85以上になると大部分の人が不快といわれている．[565] ⇨参実効温度→1312

不可逆性　irreversible　回復不可能の状態，再びもとの状態には戻れないことを指す．不可逆性変化の例としては，種々の原因により細胞が高度の損傷を受けたときにみられる受動的な細胞死である壊死がある．[372] ⇨参可逆性→472

不可逆性ショック　irreversible shock ⇨同非代償性ショック→2452

付加給付　fringe benefit　［任意給付］　保険給付は，法定給付と付加給付に大別され，法律上，保険者に給付を義務づけたものを法定給付といい，保険者に給付を義務づけていないものを付加給付または任意給付という．現在，大部分の健保組合が家族療養費に付加給付を行っている．また，傷病手当金と出産金は「健康保険法」では法定給付とされているが，「国民健康保険法」では任意給付とされている．[41] ⇨参法定給付→2681

不確実性 ⇨参ミシェル→2765

ふ（孵）化鶏卵培養　embryonated egg culture　［発育鶏卵培養］　ウイルスの増殖には感受性の高い生物個体や細胞が必要であり，ウイルスの継代には当初，動物個体を用いていた．1931年グッドパスチャー Ernest W. Goodpasture らによってふ化鶏卵に接種しウイルスを培養する方法が確立された．ウイルス分離だけでなく，インフルエンザのワクチンウイルスの増殖に用いられる．[1113]

不可欠脂肪酸 ⇨同必須脂肪酸→2459

付加酵素 ⇨同リアーゼ→2915

付加骨　overlying bone　［膜性骨］　膜内骨化によって形成された骨を付加骨あるいは膜性骨という．頭蓋底を除いた頭蓋骨と鎖骨が付加骨である．骨の発生様式には軟骨内骨化と膜内骨化があり，膜内骨化は密性結合組織の中に多数の血管が進入し，そこに骨芽細胞が分化して膠原線維と骨基質を分泌することで骨が形成される．緻密骨の太さの成長は骨膜による膜内骨化によるものである．[1612] ⇨参骨化→1102，骨発生→1115

負荷試験 ⇨同ストレス試験→1648

不可視光線　invisible light beams　電磁波のうち，人間の目に見えない波長のもの（光線）．短波長側は360-400 nmより短く（紫外線），長波長側は760-830 nmより長い（赤外線）．人間の目に見える波長域のものは可視光線という．⇨参可視光線→494

ブカシス　Bucasis ⇨同アブールカシム→170

負荷心筋シンチグラフィー　stress myocardial〔perfusion〕scintigraphy　運動や薬物投与により負荷をかけた状態で放射性核種（RI）を投与して行う心筋血流シンチグラフィー．安静時の検査よりも心筋虚血の検出感度は高い．塩化タリウム（^{201}Tl-chloride）や^{99m}Tc心筋イメージング製剤を用いる．運動負荷では心筋酸素需要を増加させることで虚血を誘発．薬物負荷にはジピリダモール，アデノシン三リン酸二ナトリウム水和物（ATP），アデノシンがよく用いられる．これらは冠動脈拡張作用をもつので，血流が正常部により多く集まることになり（盗血現象），虚血が誘発される．運動負荷，薬物負荷とも狭心症や重症不整脈が発生することがあるので，それらに対応できる薬剤や機器（除細動器，救急トレイ）を準備しておく必要がある．[737] ⇨参運動負荷心筋血流シンチグラフィー→340，心筋血流シンチグラフィー→1515

負荷心電図　load（stress）electrocardiogram　運動や薬物などの負荷をかけて記録する心電図．運動負荷心電図にはマスター2階段法，トレッドミル法，自転車エルゴメーター法などがあり，心筋虚血や不整脈の診断以外にもリハビリテーションや心機能評価に用いられる．薬物負荷心電図としてはイソプレナリン塩酸塩負荷，ジピリダモール負荷，アセチルコリン塩化物負荷，エルゴメトリンマレイン酸塩負荷などがあり，主として心筋虚血の診断で行われる．[426] ⇨参運動負荷心電図法→340

負荷速度関係　load-velocity relation　［力速度関係］　筋

の負荷と短縮速度との関係．等張力性強縮において負荷の増大によって短縮速度が小さくなる．[226]

不活化ワクチン　inactivated vaccine⇨同死菌ワクチン→1259

不活性X染色体説　inactive X hypothesis⇨同ライオンの仮説→2890

不活性ガス　inert gas［希ガス］周期表18族の化学的に不活性な気体で，ヘリウム，ネオン，アルゴン，クリプトン，キセノン，ラドンがある．一般に地球上での存在量が少なく，かなり低い温度でも気体なので希ガスとも呼ばれる．単体はいずれも常温では無色無臭の気体で，沸点や融点は低く蒸発熱も小さい．[1157]

不活性型レニン　inactive renin　腎，血漿，羊水中に存在する分子量約6万で，組織カリクレインやトリプシン，酸処理などによってレニン活性を示すもの．レニンの前駆体プロレニンは不活性型レニンの1つであるが，その実態については明らかでない．[1047]

賦活脳波　activation EEG　正常あるいは異常脳波(特に突発性異常波)を増強あるいは出現させる目的で，光刺激，薬剤による睡眠導入，過呼吸などの方法が使用される．そのような手技で記録された脳波のこと．[935]

不可避的尿量　obligatory urine volume　生物が生存していくうえで絶対に必要な最小限とされる尿量．代謝産物として排泄すべき尿素，クレアチニンなどは1日に約700 mOsm生成される．これを排泄するのに必要な最小限の尿量で，おおむね500 mL．[851]

付加変数　extraneous variable　研究対象を取り巻く変数で，研究者の関心が直接的にないもの．仮説検証研究の場合には，このような変数をいかにコントロールして研究を進めるかが重要．[446]

賦課方式　pay-as-you-go system　公的年金の財源調達方式の1つ．将来の給付に必要な費用の事前積み立てを行わず，短期間(例えば1年間)の保険料で収支の均衡を図る財政方式．労・使・国でどの程度賦課するかが問題となる．積み立て方式がインフレや貨幣価値の変動と低下に弱いことに対して，賦課方式はスライド方式をとりやすいためである．しかし保険料は，受給者と被保険者の人数比に依存するので，年齢構成が変化すれば大きな影響を受けることになる．[457]

不感蒸散　insensible perspiration⇨同経表皮水分喪失→875

不感蒸泄　insensible water loss⇨同経表皮水分喪失→875

不完全右脚ブロック　incomplete right bundle branch block；IRBBB［IRBBB］右脚〜右室内の伝導が障害され，伝導遅延や一部の領域で伝導途絶(ブロック)が生じている状態．12誘導心電図ではQRS幅が0.10秒以上0.12秒未満となり，V_1誘導でlate R(r)波，V_6誘導でS(s)波が認められることが多い．心房中隔欠損症や右室が拡大する疾患で認められるが，不完全右脚ブロックの多くは病的な意義をもたない．[426]⇨参完全右脚ブロック→629

不完全型共同(共通)房室口　⇨同部分的共同(共通)房室口→2568

不完全菌〔門〕　Deuteromycota, imperfect fungi〔L〕Fungi imperfecti　無性胞子asexual sporeによって生殖が行われる無性生殖世代(アナモルフ)のみで，有性生殖世代teleomorphが確認されていない真菌をいう．しかし研究の結果，以前は不完全菌に分類されていた多数の真菌に有性生殖世代が確認され，担子菌または子嚢菌に再分類されている．[324]

不完全抗原　incomplete antigen　それ単独では十分な免疫反応を起こさない抗原．ハプテンがその例．抗原性はあるが，免疫原性が低い．[1439]⇨参ハプテン→2392

不完全抗体　incomplete antibody［不規則抗体］赤血球凝集反応などにおいて，抗原との結合は示すが，凝集能をもたない抗体．この抗体に対する二次抗体の存在下ではじめて凝集が認められる．例えば，赤血球に対する自己抗体を検出する直接クームスCoombs試験で，抗ヒトグロブリン抗体を加えて凝集があれば，赤血球に対する不完全抗体が存在することになる．[1439]⇨参赤血球凝集反応→1731

不完全左脚ブロック　incomplete left bundle branch block；ILBBB［ILBBB］左脚主幹部〜左室内の伝導が障害され，左室の広範な領域で軽度の伝導遅延が生じている状態を指す．12誘導心電図ではQRS幅が0.10秒以上0.12秒未満となる．不完全左脚ブロックは左室拡大や肥大を反映していることが多いが，有意な心疾患が認められない場合もある．[426]⇨参完全左脚ブロック→632

不完全早発思春期　incomplete premature puberty⇨同仮性思春期早発症→505

不完全包茎⇨同仮性包茎→506

不完全房室解離⇨同房室干渉解離→2669

不完全房室ブロック　incomplete atrioventricular block　心房からの興奮が不完全ながらも心室へ伝導されている状態．具体的には伝導が遅延するⅠ度房室ブロック，伝導がときおり途絶するⅡ度房室ブロックや発作性房室ブロックを指す．[426]⇨参完全房室ブロック→637

不完全優性　incomplete dominance［不規則優性，中間遺伝］ある遺伝形質について，その遺伝子型がヘテロ接合であるとき対立遺伝子のどちらか一方の形質が優勢に発現するのでなく，両者の中間的な形質が発現するときをいう．中間遺伝ともいう．[368]

不完全瘻(ろう)孔⇨同盲瘻(ろう)→2824

不関電極　indifferent electrode⇨同基準電極→685

不規則抗体　unexpected antibody⇨同不完全抗体→2526

不規則授乳　irregular feeding　乳児のもつ生活リズムに合わせて，ほしがったときにほしがる量を授乳する方法を自律授乳，決まった間隔と回数で授乳する方法を規則授乳というが，それに対する語．授乳間隔と回数が一定でないため，消化の負担が多く，しつけにおいても問題を残す．[1631]⇨参自律授乳→1497

不規則優性⇨同不完全優性→2526

吹き抜け骨折⇨同眼窩吹き抜け骨折→572

浮球感　ballottement　妊娠中期にあたる妊婦の内診時に手で腟円蓋を通して胎児頭を押すと，羊水中で児頭が浮上し次いで下降するが，そのときの手指に触れる感じのこと．臨床的に触診法として応用される．浮球感がなければ児頭は骨盤入口部に嵌入固定している．[1510]

不均一伝導　inhomogeneous conduction　伝導の形態が均一でなく，減衰伝導や一部で伝導遅延，伝導途絶が起こっている状態．異常心筋や房室結節などで認められるほか，正常心筋においても心筋の配列により認められる．[426]

不均衡症候群　disequilibrium syndrome⇨回透析不均衡症候群→2116

不均衡性低身長症　disproportionate dwarfism　低身長症のうち，体質性短躯症や下垂体性低身長症のように身長と四肢の長さの間に適切な均衡がとれている均衡性低身長症に対し，均衡がとれていない疾病群を指す．短躯型のムコ多糖体蓄積症，脊椎骨端異形成，短肢型の偽性副甲状腺機能低下症，くる病，軟骨発育不全症などがある．[1260]

腹圧　abdominal pressure　腹筋および横隔膜の収縮による圧で，加圧することをいわゆるいきみ bearing down（漢字表記は努責または怒責をあてる）という．分娩第2期の児娩出時に，陣痛発作とともに腹圧を加えると児娩出力が強まる．子宮口が全開し娩出準備ができるまで，腹圧をかけてはならない．[998]

腹圧性尿失禁　stress incontinence　尿道括約筋の機能低下や軽度の損傷があり，咳やくしゃみ，また重いものを持ち上げたりして，急に腹圧が加えられた場合，膀胱内圧が高まり尿が漏れる状態をいう．中年以降の女性，特に多産婦に多い．前立腺術後の括約筋障害の場合にも起こることがある．薬物療法としては膀胱排尿筋の収縮を抑える抗コリン薬やカルシウム拮抗薬が用いられている．薬物が有効でない場合には尿道つり上げ術や尿道周囲へのコラーゲンなどの注入療法が行われる．[474]　⇨参尿失禁→2249

腹囲　abdominal circumference　［ウェスト周囲径］　ウエスト周囲径ともいう．臍上部位（臍まわり）を指標にテープ型メジャーを用いて水平に測定した長さ（cm）で表す．測定の目的は，①成長や肥満などの健康度の評価を行うこと．成人では男性 85 cm 以内，女性 90 cm 以内が内臓脂肪の正常範囲．②臨床においては，腹部の腫瘤増大の程度や腹水の貯留状態，浮腫などの病的な状態の把握．③妊婦では羊水量や胎児の大きさ，小児では栄養状態などの把握のために腹部周囲長を測定する．健康診断時は立位で測定するが，臥床患者では仰臥位になり，腹部の緊張を緩めて呼吸を楽にして測定を行う．呼気が終了し，腹部が最もへこんだときに測定する．繰り返し測定するときは，時刻や同一部位を測定するために皮膚に印をつけることもある．被検者の体調を考慮し，プライバシーを保護して測定する．[976]

副因　accessory cause　疾患の発症の直接的原因，すなわち主因ではないが，主因が個体に及ぼす作用を増強するなど発症を促進するように働く因子．あるいは主因に抑制的に作用する因子を弱めるように働き，結果として主因の作用を強めることもある．遺伝性疾患や市井感染症などのように主因そのものを除去することが困難あるいは不可能な場合，疾患の1次～3次予防に，主因以外の因子の制御が重要な役割を果たすことも多い．[543]

副咽頭間隙膿瘍　parapharyngeal abscess　咽頭に接した深部の疎な組織の化膿性感染．急性咽頭炎または扁桃炎に続発する．症状として，高熱，嚥下痛，嚥下障害，開口障害，呼吸困難などが認められ，咽頭粘膜は発赤・腫脹し，頸部腫脹もみられる．感染は下行して縦隔洞に波及することもある．治療は，膿瘍を咽頭腔内または外頸部より切開排膿し，化学療法，抗生物質の投与を併行する．[98]　⇨参扁桃周囲膿瘍→2650

腹会陰式直腸切断術　abdominoperineal resection of rectum　［マイルズ手術］　イギリスの外科医マイルズ（ス）William E. Miles（1869-1947）によって考案された直腸切除術の一手技．直腸癌に対して広く行われていたが，近年，直腸と結腸を端端吻合して肛門括約筋を温存する高位・低位前方切除術などの直腸切除術が普及し，その頻度は減少した．現在では下位直腸まで進行した癌に適応される．この術式は砕石位にした患者の腹腔側より直腸を切断して授動を行い，会陰側より肛門括約筋を含めた肛門を切除し，切断した直腸とともに取り除き，左下腹部にS状結腸や下行結腸を用いて人工肛門を造設するものである．[106]

腹横筋　transverse abdominal muscle　側腹筋群の1つで外腹斜筋，内腹斜筋の深層にある左右1対の筋．鼠径靱帯の外側，腸骨稜の前部，胸腰筋膜，下部肋軟骨（第7-第12）から起こり，筋束は前方に横走して腹直筋鞘に終わる．下位の肋間神経および腰神経叢の上位神経（第7胸神経 T_7～第1腰神経 L_1）の支配を受ける．内臓の支持や保護，呼吸運動の補助，排尿，排便などの際に腹圧を高める作用をもつ．[1044]　⇨参腹壁筋→2547

腹臥位　prone position, face down position　［伏臥位，会陰位］　うつぶせに寝た体位．臥位の1つであり基底面が広く筋緊張が少ない．顔は左右どちらか自然な形で横に向け，上肢は体幹や頭部の下に置くとしびれをきたすため，肘関節を顔の横で軽く屈曲したり，体幹に沿わせ伸展したりする．床面と身体との隙間には枕やクッションを入れるとより安定が図れる．胸腹部が圧迫され呼吸運動が妨げられたり，乳房が圧迫され安楽が妨げられたりする場合には，下腹部に枕を入れ調整する．また短時間で尖足が発生しやすいため，枕やクッションで足関節を屈曲させ，つま先の圧迫を解除する．背部の手術や処置，舌根沈下，誤嚥の予防に用いられる体位．また，背部のケアや仙骨部の褥瘡対策に用いられる．腹臥位による生体への利点を生かし，呼吸や循環の改善を図る腹臥位療法がある．下側肺障害で貯留している分泌物の排出を促したり，舌根沈下による気道閉塞を防ぐことができる．また仰臥位による血流阻害に対し，血液の灌流を促進することができると報告されている．[1542]　⇨参臥位→424

●腹臥位

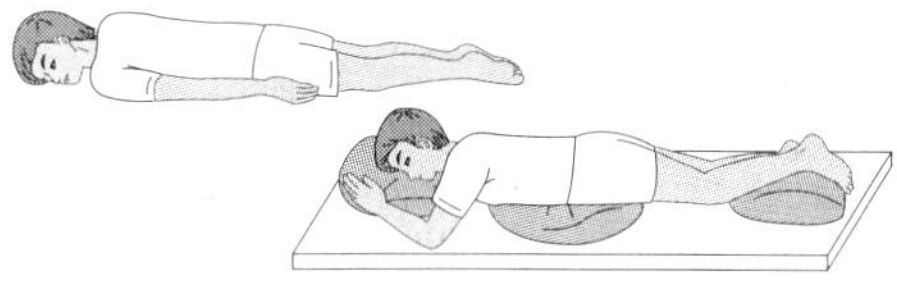

伏臥位⇨回腹臥位→2527

腹臥位療法　prone position therapy；PPT　［うつぶせ療法］　高齢者の尿失禁に対して腹臥位が有効と報告されたことに始まり，安静臥床など不活動状態が持続してさまざまな障害が起こる廃用症候群の改善と予防を目的に考えられた治療法．次いで高齢者の膝・股関節の拘縮の改善にも効果が認められ，さらに呼吸器系の障害，特に急性呼吸窮迫症候群（ARDS）の治療にも効果があることが報告された．また嚥下障害においては，頸部が後屈位となる仰臥位は誤嚥の危険性が高いが，腹臥位は頸部が前屈位となり誤嚥を予防する．さらに腹臥位は身体に体圧が加わらないため，仙骨や殿部の褥瘡予防にも有効である．近年，急性期・慢性期などさまざまな患者に対する調査・研究とともに，腹臥位療法のさらなる有効性が報告されている．実施に際し，腹臥位への体位変換は，保護枕やクッション，タオルなどを使用し安全に行い，実施中は循環動態や呼吸パターンなどをモニタリングし，患者の苦痛や不安にも配慮する．時間や回数など実施可能な目標を設定し，意欲が持続する取り組めるよう援助する．⇨参腹臥位→2527

副角　rudimentary horn⇨同子宮副角→1257

副核体⇨同中心体→1993

副角妊娠　rudimentary horn pregnancy⇨同子宮副角妊娠→1257

副下葉　［下副肺葉，心臓下肺葉］　肺の下葉が2つの小葉に分離する肺葉奇形のうち，下方心臓側の小葉．[162]

複関節　composite joint，complex joint　関節体の数による分類の1つ．2つの骨で1つの関節体をつくる単関節に対し，関節包の中で3つ以上の骨が2つ以上の関節体をつくるときに，この関節を複関節という．肘関節はそのよい例であり，腕尺関節，上橈尺関節および腕橈骨関節からなっている．[1421]　⇨参関節の種類と機能→620

復顔法　reconstruction of facial features　白骨死体の頭蓋骨を用いて，年齢，性別ごとに得られている各種解剖学的パラメータの統計的平均値を参考に，生前の顔貌を三次元的に復元，推定する方法．粘土法，描画法，コンピュータグラフィックスによる復元法がある。スーパーインポーズ法とともに，身元不明死体の個人認証に用いられるが，一定の限界がある．[920]

副胸腺　accessory thymus　［異所性胸腺］　通常，第3あるいは第4咽頭嚢より胸腔へと向かって発生の経過とともに降下する胸腺が，異所性にみられるもの．顎下や内耳などのほか，胸膜内などにみられることもある．[1531]

副極⇨同サイドローブ→1167

腹腔　abdominal cavity　腹壁，横隔膜，骨盤に囲まれた空間．通常は骨盤の分界線より下方を骨盤腔として区別しているが，これを含めていうこともある．腹腔内には消化器の大部分，脾臓，腎臓，副腎などが存在．[485]

腹腔鏡下手術　laparoscopic surgery　開腹せず，腹壁に3-4個のトロカール（外套針）という中空の円筒形の管を通し，この中から腹腔内に内視鏡や手術器具を挿入して行う手術のこと．腹腔内の視野を確保するための手技としては主として二酸化炭素 CO_2 を腹腔内に満たして行う気腹法と腹壁を腹内側からつり上げる腹壁つり上げ法とがある．現在の腹腔鏡下手術の原型は1987年フランスの産婦人科医ムレ Philippe Mouret が婦人科の腹腔鏡下手術の際に胆嚢を摘出したのが最初とされている．その後1990年代に腹腔鏡下胆嚢摘出術が中心に，欧米で広まり低侵襲手術として急速に普及している．わが国でも胆嚢摘出手術の80％以上は現在腹腔鏡下手術で行われており，開腹術の比率は激減している．近年は胆嚢手術のみでなく，子宮，卵巣などを対象とする婦人科，食道，胃，大腸などの消化器外科，腎臓などの泌尿器領域へと対象疾患は増加してきている．腹腔鏡下手術は開腹術に比べて手術侵襲，傷跡が小さく，疼痛も軽度で入院期間も短いという利点があるが，術者の訓練と技量を要する．一方，合併症や偶発症として，気腹針やトロカール穿刺時の不適切な操作による腹部血管や消化管の損傷，術中の視野，操作スペースの制限による臓器や血管損傷があり，今後このような偶発症の頻度を減らすことにより，より安全で低侵襲の手術手技として普及すると考えられる．[106]

腹腔鏡下前立腺全摘除術　laparoscopic radical prostatectomy　1997年アメリカにて世界ではじめて本術式の報告が行われ，1999年フランスのギヨノー Bertrand Guillonneau らの報告以降，わが国でも腹腔鏡下根治的前立腺摘除術が開始された．手術は開放手術と同様の操作を内視鏡下に気腹して術野を確保しながら，基本的には5本のポートを挿入して，鉗子，器具を用いて行う．腹腔から前立腺に到達する経腹膜法と腹膜外（後腹膜）法，さらに前立腺の剝離手順により順行性と逆行性に分けられている．開放手術と同様に勃起神経の温存や，小骨盤リンパ節郭清術についても実施可能である．この手術の適応症例は開放手術と同じく限局性前立腺癌となるが，おおむね PSA（prostate-specific antigen，前立腺特異抗原）が10 ng/mL未満で，グリーソン Gleason スコア7以下の中分化型腺癌で，前立腺内限局癌であることが理想的な適応基準とされる．開放手術と比べ周術期成績は低侵襲で入院期間も短いという利点がある．[1147,1244]　⇨参腹腔鏡下手術→2528

腹腔鏡検査　laparoscopy　腹壁に腹腔鏡という内視鏡を挿入して肝臓をはじめとする腹腔内の臓器を直接観察する方法．一般に鎮痛・鎮静薬を投与後，局所麻酔で気腹針を腹壁に刺し腹腔内に2-3 Lの二酸化炭素 CO_2 を注入する．その後，正中線より1-2 cm左側で，臍より3-4 cm上方の位置から外套針（トロカール）を挿入する．肝臓，胆嚢，腹膜，婦人科臓器などが検査の対象になる．肝臓疾患ではウイルス性疾患である慢性肝炎や肝硬変などの診断のため腹腔鏡下肝生検にて肝組織の病理学的検査が行われてきたが，近年検査数はかなり減少している．婦人科では，原因不明の不妊症における卵管などの癒着，子宮内膜症などを診断できる．禁忌は高度の肝不全，心不全，呼吸不全症例．腹水貯留や高度の腹腔内癒着症例では検査に困難を伴う．この検査法を応用した腹腔鏡下手術は，胆嚢，腎臓，子宮，卵巣以外に食道，胃，大腸などの消化管臓器へも応用され広く普及しはじめており，手術侵襲の軽減に貢献している．[106]　⇨参腹腔鏡下手術→2528

腹腔鏡超音波⇨同超音波腹腔鏡→2003

腹腔神経節　celiac ganglion　［太陽神経節］　腹腔神経叢にある腹部交感神経の神経節．腹腔の上位を占める神経節の集合体で，交感性神経節の中で最も大きい．左右の神経節が環状に腹腔動脈をとり囲み，それから出る節後神経（節後線維）が八方へ散る形状から太陽神経節の別名がある．これらの節後線維は腹部内臓（胃，小腸，上行および横行結腸，膵臓，肝臓，胆嚢など）に広く分布する．[1044]　⇨参自律神経系→1498，大内臓神経→1894，腹腔神経叢→2529

腹腔神経節切除術　celiac ganglionectomy　慢性膵炎や

切除不能の膵癌などに対して疼痛緩和を目的に行われる手術．腹腔神経節は胃，肝臓，胆嚢，脾臓，腎臓，小腸，上行結腸，横行結腸を支配しており，本神経節の一部を切除することによって，頑固な腰痛や腹痛の除去が可能となる．[485]

腹腔神経叢 celiac plexus ［太陽神経叢］ 腹腔動脈の起始部の周囲に形成される神経叢で，最大の自律神経叢．大・小内臓神経(交感性線維)など，胸部の交感神経幹を通過してきた神経(節前線維)が近隣の神経叢と合して形成する．脳幹から下行してくる迷走神経(副交感性線維)の分枝も加わっている．この中には大きな腹腔神経節(交感性神経節)がある．腹腔神経叢から出る節後線維は血管に沿って，胃神経叢，上・下腸間膜動脈神経叢，肝神経叢，膵神経叢，脾神経叢，腎神経叢などを形成して腹腔内諸器官に分布する．[1044] ⇨参大内臓神経→1894，腹腔神経節→2528

腹腔神経叢ブロック celiac plexus block 癌や慢性膵炎による腹部内臓痛を除去するために行われる神経ブロック．X線透視またはCTガイド下で，後方からアプローチする方法で行うことが多い．針の刺入経路から，経椎間板法と傍椎体/傍椎間板法に分類することができる．また，元来の腹腔神経叢ブロックは大動脈前方または側法に針を位置させて，腹腔神経叢に局所麻酔薬や神経破壊薬を浸潤させる方法を指すが，横隔膜脚後方に針を位置させる内臓神経ブロックも腹腔神経叢ブロックとして扱うこともある．[485]

腹腔滲出細胞 peritoneal exudate cell；PEC マウスやラットの腹腔内にチオグリコール酸培地，ミネラルオイル，BCGなどの炎症性刺激物を投与した場合，投与後数時間から数日後にかけて腹腔内に滲出してくる細胞の総称．滲出細胞の種類は刺激物の種類や時間経過により異なる．[388]

腹腔心臓反射 abdominocardiac reflex，viscerocardiac reflex 内臓の管腔臓器に伸展などの刺激が及ぶと，そこから求心性の刺激が自律神経を通じて自律中枢に到達し，反射的に遠心性に自律神経の興奮を起こし，心臓に速脈や冠動脈の収縮反応が起こること．この反射によって心筋の虚血症状が誘発されることがある．[1139]

腹腔精巣 abdominal testis(testicle) ［腹部停留精巣，腹部停留睾丸］ 停留精巣のうち，精巣下降の障害が高度なもので，精巣が鼠径管まで達せず腹腔(腹膜外)にとどまっている状態．停留精巣全体の約10%を占めるといわれている．他の停留精巣と同様に満1歳を過ぎたら自然下降は期待できず，通常3-4歳頃までに精巣固定術を施行する．陰嚢に固定することが困難なことが多く，この場合は放置すれば悪性化や不妊症の原因となることもあるので摘除する．性分化異常症(男性偽半陰陽)でもしばしば認められる．[1431]

腹腔穿刺 peritoneal tap，abdominal puncture(paracentesis)，abdominocentesis 腹腔内の疾患や腹部外傷の診断，治療を目的に腹腔内貯留液の性状，成分，貯留量を検査するために行う穿刺．特に腹水，腹膜炎，膵炎，消化管損傷などの診断のために穿刺されることが多い．穿刺部位は腹直筋外縁に沿って走る下腹壁動静脈を刺す危険性が低いところで，臍直下2-3cmの部位や左下腹部の左上前腸骨棘と臍を結ぶ線の1/3の点が多く使用されている．超音波ガイド下に施行すればより安全に実施できる．[1515]

●腹腔穿刺部位

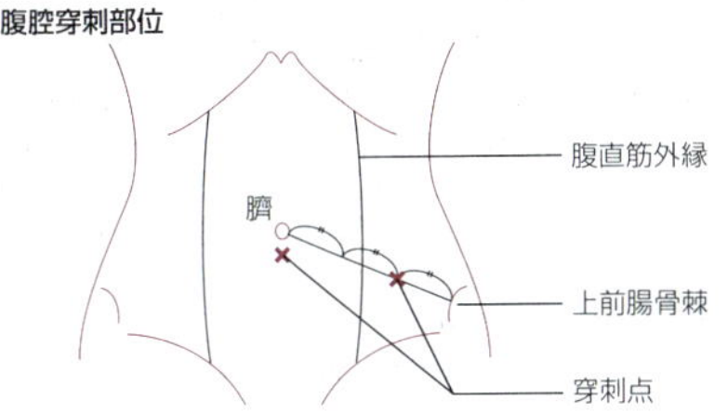

腹腔動脈 celiac artery；CA 横隔膜のすぐ下で腹大動脈の前面から起こる無対の短い(約2cm)動脈幹で3枝(左胃動脈，総肝動脈，脾動脈)に分かれる．腹腔動脈からの血流は主に上腹部の消化管〔食道下部，胃，十二指腸近位半部(大十二指腸乳頭までの領域)〕および肝臓，胆嚢，膵臓，脾臓に分布する．[1044] ⇨参総肝動脈→1806，胃の脈管→213，膵臓の脈管・神経→1620

腹腔動脈造影法 celiac arteriography，celiac angiography セルディンガーSeldinger法によりカテーテルを大腿動脈から挿入し先端を腹腔動脈内に置き，造影剤を注入して肝臓，脾臓，左胃動脈などの領域を造影する検査法．胃，膵臓，十二指腸，胆嚢などの診断を目的とするときは，あらかじめ発泡錠などによるガスで胃を膨らませておくと読影しやすい．[264] ⇨参選択的腹腔動脈造影法→1774

腹腔ドレナージ intraperitoneal drainage ［腹腔内排液］ 腹腔内の腹水貯留，腹腔内出血を起こし腹部膨満が強いときに腹腔内圧を低下させるため，留置針を用いてドレナージする方法．一時的には症状軽減が期待できるが，原因を解決しないと腹水貯留，腹腔内出血は再出現するので姑息的治療であることが多い．回収液の検査を行うことにより原因を解析する．[106]

腹腔内圧 intraabdominal pressure 壁側腹膜と臓側腹膜の間を腹腔と称し，腹腔内の圧をいう．通常は陰圧であるが，腹水貯留，腹腔内出血などの腹腔内疾患のある場合は陽圧となる．疾患以外でも，飲酒後の悪心・嘔吐，咳，排便時のいきみ，しゃっくり(吃逆)，内視鏡検査，重い物の持ち上げ，出産時などには腹腔内圧の上昇をきたす．[307]

腹腔内出血 intraabdominal hemorrhage，hemoperitoneum 腹腔内に血液が貯留した状態で，外傷によるものと内因性の疾患(腹部大動脈瘤の破裂，肝臓癌の破裂など)によるものがある．単純X線撮影において傍結腸溝paracolic gutterの開大，犬の耳徴候dog's ear sign，腸管のガスの浮遊集中像floating signなどがみられる．他に腹部超音波検査〔特に外傷では迅速簡易超音波検査focused assessment with sonography for trauma(FAST)と呼びわが国で普及〕，腹部CT検査などが原因診断にも有用である．原則として，腹腔内出血を認めても出血が少量で止血されていれば手術の必要はないことが多い．進行性の出血に対しては手術や経カテーテル動脈塞栓療法(TAE)を考慮．特にショックを伴い，急速大量輸液療法にてもショックを離脱できないときには緊急開腹手術が必要となる．[252,36]

腹腔内臓器 intra-abdominal organ(viscera) 腹腔内に存在する臓器の総称．腹腔の最下部である小骨盤腔内にある臓器は骨盤内臓器（S状結腸の一部，直腸，膀胱，子宮，卵管，卵巣）として区別することがある．腹腔内臓器は肝臓，胆嚢，脾臓，胃，空腸，回腸，虫垂，盲腸，横行結腸，S状結腸腎臓，副腎である．腹腔の前方は腹膜に覆われた腹膜腔（intraperitoneal cavity）で，腎臓と副腎を除く腹腔内臓器の表面の大半は腹膜で覆われており，これらの臓器は腹膜腔内に懸垂または突出した状態で存在する．[829]

腹腔内貯留液⇨同腹水→2542

腹腔内排液　intraperitoneal drainage⇨同腹腔ドレナージ→2529

腹腔内遊離ガス　intraperitoneal free air　腹腔内にみられる遊離ガスをいう．通常では，腹腔内にはガスは発生せず，また少量のガスは腹膜から速やかに吸収されるため，腹腔内にガス像をみることはない．しかし，穿孔や破裂により腹腔内の管腔臓器（胃や腸管）から大量のガスが腹腔内に漏れ出れば遊離ガス像として認識される．腹部単純X線撮影の立位像では横隔膜直下の特徴的なガス像として観察される．通常，胃・十二指腸潰瘍穿孔や特発性S字状結腸穿孔などに伴ってみられ，多くは腹膜炎の症状を呈し緊急外科手術が行われる．しかし近年では消化管の早期癌に対する内視鏡治療の合併症として生じることも多く，この場合には保存的に対処することが多い．[1454]　⇨参胃穿孔→244，十二指腸穿孔→1380

●腹腔内遊離ガスのX線像

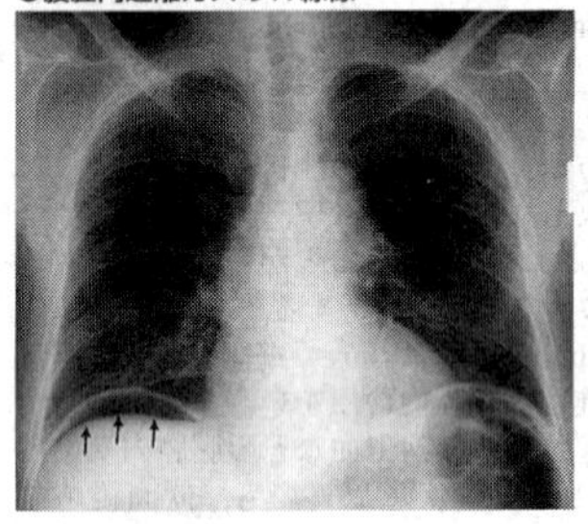

腹腔内遊離ガス像　intraperitoneal free air　閉鎖腔である腹腔内に流出したガスの存在を示すもので，健常者には存在しない．原因としては腸管の穿孔，破裂などの急性腹症のほか，開腹手術，腹腔穿刺，腹腔鏡，腎不全に対する腹膜灌流，卵管の通気検査のあとなどでみられる．立位のX線写真では横隔膜下の半月状透亮像，左下側臥位の正面X線写真では肝と側腹壁間の線状透亮像としてみられる．[264]

腹腔妊娠　abdominal pregnancy　異所性妊娠（子宮外妊娠）の1つで，腹腔内の腹膜に一次的に妊娠が成立する場合と，卵管妊娠などの妊娠産物が卵管采あるいは卵管破裂部を通過して腹腔内に着床して発育する場合がある．明確な胎嚢を認めることはまれで，妊娠反応が陽性で，超音波断層法で付属器領域にも胎嚢を認めないときに疑う．腹腔鏡あるいは開腹により手術的に胎盤組織などを除去する．診断，処置までに時間が経過しているケースが多く，妊娠産物が腹壁や腸管と強く癒着し，大量の出血を起こすことがある．完全には除去しえずメトトレキサート（MTX）治療を行うことがある．[998]　⇨参異所性妊娠→241

腹腔マクロファージ　peritoneal macrophage　腹腔内に存在するマクロファージ．直径15-45 μmでガラスやプラスチック表面と接触すると強く付着する性質をもつ．細胞質に空胞を伴い，貪食能を有する．[1225]

副経路⇨同代替経路《補体活性化の》→1882

複合移植〔片〕　composite graft　［複合組織移植，遊離複合移植］　皮膚，筋肉，骨，軟骨など，2つ以上の組織を複合して移植することをいう．またそれらの組織片を複合組織片という．例えば耳介軟骨を含めた耳介皮膚軟骨複合移植片のような小さな複合組織片であれば，そのまま遊離移植として移植されるが，大きな複合組織では，それらを養う血管茎をつけた血管柄つき複合移植として，顕微鏡下での血管吻合をもとに移植される．[688]

複合汚染　complex contamination　2種類以上の化学物質が環境の汚染物質として混じり合って，互いの毒性が高められた汚染のこと．単体の化学物質による汚染に比べて，人間の健康や環境に与える影響が複雑である．同時に化学物質の毒性の相乗効果や拮抗作用が問題となる．大気汚染や水質汚濁，土壌汚染などの現実の環境問題では，きわめて多くの化学物質が共存しているために，ほとんどの汚染が複合汚染といえる．[565]

複合家族⇨同拡大家族→482

複合型免疫不全症　combined immunodeficiency　T細胞，B細胞がいずれも障害されている先天性免疫不全症の1つの型．乳児期より重症感染症に罹患する．1998年に開催されたWHOの専門グループの会議で9群に分類された．T細胞陰性B細胞陽性重症複合型免疫不全（SCID，伴性型など），T細胞陰性B細胞陰性SCID（RAG 1/2欠損など），T細胞陽性B細胞陽性SCID（オーメンOmenn症候群など），伴性型高IgM症候群，プリンヌクレオシドホスホリラーゼ（PNP）欠損，MHCクラスⅡ欠損，CD 3γまたはCD 3ε欠損，ZAP-70欠損，TAP-2欠損が含まれる．[601]

副睾丸⇨同精巣上体→1692

副睾丸炎⇨同精巣上体炎→1692

複合感覚　combined sensation　目を閉じさせて皮膚の2点を同時に刺激し，2点として識別しうる最短距離を測定する2点識別覚，閉眼状態であるいは見えない部分の皮膚に数字などを書いてこれを当てさせる筆跡覚，閉眼させて手の上に物をのせて握らせ，その物体の素材や形状，物体名などを当てさせる立体覚など．大脳皮質感覚野の病変で障害される．[584]

副睾丸結核⇨同結核性精巣上体炎→895

副交感神経　parasympathetic nerve　自律神経は交感神経と副交感神経に大別される．副交感神経線維は頭仙系といわれ，脳幹と仙髄から起こる．脳幹から出る副交感性線維は，動眼神経，顔面神経，舌咽神経および迷走神経内に混在して走り，仙髄からの線維は第2-4仙骨神経（S_2–S_4）前枝の骨盤（内臓）神経中に混在する．副交感神経の節後ニューロンを含む神経節は標的臓器の近傍または内部にあるため，節前線維は長くなる傾向がある．とりわけ迷走神経は脳幹を出て，頸部を下り，胸部と腹部の臓器に分布するため，節前線維は驚くほど長く，その経路，分岐も複雑である．副交感神経の節前ニューロンの部位，中継神経節，支配臓器を表に示す．一般に，1つの器官は交感神経，副交感神経の両終末を受けており，両者の拮抗作用によって生体機能の恒常性が保たれている．ちなみに，副交感神経の節前・節後線維の神経伝達物質はともにアセチルコリンである．節後ニューロンの受容体はニコチン性，標的細胞ではムスカリン性である．[1044] ⇨参自律神経系→1498，節前線維→1737

●副交感神経系

含有線維	節前ニューロンの部位	ニューロン交代の部位	支配臓器
動眼神経	動眼神経副核（中脳）（エディンガー・ウェストファール核）	毛様体神経節	眼球内の毛様体筋と瞳孔括約筋
顔面神経	上唾液核（橋）	翼口蓋神経節	涙腺
		顎下神経節	顎下腺と舌下腺
舌咽神経	下唾液核（延髄上部）	耳神経節	耳下腺
迷走神経	迷走神経背側核（延髄）	各臓器内	胸部：心臓，肺，気管，食道
			腹部：胃，肝臓，膵臓，脾臓，小腸，結腸の近位部
骨盤内臓神経	第2-4仙髄（S_2-S_4）の中間外側核	各臓器内	結腸の遠位部，直腸，膀胱，生殖器

副交感神経作用薬 parasympathomimetic drug（agent）［コリン作動薬］ 自律神経系のうち，副交感神経はアセチルコリンを神経伝達物質としており，このアセチルコリン作用を促進～強化（副交感神経作動薬，アゴニスト）あるいは逆に遮断～抑制（副交感神経遮断薬，アンタゴニスト）する薬剤のこと．それぞれの代表的な薬剤には，アゴニストとしてはベタネコール塩化物，アンベノニウム塩化物が，アンタゴニストとしてはアトロピン硫酸塩水和物，ブチルスコポラミン臭化物などがある．[1527]

副睾丸垂捻転症⇨同精巣上体垂捻転症→1692

副睾丸切除術⇨同精巣上体摘除術→1692

副睾丸摘出術⇨同精巣上体摘除術→1692

副行血管⇨同側副血管→1839

複合障害児 multiple disabled children 複数の障害をもつ身体障害児．身体機能面で視力・聴力障害を併せもつ場合や，身体障害に知的障害を伴うような小児についていう．[1631] ⇨参心身障害児→1560

副甲状腺 parathyroid gland；PTG ［上皮小体，PTG］ 甲状腺の裏面に張りつくように4個存在し，それぞれ米粒大ほどの小さな臓器（内分泌腺）である．副甲状腺ホルモン（PTH）の合成，分泌を担当する主細胞が大部分を占め，他に少数の好酸性細胞からなる．主細胞は，①血中カルシウム（Ca）濃度の変化に迅速に反応して貯蔵しているPTHを分泌し，②大量のPTHを合成，貯蔵し，③慢性的刺激に反応して増殖を開始する．これらの機能により副甲状腺主細胞は短期から中～長期までの種々のカルシウム状態に反応することができるため，PTHは血中のカルシウム濃度を鋭敏に調節するホルモンといえる．PTHは骨芽細胞に作用し，破骨細胞の分化，活性を亢進し，骨吸収を促進し，骨から血中へのカルシウム放出を増加させる．また，腎の近位尿細管に作用し，カルシウム再吸収の促進とリン利尿増加をきたす．さらに，腎の近位尿細管に存在する1α水酸化酵素を誘導し，ビタミンDの活性化を促進することで，消化管からのカルシウム吸収を亢進する．血中カルシウムと活性化ビタミンDの上昇は副甲状腺にフィードバック機構として作用し，PTH分泌を低下させる．[610] ⇨参副甲状腺ホルモン→2533

副甲状腺癌 parathyroid carcinoma ［上皮小体癌］ 原発性副甲状腺機能亢進症のうち約1-5%を占める．他の内分泌腺癌と同様に，病理組織学的に細胞の悪性度は高くないが，しばしば局所浸潤，遠隔転移をきたす．良性の副甲状腺腺腫や過形成と比較し，血中副甲状腺ホルモン（PTH）濃度は高いことが多く，重度の高カルシウム血症をきたし，高カルシウム血性クリーゼを起こすことがある．[610] ⇨参原発性副甲状腺機能亢進症→961，副甲状腺機能亢進症→2531，高カルシウム血性クリーゼ→983

副甲状腺機能検査法 parathyroid function test 副甲状腺機能の判定のために，副甲状腺ホルモン（PTH），血清カルシウム（カルシウムイオン濃度）および無機リンの測定を行う．血清カルシウム値は8.5-10.3 mg/dLで厳密に恒常性が保たれている．この調節のため最も重要なホルモンは副甲状腺から分泌さるPTHである．PTH値と血中カルシウム値との相関をみることで副甲状腺機能を直接把握でき，副甲状腺機能異常の診断やカルシウム代謝異常の鑑別に必須である．副甲状腺機能亢進症の診断には，カルシウム負荷試験，ステロイド抑制試験，血清クロール/無機リン比，リン尿細管再吸収試験などが行われる．これらの検査を組み合わせることで，各種副甲状腺機能異常を判定することができる．PTH測定法は，精度の高いラジオイムノアッセイ（RIA）法による高感度測定法および免疫放射定量測定法（IRMA）によるインタクト副甲状腺ホルモン（intact-PTH）の測定がよく用いられる．[444,907]

副甲状腺機能亢進症

hyperparathyroidism ［上皮小体機能亢進症］

【概念・定義】 副甲状腺ホルモン parathyroid hormone（PTH）の分泌が亢進する疾患の総称で，副甲状腺に腺腫，過形成，癌が発生することにより起こる原発性副甲状腺機能亢進症と，慢性腎不全において低カルシウム血症に反応して副甲状腺機能が亢進し，PTH分泌が亢進する**続発性副甲状腺機能亢進症**の病態がある．

【疫学】 続発性副甲状腺機能亢進症は慢性透析患者が年々増加の一途をたどっていることから，増加傾向にある．

【病態生理】 副甲状腺の主細胞はPTHを合成，分泌しているが，①血中カルシウム濃度の変化に迅速に反応して貯蔵しているPTHを分泌し，②大量のPTHを合成，貯蔵し，③慢性的刺激に反応して増殖を開始する．これらの機能により通常は短期から中～長期までの種々のカルシウム状態に反応することができるが，慢性腎不全ではカルシウム感受性の低下により，PTHの分泌抑制がかかりにくくなり，低カルシウム血症や活性型ビタミンDの低下，リンの蓄積により，増殖が刺激され，副甲状腺は過形成となり，腫大する．

【症状】 PTHの過剰により，破骨細胞の活性が亢進して骨吸収の促進が生じた**高回転型骨病変**(線維性骨炎)が認められる．他に易疲労感，筋力低下，多飲多尿など．

【診断】線維性骨炎は骨代謝マーカーによる骨代謝の亢進と骨のX線にて診断される．副甲状腺の腫大はCT, MRI，シンチグラフィーなどで診断する．

【治療】リンのコントロールのために最も広く利用されているのが，食物中のリンと結合し腸管からの吸収を抑制する**リン吸着剤**である．一般的には炭酸カルシウムやセベラマー塩酸塩というポリマーが用いられる．PTH高値に対してはビタミンDアナログのパルス療法が用いられるが，内科的治療に抵抗する症例では**副甲状腺全摘**を行い，一部を自家移植する手術法が一般的である．[610] ⇨参原発性副甲状腺機能亢進症→961，続発性副甲状腺機能亢進症→1839

副甲状腺機能亢進症の看護ケア

【高カルシウム血症による合併症の予防】血清カルシウム値が14-15 mg/dL以上になると腎臓での尿濃縮力の低下による脱水を起こし，尿中カルシウム排泄が低下し，さらに血清カルシウム値が上昇するという悪循環が生じる(高カルシウム血症クリーゼ)．これは原発性副甲状腺機能亢進症や悪性腫瘍による高カルシウム血症によって起こることが多く，意識障害や急性腎不全に至る危険性がある．この場合は，輸液，利尿薬の投与，骨吸収抑制薬が使用されるため緊急時に必要な薬剤は常に準備しておくとともに，血清カルシウム値の継続的なモニタリングを行う．また，血清カルシウム値の上昇に伴って多量のカルシウムが腎臓から排泄される．カルシウムの排泄を促し，尿路結石や腎臓の石灰化，および尿路感染を防ぐために適切な水分摂取が必要である．心，腎機能障害などによる水分制限がない場合は，1日2L程度の水分摂取をする．

【外傷のリスク状態への援助】脱力感や筋力低下あるいは意識障害を伴うことがあるため，転倒や転落などによる外傷を起こしやすく，外傷を受けると骨粗鬆症のために骨折する危険性が高くなる．安全な日常生活がおくれるように，患者の身体運動能力のアセスメントを行い，必要に応じて日常生活動作の援助をする．ベッドの高さ調整や環境を整えるとともに安全な履物や動きやすい衣類を選択するように患者，家族に指導する．

【外科的治療に伴う看護】原発性副甲状腺機能亢進症は副甲状腺全摘が第一選択となる．術前の看護として合併症の予防，電解質バランスの改善のため輸液投与を行う．結石形成の予防と骨の石灰化予防のためにカルシウムの少ない食事をとるよう指導する．術後は合併症の早期発見に努める．特に副甲状腺摘出に伴うテタニー発作が生じることがあるため，継続的な血清カルシウム値のモニタリングが必要であり，カルシウムの静脈注射がいつでも使用できるように準備しておく．[1420] ⇨参副甲状腺機能亢進症→2531

副甲状腺機能低下症

hypoparathyroidism　[上皮小体機能低下症]

【概念・定義】手術，外傷，放射線治療などにより副甲状腺組織が障害を受けて**副甲状腺ホルモン** parathyroid hormone(PTH)が低値のものを続発性副甲状腺機能低下症と呼ぶのに対し，原因不明でPTH低値のものを従来は特発性副甲状腺機能低下症 idiopathic hypoparathyroidism(IHP)としていた．現在は①奇形症候群に伴う副甲状腺の臓器発生の異常，②カルシウム感受性の異常，③免疫異常，④PTH遺伝子のプロセッシング，スプライシングの異常に大別でき，大部分の原因が特定できるようになってきた．①では心奇形，特異的顔貌，胸腺低形成，口蓋裂などの症状を呈する**ディジョージ DiGeorge 症候群**が含まれ，③には自己免疫性多内分泌腺腫症カンジダ症が知られている．偽性副甲状腺機能低下症 pseudhypoparathyroidism(PHP)は副甲状腺機能低下症と同一の症状を示すが，血中PTHは高値で，PTH負荷試験にて標的臓器のPTH不応性に特徴づけられる一群の疾患である．

【疫学】PHPはまれな疾患であり，国内での有病率は100万人当たり3.4人と推定されている．

【病態生理】PHPは1a，1b，1c，2の4つの型に分けられ，1a型ではPTHを含む多内分泌腺不応症，短指趾症，肥満，円形顔貌，低身長，異所性皮下骨化，知能障害などのオルブライト遺伝性骨異栄養症 Albright hereditary osteodystrophy(AHO)と呼ばれる身体的特徴を呈する．PTH受容体とその下流でcAMP(サイクリックアデノシン三リン酸)を生成するアデニル酸シクラーゼとの情報伝達を担うGsαタンパクの活性低下が存在し，この遺伝子異常がその原因である．1b型ではタイプ1a型と対照的に腎のPTH不応性が主であり，AHOは認められない．Gsαタンパク遺伝子のインプリンティング異常が原因である．1c型は1a型と同様にAHOを呈するが，Gsα活性は低下していない．アデニル酸シクラーゼの異常が想定されていたが，最近，Gsαタンパク遺伝子の異常が報告され，1a型の亜系ではないかと考えられている．2型はPTH負荷試験で尿のcAMP反応が正常で，AHOを認めないため，cAMP依存性のタンパクリン酸化酵素の異常により，PTHのリン利尿が低下するため発症すると考えられる．AHOを認めるが，PTHに対する反応性は正常で，血清カルシウム低下を認めないものを偽性偽性副甲状腺機能低下症(PPHP)と呼ぶ．

【症状】PTHの分泌低下により，**低カルシウム血症**をきたす．**手足のしびれ**，口唇周囲のしびれ，**いらいら感**，抑うつ(鬱)感，**テタニー**を呈することがある．テタニーは四肢や顔面筋の硬直性痙攣のことである．慢性の低カルシウム血症による症状はうつ病様の精神症状，白内障，歯牙形成不全がある．

【診断】低カルシウム血症の際に認める診察時のテタニーの誘発方法としてトルソー Trousseau 徴候とクヴォステク Chvostek 徴候がある．前者は血圧計のマンシェットを上腕に巻き，3分間収縮期血圧まで圧を上昇させると，手指筋の収縮する助産婦手位(母指は内転したまま指節が伸展し，他の指は手の中心線に向かい合って集まり，手掌が凹む特異な形)が出現することで，後者は顔面神経(耳前の下顎寄りの部分)を軽くたたくと顔面筋が収縮し，口角が引きつれることをいう．病型診断には血清PTH濃度測定，PTH負荷試験，家族性の有無，遺伝子診断が有用である．

【治療】テタニー発作の治療には10%グルコン酸カルシウムをゆっくり(1分間に10 mL以下)静注する．慢性期の治療には活性型ビタミンD製剤，乳酸カルシウムを経口投与する．この際，高カルシウム血症の発症に注意し，血清カルシウム値を基準下限に保つようにする．

【ポイント】 副甲状腺機能低下症は長期にわたる治療が必要であるともに，血清カルシウム値の変化に伴って気分の変調や無気力症状などがみられることがある．[610]

●副甲状腺機能低下症の分類

病型	AHO	副甲状腺ホルモン負荷試験		血清 Ca	多内分泌腺不応症	Gsα 活性
		尿中 cAMP	尿中 P			
IHP	なし	→	→	↓	なし	→
PHP1a	あり	↓	↓	↓	あり	↓
PPHP	あり	→	→	→	なし	↓
PHP1b	なし	↓	↓	↓	なし	→
PHP1c	あり	↓	↓	↓	あり	→?
PHP2	なし	→	↓	↓	なし	→

IHP；特発性副甲状腺機能低下症．PHP；偽性副甲状腺機能低下症．PPHP；偽性偽性副甲状腺機能低下症

副甲状腺機能低下症の看護ケア

【ケアのポイント】 低カルシウム血症が軽い場合には，口唇や四肢のしびれ感や筋力低下が生じ，重症の場合ではテタニー発作(疼痛を伴う強直性の痙攣)が四肢と顔面に出現する．また低カルシウム血症は全身倦怠感，心電図上のQT延長，皮膚や爪，毛髪の乾燥や変形なども引き起こすため，それらの観察が必要である．テタニー発作時は舌根沈下，咬舌を防止する．側臥位で安静に休ませ誤嚥を防止し，患者のそばを離れないようにする．テタニー発作の対応としてカルシウム製剤を投与した場合は熱感や嘔気，または血管外漏出による組織壊死を起こしやすいため注意する．カルシウム製剤の投与時，吸収を促進させるための活性ビタミンD剤も投与される．この際カルシウム吸収の促進による高カルシウム血症の出現がないか，嘔気や嘔吐の有無の観察を行う．日常生活面では，血清リン濃度が高くなると血清カルシウムが減少するため，リンを多く含む食品(牛乳，チーズ，マメ類，インスタント食品，練り物など)を避けるよう指導する．また定期的なカルシウム濃度の測定，内服量の調整が必要であるため，定期受診や確実な内服の必要性を説明し自己中断を避けるよう注意を促す．妊娠や授乳，高リン食の摂取，持続する下痢や慢性腎炎の場合，低カルシウム血症を起こしやすい．妊娠を希望する場合は，事前に医師に相談するよう説明する．体調不良の場合は無理をせず早期に受診するよう促す．テタニー発作を起こすと，また起こるのではないかという不安へつながるため，体調に合わせた血清カルシウム量の維持によりある程度予防可能であることを伝える．[51] ⇨参副甲状腺機能低下症→2532

副甲状腺クリーゼ⇨同高カルシウム血性クリーゼ→983

副甲状腺シンチグラフィー parathyroid scintigraphy 副甲状腺に集積する性質をもつ放射性核種(RI)を投与し，その局在診断を行う核医学検査．副甲状腺機能亢進症をきたす腺腫や過形成の診断に用いられる．塩化タリウム(^{201}Tl-chloride)と過テクネチウム酸ナトリウム($^{99m}TcO_4^-$)の2核種を使用し，サブトラクション(減算)法により撮影する．まずタリウム201(^{201}Tl)を静注し，10分後より撮影．次に患者の位置を固定したまま$^{99m}TcO_4^-$を静注し，10分後より再度撮影する．^{201}Tlは副甲状腺だけでなく甲状腺にも集積するが，$^{99m}TcO_4^-$は甲状腺にしか集積しない．したがって，^{201}Tlの画像から$^{99m}TcO_4^-$の画像を減算すると副甲状腺だけが残る．また最近では心筋血流シンチグラフィー製剤の^{99m}Tc-MIBIを用いた検査も行われる．^{99m}Tc-MIBIも副甲状腺と甲状腺に集積するが，甲状腺からの洗い出しのほうが早い．したがって，2時間後に追跡撮影を行うと副甲状腺だけに強い集積が残り，サブトラクション法を用いずに検査ができる．^{99m}Tc-MIBIを用いる方法のほうが検出感度は高いが，まだ保険適応になっていない．[737]

副甲状腺腺腫 parathyroid adenoma ［上皮小体腺腫］ 副甲状腺の良性腫瘍であり，副甲状腺ホルモン parathyroid hormone(PTH)を過剰分泌し，原発性副甲状腺機能亢進症をきたす．原発性副甲状腺機能亢進症の原因の約90%を占め，単腺腫大が大部分であるが，まれに複数腺腫や異所性に上縦隔に副甲状腺が存在することがあり，手術の際，注意する必要がある．[610] ⇨参原発性副甲状腺機能亢進症→961，副甲状腺機能亢進症→2531

副甲状腺ホルモン parathyroid hormone；PTH ［PTH，上皮小体ホルモン，パラソルモン］ 副甲状腺から分泌され，血中カルシウム(Ca)濃度を維持するのに必須のホルモン．84個のアミノ酸から構成され，そのうち34個のアミノ酸からなるPTH(1-34)はほぼ100%の生物活性を有するため，合成ペプチドとしてPTH負荷試験に用いられる．PTHの合成，分泌は血中のカルシウム濃度の低下に鋭敏に反応して上昇し，逆にカルシウム，活性化ビタミンD濃度の上昇により抑制される．PTHの血中濃度の測定法には全長PTHのみを測定し最も高感度なインタクトPTH，全長PTHとC端を含むPTH断片を測定するPTH-C端，全長PTHと中間部を含むPTH断片を測定する高感度PTH，生物活性のある全長PTHのみを測定するホールPTHがある．インタクトPTH測定が最も優れており，一般的に副甲状腺機能亢進症・低下症の診断にはこれを用いる．最近，PTHの間欠投与による骨同化作用が注目され，従来にない強力な骨形成促進薬として骨粗鬆症治療に臨床応用されている．[610] ⇨参副甲状腺ホルモン関連タンパク→2533，副甲状腺ホルモン負荷試験→2534

副甲状腺ホルモン関連タンパク parathyroid hormone related protein；PTHrP 悪性腫瘍に伴う高カルシウム血症のうち腫瘍随伴体液性高カルシウム血症 humoral hypercalcemia of malignancy(HHM)では，病態が原発性副甲状腺機能亢進症とよく似ているものが報告されてきた．さらに，高カルシウム血症が，腫瘍の摘出で改善することより癌由来の副甲状腺ホルモン parathyroid hormone(PTH)様物質が，腫瘍細胞から産生されていることが推測されていた．副甲状腺ホルモン関連タンパク(PTHrP)は，主要な原因物質であり，種々の癌細胞から分泌されPTH/PTHrP受容体に結合し，高カルシウム血症を起こす．[907]

副甲状腺ホルモン受容体 parathyroid hormone receptor；PTH receptor ［PTH受容体，PTH/PTHrP受容体］

585-593 個のアミノ酸からなり，N 端と 3 個の細胞外ループが細胞外に，C 端が細胞内に位置し，7 個の疎水性の膜貫通構造を有し，α ヘリックス(らせん)構造をとる G タンパク質共役型受容体である．副甲状腺ホルモン(PTH)と副甲状腺ホルモン関連タンパク質 parathyroid hormone-related protein(PTHrP)共通の受容体である PTH/PTHrP 受容体(PTH 受容体 1 型)と，PTH に特異的で PTHrP と結合しない受容体(PTH 受容体 2 型)がある．腎臓，骨に加えて心臓，脳，脾臓，肺，肝臓，骨格筋，精巣，リンパ球，軟骨細胞，血管平滑筋細胞，脂肪細胞，線維芽細胞などに存在する．[1047]

副甲状腺ホルモン負荷試験 load test of parathyroid hormone(PTH)，PTH infusion test ［エルスワース・ハワード試験］ 外因性にヒト副甲状腺ホルモン〔PTH(1-34)〕を投与することにより，PTH の標的臓器の 1 つである腎近位尿細管の PTH に対する反応性を検討する負荷試験．従来は，特発性副甲状腺機能低下症と偽性副甲状腺機能低下症との鑑別や，偽性副甲状腺機能低下症の病型診断のために施行されてきた．すなわち，PTH 分泌が低下している特発性副甲状腺機能低下症では，PTH 負荷により尿中 cAMP 排泄およびリン排泄が増加する．これに対し PTH への抵抗性を特徴とする偽性副甲状腺機能低下症では PTH 負荷後の尿中リン排泄の増加が認められない．[610] ⇨参副甲状腺機能低下症→2532，副甲状腺ホルモン→2533，特発性副甲状腺機能低下症→2149

複合スクリーニング multiphasic screening ［多重スクリーニング］ 集団健診などで疾患予防と早期発見を目的に行うスクリーニング(ふるい分け検査)で，複数の生化学検査項目を組み合わせて行う．[258]

匐(ふく)行性角膜潰瘍 serpiginous corneal ulcer ［前房蓄膿性角膜潰瘍］ 細菌，真菌などによる角膜潰瘍のうち，潰瘍が角膜深部に進展して穿孔をきたしたり，病変が移動する傾向にある角膜潰瘍のこと．原因として肺炎球菌によるものが多い．[888]

複合性局所疼痛症候群 complex regional pain syndrome；CRPS ［反射性交感神経萎縮症，クリプス］ 国際疼痛学会(IASP)が 1994 年に命名したもの．原因となる刺激から判断して(例えば傷口は完全に治癒しているのに)，不釣合いにあらゆる治療に抵抗を示し，遷延した強い疼痛，痛覚過敏そして異常感覚を呈する慢性疼痛症候群(運動障害を伴うこともある)で，type Ⅰと Ⅱに分類．type Ⅰは従来，反射性交感神経性ジストロフィーと称されたもので，侵害性の出来事後に，単一の末梢神経に限局せず，明らかにきっかけになった出来事と不釣合いな強い症状を呈し，経過中に浮腫，皮膚血流や発汗異常が疼痛部位に認められるもの．type Ⅱは従来，カウザルギーと称されたもので，通常，四肢の比較的大きな神経またはその主要な分枝の 1 つの損傷後に生じる灼熱痛，アロディニアまたは痛覚過敏現象と定義される．しかし臨床上はⅠとⅡの分類が困難な場合も多く，発生機序は不明だが，いくつかの病態が複合しているものではないかと考えられている．[341] ⇨参カウザルギー→462

複合性歯牙腫⇨同集合性歯牙腫→1367

複合組織移植⇨同複合移植〔片〕→2530

複合タンパク質 conjugated protein アミノ酸以外の構成成分を含むタンパク質．代表的なものに，糖鎖が結合する糖タンパク質，脂質が結合しているリポタンパク質，鉄 Fe，銅 Cu，亜鉛 Zn などの金属を含む金属タンパク質，鉄ポルフィリンが結合するヘムタンパク質などがある．補因子はタンパク質の安定化や活性化，触媒反応に関与する．アミノ酸のみで構成されるものは単純タンパク質と呼ばれる．[747]

複合母斑 compound nevus⇨参色素細胞母斑→1239

複合リンパ腫 composite lymphoma 同一の器官または組織内に異なった組織型をもつ 2 つ以上の非ホジキン non-Hodgkin リンパ腫が画然と区別されて存在する，あるいはホジキン Hodgkin 病と非ホジキンリンパ腫が共存するまれな疾患．以前は，1 種類のリンパ腫の進行に伴い 2 つの病型が存在する症例(濾胞性とびまん性リンパ腫)も含まれたが，現在は免疫学的または遺伝子学的に明らかに 2 つ以上の組織型のリンパ腫の存在が証明されなければならない．[1464]

伏在静脈グラフト saphenous vein graft；SVG 血行再建のグラフトとして用いられる自己の下肢より摘出した大伏在静脈．冠動脈バイパス手術や比較的細い血管の再建に用いられる．冠動脈バイパス手術の開存率において，動脈グラフトの優位性が明らかになった．しかし静脈グラフトの利点として，採取が容易で緊急手術時に有利．内胸動脈，橈骨動脈，伏在静脈は同時に採取できるため手術時間の短縮が図れるなどがある．[867,1499]

伏在神経 saphenous nerve 大腿神経の終枝の 1 つで大腿三角のところで分枝する最大最長の神経．大腿動脈に沿って内転筋管を貫き，下腿内側の皮下に出る．縫工筋腱に沿い大伏在静脈に伴って下り，膝関節下内側の皮膚，下腿内側から足背内側縁の皮膚に分布し感覚を支配する．[873]

伏在裂孔 saphenous opening 〔L〕hiatus saphenus 大腿の皮下に発達し，大腿全体を包む大腿筋膜が，大腿三角の上内側部でつくる卵円形の裂孔のこと．大伏在静脈はここを通過し，大腿静脈に連なる．伏在裂孔の外側縁は鋭く，鎌状縁と呼ばれる．大腿ヘルニアの皮下への出口となる．[873]

副雑音 accessory murmur 胸部の聴診において，正常な呼吸音(肺胞呼吸音，気管支肺胞呼吸音，気管呼吸音)のほかに聞こえる雑音をいう．呼吸音の変化を意味するものではなく，呼吸音に加わって聴取される音．ラ音，胸膜摩擦音，振盪(とう)音が含まれる．[162]

複雑型熱性痙攣 complex febrile convulsion，complex febrile seizure 熱性痙攣は，生後 3 か月から 5 歳までの乳幼児に起こる発熱(通常 38℃ 以上)に伴う痙攣で，中枢神経系の感染症や他の明確な原因のあるもの，無熱性痙攣の既往があるものは除外される．頻度は日本人で 7-8% とされ，1-2 歳の初発が多い．単純型と複雑型に分類され，複雑型は単純型に当てはまらない熱性痙攣を示し，部分性の痙攣発作(一側のみ，あるいは左右差のある痙攣)，持続が 15 分以上，24 時間以内に 2 回以上出現，発作後麻痺を伴う，といったいずれかの特徴を示す．熱性痙攣全体の約 30% が複雑型であり，単純型より再発率が高いとされるが，通常，後遺症は残さず，再発も 6 歳頃までには認めなくなる．急性期治療，予防方法は基本的に単純型と同じである．複雑型熱性痙攣の既往に加え，痙攣発症以前からの発達異常の存在，無熱性痙攣の家族歴を有する場合，てんかん発症率が約10%と高くなる.[243] ⇨参熱痙攣→2277，単純型熱性痙攣→1940

複雑骨折⇨同開放骨折→455

複雑性腎盂腎炎 complicated pyelonephritis 腎，尿管，膀胱などに基礎疾患がある場合に出現する腎盂腎炎の総称．尿路系の閉塞や尿流停滞，膀胱尿管逆流現象が原因となり，基礎疾患として腎・尿路結石や腎盂，尿管，膀胱の各種腫瘍，先天異常，神経因性膀胱，異物，妊娠などがある．基礎疾患を有しない単純性腎盂腎炎では原因菌の80%以上が大腸菌であるのに対して，複雑性腎盂腎炎ではその割合が約15%と少なく，他のグラム陰性桿菌が多い．炎症が遷延して慢性化しやすいため，感受性のある抗生物質の投与に加えて基礎疾患の治療が必要.[563]

複雑性尿路感染症 complicated urinary tract infection 尿路に結石，腫瘍，狭窄などの基礎疾患を有する尿路感染症の総称．単純性尿路感染症と比べて慢性感染症となりやすく，原因菌も多種多様であり，基礎疾患を除去しない限り完治は難しい．再発・再燃を繰り返す.[353]

複雑酩酊(めいてい) complicated drunkenness 〔D〕komplizierter Rausch アルコールの急性摂取によって起こる精神状態を酩酊 drunkenness と総称するが，異常な酩酊のうち，急性アルコール中毒による興奮が強度で持続も長い状態のことで，ドイツの精神医学者ビンダー H. Binder によって名づけられた．一般に酒乱といわれるものに相当し，刺激的な気分，粗暴な行為などがみられるが，単純酩酊と質的な差はなく，連続的に移行し，行動は周囲の状況から了解可能．酩酊犯罪の司法精神鑑定にあたって問題となることが多い．最近この概念の定義については批判も多い.[389]

副作用 side effect，adverse reaction ［**薬物有害反応，有害事象**］ 薬の主要な作用である主作用 main effect に対して二次的な作用を副作用 side effect という．薬の有害で意図しない反応を薬物有害反応 adverse drug reaction(ADR)という．医療においては，副作用と薬物有害反応は同義語として使用していることが多く，治療効果の限界をこえたり，目的とは異なる作用や障害をもたらす作用，主に有害なものを指す.[20]

副作用報告制度⇨同安全性報告制度→205

複視 double vision，diplopia 両眼で見たとき，1つの物体が2つに見える状態をいう．原因の多くは眼筋麻痺による眼位の異常，すなわち麻痺性斜視によって起こる．麻痺筋の本来働くべき方向を見たときに2つの像の距離が離れる．片眼でも見える単眼複視は，乱視や白内障などの眼疾患による.[975] ⇨参斜視→1356

副子⇨同スプリント→1653

副耳 accessory ear(auricle) 耳介の先天性奇形の1つで，胎生期における耳介の過剰形成によって生じる．ほとんどは耳珠と口角を結ぶ線上に生じ，内部に1-2個の不安定な軟骨を有する皮膚隆起物として認める．美容的に問題があれば切除する.[451] ⇨参過剰耳→497

福祉機器 technical aid for disabled 心身の機能が低下し日常生活に支障のある高齢者，または身体障害者の日常生活上の介助や自立を図るための機器のこと．種類は自助具や日常生活用具，介助機器，移動機器，住宅機器，意思伝達機器，感覚代行機器，能力開発機器，環境制御装置などさまざまなものがある．実際には機器システムと障害との対応，患者を取り巻く環境や回復への意欲により機器の効果は著しく変化する.[818]

腹式呼吸 abdominal breathing，abdominal respiration ［**横隔膜呼吸**］ 横隔膜の運動を主とする呼吸で，男性に多い呼吸法とされる．これに対し女性は，胸郭運動による胸式呼吸が主体とされるが，実際に健常成人では胸・腹式呼吸を行っていることが多い．新生児は純腹式呼吸，妊婦や腹水の多い患者は必然的に純胸式となる．胸部手術を受ける患者は術後腹式呼吸を余儀なくされるため，術前から腹式呼吸の訓練を行う．また慢性閉塞性肺疾患患者も，換気量を増し，低酸素状態を改善する目的で腹式呼吸を求められる．腹部をふくらませ，横隔膜の上下運動域を増大させることにより肺の伸縮度を高め，換気効率のよい呼吸をすることができる．また，横隔膜や肺のゆっくりとした規則的な動きや鼻腔からの吸気刺激は，神経系を落ち着かせる効果があり，心身の安定や精神的コントロールを図るリラクセーション法としても用いられる．呼吸方法は，胸部と腹部に軽く手を当て，呼吸時に胸部がほとんど動かないことを確認するとともに，吸気時に腹部が膨らみ，呼気時に腹部が引っ込むのを確認する.[539]

腹式腎摘出術⇨同経腹式腎摘除術→876

腹式〔単純〕子宮全摘出術 total abdominal hysterectomy 開腹して子宮をすべて摘出する術式．挙児希望のない場合の子宮筋腫や子宮腺筋症，子宮頸部上皮内癌，初期の子宮内膜癌に行われる．子宮脱や治療困難な子宮からの大出血などの場合にも適用される．子宮に付着する円靭帯，卵巣固有靭帯，基靭帯(子宮動脈を含む)，仙骨子宮靭帯を切断，膀胱剥離，広間膜切開，腟傍組織結紮切断後，腟円蓋部を輪状に切開して子宮を摘出する.[998] ⇨参子宮全摘出術の看護ケア→1253

腹式帝王切開術

abdominal cesarean section 子宮壁を切開して外科的に児を娩出させる方法．腹式深部横切開が一般的．母児の状態が悪化した場合や分娩の進行不良などの経腟分娩が不可能な場合に行われる緊急帝王切開と，あらかじめ日程を決めて行う予定帝王切開がある.[1323]

腹式帝王切開術後の看護ケア

【ケアの考え方】腹式帝王切開術には高齢出産や多胎，不妊治療後妊娠の貴重児やその他の理由で事前に母親が心の準備の時間がもてる予定帝王切開術と，分娩開始後，分娩遷延，切迫子宮破裂，胎児機能不全やその他理由で母子が危険な状態にさらされ緊急に手術となった緊急帝王切開術があり，細やかな看護ケアを要する．帝王切開術後の看護ケアは，外科看護に準ずる．

【ケアの実際】帰室時，妊娠中の異常の有無や術式，術中の処置(麻酔方法，使用薬剤，出血量，子宮頸管の拡張)，バイタルサインの変動，水分出納を把握する．特に，手術の適応が何であったかを確認する．子宮摘出や新生児に異常があった場合には，母親や家族への説明の有無を確認し母親への対応に注意する．ベッドに移動したら麻酔覚醒状態をみながら全身のアセスメントをし，バイタルサインを測定する．切開創の癒合状

ふ

態や出血の有無，子宮復古状態と悪露の性状や量を観察し，陰部を清潔にする．輸液，留置カテーテルの管理などは一般の外科看護に準ずる．疼痛の緩和には，創痛と後陣痛があり，必要時，指示に従い鎮痛薬を投与する．腹帯をしっかり巻くことで，動作時の創痛を緩和する．術当日の体位変換は1-2時間ごとくらいを目安に行うが，翌日からは産褥血栓塞栓症予防のために徐々に早期離床や水分摂取を促す．また，血栓塞栓症への対策として，歩行できるようになるまでは，弾性ストッキングを着用したり，間欠的空気圧迫法を両下肢に実施する．排ガス，腸蠕動音，食欲などを確認し，食事の摂取を促す．早期母子接触が重要であるが，新生児との面会や授乳などは母体の状態に応じて行う，徐々に母乳栄養を促進し母親役割の獲得と児を得た満足感や幸福感が味わえるようにする．授乳介助時，母親の腹部に直接新生児が当たらないように添い寝をしながらの授乳や枕などを利用しセミファウラー位でフットボール抱きをするなど，抱き方の工夫をして安楽を保つ．予期しなかった帝王切開に対する失敗感をもつ母親も多い．帝王切開も出産方法の1つであると受け入れ，新しい命の誕生の喜びを家族と分かち合い，家族の協力を得て育児の習得や母子関係が深まるようにする．[271] ⇨参帝王切開分娩→2042，腹式帝王切開術→2535

福祉工場　welfare workshop　「身体障害者福祉法」「知的障害者福祉法」「精神保健福祉法」に基づく工場(ただし現行の各法律には福祉工場の文言はない)で，厚生労働省通知「身体障害者福祉工場の設備及び運営について」(昭和47年社更第128号)，「知的障害者福祉工場の設備及び運営について」(昭和60年厚生省発児第104号)，「精神障害者社会復帰施設の設置及び運営の留意事項について」(昭和63年健医精発第143号)により規定された身体障害者福祉工場，知的障害者福祉工場，精神障害者福祉工場の3つがある．通常の事業所に雇用されることが困難な身体障害者，知的障害者，精神障害者を雇用し，社会生活への適応のために必要な指導を行うことにより，社会復帰の促進および社会経済活動への参加の促進を図ることを目的とする施設である．一定の作業能力が要求され，雇用契約を結んで従業員として働き賃金の支払いを受ける施設で，授産施設(相当程度の作業能力を有する者が，必要な訓練を行い自活の促進を図る施設)よりも企業的色彩が強い．[540] ⇨参身体障害者福祉工場→1583

福祉国家　welfare state　国民全体の福祉の増進・確保を重要な国家目的の1つとして掲げ，完全雇用と社会保障・社会福祉などの政策を実現する国家のこと．戦後のイギリス，北欧諸国を特定する場合もある．語源としては，第二次世界大戦中にドイツ，イタリアなどの枢軸国家を戦争国家 warfare state とし，これに対するイギリスなどを福祉国家と称したことによる．現在の主要な類型は，①国民保険型の社会保険とならんで公的な社会福祉サービスを重視するイギリス・北欧型，②所得比例型の職域的社会保険が中心となる西欧大陸型，③自助主義・能力主義が社会保障を抑制しがちなアメリカ型である．わが国はこの3類型の特徴が混合している．[457]

副子固定　splintage　四肢の固定法の1つ．打撲，捻挫，骨折などの外傷や手術後の安静の保持のため用いられる．従来，木が用いられ副木といわれたが，現在は木以外に紙，金属，石膏，樹脂などが用いられ，これを患部に添え包帯で固定する．[771]

福祉サービス　welfare service　「社会福祉法」第2条に基づき，社会福祉事業により提供されるサービスが代表的なもの．サービスの主要な類型は，①在宅福祉サービス(居宅介護などの事業，デイサービス事業，短期入所事業など)，②施設福祉サービス(特別養護老人ホーム，身体障害者更生援護施設などへの入所など)であり，福祉サービスの基本的理念は「社会福祉法」第3条に規定．また自治体による単独事業，ボランティアや企業などによるサービスも含まれる．[457]

福祉作業所　welfare work activity center　知的障害者，精神障害者，身体障害者などが通所して，さまざまな作業を行いながら，心身の発達や障害の改善を目指し，社会的自立を援助する目的で設けられている施設．法的には「障害者自立支援法」に規定された就労移行支援施設，自立訓練施設，就労継続支援施設(A型，B型)などに区分されるものもある．[389]

福祉事務所　social welfare office　［社会福祉事務所］「社会福祉法」第14条に基づいて設けられた福祉に関する事務所で，「生活保護法」「児童福祉法」「母子及び寡婦福祉法」「老人福祉法」「身体障害者福祉法」「知的障害者福祉法」に定める援護，育成または更生の措置に関する事務を行う．福祉事務所は，家庭訪問や面接により資産，生活の実情，環境などを調査し，保護その他の措置の必要の有無およびその種類を判断し，生活指導を行う．実際に比重の大きい業務としては，生活保護や保育所入所の申請に対する措置の決定と実施，母子生活支援施設・老人ホームへの入所に対する措置の決定と実施などがある．[321]

福祉電話　電話センターから専門相談員が電話訪問を行い，安否の確認や各種の相談を受け，高齢者の孤独感の解消を図るとともに，事故を未然に防ぐことができるよう電話を無料で貸与する制度．対象になるのは，①65歳以上のひとり暮らしの高齢者，または世帯全員が65歳以上の世帯，②低所得世帯，③近所に親族が居住していない世帯など，定期的に電話訪問を行う必要がある世帯．[1451]

福祉トライアングル⇨同ウェルフェアミックス→320

福祉年金　welfare pension　「国民年金法」により，1959(昭和34)年から基礎年金導入前まで実施されていた無拠出制の年金．拠出年金制度を補完する性格が強く，老齢福祉年金，障害福祉年金，母子福祉年金，準母子福祉年金の4種類があった．1985(同60)年の法改正により，経過措置として残された老齢福祉年金以外は基礎年金(老齢基礎年金，障害基礎年金，遺族基礎年金)に一本化．福祉年金は全額国庫負担であるため，受給権者本人および扶養義務者などの所得制限がある．また，他の公的年金を受給すると支給が停止される．[1451]

福祉八法⇨同社会福祉八法→1349

副次半球⇨同劣位半球→2977

腹斜筋　abdominal oblique muscle　外腹斜筋(表層)と内腹斜筋(深層)の総称で，左右の側腹部の腹壁をつくる幅広い筋．外腹斜筋は第5-12肋骨の外面から筋線維が平行して斜め前下方に向かい，下部の線維は腸骨稜，鼠径靱帯，恥骨結合に停止し，前部は腹直筋鞘に入って白線につく．神経支配は肋間神経(Th_5-Th_{12})および腸骨下腹神経(L_1)．内腹斜筋は外腹斜筋の下層にあり，腰背筋膜深葉，腸骨稜中間線，鼠径靱帯外側から起こりほとんどの線維は内上方に走る．上部は第10-12肋骨，それ以外は腹直筋鞘に入り白線につく．神経支配は肋間神経，腸骨下腹神経など(Th_{10}-L_1)．外腹斜筋と内腹斜筋は線維が交差するため，体幹前屈では両者が両側同時に働き，側屈で片側同時，右回旋では左外腹斜筋と右内腹斜筋が働く．また強制呼気や排尿や排便で必要となる腹圧上昇には不可欠な筋である．[873] ⇨参腹壁筋⇀2547

副収縮　parasystole ［副調律］ 主たる刺激生成部位(正常では洞房結節)以外に，刺激発生部位が存在するために起こる不整脈．この第2の刺激発生部位が興奮を送る頻度は洞房結節に比して低いが，周囲に伝導性の低い組織が存在するために洞房結節で発生した興奮がこの部位に進入できない(進入ブロック entrance block)．そのため，異所性の興奮は洞房結節由来の興奮により抑制されない．心電図で第2の調律は一定の間隔の整数倍となって出現することが多いが，周囲の電気的現象の影響も受けるために絶対的な規則性が満たされないこともある．また洞房結節と副収縮発生源の両方からの興奮により，心室が同時に脱分極されるために融合収縮がみられることも多い．[426]

腹証　abdominal examination　漢方診断の手がかりとなる腹部に現れる徴候．現代医学では臓器の位置や腫大の有無を判断し，腫瘍の触知，筋性防御，圧痛の存在を確かめることに主眼がおかれている．漢方医学では腹壁上に現れた反応をみることにより，虚実の判定，あるいは特定の腹証を認めた場合，特定の処方(群)を投与する根拠として用いる．主な腹証には，心下痞鞕(しんかひこう)，胸脇(きょうきょう)苦満，小(少)腹鞕満(こうまん)，小(少)腹不仁，正中芯などがある．[1283] ⇨参心下痞鞕(しんかひこう)⇀1510，胸脇(きょうきょう)苦満⇀752，正中芯⇀1696，小(少)腹鞕満(しょうふくこうまん)⇀1457

福祉用具の貸与　rental services and purchase allowance for welfare equipment 「介護保険制度」における在宅要介護者へのサービスの1つで，車いす，特殊寝台，エアマット，体位変換器，歩行器，歩行補助つえ，スロープ，認知症高齢者徘徊感知器，移動用リフトなどがレンタルされる．また福祉用具のうち貸与になじまない腰掛け便座，特殊尿器，入浴補助用具，簡易浴槽，移動用リフトの吊り具(一部)など，年間限度額10万円以内の範囲で利用者が1割負担すると残りの9割の経費が支給される福祉用具購入費の支給がある．その他，手すりの取りつけ，床段差解消，床材変更，扉の取り換え，便器の取り換えなどの住居改修費についても，1住宅につき20万円の限度額の範囲内で経費の9割が支給される制度もある(1割は自己負担)．[1451]

福祉六法⇨同社会福祉六法⇀1349

フクシン　fuchsine⇨同マゼンタ⇀2737

腹診　abdominal examination　漢方医学の診察法(四診)である切診の1つ．特に江戸時代以降日本で体系化された．腹診の目的は，虚実の判定および特定の処方(群)投与の根拠とする腹部所見の把握にある．通常は仰臥位で，両下肢を伸展させた状態で腹部の視診，触診を行う．はじめに，腹部の皮膚の色調，腸管の運動などをみて，手のひらで腹壁全体を軽くさぐり，皮膚の温度，腹壁の厚さ，筋肉の緊張具合，動悸の有無などをみる．腹筋の弾力，厚さ，圧を加えたときの抵抗感や皮下脂肪のつき方などで，腹力による虚実の状態を判定する．例えば腹壁が厚く筋肉が発達し，全体に弾力に富む場合，腹力があるとし，実証とする．反対に腹壁全体が軟らかく腹筋の弾力が弱い場合，虚証とする．特定の処方(群)の投与根拠となる所見として，心下痞鞕(しんかひこう)(心下部の抵抗感，圧痛)，胸脇(きょうきょう)苦満(肋骨弓およびその近傍の抵抗や圧痛)，腹皮拘急(こうきゅう)(腹直筋の緊張)，動悸(心臓の拍動あるいは腹部大動脈の拍動)，小腹鞕満(こうまん)(下腹部の膨満感および臍傍ないし下腹部抵抗，圧痛)，小腹不仁(下腹の正中部に腹壁の力が抜けた所見)，小腹拘急(腹直筋下部が緊張)，正中芯(正中部に白線を触知)などがある．なお，心下部振水音(上腹部を叩いたときに水音が聴取される)をみるときは，膝を曲げて診察をする．[965] ⇨参四診⇀1289

副腎　adrenal gland ［腎上体］ 腎臓の上端に帽子のように位置する左右1対の内分泌器官．線維性被膜に包まれ，皮質と髄質からなり，重量は約5-10 g．血流は腹大動脈から数本の副腎動脈を受け，表層の皮質から髄質に流れて髄質の中心静脈に集められ，副腎静脈を経て下大静脈に注ぐ．皮質は中胚葉性の体腔上皮に由来し，ステロイドホルモンを産生，分泌する(図)．グルココルチコイド，ミネラルコルチコイドはともに生命維持に欠かせないホルモンである．髄質は外胚葉性の神経堤細胞に由来し，ノルアドレナリン，アドレナリンなど主に心臓・血管系の調節に関わるホルモンを分泌する．髄質細胞は交感神経節ニューロンと発生由来が同じであるため，直接交感神経節前ニューロンの

●副腎の解剖と生理

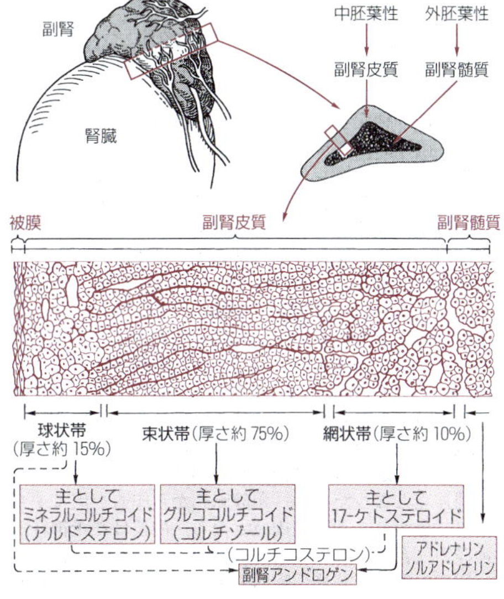

支配を受ける.[1044] ⇒参副腎皮質→2541，副腎髄質→2538

副腎過形成 adrenal hyperplasia 副腎皮質の過形成を呈するものと副腎髄質の過形成を呈するものが含まれる．副腎皮質過形成は先天性と後天性に分類され，先天性は，副腎皮質におけるステロイド生成過程の酵素欠損によりコルチゾール分泌が低下して，下垂体-副腎皮質系の代償的フィードバック機構による副腎皮質刺激ホルモン(ACTH)の過剰分泌を介して副腎皮質の過形成を生ずる病態．後天性には，下垂体腫瘍や異所性ACTH産生腫瘍によってACTH依存性に副腎皮質束状層の過形成をきたしたクッシングCushing症候群や，ACTH非依存性に副腎皮質束状層の結節性過形成をきたしたクッシング症候群，および副腎皮質球状層の過形成による原発性アルドステロン症などが含まれる．一方，副腎髄質過形成は褐色細胞腫と同様の症状を呈するが組織学的には区別される病態である.[284,383]

副腎癌 adrenal cancer⇒参副腎皮質癌→2541，副腎腫瘍→2538

副腎機能異常 adrenal dysfucntion，dysadrenia 副腎の機能異常の総称．副腎皮質・副腎髄質機能亢進，副腎皮質・副腎髄質機能低下などの，副腎ホルモンの産生異常による特徴的な病態を呈する.[284,383] ⇒参クッシング症候群→817

副腎機能亢進症 ⇒参クッシング病→818，副腎髄質機能亢進症→2539

副腎偶発腫瘍 adrenal incidentaloma 他の疾患の精査中または検診などにおいて偶然に発見された副腎腫瘍をいう．近年，超音波断層法やCTなどの画像診断機器の進歩・普及に伴い，定型的症状を欠く腎や副腎の偶発腫瘍が発見される機会が増加．副腎の内分泌学的検索を行い，内分泌非活性の小腺腫(腫瘍径が2-3 cm以下)の場合は経過観察をする．内分泌活性を有する場合や腫瘍径が2-3 cmをこえる症例では，摘除手術を施行することが多い．増大傾向の場合には悪性腫瘍も考慮に入れる必要がある.[30]

副腎クリーゼ adrenal crisis［**副腎発症，急性副腎皮質機能不全，アジソンクリーゼ**］ 副腎皮質から分泌されるステロイドの欠乏により急激にショックに陥る病態．副腎出血や梗塞などが原因となり絶対的に欠乏する場合と，慢性的にステロイドが不足しているときに感染や外傷などのストレスにより必要量が増えて相対的な欠乏状態になる場合がある．食欲不振，悪心・嘔吐などの消化器症状で発症し，その後にショック，意識障害が出現する．検査所見では低ナトリウム・高カリウム血症，低血糖，好酸球増加を呈する．治療の原則はステロイド剤の点滴静注と補液による循環状態の改善．適切な治療を行わない限り死の転帰をとるが，早期に発見，診断して加療することにより救命可能.[284,383]

副神経 accessory nerve［**第11脳神経**］ 第11脳神経で，延髄根と脊髄根の2部分からなる．延髄根は特殊内臓遠心性神経で，その起始核は延髄の疑核にあり，軸索線維は延髄の後外側溝から出ると，脊髄根と合して副神経となったのち，頸静脈孔から頭蓋を出てすぐに再び分かれて副神経内枝となる．内枝は迷走神経下神経節に合流したのち，鰓弓筋由来とされる口蓋筋の一部，下咽頭収縮筋，喉頭筋を支配する．一方，脊髄根は第1から第5ないし第6頸髄前角外側部(副神経核として区別されることがある)より起こり，側索から出ると1つにまとまり，大後頭孔より頭蓋腔内に入り，延髄根と一時的にまとまるが，頸静脈孔から再び頭蓋腔外に出ると副神経外枝となり，胸鎖乳突筋と僧帽筋に分布する．副神経の名称は迷走神経に付随するという意味に由来.[1043] ⇒参脳幹→2293

フクシン〔好性〕小体 fuchsin body⇒同ラッセル小体→2897

副腎出血 adrenal hemorrhage 肉眼的，顕微鏡的な出血が副腎内に認められる病態．両側の出血を伴う急性副腎不全は，臨床上問題となる．その危険因子として血栓・塞栓症，手術後，凝固異常などがある．急性副腎不全に関する迅速な診断とステロイド補充が患者の生死を決定する.[284,383] ⇒参ウォーターハウス・フリーデリクセン症候群→320

副腎腫瘍 adrenal tumor 副腎に発生する腫瘍．その起源より原発性と転移性に大別され，機能的には機能性と非機能性，および破壊による機能低下に分けられる．代表的なものとして副腎髄質より発生する褐色細胞腫，副腎皮質より発生するアルドステロン産生腫瘍(原発性アルドステロン症)やグルココルチコイド産生腫瘍(クッシングCushing症候群)などがあげられる.[284,383]

副腎静脈造影法 adrenal venography，adrenal phlebography 副腎静脈にカテーテルを選択的に挿入し，造影剤を副腎末梢部にまで逆流させ，副腎の実質を造影する検査法．腫瘍の発見には動脈造影法より優れている．静脈血ホルモンサンプリングも行われる.[264]

副腎髄質 adrenal medulla 副腎の内部に位置する内分泌性組織で，副腎全体の10-20%にあたる．髄質細胞は重クロム酸カリウムで褐色を示し，クロム親和性細胞(クロマフィン細胞)といわれる．アドレナリン(エピネフリン)，ノルアドレナリン(ノルエピネフリン)などのカテコールアミンを産生，分泌する．ヒトでは，ノルアドレナリンは交感神経系などでも広くつくられているが，ノルアドレナリンからアドレナリンに変換する酵素フェニルエタノールアミンメチル基転移酵素(PNMT)は副腎髄質と脳の一部にしか存在しない．このため，末梢では，副腎髄質が唯一のアドレナリン産生器官である．分泌されるホルモンの約80%がアドレナリンであるといわれる．血中に放出されるホルモンと交感神経の作用は受容体を通して同じ効果を示す．身体の恒常性維持にかかわっていて，ストレス反応の対応に重要な役割をもつ．①心拍数と心収縮力の促進，②末梢血管の収縮による血圧の上昇，③気管支平滑筋の弛緩，④脂肪分解の促進，⑤糖代謝の亢進，⑥瞳孔散大作用，⑦腸平滑筋の弛緩などがあげられる．こうした作用の違いは，標的細胞の受容体のタイプ(α_1，α_2，β_1，β_2，β_3)の違いによる．両ホルモンについてみると，β_2受容体に対してはアドレナリンが優位に働く(気管支や冠血管の弛緩など)．ヒトでは胎生約7週頃に，神経堤(神経外胚葉)の細胞が移動して，皮質細胞塊(中胚葉)に入り込み髄質となる．交感神経の節後ニューロン(神経堤由来)と相同である．このため，ホルモンの分泌は，交感神経節前ニューロンの調節を受ける。また，激しい運動，激しい情動の変化，血糖値の低下，寒冷など種々のストレスによっても促進される．しかし，副腎皮質が生命維持に必須であるのに対し，副腎髄質を摘出しても直ちに生命にかかわることはない．副腎内の血流は皮質から髄質に向かい中心静脈に流れ込むため，髄質を流れる血液は高濃度の皮質ホルモンを含んでいる．このことが，PNMT の遺伝子発現に必要であることが明らかにされている．(図参照⇒副腎→2537)[1044] ⇒参クロム親和性細胞→847，カテコールアミン→536

副腎髄質過形成 adrenal medullary hyperplasia；AMH, adrenomedullary hyperplasia 副腎髄質の過形成によって褐色細胞腫の症候を呈する病態．発作性高血圧などの発作性褐色細胞腫を疑わせる臨床症状があり，発作中のカテコールアミン値は高値となる．画像診断では腹部に明らかな腫瘍形成が認められないが，^{131}I-MIBG シンチにて副腎部に集積がみられる．病変が片側ならば副腎摘除の適応となるが，両側に及ぶ場合は慎重に手術適応を決定する．摘出組織より副腎髄質過形成の存在が病理学的に証明される．[284,383]

副腎髄質機能検査法 function tests of adrenal medulla 副腎髄質が産生・分泌するカテコールアミン(アドレナリン，ノルアドレナリン，ドパミン)，その代謝産物(メタネフリン，ノルメタネフリン，バニリルマンデル酸，ホモバニリン酸)，関連ペプチドの血中・尿中濃度を測定する内分泌学的検査．広義には，グルカゴン負荷試験，レジチン負荷試験などの各種負荷試験，病変部位診断のための画像診断(CT，MRI，MIBG)を含める場合もある．カテコールアミンと総称されるホルモンのうち，尿中・血中カテコールアミンは遊離型と抱合型(硫酸抱合とグルクロン酸抱合：ヒトでは硫酸抱合が多い)として存在する．血中ノルアドレナリン，アドレナリンのそれぞれ22%，33% が生理活性を有している遊離型なので，血中カテコールアミン測定とは遊離型を検出することを意味する．一方，尿中カテコールアミン測定では測定前に加水分解を行い遊離型と抱合型を合わせて測定している．測定には検体の採取条件が最も重要である．血中カテコールアミンは変動が大きく，体位，運動，精神的ストレスで容易に増加(仰臥位→立位により特にノルアドレナリン値は1.5-2 倍に増加)するので，採血にあたっては 30 分間の安静臥床を守る．また，バナナ，柑橘類などの抱合型カテコールアミンを多く含む食物の摂取により尿中測定値が大きく増加することがある．血中・尿中カテコールアミンが異常値となる疾患は，褐色細胞腫および神経芽細胞腫である．ほかに，本態性高血圧症，腎性高血圧症，腎高血圧症，甲状腺機能低下症，うっ血性心不全で高値を呈することがあるが，これらの疾患ではカテコールアミン測定が診断に直結しない．また神経芽細胞腫ではカテコールアミンの代謝産物であるホモバニリン酸やバニリルマンデル酸をまず測定するので，実際上は褐色細胞腫診断に最も有用な検査ということになる．褐色細胞腫は交感神経幹から発生しカテコールアミンを産生する腫瘍である．褐色細胞腫は症例それぞれでカテコールアミンの分泌動態が異なる点に注意しなければならない．診断では通常，血中・尿中カテコールアミンのほかにその代謝産物の測定を組み合わせて行うが，効率のよい診断のためには，それぞれの感度・特異性などの特性を把握しておくことが必要である．感度では，血中フリーノルメタネフリンおよびフリーメタネフリン，次いで尿中メタネフリン 2 分画(メタネフリンとノルメタネフリン)をそれぞれ測定する方法が優れており，特異度では尿中カテコールアミンが優れている．最近，褐色細胞腫に特有のカテコールアミン代謝動態が検査に応用され，血中フリーノルメタネフリンおよびメタネフリン測定が褐色細胞腫の除外診断・確定診断に最も優れているという報告もある．またカテコールアミン関連ペプチドのうちクロモグラニン A は，副腎髄質細胞の分泌顆粒内に，カテコールアミンや ATP(アデノシン 5′-三リン酸)などとともに含有され，分泌刺激に応じて血中へと同時に分泌されている．すなわち，カテコールアミン同様に交感神経活性の指標と考えられている．クロモグラニン A は褐色細胞腫の診断に必須ではないが，カテコールアミン非産生性褐色細胞腫や悪性例で上昇が報告されており補助診断として有用なことがある．[907]

副腎髄質機能亢進症 hyperfunction of adrenal medulla ［高アドレナリン症］ 中枢性交感神経系活性の亢進に連動したものと，腫瘍性病変により副腎髄質からのカテコールアミン産生，分泌が亢進したものとに大別される．髄質疾患に関連した機能亢進は，褐色細胞腫や傍神経節腫などのカテコールアミン産生腫瘍に随伴して認められる．[284,383]

副腎髄質機能低下症 adrenomedullary insufficiency 左右の副腎髄質がともに欠落した場合に予想される病態．アドレナリンは副腎髄質のみで生成されるが，副腎全体が破壊ないし切除された場合，生体は副腎皮質ホルモンの補充を必要とするもののアドレナリンの補充がなくとも髄質機能の低下状態は臨床的に問題とならない．この理由は主に交感神経系で生成されるノルアドレナリンが髄質機能を代償するためと考えられる．シャイ・ドレイガー Shy-Drager 症候群や家族性自律神経失調症では副腎髄質機能低下が起立性低血圧などの症状の一部に関与することがある．[284,383]

副腎髄質腫瘍 adrenomedullary tumor 交感神経母細胞から生じる腫瘍で，神経芽腫，神経節神経芽腫，神経節細胞腫，褐色細胞腫がある．臨床的な予後の面からは神経芽腫，機能的には褐色細胞腫が重要．神経芽腫は比較的多く，主に幼小児(4 歳以下 70%)に発生するきわめて悪性度の高い腫瘍．無症候性で偶然に発見されるか，大きな腹部の腫瘤を形成して気づかれる．眼窩，肝臓，肺，リンパ節，骨髄に転移する．治療は早期の根治手術，放射線療法，抗癌剤の投与などを行う．[474]

副腎髄質シンチグラフィー adrenal medulla scintigraphy 副腎髄質に集積する性質をもつ放射性核種(RI)を投与し，副腎髄質や交感神経由来の腫瘍である褐色細胞腫を検出する核医学検査．^{131}I-MIBG(メタヨードベンジルグアニジン)を用い，静注後 24-48 時間で撮影する．褐色細胞腫は副腎以外からも発生するので，腹部以外の撮影を行うこともある．前処置として RI 静注 2 日前から 7 日間内服用ルゴール液を服用させて甲状腺ブロックを行う．^{131}I-MIBG はノルアドレナリンと類似した動態を示し，交感神経末端のカテコールアミン貯留顆粒に取り込まれる．^{131}I-MIBG は褐色細胞腫と同様に，神経稜 neural crest から発生する神経芽細胞腫，甲状腺髄様癌，カルチノイドにも集積する．

なお心筋交感神経機能の評価に使用される ^{123}I-MIBG でも同様の検査が可能．被曝の軽減や画質の鮮明度からはむしろ ^{123}I-MIBG を用いるほうが望ましいが，まだ保険適応になっていない．[737]

●副腎髄質シンチグラフィー（左副腎原発の褐色細胞腫）

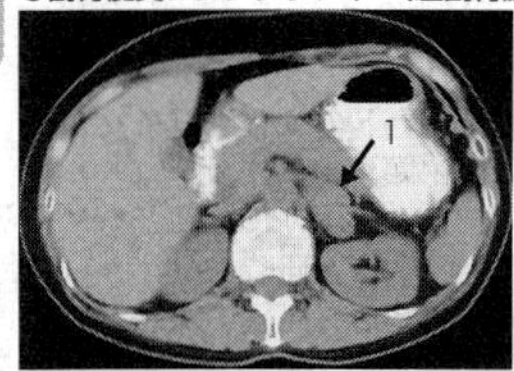

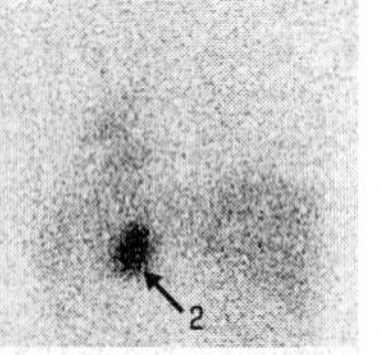

腹部単純 CT（左）では膵体尾部の背側に腫瘤（矢印 1）がみられる．^{131}I-MIBG 副腎髄質シンチグラフィーの腹部背面像（右）では CT でみられた腫瘤に一致して強い異常集積（矢印 2）がみられる．

副腎髄質ホルモン　adrenal medullary hormone　アドレナリン（AD），ノルアドレナリン（NAD）およびドパミン（DA）が相当し，カテコールアミンと総称され，副腎髄質ホルモンと同義的に用いられる．チロシンからドパ，DA，NAD を経て AD が生合成される．NAD を AD に変換するフェニルエタノールアミン-*N*-メチル転移酵素（PNMT）は副腎髄質のみに存在するので，AD は副腎髄質のみで合成される．[284,383]

副腎性悪液質　adrenal cachexia　慢性副腎疾患の経過中に生ずる，主として栄養失調に基づく病的な全身の衰弱状態．全身衰弱，やせ，浮腫，貧血，色素沈着などを呈する．種々の原因による副腎皮質機能低下状態が長期間続いた状況下で認められる．[284,383] ⇨参シモンズ病→1344

副腎性アンドロゲン　adrenal androgen　副腎から分泌されるアンドロゲンには，デヒドロエピアンドロステロン（DHEA），デヒドロエピアンドロステロン硫酸塩（DHEA-S），アンドロステンジオンなどがある．生体の全アンドロゲン作用のうち副腎性アンドロゲンの占める割合は男性では 2% にすぎないが，女性では約 50% である．思春期における副腎性アンドロゲンの急速増加（アドレナルケ）が腋毛や恥毛の発生に重要であるほか，先天性副腎皮質過形成における男性化症状の発現にも本ホルモンの意義は大きい．[284,383]

副腎性器症候群　adrenogenital syndrome；AGS　［AGS］　副腎皮質疾患のために性器の異常をきたす病態の総称で，病因は先天性副腎過形成あるいは副腎腫瘍による．副腎腫瘍によるものには男性ホルモン産生腫瘍をもつ女性，および女性ホルモン産生腫瘍をもつ男性が含まれるが，通常はこれらは別の疾患単位として扱われる．そのため狭義には，副腎皮質ホルモン合成酵素欠損により副腎性アンドロゲンの過剰分泌をきたしうる先天性副腎過形成，すなわち 21-ヒドロキシラーゼ欠損症，11 β-ヒドロキシラーゼ欠損症，3 β-ヒドロキシステロイドデヒドロゲナーゼ欠損症などを指す．[284,383] ⇨参女性［仮性］半陰陽→1490

副腎性高血圧　adrenal hypertension　副腎は皮質球状層からミネラルコルチコイドを，皮質束状層からグルココルチコイドを，髄質からカテコールアミンを産生して，血圧や電解質調節に重要な役割を担っているので，これらの副腎ホルモンが病的に過剰となった場合に高血圧が発症する病態のこと．アルドステロン過剰による原発性アルドステロン症，コルチゾール過剰によるクッシング Cushing 症候群，カテコールアミン過剰による褐色細胞腫が代表的．まれに，アルドステロンの前駆体であるデオキシコルチコステロン（DOC）やコルチコステロンの産生腫瘍，先天性副腎過形成の一部において副腎性高血圧を呈することがある．[284,383]

副腎性女性化　adrenal feminism　［副腎性女性化症候群］　副腎性エストロゲンの過剰により男性の女性化あるいは女児の思春期早発症をもたらす病的状態．原因はエストロゲン産生性副腎皮質腫瘍で，20-50 歳代の男性に発生するまれなものだが悪性の場合が多く，過剰なエストロゲンのほかに種々のステロイドも同時に産生することが多い．女性化乳房，乳房圧痛，乳輪の色素沈着などの女性化症状と精巣萎縮，インポテンスなどの性腺機能低下症状を呈する．[284,383] ⇨参副腎性器症候群→2540

副腎性女性化症候群　adrenal feminization syndrome⇨同副腎性女性化→2540

副腎性男性化　adrenal virilism　［副腎性男性化症候群］　副腎性アンドロゲンの過剰により小児や女性に種々の程度の男性化をきたした状態．多毛，痤瘡，月経異常，声の低音化，筋肉質の男性型体格化，陰核肥大，乳房萎縮，性欲亢進，前頭から頭頂部の脱毛などを認める．病因としては先天性副腎過形成，アンドロゲン産生性副腎腫瘍があげられる．クッシング症候群の中では副腎皮質過形成や副腎皮質癌で多毛，痤瘡が高頻度にみられる．先天性副腎過形成では 21-ヒドロキシラーゼ欠損症，11 β-ヒドロキシラーゼ欠損症，3 β-ヒドロキシステロイドデヒドロゲナーゼ欠損症が男性化を呈する．アンドロゲン産生性副腎腫瘍には腺腫と癌があるが，男性化は癌によるものが多い．[284,383] ⇨参副腎性器症候群→2540

副腎性男性化症候群　adrenal virilization syndrome⇨同副腎性男性化→2540

副腎脊髄ニューロパチー　adrenomyeloneuropathy；AMN　伴性劣性遺伝疾患で，成人期に進行性の痙性対麻痺，末梢神経障害，排尿障害，インポテンスを呈する．副腎白質ジストロフィー症の一型と考えられている．[584]

副腎腺腫　adrenal adenoma　［副腎皮質腺腫］　副腎皮質に発生する腫瘍．良性の腺腫と悪性の癌に分類される．副腎［皮質］腺腫はホルモン産生性から，機能性腺腫と非機能性腺腫に分類．機能性腺腫は原発性アルドステロン症，クッシング Cushing 症候群，副腎性器症候群などの原因となる．副腎皮質に発生する腫瘍には機能性の良性腺腫が最も多いが，非機能性腺腫の診断においては内分泌学的検査による機能性腺腫の除外と，慎重な経過観察が必要．[284,383] ⇨参副腎皮質腫瘍→2542

副腎男性化腫瘍⇨同アンドロゲン産生副腎皮質腫瘍→208

副腎摘出後症候群　postadrenalectomy syndrome⇨同ネルソン症候群→2284

副腎白質ジストロフィー　adrenoleukodystrophy；ALD　［アドレノロイコジストロフィー，びまん性軸索周囲脳炎］　副腎機能不全，大脳白質を中心に進行性の広範な脱髄，飽和極長鎖脂肪酸の蓄積を特徴とする X 染色体連鎖劣性遺伝病．ペルオキシソームという細胞内小器官の局在酵素の欠損症の1つであり，ペルオキシソーム病の中で最も頻度が高い．遺伝子座はX染色体(Xq 28)にある．典型的な小児ALDでは，発症は5-10歳くらいの男児にみられる．明らかな副腎機能低下症で発症することはまれで，知能低下，性格変化，痙性麻痺，視力低下，聴力低下などで発症する．数年の経過で植物状態に陥り，死亡する．思春期ALDや成人大脳型の症状と臨床経過はほぼ小児ALDと類似する．副腎脊髄ニューロパチー adrenomyeloneuropathy (AMN)では，痙性対麻痺による歩行障害を主徴とし，数年の経過で神経症状が進行する．血清または赤血球膜の極長鎖脂肪酸分析で，C 24：0，C 25：0，C 26：0などの増加により診断する．治療は，極長鎖脂肪酸の制限とロレンツォ Lorenzo 油(オレイン酸とエルカ酸の混合油)を用いた食事療法が，血中の極長鎖脂肪酸のレベルを正常化させるが，臨床症状の改善には至らず，発症の予防効果もない．骨髄移植が現在唯一効果が期待される方法で，中枢神経症状の軽度な者に移植を行った際，生命予後，神経予後を改善した報告もみられる．[509]
⇨参広汎性硬化症⇀1050

副腎発症　adrenal crisis⇨同副腎クリーゼ⇀2538

副腎皮質　adrenal cortex　副腎 adrenal gland の外層部分で，副腎全体の80-90%にあたる黄褐色をした内分泌性組織．胎生6週の胚で，中腎の頭部に近い腸間膜基底部の体腔にひだとして認めることができる．皮質は球状層，束状層，網状層の3層に区別され，各層で異なるステロイドホルモンが産生される．球状層ではミネラル(鉱質)コルチコイド，束状層ではグルコ(糖質)コルチコイド，網状層では副腎性アンドロゲンを産生，分泌する．コルチコステロン，コルチゾールなどのグルココルチコイドは糖代謝の調節に，アルドステロンなどのミネラルコルチコイドは体液中の電解質の調節に主として働き，体液の恒常性の維持(ホメオスタシス)に関与している．グルココルチコイドは下垂体前葉の副腎皮質刺激ホルモン(ACTH)により，また，アルドステロンはレニン・アンギオテンシン系を介して調節されている．[284]　⇨参副腎髄質⇀2538

副腎皮質過形成　adrenocortical hyperplasia；AH　［先天性副腎皮質過形成］　先天性過形成と後天性過形成があるが，通常は先天性副腎皮質酵素欠損症による過形成を指す．コルチゾール合成障害によってネガティブフィードバックより副腎皮質刺激ホルモン(ACTH)の分泌障害が起こり副腎皮質の過形成を呈する．21-ヒドロキシラーゼ欠損症，11β-ヒドロキシラーゼ欠損症，17α-ヒドロキシラーゼ欠損症，3β-ヒドロキシステロイドデヒドロゲナーゼ欠損症，コレステロール側鎖切断酵素欠損症が含まれる．副腎皮質の先天的酵素欠損症のうちコルチゾールの分泌低下を生じないものはACTHの分泌過剰が起こらないので，形態学的に過形成や肥大をきたさない．[284,383]　⇨参副腎性器症候群⇀2540

副腎皮質癌　adrenocortical carcinoma，adrenal cortical carcinoma　副腎皮質を起源とする非常にまれな悪性腫瘍．副腎癌には，皮質が発生母地となる副腎皮質癌と，髄質を発生母地とする神経芽細胞腫，悪性褐色細胞腫がある．また内分泌学的に，ホルモン産生能をもつ活性型ともたない非活性型に分けられる．活性型では，副腎皮質ホルモンの過剰分泌により，クッシング Cushing 症候群，アルドステロン症，副腎性器症候群を呈する．3種の分泌能が混在していることが多いが，クッシング症候群を呈しやすい．良性・悪性の明らかな鑑別は画像診断やホルモン検査では困難であるが，形態学的に悪性腫瘍は大きく辺縁不整で増大傾向の強い特徴をもつ．治療は原発巣をできるだけ切除することで，補助的にミトタンや抗癌剤も用いられるが，肺，肝，リンパ節，骨などに高率に転移して予後は不良．[284,383]

副腎皮質機能検査法　adrenal cortical function test，adrenocortical function test　副腎皮質を薬理学的に刺激することで，副腎不全の有無や程度の判定，および原発性，続発性の鑑別を行う試験．副腎皮質刺激ホルモン(ACTH)迅速負荷試験では，合成1-24 ACTH〔テトラコサクチド酢酸塩(コートロシン®)〕0.25 mgを静注し，静注前，30分後，60分後にコルチゾールとアルドステロンを測定して，低反応の場合は副腎不全と診断．ACTH連続負荷試験は，より強力な副腎皮質への刺激試験であり，合成1-24 ACTH-Z〔テトラコサクチド酢酸塩(コートロシン® Z)〕1 mg/日を3日間連続して筋注し，投与前から投与終了の翌日までの24時間尿中のコルチゾールおよび代謝物を測定する．原発性副腎不全では増加反応は認めないが，続発性では緩徐な反応を認める．[284,383]

副腎皮質機能低下症　adrenocortical insufficiency；ACI，hypoadrenalism　［副腎不全，副腎皮質機能不全症］　副腎皮質からのステロイドの分泌が生体の必要量以下に減少した状態．原因により原発性と続発性に，その経過により急性と慢性に分けられる．[284,383]

副腎皮質機能不全症　hypoadrenocorticism⇨同副腎皮質機能低下症⇀2541

副腎皮質刺激試験⇨同デキサメタゾン抑制試験⇀2060

副腎皮質刺激ホルモン　adrenocorticotrop〔h〕ic hormone；ACTH　［コルチコトロピン，アドレノコルチコトロピン，アクス］　39個のアミノ酸からなるペプチドホルモンで，下垂体前葉の好塩基性細胞から産生，分泌される．ACTHは副腎皮質を刺激して副腎皮質の肥大と副腎皮質ホルモンの分泌を促進するほか，メラニン細胞も刺激．ACTH分泌は視床下部からの副腎皮質刺激ホルモン放出ホルモン(CRH)によって促進され，グルココルチコイドによるフィードバック機構によって抑制される．血中濃度は，早朝高く夜に低い日内変動を示すほか，身体的・精神的ストレスに反応して増加．過剰分泌はクッシング Cushing 病を，分泌不全は副腎皮質機能低下症を引き起こす．ACTHは下垂体以外にも中枢神経系，消化管，気管支などに存在するが生理的意義は不明であり，これらよりまれに異所性ACTH産生腫瘍が発生．またACTHの純品は，関節リウマチ，急性溶血性貧血，難治性アレルギー状態，種々の皮膚疾患やその他多くの疾患の治療に広く使用される．[284,383]

副腎皮質刺激ホルモン受容体⇨同ACTH受容体⇀22

副腎皮質刺激ホルモン測定　determination of adrenocorticotropic hormone；determination of ACTH⇨同ACTHの測定⇀22

副腎皮質刺激ホルモン負荷試験　adrenocorticotropic hormone loading test；ACTH loading test⇨同ACTH 負荷試験→23

副腎皮質刺激ホルモン放出因子　corticotropin-releasing factor；CRF⇨同副腎皮質刺激ホルモン放出ホルモン→2542

副腎皮質刺激ホルモン放出ホルモン　corticotropin-releasing hormone；CRH　［副腎皮質刺激ホルモン放出因子，CRH，コルチコトロピン放出ホルモン］　41個のアミノ酸からなるペプチドで，視床下部-下垂体-副腎皮質機能調節に関与する．視床下部の室傍核で産生されて下垂体門脈を経て下垂体に運ばれ，下垂体の副腎皮質刺激ホルモン(ACTH)産生細胞のCRH受容体に作用してヒトではACTH，βリポトロピン(β-LPH)，βエンドルフィンの産生放出を促進する．[284,383]　⇨参副腎皮質刺激ホルモン→2541

副腎皮質刺激ホルモン放出ホルモン受容体　corticotropin-releasing hormone receptor；CRHR　［CRH受容体，コルチコトロピン放出ホルモン受容体］　体内でストレスに適応するしくみの中枢を担うと考えられている副腎皮質刺激ホルモン放出ホルモン(CRH)の受容体．CRHはホルモンであるとともに，神経伝達物質として神経細胞間の情報伝達にかかわっており，これを裏づけるようにCRH受容体(CRHR)は下垂体や子宮などとともに脳内にも分布している．CRHRにはCRHR 1とCRHR 2の2タイプがあり，CRHはCRHR 1に結合しやすく，CRHR 2にはCRHよりもウロコルチンという別のペプチドが結合しやすいことが知られている．遺伝子組換え技術でCRHR 1，CRHR 2をなくしたマウスの研究から，脳内ではストレッサーによってCRHの分泌が起こると，この情報をCRHR 1で受け取る経路を通じて不安感の著しい増加が生じるとともに，同じくCRHR 1を介して下垂体からのACTH(副腎皮質刺激ホルモン)分泌を亢進させ，副腎系の活性化が引き起こされるが，同時に脳内ではCRHR 2を通じる経路で不安感を減少させる機構が働き始めていることが示唆されている．[1260]　⇨参副腎皮質刺激ホルモン放出ホルモン→2542

副腎皮質腫瘍　adrenocortical tumor　副腎皮質に発生する腫瘍．組織学的に良性(腺腫)と悪性(癌)に大別され，内分泌学的に機能性(ホルモン産生性)と非機能性(ホルモン非産生性)に分類．良性機能性腫瘍は，分泌ホルモンによって原発性アルドステロン症，クッシングCushing症候群，副腎性器症候群に分けられるが，これらの混合した症状を呈することも多い．その他，副腎皮質の過形成による腫瘤性病変や，腫瘍類似病変としてまれに骨髄脂肪腫，脂肪腫なども発生しうる．[284,383]　⇨参副腎皮質癌→2541

副腎皮質シンチグラフィー　adrenal cortical scintigraphy　副腎皮質に集積する性質をもつ放射性核種(RI)を投与し，その形態や機能を評価する核医学検査．主に原発性アルドステロン症，クッシングCushing症候群および副腎性器症候群をきたす機能性腺腫や過形成の診断に用いられる．これらでは正常副腎よりも強い集積を示す．^{131}I-アドステロール(adosterol)を用い，静注後3-7日で撮影する．^{131}I-アドステロールは副腎皮質ホルモンの前駆体であるコレステロールの類似物質．前処置としてRI静注2日前から7日間内服用ルゴール液を服用させて甲状腺ブロックを行う．デキサメタゾン抑制試験を行うと小さな腫瘍の検出能が高まる．[737]　⇨参デキサメタゾン抑制副腎シンチグラフィー→2060

●副腎皮質シンチグラフィー
クッシング症候群を呈した右副腎皮質原発の機能性腺腫

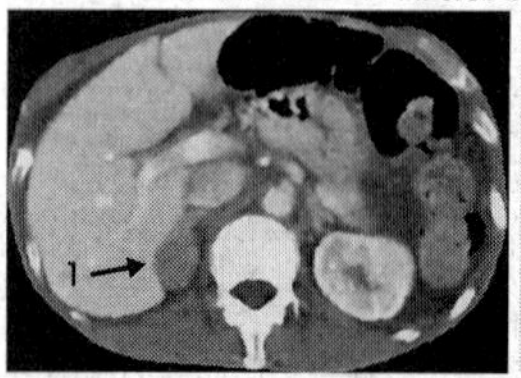

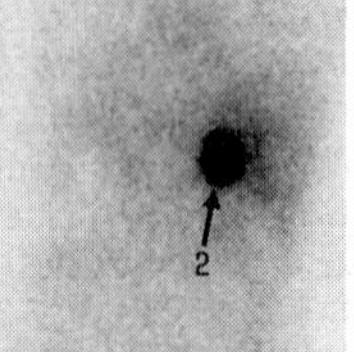

腹部造影CT(左)では肝右葉内側と椎体の間に肝より低吸収の腫瘤(矢印1)がみられる．副腎皮質シンチグラフィーの腹部背面像(右)ではCTでみられた腫瘤に一致して強い異常集積(矢印2)がみられる．左副腎皮質への集積は抑制され，まったく描出されていない．

副腎皮質ステロイド試験⇨同ACTH負荷試験→23

副腎皮質ステロイド療法⇨同ステロイド療法→1646

副腎皮質腺腫　adrenocortical adenoma⇨同副腎腺腫→2540

副腎皮質徴候発現⇨同アドレナルケ→166

副腎皮質ホルモン　adrenal cortex hormone，adrenocortical hormone　副腎皮質は外から順に球状帯，束状帯，網状帯の3層に分けられ，球状帯の細胞から，電解質コルチコイド(鉱質コルチコイド，ミネラルコルチコイド)であるアルドステロンなど，束状帯の細胞からグルコ(糖質)コルチコイドであるコルチゾールなど，網状帯の細胞からアンドロゲンであるデヒドロエピアンドロステロン(DHEA)などが産生，分泌される．すべてステロイドでコレステロールからつくられる．[1047]

副腎皮質抑制試験⇨同デキサメタゾン抑制試験→2060

副腎不全　adrenal insufficiency⇨同副腎皮質機能低下症→2541

副腎ホルモン　adrenal hormone　［腎上体ホルモン］　副腎皮質にて産生，分泌される副腎皮質ホルモンとしてコルチゾール，アルドステロン，アンドロゲンがあり，副腎髄質にて産生，分泌される副腎髄質ホルモンとしてカテコールアミン(アドレナリン，ノルアドレナリン)がある．[284,383]

腹水　ascites，ascitic fluid　［腹腔内貯留液］　腹腔内には生理的に30-40 mLの体液が存在するが，通常，腹水とは腹腔内に体液が過剰に貯留した状態をいう．性状の違いから，淡黄色透明の漏出液(非炎症性，比重1.015以下，タンパク質2.5 g/dL以下，リヴァルタRivalta反応陰性)と，混濁しときに血性の滲出液(炎症性または腫瘍性，比重1.018以下，タンパク質4 g/dL以上，リヴァルタ反応陽性)とに大別される．少量であれば腹部超音波検査によって，中等量以上であれば聴打診や触診で検出できる．腹水を認める疾患としては，悪性腫瘍，肝硬変のほかネフローゼ症候群，うっ血性心不全が代表的．治療は塩分制限を主体とした食事療法と利尿薬投与が行われる．アルブミンの静脈内投与や，腹腔穿刺によるドレナージが行われることもある．[593]　⇨参腹腔穿刺→2529

副膵　accessory pancreas⇨同迷入膵→2793

副膵管　accessory pancreatic duct　［サントリーニ管］　総胆管の開口部近くで，小十二指腸乳頭に開口する膵管の分枝．分岐，走行には多くの変異があり，主膵管

と合流するもの，主膵管と交通をもたないもの，副膵管が欠損しているものなどがある．[60,279]

覆髄法 pulp capping 薬剤を用いゾウゲ(象牙)質や歯髄を生活歯の状態で保存する治療法．間接覆髄法，暫間間接覆髄法，直接覆髄法がある．薬剤でゾウゲ質や歯髄への外来刺激を遮断し，歯髄の保護賦活作用を期待する．間接覆髄法は，菲薄(ひはく)なゾウゲ質を歯髄覆髄剤(酸化亜鉛ユージノールセメント，水酸化カルシウムセメント)で被覆し，歯髄の鎮痛消炎や第二ゾウゲ質の形成を促す．暫間間接覆髄法は，軟化ゾウゲ質の除去によって露髄の可能性がある場合で，ゾウゲ質が臨床的に健康であり，覆髄剤を被覆して，第二ゾウゲ質の形成を促進させ，再石灰化を図る．直接覆髄法は，直接歯髄に薬剤を貼付し，第二ゾウゲ質の形成を促す方法である．[434] ⇨参歯髄処置⇀1291

腹水ポンプ ascites pump 腹腔内に貯留した腹水を軽減する治療法の1つで，通常はポンプ機能を有した管を体内に植え込んで腹水を排出する腹腔-大動脈シャントを指す．腹水採集部と腹水を静脈側に流出させるフラッシュバルブ，および上大静脈に留置して腹水を排出するカテーテル部より構成され，システム全体は皮下組織に埋没される．約5 cmの半球状のバルブを押すと1回に5-6 mLの腹水が排出される．バルブを押していないときでも腹水は腹腔内と胸腔内の圧差によって自動的に流れるが，一方向弁により静脈側からの血液の逆流は防止される．肝硬変や悪性腫瘍が腹膜に転移した癌性腹膜炎による腹水が増悪して，内科的治療に反応しない場合に適応がある．[563]

複数菌感染症 polymicrobial infection 複数の細菌によって起こる感染症．単一菌の感染に引き続き他の細菌が感染する場合や，同時に複数の細菌が感染する場合などがある．[324]

複数単形性心室頻拍 pleomorphic ventricular tachycardia 単形性(1つのQRS波形を保ち，多形性にならない)の心室頻拍が2種類以上認められる，またはQRS波形の異なる単形性心室頻拍が複数個認められること．心室頻拍の起源または回路が複数存在する場合と，旋回路は共通で出口が異なっている場合とがある．[426]

複製 replication ［DNA複製］ 親細胞のゲノムDNAを鋳型として同一の塩基配列をもつDNAを合成すること．DNAの複製は，合成開始点である複製起点にタンパク質複合体が結合してDNA複製開始複合体を形成することにより開始される．DNAはDNAヘリカーゼにより二重らせんがほどかれ一本鎖となり，次にプライマーゼによるプライマー合成を経てDNAポリメラーゼにより相補的なDNA鎖が合成される．[747] ⇨参DNA合成⇀41，染色体複製⇀1765

複製開始点⇨同複製起点⇀2543

複製起点 origin of replication；ori ［オリ領域，複製開始点］ DNA合成酵素を含む複製開始複合タンパク質が結合する領域のことで，ここからDNA合成が開始される．一般にこの領域は，原核細胞，真核細胞に共通してATに富む開裂しやすい塩基配列が存在し，遺伝子のコード領域外に存在することが多い．細菌，プラスミドおよびウイルスはoriと呼ばれる単一の複製起点をもつ．真核生物の複製起点はDNA領域に多数存在しており，転写調節領域が隣接して存在することが多い．[747]

複製単位⇨同レプリコン⇀2982

複製連鎖反応⇨同ポリメラーゼ連鎖反応⇀2718

複切痕 dicrotic notch；DN⇨同頸動脈波〔重複〕切痕⇀869

複染色 double staining ［鑑別染色］ ライト・ギムザ Wright-Giemsa染色，メイ・ギムザMay-Giemsa染色などのように複数の染色液を用いて染色する方法のこと．グラム染色，抗酸染色のほか，芽胞・莢膜・鞭毛・異染小体など，細胞の特殊構造物を観察する際に用いられる．単染色法に比べ，染色性に優れている．[324]

輻湊 convergence 視覚対象が接近してくるとき，両眼の中心窩でとらえるために，両眼の視線を内方に向ける非共同性眼球運動のこと．内寄せ運動ともいう．睡眠時あるいは麻酔時にやや外方に偏位している眼位を，覚醒時に正位に保つための内直筋緊張による輻湊を，緊張性輻湊という．近見時に，網膜に映った映像がぼやけると調節系が働き，焦点が合うようにすると同時に輻湊中枢に働き，内寄せ運動が起こる．この輻湊を調節性輻湊という．調節性輻湊のみでは不十分な映像のずれを微調整するための輻湊を，融像性輻湊という．ものが近くにあるという心理的感覚によって引き起こされる輻湊を近接性輻湊という．[1601] ⇨参近見反射⇀794

輻湊眼振 convergence nystagmus 眼球の遅い外転と速い内転を交互に繰り返す律動眼振．上部中脳被蓋の病変で起こる．[584]

輻湊近点 near point of convergence；NPC 指標を近づけていったときに輻湊できる限界の点のこと．これに対し，両眼視しているときに指標がはっきりと見える最も遠い点を輻湊遠点という．輻湊近点の正常値は6-8 cmであり，通常10 cm以上を異常とする．[1601] ⇨参輻湊幅⇀2544

服装倒錯 transvestism 〔D〕Transvestismus 異性愛の者が異性の服装を好んで身につけるもので，性嗜好異常の一型．WHOのICD-10は服装倒錯を両性役割服装倒錯症 dual-role transvestismとフェティシズム的服装倒錯症 fetishistic transvestismとに分けた．前者は，異性の一員であるという一時的な体験を享受するために，生活の一部で異性の服装を着用しているが，永続的な性転換は望まず，性的興奮も伴わないとし，後者は，性的興奮と明白な関連があり，性的興奮が醒めると衣服を脱ぎたいと望むとしている．その区別は性的興奮を伴うか否かであるが，鑑別は困難な場合もある．[1434] ⇨参服装倒錯的フェティシズム⇀2543

服装倒錯的フェティシズム transvestic fetishism ［フェティシズム的服装倒錯症］ 異性愛の者が異性の服装を着用することで，性的に興奮する空想，性的衝動や行動が持続あるいは反復することをいう．フェティシズムの対象となる物を単に着用するというだけでなく，異性としての外観をつくり出すために着用するという点で，単なるフェティシズムとは区別され，性欲喚起と結びついていることや性欲喚起が止まれば，衣服を脱いでしまいたいという欲動が起こる点で性転換願望症(性同一性障害)の服装倒錯とは区別される．WHOのICD-10ではフェティシズム的服装倒錯症 fetishistic transvestism，アメリカ精神医学会のDSM-Ⅳ-TRでは服装倒錯的フェティシズム transvestic fetishismの

用語を用いているがほぼ同義である.[1434] ⇒参服装倒錯→2543, フェティッシュ→2518

輻湊幅 amplitude of convergence　輻湊遠点から輻湊近点までの範囲のことを輻湊幅という. 通常はメートル角(m 角)やジオプトリー diopter(D)で表示することが多い.[1601] ⇒参輻湊近点→2543

輻湊反射(反応)⇒同近見反射→794

輻湊不全 convergence insufficiency　両側眼球軸の内転運動の障害. 輻湊運動に伴う瞳孔の収縮は保たれる. 脳炎, 多発性硬化症, 脊髄癆, ジフテリア, 中脳出血, および腫瘍などによることが多い.[584]

腹側 ventral ［前方］ 身体の部位の方向を表す解剖学的用語. 身体の腹部(おなか)側を指す. 立位のヒトの場合は前方と同義. 四足動物では, 腹部が下を向くことから, 身体の下方表面に近い位置を示すのに用いられる.[1044] ⇒参背側→2341

腹帯 abdominal bandage, abdominal binder⇒同岩田帯→289

腹大動脈⇒同腹部大動脈→2547

副大動脈弁口聴診領域 secondary aortic area⇒同エルプ領域→370

副胎盤 accessory placenta　主胎盤とは別に主胎盤から分離された複数個の小胎盤が形成されている状態. 両者の血管は吻合してつらなっている. 分娩後, 子宮内にとどまり, 出血や感染を引き起こすことがある.[996]

副唾液腺 accessory salivary gland ［異所性唾液腺］ 広義には, 唾液腺組織がもとの唾液腺以外にも, その周囲やあるいはまったく遠くに離れたところにある異所性唾液腺のことをいう. 狭義には, 異所性唾液腺のうち, 腺組織が分泌機能と排泄管をもつもののみをいい, それらをもたないものは迷入唾液腺として区別されることもある.[1531]

フグ(河豚)中毒 swellfish poisoning, tetrodotoxism, fuguism, fugu intoxication　フグの卵巣・肝・腸, ときに皮膚に含まれる耐熱性の毒素であるテトロドトキシンによる中毒で, 神経や筋の興奮伝達を妨げる作用による. 毒の強さは育成環境・季節によって異なる. 毎年100人前後みられ, 致命率は10-30%と高い. 症状は, 食後30分から数時間で出現する. 口唇のしびれに始まり, 知覚麻痺, 運動麻痺から呼吸筋麻痺を起こし死亡する. 意識は最後まで良好である. 胃洗浄, 催吐, 輸液, 呼吸管理(人工呼吸器など)を行い, 12時間から1日管理すれば助かることが多い. フグの調理師になるには特定の免許と知事の許可が必要である.[1618] ⇒参毒魚中毒→2140

副調律 pararrhythmia⇒同副収縮→2537

腹直筋 rectus abdominis muscle　腹部中央の白線の両側を縦に走る左右一対の扁平な筋. 第5-7肋軟骨および剣状突起前面から起こり, 恥骨結合と恥骨結節の間に停止する. 3-4個の腱画が筋腹を4-5節に分割する. 皮下脂肪の少ない青年男子では力を入れると筋腹の凹凸が容易に観察できる. 胸郭の引き下げによる腹圧の上昇, 体幹の前屈などの作用がある. 神経支配は肋間神経(Th_7-Th_{12})および腸骨下腹神経(L_1).[873] ⇒参腹壁筋→2547, 腹直筋鞘(しょう)→2544

腹直筋鞘(しょう) rectus sheath　左右の側腹筋(外・内腹斜筋, 腹横筋)の腱膜が腹直筋を包む構造. 前葉と後葉からなる. 前葉は腹直筋の腱画をつくる結合組織と連結して腹直筋の位置を保持しているが, 後葉は全く遊離している. また, 後葉の下位は腹直筋鞘を欠き, その境界線を弓状線とよぶ. このため, 腹直筋を養う下腹壁動・静脈は弓状線から入り, 後葉と腹直筋の間を上行する.[1044]

腹痛

abdominal pain

【定義】 腹部の痛みを指す. 消化器疾患だけでなく, 精神的なものから全身性疾患に至るまでさまざまな原因により生じる.

【分類と症状】 通常, 内臓痛, 体性痛, 関連痛に分類される. ①**内臓痛**は腹腔内臓器自体に生じる局在不明の疼痛で, 平滑筋の強縮, 過剰伸展, 拡張などの物理的刺激, あるいは局所の虚血に伴って起こる**間欠性の痛み**. 周期的に鈍痛が生じ, さしこむような仙痛のこともある. 病変部位とは無関係に遠方の腹部正中線に沿って感じられる場合もみられる. 悪心・嘔吐, 冷汗, 血圧低下などの自律神経症状を伴うこともある. ②**体性痛**は感覚神経終末の分布する腹側腹膜, 横隔膜, 腸間膜などに刺激が生じることによる**持続的な鋭い痛み**. 圧痛点と患部が一致する. 筋性防御などの腹膜刺激症状を伴うこともあり, 体動により痛みが増強される. 炎症や消化液の漏出などでみられることが多い. ③**関連痛**は内臓および深部痛が体表に放散されたもので, **放散痛**, **投射痛**ともいう. 内臓や深部からの強い刺激が脊髄内で周辺線維をも刺激し, 対応する皮膚分節にまで痛みが波及するものである. また, これらの疼痛が混ざった**混合痛**も多くみられる.

【診察】 腹痛の診療には**問診が重要**であり, どのような痛みがどのくらいの強さなのか, 間欠性あるいは持続性か, 疼痛部位は広汎性か限局性かなど痛みに関することのほか, 随伴症状や**病歴**などについても聴取を行うことが大切である.[106] ⇒参体性疼痛→1880, 内臓痛→2185, 関連痛→661, 急性腹症→739

腹痛の看護ケア

【看護への実践応用】 腹痛を伴う疾患はとても多く, 原因によっては生命の危機に至ることがあるため, 全身状態やバイタルサインの変動には十分注意する. 診断や重症度の判断には症状の観察が非常に重要である. 痛みの部位や性質(鈍痛, 激痛, 仙痛), 発症の経過, 発熱, 下痢, 便秘, 嘔吐, 吐・下血, 排尿障害, 性器出血などの随伴症状, 腹膜刺激症状などの観察がポイントである. 急性腹症や消化管出血などが原因の場合は, ショック状態に陥る危険性や緊急手術が必要となることがある. 緊急時の検査や処置に対応できるように準備しておく. また, 腹部を圧迫する衣類やベルトは緩め, 安楽な体位(ファウラー Fowler 位や側臥位で腹部を抱え込む姿勢)をとる. 腹壁の緊張を和らげることにより痛みの緩和と休息がとれるようにケアする. 指示された鎮痛薬は, 使用前後の症状の変化や効果を十分注意して観察する.

【ケアのポイント】 腹痛は, 身体的苦痛とともに不安や恐怖による精神的苦痛を伴う. マッサージなどのタッチングや, 患者の訴えを傾聴し十分な説明を行うことで, 安心して検査や治療が受けられるように援助する.

経口摂取が制限される場合は，その必要性の説明と理解を確認する.[700] ⇨参腹痛⇀2544

複殿位 complete breech presentation⇨参骨盤位⇀1116

副伝導路 accessory pathway 正常の房室結節伝導路のほかに，先天的に心房と心室の間に存在する異常伝導路．心房と心室をつなぐケント Kent 束がその代表である．房室結節を介した伝導に比べ，副伝導路の伝導は速いため，副伝導路の付着した心室は早期に興奮する．そのため心電図上ではデルタ波が形成され，QRS 幅は拡大し，PR 間隔は短縮する．そのような心電図的特徴を備えたものを WPW(ウォルフ・パーキンソン・ホワイト Wolff-Parkinson-White)症候群という．副伝導路には逆行性伝導(心室→心房)も伴うことが多く，それにより房室回帰性頻拍を生じることがある．順行性(心房→心室)の伝導が存在せず，逆行性伝導のみを有する副伝導路を潜在性副伝導路という．潜在性副伝導路の症例には洞調律時のデルタ波は存在しないが，房室回帰性頻拍は起こりうる．副伝導路は高周波カテーテル焼灼術(アブレーション)にて切断可能で，頻拍は根治される.[1161] ⇨参ウォルフ・パーキンソン・ホワイト症候群⇀322，房室回帰性頻拍⇀2668，ケント束⇀956

服毒自殺 suicide by poisoning 毒物を服用した自殺．シアン(青酸)化合物，催眠薬，殺虫剤(有機リン剤など)，除草剤(パラコートなど)を用いる事例が代表的である．自殺の意思がなくとも，故意(もしくは偶発的)に化学物質を摂取して，その薬理作用により(例えば，医薬品，覚醒剤や向精神薬など)中毒を起こし，その結果，死亡することもまれではない．近年は，自殺の手段も多様化してきており，原因の特定が困難なこともある.[920]

副乳頭 accessory nipple 乳房の原基は胎生期の乳腺堤 milkline (腋窩から恥骨上縁に向かう線)に沿って数対生じる．この中で，第 4 対が正常な乳房として発育する．しかし，他の原基が副乳頭(副乳房)として発達することがある．ちなみに，犬や豚では，乳腺堤の全長にわたって乳房が発達する.[1044] ⇨参副乳房⇀2545

副乳房 accessory mamma ［過剰乳房，多乳房］ 過剰にみられる乳房のことで先天異常による．上腕内側から腋窩，胸部，腹部，鼠径部，大腿内側までの乳腺堤線上に発生するが，大部分は腋窩や胸部に存在する．構造上，多乳頭症，多乳腺症，偽乳房がある．乳頭や乳輪のみのものや乳頭と乳輪は存在するが腺組織は存在しないもの，明らかに乳腺を含むものまである．悪性化をきたすこともあるため，切除することが望ましい.[688] ⇨参副乳頭⇀2545

腹背方向 antero-posterior〔projection〕, ventro-dorsad〔projection〕 ［前後方向］ 前後方向ともいい，X 線中心の入射方向を表す用語.[264]

福原病 Fukuhara disease⇨同赤色ぼろ線維・ミオクローヌスてんかん症候群⇀1715

副脾 accessory spleen ［異所性脾］ 通常，1 個の臓器が 2 個みられる場合は副臓器といい，副脾とは脾臓の 1 つの原基が 2 つ以上に分離発育するもの．比較的よくみられ，分類上は通常，奇形ではなく，変異または臓器破格(臓器の構造が逸脱しているもの)の範疇に入れられる.[1531]

副鼻腔 paranasal sinus 〔L〕sinus paranasalis ［副鼻洞］ 頭蓋骨の内部の空洞で，鼻腔に交通しているものを副鼻腔という．上顎洞(上顎骨)，前頭洞(前頭骨)，前・後篩骨洞(篩骨)，蝶形骨洞(蝶形骨)．上顎洞，前頭洞，前篩骨洞は中鼻道へ開口し，後篩骨洞は上鼻道へ，蝶形骨洞は鼻腔の奥，蝶篩陥凹へ開口する．副鼻腔の内面は鼻腔に続く粘膜で覆われている．副鼻腔には次の役割がある．①吸気の温度調節，②吸気の湿度調節，③音声の共鳴作用，④脳への機械的衝撃の緩和作用，⑤頭蓋の重量の軽減．ちなみに，胎児や新生児の頭蓋骨には空洞は存在しないが，頭蓋の成長とともに出現してくる．成長に伴う容貌の変化は副鼻腔の形成によるところとなる．ただし，頭蓋骨や副鼻腔の形状などは遺伝的な要素に基づいている.[1044] ⇨参前頭洞⇀1789，上顎洞⇀1426，蝶形骨洞⇀2010，篩骨(しこつ)⇀1270

●副鼻腔

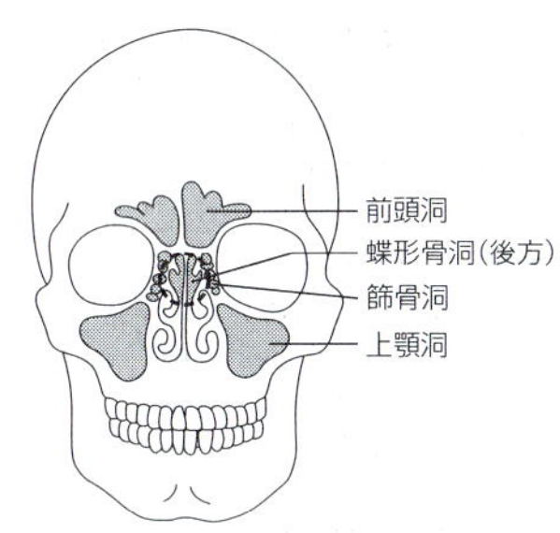

副鼻腔炎 sinusitis 上顎洞，前頭洞，篩骨洞，蝶形骨洞からなる副鼻腔の 1 つあるいは複数の炎症．急性副鼻腔炎と慢性副鼻腔炎がある．急性のものは鼻腔のウイルス感染に引き続いて起こり，細菌感染に移行することが多い．急性症状として充満感，緊張感に続き，感染の副鼻腔部位に一致して疼痛が起こる．頭痛，鼻漏，鼻閉などを訴えることが多い．感染に対する抗菌薬の使用と鼻腔の処置による感染した副鼻腔からの排膿の促進を図る.[887]

副鼻腔炎合併症 complications of sinusitis 副鼻腔炎に合併して生じる疾患をいう．局所的なものから全身に至るものまでさまざまな疾患があるが，特に重篤な合併症には，視神経炎，眼窩蜂巣炎，眼窩内膿瘍，頭蓋内膿瘍，化膿性髄膜炎，海綿静脈洞炎などがある．治療としては病変の軽度なものに行う保存的療法と，重度なものに行う手術的療法がある．前者では局所および全身の薬物療法などを，後者では自然孔を拡大する保存的手術や，病的粘膜を除去して排泄口を設置する根治手術などを行う.[514]

副鼻腔気管支炎 sinobronchitis 慢性副鼻腔炎と，慢性気管支炎あるいは気管支拡張症，びまん性汎細気管支炎を合併した病態をいう．成因には諸説があり，副鼻腔炎と気管支炎が同時発症するという説，副鼻腔炎が先行し，血行性，リンパ行性，膿汁吸引性に炎症を起こすとする説などがある.[514]

副鼻腔気管支症候群 sinobronchial syndrome ［ムーニエ=クーン症候群］ 定型的気管支拡張症に小児期からの慢性副鼻腔炎を合併しているもので，副鼻腔気管支症候群またはムーニエ=クーン Mounier-Kuhn 症候群と呼ばれる．近年では，この名称は，副鼻腔炎に慢性気管支炎を合併した副鼻腔気管支炎やびまん性汎細気管支炎を含めた，慢性副鼻腔炎に気道系の慢性炎症が合併した種々の疾患の総称として用いることがある．病因は不明であるが，上・下気道の共通障害因子による易感染性が関与していると考えられている．症状は持続する膿性痰と咳，血痰，喀血など．治療は，去痰薬やネブライザー，体位ドレナージによる痰の排出を行い，二次感染合併時には抗生物質の投与を行うが，びまん性汎細気管支炎と同様にエリスロマイシン療法が有効であることがあり，近年行われつつある．[948]

副鼻腔検査 test of paranasal sinus 鼻腔の観察で副鼻腔自然孔の存在する鼻道からの膿汁排泄でも推測できるが，上顎洞に対してはシュミット Schmidt 針による上顎洞穿刺が直接的な検査となる．一般的には頭部のX線検査，CT，MRI による検査が有効．[98]

副鼻腔根治手術 radical operation of paranasal sinus 慢性副鼻腔炎に対して行う手術的療法．粘膜あるいはそれに接する骨部の不可逆的変化や不十分な排液などがみられる場合，薬物療法のみでは軽快しないため手術的療法を用いる．代表的なものに上顎洞炎に対して行う上顎洞根治手術（コールドウェル・リュック Caldwell-Luc 法）がある．本法では，まず歯肉よりアプローチし骨膜下に顔面骨部を露出する．この際，眼窩下神経を避けて骨部を除去し上顎洞をあける．内部の粘膜を完全に骨壁より剝離し，鼻内中鼻道自然孔周囲粘膜も連続して除去する．ついで下鼻道の骨壁も除去し，洞内と鼻内の交通をつけ排泄を促す．[514] ⇨参上顎洞根治手術→1426

副鼻腔腫瘍 paranasal sinus neoplasm 副鼻腔に生じる腫瘍の総称．悪性，良性ともに含まれる．[514]

副鼻腔真菌症 fungal sinusitis⇨同乾酪性副鼻腔炎→658

副鼻腔洗浄法 irrigation of paranasal sinus 急性・慢性副鼻腔炎に対する治療法で，副鼻腔内の貯留分泌物を自然口あるいは穿刺部から洗浄して排除する方法．前頭洞および蝶形骨洞は自然口洗浄を優先する．中鼻道の自然口を消毒し，洗浄管を用いて生理的食塩水で洞内を洗う．上顎洞に対しては自然口への挿入が困難なため，穿刺洗浄を行う．下鼻道とその側壁粘膜を十分麻酔し，下鼻道側壁をシュミット Schmidt 探膿針で穿刺する．穿刺後は同様に洞内の洗浄を行う．副鼻腔洗浄により洞内細菌の定性や適切な薬剤の洞内注入が可能．[451]

副鼻腔粘液囊胞 mucocele of paranasal sinuses 副鼻腔炎，外傷，手術などにより副鼻腔の自然孔が狭窄または閉塞して発生する粘液貯留囊胞．上顎洞，前頭洞，篩骨洞に多い．周辺に拡大すると眼球突出，眼球運動障害，複視などの視器障害をきたす．診断は，X線検査で囊胞や副鼻腔の骨吸収像を認め，試験穿刺で貯留液を証明する．治療は鼻内へのドレナージ手術や囊胞摘出術を要する．[98]

副鼻腔排泄機能検査⇨同上顎洞排泄機能検査→1427

副鼻洞 paranasal sinus⇨同副鼻腔→2545

腹皮反射 abdominal skin reflex⇨同腹壁反射→2548

腹部圧痛 abdominal tenderness 腹部の触診の際，手指（通常，第2-4指の末節手掌面）を使って体表を軽く押し込むようにしたときに痛みが増強する現象をいう．自発痛よりもはっきりした強い痛みとなるので，病変の局在診断に役立つ．触診は自発痛のある場所のなるべく遠い場所から始め，病変部は最後に行って圧痛部位を特定する．圧痛部位の腹腔臓器や腹膜に炎症や腫脹が存在することがわかる．[593]

腹部アンギナ abdominal angina⇨同腸管アンギナ→2006

腹部外傷 abdominal injury ［腹部損傷］ 交通事故，墜落などの鈍的外力によるものと，銃器，刃物などの鋭的外力によるものに分けられる．病態としては，肝臓，脾臓，腎臓などの実質臓器の損傷，管腔臓器（消化管）の損傷，腸間膜動脈，大動脈，下大静脈などの血管損傷に分けられ，大出血や管腔臓器損傷では原則として開腹手術が必要となる．実質臓器損傷では経カテーテル動脈塞栓療法（TAE）で出血をコントロールすることも多い．鈍的腹部外傷は，体表面に創を認めないことも多く過小評価されがちである．特に意識障害合併時などでは積極的な診断が必要となる．診断には，腹部所見，腹部超音波検査，腹部造影CT検査，診断的腹腔洗浄法などが有用．[252,36]

腹部貫通創 penetrating wound of abdomen ［腹部穿通損傷］ アメリカでは銃創が多いが，わが国では刺創が多い．損傷が腹膜を穿通しているときは緊急手術を考慮する．実際には局所麻酔下に創の走行，特に腹膜を貫通しているかを確認する．管腔臓器損傷，大量出血がないときには negative laparotomy（修復すべき外傷を認めない開腹術）となるため，腹部所見が明らかでないときには腹部造影CT検査，診断的腹腔洗浄法とともに厳密な観察を行い，出血の持続，診断基準陽性の場合に開腹手術の適応となる．[252,36]

腹部狭心症⇨同腸管アンギナ→2006

腹部強直 abdominal rigidity ［腹部硬直］ 腹壁筋の緊張により腹壁がかたくなった状態．腹膜炎の際に壁側腹膜が刺激を受けると，同じ神経が分布する表層の筋が反射的に収縮する．このような腹壁筋の硬直を筋性防御といい，触診で板状にかたく感じられるものは板状硬と表現される．[593] ⇨参筋性防御→797

副副腎 accessory adrenal gland ［マルヒャント副腎］ 1側の副腎が2個以上みられる場合をいう．1つの原基から2つ以上に分離発育したものである．副副腎は分類上は通常，奇形ではなく，変異または臓器破格（臓器の構造が逸脱しているもの）に入れられる性質のものである．[1531]

腹部交感神経節切除術 abdominal sympathectomy 腹部の交感神経を切除する手術．胆囊，膵臓，胃，十二指腸などの疾患に起因する疼痛の除痛治療に用いられる．[485] ⇨参腹腔神経節切除術→2528

腹部硬直⇨同腹部強直→2546

腹部腫瘤 abdominal tumor, abdominal mass 腹部にしこりのように触れる局所的な膨隆．腫瘍によるものと腫瘍以外のものがある．腫瘍の原発臓器としては，胃，十二指腸，小腸，大腸，膵臓，胆囊，肝臓，腎臓，子宮，卵巣，筋，皮膚などがありうる．腫瘍以外のものとして肝臓や膵臓などの囊胞，腸重積症や腸管内の便塊，腹部大動脈瘤，尿が充満した膀胱などさまざまなものがある．鑑別診断には腹部超音波検査や腹部CT検査，消化管内視鏡検査などが有用．[593]

腹部穿通損傷⇨同腹部貫通創→2546

腹部損傷⇨同腹部外傷→2546

腹部大動脈 abdominal aorta ［**腹大動脈**］ 下行大動脈の腹腔内の部分で，横隔膜の大動脈裂孔を境として胸部大動脈から続く大動脈をいう．脊椎の椎体前面を下行して，第4腰椎の高さで左右の総腸骨動脈に分かれて終わる．その間に下横隔動脈，腹腔動脈，上腸間膜動脈，下腸間膜動脈，腎動脈，精巣動脈，腰動脈，正中仙骨動脈が分枝する．[452]

腹部大動脈雑音 bruit of abdominal aorta，abdominal〔aorta〕bruit 腹部聴診の際に認められる血管性雑音．腹部大動脈の狭窄，動脈瘤，腎動脈狭窄などを疑う必要がある．腹部の触診を念入りに行い，動脈のおおよその外径を評価，場合により腹部CTで正確な評価を行う．下肢の虚血を合併するか否かも重要で，両下肢の脈拍の触知および下肢血圧を確認する．腎動脈の狭窄により腎血管性高血圧を合併することもある．[913]

腹部大動脈瘤 abdominal aortic aneurysm 腹部大動脈の一部が病的に拡張したもの．90％以上は動脈硬化性であるが，まれに特発性中膜壊死，膠原病，結合組織合成異常，梅毒などが原因のこともある．血管壁の3層構造を保ちつつ拡大する真性動脈瘤と，血管内皮および中膜の破綻をきたして外膜または周囲の血腫のみから形成される仮性動脈瘤に分類される．通常無症状であるが，拡大すると疼痛を伴って破裂，死亡する危険性がある．自然経過で平均0.5 cm/年程度の速度で拡大するといわれており，最大横径が7 cmをこえると際立って破裂の危険が高くなる．最大横径5 cm以上の症例には通常，手術の適応が考慮される．[913] ⇨参動脈瘤→2133

腹部単純X線写真⇨同腹部単純撮影→2547

腹部単純撮影 plain film of abdomen ［**腹部単純X線写真**］ 造影剤を用いない腹部の単純X線撮影．急性腹症の場合や造影検査の前に撮影されることが多い．通常は仰臥位正面像をとるが，目的により立位像，側臥位正面像，側面像を加える．[264]

●**腹部単純X線写真の観察**

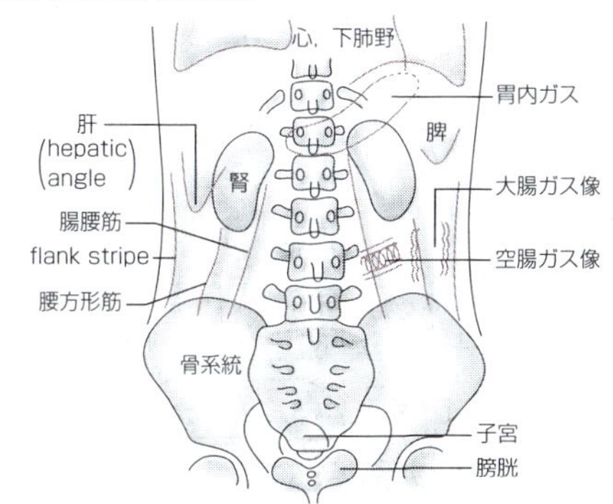

大澤忠(同編)：新臨床X線診断学 第2版，p.236，図4-2，医学書院，1990

腹部超音波診断 abdominal ultrasonography⇨同超音波診断法《消化器の》→2002

腹部停留睾丸⇨同腹腔精巣→2529

腹部停留精巣⇨同腹腔精巣→2529

腹部不快感 abdominal discomfort 不快と感じる腹部の自覚症状であり，膨満感，もたれ感，悪心，鈍痛などさまざまなものが含まれる．原因としては胃・十二指腸潰瘍，大腸炎，膵炎，悪性腫瘍など器質的な疾患によるもの，過敏性腸症候群，胆道ジスキネジアなど機能的異常によるもの，虚血性心疾患など腹部臓器以外に原因があるもの，胃神経症のように精神的要因によるものなどがある．原因の特定には病歴の聴取と自覚症状および身体所見の評価が必要で，器質的疾患を疑う場合には腹部超音波検査や腹部CT検査，消化管内視鏡検査などの諸検査を考慮する．治療法はそれぞれの原因疾患により異なるが，対症療法として消化管運動促進薬，整腸薬，制吐薬などが投与される場合もある．[593]

腹部膨満 abdominal distention⇨同膨隆腹→2684

腹部膨隆 abdominal swelling⇨同膨隆腹→2684

腹部無気像⇨同gasless abdomen→52

腹壁 abdominal wall 胸郭と骨盤の寛骨の間は脊柱以外に骨はなく，腹部は皮膚と横筋筋膜の間に扁平な筋や皮下組織を配した軟部組織の板により取り巻かれる．これを腹壁といい，その内部の腹腔にある内臓を保護している．腹壁は前部，側部，後部に分類される．前部から側部にかけての広い領域は，二足立位の進化の過程で，腹腔の内臓が腹部を前方に押し出すのを抑える重要な役割を担うようになった．また腹壁の筋は体幹の運動や腹圧を上昇させる役割がある．[873]

腹壁の筋膜 fascia of abdominal wall 腹壁の筋膜のうち，浅腹筋膜は外腹斜筋や腹直筋鞘の外側をおおって皮下と筋を区別し，上方で浅胸筋膜，背側で浅背筋膜に連なり，下方で鼠径靱帯などにつく．横筋筋膜が腹壁の内面全体をおおって腹膜との間を境し，下方で腸骨稜や鼠径靱帯につく．[873] ⇨参腹壁筋→2547

腹壁の脈管 vessels of abdominal wall 腹壁を養う代表的動脈は，内胸動脈の枝で腹直筋鞘後葉の前面を下行する上腹壁動脈，外腸骨動脈の枝で前腹壁を上行する下腹壁動脈がある．両者は臍部の高さで交通する．また大腿動脈の枝で反転して皮下を上行する浅腹壁動脈があり，これも上腹壁動脈の枝と交通する．前腹壁から側腹壁の下部にかけては浅腸骨回旋動脈(←大腿動脈)と深腸骨回旋動脈(←外腸骨動脈)が分布する．また，内腹斜筋と腹横筋の間を前下方に走る下位肋間動脈(←胸大動脈)や腰動脈(←腹大動脈)がある．静脈では，腹壁の深静脈は動脈に伴行し同名である．皮静脈は臍を中心に広く分布しており，臍の高さより上では上行性で，種々の静脈を経て最後には上大静脈に注ぐ．臍より下では下行性で，鼠径靱帯の下方で大腿静脈，大伏在静脈に注ぎ，最終的には下大静脈に入る．門脈の狭窄や閉塞(例えば肝硬変症などで)が起こると，門脈の血液は腹壁の皮静脈を経て，上大静脈，下大静脈に入り心臓に還流する(門脈の側副路)．腹壁浅層のリンパ液は静脈に沿って流れ，臍より上方では腋窩部へ，下方では鼠径部へ集められそれぞれリンパ本幹に注ぐ．[873] ⇨参門脈系(肝)と大静脈系との連結→2834

腹壁筋 muscles of abdominal wall 腹壁の前壁には腹直筋があり，腹直筋鞘と連続する腱膜から腹横筋(深層)，内腹斜筋(中間層)，外腹斜筋(外層)の3層からなる筋群が側壁をつくる．後壁には腰方形筋がある．腹筋群は胸郭下部の前面から外側面にかけて引き下げる．体幹の前屈，側屈を行う．また腹斜筋群は側屈，回旋に関与し，腰方形筋は骨盤の引き上げや，後屈，側屈に関与する．これらが同時に働くと胸郭は引き下げられ，腹部が締まって腹圧が上昇する．その結果，咳やくしゃみなどによる排痰が行われ，また排尿，排便が可能になる．すなわち腹壁筋は呼吸器感染や尿路感染から身を守るという重要な役割を果たしているといえる．自然分娩時に必要な強い腹圧に作用する．また，腹式呼吸の重要な呼気筋でもある．[873]

腹壁緊張⇨同筋性防御→797

腹壁破裂　gastroschisis　出生時に腹壁が開口していて同部から腸管が脱出している状態．原因は不明で，臍の右側が開口部で，開口部は小さく，臍帯ヘルニアとの相違点はヘルニア嚢はなく，合併奇形が少なく，腸管の浮腫がある点である．胎児診断ができ，出生後直ちに手術が必要である．低体温と感染に注意が必要．[208] ⇨参先天性臍帯ヘルニア→1782

●腹壁破裂

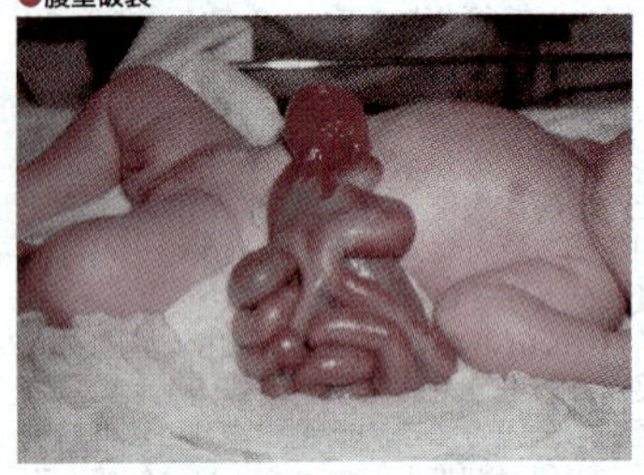

腹壁瘢痕ヘルニア　abdominal incisional hernia　外傷や手術により生じた腹壁の瘢痕部の皮下に，腹膜で覆われた内臓が脱出した状態．創部の哆(し)開，感染，ドレーン挿入，不適切な手術操作などから起こるものが多く，妊娠や腹水による腹圧上昇，肥満，栄養障害が原因となることもある．瘢痕部に腫瘤がみられ，次第に増大．嵌頓することは少ない．治療は瘢痕部とヘルニア嚢を切除し，腹壁を層ごとに確実に縫合する．腹壁欠損の範囲が大きい場合は，直接縫合が難しいため自家筋膜や人工膜(メッシュ)で補綴し，術後は腹帯を用いて再発を予防する．[485]

腹壁反射　abdominal reflex　［腹皮反射，表在腹壁反射］　腹部の皮膚反射(表在反射)を指すことが多い．被検者(患者)を仰臥位にし，両膝を軽く立てた状態で腹壁を弛緩させ，腹壁を上部，中部，下部に分けて先の鈍い針や打鍵器の柄，鍵などで外側から正中に向けてこすると腹壁の筋収縮がみられ，臍が刺激された側に迅速に動く反射をいう．上部は Th_6～Th_9，中部は Th_9～Th_{11}，下部は Th_{11}～L_2 が中枢．反射が一側で減弱あるいは消失しているときには錐体路障害の重要な徴候となる．[441]

●腹壁反射の診察法

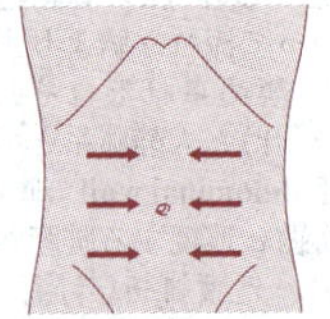

図の矢印の方向に腹壁をこすると腹壁反射が誘発される．

腹壁ヘルニア　abdominal hernia，ventral hernia　［腹面ヘルニア］　前および側腹壁のヘルニアのうち，鼠径ヘルニアと臍ヘルニアを除いたもの．さまざまな腹壁筋層の間から脱出するヘルニアで，外傷や手術後の瘢痕部に腸管，大網などを内容として生じることが多い．正中腹壁(白線)ヘルニア，側腹壁(半月状線)ヘルニア，腹壁瘢痕ヘルニアに分類される．[485]

●腹壁ヘルニア

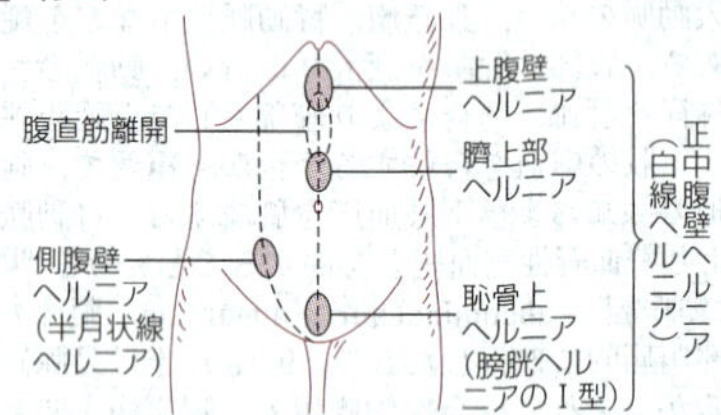

佐々木巌(松野正紀監，北島政樹ほか編)：標準外科学 第11版，p.573，図11-14，医学書院，2007

腹壁瘻(ろう)　abdominal fistula　腹腔内の臓器から腹壁を通って体表に開口する異常な連絡路．臓器別に胃瘻，腸瘻，胆瘻，膵瘻などがある．外傷，炎症，腫瘍などが原因で起こるものと，人工的に造設されるものとがあり，後者の代表としては結腸瘻である人工肛門があげられる．[485]

腹膜　peritoneum　腹腔と骨盤腔の内面および消化器系腹部臓器の外面を覆う連続した漿膜．腹膜腔と骨盤腔内壁を覆う腹膜を壁側腹膜 parietal peritoneum，腹膜腔と骨盤腔内の臓器の表面を覆う腹膜を臓側腹膜 visceral peritoneum という．また，壁側腹膜と臓側腹膜の間で2枚の腹膜が合わさる部分を間膜という(腸間膜など)．腹腔内臓器の発達，変位により腹壁の前・下・後壁の腹膜から種々のひだや間膜が形成される．後壁からの間膜としては腸間膜，小網，大網などがある．腹腔内面には種々の腹膜陥凹があるが，網嚢が最大のもので腹腔内ヘルニアの原因となる．腹膜は1層の上皮細胞(中皮ともいう)により覆われ，上皮下には血管やリンパ管に富む結合組織が存在する．腹膜はただ単に被覆するためだけの構造ではなく，透析膜としての

●腹膜

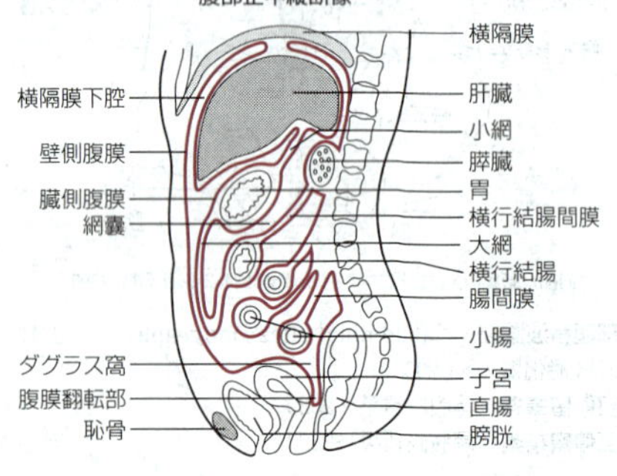

機能(濾出，吸収)や防御作用(抗炎症能力)をもつ膜として重要である．[829]

腹膜炎

peritonitis

【概念・定義】 腹膜への細菌感染や物理的・化学的刺激により炎症が起こったもの．当初から腹膜に炎症をきたす原発性腹膜炎と他臓器疾患の波及や外傷による**続発性腹膜炎**がある．臨床経過により急性と慢性に分類され，腹膜の炎症の広がりからは汎発性と限局性に分類される．急性汎発性腹膜炎は緊急手術の適応となる例が多い．急性限局性腹膜炎には，肝周囲炎や結腸間膜上腹膜炎，結腸間膜下腹膜炎などがあり，腹腔内膿瘍を形成する例もある．

【疫学】 原発性腹膜炎はまれ．大多数が続発性腹膜炎で急性腹膜炎として発症する例がほとんどであり，特殊なものが慢性腹膜炎として経過する．慢性腹膜炎の中では，**癌性腹膜炎**や**癒着性腹膜炎**が多く，結核性腹膜炎などの感染性腹膜炎はまれ．

【病態生理】 急性腹膜炎には，細菌性・真菌性・胆汁性・化学性腹膜炎がある．原因としては，遠隔臓器の感染巣からの血行性感染や消化管穿孔，虫垂炎や膵炎の波及，外傷，手術，腹膜透析などがあげられる．急性腹膜炎をきたす原疾患は重篤なものが多く，速やかな診断とともに緊急手術などの迅速な治療を行わないと致命的となることが多い．腹膜は皮膚とは違って半透膜であり，総面積は2 m^2 にも及んで体表面積(1.6 m^2 程度)よりも大きい．この腹膜に感染が起こると，血管やリンパ管を通じて細菌やエンドトキシンなどの毒素が全身に広がり，**全身炎症反応症候群** systemic inflammatory response syndrome(SIRS)から**多臓器不全** multiple organ failure(MOF)をきたして死亡に至る．慢性腹膜炎の原因としては，結核や真菌，癌，癒着などがある．持続的外来腹膜透析 continuous ambulatory peritoneal dialysis(CAPD)中に起こる腹膜炎には，細菌や真菌による感染性のものもあるが，非感染性のものもあり硬化性(被嚢性)腹膜炎と呼ぶ．腹膜は線維化をきたし，肥厚して塊状となって腸管通過障害を呈してくる．直ちにCAPDを中止して，中心静脈栄養による腸管の安静を図るが，腸管の機能が回復しなければ経口摂食は不能となる．

【症状】 急性腹膜炎では，強い腹痛や発熱，悪心・嘔吐，便秘，腹水をきたし，苦悶様顔貌を呈する例が多い．重篤化すればショックとなり，意識障害や呼吸不全，腎不全などの重要臓器不全症状を併発する．慢性腹膜炎は，一般に症状が乏しく，腹水や腹痛，便通異常をきたすこともあるが，まったく無症状の例も多い．

【診断】 急性腹膜炎では，圧痛や筋性防御，叩打痛，反跳痛(**ブルンベルグ Blumberg 徴候**)などの腹膜刺激症状を呈し，筋性防御が高じれば腹壁全体が板状硬となる．急性腹膜炎が疑われたら，急性腹症として迅速な診断と治療が必要となる．続発性腹膜炎を考慮し，各種臨床検査や画像診断で原疾患の早期診断に努める．急性腹膜炎における腹水検査の重要性は近年低下しているが，慢性腹膜炎ではいまだに診断価値が高い．腹水の性状により，化膿性，漿液性，血性，乳糜性，脂肪性，胆汁性，粘性腹水に分類され，原疾患の推定が可能となる．腹水の培養検査や細胞診により診断が確定できる場合もある．

【治療】 続発性急性腹膜炎の治療は，原疾患の治療につきるが，診断確定から治療に至るまでのつなぎとして抗ショック療法による多臓器不全の予防が重要となる．十分量の輸液による循環血液量の補充とともに，酸塩基平衡や電解質バランス，糖代謝の異常があれば補正を行う．緊急手術に備えて，呼吸状態や循環動態を安定させる必要もある．多重感染による細菌性腹膜炎の合併を考え，広域スペクトラムの抗生物質を投与する．慢性腹膜炎では，診断を確定させてそれにふさわしい治療法を選択する．[396] ⇨参急性腹膜炎→740，慢性腹膜炎→2758，汎腹膜炎→2420

●腹膜炎の原因別分類

A．原発性腹膜炎
1）特発性細菌性腹膜炎
2）結核性腹膜炎
3）持続的外来腹膜透析(CAPD)に伴う腹膜炎

B．続発性腹膜炎
1）疾患に由来するもの
- a）消化管疾患：消化管穿孔，急性虫垂炎，憩室炎，イレウス(腸閉塞)，炎症性腸疾患，虚血性腸疾患，癌性腹膜炎など
- b）肝胆膵疾患：化膿性胆管炎，急性膵炎，肝膿瘍，癌性腹膜炎など
- c）婦人科疾患：化膿性卵管炎，化膿性子宮内膜炎，子宮外妊娠破裂，卵巣軸捻，フィッツ=ヒュー・カーティス Fitz-Hugh-Curtis 症候群，癌性腹膜炎など

2）外科手術に伴うもの：縫合不全，腹腔内遺残異物など
3）外傷によるもの

腹膜炎の看護ケア

【観察のポイント】 腹痛(持続性で強い)，圧痛，悪心，嘔吐，発熱，腹鳴の減弱や消失，反跳圧痛(ブルンベルグ Blumberg 徴候)，筋性防御(腹壁がかたく緊張した状態)などの症状を確認する．急性汎発性腹膜炎はショック，敗血症などの重篤な状態を呈するため，脱水，尿量減少，電解質異常，頻脈，頻呼吸，ショック症状，腹膜炎顔貌(鼻がとがり，眼窩，こめかみがくぼみ，口唇はゆるんだ表情)など，全身状態の観察が重要である．

【ケアのポイント】 急激な発症と強い腹痛などで患者の苦痛が大きいが，早期診断，早期治療が行われるように，検査や処置の必要性と手順を説明し，患者や家族が安心できるような援助を行う．多くの場合，緊急手術の適応となるため，医師と連携をとりながら手術の準備も迅速に行う．医師の指示のもと鎮痛薬の投与や安楽な体位を維持し苦痛の軽減に努める．また急な発症に患者や家族は大きな不安をもちやすいため，正確な情報を提供し，受け止め方を十分に把握し，不安の軽減に努める．術後は，患者の状態によるが集中的な全身管理が必要である．バイタルサイン，循環動態，尿量，輸液管理，呼吸状態，経鼻胃管やイレウス管からの排液量や性状，腹腔ドレーンからの排液量や性状などを観察し，患者の回復に合わせ，早期離床に向けて援助を行う．回復期，退院時には腹膜炎の原因疾患に合わせた指導を行う．規則正しい食事，適度な運動，便秘の予防などについても患者や家族に説明する．[855]

⇨参腹膜炎→2549

腹膜カテーテル peritoneal catheter 腹膜透析を目的に体内に留置されるカテーテル．生体適合性や柔軟性，強度の点からシリコンラバー製で，腹腔内と皮下および外部に露出する部分に分かれ，先端部分には液交換のための多くの小孔がある．腹膜を通過する部分と皮下の2か所にポリエステル製のカフがあり，周囲組織に接着してカテーテルの固定と皮膚出口部を介した外部からの病原体の侵入を防ぐ役割を有する．挿入の際にはカテーテルの先端が腹腔の最深部であるダグラス窩付近に位置するように留置．皮下トンネル部の形状が直線と逆U字型のスワンネック型の2種類があるが，出口部の感染防止の観点からカテーテルが下向きになるように留置するため，通常は後者が用いられる．[563]

腹膜灌流法⇨同腹膜透析→2550

腹膜偽粘液腫 peritoneal pseudomyxoma 〔L〕 pseudomyxoma peritonei 100万人に1人程度のまれな腫瘍で，40歳以降の女性に多い．卵巣や虫垂の粘液性嚢胞腺腫や嚢胞腺癌が腹腔内に播種したものと考えられている．腫瘍細胞の増殖能は低いが，ムチン mucin と呼ばれるゼラチン様物質を含む多量の粘液を産生するため，腹腔内に粘液で構成された巨大な腫瘤を形成し，腹部膨満が強い．初発症状は腹部膨満感や腹痛などであるが，進行すると腸管を圧迫して，便秘や悪心・嘔吐などのイレウス症状が出現する．CT所見としては，腸管を取り囲む大小の嚢胞性病変が特徴的で，肝表面は凹凸不整となる．腹水穿刺では粘稠な腹水または粘液が吸引されるが，細径針では吸引不能なことが多い．ゼラチン様物質を可及的に排除し原発巣を切除する手術療法が主体となるが，播種を完全に切除できずに手術を繰り返す例も多い．温熱化学療法や5%デキストランによる腹腔内洗浄法が奏効する例もある．原疾患にもよるが，5年生存率は50%程度である．[396]

腹膜腔 peritoneal cavity 腹膜に囲まれた空間，すなわち壁側腹膜と臓側腹膜の間のわずかな空間をいう．男性では完全に閉鎖された空間であるが，女性では卵管采から卵管，子宮，腟を通じて外界と連絡している．正常では腹膜腔に少量（約20 mL）の腹腔液（漿液）が存在する．[829] ⇨参腹膜→2548

腹膜クリアランス peritoneal clearance 腹膜透析において血液中から腹腔内に物質が除去されるために必要な血液流量で，腹膜透析量の指標の1つとなる．腎クリアランスと同様にクレアチニン(Cr)を用いたクレアチニンクリアランスとして算出し，（排液中のCr濃度／血中のCr濃度）×1日総排液量を体表面積（1.73 m^2）で補正して計算する．通常用いられる1週間当たりのクリアランス（L/週）で表示する場合には7倍する．残存腎機能があれば腎クリアランスとの合計で算出．至適透析量の目安は腎と腹膜クリアランスの合計が60 L/週以上．[563] ⇨参週当たりクリアランス→1362

腹膜硬化症 peritoneal sclerosis⇨同被嚢性腹膜硬化症→2466

腹膜後器官 retroperitoneal organ (viscera) ［腹膜後臓器，後腹膜器官］ 腹膜腔の外（後側）にあって，臓器の表面が直接壁側腹膜に覆われていない臓器をいい，腎臓，副腎，尿管，腹部大動脈，下大静脈，交感神経幹などがある．発生途上では腹膜腔内にあり，発育とともに腹壁と癒着したもので，まだ大半が腹腔内にある臓器（膵臓，十二指腸，上行と下行結腸）は腹膜後器官に入れないことが多い．腹膜後臓器が腹腔内に突出した形の子宮，膀胱は骨盤腔（小骨盤内）の臓器として扱われることが多い．半腹膜内臓器または二次腹膜腔外臓器と呼ばれる．その一部は臨床上，腹膜腔外臓器として扱われている．[829] ⇨参腹腔内臓器→2529

腹膜後線維症⇨同後腹膜線維症→1054

腹膜後臓器⇨同腹膜後器官→2550

腹膜刺激症状 peritoneal irritation sign 腹膜に細菌感染，出血，外傷などによる炎症が波及したときにみられる刺激症状．特徴的な理学的所見として，腹壁は筋性防御により緊張が増して板状にかたく，また腹壁を手指で徐々に圧迫し，急に手を離すと疼痛を訴える（ブルンベルグ Blumberg 徴候）．急性腹症の患者で，この徴候があれば外科的療法の適応となることが多い．[593]

腹膜透析 peritoneal dialysis；PD ［腹膜灌流法］ 患者自身の腹膜を透析膜として利用する透析療法で，腹腔内の透析液と腹膜に分布する毛細血管内を流れる血液との間で濃度差による拡散現象により溶質が除去される．体内の過剰な体液は通常，透析液中の高濃度に調整されたブドウ糖により生じた浸透圧の差（限外濾過）により除去される．腹腔内の透析液は腹腔内に挿入した腹膜カテーテルを用いて流入，排出され，通常，患者自身が透析液を腹腔内に注液後，一定時間貯留して排液する．透析液の注・排液の方法により分類され，1日4回程度の注・排液を連続して繰り返して常に透析液を貯留する連続的携行式腹膜透析 continuous ambulatory peritoneal dialysis (CAPD) と自動腹膜灌流装置を用いた自動腹膜透析 automated peritoneal dialysis (APD) がある．さらにAPDには夜間に限定して腹膜透析を行う nightly peritoneal dialysis (NPD) やNPDに日中の透析液貯留を追加した持続性周期的腹膜透析 continuous cyclic peritoneal dialysis (CCPD) などがある．自己管理を前提とした在宅療法で蓄積した物質の排泄や水分の除去が緩徐に行われるため，血液透析に比較して循環系に及ぼす影響が少なく，カリウムや水分などの食事制限が緩やかな利点がある．主な合併症としてカテーテル出口部や皮下トンネル部の感染症や腹膜炎などの腹膜カテーテル関連感染症，除水不良に伴う高血圧，腹膜機能の低下に伴う溶質除去不足や除水不良に加えて，腹膜の広範な癒着により発症する被嚢性腹膜硬化症がある．このような合併症を軽減する目的で近年，生体適合性を考慮した中性透析液や，高分子ブドウ糖ポリマー（イコデキストリン）を浸透圧物質として用いて長時間の除水を可能にした新たな透析液が登場している．[563] ⇨参CAPD→33

腹膜播種（はしゅ） peritoneal dissemination 癌の体腔内性転移のことを播種といい，腹腔内性転移のことを腹膜播種という．腹腔内臓器の腫瘍が表面を覆う漿膜外へ浸潤をきたして腫瘍細胞が散在性に腹腔内に遊離・増殖するもので，体腔表面に広汎かつ多数の腫瘍巣を形成．腹水を伴い炎症症状が加わることから癌性腹膜炎と呼ばれている．腫瘍進展の末期に認められる．[1531] ⇨参癌性腹膜炎→619

腹膜平衡試験 peritoneal equilibration test；PET ト

ファルドフスキ Zbylut Twardowski らによって1980年代に考案された腹膜機能を評価する検査法．標準法は検査前日に透析液を8時間貯留したあとブドウ糖濃度が2.5% の透析液2Lを貯留して，透析液中の0時間に対する2時間後，4時間後のブドウ糖濃度，および2時間目，4時間目の透析液/血液中のクレアチニン(Cr)濃度比をあらかじめ作成されている標準曲線に当てはめて高値 high，平均高値 high average，平均低値 low average，低値 low の4段階で分類．前日からの準備や頻回の透析液採取が必要となるなど検査が煩雑なため，最近では2.5% 透析液2Lを4時間貯留したあとの血中ブドウ糖濃度と透析液/血中 Cr 比を標準曲線から4段階に分類した簡略法(fast PET)が主流．いずれも特別な装置を必要とせずに経時変化の追跡が可能であるが，定量検査ではなく中分子以上の溶質除去を評価できないなどの欠点がある．[563]

腹膜ボタン　peritoneal button　腹膜透析でカテーテルの挿入部位を同一にして反復して使用するために考案された器具．腹膜透析が普及し始めた1960年代当初は1回の治療が終了するたびに腹膜カテーテルを抜去していたが，長期間治療を継続する，より簡便な挿入方法として考案された．3cm 程度のシリコン製の傘と約7-8cm の柄からなるキノコ状のボタンで，治療が終了しカテーテルを抜去後ただちに腹膜孔に挿入し，十分に挿入したら傘を持ってスタイレットと呼ばれる心棒を抜いて固定する．次回の治療開始時には腹膜ボタンを抜去して同一部位で穿刺すると腹膜カテーテルは容易に挿入でき，同一部位への挿入が何度も可能となる．留置カテーテルの開発，普及に伴い現在ではほとんど使用されていない．[563]

腹膜癒着〔症〕　peritoneal adhesion　炎症や開腹手術に伴って生じた腹膜相互の不都合な癒着．これが原因で慢性的な腸管の通過障害をきたした場合を特に腹膜癒着症と呼ぶ．一般的には，食後の不定期な腹痛を訴えたりするが，自然軽快する例がほとんど．また，これが原因でイレウス(腸閉塞)を起こすこともある(癒着性イレウス)．まれにイレウスを繰り返す場合には，開腹し癒着剥離手術を行うこともある．[1454] ⇨参腸管癒着症⇀2008

複脈　dicrotic pulse　［重拍脈］　頸動脈波で複(重拍)切痕 dicrotic notch のあとに小さく膨隆する脈．低心拍出状態や動脈の伸展性が良好な場合，末梢血管抵抗が高いときに触れやすくなる．心不全，心タンポナーデ，大動脈弁閉鎖不全症手術後の低心拍出状態などで認められることがある．[1432] ⇨参重複脈⇀1382

腹鳴⇨同グル音⇀833

腹面ヘルニア⇨同腹壁ヘルニア⇀2548

服薬コンプライアンス　drug compliance⇨同コンプライアンス《服薬の》⇀1145

服薬指示順(遵)守⇨同服薬順(遵)守⇀2551

服薬指導　patient compliance instruction, medication counseling　服薬コンプライアンスの向上を目的として，薬剤師が薬剤の服用方法や，保管，取り扱いについて患者に的確な指示を与え，薬の使用に対する理解を深めさせるよう医薬品に関する情報を提供すること．また，服薬指導を行いながら患者の情報をより正確に収集し，副作用の早期発見，薬物併用時の相互作用の防止に努め，必要に応じて処方医師および看護師に患者から得られた情報をフィードバックする．[1344] ⇨参コンプライアンス《服薬の》⇀1145

服薬従順性⇨同服薬順(遵)守⇀2551

服薬順(遵)守　drug compliance　［**服薬従順性，指示の実行度，服薬指示順(遵)守**］　患者が服薬を医師の指示どおりの用量，用法に正確に従うこと．治療方式(服薬量，服薬回数)，治療構造(入院，外来)，治療薬剤(副作用など)，患者・治療者のタイプの特徴などが影響する．服薬順守が悪いと治療上の見通しを誤らせ，効果的な薬物療法が不能となる．服薬順守を高めるためには患者教育，良好な医師・患者関係の樹立，治療方式の簡素化，経済面や時間的制約への配慮などが重要である．昨今は医師の指示に従わせるという強制的な意味を含むコンプライアンス compliance という用語が嫌われ，欧米ではドラッグアドヒアランス drug adherence が使われる．アドヒアランスは，患者が自主的に薬物療法に参加し，患者と医療者が一緒に円滑な薬物療法を遂行すること．[428] ⇨参コンプライアンス《服薬の》⇀1145

服薬忠実度⇨同コンプライアンス《服薬の》⇀1145

福山型先天性筋ジストロフィー　Fukuyama type congenital muscular dystrophy⇨同先天性筋ジストロフィー⇀1780

複乱視　compound astigmatism　正乱視の強弱主経線がいずれも遠視または近視であるもの．遠視であれば遠視性複乱視，近視であれば近視性複乱視という．[975] ⇨参乱視⇀2905，正乱視⇀1710，単乱視⇀1960

副卵巣　parovarium⇨同卵巣上体⇀2909

腹力⇨参腹診⇀2537

副涙腺　accessory lacrimal gland　結膜下に存在する涙腺で，組織学的には主涙腺と同様．涙液全量の約1/10を分泌している．副涙腺のうち，クラウゼ Krause 腺は結膜円蓋部にあり，ウォルフリング Wolfring 腺は瞼板縁にあり，瞼結膜部に開口している．[566]

袋耳　pocket ear⇨同埋没耳⇀2728

ふけ　dander　頭皮の軽度の炎症に伴い角層細胞の剥離が亢進して生じる灰白色の粃糠様鱗屑のこと．多くの場合，軽度の脂漏性皮膚炎による．過度の洗髪など物理的刺激で増悪する．[140] ⇨参頭部粃糠(ひこう)疹⇀2129

賦形剤　vehicle　薬剤に媒体として使用する薬効のない物質．必要な形を整えるために，また薬剤量が少ないときに一定の容量を保って，与薬または服用に適することを目的として薬剤に加える．錠剤には乳糖，デンプンなど，丸剤にはカンゾウ(甘草)，散剤にはデンプン，乳糖，白糖，水剤には水，芳香水などが用いられる．[1493]

不潔恐怖　mysophobia　〔D〕Mysophobie　実際に自分に危険を及ぼすものでなく，それほど恐れなくてもよいとわかっているのに，不潔に対する恐怖からさまざまな対象物に触れることを恐れる状態をいう．そして気がすむまで反復して手を洗うなど洗浄強迫と結びつくことが多い．正常域に近いものから日常生活に支障をきたすものまであり，高度の場合，生活圏が著しく狭められ，ほとんど身動きがとれないほどになる．[512]

不顕性　subclinical, silent, inapparent　明らかな臨床症状や所見を示さず，臨床的に病気と認識されていないこと(状態)を指す．例えば何の臨床症状も示さないが病原体に感染した状態を不顕性感染という．[372] ⇨参不顕性感染→2552

不顕性癌　non-manifested carcinoma　[潜伏癌]　明らかな症状を呈さない癌で，通常は小さい癌．臨床癌(臨床的に症状があり組織診でも癌が確認されたもの)に対する用語．限局したままで存在する場合は，他の原因による剖検によってまったく偶然に発見されることがある．他の疾患で切除された手術検体内にたまたま見つかることもある．また，転移をきたした例では，不明な原発巣の検索時に発見される．なお日本における前立腺癌および甲状腺癌では用語に混乱がみられるという理由で，従来用いられてきた潜在癌・潜伏癌という用語の使用を避けることが決定された．現在ではこれら不顕性癌は発見動機によりオカルト癌 occult cancer (carcinoma)，偶発癌 incidental carcinoma，ラテント癌 latent carcinoma に分類．[1531]

不顕性感染　asymptomatic infection，silent infection　[無症状感染，サブクリニカル感染]　ウイルスに感染したときに典型的な症状で発症することを顕性発症というが，感染しても臨床症状を認めない場合があり不顕性感染という．ウイルス分離，血清抗体調査によりウイルス感染症が証明されるが特徴的な症状は認められない．症状の出現はウイルスの病原性と宿主の生体防御能の相互作用に影響される．ウイルスの侵入部位と増殖性，臓器・細胞親和性，二次標的組織での増殖性，ウイルスの細胞傷害性，宿主の年齢，免疫能が病原性の要因となっている．例えば，ポリオウイルスは腸管に感染し，腸管で増殖し，脊髄前角神経細胞に感染し麻痺を起こす．ポリオウイルスに感染して典型的な麻痺型のポリオとして発症する例は数百から数千人に1例で，残りは感冒様症状のみ，あるいは臨床所見を認めない不顕性感染例が存在する．[1113]

不顕性誤嚥(ごえん)　silent aspiration　食物が声帯をこえて声門下腔にまで侵入した状態を誤嚥といい，通常は誤嚥時に防御反応として咳嗽反射が生じ食物は喀出される．不顕性誤嚥は誤嚥しても咳嗽反射が生じない状態をいう．[427] ⇨参誤嚥(ごえん)→1072

不顕性中毒　subclinical poisoning　微量の化学物質曝露により臨床症候の出現以前に起こり，通常の臨床検査では明らかな所見はないが，生体に生じた有害健康影響．検査値が個人レベルでは基準範囲であるが，集団の平均値では曝露者と非曝露者に統計学的有意差が存在することで認められることが多い．これは，曝露集団の検査値全体がわずかに変動していることによる．鉛による小児の知能への影響の例のように，優秀な値(知能指数IQ)をもつ個人が減少し低値の個人が増えることを示すため，社会全体にとっては重大な問題となりうる．[1593]

不顕性水俣病　inapparent Minamata disease　[潜在性水俣病]　水俣病発症地域に居住し，水俣病に特徴的な口や四肢の異常知覚，求心性視野狭窄，構音障害，運動失調などの症状を呈しながら認定されなかった患者のうち，死後の解剖結果で脳に水俣病変，すなわち脳細胞の脱落が確認されたものをいう．[461] ⇨参水俣病→2769

腐骨　sequester，sequestrum　化膿性骨髄炎で，炎症による骨膜や軟部組織の融解壊死や骨内小血管の塞栓により骨組織への栄養が断たれると，骨はしばしば壊死に陥る．周囲の健常骨から遊離した壊死骨を腐骨といい，X線で硬化像として映る．腐骨がある部分は血行が途絶されて抗生物質が進入しないため，骨髄炎は慢性化して治癒が遅延するので，積極的に腐骨の除去手術が行われる．[1453] ⇨参化膿性骨髄炎→540

腐骨殻　involucrum of necrosed bone⇨同骨柩(きゅう)→1104

ふざけ症　moria⇨同モリア→2829

附子(ぶし)　Aconiti Tuber，aconite root　生薬の1つ．基原はキンポウゲ科ハナトリカブトなどトリカブトの塊根．成分であるアコニチン系アルカロイドは毒性が強いため，熱を加えて減毒加工して用いる．伝統的作用として，体を温めて冷えを改善する作用が強い．また，強い鎮痛効果もあるため，冷えで悪化する関節痛，筋肉痛，腰痛などに頻用される．強心作用，鎮痛作用，抗炎症作用などの薬理効果をもつ．副作用として，心悸亢進，のぼせ，舌のしびれ，悪心などがみられることがある．代表的処方は牛車腎気丸(ごしゃじんきがん)，八味地黄丸(はちみじおうがん)，桂枝加朮附湯(けいしかじゅつぶとう)，真武湯(しんぶとう)，麻黄附子細辛湯(まおうぶしさいしんとう)など．[508]

ブジー　bougie　[消息子]　管腔・洞状の器官の内径を拡張したり，瘻孔や刺創などに挿入して，診断や治療に使用する棒状あるいは管状の器具．食道，直腸，尿道，尿管，子宮頸管，鼻涙管などに広く使用される．用途や対象器官によってさまざまな性状，材質のものがあるが，金属製のものが多い．[998]

ブジールング　〔D〕Bougierung⇨同尿道拡張術→2253

父子家庭　single-father family　20歳未満の子ども1人以上と死別，離別その他の理由で配偶者のいない65歳未満の父親からなる世帯．2008(平成20)年の国民生活基礎調査の全世帯数との割合では0.2%で，母子家庭の1.5%と比べるとかなり少ない．また母子家庭に比べ父親が就労をしている割合が高い(約75%が常勤)ため，国・地方自治体による支援制度もあまり充実していない．問題の多くは父親の就労と家事・育児の両立で，父親は育児や家事のため仕事に全力投球することが困難となり，その結果として転職・失業，さらには父親の健康悪化へとつながっていきやすい．母子家庭に比べて社会的に顕在化しにくい存在であり，大きな健康問題をかかえているケースが多い．今後，父子家庭の数の増加がいわれており，さらなる支援が求められてくる．[205]

富士川游　Fujikawa Yuu　わが国医史学の先駆者〔1865-1940(慶応元～昭和15)〕．号は子長．医師の父雪，母タネの長男として安芸(現広島県)に生まれる．1887(明治20)年，広島医学校(現広島大学医学部)を卒業，上京して中外医事新報社へ入社し，医史学の研究に没頭，多数の資料の収集を行う．1898(同31)年，ドイツのイェーナ大学に留学，帰国後は日本橋中州養生院に就職した．多数の論文と著書のうち，特に『日本医学史』〔1904(同37)〕，『日本疾病史』〔1912(大正1)〕は不朽の名著．1912年，帝国学士院恩賜賞受賞，その後，文学博士，医学博士の学位を授与された．正進協会，芸備医学会，日本児童医学会，日本医史学会などの各種学会の創設に参画．顕彰碑は出身地(広島県長楽寺)と広

島大学医学部にある.[558]

不思議の国のアリス症候群　Alice in Wonderland syndrome 〔D〕Alice-im-Wunderland-Syndrom 主として片頭痛，てんかんなどにおいて発作性にみられる自己身体像の変容体験をいう．外界事物の変形視や時間感覚の異常を伴うこともある．脳の局在性病変や薬物中毒に際しても現れる．離人症との関連が論じられることもある．ルイス・キャロル Lewis Carroll の『不思議の国のアリス』の中の類似の記述にちなんで 1955 年にイギリスの精神科医トッド John Todd により命名された.[772] ⇨参離人症⇀2922

扶氏(ふし)経験遺訓　緒方洪庵訳の内科書．ベルリン大学教授フーフェランド Christoph W. Hufeland (1762-1836) の著した『Enchiridion Medicum (医学必携)』の第 2 版 (1836) をオランダのハーヘマン H. H. Hageman Jr. (1813-50) がオランダ語に訳して 1838 年に出版したものが原本．緒方洪庵はこの書に接して深い感銘を受け，その翻訳に取り組んだ．50 年の臨床経験に基づいた本書は全 30 巻 (本編 25 巻，薬方編 2 巻，付録 3 巻) よりなる大部のものであるが，全巻の訳本は 1861 (文久元) 年に出版された．本書の翻訳には門人の緒方郁蔵が協力し，江戸での刊行には箕作秋坪(みつくりしゅうへい)が尽力している．なおこの書には付録として「医師の義務」と題する一編があり，これを杉田成卿(すぎたせいけい)が訳して『医戒』と題して 1850 (嘉永 3) 年に刊行．洪庵はこれを『扶氏医戒之略』と題して 12 か条に要約した．これは洪庵の医師としての信条を示すものでもある．『扶氏経験遺訓』は優れた医学書として迎えられ，明治初期におけるわが国の医学界に大きな影響をもたらした.[408]

不死性《細胞の》　immortality ［イモータリティ］ 癌細胞に特徴的な性質で，無限に細胞分裂を繰り返して増殖し，永遠に生き続けられることをいう．正常細胞と異なって継代培養を続ける限り無制限に増殖できる．これに対して正常細胞は一定期間しか培養することができず，50 回ほど細胞分裂を繰り返したのちに増殖能を失って死滅する.[1531]

不自然死　unnatural death⇨同外因死⇀425

父子相互作用　father-infant interaction 父と子が相互に作用し合うことをいう．母子相互作用は，授乳，おむつ交換といった，より直接的な養育の際に発生していることが多いのに対し，父子相互作用は遊びの際に多い傾向がみられる．また，母親と比較して父親の子どもへのかかわり方は，①母親より頻度が低い，②身体的遊びが多い，③母親とはタイプの違うかかわり方で，世話も比較的熱心でない，④比較的，好意的感情，否定的感情をともに示さないなどの特徴がみられる．子どもはこのような父子相互作用と母子相互作用の両方の作用や影響を受けて成長することが必要で，父子相互作用が希薄であると，母子癒着という病理的相互作用がもたらされることがある.[1352] ⇨参母子相互作用⇀2698

父子手帳　child care handbook for fathers 男女の性による役割意識の変化のなかで，育児における父親の役割が見直されてきた．父親が育児参加できる環境づくりが検討され，行政でも父親の育児参加支援の一環として配布している．母子手帳の父親版.[1261] ⇨参母子手帳⇀2698

藤浪肉腫　Fujinami 〔chicken〕 sarcoma 1910 (明治 43) 年に藤浪鑑と稲本亀五郎によって発見されたニワトリの粘液肉腫であり，レトロウイルスによる発癌．その他，レトロウイルスによるニワトリの肉腫としてはラウス Rous 肉腫が知られている.[1531]

不死妄想　delusion of immortality 〔D〕 Unsterblichkeitswahn 死ぬことができず，永遠に生きて苦しい生を続けなければならないという妄想．コタール症候群にみられる．コタール Jules C. Cotard (1840-87) は，不安性うつ(鬱)病にみられる心気妄想の特徴の 1 つとして，自分は決して死なない，死ぬことができないという不死の観念 idée d'immortalité をあげた.[973]

浮腫

edema ［**水腫，むくみ**］

【概念・定義】細胞外液のうち，**組織間液**が異常に増加し，顔面や上下肢など体表面から腫脹して見える状態．一般に浮腫とは皮下に生じたものを意味するが，同様に組織間液が体腔内に貯留した状態として胸水，腹水がある．細胞と細胞の間である間質には毛細血管が存在し，それを通じて体液の循環が行われているが，毛細血管の体液の増加や内圧上昇による漏出が増加する病態，毛細血管内の浸透圧低下により血管内に組織間液を引き戻すことができない病態，また炎症などの血管透過性が亢進する病態などが生じると，間質に組織間液が増加し浮腫を生じる．

【代表的な疾患】出現する部位によって局所性浮腫と全身性浮腫がある．浮腫をきたす代表的な疾患を表に示す．局所性の浮腫は，血栓性静脈炎などによる静脈のうっ滞，悪性腫瘍などによるリンパ管の閉塞(**リンパ浮腫**)，熱傷や虫さされなど局所の炎症に伴う毛細血管の透過性亢進などが原因となる．全身性浮腫の原因としては，心性浮腫，腎性浮腫の頻度が高く，肝性浮腫と合わせ臨床的な重要度が高い．**心性浮腫**は，心拍出量の減少により腎血流量も減少するため，ナトリウムおよび水の再吸収が増加し体液貯留，循環血液量の増加をきたすこと，うっ血による右心系の内圧の上昇が毛細血管に及び組織間液への移行が促進されることにより生じる．**腎性浮腫**は，ネフローゼ症候群に伴う低タンパク血症により血漿浸透圧の低下をきたし浮腫を生じる場合(循環血液量の低下はさらなる体液貯留を促す)，あるいは急性腎不全や慢性腎不全乏尿期においてナトリウム排泄の低下から体液貯留をきたす場合がある．肝硬変などにみられる**肝性浮腫**は，低アルブミン血症および二次性高アルドステロン血症により全身性浮腫を生じ，また門脈圧亢進症により腹水の貯留を認める．

【診断】問診では，発症の仕方や持続性，誘因の有無，体重増加や尿量の変化，呼吸困難などの全身症状の有無，心疾患，腎疾患などの既往の有無などに注意する．身体所見では，浮腫が局所性なのか全身性なのかは病態を見極めるうえで特に重要であり，注意深く観察する．全身性浮腫においても，早期には一見限局性(下腿部，足背部，背部など)と思われる場合もあり，注意を要する．全身性浮腫におけるスクリーニング検査としては，尿検査，血液生化学検査が重要である．尿タンパク陽性は腎疾患の関与が示唆され，高度のタンパク尿ではネフローゼ症候群を疑う．血清タンパク質またはアルブミンの低下は，腎性(特にネフローゼ症候群)，および肝性浮腫を疑い，肝機能検査，腎機能検査と併せて診断する．また，胸部X線検査や心電図，さらに心エコーや腹部エコーなどにより胸水，腹水の有無や基礎疾患の鑑別を進める．局所性浮腫では，静脈うっ滞などを生じる基礎疾患を鑑別するため，必要な画像診断などを行う．

【治療】 全身性浮腫においては，体液貯留の状態を改善するため，塩分・水分制限，利尿薬投与を行う．しかし，原疾患の治療を行わないかぎり，浮腫を完全にコントロールすることは困難であり，個々の症例に対し適切な治療を行う．局所性浮腫においても原疾患の治療が優先されるが，術後のリンパ浮腫など難治性であることも多い．[776]

●浮腫をきたす主な疾患

局所性浮腫	
静脈性	静脈血栓症，上大静脈症候群，静脈瘤など
リンパ管性	悪性腫瘍(術後，放射線治療後を含む)，フィラリア症など
炎症性	熱傷，虫さされ，痛風など
血管神経性	クインケ浮腫
全身性浮腫	
心性	うっ血性心不全(特に右心不全)
腎性	ネフローゼ症候群，腎不全，急性糸球体腎炎など
肝性	肝硬変，門脈圧亢進症
内分泌性	甲状腺機能低下症(粘液水腫)，クッシング症候群など
薬剤性	非ステロイド系抗炎症薬，降圧薬，甘草製剤，ホルモン剤など
栄養障害性	
特発性	

浮腫の看護ケア

【観察のポイント】 浮腫の部位・程度，皮膚の状態など全身を観察し，塩分制限や利尿薬などの反応と摂取水分量，排泄水分量，体重の推移に注目する．また，呼吸器症状，消化器症状，全身倦怠感，不眠などの自覚症状にも注意が必要である．

【看護ケアのポイント】 体位の工夫や浮腫の部位を挙上して，安楽を保つとともに，血液循環が悪いために傷つきやすくなっている皮膚を保護する．特に，皮膚接触面や眼瞼，口腔粘膜などを清潔にし，衣類や寝具による締めつけや，熱傷などの皮膚損傷を避けなければならない．さらに，水分の過剰摂取は浮腫の増強につながり心臓や腎臓に負担をかけるため，同一条件下での体重・腹囲測定と24時間尿量，水分摂取量の水分出納の測定を確実に行う．患者指導では，水分出納，体重測定，塩分制限の必要性とともに，調理の工夫ができるように栄養士から栄養指導を受けられるようにすることも重要である．[679] ⇒参浮腫→2553

ブシュケ病 Buschke disease⇒同成人性浮腫性硬化症→1682

ブシュケ・レーベンシュタイン腫瘍 Buschke-Löwenstein tumor ［陰茎疣(ゆう)状癌，巨大尖圭コンジローマ］ 男性外陰部に好発する巨大なカリフラワー状の腫瘍で，1925年ブシュケ Abraham Buschke(1868-1943)とレーベンシュタイン Ludwig W. Löwenstein(1885-1959)によりまとめられた概念．局所に浸潤性に発育することがあり，外観からも悪性腫瘍が疑われる尖圭コンジローマに類似しており，悪性像に乏しく，脈管侵襲やリンパ節転移，遠隔転移などは伴わない腫瘍である．好発部位は陰茎が圧倒的に多く，肛門周囲にみられることがある．成因に関してはヒトパピローマウイルス human papilloma virus の6型や11型の感染が関与しているとの報告がある．悪性化の頻度は20-30% ほどあり，局所再発も認められることから外科的に完全に切除することが確実な治療法であるが，放射線療法，抗癌剤の使用，インターフェロンの投与，免疫療法などの報告もある．[1244] ⇒参陰茎腫瘍→291

浮腫性硬化症⇒同成人性浮腫性硬化症→1682

不受精卵 unfertilized egg 受精しなかった卵．回虫の場合，雌のみの寄生でも産卵し，糞便中に多数の不受精卵がみられる．受精卵に比して卵殻が薄く，変形しているものが多い．[288]

不純物混和 adulteration 混ぜ物をすること．ある物質に成分の異なる物質を添加することで，品質の低下など望ましくない状態にすること．[1505]

不消化 bad digestion⇒同消化不良→1428

負傷電流⇒同傷害電流→1422

腐食性胃炎 corrosive gastritis 腐食剤の嚥下により胃粘膜が壊死に陥るほどの高度な急性炎症が生じた病態．自殺目的で強酸や強アルカリなどの腐食剤を飲んだ症例に多い．腐食剤の濃度や量，作用時間，胃内容物の有無，胃酸の程度などによりさまざまな病変を形成するが，一般的には粘膜壊死と胃粘膜表層の偽膜形成を特徴とする．また，食道炎を併発することが多い．[1267]

腐食性食道炎 corrosive esophagitis 事故や自殺目的での強酸や強アルカリなど腐食性薬剤の経口摂取で発症した難治性の食道炎．酸は組織を凝固するため表層の炎症にとどまることが多いが，アルカリは組織タンパク質を融解するため重症化しやすい．[184] ⇒参瘢痕性食道狭窄→2409

腐食性損傷 corrosive injuries 強酸(硫酸，塩酸，硝酸，石炭酸など)，強アルカリ(水酸化ナトリウム，水酸化カリウム，アンモニアなど)，重金属塩類(硝酸銀，昇汞など)の薬物が人体の皮膚に付着・接触すると，その部分の皮膚や粘膜の組織タンパク質の凝固または融解が起こり壊死に陥る．症状は熱傷の場合と類似して，発赤，水疱形成および壊死を生じ，その程度は腐食剤の種類，濃度，接触時間，反応熱などにより異なる．強アルカリのほうが，強酸による損傷より一般的に組織の傷害度が強いといわれている．[929] ⇒参腐食性毒→2554

腐食性毒 caustic poison 人体の皮膚や粘膜に付着・接触し，そのためその部分の皮膚や粘膜の組織タンパク質の凝固または融解作用を起こす物質をいう．強酸(硫酸，塩酸，硝酸，石炭酸など)，強アルカリ(水酸化ナトリウム，水酸化カリウム，アンモニアなど)，重金属塩類(硝酸銀，昇汞など)がこれにあたる．その作用は強酸の場合，水溶液中で生ずる水素イオンによる．また，強アルカリでは水酸化ナトリウムや水酸化カリウムが最も強く，アルカリ中の水酸基イオンが組織タンパク中の水素イオンと結合する際に，水酸基イオンを失ったアルカリ金属イオンがタンパク質と結合して，タンパク質を軟化融解させるといわれている．重症例では早期にショックあるいは循環虚脱をきたすことがある．[929] ⇨参腐食性損傷⇀2554

婦人解放運動 women liberation movement 女性に対する偏見・差別を問題とし，男女の政治的・経済的・社会的不平等を是正し，さらに母性保護などの女性特有の権利の拡張を目指し，女性の能力の開花を実現しようとする運動の総称．歴史的には，近代民主主義とともに婦人参政権運動が発展，その後資本主義の進展のなかで婦人労働問題の解決への労働運動や教育分野での権利拡張を目指す運動として展開された．現代では社会的人権保障のための運動として展開され，特に「国際婦人の10年」(1976-85)以後活発になってきている．[457]

婦人科学 gynecology；GYN ［ギネ］ 女性の性・生殖機能とその異常を扱う医学の一分野．生殖内分泌学・生殖器腫瘍学などを含む．通称「ギネ」．[1465]

婦人科細胞診クラス分類《日母》 gynecological cytologic classification ［日母分類］ 日本母性保護医協会(現在の日本母性保護産婦人科医会)が1978(昭和53)年に提唱した子宮頸癌における細胞診の分類．クラスⅠからクラスⅤまでの5段階にクラス分類されているパパニコロー分類を，さらにクラスⅢを軽度異形成のクラスⅢa，高度異形成のクラスⅢbの2つに分類して計6段階とするものであり，実用化している．2008(平成20)年に日本産婦人科医会は，婦人科細胞診クラス分類(日母分類)から，子宮頸部・腟部細胞診の診断フォーマットであるベセスダシステム2001準拠子宮頸部細胞診報告様式の採用を承認し，子宮の細胞診記載方法が変更されることになった．[1531] ⇨参ベセスダシステム⇀2625

婦人科ゾンデ⇨参子宮消息子⇀1247

婦人寿草(ふじんことぶきぐさ) 江戸時代の産婆(現助産師)読本としての数少ない書物の1つ．1692(元禄5)年に香月啓益(牛山)によって書かれた．内容は，神仏の祈禱，迷信，男女交合，妊孕(にんよう)の方法，産前・産後の摂生，男女の鑑別，腹帯，臍帯の切断，難産，流産および早産の説などが述べられているが，その内容は中国の医書から引用されたものが多い．また，分娩介助技術についての記述は少なく，むしろ産婆を選ぶときの条件として人柄が重視され，「産婆は性質が温厚で沈着な者を招くべきである」と記述されている．[1352]

婦人相談所 counseling office for women 性行または環境に照らして売春を行う恐れのある女性(要保護女子)の保護更生，および各種相談指導などの業務を行う施設．1956(昭和31)年に制定された「売春防止法」第34条に保護更生の施設として，都道府県は設置しなければならないことが制定され，「要保護女子」を一時保護することになっている．[321]

婦人体温計 basal body thermometer 基礎体温を測定するための体温計．通常のものより精度が高く設定され，小数点第2位まで測定できる．最近では電子化され記録性能をもったり，チャート出力も可能な製品が販売されている．[998]

付随DNA⇨同サテライトDNA⇀1190

不随意運動 involuntary movement 随意によらない筋の異常運動の総称．振戦，舞踏様運動，アテトーゼ，バリスム，ジスキネジー，ミオクローヌス，筋線維束攣縮，痙攣，連合運動など．パーキンソンParkinson病など錐体外路疾患における主要症状の1つとなることが多い．[584]

不随意筋 involuntary muscle 心筋や内臓平滑筋など，意志により収縮をコントロールできない筋肉．大部分は平滑筋．[1274]

不随意収縮 involuntary contraction 意志に反して起こる骨格筋(不随意筋)の収縮．神経疾患の症状としてみられる不随意運動や痙攣などが含まれる．[97]

不随意性排尿 involuntary micturition(miction)⇨同尿失禁⇀2249

付随的リーダーシップ contingency approach to leadership 1つの方法のみが最良のマネジメントではないという前提で，管理者がそれぞれの状況，状態に合わせた方法をさがしていくこと．どのような方法をとるかは，それぞれの個人またはグループの特性，組織構造や管理者のリーダーシップスタイルなどをよく見きわめてから決める．[415]

父性 fatherhood 女性の母親としての特性である母性に対し，男性のもっている父親としての特性をいい，母性と同様に子どもの成長発達に不可欠．一般的に父性は母性ほど子どもとの関係が密接でなく，日常の養育行動が主体というよりは，子どもの社会性を促したり，物事の規範を示す役割が大きいといわれている．核家族化した現代では，子どもの心身の健全な発達には，父性豊かな父親と母性豊かな母親が共同で育児を行うことが求められる．父性に対する考え方は，その時代の家族形態や文化的背景，性役割などが相互に関連し合い変動している．近年の社会問題の1つに，父性の不在があげられている．[1352]

不正監禁⇨同不法監禁⇀2569

腐生菌 saprophyte 動植物の死骸や排泄物などの有機物を栄養源とする細菌や真菌をいう．[324]

不正咬合 malocclusion⇨同咬合異常⇀998

不正子宮出血 abnormal uterine bleeding ［不正出血，不正性器出血］ 月経や分娩などの生理的なもの以外の女性器から起こる出血の総称．炎症や傷など，子宮や卵巣，腟といった内性器に物理的な病変があり，そこから出血している器質性出血と，性器に物理的な疾患はなく，ホルモン分泌の異常など生殖機能の不調が原因で，子宮内膜を堅持しきれず，月経以外の時期に出血を起こしている機能性出血とがある．原因としては，①ホルモンバランスの乱れ，②子宮頸癌，子宮体癌，卵巣癌，外陰癌，腟癌などの女性生殖器の癌，③子宮頸管ポリープ，④子宮筋腫，⑤子宮内膜症，⑥クラミジア腟炎，トリコモナス腟炎，淋病などの性感染症，⑦腟炎，卵管炎などの炎症(細菌性腟炎)，⑧性交による腟壁や子宮腟部びらんの擦過傷，⑨頻発月経，過長月経などの月経異常，⑩排卵出血，⑪着床出血，流産，切迫流産，子宮外妊娠，胞状奇胎など妊娠関連，⑫異物(タンポンなど)，⑬萎縮性腟炎などがある．治療としては，器質的異常がある場合はそれぞれの原因に応じた病変部の治癒を図り，ホルモンの変調による場合は月経異常に準じた治療を行う．止血には，止血薬や中用量ピルなどのホルモン製剤が処方される．[1510]

不正軸進入 asynclitism ［不正軸定位］ 分娩初期，胎

児の頭が骨盤入口部に下降してくる際に，矢状縫合が骨盤入口部横径に一致しているが，母体の岬角（後面）あるいは恥骨結合側（前面）のどちらかに偏っている場合のこと．正常な場合は，骨盤入口部では，骨盤の各面の前後経の中点を結んだ骨盤誘導線と，児頭の矢状縫合は一致し，骨盤入口面に矢状縫合が直角となる．不正軸進入では骨盤誘導線と矢状縫合が一致しない．内診で矢状縫合が母体の後面に偏在している場合を前不正軸（前在頭頂骨）進入（リッツマン傾斜），矢状縫合が母体の前面に偏在している場合を後不正軸（後在頭頂骨）進入と診断する．後不正軸進入の原因として扁平骨盤があげられる．不正軸進入は分娩の遅延や停止を起こしやすい．[1323] ⇒㊜正軸進入→1670

不正軸定位⇒㊐不正軸進入→2555

不正出血⇒㊐不正子宮出血→2555

不正性器出血　atypical genital bleeding⇒㊐不正子宮出血→2555

不整脈

arrhythmia，irregular pulse

【概念・定義】 正常刺激伝導系を介する電気刺激の伝播が乱され，その心拍数，規則性が失われた状態の総称．心臓の自動能，興奮性，伝導性の異常により惹起される．日常臨床でよく遭遇する不整脈の種類を表にまとめた．

【治療の観点】 不整脈で重要なことは，その不整脈が治療を必要とするものか，治療を必要としないものかを見極めることである．そもそも不整脈の治療には2種類の目的が存在する．第1には不整脈による症状を改善する目的，第2には予後を改善させる目的である．症状には動悸，脈結滞感，胸部不快感，めまい，失神などがあり，予後には生命予後（突然死予防）の観点と心不全予防の観点がある．この2つの目的は合致しない場合も多い．すなわち症状が強い不整脈でも，それが良性の不整脈で予後の観点からは治療が不必要な場合もあり，反対に自覚症状がまったくなくても，突然死の可能性が高く積極的な治療が必要な場合もある．また治療が必要あるいは不要といっても，治療の種類によってその判断が異なる場合もある．不整脈治療には大きく分けて薬理学的治療（抗不整脈薬治療）と非薬理学的治療（カテーテル焼灼術，ペースメーカー，植込み型除細動器）とがある．

【徐脈性不整脈】 洞不全症候群と房室ブロックがある．いずれの疾患群でも徐脈に伴う自覚症状（めまい，失神）や心不全所見などが認められた場合，ペースメーカー治療の適応となる．診断には症状と心電図所見の一致を証明することが必要である．例え失神があってもその際に徐脈がなければペースメーカーの適応とはなり得ない．その診断には**ホルター Holter 心電図**やイベントレコーダーが有用である．薬剤あるいは電解質異常などが原因であることもあるため，それらの可逆的原因を取り除くことも重要である．

【頻脈性不整脈】 QRS 幅の狭い頻拍と広い頻拍に大別される．① QRS 幅の狭い頻拍症：**心房粗動**（図 A），**心房頻拍**（図 B），房室結節回帰性頻拍（図 C），房室回帰性頻拍（図 D）などがある．これらの頻拍はすべて治療の適応である．心房粗動は放置すると将来的に慢性

●不整脈の心電図（頻脈性不整脈）

（A）心房粗動

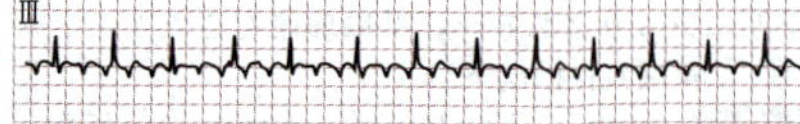

（B）心房頻拍

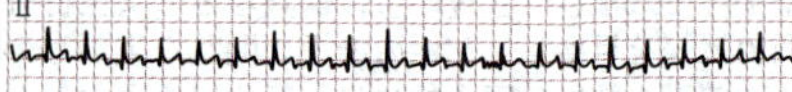

（C）房室結節回帰性頻拍

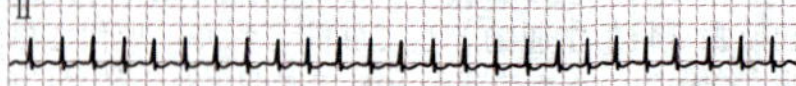

（D）房室回帰性頻拍

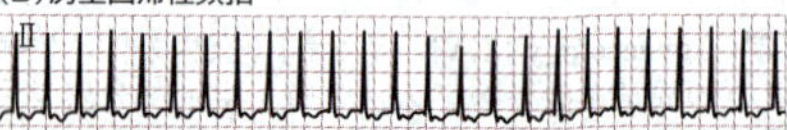

（E）心室頻拍

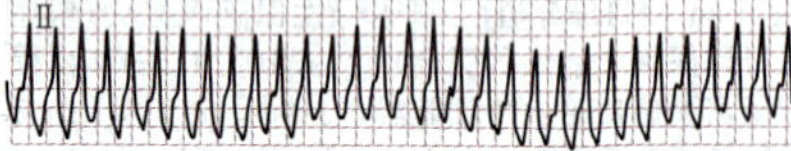

（F）脚ブロックを伴った上室性頻拍

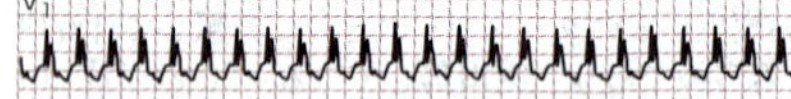

（G）反方向性房室回帰性頻拍

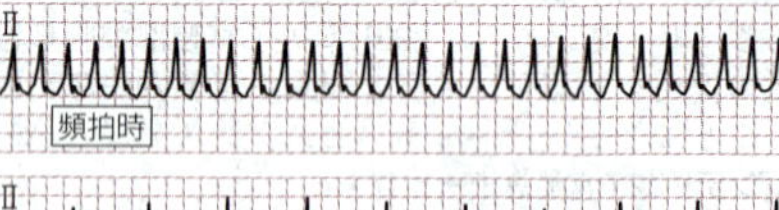

（H）心室細動

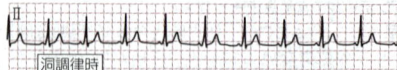

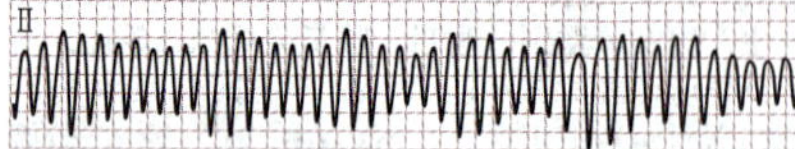

（I）倒錯型心室頻拍

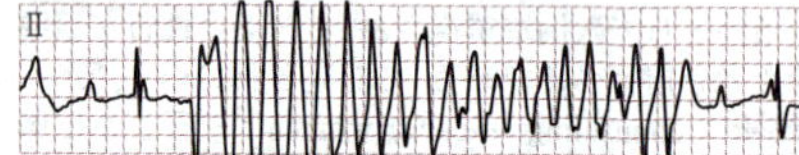

心房細動に陥ることが多い．また，心房頻拍は頻拍誘発性心筋症を引き起こし心不全となることもある．房室結節回帰性頻拍や房室回帰性頻拍は発作性であるが，患者は非発作時にも精神的不安感をかかえていることが多い．治療には抗不整脈薬の内服による頻拍抑制療法と**高周波カテーテル焼灼術**（アブレーション）による根治療法がある．その根治性，高い成功率（経験豊富な施設であれば 95% 以上），低い合併症（全国統計では 0.5% 未満）を考慮すると，カテーテル焼灼術のほうがすぐれている．ただし，頻拍時に血行動態が破綻する高危険群以外では，患者の希望でいずれの治療法を選択してもかまわない．② QRS 幅の広い頻拍：RR 間隔が規則的なものと，RR 間隔が不規則なものとがある．

●不整脈の分類

Ⅰ．徐脈性不整脈
1．洞不全症候群
2．房室ブロック
Ⅱ．頻脈性不整脈
1．QRS 幅が狭い頻拍
・心房粗動，心房頻拍，房室結節回帰性頻拍，房室回帰性頻拍
2．QRS 幅が広い頻拍
i．RR 間隔が規則的な頻拍
心室頻拍，脚ブロックを伴った上室性頻拍，反方向性房室回帰性頻拍
ii．RR 間隔が不規則な頻拍
心室細動，倒錯型心室頻拍，心室早期興奮を伴う心房細動
3．上室性期外収縮
4．心房細動
5．心室性期外収縮

RR 間隔が規則的な QRS 幅の広い頻拍には**心室頻拍**(図 E)，脚ブロックを伴った上室性頻拍(図 F)，反方向性房室回帰性頻拍(図 G)などがあり，RR 間隔が不規則な QRS 幅の広い頻拍には，心室細動(図 H)，倒錯型心室頻拍(図 I)，心室早期興奮を伴う心房細動がある．QRS 幅の広い頻拍症の場合，生命を脅かす**重症心室性不整脈**の可能性が高いため，ただちに精査，加療を専門施設で受ける必要がある．③上室性(心房性)期外収縮：基礎心疾患のない慢性の心房期外収縮に関しては，症状が軽ければ治療の必要はない．発作性心房細動や心房粗動がある場合には，それぞれに準じた治療を行う．近年，肺静脈や上大静脈などを起源とする心房性期外収縮が心房細動の原因として注目されている．④心房細動：80 歳以上の約 1 割にも認められるという最も頻度の高い持続性不整脈であり，血栓塞栓症などの合併から総死亡率を倍増させることが知られている．抗不整脈薬による心房細動の抑制はしばしば困難で，また**抗不整脈薬**による催不整脈作用や長期投与による副作用も問題となっている．従来の心房細動に対する薬物療法は心房細動を抑制し，洞調律を維持することが目的であったが，近年，心房細動中の心拍数を抑制し症状を消失させることに主眼をおいた心拍数コントロール療法でも，ワルファリンカリウムによる抗凝固療法を行えば脳血管事故率に有意差がないことが，大規模臨床試験(AFFIRM スタディなど)によって明らかにされた．この研究にはさまざまな限界があるものの，例え発作性の心房細動でも心拍数コントロール療法が第一選択の 1 つとなることが示された．一方，肺静脈隔離術による心房細動の根治は最近のカテーテル焼灼術における最大の発見でもある．⑤心室性期外収縮：治療すべきか否かに関して日常診療で最も頭を悩ませるものが心室性期外収縮である．特に CAST スタディによって心室性期外収縮数を減少させる抗不整脈薬治療が必ずしも生命予後を改善させず，場合によっては催不整脈作用によって予後を悪化させることが明らかになってからは，器質的心疾患(弁膜症，虚血，心不全)に伴った心室性期外収縮を無用心に抗不整脈薬で治療することはなくなった．その反面，基礎心疾患に伴った心室性不整脈の一部は心室細動や心室頻拍へ発展する可能性もあるため，そのリスク層別化はさらに重要となっている．[1161] ⇨参刺激伝導系→1262，洞調律→2119，正常洞調律→1674

不整脈の看護ケア

【看護への実践応用】 不整脈の看護では，不整脈出現時の適切な判断と迅速な対応が求められ，緊急性の有無や経過観察の必要性を判断する．緊急性のある不整脈には，心室細動，心室頻拍，心拍数の多い発作性上室性頻拍，心房粗動，心房細動などの頻脈性不整脈と，洞不全症候群，高度房室ブロック，完全房室ブロックなどの徐脈性不整脈がある．これらは心拍出量低下を招き，アダムス・ストークス Adams-Stokes 発作(一過性脳虚血による失神やめまい)，心不全，ショックを引き起こす．心電図モニターおよびバイタルサインの観察を行い，循環サインが確認できなければ心肺蘇生法を開始する．心室細動は，電気的除細動が唯一の治療であり，除細動器を準備し緊急時に備える．経過観察を要する不整脈には，心室性期外収縮の R on T 型，連発性心室期外収縮，多源性心室期外収縮などがあり，心室頻拍や心室細動に移行しやすい．また洞不全症候群や高度房室ブロック，徐脈頻脈症候群などは，心停止やアダムス・ストークス発作へ移行しやすい．心機能の低下や心不全を有するなどの基礎心疾患がある場合や，電解質異常，代謝異常，高度低体温などがある場合は，重症不整脈が出現しやすいため，それらを予測しながら全身状態を観察してケアを行う．治療は，循環動態の安定を待って抗不整脈薬を使用する．薬剤が無効，血圧の低下や意識障害がある場合は，電気的除細動や心臓ペーシングを緊急で行う．電気的除細動を行う際，意識がある場合は，苦痛と恐怖を伴うため全身麻酔下で行うが，呼吸抑制，舌根沈下，血圧低下に注意する．他には，カテーテルアブレーション，外科的治療では，恒久的ペースメーカー植込み術，植込み型除細動器などがある．

【ケアのポイント】 不整脈をもつ患者は，症状や治療に伴う苦痛や不安が大きいため，日常生活指導，精神面の援助を十分行う．また緊急時の対応など家族指導も必要である．[828] ⇨参不整脈→2556

不整脈原性右室異形成症 arrhythmogenic right ventricular dysplasia；ARVD ［**不整脈原性右室心筋症，催不整脈性右室異形成症**］ 右室心筋に，脂肪変性や線維化，心筋細胞の脱落などの病変が生じ，突然死や心不全をきたす遺伝性を有する心筋疾患．常染色体優性遺伝を呈する場合が多く，プラコフィリン-2 遺伝子などデスモソームに関連する遺伝子群やリアノジン受容体-2 遺伝子の異常が病因であることが報告されている．右室の拡大や壁運動異常が認められるが，不整脈，特に持続性心室頻拍や心室細動が，臨床像の主体となり突然死をきたすことがある．不整脈原性右室心筋症として心筋症の 4 型の 1 つに分類されている．[1005] ⇨参心室異形成→1548

不整脈原性右室心筋症 arrhythmogenic right ventricular cardiomyopathy⇨同不整脈原性右室異形成症→2557

不正乱視 irregular astigmatism 角膜や水晶体の表面が平滑でなく，凹凸不整の乱視．原因には円錐角膜，水晶体脱臼などがあり，視力障害，単眼複視の症状がみられる．円柱レンズでは矯正できず，ハードコンタクトレンズにより矯正できることがある．[975] ⇨参乱視

→2905，正乱視→1710

防ぎうる外傷死亡⇨同PTD→97

伏屋素狄(ふせやそてき)　Fuseya Soteki　江戸後期の蘭方医〔1747-1811(延享4～文化8)〕．琴坂と号し万町権之進と通称された．河内国日置荘(現大阪府堺市)の吉村正常の三男で和泉国万町(現大阪府和泉市)の伏屋家の養子となる．堺，大坂で開業し，当初漢方であったが中年より西洋医学に転じた．橋本宗吉に蘭学を学び，大坂や京都の蘭学者と交わり，1800(寛政12)年大坂で人体解剖を行うとともに腎臓などの生理的実験を行い，さらに動物でも実験してそれを解剖図として残した．これらの知見と内外の専門書を参照して1805(文化2)年『和蘭医話(オランダいわ)』を刊行．ことに腎臓の機能などを正確に記載し，わが国実験生理学の先駆者となった．帝王切開術のわが国への初期の紹介者でもある．『和蘭簡方』『痘疹美面定』『類音小牋』などの著がある．1967(昭和42)年，大阪市西区あみだ池に彼をたたえる「実験生理学の祖」の碑が建てられた．[1082]　⇨参和蘭医話(おらんだいわ)→413

不全感　feeling of insufficiency，feelings of inadequacy　［自己不全感］　自己不全感ともいう．自己が不完全であるという持続的な不安感．シュナイダー Kurt Schneider の精神病質人格類型の1つである自信欠乏者の特徴．不全感を有する個人は，それを有するためにかえって失敗への恐れから完全癖に陥り，強迫症状を形成していくという．[1429]　⇨参自信欠乏型精神病質者→1290

不全〔症〕　insufficiency，dysfunction　一般に，正常な機能が十分に発揮されず，あるいは割り当てられた義務を正当に遂行しえない状態をいう．狭義では，身体諸器官が正当にその機能を果たせない状態に用いる．[543]

不全足位　single footling breech⇨参骨盤位→1116

不全流産　incomplete abortion　妊娠組織が一部のみ排出された流産．胎盤などの残留物のために出血を伴い，子宮内容除去術が必要となる．[998]

付属器　adnexa⇨同子宮付属器→1257

付属器炎　adnexitis⇨同子宮付属器炎→1257

付属器摘出術　adnexectomy⇨同子宮卵管卵巣摘出術→1258

フゾバクテリウム〔属〕　*Fusobacterium*　グラム陰性の偏性嫌気性桿菌，紡錘状桿菌で大きさは0.5 × 20 μm．フゾバクテリウム属は口腔や消化器，腟に常在し，日和見感染の原因の1つといわれている．急性壊死性潰瘍性歯肉炎・歯周炎の局所ポケット内から多く検出される．他の細菌へ共凝集する付着能によってバイオフィルムを形成する．また口臭の原因となる酪酸を産生する．[434]

不耐性　intolerance　食物，栄養，薬剤などを代謝する能力のない状態．[987]

豚インフルエンザ　swine-origin influenza A(H1N1)　A型インフルエンザウイルスのH1N1亜型に属する新型インフルエンザ．元来，ブタはヒト，トリのA型インフルエンザウイルスに容易に感染し，豚インフルエンザはブタ-ブタ間で定期的な大流行を引き起こしていたが，通常はヒトへの感染はない．まれにブタとの濃厚接触などで感染することもある程度であったが，2009(平成21)年3月にメキシコ，アメリカで発生が確認された．アメリカでの発生例ではブタとの直接的な接触がないとされていることから，ヒト-ヒト感染するウイルスへと変異したことが想定されている．日本でも2009年4月には海外渡航者から豚インフルエンザの国内患者が発生し，ウイルスに対する免疫をヒトがもたないために，乳幼児，高齢者，喘息患者，腎機能障害患者への感染による重篤化が懸念された．豚インフルエンザウイルスは通常，H1N1亜型であるが，H1N2，H3N1，H3N2(ヒト由来)などの亜型も存在し，ブタは同時に2つ以上の亜型にも感染し，ウイルスの遺伝子が混ざり合う(再集合体ウイルス)ために，種の垣根を越えて，ヒトへの感染性を獲得する可能性は以前から指摘されていた．⇨参新型インフルエンザ→1510，新興感染症→1537

ブタ回虫　pig round worm，*Ascaris lumbricoides suum*　世界中に分布し，ブタに寄生する回虫．ヒトの回虫とは形態的に同じであるが，生物学的性質が異なる．ヒトに感染すると幼虫移行症を起こし，発熱，咳嗽，好酸球増多，肺や肝の多発病変がみられる．わが国でも養豚の盛んな地域で患者がみられる．[288]　⇨参幼虫移行症→2874

ブタクサアレルギー　ragweed allergy　Ⅰ型アレルギーが関与しているブタクサの花粉に対するアレルギー．ブタクサの花粉が空中に多く存在する秋に多く，主症状としてはアレルギー性結膜炎，鼻炎を引き起こす．[386]　⇨参花粉症→545

ブタノール⇨同ブチルアルコール→2559

二人〔組〕精神病　double insanity　〔F〕folie à deux　主として家族内で，1人の精神障害者の妄想に他の人が巻き込まれ，複数が同じ様相の精神異常を呈する現象をいう．2人以上の場合もあり，その場合は名称も変わる．発端者には統合失調症の診断が多く，性格は積極的，精力的で，継発者の診断は妄想反応とされることが多く，性格は受動的，被暗示性が高い．両者の間には優劣ないし依存関係が存在し，この関係での共同生活が長年営まれ，生活感を共有し，しかも周囲から孤立している場合に起こりやすい．また発端者の妄想がさほど荒唐無稽でないことも必要である．治療は，継発者を発端者から引き離せば，継発者は完全に治癒することが知られている．[181]　⇨参感応精神病→649，共有精神病性障害→773

フタロジニトリル⇨同オルトフタロジニトリル→415

ブタン酸⇨同酪酸→2893

プチアリン　ptyalin⇨同唾液腺〔型〕アミラーゼ→1908

ぶち症　piebaldism⇨同限局性白皮症→941

付着細胞　adherent cell　［接着細胞］　培養容器のプラスチックやガラス面に張りつく性質をもつ細胞．脾細胞や腹腔細胞の培養時に培養器具表面に付着する細胞を指す場合が多く，これらの細胞はマクロファージに属している．他に線維芽細胞やリンパ球にも付着性を示すものがある．[747]

付着歯肉　attached gingiva；AG　歯肉は遊離歯肉，歯間乳頭，付着歯肉に分けられ，このうち付着歯肉は，遊離歯肉境底部から歯肉歯槽粘膜境までの歯肉組織のこと．上顎硬口蓋は咀嚼(そしゃく)粘膜のため付着歯肉との境界はないが，それ以外は付着歯肉がある．付着歯肉の幅は歯種によって異なり，上顎前歯部が最も広く，犬歯と小臼歯部で狭く，大臼歯部でやや広くなり，歯肉幅は 1-9 mm 前後である．付着歯肉は角化上皮，錯角化上皮で覆われ，粘膜下組織層がないため，直下の歯面や骨と強固に付着している．付着歯肉幅が狭い部位では，プラークが貯留しやすいためプラークコントロールは大切である．[434] ⇨参歯間乳頭→1237，遊離歯肉→2857

付着上皮 junctional epithelium ［**接合上皮**］ 接合上皮とも呼ばれ，非角化基底層と有棘細胞層から構成され，カラー(衣服の襟)状を呈し，歯面のエナメル質と接合している．歯(エナメル質)と歯肉上皮の付着は，皮膚や体表面の上皮・結合組織付着と類似している．エナメル質と上皮との付着は，内側基底板を介してヘミデスモゾーム(半接着斑)結合をしており，上皮内には好中球の浸潤が多くみられる．上皮細胞からはプロリン，ヒドロキシプロリン，ムコ多糖類などの酵素も歯面と上皮付着の接合に関与している．上皮の炎症がセメント-エナメル境(CEJ)をこえると上皮付着の根尖側移動が起こり，病的な歯周ポケットの形成を促進する．[434] ⇨参上皮付着→1457

付着成長 accretionary growth，appositional growth 身体の構造の辺縁，末梢において，同等な物質や類似した組織が新しく付加されることによって大きさが増大していくこと．骨や歯の形成では，既存の構造に新しい層が付加されて成長する．[1493]

付着胎盤 adherent placenta⇨同癒着胎盤→2861

ブチルアルコール butyl alcohol ［**ブタノール**］ 有毒性で，芳香性，可燃性の透明な液体．溶剤や香料などとして用いられる．4つの異性体のうちの1つで，ほかにはイソブチルアルコール，第2ブチルアルコール，第3ブチルアルコールがある．肺や皮膚などから体内吸収されたのち，ブチルアルデヒドと酪酸とに酸化される．粘膜刺激作用や麻酔作用があるため，すべての異性体に関して許容濃度は 50 ppm と定められている．[589]

ブチル基 butyl group 炭化水素基 C_4H_9 で，ブタンを構成する一価の基であり，4種の異性体が存在．これを含む化合物は石油から得られ，工業製品や医薬品に用いられる．[1360]

ブチル酸⇨同酪酸→2893

普通型片頭痛 common migraine ［**非定型性片頭痛**］ 片頭痛のうち，はっきりした前兆期症状のないもので，持続は長く数日に及ぶこともある．遺伝歴を有するものは少ない．悪心・嘔吐，疲労感，悪寒，下痢などの症状を伴うことも多く，鼻汁，流涙を呈することがある．若い女性に多く，月経前や週末に起こりやすい．[584] ⇨参片頭痛→2646

普通感冒 common cold 上気道，ことに鼻腔粘膜の急性炎症を主体とする急性感染症で，通常は軽症であり予後良好．かぜ症候群に属する一病型であるが，ライノウイルス，コロナウイルス，アデノウイルス，コクサッキーウイルス，エコーウイルスなど多くの呼吸器ウイルスが病原となる．[162]

普通教育 general education 憲法において保障されている基本的な教育を指す．この基本的な教育が義務教育としての共通の基礎教育を指しているのか，あるいは教養主義的な一般教育を指しているのか，言葉の定義があいまいであるという問題点が指摘されている．教育学的にはそれが9年制の義務教育一般を指しているとの解釈が多い．しかしそれを教養教育としての普通教育であるというような解釈をすると，後期中等教育段階までの教育をも義務教育として認めるというような解釈につながる．この解釈はわが国の学校制度全般を左右するほどの影響力があると同時に，脱学校論にみられるように，個々人の能力や個性にかかわらず，年齢によって学校に無理に収容することの妥当性が問われている．現代における問題は，不登校などにみられるように，集団生活や学習に動機づけされない青少年を強制的に学校に閉じ込めることの是非が問われるようになっている．[32]

普通婚姻率 crude marriage rate⇨同婚姻率→1138

普通飼育動物 conventional animal 実験動物の飼育において，微生物(細菌，寄生虫，ウイルスなど)の制御がなされていない，すなわち検査されず，また隔離もされていない状態の動物のこと．厳格に細菌などの微生物から隔離されている無菌動物，あるいは SPF (specific pathogen free)動物などと対比される．[388]

普通出生率 general fertility rate⇨同出生率→1401

普通食⇨同常食→1440

普通薬 common drug 特に定義している規定はなく，毒薬・劇薬以外の医薬品を一般的に普通薬という．医薬品は「薬事法」により作用(毒性)の強さで分類され，毒性が最も強いものが毒薬，次が劇薬で，毒薬，劇薬の指定は急性毒性，安全域が狭いもの，副作用頻度の高いものまたはその程度が重篤なもの，蓄積作用が強いもの，薬理作用が強いものなどの基準に基づき厚生労働大臣が行う．医薬品の包装も毒薬は黒地に白枠，白字で「毒」，劇薬は白地に赤枠，赤字で「劇」と表示することが義務化されており管理方法も異なる．[644] ⇨参毒薬・劇薬→2152

フッ化水素 hydrogen fluoride 融点 −83.7℃，沸点 19.5℃，無色，常温で刺激臭のある発煙性の液体．容易に水に溶けてフッ化水素酸になる．多くの金属を溶かし，ケイ砂とガラスを腐食する．皮膚に強い粘膜刺激，腐食作用がある．[1013] ⇨参フッ化水素酸中毒→2559

フッ化水素酸中毒 hydrofluoric acid poisoning ［**フッ酸中毒**］ 強酸で刺激性と腐食性の高いフッ化水素酸は皮膚および粘膜刺激作用が強く，吸入した場合，呼吸器の粘膜壊死，呼吸困難，肺水腫などを起こす．治療は新鮮な空気のところに移し，呼吸と循環の確保，輸液，対症療法を行う．皮膚との接触で激しい痛みを伴う熱傷を生じ，さらに難治性潰瘍を引き起こす．接触後直ちに十分な水で洗い，グルコン酸カルシウム，硫酸マグネシウムでの洗浄を行う．経口の場合は消化管症状，チアノーゼ，ショック，低カルシウム血症，痙攣などを起こす．腐食が進んでいないときは胃洗浄，牛乳や水で希釈，下剤，粘膜保護薬，輸液，グルコン酸カルシウムの静注，対症療法を行う．[1013] ⇨参フッ素中毒→2562

フッ化物 fluoride フッ素(元素記号 F)は周期表第 17 族ハロゲンの1つ．常温では刺激性臭気を有する黄緑色の有毒な気体で，単味で非常に不安定で他の金属元素と化合しやすくフッ化物として存在．齲蝕予防，歯質強化の目的で飲料水に添加するのはフッ化ナトリウム，フッ化カルシウム，フッ化ケイ素(Si)酸ナトリウムなどであり，歯面塗布薬としては，フッ化ナトリウム溶液，酸性リン酸フッ化第一スズ溶液が使用される．歯みがき剤には主にフッ化第一スズとフッ化リン酸ナトリウム，洗口剤にはフッ化ナトリウムが加えられる．[760] ⇨参フッ素→2561

フッ化物歯面塗布 topical application of fluoride 歯科医師あるいは歯科衛生士が行う齲蝕予防処置(プロフェッショナル・ケア)．用いられるフッ化物溶液(フッ化物イオン濃度)は，2% フッ化ナトリウム溶液(9,000 ppm)，リン酸酸性フッ化物溶液(9,000 ppm)および 4% フッ化スズ溶液(9,700 ppm)である．予防処置は，歯面を清掃し，防湿下で綿球によって塗布する方法，トレーを用いた方法やイオン導入による方法があり，いずれも 3-4 分間行う．1 回の塗布量は，溶液では 2 mL 以内(フッ素量として 9 mg 以内)とし，ゲル状の塗布液の場合は塗布後に歯に付いたゲルを十分に除く必要がある．特に幼児への塗布は量に注意する．塗布後 30 分間は飲食をしないように注意する．齲蝕予防効果は 20-50% であり，歯の萌出直後に塗布すると効果が高い．本法は，乳幼児から学齢期までに行うことが多いが，成人においても歯根面齲蝕予防に効果があるので，生涯にわたって重要な齲蝕予防方法である．1-14 歳の小児で 2005(平成 17)年に本法を受けた者はおよそ 60% であった(歯科疾患実態調査)．[1369] ⇨参フッ素→2561

ブッキーグリッド Bucky grid ［ブッキー格子，ポッター・ブッキー格子］ X 線撮影における散乱線除去板の一種．0.5 mm 厚程度の鉛の薄い箔を X 線の方向に並べて散乱線を遮断するもので，すきまは木，ファイバー，アルミニウムなどで充填され，両面はベークライト板またはアルミニウム板で保護されている．縞目が像にならないように X 線曝射中移動させる(ブッキー法)．[264]

ブッキー格子 Bucky diaphragm ⇨同ブッキーグリッド→2560

復帰突然変異 reverse mutation ［逆突然変異］ 突然変異により野生型から変異型に変わった表現形質を，野生型かそれに近い表現型に復帰させる第 2 の突然変異をいう．第 2 の突然変異により DNA の塩基配列が完全にもとの状態に戻る真の復帰突然変異と，第 2 の突然変異が第 1 の突然変異近傍の塩基配列に生じて表現型が野生型に戻る場合とがある．[981]

腹筋緊張 abdominal tone 腹部理学的所見において炎症が壁側腹膜に波及した場合，肋間神経や腰神経を介した反射性の腹筋の緊張．罹患範囲にほぼ一致して証明されるが，通常，炎症の原発巣付近において最も著明．[1457] ⇨参筋性防御→797

腹筋欠損症候群 abdominal masculature deficiency syndrome ⇨同プルンベリ症候群→2588

腹筋反射 deep abdominal reflex, abdominal muscle reflex 深部反射の 1 つで，患者の腹部に検者の指を置き，その上から打腱器などでたたくと腹筋が収縮する．検査は左右同様に行い比較する．健常者に必ずみられる反応ではないが，反射中枢の第 6 胸髄より上部に錐体路障害がある場合は反応が亢進する．[584] ⇨参腹壁反射→2548

フック hook 義手の手先具の 1 つで，かぎ型になっているもの．目的に特化した形状のフックを装着し作業を容易に行えるようにする．また，肩や肩甲骨の動きを利用し，肘や手が動く能動義手に装着できる能動フックは，開閉が可能で物をつかんだりつまんだりすることができる．[840]

フック Robert Hooke ロンドン王立協会を舞台に，生理学，組織学，物理学，天文学，地学，化学，建築学など多くの分野で活躍した学者(1635-1703)．ワイト島に生まれ，オックスフォード大学で学び，ボイル Robert Boyle(1627-91)の実験助手となり，空気ポンプの製作およびこれを用いての実験を行った．顕微鏡を用いての感覚の拡大をうたった『Micrographia(ミクログラフィア)』(1665)には動植物の微細構造が多数記録され，中でもはじめて cell(細胞)の語で表されたコルクの図は有名．風力計，自記雨量計などの気象観測器具の製作，反射望遠鏡，四分儀などの天文観察用具，時計，屈折計，クロノメーターの改良，呼吸と燃焼に関する実験，二重星の最初の記録，ばね(弾性体)の応力とひずみに関する「フックの法則」の発表，ニュートン Isaac Newton (1643-1727)に先だつ月の重力の指摘など自然科学のあらゆる分野に重要な業績を残している．[983]

フックス Ernst Fuchs オーストリアの眼科医(1851-1930)．フックス角膜内皮変性症およびフックス虹彩毛様体炎にその名を残している．[1531]

フックス角膜内皮変性症 Fuchs endothelial dystrophy 常染色体優性遺伝による角膜内皮細胞の機能異常による疾患．中年女性に多く，両眼発症が多い．進行性の病変であり，角膜中央部から水疱性角膜症が発症し，徐々に角膜全体に広がる．自覚症状がなければ治療の必要はないが，水疱性角膜症が進行し，不可逆的になれば全層角膜移植または角膜内皮移植の適応となる．フックス Ernst Fuchs はオーストリアの眼科医(1851-1930)．[888] ⇨参角膜ジストロフィー→489

フックス虹彩異色性虹彩毛様体炎 Fuchs heterochromic iridocyclitis ⇨同虹彩異色性虹彩毛様体炎→1002

フックス・ローゼンタール計算盤 Fuchs-Rosenthal counting chamber, Fuchs-Rosenthal hemocytometer 髄液の細胞数の算定に用いられる計算盤．計算室の面積は 4×4 mm (16 mm^2)，深さは 0.2 mm で，容積は 3.2 mm^3(μL)である．髄液の細胞数測定では，マイクロピペットあるいはメランジュールを用いて髄液を 10/9 倍に希釈し，希釈後の髄液を計算盤に滴下して顕微鏡で計算室内の細胞数をカウントする．計算室内の細胞数を a とすると 1 μL 中の細胞数は $a/3.2 \times 10/9 \fallingdotseq a/3$ となる．髄液細胞数の結果は従来，分母の 3 をそのまま[$a/3$]のように記載し報告されてきたが，1 μL 中の細胞数を直接表記する方法が主流となってきている．[1423,1472]

フッ酸中毒 ⇨同フッ化水素酸中毒→2559

物質 P substance P ⇨同サブスタンス P→1192

物質依存 substance dependence 薬物依存は，国際疾病分類第 10 版(ICD-10)により「精神作用物質使用に関連する障害」の依存症候群に変更された．それは，精神作用物質の使用をやめよう，やめなくてはならないとわかりながら実行することができず，何度も失敗を繰り返す状態をいう．精神依存が原因であるが，物質によっては身体依存が加わる．精神依存は，物質を使用したときの体験がやみつきになり，再び体験したいという渇望によるものである．身体依存は，使用をやめたり減量したときの身体的な離脱症状を回避するための再使用をいう．[702] ⇨参薬物依存→2840

物質使用障害 substance use disorder 精神作用物質の乱用と依存をいう．いずれも，心身に著しい障害や苦痛を引き起こすような，物質使用パターンの障害．現在，アメリカ精神医学会の定義が広く用いられ，耐性と離脱のあるものを依存と定義しているが，乱用との区別は明確ではない．[702] ⇨参物質乱用→2561，物質依存→2560

物質中毒 substance intoxication さまざまな精神作用物質によって引き起こされる急性中毒をいい，物質が体外に排泄されてしまうと回復する．物質関連障害の1つで，物質の過量摂取，毒性，過敏性体質などによる．[702]

物質誘発性障害 substance-induced disorder アメリカ精神医学会のDSM-Ⅳでは，物質関連障害を二分して物質使用障害(中毒，離脱)と物質誘発性精神障害(離脱，せん妄ほか)としている．このうち中毒は物質使用後の急性薬理作用による一過性のものであり，離脱症状は連用した物質使用を中止，減量したときに現れる症状群をいう．物質誘発性精神障害は，せん妄，認知症，健忘，精神病，気分障害，不安性障害，性的障害，睡眠障害や知覚障害を含めた概念．ただし，ICD-10ではこの用語は用いず，それぞれの状態に応じて急性中毒，有害な使用，依存症候群，離脱状態，せん妄を伴う離脱状態，精神病性障害，健忘症候群，残遺性および遅発性の精神病性障害の各群に分けている．[702]

物質誘発性精神病性障害⇨同中毒性精神病→1997

物質乱用 substance abuse 精神作用物質を違法に，あるいは本来の用途，用法，用量から大きく逸脱して使用することをいう．法的規制は国や文化の違いで異なる場合もあるので，医学用語としては確立されていない．アメリカ精神医学会は，①物質使用による社会的機能の障害，②有害な状況での使用，③使用に関連した違法行為，④そうした障害があるのに使用を繰り返す，のいずれかをもって乱用としている．[702]

物質離脱 substance withdrawal 連用中の精神作用物質を中断または減量するときに現れる．その症状群は連用していた物質に特異的であり，身体的苦痛，認知障害による社会的機能の低下がみられる．物質を常用中に生じた生体機能の変化が，物質が排泄される際，あるいは排泄されたあとに起こす一連の症状群である．この場合，意識の障害，認知の変化などがみられればDSM-Ⅳでは「物質離脱せん妄」と呼び，別の類型とする．ICD-10でも「せん妄を伴う離脱状態」と呼び，別に分類することになっている．[702]

プッシュアップ push up exercise 手を床面などについて両腕で押し下げて殿部をもち上げる動作．車いすのアームレストやプッシュアップ台を利用して行うこともある．リハビリテーションの場面では上肢の筋力強化練習として用いられることもあるが，脊髄損傷患者にとっては日常生活においての基本的動作であり，姿勢変換や移動動作，移乗動作のための大切な運動である．また，プッシュアップにより座面にかかる殿部の

●胸・腰髄損傷のプッシュアップ

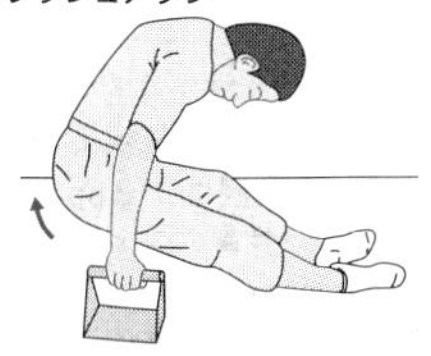

圧迫を除圧することができるため，褥瘡予防を目的として行われる．プッシュアップには上肢，特に肩甲帯周囲筋の筋力と体幹，下肢の柔軟性が必要となる．[903]

ブッシュティー病 bush tea disease⇨同肝静脈閉塞症→615

プッシュプル血液透析濾過法 push-pull hemodiafiltration 血液透析を行いながら，限外濾過によって水分を除去して，同時に補充液を補う血液透析濾過法の一変法．濾過膜を介して透析液を周期的に補充液として流入させたり(push)，濾過液として流出させる(pull)のが特徴．膜の劣化が少なく中～低分子量物質の除去に優れ，透析効率がよいことから短時間透析に適している．[214] ⇨参血液透析濾過法→890

物神 fetish⇨同フェティッシュ→2518

物神崇拝⇨同フェティシズム→2518

ブッセ・ブシュケ病 Busse-Buschke disease⇨同クリプトコッカス症→831

フッ素 fluorine；F ［F］ ハロゲン族の元素で，元素記号はF．フッ化物をつくる．歯のフッ素症(斑状歯)の研究から，米国においてフッ化物で飲料水中のフッ素イオンを調整する齲蝕予防方法が実用化され，高い効果をあげた．唾液に溶けたフッ素イオンが結晶化してエナメル質の耐酸性を高めるとともに，歯垢細菌に対しては抗酵素作用を有する．水道水フッ化物添加，食塩へのフッ化物添加や錠剤などで経口摂取する全身応用とフッ化ナトリウム水溶液による歯面塗布，フッ化物洗口やフッ化物配合歯みがき剤などの局所応用がある．世界的な齲蝕の減少は，フッ化物配合歯みがき剤の普及によるものと考えられている．歯の形成期にフッ化物を過剰摂取するとエナメル質の形成異常(歯のフッ素症)を起こすことがある．[1369]

フッ素18-FDG⇨同フッ素18フルオロデオキシグルコース→2561

フッ素18フルオロデオキシグルコース fluorine-18 fluorodeoxyglucose；^{18}F-FDG，2-〔F-18〕fluoro-2-deoxy-D-glucose ［FDG，フッ素18-FDG］ ポジトロンエミッション断層撮影(PET)検査に使用される放射性医薬品で，ブドウ糖(グルコース)代謝の評価や悪性腫瘍の検出に用いられる．ブドウ糖と同様に細胞内に摂取されるが，エネルギー源としては利用されず細胞内に蓄積する．したがって投与40-60分後の^{18}F-FDGの分布は局所のブドウ糖代謝を反映し，脳や心筋のブドウ糖消費量(CMRGlu)の測定に用いられる．また悪性腫瘍はブドウ糖代謝が増加しており^{18}F-FDGが強く集積するので，腫瘍シンチグラフィー用薬剤としての有用性も高い．^{18}Fは物理学的半減期が110分と比較的長いので製造元からの供給が可能であり，2005(平成17)年より^{18}F-FDGの市販が開始された．PETとCTを合体させたPET/CTの普及と，診断精度が向上したこと

も加わり，腫瘍シンチグラフィー用薬剤としての ^{18}F-FDG の利用は増加している．[737] ⇨参PET⇀94

フッ素症 fluorosis フッ素を多量に長期間摂取したときに，歯や骨に現れる症状．斑状歯や骨硬化症がその代表．飲料水中のフッ素濃度が 2 ppm 以上になると斑状歯が発現する．[1369] ⇨参歯のフッ素症⇀2319

フッ素中毒 fluorine poisoning，fluoride intoxication フッ素は腐食性と火災の危険性の非常に高い気体で，冷媒，フッ素樹脂，防腐剤，殺虫薬の原料として使われる．生体に対し粘膜刺激作用が強く，呼吸器の粘膜壊死，呼吸困難，肺水腫などを起こす．大量摂取すると悪心・嘔吐，腹痛，チアノーゼ，筋の痙攣，ショック死を起こす．治療は新鮮な空気のところに移し，呼吸と循環の確保，輸液，対症療法を行う．幼少期の 2-8 ppm 以上のフッ素を含む水の長期飲用は斑状歯の原因となる．[1013]

フッ素添加 fluoridation むし歯予防や歯質強化などの目的でフッ化ナトリウムなどのフッ素化合物を少量，歯みがき剤や水道水などに混入すること．許容濃度は 1 ppm．飲料水を通して骨に蓄積されることがわかっており，幼少期のフッ素含有飲用水の長期間摂取による斑状歯が発生することや，齲蝕予防の有用性を疑問視する声もあり，その賛否は分かれている．

物体失認 object agnosia 視力や視野の障害がないのに，具体的な対象物が何であるか視覚的に認知できない状態．物体の個々の特徴を認識しているが，その特徴を集めて組み立てることができない．また物品を意味的カテゴリーに分類したり，その使用法や特性を説明することもできないが，触覚的，聴覚的には認知，同定は可能である．通常は小さい物品に限られていることが多い．[195]

フットケア foot care ［フットセラピー，足治療］ 足関節から末端(脚の末端)部位の組織(皮膚，爪，骨，関節，腱など)に対して関心を払い正常と異常，問題点とその原因を明らかにし，問題の改善と予防を目的に足湯，爪切り，皮膚角質の処理，肌の手入れ，マッサージなど適切な技術を施す行為．18 世紀ドイツで貴族の足を美しく保つための職業フスプフレーゲ Fusspflege として生まれ，現在では美容目的から足病学へと発展し，海外では，ポドローゲ Podologe(ドイツ)，キロポディスト chiropodist(イギリス)，ポダイアトリスト podiatrist(アメリカ)などの専門職が存在する．広義には足病変治療や創傷管理，歩き方や靴，日常生活に対する指導や助言を含めた分野．わが国では糖尿病患者の足病変に対する足趾病変の診断，治療，療養指導，義肢，補正(整形)靴も含めた実践とコンセンサスが多職種により確立しつつある．[671]

フットケア《糖尿病患者への》 foot care for diabetes patients ［足の手入れ］ 潰瘍などの足病変を生じる可能性のある患者に対して，予防的に行う爪切りなど足に対するケア行為の総称．特に糖尿病患者においては，血管障害や神経障害を伴うため，一度潰瘍や壊疽を生じると完治させることは困難となる．したがって，足病変を予防するために，毎日自分の足を観察し，きちんと手入れをする習慣を患者自身に身につけてもらうことが重要となってくる．自覚症状のない患者も多いため，早期からのフットケア指導が大切である．指導内容では，①糖尿病足病変に関する情報提供(血管障害，神経障害，外傷，感染症について)，②足病変予防のためのセルフケア指導(足の観察，清潔保持，皮膚の手入れ，爪切り，履物の選び方，禁煙指導，医療機関への受診のタイミングなど)が重要．[817]

フットセラピー foot therapy⇨同フットケア⇀2562

フットバス foot bath⇨同足浴⇀1840

フットプレート foot plate 車いす使用者の足部が地面(床)に落ちないように保持し，支える板で，一般にはプラスチック製である．レッグレストと呼ばれる車いすのフレーム部分に取り付けられており，車いすを折りたたむ際にフットプレートも折りたためる構造になっている．[840]

物理学 physics 自然科学の一分野．物質とエネルギーの，特に運動と力に関する法則と性質を研究する学問．[446]

物理学的半減期 physical half life 放射性同位元素(RI)が放射性崩壊により減衰し，その放射能強度(原子数)が最初の半分になる時間．RI は時間に応じて一定の割合で崩壊し，時間 0 での RI の原子数を N_0，時間 t での原子数を N とすると，$N = N_0e^{-\lambda t}$ の式が成立する．λ(ラムダ)は崩壊定数と呼ばれ，その RI に固有のもの．λ と物理学的半減期 T との間には，$\lambda T = \log_e 2$ (ln 2)の関係がある．[737] ⇨参生物学的半減期⇀1705，有効半減期⇀2851

物理学的病因作用 physical etiology 疾病の原因となる物理的作用．機械的外力，温度，気圧，音波，電気，光，紫外線，赤外線，放射線などがあり，外傷，熱傷，皮膚炎，腫瘍などさまざまな症状を引き起こす．[485]

物理的アレルギー physical allergy 物理的刺激，すなわち寒冷，温熱，日光，接触などにより引き起こされるアレルギー様症状のこと．寒冷蕁麻疹，日光過敏症などがその例である．[388]

物理的環境《入院中の》 physical environment in-hospital 患者の入院生活に影響を及ぼす物理的な環境をいう．健康に影響を及ぼす物理的環境要因には，屋内外の気候(温度，湿度，気流)や色彩，寝床，寝具，衣類，換気，臭気，照明，音，放射線などがある．また，災害や事故など安全性の確保の観点からは，非常ベル，非常口，非常灯，非常階段，消火栓，消火器などが常時，整備・点検されていることが必要．[557]

物理的損傷 physical injury 損傷とは外部からの物理的または化学的作用などを受けた結果生じる生体の形態的・機能的変化であり，物理的損傷は機械的損傷(いわゆる外傷)のほか，温度(熱傷，凍傷)，電流(電撃症)などの物理的原因によるものをいう．機械的損傷(外傷)はさらに鈍的損傷と鋭的損傷に分けられ，前者は主な原因として交通事故，転倒，転落，鈍器による打撲などがあり，一般に非開放性損傷である．後者は鋭利な刃物やガラス，先端の尖ったもの，銃弾などによるもので，組織，器官，臓器の連続性が断たれる状態となり，すべて開放性損傷である．[1457]

物理的病因 physical etiology 疾患の外因の 1 つで，物理的因子によるもの．機械的作用による骨折，打撲や損傷，温度の変化による熱傷や凍傷，光線による日射病や視力障害，電気による感電や電撃，音による難聴，気圧の変化による高山病や潜水夫病，振動による手腕

系振動障害や全身振動障害，放射線による皮膚炎，白内障や癌，などがある.[1278]

物理的封じ込め physical containment 組換え DNA 実験施設などにおいて，組換え産物の自然環境への拡散を物理的に防止する方法．P1からP4まで4段階あり，数値が大きいほど厳しい措置が要求される．危険度に応じてセーフティーキャビネット，フィルターつき空調装置などの設置が必要となる.[437]

物理的溶血 physical hemolysis⇨同機械的溶血⇀665

物理療法 physiotherapy，physical medicine 物理的なエネルギー(熱，水，光，電気など)を外部から人体に応用し，痛みの軽減や，血液循環の改善，リラクセーションなどの目的で行う治療法．①温熱療法 thermotherapy：パラフィン浴，極超短波ジアテルミー(電磁波で含水性の高い筋肉や軟部組織を温める)，ホットパックなど，②冷却(寒冷)療法 cryotherapy，③水治療法 hydrotherapy：渦流浴，気泡浴，運動浴など，④電気療法 electrical therapy：低周波電気療法，⑤光線療法 phototherapy：赤外線と紫外線が用いられる，⑥機械力学的療法 mechanotherapy：マッサージ，が含まれる.[525]

不定愁訴 indefinite complaint 〔D〕unbestimmte Klage 更年期障害や自律神経失調症，神経症などの疾患においてはさまざまな自覚症状が訴えられるが，これらの症状に対応する身体所見がみられない場合をいう．よくみられるものとしては，全身倦怠感，頭重感，頭痛，熱感，のぼせ，冷え性，動悸，発汗，耳鳴，しびれ，頻尿，残尿感，腹部膨満感，食欲不振，悪心・嘔吐，関節痛，肩こり，背筋痛，口内乾燥，眼球乾燥などがあげられる．不安，抑うつ感情を伴っていることが多く，また周囲の人に対する依存や攻撃的な感情が背後に隠されていることもよくある．そのため周囲の人に症状を正しく理解してもらえないことが症状を増強させやすい.[660]

プティヘルニア Petit hernia⇨同腰ヘルニア⇀2877

不適合輸血 incompatible blood transfusion ［**血液型不適合輸血，異型輸血**］ 輸血に際して臨床的には ABO〔式〕血液型と Rh_0(D)〔式〕血液型について，血球型と血清型の両者が受血者と供血者とで一致する必要があるが，それらに不一致がある場合の輸血をいう．正確には Rh_0(D)〔式〕以外の Rh 血液型を含むその他の全血液型が受血者と供血者で完全に一致することはきわめてまれであり，ある程度の不一致は常に存在すると考えるべきである．赤血球以外の白血球，血小板，血清タンパク質などにも個人に固有の型別があるので，同種抗体が産生される可能性はある．もしそのような抗体〔同種(アロ)抗体〕があれば不規則抗体として検出されるので，対応する抗原をもたない血球を用いる必要が生じる．ABO〔式〕血液型不適合輸血では急激な血管内溶血反応が生じ，悪寒，胸内苦悶，背痛，ヘモグロビン尿，ショックなど重篤な状態となる．Rh_0(D)〔式〕血液型不適合では Rh 陰性者に陽性者赤血球をはじめて輸血したときには 10 日以上を経て溶血反応(血管外溶血が主体)が起き(遅発性溶血反応)，既感作の陰性者では数時間後～数日を経て溶血反応が出現する.[860]

不適切 TSH 分泌症候群 syndrome of inappropriate secretion of TSH；SITSH 下垂体における甲状腺ホルモン受容体の異常のため，血中甲状腺ホルモン濃度が高いのに甲状腺刺激ホルモン(TSH)が抑制されていない状態の総称．甲状腺ホルモン不応症，TSH 産生腫瘍，甲状腺刺激ホルモン放出ホルモン(TRH)産生腫瘍などが原因疾患としてあげられる.[385]

プテリオン pterion ［テリオン］ 縫合線に関連した頭蓋骨の呼称．蝶形・頭頂・側頭骨の接合部のこと.[35] ⇨参頭蓋⇀2094

太糸期染色体 pachytene chromosome ［**厚糸期染色体**］ 第一減数分裂の太糸期(厚糸期) pachytene stage にみられる染色体．合糸期に引き続き，相同染色体が対合して互いに密着して太く見える．シナプトネマ構造が完成した時期である.[1293]

太いフィラメント thick filament⇨同ミオシンフィラメント⇀2762

舞踏運動⇨同舞踏病様運動⇀2565

ブドウ球菌⇨同スタフィロコッカス〔属〕⇀1640

ブドウ球菌感染症 staphylococcal infection ブドウ球菌(*Staphylococcus* 属)の感染症．ブドウ球菌は黄色ブドウ球菌とその他のブドウ球菌に分けられ，医療現場では黄色ブドウ球菌とその他のブドウ球菌の中の表皮ブドウ球菌が重要．黄色ブドウ球菌はコアグラーゼなどのさまざまな病原因子を産生し，創傷感染，骨髄炎，肺炎，食中毒などを引き起こす．メチシリン耐性黄色ブドウ球菌(MRSA)は院内感染の原因菌として重要.[288] ⇨参病院内ブドウ球菌感染⇀2486

ブドウ球菌食中毒 staphylococcal food poisoning 細菌性食中毒の1つで，毒素型食中毒に属する．ブドウ球菌にはいくつか種類があるが，ヒトに対する病原性が強いのは黄色ブドウ球菌 *Staphylococcus aureus*．黄色ブドウ球菌が産生するエンテロトキシンを食物とともに食べて発症する．原因食品は魚介類，肉類，卵類など食品全般であるが，特に米飯およびその加工食品が原因となることが多い．潜伏期は 1-5 時間とやや短く，唾液分泌亢進，嘔気，嘔吐，下痢がみられるが，2-3 日で治まり，予後は良好．治療は，十分な輸液と対症療法で，抗生物質は無効．エンテロトキシンは耐熱性で食物の食前加熱は無効である.[1618]

ブドウ球菌性腸炎 staphylococcal enterocolitis 黄色ブドウ球菌が食物中で産生する耐熱性のエンテロトキシンという毒素による食中毒．このため発症までの時間は短く，食物摂取後平均 3 時間(1-6 時間)で発症する．はじめに唾液の分泌が亢進し，次いで悪心・嘔吐，腹痛，下痢を起こす．発熱は少なく，予後は一般によい．わが国では，腸炎ビブリオに次いで多くみられ，6-9 月に多発し，米飯とそれらの加工食品の摂取から発症することが多い.[106]

ブドウ球菌性膿痂疹⇨同伝染性膿痂疹⇀2084

ブドウ球菌性肺炎 staphylococcal pneumonia ブドウ球菌の感染によって起こる肺炎．黄色ブドウ球菌が原因になることが多く，気管支肺炎でよくみられる．原発性の本症は成人には少なく，乳幼児にときおりみられる．冬に多く，インフルエンザ感染に続いて発症することが多い．気管支周囲の膿瘍形成と気管支粘膜上皮の壊死，脱落を特徴とする．悪寒，高熱，呼吸困難，胸痛と濃厚な痰の喀出がある．胸部 X 線所見で肺葉に斑状影を認め，発症 10 日前後に肺に空洞を認めることがあるが，2-3 週で消失する場合が多い．有効な抗生物質による治療法では予後良好であるが，ときに予後不良となることがある．[953] ⇒参ブドウ球菌感染症→2563

不登校 school non-attendance ［登校拒否，学校恐怖症，学校嫌い］ 中核的概念は，葛藤の著しい欠席状態，つまり登校すべきであると感じながらも登校できない状態のものを指す．この用語は 1990 年以後に使用されることになったが，それまでは学校恐怖症，学校嫌い，登校拒否などの言葉が使用されてきた．不登校件数は 1980 年以降，中学生を中心に増加し続けており，近年においては小学生にも増加．病因，病状，治療における一定の均質性を前提とした疾患概念として理解することはできないので，治療は個々人のおかれた状況や症状に応じて，薬物療法，心理療法，家族面接，福祉，学校との連携などを組み合わせていかなければならない．また多くは神経症性の問題によるもののため，治療では登校するか，しないか，ということに焦点を当てるのではなく，不登校を一種の表現型としてとらえ，表現行動がその子どもの精神のありようとどのように関連しているのかを理解していく視点が求められるであろう．不登校を惹起する基礎疾患としては，過剰不安障害，社会不安障害，分離不安障害，抑うつ(鬱)を伴う適応障害，不安を伴う適応障害，転換性障害，特定不能の身体表現性障害などがあげられる．大うつ病性障害，統合失調症や広汎性発達障害などの経過中に欠席が生じてくる場合には不登校という用語は使用されない．[209]

不登校児 school refusing children ［登校拒否児］ 特に身体疾患を認めないのに，学校に行けない状態が継続する児童をいう．母子分離不安説，神経症説，個人病理説，家族病理説，社会病理説などが提唱されたが定説はない．おのおのが生き方を探す過程の状態ともいわれる．典型的な思春期例では，過剰適応努力の挫折や疲労，孤立などから，朝起き困難，頭痛，腹痛，全身倦怠感などの症状として不登校が始まり，疲労や葛藤の増加により本格化する．周囲からの強い登校刺激は不機嫌，反抗性を助長し，さらに家人との関係悪化により自室に閉じこもったりする．母親独占，添い寝要求などの退行状態も示す．その後，無気力ながら，少しずつ外への関心，活動性を増し，社会復帰していく経過をとる．うつ(鬱)病や統合失調症，広汎性発達障害，知的障害などによる適応障害により不登校を呈していることもあり注意が必要．家族，教師，カウンセラー，適応指導教室，児童相談所など教育・福祉機関が連携しての長期的な支援が必要．[1241] ⇒参不登校→2564

不同視 anisometropia 左右の眼の屈折度数が 2 D(ジオプトリ)以上の差がみられるものをいう．近視性・遠視性・雑性・乱視性不同視がある．幼小児期には屈折度の強いほうの眼が弱視になりやすいため，屈折矯正が必要．[975]

不同視〔性〕弱視 anisometropic amblyopia 左右眼の屈折度数が異なり，それを屈折矯正されないまま視覚の発達期を過ごすと，屈折異常の大きいほうの眼が弱視となるものをいう．遠視性の不同視で弱視になりやすく，近視性の不同視では，近方視時にある程度はっきり見ることが可能であるため，弱視になりにくい．治療は，調節麻痺薬による屈折度数をもとに完全屈折矯正眼鏡を装用し，必要に応じて健眼遮閉を行う．[975] ⇒参不同視→2564，弱視→1351

ぶどう腫 staphyloma 伸展した強膜が極端に薄くなり，脈絡膜や毛様体が拡張，膨隆し，局所的に青黒く透見する状態．強度近視では眼球後極部にこれが起こりやすく，後部ぶどう腫と呼ぶ．[1130]

不当重量児⇒同大体格児→1881

ブドウ状横紋筋肉腫⇒同ブドウ状肉腫→2564

ブドウ状球菌性皮膚剝脱症候群 ⇒同新生児剝脱性皮膚炎→1570

ブドウ状細胞 grape cell 骨髄腫やマクログロブリン血症の腫瘍細胞の細胞質に，巨大な空胞(ラッセル Russel 小体)を多数もち，ブドウの房のように見えるもの．[1464]

●ブドウ状細胞

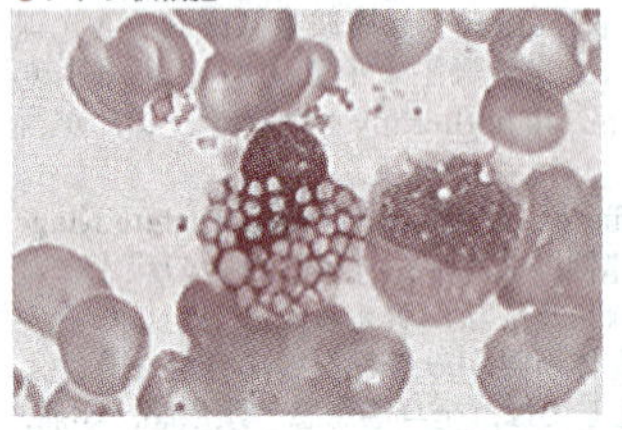

ブドウ状肉腫 botryoid sarcoma，grape-like sarcoma ［ブドウ状横紋筋肉腫］ 胎児型横紋筋肉腫のうち，粘膜表層にポリープ様腫瘍がブドウの房状に病巣を形成するもの．小児に多く，頭頸部および泌尿生殖器(膀胱，腟，前立腺，子宮)に好発し，易出血性．一部は四肢や後腹膜などに生ずる．組織学的には腫瘍細胞は円形または紡錘形を呈し，細胞質が好酸性で横紋を有するものもある．肺や骨髄，リンパ節に転移しやすく，予後は不良．[1531]

浮動性不安 free-floating anxiety 特定の状況や対象と結びつかない不安．フロイト Sigmund Freud によれば，神経症的不安は，対象のない浮動性不安と特定の対象をもつ恐怖症とに区別される．心理的破綻に陥ると予測される状態，例えば危険に直面した場合には恐怖を感じ，予測される事態に不安をおぼえる．しかし，防衛機制により処理されて神経症症状が形成されないとき，浮動性不安が生じる．これが強いものが不安神経症である．[1429] ⇒参不安神経症→2510

浮動性めまい dizziness めまいの種類を臨床的に分類するときに，①回転性，②浮動性，③眼前暗黒感の 3 つに分けることが多い．このうち，足がふらつき身体がふわふわする感じ，身体が宙に浮いたような感じを浮動性めまいという．[211] ⇒参めまい→2804

不動線毛症候群 immotile cilia syndrome⇒同原発性線毛機能不全症候群→960

不等像視 aniseikonia ［アニセイコニア］ 視覚対象物が左右の眼で別の大きさに見える状態．左右の屈折差が大きい場合，眼鏡矯正では不等像視が大きく装用困難となる．コンタクトレンズでは不等像視が少ない．[1153]

ブドウ糖⇒同グルコース→834

ふ

ブドウ糖液 glucose solution ブドウ糖の水溶液．通常5% の等張ブドウ糖液がよく使用される．水補給，薬物毒物中毒時，肝疾患に1回5% ブドウ糖液500-1,000 mL の点滴静注が行われる．循環虚脱，低血糖時の糖質補給，高カリウム血症のほか，水・エネルギー補給を必要とする場合などに1回10-50% の高張液20-500 mL(増減)を静注する．注射剤の溶解希釈には適量を用いる．特に50% 液，70% 液は中心静脈栄養など高カロリー輸液として中心静脈内に持続点滴注入を行う．[987]

ブドウ糖酸化酵素 glucose oxidase；GOD ［グルコースオキシダーゼ，グルコースオキシヒドラーゼ］ 酸素存在下で β-D-グルコースからグルコノ-δ-ラクトンと過酸化水素を生成する反応を触媒する酵素．EC(酵素番号)1.1.3.4．フラビンアデニンジヌクレオチド(FAD)を結合した糖タンパク質．過酸化水素の定量によってグルコースの定量が可能なため，血糖値測定に広く用いられる．[747]

ブドウ糖腎閾値⇨同糖排泄閾値→2127

ブドウ糖センサー glucose sensor 自己血糖測定や人工膵島のために開発されたブドウ糖測定装置．小型化が進み，センサーはかなり小さくなっている．色素発色系と酵素を組み合わせた方法と，固定化酵素と電子伝達系を組み合わせた酵素電極法などがある．代表的ブドウ糖センサーには，自己血糖測定をする際の血糖測定用のチップがある．[418]

ブドウ糖定量 blood glucose⇨同血糖定量法→929

ブドウ糖毒性 glucose toxicity，glucotoxicity 高血糖はそれ自体で膵島(ランゲルハンス Langerhans 島)からのインスリン分泌機構を障害し，末梢におけるインスリンの感受性を低下させるため糖尿病の病態を悪化させることがあり，糖毒性と呼ばれる．糖毒性はインスリン注射などの治療により血糖値が正常化すると改善してくる．[418]

ブドウ糖負荷試験 glucose tolerance test；GTT ［**糖負荷試験，耐糖能試験，GTT**］ 糖尿病の診断には不可欠な検査．通常，経口的にブドウ糖液75 g(75 gOGTT)を負荷して，投与前および30，60，120分後に血液を採取して，血糖を測定．健常者では，投与前の値(前値)は110 mg/dL 未満，2時間値140 mg/dL 未満．日本糖尿病学会による診断基準で糖尿病型と判定されるのは，静脈血漿値が前値(空腹時)126 mg/dL 以上または2時間値200 mg/dL 以上．そのいずれでもないときは境界型と判定．同時にインスリンを測定して，糖負荷に対するインスリン分泌反応をみることもある．血糖の測定には主として酵素法が用いられる．[90]

ブドウ糖輸送担体⇨同糖輸送体→2135

舞踏反射⇨同自動歩行反射→1327

不等皮質⇨同異種皮質→235

舞踏病 chorea，dancing disease ［コレア，ヒョレア］ 舞踏様運動(ゆっくりした不随意運動)を主症状とする疾患群で，代表的なものには遺伝性で慢性型に進行し，高度の認知症を伴うハンチントン Huntington 舞踏病と，学童期にリウマチ熱などに際してみられる急性のシデナム Sydenham 舞踏病(急性舞踏病)があるが，その他，妊娠に合併して発症するもの(妊娠舞踏病 chorea gravidarum)，全身性エリテマトーデス(SLE)など膠原病に合併するものなどもある．[1527] ⇨参舞踏病様運動→2565

舞踏病様運動 choreic(choreiform) movement ［**舞踏運動**］ 錐体外路が障害されたときにみられる不随意運動の1つで，口唇あるいは四肢のゆっくりした異常運動をいう．顔をしかめたり，手足の落ち着きのない運動で，一見，癖のようにとらえられることも多い．同じ不随意運動の振戦よりは動きがゆっくりしており，アテトーシスよりは速い．また，アテトーシスとの区別が困難で，ヒョレアアテトーシス(舞踏アテトーシス)と呼ばれることもある．[1527] ⇨参錐体外路症状→1622

ぶどう膜 uvea ［**眼球中膜，眼球血管膜**］ 眼球壁の一部を構成する線維性の膜．虹彩，毛様体，脈絡膜の総称．血管，神経，多量のメラニン色素を含む．メラニン色素のため黒ぶどうの皮に似ている．また虹彩，毛様体，脈絡膜の3者は同時に炎症を起こしやすい(ぶどう膜炎)ため，臨床的にも便利な名称である．[154] ⇨参脈絡膜→2773，眼球→576

ぶどう膜炎 uveitis 虹彩，毛様体，脈絡膜をぶどう膜と総称し，これらの組織に起こった炎症をいう．実際には隣接する網膜，視神経乳頭などの組織の炎症と不可分であり，新たに内眼炎という名称が提唱されている．わが国では原因として，サルコイドーシス，原田病，ベーチェット Behçet 病の頻度が高い．[1130]

ぶどう膜炎髄膜炎症候群 uveo-meningeal syndrome⇨同フォークト・小柳・原田病→2522

ぶどう膜外反 uveal ectropion 瞳孔縁が翻転して，虹彩裏面の色素上皮が虹彩前面にみられる状態．原因として糖尿病などの合併症でみられる虹彩ルベオーシスが多く，虹彩前面の増殖組織の収縮によって起こる．[1130]

ぶどう膜欠損 coloboma of uvea，uveal coloboma 胎生期の眼胚裂の閉鎖が不完全なために，先天的に眼球下方の虹彩，毛様体，脈絡膜が部分的に欠損した状態となること．脈絡膜欠損では下方眼底に，白色で外側に陥凹して見える．小眼球や先天性白内障，眼振などを合併することがある．[1130] ⇨参虹彩欠損→1002，脈絡膜欠損→2773

不動毛 stereocilia⇨同聴毛→2019

フトゲツツガムシ *Leptotrombidium pallidum* 日本全国の山林や草原などに広く分布するやや赤みを帯びたツツガムシ(恙虫)で，春と秋に発生のピークがみられる．新型ツツガムシ病を媒介．[288] ⇨参新型ツツガムシ病→1510

ブトルファノール butorphanol 麻薬拮抗性鎮痛薬．μ および κ オピオイド受容体に作用する．鎮痛作用のほか，鎮静作用も持つ．術後鎮痛や麻酔補助に適応．呼吸抑制増強，頭部損傷，脳の病変による意識混濁患者には禁忌．薬物依存，麻薬依存歴のある患者への投与は禁断症状を誘発することがある．依存性があることから大量連用は慎重に行う．[485] 商スタドール

ブニナ小体 Bunina body 筋萎縮性側索硬化症に特徴的にみられる封入体で，前角神経細胞の細胞質内に出現．数 μm 以下の好酸性の円形封入体であり，細胞質の辺縁に数個集まってみられる．1962年にブニナによって記載された．[1531]

ブニヤウイルス〔属〕 *Bunyavirus* ブニヤウイルス科の

ヒトに感染する節足動物媒介性RNAウイルスの群の1つ．宿主のげっ歯類から蚊を媒介としてヒトに感染，軽い疾患を引き起こす．症状は軽度の発熱と頭痛，衰弱，筋肉痛で，発疹をみる．回復期は遷延する．韓国出血熱の原因ウイルスとして分離されたハンタンウイルスHantaan virusはブニヤウイルス科のハンタウイルス属に分類される．[1113]

不妊⇨参不妊症⇀2566

不妊手術　sterilization　妊娠が成立しないように，生殖腺を除去せずに生殖を不能にする手術．女性では卵管を(卵管圧挫結紮法，卵管間質部楔状切除法)，男性では精管を結紮あるいは切断(精管切除結紮法，精管離断変異法)する．「母体保護法」に従って実施し，都道府県知事への届け出が必要である．[998]　⇨参卵管結紮(けっさつ)術⇀2903

不妊症

infertility

【概念・定義】 世界保健機関(WHO)および国際産科婦人科連合(FIGO)の定義によれば，2年間正常な性生活をもったにもかかわらず妊娠しない状態．不妊の原因となる因子がない場合，1年以内に妊娠することが多く，1年以上不妊状態が続いた場合は不妊症に準じて診療する．また高齢女性(35歳以上)や子宮内膜症，排卵障害などの疾患を合併する場合も2年を待たず不妊症として扱う．妊娠経験がまったくない原発性不妊症と，妊娠経験が一度でもある続発性不妊症に分類される．

【原因・病態】 原因は男女ともに考えられ，大別すると**排卵因子**，**男性因子**，**卵管因子**で，これらがおよそ1/3ずつを占める．排卵因子としては，排卵障害や黄体機能不全，多囊胞性卵巣症候群などがある．男性因子には，精子減少症(精子の数的減少)，精子無力症(運動能の低下)，勃起障害や射精障害，無精液症などが認められる．卵管因子の場合，卵管の狭窄や閉塞，卵管采の閉塞などにより卵子が通過できないことによるもの．例えばクラミジア感染症などにより卵管周囲の臓器が癒着した場合などである．ほかに子宮筋腫や子宮の形態異常などが原因としてある．

【検査】 ①排卵因子の検査：基礎体温，ゴナドトロピン〔卵胞刺激ホルモン(FSH)，黄体形成ホルモン(LH)〕や性ステロイドホルモン(エストロゲン，プロゲステロン)などのホルモン測定が重要である．超音波検査による卵胞計測も卵胞の発育状況，排卵の有無や予知に用いられる．②男性因子の検査：精液検査が重要で，精液量，精子濃度，精子運動率などを指標とする．排卵期の性交後に頸管粘液中の精子数とその運動量を検査するヒューナーHuhnerテストも行われる．③卵管因子の検査：卵管の通過性や形態・機能異常の有無を調べる卵管疎通性検査法を行う．卵管通気法や卵管通水法なども行われるが，**子宮卵管造影法**の診断的意義が高い．より正確な評価は腹腔鏡検査(卵管周囲の臓器の癒着の有無，卵巣や子宮の病変の有無をみる)，卵管鏡検査(卵管内の状態を観察)による．これら検査で異常が発見できない原因不明の不妊も存在する．

【治療】 排卵因子が原因の場合には，各種ホルモン製剤による**排卵誘発法**が行われる．男性因子に対する治療としては通常，**人工授精**が実施されるが，妊娠が成立しない場合は**体外受精**が選択され，受精障害がある場合は，**顕微授精**が適応となる．卵管因子が原因の場合は卵管鏡を用いた卵管鏡下卵管形成(FT)カテーテル法や腹腔鏡下癒着剝離術，また体外受精-胚移植などが適応となることも多い．原因不明の不妊治療には排卵誘発法と人工授精の併用，腹腔鏡検査・治療，体外受精などが順次適応される．[998]

不妊症の看護ケア

【看護への実践応用】 不妊症の治療は，原因に対処する治療法のほか，タイミング法などの一般不妊治療から，体外受精-胚移植などの生殖補助技術による治療へと進むステップアップ法とがある．治療施設には，大学病院，総合病院の産婦人科に併設された不妊外来や生殖医療センターなどのほか，不妊治療専門に開設された診療所があるが，すべての施設がすべての不妊治療に対応しているわけではない．また，早朝もしくは夜間診療，不妊学級や不妊相談，心理カウンセリングの実施の有無など，治療内容以外にも施設を特徴づける違いがあるので，受診する施設選択の支援がまず重要である．妊娠率は，各治療法で違いがあるほか，算出の仕方によっても変わる．カップル(特に女性)の年齢や不妊因子などによっても個々に異なる．治療成績についての情報提供と，その解釈についての助言も必要である．特定不妊治療費助成事業などの経済的な支援施策，不妊の悩みや治療上の相談に応じる不妊専門相談センター，自助グループについての情報提供も有用である．

【ケアのポイント】 治療しない選択をしたカップルにも，妊娠前ケアpre-conception careの考え方は適応できる．性と生殖に関する健康状態を系統的にアセスメントし，妊娠を妨げる要因を取り除くよう，セルフケアに働きかける．中には，性の問題をもつカップルもいるので，セクシャル・ヘルスの観点も必要である．医療機関では，カップルを単位とし，継続的にかかわりをもつことが望ましいとされ，プライマリ・ナーシングによる外来看護が理想的である．検査・治療の開始期，ステップアップの時期，治療の終結期などの節目には，納得して治療について決定できるように選択を支援する．妊娠判定期の不安は高く，hCG(ヒト絨毛性ゴナドトロピン)が検出されるだけの化学的妊娠に終わることや流産に至ることも少なくないため，情緒面のサポートやグリーフ・プロセスgrief processの支援も不可欠である．[1490]　⇨参不妊症⇀2566

不妊症看護認定看護師　certified nurse in infertility nursing　⇨参認定看護師⇀2273

フニン熱　Junin fever⇨同アルゼンチン出血熱⇀192

プネウマ説　pneuma theory　古代ギリシャ哲学におけるプネウマを生命原理とする説．プネウマは本来ギリシャ語で空気の運動，風，気息などを意味し，古代ギリシャ哲学では宇宙や生命の原理をプネウマによって解明しようとし，特にストア派は宇宙を生命とみなして，その生命原理をプネウマと呼んだ．医学ではストア派の影響下に，心理，生理，病理などの現象を説明するのにプネウマの重要性を強調する医師たちをプネウマ学派と称し，1世紀頃のアッタレイアのアテナイオスAthenaios of Attaleiaが創始したと伝えられる．

この派に属する医師たちの名は数名知られているが，そのうちには脈拍や心臓病に関するすぐれた著作を著した者もいる．独自のプネウマ論を唱えた2世紀のガレノス Claudius Galenus も，プネウマ学派への共感を示している．また，彼らの説は前2世紀のストア派哲学者アパメイアのポセイドニオス Poseidonios of Apameia，さらに紀元前4世紀から3世紀の医師ヘロフィルス Herophilos の影響下にあるともいわれる．[982]

負の相関 negative correlation⇨同逆相関→708

負のフィードバック negative feedback ［ネガティブフィードバック］ 生体が内部環境を恒常的に一定の範囲に維持するために備えている基本的なしくみの1つ．体内である細胞Aの機能が高まると，その影響を受けた細胞Bの機能の変化は細胞Aの機能を抑制する，すなわち「負の」方向性をもった影響をさして戻ってくるような働き(フィードバック)のこと．このことから細胞Aには自らの標的細胞の働き方に対する「センサー」が備わっていることになる．血糖(血中グルコース)と膵臓β細胞からのインスリン分泌の関係，血漿浸透圧と下垂体後葉からのバソプレシン分泌の関係などがその例である．[1260]

腐敗 putrefaction ［変敗］ 主に生物学的な変化(細菌)によって有機物，特にタンパク質が変質すること．食品では食用に適さなくなり，タンパク質の多い食品ではタンパク質がアンモニアなどに分解されて腐敗臭を生じる．[501]

腐敗ガス putrefactive gas 腐敗とは，狭い意味では細菌によるタンパク分解過程を指すが，広い意味では細菌の作用による有機物の分解の総称．この過程で硫化水素，リン水素，メタン，二酸化炭素，アンモニア，窒素，水素など種々のガスが発生する．これらを総称して腐敗ガスと呼ぶ．死後数時間から腐敗が進行し，皮下組織に発生したガスによって顔面や陰嚢は膨満し，腸管内や腹腔に発生したガスで腹部は膨隆し，上昇した腹腔内圧によって口・鼻から腐敗泡沫液や胃内容を漏らし，直腸から脱糞する．[613] ⇨参後期死体現象→986

腐敗性胸膜炎⇨同化膿性胸膜炎→540

腐敗流産 putrid abortion 不全流産や稽留流産によって子宮内感染が起こり，妊娠産物や出血が膿性になって排出する状態．[998]

布帛(はく)包帯 cloth bandage 木綿など布材の布幅を利用して巻く包帯．一時的な圧迫や固定に用いられ，救急時の処置としても簡便なためよく用いられる．三角巾，四角巾，矩形帯などさまざまな形状がある．[485]

不平等双胎 discordant twin 結合を有しない双胎妊娠において，両児の発育に極端な差異が生じた状態のこと．双胎間輸血症候群にみられるような両児の胎盤レベルでの循環動態の不均衡が原因と考えられる．[1301] ⇨参双胎間輸血症候群→1819

ブフナー Eduard Buchner ドイツの生化学者(1860-1917)．アルコール発酵を研究し，1896年に酵母の無細胞抽出液が発酵してアルコールを産生することを発見．彼の考案した形のロートやフラスコに名前が残る．1907年にノーベル化学賞を受賞．Hans Buchner(細菌学者)の弟．[1559]

部分寛解 partial remission；PR ［部分奏効］ ①疾病の経過のなかで，症状や徴候がすべてではなく，部分的に軽快または消失すること．②悪性腫瘍(特に固形癌)の化学療法，放射線療法などの奏効度の程度のうち，著効(完全奏効 complete response；CR)に次いで有効と判定されるものを指す．一般に評価可能病変の場合，2方向測定可能病変の縮小率が50％以上であり，かつ新病変の出現しない状態が4週間以上持続した場合，または1方向のみ測定可能病変において縮小率が30％以上であり，かつ新病変が出現しない状態が4週間以上持続した場合をいう．現在国際的に汎用されているRECIST(固形癌の効果判定規準)分類では，「評価可能病変(標的病変)を5個定め，それらの最長径の和が30％以上縮小している場合PRとする」が用いられることが多い．RECIST分類では，完全奏効(著効)complete response(CR)，部分奏効 partial response(PR)，安定 stable disease (SD)，進行 progressive disease (PD)という4つのカテゴリーがある．[117] ⇨参寛解→567

不分極電極 non-polarizable electrode，impolarizable electrode 金属電極と溶液の間にできる分極を防ぎ，通電や電位記録が正確に行えるようにした金属電極．[1274] ⇨参分極→2604

部分健忘⇨同まだら認知症→2738

部分床義歯 partial plate denture ［局部床義歯］ 部分的に歯を失った状態を補綴(てつ)する有床義歯．少数歯の欠損から残存歯が1本までの多数歯欠損まで，多様な欠損形態があり，それに伴って多様な設計がある．[1310]

部分性愛 partialism⇨同器官愛→667

部分清拭 partial bed bath 湯と石けんを用いて身体の一部分の汚れをふいて清潔にすること．温湯に浸して洗う部分浴より清潔にはできない．何らかの理由で入浴やシャワー浴ができない場合や，呼吸，循環が不安定，身体の消耗や衰弱が激しく全身清拭による負担が大きい場合，治療，処置や排泄物などにより身体の一部分が汚れたときにも行う．目的，方法は清拭に準じる．特に陰部は，排泄器官と近く排泄物と分泌物で汚れやすいことから，陰部清拭をする機会が多い．実施にあたってはプライバシーと保温に十分注意する．また，整容の一環として，耳孔や鼻孔のケアを行うこともある．耳介は凹凸があり汚れが付着しやすいため，かたく絞ったタオルなどで清拭するようにする．外耳道では耳垢腺からの分泌物が上皮や粉塵と一緒になって耳垢を形成し，伝音難聴をきたす場合もあるので，耳垢が見える場合は，無理に除去しようとせず綿棒でふきとるようにする．鼻孔は空気の通り道であり，外鼻孔から入ってきた細菌や粉塵は，粘膜から分泌される粘液に付着して体内に入り込まないようになっている．鼻垢が蓄積して除去しにくい場合には，無理に除去しようとすると出血するので，温かいタオルなどで鼻孔周囲を加湿し，湿らせた綿棒でふきとる．鼻孔からチューブを挿入している場合は，その刺激で分泌物が増えるうえ，皮脂により固定のテープがはずれやすくなることが多いので，最低1日1回は鼻の周囲を清拭し，鼻孔からの分泌物，鼻垢を綿棒などで除去し，テープの固定をし直す必要がある．[70] ⇨参清拭→1670，部分浴→2568，整容動作→1710

部分前置胎盤 partial placenta previa 胎盤の位置異常

である前置胎盤の1つで，胎盤下端が部分的に内子宮口を覆った状態．子宮収縮ないし陣痛により子宮口が開大すると，胎盤が付着部から剝離し，大出血を起こす．妊娠中期に超音波診断を行い，末期には安静入院ののち，妊娠37ないし38週に予定帝王切開を行うのが原則である．[998] ⇨参前置胎盤→1775

部分奏効 partial response；PR⇨同部分寛解→2567

部分的アジソン病 partial Addison disease アジソン病では以前より臨床的重症度が多岐にわたることが知られており，血中の副腎皮質刺激ホルモン(ACTH)は高値であるが尿中の17-ヒドロキシコルチコステロイド(17-OHCS)や17-ケトステロイド(17-KS)は正常値を示す一群は完全型のアジソン病への前段階としてこう呼ばれる．通常，色素沈着などの特異症状を除いて著変を示さない．しかし，ストレス時(外傷，感染，手術など)に急性副腎不全の病像が認められることがあり，確実な診断を必要とする．治療はアジソン病に準じて，コルチゾールの補充と原因疾患についての対処を行う．過剰な外因性のコルチゾール投与によって残存する副腎機能を萎縮させないよう留意．コルチゾール内服はストレス時のみで十分な例もある．[284,383]

部分的下垂体機能低下症 partial hypopituitarism 下垂体機能が障害され，ホルモン分泌が低下している状態の1つ．通常は前葉機能に関して用いられる．6種の前葉ホルモン〔成長ホルモン(GH)，甲状腺刺激ホルモン(TSH)，副腎皮質刺激ホルモン(ACTH)，黄体形成ホルモン(LH)，卵胞刺激ホルモン(FSH)，プロラクチン(PRL)〕すべてに障害があるものを汎下垂体機能低下症，1種類のみに障害があるものを単独欠損症といい，この中間が部分的機能低下症に当たる．「部分的」には障害されたホルモンの種類が部分的という場合と，その障害の程度が部分的という場合が考えられるが，通常，厳密に使い分けられることはない．[1260]

部分的共同(共通)房室口 partial (common) atrioventricular orifice；CAVOp ［不完全型共同(共通)房室口］ 胎生期における房室管の左・右分化の軽度不全で，一次孔型心房中隔欠損，小さい後方型心室中隔欠損，僧帽弁前尖の裂隙，三尖弁尖交連部開離からなる心奇形．心房中隔欠損に僧帽弁・三尖弁逆流を合併する病態と，左室・右房交通症類似の血行動態を呈する．[319] ⇨参三日月刀症候群→2763

部分的(大動脈)転位 partial (aortic) transposition⇨同二大血管右室起始症→2214

部分的肺静脈還流異常 partial anomalous pulmonary venous return (drainage/connection)；PAPVR (PAPVD, PAPVC) 左・右肺静脈の一部が右房，または右房に注ぐ体静脈へ還流する奇形．肺静脈還流異常の2/3，先天性心疾患の0.6％を占める．右肺静脈の右房，上大静脈，奇静脈，下大静脈(シミター scimitar 症候群)，冠〔状〕静脈洞との結合，左肺静脈の左腕頭静脈，右房，冠〔状〕静脈洞，上大静脈，下大静脈，左鎖骨下静脈などとの結合が知られている．[319] ⇨参肺静脈還流異常→2338

部分てんかん partial epilepsy ［焦点てんかん］ 最初に現れる発作症状と脳波の変化が，一側あるいは両側半球の一部に限局した脳の異常興奮によって起こる焦点発作または限局発作であるてんかんの総称．1989年の「てんかんとてんかん症候群の国際分類」では，全般てんかん，焦点性・全般性が決められないてんかん，特殊症候群(熱性痙攣，アルコールによるものなど)と並ぶ4亜型の1つとして最初に記載されている．主として特発性，症候性の2群に分けられ，特発性は年齢に関連して発病するものをまとめ，症候性は側頭葉，前頭葉など発作の起始部や経過などによって分けられ，限局性脳損傷によるものが多い．病巣は一側半球の皮質と皮質下部であり，発作間欠期の脳波は一側または両側半球に突発性異常波をみることが多い．[276]

部分トロンボプラスチン時間 partial thromboplastin time；PTT ［PTT］ クエン酸加血漿に部分トロンボプラスチン(リン脂質)とカルシウムを加え血漿凝固時間を測定する方法．主に内因系の凝固機構が反映されるため，同時間が延長する場合は内因系凝固因子の異常，またはインヒビターの存在を疑う．トロンボプラスチン・カルシウム混液(37℃に加温)0.2 mLを血漿(37℃で2-3分加温)0.1 mLに加え，凝固までの時間を計測する．血友病の診断に不可欠で，血友病Aあるいは血友病Bではほとんどの例で延長を示す．しかし，接触因子の活性化の程度により測定値にばらつきが出るので，第Ⅷ因子や第Ⅸ因子欠乏症のスクリーニングの目的には活性化部分トロンボプラスチン時間(APTT)が適しており，現在では凝固スクリーニング検査としてはAPTTが一般に採用されている．[1131]

部分胞状奇胎 partial hydatidiform mole 胎盤の絨毛を認めるものの，一部が肉眼的に嚢胞化しているもの．胞状奇胎とは成因，予後が異なり，治療，管理は胞状奇胎ほど厳重でなくてよい．[998] ⇨参侵入奇胎→1594

部分発作 partial seizures⇨同焦点発作→1444

部分無言⇨同寡言(かげん)→492

部分浴 partial bath，local bath 何らかの理由により，入浴やシャワー浴ができない対象者の身体の一部を，直接温湯に浸して洗うことをいう．汚れを落とし皮膚や粘膜を清潔に保つと同時に，温熱の刺激により，疼痛の緩和，血液循環の促進，リラクセーションなどを目的に行う．清拭と合わせて行う場合もある．汚れやすい部分は，手，肘，足，陰部などであり，手に行う場合は手浴，肘は肘浴，足は足浴 foot bath といい，陰部の場合は特に陰部洗浄という．坐浴 sitz bath は殿部だけを10分程度温湯に浸す部分浴の1つであり，肛門裂創や痔疾の疼痛を緩和する目的で，坐浴用の特別のいすを使用したり，洋式トイレに坐浴用の器具を装着して行う．手浴，足浴は，対象者の自立度，セルフケア能力をアセスメントし，ベッドサイドで行うか洗面所(浴室)で行うかを決定し，保温に留意し，安楽な体位で行う．ともに足浴用ベースンに準備した40℃程度の温湯に浸して洗う．汚れが激しければ，石けんを用い，指間・趾間をよく洗うようにし，かけ湯をしたのち湯からあげ，乾いたタオルでふき，よく乾燥させる．陰部洗浄は，40℃程度の温湯と便器を準備し，陰部の分泌物の汚れや付着物を湯で流してから，石けんをつけて洗う．殿部や陰部の水分をよくふきとり乾燥させ，清潔な下着に交換する．尿道留置カテーテルが挿入されている場合は，カテーテルの刺激で分泌物が増加し陰部が不潔になりやすいので，定期的に陰部洗浄を実施し固定用のテープを貼り代える．[70] ⇨参入浴→2242，

清拭→1670，部分清拭→2567

不分離 nondisjunction ［染色体不分離］ 正常な細胞分裂では，ある染色体対が分かれて(分離して)両極に移動し娘細胞に配分されるが，分離が起こらず染色体の配分が異常となる現象．第1減数分裂では相同染色体が，また第2減数分裂および有糸分裂においては染色分体(クロマチド)が適正に分離せず，一方の娘細胞が双方の染色体を受け取るが他方はそれを欠く結果となり，異数倍数体が生じる．減数分裂での前者を一次不分離，後者を二次不分離という．[368]

普遍的無意識 collective unconscious ［集合無意識］ 個人を超えたところに想定される人類に共通の無意識のこと．フロイト Sigmund Freud (1856-1939)の弟子であったユング Carl Gustav Jung (1875-1961，スイスの精神科医)が考えた概念．集合無意識，集団的無意識とも訳される．フロイトの考えた無意識は，一個人の心理の深層に存在するものであったが，ユングは，統合失調症患者の幻覚，妄想が，夢や神話，おとぎ話と類似することに着目し，無数の個人的無意識に共通する時空を超えた全人類的な無意識として普遍的無意識の存在を提起した．ユングによれば，人類に共通なこの普遍的無意識は，フロイトのいう個人的な無意識のさらに深層に位置し，すべての人間に生来的に備わっている心理構造であるとした．普遍的無意識は，1960年代から展開され始めたトランスパーソナル心理学では中心的な役割を果たす用語でもあるが，人類に共通な普遍的イメージとしての普遍的無意識，さらには「自己を超えたなにものか」という考え方は，再現性に乏しく，説明も不十分であり，宗教に堕しかねないとして，その擬似科学性を批判する立場もある．[1107] ⇨参分析心理学→2607

普遍的予防策⇨同ユニバーサルプリコーション→2862

不法監禁 illegal confinement ［不正監禁］ 本人の意に反して，かつ不正にある人間を拘禁して自由を奪うこと．[1505]

不法行為 delict, tort 「故意又は過失によって他人の権利又は法律上保護される利益を侵害した者はこれによって生じた損害を賠償する責任を負う」とある(民法第709条)．医療においては，医療過誤が疑われる場合に患者などから医療従事者が不法行為で訴えられることがある．不法行為による損害賠償請求権の消滅時効は損害を知ったときから3年(民法第724条)．[1410]

不法残留者⇨同オーバーステイ→399

不飽和アルコール unsaturated alcohol アルコール類で分子中に不飽和結合(二重あるいは三重結合)をもつもの．これに対し，分子内に不飽和結合をもたないものを飽和アルコールという．天然有機化合物(テルペン)として自然界に存在するものがある．[747]

不飽和脂肪酸 unsaturated fatty acid 二重結合，あるいは三重結合をもつ脂肪酸の総称．天然には遊離のものはほとんどなく，エステルとして多くの脂質に存在．不飽和脂肪酸の二重結合はほとんどがシス型で，その位置により分類される．メチル末端から6番目の炭素に二重結合を有する，リノール酸のような ω6(n-6)系列の不飽和脂肪酸を動物は生合成できないため，植物から摂取しなければならない．これが必須脂肪酸である．リノール酸はプロスタグランジンの前駆体として必要な脂肪酸で，皮膚の表皮スフィンゴ脂質の重要成分でもある．アラキドン酸は体内の生理活性物質であるロイコトリエンやプロスタグランジン，トロンボキサンの原料となる．これらの多価不飽和脂肪酸はグリセリドとして多くの種油に含まれる．不飽和脂肪酸に富む食物および飽和脂肪酸の少ないナッツ類，オリーブ油などの食品は，血中コレステロールを低下させるという報告がある．また ω3(n-3)系列の不飽和脂肪酸は免疫や凝血反応，炎症などの過剰な反応を抑える．エイコサペンタエン酸(EPA)や α-リノレン酸，ドコサヘキサエン酸(DHA)など ω3系列の脂肪酸は魚介類に多く含まれることが知られるが，近年日本人の摂取量は減りつつあるという．[225]

不飽和鉄結合能 unsaturated iron binding capacity；UIBC ［UIBC］ 鉄を結合しておらず，血清中の鉄を結合して運搬できる状態にあるトランスフェリン量を，鉄が結合可能な量として表した値．鉄はトランスフェリンと結合して血清中を輸送され，体内で代謝される．鉄と結合できるトランスフェリンの総量を総鉄結合能(TIBC)といい，TIBCから血清鉄を差し引いた残りを不飽和鉄結合能(UIBC)という．UIBCは，血清鉄量，肝臓でのトランスフェリン産生量，腎または腸管からの喪失量によって影響される．そのためUIBC検査は鉄不足や鉄過剰の判断に有用で，鉄欠乏性貧血では血清鉄が低下し，UIBCは上昇するが，鉄過剰のヘモクロマトーシスや，赤血球の鉄利用が障害される再生不良性貧血などでは低値となる．[1125] ⇨参トランスフェリン→2162，総鉄結合能→1822

ふまず支え⇨同アーチサポート→129

踏み直り反応 placing reaction 姿勢反射の1つ．視覚刺激あるいは皮膚刺激による反射で，大脳皮質が関与する．例えば片足または片手で体重を支えられないとき，反対側の手または足を参加させようとする．[1230]

不眠〔症〕 insomnia 狭義には睡眠の開始と維持の障害をいう．睡眠障害や睡眠不足，あるいはドイツ語圏の失眠などと同義に用いられることがある．入眠困難，中途覚醒(早朝覚醒を含む)，熟眠感の欠如の3つが不眠〔症〕の程度を表す指標として用いられる．睡眠時間の長短にかかわらず，覚醒時に睡眠不足感が強く，身体的，精神的，社会生活上から支障があると判断されるものをいう．睡眠ポリグラフでは，入眠潜時の延長や中途覚醒の増加など睡眠構造の悪化がみられるが，精神生理性不眠〔症〕，睡眠状態誤認(神経症性不眠を含む)と呼ばれるもののように，本人の自覚(評価)がポリグラフの所見より著しく悪い場合も少なくない．不眠〔症〕の原因には，身体的 physical，生理学的 physiologic，心理的 psychological，精神医学的 psychiatric，薬理学的 pharmacologic なものが考えられ，英語の頭文字をとり，5つのPという．[276] ⇨参睡眠障害→1631

不明熱 fever of unknown origin；FUO ［本態性発熱，FUO］ 原因がわからないまま，3週間以上，38℃以上の発熱が続く場合をいう．実際の診断は，感染症(特にまれな微生物感染，細菌性心内膜炎，深部の膿瘍など)，悪性腫瘍(悪性リンパ腫や腎臓癌など)，膠原病などのことが多いが，やはり診断が困難なものが多い．[543]

ブユ(蚋) black fly 双翅目ブユ科に属する体長2-7mmのハエ(蠅)によく似た小さな昆虫で，雌は人を刺して吸血する．わが国では約60種類が報告されているが，人を刺して吸血するのはアオキツメトゲブユ，アシマダラブユ，ニッポンヤマブユなど10種類に満たない．主に山間部の清流に生息し，刺されるとかたい発疹，激しいかゆみ，発赤を伴う．刺されたときは，アンモニア水，抗ヒスタミン軟膏の塗布，チンク油の冷湿布を行う．二次性の化膿がみられた際には，リバノール湿布，抗生物質軟膏を用いる．[1618]

浮遊耳石置換法　canalith repositioning procedure；CRP ［頭位耳石置換法，CRP］ 良性発作性頭位めまい症(BPPV)に対する理学療法で，後半規管型に対するエプリー Epley 法，外側半規管型に対するレンパート Lempert 法などがある．[1569]

浮遊集卵法　flotation method　比重の軽い寄生虫卵や原虫のシスト(嚢子)，オーシスト(接合子嚢)を検出するのに使用される方法．飽和食塩水浮遊法，硫苦(硫酸マグネシウム)食塩水浮遊法，硫酸亜鉛遠心浮遊法などがある．[288] ⇨参集卵法→1386

浮遊物質　suspended solid；SS ［懸濁物質］ 水中に浮遊する小粒状物質の総称で，直径2 mmのふるいを通る不溶性の懸濁物質を指す(単位：ppm，mg/L)．具体的には，プランクトン，生物体の死骸，破片，糞やその分解物，それに付着する微生物などの有機物，泥粒などの無機物からなる．水質汚濁にかかわる環境基準の1つとして設定されており，水中照度に大きく関係．河川では25-100 mg/L以下，湖沼1-15 mg/L以下，排水200 mg/L以下(最大)，150 mg/L(日間平均)以下が環境基準として採用されている．[565]

浮遊粉塵(じん)　floating dust ［粉塵(じん)，塵埃(じんあい)，浮遊粒子状粉塵(じん)］ 空気中を浮遊している粉塵の総称であるが，環境保健関係法令や環境測定では粒径10 μm以下の浮遊粒子状物質 suspended particulate matter(SPM)を浮遊粉塵として扱っている．小さいために長時間大気中に滞留し，吸入すると肺胞や気道に沈着し，呼吸器系に悪影響を与える．浮遊粒子状物質のなかでも粒径2.5 μm以下の小さなものを微小粒子状物質(PM 2.5)と呼び，人体の肺の奥まで入りやすく，健康への悪影響の度合いも大きいと考えられている．発生源には工場の煤煙やディーゼル自動車の排ガス，土壌などがある．環境基準は，「大気汚染防止法」「事務所衛生規則」などの法規でそれぞれ決められている．[565]

浮遊粒子状粉塵(じん)⇨同浮遊粉塵(じん)→2570

フュールブリンガー法　Fürbringer method　無菌手術における手指の消毒法の一種．手術手洗いの基本は，1887年にドイツの外科医フュールブリンガー Paul Fürbringer が提唱した方法が基本となっている．方法：①爪を短く切る，②薬用石けんと滅菌水，滅菌ブラシを用いて，肘関節より先を摩擦洗浄する，③滅菌温水で洗浄後，滅菌ガーゼでふきとる，④滅菌ブラシに消毒薬を含ませ，肘関節以下指先まで摩擦洗浄し，滅菌温水で洗い落とし，その後滅菌ガーゼでふきとる．この方法は手洗いに時間を要するので，近年は種々の改良が加えられ，応用法が用いられている．[927] ⇨参手洗い消毒→2040

フュミゲーション⇨同燻蒸→849

不溶性　insoluble　溶解しない性質をいう．水には溶けず，アルコールなど特定の溶媒に溶ける基質の性質をいうことが多い．[987]

扶養負担係数⇨同従属人口指数→1375

ブラ　bulla ［肺胞内嚢胞］ 肺胞の破壊によって肺実質内に生じる風船状の空間で，通常，直径1-10 cmくらい．肺限界弾力板の内側に発生した気腫をブラといい，外側に発生したブレブ bleb と区別することがある．[162]

プラーク　plaque⇨同歯垢→1264

プラーク形成単位　plaque forming unit；PFU　ウイルス粒子数を定量化するために感染性を有するウイルス粒子を測定する方法．単層培養した感受性細胞にウイルスを吸着させて，二次感染を抑えるために寒天を重層して培養を続け，ウイルス感染後，隣接細胞への拡大による細胞の脱落もしくは抗原表出を目安に染色する．1個の感染性ウイルスが1個のプラークを形成するものと考えられている．[1113]

プラークコントロール　plaque control　歯周病の主要な原因であるプラーク(バイオフィルムプラーク)の付着を抑制すること．プラークコントロールが不十分であれば，歯周外科手術や最終固定などを行ってもその効果は低下し，歯周治療は失敗に帰する．歯周治療の開始時からメインテナンス〔歯周病管理 supportive periodontal therapy(SPT)〕に至るまで，常に指導管理が必要で，歯科医師，歯科衛生士および患者との協力で行

●浮遊耳石置換法：エプリー法(患側右の場合)

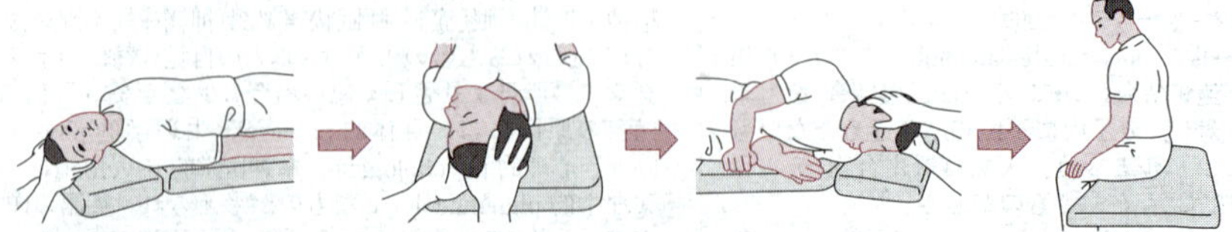

患側下懸垂頭位→健側下懸垂頭位→健側下側臥位→首を前屈して座位．それぞれの頭位を30秒以上もしくは眼振が消失するまでとる．

●浮遊耳石置換法：レンパート法(患側右の場合)

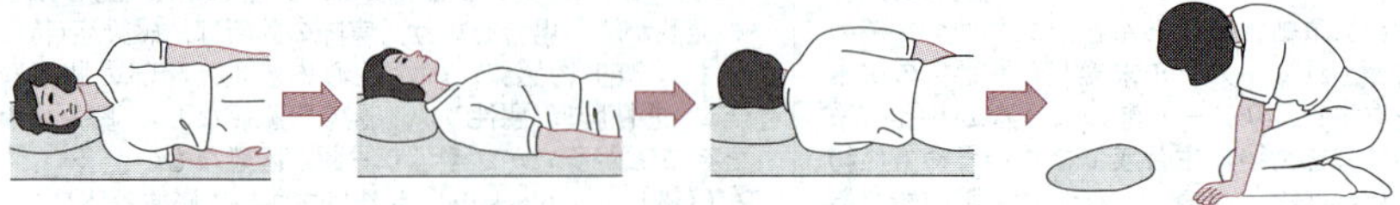

患側下側臥位→仰臥位→患側上側臥位→座位．それぞれの頭位を30秒以上もしくは眼振が消失するまでとる．

うことが大切である．プラークコントロールには，患者自身が行うセルフコントロールと術者が行うプロフェッショナルコントロールとがある．さらに食生活，生活習慣などもプラークコントロールに大きな影響を与えている．患者自身が行うプラークコントロール(口腔清掃)：患者がプラークを，自分自身で歯ブラシや歯間ブラシなどで取り除く物理的方法と，薬物を用いて行う化学的方法とがある．食事では，プラークの付着しやすい，やわらかい食べ物を避け，砂糖を減らし，自浄作用の高い繊維性食物をとるように指導する．さらに，よくかむことで，視床下部の摂取中枢と満腹中枢を刺激し，肥満を防ぐことができる．患者にはプラークコントロールの重要性，特に自分から口腔清掃を行うモチベーションが大切で，具体的には患者に適した清掃法を指導することである．術者が行うプラークコントロール：口腔内の状態やブラッシングの技術面で清掃が十分に到達できない部位に対して，術者がみがきやすいように指導し，さらにPMTC(professional mechanical tooth cleaning，専門家による器械的歯面清掃)を行い，患者がより清掃しやすい状態にする．[434] ⇨参ブラッシング法→2576，プラークコントロールレコード→2571，メインテナンス《歯周疾患治療後の》→2794

プラークコントロールレコード plaque control record；PCR プラークの付着状態を評価する方法．プラーク染め出し液を歯面および歯肉辺縁に塗布し，軽く洗口後，1歯を4区画(唇頬，舌，近心，遠心)に分け，歯頸部歯肉辺縁でのプラーク付着の有無を判定し，(プラーク付着歯面数の合計/被検歯面の数)×100でプラーク付着率(%)を計算する(図)．プラーク付着状態が20%以下であればプラークコントロールは良好と判定され，患者への口腔清掃状態の説明や歯周治療へのモチベーション(動機づけ)に用いられている．[434]

●プラークコントロールレコード

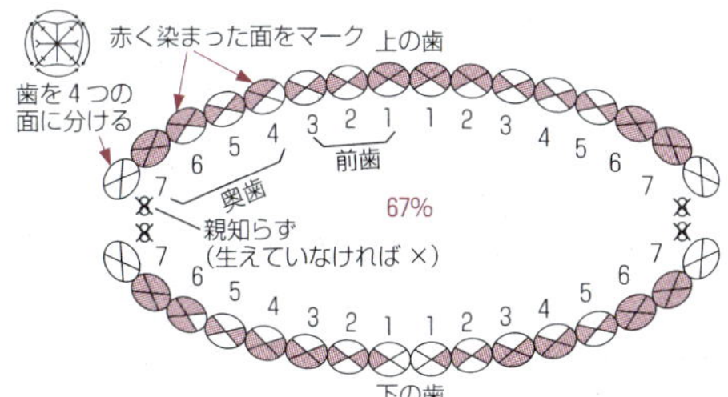

歯周病の検査なので，歯と歯肉の境い目あたりにプラークがついているかどうかを検査する．1本1本の歯を4つの面に分け，プラーク染め出し液で赤く染まった面を記録表にマークする．マークされた面の合計を，検査したすべての面の数で割ってパーセントを出す．上の例では，75÷112×100≒67%
鴨井久一ほか：新・歯周病をなおそう，p.43，砂書房，2008

プラーク破綻⇨同粥腫崩壊→1388

プラーク微生物叢《歯周病の》 micro floras of periodontal plaque ［歯周病原細菌］ 歯周病の原因となる歯周病原細菌のことで，プラーク(歯垢)を構成する細菌叢のこと．齲蝕や歯周病の発症原因として細菌の感染症があげられるが，その発症と進行は個人差が大きい．1990年代に細菌，生活習慣，環境，遺伝因子などがリスクファクター(危険因子)として定義づけられた．歯肉炎と歯周炎の主原因は歯周病原細菌である．歯肉炎は歯肉縁上のプラークの蓄積により歯肉に炎症が発症する．初期の微生物叢は好気性菌や通性嫌気性菌であるが，プラークの成熟とともにグラム陰性球菌が増加し，連鎖球菌叢(ストレプトコッカス *Streptococcus* 属)，放線菌(アクチノミセス *Actinomyces* 属)，紡錘菌(フゾバクテリウム *Fusobacterium* 属)，糸状菌(filamentous fungus)，スピロヘータ(トレポネーマ *Treponema* 属)などが出現する．歯周炎は，主として歯肉縁下プラークによる細菌叢で発症する．歯肉縁上プラークの成熟に伴い，歯肉縁下プラークは根尖方向に伸展し増殖する．偏性嫌気性のグラム陰性菌が増加し，グラム陰性通性嫌気性桿菌の比率が増加する．歯周炎は，病型によっても菌種に特徴がみられるが，慢性歯周炎(成人性歯周炎)ではポルフィロモナス・ジンジバリス *Porphyromonas gingivalis*，プレボテーラ・インターメディア *Prevotella intermedia*，ターネレラ・フォーサイシア *Tannerella forsythia*，スピロヘータ属などが多く存在し，侵襲性歯周炎ではアグレガバクター・アクチノミセテムコミタンス *Aggregabacter actinomycemtemcomitans*，カプノサイトファガ *Capnocytophaga* 属，重度歯周炎ではポルフィロモナス・ジンジバリスをはじめバクテロイデス *Bacteroides* 属，カプノサイトファガ属，アグレガバクター・アクチノミセテムコミタンス，スピロヘータ属などが多くみられる．[434] ⇨参齲蝕(うしょく)原性細菌→325

プラーク法 plaque technique 抗体産生細胞を視覚的にプラーク(溶血斑)として検出する方法．支持体となる寒天内においてIgM抗体産生細胞を含むと思われる細胞浮遊液を抗原とともに反応させ，さらに補体を加えてプラークを形成させる(直接プラーク法)．またこの反応系に抗Ig抗体を加えることによりIgM以外の抗体産生細胞を検出できる(間接プラーク法)．[388] ⇨参溶血斑形成法→2867

ブラーツ法 Braatz operation 痔核根治手術の1つ．痔核を切除し，その断端を吸収糸で縫合する方法．治癒するまで排便を止めて縫合創を無菌的に保つことが難しく，創感染，膿瘍形成または肛門狭窄を起こす危険が高い．現在ではほとんど行われない．[485]

プライス=ジョーンズ曲線 Price-Jones curve 光学顕微鏡を用いて血液塗抹標本上の個々の赤血球の直径を測定し，直径を横軸，頻度を縦軸として描いた曲線．正常赤血球では7.5 μmを中央値とした正規分布を示すが，小球性貧血では中央値は小型へ，大球性貧血では大型へ偏位する．イギリスの血液学者であるプライス=ジョーンズ Cecil Price-Jones(1863-1943)によって考案された．[656]

ブライト病 Bright disease ブライト Bright が，タンパク尿，浮腫を伴う疾患は腎臓疾患によるものと発表してから糸球体腎炎などの腎臓病の総称として歴史的に用いられた．しかし現在はほとんど使用されることはない．ブライト Richard Bright はイギリスの医師(1789-1858)．[214]

プライバシーの保護 protection of privacy⇨同個人情報保護→1098

プライバシーポリシー privacy policy インターネット

上で得られた個人情報の取り扱いや保護に関する方針を意味する言葉.「プライバシー保護」は単なる「守秘」という消極的な概念のみを意味しない. 古くは「そっとしておいてもらう権利」に発した「プライバシー権」は, 現代では「自分の情報を知ったうえで, 自分の行動態度を決定する権利」にまで変化した. すなわち, 社会的な不利益をこうむらないために, ①情報の流通を支配する権利, ②自己情報の開示を求める権利, ③自分が誤解されるような誤った, または不完全な情報の訂正を求める権利である. 医療においては, クライアントが自らの尊厳を維持するために自己への開示を求める権利とともに, 他人に知られたくない健康上の情報が知らぬ間に流出しないこと, 自ら納得できる目的に, 正しい伝わり方がされているかを確かめる権利といえる. したがって, 第三者からの風聞をカルテなどの事実と誤認される表現, 健康に関する個人情報のインターネット上への平文(暗号化されていない, そのままの情報)での発信は許されない. 医療にかかわる情報システムに関するセキュリティポリシーを厚生労働省が医療情報システムの安全管理に関するガイドラインに示している〔2007(平成19)年, 第2版〕. 10章からなるこの指針は, 個人情報を含むデータを扱うすべての医療機関などで参照されるべき内容として, ①医療機関における情報セキュリティマネジメントの実践(取り扱い情報の把握とリスク分析), ②組織的安全管理対策(体制, 運用管理規定, 物理的・技術的・人的安全対策), ③外部と個人情報を含む医療情報を交換する場合の安全管理などとともに, ④電子保存の要求事項(真正性・見読性・保存性の確保, およびプライバシー保護と責任の明確化)などの内容を含んでいる.[103]

プライマー primer DNA複製の開始反応に要求されるオリゴヌクレオチド分子をいう. 生体内ではRNAプライマーの3′末端に新しいヌクレオチドが付加することで, 核酸分子の生合成が開始される. 一方, 試験管内ではポリメラーゼ連鎖反応 polymerase chain reaction(PCR)法によって, 増幅を目的とするDNA断片をはさむように人工的に20塩基前後のDNAプライマーを作成して複製が行われる.[225]

プライマリPCI primary PCI(percutaneous coronary intervention) [ダイレクトPTCA] 急性心筋梗塞症において, 血栓溶解薬を使用することなく直接PCI(経皮的冠状動脈インターベンション)を行う再灌流療法. 最近では内腔の拡張を保持したり, 血栓を捕捉するためにステントを植え込むことが主流になっている. 血栓溶解療法に比べて出血性合併症が少なく, 虚血心筋への血液の再灌流率が高く, 急性期, 慢性期の開存性も良好. 梗塞サイズが縮小し, 心機能低下が防げることで入院期間の短縮や死亡率の低下が実証されている(PAMI試験, FRESCO試験). 基盤となる不安定プラーク(粥腫)や血栓の末梢塞栓によるノーリフロー・スローフロー no reflow/slow flow現象(冠血流速が低下する現象)が問題になるため, 血栓吸引や末梢保護デバイスを併用することも多いが, その有効性は明らかではない. 治療には経験豊富な医療チームが必要である.[1086] ⇨参経皮冠[状]動脈インターベンション→871

プライマリケア primary care 日本プライマリ・ケア学会では「国民の健康や福祉に関わるあらゆる問題に, 総合的・継続的, そして全人的に対応する地域の政策と機能」と定義している. プライマリヘルスケア(PHC)は, WHOのアルマ・アタ宣言(1978)での定義によれば「地域の個人や家族によって受け入れられる方法により, 地域住民全体の参加を通じ, 地域と国が負担しうる費用によって, 地域住民が広く利用できるようにした重要な健康管理である」とされ, 国のヘルスケアシステムの核となり, 地域の全体的な社会経済的発展にとって重要な部分をなす. その提供者は保健関連の職員, そのために訓練を受けた医療関係者である. プライマリメディカルケアは, プライマリドクターや家庭医によって提供され, これらの医師が, 初診時に始まり, その後継続して患者に対する責任を負う. 専門医や他のヘルスケア資源の適宜利用のような, 健康管理の総合的な管理や調整も含まれる.[165] ⇨参プライマリドクター→2572, 家庭医→534, プライマリヘルスケア→2572

プライマリドクター primary care physician 病気のときに最初にかかる医師のこと. 理想的にはかかりつけ医がその役割を果たす. 欧米では制度化されているが, わが国では法律による規制はない.[165] ⇨参かかりつけ医→471

プライマリナーシング primary nursing 看護師-患者の人間関係を中心にした看護提供システム. 1人の看護師(プライマリナース)が, 入院から退院までの患者への適切なケア計画, ケア提供, 評価, 患者への説明責任, マネジメントの責任を持つ. 自身の勤務中は直接その患者の世話を行う. プライマリナースが不在のときには, アソシエイトナース associate nurseがケアの継続を行う. プライマリナースは原則として, 集中ケアでは1人の患者に, 通常ケアでは3人またはそれ以上の患者に対して責任を持つ. ケアの継続性, ケアに対する看護師の説明責任, 包括的で個別的な患者中心のケアが可能である. また看護師の専門職としての満足度も得られる.[321] ⇨参看護方式→599, プライマリナース→2572

プライマリナース primary nurse 看護師-患者の人間関係を中心とした看護提供システムにおいて, 1人の患者(入院から退院まで, 24時間)のアセスメント, 看護ケア計画, 実施, 評価等の責任を持つ看護師. 看護計画の展開と実施のほか, 家族への協力・指導, 社会資源の活用, ケアの評価等を含む.[321] ⇨参看護方式→599, プライマリナーシング→2572

プライマリヘルスケア primary health care；PHC 1978年に旧ソ連邦のアルマ・アタ Alma Ataで採択されたアルマ・アタ宣言〔WHO(世界保健機関)/UNICEF(国連児童基金)〕において提案された健康に関する基本的な概念. 健康の定義(1946年のWHO憲章)に次ぐ重要な考え方であり, 健康を世界中の人々の権利として位置づけた. PHCの政策目標は, 「すべての人に健康を」(health for all；HFA)であり, その具体策がアメリカのヘルシーピープル, わが国の「健康日本21」などとなる. PHCは基本的な健康上のニーズに対応する保健サービスである. 基本的な健康上のニーズとは, 人間の基本的ニーズ basic human needs(BHN)の一部をなし, その原点には, 基本的人権 fundamental human rightsの思想がある. 健康上のニーズは時代によって変化し，地域によって異なる．PHCには必須8項目，①健康教育，②予防接種，③食糧供給と栄養，④風土病の予防，⑤安全な水と基本的な環境衛生，⑥一般的な病気と外傷の治療，⑦母子保健と家族計画，⑧必須医療品の準備供給，があげられている．これらの問題を解決するだけで，世界人口の8割の人間の命や健康を改善できる．その後，精神衛生，歯科などが追加されている．先進国も開発途上国も含む世界共通の理念であり，ヘルスプロモーションの前提をなす．PHCでは，保健活動の主役は「住民」であり，健康を医学的問題，社会的公正 social justice と，開発 development の相互関係としてとらえている．PHCの4原則として当時，①ニーズ指向性，②住民の主体的参加，③資源の有効活用，④多分野との協調と統合を提示している．WHOの世界保健報告2008年度版は，「今こそPHC」をテーマとしており，その中で，PHCは一次医療（プライマリ・ケア）を含むなど，4つの改革が提案されている．[1380] ⇨参ヘルスプロモーション→2637，アルマ・アタ宣言→196，プライマリケア→2572

プライマルセラピー⇨同原初療法→953

ブラインド⇨同盲検法→2815

ブラインドループ症候群⇨同盲係蹄（けいてい）症候群→2815

プラヴァーズ Charles Gabriel Pravaz ［プラバーズ］ シャルル=ガブリエル=プラヴァーズ（1791-1853）はフランス，リヨンの整形外科医．側彎症の治療に造詣が深く，種々の装具や体操療法を用いて保存的矯正を行った．パリとリヨンに現在のリハビリテーションの先駆けとなる治療施設を設置した．当時としては珍しい訓練用プールまで備えた最新施設であった．さらに不治とされていた先天性股関節脱臼に対して長期の牽引を行い，整復に成功し研究も行った（1838-39）．整復後，形成不全がある寛骨臼が，徐々に形態を整えてくることも証明した．また，動脈瘤の治療のために，凝固剤を血管内に注入することから，金属製の注射器と中空の針とを作製した（1852）．この注射器は現在の注射器とやや異なり，内容液をそのまま注入するのではなく，内筒にラセンをつけ，回転しながら押し込むようになっている．実物はリヨンの医学博物館に展示してある．[598]

ブラウザー browser インターネットのWebサイトを見るためのソフト．パソコン用ではInternet Explorer（インターネットエクスプローラ）が最も普及している．フルブラウザーとは，携帯電話からパソコン向けのサイトを閲覧できるようにする携帯電話用のブラウザーのこと．[1341] ⇨参インターネット→298，ホームページ→2686，ワールドワイドウェブ→3006

プラウスニッツ・キュストナー抗体 Prausnitz-Küstner antibody⇨同アトピー性レアギン→165

プラウスニッツ・キュストナー反応 Prausnitz-Küstner reaction ［**P-K反応**］ アレルギー疾患における血中抗体（IgE）を検出する皮内反応．被験者血清を健常者皮内に注射し，48時間後に抗原をその部に注射すると即時反応として紅斑や水疱を伴う著明な発疹が観察される．現在では血清肝炎などの危険のため行わない．プラウスニッツ Carl W. Prausnitz はドイツの細菌学者（1873-1963），キュストナー Heinz Küstner はドイツの産婦人科医（1897-1963）．[388] ⇨参パッチテスト→2385，放射性アレルゲン吸着試験→2671，アナフィラキシー〔反応〕→168

ブラウン，R. Robert Brown イギリスの植物学者（1773-1858）．微小な粒子状の物体の熱運動であるブラウン運動 Brownian motion を，花粉が顕微鏡下で不規則な運動をすることにより発見した．[1225]

ブラウン運動 Brownian motion μm（マイクロメートル，百万分の1メートル）に満たない微小粒子が液体や気体の中で不規則なジグザグ運動を持続的に繰り返すこと．イギリスの植物学者ブラウン Robert Brown（1773-1858）が，水中の花粉を顕微鏡で観察していた際にこの運動を発見．気体中の線香の煙が揺れ動いて観察されるのもこの運動のためで，物質が周囲の熱運動している小さな粒子に衝突する結果として生じると考えられている．[1615]

ブラウン管 Braun tube⇨同陰極線管→290

ブラウン症候群 Brown syndrome⇨同上斜筋腱鞘（しょう）症候群→1438

ブラウン=セカール症候群 Brown-Séquard syndrome ［**脊髄半側障害症候群**］ 脊髄の半側障害で生ずる症候群．障害部位以下の患側の運動麻痺と深部覚障害，対側の温痛覚の障害を呈する．ブラウン=セカール Charles-Edouard Brown-Séquard はフランスの生理学者（1817-94）．[584]

ブラウン・ピアース癌 Brown-Pearce carcinoma（tumor） 移植腫瘍の1つで，梅毒スピロヘータ接種ウサギに発生した腫瘍の転移より，1921年にブラウン Wade H. Brown とピアース Louise Pearce によって樹立された．[1531]

ブラウン吻合 Braun anastomosis 空腸前胃腸吻合術後に起こる胃内容が空腸輸入脚に流入して生じる消化管内容の停滞を予防するため，空腸輸出入脚に行う吻合術．ドイツの外科医ブラウン Heinrich Braun（1847-1911）の手技による．この方法は胃空腸吻合口から10-15 cm離れたところで行われる．この吻合口を通って，十二指腸内容は胃に逆流することなく下部消化管に送られる．[106]

ブラウンレポート Brown Report 第2次世界大戦後のアメリカにおいて，当時の看護教育制度では質的・量的にも社会的需要に応じた看護師が育成できないことが強く認識されるようになった．アメリカ看護師協会（ANA），全国看護教育連盟（NLNE）などにより構成される全国看護師会議（NNC）は社会学者のブラウン E. S. Brown に看護事業と看護教育に関する実態調査を依頼した．1948年の調査結果報告を，ブラウンレポートと呼ぶ．原著名は『Nursing for the Future（これからの看護）』で，看護事業にとってではなく社会全体にとって何が最善かという視点から，専門職看護師（professional nurse）と資格，その育成に必要な教育体制のあり方などが報告されている．また看護の役割を患者の回復だけではなく，病気の予防や健康維持など包括的なものに拡大した．これにより，1950年以降看護教育のあり方が検討され大学や大学院による教育等の整備が進められた．日本の看護教育もこうした動きに大きく影響を受けた．[43]

ブラエス®中毒⇨同ブラストサイジン剤中毒→2574

ブラキシズム bruxism ［**咬合神経症，歯ぎしり**］ 口腔の咀嚼(そしゃく)筋群が何らかの理由で緊張し，機能的な咀嚼や嚥下運動でなく，非機能的に上下顎の歯を無意識にすり合わせたり(グラインディング)，くいしばる状態(クレンチング)，連続的にカチカチかみ合わせる(タッピング)習癖．ブラキシズムは，就寝中や覚醒時にも生じ，上下の歯の間に食べ物がない状態で無意識に行われ，強い咬合力が加わるため，歯周組織，咀嚼筋，顎関節などに障害が生じ咬合性外傷を引き起こす危険がある．ブラキシズムの力と歯周炎の炎症が合併すると重度歯周炎を引き起こす．治療は，原因となる局所因子(早期接触などの咬合異常)とストレスなどの全身的因子(精神的因子)を取り除くことが基本である．咬合調整やバイトガードの装着を行い，精神的にはストレスに打ちかつ自己暗示療法を行う．[434] ⇨参外傷性咬合⇀438

ブラクストン=ヒックス収縮　Braxton Hicks contraction　妊娠中期以降，子宮の増大に伴い発生する子宮の収縮で，収縮の自覚はあるが疼痛を伴わない．散発的，非周期性で，強度も一定でない．切迫早産とは直接関係しない．ブラクストン=ヒックス John Braxton Hicks はイギリスの産婦人科医(1823-97)．[998]

フラクタル　fractal　図形・曲線などの一部を拡大してみると，もとのパターンに似たパターン形を示すものを自己相似性といい，この性質を有するパターンをフラクタルという．曲線・画像パターンの評価法として用いられる．[955]

フラグメンチン　fragmentin⇨同グランザイム A⇀825

フラグメント病　fragment disease⇨同H 鎖病⇀63

プラシーボ⇨同プラセボ⇀2575

プラシーボ効果　placebo effect⇨同偽薬効果⇀708

ブラジキニン　bradykinin　キニンの1つで，9個のアミノ酸からなる生理活性ペプチド．細胞の傷害や心筋虚血に伴って産生され，血管拡張による血圧低下および浮腫，内臓平滑筋の収縮などを起こす．炎症部位での血流調節のほか，虚血状態の心筋保護の役割を果たす反面，アレルギーの発現にも関与する．⇨参カリクレイン・キニン系⇀553

ブラジルトリパノソーマ病　Brazilian trypanosomiasis⇨同アメリカトリパノソーマ病⇀181

ブラジルリーシュマニア〔群〕　*Leishmania(Viannia) braziliensis*〔complex〕　中南米に分布する一群のリーシュマニアで，代表種 *Leishmania*(*Viannia*) *braziliensis* のほかに *L.*(*V.*)*guyanensis* などのいくつかの亜種がある．この一群のあるものは口腔，咽頭，鼻腔の粘膜や軟骨組織をおかし，組織欠損を呈する粘膜皮膚リーシュマニア症を起こす．サシチョウバエが媒介．[288] ⇨参サシチョウバエ⇀1186，粘膜皮膚リーシュマニア症⇀2289

プラスティネーション　plastination　ドイツの解剖学者グンター=フォン=ハーゲンス Gunther von Hagens によって1970年代より開発された永久標本作製法，またはその標本自体を指す．生物体の水分と脂質をほとんど変形なく完全に樹脂に置換させて，生体と同様の形状と弾力性を保持することが可能な画期的な方法である．プラスティネーションには人体全体や臓器，器官をほぼ原型で標本化するシリコーン法と，スライスされた標本を樹脂に包埋させるシート法がある．従来の液浸標本に比べて無臭かつ無害であり，適度の弾力性を有しているために直接手で触れての観察が可能である．立体構造理解にも有用な標本作製法であるが，今のところ作製にかかるコストは高い．[743]

ブラストサイジン S 中毒⇨同ブラストサイジン剤中毒⇀2574

ブラストサイジン剤中毒　blasticidin poisoning　［ブラストサイジンS中毒，ブラエス®中毒］　ブラストサイジンは農薬(稲イモチ病に効く抗生物質)の一種で，大量を経口摂取すると，腹痛，嘔吐，下痢の中毒症状を示す．経皮毒性はきわめて低い．散布により被曝したときは眼障害が主で，違和感，結膜の充血，流涙，眼瞼腫脹，疼痛がある．経口時の治療は，胃洗浄，吸着剤，下剤，強制利尿，抗生物質の投与など．眼症状のある場合は，多量の水で洗眼後，ステロイドの点眼，ビタミン B_2 の点眼などを行う．[1013]

ブラストマイセス症⇨同ブラストミセス症⇀2574

ブラストミセス症　blastomycosis　［ブラストマイセス症］　ブラストミセス(アジェロミセス)デルマティティジス *Blastomyces*(*Ajellomyces*) *dermatitidis* によって起こる真菌感染症．この真菌の分生子を吸入することによって肺に一次感染が起こる(肺ブラストミセス症)．肺に限局性の化膿性肺病変を形成する．大多数の例では，病変は自然治癒に向かう．ときには血行を介して全身に播種し化膿性病巣を形成する(全身性ブラストミセス症)．播種性病変(潰瘍，肉芽腫など)が皮膚にみられる例が比較的多く，皮膚ブラストミセス症と呼ばれる．[324] ⇨参真菌感染〔症〕⇀1514，北アメリカ分芽菌症⇀691

フラストレーション　frustration　［欲求不満］　欲求不満と訳される．生活体は，基本的な欲求をはじめとするさまざまな欲求を満足させるために活動する．しかし，通常，環境には生活体の欲求を阻止する種々の障壁が存在するため，生活体はたえずフラストレーションにさらされることになる．フラストレーションに対する反応には，抑圧，退行，逃避，合理化，投影，同一視，攻撃，補償，昇華などがあげられる．[1429]

フラストレーショントレランス　frustration tolerance　欲求不満耐性のことで，アメリカの心理学者ローゼンツワイク Steven Rosenzweig による概念．われわれには一次欲求・二次欲求と呼ばれる多くの欲求があるが，欲求対象の欠乏や喪失，ないしは自分の欲求を充足する能力や資質の欠乏や喪失，あるいは葛藤などの要因により障壁にぶつかり，いつでも満たされるとは限らない．欲求不満耐性とはその欲求不満状態を正面から受け止め，そこに必然的に生じる緊張に耐える力の度合を指す．これが低いと衝動的な八つ当たりや退行(子ども返り)などを起こすことも多い．基本的には幼小児期にどのくらい欲求不満に耐える訓練を受け，それが内在化されているかにかかっていると考えられている．しかし成長後であっても，欲求の充足は簡単ではなく，障壁にぶつかることが多いことを理解させ，欲求充足を迂回させる手続きを学ばせるか，あるいは意識化されている欲求の底にひそむ無意識的な欲求を明らかにすることを通じて，欲求不満耐性を高めることも可能である．他方，欲求不満耐性が高すぎて自分の欲求不満に気づかないような場合も想定される．本来であれば欲求不満に伴う悲しみ，つらさ，攻撃衝動などを認識したうえで耐える力をもつことが望ましいが，失感情症(感情失読症，アレキシシミア)のケースなどでは，耐性が高すぎるがゆえに欲求不満の存在に気づかず，やがてそれがストレスとして自律神経系や内分泌系に影響を与え，いわゆる心身症を発症させることもある．[730]

プラズマ⇨同血漿→911

プラズマキニン⇨同キニン→697

プラズマ細胞⇨同形質細胞→858

プラズマ細胞性口唇炎 cheilitis plasmocellularis⇨同開口部プラズマ細胞症→431

プラズマ細胞白血病⇨同形質細胞性白血病→858

プラズマフェレーシス plasmapheresis；PP ［**血漿交換療法**］ 体外循環させた血液を，血漿分離濾過器を用いて血漿を分離し，血漿中の有害物質のうちタンパク質(またはタンパク質に結合する高分子物質)を濾過，吸着させることで分離除去し，正常の血漿を補充して患者の体内に戻す血漿交換の治療法．広義の血漿交換法には，単純血漿交換法と二重膜濾過血漿交換法 double filtration plasmapheresis(DFPP)がある．単純血漿交換法では，分離された血漿は廃棄され，同量の置換液が補充される．病因物質不明の病態にまず適応される治療法である．グロブリン分画の除去率が大きいため治療効率はよいが，易感染性などの副作用に注意を要する．二重膜濾過血漿交換法は，血漿分離膜(一次膜)により分離された血漿をさらに血漿分画膜(二次膜)によって分画し，分子量が大きい分画(グロブリン主体)のみ廃棄する．病因物質の選択的除去が可能であり，アルブミンの回収率が高くアルブミンの補充が少量ですむという特徴がある．[1583]

プラスミド plasmid ［**細胞質因子《細菌の》**］ 細菌や酵母の細胞質内に存在し，宿主の染色体とは物理的に独立して自律的に複製増殖し，安定に遺伝することのできる環状DNAを指す．細菌の生存に必須ではないが，薬剤耐性因子(R因子)など，適応能力にある程度の影響力を与えるものもある．細菌から他の細菌へ伝達が可能で，それを保有する細菌内で複製される．現在は組換え実験において，自然界のプラスミドに薬剤耐性遺伝子やクローニングサイトの挿入など人工的な改変を加えて，外来遺伝子DNA断片の組み込みに適したプラスミドとした，クローニングベクターを指すことが多い．[225]

プラスミノゲン plasminogen；PLg ［**プロフィブリノリジン**］ フィブリンを分解するプラスミンの酵素前駆体．プラスミノゲン自体には酵素活性はない．プラスミノゲンアクチベータにより切断されると，タンパク質分解酵素活性をもつ酵素プラスミンとなる．[930]

プラスミノゲンアクチベータ plasminogen activator；PA ［**プラスミノゲン活性化因子**］ プラスミノゲンをプラスミンに変換する糖タンパク質．生理的プラスミノゲンアクチベータとしては，主に血管内皮細胞で産生される組織プラスミノゲンアクチベータ(t-PA)と主に尿中に認められるウロキナーゼプラスミノゲンアクチベータ(u-PA)が知られている．血栓溶解に主に関与しているのはt-PAであり，u-PAは組織線溶に関与していると考えられている．プラスミノゲンアクチベータ・インヒビター(PAI)により阻害される．[1131]

プラスミノゲンアクチベータ・インヒビター plasminogen activator inhibitor；PAI プラスミノゲンアクチベータの阻害因子で，正常ヒト血漿中および血小板に存在．組織プラスミノゲンアクチベータ(t-PA)と複合体を形成し，その活性を阻害することにより線溶を制御している．いくつかの阻害因子のうちPAI-1はエンドトキシンやIL-1β，TNF-α，TGF-βなどの刺激で血管内皮細胞や肝などで産生され血中に放出されるほか，血管内皮表面や内皮下組織にも結合して存在し線溶の制御に働き，血栓の溶解に主要な役割を担っている．PAI-1のほかに，血中にほとんど存在せず単球や胎盤などに存在するPAI-2，尿中に存在しウロキナーゼプラスミノゲンアクチベータ(u-PA)の阻害作用を示すPAI-3やプロテアーゼネクシンなどが知られている．[1131]

プラスミノゲン活性化因子 ⇨同プラスミノゲンアクチベータ→2575

プラスミノゲン活性化因子阻害因子 I plasminogen activator inhibitor⇨参プラスミノゲンアクチベータ・インヒビター→2575

プラスミノゲン欠損症 plasminogen deficiency；PLg deficiency 先天性にプラスミノゲン(PLg)が低下する疾患で，血漿中PLg抗原量が低下するⅠ型と，抗原量は正常で活性が低下するⅡ型がある．外傷など凝固系が亢進するような状況で血栓傾向が現れる．[1131]

プラスミン plasmin ［**フィブリノリジン，フィブリン溶解酵素，線維素溶解酵素**］ フィブリンを分解するタンパク質分解酵素でセリンプロテアーゼの1つ．プラスミノゲンがプラスミノゲンアクチベータにより変換されて生じる．血漿中のプラスミンはα_2プラスミンインヒビター(α_2アンチプラスミン)によって速やかに阻害される．[1131]

プラスミン・α_2プラスミンインヒビター複合体 plasmin α_2-plasmin inhibitor complex；PIC 血液凝固の結果，フィブリンが析出し血栓が形成されると，フィブリンを溶解して血栓を処理しようとする反応が起こり，過度の血栓形成を制御する．これを線維素溶解(線溶)といい，これに働くタンパク質分解酵素がプラスミンである．プラスミンは正常では流血中にはほとんど存在せず，前駆物質プラスミノゲンとして存在し，フィブリンが析出すると，プラスミノゲンアクチベータにより活性化されてプラスミンが生じる．PICは，生成されたプラスミンとその阻害因子であるα_2プラスミンインヒビターが結合したもので，プラスミン生成の指標になる．線溶系の活性化の程度を特異的に高感度で測定できる臨床検査として用いられる．[1615] ⇨参α_2プラスミンインヒビター→13

プラセボ placebo ［**偽薬，プラシーボ**］ 薬理作用がないか，もしくはあっても患者には治療効果がなく，心理的効果のみを目的として投与する薬剤．薬理作用がないものとして乳糖，生理食塩液などがある．薬効評価の際に，薬物投与自体による心理的影響を除くための対照薬として用いる．[1493] ⇨参偽薬効果→708

プラセボ効果 placebo effect⇨同偽薬効果→708

ブラゼルトン Thomas Berry Brazelton 1918年生まれのアメリカの小児科医師．新生児の精神発達と新生児–両親間のアタッチメントの発達などに研究の焦点を当て，リスクのある乳幼児と両親への早期介入の重要性を説いた．1973 年，新生児行動評価 neonatal behavioral assessment scale（NBAS）を開発した．[151] ⇨参新生児行動評価表⇀1566，新生児行動評価⇀1566

ブラゼルトン新生児行動評価⇨同新生児行動評価⇀1566

プラダー・ウ（ヴ）ィリー症候群 Prader-Willi syndrome；PWS ［HHHO 症候群］ 生下時より筋緊張低下を示し，肥満，成長障害，性器発育障害，知能発達障害を呈する症候群．脳室拡大を認める．男児に多く，家族発症はまれ．プラダー Andrea Prader（1919-2001）とウィリー Heinrich Willi（1900-71）はスイスの小児科医．[584]

プラチナ platinum；Pt⇨同白金⇀2378

プラチナ製剤 platinum drug⇨同白金製剤⇀2378

ブラックアウト black out 薬物摂取下，多くの場合アルコール摂取下の分離性前向性健忘を指す．ブラックアウト時には，比較的良好な遠隔記憶が保たれるが，数分前に起きた出来事を思い出せないという短期記憶の欠損が特徴的．他の知的能力や運動能力はよく保たれており，複雑な課題も遂行可能なため，周囲の者には一見正常とみられる．飲酒後にどのようにして帰ってきたのかわからないなどという形で経験されるアルコール性ブラックアウトは，神経生物学的には，海馬と関連する側頭葉で行われる，蓄積された記憶に新しい記憶を整理統合する過程がアルコールにより障害されると考えられている．[1148]

ブラッグ曲線 Bragg curve 荷電粒子のうち電子より質量の大きい重荷電粒子が物質中を通過するときの，距離と比電離の関係を表した曲線．物体の表面からある深さまでの速度が速い間はほぼ平坦だが，減速するにつれ比電離が徐々に増加し，飛程の終端近くで最大の吸収線量を示す．そのピークを過ぎると急激に線量が減少する．粒子の種類とエネルギーによってピークの位置は異なる．放射線治療において，優れた線量分布をつくり出す有効な特性とされている．[1127]

●ブラッグ曲線

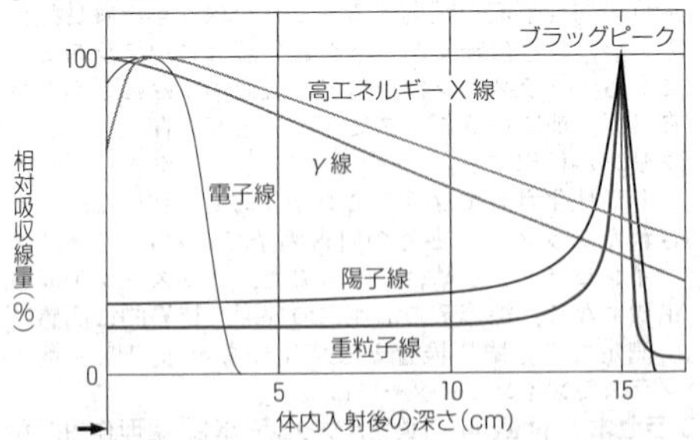

体内に入射した各種放射線の，入射後の各深さでの吸収線量曲線．陽子線や重粒子線はブラッグ曲線を示す．その最大の吸収線量のことをブラッグピークという．

ブラックヒール black heel 踵，足縁，第 1 趾球部に好発する角層内の凝固血液による小さな集塊で，黒点に見えるため，このような名前で呼ばれる．バスケットボールなどのスポーツ選手の足底にしばしば生じる．外的圧力によって，微細な出血が経表皮排泄されるために出現し，自然消退する．足底部に生じる色素性母斑や悪性黒色腫との鑑別が重要．[95]

ブラックファン・ダイヤモンド貧血 Blackfan-Diamond anemia⇨同ダイヤモンド・ブラックファン症候群⇀1903

フラッシュ ROM⇨同フラッシュメモリー⇀2576

フラッシュバック⇨同幻覚剤持続性知覚障害⇀939

フラッシュバック現象 flashback phenomenon もともとは映画の用語で，過去の出来事などを瞬間的にある場面の流れの中に挿入する手法のこと．LSD やマリファナなどの精神異常発現薬の反復使用者が，長期に及ぶ無症状期のあとに，自然に，あるいは少量の薬物，飲酒，不眠，ストレスなどをきっかけとして，薬物使用中に生じた異常状態と類似した症状が再燃してくること．心的外傷後ストレス障害（PTSD）においては，きっかけとなった外傷的な出来事を解離状態で再体験することがある．外傷的な出来事の要素が再現され，その出来事を今体験しているかのように行動するもので，解離性フラッシュバックといわれる．典型的には短時間の現象であるが，遷延すると苦痛と覚醒の亢進を伴っていることもある．統合失調症の症状やせん妄状態と区別されなくてはならない．[581]

ブラッシュフィールド斑 Brushfield spot ダウン Down 症候群の小児にみられる眼所見の 1 つで，虹彩周囲にみられる塩粒に似た灰色から白色の斑点のこと．健常児にもときにみられるが，その欠如はダウン症候群の診断の除外に有用である．生後 12 か月以内に消失する．ブラッシュフィールド Thomas Brushfield はイギリスの医師（1858-1937）．[1130]

フラッシュメモリー flash memory ［フラッシュ ROM］ 書き換え可能な，不揮発性（電源を切ってもデータが消失しない）半導体メモリー（記憶媒体）．フラッシュ EEPROM またはフラッシュ ROM ともいう．これを用い，さまざまな外部記憶媒体が製品化されている．USB フラッシュメモリーは，コンピュータの USB 端子に直接接続して使用する口紅容器大の小型メモリーで，フロッピーディスクにかわる持ち運び用，データ保存用の媒体として普及している．SD メモリーカードは，24 × 32 mm のカード型に収められたもので，デジタルカメラや携帯電話のメモリーとして使用されており，さらに小型の製品（mini SD メモリーカード：20 × 21.5 mm，micro SD カード：11 × 15 mm）もある．その他，コンパクトフラッシュ（CF カード），スマートメディアなどもある．[1418]

ブラッシング法 tooth brushing method ［歯みがき法］ ブラッシングの目的は歯の清掃を行いプラークを除去し，歯肉炎症の改善をはかり，ブラッシングのマッサージ効果で血流を促進し，上皮の角化をはかること．ブラッシングは日常生活の中で定着しているが，歯周病や齲（う）蝕の予防，治療という点での認識は不十分である．口の中を清潔に保つことは，歯面に付着しているプラーク細菌を除去することで，この概念を一人ひとりの患者に理解させ，徹底することが重要である．患者にブラッシング指導する場合，「みがいている」ことと「みがけている」ことの相違を明確に説明し，理解させることが大切．最初は手鏡やプラーク染色剤を使用し，原因であるプラーク細菌について説明する．次いで，患者自身に適したブラッシング法や，歯ブラシで除去できない部位での歯間ブラシやフロス（糸ようじ)の使い方を教える．できるだけ簡潔に説明し，多くのことを一度に教えない．手用歯ブラシの選択基準に規格はないが，通常は小型で毛の高さ 10 mm 程度，弾力のあるナイロン製がよいとされている．歯みがき剤の使用は，活性剤による発泡で濡れをよくして清掃効果を高める．歯みがき剤の中に含まれている研磨剤は，ブラッシングに際し，プラーク付着の抑制，着色物沈着の抑制効果がある．最近は薬用歯みがき剤として，歯肉炎症に抑制効果のあるトラネキサム酸，アラントイン，ビタミンC，プラーク付着・歯石沈着防止剤入り，タンパク質分解酵素入りなども市販されている．手用ブラッシング法には毛先を用いるバス Bass 法，バス改良法，スクラッビング scrubbing 法などがある．その他，横みがき・縦みがき法，フォーンズ Fones 法などがある．毛束の脇腹を用いる方法としてローリング rolling 法，スティルマン Stillman 原法，スティルマン改良法，チャーターズ Charters 法などがある．電動歯ブラシは刷毛部の基本的運動として偏心運動，水平運動，回転運動，振動運動などに分けられ，手用歯ブラシに比べ，隣接面のプラーク除去効果は高く，刷掃時間が短縮できるなどの利点がある．[434] ⇨参プラークコントロール→2570

●ブラッシング法

〈バス法〉

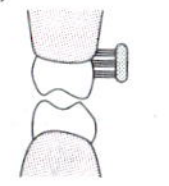

①歯頸部に水平に当てる

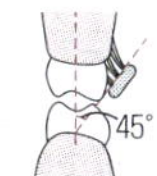

②歯の長軸と 45 度の角度で振動を与える

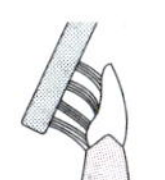

③舌(口蓋)面の刷掃法

〈スクラッビング法〉

① 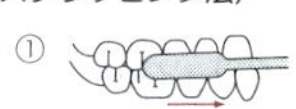

② 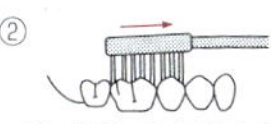

①1，2 歯を対象に行う．歯ブラシの先端を垂直に当てる
②咬合面への歯ブラシの当て方

〈ローリング法〉

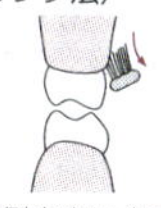

①頰側歯肉に歯ブラシを当てる

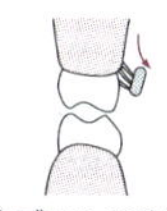

②歯ブラシの脇腹で歯肉を圧迫する

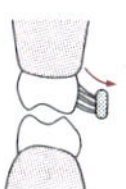

③少し圧迫後，歯冠方向へ回転させる

鴨井久一：特集/今日の歯周病治療，日本歯科医師会雑誌47(11)：102-103，1995

フラッディング flooding ［**内破療法，情動はんらん療法，情動洪水法**］ 行動療法の一技法．治療者の存在のもとで，現実場面における不安や恐怖をかき立てるような情動の洪水の中にどっぷりと身をつけさせ，これを回避するのではなく直面させて慣らし，不安や恐怖を徐々に減少させ，回避行動をなくしていく方法．一方，インプローシブセラピー implosive therapy は，現実場面よりも想像刺激を用いる点で異なる．主に恐怖症や強迫症の治療に用いる．[512]

ブラッドアクセス blood access⇨同バスキュラーアクセス→2371

ブラッドアクセス合併症 complication of blood access⇨同アクセス合併症→144

プラットホーム杖⇨同肘台付松葉杖→2440

ブラッハマン・デ=ランゲ症候群 Brachmann-de Lange syndrome⇨同コルネリア=デ=ランゲ症候群→1134

フラップ flap，skin flap 一部組織を周囲と切離せず血流を保つことにより，皮膚や皮下組織を生きたまま移植する方法．移植する組織により，skin flap(皮弁)，muscle flap(筋弁)，musculocutaneous flap(筋皮弁)などと呼ばれる．[1246] ⇨参皮弁→2478

フラップ手術 flap operation⇨同歯肉剝離搔爬(そうは)手術→1330

ブラディゾイト bradyzoite ［**緩増虫体**］ 中間宿主の体内でスポロゾイト(胞子小体)から発育したシスト(嚢子)内に形成される分裂速度が緩やかな原虫のことで，トキソプラズマなどの胞子虫類に属する原虫類でみられる．[288]

プラトー相 plateau phase⇨同2 相→3

プラバーズ Charles Gabriel Pravaz⇨同プラヴァーズ→2573

プラバスタチンナトリウム pravastatin sodium HMG-CoA 還元酵素阻害薬(スタチン)の1つ．わが国でアオカビの一種から開発された．コレステロール生合成系律速酵素である HMG-CoA 還元酵素を特異的に阻害し，血中コレステロールを速やかかつ持続的に低下させる．コレステロール合成臓器である肝臓や小腸への選択性が強い．脂質異常症，家族性高コレステロール血症に使用される．水溶性製剤であり，肝薬物代謝酵素(CYP)を介する薬物相互作用を生じにくい．ただし，横紋筋融解症のおそれがあるためフィブラート系薬剤とは原則併用禁忌．[204,1304] 商メバロチン

ブラハト法 Bracht maneuver 腰部や足が先進した骨盤位分娩の際，後続児頭を自然に分娩させるための手技．胎児の体幹が自然に娩出された場合にのみ実施できる．児の体幹と下肢を母体の腹側に押しつけるようにし，肩甲下部が娩出された時点で母体の恥骨を支点として母体の腹側へ向かって回旋させる．術者による牽引が行われないため児の損傷の可能性は低くなる．ブラハト Erich F. E. Bracht はドイツの婦人科医(1882-1969)．[1323]

フラビーガム flabby gum 入れ歯の下の顎堤は，通常，つやのある粘膜で直下に骨を感じるが，骨が吸収した部分に軟組織が増殖してぶよぶよになっていることがある．これをフラビーガムというが，骨の支持がなく，義歯装着時の形態変化が大きい軟組織で，義歯を不安定にさせる．[1310]

フラビウイルス〔科〕 *Flaviviridae* プラス(+)センス一本鎖 RNA ウイルスで，黄熱ウイルスなどのフラビウイルス属 *Flavivirus*，ウシ下痢症ウイルスのペスチウイルス属 *Pestivirus* が存在し，C 型肝炎ウイルスも含まれる．フラビウイルス属には 60 種類のウイルスが存在し，黄熱ウイルス，デングウイルス，日本脳炎ウイルス，ロシア春夏脳炎ウイルス，セントルイス脳炎ウイルスなどがある．[1113]

フラビウイルス脳炎 Flavivirus encephalitis⇨同アルボウイルス脳炎→196

フラビン flavin 7,8-ジメチル-10-アルキルイソアロキサジン構造をもつ黄色物質の総称．生体内に存在する主要なものは，リボフラビン，フラビンアデニンジヌクレオチド(FAD)，フラビンモノヌクレオチド

(FMN)で，酸化還元反応，酸素添加反応に関与する．酸化型フラビンは450 nm付近に特異的な吸収スペクトルを有し，また536 nmに極大を有する黄緑色の蛍光を発する．ヒトを含め高等動物はフラビンのイソアロキサジン環を合成できないので，リボフラビン(ビタミンB_2)などとして摂取しなければならない．栄養不良や偏食によるリボフラビン欠乏症は舌の炎症，口辺のただれ，皮膚炎などを起こす．[225]

フラビン酵素　flavin enzyme　［**フラビンタンパク質**］　リボフラビン誘導体を補欠分子族とする複合タンパク質の総称．フラビンアデニンジヌクレオチド(FAD)，フラビンモノヌクレオチド(FMN)を補酵素とするものが多い．フラビン酵素には，酸素を電子受容体とする酸化酵素(キサンチンオキシダーゼなど)，シトクロム，ニコチンアミドアデニンジヌクレオチド(酸)NAD(P)などの酸素以外の電子受容体に作用する脱水素酵素，酸素添加酵素がある．なかでもクエン酸回路および電子伝達系にかかわる酵素はエネルギー代謝に重要な役割を果たす．[225]

フラビンタンパク質　flavoprotein⇨同フラビン酵素→2578

フラビンモノヌクレオチド⇨同FMN→50

フラボバクテリウム〔属〕　*Flavobacterium*　［**クリセオバクテリウム〔属〕**］　最近の分類でフラボバクテリウムからクリセオバクテリウム *Chryseobacterium* に属名が変更になった．グラム陰性ブドウ糖非発酵の桿菌．鞭毛はもたない．オキシダーゼ，インドール陽性．水に不溶性の黄色色素を産生．土壌や水など自然界に広く分布し，ヒトに日和見感染症を起こすクリセオバクテリウム・メニンゴセプチカム *Chryseobacterium meningosepticum*，クリセオバクテリウム・インドロゲネス *C. indologenes*，クリセオバクテリウム・グレウム *C. gleum* などが菌種として含まれる．特にクリセオバクテリウム・メニンゴセプチカムは新生児髄膜炎の原因となる．テトラサイクリン系，マクロライド系抗菌薬に感受性がある．[324]

フラボン　flavone　［**2-フェニルクロモン**］　狭義には置換基をもたないフラボン(2-フェニル-ベンゾピレン)を指すが，通常は広義にフラボン骨格に水酸基やメトキシル基が結合したものを指す．色素として知られるものが多く，広く植物界全般に分布．C環部分の構造の違いによってフラボン，イソフラボンなどに分類されるがそれらを総称してフラボノイドという．フラボノイドはラジカル捕捉型抗酸化剤の1つとして，フリーラジカルや活性酸素種による酸化ストレスが引き起こす，さまざまな疾患の予防薬としての可能性が期待されている．血管の浸透性を抑制するビタミンP作用は，フラバノンのヘスペリジン(柑橘類，パプリカに含まれる)，ヘスペリチンのほか，フラボノールのルチン(エンジュ，そばに含まれる)，クエルセチン(柑橘類，タマネギなどに含まれる)などにおいても知られている．[225]

フラミンガム調査　Framingham〔heart〕study　アメリカのマサチューセッツ州フラミンガム地域の住民を対象とした循環器疾患の追跡観察研究．アメリカ国立衛生研究所により虚血性心疾患発症の要因を解明するために1948年に始められた．目的は，動脈硬化の進行によって発症する心筋梗塞や脳血管疾患などの危険因子を明らかにし，それらの危険因子を管理，制御することにより心筋梗塞や脳血管疾患などの発症を予防すること．その結果，総コレステロール高値，高血圧，喫煙の3つが，虚血性心疾患の危険因子として認識され，その後もさまざまな危険因子が確定され，今日の循環器疾患診療に多大な影響を与えている．[1253]

ブラロック手術　Blalock-Taussig operation，Blalock-Taussig shunt　［**ブラロック・タウシッヒ手術，鎖骨下動脈-肺動脈吻合術**］　1944年にアメリカの外科医ブラロック Alfred Blalock (1899-1964)と，小児科医タウシッヒ Helen B. Taussig (1898-1986)によって紹介された短絡術で，左右いずれかの鎖骨下動脈と左または右肺動脈を吻合する．ファロー Fallot 四徴症などの肺血流減少性または動脈管依存性のチアノーゼ性先天性心疾患の乳児例に対して行われる姑息的方法であり，肺血流量を増加させて，酸素環境の改善とチアノーゼを軽減させることを目的とする．最近は人工血管を用いる変法が主流．[867,1499]

ブラロック・タウシッヒ手術⇨同ブラロック手術→2578

ブラロック・パーク術　Blalock-Park operation　大動脈弓離断症に対して行われる左鎖骨下動脈を遠位側の下行大動脈に吻合する手術法．人工血管を用いて鎖骨下動脈を拡大する変法も行われている．ブラロック Alfred Blalock (1899-1964)はアメリカの外科医，パーク Edwards A. Park はアメリカの小児科医．[867,1499]

ブラロック・ハンロン手術　Blalock-Hanlon operation　完全大血管転位症でバルーン式心房中隔開口術が無効な症例を対象にした心房中隔欠損作製術．動脈血酸素飽和度を上昇させる目的で姑息的手術として行われていたが，現在はほとんど行われていない．現在は大血管レベルの血流転換を行うジャテーネ Jatene 手術が施行されることが多い．ブラロック Alfred Blalock (1899-1964)，ハンロン C. Rollins Hanlon (1915年生)はともにアメリカの外科医．[867,1499]

孵(ふ)卵器　incubator　［**恒温器，保温器**］　生物や細胞などを一定温度の条件下で，飼育あるいは培養するための装置．卵を人工的に孵化させるためにも使用されたのでこの名がある．温度のほか湿度や酸素濃度，器内の明るさなど，必要な環境を一定に保つこともできる．ウイルスの分離に用いられる鶏卵孵卵器として使われ，また細菌培養のための恒温器としても用いられる．[324]

フランク・スターリング曲線　Frank-Starling curve⇨同心室機能曲線→1549

フランク・スターリングの法則　Frank-Starling law of heart⇨同スターリングの心臓の法則→1639

プランク説　Planck theory⇨同量子論→2941

フランクフルト線　Frankfurt line　［**ドイツ水平線，リード基準線，人類学上基線**］　外耳孔中央と眼窩下縁を結ぶ線．正常な状態で遠くを見たとき，水平線と平行になっているとされる．頭部CT，MRI検査などで断面のレベルを決定する基準となる．[935]

フランク誘導法　Frank lead system　［**補正直交軸誘導**］　ベクトル心電図あるいは加算平均心電図の記録法として現在多く用いられている方法．補正直交軸誘導とも呼ばれる．直交する三次元軸〔左右方向(X軸)，上下方向(Y軸)，前後方向(Z軸)〕の情報を得るために，胸骨縁で第５肋間レベルの高さに存在する５つの電極および左下肢電極(F点)から記録し，抵抗値を加えることでX，Y，Zの直交軸になるよう補正する．５つの電極は，左中腋窩線(A点)，A点より45度前(C点)，前正中線(E点)，右中腋窩線(I点)，前正中線(M点)である．[1161] ⇨参ベクトル心電図⇀2624

フランクリン病⇨同γ鎖病⇀19

フランケル分類 Frankel classification 脊髄損傷の完全麻痺と不全麻痺の重症度分類．A-Eの５段階に分類される．A：complete(完全麻痺)．損傷高位以下の運動知覚の完全麻痺．B：sensory only(知覚のみ)．運動完全麻痺で知覚のみある程度保存．C：motor useless(運動不全)．損傷高位以下の筋力は少しあるが実用性がない．D：motor useful(運動あり)．損傷高位以下の筋力に実用性があり補助具の要否にかかわらず歩行可能．E：recovery(回復)．筋力弱化・知覚障害・括約筋障害がなく反射の異常はあってもよいとされている．イギリスの医師フランケル Hans L. Frankel によって分類された．[1189]

フランケンホイゼル神経叢 Frankenhäuser ganglion⇨同傍子宮頸部神経叢⇀2668

フランシセラ〔属〕 *Francisella* グラム陰性の偏性好気性無芽胞桿菌で，臨床的にはフランシセラ・ツラレンシス *F. tularensis* が重要．発育にシスチンまたはシステインを必要とする．コロニーが観察されるまでに少なくとも2-5日間の培養が必要で，人獣共通感染症である野兎病 tularemia の原因菌．ウサギ，げっ歯類，トリ類の病気で，ハエ，ノミ，シラミ，ダニによって動物間を伝播する．北アメリカ，アジア，ヨーロッパなどに分布．日本では福島や山形の山岳地域，房総半島に存在．感染野兎に接触したり，生肉を摂取したりして皮膚や粘膜から感染する．3-10日間の潜伏期ののち発病し，侵入部位の皮膚や粘膜の潰瘍，リンパ節腫脹，敗血症などを起こす．ストレプトマイシン，テトラサイクリン塩酸塩などが治療に用いられる．[324]

ブランチャード Kenneth Blanchard⇨参ハーシー⇀2322

ブランド・ホワイト・ガーランド症候群 Bland-White-Garland(BWG) syndrome⇨同左冠〔状〕動脈肺動脈起始症⇀2457

ブランハメラカタラーリス感染症 *Branhamella catarrhalis* infection⇨同モラクセラカタラーリス感染症⇀2828

フランベジア yaws, bouba, frambesia 〔F〕pian ［**熱帯覆盆子腫，熱帯性多発乳頭腫，ピアン，イチゴ(苺)腫**］ *Treponema pertenue* が起こす風土性トレポネーマ症で，3-4週間の潜伏期ののち，梅毒と同様に３期にわたって進行する．男児に多いとされる．心血管系と神経系の症状はみられない．①第１期：下疳の出現が特徴的で，通常(約95%)は下肢に，無痛性だがかゆみのある潰瘍をつくる．表面には膜ができ，痂(か)皮で覆われる．所属リンパ節にリンパ節炎を合併することが多い．②第２期：下疳が発症してから約３週間後，大型の腫瘤(ピアノーマ)がみられるようになる．皮膚にみられるフランベジアは数個～100個とさまざまである．手掌や足底部には有痛性の潰瘍(カニ足)をつくる．指骨基部の過形成による指のカブ状の変形，脛骨の骨膜炎による変形(サーベルの刀様)を発症する．③第３期：第２期の病変に引き続き，あるいは回復後に，有痛性の骨膜炎，骨炎がみられるようになり，軟部組織と隣接する関節を破壊し，日常生活に支障をきたすようになる．最終的には自然寛解傾向を示す．[33]

プランマー・ヴィンソン症候群 Plummer-Vinson syndrome ［**パターソン・ケリー症候群，鉄欠乏性嚥下困難**］ 高度の鉄欠乏性貧血に口角炎，舌炎，嚥下困難などを認める病態．鉄が欠乏するとDNA合成障害をきたし，舌乳頭，食道粘膜上皮の再生が障害され舌乳頭萎縮，咽頭や食道の粘膜萎縮を起こすと考えられている．鉄剤の投与により改善する．プランマー Henry Stanley Plummer (1874-1937)，ヴィンソン Porter Paisley Vinson (1890-1959) はいずれもアメリカの医師．[1038] ⇨参鉄欠乏性貧血⇀2066

プランマー病 Plummer disease 自律性をもった機能的甲状腺腫瘍によって甲状腺中毒症となった病態．1913年にプランマー Henry S. Plummer が，ホルモンを産生する甲状腺結節の病態として記載した．ヨードやテクネチウムシンチグラフィーにおいて，腫瘍部分に放射性同位元素の集積を認めるとともに周囲の健常部分は取り込みの抑制を認める．甲状腺結節の大半は腺腫や腺腫様甲状腺腫であり，手術が第一選択．わが国では主として単発型の機能性甲状腺腺腫に対して用いられるが，欧米では中毒性結節性甲状腺腫を指して用いることが多いため，用語に注意が必要．[783] ⇨参甲状腺中毒症⇀1017

プリアピズム⇨同持続陰茎勃起症⇀1299

フリーズ freeze ［**ハングアップ**］ コンピュータの機能が停止すること．誤操作，ソフトウェアの欠陥，周辺機器の誤動作，結線の誤りなどが原因で生じる．俗に「固まる」などと表現される．⇨参クラッシュ⇀824

フリーズ機能 freeze function 超音波像を見る際に動画を静止させる機能．画像の記録・観察に用いる．[955]

フリースタイル分娩 分娩台上での仰臥位分娩以外の分娩のこと．側臥位分娩，四つばい分娩，座位分娩，立位分娩などがある．病院での分娩は通常，分娩台上に仰臥位になって行われるが，これは分娩のプロセスを管理しやすくするための医療側の便を図ったもの(異常分娩時の会陰切開，吸引分娩，帝王切開などに対処しやすい)にすぎず，分娩台での開脚など妊婦にとっては必要以上に苦痛であり，母児に異常のない妊婦ではもっと楽なフリースタイル分娩が望ましいという要求から生まれた．フリースタイル分娩は妊婦の要望に沿う形で多くの病院で採り入れられている．⇨参アクティブバース⇀145

プリースニッツ罨法⇨同プリースニッツ発汗法⇀2579

プリースニッツ発汗法 Priessnitz diaphoresis ［**プリースニッツ罨法**］ たたんだリント布を冷水に浸し，よく絞ったのちに患部に当てて，その上を厚めの布で包む方法．約３時間後リント布が乾いた頃に湿布を交換する．捻挫，骨折，咽頭炎，気管支炎などに用いる．高度な貧血があるときには禁忌．[1493]

プリーツシート構造 pleated sheet structure⇨同β構造《タンパク質の》⇀17

フリードマン⇨参タイプA行動⇀1900

フリードマン曲線 Friedman curve ［**フリードマン子宮頸管口開大度曲線，子宮頸管開大曲線，子宮口開大曲線**］ 分娩経過を客観的に把握するためにグラフ化したもの．

効率的な分娩管理や異常経過の早期発見などに重要である．横軸には時間経過，縦軸には子宮口開大度および児頭下降度をプロットする．児頭の回旋を記入することもできる．分娩進行異常の早期発見に役立つと同時に進行の予測にも利用できる．緩徐期（潜在期）に続き，加速期，急加速期，減速期となる．初産婦と経産婦ではそれぞれ子宮口 2.5 cm と 2 cm から開大が加速（加速期）．そのあと初産婦では2時間が最高速期で，この3時間後に全開大となる．経産婦ではこれらの時間は半分である．①分娩第1期（開口期）：陣痛開始～子宮口全開大（初産婦 14 時間，経産婦 7 時間）．児頭の下降は，最高速期に急速となり，これは娩出まで続く．②分娩第2期（娩出期）：子宮口全開大～胎児娩出（初産婦1時間，経産婦 30 分）．③分娩第3期：胎児娩出～胎盤娩出（30 分以内）．フリードマン Emanuel A. Friedman はアメリカの産婦人科医（1926 生）．[998]

フリードマン子宮頸管口開大度曲線 Friedman cervical dilatation curve⇨同フリードマン曲線→2579

フリードマン試験 Friedman test ［フリードマン反応］ 妊娠の早期診断に用いられる生物学的妊娠反応の1つ．成熟雌ウサギに被検尿 10 mL を静注し，24 時間後に開腹して卵巣からの排卵の有無を調べる．近年では，免疫学的妊娠反応の普及で短時間の簡単な操作で判定できるようになり，ほとんど使われない．フリードマン Maurice Harold Friedman はアメリカの医師（1903-91）．[907]

フリードマン反応⇨同フリードマン試験→2580

フリードライヒ運動失調症 Friedreich ataxia 1863 年，ドイツの内科医フリードライヒ Nicholaus Friedreich（1825-82）により報告された常染色体劣性の遺伝性運動失調症．欧米で頻度の高い疾患．第9染色体長腕9q 13に位置するフラタキシン frataxin 遺伝子の異常により生じる．変異は第1イントロン領域の GAA（グアニン-アデニン-アデニン guanine-adenine-adenine）の3塩基配列の繰り返しが異常増幅しているものが大部分を占めているが，一部には点変異によるものもある．これまでのところわが国ではフラタキシン遺伝子の変異の証明されたフリードライヒ運動失調症は確認されていない．通常 25 歳以下で発症し早期には運動失調，下肢の腱反射低下をきたし，その後，構音障害，下肢遠位優位の深部感覚障害，バビンスキー Babinski 反射陽性などが出現．さらに脊柱側彎，凹足，視神経萎縮，感音性難聴，心筋症，耐糖能低下などを合併しやすい．症状は緩徐進行性である．[475]

フリードライヒ呼吸性音響変換 Friedreich respiratory change of sound 肺空洞の診断に有用とされる現象．胸部打診の際，空洞の上を叩打すると吸気時には音が高く，呼気時には音が低く響く．フリードライヒ Nicolaus Friedreich はドイツの神経科医（1825-82）．[162]

フリーマン・シェルドン症候群 Freeman-Sheldon syndrome 常染色体優性遺伝性に，あるいは孤発性に発症する骨格の異常症．口笛を吹くような仮面様顔貌を呈するため whistling face syndrome とも呼ばれる．手根の尺側偏位，手指近位屈側皮膚の肥厚，足の内反尖足，鼻軟骨形成不全を伴う．1938 年にフリーマンとシェルドンにより最初に記載された．[1225]

フリーラジカル⇨参老化のフリーラジカル説→2988

プリオン prion ［プリオンタンパク質］ 亜急性海綿状脳症として，ヒトに発症するクールーやクロイツフェルト・ヤコブ Creutzfeldt-Jakob 病，ウシ海綿状脳症（狂牛病）を起こす病原体として考えられている．脳乳剤から精製された糖タンパク質が感染性病原因子と考えられている．プリオンは熱や紫外線，薬品などに対しても抵抗性で，オートクレーブで 130℃，1時間以上加熱して不活化される．プリオンタンパク質の遺伝子が見つかっており，脳だけでなく各組織の正常細胞にも存在することが知られている．患者の脳に存在する異常プリオンは，プロテインキナーゼKにより分解されない．[1113] ⇨参クロイツフェルト・ヤコブ病→841

プリオンタンパク質⇨同プリオン→2580

プリオン病 prion disease 伝播性のある異常プリオンタンパク質が主に脳に蓄積し海綿状変化を生じる致死的中枢神経疾患の総称．ヒトだけでなくウシやヒツジ，ヤギなどの動物も罹患する人獣共通感染症．罹病率は人口 100 万人当たり1人程度．正常なプリオンタンパク質はすべての哺乳類に存在しているが，異常プリオンタンパク質感染により，正常プリオンタンパク質が異常プリオンタンパク質へと変換され，異常プリオンタンパク質が脳内に蓄積することで神経細胞を障害して発症すると考えられている．ヒトでは特発性（孤発性クロイツフェルト・ヤコブ Creutzfeldt-Jakob 病），感染性（医原性，変異型クロイツフェルト・ヤコブ病），遺伝性（家族性クロイツフェルト・ヤコブ病，ゲルストマン・シュトロイスラー・シャインカー Gerstmann-Sträussler-Scheinker 病，致死性家族性不眠症）の3つに分けられる．ヒトプリオン病の 80-85% を占める孤発性クロイツフェルト・ヤコブ病は，50-60 歳代の中年に発症することが多く，最初は性格変化や皮質性視覚障害，疲労感など非特異的症状で発症し，数か月を経てから本症の三徴である，①急速に進行する認知症，②不随意運動の一種であるミオクローヌス，③脳波検査で約1秒周期の周期性同期性放電 periodic synchronous discharge（PSD）がみられるようになる．認知症が目立つようになる時期に一致して大脳萎縮も急速に進行し，無動性無言となり，全経過2年以内（多くは1年以内）に死亡する．補助診断法として，髄液検査〔14-3-3 タンパク質，ニューロン特異的エノラーゼ neuron specitic enolase（NSE），タウタンパク質〕や脳 MRI（大脳萎縮が進行する前に拡散強調画像や FLAIR 法などで皮質や視床に異常信号がみられることがある）が用いられる．わが国で報告されている医原性クロイツフェルト・ヤコブ病の大部分は，脳手術で用いられたアルカリ未処理のヒト死体由来乾燥硬膜が原因である．変異型クロイツフェルト・ヤコブ病は，10-30 歳代の若年発症で，病初期に抑うつ（鬱）などの精神症状に加え足のしびれ感を示すことが多く，運動失調が目立つのが特徴で，ウシ海綿状脳症（狂牛病）がヒトに感染したものと考えられている．遺伝性プリオン病の多くは，プリオンタンパク質遺伝子変異を示し，診断に有用．現段階では有効な治療法はない．抗マラリア薬であるキナクリン（日本では保険適応外）で臨床症状の改善がみられるとの報告もあるが効果は一過性で，有効性は確立されていない．[576]

振り返り⇨同リフレクション→2932

フリクテン性角結膜炎 phlyctenular keratoconjunctivitis 角膜周辺部あるいは輪部付近の結膜に好発する結節性病変(フリクテンとはギリシャ語で疱疹の意). 充血を伴う白色の小さな潰瘍性結節がみられる. 異物感, 結膜充血を生じ, 角膜に炎症が波及すれば角膜混濁とともに, 羞明, 眼痛などの刺激症状を生じる場合もある. 幼児から若年女子に好発し, 原因は細菌抗原に対する非特異的な遅発性アレルギー反応が考えられている. 最近は若年者よりも, 壮年期の女性に増加傾向がみられる. 治療は局所ステロイド剤点眼が有効.[651] ⇨参角膜フリクテン→490

フリクテン性角膜炎 phlyctenular keratitis⇨同角膜フリクテン→490

ブリケ症候群 Briquet syndrome⇨同身体化障害→1582

振子(ふりこ)運動⇨同振子(しんし)運動→1548

振子空気⇨同振子様換気→2581

振子(ふりこ)照射法 pendulum irradiation⇨同振子(しんし)照射法→1548

振子心⇨同滴状心→2061

振子体操⇨同コッドマン体操→1114

振子跛行(はこう) pendulous limping, pendular claudication 上体を左右に振る歩行状態. 先天性股関節脱臼, 内反股, 急性灰白髄炎による殿筋麻痺などの場合にみられる. 骨盤を固定する力が弱く, これを代償するため重心を起立下肢にかける歩行となる.[771]

振子様換気 pendelluft ［**振子空気**］ 吸気および呼気時に肺内ガスが健側肺と患側肺の間を振子様に移行すること. 前・側胸部の肋骨骨折においてみられ, 骨折部胸壁の奇異運動による. 肺胞低換気や生理的死腔の増大により呼吸不全をきたす.[162]

プリシードプロシードモデル PRECEDE-PROCEED Model ヘルスプロモーション活動の企画と評価に最も頻繁に用いられているモデル. プリシードは第1-4段階. 保健プログラムにおける社会・疫学・教育／エコロジカル・運営・政策アセスメントを行う. プロシードは第5-8段階. 介入策の実施と評価(プロセス・影響・成果)を包括的に行う. このモデルの前身となったグリーン(L. W. Green)とクロイター(M. W. Kreuter)のテキスト初版(1980)では, 健康教育プログラムの進め方を示す方法の枠組みがPRECEDEモデル(教育・環境の診断と評価のための準備・強化・実現要因)として提示された. 第2版は約10年後に出版され, PRECEDEにPROCEED(教育・環境開発における政策的・法規的・組織的要因)の部分が追加され, これによってヘルスプロモーションは健康教育の狭い枠組みをこえるものとなった. 第3版(1997)ではエコロジカル・アプローチが強化され, 住民参加を含む社会環境関連の内容が充実した. そして第4版(2005)において, 健康教育やヘルスプロモーションの枠組みをもこえ, さまざまな人口集団を対象とした保健計画の企画や評価に適用されるようになっている.[775]

プリズム遮閉試験 prism cover test プリズムと遮閉試験を併用し眼位の異常を定量的に調べる遮閉試験の1つ. 視標を両眼で固視させて左右眼を交互に遮閉(交代遮閉試験)しながら, 一眼の前に置いたプリズムの強さを変えていく. 偏位した位置で中心固視ができるので, 眼の動きがなくなったときのプリズムの量で斜視の程度を表す.[480]

●PRECEDE-PROCEED モデルの評価課題に注目した図

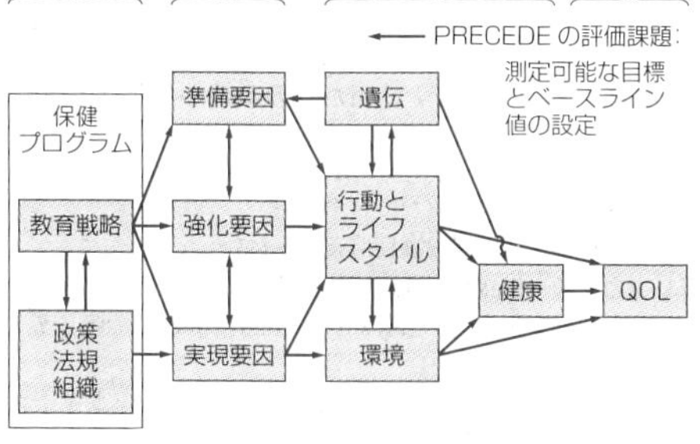

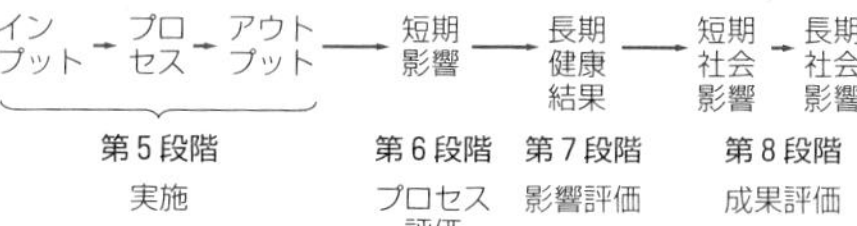
インプット
プロセス
アウトプット
短期影響
長期健康結果
短期社会影響
長期社会影響
第5段階
実施
第6段階
プロセス評価
第7段階
影響評価
第8段階
成果評価

PRECEDEのアセスメント・プロセスで設定しうる要因とPROCEEDの6, 7, 8段階で評価対象となる. アウトプットや結果内容を示している.

神馬征峰訳(ローレンスW.グリーン, マーシャルW.クロイター著):実践ヘルスプロモーション PRECEDE-PROCEEDモデルによる企画と評価, p.19, 図1-5, 医学書院, 2005

プリズム反射試験 prism reflex test ［**クリムスキー法**］ 光源とプリズムを用いて斜視の程度を調べる検査. ペンライトなどの光源を両眼固視させた状態で, 健眼の前にプリズムを置く. 患眼の光源の反射が両眼の角膜中央になったときのプリズムの量で斜視の程度を表す. 通常, 健眼の前にプリズムを置いて測定するが, 斜視眼の前に置いても測定値に変わりはないので, 乳幼児で健眼の前に置くのをいやがる場合は, 斜視眼の前に置いて検査する.[480]

プリセプターシップ preceptorship 1人の新人プリセプティー(学習者)に対して, 1人の先輩プリセプター(指導者, 実践のエキスパート)がマンツーマンで実務につき, 臨床の教育を担当するオン・ザ・ジョブ・トレーニングの一方法. 1960年代にアメリカにおいて, 看護学生の臨床へのスムーズな移行を促進するために教育者と管理者によって考え出された方法で, 役割の社会人化と成人学習の考え方を基盤としている. プリセプターは指導者・助言者・相談役でもあり, 通常の業務を遂行しながらプリセプティーにかかわっていくことで, 能力開発・教育・訓練といった職員教育的な意味のみならず, プリセプティーのリアリティショック予防にもつながる. 日本では1980年代から基礎教育よりも新規採用看護師へのオリエンテーションに用いられてきた. なお, 決まった先輩看護師が新人の相談相手となるエルダー制という方法もある. この場合, エルダーナースは新人と実務を共にするわけではなく, マンツーマンの実務指導者が別にいることがプリセプターシップと大きく異なる点であるが, 施設によって

はエルダー制をプリセプターシップと同じ意味で用いている場合もある.[560]

ブリソー病 Brissaud disease⇨同トゥレット障害→2136

フリッカー検査 flicker test 初期高血圧や心臓病の判定, 血管攣縮の薬物効果の判定とともに, 精神的緊張を強いられる作業の疲労測定に応用される検査. 断続した光刺激が連続光に見えるか断続光に見えるか境目の閾値をそのときの1秒当たりの断続回数(Hz)で表したものがフリッカー値で, その大きさは大脳皮質の活動水準に対応すると考えられる. フリッカー値は通常は疲労の進行とともに低下する.[1015]

ブリッカー手術⇨同回腸導管造設術→445

フリッカー値 flicker value⇨同限界フリッカー値→938

フリッカー融合頻度 flicker fusion frequency⇨同限界フリッカー値→938

プリックテスト prick test I型(即時型)アレルギーが関与している蕁麻疹や薬疹などの原因物質を同定するために行う検査. 皮内反応より鋭敏度は劣るが, アナフィラキシーショックの危険性が少ないので比較的安全である. 前腕屈側または背部皮膚に被験物質を1滴たらし注射針で単刺する. 15-20分後に紅斑や膨疹の有無を判定する.[102] ⇨参スクラッチテスト→1637

フリッケ線量計 Fricke dosimeter 硫酸第一鉄水溶液中の第一鉄イオン(Fe^{2+})が放射線により第二鉄イオン(Fe^{3+})に酸化される現象を利用した化学線量計. X線や電子線の吸収線量の測定に用いられる. フリッケHugo Fricke(1892-1972)により開発された.[1127]

ブリッジ bridge ［**橋義歯, 架橋義歯**］ 少数歯(1-3歯)の中間欠損に対する補綴(てつ)法の1つ. 欠損部を補うポンティック, それを支持する支台装置およびそれらをつなぐ連結部から構成されている. 全部床義歯のように咬合力を粘膜で負担する粘膜負担性義歯に対して, 支台歯のみによって負担するので歯根膜負担性義歯という. 支台歯にセメントなどで合着する固定性ブリッジが一般的であるが, テレスコープやアタッチメントを用いて取り外すことができる可撤性ブリッジや連結部の片方を可動性とした半固定性ブリッジがある.[1310]

●ブリッジ

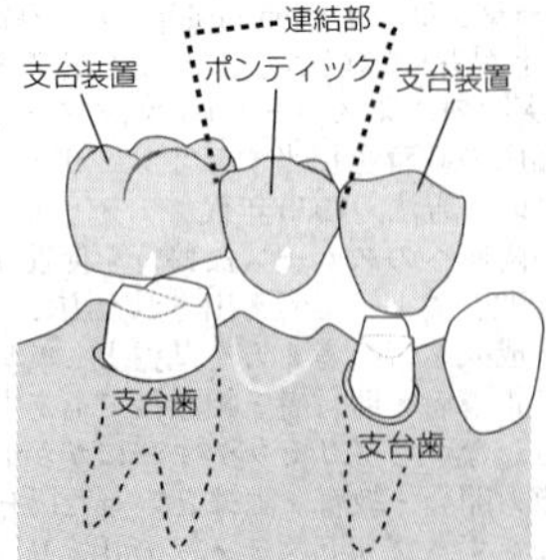

ブリットル型糖尿病 brittle diabetes ［**不安定型糖尿病**］ 血糖値の日差変動, 日内変動が大きく, ケトアシドーシスに至る高血糖と, 低血糖を反復する病態. インスリン治療が導入されたあとに指摘された概念であるが, 定義・診断には統一されたものはない. 現在は原因はどのようなものでも, インスリン治療中の患者で血糖の日内・日差変動が激しく, 高血糖と低血糖を頻繁に繰り返すため日常生活に障害をきたす糖尿病を指す. 一般に1型糖尿病患者でみられる.[418]

ブリットン・デイヴィドソンのモデル Britten-Davidson model 発現が協調的に行われる遺伝子群の発現調節についての仮説. 1969年にブリットンRoy J. Brittenとデイヴィドソン Eric H. Davidsonにより提唱された. この仮説によると, ある遺伝子の発現が刺激により誘導されると, その遺伝子産物が他の遺伝子群の発現を亢進させ, 同じ細胞内で同様の過程が反復することにより, 多くの遺伝子の発現が誘導される. そして, 最初の刺激が除去されたあとも正のフィードバックにより遺伝子群の発現が亢進した状態で維持されるとする. このモデルにより, 細胞がその状態を維持するのに必要な遺伝子群を発現が亢進した状態で保っている機構が説明される. しかし, あくまでも理論的なもので, 実際に証明はされていない.[1225]

フリップ角 flip angle；FA MRIのグラディエントエコー法で用いられる励起パルスの角度. スピンエコー法に比べ磁化をたおす角度は小さく, 高速撮像が可能になる. またこれをかえることによって画像のコントラストが変化する.[264]

プリニウス Gaius Plinius Secundus 古代ローマの軍人, 著述家(23-79). 大プリニウスと呼ばれ, イタリアのヴェローナもしくはノウムコムム(現在のコモ)に生まれたとされる. 79年ヴェスヴィアス火山噴火の際, ミセーヌムのローマ艦隊の司令官だったが, 状況を観察するためにスタビアエに上陸し, 殉難, 死亡した. 大部の著作をものしたが, 今日まで伝わっているのは『Historia Naturalis(博物誌)』37巻であり, この本はウェスパシアヌスVespasianus帝の子息ティトゥスTitusに奉献された.『博物誌』は古代末期においても大いに参考にされ, 要約本が何冊も生まれた. 4世紀に成立したとされる「抄録」もしくは「プリニウス医学」と呼ばれるものは, 一般人のための実用書として流布した. 3世紀のガルギリウス=マルテアリスGargilius Martialisの『農耕書』, アプレイウスApuleiusの『薬草書』は『博物誌』に依拠したもので, 4世紀に成立, 7世紀には増補・解説版が出版された. セクストゥス=プラキトゥスSextus Placitusの『動物性薬物』も大方プリニウスによっている. プリニウスには神秘主義的傾向があり, 迷信への関心も強くあくなき見聞欲と記録精神の結晶である『博物誌』は, 動・植物をはじめとする自然界の生物・事物万般に関する当時の知識の伝承, 民俗などを記述, 集成した大著である. 学問的精密さを批判する向きもあるが, 当時の世界に流通・流布し, 伝播・伝承されていた雑多な知識が生の状態で記録されているところにこの本の資料としての重要性がある. 特にその古代の民間医療, 植物療法, 薬物療法などの情報は近年注目を浴びている. これらの情報を検証し, 研究するのは現代に課せられた義務である.[733]

プリマキン貧血 primaquine anemia 抗マラリア薬のリン酸プリマキン服用によって発症する溶血性貧血で, グルコース-6-リン酸デヒドロゲナーゼ(G6PD)欠損症の患者がリン酸プリマキンを内服したときに高頻度にみられる. その機序として, 赤血球の酸化還元酵素であるG6PDが欠損すると還元型グルタチオンが低下して赤血球が酸化されやすくなり, リン酸プリマキンのような酸化性薬物で溶血が引き起こされると考えられる.[1038] ⇨参グルコース-6-リン酸デヒドロゲナーゼ欠損症→834

プリムラ皮膚炎⇨同桜草皮膚炎→1183

ブリューゲル症候群 Brueghel syndrome⇨同メージュ症候群→2795

ブリューニングス拡大耳鏡 Brünings magnifying otoscope ［**拡大耳鏡**］ 気密耳鏡に凸レンズ，ゴム球をつけたもの．鼓膜表面を拡大して観察できるほか，ゴム球を用いて外耳道を加圧することにより鼓膜の可動性も確認できる．ブリューニングス Wilhelm Brünings はドイツの耳鼻科医(1876-1958)．[451]

不良肢位 malposition，wrong position 日常生活動作上，最も機能的な肢位が良肢位であり，例えば足関節は背屈0度(足底が下腿軸に対し垂直)，肘関節では屈曲90度などである．これに対して機能的でない肢位が不良肢位．四肢を固定する際，これら関節の角度を調整して不良肢位を避けることにより日常生活動作を行いやすくすることは，リハビリテーションを行ううえで重要な初期看護である．[771]

不慮の外因⇨同不慮の事故→2583

不慮の事故 accident ［**不慮の外因**］ 外因性障害のうち天災や過失，不可抗力など人の意思や故意が働かないで引き起こされた傷害のことを指す国際死因統計用語である．例えば交通事故，転倒，転落，溺水，火災あるいは火炎による傷害，窒息，中毒，熱中症，低体温症，感電，機械による傷害，落下物による傷害などがあげられる．法医学的に，自他殺，不慮の事故の区別は損傷の位置や特徴のほかに，成傷時の被害者あるいは周囲の状況などにより判断されるが必ずしも容易ではない．[1547]

不慮の事故《子どもの》 accident 1歳以降の子どもの死亡原因の第1位で，重要な健康問題である．事故の起こり方は子どもの成長・発達や社会生活の拡大と密接な関係がある．乳児前期は寝返りや物をつかむことができないため，窒息が圧倒的に多く，乳児後期は指で物をつかみ何でも口に持っていくため，誤飲が多い．幼児前期は一人歩きが可能となるが，頭部が大きくバランスをとりにくいため，転倒・転落を起こしやすい．また，興味をもって近づいても危険を予測し回避できないため，浴槽での溺水が多発する．幼児後期以降は屋外の事故が多くなり，交通事故が大半を占める．自分で身を守ることが十分にできない子どもの事故の防止は，保護者への啓発・教育，家庭や地域における安全確保のための環境整備，発達段階に応じた子どもへの安全教育が重要．救急外来などでは事故か虐待によるものか区別が難しいものもあるが，対応が遅れると命にかかわるため，子どもと家族をよく観察して鑑別する必要がある．[823] ⇨参児童虐待→1322

ブリリアントブルー⇨同クーマシーブリリアントブルー→812

ブリル・シンマース病 Brill-Symmers disease ［**巨大濾胞性リンパ腫，シンマース病**］ 巨大濾胞性リンパ腫のこと．大きなリンパ濾胞の過形成がみられ，リンパ節の正常構造は破壊されている．1925年にアメリカの内科医ブリル Nathan Edwin Brill (1860-1925)，1927年にアメリカの病理医シンマース Douglas Symmers (1879-1952) により報告された．非ホジキン non-Hodgkin リンパ腫の濾胞性リンパ腫であり，最近では別個には扱われない．[1464]

フリルフルアミド furylfuramide⇨同AF-2→24

プリン purine ［*7H*-イミダゾ〔4,5-*d*〕ピリミジン］ $C_5H_4N_4$，分子量120.11．水溶液中では中性を示し，酸，塩基と塩を形成．互変異性体として存在するためにミスマッチを起こし遺伝子に変異をもたらすこともある．プリン誘導体には核酸の塩基成分(アデニン，グアニンなど)，代謝生成物(キサンチン，尿酸など)，アルカロイド(カフェイン，テオブロミンなど)や各種薬剤(利尿薬，筋弛緩薬，強心薬など)がある．高尿酸血症はプリン体の代謝異常あるいは排泄障害の結果生じる．このような患者では，低あるいは無プリン食が必要となる．アンチョビ，イワシ，カツオ，アジの干物，大豆，干し椎茸，鶏肉などはプリンに富む．[225]

プリン塩基 purine base プリンおよびプリン核の種々の部分が置換された誘導体の総称．ピリミジン塩基と並んで，生体中では核酸，ヌクレオチド，ヌクレオシドの構成成分として存在．核酸中のプリンはアデニンとグアニン．このほか，プリン塩基はATP，NAD，FADなどの補酵素の構成成分でもある．[225]

プリン拮抗薬 antipurines 構造がプリン塩基に類似した塩基やそのヌクレオシドであることから，サルベージ経路やキナーゼによってヌクレオチドとなり，本来の核酸合成を阻害する代謝拮抗薬の一種．代表例として6-メルカプトプリン(6-MP)があり，細胞の正常な代謝を妨げその増殖を抑制することから抗腫瘍薬として使用される．[225]

ブリンクマン指数 Brinkman index；BI⇨同喫煙指数→692

プリングル病⇨同プリングル母斑症→2583

プリングル母斑症 Pringle phacomatosis ［**プリングル病，ブルヌヴィーユ・プリングル病(母斑症)，結節性硬化症，エピロイア**］ 結合組織母斑の1つ．顔面の鼻部の周囲に多発する集簇性の黄色〜赤色のかたい丘疹に，てんかんと知的障害を三主徴とし，結節性硬化症ともいわれる．1890年イギリスの皮膚科医プリングル John James Pringle がブルヌヴィーユ Bourneville の報告例(知的障害，てんかん)にみられる皮膚症状を先天性皮脂腺腫 congenital adenoma sebaceum として報告した．顔面の皮疹は皮脂腺腫と呼ばれていたが，組織学的には線維性血管組織の過誤腫であり，皮脂腺が関与することはまれなので，その後，線維性血管線維腫と訂正された．鼻唇溝を中心に左右対称性に比較的かたい丘疹が集簇性に生じ，頰，鼻，オトガイ(頤)に達し，高度になると桑実状となる．顔面の皮疹に加え，懸垂性軟属腫，粒起革様皮膚，爪甲周囲線維腫，口腔粘膜乳頭腫症，葉状の不完全色素脱失斑を認める．精神神経症状の合併率は高く(50-100%)，その他にも眼症状，腎症状，肺病変，心臓病変，骨病変を合併することもある．母斑性増殖が皮膚と他の臓器にも生じる母斑症の代表的疾患．[95] ⇨参結合組織母斑→910，粒起革様皮膚→2935

プリンサルベージ経路 purine salvage pathway プリン体をデノボ *de novo* 生合成によってつくり出すには多量のATP(アデノシン三リン酸)を消費する．したがって核酸の分解でプリン塩基が生じた場合に，これらをそれ以上分解せず再利用してプリン体を生合成する経路である．HPRT(ヒポキサンチングアニンホスホリボシルトランスフェラーゼ)，APRT(アデニンホスホリボシルトランスフェラーゼ)が中心的な酵素である．HPRTはIMP(イノシン酸)のプリン塩基であるヒポキサンチンをPRPP(5-ホスホリボシル1-ピロリン酸)の1位炭素に結合させ，IMPを生成するほか，グアニンに関しても同様にPRPPと結合させ，GMP(グアニル酸)を生成する．APRTはアデニンとPRPPよりAMP(アデニル酸)を生成する．[987] ⇒参プリン生合成→2584

プリン生合成　**purine biosynthesis**　プリン体(プリンヌクレオチド)はRNA，DNAの構成成分として重要なだけでなく，ATP(アデノシン三リン酸)として細胞の主要なエネルギー源となり，情報伝達をつかさどるなどさまざまな細胞機能に深く関与している．プリン体の生合成はリボース-5-リン酸の1位の炭素につぎつぎに原子を付加し，完全なプリン核をもつプリン体であるイノシン酸(IMP)を合成するのがデノボ *de novo* 合成である．もう1つのプリン生合成としてプリンサルベージ経路がある．プリンサルベージ経路は核酸の分解で生じたプリン塩基を，それ以上分解せずに再利用する経路であり，この2つの方法によってプリン生合成がされている．[987]

プリン代謝　**purine metabolism**　プリン誘導体の生合成および分解をいう．プリン合成は，リボース-5-リン酸から始まりイノシン酸を合成する新生経路 *de novo* pathwayと，塩基やヌクレオシドを再利用する再生経路salvage pathwayで合成される．正常の体内尿酸プールは約1,000-1,200 mgで，生産排泄量は1日500-700 mg．一方，プリン化合物は最終的に尿酸として排出され，プリン代謝異常の代表的なものに高尿酸血症からなる痛風が知られる．これは腎機能低下による尿酸排泄機能低下のほか5-ホスホリボシル1-ピロリン酸(PRPP)合成酵素の活性亢進，ヒポキサンチン-グアニンホスホリボシルトランスフェラーゼ(HGPRT)欠損による尿酸の過剰生産が原因とされる．[225]

プリンツメタル異型狭心症　**Prinzmetal variant angina**　アメリカの内科医プリンツメタル Myron Prinzmetal (1908-87)は，安静時に胸痛が起こり，運動や情動によって誘発されず，発作時にST上昇を示す症例を報告した(1959)．彼はこのST上昇を伴う安静時の虚血発作は冠動脈トーヌス(緊張)の変化による二次的なものと考えた．その後，冠動脈造影上でもこの現象が観察され，現在ではプリンツメタル異型狭心症は冠動脈攣縮と同義語として扱われる．1日の一定時刻，特に明け方に発作が集中する例が多い．発作中，心室性期外収縮頻発，心室細動，房室ブロックなどを合併することがあり，意識消失に至ることもある．器質的冠動脈狭窄の著しくないものが多く，冠動脈攣縮によって，その冠動脈の灌流域の心外膜側を含めた貫壁性の虚血が生じるために心電図でST上昇を示すと考えられている．攣縮の予防に有効なカルシウム拮抗薬および亜硝酸薬を投与する．β遮断薬では予防されず，むしろ悪化しやすい．[55] ⇒参冠〔状〕動脈攣縮(れんしゅく)→614，異型狭心症→224

フリント雑音　**Flint murmur**⇒同オースチン=フリント雑音→397

プリンヌクレオチドサイクル　**purine nucleotide cycle**　環状AMP(アデニル酸)をIMP(イノシン酸)に脱アミノし，このIMPからAMPを合成すればアスパラギン酸の脱アミノでフマル酸ができる．このプリンヌクレオチドサイクルが筋肉細胞の代謝に重要なことを，ローウェンスタイン John Lowenstein は示した．筋肉の活動が激しくなるとクエン酸サイクルの活性も増大する．そのためにはクエン酸サイクルの中間体の濃度を高めなければならないが，筋肉には他の組織と違い補充反応を触媒する酵素がほとんどない．そこで筋肉ではプリンヌクレオチドサイクルで生じるフマル酸をクエン酸サイクルの活性化に使う．筋肉ではこのサイクルの3酵素の活性がすべて他の組織の数倍も強いことから，このサイクルの重要性が推察される．遺伝性筋AMPデアミナーゼ欠損症患者は疲れやすく，運動のあと痙攣を起こす．[987]

●プリンヌクレオチドサイクル

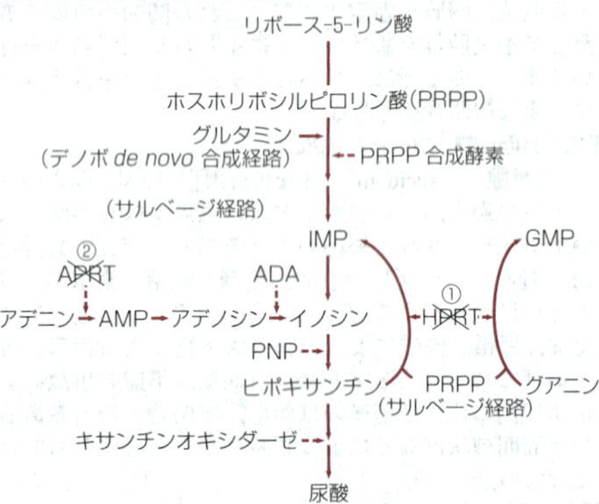

①はレッシュ・ナイハン症候群(HPRT欠損症)，②はAPRT欠損症(DHA結石症)を参照
IMP：イノシン酸
GMP：グアニル酸
APRT：アデニンホスホリボシルトランスフェラーゼ
ADA：アデノシンデアミナーゼ
HPRT：ヒポキサンチングアニンホスホリボシルトランスフェラーゼ
AMP：アデニル酸
PNP：プリンヌクレオシドホスホリラーゼ

フルアーチワイヤー　**full-arch wire**　歯科矯正で使用するアーチワイヤーで両側の最後臼歯間の歯列全体にわたって設置されるもの．マルチブラケット法(エッジワイズ法，ペッグ法)など多数歯に装着されたブラケットに保持されたアーチワイヤーの力を歯に伝えて歯を移動させる．歯に伝える力をコントロールするためにワイヤーの太さ，形態(円形，角形)を選択して使用する．[830]

ふるい状癌⇒同嚢胞腺癌→2313

ふるい分け検査⇒同スクリーニング検査(テスト)→1637

ブルーイ　**bruit**　［血管雑音］　血液循環障害の診察上，頸動脈，乳様突起部，眼，四肢の動脈などで聴取される血流による雑音．[584]

ブルークロス　**Blue Cross**　アメリカの非営利的な世界有数の団体健康・入院保険組合の1つ．アメリカにはわが国の国民健康保険のようなすべての国民が平等に医療を受けることができる制度は存在せず，通常は高額な医療費をカバーするために自ら民間の保険に加入しなければならない．[1505] ⇒参ブルーシールド→2585

ブルーシールド Blue Shield アメリカの非営利的な世界有数の団体健康・入院保険組合の1つ．運営・活動内容はブルークロスと同様に医療費をカバーするためのもの．[1505] ⇨㊟ブルークロス→2584

ブルージャーナル blue journal⇨㊟グリーンジャーナル→826

フルーツシュガー fruit sugar⇨㊐レブロース→2982

ブルートウ症候群 blue toe syndrome⇨㊐コレステロール塞栓症→1136

ブルーム症候群 Bloom syndrome 低身長，日光過敏症，顔面の毛細血管拡張性紅斑，顎骨低形成，小頭症などを呈する常染色体劣性遺伝のまれな疾患．DNAの複製や修復，組み換えなどに関与する酵素であるDNAヘリカーゼに属するBLMヘリカーゼの機能欠損によって起こる．急性白血病を含む種々の悪性腫瘍を高率に合併し，IgA，IgMの低下など免疫不全の合併もみられる．1954年にアメリカの皮膚科医ブルームDavid Bloom(1892-1965)によって報告された．[1038]

ブルーメンバッハ Johann Friedrich Blumenbach ドイツの医学者，自然人類学の「父」といわれる人類学者(1752-1840)．ゴータに生まれ，主にゲッティンゲン大学で活躍した．生命現象を特徴づける形成力概念を用いた発生論，人種研究による自然人類学の体系化，さらに人体生理学，比較解剖学，自然誌などの幅広い著作で知られる．[1214]

ふるえ熱産生 shivering thermogenesis 運動神経を介して調節されるふるえ(骨格筋に起こる不随意収縮)による熱産生．[229] ⇨㊟非ふるえ熱産生→2477

プルエバック Pleur-Evac®⇨㊐低圧持続吸引器→2040

フルオキシプレドニゾロン fluoxyprednisolone⇨㊐トリアムシノロン→2164

フルオロカーボン中毒⇨㊐フロン中毒→2603

フルオロ酢酸ナトリウム sodium fluoroacetate 強力な有機フッ素系殺鼠薬．$CH_2FCOONa$．非揮発性で化学的に安定な白色粉末．融点200℃．水溶性．きわめて毒性が強く，摂取および汚染後30分～2時間ほどで心臓障害(血圧下降)と中枢神経症状が現れる．治療は救急処置に続き，高張ブドウ糖の点滴静注，不整脈および心室細動対策としてプロカインアミド塩酸塩0.5gを混ぜた5％ブドウ糖液の点滴静注などを行う．許容濃度は0.05 mg/m^3〔経皮吸収として；アメリカ産業衛生専門家会議(ACGIH)，2008〕．「毒物及び劇物取締法」毒物の中でも著しく毒性のある特定毒物．[182,732]

ブルガダ症候群 Brugada syndrome 1992年にブルガダ兄弟(Joseph Brugada, Pedro Brugada, Ramon Brugada)によりはじめて系統的に報告された疾患で，突然死の原因疾患として注目されている．明らかな器質的心疾患を認めず，心電図上V_1-V_3誘導において特徴的なST上昇(弓形に曲がったcoved型および鞍形saddleback型のST上昇)を示し，心室細動を発症しやすい疾患として知られている．男性に多く，東南アジア地区に発症頻度が高く，好発年齢は30-50歳とされており，本疾患の心電図所見を認める頻度は成人で0.05-0.6％と報告されている．治療としては，coved型ST上昇が自然発症する例やナトリウムチャンネル遮断薬負荷後に認める例では，①心室細動による心肺蘇生既往，②原因不明の失神，③夜間瀕死期呼吸などの症状を有する場合は予後不良のため，植込み型除細動器implantable cardioverter-defibrillator(ICD)治療が適応とされている．一方，無症候性であっても，coved型ST上昇を示し，特に心臓性突然死の家族歴を有する例では，電気生理学的検査が必要となり，心室細動が誘発されればICDの適応と考えられている．[1140]

プルキンエ細胞 Purkinje cells 小脳皮質の神経細胞で，枝分かれした大樹のように無数の樹状突起を分子層に出し，その軸索は主として歯状核に至る．[584] ⇨㊟小脳皮質→1455

プルキンエ線維 Purkinje fiber 心室の刺激伝導系を構成する筋線維で，特殊心筋線維からなる．心臓の刺激伝導系の房室系の末端部分で房室束(ヒスHis束)から分かれた左脚と右脚が心内膜の網状構造の伝導系線維となり，心室壁全体に分布する．この網状構造の線維を指す．プルキンエJohannes E. Purkinjeはチェコの生理学者(1787-1869)．[452]

プルキンエ線維網 Purkinje network 左右両心室の心筋組織内に広がる筋線維網で，両心室をほぼ同時に収縮させるように刺激を伝える．プルキンエ線維は心筋線維から枝分かれして右心室に広がり，この線維と接続する線維は右心房内の房室結節から始まり心房中隔の下部を走行する．洞結節で生じた刺激は両心房の筋線維を通して迅速に伝わり，心房の収縮を起こさせる．刺激が房室結節に入ると刺激はゆっくりと伝導するようになり，両心室に刺激が伝わる頃には両心房は収縮が完全に行える状態になっている．刺激が房室結節を離れると刺激伝導は速度を増してプルキンエ線維に広がっていく．プルキンエ線維は筋形質に富み，通常の心筋に比して大きな核をもっている．また通常の心筋線維よりも直径が太く，比較的筋原線維の量が少ない．プルキンエJohannes E. Purkinjeはチェコの生理学者(1787-1869)．[202,83]

フルクトース1-リン酸⇨㊐果糖6-リン酸→537

フルクトース6-リン酸⇨㊐果糖6-リン酸→537

フルクトース検出法 detection of fructose⇨㊐果糖検出法→537

フルクトース代謝異常 disorder of fructose metabolism フルクトース代謝異常は以下の3種類が知られている．①本態性フルクトース尿症：フルクトキナーゼが欠損しているため，尿中にフルクトースが多量に排泄される病態．臨床症状は何もなく予後はよい．②遺伝性フルクトース不耐症：フルクトース1-リン酸アルドラーゼが欠損している病態．フルクトースやショ糖を摂取後，腹痛，嘔吐，低血糖などを誘発するが，摂取しなければ症状はなく予後もよい．③フルクトース吸収障害：フルクトース摂取後，腹部膨満感などの症状を呈する．[987]

フルクトース尿 fructosuria ［**レブロース尿，果糖尿**］尿中にフルクトースが排泄される状態．フルクトキナーゼ欠乏症での症状．[987] ⇨㊟果糖尿症→537

フルクトキナーゼ欠乏症 fructokinase deficiency ［**本態性フルクトース尿症，本態性果糖尿症**］ フルクトース代謝異常の1つ．フルクトキナーゼは肝臓に存在していて，ATP(アデノシン三リン酸)からフルクトースへのリン酸転移を行いフルクトース1-リン酸を生成する．

この酵素はまた，腎臓と腸にも存在する．フルクトキナーゼはグルコースをリン酸化せず，その活性は飢餓またはインスリンによって影響されないことから，フルクトースは糖尿病患者の血液から正常の速度で消失する．尿中にフルクトースが排出される以外は無症状である．[987] ⇨参フルクトース代謝異常→2585

フルクトサミン **fructosamine** タンパク質とブドウ糖が非酵素的に結合する反応をグリケーション glycation と呼ぶ．血清タンパクもグリケーションによりフルクトサミンが生成される．フルクトサミンは過去2週間ほどの血糖値の平均値を反映するものとして臨床に利用される．基準値は200-300 μmol/L.[418]

ブルサ相同器官 **bursa equivalent organ** ［**嚢相同器官**］ 鳥類のファブリキウス嚢 bursa of Fabricius と機能的に相同な器官．すなわち，B細胞産生を行うリンパ組織のこと．ファブリキウス嚢は，鳥類の総排泄腔の近くにあるリンパ組織で，体内のすべてのBリンパ球を産生する．ヒト成体では骨髄がファブリキウス嚢相同器官であり，B細胞産生のほとんどが行われる．B細胞のBは，bursa(嚢)のBをとったものである．[1439] ⇨参ファブリキウス嚢→2508，B細胞→31

ブルシアンブルー反応 **Prussian blue reaction**⇨同ベルリンブルー反応→2640

ブルジンスキー徴候 **Brudzinski sign** ［**対側脚反射**］ 髄膜刺激症候の1つ．頭蓋内圧亢進状態でも出現する．仰臥位の被検者の後頭部をもって前屈させると，下肢の屈曲が起こる．[584] ⇨参ケルニッヒ徴候→936，髄膜刺激症候→1630

ブルズアイパターン **bull's eye pattern** ［**標的像，ターゲットパターン**］ 超音波検査でみられる肝腫瘍などのエコーパターンのうちで，その画像が同心円状で，ちょうど牛の目 bull's eye のパターンに似ているため名づけられた．肝腫瘍では転移性の特徴とされる．標的像 target pattern とも呼ばれる．[955]

ブルズアイ表示 **bull's-eye display (plot)** ［**同心円表示，極座標表示**］ 主に心筋血流SPECT(シングルフォトンエミッションコンピュータ断層)で用いられる画像表示法で，同心円表示または極座標表示ともいう．SPECTの短軸断像を用い，最も心尖部側を円の中心部に配置し，心基部側になるほど外側となるように並べて同心円状に表示する．多数の画像を1枚の画像として表示する機能画像の1つ．初期像(負荷時)と後期像とを並べて表示すると両者の比較がしやすい．[737] ⇨参シングルフォトンエミッションコンピュータ断層撮影法→1518，ファンクショナルイメージ→2509

●ブルズアイ表示(心筋血流SPECT短軸断層像)

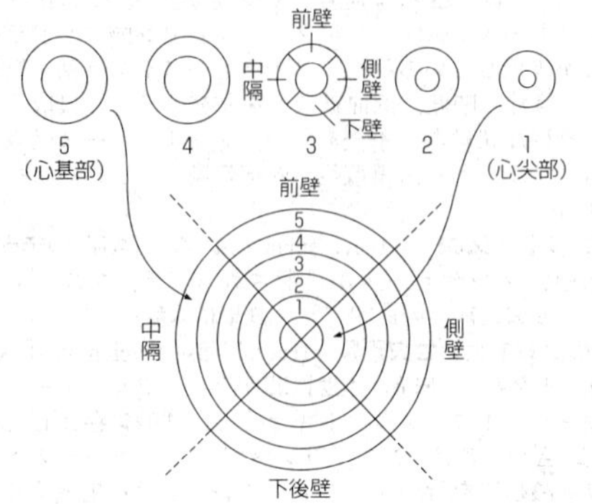

ブルセー⇨同ブルッセ→2586

ブルセラ症 **brucellosis** ［**マルタ熱，地中海熱，波状熱**］ ブルセラ *Brucella* 属のグラム陰性桿菌のうち，ブルセラ・メリテンシス *Brucella melitensis* など一部の種によって引き起こされる感染症で，急性敗血症と，数か月から数年にわたって再発を繰り返す慢性型に大別．皮膚には紅斑・丘疹・潰瘍・腫瘍などの形成がみられる．本来は家畜を含む動物の疾患であるが，汚染された乳製品や肉を経口摂取したり，罹患した動物(ウシ，ブタ，ヤギ，ヒツジ，イヌなど)との接触，実験室での事故により傷を介して経皮的に罹患．発熱，悪寒，発汗，倦怠感，衰弱を特徴とし，その他の症状として，食思不振，体重減少，頭痛，筋肉痛，関節痛，リンパ節腫大，脾腫がある．しばしば発熱は波状に起こり，夕刻に上昇し日中は解熱するか，寛解期をおいて間欠的に発熱．肺炎，髄膜炎，脳炎のような重大な合併症が発生することもある．農夫，獣医師，食肉包装業者，屠畜場職員，家畜飼育者に発生率が非常に高い．診断は血液培養によるが，発育は非常に遅いので少なくとも4週間の経過観察が必要である．治療はドキシサイクリン塩酸塩水和物とストレプトマイシン硫酸塩との併用と床上安静．[1367] ⇨参バング熱→2407

ブルセラ〔属〕 ***Brucella*** グラム陰性の短桿菌で芽胞と鞭毛をもたない．好気性．この属の主な種として，マルタ熱菌 *B. melitensis*，ウシ流産菌 *B. abortus*，ブタ流産菌 *B. suis* がある．これらはもともとは動物の病原菌で動物の胎盤に親和性があるが，ヒトにも感染する．マルタ熱菌はヤギ，ヒツジ，ウシ流産菌はウシ，ブタ流産菌はブタにそれぞれ感染し，流産を起こす．ヒトは汚染乳の飲用，乳製品の取り扱い，感染動物との接触などから感染する．菌は全身の網内系に侵入し，波状熱 undulant fever と呼ばれる間欠的な発熱を主症状とする．この菌による感染症は世界各地に分布するがわが国ではまれ．[324]

ブルダッハ束 **Burdach fasciculus**⇨同楔(けつ)状束→912

ブルッセ **François Joseph Victor Broussais** ［**ブルセー**］ フランスのパリ学派に属する医学者(1772-1838)．サンマロのオテル=デュ Hôtel Dieu で学んだあと，ブレストの海軍外科医学校に入学．軍医としての経験を積んだのちパリ大学で学位を取得し，バル=ド=グラス Val de Grâce 陸軍病院で教授を務めた．生理学的医学 la médecine physiologique を主唱し，病気を個別に分ける疾病分類，疾病記述を存在論として批判．すべての病気は内外からの刺激に応じて生体組織に炎症を起こした器官(主として胃腸)が原発巣となり，交感性によって遠隔の器官に波及して炎症を起こすことによる(ブルッセ説)とした．[983]

ブルッセ説 **Broussais theory, broussaisism** フランスの医師ブルッセ François J. V. Broussais (1772-1838) によって提唱された，生命現象は適度の刺激によって維持され，病気は局所，ことに胃腸における刺激過度により起こる局部的病変に発し，交感神経により漸次拡大されるという説．[1505]

ブルッフ膜 Bruch membrane 脈絡膜の最も内側の層で，電子顕微鏡で見ると，網膜色素上皮側から，基底膜，内膠原層，弾性板，外膠原層，脈絡膜毛細血管の基底膜の5層からなる．網膜色素上皮細胞へ脈絡膜毛細血管からの血漿成分を透過させるとともに，ブルッフ膜は網目構造になっており，網膜色素上皮への血液中の細胞の進入を防いでいる．ブルッフ Karl Wilhelm Ludwig Bruch はドイツの解剖学者(1819-84)．[566]

ブルッフ膜破裂 rupture of Bruch membrane ボールや手拳などによる鈍的眼外傷で起こるブルッフ膜の破裂．ほとんどの場合は脈絡膜の断裂を伴っており，眼底では網膜下の白色の半月状病巣として観察される．断裂が黄斑部を横切るような形で生じれば，高度の視力障害をきたす．自然経過をみるしかないが，ときに数か月以上経過してから脈絡膜新生血管を生じて網膜下出血や滲出を生じることがある．[1309]

フルテキスト検索 full text search⇨同全文検索→1793

ブルドッグ鉗子 bulldog forceps, bulldog clamp 手術時に使用される止血用バネつき鉗子．腹部，大腿部，鼠径部の動脈や静脈の閉塞に用いられる．先端のかみ合わせ部分が血管を傷つけにくい構造になっている．[485]

プルトニウム plutonium；Pu ［Pu］ 元素記号 Pu．原子番号 94．原子量 232-246 にわたる同位体があり，^{239}Pu が最も多く存在する．超ウラン元素(ウランの原子番号よりも番号の大きい元素で，人工的につくり出されるもの)で，^{238}U に高速中性子を照射してできる人工元素．強力な発癌性があり，被曝により骨肉腫などを引き起こす．[182,56]

ブルトン型無γグロブリン血症 ⇨同小児伴性低γグロブリン血症→1450

ブルドン抹消テスト Bourdon cancellation test ［注意作業持続法］ 注意作業持続法とも呼ばれ，注意力や集中力の持続を測る精神作業能力検査の1つ．この検査からは，注意，集中の持続性とともに，知能や性格傾向に関する情報を得ることもできる．方法は無作為に文字や図形を並べておき，その中から一定の文字や図形を見つけて抹消させる．評価は検査に要した時間，誤って消した数，回答漏れ数などによって行われる．[578]

ブルヌヴィーユ・プリングル病(母斑症) Bourneville-Pringle phakomatosis⇨同プリングル母斑症→2583

古畑種基 Furuhata Tanemoto 法医学・人類遺伝学者〔1891-1975(明治24～昭和50)〕．三重県に生まれ，1916(大正5)年，東京帝国大学医科大学卒業．翌年，法医学教室入局(片山国嘉教授)，1921(同10)年，欧米留学．1924(同13)年，帰国し，金沢医科大学教授となる．翌年，多数の家族調査をもとに，ABO 式血液型遺伝の3対立遺伝子説(A，B，O の3つの遺伝子による遺伝形式)を提唱した．また沈降反応法を考案，血液型研究は血球型のほか，血清型，唾液型，部分抗原へと発展し，動物の血液型にも及ぶ．一方，指紋などの調査からアイヌはコーカソイドに属すると示唆した(現在は否定される)．1936(昭和11)年，東京帝国大学教授，52(同27)年，東京医科歯科大学教授，55(同30)年には同大に総合法医学研究施設(現難治疾患研究所)を創設する．56(同31)年，文化勲章受章．60-72(同35-47)年，科学警察研究所長を務める．大学教授時代に下山事件，弘前事件，財田川事件，島田事件などの犯罪事件を手がけたが，ときに再審裁判の矢面にも立たされた．[585]

フルボキサミンマレイン酸塩 fluvoxamine maleate わが国で最初に発売された選択的セロトニン再取り込み阻害薬(SSRI)．セロトニンの再取り込みを選択的に阻害して，抗うつ(鬱)作用や抗強迫性障害作用を発現する．うつ病・うつ状態に加え，強迫性障害，社会不安障害にも適応がある．抗コリン作用による副作用が少なく，うつ病の第一選択薬の1つとして認知されている．CYP 2D6 で代謝されるとともに，CYP 1A2，3A4，2D6，2C19 を阻害するため，薬物相互作用に注意を要する．[204,1304] 商デプロメール，ルボックス

フルマゼニル flumazenil ベンゾジアゼピン受容体の競合的拮抗薬．ベンゾジアゼピン受容体は GABA$_A$ 受容体αサブユニットとγサブユニットから構成されると考えられている．化学構造上の分類はベンゾジアゼピン系であるが作動薬ではない．臨床的にはベンゾジアゼピン系薬の過量による過度の鎮静や呼吸抑制を解除する目的で使用する．フルマゼニルの半減期が1時間以内と短いのに対して，ベンゾジアゼピン系薬の半減期は最も短いミダゾラムでも約2時間，よく使用されるジアゼパムは約30時間であるため，以下の理由により注意が必要である．ベンゾジアゼピン系薬によって催眠・鎮静作用が生じている患者にフルマゼニルを投与すると急速に覚醒する．その後フルマゼニルのほうがベンゾジアゼピン系薬よりも作用が速く消失するため，ベンゾジアゼピン系薬の催眠・鎮静作用が再度出現する危険がある．日帰り麻酔などで患者が帰宅途中に自動車を運転することがないよう注意する必要がある．[1058] 商アネキセート

フルルート法《生体弁グラフトを用いた》 full root technique ステントレス生体弁の植込み方法の1つで大動脈基部全体を置換する方法．大動脈基部を完全に除去したのち，大動脈弁輪最下部レベルで左室流出路にステントレス弁下端を縫着する．次いで左右冠動脈をキャレル・パッチ法にてステントレス弁に作製した穴に縫合し，最後にステントレス弁と上行大動脈を吻合する．すべての種類の大動脈弁および大動脈基部病変に応用できる利点がある．[932] ⇨参ステントレスバルブ法→1646

フルンケル furuncle⇨同癤(せつ)腫→1734

ブルンス眼振 Bruns nystagmus ［延髄外側眼振］ 一側の注視時に振幅大，頻度低，対側への注視時に振幅小，頻度高の眼振のこと．小脳橋角部腫瘍で腫瘍が脳幹を圧迫している場合に典型的にみられ，振幅大，頻度低の眼振がみられる注視側に病巣がある．病変側を注視した際にみられる注視眼振(注視麻痺性眼振)と，非病変側を注視した際にみられる前庭性眼振とからなる．[576] ⇨参注視眼振→1988

ブルンストローム運動機能試験のステージ分類 ⇨同ブルンストロームリカバリーステージ→2588

ブルンストローム試験 Brunnstrom test(stage) 中枢性運動麻痺の評価法．脳卒中の片麻痺のような中枢性麻痺では個々の筋肉が筋力低下を起こすのではなく筋群として運動機能が低下するため，粗大運動機能テストが有用となる．上肢(腕，指)，体幹，下肢の機能を随意運動のない stage Ⅰ から正常機能の stage Ⅵ に分けて

評価する.[584]

ブルンストロームステージ Brunnstrom motor function stage 中枢神経損傷による片麻痺の回復過程を共同運動に視点を当てて6段階にまとめたもの. 損傷部位およびその程度によって, 麻痺の回復過程や到達パターンは異なる. 麻痺は弛緩性麻痺(stage Ⅰ)から始まり, 連合反応(stage Ⅱ), 共同運動(stage Ⅲ)を経て, 分離運動の進展した正常動作(stage Ⅵ)に至る. 片麻痺の機能検査としては現在でも広く使用されており, 最も一般的である. しかし, 各段階の幅が一定でないなどの問題もあり, スクリーニングとして使用されていることが多い. ブルンストローム Signe Brunnstrom (1898-1988)はアメリカの理学療法士.[562] ⇨参ブルンストローム試験→2587, ブルンストロームリカバリーステージ→2588

ブルンストロームリカバリーステージ stage of Brunnstrom recovery test ［ブルンストローム運動機能試験のステージ分類］ 脳卒中などの中枢神経病変による片麻痺の回復過程を, 上肢, 手指, 下肢それぞれについて調べて, 運動機能を6段階のステージに評価分類する. ブルンストローム Signe Brunnstrom はアメリカの理学療法士(1898-1988).[258] ⇨参ブルンストローム試験→2587

ブルンネル腺 Brunner gland⇨同十二指腸腺→1380

プルンベリ症候群 prune-belly syndrome ［先天的腹筋欠損症, 腹筋欠損症候群］ 腹壁形成不全に尿路性器奇形を伴う比較的まれな先天性異常疾患の1つ. 1839年フレーリッヒ F. Fröhlich の報告した症例が最初で, その後1901年オスラー William Osler が巨大膀胱を伴った腹筋欠損例を報告し, その腹部の形態が干したスモモ prune に似ていることより名づけた. 3万5,000出生に対し1の割合で発生し, ほとんどが男児で家族遺伝性因子は不明. 腹壁・尿路性器系の発育不全の程度はさまざまで, 腹筋については完全な欠損ではなく形成不全である. 尿路では, 水腎・水尿管症を呈し膀胱容量は大きく, 尿膜管の開存や膀胱尿管逆流(VUR)がみられることもある. ほとんどの症例で両側停留精巣がみられ, 高度の包茎や前立腺の欠損を合併していることもある. その他, 胸郭異常, 消化管奇形, 四肢奇形などを伴う例もある. 治療は病変の程度により異なるが, 尿路形成および再建術, 腹壁形成術, 精巣固定術などが行われる. 予後は全体の約60%が生後3か月以内に死亡し, 成人に達するのは20%以下である.[30] ⇨参水腎症→1618

ブルンベルグ徴候 Blumberg sign ［反発痛, 反動痛］ 手指で腹壁にゆっくり圧迫を加えたあとに急に離すとその部分に痛みを訴える現象で, 腹膜に炎症が波及したことを示す徴候. 急性腹膜炎の診断に重要な所見であり, 筋性防御よりとらえやすい.[593] ⇨参虫垂炎→1993, 腹膜炎→2549

プレB細胞 pre-B cell 成熟B細胞の前の分化段階の未熟な細胞で, プロB細胞と未熟B細胞の間の段階にある. 造血幹細胞からB細胞系列への分化は, 始まるとまずプロB細胞ができ, 次にプレB細胞受容体(代替L鎖と遺伝子再構成をしたH鎖)を発現するプレB細胞に分化する. そして, 細胞表面にIgMのみを発現する未熟B細胞を経て, 細胞表面にIgMとIgDをともに発現する成熟B細胞ができる.[1439] ⇨参B前駆細胞→31, 成熟B細胞→1672

フレア fluid attenuated inversion recovery；FLAIR⇨同FLAIR→50

プレアルブミン prealbumin ［サイロキシン結合プレアルブミン(TBPA), トランスサイレチン(TTR)］ 4個のサブユニットからなる, 分子量5万5,000の血漿タンパク質. 主に肝臓で合成され血漿以外では髄液に比較的多く含まれる, サイロキシンの血管内輸送タンパク質の1つであり, またレチノール結合タンパク質とも結合してレチノール(ビタミンA)の輸送にかかわることが知られている. 電気泳動でアルブミンの前を移動するためにプレアルブミンという. 栄養状態の把握に有用とされ, 手術前後の栄養状態の評価にも利用される. 肝細胞障害において著しく低下し, 急性炎症(熱傷), 低タンパク・低栄養, 悪性腫瘍, 妊娠などでも減少する. 腎不全, 甲状腺機能亢進症, ネフローゼ症候群で増加する.[225]

プレイオージオメトリー play audiometry⇨同遊戯聴力検査→2848

プレイセラピー⇨同遊戯療法→2849

フレイルチェスト flail chest⇨同動揺胸壁→2135

フレイルバルブ flail valve 心臓の弁支持組織の高度な破壊または障害により, 大動脈弁では拡張期に左室流出路へ, 僧帽弁では収縮期に心房へ落ち込む様子をいう.[955]

ブレイル文字 Braille symbol ［点字］ 視覚障害者が読み書きに使う文字. フランスのブレイル Louis Braille (1809-52)がアルファベットの6点式文字を開発した. 縦3点, 横2点の6点の突起の組み合わせで文字(アルファベット, 数字, かな文字など)を表示し, 指先, 指腹で触れて読みとる.

ブレインアタック brain attack 一般には脳卒中 stroke のことを指す. ブレインアタックという用語は, 1995年, 発症3時間以内の急性期脳梗塞に対し, t-PA(tissue plasminogen activator, 組織プラスミノゲンアクチベータ)の臨床試験がアメリカで行われ, t-PA静注療法により良好な転帰が得られることをキャンペーンするために, 心筋梗塞をハートアタックと呼ぶのにならって用いられたのが最初. 日本では2004(平成16)年3月に「脳卒中治療ガイドライン2004」が発表され, t-PAが脳梗塞治療薬として認可された2005(同17)年10月以降, 脳梗塞, 脳出血, くも膜下出血などを含めた脳卒中を, 一般にブレインアタックと呼ぶようになっている. ⇨参脳卒中→2306, 脳梗塞→2297

ブレインハートインフュージョン培地 brain heart infusion medium；BHI medium 通常のペプトンなどを含む培地にウシの脳組織および心臓の滲出液を加えて, 栄養要求のきびしい細菌も十分増殖可能にした培地.[324]

ブレース brace 身体の一部を矯正位で支持あるいは固定する整形外科的な装具. ただし支持, 固定だけでなく機能の再獲得を目的とした装具にもブレースの名称が用いられることがある. 総称としての和名の装具は orthosis として理解される.[820]

ブレーデンスケール Braden scale 褥瘡の発生する危険性予測の指標. わが国では, 真田弘美らによって翻訳, 紹介された『日本語版ブレーデンスケール』が広く用いられている．①知覚の認知，②皮膚の湿潤度(湿気にさらされる頻度)，③活動性(行動範囲)，④可動性(体位を変える能力)，⑤栄養(食事摂取の状態)，⑥摩擦とずれ(皮膚に対する圧迫や摩擦)の各レベルを点数に換算し，6項目の合計点数で評価．点数が高いほど褥瘡発生が予測され，病院では14点，施設では17点前後が危険点．アメリカのブレーデン Barbara J. Braden が1986年に開発．[485] ⇨参ノートンスケール→2315，褥瘡状態評価法 DESIGN→1477

ブレード blade 気管チューブを留置(気道確保)する際に使用する喉頭鏡の一部分．門歯から喉頭，気管までが直線上にあるように，ブレードを用いて軟組織を圧排し，視野を確保する．直型(ゲデル Guedel 型など)と曲型(マッキントッシュ Macintosh 型)とがあり，先端には小さな電球または光ファイバーがついている．[1457]

ブレードシルク⇨同編み糸絹糸→176

フレームシフト frameshift ［**フレームシフト突然変異，読み取り枠変異**］ DNAの遺伝情報は3個の塩基を1グループ(トリプレット)として読まれる．突然変異によりDNAに3で割り切れない数($3n±1$，nは整数)の塩基が欠失または付加すると，mRNAからポリペプチドに翻訳される際にトリプレットの読み取り枠 reading frame のずれが生じ，アミノ酸配列に異常が起きる．その結果，突然変異部位までは正常なポリペプチドが合成されるが，突然変異部位以降はまったく異なったポリペプチドが生じたり，合成が途中で中断されてしまう．これにより多くの場合，タンパク質の機能低下，失活をきたし，変異体として認識される．[981]

フレームシフト突然変異 frameshift mutation⇨同フレームシフト→2589

フレーム数 frame rate 超音波像において，1秒間に表示される画像の枚数．多くなるほど実際の動きに近い像を表示できる．[955] ⇨参リアルタイム表示→2915

フレーム分析法 flame analysis⇨同炎光光度測定法→377

フレームベッド frame bed ベッドのフレームに支柱となる枠(やぐら)を組み，必要に応じてパイプや滑車，懸吊具などを取り付けて牽引療法や四肢の機能訓練，または体位変換が困難な場合に用いるベッドのこと．回転式フレームベッドとは患者を臥床させたまま固定して仰臥位から腹臥位に回転できるベッドのこと．回転装置の安全に十分配慮する必要がある．あらゆる生活行為を臥位でしなければならない脊髄損傷や広範囲な熱傷など体位変換が困難な患者に用いられる．[557]

フレームレス原子吸光法 flameless atomic absorption spectrophotometry 重金属の測定に用いられる分析法の1つ．重金属元素を含む試料をグラファイト管中で熱分解させて原子化すると，元素の基底状態原子蒸気となり，これに目的元素と同じ波長の光(共鳴線)を照射すると吸収が起こる．この吸収の大きさから元素の濃度を求める．元素の熱分解を化学炎中で行う代わりに，グラファイト炉に電流を通して管内の温度を段階的に上げて原子化するので，フレームレスという．[556]

フレーリッヒ症候群 Fröhlich syndrome ［**脂肪性器性異栄養症，下垂体性幼児肥満症候群，脂肪性器性不全症，フローリッヒ症候群**］ 1901年，オーストリアの神経内科医フレーリッヒ Alfred Fröhlich(1871-1953)は肥満，性腺発育不全，視力障害を有する間脳下垂体腫瘍小児例を報告した．以降，肥満，性腺発育不全，身長発育遅延を伴う症例をフレーリッヒ症候群という．間脳腫瘍が多く，炎症によるものもあるが原因不明のものもある．肥満は視床下部満腹中枢の障害，性腺発育不全はゴナドトロピンの分泌低下，発育遅延は成長ホルモン(GH)分泌低下によるとされている．[584]

プレーン徴候 Prehn sign 急性精巣上体炎と精索捻転の鑑別に用いられるサイン．腫脹した精巣部を挙上した際，痛みが軽減すれば陽性とし急性精巣上体炎，痛みが増強すれば陰性とし精索捻転と鑑別する．プレーン Douglas T. Prehn はアメリカの泌尿器科医．[474]

ブレオマイシン肺臓炎 bleomycin pneumonitis 抗癌剤ブレオマイシンによる薬物性間質性肺炎．ブレオマイシンの副作用として重要．ときに肺線維症へ不可逆的に進行して致命的になることがある．治療は，早期の薬剤中止が必要で，病変の進行や，愁訴が激しい場合にはステロイド剤の投与を要することもある．[948]

フレオン®ガス Freon® gas⇨同フロンガス→2602

プレカット食⇨同きざみ食→680

プレカリクレイン欠乏症 prekallikrein deficiency ［**フレッチャー因子欠乏症**］ プレカリクレインが欠乏する劣性遺伝性疾患．1965年にハサウェイ Hathaway らにより報告された．出血症状を呈さずに，部分トロンボプラスチン時間の著明な延長を示すのが特徴．カオリンやガラスなどとの長時間(10分以上)の接触によりPTTは正常化する点で，第Ⅻあるいは第Ⅺ因子欠乏症とは明らかに異なる．[1131]

フレクスナー Simon Flexner 1900年代の半世紀，アメリカ微生物学の先導者，病理学者(1863-1946)．ケンタッキー州ルイビル生まれ，ルイビル大学医学部卒．ロックフェラー医学研究所初代所長(1903-35)．駐フィリピン米兵の死因を調査し，*Shigella flexneri*(フレクスナー赤痢菌)を発見(1900)．この菌は赤痢菌型血清4群内の1群を形成し，細菌分類学で使用されている．1906年にはフレクスナー・ジョブリングラット Flexner-Jobling rat 結節型腫瘍を発見．癌化学療法のスペクトラムなどに用いられたが，現在は使用されていない．また小児麻痺患者材料をサルに接種して発症させ，動物実験ではじめて小児麻痺ウイルスの継代に成功した(1909)．その他，彼を頼って渡米した野口英世との共著論文を高く評価し，その後の野口に活躍の場を与えた．[1219]

プレグナンジオール pregnanediol ［**5βプレグナン-3α，20αジオール**］ プロゲステロンの代謝産物の1つ．プロゲステロンは卵巣黄体，胎盤絨毛組織，副腎皮質などで産生され，性周期および妊娠に重要な役割を果たし，肝臓でプレグナンジオールに代謝されたのち，グルクロン酸抱合を受け尿中に排泄される．プレグナンジオール自体にプロゲストーゲン作用はないが，プロゲステロン産生をよく反映することから，卵巣，胎盤，副腎皮質機能を評価するために検査される．[225] ⇨参プロゲステロン→2594

プレグナンジオール測定 measurement of pregnanediol 卵巣の黄体機能を調べる検査．尿中プレグナンジオール(P_2)はプロゲステロン(P_4)の主要な尿中代謝産物であり，主にグルクロン酸抱合体として排泄される．つまり，尿中 P_2 は血中プロゲステロン濃度を反映しており，月経周期や妊娠中の変動も P_4 と同じである．現在では，血中 P_4 濃度を EIA 法で簡単に測定できるようになったため，その尿中代謝産物である P_2 を測定する意義はほとんどなくなった．[907]

ふ

プレグネノロン　pregnenolone　酢酸から生合成されたコレステロールは，ステロイドホルモン分泌器官の細胞内にあるミトコンドリアおよび小胞体においてさまざまなホルモンへ変換される．はじめにコレステロール（炭素数 27）の側鎖（炭素数 6）がはずれてプレグネノロン（炭素数 21）となる．これはいずれのステロイドホルモン分泌器官においても共通した現象であり，プレグネノロンはすべてのステロイドホルモンの原点といえる．[902]

ブレグマ　bregma　ギリシャ語で「湿っている」の意．頭部の前方で，冠状縫合と矢状縫合の接合部にある大泉門のこと．新生児ではやわらかく，湿気を帯びている．当初，アリストテレス Aristotelès（384-322 BC，古代ギリシャの哲学者）とガレン Galen（130-201 頃 AD，ギリシャの医師）によって頭頂部を指す言葉として使われたが，ブローカ Pierre P. Broca（1824-80，フランスの神経科医）が現在使われている意味に適用した．[935]　⇨参頭蓋→2094

フレグモーネ　phlegmon⇨同蜂巣炎→2680

プレクリニカルクッシング症候群　preclinical Cushing syndrome；PCS　コルチゾール産生性副腎腫瘍が存在するが特徴的なクッシング Cushing 症候群の身体所見がみられない病態．副腎腫瘍からの自律性のコルチゾール産生分泌はあるが過剰分泌が明らかでなく，内分泌検査では早朝の血中コルチゾールは正常であるが，副腎皮質刺激ホルモン（ACTH）の抑制，デヒドロエピアンドロステロン硫酸塩（DHEA-S）の低値，ホルモン日内変動の消失，副腎皮質での片側取り込み，副腎腫瘍術後の副腎不全の発生などを認める．近年，腹部画像診断技術の向上によって発見される機会が増加している．手術適応には一定の基準がないが，腫瘍の増大傾向や機能亢進傾向，悪性所見の示唆される場合などは腫瘍の摘出を行う．[284,383]　⇨参クッシング症候群→817

プレケア　ケアする前に患者の筋緊張を緩和する目的で行うケア．体位変換，更衣，おむつ交換，清拭などのケアや，関節可動域訓練を実施する前段階として，手指や上肢，下肢を動かし緊張を緩和させる．具体例には，手指や肘関節，足関節，膝・股関節の屈曲の可動域内の関節運動があるが，患者の身体の諸機能に合わせ，十分な検討のもと実施することが望ましい．[1542]

プレコックス感　praecox feeling　〔D〕Praecox Gefühl　統合失調症患者と接するときに面接者の中に生じる奇異な感情体験をいう．個々の症状ではなく，患者と周囲との間の独特な対人関係のあり方に由来するものとされる．リュムケ Henricus C. Rümke が 1941 年に統合失調症診断に意義あるものとして発表した．経験のある精神科医の中には，これを重視する者もいるが，診断法としては客観性に欠けることが難点である．[277]

プレジオモナス・シゲロイデス　⇨参プレジオモナス〔属〕→2590

プレジオモナス〔属〕　*Plesiomonas*　グラム陰性の通性嫌気性無芽胞桿菌．チトクロームオキシダーゼ陽性．鞭毛をもつ．プレジオモナス・シゲロイデス *P. shigelloides* の 1 菌種．河川水，淡水魚やイヌなどの腸管内に分布．ヒトに食中毒や下痢症を起こす．最近ビブリオ科から腸内細菌科に再分類された．[324]

プレシピチン⇨同沈降素→2027

ブレストシェル　breast shell　乳頭に亀裂や炎症がある母親の乳頭保護用器具．二重構造の半円形をしたかたいプラスチック製で，肌に触れる部分がシリコン製のものもある．内側の中央は乳頭を突出させる穴が開き，外側には空気の出入りのために複数の小さな穴が開いている．これを乳房にフィットさせ，その上からブラジャーをつける．扁平および陥没乳頭矯正目的のほか，産後は乳頭損傷時に乳頭を衣類の摩擦から保護したり，自然に分泌される乳汁を集める目的に用いられる穴の大きなタイプもある．[180]　⇨参ニップルシールド→2216

プレスビオフレニー　presbyophrenia　〔D〕Presbyophrenie　アルツハイマー Alzheimer 型老年認知症の一種で，多幸や躁病性興奮を伴い，顕著な記銘力障害と作話を呈するものをこう呼んだが，最近はこの概念は使用されない．[579]

プレゼンテーションソフト　presentation software　プレゼンテーション（発表，提示）に使用する原稿や図表，写真などをオーバーヘッドプロジェクター overhead projector（OHP）やスライド原稿として作成したり，直接プロジェクターをパソコンにつないで大画面に提示することを目的につくられたアプリケーションソフトの一種．アメリカのマイクロソフト Microsoft 社のパワーポイント PowerPoint が圧倒的シェアを占めるが，アメリカのサンマイクロシステムズ Sun Microsystems 社がオープンソースで提供するインプレス Impress もよく知られる．[1418]

プレチスモグラフ　plethysmograph　［**肢体容積計，体積変動記録器**］　容積の変化を測定する装置．呼吸機能検査の中で残気量を測定するとき，血管内皮機能を測定するとき，指尖脈波を測定するときに使用される．[226]　⇨参体プレチスモグラフィー→1901，指尖プレチスモグラフィー→1297，指プレチスモグラフ→2863

プレチスモグラフィー⇨同体プレチスモグラフィー→1901

プレチスモグラム⇨同容積脈波→2873

フレッチャー因子欠乏症　Fletcher factor deficiency⇨同プレカリクレイン欠乏症→2589

フレッチャー・ヒュー=ジョーンズ分類　Fletcher-Hugh-Jones criteria⇨同ヒュー=ジョーンズの呼吸困難度→2483

プレッツ置換法　displacement therapy of Proetz　副鼻腔の各洞に陰圧を利用して薬液を注入する方法で，特に篩骨蜂巣部の副鼻腔炎の治療に有効．1926 年にアメリカの耳鼻科医プレッツ Arthur W. Proetz（1888-1966）により報告された．方法は血管収縮薬を用いて粘膜を十分に収縮させたのち，背位懸垂頭位にて鼻腔内に生理食塩水または薬液を約 10 mL 注入する．他側鼻孔を閉鎖し，注入側よりポリツェル球 Politzer bag を用いて陰圧をかけると，副鼻腔内の空気と液体が置換される．[451]

プレテスト　pretest⇨同予備テスト→2885

プレドニゾロン　prednisolone；PSL　合成副腎皮質ホルモンの 1 つ．デキサメタゾン，ベタメタゾンほどの速効性はないが，ヒドロコルチゾンの約 4 倍の抗炎症作

●プレッツ置換法

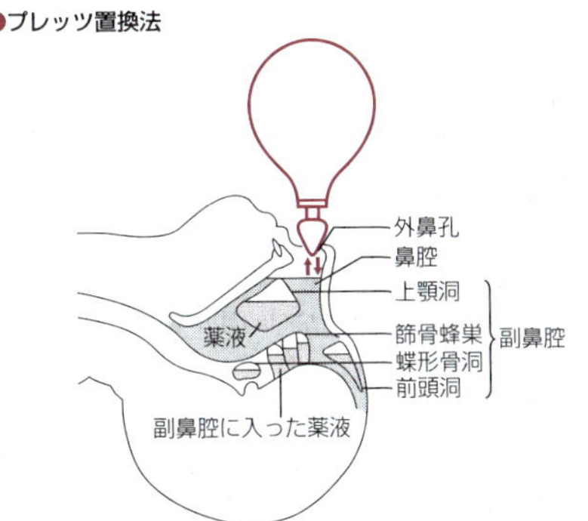

用を有し，その他に抗アレルギー作用，種々の代謝作用，生体免疫反応への作用をもつ.[284,383] 商プレドニン

プレドニゾロン・ブドウ糖負荷試験 prednisolone glucose tolerance test；PGTT ［コルチゾン・ブドウ糖負荷試験］ ブドウ糖負荷試験で，正常と異常の境界域にあり潜在的な糖尿病が疑われる場合の耐糖能試験．副腎皮質ホルモンは糖の利用を阻害する作用があり，副腎皮質ホルモン投与により高血糖となることを利用．早期空腹時にプレドニゾロン 10 mg をあらかじめ経口投与し，2 時間後にブドウ糖経口法による糖負荷試験(75 gOGTT)を行う．1 時間値 160 mg/dL 以上，2 時間値 120 mg/dL 以上を異常とする．通常行われることはきわめて少ない.[90]

プレネイタルビジット⇨同出産前小児保健指導→1400

フレネルプリズム Fresnel prism ［膜プリズム］ 斜視の小児に対して両眼視機能の発達を補助し，成人に対しては複視の改善目的で用いられるレンズ．膜状のプラスチック製プリズムを眼鏡レンズに貼付して用いる．個々の患者に応じて貼るプリズムの強さを決める．フレネル Augustin J. Fresnel はフランスの物理学者(1788-1827).[257]

プレパレーション preparation 子どもがいだく入院や検査，処置，手術などへの不安や緊張，心理的混乱を和らげ，現状や今後起こりうることに対する対処能力を引き出すこと，またそのための準備として，子どもにこれから行うことや起こりうることを事前に説明すること．子どもの発達段階や精神状態に応じて，伝える内容，時期，方法を変えて行う．

ブレブ bleb 胸膜直下の肺胞が破壊され，その穿孔部から肺胞内空気が胸膜の 2 層ある弾力板の間に入り込んで胸膜と肺組織を分け離し，直径 1 cm 前後の臓側胸膜内に発生した異常気腔のこと．発生機序は後天的で局所的なものが主な原因とされるが，ブレブと交通のある肺胞との空隙にチェックバルブ機序が作用してブレブの気腔を拡大する．肺胞壁の破壊によって生じた気腫性嚢胞であるブラ bulla と区別することがある.[1443] ⇨参ブラ→2570

プレホスピタルケア prehospital care ［病院前救護］ 救急医療において，病院に到着するまでに事前に適切な手当・処置を行うこと．救急隊員や救急救命士が患者を搬送する救急車内で行う救急救命処置はもちろん，発生現場でいち早く一般市民が行う応急手当・処置，救急処置も含まれる．今後，患者の救命率をさらに向上させるには，救急処置能力の質を高めることはもちろん，発生後早期に救急医療が行える体制づくり，加えて発生現場に医師が直接出向いて医療が行えるドクターカー，ドクターヘリコプターの整備が急務である．

プレボテラ〔属〕 *Prevotella* 以前はバクテロイデス *Bacteroides* 属に分類されていたグラム陰性の偏性嫌気性無芽胞桿菌．嫌気性菌用の血液寒天培地に黒色または黒褐色のコロニーをつくる．ヒトや動物の口腔，腸管，腟などに常在．好気性菌との混合感染で，呼吸器感染症，口腔内感染症，性器感染症などを起こす.[324]

プレマリン®試験 Premarin® test⇨同エストロゲン負荷試験→359

フレミング Alexander Fleming 世界初の抗生物質，ペニシリンを 1929 年に発見し，その後の抗生物質(抗菌薬)療法に道を拓いたイギリスの微生物学者(1881-1955)．ペニシリンを精製し効果的な製剤にする方法を開発したフローリー Howard Florey (1898-1968) とチェイン Ernst B. Chain (1906-79) とともに 1945 年ノーベル生理学・医学賞を受賞.[324]

プレメディケーション⇨同前投薬→1789

プレロセルコイド plerocercoid ［擬充尾虫］ 擬充尾虫ともいう．擬葉目の条虫の一形態．プロセルコイド(前擬充尾虫)が第 2 中間宿主に取り込まれると，腸管から筋肉や内臓などに移行し，細長い乳白色の幼虫となる．この幼虫のこと.[288] ⇨参プロセルコイド→2596

フレンケル体操 Frenkel exercise スイスの神経科医フレンケル Heinrich S. Frenkel (1860-1931) により考案された運動失調に対する運動療法．当初は脊髄癆による協調運動障害に対する治療として考えられたものだが，現在では小脳性運動失調の治療にも用いられている．基本的意義として，代償感覚(視覚，聴覚，触覚)の利用や協調運動の再学習，反復練習による中枢神経系の促通があげられる．練習は臥位，座位，立位から歩行へと，簡単な運動から複合的な運動へと移行し，円滑な日常生活動作へと結びつける．最初は視覚などの代償感覚を用いながら正確な動作を遂行し，最終的には代償感覚を用いないでも行えるようにする．運動失調に対するこのほかのアプローチとして，重錘を四肢に巻いて運動を行わせるおもり負荷法や，上下肢の近位部を弾性包帯で緊縛する弾性緊縛帯，固有受容性神経筋促通法 propioceptive neuromuscular facilitation (PNF)がある.[903]

不連続抗原変異⇨同抗原不連続変異→997

不連続点 break point 汚濁原水を塩素消毒する際，塩素はアンモニアや有機性窒素化合物と反応し，結合型残留塩素(クロラミン)を形成し，注入塩素量の増加と

●不連続点

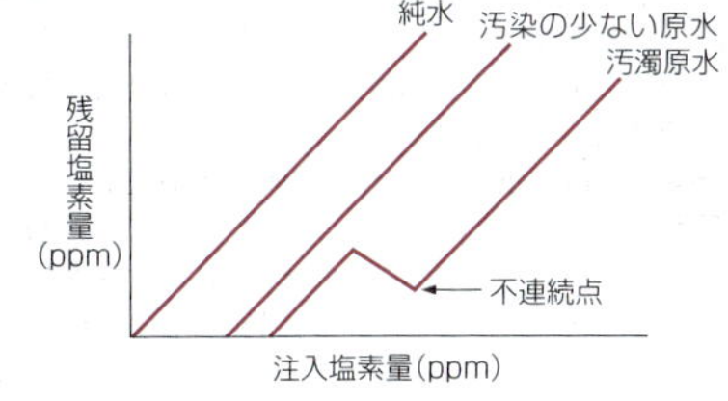

ともに残留塩素が増加する．ある量をこえると結合型残留塩素は窒素まで酸化されて減少し，その後は遊離型塩素が生成して残留塩素が再び増加する．この極小点を不連続点という．[1470] ⇒参不連続点塩素処理→2592，臨界点→2947

不連続点塩素処理　不連続点をこえるように塩素を注入し，遊離型残留塩素を生じさせる水道水の消毒方法．(図参照⇒不連続点→2591)[1470]

不連続変異　discontinuous variation⇒同突然変異→2155

フレンチサイズ　French size ［Fr］ 気管チューブ，胃管チューブ，膀胱カテーテルなどの太さを表す単位．Frと略記．フレンチサイズの1/3が外径のmm数を表す．気管チューブではチューブの太さは声帯を抵抗なく通過し，声門浮腫，気道損傷などの合併症を起こさないようサイズを定めたもので，12フレンチから46フレンチまである．ただし，気管チューブのみ，現在フレンチサイズではなく内径のmm表示を採用する製品が多い．[1457]

フレンツェル眼鏡　Frenzel glass 厚い凸レンズと照明装置のついた眼鏡．非注視状態での眼球の平衡機能を検査するために用いる．凸レンズにより，物がぼやけて見えるので，注視機能が失われ，眼振を観察しやすい．フレンツェルHermann Frenzelはドイツの耳鼻科医(1895-1967)．[211]

ブレンナー腫瘍　Brenner tumor 卵巣の表層上皮性間質性腫瘍の1つで，移行上皮腫瘍に分類される．良性，境界悪性，悪性のものがあるが大部分は良性である．縦溝をもつコーヒー豆様の核を有する上皮性腫瘍細胞集団が，増生した間質中に巣状あるいは島状に散在する特徴ある胞巣を形成する．充実性の細胞配列を認めるが，ときに囊胞性である．[998]

プロアクセレリン　proaccelerin⇒同第Ⅴ因子→1855

フロイト　Sigmund Freud 精神分析の創始者(1856-1939)．ウィーン大学医学部を卒業し，神経学の研究をしたのち，神経症の治療に関心をもち，1896年に開業，1938年にロンドンに亡命するまでウィーンで診療活動を続けた．その間，自由連想法による精神分析療法を創始し，神経症の治療にあたる一方，精神分析学を発展させた．特に，神経症の症状がもつ無意識的な意味，そこで働く抑圧の機制，それらを意識化しようとするときに生ずる現象としての抵抗や治療者への転移の解明など，精神分析の基礎をつくった．[187]

フロイト，アンナ　Anna Freud ジークムント=フロイトSigmund Freudの娘(1895-1982)であり，精神分析的自我心理学者で，児童分析の理論・技法の創始者．父の精神分析療法を発展させ，児童に適用した．1938年にイギリスへ亡命し，研究・教育活動を行った．クラインMelanie Kleinとの研究上の意見の相違からイギリスの精神分析学会で論争を引き起こす．エリクソンErik H. Eriksonなど多数の後継者を育て，戦争が児童に与えた影響などを調査した．幼児の防衛機制についての研究が有名．[1261]

フロイト学説　Freudian theory⇒参精神分析→1684

ブロイラー　Eugen Bleuler スイスの精神科医(1857-1939)．チューリッヒ近郊のツォリコンの農家に生まれ，チューリッヒで医学を修め，1881年に医師免許を得た．その後，ベルン，ミュンヘン，チューリッヒなどで研修，ライナウ州立精神病院院長(1886-96)およびチューリッヒ大学精神科主任教授(1898-1927)を歴任．初期には神経生理学や神経学の業績のほか，『der geborenen Verbrecher(邦題「後天的犯罪者」)』(1896)など一連の犯罪生物学的な研究が発表されている．主著はライナウ時代の臨床経験に基づいて著した『Dementia praecox oder Gruppe der Schizophrenien(邦題「早発痴呆または精神分裂病群」)』であり，この書で精神分裂病(統合失調症)Schizophrenieの名称を提唱(1911)．それ以前はクレペリンEmil Kraepelin(1856-1926)のdementia praecox(早発痴呆)という病名が用いられていたが，ブロイラーはこの疾患の精神症状の特異性に注目してSchizophrenie(schizo：分裂する，phrenie：精神)の呼称を提唱した．ブロイラーは統合失調症の基本症状として連合弛緩Assoziationslockerung，情動障害Affektstörung，両価性Ambivalenz，自閉Autismusをあげ，これらの症状を重視した．そして幻覚，妄想，緊張病症状などは副症状と呼んだ．基本症状は「ブロイラーの4つのA」として有名．[624]

プロインスリン　proinsulin インスリンの生合成前駆体．分子量約9,000のポリペプチドで86個のアミノ酸からなる．インスリンB鎖(30アミノ酸残基)-Arg-Arg-Cペプチド(31残基)-Lys-Arg-インスリンA鎖(21残基)という構造で，A鎖とB鎖は2本のジスルフィド結合で結合している．膵B細胞の粗面小胞体で合成されたのち，ゴルジ体β顆粒内で転換酵素によってCペプチドが切断されてインスリンとなり，分泌刺激に応じて血中に放出される．プロインスリンもインスリン様作用を有するが，同分子の血糖降下作用はインスリンの約1/3である．[225] ⇒参インスリン→294

フロイントアジュバント　Freund adjuvant ［フロイント補助液］ フロイントJules T. Freund(1890-1960)が考案した免疫補助剤で，抗原とともに投与することにより，強い免疫反応を誘導する．フロイント完全アジュバントとフロイント不完全アジュバントがある．前者は細胞性免疫，液性免疫(抗体産生)を強く誘導し，後者は主に液性免疫(抗体産生)を強く誘導する．[1439] ⇒参フロイント完全アジュバント→2592，アジュバント→150

フロイント完全アジュバント　Freund complete adjuvant；FCA 流動パラフィン，結核死菌，界面活性剤を混合したアジュバントで，抗原と混ぜて投与すると，局所に肉芽腫ができて抗原がその中に長期間保持され，抗原は少しずつ放出されるようになる．さらに，肉芽腫ではB細胞分化を促進するインターロイキン6(IL-6)がつくられることから，投与抗原に対する抗体産生と細胞性免疫が長期間にわたって誘導されるようになる．[1439] ⇒参フロイントアジュバント→2592

フロイント不完全アジュバント　Freund incomplete adjuvant；FIA フロイント完全アジュバントから結核死菌を除いたもので，抗体産生の誘導作用をもつが，細胞性免疫の誘導作用は弱い．[1439]

フロイント補助液　Freund adjuvant⇒同フロイントアジュバント→2592

プロウイルス　provirus レトロウイルスはゲノムRNAをDNAに読み換える逆転写酵素をもっており，

感染細胞内で二本鎖 DNA となり核内に入り宿主細胞の DNA に組み込まれる．この状態をプロウイルスという．多くはウイルスタンパク質を発現することなく休止状態であるが，ときとして感染性ウイルスを産生するようになる．[1113]

ブロー液　Burow solution　耳漏のある耳に殺菌・収斂作用のある pH 3.6 の酢酸アルミニウム液．点耳薬として使用する．ブロー液は 19 世紀に外科医ブロー Karl August von Burow(1809-74)によってつくり出された点耳薬とされるが，徐々に使用されなくなった．その後 2000 年にソープ Thorp により，主として慢性化膿性中耳炎の耳漏に対し，最も濃度の低いアルミニウムアセテート溶液を点耳薬として使用し，有効性が報告された．日本では寺山吉彦らによりその有用性が報告され，現在耳科医が耳漏のある耳疾患に使用している．成分は酢酸アルミニウム，酢酸などである．抗菌薬とは異なる殺菌作用，収斂作用がある．慢性化膿性中耳炎，慢性外耳道炎，外耳道湿疹，外耳道真菌症，慢性肉芽性鼓膜炎，中耳炎術後，悪性外耳道炎など MRSA 感染耳に使用されている．使用法は，耳内を清掃しベッド上で患耳を上にしてブロー液を耳内に充満させ綿球を込めて 10 分間耳浴する．あるいは外来で点耳を行う．この方法を週 1-2 回行い，この間抗菌薬の点耳あるいはアミノ配糖体の入らないステロイド軟膏を併用してもよい．副作用は耳痛，しみる感じ，一過性のめまい，ごくまれに鼓膜の穿孔などがあるが，液の濃度とは関係ないようである．また粘稠度の高い耳漏にも効果は低い．[887]

ブローカ　Pierre Paul Broca　フランスの外科医，解剖学者，人類学者(1824-80)．大脳皮質の左半球の下部(ブロードマン Brodmann の脳地図の 44 野，45 野)に運動性言語中枢があることを明らかにした．この中枢は彼の名前をとって，ブローカ中枢ともいう．[1230] ⇒参運動性言語中枢⇀338，言語中枢⇀948

ブローカ指数　Broca index　［ブローカの公式］　肥満度判定の方法の 1 つ．体重(kg)÷[身長(cm)－100]で求められる．変法として[身長(cm)－100]×0.9 を用いる方法もある．計算式で求められた数値をそれぞれの理想体重とし，自己の体重と比較して肥満度を判定する．集団指導において目安を示す便宜的な指標．[41] ⇒参標準体重⇀2489

ブローカ失語　Broca aphasia　［皮質性運動失語，運動性失語症］　ブローカ Pierre Paul Broca が提唱した失語の一型．古典的な非流暢性失語の 1 つで，言語表出の障害であり，言語理解は保たれる．音声，書字いずれの言語表出も障害され，自発語が少なく努力性で，韻律(リズム，抑揚)が失われ，物品呼称や復唱も障害される．失文法の存在により 1 単語による表現が多くなり，前置詞や助詞，接続詞がなく，名詞や動詞のみで構成され，自発語は「簡潔な電文体」様と表現される．責任病巣は，優位半球(多くは左半球)下前頭回の後部，頭頂葉前部，頭頂弁蓋，島など．原因として脳梗塞が最も高頻度で，右片麻痺を伴うことが多い．ブローカ失語で発症することもあるが，多くは言語理解も障害される全失語として始まり，経過とともに言語理解が改善し，ブローカ失語に移行するという経過をとる．ブローカはフランスの解剖学者(1824-80)で，大脳半球の優位性について記載，右利きの場合，左半球が言語表現に関与していることを提唱した．[576] ⇒参失語⇀1311，非流暢(りゅうちょう)性失語⇀2498

ブローカの公式　Broca formula⇒同ブローカ指数⇀2593

ブローカ野(中枢)　Broca area(center)⇒同運動性言語野⇀338

フローサイトメトリー　flow cytometry　フローサイトメーターとは，蛍光染色した細胞などの粒子を細い流路に流し，それにレーザー光を当て，放射される散乱光や蛍光を細胞単位で測定する装置．目的とする細胞を分取するソーティングの機能を備えた機種もある．フローサイトメーターを用いた測定あるいは学問分野をフローサイトメトリーと呼ぶ．モノクローナル抗体や蛍光色素の開発とともに，近年，生物学や免疫学など幅広い分野で用いられ，その応用分野は細胞表面抗原および細胞内抗原の解析，異数倍数体や細胞周期など核 DNA 量の解析，染色体分析，細胞機能解析，細胞内 pH や細胞内カルシウムイオン(Ca^{2+})測定，細胞内酵素測定，微生物の解析など多岐にわたる．臨床的に最も利用されているのは，細胞表面抗原の解析である．[1615] ⇒参FACS®(ファクス)⇀49

フローシート　flow sheet　［経過一覧表］　一般には作業・業務手順，組織図，指揮命令系統の一覧の意味で用いられるが，看護ケアにおいては，経時的に変化する要素，例えばバイタルサイン，尿量，排便の有無，体重，処置，与薬などを経過としてまとめたものを指す．看護記録に用いられる．

ブローダースの異型度分類《癌の》　anaplasia grading of Broders　扁平上皮癌における腫瘍細胞の分化度を示した分類で，腺癌を含めた悪性腫瘍細胞の組織学的分化度の指標として利用されていた．腫瘍細胞の臨床的悪性度と組織学的異型度を重視し，分化度から予後を見極めるもの．1926 年にブローダース Albert C. Broders によって提案されたものであり，Ⅰ度：高分化，Ⅱ度：中分化，Ⅲ度：低分化，Ⅳ度：分類不能の 4 つに分類されている．ブローダースはアメリカの病理学者(1885-1964)．[1531]

フローダイアグラム　〔continuous〕flow diagram　自動化学分析装置を用いて血清試料中の成分を測定するときに，その測定条件を図式で表したもの．通常試料量，試薬量のほか，測定波長，測定時間，測定様式などが示される．[556] ⇒参自動分析装置⇀1326

ブローチ　broach　［スムースブローチ］　スムースブローチといわれ，歯根管内清掃に用いる細い針状の器具．線栓をブローチに巻きつけ根管内清掃や貼薬に用いる．断面の形状により正方形の角ブローチ，円形の丸ブローチがある．サイズは 000，00，0，1，2，3 番がある．[434]

フローチャート　flowchart　［流れ図］　流れ図ともいい，コンピュータ処理の流れを図式的に表現したもの．アルゴリズムによる表現とコンピュータプログラムの書き込みとの中間段階のもので，これを作成することでプログラムの開発効率を上げることができる．しかし近年では，構造化プログラミングに対応した木構造化チャート tree structured chart が用いられることが多くなっている．[1418]

フローティングナース　floating nurse　患者数や患者の

重症度に応じて，看護要員の不足している病棟や多忙な病棟に派遣される看護師．[290]

ブロードβ病　broad-β disease⇨同家族性Ⅲ型高リポタンパク血症→511

ブロードマン野　Brodmann area　ドイツの解剖学者ブロードマン Korbinian Brodmann (1868-1918) が大脳皮質の細胞構築の違いから大脳皮質を52に区分した皮質領野で，区分した地図をブロードマンの脳地図という．細胞構築による脳地図は他にも発表されているが，脳の生理学的機能野とよく一致するため，広く使われている．例えば1-3野は体性感覚野，17-19野は視覚野，41，42野は聴覚野，4野は運動野，6野は運動前野に対応している．感覚野ではⅣ層に顆粒細胞が顕著だが，Ⅴ層の大型錐体細胞が少ない(顆粒型皮質)．一方，運動野ではⅤ層が発達しているが，Ⅳ層の発達が悪い(錐体細胞型皮質)．連合野では典型的な6層構造を形成する．[1043]　⇨参大脳皮質→1896

●大脳皮質地図(Brodmann の分類をもとに作図)

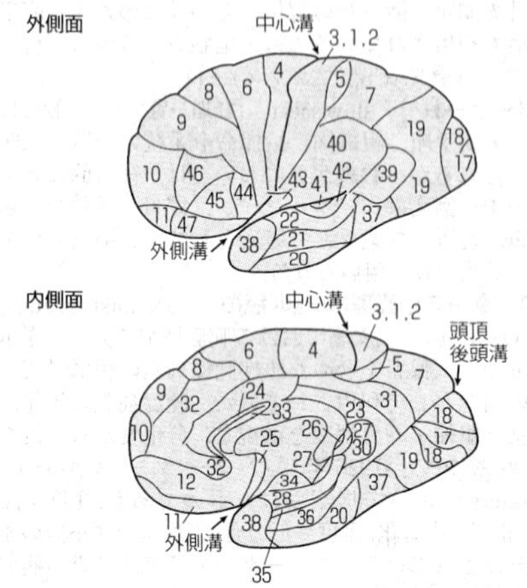

プロオピオメラノコルチン　proopiomelanocortin；POMC［大分子 ACTH，POMC］副腎皮質刺激ホルモン(ACTH)とβリポトロピン lipotropin (β-LPH)の共通前駆体をいう．下垂体前葉ではプロオピオメラノコルチン(POMC)は ACTH 中間体と β-LPH に分解される．ACTH 中間体は大分子γメラニン細胞刺激ホルモン(MSH)と ACTH に分解される．β-LPH はヒトでは一部γ-LPH とβエンドルフィンに分解される．動物ではγ-LPH はさらにβ-MSH に分解される．下垂体中葉では ACTH はα-MSH と CLIP(コルチコトロピン様中葉ペプチド corticotropin-like intermediate lobe peptide)に分解される．β-LPH はβ-MSH とβエンドルフィンに分解される．なおヒト成人では下垂体中葉は退化している．[1047]　⇨参副腎皮質刺激ホルモン→2541，リポトロピン→2934

プロービング　probing［歯周ポケット探査］歯周ポケットの診査のことで，歯周病の進行状態を評価するために重要な検査．診査にはポケットプローブを用い，歯の周囲6か所(頰側の近心・中央・遠心，舌側の近心・中央・遠心)を測定し，記録する．記録は6点法であるが測定は歯の周囲をなぞるようにくまなく測定する．臨床的に健康な歯肉溝は唇舌側で1-2 mm，隣接面で1-3 mm である．同じ深さのポケットでも仮性ポケットか真性ポケットか，ポケット底部の位置や歯槽骨との関係，根分岐部病変の存在などを十分注意して診査することが大切である．[434]

プローブ⇨同探触子→1943

フローボイド　flow void［流液無信号化］MRI において，流体の流れによる無信号あるいは信号低下を示す現象．血管内や脳脊髄液にみられる．流れが速いほど，撮像法でエコー時間(TE)が長いほど，よく観察されるようになる．[8]

フローボリューム曲線　flow-volume curve［気流-量曲線］呼気量と気流速度の関係を示した曲線．スパイロメーターを用いて，最大吸気位から最大呼気位まで努力性呼出を行わせ，呼気流速を縦軸に，気量変化を横軸にとり得られる曲線を指す．判定にはピークフロー，50% あるいは 25% 肺活量位での最大呼気流速($\dot{V}_{50}$，$\dot{V}_{25}$)が曲線の形のほか用いられる．また，「じん肺法」では $\dot{V}_{25}$/身長が指標とされている．[162]

フローリッヒ症候群　Fröhlich syndrome⇨同フレーリッヒ症候群→2589

プロカルシトニン　procalcitonin；PCT　細菌感染症の鑑別診断および重症度判定に有用なマーカー．細菌感染による全身性炎症反応症候群(SIRS)や敗血症で血中濃度が上昇するが，ウイルス感染症や自己免疫疾患などではほとんど産生されない．CRP などの炎症マーカーよりも細菌感染症に特異的．116個のアミノ酸からなる分子量約13 kDa のポリペプチドで，カルシトニンの前駆タンパクとして甲状腺のC細胞で産生されるが，甲状腺摘出患者でも細菌感染症で血中濃度が上昇する．基準値 0.5 ng/mL 未満．[757]　⇨参敗血症→2335

フロキュレーション　floculation⇨同ラモン沈降素反応→2900

プログノーゼ⇨同予後→2883

プログラマー　programer　コンピュータに実行させたい動作を，プログラミング言語などを用いて記述する人．[258]

プログラミング言語　programming language［言語《プログラミングの》］コンピュータに計算などの指令や命令を与える言語．一連の指令や命令がプログラムの形式に統合されているもの．[258]

プログラム　program；PG　データの入力や計算，変換，判断などの処理，処理結果の出力などコンピュータが行う一連の処理手順を，プログラム言語を用いて記述したもの．プログラム言語には目的に応じて BASIC，COBOL，FORTRAN，C，アセンブリなどがあり，一般にプログラムはまずプログラム言語を用いて人間が理解できる形で記述され，その後コンピュータが理解可能な言語(機械語)に翻訳して実行される．[1418]

プログルカゴン　proglucagon⇨同グリセンチン→829

プロゲスチン⇨同プロゲストーゲン→2595

プロゲスチン試験　progestin〔challenge〕test⇨同プロゲストーゲン負荷試験→2595

プロゲステロン　progesterone　ステロイドホルモン産生臓器(副腎皮質，性腺および胎盤)においてプレグネノロンから生合成されるホルモンで，男女とも血中に存在する．通常黄体から大量に分泌されるので黄体ホルモンとも呼ばれているが，黄体ホルモン様の作用をもつ物質はゲスターゲン，プロゲスチンあるいはプロゲストーゲンと総称される．プロゲステロンは，それらの黄体ホルモン作用をもつ物質の1つである．男性では血中プロゲステロン濃度は低値であり，生体内で重要なホルモン作用を発揮しているとは考えにくい．女性では，排卵後顆粒膜細胞と内莢膜細胞は黄体を形成しプロゲステロンを産生分泌するが，妊娠が成立しないと黄体は10-13日程度で退行し寿命を終える．女性の血中プロゲステロン濃度は，黄体機能を臨床的に評価する場合に利用されている．黄体中期の血中プロゲステロン濃度が低値の場合には黄体機能不全と診断される．プロゲステロンは子宮内膜を分化させて分泌期へ導き，着床に適した環境を形成する作用を有しているため，受精卵の着床と妊娠の維持にとってきわめて重要なホルモンである．[902] ⇨参プレグネノロン→2590，プロゲストーゲン→2595

プロゲステロン受容体 progesterone receptor；PR⇨同黄体ホルモン受容体→392

プロゲステロン負荷試験 progesterone challenge test ［ゲスターゲン試験］ 無月経患者にプロゲステロンを投与して消退出血の有無をみることで子宮内膜の機能を調べる検査．エストロゲンの分泌がある程度あれば陽性(出血がある)となり，患者の卵巣にはある程度エストロゲンを分泌する卵胞が存在することがわかる．比較的軽度の無月経と考えられる．プロゲステロン負荷試験陽性の場合，第1度無月経ということもある．[998] ⇨参エストロゲン-プロゲステロン負荷試験→359

プロゲストーゲン progestogen ［プロゲスチン，ゲスターゲン］ 黄体ホルモン作用を有する天然あるいは合成のステロイドホルモンの総称．プロゲスチン，ゲスターゲンは同義語．生体内で黄体ホルモン作用が最も強いプロゲストーゲンは，プロゲステロンである．[902] ⇨参プロゲステロン→2594

プロゲストーゲン負荷試験 progestogen〔challenge〕 test；P test ［プロゲスチン試験］ 無月経の重症度を判定する試験の1つ．子宮からホルモン消退出血が起こるには，一定量の卵胞ホルモン(エストロゲン)と黄体ホルモン(プロゲストーゲン)が子宮内膜に作用して，その後に両ホルモンが消退することが必要である．黄体ホルモン剤投与だけでホルモン消退出血が起こる場合は，ある程度の卵胞ホルモン産生があると考えられ，無月経の程度としては比較的軽症と判断される．プロゲストーゲン試験は無月経の程度を評価するために行われ，ホルモンを測定することなく重症度が判定され，簡便で有用な検査法である．無月経の女性において，黄体ホルモン(プロゲストーゲン，ゲスターゲン，プロゲスチン)を投与して子宮からの消退出血が起こった場合，第1度無月経と診断される．投与されるプロゲストーゲンとしてはノルエチステロンのようなエストロゲン作用を有する製剤は適切ではない．クロルマジノン酢酸エステルやプロゲステロン progesterone などのエストロゲン作用をもたない製剤を投与する必要がある．具体的にはクロルマジノン酢酸エステルを1日4 mg，5-10日間投与する方法などがある．嘔気などの副作用で経口できない場合は注射剤を用いる．消退出血が起こらなければ卵胞ホルモンとプロゲストーゲンの両者を投与する(エストロゲン-プロゲストーゲン試験)．これで消退出血が起これば第2度無月経，起こらなければ子宮性無月経あるいは腟欠損症などの性管の閉鎖と診断される．なお，プロゲステロンは単一物質の名前であり，黄体ホルモンを総称する場合は，黄体ホルモンあるいはプロゲストーゲン(ゲスターゲン，プロゲスチン)という用語を用いるのが正しい．エストロゲンは卵胞ホルモンの総称であり，単一物質としてはエストラジオール，エストロン，エストリオールなどがある．[845]

プロコアグラント procoagulant 血液中に存在する凝固因子の前駆物質(タンパク質)．非活性状態であり活性化されてコアグラント coagulant となり，凝固因子として働く．[1131]

プロゴノーマ progonoma ［胎児転位腫］ 有毛色素性母斑，黒色神経外胚葉性腫瘍，異所性網膜芽細胞腫など，胎児期の先祖返りによりできる腫瘍や小結節のこと．[1531]

プロコラーゲン procollagen 人間を含む哺乳動物の体タンパク質の1/3を占め，皮膚，骨，筋肉，血管，内臓などほとんどの結合組織を形成するコラーゲンの前駆体．多数のペプチド(複数のアミノ酸がペプチド結合したもの)の繰り返し構造からなり，細胞外に分泌されると，プロコラーゲンプロテアーゼが作用してペプチドが切断され，トロポコラーゲンとなる．これが水酸化などの修飾を受けⅠ型からⅫ型の分子種を形成する．[677]

プロコラーゲンペプチド⇨参プロコラーゲン→2595

プロコンバーチン proconvertin⇨同第Ⅶ因子→1855

プロジェニイ⇨同成熟細胞→1672

プロジェニター⇨参造血幹細胞→1812

プロスタグランジン prostaglandin；PG ［PG］ 分子中央に5員環をもつ炭素数20のプロスタン酸を基本構造とする一連の生理活性物質．アラキドン酸を主とするエイコサポリエン酸から合成されるエイコサノイドの1つ．分子内の5員環部分への酸素原子の結合状態によってA群からJ群に，さらに二重結合の数によって1群から3群に分類される．化学的にも生化学的にも不安定な化合物で，合成部位の近傍で数分以内に分解される．体内の各臓器，組織に広範に含まれる．きわめて少量で著しい作用を示し，その効果は細胞内cAMPやイノシトール-1,4,5-トリスリン酸(IP_3)などを介して発揮され，多くの場合，局所的な伝達に関与する．PGE_1やPGE_2は血圧降下，血管拡張などの作用があるが，$PGF_{2\alpha}$は逆に血圧上昇，血管収縮などの作用がある．PGE_2，$PGF_{2\alpha}$は分娩誘発薬として，またPGE_2は血管拡張薬としても臨床的にも用いられている．[225]

プロスタグランジン E_1 prostaglandin E_1；PGE_1 プロスタグランジンEは，プロスタン酸の9位がカルボニル基，11位に水酸基が結合した構造をもち，精嚢腺，腎髄質，肺などの組織の酵素でつくられる．側鎖の13位に二重結合を有するものをE_1と呼び，強力な血管拡張作用，血圧降下作用，血小板抑制作用，子宮収縮作用が知られる．[225]

ふ

プロスタグランジン E_2 prostaglandin E_2；PGE_2 ［ジノプロストン］ 側鎖の5位と13位に2つ二重結合をもつプロスタグランジンE(PGE)．血管拡張，気管支拡張，利尿，子宮収縮などの生物活性が知られる．気管支の働きは$PGF_{2\alpha}$と拮抗的に調節していると考えられている．臨床的に血管拡張薬，分娩誘発薬として用いられる．[225]

プロスタグランジン $F_{1\alpha}$ prostaglandin $F_{1\alpha}$；$PGF_{1\alpha}$ プロスタグランジンFは，プロスタン酸の9α位と11α位に水酸基が結合した構造をもち，13位に二重結合をもつものを$PGF_{1\alpha}$という．血圧上昇，腸管運動亢進，子宮収縮，気管支収縮などの生物活性が知られる．細胞膜にはPGF特異的な受容体があり，Gタンパク質と共役して，イノシトールリン脂質代謝回転を亢進する．[225]

プロスタグランジン $F_{2\alpha}$ prostaglandin $F_{2\alpha}$；$PGF_{2\alpha}$ 側鎖の5位と13位に2つ二重結合をもつプロスタグランジンF(PGF)．PGH_2を基質としてエンドペルオキシダーゼを還元するPGFシンターゼによってつくられる．血管収縮，気管支収縮，子宮収縮などの生物活性が知られる．臨床的に分娩促進と誘発，人工妊娠中絶などの目的で用いられる．[225] ⇨参ジノプロスト→1333

プロスタグランジン I_2 prostaglandin I_2；PGI_2 ［プロスタサイクリン］ 6,9-エポキシド構造をもつプロスタグランジン(PG)の一種．プロスタサイクリンともいう．血小板凝集抑制作用，血管拡張作用が非常に強く，トロンボキサンA_2と拮抗しながら生理的状態を保っていると考えられている．細胞膜にPGIに対する特異的受容体が存在し，Gタンパク質と共役してc-AMPレベルを上昇させる．きわめて不安定な化合物で，安定な6-ケト-$PGF_{1\alpha}$に代謝される．[225]

プロスタグランジンエンドペルオキシドシンターゼ ⇨同脂肪酸シクロオキシゲナーゼ→1339

プロスタサイクリン prostacyclin⇨同プロスタグランジンI_2→2596

プロスタチズム⇨同前立腺症→1799

プロステーシス prosthesis ［プロテーゼ］ 人工の代用品を用いて身体の欠損部を置き換えるもので，プロテーゼのこと．義歯，義眼，義肢などが代表的なものであるが，消化器疾患においては，消化管狭窄の際に通過障害の改善のために用いられる(一般に食道ではプロテーゼ endoprosthesis，胆管ではステント stentと呼ぶ器具を用いる)．切除不能の悪性疾患で，狭窄のため消化管の通過障害を伴うものがよい適応となる．狭窄部位としては食道，噴門部，直腸などが主な対象部位となる．内視鏡的に挿入留置するため，口腔や肛門より遠い部位では挿入が困難である．材質はラテックス，シリコン，ポリウレタン，金属製のものが用いられている．[106] ⇨参ステント留置法→1646

プロスペクティブ研究⇨同前向き研究→2728

プロセスレコード process record 患者と看護師など，向き合う相手と自分のかかわりの一場面で生じる言語的・非言語的相互作用を振り返り，両者の言動や観察したこと，感じたことを再構成し，書式に従って表形式で経時的に記述した記録様式．気がかりな場面で生じた相手の言動や状態に対する自己の感情や言動について分析することで，看護場面の相互作用を明らかにし，対人関係における自己洞察・自己理解につなげる実践教育に活用される．[1187]

プロセッシング《生体高分子の》 processing タンパク質やRNAの生合成や機能発現過程で，前駆体分子が各種の酵素による限定分解などを受け機能をもった成熟分子となる過程を指す．①タンパク質が生合成，分泌，細胞内輸送，機能発現などの種々の過程で前駆体ペプチド部分が特異的に切断されて成熟タンパク質となること．アルブミン，インスリンなどの分泌タンパク質では，シグナルペプチドをN末端にもつ前駆体(プレプロ体)として合成され，膜透過に伴いペプチダーゼの作用を受けてシグナルペプチドが切断され，プロ体となる．さらにゴルジ体や分泌小胞に送られ，成熟タンパク質となり血中に分泌される．一方，アルツハイマー病ではアミロイド(A)bの形成ならびに凝集の増大を伴うことが知られるが，Abの生成にかかわるアミロイド前駆体タンパク質(APP)のプロセッシングのように病態発症との因果関係が注目される例も知られる．②転写されたままのRNA(hnRNA)を機能的な成熟RNAに変換させるための反応．スプライシングと呼ばれるRNAの切断・再結合反応によるイントロンの除去，5′末端へのキャップ構造の付加，3′末端へのポリA配列の付加，メチル化やアミノ酸付加などの塩基修飾のほか，エディティングと呼ばれるヌクレオチド残基の付加，削除，変更が含まれる．例えばシチジンやアデノシンは脱アミノ化を受けウリジン，イノシンへと変化し遺伝情報の変化をきたすなど，近年疾患との関係が注目されている．[225]

フロセミド furosemide ループ利尿薬の1つ．腎尿細管全域(近位，遠位尿細管およびヘンレ Henle係蹄)におけるNa，Clの再吸収抑制作用により，利尿作用を現す．糖代謝や腎機能への影響は，サイアザイド系利尿薬に比べて少ないとされる．また，利尿による循環血漿量の減少，末梢血管壁のナトリウム含量の減少による降圧作用があり，その作用は緩徐に現れる．徐放カプセル・錠剤・細粒，注射剤があり，剤形や製品により適応が多少異なるが，主に本態性・腎性などの高血圧症，悪性高血圧，心性浮腫(うっ血性心不全)，腎性浮腫，肝性浮腫，月経前緊張症，末梢血管障害による浮腫，尿路結石排出促進，急性または慢性腎不全による乏尿などに使用される．相互作用を生じる薬物は多く，特にジギタリス併用による低カリウム血症，アミノグリコシド系抗生物質による第8脳神経障害の増強，セファロスポリン系抗生物質などの腎毒性の増強などに注意を要する．[204,1304] 商ラシックス

フロセミド立位負荷試験 standing furosemide load test レニン・アンギオテンシン・アルドステロン系の機能を調べる検査法．早朝30分以上安静臥床後，フロセミドを静注し，2時間立位とし，負荷前，1時間，2時間後の血漿レニンとアルドステロンを測定する．レニン分泌は増加し，アンギオテンシンⅡの上昇を介して(レニン・アンギオテンシン系)アルドステロンの分泌が促進される．原発性アルドステロン症では無または低反応となる．[90]

プロセルコイド procercoid ［前擬充尾虫］ 前擬充尾虫ともいう．擬葉目の条虫の幼虫の一形態．コラシジウム(卵内に形成される幼虫)が第1中間宿主に取り込

まれるとその体内で発育する幼虫のこと．大きさは1mmにも満たず，前端にわずかにくぼみのある吸溝がある．[288] ⇨参プレロセルコイド→2591

プロダクティブエイジング productive aging 元気な高齢者，ことに団塊の世代が高齢者の仲間入りをするに伴い，これまで加齢に伴う機能の衰退面にのみ着目してきたという反省に立ち，加齢をもっと積極的に評価し，「老いるということは，豊かなことである」という視点からとらえていこうとする風潮が強まってきた．その延長線上にある考え方．つまり，「高齢者は社会の被扶養者ではなく，社会の一員として，社会参加し，自立した生活を送り，社会に貢献していくプロセス(者)」と，とらえ，その推進を図っていこうとするもの．[1451]

プロタミン亜鉛インスリン protamine zinc insulin；PZI インスリンがはじめて臨床応用されたときにはレギュラー型(速効型)であったため，糖尿病治療には頻回の注射が必要であった．1日1回のインスリン注射ですむよう，プロタミン硫酸塩や亜鉛の添加によりインスリンの結晶化が図られ，作用時間が延長された．皮下注射後1時間ほどで効果が発現し，最大効果は8-12時間後，持続は12-24時間と報告されている．[418]

プロタミン亜鉛インスリン懸濁液 protamine zinc insulin suspension；PZI suspension プロタミンとインスリンに少量の亜鉛を加えることにより開発されたインスリンの作用時間が長い製剤(PZI)．しかしPZIは作用が遅すぎること，速効型インスリンと混ぜるとその速効性の作用がなくなることからその後改良され，中間型のNPH(neutral protamine Hagedorn)インスリンがつくられた．[991]

ブロッカーの法則 Blocker rule⇨同5の法則→6

ブロッキング blocking 阻止現象のこと．神経学的には，神経伝導系における物理的・化学的障害．心的現象においては，一時的な能率水準の低下．精神医学的には，観念が抑制されて想起ができなくなる現象や，特に統合失調症者にみられる突然の言語発生の停止などがある．[446] ⇨参コントロール→1143

ブロック⇨同途絶→2154

ブロック手術 Brock operation ［**非直視下肺動脈弁交連切開術**］ 新生児・乳児の重症肺動脈弁狭窄に対して，人工心肺を用いずに右室流出路から鉗子や紡錘形ブジー(dilator)を挿入して手探りで肺動脈弁口を拡大する手術．現在はほとんど行われていない．ブロック Sir Russell Claude Brock はイギリスの外科医(1903-80)．[867,1499]

ブロッケンブロー徴候(現象) Brockenbrough sign(phenomenon) 閉塞性肥大型心筋症において，心室性期外収縮後に大動脈圧が低下する現象のこと．通常，心室性期外収縮直後の収縮はその前の休止期が長いため収縮力が増強し，大動脈圧が上昇するが，閉塞性肥大型心筋症では，休止期後の収縮増強で左室流出路閉塞が強まるために，逆に大動脈圧が低下し，左室圧-大動脈圧較差が増大する．[776] ⇨参肥大型心筋症→2451

ブロッケンブローの方法 Brockenbrough method ［**経静脈的心房中隔穿刺法**］ ブロッケンブロー Brockenbrough カテーテルを用いて，経静脈的に右房から心房中隔を穿刺し左房にカテーテルを挿入する手技のこと．アメリカの外科医ブロッケンブロー Edwin C. Brockenbrough (1930生)が考案した．もともとは僧帽弁疾患の左房圧を測定することが目的であったが，現在は重症の僧帽弁狭窄症に対する経皮経静脈的僧帽弁交連裂開術(PTMC)のために用いられることが多い．手技としてはブロッケンブローカテーテルは大腿静脈からセルディンガー Seldinger 法で大腿静脈内に進め，カテーテル内にガイドワイヤーを挿入しガイドワイヤーを先行させ順行性に右房までカテーテルを進める．右房に達したらガイドワイヤーを抜去しカテーテル内に穿刺針を挿入し，カテーテル先端を心房中隔の卵円窩に向け穿刺針で心房中隔を穿刺する．その際，左房内や動脈血が引けることで左房内に穿刺針が到達したことを確認する．その後カテーテルを左房内に押し進め，カテーテル先端を左房に挿入する．[1591]

フロッター frotteur ［**窃触症，さわり魔**］ 電車，バスなど公共交通機関や雑踏などで，合意を得ていない異性の身体を触ったり，自分の身体を相手にこすりつけたりする，いわゆる痴漢行為によって強烈な性的満足を得る人．犠牲者が接触される部位は乳房，性器，殿部，太腿などが多く，フロッターがこすりつける部位はペニスが多い．DSM-Ⅳ-TR(精神疾患の診断・統計マニュアル改訂4版)では，窃触症 frotteurism として性嗜好異常の一類型として分類される．ICD-10(国際疾病分類第10改訂版)では他の性嗜好的障害の中に含められ「さわり魔的行為」と名づけられている．[1269]

ブロット法 blotting methods 特定のタンパク質，核酸(RNA，DNA)を特異的プローブを用いて簡便に検出する方法．目的のタンパク質，核酸が含まれている分画をゲル電気泳動法により分子量別に分離したのち，電気的あるいは塩濃度勾配による浸透作用によりナイロンやニトロセルロースなどの膜上にブロット(転写，固定)したのち，特異的に反応する化学処理あるいは放射性同位元素処理されたプローブ(タンパク質の場合には抗体，核酸の場合は核酸)と反応させ可視化させる方法．最初にアメリカの研究者サザン E. M. Southern が DNA の検出にこの方法を行ったためサザンブロット Southern blot 法といわれた．その後RNA，タンパク質の検出にも同様の方法がとられたためそれぞれノーザンブロット northern blot 法，ウェスタンブロット western blot 法と呼ばれるようになった(それぞれ最初は研究室内の俗語であった)．特にウェスタンブロット法を免疫ブロット immunoblot 法ともいう．[388]

フロッピーインファント floppy infant ［**ぐにゃぐにゃ乳児，筋緊張低下児**］ 筋緊張が低下しているために，受動運動に対する関節の抵抗の減弱，関節可動域の増大，奇異な姿勢などの症状を呈する乳児．筋緊張低下の原因には筋疾患，神経筋疾患，神経筋接合部の疾患のほか，中枢神経疾患や結合組織病など多くのものがある．この中には先天性筋ジストロフィー症やウェルドニッヒ・ホフマン Werdnig-Hoffmann 病のように予後不良のものから，経過良好で筋緊張も次第に正常になるものなどいろいろであり，また，脳性小児麻痺や代謝性脳変性疾患では乳児期前半の筋緊張低下は次第に筋緊張亢進に移行して，1歳を過ぎると硬直をきたすようになるものもある．したがってフロッピーインファントという包括的な診断のもとに原因疾患の診断

を行うことが重要.[1631]

フロッピーディスク floppy disk；FD ［ディスケット］ 書き込みと読み取りが可能なコンピュータの記録メディアの1つ．持ち運び用，あるいは市販ソフトの流通媒体用として使用される．磁性体を塗布した合成樹脂の円盤をケースに収めたもので，8インチ，5.25インチ，3.5インチなどのサイズがある．単位面積当たりの記録密度によって，片面単密度(1S)，両面倍密度(2D)，両面倍密度倍トラック(2DD)，両面高密度(2HD)などに分けられる．記憶容量は，2DDで640KBまたは720KB，2HDでは1.2MBまたは1.44MB．現在では3.5インチ2HDが主流．ただし近年では，その記憶容量の大きいコンパクトディスクやフラッシュメモリーの利用が多くなっている．市販ソフト流通媒体はCD-ROMやDVDが多く，データ保存用にはフラッシュメモリーを用いたメモリーカード(カード型記憶装置)やUSBフラッシュメモリー(USBコネクタに接続して使用するスティック型記憶装置)が一般的.[1418] ⇒参CD-ROM→34，フラッシュメモリー→2576

フロッピーバルブ症候群⇒同僧帽弁逸脱症候群→1826

ブロッホ・ザルツバーガー症候群 Bloch-Sulzberger syndrome⇒同色素失調症→1239

プロテアーゼインヒビター protease inhibitor ［タンパク質分解酵素阻害薬］ タンパク質分解酵素(プロテアーゼ)の活性を阻害する物質．ロイペプチンやアプロチニンなどのペプチドのように，プロテアーゼの活性中心に結合し活性を阻害したり，タンパク性インヒビターのようにプロテアーゼと複合体を形成することにより活性を阻害する．臨床的には，ヒトの循環器系で重要な役割を果たすレニン・アンギオテンシン系において，アンギオテンシンⅠをⅡへ変換させるアンギオテンシン変換酵素(ACE)を阻害するACEインヒビターが降圧薬として広く用いられてきた．また同族のアスパラギン酸プロテアーゼ阻害薬がエイズ治療薬として用いられている．このほか低分子合成プロテアーゼインヒビターが急性膵炎の治療薬として使用されている．急性膵炎の原因としては，膵消化酵素による自己消化がその機序として考えられているが，膵消化酵素のカスケードの活性化は活性型トリプシンにより開始されることが示唆されている．この酵素活性を抑制する目的で，セリンプロテアーゼインヒビターの開発が進み，ガベキサートメシル酸塩，ナファモスタットメシル酸塩，カモスタットメシル酸塩などの薬が現在臨床的に使われている．これらは低分子であるため抗原性をもたないとされている．最近では膵炎治療薬としてだけでなく，ERCP(内視鏡的逆行性胆管膵管造影)後の膵炎の予防薬としても注目されている.[106]

プロテアソーム proteasome ［多機能性プロテアーゼ複合体］ 真核生物の細胞内でタンパク質を分解する分子量250万の巨大な多酵素複合体．不要になったタンパク質はユビキチンと呼ばれるタンパク質を目印としてつけられ，ユビキチン化されたタンパク質はプロテアソームにより選択的に分解される(ユビキチン・プロテアソームシステム)．単に不要になったタンパク質を除去するだけでなく，免疫応答やアポトーシス(細胞死)，細胞周期の制御，シグナル伝達などに関与することがわかっている．癌や神経疾患，免疫疾患などにおいてユビキチン・プロテアソームシステムの破綻が原因であることが知られるようになり，注目されている.[576] ⇒参ユビキチン→2862

ブロディー骨膿瘍 Brodie abscess 化膿性骨髄炎の特殊な一型で，主として弱毒ブドウ球菌による限局した慢性の骨内膿瘍をいう．小児の大腿骨や脛骨の骨幹端に生じ，周囲は硬化した骨で包まれ，膿汁や肉芽で満たされている．X線では骨膜の肥厚や周辺の硬化像がみられる．炎症症状が軽く夜間痛が特徴であるため，骨腫瘍，特に類骨腫との鑑別が難しく生検を要する．膿瘍部分を掻爬できれば周辺の硬化骨は自然に軽快する.[1453] ⇒参化膿性骨髄炎→540

プロテイナーゼ proteinase ［タンパク質分解酵素］ タンパク質のペプチド結合を加水分解する酵素を指すが，より一般的にはプロテアーゼが総称として用いられる．低分子のペプチドを基質とするものをペプチダーゼ，タンパク質を基質とするものをプロテイナーゼと区別されることもあるが，境界は明解ではない．プロテアーゼは作用形式によってエキソプロテアーゼとエンドプロテアーゼに分類され，前者はN末端もしくはC末端のペプチド結合に作用し，後者はタンパク質の内部のペプチド結合を切断する．エンドプロテアーゼは活性中心のアミノ酸の種類によってさらにセリンプロテアーゼ，システインプロテアーゼ，アスパラギン酸プロテアーゼ，メタロプロテアーゼに分類される．プロテアーゼは動・植・微生物界に広く分布し，その生理的意義も多岐にわたる．消化管内に分泌されるペプシン，トリプシンなどのプロテアーゼはタンパク質をアミノ酸に分解し栄養成分として吸収するのに寄与し，細胞内リソソームに含まれるカテプシン群のプロテアーゼはタンパク性老廃物の除去に働く．また，消化管や血中での不活性型の前駆体から活性型酵素を生成するチモーゲン活性化反応，細胞内でのホルモン前駆体からのホルモン生成反応，生理活性ペプチドの分解による不活性化などもプロテアーゼの重要な機能．酵素命名法(1992)では，ペプチド結合を切断する酵素の総称としてペプチダーゼが推奨されている．HIVプロテアーゼはHIV(ヒト免疫不全ウイルス感染症)治療の標的となっている.[225] ⇒参ペプチダーゼ→2630

プロテイン⇒同タンパク質→1954

プロテインC protein C；PC ビタミンK依存性タンパク質で凝固制御因子の1つ．分子量約6万2,000の一本鎖糖タンパク質として主に肝で産生される．血液中では大部分はSS結合で連結された二本鎖の酵素前駆体として存在．血管内皮細胞上のトロンボモジュリンと結合したトロンビンにより活性化され，凝固第Vaおよび第Ⅷa因子を分解し失活化することにより血液凝固反応を強く阻害する．この際，プロテインSが補助因子として働く．先天性PC欠損症は常染色体優性遺伝形式を示し，ヘテロ接合体とホモ接合体がある．ほとんどはヘテロ接合体であり，比較的若年から血栓症を反復して起こす．特に下肢深部静脈血栓症や肺梗塞を起こしやすい．ホモ接合体はまれで，新生児期に電撃性紫斑病と呼ばれる重篤な血栓出血症状を起こす．後天的には肝疾患，ビタミンK欠乏症，L-アスパラギナーゼ投与などで低下する．血栓症の治療としては，はじめにヘパリンを投与し，引き続いてワルファリンカリウムを投与する．ワルファリンカリウム投与によりさらにPCが低下し，皮膚壊死などを起こす危険があるため．最近，活性化PC製剤が開発され，臨床応用されるようになった．[1131]

プロテインCインヒビター protein C inhibitor；PCI セリンプロテアーゼインヒビターの1つ．分子量5万7,000．活性化プロテインC(APC)のほか，トロンビン，第Xa因子，カリクレイン，組織プラスミノゲンアクチベータ(t-PA)，ウロキナーゼプラスミノゲンアクチベータ(u-PA)などを阻害．[1131]

プロテインC欠損症⇨参プロテインC→2598

プロテインS protein S；PS ビタミンK依存性タンパク質で凝固制御因子の1つ．分子量約8万．血漿中のほか，血小板や血管内皮細胞の膜リン脂質に結合して存在．主に肝で産生され，カルシウムイオンの存在下で活性化プロテインC(APC)の補助因子として作用し，活性化第Ⅷ因子(Ⅷa)および活性化第Ⅴ因子(Ⅴa)を失活させることにより，生理的抗凝固作用を示す．プロテインS欠損症では血栓傾向が現れる．[1131]

プロテインS欠損症⇨参プロテインS→2599

プロテインエンジニアリング⇨同タンパク質工学→1956

プロテインキナーゼ protein kinase ［**タンパク質リン酸化酵素，タンパク質キナーゼ**］ アデノシン三リン酸(ATP)のγリン酸基をタンパク質のセリン，スレオニン，チロシンの水酸基に導入する．リン酸化するアミノ酸の種類によりセリン・スレオニンキナーゼとチロシンキナーゼに主に分類される．いずれのキナーゼも，標的タンパク質の特定の部位をリン酸化して，機能を調節することで細胞の情報伝達に重要な役割を果たすため，機能異常は疾患の原因となることが多い．ゲフィチニブ，イマチニブはチロシンキナーゼ活性を阻害することでそれぞれ非小細胞肺癌，慢性骨髄性白血病，消化管間質腫瘍に対する治療薬として用いられている．[225]

プロテインキナーゼC protein kinase C；PKC ［**Cキナーゼ，リン脂質依存性プロテインキナーゼ**］ 膜表在性のカルシウム依存性プロテインキナーゼの1つ．Cキナーゼともいう．西塚泰美，高井義美らによって発見された．アデノシン三リン酸(ATP)のγリン酸基をタンパク質中の特定のセリン・スレオニン残基の水酸基に転移する．その構造，活性化機構，生理機能によって3つのサブファミリー(在来型，新型，非典型)に分けられる．基質としてMAPキナーゼ，IκB(アイカッパビー，転写因子阻害タンパク質)，ビタミンD受容体，Rafキナーゼ，上皮成長因子受容体などがあり，細胞内シグナル伝達で重要な働きをするとともに，癌やアルツハイマー病などさまざまな疾患への関与が明らかとなっている．[225]

プロテインスコア protein score ［**タンパク価**］ 食品中のタンパク質の栄養価の化学的指標．ヒトでは各必須アミノ酸の必要量が求められており，その比率で必須アミノ酸が含まれる理想的なタンパク質を仮定して，基準タンパク質と定義した(基準タンパク質の各必須アミノ酸の含有量は窒素1g当たりのmg数として算出)．実際に食品の各必須アミノ酸の含有量を窒素1g当たりのmg数で求め，基準タンパク質と比較して最も少ない必須アミノ酸を第一制限アミノ酸と呼び，基準タンパク質のそれとの含有比を求める．これを食品のタンパク価と定義．そのほかにケミカルスコア，アミノ酸スコア(プロテインスコアを見直したもの)がある．正味タンパク利用率，タンパク効率，生物価などの生物学的指標もある．[1097] ⇨参制限アミノ酸→1667

プロテウス〔属〕 *Proteus* ［**変形菌**］ 腸内細菌科の細菌．グラム陰性の無芽胞，多形性の桿菌．鞭毛をもち，湿った培地上で特有なスウォーミング(遊走)swarmingを示す．広く自然界に分布し，土壌・汚水，ヒトや動物の糞便中に存在．ヒトに日和見感染症を起こす．主な種としてプロテウス・ブルガリス *P. vulgaris*，プロテウス・ミラビリス *P. mirabilis* などがある．[324]

プロテーゼ 〔D〕Prothese⇨同プロステーシス→2596

プロテオグリカン proteoglycan⇨同ムコタンパク質→2784

プロテオミクス proteomics 遺伝子の全体像を解明するためにゲノムの構造や機能を解析する研究分野をゲノミクスgenomicsと呼ぶのに対し，生体内の細胞や組織で産生されるタンパク質の全体像を指すプロテオームproteome(タンパク質proteinとゲノムgenomeの造語)を研究する分野をプロテオミクスという．プロテオミクスでは，まず特定の細胞や組織，器官で発現されるタンパク質の立体構造や機能を明らかにし(プロテオーム解析)，次に細胞内でのタンパク質のネットワークを解明し，最終的には疾患の病態解明や医薬品の開発(ゲノム創薬)に結びつけることが目標となっている．

プロテクター《放射線の》 protector X線検査において，X線被曝を減少させるために着用する防護衣(エプロン)．通常使われる鉛エプロンでは0.25-0.35 mm鉛当量の遮蔽効果がある．[150] ⇨参放射線防護具→2677，防護エプロン→2667

プロトオンコジーン proto-oncogene ［**癌原遺伝子，細胞性癌遺伝子**］ 正常細胞がもつ癌遺伝子の原型と考えられる遺伝子を指す．はじめて発見された癌遺伝子がニワトリのレトロウイルスだったことから，ウイルス性癌遺伝子に対して細胞性癌遺伝子と呼ばれることもある．多くの生物種に普遍的に分布し，細胞内外の情報伝達経路で機能する増殖因子，増殖因子受容体，GTP結合タンパク質，転写調節因子などをコードし，生体にとって欠かせない重要な働きをしている．したがって，点突然変異，染色体転座，転写異常などによって機能異常となったプロトオンコジーンは情報伝達系に異常を引き起こす結果，細胞増殖の制御を不能とし，発癌につながるものと考えられている．[225]

プロトコル protocol 手順や指令，あるいは手順書，指示書のこと．医療分野では，基礎研究や実験，臨床での検査や治療，看護において，研究や治療の条件や手順，ケアの指示などをまとめ，記録したものをさす．実験プロトコル，治験プロトコル(治験計画書)，ケアプロトコルなどがある．[1465]

プロトプラスト protoplast⇨同L型菌→78

プロトポルフィリン protoporphyrin 肝臓と造血細胞で合成されるヘムの前駆物質ポルフィリンの1つ．赤芽球生成性プロトポルフィリン症では便中や赤血球中に大量のプロトポルフィリンが存在する．ほかに異型ポルフィリン症，晩発性皮膚ポルフィリン症，鉛中毒などでも便中のプロトポルフィリン量が増加する．[1038]

プロトポルフィリン症 protoporphyria 常染色体優性遺伝性疾患で，ヘム合成系の最終酵素であるフェロケラターゼの活性低下により体内にプロトポルフィリンが蓄積される．このプロトポルフィリンが皮膚組織に過剰蓄積すると乳幼児期から光線過敏症を発症し，日光曝露によって露出部に紅斑，水疱，浮腫を生じる．これを繰り返すうちに皮膚は肥厚し瘢痕や色素沈着を認めるようになる．また，肝臓に過剰蓄積すると肝障害や胆石を発症する．[1038]

プロドラッグ prodrug 投与後に生体内で代謝されることで，はじめて薬理活性を示すように化学的に修飾された薬物．特定のターゲットに薬物を作用させるドラッグデリバリーシステムの1つとして，薬物の組織選択性，移行性の向上などを目的に開発されている．

プロトロンビン prothrombin ［第Ⅱ因子］ トロンビン(第Ⅱa 因子)の前駆物質で，ビタミンK依存性タンパクの1つ．分子量約7万2,000の糖タンパク．カルシウムイオンの存在下，リン脂質上で活性化第Ⅹ因子(Ⅹa)，活性化第Ⅴ因子(Ⅴa)複合体(プロトロンビナーゼ複合体)により活性化されトロンビンとなり，フィブリノゲンをフィブリンに転化する．[1131]

プロトロンビン時間 prothrombin time；PT ［クイック一段法，PT］ 主に外因系凝固をみるスクリーニング検査．試薬に組織トロンボプラスチン(リポタンパク質)を用いる．第Ⅰ・Ⅱ・Ⅴ・Ⅶ・Ⅹ因子の低下で延長する．基準値は試薬により若干異なるが，10-13秒が多い．経口抗凝血薬(ワルファリンカリウム)のモニタリングには国際標準化比 International Normalized Ratio (INR)に換算した値が用いられる．アメリカのクイック Armand James Quick (1894-1978)により考案された．[1131]

プロトロンビン複合体濃縮製剤 prothrombin complex concentrates；PCC ［第Ⅸ因子複合体濃縮製剤］ 第Ⅱ・Ⅶ・Ⅸ・Ⅹ因子などのビタミンK依存性タンパクが水酸化アルミニウムや硫酸バリウムに吸着される性質を利用して精製された血漿分画濃縮製剤．主に血友病B(第Ⅸ因子欠乏)患者での補充療法や，インヒビターが発生した血友病Aや後天性血友病患者のバイパス療法として用いられるほか，第Ⅱ・Ⅶ・Ⅹ因子欠乏症患者での補充療法の目的で使用される．補充療法として用いる場合，目的とする凝固因子以外の凝固因子も含まれるので，血栓症や播種性血管内凝固症候群(DIC)の発生に注意を要する．後天性血友病患者や血友病Aのインヒビター発生患者でインヒビター力価が高い場合(10ベセスダ Bethesda 単位/mL 以上)には，活性化プロトロンビン複合体濃縮製剤(APCC)が用いられる．[1131]

プロトン proton⇨同陽子→2868

プロトンポンプ阻害薬 proton pump inhibitor；PPI ［PPI］ 胃酸分泌抑制薬．胃壁からの胃酸分泌反応の最終過程では，pH 7の胃粘膜壁細胞内からpH 1に近い胃腔内に向かい，濃度勾配に逆行してプロトン(陽子，H^+)が分泌されカリウムイオン(K^+)が取り込まれる．この能動輸送システムを担うのがプロトンポンプと呼ばれる酵素プロトン-カリウムATPアーゼ(H^+，K^+-ATPase)であり，プロトンポンプ阻害薬(PPI)はH^+，K^+-ATPaseのSH基と不可逆的に結合して酵素活性を阻害し，強力で持続的な胃酸分泌抑制効果を発揮する．オメプラゾール，ランソプラゾールなどがあり，胃・十二指腸潰瘍，吻合部潰瘍，ゾリンジャー・エリソン Zollinger-Ellison 症候群，逆流性食道炎などに適応．特に難治性の胃・十二指腸潰瘍や非ステロイド系抗炎症薬(NSAIDs)起因性潰瘍に有用．経口剤と注射剤があり，出血を伴い経口摂取が不可能な場合には注射剤が使用可能．ヘリコバクター・ピロリ除菌においては胃内pHの中性化を目的に，経口剤がアモキシシリン水和物およびクラリスロマイシン(無効時はメトロニダゾール)と併用投与される．[204,1304]

プロトン密度強調画像 proton density weighted image MRIで，組織のプロトン(水素原子核)の密度の差が主に反映されている画像．[264]

プロパージン経路 properdin pathway⇨同代替経路《補体活性化の》→1882

プロバイオティクス probiotics 腸内フローラ(消化管内に生息している微生物群)のバランスを改善することによって，宿主の健康に好影響を与える生きた微生物菌体のこと．さらに進んで腸内フローラを含む発酵乳・乳酸菌飲料，生菌製剤をも指していう．プロバイオティクスとして最も実用化が進んでいるのが乳酸菌(ラクトバチルス *Lactobacillus* 属)である．微生物に対して殺菌・静菌作用を示す antibiotics(抗生物質)とは機能的に対立する用語として案出されている．

プロパホス propaphos ［4-メチルチオフェニルジプロピルホスファート，DPMP®］ 有機リン系殺虫薬の1つで，無色の液体．$C_{13}H_{21}O_4PS$．沸点176℃．水にはわずかに溶け，有機溶媒に可溶．農薬として稲害虫(ウンカ，ヨコバイなど)に有効．「毒物及び劇物取締法」劇物．[182,57] ⇨参有機リン中毒→2849

プロパンガス中毒⇨同LPG中毒→78

プロピオニバクテリウム〔属〕 *Propionibacterium* グラム陽性の無芽胞桿菌．嫌気性であるが，微好気性の種もある．ヒトの皮膚や毛髪の常在菌で，プロピオニバクテリウム・アクネス *P. acnes*，プロピオニバクテリウム・グラヌローサム *P. granulosum* など数種の菌種が含まれ，日和見感染症の原因菌となりうる．[324]

プロピオン酸血症 propionic acidemia プロピオニルCoAカルボキシラーゼの欠損によるまれな先天性代謝異常．スレオニン，イソロイシン，メチオニンなどのアミノ酸代謝異常によりプロピオン酸が血中に増加し，組織沈着によりアシドーシスをきたす．新生児期に急性に発症し，嘔吐，嗜眠，発育障害などがみられ死亡することも多い．治療はスレオニン，イソロイシン，メチオニンの低値なミルクの投与．[1631]

プロピオン酸発酵 propionic acid fermentation プロピオニバクテリウム *Propionibacterium* などの細菌が行う発酵で，糖類あるいは乳酸塩からプロピオン酸，酢酸，およびCO_2を生成する．[324]

プロビデンシア〔属〕 *Providencia* 腸内細菌科の細菌．グラム陰性の無芽胞で多形性の桿菌．広く自然界に分布しており，ヒトの腸管内にも常在．プロビデンシア・アルカリファシエンス *P. alcalifaciens* などの種がある．日和見感染症の原因となり，特に尿路感染症においてよく分離される．[324]

プロピベリン塩酸塩 propiverine hydrochloride 頻尿・

尿失禁治療薬．カルシウム拮抗作用と抗コリン作用を有し，主にカルシウム拮抗作用を介する膀胱平滑筋直接作用により，膀胱の異常収縮を抑制する．神経因性膀胱，神経性頻尿，不安定膀胱，膀胱刺激状態(慢性膀胱炎，慢性前立腺炎)における頻尿や尿失禁に適応があり，過活動膀胱にも用いられる．抗コリン作用のため緑内障や重症筋無力症，胃・腸アトニーには禁忌．副作用では口渇を生じることがある．[204,1304] 商バップフォー

プロファイル《血流ドプラの》 profile ［流速プロファイル］ ①血管断面内の各点ごとに血流速分布を表示したもの．血管内の血流は，まっすぐな血管では中心部で最も速く，血管壁近くでは遅くなっている．②ある1点の流速の時間的変化を表したもの．流速の変化を知ることで，拍動性などの流れの様子を評価する．[955]

プロフィブリノリジン profibrinolysin⇨同プラスミノゲン→2575

プロフェッショナルディベロップメント professional development 人材育成と訳されることがあるが，本来の意味は「専門職として必要な能力を発展させていくこと」であろう．イギリスやアメリカでは，本プログラムは専門職教育を行う大学院の研究部門や大企業の人材育成部局が，技術革新に伴うトレーニングや専門領域の実践能力向上，あるいは継続教育を目的に開発し，技術者や医療従事者，教育者などの個人の成長を伴うキャリア開発や生涯学習に役立っている．専門職教育では特に専門職としての継続的発展 continuing professional development(CPD)が重要とされている．それは，専門職の活動が知識の適用のみでは解決できない複雑で変化する状況に応じるものであり，個々の専門職が，求められる能力を実践を通して継続的に探求し習得していく(例：リフレクティブ・プラクティスを行う)ことでCPDが実現すると考えられているからである．[329]

プロブコール probucol 脂質異常症(高脂血症)の薬剤．機序として腸管からのコレステロール吸収抑制，肝臓でのコレステロール合成抑制，胆汁酸への異化促進などがある．血中LDLコレステロールだけでなくHDLコレステロールも低下する．家族性高コレステロール血症にも有効で皮膚黄色腫やアキレス腱肥厚の退縮が認められる．脂質低下作用以外に抗酸化作用があり，LDLの酸化変成防止作用がある．[991] 商シンレスタール，ロレルコ

プロポフォール propofol 鎮静効果を主体とする短時間作用性静脈麻酔薬．γアミノ酪酸(GABA)$_A$受容体に作用して用量依存性の強い鎮静作用をもつ．水に溶けにくいため，白濁した脂肪製剤として提供される．血管刺激性があり注入時痛が認められる．効果発現が速やかであるため全身麻酔の導入に用いられるほか，持続投与により全身麻酔の維持にも使用される．鎮痛作用，筋弛緩作用をもたないため，全身麻酔に際して麻薬(オピオイド)などの鎮痛薬を，また必要に応じて筋弛緩薬を併用する．徐脈，血圧低下，呼吸抑制をきたすため，投与中は血圧・心拍の変化に注意し，人工呼吸を行えるよう準備をしておく．プレフィルドシリンジ(薬剤充填済み注射器)製剤と専用シリンジポンプを利用することで，投与開始時からの投与履歴に基づき血中濃度，効果部位濃度をリアルタイムで計算し，それを指標に薬物投与を行う目標制御注入法 target-controlled infusion(TCI)を利用することができる．[1075] 商ディプリバン1% ⇨参静脈麻酔薬→1463

プロホルモン prohormone ［前駆ホルモン］ インスリンや副腎皮質刺激ホルモン(ACTH)など多くのペプチドホルモンは，より大分子のタンパク質から酵素で切り出されて成熟型となる．この合成の途中にある大分子のタンパク質をプロホルモンという．通常，そのホルモンとしての活性は成熟型に比べ著しく低い．[1260]

フロマン徴候 Froment sign ［新聞徴候，紙徴候］ 尺骨神経麻痺がある場合の運動障害検査の際にみられる徴候．新聞紙などを両手の母指と示指ではさんで力強く左右に引くと，母指末節を伸展させたつまみ方ができず，母指末節と示指の中節，末節の脇腹とではさむつまみ方になる．[584] ⇨参尺骨神経麻痺→1359

ブロム疹⇨同臭素疹→1375

ブロムスルファレイン試験 Bromsulphalein test；BSP test ［BSP試験］ 色素を静注して肝臓の排泄機能を調べる検査．BSPのほとんどは肝細胞に取り込まれて胆汁中に排泄されるので，これを静注45分後に採血し，血中に残留している色素の濃度を測定して肝臓の排泄機能を調べる．色素に対する過敏反応からアナフィラキシーショックがみられることがあり，最近ではデュビン・ジョンソン Dubin-Johnson 症候群などBSPの排泄機能の欠損がある場合以外には利用されなくなった．基準値は45分値5%以下．[258]

ブロム中毒 bromism ブロム〔液体臭素(Br)〕は常温で液体，揮発性．毒性として腐食作用が強く，吸入すると眼，皮膚，呼吸器，消化器系への粘膜刺激作用がある．症状は塩素ガスを吸入したときと似て，灼熱感，咳，鼻出血，めまい，頭痛，口腔への刺激，気管支炎，まれに肺炎，呼吸困難へと進む．触れた場合は皮膚に潰瘍を生じる．眼や皮膚に接触した場合は十分な水で洗う．吸入したときは新鮮な空気のところに移し，重症のときは人工呼吸，酸素吸入を行う．[1013] ⇨参臭素酸中毒→1375

ブロムワレリル尿素中毒 bromovalerylurea poisoning ブロムワレリル尿素(ブロバリン®)は催眠鎮静薬として使用されており，薬用量をこえた多量の経口摂取によって悪心・嘔吐，腹痛，胃出血，嗜眠，意識障害，錯乱，四肢の麻痺，呼吸抑制，ショック，昏睡などを起こす．治療は呼吸・循環を確保して胃洗浄，吸着剤，下剤，強制利尿，対症療法．重症の場合は血液透析，血液灌流を施す．アルコール類による作用の増強や，連用による薬物依存がみられる．大量投与，連用投与後の急激な投与量の減少時に禁断症状の現れることがある．[1013]

プロモーター promoter DNAからRNAに転写される(mRNA合成)過程で，その開始にかかわる特徴的な短い塩基配列からなるDNA上の部位．一般に転写開始部位の5′上流側に位置する．真核生物のRNAポリメラーゼⅡによって転写される遺伝子のプロモーターによく見いだされる構造要素として，TATAボックス，CCAATボックスおよびGCに富む配列がある．また，エンハンサー，組織特異的転写シグナルなどもこの部位に存在することが多い．ただし原核生物と異

なり，TATA配列を認識するのはRNAポリメラーゼ自体ではなく，TFⅡDと呼ばれる基本転写因子の1つ．[225]

ブロモクリプチンメシル酸塩 bromocriptine mesilate 持続的にドパミン受容体に働きかける効果を有する．内分泌系では下垂体前葉からのプロラクチン分泌を特異的に抑制し，高プロラクチン血性排卵障害や乳汁漏出症などに用いる．先端巨大症患者では下垂体腫瘍からの成長ホルモン分泌を抑制する．また，脳内では黒質線条体のドパミン受容体に作用して抗パーキンソンParkinson作用を示す．主な副作用は悪心・嘔吐，便秘，めまい，頭重感，頭痛など．[1260] 商パーロデル

ブロモクリプチン抑制試験 bromocriptine test ブロモクリプチンメシル酸塩のプロラクチン分泌，成長ホルモン分泌への抑制効果をみる試験．ブロモクリプチン負荷試験ともいう．麦角アルカロイド誘導体のブロモクリプチンメシル酸塩は体内でドパミンの受容体に作用し，ドパミン様の作用をもたらす．このうちプロラクチン分泌を抑制する効果は，その試験投与後の反応をみることによって，高プロラクチン血症への治療効果の予測に用いられる．一方，成長ホルモンへの効果には両面あり，正常下垂体からの成長ホルモン分泌はドパミンによって刺激されるものの，先端巨大症をもたらす下垂体腫瘍からの成長ホルモン分泌はドパミン，すなわちブロモクリプチンメシル酸塩によって抑制されるため，ブロモクリプチンメシル酸塩による成長ホルモン抑制試験は先端巨大症への治療効果の予測にも用いられる．[1260]

プロラクチノーマ prolactinoma ⇨同プロラクチン産生下垂体腫瘍→2602

プロラクチン prolactin；PRL ［**催乳ホルモン，PRL**］ 下垂体前葉のプロラクチン産生細胞から分泌されている，199個のアミノ酸基を有する分子量2万3,000のペプチドホルモン．ヒトにおける主要な生理作用は，産褥期における乳汁分泌促進である．一部の動物では塩と水の代謝に関与し浸透圧を調節している．プロラクチンの分泌調節は，主に視床下部からのプロラクチン分泌抑制因子(ドパミン)により持続的な抑制的支配を受けている．一方，一時的に分泌を促進する因子として甲状腺刺激ホルモン放出ホルモン(TRH)などが知られている．また，生理的にプロラクチン分泌を亢進させる要因として，運動，睡眠，食事，ストレス，妊娠，授乳，乳房刺激などがある．薬剤の中では，多くの精神科領域の薬剤，制吐薬，降圧薬の一部，抗潰瘍薬の一部などにプロラクチン分泌促進の副作用がある．プロラクチン分泌が異常に亢進し血中濃度が高値となる高プロラクチン血症では，女性の場合には乳汁漏出症と月経異常を起こし，男性の場合には精子形成が抑制される．高プロラクチン血症を起こす原因としては，機能性，下垂体腫瘍，薬物性，原発性甲状腺機能低下症などがある．[902] ⇨参乳汁分泌→2232

プロラクチン産生下垂体腫瘍 prolactin-producing pituitary tumor ［**プロラクチノーマ，プロラクチン産生腫瘍**］ 下垂体前葉に発生する下垂体腺腫のうちプロラクチンを産生する腫瘍．若年の女性に多く，下垂体腺腫の約40%を占める．女性では無月経，乳汁漏出，不妊などの症状を呈し，男性では腫瘍による圧迫症状が顕著で性欲低下，視力や視野の異常を伴う．治療は腺腫摘出術やブロモクリプチンメシル酸塩投与を行う．[1047]

プロラクチン産生腫瘍 prolactin-porducing tumor ⇨同プロラクチン産生下垂体腫瘍→2602

プロラクチン産生腺腫 prolactinoma, prolactin-producing adenoma 全下垂体腺腫の約30%を占める．女性が圧倒的に多く，無月経と乳汁分泌過多を示す．不妊症の20-30%を占める．治療はブロモクリプチンメシル酸塩などの薬物療法あるいは手術的除去を行う．[791] ⇨参機能性腺腫→699

プロラクチン刺激ホルモン ⇨同プロラクチン放出因子→2602

プロラクチン受容体 prolactin receptor；PRL receptor 細胞膜上に位置し，プロラクチンと特異的に結合してその情報を細胞内に伝えるタンパク質．約350個のアミノ酸残基からなる糖タンパク質でサイトカイン受容体スーパーファミリーに属する．乳腺，卵巣，子宮，肝臓などプロラクチンの作用する臓器に存在し，プロラクチンの結合によって細胞内のリン酸化酵素がこの受容体に結合して活性化され，これによってプロラクチンの生物作用が発揮される．[1260]

プロラクチン放出因子 prolactin-releasing factor；PRF ［**プロラクチン刺激ホルモン，プロラクチン放出促進因子**］ 下垂体前葉のプロラクチン産生細胞に作用してプロラクチンの分泌を促進する内因性因子の総称．現在までに甲状腺刺激ホルモン放出ホルモン(TRH)，血管作動性腸管ポリペプチド(VIP)，ペプチドHI(ヒスチジン・イソロイシン)〔PHI，ヒトではPHM(ペプチド・ヒスチジン・メチオニン)〕，セロトニンがあげられたが，いずれもプロラクチン分泌に特異的ではなかった．1998年にプロラクチン分泌を特異的に増加させる新たな視床下部ホルモンとして，プロラクチン放出ペプチドprolactin-releasing peptide(PrP)が同定された．このペプチドは7回膜貫通Gタンパク質共役型受容体を介してプロラクチンの分泌を促進する．[1047]

プロラクチン放出促進因子 ⇨同プロラクチン放出因子→2602

プロリン proline；Pro,P ［**ピロリジン-2-カルボン酸**］ L型はタンパク構成アミノ(イミノ)酸の1つ．グルタミン酸から1-ピロリン-5-カルボン酸を経て生合成されるが，生合成の逆反応と同じ過程でグルタミン酸に代謝される．個別定量法としては，低pHでのニンヒドリンやイサチン反応などがある．ヒドロキシプロリンとともにコラーゲンの主要構成成分．[225]

プロレニン prorenin レニンの前駆体．プロレニンから43個のアミノ酸が切断されてできるレニンはアンギオテンシノーゲンに作用し，アンギオテンシンⅠに変換する酵素である．このアンギオテンシンが副腎からアルドステロンの分泌を促進し，血圧を上昇させる．血漿中のプロレニンは主として腎臓から産生されるが，他にも種々の組織由来のものが混在していると考えられている．[610] ⇨参レニン・アンギオテンシン・アルドステロン系→2979

フロンガス flon gas ［**クロロフルオロカーボン，フレオン®ガス**］ クロロフルオロカーボンの慣用名で，メタン，エタンなどのフッ素，塩素原子置換体の総称．フレオン®ガスFreon® gasはアメリカデュポン社の商品名．代表的なものにフロン11 (CCl_3F)，フロン12 (CCl_2F_2)，フロン113 (CCl_2FCClF_2)などがある．不燃

性で非爆発性，耐熱性があり，冷媒，エアゾール噴霧助剤，洗浄剤などに広く用いられてきたが，分解しにくく拡散してオゾン層を破壊し，紫外線による皮膚癌の増加の可能性が問題となったため「オゾン層を破壊する物質に関するモントリオール議定書」(1987 年採択)により，1996 年からこれらの特定フロンの生産，輸入の禁止，また先進国は 2020 年までに代替フロンについても全廃が求められた．フロンガスは毒性は少なく，のどに軽度の刺激を与える程度だが，塩素数の多いものはやや毒性を増す．[182,732]

フロン中毒 chlorofluorocarbons poisoning，Freon®poisoning ［フルオロカーボン中毒］ フロンはメタン，エタンなど，低級炭化水素の水素原子をフッ素や塩素原子で置換したものの総称で，フロン 11，フロン 12，フロン 113，フロン 114，フロン 115 などがある．ヒトへの毒性は低いが，多量の吸入により弱い中枢神経抑制作用を示し，気管支狭窄，肺刺激，結膜炎，接触で，皮膚炎，凍瘡(しもやけ)を起こす．吸入曝露時には新鮮な空気のところへ移し，酸素吸入，人工呼吸を行う．昏睡や不整脈が起こった場合はプロプラノロール塩酸塩を静注．[1013]

ブロンプトンカクテル Brompton cocktail ［ブロンプトンミクスチャー］ 1952 年にロンドンのブロンプトン胸部疾患病院 Brompton Chest Hospital で開発された鎮痛法．NSAIDs など非麻薬性鎮痛薬やコデインなど弱オピオイド(麻薬)では痛みを調節できない難治性疼痛(癌性疼痛など)に使用する．鎮痛作用をもつモルヒネと興奮作用をもつコカインを組み合わせることで意識を清明に保ちながら強い鎮痛を得ると同時に，単シロップ(砂糖)やアルコール(ワイン)などを加えることで麻薬単独よりも飲みやすいよう工夫が加えられている．痛みが止まるまで少量ずつ頻回に反復して服用することで，長期間にわたり安定した鎮痛効果を得ることを可能とした．しかし，モルヒネ単独の水溶液に勝る効果がないばかりか，増量時に眠気などの副作用が増加するため，またモルヒネ製剤が改良されたことにより，現在の疼痛治療の主流はモルヒネ単独経口投与を経てモルヒネ徐放製剤の経口投与に移行している．[1075]

ブロンプトンミクスチャー Brompton mixture⇨同ブロンプトンカクテル⇀2603

分圧 partial pressure；P ［ガス分圧］ 混合気体を構成する個々の気体がもつ圧．mmHg(水銀柱ミリメートル)またはトル Torr(mmHg の別名)で表す．ダルトン Dalton の法則では，混合気体の示す全圧は混合気体を構成する個々の気体がもつ分圧を加えたものに等しい．例えば空気吸入時の肺胞(A)には O_2，CO_2，N_2，H_2O が存在する．それぞれの分圧(P)を P_{AO_2}，P_{ACO_2}，P_{AN_2}，P_{H_2O} とすると，これらの合計が大気圧に等しくなる．P_{AO_2} が 100 Torr，P_{ACO_2} が 40 Torr で肺胞ガスが動脈血液と平衡状態である場合，動脈血液(a)中の O_2 分圧(Pa_{O_2})，CO_2 分圧(Pa_{CO_2})も肺胞内と同様の値をとる(Pa_{O_2} = 100 Torr，Pa_{CO_2} = 40 Torr)．[177]

分化⇨同細胞分化⇀1174

分解能 resolving power ①クロマトグラフィーや電気泳動などにおいて，互いに近接して移動する物質を分離できる能力．②ある特性について近接した成分を区別する能力．[258] ⇨参解像力⇀443

分解能《超音波の》 resolution レンズや光学機械において近接する 2 つの反射物を区別して表示できる能力．超音波検査では空間分解能，コントラスト分解能，時間分解能に分けて評価される．[955] ⇨参解像力⇀443

分化型急性骨髄性白血病 acute myeloblastic leukemia with maturation 急性骨髄性白血病 FAB 分類の M 2．芽球が 30-90% あり，前骨髄球以上に分化した顆粒球系細胞が赤芽球を除いた有核細胞の 10% 以上を占め，単球は 20% 未満である．アウエル Auer 小体がみられペルオキシダーゼ反応が強陽性で，好中球アルカリホスファターゼ活性が低く，t(8；21)の染色体異常(8 番と 21 番の転座)がみられやすい．化学療法による治療成績がよい白血病の 1 つである．[1495] ⇨参急性骨髄性白血病⇀728

分化癌 differentiated carcinoma ［高分化癌］ 発生母地の組織や細胞と類似する癌．悪性腫瘍は良性腫瘍に比べて分化度が低いが，その中でも比較的分化の高いものをいう．高分化〔型〕癌とほぼ同義で用いられる．一般に低分化癌や未分化癌よりも悪性度が低い．高分化扁平上皮癌であればシート状増殖・角化・細胞間橋などの重層扁平上皮本来の特徴を保持している．[1531]

文化結合症候群 culture-bound syndrome；CBS 1967 年，香港の精神科医ヤップ Pow Meng Yap により提出された，未開社会における特殊な精神症状の概念．文化依存症候群，文化特異性症候群 culture specific syndrome，文化特異性障害 culture specific disorder ともいわれる．西欧の近代精神医学では精神疾患を解明するために症状の分類化，細密化を進行させてきたが，その成果として，精神障害は定型的な心因反応として体系化され，診断，治療の根拠となりえた．しかし，体系化されたとはいえ，その分類は西洋文化の枠内で発生した精神症状のみから積み上げられたものであり，グローバルなステージでの普遍性はもたない．すでに植民地支配を始めていた西洋が，アフリカ，アジアの異種文化に直面すれば，記載され蓄積された西洋精神医学的分類の埒外にある，辺境的な精神病態に気づかざるを得なくなる．クレペリン Emil Kraepelin らは，それら風土特異性を帯びた異常行動パターン，精神症状を数多く収集，記載している．例えば，マレー文化圏の「アモック」は興奮状態での殺人，暴力行為ののちに疲労困憊と記憶欠損に陥るが，現代では二重人格を呈する文化結合症候群とされている．また，日本でも古くから記載されている動物憑依現象の「キツネつき」は自我構築の希薄な日本文化に特有の文化結合症候群としてとらえられている．日本の精神科医である内村祐之の記載したアイヌの「イム」は，何らかの心因的衝撃に対し，精神的な混乱を呈する驚愕反応，一種のヒステリー症状として分類されている．文化結合症候群として見いだされた精神病態にはほかに，マレー半島にみられるもうろう状態での興奮である「ラター」，陰茎が腹部に陥没して死に至る恐怖にとらわれる東南アジアの「コロー」などがあげられる．このような解離性の精神症状は地域限定的であるところから，地域特有のアニミズム，風土など文化結合的要因によって決定づけられていることから，文化結合症候群と呼称されている．しかし，現在では，これら未開社会の精神病態を単なるヒステリーとして分類してしまうことにより，狂気のもつ豊かさや多様性が捨象されているとする反省も生じ，ヒステリーや狂気を契機とした人間同士の自然な共感，了解性に積極的な意義を見いだそうとする機運も生じている．⇨参アモック→182，祈祷性精神病→696

分化抗原　differentiation antigen　細胞の分化に伴い発現が変化する抗原の総称．特に細胞膜上の抗原は細胞分化に伴い，発現が亢進したり，減弱したりする．このような分子に対するモノクローナル抗体が多数市販されており，このような抗体を用いることにより，特定の細胞系列における細胞の分化段階を決定できる．[1439] ⇨参CD 抗原→35，細胞表面抗原→1174，表面マーカー→2496

噴火口状潰瘍　crateriform ulcer，crater-like ulcer，crater-shaped ulcer　周囲に堤防状の隆起をもつ潰瘍で，その形状から皿状潰瘍とも呼ばれている．乳頭状や茸状の腫瘍から二次的に形成される潰瘍．[1531]

噴火口状癌　crateriform cancer　噴火口状潰瘍を形成する癌．癌はしばしば潰瘍を形成し，表面から分枝葉状に突出する乳頭状癌，あるいは大きな噴煙状のかたまりをつくって表面に存在する茸状癌が二次的に潰瘍をつくることもまれではなく，このような場合に形成される．腫瘍の硬結が自壊して潰瘍化し，腫瘍の辺縁が浸潤性に硬結となり堤防状に隆起する形状を示す．[1531]

文化精神医学　cultural psychiatry　特定の文化がその構成員のメンタルヘルスへ及ぼす影響についての精神医学の一分野．精神障害の病態と疫学の民族的・地域的比較，移住者の異文化適応に関与する要因，その文化に固有な病態や治療様式(憑依現象，シャーマニズム)，既存の西欧中心的精神医学パラダイムの再検討を主な課題とするもので，1900 年前後の未開社会特有の精神障害の記述に始まり，文化人類学，社会学と関連が深い．文化精神医学の見地から，複数の文化圏の精神医学的比較を行う学問を比較文化精神医学とよび，最近では他に多文化間精神医学という表現も使われる．主にアメリカにおけるエスニックマイノリティや植民地住民に固有な精神障害の研究として発展し，戦後の多様な文化的背景をもつ人口の大量移動に伴う文化摩擦の発生により，その臨床的重要性が高まった．精神症状のうち，病態と頻度が文化的要因に規定されるものを文化結合症候群 culture-bound syndrome といい，わが国では対人恐怖症が該当する．アメリカ精神医学会の DSM-Ⅳでは，精神障害の診断における文化結合症候群の考慮を推奨している．[1381] ⇨参医療人類学→284

分割⇨同卵分割→2912

分割右室心　divided right ventricle　右室流入部と流出路が分断されておのおの心室中隔欠損を通じて左室と連絡するまれな奇形．二(両)大血管左室起始と流出路小室を伴う単心室に一部重複する奇形である．[319] ⇨参単心室→1943

分割照射法　fractionated irradiation　放射線治療では，必要な量を，適当な回数で，適当な期間内に投与することが重要であり，1 回で大きな線量を投与すると，腫瘍に大きな効果が得られるかわりに正常組織にも大きな障害を与え，治療可能比は低下する．そこで 1932 年クター Coutard の頭頸部腫瘍に対する遷延分割照射法の治療成績の発表以来，線量を分割して投与することにより，腫瘍制御を高め正常組織の障害の軽減をはかる線量配分が用いられるようになった．分割照射法には放射線生物学上，4 つの重要な因子(回復 repair，再酸素化 reoxygenation，再分布 redistribution，再増殖 repopulation)が関与する．[471]

分割抜歯法　hemisection⇨同ヘミセクション→2631

分割表　contingency table　二変量の度数分布表を，分割表またはクロス集計表と呼ぶ．度数分布表はデータを階級ごとにまとめたもので，作成目的の第一はデータの分布の様子をはっきりさせること，第二はその度数分布表を，分布の平均値や散布度(標準偏差，分散)の概数計算に利用すること．作成時の必要事項として，階級数，度数，累積度数，相対度数などがある．集計表(度数分布表)は何項目同時に考慮するかで分類され，単純集計表は 1 つの項目(例：身長)に関して度数(例：生徒数)を計測し集計したもの，クロス集計表は 2 つ以上の項目(例：身長，体重)に関して度数を計測し集計したもの．どのようなクロス集計表(統計表)を作成するかは，調査の目的，質問の内容などによって異なる．[21] ⇨参クロス集計〔表〕→844，2 × 2 分割表→3

分化誘導療法　differentiation therapy　腫瘍細胞を成熟細胞へ分化させる治療法．確実に有効とされているのは急性前骨髄球性白血病(APL)に投与される，活性型ビタミン A のオールトランスレチノイン酸である．APL では 15 番染色体の *PML* 遺伝子と 17 番染色体に位置するレチノイン酸受容体遺伝子が融合し，*PML-RARα* キメラ遺伝子を形成し，前骨髄球から分葉好中球へ分化させる機能をブロックしており，これに大量のビタミン A が入ると抑制がとれ分化が起こると推測されている．[1495] ⇨参急性前骨髄球性白血病→735

ブンガロトキシン　bungarotoxin　コブラ科の毒ヘビであるアマガサヘビ *Bungarus multicinctus* の蛇毒から分離された分子量 8,000 のポリペプチド．神経筋接合部を不可逆的に遮断する．アセチルコリン受容体の研究手段として利用される．[584]

分岐鎖アミノ酸　branched-chain amino acid；BCAA［分枝アミノ酸］　側鎖に分岐アルキル基をもつアミノ酸(バリン，ロイシン，イソロイシン)．いずれもヒトにおける必須アミノ酸．大豆，まぐろ赤身，鶏胸肉などに比較的豊富に含まれることが知られ，摂取した BCAA のほとんどは筋肉で代謝され，骨格筋のタンパク質合成の促進や筋肉疲労を回復するとされる．肝硬変などの場合，肝でのアミノ酸代謝が低下，骨格筋でのアミノ酸代謝亢進の結果，血中 BCAA 濃度の減少がみられる．[225]

分極　polarization　興奮性のある細胞膜内外の電位差．外部からの刺激がなく，自発的にも興奮していない細胞膜電位は静止膜電位といい，恒常的な平衡状態にある．脱分極とは，この静止膜電位に比して分極が 0 に近づくことをいい，過分極とは静止膜電位に比して，分極が増大することをいう．再分極では脱分極状態から分極が増大し，静止膜電位に近づくが，その正常値をこえることはない．[584] ⇨参膜電位→2730

文献検索⇨同文献情報検索→2604

文献情報検索　literature information retrieval　［文献検

索］ 医学関係の年間論文数は約40万件に達し，この中から読みたい論文を探すためのシステムをいう．著者名，タイトル，キーワードなどより書名や論文の著者名，雑誌名，巻(号)，ページを教えてくれる．これをもとに図書館に行くか，電子ジャーナルにアクセスすれば，論文を見ることができる．文献情報検索から直接，抄録や全文を見ることができる場合もある．世界最大かつ無料の医学文献情報検索サイトはPubMEDである．有料ではあるが，日本語の文献検索として医学中央雑誌，EBM関連の文献や進行中の臨床試験を探せるコクランライブラリーCochran Libraryなども有名．[256] ⇨参メッドライン⇀2801，医学中央雑誌⇀219，コクランライブラリー⇀1093

糞口感染⇨同水平感染⇀1627

分光光度計 spectrophotometer 試料中の目的成分を直接あるいは化学反応によって変化する物質の光の吸収を用いる分析法を，吸光分析または吸光光度分析法といい，これに用いる装置．装置の構成は，光源部・波長選択部・試料部・測光部・指示記録部よりなり，このうち波長選択部には光源部からの光を分光するためにプリズムや回折格子などのモノクロメーターが使われる．通常190-900 nm付近の波長範囲で測定する装置を可視・紫外分光光度計という．[556]

分光光度法 spectrophotometry ［スペクトロフォトメトリー］ 化学物質の溶液は光が通過するときに，物質によって特定の波長を選択的に吸収するので，その吸光度を測定して，物質の定量や分析を行う方法．[258] ⇨参分光光度計⇀2605

吻合〔術〕 anastomosis 血管，消化管，泌尿器系などの管腔臓器を結合し，内腔に連絡をつくる手術．同一臓器間の吻合と，異なる臓器間の吻合とに分けられ，前者には血管吻合，腸吻合，尿管尿管吻合などが，後者には胃空腸吻合，胆管空腸吻合，回腸結腸吻合，尿管膀胱吻合など多くの方法がある．形式には端端吻合，側側吻合，端側吻合，側端吻合などがあり，臓器の種類や疾患の状態によって使い分けられる．[485]

吻合部消化性潰瘍 stomal peptic ulcer ［辺縁消化性潰瘍］ 胃切除術・胃空腸吻合術後に胃と腸の吻合部辺縁にみられる消化性潰瘍．潰瘍は吻合部に隣接した小腸側に発生することがほとんどで，胃側に発生することはまれ．症状としては出血をきたす場合が多く，穿孔が起こる場合もある．治療としては内科的療法を試み，症状の改善がみられないときには，胃再切除術や迷走神経切離術が施行される．[106]

吻合部動脈瘤 anastomotic aneurysm 動脈瘤に対して行われる人工血管置換術施行後に生じる吻合部の瘤形成．縫合糸として絹糸を用いたり糸針を掛けるのが浅すぎた場合，血管の脆弱や感染の合併などが原因となる．仮性動脈瘤であるため破裂の危険が高く，早急な処置が必要．[913]

粉砕骨折 comminuted fracture ［破片骨折，細片骨折］ 複数の骨折線が存在し骨折片が小さく多数みられる骨折．大きな外力や骨粗鬆症での骨折にみられ整復が困難なことが多い．[771]

分散 variance；s^2 値の分布の広がりやばらつきを示す尺度．個々の測定値(x_1, x_2 …, x_n)について，平均値($\bar{x}$)からの偏差の2乗和(偏差平方和)を自由度(n − 1)で割ったもの $V = [\Sigma(x_i - \bar{x})^2/(n-1)]^{1/2}$で表す．[556]

分散処理 distributed processing いくつかの小型コンピュータをネットワークによって接続し，それらすべてを1つのコンピュータのように使って情報処理を行う方式．中央に1台の大型コンピュータを配置するよりもコストがかからないというメリットがある．[258]

分散的マネジメント decentralized management 組織の意思決定機能をトップの一極に集約せず，下部組織に委譲すること．権限を委譲された部下にとっては責任も伴うがやりがいを感じる．しかし部下が仕事に未成熟の場合などは，やりがいよりストレスのほうが強くなることもある．[415] ⇨参集権的マネジメント⇀1367

分散分析法 analysis of variance；ANOVA ［ANOVA，アノーバ］ 統計学者フィッシャーSir Ronald A. Fisher(1890-1962)によって基本的手法が確立されたもので，測定値の全変動をいくつかの実験因子と誤差因子の和に分解し，誤差因子以外の各因子が全変動に影響を与えているかどうかを検討する．分析に用いる因子の数が，1つの場合を一元配置分散分析，2つの場合を二元配置分散分析と呼び，他にもラテン方格法，回帰分散分析，共分散分析などがある．因子とは，比較の対象となる1群のグループのこと．一般には，因子はp個の水準をもつ．一元配置分散分析モデルは，母平均をμ，水準iによる主効果をα，誤差項をεとすると$\chi_{ij} = \mu$ + 水準iによる主効果$\alpha + \varepsilon$が成立する．誤差項εは確率変数で，その期待値は0，母分散は一定(σ_2とおく)と仮定され，母数モデルと呼ばれる．母数モデルの場合の検定では，帰無仮説(因子1の各水準に主効果がない)を検定する場合，F_1 = 級間変動の不偏分散/誤差変動の不偏分散を計算する．つまり，因子間(水準間)のバラツキが誤差(水準内)のバラツキよりかなり大きいかどうかを検定することとなる．ここでは，検定統計量はF_1 = {1の級間変動/(p − 1)}/{誤差変動/(n − p)}となる．F_1は自由度(p − 1, n − p)のF分布に従うので，有意水準α，自由度(p − 1, n − p)のF値を調べ，$F_1 > F$ならば，仮説は棄却される(片側検定)．検定で有意差ありの結論が出た場合，さらに多重比較などで詳細な検討を行う．[21]

分子 molecule 複数の原子が化学結合して生まれた物質で，化合物としての性質を示すことのできる最小の構成単位．多数(数千から数万)の原子が化学結合したものを高分子という．[258]

分枝アミノ酸⇨同分岐鎖アミノ酸⇀2604

分子遺伝学 molecular genetics 分子レベル(DNAレベル，RNAレベル)で遺伝現象を解析する分野．遺伝情報を伝える本体がDNAであり，二重らせんをとるDNA分子の塩基配列に遺伝情報がきざみ込まれていることが判明した1950年代から，この分野の研究は急速に発展してきた．遺伝子の複製，修復，変異，組換え，発現や調節などの研究が行われ，対象も微生物のみならず，真核生物，ヒトにまで広がった．その結果，細胞の進化，老化，免疫，癌化など，生物学の基本的な現象の解明に寄与しており，現在の遺伝子工学の基礎となっている．その実用例としてインスリンなどの医薬品は，該当する遺伝子を他の細胞に移し換え，そこで発現させ，合成，精製してつくられている．[981]

分時換気量 minute ventilation，respiratory minute volume ［$\dot{V}_E$，毎分呼吸量，分時呼吸量］ 1分間当たりに呼出される換気量．一回換気量(V_T)と呼吸数との積．健常者では500 ml × 14/分であり，約7 L/分程度．[1213]

分枝系⇨同クローン→843

分時呼吸量 minute ventilation⇨同分時換気量→2605

分時最大換気量 maximum breathing capacity；MBC ［最大換気量］ 最大努力下での1分間に換気しうる換気量であり，L/分で表す．実際には12秒間最大努力下に換気を行わせ，その量を5倍することにより算出する．通常，測定時に過呼吸状態となり動脈血二酸化炭素(CO_2)分圧が低下するが，再呼吸法を用いて動脈血CO_2分圧を正常に保ちながらの測定も試みられている．[162]

分時酸素消費量 oxygen consumption per minute，minute oxygen consumption 単位時間内(1分間)に生体組織に取り込まれる酸素量．通常は，肺から取り込まれる酸素量を測定する．安静時の基準値は約250 mL/分(STPD：標準状態)．性別，体表面積(身長，体重)，年齢などに依存する．[1213] ⇨参酸素消費量→1210，酸素需要量→1210

分枝状皮斑⇨参網状皮斑→2817

分子進化 molecular evolution DNAの塩基配列や，タンパク質のアミノ酸配列といった分子レベルにおける生物の進化現象のこと．これまでの長い時間の中，環境因子によってタンパク質の機能と構造が進化を繰り返してきた．タンパク質の情報を集積しているのがDNAであるので，DNAの構造を比較することで，これらがどのような変化をたどったのかが推測できる．構造の変化に基づき分岐，アミノ酸の置換，欠失，挿入といった過去の情報が得られる．このようにDNAの構造の比較から系統樹や生物の進化の過程や機構，進化速度を示しているのが分子進化学．[384]

分時心拍出量 cardiac minute output；CMO，cardiac output per minute ［毎分心拍出量］ 心室ポンプの機能を示し，心臓から1分当たりに拍出される血液量．一回拍出量と心拍数の積．心拍出量は一回拍出量の調節と心拍の調節の2つが関与．[226] ⇨参心拍出量→1597

分子生物学 molecular biology 核酸，タンパク質および糖といった生体高分子の構造および機能に基づき，生命現象を分子レベルでとらえ解明しようとする生物学分野の1つ．またデオキシリボ核酸(DNA)の複製，リボ核酸(RNA)への転写，RNAからタンパク質への翻訳など分子レベルで遺伝現象を解明する学問．[384]

分時炭酸ガス排出量 carbon dioxide output per minute 単位時間内(1分間)に肺から排泄される炭酸ガスの量．安静時における基準値は約200 mL/分(STPD：標準状態)．無酸素閾値以上の運動負荷では$\dot{V}O_2$は頭打ちになるが，$\dot{V}CO_2$は増加し続け，その結果，ガス交換比(R)は大きくなる(R>1)．[1213] ⇨参炭酸ガス排泄量→1937

分時拍出量⇨同心拍出量→1597

分子標的治療薬 molecular targeted drug 疾患の発生機序に関与する特異な原因遺伝子やタンパク質を攻撃する薬剤であり，多くは抗腫瘍効果を有する．癌細胞の増殖や転移に関与する特定分子に効率的に作用するため，従来の抗悪性腫瘍薬に比べ正常細胞への副作用が少ないと考えられたが，ゲフィチニブによる間質性肺炎など，重篤な副作用を予想外に生じる可能性もある．小分子化合物と，腫瘍細胞が発現している抗原を認識し細胞傷害に作用するモノクローナル抗体に大別される．現在使用可能な小分子化合物の多くがチロシンキナーゼ阻害薬で，主に受容体チロシンキナーゼの活性阻害を介したシグナル伝達阻害や血管新生阻害などにより抗腫瘍効果を発揮する．代表的薬物としてイマチニブメシル酸塩，ゲフィチニブ，エルロチニブ塩酸塩など．複数の受容体チロシンキナーゼを阻害するスニチニブリンゴ酸塩，ソラフェニブトシル酸塩では，多様な効果が期待される．小分子化合物ではほかにプロテアソーム阻害薬(ボルテゾミブ)も臨床応用されている．モノクローナル抗体のうち，キメラ抗体には抗CD 20抗体のリツキシマブ，抗ヒト上皮細胞増殖因子受容体(EGFR)抗体のセツキシマブ，抗腫瘍壊死因子(TNF)-α抗体でリウマチやクローンCrohn病の治療に用いられるインフリキシマブ，抗IL-2受容体α鎖(CD 25)抗体で免疫抑制薬であるバシリキシマブなどがある．ヒト化抗体には抗ヒト上皮増殖因子受容体2型(HER 2)抗体であるトラスツズマブ，抗血管内皮細胞増殖因子(VEGF)抗体のベバシズマブ，抗ヒトIL-6受容体抗体のトシリズマブなどがある．[204,1304]

分子病理学 molecular pathology 疾病の分子，遺伝子機構の解明に目標を定めた病理学の一分野であり，疾病の最終的な究明を行う学問．古典病理学では臓器→組織→細胞→小器官という方向で形態学的研究を主流としてきたが，分子時代においても疾病把握の基礎であることに変わりはない．疾病解明は臨床像と病理形態像の把握に始まり，次いで分子遺伝子機構の解明に入るといえる．分子病理学は病理学の流れの1つの終着点とも考えられ，現在活発に進展している．[1531]

分枝ブロック fascicular block⇨同束枝ブロック→1833

噴射状嘔吐 projectile vomiting⇨同噴水状嘔吐→2607

噴出性嘔吐 projectile vomiting⇨同噴水状嘔吐→2607

文章完成検査 sentence completion test；SCT⇨同文章完成法テスト→2606

文章完成法テスト sentence completion test；SCT ［文章完成検査，SCT］ 投影法検査の一種．書きかけの短い刺激文が60項目あり，それに続く文章として思い浮かんだことを自由に書く．質問紙の構成は二部に分かれており，それぞれ30の文章を完成させる．刺激文の形式は，「将来＿＿」のような短文と「子どもの頃，私は＿＿」のような長文に大別され，短刺激文は被検者を広く浅く知るのに適しており，長刺激文は被検者をより詳しく知るのに適している．投影法ではあるが無意識の深い部分ではなく，自己概念，対人関係，家族関係などの比較的浅い前意識の部分が投影されるとの考えから，文章を分析することで，そこに投影された被検者の心理状態やパーソナリティ，環境的状況を把握しようとするものである．ロールシャッハ Rohrschach テストやTAT(絵画統覚検査)などの他の投影法と比べて実施が容易であり，集団での実施も可能．筆記や読字の難しい被検者にはインタビュー形式で行うこともある．心理テストは複数併用が必須であり，SCTはその独自性から他テストとの組み合わせに用いられることが多い．SCTは投影法であるために信頼性，妥当性が低く，その解釈には検査者の主観的評価が入りやすい．そのため客観的評価が困難であり，検査者の習熟が要求される．[578]

分子量 molecular weight；MW 分子の質量を相対的に表す数値で，分子を構成している原子量の総和．[258] ⇨参原子→950

粉塵(じん)⇨同浮遊粉塵(じん)→2570

文身⇨同入墨(いれずみ)→288

分腎機能検査 split renal function test 左右両腎の機能をそれぞれ別個に測定する方法．泌尿器科領域では偏側性の疾患が多く，総腎機能が低下していなくても治療の対象となる．また手術に際して正常側の腎機能を把握しておく必要がある．検査には次のようなものがある．①インジゴカルミン排泄試験，②静脈性腎盂造影，造影CT，③分腎尿検査(ハワード Howard 試験，ラパポート Rapaport 試験，ステイミー Stamey 試験)，④レノグラム，レノシンチグラム．[474]

粉塵(じん)**計** coniometer, dust counter 空気中に浮遊する粉塵の濃度や粒径の測定方法には，質量分析方法と相対濃度指示方法がある．前者は分粒装置を用いて粒径ごとに濾過捕集した塵埃を濾紙ごと秤量して絶対重量を測定する．後者は光散乱方式の相対濃度計(デジタル粉塵計)などがあり，質量濃度変換係数から質量を求める．職域における「作業環境測定基準」に基づく作業環境測定では重量分析方法ないし両者併用にて測定するが，2年以上第1管理区分が続く作業環境のよい作業場では，労働基準監督署長の許可を得て相対濃度計のみの測定でもよいとされる．[1603]

噴水状嘔吐 projectile vomiting ［**噴射状嘔吐，噴出性嘔吐**］ 吐く勢いが非常に強く，噴水のように吐き出す嘔吐をいう．先天性肥厚性幽門狭窄症の典型的な症状で，診断には大いに助けとなる．嘔吐を繰り返すことにより，低クロル性代謝性アルカローシスになる．治療としては狭窄部分の手術を行う．[543]

分生子 conidium 減数分裂とは関係なくつくられる無性胞子の1つで多くの真菌にみられる．分生子形成細胞から新規に，または既存の菌糸が肥大分化してつくられる．形成法によって，出芽型，シンポジオ型，フィアロ型，アネロ型，アレウリオ型，分節型分生子および厚膜分生子に分類されている．有性生殖のみられない不完全菌 imperfect fungus (deuteromycetes) を分類するための重要な真菌要素で，1菌種が同じ方法で大きさの異なる分生子を形成する場合は，大きいほうを大分生子 macroconidium，小さいほうを小分生子 microconidium として区別する．[324]

分析疫学 analytical epidemiology 観察疫学のうち，記述疫学の次に実施されるもの．記述疫学により提起された仮説を吟味し，因果関係を検討する方法．従属変数(健康状態，疾病など)と，想定される原因・要因(独立変数)との関連を検討することが目的で，具体的手法としては，生態学的研究(地域相関研究)，横断研究(断面研究，有病率調査)，患者対照研究(症例対照研究，後ろ向き研究，回顧法)，コホート研究(前向き研究，縦断研究，追跡研究，将来法，要因対照研究)がある．以前は狭義にとらえ，患者対照研究とコホート研究のみを分析疫学としていたが，最近は広義にとらえ，健康関連事象と規定要因との関連を検討するすべての手法を含むようになった．[21] ⇨参コホート研究→1126

分析心理学 analytic psychology ユング Carl G. Jung (1875-1961) が展開した諸概念に従って分析する一方法．無意識領域はフロイト Sigmund Freud (1856-1939) が定義した個人のそれを越えて人類に共通する世界(集合的無意識)が開かれているとされ，夢分析においても1つの断片から生じたイメージを重ねていく技法を使う．フロイトの精神分析と異なるのは人種的あるいは集合的，個人的無意識の発達における神秘的，宗教的な因子を強調し，初期の情緒的，心理的発達に関する性的影響の重要性を最小限に考える点である．[212]

分析単位 unit of analysis 統計調査などにおいて結果を分析するうえで基本として扱う単位のことで，個人・世帯・集団・組織・地域社会・国民などさまざまな水準が単位として用いられる．一方，標本抽出の際の基本となる単位を抽出単位という．分析単位と抽出単位が同じである場合もあるが，分析単位の集まりを抽出単位とする場合や，形式的に抽出単位を規定する場合もある．例えば，ある自覚症状の有無を調べるときは個人が分析単位となるが，住民票を用いて世帯単位で標本を抽出しその構成員について調査するというように世帯を抽出単位とすることもある．[917]

分節運動 segmenting movement 一定の間隔をおいて腸管に強い収縮輪がいくつか生じ，腸管はいくつかの分節に分けられ，次にその各分節に収縮輪が生じ，先にあった収縮輪は弛緩するような輪走筋の運動のこと．分節運動は律動的に繰り返され，腸内容は攪拌され，小腸では消化液と混合し，消化・吸収に重要な役割を果たす．大腸では水分の吸収が促進される．分節運動は，小腸においては全長にわたって反復するが，十二指腸から回腸末端部に向かって収縮輪の起こる頻度が漸減するといわれ，これを頻数勾配説という．[842] ⇨参蠕動→1788，振子(しんし)運動→1548

分節核球 segmented leukocyte⇨同分葉核球→2611

分節型分生子 arthroconidium⇨同分節胞子→2608

分節構造 metamerism ［**分節制，体節制**］ 身体では頭→胸→腹というように頭尾軸に沿って構造の特徴を区切ることができる．この区切りとなる構造(単位)を分節といい，複数の分節で構成されている構造を分節構造と呼んでいる．ヒトの発生では，明らかな分節構造は沿軸中胚葉から派生する体節にみることができる．体節が何に分化するかは身体の位置により異なり，遺伝子により決められている．すなわち，体節ごとに遺伝子の発現を調節する因子(転写調節因子)があり，その遺伝子の下流で種々の遺伝子が発現を調節される．このキーマン遺伝子を体軸に沿って頭部から順次，配置していくと，身体全体の設計図を描くことができる．この一連の遺伝子群をホメオティック遺伝子群といい，ヒトのホメオティック遺伝子も明らかにされている．体幹・体肢の骨格や骨格筋の形成にかかわる細胞群で，体節ごとに少しずつ異なる遺伝子発現の調節を受けることにより上肢や下肢の位置を決め，身体全体のプロポーションを形成している．成人では肋骨のある胸壁に分節構造が顕著にみられる．一方，皮膚にみられる皮節(デルマトーム)を分節構造と呼ぶことがある．[1044] ⇨参皮膚分節→2476

分節状(性)糸球体病変 segmental glomerular lesion 一般的に糸球体病変の分布を説明する際に用いられる病

理学上の用語．病変が糸球体全体に及ぶのではなく，糸球体の中の一部分のみに病変があることを意味する．例えば巣状(分節状)糸球体硬化症 focal segmental glomerulosclerosis は一部の糸球体の，さらにそれぞれの糸球体の中の一部分に硬化性病変が存在する疾患を指す．[214]

分節状腎低形成　segmental renal hypoplasia⇨同アスク＝アップマーク腎→151

分節制　metamerism⇨同分節構造→2607

分節性脱髄⇨同節性脱髄→1736

分節胞子　arthrospore　［分節型分生子］　真菌の菌糸に多数の隔壁ができ，この部分で切断されて生じた短円柱形・樽形の細胞をいう．ゲオトリクム *Geotrichum*〔属〕，コクシジオイデス *Coccidioides*〔属〕などにみられる．[324]

糞線虫症　strongyloidiasis　糞線虫 *Strongyloides stercoralis* による感染症．主要な病害は成虫の小腸粘膜内寄生により生じるが，成虫が産卵した虫卵は直ちに粘膜内でラブジチス型幼虫となり，成虫とともに病害性を発揮する．下痢，血便，腹痛などが主症状で，無症状から重症まで症例により差がある．重症例では死亡例もある．イベルメクチンが有効．わが国では奄美・沖縄地域で多くの感染者が存在．[288]

分層植皮術　split-thickness skin grafting；STSG　［中間層植皮術］　表皮と真皮上層の一部からなる薄い皮膚片を用いる植皮術で，表皮と真皮全層からなる皮膚片を用いる全層植皮，真皮下層の皮下血管網まで含めた皮膚片を用いる含皮下血管網植皮と対比する用語．分層植皮のなかでもさらに，薄め(0.3 mm 以下)，中間(0.3-0.5 mm)，厚め(0.5 mm 以上)と分類．植皮は植皮片の厚さによって，生着率や生着後の外観が異なる．一般に植皮片は薄いほど生着率はよいが，拘縮や色素沈着の率は高く，厚いほど生着率は落ちるが，外観的仕上がりはよい傾向にある．[95]

分層植皮片　split thickness skin graft　遊離植皮術のために表皮および真皮の分層までを切離して採取した皮膚片のこと．真皮の薄い分層を採皮する場合と厚い分層までを採皮する場合がある．いずれも分層のみを切離するため採皮部の創には真皮の一部が残り，自然の上皮化が期待できる．採皮には，かみそりや特殊なデルマトームを使用する．[688]

粉乳　dried milk　牛乳を脱水乾燥して粉末状にしたもの．牛乳を遠心分離にかけると上層部に脂肪を含んだクリーム層ができ，下層に脂肪の少ない部分が残る．この下層部分を脱脂乳といい，この脱脂乳からつくった脱脂粉乳(スキムミルク)と，全乳からつくった全脂粉乳とがある．哺乳用には多く全脂粉乳が用いられているが，これをさらに加工して溶解したときに母乳の性状に近づくように工夫したものが大部分であり，これは調製粉乳といわれる．[987]

糞尿　excrement⇨同屎尿(しにょう)→1331

糞尿処理　excrement treatment⇨同屎尿(しにょう)処理→1331

憤怒痙攣　breath-holding attack⇨同泣き入りひきつけ→2193

分泌　secretion　細胞で合成された物質が細胞外に放出されること．生体では，分泌される場所によって内分泌と外分泌に区別される．細胞外への放出機構としては，脂溶性物質の場合は濃度勾配に依存する拡散，水溶性物質の場合は分泌小胞による開口分泌がある．[1335]
⇨参パラクライン→2394

分泌型 IgA 欠損症　deficiency of secretory IgA　免疫グロブリン A(IgA)の異常をきたす疾患のうちで，局所(気道，腸管などの粘膜)の分泌型 IgA が欠損する疾患．2つの型があり，循環系(血中)と局所の IgA(分泌型)がともに欠損するものと，循環系は正常だが局所の IgA が異常なものがある．前者は IgA 欠損症として扱われる．全身感染症の主役は IgG であるが，局所免疫においては IgA が主要な役割を担う．血清 IgA は思春期頃に成人値に達するのに対し，分泌型 IgA は生後2-3日頃より出現し，月齢2か月ほどで成人値に達する．呼吸器症状や下痢を反復しやすい．[601]　⇨参免疫グロブリン A 欠損症→2809

分泌顆粒　secretory granule　粗面小胞体で産生されゴルジ Golgi 装置で糖と結合し濃縮された分泌物が，小胞(限界膜)に包まれて顆粒状をなすもの．脱顆粒に伴い分泌顆粒は細胞膜と融合し，融合部分が開口して内容物は細胞外へと放出される．限界膜はそのまま細胞内にとどまる．[800]

分泌上皮　secretary epithelium⇨参上皮組織の名称と機能→1456

分泌成分(断片)　secretory component⇨同S 成分→111

分泌片　secretory piece⇨同S 成分→111

分布によらない検定法⇨同ノンパラメトリック法→2317

分布容積　volume of distribution；Vd　投与された薬が血漿中濃度と同じ濃度で組織分布すると仮定したときに占める体積を指す．薬物投与量を x，血漿中薬物濃度を Cp としたとき，分布容積は，Vd (L) = x (mg)/Cp (μg/mL)と定義される．[132]　⇨参薬物有効血中濃度→2842

ブンブン音　sonorous rale　［飛蜂音，蜂鳴音］　胸部聴診上，気管や比較的中枢の気管支の狭窄部を空気が通過する際に生じる低音性連続性ラ音を rhonchi というが，この rhonchi の一種で昆虫の羽ばたきに似たブルブルふるえる感じの音をいう．[162]

分別もうろう(朦朧)状態⇨参もうろう(朦朧)状態→2824

糞便⇨同大便→1901

分娩

parturition　陣痛開始から胎児と胎盤が子宮から娩出されるまでの過程．分娩は，①時期による分類から流産，早産，正期産，過期産，②経過から正常分娩と異常分娩などに分類される．分娩開始を陣痛周期10分以内，あるいは陣痛頻度1時間に6回以上の陣痛開始時期として(日本産科婦人科学会規約より)，分娩の経過を第1期-3期に分類する．第1期(開口期)：分娩開始から子宮口全開大まで，第2期(娩出期)：子宮口全開大から児娩出まで，第3期(後産期)：胎児娩出から胎盤娩出まで．第4期まで分けることもあり，その場合は胎盤娩出後2時間を指し，産道の裂傷，異常出血などの急性変化が起こる時期である．後出血やバイタルサインの測定，会陰裂傷の処置を行う．[1323]

分娩時の看護ケア

陣痛の開始から胎盤娩出までの，分娩第1期から第3期における産婦のケアをいう．分娩時のケアは，①分娩の生理的な経過を促進する，②産婦と胎児の安全，安楽を図る，③異常の予防，早期発見が基本となる．また，母児ならびにケア提供者は粘膜や体液に触れるため感染の危険が高いので，看護者は清潔に留意する．**【ケアの実践】**〔**分娩第1期**〕：分娩経過の中で最も時間が長く，心身の安楽と体力の保持が重要である．母児ともに異常がなければ睡眠や休息，食べやすい食事や飲み物がとれるようにする．安楽な体位を工夫し，産痛緩和として腰部や腹部のマッサージ，鼠径部の圧迫などを行う．分娩進行を促進するために排便や排尿を促し，陣痛発作・間欠，児心音，胎児の下降状態，血性分泌物，破水の有無などを観察する．〔**分娩第2期**〕：産婦，胎児ともに最も危険な状態の起こりやすい時期なので，重点的な観察と緊急時の対応の準備をする．分娩が正常に経過している場合は，原則的に産婦が好む体位をとらせ，児の娩出に備えて外陰部と大腿部を消毒する．陣痛発作および間欠，児心音，産婦の一般状態を観察し，胎児機能不全の予防と早期発見に努める．努責(いきみ)は産婦自身が感じるまで待ち，陣痛発作時に努責を加え，間欠時には休むように呼吸法を指導する．児頭発露時は会陰裂傷を避けるために短息呼吸とし，努責を禁じる．産婦は努責により発汗し，口渇を訴えることが多いので適宜室温を調節し，水分を補給する．児が娩出したら直ちに時刻と性別を確認し，母児の対面や，状態が安定していればスキンシップ(カンガルーケア)を促す．〔**分娩第3期**〕：全身の疲労からくる虚脱状態や，産道の裂傷や子宮収縮不良による大量出血をきたしやすいので，産婦の顔色やバイタルサイン，子宮収縮状態，出血量，胎盤剝離徴候などを注意深く観察する．子宮底のマッサージを行って胎盤の娩出を促す．胎盤の娩出時刻を確認した後，胎盤を計測し胎盤実質や卵膜の遺残，欠損の有無から，胎内環境の状況や産褥期・新生児期の健康状態に与える影響をアセスメントする．[1352] ⇨参産痛緩和のケア→1212，分娩→2608

糞便愛 coprophilia，scatologic eroticism ［愛糞］ 性嗜好異常 paraphilia の1つ．アメリカ精神医学会のDSM-Ⅳ-TRでは性嗜好異常を露出症，フェティシズム，窃触症 frotteurism，小児性愛，性的マゾヒズム，性的サディズム，服装倒錯的フェティシズム，窃視症，および特定不能の性嗜好障害に分け，特定不能の性嗜好障害の例として死体愛，獣愛，糞便愛，浣腸愛などをあげている．糞便愛は，性対象の糞便に対して性的興奮を生じる状態．精神障害と位置づけるかどうかには議論があり，本症状以外では通常の日常生活をおくっている者も多い．[1434] ⇨参性嗜好異常→1671

分娩開始 labor onset⇨同陣痛開始→1587

分娩介助〔法〕⇨参分娩時の看護ケア→2608

分娩外傷 birth trauma 産道で受ける圧力や鉗子・吸引分娩など，分娩の直接の影響による児の外傷．外頭血腫，頭蓋内出血，皮下脂肪壊死，骨折(頭蓋骨，脊椎，鎖骨，上腕骨，前腕，大腿骨)，脳性麻痺，腕神経叢麻痺，横隔神経麻痺，顔面神経麻痺などがある．[1631]

分娩監視装置 tocomonitor，cardiotocomonitor ［**胎児心拍数モニター**］ 分娩時に胎児心拍数と陣痛の状態を同時にグラフに表示する装置．陣痛と胎児心拍数のパターンから胎児の状況を判断する指標となる．胎児心拍数，陣痛ともに外側法，内測法があり，内測法のほうがより正確な監視が可能だが，感染を避けるために外測法が好まれる．妊娠中の胎児の状況を把握するためのノンストレス試験 non stress test(NST)にも利用されており，胎児心拍数モニターとも呼ばれる．[1352]

分娩機構 mechanism of labor(delivery) ［**分娩機転**］ 子宮内で発育した胎児とその付属物が産道を通って子宮外に娩出されることを分娩といい，3段階からなる．第1期：陣痛発来から子宮口開大(約10 cm)まで，第2期：胎児の娩出，第3期：胎盤・胎児付属物の娩出(後産)．この一連の過程には胎児，産道，娩出力の3要素が調和していることが肝要．とりわけ自然分娩では，胎児が産道を通過する過程が重要で，この機構を狭義の分娩機構もしくは分娩機転と呼ぶ．産道は骨産道(小骨盤)と軟産道(子宮下部，腟，骨盤底筋)で構成され，骨産道は柔軟性がなく，しかも内腔は単純な円筒形ではない．すなわち，骨盤入口では横径が長く，骨盤出口では縦径が長いゆがんだ構造をとる．一方，胎児の身体は頭蓋の矢状径(前後径)が最も長いため，骨産道を通過する際には，頭の矢状径を常に骨盤の最大径に合わせるように回旋することになる．このとき胎児は手足を屈曲し，顎を胸につけ，小泉門(後頭部)が先端になる姿勢(後頭位)をとる．また，胎児の頭蓋冠の縫合が不完全で変形応形機能があることは産道通過には不可欠の要素である．児頭の回旋は次の4段階をとる．第1回旋：後頭位を先進させて骨盤入口に入る(屈曲位で児頭矢状径を横径に合わせる)，第2回旋：骨盤内で90度らせん状に回旋して(内回旋)，児頭矢状径を骨盤出口の縦径に合わせる，第3回旋：背部を反らすようにして恥骨結合下縁に沿ってくぐり抜け(伸展)，頭部を母体外に出す．顔面は仙骨内側面に沿って滑り，大泉門，額部，顔面，顎の順に娩出する，第4回旋：児頭娩出後，左右の肩甲が骨盤出口の前後径に一致する方向に児頭を回旋する．正常分娩では陣痛発来は妊娠34-38週に起こる．ホルモンの作用や胎児の刺激作用など諸説があるが，陣痛発来の詳細な機構はわかっていない．このため早産予防の適切な対応ができない状況にある．[1044]

分娩機転 mechanism of labor(delivery)⇨同分娩機構→2609

分娩経過図 partogram ［パルトグラム］ 分娩の三要素である娩出力(陣痛周期，発作時間)，産道(子宮頸管の開大，展退度)と胎児(下降度)を時間経過に従って記録した図．胎児心拍数，母体の心拍数，血圧，呼吸数，産科処置，検査なども同時に記録できる．[1323]

糞便検査 examination of feces，fecal examination，scatoscopy ［**大便検査，便検査，検便**］ 古くから行われている糞便(大便)の検査法は，今日でも消化器系疾患の診断と治療に重要．便の形状・硬度・量・色・臭気などを調べる外状検査，食物残渣や病的産物などを調べる顕微鏡的検査，潜血，ビリルビン，ウロビリン，脂肪，窒素，酵素などについて調べる生化学的検査，そして寄生虫および虫卵検査がある．日常検査としては，消化管からの出血を調べる潜血検査としてヒトヘモグロビンの免疫学的検査法が大腸癌のスクリーニング検査として実施される．また虫卵検査の集卵法として沈殿法，遠心沈殿(AMSⅢ)法，セロハンテープ検肛法などがある．[263]

分娩後下垂体壊死　postpartum pituitary necrosis⇨同シーハン症候群→1220

分娩後急性腎不全　postpartum acute renal failure　分娩後1日から数週後に起こる急性で重篤な腎不全．微小血管内で生じた溶血に起因する貧血，血小板減少，高血圧，発熱，心不全，痙攣発作などの症状を呈するため，血栓性血小板減少性紫斑病や溶血性尿毒症症候群と病態的に酷似する．抗血小板療法，抗凝固療法，ステロイド剤投与や血漿交換療法によって末期腎不全状態への進展を回避できる場合がある．[214]

分娩後甲状腺炎　postpartum thyroiditis　妊娠前および妊娠中は甲状腺機能が正常であったにもかかわらず，分娩を契機として分娩1か月後以降半年以内に甲状腺機能異常を発症した場合をいう．分娩後女性の約5%に発生し，潜在性自己免疫性甲状腺炎の若年女性では約60%で起こるといわれる．甲状腺機能は正常の橋本病であった患者が無痛性甲状腺炎または一過性甲状腺機能低下症を呈した場合が最も多い(約70%)．しかし，甲状腺機能低下症(約20%)やバセドウ Basedow 病(約10%)を発症する場合もある．分娩後甲状腺機能異常が起こり，抗甲状腺抗体陽性が確認されれば本症と診断される．95%は一過性で半年以内に機能正常に復するので，対症療法で経過観察する．永続性の場合，おのおのの疾患の加療を行う．授乳中の場合，副作用に注意して検査や投薬を行う．[26]　⇨参出産後自己免疫性甲状腺症候群→1399

分娩後静脈血栓症　postpartum venous thrombosis⇨同産褥静脈血栓(塞栓)症→1206

分娩後心疾患　postpartum heart disease　心疾患の既往のない妊婦に，妊娠，分娩を契機(妊娠後期から分娩後3か月以内が多い)に心不全の症状で出現する原因不明の心筋疾患．心室拡張と心筋収縮能不全を示す拡張型心筋症の病態を示す．病因については，胎児や胎盤に関連する免疫反応，ウイルス感染症，妊娠高血圧症候群との関連，栄養障害などが考えられている．治療は，うっ血性心不全の治療に準ずる．[1005]

分娩後深部静脈血栓症　postpartum deep phlebothrombosis⇨参産褥静脈血栓(塞栓)症→1206

分娩骨折　birth fracture　分娩時に生じる骨折で，鎖骨骨折が最も多い．[771]

分娩後汎下垂体機能低下症　postpartum hypopituitarism⇨同シーハン症候群→1220

糞便細菌検査　stool microbiology　［便培養，便細菌検査］　便は多数の常在菌を含んでいるため，培養検査に際しては目的菌を明らかにすることが大切．同じ下痢便であっても，食中毒を疑うのであればカンピロバクター *Campylobacter*，サルモネラ *Salmonella*，ビブリオ *Vibrio*，腸管病原性大腸菌などの可能性を念頭におき，菌交代現象による下痢としてはクロストリジウムディフィシル *Clostridium difficile* やメチシリン耐性黄色ブドウ球菌(MRSA)，さらに赤痢やコレラ，腸チフスなどの病原菌を考慮する．目的菌により培養方法や培地の選択が異なるので，検査室に臨床情報や目的菌を伝えることが大切．[1615]

分娩時出血　intrapartum hemorrhage　分娩中から分娩後2時間までの出血のこと．500 mLまでは正常，それ以上では異常出血となる．分娩24時間以内に起こる異常出血は産褥早期出血，分娩後24時間以降に起こる異常出血を産褥晩期出血という．[1323]

分娩時胎児麻痺　birth paralysis of fetus　［分娩麻痺］　分娩時に胎児の神経が障害され発生する麻痺．主に3つのタイプがある．①顔面神経麻痺：胎児の顔面が鉗子あるいは母体仙骨によって圧迫されることにより発生する．短期間に自然に軽快することが多い．②上腕神経麻痺：児頭，肩甲を娩出するときに，頸部を強く牽引することによって発生する腕神経叢の障害で生じる．上腕麻痺と手関節・手指麻痺および両者の合併がある．③横隔神経麻痺：娩出時の横隔神経損傷により，横隔膜挙上の結果，呼吸困難やチアノーゼが発生する．[998]

糞便失禁　anal incontinence, fecal incontinence　［便失禁］　排便の随意調整ができず，直腸内容が不随意あるいは無意識に排出される状態．健常成人では肛門括約筋の括約機能により，随意的な排便時以外に直腸内容が肛門外に漏出することはない．会陰部の外傷，肛門手術の後遺症，肛門部の腫瘍，骨盤内手術後，馬尾神経障害など括約機能の低下，破壊，または神経学的要因で起こる．その他に重症下痢患者，高齢者で寝たきりの患者，意識不明の患者などでも起こることがある．[593]

分娩準備教育　preparation for childbirth, childbirth education　ディック=リード Grantly Dick-Read (1890-1959)が「Childbirth without Fear」の中で，妊娠中から分娩に対して正確な知識を得て妊婦体操をすることで精神的および身体的準備を行おうとしたことに始まる．広義の分娩準備教育は妊娠，分娩，育児に関する情報や知識を提供し，妊娠中から産褥期にかけての不安の解消や，その時期を健康に過ごすために行われている．内容は，①親になることの意味を問い直す，②妊娠，分娩によって起こる身体的・精神的変化と対処法，③分娩経過についての理解および主体的で安楽な分娩のための方法を身につける，④新生児や育児についての理解を深めるなどがある．従来は講義形式の教育方法をとることが多かったが，近年は受講者自身の学習プロセスを尊重したグループディスカッションや体験学習など，参加型の教育方法が導入されてきている．[1352]　⇨参母親学級→2391，両親学級→2941，出産準備教室→1399

分娩所要時間　duration of labor　陣痛開始から胎盤娩出までの時間．第1期(規則的子宮収縮開始から子宮口全開大まで)，第2期(子宮口全開大から胎児娩出まで)，第3期(胎盤娩出終了まで)に分類される．[1323]

分娩遷延　prolonged labor　分娩の進行が順調でなく，長時間を要する場合で，わが国では，初産婦では分娩時間が30時間以上，経産婦では15時間以上の場合が相当する．アメリカでは24時間以上とされる．初産婦，経産婦ともに分娩時間が24時間以上の場合に新生児仮死発生率などの産科異常の頻度が高くなることから，24時間を妥当とする考えもある．正常分娩の分娩所要時間は初産婦では10-12時間で，経産婦ではおよそその半分である．分娩遷延は微弱陣痛(陣痛因子)が原因となる場合と，児頭骨盤不均衡(CPD)や児頭回旋異常など，産道と胎児に起因する場合がある．微弱陣

痛であれば，オキシトシンやプロスタグランジン製剤による陣痛促進を行う.[998] ⇨参難産→2199

糞便潜血反応⇨同便潜血反応→2648

分娩第1期 first stage of labor 分娩開始から子宮口全開大までの期間．分娩時間はこの時期の長さに左右される．初産婦では10-12時間，経産婦では5-6時間である.[1323]

分娩第2期 second stage of labor，expulsive stage of labor 子宮口全開大から胎児娩出までの期間．初産婦は1-2時間，経産婦は30分～1時間である.[1323] ⇨参分娩所要時間→2610

分娩第3期 third stage of labor 胎児娩出から胎盤娩出までの期間．初産婦では15-30分，経産婦では10-20分である.[1323]

分娩第3期出血 hemorrhage in third stage of labor 胎児，胎盤娩出後2時間以内の出血．胎盤剥離によって血管が切断されることで起こるものであり，正常な分娩では100-200 mLである.[1323] ⇨参分娩時出血→2610

分娩停止 arrest of labor，arrested labor 陣痛が開始して分娩が進行していたものが，陣痛が続いているにもかかわらず進行しなくなった場合をいう．一般に胎児下降または子宮口開大が2時間以上認められない状態．微弱陣痛や児頭回旋異常が原因になるので，それぞれに対する治療，処置を行う．帝王切開の適応となることもある.[998] ⇨参フリードマン曲線→2579

分娩麻痺 birth paralysis⇨同分娩時胎児麻痺→2610

分娩誘発 induction of labor⇨同陣痛誘発→1588

分娩予定日 expected date of confinement；EDC，probable date of confinement；PDC ［EDC］ 分娩予定日は妊娠管理上重要である．正常月経周期を前提として最終月経開始日280日目(40週)とされる．簡易的には最終月経開始日の月数に＋9(開始日の月が1-3月の場合)ないし −3により月数を計算，日数に＋7で日数が算出される．例えば1月1日が最終月経開始日の場合，月数1 + 9 = 10，日数1 + 7 = 8で10月8日となる．正確には卓上計算，妊娠暦，コンピュータなどで容易に算出できる．基礎体温などで排卵日が同定できる場合や体外受精で採卵を行った場合は，排卵日，採卵日を2週とする．月経周期が不順な場合や最終月経が不明な場合には予定日の推定が必要になる．従来，妊娠悪阻開始を6週，胎動初覚を初産20週，経産18週に相当するとして算定された．現在は妊娠初期に経腟超音波検査が行われることが多く，胎嚢の大きさ，胎児の頭殿長(CRL)から推定することができる．妊娠初期の児頭大横径(BPD)はより正確であり，月経周期が正常とされる妊婦を含めて予定日の確認ないし修正を行うことが，その後の周産期管理のうえで欠かせない．予定日の3週前(37週)から2週後(42週)までが正期産で，それ以前は早産，遅れれば過期産となる.[998] ⇨参ネーゲレ分娩予定日計算法→2275

分回し歩行 circumduction gait，circumductive gait ［草刈り歩行］ 一側の下肢を股関節を中心として半円径の軌跡を描くように前方に振り出す異常歩行をいう．痙性などにより下肢が棒状に伸展した状態で，円滑な前方振り出しができない脳卒中片麻痺患者の患側下肢，膝関節に伸展位拘縮のある下肢，義足が長すぎる場合などにみられ，いずれも「長くなった」下肢を前方に振り出すための現象を示す.[884]

文明病 civilization〔al〕disease 〔D〕 Zivilisationskrankheit 疫学的に，経済先進国ほど罹患率などの指標が高率であることが明らかである疾患．日本での生活習慣病は，ドイツでは文明病に相当し，スウェーデンでは裕福病と名づけられている.[41] ⇨参生活習慣病→1661

噴門 cardia 食道に連なる胃の入口．切歯からは約40 cmで，およそ第12胸椎の高さにある．(図参照⇒胃→213)[152]

噴門括約筋 cardiac sphincter 食道胃接合部より上方1-4 cmの食道下部に存在する輪状筋．胃内容の食道逆流防止機構の1つとされる.[152] ⇨参下部食道括約筋→544

噴門形成術 cardioplasty ［食道胃形成術］ 食道から胃内への食物の通過を容易にするため噴門を拡張する手術．噴門アカラシアに対して適応される場合が多いが，瘢痕性食道狭窄にも行われることがある．最近では，手術治療よりもバルーンを用いた拡張術がまず試みられることが多い．手術後，胃液の逆流により逆流性食道炎を発生しやすいため，吻合部に逆流防止弁を形成する術式が行われることが多い.[106] ⇨参アカラシア→136

噴門弛緩症 chalasia ［カラシア］ 食道噴門部の括約筋の機能不全により胃内容が食道に逆流する現象．新生児期や乳児期早期にもみられ，生後3日以内から嘔吐が始まり徐々に回数が増し，体重減少や脱水症状をきたす．1回の哺乳量を減らし哺乳回数を増やしたり，哺乳後は1時間ほど立位に保つなどすれば，数か月で徐々に治癒する．嘔吐が激しい場合は内科的治療が必要.[1631]

噴門腺⇨参胃噴門部→275

噴門側胃切除術 cardiectomy，proximal gastrectomy 噴門部の潰瘍，癌などに対して行われる胃切除術で，食道の下端から胃体部の一部を含む胃上部までの部位を切除する．癌の場合は噴門部に限局し，漿膜浸潤がなく幽門上下リンパ節転移のないものに限定して適応される．再建術は切除範囲の大きさによって異なり，大きい場合は逆流性食道炎を防止するために食道と残胃の間に胃空腸吻合などが行われ，小さい場合は幽門形成を加えた食道胃吻合が施行される.[106]

噴門洞 antrum cardiacum，cardiac antrum 噴門開口部のすぐ手前に存在する食道から胃への通路で，噴門括約筋によって形成された膨大部.[106]

噴門部 cardiac part⇨同胃噴門部→275

噴門部静脈瘤 gastric cardial varix⇨同胃静脈瘤→238

分葉核球 segmented leukocyte ［分節核球，多形核白血球，分葉核好中球］ 顆粒球は骨髄で造血幹細胞から骨髄芽球→前骨髄球→骨髄球→後骨髄球→桿状核球→分葉核球に成熟，分化する．通常，後二者の状態で末梢血中に存在する．好中球，好酸球，好塩基球それぞれに分葉核球は存在するが，特に注釈がない場合の分葉核球は好中球の分葉核球を意味する．好中球では三分葉程度のものが大部分で五分葉はまれである．五分葉が3%以上あるいは六分葉以上の好中球が存在すれば好中球の過分葉(核の右方移動)が存在すると判断し，好中球分化に異常をきたしていることを示唆する．一方，感染症などでは桿状核球あるいは核が2つに分葉しただけの低分葉の好中球が目立つようになり，核の左方移動という．好酸球は二ないし三分葉で，それ以上は過分葉と判断する．好塩基球は分葉傾向にはあるが二分葉程度までである．[1377] ⇨参左方移動→1193

分葉核好中球 segmented neutrophil⇨同分葉核球→2611

分葉性糸球体腎炎 lobular glomerulonephritis ［小葉性糸球体腎炎］ 糸球体腎炎により糸球体内の細胞増殖や基質の増加が著しいために糸球体係蹄がびまん性に分葉状 lobular を呈す腎炎の総称．光学顕微鏡上の形態による分類で診断法の進んだ現在はほとんど用いられない言葉．膜性増殖性糸球体腎炎や全身性エリテマトーデス（SLE）に伴うループス腎炎などで認められる．[214]

分利 crisis ［クリーゼ，クライシス］ 疾病の経過の中で急激に変化すること，あるいはその分極点をいう．急性発症や症状の急激な悪化の意味で用いられることもあるが，よい方向に向かう事柄についていう場合が多く，例えば持続した高熱が数時間のうちに正常体温まで一挙に解熱する場合などに使われる．[543]

分離《遺伝の》 disjunction, segregation 減数分裂の際に相同染色体が分離することに伴って，ある対立遺伝子がそれぞれ異なる娘細胞に配分される現象．これにより対立遺伝子 A，a については，ヘテロ接合の親では A をもつ配偶子と a をもつ配偶子ができるが，ヘテロ接合体同士の交配で生まれる子どもの遺伝子型の比率は AA：Aa：aa ＝ 1：2：1 となり（遺伝子型の分離比），A が優性形質，a が劣性形質なら，表現型での優性と劣性との比は 3：1（表現型の分離比）となる．これはメンデル Mendel 遺伝における分離の法則の根拠である．[368] ⇨参メンデルの法則→2814

分離腫 choristoma ［錯誤腫］ 組織異常ないし組織奇形には，組織構成の量的配合異常および部位的・質的異常がある．量的異常には過誤腫と胎児性組織遺残とがある．部位的・質的異常は，胎生中に細胞群ないし組織の一部が正常連絡から離断して，異常な部位に出現した場合に生じ，腫瘍状を示すものは分離腫と呼ばれる．これらが基盤となって，明らかな腫瘍性増殖を示すようになると過誤芽腫 hamartoblastoma あるいは分離芽腫 choristoblastoma と呼ばれる．[1531]

分離度 selectivity ［クロマトグラフィー分離度］ 同一条件下でクロマトグラフィーにより測定した2種の物質を分離・分析できる度合い．溶液またはガス状混合体などの試料からさまざまな物質成分を分離・分析する方法をクロマトグラフィーといい，分離の方法にはさまざまな種類がある．[258]

分離脳 split brain 左右大脳半球の神経連絡が絶たれた状態を指す．実際にはてんかんの治療を目的に脳梁離断術を受けた患者がそのような状態にある．スペリー Roger W. Sperry（1913-94）らは分離脳患者を観察し左右の脳は異なる機能を受け持つことを明らかにした．[1203]

分離肺換気 differential lung ventilation 手術する側の肺を虚脱させる目的の気管内チューブの特殊チューブ型で，両側の肺を別々に換気する方法．胸腔内の手術操作を容易にし，肺や食道の手術などに用いられる．通常，カーレンス Carlens チューブなどをもつダブルルーメン double lumen チューブを使用．正常側の肺への分泌物流入防止，貯留物や血液の流入を防ぐ目的もある．[1457]

分離培地 isolation medium ［分離培養基］ 検査材料などから目的とする微生物（細菌・真菌）を分離するための固形培地．[324]

分離培養 isolation culture 検査材料を培地に接種して培養し，材料中に含まれる菌が固形培地に孤立した集落をつくるようにすること．いずれの菌も発育させる培地を非選択培地といい，特定の菌群を発育させる培地を選択培地という．これらを必要に応じ組み合わせて使用する．[1615] ⇨参細菌培養検査→1154

分離培養基⇨同分離培地→2612

分離不安 separation anxiety 乳幼児などが，その依存対象である母親またはその代わりとなるものから引き離される際に示す不安．[187]

分離不安障害 separation anxiety disorder 基本的病像は，その患児が愛着をもっている人物からの分離に関して生じる過剰な不安症状．分離が起こると，患児はときに恐慌に至るほどの不安を経験しうる．分離不安の徴候としては重要人物を失ったり危険がふりかかるかもしれないという過剰な心配や分離を投影した悪夢の繰り返しも含む．18歳未満において発症し，少なくとも2週間，症状が持続．診断は，広汎性発達障害，統合失調症，または他の精神病性障害の経過中において不安が生じる場合は除外される．[853]

分離麻酔 differential block 自律神経と感覚神経のみを麻酔し，運動神経を麻痺させない麻酔法．局所麻酔薬の濃度を調節することによって線維の細い自律神経や痛覚神経を麻酔し，線維の太い深部感覚神経，運動神経を麻痺させない麻酔が可能．[485]

粉瘤⇨同アテローム→163

分量《医薬品の》 薬剤師が医薬品を調剤する場合などにおいて取り分ける量．[530]

分類尺度⇨同名義尺度→2792

分類データ categorical data 質的データのうち名義尺度に含まれるデータ．すなわち，単に質的データを分類するためにデータに数値を与えたもので，その数値間の差・順序はいずれも意味をもたないが，等価分類および命名・符号化できる利点がある．例えば，病院内で内科を区別する場合，①第1内科，②第2内科，③第3内科，④第4内科とするが，別に内科の治療レベルの順位を示すものではない．[21] ⇨参名義尺度→2792

分類不能型原発性免疫不全症 common variable immunodeficiency；CVID 低γグロブリン血症と反復する細菌感染症を主徴とする原発性免疫不全症の1つ．呼吸器感染症が多く，ときに気管支拡張症となる．伴性無γグロブリン血症と同様に，すべての血中γグロブリンが低値を示すが，末梢血B細胞数の著減がない点が異なる．B細胞の機能異常による抗体産生不全が主な病態だが，病因は確定されておらず，複数の疾患を抱合するものと分類される．治療はヒト免疫グロブリン補充療法．[1385] ⇨参原発性免疫不全症候群→962

分類不能型免疫不全症 common variable immunodeficiency；CVID いずれにも分類することができない先天性免疫不全症で，特異抗体産生不全を主とする．1988年のWHOの分類では主としてB細胞に欠陥を有するもの，主としてT細胞に欠陥を有するもの，Bまたは T細胞に対する自己抗体が存在するものの3型からなっている．特定の遺伝形式は認められない．臨床症状は反復する気道感染と慢性下痢，脂肪便，吸収不全などの消化器症状である．ニューモシスチス肺炎，抗酸菌や真菌などの日和見感染や単純ヘルペスや水痘・帯状疱疹ウイルス，エンテロウイルスによる慢性髄膜炎に罹患することもある．悪性疾患や自己免疫疾患を合併しやすい．発症時期は幼児期以降であることがほとんど．[601]

分裂⇨同細胞分裂⇀1175

分裂感情障害⇨同失調感情障害⇀1316

分裂気質 schizothymia 非社交的，静か，内気，きまじめ，変わり者という特徴を示す人格類型．ドイツの精神科医クレッチマー Ernst Kretschmer (1888-1964) によって記載された3つの人格類型(循環気質，粘着気質，分裂気質)の1つであり，やせ型(細長型)の体型と親和性があり，統合失調症と関連すると仮説された．しかし，統合失調症との関連は，いくつかの研究で否定されている．臨床的な人格記述としては，今日でもしばしば用いられる．[693] ⇨参情動性人格異常⇀1445，クレッチマーの性格論⇀840

分裂極⇨同極⇀774

分裂言語 schizophasia ［**言語性錯乱**］ 論理性を欠き，支離滅裂でかつ多弁，常同的な反復語唱，談話心迫が特徴．ドイツの精神科医クレペリン Emil Kraepelin (1856-1926) は言語性錯乱と名づけて，統合失調症の3類型につけ加える1類型と考えた．[693]

分裂指数 mitotic index ある時点で分裂期にある細胞の全細胞に対する比率を示す百分率．組織の成長率を示す指標として用いられ，増殖期にある組織や悪性腫瘍の細胞で高値を示す．[1225]

分裂周期 division cycle⇨同細胞周期⇀1171

分裂小体 merozoite⇨同メロゾイト⇀2807

分裂情動性(型)障害⇨同失調感情障害⇀1316

分裂赤血球 schistocyte，schizocyte⇨同破砕赤血球⇀2366

分裂像 mitotic figure 染色体が有糸分裂の状態にあることを示す細胞の形態．[1225]

糞瘻(ろう) fecal fistula ［**大腸瘻**(ろう)］ 大腸から皮膚面に開口する異常な連絡路で，糞便の漏出がみられる．原因としては，大腸の潰瘍性病変が皮膚に穿通したもの，穿通性腹部外傷によるもの，大腸手術後の縫合不全によるものなどがあり，人為的に造設する人工肛門も糞瘻の一種．[485]

ふ

へ

ペアドパルス　paired pulse　不整脈の誘発法で心房あるいは心室から短い周期(期外刺激)で2発刺激すること．期外刺激は1発から最大3発まで行う．[1432]

ヘアピンループ　hairpin loop　変性させた一本鎖のDNAおよびRNAが適当な条件下で再生したとき，同一分子上にパリンドローム(回文配列)構造をもっているとそれ自体が巻き戻ってヘアピン構造をとるが，パリンドローム構造中に相補的ではない塩基が挿入している場合，それ自身が折り返されて不規則な二重らせん性のループを形成する．ヘアピンループのほかにインターナル(internal)ループ，バルジ(bulge)ループ，ブランチ(branch)ループなどもある．[384]

ペアン鉗子　Péan forceps　手術に用いられる止血鉗子のうち無鉤のもの．有鉤のコッヘル Kocher 鉗子に比べて把持力は劣るが，血管や組織へ与える損傷は少ない．形状により直型，曲型(大曲，中曲，小曲)がある．ペアン Jules-Émile Péan は，フランスの外科医(1830-98)．[1457]

平滑筋　smooth muscle　血管，消化管，気管，尿管，子宮などの中空臓器にあって，その収縮機能に関与している筋．皮膚の立毛筋，眼球の毛様体筋なども該当する．平滑筋細胞は紡錘形で単一の核と収縮タンパク質(アクチン，ミオシンなど)をもち，自律神経系の支配を受ける不随意筋である．アクチンフィラメントとミオシンフィラメントは規則正しい配列をとらないため，横紋筋のような縞模様は見えない．これらのフィラメントは細胞膜の斑状の構造についている．細胞膜には無数の小さいくぼみがあり，これが横紋筋の横行細管(T細管)の働きをする．横紋筋ほど発達はしていないが，細胞内にはカルシウムイオンをたくわえる小胞体もある．細胞間にはギャップ結合があり，隣接する細胞に情報とともに張力を伝達しているとされる．平滑筋細胞の細胞膜の電気的性質は臓器により大きな違いがある．[636]　⇨参骨格筋⇀1103，血管の構造⇀897

平滑筋芽腫⇨同胃腸間葉性腫瘍⇀252

平滑筋腫　leiomyoma　平滑筋由来の良性腫瘍．子宮に次いで消化管(特に胃)に好発し，ときに皮膚にもみられる．限局性のかたく灰白色をした球状結節で，巨大化することもある．多発する傾向があるが，増殖の速度は緩やか．消化管の間葉系腫瘍の約80％を占めるGIST(gastrointestinal stromal tumor，消化管間葉性腫瘍)は1990年代中頃までは平滑筋腫瘍に分類されていたが，CD 34/*c-kit* 遺伝子産物(KIT受容体)などの発現を示す独立した腫瘍群として平滑筋腫とは異なる腫瘍と考えられている．[106]

平滑筋肉腫　leiomyosarcoma⇨参子宮肉腫⇀1256

閉眼足踏み試験　stepping test　前庭・迷路性運動失調の検査法の1つ．閉眼してその場で足踏みを行うと，前庭・迷路障害のある場合，体軸を中心に回転する動きがみられることをいう．[584]

閉眼起立試験⇨同ロンベルグ検査⇀3005

閉環状 DNA　covalently closed circular DNA；cccDNA［環状DNA，サーキュラDNA］　環状DNAのなかで，両鎖ともに切れ目がなく完全に共有結合でつながっているもの．一般的には超らせんをとる．これに対し，切れ目の入ったものは開環状DNA(ocDNA)という．[384]

閉胸式胸骨圧迫心臓マッサージ法　closed chest cardiac massage⇨同胸骨圧迫⇀754

平均　mean⇨同期待値⇀691

平均血圧　mean blood pressure；MBP　上腕動脈で血圧測定した場合，拡張期血圧＋(収縮期血圧－拡張期血圧)×1/3で算出される．圧脈波波形の振幅と立ち上がり速度は動脈の部位によって異なるため，1/3という係数は動脈が異なれば違う値となる．[618,438]　⇨参血圧測定⇀883

平均血小板容積　mean platelet volume；MPV　測定された血小板のサイズ分布の平均値のこと．自動血球測定機器を用いて，一定の電流を通じている細孔を通過する際の血小板の電気抵抗の変化をとらえて，血小板のサイズ分布を測定する．健常者では，一般に若い血小板は機能が亢進しており，サイズは大きいと考えられている．したがって，特発性血小板減少性紫斑病など骨髄の造血能が高まっている場合には大型の血小板がみられる頻度が増加し，平均血小板容積は大きくなる．しかし，先天的に血小板に異常のあるベルナール・スーリエ Bernard-Soulier 症候群(血小板膜糖タンパクⅠbが欠損)などでは血小板機能は低下しているが，平均血小板容積は大きい．[1481]

平均血流速度　mean blood flow velocity　血管内を血液が流れる速さの平均．超音波血流計により血流速度が測定できる．[226]

平均在院日数　average stay in hospital，average length of stay　ある患者集団の入院から退院までの日数．病院報告で用いられる．平均在院日数＝年(月)間在院患者延数/〔0.5×[年(月)間新入院患者数＋年(月)間退院患者数]〕で表され，国はその短縮をめざしている．2008(平成20)年の報告は全病床33.8日，一般病床18.8日，精神病床312.9日，療養病床176.6日であった．また，患者調査で用いられる退院患者平均在院日数は調査対象期間中の退院患者の在院期間平均を示し，[Σ(退院患者票1枚分の推計退院患者数×入院から退院までの日数)/調査対象期間中の推計退院患者数]で求める．[21]

平均最大呼出速度　mean maximum expiratory flow；MMEF　努力性呼出曲線において，努力肺活量を4等分し，中間の2/4のガス量を呼出する間の平均流量をいい，閉塞性障害を示す指標．喘息発作の際には1秒量に比較してより著明に低下する．[1213]　⇨参最大呼気中間流量⇀1161

平均細胞致死線量　mean cell lethal dose［平均致死線量］　放射線生物学において，正常細胞や癌細胞の放射線感受性を表すパラメーター．D_0，またはD_{37}と表

す．リー Lee により放射線生物作用の線量効果関係を説明するために提唱されたヒット理論では，標的単一ヒットモデルの標的に平均1ヒット生じる線量．照射前の細胞数を37% に減少させる線量をいう．[471] ⇨参 37% 生存線量→9

平均左室円周方向心筋線維短縮速度 ⇨同平均左室内周収縮速度→2615

平均左室内周収縮速度 mean velocity of circumferential fiber shortening；mean Vcf ［平均左室円周方向心筋線維短縮速度］ 収縮期の心筋収縮速度．心筋収縮速度は心筋の収縮能を評価するうえで重要な指標で，特に平均左室内周収縮速度は左室の収縮能をよく反映する指標として用いられている．左室拡張末期径および左室収縮末期径をそれぞれ Dd と Ds，駆出時間を ET とし M モード心エコー図より求める．mean Vcf = (Dd − Ds)/ET × Dd で正常値は 0.8-1.2 circ/sec である．本指標を壁運動異常のある冠動脈疾患などへ適用することは困難である．[1575]

平均周波数 mean frequency 超音波ドプラ法によって得られた流れの情報を，周波数スペクトルで表したときの周波数分布の算術平均値．平均スペクトル周波数と時間平均周波数がある．[955] ⇨参ドプラスペクトル→2158

平均寿命 mean life；$\mathring{e}_0$，expection of life，natural span ［0 歳平均余命］ 生命表によって求められる生命関数の1つで，0 歳児の平均余命を指す．現在(作成基礎期間)の死亡状況が一定不変で継続すると仮定した場合，ある新生児が今後何年生きられるかの期待値・平均年数．既存の性年齢別死亡率に基づく統計的抽象概念で仮想尺度．また，全年齢の死亡状況の要約であり，保健福祉水準の総合的指標で，2008(平成 20)年の男性は 79.3 歳，女性は 86.1 歳．[21]

平均スペクトル周波数 mean spectral frequency 流体の速度(流速)をドプラ信号の偏位周波数のスペクトル表示とした場合に，ある時刻におけるこの周波数成分の平均値を平均スペクトル周波数と呼び，これを速度に換算したものを平均スペクトル速度と呼ぶ．[955]

平均赤血球血色素濃度 mean corpuscular hemoglobin concentration；MCHC⇨同平均赤血球ヘモグロビン濃度→2615

平均赤血球血色素〔量〕 mean corpuscular hemoglobin；MCH⇨同平均赤血球ヘモグロビン〔量〕→2615

平均赤血球恒(指)数 mean corpuscular constant 個々の赤血球の容積，ヘモグロビン含量，ヘモグロビン濃度を血球計数値から算定した値であり，赤血球系の造血の評価，特に貧血の鑑別に有用である．平均赤血球容積(MCV)，平均赤血球ヘモグロビン量(MCH)，平均赤血球ヘモグロビン濃度(MCHC)の3つが用いられ，血球計数の値より以下の式によって算定される．MCV(fL) = ヘマトクリット値(%)/赤血球数($10^6/\mu$L) × 10，MCH(pg) = ヘモグロビン濃度(g/dL)/赤血球数($10^6/\mu$L) × 10，MCHC(%) = ヘモグロビン濃度(g/dL)/ヘマトクリット値(%) × 100．貧血の鑑別にはこれらの恒数のうち MCV が重要であり，MCV の値〔単位 fL(フェムリットル) = 10^{-15} L〕をもとに小球性貧血(MCV<80)，正球性貧血(80<MCV<100)，大球性貧血(MCV>100)と分類され，鑑別診断に有用な指標となる．[1423,1472]

平均赤血球ヘモグロビン濃度 mean corpuscular hemoglobin concentration；MCHC ［平均赤血球血色素濃度，MCHC］ 赤血球のヘモグロビン濃度の平均値．ヘモグロビン量をヘマトクリット値で除して求め，Hb (g/dL)/ヘマトクリット値 × 100(%)で計算される．基準範囲は男性 31.6-36.6 g/dL，女性 30.7-36.6 g/dL．[1615] ⇨参平均赤血球恒(指)数→2615

平均赤血球ヘモグロビン〔量〕 mean corpuscular hemoglobin；MCH ［平均赤血球血色素〔量〕］ 赤血球に含まれるヘモグロビン量の平均値．ヘモグロビンの量を赤血球数で除して求め，Hb (g/dL)/RBC ($10^4/\mu$L) × 1,000 で計算される．基準範囲は男性 28.0-34.6 pg(ピコグラム)，女性 26.3-34.3 pg．[1615] ⇨参色素指数→1239

平均赤血球容積 mean corpuscular volume；MCV ［MCV］ 赤血球容積の平均値で，赤血球数(RBC)とヘマトクリット値(Ht)により，MCV (fL) = Ht (%) × 10/RBC ($10^6/\mu$L)で算出される．現在広く用いられている自動血球測定装置では自動的に表示される．電気抵抗方式の装置では MCV と RBC を直接測定して逆に Ht が算出されることになる．MCV は貧血の形態診断上きわめて重要であり，その値により小球性，正球性および大球性貧血に分類される．基準範囲は施設によって若干異なるが，おおむね 83-100 fL(フェムトリットル)であり，83 fL 未満を小球性，100 fL 超を大球性，この範囲内を正球性と判定する．[1131] ⇨参平均赤血球恒(指)数→2615，赤血球指数→1731，赤血球恒数→1731

平均速度《超音波ドプラ法の》 mean velocity 超音波ドプラ法において，ドプラ信号より求めた平均速度によって定まる対象の速度．[955] ⇨参平均周波数→2615

平均値 mean，average 通常は算術平均を意味し，データの観測値の総和を標本数で割ったもの．平均値としてはほかに，幾何平均，調和平均，調整平均，ウィンザライズド平均 Winsorized mean，3 項平均などがある．[21] ⇨参算術平均→1206

平均致死線量 mean lethal dose⇨同平均細胞致死線量→2614

平均聴力レベル average hearing level 聴力レベルを平均した値．よく用いられる計算方法に，周波数 500，1,000，2,000 Hz(ヘルツ)の各聴力レベルを a，b，c(デシベル dB)とし，(a + 2 b + c)/4(4 分法)，または(a + b + c)/3(3 分法)から算出する方法がある．[211]

平均通院回数 average hospital-visiting frequency 病院統計に用いられる比率で，一定期間(1 年，1 か月)に通院する回数の平均．疾患単位で考えると，発病(初診)から治癒(転帰，死亡)までに通院した回数の平均．患者調査では再来患者が何日おきに通院するかを調査集計することにより算出可能．平均通院回数(測定値) = 外来患者延数/新外来患者数[21]

平均電気軸 mean electrical axis 心臓起電力は大きさと方向をもっており，立体的に変化する．この起電力ベクトルの平均が平均電気軸である．立体的ベクトル方向を表現する際には，前後軸，左右軸および心臓長軸のまわりの回転をもって心臓電気軸を表現する．通常，平均電気軸は身体前後軸のまわりの回転を指し，心起電力ベクトルの前額面における投影角度として表現される．左軸偏位，正常軸，右軸偏位などとも記載

される.[1161] ⇨参軸偏位→1260，電気軸→2078

平均動脈圧 mean arterial pressure；MAP 1回の心周期の動脈圧を平均した値を指す．観血的に動脈圧を測定すると動脈圧波形が得られ，動脈圧波形の曲線下側の面積を時間で割ることで平均動脈圧は算出される．簡易的には，上腕動脈で間接法により測定した血圧から，拡張期血圧＋(収縮期血圧－拡張期血圧)×1/3で算出した近似値(平均血圧)を用いる.[618,438] ⇨参平均血圧→2614

平均尿流率 average urinary flow rate；AFR 尿流測定は日常の排尿状態を再現するもので，客観的な評価に有用な検査．尿流計という器械を使用して行う検査で，集尿容器に向かって排尿させると尿の流れが曲線として描かれる．尿流(量)測定の一般的な指標は平均尿流率と最大尿流率などがある．平均尿流率とは排尿量をその排尿に要した時間で除したもので，mL/秒で表され，15 mL/秒以上が正常範囲と考えられる．前立腺肥大症など尿道抵抗が大きく，かつ排尿筋の脆弱化のある状態では，平均尿流率，最大尿流率とも低下．この測定は侵襲の少ない検査とはいえ，尿量が少ないときには正しい値が得られず，条件により値が異なったり，また再現性に欠けるところがあるという点に注意が必要.[118] ⇨参尿流測定法→2259

平均肺動脈圧 mean pulmonary arterial pressure 肺動脈で測定された平均血管内圧(大気圧を0としたときの圧)．肺動脈に挿入したカテーテル(スワン・ガンツSwan-Ganz カテーテル)を用いて計測．平均肺動脈圧＝拡張期圧＋脈圧/3の関係で表され，健常者では約15 mmHg．肺高血圧症は平均肺動脈圧が25 mmHgを超えた症例をいう.[1213]

平均余命 life expectancy；$\mathring{e}_x$，average duration of life ［生存期待年数，余命］ 特定の年齢の個人が生存できる時間の期待値をいい，生命表の手法に基づき算出される．ある期間で得られた年齢別死亡率がその後も同じであることを仮定して，各年齢の個人が平均的にあとどのくらい生きられるかを表す数値．しかし，この数値は現在の死亡状況が将来にわたって続くという仮定のもとで計算されるので，実際にはほぼありえないことに留意すべきで，医療の進歩や生活環境の変化によって，実際の平均生存期間は平均余命と異なってくる可能性は大きい．また，ある有害要因(喫煙，放射線被曝など)によって平均余命がどの程度短縮されるか計算したものを平均余命損失といい，有害度の尺度として用いられることがある．0歳での平均余命を特に平均寿命といい，国や地域の医療・衛生水準を示す指標として用いられている．WHOなどでは健康寿命(心身ともに自立した活動可能な状態で生存できる期間)を重視している．厚生労働省は毎年，平均余命の年次推移，死因別死亡確率と特定死因を除去した場合の平均余命の延びを発表している.[21] ⇨参生命表→1709，平均寿命→2615，健康寿命→944

平均罹患日数 average morbidity day 疾患単位で考えたときの，発病(初診)から治癒(または死亡)までの平均日数．急性疾患では発病(初診)や治癒(または死亡)はほぼ明確で計算はさほど難しくないが，慢性疾患では発病や治癒が明確でない場合が多く，計算は難しい.[21]

閉経 menopause 女性が更年期になって月経がなくなること．WHO(世界保健機関)による閉経の定義は「卵巣における卵胞の消失による永久的な月経の停止」と定めている．平均閉経年齢はおよそ50歳で，これは平均寿命の変化に関係なく変わりがない.[1510]

閉経後骨粗鬆(そしょう)症 postmenopausal osteoporosis ［高回転型骨粗鬆(そしょう)症］ 閉経に伴うエストロゲンの急激な低下により生じる骨粗鬆症．50-70歳代にかけての女性にみられ骨量の減少が目立つ.[771]

閉経婦人尿ゴナドトロピン ⇨同ヒト閉経期ゴナドトロピン→2463

閉瞼(へいけん)反応 lid closure reaction 眉間をたたくと，両側の眼輪筋が収縮し目を閉じる反応．眼瞼が閉じるのは上眼瞼挙筋の抑制にもよるが，多くは眼輪筋の収縮による.[1230] ⇨参瞬目反射→1416，眼瞼反射→588

平衡 equilibrium 力がつり合いこれ以上変化しない状態のこと．熱平衡，化学平衡などがある．この系の相反する力がつり合って自由エネルギーは最低となっているので物体は静止した状態を保つことができる．つり合い，あるいは均衡ともいう．化学反応において正反応と逆反応の反応速度が同じで，見かけ上反応が停止している状態を化学平衡という.[384]

平行遊び parallel behavior，parallel play パーテンMildred Partenによる，小児の社会性からみた遊びの形の1つ．子どもが集団で遊んでいるときに，似たような活動をそれぞれしているが，他の子どもに影響されたり共同で行ったりしないもの．小児期と幼児期にみられる.[1631] ⇨参連合遊び→2983，ひとり遊び→2463，傍観遊び→2660

平衡覚⇨同平衡感覚→2616

平衡覚器 organ of equilibrium 平衡聴覚器のうち，平衡覚を受容する部分．膜迷路において，頭の回転に応じその角速度を検出する三半規管と，頭の直線的な運動の加速度や傾きを受容する前庭内の卵形嚢と球形嚢からなる.[154] ⇨参平衡覚伝導路→2616，半規管→2406，内耳→2179

平衡覚伝導路 equilibrium pathway ［前庭覚路］ 頭の位置や運動に関する情報を，大脳皮質，動眼神経核，小脳，自律神経系および脊髄などに伝える神経伝導路をいう．前庭神経は内耳の半規管，卵形嚢および球形嚢からの情報を脳幹の前庭神経核に運ぶ．また一部は直接小脳へ到達する．前庭神経核からは，脊髄の運動ニューロンへ下行するもの，脳幹の自律神経系の核へいくもの，小脳へいくもの，眼球運動ニューロン(動眼神経核，外転神経核，滑車神経核)へいくものなどがある．また平衡覚が，視床を経て大脳皮質へ上行する経路も知られている.[154] ⇨参平衡覚器→2616

平衡感覚 sense of equilibrium ［平衡覚］ 半規管膨大部稜にあるクプラによって感受する頭の回転による角速度と，卵形嚢や球形嚢にある平衡斑によって感知する重力を含む直線加速度に対する知覚．体の平衡を維持するための情報を脳幹や小脳に与える．有毛細胞と前庭核を連絡するのは前庭神経節の双極細胞である.[1230]

平衡機能検査 equilibrium function test ［前庭機能検査］ 身体平衡の機能障害について調べる検査．平衡機能検査の種類は多く，同じ検査でも多少違う方法で行われることもある．主な検査法には，①体幹，四肢の検査(直立検査，足踏み検査，遮眼書字検査)，②眼球の検査(注視状態での検査，非注視状態での検査，頭位眼振の検査，頭位変換眼振の検査)，③内耳刺激の検査(温度刺激検査，両側同時注水検査，回転刺激検査，電気刺激検査)，④電気眼振計を用いる検査(視運動性眼振検査，視標追跡検査)などがある．[211]

平衡失調⇨同平衡障害→2617

平衡時マルチゲート法 equilibrium multigate method 核医学検査において心収縮・拡張に伴う経時的な連続心プールイメージングを描出する手法で，静脈に投与した放射性物質 radioisotope(RI)が平衡に達したあと，心電図のR波をトリガーとして1心拍を20-40に分割し，数百心拍にわたる画像の各分割画像を加算することにより得られる．不整脈のある症例ではR波をマークとして全データを連続的にリストモードで収集する．RR間隔のヒストグラムから心拍数に応じた適当なRR間隔を設定し，これをフレームモードに再構成する．また，RR間隔不整の影響をなくすために，R波で心拡張終期を，II音で心拡張開始期をとらえた心電図R波や心音II音同期マルチゲート法も試みられている．放射性医薬品として^{99m}Tc(テクネチウム99 m)標識赤血球(RBC)や^{99m}Tc標識ヒト血清アルブミン human serum albumic(HSA)が用いられている．[1040]

平衡障害 equilibrium disturbance, dysequilibrium ［平衡失調］ 平衡機能に対して他覚的に異常を認めることのできるものをいい，検査の対象となりうる．これに対しめまいは自覚的なものをいい，一般に検査は困難．平衡障害の原因は末梢性(内耳性)，中枢性(小脳性，脳幹性，脊髄性)に分けられる．一般に末梢性障害は回転性めまいを，中枢性障害は非回転性のめまいを伴うとされている．[451] ⇨参平衡機能検査→2616，内耳性平衡障害→2183

閉口障害 閉口に関与する組織や器官の障害により完全に口を閉じることができない病態．通常，顎運動不全で上下歯列が接しない状態を呈し，多少の下顎運動は可能なことが多い．下顎の前方への突出や左右への偏位などの咬合異常を伴う．器械的要因によるもの(顎関節前方脱臼，顎関節突起骨折，頬骨骨折など)のほか，炎症や腫瘍(顎関節部，口腔組織など)が原因のものがある．[535]

平行進化 parallel evolution 共通祖先に由来する別の種の生物が，長期にわたって地理的にも生態的にも異なる環境にあったにもかかわらず，類似した形態的適応を遂げて進化すること．[1505]

平衡神経⇨同前庭神経→1777

併行精度《繰り返し性》 repeatability⇨同測定内変動→1835

平衡聴覚器 vestibulocochlear organ 平衡覚器と聴覚器の総称．外耳，中耳，内耳の3部分からなる．外耳と中耳はもっぱら聴覚のみに関与するが，内耳は聴覚と平衡覚の両方に関与している．平衡覚器の情報は前庭神経によって，また聴覚器の情報は蝸牛神経によって，それぞれ脳に運ばれる．両神経は内耳を出ると内耳神経(第8脳神経)として1つになり脳幹に入る．[154] ⇨参平衡覚器→2616，聴覚器→2003，内耳→2179

平衡電位 equilibrium potential 特定のイオンに関して透過性のある膜をはさんで両側にそのイオンの電解質溶液があるときの，電気化学的平衡が成立して外見上はそのイオンが流れなくなった状態の膜電位．ネルンスト Nernst の式で計算できる．[1274] ⇨参ネルンストの式→2285

平衡斑 macula statica 頭部の空間的位置と直線加速度を感受する前庭耳石器の感覚上皮部をいう．主に炭酸カルシウムで形成された小粒子である耳石(平衡砂)を含んだ耳石膜(平衡砂膜)で表面が覆われている．下部には前庭神経終末が分布する．I型感覚細胞およびII型感覚細胞があり，求心神経および遠心神経の支配を受ける．[211]

平行棒 parallel bars 理学療法で使用する訓練器具の一種．2本の棒をスタンドで固定し，立位，歩行練習などを行う際に両上肢支持のために用いる．[1202]

平行棒練習(訓練) training in parallel bars, parallel bars exercise 高さの調節できる平行な2本の棒の間で行う，立位や歩行練習のこと．下肢に荷重制限がある者や，麻痺により下肢の支持が困難な患者に対して，手のひらで支持して免荷もしくはバランスをとりながら行う．状態の改善にあわせて徐々に手のひらでの支えを減らしていき，杖などの歩行補助具を使用した立位，歩行へ移行していく．[249]

閉鎖 atresia⇨同閉鎖症→2618

閉鎖吸引療法 vacuum assisted closure therapy⇨同陰圧閉鎖療法→289

閉鎖《外科における》 closure 外傷や手術などにより開いている創を，縫合して閉じること．[485] ⇨参縫合→2660

閉鎖孔 obturator foramen 骨盤の寛骨下部において，恥骨と坐骨がつくる角の丸くなった三角状の大きな孔をいう．ほとんどが靱帯性の閉鎖膜でふさがれるが，上外方に閉鎖管が開いており，骨盤に分布する閉鎖動・静脈や大腿に連なる閉鎖神経が通っている．閉鎖膜の内・外側はそれぞれ内・外閉鎖筋によっておおわれる．[873]

閉鎖後鼻孔⇨同後鼻孔閉鎖→1051

閉鎖孔ヘルニア obturator hernia 寛骨の閉鎖孔または閉鎖管から小腸などが脱出するヘルニア．なかなか発見されず診断の困難なヘルニアであるが，大腿内側から膝まで走る痛み(ハウシップ・ロンベルグ Howship-Romberg 症状)により診断される．ヘルニア嚢内容が嵌頓ないし絞扼されると，腫瘤を直腸指診で触れることができる．このヘルニアは女性に男性の5倍も多く現れ，患者の大部分は高齢で弱々しく，しばしばやせている．出口の壁がかたいので，絞扼がしばしば起こる．治療は手術による．[1457]

閉鎖式眼手術 closed eye surgery 内眼手術時に手術創を大きく開放せずに，閉鎖された状態で行うこと．ほとんどの白内障手術や閉鎖式硝子体手術がこれに相当する．[257]

閉鎖式硝子体手術⇨同硝子体手術→1436

閉鎖式硝子体切除術 closed vitrectomy 毛様体扁平部から閉鎖環境下に行う硝子体手術．3つの小さな切開創から，灌流液，ライトガイド，硝子体切除用のカッターなどを挿入して行う．現在行われているほとんどの硝子体手術がこれに相当するが，最近ではライトガイドを使わずにシャンデリア照明を用いて光源を固定して行う方法もある．シャンデリア照明を用いることによって眼内の良好な視認性の確保と双手法による手術が可能となる．[257] ⇨参硝子体切除術→1436

閉鎖症 atresia ［閉鎖］ 鎖肛，鎖陰などのように，肛門，腟，外耳道などの正常であれば開口部であるべき，または開存している管腔が，欠如もしくは閉鎖している状態．[485]

閉鎖神経 obturator nerve 腰神経叢の主要枝で第2-3腰神経(L_2-L_3)から起こる．閉鎖神経は骨盤腔の大腰筋の中で形成され，小骨盤の壁に沿って前方に走り，閉鎖管を抜けて大腿上部の内側に現れる．外閉鎖筋，恥骨筋，大腿内転筋群(長内転筋，短内転筋，大内転筋，薄筋)と大腿内側部の皮膚に分布する．内転筋群は木登りや乗馬で両脚を強く締めつける作用(大腿の内転)があり，二足歩行をするヒトでよく発達している．閉鎖神経は損傷することが少なく，きわめてまれに，出産時に胎児の頭部で圧迫され障害されると，内転筋が麻痺する(注：恥骨筋と大内転筋の一部はそれぞれ大腿神経，脛骨神経に支配される)．[1044] ⇨参腰神経叢→2870，大腿神経→1883

閉鎖神経ブロック obturator nerve block 経尿道的膀胱手術の際に，手術による電気刺激による閉鎖筋群の収縮を抑制するために行う．脊髄くも膜下麻酔や硬膜外麻酔と併用して行われる．下肢の手術では大腿神経ブロックや坐骨神経ブロックと併用されることがある．恥骨結節から1.5 cm外側で，1.5 cm下方の皮膚を刺入点とし閉鎖孔に向けて針を進めていく．神経刺激装置を用いたり，超音波ガイド下に行う．局所麻酔薬を10 mL程度注入する．[1457]

●閉鎖神経ブロック

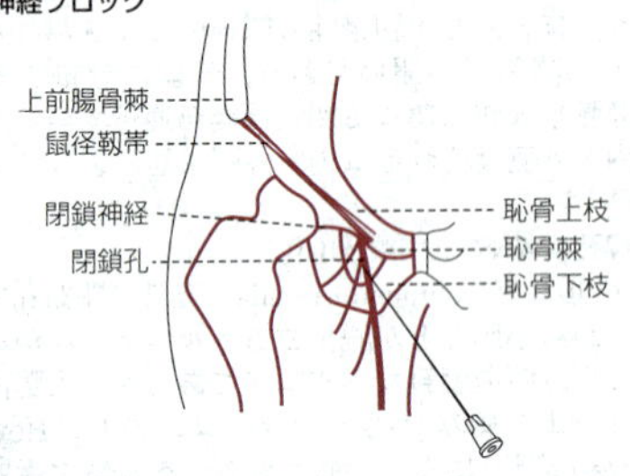

閉鎖性 ［非交通性］ 筋肉・骨，臓器，組織などが受けた傷あるいは損傷などが，外部と交通していない状態．閉鎖性骨折closed fracture，閉鎖性頭部外傷closed head injuryなどと使い，いずれも損傷部位は外気に直接触れていない．

閉鎖性奇形 atresic teratosis 正常であれば開口しているべき身体部位の先天的な欠損または閉鎖．口，外耳道，鼻孔，消化器，腟，肛門などにみられる．[485]

閉鎖性局所持続洗浄法⇨同局所灌流法→775

閉鎖性骨折 closed fracture ［単純骨折］ 骨を包む軟部組織の裂傷・挫創が軽度で，骨折した部位が外気に直接触れない骨折．開放性骨折と対をなす用語．一般的には感染の危険性が少ないため，牽引やギプス固定などの非観血的治療を行う場合が多い．[327]

閉鎖性頭部外傷 closed head injury ［非穿通性頭部外傷］ 頭蓋腔が外界と交通していない状態にあり，脳脊髄液の漏出を伴わず頭蓋内感染の危険性の低い頭部外傷．軟部組織の裂開があっても頭蓋骨骨折がないもの，頭蓋骨に粉砕骨折があっても軟部組織に裂開がないものは，いずれも閉鎖性の頭部外傷である．[327]

閉鎖性(閉塞性)ドレッシング材 occlusive dressing 水や細菌を通さず空気もほとんど通さないシート状のドレッシング材で，ハイドロコロイドドレッシング材を指す．創面からの滲出液でドレッシング材は膨化しゼリー状となり，創面の湿潤環境を維持する．滲出液中のグロースファクター(細胞発育因子)も有効に作用する．ドレッシング材は皮膚に密着し創面は閉塞するが，汗を吸着するので皮膚は乾燥状態を保つ．創面の観察がおろそかにならないよう，タイムリーなドレッシング材の交換が要求される．[977]

閉鎖創吸引法 closed wound suction 手術後の閉鎖創内に貯留した膿，血液，滲出液などを，吸引器を用いて体外に排出するドレナージの一種．創内に膿などの液体がたまると，感染を起こしたり，死腔をつくって創傷の治癒を阻害するため，これらの不要な液体を排除することは創部回復の促進につながる．穿刺または切開により手術創から5 cmほど離れたところから排液管を挿入し，吸引器に連結した滅菌びんにつないだのち，陰圧をかけて内容液を吸引する．手術創ではなく，やや離れた部分から排液管を引き出すので，創部に空気が入らず感染を防止できる．乳房切断術や泌尿生殖器系の手術後，腹部手術創で排液量の多い場合などに行われる．[485]

閉鎖ドレッシング法 closed(occlusive) dressing method ［密封包帯法］ ①創傷管理の閉鎖ドレッシング法：創表面を高分子重合剤のフィルムやハイドロコロイドドレッシングなどで覆う創傷管理法．感染のない創に対しては，創表面に湿潤環境を保つほうが創傷治癒に有益で，創表面を覆うことで，創傷治癒に必要な炎症性細胞や細胞発育因子を多く含む組織液が保たれ，治癒を促進する．②皮膚疾患に対する軟膏療法における閉鎖ドレッシング法：掌蹠角化症など角質の厚い皮膚炎症で，外用剤の単純塗布では効果の期待できない場合に用いられる．[485]

閉鎖排液法⇨参ドレナージ→2170

閉鎖容積 closing volume⇨同クロージングボリューム→842

閉鎖卵胞 atretic follicle 月経周期を有する卵巣では各種のステージにある卵胞が存在する．成熟段階の卵胞は多数個あるが，主席卵胞のみが最終的に成熟段階に達して排卵される．その他の卵胞は成熟の種々な段階で機能が停止し，閉鎖卵胞となる．閉鎖卵胞においては卵子と顆粒膜細胞は変性し消失する．小さな卵胞性嚢胞として存続することもあるが，最終的には線維化し消滅する．[998] ⇨参卵胞閉鎖→2913，成熟卵胞→1672，卵胞→2912

閉時間《単一チャネル電流の》 closing time 断続的に開閉を繰り返すイオンチャネルが閉鎖しているときの時間．[1274] ⇨参単一チャネル電流→1930，イオンチャネル→217

閉所恐怖 claustrophobia 〔D〕Klaustrophobie ［閉所フォビア］ 周囲から仕切られた場所あるいは密室に閉じ込められることに対する病的な恐怖．例えば渋滞に巻き込まれた車の中，トンネル内，飛行機の中，長時間駅に止まらない列車で不安発作におそわれる．今日では広場恐怖のなかの1つの用語としてまとめられている．[512]

閉所フォビア⇨同閉所恐怖→2618

米杉喘息 Western Redcedar asthma 職業性喘息の1つ．家具や建具の材料として米杉(ヒノキ科の喬木)を扱う製材加工業者にみられる喘息．アトピー素因と深い関連をもち，即時型アレルギーの関与を示す．[948]

ベイズの定理 Bayes theorem 不確定性を伴う決定問題における最小誤識別率を統計学的に求める理論．イギリスの数学者ベイズ Thomas Bayes(1702-61)により定義された．それを応用して，親子鑑定におけるエッセン・メラー Essen-Möller 法により父権肯定確率を求めることができる．[41]

閉塞 obstruction 種々の原因により，消化管や血管などの管腔がつまったり，ふさがったりすること．[1454]

閉塞肝静脈圧 hepatic venous wedged pressure，wedged hepatic vein pressure 肝静脈内に挿入したカテーテルを肝静脈末梢まで楔入した状態で測定する肝静脈圧で，後類洞内圧を示す．正常値は60-120 mmH_2O．後類洞性門脈圧亢進症をきたす肝硬変症で上昇するが，前類洞性門脈圧亢進症である特発性門脈圧亢進症では上昇しないなど原因部位により特徴を示すため，門脈の閉鎖部位を推定することができる．[1050] ⇨参肝静脈カテーテル法→615

閉塞隅角緑内障 angle-closure glaucoma 隅角が閉塞することによって眼圧上昇をきたし，その結果，緑内障性視神経障害が起こった状態．原因となる他の眼疾患や全身疾患が明らかでないものを原発閉塞隅角緑内障といい，他の眼疾患，全身疾患あるいは薬物使用などが原因となって隅角閉塞をきたすものを続発閉塞隅角緑内障と呼ぶ．[975] ⇨参原発閉塞隅角緑内障→962

閉塞性 体内腔あるいは管腔組織が，外傷，炎症，腫瘍あるいは肥厚や癒着，また異物などで狭窄・閉塞をきたした状態のもの．閉塞性腎症 obstructive nephropathy，閉塞性肺疾患 obstructive pulmonary disease など．

閉塞性イレウス obstructive ileus ［単純性イレウス］腸管内腔の腫瘍，腸石，硬便などの異物による閉塞や，外傷，炎症などによる腸の狭窄，癒着によるものがあり，血行障害を伴わない物理的，機械的な腸の通過障害をいう．先天性腸閉鎖なども含まれる．原因や閉塞部位によって，症状や治療が異なる．[1632] ⇨参イレウス→287

閉塞性黄疸 obstructive jaundice ［肝外胆管閉塞］ 肝外胆道の閉塞による黄疸．原因は総胆管結石，膵頭部癌，胆管癌，乳頭部癌，傍乳頭憩室などの機械的閉塞による．皮膚は暗緑色を帯びた黄色調を呈し，瘙痒感を訴える．便は灰白色となる．血清抱合型ビリルビンが上昇し，胆管系酵素の上昇を伴う．胆汁の成分である胆汁酸，レシチン，コレステロールなども血液中に逆流し増加．腹部超音波検査やCTで肝内外の胆管拡張を確認する．処置が遅れると，胆管炎から敗血症，播種性血管内凝固症候群(DIC)，ショックをきたすので，原因診断の前に，経皮経肝胆道ドレナージ(PTCD)や内視鏡的胆管ドレナージ(ENBD)による減黄術を必要とすることが多い．[279] ⇨参胆管閉塞→1934，肝外胆汁うっ(鬱)滞→568

閉塞性換気障害 obstructive 〔ventilatory〕 impairment 気道の閉塞による換気障害で，通常は努力性肺活量(FVC)の測定の際の最初の1秒間に呼出される空気量(1秒量＝$FEV_{1.0}$)が低下する病態をいう．閉塞性障害をきたす代表的疾患として，気管支喘息，慢性閉塞性肺疾患(COPD)，びまん性汎細気管支炎などがある．[162]

閉塞性血管内膜炎 obliterating endarteritis 動脈内腔を閉塞する重篤な増殖性動脈内膜炎．[202,83]

閉塞性血栓性血管炎 thromboangiitis obliterans；TAO ［バージャー病，ビュルガー病，閉塞性血栓脈管炎，閉塞性動脈内膜炎］ 別名バージャー Buerger 病．喫煙する20-40歳代の比較的若年男性に好発する四肢末梢の中小動脈に多発する閉塞性動脈疾患．血管壁に炎症が発生し，血栓形成，内膜肥厚をきたし，動脈が閉塞する．閉塞性動脈硬化症と比較すると，病変は比較的末梢に多く，手指にも発生し，遊走性静脈炎を伴うのが特徴．初期には四肢末梢の冷感やしびれを自覚．進行するとチアノーゼや疼痛を生じ，重症例では難治性の阻血性潰瘍をきたし，切断を要することもある．喫煙との関連が強く示唆されている．[1253]

閉塞性血栓脈管炎 thromboangiitis obliterans；TAO⇨同閉塞性血栓性血管炎→2619

閉塞性細気管支炎性器質化肺炎 bronchiolitis obliterans organizing pneumonia；BOOP⇨同COP→36

閉塞性静脈炎 obliterating phlebitis，obstructive phlebitis 静脈血流緩徐や血液凝固性の亢進などにより生じた血栓形成を主病変として，そこに炎症が加わり静脈が閉塞したもの．下肢に生じやすい．術後，産後，高齢者，肥満者，血管疾患患者，悪性腫瘍患者に多い．[202,83]

閉塞性腎盂腎炎 obstructive pyelonephritis 腎盂腎炎のうち先天性水腎症，結石の尿管への嵌頓など尿路の閉塞性疾患に伴い二次的に引き起こされた腎盂腎炎を閉塞性腎盂腎炎と呼ぶことがある．治療は第一に閉塞機転を解除すること，そして抗菌薬の投与．最近ではその簡便性からまず超音波ガイド下で経皮的に腎瘻を造設したり，経尿道的にステントを挿入することが多い．[214]

閉塞性腎症 obstructive nephropathy ［閉塞性ネフロパチー］ 腎盂以下の尿路系における器質的および機能的障害により，尿の流出・排出が阻害された結果発生する病変を閉塞性尿路障害 obstructive uropathy といい，その結果，腎自体に及んだ障害を閉塞性腎症という．したがって，閉塞性尿路障害は腎を含む尿路系全般の病変を表し，閉塞性腎症はその一部である腎の病変を指す．病態は尿の流出障害の影響を受けて発生する腎障害．水腎症 hydronephrosis という表現もあるが，これも同一の病態を指す用語．[118] ⇨参尿路閉塞性疾患→2261，水腎症→1618

閉塞性水頭症 obstructive hydrocephalus ［非交通性水頭症］ 脳室から脳表くも膜下腔に至る脳脊髄液の流通経路における通過障害のため，脳室系に髄液の貯留をきたし拡大する病態．通過障害の原因には，脳室内や後頭蓋窩の脳腫瘍，視床，小脳，脳幹，脳室内などの脳内出血，くも膜下出血，髄膜炎による癒着などがある．症状は，頭痛，嘔吐，歩行障害，認知機能障害，意識障害，脳ヘルニアなど．治療には，脳室ドレナージ術，髄液短絡術，内視鏡的第3脳室開窓術がある．[1306] ⇨参水頭症→1625

閉塞性動脈炎 arteritis obliterans，obliterating arteritis 結核性髄膜炎では脳底部の動脈に閉塞性動脈〔周囲〕炎や汎動脈炎を生じることがあり，脳幹や間脳を灌流している小動脈の閉塞から多発性の小梗塞が生じやすい．ほかに炎症性疾患や膠原病に伴うこともある．[584]

閉塞性動脈硬化症 arteriosclerosis obliterans；ASO，obstructive arteriosclerosis 粥状動脈硬化症によって動脈内腔が狭窄あるいは閉塞して起こる疾患．病変の部位によって特有な臨床症状を示す．腹部大動脈，腸骨動脈，大腿動脈に好発し，間欠性跛行などの症状がみられる．人工血管などを用いた血行再建術が有効．[485]

閉塞性動脈内膜炎 endoarteritis obliterans⇨同閉塞性血栓性血管炎→2619

閉塞性ネフロパチー⇨同閉塞性腎症→2619

閉塞性肺炎 obstructive pneumonia 気道内腔の狭窄によって貯留した分泌物に，感染をきたした状態．区域気管支，葉気管支あるいは主気管支に発生した腫瘤が原因で起こることが多く，抗生物質でいったん軽快するが，再燃することが多い．[948]

閉塞性鼻声⇨同閉鼻声→2620

閉塞性肥大型心筋症⇨同肥大型閉塞性心筋症→2452

閉塞性無気肺 obstructive atelectasis 気管，気管支の閉塞によって一部の肺が膨張しなくなった状態．気道異物，気管支内外の腫瘍，滲出物貯留などが原因となる．ラ音は聴取されないことが多く，胸部X線上，しばしば横隔膜の挙上や縦隔の罹患側への偏位が認められる．[948]

閉塞性無尿 obstructive anuria ［仮性無尿，腎後性無尿］ 腎への循環血流量や腎機能は正常であるが，腎盂，尿管の両側性の閉塞が原因で無尿となった状態．腎自体で尿は生成されるが膀胱に排泄されない状態なので，仮性無尿と称されることもある．骨盤腔内臓器や消化管からの腫瘍の浸潤が両側尿管を閉塞したり，単腎者に結石が嵌頓して起こることが多い．原因の治療として閉塞機転の除去が必要であり，緊急の場合，尿管カテーテルの挿入，経皮的腎瘻術を施行することがある．[214] ⇨参無尿症→2789

併存的妥当性 concurrent validity 基準関連妥当性の1つ．ある尺度を作成した際に，すでに標準化されている尺度と同時にそれを実施し，両者の相関を検討することで新しい尺度の妥当性を示していく．十分な相関が得られれば，新しく作成された尺度は併存的妥当性が高いと考えることができる．また，ある自記式の尺度で得られた値と，第三者による評定結果の相関を検討し，高い相関が得られる場合にも併存的妥当性が高いと考えることができる．すなわち，外的な基準となるものと比べて，尺度の測定しているものが何であるかを間接的に確かめる方法．[980] ⇨参基準関連妥当性→685

並体結合⇨同パラビオーゼ→2396

平坦腺腫⇨同扁平腺腫→2654

平坦脳波 flat EEG ［電気的脳無活動記録］ 脳波検査において脳由来の波がないこと．実際には完全に平坦になるのではなく，心電図などのアーチファクトが混入した波形となることが多い．適切な技術水準をまもって測定された脳波において，一定の基準のもと，熟練した医師により判定される必要がある．脳死判定においては必須項目．[576] ⇨参脳死→2299

ベイトソン Gregory Bateson イギリス生まれのアメリカの人類学・精神病理学者(1904-80)．生物の進化と遺伝，システムアプローチと生態学に基づく新しい認識論を発展させた．1956年にはダブルバインド理論を提唱し，精神医学，心理臨床領域に大きな影響を与えた．[1166]

併発疾患 intercurrent disease，concurrent disease ある疾患に罹患しているときに，それが原因またはそれとは無関係に罹患した別疾患をいう．[543]

併発白内障 complicated cataract ［続発白内障］ 眼内の疾患に合併して発症した白内障．ぶどう膜炎がよく知られるが，その他，網膜色素変性，網脈絡膜変性，強度近視，アトピー性皮膚炎などでも生じる．水晶体混濁は囊下にみられることが多い．[1250]

平板型透析器 plate dialyzer⇨同積層型透析器→1721

平板培地 plate culture medium ［寒天培地］ 菌の分離培養に用いる培地のうち，寒天培地などの固形培地をシャーレに入れて平板状に固形化したもの．[1615]

平板縫合⇨同ボタン縫合→2706

閉鼻声 rhinolalia clausa ［閉塞性鼻声］ 鼻茸，肥厚性鼻炎などの鼻腔内の病変や，上咽頭腫瘍，アデノイドなどで鼻咽腔が閉塞され，共鳴障害で起こる鼻声．[451] ⇨参鼻声→2448

平膜型透析器 plate dialyzer⇨同積層型透析器→1721

ヘイマン抗原 Heymann antigen ラット近位尿細管上皮より精製された不溶性糖タンパク分画Fx 1 A（近位尿細管刷子縁抗原）がヘイマン腎炎の病因抗原として知られていたが，その後Fx 1 Aの精製により得られた分子量330 kDa（キロダルトン）のgp 330（メガリンmegalin）が腎炎惹起抗原の1つとして現在広く認められている．[214]

ヘイマン腎炎 Heymann nephritis ヒト膜性腎症の実験モデル．ラット腎ホモジネートで同種ラットを免疫し作成されたモデルを能動型ヘイマン腎炎と呼ぶのに対し，ウサギを免疫し作成された抗ラット刷子縁抗体をラットに注射することによって惹起したモデルは受動型ヘイマン腎炎と呼ばれる．その後ラット尿細管上皮から精製された糖タンパクFx 1 Aから精製したgp 330（メガリンmegalin）は，糸球体上皮下に存在しており，さらに血中の抗gp 330抗体と*in situ*で結合することによってヘイマン腎炎が発症することが明らかとなった．[214] ⇨参ヘイマン抗原→2620

平面関節 plane joint ［滑走関節］ 可動関節のうち，相対する関節面の形状および大きさがほぼ同じ平面をなすもの．2つの関節面がかみ合うように不整な凹凸を示し，狭い関節包や関節を取り囲む靱帯などにより運動は制限される．骨間で滑る動きだけができるが，ある軸に対して回るのではない無軸性の関節である．椎間関節，胸鎖関節，肩鎖関節，手根骨や足根骨のような短骨間の関節，仙腸関節にみられる．[1421] ⇨参関節の種類と機能→620

平面視野計 campimeter ［中心視野計］ 視標を示す面が平面である視野計．中心視野の測定に用いられる．[480]

ベイヨネラ〔属〕 *Veillonella* 嫌気性のグラム陰性球菌．ヒトの口腔や腸管，外尿道の常在菌．日和見感染症を起こす．ベイヨネラ・パルブーラ *V. parvula* などの種がある．[324]

ヘイリー・ヘイリー病 Hailey-Hailey disease⇨同家族性良性慢性天疱瘡(てんぽうそう)→516

ベイリス・スターリングの腸の法則 Bayliss-Starling law ［**腸運動の法則**］ 消化管は，内容物により壁が局所的に直接刺激を受けると，その口側には運動の亢進・収縮(上行収縮 ascending contraction)が，その肛門側には抑制・弛緩(下行抑制 descending relaxation)が起こる．この一連の反応はいわゆる蠕動反射と呼ばれ，外来神経とは無関係に，壁内神経叢の神経節細胞を反射中枢として起こる．1899年に，イギリスの生理学者ベイリス Sir William Maddock Bayliss(1860-1924)とスターリング Ernest Henry Starling(1866-1927)によって発見された．[842] ⇨参腸内反射→2018，蠕動→1788

ペイロニー病 Peyronie disease ［**パイロニー病，陰茎成形性硬結症，形成性陰茎硬化症**］ 原因は不明．陰茎海綿体の白膜あるいは中隔に生じる硬結で，陰茎背面の正中線の深部に始まることが多い．索状硬結から板状の骨様硬結として触れる．陰茎が屈曲し，性交の障害となる．経過は慢性である．治療には放射線照射が行われる．硬結を切除するのは簡単であるが，再発することが多い．ステロイド局注，ビタミンEの内服も試みられる．ペイロニー François Gigot de la Peyronie はフランスの外科医(1678-1747)．[474]

ペインクリニック pain clinic ［**疼痛外来**］ 一般医が行う疼痛緩和法ではコントロール困難な痛みを診察し治療する診療部門．わが国においては，昭和30年代後半から麻酔科医が主に神経ブロック療法を用いて開始，発展した．現在では神経ブロック治療に加えて高周波熱凝固療法，電気刺激療法(脊髄，脳)，レーザー照射療法，特殊な薬物療法や心理療法，理学療法など幅広い治療法があり，施設により主軸となる治療は異なる．また，脳神経外科医，神経内科医や精神科医の中にも疼痛治療を専門にしている医師もいる．主な対象疾患としては，三叉神経痛，帯状疱疹痛，ヘルペス後神経痛，脊椎疾患による痛み，癌性疼痛，複合性局所疼痛症候群 complex regional pain syndrome，術後痛，血管性病変(バージャー Buerger 病，閉塞性動脈硬化症，膠原病)に伴う痛み，脊椎，脳梗塞または出血後の痛みなど，多岐にわたる．米国では種々の科の専門医，コメディカルが集学的，多角的に痛みの治療を行うシステムが一般的．[133] ⇨参神経ブロック療法→1532，神経障害性疼痛→1526

ペインコントロール《がんにおける》 pain control がんなどの強烈な痛みに対し，麻薬性鎮痛薬投与や神経ブロック療法を行ってその程度を和らげたり，痛みを取り除くこと．鎮痛薬の投与は癌性疼痛に対する治療の基本である．またその適切な使用により高率に疼痛を除去することができる．鎮痛薬の使用手順はWHOの3段階除痛ラダー(癌性疼痛治療法)が参考になる．[1457] ⇨参癌疼痛治療ラダー→644

ペインスコア pain score 癌性疼痛における痛みの強さを数字で表したもの．痛みの評価は主観的評価で判断し，疼痛治療のための参考とする．[1457]

●痛みの強さの評価

視覚的アナログスケール visual analogue scale：VAS

■長さ100 mmの線を引いた細長い紙(など)を被検者に見せる．左端は，無痛“no pain”，右端はこれまで感じた最悪の痛み“the worst pain I ever felt”と説明して，現在感じる痛みの程度を被検者に鉛筆(など)で示してもらう．
- 100 mmを10等分し，痛みがどの領域にあるかを判定する．：10段階評価
- 被検者に示したポイントの長さを測定する．(裏に目盛りがあり，読みとる．)：100段階評価

■7-8歳以上の被検者が対象

ベインブリッジ反射 Bainbridge reflex ［**心房反射**］ 静脈還流量の増加によって起こる心拍数の反射性増加．心房後壁大静脈，右房の中隔，肺静脈の心臓部などが，静脈還流量の増加によって伸展すると，心肺部圧受容器が刺激されて興奮し，迷走神経を求心路として血管運動中枢へ伝わり，心臓交感神経を介して心拍数増加が起こる．ベインブリッジ Francis A. Bainbridge はイギリスの生理学者(1874-1921)．[226]

ペインフルアークサイン painful arc sign ［**有痛弧徴候**］ 肩関節を外転挙上(自動運動)するときに60-120度(90度付近での一定範囲)の間での運動時痛のこと．このサインは肩峰下関節の障害であるインピンジメント症候群，肩峰下滑液包炎，腱板炎，腱板損傷などを示唆する．[1240]

ベーカー嚢腫 Baker cyst⇨同膝窩嚢腫→1307

ベーコン様脾 bacon spleen ［**豚脂様脾，ハム様脾，蝋(ろう)様脾**］ 脾臓のアミロイドーシスの一型．アミロイドが赤脾髄の髄索にびまん性に沈着し，脾がかたく腫大してハム様に見えること．ALアミロイドーシスにみられる沈着様式で，豚脂様肝を合併していることが多い．家族性アミロイドポリニューロパチーでも赤脾髄へのアミロイド沈着がみられる．[1531] ⇨参アミロイド脾→179

ページェット病 Paget disease⇨同パジェット病→2367

ベーシック BASIC コンピュータのプログラミング言語のうち，最も古いものに属する．beginner's all-purpose symbolic instruction code の略で，初心者が容易にプログラミングを学習できるように開発された．[258]

ベージュマウス beige mouse C 57 BL/6 J マウスの変異系マウスであり，血液細胞内の肥満細胞およびNK細胞の活性が低下している．ヒトのチェディアック・東 Chédiak-Higashi 症候群に似た症状を呈する．[388]

ペーシング⇨同心臓ペーシング→1580

ペースト食⇨参嚥下食→376

ペースメーカー pacemaker⇨同心臓ペースメーカー→1580

ペースメーカー起因頻拍 pacemaker-mediated tachycardia；PMT⇨同無限旋回環頻拍→2783

ペースメーカー酵素⇨同律速酵素→2926

ペースメーカー症候群 pacemaker syndrome 人工ペースメーカー植え込み後に生じる易疲労感，めまい，前失神，失神，胸部違和感，息切れ，咳，頸部拍動などの症状．主に房室ブロックの患者に非生理的ペースメーカー(VVI型)を植え込んだ場合の房室解離による血行動態の破綻が原因である．近年，生理的ペースメーカー(DDD型)でも右心室ペーシングによって両心室間に非同期が生じ，血行動態に悪影響が及んだ状

態もこの症候群に含むことがある．[1161] ⇨参心臓ペースメーカー→1580

ペースメーカー電位　pacemaker potential　［**歩調取り電位**］　自動能をもつ細胞では活動電位の終了後，徐々に脱分極が進み，やがて閾値に達すると自動的に次の興奮(脱分極)を生じる．この緩徐脱分極の存在が自動能の根源であり，このような電位変化のこと．[226] ⇨参歩調取り電流→2706

へ

ペースメーカー電流⇨同歩調取り電流→2706

ペースメーカー誘発頻拍　pacemaker-induced tachycardia　人工ペースメーカー植え込み後の患者で，ペースメーカーが原因となって生じた頻脈の総称．①ペーシングと自発心拍が競合して受攻期にペーシング刺激が生じることによって誘発される心房細動，心房頻拍，心房粗動や心室細動，心室頻拍，②生理的ペースメーカー(DDD型)植え込み患者に心房細動が生じた際の設定心室追随レート上限での高頻度心室ペーシング，③無限旋回環頻拍，④ペースメーカー回路故障(放射線治療で起こりうる)，電池消耗などによる暴走 runaway ペースメーカー，などがある．[1161] ⇨参無限旋回環頻拍→2783

ベータ　「β」の項目を見よ

ベータトロン　betatron　電子を加速し，電子線もしくは高エネルギー(超高圧)X線を発生させる装置．高エネルギーX線を発生させる場合，加速された電子をターゲットに当てて発生させる．直線加速器と異なり，ドーナツ型の加速管を用いて電子を円運動させ加速させる．直線加速器と比べエネルギーの変更が容易で電子線治療装置として広く用いられたが，X線の出力は低く，また装置が大がかりで操作性も悪いため，現在では使用されていない．[471,914] ⇨参直線加速器→2022

ベーチェット症候群　Behçet syndrome⇨同ベーチェット病→2622

ベーチェット病

Behçet disease　［**ベーチェット症候群，自己炎症性症候群**］

【概念・定義】 **口腔粘膜のアフタ性潰瘍**，**皮膚症状**，**ぶどう膜炎**，**外陰部潰瘍**などを特徴とする原因不明の炎症性疾患．これらの四主症状がそろったものを完全型，そろわないものを不全型と大別する．また，特殊病型として，**腸管型**，**血管型**，**神経型**がある．トルコの皮膚科医ベーチェット Hulusi Behçet(1889-1948)によって発見された．

【疫学】 東アジアから中央アジア，地中海沿岸に至るシルクロード沿いの地域に多発する．日本人患者ではHLA-B 51陽性率が高いことから，何らかの遺伝的要因の関与が推測されている．

【病態生理】 病理組織学的には病初期には**好中球浸潤**を主体とする急性炎症像がみられるが，慢性化するとリンパ球浸潤が主体となる．

【症状】 腸管型では回盲部を中心として多発性潰瘍が形成される．血管型では動脈病変よりも静脈病変が多く，血栓性閉塞がみられる．神経型では中枢神経麻痺や性格変化を中心とした精神症状がみられる．一般に女性は粘膜・皮膚病変を主体とする軽症例が多いのに対して，男性では症状の悪化傾向が強く，重篤な眼病変，内臓病変がみられる傾向がある．特殊病型はより重篤で，治療抵抗性の症例が多い．ただ昨今，本症が軽症化している傾向があり，失明率は減少しつつある．

【治療】 軽症例には**コルヒチン**，重症例には**副腎皮質ホルモン剤**，**免疫抑制薬**などが使用される．ごく最近，わが国では**抗 TNFα 抗体**の有用性が注目を集めている．また，ごく最近，原因不明の急性炎症性疾患を**自己炎症性症候群**と総称し，その成因の追究が行われている．[1438]

ベーチェット病の看護ケア

【ケアのポイント】 ベーチェット病は多臓器性の炎症性疾患であり，再発性のアフタ性口腔内潰瘍が主要な症状である．ほかに皮膚症状，眼症状，外陰部潰瘍，関節炎などが繰り返し出現する．特殊病型である腸管型・血管型・神経型ベーチェット病においては，生命予後にかかわる病変が存在する．そのため，症状に合わせたケアが必要となる．寛解・再燃を繰り返すため，患者の精神的苦痛が大きく精神的援助が重要となる．また，疲労などの症状を悪化させる因子を避け，活動と休息のバランスのとれた生活をおくれるような援助の工夫が必要である．治療として，症状が全身の各臓器に現れるため，多様な薬剤が用いられる．薬剤は，症状や程度によって種類，量，使用期間が異なるため正確な投与を行い，副作用の出現に注意する．

【看護の実践】 ①眼症状：視力低下による事故の予防を行う．また，社会的あるいは生活面での精神的不安を伴うため，精神的援助が必要となる．進行性の視力低下を伴うことがあり，社会復帰に向けた早期のリハビリテーションや職業リハビリテーションも必要となる．②アフタ性口内炎：粘膜が傷つかないように食事の温度を調整したり，刺激物を避けるなどの工夫をする．また，口腔ケアではやわらかい歯ブラシを使用したり，口腔内の清潔を保持する．③皮膚症状：皮膚の清潔を保持し，感染予防をする．皮膚が過敏になるため，清潔ケアを行うときは，刺激の少ない石けんやタオルなどを使用する．④外陰部潰瘍のある患者に対しては，刺激の少ない素材や形の下着などの工夫をする．また疼痛が強いときには，局所の安静を図る．ケアを行う際は，患者の精神的苦痛を軽減するように配慮する．[632] ⇨参ベーチェット病→2622

ベーチェット病《眼の》　Behçet disease of eye　ベーチェット病の眼症状としては，ぶどう膜炎，特に眼発作と呼ばれる急性の眼内炎症を繰り返すことが特徴．前房蓄膿，網膜血管炎，脈絡膜炎，乳頭炎を生じる．再発を繰り返すことで，前眼部では虹彩後癒着，水晶体色素沈着，併発白内障など，後眼部では網脈絡膜萎縮，網膜血管の白鞘形成や白線化，視神経萎縮などが生じ，最終的に視力低下に至ることが多い．眼症状は男性に多く，ベーチェット病の約6割の頻度でみられる．20歳代，30歳代での発症が多く，また90%以上の症例が両眼性に発症する．遺伝的素因として，HLA-B 51と強く相関している．治療には，発作に対する消炎としてステロイド剤の点眼や結膜下注射，テノン Tenon 嚢下注射，さらに散瞳薬の点眼などがある．眼発作の抑制を目的として，コルヒチンやシクロスポリンの内服，インフリキシマブの点滴を行う．[1130]

ペーハー⇨同pH→95

ペーパークロマトグラフィー ⇨同濾紙クロマトグラフィー→3001

ペーパーバッグ再呼吸法 paperbag rebreathing〔method〕 ペーパーバッグ(紙袋またはビニール袋など)を口に当て，その中に息を呼出し，再び自分の呼気を吸入する呼吸方法．過換気症候群のときに，呼気中の二酸化炭素を再吸入することで呼吸性アルカローシスを是正する．[948]

ペーパーペイシェント paper patient 紙上患者のこと．日常的に実践されている看護をシミュレーションで疑似体験することで，臨地実習前の看護学生に向けては教材となる一方，経験豊富な看護師には自らの看護経験を振り返り，知識を再構築する機会を提供する学習方法．ペーパーペイシェント学習では実際の患者・家族の情報をペーパーに移し替え，事例に潜む複雑な関係を分析把握し，問題解決能力を身に付け，向上させることが目標となる．与えられた紙上患者に対し「知って(経験して)いること」「自分にできる(できない)こと」を自己診断し，個々ばらばらに散在している自分の知識(経験)を，有機的に関連づけて(秩序立て)，看護過程を組み立てることを通して，系統的な看護実践のエクササイズを行うことになる．

ヘーベル 〔D〕Hebel⇨同エレベーター《歯科用》→371

ヘーベルデン結節⇨同ヘバーデン結節→2629

ベーラー角 Böhler angle，Böhler tuber joint angle 足部側面X線像において，踵骨隆起の上縁に引いた接線と前方突起および後関節面の最上部を結ぶ線とによってつくられる角度．踵骨骨折の転位の程度，整復の程度を評価する指標であるが臨床成績とは必ずしも一致しない．ベーラー Lorenz Böhler はオーストリアの外科医(1885-1973)．[771]

●ベーラー角

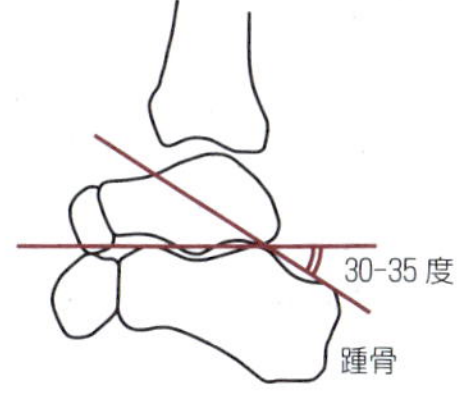

ベーリング Emil Adolf von Behring ジフテリアの抗毒素抗体を発見して血清療法への道を開いたドイツの免疫・血清学者(1854-1917)．すでに破傷風に関して同じく抗毒素抗体を発見していた北里柴三郎(1853-1931)とともに1890年に論文を発表したが，1901年，ベーリングが単独で発表した業績に対して第1回ノーベル生理学・医学賞が与えられた．[983]

ヘーリング・ブロイエル反射 Hering-Breuer reflex〔**迷走神経呼吸反射，肺迷走神経反射**〕 肺の伸展受容器による呼吸反射のこと．肺の膨張伸展に伴い吸息が抑制される反射(肺膨張反射または吸息抑制反射)と，肺の縮小に伴い呼息が抑制され吸息が促進される反射(肺縮小反射)がある．この感覚器の求心路は迷走神経である．ヘーリング Heinrich E. Hering はドイツの生理学者(1866-1948)，ブロイエル Josef Breuer はオーストリアの医師(1842-1925)．[452]

ヘガール〔頸管〕拡張器 Hegar dilator⇨参子宮頸管拡張術→1244

壁運動亢進 ventricular hyperkinesis 左心室の収縮運動亢進を意味する．心筋梗塞では非梗塞部に代償性に局所収縮運動亢進がみられ，容量負荷増大時(大動脈弁閉鎖不全など)や貧血，甲状腺機能亢進症などでは左心室全体に収縮運動亢進がみられる．[776] ⇨参壁運動低下→2623，壁運動消失→2623

壁運動消失 akinesis 心室壁が局所的にまったく収縮を示さない状態．高度の心筋虚血(心筋梗塞急性期など)や線維化が進行した瘢痕部(陳旧性心筋梗塞など)でみられる．[776] ⇨参壁運動低下→2623，壁運動亢進→2623，心室壁運動異常→1553

壁運動低下 hypokinesis 左心室の収縮が局所的に低下していることで，通常全周が同期して行う求心性運動が損なわれている状態を示す．主に心エコーでの局所壁運動評価に用いられる表現で，正常 normokinesis，亢進 hyperkinesis，低下 hypokinesis，無収縮 akinesis，収縮期外方運動 dyskinesis と評価する．それぞれをスコア化した半定量評価も用いられる．心筋梗塞などの心筋虚血においては，冠動脈の支配領域に一致して局所壁運動異常がみられる．[776] ⇨参壁運動消失→2623，壁運動亢進→2623，心室壁運動異常→1553

壁応力 wall stress 圧力のように心室壁の単位断面積当たりにかかる力の強さのこと．心室壁では壁面に対し垂直方向にかかる法線応力と接線方向にかかる接線応力があり，単位は g/cm^2 もしくは dyn/cm^2 である．壁応力は高血圧などの圧負荷の上昇や心不全時の左室拡大などにより内腔が拡大した状態では増加し，心肥大などの壁厚が増加した状態では低下する．[1591]

壁外性圧迫 extrinsic compression 消化管壁が管外の腫瘍などによって圧迫されること．消化管内視鏡検査やX線検査で消化管の粘膜面に異常がみられないにもかかわらず内側へなだらかに突出する所見(圧迫所見，圧排所見)がみられる場合，管外からの圧迫か消化管壁内の粘膜下腫瘍によるものかの鑑別が困難なことがある．[1454]

壁龕(へきがん)⇨同ニッシェ→2216

ベキ関数 power function ベキとはある数を連乗(ベキ乗)することを意味し，定数 a を指数とするベキ関数は $y = x^a (x \geqq 0)$ と定義される．これは x を a 回かけ合わせることを意味する．[21]

壁在〔辺縁〕顆粒球プール⇨参循環顆粒球プール→1412

壁在血栓 mural thrombus 心臓や血管の内腔に付着している血栓で，特に心臓内腔に付着しているものを指すことが多い．僧帽弁狭窄症や心房細動では血流障害により左心房内に，心筋梗塞後では心室壁の運動低下により左心室内に形成される．血栓の一部が遊離すると大動脈へ流出し，脳梗塞や腎梗塞，上腸間膜動脈血栓症など，重篤な血栓塞栓症の原因となる．心房細動など壁在血栓の危険性が高い患者にはワルファリンなどの血栓溶解療法が行われる．動脈瘤の内腔にも壁在血栓は形成される．[1468]

壁在神経叢 enteric nervous system 内臓器官の壁にある自律神経叢．消化管の壁にある筋間神経叢や粘膜下神経叢では，神経節の周囲の結合組織性の被膜が不明瞭である．交感神経と副交感神経の両方のニューロンが存在し，区別は明瞭でない．[584]

壁在性　mural　動脈壁に付着する血栓のように，腔をなす壁または壁に面して存在するものをいう．[202,83]

壁細胞抗体　parietal cell antibody；PCA　[**抗壁細胞抗体**]　胃酸を産生する壁細胞に対する抗体．通常の胃炎(B型胃炎)はヘリコバクター・ピロリ *Helicobacter pylori* によるものであるが，ヘリコバクター・ピロリによらないA型胃炎(自己免疫性胃炎)の原因抗体である．血清や胃液中にみられ，対応抗原は壁細胞の免疫グロブリン(Ig)G，IgA分画中にあるリポタンパク質とされている．この抗体により壁細胞が破壊されるため，胃酸分泌低下(無酸症)を生じる．このため胃酸分泌作用のあるガストリンの分泌亢進がみられる．またA型胃炎では壁細胞が破壊されるため，この細胞で産生される内因子が欠乏する．このため内因子と結合して吸収されるビタミンB_{12}が不足し，結果的に悪性貧血を伴うことが多い．この場合には貧血症状のほか，知覚異常，歩行異常などもみられることがある．[1454] ⇨参胃酸→226

ヘキサヒドロキシシクロヘキサン　hexahydroxycyclohexane⇨同イノシトール→272

ヘキサヒドロフェノール　hexahydrophenol⇨同シクロヘキサノール→1261

ヘキソース　hexose；Hex⇨同六炭糖→3000

ヘキソースリン酸経路　hexose monophosphate pathway⇨同ペントースリン酸回路→2651

ヘキソキナーゼ　hexokinase；HK　細胞内に取り込まれたブドウ糖の代謝の第1段階である，ブドウ糖からグルコース-6-リン酸(G6P)への反応を触媒する酵素．IからⅣまでが知られており，Ⅳはグルコキナーゼと呼ばれ，肝，膵β(B)細胞に主に発現し，ブドウ糖センサーとして働いていると推定される．[418]

壁側胸膜痛　parietal pain⇨参胸膜痛→772

壁側脱落膜　parietal decidua　[**真性脱落膜**]　子宮内膜は妊娠により脱落膜となるが，受精卵を取り囲む基底脱落膜と被包脱落膜を除いた領域を壁側脱落膜と呼ぶ．[998] ⇨参絨毛膜→1386，脱落膜→1920

壁側腹膜　parietal peritoneum　腹壁，横隔膜下面，骨盤腔の内面を裏打ちする薄い漿膜．臓器表面を包む腹膜は臓側腹膜という．(図参照⇨腹膜→2548)[152] ⇨参腹膜腔→2550

へき地医療対策　medical care in remote rural area　わが国では，1956(昭和31)年以来，第1次計画(診療所設置)，第2次計画(輸送車・診療車の配置)，第3次計画(保健所・地域医療機関との連携確立)，第4次計画(へき地中核病院による巡回診療，へき地保健指導所設置)，第5次計画(情報システム確立，医師確保)，第6次計画(へき地中核病院・診療所の機能充実)，第7次計画(準無医地区への対策)など5年単位の対策を実施した．1996(平成8)年からは第8次計画として，へき地医療支援病院の指定，歯科保健医療の拡充，救急医療の充実などが実施され，2001(同13)年からの第9次計画では，へき地保健医療対策の推進として，「へき地医療支援機構」の構築(都道府県単位で1か所構築し，医師などの派遣の調整など広域的なへき地医療支援を実施)，へき地医療情報システムの構築(必要な医師などの派遣の広域的な調整や，へき地医療に関する情報交換などを推進)を行った．2006(同18)年からは「第10次へき地保健医療計画」がスタートし，各都道府県がへき地保健医療計画を策定することとなり，へき地医療支援機構や拠点病院の連携強化，社団法人地域医療振興協会によるへき地医療支援機構の支援・調整，へき地・離島医療マニュアルの活用などによるへき地勤務医師への診療支援が開始．2008(同20)年にはへき地医療拠点病院257，へき地診療所1,063(国保診療所を含む)，へき地保健指導所43となっている．平成22年度で第10次計画が終了することから，第11次へき地保健医療計画に向けて，無医地区への対応を中心とした検討が始まっている．[41] ⇨参無医地区→2778

壁張力　wall tension　心室の壁面に対し垂直方向に遠ざかるように働く力のこと．収縮期の心室壁張力は収縮期圧×心室容積で表され，心拡大の状態では心室壁張力が増加して心収縮能が低下する．[1591]

ベクウィズ症候群　Beckwith syndrome⇨同ベックウィズ・ヴィーデマン症候群→2626

ペクェ　Jean Pecquet　17世紀フランスの解剖学者(1622-74)．イギリスのハーヴィ William Harvey の血液循環論に刺激され，食物消化中のイヌの生体解剖において乳び貯蔵器 receptaculum chyli(バルトリン Thomas Bartholin が乳び槽 cisterna chyli と命名)を発見し，1651年『Experimenta Nova Anatomica(解剖学の新実験)』に発表した．[983]

ベクター　vector　①病原体を他の動物に媒介する動物のこと．ダニやカ(蚊)，ハエなどがある．②組換えDNA実験において，他の生物の遺伝子を組み込んで細胞中に運ぶDNA断片．[288]

ベクターコントロール　vector control　寄生虫疾患を伝播する媒介動物の発生を抑制したり駆除すること．代表的な例に，マラリアのベクターであるカ(蚊)を殺虫薬で駆除することなどがある．[288]

ベクトル　vector　方向と量を表すもの．厳密にはn次元空間内で定義される．数学では縦方向あるいは縦横両方向に数値が並べられたものを配列と呼ぶ．配列が縦あるいは横の1方向に収められているものを一次元配列と呼び，これをベクトルという．ベクトル心電計では，心臓の起電力ベクトルの変化を正面・水平面・側面の3平面に投影してブラウン管上に点の軌跡として描かせる．[556]

ベクトル心電計　vectorcardiograph；VCG　変化する心臓の起電力を立体的に表示する装置．心起電力ベクトルの変化を正面・水平面・側面の3平面に投影してブラウン管上に点の軌跡として描かせる．[556]

ベクトル心電図　vectorcardiogram；VCG　[VCG]　変化する心臓起電力を三次元的(立体的)にとらえて，表示する心電図検査法．ベクトル心電図の誘導法は補正直交軸誘導(フランク Frank 誘導法)と呼ばれ，体表面6点から電気情報を入力し抵抗値を加えることでX，Y，Zの直交軸になるよう補正を行っている．現在フランク誘導法が国際的に広く用いられている．心筋の刺激伝導はP環，QRS環，T環などのベクトル環(ループ)でとらえられ，投影図として表示される．心起電力の変化をベクトル環で表すため，ループの形や回転方向から心臓の電気的異常を診断できる．ベクトル心電図は通常の心電図より心腔内刺激伝導障害や心

筋梗塞の部位と程度がより精密に判定されるが，残念ながら実際の臨床での利用頻度は低下している．[1161] ⇨参フランク誘導法⇀2578

ペグボード peg board 形や色彩の異なった棒(ペグ)を板にあいた穴に差す動作を繰り返すことにより，上肢や手指の機能訓練を行う器具．関節拘縮，筋力低下，感覚障害などが原因で，握り，離し，つまみ，運びなどの動作障害に対する作業療法に使用される．ペグボードを用いたペグの差し替え動作は，つまみ動作や指先の巧緻性，物体の認識力を高める効果も期待できる．[840]

ヘグリン症候群 Hegglin syndrome ［エネルギー的力学的心不全］ 心電図と心音図の同時記録時に収縮期が相対的に短縮するとみられる現象で，正常とは逆に心電図のT波終末点よりⅡ音が先行するもの．心筋収縮力の減退を示す1つの指標といわれ，スイスの医師ヘグリン Robert M. Hegglin(1907-69)がエネルギー的力学的心不全と命名．心筋内ATP(アデノシン三リン酸)の代謝障害や心筋内電解質代謝異常に基づくと思われる．代謝性心筋症で，この現象の出現する症例は予後が悪い．[913]

ベクレル Becquerel；Bq ［Bq］ 放射能の単位．放射性同位元素の1秒間の壊変数(dps)が1個のときの放射能を1 Bqという．1 Bq = 1 dps．旧単位Ci(キュリー)とは次の関係となる．$1\,\mathrm{Ci} = 3.7 \times 10^{10}\,\mathrm{Bq}$，$1\,\mathrm{Bq} = 2.703 \times 10^{-11}\,\mathrm{Ci}$．[18]

ベケシー型オージオメトリー Békésy audiometry⇨同自記オージオメトリー⇀1237

ベサリウス⇨参ファブリカ⇀2508

ベジタリアン⇨同菜食主義者⇀1158

ヘシュルの横回 Heschl gyrus⇨同横側頭回⇀391

ベスイスラエル病院 Beth Israel Deaconess Medical Center；BIDMC 1916年，アメリカ，ボストンに創設された495床のユダヤ系の病院．ハーバード大学の教育病院として高い医療レベルを誇っている．1996年隣接ブロックの297床のディコネス総合病院と合併し，ベスイスラエル・ディコネス・メディカルセンターとなった．病床は590床に縮小し，職員は大幅な配置転換と人員整理が行われた．その後，近隣の5つの病院とも統合し「ケアグループ」という大きなグループを形成した．日本からも毎年多くの医療従事者が見学に訪れ，また多くの研修者が在籍している．[415]

ヘスチャート試験 Hess chart test 9方向眼位による眼位のずれを検出し，運動障害のある外眼筋を検出する検査．被検者に片方が赤，もう片方が緑で着色されたガラスの眼鏡をかけさせる．赤ガラスを通して赤色の視標は見えるが，緑色の視標は見えず，緑ガラスを通してはこの逆のパターンとなる．赤ガラスを通した眼でスクリーン上の9方向の赤色視標を固視させ，このときの緑ガラスを通して見た眼の眼位を，緑色光源を赤色の視標に重ね合わせることで，定量的な両眼の眼位のずれを測定できる．両眼の眼位図を比べて軌跡の小さい方が麻痺眼．軌跡が最もずれている方向にはたらく筋が麻痺している．ヘス Walter Rudolf Hess はスイスの生理学者，眼科医(1881-1973)．[480]

ペスト plague, pest ペスト菌 *Yersinia pestis* の感染症で，腺ペスト，敗血症ペスト，肺ペストに分けられる．腺ペストは最も多くみられる病型で，感染ノミが吸着した部位の所属リンパ節が腫脹し，疼痛を伴う．敗血症ペストはペスト菌で敗血症となったものであり，肺ペストは腺ペスト末期や敗血症ペストでペスト菌による肺炎を発症したもの．肺ペストは肺ペスト患者からの菌を含んだエアゾールを吸入して感染することもある．アフリカ，東南アジア，インド，中国などで患者が発生している．[288] ⇨参黒死病⇀1090

ペスト菌 plague bacillus, *Yersinia pestis* 腸内細菌科エルシニア *Yersinia* 属に属するグラム陰性の通性嫌気性桿菌で，ペストの病原体．ノミによって媒介され，ネズミなどの小型げっ歯類やヒトに感染を起こす．ヒトへの感染はノミに刺されることによって起こり，皮膚から体内に入った菌はリンパ節で増殖しリンパ節の腫脹・発熱をきたす(腺ペスト)．菌はさらに全身に広がり出血性の炎症を起こす．このときこの菌による肺炎が起こると，直接ヒトからヒトへの経気道感染が起こる(肺ペスト)．抗生物質による治療を行わなければ致命率は非常に高い．ストレプトマイシン硫酸塩，テトラサイクリン塩酸塩，サルファ剤が有効．[324]

ペスト性菌血症⇨同敗血症性ペスト⇀2336

ペスト性敗血症⇨同敗血症性ペスト⇀2336

ペスト腺腫 pest bubo 腺ペストにみられる化膿性横痃で，好気性グラム陰性のペスト菌感染による．ペストは本来，ネズミやリスの伝染病で，ノミを介してヒトにも感染する．リンパ節腫大に始まり，化膿・潰瘍化した病変はリンパ液や血液によって全身へと広がり，敗血症を起こすこともある．[1531] ⇨参腺ペスト⇀1793

ベスト病 Best disease ［**卵黄様黄斑変性症，卵黄様黄斑ジストロフィー**］ 先天性・遺伝性黄斑ジストロフィーの一型で，常染色体優性遺伝．ほとんど異常を認めない前卵黄期，典型的な卵黄様病巣を認める卵黄期，黄色物質が黄斑部に散乱する炒り卵期，黄色物質が嚢胞底に貯留する偽蓄膿期を経て，最後は瘢痕期となり，黄斑萎縮をきたす．自覚症状は著しい眼底所見とは対照的に，瘢痕期になってはじめて視力低下をきたす．電気生理学的検査では，網膜電図(ERG)が正常で，眼電位図(EOG)が初期から異常を示す．有効な治療法はない．ベスト Franz Best はドイツの病理学者(1878-1920)．[1309]

ヘス粘度計 Hess viscometer 毛細管粘度計の1つで，全血や血漿の粘度測定に用いられる．平行に並べた2本の毛細管内に蒸留水と血液あるいは血漿を吸引し，それぞれの到達距離から蒸留水に対する比粘度(相対粘度)として表す．過粘稠度症候群の診断に用いられる．[1131]

ベセスダシステム The Bethesda System；TBS 子宮頸部および腟の細胞診のシステムで，標本の適否・総括診断・判断の3項目を判定．1998年にアメリカで提唱され，2001年に一部が改訂された．総括診断は陰性，上皮細胞異常，その他に大別される．判断では，陰性としては反応性細胞変化，その他の非腫瘍性変化などが，上皮細胞異常では異型扁平上皮細胞などが含まれる．この中には軽度扁平上皮内病変(LSIL)，高度扁平上皮内病変(HSIL)がある．2001年の改訂により，細胞診自動化への対応を念頭においたフォーマットとなった．2008(平成20)年に日本産婦人科医会は，子宮頸部の扁平上皮病変の評価診断基準である婦人科細胞診クラス分類(日母分類)からベセスダシステム2001準拠子宮頸部細胞診報告様式の採用を承認し，子宮の細胞診記載方法が変更されることになった.[1531] ⇨参婦人科細胞診クラス分類《日母》→2555

臍(へそ) navel⇨同臍→1148

ベゾアール bezoar⇨同胃石→243

ベタメタゾン betamethasone プレドニゾロンの9位にフッ素，16β位にメチル基を導入し，グルココルチコイド作用を強めた合成副腎皮質ホルモンで，デキサメタゾンの異性体．デキサメタゾンと同等の抗炎症・抗アレルギー作用・免疫抑制作用のほか，広範囲にわたる代謝作用を有する．強力な抗炎症効果と長い血中濃度半減期から外用剤として用いられることが多いが，内服薬，注射剤などで全身性の疾患に対しても使用される．潰瘍性大腸炎に用いられる坐薬，注腸剤もある.[204,1304] 商リンデロン

ベッカー型筋ジストロフィー Becker muscular dystrophy；BMD 伴性劣性遺伝形式の良性筋ジストロフィー症．デュシェンヌ型Duchenne muscular dystrophyと同じくジストロフィンdystrophin遺伝子の異常で起こる．10-40歳で発症し，四肢近位筋の萎縮，筋力低下から始まり，全身に及ぶ．デュシェンヌ型に比べ程度は軽く，進行も遅い．通常20歳以後に歩行不能となる．まれに心筋障害を合併する．特異的治療法はない.[584] ⇨参進行性筋ジストロフィー→1542

ベッカー母斑 Becker pigmented hairy epidermal nevus, Becker nevus ［遅発性母斑］ 思春期以後に発症する境界明瞭で扁平な色素斑で，母斑性の疾患．遅発性母斑ともいう．表皮がしだいに肥厚し，毛髪を発することもある．肩，前胸，肩甲骨部に好発し，色調は淡褐色〜褐色で，不整形，通常手掌大の大きさになる．組織学的に母斑細胞はなく，基底層の色素増強が主たる組織学的所見．ベッカーSamuel William Beckerはアメリカの皮膚科医(1894-1964).[95] ⇨参扁平母斑→2654

ベックウィズ・ヴィーデマン症候群 Beckwith-Wiedemann syndrome ［ベクウィズ症候群，ヴィーデマン・ベックウィズ症候群，臍ヘルニア・巨舌・巨体症候群，眼球突出-巨顎-巨人症症候群］ 過成長症候群の1つで，巨体，巨舌，臍ヘルニアを主徴とする．生下時体格は大で幼児期も巨躯が目立つが，成人後は巨体とは限らない．半側肥大のこともある．新生児期に低血糖を起こすことがある．軽い発達遅滞を伴うこともある．全身的に筋肉質で，多臓器の肥大，臍ヘルニアを伴う．腎臓などの小児悪性腫瘍の合併頻度が高いとされる．軽い眼球突出，巨舌，耳垂の水平な線状溝，耳輪上の小さなくぼみなどの特異顔貌がある．巨舌は摂食，呼吸，発音，外観の支障を伴えば手術の適応となるが，加齢とともに目立たなくなる．臍ヘルニアは外観上問題になれば手術の適応となる．11番染色体短腕に存在する原因遺伝子が判明している．その部分の「ゲノム刷り込み」がかかわっているとされる．また，一部は5番染色体上に存在する*NSD1*遺伝子の異常による.[111]

ベックのうつ(鬱)病表 Beck self rating scale ［ベックの診断表，ベックの自己評価尺度］ うつ病の自己評価尺度で，18の判定基準に基づいてそれぞれ3-4段階に分類し評価する方法．小児の情動的疾患の診断・治療法として1970年代にベックAaron T. Beckが開発した．DSM-Ⅲの21の判定基準に類似するが，細部の評価項目において異なる.[1631] ⇨参抑うつ(鬱)尺度→2880

ベックの自己評価尺度 Beck depression inventory⇨同ベックのうつ(鬱)病表→2626

ベックの診断表 Beck rating scale⇨同ベックのうつ(鬱)病表→2626

ベック病 Boeck disease⇨同サルコイドーシス→1196

ベック類肉腫 Boeck sarcoid⇨同サルコイドーシス→1196

ヘッケルの法則 Haeckel law⇨同発生反復説→2383

ベッケン 〔D〕Becken 本来は骨盤を意味するドイツ語．俗に胎位異常である骨盤位(逆子)のことを指す.[996]

ペッサリー pessary 避妊のために精子の子宮腔への進入を阻止する目的で子宮頸にかぶせて使用する，ゴムまたは合成素材の避妊器具．現在は子宮内避妊具(IUD)着用や経口避妊薬服用が一般的である．子宮下垂や子宮脱の治療，尿失禁予防の目的で腟内に挿入されるリングペッサリーもある．後腟円蓋から恥骨結合の後ろのくぼみに押し上げて腟内に挿入して使用する.[998]

ペッサリー形赤血球⇨同輪状赤血球→2952

ベッチ⇨同ヴェッチ→318

ベッツの巨大錐体細胞 Betz giant pyramidal cell 大脳皮質運動野の第5層に存在する巨大錐体細胞．運動神経の中枢であり，その神経突起は白質・内包を通り，脳神経の運動核や脊髄の前角細胞に達する．錐体路の線維は約100万本といわれ，その約3%の直径10-20 μmの線維がベッツの巨大錐体細胞由来と考えられている.[584] ⇨参錐体路→1622

ペッテンコーフェル Max von Pettenkofer マックス=フォン=ペッテンコーフェルは近代衛生学の創始者で，世界初の衛生学教授(1818-1901)．1866年，ミュンヘン大学に衛生学講座をはじめて開設し，初代教授となり，物理化学の知識をいかして環境，特に自然環境の人体に及ぼす影響を研究し，実験衛生学の基礎を築いた．一方，社会的環境の健康に対する影響についても関心を示し，環境衛生，風俗・習慣，政治・経済などと健康との関係に関して多くの業績をあげた．ミュンヘン大学で最初は栄養化学の教授であった．わが国でも衛生学の先達の多くがミュンヘン大学に留学している.[1036]

ペッテンコーフェルテスト Pettenkofer test ［ペッテンコッファーテスト］ 滴定により胆汁酸を検出する検査．ショ糖または果糖に硫酸を混合した液に胆汁を滴下し，紫赤色に変われば陽性で胆汁酸の存在が証明される．ペッテンコーフェルMax J. von Pettenkoferはドイツの衛生学者(1818-1901).[305]

ペッテンコッファーテスト ⇨同ペッテンコーフェルテスト→2626

ペット positron emission tomography；PET⇨同PET→94

ペットCT positron emission tomography-computed tomography；PET-CT⇨同PET-CT→94

ベッドサイドモニター⇨参生体情報監視装置→1695

ベッド占有率 bed occupancy rate 調査期間中に維持された平均ベッド数に対する毎日の平均在院患者数の比率.[321] ⇨参病床利用率→2490

ヘッド帯 Head zone 内臓疾患に関連するといわれる

皮膚の感覚過敏の領域．イギリスのヘッド Henry Head(1861-1940)が報告した．[584]

ベッドバス⇨同清拭⇀1670

ペットボトル症候群 pet-bottle syndrome ［ソフトドリンクケトーシス］ 主に青年期の高度肥満者に認められる糖尿病性ケトアシドーシス．清涼飲料水中に含まれるブドウ糖を過剰に摂取することにより高血糖を発症して引き起こされる．補液とインスリン治療により回復し，その後は食事療法のみにて血糖のコントロールが可能な症例が多い．[418]

ベッドメーキング bed making 患者が臥床するためのベッドを整えることをいう．ベッドは清潔，安全，堅固で，美しく整とんされ，からだに接する部分は適度にやわらかく，機能的であることが望まれる．ベッドメーキングの種類には未使用の場合のクローズドベッド，すぐに臥床する患者のためのオープンベッド，術後患者用ベッド，フレームベッド，その他がある．オープンベッドメーキングの方法：①ベッドフレーム，柵を清拭する，②清潔なベッド，マットレスを用意する，③マットレスパッド，敷きシーツ，ラバーシーツ(必要に応じて)，横シーツを敷く，④シーツまたはカバーで覆われた掛けものを掛ける，⑤足元を整える．大枕・小枕にカバーを掛け，えりもとを整えた上に重ねて置く．ポイント：①シーツ，毛布の中心線をそろえる，②シーツにしわをつくらないよう大きな動作で一気にシーツを引く，③ベッドメーキング時は，ボディーメカニクスの原理に基づいて腰部に負担のない動作で行う，④必要時ベッドサイドレールをつける，⑤患者の希望に合わせて上体の角度を電動ボタンまたはハンドルで調節する．[109]

ベッフェルステット病⇨同皮膚リンパ球腫⇀2477

ヘテローシス heterosis ［雑種強勢，ヘテロ接合有利］ 雑種第一世代の個体が親世代より成長，生存，繁殖などにおいてすぐれる場合を指す．また適応度がヘテロ接合体がホモ接合体より一般に高い現象も指す．この現象は育種に利用される．逆に劣る場合は雑種弱勢といい，それが極端で子孫ができない場合は雑種不稔性という．[368]

ヘテロカリオン heterokaryon ［異核共存体］ 細胞融合や突然変異により，1つの細胞内に遺伝子組成の異なった2つ以上の分離した核が存在している状態．[1225] ⇨参カリオン⇀553

ヘテロクロマチン heterochromatin ［異質染色質，凝縮染色質］ 染色体の一部分で，凝縮されて色素に濃く染まる部分．通常クロマチンの10-20% を占め，この部分では転写活性が生じていない．ヘテロクロマチンは，さらに転写活性がほとんどない構成的ヘテロクロマチンと，条件により転写活性が生じる条件的ヘテロクロマチンに分類される．これに対して，伸展した状態の染色質を真正染色質 euchromatin と呼び，転写されている遺伝子が多く存在する．[1225]

ヘテロゴニー⇨同世代交代⇀1728

ヘテロ接合体 heterozygote ［異型接合体］ 親の双方に由来する相同染色体対上の対立遺伝子が異なっている二倍体の個体を指す．対立遺伝子 A と a について，AA と aa はホモ接合体であり，Aa をもつ個体はヘテロ接合体である．異型接合 heterozygosis，ヘテロ接合性 heterozygosity は，異なる対立遺伝子を1対以上もつ状態．異型接合体ともいう．[368]

ヘテロ接合有利⇨同ヘテローシス⇀2627

ヘテロダイマー heterodimer ［異種二量体］ 異なる2つのポリペプチド鎖からなるタンパク質の二量体のこと．[384]

ヘテロトピー⇨同異所性⇀240

ベドナルアフタ Bednar aphtha 機械的刺激により，乳児の硬口蓋の中央縫線両側に左右対称に生じる潰瘍．潰瘍の表面は黄色みがかった灰白色となり，その周囲には発赤がみられる．治療は特に必要とせず，自然治癒する．ベドナル Alois Bednar はオーストリアの医師(1816-88)．[1631] ⇨参口腔カンジダ症⇀989

ペトリ皿 Petri dish⇨同シャーレ⇀1344

ペトルスキー徴候 Petruschky sign 肺門リンパ節結核の理学的診断法で，第2-7胸椎の棘突起を叩くと痛みを感ずる現象．現在における信頼性・重要性は，それほど認められていない．[948]

ヘドロ hedoro 海や河川で底層に堆積した泥で，特に腐敗が進み悪臭などを発する状態になったもの．1970年前後，静岡県田子の浦港に製紙工場からの廃液が流れ込み，底泥が数メートルにも堆積して問題となり，ヘドロ公害と呼ばれた．海や河川の底層に蓄積した汚泥そのものをヘドロという場合もある．[565]

ベナー Patricia Benner 臨床技能の修得段階論で知られるアメリカの看護学者．文学士，看護学修士，教育学博士号を取得し，急性期看護，訪問看護などの臨床経験を豊富にもつ．実践的知識(いかにするか)を理論的知識(それを知ること)と区別し，実践の場における感覚的気づきや包括的アセスメントを重視．ドレイファス Dreyfus モデルの使用により，臨床看護師の経験によって得られる専門的知識，技術の習得と発達の5段階として明らかにした．その著作『From Novice to Expert：Excellence and Power in Clinical Nursing Practice(邦題：ベナー看護論－達人ナースの卓越性とパワー)』は10か国語に翻訳され，その研究は実践，教育，研究に多大な影響を与えた．技術の習得と発達の5段階のレベルとは，①初心者 novice：状況の関連性のある側面とない側面の識別が不可能なレベル，②新人(進歩した初心者)advanced beginner：状況の意味ある要素の発生に気づいたり，指導者に指摘されたりして，現実的な状況に対処するレベル，③一人前 competent：現在の，また未来の状況のどの要素が重要であるか，また無視できるのかを決断するレベル，④熟練者 proficient：状況を全体として(総合的な図として)認知し，格率 maxim によって導かれるレベル，⑤達人 expert：状況を理解して適切な行動を起こすのに，もはや分析的原理(規則や方針や格率)に頼らなくてもよいレベルであり，この5段階は看護職の能力評価に応用されている．またハイデッガー Martin Heidegger やメルロ=ポンティ Maurice Merleau-Ponty の現象学などを基盤に，臨床におけるケア現象の解釈，臨床判断，ケア倫理などの研究に取り組むと同時に，看護師の臨床知開発のための教育，看護師の実践エラー研究にも取り組んでいる．[1068]

ペナンブラ penumbra 虚血性脳卒中(脳梗塞)において，頭蓋内血管の急性の閉塞により局所的な脳虚血状態に陥ると，数分以内に虚血巣の中心部は壊死に陥り，ただちに血流が再開できなければ壊死から救えない．しかし，その壊死の周辺部にはまだ脳血流がある程度保たれ，神経細胞がまだ壊死に陥っていない領域が存在する．このような領域はペナンブラと呼ばれ，血流が再開すれば回復する部位として意義をもっている．ペナンブラは灌流 MRI や拡散強調画像で判定することができ，血栓溶解療法を実施するかどうかの指針となる．

ベニヴィエーニ　Antonio Benivieni「病理解剖の父」と呼ばれるイタリアの医師(1443-1502)．フィレンツェで30年以上医業を営み，死因不明で死亡した患者の剖検を行って所見を確かめた．ベニヴィエーニの死後，兄弟が彼の記録ノートを『病気の隠れた不思議な原因について』と題する書物として出版した．[1531]

ベニエ・ベック・シャウマン病　Besnier-Boeck-Schaumann disease⇨同サルコイドーシス→1196

ペニシラミン腎症　penicillamine nephropathy　抗リウマチ薬ペニシラミンによる腎障害で，タンパク尿，ネフローゼ症候群を呈することがあり，糸球体病変としては膜性腎症をきたすことが多いとされる．原因としてペニシラミンによる自己抗体の産生やペニシラミンにより障害された尿細管上皮抗原に対する抗体産生による免疫複合体沈着が考えられている．ときに急速進行性腎炎やグッドパスチャー Goodpasture 症候群をきたす場合もある．一般的には薬剤中止後半年から1年でタンパク尿は消失する．[214]

ペニシリウム〔属〕　*Penicillium*　土壌，空気中など種々の環境中に分布する真菌．フレミング Alexander Fleming(1881-1955)によって最初に発見された抗生物質ペニシリンはこのカビの一種から生産された．その多くは医療器具などの汚染真菌であり病原性は低いが，ペニシリウム・マルネフェイ *P. marneffei* はヒト免疫不全ウイルス(HIV)感染者などに全身感染症を起こすことが報告されている．[324]

ペニシリウム・ノターツム　*Penicillium notatum*⇨参ペニシリン→2628

ペニシリン　penicillin；PC　1929年イギリスの微生物学者フレミング Alexander Fleming がアオカビの一種であるペニシリウム・ノターツム *Penicillium notatum* を培養中に発見した世界初の抗生物質．フレミング自身は単離に成功しなかったが，後にフローリー Howard Florey とチェイン Ernst Chain が成功し抗菌薬としての実用化に道を拓いた．特にはじめて医薬品として実用化されたペニシリンG(ベンジルペニシリン)は毒性も低く，アナフィラキシーショックを除けば比較的安全性の高い抗生物質であるため現在でも広く使用されている．ペニシリンGは多くのグラム陽性球菌(ブドウ球菌，連鎖球菌など)や梅毒トレポネーマ *Treponema pallidium*，一部のグラム陰性球菌(髄膜炎菌，淋菌)などに対して有効であるが，グラム陰性桿菌(緑膿菌，大腸菌，赤痢菌など)には無効．その後，抗菌範囲を広げた種々のペニシリンが開発された．[324] ⇨参ペニシリウム〔属〕→2628，ペニシリンアレルギー→2628

ペニシリンアレルギー　penicillin allergy　［ペニシリン過敏症］　ペニシリンに対するアレルギー反応を指す．ペニシリン系抗生物質と生体内のタンパク質が結合することにより，抗原性をもち，アレルギー反応を引き起こす．I型アレルギーであるアナフィラキシーの形で認められることが多く，血圧の低下，意識障害，冷汗などの生命にかかわるペニシリンショックを引き起こすことがある．[386] ⇨参アナフィラキシーショック→167

ペニシリン過敏症⇨同ペニシリンアレルギー→2628

ペニシリン結合タンパク質　penicillin binding protein；PBP　細菌細胞壁合成に関与するムレイン架橋酵素．ペニシリン系などのβラクタム系抗生物質の作用点である．ペニシリン結合タンパク質(PBP)の突然変異によって，メチシリン耐性黄色ブドウ球菌(MRSA)のβラクタム系抗生物質に対する耐性化が起こる．

ペニシリンショック⇨参ペニシリンアレルギー→2628

ペニシリン腎症　penicillin nephropathy　ペニシリン製剤使用5日〜6週の間に生じる腎障害．非乏尿性の急性腎不全で発症することが多く，発疹，発熱や血尿をきたす．血中，尿中に好酸球の増加を伴うことが多い．約15% は乏尿性で血液透析療法が必要となる．病理学的には細胞性免疫機序に伴う急性間質性腎炎であり，急性尿細管壊死をきたすことは少ない．投与の中止で多くは回復する．また高用量のステロイド治療を要することがある．[214]

ペニシリン耐性肺炎球菌⇨参肺炎球菌→2328

ペニシリン皮膚反応　penicillin skin test　ペニシリンに対するアレルギー反応の有無を調べるための皮膚テスト．皮膚を引っ掻いたところにペニシリン液を滴下し，あるいはペニシリン液を皮内注射して，その後に皮膚局所に生じる膨疹の程度を調べる．しかし，これにより全身性アナフィラキシーを起こす可能性があることから，実施の必要性については意見が分かれている．[1439]

ベニテングタケ中毒　amanita muscaria poisoning　ベニテングタケ *Amanita muscaria* は夏から秋にかけて深山の林内に生える．高さ 10-20 cm，深紅色から橙色の傘に白い斑点があるキノコで，イボテン酸，ムスカリンなどの毒成分を含有．摂取すると，興奮，狂躁状態，錯乱，幻覚，視力障害，筋硬直を起こす．治療は，胃洗浄や下剤を用いた毒物の体外除去と，アトロピン硫酸塩水和物およびジアゼパムの投与．[1618]

ベネット骨折　Bennet fracture　［ベネット脱臼骨折，ボクサー骨折］　第1中手骨の近位部の関節内骨折．長母指外転筋に牽引され手根中手関節に脱臼を生じるため，整復位保持が困難であり多くは手術治療が必要になる．[1453]

ベネット脱臼骨折　Bennet fracture dislocation⇨同ベネット骨折→2628

ベネディクト試薬　Benedict reagent　尿糖検査法の1つであるベネディクト法に用いられる試薬．硫酸銅，クエン酸ナトリウム，炭酸ナトリウムの混合液で，糖などで還元されると青色から黄色に変色する．この色調の変化により尿糖を定量する．ベネディクト Stanley R. Benedict はアメリカの生化学者(1884-1936)．[90]

ベネディクト症候群　Benedikt syndrome　中脳赤核およびその近辺にある動眼神経の障害で生じ，患側の動眼神経麻痺と対側の不随意運動(振戦，舞踏病，アテトー

●ベネット骨折

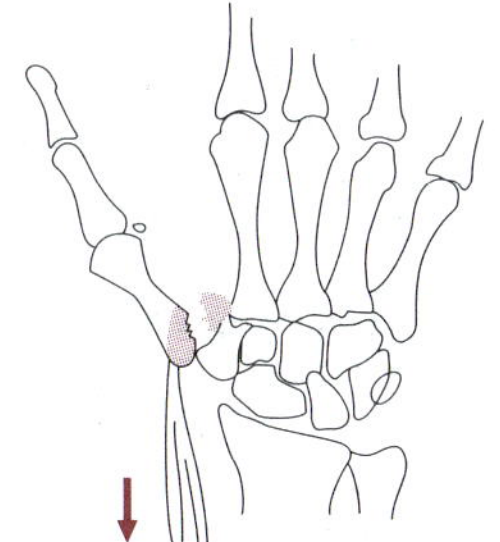

遠位骨片が長母指外転筋に牽引されて脱臼位になる.

ゼなど)を呈する症候群.[584] ⇨参交代性片麻痺→1031

ベネディクト定量試験⇨同ベネディクト法→2629

ベネディクト法 Benedict method ［ベネディクト定量試験］ 尿糖検査法の1つで,試験紙法が普及する以前に行われた方法.ベネディクト試薬に含まれる硫酸銅が糖によってアルカリ溶液中で還元され,水酸化銅または亜酸化銅に変わり,色調が変化する反応を利用したもの.定性法では,尿約0.5 mLにベネディクト試薬5 mLを加え,沸騰水中に2分以上放置後,糖が存在すると青から黄に変色する色調の程度から判定する.ベネディクト Stanley R. Benedict はアメリカの生化学者(1884-1936).[90] ⇨参試験紙法→1263

ベネディクト・ロス式呼吸計 Benedict-Roth〔re〕spirometer 気量型のスパイロメータの最も標準的なもの.肺容量だけでなく,測定された酸素消費量に基づいて基礎代謝率を算定することができる.現在ではほとんど用いられていない.[893]

ヘノッホ・シェーンライン紫斑病 ⇨同シェーンライン・ヘノッホ紫斑病→1223

ヘノッホ・シェーンライン紫斑病性腎炎 Henoch-Schönlein purpura nephritis；HSPN⇨同紫斑病性腎炎→1334

ヘバーデン結節 Heberden node ［ヘーベルデン結節］ 遠位指節間(DIP)関節に起きる変形性関節症(OA).1802年,イギリスの内科医ヘバーデン William Heberden(1710-1801)が報告した.ありふれた疾患で30-50歳代の女性の中指,薬指に好発し,手を使う職業に多い.家族的背景もある.軽い発赤や局所熱感を伴った腫脹と疼痛から始まり,やがて無痛性のかたい結節となる.DIP関節は屈曲変形と側方偏位のため完全伸展が不能になる.[1453] ⇨参変形性関節症→2642

●ヘバーデン結節

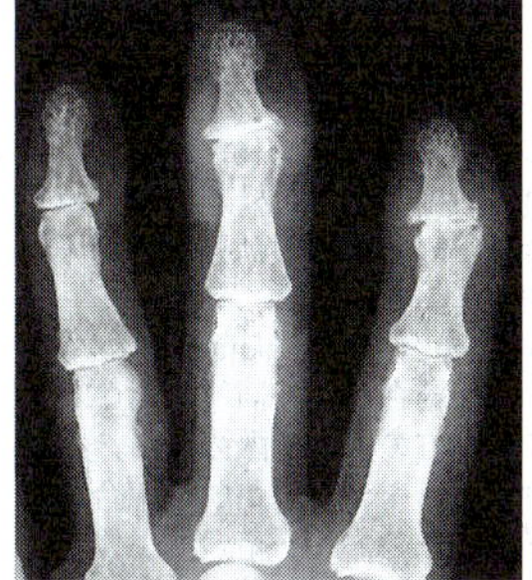

示指,中指や薬指の遠位指節間(DIP)関節に関節裂隙の狭小化,骨硬化や骨棘がみられる.

ヘパチン hepatin⇨同グリコーゲン→827

ヘパトーマ hapatoma⇨同肝細胞癌→601

ヘパドナウイルス〔科〕 *Hepadnaviridae* DNA腫瘍ウイルスでB型肝炎ウイルスが代表的.大きさは42 nm,DNAの形状は一部単鎖の二本鎖環状で,逆転写酵素をもっている.[1113]

ヘパプラスチン試験 hepaplastin test；HPT ［ノルモテスト］ 血液凝固因子のⅡ・Ⅶ・Ⅸ・Ⅹの活性(量)を反映した検査.血液凝固因子はⅠからⅩⅢ(Ⅵを除く)までの12種類が知られているが,このうちⅢ・Ⅳ・Ⅷ因子を除く9種が肝臓で生成される.したがって,これらの活性(量)を知ることにより肝のタンパク質合成能すなわち肝疾患の重症度を判定することができる.特に最も半減期が短いⅦ因子は鋭敏性の点で優れているが,単独で測定することは経済性の点で難があるので,Ⅶ因子を含む複数の因子の総合活性を検査する系がつくられた.健常対照との比で表現され,65%以上が正常で,重症肝不全では40%以下になる.Ⅱ・Ⅴ・Ⅶ・Ⅹ因子活性を反映するプロトロンビン試験(PT)とともに臨床的に広く用いられている.[279,1050]

ベバリッジプラン Beveridge Plan 1942年ベバリッジ William Beveridge(1897-1963)によりイギリス政府に提出された『Social Insurance and Allied Services(邦題:社会保険および関連サービス)』と題する報告書により提唱された総合的な社会保障計画.ナショナルミニマムなどを基本原則とし,5つの巨悪(窮乏,怠惰,疾病,無知,不潔)に対する総合的社会政策の必要性が説かれ,戦後のイギリスの社会保障体系(ゆりかごから墓場まで)の確立に大きく貢献した.それまで理念的にとどまっていた社会保障に具体的内容を与えたという点で社会保障史上で画期的な意味をもち,他の国々でも大きな反響を呼んだ.6つの「基本原則」があり,その内容は,①均一額の最低生活費給付,②均一額の保険料の拠出,③行政責任の統一,④給付の適当性,⑤包括性,⑥ニーズに対応した被保険者の分類,である.そのなかの均一給付・均一拠出の原則はその後の経済事情によって修正を迫られることになった.[457] ⇨参ナショナルミニマム→2193

ヘパリン heparin ウロン酸とヘキソサミンが結合して種々の長さのポリマーを形成している酸性ムコ多糖体.未分画のものは分子量3,000-2万.生体内ではアンチトロンビンⅢ(ATⅢ)と結合し,ATⅢの作用を促進することにより抗凝固作用を現す.肥満(肥胖)細胞および好塩基球の分泌顆粒中に多量に存在し,特に肺・肝の毛細血管周囲の結合組織内に多い.抗凝固薬として,ウシやブタなどの肝・肺・腸粘膜から精製されたものを用いる.最近では,抗Ⅹa活性が強力で半減期も長く,出血のリスクのより少ない低分子ヘパリンがよく用いられている.拮抗物質はプロタミン硫酸塩である.[1131]

ヘパリン血 heparinized blood ［ヘパリン添加血］ 採取した血液に血液凝固抑制作用をもつ抗凝固薬ヘパリンを添加したもの.[1615]

ヘパリン結合性増殖因子 heparin-binding growth factor⇨同線維芽細胞増殖因子→1747

ヘパリンコファクター heparin cofactor ヘパリンの抗凝固作用を補助する因子という意味の術語でアンチトロンビンⅢ(ATⅢ)がその代表であったが，現在では逆にヘパリンがATⅢの補助因子であることが明らかなので，その意味では用いられない．現在では通常，ヘパリンコファクターⅡ(HCⅡ)を意味する．HCⅡはATⅢと同様にヘパリン依存性にトロンビンを阻害する血漿中のセリンプロテアーゼインヒビターで，分子量6万6,000の一本鎖糖タンパクである．生理的意義はATⅢほど明らかではないが，先天性HCⅡ欠損症で血栓症が多発するとの報告があり，ATⅢと同じく生体内で血液凝固制御機構に重要な役割を果たしていると考えられる．[1131]

ヘパリンコファクターⅡ ⇨参ヘパリンコファクター→2630

ヘパリン中和物質 heparin neutralizing substance⇨同血小板第4因子→915

ヘパリン添加血 heparinized blood⇨同ヘパリン血→2629

ヘビーチェーン病 heavy chain disease⇨同H鎖病→63

ベビーフード baby food 離乳を進める際に栄養源を半固形食さらに固形食に移行させる過程に利用される加工食品であり，現在各月齢に合わせて多種類のものが市販されている．乳幼児の食と安全をまもるために品質や衛生面などにも厳しい基準が求められる．ベビーフードを使用する理由の第1はその利便性があげられ，献立に変化をつける，月齢に合わせて粘度，固さ，粒の大きさが調整されており，離乳食を手づくりする際の参考になるなどよい点もある．しかしほとんどの製品で多種類の食材がミックスされており，それぞれの味や固さを体験しにくいこと，ベビーフードのみでは栄養素のバランスがとりにくいことも考慮に入れ，上手に利用することが望まれる．[767] ⇨参離乳→2928，離乳食→2928

ベビーブーム baby boom 出生数が極端に増えること．わが国では第二次世界大戦終結後，出征兵士の復員により結婚数が増加し，1947-49(昭和22-24)年頃，第一次ベビーブームが起こった．その後，「多産多死から少産少死」の時代へと変化したが，このベビーブーム世代が成人し，1971-74(昭和46-49)年頃，第二次ベビーブームが起こった．[271]

ベビーホテル 和製英語．認可外保育施設の中で自治体の認証や認定がなく，①午後7時以降の保育を行っているもの，②児童の宿泊を伴う保育を行っているもの，③時間単位での児童の預かりを行っているもの，のいずれかに該当する保育施設．[516] ⇨参保育所→2657

ヘビ咬創 snake bite 毒蛇(マムシ，ハブ，ヤマカガシなど)による咬傷．疼痛，疼痛部位の毒牙痕，毒の注入による出血や腫脹，全身症状(悪心・嘔吐，下痢，腹痛，頭痛など)を呈する．最も重篤なものは咬傷既往者の再度受傷によるアナフィラキシーショックである．治療は緊縛(毒素の吸収遅延，拡散防止)，牙痕部の切開，吸引(毒素の排除)，輸液と抗毒素血清療法(毒素の中和)，破傷風トキソイド注射，抗菌薬投与(合併症予防)，ショックの治療，血清病の治療である．[1553] ⇨参蛇咬症(だこうしょう)→1914

ベヒテレフ・メンデル反射 Bechterew-Mendel reflex⇨同メンデル・ベヒテレフ反射→2814

ヘビ毒 snake venom⇨同蛇毒→1359

ヘビ毒抗血清 snake venom antiserum，antivenomous serum ［抗ヘビ毒血清］ ヘビ毒の作用を中和する抗体を含む血清．毒ヘビ咬傷後に患者に投与することにより，毒素による局所の腫脹，出血や全身性ショックを予防する．それぞれのヘビ毒に対する抗血清が作製されていて，毒ヘビの種類に応じて適切な抗血清を投与することが必要である．[1439]

ペプシン pepsin 胃内で分泌される酸性プロテアーゼ(タンパク質・ペプチド加水分解酵素)で，不活性型前駆体であるペプシノーゲンが胃液酸性下で自己触媒的に活性化されたもの．主に疎水性アミノ酸部位を切断するアスパラギン酸エンドペプチダーゼである．至適pHは1.5-2と低い．胃液中にはペプシンAが大量に含まれるが，よく似た酵素のペプシンB，ペプシンC(ガストリシン)も存在．ブタやウシの胃から得られるペプシンは，消化促進の目的でときどき使用される．中性，アルカリ性条件下では立体構造が変性し失活する．[384]

ペプチダーゼ peptidase ［ペプチド分解酵素］ ペプチド結合を加水分解してアミノ酸を生成する酵素の総称．消化液中にはアミノペプチダーゼやジペプチダーゼなど多くが存在し，タンパク質をアミノ酸に分解する．アミノペプチダーゼはタンパク質またはペプチドのアミノ末端側から作用して分解し，ジペプチダーゼはジペプチドをアミノ酸に分解．このほか膵液中にはペプチドのカルボキシル末端側から作用して分解するカルボキシルペプチダーゼがある．[384]

ペプチド peptide 2分子以上のαアミノ酸が，ペプチド結合により結合した物質．2個のアミノ酸からなるものをジペプチド，3個のものをトリペプチドという．また10個以内のものはオリゴペプチド，それ以上のものはポリペプチドという．[384]

ペプチドYY peptide YY；PYY ブタ十二指腸から抽出された36個のアミノ酸からなるペプチド．膵ポリペプチド pancreatic polypeptide(PP)，ニューロペプチドY neuropeptide Y(NPY)とともにPPファミリーを形成する．小腸や大腸に多く存在する．胃酸分泌抑制，膵内外分泌抑制，血管収縮抑制作用がある．PYYは胃酸分泌の脳相，胃相を抑制するが，ヒスタミン刺激による胃酸分泌には影響しない．PYYは下部消化管の体液性抑制物質と考えられる．[991]

ペプチドグリカン peptidoglycan ［ムコペプチド，ムレイン，ムコポリマー］ 大多数の原核生物の細胞壁の骨格構造を形成する糖ペプチドポリマー(反復構造をもつ重合体)．*N*-アセチルグルコサミンと*N*-アセチルムラミン酸が交互にβ1→4結合したものが主鎖となる．この主鎖がL-アラニン-D-グルタミン-L-リジン-D-アラニンのペプチド側鎖で架橋し網目状構造をとる巨大な分子を形成する．このために細菌類は強い浸透圧にも耐えうる独特な形を維持できる．[384]

ペプチド結合 peptide bond，peptide linkage タンパク質またはペプチドの主要な結合様式．同種または異種のαアミノ酸どうしで，一方のアミノ酸のアミノ基ともう一方のアミノ酸のカルボキシル基が脱水縮合反応によって生じるアミド結合．-CO-NH-結合．生体ではペプチダーゼやプロテアーゼの加水分解によって，もとのアミノ酸を再生する．[384]

ペプチド分解酵素⇨回ペプチダーゼ→2630

ペプチドホルモン peptide hormone 通常，数十個以下のアミノ酸残基からなるホルモンを指すが，191個のアミノ酸残基をもつ成長ホルモンなどを含めることもある．細胞内で遺伝子から転写・翻訳後，酵素による修飾，分泌顆粒中への濃縮を経て放出される．[1260]

ペプトコッカス〔属〕 *Peptococcus* グラム陽性の嫌気性無芽胞球菌．ヒトの口腔，腸管，泌尿生殖器，皮膚に常在する．菌種はペプトコッカス・ニガー *P. niger* の1菌種．日和見感染を起こす．[324]

ペプトストレプトコッカス〔属〕 *Peptostreptococcus* グラム陽性の嫌気性無芽胞球菌．ヒトの口腔，腸管，泌尿生殖器，皮膚などの常在菌．10菌種以上が含まれるが，ペプトストレプトコッカス・アナエロビウス *P. anaerobius*，ペプトストレプトコッカス・マグヌス *P. magnus*，ペプトストレプトコッカス・ミクロス *P. micros*，ペプトストレプトコッカス・アサッカロリチカス *P. asaccharolyticus* などが臨床材料から分離される．他の菌との混合感染として分離されることが多い．[324]

ペプトン peptone タンパク質の部分的な加水分解産物．体内に摂取されたタンパク質は胃液中の酸やペプシン，トリプシン，パパインなどのタンパク質分解酵素によってペプトンまで分解される．動物のタンパク質(肉，肝臓，ゼラチン)，牛乳タンパク(カゼイン)，大豆タンパクをタンパク質分解酵素で処理したペプトンはポリペプチド，アミノ酸，塩類が含まれ，細菌・真菌培養の培地成分の1つとして用いられる．分子量が小さいので熱凝固せず，また酸や硫酸アンモニウムによって沈殿しない．材料の種類，酵素処理の方法の違いにより種々の製品がある．[106]

ヘブラ Ferdinand von Hebra ［フォン=ヘブラ］ オーストリアのブリュン(現チェコのブルノ)生まれの皮膚科学者で近代皮膚科学の祖(1816-80)．ウィーン学派の一人で体液病理説を排し，皮膚病は局所刺激および寄生体により起こるとした．1841年ウィーン大学卒業，1845年同大学皮膚科主任，1869年同大学教授．湿疹や疥癬について研究，皮膚疾患の系統的分類を行い，痒疹，紅色粃糠疹，疱疹状膿痂疹について記載．基本となる皮膚科学書『皮膚疾患図譜』を刊行．多くの弟子を育てたが，その中でも彼の後継者となったカポジ Moritz Kaposi(1837-1902)は有名．カポジのもとに学んだ土肥慶蔵(1866-1931)がわが国の皮膚科学の基礎を築いており，近代日本には当初よりヘブラの皮膚科学が導入され，発展した．[1082]

ペプロウ Hildegard E. Peplau アメリカ，ペンシルバニア州生まれ(1909-99)．ヘンダーソン Virginia Henderson(1987-1996)と並ぶ看護理論家の草分け的存在．1952年に『Interpersonal Relations in Nursing(邦題：人間関係の看護論)』を出版．自身の経験を詳述した研究ノートをもとに，世界各地で講演を行い評論を残している．ペプロウは行動科学および心理学的モデルをもとに，看護を「有意義な治療的な対人的プロセスである」ととらえ，「パーソナリティの前進や助長を目的とした教育的手だてであり，成長を促す力である」としている．その考えをもとに対人関係のプロセス，すなわち看護師-患者関係の諸段階の概念を記述した．看護師-患者関係は，①方向づけ orientation，②同一化 identification，③開拓利用 exploitation，④問題解決 resolution という局面で構成されており，その中の看護師の役割は，①未知の人の役割 stranger role，②情報提供者の役割 resource role，③教育的役割 teaching role(知識の伝授と体験的教育がある)，④リーダーシップ的役割 leadership role，⑤代理人的役割 surrogate role，⑥カウンセラーの役割 counseling role である．この看護モデルはのちの看護師-患者関係に基づく研究や臨床に広く活用されている．また，臨床における経験的事象を詳細に観察し，そこから看護独自の概念を導き出すという方法は，以後の多くの看護研究の手本となっている．[1199]

ヘマグルチニン⇨回赤血球凝集素→1731

ヘマチン hematin プロトポルフィリンⅨが三価鉄(Fe^{3+})と結合したもの．フェリプロトポルフィリンⅨともいう．一方，プロトポルフィリンⅨが二価鉄(Fe^{2+})と結合したものがヘム(フェロプロトポルフィリンⅨ)である．[656]

ヘマトイジン沈着 hematoidin deposition，hematoidin pigmentation ［類血素沈着］ ビリルビンと同様の組織であるヘマトイジンの沈着で，出血部の細胞外によくみられる．血色素ヘムは細胞外ではヘマトイジンとなり，これは遊離の鉄を含まず，ベルリンブルーで染まらない．多くは結晶の形をとる．[1531]

ヘマトキシリン・エオジン染色法 hematoxylin-eosin stain〔ing〕 ［HE染色法］ 組織検査で日常的に用いられる組織片の一般染色法で，細胞診の塗抹標本染色に使用されることもある．最初に切片をヘマトキシリン染色液で染め，そのあとで酸性色素であるエオジン(エオジンY)の薄い水溶液またはアルコール溶液で後染色を行う．核は青紫色，細胞質や分泌物，組織液は淡紅色に染まる．ヘマトキシリンは中南米原産のマメ科植物から得られる天然色素で，酸化するとヘマチンとなり，これをカリウムミョウバンなどの陶土類に結合するとレーキ(染色剤に金属塩などを加えた不溶性のもの)を生じてヘマチン-レーキの形になり，これは塩基性色素としての染色性をもち，細胞核や好塩基性成分を青紫色に染める．カリウムミョウバンの代わりに鉄ミョウバン，塩化第二鉄を用いることもある．[1531]

ヘマトキシリン体 hematoxylin body 全身性エリテマトーデス(SLE)の病巣内にみられる粗大な核片よりなる無構造物質で，ヘマトキシリン・エオジン染色によって青紫色に染色される．成人女性に多く発症するSLEは，ほぼ100%の頻度で腎糸球体に何らかの変性を起こしており，代表的な免疫複合体腎炎はループス腎炎と呼ばれている．ループス腎炎はすべての腎組織障害が出現しうるほど多彩な病変をもつが，ワイヤーループ病変と係蹄内のヘマトキシリン体の存在はSLEに特異的．腎以外にも，心内膜や脾などでもみられる．[1531]

ヘマトクリット〔値〕 hematocrit value；Hct, Ht ［赤血球容積率］ 全血液の容積に対して，赤血球の容積が占める割合を百分率で示した値．遠心法や電気的ヘマトクリット値測定法によって測定される．成人の基準値は男性で約45%，女性で約40%である．[656]

ヘミセクション hemisection ［分割抜歯法］ 保存不可能な下顎臼歯の近心根または遠心根を歯冠とともに分

割して抜歯する方法(図)．歯内療法では，近心根または遠心根に歯内治療では治癒しない根尖病巣，歯根破折や根管壁が穿孔した場合などが適応である．歯周治療では，根分岐部病変2度または3度(リンデ Lindhe の分類)の場合で根尖部付近まで歯槽骨の吸収がみられる症例が適応である．ヘミセクション後は支持力が弱くなるので，残存歯根を支台歯として固定を兼ねた清掃性の高い補綴修復物が必要である．処置終了後は，歯周病管理(メインテナンス)が重要である．[434] ⇒参根分岐部病変→1146

●ヘミセクション

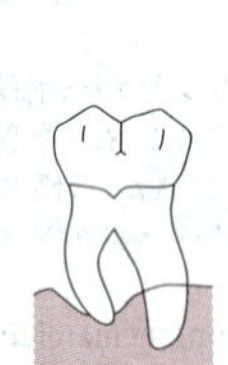

下顎大臼歯近心根のヘミセクション

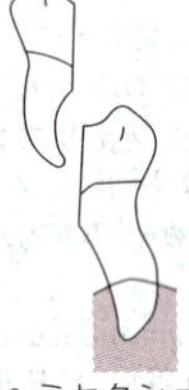

ヘミセクション後残存根の形を整理する

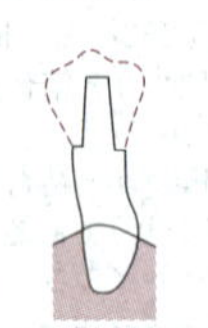

残存根に補綴物を装着する

ヘミ接合体 hemizygote ［半接合体］ 半接合体ともいい，遺伝子の量が単量である個体をいう．二倍体細胞の常染色体については2本の相同染色体上に1対の遺伝子をもつので遺伝子量は2倍量であるが，一倍体(ハプロイド haploid)生物では遺伝子量は単量でありヘミ接合の状態である．性染色体について男性では X，Y は各1本であるためそれらに位置する遺伝子は単量であり，ヘミ接合の状態にある．また，一方の常染色体の一部あるいはすべてが欠失すると，そのうえに存在した遺伝子についてはヘミ接合となる．[368]

ヘミブロック hemiblock⇒同束枝ブロック→1833

ヘム heme ポルフィリンと二価鉄錯体の総称．狭義には二価鉄錯体を指し，ほとんどの場合プロトポルフィリンのヘムであるプロトヘム(ヘム b)を指す．プロトヘムは4個のピロール基が環状に結合したプロトポルフィリンの中央に鉄1原子が結合したもので，フェロヘムともいい，ヘモグロビン分子の色素成分．赤血球内でこのヘム部分が酸素を結合したり遊離したりする．ヘムは非常に不安定なため遊離状態では存在せず，酸化されてヘミンとなる．タンパク質と結合するとヘムタンパク質となる．[384]

ペム PEM⇒同タンパク質・エネルギー低栄養状態→1956

ヘムアグルチニン⇒同赤血球凝集素→1731

ヘムタンパク質 heme protein ヘムを構成成分とする複合タンパク質の総称．ヘムとタンパク質の結合様式によって酸素の運搬体，電子伝達体，過酸化水素分解酵素および酸化還元酵素体という多種多様の機能をもつ．例えば，シトクロム P-450，シトクロム *b*，カタラーゼ，ヘモグロビン，ミオグロビンなどはヘムタンパク質の一種である．[384]

ヘム鉄 heme iron ポルフィリン骨格に配位している鉄イオンのこと．肉や魚のミオグロビンやヘモグロビンに由来する鉄はヘム鉄．一方，野菜や穀物に含まれる鉄分を，非ヘム鉄という．[384]

ヘモグラム hemogram⇒同血液像→890

ヘモグロビン hemoglobin；Hb ［血色素，Hb］ α 様グロビン鎖(α 鎖，ζ 鎖)の二量体，β 様グロビン鎖(β 鎖，γ 鎖，δ 鎖，ε 鎖)の二量体，4分子のヘムから構成される．ヒトの正常ヘモグロビンは，グロビン鎖の種類によって，胚性(Hb Gower-1，Hb Gower-2)，胎児性(Hb F)，成人性(Hb A，Hb A_2)に区別される．赤血球に含まれており，肺において酸素に触れると酸素を取り入れてオキシヘモグロビンとなり，組織へ酸素を運搬する．一方，組織で産生された二酸化炭素を肺へ運搬する機能ももつ．[656]

ヘモグロビン A hemoglobin A；Hb A⇒同成人ヘモグロビン→1685

ヘモグロビン A_{1c} hemoglobin A_{1c}；HbA_{1c} ［グリコシルヘモグロビン，グルコヘモグロビン］ 成人の通常のヘモグロビンをヘモグロビン A という(A は adult の略)．糖は反応性が高く，非酵素的にタンパク質などに結合する．ブドウ糖が結合したヘモグロビン A をヘモグロビン A_{1c} という．最近1-2か月間の平均血糖値の指標となり，基準値はおよそ 4.3-5.8% である．この値が 6.5% 以上なら糖尿病と診断でき，7% 未満に保つことが糖尿病における血糖コントロールの目標の1つとなる．[930]

ヘモグロビン A_{1c} 測定 determination of hemoglobin A_{1c} 安定型のヘモグロビン A_{1c}(HbA_{1c})を測定することで，過去1-2か月の平均血糖レベルを知ることができる．基準値は 4.3-5.8%．ヘモグロビンは主要成分であるヘモグロビン A_0(HbA_0)と糖化ヘモグロビンのヘモグロビン A_1(HbA_1)に区別することができる．さらに HbA_1 は HbA_{1a}，HbA_{1b}，HbA_{1c} に分画される．HbA_{1c} は HbA_1 の主分画で，HbA_0 の β 鎖 N 末端のバリンがグルコースと非酵素的に結合したもの．HbA_{1c} はさらに安定型と不安定型に分類されるが，最近では安定型 HbA_{1c} を測定し，血糖コントロールの指標としている．[1181]

ヘモグロビン C 症 hemoglobin C disease；Hb C disease 異常ヘモグロビンであるヘモグロビン C により生じる先天性溶血性貧血．ヘモグロビン C は，β 鎖の6番目のグルタミン酸がリジンに置換されたもので，赤血球内に沈殿して溶血する．ホモ接合体では中程度の正球性正色素性溶血性貧血を呈するが，ヘテロ接合体では貧血は起こらない．[1038]

ヘモグロビン F hemoglobin F；Hb F ［胎児ヘモグロビン，Hb F，胎児型血色素］ α 鎖二量体，γ 鎖二量体，4分子のヘムから構成されるヘモグロビン．胎児期に産生されるヘモグロビンの主体を占める．成人型と比較して強い酸素親和性をもつことから，胎盤における母体赤血球から胎児赤血球への酸素の受け渡しが容易になる．通常では，幼児期に急速に減少し，成人ではヘモグロビン全体の1% 以下となる．一方，成人における Hb F の増加は，異常ヘモグロビン血症，再生不良性貧血，悪性貧血，骨髄異形成症候群，白血病などでみられることがある．[656]

ヘモグロビン H hemoglobin H；Hb H α 鎖グロビンをもたず，β 鎖グロビン四量体と4分子のヘムによって構成される異常ヘモグロビン．α サラセミアなどで生じる．ヘモグロビン H 染色によって青色封入体として検出される．[656]

ヘモグロビンS hemoglobin S；Hb S ［**鎌状赤血球ヘモグロビン**］ 異常ヘモグロビンの代表的な存在で，β鎖6番目のグルタミン酸がバリンに置換されている．電気泳動での移動度が遅く，溶解度も低い．末梢組織の低い酸素分圧下では，脱酸素化されて赤血球内でヘモグロビンSの重合が起こり，赤血球が鎌状に変形する．そのため循環障害と溶血による貧血の原因となり，鎌状赤血球貧血という重篤な疾患を引き起こす．遺伝性疾患で黒人に多い．[384]

ヘモグロビンS-C症 hemoglobin S-C disease；Hb S-C disease 赤血球内に異常なヘモグロビンS(Hb S；β鎖のN末端から6番目のグルタミン酸がバリンに置換)とヘモグロビンC(Hb C；β鎖のN末端から6番目のグルタミン酸がリジンに置換)を認める異常ヘモグロビン血症．脾腫，中程度の貧血を呈する．[1038] ⇨参異常ヘモグロビン症→238

ヘモグロビンS症 hemoglobin S disease⇨同鎌状赤血球貧血→547

ヘモグロビン異常症⇨同異常ヘモグロビン症→238

ヘモグロビン遺伝子 hemoglobin gene ［**血色素遺伝子**］ ヘモグロビン分子はグロビンの四量体であり，この組成を決める遺伝子のこと．ヘモグロビン分子を構成する4個のグロビンのポリペプチド鎖は，1対の141個のアミノ酸が連なったα鎖様(α鎖とχ鎖)グロビンと，1対の146個のアミノ酸が連なった非α鎖様(β鎖，γ鎖，δ鎖およびε鎖)グロビンである．α鎖様グロビン遺伝子は16番染色体短腕上に，またβ鎖様グロビン遺伝子は11番染色体短腕上に並んでいる．[229]

ヘモグロビン円柱⇨参円柱→382

ヘモグロビン血症 hemoglobinemia ［**血色素血症**］ 赤血球内のヘモグロビンが循環血液の血漿中に遊離し増加した病態．血漿ヘモグロビン値が正常より増加した状態をいう．発作性夜間ヘモグロビン尿症，発作性寒冷ヘモグロビン尿症，機械的溶血などの血管内溶血により起こる．[1038]

ヘモグロビン酸素解離曲線 hemoglobin-oxygen dissociation curve⇨同酸素解離曲線→1209

ヘモグロビン指数⇨同色素指数→1239

ヘモグロビン定量法 hemoglobin quantification method ［**血色素定量法**］ ヘモグロビン(Hb，血色素)の血中濃度を測定する方法．現在ではシアンメトヘモグロビン法が最も普及し，国際標準化委員会で採用されている．ヘモグロビンそのものは不安定な物質なので，血液に薬物(フェリシアン化カリウム)を加え，ヘモグロビンをヘモグロビン誘導体〔メトヘモグロビン(Hi)〕に転換し，次にシアン化カリウムを加えてシアンメトヘモグロビン(HiCN)化させ，光電比色計で測定する．自動血球計数器などによるヘモグロビン測定もこの方法に従っているが，近年，環境に対する配慮からラウリル硫酸ナトリウム-ヘモグロビン法など，ノンシアン法による機種も増えている．[1615]

ヘモグロビン尿症 hemoglobinuria ［**血色素尿症**］ 血管内で何らかの原因によって赤血球が異常に多く破壊されたために，ヘモグロビンが尿中に出現する状態．通常，血漿中のヘモグロビンは血清にあるハプトグロビンと結合して処理される．ハプトグロビンで処理しきれなかったヘモグロビンはヘモペキシンと結合することによって処理される．しかし，大量のヘモグロビンが血漿中に遊離されたためにハプトグロビン・ヘモペキシンの結合能力を超えてしまい，腎臓を経由して尿に排泄される．溶血を引き起こす発作性夜間ヘモグロビン尿症やグルコース-6-デヒドロゲナーゼ欠損症，自己免疫性溶血性疾患などで認められ，薬剤や不適合輸血でも起こる．また，急性腎不全を起こす原因にもなる．[1038]

ヘモグロビン尿性腎症 hemoglobinuric nephropathy ［**血色素尿性腎症**］ 赤血球膜の後天的欠損により補体に対する感受性が増加し，赤血球膜が損傷を受け溶血をきたす疾患．夜間に血管内溶血を起こし，早朝ワインカラー尿を認めるほか，血栓症をきたすことがある．検査所見では汎血球減少，ハムHam試験，砂糖水sugar water試験陽性，赤血球膜のアセチルコリンエステラーゼ活性低下と好中球のNAP低下などが認められる．軽症例では治療の必要はないが，重症例に対しては貧血の治療，溶血発作の予防的治療，発作時の迅速な処置，血栓症の予防，出血傾向への対応などが必要である．[858]

ヘモグロビン濃度 hemoglobin concentration；Hb ［**血色素濃度**］ ヘモグロビンはグロビン鎖とヘムが結合した分子量約6万4,500の物質で，赤血球中にあって酸素運搬の役割を担っている．基準範囲は男性13.5-17.6 g/dL，女性11.3-15.2 g/dL．[1615]

ヘモクロマトーシス hemochromatosis ［**血色素沈着症**］ 肝臓，膵臓，心臓，皮膚などの全身の実質臓器に，ヘモジデリン(ヘモグロビンの分解過程で生じた鉄を含む色素)が沈着して臓器障害をきたす疾患．皮膚の色素沈着(青銅色)，肝硬変，二次性糖尿病の三主徴に心機能低下や内分泌障害などを呈する．原発性と続発性に分けられ，原発性の場合は常染色体劣性遺伝によるもので，腸管での鉄の吸収が亢進し，各臓器の細胞に鉄が蓄積した結果生じる．続発性は，過剰な輸血や鉄剤の投与(血液疾患などを基礎にもつ)，食事での鉄の過剰摂取などが原因となる．前述の症状と血清鉄，血清トランスフェリン飽和度は高値を示し，血清フェリチン値の上昇などの検査結果，肝生検，肝CTなどから診断する．治療は瀉血が第一選択であるが，瀉血ができない場合には，鉄キレート療法(除鉄剤の投与)を行う．[1038]

ヘモシアニン hemocyanin ［**血青素**］ 節足動物，軟体動物や甲殻類の酸素運搬色素．血青素ともいう．分子量は約45万～1,300万．酸素と可逆的に結合する活性の中心は銅．ヘモグロビンと同様に酸素を運搬する機能をもつ．しかしヘモシアニンの場合，1個の酸素分子は2個の二価の銅イオンと結合し青色を呈するが，酸素を離すと一価の銅イオンとなり無色となる．[384]

ヘモジデリン hemosiderin ［**血鉄素**］ 水酸化鉄の形で鉄を多量に含み体内の鉄貯蔵の役割を果たす不溶性タンパク質．同じ鉄貯蔵タンパクであるフェリチンのタンパク部分が一部消化され重合して鉄原子を取り込んで生じると考えられる．鉄過剰症では肝その他の網内系細胞や実質細胞で増加する．組織学的にはプルシアンブルー染色によって検出し体内の貯蔵鉄の指標とする．また鉄はヘモジデリンとして尿中へ排出されるので，溶血で遊離ヘモグロビンが増加すると尿中ヘモジ

デリンが陽性となる.[384]

ヘモジデリン尿症　hemosiderinuria　尿中にヘモジデリンが存在する病態．慢性の血管内溶血がある場合に，血管内に遊出したヘモグロビンが糸球体を通過して尿細管に出る．このヘモグロビンが再吸収され尿細管上皮に沈着してヘモグロビン中のヘム鉄はヘモジデリンに変性する．この尿細管上皮が剝離し，尿中に排泄されるとヘモジデリン尿を呈する．溶血性貧血でみられる．[1038] ⇨参ヘモグロビン尿症⇀2633，血管内溶血⇀904

ヘモジデローシス　hemosiderosis　［血鉄症］　ヘモジデリン(体内に鉄を貯蔵するタンパク質で水に不溶性)が過剰に組織に沈着しているが，ヘモクロマトーシスのような臓器障害がない病態．肝臓と脾臓にみられることが多い．輸血，溶血，非経口鉄剤の過剰投与が原因として多い．[1038]

ヘモビリア　hemobilia⇨同血性胆汁⇀919

ヘモフィルス・エジプティウス　*Haemophilus aegyptius*⇨同コッホ・ウィークス菌⇀1120

ヘモフィルス〔属〕　*Haemophilus*　グラム陰性の短桿菌．通性嫌気性．芽胞と鞭毛をもたない．発育因子として血液中に含まれる耐熱性のX因子(ヘミン)，易熱性のV因子(NAD)の両方か一方を必要とする．ほとんどの種はヒトの上気道に常在．臨床的に重要なのはヘモフィルス・インフルエンザエ *H. influenzae* で，小児の髄膜炎，急性呼吸器感染の原因菌として重要．その他，中耳炎や心内膜炎などさまざまな疾患を起こす．成人では気道感染症の増悪や肺炎の原因菌として重要．ヘモフィルス・デュクレイー *H. ducreyi* は性感染症の1つである軟性下疳の原因菌．感染後数日で外性器に腫脹・膿疱，痛みを伴うやわらかい潰瘍を生じるが，わが国ではまれな疾患．アンピシリン，セファロスポリン系抗菌薬，ニューキノロン系抗菌薬に感受性があるが，耐性菌も増加している．[324]

ヘモフィルス・デュクレイ　*Haemophilus ducreyi*⇨同軟性下疳(げかん)菌⇀2200

ヘモフスチン　hemofuscin　［血褐素］　脂肪を含む褐色調色素顆粒で，消耗色素の1つと考えられている．細胞に鉄の沈着を引き起こすヘモクロマトーシスにおいては全身臓器組織，ことに肝，膵，甲状腺，胃粘膜，唾液腺，心筋，皮膚などに高度のヘモジデリン沈着と同時にヘモフスチン沈着やリポフスチン様色素を伴う．[1531]

ヘモポエチン　hemopoietin　［造血促進因子］　血球の産生を促進させる液性因子の総称．エリスロポエチン，G-CSF(顆粒球コロニー刺激因子)などさまざまな液性因子が血球生成に関与していることが現在知られているが，以前はその正体が不明で，これらの因子をヘモポエチンと総称していた．[1377] ⇨参サイトカイン⇀1167

ヘモリジン　hemolysin⇨同溶血毒⇀2867

ヘモレオロジー⇨同血液レオロジー⇀891

ペラグラ　pellagra　［地方病性紅斑］　水溶性のビタミン複合体であるニコチン酸(ナイアシン)またはその前駆体であるトリプトファンの欠乏によって起こる疾患．皮膚では露光部に光線過敏症状(紅斑，浮腫，水疱，びらん)が起こり，痂皮，色素沈着，多彩な皮膚萎縮が境界明確に出現し，舌や口唇の炎症性変化を伴う．消化器症状として頑固な水様下痢，食欲不振，腹痛，食道炎などがみられ，神経症状としては頭痛，知覚異常，運動障害，幻覚，神経衰弱を示す．栄養不良や消化器疾患による吸収不全，あるいは慢性アルコール中毒，トリプトファン代謝異常，イソニアジドなどの薬物の副作用(ニコチン酸生成を阻害する)などが原因．ニコチン酸アミドとビタミンB_2・B_6・B_{12}の投与を行い治療すると同時に，栄養面における管理，指導が大切．[95] ⇨参ナイアシン欠乏症⇀2176

ペラグラ精神病　pellagra psychosis　ニコチン酸欠乏によって起こる症状精神病．発生頻度が高いものではないが，疫学的には正確にはわかっていない．ニコチン酸は肝臓，鶏肉，大豆，ピーナツなどに多く含まれているので，通常の食生活では欠乏は起こりにくい．飢餓，断食，摂食障害やアルコール依存症による摂食不良などの場合に問題になる．その他，消化管障害によるニコチン酸吸収不全や抗結核薬イソニアジドによるニコチン酸補酵素の合成阻害なども欠乏の一因．症状は三徴候として3つのDがあり，精神症状のDは認知症 dementia であるが，その他，躁・うつ(鬱)状態，せん妄，錯乱，幻覚妄想，解離性状態，神経症状として痙攣発作，ミオクローヌスなど多彩であり，進行すると認知症や健忘に至る．皮膚症状は日光露出部での紅斑，水疱，落屑などを示す皮膚炎 dermatitis であるが，顕在化しないこともあるので注意を要する．消化管症状は下痢 diarrhea．多彩な精神症状に頑固な下痢を併発する例では本症を考慮する価値がある．治療は注射あるいは内服によるニコチン酸の投与．[768] ⇨参ペラグラ⇀2634

ヘリウム　helium；He　［He］　無色，無臭，不燃性のガスで，宇宙に2番目に多く存在する元素．元素記号He．大気中に約5.2 ppm存在しており，比重は0.14(空気＝1)，沸点は −269℃．化学的にはまったく不活性で，通常の状態では他の元素や化合物と結合しない．理論的には空気から分離抽出できるが，含有量があまりに少ないため，工業的には天然ガス中に約0.5%前後含まれるヘリウムを分離，精製する．画像診断法の1つのMRI(磁気共鳴映像法)で液体ヘリウムが超伝導磁石の冷却用に用いられている．[1457]

ヘリオトロープ疹　heliotrope eruption　上眼瞼部にみられる紫紅色の浮腫性変化で，膠原病の一病型である皮膚筋炎の皮膚症状として重要．ヘリオトロープはヨーロッパのキダチルリソウ属の草本で，紫色の花を咲かせ，その色に由来．欧米人に比して日本人では本来のヘリオトロープよりも一般に色調が濃く現れる．[95]

ヘリカルCT　helical CT　［らせんCT，スパイラルCT］　CTのスキャン方法の1つ．対向したX線管とX線検出器が連続回転(スリップリング方式)し，同時にガントリー内を患者テーブルが一定の速度で移動して，スキャン範囲のデータを体積としてとらえる．この方式によって検査時間は大幅に短くなり，呼吸停止下に広範囲の撮影を行える．ダイナミックCTや三次元画像表示にも有利．[264]

ヘリコバクター〔属〕　*Helicobacter*　らせん状に彎曲したグラム陰性の無芽胞桿菌．微好気性である．10種以上の菌種が分類されているが，臨床的に重要なのはヘリコバクター・ピロリ *H. pylori*(ピロリ菌)で，ウレアーゼを大量に産生する．ヘリコバクター・ピロリは

ヒトの胃に定着して，種々の胃疾患(慢性胃炎，消化性潰瘍，胃癌など)との関連性について注目されている．[324]

ヘリコバクター・ピロリ *Helicobacter pylori* ［ピロリ菌］ 1983年にオーストラリアのウォレン John Robin Warren とマーシャル Barry James Marshal によってヒトの胃粘膜から分離，培養されたグラム陰性のらせん状桿菌．数本の鞭毛をもつことが形態的な特徴．強いウレアーゼ活性を有し，胃液中の尿素からアンモニアを産生することによって，胃液という強酸環境でも生存できる．慢性活動性胃炎，胃・十二指腸潰瘍，胃癌，胃 MALT リンパ腫の重要な病因と考えられており，慢性活動性胃炎や胃潰瘍では 70-90%，十二指腸潰瘍では 80-100%，胃癌では 60-100% に感染を認める．感染経路は，経口および糞口感染が考えられる．わが国では，高齢になるにつれて感染率が高くなっているが，発展途上国では低年齢層からの感染が認められるヘリコバクター・ピロリの存在診断は，鍍銀染色(ワルチン・スタリー Warthin-Starry) やギムザ Giemza 染色による病理組織診断や，迅速ウレアーゼ法，尿素呼気試験，抗ヘリコバクター抗体の検出およびヘリコバクター・ピロリの培養検査によって行われる．治療法は，プロトンポンプインヒビター(PPI)とアモキシシリン水和物，クラリスロマイシン，メトロニダゾールのうち2種類を組み合わせた3剤併用療法が主流．除菌成功率は 90-95% 程度．[1267]

ペリツェウス・メルツバッハー病 Pelizaeus-Merzbacher disease 遺伝性の髄鞘瘁性不全をきたす疾患．幼小児期の発症が多く，運動および精神発達の停止・退行，運動失調，四肢の痙性が出現し，慢性に進行する．錐体外路徴候，痙攣が加わり，末期には除脳固縮となる．臨床亜型として先天型，成人型の報告もある．[584]

ヘリックスループヘリックス helix-loop-helix；HLH DNA 結合タンパク質の一部に共通にみられる高次構造．ループで隔てられた2つのαヘリックス構造によってダイマーを形成するモチーフを有している．DNA のコンセンサス配列に結合する DNA 結合タンパク質で，細胞増殖や個体の発生分化にかかわる遺伝子発現を調節する転写因子としてさまざまな組織で機能している．[384]

ペリメーター perimeter⇨同視野計→1355

ベリリウム beryllium；Be ［Be］ 軽量の金属元素(元素記号 Be)の一種で青味がかった灰色の色調をもつ．原子番号 4，原子量 9.012．緑柱石から単離され，銅，ニッケルなどとの合金として用いられ，また蛍光性粉末として使用される．ベリリウム蒸気や粉塵は有毒で，急性曝露では上気道炎，気管支炎，肺炎を起こす．慢性曝露では間質性肺炎，細気管支拡張症，瘢痕性肺気腫を起こす．その他，皮膚，皮下組織をおかす．[953]

ベリリウム中毒 beryllium poisoning ベリリウム(Be)は原子番号 4，原子量 9.012 の金属．軽量，強靭で，耐食性，熱伝送性，延性に優れる．金属ベリリウムは宇宙開発構造材，航空機用制御部品などに，ベリリウム化合物は伸展材，セラミック磁器，半導体などの製造に広く使われている．可溶性ベリリウム化合物が皮膚に付着すると，細胞性免疫による遅延型過敏反応である接触性皮膚炎が起こる．不溶性ベリリウム化合物の付着により皮膚肉芽腫が形成される．診断のためのパッチテストはそれ自体が感作性であるため望ましくない．吸入曝露による急性症状は気管・気管支炎，肺炎など．慢性曝露では肺びまん性間質性肉芽腫症(ベリリウム肺)を引き起こす．胸部 X 線所見はびまん性微細粒状陰影が主体で，線状陰影も加わる．肺機能検査は拡散障害が特徴的で，進行すると拘束性障害も加わる．予後不良であり，根本的治療はない．発癌性について，国際癌研究機関(IARC)は Group 1(ヒトに対して発癌性あり)，日本産業衛生学会は第2群 A(ヒトに対しておそらく発癌性あり)，許容濃度は 0.002 mg/m^3 としている．[461]

ベリリウム肺⇨参ベリリウム中毒→2635

ベル bel；B 音の強さの単位で，相対強度を表す．電話の発明者ベル Alexander G. Bell(1847-1922)に由来する．単位としてはベルの 1/10 であるデシベル decibel(dB)を使用することが多い．ある振動数の音の領域を P_0，同じ振動数の任意の領域以上の音の強さを P とすると，この音の強さは $\log(P/P_0)$ (ベル，B)である．[565]

ペルーいぼ病⇨同バルトネラ症→2401

ペル・エプシュタイン熱 Pel-Ebstein fever ［マーチソン熱］ 悪性リンパ腫で現れる周期的発熱．典型的なものは2週間ごとに 4-5 日間，38℃ 以上の発熱を繰り返す．腫瘍熱の代表的なもの．オランダの内科医ペル Pieter K. Pel(1852-1919)とドイツの内科医エプシュタイン Wilhelm Ebstein(1836-1912)の報告による．[1464]

ペルオキシソーム病 peroxisomal disorder，peroxisome biogenesis disorder；PBD ［ペロキシソーム病］ 細胞小器官の1つであるペルオキシソームには，カタラーゼ，極長鎖脂肪酸β酸化，プラスマローゲン合成系などの酵素がある．ペルオキシソーム病は，2つに大別できる．1つは，ペルオキシソーム形成異常(ツェルウェガー Zellweger 症候群，新生児型副腎白質ジストロフィー，乳児型レフスム Refsum 病など)で，複数のペルオキシソーム酵素が欠損する．代表的疾患であるツェルウェガー症候群は，筋緊張低下，肝障害，極長鎖脂肪酸の蓄積などがみられ乳児期に死亡する．もう1つは，ペルオキシソーム酵素の単独欠損症で，X 連鎖型副腎白質ジストロフィー，アシル-CoA オキシダーゼ欠損症，I 型シュウ酸尿症，カタラーゼ欠損症な

●ペルオキシソーム病の分類

1. ペルオキシソーム形成異常
   1) ツェルウェガー症候群
   2) 新生児型副腎白質ジストロフィー
   3) 乳児型レフスム病
   4) 肢根型点状軟骨異形成症
2. ペルオキシソーム単独酵素欠損症
   1) X 連鎖型副腎白質ジストロフィー
   2) アシル-CoA オキシダーゼ欠損症
   3) 二頭酵素欠損症
   4) ペルオキシソームチオラーゼ欠損症
   5) 古典的レフスム病
   6) カタラーゼ欠損症
   7) I 型シュウ酸尿症
   8) プラスマローゲン合成酵素欠損症

どがある．X 連鎖型副腎白質ジストロフィーでは，幼児期より脱髄，副腎皮質機能不全，極長鎖脂肪酸の蓄積などがみられる．I 型シュウ酸尿症では尿路結石，腎不全を示す．[1536] ⇨参副腎白質ジストロフィー→2540

ペルオキシダーゼ peroxidase；PO，POase 一般に，$H_2O_2 + AH_2 \rightarrow 2H_2O + A$ という反応を触媒する酵素．この反応では過酸化水素は水素受容体として働き水に交換される．一般に植物界に広く分布し，中でも西洋ワサビが最もよく知られている．哺乳類では甲状腺，唾液，白血球や赤血球にも存在し，それぞれ異なる基質を酸化．生体内の活性酸素を消去することから，活性酸素に対する生体防御システムとして機能している．[384]

ペルオキシダーゼ染色 peroxidase stain⇨同ペルオキシダーゼ反応→2636

ペルオキシダーゼ反応 peroxidase reaction ［ペルオキシダーゼ染色］ 好中球や単球およびその未熟細胞の顆粒内に存在し，貪食細胞内での殺菌に働く酸化酵素の1つであるペルオキシダーゼの存在を染色して調べる方法．骨髄系細胞では骨髄芽球からミエロペルオキシダーゼが発現しているのでリンパ球系細胞と見分ける目的で行われ，急性骨髄性白血病と急性リンパ性白血病の鑑別に広く用いられている．[1615]

ベル型赤血球⇨同帽子状血球→2668

ベルクマングリア Bergmann glia⇨同ベルクマン膠細胞→2636

ベルクマン膠細胞 Bergmann glia ［ベルクマングリア］ 小脳のプルキンエ Purkinje 細胞層に細胞体の存在する星状膠細胞．主要突起を分子層に向けて平行に突出し，神経膠性表層限界膜を形成しているのが特徴である．ベルクマン Gottlieb Heinrich Bergmann はドイツの神経科医・解剖学者(1781-1861)．[1531]

ペルクリーゼ⇨同ペル発症→2638

ベルクロ・ラ音 Velcro rale 肺の副雑音のうち，断続性ラ音の一種．バリバリ，あるいはピチピチという雑音で，高調で有響性であり，さまざまな原因による間質性肺炎や肺線維症，肺水腫の初期などで，特に吸気終末で明瞭に聞かれる．特発性間質性肺炎に特有なラ音としてドゥレミー DeRemee(アメリカ)により記載された(1969)．マジックバンド(そのメーカーの1つがベルクロ Velcro 社)をはがすときの音によく似ているため，ベルクロ・ラ音と呼ばれる．[948]

ペルゲル・フュエット核異常 Pelger-Huët nuclear anomaly 好中球は4-5葉に分葉するのが正常であるが核の成熟障害のため好中球の核が2葉にしか分葉しない常染色体優性遺伝の疾患．核クロマチン濃縮が著明で大きな集塊をつくる．後天的な場合には偽性ペルゲル・フュエット核異常という．ペルゲル Karel Pelger (1885-1931) はオランダの医師，フュエット Gauthier J Huët (1879-1970) はオランダの小児科医．[1038]

ベル現象 Bell phenomenon 目を閉じようとするときに眼球が上転するのは一種の協調運動で，生理的現象である．ベル Bell 麻痺では末梢性顔面神経麻痺により十分な閉眼ができないため，開いた眼裂から上転した眼球の白い強膜が見える．ベル Charles Bell (1774-1842) はイギリスの神経・解剖・生理学者．[1268]

ベルゴニー・トリボンドーの法則 Bergonié-Tribondeau law ラット精巣に対する X 線照射後の形態的観察から導かれた法則．高い増殖能をもつ細胞や未分化かつ未成熟な細胞などに X 線感受性が高いことを 1906 年に報告．癌細胞が上記の特徴を備えることから X 線の癌治療への応用が期待されるとした．通常，X 線の効果を表す「法則」とされている．放射線生物学の最も初期の概念である．[52]

ヘルシーシティ⇨同健康都市→945

ベルジェ病 Berger disease⇨同IgA 腎症→66

ヘルシンキ宣言 Helsinki〔medical〕oath，Helsinki Declaration 「人間における生物医学的 biomedical 研究を行う医師の手引きのための勧告」という副題がつけられた宣言で，世界医師連合総会 World Medical Assembly により 1964 年ヘルシンキにおいて採択された．その後数度の改訂を経た 2000 年のエジンバラ修正は，序言，すべての医学研究のための基本原則，専門的ケアに結びついた医学研究のための追加原則よりなっている．人体実験に関する倫理原則はこの宣言でいちおう確立されたと考えてよい．序言では次のような内容が明記されている．①医師の使命は健康を守ることにある，②医師の知識と良心はこの使命遂行のためにささげられる，③医学の進歩は，一部分は直接人間を対象とした実験に終局的には依拠せざるをえない研究に基盤をおくものである．また基本原則には，人間を対象とする医学研究は一般に認められた科学的原則に沿って，科学的に資格のある人によって，対象のプライバシーを尊重して行われなければならず，予想されるリスクに留意し，インフォームド・コンセントが必要であることが強調されている．また環境に影響を与えるような研究遂行には注意が必要であること，実験用動物の福祉の尊重にも触れている．[1410]

ヘルスアセスメント health assessment 健康歴の聴取(問診)をはじめ視診，聴診，触診，打診といった技術を用いて系統的に頭部から足先までの全身の状態を的確に把握し，身体的，心理的，社会的な側面から身体の健康レベルを査定すること．その進め方は患者の状態によるため，決まった形はない．患者にとって負担が少なく，かつ的確な情報が得られるように実施する必要がある．アセスメントにかかる時間は，患者の疲労を最小限にするように配慮して1時間以内を原則とする．時間配分は健康歴の聴取を 10-15 分，頭部から足先までのアセスメントを 45 分以内とする．一例として健康歴の聴取，全身の概観，身体測定，バイタルサイン，頭部，耳，鼻，口腔，眼，首，胸部・呼吸器系，心臓・血管系，乳房，腋窩，腹部，筋・骨格，脊柱，歩行，神経系という順に実施する．看護者は患者にアセスメントのために必要な動作についてわかりやすい説明とデモンストレーションを心がけ，何をみるためにどのようにしてほしいのかを明確に伝える．[282] ⇨参フィジカルアセスメント→2512

ヘルスクレーム health claims ヘルスクレーム(健康強調表示)は，健康に関する何らかのメリットをうたった食品の表示のこと．定義，医薬品の表示との区別，表示の範囲は国ごとに異なっている．コーデックス食品規格委員会 Codex Alimentarius Commission (CAC) では，ヘルスクレームの定義に関し，同食品表示規格部会の合意を経て同総会にて承認，採択されている．ヘルスクレームというと，健康に関する問題で何か苦情をいうことのようにとらえられがちであるが，クレームとは「強調する」という意味であり，健康に関して何かを強調していうときはhealth claimsとなる．[1170] ⇨参健康強調表示→943

ヘルスケアシステム health-care system すべての人々を対象として健康の保持・増進，疾病の予防，早期発見，早期治療，リハビリテーションを図るために行われる一連の健康管理サービスを提供する包括的保健医療システム．わが国のシステムは欧米の考えをモデルとしており，1987(昭和62)年の「医療法」改正により，保健医療サービスのシステム化を図った．セルフケア，一次医療，二次医療，三次医療からなっており，セルフケアの基盤として国家レベルでの環境づくりを含めている．セルフケアは健康づくり，正しい生活習慣の育成，疾病予防に関連するものである．一次医療は生活圏に最も密着した一般医療で，セルフケアと一次医療をプライマリ・ヘルスケアと呼ぶ．二次医療は一般的な入院を主体とする医療で，三次医療は高度な特殊医療である．セルフケアから三次医療への階層は地域性，包括性から専門性へと保健医療サービスが変化するが，これらはそれぞれが独立しているのではなく継続性がある．[282]

ヘルスケア組織認可合同委員会⇨同JCAHO→71

ヘルスビリーフモデル health belief model⇨同保健信念モデル→2693

ヘルスプロモーション health promotion 1986年カナダのオタワで開催されたWHOの国際会議で示された健康戦略であり「人々が自らの健康をコントロールし，改善することができるようにするプロセス」と定義されている．さらに「人々が身体的，精神的，社会的に完全に良好な状態に到達するためには，個人や集団が自己の目標を確認・実現し，ニーズを満たし，環境を改善し，環境に対処することができなければならない」と述べられている．この概念の登場の背景には，健康問題が個人的な要因のみで生じるのではなく，環境の多様化・複雑化がからんできているため，個人だけで解決を図っていくのが困難な状況になってきていること，人々の健康意識の向上の中で健康を目的とするのではなく，健康は個人や社会の資源であると位置づけられるようになってきたことがある．ヘルスプロモーション活動を活性化していくためには，唱道(アドボカシー)，能力の付与，調停という3つの原則がある．唱道とは，健康に影響を及ぼす政治，経済，社会，文化，環境などあらゆる領域に働きかけていくこと．能力の付与は，健康に関する情報や健康になるための技術，健康を支援する環境などがすべての人々に平等に与えられること．調停は健康に関連する保健，社会・経済，産業などの部門を調整すること．またヘルスプロモーション活動の方法としては，個人技術の開発(個人のライフスタイルの改善)だけでなく，地域活動の強化，健康を支援する環境づくり，健康的な公共政策づくり，ヘルスサービスの方向転換などを含めていくことが必要である．[205]

ヘルスマンパワー health manpower ［**保健要員，保健医療従事者**］ 保健医療サービスを供給する専門技術をもつ保健医療従事者のこと．医師，歯科医師，薬剤師，看護師，保健師，助産師，理学療法士，臨床検査技師，はり師，きゅう師などの職種があり，多くは法律によって資格が定められている．[338]

ヘルスリテラシー health literacy WHOの定義では，「健康を増進したり維持したりするうえで，個人が情報にアクセス，理解，利用する動機および能力を決める認知的，社会的スキル．単にパンフレットを読めるとか，予約をうまくとれる以上のものを意味する．生活習慣と生活状況の改善を通じて，個人やコミュニティの健康の改善を図るよう主体的に行動するための知識，生活上の技術技能，自信の成熟度のことである．人々が健康情報にアクセスしやすくしたり，それを効果的に利用できるようにしたりすることで，力を得る(エンパワーメント empowerment)のに重要なもの」としている．ヘルスリテラシーは本人の一般的読み書き能力に左右され，識字率の低い国や地方では，健康情報の格差の是正のためにその向上が大きな課題である．識字率の高いわが国におけるヘルスリテラシーを考えると，読み書きそのものよりも，対象者に合わせた健康情報の提供の仕方を工夫したり，インターネットも含めた情報へのアクセスの仕方を工夫することなどが求められている．[1128]

ヘルスローカスオブコントロール health locus of control 健康行動とその結果の随伴性の認知に関する概念．ローカスオブコントロールはロッター Julian B. Rotter(1916生)により考案された概念であり，物事一般に対する行動と結果の随伴性の認知から出発し，結果は自分の努力によって変化すると期待する内的統制傾向と，結果は運やチャンスによって変化すると期待する外的統制傾向の2つの信念傾向に分けることができる．これまでの研究で，内的統制傾向の者は努力を行うが，外的統制傾向の者は他者に依存する傾向が強いことが明らかにされている．こうした概念を保健行動に応用したものが，ヘルスローカスオブコントロール．わが国では内的統制傾向に4つの外的統制の次元(家族，医療者，神仏，超自然)を想定した尺度が堀毛裕子によって発表されている．[980]

ペルソナ persona 個人が外界に対して偽装し仮装して示すあり方のことを指すユング心理学の用語．より深層の人格要素(アニマ，アニムス)と区別して，元来仮面のことを示すペルソナという語が用いられた．ペルソナは人が社会に適応するために必要な自我の要素であるが，これが肥大化，硬化すると，自己の内界が忘却され未分化なままにとどまり，さまざまな障害の原因となるという．[693] ⇨参アニマ→169，アニムス→169

ベルタランフィ⇨同フォン=ベルタランフィ→2524

ヘルツ hertz；Hz ［**サイクル，Hz**］ 周波数または振動数を表す国際単位．1Hzは1秒当たりの振動数 cycles per second (cps) に相当．1Hz = 1cps．ヘルツ Heinrich R. Hertzはドイツの物理学者(1857-94)．[1036]

ペルテス試験 Perthes test 下肢の静脈瘤の診断に用い，深部大腿静脈が開通しているかどうかを調べる試験．立位で膝の上に駆血帯を巻いて歩いたときに，もし深部静脈が閉塞していれば，表在性の静脈瘤は不変で下肢に疼痛が出現する．下肢の静脈は，皮下に存在する表在静脈と，筋層よりも深いところに存在する深部静脈，その2つをつなぐ穿刺枝の3種類がある．また，静脈瘤には2つのタイプがある．①一次性静脈瘤：表在静脈の弁不全により生じるタイプ，②二次性静脈瘤：主として深部静脈血栓に伴って側副血行路となった表在静脈が拡張して生じるタイプ．[1457]

ペルテス病⇨㊐レッグ・カルベ・ペルテス病→2977

ベルトハイム手術 Wertheim operation⇨㊐ヴェルトハイム手術→319

ベルナール・スーリエ症候群 Bernard-Soulier syndrome ［巨大血小板症候群］ 血小板膜表面に存在する糖タンパクの1つである糖タンパクⅠb glycoprotein Ⅰb(GPⅠb)が先天的に欠如している疾患．1948年にベルナール Bernard とスーリエ Soulier によりはじめて報告された．特徴は，末梢血に多数の巨大血小板がみられる常染色体劣性遺伝の出血性素因．診断基準として，大型血小板の出現，血小板数正常または軽度減少，血小板粘着能の低下，リストセチンによる血小板凝集が起こらないことなどがある．GPⅠbの欠如は，最近フローサイトメトリーを用いてCD 42 bを検討することにより，微量の血液で明らかにされるようになった．本症では，アスピリンの投与により出血が誘発されることがある．また，外傷や手術時の出血量は健常者より多く，輸血あるいは血小板輸注が必要なこともある．特異的な治療法はない．ベルナール Jean Alfred Bernard (1907-2006)，スーリエ Jean-Pierre Soulier(1915-2003)はいずれもフランスの医師．[1481]

ベルナール・ホルネル症候群 Bernard-Horner syndrome⇨㊐ホルネル症候群→2718

ヘルニア hernia ［真性ヘルニア］ 臓器や組織の一部または全部が，体腔内の裂隙や欠損部を通じて異常な位置に脱出すること．広義には脳，肺，筋肉，髄核が脱出する脳ヘルニア，肺ヘルニア(気嚢腫)，筋ヘルニア，髄核ヘルニア(椎間板ヘルニア)を含むが，狭義には腹腔内の臓器が壁側腹膜に包まれたまま腹腔外に脱出する真性ヘルニアを指す．真性ヘルニアには，腹壁ヘルニア，鼠径ヘルニア，大腿ヘルニア，臍ヘルニア，腹壁瘢痕ヘルニアなどがある．ヘルニアは，出口にあたるヘルニア門，脱出臓器のヘルニア内容，壁側腹膜の脱出部分であるヘルニア嚢，ヘルニア嚢を覆う筋膜のヘルニア被膜からなる．原因としては，先天性の閉鎖不全，手術，疾患，外傷，老齢，肥満などによる腹壁の抵抗減弱と腹腔内圧亢進があげられる．治療は，保存的に用手整復法やヘルニアバンドを用いる場合もあるが，手術による根治が原則．[485]

ヘルニア嵌頓(かんとん)⇨㊐嵌頓(かんとん)ヘルニア→646

ヘルニア根治手術 herniorrhaphy, hernioplasty ［ヘルニア修復術］ 外科的手術によりヘルニア門を縫合，閉鎖し，ヘルニアを修復する方法．[485]

ヘルニア修復術⇨㊐ヘルニア根治手術→2638

ベルヌーイ簡易式《血液ドプラの》 Bernoulli simplified equation ベルヌーイ Daniel Bernoulli (1700-82)の原理によれば，狭窄点では流速が最大になり圧力は最小になる．この原理を簡易化し，狭窄部を通る血流の流速から狭窄部前後の圧較差を求める式としたもの．この式を用いると，狭窄前後の圧較差PmmHgは，狭窄部分の最大流速をVm/秒とすると，簡易的に$P=4V^2$で求められる．[955]

ベルヌーイの定理 Bernoulli theorem, Bernoulli principle 粘性がない流体の流速と圧力との定理で，スイスの数学・物理学者ベルヌーイ Daniel Bernoulli (1700-82)により証明された．管路のふくらんだ部分と狭まった部分のうち，ふくらんだ部分では流速が遅くなり，圧力は高くなる．また，狭くなった部分では流速が早くなり，圧力は低くなる．流速と圧力の和は一定．[1505]

ヘルパー⇨㊐看護助手→597

ヘルパーT細胞 helper T cell；Th cell ［ヘルパーインデューサーT細胞］ T細胞の一種で，B細胞や他のT細胞の機能をたすける役割をもつ．細胞表面にCD 4分子を発現する．Th細胞と略記．抗原提示細胞上のMHCクラスⅡ分子上に提示された抗原を認識して活性化を受け，インターロイキン2(IL-2)などのサイトカインが産生されるようになる．活性化の状態により，Th 1細胞，Th 2細胞，Th 3細胞，Th 17細胞などがあり，それぞれ固有のサイトカイン発現パターンを示す．例えば，Th 1細胞は主にIFN-γ，IL-2を産生する．Th 2細胞は主にIL-4，IL-10を産生する．Th 3細胞は主にTGFβ(形質転換成長因子β)を産生する．Th 17細胞は主にIL-17を産生する．[1439] ⇨㊜T細胞→115

ヘルパーインデューサーT細胞 helper-inducer T cell⇨㊐ヘルパーT細胞→2638

ヘルパー家庭奉仕員⇨㊐ホームヘルパー→2687

ペル発症 Pel crisis ［ペルクリーゼ］ 神経梅毒の脊髄病変に伴う症状の中で，内臓の疼痛を主訴として発生するものを内臓発症と呼ぶが，これが眼に発症するもの．視神経萎縮が原因の視力視野障害を伴い，失明することもある．[543]

ヘルパンギーナ herpangina ［疱疹性口峡炎，疱疹性アンギナ，水疱性咽頭炎］ コクサッキーウイルスによる伝染性疾患．乳幼児に好発し，夏に特に多くみられる．2-4日の潜伏期を経て突然発熱し高熱が2-3日持続．咽頭痛，食欲不振，嘔吐，四肢痛などの症状が現れ，乳児では熱性痙攣が起こることもある．咽頭の発赤，前口蓋弓や咽頭，扁桃に灰白色の小水疱を生じ，浅い潰瘍を形成するが，1週間以内に自然治癒．治療は対症的に行う．[1631]

ヘルプ症候群 HELLP syndrome ［HELLP症候群］ 1982年にワインスタイン Louis Weinstein が提唱した症候群で，溶血 hemolysis(H)，肝酵素の上昇 elevated liver enzyme(EL)，血小板減少 low platelet(LP)を伴うもの．病態は不明な点が多いが血管攣縮が重要であると考えられている．妊娠高血圧症候群患者の4-12%に発症し，適切な管理を怠れば周産期死亡率が高い．突然の上腹部痛や心窩部痛(90%)，疲労倦怠感(90%)，嘔気・嘔吐(50%)などの症状がみられる．診断基準としては，溶血による病的赤血球の出現，間接ビリルビン値の上昇(1.2 mg/dL以上)，乳酸脱水素酵素(LDH)の上昇(600 IU/L以上)，ASTの上昇(70 IU/L以上)，血小板数の減少(10万/μL以下)がある．急性妊娠性脂肪肝とはプロトロンビン時間(PT)値や活性化部分トロンボプラスチン時間(APTT)値，血糖値，LDH値，ビリルビン値の変化で鑑別される．妊娠の中断が最良の治療法である．[432] ⇨㊜妊娠高血圧症候群→2265，子癇(しかん)→1235

ヘルペス⇨㊐疱疹→2679

ヘルペスウイルス〔科〕 *Herpesviridae* ウイルス核酸にDNAをもっているウイルスで，単純ヘルペスウイルス，水痘ウイルス，サイトメガロウイルスなどがある．感染初期に転写される初期mRNAと後期につくられるmRNAから初期タンパクと後期タンパクが合成される．初期タンパクは転写活性，複製活性などの機能タンパクが主体で，後期タンパクはウイルス構成タンパクが主体となる．[1113] ⇨参疱疹→2679，ウイルス→312

ヘルペス後神経痛 postherpetic neuralgia；PHN 水痘・帯状疱疹ウイルス(VZV)による帯状疱疹(ヘルペス)治癒後の患者の約10％に起こる慢性・難治性の神経痛．高齢者，糖尿病患者で頻度が高く，三叉神経・肋間神経領域に好発する．痛みはヒリヒリする，ピリピリするなどの特徴があり，かなり重篤な場合も多い．痛みは必ずしも皮疹のあった部位とは一致せず，わずかな局所刺激でも誘発される．治療には抗うつ(鬱)薬，カルバマゼピン，鎮痛薬，交感神経ブロックなどが用いられるが，十分な効果がないことも多い．[1268] ⇨参帯状疱疹→1877

ヘルペス性角膜炎 herpetic keratitis ［角膜ヘルペス，単純ヘルペス性角膜炎］ 単純ヘルペスウイルスによる感染性炎症疾患で，大部分は1型ヘルペスウイルスに起因する．初感染での発症はほとんどなく，大部分は小児期に感染したウイルスが三叉神経の半月神経節に住みつき再活性化し，三叉神経を経て口唇や角膜に発症する．このため再発性が高い．上皮型と実質型があり，実質型はさらに円盤状角膜炎と壊死性角膜炎に分けられる．上皮型はウイルス増殖による病変で，樹枝状角膜炎や角膜知覚低下がみられる．樹枝状病変が融合拡大すると地図状角膜炎となる．上皮型の治療は抗ヘルペスウイルス薬のアシクロビル眼軟膏．これに対し，実質型はウイルスに対する二次的な免疫反応であるため，ステロイド剤主体の治療を行う．実質型はぶどう膜炎を伴うこともある．角膜混濁が残った場合は角膜移植を行うこともある．[975]

ヘルペス性湿疹症 eczema herpeticum ［疱疹状湿疹，カポジ水痘様発疹症］ 単純ヘルペスが，湿疹，潰瘍，その他の皮膚バリアー不全の存在する近傍で発症し，そのため通常より広範囲に発熱などの全身症状を伴って発症するときの診断名．単純ヘルペスウイルスが撒布され，その結果広範囲にヘルペスの病変が生じると考えられている．従来これは単純ヘルペスウイルス初感染徴候として知られてきたが，近年，単純ヘルペスウイルス再活性化によっても生じることが知られてきた．抗ウイルス薬による積極的治療を要し，全身症状を合併するときは入院治療が適応となることも多い．[95]

ヘルペス性ぶどう膜炎 herpetic uveitis ヘルペスウイルスによって生じるぶどう膜炎で，角膜ヘルペスに併発した角膜虹彩毛様体炎，ヘルペスウイルス虹彩毛様体炎，急性網膜壊死などがある．前房水からのDNAの検出は有効な診断方法である．ヘルペスウイルス虹彩毛様体炎では，消炎とともに部分的虹彩萎縮がみられることが多い．急性網膜壊死では，迅速な診断と治療が必要で予後も悪い．[1130] ⇨参急性網膜壊死→741

ベルベック指数 Vervaeck index 主にヒトの栄養状態の判定に用いられる体型指数の1つ．比体重＋比胸囲＝(体重＋胸囲)/身長×100で表す．次のような判定基準が用いられている．92.2以上：肥満型，92.2-82：広身型，82-74：狭身型．[1036]

ベルポー包帯⇨同ヴェルポー包帯→320

ベル・マジャンディの法則 Bell-Magendie law 前角(脊髄腹側の灰白質)にある神経細胞から前根を通って運動性線維が出て，末梢からの感覚神経線維は後根を通って後角(脊髄背側の灰白質)に入る．この前根は運動性，後根は感覚性という法則をベル・マジャンディの法則という．ベル Sir Charles Bell はイギリスの解剖・生理学者，外科医(1774-1842)，マジャンディ François Magendie はフランスの生理学者(1783-1855)．[97]

ベル麻痺 Bell palsy ［特発性顔面神経麻痺］ 原因不明の特発性顔面神経麻痺のこと．顔面神経麻痺の近代医学に光を当てたイギリスの解剖・生理学者，外科医ベル Sir Charles Bell(1774-1842)に由来する．末梢性顔面神経麻痺の約60％を占め，最も発症頻度が高い．病因については多くの仮説が提唱されているが，虚血説，自己免疫説，ウイルス説がある．虚血説は，寒冷曝露などが交感神経を興奮させ，栄養血管の収縮を起こさせる場合などである．また自己免疫説は，先行するウイルス感染により引き起こされた自己免疫による脱髄の関与などである．多発性硬化症，ギラン・バレー Guillain-Barré 症候群でみられるような末梢血B細胞の増加が，ベル麻痺患者にも類似してみられることにより考えられたが，これらの疾患は両側性で起き，一般的なベル麻痺とは異なる．ウイルス説は，単純ヘルペスウイルスⅠ型(HSV-1)，水痘帯状疱疹ウイルス varicella-zoster virus (VZV) やEBウイルス Epstein-Barr virus などの感染，再活性化により引き起こされると考えられている．再活性化の病態には，寒冷，抜歯，紫外線曝露，妊娠など肉体的・精神的ストレスがあげられる．特にHSV-1は向神経ウイルスであり，血清抗体の保有率が健常者より有意に高いことなどからも有力視されており，膝神経節への潜伏感染が高率であることからも関与が示されている．ベル麻痺はほとんど一側性で，急性の顔面神経麻痺で発症するが，前駆症状として耳後部痛や味覚障害，流涙増加あるいは低下などを訴える症例がある．診断は原因のわかっている顔面神経麻痺からの除外診断でなされる．予後は良好であることが多いが，高齢者では後遺症が残る場合もある．治療としては，急性期のステロイド剤の投与や星状神経節ブロックを行う．[509] ⇨参顔面神経麻痺→656

ヘルマンスキー・プドラック症候群 Hermansky-Pudlak syndrome 1959年に初めて報告された常染色体劣性遺伝を示すまれな先天性血小板機能異常症．本態は，血小板内に貯蔵されている顆粒の中で濃染顆粒 dense body が欠損し，血小板凝集が強く起こらないために出血症状をきたす．白皮症 albinism あるいは眼皮膚型白皮症 oculocutaneous albinism の合併は特徴の1つ．網内系細胞へのセロイドの沈着を証明することが診断の必須項目で，骨髄ではライト Wright 染色によりシーブルー組織球症 sea-blue histiocytosis 様の所見が得られる．肺線維症など肺疾患の合併が多く，びまん性間質性肺炎の鑑別に本症候群があげられている．ヘルマンスキーとプドラックはいずれも旧チェコスロバキアの内科医．[1481]

ヘルムホルツの共鳴説　Helmholtz resonance theory of hearing　［共鳴説《ヘルムホルツの》］　さまざまな周波数の音はそれぞれ，蝸牛の基底膜を構成して放散状線維をなす基底板の特定の位置において知覚されるとする説．基底板の幅は蝸牛の入り口では狭いので高い周波数の音と共鳴し，奥に向かって幅が広くなるにつれて低い周波数と共鳴するとする考え方．実際には，音によりリンパ液が振動し，これを基底板のラセン器が知覚して異なった周波数の音を判別するとする説が支持されている．フォン=ヘルムホルツ H. L. F. von Helmholtz はドイツの生理・物理学者(1821-94)．[893]

ヘルモント⇨同ファン=ヘルモント→2511

ベルリン混濁　Berlin edema⇨同網膜振盪(とう)症→2821

ベルリンブルー反応　Berlin blue reaction　［プルシアンブルー反応］　フェロシアン化カリウムと塩酸の混合液を用いて行う染色法で，フェロシアン化カリウムが塩酸と反応してベルリンブルー($Fe_4[Fe(CN)_6]_3$)となる．組織内のヘモジデリンの検出に用いられる．三価の鉄に対する特異性が高く，三価鉄は青色，核は赤色に染まる．[1531]

ベルロック皮膚炎　berlock(berloque) dermatitis　香水中のベルガモット油に含まれるベルガプテン(bergapten, 5-メトキシソラレン 5-methoxypsoralen)に長波長紫外線が作用して起こる光毒性接触皮膚炎．塗布後，日光曝露によって炎症反応を起こすが，その程度は軽く，香水が触れた部位のみ褐色となり，香水が下方に垂れてペンダント(フランス語でベルロック berloque)の形となるので，この病名がつけられた．香水皮膚炎の1つ．[1382]　⇨参接触皮膚炎→1736

ベルンハルト症候群　Bernhardt disease⇨同異常感覚性大腿神経痛→235

ペレー反射　Perez reflex⇨同ペレス反射→2640

ペレス反射　Perez reflex　［ペレー反射］　新生児や乳児を腹臥位に保持し，脊椎に沿って指で腰から頸に向かって圧迫すると，正常では頭部と骨盤部を挙上し伸張する反射．成長とともに消失するが，脳に障害を伴う児では，乳児期後期でもこの反射を認める．[1631]

ヘレン　Sister Helen Bowden　［シスター・ヘレン］　ヘレン=ボーデン．イギリスで教育を受けた看護師で，1873年にニューヨークのベルビュー Bellevue 病院にベルビュー看護師訓練学校 Bellevue Hospital Training School for Nurses をナイチンゲールの精神にそって設立し，初代校長を務めた．アメリカの看護教育の質の向上に力を注いだ．

ヘロイン腎症　heroin associated nephropathy　経静脈性にヘロイン常習者に高頻度にみられる巣状糸球体硬化症で，臨床的にはネフローゼ症候群と進行性の腎機能障害が特徴．発症機序は不明．血清 IgM が高値を示し，糸球体には IgM と補体の沈着が認められる．末期腎不全に至るまでの期間は半年から4年で，腎は萎縮し，高血圧の合併頻度が高いとされる．[858]

ヘロイン中毒　heroin intoxication, heroinism⇨参麻薬中毒→2744, アヘン中毒→173

ペロキシソーム病　peroxisomal disease⇨同ペルオキシソーム病→2635

ベロケイ小体　Verocay body　［ベロツァイ小体］　アントニー Antoni A 型および B 型の2つの組織形態からなる神経鞘腫のうち，Antoni A 型の光学顕微鏡的所見で，紡錘形のシュワン Schwann 細胞の核が密に集簇して球状となったもの．神経鞘腫はシュワン細胞の増殖と膠原線維の形成を伴う間質からなり，Antoni A 型ではシュワン細胞が密に配列し，一部で核が周期性の間隔で横隊をつくって並ぶ柵状配列や，球状の類臓器構造を示す．[1531]

ベロツァイ小体⇨同ベロケイ小体→2640

ベロックタンポン　Bellocq tamponade, posterior nasal pack　鼻腔後部からの出血時に，出血点の確認が困難かつ前鼻孔からでは止血が困難な場合に用いるタンポン．前鼻孔よりベロック管もしくはネラトン Nelaton カテーテルを挿入して口腔に出し，管の先端にガーゼタンポンを結んだ絹糸をつけ，後鼻孔を経由して前鼻孔へ引き出す．後鼻孔に十分タンポンを詰め込んだあと，前鼻孔に牽引した糸で，前鼻孔のタンポンを固定する．ベロック Jean Jacques Bellocq はフランスの外科医(1732-1807)．[211]

ベロ毒素　verotoxin；VT　腸管出血性大腸菌が産生する毒素．培養細胞の Vero 細胞に作用するのでベロ毒素といわれている．細胞のタンパク合成を阻害する．A 群赤痢菌 *Shigella dysenteriae* serotype 1 の産生する志賀毒素と構造・作用とも類似している．2種類の毒素ベロ毒素1 verotoxin 1(Shiga toxin 1)，ベロ毒素2 verotoxin 2(Shiga toxin 2)がある．[324]　⇨参志賀毒素→1233

ヘロフィルス　Herophilos　古代ギリシャ文化圏のアレキサンドリアで活動した解剖学者(B.C.335-B.C.280頃)．エラシストラトス Erasistratos (B.C.310-B.C.250頃)とともに人体解剖を行ったと伝えられる．神経を腱や血管から区別したこと，動脈と静脈を区別したこと，神経が運動を支配し，その中心が脳であることなどを論じた．脳からの血液を集める硬膜静脈洞が後頭部で合流する部分(静脈洞交会)はヘロフィルス交会 torcular Herophili と呼ばれる．しかしヘロフィルスの著作は残されておらず，ガレノス Galenus の著作の中の紹介からその内容を知るしかない．[655]　⇨参エラシストラトス→368

便⇨同大便→1901

便の性状　properties of feces(stool)　糞便の形状は，一般的に半固形で軟らかい有形軟便である(乳児の場合は無形軟便であるが，成長するにつれて有形軟便になる)が，異常な形状としては硬便(硬い便)，泥状便(液状に近い便)，水様便(液状の便)がある．糞便の成分には，消化吸収されない食物残渣だけでなく，消化管壁から剝離した粘膜上皮細胞，胆汁，腸液，粘液などの消化管分泌物，腸内細菌の残骸，大腸粘膜からの排泄物，食物分解産物などがあるが，異常な混入物としては血液，膿汁などがある．糞便の色調は，一般的に成人の場合は黄褐色であるが異常な色調としては，灰白色，黒褐色(黒色)，鮮紅色などがある．糞便のにおいはトリプトファンやブドウ糖，乳糖に腸内細菌が作用したことによって産生されたインドールやスカトールによって発生した臭気であるが，異常なにおいとしては，腐敗臭や酸臭がある．糞便の正常な pH は 6.9-7.2 であるが，摂取した食品に影響される．[894]　⇨参大便→

1901
弁圧較差 transvalvular gradient 心疾患の定量診断にきわめて重要．例えば肺動脈弁狭窄では，右室と肺動脈間に弁圧較差($\Delta P_1 - P_2$)が生じ，これによって駆出血流は狭窄弁口部で加速され，ジェットとなって弁口部より吹き出す．このジェットの最大血流速度と弁圧較差との間には $\Delta P_1 - P_2 = 4V^2$ となる関係が成り立つ．この関係式は，弁圧較差のある2つのチャンバー chamber が狭い孔を通じて連結されている場合には成立し，ベルヌーイ Bernoulli 簡易式と呼ばれる．[1457]

変異⇨同突然変異→2155

便意 defecation desire, inclination for stool 排便をしたいという感覚．ヒトは直腸に糞便がたまって直腸壁がある程度をこえて伸展されると，骨盤神経を介して大脳皮質へその刺激が伝わり，便意を感じる．そのために排便行動を意識的にとる．すなわち，排便姿勢をとったり，いきんだり，外肛門括約筋を弛緩させたりする．この便意を無視して排便行動をとらないと習慣性便秘などに陥りやすい．[842]

変異株⇨同変異体→2641

変異係数⇨同変動係数→2650

変異原 mutagen ［突然変異誘発(起)物質］ 自然界では一定の割合で突然変異が起きているが，それよりも高い割合で突然変異を誘発する物質．突然変異誘発物質，突然変異誘起物質ともいう．変異原は，化学的変異原(アルキル化剤，アクリジン色素など)，放射性同位体〔コバルト60(^{60}Co)など：γ線を放射〕，電磁波(紫外線，X線など：DNA損傷を起こす)の3つに大別される．化学的変異原や紫外線がDNA塩基を化学的に修飾し突然変異を起こすのに対し，γ線，X線などはDNA鎖を切断することにより突然変異を誘発する．癌化は変異原による癌遺伝子，癌抑制遺伝子の突然変異が原因の1つと考えられている．[981]

変異原性試験 mutagenicity test ［突然変異試験］ 使用する化学物質に発癌作用があるかどうかを調べる試験．その化学物質がヒト体内に摂取される場合は不可欠な毒性試験で，代表例としてエイムス Ames 試験などがある．[981] ⇨参エイムス試験→346

変位腎⇨同腎〔臓〕転位→1579

変位精巣⇨同異所性精巣→241

変異体 mutant, variant ［変異株］ 正常な表現型をもつ野生型と対比される用語で，表現型が野生型とは異なる個体または細胞集団のこと．変異体 mutant は，自然ないしは変異誘発物質などによりDNAの塩基配列に変化を受けることにより生じるが，その変化の程度は1塩基から染色体レベルまでさまざまである．また，機能上重要な部位のDNAに変化を生じた場合にはしばしば致死的であるのに対し，あまり重要でない部位に変化が生じても表現型に大きな変化がないこともある．[981]

偏倚(へんい)立直り検査 righting reflex test ［立直り検査，立直り反射検査］ 平衡機能検査のうち，起立姿勢の制御異常の有無をみる検査．ロンベルグ Romberg (両脚起立)検査，マン Mann (継ぎ足立ち)検査，単脚起立検査の三種を一連の検査として，それぞれを開眼・閉眼で30秒ずつ行う．正常ではロンベルグ検査，マン検査は開閉眼とも可能，単脚起立では開眼時30秒，閉眼時10秒姿勢維持ができる．閉眼時の動揺が開眼時より特に大きいときはロンベルグ陽性とする．[1569] ⇨参ロンベルグ検査→3005，単脚起立検査→1934

辺縁角膜潰瘍 marginal corneal ulcer⇨同カタル性角膜潰瘍→523

辺縁系 limbic system⇨同大脳辺縁系→1897

辺縁系脳炎 limbic encephalitis 悪性腫瘍に随伴する傍腫瘍性神経症候群の1つ．数か月で亜急性に進行する精神症状が主体であり，初期には不安，うつ(鬱)状態がみられ，その後，記銘力障害，見当識障害，幻覚，錯乱状態，てんかん発作も出現する．60-70歳にピークがあり，神経症状が先行し，数か月遅れて腫瘍が発現することが多い．特に肺小細胞癌が多いが，そのほか悪性胸腺腫，奇形腫，膀胱癌などでもみられ，腫瘍を発見できない症例が約1割認められる．海馬，扁桃体などの大脳辺縁系に神経細胞脱落，反応性グリオーシス，細胞浸潤などの非特異的脳炎所見がみられるが，脳幹，小脳，脊髄，末梢神経にも病変があり，症状は多様である．何らかの免疫系の機序が推察されているが詳細は不明である．MRIでは発症早期から側頭葉内側に T_2 強調画像で高信号が認められる．原疾患を治療すると症状が一時的に改善する場合もあるが，基本的には進行性で，副腎皮質ホルモン製剤や大量γグロブリン療法などの免疫治療は無効のことが多い．[1268] ⇨参傍腫瘍性症候群→2678

辺縁歯肉 marginal gingiva⇨同遊離歯肉→2857

辺縁消化性潰瘍⇨同吻合部消化性潰瘍→2605

辺縁静脈洞 marginal sinus ①胎盤の絨毛間腔のうち，胎盤辺縁部に位置するもの．②脳の硬膜静脈洞のうち，大後頭孔周囲に位置するもの．小児での意識障害に関与する．[202,83]

辺縁性歯周炎⇨同歯槽膿漏症→1299

辺縁性ラ音⇨同無気肺性ラ音→2780

辺縁前置胎盤 marginal placenta previa⇨参前置胎盤→1775

辺縁帯マクロファージ marginal zone macrophage 脾の動脈周囲リンパ球鞘の辺縁帯やリンパ節の辺縁洞に沿って存在する食細胞．多糖体のようなT非依存性抗原はこれらの細胞上に局在する傾向にあり，しばしばそこに非常に長くとどまっている．この細胞は主にB細胞に抗原を提示する．[987]

辺縁《超音波像の》 periphery 超音波像における腫瘤や臓器部分の境界付近．(図参照⇒外側陰影→443)[955]

弁蓋症候群 operculum syndrome 弁蓋 operculum とは脳の島 insula の部分を覆う外套部で，前頭弁蓋，前頭頭頂弁蓋，側頭弁蓋に分けられる．前部弁蓋部症候群は中心前回運動野皮質・皮質下の病変により起こる．臨床的には顔面，下顎，咽頭，喉頭，舌に生じる両側性麻痺，失構音と自発運動・随意運動解離を示す．血管障害，脳感染症，てんかん，前頭側頭型変性症でみられる．[1268]

変革型リーダーシップ transformational leadership ［現状変革型リーダー論］ 困難な状況を打開して革命的変革を遂げるために，リーダーに必要とされる能力・技術・資質や行動スタイルを探求した理論．リーダーが明快かつ達成可能なビジョンをもち，構成員への期待を示し，カリスマ性があることなどが組織をリードしていくうえで重要であるとしている．具体的にどのような行動をとればカリスマと認知されるのかについて，戦略ビジョンの提示，自らもリスクをとり構成員の規範となる，現状の正しい評価，などの行動があげられている．[352] ⇨参リーダーシップ→2915

変革理論　change theory　組織がさらに発展するためには，組織は常に状況分析を行い必要時には変わる，変えることが必要である．その変革を意図的，戦略的に起こしていく過程を解説した理論．レヴィン Kurt Lewin によれば変革には次の 3 段階がある．①解凍：人びとが変革の必要性を認識し現状を診断する段階．②変革：計画に基づきさまざまな行動が始まる．新しいシステムへの移行段階．③再凍結：変化したシステムを定着させ安定させる段階．[415] ⇨参フォースフィールドアナリシス→2522

ペン型注射器システム　pen-cartridge devices　糖尿病患者のインスリン自己注射法の 1 つ．ペン型注射器にカートリッジ型インスリンバイアルを入れ，専用の針のみを注射時に交換してインスリン注射を行う方法．使い捨てのインスリン注射器とインスリンバイアルを組み合わせたタイプもある．操作が簡便，携行しやすい，注入量が正確，常温で保存できるなどの利点があり，インスリン自己注射中の患者の QOL の向上に著しく寄与している．[418]

変換運動障害⇨同運動変換不能症→340

変換器　transducer⇨同トランスデューサー→2161

便器　bedpan, portable toilet　就床患者やトイレまで歩行できない人がベッド上で排泄するために用いる容器．主に排便の際使用されるが，排尿のときでも安定感と安心感から便器を好む人が多い．差し込み式の和式便器や殿部の形に合わせ安定感がある洋式便器，丸便器（チャンバーポット）などがある．材質には，プラスチック製，ほうろう製，ステンレス製，ゴム製があり，利用者の好み，体型，状態などを考慮して選ぶ．ベッドから降りられる場合はポータブルトイレが用いられる．在宅や福祉施設では，家具調のポータブルトイレなどが用いられる．高齢者用には，立ち上がりやすいよう肘掛けがついていたり，高さの変えられるものが便利．便器の使用にあたってはプライバシーを保護できる環境を整える必要がある．幼児でも人前での排泄に羞恥心をもっているので，カーテンで仕切るなど工夫する．[1451]

●家具調のポータブルトイレ

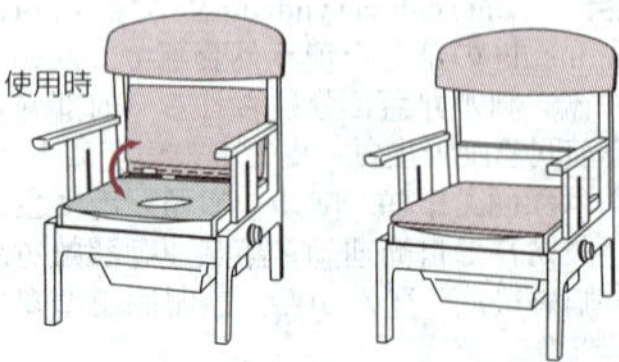

便宜的抽出法　convenience sampling　非確率的標本抽出法の 1 つで，研究に同意した対象のうちの何人か，あるいは全員に対して標本を抽出する方法．研究を始める際に，まずは標本の得やすい方法で，予備的知見を得ておく場合などに用いられる．[446] ⇨参標本抽出法→2495，サンプリング→1214

変形菌⇨同プロテウス〔属〕→2599

変形視症　metamorphopsia　実際とは異なって物が見えてしまう錯視 parablepsia の 1 つであり，形が曲がったり，伸びたり，つぶれたりするように見える．後頭葉，頭頂後頭葉，側頭後頭葉付近の病変により生じる．[1268]

変形性関節症　osteoarthritis；OA　［骨関節症，OA］　関節軟骨の機能的，形態的破綻による関節の機能障害．全身のどの関節でも起こりうるが，股，膝，手指など体重を支持したり動きの激しい部位に好発する．手指の遠位指節間（DIP）関節にみられるヘバーデン Heberden 結節や近位指節間（PIP）関節のブシャール Bouchard 結節，母指 CM 関節症は手指の変形性関節症である．形態的異常がなく加齢，機械・化学的，遺伝的要因によって軟骨の摩耗変性が起こる一次性のものと，先天性や外傷性，関節炎など先行する疾患により関節の変形をきたした二次性に分けられる．膝関節は一次性が圧倒的で 50 歳以上の女性に多い．一方，股関節はわが国では先天性股関節脱臼や臼蓋形成不全の後遺症による二次性が多い．関節軟骨は種々のストレスに対して，崩壊と修復のバランスを保っているが，やがて軟骨表面の軟化，線維化，次いで亀裂が生ずる．軟骨細胞は増大して，軟骨下骨組織は硬化し周辺の滑膜は炎症性変化をきたす．初期には X 線上の特徴はないが，進行とともに関節裂隙の狭小化，関節の骨・軟骨増殖による骨棘形成や軟骨下骨組織の硬化が現れ，晩期には亜脱臼や動揺性が著明になる．症状は疼痛，こわばり，可動制限，関節液貯留であるが，特に始動時の疼痛が多い．加齢，肥満，筋力の衰え，過剰な運動負荷，家族的背景などが危険因子であり，関節周囲筋の筋力強化が予防に効果的．治療は安静，温熱，抗炎症薬投与が一般的だが，高度障害では骨切り術や人工関節置換術が行われる．[1453] ⇨参ヘバーデン結節→2629，母指 CM 関節症→2695

●変形性関節症

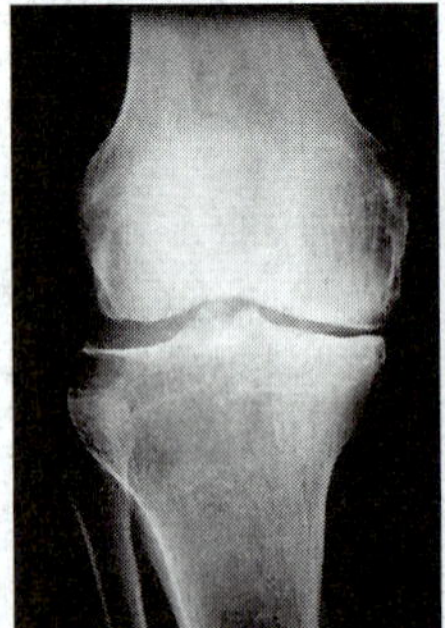
変形性膝関節症
内側の関節裂隙の狭小化，骨硬化や骨棘がみられる．

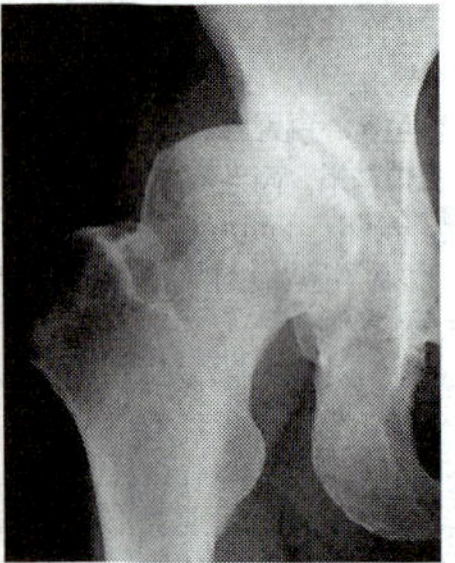
変形性股関節症
臼蓋形成不全のため骨頭の臼蓋被覆が少なく，関節裂隙の狭小化や骨硬化がみられる．

変形性筋緊張異常⇨同変形性筋ジストニー症→2642

変形性筋ジストニー症　dystonia musculorum deformans　［特発性ジストニー症，変形性筋緊張異常］　不随意運動の一種で，起立・歩行などに際し筋に異常な動きが生じる．運動の形は多様で，ゆっくりとした奇妙な動きが頸部（斜頸），体幹（捻転するような動き：捻転ジストニー torsion dystonia)，四肢近位部などを中心にみられ，随意運動が障害される．多くは小児期に発症し大脳基底核に異常があるが，脳血管障害などにより後天的に生じることもある．1527

変形性股関節症

hip osteoarthritis, coxarthrosis ［股関節症］

【概念・定義】変形性関節症は関節軟骨の変性，摩耗による慢性の関節疾患であり，これが股関節に発症したものを変形性股関節症という．

【疫学】中高年の女性に多い．原因となる基礎疾患が存在する**二次性変形性股関節症**が 90% 以上を占め，原因のない一次性変形性股関節症はまれである．基礎疾患では，先天性股関節脱臼あるいは臼蓋形成不全が最も多く約 90% を占めている．本症が女性に多い理由も，これらの基礎疾患が女児に多いためである．その他に，化膿性股関節炎，ペルテス Perthes 病(男児に多い)，外傷などが基礎疾患となる．

【病態生理】上述の基礎疾患に，以下の危険因子が加わって発症，進展するものと考えられている．その危険因子とは，加齢，遺伝因子，環境因子，骨代謝因子である．加齢に伴う軟骨の変化では，軟骨細胞の細胞密度が低下する．軟骨基質では，アグリカンは部分的に分解されて分子量の小さいものが増える．また，表層ではⅡ型コラーゲンの分解，断裂がみられる．**デコリン**はコラーゲン線維に結合して存在し，その線維形態の制御に関与すると考えられている小型のプロテオグリカンであるが，そのデコリンが減少する．このような軟骨の質的変化が，上述の生体力学的異常に加わるため，本症は 50 歳以上の比較的高齢者に多く発症するのである．

【症状】主訴は股関節部の疼痛が最も多いが，膝関節部に痛みがあって股関節部には痛みがない症例もあるので注意を要する．

【診断】第一に必要なことは，上述の症状が股関節疾患によるものかどうかをまず明らかにすることである．すなわち，腰椎疾患や膝関節疾患でも類似の症状を呈するので，これらとの鑑別が重要である．①異常歩行の観察：跛行がみられることが多い．逃避性跛行(有痛性跛行)とは，患側下肢への荷重時間が短いため，下肢を振り出すリズムが左右で異なる跛行である．**トレンデレンブルグ Trendelenburg 跛行**とは，股関節外転筋力の低下のため，健側の骨盤と肩が患側立脚時に下がり，身体が揺れて歩いているように見える跛行である．硬性墜落性跛行とは，脚長差があるため身体が上下に動きながら歩く跛行である．本症ではこれらの跛行が見られることが多い．片脚起立を調べ，可能であれば患側での起立時に健側の骨盤が下がるかどうか(トレンデレンブルグ試験 Trendelenburg test)をみる．②可動域制限：次いで股関節可動域を測定する．特に屈曲拘縮の有無をみるためはトーマス試験 Thomas test を行う．すなわち，健側の股関節を最大に屈曲して腰椎の前彎を除き，患側股関節をできるだけ伸展させる．屈曲拘縮があれば伸展の制限が明らかとなる．さらに屈曲，外転，内転，内旋，外旋角度を測定し可動域制限があれば本症を疑う．殿筋萎縮の有無を観察し，圧痛点を調べる．坐骨神経に沿って圧痛があればむしろ椎間板ヘルニアなどの腰痛疾患を疑う．③単純 X 線所見(図)：両股関節 2 方向(正面と軸写あるいはラウエンシュタイン Lauenstein 側面像)の撮影を行う．この検査で 9 割以上は診断がつく．本症では関節裂隙の狭小化，軟骨下骨の硬化像，骨囊腫の出現，骨頭の変形，骨棘の形成，臼蓋形成不全，シェントン Shenton 線の乱れなどがさまざまな組み合わせで出現する．病期は X 線学的所見から，前関節症，初期，進行期，末期の 4 期に分類する．④血液生化学所見：軽度の赤血球沈降速度亢進を伴うこともあるが原則として正常である．炎症所見を伴う化膿性股関節炎や関節リウマチとの鑑別に役立つ．⑤その他の画像検査：MRI 画像は大腿骨頭壊死症(初期では骨頭内に帯状低信号像がある)との鑑別に有用である．

【保存療法】①薬物療法：最も多いのは非ステロイド系抗炎症薬の内服であり，急性期には非ステロイド系抗炎症薬の坐薬が用いられる．②運動療法：筋力増強訓練，可動域改善訓練が行われる．プールでの水中歩行は筋力増強に有用なので奨励されている．③物理療法：頻度の高い順に，温熱療法(ホットパックなど)，マイクロ波療法，電気療法(低周波など)，マッサージ療法，牽引療法，光線療法(レーザー療法を含む)，水治療法が広く行われている．

【手術療法】骨切り術と人工股関節置換術とに分けられる．①骨切り術：骨切り術の目的は関節の適合性を改善することにより，関節軟骨にかかる単位面積当たりの負荷を減少させることにある．骨切りの部位により，転子間骨切り術と骨盤骨切り術とに分けられる．転子間骨切り術としては，内反骨切り術と外反骨切り術とがあり，原則として 60 歳以下に適応がある．一方，骨盤骨切り術としては，寛骨臼回転骨切り術が代表的で

●変形性股関節症

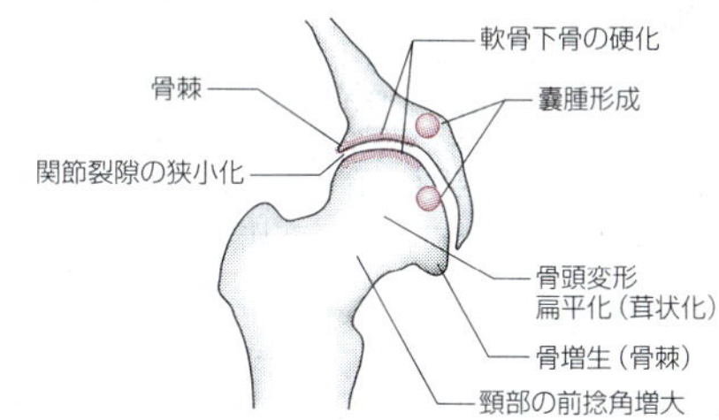

●変形性股関節症の X 線像

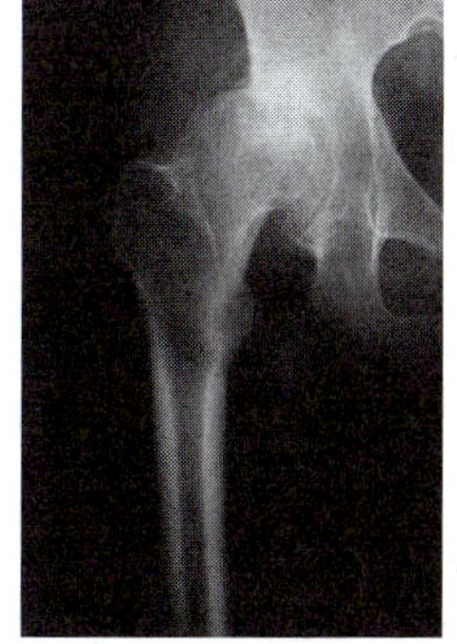

あるが，原則として 50 歳以下に適応があり，高齢者には向かない．②人工股関節全置換術：原則として 50 歳以上の末期股関節症のうち症状が強く，しかも骨切り術の適応がない症例が対象となる．骨とインプラントとの接合にセメントを使用する機種と，セメントを使用しない機種(セメントレス)とがある．現在も，どちらの方法がより優れた長期成績となるのか結論が得られていない．[1105]

へ

変形性股関節症の看護ケア

【ケアのポイント】保存治療では，疼痛，関節可動域障害，脚長差などの症状を観察する．疼痛に対しての薬物療法では，薬物の副作用の問題のほか，痛みが緩和されることで治癒したと思い込み，無理をしてかえって病期が進んでしまうことがあるので注意が必要である．重い物の運搬，長距離歩行などは避け，疲れる前に休むように指導する．また，体重の減量，筋力トレーニング，ストレッチングも重要である．日常生活では，洋式の生活(洋式トイレ，ベッド，いすの使用)を取り入れたり，杖の使用，補高した靴をはくことなど考慮する．手術療法の術前は，出血に備え自己血を準備し，術後は，出血による循環血液量の低下や貧血，疼痛，深部静脈血栓症，血腫形成，感染，神経血管損傷などの有無を観察する．荷重制限に合わせリハビリテーションを行い，筋力トレーニング，体重の減量を指導する．全人工股関節置換術では，脱臼，緩み，転倒防止，身体障害者手帳の申請についても指導する．脱臼は，トイレ，浴室，更衣，床に落ちた物を拾うなど股関節が過屈曲になる動作で起こりやすいため，日常生活に即した指導を行う．[1384, 65] ⇨参変形性股関節症→2643

変形性骨炎 osteitis deformans⇨同骨パジェット病→1115

変形性膝関節症

gonarthrosis, knee osteoarthritis

【概念・定義】膝の**関節軟骨**が退行変性から増殖性変化をきたし，膝関節の形態変化を起こしたもの．老化や肥満などに伴う一次性変形性膝関節症，外傷や炎症性疾患など他の疾患に続発する二次性変形性膝関節症に分けられる．一次性膝関節症が大半を占め，50-60 歳代の肥満した女性に多い．

【原因】一次性変形性膝関節症の危険因子として加齢，肥満，女性などがあげられる．二次性の場合は靱帯や半月板の損傷，関節軟骨の損傷，関節リウマチなどが原因となる．

【病態生理】関節軟骨内の水分保持に関与するタンパク質プロテオグリカンの変性，減少とそれによる水分量の減少により，関節軟骨は衝撃吸収剤として機能しなくなり，軟骨の変性が進行する．さらに軟骨表層にあるⅡ型コラーゲン線維の変性･断裂により，炎症や腫脹が生じる．進行すると軟骨下骨層が露出・硬化し，関節辺縁では骨の増殖性変化である**骨棘**を形成し，関節に変形が生じる．大腿骨，脛骨の内果などで，限局性に変性が始まることが多い．

【症状】初期は，歩きはじめや長時間の歩行後に生じる膝の痛みで，休憩により消失する．関節軟骨の変性が進行するにしたがい，荷重や歩行時の痛み，痛みを伴う関節可動域制限，関節水腫(関節内に関節液がたまる)や関節裂隙の圧痛，関節部の腫脹，運動時の軋轢音などが出現する．

【検査・診断】上記の臨床症状，X 線写真，年齢，性別などから，関節リウマチ等の疾患を除外し診断する．①単純 X 線検査：関節裂隙の狭小化，骨棘の形成，軟骨下骨の硬化などの有無と程度．② MRI 検査：初期の関節軟骨の磨耗や欠損，半月板や靱帯の変性や断裂の有無．進行度は関節裂隙の狭小化を指標にした分類がよく使われる．必要に応じて CT，関節鏡検査，血液検査(関節リウマチとの鑑別)なども行われる．

【治療】保存療法と手術療法とがあり，進行度，年齢等から治療方針を決定する．〔**保存療法**〕①生活指導：肥満がある場合，膝関節への荷重を軽減するために減量と体重のコントロールを行う．②運動療法：大腿四頭筋訓練(加齢などにより低下した筋力の回復)，自動・他動可動域訓練．③薬物療法：疼痛緩和を目的に非ステロイド系抗炎症薬(パップ剤やテープなどの経皮吸収型も含む)の投与，副腎皮質ステロイド剤やヒアルロン酸ナトリウム製剤の関節内注入．④温熱療法など．〔**手術療法**〕保存療法で改善がみられない場合や関節破壊が進行している場合に，高位脛骨骨切り術，人工膝関節置換術(単顆置換術，全置換術)を実施する．また，早期で半月板の変性など限られた場合に膝関節鏡下デブリドマンが行われることがある．⇨参膝関節全置換術→1308

弁形成術 valvuloplasty 心臓弁の狭窄や閉鎖不全に対し行われる弁の修復・再建方法．僧帽弁膜症では弁尖の癒合解除，弁尖の裂隙縫合閉鎖，弁輪縫縮，腱索の再建修復などの方法がある．大動脈弁膜症では狭窄に対する弁切開術や交連切開術，閉鎖不全に対するひだ形成や弁尖のつり上げ，穿孔に対するパッチ補填術などがある．三尖弁閉鎖不全に対しては弁輪形成術が広く行われている．弁の荒廃や石灰化の著しい症例に対しては弁置換術が適応となる．[867, 1499]

変形性脊椎〔関節〕炎 spondylarthritis⇨同変形性脊椎症→2644

変形性脊椎症 spondylosis deformans ［**脊椎症，変形性脊椎〔関節〕炎**］ 脊椎は 30 歳をこえると椎間板，特に髄核から変性が始まり，その後経年的に進行する．変性性変化の出現する頻度は高く，50 歳までに 97% の椎間板に変性所見が観察されている．変形性脊椎症では椎間板の退行性変化が基盤となって，その変化が椎間関節や周囲組織(骨，靱帯，筋肉)に影響を及ぼし，神経組織が刺激・圧迫され，さまざまな症状を呈してくる．頸部や腰部周囲の疼痛，運動制限，筋硬直がよくみられるが，椎間孔から出てくる脊髄神経を変性椎間板や骨棘が圧迫すると，支配神経である上肢や下肢に放散痛が生じる．疼痛は体位により増減し，後屈で悪化する．進行すると筋力低下，知覚障害，腱反射の異常など神経麻痺の症状が現れる．また脊髄圧迫症状があるものは頸椎症性脊髄症(頸髄症)，腰部脊柱管狭窄症と呼ばれる．治療は安静療法，牽引・温熱などの理学療法，薬物治療，神経ブロック注射療法などが行われる．腰痛や神経症状が強い例では椎間固定術や椎弓切除術などの手術治療を行うこともある．[949]

変形体位 variant of position⇨同特殊体位→2141

変形治癒 malunion⇨同骨折変形治癒→1110

変形発生⇨同新形発生⇀1531

便検査⇨同糞便検査⇀2609

偏光 polarization of light 光の振動面が同一方向に向いている光束．偏光ではすべての面で起こる光の振動が一平面だけに起こり，360度の多方向性に散乱する光を偏光子（偏光プリズムなど）に通すことで得られる．抗体と結合した蛍光物質の蛍光は偏光性を有することを利用して，薬物濃度などを測定する蛍光偏光免疫測定法（FPIA）などに応用される．[556]

変更解消手術⇨同尿路変更（向）復元術⇀2261

弁後退速度⇨同拡張期弁後退速度⇀486

変行伝導 aberrant conduction さまざまな原因から生じる心室内の伝導障害で，一過性の脚ブロック様所見を呈する．原因としては，アシュマン Ashman 現象（比較的長い間隔の心拍ののちに出現した上室性期外収縮で一過性の脚ブロックが生じる現象など），電解質異常，薬物，頻脈依存性脚ブロック，徐脈依存性脚ブロックなどがある．固定性の脚ブロックは変行伝導には含まない．[1161]

便抗ヒトヘモグロビン反応試験 消化管からの微量の出血を調べる検査法．従来はヘムのペルオキシダーゼ活性を利用する化学的な検出法が使われていたが，食肉などによる偽陽性反応を避けるために，患者に潜血食をとらせる食事制限が必要であった．これに対して，便抗ヒトヘモグロビン反応試験は，ヒトヘモグロビンに対して特異的な抗体を，例えばラテックスに固定し，抗原抗体反応によるラテックス凝集などで便中潜出血を検出する方法である．ヒト以外のヘモグロビンには反応しないため，食事制限は不要で大腸癌検診などに広く利用される．上部消化管出血の場合は抗原性の低下などにより検出率は下部消化管の場合よりも低い．[1172]

偏向発作⇨同回転発作⇀447

便細菌検査⇨同糞便細菌検査⇀2610

偏差値 T-score, standard score 平均値，標準偏差の異なる分布をもつ変数の，全体に対する相対的位置を比較するために，平均値50，標準偏差10に換算して点数化した値．データ x_1，x_2，$\cdots x_n$ の平均値 M，標準偏差 S ならば，x_i の偏差値は $50 + 10(x_i - M)/S$ によって算出される．[871]

ベンザルコニウム中毒 benzalkonium poisoning ベンザルコニウムは殺菌消毒薬として使用されている．経口摂取により，消化管粘膜の刺激作用，細胞機能障害を起こす．小児の場合，多量の経口摂取によって口腔粘膜刺激，咽頭痛，悪心・嘔吐，下痢または便秘，さらに精神錯乱，呼吸困難，チアノーゼ，痙攣などを起こす．処置は，牛乳を与えたのち，症状に応じた治療を行う．[1013]

変死 unnatural death, suspicious death 広義には病死および自然死以外の死亡，すなわち外因死に相当するものを指すが，狭義には死因が不明で犯罪に起因する死亡の疑いのあるものをいう．[1505] ⇨参異状死体⇀236，変死体⇀2645，変死《法医学における》⇀2645

変死《法医学における》 unnatural death, suspicious death 異状死のうち殺人など犯罪に関連した疑いがあるもので明確な定義はない．この場合，明らかに犯罪に起因する死亡を含める場合と含めない場合とがある．変死あるいは変死体という用語は刑事訴訟法，または国家公安委員会が定めた検視規則に記されている用語である．異状死についても明確な定義はなく，1994（平成6）年，日本法医学会が提示した異状死ガイドラインなどによると，おおむね「病気になり診療を受けつつ，診断されているその病気で死亡する以外の死」と考えられ，異状死体を検案した医師は警察署へ届け出る義務がある．[1547] ⇨参変死体⇀2645，変死⇀2645

変時作用 chronotropic action 神経や薬物が心臓の規則的な周期機能に影響を与えることで，特に心拍数を変化させる作用を示す．心拍数を増加させる作用を正の変時作用（陽性変時作用），減少させる作用を負の変時作用（陰性変時作用）という．[961] ⇨参変力作用⇀2656

変視症 metamorphopsia 物の形がゆがんで見える状態．黄斑部にしわがよることによって生じる．原因はさまざまであり，硝子体黄斑牽引症候群や黄斑上膜のように黄斑部が牽引を受けて起こる場合や，中心性漿液性網脈絡膜症のように黄斑部下方に液体が貯留して起こる場合，また，眼窩内腫瘍により眼球が外からの圧迫を受けて黄斑部が変形して起こる場合などがある．変視症自体に対する治療はなく，治療は各原因疾患に対して行われる．[1309]

変死体 unnatural death cadavar, suspicious death cadavar 異状死体のうち殺人など犯罪に関連した疑いがある死体．刑事訴訟法の規定では，変死体があるときは検察官または警察官が検視を行うが，このとき医師が立ち会い，死因などに関する意見や死体検案書の作成を求められることがある．[1547] ⇨参異状死体⇀236

便失禁⇨同糞便失禁⇀2610

変質精神病 psychosis of degeneration 〔D〕Degenerationspsychose 古くは変質者〔F〕dégénéré にみられる精神病的状態を指し，変質者として，健常者と精神病者との中間に位置するものと考えられていた．しかし，変質〔D〕Degeneration という言葉はある場合には遺伝性，ある場合には精神病質的という意味にも用いられていた．クライスト Karl Kleist，シュレーダー Paul Schröder により，変質を基盤にして生ずる，急性に発病し，多彩な統合失調症症状や非定型の躁うつ（鬱）病症状を呈しながら，予後良好ではあるが周期的ないし挿間的に再発を繰り返す病像とされ，特にシュレーダーは，周期的に緊張病症状を呈する病型に限局して変質精神病という概念を用いている．[1539]

変質徴候 hereditary stigmata of degeneration モレル A. Morel（1809-73）やマニャン V. Magnan（1835-1916）の変質学説では，劣悪な遺伝子をもった家系は代を重ねるたびに退化し消滅するが，その過程で家系成員に現れる徴候を変質徴候とした．身体的変質徴候には斜視，身体障害，奇形ほか多数，心理的変質徴候には窃盗癖 kleptomania，放火癖 pyromania，性倒錯など多数があげられていた．今日ではこのような説明概念は用いられず，歴史上の概念である．[1269] ⇨参フロッター⇀2597

偏執病 paranoia⇨同パラノイア⇀2396

扁鵲（へんじゃく） Bian Que 中国古代の伝説的名医．生没年は不詳．姓は秦氏，名は越人．勃海郡鄭の出身で，長桑君に医学を十余年学んだのち，秘薬を授けられる．これを30日服用すると垣根を隔てて人が見え，病人の五臓にあるしこりを透視できるようになった．脈診に長じ，各地を遍歴して医術を行ったという．『史記』などからすると，紀元前5世紀の前後数百年も活躍しているので，何代にもわたり各地を遍歴した医師団の通称だったらしい．著書はないが『八十一難経』など後世，扁鵲に仮託された医書は多い．[1399]

娩出力 expulsive force 産道を通して胎児および胎児付属物を母体外に娩出させる生理的な力のことであり，主として子宮筋の収縮による陣痛 labor pains と腹壁諸筋の収縮による腹圧 abdominal pressure からなる．また，分娩の三要素(娩出力，産道，胎児および胎児付属物)の1つであり，それぞれの状態や相互関係が分娩の状況に大きく関与する．娩出力は陣痛曲線をもって測定，評価されるのが一般的．記録方法は，腹壁上に圧あるいは変位計測器をつける外計測法と，子宮腔内に圧計測器をつける内計測法があり，より正確に計測できるのは子宮腔内圧を直接計測する内計測法．分娩第1期の陣痛は子宮頸管の拡大に作用し，胎児の娩出には分娩第2期の陣痛と腹圧が伴った共圧陣痛 bearing down pains が作用する．分娩第3期の陣痛は主として胎盤の剥離娩出に作用している．[1352]

弁状創 flap door wound, trap door wound 外傷などによりU字型や弁状に損傷された創のこと．フロントガラスによる外傷のように，一定方向から斜めに薄く切られる創が代表的．先端は壊死に陥りやすく治癒後も瘢痕拘縮などで類円形の盛り上がった弁状瘢痕となる．小さいものは切除縫縮し，大きいものは先端部を切除したのち縫合する．血行が悪い場合には，切除して脂肪を除去したのち植皮術を行う．[688] ⇨参切創→1737

弁状〔白内障〕摘出術 lamellar〔cataract〕extraction 上方の角膜輪部を約11 mm程度，強角膜切開をして行う白内障手術のこと．水晶体嚢外摘出術や嚢内摘出術がこれにあたる．[257]

偏食 deviated food habit, unbalanced food 特定の食品のみを食べたり，嫌ったりして，偏りのある食事をとること．栄養のバランスがとれなくなり，発育障害などを引き起こすこともある．一般には調理法を工夫したり，食事をする環境を変えたりすることにより改善する．代謝異常やアレルギーのために自衛的に症状が出ないように偏食している場合もあるので注意が必要．[1631]

変色歯 discolored tooth, tooth discoloration 歯冠部が変色した歯で，エナメル質表面が灰白色から褐色あるいは黒色を呈している．全身性と外因性の原因があり，全身性は歯の形成期での抗生物質のテトラサイクリンの多量投与やフッ素化合物の過剰摂取，エナメル質形成不全，ゾウゲ(象牙)質形成不全などがある．外因性は齲(う)蝕，歯髄壊死，抜髄時の出血，薬剤などのゾウゲ質歯質からの透過などがあげられる．処置は，漂白剤による漂白，エナメル質とゾウゲ質の一部を削除して，歯冠色に合わせたベニアを変色歯に合着させる方法などもある．[434]

ベンジル酢酸 benzyl acetic acid⇨同ヒドロケイ皮酸→2464

偏心固視⇨同中心外固視→1991

片腎性高血圧症 unilateral renal hypertension 腎の実質性病変または機能異常が原因で惹起される腎性高血圧のうち，原因となる病変または異常が一側の腎のみであるか，または両側の腎であってもその程度により偏りがあるもの，あるいは腎内の局所性異常によるものをいう．代表的な原因疾患には，腎腫瘍(レニン分泌腫瘍，ウィルムス Wilms 腫瘍)，水腎症，腎盂腎炎，腎梗塞などがある．[858]

ベンジン中毒 benzin poisoning ［石油ベンジン中毒］ ベンジンは原油から蒸留分離された多種の炭化水素の揮発性の高い低沸点の混合物で，肺，腸管，皮膚から吸収される．誤飲・吸入により粘膜刺激作用，中枢神経抑制作用，心臓障害作用，全身麻酔作用を起こす．治療は，接触時は温水と石けんによる洗浄，吸入の場合は呼吸管理，輸液，対症療法，誤飲の場合は吸着剤，下剤，輸液，対症療法を行うが，胃洗浄，催吐，カテコールアミンの投与はいずれも禁忌．[1013]

ベンズ bends 減圧症の際にみられる症状の1つ．高圧環境から常圧に戻る際に減圧速度が早すぎると体内に溶解していた窒素ガスが過飽和状態から気泡を形成し，血管の循環障害により組織を圧迫することによって生じる四肢の関節，およびその周辺部の疼痛．[1015] ⇨参潜水夫病→1770

変数 variable 実数の体系から任意に2つの数を選び，その数の間に関係をつけた場合，一方は他方の関数あるいは従属変数(基準変数，応答変数)であるといい，この関数に対してもう一方の数を変数あるいは独立変数(説明変数，予測変数)という．従属変数を y，独立変数を x とすると，$y = f(x)$ という記号で関数関係を表すことができる．[980] ⇨参独立変数→2152

ベンス=ジョーンズタンパク Bence Jones protein；BJP 多発性骨髄腫と原発性マクログロブリン血症の60-90％において，形質細胞が単クローン性Mタンパクを産生し，Mタンパク血症を引き起こすとともに，過剰のL鎖からつくられるタンパクで，腎から尿中に排泄される．この過程において尿細管に沈着し，尿細管性アシドーシス，腎機能障害を起こすことがある．56℃で熱すると凝固沈着するが，100℃で再び溶解するという特異な性質を有する．ベンス=ジョーンズ Henry Bence Jones はイギリスの医師(1813-73)．[858] ⇨参骨髄腫→1108，タンパク質→1954

片頭痛 migraine 反復性発作性に生じる頭痛で頭の片側に強いことが多い．ギリシャ語の hemicrania(hemi=半分，crania=頭)が起源とされ，hemicrania から hemimigranea，megrim などと変化しながら18世紀頃にフランス語である migraine になったとされる．ほとんどの患者が30歳以前に最初の発作を経験する．20-40歳代の女性に多い．分類・診断は，「国際頭痛分類第2版」(ICHD-Ⅱ，2004)に従ってなされる．前兆のあるもの，ないもの，その他の特殊なタイプに分類される．頭痛の持続時間は4-72時間(未治療もしくは治療が無効の場合)．①片側性，②拍動性，③中等度～重度の頭痛，④日常的な動作(歩行や階段昇降など)により頭痛が増悪する，あるいは頭痛のために日常的な動作を避ける，のうちの少なくとも2項目を満たす．頭痛発作中に，①悪心または嘔吐(あるいはその両方)，②光過敏および音過敏，のうち少なくとも1項目を満たす．その他の疾患によらないことが前提となる．日本人では，成人の8.4％が過去1年間に片頭痛を経験しているとされ，発作時には日常生活に障害が及ぶ．発現機序として，血管説，神経説などが提唱されたが，最近では何らかの未知の刺激によって生じた三叉神経第1枝の硬膜枝無髄線維終末の神経原性炎症が逆行性に伝播し血管周囲の炎症や浮腫を引き起こし，一方，これらの刺激が順行性に脳幹，大脳へと伝播し，頭痛として感じられるとする三叉神経血管説が唱えられている．発作時の治療としてトリプタン系薬剤，NSAIDs(非ステロイド系抗炎症薬)，エルゴタミン製剤などが頓用使用され，予防には，ロメリジン塩酸塩，バルプロ酸ナトリウム，プロプラノロール塩酸塩，アミトリプチリン塩酸塩などが使用される．[1156] ⇨参一次性頭痛⇀250，頭痛⇀1641

変声期 voice mutation，vocal mutation，voice change 第二次性徴の1つである変声(声変わり)が生じる時期のこと．性腺の発達と身体の成長に伴って成人の声に移行．特に男性に著明であり，思春期後半13歳頃に始まり15歳頃に成人の声に至る．この時期に頭声(頭に響く)から胸声(胸など胴体に響く意味)へと変声し，1オクターブほど声が低くなる．これに対し女性は一般に3音程度と変声は軽度だが，近年は女声が低くなる傾向にある．[1292] ⇨参性徴⇀1697，第二次性徴⇀1894，思春期⇀1282

変性近視 degenerative myopia⇨同病的近視⇀2491

偏性嫌気性菌 obligate(strict) anaerobe 酸素が存在すると増殖できない菌で，その多くは酸素に触れただけで死んでしまう．破傷風菌やボツリヌス菌などがある．[324] ⇨参嫌気性菌⇀940，偏性好気性菌⇀2647

偏性好気性菌 obligate(strict) aerobe 酸素の存在する環境でしか増殖できない微生物をいう．糸状菌，シュードモナス *Pseudomonas*〔属〕，フラボバクテリウム *Flavobacterium*〔属〕，バシラス *Bacillus* 属の一部などがこれに属する．一方，酸素があってもなくても増殖できる微生物を通性嫌気性菌といい，細菌や酵母の大部分がこれに属する．[324] ⇨参好気性菌⇀986，偏性嫌気性菌⇀2647

変性《細胞の》 degeneration 種々の傷害因子の作用によって組織や細胞の機能が減退・低下をきたした状態にみられる形態学的変化であり，傷害因子が除去されると正常に復することができる可逆的変化．従来，変性としては混濁腫脹，水腫様変性，脂肪変性，硝子滴変性，糖原変性，粘液変性，角質変性，硝子様変性，アミロイド変性，膠様変性，粘液様(ムコイド)変性，石灰変性，結晶性変性などの病変があげられ，これらは退行性病変の中に含まれるものと考えられてきた．しかし実際には，硝子(ヒアリン)滴変性や角質変性などのようにその成り立ちが細胞機能の亢進状態にあるとみなされるものや，脂肪変性や糖原変性のように原因の多くが代謝異常による中間代謝物質の蓄積とみなされるものもある．終局的には細胞機能の疲憊(ひはい)を招くことのあることから広義の変性と考えられてきた．[1531]

変性疾患 degenerative disease 細胞や組織に変性が起こる疾患．本来，緩徐，進行性に進む病的機転の不明なものが含まれていたが，近年の研究により物質代謝異常に含まれるべきものも出てきている．神経系の代表的な変性疾患にはアルツハイマー Alzheimer 病，ピック Pick 病，ハンチントン Huntington 舞踏病，パーキンソン Parkinson 病，脊髄小脳変性症，運動ニューロン疾患があげられる．[1531]

変声障害 mutational voice disorder，disturbance of voice change(mutation) ［**声変わり障害**］ 変声とは第二次性徴により起こる声の年齢的変化で，男女とも声域が下がるが，特に男子に著明に認められる．この変声は内分泌機能に関与することが多いが，女子の音声の男性化や男子で変声が起きないことを変声障害と呼ぶ．[451]

変性脊椎すべり症 degenerative spondylolisthesis ［**無分離脊椎すべり症**］ 脊椎すべり症の病態分類の1つ．先天性，分離性のすべり症と異なり，脊椎の加齢変化を主因とし，椎弓の分離を伴わずに椎体が前方(ときに後方)にすべっているものをいう．発症機序は，後方支持要素(椎弓，椎間関節)の水平化という解剖学的危険因子がもともとあるところに，前方支持要素(椎間板)の不安定性が加わって椎体すべりが発生すると考えられている．40歳以上の女性に多いことから，女性ホルモンの分泌が関与しているともいわれている．頸椎で認められることもあるが，大部分は腰椎(特にL_4)に起こり，腰部脊柱管狭窄症の代表的な原因疾患である．症状は徐々に発症する腰痛のことが多いが，脊柱管狭窄を呈すると下肢の疼痛やしびれ，間欠跛行を訴え，進行したものでは下肢の知覚・運動障害および膀胱直腸障害をきたす．脊柱管狭窄の有無が予後に関係するが，すべりの程度は症状と必ずしも関連がないと報告されている．画像では単純X線側面像で容易に診断される．すべりの程度，分離の有無も確認する．単純X線前後像ではW型の椎弓を認めることが多い．また側面の前屈-後屈像(機能撮影)を撮ることで，脊椎の不安定性をある程度評価できる．神経症状のある症例では，MRIで馬尾神経や神経根の圧迫を評価し，必要に応じて脊髄造影検査を行う．治療は生活指導や体操療法を基本とし，薬物療法，理学療法，コルセットなどの保存的治療を行うが，症状が頑固で日常生活動作に支障がある場合には手術療法を検討する．手術は脊椎除圧術(神経周囲の椎弓や黄色靭帯を切除する)と脊椎固定術(除圧術に加えてスクリューや椎体間ケージを用いてすべっている脊椎を固定する)に大別されるが，どちらを適応とするかについてはまだ議論の余地がある．[1055] ⇨参腰部脊柱管狭窄症⇀2877

変性タンパク質 denatured protein タンパク質の一次構造は維持しているが，熱などの物理的な原因，変性剤あるいは化学的な原因によって高次構造が破壊され，本来そのタンパク質がもつ物理的性質(物性)が変わってしまったり生物活性が失われたタンパク質のこと．しかし変性タンパク質のなかには機能的にも構造的にも回復しうる可逆的なものから不可逆的なものまで存在する．高濃度の尿素，塩酸グアニジン，界面活性剤のドデシル硫酸ナトリウム(SDS)などは変性剤として，タンパク質の分析によく用いられる．[384]

片節 proglottid 条虫の虫体を構成する1節のこと．成熟の程度により，未熟片節，成熟片節，受胎片節(老熟片節)に分けられる．[288] ⇨参条虫症⇀1442

弁切開術 valvotomy 心臓弁の狭窄に対して弁口拡大を目的に心臓弁を切開する手術．僧帽弁，大動脈弁または肺動脈弁では狭窄に対する交連切開術などが行わ

れる.[867,1499]

ヘンゼン結節　Hensen node⇨同原始結節→951

便潜血反応　occult blood test　［糞便潜血反応］　消化管の出血を診断する目的で，便中の赤血球に含まれるヘモグロビンを検出する方法．以前は，ヘモグロビンのヘムのペルオキシダーゼ様活性を利用した化学法(オルトトリジン法，グアヤック法，ベンチジン法)が主に行われていた．しかし化学法は，ヒトヘモグロビン以外にも反応するため偽陽性が多く，それを避けるために検査前の食事制限を行う煩雑さもあった．現在ではヒトヘモグロビンに特異的に反応する抗体を用いる免疫学的方法が主で，ラテックス凝集反応，酵素免疫測定法などがある．臨床的には，主として大腸癌のスクリーニング目的で行われることが多い．検出率を高めるために，1日法よりも2日連続採取法が推奨されている.[90]　⇨参免疫学的便潜血反応検査→2808

ベンゼン中毒　benzene poisoning　［ベンゾール中毒］　ベンゼンは石油から分留精製される無色・芳香性・可燃性の有機溶剤で，主に化学工業製品の原料として使用されている．短時間高濃度吸入曝露ではトルエン，キシレン，シンナーなどの有機溶剤と類似の作用を示し，頭痛，悪心，めまいなどの中枢神経症状や，心室性不整脈を起こすことがある，処置は空気の新鮮なところに移り，必要なら酸素吸入を行う．皮膚についた場合は発赤・水疱を生じるため，温水と石けんで洗浄する．反復吸入曝露によって慢性中毒として骨髄の造血機能障害，すなわち貧血，白血球減少症，血小板減少症，再生不良性貧血，骨髄性白血病などを引き起こす．経口摂取時の治療は，呼吸・循環を確保して胃洗浄，吸着剤，下剤，強制利尿，対症療法を施す.[1013]

ベンゼンヘキサクロライド　benzene hexachloride；BHC, HCH　［リンデン］　有機塩素系の殺虫薬の1つ．$C_6H_6Cl_6$．α，β，γなど7種の立体異性体があり，γ-BHCは農薬リンデンとして知られる．無臭，白色の結晶性粉末であり，水に溶けず，エタノールやエーテルに可溶．日本においては異性体の混合物が農薬として使用されていたが，有害性が認められ，1971(昭和46)年に農薬としての使用が禁止された．症状として眼，気道を刺激し，頭痛，めまい，悪心・嘔吐，中枢神経系に影響を与え，振戦，痙攣，重症では呼吸中枢麻痺により呼吸不全，虚脱を生じ，死に至ることがある．急性中毒は1-3時間で発症し，死亡は12時間以内に起こることが多い．救急処置として，目に入った場合は直ちに流水で15分以上洗い流し，皮膚についた場合は直ちに石けん水で洗浄し，多量の水を用いて洗い流す．どのような場合も速やかに医師の診察を受ける必要がある．ベンゼンヘキサクロライド類は，ヒトに対して発癌性があると考えられるが，証拠が比較的十分でない物質(日本産業衛生学会，2008)．動物実験では発癌性が確認されたがヒトの発癌との関連が未知の物質〔アメリカ産業衛生専門家会議(ACGIH)，2008〕．許容濃度0.5 mg/m^3(経皮吸収として；ACGIH，2008)．「毒物及び劇物取締法」劇物．内分泌攪乱化学物質．1％γ-BHCの軟膏は，疥癬の治療としての有効性が多数報告されている.[182,57]　⇨参有機塩素系殺虫薬中毒→2847，有機溶剤中毒→2848

ベンゾ[a]ピレン　benzo[a]pyrene⇨同ベンゾピレン→2648

偏相関係数　partial correlation coefficient　他の変量の影響を除いて求めた2変量間の相関係数．相関係数とは2変量の関連の程度を示す指標のこと．互いに相関する多変量の情報では，2変量だけを取り出して相関を求めても，関係する他の変量の影響を受ける．しかし変量のすべての組み合わせについて2変量間の相関係数がわかっていれば，他の変量の影響を取り除いて特定の2変量間の相関係数が計算できる.[556]

ベンソード　Raoul Bensaude　フランスの内科医(1866-1938)．ローノア Pierre Emile Launois とともに報告した両側頸部に成熟した脂肪組織が不均衡・不規則に増加する病態をローノア・ベンソード症候群という．ローノアもフランスの内科医(1856-1914).[1531]

ベンゾール中毒⇨同ベンゼン中毒→2648

片側顔面攣縮(れんしゅく)　hemifacial spasm⇨同半側顔面痙攣→2414

片側骨盤切断用義足　hemipelvectomy prosthesis　片側骨盤切除に対し用いられる義足で，安定性を得るにはソケットは肋骨弓下部まで達する必要がある．ソケット以外の構成は股義足と同じ.[1202]　⇨参股義足→1079

片側失行⇨同一側性失行→256

片側失認⇨同半側空間無視→2414

片側小顔面症⇨同第1鰓弓(さいきゅう)症候群→1853

ベンゾジアゼピン系薬中毒　benzodiazepines poisoning　精神神経用薬として使用されているクロルジアゼポキシド，ジアゼパム，オキサゼパムなどを指す．薬用量をこえて多量経口摂取すると，口渇，悪心，倦怠感，反射消失，痙攣，運動失調，重症では弛緩，催眠，肝障害，昏睡，呼吸抑制が出現．治療は呼吸管理をしながら催吐および胃洗浄，吸着剤・下剤の投与，対症療法．重症の場合は血液灌流．血液交換，昏睡や呼吸抑制には拮抗薬のフルマゼニルを投与する.[1013]

ベンゾジアゼピン系薬物　benzodiazepine derivative；BZD　ベンゼン環に7員環のジアゼパム環が結合した基本骨格をもつ化合物の総称．抗不安，抗痙攣，鎮静催眠，筋弛緩作用を示す．興奮性シナプス伝導を抑制し，さらに二次的にアセチルコリン，カテコールアミン，セロトニンなどの各神経路を抑制して，抗不安などの薬理効果を示すと考えられる．トリアゾラム，ミダゾラム，ニトラゼパム，フルラゼパム塩酸塩，エチゾラム，ジアゼパムなど多くの薬物があり，各薬物の薬理効果に応じて睡眠薬，抗不安薬の第一選択薬となるほか，てんかん治療薬として用いられる．用量力価および作用時間の長短に応じて薬剤選択が行われる.[204,1304]

ベンゾトリクロリド　benzotrichloride　［三塩化メチルベンゼン］　刺激臭のある無色～微黄色の液体．$C_6H_5CCl_3$．水に溶けず多くの有機溶媒に可溶．沸点221℃．化学薬品原料，医薬品，農薬，染料，顔料，紫外線吸収剤など用途は広い．皮膚，粘膜への刺激がある．製造作業者に癌発生をみる．ヒトに対して発癌性のある物質(日本産業衛生学会，2008)，ヒトに対する発癌性が疑わしい物質〔アメリカ産業衛生専門家会議(ACGIH)，2008〕．「特定化学物質障害予防規則」特定第一類物質，規制対象発癌物質.[182,57]

ベンゾピレン　benzopyrene　［ベンゾ[a]ピレン］　コールタールにわずかに含まれる淡黄色結晶．$C_{20}H_{12}$．水に不溶，ベンゼンに可溶，メタノールに微溶．多環式芳香族炭化水素の代表的発癌物質．人工癌発生実験で歴史的にも有名．自動車の排ガス中に存在し，環境中に広く拡散している．タバコの煙中にもある．ヒトに対しておそらく発癌性があると考えられ，証拠が比較的十分な物質(日本産業衛生学会，2008)，ヒトに対する発癌性が疑わしい物質〔アメリカ産業衛生専門家会議(ACGIH)，2008〕．内分泌攪乱化学物質．[182,57]

ペンダー　Nola J. Pender　アメリカの看護理論家(1941生まれ)．中範囲理論「ヘルスプロモーション・モデル」の提唱者．看護学校を経て内科・外科病棟に勤務．この経験から「医療者は病気が発生したあとになってようやく介入している．しかしこれは人間と環境との健康的かかわりの大切さを説いてきた看護先駆者の理念に反する」と問題意識をもつ．これが「病気を未然に防ぎ，ウェルネスの豊かさを享受することは，回避できたはずの病気にかかってしまったあとで対処を試みることよりもはるかによい」との信念に発展し，のちのヘルスプロモーション・モデル(HPM)開発の原点となる．心理学領域において，認知プロセスに関する研究で博士号取得．その研究において，人びとが健康を増進させるライフスタイルをとったり，特定の保健行動を起こしたりする現象に着目する．1982年にそのような保健行動に影響を及ぼす諸因子とそれら因子間の関係性をHPMとして著す．1996年に改訂HPMを発表．HPMは能力志向・接近志向のモデルであり，病気への恐れや脅威を保健行動の動機の源とはしていない．したがって人生のどの段階でも使用可能なモデルとされる．「看護の目標は個人的因子，人間関係の因子および環境因子に着目し，それらをよりよい方向へと変容させる介入を行うことにより，人びとの健康を最大限に引き上げることである」と考え，このモデルをもとに健康と安寧を高めるいくつかの看護介入の提案も行っている．[595]

ベンダーゲシュタルトテスト　Bender Gestalt test；BGT［ベンダー視覚・運動・ゲシュタルトテスト，ベンダーテスト］　アメリカの精神科医ベンダー Lauretta Bender(1897-1987)によって開発された検査で，9枚の幾何図形を，補助用具を用いずにできるだけ正確に模写させる．模写された図形は，ゆがみの程度によって評価点が与えられ，図形の配列，重複や境界線にも評価点が与えられる．評価点が高いほど視知覚と運動の協応が低下していると解釈できる．特に，びまん性の脳萎縮や頭頂-後頭葉の萎縮がある場合には，著しい高得点を示すことが多い．[1316]

ベンダー視覚・運動・ゲシュタルトテスト　Bender Visual Motor Gestalt test⇨同ベンダーゲシュタルトテスト→2649

ヘンダーソン　Virginia Henderson　アメリカの看護理論家(1897-1996)．第一次世界大戦の負傷者をケアする一時的な仕事につき，終戦とともに，結果を得る仕事を望んで看護師を志した．1921年ワシントンの陸軍看護学校を卒業し，訪問看護師を経て看護教員となる．コロンビア大学ティーチャーズ・カレッジにて学士号(1932)および修士号(1934)を取得した．同校で卒後教育担当として学生指導に，その後エール大学で研究担当として看護の教育・研究に従事した．代表作となった『Basic Principles of Nursing Care(邦題：看護の基本となるもの)』(1960)は『Principles and Practice of Nursing(邦題：看護の原理と実際)』(第5版，1955)の教科書の内容を凝集している．保健医療チームにおける「看護師の独自の機能」を明らかにし，それはICN(国際看護師協会)の看護の定義にも織り込まれている．人間がもつ14の基本的ニードを充足することを看護の目標とし，体力，意思力，知識の側面から患者が日常生活のパターンを保つのを助けることを説いた．そこには，患者が病院内でさまざまな基本的ニードが満たされない状況におかれていることの認識がある．常に「看護とは何か」を問い，それに対する探究を現実の患者が受けている看護ケアの側面で行おうとした．看護の最も威信のある国際賞，クリスチャン・レイマン賞(ICN，1985)を与えられた．彼女自身，仕事の旅路の物語だという著書『The Nature of Nursing ― Reflections After 25 Years(邦題：看護論―25年後の追記を添えて)』(1991)は後世に多くの示唆を与える内容である．1996年(98歳)の最期まで，一人の名声ある看護師，教師，そして研究者として世界中の看護師に認められ，看護が尊敬され自立した職業へと発展することに多大な貢献をした．[1473]

ヘンダーソン・ハッセルバルヒの式　Henderson-Hasselbalch equation　溶液中における弱酸(HA)と共役塩基(A^-)の濃度比とpHとの関係式で，$pH = pK' + \log([A^-]/[HA])$．血中の炭酸-重炭酸〔塩〕緩衝系では，$pH = pK' + \log\{[HCO_3^-]/([CO_2]+[H_2CO_3])\}$．$pK'$は見かけの解離定数と呼ばれ，血漿の$pK'$値は6.10．$[CO_2]+[H_2CO_3]$は38℃における血漿の溶解度係数solubility factor：S = 0.03 mM/L/mmHgに比例する($= S \times P_{CO_2}$)．したがって，血漿重炭酸イオン濃度が24 mM/L，P_{CO_2}が40 mmHgの場合，$pH = 6.10 + \log(24/0.03 \times 40) = 7.40$となる．ヘンダーソンLawrence J. Hendersonはアメリカの生化学者(1878-1942)．ハッセルバルヒKarl A. Hasselbalchはデンマークの生化学者(1874-1962)．[1213]

ベンダーテスト　Bender test⇨同ベンダーゲシュタルトテスト→2649

変態　metamorphosis　昆虫の幼虫から成虫への変貌のように，個体の発生段階での形態と機能の著しい変化，またはその過程．無脊椎動物の発生過程で広くみられ，変態ホルモンが関与する．[368]

ペンタガストリン　pentagastrin　酸分泌刺激作用のあるガストリンの作用を有する合成ポリペプチドで，無酸症やガストリン産生腫瘍などの診断の一助となる胃液検査に用いられる．これを投与して胃酸分泌を刺激し酸分泌能を測定する．[738]

ペンタゾシン　pentazocine　非麻薬性鎮痛薬(オピオイド)．5つあるオピオイド受容体のうちκ(カッパ)に対し作動性，μ(ミュー)に対し弱い拮抗性に作用し，部分的に作用することから，弱オピオイドに分類される．中枢神経系の痛覚の刺激伝導を遮断して鎮痛効果を発揮する．モルヒネ，ペチジン塩酸塩，フェナゾシンの鎮痛効果に対しては，弱い拮抗作用を示す．ペンタゾシンの効果には有効限界があり，60 mg以上を投与しても効果，副作用ともに用量依存性に推移しない(天井効果)．このため呼吸抑制や連用での依存性はモルヒネに比べ起こりにくく，麻薬の指定を受けていない．注射剤と錠剤があり，各種癌における鎮痛のほか，術後，諸疾患，検査器具使用時の鎮痛に使用される．注射剤の 30-60 mg 投与は麻酔前投薬，麻酔補助にも適応がある．[204,1304] 商ソセゴン，ペンタジン

ペンタン酸⇨同吉草(きっそう)酸→693

胼胝(べんち) tyloma, callus ［**胝腫**(ちしゅ)，**たこ**］ 表皮角層の機械的刺激に反応して起こる限局性肥厚．長期間，同一部位に反復して圧力が加わることにより生じる．足底，指が好発部位であり，下床に骨がある部位に多い．ペンだこ，座りだこ，靴ずれだこなどが知られている．症状としては限局性の角化性丘疹あるいは局面がみられ，圧痛を伴う場合がある．感染を併発すると腫脹，疼痛がみられる．軽度のものでは放置してよい．肥厚が高度であれば，メスやカミソリなどで出血しないよう削る．治療薬としてサリチル酸絆創膏があり，病変部に 4-5 日貼付し軟化させる．同じ部位に圧力が加わると再発するので，原因となっている圧迫要因を除去することが原因療法となる．[989]

弁置換術 cardiac valve replacement 石灰化など心臓弁の器質的変化が著しい弁膜症に対する術式で，弁を切除して代用弁(機械弁，生体弁)を移植するもの．体外循環を使用して心停止下に行われる．僧帽弁置換術や大動脈弁置換術などがある．[867,1499] ⇨参人工弁→1545

胼胝(べんち)**性潰瘍** callous ulcer 慢性潰瘍で深く大きく，結合織の増生により辺縁が盛り上がって硬化した潰瘍を呼ぶ．通常，慢性潰瘍では粘膜下層の線維化や瘢痕がみられ，胃潰瘍の分類の Ul-Ⅲ やⅣでは粘膜筋板と固有筋層は癒着し融合している．経過の長い慢性潰瘍では大量の肉芽や瘢痕組織により，広範囲かつ著明な線維化を伴う．[1531]

胼胝(べんち)**体**⇨同脳梁→2314

ベンチマーキング benchmarking 製品の質や，サービスや実践の内容を競争相手のそれらと比較するために，標準となる基準点(ベンチマーク)を決めて測定するプロセス．[415]

鞭(べん)**虫症** trichuriasis 鞭虫の感染症で，鞭虫の虫卵を経口的に摂取して感染する．成虫は主に盲腸やその周囲に寄生．少数寄生では無症状であるが，多数寄生で下痢，腹痛，食欲低下などがみられる．世界的にみれば感染者数は多い．[288]

便虫卵検査 parasitological examination of feces 糞便中の虫卵や原虫のシスト(嚢子)，オーシスト(接合子嚢)を検査する方法で，直接塗抹検査法と集卵検査法に大別される．直接塗抹検査は薄層塗抹法と厚層塗抹法があり，集卵検査法は浮遊法と沈殿法がある．[288] ⇨参寄生虫卵検査→688，集シスト法→1368

ベンチュリーマスク Venturi mask 鼻や口，気管切開口を覆うマスクによる酸素投与法の1つ．マスクと酸素供給チューブとの接続部で噴出される酸素ジェット流により一定量の室内気が混合され(ベンチュリー効果)，一定の吸入気酸素濃度が得られるもの．希望の酸素濃度で安定した大量の酸素投与が可能となる．[571]

ベンチレーター ventilator⇨同人工呼吸器→1539

扁桃 tonsil ［**扁桃腺**］ 咽頭を中心に分布するリンパ組織で，口蓋扁桃，咽頭扁桃(アデノイド)，舌扁桃などからなる．口蓋扁桃は中咽頭両外側の扁桃洞に存在し，全体の約 1/3 は咽頭腔に突出し露出している．表面は重層扁平上皮で覆われるが，多くの扁桃小窩を開口し，そこから小管状をなす陰窩が実質内に入っている．実質にはリンパ球，形質細胞，マクロファージなどが集積し，胚中心をもつ二次小節が混在する．咽頭扁桃は上咽頭の正中に位置し，舌扁桃は舌根面に乳頭状の舌小胞の集合として存在する．扁桃は鼻腔や口腔から侵入する微生物をはじめとする環境物質に対し，液性あるいは細胞性免疫機能をもつ．特に 5 歳以下でその機能が重要視されている．(図参照⇒リンパ組織→2959)[778]

変動 variance 平均値の周辺に分散するデータの割合を示す数値．分散分析に用いられ，すべての変動を要因による変数とその他の変動に分け，特定の要因が結果に影響したかどうかを統計学的に判定する．[258]

扁桃炎⇨参急性扁桃炎→740，慢性扁桃炎→2759

扁桃核 amygdala, almond nucleus⇨同扁桃体→2651

扁桃角化症⇨同咽頭角化症→300

扁桃癌⇨同扁桃腺癌→2651

変動係数 coefficient of variation；CV ［**変異係数**］ データの散布度を表す指標の 1 つで，標準偏差を平均値で除した値．一般に平均 μ が大きくなると，標準偏差 σ も大きくなる傾向がある．平均の大きく異なる分布のバラツキを比較するためには，平均の大きさ μ に対する標準偏差 σ の相対的な大きさ σ/μ で比較することは合理的である．この基準化した値 σ/μ を変動係数という．[871]

扁桃周囲炎 peritonsillitis 扁桃上外側を中心に高度の発赤・腫脹をきたしたもの．急性扁桃炎に続発して起こることが多く，異物の刺入や第 3 大臼歯からの炎症の波及でも起こる．通常は一側性で，高度の咽頭痛・嚥下痛を伴う．増悪すると膿瘍を形成し，扁桃周囲膿瘍となる．治療は抗菌薬の投与であるが，患者は摂食障害があるため，水分投与を十分に行う．[701]

扁桃周囲膿瘍 peritonsillar abscess 口蓋扁桃周囲に起こる感染により膿瘍を形成したもの．急性扁桃炎に続いて起こる．症状としては嚥下痛，嚥下困難，耳への放散痛，開口障害，発熱である．扁桃とそれに接した軟口蓋は発赤・腫脹する．膿瘍を形成すると口蓋垂は健側へ偏位する．呼吸困難も生じることがあり注意を要する．治療は，適切な抗生物質の投与と，膿瘍の穿刺，切開排膿を行う．[98] ⇨参副咽頭間隙膿瘍→2527，咽後膿瘍→292，扁桃周囲炎→2650

扁桃周囲膿瘍切開術 incision of peritonsillar abscess 扁桃周囲膿瘍の切開法をいう．ほとんどの症例は穿刺で改善してくるが，排膿が不十分の場合には切開を行う．切開部に表面麻酔または浸潤麻酔を行い，穿刺にて膿瘍の存在を確認してから行う．切開はキアリ Chiari 点やトンプソン Thompson 点を想定して行うが，ほぼ最膨隆部に一致する．切開創を開き排膿を十分に行う．[701]

扁桃腺⇨同扁桃→2650

扁桃腺窩(陰窩) tonsillar fossa (crypt) 扁桃実質内に管状に深く入り込んだ部分で，腺窩または陰窩と呼ぶ．重層扁平上皮で覆われた 1 個の口蓋扁桃の表面には 10 個あまりの腺窩があり，その中の最上部の腺窩(上扁桃窩)は最も深くなっている．腺窩は分枝も認めるため，扁桃の表面積を著しく広くしている．腺窩には粘液腺

が開口する．[451]

扁桃腺癌 tonsil cancer ［**扁桃癌**］ 中咽頭原発癌のなかで最も発生頻度が高い．一側の扁桃腫大，潰瘍形成，硬結を触れ，上深頸リンパ節に高率の転移をみる．病理組織は大部分が扁平上皮癌．治療は放射線照射が有効のことが多いが，近年は手術の併用も増えてきている．[701]

扁桃体 amygdaloid body；AM 〔L〕corpus amygdaloideum ［**扁桃複合体，扁桃核**］ 側頭葉前方部の鉤の内部に埋もれた球状の神経核群で，アーモンド(和名：扁桃)の形に似ていることから，ブルダッハ Karl F. Burdach により命名された．発生学的に古い皮質内側核群(皮質核，内側核，外側嗅索核，扁桃体周囲核など)と新しい基底外側核群(外側核，基底核，副基底核など)に分かれる．他に中心核などの小核がある．扁桃体への入力線維のうち，外側嗅条を通る嗅覚性線維が最も大きく，皮質内側核群へは直接，基底外側核群へは梨状葉前野を介して嗅覚情報を伝える．このほか，視床下部，大脳皮質(側頭葉，帯状回，眼窩皮質)からの入力線維を受ける．出力線維は主に皮質内側核群から起こり，分界条を通る背側路が最も明瞭で，視床と尾状核の境界部を通り，中隔核にて多く終わるが，一部，視床下部前核にも至る．腹側遠心路は基底外側核群から主に起こり，レンズ核の腹側，無名質を通り，外側視索前野，視床下部外側野，中隔野，ブローカ Broca の対角帯核に至る．基底核群からは線条体へ向かう線維が起こる．扁桃体は大脳皮質(側頭葉下面，前頭前野，眼窩面皮質，帯状回前部，嗅内野，海馬)と強いつながりがあり，情動に関与しているとされている．両側性に破壊されると，恐怖感喪失，易順応性，感情鈍化など情動盲といわれる症状(クリューヴァー・ビューシー Klüver-Bucy 症候群)を呈する．すなわち，①何でも口に触れさせようとする傾向，②視・触・聴覚の失認，③温和化あるいは情動反応の低下，④摂食過多，あるいは他のものの飲食徴候，⑤身辺のものを珍しがって，しきりに探索する，⑥性行動亢進がみられる．また，扁桃体損傷患者では失語，認知障害，記憶喪失も生じやすい．[1043]

扁桃体海馬切除術 amygdalohippocampectomy 内側側頭葉てんかんに対して行われる外科治療の術式．焦点側の扁桃体，海馬，海馬傍回，鉤などの側頭葉内側構造を選択的に摘出する手術であり，従来の標準的側頭葉前部切除術と比べ，術後の発作成績は遜色なく，かつ記憶や視野への影響は少ないとされる．側脳室下角への到達経路により，経シルビウス裂，経上側頭回，側頭下到達法などの手技が利用されている．発作を止めるために必要な切除範囲についてはなお議論の余地がある．[1203]

扁桃摘出術 tonsillectomy ［**口蓋扁桃摘出術**］ 扁桃には口蓋扁桃，咽頭扁桃(アデノイド)，舌扁桃，耳管扁桃があり，扁桃摘出術とは通常は口蓋扁桃摘出術を意味することが多い．口蓋扁桃摘出術の適応は，反復性扁桃炎，病巣感染症が疑われる慢性扁桃炎，摂食・嚥下障害，睡眠時呼吸障害をきたす扁桃肥大，扁桃周囲膿瘍の反復である．通常は全身麻酔下に行われる．小児ではアデノイド切除術とともに行われることもある．術後の合併症には出血があり，確実な止血と注意が必要である．[887]

扁桃肥大 tonsil hypertrophy⇨同口蓋扁桃肥大→979

扁桃病巣感染症 tonsillar focal infection 扁桃に慢性の炎症があり，それが原因となって皮膚などの遠隔臓器に二次的な病変をもたらす状態をいう．代表的なものの1つに掌蹠膿疱症がある．病原性微生物としては，溶血性連鎖球菌が高率に検出され，次いでブドウ球菌が多い．臨床症状としては，二次的な病変の症状が主体で，扁桃自体による臨床症状は比較的軽度またはほとんど認められない．診断法には，扁桃誘発試験，扁桃打消し試験がある．適応があれば口蓋扁桃摘出術を行う．[517]

扁桃複合体 amygdaloid complex⇨同扁桃体→2651

扁桃ヘルニア tonsillar herniation⇨同大〔後頭〕孔ヘルニア→1866

扁桃誘発試験 provocation test of tonsil 扁桃が病巣となって二次疾患(IgA 腎症，掌蹠(しょうせき)膿疱症など)を引き起こしている疑いがある場合に，扁桃が原病巣か否かを調べる方法．扁桃マッサージ，超短波誘発法，ヒアルロニダーゼ試験があり，白血球数，赤血球沈降速度，体温，尿所見などを比較し判定する．症状の消失や改善も参考所見となる．[701]

ペントース pentose ［**五炭糖**］ 5つの炭素原子からなる単糖で，アルドペントースとケトペントースに大別される．ペントースにはアラビノース，リキソース，リボース，キシロース，キシルロースなどがある．また RNA はリボースを，DNA はデオキシリボースを構成成分にしている．[384]

ペントース尿症 pentosuria⇨同五炭糖尿症→1100

ペントースリン酸回路 pentose phosphate cycle(pathway) ［**五炭糖リン酸回路，ヘキソースリン酸経路，ホスホグルコン酸経路**］ グルコースの酸化(代謝)経路の1つ．肝臓，副腎，脂肪細胞，乳腺，赤血球などでの解糖の二次的経路として存在し，反応は細胞質で行われる．本回路は2つの反応系に大きく区分される．第1の反応系は，グルコース6リン酸デヒドロゲナーゼ(脱水素酵素)による脱水素酵素反応を受けて本反応系に入り，酸化的脱炭酸反応を受けリボース5リン酸に至るまでである．本反応系は不可逆的である．この過程で1モルのグルコース6リン酸デヒドロゲナーゼは1モルの二酸化炭素を放出し，2モルの NADPH(ニコチンアデニンホスホヌクレオチド)を生成する．第2の反応系は，リブロース5リン酸からリボース5リン酸またはキシルロース5リン酸を生じたのち，トランスケトラーゼとトランスアルドラーゼの働きで，セドヘプツロース7リン酸，エリトロース4リン酸，グリセルアルデヒド3リン酸，フルクトース6リン酸が相互に転換する可逆的反応である．フルクトース6リン酸とグリセルアルデヒド3リン酸は解糖系の代謝中間体であるので，この反応は解糖系に連結していることになる．また，キシルロース5リン酸を介してグルクロン酸経路にも連なっている．本回路の主な働きは，脂肪酸合成などの還元的合成反応や酸素添加反応に必要な NADPH の生成，核酸合成に必要なリボース5リン酸の生成である．五炭糖リン酸回路，ヘキソースリン酸経路，ホスホグルコン酸経路ともいう．[987]

ベントール手術 Bentall operation マルファン Marfan

症候群などに伴う上行大動脈の拡張と大動脈弁輪部の拡張による大動脈弁閉鎖不全(大動脈弁輪拡張症 annuloaortic ectasia)に対する手術方法．大動脈基部置換術の1つ．人工弁が縫着された人工血管を用いて上行大動脈と大動脈弁の置換を行い，左右の冠動脈口を上行大動脈置換後の人工血管に直接吻合・縫合する．左右の冠動脈にそれぞれ人工血管を間置し，再建する方法をピーラー Piehler 法，左右の冠動脈口を人工血管でつなぎ，その途中で複合移植 composite graft に側側吻合して再建を行う方法をキャブロール Cabrol 法という．ベントール H. H. Bentall はイギリスの外科医．[867,1499] ⇨参大動脈基部置換術→1889

ペントシジン pentosidine グルコースなどの還元糖とタンパク質の非酵素的反応の最終生成物を最終糖化反応物 advanced glycation end products(AGEs)と呼ぶ．AGEs は腎疾患の進展に深く関与していると考えられている．ペントシジンは AGEs の一種で，特に腎機能の低下に伴う酸化ストレス亢進により産生が増加し血中濃度が上昇する．クレアチニンや BUN(血中尿素窒素)が上昇する以前の腎機能の低下に伴い血中濃度が上昇するため，腎疾患の早期発見に有用である．[954]

ペントバルビタールナトリウム pentobarbital sodium 短時間作用型のバルビツール酸誘導体である．麻酔前投薬に用いられるほか，不安緊張状態，不眠症，痙攣状態が適応となる．急性間欠性ポルフィリン症では禁忌である．[163] 商ネンブタール

ペンドレッド症候群 Pendred syndrome ヨードの有機化障害による軽い甲状腺機能低下症と先天性甲状腺腫に遺伝的聴覚低下を伴う疾患．常染色体劣性遺伝形式．発生率は2万5,000人に対し1人．ペンドレッド Vaughan Pendred はイギリスの外科医(1869-1946)．[385]

ベントン視覚記銘検査 Benton visual retention test⇨同ベントンテスト→2652

ベントンテスト Benton test ［ベントン視覚記銘検査］アメリカの神経心理学者ベントン Arthur L. Benton (1909-2006)によって開発された記銘力検査で，10枚の幾何図形を用いる．解釈は『ベントン視覚記銘検査使用手引』に従い，正確に再生された数と省略，ゆがみ，保続，回転，置き違い，大きさの誤りに分類される誤謬(ごびゅう)数から行われる．この検査は，被検者の年齢によって得点が修正されるため，広い年齢層を対象に用いることができ，図版が3種類用意されているため，継時的な評価や治療効果の評価にも用いやすい．[1316]

編入学制度 「学校教育法」第108条の2第7項に基づき，短期大学の卒業生が大学にその中途課程から入学できる制度．また，同第122条により，高等専門学校の卒業者が大学にその中途課程から入学できる制度でもある．さらに，1998(平成10)年「学校教育法」(第132条)および「学校教育法施行規則」の改正によって，専修学校の専門課程を修了した者が大学および短期大学に中途入学する制度も加わった．この改正は，学校教育制度が一人ひとりの能力と適性，興味，関心，進路希望などに応じた多様で柔軟なものとなるような改革をはかるためである．多様な学校形態が存在する看護基礎教育で，現在，大学数は急激に増加しているものの専修学校数が占める割合は依然として多い．その中で先の改正は，編入学制度に専修学校卒業生も対象として加わることになり，多くの人に門戸を広げることになった．看護教育における大学編入は1993(同5)年から千葉大学看護学部が社会人特別選抜として学士編入枠を設け，看護師を1年次生徒に受け入れ看護学士としての4年間の教育を行っている．現在は上記の法改正を受け，独自の編入試験を行い，短期大学もしくは専修学校の卒業生を3年次生として受け入れる編入生制度を設けている看護系大学がある．[268]

変敗⇨同腐敗→2567

便培養 stool culture⇨同糞便細菌検査→2610

便秘症

constipation

【定義】 便が大腸内に長時間にわたって滞留し，排便が順調に行われていない状態をいう．健康な人では，1日に1回の有形便が排出されるのが普通だが，中には2-3日に1回の排便習慣の人もいる．この場合，毎日便通がなくても腹部膨満感，食欲不振，腹痛などの自覚症状がなく十分満足がいくようならば便秘とはいわない．また毎日排便があっても，その量がきわめて少なく残便感，排便困難などの自覚症状を伴い満足がいかないようならば便秘という．このように便秘については明確な定義はないが，一般には3-4日以上便通がないものを便秘という．

【病態生理】 便秘は大きく**機能性便秘**と**器質性便秘**に分類される．機能性便秘には弛緩性便秘，痙攣性便秘がある．前者は大腸の蠕動運動の低下，緊張の低下により腸内容物の通過時間が延長し，腹壁の筋力低下や直腸排便反射の低下なども関係して一般に太くかたい便となる．単純性便秘と呼ばれることもある．後者は腸管の攣縮による腹痛や不快感を伴い一般にコロコロとしたかたい便となる．器質性便秘は腫瘍や炎症による腸管運動の減弱，および狭窄に伴う通過障害にによって起こる．原因としては**大腸癌**，**腸閉塞**，脊髄神経疾患などがあげられる．

【診断】 十分な問診，理学的所見の採取はいうまでもなく，糞便検査や腹部単純X線検査，場合によっては腹部CT検査，注腸X線検査，大腸内視鏡検査なども考慮する必要がある．

【治療】 病態により区別することが重要．機能性便秘についてはまず排便習慣をつけ，便意をがまんしすぎないよう指導することが先決である．腸管に蠕動刺激を与えるための適度な運動，繊維成分の多い食事の摂取，十分な水分の摂取も有効とされている．それでも効果がみられない場合は下剤を使用する．下剤は作用機序により3つに分類される．センナエキス，ダイオウなどの刺激性下剤，酸化マグネシウムや浣腸剤，坐薬などの機械的下剤，ラクツロースなどのその他の下剤である．痙攣性便秘の場合は，日常生活におけるさまざまなメンタルな要因が症状を増幅している可能性もあり，これらについてのケアも場合によっては考慮する必要がある．器質性便秘については原疾患の究明および治療が最優先される．[593]

便秘症の看護ケア

【情報収集のポイント】 機能性便秘や原因が明らかな器質性便秘は，それに対する治療が行われるとともに，

食生活をはじめとした排便習慣や日常生活の指導が重要となる．排便回数や量，かたさや形状，血液混入の有無，便意や腹部膨満などを観察し，腹痛，嘔気，嘔吐，食欲不振などの随伴症状の有無と程度を確認する．既往歴や原疾患，薬剤の服用の有無などとともに食生活や生活習慣に関する情報収集がポイントとなる．

【ケアの実際】食事療法では適度な繊維質の食品や水分をとるとともに，規則正しい食習慣を身につけるよう指導する．腸蠕動を促すための適度な運動や腹部マッサージ，便意にかかわらず一定時間に排泄する習慣や時間的ゆとり，便意があるときはがまんしないことなども説明する．環境の変化やストレスを解消することも必要である．下剤などにより薬物療法が行われる場合は，便の性状を観察しその効果を確認する．また，一度に多量の排便があったときは，血圧の低下とともにショック状態になることもあるためバイタルサインの変動に注意する．薬物療法は下痢をきたすこともあるため，患者自身が便の性状を観察することも大切であることを説明・指導する．[700] ⇨参便秘症⇀2652

扁平円柱上皮境界 squamocolumnar junction；SCJ⇨同子宮腟部びらん(扁平上皮円柱上皮)移行帯⇀1252

扁平黄色腫 planar(plane) xanthoma ［**斑状黄色腫**］ 皮膚表面からわずかに隆起する境界鮮明な黄色斑で，泡沫細胞が浸潤して出現．全身の広範囲に出現するびまん性と，何らかの皮疹があった部位に出現する限局性がある．びまん性扁平黄色腫は脂質異常症(高脂血症)に伴う場合と，血清脂質値が正常の場合がある．いずれの場合にも免疫グロブリン異常を伴っていることが多い．限局性扁平黄色腫を引き起こす基礎疾患としては，光線過敏性皮膚炎，紅皮症，皮膚悪性リンパ腫などがあげられる．[588] ⇨参黄色腫⇀390

扁平胸 flat chest, flat thorax ［**麻痺胸，無力性胸郭**］ 胸郭の前後径が横径に比較して極度に小さいものをいう．一般には体質によるもので，通常，横径も狭く，かつ胸郭が長いのが特徴．ときに両側性の広範な胸膜癒着が扁平胸の原因となることもある．[948]

扁平紅色苔癬(たいせん) lichen ruber planus ［**扁平苔癬**(たいせん)］ 皮膚と粘膜をおかす慢性の疾患で，紫紅色の色調を示す苔癬，すなわち小丘疹の集簇する扁平隆起性局面．四肢，体幹，外陰部，口腔粘膜に好発し，粘膜においては網状の白色局面を呈する．炎症性角化症に分類され，粘膜疹を生じる頻度は高い(30-70%)．組織像として，角質増殖，有棘層肥厚，表皮基底層の液状変性がみられ，真皮上層には稠密なリンパ球浸潤を認める．比較的まれな(皮膚科外来患者の約0.1%)疾患．本態はリンパ球による表皮基底層の抗原に対する免疫学的な攻撃であるといわれる．原因不明のこともあるが，自己免疫異常や薬剤が原因となることもある．薬剤が原因となる場合は薬疹の苔癬型に分類される．現在，C型肝炎ウイルスの関与も示唆されている．[95]

扁平骨 flat bone, os planum 骨はその形態から長骨，短骨・扁平骨に分ける．薄く扁平な形態をもつ骨で肩甲骨，寛骨，頭蓋骨の一部などがある．[771]

扁平骨盤 platypelloid pelvis, flat pelvis 卵円形をなす骨盤で，骨盤入口面が横に長いことからこう呼ばれる．前後径が極度に短いものは扁平性狭骨盤と呼び，分娩時回旋異常や児頭骨盤不均衡を起こしやすい．[996]

扁平コンジローマ flat condyloma, condyloma lata ［**湿性丘疣**(きゅうゆう)］ 梅毒の第2期疹の1つ．外陰部，肛囲，腋窩，乳房下などの間擦部に現れる表面が湿潤した扁平ないし疣状丘疹で，出血や潰瘍を伴う．皮疹部には大量の梅毒トレポネーマ *Treponema pallidum* が存在し感染性が高い．[102] ⇨参梅毒⇀2345

扁平上皮 squamous epithelium 表皮，口腔粘膜，食道粘膜，腟粘膜，角膜上皮，その他，喉頭蓋粘膜の一部，結膜の一部，および女性の尿道粘膜の一部にみられる上皮で，柱状の細胞が配列する基底層の上層に，しだいに扁平になる細胞が重層する．体外を覆う上皮(表皮)では表面は乾燥し，角化する．角化した細胞は脱落する．[95]

扁平上皮過形成 squamous cell hyperplasia⇨同外陰ジストロフィー⇀425

扁平上皮化生 squamous metaplasia ［**表皮化生，類表皮化生**］ 上皮細胞にみられる化生で，円柱上皮や移行上皮が重層扁平上皮に変わることをいう．生理的には角化を伴わない食道・膀胱などの粘膜上皮が角化扁平上皮に置換される現象．また，気管支の線毛円柱上皮が絨毛を消失して扁平上皮に変わったり，膀胱や腎盂の移行上皮が尿結石の刺激に対して扁平上皮に変わったりすることがある．その他，唾液腺や膵の導管，胆嚢，子宮頸部，前立腺などにも認められる．[1531] ⇨参化生⇀505

扁平上皮癌 squamous cell carcinoma；SCC⇨同棘細胞癌⇀774

扁平上皮癌関連抗原 squamous cell carcinoma related antigen；SCC related antigen ［**SCC抗原**］ 子宮頸部扁平上皮癌から精製された分子量約4万4,500 Da(ダルトン)のタンパク質で，扁平上皮癌の腫瘍マーカーとして利用される．正常の扁平上皮や唾液中にも存在．基準値は1.5 ng/mL以下で，子宮頸癌(扁平上皮癌)，腟扁平上皮癌，外陰癌，皮膚癌，肺癌(扁平上皮癌)，食道癌，頭頸部癌などで高値になる．また，肺炎，肺結核，慢性閉塞性肺疾患，気管支喘息などの呼吸器疾患や，乾癬，天疱瘡など皮膚の炎症性疾患でも高値になることがある．サイトケラチン19フラグメント(シフラ21-1)とともに，診断補助，治療効果判定，経過観察のモニターとして利用される．[1125]

扁平上皮乳頭腫 squamous〔cell〕papilloma 扁平上皮による乳頭状増殖を呈する良性上皮性腫瘍で，成熟した重層扁平上皮の増生を示す．鼻前庭部の扁平上皮乳頭腫に関しては，真の腫瘍というより過形成的な性格のものといわれてきた．これに対し，鼻腔，副鼻腔の乳頭腫も扁平上皮乳頭腫と呼ばれることがあるが，これは放置すると悪性化することもあり，区別すべき病変で，組織学的検索が必要である．子宮頸部においては通常，単発性で扁平上皮と円柱上皮の境界部位に発生し，まれに腟にも発生する．その他，口腔粘膜，喉頭，食道などでもみられることがある．[1531]

扁平髄膜腫 meningioma en plaque ［**板状髄膜腫**］ 一般に腫瘤を形成するように発育する髄膜腫のうち，硬膜に沿って扁平，板状に発育進展するもの．腫瘍に接する頭蓋骨に高率で過骨を起こす．部位では蝶形骨縁が多いが，円蓋部にもみられる．一般的な髄膜腫に比べ

て，巣症状は少ない傾向にある.[1286]

扁平腺腫 flat adenoma ［**平坦腺腫**］ 粘膜が広基性扁平状に隆起している病変で，胃にみられる．隆起粘膜に組織学的に密な増殖性の腺管を認め，腺腫と類似する所見を示す組織像のものである.[1531]

扁平足 flat foot，pes planus 足の縦アーチが低下し扁平になったもの．先天性(垂直距骨症)，外傷性，麻痺性(脳性麻痺や二分脊椎など)，静力学的扁平足などに分けられるが，多くが静力学的扁平足．無症状の場合も多いが，長時間の起立や歩行により足内側部，足底，足後方部などに疼痛を生じる場合がある．幼少時では内在筋の強化が重要で，症例により矯正靴，足底装具(アーチサポート，各種挿板)を用いる，成人の扁平足痛には足底装具のほかに，足部のマッサージ，足浴，足高挙などを行う.[771]

扁平苔癬(たいせん) lichen planus⇨同扁平紅色苔癬(たいせん)→2653

扁平椎 vertebra plana，platyspondyly 脊椎椎体の高さが減少し扁平になったもの．骨系統疾患，圧迫骨折などの外傷，炎症，腫瘍などにみられる.[771]

扁平頭⇨同鞍状頭蓋→203

扁平頭蓋底 platybasia 先天異常の1つであり，頭蓋底陥入症 basilar impression を合併しなければ臨床的意義は低い．また，他の先天異常を合併することもあり，その場合，症状は複雑になる．頭部単純X線側面像で鼻根点，鞍結節，基底点を結ぶ線のなす角度が143-145度以上では本症が疑われる.[1268] ⇨参頭蓋底陥入症→2096

扁平母斑 spilus nevus (congenital type) 境界鮮明で，均一な色調の皮表から隆起しない大小さまざまな褐色の斑．色素性母斑の一型であるが，メラニン色素の増加によって出現するものであり，本来の母斑細胞はみられず，母斑細胞母斑とは別に扱われる．手掌，足底にはみられない．母斑としての頻度は約10%と高い．乳幼児期から多発する(6個以上)ときはフォンレックリングハウゼン von Recklinghausen 病を疑う(カフェオレ斑)．またオールブライト Albright 症候群のときには大型の褐色斑が出現．思春期以後に発症する場合(遅発性母斑)はしばしば有毛性となり，ベッカー母斑として扱われ，表皮の変化もみられる.[95]

扁平疣贅(ゆうぜい) flat wart ヒト乳頭腫ウイルス〔ヒトパピローマウイルス human papillomavirus (HPV)〕の主に3型(HPV 3)や10型(HPV 10)の感染により生じる疣贅．青少年の顔面，四肢や手背に多発する常色から淡褐色の扁平丘疹で，ケブネル Koebner 現象と呼ばれる線状配列像を伴うことも多い．自然消退を起こしやすく，多発する扁平疣贅がいっせいに炎症症状を呈した場合，通常その数週間後に自然治癒する.[231] ⇨参いぼ(疣)→275，パピローマウイルス〔科〕→2392，青年性扁平疣贅(ゆうぜい)→1702

弁別学習 discrimination leaning 特定の刺激に対して生じた行動(反応)だけを強化することにより，その後その行動が，特定の刺激があるときにだけ起こるようにする学習．すなわち異なる刺激を区別させる学習方法で，特定の手がかり刺激に対して行われた行動に報酬を与え，他の刺激には報酬を与えないといった方法を用いる.[1230]

弁別的妥当性 discriminant validity 構成概念妥当性を検証するための系統的な分析の補助として進められる方法に，多特性(多方法マトリックス)による分析がある．相違すると考えられるある特性については，それぞれを特定できる測定具によって，別々にうまく識別されなければならず，これを弁別的妥当性といい，構成概念妥当性を示すたすけになる．一方，同一の特性を測定する方法は，1種類に限らず複数の測定方法によっても同様な結果が得られることが確認される必要があり，収束的妥当性という.[980] ⇨参妥当性→1921，構成概念妥当性→1022

ベンホルド試験 Bennhold test⇨同コンゴーレッド試験→1141

弁膜炎 valvulitis 心臓弁(房室弁，半月弁)の弁膜に病巣を形成する心内膜炎．リウマチ性心内膜炎，感染性心内膜炎が知られている．炎症に侵された弁は変性し，弁尖は硬く石灰化し，閉鎖不全症や狭窄症の原因となる.[202,83]

弁膜症 valvular disease⇨同弁膜性心疾患→2654

弁膜性心疾患 valvular heart disease ［**心臓弁膜症**，**弁膜症**］ 心臓弁(大動脈弁，僧帽弁，肺動脈弁，三尖弁)の先天的・後天的障害とされる疾患の総称で，それぞれの弁の狭窄または閉鎖不全によりさまざまな病態を呈する．弁の変性のほか，感染性心内膜炎，梅毒，外傷などが原因となることもある．弁の障害の種類にもよるが，進行すると心不全，肺水腫，下腿浮腫，うっ血肝，塞栓症などを伴い，呼吸困難，狭心痛，失神発作，易疲労感，食欲不振などの症状が出現．それぞれに特徴的な心音を聴取し，かつその重症度により心音が変化する．検査としては胸部X線，心電図，心エコー図，心臓カテーテル検査があり，特に心臓超音波検査は有効．生活指導を行い，薬物治療，弁置換術や弁形成術などの外科的治療が行われる．手術時期の選択は非常に重要で，重症度および自覚症状などから決定される.[913] ⇨参大動脈弁閉鎖不全症→1893，大動脈弁狭窄症→1892，僧帽弁閉鎖不全症→1828

片麻痺

hemiplegia ［**一側性麻痺**，**半側麻痺**，**半身麻痺**］

【概念・定義】 片側の上下肢に脱力がみられる状態．感覚障害の有無は問わない．四肢の運動麻痺はその分布により，片麻痺，**単麻痺**(上下肢のうち一肢だけに脱力)，**対麻痺**(両側下肢の脱力)，**四肢麻痺**(両側上下肢の脱力)に分けられる．

【原因】 突発完成型や数時間の経過で片麻痺がみられた場合は脳卒中が原因であることが多く，緊急に脳CT，MRI検査を行う．数週間から数か月の経過で片麻痺が出現，進行する場合は**脳腫瘍**や正常圧水頭症，慢性硬膜下血腫など多彩な原因が考えられる．

【病態生理】 大脳皮質から内包，脳幹，脊髄における**錐体路**の障害で起こるため，しばしば同側の腱反射は亢進し病的反射(**バビンスキー Babinski 徴候**，**チャドックChaddock 反射**)は陽性となる．障害部位により臨床像が異なり，大脳皮質や内包付近の障害が原因の場合，片麻痺と同側の顔面神経麻痺を伴うことが多い．脳幹の障害では，一側の脳神経麻痺と対側の対麻痺を呈することがあり，**交代性片麻痺**と呼ばれる．交代性片麻痺は障害される脳神経により多くの症候群があり，代表的なものに，ウェーバー Weber 症候群(病巣側の動眼神経麻痺と対側の上下肢麻痺：中脳の障害による)，ミヤール・ギュブレール Millard-Gubler 症候群(病巣側の末梢性顔面神経麻痺と外転神経麻痺，対側の上下肢麻痺：橋下部腹側の障害による)，デジュリーヌ Dejerine 症候群(病巣側の舌下神経麻痺，対側の上下肢麻痺：延髄正中部の障害による)などがある．

【診断】 高度の脱力がみられる場合，片麻痺の診断は通常簡単である．一般に患肢の痙縮が強いため膝を屈曲せず棒のように突っ張り，患肢を振り回すようにして歩行する(**片麻痺性歩行**，図)．軽微な麻痺を見いだす手技として最も汎用されるのが**バレー Barré 試験**である．その他に，**第5指徴候**〔手のひらを下に向けて両腕を前方に水平に伸ばした姿勢を保持させた際に麻痺側の第5指(小指)が外側にそれる〕，ミンガッツィーニ Mingazzini 試験(仰臥位にさせた患者に，股関節と膝関節を90度屈曲させた姿勢を空中で保持させると，麻痺側では自然に落下してくる)などが有用．意識障害がある場合，左右の手足の動きを観察し片側の手足の動きが悪く，痛み刺激でも同側手足を動かさない場合は片麻痺が存在する可能性が高い．また，四肢の自発的な動きがみられないほどの高度の意識障害がある場合，仰臥位の患者の両上肢を垂直に引っ張り上げ，左右同時に手を離して両上肢の落下の様子を観察し，片側では比較的ゆっくり落下するのに対し他側では崩れるようにどさりと落下する場合，どさりと落下する側に麻痺があると考えられる(**腕落下 arm dropping 試験**)．病側の下肢は健側と比べ外旋・外転位をとることが多く，また，両下肢を被動的に膝立て位とし，同時に手を離すと健側は比較的ゆっくりと膝が伸びるのに対し，病側は直ちに外側に倒れることも参考になる．

【治療】 原因疾患の診断後に治療法を決定する．[576] ⇨参対麻痺→2033，バレー試験→2402

●片麻痺性歩行

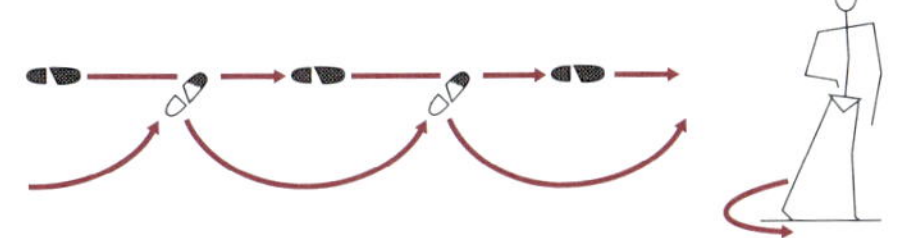

Geraint Fuller(岩崎祐三監訳)：やさしい神経診察 第2版，p.45，図4.1，医学書院，2000より改変

片麻痺の看護ケア

【看護実践への応用】 片麻痺は身体一側の上下肢の随意運動障害で，顔面の運動麻痺を伴う場合もある．多くは大脳皮質運動領域，放線冠などが障害されることに起因し，通常，麻痺は病変の反対側に出現する．原因は，脳血管障害，脳腫瘍，脳膿瘍，脳炎，外傷などである．原因疾患の急性期の段階では，早期から麻痺側の他動運動を中心としたリハビリテーションを開始し，関節拘縮の予防と筋肉の柔軟性を保持することで，回復期のリハビリテーションに備える．回復期には，積極的に機能回復訓練を行うとともに，障害の程度に合わせて日常生活，社会生活に必要な機能を代替的に獲得できるように訓練を行う．まず，原因疾患による障害と回復の可能性，出現している麻痺の程度などから，身体的機能評価と機能回復の可能性についてアセスメントする．原因疾患や病変の程度，範囲によっては，片麻痺だけでなく，認知や意識レベルの低下，意欲の低下，半側無視，構音障害などをあわせもっている場合も多く，スムーズに機能回復訓練が進まないことがある．身体的機能評価に加えて，年齢や社会的背景を含めて，患者・家族とともに総合的にリハビリテーションの目標設定を行う必要がある．回復期リハビリテーションの初期では，麻痺側に対する認識ができるまで，時間を要する場合がある．認識ができていないと，気がつかずに麻痺側を傷つけたり，捻挫や関節脱臼を起こすなどの危険があり，麻痺側に注意を払う方法や注意点について指導する必要がある．機能回復訓練は，目に見えて急速に回復する実感をもてないことが多く，意欲的に続けられなくなることがある．訓練は継続していくことが重要であることを伝え，経過の中で効果が現れていることや，機能が維持できていることも訓練の効果であることを伝えて励ましていく．補助具や装具が必要な場合には，これらの選定，作製，使用方法の指導などを行う．リハビリテーションに関しては，障害の程度や種類に応じて理学療法士，作業療法士，言語聴覚士と協働して進めていく必要がある．介護が必要な場合は，家族や介護者に麻痺の程度と必要な介助方法や注意点について指導する．同時に，家族や介護者の負担感をできるだけ少なくし，継続して介護できるよう，介護保険などの医療福祉サービスを活用し，療養環境を整える．[1265] ⇨参片麻痺→2654

片麻痺機能テスト functional assessment for hemiplegic patient ブルンストローム Brunnstrom の原理をもとにブルンストロームテストのもつ問題点を改良して上田らが作製した12段階の片麻痺評価法．12グレード法の片麻痺機能テストは，信頼性，妥当性が確認されている．上肢，手指，下肢の3項目を不可能，可能(不十分，十分)の3段階で評価をする．テスト1-11までで拘縮などの何らかの原因がありテストを施行できない場合は，予備テストを用いて施行する．[562]

鞭毛(べんもう) flagellum 原核生物や真核生物の細胞から伸び出た細長い繊維状の突起物で，運動装置として機能するもの．その構成分子は，原核生物ではフラジェリンタンパク，真核生物ではチューブリンタンパクからつくられた微小管．[324]

鞭毛(べんもう)**抗原**⇨同H抗原→63

鞭(べん)**毛虫類** flagellate, Mastigophora 運動のため1本ないし多数の鞭毛をもった原虫で，医療分野で扱うものとしては血液組織内寄生のもの(トリパノソーマ類やリーシュマニア類)と消化器・泌尿生殖器寄生のもの(トリコモナス類やランブル鞭毛虫など)がある．[288]

ペンライト penlight 対光反射や瞳孔反射を観察したり，瞳孔の大きさを測定する器具．ペン型の本体の先端から出る光で被検者の眼を観察する．眼球にペンライトの先端が触れないように目尻から数秒，片側の瞳孔に光を当てる．正常な反応では光を当てた瞬間，瞳孔が縮小する．ゆっくり光を当てると瞳孔が明るさに慣れて(明順応)，明確な縮小が起きないので目尻から瞬時に瞳孔に光を当てることが大切．強度のめまいや羞明感の強い被検者に対しては苦痛を伴うので注意して実施する．[976] ⇨参対光反射→1866

ヘンリーの法則 Henry law 理想溶液において，揮発性物質の溶液中(液相)濃度(C)と(気相)分圧(P)には，平衡状態で一定の関係($P = K \times C$)が成立する．K は溶解度係数．これをヘンリーの法則という．[1335]

片利共生 commensalism 密接な関係がある2種類の生物間で，片方のみに利益(栄養物を得る，安全な生息場所を得るなど)があり，他方には益も害もなく生息する現象．例として，カクレクマノミ(魚類)とイソギンチャクがある．[1526]

変力作用 inotropic action 神経や薬物が筋肉の収縮，特に心筋の収縮性を変化させる作用のこと．心筋の収縮性を増強させる作用を正の変力作用(陽性変力作用)，減弱させる作用を負の変力作用(陰性変力作用)という．[961] ⇨参変時作用→2645

弁輪形成術 annuloplasty 心臓弁に先天的，後天的な閉鎖不全が生じた際に，保存的に弁の修復を行う方法の1つ．主に弁輪拡大を伴う僧帽弁または三尖弁閉鎖不全に対して行われる．体外循環，心停止下に行われ，弁形成術後に弁輪を直接縫縮または人工的なリングを用いて縮小する．[867,1499] ⇨参弁形成術→2644

ヘンレ係蹄(けいてい) Henle loop ［ヘンレループ，ヘンレのわな，尿細管係蹄(けいてい)］ 腎の尿細管の一部位．近位尿細管に続く細管で，腎髄質を下行する下行脚とUターンして直線的に上行する上行脚からなる．下行脚は腎臓の髄質の錐体部まで下行し，そこから再び上行脚となって皮質の遠位尿細管に連なる．ヘンレ係蹄は髄質表層でUターンするものは短く(短ループネフロン)，髄質深層でUターンするものは長い(長ループネフロン)傾向がある．糸球体で濾過された原尿の濃縮，水の再吸収は，20-30%がここで行われる．ヘンレ Friedrich Gustav Jakob Henle(1809-85)はドイツの解剖学・病理学・生理学者．[1519] ⇨参尿生成機構→2250，増幅性係蹄(けいてい)→1826

●ヘンレ係蹄

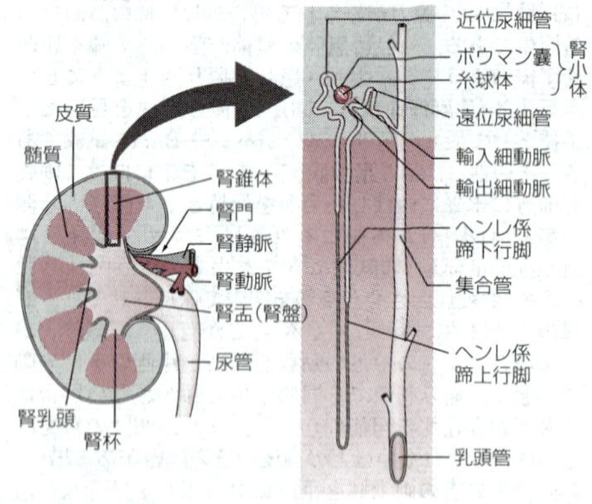

ヘンレのわな Henle loop⇨同ヘンレ係蹄(けいてい)→2656

ヘンレループ Henle loop⇨同ヘンレ係蹄(けいてい)→2656

ほ

ボアス圧痛点　Boas point, Boas tenderness point　第10-12胸椎棘突起の両側にみられる圧痛点であり，胃潰瘍では主として左側に，胆石症では右側にみられる．現在ではあまり診断的価値はない．[1268]

ポアズイユ　Jean Louis Marie Poiseuille　フランスの生理学者・内科医(1799-1869)．流体が層流をなして剛体円筒中を定常的に流れる場合，流量は管の半径の4乗と管の両端の圧力差に比例し，管の長さに反比例するという，ポアズイユの法則 Poiseuille law(ハーゲン・ポアズイユの法則 Hagen-Poiseuille law)が有名である．[1531]

ポアズイユの法則⇨参ポアズイユ→2657

ポアソン分布　Poisson distribution　確率が非常に小さい事象の確率分布に使われる．ある事象の起こる確率pの試行を独立してn回繰り返したとき，その事象がk回起こる確率の確率分布を2項分布 binominal distribution といい，この2項分布で，事象の平均生起回数を満たしながら，きわめてまれな事象($p \to 0$)が，試行回数を多く($n \to \infty$)したときに出現する確率分布．すなわちポアソン分布は起こる確率が非常に小さい事象の確率で，毎年平均で何人白血病で死亡するかなど，ある事象の起こる平均値がわかればポアソン分布表によって確率がわかる．ポアソン Siméon D. Poisson はフランスの数学者(1781-1840)．[556]

保安処分　measures of security〔D〕Sicherungsmassnahme　社会の保安を目的とする刑罰以外の行政処分をいう．実際には，犯罪をおかした精神障害者を裁判所の命令によって特定の治療施設に入院させる処分の制度を意味して用いられる．わが国の刑法ではこの制度に関する規定がなかったので，法律をおかした精神障害者が刑法第39条の規定によって心神喪失あるいは心神耗弱とされ不起訴あるいは無罪になると，司法から精神科医療に委ねられてしまい，不適正な処遇が行われることが多いと指摘されていた．2005(平成17)年から「心神喪失者等医療観察法」が施行され，触法精神障害者の処遇のあり方が改善されつつある．[389]

保育　child care　保護と教育双方の意味を表す言葉．乳幼児の社会性の発達や対話による言語の発達への援助など，乳幼児に適切な体験が十分与えられるように配慮しながら主に発達への援助を行うこと．[1243]

保育器　incubator　［**インキュベーター，クベース**］　体温調節機能が未発達な低出生体重児や生活力の低下している患児などの保温，保湿，酸素供給，および感染予防のために用いる機器．保育器には以下のものがある．①閉鎖式保育器：最も一般的なものであり，モーターでファンを回し，フィルターで濾過した空気を加湿した器内に循環させる．温度，湿度ともに調節が可能であり，器内での処置はビニール袖がついた処置窓から手を入れて行う．また，一部が大きく開閉できる仕組みになっている．②オープン型(開放式)保育器：密閉された箱型ではなく，上部に赤外線を取りつけて輻射熱によって保温をする．人工呼吸器使用中の低出生体重児や頻繁な処置操作を必要とする場合に用いられることが多い．不感蒸泄の増加や隔離の目的を果たせないという欠点がある．③携帯用保育器：閉鎖式保育器を携帯用に簡素化したものであり，児の搬送に用いる．保育器使用時には，常に電源が入っていることを確認して温度や湿度を保ち，清潔操作に留意して器内の清潔や感染予防をすることが必要である．[1352]

保育細胞　nurse cell　［**保母細胞**］　試験管内で観察される胸腺上皮細胞．発生途上の胸腺細胞によって密に囲まれている．これらの細胞による抗原提示はT細胞レパートリー(レパトワ repatoire)の発生に重要である．[987]　⇨参セルトリ細胞→1744

保育士　child care person, children's nurse　［**保母，保父**］　児童福祉施設において児童の保育に従事する者をいう．「児童福祉法」では保育士の名称を用い，都道府県知事の登録を受け，専門的知識及び技術を用いて児童の保育及び児童の保護者に対する保育に関する指導を行うことを業とする者と定義されている．[1243]

保育所　day nursery, nursery center　「児童福祉法」第39条に定める児童福祉施設の1つ．保護者の労働または疾病などの事由により，その監護すべき乳児または幼児を保育することができないと認められる場合で，かつ同居の親族，その他の者がそれらの児童を保育することができないと認められるときに，市町村(社会福祉事務所)がそれらの児童を入所させて，保育することを目的とする施設．厚生労働省雇用均等・児童家庭局保育課作成の「保育所保育指針」〔2008(平成20)年改定〕を参考として業務を行う．施設の広さや保育士の数など，一定基準を満たした公立・私立の認可保育所と無認可保育所とがある．認可保育所は公費により運営されているため保育料は安いが，0歳児保育を行っているところが少ない，早朝深夜などの時間外保育に融通がきかない，入所希望者に比して定員数が圧倒的に少ないなど多くの問題をかかえており，少子化対策の観点からも，多様化する保育ニーズに応える保育所の整備対策は急務といえる．[457]

ボイタ法　Vojta method　チェコの小児神経科医ボイタ Václav Vojta によって提唱された脳性小児麻痺に対する早期診断および治療法．引き起こし反射，腋窩懸垂反応，ランダウ Landau 反射，ボイタ反射，コリス水平反応，コリス垂直反応，パイパー Peiper 反応といった7つの姿勢反射をみて，うち6つ以上に異常があれば脳性小児麻痺の可能性大として生後6か月以前からの訓練治療を勧めている．訓練法は，寝返りとほふく運動の基本要素を強制的に行い，①姿勢の変換による反応性，②起き上がり機構，③相関運動，により運動発達と機能改善を図る．7つの姿勢反応は発達神経学的な観察，評価のスクリーニングとしても用いられ，中枢性協調障害の見通しをつけるのに有効．[1631]

ポイツ・ジェガース症候群　Peutz-Jeghers syndrome

［口唇掌蹠(しょうせき)母斑腸管ポリポーシス］ オランダの内科医ポイツ Johannes L. A. Peutz(1886-1957)とアメリカの内科医ジェガース Harold J. Jeghers(1904-90)の報告による消化管の過誤腫性ポリポーシスで，多くは常染色体優性遺伝性を有する．主な特徴は，口唇や指に生じる黒褐色で非隆起性のメラニン色素沈着と消化管ポリープ．腹痛，消化管出血などを初発症状として発見されることもある．ポリープは胃，十二指腸，小腸，大腸にみられるが，中でも小腸の発生例が大部分を占める．また大腸に生じたものは癌化しやすい傾向がある．染色体 19 番の短腕にある *STK11*(セリン・スレオニンキナーゼ serine-threonine kinase)遺伝子の変異が発癌性に関与することが報告されている．[106]

ホイットモーア病 Whitmore disease⇨同類鼻疽(びそ)→2965

ホイップ whip 義足を装着して歩行するときに，義足の調整不全によって起こる異常歩行の 1 つで，大腿義足，下腿義足の両方で足部が内外に振れること．歩行中に足を踏み切るときに，後方から見て義足側の踵がまっすぐ上がらず，外側に蹴り上げられる現象を外側ホイップ，内側に蹴り上げられる現象を内側ホイップという．[840]

ホイップル病 Whipple disease⇨同ウィップル病→311

ボイデンチェンバー Boyden chamber⇨同細胞遊走チェンバー→1175

ボイデン法 Boyden technique ボイデン Stephen Boyden(オーストラリアの病理医)により考案された白血球などの細胞の走化活性を調べる方法．小孔(直径 2-5 μm)を有する膜を介して上下 2 室よりなるボイデンチェンバーの下室に被検液を，上室に遊走細胞を入れ，一定時間の培養後中間の膜下面に遊走してきた細胞の数を計測する．これにより被検液中に存在する走化活性を定量化する．[388] ⇨参細胞遊走チェンバー→1175

ボイトラー法 Beutler method 新生児マススクリーニングにてガラクトース血症のスクリーニングに用いられる方法の 1 つ．トランスフェラーゼ活性を測定するが，その活性低下は重症の古典型ガラクトース血症であるトランスフェラーゼ欠損症を意味し，緊急を要する．本法が正常で，ペイゲン Paigen 法もしくは酵素法でガラクトース高値であれば，軽症のガラクトキナーゼ，エピメラーゼの欠損症や門脈欠損などが疑われる．[1256] ⇨参ガラクトース血症→549，新生児マススクリーニング→1572

ホイブネルのエネルギー商 Heubner energy quotient⇨同エネルギー商→364

ボイルの法則 Boyle law 一定温度における一定量の気体の体積は，圧力に反比例するという法則．ボイル・マリオットの法則 Boyle-Mariotte law とも呼ばれる．ボイル Robert Boyle はイギリスの化学・物理学者(1627-91)．[1505] ⇨参シャルルの法則→1361

母音 vowel 言語音は母音と子音からなり，日本語にはア，イ，ウ，エ，オの 5 母音がある．各母音は各フォルマント formant すなわち，共鳴周波数の増幅により母音の音色を得る．[701]

保因者⇨同キャリア→713

防已黄耆湯(ぼういおうぎとう) boiogito 医療用漢方製剤の 1 つ．主として下半身の浮腫傾向のある者に用いる．漢方医学では，体表の水毒に用いるとする．臨床的には，比較的体力が低下している人で，色白で筋肉が軟らかく，いわゆる水太り体質で，疲れやすい，汗が多いなどのある例に用いる．変形性膝関節症，多汗症，肥満症，浮腫，皮膚疾患，月経不順などに応用される．間質性肺炎，偽アルドステロン症，ミオパシー，肝機能障害などの副作用に注意．出典：『金匱要略』．構成生薬：ボウイ，オウギ，カンゾウ，ジュツ，タイソウ，ショウキョウ．[1287] ⇨参水毒→1625

法医解剖 medicolegal autopsy, forensic autopsy 人体解剖は系統解剖，病理解剖，法医解剖に分けられるが，このうち法医解剖は，大学の法医学教室や監察医務院，あるいはそれに準じた機関ないし学識経験者が行う解剖のことを意味する．内容は，殺人の疑いがある死体を「刑事訴訟法」に基づいて行う司法解剖と，死因不明のため「医師法」第 21 条に基づき異状死体として届け出のあった死体を「死体解剖保存法」第 8 条に基づいて行う行政解剖に大きく分けられる．司法解剖は，犯罪に関係がある死体について死因，創傷，疾患，病変，成傷機転，死後経過時間などを究明することを目的とする．行政解剖は死因の明らかでない病死者(医師の診断を受けていないものなど)をはじめ，薬物中毒者，自殺者，災害死者などの死因を明らかにすることが目的であるが，解剖を行った結果，他殺の疑いが生じる場合は司法解剖に切り替える手続きをとることもできる．なお行政解剖は正確には監察医制度がおかれた地域において，監察医が行う解剖を意味しているが，監察医制度がない地域でも承諾解剖という形式でこれに準じた制度がとられている地域も増えてきた．[1331]

法医学 forensic medicine, legal medicine, medical jurisprudence 応用医学の一分科．医学を基礎として，法律の適正な運用に関する研究を行う学問領域であり，法律的に重要な事実関係の研究・解釈・鑑定を行う学問．犯罪の解明(死因・凶器・犯行時刻の推定など)や，指紋・血液型による個人および親子鑑別などに応用されている．[473]

法医学的試料 specimen in forensic examination 事件や事故現場で採取される皮膚片，血液，唾液，精液，尿，糞便などの試料や，それらが付着した斑痕，または死体から得られる試料のこと．[920]

方位分解能⇨参空間分解能《超音波の》→810

防衛医学⇨参軍陣医学→850

防衛機制 mechanism of defense, defense mechanism ［防衛反応，自我防衛機制，防衛操作］ フロイト Sigmund Freud(1856-1939)は，神経症は防衛機制の 1 つである抑圧，すなわち受け入れがたい観念や記憶，それに伴う情動や衝動を意識しないよう無意識の領域にとどめておこうとする自我の働きによって起こると考えた．しかし現在では，神経症の原因や発生機序のすべてを防衛機制で説明するのではなく，遺伝的要因や脳の神経生理的特性があるといわれている．防衛機制はある強烈で脅威的感情(不安や圧倒的な悲嘆やその他の機能崩壊を招く情動体験)を回避あるいは管理し，また自尊心を維持して一貫性をもった自己感を維持するために無意識のうちに働く過程とマックウィリアムス Nancy MacWilliams は説明している．ストレス下や葛藤状況で示す態度や言動を理解するときに，必要となる1つの重要な概念である．フロイトとその娘アンナ=フロイト Anna Freud(1895-1981)は，11の防衛機制を体系化したが，現在は理論家によって未熟なものから成熟したものまで22-26に分類されている．代表的なものに，抑圧(苦痛な感情や欲動，記憶を意識から締め出す)，逃避(適応困難な状況や，欲求不満や葛藤に由来する不安への防衛として現実から病気へ逃避する)，退行(すでに発達した精神の状態や機能が，それ以前のより低次の段階に逆戻りする)，反動形成(意識には受け入れがたい衝動が出たときに，それとは逆の言動を無意識にとる)，投影(相手に向かう感情や欲求を，他人が自分にむけていると思う)などのほか，置き換え，転移，転換，昇華，補償，打ち消し，隔離，合理化，解離などがある．[1258]

防衛創⇨同防御創→2660

防衛操作⇨同防衛機制→2658

防衛体力　physical ability for defence　スポーツ生理学において，行動体力に相対すると考えられているもの．体内の恒常性を保つための各組織の構造と機能，外部環境に対する生体の適応能，病原性の細菌，ウイルスなどから身を守るための免疫力，精神的ストレスに対する抵抗性などをいう．行動体力と防衛体力の両者をもち合わせることにより，ヒトの生活は健康的なものとなる．[1036]　⇨参抵抗力→2047

防衛反応⇨同防衛機制→2658

防疫　control of〔infectious disease〕epidemics　感染症の流行を防止し，また病原体の侵入を防ぐために必要な一連の対策をとること．汚染物や施設の消毒・洗浄，予防接種，化学的予防，媒介動物等の駆除などを行う．[1036]　⇨参感染症対策→633

法悦⇨同エクスタシー→354

防音保護具　hearing protective equipment, hearing protector　［**耳の保護具**］　騒音性聴力損失を防ぐために用いる器具．85 dB(デシベル)をこえる場所では騒音性聴力損失をきたす危険性が高く，そのような職場は騒音に関する管理区分2以上に区分される．作業環境管理により防音などの対策ができない騒音職場で働く労働者は，聴力損失の発生防止のために騒音曝露を軽減する作業管理として鼓膜に伝播する音圧を減らす耳栓あるいはイヤーマフ(耳覆い)などの防音保護具の装着が必要である．遮音性能などは日本工業規格(JIS)により規定されている．JIS第1種型は全音域にわたって遮音するが，第2種型は高音域を中心に遮音し会話を妨げにくい．[1603]　⇨参騒音性難聴→1804

崩壊　nuclear decay, nuclear disintegration⇨同核崩壊→488

崩壊産物　disintegration product　［**壊変産物，壊変生成物，崩壊生成物**］　天然に存在する放射性核種ウラン，トリウムが崩壊(壊変)を繰り返し，安定な鉛になるまでにつくられる核種．ラジウム，ラドン，ビスマスなどがある．[18]

崩壊性腎障害⇨同腫瘍崩壊症候群に伴う腎障害→1410

崩壊生成物⇨同崩壊産物→2659

傍外尿道口嚢胞　parameatal cyst　外尿道口近傍の陰茎縫線上に発生した先天性の嚢胞で，尿道周囲腺の閉塞などによって発生すると推測される．表面は平滑で丸く，多くは1 cm以下であることが多い．また硬結を伴わず，通常は無症状．内容物は清明または混濁したゼラチン状．病理組織学的には，この嚢胞は重層円柱上皮で内腔に多糖類を分泌．治療としては完全切除が行われる．[118]

蜂窩構造⇨同胞状構造→2678

蜂窩織炎⇨同蜂巣炎→2680

蜂窩性軟部肉腫　alveolar soft part sarcoma　［**胞巣状軟部肉腫**］　若年成人女性に多く，四肢，特に大腿の筋肉や筋膜に好発するまれな悪性腫瘍．組織学的には円形ないし多角形の腫瘍細胞が胞巣状に配列し，間質は薄壁の裂隙状の血管に富み，内分泌臓器に似た類臓器構造を示す．細胞質は好酸性で，唾液消化抵抗性のPAS陽性の顆粒ないし結晶様構造物を含む．血行性に転移をきたすことが多い．[1531]　⇨参胞状肉腫→2678

包括医療　comprehensive medicine(medical care)　［**包括保健医療，総合保健医療**］　1960年代以降，世界的に提唱されてきたもので，いわゆる臨床医学主体に考えられてきた従来の医療の概念を，健康の維持増進や疾病予防から始まり，疾病の早期発見・治療，リハビリテーションなどの機能回復や社会復帰までを包括的なものとして把握する考え方をいう．実践には，地域における健康づくり，医療システムの確立とともにプライマリケア医師が必要であるとされる．[1505]　⇨参総合医療→1812，プライマリケア→2572

包括支払い制度　Prospective Payment System　医療費の増大を抑制するために，アメリカ政府が実施した疾病分類ごとに設定されている医療費の支払い方式．どのような疾病患者が何人来たという実績，あるいは来るという予測をもとに，診療報酬が期待・推定できるという意味でプロスペクティブ prospective という言葉が使われている．この場合，必ずしも先払いを意味するわけではなく，1患者1入院当たりいくら給付するという，1件当たり定額支払い方式を指す．この方式は，①患者に対してどのような医療資源を投入しても，病名に応じて一定額しか支払われないので，病院としては最小限の資源投入で退院させたほうが経営にプラス，②医師が経営的意識をもつ場合には，治療内容に対する医師の裁量に影響を及ぼし，粗診療を起こす可能性がある，③その他の職種においても在院日数減少，コスト削減のために導入前とは異なる業務方針や仕事内容に適応性が求められる，などの特性があり，また何千とある疾病を分類し支払い額を設定するため種類が多すぎることが指摘され，新たな疾病分類の必要性(従来のICD-8の疾病分類よりも簡便なものと，コストと治療内容の分析を加味したもの)が検討されている．[457]

包括的保健　comprehensive health　予防から治療，リハビリテーション，健康の保持・増進までを含む保健医療サービス体系を示す概念．治療中心の考え方に対して，人間全体，さらには社会との関連性までを視野に入れた医療の必要性から提唱されるに至った．国際地域保健活動やプライマリヘルスケアの実践において，特に重要性が強調されている．[338]　⇨参総合医療→1812

包括払い　bundled payment　［**マルメ，包括評価**］　診療報酬算定方式の1つであり，包括評価ともいう．複数の診療行為(検査や投薬など)について，その提供量にかかわらず一定の診療報酬額が支払われる．わが国では，急性期医療における入院について，2003(平成15)年度より診断群分類 diagnosis procedure combination (DPC)による包括評価が始まったが，包括評価における診療報酬額は包括評価部分と出来高部分から構成され，包括部分に対し，DPCごとに設定された1日当たりの定額が支払われる.[1177] ⇨参出来高払い→2061

包括評価⇨同包括払い→2659

包括保健医療⇨同包括医療→2659

蜂窩肺⇨同蜂巣状肺→2680

放火癖　pyromania　放火そのもののための放火，動機のきわめて薄弱な放火で，一種の精神障害とされる．DSM-Ⅳでは，衝動制御の障害に位置づけられ，次の診断基準がある．①2回以上の意図的で目的をもった放火，②その行為直前の緊張感，または感情的興奮，③火災とそれによる状況に魅了される，興味をもつ，好奇心をもつ，または引きつけられること，④放火したときの，または火事を目撃したり，またはそこで起こった騒ぎに参加したりしたときの快感，満足感，または解放感，⑤金銭的利益，イデオロギーや報復の表現，妄想や判断の障害の結果として行われるものではない，⑥放火は，行為障害，躁病エピソード，または反社会性パーソナリティ障害ではうまく説明されない.[691]

傍観遊び　onlooker behavior　パーテン Mildred Parten による，小児の社会性からみた遊びの形の1つ．他の子どもの遊びに関心をもち始めるが，眺めていたり，ときに言葉をかけたりはしても，積極的には加わらない行動．2-3歳によくみられる.[1631] ⇨参ひとり遊び→2463，平行遊び→2616，連合遊び→2983

包含性類上皮囊胞　inclusion dermoid cyst　胚細胞に由来する良性の囊胞性奇形腫．皮膚付属器を含む上皮で覆われた結合組織からなり，内部に毛髪や皮脂などが封入されている.[485]

傍胸骨裂孔ヘルニア　parasternal hernia⇨同胸骨後ヘルニア→755

防御創　defense wound, defense mark　［防衛創，防御損傷］　刃物などの鋭利な凶器で攻撃された際，被害者がこれを防ごうとして凶器を握ったり，受けとめたり，払いのけたりすることにより生じる損傷．通常は手指・手掌・手背や前腕などの切創や刺創として認められる．また，鈍器での攻撃や絞頸などの場合に被害者の抵抗によってできる損傷は，広義の防御創(防御損傷)とみなされる．死体所見として防御創があれば，他殺であることの有力な根拠となる.[548]

防御損傷⇨同防御創→2660

防御反射　defense reflex⇨同脊髄反射→1721

防具　protector⇨同保護具→2695

乏クローン帯⇨同オリゴクローナルバンド→413

包茎　phimosis　陰茎が包皮に覆われ亀頭が露出していない状態．通常は先天的なものであるが，感染によっても生じる．同様の状態はまれに陰核にもみられる．包皮口がきわめて小さくゾンデで通せる程度で亀頭冠状溝まで反転されないものを真性包茎，包皮を反転できるものを仮性包茎という．また，仮性包茎で亀頭を露出し，ある程度時間が経過したのちに包皮先端に浮腫が生じ，もとの状態に戻すことができなくなった状態を嵌頓包茎という．早発射精(早漏)，包皮亀頭炎や陰茎癌の原因となることがある．治療には環状切除が行われる.[474]

方形葉　quadrate lobe　肝門部の前方で，胆囊窩と肝上部の下大静脈を結ぶカントリー Cantlie 線の左方，肝鎌状靭帯の右方に位置する肝臓の区域．左葉内側区，クイノー Couinaud 分類の S_4 に相当.[1050]

乏血　oligemia⇨同虚血→777

乏血小板血漿　platelet poor plasma　抗凝固薬を添加した血液から遠心操作によって血小板を取り除いて得られる血漿．血小板は血液細胞の中で最も軽いので，強い遠心操作を加えることによって沈降させて除去することができる.[860]

乏血腎⇨同虚血腎→778

乏血性筋拘縮⇨同虚血性拘縮→778

乏血性視神経萎縮　ischemic optic atrophy⇨同虚血性視神経症→778

剖検⇨同病理解剖→2496

剖検記録　autopsy record　［解剖検査記録］　解剖検査記録のこと．解剖実施者により形式は異なるが，解剖番号，被解剖者の氏名，年齢，病歴，死亡までの経過と状況，死亡場所，発見場所，解剖依頼者，執刀者，補助者，解剖開始時刻と終了時刻，外表所見(身長，体重など，頭髪から足部までの形態，損傷，特徴)，内景所見(皮下脂肪，筋肉，各部の骨格の状況，頭・胸・腹腔臓器の損傷や病的所見，胃腸管内容物の各所見)，損傷検査所見，薬物・毒物検査所見，血液型検査所見，精液検査所見，プランクトン検査所見，病理組織学的検査所見，その他の所見などを記載する．司法解剖の場合には，以上に加えて，鑑定処分許可状発付の裁判官名，鑑定嘱託官名と立会官名を記載する.[1135]

剖検率　autopsy rate　病死した人数に占める剖検された人数のこと．医療機関ごと，行政単位ごと，医療機関の種類別などで算出する．臨床研修指定病院の条件として一定の剖検率が要件となっている.[467]

縫合　suture　①主として頭蓋骨などにみられる扁平骨間の線維性結合組織による連結．②外傷や手術により生じた組織損傷を縫い合わせて修復すること．縫合する組織やその状態によって，使用する縫合材料，器具，方法が異なり，目的に応じ適切なものが選択される．例えば縫合材料には，絹糸，ダクロン，ナイロン，テフロン，ポリエチレン，銀線，ステンレス線などの非吸収性のものと，腸線，ポリグリコール酸，コラーゲンなどの吸収性のものがある．また基本的な縫合法としては，1針ごとに結紮を繰り返す結節縫合と，1本の糸を切らずに行う連続縫合とがある．縫合の際は，創縁を正確に接合すること，循環障害や組織の断裂を起こす恐れがあるためあまり強く締めつけないこと，死腔を残さないことなどに注意が必要.[485]

暴行　assault, violence　他人を肉体的に損傷，傷害して脅かすこと．また，肉体的に危害を加えなくても，相手の同意を得ないで，肉体的に危害を加える恐れを与えるような行為も，被害者側にこのような不当行為を受ける理由がなければやはり暴行という．医療福祉現場でしばしば患者からの暴力にいかに対処するかが問題となっていたが，適切な暴行マネジメントがなく経験則で行われることが多かった．近年，専門的知識としての対暴行マネジメントや，暴行介入に対するトレーニングが開発されてきている．[905]

膀胱 bladder, urinary bladder 腎臓で生成された尿を一時的にためる平滑筋でできた袋状の器官．膀胱内に尿が200-300 mL ほどたまると膀胱内圧は15-20 cmH_2O に達し尿意を自覚する．[1519] ⇨参陰茎⇀290，生殖器⇀1675

膀胱異物 foreign body in bladder 膀胱内に異物が入った場合で，経尿道的経路(自慰行為，いたずら)によるヘアピン，ネックレス，体温計，ビニールチューブ，鉛筆，草など，医原性経路によるカテーテル，糸状ブジーの断端などがある．手術の際に創内に残った縫合糸や器材などが膀胱壁をこえて入ってくる場合，外傷により弾丸や竹片などが侵入する場合もある．血尿，頻尿，排尿困難，尿閉などの症状を示し，長時間放置されると異物が核となり，結石が形成され，膀胱結石として発見される．治療は異物用膀胱鏡による摘出，または手術的除去を行う．[474]

膀胱炎

cystitis ［膀胱カタル］

【概念・定義】膀胱に炎症性変化があるものを称し，臨床経過により，急性と慢性に大別．病因により，細菌性と非細菌性に分類される．大部分は非特異性細菌感染によるもので，尿道よりの上行性感染．特異性感染としては結核性膀胱炎があり，これは上部尿路(腎)の結核が膀胱に波及したもの．

【急性膀胱炎】〔**病因**〕一般細菌感染によるもので，急性に発症，経過する．ほとんどが性的活動期の女性にみられ，冷え，疲労，長時間の排尿の我慢などが誘因になることが多い．起炎菌は大腸菌を中心とするグラム陰性桿菌が大部分．〔**病理**〕膀胱粘膜はびまん性に発赤し，浮腫状となり，ところどころに点状出血がみられる．〔**症状**〕頻尿，排尿(終末時)痛，残尿感，下腹部不快感などを訴え，尿は混濁し，ときに血尿を呈する．発熱は伴わない．〔**診断**〕排尿痛を主とした膀胱刺激症状と尿所見にて容易に診断できる．尿中に白血球，細菌を認める．〔**治療**〕水分を多めにとらせ，排尿回数を多くさせることにより細菌の増殖を抑え，グラム陰性桿菌に感受性のある抗菌薬を投与する．通常は3-5日の服用で治癒．

【慢性膀胱炎】〔**病因**〕局所あるいは全身性に何らかの基礎疾患を有する複雑性膀胱炎であり，基礎疾患としては排尿障害を起こしやすい神経因性膀胱，腫瘍，結石，異物，糖尿病などが多い．起炎菌は種々のグラム陰性桿菌，腸球菌などのグラム陽性球菌．〔**病理**〕膀胱粘膜および粘膜下組織に限局性の表皮化性や増殖性病変が特徴的．〔**症状**〕排尿痛などの膀胱刺激症状は急性症と比較して軽度．基礎疾患の症状が主になることも少なくない．〔**診断**〕症状，尿所見，膀胱鏡所見などで診断される．尿培養および感受性検査が必要．〔**治療**〕起炎菌に対して感受性のある抗菌薬を投与しつつ，基礎疾患の治療も併行して行う．

【非細菌性膀胱炎】**間質性膀胱炎，放射線性膀胱炎，薬物性膀胱炎**が知られている．①間質性膀胱炎：膀胱充満時の膀胱痛と激しい頻尿という特徴的な症状と膀胱に潰瘍を認める疾患．②放射線性膀胱炎：膀胱癌，子宮癌，直腸癌，前立腺癌などの放射線療法に伴って生じる放射線障害．早期では急性の膀胱刺激症状を示し，膀胱は水疱様浮腫を呈し，潰瘍を認めることもある．晩期では膀胱刺激症状は軽度であるが，膀胱粘膜は青白く萎縮性で，毛細管は拡張し出血しやすい．重症の場合は隣接臓器と瘻孔を形成することがある．治療としては早期では放射線照射の中止，およびステロイドの投与を行う．晩期では治療に難渋し，対症療法がとられる．出血に対しては経尿道的凝固術や硝酸銀液膀胱内注入などを行う．重症例では尿路変更になることもある．③薬物性膀胱炎：薬剤の投与後の合併症としての膀胱炎．薬剤としては抗癌剤である**シクロホスファミド**，喘息治療薬である**トラニラスト**が知られている．後者は好酸球浸潤を主体とする膀胱炎．いずれも薬剤の服用を中止すると症状は消失し，治癒する．[474]
⇨参間質性膀胱炎⇀605

膀胱炎の看護ケア

【観察のポイント】膀胱炎は，主に尿道からの上行性経路による大腸菌などの細菌感染が原因で起こる．特に女性では尿道の解剖学的位置から性交や月経時の処置などが誘因となり，容易に感染を起こしやすい．また，男性では前立腺肥大症や神経因性膀胱などによる残尿の発生も大きな原因の1つといえる．膀胱炎の主な症状としては，急性期には頻尿，排尿痛，残尿感，尿混濁，肉眼的血尿がみられることが多く，慢性期になると無症状で経過することが多い．よって膀胱刺激症状(排尿痛の有無，頻尿や残尿感の有無)，尿性状(浮遊物の有無，血尿の有無)，各種検査結果などが観察のポイントである．

【看護への実践応用】援助にあたっては，まず既往歴，排尿状態，障害の有無などを確認し，そのうえで原因が明確である場合には原因を取り除くための援助を開始する．膀胱炎への援助では尿流を保ち，残尿を減らして細菌感染を予防することが重要となる．残尿の増加が原因として考えられる場合には，用手排尿，間欠的自己導尿法の指導が必要となる．急性期の膀胱刺激症状に対しては薬物療法，輸液管理を行うとともに，必要時鎮痛薬を考慮するなど苦痛緩和のための援助が必要となる．膀胱炎は再発を繰り返しやすい疾患であるため，再発予防を生活習慣に組み込んだ指導が重要であり，具体的には水分摂取(1,500-2,000 mL/日)と利尿促進，排尿をがまんしないこと，外陰部や下着の清潔保持などがあげられる．簡単に水分摂取といっても，日頃から飲水の習慣がない患者にとっては1日1,500-2,000 mL の水分摂取は容易ではない．まず食事前後でコップ1杯の水分を摂取，これを食事ごとに行うというような具体例を提示し，かかわることが重要である．[708] ⇨参膀胱炎⇀2661

膀胱エンドメトリオーシス⇨同膀胱子宮内膜症⇀2663

膀胱外傷 injury of bladder, bladder injury 膀胱に尿が充満しているときに受傷しやすく，下腹部の打撃，自動車事故による骨盤骨骨折の骨片による損傷・刺傷などによる．腹腔内膀胱損傷と腹膜外膀胱損傷とに大別される．前者は膀胱とその部を覆っている腹膜が裂け，出血による血液と尿が腹腔内に漏出するもので，ショック状態となり，尿浸潤，腹膜炎を合併したときに致命的．後者は内視鏡手術中の合併症や骨片による損傷が多く，高度の血尿，排尿困難となり，尿の溢流と血腫のため下腹部痛，下腹部腫瘤などの症状を訴える．膀胱X線撮影で診断する．治療は腹腔内膀胱損傷では，手術的に膀胱損傷部位の挫滅組織を切除，縫合し，骨盤底の止血を行い，尿道から膀胱へカテーテルを通し1-2週間留置する．腹膜外膀胱損傷では尿道カテーテル留置，および膀胱前腔にドレーン挿入を行う．また尿路感染症に対する処置も十分行う．[474]

膀胱外反症　bladder exstrophy，exstrophy of bladder　膀胱形成時に生じた先天異常．恥骨上部に腹壁欠損があり，膀胱前壁と恥骨部腹壁も裂けて，膀胱粘膜が外反して直接外界に露出している状態．尿管口からの尿の流出を認める．尿道も全壁が裂けて尿道上裂の状態にあり，女性では腟の欠損ないし短小がある．腸管の奇形もあり，尿失禁や上部尿路感染を伴い死亡率が高い．治療は膀胱腹壁再建術，尿路変更術が行われる．術式は患者の年齢・状態などによって選択される．[474]

膀胱拡大術　bladder augmentation　膀胱コンプライアンス(膀胱の伸展性)が低い患者，膀胱容量が小さい患者，保存的療法で尿禁制が保てない患者が適応．原因疾患としては放射線膀胱炎，結核性膀胱炎，間質性膀胱炎などによる萎縮膀胱，二分脊椎などに伴う神経因性膀胱(主に低コンプライアンス膀胱)，脊髄損傷などがあげられる．主な方法は胃腸管を利用する方法(クラムClam法，カップ・パッチCup-Patch法など)と自己粘膜拡大術．[118]　⇨参回腸膀胱形成術→445

膀胱下垂　cystoptosis　［**膀胱腟下垂**］　膀胱と前腟壁の間には膀胱腟中隔が存在する．中隔および前腟壁が弛緩，延長して，腟壁と膀胱がともに腟内腔に下垂すること．下垂が著しくなると排尿障害の原因になる．子宮下垂を合併することが多い．症状が強いときはペッサリーの挿入または手術を行う．[998]

抱合型エストロゲン⇨同結合型エストロゲン→909

抱合型ビリルビン　conjugated bilirubin⇨同直接ビリルビン→2022

膀胱カタル　inflammation of urinary bladder⇨同膀胱炎→2661

膀胱括約筋　vesical sphincter，bladder sphincter　［**排尿筋**］　膀胱前方から出る尿道口にある括約筋で，膀胱に近いところから内括約筋(膀胱括約筋)，外括約筋(尿道括約筋)がある．膀胱に尿がたまると尿意が起こり，反射的に膀胱平滑筋が収縮し，内括約筋が弛緩し，尿が排出される．外括約筋は横紋筋で，仙髄からくる陰部神経を介して随意的に収縮・弛緩して，排尿を抑えたり中断することができる．[474]　⇨参排尿反射→2349

膀胱癌⇨参膀胱腫瘍→2664

膀胱機能障害　dysfunction of bladder　中枢神経および末梢神経の障害などの原因による，排尿が完全に自由にできない状態(排尿機能の異常)．脳および脊髄の外傷または腫瘍，脳炎，脳血管障害，多発性硬化症，脊椎破裂などの中枢神経障害，炎症性(糖尿病，神経炎など)および機械的(膀胱外腫瘍，脊椎すべり症，骨盤内手術など)の末梢神経障害などの原因による．[474]　⇨参神経因性膀胱→1519，脊髄膀胱→1721

膀胱鏡検査⇨参膀胱尿道鏡→2667

膀胱訓練　bladder training　［**排尿訓練**］　脊髄損傷による神経因性膀胱や不安定膀胱などに対して行われる排尿訓練．整形外科的処置が一段落し，全身状態の安定や膀胱利尿(平滑)筋の収縮能の回復を待って開始する．本来の意味は，頻尿に対し排尿間隔を延長して正常な排尿間隔に近づけること．なお頻尿か残尿を伴い，それによって尿路感染を起こしやすいという問題も関連する．膀胱にカテーテルを挿入し(尿道留置カテーテル法)，カテーテルを時間ごとに閉鎖・開放(排尿)を繰り返し，正常な排尿間隔に近づける．尿意のある患者は尿意に合わせて行う．カテーテルを挿入しなくてよい場合は，排尿時の1回量を多くし残尿を少なくする(感染防止)ことが重要．工夫に次のものがある．①排尿時に腹圧をかける：1)和式・洋式トイレにおいて座位の重みで腹圧をかける，2)排尿時に力んで腹圧をかける，3)手を用いて腹圧を加える．また膀胱部の圧迫や軽い叩打，会陰部の圧迫や軽くつねる．②排尿時に少々時間(5-10分)がかかっても，尿をできるかぎり出しきる．③残尿が多い場合は導尿する(50-100 mL/日以下になれば導尿不要)．④心・腎疾患で水分制限のない限り，1,500-2,000 mL/日の水分を摂取する．⑤内的洗浄の観点(感染防止)から，1,000-1,500 mL/日以上の一定尿量を確保する．[474]

膀胱憩室　vesical diverticulum，diverticulum of〔urinary〕bladder　膀胱壁の一部が嚢胞状に外側に突出するもので，通常，膀胱と憩室を交通する狭い憩室口がある．先天性か後天性については多くの議論がある．後天性のものは，尿道前立腺疾患などによる排尿障害に誘発される．男性に多く，50歳以上に好発．大きさは小指頭大から手拳大以上のものがある．二段排尿がみられ，憩室炎，憩室内腫瘍，憩室結石が合併．治療は憩室切除術を行う．[474]

膀胱憩室結石　calculus in diverticulum of bladder　膀胱憩室内は尿流が停滞することから，憩室内に結石が生成される場合と，腎結石が尿管を通って膀胱内に落下し憩室内に入り，そこでさらに成長した場合が考えられる．結石の特殊な形として憩室口から膀胱内に突出した結石がさらに増大し，憩室口のところでくびれたダンベル状を示すことがある．膀胱高位切開による膀胱切石術などで摘出する．[1244]

膀胱形成術　cystoplasty　膀胱壁の瘢痕化などにより弾力性を失った著しい萎縮膀胱に対し，膀胱容量を回復させるために行われる膀胱拡大術．回腸やS状結腸を用いる術式が一般的であるが，膀胱粘膜の増生を促す自己粘膜拡大術，人工材料による膀胱容量の回復法も考案されている．結核，間質性膀胱炎，その他，高度の炎症のための萎縮膀胱，化学物質や放射線治療による萎縮膀胱，手術的治療後の膀胱縮小，先天性縮小膀胱などが適応．[118]

膀胱頸部狭窄症⇨同膀胱頸部硬化症→2662

膀胱頸部硬化症　bladder neck contracture；BNC，vesical neck contracture；VNC　［**膀胱頸部拘縮症，膀胱頸部狭窄症，膀胱頸部閉塞症**］　内尿道口部の線維硬化性変化が起こることにより，排尿困難や尿閉などの前立腺肥大と同じような症状が現れる．先天性の場合もあるが，慢性前立腺炎の末期に内尿道口付近の瘢痕性萎縮が起こる．前立腺は萎縮し，扁平で全体がかたい瘢痕様の感触を呈する．治療は経尿道的切除術を行う．[474]

膀胱頸部拘縮症⇨同膀胱頸部硬化症→2662

膀胱頸部閉塞症　bladder neck obstruction⇨同膀胱頸部硬化

症⇀2662

膀胱痙攣　bladder cramp　膀胱が炎症(膀胱炎，膀胱周囲炎)などによって刺激に対して敏感となり，膀胱容量が減少するため排尿圧が正常より高くなり，不随意的に排尿が起こり，激しい疼痛を伴う状態．排尿困難をきたす場合もある．[474]

膀胱結核⇨同結核性膀胱炎⇀896

膀胱結石症　cystolithiasis, bladder stone, vesical stone, vesical calculus　膀胱内の結石には，腎結石，尿管結石が膀胱内に落ちて，それが大きくなったものと，膀胱内で発生したものとがある．結石が自然排出しにくい尿流障害，感染，長期のカテーテル留置などの異物があると発生しやすい．ほとんどの結石は内視鏡を用いて砕石し，吸引摘出する．経尿道的操作が不可能な大結石は下腹部小切開(膀胱高位切開術)にて摘出する．[474]

膀胱結腸フィステル⇨同結腸膀胱瘻(ろう)⇀928

膀胱結腸瘻(ろう)⇨同結腸膀胱瘻(ろう)⇀928

方向交代性眼振　direction changing nystagmus　頭位眼振検査および頭位変換眼振検査で，頭位により異なる方向の眼振が出現する状態．特に頭位眼振検査で向地性(例：右下頭位で右向き，左下頭位で左向き)眼振が出現する場合を方向交代性下行性眼振といい，その逆を方向交代性上行性眼振という．前者の典型例は外側半規管型，良性発作性頭位眩暈症でみられる．後者はクプラ結石型良性発作性頭位めまい症もしくは小脳・脳幹の病変でみられるとされる．[1569]

縫合骨　sutural bone ［ウォーム骨］ ラムダ縫合，矢状縫合，冠状縫合などの頭蓋縫合線の中に独立した小さな骨を指す．ウォーム骨の別称があり，この骨はラムダ縫合に最も多く認められ，個人差，人種差がある．臨床的に重要な点は，この骨の存在をX線検査で骨の亀裂と見誤ることである．[744]

膀胱砕石器　lithotrite ［砕石器《泌尿器の》］ 膀胱内の結石を砕くための器具．砕石用膀胱鏡をはじめ，超音波，レーザー，衝撃波，電気水圧などを利用したものがある．[474]

膀胱砕石術　cystolithotripsy　膀胱内にある結石を膀胱鏡的操作によって砕石し除去する方法．膀胱結石の数も少なく比較的やわらかい場合は，膀胱内に挿入した砕石用膀胱鏡で観察しながら，膀胱鏡の先端に結石をはさんで細かく砕いてから除去する．結石の大きい場合は超音波，衝撃波(電磁波，電気スパークを利用)，レーザー，圧搾空気などで砕石する方法も普及してきている．腰椎麻酔下または全身麻酔下で行う．[474]

縫合材料　suture material　創傷や切開創を縫合し，創部の組織が結合するまで支持しておくための縫合糸，金属線，金属クリップ，テープなどのこと．縫合糸には，絹糸，ダクロン，ナイロン，テフロン，ポリエチレンなどの非吸収性材料と，腸線，ポリグリコール酸，コラーゲンなどの吸収性材料がある．前者は治癒後に抜糸を必要とし，後者は2-3週間で組織に吸収される．金属線は骨の接合に使われ，銀線，銅線，ステンレス線などがある．金属クリップ(ミッシェル鉤 Michel clamp など)やサージカルテープは主に皮膚の接合に使用され，治癒後の瘢痕が少ない利点がある．[485]

膀胱臍瘻(さいろう)　urachal fistula⇨同尿膜管臍瘻(さいろう)⇀2258

膀胱三角部　trigone of bladder　膀胱内壁で内尿道口と左右尿管口で囲まれる三角の部分．膀胱粘膜の多数のひだは存在しない．[474]

●膀胱三角部

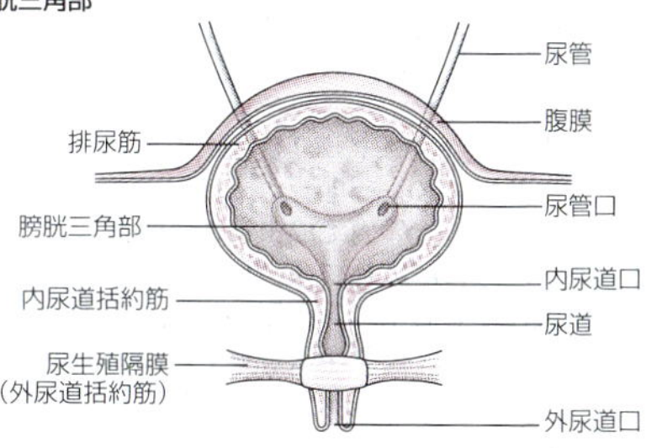

縫合糸　suture thread, suture material　手術において縫合に用いられる糸．吸収糸と非吸収糸があり，それぞれに天然糸と合成糸がある．吸収糸は生体内でタンパク質分解酵素や加水分解酵素などにより分解吸収されて消失する．材料としては天然糸の腸線，合成糸のポリグラクチン系糸，ポリグリコール系糸，ポリディオキサノン糸，コラーゲン糸などがある．腸線は以前よく用いられたが，品質的に均一で抗張力が大きく組織反応の少ない合成糸の使用が主流を占めている．非吸収糸は生体内で60日以上抗張力を保持できる糸とされ，材料としては天然の絹糸，合成糸のナイロン糸，テフロン糸，ポリプロピレン糸などがある．かつては絹糸の使用頻度が高かったが，最近では抗張力が大きく組織反応の少ない合成糸が多用されるようになってきている．[106] ⇨参縫合材料⇀2663

膀胱子宮窩　vesico-uterine pouch, vesicouterine excavation 〔L〕excavatio vesicouterina　前腹壁で膀胱と子宮前壁の間に形成される陥凹した腹膜腔をいう．なお，子宮の後ろにできる同様の腹膜腔は直腸子宮窩(ダグラス Douglas 窩)といわれる．[118] ⇨参生殖器⇀1675

膀胱子宮内膜症　endometriosis of urinary bladder ［膀胱エンドメトリオーシス］ 膀胱壁に通常の子宮粘膜組織が増殖したもの．膀胱鏡による観察でチョコレート状の嚢胞として認められるのが特徴である．血尿や頻尿，排尿痛などがみられる．またこれらの症状は，子宮粘膜組織の増殖のためと思われるが，月経期にみられ周期的に出現する．内視鏡的に切除あるいはホルモン療法を施行する．[353]

膀胱子宮瘻(ろう)　vesicouterine fistula⇨同子宮膀胱瘻(ろう)⇀1258

膀胱刺激症状　bladder irritative symptom　膀胱の炎症や腫瘍などの器質的変化，あるいは結石，異物などの物理的刺激などにより生じる，排尿痛，残尿感，頻尿，さらには切迫性尿失禁などの症状をいう．頻尿は1回尿量の減少，残尿感は実際には残尿がないが排尿後スッキリしない感じを呈す．[353]

縫合糸肉芽腫　suture granuloma, thread granuloma　手術後の縫合糸が原因となって生じる異物肉芽腫のこと．縫合部周囲に線維化を伴う組織球や異物型巨細胞などの炎症性細胞が慢性に集積し，腫瘤を形成したもの．シュローフェル Schloffer 腫瘤やブラウン Braun 腫瘤

などがある.[1531] ⇨参異物肉芽腫→274

膀胱しぶり⇨同尿意促迫→2244

包交車⇨同包帯交換車→2680

膀胱住血吸虫症 urinary schistosomiasis 人体に寄生する住血吸虫は，マンソン *Schistosoma mansoni*，ビルハルツ *Schistosoma haematobium*，日本住血吸虫 *Schistosoma japonicum* の3種である．このうち尿路に関係するものはビルハルツ住血吸虫である．虫卵が淡水中で中間宿主のミヤイリ貝に入り，その中で成育してセルカリア cercaria として水面に遊出し，ヒトに経皮的に感染する．体内で成虫になると，膀胱壁静脈内に産卵し，それが破れて尿中に虫卵が出る．このとき膀胱粘膜に潰瘍を生じ，血尿が出現，尿中に特有な虫卵が認められる．これが繰り返されると潰瘍部が瘢痕化するため萎縮膀胱となり，ときには膀胱癌へと進展することもある.[353]

膀胱腫瘍

bladder tumor

【概念・定義】 膀胱に発生する腫瘍の総称．その大部分は上皮性の悪性腫瘍(膀胱癌)であり，良性はまれ．なお非上皮性の平滑筋肉腫，横紋筋肉腫，線維肉腫などはきわめてまれ．続発性膀胱腫瘍は直腸癌，S状結腸癌，前立腺癌，子宮癌の浸潤による腫瘍．

【疫学】 膀胱癌は全悪性腫瘍の約1%，泌尿器悪性腫瘍の約40%を占める．年齢調整発生率の男女比は4：1で，男女ともに50歳代以降に発生頻度が高い．小児にはまれ．

【病因・病理】 病因としては不明な点が多いが，芳香族アミンなどの化学薬品，トリプトファン代謝物，喫煙，慢性機械的刺激などがあげられている．膀胱癌の組織型は90%以上が**移行上皮癌**であり，扁平上皮癌，腺癌がこれに続く．腫瘍の形態としては膀胱腔内に突出した有茎性と広基性に分けられ，表面が乳頭状，非乳頭状に区別される．また腫瘤形成のない上皮内癌もときにみられる．細胞の異型および構造の異型の程度によりGrade 0-3に分類される．膀胱癌の膀胱壁内への浸潤の深さの程度を示す組織学的深達度(表)は治療法および予後に大きな影響を及ぼす．Ta，T1を表在性，T2以上を浸潤性と呼び，膀胱癌の約70%は表在性．

【症状】 ほとんどの症例で肉眼的血尿がみられ，早期では無症候性のことが多く，間欠的である．感染を合併したり，凝血がたまると排尿困難を伴う疼痛を生じる．腫瘍が尿管口をふさぐようになると同側の水腎症となり，側腹部痛を訴える．さらに進行し骨盤内浸潤を起こすと腰痛や神経痛を示すようになる．

【診断】 尿検査は必須で，**無症候性血尿**は最も重要な所見．**尿細胞診**は異型度の高いほど陽性率が高くなる．なお細胞診は上皮内癌の診断に有用．尿道・膀胱鏡検査にて腫瘍の発生部位，数，大きさ，性状などを観察する．排泄性腎盂造影は上部尿路の状態，特に腫瘍の検索に不可欠．腫瘍の深達度診断やリンパ節転移は超音波断層法やCTスキャンにて判定する．内視鏡操作での組織採取(生検)にて組織型，異型度を確定する．また膀胱癌は多発しやすいので，正常と思われる粘膜も採取する．

【治療】 表在性癌で，細胞異型度の少ない高分化型に対しては内視鏡手術を中心とした膀胱保存療法，浸潤癌で，細胞異型度の高い低分化型に対しては膀胱全摘除術を含めた積極的療法が基本．表在性癌の治療の中心は**経尿道的腫瘍切除術**で，ループで腫瘍基底部から十分切除，凝固する．また再発予防，腫瘍に対する直接効果として，抗癌剤などの膀胱内注入療法が行われる．乾燥BCGの注入療法は再発予防および上皮内癌に対し効果良好．浸潤癌の治療としては，膀胱外浸潤や転移が認められない症例に対して**根治的膀胱全摘除術**(リンパ節郭清も含む)の適応．必然的に尿路変更術を行う．なお放射線療法は外部照射が中心で手術前後の補助療法および手術不能例に対する姑息的意味あいが強い．またシスプラチンを中心とした多剤併用療法が移行上皮癌に対する全身化学療法として注目されているが，その奏効率は不十分．予後は組織学的深達度，細胞異型度に大きく左右される．5年生存率は表在性(高分化)では90%以上で，浸潤性(低分化)では30-50%である.[474]

●膀胱癌の組織学的深達度

T0	腫瘍なし
Tis	上皮内癌
Ta	浸潤なし
T1	粘膜下結合組織までの浸潤があるもの
T2	筋層浸潤があるもの
T3	膀胱周囲脂肪組織への浸潤があるもの
T4	腫瘍が前立腺，子宮，腟，骨盤壁，腹壁のいずれかに浸潤するもの

膀胱腫瘍の看護ケア

【看護の実践】 観察のポイントは，血尿の程度，頻尿，残尿感，排尿痛などである．血尿は頻尿，排尿痛などのない無症候性肉眼的血尿が特徴であるが，高度な場合，凝血塊による排尿困難や尿閉(膀胱タンポナーデ)を起こし，出血による貧血症状をきたす．頻尿，残尿感，排尿痛に対しては，症状の軽減を図り，合併症の早期発見に努める．進行癌で周囲臓器への浸潤，転移を起こした場合，骨転移による腰痛，リンパ節転移による下肢浮腫，尿管閉塞による腎機能障害をきたす．そのため症状コントロールを中心とした苦痛の軽減を図る．表在癌における外科的治療である経尿道的切除術 transurethral resection (TUR)は，後出血や切除片によるカテーテル閉塞に注意し，バイタルサイン，尿量，性状，下腹部膨満感，膀胱刺激症状を観察する．浸潤癌での膀胱全摘除術は患者の受容状況に合わせて尿路変更後のケア方法や支援方法を提示し，排泄管理やボディイメージの変化に対する不安の軽減に努める．回腸導管や尿管皮膚瘻造設の場合は，ストーマ合併症の予防や術後のセルフケアを容易にするため，術前にストーマサイトマーキングを行う．術後はセルフケアを獲得できるよう患者，家族に段階的な指導を行う．腸管を利用した自排尿型代用膀胱(新膀胱)，自己導尿型代用膀胱の場合は巨大膀胱などの合併症予防のため，定期的な排尿，自己導尿，洗浄方法の指導を行う．化学療法は治療スケジュールとともに予測される副作用やその対応方法について十分な説明を行う．治療開始後は副作用への早期対応や環境調整を行い，苦痛や不安の軽減を図る．

【ケアのポイント】 膀胱全摘除術に伴う尿路変更の選択

の際には，患者自身が各術式と排尿の自己管理方法の利点，欠点を理解し，自身のライフスタイルやセルフケア能力に適した選択ができるように医師とともに情報提供を行うことが重要である．化学療法は，術前や術後の補助療法，転移性癌に対する延命治療と患者の状況により目的が異なる．そのため患者，家族がどのように受けとめているかを踏まえて，オリエンテーションを十分に行う必要がある．[650] ⇨参膀胱腫瘍→2664

膀胱神経症 bladder neurosis ［**神経性頻尿**］ 膀胱神経症は心身症や自律神経失調症が原因となり，排尿時の下腹部不快感，排尿痛，残尿感，頻尿などの膀胱刺激症状を訴える．特に頻尿を強く訴えることが多い．神経性頻尿は過度の緊張や不安により一時的に頻尿となる場合と，情緒不安定の長期化による病的な頻尿とがある．膀胱神経症および神経性頻尿は，下部尿路系に器質的病変を認めず，熟睡中や何かに夢中になっているときには症状は出現しないのが特徴であり，精神科的病態からも同義的に扱われることが多い．問診をはじめ下部尿路系の器質的検査や神経学的検査，必要があれば精神分析も行うべきである．治療には精神安定薬や抗コリン薬などが有効なことがある．[353]

膀胱切除術 cystectomy 膀胱の一部または全部を外科的に切除すること．主に膀胱癌に行われる膀胱全摘除術，膀胱潰瘍や憩室などに行われる膀胱部分切除術がある．[474]

膀胱穿刺 bladder puncture, bladder punctuation ［**恥骨上膀胱穿刺，恥骨上膀胱瘻**(ろう)**造設術**］ 尿閉を起こした患者に導尿を試みてもカテーテルの挿入が困難なときや，導尿用カテーテルのないときに尿を排出させる方法．仰臥位にして下腹部正中線上で恥骨結合部より上方約3 cmくらいの部を直角に長針で穿刺し膀胱に達する．超音波ガイド下に行うとより安全に行える．必要があればカテーテルを膀胱内に留置する(膀胱瘻造設)ことも可能になってきた．[474]

膀胱洗浄 bladder irrigation 経尿道的に膀胱内に挿入したカテーテルを通して，尿・細菌・膿・粘膜などを洗い出し，膀胱内を清浄化する方法．膀胱の慢性炎症の細菌・分泌物・粘膜の除去，膀胱内留置カテーテルの閉塞，膀胱内凝血除去，膀胱鏡検査の前処置，薬液注入の前処置，膀胱壁に温熱刺激を与える場合などに行われる．膀胱内に留置したカテーテルから生理食塩液などに随意に抗生物質を溶解した液を，膀胱洗浄器，浣腸用注射器または洗浄用生理食塩水の点滴装置を用いて無菌的操作で30-50 mL注入・吸引し，これを数回あるいはカテーテルを通して円滑に排液されるまで繰り返す．経尿道的膀胱洗浄は経尿道的手術後に行われる，点滴装置で一定時間ごとに洗浄する閉鎖式洗浄法．スルー・アンド・スルー洗浄法(持続膀胱洗浄)は観血的前立腺手術後に行われる，点滴装置で持続的に洗浄液を流す方法．[474]

膀胱全摘除術 total cystectomy ［**根治的膀胱全摘出術**］ 尿道，精嚢，前立腺を含んで膀胱を完全に摘除する術式．膀胱の悪性腫瘍，放射線性膀胱炎など，経尿道的切除術(TUR)や膀胱部分切除の適応とならないような悪性度・浸潤度の高い症例に対して行われる．施行する際には尿路変更術(尿管結腸吻合術，回腸導管造設術など)や腸管利用の新膀胱造設術が必要となる．[474]

膀胱前尿管狭窄症⇨同尿管膀胱移行部狭窄症→2246

縫合線離開 diastasis of suture 頭蓋骨縫合線が離開すること．外力によるものとしては頭蓋骨骨折がある．また縫合が完了していない小児では，急速に発育する脳腫瘍が原因となり，頭蓋内圧亢進が起こって縫合線が離開することがある．頭蓋内圧亢進が緩徐に進行する場合には，頭蓋骨の扁平化と頭位の拡大が主体で，縫合線離開はみられない．[485]

膀胱造影法 cystography 経尿道的にネラトンカテーテルを挿入し，導尿後希釈した造影剤を注入して行うX線撮影．空気を用いた膀胱気体造影や二重造影なども行われる．一般には経静脈性尿路造影後，膀胱に流下した造影剤で膀胱造影が得られる．[264]

膀胱造瘻(ろう)**術**⇨同膀胱瘻(ろう)造設術→2667

芳香族アミノ酸 aromatic amino acid フェニルアラニン，チロシン，トリプトファンなどの芳香族を側鎖にもつアミノ酸．カテコールアミンやセロトニンなどの生理活性物質の前駆体としても重要．肝不全では血漿中の芳香族アミノ酸の割合が分岐鎖アミノ酸に比べ増加．なお芳香族とはベンゼンのような環状の不飽和有機化合物のこと．[930]

芳香族アルコール aromatic alcohol ベンゼン環をもつアルコールの総称．[258]

芳香族炭化水素水酸化酵素 ⇨同アリール炭化水素ヒドロキシラーゼ→185

膀胱損傷 bladder injury 膀胱の損傷は皮下損傷と開放性損傷があり，前者が80%以上であり，交通事故によるものが最も多い．皮下損傷は破裂形態により，挫傷，腹膜内破裂，腹膜外破裂，腹膜内外破裂とに分けられる．腹膜内破裂では尿が腹腔内に流出し，ショック状態となるので早急に破裂部を縫合する．腹膜外破裂ではカテーテル留置，膀胱前腔にドレーンを挿入することにより，自然閉鎖を期待する．[474]

方向体⇨同極体→777

縫合端皮膚変形⇨同ドッグイヤー→2155

膀胱タンポナーデ bladder tamponade 膀胱内凝血がカテーテルを閉塞して，導尿を試みても尿閉をきたす状態．膀胱腫瘍，膀胱潰瘍，放射線性膀胱炎，前立腺手術などでの出血による凝血のため内尿道口はふさがれ，また膀胱腔内にカテーテルを留置しても閉塞状態となり排尿が行えなくなる．膀胱は排尿しようと収縮するためにさらに出血を増大し，尿意促迫，下腹部痛などを訴え苦悶状態となる．治療は，根気ある膀胱洗浄と出血源に対する内視鏡的手術などを行う．[474]

膀胱腟下垂⇨同膀胱下垂→2662

膀胱腟中隔 vesicovaginal septum 膀胱と腟の間にある結合組織の隔壁．腟壁を補強し膀胱と尿道を下面から支えている．この部分の弛緩が子宮脱，膀胱脱(膀胱瘤)の一因となる．[996]

膀胱腟フィステル⇨同膀胱腟瘻(ろう)→2665

膀胱腟瘻(ろう) vesicovaginal fistula ［**膀胱腟フィステル，腟膀胱瘻**(ろう)］ 膀胱と腟との間に生じた瘻孔．産婦人科手術あるいは放射線治療に起因するものが多いが，結核性疾患，炎症，腫瘍に起因するものもある．瘻孔は膀胱底部と腟高位部の間に形成される．常時腟への尿漏れにより外陰は慢性湿疹を生じ，尿特有の臭気を放つ．多くは尿路に感染を起こして膀胱炎，腎盂腎炎を併発．膀胱鏡検査，内診での瘻孔の確認などにより診断する．尿管腟瘻との鑑別を要する．瘻孔閉鎖術を行い，瘻孔への到達法には膀胱内的，膀胱外的，経腟的などがある．[474]

膀胱抽石術　cystolitholapaxy ［**抽石術**］ 膀胱内の砕く必要がないくらいの小さな結石を内視鏡的に鉗子類を使って引き出すこと．そのまま摘出できない大きな結石は器械で砕いたり(砕石術)，内視鏡的に超音波やレーザー，衝撃波を用いて破砕したり(体外衝撃波結石破砕術)する．[118]

膀胱腸フィステル⇨同膀胱腸瘻(ろう)→2666

膀胱腸裂　vesicointestinal fissure ［**総排泄腔外反**］ 下腹部の腹壁欠損部に膀胱粘膜と回盲部粘膜が露出している先天性奇形．臍帯ヘルニア，短結腸，鎖肛，尿道欠損，恥骨離開を伴う．外性器の形態によっては染色体のいかんにかかわらず女性として養育される．[158]

膀胱腸瘻(ろう)　vesicointestinal fistula ［**膀胱腸フィステル**］ 膀胱と腸管との間で交通が生じた状態で，膿尿や糞尿，気尿，反復性の下痢などがみられる．交通ができる部位としては，回腸，回盲部，S状結腸，直腸などであり，原因については膀胱や腸の悪性腫瘍や炎症，外傷がある．治療としては瘻孔部を形成した腸および膀胱部を切除する．[474]

膀胱直腸フィステル　vesicorectal fistula⇨同膀胱直腸瘻(ろう)→2666

膀胱直腸瘻(ろう)　vesicorectal fistula ［**膀胱直腸フィステル**］ 膀胱腸瘻のうち膀胱と直腸の間に瘻孔を生ずる病態．膀胱や腸の悪性腫瘍の浸潤や転移，また放射線の過剰照射などの際にまれに認められ，糞尿や気尿がみられる．原因によって異なるが修復は一般に容易でない．[1431]

方向定位⇨同音源定位→418

膀胱テネスムス⇨同尿意促迫→2244

膀胱内圧　intravesical pressure 膀胱の内圧．膀胱内に滅菌水または炭酸ガスを連続的に注入し記録することで測定できる．健常成人では，膀胱内へ滅菌水を入れてもすぐに圧力は高くならず，平坦な曲線が連続する．300-400 mL 注入すると膀胱内圧は急激に上昇し尿意を感じる．[851]

膀胱内圧測定法　cystometry 膀胱内に液体(気体)を注入していけば膀胱壁の緊張度が増し，その圧力は注入された液体(気体)に伝えられる．この圧をカテーテルで外に導いて測定すれば，膀胱壁の緊張度を知ることができる．これを膀胱内圧といい，主として膀胱の生理の研究や神経因性膀胱の診断などに応用される．[474]

膀胱内抗癌剤注入療法　intracavitary instillation of anticancer agents 膀胱癌の治療や再発予防のために膀胱内にカテーテルを挿入して，抗癌剤を注入する治療法．いずれも主に表在性膀胱癌に対して行われる．シクロホスファミド，チオテパ，ドキソルビシン塩酸塩，マイトマイシンCなどが多く使用されているが，薬剤の選択，投与量，至適濃度，注入時間・期間・間隔の設定に関する多くの報告がなされている．治療のための注入療法は1948年のセンプル Semple らによるポドフィリン podophyllin の注入，再発予防のための注入療法は1966年のウェスコット Wescott らによるチオテパ thiotepa(TESPA)の注入が最初と考えられる．最近では，BCG の注入療法が主となっている．[118]

膀胱内留置カテーテル　indwelling bladder catheter 尿道から膀胱内にカテーテルを挿入・留置し尿を排出する経尿道的膀胱内留置カテーテル法と，恥骨上部の下腹部から腹壁を通して膀胱との瘻孔をつくり，膀胱内にカテーテルを挿入し，永久もしくは一定期間尿を体外に排出する方法がある．前者は，尿道閉塞の緩和や，神経因性膀胱や残尿のある場合，手術管理，重症患者の尿排泄量の正確な把握などの目的で用いられる．膀胱内へのカテーテル挿入のため，無菌操作でも2週間で細菌尿は必ず発症するといわれ，その危険性を低下させるには，確実な無菌操作による挿入と閉鎖式採尿バッグの管理が必要である．閉鎖式採尿バッグの細菌進入経路は，①カテーテルと尿道粘膜の隙間，②カテーテルと導尿用チューブの接続部，③採尿バッグの尿排出口で，②が最も感染率が高いとされる．徹底した管理を院内で統一して実施するだけでなく，安易な使用や留置の長期化はなるべく回避するよう，早期の抜去を念頭に入れておく．膀胱瘻での留置カテーテルでも同様に管理し，ともに留置中は十分な水分摂取を促し十分な尿量を確保し感染予防に努め，尿量，混濁・浮遊物の有無，色，水分摂取量の観察と同時に，陰部周辺の清潔を保持する．またカテーテルの閉塞・屈曲，引っ張りがなく十分な流出があるか，適切に固定されているか，尿漏れ，外尿道口の状態を十分に観察する．特に男性は不適切なカテーテル固定や留置が長期化し，カテーテル周囲の尿道炎やカテーテルによる圧迫が原因で，尿道と皮膚(陰茎と陰嚢)の境界に瘻孔ができることがあるので注意する．[1554]

膀胱尿管逆流　vesicoureteral reflux；VUR ［**VUR，尿管逆流〔現象〕**］ 膀胱から尿管および腎に尿が逆流する異常．先天的な尿管膀胱移行部の弁の欠損，下部尿路の通過障害(膀胱の出口の閉塞や下部尿路の細菌感染による炎症)，神経因性膀胱などによって起こる．逆流によって尿管や腎盂内の水圧が上昇するため水腎・水尿管症となりやすい．感染症が原因の場合は，腹痛，夜尿(小児)，膿尿，血尿，タンパク尿，細菌尿が，持続性または反復性の尿路感染症に伴ってみられ，急性腎盂腎炎を合併しやすい．診断は膀胱鏡と排尿時膀胱尿道撮影によって行われる．尿管と膀胱との関係が先天的に不十分な場合(膀胱尿管逆流防止手術)や下部尿路閉塞などは外科的処置によって治療する．感染に対しては抗生物質や尿路抗菌薬・鎮痛薬などを投与する．[474]

膀胱尿管逆流防止手術　anti-reflux plasty for primary vesicoureteral reflux 原発性膀胱尿管逆流現象は，尿管の末端および尿管が吻合する膀胱三角部の発達が悪く脆弱なため生じる．これを防止する手術をいい，壁内尿管全体を延長させる方法，支持組織である排尿筋を強化する方法，粘膜下尿管を延長させる方法などがある．多数の手術方法が報告されているが，最近ではポリターノ・リードベター Politano-Leadbetter 法やその変法が用いられることが多い．粘膜下尿管と膀胱筋層内尿管を剥離し，膀胱壁を貫いて健常尿管を膀胱内に引き込んだのち，尿管末端を切除する．次いで膀胱粘膜下に膀胱三角部に開口するトンネルをつくり，剥離した尿管をトンネル内に引き込み，膀胱三角部に固定する方法である．また，両側に膀胱尿管逆流がある場合には，左右の尿管口の間に横切開を入れ，粘膜を上下に剝離，三角部および利尿筋を中央に寄せ，切開した粘膜を縦縫合するジル=ベルネ Gil-Vernet 逆流防止術も行われている．[1244]

膀胱尿道鏡 cystourethroscope 古くは膀胱鏡と尿道鏡は別々のものであったが，現在では同じシースにスコープを入れ替えるだけで，膀胱内腔も尿道内腔も観察できる膀胱尿道鏡が一般的となった．尿路に病変を有する患者はすべて対象となるが，実際には血尿，慢性尿路感染症，何らかの泌尿器科的症状を有する場合に行われる．粘膜麻酔下に実施されることが多く，男性では必要に応じて腰椎麻酔下で行う．尿道粘膜の変化を観察しつつ内視鏡を進め，括約筋部さらに精阜，前立腺尿道部，膀胱へと観察を行い，膀胱粘膜，両側尿管口の形態，腎よりの尿の流出状態をみる．[474]

膀胱尿道症候群⇨同尿道症候群→2255

膀胱白斑症 leukoplakia of urinary bladder ［膀胱ロイコプラキー］ 膀胱粘膜の一部に角化が生じた病態で，女性の膀胱三角部にみられることが多い．病理組織学的には，著明に角化を伴った扁平上皮化生で細胞の異型性も認める．膀胱粘膜への慢性的刺激により生じると考えられており，前癌病変ともいわれている．膀胱鏡で膀胱頸部から三角部にかけて黄白色にみられることが多い．[353]

膀胱破裂 rupture of bladder，vesical rupture 膀胱の皮下損傷．尿の充満時，下腹部に鈍力が加えられると起こり，原因として外傷，経尿道的操作，自然破裂がある．[474]

縫合不全 ruptured suture，sutural insufficiency 縫合部の一部あるいは全部が何らかの原因で離開した状態を広義の縫合不全というが，一般的には消化管吻合部や閉鎖部の離開により内容物が漏出したものをいう．胃切除術後や大腸切除術後にみられることが多い．原因としては，拙劣な手技，吻合部の緊張，虚血，感染，消化管内圧の上昇などがある．さらに誘因として，糖尿病，低栄養，ステロイド剤の使用などがあげられる．縫合不全を起こすと，内容液による創治癒遅延や細菌感染を生じ，膿瘍形成さらには敗血症，多臓器不全へと移行することもある．[1461]

膀胱部分切除術 partial cystectomy 膀胱内の局所的な病変を含む膀胱壁の一部を摘除する術式．主な対象は悪性度・浸潤度の低い腫瘍であるが，まれに膀胱隣接部腫瘍の浸潤などにも行われる．通常は膀胱壁の可伸展部を切除することが多く，三角部を含む底部を部分切除することは特殊な場合を除いては少ない．術後 1-2 週間，尿道から膀胱にカテーテルを留置する．[474]

膀胱壁内憩室 intramural-diverticulum of bladder⇨同肉柱膀胱→2206

彷徨変異⇨同連続変異→2985

膀胱容量 bladder capacity，vesical capacity 膀胱内にどのくらい尿を蓄えられるかを示す指標をいい，膀胱内に滅菌生理食塩水または炭酸ガスを注入して測定する．健常者の生理的膀胱容量は 300-400 mL 前後で，通常この量で尿意を催し排尿する．日常頻回に排尿する人の膀胱容量(最大膀胱容量)は小さく，相当がまんしてから排尿する習慣の人では大きい．かつて中国では容量の大きい膀胱を貴人膀胱と表現したといわれるが，高貴な人は公衆の面前で長時間排尿をがまんする習慣があったためと思われる．膀胱容量の減少は骨盤内臓器による圧迫や妊娠，萎縮膀胱(間質性膀胱炎，膀胱結核)でみられ，膀胱容量の増加は弛緩型神経因性膀胱，巨大膀胱，膀胱憩室などの疾患で観察される．[30]

膀胱瘤 cystocele，vesicocele ［腟内膀胱脱，経腟膀胱脱，腟部膀胱脱］ 出産や加齢による骨盤底筋群の弛緩や支持組織の脆弱化が原因で尿道と膀胱が腟前壁とともに腟口から瘤状に外に突出した状態であり，子宮脱や直腸瘤を合併することがある．膀胱にある程度尿がたまった状態で腹圧をかけるとより突出が明らかになる．膀胱造影や静脈性腎盂造影での膀胱充満時立位の画像では膀胱底が著明に低下しており，膀胱像は逆さのひょうたん形を示す．排尿困難，頻尿，尿失禁の原因となり，治療は外科的に行われ，マーシャル・マーチェッティ・クランツ Marshall-Marchetti-Krantz 法，オルドリッジ Aldridge 法，ケネディ Kennedy 法，ステイミー Stamey 法などがある．[1244]

芳香療法⇨同アロマテラピー→200

膀胱ロイコプラキー leukoplakia of urinary bladder⇨同膀胱白斑症→2667

膀胱瘻(ろう) vesical fistula 膀胱に通じる異常な交通路(瘻孔)の総称．皮膚(膀胱皮膚瘻)，腟(膀胱腟瘻)，子宮(膀胱子宮瘻)，結腸(膀胱結腸瘻)，直腸(膀胱直腸瘻)などとの間に瘻孔ができやすい．また，尿道閉塞などで膀胱から尿を排泄するために手術的に造設された瘻孔に対しても用いられる．[474]

膀胱瘻(ろう)**造設術** cystostomy ［膀胱造瘻(ろう)術］ 恥骨結合の約 2 横指上方の正中部皮膚より直接膀胱部に穴をあけ，尿を排出させる方法．適応は尿道からのカテーテルの挿入が不可能な尿閉や尿道破裂，膀胱や尿道の手術時などに対し，一時的あるいは永久的な尿流の変更が必要となる場合である．手術的に下腹部から膀胱を切開(高位切開術)しカテーテルを挿入する方法と，膀胱が充満している状態で，トロカール(外套針)または穿刺針を恥骨上部の皮膚より膀胱に一気に穿入させ，その穴を拡張したうえでカテーテルを留置する方法が主である．自然排尿が可能となった時点で抜去する．瘻孔は普通 1 日で閉鎖．まれではあるが，カテーテルを使用せず膀胱壁と皮膚の一部を形成して瘻孔とすることもある．[474]

防護エプロン X-ray protective apron ［防護前かけ，X 線防護用鉛エプロン］ 含鉛ゴムや含鉛塩化ビニルなどでつくられており，X 線阻止力は鉛板の何 mm に相当するかという鉛当量で表され，通常 0.25 mm 程度．ツーピースタイプのものや甲状腺防護用のものもある．背中が覆われていない型のエプロンの場合，X 線管に背を向けないように注意する．[264] ⇨参プロテクター《放射線の》→2599

防護眼鏡⇨同保護眼鏡→2695

報告 report 適切な看護を継続するために伝える必要のある事柄を述べること．看護実践においては，定時の報告として勤務交替時の申し送り，臨時の報告として患者の急変時，患者の処置に変更が生じたときなどの随時の報告がある．報告には速やかに伝えることができるというメリットがあるが，言い違い，聞き違い，

ほ

聞き漏らしなどのデメリットもある．したがって，復唱し，伝達内容を確認することが重要になる．[894] ⇨参看護記録→593

防護具⇨同防護用具《感染予防の》→2668

防護前かけ　lead rubber apron⇨同防護エプロン→2667

防護用具《感染予防の》　personal protective equipment；PPE ［防護具，PPE］ 微生物との接触や伝播を防止する手段として使用する．血液や体液から皮膚や粘膜を保護するもので，手袋，ガウン，マスクのほか，アイプロテクション（眼の粘膜保護用ゴーグル），フェイスシールド（顔面保護用）がある．手袋は血液，体液，分泌物，または汚染物に接触する際に着用し，同じ患者であっても，各処置ごとに手袋を交換する．血液，体液，分泌物などが飛散し，飛沫が発生する恐れがある処置やケアを行う場合，眼，鼻，口の粘膜を保護するため，マスクとアイプロテクションまたはフェイスシールドを使用する．また，皮膚と衣服を保護するため，ガウンを着用する．そのため，ガウン（エプロン）は撥水性あるいは防水性のものでなければ，血液，体液が着衣に浸透し防護効果が得られない．[564]

ホウ酸亜鉛華軟膏　boric zinc ointment，boric acid and zinc oxide ointment　従来広く湿疹や外傷などの皮膚病変に使われていた外用貼布剤で，近年はホウ酸の毒性が問題となり使用されなくなった．代わって，本剤からホウ酸を除いた亜鉛華軟膏 zinc oxide ointment が用いられる．単独あるいは他の軟膏塗布後に貼布して使用する（重層貼布療法）．[95]

放散性耳痛　radiated otalgia ［放射性耳痛］ 耳の感覚神経支配領域，すなわち三叉神経，舌咽神経，迷走神経，第2・第3頸神経領域における疾患の痛みを原病巣から離れたところで，耳痛として感じる場合をいう．[211] ⇨参放散痛→2668

放散痛　radiating pain　障害などにより本来生じているはずの場所だけでなく，それ以外の場所に広がった痛みのこと．心筋梗塞が発症したときには，本来の胸部痛だけでなく，首周囲や肩，背部，腰部に痛みを生じることがある．また，胃潰瘍や急性膵炎の際には，心窩部だけでなく，背部に痛みが放散することがある．[543]

胞子　spore　真菌などの真核微生物の生殖時に形成される細胞．生殖形態（有性または無性生殖）によって有性胞子 sexual spore または無性胞子 asexual spore と呼ばれる．真菌はこの両方の形態をとる（完全世代，テレオモルフ）が，病原真菌の多くは無性世代（不完全世代，アナモルフ）しか知られていない（このような真菌を不完全真菌という）．有性胞子には接合胞子 zygospore，子嚢胞子 ascospore，および担子胞子 basidiospore があり，それぞれの有性胞子をつくる真菌は接合菌，子嚢菌，担子菌に分類されている．無性胞子はその産生様式によって内生胞子と外生胞子（分生子）に分けられる．無性胞子は多くの病原真菌において種の維持や拡散に重要な手段となっている．また細菌においてはバシラス *Bacillus* 属やクロストリジウム *Clostridium* 属で厚い被膜に包まれた球状体が形成され，これを内生胞子または芽胞と呼んでいる．芽胞は細菌の休止形と考えられている．[324]

法歯学⇨同歯科法医学→1233

傍子宮頸部神経叢　paracervical plexus ［フランケンホイゼル神経叢］ 子宮頸部後側の内子宮口の高さで，仙骨子宮靱帯と直腸の間にある大神経叢．交感神経と副交感神経からなる．交感神経は腸骨動脈叢から，副交感神経は仙骨神経叢から骨盤神経を通り，子宮，卵巣，腟，膀胱などに分布する．感覚神経はこれらの求心性神経経路を経て痛覚中枢に達する．分娩時の痛みの伝導路で，陣痛の局所的中枢として働くという仮説もあり，胎児下降による子宮頸管開大に伴う疼痛および腟上部の刺激を中枢に伝える．[996]

傍糸球体細胞⇨同糸球体傍細胞→1251

傍糸球体細胞腫　juxtaglomerular cell tumor⇨同ロバートソン・木原症候群→3004

傍糸球体装置　juxtaglomerular apparatus；JGA ［糸球体傍装置，糸球体傍複合体］ 遠位尿細管の緻密斑 macula densa，輸出入細動脈およびこれらにはさまれた糸球体外メサンギウム細胞が密接に結合している部分をいう．構造はレニン分泌や尿細管糸球体フィードバックによる糸球体濾過の自己調節機構や体液量のバランスの維持などに関与していると考えられている．[858] ⇨参糸球体傍細胞→1251

●傍糸球体装置

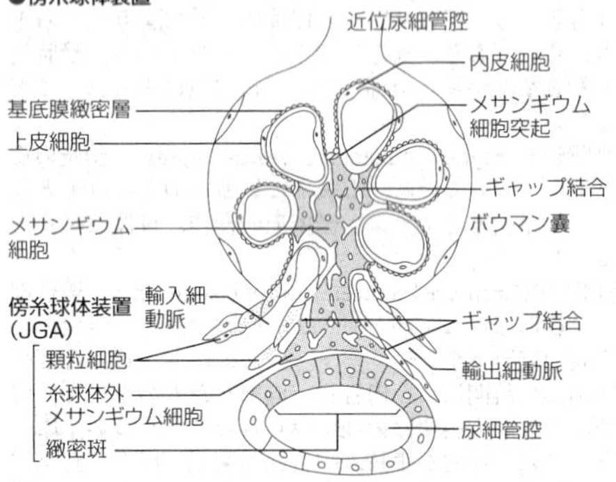

乏指（趾）症　oligodactyly，oligodactylia　手指または足趾の数が正常より少ない先天奇形．[1631]

帽子状血球　codocyte ［ベル型赤血球］ 血液塗抹標本にて帽子状の異常形態を呈する赤血球．奇形赤血球の1つであり，クロルプロマジン投与後，肝障害，サラセミアなどでみられる．[656]

胞子小体　sporozoite⇨同スポロゾイト《マラリアの》→1655

胞子虫類《亜門》　Sporozoa　原生動物亜界の一門アピコンプレックス門 Phylum Apicomplexa に属する原虫類．コクシジウム，トキソプラズマ，マラリア原虫など，ヒトに寄生性をもつものが含まれる．[288] ⇨参原生生物〔界〕→954，原虫〔類〕→955

房室回帰性頻拍　atrioventricular reentrant tachycardia；AVRT　副伝導路を用いたマクロリエントリーによる頻拍で，電気興奮は心房→房室結節→心室→副伝導路（逆行性伝導）→心房の順に旋回する．この場合のQRS幅は狭い．まれに，逆に旋回する反方向性房室回帰性頻拍も存在する．この場合には，心房→副伝導路（順行性伝導）→心室→房室結節→心房という逆回転方向に刺激が旋回する房室回帰性頻拍となる．心室への刺激は副伝導路経由でのみ行われるため，頻拍中のQRS波形は非常に幅の広い，デルタ波を強調した形の波形となる．カテーテル焼灼術による積極的な根治術が推奨される．[1161] ⇨参副伝導路→2545，マクロリエントリー→2733

房室解離 atrioventricular dissociation；A-V dissociation 心房と心室がそれぞれの独立した調律と心拍数で興奮している状態．大別して以下の3つの場合が存在する．①洞調律の心拍数が減少し，房室接合部あるいは心室の固有調律が心房興奮頻度を追い越した場合，②洞調律は正常であるが，房室接合部あるいは心室の調律が促進し，心房興奮頻度を上回った場合，③完全房室ブロックで，房室接合部あるいは心室の補充調律が存在する場合．①,②の場合にはP波レート<QRS波レートであり，③の場合にはP波レート>QRS波レートである．また房室解離を呈するには，房室接合部あるいは心室調律に逆行性室房伝導が欠如していることが必要である．房室解離とはあくまで心電図所見であり，不整脈診断ではない．[1161] ⇨参房室干渉解離→2669

房室干渉解離 atrioventricular interference dissociation ［**不完全房室解離**］ 房室解離時に出現したP波が心室に伝達しQRS波を生じると，心室のリズムに乱れが生じる(干渉)．このような状態を房室干渉解離と呼ぶが，臨床の場ではあまり一般的には使用されていない．[1161] ⇨参房室解離→2669

房室結節 atrioventricular node；A-V node ［**田原結節，アショフ・田原結節**］ 右房の中隔壁の中にある房室結節のこと．心臓の刺激伝導系の1つで，1905(明治38)年に田原が発見したことからわが国では田原結節と命名された．洞結節からの刺激をヒスHis束，心室壁へと伝達させる．田原淳は，大分県生まれの病理学者〔1873-1952(明治6～昭和27)〕．[226]

房室結節回帰性頻拍 atrioventricular nodal reentrant tachycardia；AVNRT ［**房室結節性リエントリー頻拍**］ 二重房室結節伝導路(速伝導路と遅伝導路)によって生じる上室性頻拍症の1つ．速伝導路は速い伝導を有しているが，その不応期は比較的長い．一方，遅伝導路の伝導時間は長いが，不応期は速伝導路に比べると短いことが多い．したがって，速伝導路の逆伝導(心室→心房)が存在している場合，速伝導路の不応期に遅伝導路のみを下行した電気興奮が房室結節下部で速伝導路を上行し，それが再び遅伝導路を下行することになると，リエントリー性頻拍が生じる．たとえ二重伝導路が存在していても，それらの伝導時間，不応期などの条件がそろっていなければ，持続する房室結節回帰性頻拍は生じない．頻拍の停止には遅伝導路の伝導を抑制する副交感神経刺激手技(頸動脈洞マッサージなど)や，カルシウム拮抗薬，β遮断薬，ジゴキシン，アデノシン三リン酸二ナトリウム水和物(ATP)などの静脈注射を行う．頻拍再発予防には薬物(カルシウム拮抗薬，β遮断薬，ジゴキシン)内服療法とカテーテル焼灼術による根治療法とがある．以前は房室結節回帰性頻拍の回路(遅伝導路→速伝導路→遅伝導路)は，すべて房室結節内に存在していると考えられていたが，その後の検討で頻拍回路の上部は房室結節外の心房内に存在していることがわかった．したがって，房室結節外の遅伝導路を標的に高周波カテーテル焼灼術を行えば，速伝導路を障害させることなしに遅伝導路のみを選択的に離断することができる．完全に遅伝導路を離断させなくても，頻拍は誘発不能になることも多い．[1161] ⇨参房室回帰性頻拍→2668，イオンチャネル→217

房室結節下ブロック infranodal block 房室ブロックのうち，ヒスHis束内やヒス束下に伝導障害があるもの．完全ブロックになった場合，補充収縮の出現が不確実であったり，補充収縮の心拍数がきわめて低かったりするため，重症化する危険性が高い．したがって第2度以上の房室結節下ブロックが認められた場合には，通常ペースメーカー植え込みの適応となる．[1161] ⇨参房室ブロック→2670，HVブロック→62

房室結節亢(促)進伝導 enhanced(accelerated) atrioventricular nodal conduction 房室結節の伝導は減衰伝導と呼ばれる特性を有している．減衰伝導特性とは刺激頻度が増加すると，それに応じて伝導時間が長くなり，ある限界をこすとブロックを生じるようになる伝導特性である．この特性が弱い房室結節伝導，すなわち伝導のきわめてよい房室結節伝導を房室結節亢進伝導と呼ぶ．臨床的には心房細動や心房粗動時に心室興奮応答(心拍数)が過度に増加し，症状が増悪する．洞調律時にデルタ波を伴わずPQ時間の短縮した症例によく遭遇するが，それらのほとんどは特殊な副伝導路などではなく，房室結節亢進伝導である．[1161]

房室結節性期外収縮⇨同房室接合部期外収縮→2669

房室結節性頻拍 atrioventricular nodal tachycardia ［**結節性頻脈**］ 伝導の異なる2本の経路が房室結節に存在すると，期外収縮などをきっかけとしてこの経路を興奮が旋回するようになり頻拍が生じる．頻拍は発作性に生じ，検査で電気刺激を用いて誘発することも，回路の一方をカテーテルアブレーション(焼灼法)で障害して治癒させることもできる．[970]

房室結節性補充収縮⇨同房室接合部補充収縮→2670

房室結節性補充調律⇨同房室接合部調律→2670

房室結節性リエントリー頻拍⇨同房室結節回帰性頻拍→2669

房室結節性リズム atrioventricular nodal rhythm，AV nodal rhythm ［**結節性リズム，房室リズム**］ 房室結節の自動能により房室結節がペースメーカー(歩調とり)となり心拍リズムを決定する場合をいう．房室結節の興奮は逆行性に心房へ伝播されると同時に，ヒスHis束，プルキンエPurkinje線維を経て順行性に心室筋へ伝播される．P波は逆転する．[226]

房室結節調律⇨同房室接合部調律→2670

房室結節伝導路 atrioventricular nodal pathway，AV nodal pathway 心房と心室間をつなぐ正常刺激伝導路で，心房からの電気刺激を集めてヒスHis束に伝える役割を果たす．房室結節は三尖弁輪，トダロTodaro腱索と冠状静脈洞前縁に囲まれる，いわゆるコッホKochの三角の前端に位置する．房室結節の大きさは約6×4×1.5mmで，この部位で伝導速度は1/100に低下する．この伝導遅延は心房興奮と心室興奮のタイミングのずれをつくり，心電図上のPQ時間に反映する．[1161] ⇨参刺激伝導系→1262

房室溝⇨同冠状溝→611

房室接合部期外収縮 atrioventricular junctional extrasystole ［**接合部期外収縮，房室結節性期外収縮**］ 正常洞調律に予想されるタイミングより早く収縮する期外収縮(異所性収縮)は心臓のどこにでも発生するが，一般的には心房性，房室接合部性，心室性に大別される．房室接合部性の場合の心電図の特徴としては，QRS 波形は正常洞調律と同じく正常で，心房へも逆行性に伝導が伝われば陰性 P 波がみられる．P 波と QRS 波がどのような順序になるかは，単に心房と心室のどちらに早く興奮が到達するかによる．[1313]

房室接合部調律 atrioventricular junctional rhythm ［**接合部調律，房室結節調律，房室結節性補充調律**］ 房室接合部からの刺激によって調律されている心臓のリズム．洞調律では心室の興奮は洞結節で支配する，ところが，何らかの理由で，洞結節による刺激がこない場合に，はじめて房室接合部からの刺激が心室へ伝わり心室の興奮を支配することになる．房室接合部は生理的に 1 分間に 40-60 の刺激発生(自動能)を有する．したがって，一般的には 1 分間に 70 以下になり，それ以上になると房室接合部頻拍と呼ばれる．心電図上は，先行 P 波が見えなかったり，逆行性に伝導すれば QRS 波の後に P 波が出現することもある．[1313] ⇨参異所性調律→241

房室接合部頻拍 atrioventricular junctional tachycardia；AVJT 房室接合部の刺激発生頻度が何らかの理由で生理的刺激より上回る場合(1 分間に 70 以上)をいう．心電図上では，洞結節の興奮頻度を房室接合部の興奮頻度が上回るため，洞結節の刺激が房室接合部に達する前に，房室接合部刺激が心室を収縮させてしまう(QRS 波の出現)ので，洞性刺激は心房を収縮させるのみ(P 波の出現)で，心室には達することができないため，いわゆる房室解離現象を起こす．ジギタリスには房室接合部での刺激頻度を増加させる働きがあるため，ジギタリス中毒や，開心術後，心筋梗塞後などの心筋虚血後などに生じやすい．[1313] ⇨参房室接合部調律→2670

房室接合部補充収縮 atrioventricular junctional escaped beat ［**房室結節性補充収縮**］ 房室結節，ヒス His 束を含む房室接合部から出現する補充収縮．心電図においては先行する P 波は認められず，QRS 波形は洞調律時と同じである．洞性徐脈，房室結節内ブロック，徐脈性心房細動などの際に認められる．房室接合部補充収縮の心拍数は心室補充収縮よりも速い．[1161]

房室束⇨同ヒス束→2445

房室中隔欠損 atrioventricular septal defect；AVSD⇨同心内膜床欠損症→1593

房室伝導 atrioventricular conduction 心房の興奮が心室に伝わること．通常は心房と心室は線維輪で隔てられ，心房の興奮は直接心室固有筋に伝わるのでなく房室刺激伝導系を介してのみ興奮が伝わる．[226]

房室伝導障害 atrioventricular conduction disturbance 心房-心室間の刺激伝導障害で，伝導の遅延あるいは途絶により房室ブロックが生じる．障害部位には大別して房室結節内と房室結節下ブロックがあり，後者がより重症である．房室結節下ブロックにはヒス His 束内ブロックとヒス束下ブロックがある．伝導遅延のみのものを第 1 度房室ブロック，ときに途絶するものを第 2 度房室ブロック，完全に伝導が消失しているものを第 3 度房室ブロックと呼ぶ．[1161] ⇨参房室ブロック→2670，房室結節下ブロック→2669

房室ブロック atrioventricular block；AV block 心房-心室間の刺激伝導系の障害で，伝導の遅延あるいは途絶が生じている状態．伝導遅延のみのものを第 1 度房室ブロック，ときに途絶するものを第 2 度房室ブロック，完全に伝導が消失しているものを第 3 度房室ブロック(完全房室ブロック)と呼ぶ．第 1 度房室ブロックは房室伝導時間の延長のみで，1：1 の心房-心室伝導は保たれており，心電図上は PR 間隔の増大として現れる．第 2 度房室ブロックには，徐々に PR 間隔が延長し，その後 QRS 波の欠如するウェンケバッハ Wenckebach 型(モビッツ Mobitz Ⅰ型)と，PR 間隔が徐々には延長せずに，突然 QRS 波が欠如するモビッツⅡ型が存在する．2：1 房室ブロック(2：1 房室伝導)の際にはウェンケバッハ型とモビッツⅡ型の区別はできない．房室伝導が 2：1 以下のもの(心室に伝導しない P 波が 2 つ以上連続する)を高度房室ブロックと呼ぶ．基本調律が心房細動の場合にはブロックの程度を正確に診断することは困難であるが，規則正しい徐脈性房室接合部あるいは心室調律が存在する場合には，通常完全房室ブロックと診断する．ヒス His 束心電図記録を行うと正確な障害部位診断が可能で，房室結節内ブロック，ヒス束内ブロック，ヒス束下ブロックに分類できる．モビッツⅡ型房室ブロックはヒス束以下のブロックであることが多く，重症房室ブロックになる可能性があるため，人工ペースメーカー植え込みの適応となる場合が多い．[1161] ⇨参房室伝導障害→2670

房室弁 atrioventricular valve；AV valve 左右の心房，心室の 4 部屋で構成される心臓の，心房と心室を仕切る弁．左心房と左心室の間には 2 つの弁尖(前尖，後尖)からなる僧帽弁(左房室弁)，右心房と右心室の間には 3 つの弁尖(前尖，後尖，中隔尖)からなる三尖弁(右房室弁)がある．[1139] ⇨参三尖弁→1208，僧帽弁→1826

房室弁開放音 atrioventricular opening snap；AOS 生理的条件下での房室弁開放は音を発生しない．房室弁の器質的異常や血行動態異常の際には，房室弁の開放に伴って過剰心音を生じ，これを房室弁開放音と呼ぶ．房室弁開放運動の突然の停止により生じると考えられている．器質的異常は僧帽弁狭窄と三尖弁狭窄がある．甲状腺機能亢進，僧帽弁逆流，心室中隔欠損，心房中隔欠損，エプシュタイン Ebstein 奇形でも生じることがある．[546] ⇨参過剰心音→497，僧帽弁開放音→1826

房室リズム⇨同房室結節性リズム→2669

胞子嚢 sporangium 胞子を内部につくる嚢状の生殖器官．多くの生物群にみられる．[324]

胞子嚢胞子 sporangiospore 胞子嚢 sporangium と呼ばれる袋の中で細胞分裂によって生じる無性胞子．[324]

放射化学 radiochemistry 放射能の特性を利用して放射性同位元素を研究する化学の一分野．放射線による化学反応を研究する放射線化学とは異なる内容をもつ．放射性医薬品の製造，標識化合物の合成および化学的挙動について検討する分野である．[18]

放射型 CT⇨同エミッションコンピュータ断層撮影法→367

放射化分析 activation analysis ［**中性子放射化分析**］ 試料に高エネルギー粒子を照射し，試料中の元素を同定・定量する分析法．中性子，γ 線など高エネルギー粒子の照射によって試料中の元素を放射性物質化し，その放射能を測定する．近似した元素や多種の元素を同時に分析できる利点がある．[258]

放射受容体測定法⇨同放射レセプター測定法→2678

放射状角膜切開術 radial keratotomy；RK 近視を矯正する手術の1つ．瞳孔領を除いた角膜に放射状に切開を加えることによって角膜中央を平らにし，近視の矯正を図る．のにち角膜混濁が生じるなど欠点が多いため，現在ではほとんど行われていない．[257]

放射状免疫拡散法 radial immunodiffusion；RID⇨同単純放射状免疫拡散法→1942

放射性アレルゲン吸着試験 radioallergosorbent test；RAST ［ラスト，RAST］ 放射性同位元素を用いて，特定のアレルゲンに特異的な抗IgE抗体を検出測定する方法．アレルゲンを結合させたセファデックス粒子に被検血清を加え，血清中の特異的抗IgE抗体と粒子上のアレルゲンを結合させる．さらに放射性同位元素で標識した抗IgE抗体を加えてアレルゲン-IgE複合体と結合させる．結合した標識抗体量を測定することにより，血清中の特異的抗IgE抗体の量を測定する．[388] ⇨参アレルギー検査法→197

放射性医薬品 radiopharmaceutical agent⇨同放射性薬剤→2671

放射性エアゾール radioactive aerosol, radioaerosol 肺吸入シンチグラフィーに用いられる放射性医薬品．^{99m}Tc-phytate(テクネチウム99mフチン酸)，^{99m}Tc-HSA-D(ヒト血清アルブミン)，^{99m}Tc-DTPA(ジエチレントリアミン五酢酸)などの液体を超音波ネブライザーなどに入れてエアゾール化する．エアゾールとは液体または固体の微粒子が気体中に浮遊しているものである．吸入された放射性エアゾールは換気分布に応じて末梢気道に沈着する．粒子径は2 μm以下が望ましく，粒子が大きいと中枢気道に沈着する．[737] ⇨参肺吸入シンチグラフィー→2333

放射性核種⇨参核種→479

放射性金198⇨同金198→789

放射性金コロイド⇨参金198→789

放射性元素 radioactive element 元素のうち，原子核が自発的に放射線崩壊を起こし放射能をもったもの．原子番号83以上の原子はすべて放射性元素．また原子核が，α粒子およびβ粒子を放出して崩壊を起こすことをそれぞれα崩壊，β崩壊と呼ぶ．陽子など荷電粒子や中性子を原子核に人工的に高速で衝突させ，不安定にして核反応を起こさせたものを人工放射性元素と呼ぶ．[1127] ⇨参安定同位元素→207，放射能→2677

放射性降下物 radioactive fallout ［フォールアウト，死の灰］ 原発事故や核爆発実験による核分裂で生成された放射性物質が大気中に浮遊して地表に降下したもの．主要なものは核分裂生成物〔^{90}Sr(ストロンチウム90)，^{137}Cs(セシウム137)，^{131}I(ヨウ素131)など〕がある．核分裂，核融合反応の際，中性子による誘導生成物〔^{14}C(炭素14)，^{3}H(三重水素)，^{37}Ar(アルゴン37)〕がある．これら核分裂生成物は成層圏まで達し，6か月から3.5年間とどまり，地球全体に拡散し，ゆっくりと地表に降下する．これらは食物連鎖で経口摂取され^{90}Srは骨に，^{137}Csは全身に蓄積し，内部被曝の原因となる．[18]

放射性コロイド radioactive colloid ［コロイド放射性同位元素］ 溶液中で安定して分散しているコロイド粒子に放射性同位元素を吸着，もしくは放射性同位元素とイオンを結合させてコロイド粒子を形成させたもの．粒子は2-1,000 nmと大きく，通常のトレーサーとは異なる動きをする．体内に投与されると，肝臓，脾臓，骨髄，リンパ節などの網内系組織の貪食細胞によって取り込まれるので，肝臓や脾臓の機能や，病変の検出に使用される．また，乳癌や悪性黒色腫など，腫瘍周囲の皮下に注射し，リンパの流れを描出することで，センチネルリンパ節の検出にも役立っている．^{99m}Tcを標識したスズコロイドや^{99m}Tc-フチン酸が主に使用されている．[876,1488]

放射性耳痛 radiated otalgia⇨同放散性耳痛→2668

放射性同位元素 radioisotope；RI ［ラジオアイソトープ，放射性同位体，RI］ 同位元素(同位体)のうち，放射能をもつものを放射性同位体という．そのままでは不安定で放射線を放出して別の種類の原子核に変わる．このとき放出される放射線を利用して，疾患の診断や，放射線治療に利用している．わが国では放射性核種(放射能をもつ原子核)と同じ意味で扱われている．[876,1488]

放射性同位元素標識法 radioisotope labelling 原子番号が同一で，質量の異なる元素群を同位元素といい，これらは不安定で放射線を出しながら崩壊していく．これらの放射性同位元素を化学物質中に組み入れることをいう．ヨウ素の場合は^{123}I，^{125}I，^{131}Iなど数種の放射性同位元素があり，標識方法には，クロラミンT法，ラクトペルオキシダーゼ lactoperoxidase 法などがある．これらの放射性同位元素標識化合物を用いて検査や治療が行われる．インビトロ *in vitro* では，放射免疫測定法(RIA)により血液などの微量物質(ホルモン，腫瘍マーカー)測定が行われる．インビボ *in vivo* では，生体の各種臓器に親和性のある放射性同位元素やその標識物質を用いて，シンチグラフィー検査や放射線治療が行われる．[90]

放射性同位体 radioisotope；RI⇨同放射性同位元素→2671

放射性廃棄物 radioactive waste 放射性物質を含む，あるいは放射性物質で汚染された廃棄物で，次の3つの方法により処理される．①放射性物質使用施設内の保管廃棄施設に放置して減衰を待つ．②排水施設や排気施設において大量の水や空気で法令で定める限度以下に希釈して放出する．③固体やRI濃度の高い液体は種類別に専用の容器に収納し，社団法人日本アイソトープ協会に廃棄を委託する．なお，ポジトロンエミッションコンピュータ断層(PET)用放射性医薬品は物理学的半減期が短いものが多いので，炭素11(^{11}C)，窒素13(^{13}N)，酸素15(^{15}O)，フッ素18(^{18}F)については一定の方法で製造され，その数量が法令に定める上限値以下の場合は，7日間保管したものについては放射性廃棄物として取り扱わないように法改正がなされた〔2004(平成16)年〕．[737]

放射性物質 radioactive substance 原子核が不安定なために放射線を放出して，より安定した別の種類に変化する性質をもつ物質．もしくはそうした物質の化合物や含有した物質をいうこともある．[876,1488]

放射性崩壊⇨参核崩壊→488

放射性薬剤 radiopharmaceutical agent ［放射性医薬品］ 放射性同位元素の放射線を放出する性質を利用して，核医学検査や放射性同位元素による治療に用いる医薬品をいう．検査では，RI血管造影や脳シンチグラフィーなどとして，解剖学的構造異常，生化学的・生理的異常を診断するためにトレーサーとして使用される．投与された薬物から放射されるγ線などを測定し，体内の特定の臓器に局在する薬物の部位と臓器のイメージを調べる．トリチウム(^{3}H)，炭素14(^{14}C)，リン32(^{32}P)はγ線を放射しないので，これらの同位元素は血液・尿・呼気，ときには生検組織中の代謝産物中の濃度の測定に用いられる．例えば，^{14}Cで標識したブドウ糖を投与後に，呼気中の$^{14}CO_2$を測定すればブドウ糖の吸収，代謝，代謝終末物質の排泄が調べられる．[258]

放射性ヨウ素　radioiodine，radioactive iodine⇨同放射性ヨード→2672

放射性ヨウ素標識ヒト血清アルブミン　radioiodinated serum albumin；RISA⇨同ヨウ素125標識ヒト血清アルブミン→2874

放射性ヨウ素放出試験　radioactive iodine discharge test, radioiodine discharge test　甲状腺の有機化障害の判定に用いられる試験．^{123}Iまたは^{131}I投与6-24時間後に過塩素酸カリウム(パークロレイト)またはチオシアン酸カリウム(ロダンカリ)1gを経口投与し，摂取率の変動を観察する．有機化障害では有意の^{123}Iまたは^{131}Iの放出がみられる．[385] ⇨参過塩素酸カリウム試験→464

放射性ヨウ素療法⇨同放射性ヨード療法→2672

放射性ヨード　radioiodine，radioactive iodine ［放射性ヨウ素］ 自然界に存在するヨウ素は，質量数127の安定した元素であるが，そのほかに質量数の異なる21個の同位元素がある．これらは放射線を出しながら崩壊する性質があり各種の測定や治療に応用されている．^{125}Iは半減期60日でRIA(放射免疫測定法)に用いられる．^{123}Iも半減期が短く被曝量も少ないので診断(甲状腺摂取率検査)に利用される．半減期が約8日の^{131}Iは，主に甲状腺癌やバセドウBasedow病の治療に用いられる．[90]

放射性ヨード療法　radioiodine therapy ［放射性ヨウ素療法］ 放射線療法の1つ．主にバセドウBasedow病と甲状腺癌に対して行われる．原理は，甲状腺細胞に選択的に放射性ヨード(^{131}I)を取り込ませ，高線量の内部照射を行ってβ線エネルギーにより細胞破壊を起こさせるもの．バセドウ病患者に対しては通常150-400MBq(メガベクレル)を投与．わが国では遅発性甲状腺機能低下症の頻度が高い(治療20年後に約半数)ことを考慮して，副作用のため抗甲状腺薬が使用できないときや，抗甲状腺薬治療に抵抗する難治例に対して主に行われるが，アメリカではその経済性からもっと高頻度に行われている．一方，甲状腺癌の大部分を占める乳頭癌や濾胞癌は分化型甲状腺癌としてヨードを取り込むという正常甲状腺細胞としての機能を有しており，この性質を利用して甲状腺癌の再発や転移の治療が行われる．甲状腺癌を含めて全摘したのち通常3-6GBq(ギガベクレル)が投与される．若年者などへの治療効果は良好．ほかに^{131}I-MIBG (metaiodobenzylguanidine，^{123}I-メタヨードベンジルグアニジン)による転移性髄様癌の治療や，^{131}Iリンパ球抗体による悪性リンパ腫の治療などもある．[385] ⇨参アイソトープ治療→132

放射線　radiation⇨参電離放射線→2090

放射線医学　radiology　いろいろな放射線を診断，治療に利用する医学の分野．診断面ではX線診断，核医学，超音波診断，MRIなどの画像医学に加え，診断技術を治療に応用するインターベンショナル・ラジオロジー interventional radiology(IVR)がある．[264]

放射線遺伝学　radiation genetics　放射線の遺伝的影響を研究する学問．[52]

放射線衛生学　radiation hygiene　放射線による人体への影響について研究し，個人，公衆の健康保持を目的とする学問．医療以外の放射線環境からの障害防止，リスクの評価などの研究を行う．[18]

放射線壊死《脳の》　radiation necrosis　放射線照射後に起こる遅発性放射線障害の1つ．照射局所に凝固壊死を中心とする病態を生じ，周囲脳の浮腫や圧排をしばしば伴い，局所神経症状に関連する．放射線治療を受けた正常脳に生じる遅発性脳壊死と，腫瘍部に生じる腫瘍部壊死とがある．一般に放射線治療後6か月以降3年程度でみられる．照射線量が大きい場合に発生しやすい傾向があり，分割照射では脳における照射線量60Gy(グレイ)以上，脊髄45Gy以上で発生しやすい．MRI，CTなどの画像上では不規則あるいはリング状造影所見および周囲脳浮腫所見を認め，再発腫瘍との鑑別が重要である．FDG-PET〔2-デオキシ，2-フルオロ，D-グルコース(FDG)を用いたポジトロンCT〕などPET検査や，プロトンMRスペクトロスコピー(^{1}H-MRS)による判定が有用である．確定診断は生検など病理検査を要することがある．一般にステロイド剤による治療が有効であるが，無効例，不十分な例には外科的切除を行う．[1286] ⇨参放射線治療→2675

放射線エリアモニター　radiation area monitoring system　放射線管理区域内の空間線量率を測定する装置．電離箱式，GM(ガイガー・ミュラーGeiger-Müller)計数管式，シンチレーション式などの放射線測定器で，主にγ線，X線を検出する．一定の場所に固定し，連続的に空間線量率を記録する．中央監視装置に接続されており，線量率が一定のレベル以上になると警報が鳴る仕組みになっている．[737]

放射線解剖学　radiologic anatomy ［X線解剖学］ 狭義には，X線的に観察できる器官や組織の形態，構造の解剖学．CT，MRI，超音波などによる画像解剖も含まれる．[264]

放射線潰瘍⇨同放射線性潰瘍→2674

放射線化学　radiation chemistry　放射線を物質に照射した際に起こる化学反応や高分子化合物の性質の改善などに関する化学の一分野．気体の電離，固体の放射線分解，損傷，液体の化学変化，高分子化合物の重合，ホットアトム化学などがある．[18]

放射線角膜炎　radiation keratitis　頭蓋内腫瘍や眼窩腫瘍，眼内腫瘍などに対して行う放射線照射によって起こる角膜炎．遷延性の角膜上皮欠損や栄養障害型の角膜潰瘍を起こすことがある．治療は人工涙液点眼，眼軟膏点入，眼帯による閉瞼が行われる．[888]

放射線荷重係数⇨参線質係数→1762

放射線感受性　radiosensitivity　①細胞，組織，器官などの相対的な放射線に対する感受性．②生存率に関与するパラメーター(例：Do，Dq，n，α/β，SF2など)

についての評価.[52]

放射線管理 radiation control 放射線作業従事者や一般公衆が不必要な放射線被曝を受けないよう，作業する環境(放射線管理区域)の放射線レベルや放射性物質の汚染レベルを一定限度以下に維持すること．また放射性物質が安全に取り扱われるのに必要な管理を行うこと．放射線防護のための実務であり，広い意味では放射線作業従事者の被曝管理や健康診断による医学的監視も含まれる.[737]

放射線技師 radiological technologist⇨同診療放射線技師⇀1609

放射線外科療法 radiosurgery 腫瘍や血管奇形に高線量の放射線を集中照射して治療するもの．脳病変の専用機としてのガンマナイフ(図)，全身の病変に対する機器としてのサイバーナイフ®，ノバリス®などがある．ガンマナイフでは機械本体内に設置した多数のコバルト60(^{60}Co)線源から出るガンマ線を病変の1点に集中させる．悪性・良性の脳腫瘍，脳血管奇形，三叉神経痛などの機能的疾患などの治療に使用される．サイバーナイフ®，ノバリス®は直線加速放射線発生装置(リニアック)から出る治療用X線を多方向から病変に集中させる．肺腫瘍，肝腫瘍，脊髄腫瘍，脊髄動静脈奇形などを治療する．特に1回の照射での治療を定位手術的照射 stereotactic radiosurgery(SRS)，数回の照射での治療を定位放射線治療 stereotactic radiotherapy(SRT)と呼ぶ．両者をあわせて定位放射線照射 stereotactic irradiation(STI)と呼ぶ場合がある.[1496] ⇨参ガンマナイフ⇀654，サイバーナイフ®⇀1168，定位放射線治療⇀2042

●放射線外科療法

ガンマナイフ

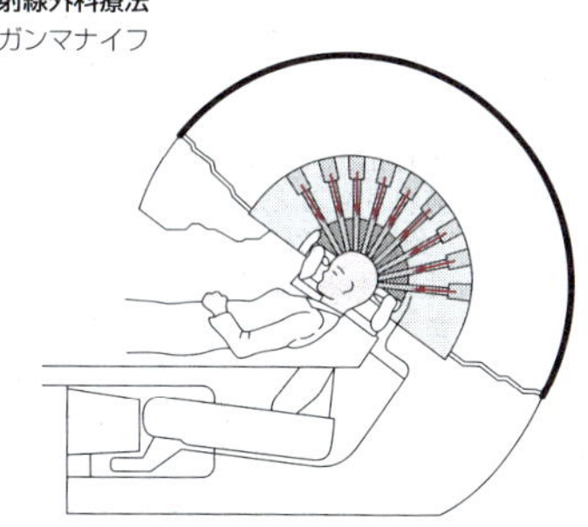

頭部に装着されたヘルメットの201個の穴を通して，ガンマ線が病変部に集中照射される

放射線検出器 radiation detector 放射線のエネルギー(keV；キロ電子ボルト)，線量(Gy；グレイ)を検出する装置．電離箱，シンチレーション計数器，ガイガー・ミュラー Geiger-Müller 計数管，化学線量計，熱蛍光線量計などがある.[18] ⇨参線量計⇀1800

放射線源貯蔵施設 controlled area for radioisotope storage 放射性同位元素(RI)を貯蔵しておく施設．「医療法施行規則」に基づく．貯蔵施設の主要構造部は耐火構造で，開口部には「建築基準法施行令」に規定された特定防火設備に該当する防火戸を備えた貯蔵室ないし耐火性の構造の貯蔵箱を設けることが必要．また外部に通ずる扉などには鍵などをつけなければならない.[737]

放射線源廃棄施設 controlled area for disposal of radioisotope 放射性同位元素(RI)またはRIに汚染されたものを廃棄する施設．液体状のRIを希釈処理する排水施設，気体状のRIやRIに汚染された空気を浄化処理する排気施設のほか，放置による減衰処理を行ったり，社団法人日本アイソトープ協会に委託廃棄するまでの間保管する保管廃棄施設などがある.[737]

放射線効果 radiation effect 放射線によって引き起こされる事象の総称.[52]

放射線骨壊死 radioosteonecrosis, radiation osteonecrosis, osteoradionecrosis 骨における遅発性の放射線障害．舌癌などの治療に際してみられる下顎骨壊死が代表．線量，口腔の衛生状態，歯牙の状態に左右される．被覆している粘膜の破壊による骨の露出が起こる．可能な限り保存的に治療する．状態に応じては外科的治療も必要になる.[52]

放射線細胞死 radiation cell death 放射線による細胞死は細胞分裂に関与する．放射線照射から細胞死を細胞分裂前後で大きく2つに分類する．照射後1ないし数度の細胞分裂を経たのちに死ぬ細胞を分裂死(増殖死)といい，細胞分裂を経る前に死ぬ細胞を間期死とした．特に分裂死は放射線に固有の死に方であり，臨床的に遅発性放射線障害を理解するうえでも重要である.[52] ⇨参晩発性放射線障害⇀2419

放射線宿酔 radiation sickness ［X線宿酔，放射線症候群］ 放射線治療施行の初日から数日間，照射終了の数時間後に一過性に出現する悪心・嘔吐，全身倦怠感，頭重感などの症状．飲酒後の二日酔いや妊娠初期の妊娠悪阻の症状に似ている．原因としては上部消化管でのセロトニンなどの消化管ホルモン分泌が関連しているといわれている．上腹部や頭部への照射で出現しやすい．個人差が大きく，女性はより出現しやすいといわれる．安静臥床すれば1～数時間で軽快．数日間以降，軽快し慣れてくる.[1007]

放射線腫瘍学 radiation oncology 放射線と腫瘍に関する学問の総称．対象は放射線治療だけではなく，癌の生物学，癌の病理学，癌化学療法，医用工学，医学物理学などを包含する.[52]

放射線障害 radiation hazard, radiation injury ［放射能症，電離放射線障害］ 人体の全身または局所に放射線の照射を受けたために引き起こされる障害で，全身性または局所性の障害に分けられる．また，これらの障害は照射量や被曝の期間などによっても異なり，照射後数週間以内に現れる急性放射線障害と，6か月以後に現れる晩発性放射線障害および慢性放射線障害がある.[1007]

放射線障害関係法令 laws related to radiation hazards 放射線被曝から人々の安全を守るために種々の法令が制定されている．「医療法」「労働安全衛生法」の「電離放射線障害防止規則」(電離則)「放射性同位元素等による放射線障害の防止に関する法律」(放射線障害防止法)の三法が主な法令である.[292]

放射線障害性心膜炎 radiation-induced pericarditis 放射線曝露による心膜炎で，縦隔への放射線照射量40 Gy(グレイ)以上で発生頻度が急増する．放射線治療中あるいは治療後早期に発現する急性型と数か月から数年後に発現する慢性型に分類され，前者は一過性で自然消失することが多い．後者で心タンポナーデなどの

症状が認められる場合は治療を要し，心膜穿刺，ステロイド療法，心膜切除術などが行われる．[31]

放射線症候群⇨回放射線宿酔→2673

放射線照射 radiation⇨回照射→1437

放射線照射キメラ radiation chimera，irradiation chimera キメラとは2つ以上のまったく別の系統の組織が合体(結合)して1つの生物体を形成するものをいう．放射線照射キメラとは，致死量のX線照射を受けた動物に，他の動物のリンパ組織あるいは骨髄組織が再構築された動物をいう．成体の骨髄・脾臓や胎児の肝臓などが再構築される組織としてよく用いられる．[388]

放射線照射血 irradiated blood 輸血後のGVHD(移植片対宿主病)の予防策として，放射線を照射してGVHDの主役をなすTリンパ球を不活化し，増殖能を消失させた血液．一般に15-20 Gy(グレイ)の照射が行われている．[860] ⇨参輸血後GVHD→2859

放射線上皮炎 radioepithelitis⇨回放射線粘膜炎→2676

放射線食道炎 radiation esophagitis 食道周囲の悪性腫瘍に対して放射線治療を行ったあとに発生する食道粘膜の炎症．内視鏡検査では発赤，粘膜のびらん，出血などの所見が認められ，難治性のことが多い．症状としては嚥下困難や嚥下時痛がみられる．[106]

放射線神経炎 radiation neuropathy 癌治療のための放射線照射による末梢神経障害．末梢神経は生体組織の中で放射線抵抗性が強く障害が生じにくいが，ほとんどの神経組織で報告がみられている．神経周囲組織の線維化による圧迫，局所循環障害，放射線の直接障害が原因と推定されている．主に乳癌，肺癌，腋窩リンパ節への照射による腕神経叢障害と，子宮癌などの骨盤腔腫瘍や大動脈傍・鼠径リンパ節照射による腰神経叢障害に分けられる．照射後4か月から30年かけて痛みや異常感覚で発症し，脱力を伴う．有効な治療法は確立されていない．[1268]

放射線腎症 radiation nephropathy⇨回放射線腎障害→2674

放射線腎障害 radiation renal injury ［放射線腎症］ 電離放射線による腎障害．腎臓の中では，近位尿細管の上皮細胞が最も放射線の影響を受けやすい組織である．両側の腎臓に放射線が30 Gy(グレイ)以上照射されると急性放射線性腎炎となる．タンパク尿，血尿，血圧上昇，浮腫など急性腎炎の症状を呈する．分割照射で24-28 Gy以上両側腎臓に照射されると，慢性腎炎を経て，腎硬化症さらには腎萎縮による尿毒症となる．腹部の放射線治療では20 Gy程度以上の両側腎の照射は避ける必要がある．なお全体の1/3程度を照射野からはずすことで腎障害は軽減する．[292]

放射線性潰瘍 radiation〔induced〕ulcer ［放射線潰瘍］ 電離放射線が個々の耐容線量をこえて，皮膚，口腔，咽頭，食道，気管，気管支，胃腸，腟などに照射された場合の上皮基底膜をこえた組織欠損のこと．放射線照射による中小血管の内皮障害による血行障害が原因．照射後の早期影響だけでなく慢性影響としても認められる．滲出液，出血，細菌感染，疼痛などの症状を伴い，大きなものは切除あるいは皮膚移植をするが難治性である．感染や外傷などによっても急速に増悪する．また，局所からの皮膚癌発生もある．[292] ⇨参晩発性放射線障害→2419，放射線皮膚障害→2676

放射線性口内炎 radiation stomatitis 放射線照射によって引き起こされる口腔粘膜の変化で，分割照射で20 Gy(グレイ)くらいから出現．照射部位の発赤，点在性のびらんに続いて広範な白苔を伴うびらんを生じる．疼痛が強くコントロールのために表面麻酔薬を要することもある．摂食困難のために半消化態栄養剤(エンシュア・リキッド®など)を必要とする場合や，強い疼痛のために放射線治療の中断を余儀なくされる場合もある．耐容線量以内の照射(約60 Gy)では3-4週後には完全に回復するが，耐容線量以上では治癒せず粘膜の潰瘍が持続する．[292] ⇨参放射線粘膜炎→2676

放射線性脊髄症 radiation myelopathy 晩発性放射線障害の1つ．脊髄に対して耐容線量以上の照射により，年余の潜伏期ののち，発症する．障害を受けた脊髄のレベルおよび下位の運動感覚障害，直腸膀胱障害，対麻痺，ブラウン=セカール Brown-Séquard 症候群を起こす．脊髄の神経への直接障害のほか，血管炎などによる循環障害も関与する．不可逆的反応で対症療法のみである．MRI 検査で浮腫状の脊髄を確認する．耐容線量をこえないように治療することで発症を回避する．なお，治療後数か月で発症するレルミット Lhermitte 徴候(頸部を屈曲することにより電撃痛が手足に走る)は可逆的であり，脊髄症とは無関係．[52] ⇨参晩発性放射線障害→2419，耐容線量→1904

放射線生物学 radiation biology，radiobiology 生物における放射線の効果と放射線による癌治療の基礎研究をする学問．対象は遺伝子，DNA，細胞，臓器，癌細胞，癌組織，生体と幅広い．内容は，遺伝子・DNA損傷からの修復，細胞・臓器の損傷と回復，生体の損傷などから，癌抵抗性の解明，治療法の開発，増感剤の研究，発癌などを研究する．[52]

放射線脊髄症 radiation myelopathy 癌治療に使う放射線による脊髄障害．高線量による白質障害と，低線量による血管障害が原因と推定されている．急性一過性放射線脊髄症は放射線治療の1-8か月(平均3か月)後に発症し，頸部を前屈させると背中に電撃様の痛みが走るレルミット Lhermitte 徴候のみがみられ，自然軽快する．慢性進行性放射線脊髄症は1か月から6年の潜伏期ののち，ミエロパチーを呈するが，有効な治療法は確立されていない．そのほかに脊髄前角障害や急性対麻痺を呈することもある．脊髄への合計照射線量は40 Gy(グレイ)以下が推奨されている．[1268]

放射線線維症 radiation fibrosis 晩発性放射線障害の本態．放射線により間質での膠原線維の増殖が非可逆的に発症する．トランスフォーミング増殖因子β(TGF-β)の持続的な活性化が起き，細胞外マトリックスの活性化により膠原線維の増殖が起きる．このとき組織のリモデリングにより組織内低酸素，血管新生なども障害の増悪に関与するとされる．根治的治療法はない．高圧酸素，血流改善などが試みられることがある．[52] ⇨参晩発性放射線障害→2419

放射線増感剤 radiosensitizer⇨回増感剤→1806

放射線増感作用 radiosensitizing effect，radiosensitization 薬剤を投与することにより癌の放射線感受性を増強させること．ハロゲン化ピリミジンによる増感作用と低酸素増感剤であるミソニダゾールなどが代表的．しかし，臨床では使われていない．[52]

放射線測定装置 equipment of radiation measurement

電離放射線は，物質中を通過する際にまわりを電離して電子とイオンの対を生成するため，それを集めれば電気信号となる．あるいは，電離だけに限らず励起に伴って発光現象や化学反応も起こる．放射線測定装置では，放射線によるこれらの作用を利用している．①電離作用の利用：電界中の気体分子の電離により発生する電荷を直接収集(電離箱など)，あるいはガスにより増幅〔比例計数管，ガイガー・ミュラー Geiger-Müller 計数管(GM 管)など〕，②蛍光作用の利用：放射線によって発光する固体・液体物質(シンチレーター)の蛍光量を光電子増倍管によって電気信号に変換(シンチレーションカウンターなど)，③写真感光作用の利用：写真の黒化度を利用(フィルムバッジ，オートラジオグラフィーなど)，④その他：照射によるガラスの着色現象を利用(ガラス線量計，蛍光ガラス線量計)，放射線による加熱時の蛍光量の増加を利用(熱蛍光線量計)，放射線により半導体に電流が流れやすくなる現象を利用(半導体放射線線量計)，塩類水溶液の放射線化学反応を利用(化学線量計)するものなどがある．[1127]

放射線耐性 radioresistance 突然変異などにより放射線に対して耐性を獲得すること．細菌などでみられる．[52]

放射線探索器 survey meter⇨同サーベイメーター→1147

放射線直腸炎 radiation proctitis 骨盤内臓器，特に婦人科疾患の悪性腫瘍に対して放射線治療を行ったあとに発生する直腸の炎症．消化管の放射線耐容線量は，横行結腸では 4,500 Gy(グレイ)，直腸では 8,000 Gy とされているが，一般に 40 Gy くらいから出現し，50 Gy をこえると頻度は急激に増加する．出血，びらん，潰瘍を主症状とする早期障害例では緩下剤，ステロイド坐薬，止血薬投与などの保存的治療が試みられるが，狭窄，イレウス，瘻孔形成などを主症状とする晩期障害例に対しては外科的療法が適応となる場合もある．[106]

放射線治療

radiation therapy，radiotherapy

【定義】放射線を照射して治療する分野．対象は癌および一部の良性疾患．ほとんどの**癌腫**が適応となる．機能温存に優れており，適応範囲が広い，身体への負担が少ない，有害事象の理解がなされているなどの特徴がある．根治的放射線治療として癌腫により第一選択，第二選択の治療法となる．症状緩和または転移巣に対しての姑息照射，転移の予防のための予防照射，骨髄移植のための照射などにも使用される．単独治療だけでなく集学的治療として化学療法または外科療法と併用される．

【分類】照射法により，外部放射線治療，**密封小線源治療**，**非密封 RI 治療**(非密封内用療法)に分けられる．外部放射線治療では体外から X 線，電子線，粒子線などを照射する．照射技術は対向二門照射から始まり，近年では三次元放射線治療，**定位放射線治療**，強度変調放射線治療など高精度な治療が開発されている．治療装置であるリニアックに X 線透視を装備した画像誘導放射線治療のほか，トモセラピー，γナイフ，サイバーナイフなど装置特有の治療技術も開発されている．また，陽子線，炭素線などの粒子線治療も行われている．密封小線源治療は密封小線源を組織内または腔内に挿入し治療する．非密封 RI 治療は放射性同位元素(RI)を大量に投与し目的とする癌腫または組織を治療する．

【治療】診察と病理および画像を含めた診断の確認，インフォームド・コンセントの取得，治療計画を経てシミュレーターによる治療ビームの再現を行い，実際の治療を行う．このうち頻度の高い外照射で行う三次元治療計画では，体動を抑制する固定具の作製，CT による多断層画像の取得から三次元治療計画装置での再構成により計画標的体積と危険臓器の標識を経て，三次元の標的に対して適切な照射野と線量配置により危険臓器のリスクをできるだけ回避した線量分布の最適化を図る．このときにリニアック本体の照射口に設置された小さな幅の金属からなる多段コリメーターを用いることにより，より整形された照射野がつくられ正常組織を保護する．治療を受ける患者は放射線に対する不安，癌が治癒するかという疑念，治療後の再発への疑念，**晩期反応**に対する不安などをもつ．治療中には**急性期反応**に対して適切に管理することが大切である．また，照射後，半年以上の経過で晩期反応が生じた場合には発症時からの適切な対応が必要となることもある．放射線の照射部位により急性期ならびに晩期反応が異なるので，それぞれに対する知識が必要とされる．[52] ⇨参組織内密封小線源治療→1844，放射線壊死《脳の》→2672

放射線治療を受ける人の看護ケア

【ケアの実践】放射線治療では，放射線の種類や生物学的反応，治療の原理や照射方法，正常組織への影響などの基本的知識の理解がケアの前提となる．また，正常組織への障害を最小限にしながら治療を完遂することが目標となるため，治療目的を理解し，治療方法，照射部位，線量などから副作用を予測し計画的に予防ケアを行う．患者に予防方法と対処方法について指導し，治療前には治療目的や期待できる効果，予測される有害反応と程度，障害が出現する時期，予防法，日常生活の過ごし方についての説明を十分に行いセルフケアが行えるよう指導する．また，治療が継続できるよう心身のサポートをする．放射線に対する誤った知識がある場合には正しい知識の提供を行い，不安の除去に努める．治療中には，苦痛のない治療体位や環境の工夫，プライバシーの保護に努め，有害反応が出現した場合には，障害を受けた組織の回復を促すためのケアを行う．さらに放射線治療に従事する者は，放射線防護の三原則(時間，遮蔽，距離)を遵守する．

【看護ケアのポイント】全身症状として照射開始日から数日の間に悪心，嘔吐，全身倦怠感などの放射線宿酔が起こる可能性があるが，治療の進行とともに消失するため対症療法を行いながら精神的サポートを行う．局所症状では照射方法，照射範囲や照射方向から障害を受ける臓器や程度が予測されるため，治療計画をもとに個別的なケアプランを立案する．口腔粘膜炎や食道炎が予測される場合には，経口摂取が不可能となり栄養低下をきたしやすいため，全身状態をアセスメントしながら必要な場合は経管栄養を行う．外照射では，皮膚炎が起こりやすいため，照射部位の刺激を避けると同時に程度にあわせ軟膏処置を行う．密封小線源のような処置を伴う治療には，特に不安や苦痛の除去へのケアは重要である．化学療法や手術療法と併用し集学的治療として行われる場合には，身体への侵襲が大きく副作用が増強する場合があるため全身管理にも留意する．近年，治療が外来通院で行われることも多くなり，日常生活面への指導や，副作用の予防についての細やかなセルフケア指導が必要となっている．[1297] ⇨参放射線治療→2675

放射線治療後甲状腺機能低下症 radiation-induced hypothyroidism バセドウ Basedow 病に対する ^{131}I 治療や頸部の腫瘍(悪性リンパ腫，食道癌，咽頭癌，喉頭癌など)に対する放射線外照射療法により甲状腺細胞が破壊され，そのために発症する甲状腺機能低下症．[385]

放射線抵抗性 radioresistance 相対的に細胞の放射線の感受性がよくないこと，あるいは臨床的に放射線の効果がないことを指す．細胞の場合，放射線に対する修復能に関係する．臨床的には癌の旺盛な増殖能，低酸素状態，クローンの変異などが関連する．[52] ⇨参放射線耐性→2675

放射線透過性 radiolucency 電離放射線の人体や物質の通過のしやすさ．放射線のエネルギーが高いほど(波長が短いほど)透過性が高まる．透過性の高い放射線は人体深部の放射線治療に用いる．また，X 線では物質の原子番号や密度の高いものほど透過性が低くなることを，X 線写真の原理に利用している．[264]

放射線粘膜炎 radiomucositis，radiation mucositis ［放射線上皮炎］ 放射線による急性障害で，口腔粘膜，食道粘膜，胃，十二指腸，小腸，大腸の消化管粘膜または気管粘膜などに生じる．放射線治療中の影響であり，通常の治療においてはほとんど回復する．対症的に鎮痛薬，粘膜保護剤などを投与する．有害事象共通用語規準(CTCAE) v 3.0 による grade 1，2，3，4 で，それぞれ粘膜の紅斑，斑状潰瘍または偽膜，癒合した潰瘍または偽膜，組織壊死または顕著な出血と形態的に規定される．機能的には grade 1，2，3，4 で，それぞれ軽度症状，症状あるも摂食可能，症状あるため十分な経口摂取不可，生命を脅かす症状と規定される．[52] ⇨参急性放射線障害→741

放射線肺炎 radiation pneumonitis 肺への放射線照射後まず生じる変化の炎症．分割照射で 30-50 Gy(グレイ)以上の照射を受けると，照射終了後数週から 3 か月の潜伏期を経て，肺胞細胞の減少と毛細血管の拡張，充血による粘液の増加，肺胞の浮腫が原因で起こる．発生には照射範囲，一回線量，総線量が影響する．CT 画像で照射野に一致した濃度上昇域として描出される．肺炎の部位は数か月後に肺線維症となることが多い．臨床症状は，照射野が小さく比較的低線量の照射では微熱，咳程度であるが，広範囲の照射で大線量の場合は呼吸困難，疼痛が起こり死亡する場合もある．[292]

放射線肺線維症 radiation fibrosis of lung 放射線肺炎を起こした肺が収縮し線維化した状態．[948]

放射線白内障 radiation cataract 水晶体への放射線照射によって，水晶体内に不透明な線維の増殖が起こり，視力の低下から喪失をきたす．加齢白内障とは眼底所見が異なるが，実際には両者が混在する場合が多い．照射線量が少ないほど潜伏期が長く発生頻度も低い．放射線治療においては，1 回に 2 Gy(グレイ)以下の分割照射で総線量が 6-12 Gy の場合 10% 以下の発症である．しかし最近は，数百 mGy 程度でも視力障害を伴わない水晶体の混濁を生じるとの考えもあり，検討中である．[292]

放射線白血病 radiation leukemia ［放射能白血病］ 放射線により誘発される白血病．放射線が原因で発症する白血病には，放射線を取り扱う仕事に従事する者，放射線治療患者，原爆被爆者の 3 つの場合がある．放射線治療患者では，化学療法も受けていることが多く，放射線よりも化学療法による二次性白血病として扱われやすい．原爆被爆者では白血病の発症ピークが被爆後 5-7 年にあり，慢性骨髄性白血病が多かった．発症率と爆心地から被爆地点までの距離の間に負の相関関係があり，被爆量が多いほど白血病の発症率が高い．[1495]

放射線被曝 radiation exposure ［被曝］ 電離放射線を全身あるいは局所に浴びること．放射線診断や放射線治療目的で浴びる場合は医療被曝という．[292] ⇨参被曝管理→2467，被曝線量→2467

放射線皮膚炎 radiation dermatitis，radiodermatitis ［X 線皮膚炎］ 皮膚の放射線による反応．急性障害と晩発性障害の両方がみられる．急性障害について，線量に応じて紅斑，乾性落屑，湿性落屑，潰瘍，皮膚壊死などが生じる．通常は放射線治療終了後に回復するが，重症例では遷延化する．一方，晩発性障害では皮膚の乾燥，菲薄化，萎縮，毛細血管の拡張などがみられる．急性障害の程度と晩発性障害の程度は一致しない．いずれも対症療法のみである．[52] ⇨参急性放射線障害→741，晩発性放射線障害→2419

放射線皮膚障害 radiation skin injury 皮膚は表皮，真皮，皮下組織からなり，放射線照射により表皮の基底細胞と真皮，皮下組織に分布する汗腺，皮脂腺，感覚器，毛細血管，毛根，脈管が障害を受ける．照射 2-3 時間後には毛細血管の拡張により一過性の紅斑が生じるが，これは 1 日以内に消失する．障害としては，3 Gy(グレイ)以上の照射では細動脈狭窄により紅斑が起こる．さらに大量照射では水疱形成，湿性落屑，潰瘍を生じる．遅発性の障害は潰瘍が主病変で，萎縮，乾燥，白斑，毛細血管拡張，皮下硬結，角化異常などを伴う．いずれも薬剤による治癒は困難で，潰瘍は難治性．最近では放射線透視を用いた IVR(インターベンショナル・ラジオロジー interventional radiology)に伴う皮膚障害が注目されている．「IVR に伴う放射線皮膚障害の防止に関するガイドライン」に基づいた患者対応が必要である．[292] ⇨参確率的影響→491，放射線性潰瘍→2674

放射線不透過性 radiopaque 放射線が人体や物質を通過しにくい状態．物質の原子番号や密度の高いものほど不透過性であり，それを X 線写真の原理に利用している．[264]

放射線防御⇨同放射線防護→2676

放射線防護 radiation protection，protection against radioactive ray ［放射線防御］ 放射線の利用に伴う被曝から作業従事者や公衆を保護すること．利用する放射線の種類や放射線源の強さにより方法は異なるが，放射線作業従事者や一般公衆の被曝線量限度をこえないように安全に管理して放射線を使用しなければならない．一般公衆の被曝が年間 1 mSv(ミリシーベルト)以下となるように種々の法令では考慮されている．なお，放射線作業従事者の線量限度は，実効線量が5年間で100 mSv（いかなる1年でも50 mSvをこえない），等価線量限度は眼の水晶体が150 mSv/年，皮膚・四肢は500 mSv/年と法令で規定されている．妊娠可能な女性の実効線量は5 mSv/3か月と集計期間が短い．また，妊娠中は，胎児の被曝は職業被曝とは異なるとの考え方から，出産までの全期間で母胎の腹部表面で2 mSvとしている．[292] ⇨参電離放射線障害防止規則→2090，放射性同位元素→2671

放射線防護具 radiation protector 鉛を含んだ防護エプロン，防護手袋のほか，防護衝立，防護カーテン，防護眼鏡などがあり，検査または治療時に予想される被曝に応じて組み合わせて用いる．[264]

放射線防護剤 radioprotective agent⇨同放射線防護物質→2677

放射線防護物質 radiation protective substance ［放射線防護剤］ 電離放射線によって引き起こされる細胞死をより少なくし，組織や臓器への影響を少なくする目的で研究されている薬物．SH基（チオール基）を有するSH化合物などがあり，被曝前と被曝後に投与するタイプがある．放射線治療効果の増強が期待されたが，副作用が強く実際の臨床では応用されていない．しかし，被曝医療にも有効な薬剤であり，今後の研究が期待されている．[292]

放射線防護用測定器 radioprotective dosimetry ［被曝管理用測定器］ 電離放射線による人体の被曝を管理する目的の測定器．作業環境測定用には電離箱線量計，ガイガー・ミュラーGeiger-Müller（GM）計数管，シンチレーション計数器などのサーベイメーターがある．個人被曝測定用には積算線量計，電子式線量計などがある．[292]

放射線滅菌 radiosterilization，radiation sterilization 放射線を照射することによる滅菌法のこと．主として，コバルト60（^{60}Co），セシウム137（^{137}Cs）などの放射性同位元素から放出されるγ線が用いられる．低温で滅菌できるため，耐熱性のない高分子化合物などの滅菌に向いている．エチレンオキサイドガス（EOG）滅菌に比べて透過性がきわめて高いため，プラスチックフィルムやラミネートペーパーに包装したのちに照射しても，その殺菌力は内部まで達し，長期の無菌保存が可能．残留毒性がなく，ディスポーザブル医療器材などの大量滅菌の目的で用いられている．[1461]

放射線網膜症 radiation retinopathy 放射線照射により起こる網膜の出血や白斑などを示す網膜症．網膜の許容線量は30 Gy（グレイ）といわれ，ほとんどがそれをこえる照射で生じる．照射により網膜毛細血管が傷害され，網膜微小血管閉塞が引き起こされる．眼底では網膜毛細血管瘤，網膜浮腫，網膜出血，綿花状白斑，硝子体出血などがみられるが，所見は糖尿病網膜症や眼虚血症候群と類似するので鑑別が必要．フルオレセイン眼底造影検査を行い，広範な無血管野がみられた場合は，レーザー網膜光凝固を行い，消退しない硝子体出血に対しては硝子体切除術を行う．[1309]

放射線薬学 radiation pharmacology 半減期の短い放射性同位体を構成元素とする放射性医薬品の開発，製造，調整，品質管理，廃棄や貯蔵の方法を専門に研究する領域．放射性医薬品は，生体に投与されたのち，その放射性濃度の分布や体内動態を画像としてとらえることで，疾患の診断，治療に役立っている．また，細胞機能を生きたまま画像化できるため，研究手段としても広く利用されている．[876.1488]

放射線薬学者 radiation pharmacologist 放射性医薬品の化学構造や体内動態，臓器の生理学的・生化学的特徴を理解し，放射線の知識をもって，医療において，放射性医薬品の安全な取り扱いの責務をもつ．また，放射性医薬品の特徴を生かして，薬理作用機序や生体機構の解明，創薬など医療の向上に大きな貢献を果たしている．[876.1488]

放射線誘発癌 radiation induced cancer ［X線癌，レントゲン癌］ 放射線により引き起こされる癌．被曝によるリスクは線量に比例して増加する（確率的影響）．被曝線量が小さい場合には原子爆弾による被爆者のデータをもとに検討されている．被曝線量が0でも癌は発症するので統計的な有意差の求め方で線量の解釈が異なる．1回の被曝が100-150 mSv（ミリシーベルト）をこえると有意な発症が起こるというのが一般的解釈．しかし放射線による特徴的な発癌形式がないので解釈が難しい．放射線治療後にも二次癌が発症する．この場合，長い潜伏期と照射野内発症を特徴とする．成人頭頸部腫瘍，子宮癌の治療長期生存例の1-2％で発症する．小児腫瘍で頻度が高い．[52] ⇨参確率的影響→491

放射線誘発染色体異常 radiation induced chromosomal aberration 放射線により引き起こされる染色体または染色分体の異常．細胞分裂後も染色体異常が残存する安定型と細胞分裂後に消滅する不安定型がある．安定型は転座，逆位，中間欠失，端欠失など，不安定型では二動原体，環状染色体などである．大量に被曝した場合，末梢血リンパ球の染色体異常を調べることにより被曝線量の推定を行う．[52] ⇨参急性放射線症候群→741

放射能 radioactivity 放射線を出す能力．原子核がα粒子，β粒子，γ線など（放射線）を放出して放射性崩壊を起こし，別種の原子核に変わる．この性質をもつ元素を放射性同位元素または放射性核種という．放射能の強さを表す単位はベクレル（Bq），あるいはキュリー（Ci）である．[1127] ⇨参電離放射線→2090

放射能汚染 radioactive contamination，radioactive pollution 物質に放射性同位元素が混合したり付着したりすること．放射性同位元素を使用する場合には，物質の表面や空気中および排気・排水が放射性同位元素で汚染されないように放射線施設内で注意する必要がある．汚染はサーベイメーターなどの測定器で検出する方法や，物質の表面汚染については，濾紙などを用いたスミア法がある．汚染が確認された場合は適切な方法で除染を行う必要がある．[292]

放射能汚染除去 radioactive decontamination 身体，衣服，作業台，床などに付着した放射性物質（RI）を取り除くこと．まずサーベイメーターなどによる測定やふき取り試験により汚染の場所や範囲を確認し，そこに印をつけて汚染の拡大を防ぐ．次に紙タオルや布片などで包み込むようにぬぐいとる．さらに水や適切な除染剤を用いて取り除く．できるだけ早期に除染することが必要である．[737]

放射能症⇨回放射線障害→2673

放射能白血病⇨回放射線白血病→2676

放射標識検定法 radioassay⇨回ラジオイムノアッセイ→2895

放射免疫検出法 radioimmunodetection⇨回免疫シンチグラフィー→2809

放射免疫測定法 radioimmunoassay；RIA⇨回ラジオイムノアッセイ→2895

放射レセプター測定法 radioreceptor assay；RRA ［**放射受容体測定法**］ 原理は放射免疫測定法〔ラジオイムノアッセイ(RIA)〕と同じだが，RIA における抗体の代わりに受容体を用いる特殊な方法．血清中のホルモンなどの検出に用いられ，特異性が高く生物活性とも比例する．[907]

報酬系 reward system 条件行動などで報酬刺激を得ることができる脳の部位．中脳被蓋の腹外側部から視床下部外側野に至る内側前脳束を中心とした経路．レバーを押すと脳に刺激が得られる実験では，動物ではここへの刺激で「ほうび」が得られるとレバーを押し続ける．扁桃体，中核，視床髄板内核にもある．[1230]

防臭剤 antibromic, deodoriser ［デオドラント］ 不快な体臭を防止，または目立たなくすることを目的とした皮膚外用剤で，液状，エアゾール，軟膏，固形粉末などの剤形がある．主として次の機能をもつ成分が単品または複数配合されている．①体臭の原因となる汗を抑える，②皮膚常在菌の増殖を抑える，③汗と皮脂の酸化を抑える，④発生した体臭を抑える，⑤悪臭をほかの香りで包み込む．[1367]

傍腫瘍性症候群 paraneoplastic syndrome ［**パラネオプラスチック症候群，腫瘍随伴症候群**］ 腫瘍の遠隔効果として神経症状を呈するものを指し，悪性腫瘍の直接浸潤によるものは除く．腫瘍細胞と神経細胞に共通抗原が存在する場合には，神経細胞が外来抗原として認識されて起こる免疫応答(antionconeural immune response)が引き起こされ，神経細胞の破壊がもたらされる．現在まで血清や髄液にさまざまな自己抗体が見つかっており，感覚性ニューロパチー，ランバート・イートン Lambert-Eaton 症候群，亜急性小脳変性症，辺縁系脳炎，オプソクローヌス・ミオクローヌス opsoclonus-myoclonus 症候群(衝動性眼球運動 opsoclonus，骨格筋収縮による不随意運動 myoclonus を呈する)などを呈する．神経症状の発症は悪性腫瘍の発見に先行することが多く，特にこれらの症状がみられた場合には悪性腫瘍の検索が必要である．腫瘍は概して小さく，転移がみられるにしてもその範囲はきわめて限局していることが多い．[1268]

傍腫瘍性小脳変性症 paraneoplastic cerebellar degeneration；PCD⇨回癌性小脳変性症→619

胞状奇胎 hydatidiform mole ［モーレ］ 胎盤絨毛が水腫様変化を起こし肉眼的に嚢胞化したもので，小嚢胞がブドウの房様に連なって見える．すべての絨毛が嚢胞化した全胞状奇胎，嚢胞化が一部に限局した部分胞状奇胎，子宮内に浸潤した侵入胞状奇胎に分類される．[998]

帽状腱膜下出血 epicranial subaponeurotic hemorrhage 帽状腱膜と頭蓋骨骨膜との間に生じた外傷性皮下出血．吸引分娩で頭部が強く圧迫されたために起こることが多い．出血は生後 12-24 時間で頭部全体に広がり，青紫色の血腫を形成．前頭部や上眼瞼まで及ぶと特異な顔貌を呈する．出血性ショックや高度の黄疸を伴い，死に至ることもある．治療は輸血を行う．[1631]

胞状構造 alveolar structure ［**蜂巣構造，蜂窩構造，胞巣構造**］ 上皮性腫瘍に特徴的にみられる組織構造の1つ．蜂の巣のように個々の腫瘍細胞巣の周囲を増殖した間質結合織が血管を伴いつつ取り巻く構造で，上皮細胞が本来有している特性によるもの．[1531]

帽状帯 skull cap bandage 頭部や四肢断端を被覆，支持，固定する際に用いられる反覆帯の一形式．被覆部位の側部に環行帯を行い，次に頭頂または断端を覆うように巻軸帯を半周させ，環行帯の端で反転させてもとに戻る．これを数度繰り返す．最後にもう一度側部に環行帯をして固定する．帽状帯にはほかに，2 頭巻軸帯を使用して片側ずつ被覆するヒポクラテス帽子帯がある．[485]

胞状肉腫 alveolar sarcoma 胞巣状構造をとる肉腫で，胞巣状軟部肉腫と胞巣型横紋筋肉腫がある．胞巣状軟部肉腫では腫瘍細胞は大型類円形ないし多角形で豊富な好酸性胞体を有し，核の異型性が強く，核小体が目立っている．胞巣型横紋筋肉腫では未分化な小型類円形の腫瘍細胞が胞巣状に増殖しており，鍍銀標本で胞巣構造が明瞭にみられる．[1531] ⇨参蜂窩性軟部肉腫→2659

胞状網膜剝離 bullous retinal detachment ［**多発性後極部網膜色素上皮症**］ 現在では所見と病名の 2 つの意味で使用されている．通常は，網膜剝離において剝離が高度で突出した球状の凸面を示す所見をいう．また，病名としては，ガス J. Donald M. Gass(1928-2005)が最初に報告した非裂孔原性網膜剝離の一型をいう．脈絡膜血管の透過性亢進により，二次的に外側血液網膜関門である網膜色素上皮が多発性に破綻し，その結果，網膜下に漿液が貯留する疾患．網膜下液は移動性に富み，貯留した部位は特徴的な黄白色の滲出斑としてみえる．自覚症状は比較的急速に進行する視力低下であり，変視症，視野欠損を訴えることもある．多くは中年男性に発症し，ネフローゼ症候群や全身性エリテマトーデス(SLE)などの治療でステロイド剤を大量投与中に発症することもある．蛍光眼底造影で蛍光漏出点が確認できれば光凝固を行う．[1309]

胞状卵胞 vesicular〔ovarian〕follicle ヒトの卵巣では，生殖細胞の新生は胎生期の 5-7 か月頃までに終了し，それ以降は卵母細胞(一次卵母細胞)が上皮性の細胞に取り囲まれて卵胞を形成する．卵胞内の卵母細胞は第 1 減数分裂の前期で休止した状態にあり，DNA の複製を終了しているため，特有の大型の核を備えている(卵核胞：DNA 4 n)．思春期になり生殖周期が始まると，休止していた卵胞のいくつかは下垂体の卵胞刺激ホルモン(FSH)により発育を始め，卵胞上皮細胞(DNA 2 n)は分裂，増殖し，卵母細胞は径が大きくなる(二次卵胞)．増殖した卵胞上皮(顆粒層細胞)から分泌された卵胞液はしだいに 1 か所に集まり洞様の卵胞腔を形成する．この状態の卵胞を胞状卵胞といい，周囲には卵巣支質の細胞が集まり，内・外卵胞膜を形成する．卵胞は内卵胞膜と顆粒層細胞とによりエストロゲンを分泌する(卵胞ホルモン)．引き続き FSH，エストロゲンなどの刺激が続くと，排卵直前の成熟卵胞(グラーフ卵胞)となる．卵胞液の増加により卵母細胞は透明帯と数層の顆粒層細胞(放線冠)に囲まれた状態で卵胞腔に偏在し(卵丘)，顆粒層細胞は相互にギャップ・ジャンクションで結合し，やがて合胞体様の性質をもつ．ゲノムの異なる卵母細胞と卵胞上皮細胞との境界には常に透明帯が存在し，免疫防御機構となっている．(図参照⇒卵巣⇀2906)[1044] ⇨参排卵機構⇀2356，成熟卵胞⇀1672

疱疹 herpes ［ヘルペス］ 小水疱が集簇して大小の局面を形成する皮疹を疱疹といい，このような皮疹をもたらす疾患に，ウイルス性疾患である単純ヘルペスや帯状疱疹がある．俗にヘルペスというときは単純ヘルペスや帯状疱疹の疾患名の省略語として用いられることが多いので，誤解を起こさないよう注意するべき医学用語である．[95]

膨疹(ぼうしん) wheal 皮膚表層の一過性，限局性の浮腫で，通常，かゆみと紅斑(こうはん)を伴う．皮膚マスト細胞がⅠ型アレルギーなどの機序により脱顆粒し，ヒスタミンをはじめとする生理活性物質を遊離することにより生じる．蕁麻疹の主たる症状．[1232] ⇨参蕁麻疹(じんましん)⇀1606，ヒスタミン⇀2445

●膨疹

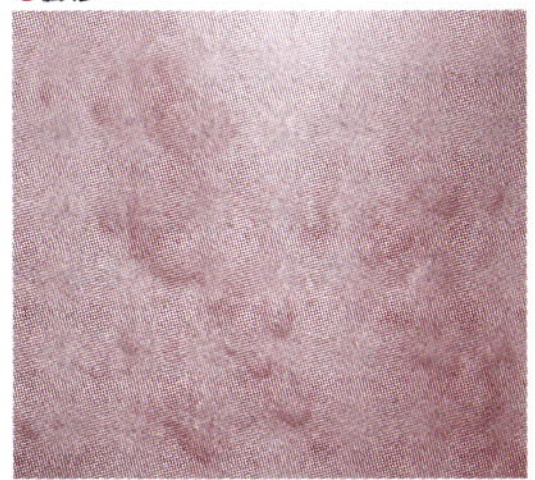

皮膚の限局性の浮腫とその周囲に紅斑を認める．

傍腎盂嚢胞 parapelvic cyst ［腎盂周囲嚢胞］ 腎実質に生じる単純性腎嚢胞のうち，腎盂周辺に発生したため腎洞へ拡大し腎盂に接するようになったものをいう．腎盂や腎杯を圧迫し，尿の通過障害をきたすこともあり，まれに脈管系を圧迫することもある．腎盂造影では腎盂，腎杯の圧排や変形がみられ，水腎症を認めることもある．腎エコー検査では腎門部に内部が均一で低エコーの嚢胞性病変が認められる．水腎症をきたしている場合や，巨大で何らかの腹部症状を呈する場合などは治療が必要．嚢胞を穿刺し嚢胞内容を除去したのち，再発を防ぐためエタノールを注入する治療が一般的に行われている．[1244]

膨疹紅斑反応 wheal and flare response，wheal and erythema reaction(response) IgM 抗体抗原反応をはじめとする肥満細胞からのヒスタミンなどの遊離により出現する．ヒスタミンにより血管透過性が亢進し血管拡張をきたすため，浮腫すなわち膨疹・紅斑が形成される．続いてヒスタミンにより刺激された神経末端から遊離されたニューロペプチドの作用により，さらに紅斑が形成される．これらの反応が同時に起こることにより，膨疹・紅斑反応が形成される．[388]

疱疹状湿疹⇨同ヘルペス性湿疹症⇀2639

疱疹状膿痂疹 herpetiform impetigo，impetigo herpetiformis 多くは妊娠中期から後期に，発熱をはじめとする全身症状を伴って汎発性に紅斑と無菌性の膿疱が出現する疾患．重篤な経過をたどり死亡する例もある．出産後軽快し，次の妊娠の際に再度発症することが多い．疾患の範疇としては炎症性角化症である汎発性膿疱性乾癬の一型である．通常，乾癬の既往がない女性が妊娠に伴って発症する．[95]

疱疹状皮膚炎⇨同ジューリング疱疹状皮膚炎⇀1387

疱疹性アンギナ herpangina⇨同ヘルパンギーナ⇀2638

疱疹性口峡炎 herpangina⇨同ヘルパンギーナ⇀2638

房水 aqueous humor ［**眼房水**］ 眼房を満たしている透明な液体で，毛様体突起から後房に分泌され，それが前房に回り，前房隅角から静脈系に排出される．1分間に約 2.5 μL 産生され，水晶体や角膜を栄養し，眼圧を保つことで眼球の変形を防いでいる．[566]

紡錘形細胞母斑 spindle nevus，spindle cell nevus ［**スピッツ母斑，若年性黒色腫，紡錘状細胞母斑**］ 色素性母斑(母斑細胞母斑)の特殊型で，ドーム状に隆起した径 1 cm 程度までの黒褐色から淡褐色あるいは淡紅色を呈する小結節．主に小児に発生するが，成人に発生することもある．小児では顔面に多いが，成人では体幹，四肢に多い．組織学的所見として角質増生と表皮の過形成を伴って，紡錘状あるいは類上皮細胞様の母斑細胞が単独または混合してみられ，炎症細胞浸潤を伴う．大型核や多核の母斑細胞が高率にみられることから悪性黒色腫との鑑別が重要．治療は単純切除でよい．[1367]

紡錘細胞癌 spindle cell carcinoma ［**偽肉腫，レーン腫瘍，紡錘状細胞癌**］ 紡錘形の細胞からなり肉腫様に見えるが，上皮性性格の明らかな癌細胞巣がみられるもの．上皮性性格はサイトケラチンなどの免疫染色で確認される．乳癌の WHO 分類においては扁平上皮癌とともに化生を伴う癌の一型として分類され，肉腫細胞様の紡錘形細胞からなるが，一部に乳管癌としての上皮性性格の明らかな癌細胞巣を示し，肉腫様細胞も上皮性癌細胞の化生性変化によると解される浸潤性癌．甲状腺癌では未分化癌に含まれる．子宮体癌の未分化癌や肺の小細胞癌の中間細胞型にみられることもある．[1531]

紡錘細胞肉腫 spindle cell sarcoma 紡錘形の細胞からなる肉腫を包括的にとらえる際の呼称．かつては紡錘細胞肉腫の大部分を線維肉腫と呼んでいたが，現在では真の線維肉腫は比較的まれであり，線維肉腫は全軟部肉腫の約 7% である．[1531]

紡錘糸《細胞の》 spindle ［**紡錘体《細胞の》**］ 細胞の有糸分裂の際に原形質中に現れる構造で，細い糸状の微小管．染色体上のセントロメア centromere に付着して，染色体の分離が起こる．[1225]

傍髄質ネフロン juxtamedullary nephron⇨同長ループネフロン⇀2020

紡錘糸付着点⇨同セントロメア⇀1790

紡錘状拡張症⇨同延長拡張症⇀382

紡錘状気管支拡張〔症〕 fusiform bronchiectasis⇨同円柱状気管支拡張〔症〕⇀382

紡錘状筋 fusiform muscle 中央部がふくらんだ紡錘形をしている筋．筋の形状によりつけられた名称．起始腱の近くに筋頭をもち，中央部のふくらみが筋腹，停止腱の近くが筋尾となる．筋線維は筋の長軸に沿って走り，収縮により筋長は短くなるが，発生する力(張力)はあまり強くない．上肢や下肢の筋に多くみられる．長掌筋などがある．[636] ⇨参筋の名称→803

紡錘状細胞癌⇨同紡錘細胞癌→2679

紡錘状細胞母斑⇨同紡錘形細胞母斑→2679

紡錘状動脈瘤　fusiform aneurysm　動脈瘤のうち，全周性に紡錘状に拡張したもの．診断にはエコー，CT，血管造影が有用．基礎疾患には動脈硬化や動脈炎が多い．瘤径が5 cm以上になると破裂の危険性が急速に増大し，胸部の場合6 cm以上，腹部の場合5-6 cm以上が手術の適応となる．[31] ⇨参動脈瘤→2133

房水静脈　aqueous vein　シュレム Schlemm 管と上強膜静脈(および一部は結膜静脈)をつなぐ房水流出路の一部．シュレム管側を集合管 collector channel，上強膜静脈側を房水静脈という．[975] ⇨参シュレム管→1411，房水→2679

紡錘体《細胞の》⇨同紡錘糸《細胞の》→2679

紡錘波　spindle〔wave〕［睡眠時紡錘波，σ律動〔波〕］中心部に優位な瘤波 hump にすぐ続いて出現する12-14 Hz(ヘルツ)，持続0.5秒以上で群発(バースト)する脳波をいう．主にノンレム睡眠の第2段階に出現し，振幅が漸増，漸減するため，波形が糸をつむぐときに使われる紡錘の形に似ていることに由来する名称．中心部に比べ，前頭のほうが周波数が遅い．単発の大徐波(3-8 Hz，100 μV以上)の頭蓋頂鋭波(瘤波)と連続したものをK複合 K-complex と呼ぶ．以前はσ(シグマ)律動波と呼ばれたこともあった．[947] ⇨参瘤波《脳波の》→2938

紡錘毛　moniliform hair⇨同連珠毛→2984

房水流出率　coefficient of aqueous outflow facility　1分間に眼外へ流出される房水量．C値(μL/分/mmHg)で表される．房水流出率を求める検査法をトノグラフィーという．測定誤差要因が多く，臨床の現場で使われることは少なくなった．[480] ⇨参トノグラフィー→2157

乏精子症　oligozoospermia　［精子減少症，精子過少症］精液検査で精子濃度が1 mL中2,000万以下の状態．精巣上体(副睾丸)や精管の炎症性疾患にみられることが多く，男性不妊の原因となる．[474] ⇨参無精子症→2787

紡績工場熱⇨同綿肺症→2814

傍脊椎ブロック⇨同神経根ブロック→1524

放線菌症　actinomycosis　［アクチノミセス症］ヒトの口腔内や咽頭，扁桃に常在するアクチノミセス・イスラエリイ *Actinomyces israelii* などによって起こる慢性化膿性肉芽腫性炎症疾患．顔面頸部放線菌症，胸部放線菌症(肺化膿症，膿胸)，腹部放線菌症(腹膜炎，虫垂炎，腹腔膿瘍)などがある．膿中に黄色顆粒状の菌塊(ドルーゼ)が観察される．治療はペニシリンの投与，外科的ドレナージなど．[324]

放線菌〔属〕⇨同アクチノミセス〔属〕→144

ホウ素　boron；B　［B］　元素記号B，原子番号5，原子量10.811の非金属元素．眼科用殺菌・防腐薬として，ホウ酸 boric acid(H_3BO_3)，ホウ砂 sodium borate($Na_2B_4O_7$・10 H_2O)が結膜嚢の洗浄，消毒に用いられている．[1360]

疱瘡⇨同痘瘡→2117

蜂巣炎　phlegmone，cellulitis　［蜂窩織炎，フレグモーネ］　真皮結合組織から皮下組織に至る広範囲な急性化膿性炎症をいう．主としてブドウ球菌，ときにグラム陰性桿菌が表皮の小外傷や毛孔，汗孔から侵入し，あるいは骨髄炎や筋炎が真皮に波及して生じる．紅斑，圧痛，局部熱感の炎症の三主徴を示し，領域リンパ節の腫脹，発熱，頭痛，倦怠感などの全身症状を伴うことが多い．適切な抗菌療法と安静が必要．[95]

蜂巣炎性胃炎　phlegmonous gastritis⇨同胃蜂巣炎→275

胞巣構造⇨同胞状構造→2678

蜂巣構造⇨同胞状構造→2678

胞巣状軟部肉腫⇨同蜂窩性軟部肉腫→2659

蜂巣状肺　honeycomb lung　［蜂窩肺］　肺間質の線維化により肺実質が虚脱し，終末細気管支以下の呼吸細気管支領域が二次的に拡張した状態．多数の嚢胞状の構造が集合したように見え，肉眼的に蜂の巣を連想させることから命名された．単純X線写真でも指摘しうるが，位置や広がりの把握にはCT検査が有用．慢性間質性肺炎に特徴的で，初期には下葉肺底部から後外側にみられる．[948]

傍側循環⇨同側副循環→1839

ホウ素中性子捕獲療法　boron-neutron capture therapy⇨同中性子捕獲療法→1995

包帯　dressing⇨参包帯材料→2681

包帯交換　dressing change；DC　現在，包帯のみを用いて創傷管理をすることはほとんどなくなっており，一般的には「ガーゼ交換」を指す．①創傷を清潔に保つことによる感染の予防，②創傷の治癒促進，③創傷治癒の状態や経過の観察と異常の早期発見，④精神的・身体的安楽，などの目的のために創部の消毒や創部を覆うガーゼ類の交換を行う．方法：①消毒部位を十分に見ることができるよう，体位や衣服など患者の身体の準備，②無菌操作の介助，③汚染されたガーゼなどの後始末，などを行う．ケアのポイント：①無菌操作による消毒を厳守する，②医師や看護師の実施前後の手洗いの励行，③患者の介助者と清潔物品を医師に渡す介助者を看護師の間で分担することが望ましい．[927]

包帯交換車　dressing trolley　［包交車］　患者のベッドサイドで包帯交換や創処置が行えるように，必要な物品を1台のカートに用意したもの．内容は診療科や頻度の高い処置内容により異なるが，通常は滅菌物を備える天板には滅菌ガーゼカスト，鑷子(せっし)立て，消毒薬，綿球などが配置され，引出し部には包帯材料や軟膏類などが収納されている．また，中段には創処置の際に使用する膿盆，処置シート，ビニール袋など未滅菌の各種物品を備えることが多い．しかし，包帯交換車が病床を巡回することで交差感染の機会となることが指摘され，近年，廃止の措置をとる医療機関もある．安全管理上，使用定数を決めたうえでの定補充，滅菌物や消毒薬の有効期限の確認など日常的な整備が不可欠である．[731] ⇨参包帯交換→2680

包帯固定　bandage fixation　外傷や術後の安静保持のための四肢および体幹の固定法の1つ．一般に巻軸包帯を用いて患部を固定する．使用箇所，目的により最も効果的効率的な幅と長さを選ぶ．血行障害に注意し，包帯を皮膚の上をころがすように巻く．絆創膏固定や

ギプス包帯固定に比べ強固な固定は得られないが簡便な方法.[771]

包帯材料 dressing material ［ドレッシング材料］ 外傷部位の被覆・保護，安静・固定，さらに周囲組織の支持・固定・圧迫，損傷部位の治癒促進を目的に使用される材料．広義には，滅菌乾燥ガーゼに代表されるような創傷を直接被覆する材料も含める．滲出液や膿を吸収し，創が細菌の培地となるのを防ぐ目的で使用する吸引パッド付のものもある．形態や素材，目的により多種多様な商品が開発されており，その進歩は目覚しい．形態的には，巻軸包帯に代表される長い帯状のほか，チューブ状，ネット状，ベルト状，布帛(はく)包帯(幅広の布)，絆創膏などがある．素材的には，木綿のほか糸状ゴムや化学繊維との混紡，軟膏ガーゼ，ハイドロコロイド，フィルム(ポリウレタン素材)などがある.[731] ⇨参包帯交換→2680，包帯法→2681，ドレッシング材→2169

膨大部脚 ampullary crura of semicircular canal，crura membranacea ampullaria 内耳にある三半規管は互いに直角をなす3つの半管状の管で，前(垂直)・後(垂直)・外側(水平)半規管からなる．各半規管の一端は膨大しているが，反対側の端は脚として存在．前・後半規管は2端がついて総脚となっている.[451]

包帯法 bandaging，bandage 創傷や疾病治療のために，包帯を患者の身体に装着する方法をいう．目的は，被覆，圧迫，支持，固定，牽引，矯正である．材料の種類で分けると，巻軸包帯，布帛包帯，複製包帯，絆創膏包帯，硬化包帯，副子包帯，安静包帯，薬物包帯(プラスティック系，ゴム，エラスティックファイバー，スピード包帯，ウレタンフォームパッド)などがある．巻軸包帯の巻き方には，環行帯，らせん帯，蛇行帯，折転帯，集合亀甲帯，離開亀甲帯，下行麦穂(ばくすい)帯，屈側交差8字帯，伸側交差8字帯，指の包帯などがある．手術後に用いるものとしては，胸帯，腹帯，丁(T)字帯がある.[109] ⇨参特殊包帯→2142

防虫剤中毒 pesticides poisoning ナフタリン，樟脳，パラジクロロベンゼンなど衣類の防虫剤の誤飲による中毒．毒性は樟脳が一番強く，パラジクロロベンゼン，ナフタリンの順に低くなる．3つの物質の鑑別方法は，60℃の温湯に破片を入れるとナフタリンは底に沈んで変化はしない，樟脳は水面で激しく回転する，パラジクロロベンゼンは底で油状となる．治療は種類と服用量を鑑別し，それに応じて胃洗浄，対症療法などを行う.[1013] ⇨参樟脳(しょうのう)中毒→1454，パラジクロロベンゼン中毒→2395

包虫症 hydatid disease⇨同エキノコックス症→353

傍中心暗点 paracentral scotoma 主に緑内障の初期にみられる暗点の1つ．固視点に近い視野に孤立性の暗点が出現する．緑内障以外の視神経疾患でもみられることがある.[1153]

傍中腎管 paramesonephric duct⇨同ミュラー管→2775

膨張性増殖 expansive growth，expansive proliferation ［膨張性発育，圧排性増殖］ 良性腫瘍の増殖様式で，明瞭かつ多くは平滑な境界をもって周囲組織から区別され，周囲組織を圧排しながら限局性に増大する．これに対して悪性腫瘍の増殖様式を浸潤性増殖という．腫瘍の良性と悪性の判別はこの2つの増殖様式によって行われる．良性腫瘍は膨張性増殖のみ，悪性腫瘍は浸潤性増殖に膨張性増殖を伴うこともある．浸潤性増殖は周辺破壊性．良性腫瘍に膨張性増殖の典型像をみるが，悪性腫瘍でも小さいうちはこの増殖様式を示していることがある.[1531] ⇨参浸潤性増殖→1557

膨張性発育⇨同膨張性増殖→2681

法定給付 legal payment 社会保険制度において法律により義務づけられている給付をいう．例えば国民健康保険をはじめとする各種の医療保険による医療給付(療養の給付，家族療養費，高額療養費)や現金給付(埋葬料など，出産手当金などは一部任意)などがこれにあたる.[1036]

ボウディッチ階段現象 Bowditch staircase phenomenon⇨同階段現象→444

ボウディッチの法則 Bowditch law⇨同悉無律(しつむりつ)→1320

法定伝染病 legal communicable disease 「伝染病予防法」〔1897(明治30)年制定〕により定められた11種の伝染病(コレラ，赤痢，腸チフス，パラチフス，痘瘡，発疹チフス，猩紅熱，ジフテリア，流行性脳脊髄膜炎，ペスト，日本脳炎)をいう．医師がこれらの患者を診断，または死体を検案した場合には，直ちに書面，口頭，電話または電報により，市町村長を経て所轄の保健所長に届け出なければならない(東京都区部と「保健所法」の政令市では直接保健所長へ)．また，届け出のほか，患者の収容，就業制限，消毒，交通遮断，接触者の隔離などを規定している．1999(平成11)年に施行された「感染症法」によって法定伝染病の名称は廃止され，感染症類型に分けられている.[1036]

放電 discharge ［発射］ 神経における活動電位の発生や伝導を電気的エネルギー放出になぞらえて放電と呼ぶ.[97]

防毒マスク gas〔protection〕mask 保護マスクの一種で，大気中に発生する一酸化炭素などの有害ガスを除去して，清浄な空気を吸入するため装着するもの．マスクにはある特定の有害ガスを吸収する吸収缶が備わっており，これを通して外気を摂取する．厚生労働省告示の検定規格では，隔離式，直結式，直結式小型の3種類に分け，面体の形式も全面型と半面型の2種類に分けている．使用に際しては，顔面への装着の適合性，適正な着用，吸収缶の有効期限の厳守などの保守管理が必要.[1015]

乏突起膠細胞⇨同稀突起膠細胞→697

乏突起膠腫⇨同オリゴデンドログリオーマ→414

傍乳頭憩室症候群 〔D〕Papillensyndrome⇨同レンメル症候群→2986

乏尿 oliguria，oliguresis ［尿量過少］ 1日の尿量が400 mL以下の場合をいう．排尿量の異常を起こす原因としては，腎機能障害，心機能障害，摂取水分の減少，尿以外に排出される水分の増加などがある．乏尿が急速に進行する場合は急性腎不全(乏尿性腎不全)を疑い，腎前性乏尿(循環血液量減少，心拍出量低下，腎血管閉塞による)，腎性乏尿(尿細管障害，糸球体障害，間質障害)，腎後性乏尿(結石や腫瘍などによる尿路閉塞)の鑑別を尿中ナトリウム，尿浸透圧を測定して行う必要がある.[858]

乏尿性腎不全⇨参乏尿→2681

傍尿道管 paraurethral duct⇨同スキーン腺→1634

胞嚢体 oocyst⇨同オーシスト→397

包皮 prepuce, foreskin 陰茎亀頭を部分的または完全に覆う，弛緩性の皮膚のひだをいう．亀頭の下面と陰茎下面との移行部は包皮に向かって縦方向の薄いひだをつくっており，これを包皮小帯という．一般に小児では包皮口が小さく，包皮が陰茎亀頭を覆っており，いわゆる包茎の状態を示す．包茎により恥垢が包皮下にたまりやすくなり，それにより亀頭包皮炎をきたすことがある．治療として，輪切術によって切除する．新生児の場合には，看護師は包皮の異常(包茎)による排尿障害がないかよく観察する必要がある．[1367]

包皮炎 posthitis ［亀頭包皮炎］ 一般細菌感染により包皮が発赤・腫脹し，膿性の分泌物を認める．通常，亀頭炎も併発しているので亀頭包皮炎と呼ばれる．包茎の際に起こりやすいので小児に多い．抗菌薬の軟膏塗布や内服にて治癒する．高度な包茎や炎症を繰り返す場合には，包茎に対する手術が必要となる．[353]

包皮環状切除術⇨同環状切除術→612

包皮結石 preputial calculus ［包皮石，恥垢結石］ 包皮と亀頭の間に生ずる結石で，恥垢内に発生したもの，包皮嚢内に貯留した尿中に発生したもの，尿路結石が尿道から出て包皮内に停留したものなどがある．成人にみられ，神経性膀胱などで尿失禁がある場合に発生しやすい．亀頭包皮炎を合併し，包皮口から膿の分泌を認める．触診により結石を触れる．包茎手術(包皮の背面切開，環状切除術など)を行い，結石を摘除する．[474]

包皮石⇨同包皮結石→2682

防腐法⇨同制腐法→1706

傍分泌 paracrine secretion⇨同パラクライン→2394

方法論 methodology 研究における具体的手順，およびデータの収集・分析方法など．これを紙面の許す限り正確に記述することは，研究の信憑性を高め，また反証の可能性も開かれることとなる．[446]

方法論研究《看護における》 methodological research 主に看護研究に使用する測定用具を開発し，改善していくことを目的とする研究デザイン．信頼性と妥当性のある測定用具を開発したり，研究用具や技法を比較して評価する方法である．測定用具の開発に関しては，第1段階で現象を記述し，概念の構成要素を特定化し，第2段階で信頼性や妥当性を検証する研究が行われる．1つの測定用具が開発される過程では，さまざまな研究デザインが駆使される．それぞれの段階でバイアスが生じる可能性が高いと考えられるうえ，たとえ信頼性と妥当性が支持されても，偶然性が存在している危険性もあるため注意を要する．看護の現象を測定する信頼性と妥当性を備えた測定用具は限られており，医学や心理学など他の分野で開発された測定用具を用いることも多いのが現状である．しかし最近では，徐々に看護の領域でも方法論的研究が行われるようになり，看護独自の測定用具を日本の文化圏で検証することを目的とした研究への取り組みが始められている．[597]

抱朴子(ほうぼくし) Baopuzi 中国の東晋時代，葛洪(283-343頃)著による不老長寿の仙術を解説した書で，317年頃成立した．内篇20巻，外篇50巻．「抱朴子」とは生まれたときのまま生きている人のことで，葛洪の号でもある．後漢時代から道家思想を中心に発達した神仙道を整理したのが内篇で，仙人になるための方法として善行，房中術，導引，煉丹薬などを詳述する．外篇は王充の『論衡』にならって政治の得失や人事の善悪について論じ，儒家の立場も含む．[1399]

包埋 embedding 病理組織検査のためにμm単位のごく薄い組織切片を作成する際，組織にパラフィンなどの包埋剤を浸透させて硬度をもたせること．組織はやわらかいので薄切ができるように固める必要がある．[1615]

泡沫キノコ⇨同茸(じょう)状泡沫→1440

泡沫細胞症候群⇨同リン脂質症→2949

泡沫臓器 foaming organ, organ containing gas bubbles after death 死体において実質臓器に腐敗ガスが貯留し海綿状になったもので，特に肝臓に著明．腐敗は細菌の作用によって有機物が分解されることであり，死後数時間で腸内細菌が死体血に侵入して腐敗が進行する．腸管内，腹腔内，全身の皮下組織さらに諸臓器実質内に腐敗ガスが発生し，その成分は硫化水素，二酸化炭素，メタン，アンモニア，窒素，水素などである．[1271]

ボウマン嚢 Bowman capsule ［糸球体嚢］ 糸球体を包む単層上皮細胞と基底膜からなる袋状の部分で，糸球体とともに腎小体 renal corpuscle を構成．ボウマン嚢と糸球体間には，糸球体濾液(原尿)で満たされたボウマン腔 Bowman space がある．形態的に輸出入細動脈がボウマン嚢を貫通して糸球体に出入りする箇所を血管極と呼び，ボウマン嚢が近位尿細管へ移行する箇所を尿管極と呼ぶ．ボウマン Sir William E. Bowman はイギリスの解剖学者，眼科医(1816-92)．(図参照⇨腎小体→1558)[858]

ボウマン膜 Bowman membrane 角膜の上皮と実質の間にある厚さが約10μmで，微細なコラーゲン線維からなる無細胞性の均質な膜．手術や外傷，角膜潰瘍などにより断裂，あるいは消失すると再生されない．ボウマン Sir William E. Bowman はイギリスの眼科医，解剖学者(1816-92)．[566]

蜂鳴音⇨同ブンブン音→2608

乏毛症 oligotrichia 生来毛包の発生が十分でない，または生後頭毛の軟毛が硬毛に生え替わるときに何らかの異常によって軟毛のままとどまるものを乏毛症，その程度に応じて欠如しているものを無毛症という．からだの他の組織・器官に全く異常がない単一症候性乏(無)毛症の場合は通常，先天性常染色体性優性遺伝を示す．その他，種々の先天異常性疾患(先天性多形皮膚萎縮症，先天性外用形成不全症)に伴う乏(無)毛症もある．[95]

傍盲点暗点 paracaecal scotoma マリオット Mariotte 盲点付近に生じた暗点．[1153]

訪問介護 home-visit care ホームヘルパーなどが，要介護高齢者の居宅を訪問して，入浴，食事，排泄などの介助，身体清拭などの身体介護サービスと，調理，洗濯，掃除などの家事援助サービス，その他，生活に関する相談，助言や必要な日常生活上の世話を行い，日常生活を支援することをいう．ホームヘルパーの派遣対象は，従来「その家族が老人の介護を行えない状況にある場合」とされてきたが，1989(平成元)年からは

「老人またはその家族が老人の介護サービス(家事援助サービスを含む広義の介護サービス)を必要とする場合」に改められた．なお2000(同12)年からは，「介護保険法」に規定する居宅サービスの1つとして位置づけられ，要介護状態区分(介護の必要の程度に応じた厚生労働省令で定める区分のこと)に応じてサービスを受けることができる．[1451] ⇨参ホームヘルプサービス⇀2687

訪問学級 就学可能であっても，障害や病気のため，通学して教育を受けることが困難な学齢児に対し，特別支援学校教員が週数回，1回2時間程度，家庭や児童福祉施設，病院などを訪問して行う教育保障制度．保護者からの申請に基づき，就学指導委員会の判断により学齢児個人を対象として行われる．病気療養児で常時一定の児童・生徒数が見込まれ，教室，職員室などが施設内に確保されれば，院内訪問学級や分教室への移行が行われる場合もある．[1241] ⇨参訪問教育⇀2684

訪問看護 home visiting nursing 看護の有資格者が地域で生活する疾病や障害のある人の生活の場を訪問して，その人や家族に提供する専門的看護サービス．日本では明治中期の派出看護が訪問看護の始まり．1970年代はじめから病院の訪問看護活動が始まり，1983(昭和58)年に診療報酬が認められ，1992(平成4)年に老人訪問看護ステーションが創設された．1994(同6)年に「健康保険法」が改正され，訪問看護の対象者が老人だけでなく在宅での療養者に広がった．実施機関は訪問看護ステーションや医療機関など．対象者は年齢の制限がなく，慢性疾患や生活障害をもちながら生活する人，医療器具を装着しながら生活する人，終末期を自宅で過ごす人などである．介護保険，医療保険の利用が可能．看護の特徴として，社会資源の活用や保健・医療・福祉機関および他職種との連携と協働，ケースマネジメント，家族への看護などがある．2006(同18)年4月より訪問看護ステーションで療養通所介護事業が行えるようになった．[499]

訪問看護師 visiting nurse 現在，訪問看護師という資格はないが，看護職の資格にかかわらず訪問看護を行う看護職を訪問看護師と呼んでいる．1989(平成元)年に日本看護協会で訪問看護婦(士)養成講習会(現訪問看護師養成講習会)が開始され，訪問看護師に対する教育が都道府県で行われるようになった．また，2006(同18)年に訪問看護の認定看護師が誕生し，2010(同22)年1月現在131名の訪問看護認定看護師がいる．訪問看護師は療養者と家族が在宅でのQOLを向上できることを目標にしている．健康問題の対処と生活の調整を対象者の意思に基づく支援，対象者との信頼関係の形成，総合的なアセスメントなど，訪問看護師は自立した判断力と実践力が求められる職種である．[499]

訪問看護指導事業 わが国では1970(昭和45)年代後半から継続看護として実施された病院の訪問看護や，行政のサービスとして自治体から提供された寝たきり老人への訪問看護などの訪問看護活動が行われるようになった．1983(同58)年に「老人保健法」(現「高齢者の医療の確保に関する法律」)が施行され，自治体の訪問看護が訪問指導事業として位置づけられた．対象は，「40歳以上の者で寝たきりの状態またはこれに準ずる状態にあるもの及び健康診査等で健康管理上訪問指導が必要と認められるもの並びに認知症高齢者」．訪問担当者は保健師または看護師，栄養士，歯科衛生士とし，必要に応じて理学療法士，作業療法士の協力を得て行う．また「老人保健法」では老人訪問看護事業として，病院からの訪問看護に対しても退院患者継続看護・指導料として診療報酬が支払われるようになり，同法によって訪問看護がはじめて法的に位置づけられた．1991(平成3)年の改正で「老人訪問看護制度」が創設され，1992(同4)年から看護職が管理者である訪問看護ステーション(指定老人訪問看護事業所)が設置され，高齢者への訪問看護を提供することとなった．1994(同6)年の「健康保険法」や「老人保健法」の一部改正により，対象が高齢者だけではなくすべての年齢層に拡大．2000(同12)年より介護保険制度がスタートし，訪問看護ステーションは指定居宅サービス事業者となった．[73]

訪問看護ステーション visiting nursing station, home-visit nursing station 1991(平成3)年の「老人保健法」の改正により創設された制度で，看護を必要とする高齢者が安心して居宅で療養生活がおくれるように，訪問看護事業を行う事業所として都道府県より指定を受けたステーションをいう．在宅において疾病または負傷などにより継続して療養を受ける状態にある難病患者や障害者，末期悪性腫瘍患者や精神障害者で，看護の必要性があると認められた人を対象に看護サービスを提供．対象者の年齢は問われない．「健康保険法」改正の翌年に「老人保健法」(現「高齢者の医療の確保に関する法律」)に基づく老人訪問看護ステーションが開設され，1994(同6)年には指定訪問看護事業が認可され，訪問看護制度が対象の年齢を問わずに適応となった．また当初のサービス提供業者は「高齢者の医療の確保に関する法律」第79条と「健康保険法」第89条において，地方公共団体，医療法人，社会福祉法人，その他厚生大臣(現厚生労働大臣)が定めるもの(公共医療機関の開設者，医師会，看護協会など)と規定されていたが，2000(同12)年施行の「介護保険法」により，訪問看護は居宅サービスの1つとして位置づけられ，市町村，医療法人，社会福祉法人，医師会や看護協会，営利法人やNPO法人でも開設できるようになった．管理者は看護職で，看護職のほかに理学療法士と作業療法士を採用できる．利用するときは利用者が選び，かかりつけ医からの訪問看護指示書が必要である．2003(同15)年に示された「医療提供体制の改革のビジョン」において，訪問看護ステーションは，質の高い効率的な医療提供体制構築の一環を担う施設として位置づけられ，訪問看護を担う人材の育成を支援し，看護技術の質の向上に努めることとされた．翌2004(同16)年には「訪問看護推進事業」が創設され，より一層の訪問看護の推進に取り組むことになった．この事業は都道府県，市町村が実施主体であり，以下の事業を行うこととなっている．①訪問看護推進協議会の設置，②訪問看護ステーション，医療機関に勤務する看護師の相互研修，③訪問看護推進支援モデル事業，④在宅ホスピスケア研修，⑤在宅ホスピスケアアドバイザー派遣，⑥在宅ホスピスケア普及事業，⑦在宅ホスピスケア地域連絡会議．[1451]

訪問看護認定看護師 certified nurse in visiting nursing⇨参認定看護師⇀2273

訪問基本健康診査 visiting basal health examination,

visiting basic health inspection ［訪問健康診査］「老人保健法」に基づいて行われていた保健事業の1つ.「老人保健法」が「高齢者の医療の確保に関する法律」と改正され〔2008（平成20）年施行〕，その中で特定健康診査（40-74歳）と後期高齢者健康診査（75歳以上）が行われている．前者では市町村が実施主体となり，特定健康診査（問診，血圧測定，検尿，各種血液検査，肝機能検査など）を，40歳以上の者に対し年1回行うことが明記されている．その検査項目に準じた健康診査を，40歳以上の寝たきりの者のいる家庭を訪問して行う場合をいう.[1036]

訪問教育　visiting education for disabled children　各自治体が家庭訪問指導など，さまざまな形態で行っていたものを1979（昭和54）年の養護学校の義務制とともに養護学校教育の一形態として始められたもの．心身に障害を受けているために家庭または病院で療養中の児童・生徒を訪問して教育指導を行う．訪問教育を行う教師を訪問教師といい，これは「学校教育法」第75条第2項の規定に基づく．訪問教師は，教育委員会ないしは公立養護学校を拠点として，在宅では週3回，1回2時間程度，病院施設内訪問では週5-6日程度の訪問教育を行っている．1974（昭和49）年に障害児の全員就学が施行されたが，まだ在宅の重度障害児などの教育は訪問教育に負うところが大きい．反面，訪問教師の経験年数が浅いことなど，課題が多く残されている.[457]

訪問健康診査⇨回訪問基本健康診査→2683

訪問指導　visiting guidance　旧「老人保健法」によって定められていた7つの保健事業の1つ．現在は「健康増進法」に基づいて行われる．実施主体は市町村．40歳以上75歳未満の者で，その心身の状況，おかれている環境に照らして，療養上の保健指導が必要であると認められる者のいる家庭を保健師などが訪問して，療養・介護に関連した指導や生活習慣改善のための種々の指導を行うこと．原則として週2回，6か月を1単位として実施される．「介護保険法」では訪問介護または訪問看護の名称が用いられている.[1036]

訪問入浴介護　home-visit bathing service　介護保険の介護給付における居宅サービスの1つ．家庭にいる寝たきりの高齢者など家庭での入浴が困難な人に対して，浴槽などの入浴設備を積み込んだ入浴車で家庭を訪問して入浴の介助を行う都道府県が指定・監督を行うサービスの1つ.[1451]

訪問リハビリテーション　home-visit rehabilitation　病気やけが，老化などにより，心身に何らかの障害をもった人のうち，外出が困難な人や居宅生活上何らかの問題がある人に対して，作業療法士や理学療法士，言語聴覚士などが居宅に訪問し，障害の評価，機能訓練，ADL訓練，住環境整備，専門的助言指導，精神的サポートなどを実施すること．日常生活の自立や主体性のあるその人らしい生活の再建および質の向上を促す活動の総称．訪問看護ステーションや病院，診療所などの医療機関から医師の指示のもとに行われている．地域リハビリテーションに含まれる活動である.[525]

傍有線野　parastriate area⇨回二次視覚野→2209

傍卵巣⇨回卵巣傍体→2910

傍卵巣嚢　parovarian cyst　卵巣傍体（傍卵巣）由来の嚢胞．通常，単房性，良性で卵巣の嚢胞性疾患と鑑別を要する.[998]

放流基準　effluent standard⇨回排水基準→2339

膨隆骨折　hockey-stick fracture⇨回若木骨折→3007

膨隆腹　distended abdomen ［腹部膨満，腹部膨隆］腹部において全体的あるいは局所的に，ガスや腹水などで腹壁が突出し盛り上がった状態．全体的な膨隆をきたすものに，腹水，鼓腸，腹部臓器の腫瘍，嚢胞，妊娠，肥満などがある．局所的な膨隆をきたすものに，心窩部では腫瘍，嚢胞のほかに腹壁ヘルニアなどがある．右季肋部では腫瘍，嚢胞のほかに腫大した肝臓，胆嚢などがある．左季肋部では脾腫など，下腹部では腫瘍，嚢胞のほかに緊満した膀胱，また女性の場合は妊娠，子宮筋腫などもある.[593]

ボウルビィ⇨参愛着→132

蜂蝋（ほうろう）⇨回蜜蝋（みつろう）→2768

ほうろう質⇨回エナメル質→364

琺瑯（ほうろう）**上皮腫**　ameloblastoma⇨回エナメル上皮腫→364

飽和カロメル電極　saturated calomel electrode；SCE⇨回飽和甘汞（かんこう）電極→2684

飽和甘汞（かんこう）**電極**　saturated calomel electrode；SCE ［飽和カロメル電極，SCE］ポーラログラフィーに用いられる参照（基準）電極．ポーラログラフィーは電解質溶液中に作用電極と参照電極を置き，電極間の電位と電流との関係から物質の分析や電極反応の解析を行う．甘汞は塩化第一水銀.[258]

飽和脂肪酸　saturated fatty acid　分子内に二重結合，三重結合をもたない脂肪酸．一般に，炭素数が4-36個で$C_nH_{2n+1}COOH$の化学式で示される．動物脂質中には，パルミチン酸，ステアリン酸が多く存在．飽和脂肪酸摂取量の減少は，脳出血罹患率を増加させる．摂取量の増加は，血中LDLコレステロールを増加させ，心筋梗塞による死亡率を増加させる.[1334]

飽和蒸気圧　saturation vapor pressure　揮発性吸入麻酔薬を気化器に入れると，ある蒸気圧で平衡に達し，それ以上蒸発しなくなるときの圧のこと．飽和蒸気圧は温度のみに依存しており，大気圧などには影響されない．ハロゲン化エーテル系の吸入麻酔薬であるエンフルランの飽和蒸気圧は，0℃で78 mmHg，20℃で175 mmHgである.[1461]

飽和食塩水浮遊法《寄生虫の》　brine flotation technique (method)　便の寄生虫卵や原虫のシスト（嚢子），オーシスト（接合子嚢）検出法で集卵法の1つ．虫卵よりも比重の重い飽和食塩水を入れた試験管に約0.5gの便を入れ攪拌し，さらに飽和食塩水を追加し液面を盛り上がらせる．30分ほど静置したのちカバーグラスを液面に接触させスライドグラスに置いて観察する.[288] ⇨参浮遊集卵法→2570，寄生虫卵検査→688，便虫卵検査→2650

飽和度《色の》　saturation of color ［彩度］色の鮮明さの程度，すなわち彩度．白が混入していない色ほど飽和度が高く，白が混入する度合いが高くなると飽和度は低くなる.[258]

飽和溶存酸素量　saturated dissolved oxygen　溶存酸素（DO）の少ない水に空気を吹き込んだ際に，しだいに酸素濃度が増加し，飽和に達するときのDOの量をいう．水温が低いほど，また塩分濃度が低いほど量は多くなる．一般水の20℃，1気圧のもとでは約9 ppmである．一方，DOは環境水(河川，湖沼など)の水質指標として利用されており，DO値が高いほど水質が良好とされる．[1036]

頬(ほお)　cheek, bucca　ヒトを含む哺乳類に特徴的な顔面の構造で，乳を吸うための構造として分化してきた．基盤となる筋は頬筋で，頬の粘膜に接し頬をつくる広い扁平な筋である．上顎骨と下顎骨との後面から起こり，口角に向かい口輪筋につく(顔面神経支配)．頬は乳や飲み物を吸い込んだり，食物をかんだり，ラッパを吹いたりするときに大切な役割をもつ．広がって頬袋をつくることもできる．また，咀嚼時に頬をかまないように咀嚼筋と頬の筋との間に反射的に調節が働いている．[1044] ⇨参表情筋→2490，咀嚼(そしゃく)運動→1845

ボーア効果　Bohr effect　二酸化炭素分圧の増加に従って，ヘモグロビン酸素解離曲線が右方に偏位すること．二酸化炭素そのものではなく，pHの変化により起こる．この偏位により二酸化炭素分圧の上昇している末梢組織でヘモグロビンが酸素を放しやすくしているという生体の合目的的機構ともいえる．ボーア Christian Bohr はデンマークの生理学者(1855-1911)．[948]

ボーアン弁　Bauhin valve⇨同回盲弁→458

ホーエンハイム　Hohenheim⇨同パラケルスス→2395

ボーエン病　Bowen disease　腫瘍細胞の増殖が表皮内に限局した有棘細胞癌．高齢者に好発．性差はない．臨床的に，鱗屑(りんせつ)を付着した不整形の紅斑として認められるため，慢性湿疹などの炎症性皮膚疾患との鑑別を要する．本症が疑われた場合は，生検により診断を確定する必要がある．通常，単発で，身体のどの部位にも発生しうるが，体幹や四肢にみられることが多い．多発例ではヒ素の関与が疑われ，内臓悪性腫瘍の合併に注意する必要がある．放置すると有棘細胞癌へと進展するので，外科的切除が治療の第一選択となる．[850] ⇨参紅色肥厚症→1019，棘細胞癌→774

ボーエン様丘疹症　bowenoid papulosis　成人の外性器(男性の亀頭部，陰茎部，女性の陰唇部，会陰部)に，多発性に褐色の扁平あるいは疣贅様の丘疹が集簇する病変．原因として，DNAウイルスであるヒトパピローマウイルス(HPV-16，HPV-39)との関係が明らかにされた．自然消退もみられ，一般的には良性の疾患とされる．しかし，男性患者の性的接触の相手である女性に，子宮頸癌の上皮内癌が高率に発見される．[95]

ボーキサイト肺⇨同アルミニウム肺→196

ポークウィードマイトジェン　pokeweed mitogen；PWM［アメリカヤマゴボウマイトジェン］　アメリカヤマゴボウ由来のレクチン(糖鎖認識物質)で，リンパ球の分裂を誘導する．マイトジェン(細胞分裂誘発因子)とは有糸分裂 mitosis を誘導できる物質のこと．患者の免疫能を試験管内で調べる際に用いられる．[1439] ⇨参T細胞マイトジェン→116，細胞分裂誘発因子→1175

ホースラディッシュペルオキシダーゼ　⇨同西洋ワサビペルオキシダーゼ→1710

ボー線　Beau line⇨同爪甲(そうこう)横溝→1812

ホーソン効果　Hawthorne effect　労働者の労働条件と生産性に関して行われたホーソン Howthorne 実験の中で副次的に得られた効果．この実験では，仮説に反して，環境条件のよしあしにかかわらず一定の高い生産性が観察された．その後の詳細な面接の結果，この効果は参加者に生じる「自分は選ばれたのだ」という意識によって生じる要求水準の上昇であることが判明した．このことから，実験者の意図と統制力をこえて，実験に参加することによって参加者に生じる意識をホーソン効果という．[980]

ホーソン実験　Hawthorne experiments　「労働者の生産性は，労働者の中に生まれた強い仲間意識によって向上する，それは仕事環境や状況に左右されることはない」という結論を生み出した実験．アメリカのハーバード・ビジネス・スクールのメイヨー G. E. Mayo とレスリスバーガー F. J. Roethlisberger の指導のもと，1924-33年にかけてシカゴのウェスタンエレクトリック社のホーソン工場(電話交換機の部品組立工場)で，2つの女性グループにつき，職場の照明，温度や湿度，休憩の頻度や長さ，健康状況などによる生産性(作業能率)への影響をみるための比較実験が行われたが，いずれも労働の環境や状況に左右されず生産性は向上．この結果から，労働者の生産性を向上させる要因は照明や壁の色，空調の具合といった労働環境や報酬の高さではなく，労働者のチーム内に生まれたインフォーマル組織 informal orgnization の強い仲間意識であることがわかった．この組織の特徴は，①共通の目標ないし関心の存在がある，②目標達成のための地位・役割の分化や配分，それに対応したメンバー内だけに通用する行動の規範・規則の存在，③われわれ意識 we feeling の存在，などであった．この結果はその後の管理職の部下へのかかわりやインフォーマル組織が組み込まれる組織改善について示唆を与えている．メイヨー Geroge E. Mayo はオーストラリアの臨床心理・産業社会学者(1880-1949)．レスリスバーガー Fritz J. Roethlisberger はアメリカの産業社会学者(1898-1974)．[1508]

ポータルグラフィー⇨同コバルトグラフィー→1125

ポートアクセス心臓手術　port-access heart surgery⇨同ポートアクセス法→2685

ポートアクセス法　port-access, port-access surgery［**ポートアクセス心臓手術**］　4本のカテーテルを経皮的に内頸静脈，股動・静脈から心臓内と大動脈に挿入して血管内で回路をつくり，人工心肺装置に接続して体外循環を確保しながら行う心臓手術．通常の開心術では胸骨正中切開を行い皮膚切開創も20 cmに及ぶが，この方法では5 cm程度の右側方小開胸または上部胸骨小切開ですむ．術後の回復も早いといわれる．適応は，僧帽弁疾患，心房中隔欠損症，心室中隔欠損症，A-Cバイパス，心臓腫瘍などである．[1487] ⇨参低侵襲心臓外科→2050

ボードウィン　Antonius Franciscus Bauduin　オランダの軍医(1820-85)．ユトレヒト陸軍軍医学校の教官を務めたのち，1862(文久2)年，ポンペ Johannes L. C. Pompe van Meerdervoort(1829-1908)の後任として来日し，長崎養生所(現長崎大学医学部)で患者の治療にあたるとともに日本人医師たちに西洋医学教育を行った．江戸幕府から陸軍医学校創設の契約を取り付け，一時帰国．1867(慶応3)年に再来日したが，幕府崩壊で契約を破棄された．1869(明治2)年，新政府のもとで大阪仮病院さらに大阪陸軍病院勤務となり医学を講じた．1870(同3)年，大学東校(現東京大学医学部)の教師として短期間教鞭をとった．[983]

ポートフォリオ　portfolio　ポートフォリオとは作品集やファイルの意味．看護においては，実際の看護や学習の過程で集めた資料やメモ書き，写真などをファイルに入れて情報を一元化したものを指す．看護師としての実践，研究，成果が記録されたポートフォリオファイルをめくることで，それまでの自分の成果や能力が把握でき，かつ今後の課題も明らかとなり，さらに高次元の問題解決能力を養うことが可能となる．学習や実践の記録をファイルし自己の成長過程を評価するパーソナルポートフォリオ，課題や目標を掲げて自己教育力を高めるテーマポートフォリオなどがある．

ポートリエ　Lucien Marie Pautrier　フランスの皮膚科医(1876-1959)．菌状息肉症などの皮膚T細胞リンパ腫でみられるポートリエ微小膿瘍(大型核異型を示すリンパ球様細胞の表皮内小集簇巣)にその名を残す．[1531]

ポートリエ微小膿瘍　Pautrier microabscess　表皮内細胞浸潤の一型．主に単核細胞(腫瘍性)が集簇して小膿瘍にみえるが，好中球ではないので真の膿瘍ではなく偽膿瘍．リンパ系腫瘍，特に菌状息肉症，セザリーSézary症候群，成人T細胞白血病にみられる．ポートリエLucien Marie Pautrierはフランスの皮膚科医(1876-1959)．[1464]

ポート留置　indwelling port　［**リザーバー留置**］　体内にカテーテルを留置し，皮下には薬液注入用の道具(ポート)を埋め込み，薬液を持続的に注入できるようにする手技のこと．一度留置すれば，皮下のポートに専用針を穿刺することで，目標の血管内に薬液を繰り返し注入することができるようになる．抗癌剤の薬液注入のため動脈内にカテーテルを留置する場合，標的臓器に注入される薬液の濃度を増加させ，抗腫瘍効果を増大させる．静脈内にカテーテルを留置して，中心静脈栄養を行う場合もある．いずれの場合も，一度留置すれば患者の負担減少につながるが，留置に伴う合併症(出血，気胸，感染など)を考慮する必要がある．[150]

ポートワイン母斑　port-wine stain, angioma simplex, simple angioma　［**火焔(かえん)状母斑，ポートワイン様血管腫，単純性血管腫**］　出生時から存在する境界鮮明で隆起しない紅色斑．真皮浅層の毛細血管が拡張して生じる．基本的に自然消退せず，加齢に伴い色調が濃くなることが多い．思春期以降に病変が肥厚し，隆起性の結節を生じることがある．特殊型としては，顔面正中に生じる淡紅色斑をサーモンパッチ salmon patch，項部に生じるものをウンナUnna母斑と呼ぶ．前者は2歳頃までに自然消退するが，後者は消退せず成人になってもみられる．顔面の三叉神経第1枝ないし第2枝領域に生じたポートワイン母斑に脳軟膜血管腫や脈絡膜血管腫を合併することがあり，スタージ・ウェーバーSturge-Weber症候群と呼ばれる．また，四肢に生じ，患肢肥大を伴うものをクリッペル・ウェーバーKlippel-Weber症候群と呼ぶ．いずれの症候群も非遺伝性とされている．皮膚の血管腫に対しては色素レーザーが第1選択．[945]

ポートワイン様血管腫⇨同ポートワイン母斑→2686

ホートン頭痛　Horton headache⇨同群発頭痛→850

ホートン動脈炎　Horton arteritis⇨同巨細胞性動脈炎→780

ボーハン病型分類　Bohan classification　1975年にボーハンA. Bohanとピーター J. B. Peterが提唱した多発筋炎polymyositis (PM)，皮膚筋炎dermatomyositis (DM)の診断基準．①数週から数か月にわたり進行する四肢近位筋，頸部屈筋の両側性筋力低下，②筋原性酵素(CPK)の上昇，③定型的筋電図所見(筋電図で安静時におけるfibrillation，随意収縮時の低電位，short durationおよび多相電位)，④定型的筋病理組織所見(筋生検で筋線維の壊死，貪食像，再生，萎縮，大小不同および炎症細胞浸潤の存在)，⑤定型的皮膚症状(ヘリオトロープ疹，ゴットロンGottron徴候，膝・肘・頸・顔面の紅斑)のうち4項目以上を確実例definite，3項目以上を疑い例probable，2項目以上を可能性のある例possibleとしている．[858]

ホーマアイアール⇨同HOMA-IR→61

ホーマベータ⇨同HOMA-β→61

ホーマンズ徴候　Homans sign　下肢深部静脈や膝窩静脈血栓症の診断に有用な徴候．膝を屈曲した体勢から足関節背屈時に腓腹筋部に疼痛を認めるものを陽性とする．陽性率は50-60%で，ローウェンベルグLowenberg徴候(間接的血圧計で腓腹部を加圧したときに疼痛の出現する加圧の左右差)とあわせて診断する．[31]

ホーミング受容体　homing receptor　リンパ球上の受容体で，リンパ球ホーミングを媒介するものの総称．血中のリンパ球はリンパ節に移住したのち，胸管を介してリンパ系から血液系へと戻るが，リンパ球のリンパ節への移住のことをリンパ球ホーミングという．渡り鳥の回遊(ホーミング)現象になぞらえた言葉である．末梢リンパ節へのリンパ球ホーミングを媒介するのはLセレクチン，腸管へのリンパ球ホーミングを媒介するのはMAdCAM-1 (mucosal addressin cell adhesion molecule-1)と呼ばれる接着分子である．[1439]

ホームエバリュエーション　home evaluation　［**家屋評価**］　障害者や高齢者が自宅で生活を送るために，事前に退院先の家屋構造を把握し，住環境を調整すること．必要に応じてリハビリテーション医や理学療法士，作業療法士，ソーシャルワーカーら専門家が退所前に自宅を訪問し，現段階での能力で生活できるかを確認する．現状況での生活が困難であると判断した場合には住宅改修や介護用品の設置を提案し，当事者だけではなく介護者にとっても快適な住環境を整備することを目的としている．[1189]　⇨参バリアフリー→2397

ホームケア⇨同在宅医療→1163

ホームズ・アディー症候群　Holmes-Adie syndrome⇨同偽アーガイル＝ロバートソン瞳孔→662

ホームドクター⇨同かかりつけ医→471

ホームページ　home page；HP, web page, site　［**webサイト，サイト，webページ**］　インターネットにブラウザーを使用して接続したときに表示されるWWWの画面の通称．Web(ウェブ)サイトと呼ぶことも多い．インターネット上の場所はURL (Uniform Resource Locator)またはアドレスと呼ばれ「http://www.…．…」の形式をとることが多い．インターネットには，一般向けの情報だけでなく医療関係者向けの情報も多く，保健，医療，介護，福祉に関するさまざまな情報の迅速な収集に便利である．医療機関が，自院の診療機能や診療実績，臨床評価指標の情報を公開しているケースも増えつつある．最近は個人が開設するブログ(Blog，Web-log)と呼ばれる形態のサイトも増えてきている．SNS(ソーシャルネットワーキングサービス)は，共通の関心をもつ者だけが閲覧・書き込みができるコミュニティーサイトのこと．SNSに参加するためには既存の会員からの紹介が必要なため，比較的信頼性の高い情報交換，交友関係の構築の場として普及しつつある．医療機関や医療関係者の情報発信も多く，患者側のサイトもみられる．[1341] ⇨参インターネット→298，ブラウザー→2573，ワールドワイドウェブ→3006

ホームヘルパー home helper ［**家庭介護員，ヘルパー家庭奉仕員，家庭奉仕員訪問介護**］ 在宅福祉サービスの中心的役割を果たすホームヘルプサービス事業の実務者．寝たきり老人など，普通の日常生活をおくることが困難な人の家庭を訪問し家事援助や介護をする者．高齢者・障害者が地域で生活することを支える制度としてホームヘルパー(家庭奉仕員)派遣制度があり，入浴・排泄・食事などの身体介護，調理・洗濯・掃除・日常品の買い物などの家事援助や生活などに関する相談・助言を行い，利用者の多様なニーズに応じたサービスを提供している．またゴールドプラン21などに基づき充実が図られており，新しい業務形態に的確に対応していくため，高い倫理性，豊かな人間性の形成や専門性の高い身体介護能力の獲得を目指したホームヘルパー養成研修事業が行われている．[457] ⇨参訪問介護→2682

ホームヘルパー制度 home help service 1963(昭和38)年の「老人福祉法」によってできた制度．ホームヘルパーは当初，家庭奉仕員と呼ばれ要援助高齢者のみに派遣されていたが，1967(同42)年からは身体障害者に，1970(同45)年からは心身障害児(者)にも派遣されるようになった．1990(平成2)年の福祉八法の改正により，ホームヘルプ派遣事業(居宅介護事業)と改められ，同年，家庭奉仕員派遣事業からホームヘルプ事業へと改正され，利用者の家庭を訪問して介護を行う者をホームヘルパーと呼ぶようになった．現在は高齢者，身体障害者，心身障害児(者)，難病患者を対象とし，①身体介護，②家事，③相談，助言などの活動をしている．ホームヘルプ事業に従事するホームヘルパーは厚生労働省が定める養成研修を修了することが義務づけられる．身体介護ニーズの増加と，チーム運営方式，24時間対応ヘルパー(巡回型)事業への対応およびヘルパーの質的・量的充足を図るために，1995(同7)年「ホームヘルパー養成カリキュラム」が改正された．2009(同21)年現在，ホームヘルパー養成研修には1-3級(1級は研修時間230時間，2級は研修時間130時間，3級は研修時間50時間)がある．国家資格ではない．実際この研修を修了しただけでは常勤のホームヘルパーとして就職するのは難しいのが現状であるとされる．介護保険制度開始後，ヘルパーは株式会社や民間事業者が担当するようになり，ヘルパーのあり方や利用しやすさが大きく変化した．[1451]

ホームヘルプサービス home help service 家庭における身体障害者，知的障害者，介護などが必要な高齢者などを対象として行う援助サービスのこと．介護保険制度では，訪問介護ともいう．ホームヘルパーが訪問し，入浴・排泄・食事などの身体介護，調理・洗濯・掃除などの家事援助や生活などに関する相談・助言など，地域で暮らしていけるように日常生活のさまざまな援助を行う．デイサービス，ショートステイとならび在宅3本柱の1つを構成し，老人居宅介護等事業，身体障害者居宅介護等事業，知的障害者居宅介護等事業，児童居宅介護等事業，母子家庭居宅介護等事業，寡婦居宅介護等事業，父子家庭居宅介護等事業などがある．[457]

ホームレス homeless，homeless person ［**路上生活者**］ 固定した住居をもたず，主に大都市の公園，河川敷，路上，駅舎などの公共の場を生活の場としている者のこと．多くはこういった場所にダンボールやブルーシートなどで囲いをつくり起居する場を確保している．ホームレスに至る背景はさまざまであるが，失業，倒産などの経済的要因，ギャンブル，アルコールなどの心理的要因，アルバイト，派遣労働など非正規雇用にみられる働き方の変化，などがある．ホームレスの人数は景気に左右されることもあり実数はつかめていないが，2009(平成21)年の厚生労働省の調査によると全国で1万5,759人にのぼり，地域別にみると大阪市が4,302人と最も多かった．2002(同14)年「ホームレスの自立の支援等に関する特別措置法」が施行され，各自治体においても自立支援への取り組みが行われている．[137] ⇨参生活保護制度→1663，生活保護法→1663

ボーラス⇨同静脈内緊急投与→1462

ポーラログラフィー polarography 被検液中に存在するある物質の状態や化学反応に関する知見を得る方法の1つ．滴下(水銀)電極を指示電極とし，分極の小さい電極を対極として微小量の電気分解を行い，そのときの電圧と電流の関係を解析することでわかる．指示電極(基準電極)には飽和甘汞電極が用いられる．[556]

ポーランド症候群⇨同短合指→1935

ホール Lydia E. Hall アメリカの看護理論家の1人．ニューヨークにあるモンテフィオレ病院ロエブ看護リハビリテーションセンターの初代所長となり，1969年に亡くなるまで所長を務めた．ホールのモデルは，「コア core，ケア care，キュア cure モデル」と呼ばれ，3つのサークルからなり，センターの基本理念となって発展に寄与した．コア(中核)サークルは，患者の人格にかかわり自己を治療的に活用する看護の側面を，ケアサークルは，患者の身体にかかわり身のまわりの世話をする看護の側面を，キュアサークルは，病気にかかわり治療やリハビリテーションなどに伴う看護の側面を表す．各サークルは相互に連関し，看護における全人的なアプローチの重要性を強調している．[1224]

ポール・バンネルテスト Paul-Bunnell test エプスタイン・バー Epstein-Barr ウイルス(EBV)の感染による伝染性単核〔球〕症の診断の確定に用いられる検査．血液中に異好抗体があれば異好抗原との間に凝集反応が起こる．ポール John R. Paul(1893-1971)とバンネル Walls W. Bunnell(1902-66)はアメリカの内科医．[258] ⇨参異好抗体検査→225

ポール・バンネル反応 Paul-Bunnell reaction⇨同異好抗体検査→225

ホールボディカウンター whole body counter ［**全身計

測装置，ヒューマンカウンター］ 体内汚染を測定し内部被曝線量評価を行う装置．微量の放射性同位元素でも検出可能．内部被曝評価にはその他，呼気や糞尿を測定するバイオアッセイ法がある．[292]

ホールボディカメラ whole body〔scintillation〕camera ［全身カメラ］ 放射性同位元素(RI)を人体に投与して，生体内におけるRIの分布状態を全身にわたって撮影するシンチレーションカメラ．[876,1488]

ボールマン4型胃癌⇨同スキルス胃癌→1635

ボールマン分類 Borrmann classification ［進行胃癌の肉眼分類］ ドイツの病理学者ボールマン R. Borrmann が1901年に提唱した胃癌の肉眼形態と進展状態に基づく分類．「胃癌取扱い規約」ではボールマン分類を下敷きに，胃癌の肉眼型分類の基本分類として0-5型に分類され，進行胃癌の肉眼的分類として広く使われている．0型は早期胃癌であり，1型から4型までがボールマンの分類そのものである．[64]

●胃癌の肉眼型分類の基本分類

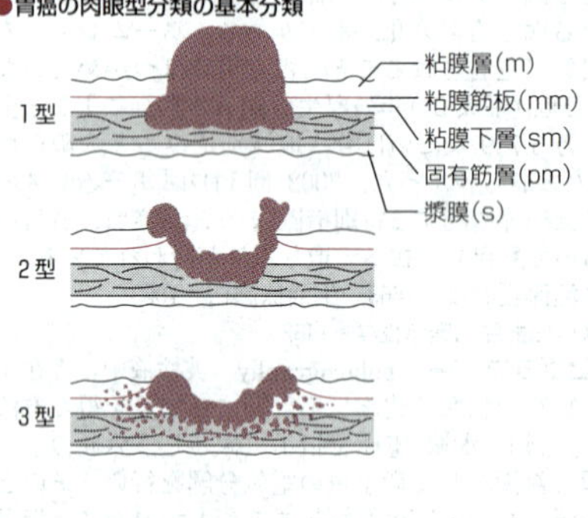

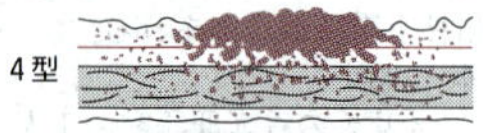

0型 表在型：病変の肉眼形態が，軽度な隆起や陥凹を示すにすぎないもの
1型 腫瘤型：明らかに隆起した形態を示し，周囲粘膜との境界が明瞭なもの
2型 潰瘍限局型：潰瘍を形成し，潰瘍を取り巻く胃壁が肥厚し周堤を形成する．周堤と周囲粘膜との境界が比較的明瞭なもの
3型 潰瘍浸潤型：潰瘍を形成し，潰瘍を取り巻く胃壁が肥厚し周堤を形成するが，周堤と周囲粘膜との境界が不明瞭なもの
4型 びまん浸潤型：著明な潰瘍形成も周堤もなく，胃壁の肥厚・硬化を特徴とし，病巣と周囲粘膜との境界が不明瞭なもの
5型 分類不能：上記0～4型のいずれにも分類しがたいもの

日本胃癌学会編：胃癌取扱い規約 第13版，p.5，金原出版，1999

ボーン=ウィリアムズ分類 ⇨同ヴォーン=ウィリアムズ分類→321

保温器⇨同孵(ふ)卵器→2578

ホーン・ヤールのパーキンソン病分類 Hoehn-Yahr stage of Parkinson disease パーキンソン Parkinson 病の症状の重症度分類．ホーン Margaret H. Hoehn とヤール Melvin D. Yahr によって提唱された．Stage 1：症状が身体の一側性にみられ，機能障害はないかあっても軽度．Stage 2：症状が両側性にみられるが，姿勢保持の障害はなく，日常生活や就業に支障は少ない．Stage 3：姿勢保持に障害がみられ活動は制限されるが，まだ自力で生活可能．Stage 4：重篤な機能障害があり，自力での生活は困難となり部分的介助を要するが，独歩は可能．Stage 5：起立不能で，日常生活のすべてに介助を要する．[1268]

歩隔 stride(step) width 歩行時における左右の足の間隔をいう．一側の踵の着床位置と反対側の踵の着床位置間の横方向の距離を測定する．小脳疾患などでみられる失調性歩行では，歩行時の不安定性を代償するためにこの間隔が広がる．[884] ⇨参歩幅→2712

補完代替医療⇨同代替医療→1881

補強刺激⇨同強化刺激→751

保菌 bacteria carriage ［定着］ 宿主内に微生物が存在，増殖するが，組織への侵入や組織破壊はないこと．保菌者は病原性微生物を保有しており，明らかな臨床症状はないが，感染源となりうる．[564] ⇨参キャリア→713

保菌者⇨同キャリア→713

保菌動物⇨同病原保有体→2487

ボクサー骨折 boxer's fracture⇨同ベネット骨折→2628

ボクサー症候群 boxer syndrome ［ボクサー脳症，ボクサー認知症，殴打酩酊(めいてい)症候群］ 頭部に直接外傷を繰り返すボクシングでは，脳実質が頭蓋内で損傷されるため神経連絡網に異常をきたす．激しい試合を行うボクサーほど長い間，頭部に外傷を受け続けることによりダメージが蓄積され発症しやすい．記憶や集中力の低下，人格変化に始まり，構音障害，振戦，歩行障害，小脳失調などが組み合わさってくる．画像上は急性期に小出血や浮腫がみられることもあり，その後，脳の萎縮がみられる．最近では，多くの格闘技団体で試合前後の脳検査を義務づけているが，画像ではみられない変化でも徐々にダメージは蓄積され発症する．いったん発症すると治療法がないので，競技にかかわる関係者の理解と対応が重要である．[1268]

ボクサー認知症 boxer dementia⇨同ボクサー症候群→2688

ボクサー脳症 boxer encephalopathy⇨同ボクサー症候群→2688

墨汁法 India ink method ［インディアインク法］ 細菌の染色法の1つ．墨汁を使って背景を黒く染色し，真菌や細菌などの微生物を白く浮き出させ陰影像として観察する．陰性染色法の1つ．クリプトコッカス *Cryptococcus* の莢膜や梅毒トレポネーマ *Treponema pallidum* などの観察に用いられる．[324]

ホグネス配列 Hogness sequence⇨同TATA ボックス→112

北米看護診断協会 North American Nursing Diagnosis Association：NANDA⇨同NANDA→86

ほくろ lentigo 黒褐色の小さな斑または軽度隆起した丘疹で，わが国で通常ほくろと呼ばれるのは，大きさが5-6 mm 程度の小さな母斑細胞母斑を含む色素性母斑のこと．lentigo(単純黒子)という場合は母斑細胞からなる本来の母斑細胞母斑を除く．すなわち単純黒子では基底細胞層のメラニン増強からなる病変を示し，隆起しない小さな色素斑である．[95] ⇨参黒子→1090，母斑→2712

ポケットチェンバー⇨同電子ポケット線量計→2083

ポケットフェイスマスク pocket face mask⇨同ポケットマスク→2689

ポケットマスク　pocket mask ［ポケットフェイスマスク］ 心肺蘇生時の人工呼吸で補助器具として用いられる人工呼吸用マスク．透明で，酸素を流すこともでき，マスクを使って術者の息を吹き込む方法(口-マスク mouth-to-mask 法)に有用．折りたたんでポケットに入るサイズになる．酸素流入口のあるタイプとないタイプがある．[1553]

ぼけの予防　ぼけ senility は学術用語としてではなく，日常語として広義に使用されている．①認知症の同義語，②記憶障害や行動上の間違いを表す用語，③その両方を含むあいまいな用いられ方などがある．また「ぼけ」「ボケ」「惚け」「呆け」の文字が当てられるが，最も広義には「ぼけ」とひらがな表記してさまざまな意味を含めている．したがって②③のような日常的な「ぼけ」予防に対しては，脳の知的機能を維持するよう手先の運動を促したり，人との交流の機会を維持するような身体的な活動を継続的に行うことが勧められ，効果が明確に示されてきている．①の認知症と同義に用いられる場合は，認知症の種類により，発症リスクを取り除くことが予防につながると考えられている．血管性認知症などでは一次予防，二次予防とも可能であるが，アルツハイマー型認知症，ピック病などは一次予防がやや困難である．例えばアルツハイマー型認知症では，加齢や本人が出生したときの親の年齢，人種，喫煙，家族歴などが発症リスクに含まれており，予防はむずかしい．それに対し，血管性認知症では，脳動脈硬化，高血圧，心疾患，糖尿病などが主な発症リスクで，若いときからの生活習慣のなかで食事や運動を中心とした生活コントロールを心がけ，定期的な健康診断を受け，リスク管理を進めることが予防につながる．[7]

保健　〔preservation of〕health　健康を保持・増進する営み．これまでは疾病の治療としての医療と対置されて用いられることが多かったが，近年慢性疾患や精神障害などが主要な健康問題となるにつれ，疾病の治療と，その予防や健康の保持・増進などの境界は明確なものではなくなり，保健と治療との領域，ひいては言葉の意味内容も相互に重なり合うようになってきている．[338]

保険医　insurance doctor　健康保険加入者の診療を行う医師または歯科医師．保険医療機関として都道府県知事への登録をした施設で「保険医療機関及び保健医療養担当規則」(厚生労働省令)に従って診療しなくてはならない．保険医協会は健康保険の普及と改善を目指す保険医の自主的な活動から始められ，現在は診療報酬の引き上げ，医業税制，不当な審査，指導の改善などを目標に，都道府県ごとに存在し，全国保険医団体連合会(保団連)を結成している．[165] ⇨参健康保険制度⇀947

保険医登録　「健康保険法」第 64 条に「保険医療機関において健康保険の診療に従事する医師は都道府県知事の登録を受けた医師でなくてはならない」と記載されている医師の登録．保険医療機関と保険医の登録は，医療機関からの申請および医師の届出に基づいて都道府県知事が行う．そして，保険医療機関と保険医は療養担当規則に従って被用者保険の加入者に対して療養の給付を行う義務がある．すなわち保険診療を行うには医師の保険医登録は必須である．[895]

保健医療　health care　疾病の治療，看護，予防，管理，リハビリテーション，および健康の保持・増進のために，保健・健康機関や専門家から個人や集団に対して供給される包括的なサービス．[338]

保険医療機関及び保険医療養担当規則　insurance regulations for medical care institutions ［療養担当規則］「健康保険法」による療養の給付を担当する病院および診療所(保険医療機関，「国民健康保険法」の場合は療養取扱機関)が業務を行う際に従わなければならない厚生労働省令．保険医療機関は申請によって都道府県知事から指定され，指定効力は 3 年である．従事する保険医をして保険診療にあたらせるほか，医療保険各法の療養の給付を担当するものと療養担当規則で定められ，これに違反した際には指定取り消しの罰則が設けられている．[338]

保健医療サービス　health and medical care　健康の保持・増進は個々人が自らの健康水準を高めることが基本ではあるが，その一方で健康状態を見守り，早期に異常を発見し適切な処置を与える専門家の援助を意味する．医師，歯科医師，保健師，助産師，看護師，栄養士，食品衛生監視員，環境衛生監視員，その他の保健医療チームがその任にあたり，保健医療サービスは，①生活環境の適正化を図る，②健康の異常を発見する，③疾病病因を取り除く，あるいは健康水準を高める，④健康異常者の社会復帰をたすける，⑤衛生上の試験・検査を行う，などの機能を果たしている．[457]

保健医療施設⇨同医療施設⇀283

保健医療従事者⇨同ヘルスマンパワー⇀2637

保健医療制度　health and medical care system　ある地域の保健，医療のすべての要素．例えば，医療従事者や医療施設といった医療資源の配置，保健・医療関係の法規や予算などの全体を指す．わが国の医療は皆保険制度下で出来高払い fee for service をとり，保健，福祉についても地方自治体の主導によって行われており，公共的要素の強い制度となっている．しかし，最近，介護保険によって福祉における民間サービスの割合は大きくなったり，老人医療での定額払いが一部導入されたり，この傾向にも一定の変化が予想される．[374]

保健医療チーム　health care team⇨同医療チーム⇀284

保健衛生法規　health and hygiene laws　わが国の衛生行政の根拠となる法規(衛生法規)の分類または総称．国民の健康を回復し，保持し，または増進することを目的とする法規で，根拠は国民の生存権を保障する国の社会的使命を規定した「日本国憲法」第 25 条である．分類の仕方は考え方によってさまざまであるが，通常は，①医事法規，②薬事法規，③保健衛生法規，④予防衛生法規，⑤環境衛生法規の 5 つに分類される．保健衛生法規には，地域保健に関するもの(地域保健法)，母性の保護に関するもの(母体保護法)，精神保健および精神障害者の福祉に関するもの(精神保健及び精神障害者福祉に関する法律)，母子保健に関するもの(母子保健法)，老人保健に関するもの(高齢者の医療の確保に関する法律)，国民の体力増進，栄養および食生活の向上に関するもの(栄養士法，調理師法，健康増進法)，原爆被爆者の医療および福祉に関するもの(原子爆弾被爆者に対する援護に関する法律)，学校保健に関するもの(学校保健安全法)などがある．[457]

保険外負担　payments not covered by health insurance

ほ

［差額徴収］ 一部負担金以外の患者負担．保険診療において傷病の治療はすべて保険給付の範囲内で行うことを原則とし，これを「療養の給付」と呼ぶ．療養の給付では，患者は費用の一部を「一部負担金」として支払うだけですむ．保険外負担では一部負担金以外の患者負担が発生し，保険外併用療養費制度で公認されているものと，そうでないものとがある．保険給付されるサービスや物品と重複する費用の徴収は禁じられる．保険給付と無関係な費用を実費徴収することは認められるが，「お世話料」や「雑費」といったあいまいな名目では徴収できない．[325]

保険外併用療養費 authorized extra billing 原則として，保険診療における一部負担金以外の患者負担徴収は禁止だが，例外として保険外負担の徴収を認める制度．保険外負担が原則禁止の「療養の給付」と区別するためにこう呼ばれる．大学病院などにおける高度先進医療，特別な病室（差額ベッド），200床以上の病院での紹介なしの初診，自己都合による時間外受診，予約診療，歯科の特別な材料などで，それぞれ保険で給付されない費用を患者より徴収することができる．従来，特定療養費と呼ばれていたが，2006（平成18）年の「健康保険法」の改正により，同年10月から名称が変わり，対象が拡大された．[325] ⇒参特定療養費→2146

保健学⇒同健康科学→943

保健活動 health practice, healthcare activity 健康の保持・増進，疾病の予防などのために，保健医療従事者が専門的知識，技術を用いて社会的集団にはたらきかける活動．活動は，地域，国，国際間などさまざまなレベルの保健組織の責任において遂行される．例えば長野県佐久市では，保健師が積極的に訪問看護活動を行っている．[338]

保健管理 healthcare administration ［健康管理］ 狭義では，学校保健において児童，生徒，学生，幼児の健康保持・増進のために実施される学校環境衛生，健康診断，健康相談，伝染病予防を指す．広義では，地域，学校，事業所などに生活する人びとの健康にかかわる諸問題に組織的に対応し，環境の衛生と安全を図り生活行動に関する助言を与えること．健康の保持・増進，疾病の予防や管理などを目的とする．広い概念として健康管理と同義に用いることがある．[338]

保健関連指標⇒同健康指標→944

保健機能食品制度 food with health claims（FHC）system ［FHCシステム］ 従来，多種多様に販売されていたいわゆる健康食品のうち，一定の条件を満たした食品を「保健機能食品」と称することを認める制度で，2001（平成13）年に施行された．この制度はいわゆる健康食品に対して一定の規格基準，表示基準（強調表示 claim）などを定めており，この制度の創設により，消費者が自らの判断に基づいて食品の選択を行うことができるための基盤整備づくり（適切な情報提供）の第一歩を歩み始めたといえる．保健機能食品には，国への許可などの必要性や食品の目的，機能などの違いによって，特定保健用食品（FOSHU）と栄養機能食品（FNFC）の2種類があり（表），それぞれの基準などを満たすことで，食品として販売することが認められている．[1170]

保健計画 health planning 公衆衛生の基本的活動法の一プロセスで，保健医療活動を行う際，活動を効果的，効率的に行うために地区把握，地区診断をもとに立てられる計画．国や都道府県が行うものから学校や企業が行うものまでを含む．[338]

●保健機能食品の分類

医薬品（医薬部外品を含む）	保健機能食品		一般食品（いわゆる健康食品を含む）
	特定保健用食品（個別許可型）	栄養機能食品（規格基準型）	
	・特定保健用食品 ・条件付き特定保健用食品 ・規格基準型特定保健用食品 ・疾病リスク低減表示特定保健用食品		
特定保健用食品，栄養機能食品，一般食品でのそれぞれ表示すべき内容	栄養成分含有量 関与成分量 保健の用途 注意喚起	栄養成分含有量 栄養成分機能 注意喚起	（栄養成分含有量）
	「食生活は，主食，主菜，副菜を基本に，食事のバランスを」		

「保健機能食品制度の創設について」2001（平成13）年3月27日医薬発第244号厚生労働省医薬局長通知より改変

保健経済学 health economics 経済学の理論と手法を保健医療分野に応用して，健康や保健医療サービスへの効率的な資源配分のあり方を，理論的，実証的に研究する学問分野．具体的な研究テーマとして，保健医療サービスの需要と供給，消費者（患者，地域住民など）と生産者（医療機関など）の行動，保健医療分野における市場メカニズム，保健医療プログラムの経済的評価（費用効果分析，費用便益分析など），保健医療サービスの財政（医療費，診療報酬など），健康保険，健康の測定と価値づけ，健康政策の効率性と公平性，などがあげられる．保健経済学と医療経済学はどちらも health economics の訳語でほぼ同義であるが，前者は予防サービスや健康政策に関するもの，後者は診断，治療，ケアなどの医療サービスや医療政策に関するもの，という若干のニュアンスの違いがある．[916] ⇒参医療経済学→282

保健行動 health behavior 実際の健康状態がどのようなものであれ，個人が自己の健康の保持・増進，病気からの回復を目的として行うすべての行動．客観的にみて，その結果が健康的であるか，不健康であるかは問題にしない．この行動には，食生活，運動，睡眠など基本的な身体的欲求によるものから社会参加という文化的な欲求まで幅広く，その時代の個人，集団の価値観，信念，欲求，態度，動機，人間関係，宗教などすべてが関係してくる．保健行動の実行に影響する要因として，保健行動動機，保健行動負担，本人の生き方，自己管理態度，家族・職場・近隣の社会的支援を図式化した保健行動にシーソーモデルがある．保健行動の分類の1つとして，健康段階的に，健康増進行動，予防的保健行動，疾病回避行動，病気対応行動，ターミナル対応行動などがある．[321] ⇒参病気行動→2487

保健師 public health nurse；PHN 「保健師助産師看護師法」では，「厚生労働大臣の免許を受けて，保健師の名称を用いて，保健指導に従事することを業とする者」と規定されている．わが国の保健師の発端には諸説あるが，明治時代に新島襄が社会保健事業を開始したこととももいわれる．その後さまざまな名称や機能を有した時代を経て，1948(昭和23)年に制定された現行法により規定された．当初は女性のみの資格で，保健婦と称していたが，1993(平成5)年の法改正により男性にも門戸が開かれ(保健士)，その後2003(同15)年からは一律に保健師の名称となった．保健師免許の取得には保健師国家試験に合格することが必要であるが，受験資格は，看護師国家試験に合格した者，またはその受験資格がある者で，①文部科学大臣の指定した学校において1年以上保健師になるために必要な学科を修めた者，②厚生労働大臣の指定した保健師養成所を卒業した者，③外国において保健師学校に該当する教育機関を卒業，または外国において保健師免許を得た者で厚生労働大臣が認める者，のいずれかの条件を満たしていることである．具体的には大学，短期大学専攻科，専門学校で養成が行われているが，近年の保健師資格取得者の8割以上が大学卒業者である．保健師としての就業先は，地域，ことに保健所(保健所保健師)や市町村の保健センターなど(市町村保健師)の行政機関や，職域(産業保健師)の割合が多いが，医療機関や施設での雇用が増加する傾向がみられる．個別の対象へのケアのみならず，集団や地域(職場)全体をケア対象とすることや，住民(社員)が健康的な生活を送ることができるよう，政策やケア体制も含めた環境づくりを行うことなどが活動の特徴．学問領域では看護以外に公衆衛生とのつながりが深い．なお，諸外国でもpublic health nurseの呼称で活動する看護職は存在するが，看護師を基盤にした別資格であるのはわが国とイギリス(Specialist Community Public Health Nurse)にみられる特徴である．[1195] ⇨参駐在保健婦→1987，開拓保健婦→444，国保保健婦→1091

保健事業 health service 旧「老人保健法」に基づいて行われていた中高年者の生活習慣病予防対策や健康づくりなどを目的とした，治療以外の事業．主なものに健康手帳の交付，健康教育，健康相談，機能訓練，訪問指導，基本健康診査などがあるが，2008(平成20)年「老人保健法」改正による「高齢者の医療の確保に関する法律」施行に伴い，一部の事業は「健康増進法」「介護保険法」に引き継がれて取り扱われることとなった．その他，保健事業には母子保健事業などもある．[338]

保健師教育制度 educational systems of public health nurse わが国の保健師教育は1941(昭和16)年の保健婦規則と私立保健婦学校保健婦講習所指定規則の制定により，高等女学校卒業者，看護婦の有資格者，産婆の有資格者を対象とする3種類の教育課程として制度化され，1947(昭和22)年に看護師教育修了者を対象とする教育課程に一本化された．保健師助産師看護師法と保健師助産師看護師学校養成所指定規則により，看護師教育修了者を対象とする6月以上の教育課程とされ，1997(平成9)年度からは3年6月以上の修業年限で看護師教育と保健師教育を併せて行う統合カリキュラムも導入されている．保健師教育機関には，3年課程の看護師教育修了者を対象とする1年課程の専修学校と短期大学専攻科，統合カリキュラムによる4年制の大学と専修学校がある．従来は1年課程の専修学校が主流であったが，大学設置基準の大綱化や看護婦等人材確保法の制定などを契機に1992(同4)年度以降は大学が増加しており，現在では保健師国家試験受験資格者の9割以上を大学卒業生が占めている．統合カリキュラムは，総合的な学問体系として看護学を理解しやすい反面，1年課程に比べて保健師教育の時間数が少なく，卒業時点での実践能力が低いといわれている．また，大学では保健師教育が卒業要件とされているため，大学の増加に伴う保健師実習生の激増により，実習施設の確保が困難になっている．そのため，選択制の導入，看護師教育修了後の上乗せ教育にすること，修業年限の延長など，保健師教育制度の改革を求める動きが活発化している．こうした中，保健師助産師看護師学校養成所指定規則が改正され，2009(同21)年度からは，地域看護学実習と保健福祉行政論を各1単位増やして総単位数を23単位にし，実習では継続した訪問指導を行うなど，教育内容の充実が図られることになった．さらに，保健師助産師看護師法の改正により，2010年度からは修業年限が1年に延長されることになった。また，2009年8月に出された「大学における看護系人材養成の在り方に関する検討会第1次報告」を受け，早ければ2011年度から，大学の判断で保健師教育を選択制にすることも可能となった．[1543] ⇨参保健師助産師看護師法→2692

保健師国家試験 National Examination for Public Health Nurses, National Examination for the License of Public Health Nurse, National License Examination for Public Health Nurse 保健師免許取得のための国家試験．保健師助産師看護師法に基づき，厚生労働大臣が毎年1回以上行う．受験できるのは，看護師国家試験に合格した者またはその受験資格をもつ者であることに加え，①日本で所定の保健師教育を修了した者，あるいは②外国で保健師教育を修了した者または保健師免許を取得した者のうち，日本で所定の保健師教育を修了した者と同等以上の知識および技能をもつと厚生労働大臣が認めた者．合格者が厚生労働大臣に申請すると，保健師免許を取得できる．なお，保健師は看護師免許がなくても看護師業務を行うことができるため，看護師と保健師の国家試験受験資格が同時に得られる看護系大学の増加により，看護師免許をもたない保健師の存在が問題になった．そこで，保健師助産師看護師法が改正され，2007(平成19)年4月1日以降，保健師免許の申請には，保健師国家試験だけでなく看護師国家試験にも合格していることが必要となった．[1543] ⇨参保健師助産師看護師法→2692

保健師助産師看護師学校養成所指定規則 regulations for training centers of public health nurses, midwives and clinical nurses ［養成所指定規則］ 保健師，助産師，看護師および准看護師の受験資格の要件となる看護基礎教育における科目や単位数などの教育課程(カリキュラム)などを定める文部科学省・厚生労働省の共同省令．看護職にとって基本の法律である「保健師助産師看護師法」の第19条，第20条，第21条，第22条には，保健師，助産師，看護師の国家試験受験資格および准看護師試験受験資格が定められている．これを受けて国家試験受験資格となる教育を行う学校または養成所の指定や免許の申請について内閣が定めた「保健師助産師看護師法施行令」があり，さらに厚生労働省と文部科学省の省令として学校または養成所の指定を行う際の基準となる「保健師助産師看護師学校養成所指定規則」があり学校または養成所の具体的な要件が示されている．指定規則には，入学資格，修業年限，教育の内容，教員数，施設設備，実習施設，実習指導者，事務職員，学校管理運営，学生の就職に関する制限の禁止が示されている．1951(昭和26)年に定められ，教育内容，教員数の変更などいくたびか改正されている．1967(同42)年の改正は，医療に従属した看護法から，看護学としての体系化がはかられ現在の教育課程(カリキュラム)の基礎となった．看護学は看護学総論，成人看護学，小児看護学，母性看護学の4本の柱に体系化され，一般教養科目の時間数が倍に増加して強化され，臨床実習の外来と病棟の区分がなくなり，1958(同33)年まで学生3名は看護師1名分と換算されていた「看護実習は勤務である」という考え方が払拭され「実習は労働ではなく実習指導者による指導を受けた学習」として明確に位置づけられた．1989(平成元)年に，人口の高齢化，疾病構造の変化，医療の高度化，在宅医療の推進という社会の変化に対応したものとしてカリキュラムを改正している．主な改正点は，授業時間の減少と過密緩和，教養科目を科目指定から人文，社会，自然の学問分野と単位数の指定に弾力的運用を可能にした．看護学総論を基礎看護学と名称変更・再編，成人看護学から老年看護学が独立，各看護学の内容を概論，保健，臨床看護に大別，選択必修科目150時間を各学校または養成所が個性的に運用するといったものであった．1996(同8)年には，「少子・高齢社会看護問題検討会」で示された社会の変化に対応した看護基礎教育を実現する意図をもってカリキュラムの改正が行われた．主な改正点は，授業時間指定から単位制として自己学習時間を確保，学校または養成所の魅力づくり，看護職の地域活動の広がりに対応する統合カリキュラム〔看護師(3年)課程＋保健師課程6か月以上〕の新設，在宅看護論と精神看護学の独立，看護専任教員最低数が従来の4名から8名に増加などである．さらに，2008(同20)年にもカリキュラムが改正された．看護業務の多様化・複雑化，国民の医療安全に対する意識向上，新人看護職員の早期離職などを背景に，看護実践能力の強化というさしせまった課題を解決することを意図している．主な改正点は，専門分野を専門分野Ⅰ(基礎看護学など)，専門分野Ⅱ(成人看護学，老年看護学，小児看護学，母性看護学，精神看護学)に分割，統合分野(在宅看護論，看護の統合と実践)の新設，実習科目単位の2単位増加などである．[1513]

保健師助産師看護師法　Public Health Nurses, Midwives and Nurses Act　「保健師・助産師及び看護師の資質を向上し，もって医療及び公衆衛生の普及向上を図ること」(同法第1条)を目的に「保健婦助産婦看護婦法」として1948(昭和23)年に制定された．本法制定までは，これらの者に対する法的規制を定めた法規としては，「保健婦規則・助産婦規則および看護婦規則」があったが，第二次世界大戦後，連合国軍最高司令官総司令部(GHQ)の指導のもとで，看護関係者に関する諸制度の抜本的な改革が進められ，それぞれの法規は一本化され，いずれも看護を行う者であるということが明確に打ち出された．現行の「保健師助産師看護師法」は2001(平成13)年12月12日公布(平13法153)で改称，2002(同14)年3月1日施行された．保健指導・助産・療養上の世話および診療補助を行う専門職種の資格を定め，その資質を向上することにより，医療の供給の適正を図ることを目的としている．保健師とは，厚生労働大臣の免許を受けて，保健師の名称を用いて，保健指導に従事することを業とする者(第2条)，助産師とは，厚生労働大臣の免許を受けて，助産または妊婦，褥婦もしくは新生児の保健指導を行うことを業とする者(第3条)，看護師とは，厚生労働大臣の免許を受けて，傷病者もしくは褥婦に対する療養上の世話または診療の補助を行うことを業とする者(第5条)，准看護師とは，都道府県知事の免許を受けて，医師，歯科医師または看護師の指示を受けて，第5条に規定することをなすことを業とする者(第6条)と，それぞれ定義されている．保健師，助産師，看護師の免許(第7条)，准看護師の免許(第8条)，相対的欠格事由(①罰金以上の刑に処せられた者，②業務に関し犯罪または不正の行為のあった者，③心身の障害により業務を適正に行うことができない者として厚生労働省令で定めた者，④麻薬，大麻もしくはアヘンの中毒者などには，免許を与えないことがある(第9条)が定められている．保健師籍，助産師籍，看護師籍(第10条)・准看護師籍(第11条)に登録することによってそれぞれの資格が得られ，免許証が交付される(第12条)．その他，試験(第17-28条)・業務(第29-42条)・罰則(第43-45条)・附則から構成される．[321]

保健師助産師看護師法施行規則　Ordinance for Public Health Nurses, Midwives and Nurses Act　「保健師助産師看護師法」や施行令に付属し，その執行に必要な細則やその委任に基づく規定を内容とする省令．保健師，助産師，看護師，准看護師の免許(申請手続き，登録事項，登録免許税および手数料の納付)，試験(試験科目，受験手続き，受験手数料，合格証書の交付，合格証明書の交付および手数料など)，業務(届出，助産録の記載事項)などについて規定している．[473]

保健室　nurse's room　[保健指導室]　「教育基本法」「学校保健安全法」に基づき各教育機関に設けられている生徒・学生・教職員の健康管理部門．「学校教育法」第19条「学校には，健康診断，健康相談，救急処置等を行うため，保健室を設けるものとする」を根拠とする．業務の内容は，保健に関する学習・指導を行い，健康診断，疾病予防措置(予防注射など)，健康教育，健康上の問題がある者に対する疾病管理や救急処置などが円滑に効果的に実施されるように計画・運営し，そのための連絡・調整，資材・機器の準備，記録の整備を行う．[457]

保健指導　support for health promotion　集団または個人を対象として，健康を保持・増進し疾病を予防・改善・管理するために専門的な助言と援助を与えること．従来，①健康診断や健康相談による問題の発見，②個別指導や集団指導による問題の改善(健康相談，家庭訪問，家庭看護，衛生教育，生活指導，集団活動指導など)が行われていた．1994(平成6)年「地域保健法」が制定され，「地域保健対策の推進に関する基本的な指針」により，1997(同9)年から保健事業活動が市町村に一元化され，保健対策の推進の基本的な方向として，各種の保健指導活動の強化が義務づけられた．その後，

各市町村保健所では拡充の方向で取り組みを強化した．[457] ⇨参健康教育⇀943，生活指導⇀1661

保健指導室⇨同保健室⇀2692

保健指標⇨同健康指標⇀944

保健社会学 health sociology ［公衆衛生学］ 保健医療の社会学は，活動分野を健康や疾病をめぐる社会的要因と社会的施策にかかわる問題の分析と理論化においている．この学問分野は，時代の要請に応えようとして確立されつつあるが，保健・医療に基礎概念をおき保健・福祉問題を社会学的に解明しようとする立場と，社会制度や文化的・経済的生活に基礎概念をおき社会・生活構造からみた健康問題を考えることを課題にしている立場とがある．どちらも保健・医療の需要者である一般市民や患者サイドの分析，供給者である医療者と諸施設の分析，両者にまたがる医療制度や社会保障制度の検討などを研究対象としている．これまでは，病気や疾患などの身体問題については治療医学の分野で蓄積されてきたが，慢性疾患(特に生活習慣病など)の増加に伴い日常の健康管理や健康増進への関心が高まり，保健社会学の健康科学への貢献が期待されている．研究の領域としては，健康観や健康概念の整理，健康指標や健康尺度の確立，生活の質やライフスタイルとの関連からの健康の把握，個人の保健行動の分析，環境や社会関係・社会的条件などが健康に及ぼすメカニズムの解明，健康増進活動の検討などがある．[457]

保険者機能 一般に「医療(介護)制度における契約主体としての保険者の責任と権限の範囲内で活動できる能力」と定義できる．近年，アメリカにおけるいわゆるマネジドケア(管理医療)の進展の影響などもあり，わが国においても保険者機能をめぐる議論がさかんになってきた．保険者機能の具体的内容は論者によって異なるが，①レセプトなどを通じた専門的な医療・保健・介護情報の収集，分析，活用，②医療機関などとの保険医療契約の当事者としての権能の発揮，③被保険者管理および適切な受診指導の推進などがあげられることが多い．わが国においては一般にこういった保険者機能は弱く，従来，被保険者の「代理人」として十分機能してこなかったといわれている．2006年の医療制度改革においては，保険者による40歳以上の加入者を対象とした保健事業の義務化，都道府県単位を軸とする保険者の再編統合，レセプトオンライン化など，保険者機能の発揮に向けた改革が実現している．[315]

保健主事 health manager 「学校教育法施行規則」1947(昭和22)年に規定された，学校保健活動の推進を担う職員．学校長の監督のもとに，学校保健と学校教育全体の調整，学校保健計画策定，保健教育，学校保健委員会の運営などを中心的な役割とする．教諭または養護教諭が任に当たる．[1103]

保健所 〔public〕health center 旧保健所法を全面改正し1997(平成9)年より施行された「地域保健法」の定めるところにより，都道府県，地方自治法による中核市・政令指定都市，または特別区が設置する公衆衛生活動の中核機関．およそ人口10万人に1か所の基準で設置され，2009年現在全国に510の保健所がある．事業内容としては，①地域保健に関する思想の普及と向上，②人口動態統計その他地域保健にかかわる統計に関する事項，③栄養改善，食品衛生，④住宅，上下水道，廃棄物などの環境衛生，⑤医事，薬事，⑥保健師に関する事項，⑦公共医療事業の向上と増進，⑧母性，乳幼児，老人保健，⑨歯科保健，⑩精神保健，⑪難病，長期療養者の保健，⑫感染症予防，⑬衛生上の試験，検査，⑭そのほか住民の健康の保持と増進などが定められている．

保健所法 Health Center Act 1947(昭和22)年に制定された，保健所に関する基本的事項を定めた法律．保健所の設置要件，事業内容，予算などが明記された．急激な人口の高齢化，出生率の低下，疾病構造の変化，地域住民の多様化したニーズを背景に1994(平成6)年に全文改正され，「地域保健法」と名称変更された．⇨参地域保健法⇀1964

保健信念モデル health belief model ［ヘルスビリーフモデル］ 疾病の早期発見や疾病予防のための保健行動(予防的保健行動)と心理的態度との関連を説明するためのモデル．保健態度の認知的側面を主としてモデル化している．1960年代にローゼンストック Irwin M. Rosenstock やベッカー Marshall Becker などを中心に提案され，個人の保健行動は，基本的に個人の健康に対する信念により決定されると仮定．人が健康によいとされる行動をとるようになるには，①健康について，このままではよくないという危機感を覚えること(この危機感は，このままでは病気や合併症になる可能性が高いと感じること，また病気や合併症になるとその結果が重大であると感じること)，②行動をとることのプラス面がマイナス面より大きいと感じること，の条件が必要と考える．さらにこの危機感に影響する因子として，行動のきっかけがある．症状の感じ方，医療従事者や友人などからの勧め，マスメディアからの情報などによって危機感が高まり行動を起こすきっかけとなる．これは，あくまでも本人にとってどう感じるかが中心となっている．[321]

保険診療 insurance-covered healthcare 医療保険から報酬が支払われる診療行為．厚生労働大臣の指定を受けた保険医療機関において登録された保険医が治療することが条件とされ，診療方針や使用できる医薬品は「療養担当規則」や「薬価基準」による規制を受ける．これに反した場合，「健康保険法」による処分の対象となる．[325]

保健水準⇨同健康水準⇀945

保健センター health center⇨同市町村保健センター⇀1305

保険調剤薬局⇨同保険薬局⇀2694

保健統計⇨同衛生統計⇀346

保健投資論 保健投資論とは，医療費をはじめとする保健にかかる支出を単なる消費と考えるのではなく，国民の健康に対する投資ととらえ，その結果，健康な労働力人口が確保されることによって，一国の経済成長に寄与するという考え方をいう．わが国では，1966(昭和41)年に日本医師会がはじめて提唱している．[1177]

保健費用⇨同医療費⇀285

保健婦規則 regulation for public health nurses 1941(昭和16)年，保健婦の資格の統一を図り，適切な業務のできる保健婦を増やすために制定された保健婦の規則(旧厚生省令)．さらに，「国民医療法」の委任命令として，新たに1945(同20)年，「保健婦規則」が制定された．保健婦の定義，免許取得の資格要件，試験科目，業務内容，主治医に対する義務などについて規定された．「保健婦助産婦看護婦法」が制定されたのを機会に1948(同23)年，廃止された．[321] ⇨参保健師助産師看護師法→2692

保健物理学　health physics　電離・非電離放射線に関する安全にかかわる学問．研究対象範囲は環境全般，一般公衆，職業人に及ぶ．[292]

保健物理学者　health physicist　電離・非電離放射線の性質に精通し，保健物理学の研究，教育にあたる学者．[292] ⇨参保健物理学→2694

ほ

保険薬局　insurance pharmacy　［保険調剤薬局］　医療機関から発行された処方箋に基づき薬剤師が保険調剤業務を行う薬局．医療保険を取り扱う薬局として，所在地の地方社会保険事務局長から指定を受ける必要がある．[1344]

保健要員⇨同ヘルスマンパワー→2637

保険料　〔insurance〕premium　保険給付を受ける対価として被保険者が納付義務を負う金銭．社会保険においては保険料額は被保険者の負担能力に応じて決まり，所得再分配機能も果たす．保険料納付は保険加入の前提であり，低所得者にも最低限の負担を義務づける反面，上限も設定されている．[325]

歩行介助　assistance(help) with walking　歩行障害のある患者，ふらつきやルート類のため歩くことが困難な患者，長期間歩行していない患者に対し，歩行を助けたり見守ったりすることを指す．腰ベルトや歩行器，杖などの移動補助用具を用いる介助も含まれる．ここで用いられる腰ベルトとは，革や木綿布などでつくられた伸縮性のないベルトであり，患者のウエスト部分に当て，歩行の姿勢バランスを支持するもの．[1542]

歩行器　walker　筋力低下などにより歩行困難な人や，バランスを欠く人の歩行を補助し体重を支える可動性の器具．歩行器は4つの脚がフレームでつながっており，左右のフレームを交互に動かして進む交互歩行器，フレームを持ち上げて進む固定型歩行器，脚にキャスターの付いた二輪歩行器や四輪歩行器がある．[1202] ⇨参歩行補助器具→2694

補高靴　extension shoe for leg length descrepancy　左右の脚の長さが異なるときに用いられる，脚長差を補正するための靴．靴底あるいは中敷きで高さを補正する場合と両方を併用する場合とがある．これによって調整できるのは脚長差が3 cm以内である．補高靴を使用することで踏み返しも容易となり，体重をかけて安定した歩行ができるようになる．[1202]

歩行周期　gait cycle, walking cycle　一側下肢の踵が接地し，次に再び同側の踵が接地するまでの一連の動作および時間のこと．立脚期と遊脚期に分けられる．立脚期は足が地面についている時期のことで，踵接地，足底接地，立脚中期，踵離地，足尖離地(爪先離地)の要素からなり，遊脚期は足が地面から離れている時期のことで，加速期，遊脚中期，減速期の要素からなる．1歩行周期に進む距離を重複歩距離(ストライド長stride length)という．[884]

補酵素　coenzyme　［コエンザイム，助酵素］　酵素のタンパク質部分(アポ酵素)と可逆的に結合して酵素作用の発現に寄与する補欠分子族をいう．通常，アポ酵素のみあるいは補酵素のみでは活性をもたないが，両者

●歩行周期(インマン Inman による)

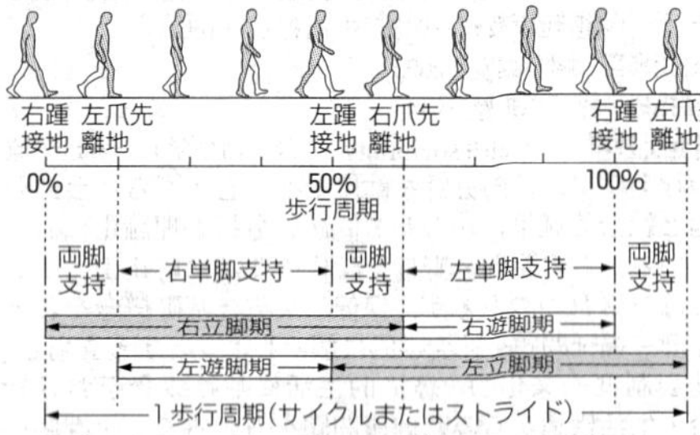

Inman UT, et al: Human Walking. Williams & Wilkins, Baltimore, 1981

が結合すると複合体(ホロ酵素)を形成して酵素作用を示すようになる．NAD，NADH，フラビン，ピリドキサールリン酸，補酵素A，チアミン二リン酸などが代表的．補酵素は物質代謝に欠かせないが，水溶性ビタミン(特にB群)はこれら補酵素の主要部分を構成する．[402]

補酵素A　coenzyme A；CoA　［コエンザイムA］　アシル基の転移反応に関与し，細胞内でこれらの基の担体として働く補酵素．この補酵素の機能は，脂肪酸酸化，脂肪酸合成，ステロイド合成，ピルビン酸酸化，アミノ酸代謝，生物学的アセチル化などの酵素反応において，アシル基の担体となることにある．補酵素Aはパントテン酸，2-メルカプトエチルアミン，アデノシン3′-リン酸からなる．[402]

補酵素R⇨同ビオチン→2427

歩行パターン　gait pattern⇨同歩容→2714

歩行分析　gait analysis　歩行，走り方，階段の昇降などを含む動作時の身体の各部位の動き(歩容)を運動学，運動力学，エネルギー効率，筋活動の面から分析すること．運動学的な分析は，位置変化すなわち各関節の動きを空間的に分析するものである．運動力学的な分析は，歩行時の床への力の変化(床反力)，関節モーメントの分析である．[1319]

歩行補助器具　walking aid　体幹バランスの改善や患肢にかかる負荷の軽減のために用いる，歩行を補助する器具．歩くことを補助する装置全体を指して歩行補助具と考えられるが，通常は車いすを含まない．杖として，手と床面で支持する杖，手と床面のほかに肘や腋窩で支持する松葉杖があり，このほかにさらに支持面が大きく脚部に車輪などがついた歩行器が含まれる．[1202] ⇨参歩行器→2694

歩行率　walking rate, cadence　［ケイデンス］　単位時間当たりの歩数のこと．steps/min，またはsteps/secの単位で用いる．通常は1分間当たりの歩数(steps/min)で表される．歩数は一側の踵が接地して次に反対側の踵が接地するまでの動作を1歩として数える．健常成人における通常歩行の歩行率は100-120 steps/minである．[884]

歩行練習(訓練)　gait training, gait exercise　歩行障害のある患者に行う，歩行能力の維持と改善を目的とした訓練．最初の歩行練習は，立位のバランスや歩行の安定性獲得を目的に平行棒を使用し，その後，松葉杖，四点杖，一本杖などの杖での歩行練習に移り，最終的には階段や坂道，屋外歩行などの生活場面にあわせた

練習を行う.[249] ⇨参平行棒練習(訓練)→2617

保護隔離⇨同逆隔離→708

保護眼鏡 protective glasses, safety glasses ［防護眼鏡］ 眼を保護するための眼鏡. スポーツ時や溶接作業時などに外傷から眼を守るもの, 紫外線など有害な光から守るものなどがある. 眼科手術後に術創保護のために用いることもある.[257]

保護具 protective equipment ［防具］ 労働現場において, 外力や化学物質, 物理エネルギーなどの各種有害因子から身体をまもるために労働者が身につけて用いるもの. このうち外力が身体各所に作用して起こる外傷を防ぐものを安全保護具といい, 安全管理の一環として用いられるヘルメット, 安全靴, 飛散物から目や顔をまもる保護眼鏡, 防護面(面体), 保護手袋などがある. 労働現場に存在する粉塵, ガス, 溶剤, 有害光線, 騒音, 暑熱などの有害因子に曝露することによって起こる疾病などの健康障害を予防するものを衛生保護具といい, 労働衛生管理活動の主に作業管理として用いられる. 防塵マスク, 防毒マスク, 不浸透性手袋, 保護エプロン, 保護眼鏡(遮光), 耳栓, 断熱服などがある. 事業主は保護具が必要とされる作業, 職場に適切な保護具を配備する義務がある. 一方, 労働者はこれらを利用しなければ健康障害予防の実効が上がらない.[1603]

保護工場 sheltered workshop ［保護職場］ 精神障害者の早期社会復帰を目指し, 病院で行う作業療法やナイトホスピタルによる院外作業療法の延長線上にあり, 退院後, 一般社会人と同調できるようになるまでの間, 患者の能力に応じて労働する機会を与えることを目的として設置されている中間施設で, 非営利の作業所. 最初は心身障害者の社会復帰のための中間施設の1つとして1840年頃にアメリカでつくられたものであるが, 1950年代になり精神障害者にも適応されるようになった. 対象者の職業再適応を目的とし, 今後の労働生活に必要な態度や習慣と能力の向上の機会を与え, 労働生活に伴う成果や生きがいを体験させることを目指しており, 医師, 精神保健福祉士(PSW), 作業療法士(OT), 臨床心理士(CP)などの医学的管理下におかれている. 対象者は専門的な技術員によって指導され, 能力に応じて仕事の内容や量が決められ, 生産高に応じて賃金も支払われる. 欧米では一般的になりつつあるが, わが国では民間の精神科病院が試行的に取り組み始めている程度.[457]

保護施設 facility for protection 「生活保護法」で制定された施設で, 救護施設, 更生施設, 医療保護施設, 授産施設, 宿所提供施設がある. これらの施設は都道府県知事の許可により設置することができる. また, 保護施設の基準が設けられ, それにより施設への収容または処遇にあたり, 人種, 信条, 社会的身分などによる差別, または優先的取り扱いを禁止されている.[321]

保護室《精神医療の》 seclusion room ［隔離室］ 精神科病床の一部である内側から患者本人の意思によっては出ることのできない構造となっている閉鎖的環境の部屋. このような構造の部屋への患者の収容は, 精神保健福祉法上の行動制限類型の1つである隔離となる(ただし, 本人の意思による入室を除く). 治療上は, 興奮, 自傷, 暴力などの著しい患者に対し環境からの過剰な情報入力を遮断し, 鎮静や精神症状の改善をもたらす効果を期待して使用される. 医療法上は病室には外に面した窓がなければならないが, 保護室の場合には, 回廊など廊下を隔てて窓のある構造も容認されている. 保護室空間に共用空間を付設する病院も増えている. 保護室は, 火災や自傷行為などを考慮した安全な構造であると同時に, 圧迫感を与えない, 臭気の除去などアメニティへの配慮も必要. 診療報酬の施設基準で精神科急性期治療病棟入院料, 精神科救急入院料を算定する病棟には保護室(隔離室)の設置が定められている.[1609] ⇨参行動制限→1043

保護職場⇨同保護工場→2695

保護ブロック protective block ［進入ブロック］ 異所性の刺激中枢(例えば副収縮)が基本調律(洞調律など)による興奮の影響を受けないで独立して収縮を続けるには, 基本調律による興奮の進入から保護されていなければならない. これを保護ブロックあるいは進入ブロックと呼んでいる.[1161] ⇨参進出ブロック→1556

ボゴラッド症候群 Bogorad syndrome⇨同ワニの涙症候群→3008

補剤 虚証に対して用いる処方群. 漢方医学の治療方針は, 虚するものは補い(補法), 実するものは瀉す(瀉法)というもので, これを補瀉の法という. 補法は足りないものを補うという意味で, 病人の体力を養うことを主とした治療法であり, そのために用いる漢方方剤を補剤という. 瀉法は病邪を攻撃しようとするもので, 発汗や嘔吐, 下痢をさせることによって病邪を排除する治療法であり, そのために用いる方剤を瀉剤という. 補剤には人参, 黄耆(おうぎ)を含んだ処方が多く, これを参耆剤(じんぎざい)という. 補中益気湯(ほちゅうえっきとう), 十全大補湯(じゅうぜんたいほとう)などがその代表的な処方である.[1497] ⇨参気虚→677, 虚証→781

母指CM関節症 rhizarthrosis, trapeziometacarpal joint arthrosis 第1中手骨と大菱形骨との関節〔母指手根中手(CM)関節〕の骨関節炎(変形性関節症 osteoarthritis). 加齢により発症し, 腫脹, 疼痛からやがて関節面の狭小化, 硬化, 破壊や靱帯の変性, 弛緩をきたす. 中年以降の女性で手を使う職業に多い. RA(関節リウマチ)との鑑別が必要. 有痛性変形や関節動揺性が著しいものは関節固定などの手術が必要になる.[1453]

母子愛育会 Institutes for Mother-Child Welfare 1934(昭和9)年に創設された恩賜財団愛育会から発展し, 1946(同21)年恩賜財団母子愛育会, さらに1952(同27)年に社会福祉法人恩賜財団母子愛育会となったものの通称. 設立経緯は, 1933(同8)年12月23日皇太子(現天皇)誕生の祝宴の際に, 昭和天皇から内閣総理大臣斎藤実子爵に伝達された御沙汰書に基づき, 宮内, 内務, 文部, 拓務の4大臣が協議し, 1934年恩賜財団愛育会を創立, 母子の保健と福祉のための事業が開始された. 愛育会は科学的な研究成果を実際に応用することを目的に愛育調査会を発足させ, その事業結果をもとに, 児童および母性の養護, 教育に関する総合的研究を行うため, 1938(同13)年愛育研究所を設立, 臨床部門として愛育医院(小児科部門)を開院. 〔愛育医院は1940(同15)年に産科部門を設置し, 1949(同24)年医療法の規定により愛育病院と改称〕. さらには, 不況下で農山漁村における乳幼児の死亡率が高かった当時の社会背景を踏まえ，村ぐるみで改善にあたる取り組みとして愛育村事業を発足させ，その中核となる基礎的な単位組織として愛育班を設けた．愛育班は，班員の家庭訪問，話し合い，学習などを月1回は実施し，愛育思想の普及・啓蒙活動を展開．第二次世界大戦前には46都道府県に1,200余りの愛育村を指定し，地域保健の推進に多大の貢献をした．第二次世界大戦後は新たな歩みを始め，現在では，日本子ども家庭総合研究所，総合母子センター(愛育病院・研修部・研究開発部)，愛育推進部(愛育班の研修推進)教養施設，母子保健に関する出版など数々の事業を展開して母子保健事業に多大な貢献をしている．[457]

母指圧痕像 thumb printing, thumb printing sign ［**親指圧痕像**］ 注腸造影検査において母指で押したような円形の隆起が連続してみられる像を指す．虚血性大腸炎の初期にみられ，腸管の炎症による粘膜下層の浮腫を反映している．[580,1608]

●母指圧痕像

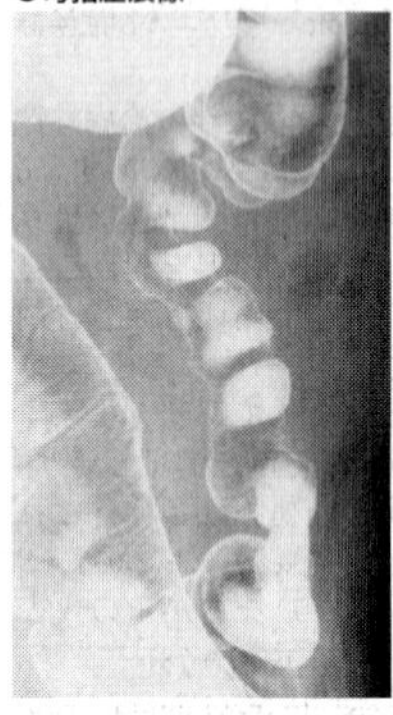

母子(児)異室制 rooming-out system 分娩後に母子がそれぞれ褥婦室，新生児室に分かれた別の部屋で休息，生活する形態をいう．利点は褥婦の休養や安静が保たれる，専門家による児の観察や保育がいきとどく，褥婦や面会者からの感染を防げるなどがある．欠点は母子の愛着形成の阻害や遅れ，母乳栄養が確立されにくい，育児技術の習得が遅れる，新生児間の相互感染などがあげられる．わが国では従来は大部分を占めていたが，1989年のWHOとユニセフによる共同声明「母乳育児を成功させるための10か条」の中で，赤ちゃんにやさしい管理のあり方として母子同室制(rooming-in)が推進されるようになり，最近では母子同室制による管理のほうが母子にとって有益であるとされている．[1352]

母子衛生⇨同母子保健事業→2699

母子衛生対策要綱 framework for maternal and child hygiene program 1948(昭和23)年9月，厚生次官から都道府県知事にあてた母子衛生の基本対策を示した通知．翌年施行の「児童福祉法」の主旨に基づいて母性および児童の保健に関する恒久的対策としてまとめられたもの．内容は，①母子衛生組織網の強化，②母子保健指導の徹底，③母子衛生施設の充実，④母子衛生関係技術の向上，⑤母子衛生思想の普及，などについて具体的に示し，妊産婦や乳幼児の死亡率と罹病率が著しく高かった当時，母子衛生対策として貢献した．[457]

母子衛生統計 statistics relating to maternal and child health 国の衛生水準を示す指標となる統計資料．毎年7月頃に2年前の統計資料が「母子衛生の主なる統計」と題して厚生労働省児童家庭局母子衛生課監修で発行されている．内容は，出生数，乳児死亡，新生児死亡，児童死亡，妊産婦死亡，死産，周産期死亡，人工妊娠中絶，母子保健事業，諸外国の統計など．各項目について都道府県別，出生順位別，死因別などに解析されており，母子衛生事業の統計資料，諸外国の母子衛生統計資料などが加えられ，わが国の母子衛生全般の水準が理解できる．[457]

母子及び寡婦福祉法 law for welfare of fatherless families and widows ［**母子福祉法**］ すべての母子家庭で児童が心身ともに健全に育成されるための諸条件が保障されることと，母親・寡婦の健康で文化的な生活を保障することを目的として1964(昭和39)年に制定された「母子福祉法」の改正法．福祉の措置として母子相談員の設置，資金の貸付や売店などの設置の許可，公営住宅の供給に関する特別の配慮，母子家庭の母および児童の雇用に関する協力などがうたわれており，母子一体の福祉の推進を図っていることが特徴．また母子福祉施設の設置も規定している．その後1981(同56)年には，配偶者のいない女性，扶養する子が20歳をこえた者，あるいは子のいない寡婦の社会的経済的困難に対応し，「母子及び寡婦福祉法」と改正．第1条から第4条に，法の目的，基本理念，公的責任の所在，母子家庭および寡婦の責務が明記され，福祉の原理を構成している．2002(平成14)年11月の改正では父子家庭が施策の対象として，はじめて位置づけられた．[457]

母趾外反症⇨同外反母趾→452

母子家庭 fatherless family ［**母子世帯**］ 一般的には母親と養育が必要な子どもとで構成される世帯をいう．福祉の分野では，そのなかでも子どもの養育と生計の維持が経済的に困難である世帯を意味している．また，わが国の施策主体による規定では，厚生労働省の全国母子世帯等実態調査における「20歳未満の児童を扶養している配偶者のない女子とその児童からなる世帯」としている．この世帯に対し，「母子及び寡婦福祉法」により福祉資金の貸付，住居の提供，就労援助，保育施設・母子福祉施設の設置などの対策と母子福祉年金などの対策が講じられているが，近年では離婚率の増加や未婚の母の増加など複雑な問題をかかえており，経済的な施策のみでは不十分といわれている．[457]

母子関係 mother-child relationship 母親との安定した人間関係を経験し，満足感と幸福感に満たされることが乳幼児の精神発達にとって重要であると考えられてきた．最近では，母子関係は子どもが精神発達過程において経験する多様な人間関係の1つであり，父子関係，家族関係，友人関係などとの関連が重視されてきている．[12]

母児間血小板型不適合 fetomaternal platelet antigen incompatibility 母親と胎児との血小板型が一致せずに，胎児に血小板減少症が生じること．母体に胎児の血小板型に対する抗体がつくられることが原因で，重症化すると脳出血や胎児死亡に至るケースもある．[860]

母子看護学 maternal-child nursing⇨同母性看護学→2703

母子感染 mother-infant infection 母から子へ感染するものをいう．感染経路は，①胎内感染としての経胎盤感染(トキソプラズマ，風疹ウイルス，サイトメガロウイルス，単純ヘルペスウイルス，梅毒)，②腟からの上行性感染(連鎖球菌など)，③分娩時の産道感染〔B 型肝炎ウイルス，ヒト免疫不全ウイルス(HIV)，単純ヘルペスウイルス〕，④経母乳感染(成人 T 細胞白血病ウイルス)などが知られている．母子垂直感染では児の先天異常，重症の先天感染症，キャリア化が問題となるため，予防対策に努力がなされている．中でも B 型肝炎ウイルスの母子感染は，出生直後の HB 抗体抗力価の γ グロブリン筋注と，それに続くワクチン接種で効果をあげている．HIV 感染の場合は妊娠中の抗ウイルス薬投与，選択的帝王切開術，新生児へのジドブジン(AZT)の投与，母乳禁止によりほぼ垂直感染を防止できるようになった．[1352]

母指球 thenar，thenar eminence 手掌の母指側にあるふくらみのこと．物をつまむ，しっかりと握るなど母指の微細な，かつ多方向の運動にかかわる筋群で構成される．短母指外転筋，短母指屈筋，母指対立筋(正中神経支配)と母指内転筋(尺骨神経支配)がある．特に，正中神経の障害により母指球は萎縮し(猿手)，母指の運動は著しく障害される．[1044]

ホジキン細胞 Hodgkin cell ［シュテルンベルグ細胞］ ホジキン病でみられるリード・シュテルンベルグ Reed-Sternberg 巨細胞(R-S 細胞)の亜型で，多核の R-S 細胞と同様の性状を示すが単核．好酸性の大きな核小体を有し，細胞質に富む．ホジキン病の診断には R-S 細胞の出現と，背景としての小リンパ球の存在が重要視されている．ときにホジキン細胞のみでホジキン病と診断することもあり重要である．[1531] ⇨参リード・シュテルンベルグ細胞→2916

ホジキン・ハクスリーの式 Hodgkin-Huxley equation ヤリイカ巨大軸索の活動電位や静止電位の発生機序を説明する式．イオン説に用いられるもので，イギリスの生理学者ホジキン Alan L. Hodgkin(1914-98)とハクスリー Andrew F. Huxley(1917 年生)が実験結果を数式化した．一般的に膜電位を求める式として使われている．[1274] ⇨参イオン説→217

ホジキン病⇨同ホジキンリンパ腫→2697

ホジキンリンパ腫 Hodgkin lymphoma ［ホジキン病］ 悪性リンパ腫の1つ．悪性リンパ腫は，ホジキン Hodgkin リンパ腫(HL)と非ホジキン non-Hodgkin リンパ腫(NHL)に大別される．HL の多くは，B リンパ球由来である．現在汎用される新 WHO 分類では，HL は結節性リンパ球優位性 HL と古典的 HL(CHL)に分類され，さらに CHL は結節硬化型，混合細胞型，リンパ球豊富型，リンパ球減少型に 4 分類された．HL の臨床的特徴を NHL と比較すると，全身症状(発熱，夜間盗汗，体重減少，瘙痒感など)を伴いやすい．特にペル・エプシュタイン Pel-Ebstein 熱はよく知られている．リンパ節腫大は，HL では連続性に，NHL では非連続性に進展する．男女比は約 2：1 で，発症年齢は NHL に比し若い．診断にはリンパ節生検が必須．臨床病期の判定にはアン=アーバー Ann Arbor 分類が汎用される．治療は病期Ⅰ・Ⅱでは主に放射線療法が，病期Ⅲ・Ⅳでは主に化学療法が用いられる．予後は NHL に比べて良好．ホジキン Thomas Hodgkin はイギリスの病理学者(1798-1866)．[1464]

母子健康センター Maternal and Child Health Center 農村地帯の母子保健推進事業として 1958(昭和 33)年から設置され始めたが，1965(同 40)年の「母子保健法」制定時に「市町村は，必要に応じ母子健康センターを設置するように努めなければならない」(第 22 条)として法制化された施設．母性・乳幼児に関する各種の相談に応ずるとともに，母性および乳幼児の保健指導を行い，またこれらの事業に併せて助産を行うことを目的とする．施設の設置は，保健所から相当の距離のある市町村および自宅分娩が多い市町村を原則とする．1974(同 49)年から，①保健指導部門と助産部門を併せて有する母子健康センターと，②保健指導のみの母子健康センターが発足．最近では保健指導部門が中心で，助産部門の活動は少なくなっている．2006(平成 18)年 3 月現在，全国に 159 か所設置されている．[1036]

母子健康手帳 mother's handbook for health 母子ともに元気な状態で出産を迎え，健やかな子どもの成長を促すため，妊娠・出産・育児の様子を記録する手帳である．わが国独自のものであるが，近年その有効性が世界中で認められつつある．以前は母子手帳といったが，1965(昭和 40)年「母子保健法」が制定され，改称された．妊娠した者は「母子保健法」第 15 条により市町村に届け出る義務があり，また市町村は第 16 条により妊娠の届け出をした者に対して母子健康手帳を交付しなければならない．母子健康手帳は厚生労働省令によって定められ，手帳に必ず記載されていなければならない全国統一様式部分(必要記載事項)と各市町村の独自の判断で記載内容を作成する部分(任意記載事項)がある．この手帳は妊婦健康診査，出産，妊産婦・乳幼児の各種教室や健康相談，乳幼児健康診査，予防接種などの各時期に医師，歯科医師，助産師，看護師から必要事項の記載を受けると同時に，その保護者にも同様な記録義務が課されている．さらに両親による子どもの成長記録としても使用でき，病気の際に医師が参考にすることもできる．近年，在日外国人や外国で出産・育児を行う日本人のため，財団法人母子衛生研究会では英語，ハングル，中国語，タイ語，タガログ語，ポルトガル語，インドネシア語，スペイン語と日本語を併記した母子健康手帳を出しているほか，外国人の多い横浜，福岡，浜松などでは日本語と英語併記の母子健康手帳を発行している．[1356] ⇨参母子手帳→2698

母指さがし試験 thumb localizing test 位置覚検査法の1つ．閉眼して一側の母指のみを伸展させて行う．患側の位置覚が障害されると，健側の指で患側の母指をつまむよう指示しても直線的に到達できず，誤った空間で母指をさがす．患側の判定が難しい場合があるので，関節位置覚を検査するほうが有用である．[1268] ⇨参関節位置覚→620

母子生活支援施設 home for mother and children ［母子寮］ 1997(平成 9)年 6 月改正，1998(同 10)年 4 月施行の「児童福祉法」第 38 条に基づく児童福祉施設の一種で，それまでの母子寮を改称したもの．配偶者のいない女性，またはこれに準ずる事情にある女性およびその監護すべき児童を入所させ保護する施設．同時に自立促進に向けた生活支援を目的とし，入所の措置は都道府県知事・市長および福祉事務所を管理する町村長が行う．職員構成は母子指導員，嘱託医，児童を指導する職員，調理員．戦前は遺家族母子，戦後は戦災・引き揚げ母子などの援護施設としての役割が大きかったが，近年では未婚母子や夫の遺棄，多額の負債，暴力被害などにより緊急保護を必要とする母子が増えている．[457]

母子世帯⇨同母子家庭⇀2696

母子相互作用 mother-infant interaction 母子の相互のやりとりには，母親から赤ちゃんへの働きかけと，赤ちゃんから母親への働きかけの２方向が存在する．母親は赤ちゃんとの関係に没頭することで，赤ちゃんの動きや反応を感覚的に理解できるようになる．そのことがさらに母親である実感を生み，愛情を注いでいくことになる．また，赤ちゃんには出生直後から人の顔を好んで見つめたり，声かけに同調する反応がすでに存在している．全身で母親の注意を自分に向け，母親の積極的な働きかけを引き出しているのである．これらを母子相互作用という．[767]

母子相談員 counsellor for fatherless family 都道府県におかれ母子家庭および寡婦に対し，相談指導を行う者をいう．「母子及び寡婦福祉法」第７条に規定され，社会的信望があり，かつ配偶者のいない女性で現に児童を扶養している者および寡婦に対する身上相談に応じ，その自立に必要な指導助言を行う．必要な熱意と見識を有する者のなかから都道府県知事が委嘱．非常勤とされているが，政令で定める相当の知識経験を有する者については，常勤とすることができる．[457]

ポジティブフィードバック⇨同正のフィードバック⇀1703

母子手帳 maternal and child health handbook 母性ならびに乳児および幼児の健康の保持・増進を図るために，市町村が妊娠の届け出をした者に対して交付しなければならない母子健康手帳の旧称．1942(昭和17)年に「妊産婦手帳」制度として発足し，1948(同23)年「児童福祉法」の制定によって「母子手帳」になり，1965(同40)年に「母子保健法」が制定され，第16条の規定によって「母子健康手帳」という名になった．この手帳には，出産までの妊婦の健康状態，出産時の重要事項(出生日，時間，出生した施設や病院の名称)，出産後の予防接種や成長状況を記入する．[457] ⇨参母子健康手帳⇀2697

母子(児)同室制 rooming-in system ［ルーミングイン］出産後，母親と新生児が同じ部屋で過ごすこと．新生児への愛情，育児への自信が深まるなど，母子相互作用を深め，母乳育児を促進する効果がある．母親と新生児が授乳以外は別の部屋で過ごすことを母児異室制という．[496]

母子同室入院⇨同付き添い《子どもの》⇀2036

母指頭大 thumb-tip size 親指の頭くらいの大きさの意味．実際には上肢母指の遠位指節間関節より末梢の腹側までの大きさをいう．[543]

ポジトロンCT positron computed tomography⇨同PET⇀94

ポジトロンエミッション断層撮影 positron emission tomography⇨同PET⇀94

ポジトロンカメラ positron camera ポジトロンエミッション断層撮影(PET)で画像を撮影するための装置．陽電子が電子と結合して消滅するとき，互いに180度方向に２本の放射線(陽電子消滅線)が放射される．これを同時計測するため，数百個の小さな検出器がリング状に4-18列に配列した構造をしており，外観はX線CTに類似している．検出器のシンチレーターにはヨウ化ナトリウム(NaI)よりも検出効率の高いビスマスゲルマニウムオキサイド(BGO)，ルテチウムシリコンオキサイド(LSO)，ガドリニウムシリコンオキサイド(GSO)が用いられる．[737] ⇨参陽電子消滅線⇀2876，PET⇀94

ポジトロン放出核種 positron emitter⇨同陽電子放出核種⇀2876

母子入園 guidance admission for mother and child 肢体不自由児施設などへの入所対象者が，短期間母親とともに入園することをいう．児童に対する療育の効果を高め，母親に対しては家庭内での療育を指導し，家庭復帰後も一貫した療育が適切に行われることを目的とする．肢体不自由児施設への入所措置がとられた児童のうち低年齢の者が対象となる．一般病棟とは別の母子入園棟に1-3月間入園し，理学療法士，作業療法士，言語聴覚士，保育士，看護師，医師などによる指導が行われる．[540] ⇨参肢体不自由児施設⇀1303

母子年金⇨同母子福祉年金⇀2698

母子福祉 maternal and child welfare 現在のところ３つに分類される．狭義には，①「母子及び寡婦福祉法」によって行われる母子福祉事業を指す，②母子福祉事業のほかの課題，母子問題の解消・予防のための社会福祉既存の諸政策を併せたものと規定される．諸政策で主要なものは「児童福祉法」による母子生活支援施設・生活保護など．広義に規定すれば，③母子問題を総合的に規定したうえで，その解消・予防のために構想される政策・運動・実践のすべてということになる．これは就労保障と所得保障を機軸に医療，住宅，教育，保育からホームヘルプサービス，相談などを含む．[457]

母子福祉センター mother-child welfare center 母子家庭の母および児童がその心身の健康を保持し，生活の向上を図るために設置された「母子及び寡婦福祉法」第39条に定められている母子福祉施設の１つ．「無料又は低額な料金で，母子家庭に対して，各種の相談に応ずるとともに，生活指導及び生業の指導を行う等母子家庭の福祉のための便宜を総合的に供与することを目的とする施設」と規定されている．[321]

母子福祉年金 maternal and child welfare pension ［母子年金］ 1961(昭和36)年，旧「国民年金法」の福祉年金制度の発足時，拠出制の母子年金制度が制定された．この発足時にすでに母子所帯にあった者，あるいは将来にわたって拠出能力が乏しい低所得者層を救済することを目的として設けられた無拠出制の年金．年金保険の一環として死別の母子世帯を対象として給付される遺族給付であったため，生別(離婚，行方不明など)の世帯は対象外であった．1985(同60)年の年金制度の大改正により，遺族年金の導入によって廃止されたが，法施行日前までに受給権が発生していた場合は，施行日に遺族基礎年金に切り替えられた．[457]

母子福祉法⇨同母子及び寡婦福祉法⇀2696

母子分離 maternal and child separation, mother-newborn separation 乳幼児と母親とが物理的に離れてい

る状態のことで，児または母親が病気のときに生じやすい．子どもに不安を引き起こして情緒を不安定にし，ひいては子どもの健康状態，成長発達に大きな影響を及ぼす．また子どもだけでなく，母親にも絆の形成を阻害するなど母親役割の形成や獲得が困難になりやすい．母子分離による不安を分離不安といい，乳幼児の精神衛生および母子関係における重要な要因となっている．[1352] ⇨参分離不安→2612

保持縫合 retention suture⇨同減張縫合→956

母子保健課 Maternal and Child Health Division 第二次世界大戦後，「児童福祉法」に基づき厚生省に児童局が設置され，局内に母子衛生課が置かれ母子保健行政を所管することになった．現在，厚生労働省では，児童局は雇用均等・児童家庭局に，母子衛生課は母子保健課と名称変更されている．その主な所掌事務は，妊産婦・乳児・幼児の保健指導および健康診査，低出生体重児の養育，虚弱児の健康の向上，結核児童の療育，家族計画，児童・妊産婦の栄養の改善，治療方法が確立していない疾病などの予防・治療に関することなど．平成20年度の予算からみた具体的事業内容は，①総合的な母子保健医療対策事業（周産期医療ネットワークの推進，健やかな妊娠・出産等サポート事業実施，子どもの心の診療拠点病院機構推進事業創設，不妊治療に対する支援など），②小児慢性特定疾患対策の推進，③未熟児養育医療（低出生体重児および長期の療養を必要とする結核児童に対する医療の給付など），④食育の推進（妊産婦や乳幼児のための食事摂取基準の検討など），⑤「健やか親子21」推進対策，⑥子ども家庭総合研究事業，⑦母子保健医療施設・設備整備事業（周産期医療施設の設備）などとなっている．

母子保健管理機構（体系） management system for maternal and child health 母子保健は人の生涯を通じての健康づくりの原点であり，小児の育成は社会の責務であるとして，わが国では健全な生命の誕生と子どもの育成を理念に，「母子保健法」によって母性ならびに乳児・幼児の健康の保持・増進を図り，母子保健の原理を明らかにすること，母性・乳児・小児に対する保健指導，健康診査，医務，その他の措置を行うことが定められている．この定めに対応して国，都道府県，市町村が取り組んでいる母子を対象とした保健管理事業の計画・実施・評価に至るまでの総括的管理体系と理念をいう．「母子保健法」では母性の尊重，乳幼児の健康の保持増進，母性および保護者の努力，国および公共団体の責務がうたわれ，結婚から妊娠・出産，乳児期，幼児期の人びとに対し個別的・集団的に知識を普及し指導および助言を行うことが定められている．具体的には，結婚前期には遺伝性疾患に対する衛生教育，家族計画指導など，妊娠期間には妊娠届け出，健康審査，保健指導，母親学級，母性の異常に対する医療援護など，出産期には施設内分娩の普及，新生児・妊産婦・未熟児訪問指導・養育医療，乳児期には乳児検診・指導，育成医療・療育給付，育児学級など，幼児期には幼児検診（3歳児健康診査），療育相談・指導，予防接種など．[457]

母子保健計画 mother and child health plan 1997（平成9）年施行の「地域保健法」および「母子保健法」の一部改正により，各区市町村が策定する，身近な母子保健事業を積極的に展開するための計画．1994（同6）年，国による「エンゼルプラン」の一環として法改正が行われ，「保健所法」に変わる「地域保健法」の成立によって母子保健事業の実施機関が保健所から区市町村（保健センターなど）に移行，1997（同9）年からは全面的な実施に至った．保健所の整理・縮小をねらったものであるという批判もあるが，保健・医療・福祉分野の重複する総合性をもって地域住民のニーズに具体的に対応しようとするものである．母子保健は思春期から妊娠・出産・育児という一連の母性，父性，乳幼児を対象としており，区市町村が子育てを地域社会全体の役割としてとらえ，基本理念，施策の目標，施策の方向性，具体的事業の内容などを具体的に明示し，情勢変化に応じて見直すことになっている．それに伴い地域保健師による地域住民のニーズの把握，問題分析，目標，活動，成果，指標，期限など事業計画の骨子の立案が，さらに重要な役割として期待されている．[457]

母子保健事業 maternal and child health program ［母子衛生］ 公衆衛生活動のカテゴリーの1つで，母性（妊産婦およびその前段階にある女性）の健康問題と小児（新生児，乳幼児）の健康問題を包括して保健上の対策を講ずる活動を指す．母親にとって妊娠・出産は生理的現象ではあるが，種々の健康リスクを伴う時期でもある．一方，この時期における母親の健康状態は生まれた子どもの健康状態と密接に関連しており，両者を区別して対策を講ずることは得策でないと考えられており，統括した保健活動を行っている．わが国では「母子保健法」に基づいて実施されている．[1036]

母子保健施策 maternal and child health program 母子保健に関する施策．1937（昭和12）年，「保健所法」が制定され母子衛生事業が整備された．その後，母子保健施策は時代の社会的状況に応じて変革され，現在は「母子保健法」の理念に基づき，子育て支援や母子の生活環境の向上など，予防的・総合的施策を展開．具体的には，国庫補助事業のほかに，都道府県・市町村主催の地域のニードに応じた単独事業などがある．施策内容は，保健指導・健康診査・医療援護および母子保健の基盤整備に分けられる．基盤整備では，母子保健事業を市町村へ委譲して一本化〔1997（平成9）年4月完了〕し，住民に身近な母子保健事業が展開されている．また，「不妊専門相談センター事業」や「女性の健康支援事業」など，母子からすべての女性へと対象が拡大された．「子どもの心の健康づくり対策事業」は，少子化など今の日本社会のニードに呼応している．[271]

母子保健推進員 maternal and child health promoter 1968（昭和43）年の「市町村母子保健事業推進要綱」に基づき，地域における母子保健活動を推進するために委嘱された民間のボランティア．市町村長が地域の助産師，保健師，看護師または母子保健に相当の経験があり，かつ熱意を有する者のなかから依頼．主な活動内容は，①母子保健に関する問題点の把握，②妊娠未届者や健康診査未受診者などに対する協力依頼などであり，活動内容を記録して報告する義務がある．[1036]

母子保健推進員制度 母子保健活動は，市町村において地域住民に密着した形で展開されることが効果的であることから，これらの活動を積極的に推進する目的で1968（昭和43）年に創設された制度．[1036]

母子保健対策《厚生労働省》 Maternal and Child Health Service；MCHS わが国の母子保健対策は1965（昭和40）年の「母子保健法」制定により，これまでの児童および妊産婦を対象とする母子保健からさらに対象を広げ，妊産婦になる前段階の女性の健康管理も含めた母子の一貫した総合的な対策として推進されることとなった．1994（平成6）年より，その基本的サービス（母子健康手帳の交付，健康診査，訪問指導）は市町村において実施されている．[1036]

母子保健法 Maternal and Child Health Law 1965（昭和40）年に制定された法律．目的は「母性並びに乳児及び幼児の健康の保持及び増進を図るため，母子保健に関する原理を明らかにするとともに，母性並びに乳児及び幼児に対する保健指導，健康診査，医療その他の措置を講じ，もって国民保健の向上に寄与する」こと．その後，1994（平成6）年に改正され，地域住民に密着した母子保健サービスの提供を目指して，母子保健事業の市町村への一元化がなされた．[1036]

母児免疫⇨同胎児母体免疫→1873

母児免疫疾患 fetomaternal immunologic disease 胎児組織には母体にはない父側の同種抗原が存在するため，母体はそれに対する抗体を産生する可能性がある．この抗体は免疫グロブリンG（IgG）であり胎盤を通過し胎児に移行，自己免疫疾患を出現させる．ABO血液型不適合，Rh血液型不適合，新生児の白血球減少症，一過性の低γグロブリン血症などがこれに属する．[1476]

補充学習 remedial learning，remedial education 多様な目的と方法がある．かつての補習学習のように，受験勉強のために教師が放課後に特別にクラスを設けて問題集をいっせいに練習させるようなものから，現代の大学新入生の学力不足に対して，数学や理科系の科目を教えるものまでも含む．さらには小学校，中学校において，教科の学習についてこられない生徒に対して特別のクラスを設けるような方法も補充学習と呼ばれている．このようにクラスの平均的な学力に追いつかせるための特別の学習を指す．[32]

補充現象⇨同リクルートメント現象→2921

補充収縮 escaped beat ［補充調律］ 上位の刺激中枢からの刺激頻度が減少あるいは停止した場合，下位の刺激中枢からの刺激が発生する．これを補充収縮といい，持続した調律になる場合を補充調律という．例えば洞停止の場合には心房調律あるいは接合部調律（心拍数40-60/分程度）などが出現し，房室ブロックの場合には接合部調律あるいは心室調律（心拍数20-40/分程度）が出現する．下位の補充収縮になるほど心拍数は減少する．洞徐脈，洞停止，洞房ブロック，房室ブロック，発作性頻拍の停止時などに出現する．補充収縮は徐脈に対する安全機能として機能しているが，必ず出現するものでもない．[1161] ⇨参異所性収縮→241

母集団 population ［全体集団］ サンプルを抽出する際に母体となる集団を指す．一般に調査研究では，研究の最終的な対象となる特性を有する全集団を母集団と呼び，その母集団の一部で実際に調査する対象を標本（サンプル）と呼ぶ．母集団には，有限母集団と無限母集団がある．有限母集団については全数調査も場合によっては可能である．[1206]

補充調律 escaped rhythm⇨同補充収縮→2700

補充療法 replacement therapy ［代償療法］ 欠乏している物質を補充する治療法．代償療法とも呼ばれる．甲状腺機能低下症患者に対する甲状腺ホルモン製剤投与やビタミン欠乏症患者に対するビタミン剤投与などがこれに相当する．ホルモン補充療法では目的とするホルモン作用以外にも他の薬理作用を有することもあり（例えば副腎機能不全症でのコルチゾン投与における糖代謝能低下や血清ナトリウム増加作用など），患者にも十分説明したうえで注意して投与する必要がある．[1493]

補償 compensation 劣等感などの欲求不満に陥ったとき，代わりの目標を達成することにより欲求不満を解消する代償的行動に属する行動．アドラー Alfred Adlerによると補償は，①劣等感のもとであるハンディキャップを克服する，②ハンディキャップと別の自己実現を達成する，③劣等感を引き起こすものを否定する，④逃避，⑤劣等感を隠す装いをする，の5型に分けられる．ユング Carl G. Jungは無意識と意識の両者が補償し合って人の心が均衡を保つという．[1429] ⇨参過補償→546

保証 reassurance 支持療法の技法の1つ．患者は，まずカウンセリングの初期には，意識している問題について話しはじめる．次にカウンセリングが進むと，普段表現できなかった感情を表出しはじめるようになる．カウンセラーはこの段階で患者を保証の技術を用いて受け止める．[1429]

保持用気管切開チューブ tracheal opening retainer⇨同気管ボタン→675

歩哨係蹄（ほしょうけいてい）⇨同センチネルループ徴候→1776

補助運動野⇨同補足運動野→2704

補助化学療法⇨同アジュバント化学療法→150

補助呼吸 assisted respiration；AR，assisted ventilation ［AR］ 自発呼吸があっても一回換気量や呼吸回数が減少している場合に，人為的に補助してやる呼吸のこと．全身麻酔中（特に覚醒中）に，吸気に合わせてバッグを加圧する．タイミングがずれるとかえって換気の障害となるので，患者の呼吸リズムに同調させるようにする．人工呼吸器装着患者で自発呼吸をトリガーとして陽圧をかける間欠的陽圧換気法（IPPV）や間欠的に強制換気を行う間欠的強制換気法（IMV）なども，広義の補助呼吸である．[1461]

補助呼吸筋⇨同呼吸補助筋→1083

補助循環法 assisted circulation 不全心を機械的に補助する手段をいい，大動脈内バルーンパンピング（IABP），経皮的心肺補助（PCPS），遠心ポンプによる左心あるいは右心バイパス（LHB，RHB），補助人工心臓（VAS，VAD）などがある．低心拍出量症候群，心原性ショックを伴う心筋梗塞などの急性心不全に適用されるが，補助人工心臓は移植までの橋渡しとして拡張型心筋症などの慢性心不全にも使用される．[934]

補助人工心臓⇨同心室補助人工心臓→1553

母子寮⇨同母子生活支援施設→2697

母数 parameter ［パラメータ］ ある変数の母集団の全構成個体（有限，または無限）についての分布（母集団分布 population distribution）において平均値，分散などその分布の特性値を母数（パラメータ）という．母平均，母分散，母標準偏差，母相関係数などの総称．例えば母集団に平均μ，分散σ^2の正規分布が仮定できる場合，平均μ，分散σ^2が母数である．これに対して標本から計算される特性値(標本平均，標本分散など)は統計量である．[871]

ホスゲン中毒 phosgene poisoning，CG poisoning ［**塩化カルボニル中毒，オキシ塩化炭素中毒**］ ホスゲンは猛毒性物質の青草臭のある気体で，通常は高圧容器に液体として貯蔵されている．また塩素ガスが高熱金属に触れると発生する．合成樹脂，染料，塗料可塑剤，除草剤などに用いられる．皮膚粘膜刺激作用，肺傷害作用が強いので，低濃度の吸入で，流涙，咽頭の灼熱感，咳，さらに気管支炎，呼吸困難，肺水腫，心衰弱を引き起こす．肺水腫は徐々に重篤化する傾向があり，循環血漿が肺に多量滲出したことにより溺死状態の死亡もみられる．治療は新鮮な空気のところに移し，呼吸・循環の管理，抗生物質の投与，対症療法を行う．無症状期があるため，数日の入院観察が必要．眼や皮膚と接触した場合，十分水で洗浄したのち抗生物質の点眼または塗布を行う．[1013]

ホステル hostel 一般的には，ユースホステルや大学寄宿寮など，非営利的な宿泊施設を意味している．1970年代に精神保健医療施策の一環として設置された精神障害者の地域リハビリテーション(社会復帰)施設において，宿泊して生活訓練を行う部門にホステルという名称を用いた．ホステルは，精神障害者が個室に宿泊し，地域で自立した生活を送るための準備をする場である．地域で生活する精神障害者が日常生活上の困難に直面したとき，一時的な宿泊場所としてホステルが使われる場合もある．[1118]

ポストクラウン post crown ［**継続歯，さし歯**］ 継ぎ歯，さし歯と同義．歯冠部を切断し，ちょうど刀の鍔と柄のような形をつくって歯根に突き刺した修復物．[1310]

●ポストクラウン

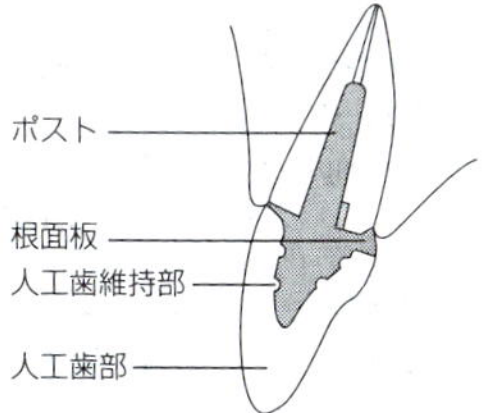

ホストコンピュータ host computer ［**大型汎用コンピュータ，汎用機**］ 情報システムの中心となるコンピュータのこと．ホストにLANを通して接続し，一般のユーザーが直接操作するコンピュータを「端末」または「クライアント」という．従来は単にホストといった場合，大型汎用コンピュータ(汎用機)を指していたが，現在ではサーバーを指す場合も多い．インターネットの場合には，ネットワークに接続している機器をホストと呼んでいる．[1341] ⇨参サーバー→1147，クライアントサーバーシステム→822，ダウンサイジング→1907

ポストチューブ法 post-tube method ［**郵便検診法，在宅検診法**］ 肺癌検診の1つで，希望者に自宅で痰を採取してもらい，これを郵送して喀痰細胞診を行う方法．自宅にいながら検診を受けられるという利点がある．喀痰採取法は保存液の入った蓄痰容器を用いて有効な早朝喀痰を最低3日分採取する．喀痰処理は直接塗抹法かホモジナイズ法で行う．直接塗抹法の代表的なものが東京医科大学式ポストチューブ法で，ホモジナイズ法にはサコマノ Saccomanno 法がある．この検診では胸部X線検査は施行しないので，主に中心型肺癌の発見を目的とした検診法といえる．[948]

ポストメノポーズ postmenopause 女性のライフステージの中で，更年期(45-55歳)以降の時期を指す．実際には，無月経期間が1年以上経過したあとの時期をいう．更年期障害による心身の不安定は落ち着くが，エストロゲンの分泌停止により尿道周囲組織のゆるみ，腟の萎縮，腟炎や腟粘液の減少，高血圧・骨粗鬆症などにかかりやすくなる．性生活は可能であり，食事や運動に配慮し，積極的に生きることが課題である．[271]

ポスナー・シュロスマン症候群 Posner-Schlossman syndrome ［**緑内障性毛様体炎発症**］ 1948年にポスナー Adolf Posner (1906-2002) とシュロスマン Abraham Schlossman (1918-2005) によって報告された，再発性の虹彩毛様体炎および眼圧上昇をきたす疾患．主に片眼性だが，まれに両眼性の報告がある．原因はわかっていない．発作時以外は健眼よりも患眼のほうが眼圧が低い．発作時の炎症は軽度だが，ときには急性緑内障発作時のような著明な高眼圧を呈することもあるが，自覚症状は軽度の羞明感だけの場合もある．発作時の治療は，ステロイド剤点眼による消炎と点眼や内服などによる眼圧コントロールを行う．基本的には予後良好な疾患．[1153]

ホスピス hospice，hospital of peace 末期癌患者など終末期にある人に対して，主に心のケアを提供し，人としての尊厳を守りつつ，その人らしく人生の最期を安らかに過ごせるよう援助するプログラムおよびその終末期医療を提供する場．延命治療ではなく疼痛緩和を施し，また精神的，社会的，宗教的な問題を解決することが主な使命であり，患者とその家族にとって最高のQOL(quality of life)を提供することを目標とする．医師などの医療専門家に加え，宗教家などの多種の職種からなるチームを構成し，サービスにあたる．ホスピスの起源は中世ヨーロッパで，旅の巡礼者を宿泊させた小さな教会にあり，ラテン語の hospitium (温かいもてなし)が語源である．近代ヨーロッパで発展したが，日本では，1981(昭和56)年に静岡県の聖隷三方原病院で始まり，現在は約160の施設がホスピスケアを行っている．[1415]

ホスピスケア⇨参ホスピス→2701

ホスピタリズム hospitalism ［**施設症，インスティテューショナリズム**］ 長期入院や保護的な施設への長期入所で社会から隔離された場合に，無気力，無関心などの受動的，依存的な性格が形成され，退院して社会生活を営む能力が損なわれることをいう．施設症 institutionalism とも呼ばれる．1930年代のイギリスで，子どもが，生まれた家庭以外の環境である乳児院や養護施設などで育てられた場合に，その子どもに発達の遅れや人格面の障害といった特徴が観察されたことからこの言葉が生まれた．施設では勤務のローテーションで相手が変わっていくため，実の母親相手のような甘えや愛情の欲求が達成できず，また愛情も独占できないために，次第に感情や情緒の表現を抑えるようになり，無関心，無感動，無表情になっていく．また愛着行動の延長線で習得されていく語彙数や言語表現，コミュニケーション能力などの発達も遅れを呈するようになる．のちに，イギリスやアメリカにおける精神科病院の調査から過度に保護的な環境が，精神障害者に否定的影響を及ぼすことが明らかにされ，精神障害者に対してもホスピタリズムという表現が用いられるようになった．統合失調症の入院患者で認められる意欲低下，自発性の乏しさなどの陰性症状には，長期入院生活の結果としてのホスピタリズムが含まれることが多い．いったんホスピタリズムに陥ると改善には長期間を要するため，入院はできるだけ短期間にとどめることが求められる．[870]

ホスピタリティ hospitality 親切にもてなすこと．英語のhospitalの語源(ラテン語のhospesで，host，guestの意)から人を歓待する，手厚くもてなすことの意味．一般的にも，だれかの家に招待されたあとの礼状に「Thank you for your hospitality」という表現で感謝の意を表す．[415]

ホスピタルオートメーション hospital automation ［病院自動化］ コンピュータ制御による病院活動の自動化をいう．人間がマニュアルで行ってきたことのデジタル化から導入されてきたが，今やコンピュータ制御であるからこそできる新しい分野を次々と切り開いている．診療部門では電子カルテの導入が急速に進んでおり，蓄積されたデータを複数の医療職員が同時に利用できたり，投薬のチェック，遠隔地での参照などが可能となった．また検査部・放射線部の自動化，人工知能を使った自動診断のほか，手術部でも手術ロボットの導入が行われている．支援部門については医事課をはじめとする事務部門では，患者の登録管理から医療情報，診療報酬の請求に至るまでコンピュータなしではもはや対応できない．さらに物品の搬送の自動化，電気や冷暖房，警備などの施設管理も自動化が進んでいる．定点型あるいは移動型各種ロボットの導入も近い将来に実現するであろう．これらで占められた病院では火災，停電や落雷，電磁波などへの対応策が必須である．[448]

ホスファターゼ phosphatase リン酸エステルおよびポリリン酸の加水分解を触媒する酵素の総称．リン酸モノエステルを加水分解するホスホモノエステラーゼ，リン酸ジエステルを加水分解するホスホジエステラーゼに大別される．後者にはATPアーゼやピロホスファターゼも含まれる．核酸のリン酸ジエステル結合を加水分解する酵素はヌクレアーゼと呼ばれる．[402]

ホスファチジルイノシトール phosphatidylinositol；PI グリセロリン脂質の1つで，生体膜を構成するリン脂質として必須のもので，ホスファチジン酸とイノシトールの結合体．動植物，微生物界に広く存在し，脳，肝臓，穀類，豆類，酵母，細菌などに比較的多く存在する．血液の凝固阻止，赤血球膜の透過促進，ミトコンドリアの収縮促進の作用がある．ホスファチジルイノシトールの分解生成過程をホスファチジルイノシトール(PI)代謝回転という．[1334]

ホスファチジルコリン phosphatidylcholine；PC ［レシチン］ グリセロリン脂質の代表的なもので，卵黄から分離したことからレシチンともいう．ホスファチジン酸とコリンの結合体．生物界に広くかつ豊富に分布するが細菌にはごく限られたもの以外に存在しない．動植物の生体膜の主要構成成分で卵黄，脳，肝臓，大豆，酵母に多く存在する．必須脂肪酸，リン，コリンの給源であり，乳化性が食品，薬品などの加工や配合に利用される．[1334]

ホスファチジルセリン phosphatidylserine；PS グリセロリン脂質の一種で，ホスファチジン酸とセリンの結合体．生物界に広く分布するが，一般にその量は少ない．生体膜の主要構成成分で，脳や神経組織および赤血球に多く含まれる．血液凝固反応の補助因子として働くことが知られている．[1334]

ホスファチド phosphatide⇨㊐リン脂質→2949

ホスホグルコン酸経路 phosphogluconate pathway⇨㊐ペントースリン酸回路→2651

ホスホクレアチン phosphocreatine⇨㊐クレアチンリン酸→839

ホスホジエステラーゼ phosphodiesterase；PDase，PED リン酸ジエステルを加水分解してリン酸モノエステルを生成する酵素の総称．単純ホスホジエステルもオリゴヌクレオチドも両方とも分解するものとして脾臓とヘビ毒のホスホジエステラーゼが知られている．脾臓のものは3′-モノヌクレオチドを，ヘビ毒のものは5′-モノヌクレオチドを産生する．[402]

ホスホジエステラーゼ阻害薬 phosphodiesterase(PDE) inhibitor ホスホジエステラーゼ(PDE)の作用を阻害する薬剤．PDEは核酸のほか，サイクリックAMPやサイクリックGMPなどの環状ヌクレオチドを加水分解する酵素である．血小板中のPDEⅢを阻害するシロスタゾール，PDEⅤを阻害するジピリダモールは，血小板活性化の抑制をもたらすことから抗血小板薬として用いられる．また，心筋中のPDEⅢを阻害するアムリノンは心不全治療薬として用いられる．[656]

ホスホフルクトキナーゼ欠損症 phosphofructokinase deficiency⇨㊐垂井病→1929

ホスホリパーゼ phospholipase リン脂質を加水分解する酵素．A，B，C，Dの種類がありそれぞれ水解の位置が異なる．単なる消化酵素としての作用だけではなく，細胞膜に存在するリン脂質の分解を行うことにより，細胞間情報伝達に重要な役割を果たしている．[930]

ホスホリパーゼC phospholipase C；PLC PI-ホスホリパーゼCともいう．グリセロリン脂質のエステル結合を加水分解する酵素の1つ．イノシトールリン脂質を加水分解して，イノシトールリン酸とジアシルグリセロールを産生する．PLCβ型，PLCγ型，PLCδの3つのタイプに分類．[930]

ホスホリラーゼ phosphorylase ［**グリコーゲンホスホリラーゼ，αグルカンホスホリラーゼ，デンプンホスホリラーゼ**］ グリコーゲンやデンプンのようなα-1,4-グルカンの加リン酸分解を触媒する．分解は非還元性末端のグルコシド結合に起こり，グルコース-1-リン酸を産生する．この酵素は活性の高いリン酸化型(a型)と活性の低い脱リン酸化型(b型)として存在する．同型酵素は酵素的に相互転換され，この転換は生体内におけるグリコーゲン代謝の調節に重要である．筋ホスホ

リラーゼ欠損症として糖原病V型(マッカードル McArdle 病)が知られている.[402]

ホスホリラーゼキナーゼ phosphorylase kinase ホスホリラーゼの *b* 型酵素をリン酸化して *a* 型酵素に転換する. ホスホリラーゼキナーゼ自体も cAMP 依存性プロテインキナーゼによるリン酸化を受けて活性化される. これら一連のリン酸化反応は, ホルモンによるグリコーゲン分解の促進に際して重要. ホスホリラーゼキナーゼ活性はカルシウムイオン(Ca^{2+})濃度に依存するので, 中枢神経刺激による筋小胞体からの Ca^{2+} の遊離に対応しても活性化される.[402]

母性 maternity, motherhood 女性に先天的に備わっている形態・機能の特徴, および成長過程で精神的・行動的に獲得する次代を育てるための特性の総称.「母子保健法」に明確な定義はないが, 母性は次世代を担う子どもが健やかに生まれ, 育てられる基盤であるので, 未婚女性を含めた妊娠, 出産, 育児などの機能を有する女性は「母子保健法」により, 特に尊重・保護されている.[1036] ⇨[参]母親役割→2391

補正 QT 時間 corrected QT interval ; QTc [QT_C 時間] QT 時間(QT 間隔)は心拍数とともに変化するため, 心拍数で補正した QT 時間(QTc 時間)を比較に用いる. バゼット Henry Bazett の考案した簡便な補正式を使用することが多い. バゼットの補正式とは, $QTc = QT/\sqrt{RR}$. RR 間隔は測定する QT の先行 RR 間隔で, 単位は秒である. QTc が 0.44 秒以上を QT の延長と考える.[1161] ⇨[参]QT 間隔→99

母性愛剝奪⇨[同]母性剝奪→2703

母性意識 maternal consciousness 女性や母親が子どもをかわいい, 好きと思う気持ちや感情のことをいう. 従来, 母性意識は本能であると考えられていたが, 最近は女性が成熟期までの生育過程の中で生物学的, 心理学的, 文化・社会学的な諸要因の影響を受けて形成され, 妊娠, 出産, 育児の経験を通して, より発達するものであるとされている. また, これらの諸要因は複雑に関連し合い変容する. 母性意識は母親の母親役割習得過程や母性行動の基盤となり, 女性の生き方や価値観とも連動する.[1352] ⇨[参]母親役割→2391

母性看護学 maternity(maternal) nursing [母子看護学] 従来「産婦人科学および看護」として教育されていた科目が, 1968(昭和 43)年の教育課程の改正により変更された名称. 内容は母性看護概論, 母性保健, 母性臨床と看護に分けられており, 母性看護学の対象は小児期, 思春期, 成熟期, 更年期, 老年期の時期にある母性すべて. 母性看護学は妊娠, 分娩, 育児期の母子を対象にした看護を核として, 女性の一生や父性も含めてその概念や領域を拡大し, 発展してきている. 小児期の女性は「小児看護学」の対象でもあるが, 母性看護と小児看護は互いに密接な関係があるため, 母子一貫の考え方が必要であり, 最近は「母子看護学」として教育される場合もある.[1352]

母性看護専門看護師 certified nurse specialist in women's health nursing⇨[参]専門看護師→1796

補正靴 corrective shoes⇨[同]矯正靴→760

母性健康管理指導基準 「労働基準法」と「男女雇用機会均等法」の規定に沿って, 事業主が女性労働者の母性保護のために配慮すべき措置についての基準が示されたものであり, 一部改訂され 1996(平成 8)年から適用となった. 妊娠中および産後の症状などのある勤労妊産婦に対して, 勤務時間の変更や短縮または休業, 業務の軽減について示している.[1352]

母性行動 maternal behavior 母親が子どもを産み, 育てる際の一連の行動. 子ども(胎児)が健康に生まれ, 心身ともに健康に育つことを願って子ども(胎児)のためにとる行動で, 妊娠中の分娩準備行動や分娩後の育児行動などが含まれる. 本能的な部分もあるが, 学習や伝承によって後天的に形成される母性意識や母性愛とも密接に関連している. 母性の行動様式は本質的には変わらないが, 文化や社会の影響を受け, 国や地域, 時代などにより多少異なっている.[1352] ⇨[参]母親役割→2391

母性死亡⇨[同]妊産婦死亡→2263

母性遮断⇨[同]母性剝奪→2703

母性心理学 psychology of motherhood(maternal) 母性の一般的様相や個人差, ならびにその形成や発達の心理学的過程を明らかにし, さらにそれが児の発達に及ぼす影響などについての研究を目指す心理学の一分野.[1352]

補正直交軸誘導 corrected orthogonal lead⇨[同]フランク誘導法→2578

母性的養育剝奪⇨[同]母性剝奪→2703

母性剝奪 maternal deprivation [**母性的養育剝奪, 母性愛剝奪, 母性遮断**] 乳幼児が, 母親またはその代理となる特定の養育者から母性的な愛情を受けられなくなることを指す. スピッツ Spitz は乳児が母親から引き離されると最初は泣くが, 徐々に無表情になり周囲に対して無関心となっていく状態を anaclitic depression (依存抑うつ)と名づけた. この問題を体系化したボウルビィ Bowlby は, 母性的養育の喪失が内的対象関係の障害を生み, その後の乳児の人格の構造的な発達に重要な影響を及ぼすことを強調した. 一方ラター Rutter は, スピッツやボウルビィらのすべてを母子関係に還元するやり方を批判した. ウィニコット Winnicott は反社会的傾向の子どもの事例から「剝奪された子ども」の理論を提示した. 彼は剝奪されているものは子どもにとっての望みであり, 対象を発見する能力であると説明をした. よって治療では, 患者が望みを奪われた時点における本来の外傷体験の追体験と, 失われたものについての分析が必要とされた.[209]

母性保健 一般に思春期から更年期の女性の健康の保持・増進, 福祉を目指す活動をいい, 男女を問わずすべての人が母性の尊重の理念を高める活動が基本. 厚生労働省は母性のライフサイクルを, 未婚期, 結婚前後, 妊娠期, 分娩期, 産褥期, 授乳期以降と区分し, 各期の健康診査と保健指導の要領を定めるとともに, 妊娠高血圧症候群に対する医療援護など各種の社会保障対策を行っている. 母性保健は小児保健と密接な関係をもち, 母と子と一貫して扱うときには母子保健と呼ばれる.[1352] ⇨[参]母子保健施策→2699

母性保護 maternal care, maternity protection 女性の母性としての健康を保持し, 特に妊娠・分娩と現実の育児負担を支援するために社会的に保護することをいい, 労働条件と母体の健康に関連した措置が法律で制度化されている. わが国の労働条件における母性保護に関連した法律は，危険有害業務の就業制限(第64条の3)，産前・産後休業，軽易業務への転換(第65条)，休日・深夜業制限(第66条)，育児時間(第67条)，生理日の取り扱い(第68条)などを規定した「労働基準法」と，健康診査受診の時間確保(第22条)，保健指導事項を守るための措置(第23条)などを規定した「男女雇用機会均等法」，労働者が生後1年未満の子を養育するために休業することができる「育児・介護休業法」(第5条)が主．母性の心身の健康を守るための治療や処置(不妊手術，人工妊娠中絶など)についての法律としては「母体保護法」がある．母性保護は，労働条件などで範囲を拡大しすぎると，男女雇用機会均等の原則に矛盾してくるという側面もかかえている．[1352]

ほ

母性本能説 maternal instinct theory 母親が子どもをかわいいと思い，愛着をもって育てるという母親の特性，すなわち母性は女性ならだれでも生来備えているという説のこと．この説から母原病という言葉も生まれ，子育て中の母親に自責感をもたらす要因にもなった．従来はこの説が一般的であったが，近年の調査研究からは，母性は体験や学習によって形成・発展するものであるという後天的な側面も実証されてきている．[1352]

細糸期染色糸 leptonema 第一減数分裂前期の最も初期段階である細糸期 leptotene stage にみられる染色糸．細い糸状を呈し対合前にみられる．[1293] ⇨参染色体→1764

補装具 prosthetic appliance 身体の欠損または損なわれた身体機能を補完，代替するために，障害に個別的に対応して設計，加工された用具．身体に装着(装用)して，日常生活または就学，就労に継続して使用する．種類としては，義肢，装具，車いす，座位保持装置，歩行器，歩行補助杖，眼鏡，義眼，補聴器，重度障害者用意思伝達装置などがある．[1202] ⇨参装具→1811

保続 perseveration 一度発せられた語または遂行された動作が，その後の質問や命令に関係なく繰り返される現象．この語を1895年にはじめて用いたのは，ナイサー A. Neisser であるが，リープマン H. Liepmann (1905)は保続を企図性保続，クローヌス(間代)性保続および強直性保続に分けた．その後，強直性保続は前頭葉損傷による比較的低次の運動障害とみなされている．同語反復や語間代はクローヌス性保続の例である．運動保続だけでなく，視覚保続，触覚性保続など知覚にも保続現象が起こることがあり，意識障害や認知症，失語症などでみられる．前頭葉，側頭葉，大脳基底核などの病巣でみられるが，内因性精神病でも認められることがある．[624] ⇨参常同症→1445

補足遺伝 complementary inheritance 1つの表現型を決定する際，2つの遺伝子が互いに補い合って表現型を決定する場合をいう．その典型例として，スイートピーの花色があげられる．2種の白色系統(CCpp, ccPP)の雑種第一世代 F_1(CcPp)は紫色であるが，F_1 同士の交配を行った F_2 では紫色と白色の比率は9：7となる．この結果はメンデル Mendel の法則から説明できる．つまり2つの補足遺伝子(C，p)が共存する場合のみ紫色になるという仮説を立てることによる．1つの形質を決定する際，多数の遺伝子の働きが必要とされる現象は一般的にみられる現象である．[981]

補足運動野 supplementary motor area ［補助運動野］ ブロードマン Brodmann の脳地図では6野に属し，半球内側の前方から後方にかけて，頭部から下肢の順に体部位局在性を示す．運動には直接関係せず，運動前野と同様に連合性皮質である．あくび，発声，頭と眼の協調運動などが両側性に生ずるのに関与する．[1230] ⇨参運動皮質→339

補足性の原理 principle of complementary nature of public assistance 「生活保護法」の基本原理の1つ．第4条に「保護は，生活に困窮する者が，その利用し得る資産，能力その他あらゆるものを，その最低限度の生活の維持のために活用することを要件として行われる」と国民が保護を受けるにあたって守るべき最小限の要件として規定されている．現行の生活保護制度は，「生活保護法」およびこれに基づく政令・省令・告示および通達により実施され，実施上の基本的な考え方については，第1条(国家責任による最低生活保障の原理)，第2条(保護請求権無差別平等の原理)，第3条(健康で文化的な最低生活保障の原理)，第4条(保護の補足性の原理)に示されている．このうち補足性の原理とは，生活に困窮する者がその能力やあらゆる資力などを活用し，かつ扶養義務者による扶養や他の法律による扶助によってもなお最低限度の生活を維持できないときに限り，保護が行われるとするもの．これは保護に必要な費用が国民の税金によってまかなわれるため，各自がもてる能力に応じた努力を行い，その結果，なお最低生活の維持が困難である場合に保護が行われるという考えによって定められ，ミーンズテストはその要件を確認するために行われる．[457]

細長型体型⇨参クレッチマーの性格論→840

補体 complement；C ［アレキシン］ 異物や免疫複合体によって活性化され，生体防御に働く一群の血清タンパク質．種々の補体受容体，補体制御因子を含めた30種ほどのタンパク質を補体系と総称する．3つの活性化経路(古典経路，代替経路，レクチン経路)を経てC3転換酵素が形成され，C3の断片による異物の標識，除去が起こる．つまり補体の活性化により，体内への侵入異物，ウイルス感染細胞，癌細胞などに異物としての標識をつけ(オプソニン化)，貪食細胞であるマクロファージによる認識を容易にしている．さらに後期経路が活性化されて，白血球の局所への動員や標的微生物の破壊が起こる．[495] ⇨参抗原抗体反応→996

補体異常症 complement abnormality⇨同補体欠損症→2705

補体活性化経路 complement pathway 免疫複合体や微生物によって開始され，補体の中心酵素であるC3転換酵素を生成する経路で，古典経路，代替経路，レクチン経路の3経路がある．古典経路は免疫複合体によって活性化され，C3転換酵素であるC4b2aを生成する．代替経路は常時起こっている低レベルの活性化が，微生物によって促進され，C3転換酵素であるC3bBbを生成する．レクチン経路は近年になって発見された経路で，マンナン結合レクチン，フィコリンなどの血清レクチンが微生物の糖鎖に結合することにより活性化され，C3転換酵素であるC4b2aが生成される．C3転換酵素によってできるC3bの1つがC3転換酵素自体に結合し，3分子複合体であるC4b2a3b，またはC3bBbC3bになると，C5転換酵素となり，さらに後期経路を活性化する．後期経路がＣ９まで進行すると，膜傷害性複合体であるＣ５ｂ９となり，グラム陰性菌などの標的微生物を溶解させる．[495] ⇨参古典経路《補体活性化の》→1122，代替経路《補体活性化の》→1882，Ｃ３転換酵素→32

補体活性化産物 activated product of complement 補体の活性化に伴って生じる補体成分由来の産物．キニン様活性をもつＣ２ｂ，アナフィラトキシン活性を有するＣ３ａ，Ｃ４ａ，Ｃ５ａ，白血球走化性因子であるＣ５ａなど種々の生物学的活性を有する．[677] ⇨参古典経路《補体活性化の》→1122，代替経路《補体活性化の》→1882

母体感染症《胎児異常を起こす》 maternal infection 妊娠中に罹患した感染症．母体感染症の原因微生物の中には，経胎盤的に胎児感染を引き起こし，流早産，奇形，胎児死亡，胎児発育遅延などの原因になるものがある．風疹ウイルスや梅毒スピロヘータなどが例としてあげられる．[998]

補体結合試験 complement fixation test；CF test ［**補体結合反応，CF 反応**］ 抗原抗体結合物が補体を活性化して消費することを利用して，抗原抗体反応の成否を判定する方法．沈降反応などが弱く判定しづらいときなどに，一定量の補体を共存させる．それによって実際に抗原抗体反応が起こった場合には補体が消費され，その後に加えた感作赤血球の溶血が観察されない(陽性)．逆に感作赤血球の溶血が観察された場合，補体が消費されずに残存していたことを意味し，最初の抗原抗体反応が起こらなかった，すなわち抗体あるいは抗原のどちらかがなかったと考えられる．梅毒血清反応のワッセルマン反応はこの補体結合反応を利用している．[388]

補体結合反応 completment fixation reaction；CF reaction ⇨同補体結合試験→2705

補体欠損症 complement deficiency ［**補体異常症，補体不全症，先天性補体欠損症，先天性補体異常症**］ 補体系を構成する各種補体成分，制御因子の先天的欠損症をいう．補体は細菌の食作用を促進するため，補体欠損症では感染症に罹患しやすくなる．またＣ１，Ｃ２，Ｃ４などの欠損症では免疫複合体の除去に障害をきたすため全身性エリテマトーデス(SLE)になる．また，Ｃ１インヒビター(Ｃ１INH)の欠損では遺伝性血管神経浮腫(HANE)を発症する．[1438]

母体死亡⇨同妊産婦死亡→2263

補体受容体 complement receptors；CR ［**補体レセプター**］ 補体の活性化の結果生成するさまざまな補体成分の断片を，リガンドとして結合する受容体の総称．Ｃ３の断片に結合する1-4型Ｃ３受容体，Ｃ５ａ受容体，Ｃ３ａ受容体，Ｃ１ｑ受容体がある．Ｃ５ａ受容体(CD 88)は，食細胞(マクロファージ)と血小板に発現するＧタンパク質共役型受容体で，Ｃ５ａに結合して遊走，脱顆粒を起こす．Ｃ３ａ受容体も，食細胞，血小板，平滑筋に発現するＧタンパク質共役型受容体で，Ｃ３ａに結合して脱顆粒，平滑筋収縮を起こす．Ｃ１ｑ受容体(CD 93)は食細胞に発現し，Ｃ１ｑを結合した異物の貪食に働く．[495] ⇨参Ｃ３受容体→32

補体制御因子 complement inhibitor, complement regulatory protein ［**補体抑制因子，補体調節タンパク質**］ 補体の活性化を阻害するタンパク質の総称．Ｃ１インヒビター(C1 INH)，C4ｂ結合タンパク質(C4 bp)，Ｈ因子，Ｉ因子，CD 46，CD 55，CD 59 などがある．C1 INH は，古典経路とレクチン経路の活性化を終息させる．C4 bp とＨ因子は，Ｉ因子とともに働き，それぞれ活性化した補体第４成分と第３成分を分解して失活させる．CD 46，CD 55，CD 59 は自己細胞上に広く分布し，細胞表面での補体活性化を阻害して，自己細胞を補体から保護する．[495] ⇨参C1 インヒビター→32

母体・胎児集中治療室 maternal fetal intensive care unit；MFICU⇨同MFICU→81

補体調節タンパク質 complement regulatory protein⇨同補体制御因子→2705

母体糖尿病児 infant of diabetic mother；IDM 糖尿病または妊娠糖尿病の母親から出生した児．ハイリスク児の１つ．多くは巨大児であり，新生児仮死や分娩外傷を伴いやすい．糖尿病の管理が悪く，血管障害による胎盤機能異常などを伴っている場合は不当低体重児 small-for-dates infant(SFD 児)となることもある．管理がよい場合には相当重量児 appropriate-for-dates infant(AFD 児)となる．母体高血糖状態は新生児の高インスリン血症を引き起こし，出生後に母体からの糖供給が断たれると低血糖を引き起こしやすい．また高インスリン血症は，肺サーファクタントを産生するⅡ型肺胞細胞のステロイド感受性を低下させるため，出生後呼吸窮迫症候群の発生頻度が高くなる．そのほかにも，低カルシウム血症，多血症，黄疸，循環器系・消化器系・中枢神経系の先天奇形が認められる割合が高い．[684]

補体不全症 complement deficiency⇨同補体欠損症→2705

母体保護法 Maternal Protection Act 従来の「優生保護法」が改正されて新たに制定された法律．1948(昭和23)年制定の「優生保護法」は，不妊手術や人工妊娠中絶に関する法律であるが，不妊手術および人工妊娠中絶の理由として，遺伝性疾患や本人の同意のない精神障害を認めた「不良な子孫の出生の防止」という法律の目的が優生思想，障害者差別であるという批判を浴びてきた．1996(平成８)年にそれらの部分を削除して改正し，「母体保護法」となった．[1352]

補体抑制因子⇨同補体制御因子→2705

補体レセプター⇨同補体受容体→2705

ボタロー管 Botallo duct⇨同動脈管→2130

ボタロー管開存症 patent ductus Botallo⇨同動脈管開存症→2131

ボタロー靱帯 Botallo ligament⇨同動脈管索→2131

ボタン穴外傷⇨同ボタンホール外傷→2706

ボタン穴変形⇨同ボタンホール変形→2706

ポタン症候群 Potain syndrome ［**ポテイン症候群**］ 消化不良に右室拡張，肺動脈弁閉鎖音(Ⅱ音)亢進を伴う症候群．肝疾患や胃疾患，胃拡張などの際に，右心系に負荷がかかることによって，消化不良にそれ以外の２つの症状が合併するもの．19 世紀のフランスの内科医ポタン Pierre C. E. Potain(1825-1901)にちなんで名づけられた．[543]

ボタン熱 boutonneuse fever ［**ケニアダニチフス，インドダニチフス**］ 1910 年にコノル Conor とブルック Bruch によって発見されたリケッチア症．アフリカ，地中海，中東，インドなどに分布．病原体はリケッチア・コノリイ *Rickettsia conorii* で，イヌやげっ歯類のダニを媒介としてヒトに感染．潜伏期は約1週間で，発熱，手掌や足底を含む全身の発疹が2週間から20日間続く．治療はテトラサイクリン系，クロラムフェニコールなどの抗菌薬の投与．ダニが駆除されていれば特別な隔離は必要なく，標準予防策のみでよい．[1136] ⇒参ロッキー山紅斑熱→3002，昆虫媒介感染症→1142

ボタン縫合 button suture ［平板縫合］ 縫合の際，皮膚に当てたボタンの穴を通して結紮する方法．縫合糸で皮膚を切る恐れのある場合に用いられる．[485]

ボタンホール buttonhole 臓器や組織にみられるボタン穴状の小さな裂け目．[485]

ボタンホール外傷 buttonhole injury ［ボタン穴外傷］ 手指の中節骨基部の外傷で，正中腱の断裂や機能不全が起こりボタンホール変形をきたす．通常は軟部組織の断裂や弛緩だが関節内骨折や剥離骨折を伴うこともある．[1453] ⇒参ボタンホール変形→2706

ボタンホール変形 buttonhole deformity ［ボタン穴変形］ 関節リウマチや熱傷後に生ずる手指の変形の1つで，中手指節(MP)関節は過伸展，近位指節間(PIP)関節が屈曲，遠位指節間(DIP)関節が過伸展する特有な変形．PIP関節の滑膜性腫脹，掌側脱臼と正中腱の変性断裂や機能不全により外側腱 lateral band が掌側に偏位するため生ずる．[1453]

●ボタンホール変形

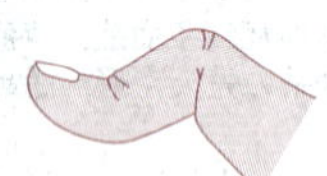

補中益気湯(ほちゅうえっきとう) hochuekkito ［医王湯］ 医療用漢方製剤の1つ．補剤の代表処方の1つで，主として体力が低下した人が全身倦怠感，食欲不振などを訴える場合に用いる．このような体力を補う薬を補剤という．漢方医学的には中焦(脾胃)の虚を補って元気をつける作用があるとする．一般に脈は軟弱で腹力も弱く，手足倦怠，言語や眼勢に力がなく，あるいは微熱，盗汗(寝汗)などがあるものによい．臨床的には，病後，術後，産後などで衰弱している場合，虚弱体質，結核症などの慢性疾患で倦怠感の強いもの，胃下垂，脱肛，子宮下垂などの内臓下垂，感冒の遷延期，夏やせ，多汗症などに使用される．出典：『内外傷弁惑論』．構成生薬：オウギ，ソウジュツ，ニンジン，トウキ，サイコ，タイソウ，チンピ，カンゾウ，ショウマ，ショウキョウ．[1497] ⇒参補剤→2695

保虫宿主 reservoir host ［保有宿主］ ヒトにもヒト以外の動物にも寄生できる寄生虫において，ヒト以外の動物(宿主)のこと．保有宿主ともいう．宿主特異性が緩く多数の固有宿主をもつ寄生虫ではいくつかの保虫宿主をもつことが多い．例えば，日本住血吸虫はヒトのほかにウシ，イヌ，ネズミ，ネコなどが固有宿主であり，ヒト以外の固有宿主が保虫宿主である．保虫宿主はその寄生虫の伝播に重要な役割を果たしている．[288]

補聴器 hearing aid 聴力障害があり，治療で改善できない難聴に対し，補助手段として使われる電気音響的増幅器．電源，イヤホン，マイクロホン，増幅器，調節器などからなる．箱型，耳掛け型，耳穴型，眼鏡型などの種類がある．伝音難聴によい適応となるが，感音難聴や語音明瞭度が悪い場合は補聴器の効果が薄い．小児難聴や高度難聴の場合は補聴器装着後の聴能訓練が必要．[451]

●補聴器

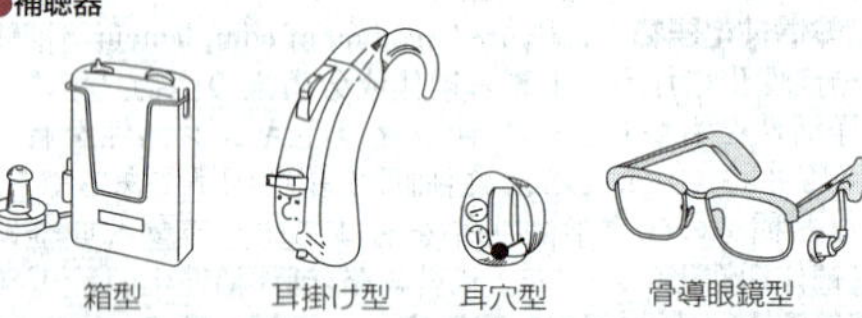

歩調取り電位⇒同ペースメーカー電位→2622

歩調取り電流 pacemaker current ［ペースメーカー電流］ 洞結節細胞やプルキンエ Purkinje 細胞の活動電位が再分極したあとに活性化される内向きナトリウム電流で，I_f 電流と呼ばれている．カテコールアミンで増強され，アセチルコリンで抑制される．ペースメーカー細胞の自動能発現に寄与している．[1161] ⇒参ペースメーカー電位→2622，外向き電流→1848

勃起 erection 陰茎が膨張し硬直する現象で，陰茎海綿体内に血流が充満し陰茎の血圧が上昇することにより起こる．性的興奮を伴う性的勃起と興奮を伴わない反射的勃起に分けられ，後者は夜間睡眠時や身体的刺激によっても起こる．女性の陰核でも同様の現象が認められる．[474]

勃起障害 erectile dysfunction；ED⇒同インポテンス→307

勃起神経 nervi erigentes 陰茎の勃起を起こす神経で，骨盤神経の別名．副交感神経系で，脊髄中枢は仙髄である．勃起作用のほかに，膀胱や直腸の収縮にも関係する．勃起神経の終末から血管作動性腸管ポリペプチド(VIP)や一酸化窒素(NO)が分泌され，陰茎内の海綿体動脈平滑筋が弛緩し，血液が流入して海綿体が膨大する．その結果，静脈が圧平されて血液が還流せず勃起する．骨盤神経は中枢神経系の影響も受ける．[1335] ⇒参骨盤神経→1118

勃起中枢 erection center 陰茎の勃起は亀頭への直接刺激と性的興奮によって生じる．亀頭への直接的刺激による勃起の中枢は仙髄にあるが，性的興奮による勃起の中枢は不明である．[1335]

勃起の機構 mechanism of erection 陰茎海綿体に血液がうっ血し，陰茎が増大した状態．大脳皮質への性的刺激や陰茎への直接刺激が，陰茎背神経を介して仙部副交感神経核(S_2–S_4)を興奮させ，骨盤神経を経て陰茎海綿体の平滑筋を弛緩させる．平滑筋弛緩により動脈は拡張し，海綿体内に血液が充満することで陰茎は硬度を増す．陰茎海綿体の弛緩には一酸化窒素が主な働きをしている．[452]

ポックスウイルス〔科〕 *Poxviridae* 直径100-300 nm という動物ウイルスの中で最も大きいウイルスの一群．痘瘡ウイルスや伝染性軟属腫の原因ウイルスを含む．[1113]

ポックリ病 pokkuri disease，sudden unexplained(nocturnal) death syndrome；SUDS(SNDS) ［青壮年突然死症候群，原因不明夜間突然死症候群］ 健康であった人が予期せずに突然死することで，特に青壮年男性に多くみられる．夜間睡眠中に夢にうなされたようないびきやうなり声を出して突然死するため，俗にポックリ病という言葉が広く用いられている．朝になってから発見されることもある．一部では青壮年突然死症候群とも呼ばれ，日本を含めて，フィリピン，タイなどの東南アジア地区に多いことがわかっている．欧米では原因不明夜間突然死症候群と呼ばれる．解剖検査によってもこれといった死因がみつからず不明であることが多いことから，その本態は心臓刺激伝導系の異常による不整脈死であると考えられている．最近ではブルガダBrugada症候群と呼ばれる疾患がポックリ病の大多数を占めるといわれており，特発性心室細動と呼ばれてきた病態の重要な基礎疾患であることは明らかとなってきた．ブルガダ症候群以外にも自律神経調節機能異常，内分泌学的異常，呼吸障害，心身的な疲労，ストレスなどの関与も疑われている．[1253] ⇨参突然死→2155，ブルガダ症候群→2585

発作 attack，fit 疾病特有の症状，あるいは一般的な症状であっても非常に激しい症状が，急に生じること，またはその症状のことをいう．喘息発作，痙攣発作，心筋梗塞に伴う胸痛発作などのほか，精神疾患における幻覚などの精神発作も含まれる．[543]

発作後麻痺 postictal palsy，Todd paralysis 大脳皮質運動領に焦点をもつ単純部分発作をジャクソンてんかんともいうが，その発作終了後に，焦点部位の運動麻痺が一過性に生じた場合を発作後麻痺，あるいはトッドToddの麻痺という．正確には焦点性運動発作で，焦点に対応した体部(手指，顔面など)に数十秒以内の痙攣が出現し，発作終了後その部位に生じる一過性の筋緊張低下あるいは麻痺を指す．[685]

発作後もうろう状態 postictal twilight state もうろう状態とは，意識障害，失見当識，健忘を特徴とする状態．全般性強直性-クローヌス性発作または複雑部分発作，小発作重積状態のあとに意識レベルが徐々に回復する過程で，無意識な自動行動(発作後自動症)や，不安などの感情を示す．数分で意識回復につれて治まることが多いが，ときに数時間〜数日〜数週間と続くようなてんかん性もうろう状態に移行することがある．一見意識が保たれているようでありながら，精神運動性遅滞や錯覚，幻覚，妄想が伴うこともある．長期にわたるもうろう状態は，記憶障害，思考障害，衝動性の亢進，意欲減退，感情障害などさまざまな病態を呈し，挿間性の精神病状態として比較的多くみられるタイプである．[685]

発作重積状態 status epilepticus⇨同痙攣重積状態→877

発作性寒冷血色素尿症 paroxysmal cold hemoglobinuria；PCH⇨同発作性寒冷ヘモグロビン尿症→2707

発作性寒冷ヘモグロビン尿症 paroxysmal cold hemoglobinuria；PCH ［発作性寒冷血色素尿症，PCH］ 自己免疫性溶血性貧血の1つで，赤血球膜に対する自己抗体(抗赤血球自己抗体)が細胞膜を傷害して赤血球膜に穴があき溶血が起こる．この自己抗体は二相性寒冷溶血素またはドナート・ランドシュタイナーDonath-Landsteiner抗体ともいわれ，赤血球のP抗原に特異性を示すIgG抗体である．ウイルス感染後に発症する急性型，梅毒に伴う慢性型，比較的まれな特発性病型がある．通常，寒冷曝露後数分から数時間以内に発熱，腹痛，貧血，黄疸，ヘモグロビン尿が出現し，自然に消退する．寒冷曝露を避け，保温に努めるよう指導する．[1038] ⇨参ヘモグロビン→2632

発作性高血圧症 paroxysmal hypertension 一過性にみられる血圧上昇の総称．持続性にみられる高血圧との比較で用いられることが多い．褐色細胞腫，子癇，高血圧初期，脳疾患，神経障害などでみられることがある．[104] ⇨参高血圧症→993

発作性呼吸困難 paroxysmal dyspnea 心肺疾患患者において発作性に起こる呼吸困難のこと．発作時の患者は起座呼吸の状態になることが多い．うっ血性心不全や気管支喘息でみられる．[948]

発作性上室性頻拍 paroxysmal supraventricular tachycardia；PSVT 通常は房室結節回帰性頻拍(AVNRT)や副伝導路を介する房室回帰性頻拍(AVRT)を指すことが多いが，広義には突然の発生と停止を伴う頻拍発作のうち心室性のものを除くすべての頻拍を含める．したがって上室性頻拍には，房室結節回帰性頻拍や房室回帰性頻拍のほか，心房頻拍や房室接合部頻拍が含まれ，さらには頻拍性心房粗動や頻拍性心房細動も含まれる．頻拍依存性の脚ブロックや変行伝導を伴わない限り，QRS波形は洞調律と同じ波形を呈する．ほとんどの上室性頻拍は高周波カテーテル焼灼術によって高率に根治することが可能である．[1161] ⇨参発作性心房頻拍→2707，発作性房室接合部頻拍→2708，発作性頻拍→2708

発作性心室頻拍 paroxysmal ventricular tachycardia；PVT その回路あるいは巣状興奮部位がすべて心室内(ヒスHis束以下)に存在する頻拍．通常，心拍数は120/分以上．頻拍中のQRS波形が一定のものを単形性心室頻拍，変化するものを多形性心室頻拍と分類している．定義上は心室性期外収縮3連発以上のもので30秒未満のものを非持続型心室頻拍と呼び，30秒以上持続するか，30秒以内に血行動態が破綻するものを持続性心室頻拍としている．機序にはリエントリー，異所性自動能，撃発活動がある．直流通電除細動などの緊急治療が必要な場合も多く，再発予防のための精査，治療(抗不整脈薬，手術，カテーテル焼灼術，植込み型除細動器など)も重要である．[1161] ⇨参発作性頻拍→2708

発作性心房細動 paroxysmal atrial fibrillation；PAF，PAf，PAFib 心房細動とは不規則で頻回(350-600/分)の心房の電気的興奮で，心房筋は連続的に無秩序な無効収縮をきたしている．心房の電気刺激は房室結節を介して心室に伝達されるが，頻拍となることが多い．心房細動のうち，自然に停止し洞調律に復帰するものを発作性心房細動というが，その持続時間は数秒から数日にわたる．自然に停止することのないものを持続性心房細動といい，洞調律への復帰(除細動)が不能なものあるいは除細動してもすぐに心房細動が再発するものを固定性(慢性)心房細動という．[1161]

発作性心房頻拍 paroxysmal atrial tachycardia；PAT その回路あるいは巣状興奮部分がすべて心房内に存在する頻拍．通常，心拍数は100-250/分．突然の発症や停止を呈することが多い．機序にはリエントリー，異所性自動能，撃発活動がある．基礎疾患のない心臓に生じることもあり，またジギタリスなどの薬剤で生じることもある．抗不整脈薬に抵抗性の心房頻拍も多い．

自然に停止するものを発作性心房頻拍といい，停止しないものを持続性心房頻拍というが，持続性のものはしばしば心不全を呈することもある．[1161] ⇨参発作性上室性頻拍⇀2707

発作性頻拍　paroxysmal tachycardia　心拍数120/分以上の頻拍が突然に始まり，突然に停止するもの．大別して発作性上室性頻拍と心室頻拍に分類できる．症状は動悸やめまい，失神などであり，心室頻拍の場合には生命の危険を伴う場合もある．緊急処置とその後の精査，再発予防のための治療が必要である．[1161] ⇨参発作性心室頻拍⇀2707，発作性上室性頻拍⇀2707

発作性房室接合部頻拍　paroxysmal atrioventricular junctional tachycardia　房室接合部付近を起源とする発作性頻拍症とされてきたが，実際にはその機序は房室接合部からの異常興奮であることよりも，房室結節回帰性頻拍であったり，遅い逆行性伝導を有する潜在性副伝導路による房室回帰性頻拍であったりすることのほうが多い．機序による診断名ではなく心電図上の所見としたほうが妥当である．しばしば乳幼児に認められるものは持続性のことが多い．[1161] ⇨参房室接合部頻拍⇀2670，発作性上室性頻拍⇀2707

発作性房室ブロック　paroxysmal atrioventricular block　一過性に出現する完全房室ブロック．QRS波の欠如するP波が連続して現れる．補充収縮が出現しないことが多く，めまいや失神などの症状が出現することが多い．可逆的な原因がない限り人工ペースメーカー植え込みの適応となることが多い．[1161] ⇨参房室伝導障害⇀2670，房室ブロック⇀2670

発作性ミオグロビン尿症　paroxysmal myoglobinuria　発作的にミオグロビンが尿中に出現する疾患の総称．骨格筋の筋形質の主要なタンパク質であるミオグロビンは筋組織の破壊により血中に遊出し，肝臓や腎臓での処理能力を超えると尿中に排泄され，赤褐色を呈する．糖質代謝異常や脂質代謝異常などの代謝性疾患，ミトコンドリア病，感染症，中毒，薬物，電解質異常，悪性高熱，外傷などにより起こる．筋の疼痛，腫脹，脱力などの症状を示す．ミオグロビンは分子量の小さいタンパク質で，尿細管に詰まりやすいため，十分量の補液により回復することもあるが，治療が遅れると透析が必要になることもある．[1268]

発作性夜間血色素尿症　paroxysmal nocturnal hemoglobinuria；PNH⇨同発作性夜間ヘモグロビン尿症⇀2708

発作性夜間呼吸困難　paroxysmal nocturnal dyspnea；PND　［夜間発作性呼吸困難，PND］　夜間，就眠後突然に出現する呼吸困難．急性左心不全，肺水腫によることが多い．軽症の場合はしばらく座っていると再び横に寝られるが，進行すると苦しくて横になれなくなる．これを起座呼吸という．他の症状では，頻脈，冷汗，咳，呼吸困難感，奔馬調律などを伴うことが多い．半座位を保ち，酸素投与や，利尿薬，血管拡張薬などが必要な状態である．[1139]

発作性夜間ヘモグロビン尿症　paroxysmal nocturnal hemoglobinuria；PNH　［発作性夜間血色素尿症，PNH］　造血幹細胞で細胞膜表面のタンパク質と細胞膜をつなぐグリコシルホスファチジルイノシトール(GPI)が欠損して起こる後天的な溶血性貧血．GPIを欠損した赤血球はGPIアンカー型タンパク質である補体制御因子CD 55(DAF)やCD 59が欠損するため補体感受性が高まり補体によって赤血球膜に穴があき，血中にヘモグロビンが遊出され血管内溶血をきたす．また血栓症を生じやすくなる．ハムHam試験および砂糖水試験は陽性となる．早朝にヘモグロビン尿(黒褐色の尿)をみる．緩徐に経過し自然寛解することもあるが，再生不良性貧血や骨髄異形成症候群への移行例では予後不良となる．治療としてタンパク同化ホルモン，副腎皮質ホルモン投与が行われるが，移行例では造血幹細胞移植を行う．輸血が必要なときは補体が含まれていない洗浄赤血球を用いる．平均生存期間は32.1年，50%生存期間は25年と報告されている．[1038] ⇨参血管内溶血⇀904

ホッジ骨盤平行平面区分法　Hodge system of parallel pelvic planes⇨参骨盤腔区分⇀1117

発疹(ほっしん)　eruption　［皮疹，発疹(はっしん)］　皮膚と粘膜に現れる変化の総称．一次的に生じる原発疹(斑，丘疹，結節，水疱，膿疱，嚢腫など)と，原発疹に続いて二次的に生じる続発疹(びらん，潰瘍，痂皮，鱗屑など)とがある．個々の発疹(原発疹)の性状，分布あるい

●発疹の模式図

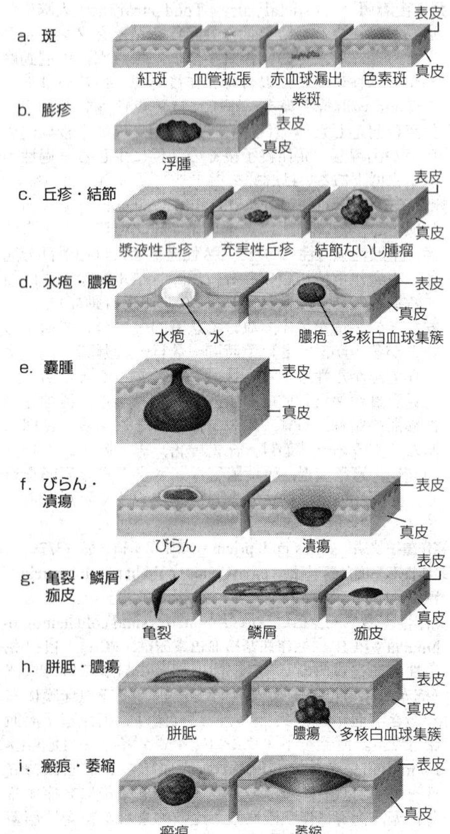

渡辺晋一：系統看護学講座 専門分野Ⅱ 成人看護学12 皮膚 第12版，p.39，図3-1，医学書院，2008

は配列を正確に把握することが診断の第一歩となる．[102]

発疹性黄色腫 eruptive xanthoma 小型の黄色丘疹あるいは直径数 mm の扁平黄色結節が，大腿や殿部，その他，摩擦を受けやすい部位を好発部位として多発する，顕著な高トリグリセリド血症の皮膚症状．発症は急速だが，治療によって血清脂質値が改善されると急速に消退する．[588] ⇨参黄色腫⇀390

発疹チフス epidemic louse-borne typhus, epidemic typhus ヒトの衣服に寄生するコロモジラミが媒介するリケッチア症．病原体はリケッチア・ロワゼキイ *Rickettsia prowazekii*．「感染症予防法」四類感染症．コロモジラミは身体の接触や衣服を介して広がる．病原体は患者の血を吸ったコロモジラミの消化管内で増殖し，糞と一緒に排泄され，皮膚や粘膜の擦過傷から侵入して感染する．戦争や災害時，入浴習慣のない山岳民族，近年では先進国のホームレスなど，不衛生で人口過密な環境で流行しやすい．潜伏期は 1-3 週間で，症状は頭痛，発熱，発疹など．確定診断にはリケッチアを分離するが，臨床的にはワイル・フェリックス Weil-Felix 反応など血清学的手法が用いられる．治療はテトラサイクリン系，クロラムフェニコールなどの抗菌薬の投与．患者ケアでは，標準予防策と接触予防策に留意する．シラミが付着している衣類は 55℃ 以上の温水または温風で 10 分以上処理する．[1136] ⇨参昆虫媒介感染症⇀1142，コロモジラミ⇀1138

発疹熱 murine(endemic) typhus 南アメリカ，アジア，アフリカに分布する発疹熱リケッチア *Rickettsia typhi* に感染して起こる急性熱性疾患で，自然界ではネズミとネズミノミ間に感染サイクルが存在し，ヒトへはこのノミが媒介する．症状としては，発熱，頭痛，筋肉痛，発疹がみられ，発疹チフスによく似ているが，比較的軽症で回復も早い．まれに高齢者や衰弱した者では死亡することもある．診断は，ワイル・フェリックス Weil-Felix 反応や補体結合反応，免疫蛍光抗体反応により行われる．治療にはクロラムフェニコール，テトラサイクリン塩酸塩が有効．予防のためにはネズミとノミの駆除が必要．[1113]

発赤(ほっせき) redness, rubor 炎症の際，局所が赤みを帯びること．その部位の小動脈，毛細血管の充血による．発赤のみのこともあるが，急性炎症では腫脹，疼痛，圧痛，熱感などを伴うことも多い．[543] ⇨参潮紅⇀2010，紅斑⇀1050

発赤(ほっせき)**毒** erythrogenic toxin ［ディック毒素］ A 群溶血性連鎖球菌 *Streptococcus pyogenes* の産生する外毒素．ヒトの皮内に注射すると局所に紅斑をつくる．猩紅熱 scarlet fever での発疹の原因．アメリカの細菌学者であるディック George Frederic Dick, Gladys Rcwena Henry Dick 夫妻によって発見されたため，ディック毒素ともいう．この毒素を少量皮内に注射して発赤ができるかどうか(毒素に対する抗体をもっているかどうか)をみる試験をディック試験という．[324]

ポッターシークエンス⇨同ポッター症候群⇀2709

ポッター症候群 Potter syndrome ［ポッターシークエンス，ポッター連鎖］ 胎生期の羊水過少に続発する一連の奇形，障害からなる(連鎖)症候群．羊水過少のため生じる胎内圧迫が引き起こす，ポッター様顔貌(高齢者のようなしわ，押しつぶされたような鼻，大きく薄い耳，小さな顎)，肺低形成，四肢屈曲拘縮が臨床上の特徴．性器奇形，消化管閉鎖などを合併することもある．死産例も多く，呼吸不全，腎不全のため予後は不良で，生後数日内に死亡することが多い．両側性多嚢胞腎，腎無形成，尿路閉塞など泌尿器系の障害が羊水過少の原因となることが多いが，慢性の羊水漏出によることもある．5,000-1 万人に 1 人の発生頻度とされる．超音波エコーによる出生前診断が可能である．遺伝的予後は羊水過少の原因により異なるが，遺伝的背景はあまりなく次子再発の可能性は低い．常染色体劣性遺伝疾患であるメッケル・グルーバー Meckel-Gruber 症候群は多指趾と脳瘤を伴う．[111] ⇨参羊水過少〔症〕の看護ケア⇀2871，胎児老人様顔貌⇀1879

ポッター・ブッキー格子 Potter-Bucky diaphragm⇨同ブッキーグリッド⇀2560

ポッター連鎖 Potter sequence⇨同ポッター症候群⇀2709

発端者 proband, propositus 遺伝性疾患や特定の形質についての家系調査において出発点となる人で，着目した疾患の発病者あるいは特徴的な形質をもつ人．発端者の家系構成員を広く調べて遺伝様式や頻度の調査，同胞の発病予測などを行う．[368]

ポッツ手術 Potts operation ［下行大動脈肺動脈吻合術］ アメリカの小児外科医ポッツ Willis John Potts(1895-1968)が報告した下行大動脈と肺動脈とを側側吻合する短絡手術．心内右左短絡を伴うためにチアノーゼを呈する先天性心疾患に対して肺血流量を増加させる目的で行われる．これにより血中の酸素飽和度は上昇するが，術後に肺血流量過剰を招来しやすく，肺高血圧を発症することもあり最近ではほとんど行われていない．現在はブラロック・タウシグ Blalock-Taussig 手術が主流となっている．[867,1499] ⇨参大動脈肺動脈吻合術⇀1892

ポット骨折 Pott fracture 足関節脱臼骨折の一型．足部の外反・外旋により生じ，三角靱帯の断裂，外果の脛腓靱帯より近位の骨折，脛腓靱帯の離開からなる．観血整復内固定術，および靱帯縫合が必要．ポット Percivall Pott はイギリスの外科医(1714-88)．[964] ⇨参足関節骨折⇀1831，デュピュイトラン骨折⇀2071

ホットノジュール hot nodule⇨同高集積結節⇀1010

ホットバイオプシー hot biopsy 診断と治療を兼ねる，高周波電流を用いた生検法．特に大腸の小ポリープの治療を兼ねた診断法として有用で，内視鏡的ポリペクトミーの手法の一種．[64] ⇨参内視鏡的ポリペクトミー⇀2183

ホットパック hot pack ［温パック］ 温熱療法の 1 つ．伝導熱を利用した温熱療法の中で最も使用頻度が高い．シリカゲル(珪酸)やベントナイト(粘土の一種)を木綿の袋でパック状にしたものを 80-90℃ の恒温装置のついた加温槽(ハイドロコレータ)に十分浸したのち，バスタオルなどにくるみ患部に置いて温めて治療する．パックをビニールで包む乾熱とバスタオルのみを使用する湿熱の方法があり，温熱，血流増加，痙性筋の抑制，鎮痛などの生理学的作用がある．適応は打撲，捻挫，関節拘縮，関節リウマチ，腰痛，肩こりなどであり，急性期疾患や出血性疾患，悪性腫瘍，知覚障害などには禁忌である．[233] ⇨参温罨法⇀417

ポット病⇨同結核性脊椎炎⇀895

ほ

ホットフラッシュ hot flash, hot flush ［顔面紅潮］ のぼせ，ほてりと呼ばれる更年期障害の代表的な症状．更年期障害の中でも最も多い症状．のぼせは，頭に血が上ったような状態を指し，その出方は人によってさまざまである．決まった時間に起こる，仕事を始めようとすると起こる，突然，何の前ぶれもなく起こるなど決まった形はない．ほてりは，身体がカーっとなって，身体が熱くなり，顔が紅潮し発汗する．血中エストロゲンの高度の低下や消失により発生する．[1510]

ホッファ病 Hoffa disease 膝蓋腱下脂肪体が外傷により小出血や結合織増殖で硬結をきたして，膝蓋腱部の膨隆，圧痛および軽度の伸展制限などの症状を起こす病的状態．[1453]

ポップオフ弁⇨同APL 弁→26

ボツリズム⇨同ボツリヌス中毒→2710

ボツリヌス中毒 botulism, clostridium botulinum poisoning ［ボツリズム，ソーセージ中毒］ 嫌気性菌のボツリヌス菌 *Clostridium botulinum* が産生する毒素による毒素型食中毒の1つ．ボツリヌス菌およびその毒素は高温煮沸によって容易に殺菌可能だが，加熱処理の不完全な嫌気状態(酵素の少ない状態)の食品・保存食品中では増殖するため，これらの食用によって起こる．かつては東北地方の家庭で作られたご飯と魚の発酵性の押しずしである「いずし」が原因食であった．近年は，かんづめ，ハム，ソーセージ，からしれんこんによる中毒がみられている．潜伏期間は平均 12-24 時間で，初期には嘔吐などがみられ，やがて複視，視力障害，眼瞼下垂などの目の調節筋麻痺，ついで嚥下困難，発語障害，呼吸困難などの神経症状が出現する．また，涙，汗，唾液などの分泌障害も発生する．死亡率は 10-20% と高く，呼吸筋麻痺による．抗血清療法が唯一の特異療法である．早期に多価抗血清の注射を行うと死亡率は低下する．[1618]

ボツリヌストキシン注射療法 botulinum toxin treatment ボツリヌス菌が産生するボツリヌス毒素により，眼瞼痙攣，痙性斜頸，一側顔面神経麻痺などの治療を行うこと．その他，痙縮，痙攣性発声障害，美容整形，多汗症，痛みの治療などに使用されている．臨床に使用されるものはA型ボツリヌス毒素で最も毒性は強いが，完全な麻痺をきたさず不随意運動のみを止めうる量が治療に使われ，筋緊張の亢進している局所への筋肉内注射を行う．作用機序は，神経筋接合部に作用し神経筋伝達物質の放出を阻害することによる．本治療法の有効性は確認されているが，今後の問題点としては，頻回投与による抗体産生によって有効性が減弱すること，効果の持続が短いこと，大量投与時の安全性などがあげられる．なお，この治療を行うためには資格が必要である．他の疾患に使用する場合は，使用施設が限定され，正規の手続きと倫理委員会の承認を得て，臨床研究に限定される．[887]

ボツリヌス毒素 botulinum toxin 典型的な毒素型食中毒であるボツリヌス中毒を起こす分子量15万の神経毒素．抗原特異性の違いによって，A-Gの7型に分類されており，そのうちヒトをおかすものはA-Fの4つである．毒素は胃や小腸で吸収され，血流に入って全身を回り，末梢の神経末端に作用してアセチルコリンの分泌を抑制する．神経の刺激が遮断され，筋肉の弛緩性麻痺 spastic paralysis が起こる．クロストリジウム・ボツリヌム *Clostridium botulinum* によって産生される．[324]

保定 retention 矯正治療によって正しい位置に移動させた歯・歯列，顎がもとに戻らないようにその状態に保持し，安定した咬合を図ること．保定は，自然的保定と保定装置(リテーナー)を用いる器械的保定に分けられる．①自然的保定とは，顔面筋・舌筋・咀嚼筋・口輪筋などの機能や，咬合関係，歯周組織などの調和を期待するもので，②器械的保定とは自然的保定が可能になるまで保定装置を装着する方法である．保定装置には，ホーレー型保定装置やチンキャップなどの可撤式装置と，犬歯間固定などに用いる固定式保定装置がある．[760]

ボディイメージ body image ［身体像］ 心の中でとらえている自分の身体像(形態や機能の心象)．自身の知覚や発達，また人間関係，社会文化などの環境要因との相互作用の中で形成され，変動する自己概念の一部である．行動は自己概念を反映するが，もっといえば，自己概念をいかに価値づけているか(自尊感情)を反映するといえよう．そのため，ボディイメージを否定的にとらえるとき，自分を存在価値のないものと思い，問題行動などの不適応行動を引き起こす．[799] ⇨参自己概念→1267，ボディイメージの障害→2710，身体図式→1584

ボディイメージの障害 body image disorder, body image disturbance ボディイメージが現実の身体に合わなかったり，ゆがんだり，受容できなかったりするとき，さまざまな問題行動や健康障害を引き起こす不適応状態．過度のやせ願望に起因する摂食障害，また，加齢，外傷や疾病で，身体の一部の変形，切除や切断，人工肛門の造設，皮膚の変性(あざや瘢痕)，片麻痺などによる身体の変化(形態や機能)を受容できないとき，自己嫌悪，アイデンティティの混乱などが生じる．その結果，苦悩し，人目を避け，孤立する，といった不適応行動を引き起こす．看護において，身体的変化が予測されるとき，あらかじめ説明し，心的準備の機会を設けること，また，変化が生じた後は心理的反応(衝撃，否認，拒否，あきらめなど)に共感し，ともに対処法を工夫し，周囲のサポートを得ることがボディイメージを肯定的に転じるうえで重要である．変化や回復の程度，変化の対処法，周囲の支援などにより，立ち直りの時間や過程，程度が異なる．[799] ⇨参ボディイメージ→2710，自己概念→1267

ボディボックス法⇨同体プレチスモグラフィー→1901

ボディマスインデックス body mass index；BMI⇨同BMI→29

ボディメカニクス body mechanics 人間の身体構造の特性に力学の原理を利用して，合理的な姿勢や動作を追求すること．工学や生理学，心理学などの知見を活用し，人間とモノとの関係を追求する人間工学の分野に包含される．看護実践においてはボディメカニクスによって，援助する側の身体の負担を軽減し，援助される側の安全と安楽を目指す．看護師は援助場面でさまざまな姿勢や動作を行うが，不安定な姿勢や動作は余分な筋緊張を伴うため疲労しやすい．姿勢や動作の安定性は重心の位置と支持基底面の広さなどに依存している．重さの中心(重心)が低いほど安定性は増す．人間の重心は立位の場合，第2仙椎の高さにあり，安定性は臥位＞座位＞立位の順である．支持基底面とは人や物体を支える床や地面の面積のことで，人の場合，床に接している足を含む両足の間の面積を指す．一般に支持基底面が広いほど安定性は増す．また，支持基底面の上に重心線(重心から垂直方向に下ろした線)がくると安定する．作業する場合には腰を落として重心の位置を低くし，足を前後左右に広げて支持基底面を広げ，動作によって重心の位置が変わる場合は足の位置を変え，常に重心線が支持基底面の中心にくるようにするとよい．また，動作時の身体への負荷を少なくするには作業域を考慮する必要がある．作業域とはある姿勢で作業できる範囲や空間をいい，垂直方向と水平方向への広がりがある．上肢の作業域には肘関節を使って行う通常作業域と肩関節を使って行う最大作業域がある．通常作業域は大きな力を加えやすく，また細かい作業もしやすい．最大作業域は広い範囲の作業が可能であるが，力を加えにくく，上肢の重さが加わることで疲労しやすい．作業域は作業の目的によって異なるが，適正な作業域となるよう，対象物の位置や作業面の高さを調整するとよい．[780] ⇨参人間工学→2263

ポテイン症候群⇨同ポタン症候群→2705

ポドフィリン podophyllin ［ポドフィルム脂］ ポドフィルム根 *Podophyllum peltatum* から抽出された樹脂様物質(ポドフィルム脂 podophyllum resin)のこと．下剤のほか，腐食作用を示すことから疣贅(ゆうぜい)治療に用いられる．また，ポドフィロトキシンから合成された誘導体のエトポシドは抗悪性腫瘍薬として，さらに，女性の性感染症ではポドフィリンアルコールやポドフィリンチンキが尖圭コンジローマ治療に用いられている．[1382] ⇨参尖圭コンジローマ→1755，いぼ(疣)→275

ポドフィルム脂 podophyllin resin⇨同ポドフィリン→2711

ほどよい母親 good enough mother イギリスの小児科医で精神分析家であるウィニコット D. W. Winnicott (1896-1971)が提唱したもの．乳幼児にごく自然に備わった潜在的生存能力の発達を促す程度に，ほどよく平均的で平凡な献身的母親ないし母親の代理の役割，機能をいう．[1261] ⇨参ウィニコット→311

ボトリオミセス症 botryomycosis⇨同血管拡張性肉芽腫→899

母乳育児指導 breastfeeding instruction⇨同授乳指導→1404

母乳育児推進 ［母乳推進運動］ わが国の母乳栄養実施率は1960(昭和35)年には生後1か月の時点で67.8%であったものが，1970(同45)年には31.7%と急激に低下した．その背景には，欧米の影響や粉ミルクの普及などがあげられる．しかし，母乳には乳児の発育や健康の保持増進のために必要な栄養素が最適な状態で含まれているばかりでなく，免疫・感染防御因子が含まれており，さらに母子の情緒的安定や発達を促すなどの観点から，その推進は世界的な関心事となり始めた．1974(同49)年にWHOで母乳推進勧告がなされ，わが国でも母乳育児推進がなされた．1975(同50)年には厚生省(当時)により母乳育児推進のためのスローガンが掲げられた．また1989(平成元)年には，WHOとユニセフが共同で「母乳育児を成功させるための10か条」を発表しており，母乳育児推進が引き続き行われている．その結果，1980(昭和55)年には45.7%(生後1か月の時点)まで回復したが，その後は徐々に減少し，2005(平成17)年には42.4%となっている．[1352]

母乳因子 milk factor ［乳汁因子，ビットナー因子］ マウスに乳癌を発生させる因子で，レトロウイルス科オンコウイルス亜科に属するビットナーBittnerウイルスのこと．ビットナーJohn J. Bittner(1904-61)がC3H系マウスの乳汁中から発見した．[1531]

母乳栄養 breast feeding ［母乳哺育］ 新生児，乳児が母親の乳房から哺乳すること．わが子に母乳を与えることが育児のうえできわめて重要であるという視点から，母乳哺育という用語も同義的に用いられる．また，搾乳した母乳(母親の母乳あるいはもらい乳)を経管栄養として，あるいは哺乳びんにより与えることを含む場合もある．母乳中には，生物学的利用率の高い栄養素や，分泌型免疫グロブリンA(IgA)やラクトフェリンなどを代表とする感染防御物質，生理活性物質，新生児の消化機能の未熟性をサポートする酵素(母乳胆汁酸活性リパーゼ，アミラーゼ)，中枢神経の発達に必要な脂質などが含まれており，新生児，乳児にとって理想的な栄養源である．また，母乳栄養を実践することによって母子間の愛着形成も育まれる．早産児においてもその役割はきわめて重要．疫学調査によれば乳児期に母乳で哺育されると，その後，肥満やインスリン抵抗性を持つリスクは人工栄養の場合に比べて低いことが示されている．[138] ⇨参母乳育児推進→2711

母乳黄疸 breast milk jaundice⇨同母乳性黄疸→2712

母乳感染 breast milk infection 母子の垂直感染における感染経路の1つであり，母乳を介しての感染．感染が成立するのは，母乳そのものにウイルスが含まれている場合と，乳頭にヘルペス性病変などがある場合とに分けられるが，多くは前者が占めている(母乳中に細菌が排出されることは，化膿性乳腺炎に罹患するなど特殊な場合を除いてはほとんどない)．このように母乳にはウイルスが含まれることが多いが，母乳にウイルスが含まれることが直ちに母子感染の成立には結びつかない．母子感染の成立には，母乳に含まれるウイルスの量，授乳量，児の免疫能，母体からの移行抗体による感染防御力などが関係しているため，母乳によって100%感染するわけではない．したがって，母親には感染の危険度，予後などに関する十分な情報提供が必要であり，強制的に母乳を禁止することは避けるべきである．[1352] ⇨参母子感染→2697

哺乳丘斑⇨同指しゃぶり水疱→2862

哺乳嫌忌 dislike of sucking 母親の母乳分泌が十分であるにもかかわらず，児に哺乳させようとすると泣いて嫌がったり，離してしまったりすること．児に基礎疾患が隠れていないかどうか医学的な評価をすると同時に，母親の姿勢や抱き方，乳房の含ませ方を適切にすることで，多くの児が生後10-14日まで哺乳できるようになる．[767]

哺乳困難 sucking difficulty 〔D〕Trinkschwierigkeit 乳児が母乳をうまく飲めないこと．母体側の原因には，乳頭の形態異常(扁平乳頭，小乳頭，陥没乳頭，分裂乳頭など)，乳頭の裂傷，乳腺炎がある．乳児側の原因には，口腔の異常(口内炎，口腔の外傷，口唇裂，口蓋裂など)，哺乳力微弱(低出生体重児，分娩障害，脳性麻痺などによる)，哺乳拙劣，哺乳怠惰，鼻閉がある．[1631]

母乳推進運動⇨同母乳育児推進→2711

母乳性黄疸 breast milk jaundice ［母乳黄疸］ 母乳栄養が中心の新生児にみられる間接ビリルビン優位の遷延性黄疸で，プレグナンジオールなど母乳中に存在しビリルビンのグルクロン酸抱合を阻害する物質が原因として考えられている．遷延性黄疸や重症黄疸の原因検索において母乳以外の原因が否定されることで診断されることが多い．しかし母乳栄養児であるからといって安易に母乳性黄疸と診断するのは危険であり，十分な鑑別が重要である．通常，治療の必要はなく母乳を中止する必要もない．しかし，ごくまれながら核黄疸の報告例もあるためビリルビン値が22-23 mg/dLを超える場合は光線療法を考慮するという意見もある．なお，生後1週以内にみられる黄疸の中にも母乳性黄疸が含まれており，この場合は治療基準に従って治療を行う．また最近の研究ではジルベール Gilbert 症候群でみられる遺伝子変異が存在する場合には，母乳性黄疸が生後2-3か月まで遷延しうることが判明している．[1073,1462]

哺乳反射 feeding reflex⇨同口唇追いかけ反射→1020

哺乳瓶齲蝕(うしょく) nursing bottle caries 哺乳瓶を使用して液体を飲用し，液体成分が口腔内に長時間滞留することによって起こる齲蝕をいい，特に上顎乳前歯部と上顎第1乳臼歯に起こる．前歯部では唇舌側や隣接面の全歯面に起こる．液体に砂糖などが含まれている場合は歯垢の付着部位と一致しているが，液体がジュース，イオン飲料や乳酸菌飲料など酸性でさらに齲蝕誘発性の糖質(砂糖，果糖，ブドウ糖など)が含まれている場合は，齲蝕に酸による直接脱灰が加わった様相を示す．予防として，哺乳瓶による液体の飲用をやめるが，それができない場合は，哺乳瓶を使用して酸性の飲料を飲ませないこと，また，就寝前や就寝中の哺乳瓶の使用をやめることである．[1369]

母乳哺育 breast feeding⇨同母乳栄養→2711

母乳薬移行 母親が服用した薬剤は母体血中の濃度に比例して乳汁中に移行する．内服ないし注射いずれでも血中に薬物濃度のピークが出現した後に，やや遅れて母乳中濃度のピークが出現する．血液中濃度が減少すれば，薬は逆拡散し，母乳中濃度は低下する．授乳が禁忌でない薬物の服用でも，移行量を最小限にとどめるために，授乳直後に服薬を行い，次の授乳は血中の半減期(およそ4-8時間)以降に行うことが望ましい．[998]

哺乳量 乳児の哺乳量は，哺乳前後の乳児体重の正確な計測数値の差と同値．標準的な健常乳児の哺乳量は以下のとおり．1週(児齢)：50 mL(1回の哺乳量)，2週：75 mL，3週：90 mL，4週：110 mL，2か月：140 mL，3か月：160 mL，4か月：170 mL，5か月：180 mL，6か月：190 mL，7か月：190 mL，8か月：210 mL．離乳食が進む月齢では乳汁だけの量である．個人差が大きい．[1631]

哺乳類ボンベシン mammalian bombesin⇨同ガストリン放出ペプチド→504

骨 bone，os 脊椎動物の骨格を構成するかたい結合組織．体形保持，臓器保護，体液電解質平衡の保持，造血の機能をもつ．人体には約200個の骨がある．組織学的には，骨芽細胞，破骨細胞，骨細胞の3種類の細胞からなり，細胞外基質はタンパク質や糖などの有機質とミネラルからなる無機質に分けられる．基質タンパク質の90% 以上はコラーゲンである．ミネラルは主にカルシウム，リン，炭酸である．ミネラルの結晶化したものはヒドロキシアパタイトが主成分である．[848]

ボバース法⇨参ファシリテーションテクニック→2507

補発癌性物質 cocarcinogen ［発癌促進物質］ 発癌イニシエーターで誘発された癌の発育を助長する物質であるが，単独では発癌性を示さない．またイニシエーターを与えたあとに投与すると発癌するが，順序が逆であると発癌しない．通常，発癌に至るには長期にわたる反復投与が必要．TPA(皮膚に作用)やフェノバルビタール(肝や甲状腺に作用)などが知られる．[1531] ⇨参発癌プロモーター→2378

歩幅 step length 一側の踵が接地してから次に対側の踵が接地するまでの1歩の距離のこと．[884]

母斑 birth mark，nevus ［あざ］ 皮膚面の斑紋の総称．「あざ」と同義とされるが，正確には「あざ」が打ち身で生じた色素沈着なども含めるのに対し，「母斑」は皮膚の先天性形態異常(奇形)に限られる点で若干異なる．母斑には表皮母斑，太田母斑，血管腫，リンパ管腫など多数ある．母斑に一致するような病変が皮膚だけでなく身体の他器官にも同時に生じ，1つのまとまった病態を呈するものを母斑症という．[1246]

母斑細胞 nevus cell 神経節由来の色素細胞やシュワン Schwann 細胞の特徴を種々の程度で併せもちながら，これらの成熟した細胞に分化しえない細胞で，表皮基底細胞層あるいは真皮上中層に群がって細胞集団を形成する性質をもつ．正常皮膚組織の構成細胞ではなく，一種の組織奇形として存在．母斑細胞の集簇した病変を母斑細胞母斑と呼ぶ．[95] ⇨参母斑→2712，色素細胞母斑→1239，神経節→1528

母斑細胞母斑 nevocellular nevus⇨同色素細胞母斑→1239

母斑症 phacomatosis 母斑に一致するような病変が，皮膚だけでなく身体の他の器官にも同時に生じ，1つのまとまった病態を呈するもの．全身性母斑症と局所性母斑症に大別される．全身性母斑症は先天性でときに遺伝性であるため奇形を伴い，全身性に母斑や嚢腫，血管腫などがみられる．局所性母斑症は病変が身体の特定部分にみられるもの，あるいは皮膚に特定して広範囲にみられるものをいう．全身性母斑症には，神経線維腫症(レックリングハウゼン Recklinghausen 病)，結節性硬化症(ブルヌヴィーユ Bourneville 病)，オスラー Osler 病(血管腫症)，ヒッペル・リンダウ Hippel-Lindau 病などがあり，局所性母斑症にはスタージ・ウェーバー Sturge-Weber 症候群や太田母斑などが含まれる．[1246]

母斑性黄色内皮腫 nevoxanthoendothelioma⇨同若年性黄色肉芽腫→1353

母斑様基底細胞癌症候群 nevoid basal cell carcinoma syndrome⇨同基底細胞母斑症候群→694

ポビドンヨード povidone iodine ヨウ素系の生体消毒薬．界面活性剤ポリビニルピロリドンとヨウ素の複合体で，ヨウ素を遊離することでヨウ素化と酸化作用により殺菌消毒効果を発揮する．ほとんどすべての細菌，

●全身の骨格

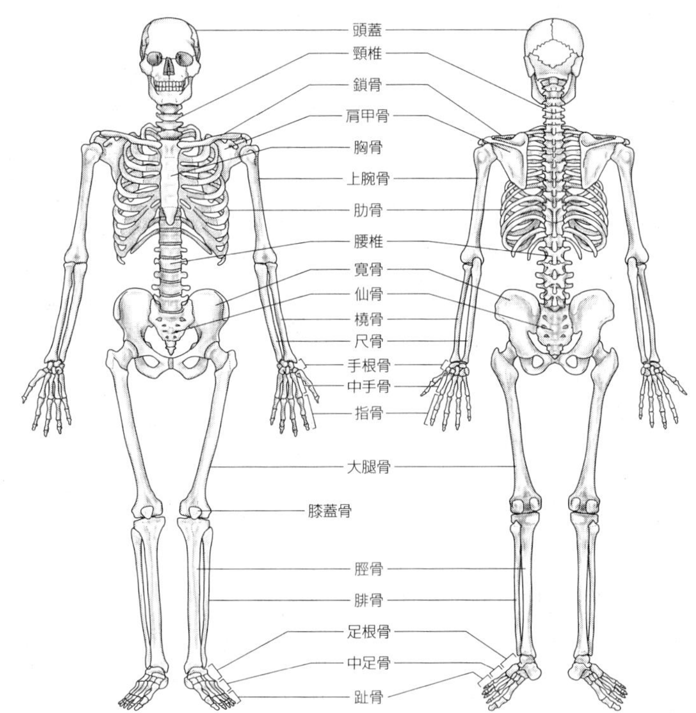

真菌，ウイルス，一部の芽胞に有効で，人体への毒性は低い．皮膚や粘膜における手術や創傷部位の消毒，熱傷や感染皮膚面の消毒，上気道および口腔創傷の感染予防，口腔内消毒などに用いられる．長時間大量接触で接触皮膚炎，皮膚変色，甲状腺機能異常を生じることがある．[204,1304] 商イソジン

ポピュレーションアプローチ population approach 個々人のもつリスクの大きさにかかわらず，集団全体に働きかけ，疾患予防を推進するための一手法．低リスクの大多数集団から発生する患者数は，少数のハイリスク集団から発生する患者数よりも多いのが現実であり，カットオフポイントを基準としたハイリスクストラテジーでは予防医学として十分ではない．そこでポピュレーションアプローチでは，低リスクの大多数集団に対して，検診率を高める，食習慣の是正や保健指導を強化するなどのポピュレーションストラテジー(集団戦略)を行うことにより，集団全体のリスクを軽減させる方向にシフトさせ，全体の罹患数，死亡数を減少させようとする予防戦略がとられることになる．⇨参ハイリスクアプローチ→2357，ポピュレーションストラテジー/ハイリスクストラテジー→2713

ポピュレーションストラテジー/ハイリスクストラテジー population strategy/high risk strategy 公衆衛生活動の介入の考え方の1つで，イギリスのローズ Geoffrey Rose により提唱された．ターゲットとする疾病や障害に関して，高い危険因子をもつ集団に対してその危険性を減少させるよう介入を行うことをハイリスクストラテジーと呼び，集団全体に対して介入をすることで集団全体の危険因子の減少をねらうことをポピュレーションストラテジーという．ハイリスクストラテジーの例としては，特定の危険因子をもつ人を対象に行う健康教育，ポピュレーションストラテジーの例では，地域で行う広報活動などがあげられる．効果の高いハイリスクストラテジーは高い危険因子をもつ個人には大きな益をもたらすが，集団全体の健康の改善にはあまり効果をもたらさない．一方，ポピュレーションストラテジーはその逆の益と限界があるため，状況に応じた使い分けが重要とされる．[1195]

保父⇨同保育士→2657

ホフマイスター手術 Hofmeister operation ［ホフマイスター・フィンステレル手術］ ホフマイスター Franz von Hofmeister(ドイツの外科医，1867-1926)が考案した手術で部分的胃切除術の変法．幽門側粘膜除去とビルロートII法の胃空腸吻合を加える．十二指腸や幽門洞に存在する潰瘍で高度な癒着あるいは穿通をきたした症例で，病変部を空置し，部分的胃切除を行う．ホフマイスター・フィンステレル手術 Hofmeister-Finsterer operation ともいう．フィンステレルはオーストリアの外科医(1877-1955)．[106]

ホフマイスター・フィンステレル手術 Hofmeister-Finsterer operation⇨同ホフマイスター手術→2713

ホフマン，F. Friedrich Hoffmann ドイツの医師(1660-1742)．イエナとエルフルトで医学を学び，長くハレ大学で教えた．主著『Fundamenta Medicinae ex principiis naturae mechanicis(機械学の原理による医学の基礎)』(1695)では，すべての生理作用を機械論的，体系的に説明した．[983]

ホフマン，T.E.　Theodor Eduard Hoffmann　明治初期来日したドイツ人医師(1837-94)．ドイツのフリーデベルク(現ポーランド領)に生まれる．ベルリン陸軍軍医学校に学び，1862年ドクトルを得て軍医となる．1871(明治4)年ミュラー Leopold Müller〔1822(24とも)-93〕とともに来日，東校(現東京大学医学部)教師となり，内科・病理・薬物学を担当する．また翌年には軍医寮(陸軍軍医学校)で診断学を教えた．1874(同7)年，宮内省雇，75(同8)年，満期解雇，帰国．翌1876年軍医に復帰，85年退役し，開業．1894年ベルリンで没する．[585]

ホフマン症候群　Hoffmann syndrome　［**甲状腺機能低下性ミオパチー**］　甲状腺機能低下症に起因する筋肉症状を主とする病態．1897年にホフマン Johann Hoffmann (1857-1919)が甲状腺機能低下症をもつ成人において，筋肥大，筋硬直，筋力低下，筋弛緩遅延を示す病態で，かつ反復運動後も筋の弛緩遅延が持続するためミオトニーとは異なる病態(偽ミオトニー pseudomyotonia)として記載したことに由来．成人に発症するものをホフマン症候群と呼ぶ．一方，クレチン症の小児にみられる同様の病態は，発見者の名前をとり，コッヘル・ドゥブレ・セメレーニュ Kocher-Debré-Semélaigne 症候群と呼ばれる．運動障害は少ないが，四肢の筋肉肥大，腱反射の反応遅延に加え巨大舌などの所見を示し，筋肉の不快感や筋肉叩打による有痛性の膨隆 mounding phenomenon を訴える．筋力低下の原因の詳細は不明だが，クレアチンのリン酸化とエネルギー代謝系の失調にあると考えられている．血清中に AST，CK，LDH などの上昇を認める．[783]

ホフマン反射　Hoffmann reflex　［**トレムナー反射**］　手指屈曲反射の1つ．第6頸髄より上位の錐体路障害時によくみられる異常反射．被検者の第3指(または第2指)の中節末端部を検者の第2-3指ではさみ，検者の母指で患者の爪の部分(遠位節)を掌側に向かって強く屈曲しておいて急に離す．この刺激で被検者の母指が内転・屈曲するときを陽性とする．一側のみに陽性であれば病的意義がある．ホフマン Johann Hoffmann はドイツの神経科医(1857-1919)．[475] ⇨参ワルテンベルグ反射→3008

保母⇨同保育士→2657

保母細胞　nurse cell⇨同保育細胞→2657

ボホダレクヘルニア　Bochdalek hernia　［**胸腹裂孔ヘルニア，後外側ヘルニア**］　横隔膜左後方の先天性欠損・閉鎖不全により腹腔内臓器が胸腔内に脱出する横隔膜ヘルニア．胎児期に腹腔内の臓器が胸腔内に入り込むために，肺の低形成，縦隔偏移を伴う．胎児診断が可能であり，出生直後からの管理が望ましい．呼吸不全の症状が生後24時間以内に明らかな症例は肺の低形成が強く，肺血管抵抗が高いために胎児循環に陥りやすく予後不良である．腸回転異常症を伴っていることが多い．[208] ⇨参横隔膜ヘルニア→388

ホムンクルス　homunculus　①精神医学用語としての，想像による小人．②解剖用の人体モデル．[1631]

ホメオスタシス　homeostasis，physiological homeostasis　恒常性ともいう．アメリカの生理学者キャノン Walter B. Cannon(1871-1945)による命名．生命活動が維持される条件として，温度，pH，浸透圧などの内部環境の諸条件がある狭い範囲内に調節される必要がある．これを内部環境の恒常性維持といい，その機構の解明は生理学の基本課題でもあった．[1335]

ホメオパシー　homeopathy　19世紀にハーネマン Christian F. Samuel Hahnemann(1755-1843)によって提唱された概念で，基本的にその病気と同じような症状を引き起こす薬剤投与により病気は治癒し，その薬剤を少量投与することによりさらに効果が高まるというもの．例えば下痢症状を有する患者に少量に薄めた下剤を投与し，一過性の症状の増悪を惹起させたのち，自然治癒力を加味して治療にあたることなどがあげられる．ジェンナー Edward Jenner の牛痘ワクチンやアレルギーの脱感作療法がこの概念にあたると主張する信奉者が，欧米を中心に今なお存在する．[1493]

ホモシスチン尿症　homocystinuria　［**シスタチオニン合成酵素欠損症**］　血液，尿中にホモシスチンが増加する状態で，酵素障害により起こる．別個の酵素障害により発症する生化学的，臨床的に異なる3疾患(シスタチオニンβ合成酵素欠損症，5,10メチレンテトラヒドロ葉酸レダクターゼ欠損症，コバラミン補酵素合成障害)を包括する．[987]

ホモシステイン　homocysteine　天然アミノ酸であるが，タンパク質には含まれていない．メチオニンのメチル基転移で生成する化合物．メチオニンの分解の中間体であるとともにメチオニンおよびシステインの生合成の前駆体となる．シスタチオニンを経てシステインとαケト酪酸が生成される．[402]

ホモジナイザー　homogenizer　細胞や生体組織を破砕し，いろいろな細胞・組織成分が混ざり合ったホモジネートを調製する装置および器具．[800]

ホモ接合体　homozygote　［**同型接合体**］　相同染色体上で1個以上の遺伝子座に対立遺伝子が存在する状態にある個体．ヘテロ接合体の対語で，対立遺伝子 A と a について，AA と aa はホモ接合体であり，Aa をもつ個体はヘテロ接合体である．[860] ⇨参ヘテロ接合体→2627

ホヤ喘息　sea squirt asthma　［**カキの打ち子喘息**］　職業性喘息の1つ．カキ養殖でカキ殻をこわしてカキを取り出す作業員(カキの打ち子)にみられる喘息．1951(昭和26)年頃から広島県で多発した．カキ殻に付着しているホヤの体成分をアレルゲンとして起こる．[948]

保有宿主　reservoir host⇨同保虫宿主→2706

歩容　gait pattern　［**歩行パターン**］　歩行時の身体運動パターン(歩行パターン)を意味する言葉．歩容には年齢差，性差，個人差があり，身体特性，心理状態によって歩きぶりが異なる．正常歩行の変形(歩き方のくせ)では，船乗り歩行，スイング歩行(モンロー Monroe ウォーク)，行進歩行，前かがみ歩行などがある．身体に何らかの疾患があるとき，それが歩行パターンに影響を及ぼし，異常歩行となることがあり，疾患の種類によってそれぞれ特徴のある異常歩行パターンがある．有痛性歩行，失調性歩行，麻痺性歩行，痙性歩行，パーキンソン Parkinson 病様歩行などがある．左右で歩行パターンが異なるものを跛行(はこう)という．[884]

ポラク・デュラント型骨形成不全症 ⇨同先天性骨形成不全症→1782

保良せき Hora Seki 1893-1980(明治 26～昭和 55)，わが国における公衆衛生事業の先駆者．22 歳で東京慈恵医院看護婦教育所入学．1921(大正 10)年 28 歳で渡米し，RIV(正看護師)の資格をとる．さらにコロンビア大学で看護教育，公衆衛生，予防医学，栄養学などを学ぶ．在学中に「ヘンリー街セツルメント活動」に大きな影響を受ける．帰国後，家庭訪問や健康相談を行うなど，公衆衛生，教育，保育など多分野にわたって幅広く活躍した．1948(昭和 23)年，旧厚生省医務局の初代看護課長に抜擢された．[1451]

ボランティア volunteer 『広辞苑』(1998 年，第 5 版)では「volunteer(義勇兵の意)志願者．奉仕者．自ら進んで社会事業などに無償で参加する人」となっている．また，ラテン語の voluntas(自由意志)や voluntarius(自ら進んでする)などに由来するとされている．フランス語では volonté(喜びの精神)，英語では「自発性に裏づけられた奉仕者・篤志家」となっている．わが国では 1960 年代に入ってから，英語が意味する用語が普及し始め今日に至っている．特に最近はコミュニティーケア，在宅福祉サービスの必要性，福祉社会の実現に向かってボランティアの位置づけは重要視されており，福祉，教育・文化，保健衛生・医療など，われわれが生活を営むうえでの諸問題の解決に自発的に取り組む行為およびその活動を担い，相互連帯性をつくり出していく人といえる．活動にあたっては個人の独自性を十分に生かし，行為(労働)の対価を求めないことが基本的姿勢として望まれる．また社会福祉をはじめとする諸制度や諸政策からみると，貴重な資源として考えることができ，諸政策・制度の補完・代替機能として注目され，福祉社会実現のために行政の働きによる制度整備，住民，ボランティアとの協働関係を保つ活動が期待されている．[457]

ポリ A 尾部⇨同ポリ A 末端→2715

ポリ A〔付加〕シグナル poly A signal 真核細胞のほとんどの mRNA の 3′ 末端には，200 個程度のアデニル酸からなるポリ(A)テールと呼ばれる構造が存在し，この部分は，3′ エクソヌクレアーゼによる分解から mRNA を保護しており，mRNA の安定性に寄与していると考えられている．真核細胞では，DNA がもつ遺伝情報がメッセンジャー RNA(mRNA)に移され(転写され)たあと，前駆体 mRNA の 3′ 末端にポリ(A)テールが付加される．続いてスプライシングが起こり，ポリ(A)テールを含む成熟 mRNA ができる．このポリ(A)テールの付加には，mRNA の 3′ 末端上の特定のコンセンサス配列(AAUAAA)が必要であると考えられており，これをポリ A〔付加〕シグナルと呼ぶ．[1231]

ポリ A 末端 poly A tail ［ポリ A 尾部］ 細胞内に核をもつ真核生物細胞において，mRNA(メッセンジャー RNA)の 3′ 末端に数十～数百個のアデニンヌクレオチドが付加されている領域．解明されていない点も多いが，mRNA の細胞質内ヌクレアーゼに対する安定性を付与し，成熟 mRNA の輸送制御に関与するとされる．[800]

ポリアクリルアミド polyacrylamide アクリルアミド $CH_2=CHCONH_2$ のポリマーの構造をもつ白色固体．$(-CH_2CH(CONH_2)-)_n$，もしくは$(-CH_2CH_2CONH-)_n$．接着剤や塗料として用いられる．界面活性剤としても使用され，その凝集力の高さから排水処理時の凝集剤としても用いられている．また，このポリアクリルアミドに架橋剤 TEMED を添加すると，無色透明の弾力性をもつゲルが得られ，ゲル電気泳動によく用いられる．[1559]

ポリアニオン polyanion 高分子鎖によって電荷をもつものを高分子イオンという．ポリアクリル酸ナトリウムなどの高分子電解質は，水中で解離してポリアニオンと対イオンになる．水中の懸濁物質の電荷を中和して凝結させる高分子凝集剤，反応物質を濃縮して反応速度を増大する高分子触媒として用いられる．[1559]

ポリープ polyp ［茸腫］ 肉眼的に，主として粘膜から限局性に突出する有茎で茸状の隆起性病変に対する形態的な名称であり，組織学的には腫瘍性，炎症性，化生，過形成などさまざま．単に限局性隆起性病変をポリープと呼ぶこともあり，その場合は有茎性ポリープと無茎性ポリープに区別する．ポリープは大腸，胃，子宮頸管，尿道，鼻などにみられる．[1531]

ポリープ状癌 polypoid cancer ［キノコ状癌］ 皮膚あるいは粘膜より限局性に突出したポリープ状の癌．癌腫は一般に腫瘤をつくり，種々の程度に表面に隆起し，また疣状癌，ポリープ状癌，乳頭状癌，絨毛状癌などの形態を示す．しかし周囲との境界不明瞭で浸潤性増殖を示すことも多く，著明な結節をつくらないこともある．[1531]

ポリープ状腺腫⇨同腺腫様(性)ポリープ→1763

ポリープ様声帯 polypoid vocal cord ［ポリープ様変性，ラインケ浮腫］ 声帯膜間部のほぼ全長にわたって浮腫状に腫脹した状態．長期にわたる嗄声を主訴とすることが主であるが，高度に進行した場合は呼吸困難をきたすこともある．初期の軽度な病変は沈黙療法などで軽快することもあるが，高度な病変では顕微鏡下手術により浮腫状病変の吸引や上皮の剝離除去を行う．これを顕微鏡下喉頭手術(ラリンゴマイクロサージェリー)という．[451]

●ポリープ様声帯

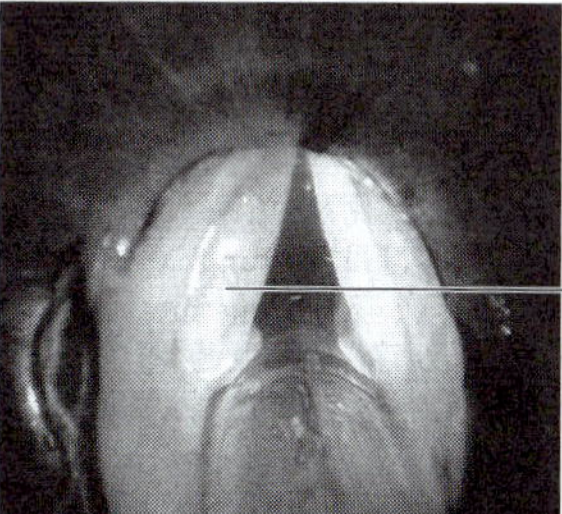

(写真提供 佐藤美知子先生)

ポリープ様(状)腺腫 polypous adenoma⇨同腺腫様(性)ポリープ→1763

ポリープ様変性 polypoid degeneration⇨同ポリープ様声帯→2715

ポリウレタンフォームドレッシング polyurethane foam dressing 滲出液を吸収して湿潤したゲルとなる親水

性コロイド粒子を主成分とする創傷被覆材．外側に疎水性ポリウレタンフィルム，内側に固着しない薄いポリウレタンフィルムが配置されているため，滲出液の多い褥瘡などの創面に適応がある．ハイドロコロイドドレシングでは滲出液を吸収し過度の浸軟をもたらすことがあるのに比べ，ポリウレタン自体は溶けないため創面にドレッシング材が残らない．内外のポリウレタンにはさまれた高い吸水性を持つ親水性吸収フォームが滲出液を吸収し，かつ適度の水分を保持し創面の湿潤環境を保つ．⇨参湿潤環境理論→1314，ハイドロコロイドドレッシング→2346

ポリ塩化ビニル　polyvinyl chloride；PVC　塩化ビニル（CH_2=CHCl）の重合体で，白色の粉末．ほとんどの酸や炭化水素系溶剤に耐える性質を有し，可塑剤や安定剤を加えると機械的性質や耐薬品性に優れた成形品にできる汎用性ポリマーの1つ．日用品などに広く使用されている．加熱により分解すると有害なガスを出す．ポリ塩化ビニル（PVC）を含むゴミを不完全燃焼するとダイオキシンが発生する．また，アレルギー性皮膚炎を起こす可能性がある．PVCに含まれる可塑剤としての内分泌攪乱化学物質が，食品中などに溶け出すことによる人体への影響が懸念され，他の可塑剤への切り替えや，食品製造時のPVC製手袋使用取り止めの通達が出された（厚生省，2000）．日本産業衛生学会ではヒトに対しておそらく皮膚感作性があると考えられる物質に分類（2008）．[182,57]　⇨参ダイオキシン→1860

ポリ塩化ビフェニル　polychlorobiphenyl；PCB　［PCB］　ビフェニル（$C_{12}H_{10}$）の2個以上の水素を塩素で置換した化合物で，200をこえる異性体がある．熱安定性，電気絶縁性に優れているため，過去に絶縁用潤滑油，熱媒体，ノーカーボン紙などに広く用いられ，それらの焼却，投棄により環境汚染問題を生じた．水中PCBの水生生物への濃縮蓄積性はきわめて高く，食物連鎖の典型．PCB中毒例では，米ぬか油に混入したPCBによるカネミ油症事件〔1968（昭和43）年〕がある．嘔吐，無気力，皮膚への色素沈着，皮膚障害（塩素痤瘡），消化器障害，肝障害などが起きた．また，胎盤，乳汁を介して胎児や乳児へも障害が及んだ．PCBの異性体の中で平面状構造をとるコプラナーPCB（Co-PCB）は一般のPCBに比べ毒性が強く，ダイオキシン類に分類されている．マウスでは肝癌の発生が認められ，わが国では1974（同49）年に製造および使用が全面的に禁止．ポリ塩化ビフェニル類はヒトに対しておそらく発癌性があると考えられ，証拠が比較的十分な物質（日本産業衛生学会，2008）．許容濃度0.01 mg/m^3（日本産業衛生学会，2008），塩素数42％ 1 mg/m^3，塩素数54％ 0.5 mg/m^3〔アメリカ産業衛生専門家会議（ACGIH），2008〕．「特定化学物質障害予防規則」特定第一類物質．ポリ塩化ビフェニル類は内分泌攪乱化学物質．[182,57]　⇨参新生児油症→1572，油症→2860，ダイオキシン→1860

ポリエン系抗生物質⇨同ポリエン抗真菌性抗生物質→2716

ポリエン抗真菌性抗生物質　polyene antifungal antibiotics　［ポリエン系抗生物質］　環状分子に共役二重結合を複数含む抗真菌性抗生物質で，アムホテリシンB（注射，リポソーム注射，錠，シロップ），ナイスタチン（錠），ピマリシン（点眼，眼軟膏）がある．真菌細胞膜のエルゴステロールと直接結合して膜透過障害を起こし，菌を死滅させる．内服は消化管吸収が悪いので消化管内のカンジダ症に使用する．外用は角膜真菌症に使用する．アムホテリシンB注射は副作用の点から深在性真菌症が適応となる．カンジダ症，クリプトコッカス症，アスペルギルス症，ムコール症，スポロトリコーシス症に用いられる．気管内，胸膜内，髄腔，膀胱などの局所投与も行われる．投与初期はアナフィラキシー様反応に注意する．肝排泄であり腎機能による投与量調節は不要だが，腎障害を有するので副作用モニターが必要である．リポソーム化製剤では発熱，悪寒，戦慄，腎障害の発生率が軽減した．[741]

ポリオ　polio⇨同急性脊髄前角炎→735

ポリオール代謝経路　polyol pathway　［ソルビトール経路］　細胞内に取り込まれたグルコースは解糖系の最初の律速酵素ヘキソナーゼに親和感が強く，その大部分は代謝経路で利用されている．しかし，グルコース6リン酸に転換されることなく，別の代謝経路で利用されていて，それがポリオール代謝経路である．ポリオール代謝経路は，わずか2つのステップからなる．この代謝経路の最初のステップの律速酵素がアルドース還元酵素で，その代謝反応の補酵素としてNADPH（ニコチンアデニンホスホヌクレオチド）を要し，産生されたソルビトールはさらにソルビトール脱水素酵素（SDH）によってNAD（ニコチンアミドアデニンジヌクレオチド）を補酵素としてフルクトースへと転換させる．通常，細胞内に取り込まれたグルコースがポリオール代謝経路を介して利用されるのはわずか3％にすぎないが，高血糖状態では4倍に増える．本代謝経路が高血糖状態で活性化されて，糖尿病性合併症と関連の深い組織（網膜，腎，神経，レンズ核，赤血球，白血球など）以外の組織（脂肪，筋肉，膵，脳，肝，精巣など）にも本代謝経路の局在することが確かめられている．糖尿病状態での本代謝経路の活動亢進は，①グルコースの流入亢進に基づくものと，②細胞内外の浸透圧上昇に呼応したアルドース還元酵素活性上昇との相加あるいは相乗的に働いた結果のものが考えられる．したがって，本代謝経路と関連の深い代謝調節に異常が生じたり，浸透圧変化に対する細胞の防御反応に破綻が生じて糖尿病性合併症を惹起していると考えられている．[987]　⇨参アルドース還元酵素→194

●ポリオール代謝経路

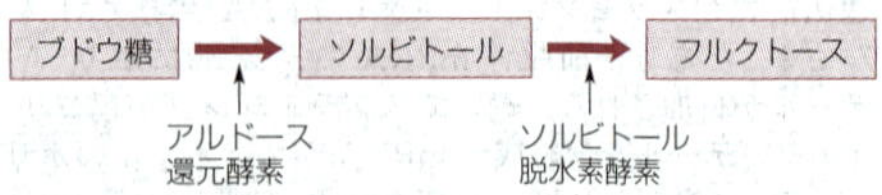

ポリオ生ワクチン　live polio vaccine⇨同ポリオワクチン→2716

ポリオ脳炎　polioencephalitis⇨同灰白脳炎→451

ポリオ脳脊髄炎　polioencephalomyelitis⇨同灰白脳脊髄炎→451

ポリオワクチン　polio vaccine，poliomyelitis vaccine　［ポリオ生ワクチン，セービンワクチン］　ポリオ（急性脊髄前角炎）に対するワクチン，予防接種に用いられる．現在わが国で用いられているのは，Ⅰ・Ⅱ・Ⅲ型の3種類のポリオワクチンを混合した経口生ワクチン oral polio vaccine (OPV). 通常，生後3か月から90か月(標準的には生後3-18か月)の間に6週以上の間隔で2回経口服用する．副反応としてきわめてまれに(100万人以上の投与に1人程度)麻痺を生じることがある．一方，不活化ワクチンはアメリカの細菌学者ソーク Jonas E. Salk (1914-95)らによって開発され，ソークワクチンとも呼ばれる．皮下注射で接種され，麻痺は起こらない．[1631]

堀木訴訟 障害福祉年金と児童扶養手当の併給禁止規定(最高裁判決では，併給調整規定という)の合憲性を争点とした訴訟で，原告の姓から堀木訴訟と称されている．全盲の障害者である堀木フミ子は，国民年金法に基づく障害福祉年金を受給していた．夫との離別後，次男を養育していたことから，1970(昭和45)年2月23日，児童扶養手当法に基づき，児童扶養手当の受給資格認定を請求したが，児童扶養手当法第4条第3項第3号で定める，公的年金給付を受給できていれば児童扶養手当を支給しないとする，いわゆる併給禁止規定に該当し，受給資格を欠くという理由で却下された．異議申し立ても棄却されたことを受け，上記併給禁止規定は憲法第13条「幸福追求権」，第14条「法の下の平等」，第25条「生存権」に反するとして，処分取り消しを求め，兵庫県知事を被告として起こした訴訟である．第1審1972(同47)年の神戸地裁判決は，当該処分が「日本国憲法」第14条「平等条項」に違反するとし，処分取り消しの原告請求を認めた．兵庫県知事はこれを不服とし控訴したが，翌1973(同48)年9月，児童扶養手当法の改正により，論点となっていた併給禁止規定は撤廃，障害福祉年金等との併給が可能となっていた．にもかかわらず，1982(同57)年，第2審大阪高裁判決は，国の広範な立法裁量権を根拠に，併給禁止規定に裁量権の著しい逸脱・濫用が認められないとして原判決を取り消し，原告の請求を棄却．原告は最高裁に上告したが上告棄却され，原告敗訴が確定した．この判決により，福祉は国民の権利ではなく，国民生活の社会的進歩向上に努める国の義務によって派生する反射的利益に過ぎないとされた．[457]

ポリグラフ polygraph ［多用途監視装置］ 生体内の各種の生理現象を同時に監視し記録する装置．記録法をポリグラフィー polygraphy，記録されたものはポリグラム polygram という．手術中や検査中の患者の状態，分娩経過などを長時間，経時的に監視，把握する目的で，心電図，脳波，筋電図，血圧，血流，呼吸，心音など複数の生体情報を同時に記録する．装置は電極，トランスデューサー，信号増幅用のアンプリファイヤー，複数の情報を一覧できる画面および記録紙で構成される．終夜睡眠ポリグラフは睡眠時無呼吸症候群の診断には欠かすことができない．

ポリクローナル抗体 polyclonal antibody ［多クローン性抗体］ 複数のBリンパ球クローンにより産生された抗体で，血清中の抗体はこのタイプ．通常，1種類の抗原には多数の抗原決定基が存在するために，抗原が体内に侵入すると，複数のBリンパ球クローンが活性化されて，多クローン性の抗体ができる(1つのクローンは1種類の抗体，すなわちモノクローナル抗体をつくり，これが集まったものがポリクローナル抗体)．[1439] ⇨参モノクローナル抗体→2827

ポリジーン polygene 連続性のある定量的な特徴を総体として規定する一群の遺伝子．個々の遺伝子の作用が合算されてある連続性の形質を規定すると考えられる．[368]

ポリジーン遺伝 polygenic inheritance⇨同多因子性遺伝→1906

ホリスティック医療 holistic medicine ［統合医療，全人格的医療］ 1960年代のアメリカで提唱された概念で，伝統的な民間療法を西洋医療の現場に取り入れようとするもの．患者がものとして扱われるのではなく，民間療法や癒しで自然治癒力を高め，精神・身体・環境と，全体的に治していこうとする動きで，ホリスティック医学協会がアメリカでは1978年に，わが国では1987(昭和62)年に発足した．中国の漢方，インドのアーユルベーダ，ヨーロッパのアロマテラピーなど治療効果が認められた多くの実例がある．末期医療において，ホスピスなどのターミナル医療は治療をせずに苦痛を和らげることを主眼とする．しかしホリスティック医療では，患者の負担にならない限り西洋医学，東洋医学，さらに民間療法でやれることは最後まで行い，気分のよい状態で送り出すという手法をとる．日本でも科学的実証がない漢方や丸山ワクチンも，自然治癒力を高めるとして用いられている．[883]

ホリズム⇨同全体論→1773

ポリソーム polysome ［ポリリボゾーム］ 1本のmRNAに対して数個から数十個のリボソーム ribosome が数珠状に結合したもの．この集合体により同一のポリペプチドが順次，複数合成される．[656] ⇨参翻訳→2723

ポリッツェル球 Politzer bulb (bag) ゴムでできた洋ナシ形の球で，上部に空気を挿入するオリーブ形のチップがついている．耳管機能検査やプレッツ Proetz 置換法などに用いられる．[514]

ホリドール®中毒 Folidol® poisoning ホリドール®は有機リン系農薬パラチオンの代表的な商品名の1つ．吸入・誤飲によりコリンエステラーゼ(ChE)活性を阻害．急性毒性が強く，血清ChEの低下に伴い悪心・嘔吐，腹痛，縮瞳，筋の線維性攣縮，呼吸困難などの症状を呈する．治療はアトロピン硫酸塩水和物またはプラリドキシムヨウ化物の投与，血液灌流，重篤な場合は蘇生と酸素吸入を行う．わが国では使用禁止となっている．[1013] ⇨参パラチオン中毒→2395，有機リン中毒→2849

ホリナートカルシウム calcium folinate⇨同ロイコボリンカルシウム→2987

ポリヌクレオチドリガーゼ polynucleotide ligase⇨同DNAリガーゼ→43

ボリビア出血熱 Bolivian hemorrhagic fever アレナウイルス科に属するマチュポウイルスが原因の出血熱．アレナウイルス科に属するウイルスは特に南米各地に風土病的に存在する出血熱の原因ウイルスであり，げっ歯類を自然宿主とし，げっ歯類がウイルスを排泄しヒトに感染を起こす．発熱，倦怠感，頭痛，嘔吐などで発症し出血傾向を認める．[1113]

ポリペクトミー polypectomy⇨同内視鏡的ポリペクトミー→2183

ポリペプタイド⇨同ポリペプチド→2718

ほ

ほ

ポリペプチド　polypeptide ［ポリペプタイド］ 複数のアミノ酸がペプチド結合(-CO-NH-)により鎖状に連なったものをペプチドという．このうち構成するアミノ酸の数が，比較的多い(おおよそ10個以上)ものをポリペプチド，少ないものをオリゴペプチドという．タンパク質とほぼ同じ意味．[930]

ポリマー　polymer 一種または数種の構造単位(単量体monomer)が重合した反復構造からなる．[1559]

ポリマーフューム熱　polymer fume fever 工業用線維などとして使われるポリテトラフルオロエチレンやフッ化エチレンプロピレンが加熱されるとフュームが発生し，これを吸入すると金属熱に似た症状が出現する．症状としては発熱，悪寒，咳などで，通常は1-2日で完治するが，吸入量が多い重症例では肺水腫をきたし危険な状態となる．テフロン粉末がタバコに付着し，加熱吸入され症状が出ることもあり，注意を要する．[1015] ⇨参金属フューム熱→799

ポリミキシンB固定化ファイバー⇨同PMX→96

ポリメチルメタクリレート　methylmethacrylate；MMA⇨同骨セメント→1110

ポリメラーゼ　polymerase ［**重合酵素**］ 重合，特にヌクレオチドのポリヌクレオチドへの重合を触媒する酵素．①一本鎖あるいは二本鎖DNAを鋳型として用い，デオキシリボヌクレオシド三リン酸からのDNAの合成を触媒するDNAポリメラーゼ，②DNAの転写に働き，鋳型としてDNAを用い，リボヌクレオシド三リン酸からのRNAの合成を触媒するRNAポリメラーゼ，③RNAを鋳型とし，デオキシリボヌクレオシド三リン酸からのDNA合成を触媒する逆転写酵素，④RNAを鋳型として用い，リボヌクレオシド三リン酸からのRNA合成を触媒するレプリカーゼがある．[402]

ポリメラーゼ連鎖反応　polymerase chain reaction；PCR ［**PCR，複製連鎖反応**］ DNAの目的塩基配列領域を，その両端をはさむような特異的な2か所のプライマー(DNA合成の開始点となる短いDNA断片)を用いて，酵素的に増幅する方法．PCRは，①DNAの熱変性により二重らせんをほどき，一本鎖DNAとする(denaturation：変性)，②温度を下げ，プライマーを解離したDNA一本鎖に結合させる(annealing：アニーリング)，③ *Taq*DNAポリメラーゼなど耐熱性DNAポリメラーゼの作用により，プライマー結合部から5'→3'の方向に相補的なDNA鎖を合成させる(extension)，という3つのステップに分かれており，このサイクルをn回繰り返すことで，理論的には2のn乗のDNA断片が合成されることになる．現在PCR法にはさまざまな変法が開発されており，DNA診断，DNAクローニング，ウイルスや細菌の検出など，種々の用途に用いられている．また，mRNAを逆転写酵素を用いて相補的DNA(cDNA)に置き換え，これを鋳型DNAとしてPCRを行うことをRT-PCRと呼び，mRNAの定量法の一種として繁用されている．[825]

ポリモーダル侵害受容器⇨参侵害受容器→1508

ポリリボゾーム　polyribosome⇨同ポリソーム→2717

ホルター心電図　Holter electrocardiogram；Holter ECG 携帯型の長時間記録可能な心電図システム．非侵襲的不整脈検査法の代表である．間欠的あるいは一過性の不整脈の出現や症状と不整脈との関係を明らかにさせることが可能で，無症状の不整脈発作を調べることにも有用である．2誘導同時記録(V_5誘導類似のCM5誘導，V_2誘導類似のNASA誘導など)が多いが，12誘導を同時記録可能なものもある．24時間あるいは48時間の連続記録を行っても感知できない不整脈発作の場合には，症状出現時にのみ記録するイベントレコーダーも用いられている．[1161] ⇨参心電図モニター→1590，長時間心電図→2012

ボルチン顆粒　volutin granule⇨同異染小体→245

ボルデ・ジャングー培地　Bordet-Gengou medium 百日咳菌*Bordetella pertussis*を分離するための培地．ペプトンなどの通常の培地成分に微量に含まれる百日咳菌増殖の阻害物質を除去するために，培地中にジャガイモ滲出液や血液を加えてある．ボルデJules Jean Baptiste Vincent Bordet(1870-1961)，ジャングーOctave Gengou(1875-1957)はともにベルギーの細菌学者．[324]

ボルデテラ〔属〕　*Bordetella* グラム陰性偏性好気性の無芽胞短桿菌．この属にはボルデテラ・パーツシス*B. pertussis*，ボルデテラ・パラパーツシス*B. parapertussis*，ボルデテラ・ブロンキセプチカ*B. bronchiseptica*などの種が含まれるが，臨床的には百日咳pertussis(whooping cough)の原因菌である百日咳菌*B. pertussis*が重要．培養にはボルデ・ジャングーBordet-Gengou培地が用いられる．37℃，3-4日間の培養で光沢のあるコロニーが観察される．病原性因子として，百日咳毒素pertussis toxin(PT)と線毛〔赤血球凝集活性があり，線維状赤血球凝集素filamentous hemagglutinin(FHA)ともいう〕が重要．現在ワクチンとして不活化百日咳毒素または不活化百日咳毒素とFHAを抗原とした成分ワクチンが使用されている．[324]

ボルト　volt；V 電圧・起電力の単位．電気を流そうとする力を電圧と呼び，電圧の大きさをボルト(V)という単位で表す．[153] ⇨参オームの法則→400

ホルト・オーラム症候群　Holt-Oram syndrome 主として卵円窩型心房中隔欠損に指奇形が合併する常染色体優性遺伝の症候群で，ホルトMary Holtとオーラム Samuel Oram(1960)により報告された．指の奇形には母指の欠損，低形成，過長，変形，第2指型母指に加えて多指症などが含まれる．鎖骨低形成を合併することもある．ときに心室中隔欠損を伴う．染色体12q 24.1に存在するT-box転写因子遺伝子ファミリーに属する*TBX5*遺伝子の変異が病因とみなされる．[319]

ボルトメーター　voltmeter⇨同電圧計→2073

ホルナー症候群⇨同ホルネル症候群→2718

ボルナ病ウイルス　Borna disease virus；BDV 神経親和性の強いウイルスで，ドイツのボルナ地域のウマに散在性の進行性脳炎を発生したことから命名された．ウマ以外にヒツジ，ウシ，ダチョウにも自然感染していることが明らかとなっている．ヒトでは健常者の1-2%が抗体保有者であることが知られており，うつ(鬱)病などの精神神経疾患患者では有意に高い抗体保有率を示しているが，その病原性，感染ルートなど未解明領域の解明が待たれる．[1113]

ホルネル症候群　Horner syndrome ［ベルナール・ホルネル症候群，ホルナー症候群］ 一側の交感神経の障害により同側の眼瞼下垂(眼裂狭小)，縮瞳，発汗低下が出現するもの．眼瞼下垂は軽度で上眼瞼板ミューラーMüller筋の麻痺による．視床・脳幹・頸髄から胸髄に広がる毛様体脊髄中枢，頸部交感神経節およびその末梢に至るすべての交感神経経路の障害で本症候群が認められる可能性がある．ホルネルJohann F. Hornerはスイスの眼科医(1831-86)．[475]

ポルフィリン porphyrin ［ポルフィリン体］ 環状テトラピロールで，4つのピロール環がメチン基により結合し，種々の側鎖と結合して環状立体配座をとる一群の化合物．側鎖にメチル，エチル，ビニル，プロピオン酸などの基が置換することにより各種のポルフィリンが生じる．ポルフィリン症を除いて，遊離ポルフィリンが組織中に認められるのはまれであるが，ヘモグロビン，ミオグロビン，チトクロームの補欠分子族として金属イオンと複合体を形成．[402]

ポルフィリン症 porphyria ポルフィリン代謝にかかわる酵素のいずれかの異常による代謝異常症．遺伝的な酵素の欠損による場合も多いが，鉛中毒やチロシン血症などでもみられる．肝や骨髄で産出されるポルフィリンあるいは前駆物質が皮膚に蓄積されたり，尿(ポルフィリン尿)や血液中に過剰排泄されるために生じる．先天性骨髄性ポルフィリン症(ギュンターGünther病)，骨髄性プロトポルフィリン症，骨髄性コプロポルフィリン症，急性間欠性ポルフィリン症，遺伝性コプロポルフィリン症，異型ポルフィリン症，遅発性皮膚ポルフィリン症，肝骨髄性ポルフィリン症などが知られており，頻度の高いものは，遅発性皮膚ポルフィリン症(47%)，急性間欠性ポルフィリン症(24%)，骨髄性プロトポルフィリン症(14%)である．光力学的作用をもつポルフィリンが皮膚に沈着するため，日光過敏症を招来する．[95] ⇨参先天性骨髄性ポルフィリン症→1782

ポルフィリン体⇨同ポルフィリン→2719

ポルフィリン尿⇨参ポルフィリン症→2719

ポルフィロモナス・ジンジバリス *Porphyromonas gingivalis* ポルフィロモナス*Porphyromonas*〔属〕の菌で，ヒトの歯肉内の歯根面に付着している．急性進行性歯周炎の原因菌の1つ．[324]

ポルフィロモナス〔属〕 *Porphyromonas* グラム陰性の嫌気性無芽胞桿菌．以前はバクテロイデス*Bacteroides*属に分類されていた．嫌気性菌用血液寒天培地で黒色あるいは黒褐色のコロニーをつくる．ヒトや動物の口腔，腸管，腟などに常在．代表的な菌種であるポルフィロモナス・ジンジバリス*P. gingivalis*はヒトの歯周疾患の起因菌として重要である．[324]

ホルボールエステル phorbol ester タンパク質をリン酸化するプロテインキナーゼCを活性化する作用をもつエステルで，熱帯地域に自生するトウダイグサ科のハズの種子より生成されるクロトン油から分離された．TPA(12-*O*-テトラデカノイルホルボール-13-アセテート)やPDBu(ホルボール12,13ジブチレート)などが発癌促進物質(発癌プロモーター)として知られる．しかし，4-αホルボール12,13ジデカノエートなどのように発癌促進作用をもたないものも存在．[1531]

ポルホビリノゲン porphobilinogen モノピロール化合物でポルフィリン生合成の中間体．急性ポルフィリン尿症で尿中にみられる．[313]

ホルマリン formalin⇨参ホルマリン中毒→2719

ホルマリンエーテル法 formalin-ether sedimentation method ［MGL法］ 便の寄生虫卵や原虫のシスト(嚢子)，オーシスト(接合子嚢)を検出する方法で，沈殿集卵法の1つ．生理食塩水約7mLを入れた試験管に約0.5gの便を入れ攪拌し，ガーゼで濾過し遠沈試験管に入れる．2,500回転で3分間遠心し上清を捨て，沈渣に10%ホルマリンを加え攪拌し20-30分静置する．これにエーテル3mLを加え，管口をビニールで覆い指で強く押さえ30秒間激しく振る．その後2,500回転で3分間遠沈し沈渣を顕微鏡で観察する．[288] ⇨参寄生虫卵検査→688，便虫卵検査→2650

ホルマリン中毒 formalin poisoning ホルムアルデヒドの水溶液(ホルマリン)による中毒．市販品では重合防止のため少量のメタノールが混合されている．ホルマリンは催涙性液体で，独特の刺激臭があり，タンパク質の変成，皮膚粘膜刺激，中枢神経抑制作用が強い．消毒薬，組織の保存や固定液の成分として使用されている．誤飲の場合，口腔・咽頭・食道の灼熱感，浮腫，下痢，潰瘍，意識障害，食道や胃の腐食，代謝性アシドーシスなどをきたす．吸入の場合，呼吸器系の炎症，咽頭浮腫，呼吸困難，長期吸入曝露で喘息様症状を引き起こすことがある．皮膚との接触で褐色化，アレルギーを起こす．治療は，経口の場合は水・牛乳による希釈，胃洗浄，アシドーシス補正，呼吸管理，対症療法を行う．吸入の場合もこれに準ずる．皮膚と接触したときは十分の水でよく洗浄する．近年，シックハウス(ビル)症候群の重要原因物質として注目されている．[1013] ⇨参ホルムアルデヒド中毒→2719

ホルミルペプチド ⇨同ホルミルメチオニルロイシルフェニルアラニン→2719

ホルミルメチオニルロイシルフェニルアラニン formyl-methionyl-leucyl-phenylalanine；fMLP ［ホルミルペプチド，fMLP］ ホルミル化メチオニン，ロイシン，フェニルアラニンの3個のアミノ酸から構成されるタンパク質．白血球走化性因子(白血球遊走因子)の1つであり，好中球やマクロファージなどに作用して運動や遊走を促す作用をもつ．細菌の菌体成分として見いだされたが，現在では人工合成も行われる．[656]

ホルムアルデヒド中毒 formaldehyde poisoning ［**ホルモール中毒，メタナール中毒，メチルアルデヒド中毒**］ ホルムアルデヒドは鋭い刺激臭を有する無色の可燃性気体で，各種樹脂・農薬の原料，消毒薬，防腐剤などとして使用される．粘膜刺激作用が強く，発癌性がある．生体内では速やかにギ酸に酸化され，さらに二酸化炭素と水に代謝されて排泄される．吸入または皮膚や眼と曝露することにより中毒症状が起こる．吸入の場合は呼吸器系の炎症，咽頭浮腫，呼吸困難，高濃度のガスで咽頭浮腫を生じ窒息する．慢性作用では気管支炎様，喘息様症状を示す．皮膚との接触で褐色化，アレルギー性皮膚炎，角質肥厚など．治療は吸入の場合，呼吸管理，輸液，対症療法を行う．皮膚や眼と接触したときは十分の水でよく洗浄する．シックハウス(ビル)症候群の原因物質として新築の壁紙などの接着剤から揮発する少量のホルムアルデヒドなどがあげられている．[1013] ⇨参シックハウス症候群→1309，ポリマーフューム熱→2718，ホルマリン中毒→2719

ホルモール中毒⇨同ホルムアルデヒド中毒→2719

ホルモン　hormone　生体内外の刺激により内分泌腺細胞から産生，分泌される化学物質．血液で循環し，標的組織の細胞膜あるいは細胞内にある受容体に結合して機能変化を引き起こす．ペプチドホルモン，ステロイドホルモン，アミンホルモンなどがある．これらの血中濃度は 10^{-6}～10^{-12} M 程度と微量である．[1047] ⇨参内分泌→2190

ホルモン依存性腫瘍　hormone dependent tumor　腫瘍の中にはホルモンに影響されて，その発育の刺激や抑制を受けるものがある．こうした腫瘍をホルモン依存性腫瘍と総称し，乳癌，子宮筋腫，子宮癌，前立腺癌，消化管ホルモン産生腫瘍，下垂体腫瘍などがある．この性質を利用した腫瘍の治療法を腫瘍のホルモン療法という．[1260] ⇨参ホルモン療法《腫瘍の》→2720

ホルモン感受性リパーゼ　hormone-sensitive lipase；HSL　脂肪組織に存在し，ホルモンによって制御され，トリアシルグリセロールを加水分解する酵素．貯蔵脂肪からの脂肪酸の動員の律速因子．トリアシルグリセロールの分解を促進するホルモンとしてアドレナリン，グルカゴン，成長ホルモンなどがあり，分解を抑制するホルモンとしてインスリンがある．この酵素は cAMP 依存性プロテインキナーゼによるリン酸化で活性化される．[402]

ホルモン拮抗薬　hormone antagonist　［抗ホルモン薬］　ホルモン合成阻害や受容体における競合的阻害，あるいは分泌抑制することによりあるホルモンに対して拮抗するように働く薬物．抗甲状腺薬，抗エストロゲン薬，抗アンドロゲン薬，副腎皮質ホルモン拮抗薬などがある．例えば，抗アルドステロン薬であるスピロノラクトンは，アルドステロンに拮抗し，アルドステロンによる遠位尿細管からのナトリウムや水の排泄を促進し，カリウムの排泄を抑制することにより降圧作用，利尿作用を及ぼす．[1047]

ホルモン産生腫瘍⇨同機能性腫瘍→699

ホルモン産生卵巣腫瘍　hormone-producing ovarian tumor　［卵巣ホルモン産生腫瘍］　卵巣腫瘍の中にはさまざまなホルモンを産生するものがある．主にはエストロゲン，アンドロゲンであるがインヒビンなど特殊なものを分泌するものもある．女性化，男性化など，産生されるホルモンに特有な症状が発生する．核出手術ないし付属器摘出手術が行われる．[998]

ホルモン受容体　hormone receptor　［ホルモンレセプター］　細胞膜上や細胞質内において対応するホルモンに特異的に結合し，その情報を細胞として最初に認識するタンパク質．細胞膜上の受容体では多くのペプチドホルモンやプロスタノイド(プロスタグランジンやトロンボキサンなどのホメオスタシス維持や病態形成に関与する生理活性物質)が，細胞質内の受容体ではステロイドホルモン，甲状腺ホルモン，脂溶性ビタミンなどが認識される．情報は細胞内分子に伝播され生物作用が発揮される．[1260]

ホルモン受容体異常症　hormone receptor disease　ホルモン受容体の異常が原因となる疾患の一般名．受容体の異常によってシグナル伝達が障害されたり，また逆にシグナル伝達が異常に亢進したりする．受容体遺伝子の異常によって起こる先天性のもの(腎性尿崩症など)と，体細胞レベルでの受容体の遺伝子異常(機能性甲状腺腫など)，細胞膜受容体を刺激する血中自己抗体によるもの(バセドウ Basedow 病など)がある．細胞膜受容体の興奮を細胞内に伝達する第一歩であるGタンパク質の異常によるマキューン・オルブライト McCune-Albright 症候群などもホルモン受容体異常症として取り扱われる．[1260] ⇨参受容体病→1409

ホルモン不応症　hormone unresponsiveness　ホルモンに対する正常な反応が低下していることが病因となっている疾病(あるいはその病態)．ホルモン受容体の遺伝子構造に異常があるもの(先天性 ACTH 不応症など)のほか，後天的な要因で受容体機能が低下するもの，受容体以降の生物作用発現系に異常があるものがある．先天性遺伝子異常は不可逆的であるが，後天性な異常の中には治療に反応してホルモンに対する反応の回復するものもあり(インスリン抵抗性など)，これも広義のホルモン不応症に含まれる．[1260] ⇨参ホルモン受容体異常症→2720

ホルモン補充療法　hormone replacement therapy；HRT　［HRT］　不足しているホルモンを補う内分泌的治療法．下垂体障害における副腎皮質刺激ホルモン，甲状腺機能低下におけるサイロキシンなども該当するが，女性ホルモンの補充療法が最も一般的に行われる．閉経後の卵巣機能低下は生理的変化ではあるが，更年期障害のみならず，さまざまな代謝面への悪影響を予防する意味がある．エストロゲン製剤のみでは，子宮内膜癌や乳癌のリスクを上げるため，プロゲステロン製剤の併用が必要になる．[998]

ホルモン療法　hormonal therapy　［内分泌療法］　ホルモン製剤を用いる治療法．ホルモンの生理作用を目的とし内分泌機能不全に対して補充するものと，必要量以上投与することにより薬理的作用を期待するものとがある．その効果や副作用については，注意して観察する必要がある．[1493]

ホルモン療法《腫瘍の》　hormone therapy for tumor　腫瘍の中にはホルモンに影響されてその発育が刺激されたり抑制されたりするものがある．この性質を利用して腫瘍の治療を行うこと．下垂体腫瘍に対するドパミン作動薬投与や，乳癌，子宮筋腫，子宮癌，前立腺癌に対する卵巣摘除，性巣摘除，女性ホルモン療法や LH-RH アナログ療法など，そして消化管ホルモン産生腫瘍や下垂体腫瘍に対するソマトスタチンアナログ療法などがある．[1260]

ホルモンレセプター⇨同ホルモン受容体→2720

ボルンホルム病　Bornholm disease⇨同流行性胸膜痛→2936

ボレッリ⇨同ボレリ→2720

ボレリ　Giovanni Alfonso Borelli　［ボレッリ］　17世紀イタリアの自然学者(1608-79)．ナポリに生まれた．ガリレオ Galileo Galilei，ハーヴィ William Harvey，デカルト René Descartes，ボイル Robert Boyle らの影響を受け，新哲学の確立を企図し，イタリア各地の大学，アカデミア・デル・チメント Accademia del Cimento (実験のアカデミー)などの科学アカデミーを中心に幅広い活動をし，同時代人に大きな影響を与えた．彼の活動は天文学，数学，物理学，生理学，疫学，火山学といった広い範囲にわたっている．死後出版された『De Motu Animalium(動物の運動)』(1680-81)では，筋肉運動を力学的，数学的に扱い，機械論的生命観の普及に寄与した．[983]

ボレリア〔属〕 *Borrelia* スピロヘータ目スピロヘータ *Spirochaetaceae* 科に属するらせん状のグラム陰性細菌．ヒトに病原性を示すものに，回帰熱ボレリアとライム病ボレリアがある．回帰熱 relapsing fever は，シラミやダニが媒介し，約1週間の潜伏期ののち，急速に発熱し，頭痛，筋肉痛，肝脾腫が現れる．何日かでいったん解熱したあと，熱発作が再発する．このような発熱期と無熱期が交互に反復する．有熱期の患者血液を塗抹染色すると，多数のボレリアが検出される．回帰熱の代表的な起因菌種として，シラミが媒介するボレリア・レカレンティス *B. recurrentis* や，ダニが媒介するボレリア・デュトニイ *B. duttonii* がある．ライム病はアメリカ・コネチカット州のライム Lyme 地域で流行が起こったことにちなんで名づけられた，発熱，頭痛，筋肉痛，関節痛を伴う慢性遊走性紅斑 erythema chronicum migrans を主徴とする疾患で，髄膜炎や心筋炎を起こすこともある．原因菌種はボレリア・ブルグドルフェリ *B. burgdorferi* である．[324]

ボレリア・レカレンチス⇨参ボレリア〔属〕→2721

ポロー手術 Porro operation 元来は妊娠子宮を腟上部で切断する子宮摘出術であったが，現在は帝王切開による胎児・胎盤の娩出後に行う子宮摘出術を意味する．子宮頸癌合併妊娠の手術などに適用される．ポロー Edoardo Porro (1842-1902) はイタリアの産科医．[998] ⇨参帝王切開後子宮摘出術→2042

ボローニャ大学 University of Bologna 世界最古の大学の1つで，11世紀に法学校として出発した．同世紀の終わりごろ医学校が加わり，神聖ローマ皇帝やイタリア諸侯の庇護のもとに発展をとげた．すぐれた法学の研究は当然，医学にも影響を及ぼし，法医学の発達をうながして人体解剖実施の一因ともなった．13世紀前半に登場した外科医ウーゴ=ダ=ルッカ Ugo da Lucca は傷の治療に革新的な方法を用い，ロランド Rolando de Parma はサレルノのルッジェーロ Ruggero Frugardi の影響下に外科書『ロランディーナ』を執筆し，長く教科書として用いられた．13世紀の後半にスコラ医学の創始者の1人タッデオ=アルデロッティ Taddeo Alderotti は『コンシリア(参考集)』という啓蒙的な医学書を著し，臨床医学の普及に努めた．グリエルモ=ダ=サリチェト Guglielmo da Saliceto は13世紀最大の外科医といわれ，イタリアの外科学の水準をさらに高めた．14世紀のはじめにはタッデオの弟子モンディーノ Mondino de Liucci が出て，死体解剖を実行し，解剖学書を著した．解剖学の伝統ははるか後代まで継承され，18世紀末にはルイージ=ガルヴァーニ Luigi Galvani が登場して，電気生理学の幕を開いた．現在は国立の総合大学として法学部や医学部のほか，経済，文学，教育，数学，化学，工学などの学部がある．[982]

ホローファイバー型人工腎⇨同中空糸型透析器→1987

ホログラフィー《超音波の》 holography ［超音波ホログラフィー］ 超音波の情報をホログラムに記録し，生体組織を立体表示する手法．[955]

ホロ酵素 holoenzyme 酵素は，タンパク質のみから構成されているものと，非タンパク質性分子を補因子としてもっているものとがある．後者の非タンパク質性分子は，酵素の基本構造であるタンパク質と一体となって活性を発現しており，この複合体をホロ酵素という．ホロ酵素はキレート剤や，タンパク質変性剤の存在下に透析などの処理を行うことによって補因子を失い，同時に活性を失う．この補因子を失った状態の酵素分子をアポ酵素と呼ぶ．[402]

ホワイトヘッド手術 Whitehead operation 痔核根治手術の1つで，肛門の全周にわたっている痔核全部を摘出する方法．肛門部の皮膚と粘膜の移行部に輪状の皮膚切開を加え，痔核全部を摘出し約1cmの粘膜を引き出すようにして切除し，粘膜の断端と皮膚とを輪状に縫合して新たに肛門をつくる．痔核を根治するにはよいが，輪状の縫合部が瘢痕となったあと，ときに強い狭窄を呈する欠点がある．最近ではほとんど行われていない術式．ホワイトヘッド Walter Whitehead はイギリスの外科医 (1840-1913)．[106] ⇨参痔核→1229

ボンウィル三角 Bonwill triangle ［下顎三角］ 中切歯の接触点(無歯顎の場合は下顎歯槽突起の正中線)と左右の下顎頭を結ぶ三角形のこと．ボンウィル William G. A. Bonwill (1833-99) は，これを一辺4インチの正三角形とした．咬合器の設計基準として用いられている．[1310]

●ボンウィル三角

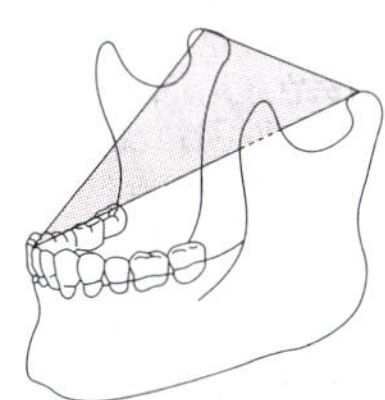

ボンジョバンニ症候群 Bongiovanni syndrome⇨同3β-ヒドロキシステロイドデヒドロゲナーゼ欠損症→4

本草学(ほんぞうがく) bencaology 本草を研究する学問．薬物や有用物，さらに天然物全般の情報を集積し研究する分野を中国語で本草という．本草の語は『漢書』に初出し，前漢には本草がつく官名があり，後漢初期には暗誦できるような体系があったらしい．「本」とは本源の探求，「草」とは薬物を代表する草薬をいい，これから薬物学を本草と呼んだとされる．のち本草は有用天然物学，さらに有用，無用を問わない博物学，天然物学へと発展した．現存する最古の本草学の書は1世紀後半頃の『神農本草経』で，収載の365品を人への有用性の程度で上・中・下に分類．以後この書を核に雪だるま式の増補が歴代重ねられ，宋代の『証類本草』まで3品分類が踏襲された．明代の『本草綱目』で自然分類中心に改められ，一大変革をもたらした．日本では奈良時代から本草が研究され，日本産品の開発に利用．江戸時代は幕府の奨励もあって研究が盛んとなり，多くの本草書が著された．江戸中期からはヨーロッパ本草(薬草学，博物学)の影響もあり博物学的要素が強まった．[1399]

本草綱目(ほんぞうこうもく) Bencao Gangmu 中国本草を代表する書．明代の李時珍 (1518-93) の編纂．全52巻に1,892種の天然物とその製品をのせる．1592年頃の成立で，1596年の初版の金陵本が日本，中国，アメリカに計11点現存する．通説では日本への初渡来は1607年とされるが，1604年以前の渡来が正しい．現在まで中国と日本でおびただしい数が復刻され，また各国語にも翻訳され，巨大な影響を与え続けている．『神農本草経』以来の上・中・下3分類と文献主義による雪だるま的編成が利用に際して不便なので，本書はすべて自然分類で配列．各薬物ごとに名称，形状，作用などの項目を立て，歴代の記述を再編している．金・元代以降の薬理説も博採してある．これにより史料性より，名物，博物，臨床などの面が強調されたが，引用文には省略，改変，誤謬が多く，注意が必要である．[1399] ⇒参李時珍⇀2922

ほ

本草和名(ほんぞうわみょう)　［**輔仁本草**(すけひとほんぞう)］平安時代初期の918(延喜18)年頃成立の現存最古の日本人による本草薬名辞典．全2巻．撰者は侍医の深根輔仁．収載品は中国の唐政府が659年に勅撰した『新修本草』の850種，諸家食経の105種，諸家本草の70種からなる．この計1,025種を『新修本草』の分類順で項目に立て，おのおのの正名，異名とその発音を隋・唐以前の医薬文献など計30書から引用．和産があるものは産地，和産がないものは「唐」と記し，最後に和名を万葉仮名で記す．現存書では『新撰字鏡』(898-901)に次ぐ漢和辞典でもあり，引用された中国書のほとんどが散逸しているため，本草学，博物学のみならず国語学，中国文献学においても貴重．のち所在不明となっていたが，江戸幕府の医官多紀元簡が幕府の紅葉山文庫から古写本を発見し，1796(寛政8)年に校訂，刊行，再び世に出た．この古写本の現所在は不詳だが，その模写本が岩瀬文庫と台北の故宮博物院にある．[1399]

本態性　essential，primary⇒同特発性⇀2146

本態性アトロンビア⇒同アトロンビア⇀167

本態性果糖尿症　essential fructosuria⇒同フルクトキナーゼ欠乏症⇀2585

本態性血小板血症　essential thrombocythemia　［**特発性血小板血症，原発性血小板血症**］　骨髄巨核球が腫瘍性に増殖し，血小板が過剰に産生されることを主徴とする慢性骨髄増殖性疾患の1つ．白血球や赤血球はほぼ正常で，血小板数のみが増加して100万/μL以上となり，慢性に経過する．血栓症や出血の合併症がなければ10年以上の長期生存も可能．無症状で偶然発見されることが多いが，症状としては血小板が増加するにもかかわらず，主に血小板機能低下となる異常が存在するため血栓症状(肝・脾・下腿静脈血栓症)より出血症状(鼻・消化管出血)が多くみられる．軽度の脾腫は大部分の症例でみられる．治療としては，アルキル化剤で血小板数を正常下限まで低下させ，血栓傾向に対してはアスピリンなどの抗血小板療法を行う．摘脾は禁忌．骨髄線維症や急性白血病に移行することがある．[1481] ⇒参血小板増加⇀915

本態性血尿　essential hematuria　［**特発性血尿**］　血尿は種々の原因で惹起されるが，現在すべての検査を用いてもなおかつその原因が不明な腎性血尿のこと．厳密に本症と診断するためには膀胱鏡的に腎性血尿であることを確認したうえで，①血尿のみの尿所見であること，②腎機能は正常であること，③血液所見も正常で血液疾患のないこと，④循環器系にも異常がなく血圧も正常であること，⑤感染性疾患もないこと，⑥尿路に機能的ならびに器質的異常を認めないこと，⑦腎の病理学的所見も正常であることなどの要件を満たすものでなければならない．[858]

本態性高血圧症　essential hypertension　［**原発性高血圧，一次性高血圧**］　原因不明の高血圧の総称．原疾患のある二次性高血圧との比較で用いられることが多い．本態性高血圧は高血圧全体の約80-90%を占めるとされているが，診断技術の進歩とともに従来，本態性高血圧と診断されていた患者の中から，二次性高血圧と診断される例もみられる．本態性高血圧の原因として，遺伝的要因，食事(塩分摂取)，生活習慣などの環境要因が複雑に関与していると考えられている．日本高血圧治療ガイドライン2009では血圧の基準値を，至適血圧120/80 mmHg未満，正常血圧130/85 mmHg未満，正常高値収縮期血圧130-139 mmHgまたは拡張期血圧85-89 mmHg，Ⅰ度高血圧収縮期血圧140-159 mmHgまたは拡張期血圧90-99 mmHg，Ⅱ度高血圧収縮期血圧160-179 mmHgまたは拡張期血圧100-109 mmHg，Ⅲ度高血圧収縮期血圧180 mmHgまたは拡張期血圧110 mmHg以上としている．高血圧の最も重要な危険因子は年齢で，収縮期血圧は加齢とともに増加するが，拡張期血圧は高齢者において大動脈の弾性の低下などにより下がる傾向があるので注意が必要である．本態性高血圧の診断は，安静座位における上腕式血圧によって診断されるが，近年，24時間血圧測定や家庭血圧測定が広く普及し，外来血圧測定時のみ高血圧を示す白衣高血圧や，24時間血圧測定や家庭血圧測定でのみ高血圧がみられる仮面高血圧が注目されている．[104] ⇒参高血圧症⇀993，二次性高血圧症⇀2209

本態性高体温症　essential hyperthermia　［**常習性高体温症**］　何らの自覚症状もなく持続性の微熱を主症状とし，その病因が不明であるもの．原因としては，体温調節中枢の機能障害で基礎代謝には変化が認められず，自律神経障害が主な原因であると考えられている．37-38℃の微熱が持続性に出現し，日差は0.6℃程度以内で朝の体温は比較的高く37℃以上のことも多い．熱型は規則正しい周期性を示し，生活様式の変化による影響も少ない．治療としては，患者の本疾患への理解が必要であり，数か月経過観察し結核その他の疾患の発症，増悪がなければ普通の生活をさせ，通常はそれにより症状は軽快することが多い．[1278]

本態性振戦　essential tremor　［**特発性振戦**］　姿勢の保持や運動時に四肢や頭部にみられる8-10 Hz(ヘルツ)前後の周波数の振戦で，振戦以外に神経症状を伴わず中枢神経・末梢神経に器質的病変や原因となる薬物がない場合に診断される．特異的な病理変化は知られていない．孤発例と家族性発症があり，遺伝形式は常染色体優性遺伝．一般的にβ遮断薬などによる薬物療法が有効．[475] ⇒参パーキンソニズム⇀2320

本態性多汗症　essential hyperidrosis，idiopathic hyperhidrosis⇒同多汗症⇀1911

本態性低血圧症　essential hypotension　持続して収縮期血圧が100 mmHg未満で原因となる疾患のないもの．遺伝性，自律神経系の異常などが関与すると考えられている．何らかの原因疾患により急激に血圧が低下する状態(ショックなど)との比較で用いられることが多い．脱力感，頭痛，めまい，不眠，悪心，食欲不振な

どの不定愁訴を示す場合もあるが，まったく症状が認められない場合も多い.[104] ⇨参低血圧症⇀2045

本態性てんかん essential epilepsy⇨同特発性てんかん⇀2149

本態性乳児内斜視 essential infantile esotropia⇨同先天内斜視⇀1788

本態性肺高血圧症 essential pulmonary hypertension⇨同原発性肺高血圧症⇀961

本態性発熱⇨同不明熱⇀2569

本態性肥満 essential obesity⇨同単純性肥満⇀1941

本態性不眠症⇨同原発性不眠症⇀962

本態性フルクトース尿症 essential fructosuria⇨同フルクトキナーゼ欠乏症⇀2585

ボンド遊び glue sniffing ［シンナー遊び］ ボンド，セメダイン®などをビニール袋などに入れて鼻や口から吸引することによって中毒が起こる．成分はセルロースと有機溶剤からなり，中毒症状は後者の有機溶剤による．また，ビニールなどの袋による窒息もありうる．青少年層の恣意的なボンドおよびシンナー遊びが多発しており，その中毒状態で起こす非行・犯罪などが社会問題化している.[1013] ⇨参有機溶剤中毒⇀2848，シンナー中毒⇀1593

本能行動 instinctive behavior ［生得行動］ 個体および種族維持に必要な基本的な生命活動．摂食，飲水，性行動や母性行動，集団行動など学習によらない生得的な行動をいう．視床下部にある内部環境の恒常維持機構に基づき，大脳辺縁系や中脳を介して，自律神経系や内分泌反応を伴い統合される.[1230]

奔馬調律 gallop rhythm ［ギャロップリズム，心室性奔馬調律］ 強いⅢ音またはⅣ音の過剰心音がⅠ音およびⅡ音に加わったもので，聴診の際に馬の駆け足のような三部調律として聞こえるので奔馬調律(ギャロップリズム)という．拡張早期奔馬調律(心室性奔馬調律)は心室性のⅢ音の亢進によりタン・タ・タと聞こえ，心筋症，心筋梗塞，心室中隔欠損症，大動脈閉鎖不全症，貧血，甲状腺機能亢進症などで聴取される．また前収縮期奔馬調律(心房性奔馬調律)は心房性のⅣ音の亢進によりタ・タ・タンと聴取され，心不全の徴候を示す.[1290] ⇨参心房性奔馬調律⇀1603

ポンプ療法⇨同POMP療法⇀96

ポンペ Johannes L.C.Pompe van Meerdervoort ベルギー出身のオランダ軍医(1829-1908)．ウトレヒト陸軍軍医学校で診察や手術を実地にできる医学教育を受け，幕府の軍医派遣要請により1857(安政4)年来日．同年9月から長崎奉行所西役所の海軍伝習所の一室で，日本人医師相手に系統的な医学教育を開始．その後人数がふえたので，大村町の高島秋帆の家の一室に移り講義が行われた．日本側の責任者は幕府の医師松本良順〔1832-1907(天保3～明治40)〕．ポンペは講義書をつくって講義し，松本や語学の天才司馬凌海たちが翻訳し，ノートにとって配った．2年後の1859(同6)年8月ポンペによる最初の死体解剖実習が西坂刑務所で行われる．ポンペは1862(文久2)年までに，化学や物理学のほかに基礎医学の解剖学，生理学，病理学，臨床の治療学と外科学などを開講した．また，幕府に西洋式病院と医学所の建設を請願，許可され，1861(文久元)年8月に長崎養生所と医学所が開院．開院後，医学所で医師たちは内科学，薬理学，眼科学などを学び，養生所では臨床実習や包帯実習，栄養指導，入浴管理やカルテ整理の実習などを研修した．またポンペは1862(同2)年8月に法医学，産科学と医事法制などの講義を行い，すべての講義を終了して9月に帰国．オランダに帰国後，退役．結婚後ハーグで開業，晩年ハーグの赤十字国際会議で森鷗外に会ったり，日本のオランダ公使館の大島書記官夫人のお産に立ち会ったりした.[503]

ボンベイ型 Bombay phenotype，Bombay type ［Oh血液型］ ABO〔式〕血液型の表現型に関するまれな血液型．インド西部のボンベイ(現ムンバイ)地方で最初に報告された．H抗原の遺伝子型が優性(HH，Hh)であればA・B型血液型抗原の前駆物質(H物質)が合成される．しかしボンベイ型は劣性のホモ型(hh)で，A・BおよびH抗原は合成されない．この場合，遺伝子型がABなのに血球は表現型がO型で，血清中に抗A・抗B・抗Hが存在し，親がO型で子どもはAB型ということが起こりうる.[860]

ボンベシン bombesin カエルの皮膚から抽出された14個のアミノ酸残基からなる神経ペプチド．哺乳類では脳-腸管ペプチドであるガストリン放出ペプチドgastrin releasing peptide(GRP)に相当．胃への副交感神経の刺激を減弱し胃酸分泌を抑制するといわれる.[991] ⇨参ガストリン放出ペプチド⇀504

ポンペ病 Pompe disease⇨同酸性マルターゼ欠損症⇀1208

本間玄調 Homma Genchou 江戸時代後期の医師〔1804-72(文化元～明治5)〕．号は棗軒で，玄調を通称とした．1857(安政4)年，わが国ではじめて全身麻酔下で脱疽患者の下肢切断術を行った．紀州の華岡青州，長崎のシーボルトPhilipp F. B. von Siebold，京都の高階枳園らに師事し，西洋外科術，麻酔術，種痘法を学んだ．1837(天保8)年に『瘍科秘録』10巻を著し，それまで秘法であった華岡流外科術を紹介し，さらに1858(安政5)年には『続瘍科秘録』を著し，麻沸湯(麻酔薬)を用いての下肢切断術の詳細を記載した．漢方内科についても『内科秘録』14巻を著した．水戸藩医であり，徳川斉昭の侍医を務めた.[983] ⇨参瘍科秘録(ようかひろく)⇀2865

本結び⇨同こま結び⇀1127

翻訳 translation ［遺伝的翻訳］ mRNA(メッセンジャーRNA)の遺伝情報に基づいたタンパク質(ポリペプチド)の合成過程をいう．リボソームがmRNA上のコドン配列(3塩基ずつのセット)を読み取り，対応する各アミノ酸を重合していく.[800] ⇨参タンパク質合成⇀1956

ま

マーカー染色体 marker chromosome ［**標識染色体**］ 形態的に正常細胞にはみられない異型の染色体．多くは腫瘍細胞にみられる．慢性骨髄性白血病のフィラデルフィア染色体などが知られる．腫瘍マーカーとして用いられることもある．[1531]

マーカス=ガン現象 Marcus Gunn phenomenon ［**ガン現象**］ 先天性の一側の軽い眼瞼下垂がみられ，開口したり眼瞼下垂のある側の外翼状筋を収縮させると，下垂した眼瞼が挙上する現象．親によって早期から異常に気づかれることが多い．外翼状筋と上眼瞼挙筋との支配神経の異常であるが，支配神経の発生分化後の中枢性の連合運動異常とする説がある．1883年にイギリスの眼科医マーカス=ガン Robert Marcus Gunn (1850-1909)によって最初に報告された．マーカス=ガン下顎眼瞼連合運動症候群とも呼ばれる．[651]

マーカス=ガン瞳孔 Marcus Gunn pupil ［**相対的入力瞳孔反射異常，相対的瞳孔求心路障害**］ ペンライトをリズミカルに左右交互に当てて直接対光反射をみた際，正常では両眼とも光を当てると縮瞳がみられるが，患側の眼で逆に瞳孔が散大する動きがみられる．主に片側の視神経障害のときにみられる．このときの患眼は，相対的瞳孔求心路障害 relative afferent pupillary defect (RAPD) 陽性とも表現される．マーカス=ガン Robert Marcus Gunn はイギリスの眼科医 (1850-1909)．[1153]

マーケット market ［**市場**］ 市場のことであるが，その概念は広範囲で多様な意味合いを論者によってもつ．例えば，市場という概念を「社会」，「文化」などと同じように抽象的な概念であるととらえることもできる．しかし多くの場合は，企業倫理や法律の枠組みの中で，取り引きに参加する消費者や企業といった個々の経済主体がさまざまな思惑で相手と競争を意識し，情報を駆使しながら商取り引きを行っている営みを「市場」と考えることが多い．あるいは簡単に需要と供給の出会う場や，産業社会の中枢として機能する経済機構が「市場」であるともいえる．市場という言葉はさまざまな状況が設定される．例えば，パン屋で消費者がパンを購入する状況で，「売り手と買い手」という単純な市場が形成される．一方で，パンの原材料となる小麦，小麦粉などの穀物取り引きは世界規模の市場が形成されている．したがってパンの原料は，先ほどのパン屋での市場とは異なる．取り引きされる財の種類によって生産物市場，労働市場，貨幣市場，債権市場などと個別に呼ぶことが多い．一方で，情報技術の発達によりコンピュータや電話により外国為替市場で売り手と買い手が売買する形態も市場といえる．あるいは，取り引き契約と実行との時間差に着目して先物取り引きなどの市場も先物市場といわれる．ミクロ経済学ではどのように「市場」をとらえるのであろうか．経済学は希少性と配分を取り扱う学問であり，そのプロセスとして人間の選択的行動を取り扱う学問ともいえる．人間の選択的行動は個人の行動であったり，集団の行動であったり，国家の行動であったりする．いずれにしても個人が単独で生活することは不可能であり，個人の選択的行動も社会的な他人，人々との相互依存関係にあってはじめて成り立つ．したがって，個人と他人とのあるいは組織と組織との相互依存関係の中から互いに影響しあいながら行動しており，この相互依存関係を自発的な交換の原理によって行おうとするものが市場制度であるといえる．[868]

マーケットバスケット方式 market basket method 食品経由の汚染物質・栄養素などの摂取量調査などによく利用される算出方式．例えば，国民栄養調査の現状に基づいて日常摂取する各種の食品(約90種類)を市場(マーケット)より購入し，各食品の1日平均摂取量を試算し，これらをまとめて試料(バスケット)とする．これらを分析して摂取量を計算する．[1036]

マーシャルプラン Marshall plan 第二次世界大戦後，アメリカが計画・実行したヨーロッパ経済復興計画．1947年6月5日，ハーバード大学卒業式場における講演で，当時のアメリカ国務長官マーシャル George Catlett Marshall により提案され実施された．ヨーロッパ経済協力機構 OEEC (のちの経済協力開発機構 OECD)を通じた，無償，もしくは低金利による経済援助により，大戦で被害を受けたヨーロッパの国々の早期復興を骨子としている．ドイツ，スペインを除く西欧を中心とした16か国が援助を受け入れ，これらの国々は計画終了となる1951年までの4年間で，工業生産・生活水準が戦前を上回るまでに回復した．他方，アメリカによるこの経済援助には，ヨーロッパにおける共産主義勢力の伸張を食い止める意図が込められていたことから，旧ソ連および東欧6か国(ポーランド，チェコスロバキア，ハンガリー，ルーマニア，ブルガリア，アルバニア)は，援助を受け入れることはアメリカ陣営に属することを意味するとし，アメリカの帝国主義政策であると非難し援助の受け入れを拒否した．1949年1月，ソ連と東欧6か国は対抗策として，東欧経済相互援助会議 COMECON を結成し，経済協力を推進するとともに各国の結束を図ったが，復興が遅れた東欧諸国の経済は低迷し，ヨーロッパの東西分断を加速する結果となった．[457]

マーシュ・ベルツリウス試験 Marsh-Berzelius test ⇨同マーシュ法→2724

マーシュ法 Marsh test ［**マーシュ・ベルツリウス試験，マルシュ・ベルツリウス試験**］ ヒ素の検出法の1つ．ヒ素化合物は酸性溶液中で還元され，アルシン(AsH_3)を生ずる．このアルシンを熱したガラス管に導入すると加熱部位に金属ヒ素が付着して鏡のようになり，これはヒ素鏡と呼ばれ，この反応を利用してヒ素を検出する．マーシュ James Marsh はイギリスの化学者(1794-1846)．[1559]

マーチソン熱 Murchison fever ⇨同ペル・エプシュタイン熱

→2635

マーティン・ベル症候群 Martin-Bell syndrome⇨同脆弱(ぜいじゃく)X 染色体症候群→1671

マーフィ腸ボタン Murphy button 切断された腸を吻合させるため，断端同士をつなぐための器具．太さの異なる2つの短い金属円柱からなり，それぞれの円柱はその端にえり状の環をもつ．この環が断端に縫合され，小さいほうの円柱と大きいほうとが組み合わされ固定される．現在ではほとんど使用されていない．マーフィ John B. Murphy はアメリカの外科医(1857-1916)．[106]

マールブルグ出血熱⇨同マールブルグ病→2725

マールブルグ病 Marburg〔virus〕disease ［マールブルグ出血熱］ 1967年に旧西ドイツのマールブルグ市で，ウガンダから輸入されたアフリカミドリザルより集団発生し確認されたウイルス性出血熱．病原体はエボラウイルスと同様のフィロウイルス *Filovirus* に属するマールブルグウイルス．サハラ以南のアフリカの風土病であるが自然宿主は不明．症状は発熱，発疹，頭痛，下痢などで，急激に発症し，重症例では多臓器不全，播種性血管内凝固症候群(DIC)に至り，致死率は23%．潜伏期は3-10日間で，ヒトからヒトへの二次感染は血液や体液を介した濃厚な接触による．また臨床検体を介しての呼吸器経路の感染も確認されている．診断は血液などからウイルスを分離するか，血清学的手法を用いる．治療は対症療法のみで予防ワクチンも開発されていない．回復期血清やインターフェロンの有効性は不明．患者ケアでは厳重な標準予防策と接触予防策を実施する．WHO の流行および汎流行警戒対策局 Department of Epidemic and Pandemic Alert and Response(EPR)が監視する感染症であり，わが国では「感染症予防法」一類感染症である．[1136] ⇨参エボラ出血熱→367，フィロウイルス感染症→2516

マーレックス® Marlex® ポリプロピレンを材質としたメッシュ．鼠径ヘルニアや腹壁瘢痕ヘルニアに対する腹腔鏡下修復術などで用いられる．緊張に対する抵抗力があり，かつ組織異物反応も少ないため，最も頻用される．[1461]

マイアーソン徴候 Myerson sign ［眼輪筋反射］ 健常人の眉間を指やハンマーなどで軽く叩打すると最初のうちは瞬目するが，しだいに慣れを起こす．慣れの現象を起こさず，瞬目が持続することをマイアーソン徴候という．パーキンソン Parkinson 病でみられる．マイアーソン Abraham Myerson(1881-1948)はアメリカの神経科医，精神科医．[1268] ⇨参パーキンソン病→2320

埋火葬許可証⇨同埋葬許可証→2727

マイクロアデノーマ⇨同下垂体微小腺腫→502

マイクロインジェクション法 microinjection ［微量注入法，顕微注射法，マイクロ注射法］ 先端が非常に細い微小ガラス管を刺入して卵細胞や動物培養細胞に，薬物や免疫化学標識，RNA または DNA などの試料を直接導入する手法．最近では効率のよい形質転換法として利用され，精製した酵素，癌遺伝子産物およびその抗体をこの方法で導入し，細胞に起こる変化を直接解析する試みが行われている．また，トランスジェニック生物を作出するときにも使われる方法．微小ガラス管のほか，マイクロポジショナー，マイクロマニュピュレーターと，マイクロインジェクターが必要．[384]

マイクロウェーブ止血法 hemostatic method using microwave coagulation 周波数 2,450±50 MHz(メガヘルツ)，波長 12 cm の電磁エネルギーであるマイクロ波発生装置を用いて，生体組織を凝固させて止血する方法．開腹下の手術，腹腔鏡下の手術などで用いられる．[106]

マイクロウェーブ療法 microwave therapy⇨同極超短波療法→1091

マイクロカテーテル microcatheter 先端の外径が 2.0-3.0 Fr(フレンチサイズ)程度と通常のカテーテルよりもかなり細くなっているカテーテル．細かな血管を選択的に造影したり治療する必要がある場合に用いる．通常はカテーテルを用いてまず目的とする血管の近くまで選択したうえで，カテーテルの中にマイクロカテーテルを通していく．血管の選択にはマイクロガイドワイヤーを補助に用いる．この際，通常のカテーテルを親カテ，マイクロカテーテルを子カテと呼ぶこともある．[150]

マイクログラム microgram；μg,mcg ［mcg, μg］ 質量の国際単位．1 μg は 10^{-6} g(1/100万グラム)．[1505]

マイクロサージェリー microsurgery ［顕微外科，顕微鏡手術］ 繊細な剥離操作，微小血管吻合，微小神経縫合などのときに，顕微鏡を用いて行う手術．1923年に，耳鼻科医のニーレン Carl O. Nylén，ホルムグレン Gunnar Holmgren らによって始められたという．1950年代には，耳鼻科をはじめ眼科・脳外科などでも日常的に行われるようになった．1960年代に外科医のジェイコブソン J. H. Jacobson らが顕微鏡下の血管吻合に成功して以来，一般外科，整形外科，形成外科と全領域へと普及していった．3-20倍の倍率を用いる手術が多いが，微細血管吻合術では40倍を用いることもある．[1461]

マイクロ注射法⇨同マイクロインジェクション法→2725

マイクロトノメーター microtonometer⇨同クローグ血液ガス張力微量測定器→842

マイクロトロン microtron 電子を数 MeV(メガ電子ボルト)以上のエネルギーに加速させ，超高エネルギー X 線および電子線を発生させる装置．原理は電子に電圧をかけて加速し，一方で磁場によって円軌道上で加速する．エネルギーが可変であるなどの長所をもつ．ここから取り出された高エネルギー電子線および X 線を放射線治療に用いる．[1127]

マイクロ波凝固壊死療法 microwave coagulo-necrotic therapy；MCN 針状電極を刺入し，先端部よりマイクロ波〔周波数 1-30 GHz(ギガヘルツ)，波長 1 cm 以下の電磁波〕を発振させることで，電極周囲に誘電熱を発生し，周囲組織を凝固する方法．肝細胞癌の治療によく用いられる．[485]

マイクロバブルテスト microbubble test 羊水や新生児の胃内に飲み込まれた羊水を使った出生前後の呼吸窮迫症候群(RDS)の診断法．胎児肺のタイプⅡ細胞から表面活性物質が分泌され，羊水中の成分分析により肺熟度がわかる．羊水または出生直後の新生児の胃内吸引液をピペットで泡立てたあと顕微鏡で検査し，1 mm^2 中の小泡が直径 15 μm 以下であれば呼吸窮迫症候群の危険性は少ない．[271]

ま

マイクロフィルム　microfilm　大量の記録や画像などの情報を縮小して保存できる高解像度の写真フィルム．1枚に大量の情報が保存できる．撮影用カメラ，保存情報の検索システム，抽出した情報を拡大表示する機械などでシステムが構成されている．ロールタイプのフィルムには16 mmと35 mmがある．[258]

マイクロホン電位　microphonic potential；MP　音刺激に対して，内耳やその周辺部で記録される電流で，音の波形を忠実に反映している．さらに蝸牛で記録される交流電流を蝸牛マイクロホン電位という．[1230]　⇨参蝸牛マイクロホン電位→474

マイクロメーター　micrometer⇨同ミクロメーター→2765

マイクロメートル　micrometer；μm⇨同ミクロン→2765

マイクロリットル　microliter；μL　［μL］　液体量の国際単位．1 μLは10^{-6} L(1/100万リットル)．[1505]

マイコトキシコーシス　mycotoxicosis　［マイコトキシン中毒症，カビ毒中毒症，真菌中毒症］　真菌(カビ)が産生する人畜に有害な毒素による中毒症を指す．典型的なものには麦角菌による麦角中毒，アカカビ中毒，黄変米毒による肝・腎・神経障害，バルカン腎炎，ライグラスよろめき病などがある．カビ毒には慢性毒性としての発癌性を示すものが多く，アフラトキシンが有名．食品衛生上からも，カビの生えた食品は食べないほうがよい．[1618]　⇨参麦角中毒→2377

マイコトキシン　mycotoxin　［カビ毒，真菌毒］　真菌(カビ)が産生する人畜に有害な毒素．最も古く有名なものは，第二次大戦後，外国から輸入した米に生えたカビによる黄変化で，神経毒，腎臓毒，肝臓毒が検出された(黄変米事件)．また1960年には，イギリスで七面鳥の大量死亡から，肝癌発生毒のアフラトキシンが検出されている．現在では300種以上のカビ毒が検出され，ときに食中毒を起こしているが，実態は不明のことも多い．現在わが国では，「食品衛生法」でアフラトキシンを厳しく規制しており，輸入食品などに対してアフラトキシンの検査が行われている．[1618]　⇨参マイコトキシコーシス→2726

マイコトキシン中毒症⇨同マイコトキシコーシス→2726

マイコバクテリア感染症　mycobacteriosis　［抗酸菌症，ミコバクテリア感染症］　マイコ(ミコ)バクテリウム *Mycobacterium*(抗酸菌)による感染症．代表的な疾患としてハンセンHansen病，結核がある．近年，結核のような肺病変を起こして入院する者に，結核菌以外のマイコ(ミコ)バクテリウムによる肺の病変を起こす感染症(非定型抗酸菌感染症)もあり，それらを含めた総称．[1456]　⇨参皮膚非定型抗酸菌感染症→2475，非結核性抗酸菌→2435

マイコバクテリウム・アビウム　*Mycobacterium avium*　［トリ型結核菌］　鳥類の結核の起因菌．ヒトに感染した場合は肺結核に似た疾患を引き起こす．⇨参マイコバクテリウム〔属〕→2726

マイコバクテリウム症　⇨参結核→892，非定型抗酸菌症→2459，ハンセン病→2413

マイコバクテリウム〔属〕　*Mycobacterium*　［ミコバクテリウム〔属〕］　抗酸性の桿菌．グラム陽性ではあるが染色されにくい．芽胞，莢膜，鞭毛をもたない．細胞壁に多量の脂質を含み，発育は一般細菌に比べ遅い．この属に含まれるらい菌(マイコバクテリウム・レプレ *Mycobacterium leprae*)は人工培地に培養不能．この属は便宜上，発育の遅い遅発育菌slow growers，発育の速い迅速発育菌rapid growers(ラニオンRunyon分類Ⅳ)および培養不能菌の3群に，また遅発育菌はさらに，結核菌群，光発色菌(ラニオン分類Ⅰ)，暗発色菌(ラニオン分類Ⅱ)，非発色菌(ラニオン分類Ⅲ)に分類される．光発色菌，暗発色菌，非発色菌，迅速発育菌を総称して，非結核性抗酸菌non-tuberculous *Mycobacterium*(または非定型抗酸菌atypical *Mycobacterium*)と呼んでいる．ヒトの感染症の原因菌として重要な種は結核菌(マイコバクテリウム・ツベルクローシス *M. tuberculosis*)，らい菌 *M. leprae* である．非結核性抗酸菌には日和見感染菌としてヒトに病気を起こすものがある．代表的なものとして，マイコバクテリウム・アビウム *M. avium* complex(非発色菌)とマイコバクテリウム・カンサシイ *M. kansasii*(光発色菌)がある．また西アフリカに多いブルリ潰瘍Buruli ulcerの原因菌としてマイコバクテリウム・アルセランス *M. ulcerans*(非発色菌)がある．[324]

マイコバクテリウム・ツベルクローシス　tubercle bacillus, *Mycobacterium tuberculosis*　［結核菌，ヒト型結核菌，コッホ菌］　マイコバクテリウム *Mycobacterium*〔属〕に属する抗酸菌種．芽胞，鞭毛，莢膜をもたない．菌体は棍棒状，分岐状などの多形性を示す．好気性で，炭酸ガス培養で発育が促進される．コロニーが肉眼で観察できるまでに4-8週間の培養が必要．ナイアシン(ニコチン酸)を大量に合成．この性状は，結核菌と他の抗酸菌との鑑別に利用されている(ナイアシン試験)．酸やアルカリなどに強い抵抗性があり，陽性石けんやクロルヘキシジンなどの消毒薬は無効．ヒトに結核を起こす．最も頻度が高いのが肺結核であるが，胸膜炎，髄膜炎，カリエス，腸結核なども起こす．リファンピシン，イソニコチン酸ヒドラジド，エタンブトール塩酸塩，ストレプトマイシン硫酸塩などに感受性があるが，耐性菌の増加も報告されている．[324]

マイコバクテリウム・レプレ　leprosy bacillus, *Mycobacterium leprae*　［らい菌］　マイコバクテリウム *Mycobacterium*〔属〕の細菌．人工培地に発育しない．ハンセンHansen病の原因菌．持続的な接触感染によって長い潜伏期ののち，皮膚や粘膜，神経などに増殖性の炎症を起こす．類結節型，らい腫型，中間型などの病型がある．治療には，ジアミノジフェニルスルホン(DDS)，リファンピシン，クロファジミンなどが用いられる．[324]

マイコプラズマ〔属〕　pleuropneumonia-like organism；PPLO, *Mycoplasma*　［胸膜肺炎菌様微生物］　細胞壁を欠く細菌として分離され，胸膜肺炎様微生物pleuropneumonia-like organism(PPLO)と呼ばれていたが，現在はこの属を含む4目5科8属に分類されている．ヒトから分離される属としては，マイコプラズマ *Mycoplasma*，ウレアプラズマ *Ureaplasma*，アコレプラズマ *Acholeplasma* がある．なかでも肺炎マイコプラズマ(マイコプラズマ・ニューモニエ *M. pneumoniae*)はヒトに原発性異型肺炎を起こす．ウレアプラズマはヒトの尿路から分離され，尿道炎や不妊にかかわっていると推測されている．アコレプラズマはいろいろな環境から分離され，ヒトの病気との関連性はな

いと考えられている.[324]

マイコプラズマ・ニューモニエ *Mycoplasma pneumoniae*⇨参マイコプラズマ〔属〕→2726，マイコプラズマ肺炎→2727

マイコプラズマ肺炎 mycoplasma pneumonia マイコプラズマ・ニューモニエ *Mycoplasma pneumoniae* の感染による肺炎．経気道的に感染し，気管支粘膜に炎症を起こし，引き続き肺の間質に炎症を起こす．ウイルス性肺炎などとともに原発性異型性肺炎の一種である．少年期から青年期に発症することが多く，高齢者には少ない．3-5 年間隔で多発する．冬季に発生することが多いが，散発的に各時期にも発生する．主病変は，肺の間質の炎症で，肺間質にリンパ球，単球，マクロファージ，プラズマ細胞などの浸潤がある．主要症状は，強い咳が長く続くが，痰は粘液性で少なく膿性ではない．38℃ 以上の高熱が数日続くことが多いが，ほとんど発熱がないこともある．慢性気管支炎の急性増悪や気管支喘息を誘発することがあり，ほかにもいろいろな合併症を起こすことがある．胸部 X 線所見では，下肺野に境界不鮮明な浸潤性陰影をみることが多いが，比較的広範な陰影になることもある．血液検査で，白血球増加になることはほとんどなく，CRP(C 反応性タンパク質)の増加，赤血球沈降速度亢進がある．寒冷凝集反応が陽性になることが多い．補体結合反応や赤血球凝集反応(血清)でマイコプラズマ抗体陽性となる．治療はテトラサイクリン系，マクロライド系薬剤などの抗生物質が有効である．その他，鎮咳薬，解熱薬を投与し，安静療法を行う．予後は良好である.[953]

マイコプラズマ補体結合反応 mycoplasma complement fixation test マイコプラズマ・ニューモニエ *Mycoplasma pneumoniae* に感染した場合に産生される特異的抗体の測定法として汎用されている方法．抗体価の上昇には 1-2 週間かかるため，初診時の検査では抗体価の上昇がみられないこともある．感染初期と 2 週間後のペア血清を用いて 4 倍以上の抗体価の上昇がみられたときにマイコプラズマ・ニューモニエによる感染と判断するが，一般的には 64 倍以上の抗体価を示すときにマイコプラズマ肺炎と診断することが多い.[948]

毎時間 every hour⇨同q.h.→99

マイスネル小体 Meissner tactile corpuscle 指趾腹，口唇，乳頭，陰茎，陰核などに多くみられる触覚，圧覚と粗振動感覚(数十ヘルツの低い振動刺激)を受容する神経終末小体．ドイツの組織学者マイスネル(マイスナー)Georg Meissner(1829-1905)が発見した．真皮乳頭に存在し，S 100 タンパク質(カルシウム結合タンパク質の 1 つ)陽性のシュワン Schwann 細胞と考えられる長円形細胞が層板状に重積する．下方より有髄神経が小体内に入り，脱髄してらせん状に走行する．指先で脈をとるときに使われている.[778] ⇨参触覚小体→1491

マイスネル神経叢 Meissner plexus⇨同粘膜下神経叢→2288

埋葬許可証 burial certificate ［埋火葬許可証］ 死者を葬る方法には，土葬，火葬，水葬，風葬，鳥葬などがある．わが国ではその方法を直接規制していないが，通常，火葬，埋葬(土葬)で行われている．死亡届を受理した市町村長が「墓地，埋葬等に関する法律」の規定により，埋葬，火葬の許可のため交付する書類を埋葬許可証(埋火葬許可証)という．死亡後，死産後 24 時間経過しなければ埋葬，火葬はできない規定になっている．墓地，納骨堂の管理者は埋葬許可証を 5 年間保存する義務がある．欧米では，火葬前に法医学専門家の検査を義務づけている国が多い.[1135] ⇨参死亡診断書→1340

マイトジェン⇨同細胞分裂誘発因子→1175

マイナートゥースムーブメント minor tooth movement；MTM ［歯の小移動］ 本格的な矯正治療に対して，限局的な範囲内で歯の移動を図ること．主に，1 歯または少数歯の移動，正中離開，軽度の反対咬合や交差咬合，歯の傾斜や捻転などに対して行われる．補綴治療や歯周治療の前処置としても行われる．本格的な矯正治療とは異なり動的治療期間が短期間で，限局的な矯正にとどまるため，限局矯正歯科治療 limited orthodontics とも呼ばれる.[760] ⇨参咬合異常→998

マイナートラブル minor trouble 妊娠期間中の全般にわたり妊婦にみられる不快症状のこと．妊娠によるホルモンバランスの変化，母体の変化に伴い生じるものであり，生理学的現象とみなされる．つわり，立ちくらみ，おりものの増加，皮膚のかゆみ，腰痛，頻尿，足のむくみ，静脈瘤などがある．

マイナートランキライザー minor tranquilizers⇨同抗不安薬→1053

ミノール法 Minor technique⇨同発汗試験→2377

マイナス鎖 RNA minus sense RNA，minus strand RNA ［マイナスセンス RNA］ ウイルス遺伝子には DNA と RNA のどちらかが存在し，RNA ウイルスは塩基としてアデニン・ウラシル adenine-uracil，グアニン・シトシン guanine-cytosine が塩基対をなす．ウイルス遺伝子 RNA を細胞内に入れたときに mRNA(メッセンジャー RNA)として作用しウイルスタンパク質を発現するものをプラス(+)センス RNA といい，エンテロウイルス系のポリオウイルスが代表的．一方，麻疹ウイルスなどは，ウイルス遺伝子 RNA は感染性をもたず mRNA と相補的配列をもつ．タンパク合成を行うには，ウイルス粒子内に存在する RNA ポリメラーゼ(RNA 合成酵素)により mRNA が合成される必要がある．このような RNA ゲノムをマイナス鎖 RNA〔マイナス(−)センス RNA〕という.[1113]

マイナスセンス RNA minus sense RNA⇨同マイナス鎖 RNA→2727

毎日⇨同q.d.→99

埋伏歯 impacted tooth 歯の萌出異常の 1 つで，一定の萌出時期が過ぎても歯冠の全部または一部が，口腔粘膜下あるいは顎骨内にとどまっている状態．埋伏状態により，歯が完全に顎骨内あるいは粘膜下にあって口腔とまったく交通がない状態を完全埋伏と，歯冠の一部を口腔内に露出した不完全埋伏とに分けられる．埋伏歯は永久歯群に多くみられ乳歯群には少ない．永久歯では下顎智歯，上顎智歯，犬歯，下顎第 2 小臼歯の順に多くみられる．原因は全身的なものと局所的なものがあり，後者が多い．局所的原因では乳歯の晩期残存・早期喪失，骨性癒着，口腔粘膜・骨の肥厚，隣接歯の位置異常，含歯性嚢胞，歯牙腫，骨髄炎などがあげられる．全身的原因ではくる病，ダウン Down 症，鎖骨頭蓋異骨症，内分泌機能異常症などがある．埋伏歯の障害は，①隣接歯の歯根を圧迫して転位や吸収を生じる，②埋伏歯と口腔の交通路が感染源になりやすい，③仮性三叉神経痛の原因になる，④歯の状態によって義歯装着により褥瘡をつくり疼痛や感染源になる．治療は抜歯であるが，隣接歯に障害を与えないように十分に配慮する．歯の種類や位置，年齢によっては，歯科矯正治療で誘導萌出させる．[535]

埋伏智歯　impacted wisdom tooth　歯の萌出時期が過ぎても歯冠の全部，あるいは一部が口腔粘膜下あるいは顎骨内にとどまった状態にある第3大臼歯のこと．下顎智歯は上顎智歯に比べ埋伏の頻度が高く，埋伏歯の中で最も多い．要因として歯胚形成が深いこと，萌出時期が成人あるいは思春期後なので骨や粘膜などが肥厚あるいは緻密であること，歯列の完成後で萌出の場が狭小なことなどがあげられる．また萌出方向が異常なことが多く，下顎智歯では近心傾斜，水平位，遠心傾斜，上顎智歯では遠心，頬側に傾斜することが多い．智歯は萌出が困難のため歯冠周囲炎を生じやすく，そこから顎骨炎，蜂巣炎などを起こしやすい．治療は抜歯であるが，骨削除，歯の分割を要する困難な抜歯が多い．[535]

毎分呼吸量　minute ventilation⇨同分時換気量→2605

毎分心拍出量⇨同分時心拍出量→2606

マイボーム腺　meibomian gland⇨同瞼(けん)板腺→963

マイボーム腺炎　meibomitis　瞼板内後縁に導管口がある皮脂を分泌するマイボーム腺 meibomian gland（瞼板腺）の炎症．瞼縁の瞼結膜に局所的な充血と白色粒状の隆起がみられ，容易に診断がつく．異物感を生じる．マイボーム Heinrich Meibom はドイツの医師（1638-1700）．[651]

マイボーム腺癌　meibomian carcinoma　上下眼瞼部の瞼板内にあり，涙液層の油層を構成する皮脂を眼瞼縁より分泌するマイボーム腺由来の脂腺癌．多くは眼瞼内にかたい腫瘤を形成．再発性が高い腫瘍として知られる．[95]

埋没耳　cryptotia，pocket ear　［袋耳］　先天性耳介異常の1つで，耳介の形成不全により生じた耳介変形で，耳介上1/3が皮下に埋没したような形態となっている．一般に対耳輪から対耳輪脚にかけての彎曲が強く，著明に折れ曲がっていることが多い．主に皮膚の不足が中心となり，軟骨の変形は二次的であることが多いが，生下期より当部の軟骨の変形を伴うこともある．耳介上部と側頭部との溝が消失しているため，マスクや眼鏡などを装着しづらい．治療は軟骨の変形が軽度であって乳幼児期であれば，耳介上部を引き出した状態を維持するような装具を使用した非観血的治療が有効であるが，変形の強いものや幼児期以降では手術加療の適応となる．手術法には皮弁法や植皮術の併用などいくつもの方法がある．[688]　⇨参折れ耳→416，小耳症→1435

●埋没耳

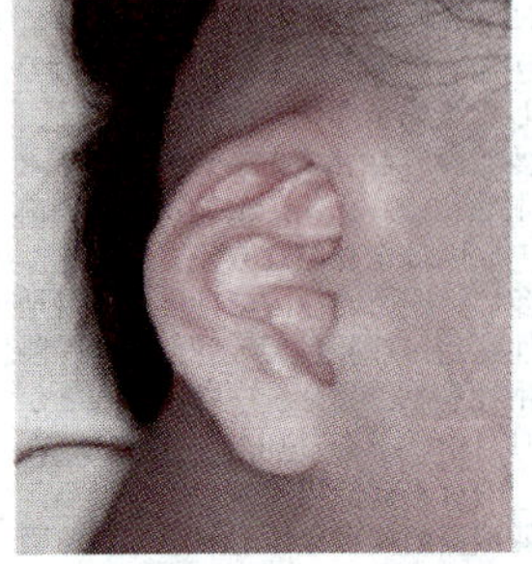

埋没縫合　buried suture　［皮内縫合］　皮膚縫合に際し，皮膚表面に縫合糸が出ないように真皮に糸をかける縫合法．術後縫合糸瘢痕を残さないという美容上の利点から，顔面や頸部など露出皮膚部の手術創に用いる．結節縫合と連続縫合の2種類がある．結節縫合のときは抜糸できないので，吸収糸を用いる．連続縫合のときは，両創端から糸を出し固定する．針つきモノフィラメントナイロン糸を用いることが多い．[1461]

●埋没縫合

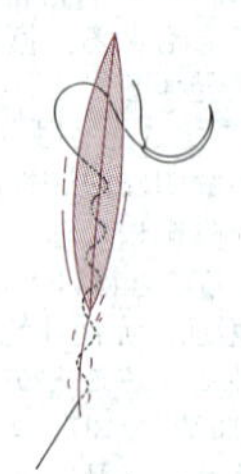

マイヤール反応　Maillard reaction⇨同メイラード反応→2794

マイヤー・ロキタンスキー・キュスター・ハウザー症候群　Mayer-Rokitansky-Küster-Hauser syndrome　ミュラー管の発育障害により腟を欠損し，子宮は痕跡状あるいは欠損しているが，染色体は46 XXで正常，卵巣，卵管にも異常を認めないもの．二次性徴に異常を認めないが，原発無月経，性交は不能，妊娠も不可能である．腎，尿管の奇形を伴うことがある．S状結腸を利用した造腟術が行われていたが，最近は腹腔鏡を利用した骨盤腹膜造腟術も行われる．代理懐胎により自分の卵子で子どもを持つことが技術的に可能だが，わが国では認められていない．[998]

マイルズ手術　Miles operation⇨同腹会陰式直腸切断術→2527

マウスケア⇨同口腔ケア→989

マウストゥマウス人工呼吸法　mouth-to-mouth breathing⇨同口対口人工呼吸法→816

マウレル斑点　Maurer dots，Maurer stippling　熱帯熱マラリア原虫のやや成熟した栄養体が感染した赤血球膜上に2-8個出現する斑点．マウレル Georg Maurer はドイツの医師（1909生）．[1225]

前処理《検体の》⇨参検体処理→955

前野良沢　Maeno Ryoutaku⇨参杉田玄白→1635

前向き研究　prospective study　［前向き調査，予見的研究，プロスペクティブ研究］　疫学における研究手法の1つで，研究開始時点から将来に向けて対象者から経時的にデータを収集して進める手法．コホート研究と介入研究に分類される．①コホート研究：対象者自身の要因を観察する研究．ある要因が疾病発生の原因になっているか（因果関係）を明らかにするために，研究開始時点で要因の曝露状況によっていくつかの群に分け，一定観察期間後に各群の疾病の発生率を比較する方法．より一般的に，疾病発生を死亡の発生やその他の何らかの事象の発生と置き換える場合も含めて総称．②介入研究：対象者に研究主体者が要因を割りつける研究法．臨床試験のように要因の効果を評価するために，比較可能な2群(あるいは3群以上)を研究開始前につくり，一定期間後に各群の効果を比較する方法．[871] ⇨参縦断研究→1376，追跡研究→2033，コホート研究→1126

前向き調査⇨同前向き研究→2728

麻黄　Ephedrae Herba，ephedra herb　生薬の1つ．基原はマオウ科シナマオウをはじめとする同属植物の地上茎．成分として，エフェドリンやプソイドエフェドリンなどのアルカロイド類が含まれる．伝統的作用として，体を温め，発汗，解熱，鎮痛，止咳，利水作用がある．交感神経興奮，鎮咳，抗炎症，抗アレルギー作用などの薬理効果が認められている．西洋薬で気管支喘息の治療薬として使用されるエフェドリンは，1885(明治18)年長井長義により，漢薬としては初めてその活性成分が麻黄から単離されたことで有名である．副作用は動悸，頻脈，精神興奮，不眠，食欲不振，排尿障害など．代表的処方に葛根湯(かっこんとう)，小青竜湯(しょうせいりゅうとう)，麻黄湯(まおうとう)，麻黄附子細辛湯(まおうぶしさいしんとう)，防風通聖散(ぼうふうつうしょうさん)などがある．[508]

麻黄湯(まおうとう)　maoto　医療用漢方製剤の1つ．主として急性感染症の初期に用いる．漢方医学では，太陽病の実証に用いるとする．急性感染症の初期で，脈は浮いて力があり，頭痛，発熱，悪寒を認め，自然発汗がみられず，筋肉痛や関節痛，咳嗽などのある例に用いる．通常感冒やインフルエンザの初期，関節リウマチの初期や喘息，鼻炎，乳児の鼻づまりなどに応用される．偽アルドステロン症，ミオパシーなどの副作用に注意．また麻黄を含むため，虚血性心疾患，重症高血圧，高度の腎障害，排尿障害，甲状腺機能亢進症，著しい胃腸虚弱などを認める患者には慎重に投与する．出典：『傷寒論』．構成生薬：マオウ，キョウニン，ケイヒ，カンゾウ．[1287] ⇨参麻黄→2729

麻黄附子細辛湯(まおうぶしさいしんとう)　maobushisaishinto　医療用漢方製剤の1つ．主として虚弱者や高齢者の感冒，気管支炎に用いる．漢方医学では，少陰病の発病初期で，発熱・頭痛・咽頭痛など表証(体表部付近の症状)のある者に用いるとする．少陰病とは漢方医学での病期分類の1項目で，全身倦怠感や無気力感を認める．臨床的には，比較的体力の低下した人で，脈が沈んで細く，力がない者に用いる．感冒，気管支炎などに応用される．肝機能障害などの副作用に注意．また麻黄を含むため，虚血性心疾患，重症高血圧，高度の腎障害，排尿障害，甲状腺機能亢進症，著しい胃腸虚弱などを認める患者には慎重に投与する．出典：『傷寒論』．構成生薬：マオウ，サイシン，ブシ．[1287] ⇨参麻黄→2729，附子(ぶし)→2552

マギール鉗子　Magill forceps　経鼻気管挿管時の挿管チューブの気管内への誘導や，鼻咽頭のタンポンの交換，咽頭からの異物の除去などに用いられる器具．口元から挿入しやすくするため曲がった形状になっており，通常，喉頭鏡で口腔や咽頭腔内を観察しながら使用する．粘膜や挿管チューブの損傷などに注意して操作を行う．[738]

巻たばこ式ドレーン　cigarette drain　ガーゼや外科用スポンジをゴム管に挿入したり，ゴム膜で巻いたりしてつくられたドレーン(排液管)．ガーゼの癒着がないため，長時間のドレナージが可能となる．[485]

巻き爪　trumpet nail，ingrown nail　［陥入爪］　爪を先端から観察した場合に，異常に内方へ彎曲して爪床部を包み込み，巻き込んでいるもの．先天的あるいは外傷や爪白癬などが原因．爪甲の側縁が近位端から遠位端へ向かうほど内方への彎曲が強い．自発痛，靴を着用する際の疼痛，歩行痛がある場合もあるが，巻き爪自体は無症候性の場合もある．爪の側縁が爪郭部を傷つけ，炎症を起こして爪郭炎や化膿性肉芽腫を起こす場合は再発性，難治性であり，根治的手術を必要とすることが多い．単に抜爪するだけでは再発する．[95]

マキューン・オルブライト症候群　McCune-Albright syndrome⇨同オルブライト症候群→415

膜圧較差　transmembrane pressure；TMP　血液透析では水は小分子量溶質とともに，透析器(ダイアライザー)の血液側と透析液側間の静水圧勾配により，血液から透析液に移行．限外濾過量は膜を介する圧の差(血液側の圧と透析液側の圧)によって決まる．これを膜圧較差という．[858]

膜型人工肺　extracorporeal membrane oxygenation；ECMO，membrane oxygenator　［**膜型肺，エクモ，ECMO，人工肺**］　シリコンゴムや合成繊維などの膜を介して血液のガス交換を行う型の人工肺で，1955年にコルフ W.J.Kolff がセロファン膜によるものを開発したのが最初である．1970年代に臨床応用が始められたが救命率は改善せず，一時はその役割を否定されたが，その後改良された．現在は血液の酸素化や二酸化炭素(CO_2)除去のガス交換代行から，積極的に病的肺を安静化して高圧機械換気による損傷を避け治癒を促進する手段として，再び注目を集めている．また，長期の慢性呼吸不全患者や術後心肺不全患者などにも使用されている．問題点としては，出血の合併症，血液充填量が多いことと，気泡の除去が煩雑で高価である点などがある．[948]

膜型肺⇨同膜型人工肺→2729

膜型免疫グロブリン　membrane immunoglobulin　［**細胞表面免疫グロブリン，表面免疫グロブリン**］　B細胞の表面に発現する免疫グロブリン．免疫グロブリンは通常，膜貫通型タンパク質としてB細胞膜表面に発現するが，細胞の活性化とともに，膜型から分泌型へと変化し，抗体産生細胞(プラズマ細胞，形質細胞)によって抗体として分泌されるようになる．膜型免疫グロブリンは，機能的には細胞膜上の抗原受容体であり，抗原と結合してB細胞の活性化を誘導する．抗原刺激を受けていない成熟B細胞の多くではIgMとIgDの2種類が膜型免疫グロブリンとして発現しているが，クラススイッチングとともに膜表面にIgG，IgA，IgEなどの異なるアイソタイプの膜型免疫グロブリンが出現するようになる．[1439] ⇨参B細胞→31，IgM→67

マグコロール®腸洗浄　colonic irrigation with magnesium citrate　大腸内視鏡検査や注腸造影検査，腹部外科手術の前処置として，腸管内容物の排除を目的に施行される．主成分であるクエン酸マグネシウムは塩類下剤であり，腸管内に注入されると腸壁は半透膜として作用し血管内から腸管内へ水分が移動する．このため腸管内の水分量が増加し，腸内容物の容積が大きくなって腸蠕動を促進させる．①34gを検査予定時間の10-15時間前に内服する，②68gを水に溶解し全量1,800mLとして検査予定の4時間以上前に1時間かけて内服する，などの使用方法があるが施設により異なる．[1498] ⇨参腸洗浄→2015

膜コンダクタンス　membrane conductance　細胞膜を横切る電流の流れやすさを表し，電気的膜抵抗の逆数．したがってチャネル開閉によりチャネルを通るイオンの透過性の変化を表すことができる．[1274] ⇨参膜抵抗→2730

膜式血漿分離(交換)　membrane plasmapheresis ［膜式プラズマフェレーシス］　血漿分離(プラズマフェレーシス)の一種．現在，臨床での血漿分離は1970年に入って登場した膜式血漿分離が主流で，それ以前に使用されていた遠心分離と比較し，血液充塡量が比較的少ない，満足できる効率をもつ，取り扱いやすい，治療コストがそれほどかからないなどの特徴を有する．[858]

膜式プラズマフェレーシス⇨同膜式血漿分離(交換)→2730

膜消化　membrane digestion ［終末消化，接触消化］　管腔内では消化酵素により，吸収しうる1つ前の段階まで分解される(オリゴマー)．その後，小腸上皮細胞刷子縁で，微絨毛(単純な管腔の約600倍の吸収面積)上の酵素に触れた物質は最終的な吸収しうる形に分解され(モノマー)，直後に速やかに吸収され，腸管内細菌に栄養を奪われるのが防止される．糖質の消化・吸収において重要な機構．[842] ⇨参管腔内消化→583

膜状白内障⇨同膜白内障→2731

膜小胞　membrane vesicle　細胞内に存在する生体膜によって囲まれた袋状の小器官．ゴルジ装置，ミトコンドリア，リボゾーム，小胞体などをさす．[1335]

膜侵襲複合体　membrane attack complex；MAC　膜性腎症の尿タンパクの出現には，免疫複合体の沈着よりも，その結果生じる補体の活性化，特に膜侵襲複合体(MAC)であるC5b-9の形成が大きく関与している可能性が明らかとなってきている．MACが細胞膜の脂質二重層に環状構造をとって入り込むと赤血球は溶血が起こり，一部の細菌では溶菌現象がみられる．[858]

膜性骨　membrane bone⇨同付加骨→2525

膜性糸球体腎炎　membranous glomerulonephritis；MGN ［膜性ネフロパチー，膜性腎症］　糸球体基底膜のびまん性肥厚と基底膜上皮側のびまん性沈着物(IgG，C3)を認める病変．糸球体係蹄壁の障害が主体であり，臨床的にはタンパク尿と浮腫が認められる．原因として悪性腫瘍，感染症，膠原病，薬剤などがあり，成人ネフローゼ症候群の20-30%を占める．治療はまずステロイド剤を使用し，尿タンパクの減少がみられないときには，免疫抑制薬，抗血小板薬，抗凝固薬を併用．予後は2/3がゆっくり進行し，1/3は自然寛解する．[858]

膜性脂肪ジストロフィー　membranous lipodystrophy⇨同那須・ハコラ病→2193

膜性腎症　membranous nephropathy⇨同膜性糸球体腎炎→2730

膜性増殖性糸球体腎炎　membranoproliferative glomerulonephritis；MPGN ［メサンギウム毛細管性糸球体腎炎，MPGN］　病理組織学的には，メサンギウム細胞の増殖，糸球体基底膜の肥厚と二重化，糸球体の分葉化を特徴とする慢性糸球体腎炎で，臨床的には低補体血症，タンパク尿，血尿などの症状を呈する．一般的に進行性の疾患であり，数年の経過で末期腎不全に至る症例も比較的多い．膜性増殖性糸球体腎炎は病理組織像からMPGN-Ⅰ型，MPGN-Ⅱ型，MPGN-Ⅲ型の3つに分けられている．MPGN-Ⅰ型では，糸球体基底膜と内皮細胞との間にメサンギウム細胞が入り込み(mesangial interposition)，新生基底膜をつくるために糸球体基底膜の二重化が光学顕微鏡的に認められる．MPGN-Ⅱ型はデンス・デポジット病 dense deposit disease(DDD)ともいわれるが，わが国ではまれである．電子密度の高い沈着物が糸球体基底膜上に帯状に分布するさまが，電子顕微鏡的に観察される．MPGN-Ⅲ型は糸球体基底膜の上皮下に電子密度の高い沈着物が存在する点がMPGN-Ⅰ型と異なる．いずれの型においても蛍光抗体法でみると，C3などの補体成分がfringing(房飾り)と呼ばれる独特のパターンで糸球体に沈着している．[1503] ⇨参糸球体腎炎→1249

膜性ネフロパチー⇨同膜性糸球体腎炎→2730

膜性部中隔瘤　membranous septal aneurysm　一般的には，生まれつきに心室中隔上部の薄い膜様(性)部といわれる箇所に心室中隔欠損症があり，この欠損孔が成人になる過程で辺縁が短絡血流によって障害されて(瘤状に)肥厚したものをいう．または三尖弁の一部が欠損孔を覆うことによってこの膜が孔をふさぐ機転として生じたものと考えられている．[1313]

膜性ループス腎炎　membranous lupus nephritis；MLN　全身性エリテマトーデス(SLE)に続発し多彩な病理組織像を呈する腎炎のことをループス腎炎と呼ぶ．ループス腎炎のうち原発性膜性腎症と酷似した病理組織像をとるもの(WHO分類ではⅤ型：びまん性膜性糸球体腎炎)が膜性ループス腎炎．高度タンパク尿を認めることが多く，副腎皮質ホルモン剤の経口投与による治療が試みられる．[1503]

膜抵抗　membrane resistance　細胞膜の電気的抵抗で，電流の流れにくさの指標．細胞内電極で通電して測定する．イオンチャネルが開くと，イオンの種類に関係なく膜抵抗は減少する．膜コンダクタンスの逆数．[1274] ⇨参膜コンダクタンス→2730

膜電位　membrane potential　細胞内外の膜透過性電解質の組成の差により生じる化学勾配と，膜の帯電により生じた電気勾配によってチャネルを透過するイオン電流から発生する電位．膜透過性イオンそれぞれの細胞内外の濃度差と透過率によって決まる．[1274]

膜電位依存性イオンチャネル　⇨同電位依存性イオンチャネル→2073

膜電位固定法⇨同電圧固定法→2073

膜電流　membrane current　細胞膜を横切って流れる電流のことで，膜のイオンチャネルをイオンが通過することによって生じる．膜電位固定法(電圧固定法)でイオン電流を測定するときに記録される電流．[1274] ⇨参イオンチャネル→217，イオン電流→217，電圧固定法→2073

膜透過性　membrane permeability　物質が細胞膜の脂質

二重層をどの程度透過できるかの尺度.[1274] ⇒参イオン透過性→217，イオンコンダクタンス→217

マクドナルド手術 McDonald operation 妊娠初期から中期に何らかの原因で子宮口が開大する病態(子宮頸管無力症)に対する外科的治療法の1つ．外子宮口の高さで子宮頸部を縫縮するため比較的簡便であり，陣痛発来時に抜糸して経腟分娩が可能である.[1323] ⇒参子宮頸管縫縮術→1245

膜内骨化 intramembranous ossification⇒参骨発生→1115

マグネシウム magnesium；Mg ［Mg］ 銀白色の鉱物元素でアルカリ土類金属の一種．原子番号は12，原子量は24.305．たいてい他の元素と結合して自然界に広く分布．動植物にとって必須の元素で，特に緑色植物のクロロフィルの中心金属．体細胞内ではカリウムに次いで2番目に多い陽イオンであり，ATPを基質とするリン酸転移反応をはじめ，タンパク質合成など多くの酵素活性に欠くことのできない元素となっている．また，神経興奮を抑えたり骨格筋の活動を抑制する働きがあり，神経化学伝導や筋の興奮に重要な役割を果たしている．骨の代謝にも関与している.[384]

マグネシウム血症⇒同高マグネシウム血症→1059

マグネシウム製剤 magnesium preparation 水酸化マグネシウムの懸濁液の緩下剤，制酸薬．便秘，消化性潰瘍，胃炎などの治療のために処方される．副作用には重篤なものとして，腎機能不全の患者に投与した場合にしばしば認められる高マグネシウム血症，下痢がある．腎障害，虫垂炎，牛乳に対するアレルギー，本剤に対して過敏症のある者には禁忌.[106]

マグネットホスピタル magnet hospital 看護師を引きつけ，高い定着率を維持している病院．アメリカで行われた調査で，これらの病院は専門的な看護実践を高めて維持する組織体の特徴を備えており，患者アウトカムのレベルが高く，看護師の職務満足度も高いことが明らかにされている．アメリカ看護師協会 American Nurses Association(ANA)の下部組織であるアメリカ看護認証センター American Nurses Credentialing Center(ANCC)は，優れた看護を提供しているヘルスケア組織を承認する「マグネット看護サービス認定プログラム」を開発し，運営している.[290]

マグネトロン magnetron 直線加速器で電子を加速するために使用するマイクロ波の加速電力を供給するための電子管の1つ.[1127]

膜白内障 membranous cataract ［膜状白内障］ 白内障がかなり進行し放置すると，水晶体の内容が液化し，水晶体嚢のみが膜状に残ったもの.[1250]

膜半規管 membranous semicircular canals 三半規管は互いにほぼ直角をなす外側・前・後半規管よりなる．骨迷路としての骨半規管のうちに膜迷路としての膜半規管を含む．膜半規管の中には内リンパが充満し，卵形嚢，内リンパ嚢に連絡している.[451] ⇒参三半規管→1214，半規管→2406

膜表層マーカー surface marker⇒同表面マーカー→2496

膜プリズム membrane prism⇒同フレネルプリズム→2591

膜迷路 membranous labyrinth 内耳骨迷路中にある膜性の閉鎖腔．平衡感覚部として，半規管，球形嚢，卵形嚢，聴覚部として蝸牛管からなる．骨迷路と膜迷路の腔は外リンパで，腔内は内リンパで満たされる.[98]

膜面積・時間仮説 square meter-hour hypothesis 血液透析療法では尿素やクレアチニンより分子量の大きい中分子量物質の除去が重要であるとされる．クプロファン cuprophane 膜を用いた透析器で中分子量物質の除去をシミュレートすると，血液流量や透析液流量を上げてもクリアランス(除去量)は増大しない．理論的には中分子量物質のクリアランスを増大させるのに大面積のダイアライザー(透析膜)にて長時間透析を行うしかないとする考えが本仮説である.[1503]

膜輸送 membrane transport 生体膜を通過する物質輸送の形式をいう．主として水溶性物質について用いられ，ポンプ，チャネル，トランスポーターなどの膜タンパク質が関与する輸送方式をさす．膜輸送にATP(アデノシン三リン酸)の分解により得られるエネルギーを使うか使わないかで，能動輸送と受動輸送に分かれる.[1335] ⇒参受動輸送→1404，能動輸送→2309

マクラデンサ macula densa⇒同緻密斑→1981

枕はげ 外傷性脱毛症の一型で，枕による圧迫や摩擦など機械的な刺激が原因となるものをいう．手術後の体動が困難な患者にしばしばみられる(圧迫性脱毛症)．また，新生児の後頭部にも頻発(新生児後頭脱毛).[95] ⇒参新生児後頭脱毛→1566

まくら縫合 bolster suture 縫合糸が皮膚に食い込まないよう工夫した，マットレス縫合の一種．死腔を形成したくない場合などに用いる．ガーゼで小型のまくらをつくり，これを糸と皮膚の間にはさみ縫合する.[1246] ⇒参マットレス縫合→2741

●まくら縫合

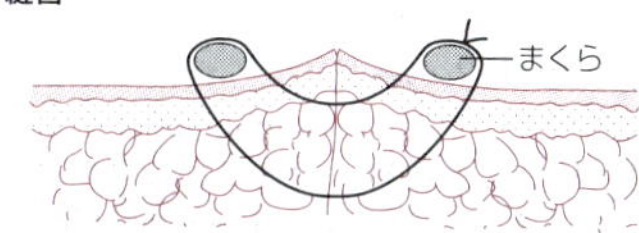

マグレガー Douglas McGregor⇒参X理論→126，Y理論→128，マトリックス型組織→2742

マクレランド David Clarence McClelland アメリカの心理学者(1917-98)．エール大学で実験心理学の博士号取得．30年にわたりハーバード大学で研究，教育活動に従事．人びとの仕事に対する姿勢の違いを明らかにし，欲求理論 learned needs theory を提唱した．姿勢は以下の3種類に分類される．①達成 achievement 型：障害を乗りこえながらも何か目標に向かって常に突き進む．達成することは自分のためであり，それに対する報酬はほとんど考えていない．②友好 affiliation 型：同僚との社会的つき合いを重視し，他人との協調性について賞賛を受けるとさらにやる気を起こすが仕事ははかどらない．③パワー power 型：人に影響を与えたり，状況を変えたりすることにより所属する組織に強い影響力をもつことを願う．研究領域は性格 personality から意識 consciousness までと幅広く，多数の賞を受賞している．なかでも1987年の優れた科学的貢献に対するアメリカ心理学会賞は有名.[415]

マクロアデノーマ macroadenoma 本来は巨大な腺腫という意味だけであるが，わが国では「下垂体の直径1cm以上の腺腫」，すなわち巨大下垂体腺腫を意味して使われることが多い．直径1cm以下の腫瘍に用いる下垂体微小腺腫(ミクロアデノーマ)に対する用語．マクロアデノーマは腫瘍細胞が下垂体ホルモンの分泌機能を欠くため発見が遅れ，大きくなってから見いだされるケースが多く，このため問題になるのは，腫瘍自体の大きさによる視神経圧迫による視力障害や頭痛，そして下垂体の圧迫による下垂体前葉機能低下症の合併である．治療はハーディ Hardy 法による腫瘍摘除が第一選択のことが多いが，薬物に反応する腫瘍では薬物療法がとられるほか，腫瘍の進展度によっては開頭術も行われる．[1260]

マクロアミラーゼ血症 macroamylasemia 血中のアミラーゼが主にγグロブリンなどの高分子物質と結合し腎から排泄されなくなり，血中アミラーゼの持続性上昇をきたす病態．膵疾患との鑑別が必要である．アイソザイムパターンで異常を認めるため，診断は容易．[1464]

マクロード症候群 Macleod syndrome ［**スワイヤ・ジェームス症候群，一側性肺気腫**］ 肺が，胸部 X 線上一側性（または一肺葉性）の透過性亢進，肺紋理の減少および呼吸音の減弱を示す疾患．1953 年にスワイヤ P. R. Swyer とジェームス G. C. James，1954 年にマクロード W. M. Macleod によって報告された．幼少時の何らかの肺感染に引き続いて末梢細気管支に閉塞機転が働き，一側肺または一葉肺換気不良と血流の減少が生じ，その部位が過膨張になって生じるものとされている．症状は無症状のものから呼吸困難や下気道感染を反復するものまでさまざま．経過は慢性であるが良好である．[948]

マクログロブリン macroglobulin；MG 大きい（マクロな）グロブリンの意味で，グロブリンの中でも分子量のきわだって大きいものを指す．これに相当するものとしては，免疫グロブリン immunoglobulin クラスの中で特に分子量の大きい M クラスの免疫グロブリン，すなわち IgM（免疫グロブリン immunoglobulin M，分子量約 90 万）と，血清中のプロテアーゼインヒビターである α_2M（α_2 マクログロブリン α_2 macroglobulin，分子量約 70 万）とがあげられる．通常は前者を指し，その本体が十分に解明されていなかった時代にはマクログロブリンという用語が用いられたが，現在では IgM というほうが一般的．マクログロブリン血症といえば血清中の IgM が異常増加する疾患群を意味する．[1045] ⇒参 α_2 マクログロブリン→13，IgM→67

マクログロブリン血症 macroglobulinemia ［**リンパ形質細胞性リンパ腫，ワルデンシュトレームマクログロブリン血症**］ 単クローン性高γグロブリン血症を呈する B リンパ系腫瘍．新 WHO 分類では，リンパ形質細胞性リンパ腫 lymphoplasmacytoid lymphoma と命名されている．血清中には単クローン性の IgM を認める．腫瘍細胞は形質細胞様細胞で，骨髄，リンパ節，脾臓などに浸潤する．組織学的には小リンパ球，形質細胞様細胞，形質細胞の増殖を認める．臨床的には，腫瘍細胞の増殖による症状（貧血，血小板減少，リンパ節腫大，脾腫，肝腫）と腫瘍が産生する異常タンパク（M タンパク）による症状（過粘稠度症候群，クリオグロブリン血症）を呈する．過粘稠度症候群は，五量体である IgM が血中に増加するために起こり，神経・精神症状（頭痛，めまい，痙攣発作，意識障害など），視力障害（眼底網膜静脈のソーセージ様変化や出血などによる），心不全を呈する．進行は遅いが，治癒は期待できない腫瘍．治療にはアルキル化剤，プリンアナログ，リツキシマブなどが用いられる．過粘稠度症候群の強い症例には血漿交換を行う．[1464]

マクロ経済学 macroeconomics 経済学は一般に，人間社会の経済的側面のさまざまな現象を説明することを目的としているが，その分析方法として，ミクロ的分析とマクロ的分析がある．マクロ的分析では，国レベルで国内の一定期間における経済的諸量の集計量，比率などの間の関係を分析し，どのように決定されるのかを研究する領域であり，言い換えれば，消費者の財やサービスの購入と国内総資本の形成と国民所得との間に成立する行動を分析するといったことが行われる．すなわち，経済全体としてのパフォーマンスを考えるにあたって，重要と思われるいくつかの変数を選び，それらの決定や変数相互の関係を研究する経済学の一分野として成り立っている．キーワードは国民所得であり，国民所得理論ともいわれる．経済全体の中での変数を，経済全体としての所得とか消費とか貨幣量といった「集計量 aggregates」が用いられる．マクロ経済理論は，有名なケインズ John M. Keynes（1883-1946）の『雇用，利子および貨幣の一般理論』（1936）によって創始され，彼の功績は大きい．ケインズの研究をもとに，クライン Lawrence R. Klein（1920 生）によって計量経済学の領域に拡充されていった．[868] ⇒参ミクロ経済学→2764

マクロファージ macrophage ［**大食細胞**］ 白血球の一種で異物を貪食する．病原性微生物などの異物に対する免疫応答を担う中心的存在である．末梢血中の単球が組織に遊走して細胞の大型化，貪食能，細胞内リソソーム含有が増加し，マクロファージに分化する．各組織，活性化の有無でさまざまな形態を呈する．非特異的な貪食，Fc 受容体や補体受容体を介してオプソニン化された微生物の特異的貪食，貪食した微生物の殺菌，B リンパ球や T リンパ球への抗原提示，細胞内で産生したさまざまな物質を放出する．組織球，肝臓のクッパー Kupffer 細胞，破骨細胞，脳のミクログリア細胞，表皮のランゲルハンス Langerhans 細胞はいずれもマクロファージの一種である．[1377] ⇒参オプソニン化→409

マクロファージコロニー刺激因子 macrophage colony-stimulating factor；M-CSF ［**単球マクロファージコロニー刺激因子**］ *in vitro* コロニー形成法において，単球コロニー前駆細胞から成熟マクロファージコロニーを形成させる因子．分子量 85 kDa（キロダルトン）の糖タンパク質であり，血管内皮細胞，単球，線維芽細胞から産生される．単球の抗腫瘍細胞活性促進，破骨細胞の産生促進，動脈硬化の進展抑制，血中コレステロールの低下などさまざまな作用をもつ．また，単球および単球系前駆細胞に作用して顆粒球コロニー刺激因子（G-CSF）の産生を促すことによって好中球の増加をもたらす．現在医薬品として製品化されており，抗癌剤投与後の白血球減少や骨髄移植の際に用いられている．[656]

マクロライド系抗生物質 macrolide antibiotics 大きなラクトン環を有する抗生物質の総称．14 員環系のエリスロマイシン，クラリスロマイシン，15 員環系のアジスロマイシン水和物，16 員環系のジョサマイシン，ミデカマイシンなどがある．タンパク合成阻害により抗菌力を示し，作用は静菌的で毒性は低い．肺炎球菌などで耐性菌が出現しているものの，グラム陽性菌や一部のグラム陰性菌に強い抗菌力を示し，マイコプラズマ，クラミジア，レジオネラにも有効．マイコプラズマ肺炎，クラミジア感染症，カンピロバクター腸炎，レジオネラ症などに用いられるほか，ペニシリンアレルギー患者の連鎖球菌咽頭炎などにペニシリン代替薬としても使用される．14 員環系薬は，抗炎症作用を期待してびまん性汎細気管支炎に少量長期投与される．15 員環系のアジスロマイシンは組織内半減期が 50-90 時間と長く，成人では 1 日 1 回 3 日間の投与で 1-2 週間の効果が期待できるほか，他薬剤との相互作用が少ないという特徴をもつ．[204,1304]

マクロリエントリー　macro-reentry　組織内の比較的大きな部分を旋回する電気刺激により生じる頻拍性不整脈．例えば WPW（Wolff-Parkinson-White ウォルフ・パーキンソン・ホワイト）症候群における房室回帰性頻拍（心房→房室結節→心室→副伝導路→心房）や 1 型心房粗動（三尖弁輪周囲の旋回）．頻回刺激によって誘発されたり，停止したりするのが特徴である．[1161] ⇨参リエントリー→2919，ミクロリエントリー→2765

マザー・テレサ　Mother Teresa　カトリック修道女・社会奉仕活動家（1910-98）．旧ユーゴスラビアのスコピエに生まれる．本名ボヤヒュー=アグネス=ゴンザ．通称マザー・テレサ．1928 年アイルランド系尼僧団ロレット修道会に入り翌年修道女となり，テレサという修道名をもらう．1931 年よりカルカッタの聖マリア女学校の教師，のちに校長となる．1948 年よりカルカッタのスラム地区に住んで貧民，孤児，ハンセン病患者の救援に献身．1950 年「神の愛の宣教者会」創立．マザー・テレサと呼ばれるようになる．1952 年「死を待つ人の家」開設．1979 年ノーベル平和賞受賞．[1236]

正岡の胸腺腫臨床病期分類　clinical staging of thymoma by Masaoka　胸腺腫は，周囲組織への浸潤や胸腔内組織への播種を起こすものがあるが，遠隔転移を起こすものはまれであるという特性から，良性・悪性に分類することは不適当で，臨床的に現在用いられる分類．Ⅰ期：肉眼的に完全に被包され，組織学的に被膜浸潤がみられないもの．Ⅱ期：①肉眼的に周囲脂肪組織または縦隔胸膜に浸潤がみられるもの，または，②組織学的に被膜浸潤がみられるもの．Ⅲ期：肉眼的に心膜，大血管，肺などの隣接臓器に浸潤が認められるもの．Ⅳ期：①胸膜または心膜に播種があるもの，②リンパ行性または血行性転移．Ⅰ期を被包型胸腺腫，Ⅱ～Ⅳ期を浸潤型胸腺腫と呼ぶ．1981 年，正岡昭らが提唱した．[948]

摩擦アミロイドーシス　friction amyloidosis⇨同摩擦黒皮症→2733

摩擦音　fricative，friction rub　呼吸や心拍に伴って聴診器で聴取される心膜あるいは胸膜のこすれる音．心膜摩擦音は心膜炎や心筋梗塞，胸膜摩擦音は心臓あるいは肺疾患の存在を示唆する．[953]

摩擦黒皮症　friction melanosis　［ナイロンタオル皮膚炎，摩擦アミロイドーシス］　皮膚直下が骨性の部位あるいは突出する部位，例えば首筋，項部，鎖骨上部，肩甲骨部，肋骨部などの摩擦を受けやすい部位にみられる，さざ波状の灰色～褐色の色素沈着を示す疾患．原因は，入浴時のナイロン製の健康タオル，洗浄ブラシ，健康たわしなどでの摩擦によることが多い．組織学的にはメラニンを貪食した組織球（メラノファージ）を認める．二次的にアミロイド沈着を呈することもある．男女比は約 1：3 で女性に多い．摩擦を中止すれば 1-2 年で回復する．[95]

マザリング　mothering　［育児行動］　母親もしくはその代理者が乳幼児を養育する際に行う愛撫や世話などの愛情と思いやりに基づく行動．例えば乳幼児を抱く，笑いかける，あやす，話しかける，授乳するなどで，これにより親密な母子関係が築かれ，乳幼児の健全な心理的・身体的発達を促し，基本的な人間関係や社会性が養われていく．[1631] ⇨参母性剝奪→2703

馬島清眼　Majima Seigan⇨同清眼大僧都（せいがんだいそうず）→1664

マシャド・ジョセフ病　Machado-Joseph disease　［ジョセフ病，脊髄小脳失調症 3 型］　常染色体優性遺伝を示す遺伝性脊髄小脳変性症 spinocerebellar degeneration（SCD）の 1 つで，脊髄小脳失調症 3 型 spinocerebellar ataxia type 3（SCA 3）と同じもの．遺伝子座は 14 染色体長腕にあり，CAG リピートの異常伸長によるトリプレットリピート病の 1 つであることが証明されている．広い臨床表現型をもち，家系内でも発症年齢は 10-60 歳に及ぶ．一般に下肢の錐体路症状に始まり，運動失調もしくはジストニアなどの錐体外路症状が加わる．運動失調の増悪に伴い錐体路症状が弱まっていき，筋萎縮や腱反射の低下などの末梢性因子が優位になってくる．特徴的といわれる所見に顔面・舌の線維束性収縮 fasciculation やびっくり眼 bulging eyes があるが，この所見は SCA 1 でもみられることがある．根治的治療法はなく，10-20 年ほどの経過で呼吸器感染症や呼吸不全にて死亡する．[1268]

マジャンディ孔　foramen of Magendie⇨同第 4 脳室正中口→1855

麻疹

measles，rubeola　［はしか］

【定義】パラミクソウイルス科に属する**麻疹ウイルス**の感染による．強い伝染力と高い罹患率をもつ．潜伏期は約 10 日．一度罹患すると終生免疫を獲得．

【症状】経過は**カタル期**，**発疹期**，**回復期**に分けられる．カタル期：2-3 日間．発熱とともに鼻汁，咳，くしゃみ，眼瞼結膜の充血，眼脂，羞明がみられる．また頰粘膜の臼歯に対面する部分に，紅暈に囲まれやや膨隆した白色の小斑点が出現．これらはコプリック Koplik 斑と呼ばれ，まれに著しい場合は頰粘膜全体に広がり，口唇にも現れることがあるが，次の発疹期に入ると急速に消退する．発疹期：3-4 日間．体温がやや下降したのちに再び高熱となり，カタル症状は増悪し，耳後部，頸部に発疹が出現．発疹は小斑状丘疹で一部融合し大小不同の斑となり，次第に顔面，上肢，体幹，下肢の順に広がる．回復期：1-2 日で解熱し，発疹は褐色の色素沈着となり全身状態も好転．全経過は約 10 日であるが，異常な経過を示すこともある．出席停止期間は解熱後 3 日まで．**重症麻疹**：発疹が急に消退し，神経症状や循環障害を起こして急死することがある．麻疹の内攻というが，感染に伴うショックと考えられている．不全型：母親由来の麻疹抗体が存在する期間や，γグロブリン注射後に罹患した場合には症状が軽いが，これを不全型ということがある．

【合併症】 麻疹ウイルスそのものによるものと，二次的な細菌感染によるものとがある．脳炎：麻疹ウイルスによるもので麻疹1,000例に1例の割合で出現し，予後は不良．肺炎：細菌感染によるものは低年齢児に起こりやすい．発疹期の終わり頃に体温が再び上昇し，咳嗽，呼吸困難，チアノーゼが現れる．麻疹ウイルスによる肺炎は巨細胞性肺炎で予後不良．喉頭炎：発疹期や回復期に突然，嗄声，犬吠様咳嗽，吸気性呼吸困難が出現する．亜急性硬化性全脳炎(SSPE)：麻疹罹患後5-6年に行動異常，知能低下，性格変化，痙攣が出現し，嚥下困難，昏睡に至り1-2年で死亡．頻度は麻疹罹患10万人に1人，ワクチン接種100万人に1人で学童期に発症．予防は風疹との二種混合生ワクチンを生後12か月から24か月未満に1回，および小学校入学前の1年間に1回接種．2008(平成20)年4月から5年間に限り，中学1年生に相当する1年間と高等学校3年生に相当する1年間に接種するよう通達されている．[1631]

麻疹の看護ケア

【看護への実践応用】 麻疹ウイルスは伝染力が強く，空気感染である．麻疹の疑いがある患者に対しては，来院時からの隔離が必要である．治療は特効的なものはなく，対症療法が中心となる．症状は重いが，一般に予後がよく，水分摂取が可能であれば家庭で管理できる．しかし，脳炎や肺炎などの合併症が起こると重症化し危険なため，注意が必要である．10歳代以降に罹患すると発熱の長期化や，倦怠感の増悪がみられることがある．麻疹に免疫のない者が麻疹患者と接触した際には，早期のワクチンやγグロブリンの接種で発病が防げる可能性もあり，初期対応が重要である．本来症状の重い疾患であり，早目に予防接種を受けることが望ましい．

【ケアのポイント】 発熱，くしゃみ，鼻汁，咳嗽，結膜充血，眼脂などのカタル症状を観察する．まず，苦痛の緩和を図る．皮膚の状態や発疹の程度，機嫌，食欲などの全身状態の把握も行い，合併症の徴候の早期発見に努める．①高熱が持続するため安静を保ち，体力の消耗を最小限にする．室内温度や湿度，寝具の調整を適切にする．適宜，解熱薬や氷枕を使用し，咳嗽がひどいときには，鎮咳薬を使用しできるだけ安楽に過ごせるようにする．②発熱や咳嗽により食欲が低下するため，こまめに水分補給を行い，口当たりのよいものを与え脱水を予防する．口腔内にコプリック Koplik 斑が認められる間は，刺激が少なくやわらかい食事を用意する．③皮膚が発疹で傷つきやすくなっているので爪を短く切り，皮膚を傷つけないようにする．やわらかいタオルやガーゼを用いて強くこすらないように清拭し，肌ざわりや吸湿性がよい衣類を着用する．結膜炎による眼脂は，生理的食塩水で浸した綿花でふきとる．口腔粘膜は，うがいまたはガーゼや綿棒で保清を行う．④経口摂取が不可能，嘔吐を伴う頭痛，呼吸苦などがみられる場合は合併症の疑いがあるため，早急に対応する．[1061] ⇨参麻疹→2733

麻疹口内疹 ⇨同コプリック斑→1126

麻疹脳炎 measles encephalitis 麻疹合併症の1つ．1,000-2,000人中1人にみられ，麻疹の発疹出現後2日から3週間で発症．急性麻疹後脳炎は，血管周囲の炎症と脱髄病変が主体でウイルスは検出されない．急性進行性脳炎は，ウイルスの異常増殖による脳炎で，免疫不全児に多い．亜急性硬化性全脳炎(SSPE)は，麻疹罹患後10年前後で発症し進行性でミオクローヌス，痙攣発作を特徴とする．[1357]

麻疹の内攻 劇症麻疹ともいわれ，麻疹の特殊な臨床型の1つ．急速に発疹が消退し，呼吸困難，チアノーゼなどの循環，呼吸障害が出現．急激に悪化する予後不良な病型である．[1357]

麻疹肺炎 measles pneumonia, pneumonia in measles 麻疹の経過中に併発する肺炎．麻疹ウイルスによるウイルス性肺炎(麻疹肺)と，細菌の二次感染による細菌性肺炎とに分類．二次的細菌性肺炎は，麻疹の最も重要な合併症で約10%に起こるといわれているが，2歳以下の幼児ではいっそう多く，かつ重篤．胸部所見に比較して一般症状が重く，予後が不良となりやすい．肺化膿症，気管支拡張症，膿胸をきたすこともある．発疹消退後も発熱が持続するときは肺炎を疑う必要がある．治療は一般の肺炎に準ずる．[948]

麻疹・ムンプス・風疹混合ワクチン measles-mumps-rubella combined vaccine ［MMRワクチン］ 麻疹，ムンプス，風疹に対する免疫を与えるための三種混合ワクチン．それぞれの弱毒生ワクチンを混合した乾燥製剤．MMRワクチンと呼ばれている．免疫抑制薬や副腎皮質ホルモン剤使用中の者，結核，妊娠またはその疑いのある者，ネオマイシン(フラジオマイシン硫酸塩)に過敏性のある者，リンパ系および骨髄系の腫瘍，活動性の感染症のある者，また，免疫グロブリンや輸血，血漿使用後3か月以内の者や，他の生ワクチンの接種を受けて1か月以上経過していない者に対しては使用しない．最も重い副作用はアナフィラキシーであるがきわめてまれ．その他，発熱，嘔吐，髄膜炎がある．わが国では1989(平成元)年4月から実施されたが，接種後の無菌性髄膜炎が多発したため，1993(同5)年に中止されている．[1631]

麻疹ワクチン measles vaccine ［乾燥弱毒生麻疹ワクチン，はしかワクチン］ 弱毒生ワクチンで麻疹の予防に対して1回接種する．抗体獲得率は95%以上で，抗体持続も長期間にわたる．副反応として，アレルギー反応以外にワクチンウイルスの増殖に伴い発熱，発疹が10-20%に認められる．2006(平成18)年から麻疹・風疹二種混合生ワクチンが生後12-24か月と小学校入学前の1年間の2回接種法に移行した．[1113] ⇨参混合ワクチン→1140

マス mass ①質量：物の不変の特性．重力質量，慣性質量で示される．②錬剤：軟性の調合薬．③塊：腫瘍，腫瘤など．[1505]

麻酔 anesthesia 手術や侵襲のある検査時に，薬物などを用いて一時的に患者の感覚，特に痛覚を消失させる方法．吸入麻酔薬や静脈麻酔薬などを中枢神経系に作用させて意識消失，鎮痛を得る全身麻酔と，脊髄や末梢神経に局所麻酔薬を作用させて身体の一部を無痛状態にする局所麻酔とに大別される．[485] ⇨参全身麻酔

→1769，局所麻酔→776

麻酔の機序 mechanism of anesthesia 麻酔薬が作用を現すときの薬理学的動態のこと．局所麻酔薬は，その芳香環が細胞膜のイオンチャネル(Na^+-K^+)をふさぎ脱分極できないため，神経興奮がブロックされる．吸入麻酔薬では，臨界容積仮説(メイヤー・オーバートン Meyer-Overton 仮説)とタンパク受容体仮説などがある．臨界容積仮説によると，麻酔薬が細胞膜の疎水性部分に溶け込みイオンチャネルをブロックするという．タンパク受容体仮説によると，中枢神経系に存在する特異なタンパク質の疎水部分(受容体)に麻酔薬が作用するとされる．[1461]

麻酔の導入 induction of anesthesia 全身麻酔において，覚醒状態から麻酔状態に至るまでの操作の全過程を指す．静脈麻酔薬や吸入麻酔薬を用いて行う．麻酔の導入は，脈拍，血圧，呼吸，体温などに十分注意を払いつつ行うことが重要．[485]

麻酔域 anesthetic region，anesthetized region ［**麻酔幅，麻酔範囲**］ 脊髄くも膜下麻酔あるいは硬膜外麻酔時における麻酔効果の現れた領域のこと．温冷覚，痛覚，触覚の順に麻酔効果が現れる．その判定として，アルコール綿によるコールドサイン cold sign 法と針先で突くピンプリック pin prick 法がある．脊髄神経の皮膚に対する支配領域は皮膚分節 dermatome という．乳頭部：T_4，剣状突起：T_6，臍部：T_{10}，鼠径部：L_1 などが麻酔高の指標となる．[1461]

麻酔科医 anesthesiologist 麻酔を専門的に行う医師．麻酔薬投与，呼吸・循環動態の管理などについて訓練を積み，資格をもつ者が行うべきだという考え方があり，厚生労働大臣の認可による麻酔科標榜医制度と日本麻酔科学会の制定する認定制度(麻酔科認定医・専門医・指導医)がある．[485]

麻酔回復室⇨[同]回復室→453

麻酔回路 anesthesia circuit 全身麻酔時に麻酔器から患者に吸収麻酔ガスと酸素を供給し，呼気を麻酔器に戻すために用いる呼吸回路のこと．蛇管，Y ピース，バッグ，吸気弁などから構成される．ジャクソン=リース回路は死腔が少なく，小児麻酔や挿管患者の移送中によく用いられる．[1461]

麻酔科学 anesthesiology 患者の生命を守り，安全で快適な医療を提供することを目的として，周術期患者の生体管理を中心としながら，種々の疾病および手術を起因とする痛みの緩和(ペインクリニック)，集中治療や救急医療における生体管理，緩和医療などの領域における種々の病態の治療法，病態生理，ならびに麻酔薬，鎮痛薬，筋弛緩薬およびその他の関連薬物の薬理などを研究する医学の専門分野．[1467]

麻酔科指導医 麻酔科認定医や麻酔科専門医を育成，指導するために十分な能力を有することを，社団法人日本麻酔科学会 Japanese Society of Anesthesiologists (JSA)から認定された麻酔科関連業務に専従する医師．認定のための要件は，同学会正会員で，麻酔科専門医資格取得後，麻酔関連業務に満 4 年以上継続して専従し(麻酔科関連業務に専従して満 10 年以上経過している)，かつ今後も継続して麻酔科関連業務に専従することが明らかであること，麻酔科指導医のもとで満 1 年以上麻酔科臨床業務に専従していること，所定の臨床実績，研究実績があることに加え，指導実績があることとされている．5 年ごとに資格の更新があり，同学会が定める指導実績，臨床実績，ならびに研究実績の審査に合格しなければならない．[1467]

麻酔科専門医 麻酔科関連の臨床，研究に関する十分な知識と技量を有することを，社団法人日本麻酔科学会 Japanese Society of Anesthesiologists (JSA)から認定された麻酔科関連業務に専従する医師．認定には，同学会正会員で，麻酔科認定医資格取得後満 2 年以上経過し，麻酔関連業務に専従していること，麻酔科認定病院で麻酔の臨床業務に 1 年以上従事し，所定の臨床実績，研究実績があることが必要であり，同学会が行う筆記試験，口頭試問，実技審査に合格しなければならない．5 年ごとに資格の更新があり，同学会が定める臨床実績，研究実績の審査に合格する必要がある．麻酔科認定医とは，麻酔科臨床に関する相当の知識と経験を有することを認定された医師を指す．認定資格は，同学会正会員で，厚生労働省認定の麻酔科標榜医資格を有する者とされている．[1467]

麻酔科認定医⇨[参]麻酔科専門医→2735

麻酔科標榜医 麻酔科を掲げ，あるいは麻酔科医を名のることを厚生労働大臣から許可された医師．麻酔科標榜許可の申請基準は，①麻酔の実施に関して十分な修練を行うことのできる病院または診療所において，2 年以上修練をしたこと，② 2 年以上麻酔の業務に従事し，かつ，麻酔の実施を主に担当する医師として気管への挿管による全身麻酔を 300 症例以上実施した経験を有していることであり，厚生労働省の医道審議会医道分科会麻酔科標榜資格審査部会で審査される．これは，他科が各医師の判断で診療科名を掲げることができるのと比較して，麻酔科(医)がきわめて専門性が強く，責任の重い独自性のある分野であることを国が考慮した処置であり，1960(昭和 35)年の旧厚生省医務局長通知「麻酔科の標榜と許可について」によって定められたものであるが，2005(平成 17)年には「医療法施行規則の一部を改正する省令」に許可基準が位置づけられた．[1467] ⇨[参]標榜(ひょうぼう)診療科→2494

麻酔患者分類 physical status classification system ［**アメリカ麻酔科学会 PS 分類**］ 1961 年にアメリカ麻酔科学会(ASA)が作成した術前の全身状態からみた患者の総合評価．現在はクラス 1-6 までの 6 段階に分類．クラス 1：器質的，生理的，生化学的，精神医学的に問題がない健康な患者．クラス 2：軽度の全身疾患があるが，機能的障害はない患者．軽度の糖尿病，高血圧，貧血患者など．クラス 3：中等度の全身的疾患があり，機能低下がある患者．クラス 4：重症の全身疾患があり，常に生命をおびやかすような状態にある患者．クラス 5：瀕死の状態であり，手術をしてもしなくても 24 時間以内に死亡する可能性が高い患者．クラス 6：臓器移植のレシピエントとなる脳死患者．なお，十分な検査や準備のできない救急手術では，通常の手術よりもやや全身状態を不良と評価する必要があり，区別のため「度」のあとに「E」(emergency の“e”)を併記する．[163]

麻酔器 anesthesia machine，anesthesia apparatus 麻酔ガスおよび酸素の投与のために用いる機器．酸素，亜酸化窒素，空気などは中央配管から供給されるほか，麻酔器に取り付けた補助ボンベから供給される．吸入麻酔薬濃度の調節は気化器を用いて行う．酸素や亜酸化窒素，空気のガス流量はロタメータを用いて調節する．呼気中の二酸化炭素を吸収するための二酸化炭素吸収剤を入れるカニスタが付いている．吸気や呼気の流れを調整するための一方弁(吸気弁および呼気弁)が付いている．気道内圧を調節するためのポップオフ弁や，高流量の酸素を送るためのフラッシュバルブが付いている．最近の麻酔器は，人工呼吸器や呼吸関係のモニターを備えているものが多い．[163]

麻酔士　anesthetist　麻酔薬を投与し，麻酔を管理する医師や看護師のこと．麻酔科医のほか，米国などにおいては専門的教育を受けた後に麻酔を施行できる資格を取得した看護師が麻酔士となることもある．[485] ⇨参麻酔専門看護師→2736

麻酔仕切り⇨同麻酔離被架→2736

麻酔事故　anesthetic accident　麻酔下に行われる治療(手術時など)で，患者への悪影響(死亡や後遺症など)が麻酔薬により生じたものをいう．麻酔・鎮痛用薬剤は効果が確実で強力である反面，一般の薬剤と比べて副作用も強く死亡例も多いが，同時に明らかな器具の誤操作による場合も少なくない．その他に中毒性副作用に対して緊急医療体制の不備から死亡する例もある．1981(昭和56)年から1991(平成3)年までの11年間の医療事故死剖検例(日本法医学会調査)315例中81例が麻酔事故による死亡であった．使用した麻酔薬のうち局所麻酔薬(58.75%)は全身麻酔薬(36.25%)より多く，そのうちリドカイン塩酸塩類が局所麻酔薬で最も多い．一方，全身麻酔薬で多いのはバルビツール酸系製剤およびハロタン，亜酸化窒素(笑気)であった．麻酔事故があった手術，治療の種類では虫垂切除と脱臼，骨折で全体の28.75%を占めた．2003(平成15)年～2007(同19)年の5年間の法医学会診療関連死調査報告によると，回答のあった59機関(70%)で診療に関連した解剖が904例実施された．内科が386例と最も多く，麻酔関連の死亡は13例で15年前より少なくなっている．[1271]

麻酔深度　depth of anesthesia　麻酔薬使用による効果の程度のこと．手術侵襲に対する血圧や心拍数の変化から判断することが多いが，確実な測定法はない．BISモニターは鎮静の指標としてしばしば用いられる．麻酔深度が浅い場合は，術中覚醒や術中記憶を残す可能性がある．[163]

麻酔前投薬　premedication, preanesthetic medication　患者の不安や恐怖を除き，かつ麻酔が円滑にいくように，麻酔の前に目的に応じた薬剤を投与すること．鎮静目的として，バルビタール，ベンゾジアゼピンなどのマイナートランキライザーなどが用いられる．鎮痛目的として，麻薬(モルヒネ，ペチジン)，ペンタゾシンなどが用いられる．気道内分泌抑制，有害な副交感神経反射の予防を目的として，抗コリン薬(アトロピン，スコポラミン)が用いられる．最近は，いずれの薬物もあまり用いられなくなった．[1461]

麻酔専門看護師　nurse anesthetist　欧米を中心とする諸外国で認められている，医師の監督下に麻酔を施行できる資格を有する看護師．わが国では認められていない．[485]

麻酔幅⇨同麻酔域→2735

麻酔範囲⇨同麻酔域→2735

麻酔分析　narcoanalysis　アモバルビタールやジアゼパムを静注し，半覚半睡状態にし抑制をとり，抑圧されていた精神内界を明らかにしたうえで精神療法に役立てる方法．心因性健忘などのほか，ヒステリーの諸症状や昏迷状態の解除にも用いられる．麻酔の使用は倫理的な問題を含んでいるので，慎重に行う必要がある．[428]

麻酔《法律的見地から》　medico-legal aspect of anesthesia　麻酔科は，厚生労働省が認可する特別標榜科である．その基準は，①2年以上の麻酔医としての経験，②ガス麻酔300例以上などであり，資格基準に該当するものは所轄の保健所を通して厚生労働大臣に申請する．1960(昭和35)年につくられたこの基準のために，日本麻酔学会は麻酔専門医制度を1963(昭和38)年に発足させ，現在では麻酔指導医制度として受け継がれている．[1461]

麻酔離被架　anesthesia screen　［**麻酔仕切り**］　清潔な術野と麻酔科医の活動する領域を分ける逆U字型またはL字型の金属製架台．患者の前胸部から30-40 cm上方になるように手術台に取りつけ，これに覆布をかぶせ広い無菌野を確保する．[485]

マスカリン様作用⇨同ムスカリン様作用→2787

馬杉腎炎　Masugi nephritis⇨同ネフロトキシン〔血清〕腎炎→2284

マスキング　masking⇨同盲検法→2815

マスキング効果　masking effect　［**遮蔽**(しゃへい)**効果**］聴力の左右差が大きい患者に純音聴力検査を行うと，患側に与えた音を健側耳で聴取し，健側耳の聴力を測定してしまう(陰影曲線 shadow curve)．これを防ぐために，良聴耳には雑音発生装置によって遮蔽 masking を行う．両耳の聴力差が40 dB(デシベル)以上ではこの操作が必要．[451]

マスク　mask　病原体の伝播を防止する感染防護具の1つ．診断未確定の咳や痰などの症状のある患者や，空気感染，飛沫感染しうる感染症患者に接するときに着用する．材質や用途によりいくつかの種類がある．衛生マスクとしてサージカルマスク，フェイスマスクがあり，作業用マスクとしては防塵マスクがある．医療現場でのマスクという用語は多義的であり，マスク導入は静脈確保が困難な乳幼児や小児での全身麻酔導入のこと，ベンチュリーマスクは吸入酸素療法に使用するもの，ラリンゲアルマスクは救急蘇生時の気道確保に用いられるエアウェイの一種，ポケットフェイスマスクは呼吸補助目的に人工呼吸を行う際に使用されるマスクのことである．

マスク換気⇨同バッグバルブマスク法→2379

マスク導入　mask induction⇨同緩徐導入→616

マスク法　mask method　酸素投与方法の1つとしてマスクを使用する方法．プラスチックのディスポーザブルマスク，再呼吸マスク，ベンチュリーマスクなどがある．[948]

マススペクトログラフィー　mass spectrography　［**質量分析法**］　分析すべき物質をイオン化し，質量mと電荷数zの比(m/z)に応じて分離し検出して，物質の定性分析的な知見を得たり定量分析をする方法．イオン化は気体状態の物質に熱電子を衝突させるなどする．また m/z の数は磁場型もしくは四重極型装置により行う．こうして得られた m/z の数の大きさの順に並んだものを質量スペクトルといい，これは横軸に m/z，縦軸にイオンの相対強度をとって表した図のことである．質量スペクトルには，分子イオンピークやこれが開裂して原子間の結合が切れたフラグメントイオンによる多数のピーク(フラグメントピーク)が現れ，原子団に特有のスペクトルとなる．[556]

マスタ　master　システムの根幹にかかわる基本的で重要なデータのこと．情報システムで扱うデータファイルには，一時的に発生するものと，比較的長い間変更の必要がない固定的かつ基本的なデータを格納した元帳的なものがあり，マスタは後者を指す．具体的には患者基本情報，医薬品情報，病名情報など．マスタのデータを変更すると，それ以降に登録されたデータとそれ以前に登録されていたデータの整合性に矛盾が生じるので，マスタの変更を行う場合には，マスタそのものの世代管理を徹底するなど慎重を要する．看護情報システムが病院情報システムの中でも開発が遅れた理由は，看護情報に関するマスタの整備が進んでいなかったからである．しかし，最近では国内外の看護用語をはじめ看護情報の標準化活動に支えられ，看護診断や標準看護計画などのマスタ整備が進んでいる．[220]

マスター階段試験　Master two-step〔exercise〕test　［マスター二階段〔昇降〕試験］　狭心症など虚血性心疾患の診断と経過観察を目的とする運動負荷心電図試験．年齢・体重・性別に応じて，凸型の側面をもつ高さ 9 インチ(約 23 cm)の 2 段の階段を決められた時間内に一定回数昇降する．1 分 30 秒行うものをシングルテスト，倍の 3 分間行うものをダブルテストといい，後者がよく行われる．この運動負荷により心電図上で認められる ST や PQ の変化，不整脈や脚ブロックの出現などにより診断する．[893]

マスタードガス　mustard gas　［イペリット］　第一次世界大戦時にイペリットの名称で用いられた毒ガス．$(C_2H_4Cl)_2S$．常温では無色の液体．曝露すると皮膚や粘膜を腐食し，致命的呼吸障害を与える．製造に従事した労働者に呼吸器癌が発生した．ヒトに対して発癌性がある物質(日本産業衛生学会，2008)．辛子に似た臭気があることが名称の由来．[182,732]

マスタード手術　Mustard operation　［心房内血流転換手術］　カナダの外科医マスタード William T. Mustard (1914-87)が報告した完全大血管転位症に対して行われる根治術の 1 つで，心房レベルでの血流転換を目的とする．心房中隔を切除して心膜片あるいは人工血管を用いて上・下大静脈血は僧帽弁口へ，肺静脈は三尖弁口へ向かうように転換する方法．[867,1499]　⇨参セニング手術→1740

マスター二階段〔昇降〕試験⇨同マスター階段試験→2737

マスターベーション　masturbation⇨同自慰→1220

マストサイトーシス⇨同肥満細胞症→2480

マスト細胞　mast cell，mastocyte⇨同肥満細胞→2480

マストスーツ　MAST suit⇨同ショックパンツ→1492

マストパチー　mastopathy⇨同乳腺症→2234

マストミス　mastomys，*Praomys(Mastomys) natalensis*　サハラ砂漠より南のアフリカ大陸に分布する野生ネズミで，胆嚢がなく雌に前立腺がある．高率に腫瘍を自然発生する．ラッサ熱の保有動物として有名．[288]

マズラ足　Madura foot⇨同足菌腫→1832

マズラ菌症　maduromycosis⇨同足菌腫→1832

マズロー　Abraham Harold Maslow　アメリカのニューヨーク生まれの心理学者(1908-70)．1934 年ウィスコンシン大学で博士号を得て，卒業後はコロンビア大学，ブルックリン大学，ブランダイス大学にて教鞭をとり，晩年は執筆活動に専念．マズローの提唱した人間性心理学は，ワトソン John B. Watson (1878-1958)による行動主義心理学とフロイト Sigmund Freud (1856-1939)に代表される精神分析学と並び，第三勢力の心理学と呼ばれている．その理論の中でマズローは，人間の人格を統一された全体像としてとらえ，人間を立体的階層構造として理解しようとし人間性の価値を尊重しようとした．その中でも特に欲求階層説 hierarchy of needs はよく知られている．[718]　⇨参欲求階層説《マズローの》→2885，欲求体系理論→2885

マゼンタ　magenta　［フクシン，ロザニリン］　深緑色の金属光沢を有する結晶で，水やアルコールに溶かすと赤色または桃色となる．絹，羊毛，皮革などの染料(青赤色)，試薬などに用いられる．発癌性の疑いのある化学物質で，かつて外国でマゼンタの製造従事者の間で膀胱癌の発生が有意に高かったとの報告がある．厚生労働省の「特定化学物質障害予防規則(特化則)」による特別管理物質に分類されている．[1036]

マゾヒズム　masochism　［被虐性愛，被虐嗜愛］　身体的，精神的または感情的な苦痛を受けることから快楽や満足を得ること．もともとは異常性欲として関心をよんだが，一般的に苦痛を受けることが予想される事柄に繰り返しかかわることもマゾヒズムと呼ばれることがある．他者に苦痛を与えることによって快楽や満足を得るサディズム sadism と対をなす．[693]

マゾヒズム的性格　masochistic character　［自己敗北性人格］　失敗と失望を繰り返し，あたかもそれらを自ら望んでいるようにみえる人格．具体的には，他の選択肢があるのに失望と虐待につながる状況に繰り返しかかわる，喜びにつながる機会をつかもうとしない，能力はあるのに重要な課題の達成に失敗する，事柄の達成によってむしろ抑うつ(鬱)や罪責感をもつ，他者の援助を拒否する，などによって特徴づけられる．自己敗北性人格 self-defeating personality とも呼ばれる．他者への攻撃性を特徴とするサディズム的人格 sadistic personality と対極をなす．[693]

マタス試験　Matas test　［頸動脈圧迫試験］　頸動脈結紮や長時間の頸動脈血流遮断を前提として，あらかじめ用手的に頸動脈を圧迫して血流遮断し，何らかの神経症状が出現するか否かを確認する試験．最近ではバルーンカテーテルを目的血管内まで進めてバルーンをふくらませ，血管内から一時的に血流遮断するバルーンマタス試験が多く行われる．血流遮断中に脳血管撮影，シングルフォトン・エミッション・コンピュータ断層撮影 single photon emission computed tomography (SPECT)，脳波を併用して脳の虚血に対する予備能を予測することもできる．マタス Rudolph Matas はアメリカの外科医(1860-1957)．[1262]

マタニティサイクル　maternity cycle　成熟期における

女性(母親)の生殖過程の周期をさし，妊娠期，分娩期，産褥期，育児期のことをいう．この周期にある女性は，妊娠・分娩による身体的・心理的な変化が大きく，夫婦や家族間における役割変化および新たな役割である母親役割への適応・取得など，心身ともに適切なケアを必要とする．子どもは胎児期，新生児期，乳児期にあたり，母子双方の視点からマタニティサイクルを捉えることが必要である．[1352]

マタニティブルーズ maternity blues，postpartum blues 産後の女性(褥婦)にみられる涙もろさや憂うつ感，不眠，疲れやすさなどの気分と体調の障害をいう．軽度の抑うつ症状として，涙もろさ，抑うつ気分，不安，軽い知的能力の低下(集中困難，のろさ，忘れやすい)を四主要症状とし，産後3-7日に発症して数時間から数日以内に消失する一過性のもの．スクリーニングにはスタイン Stein(1980)が考案した簡便な13項目の自己質問票がある．満点は26点であり，8点以上はマタニティブルーズと判定．頻度は文化的・社会心理的条件に左右されることが多く，国や報告者によってばらつきが大きい．日本人では約30%といわれている．マタニティブルーズそのものは一過性の軽うつ状態であるが，産後うつ病やその他の精神障害の初期症状との鑑別が難しいこともあり注意が必要．[1352] ⇨参産後うつ(鬱)病→1203，産後精神障害→1204

マダニ類《狭義の》 hard tick，Ixodidae 大型のダニで気門は第4脚基節後方の気門板上に開口し，第1脚付節背面に感覚器がある．幼虫，若虫，成虫ともに吸血性で，吸血すると数倍にふくれる．外皮はかたく，顎体部は前方に突出．ライム病などを媒介する．[288]

まだら症 piebaldism⇨同限局性白皮症→941

まだら認知症 lacunar dementia ［部分健忘，ざる状認知症］ 血管性認知症の特徴とされ，知的機能の低下が一様に起こらず，不均衡な症状が出現するものをいう．老年期の認知症による知的機能低下の出現には，アルツハイマー Alzheimer 型老年認知症と血管性認知症とでは多少違いがある．アルツハイマー型では思考や判断，行動などが全般的に障害されるのに対して，血管性認知症では知能の基礎となる理解，認識，表現，秩序立った行動などのうち，あるものは維持され，あるものは強く障害されるため，一部に偏った障害となって現れる．例えば記憶力は著しく低下しているのに，情報に対する判断力はよく保たれている場合などがあり，このような偏った現れ方がまだら認知症の特徴である．まだら認知症は症状について本人が認識できる場合が多いため，日常体験する認知症による障害に困惑，混乱しやすい．家族や看護者はそのような障害を追求せずに，一緒に行動する，生活動作を行いやすいペースをつくる，繰り返し行うことなどで生活を支援していくことが必要である．[7] ⇨参全健忘→1756，血管性認知症→902

マチソン母親学級 アメリカのマチソン Enid Mathison が提唱した，助産師による妊婦の保健指導を主にした母親学級．第二次世界大戦後，来日した連合国最高司令官総司令部(GHQ)公衆衛生福祉局(PHW)のマチソンは，助産師の法的整備や再教育に力を入れた．戦前の教育は産婦人科学や小児科学が主であったが，マチソンは予防医学的視点から妊産婦の保健指導に重点をおき，全国規模で母親学級の普及に努めた．[271]

マチュポウイルス Machupo virus⇨参ボリビア出血熱→2717

マッカードル病 McArdle disease⇨同筋ホスホリラーゼ欠損性糖原病→805

マッカラム William George MacCallum アメリカの病理学者(1874-1944)．マラリア原虫の生殖環についての研究，マッカラム染色，副甲状腺ホルモンとカルシウム代謝についての研究が有名．[1531]

末期医療⇨同ターミナルケア→1852

末期癌 end stage cancer，terminal cancer 癌の病状が著しく進行し治療の見込みがなくなった患者の癌に対して用いるが，医学的に明確に定義された学術用語ではない．一般に疼痛，衰弱などを伴い，予後が数週間以内と考えられるものについて用いられることが多い．[117]

末期患者 terminally ill patient，patient in terminal stage ［死にゆく患者，臨死患者］ もはや病気が治癒する見込みのない，死期が近い状態にある患者．死期が近い状態を終末期(ターミナルステージ)というが，終末期とは「現代医療において可能な集学的治療の効果が期待できず，積極的治療がむしろ不適切と考えられる状態で，生命予後が6か月以内と考えられる段階」と定義されている．末期患者に対する看護は，疼痛をはじめ諸症状の積極的緩和，日常生活援助を通じての心地よさの提供，精神的，スピリチュアル(霊的)な問題に対しての援助が重要であり，加えて家族への支援や医療チームのコーディネートも担う．[251] ⇨参ターミナルケア→1852

末期感染 terminal(agonal) infection あらゆる疾患，特に癌などの重篤な全身性疾患の末期にかけて発生し，しばしば直接死因となる急性で重篤な感染症のこと．一般に肺炎や敗血症などが多い．患者の免疫機能低下により起こり，緑膿菌や真菌などの病原性の弱い弱毒菌による日和見感染症であることも少なくない．また，そのような患者には抗菌薬が連用されていることも多く，菌交代現象を引き起こし，メチシリン耐性黄色ブドウ球菌(MRSA)などの多剤耐性菌を定着させてしまうことがある．[1136]

末期腎不全 end-stage renal failure(disease)；ESRF，ESRD 慢性腎不全の終末段階で，糸球体濾過率 glomerular filtration rate(GFR)が5%以下に低下した状態．原疾患(病因)や組織学的変化とは関係なく，GFRの極端な変化という共通した病態によってもたらされる諸症状の臨床診断名であり，尿毒症と同義として扱われることが多い．[1503] ⇨参尿毒症→2256

マッキントッシュ型喉頭鏡 Macintosh laryngoscope 気管内挿管時に用いる喉頭鏡はハンドルとブレードより成り立っているが，そのブレードの形状が曲型のもの．1941年にイギリスの麻酔医マッキントッシュ Robert Reynolds Macintosh が紹介した曲型ブレードで，適度な彎曲があるため直型(ゲーデル型)に比べて操作しやすく，世界で最も広く用いられている．マッキントッシュ変形曲型(マッキントッシュポリオ)はさらに大きな角度がついており，状況によっては通常のものより便利である．[1461] ⇨参喉頭鏡→1041

マックバーニー点 McBurney point 臍と右上前腸骨棘

●マッキントッシュ型喉頭鏡

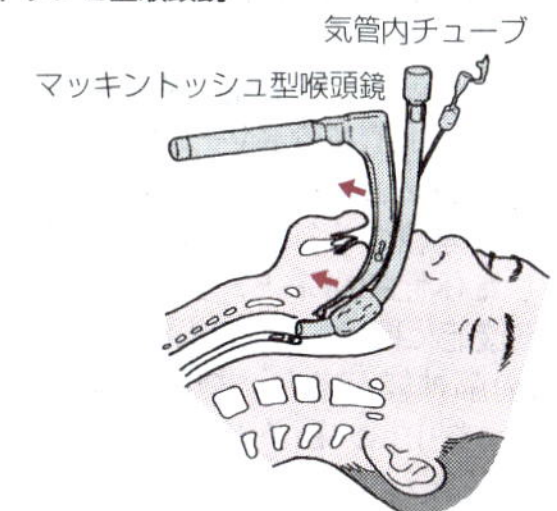

とを結ぶ線上で右上前長骨棘から約5 cmまたは3-4横指，臍のほうに寄った点．急性虫垂炎のときの圧痛点であるが，虫垂根部とは必ずしも一致しない．マックバーニー Charles McBurney はアメリカの医師(1845-1913)．[106] ⇨参虫垂炎→1993，圧痛点→159

マックマレー徴候　McMurray sign⇨同マックマレーテスト→2739

マックマレーテスト　McMurray test ［マックマレー徴候］ 膝の半月板損傷を診断する手技．関節裂隙を狭め半月板に軸圧をかけて症状を誘発する．仰臥位で膝関節裂隙に手を当て，最大屈曲位から下腿を内旋あるいは外旋しながら膝を徐々に伸ばしていくと，ある角度で関節裂隙に半月板の軋音(クリック click)を触知して同時に疼痛が誘発される．外側半月板損傷の場合には，下腿を内旋位にして膝関節に軽度の外反ストレスをかけながら伸展する．内側半月板の場合は下腿を外旋位にして内反ストレスをかけながら伸展する．クリックや疼痛が屈曲位で生じれば後方に，伸展位では前方に損傷が考えられるとした．しかし実際には局在診断は容易でなく，他の臨床所見とともに総合的に判断する必要がある．マックマレー Thomas P. McMurray はイギリスの整形外科医(1887-1949)．[1453] ⇨参半月板損傷→2408

●マックマレーテスト

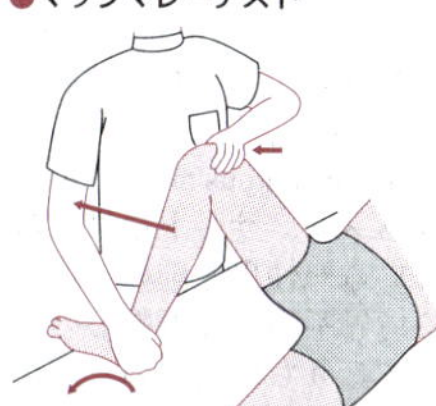

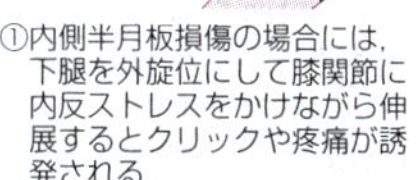

①内側半月板損傷の場合には，下腿を外旋位にして膝関節に内反ストレスをかけながら伸展するとクリックや疼痛が誘発される．

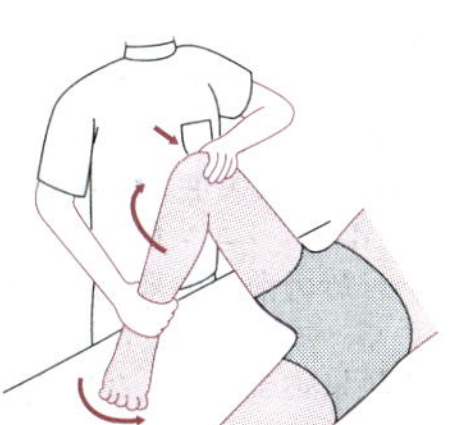

②外側半月板損傷の場合には，下腿を内旋位にして膝関節に軽度の外反ストレスをかけながら伸展する．

まつげ⇨同睫毛(しょうもう)→1464

マッケンジーの扁桃肥大分類　hypertrophic grade of palatine tonsil by Mackenzie　マッケンジー Mackenzie により口蓋扁桃の大きさを見かけ上の肥大度で分類したもの．第Ⅰ度(軽度)：扁桃が前後口蓋弓縁を結ぶ面より軽く突出したもの．第Ⅱ度(中等度)：上記の面より強く突出したもの．第Ⅲ度(高度)：両側口蓋扁桃が正中線で接触する程度のもの．逆に前後口蓋弓より埋没

●口蓋扁桃の肥大度(マッケンジーの分類)

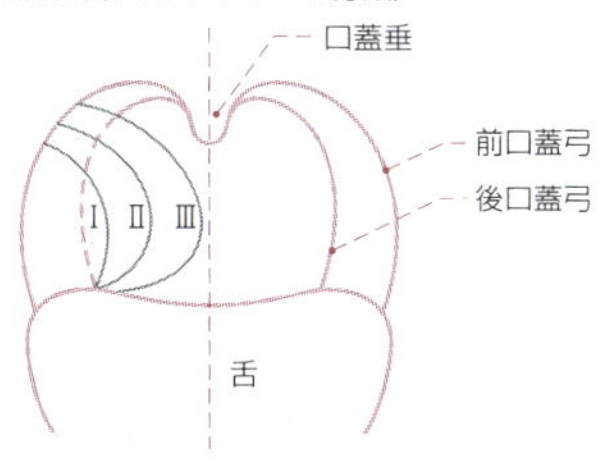

しているものを埋没扁桃(嵌入扁桃)という．マッケンジー Morell Mackenzie はイギリスの喉頭科学者(1838-92)．[451] ⇨参口蓋扁桃肥大→979

末期の水　［死に水］ 臨終間際あるいは死の直後に，親族によって水を与えることで，ガーゼや綿花を巻きつけた割り箸あるいは新しい筆の穂先などに水を含ませ口唇を湿らせる．最後に口にする水という意味もある．もとは釈迦の入滅の際に水を欲したという故事に由来するが，この世との訣別の意味だけでなく，死者の生き返りを願う遺族の思いが含まれ現在の習俗に至っている．[1067]

マッコンキー寒天培地　MacConkey agar〔medium〕 グラム陰性桿菌の選択分離用培地．選択剤として胆汁酸塩が加えられており，そのためグラム陽性菌の増殖は抑制される．また培地中の乳糖の発酵の有無を観察でき，サルモネラ *Salmonella* や赤痢菌などの乳糖非発酵菌と大腸菌などの乳糖発酵菌を鑑別することができる．マッコンキー Alfred Theodore MacConkey はイギリスの細菌学者(1861-1931)．[324]

マッサージ　massage　徒手によりヒトの身体表面に機械的刺激を与える療法の1つ．軽擦法，軽捏(ねつ)法，強擦法，叩打法，圧迫法などの手技があり，おのおの適応が示されているが，原則として身体の遠位側から近位側に向かって施行する．血流の促進，鎮静，鎮痛，筋緊張・硬結などの寛解などの効果があげられ，リハビリテーション領域では整形外科疾患の後療法や脳卒中による麻痺肢の治療などに使用される．最近では理学療法の中でのマッサージの比重は減少傾向にあるが，適応を選べば有用な療法である．[233]

マッサージ《看護ケア》　massage　手指・手掌を用いて，体表に持続的・反復的な圧を加えたり，さすったりすること．筋肉，血液，リンパ液，神経などを刺激し，循環系・代謝系の活性化や精神的安定を図る．身体のこりや痛みの軽減，疲労，不安，抑うつ(鬱)状態の軽減に用いる．ただし，炎症がある人，血管系の疾患の人，出血性素因のある人，骨折直後の人などには禁忌．手法は，①主に手掌や指の腹などを，適当な圧力をもって身体に密着させ，なでさする軽擦法，②筋肉を線状または輪状にもみほぐす動作を主とした揉捏法，③手掌，指頭を用いて圧迫する圧迫法，④肩叩きのように軽くリズミカルに叩く叩打法，⑤筋肉を細かくふるわせる振戦法がある．注意事項は，①皮膚の上から直接行うことを原則とする，②安楽な体位でまずは手を当てるところから始める，③最初は1回につき5-10分，1日1回を目安にし，患者の状態により術時間や強さを決めていく，④圧の強さは，気持ちよいが少し

弱いと感じる程度にするなどである.[539] ⇨参指圧→1217，リラクセーション→2946

末梢化学受容器　peripheral chemoreceptor　化学的刺激によって刺激され興奮を神経を介して中枢神経系に送る末端器の総称．血液のCO_2分圧，O_2分圧，pHに反応する末梢の受容器として，左右の頸動脈分岐部近くの頸動脈小体 carotid body と大動脈弓近傍にある2～数個の大動脈小体 aortic body があり，同様の働きをする．血液中のCO_2分圧が上がるか，またはO_2分圧が下がるとこれに反応して呼吸は促進される．逆に，CO_2分圧が下がるか，またはO_2分圧が上がれば，呼吸は抑制される.[948]

末梢血　peripheral blood　末梢血管を流れる血液．対義語は骨髄血.[656]

末梢血管拡張症　telangiectasia，telangiectasis　種々の原因により既存の毛細血管が拡張した状態．拡張血管の形状により，線状型，丘疹型，クモ状血管腫型などに分類される．原因不明のものと膠原病，肝硬変や妊娠などに伴って発生するものが知られる.[202,83] ⇨参毛細血管拡張症→2816

末梢血管拡張性環状紫斑病　⇨同マヨッキ血管拡張性環状紫斑→2744

末梢血幹細胞移植　peripheral blood stem cell transplantation；PBSCT　白血病や悪性リンパ腫などの造血器悪性腫瘍に主に行われる治療法．自家末梢血幹細胞移植，同種末梢血幹細胞移植の2種がある.[1372] ⇨参自家末梢血幹細胞移植→1234，同種末梢血幹細胞移植→2110

末梢血管疾患　peripheral vascular disease；PVD　末梢血管に生じる病変で，閉塞性動脈硬化症 arteriosclerosis obliterans(ASO)，閉塞性血栓血管炎 thromboangitis obliterans(TAO)，動脈塞栓症，レイノー Raynaud 症候群，深部静脈血栓症，末梢性神経症などがあげられる．診断には問診が重要で，高血圧，糖尿病，脂質異常症(高脂血症)や狭心症などの既往も診断的価値が高い．身体所見では頸部，腹部，鼠径部の血管雑音や静脈瘤の有無などが大切．血流低下の評価にはプレチスモグラフィーやカラードプラなどが非侵襲的検査として有用．またMRIアンギオグラフィーや動脈造影が確定診断につながる．ASOの診断には上肢・下肢血圧の比 ankle-brachial index(ABI)が簡便かつ有用である.[31]

末梢血管循環不全　peripheral circulatory insufficiency［末梢循環障害］　全身性あるいは局所性に末梢への血液灌流量が減少して組織の需要に対する供給血液量がたりない状態で，組織および臓器の代謝や機能に異常をきたす．末梢動脈循環不全は動脈硬化，血管炎などによる動脈の狭窄，攣縮による狭窄などで生じ，例えば下肢動脈では間欠性跛行を引き起こす．治療には抗凝固療法，経皮的血管形成術などがある．末梢静脈循環不全では静脈瘤，静脈弁不全，腫瘤などによる静脈閉塞，先天性血管形成異常などが原因で長期間にわたる静脈還流障害が生じ，その結果，浮腫，疼痛，皮膚硬結，色素沈着，潰瘍などを生じる．治療は生活指導(長期間の立位を避け，臥床時は患肢の挙上を行う)，弾性ストッキングなどによる圧迫療法が主体であり有効な薬剤はない．重症例では外科的療法を検討する.[31] ⇨参ショック→1491

末梢循環　peripheral circulation　四肢などの皮膚や筋肉への血液の循環を指す．血流は遅く，血圧は低い．これに対して，冠循環，脳循環，肺循環がある.[226]

末梢循環障害⇨同末梢血管循環不全→2740

末梢神経系　peripheral nervous system；PNS　中枢神経と身体末梢部を連絡する神経伝導路．運動機能，感覚機能に関連した体性神経系と，交感神経，副交感神経など主に内臓機能に関連した自律神経系に大別される．脳には12対の脳神経があり，脊髄には31対の脊髄神経がある.[310] ⇨参中枢神経系→1993

末梢神経性嗅覚障害　peripheral dysosmia　呼吸性嗅覚障害と嗅上皮性嗅覚障害に大別される．呼吸性嗅覚障害は，嗅裂が鼻汁や粘膜の腫脹などでふさがれ，嗅素が嗅上皮に達しないために生じる．これに対し嗅上皮性(嗅粘膜性)嗅覚障害は，粘膜の炎症や有毒物の吸入後に嗅裂部の嗅細胞がおかされたために生じる．前述の両方に原因のあるものは混合性嗅覚障害と呼ぶ.[451]

末梢神経生検　peripheral nerve biopsy⇨同神経生検→1527

末梢性眩暈(げんうん)⇨同耳性めまい→1294

末梢性肺動脈狭窄症⇨同肺動脈分枝狭窄症→2344

末梢病巣擦過法《肺の》　brushing for lung peripheral lesion，scratch biopsy for lung peripheral lesion　末梢肺野病巣の診断法の1つ．通常，X線透視下に，気管支鏡などを用いてブラシや鉗子を病巣に誘導して擦過し，剥離細胞を採取する方法．比較的安全で診断陽性率も高いため，肺癌の診断などの目的で広く行われている.[948]

末梢リンパ組織　peripheral lymphoid tissue　［二次リンパ系器官］　二次リンパ組織とも呼ばれ，成熟リンパ球が免疫反応を行う組織のこと．例えば，リンパ節，脾臓，パイエル Peyer 板などがこれに相当する．これに対して，胸腺や骨髄のようにリンパ球産生が行われる組織は一次リンパ節と呼ばれる.[1439]

マッソン体　Masson body　リウマチ肺の肺胞内に認められる肉芽腫様のもの．肺胞内に貯留した炎症性滲出物が，剥離した肺胞上皮とともに器質化してできたものと考えられている．1937年にマッソン C. L. P. Masson により記載された．現在では，過敏性肺〔臓〕炎などでも認められるといわれている.[948]

末端黒子型〔悪性〕黒色腫　acral lentiginous melanoma；ALM　メラニン色素を産生するメラノサイト由来あるいは母斑細胞由来と思われている悪性黒色腫の一型．手掌，足底，爪下に発症する境界不明瞭な不整形の色素斑に始まり，しだいに拡大するうちに病巣の一部からいぼ状の小結節または隆起する局面を形成し，潰瘍化を示す病型．結節型あるいは表在拡大型黒色腫とは違う1つの独立した病型として1975年に追加された．わが国では比較的多い(37%)病型である.[95]

末端小粒⇨同テロメア→2073

末端槽⇨同終末槽→1384

末端肥大症⇨同先端巨大症→1775

末端負荷ソケット　end-bearing socket　［断端支持ソケット］　断端末での荷重を可能にし，体重を支持する目的の義足ソケット(切断部を収納し，義肢と身体をつなぐ器具)で，膝離断の膝ソケットや足部切断のサイム Syme 義足などがある．膝ソケットは大腿骨下部底面で体重を支持し，サイム義足では断端果部を出し入れしやすいように軟性の内ソケットがあり，その外側の硬ソケットで全面接触させる二重ソケットが用いられる．

末端膨大部⇨同終末槽⇀1384

マッチドペア法 matched pair method 曝露状況あるいは結果(疾病の発生など)の比較において，用いる各群の比較可能性を高めるために，結果に影響を与えると考えられる背景因子(年齢や性別など)をそろえた組をそれぞれの群に割りあてる方法の1つ．ペアマッチングともいう．例えば癌の発生状況を前向き研究で比較する場合に，年齢の結果に与える影響を排除するために，年齢は等しいが曝露状況の異なる2人を単位として，曝露群，対照群を構成する方法.[871] ⇨参交絡因子⇀1064

マッチング matching 性，年齢などの特性について症例と対照が一致(類似)するように2群を選択する過程をいう．症例対照研究(ケースコントロール研究)で多用され，ある疾患について，過去の症例報告や横断研究などの結果から危険因子候補を限定し，交絡要因(性，年齢など)をマッチングした症例と対照について，危険因子候補と疾患との関連，因果関係を研究する方法．ペア単位のマッチング(対応のあるマッチング)と集団単位のマッチング(非対応のマッチング)があるが，可能なら前者が望ましい．ペア単位のマッチングとは症例と対照の特性を一致させ選択する．1：1，1：2，1：k などの選択がある．集団単位のマッチング(頻度マッチング)とは全体としての特性の構成比率を症例と対照で一致させ選択する．マッチングの際の注意として，きわめて厳密な条件を定めてマッチングを行うと，時間と手間がかかりすぎたり，対となる対照をなかなか探せなかったりする問題が生ずることがある．また，症例，対照でマッチさせた変数については因果(疾患との関連)を議論できないというのも留意点で，原因となりそうな変数をマッチさせることは慎重に行わねばならない．不適切な変数，必要以上の変数をマッチさせることをオーバーマッチングという.[21]

マット運動(訓練) mat exercise マット上で行う種々の運動，訓練の総称．筋力強化練習や起居，座位，起立，移乗などの基本動作練習のほかに，膝立ちや膝歩きなどの応用的な動作練習も施行される．マット運動により筋力強化やバランス向上を図り，動作の協調性，正確性，安定性，効率性を強化する.[903]

マットレス mattress ベッドの付属品でありベッド台の上に置いて用いる．耐久性，通気性，適度の弾力性，適度な支持力があり，軽くて扱いやすいものがよい．材質はフォームラバー，スプリング入り，ウォーター，ポリエステル繊維，ウレタンなどがある．スプリングマットレスは，弾力性と支持感があり寝心地もよいが，長く使用するとスプリングが弱まり身体が落ち込むことがある．通気性と支持力の分散が図れるポリエステルやウレタン製のものがよく使用される．特殊なマットレスとして，褥瘡予防に適したエアマットレスやウォーターマットレスが使われることもある.[557]

マットレス縫合 mattress suture 特に創縁を密着させて縫合する必要のあるときに用いる縫合法．創の緊張の強い場合に使用するほか，眼瞼など皮膚が薄く動きやすい部位あるいは指間など創縁を接合させにくい部位に使われる．創を水平方向に縫合する水平マットレス縫合と，垂直方向に縫合する垂直マットレス縫合が主に用いられる．他に特殊な縫合法としてU・V型マットレス縫合，三角点縫合法があり，これらは創縁の一方に埋没縫合糸をかけて他方の皮膚に引き出す方法で，縫合瘢痕が少ないという利点がある．マットレス縫合は全般に抜糸の際に糸が抜きにくいのが欠点.[688]

松葉杖 crutch，axillary crutch 支柱を下部から松葉のように2本に割って途中に握りをつけ，上端に脇当てをつけた杖．固定型と伸縮型がある．主として腋窩部を固定し，手掌部との2点支持により上肢をしっかり固定して体重を支える．腋窩部直下で体重を支えると，圧迫のため神経障害や血流障害を生じることがあり，使用には注意が必要．上肢機能が十分であれば免荷用の杖として支持力に優れ，安全性も高い.[81]

●松葉杖

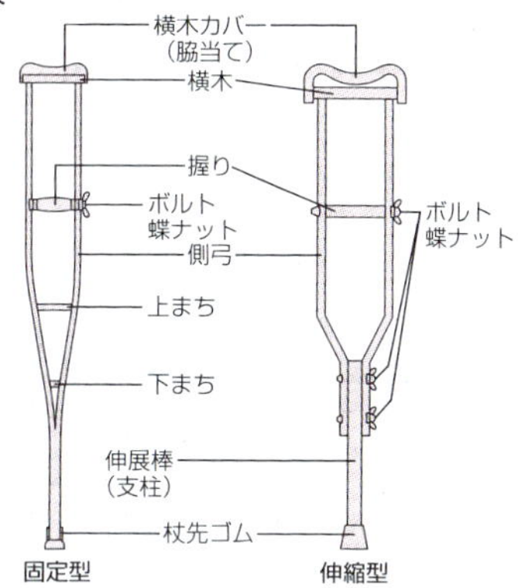

伊藤利之(日本整形外科学会・日本リハビリテーション医学会監)：義肢装具のチェックポイント 第5版，p.270，図406，医学書院，1998

松葉杖歩行 crutch gait 下肢に障害がある人が松葉杖を使用して歩く歩行様式．杖の腋当てを腋窩前部の大胸筋を介して胸壁部に当て，上肢で体重を支え，腋窩に荷重しない．主として患側肢の免荷を目的に行われる．使い方により，引きずり歩行，振り出し(大振り出し，小振り出し)歩行，四点歩行，二点歩行などがある．松葉杖は必要に応じて両側，片側に用いる.[824]

マッピング mapping ［染色体地図作成］ ある特定遺伝子の染色体地図上の位置を決定すること．既知のマーカー遺伝子との連鎖から位置を割り出すのが通常の方法である．遺伝子間距離はモルガン(M)で示される.[981]

松本良順 Matsumoto Ryoujun 江戸末期から明治にかけて活動し，日本における西洋医学の移入，制度的定着に多大の貢献をした医師［1832-1907(天保3～明治40)］．幼名は順之助，1873(明治6)年から順と名を改めた．号は蘭疇または楽痴．佐倉順天堂創始者の佐藤泰然の二男として江戸に生まれ，幕医松本良甫の養子となる．1857(安政4)年からオランダ海軍伝習生としてポンペ Johannes L. C. Pompe van Meerdevoort に長崎で西洋医学を学び，ポンペとともに日本最初の系統だった西洋医学教育，解剖実習(1859)，娼妓の梅毒検査(1860)などを導入．1861(文久元)年には日本初の洋式病院(長崎養生所)を創設，整備した．将軍の奥医

師として徳川家茂らの診療にあたったほか，江戸の西洋医学所頭取，明治維新後は初代陸軍軍医総監を務めた.[983]

窓あけ手術⇨同骨開窓術→1102

的はずれ応答⇨同当意即答→2093

マトリックス型組織　matrix organization　アメリカの行動科学者マグレガー Douglas McGregor (1906-64) が提唱した組織デザインの1つの形で，機能型の組織において上乗せしたりプロジェクトを基本にしたもの．機能型の生産ベースの組織の利点を強調し，弱点を抑えようとする組織デザインである．それまでの縦型組織に対して横の権力や影響力，コミュニケーションの好ましいバランスをとることができる.[415]　⇨参機能型組織→698

マトリックスメタロプロテアーゼ3　matrix metalloprote〔in〕ase-3；MMP-3　［MMP-3］　関節を構成するプロテオグリカンやコラーゲンを加水分解するタンパク質分解酵素．活性中心に亜鉛イオンを含有するストロムライシン stromelysin 群に分類される．血中 MMP-3 は関節リウマチにおいて増加しており，感度 70-80%，特異度 30-60% と診断には有用であるが，他の自己抗体検査(リウマトイド因子，抗環状シトルリン化ペプチド抗体)に比較して特異性は低い．将来の関節破壊の進行度と相関する.[72]　⇨参抗環状シトルリン化ペプチド抗体→984，リウマトイド因子→2918

曲直瀬道三　Manase Dousan　戦国・安土桃山時代の医師〔1507-95(永正4～文禄4)〕．幼名は源一郎，名は正盛，正慶，字は一渓，別号は雖知苦斎のちに翠竹斎，盍静翁，寧固，通称は道三，院号は翠竹院のちに亨徳院．父は堀部左門親真，母は目賀多氏．京都柳原に生まれ，8歳で江州(現滋賀県)守山の大光寺に入り，13歳で京都相国寺巣松軒に移り(号は等皓，商英)，22歳で下野(現栃木県)の足利学校に入学，文伯に師事．25歳で田代三喜に入門し，当時最先端の李朱(李東垣，朱丹渓)医学を吸収．帰京後，僧籍を離れ，将軍足利義輝らの知遇を得て医学教育機関啓迪院を開設する．1574(天正2)年『啓迪集』8巻を編纂し，正親町天皇に呈覧．策彦周良が勅命によりその序をつくった．1583(同11)年，橘姓と今大路氏を下賜された．翌年オルガンチノより耶蘇教の洗礼を受けた．曲直瀬玄朔(今大路家)，曲直瀬正純(亨徳院家)，曲直瀬正琳(養安院家)，曲直瀬玄由(寿徳院家)がその医統を継承した.[1355]

マニー親和型性格　typus manicus　単極性躁病や躁病相優位の躁うつ(鬱)病の病前性格とみなされている人格類型．大胆，自立的，臨機応変，行動的，強い意志，非因襲的などの人格特徴からなる．これらの人格特徴は単極性うつ病の病前性格とみなされているメランコリー親和型性格と対極的な関係にある．ドイツの精神医学者フォン=ツェルセン Detlev von Zerssen (1926生)は，気分障害を経過型から，単極性うつ病，軽躁病を示すうつ病，うつ病と躁病を繰り返す躁うつ病，単極性躁病の4つに分けた場合，前者から後者にかけてメランコリー親和型性格の特徴が弱まり，マニー親和型性格の特徴が強まることを報告している．この研究結果は気分障害の経過とマニー親和型性格が強く関連する可能性を示している.[693]　⇨参メランコリー親和型性格→2806

魔乳⇨同奇乳→697

マネジャー病　manager disease　〔D〕Managerkrankheit　［名士病，サンドイッチ症候群，管理職症候群］　管理職を務めるような立場の人たちに現れる，社会的・心理的ストレスにより生じる心身障害の総称．精神症状および心身症を認める．具体的には高血圧症，狭心症，心筋梗塞，不整脈，消化器潰瘍，アルコール依存症，精神神経症状など多様.[1505]

マネジリアルグリッド　managerial grid　リーダーシップに関する理論の1つ．リーダーの行動を「人間重視の程度」と「生産重視の程度」の組み合わせでみようとするもので，人を横軸，生産を縦軸としてそれぞれ9段階に分け81の枠(グリッド)を設定して，その人の位置を測定する．それを用いて以下の5つのリーダーシップスタイルが導き出された．①生産も人間も低い(1：1)「おそまつ型」，②生産は高く，人間は低い(9：1)「だまって俺についてこい型」，③生産は低く，人間は高い(1：9)「和気あいあい型」，④生産も人間も中庸の(5：5)「妥協型」，⑤生産も人間も高い(9：9)「チームワーク型」.[415]

マネブ　maneb　［マンネブ］　ジチオカーバメイト剤(有機イオウ剤系殺菌薬)の1つで，融点以下で分解する黄色結晶粉末．$C_4H_6MnN_2S_4$．水に微溶，農業用有機溶剤に可溶．植物病原菌に対して使用される．水生生物に対し毒性が強く，ヒトに対しては主に皮膚，粘膜への刺激を生じる．長期または反復曝露により腎臓障害，神経障害，神経精神障害(マンガン中毒)を生じることがある．内分泌撹乱化学物質.[182,57]　⇨参ジネブ→1331

マノメトリー　manometry　液体の圧力の測定に用いられる圧力計をマノメーターといい，これを用いて圧力を測定する方法をいう．測定しようとする圧力を液柱の底の圧力と釣り合わせて測る液柱圧力計が使われる.[556]

まばたき反射　blinking reflex⇨同瞬目反射→1416

麻痺胸⇨同扁平胸→2653

麻痺性イレウス　paralytic ileus⇨同麻痺性腸閉塞→2743

麻痺性嚥下障害　paralytic dysphagia　嚥下障害のうちで神経筋障害によるものをいう．嚥下に関与する三叉・迷走・舌咽・舌下神経のいずれの神経麻痺でも嚥下が障害される．その他，重症筋無力症，強皮症，筋萎縮性側索硬化症などでも起こる．誤嚥性肺炎の合併に注意を要する.[701]

麻痺性貝中毒　paralytic shellfish poisoning　通常は無害のアサリ，ムラサキイガイ，ホタテガイ，マガキなどに，プランクトン由来の麻痺貝毒素(サキシトキシン，ゴニオトキシン，ネオサキシトキシンなど)が蓄積され，その貝類を食べたときに起こる食中毒．症状はフグ毒と類似している．30分くらいで口唇のしびれ，全身の知覚，運動麻痺，運動失調，言語障害が生じ，次いで呼吸筋麻痺を起こす．12時間以内に死亡することが多いが，それ以上もちこたえれば快方に転じる可能性が大きい．治療は，フグ中毒と同様の処置を行う．わが国では貝類の麻痺貝毒素のチェックが常に行われており，一定量以上の毒素が検出されると廃棄処分される.[1618]　⇨参貝中毒→444

麻痺性下垂足　paralytic drop foot　［麻痺性尖足］　足背屈筋である前脛骨筋の麻痺による変形で，自動的には背屈できないが他動的には背屈は可能である．腓骨神経麻痺，坐骨神経麻痺，脊髄損傷，脳梗塞，ポリオなどで生じる．恒久的なものには短下肢装具が必要．[771]

麻痺性狂犬病 paralytic rabies, dumb rabies 狂犬病には興奮・強直性と麻痺性がある．一般に前者が多いが麻痺性がまれにみられる．背部痛で発症し，下肢から上行する麻痺が起こり，全身へと進行する．咬傷部位が上肢の場合には同部から発症する．症状は急速に進行し，呼吸筋麻痺を起こして第4-12病日で死亡する．狂犬病同様，一度発症するとほぼ100%死亡する．[1268] ⇨参狂犬病→753

麻痺性呼吸⇨同失調性呼吸→1317

麻痺性散瞳 paralytic mydriasis 動眼神経麻痺などでみられる散瞳．対光反射，近見反射ともに消失する．散瞳を伴った動眼神経麻痺では，脳動脈瘤などの重篤な疾患が原因となっていることがあるので，速やかに脳外科などでの検査が必要となる．[1153]

麻痺性尖足⇨同麻痺性下垂足→2742

麻痺性側彎(わん)症 paralytic scoliosis 側彎症のうち神経因性のもので，脊髄髄膜瘤，脊髄空洞症や脊髄腫瘍，ポリオなどのウイルス性脊髄炎，脊髄性筋萎縮症，フリードライヒ Friedreich 失調症やシャルコー・マリー・トゥース Charcot-Marie-Tooth 病などにみられる．体幹筋の麻痺や左右の筋力アンバランスにより脊柱が側方に曲がり，同時に回旋変形する．[1453] ⇨参脊柱側彎(わん)症→1722

麻痺性腸閉塞 paralytic ileus, paralytic ileus obstruction ［**麻痺性イレウス**］ 腸管に器質的病変を伴わず，腸管の麻痺により正常な蠕動運動が行えず内容物の停滞が生じた病態のこと．原因としては腹膜炎，開腹術後，腹部外傷，脊髄損傷，腸間膜領域の急性虚血性病変，頭蓋内血管障害，腹部大神経叢付近の出血や炎症，全身性感染症，尿毒症，薬物中毒，ヒステリーなどの精神疾患によるものなどが考えられる．抗コリン薬や抗パーキンソン薬，抗精神神経作動薬などによる薬物性のものにも注意する．腹部膨満，嘔吐，鼓腸を呈する．腹痛はあっても軽度である場合が多い．原疾患の治療とともにイレウス管による減圧，浣腸，電解質の補正，抗菌薬，腸蠕動賦活薬の投与などを行う．[342,1405]

まぶた⇨同眼瞼→587

マフッチ症候群 Maffucci syndrome 多発性の非対称性内軟骨腫と，皮膚および皮下血管腫を伴う疾患．内軟骨腫は指・趾骨のみならず長管骨にも発生し，四肢の変形，短縮，腫大をきたす．血管腫は生後間もなく四肢に好発する．マフッチ Angelo Maffucci はイタリアの病理解剖医(1847-1903)．[771]

幻の腫瘍 phantom tumor of lung⇨同一過性腫瘤状陰影→254

マムシ mamushi pit viper, *Agkistrodon halys* 日本を含め北東アジアに分布する毒ヘビ．体長は約70 cmで，頭部は三角形に近い．黒褐色や赤褐色で，卵胎生．[288] ⇨参毒蛇→2141

マムシ咬症(こうしょう) mamushi bite ［**マムシ中毒**］ マムシはトカラ海峡以北の日本全国でみられる．被害は7-9月に最も多く，年間約2,000例が推定される．マムシの毒素は，レシチナーゼ，エンドペプチダーゼなどである．咬傷部には2個の牙痕があり，腫脹・疼痛・出血の三主徴が認められ，重症例ではショックもみられる．救急処置として高位の圧迫，咬傷部の吸い出し，切開排毒，抗血清の投与を行う．一般に軽症で，死亡率は0.1%程度であるが，毒量が多かった場合，咬傷後3-9日後に急性腎不全による死亡がありうる．観察が必要で，腎不全には人工透析で速やかに対処する．[1618] ⇨参蛇咬症(だこうしょう)→1914

マムシ中毒 mamushi poisoning⇨同マムシ咬症(こうしょう)→2743

マメタニシ〔属〕 Bithynia, *Parafossarulus manchouricus* 淡水産の巻貝の一属．この中の数種は肝吸虫の第1中間宿主となる．[288]

磨滅 attrition 摩擦によってすり減っていくこと．例えば，食習慣や歯ぎしりなどから起こる咬耗症などがある．[485]

麻薬及び向精神薬取締法 Narcotics and Psychotropics Control Law 向精神薬の密売，乱用対策として，1990(平成2)年6月に「麻薬取締法」が改正(法律第33号)され，向精神薬に関する規制措置が設けられ，法律名が「麻薬及び向精神薬取締法」に改められた．同時に，薬事法で規制されていたものも本法律に取り込まれた．この法律は，麻薬および向精神薬の輸入，輸出，製造，製剤，譲渡などについて必要な取締りを行うとともに，麻薬中毒者について必要な医療を行うなどの措置を講ずることなどにより，麻薬および向精神薬の乱用による保健衛生上の危害を防止し，もって公共の福祉の増進を図ることを目的としている．内容は，麻薬および向精神薬の定義，施用者，管理者，施設などを規定している．[929] ⇨参向精神薬→1023

麻薬管理 narcotics management 麻薬は「麻薬及び向精神薬取締法」に基づき管理されなければならない．この法律は，麻薬および向精神薬の乱用による保健衛生上の危害を防止するものであり，麻薬を取り扱う施設では帳簿を備え，麻薬の譲り受け，譲り渡し，施用，廃棄した麻薬の品名および数量ならびにその年月日を記録し管理することが義務づけられている．また，麻薬以外の医薬品(覚醒剤を除く)と区別して，施設内に固定された施錠できる保管庫で管理しなければならない．[1344] ⇨参覚醒剤管理→482

麻薬管理者 narcotic manager 都道府県知事の免許を受け，麻薬診療施設で施用または交付される麻薬を管理する者．2名以上の麻薬施用者が診療を行う施設には必ず1名の麻薬管理者を置かなければならない．麻薬を，かぎのかかる設備内に他の薬品と区別して保管し，施設において受け渡し，施用または破棄された麻薬の品名，数量，年月日を帳簿に記載するなどの業務を行う．以上は「麻薬及び向精神薬取締法」によって定められている．[1518]

麻薬受容体⇨同オピオイド受容体→409

麻薬性鎮咳薬⇨参鎮咳薬→2027

麻薬性鎮痛薬

narcotic analgesics アヘンアルカロイドのモルヒネ，コデインなどや，それらに類似した構造の合成麻薬(ペチジン塩酸塩，レボルファノール，フェンタニル)などで，鎮痛作用を有する麻薬の総称．本来，オピオイドはアヘン類似の合成および内因性麻薬類似物質の総称であるが，モルヒネやコデインなどのアヘンアルカロイドもオピオイド受容体に作用するため，最近ではアヘンを含めた麻薬性鎮痛薬をオピオイド鎮痛薬と称することが多い．いずれの薬物もオピオイドμ(ミュー)受容体と強い親和性を有し，運動中枢や知覚にほとんど影響を与えない用量で，痛覚求心路を選択的に遮断し，強力な鎮痛効果を示す．癌性疼痛などの激しい疼痛の緩和，術後疼痛のほか，鎮咳や鎮痙を目的として用いられる．便秘，眠気，呼吸抑制，耐性が問題となる．[204,1304]

麻薬性鎮痛薬の副作用と看護ケア

【看護への実践応用】麻薬性鎮痛薬による副作用で最も多いのは，①悪心・嘔吐，②便秘，③眠気であり，その他に，せん妄，呼吸抑制，ミオクローヌス，排尿障害，瘙痒感，口渇などがある．①悪心・嘔吐：約1/3の患者に出現．麻薬性鎮痛薬が第四脳室のCTZ(化学受容体引金帯 chemo-receptor trigger zone)を直接刺激し，それが嘔吐中枢に伝わることが主な原因で，制吐薬としてドパミン受容体拮抗薬(第一選択薬はプロクロルペラジン)が選択される．また，胃前庭部の緊張により運動性が低下し，胃内容物が停留することで生じた圧増大が求心性神経を介してCTZ，嘔吐中枢を刺激する悪心・嘔吐には消化管運動促進薬，前庭器を介してCTZを間接的に刺激し，嘔吐中枢に伝達されることで起こる体動で誘発される悪心・嘔吐には抗ヒスタミン薬が選択される．10日から2週間で症状が軽減し制吐薬が不要となることが多い．症状の改善がみられない場合はオピオイドローテーション(別のオピオイドに切り替えること)や別の原因検索を行う．②便秘：麻薬性鎮痛薬により腸の運動や胆汁，膵液，腸管分泌が抑制され，腸内容の通過遅延，腸管内の水分吸収の促進，肛門括約筋の緊張増加による直腸膨満に対する反射性弛緩反応減弱などの相互作用で発生する．便秘はほとんど耐性を生じず，その程度は麻薬性鎮痛薬の投与量と相関するため，継続的な排便コントロールが必要であり，腸管粘膜を刺激して蠕動運動を亢進させる大腸刺激性下剤と，水分吸収を抑制して腸内に水分を移行させ，腸内容物を軟化させて二次的に蠕動運動も促進する塩類下剤を組み合わせる．③眠気：30% 程度に発生し，投与開始初期や増量期に出現することが多く，通常1週間以内に耐性ができる．多くの場合は軽い刺激ですぐ覚醒し，日常生活に支障を伴わない．呼吸数10回/分以上であれば経過観察とする．眠気が不快あるいは強い場合は，麻薬性鎮痛薬の減量，オピオイドローテーション，他の原因検索を行う．

【ケアのポイント】上記の症状は麻薬性鎮痛薬によるものだけでなくさまざまな要因で発生するため，発生要因をアセスメントし，要因に合った対症療法を行うと同時に，症状の出現理由や期間，対処法について患者や家族の理解を深めることがポイントである．悪心・嘔吐は患者が最も苦痛を感じる症状の1つであり，その後の麻薬性鎮痛薬の拒否につながる可能性もあるので，制吐薬を麻薬性鎮痛薬投与開始と同時に投与することによりできる限り予防する．便秘は耐性ができにくいことを患者に伝え，患者の日々の排便状態をよくアセスメントするとともに患者自身が下剤の種類や量を調整できるよう説明する．マッサージや温罨法などのケアも効果がある．眠気が強いと患者や家族が病状悪化ではないかと心配したり，QOLが妨げられることがあるので，患者・家族に理由をよく説明し，不安に対する援助を行う．せん妄などの他の副作用によっても患者は麻薬性鎮痛薬に忌避感をもちやすいので，予防および早急な対応と十分な説明が重要である．[351] ⇨参オピオイド→409

麻薬施用者免許 narcotics practitioner license 疾病の治療を目的として業務上麻薬を施用もしくは施用のために交付，または麻薬を記載した処方箋を交付するために必要な免許．この免許は医師，歯科医師または獣医師が都道府県知事から受けることができる．申請には麻薬施用者免許申請書，医師・歯科医師・獣医師の免許証の写し，診断書，手数料が必要．[1344]

麻薬中毒 narcotism, narcotic addiction 「麻薬及び向精神薬取締法」上の麻薬の規定は，規制対象が時代とともに変遷したこともあって明確ではない．「麻薬に関する単一条約」(1961)では，アヘン，アヘンアルカロイド(モルヒネ，コデイン，半合成麻薬のヘロインなど)，コカイン，大麻などが麻薬とされている．その大半は中枢神経系を抑制するが，局所麻酔薬のコカインは中枢興奮作用をもち，メタンフェタミン中毒と類似している．[702]

麻薬取扱者 「麻薬及び向精神薬取締法」が1953(昭和28)年に定めた麻薬取扱者は，麻薬輸入業者，麻薬輸出業者，麻薬製造業者，麻薬製剤業者，家庭麻薬製造業者，麻薬元卸売業者，麻薬卸売業者，麻薬小売業者，麻薬施用者，麻薬管理者，麻薬研究者の11業種．これらに対する取締り業務は，国や都道府県が免許権者によって行っている．[702]

マヤロ熱 mayaro fever マヤロウイルス Mayaro virus による熱性疾患．ボリビア，コロンビアなどの中南米に分布し，カ(蚊)が媒介する．[1456]

眉 eyebrow ［眉毛］ 前頭骨の上眼窩縁に沿って半月状にはえている毛．眉毛．[566]

眉毛⇨同眉→2744

マヨッキー肉芽腫 Majocchi granuloma⇨参白癬(はくせん)性肉芽腫→2362

マヨッキー病 Majocchi disease⇨同マヨッキ血管拡張性環状紫斑→2744

マヨッキ血管拡張性環状紫斑 purpura annularis telangiectodes Majocchi ［**マヨッキ紫斑病，マヨッキー病，末梢血管拡張性環状紫斑病**］ 原因不明の慢性(特発性)色素性紫斑の一型で，下腿に好発する赤色～褐色の斑．血管拡張による点状の紅色皮疹で始まり，次いで出血による紫斑が生じ，集簇性に円形の斑となり，遠心性に広がるとともに中心部は軽度萎縮して環状となる．通常，瘙痒を欠き，出血性素因はなく，血小板や凝固因子，フィブリンを分解する線維素溶解系に異常は認められない．同じく慢性色素紫斑の一型であるシャンバーグ Schamberg 病との異同が問題となるが，環状を示す臨床的特徴から診断される．マヨッキ Domenico Majocchi はイタリアの皮膚科医(1849-1929)．[95]

マヨッキ紫斑病⇨同マヨッキ血管拡張性環状紫斑→2744

マラー Hermann Joseph Muller アメリカの遺伝学者(1890-1967)．X線照射によるショウジョウバエ遺伝子の人工突然変異の研究を行い，放射線遺伝学を確立した．また，社会的な発言でも知られる．1946年ノーベル生理学・医学賞受賞．[1225]

マラコプラキー malacoplakia ［**軟斑性膀胱炎**］ 尿路や性器に好発する肉芽腫性の非特異性炎症の1つで，他の管腔臓器にもみられることがある．グラム陰性桿菌，主として大腸菌による感染症で，組織学的にフォン=ハンゼマン von Hansemann 小体と呼ばれる組織球と食細胞内のミカエリス・ガットマン Michaelis-Gutmann 小体の存在が特徴的である．肉眼的病変は臓器により異なる．特に好発する膀胱には多発性の黄色調の結節斑がクレーター状を呈し，しばしばこの病巣を取り巻くように輪状の充血がみられる．抗菌化学療法が行われる．[353]

マラスムス⇨同消耗症⇀1464

マラセチア毛包炎 Malassezia folliculitis ［**ピチロスポルム毛包炎**］ 癜風の原因菌として知られるマラセチア・フルフル *Malassezia furfur*（ピチロスポルム *Pityrosporum*）によって生じる毛包炎．*M. furfur* は不完全酵母に属し，健常皮膚にも常在するが，毛包内で異常に増殖すると，白色ないし乳白色の光沢のある毛包一致性の丘疹が肩部や上背部などに多数出現する．紅暈を伴うこともあるが，一般に炎症症状は細菌性の毛包炎に比して弱い．夏季に好発．治療は皮膚を清潔に保つことを心がけ，イオウカンフルローションの外用．抗真菌薬の外用も有効．[95]

マラソン中毒 malathon poisoning ［**マラチオン中毒**］ マラソンは低毒性有機リン系殺虫薬の商品名．$C_{10}H_{19}O_6PS_2$．稲害虫のウンカなどの防除に使用される．有機リン特有の臭気を有する黄褐色の液体で，水に難溶だが，有機溶媒に可溶．毒作用はアセチルコリンエステラーゼ活性阻害および肝ミクロソーム酵素阻害である．中毒症状は，過剰なアセチルコリン蓄積によるムスカリン作用，ニコチン作用，中枢神経系障害などパラチオン類似の症状を示す．経口摂取や経皮吸収により嘔吐，腹痛，頭痛，めまい，脱力，意識障害，痙攣および呼吸困難などが生じる．治療はアトロピン硫酸塩水和物の即時静注，プラリドキシムヨウ化物（パム®）の静注を行う．その他，胃洗浄，塩類下剤投与，呼吸管理を行う．マラソンの毒性は，パラチオンの1/100以下．許容濃度10 mg/m^3〔経皮吸収として；日本産業衛生学会，2008，アメリカ産業衛生専門家会議（ACGIH），2008〕．[182,56] ⇨参有機リン中毒⇀2849

マラチオン中毒 malathion poisoning⇨同マラソン中毒⇀2745

マラリア malaria 熱帯および亜熱帯地域にみられるマラリア原虫 *Plasmodium* spp. による感染症で，ハマダラカによって媒介される．ヒトに感染するマラリア原虫には，三日熱，四日熱，熱帯熱，卵形マラリアの4種があり，治療や予後がそれぞれに異なるため正確な鑑別が重要となる．症状は高熱，悪寒戦慄，頭痛，貧血，肝脾腫を特徴とし，何年にもわたって再発が繰り返されるものもある．治療には通常クロロキン（国内未承認），もしくはメフロキン塩酸塩などを用いるが，三日熱，卵形マラリアではプリマキン（国内未承認）を追加する．また熱帯熱マラリアにはクロロキンに耐性をもつものも多く，アーテスネート（国内未承認），キニーネ塩酸塩，メフロキン塩酸塩，アトバコン-プログアニルの合剤（国内未承認）などが投与される．現在，薬剤耐性の原虫や殺虫薬耐性のカ（蚊）の増加が問題となっており，流行地においては長袖・長ズボンの着用，網戸や蚊帳，防虫薬，殺虫薬の使用などによりカに刺されないよう努力することが最大の予防となる．[288]

マラリア原虫検査法 examination of malarial parasites 通常は血液塗抹標本を作製し顕微鏡で観察する．薄層塗抹法と厚層塗抹法がある．[288] ⇨参薄層血液塗抹（とまつ）法⇀2362，マラリア⇀2745

マラリア色素 malaria pigment 赤血球に感染したマラリア原虫の虫体内にみられる不整形の黒褐色顆粒のこと．原虫によるヘモグロビン代謝産物で，鉄ポルフィリン化合物である．[288] ⇨参マラリア⇀2745

マラリア療法 malaria therapy, malario therapy 第二次世界大戦終了前までは進行麻痺に対する唯一の有効な治療法であったが，終戦後はペニシリンの大量療法にとって代わられ，現在はまったく行われていない．ウィーン大学精神科教授ワグナー=ヤウレッグ Julius R. Wagner von Jauregg によって始められ，発熱療法として三日熱マラリアの接種を進行麻痺の治療に試み，きわめて効果的であることを発見した業績により，1927年ノーベル賞が授与された．[1539] ⇨参発熱療法⇀2387，梅毒⇀2345

マリー運動失調症 Marie ataxia ［**遺伝性小脳性運動失調症，ノンネ・マリー症候群，マリー病**］ 1893年にマリー Marie が，従来の報告例の中からフリードライヒ Friedreich 病とは異なる遺伝性運動失調症を報告したことに始まる．しかし，のちにこれらは単一疾患でないことが確認された．脊髄小脳変性症の分類，概念は大きく変遷しており，一時期臨床的立場から一部でこの病名が用いられていたが現在では使われていない．マリー Pierre Marie（1853-1940）はフランスの神経学者．[1268]

マリー病⇨同マリー運動失調症⇀2745

マリー・フォア徴候 Marie-Foix retraction sign, Marie-Foix reflex ［**フォア・マリー徴候**］ 下肢にみられる脊髄自動反射の1つであり，錐体路障害でみられるが錐体外路も関与するといわれている．第2-5足趾へ痛みを加えないよう徐々に底屈させると足関節は背屈し，膝関節と股関節は屈曲するため下肢が短縮する．マリー Pierre Marie（1853-1940）とフォア Charles Foix（1882-1927）はフランスの神経内科医．[1268] ⇨参脊髄性自動運動⇀1719

マリオット盲点 Mariotte blind spot ［**生理的暗点**］ 視野において固視点の耳側約15度に存在する生理的な絶対暗点．視神経乳頭の部分に相当し，視神経乳頭には視細胞が存在しないために生じる．マリオット Edme Mariotte はフランスの物理学者（1620頃-84）．[566] ⇨参盲点⇀2819

マリネスコ小体 Marinesco body エオジン好性の小円形の顆粒で，脳の黒質などのメラニンを含有する神経細胞の核内に核小体とは別に認められる．高齢者では正常でも認められるものであり，ウイルス封入体ではない．[1531]

マリファナ marijuana, marihuana マリファナは大麻草として熱帯から温帯にかけ，広く分布している．紀元前2700年に中国で薬草として使用されたとの記録があり，紀元前400-500年頃にはインド，中国，イランなど中近東において広く使用されていた．1960-70年代にかけ欧米において乱用の大流行が起こっている．大麻草は雌雄別株であり，葉，花弁などを乾燥させて煙草のように手軽に吸引する方法がとられることが多い．マリファナの吸引による鎮静，多幸感，幻覚などは含有物のΔ^9-テトラハイドロカンナビノール tetrahydrocannabinol（THC）による．インドではこのTHCの含有量によって，乾燥大麻は濃度の低いほうからブハン bhang，ガンジャ ganja，カラス charas と呼ばれ，抽出されペースト状に固められたものをハシシュ hashish と呼んでいる．マリファナを吸引した場合，その状況（セッティング）によっては不安を引き起こすこともあるが，多くは鎮静状態が起こり多幸状態となる．次いで知覚感覚の変容が起こり，幻覚状態を引き起す．精神依存は起こるが身体依存は起こらないようである．しかし慢性使用により，大麻精神病あるいはパーソナリティ障害など深刻な障害を引き起すことがある．[674]

マルキアファーヴァ・ビニャミ病 Marchiafava-Bignami disease アルコール多飲者や栄養障害に起因する脳梁の最外層部を残した中心性壊死と脱髄をきたす疾患．前交連や半卵円中心にも病巣がみられることがある．数分から数日の意識障害に続いて，見当識障害，記銘力障害，痙攣，性格変化などの症状がみられ，慢性期には左手の失行，失書，触覚性呼称障害などの半球離断症状がみられる．診断にはMRIが有用で，左右差のない脳梁の中心性壊死が特徴である．治療には急性期のビタミンB_1投与と十分な栄養補給が必要である．予後は早期治療が適切かどうかにより左右される．マルキアファーヴァ Ettore Marchiafava（1847-1935）とビニャミ Amico Bignami（1862-1929）はともにイタリアの病理学者．[1268]

マルゲーニュ圧痛 Malgaigne tenderness ［マルゲーニュ疼痛］ 骨折部に局限した圧痛であり，骨折の局在診断に有用．[1453]

マルゲーニュ疼痛⇨同マルゲーニュ圧痛→2746

マルシュ・ベルツリウス試験⇨同マーシュ法→2724

マルジョラン Jean Nicolas Marjolin フランスの外科医（1780-1850）．マルジョラン潰瘍（熱傷などによる皮膚瘢痕上に生じる扁平上皮癌）で知られる．[1531]

マルターゼ maltase 非還元末端に存在するα-D-グルコシド結合を加水分解する酵素（エキソグルコシダーゼ）の総称であるαグルコシダーゼのうち，特にマルトース，アミロースやそのオリゴ糖を分解するもの．ヒトでは膵臓から消化酵素として分泌される．[384]

マルタ熱 Malta fever⇨同ブルセラ症→2586

マルタ熱菌 *Brucella meltinersis*⇨参ブルセラ〔属〕→2586

マルチゲート心血液プール像 multi-gate blood pool imaging⇨同心電図同期〔心〕血液プール像→1589

マルチスライスCT multislice CT；MSCT ［マルチディテクタCT］ 従来のCTのX線検出器が体軸方向には1列（シングルスライス・システム）のチャンネルしかなかったのに対し，複数列の検出器でX線吸収データを採取する方式．これにヘリカルスキャン方式を組み合わせることで，検査時間はさらに短くなり，体軸方向のデータの連続性もよくなる．造影剤の投与も効率的に行え，ダイナミックCTも容易になる．立体的な三次元画像表示にも有利で，外科治療やIVR（インターベンショナル・ラジオロジー）に先立つ術前検討，術後評価，医学教育などに利用される．さらにCT値の境界面を抽出することにより，血管や気管，消化管の内腔面を表示，観察できるCT内視鏡（バーチャルCT内視鏡 virtual CT endoscopy）も臨床適用され，また高速性を利用した肺癌検診への応用も試みられている．[264]

マルチディテクタCT multidetector row CT；MDCT⇨同マルチスライスCT→2746

マルチブラケット法 multi-bracket technique マルチブラケットは固定式矯正装置の1つで，マルチブラケット法とは多数歯にブラケットを装着して歯を移動させるシステムを指す．ブラケットは歯面に直接接着・保持し，ブラケットに結紮したワイヤーや輪ゴムを通して矯正力を歯にかける．複数の歯を同時にさまざまな方向（唇舌的移動・近遠心的移動・回転，圧下，挺出など）に移動させながら咬合関係を構築するなど適応方法が広く，多様な不正咬合の治療に用いられる．[760]

マルチホスピタルシステム multi-hospital system アメリカにおけるマルチ・ヘルスケア・システムは複数の医療機関と医療関連ビジネスの組み合わせからなる医療複合体で，アメリカ全土で300以上存在し，共通の経営課題をもつ非営利病院が多数集まって組織的な活動を展開することで，病院経営の効率・効果の向上および良質な医療サービスの国民への提供を実現しようとするもの．急性期病院を中心にグループ診療や在宅ケア，リハビリテーションなど統合医療（包括医療ネットワーク）を行う．中央集権的な管理によって，メンバーの購買コストの削減と高い投資利益率を実現している．しかし非営利病院を買収するマルチ・ホスピタル・チェーンはアメリカ独特の株式会社形式をとった民間営利病院チェーンである．1980年代に事業内容を拡大し，上位5社の売上高の合計は2兆円を超える規模に達している．[883]

マルチメディア multimedia 本来はテレビや新聞など複数の異なる情報媒体を利用することを意味した．その後，世の中のコンピュータ化が進み，コンピュータ上で扱われる文字以外の情報，例えば音楽，静止画像，動画像など多種類の情報メディアのことを指すようになる．さらに最近ではそれら情報媒体を示す用語というよりは，それらを文字とともに情報として同時に扱い，機器の操作に際して主として対話的に行うことを指すなど，意味の変遷を遂げている．[864]

マルチン単鉤鉗子 Martin uterine tenaculum forceps 子宮頸把持鉗子の1つで，先端がとがった単鉤（長さ26 cm）．[1078]

マルツエキス malts extract ［麦芽エキス］ 乳児の便秘時に使用する麦芽糖（マルトース）を60％以上含有した水飴状のエキス．ゆるやかな発酵作用により腸管の運動を亢進させ，便をやわらかくして排出させる．[270]

マルトース maltose⇨同麦芽糖→2360

丸針 tapered needle，taper point needle 断面が円形の縫合針．角針に比べ刺通抵抗が大きいが，組織損傷が少ない．腸管や血管吻合，実質臓器縫合時に用いる．

形成外科的手術で，創瘢痕を極力避けるため皮膚縫合に用いることもある．[1461]

マルピーギ小体　malpighian corpuscle⇨同腎小体→1558

マルヒャント副腎　Marchand adrenal⇨同副副腎→2546

マルファン症候群　Marfan syndrome ［クモ肢］ 先天性の結合組織異常に基づく遺伝性疾患で，常染色体優性遺伝を示す．1型は15番染色体長腕15 q 22.1にあるフィブリリン1(*FBN 1*)遺伝子の異常で，特徴的な症状がはっきり出るのに対し，2型は3番染色体にある $TGF_{\beta 2}$ 型受容体 *TGFBR 2* 遺伝子の異常で，眼症状を伴わない．ほかに早期発症の新生児型マルファン症候群は重症で，心不全により死亡する．しかし新生児型以外は，循環器疾患(特に大動脈解離)の予防に努め，医療機関での適切な管理，治療を続ければ，生命予後は比較的良好に保たれる．典型例ではフィブリンの遺伝子異常から，線維芽細胞におけるフィブリンの合成，分泌が低下し，全身の結合組織の脆弱化をきたす．そのため症状は全身の多系統にわたり，骨格系は高身長，長い四肢，クモ状指，脊椎の前彎または側彎，漏斗胸，関節過伸展，扁平足など．眼症状は水晶体偏位(水晶体亜脱臼)．肺症状は肺尖部ブレブや自然気胸．硬膜所見としてCTもしくはMRIで確認される腰仙部硬膜拡張像．心血管系として大動脈弁輪拡張症 annuloaortic ectasia(AAE)，大動脈解離，僧帽弁逸脱症 mitral valve prolapse(MVP)などがあげられるが，必ずしもすべての症状を伴うとは限らない(不全型)．先天性遺伝性疾患のため根治的治療はないが，大動脈解離に対して人工血管置換術，大動脈弁輪拡張症に対して上行大動脈および大動脈弁置換術(ベントール Bentall 術)が行われることがある．また薬物療法としてβ遮断薬やアンジオテンシンII受容体拮抗薬(ARB)が心血管系疾患の予防効果を期待して用いられる．生活上の注意としては，禁煙と，特に突然死の原因となりうる大動脈解離を予防する意味から，血圧の急激な上昇や，体に衝撃を受けるような激しいスポーツを避けるなどの注意が必要である．また遺伝性疾患であることからメンタルケアも必要である．マルファン Bernard-Jean Antoine Marfan はフランスの小児科医(1859-1942)．[253] ⇨参解離性大動脈瘤→461，大動脈弁輪拡張症→1893，クモ指症→822

マルファン様過可動症候群　marfanoid hypermobility syndrome⇨同エーラース・ダンロス症候群→351

マルプラクティス⇨同医療過誤→281

マルメ⇨同包括払い→2659

丸山ワクチン　specific substance Maruyama；SSM　ヒト型結核菌の抽出物質で，アラビノマンナンを主成分とする多糖類および微量の核酸，窒素化合物からなる．1944(昭和19)年，皮膚結核に対する治療を目的に研究・創製されたが，その後，結核患者に癌患者が少ないことから癌治療への応用が試みられた．基礎研究では実験腫瘍に対する抗腫瘍効果や，臨床面では担癌患者の免疫能の増強効果や延命効果があると報告され，多くの癌患者に現在も投与されているが，明らかな有効性は確認されていない．創案者の丸山千里博士にちなんで名づけられた．SSM(A)液およびSSM(B)液を隔日に交互または単独に皮下注射する．[117]

マレイン反応　mallein reaction(test)　主としてウマの疾患である鼻疽の診断に用いる反応．鼻疽の起因菌であるバークホルデリア・マレイ *Burkholderia mallei* の産生物を用いて得られた抗原を，鼻疽に罹患した動物に注射または点眼すると発赤などの遅延型アレルギー反応が起こる．非感染動物では反応は現れない．[1456]

マレー糸状虫症　Malayan filariasis ［マレーフィラリア症］ マレー糸状虫がリンパ系に寄生することに起因して発症する．四肢の限局性浮腫で始まり，丹毒様発作が加わる．リンパ管炎を繰り返し，時間をかけてしだいに象皮病を起こす．一般に泌尿・生殖器での症状は発現しない．[288] ⇨参象皮病→1825

マレーフィラリア症　Malayan filariasis⇨同マレー糸状虫症→2747

マレコーカテーテル　Malecot catheter　ネラトン Nélaton カテーテルやチーマン Tiemann カテーテルを尿道に留置するときは，何らかの方法で尿道または陰茎に固定しないと抜けてしまう．マレコー Malecot カテーテルは先端を伸ばし膀胱に挿入したのちに膀胱頸部でつかえて抜けないように先端が特殊な形につくられている．最近はバルーンカテーテルが普及し，あまり用いられなくなった．[118]

マレット指変形⇨同ツチ(槌)指→2037

マレルブ上皮腫　Malherbe epithelioma⇨同石灰化上皮腫→1729

マロトー　Pierre Maroteaux　フランスの医師(1926生)．常染色体劣性遺伝形式をとるリソソーム酵素の*N*-アセチルガラクトサミン-4-硫酸スルファターゼ(アリルスルファターゼB)の先天的欠損であるマロトー・ラミー Maroteaux-Lamy 症候群(ムコ多糖症VI型)で知られている．[1531] ⇨参ムコ多糖体蓄積症→2783

マロリー〔小〕体　Mallory body ［アルコール硝子体］ 肝細胞の変性時に認められる封入体様構造物．エオジン好性で境界不明瞭，無定形，不規則な形状を呈する．フィラメント様物質の集塊で，細胞内線維の1つである中間径フィラメント intermediatefilament の変性凝集したものと考えられている．アルコール性肝障害の急性期，原発性胆汁性肝硬変，肝細胞癌などで認められる．マロリー Frank B. Mallory はアメリカの病理学者(1862-1941)．[279,1050]

マロリー・ワイス症候群　Mallory-Weiss syndrome　頻回の嘔吐後に食道・胃接合部の粘膜に裂創をきたして大量出血する疾患．消化管出血原因の5-15%を占める．大酒家にみられることが多く，食道・胃粘膜の脆弱化も裂創や出血をきたす誘因の1つと考えられている．最初の嘔吐時ではなく，何回か嘔吐を繰り返したのちに新鮮血を吐出するのが典型的．悪心，心窩部痛，胸焼けなどの症状を伴うことが多い．また，嘔吐だけでなく，強い咳嗽を繰り返した場合にも生じることが知られている．病歴と内視鏡検査で認める噴門周辺に1条から数条の縦走する粘膜裂創で容易に診断できる．一般に予後は良好で，止血クリップなど内視鏡的止血術が有効．病名はアメリカの病理学者マロリー George K. Mallory(1900-86)と医師ワイス Soma Weiss(1898-1942)が1929年にアルコール依存症で頻回の嘔吐後に大量出血して死亡した4人を剖検し，食道・胃接合部の粘膜裂創をはじめて報告したことに由来．[184]

万安方(まんあんほう)　梶原性全編の鎌倉時代の代表的医

学全書．全62巻．初稿の50巻本は1315(正和4)年頃，最終稿は1327(嘉暦2)年に成立した．漢文の医学全書で，家伝を目的に著されたものらしい．主に中国北宋の『聖済総録』に依拠するが，ほかにも新渡来の宋版医書を多数引用，特に『傷寒論』と『紹興本草』を日本で最初に利用した書として注目される．のち解剖図など性全の他の単行書が後付けされたため，現行本は62巻本．性全は本書以前にも医学全書の『頓医抄』を和文で著している．[1399] ⇨参梶原性全(しょうぜん)⇀498，頓医抄(とんいしょう)⇀2172

マンガン⇨同Mn⇀82

マンガン中毒　**manganese poisoning**　マンガン鉱山，製鉄や製鋼にかかわる溶接などで，粉塵やフュームfume(金属，金属酸化物の蒸気が凝縮してできた微細粒子)を呼吸器系より吸入して起こる中毒．上気道粘膜の障害，金属フューム熱のほか，精神症状も出現し，曝露3-10か月には錐体外路徴候としてパーキンソンParkinson病様症状を呈する．[461]

満期産　**full-term delivery**⇨同正期産⇀1665

満月様顔貌　**moon face**⇨同クッシング様顔貌⇀818

マンスフェルト　**Constant George van Mansvelt**　幕末に来日したオランダの医師(1832-1912)．長崎養生所をポンペJohannes L. C. Pompe van Meerdervoort(1829-1908)が辞任したあと，後任として推薦されたのが，ポンペのかつてのウトレヒト陸軍軍医学校の師ボードウィンAntonius F. Bauduin(1822-85)で1862(文久2)年，後任となる．1866(慶応2)年にボードウィンが長崎養生所改め長崎精得館を退官したときに，マンスフェルトが後任として来日．マンスフェルトは解剖学，組織学，眼科学に長じていた．明治維新に長崎精得館が長崎医学校に改称，そのとき館長であった長與専斎と教育制度を改革．1871(明治4)年から3年間，熊本の古城医学所(現熊本大学医学部)の校長として教鞭をとる．教え子に北里柴三郎〔1852-1931(嘉永5〜昭和6)〕と緒方正規〔1853-1919(嘉永6〜大正8)〕らがいる．北里柴三郎はこのときまだ軍人志望であったが，医学の重要さとおもしろさをマンスフェルトより教わり，志望を医学者にかえてマンスフェルトの任期終了まで師を助けた．マンスフェルトは北里に，熊本を卒業したあと東京に行くように勧め，さらに将来欧州への留学をも勧めている．マンスフェルトは1876(同9)年，京都府療病院に移り，翌年には大阪病院に転任，1879(同12)年に帰国した．80歳でハーグで没す．北里柴三郎は東京大学卒業後の1886(同19)年から6年間，ベルリン大学のコッホRobert Koch(1843-1910)のもとに留学し，当時非常に困難をきわめた破傷風菌の培養に成功，さらにその血清療法を確立した．[503]

慢性　**chronic**　症状があまり激しくなく，急激な変化もみられないまま，長期にわたって経過する疾病の性質をいう．[543]

慢性アルコール性膵炎　**chronic alcoholic pancreatitis**　常習的な大量飲酒が原因の慢性膵炎．しばしば膵石，仮性嚢胞，膵管内タンパク栓を合併．慢性膵炎の70%を占め，わが国ではアルコール消費量の増加とともに患者数も増加している．9割以上が男性であるが，女性はアルコールに対する感受性が男性より高いため，男性より短い飲酒期間，少ない飲酒量で罹患．発症機序は，アルコールの長期大量摂取により小膵管内にタンパク質が沈着し，膵液の流出障害やうっ滞を生じてその上流の膵実質が壊死に至るという説と，アルコールあるいはその代謝産物が膵実質の障害をもたらすという説が有力．ほとんどの症例で上腹部痛が初発症状となる．上腹部痛はほかの原因の慢性膵炎より強く，飲酒や脂肪タンパク食で誘発される．耐糖能異常の合併が多い．治療には禁酒が必要不可欠で，同時にタンパク脂肪摂取制限や疼痛，消化不良，耐糖能異常に対する対症療法が行われる．[1050] ⇨参アルコール性膵炎⇀189

慢性アルコール中毒　**chronic alcoholism**　［アルコール使用障害］　急性アルコール中毒に対する言葉で，アルコール依存〔症〕，アルコール誘発性障害，アルコール性身体障害に相当．ただし，今日では法律用語などを除いては用いられることが少なくなった．一般に過量のアルコールの常習的飲用から結果的に生じる病的な状態で，個人の健康や社会において正常に機能する能力が損なわれる．症状は，食思不振，下痢，体重減少，神経障害，精神障害(最も顕著にはうつ状態)があり，また肝臓の脂肪性変性による機能低下を認める．食道炎，胃炎，末梢神経障害，貧血ないしはうつ病のために入院した患者にアルコールが原因の場合があるので病歴を詳細に聴取することが望ましい．治療の基本は断酒(禁酒)である．断酒会などの社会復帰組織を積極的に活用すべきである．また，「アルコール中毒は家族の病気である」といわれることから，アルコール中毒患者だけでなくその家族に対する長期の援助が必要である．[134] ⇨参アルコール依存⇀188

慢性胃炎

chronic gastritis

【定義】胃粘膜の持続性炎症性変化の総称．

【病理】病理組織学的には，リンパ球，形質細胞を中心とした炎症細胞浸潤と胃固有腺の減少，萎縮が特徴．加齢とともに増加傾向を示す．

【成因】ヘリコバクター・ピロリ ***Helicobacter pylori*** **感染**，自己免疫性，化学物質〔**NSAIDs(非ステロイド系抗炎症薬)**，胆汁〕，放射線，食物(コーヒー，アルコール)，喫煙などがあげられる．

【分類】大きく表層性胃炎，萎縮性胃炎，肥厚性胃炎に分類されるが，その大部分は慢性萎縮性胃炎である．慢性萎縮性胃炎には，ヘリコバクター・ピロリ感染が大きく関与しており感染期間が長くなるに従って胃粘膜萎縮が幽門部から胃体部に拡大し，さらには胃粘膜上皮化生が生じると考えられている．

【治療】ヘリコバクター・ピロリ感染慢性胃炎は，胃癌発生の危険因子であり，現在わが国では除菌療法が行われている．[1267] ⇨参胃炎⇀216，萎縮性胃炎⇀234

慢性萎縮性肢端皮膚炎　〔L〕**acrodermatitis chronica atrophicans**　［**慢性萎縮性先端皮膚炎**］　マダニにより媒介されるスピロヘータの一種であるボレリア・ブルグドルフェリ *Borrelia burgdorferi* の感染により引き起こされるライムLyme病第3期の一症状．感染から数か月〜数年後に四肢末端の皮膚に浮腫性紅斑を生じ，徐々に中枢性に拡大するとともに萎縮性となる．欧米では多いが，日本ではまれ．治療はペニシリン系また

はテトラサイクリン系の抗菌薬の内服.[850]

慢性萎縮性先端皮膚炎⇨同慢性萎縮性肢端皮膚炎→2748

慢性うっ(鬱)血性心不全 chronic congestive heart failure ⇨同慢性心不全→2753

慢性炎症 chronic inflammation 経過が長引く炎症.炎症は経過によって,急性炎症,亜急性炎症,慢性炎症に分類.慢性になると組織には増殖がみられるようになり,好中球に代わってマクロファージ,リンパ球,形質細胞,線維芽細胞,膠原線維が多数みられようになる.血管の拡張や液体成分滲出も消退する.[1531]

慢性炎症性脱髄性多発根ニューロパチー chronic inflammatory demyelinating poly〔radiculo〕neuropathy；CIDP 緩徐進行性ないし,再発性の末梢神経障害をきたす後天性脱髄性疾患.病因に免疫系の機序が推定されており,治療可能な末梢神経疾患として重要である.数日から数週間かけて進行する四肢脱力はほぼ全例にみられ,しびれ感などの異常感覚をきたすことが多い.特に,感覚障害がない場合には筋萎縮性側索硬化症との鑑別が必要である.病変部位が多巣性であるため障害は非対称のことも多く,障害部位に対応した筋力低下,感覚障害,腱反射の低下がみられる.神経伝導検査で通常みられない場所に伝導ブロックと脱髄の所見がみられる.髄液ではタンパクが上昇しているが細胞数は上昇しないタンパク細胞解離がみられることが多い.神経生検では脱髄優位の所見がある.治療にはγグロブリン大量投与,血漿交換,副腎皮質ホルモン製剤などが有効であるが,反復して治療せざるをえないこともある.治療までの期間が短ければ短いほど高い有効率が期待されるが,陳旧例では治療反応性が低下する.[1268] ⇨参慢性再発性炎症性多発根ニューロパチー→2752

慢性咳嗽 chronic cough 8週間以上(2か月以上)持続する咳嗽で,明らかな器質的異常を伴わないものをいう.聴診では異常なく,胸部X線写真でも異常を認めない.原因としては咳喘息が最多で,その他に副鼻腔気管支症候群や後鼻漏,副鼻腔炎,胃・食道逆流症,好酸球性気管支炎,喫煙による慢性気管支炎,かぜ症候群後の咳嗽,アンギオテンシン変換酵素(ACE)阻害薬による咳嗽などがあり,慢性咳嗽症候群と総称されることもある.診断は病歴,検査所見から治療前診断を行うが,それぞれの疾患を鑑別することは困難なことが多く,治療的診断に頼ることもある.[494] ⇨参咳喘息→1721

慢性潰瘍 chronic ulcer 治癒・再燃・再発を繰り返す潰瘍をいい,非常に治癒しにくいものは特に難治性潰瘍という.胃における慢性潰瘍の周辺粘膜には潰瘍底に向かって放射状の皺襞集中像がみられる.その先端は潰瘍辺縁でしだいに消失し,比較的丸味をおびて終わっている.慢性潰瘍の周辺粘膜には比較的高度な慢性萎縮性胃炎を伴う.[1531] ⇨参難治性潰瘍→2200

慢性活動性胃炎 chronic active gastritis ヘリコバクター・ピロリ *Helicobacter pylori* 感染に対して胃粘膜では免疫反応が起こり,炎症細胞が浸潤して *H. pylori* 菌を排除しようとするが,排除しきれない場合,慢性的に炎症が持続することになる.その際胃粘膜には,リンパ球や単球,マクロファージ,形質細胞の浸潤が認められるが,炎症が活動性を示す場合には好中球,好酸球の浸潤も認めるようになる.[1267]

慢性活動性肝炎 chronic active hepatitis；CAH ［**活動性慢性肝炎,CAH**］ 慢性肝炎の犬山分類(病理組織学的分類)における病型の1つ.非活動性と区別する大きな目安は限界板の破壊(虫食い状壊死 piecemeal necrosis)で,この程度が強いものをいい,小葉内の細胞浸潤や巣状壊死も参考とする.ヨーロッパ分類の chronic aggressive hepatitis にほぼ相当するが,aggressive という用語には進行が速いというニュアンスが含まれている.欧米ではかつて,ルポイド肝炎 lupoid hepatitis(自己免疫性肝炎)に対して chronic active hepatitis を用いたことがある.[279]

慢性化膿性骨髄炎⇨参化膿性骨髄炎→540

慢性化膿性中耳炎⇨参慢性中耳炎→2756

慢性肝炎

chronic hepatitis；CH ［CH］

【定義・概念】「6か月以上持続する肝臓のびまん性炎症」とする基本は国内外でほぼ一致しているが,病因や経過,病型などでは必ずしも一致をみない.病因の面では,わが国では従来はウイルス性肝炎によるものを想定し,自己免疫性肝炎や薬物性肝障害などの慢性肝疾患は別に扱ってきた.これに対し,欧米ではこれらも包括している.したがって,当然のことながら組織形態面でも国内外では解釈が異なっている.わが国では,1967(昭和42)年に愛知県犬山市で開催された犬山シンポジウムで,病理組織像をもとに診断基準が作成され,その後1974,1979,1996年に改訂されても,基本概念は変わらず,①門脈域の**持続的炎症**(リンパ球浸潤),②門脈域の線維の増生,③門脈域の拡大,④限界板の破壊と小葉内の細胞浸潤や変性,壊死は活動性を反映,⑤ウイルス性肝炎を想定に要約される.現在,わが国における慢性肝炎患者数は約100万人で,B型とC型肝炎との比率は約3：7と推定されている.

【症状】自覚症状に乏しく,活動性が増したときに軽度の倦怠感・食欲低下を訴えるにすぎない.臨床的には,血清AST,ALT値で活動性の程度を判断する.B型とC型とにより,また活動性によって進行速度は異なるが,感染から20-30年後には肝硬変へ移行.

【治療】根治的治療は**インターフェロン製剤**などの抗ウイルス療法であるが,これが無効の場合にはグリチルリチン製剤やウルソデオキシコール酸が投与される.[279,1050] ⇨参新犬山分類→1504,ヨーロッパ分類→2880

慢性肝炎の看護ケア

【看護への実践応用】慢性肝炎は,全身倦怠感,食欲不振,腹部膨満感,悪心など多様な症状がある一方で,自覚症状が乏しい場合も多い.主な原因は,ウイルス性,自己免疫性,脂肪肝である.看護のポイントは患者の背景や状態を把握したうえでケアを行うことである.急性増悪期は,安静を保持できる環境を調整し,患者がそれを理解したうえで過ごせるよう説明する.安定期は,日常生活に過度の制限は必要ない.規則正しい生活と疲労を回復する十分な休養を前提にすれば,就労,就学,運動,旅行など健常者と同様に行えることを説明する.食生活においても大きな制限はなく,バランスのよい食事を心がける.飲酒は原則禁止であるが，その可否や摂取量は主治医と相談のうえで調整することが望ましい．断酒が必要であるが困難なケースには専門的なリハビリテーションを勧める．B型肝炎ウイルス(HBV)，C型肝炎ウイルス(HCV)は体液や血液を介して感染しそれ以外の経路の感染はきわめて低い．出血の際は患者自身で処理し，血液が付着しやすい日用品(髭そり，かみそり，歯ブラシ)は専用にするよう指導する．性生活は，HBVでは感染が起こりうるためパートナーの抗体検査やコンドームの使用を勧める．HCVは感染率が数%以下である．妊娠，出産も含め感染のリスクの高さ，他者への影響を，患者・家族が正しく理解することが必要であり，疑問点を確認できる環境づくりを行う．また，通常の日常生活では感染の危険性はないことを説明し，患者が「感染源になる」という思いを過度にいだくことがないようにかかわる．また，患者自身の免疫機能が低下している場合は通常の感染予防を指導する．病状によって治療はさまざまであるが，インターフェロン療法をはじめとして治療に苦痛を伴う場合もあれば，症状の乏しさから治療を自己中断してしまうケースもある．いずれも根気強く通院できるよう支えるケアが必要である．また，肝硬変や肝臓癌に進展するケースも多く，患者・家族のメンタルケアも重要である．[1064,856] ⇨参慢性肝炎→2749

慢性間質性腎炎 ⇨参間質性腎炎→605，尿細管間質性腎炎→2247

慢性関節炎⇨参関節炎→621

慢性感染症⇨同慢性伝染病→2756

慢性気管支炎 chronic bronchitis；CB 気管，気管支の慢性炎症により，大量の粘液が分泌して起こる疾患で，痰を伴う咳が1年に3か月以上連続し，少なくとも2年以上連続するもの(フレッチャー Fletcher 基準)．なお結核や気管支拡張症など特定の原因があるものは除く．喫煙や大気汚染と密接な関係があり，高齢者に多く発症する．喘鳴を伴う咳と痰が繰り返され，気道粘膜の損傷，肺の閉塞性障害を伴う．化膿性呼吸器感染症や気道狭窄から呼吸不全となり，肺性心(右心室の肥大，拡張から右心不全をきたす状態)に至ることも多い．治療は気道を清浄に保つため，去痰薬，広域抗生物質，気管支拡張薬などを投与する．心不全に対しては，ナトリウムを制限し，ときに利尿薬を投与する．[953]

慢性気道感染症 chronic infection of respiratory tract 細菌，ウイルスなどの感染源が長期にわたり気道に定着・増殖し，急性の増悪は少ないが感染症状が長びく状態．慢性気管支炎などがある．[1456] ⇨参慢性気管支炎→2750

慢性拒絶反応 chronic rejection 移植後，移植片が生着したにもかかわらず，移植後3-12か月にみられる拒絶のこと．宿主側(患者)が生着した移植片に存在する抗原を異物として認識し，ヘルパーT細胞が遅延型アレルギーに関係したT細胞を増殖させ，標的細胞破壊や遅延型アレルギーを起こす．他方，ヘルパーT細胞はB細胞の増殖を促して抗体を産生させる．拒絶反応過程では，移植片内にはT細胞を主体とするリンパ球の浸潤が認められる．移植後数時間以内に起こる超急性，数日～数週間後に起こる急性などもある．[1372] ⇨参急性拒絶反応→726

慢性下痢症 chronic diarrhea 持続あるいは反復する下痢が2-3週間以上続く場合をいう．便の形成過程に何らかの障害が生じ，糞便中の水分量が増えると下痢となる．非血性か血性か，また水様便か軟便，泥状便であるかの観察が原因疾患の鑑別のために大切．原因としては緩下剤の長期使用や，炎症性腸疾患，感染性腸炎，放射性腸炎，過敏性腸症候群などがある．検査では，便潜血反応，便培養などが有用であり，大腸病変が疑われるときには大腸内視鏡検査を行う．その他，血液検査，腹部X線検査，腹部超音波検査，注腸検査も診断に有用である．[593]

慢性甲状腺炎

chronic thyroiditis ［橋本病］

【定義】細胞性自己免疫異常を機序とする橋本病や，鉄のようにかたいことが有名な膠原線維の増生を主体とする慢性浸潤性線維性甲状腺炎 chronic invasive fibrous thyroiditis(リーデル Riedel 甲状腺炎)などのように慢性の炎症を呈する甲状腺の病態をいう．後者はまれな疾患であり，慢性甲状腺炎と橋本病とは同義に扱われることが多い．**橋本病**は古典的にはリンパ球の浸潤，濾胞細胞の萎縮，線維化などを認める慢性甲状腺炎だが，近年ではサイログロブリンや甲状腺特異的ペルオキシダーゼ(TPO)に対する**甲状腺自己抗体**陽性などの甲状腺に対する免疫異常が存在し，バセドウ Basedow 病が否定されるものをすべて広義の橋本病として扱う．

【疫学】1：15-20と女性に多く，甲状腺自己抗体の陽性率は成人女性の5-15%と高頻度に認められるが，その多くは正常甲状腺機能を有し，身体異常所見を有さないことが多い．

【症状】病初期は，自己抗体陽性以外の異常所見はなく無症候に経過する．炎症の進行により甲状腺の予備能力が低下すると新陳代謝低下症状が現れてくる．易疲労，全身浮腫，体重増加，洞性徐脈，眉毛の外半部の稀薄化，便秘，生理周期の延長や無月経，不妊，耐寒能低下，精神症状も出現する．血液検査所見は，初期の病態では，前述の甲状腺自己抗体(サイログロブリン抗体，TPO抗体)の陽性化，甲状腺刺激ホルモン(TSH)の単独高値を認める(**無症候性甲状腺機能低下症**)．低下症が進行すると甲状腺ホルモン(T_3，T_4)の低下が加わる．生化学検査では，脂質(コレステロール，中性脂肪)，AST，ALT，LDH，CKなどの上昇を認める．超音波検査では，びまん性に疎性均質な甲状腺腫大を認めるが，病状が長期に及ぶとエコー強度が低下し，結節様所見が出現したり，萎縮した所見を呈してくることがある．橋本病から悪性リンパ腫の発生を認めることがある．甲状腺組織内に浸潤したリンパ球が単クローン性に増殖する変化を遂げることが原因である．出産後に一過性の甲状腺機能障害を生じることもしばしば認める．

【治療】明らかな甲状腺機能低下症を生じているときは，その不足分を甲状腺ホルモン剤を用いて補償(補充)する．無症候性低下症の場合，ホルモン補償の要否には議論のあるところであるが，メタボリックシンドロームを有するときや本人の愁訴の改善が可能な場合には，補償される機会が増えている．[783]

●慢性甲状腺炎(橋本病)の診断ガイドライン

a) 臨床所見
  1. びまん性甲状腺腫大
    ただしバセドウ病など他の原因が認められないもの
b) 検査所見
  1. 抗甲状腺マイクロゾーム(または TPO)抗体陽性
  2. 抗サイログロブリン抗体陽性
  3. 細胞診でリンパ球浸潤を認める

1) 慢性甲状腺炎(橋本病)
  a)および b)の1つ以上を有するもの

付記
1. 他の原因が認められない原発性甲状腺機能低下症は慢性甲状腺炎(橋本病)の疑いとする.
2. 甲状腺機能異常も甲状腺腫大も認めないが抗マイクロゾーム抗体およびまたは抗サイログロブリン抗体陽性の場合は慢性甲状腺炎(橋本病)の疑いとする.
3. 自己抗体陽性の甲状腺腫瘍は慢性甲状腺炎(橋本病)の疑いと腫瘍の合併と考える.
4. 甲状腺超音波検査で内部エコー低下や不均一を認めるものは慢性甲状腺炎(橋本病)の可能性が強い.

日本甲状腺学会:甲状腺疾患診断ガイドライン(第7次案)より抜粋

慢性甲状腺炎の看護ケア

【看護への実践応用】 甲状腺機能が正常に保たれている場合と機能が低下している場合とでは看護のポイントが異なる. ①甲状腺機能が正常に保たれている場合は, 外来での経過観察となる. この場合は無症状であり, 甲状腺ホルモン剤などの服薬の必要性がないことから, 定期受診を中断してしまうことがある. しかし, 現在甲状腺機能が正常であっても, 甲状腺腫や甲状腺機能低下が生じる可能性があること, また長期間治療せず放置した場合, 徐脈や低体温, 呼吸数減少, 意識障害といった粘液水腫性昏睡をきたすことも考えられるため, 外来通院が重要であることを説明, 指導する. ②甲状腺機能が低下している場合や甲状腺腫がある場合は, ホルモン補充療法を行う必要がある. この場合, 服薬は長期にわたり一生服用し続けることもあるため, 患者は不安やストレスを抱くことがある. その際は, ホルモン補充療法は不足しているホルモンを補うためのものであり, 勝手に中断しないように説明する. 確実な服用と通院治療を行えば, 健康な人と変わらない日常生活をおくることができることを伝え, 指導していく. また, ホルモン剤を服用しながらでも仕事や妊娠, 出産は可能であるということを説明するとともに, 医師と相談し計画的に調整するように指導する.[412] ⇨参慢性甲状腺炎→2750

慢性光線性皮膚炎 chronic actinic dermatitis [**光線性細網症, 持続性光線反応**] 原因不明の慢性に経過する光線過敏症. 以前は光線性細網症あるいは持続性光線反応と呼ばれた獅子顔貌を呈するほどに激しい光線過敏症をも含む. 紫外線A, 紫外線B, さらには可視光線をも含む広い波長の光線に対して過敏症を示し, 外因性光抗原を原因としない自己免疫性光線過敏症と呼ぶべき疾患である. 後天性の光線過敏症のなかでは最も重篤であり, 日常生活で日光曝露を厳密に避け, サンスクリーンを励行することが肝要. 本疾患と混乱される疾患に多形日光疹があり, わが国では, ほとんどが小丘疹性日光疹と呼ばれる軽度の光線過敏症であり, 外用剤で対処可能である.[1027]

慢性好中球性白血病 chronic neutrophilic leukemia; CNL [CNL] 成熟好中球を主体とする著明で持続的な白血球増加を示し脾腫がみられる病態. 慢性骨髄性白血病と異なる疾患である. ヘモグロビンは正常もしくは低下, 血小板数もほとんどが正常だが, 減少や増加を示す例もある. 好中球アルカリホスファターゼ活性高値で, フィラデルフィア染色体は陰性, 感染症や悪性腫瘍などの類白血病反応を否定することが必要である. 慢性骨髄性白血病のような根治的治療法はない.[1495]

慢性硬膜下血腫 chronic subdural hematoma; CSH 頭部外傷後慢性期(通常 1-2 か月後)に, 脳を覆っている硬膜と脳の間に血液が貯留する状態で, 血腫が脳を圧迫してさまざまな症状が引き起こされる. 頭痛, 片麻痺を呈することが多いが, 高齢者では認知症が前面に出て診断が困難な場合がある. 通常, 高齢の男性に多くみられ, 一般的には軽微な頭部外傷(外傷の事実がはっきりしない場合も少なくない)が原因となる. アルコール多飲者, 抗血小板薬や抗凝固薬の服用者の頭部外傷では, 本疾患の発症を念頭におくことが重要である. 治療は局所麻酔下の穿頭血腫除去洗浄術が一般的であるが, 10% 前後に再発が認められる. 通常, 脳挫傷を伴うことはなく, 時期を逸せず治療を行えば予後良好である.[327]

慢性骨髄球性白血病 chronic myelocytic leukemia ⇨同慢性骨髄性白血病→2751

慢性骨髄性白血病 chronic myeloid (myelogenous) leukemia; CML [**慢性骨髄球性白血病, CML**] 慢性骨髄増殖性疾患の1つで, 造血幹細胞の異常により起こる. 血液検査で白血球高値を示し, ときに数十万/μL になり骨髄芽球から成熟好中球までの各段階の細胞がみられ, 血小板増加や好塩基球増加, 好中球アルカリホスファターゼ値が低値を示す. 骨髄は顆粒球系細胞が著増で巨核球もしばしば増加している. 染色体異常としてフィラデルフィア染色体(Ph 染色体)と呼ばれる9番と22番染色体の相互転座がみられ, 遺伝子解析では *BCR-ABL* メッセンジャー RNA が陽性である. 症状は無症状のことも多いが, 脾腫による腹部膨満感や全身倦怠感などを呈する. 病期は, 慢性期, 移行期, 急性期がある. 経過は, 以前は3年以上で急性に移行(急性転化)し死亡することが多かったが, 近年目ざましい治療の進歩がみられている. 治療は, イマチニブメシル酸塩, インターフェロン, 骨髄移植, ヒドロキシカルバミドなどがある. Ph 染色体が消失する例は急性転化しにくい. 現在, 治療の第一選択薬はイマチニブメシル酸塩であり, 80% 以上の患者でこの治療により Ph 染色体が消失する.[1495]

慢性骨髄増殖性疾患 chronic myeloproliferative disorders; CMPD [**骨髄増殖症候群, CMPD**] 造血幹細胞の増殖を示す疾患の総称. 真性赤血球増加症, 本態性血小板血症, 原発性骨髄線維症, 慢性骨髄性白血病の4疾患が含まれる. 骨髄で, 赤芽球系, 顆粒球系, 巨核球系のいずれかの増殖があり, 末梢血でも血球の増加がみられ, 所見として脾腫がある. 骨髄線維症では骨髄穿刺を行っても骨髄の吸引不能(ドライタップ dry tap)であり，診断には骨髄生検が必要である．[1495]

慢性骨髄単球性白血病 chronic myelomonocytic leukemia；CMMoL ［CMMoL］ FAB分類では骨髄異形成症候群として，WHO分類では骨髄増殖性疾患の要素をもつ骨髄異形成症候群・骨髄増殖性疾患として取り扱われている．診断基準は，末梢血で単球数1,000/μL以上で貧血，血小板減少がみられ，骨髄の芽球20% 未満である．高齢者に多いが15歳以下でもみられ，これは小児CMMoLと提唱されている．骨髄では顆粒球系細胞が増加し単球も増加する．フィラデルフィア染色体は陰性である．LDH(乳酸脱水素酵素)高値，リゾチーム高値があり，他にIgG，IgM，IgAの高値，クームスCoombs試験陽性，抗核抗体陽性なども認められる．所見として，他の骨髄異形成症候群でみられない肝脾腫や皮膚浸潤がある．経過は1-4年で20-40% の患者で芽球が増加し，急性白血病と同じ臨床像となる．強力な多剤併用療法は死期を早める危険性があり，白血球のコントロールや脾腫の縮小のためヒドロキシカルバミドを投与することが多い．[1495]

慢性細菌性前立腺炎 chronic bacterial prostatitis 前立腺における一般細菌による炎症．急性から移行するものもあるが，潜在性に進行することが多い．局所症状としては頻尿，排尿後不快感，射精痛，会陰部不快感などで，全身症状としては弱いが，頭痛，倦怠感などの神経症様症状や，性欲減退，勃起不全などの性機能障害を訴える．診断は前立腺マッサージによる前立腺圧出液での白血球，細菌の検出，前立腺触診(不規則に腫大，硬度は一様ではなく圧痛)による．治療は化学療法に加え，鎮痛・鎮静薬の投与，定期的な前立腺マッサージが有効．[474]

慢性再発性炎症性多発根ニューロパチー chronic relapsing inflammatory polyradiculoneuropathy；CRIP 慢性炎症性脱髄性多発根ニューロパチーとほぼ同様の病態．[1268] ⇨㊜慢性炎症性脱髄性多発根ニューロパチー→2749

慢性色素性紫斑 purpura pigmentosa chronica⇨㊐血管拡張性環状紫斑病→899

慢性糸球体腎炎 chronic glomerulonephritis；CGN⇨㊜糸球体腎炎→1249，慢性腎炎→2752

慢性自殺 chronic suicide メニンガーKarl A. Menninger(1893-1990)が提唱した概念で，明白な自殺行動に及ぶわけではなく，本人も必ずしも積極的に自殺の意図を認識していないのだが，慢性的な行動パターンが確実に自己破壊へと結びつくような危険な病態を指す．例として，アルコール依存症や麻薬の乱用などがあげられる．[878]

慢性歯周炎 chronic periodontitis ［**成人性歯周炎，慢性辺縁性歯周炎**］ かつては成人性歯周炎と呼ばれ，35歳以上の成人がプラーク由来により感染した歯周炎を指した．AAP(アメリカ歯周病学会)が1999年に分類の改訂を行い，成人性歯周炎を包括して慢性歯周炎と定義した．典型的病態としては，歯肉の発赤，腫脹，歯周ポケットの形成，歯槽骨の吸収などアタッチメントの喪失がみられる．細菌性因子，環境因子，宿主生体防御因子の減弱により症状が進行する．[434] ⇨㊜侵襲性歯周炎→1555

慢性歯髄炎⇨㊜歯髄炎→1290

慢性持続性肝炎 chronic persistent hepatitis；CPH 欧米やわが国でも多くの臨床家に用いられる慢性肝炎のヨーロッパ分類の一型で，慢性活動性肝炎chronic aggressive hepatitis(CAH)に対して用いられる．CAHに比し，活動性の軽症な慢性肝炎であり，わが国の新犬山分類の非活動性肝炎にほぼ相当するものである．慢性炎症細胞浸潤は大部分が門脈域内であり，小葉内にはあってもわずかに認められる程度．限界板の破壊〔虫食い状壊死(ピースミールネクローシスpiecemeal necrosis)〕や線維増生はないか，あってもわずかで，アミノトランスフェラーゼは正常なことが多く予後もよい．[279,1050] ⇨㊜慢性非活動性肝炎→2757

慢性疾患 chronic disease 慢性経過をたどる病気の総称．完全に治癒することが難しいものが多い．予後は長い経過の中で病態が徐々に悪化していくものが多いが，経過の途中において突然，急激に病態が悪化(急性増悪)するものもみられる．[543]

慢性疾患看護専門看護師 certified nurse specialist in chronic care nursing⇨㊜専門看護師→1796

慢性湿疹 chronic eczema ［**ヴィダール苔癬**(たいせん)，**慢性単純性苔癬**(たいせん)，**限局性神経皮膚炎**］ 表皮の肥厚を伴う湿疹の総称．湿疹が慢性の経過をたどると，表皮が反応性に肥厚して皮野，皮溝が目立つ苔癬化と呼ばれる状態となり，慢性湿疹の特徴的変化を呈する．代表的なものは学童期以降のアトピー性皮膚炎にみられる．瘙痒が先行し慢性の掻破により同一部位に充実性丘疹が集簇する苔癬化局面を呈するもので，中年女性の頸部や四肢伸側，外陰部に多くみられるものをヴィダールVidal苔癬と呼ぶ(神経皮膚炎，慢性単純性苔癬とも呼ばれる)．古くは湿疹を急性，亜急性，慢性と分類していたが，近年の皮膚科学ではその病態や原因別に分類するため，慢性湿疹の診断名はなるべく用いない．病態的にはⅠ型またはⅣ型のアレルギー反応によることが多い．治療はステロイド剤の外用が標準的．[235]

慢性縦隔炎 chronic mediastinitis 縦隔における慢性の炎症で，縦隔ないし近接領域の病変から，直接または血行性に波及して発生する．原因疾患には外傷，結核，真菌症，梅毒，リウマチ熱，細菌性心膜炎などがあるが，日本では結核性の頻度が最も高い．多くの場合，潜在性で，緩慢に経過し無症状のことが多いが，ときに圧迫症状があり，胸痛，嗄声，喘鳴などをみることがある．治療は，原因の明らかなものには有効な抗生物質の投与を行う．これ以外の場合には抗炎症薬，ステロイド剤の投与を行うこともあるが，有効な症例は少ない．[948]

慢性収(緊)縮性心膜炎 chronic constrictive pericarditis⇨㊐収縮性心膜炎→1369

慢性腎盂腎炎⇨㊜腎盂腎炎→1506

慢性腎炎 chronic nephritis 狭義には慢性に経過する種々の糸球体腎炎を指すが，広義には，慢性に経過する種々の間質性腎炎をも含めたより広い疾患概念を指す．臨床的にはタンパク尿と血尿が(また多くの場合高血圧も)認められる．経過から，徐々に腎機能が障害され腎不全へと移行していく進行性のものと，腎機能は正常に保たれる非進行性のものとに分けられる．病期的に，固定期，進行期，慢性腎不全期に分けることもある．治療はおのおのの疾患ごとに異なるが，血小板凝集抑制薬，副腎皮質ホルモン剤，また，最近ではアンギオテンシン変換酵素 angiotensin converting enzyme（ACE）阻害薬などが使用される．[1503] ⇨参腎盂腎炎→1506，糸球体腎炎→1249

慢性進行性外眼筋麻痺 chronic progressive external ophthalmoplegia；CPEO 慢性に進行する眼瞼下垂や眼球運動障害を呈する疾患．原因はミトコンドリア異常と考えられ，ミトコンドリア脳筋症の1つ．確定診断は，筋生検でミトコンドリア異常の証明による．眼科的には，眼瞼下垂や斜視に対して手術を行うこともあるが，進行性の疾患であることから，一時的な改善が得られても経過中に再増悪することが多い．[1153] ⇨参カーンズ・セイヤー症候群→424

慢性腎臓病 chronic kidney disease；CKD ［CKD］ 従来は腎機能低下，慢性腎不全などと呼ばれていた一連の病態を一括して，慢性腎臓病 chronic kidney disease（CKD）という新たな名前の提唱が最近なされた．アメリカ腎臓財団 National Kidney Foundation（NKF）が K/DOQI（Kidney Disease Outcomes Quality Initiative：腎臓病予後改善対策）ガイドラインとして提案した概念による．国際的組織 KDIGO（Kidney Disease：Improving Global Outcomes）もこれを踏襲することになり，WHO の ICD-10 による国際共通疾病コードでは疾病番号 586 に分類された．CKD という新たな疾患概念では，原疾患の違い（病因）を完全に無視し，糸球体濾過率（GFR）の低下のみに着目して重症度分類（stage Ⅰ-Ⅴ）を行っている．このように単純化した意図は，腎臓を専門としない医療関係者，ひいては一般人の慢性腎臓病への意識を高めることにある．わが国では 2007（平成 19）年に日本腎臓学会から「CKD 診療ガイド」が発表され，病期別の治療の目的，生活習慣改善，食事指導，血管管理などの指針が規定された．[1503]

慢性心不全

chronic heart failure ［**慢性うっ（鬱）血性心不全**］

【病態生理】 慢性心不全治療ガイドライン〔2005（平成17）年〕では「慢性の心筋障害により心臓のポンプ機能が低下し，末梢主要臓器の酸素需要量に見合うだけの血液量を絶対的にまた相対的に拍出できない状態であり，肺または体静脈系にうっ血をきたし生活機能に障害を生じた病態」としている．陳旧性心筋梗塞，弁膜疾患，高血圧症，先天性心疾患，心筋炎，心筋症など，すべての器質的心疾患の終末的な病態で，予後はきわめて悪い．生理学的にみると左心不全の発症機序は，①心筋収縮能の低下，②後負荷の増大，③心室充満の障害，の3つに分類される．心室からの血液駆出の障害（収縮能低下あるいは後負荷増大による）は**収縮不全**，拡張期における弛緩・心室充満の障害は**拡張不全**と呼ばれる．一方，右心不全の原因は左心不全による後負荷増大であることが最も多く，右心不全単独という状態は肺塞栓症など肺血管床や肺実質の障害による後負荷増大に限られる．心不全状態では心機能を保持するために種々の代償機序が働くが，その代表的なものは神経体液因子の亢進と心肥大である．

【症状】 低心拍出量に基づいた肺うっ血，左房圧上昇による**左心不全症状**（労作時呼吸困難，起座呼吸，発作性夜間呼吸困難，易疲労感，食欲不振，四肢冷感）と，体静脈系うっ血に基づく右心負荷による**右心不全症状**（末梢浮腫，肝うっ血による右季肋部不快感）に分けられる．身体所見では，左心不全によるⅢ音，Ⅳ音，奔馬調律，湿性ラ音，頸動脈怒張，頻脈，頻呼吸と，右心不全による頸静脈怒張，肝腫大，末梢浮腫がみられる．

【検査】 胸部 X 線（心陰影拡大，肺うっ血や肺水腫の有無の確認），心臓超音波検査（左室収縮能を中心とした心機能の評価，下大静脈径の評価）が客観的かつ簡便に行え，経時的観察にも適している．心臓超音波検査は心不全の原因疾患の診断にも有用である．CT，MRI，核医学検査でも形態診断のみならず動的評価が可能になってきた．心臓カテーテル検査は侵襲的だが診断，治療に非常に有用である．神経体液因子の中では脳ナトリウム利尿ペプチド（BNP）が心不全の重症度や治療効果の判定，予後予測因子として有用である．

【治療】 患者には食塩，水分の制限の指導が必要である．薬物療法に用いられる薬には，ジギタリス，利尿薬，アンギオテンシン変換酵素阻害薬，アンジオテンシンⅡ受容体拮抗薬，β遮断薬，経口強心薬がある．重症度や原因疾患，合併症，年齢などを考慮し，選択使用する．不整脈を合併する場合には抗不整脈薬を処方する．睡眠時無呼吸症候群を合併する場合，夜間酸素療法が有効である．非薬物療法は薬物療法が無効なときに選択される．合併する不整脈の種類によっては，カテーテルアブレーションやペースメーカー，あるいは植込み型除細動器（ICD）が有効である．心室内伝導障害がある場合，特殊なペースメーカーによる心臓再同期療法（CRT）が有効なことがある．外科的手術療法には補助循環装置（補助人工心臓など），左室容積縮小術，心臓移植がある．[1180]

慢性心不全の看護ケア

【ケアのポイント】 慢性心不全では，QOL を維持しながら心機能に応じた生活を送ることができるように日常生活指導を行うことが看護の中心となる．具体的には，疾患・症状への理解，服薬管理，塩分・水分制限といった食事管理，過労を避けること，定期受診の継続などがあげられるが，体重の変動や浮腫，息切れといった心不全の症状を発見し，早期に受診行動がとれるように観察ポイントを指導することが重要である．さらに，在宅における患者の生活環境やサポート体制を確認し，キーパーソンへの指導をはじめ，必要時には在宅での継続指導のための訪問看護，介護支援の導入をすすめる．また慢性心不全は入院退院を繰り返すことが多いため，闘病意欲を継続できるよう，患者自身が制限をしいられることで感じている精神的ストレスも看護師は理解しなければならない．患者，家族の努力をねぎらいながら今までの生活をともに振り返り，患者自身が改善の必要性に気づくようにかかわっていく．そして，実際の指導の際には，患者一人ひとりの生活スタイルを把握したうえで，指導のポイントを絞ることも必要であり，看護師の一方的な押しつけにならてはならない．[1209] ⇨参慢性心不全→2753

慢性腎不全

chronic renal failure；CRF

ま

【概念】原疾患とは無関係に糸球体硬化，尿細管萎縮など不可逆性の変化が起きてネフロン数が減少し，数か月から数年以上にわたり持続的に腎機能が低下する結果，体液の恒常性が失われやがて尿毒症が出現する症候群のこと．原疾患として糖尿病性腎症，慢性糸球体腎炎，良性腎硬化症などが多いが，慢性腎不全の進行には原疾患によらない共通した機序が働いていると考えられており，それを説明する1つの考え方に糸球体過剰濾過説 glomerular hyperfiltration theory がある．それは，腎のネフロン数が減少すると残存した糸球体に負荷(糸球体流量と内圧の増加)がかかり，さらなる糸球体硬化を引き起こし，この悪循環で腎不全が進行していくというものである．

【病期分類】セルディン Seldin らは慢性腎不全の進行過程を第1期〔糸球体濾過値(GFR)50 mL/分以上〕：無症状，第2期(GFR 30-50 mL/分)：尿濃縮力障害が出現，第3期(GFR 10-30 mL/分)：電解質異常，腎性貧血，高血圧，代謝性アシドーシスが出現，第4期(GFR 10 mL/分以下)：尿毒症が出現，に分類している．

【治療】まず進行抑制のために，アンギオテンシン変換酵素(ACE)阻害薬やアンジオテンシンII受容体拮抗薬(ARB)を中心とした降圧薬による**血圧管理**，**食事療法(低タンパク食と塩分制限)**を行う．腎不全が進行したらエリスロポエチン製剤を用いた腎性貧血の治療，リン吸着薬によるリンコントロール，活性型ビタミンD製剤による二次性副甲状腺機能亢進症の治療を行う．末期腎不全となった場合は**血液透析**，**腹膜透析**，**腎移植**のいずれかを行う．

【CKD対策】近年，透析患者が増加していること，腎機能低下患者において**心血管疾患** cardio-vascular disease(CVD)の合併頻度が高いことが問題になっており，さらに早い段階から腎不全への進行を予測し包括した医療を行う必要が出てきた．そこで，アメリカ腎臓財団 National Kidney Foundation(NKF)から**慢性腎臓病 chronic kidney disease(CKD)**という概念が提唱され，非営利団体である国際腎臓病予後改善イニシアチブ Kidney Disease；Improving Global Outcome (KDIGO)が旗揚げされた．KDIGOガイドラインでは，腎機能障害のある従来の慢性腎不全だけでなく，軽度腎機能低下がみられる状態や腎機能が低下する可能性がある状態も含めてCKDとして一括し，GFR推算式を用いて求められた推定GFR (eGFR：単位 mL/分/1.73 m^2)により，Stage 1：eGFR 90以上だが腎障害(アルブミン尿などが陽性)が存在，Stage 2：eGFR 60以上90未満の状態，Stage 3：eGFR 30以上60未満の状態，Stage 4：eGFR 15以上30未満の状態，Stage 5：eGFR 15未満の状態，に分類される．①尿異常，画像診断，血液，病理で腎障害の存在が明らか，② GFR<60 mL/分/1.73 m^2 で①，②いずれか，または両方が3か月以上持続する場合CKDと定義される．[1112] ⇒㊜慢性腎臓病→2753

慢性腎不全の看護ケア

【ケアのポイント】透析療法や腎移植までの治療は，食事療法，薬物療法，安静療法が主である．末期の尿毒症期に入ると，治療の選択肢は透析療法あるいは腎移植になる．透析療法には腹膜透析と血液透析があり，それぞれの方法には，表に示すような違いがある．看護師は，十分な情報提供を行い，患者および家族がライフサイクルに合わせて納得のいく選択ができるよう支援することが重要となる．慢性腎不全の看護としては，患者および家族が慢性の病気といかに折り合いをつけながら生活していくかという視点をもって，セルフマネジメントできるような支援が重要となる．

【透析時のケア】慢性腎不全では，タンパク質などの窒素代謝産物，水分，ナトリウム，カリウム，リンなどの摂取が制限される．透析導入後は，タンパク質制限が解除され透析の方法によっても食事制限は緩和されるようになる．しかし，透析療法で代償される機能は約10%しかなく，塩分や水分，カリウム(血液透析の場合)などの制限は続けなければならない．安静臥床は，有効腎血漿流量を増加させ利尿を促すことができ，浮腫の改善に役立つ．しかし，透析導入後は，体力を徐々に回復させて運動療法を積極的に行うことが必要となる．透析導入にあたっては，不安や葛藤，恐怖や危機感などの否定的な感情が生じ，精神的に不安定な状態に陥りやすい状態となる．患者の精神・身体的状況など学習の準備状態(学習レディネス)についてアセスメントし，適切な状態で選択した透析療法についての学習が進められるよう援助することが重要である．また，患者の家族に対しても同様に援助が必要である．[763] ⇒㊜慢性腎不全→2753

●腹膜透析と血液透析の比較

分類	腹膜透析	血液透析
循環動態への影響	小さい	大きい
残腎機能の維持	維持される	維持されにくい
透析に伴う主な苦痛や自覚症状	腹部膨満感	穿刺部痛
透析時間	連続的に24時間	3回/週(4-5時間/回)
食事制限	エネルギー制限 塩分・水分制限	カリウム・塩分・水分制限
行動の自由度	高い	透析日は低い
透析場所	自宅，職場など	主に医療施設
透析操作	患者自身または家族	医療スタッフ
通院回数	1-2回/月	3回/週

慢性腎不全食　diet for chronic renal failure (insufficiency)

慢性腎不全患者が摂取すべき食事．食事に対する考え方は保存期慢性腎不全と透析導入以降の慢性腎不全とで大きく異なる．保存期では，腎機能低下を遅延させる目的にて十分なカロリー摂取のもとにタンパク質を0.6 g/kg体重/24時間以下に制限するのが理想とされるのに対して，透析導入以降では，タンパク質は1.3 g/kg体重/24時間程度摂取すべきであるが，カリウム，リン，水分の摂取制限を行うことが考え方の根幹となる．なお，高血圧合併症例ではいずれの時期においても塩分制限(6-7 g/24時間以下)を行う必要がある．[1503]

慢性蕁麻疹(じんましん)　chronic urticaria，urticaria chronica

難治性の蕁麻疹で，発症後1か月以上にわたりかゆみを伴う膨疹の出没を繰り返す．非アレルギー性機序によるものが多く，大多数の症例では原因を特定できない．機械的刺激や寒冷または温熱刺激で症状が誘発される場合もある．ヒスタミン遊離作用のある食物(仮性アレルゲン)の摂取を制限し，抗ヒスタ

ミン薬の内服治療を行う.[850] ⇨参蕁麻疹(じんましん)→1606, 急性蕁麻疹(じんましん)→733

慢性膵炎

chronic pancreatitis

【定義】 慢性進行性に膵全体に不均一な炎症性の実質脱落を伴う結合織の増生があり, 膵内外分泌能の減退した病態で, 膵炎としての臨床像が6か月以上持続しているもの.

【病態】 原因としてはアルコール性が70%を占め増加傾向にある. かつて主因の1つであった胆石性は, 胆石症の診断・治療技術の進歩により3%程度まで漸減している. その他, 原因不明の特発性慢性膵炎が20%存在するが, そのなかに含まれている可能性のある**自己免疫性膵炎**が注目されている.

【疫学】 わが国における推計受療患者数は4万5,000人で, 増加傾向にあり, 男女比は3:1.

【症状】 早期には症状のないことも多いが, 病気の進行に伴い, 持続鈍痛から仙痛までのさまざまな**上腹部痛**を呈するようになる. 痛みはアルコール多飲, 脂肪やタンパクの過剰摂取で誘発されやすい. 外分泌能が低下すると脂肪やタンパクの消化障害により脂肪便や筋線維便(消化不良の便)もみられる. また, 悪心, 食欲不振, 腹部膨満などの非特異的な消化器症状を訴える. 膵の線維化による膵島への血流障害から糖尿病を併発することもある.

【診断】 2001年に慢性膵炎臨床診断基準(日本膵臓学会)が改訂されたが, これは主として進行した慢性膵炎を念頭においた基準であり, 早期で軽症の慢性膵炎の診断には向かない. この基準では慢性膵炎としての臨床症状あるいは臨床症候を示す症例に対し検査手順に従って診断していく. 確診例は, ①超音波検査における膵石エコー, ②CT検査における膵内の石灰化, ③**内視鏡的逆行性胆道膵管造影(ERCP)**における(i)不均等に分布する, 不均一な分枝膵管の不規則な拡張, または(ii)閉塞・狭窄部位より乳頭側主膵管あるいは分枝膵管の不規則な拡張, ④セクレチン試験における重炭酸イオン低下を含む2因子以上の低下(現在わが国では施行できない), ⑤膵組織所見で膵実質の減少と線維化が全体に散在する, の有無を判定するという手順で診断される. 準確診例の診断にはERCPよりも侵襲の少ない磁気共鳴胆道膵管造影(MRCP)の所見が加えられた.

【治療】 **禁酒, タンパク質・脂肪摂取制限**などの膵庇護が基本. 疼痛に対しては鎮痛・鎮痙薬を投与し, 消化不良に対しては消化酵素薬, ビタミン製剤を投与する. 機械的障害があったり, 内科治療に抵抗性の激痛が持続するなどにより外科療法を要することもある.[1050]

慢性膵炎の看護ケア

【看護への実践応用】 慢性膵炎は進行性の, 不可逆的な疾患であり, 繰り返す膵炎発作が主な症状である代償期(急性増悪期と, 主な症状が疼痛である間欠期に分けられる), 腹痛発作は軽減するが膵機能が低下する非代償期, その中間の移行期に分けられ, 成因の半数以上がアルコール性である. 病期や成因により症状やケアは多少異なるが, 膵実質の破壊を軽減, 遅延させることがポイントとなる. 無痛性に経過する場合もあるが, 主な症状は持続する上腹部痛で, 背部へ放散する傾向がある. 腹痛発作は飲酒や高脂肪食摂取後に誘発されることが多く, 仰臥位で増強し前屈位で軽減する傾向がある. 腹痛がある場合は体位を整えたり鎮痛薬を使用する. その他の症状には背部痛, 食欲不振, 悪心・嘔吐, 全身倦怠感, 腹部膨満感, 体重減少などがある. 苦痛症状に対し, 鎮痛薬や制吐薬を使用し, 吐物は速やかに片づけ, 口腔の清潔を保つ援助を行う. また, 休息できる環境を整える. 膵臓の安静のために禁飲食や床上安静が必要となる場合があるため, 必要性を十分説明し, 排泄や清潔の援助を行う. 食事開始時は, 症状の再燃に注意する. 急性増悪期は急性膵炎に準じた治療と看護を行う. 間欠期は食事療法と日常生活の指導を行う. 食事は膵液分泌を刺激する脂肪やカフェイン, 炭酸飲料, 香辛料などを制限する. 飲酒は膵炎の成因と関連が強く, 膵外分泌を刺激して腹痛発作の誘因となるため禁酒とする. 禁酒が困難な場合は断酒会を紹介するなどの支援を行う. 生活面では過労や睡眠不足を避ける. 外来通院や内服を継続し, 症状出現時は早期受診するよう説明する. 慢性膵炎の合併症には膵石, 仮性膵嚢胞やそれに伴う感染症などがある. また, 非代償期では糖尿病の合併も少なくない. 長い経過をたどり原因や合併症への治療のために入退院を繰り返す場合もあるので, 疾患とうまく付き合いながら過ごせるよう, 精神面のケアも考慮しながら, 患者・家族とかかわることが大切である.[1637,1064] ⇨参慢性膵炎→2755

慢性水銀中毒 chronic mercury poisoning 水銀を扱う職業(水銀の製錬, 温度計・水銀灯の製造, 毛皮のなめし作業など)に携わる者が水銀蒸気を吸入することによって起こることが多い. 症状は, 振戦, 口内炎, 歯肉炎, 神経過敏症, 言語障害, 視野狭窄, 聴力障害, 腎障害(ネフローゼ, 尿毒症など)などがみられる. 尿中, 毛髪, 血液中の水銀濃度の上昇や臨床症状から診断する. 予防として水銀蒸気の吸入の防止や水銀の飛散の防止を行う. 治療として, 慢性の場合は, 口腔洗浄, 収斂剤, ヨードカリ投与などを行う.[948]

慢性頭痛 chronic headache⇨同一次性頭痛→250

慢性精巣上体炎 chronic epididymitis⇨参精巣上体炎→1692

慢性前立腺炎様症候群 prostatodynia 女性の膀胱神経症および神経性頻尿と呼ばれる心因性膀胱機能障害に対応する男性の状態を総称していう. 尿道や会陰部の疼痛や不快感, 外尿道口からの分泌物, 恥骨上部や下腹部の圧迫感や鈍痛, 鼠径部, 大腿部, 陰囊部の鈍痛などを訴える. さらに陰茎の脱力感, 性欲減退, 勃起不全などの性機能障害を伴う多彩な不定愁訴を呈する. 症状は非細菌性慢性前立腺炎に酷似しているが, 前立腺分泌液(EPS)中には白血球や細菌が証明されず, 直腸内指診にて腫大や圧痛もみられない. 性行為による性感染症の心配, 罪悪感, 完全治癒への不安などの心理的要因に加え, 家庭環境, 家族内や職場におけるトラブル, 不安・緊張などが原因となって起こることが多い. 治療は, 器質的病変がないことを証明したら, 患者に身体的異常のないことを十分に説明したうえで精神療法を積極的に行う.[30]

慢性単純性苔癬(たいせん) lichen simplex chronicus⇨同慢性湿疹→2752

慢性中耳炎　chronic otitis media　広義の慢性中耳炎は，慢性化膿性中耳炎および真珠腫性中耳炎に大別される．前者は合併症もほとんどなく危険度は低いが，後者は骨破壊をきたし頭蓋内合併症を併発することが多く，生命の危険も生じるため適切な治療が必要である．慢性中耳炎は鼓膜穿孔，難聴，耳漏を三主徴とする．急性中耳炎の治療に抵抗し，3か月以上経過しても耳漏が継続する場合である．遷延する原因として，起炎菌に対する治療の効果がみられないこと，耳管機能不全，乳突蜂巣発育不全などがある．治療はまず保存的に行い，分泌液吸引，鼓室洗浄，感受性のある抗生物質の投与，鼻咽腔の治療の併用などを行う．手術的療法として鼓膜形成術，鼓室形成術が適応となるが，ときに中耳根治手術などを行う．[887]

慢性虫垂炎　chronic appendicitis　臨床的に虫垂炎の症状が反復するものや，数週間以上にわたり持続するものに対してこの言葉を用いることがあるが，疾患単位としての妥当性については議論がある．きわめて早期やごく軽症の虫垂炎は自然寛解する可能性も考えられ，輸液，抗生物質投与で経過をみて，手術時期を決めることも考えられるが，現在では，腹部超音波検査やCT検査によって，腫大した虫垂や膿瘍，糞石など虫垂炎の診断が確定すれば，早急に手術を行うことが治療の原則である．[1632]

慢性中毒　chronic intoxication　毒物吸収による生体への悪影響が永久または長期に続く状態．慢性曝露（通常3か月以上の長期にわたる反復または持続曝露）による影響を主として指すが，急性曝露後の後遺症を意味することもある．発癌，催奇形，寿命短縮などの影響も含まれる．なお，急性曝露後長期間たってから生体影響が出現する場合を遅延毒性 delayed (latent) toxicity と呼ぶことがある（有機リンによる遅延ニューロパチー，ジエチルスチルベストロール diethylstilbestrol 子宮内曝露による成人後の発癌など）．[1593]

慢性痛風性関節炎⇨参痛風性関節炎→2036

慢性伝染病　chronic infectious disease　［慢性感染症］感染してから発症・転帰までの経過が長期にわたる感染症の総称．例としては，結核，ハンセン病，HIV 感染症などがあげられる．[1456]

慢性疼痛　chronic pain　疼痛は，「実際に組織損傷が起こったか，または組織損傷の可能性があるとき，またはそのような損傷を表す言葉によって述べられる不快な感覚および情動体験」（国際疼痛学会，1994）と定義されるが，組織損傷など異常な状態が治癒したにもかかわらず，また明らかな異常な状態が存在しないにもかかわらず持続する痛みが存在する場合を慢性疼痛と呼ぶ．心理的要因が密接にかかわっており，かつては心因性疼痛といわれたが，ICD-10（1992）では身体表現性障害のうちの「持続性身体表現性疼痛障害」に，DSM-Ⅳ-TR では身体表現性障害のうちの「疼痛性障害（慢性）」に相当するものとされている．慢性疼痛は炎症などの身体的な痛みの原因を取り除いただけでは改善しないため，麻酔科医，精神科医，臨床心理士，ソーシャルワーカー，看護師など多職種による総合的な，全人的な治療が必要となる．[525]

慢性動脈閉塞　chronic arterial occlusion；CAO　四肢，特に下肢を中心とした動脈の狭窄，閉塞をきたす疾患．主に閉塞性血栓性血管炎（バージャー Buerger 病）と閉塞性動脈硬化症 arteriosclerosis obliterans（ASO）に分類される．前者は膝窩動脈や前腕動脈より遠位部の細い動脈に好発し，20-40 歳代男性の喫煙者に多く発生する．自己免疫機序関与の可能性が高く，ヒト白血球抗原 human leukocyte antigen（HLA）と関係する．禁煙により軽快するが，難治例では交感神経切除術を施行して血管の攣縮を防止する．後者は腹部大動脈末梢および四肢の主幹動脈，下肢の中等度の動脈にみられる動脈硬化性疾患であり，大腿動脈や膝窩動脈に好発する．50 歳以上の男性に多く発症し，1/4 に糖尿病を合併する．薬物療法（血管拡張薬，血小板凝集抑制薬）や PTA（経皮的血管形成術 percutaneous transluminal angioplasty），人工血管によるバイパス術などが行われる．[31]

慢性特発性骨髄線維症　chronic idiopathic myelofibrosis⇨同原発性骨髄線維症→959

慢性肉芽腫症　chronic granulomatous disease；CGD　食細胞（好中球，単球，好酸球）機能異常による原発性免疫不全症の1つ．原因は食細胞に存在する NADPH オキシダーゼの形成成分であるチトクローム B の先天的異常．異常成分の違いにより常染色体性と伴性劣性の遺伝形式をとる2タイプが存在．食細胞の殺菌能が低下するため，多くの病原体による細菌感染症（肺炎，膿瘍，リンパ節炎など）を出生時から反復し，重症化する．膿瘍や肉芽腫を形成することが特徴．感染症の病原体はカタラーゼ陽性菌のブドウ球菌，緑膿菌や大腸菌などのグラム陰性桿菌，カンジダ *Candida* やアスペルギルス *Aspergillus* などの真菌が多い．治療は感染症のコントロール．予防が重要で，日常生活における病原体の接触に注意する指導を行い，ST 合剤と抗真菌薬を予防投与する．特殊治療として骨髄移植や遺伝子治療が施行されつつある．[1385]　⇨参原発性免疫不全症候群→962

慢性乳腺炎⇨参乳腺炎→2234

慢性粘膜皮膚カンジダ症⇨参皮膚カンジダ症→2470

慢性膿胸　chronic pleural empyema　急性膿胸が3か月以上経過したもの．細菌性肺炎，結核，胸腔内術後などに続いて起こる．治療は抗生物質投与と胸腔ドレナージであるが，難治性の場合，外科的治療が必要となることも少なくない．[494]　⇨参膿胸→2295

慢性膿皮症　pyoderma chronica　中年男性の頭部や殿部に好発する．原因不明の慢性炎症性疾患で，皮下結節，皮下膿瘍，瘻（ろう）孔が多発して，皮下でこれらが相互に交通する．瘻孔からは漿液性または膿性滲出液

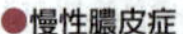
●慢性膿皮症

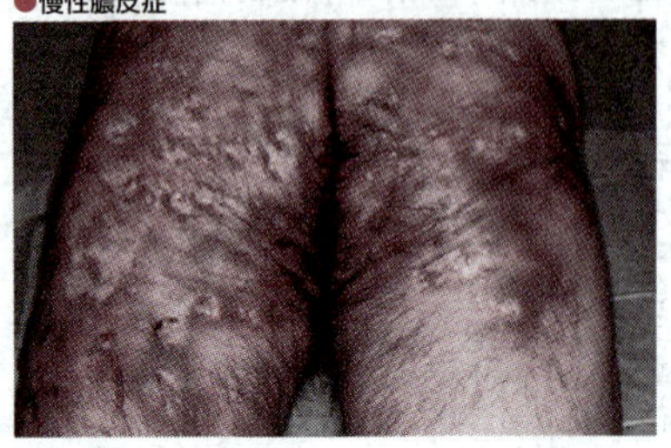

の排出をみる．抗生物質，副腎皮質ホルモン剤の内服でコントロールできない場合には，植皮術などの外科的根治手術を行う．ときに有棘細胞癌の発生母地となる．また，肛門周囲の病変では直腸由来の腺癌の皮膚浸潤と鑑別する必要がある．[102]

慢性肺性心　chronic cor pulmonale　[慢性肺性心疾患]　肺疾患により右心系に生じる障害で，右室拡大が特徴的．原因には慢性閉塞性肺疾患 chronic obstructive pulmonary disease（COPD），原発性肺高血圧症，肺線維症などがあり，近年では COPD によるものの増加がみられる．心電図所見では右軸偏位，V_5, V_6 での深い S 波，V_1 での高い P 波などがあげられる．治療は右心不全徴候のみられない間は原疾患の治療を行い，右心不全がみられ始めたら利尿薬を中心とした心不全の治療を追加する．原疾患により予後は異なる．[31]　⇨参肺性心→2340

慢性肺性心疾患　chronic pulmonary heart disease⇨同慢性肺性心→2757

慢性剥離性歯肉炎　chronic desquamative gingivitis　辺縁歯肉および付着歯肉にびまん性の発赤，偽膜形成，歯肉上皮の剥離や水疱形成などを生じる病変の総称．皮膚疾患の口腔内所見として，尋常性天疱瘡，扁平苔癬，滲出性多形性紅斑，円板状紅斑性狼瘡などとの鑑別診断が必要である．通常は更年期の女性にみられるが，確たる原因は不明である．性ホルモンの変調，アレルギー性変化などにより，歯周組織に炎症症状がみられる．歯肉は鮮紅色を呈し，辺縁部には灰白色の偽膜が形成され，重度になると歯肉上皮の剥離がみられ，口臭が生じ，飲食物の摂取が困難となる場合もある．治療はプラーク除去であるが，歯ブラシでは刺激が強く易出血性となるため，ガーゼや水流圧洗浄器で歯肉辺縁のプラークをやさしく除去する．口腔扁平苔癬の内服薬としてビタミン剤，抗アレルギー薬，良性類天疱瘡では副腎皮質ホルモン剤の内服や局所塗布が有効である．改善に時間を要し，予後は不良の場合が多い．[434]

●慢性剥離性歯肉炎・歯周炎

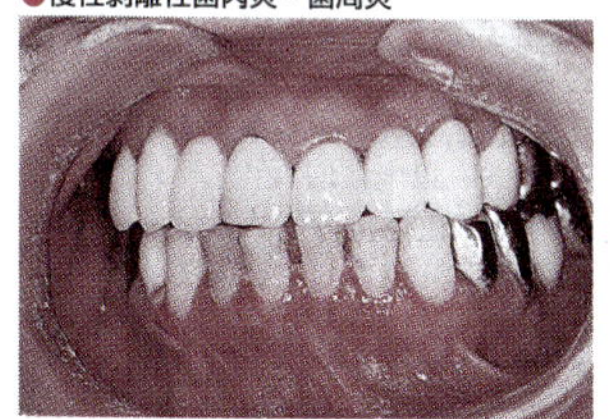

52 歳の女性．下顎前歯部に剥離性歯肉炎・歯周炎がみられる

慢性鼻炎　chronic rhinitis　鼻粘膜の慢性炎症で，単純性，肥厚性，萎縮性，アレルギー性の慢性鼻炎がある．慢性単純性鼻炎の局所的原因は外界からの慢性刺激，副鼻腔炎との併発，細菌感染など，全身的原因は感冒や気道感染，アレルギーなどであり，鼻閉，粘性鼻漏を訴える．治療は血管収縮薬，抗生物質などを使用し，鼻閉が強ければ粘膜下下鼻甲介切除術を行う．[887]

慢性非活動性肝炎　chronic inactive hepatitis；CIH　[非活動性慢性肝炎]　慢性肝炎の診断基準である犬山分類の一型で，組織学的に肝に炎症，壊死の軽微なものをいう．これに対し慢性活動性肝炎（CAH）は限界板の破壊，小葉内細胞浸潤と肝細胞の変性壊死で評価される．アミノトランスフェラーゼは正常もしくは軽度の上昇にとどまる．CAH との間で相互に移行しうる．[279,1050]　⇨参慢性持続性肝炎→2752

慢性非化膿性破壊性胆管炎　chronic non-suppurative destructive cholangitis；CNSDC⇨同原発性胆汁性肝硬変→960

慢性皮膚粘膜カンジダ症　chronic mucocutaneous candidiasis⇨同皮膚粘膜カンジダ症→2474

慢性びまん性肺線維症⇨同びまん性線維症→2481

慢性疲労⇨同慢性疲労症候群→2757

慢性疲労症候群　chronic fatigue syndrome；CFS　[慢性疲労]　それまで健康であった人に，原因不明の強い倦怠感や脱力感，頭痛，微熱などの身体症状と，思考力障害や抑うつ（鬱）などの精神神経症状が生じ，それらが長期間続き，健全な社会生活が送れない状態をいう．旧厚生省研究班がまとめた診断基準では，①短期の休養で回復せず，仕事や家事の妨げになる強い倦怠感が 6 か月以上の間，少なくともその半分の期間に認められ，②他の疾患を除外できることを必要条件とし，さらに，微熱や倦怠感，頭痛などの症状や，リンパ節腫脹などの身体所見を一定数含むものとされている．現在，その原因について研究が進められているところであり，治療法はまだ確立していない．[543]

慢性複雑性膀胱炎　chronic complicated cystitis；CCC　局所（泌尿器系）あるいは全身性に何らかの基礎疾患があり，それに伴った膀胱の炎症．基礎疾患には，糖尿病などの代謝性疾患や下部尿路閉塞性疾患，膀胱内結石・異物，腫瘍などがある．起炎菌は種々のグラム陰性桿菌，腸球菌などのグラム陽性球菌など．症状としては排尿痛，頻尿があり，比較的軽微であるが，がんこに長期間続くこともある．診断には，尿所見（膿尿，細菌尿），膀胱鏡での粘膜所見が有用．治療は，抗菌薬による化学療法とともに基礎疾患の除去が大切．[474]

慢性副鼻腔炎

chronic sinusitis　[蓄膿症]

【概念・定義】副鼻腔の慢性炎症性疾患で，鼻閉，鼻漏，頭痛，頭重感，ときに嗅覚障害などが増悪，寛解する時期があり，種々の保存的治療を行っても長期にわたって慢性の炎症が持続するもの．炎症は上顎洞，篩骨洞，前頭洞，蝶形骨洞の順に多いが，単一の副鼻腔よりもいくつかの副鼻腔が複合することが多く，複合性副鼻腔炎あるいは多洞性炎ともいう．すべての洞が罹患している場合は汎副鼻腔炎あるいは全副鼻腔炎という．確定した定義はないが，一般には 3 か月以上続く，あるいは増悪する傾向にある粘性（あるいは粘膿性）の鼻漏が認められるもので，画像上，罹患している副鼻腔に陰影，病的炎症性の所見のあるものとされている．

【疫学】鼻副鼻腔疾患の中ではアレルギー性副鼻腔炎が増加しつつあり，特徴的な膿性鼻汁を伴った従来の慢性副鼻腔炎は減少してきている．

【病態生理】急性副鼻腔炎から移行することが多い．急性副鼻腔炎に伴う鼻副鼻腔粘膜の腫脹により副鼻腔の排泄口である自然口の閉塞が起こり，副鼻腔に貯留する粘膿性の貯留液の排泄が障害され，炎症の遷延に伴って慢性化する．この原因としては，鼻中隔彎曲の有無，排泄口の狭小など局所の解剖学的要因のほか，個人のもつ免疫能などの差違，生活環境因子としての低温・多湿の気候，ビタミンA，Dに関する栄養，大気汚染に伴った化学的物質などが直接・間接的に影響している．炎症に起因して，粘膜からの粘液の過剰分泌と粘膜上皮の線毛機能障害をきたし，分泌液の輸送機能が障害される．また粘膜の浮腫や腫脹による自然口の閉塞も貯留液の排泄を障害する．さらに貯留液中に含まれる細菌に由来するエンドトキシンや免疫複合体なども遷延化，難治化の原因となる．

【症状】 自覚症状として**鼻漏**，**鼻閉**，**嗅覚障害**，**後鼻漏**，頭痛，頭重感，記憶力の減退，注意力散漫，倦怠感の訴えがあり，多くは3か月以上持続する．他覚的所見としては，前鼻鏡検査で鼻粘膜の腫脹，鼻汁の付着，中鼻道あるいは嗅裂に粘性，粘膿性の鼻汁の排出を認める．ときに中鼻道あるいは嗅裂に浮腫状のポリープを認めることもある．鼻閉は，鼻粘膜でも特に中鼻道の粘膜の充血，うっ血，腫脹と，中・下鼻甲介の炎症性の腫脹とによって起こる．粘性あるいは粘膿性の鼻汁の訴えがあり，中鼻道や鼻腔内に鼻汁の付着を認める．排出された鼻汁が後鼻孔へ流れると後鼻漏になり，鼻咽腔や咽頭の炎症，喘鳴，咳，痰の原因となる．頭痛，頭重感を半数以上が訴える．慢性の前頭洞炎の場合は頭痛が主訴になり，拍動性であることが特徴とされている．嗅覚障害としては鼻粘膜が炎症性に腫脹し，ポリープなどにより嗅裂が閉鎖され，嗅覚の減退あるいは脱失をきたす．

【診断】 後鼻鏡検査も必要であるが，現在では鼻咽腔内視鏡検査によって鼻鏡検査と同様の所見を容易に観察できる．単純X線検査でも副鼻腔内の所見がみられるが，より詳細な所見あるいは悪性所見を鑑別する目的でCT，MRI，超音波検査が必要である．鼻汁からの細菌検査，すなわち検出菌の同定と抗菌薬の感受性検査も必要である．

【治療】 保存的治療として，起炎菌に対して感受性を有する抗菌薬の使用，14員環**マクロライド系抗菌薬**の少量長期投与，消炎酵素薬投与，粘液溶解薬投与，鼻洗浄，ネブライザー療法などがあるが，効果がなければ手術(コールドウェル・ルック Caldwell-Luc法，デンケル Denker-和辻法など)を行うが，現在では内視鏡下の鼻内手術が主流となっている．[887] ⇨参副鼻腔炎→2545

慢性副鼻腔気管支炎　chronic sinobronchitis　副鼻腔炎に慢性気管支炎を合併した病態．近年では，びまん性汎細気管支炎などとともに副鼻腔気管支症候群と呼ばれることが多い．[948] ⇨参副鼻腔気管支症候群→2545

慢性腹膜炎　chronic peritonitis　急性腹膜炎に対する用語であるが，慢性の時間的定義に明確なものはなく，特殊型の腹膜炎と考えたほうがよい．原因としては，細菌性では結核性腹膜炎が大部分を占めるが，その他に真菌性・癌性・癒着性・硬化性腹膜炎などがある．進行は緩徐で，腹痛や腹部膨満感，便通異常，全身倦怠感，発熱などの症状がありうる．急性腹膜炎が急性腹症として外科的治療を要する場合が多いのに対し，慢性腹膜炎の多くは内科的治療の対象となる．[396] ⇨参急性腹膜炎→740

慢性閉塞隅角緑内障　chronic angle-closure glaucoma；CACG　眼痛，頭痛，眼の強いかすみ，充血，角膜浮腫，中等度散瞳など自覚症状の強い急性閉塞隅角緑内障に対して使用される用語．慢性閉塞隅角緑内障は自覚症状に乏しく，眼の疲れ，軽度の充血や眼痛，頭痛，かすみ目などを訴えて受診することがある．点眼治療では，一時的に副交感神経作動薬(コリン作動薬)が使用されることがある．散瞳をきたすような交感神経刺激薬や副交感神経遮断薬(抗コリン薬)の使用は避ける．また，非観血的手術としてレーザー虹彩切開術，観血的手術として周辺虹彩切除や白内障手術が行われる場合がある．[975]

慢性閉塞性肺疾患

chronic obstructive pulmonary disease；COPD　［COPD］

【概念・定義】 慢性に持続する咳，痰，気道閉塞症状があり，徐々に呼吸困難へと進行する呼吸器疾患であり，**肺気腫**と**慢性気管支炎**の組み合わされた疾患の総称．この中に含まれる慢性気管支炎は，2年連続して冬季に少なくとも3か月以上ほとんど毎日咳，痰が続く病態で，肺結核，気管支拡張症など特定の原因のないもの．肺気腫は，終末細気管支より末梢の気腔が，びまん性，均一性に，永久的に拡大した病態であり，**汎小葉型肺気腫**，**小葉中心型肺気腫**，**遠位細葉型肺気腫**がある．これらの病態が組み合わさった状態であり，明確に両疾患を区別することは困難な場合が多い．さらに気道過敏性があり気管支喘息が疑われるものも，その一部に加えられることがある．原因として，喫煙が主なものであり，遺伝的素因も発症に影響する．慢性気管支炎型になるものと肺気腫型になるものも遺伝的素因によると考えられる．

【症状・徴候】 症状は，慢性に持続する咳と痰があり，徐々に進行して**呼吸困難**となる．呼吸困難の初発症状は階段や坂道での息切れである．その後，歩行距離の短縮，さらに労作時呼吸困難，体動時呼吸困難へと進行する．いずれも呼気時の気道閉塞(息の吐きにくさ)を特徴とする．呼吸機能検査では本疾患共通の気道閉塞の存在を**1秒率**の低下により容易に検出することができる．1秒率70％以下では気道閉塞があると考えられる．さらに残気量が35％以上に増大する．体プレチスモグラフで測定される気道抵抗の増大，オッシレーション法で測定される呼吸抵抗の増大がある．肺内ガス分布の不均等が起こり，呼気時の窒素(N_2)濃度変化からその傾きであるΔN_2を測定し増大を認める．呼吸困難が発生すると血液中の酸素飽和度の低下が起こる．血中酸素低下はパルスオキシメーターによる体外計測で容易に検出することができる．

【予防と治療】 予防の第1は禁煙である．疾患経過のどの時点で禁煙してもそれ以後の進展を遅らせることができる．その他，大気汚染の吸引を避けるように努力する．治療には，体位排痰法，胸部叩打法などの物理的療法に加えて，去痰薬により去痰を促進する．気道痙攣やそれに伴う咳には気管支拡張薬の吸入，内服を行う．気道過敏性があるときには，ステロイド剤の定量噴霧療法を行う．呼吸困難があり，低酸素血症があるときは，鼻カニューレにより酸素吸入を行う．治療

により進行を抑制し，予後を改善することが知られている.[953]

慢性閉塞性肺疾患の看護ケア

【ケアの実践】 慢性閉塞性肺疾患患者は急性増悪を回避し，呼吸困難を緩和しながら在宅での生活を送り，QOL を上げていくことが大切である．①急性増悪予防，②呼吸理学療法，③機器類の管理〔在宅酸素，在宅 NIPPV (非侵襲的陽圧換気 non-invasive positive pressure ventilation)，在宅人工呼吸，吸引，気管切開の管理〕など自己管理教育が必要である．〔急性増悪予防〕感染予防，栄養管理などの日常生活の注意点，早期受診の目安などの教育を行う．〔呼吸理学療法〕息切れの閾値を上げるために，呼吸筋の柔軟性を保持する運動，散歩などの体力づくりを取り入れる．また階段昇降や日常生活行動において息切れを招かないような呼吸法などの訓練も必要である．〔機器類の管理〕機械類の使い方，メンテナンス，異常時の対応，また医師の処方どおりの設定で行うことの重要性を教育する．高齢者に多い疾患であるため，在宅療養においては家族はもとより，地域の支援体制づくりを行っておく必要がある.[956] ⇨参慢性閉塞性肺疾患→2758

慢性辺縁性歯周炎 chronic marginal periodontitis⇨同慢性歯周炎→2752

慢性扁桃炎 chronic tonsillitis ［習慣性アンギナ］ 扁桃の急性炎症を反復する状態．習慣性アンギナとも呼ばれる．寛解期は無症状のことが多く，上気道炎反復の原因となる．また咳嗽や微熱が続き，病巣感染症の原因ともなりうる．扁桃の表面は凸凹であり，腺窩より膿汁や膿栓が排出されることもある．治療は，保存的には内服や腺窩洗浄を行うが，病巣感染が疑われる場合は摘出手術を行う.[451]

慢性放射線障害 chronic radiation injury (hazard) 多量の放射線被曝後に現れた放射線障害が治癒しないまま慢性化したもの．例としては，皮膚障害(潰瘍や皮下の毛細血管の拡張)や肺線維症などがある．放射線障害は被曝後，障害が発生するまでの時期によって早期障害と遅発障害に分けられ，後者の遅発障害を慢性放射線障害という場合もある．遅発障害には，被曝後数か月から数十年の潜伏期を経て発症する白内障や癌があり，近年，循環器疾患などの癌以外の疾患も知られている．例えば，腹部に放射線治療を受けた場合，治療開始から 8 週までの間に生じる小腸や大腸の急性の機能障害が治療終了後に慢性化する場合，あるいは，治療終了後数か月から数年のうちに起こる場合など．腹部に放射線治療を受けた患者の 5-15% が慢性障害に進展するとされる.[376]

慢性放射線皮膚炎 chronic radiodermatitis, chronic radiation dermatitis 長期間にわたる少量の放射線曝露により生ずる皮膚障害．病変部では色素沈着，色素脱失，毛細血管拡張と脱毛のほか，組織の線維化による皮膚の萎縮や弾力性の消失などがみられる．難治性潰瘍を形成しやすく，数年〜数十年後に皮膚癌(主に有棘細胞癌であるが，基底細胞癌もみられる)の発生をみることがある.[850]

慢性保菌者 chronic carrier 症状を現さずに保菌状態を長期にわたり続けている者．腸チフスの病後に胆嚢などに終生保菌する場合などがある.[1456] ⇨参無症候性キャリア(保菌者)→2785，不顕性感染→2552

慢性遊走性紅斑 erythema chronicum migrans, chronic migratory erythema ［アフゼリウス・リプシュッツ症候群，遊走性紅斑］ マダニによって媒介されるボレリア *Borrelia* を病原体とするライム病の早期症状．マダニ刺咬後数日から 1 か月後に刺咬部周囲に直径 10 cm 以上の浮腫性紅斑，あるいは環状紅斑が出現し，軽度の瘙痒感を伴う．近年は遊走性紅斑と呼ばれることが多い．ライム病はわが国では主に北海道，本州中部地方にみられ，シュルツェマダニが媒介する．治療としてはペニシリン系やテトラサイクリン系の抗菌薬が有効.[1123] ⇨参ライム病→2892

慢性リウマチ熱後関節炎 postrheumatic-fever arthritis⇨同ジャクー病→1351

慢性リンパ性白血病 chronic lymphocytic leukemia; CLL ［CLL］ 成熟リンパ球が増殖する腫瘍性疾患．成熟リンパ球が増加し(5,000 以上/μL)，多くは B 細胞マーカーをもつ．欧米では多いが，日本での頻度は少ない．自覚症状がないことが多く，所見としてリンパ節腫大，肝脾腫がある．経過は 2-12 年と慢性の経過をたどるが，貧血，血小板減少がある例は予後が悪い．治療として白血球数の多い例に対して，2′-デオキシコホルマイシン(ペントスタチン)やクロラムブシル(日本国内では未発売)の投与，シクロホスファミド(C)，ビンクリスチン硫酸塩〔オンコビン®(O)〕，プレドニゾロン(P)の COP 療法がある.[1495]

マンソン孤虫症 sparganosis mansoni マンソン裂頭条虫のプレロセルコイド(擬充尾虫)がヒトに寄生し，発育せずに体内を移動して皮下に移動性の腫瘤を形成する．ヒトはプレロセルコイドが寄生した宿主(カエル，ヘビ，スッポンなど)を経口摂取したり，プロセルコイド(前擬充尾虫)をもったケンミジンコを含んだ水を飲んだり，民間療法としてプレロセルコイドを含んだ肉を患部に貼付したりすることで感染すると考えられる．治療は現在のところ外科的に虫体を摘出する以外にない.[288] ⇨参プレロセルコイド→2591，マンソン裂頭条虫→2759

マンソン住血吸虫 Manson blood fluke, *Schistosoma mansoni* 熱帯アフリカ，南米，西インド諸島に分布．成虫は主に腸管の門脈系の血管(特に大腸の腸間膜静脈)内に寄生する．ミラシジウム(有毛幼虫)を含んだ虫卵は便とともに体外に排出され，水中に遊出したミラシジウムが淡水性のある種の貝に寄生し，貝の体内でセルカリア(有尾幼虫)へと発育して水中に出る．セルカリアはヒトへ経皮的に感染し，体内を血流にのって移動し，最終的に門脈系の血管に至り成虫となる．マンソン Sir Patrick Manson はイギリス，スコットランドの熱帯病学者(1844-1922).[288] ⇨参住血吸虫症→1367

マンソン裂頭条虫 Manson tapeworm, *Spirometra erinacei europaei* 成虫はイヌやネコの小腸に寄生する裂頭条虫で，長さは 1 m 未満が多い．第 1 中間宿主はケンミジンコ，第 2 中間宿主は哺乳類，鳥類，爬虫類，両生類と幅広く，これらのうちあるものは待機宿主となる．ヒトは中間宿主となったり終宿主になったりする.[288] ⇨参マンソン孤虫症→2759

マンダラゲ mandragora チョウセンアサガオと俗称される薬草のこと(蔓陀羅華)．ベラドンナ系アルカロイド(ヒヨスチアミン，アトロピン，スコポラミンなどの抗コリン作用薬)を主成分とする．華岡青洲(1760-1835)は，マンダラゲを主成分として，ソウウズ，ビャクシ，センキュウ，テンナンショウを配合した通仙散を創製し，これを用いた全身麻酔下の乳癌手術に世界ではじめて成功した〔1804(文化元)年〕．なお西暦200年頃，中国の医聖といわれる華佗はマンダラゲを主成分とする麻沸散を用いて大手術を行っていたという．[1461]

マンチェスター手術　Manchester operation　［フォザーギル手術］　子宮脱や子宮下垂の手術法の1つ．子宮を基靱帯で固定支持する目的で行う手術で，膀胱剥離後，延長した頸部を切断して短縮し断端を縫合する．[998]

マンデーモーニング熱⇨同綿肺症→2814

マンテスト⇨同Mann テスト→80

マンテル・ヘンツェル法　Mantel-Haenszel method　群比較において，結果に影響を与える変数の分布に偏りがみられる場合にその変数の影響を除去するために，その変数で層別し各層で得られる値を層の人口サイズで調整し，全層で共通の値が存在するという仮定のもとで，その共通値を推定する方法または検定〔カイ2乗(χ^2)検定〕する方法．オッズ比や相対リスクなどについて用いる場合が多い．[871]

マントー反応　Mantoux reaction⇨同ツベルクリン反応→2038

マント状無気肺⇨同圧迫性無気肺→160

マンドリン　mandrin⇨同スタイレット→1639

マントル照射野　mantle field　悪性リンパ腫の1つであるホジキン Hodgkin 病の放射線治療に用いられる照射野．頸部，両側鎖骨上下部，両側腋窩，縦隔部など上半身の主要リンパ領域を一括して照射する．照射対象とならない部位を鉛ブロックで遮蔽し，照射野がマントを着た形となるのでこの名がある．[1127]

マンネブ　maneb⇨同マネブ→2742

万病治準(まんびょうちじゅん)　蘭方医・坪井信道[1795-1848(寛政7～嘉永元)]の訳した医学書で，幕末から明治初頭の日本の医学思想に大きな影響を与えた．1823(文政6)年から1825(同8)年頃に翻訳が進められた．原著は，オランダのライデン大学教授として18世紀西欧の医学界に大きな影響を与えたブールハーヴェ Herman Boerhaave(1668-1738)の『Aphorismi(箴言)』であり，信道が翻訳したものはブールハーヴェの高弟スヴィーテン Gerard van Swieten(1700-72)が註を施した注釈本である．[983]　⇨参坪井信道→2038

●マントル照射野

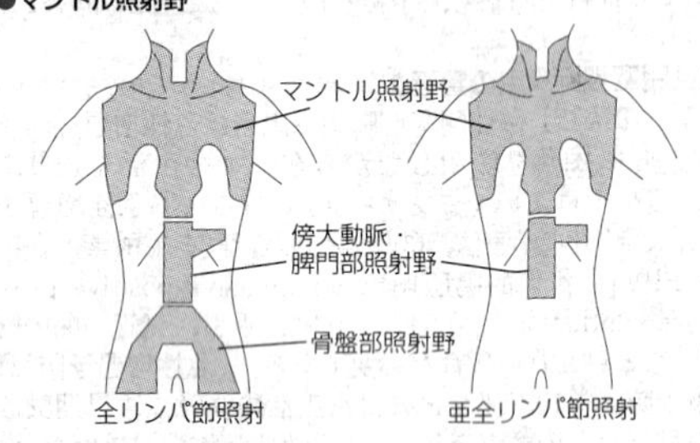

満腹中枢　satiety center　視床下部の腹内側核にあり，摂食を抑制する中枢．摂食を促進する摂食中枢(視床下部外側野)と相反的に働いて食欲を調節する．ここにはグルコース受容ニューロンがあり，血中のグルコース濃度上昇でインパルス数が増して満腹感が生じる．[1230]　⇨参グルコース受容器→834

マンプス　mumps⇨同ムンプス→2791

マンモグラフィー　mammography　［乳房撮影法，乳房X線写真］　25-40 kV の低管電圧の軟X線で，粒子の細かい感光乳剤を塗布したフィルムに撮影するもので，乳腺疾患，特に乳癌の発見や診断，集団検診に利用される．コンピューテッドラジオグラフィー(CR)やCTマンモグラフィー，MRマンモグラフィーもある．[264]　⇨参軟X線撮影→2197

み

ミアズマ説⇨同瘴気(しょうき)説→1429

ミアンセリン中毒⇨参四環系抗うつ(鬱)薬中毒→2888

ミード Margaret Mead アメリカの人類学者．ペンシルバニア州フィラデルフィア生まれ(1901-78)．コロンビア大学でフランツ=ボアズに師事したのち，太平洋の島で多くのフィールドワークを行い『サモアの青春』(1928)などの書を著した．アメリカ自然史博物館に長く奉職したが，徐々にフリーランサーとしてメディアの重鎮となり，当時の女性で最も有名な1人となった．人類学的データに基づき性的役割分化の文化的相対性を強調した．特に教育や社会問題についての見識で有名であるが，看護についても発言している．R．ベネディクトは彼女の親友．[1236]

ミイラ化 mummification 晩期死体現象の特殊な形態の1つ．死後変化が途中で停止して，長期間ほぼ原型を保ったままで経過するようになったものを永久死体といい，ミイラ化はその1つである．ミイラ化は，死亡したのち，乾燥が急激かつ高度に進行したことによって，腐敗による崩壊を免れるようになったもので，死亡時に栄養不良であったものや，乾燥した風通しがよい高温の環境で形成されやすい．[1331] ⇨参死蝋(しろう)→1502

ミールズオンウィールズ meals on wheels アメリカで高齢者や障害者など自ら食事の準備をする手段を欠く人たちに，車で配達される食事のサービス．温かく栄養バランスのとれた十分な食事が計画されている．わが国でも同様な「宅配配食サービス」の取り組みが始まっている．近年では，生活習慣病の糖尿病，肥満症，高脂血症の配食サービスも行われている．[321]

ミーンズテスト means test 「生活保護法」第4条の補足性の原理に基づいて保護申請者の受給資格を判定するために行政が行う収入・資産と能力の有無・程度および資産・能力活用の可能性についての調査．貯金や債権の有無，あらゆる収入源泉の調査，親族扶養の可能性，所有している不動産や家財道具の提示のほか，家族全員の健康状態，労働能力などを立ち入って調査する．その結果，資産の有無・程度によって公的給付の支給の必要性を判断する．最近では補足性の原理に立脚する生活保護を除いては行われなくなってきている．[457] ⇨参資産調査→1277

ミエリン myelin 末梢神経ではシュワン Schwann 細胞，中枢神経ではオリゴデンドロサイトの細胞膜が神経細胞の軸索を取り巻いており，絶縁体として働いている．髄鞘(ミエリン鞘)は一定の間隔ですき間があいており軸索が露出している(ランビエ Ranvier 絞輪)．活動電位はランビエ絞輪から次のランビエ絞輪へとジャンプして伝わるので跳躍伝導と呼ばれ，一般に髄鞘のない軸索より速く活動電位が伝わる．[97]

ミエリン鞘(しょう) **myelin sheath**⇨同髄鞘(しょう)→1616

ミエリン鞘(しょう)**形成不全**⇨同髄鞘(しょう)形成不全→1616

ミエローマ myeloma⇨同骨髄腫→1108

ミエログラフィー myelography ［**脊髄造影法，脊椎腔造影法**］ 脊髄造影法(脊椎腔造影法)のこと．造影剤を用いて脊髄および周囲の解剖を描出するX線検査．脊椎管のくも膜下腔に腰椎穿刺または後頭下穿刺によって脊髄造影用の造影剤を注入し，X線撮影を行う．造影剤は非イオン性のヨード造影剤が用いられ，油性造影剤や陰性造影剤は使用されなくなった．CT，MRIの出現で適応は大幅に少なくなった．[264]

ミエロパシー⇨同ミエロパチー→2761

ミエロパチー myelopathy ［**ミエロパシー，脊髄症**］ 脊髄疾患全般を指す．障害される脊髄の高さ，範囲，病変の性質によって運動麻痺の程度や性質，感覚障害の出現様式など病態は多様である．[1268]

ミオイノシトール myoinositol；MI 構造的にはブドウ糖と類似しており，細胞膜機能の維持に必要なリン脂質の一部を構成し，細胞外の情報を細胞内に伝える役割を果たす．糖尿病合併症発症の因子としてポリオール代謝が考えられており，細胞内でポリオール経路が活性化されるとミオイノシトール含量の減少が起こる．ミオイノシトールの減少によりイノシトールリン脂質の代謝回転が働かなくなり，セカンドメッセンジャーである1,2-ジアシルグリセロール(DG)，イノシトール三リン酸(IP 3)の減少を起こし，細胞内の情報伝達に障害を起こし糖尿病網膜症や糖尿病性腎症の発症に関与すると推測される．[418]

ミオクローヌス小体⇨同ラフォラ小体→2898

ミオクローヌス単収縮 myoclonus twitching 持続時間の短い不随意運動(ミオクローヌス)を引き起こす筋の異常な単収縮．中枢神経疾患でみられる．[97]

ミオクローヌスてんかん myoclonus epilepsy；ME ［**進行性ミオクローヌスてんかん**］ 進行性ミオクローヌスてんかん(PME)は家族性，小脳性運動失調，ミオクローヌス，てんかん，認知症を特徴とする予後不良の疾患群．代表的な疾患として，ラフォラ Lafora 病，ウンフェルリヒト・ルントボルグ Unverricht-Lundborg 病，セロイドリポフスチン症 ceroid lipofuscinosis，赤色ぼろ線維を伴うミオクローヌスてんかん症候群 myoclonus epilepsy associated with ragged-red fiber (MERRF)，歯状核赤核淡蒼球ルイ体萎縮症(DRPLA)がある．ラフォラ病は，PMEの症状を呈し，脳神経細胞内に酸性ムコ多糖類からなる封入体ラフォラ小体を認める．ウンフェルリヒト・ルントボルグ病はフィンランド，エストニア，スウェーデンなどのバルト海を囲む地域の人に多くみられ，小脳のプルキンエ Purkinje 細胞の脱落がみられることが特徴的．セロイドリポフスチン症は神経細胞内にセロイドリポフスチンが蓄積する．MERRFは，筋力低下，小脳失調を特徴とするミトコンドリア病．現在は遺伝子診断が可能となってきた．DRPLAは歯状核，赤核，淡蒼球，ルイ体の細胞の脱落，三塩基配列としてCAGリピートの増大もみられる．[1056]

ミオグロビン　myoglobin ［筋肉ヘモグロビン，筋ミオグロビン］ 鉄を含むタンパク質で，筋組織において酸素の輸送と貯蔵に関与．筋組織の崩壊が起こると血中に遊出し，肝・腎での処理能力をこえると赤褐色のミオグロビン尿となる．[1011]

ミオグロビン検査法　test for myoglobin　ミオグロビンは分子量約1万7,200のヘムタンパク質で，酸素との親和性が強く，酸素を筋肉へ運搬する働きをしている．ヒトでは心筋や骨格筋に存在する．急性心筋梗塞や筋ジストロフィーのように筋組織の崩壊をきたす病態では血中に放出されて上昇し，尿にも排泄される．心筋梗塞では発症後2-3時間で血中で上昇し，6-9時間でピークに達し，18-24時間で消失する．筋疾患でも上昇することから臓器特異性は低い．また，血栓溶解療法における再灌流の効果判定の指標としても有用とされている．血清中の定量は，酵素免疫測定法(EIA)，蛍光・化学発光免疫測定法などが用いられている．基準範囲は60 ng/mL以下である．尿中ミオグロビンの検出は飽和硫酸アンモニウムで塩析されない性質を利用する．尿中定量測定は，血中測定法と同じ免疫測定法が用いられ，基準範囲は5 ng/mL以下である．基準範囲は方法により若干異なる．[822]

ミオシン　myosin　筋肉を構成する主要なタンパク質の1つ．筋原線維はアクチンとミオシンの2種類のタンパク質のフィラメントからなり，このフィラメントの相互作用により筋収縮が行われる．[1011] ⇨参アクチン→144

ミオシンATPアーゼ　myosin adenosine triphosphatase；myosin ATPase ［ミオシンアデノシントリホスファターゼ］ ミオシンがもつATP分解酵素活性のことで，塩化カリウム(KCl)またはマグネシウムイオン(Mg^{2+})存在下で活性化され，ATPをADPに加水分解する．そこで得られるエネルギーによって筋肉の収縮が起こる．動物では，骨格筋・平滑筋・心筋といった筋肉のほか，血小板・白血球・脳にも存在．ここにFアクチンが作用すると反応が促進され，いわゆるアクトミオシンATPアーゼ活性が出現する．[384]

ミオシンアデノシントリホスファターゼ　⇨同ミオシンATPアーゼ→2762

ミオシン細糸　myosin filament⇨同ミオシンフィラメント→2762

ミオシンフィラメント　myosin filament ［ミオシン細糸，太いフィラメント］ 筋細線維(筋原線維)を構成する筋細糸の1つ．筋細線維は2種類のタンパク質分子，ミオシンとアクチンからなり，形態学的には太いミオシンフィラメントと細いアクチンフィラメントを形成する．横紋筋では，この2種類のフィラメントが交互に規則的に配列している．横紋筋が収縮するためにはミオシンフィラメントがアクチンフィラメントと結合することと，エネルギー源としてATP(アデノシン三リン酸)が必要である．ミオシンフィラメントはゴルフのクラブの形をした頭をもち，ここにATPやアクチンフィラメントと結合する部位を備えている．また，ミオシン分子自身にATP分解酵素(ATPase)としての性質がある．このATPase(ミオシンATPアーゼ)の機能はアクチン分子と結合することによって活性化され，収縮によるエネルギーを放出する．[636] ⇨参アクチンフィラメント→144

ミオチュブラーミオパチー　myotubular myopathy⇨同中心核病→1991

ミオトニー　myotonia ［筋強直］ 骨格筋が収縮したあとすぐに弛緩できない状態をいう．臨床的には手を握らせるとすぐに開けない(把握性筋強直 grip myotonia)，眼瞼を固く閉じるとなかなか開かない，母指球や舌を強く叩打すると筋収縮が持続する(叩打性筋強直 percussion myotonia)などの現象が観察できる．ミオトニーを呈する疾患には筋緊張性ジストロフィー，先天性筋強直症，先天性パラミオトニーなどがある．[605] ⇨参筋緊張→793

ミオトニー症候群　myotonic syndrome⇨同筋強直症候群→792

ミオパシー　myopathy⇨同ミオパチー→2762

ミオパチー　myopathy ［ミオパシー，筋疾患，筋症］ 筋肉に炎症，変性，代謝異常などをきたしたために，筋力低下や筋萎縮を呈する疾患の総称．神経障害に伴う二次的な筋病変は含まない．診断は，血清クレアチンキナーゼ(CK)などの酵素活性の測定，筋生検，筋電図などによる．病因的に遺伝性と非遺伝性疾患に分類され，遺伝性の代表的疾患に進行性筋ジストロフィーがある．[1011]

ミカエリス定数　Michaelis constant；K_m,K_M ［ミハエリス定数］ 基質濃度を徐々に上げていき，酵素反応速度(初速度)が最大値の半分を示すときの基質の濃度と定義されている．すなわち酵素反応における初速度の基質依存性から得られる動力学な値(パラメーター)の1つで，酵素と基質の親和性の尺度となる．この値が小さいほど親和性は大きい．ミカエリス Leonor Michaelis はドイツの生化学者(1875-1949)．[384]

味覚　gustation，taste sensation　味覚刺激となる味物質(水溶性化学物質)を味覚受容器で検知し，味覚中枢に伝わり感知される知覚．成人には3,000-1万の味蕾があり，そのほとんどは舌にある．基本となる4種の塩味，酸味，甘味，苦味の物質は味蕾の味孔を通り，茸状(じじょう)乳頭，葉状乳頭，有郭乳頭にある味覚受容器で脱分極性の受容器電位を生ずる．味覚受容器からの神経線維は孤束核に終わり，二次ニューロンは内側毛帯となり，視床を経て大脳皮質味覚野に投射される．高度に選択的で高感度な反応によって感知される．うま味も新たに味覚として考えられるようになった．[1230] ⇨参大脳皮質味覚野→1897，味覚中枢→2763，味覚受容器→2763

味覚閾値　taste threshold　味覚を感じる味物質の最小濃度のこと．味物質の閾値では，水と区別できる濃度を検知閾，刺激固有の味を感じる濃度を認知閾という．一定量の溶液を口に含んで測定(全口腔法)した食塩の検知閾は0.2%である．[1230]

味覚異常⇨同味覚障害→2763

味覚器　gustatory organ⇨同味蕾(みらい)→2776

味覚機能低下症　hypogeusia　食物本来の味の認知能力が減退すること．誘因として薬物・重金属中毒，ウイルス感染，顔面神経麻痺，口腔内乾燥症，血液透析，口腔・咽頭の放射線治療による影響などがある．[701]

味覚嫌悪学習　taste-aversive learning ［学習性味覚拒否行動］ ある食物を摂取したあと，嫌悪刺激を与えると，その食物の味と嫌悪刺激の因果関係を学習し，その味覚の食物を拒否するようになる．特定の味と不快感(塩化リチウム腹腔内投与)とを組み合わせて，動物に特定の味を嫌悪するよう学習させることができる．ラットでは塩化リチウムに対して扁桃核や内側視床下部のニューロンは抑制性応答を，外側視床下部は興奮性応答を示す．[1230]

味覚検査 gustation test，gustometry ［味覚試験］ 定性的検査として溶液法，濾紙ディスク法，定量的検査として電気味覚検査がある．前者は甘味，塩味，酸味，苦味の4つの基本味の水溶液あるいはディスクを舌背にのせて判定する．濾紙ディスク法は段階濃度があり半定量的に測定ができる．電気味覚検査では，舌に弱電流を流し味覚を認知する閾値を電気味覚計を用いて測定する．[701] ⇨参電気味覚検査→2080

味覚試験⇨同味覚検査→2763

味覚受容器 gustatory receptor 口腔上皮にある味蕾(みらい)の中の味細胞にある味覚を受容する化学物質受容器．1つの味蕾には約50個の細胞があり，味細胞と支持細胞からなっている．味覚受容器は，①茸状(じじょう)乳頭：舌の前方2/3に分布，②葉状乳頭：舌の後方側縁，③有郭乳頭：舌の後方(ほとんどの味蕾がここにある)に認められる．味細胞と支持細胞は微小絨毛をもち，味細胞の底部は味神経線維とシナプスをつくり，脳に情報が伝達される．[1230]

味覚障害 dysgeusia ［味覚異常］ 味覚障害には，完全に味覚がなくなる味覚脱失，味覚が低下する味覚鈍麻，本来の味覚が変わって感じられる錯味覚(異味症)，口内の苦みなどを訴える自発性異常味覚，ある特定の味質がわからない解離性味覚障害，食物がいやな味になる悪味症などがある．また，先天的に苦み物質であるフェニルチオ尿素の味がわからないものを味盲という．舌全体にわたる味覚異常には舌粘膜の異常によるものや，薬剤の副作用として生じるものがある．また，味覚の神経支配は，舌の前2/3は顔面神経の枝である鼓索神経に，後ろ1/3は舌咽神経により支配されているため，これらの神経が障害されると同側のそれぞれの支配領域に味覚脱失または味覚鈍麻が生じる．血清中亜鉛の低値でも生じる．[98]

味覚性発汗 gustatory sweating ［味覚発汗反射］ 非温熱性発汗の一種．酸味や辛子などの香辛料の辛味が舌や口腔内壁にある味覚細胞を刺激し，顔面神経を出力とする交感神経反射として，顔面に発汗がみられる．[1230]

味覚対比⇨同味対比→149

味覚中枢 gustatory center，taste center 味覚情報を感受する中枢神経部位であり，大脳皮質中心後回の基底部にある．味刺激は舌の味蕾で受容される．味蕾を出た味覚神経は，延髄の孤束核および視床の特殊核で中継され，中心後回基底部(ブロードマン Brodmann の脳地図の43野)に達し味覚として感知される．味覚野では基本味を知覚し，他の感覚情報と重なり(触感など)，味の認識が深まる．[1230] ⇨参大脳皮質味覚野→1897

味覚伝導路 gustatory pathway(tract) 味覚情報を伝達する神経線維路．舌の前2/3に分布する味蕾は顔面神経の枝である鼓索神経の支配を受け，その一次ニューロンは膝神経節に存在する．舌の後ろ1/3の味蕾は舌咽神経の支配を受け，その一次ニューロンは舌咽神経の下神経節(岩様神経節)に存在する．喉頭蓋に分布する味蕾は迷走神経の支配を受け，その一次ニューロンは迷走神経の下神経節(節状神経節)に存在する．これらの一次ニューロンは延髄に入り，孤束核の吻側部に終わる．ここからの二次ニューロンは橋の結合腕傍核に終わる．結合腕傍核からは直接扁桃体や視床下部へいく経路と，視床の後内側腹側核を経て大脳皮質の味覚野(弁蓋部すなわちブロードマン Brodmann の43野とその周辺)に終わる経路がある．[154] ⇨参舌→1301

味覚乳頭 taste papilla 主に舌にあり，①茸(じょう)状乳頭，②葉状乳頭，③有郭乳頭の3種類．①は舌の前方の平坦な部分，②は舌の外側の部分，③は舌の後方表面にある．1個の茸状乳頭には最高5個の味蕾が認められ，通常，乳頭の頂上にある．比較的大きい有郭乳頭はそれぞれ最高100個の味蕾をもち，通常，有郭乳頭の側壁にある．舌にはこのほか糸状乳頭があるが，通常は味蕾をもっていない．[842]

味覚の発達 development of taste 感覚の発達の1つ．感覚機能は新生児期から発達し，甘みを好み，苦味，酸味，塩味のものは吐き出す．[273]

味覚発汗反射⇨同味覚性発汗→2763

味覚野⇨同大脳皮質味覚野→1897

みかけの怒り sham rage ［シャムレージ］ 両側の大脳皮質を除去されたイヌではわずかな刺激に対しても怒りが生じ，ネコの場合では視床下部外側野や扁桃体の刺激で怒りが生じるが，いずれも意味のない怒りである．このように特定の対象に向かわず，情動を伴わない怒りのこと．怒りの情動は闘争や攻撃を起こさせるが，大脳皮質はこの情動発現を抑制していることがわかる．[1230]

三日月形細胞貧血 crescent-cell anemia⇨同鎌状赤血球貧血→547

三日月徴候⇨同メニスカスサイン→2804

三日月刀症候群 scimitar syndrome ［半月刀症候群，シミター症候群，シミター徴候］ 部分肺静脈還流異常症 partial anomalous pulmonary venous return(PAPVR)の一型で，右肺静脈が横隔膜を貫いて，左心房ではなく下大静脈に還流する先天性奇形．名前の由来である三日月刀 scimitar とは，イスラム圏で用いられていた刀(サーベル)で，X線上で異常走行する右肺静脈と心陰影の右縁で構成される形状が似ているため名づけられた．病態は肺静脈還流異常を主体とするが，右室低形成や右肺低形成，下行大動脈から右肺への異常動脈の形成などの合併を伴うことがある．血行動態的には左-右シャントを伴うが，シャント量が少なくて無症状のことが多く，治療対象となることは少ない．しかしシャント量が多いと成年期以降に症状を呈することもあり，外科的治療の対象となりうる．[253] ⇨参肺静脈還流異常→2338

右冠〔状〕動脈 right coronary artery；RCA ［RCA］ 生体内で右前に位置する右冠状動脈洞から発する冠状動脈の1つで，左冠状動脈とともに心筋へ血液の供給をつかさどる．洞房結節枝，右縁枝，下壁枝，後室間枝，右後外側枝，中隔室間枝，房室結節枝，中間心房枝などを派生する．[439] ⇨参左冠〔状〕動脈→2457，冠〔状〕動

脈→612

右冠〔状〕動脈肺動脈異常起始　anomalous origin of right coronary artery from the pulmonary artery　右冠〔状〕動脈が肺動脈洞(主として右洞)から起始するまれな奇形．右冠〔状〕動脈枝の分布は正常型，動脈壁は薄く静脈なみで，内腔は拡大して蛇行が強い．左冠〔状〕動脈は正常に分枝・分布して，右冠〔状〕動脈と吻合を多くもち，臨床症状はほとんど出現しない．[319]

右季肋部痛　pain in right hypochondrium，right hypochondralgia　右上腹部の痛み．右肋骨弓下部周辺の腹痛．原因としては胆石症，胆嚢炎，肝膿瘍，急性肝炎，横隔膜下膿瘍などがある．原因疾患の診断のため腹部X線検査，腹部超音波検査，腹部CT検査などが使用される．[593] ⇨参季肋部痛→788

右鎖骨下動脈起始異常　aberrant right subclavian artery ［**後食道右鎖骨下動脈**］　右鎖骨下動脈が，左鎖骨下動脈の末梢側から起始して食道の後方を右側に走行する奇形．右側動脈管または動脈靭帯を合併すると，食道通過障害 dysphagia lusoria を発生させる．大動脈縮窄との合併が多い．全人口の0.5％に出現する．[319] ⇨参血管輪→905

右縦胸静脈⇨参奇静脈→686

右総頸動脈　right common carotid artery　腕頭動脈から分枝して頸部を上行し，甲状軟骨上端で外頸動脈と内頸動脈に分かれる弾性型動脈で，左総頸動脈より4-5 cmも短い．[439] ⇨参頸動脈小体→868

右肺動脈-上大静脈端側吻合術　superior vena cava-right pulmonary artery anastomosis⇨同グレン手術→841

右-左短絡(シャント)　right-to-left shunt ［**逆短絡，逆シャント**］　血液が右心系から左心系へと流れる短絡．左側血圧を右側が上まわると右→左短絡(逆短絡)が発生し，静脈血が動脈系へ混入することにより，還元型ヘモグロビンが皮下を灌流する血液中5 g/dLをこえるとチアノーゼが出現する(チアノーゼ群心奇形)．左側血圧が右側を上まわると，短絡血流は左→右方向をとる(非チアノーゼ群心奇形)．通常は左心系の血圧が右心系のそれを上まわるため左→右短絡が正方向であり，右→左短絡は逆方向(逆シャント)と表現される．右側血圧が左側と等しくなると両側(右⇄左)短絡となる．[319] ⇨参アボットの分類《先天性心疾患の》→175

右リンパ本幹　right lymphatic duct，ductus lymphaticus dexter ［**右胸管**］　右気管支縦隔リンパ本幹，右鎖骨下リンパ本幹，右頸リンパ本幹が合流して形成される．合流後すぐに，右鎖骨下静脈と右内頸静脈のなす静脈角に開口するため，走行は短い．右上肢，頭頸部右側，右肺，胸部の右側，心臓の右側および肝臓の大部分からリンパを集める．[778] ⇨参胸管→751

ミクソウイルス　myxovirus⇨同オルソミキソウイルス〔科〕→414

ミクリッツ細胞　Mikulicz cell　細胞質が泡沫状で小型の核をもつマクロファージで，鼻硬化症の病巣にみられる．円形または楕円形の細胞で，細胞質中にはグラム陰性のクレブシエラ属 *Klebsiella* の菌を含んでいる．フォン＝ミクリッツ＝ラデツキ Johann F. von Mikulicz-Radecki はポーランドの外科医(1850-1905)．[1531]

ミクリッツ症候群　Mikulicz syndrome　1892年，ミクリッツ Mikulicz が報告した慢性・良性疾患群．両側涙腺・唾液腺が対称的に腫脹し，視力障害，口内乾燥，咀嚼障害などをきたし，組織学的には軽度の炎症像を呈する症候群．その後，慢性リンパ性白血病，悪性リンパ腫，結核，梅毒，サルコイドーシスなどに続発する症例も報告された．これ以外の原因不明のものはミクリッツ病とされていたが，現在は組織像によりシェーグレン Sjögren 症候群と同一疾患とされている．ミクリッツ Johann F. von Mikulicz-Radecki はポーランドの外科医(1850-1905)．[1464] ⇨参ミクリッツ病→2764，シェーグレン症候群→1222

ミクリッツ線　Mikulicz line⇨参荷重線→496

ミクリッツ病　Mikulicz disease　唾液腺・涙腺の無痛性腫脹が両側性にみられ，基礎疾患はもたないか，あるいは不明な疾患．基礎疾患の明らかなものはミクリッツ症候群という．ミクリッツ病の予後はステロイドホルモン剤でコントロールできることが多いが，ミクリッツ症候群ではやや不良．[701] ⇨参ミクリッツ症候群→2764

ミクリッツ＝ラデツキ徴候　Mikulicz-Radecki sign　胎盤が子宮壁から剥離あるいは剥離しかかっていることを示す，胎盤剥離徴候の1つ．分娩第3期に胎盤が剥離し腟外に下降することにより直腸・肛門部が圧迫され，産婦は便意を催す．[1352] ⇨参胎盤剥離徴候→1899

ミクロアデノーマ　microadenoma　下垂体腺腫で最大径が10 mmを超えないもの．10 mmを超えるとマクロアデノーマという．または副甲状腺腺腫で，顕微鏡下でのみ確認可能なものをいう．[1047] ⇨参下垂体微小腺腫→502

ミクロアルブミン尿　microalbuminuria⇨同微量アルブミン尿→2498

ミクロ経済学　microeconomics　経済学は一般に，人間社会の経済的側面のさまざまな現象を説明することを目的としているが，その分析方法としてミクロ的分析とマクロ的分析がある．そのうち，家計や企業といった個々の経済主体の行動原理を解き明かすことが主となる経済学の一領域である．完全競争市場を仮定し，個々の家計が効用の最大化を目指し，企業は費用最小化あるいは利潤極大化を目指して行動したときに価格や需要量や供給量はどのように変化するのか，市場機能のみでは解決できない問題，すなわち市場の失敗などが起こる原因などを価格をキーワードにしながら議論するのがミクロ経済学といえる．すなわち，個々の経済単位の意思決定過程に着目しながら，さまざまな個々の財やサービスの価格，数量の決定の問題を扱う領域である．微視的分析によるミクロ理論は個別経済主体の個別的経済均衡を確定し，これに基づいて経済全体の均衡を説明しようとする．このミクロ経済理論はワルラス Léon Walras (1834-1910)，パレート Vilfredo F. D. Pareto(1848-1923)などのすべての財，生産要素の市場での相互関連を同時に分析する一般均衡理論やマーシャル Alfred Marshall(1842-1924)などの他の市場の価格などは不変と仮定し，1つの財または1つの生産要素の市場だけを分析する部分均衡理論によって深化，発展してきた．[868] ⇨参マクロ経済学→2732

ミクロコッカス　*Micrococcus*　ヒトの皮膚，粘膜に常在するグラム陽性球菌．病原性は弱い．[324]

ミクロスポルム・カニス⇨参ミクロスポルム〔属〕→2765

ミクロスポルム・ジプセウム⇨参ミクロスポルム〔属〕→2765

ミクロスポルム〔属〕 *Microsporum* ［**小胞子菌〔属〕**］ ヒトに皮膚糸状菌症（白癬など）を起こす皮膚糸状菌の1つ．無性胞子として，大分生子と小分生子の両者を産生することが特徴．大分生子は表面があらく棘状で，多隔性であり，菌種によって特徴的な外形を呈している．代表的な種として，ミクロスポルム・カニス *M. canis*，ミクロスポルム・ジプセウム *M. gypseum*，ミクロスポルム・ナヌム *M. nanum* などがある．[324]

ミクロソーム microsome ［**ミクロゾーム，顆粒体**］ 細胞を破砕して，超遠心分離器で細胞質内の構造を比重の違いで分離すると，生体膜断片を含む分画が得られる．膜断片は互いに融合して，多数の小胞〔直径 100 nm（ナノメーター）以下〕を形成する．これらの小胞をミクロソーム（顆粒体）と呼ぶ．ミクロソームの膜は，生きた細胞内の小胞体やゴルジ Golgi 装置などの膜構造に由来している．細胞質内の他の構造からミクロソーム分画を分離させることは比較的容易である．このため，小胞体やゴルジ装置などの生体膜の機能や生化学的な研究にミクロソーム分画を用いる．[1044]

ミクロゾーム⇨同ミクロソーム→2765

ミクロソミア microsomia 発育障害のためにからだが異常に小さい個体の総称．からだ全体は小さいが，各部の機能は正常．[1631]

ミクロフィラメント microfilament アクチンフィラメントとも呼ばれ，線維状アクチン（F アクチン）が主な構成成分．細胞骨格を構成する直径 5-9 nm（ナノメーター）の線維．他に細胞骨格を構成する線維として微小管，中間フィラメントがある．[97]

ミクロフィラリア microfilaria ［**糸状虫仔虫，フィラリア仔虫**］ 糸状虫の幼虫のこと．鞘に包まれているものと鞘のないものとがあり，糸状虫の種類鑑別に役立つ．ヒトに感染を起こす主な糸状虫に，バンクロフト糸状虫，マレー糸状虫，回旋糸状虫，常在糸状虫などがある．[288] ⇨参フィラリア症→2515

ミクロフィラリア定期出現性 microfilarial periodicity 糸状虫のある種類では，ミクロフィラリア（糸状虫仔虫）が夜間のほぼ決まった時間帯に末梢血中に出現する．このようなミクロフィラリアの末梢血への周期的な出現をいう．[288] ⇨参ミクロフィラリア→2765

ミクロフィルター microfilter 数～数十 μm の粒子を濾過するフィルター．高カロリー輸液用として，扁平型，円筒型，コマ型のものがあり，孔径は 0.22 μm，0.45 μm の2種類が多用される．カビ類および大部分の細菌類は 0.45 μm 径のフィルターで濾過除去されるが，小さな細菌を確実に除くことはできない．0.22 μm 径のフィルターは細菌を確実に除去するが，目づまりが早い．通常は，3-5 日で交換する．保存血の大量輸血の場合は，微小血栓塊を除去するために 20-40 μm 径のフィルターを使用する．[1461]

ミクロフローラ⇨同常在微生物叢→1433

ミクロヘマトクリット法 microhematocrit method ［**毛細管法**］ ヘマトクリット（Ht）値測定法の1つで，用手法としては最も普及している．Ht 値用毛細管に血液を注入し，一端を毛細管封入用のパテで封じる．専用の高速遠心器にセットし，1万 1,000-1万 2,000 rpm（回転/分）で5分間遠沈し，専用の読取装置（チャートまたは測定板）で値を読む．成人の基準値は，男性 39-50%（平均 45%），女性 33-45%（平均 39%）．成人男性で 38% 以下，女性で 32% 以下の場合は貧血，逆に男性で 55% 以上，女性で 50% 以上の場合は赤血球増多症とする．[1131]

ミクロメーター micrometer ［**マイクロメーター，微測計**］ 光学顕微鏡下で対象物の2点間の精密な距離，すなわち長さを測定する装置．目盛が 0.01 mm のものが広く使われ，精密なねじの仕組みで測定できるように考えられている．厚さや外径，内径など測定の目的に合わせた装置が開発されている．[1131]

ミクロリエントリー micro-reentry 組織内の比較的小さな部分を旋回する電気刺激により生じる頻拍性不整脈．明確な定義はないが，径約 10 mm 以下の回路が推定されている．例えば心房内の1か所から生じている心房頻拍などである．ただし，従来，ミクロリエントリーと考えられてきた頻拍の一部が実はマクロリエントリーであることも近年明らかになってきている．[1161] ⇨参リエントリー→2919，マクロリエントリー→2733

ミクロン micron；μ ［**マイクロメートル**］ 10^{-6} m（100 万分の1メートル）．第13回国際度量衡総会（1967）で廃止が決定．SI 単位ではマイクロメートル μm．[153]

ミコバクテリア感染症 mycobacteriosis⇨同マイコバクテリア感染症→2726

ミコバクテリウム〔属〕⇨同マイコバクテリウム〔属〕→2726

味細胞 taste cell ［**味(あじ)細胞**］ 味物質を感知する味蕾を構成する細胞の一種で，1つの味蕾に 40-50 個含まれる．味刺激は味蕾の開口部から侵入し，味細胞の絨毛の先端部の膜によって感受される．味細胞からの出力は，細胞の基底部に分布するシナプスを介して味神経に伝達される．[842] ⇨参味覚受容器→2763

未産婦 nullipara まだ一度も出産経験のない女性のこと．流産など異常妊娠の有無は関係ない．[1323] ⇨参経産婦→857

ミシェル Merle H. Mishel アメリカ，マサチューセッツ州ボストンで生まれ，1961 年ボストン大学で文学士号，1966 年カリフォルニア大学で精神看護学，社会心理学修士号，1976 年と 1989 年にクレアモント大学院で文学修士・博士号を取得．1988 年には博士論文研究から発展させた『病気における不確実性理論』を発表しモデルを提示した．これによると，不確実性は，①刺激因子（症状のパターン，出来事の熟知度，出来事の一致度），②認知能力（情報処理能力），③構造提供因子（信頼できる専門家，ソーシャルサポート，教育）という3つの先行要件に影響を受けて認識される．次に，「危険」と評価された場合は不確実性を減らす方略，あるいは「好機」と評価された場合は不確実性を持続させるための方略が用いられ，最終的にはいずれの評価であってもそれに即した対処がとられることにより平衡を取り戻し，「適応」に向かうとした．1990 年には慢性疾患をもつ人びとの長期にわたる不確実性に対する反応を取り込むために不確実性理論を再概念化し，病気の新しい意味を見いだすために人びとが持続的な不確実性をどのように受け入れるかを著した．不確実性を評価するための尺度（MUIS-A，MUIS-C，PPUS，PPUS-FM）開発にも積極的に取り組んでいる．ミシェルは不確実性を「病気に関連するさまざまな出来事の意味づけができない状況」と定義し，意思決定者がものごとや出来事に対して明確な価値を割り当てることができない場合や，意思決定者が成果を正確に予測できない場合に生じると述べている．また，慢性的な不確実性はネガティブな影響を及ぼすばかりではなく，人生に対する新しい見方を提供してくれる可能性があり，不確実性の経験はその人を成長へと導くとした．医療者は説明などにより客観的事実を明らかにすることを目指すのではなく，患者と向き合い，コミュニケーションを通して，患者が自分のおかれている状況に対して自分で意味を見いだせるように支援することが重要であるというミシェルの不確実性に対する援助の視点は，疾病構造が複雑化し，現在の医学では治癒できない疾患が増加しつつある現代社会において，看護活動を方向づけるものであり，示唆に富む内容を包含している．[810]

未視感　〔F〕jamais vu　記憶障害の１つ．慣れ親しんだ事物や情景を見て，それが慣れ親しんだものであることは認識しているが，あたかもはじめて見るような感覚をもつこと．既視感（デジャヴュ déjà vu）の対語．[488]
⇨参既視感→681

未熟児　premature infant　現在，未熟児という語は在胎37週未満で生まれた不当軽量児 small-for-dates infant（SFD児）を指す場合と，低出生体重児 low birth weight infant（LBW児）と同じ意味に用いられる場合がある．従来，出生体重2,500 g未満の児を在胎週数にかかわらず未熟児としたが，現在は低出生体重児とされている．リスク因子としては在胎週数が出生体重より大であるが，世界的規模での周産期，新生児の統計的な比較では出生体重が実際的であることから，LBW児の定義がハイリスク児としての意味をもつ．[1631] ⇨参低出生体重児→2049，ハイリスク児→2357

未熟児室⇨同新生児病棟→1571

未熟児貧血　anemia of prematurity　低出生体重児の貧血は早期貧血と後期貧血の２つに大別される．生後自律呼吸の開始により動脈血酸素分圧が上昇し，エリスロポエチン分泌は低下し，赤血球産生が低下する．これによる貧血は新生児生理的貧血と呼ばれるが，正期産児では8-16週にみられる．早産児においてはエリスロポエチン産生が不良であること，急な体重増加に赤血球産生が追いつかないことなどにより，正期産児と比較してより早期にかつ顕著に貧血が出現するが，これを早期貧血と呼び，4-12週に認められる．新生児の総体内鉄量の多くはヘモグロビン鉄として存在する．血液量は体重に比例するので，出生体重が低い児は鉄の備蓄も少なく，鉄欠乏による小球性低色素性貧血を生じやすい．これを後期貧血と呼び，16週以降が好発時期である．[314]

未熟児訪問指導　visiting guidance for premature baby　「母子保健法」第19条に規定されている未熟な状態で生まれた児に対する訪問指導．都道府県知事または保健所を設置する市または特別区の長が養育上必要があると認めたとき，医師，保健師，助産師やその他の職員が未熟児の保護者を訪問し，必要な指導を行う．早期産児の正常な成長発達を目標にして行われるため，訪問時にはまず，児の成長発達経過や母親の養育態度の観察を行い，その結果に基づいて指導する．指導内容は新生児訪問指導に準じるが，特に感染予防，疾病の早期発見などに留意．なお，養育医療が必要な早期産児に対しては，「母子保健法」第20条により医療給付（養育医療）が受けられる．[1352]

未熟児網膜症

retinopathy of prematurity；ROP　［ROP］

【概念・定義】発育途上にある未熟児の網膜に発生する血管増殖性病変をいう．多くは自然寛解するが，出生体重が少ない症例では新生血管を伴った増殖組織が発生し，出血や滲出を伴って網膜剝離を起こして失明することもある．特に，在胎35週未満，出生体重1,800 g未満でかつ酸素投与が必要な**低出生体重児**，または在胎30週未満で出生体重1,000 g未満の**超低出生体重児**に生じやすいといわれている．急激に進行することもあるため，未熟児専門医との連携のもと頻回に診察する必要がある．未熟児の眼底所見は，有血管域と無血管域との境界線，末梢まで伸びていない血管，線維血管増殖組織，網膜剝離など，各病期に応じてさまざまな所見を呈する．

【分類】未熟児網膜症の国際分類 International Classification of ROP（ICROP）により，５つの stage に分類されている．stage 1：網膜の有血管帯とそれより周辺の無血管帯を分ける白色の線（境界線 demarcation line）が網膜面上に存在する．stage 2：境界線が厚みと高さを増しピンク色になったもの（隆起 ridge）で，ときに小さく孤立性の新生血管の発芽 tuft を数個伴うことがある．stage 3：網膜上に線維血管増殖組織がみられ，さらに初期（mild），中期（moderate），後期（severe）の３つに細分される．stage 4：部分的な網膜剝離で，さらに stage 4 A と stage 4 B に細分される．stage 4 A は，黄斑部を含まず周辺部で生じる牽引性網膜剝離，stage 4 B は黄斑部を含む部分的網膜剝離．stage 5：全網膜剝離．さらに，病変の範囲と広がりも未熟児網膜症において重要であり，病変の範囲は時計の時刻で１時間＝30度の範囲を示し，広がりはゾーン zone で表す．国際分類により，zone は以下のように分類される．zone 1：25 D または 28 D のレンズを用いた視野で，片方を乳頭の鼻側の端に合わせたときの耳側の端までの部分．zone 2：乳頭を中心に鼻側の鋸状縁までを半径として描いた円から zone 1 を除いた部分．zone 3：zone 1 と zone 2 を除いた，残りの耳側周辺部の三日月状の部分．病変が zone 1 や zone 2 にあり，後極部静脈の拡張や動脈の蛇行（このような血管の変化は後極部劇症型網膜症 aggressive posterior ROP という）がみられた場合にはしばしば進行が急激であり，また黄斑部の変形をきたし，視力予後も悪くなる．

【治療・予後】治療は，以前は冷凍凝固が用いられていたが，現在では**レーザー光凝固**が第一選択となっている．網膜剝離を伴う場合は，輪状締結術または硝子体手術が用いられる．しかし，手術が成功して網膜復位が得られても，術後視力に関しては予後不良である．[1309]

未熟児網膜症の看護ケア

【看護への実践応用】はじめに児の胎内環境，出生後の経過から未熟児網膜症のリスクを十分アセスメントし，増悪因子を可能な限り取り除き，早期発見と予防に努めることが重要である．最も気をつけなければならないのは酸素の過剰投与であるため，血中酸素分圧をモニターすること，また無呼吸発作，高炭酸ガス分圧を避け，血中酸素分圧の変動を最小限に管理することが重要である．過剰な水分投与や急激な体重増加も増悪因子となりうるため，水分管理と体重増加をモニターする．全身状態の安定に努め，早期治療につなげるため適切な時期に診察を開始できるようにする．診察，治療は開眼や抑制によるストレスを伴うので，処置やケアパターン，授乳時間などを調整し，必要時鎮静薬の使用も検討する．また散瞳薬の投与は徐脈や腹部膨満などの副作用出現の可能性があり全身状態の観察に努めるとともに，確実に散瞳されているかを必ず確認する．安全に診察を受けられるよう児の体動によるチューブやルート類の抜去に注意する．呼吸変動の多い児はモニターに注意し，異常時の早期対応に努める．処置後は眼瞼浮腫や充血などを認めることがあるため観察を続けるとともに，十分な癒しのケアを実施することが必要である．両親が抱える処置後の児の状態や，視力に対する不安は大きい．両親の思いを十分傾聴するとともに，医師からの説明内容を把握し，家族が内容を理解できるようサポートする．[986] ⇨参未熟児網膜症→2766

未熟児養育医療 breeding medical care of premature infant ⇨同養育医療→2864

未熟白内障 immature cataract 加齢白内障は混濁の程度により，初発白内障，未熟白内障，成熟白内障，過熟白内障に分類される．水晶体の混濁の程度が初発白内障よりも軽く，成熟白内障に至っていないもの．[1250]

水あたり water poisoning 水を飲むことによって，急性の胃腸炎(下痢，嘔吐，腹痛)を起こすこと．原因は水そのものではないことも多いが，直前に飲んだ水を原因と考える一般語である．考えられる原因は，病原菌(赤痢菌，コレラ菌，下痢性ウイルスなど)，有害化学物質(銅，ヒ素，スズなど)，硬水，すでに存在する胃腸炎の刺激による悪化などがある．治療は対症療法であるが，原因が判明したときは原因療法を行う．[1618]

水いぼ⇨同伝染性軟属腫→2084

水いぼウイルス⇨参伝染性軟属腫→2084

水汚染⇨同水質汚濁→1615

水制限試験⇨同フィッシュバーグ濃縮試験→2513

ミスセンス missense あるアミノ酸をコードする正常なコドンが，突然変異によって異なったアミノ酸をコードするコドンになること．[384]

ミスセンス突然変異 missense mutation 突然変異により遺伝子中の正常なアミノ酸をコードしているコドンの塩基配列が変化し，それに対応するアミノ酸が置換される変異．ナンセンス変異やフレームシフト変異と違い，この変異ではタンパク質中のアミノ酸が1か所置換されるだけなので，変異タンパク質も野生型のものと同じ生物活性を維持している場合が多い．[384] ⇨参ナンセンス突然変異→2200，フレームシフト→2589

水チャネル water channel 水分を細胞内外で輸送する水分輸送システムのこと．赤血球や近位尿細管，集合管の細胞表面に水輸送能をもつ．抗利尿ホルモン(ADH)に対する反応性が欠落し，多飲多尿を示す腎性尿崩症がある．この多くはバソプレシン2型受容体異常に起因するI型であり，他に水チャネル(アクアポリン2)の遺伝子異常のII型がある．[186] ⇨参アクアポリン→138

水中毒 water intoxication ［水血症，希釈症候群］ 体内の水が過剰になった病態．投与する輸液剤に40 mEq/L以上のナトリウムが含有されていると発生しないが，糖液の注入では25 mL/kgの量で発生するといわれる．等浸透圧の糖液が体内で代謝されて水のみが残り，血清の浸透圧を低下させ，細胞内に移行し細胞浮腫を発生させる．脳の障害が著しく，頭痛，不安感，悪心，呼吸困難，痙攣を認め，傾眠状態になり，循環動態にも変化が起こる．治療には，利尿薬，1/2〜1/3生理食塩液を用い，次第にナトリウム濃度の高い輸液剤へ移行させる．TUR(経尿道的切除術)手術，抗利尿ホルモン分泌異常なども水中毒症の原因となる．[1553]

水の軟化法 water softening ［軟水化］ 日常生活や工場用として活用するには不適な地下水や河川の水(硬水)から，カルシウムやマグネシウムを取り除く方法のこと．煮沸する，石灰乳を適量加える(沈殿除去法)，工業的にはイオン交換樹脂を用いるなどの手法がある．[565]

水飲み行動⇨同飲水行動→294

水〔負荷〕試験 water loading test⇨同希釈濃縮試験→683

水疱瘡 chickenpox⇨同水痘→1623

水虫(みずむし)⇨同足白癬(はくせん)→150

水利尿 water diuresis 生体に水もしくは低浸透圧溶液を負荷したときにみられる利尿(尿量の増加)を指し，ヒトでは最大で15 mL/分になることがある．一般に低浸透圧溶液負荷時には血漿浸透圧の低下，循環血漿量の増大，抗利尿ホルモン antidiuretic hormone(ADH)分泌の低下，尿浸透圧の低下が認められる．また，デメチルクロルテトラサイクリン塩酸塩や炭酸リチウムなどのADH作用阻害作用をもつ抗利尿ホルモン拮抗薬も水利尿を招くことが知られている．[1503]

見せかけの相関⇨同にせの相関関係→2213

ミセル micelle 分子内に疎水性基と親水性基をもつ界面活性剤のような長鎖両親媒性分子を水に溶かしたとき，ある濃度以上になると疎水性基は内側に親水性基は外側に向いて球状に会合する．このように両親媒性分子が水中でとるコロイド分散状態の1つ．このような状態をとりうるようになる濃度を臨界ミセル濃度という．また，無極性有機溶媒中にある種の界面活性剤を少量の水とともに溶かすと疎水性基を外に向け，内側に水を親水性基で包んだ球状の会合体をつくる．この場合を逆ミセルと呼ぶ．[384]

みぞおち⇨同鳩尾(きゅうび)→746

御薗意斎 Misono Isai 安土桃山時代の鍼医〔1557-1616(弘治3〜元和2)〕．名は常心，通称を源吾と称した．異説もあり定かではないが，打鍼法の開祖である無分斎よりその術を学び，正親町・御陽成の二朝に仕えて鍼博士となったとされる．打鍼の妙効を聞き及んだ徳川家康・秀忠らに治療を行った．門人も多く，禅僧の沢庵もその門に学んだといわれる．藤木成定，森道和をはじめ，著名な鍼医を数多く輩出，金銀の鍼を考案し，御薗流として打鍼法を世に広めた．著書に『医家珍宝』『鍼灸秘訣』『鍼灸全論』などがある．[123]

道順障害⇨同地誌的見当識障害⇀1970

ミチューリン学説 Michurinism ロシアの農学者ミチューリン Ivan V. Michurin (1855-1935) によって提唱された学説で，環境因子によって後天的に獲得した形質が遺伝するというもの．[1225] ⇨参ルイセンコ学説⇀2964

三日熱マラリア tertian (vivax) malaria 三日熱マラリア原虫 *Plasmodium vivax* によって引き起こされる感染症．10日から2週間の潜伏期を経て，48時間ごと(発作日を1日目として3日目ごと)に発熱発作を起こす．高熱のほか貧血や肝脾腫といったマラリアの典型症状を示し，未治療の場合，数年間にわたり再発を繰り返す．西アフリカにみられる卵形マラリア原虫 *P. ovale* によるマラリアも同様の症状を示す．両型とも，治療はクロロキン(国内未承認)やメフロキン塩酸塩に加え，肝臓内にひそむヒプノゾイト(肝内休眠体)に対しプリマキン(国内未承認)を投与し根治を図る．[288] ⇨参マラリア⇀2745，ヒプノゾイト⇀2474

三日ばしか three-day measles⇨同風疹⇀2516

ミッキーマウス徴候⇨同Mickey Mouse sign⇀82

三つ口⇨同唇裂⇀1610

三つ組⇨同三連構造⇀1216

密集斑 macula densa⇨同緻密斑⇀1981

密性結合組織 dense connective tissue ［**緻密結合組織，強靱結合組織**］ 結合組織の中でも膠原線維束が非常に多く，密に配列している強靱な線維性結合組織を指す．膠原線維束の間には線維芽細胞が配列する．これらの線維芽細胞が膠原線維の前駆体(プロコラーゲン)や基質(ムコ多糖類など)を産生，分泌している．膠原線維束の走行が不規則に，布の縦糸と横糸のように交織している交織性密性結合組織 dense irregular connective tissue と，平行に走っている規則性密性結合組織 dense regular connective tissue とがある．前者は皮膚の真皮層(表皮組織をつなぎとめている結合組織)のように多方向に力のかかる部位にみられ，後者は筋肉の腱のように1つの方向に強い力のかかる部位にみられる．また，緻密質の骨層板の基本構築も密に配列する膠原線維からなる．しかも，重層する層板内の線維の走行は，交互に交わる角度をとる．まさにベニア板のような構築をとり，屈曲とひずみに対して強い抵抗性をもつ．[1044] ⇨参結合組織⇀910

光田健輔 Mitsuda Kensuke 日本のハンセン病医療とハンセン病患者の絶対隔離政策推進の中心的役割を果たした医師〔1876-1964 (明治9～昭和39)〕．山口県出身．済生学舎，東京帝国大学医科大学病理学選科(現東京大学医学部)に学ぶ．東京市養育院勤務を経て，1909(明治42)年，公立癩療養所全生病院長，国立療養所長島愛生園の初代園長〔1931-57 (昭和6-32)〕を歴任．光田反応を創始．文化勲章受賞．『癩病理図譜』『愛生園日記』などの著書がある．光田が進めた絶対隔離政策は1996(平成8)年の「らい予防法」廃止まで継続され，これに対して1998(同10)年，療養所入所者によりハンセン病対策が憲法違反の人権侵害であるとして国の責任を問う裁判が起こされた．熊本地裁は2001(同13)年，国に対して元患者への謝罪，損害賠償，真相究明などを命ずる判決を下した．[806]

密着照射法 contact irradiation⇨同近接照射法⇀797

密封小線源 small sealed source, sealed small radiation sourse 放射性同位元素の線源から発生するγ線またはβ線を利用するために，線源となるコバルト60 (^{60}Co)，セシウム137 (^{137}Cs)，イリジウム197 (^{197}Ir)，金198 (^{198}Au)，ヨウ素125 (^{125}I)，パラジウム103 (^{103}Pd)，ストロンチウム90 (^{90}Sr)-イットリウム90 (^{90}Y) などを針，管，平板，短針などの金属容器内部に封入してあるもの．線源の強さは18.5-740 MBq(メガベクレル)の低線量率の量的には少ないものから，数百 GBq(ギガベクレル)の多い高線量率のもの(^{60}Co，^{197}Ir)がある．容器の破損がない限り放射能で汚染されることはないが，術者の被曝や患者の隔離などの問題を回避するために，遠隔操作式後充填法(RALS)が普及している．[1007]

密封小線源療法 brachytherapy ［**小線源照射療法**］ 放射性同位元素のコバルト60 (^{60}Co)，セシウム137 (^{137}Cs)，イリジウム197 (^{197}Ir)，金198 (^{198}Au)，ヨウ素125 (^{125}I)，パラジウム103 (^{103}Pd)，ストロンチウム90 (^{90}Sr)-イットリウム90 (^{90}Y) などを金属カプセルに密封し，針状，管状，線状，平板状にした小線源を悪性腫瘍に刺入したり(組織内密封小線源治療)，腔のある臓器へはその腔に直接挿入し(管腔内密封小線源治療)照射を行う治療法．対象となるのは，前者は舌癌など口腔癌，頭頸部腫瘍，乳癌，皮膚癌，腟外陰部癌，前立腺癌など，後者は子宮頸癌，食道癌，胆管癌などである．[1007]

密封包帯法⇨同閉鎖ドレッシング法⇀2618

蜜蝋(みつろう) yellow〔bees〕wax ［**ビーズワックス，黄蝋**(おうろう)**，蜂蝋**(ほうろう)］ 骨切離端の止血に用いる手術材料の1つ．淡黄色または黄褐色の非結晶粒状性のかたまりで，冷所ではかたいが体温で軟化する．軟化したものを骨断端に塗擦することで出血部位を塞栓し止血する．市販品にボーンワックス®，ネオストップ®などがある．[485]

未定型群《ハンセン病の》 indeterminate group ［**I群，インターメジエート群**］ ハンセン Hansen 病の病型分類のうち，国際分類で用いられるらい腫型，類結核型，未分化群，境界群の病型の1つ．発病初期の状態で，らい菌はほとんど存在せず(少菌型)，宿主の抵抗力により，自然治癒，類結核型，らい腫型，境界型のような他の病型に移行する状態である．[1456]

ミトコンドリア mitochondria (複)，mitochondrion (単) ［**糸粒体**］ 真核細胞の細胞質に含まれ，内外二層の膜をもつ細胞小器官．外膜は平滑であり，内膜はひだ状や指状の突起(クリステ cristae)を形成し，内膜で囲まれた部分をマトリックスと呼ぶ．ミトコンドリアの数や形状は細胞により著しく異なり，細胞の機能や活性度，細胞周期によっても変わってくる．クリステの数や形状も臓器により特徴があり，心筋では板状のクリステが密に配列し，副腎皮質細胞では指状のクリステが密に，また肝細胞ではクリステの少ない小型のミトコンドリアがみられる．マトリックスにはクエン酸回路など代謝に関係する多数の酵素が含まれており，内膜上には電子伝達系の分子群がのっている．ミトコンドリアは代謝と呼吸に関連して，エネルギーを変換する細胞内小器官で，クエン酸回路系と電子伝達系の一連の酸化的リン酸化により大量のATP(アデノシン三リン酸)を生成している(1分子のブドウ糖から38分子のATPを産生). ミトコンドリアは独自のDNAとDNA複製機構をもち, 独自のタンパク質を合成して自己複製ができる. このことから, ミトコンドリアは太古に真核細胞に侵入した微生物であると考えられている. しかし, 哺乳類細胞のミトコンドリアでは, ミトコンドリアの生存に必要なタンパク質の多くは核DNAに由来しており, 細胞質でつくられたのちにミトコンドリアに取り込まれている. 真核細胞の中で, ミトコンドリアは次第に独立性を失い, エネルギー産生を担当する, 一細胞内小器官に変化してきていると考えられている. ミトコンドリアは細菌, ウイルス, 藍藻類などや, 成熟赤血球にはみられない. (図参照⇒細胞⇀1170)[1044] ⇒参細胞小器官⇀1172

ミトコンドリアDNA mitochondrial deoxyribonucleic acid; mtDNA ミトコンドリアのマトリックス中に存在するヒストンに結合しない環状二本鎖DNA. ミトコンドリアの形質にかかわる遺伝群をコードしているが, イントロンはなく転写されない領域も少ないのできわめてむだのない構造になっている. さらに核DNAよりも進化の速度は速い.[384]

ミトコンドリアDループ塩基置換多型 sequence polymorphism in mitochondrial D-loop region ヒトのミトコンドリアDNAは1万6569塩基対からなる環状DNAで, 1981年にアンダーソンS. Andersonらによって全塩基配列が決定された. ミトコンドリアDNAの二本鎖はH鎖とL鎖に分けられ, H鎖複製開始部の5′上流側に特定遺伝子をコードしない数百塩基の領域をDループ displacement loop(置換ループ)という. この領域のHV 1(塩基番号16024-16365), HV 2(塩基番号73-340), HV 3(塩基番号438-574)は塩基置換が多いためミトコンドリアDNA多型として個人識別, 母子鑑定に利用される. 1個の細胞中に多数のミトコンドリアが存在するため, 微量試料を用いた個人識別にはミトコンドリアDNAの分析が有効である.[1271] ⇒参ミトコンドリアDNA⇀2769

ミトコンドリア呼吸 mitochondrial respiration 内呼吸の1つで, ミトコンドリア内で酸化的リン酸化によりアデノシン5′-三リン酸(ATP)が形成され, 炭酸ガスと代謝水が発生する過程. 正常の有酸素的細胞内代謝を営むためのPo_2(ミトコンドリアの臨界酸素分圧)は0.1-1.0 mmHg(パストゥール Pasteur点: 代謝が発酵から有酸素代謝に移行するのに十分な酸素分圧). ミトコンドリアに近接する部位のPo_2がこの値以下に低下すると, 還元型チトクロームオキシダーゼはもはや完全には酸化されなくなり, ATPの十分かつ迅速な供給ができなくなる.[1213]

ミトコンドリア糖尿病 mitochondrial diabetes 糖尿病の原因としてミトコンドリア遺伝子異常が明らかなもの. 糖尿病患者の1%くらいと推定され, tRNA領域, 特に3243の変異(A-G)が多い. 母系遺伝で感音難聴とインスリン分泌低下を伴う糖尿病を合併する. 発症は比較的若く, 多くは治療にインスリン注射を必要とする病態に進行. 心筋症, 心臓伝導障害, 脳症を合併することもある.[418]

ミトコンドリア脳筋症 mitochondrial encephalomyopathy [ミトコンドリアミオパチー] ミトコンドリアはエネルギーを産生する細胞内小器官である. ミトコンドリアに異常をきたすと, ミトコンドリアが産生する大量のエネルギーに依存する骨格筋と中枢神経系に異常をきたす. 具体的には精神運動発達遅滞, てんかん, 小脳失調, 精神症状, 難聴, 視力低下, 筋力低下, 心伝導障害, 心筋症, 糖尿病, 肝機能障害などがいろいろな組み合わせ, または単独で, 重症度を変えて存在する. 臨床的特徴による分類と生化学的異常による分類があり, 臨床的特徴による分類ではミトコンドリアDNAに変異をもつ以下の三大病型が60-70%を占める. ①慢性進行性外眼筋麻痺 chronic progressive external ophthalmoplegia(CPEO), ②ミトコンドリア脳筋症・乳酸アシドーシス・脳卒中様発作症候群 mitochondrial myopathy, encephalopathy, lactic acidosis and stroke-like episodes(MELAS), ③赤色ぼろ線維・ミオクローヌスてんかん症候群 myoclonus epilepsy associated with ragged-red fibers(MERRF). また, 小児では頻度が高いリー Leigh脳症が三大病型に加えられて, 四大病型とされることもある. 生化学的異常による分類は, その原因となる遺伝子変異が多岐にわたり, また症状も多彩であるので非常に複雑である. カルニチンパルミトイル転移酵素 carnitine palmitoyl-transferase欠損症, カルニチン欠乏症, ピルビン酸脱水素酵素欠損症, ルフト Luft病, アルパーズ Alpers病, レーバー Leber病など. ミトコンドリア病では血中乳酸値の上昇があり, 乳酸/ピルビン酸比は高値となるが, 必ずしも常にみられるとは限らない. 中枢神経系症状がある場合には髄液中の乳酸値の上昇が診断の決め手となる. 筋生検では各種組織化学的検査とともに, 電子顕微鏡的にミトコンドリア形態異常の有無を検索する. 分子遺伝学的検査ではミトコンドリアDNAの欠失・重複などの構造異常と点変異, 核DNA変異を調べる. 根本的治療法はなく, 対症療法に終始する.[1268]

ミトコンドリアミオパチー⇒同ミトコンドリア脳筋症⇀2769

ミトタン mitotane(o,p′-DDD) 副腎皮質腫瘍に対する抗腫瘍薬. 副腎皮質に対する選択的な毒性および11β-ヒドロキシラーゼなどの複数のステロイド合成阻害作用を有し, 副腎癌やクッシング Cushing症候群の治療に用いられる. 効果の発現には数週間以上を要する. 副作用として, 嘔気・嘔吐, 下痢, 不眠, 皮疹, 肝障害などがある.[284,383] 商オペプリム

ミドリガメ アカミミガメ, キバラガメ, フロリダガメなどの子亀は緑色でミドリガメと呼ばれ, 家庭でペットとして飼育される. サルモネラ *Salmonella* を保有していることがあり, ヒト(特に小児)にサルモネラ腸炎を引き起こすことがある.[288]

ミドルマネジメント middle management [中間管理職] 組織においてトップの管理職と従業員との間に位置する職位. 病院組織の場合, 理事長や院長はトップマネジメント, 各部門の部長(看護部長, 事務部長, 診療部長など)はミドルマネジメント, 看護師長や課長はロワーマネジメントとして位置づけられる.[415] ⇒参ロワーマネジメント⇀3005

水俣病 Minamata disease 1953-60(昭和28-35)年にかけて熊本県水俣湾地域で発生した有機水銀(メチル水

銀)中毒．チッソ水俣工場の排水中に含まれる有機水銀により汚染された水俣湾水域の魚介類を食した住民(主に漁民)に発生した．数週～数か月症状が現れないこともある．症状は，口や四肢のパレステジア(異常知覚)，求心性視野狭窄，構音障害，聴力障害，運動失調，脱力，情緒不安定，集中力困難，昏迷などがみられる．急性例では昏睡や死亡もみられた．妊婦の胎盤を通過した水銀のため，胎児性水俣病も多数例発生した．1964(同39)年には新潟県阿賀野川下流域でも同様のメチル水銀中毒が発生し，第二水俣病と呼ばれている．[461] ⇨参アルキル水銀中毒→187，新潟水俣病→2204，ハンター・ラッセル症候群→2415

ミニサテライト　minisatellite⇨同VNTR 多型→119

ミニピル　minipill　合成プロゲステロン(プロゲストーゲン)のみの経口避妊薬．混合型(合成エストロゲン，合成プロゲステロン)に比べてホルモン濃度が低用量のためミニピルと呼ばれる．避妊効果はやや劣る．通常のピルと異なり休薬なしで飲み続ける．エストロゲン禁忌の女性にも使用される．月経困難症にも効果があり，欧米では子宮内膜症の治療にも用いられる．[998]

ミニマムエッセンシャルズ　minimum essentials　カリキュラムにおける最低基準を意味し，日本語では，特に基礎，基本と呼ばれているものが相当する．ミニマムエッセンシャルズは，多くは現代社会が要求している知識の量を示すものという考え方がある．この考え方は現代では，アメリカの文化的なリテラシー literacy というような呼び方に代表される．それに対して基礎，基本は，発達段階において変化し異なるという考え方がある．幼少期における基礎や基本は知識の量によっては推し量れず，人間の五感ないし感覚的な理性を磨くようなカリキュラムが必要であるという考え方がある．[32]

ミニメンタルステート検査　mini-mental state examination；MMSE ［MMSE］ 1975年にフォルスタイン Marshal F. Folstein らが開発し，認知症，意識障害，大脳巣症状の把握に適した，信頼性の高い簡易認知機能検査の1つ．ウェクスラー成人知能検査 Wechsler adult intelligence scale(WAIS)のIQとの相関は高い．見当識，記銘，注意と計算，再生，言語に関する項目から構成される．30点満点で，通常5分程度で実施できる．1985(昭和60)年に，森悦朗らが原法を若干改変した形で，日本語版を作成，標準化した．健常者と認知症の鑑別の目安として23/24点をカットオフとしている．ただし言語を用いて行う検査であり，重篤な失語例では実施できないことや，右半球症状の検出力が劣るなどの弱点も指摘されている．そのため言語を介さず実施できるレーヴン Raven 色彩マトリックス検査など，他の検査を補完的に組み合わせて用いることも多い．[1054] ⇨参認知症検査→2270，簡易知能試験→565

未妊婦　nulligravida　今まで妊娠したことがない，また現在妊娠してない女性．[1323]

ミネソタコード　Minnesota code ［WHO コード］ 集団健診における心電図データを処理する際に用いる心電図所見．1960年にアメリカのミネソタ大学のブラックバーン H. Blackburn が開発した集団を対象とした心電図所見を改良し，情報処理が簡便に行えるようになっている．心電図自動診断の出力用にも用いられる．[1036]

ミネソタ手指機能テスト　Minnesota rate of manipulation test　手指の器用さ(巧緻性)を検査する方法．置く，裏返す，置き換える，片手で裏返す，両手で裏返すという5つの下位項目を評価し，得点を得る．ほかに手指機能テストとしてリハビリテーション領域で使われる検査に簡易上肢機能検査 simple test for evaluating hand function(STEF)もある．[811]

ミネソタ多面人格検査　Minnesota Multiphasic Personality Inventory；MMPI⇨同ミネソタ多面人格テスト→2770

ミネソタ多面人格テスト　Minnesota Multiphasic Personality Inventory；MMPI ［ミネソタ多面人格検査，MMPI］ ミネソタ大学でつくられ，現在広く用いられている性格検査の1つ．質問紙法の欠点を補うために550と項目数が多く，性格特徴を多種多様の角度から把握できる．また応答内容(態度)の信頼度を数量的に算出でき，さらに修正できる点も優れた特徴．被検者は各項目に対して「はい」「いいえ」「どちらともいえない」の答えからいずれかを選択．尺度には妥当性尺度と臨床尺度があり，妥当性尺度で結果の信頼性を評価し，臨床尺度のプロフィールから人格の特徴などを解釈する．臨床的には，人格を評価したり，うつ(鬱)病や統合失調症のようなさまざまな障害の発見に用いられる．[724] ⇨参性格検査→1659

ミネラル　mineral ［無機質］ 人体の構成成分のうち，炭素(C)，水素(H)，酸素(O)，窒素(N)の4元素を除いた生体にとって欠かせない成分．カルシウム(Ca)，リン(P)，カリウム(K)，イオウ(S)，ナトリウム(Na)，塩素(Cl)，マグネシウム(Mg)の7元素が全ミネラルの60-80%を占め，他に鉄(Fe)，マンガン(Mn)，銅(Cu)，ヨウ素(I)，コバルト(Co)，フッ素(F)，ケイ素(Si)，亜鉛(Zn)などがある．「健康増進法施行規則」(厚生労働省令第86号)によれば，亜鉛，カリウム，カルシウム，クロム(Cr)，セレン(Se)，鉄，銅，ナトリウム，マグネシウム，マンガン，ヨウ素およびリンの12成分を栄養成分としている．カルシウム，リン，マグネシウムは骨や歯の主成分であり，体内にも多量に存在．また，カルシウムは血液の凝固，筋肉・神経の興奮に必須．リンはATPなどの高エネルギーリン酸化合物をつくる．マグネシウムはいろいろな酵素の活性を高める役割がある．またミネラルは無機塩類として水分の出納，浸透圧平衡，酸塩基平衡など，重要な体調節機能を営んでいる．[384] ⇨参無機物→2780

ミネラルウォーター　mineral water ［鉱泉水］ 一般に，カルシウムやマグネシウムおよび炭酸ガスなどの溶け込んでいる天然水・地下水を指すが，わが国では加熱殺菌が義務づけられているため，厳密には天然水ではない．また，水質のバラツキ調整やミネラルバランス保持のために無機塩類(炭酸ナトリウム，塩化カルシウム，炭酸カルシウム，塩化ナトリウムなど)を微量配合することがある．「日本標準食品分類」では，アルコールを含まない飲料として，ミネラルウォーターなどの飲料水といわゆる清涼飲料(ソフトドリンク)に大別している．農林水産省のガイドラインでは，飲料水をナチュラルミネラルウォーター，ナチュラルウォーター，ミネラルウォーター，ボトルドウォーターの4

つに分類している．[1036]

ミネラルコルチコイド mineralocorticoid；MC ［**鉱質コルチコイド，電解質コルチコイド**］ ステロイド系物質のうちでナトリウム，カリウム代謝に関与しているものの総称．生体内の副腎皮質球状層で合成される天然体としてはアルドステロン，デオキシコルチコステロン，コルチコステロンなどが，合成薬としてはフルドロコルチゾン酢酸エステル，デオキシコルチコステロンアセテートなどがある．腎の遠位尿細管に作用してナトリウムイオン(Na^+)の再吸収とカリウムイオン(K^+)，水素イオン(H^+)の分泌を促進する．[284,383] ⇨参グルココルチコイド→834

ミネラルコルチコイド受容体 mineralocorticoid receptor 984個のアミノ酸からなり，中心部にDNA結合領域，C末端にリガンド結合領域，N末端に転写活性修飾領域がある．アルドステロンをはじめミネラルコルチコイドは標的臓器である腎臓，唾液腺，汗腺，腸管における電解質バランスを調節している．ミネラルコルチコイド受容体(MR)はアルドステロンなどのミネラルコルチコイドだけでなく，コルチゾールなどのグルココルチコイドも同様に高親和性に結合する．そのためMR発現細胞は同時にグルココルチコイドを不活化する酵素11 β-水酸化ステロイド脱水素酵素をもっていて，コルチゾールをMRに結合できないコルチゾンに変換し，不活化する．その結果，MRはアルドステロンに比べて量的に過剰なコルチゾールに占拠されることなく，アルドステロンと結合して，ミネラルコルチコイドの作用が発揮される．[1047]

ミノサイクリン塩酸塩 minocycline hydrochloride；MINO テトラサイクリン系抗生物質の1つ．グラム陽性菌およびグラム陰性菌を中心に，クラミジア属やリケッチア属まで広範な抗菌作用を有する．日和見感染の起炎菌として問題となるブドウ糖非発酵グラム陰性桿菌にもすぐれた抗菌力を示す．クラミジア感染症，マイコプラズマ肺炎，ツツガムシ(恙虫)病などのリケッチア感染症などに用いられ，ペニシリンアレルギー患者に対してペニシリン代替薬としても用いられる．錠剤や顆粒などの内服薬と注射剤があり，いずれも1日1-2回投与．副作用としてめまいを生じることがあり，また小児では歯牙着色，エナメル質形成不全などのおそれがある．[204,1304] 商ミノマイシン

身のまわり動作 self care activities 食事，排泄，更衣，整容，入浴動作など，人間個体としての機能レベルを維持するためにだれもが毎日繰り返し行う日常生活動作(ADL)のこと．身体機能や知的機能の障害は，これらの動作効率や仕上がりに影響を与えてしまうため，リハビリテーションに携わる医療スタッフを中心に，障害された動作に対して適切な指導や自助具，補装具，介護機器などの社会的資源の提供を行う．この動作は人間として生活するために必須な動作であり，自立した生活を送ることができるよう，医療スタッフはこの動作をなるべく早期から獲得できるよう支援していく．[786] ⇨参ADL→23

ミハエリス定数⇨同ミカエリス定数→2762

未破裂脳動脈瘤 nonruptured cerebral aneurysm 脳の動脈にできた瘤(脳動脈瘤)が一度も破れたことのない(くも膜下出血を起こしたことがない)場合を未破裂脳動脈瘤と呼ぶ．一般成人の約4-6%が未破裂脳動脈瘤を有すると報告されている．くも膜下出血はいったん発生すると現在の医療技術をもってしても社会復帰可能となるのは約1/3である．破裂危険因子として，瘤の大きさが径10 mm以上のもの，動脈瘤壁が不整なもの，くも膜下出血に合併したもの，喫煙，高血圧症，多発性脳動脈瘤などがあげられている．[327]

未病 漢方医学において，いまだ病気として完成されていない状態をいう．この状態において治すのが聖人(すぐれた医療者)の治療とされ，病気の初期症状をとらえ早期に治療すること，病気にすでに侵されている状態でも将来の波及を予想して治療を考えることを，「未病を治す」という．未病を治すことが漢方治療の真髄とされる．[1497]

未分化型 undifferentiated type 正常の分化・構造・機能を喪失している幼若な細胞よりなる腫瘍の形容．増殖力は亢進している．[1531]

未分化型急性骨髄性白血病 acute myeloblastic leukemia without maturation 骨髄芽球が最も単一に多く増殖する骨髄性白血病の典型的な病態．芽球は赤芽球系を除いた骨髄細胞の90%以上を占め，光顕ペルオキシダーゼ反応が3%以上陽性である．治療成績はペルオキシダーゼ反応が50%以上陽性のものは，50%未満よりも予後がよい．[1495] ⇨参急性骨髄性白血病→728

未分化癌 undifferentiated carcinoma ［**未分化細胞癌**］ 上皮性細胞の性質から胞巣はつくるが，癌細胞がそれ以上の分化の特徴を示さない癌．細胞の大きさから大細胞癌と小細胞癌に分類されたり，細胞の形態的特徴より紡錘形細胞癌や燕麦細胞癌などに分けられる．巨細胞の混じる多様な細胞構成からは巨細胞癌や多形細胞癌が知られている．[1531]

未分化細胞 undifferentiated cell, indifferent cell 扁平上皮細胞や腺細胞などの特定の分化の特徴をまったく示さず，形態学的に細胞起源の把握できない未熟な細胞．[1531]

未分化細胞癌 undifferentiated cell carcinoma⇨同未分化癌→2771

未分化細胞性白血病 undifferentiated leukemia⇨同幹細胞性白血病→602

未分化小細胞癌 undifferentiated small cell carcinoma⇨同小細胞癌→1433

未分化腺癌⇨同低分化腺癌→2053

未分化肉腫⇨同悪性間葉腫→139

耳 ear 〔D〕Ohr 外耳，中耳，内耳よりなる．感覚器としては聴器および平衡器官の役割がある．外耳は側頭骨の外側に，中耳および内耳は側頭骨内に位置する．[98]

耳栓 earplug 騒音性難聴を予防するため，外耳道を空気伝搬する音から遮覆する器具の1つ．シリコンやプラスチックなどの成形品(外郭型，有軸型)やグラスウールなどの非成形品がある．外耳道の構造は個人差が大きく，装着時の隙間から低音部の音が通りやすい．遮音域が主として低音から高音に及ぶEP-1種，高音を遮閉して会話域程度の低音は比較的通すEP-2種などがある．[1015] ⇨参防音保護具→2659

耳たけ ear polyp, otopolypus ［**耳茸**(じじょう)］ 鼓膜穿孔部や鼓室粘膜から外耳道に突出した易出血性の赤み

み

のある組織．大部分が中耳より発生し，慢性中耳炎，真珠腫，慢性乳突洞炎に伴うことが多い．種々の大きさ，形態があり，外耳道をふさぐほど大きなものもある．[98]

耳なり　ear noise⇨同耳鳴→1343

耳のX線検査　単純撮影，断層撮影，CTなどが用いられる．単純撮影は，①シュラー Schüller 撮影法，②ゾンネンカルブ Sonnenkalb 撮影法，③ステンヴァース Stenvers 撮影法などが使用される．①シュラー撮影法：側頭骨内乳様突起部，鼓室，S状静脈洞，下顎関節の観察に適する．②ゾンネンカルブ撮影法：シュラー撮影法と同様の目的に用いられる．③ステンヴァース撮影法：錐体部の状態および内耳，内耳道，蜂巣の観察に優れている．現在ではCTおよび断層撮影が主として行われる．CTは高分解能で1-2 mmの薄層スライスで撮影するため，病変を診断しやすい．[451] ⇨参シュラー撮影法→1411，ステンヴァース撮影法→1646

耳の保護具　ear protection device⇨同防音保護具→2659

耳用鉗子　ear forceps　耳処置に用いられる鉗子で，耳垢鉗子，鋭匙鉗子，麦粒鉗子，截除鉗子などがある．[451] ⇨参耳垢(じこう)鉗子→1266

耳用ピンセット　ear forceps⇨同膝状鑷子(せっし)→1314

耳用綿棒　cotton applicator(swab)　外耳道・鼓膜の清掃のため，また薬液・軟膏などの塗布のために用いる．[451]

ミヤイリガイ　Miyairi nosophora，*Oncomelania hupensis nosophora*　［片山貝］　淡水性の水陸両棲の小型の巻貝で，日本住血吸虫の中間宿主．[288] ⇨参日本住血吸虫症→2222

宮入慶之助　Miyairi Keinosuke　明治から昭和初期の寄生虫学・衛生学者〔1865-1946(慶応元～昭和21)〕．長野県生まれ，九州帝国大学教授を務めた．鈴木稔とともに，1913(大正2)年にミヤイリガイ(片山貝ともいう)が日本住血吸虫の中間宿主であることを発見．長野市篠ノ井西寺尾岡に「宮入慶之助記念館」がある．[288]

脈⇨同脈拍→2772

脈圧　pulse pressure；PP　収縮期血圧と拡張期血圧との差．高齢者では加齢とともに収縮期血圧が高くなるため脈圧は徐々に増大する．これは動脈硬化の進展によるもので心血管疾患のリスクとして重要である．脈圧の増大は大動脈弁閉鎖不全症でみられ，脈圧の狭小は低心拍出症候群，出血性ショック，熱中症などでみられる．[618,438]

脈圧曲線　pulse curve，pulse pressure curve　［脈波曲線，動脈波曲線］　心臓の収縮により発生する末梢動静脈の拍動現象を横軸を時間，縦軸を圧として表した曲線．持続的に圧波形が得られるため血圧(収縮期圧，拡張期圧，平均血圧，脈圧)や心拍数の変化，不整脈の監視ができ心臓・血管系疾患の診断に応用されている．[1290]

脈経(みゃくけい)　Mai Jing　中国の西晋時代の280年頃に王叔和が撰した医学書．全10巻．1068年初版．脈診をはじめとする診断法，さらに経絡の概念や治療法についても言及．漢代までの医書を再整理して編集した書で，『素問』『霊枢』『難経』『傷寒論』『金匱玉函経』『金匱要略』などの医学古典と対応する文章が過半を占め，その校勘資料として有用．他の部分では扁鵲(戦国時代の名医)，華佗(後漢末の名医)などの遺論，遺方が収録されている．[586]

脈診　pulse diagnosis　漢方医学における切診の1つで，いろいろの流派があるが，現在薬物療法を行う際には一般に広義の寸口(すんこう)の脈(橈骨動脈の拍動)をみることをいう．患者の手と反対側の医師の中指を橈骨茎状突起の内側に置き，末梢側に示指を，中枢側に薬指をそろえて橈骨動脈の拍動の上に置く．示指の触れるところを狭義の寸口，中指の触れるところを関上，薬指の触れるところを尺中と呼ぶ．おのおのの指で軽く押したり重く押したりして脈の状態を判断する．病位，虚実，寒熱の判断や類証(類似点の多い証)の鑑別が目的である．例えば，指を軽くあてですぐ触れる脈を浮といい，急性疾患では病邪が体表面にあるとし，反対に強く押したときに触れる脈を沈といい，病邪が身体深部にあるとする．脈拍数が約90/分以上を数(さく)といい，身体に熱がある状態とし，約60/分以下を遅といい，身体に寒があるとする．また力の強い脈を実，弱い脈を虚とする．また脈を触れた際，ピンと張った感じの脈を弦とし，柴胡剤の投与目標にすることもある．しかし脈診だけで診断することは危険であり，常にほかの病状もあわせて解釈する必要がある．[950] ⇨参虚実→781，四診→1289，証→1417

脈動⇨同心拍〔動〕→1597

脈なし病　pulseless disease⇨同大動脈炎症候群→1889

脈波　pulse wave　［血圧波形］　横軸に時間経過を，縦軸に動脈内圧をとったグラフ上に描かれる血圧の変化．血圧の変化を観察すると，その波形は急速な立ち上がり相と緩やかな下降相とからなる．大動脈の場合には大動脈弁の閉鎖に由来する切痕が下降相の初期にみられ，収縮期と弛緩期とを明瞭に分ける境界をなす．この波形の最大値が収縮期血圧，最小値が拡張期血圧に相当し，その差が脈圧．中枢から末梢へと移るにつれ波形は大きく変化し，切痕が消失して収縮期血圧・脈圧とも増大する．血圧波形はウィンドケッセル理論に基づいてモデル化して表現することができる．[226] ⇨参動脈圧脈波→2130

脈波型酸素飽和度測定法　pulse oximetry　［パルスオキシメトリ］　動脈血酸素飽和度を非侵襲的に連続的に測定する方法．赤色光と赤外光の2波長の光を照射し，酸素化ヘモグロビンと還元ヘモグロビンによる吸光度の差から，脈波による拍動を利用して動脈血酸素飽和度を算出する．重症患者や術中のモニタリングに用いる．測定部位は指尖や耳朶(じだ)を利用することが多い．[258]

脈波曲線　sphygmogram⇨同脈圧曲線→2772

脈拍　pulse　［脈］　心臓の収縮で血液が全身へ送り出される際，圧波が末梢動脈の血管壁に伝わり脈波として示す拍動のこと．バイタルサインの1つである．末梢の血管ほど脈波速度は速く，血流の15倍以上とされる．心機能やリズムで脈の強さや形が変わる．橈骨動脈や総頸動脈，上腕動脈，大腿動脈，膝窩動脈，後脛骨動脈，足背動脈で触知できる．1分間の脈拍数，大きさと緊張度，リズムをみることで，心機能や末梢循環の状態をある程度把握できる．脈拍数と拍動の強さ，リズム，交互脈，二峰性脈，奇脈などの有無から心拍出量の異常，不整脈，大動脈弁閉鎖不全，心タンポナーデ，閉塞性動脈硬化症の診断に使われる．さらに動脈の拍動図の記録により左心・右心の機能や僧帽弁・三尖弁の弁膜症の診断が可能である．[200] ⇨参動脈拍動→2133

脈拍欠損 pulse deficit ［脱落脈］ 心房細動や期外収縮などのために心拍数と脈拍数が一致せず，心拍数よりも脈拍数が少なくなること．橈骨動脈の触知と心尖部の聴診を同時に行って測定する．脈拍欠損(心拍数と脈拍数の差)が 10 拍/分以上になると心不全をきたす．[200]

脈拍数 pulse rate 左心室から全身へ送り出された血液によって生じた圧波が末梢の動脈に伝わって拍動した回数のこと．通常 1 分間の脈拍を測定する．性別，年齢や発熱などによって変動する．心臓が拍動する回数が心拍数で，正常では脈拍数に一致するが，不整脈などでは一致しない．脈拍数は，手首内側の橈骨動脈に 3 指(示指，中指，薬指)を当てて測定するが，触知しにくい場合は総頸動脈や大腿動脈で測定する．このとき脈拍数だけでなく拍動の強さやリズム，緊張度，左右差も観察する．成人の平均脈拍数は 60-100 拍/分で，これよりも速ければ頻脈，遅ければ徐脈という．睡眠中は 40 拍/分の徐脈を示すことがあり，運動時には 200 拍/分以上の頻脈となる．[200]

脈拍数《妊娠中》 pulse rate during pregnancy 妊娠第 4 週頃から母体の循環血液量や酸素の需要が増えるため，脈拍数，心拍出量の増加がみられる．妊娠中の脈拍数は平均で 15/分程度増加するとされている．[1323]

脈波検査 心臓の拍動により生じる脈波から循環動態を知る目的で行われる検査．心尖拍動図，頸動脈波，頸静脈波，指尖容積脈波などがあるが，現在ではほとんど日常臨床で用いられることはない．[893]

脈波伝播速度 pulse wave velocity；PWV 心臓から駆出された血液の圧変動が動脈内を伝わる速度．正常は 7-10 m/sec で動脈壁のかたさによって高値となり，動脈硬化や加齢とともに上昇する．2 か所の測定点で記録された脈波の立ち上がりの時間差 ΔT，2 か所の測定点の動脈の長さを L として $L/\Delta T$ で求められる．[1290]

脈絡叢 choroid plexus 脳室の背側部で房状に突き出し，脳脊髄液を産生している部位．1 層の上皮層(上衣細胞：脳室の内壁をなす 1 層の細胞)とそれを裏打ちする脳軟膜の血管とからなる．左右の側脳室，第 3 脳室，第 4 脳室の天井に帯状に発達している．ただし，側脳室の前角と後角，中脳水道にはない．脈絡叢は 1 日約 500 mL の脳脊髄液を産生する．脳室内には約 20 mL，周囲のくも膜下腔には約 100 mL 近くが含まれることから，その代謝回転はかなり速いといわれる．[636] ⇨参くも膜顆粒→822，くも膜→821

脈絡叢乳頭腫 choroid plexus papilloma 脈絡叢より発生するといわれるまれな良性腫瘍で，2003 年の日本脳腫瘍統計によると原発性脳腫瘍のうち 0.3% を占める．神経上皮性腫瘍の WHO 分類では grade Ⅰ である．小児例が多く，特に新生児，乳児に多い．小児では側脳室，特に三角部や下角部に好発し，成人例では第四脳室が好発部位である．頭痛，うっ血乳頭など頭蓋内圧亢進症状や，頭囲拡大で発症し，髄液産生過多や流出路閉塞による水頭症を伴う．CT，MRI 画像では拡大した脳室内に多房性腫瘤影を認め，著明な造影効果を認める．石灰化は第四脳室例に多く，小児例では少ない．治療は手術による全摘出が有効で，治癒が期待できるが再発することがある．また髄腔内播種をきたす場合がある．[1286] ⇨参脳室内腫瘍→2300

脈絡膜 choroid，choroidea 強膜の内方(硝子体側，強膜と網膜の間)にある薄膜で，血管と色素細胞に富み黒褐色を呈する．血管に富む膜なので眼球血管膜の別名がある．[154] ⇨参ぶどう膜→2565

脈絡膜萎縮 choroidal atrophy さまざまな網脈絡膜の疾患により，脈絡膜が変性，萎縮する状態．多くは網膜色素上皮の変性や萎縮も伴う．先天性のものと後天性のものに分かれる．先天性のものとして，脳回状網脈絡膜萎縮，コロイデレミア(全脈絡膜萎縮症)，中心性輪紋状脈絡膜萎縮，乳頭周囲脈絡膜萎縮，近視性網脈絡膜萎縮などがある．後天性のものとして，外傷，網脈絡膜の炎症，循環障害などがある．先天性のものや，すでに萎縮に陥ってしまった後天性のものに対しては有効な治療法がない．[1309]

脈絡膜炎 choroiditis 脈絡膜における炎症の総称．多くはその炎症が網膜にも波及し脈絡網膜炎となる．原因は多岐にわたり，原田病のように自己免疫疾患によるものもあり，真菌感染やウイルス感染のような病原体による感染症もあり，また原因不明のものもある．治療は各疾患に対して行われる．[1309] ⇨参脈絡網膜炎→2774，ぶどう膜炎→2565

脈絡膜血管腫 choroidal hemangioma 脈絡膜に発生した血管腫の総称．孤立性に生じる血管腫と，スタージ・ウェーバー Sturge-Weber 症候群に伴う血管腫などが含まれる．多くは孤立性血管腫であり，眼底ではドーム状の赤橙色の病変を示し，後極部に好発して，しばしば周囲に漿液性あるいは出血性網膜剝離を伴う．良性腫瘍であるため，腫瘍径が小さく自覚症状がなければ経過観察だけでよいが，視力低下や歪視(ものがゆがんで見える)などの自覚症状を伴う場合は，光線力学的療法(PDT)，経瞳孔温熱療法(TTT)，レーザー光凝固，放射線照射などが行われる．[1309]

脈絡膜欠損 coloboma of choroid，choroidal coloboma 先天性の脈絡膜の欠損で，胎齢 4-5 週の眼杯裂閉鎖の異常による．眼底下方にみられ視神経乳頭や黄斑部を含むと視力は不良である．黄斑部網膜が正常に見えても視力はほとんどが低下しており，脈絡膜欠損部に一致した視野の異常を認める．ときに裂孔原性網膜剝離を合併する．[1601] ⇨参ぶどう膜欠損→2565，虹彩欠損→1002

脈絡膜骨腫 choroidal osteoma 脈絡膜に発生する骨組織からなる良性腫瘍．若年女性に多い．後極部に隆起性病変として観察され，黄斑部に及ぶか滲出性網膜剝離を続発すると，視力障害を起こす．[651]

脈絡膜出血 choroidal hemorrhage 脈絡膜に生じた出血．原因はさまざまであり，外傷により出血が生じることもあれば，加齢黄斑変性症のように脈絡膜新生血管を伴い，新生血管から出血が生じることもある．扁平で暗赤色の不整形の病変を呈する．ほかに手術中に起こる場合などもある．基本的には出血が吸収されるため，経過観察となることが多いが，出血量が多くて吸収されない場合は，経強膜的にドレナージをすることもある．[1309]

脈絡膜腫瘍 choroidal tumor 脈絡膜に生じた腫瘍．良性のものには血管腫や骨腫，悪性のものには悪性黒色腫や転移性腫瘍がある．転移性腫瘍の場合，乳癌や肺癌原発の場合が多く，放射線療法が試みられる．[651]

脈絡膜剝離　choroidal detachment　脈絡膜と強膜との間の上脈絡膜腔に漿液あるいは出血が貯留し，脈絡膜が強膜からはがれた状態．眼底では多発性の房状の隆起として認められる．緑内障手術後，内眼手術後で低眼圧が生じる場合にみられることが多い．このほかに，強膜バックルや真性小眼球などでみられる脈絡膜循環障害，原因不明の特発性脈絡膜剝離でもみられる．特発性で周辺部に脈絡膜剝離が限局する場合は治療対象とはならないが，他の疾患あるいは手術後に生じ，長期間持続する場合は視力障害をきたすため，手術による排液やガスタンポナーデなども行われる．[1309]

脈絡膜ヒダ　choroidal fold　脈絡膜にみられるヒダ形成．低眼圧や眼窩腫瘍による直接または間接的な眼球圧迫でみられることが多い．高度遠視に伴うこともある．[566]

脈絡網膜炎　chorioretinitis　脈絡膜に生じた炎症が網膜に広がったもの．通常，脈絡膜に限局して炎症が生じることはなく，ほとんどが網膜にも波及し，脈絡網膜炎の病態を示す．眼底では黄白色の滲出斑，血管の白線化，網膜浮腫，硝子体混濁などの所見，炎症が激しい場合はさらに網膜出血や網膜壊死がみられることもある．原因はさまざまで，サルコイドーシスや結核，梅毒，カンジダ，ヘルペスウイルスなどがあるが，原因不明の場合も多い．治療は原疾患にもよるが，炎症を抑える目的で副腎皮質ホルモン剤を用いることが多く，また牽引性網膜剝離になった場合は，硝子体手術や網膜復位術を行う．[1309]　⇨参ぶどう膜炎→2565，網膜炎→2820

三宅式対語記銘力検査　Miyake paired word learning test　［脳研式記銘力検査］　脳研式記銘力検査とも呼ばれる記憶検査法の1つ．有関係対語群(関係があり類推可能な対語)，無関係対語群(関係がない対語)それぞれ10組からなり，読み聞かせによる学習ののち，被検者による再生(復唱)を行う．各群3回反復施行しその再生量を検討するが，有関係対語群より無関係対語群のほうが対語同士の関連がないことから再生は困難になる．一般平均の再生量として，有関係対語は第1施行では8語前後だが，第3施行までには10語の正答が得られる．一方，無関係対語の再生では第1施行で4語前後，第3施行でも8語前後の正答となる．[578]

三宅のF型肝硬変　Miyake type F liver cirrhosis⇨同脂肪性肝硬変→1340

三宅秀(ひいず)　Miyake Hiizu　明治期にドイツ医学・英米医学確立に貢献した医師〔1848-1938(嘉永元～昭和13)〕．江戸に生まれる(幼名復一)．幼少より英学，英会話を習い，その縁で1864(文久3)年の遣欧使節の随員に加えられる．長じて大学中助教に任ぜられ，1871(明治4)年来日のミュラー Benjamin Carl Leopold Müller〔1822(24とも)-93〕やホフマン Theodor E. Hoffmann の通訳を担当．1874(同7)年，東京医学校長心得，77(同10)年，東京大学医学部教授(病理学・診断学)，81(同14)年，医学部長〔86(同19)年，医科大学長〕となる．1888(同21)年，三宅ら5名がわが国初の医学博士に推薦される．1891(同24)年，貴族院議員に勅撰される．彼はまた1875-89年存続の同大学別課医学科に力を注ぎ実地医家を多数育てるなど，ドイツ医学偏重を改め英米医学確立に尽力した．1938(昭和13)年，東京で没する．[585]

宮崎肺吸虫　Miyazaki lung fluke, *Paragonimus miyazakii*　成虫はイタチ，イノシシ，タヌキ，イヌ，ネコなどの肺に虫嚢をつくって寄生し，口吸盤は腹吸盤よりもやや小さく，卵巣は複雑に分岐する．虫卵はウェステルマン肺吸虫よりも小型である．第1中間宿主はアキヨシホラアナミジンニナやミジンツボといった小型の淡水性巻貝で，第2中間宿主はサワガニである．ヒトにも感染するが，ヒトは好適な宿主ではなく通常成虫にまでは発育しない．ヒトに感染した場合，幼虫のまま肺内に侵入したり胸腔に出たりして移動し気胸を起こす．症状は胸痛，咳嗽などがあり，末梢血で好酸球増多を認める．ときに成虫にまで成長し，胸水中に虫卵を認めることがある．[288]　⇨参肺吸虫→2333

脈管　vessel　脈とはすじになって連なるもの，あるいは血の通る管という意味をもつ．動物の体内にあって体液(血液，リンパ液)を通す管の総称．そのシステムを脈管系もしくは循環系という．体液の組成により，血管系(動脈，静脈)とリンパ系に分けている．脊椎動物の血管系は閉鎖系である．[1044]

脈管炎　angiitis, vasculitis　血管あるいはリンパ管の炎症．病変の部位および原因は多岐にわたり，感染や自己免疫反応などがその主体をなす．炎症の結果，血管内腔の閉塞をきたして灌流域の虚血の原因となることがある．[202,83]　⇨参血管炎→898

脈管腫⇨同血管腫→900

脈管性減圧性失神⇨同血管抑制性失神→905

脈管造影法⇨同アンギオ〔グラフィー〕→201

ミュージックセラピー⇨同音楽療法→417

ミューズ渓谷事件　Meuse valley episode　［ミューズバレー事件］　1930年にベルギーのミューズ渓谷で，胸痛，咳，息切れ，眼や鼻の刺激症状を訴える住民が多数出現し，高齢者をはじめとして約60名の死亡者が出た事件．原因は，3日間にわたり続いた高気圧，無風，霧，気温逆転層などの気象条件で，大気中に工場や火力発電所から排出される大気汚染物質(二酸化硫黄，窒素酸化物，フッ化水素など)が停滞したことによる．[565]

ミューズバレー事件⇨同ミューズ渓谷事件→2774

ミュータント⇨同突然変異体→2155

ミュゾー双鉤鉗子　Museux uterine tenaculum forceps　子宮頸把持鉗子の1つで，先端が2鉤(長さ26 cm)になっているもの．[1078]

ミュッセ徴候　Musset sign　［ドゥ＝ミュッセ徴候］　大動脈弁閉鎖不全症 aortic regurgitation (AR)でみられる身体徴候の1つ．名称の由来は同疾患の患者であったフランスの詩人ミュッセ Louis Charles Alfred de Musset (1810-57，同疾患にて死亡)から．重症の大動脈弁閉鎖不全症においては動脈系の著しい拍動により，心拍動に一致して頭部が律動的にうなずくように揺れる．これは大動脈収縮期圧が上昇する一方，拡張期圧が低下することで脈圧が上昇し，また一回拍出量が増大するためである．大動脈瘤の患者でもみられることがある．[253]　⇨参大動脈弁閉鎖不全症→1893

ミュラー，B.C.L.　Benjamin Carl Leopold Müller

［ミュルレル］ 明治初期に来日したドイツ人医師〔1822(24とも)-93〕．マインツに生まれ，ボン・ベルリン両大学で学び，1846年ドクトル取得，軍医となる．1869(明治2)年，日本政府は新興国ドイツの医学採用を決定した．政府の要請で東校(現東京大学医学部)教師としてホフマン Theodor E. Hoffmann(1837-94)とともに1871年来日．以降1874(同7)年まで教頭として同校の管理運営にあたる一方，外科・婦人科・眼科を担当した．また予科教師をドイツから招き，ドイツ医学一貫教育を確立，次いで宮内省雇となる．1875(同8)年帰国し，陸軍に復帰，ベルリンの衛戍病院長に就任，1893年ベルリンで死去．[585]

ミュラー，J.P. **Johannes Peter Müller** 19世紀前半のドイツを代表する医学・解剖・生理学者(1801-58)．コブレンツに生まれ，ボンとベルリンの両大学に学び，のちに両大学の教授となった．ミュラー管 müllerian duct などにその名を残す．彼の著した『人体生理学全書』(1833-40)は系統的，包括的な大著．実験生理学，比較解剖学，発生学なども研究．自身はロマン主義の影響を受けたが，ベルリン大学でシュワン Theodor Schwann，ヘルムホルツ Hermann L. F. von Helmholtz，ウィルヒョウ Rudolf L. K. Virchow ら，のちの近代医学の立役者たちを導いたことでも知られる．[1214]

ミュラー管 **Müllerian duct** ［**中腎傍管，傍中腎管**］ 胚齢4週頃，雌雄胚の生殖隆起の外側に出現する管で，傍中腎管とも呼ばれ，女性の生殖管の原基となる．生殖隆起の表面(壁側腹膜)に頭尾方向の縦の溝が出現し，最終的に頭尾に走る管状の構造となるが，頭側先端は腹膜腔に開口したままとなる．このミュラー管は女性では発育して，頭側部は卵管に，中部は左右の管が正中部で癒合，変形して子宮となり，尾側部は子宮の延長として腟上部の発生にかかわる．頭側先端の開口部は卵管采を伴う卵管漏斗となる．男性では大部分は胎生初期に退化する．これはミュラー管抑制因子が精巣のセルトリ Sertoli 細胞から分泌されることによる．[1044] ⇨参抗ミュラー管ホルモン⇀1060

ミュラー管遺残症 **persistent Müllerian syndrome** 46,XY個体(男性)において，本来なら退縮するはずである女性内性器へと分化していくミュラー管が退縮しない結果，卵管，子宮，腟を認める疾患．正常な性の分化はまず性腺原基が形成されることから始まる．次に男性の場合はY染色体上にある *SRY* 遺伝子が作用することにより精巣へと発育する．胎児精巣が順調に発育すると胎児精巣にあるセルトリ Sertoli 細胞がミュラー管抑制因子〔抗ミュラー管ホルモン anti-Müllerian hormone(AMH)〕を産生する．AMHは女性ではファロピー管(卵管)や子宮への誘導体であるミュラー管の発育を抑制するホルモンであり，ヒトでは胎齢8-10週の短期間作用する．ミュラー管遺残症はAMHが作用しないことにより男性においても女性内性器を認める病態である．[1053] ⇨参性分化異常⇀1706，内性器⇀2184

ミュラー管混合腫瘍 **Müllerian mixed tumor**⇨同中胚葉性混合腫瘍⇀1999

ミュラー管抑制因子 **Müllerian inhibiting factor；MIF**⇨同抗ミュラー管ホルモン⇀1060

ミュラー管抑制物質 **Müllerian inhibiting substance；MIS**⇨同抗ミュラー管ホルモン⇀1060

ミュラー筋 **Müller muscle**⇨同瞼(けん)板筋⇀963

ミュラー細胞 **Müller cell** ［**ミュラー神経膠細胞**］ 網膜のグリア細胞で，内顆粒層に核をもつ．細胞体は網膜のほぼ全層を垂直に貫きながら薄いシート状の突起を出し，個々のニューロンを包み込んでいる．内境界膜と外境界膜には特に豊富な突起を出して，網膜の骨格を形成している．[154]

ミュラー神経膠細胞 **Müller neuroglial cell**⇨同ミュラー細胞⇀2775

ミュルレル⇨同ミュラー，B.C.L.⇀2774

ミュンヒハウゼン症候群 **Münchhausen syndrome** ［**アシャー症候群，さまよえるユダヤ人症候群，病院放浪者**］ アシャー Richard Asher により，1951年にはじめて記載された症候群で，ほら吹き男爵と呼ばれたミュンヒハウゼン Baron Münchhansen(1720-97)にちなんで名づけられた．各地を転々とし，虚偽の多い劇的な症状や生活史を述べる患者の総称で，虚偽性障害や空想虚言，手術頻回症 polysurgery とも関連する．若年男性に多いといわれており，症状を偽り，また他人が見ていないところで皮膚に針を刺す，点滴チューブに異物を混入するなどして自ら症状をつくる．患者の示す症状によって急性腹症型，皮膚型，出血型，心臓型，胸部疾患型，異物摂取型，混合・多症状型などに分類される．多くは急性症状を起こして入院し，あるいは必要もないのに手術を要求したりする．応急処置を受けるが病院スタッフとうまくいかず，短期間で退院し，また別の病院を渡り歩くことを繰り返す．患者自身は自己の症状を訴えるが心気的ではない．このような患者は内面に医療機関に対する依存傾向をもっているともいわれるが，ヒステリー，統合失調症，マゾヒスト，パーソナリティ障害などが基礎に存在することも多い．親が子どもに人工的操作で派手な症状を起こし，受診させるのは代理ミュンヒハウゼン症候群 Münchhausen syndrome by proxy という．[1607]

ミラー・アボット管 **Miller-Abbott tube，Miller-Abbott double lumen tube** ［**アボット管**］ アメリカの医師ミラー Thomas G. Miller とアボット William O. Abbott により考案された腸閉塞(イレウス)の治療に用いられる先端近傍にバルーンがついたダブルチャネルの長い(3 m)ゴム管．鼻から胃・十二指腸をこえて小腸まで挿入し，バルーン内に10-20 mLの蒸留水を注入する．バルーンを膨らませることにより，バルーンの肛門側への進みが促進され，また腸管内容物の吸引が容易になる．腸閉塞により拡張した腸管内容物を吸引し，排液量や腹部症状などの変化を観察し，腹部単純X線写真で管の位置確認と腸管ガス像の改善度の評価を行う．減圧後，管から造影剤を注入し閉塞部位の診断を行う．抜去時にはバルーンの液を完全に抜いてからゆっくり抜く．腹部手術後の癒着性イレウスなどでは腸管減圧だけで治癒することがあるが，1-2週間しても改善がみられない場合は外科的切除を考慮する．[738] ⇨参イレウス管⇀288

ミラーカメラ **mirror camera** X線間接撮影に利用される．蛍光像を補正レンズを通して凹面反射鏡に投影し，反射鏡の結像面にフィルムを置いて撮影する．[264]

ミラー・クルツロック試験 ⇨参子宮頸管粘液性交後試験⇀

み

1245

ミラード法 Millard method ［回転伸展法］ 口唇裂を修復する口唇形成術のうち，口唇裂初回手術の代表的手術法の1つ．三角弁法と並んで最もよく用いられる術式で，1957年にミラード Ralph Millard により開発された．披裂正中側に鼻柱基部中央に向けて切開を加え，切開縁を回転させて，キューピッド弓を正常位に降下させ，披裂外側の大きな進展皮弁 advancement flap を正中に伸展させて，披裂閉鎖を行う．[688]

味蕾(みらい) caliculus gustatorius, taste bud ［味覚器］ 味覚(甘味，酸味，苦味，塩味，うま味)の受容器で，舌背にある有郭乳頭，葉状乳頭，茸状乳頭に約1万個存在する．味蕾は味細胞と支持細胞からなり，味を感じる味細胞は長さ 60-80 μm，径 35-45 μm で，平均10日で新しい細胞と入れ替わる．味細胞は味蕾頂部の開口部(味孔)で線毛を出して口腔内とつながり，底部では無髄の味神経線維とシナプスを形成している．味細胞は唾液に溶け込んだ食物の化学的刺激に反応して受容器電位を発生させ，シナプスを介して味覚情報を脳に伝える．[1612] ⇨参味覚伝導路→2763，味覚受容器→2763

ミラキジウム miracidium⇨同ミラシジウム→2776

ミラシジウム miracidium ［ミラキジウム，有毛幼虫］ 吸虫類の最初の幼虫．吸虫類の虫卵は成熟すると体表に絨毛のある幼虫を生じる．これをミラシジウムという．水中で虫卵からミラシジウムが遊出し，第1中間宿主である淡水性の貝へ侵入する．[288] ⇨参セルカリア→1743

ミリクーロン millicoulomb⇨同mC→80

ミリグラム milligram；mg メートル法の重量の単位で，1グラム(g)の 1/1,000．[384]

ミリグラム当量 milliequivalent；mEq 1規定溶解液1 mL 中に溶けているグラム当量数．[384]

ミリッツィ症候群 Mirizzi syndrome 胆嚢頸部や胆嚢管に埋伏した胆石による圧迫もしくは同部の炎症により，総肝管が狭窄あるいは閉塞し，胆汁うっ滞や胆管炎をきたす病態．発熱や右上腹部痛のほか黄疸を呈する．肝胆道系酵素が上昇し，炎症所見が陽性となる．診断には経皮経肝胆道造影(PTC)，内視鏡的逆行性胆道造影(ERC)などの胆道造影が有効で，外科的治療が原則．ミリッツィ Pablo L. Mirizzi はアルゼンチンの外科医(1893-1964)．[1050]

ミリポアフィルター™ Millipore filter ミリポア社の登録商標である超純水精製用フィルター．クリーンルームの空気の除塵，濾過滅菌など，いろいろな用途に使われている．セルロースエステルまたはニトレートあるいはそれと類似の素材が用いられている．最も一般的な MF ミリポアフィルターは，セルロースの酢酸-硝酸混合エステルで，0.025-8 μm の範囲で12種類の段階があるがその孔径は比較的均質である．[384]

ミリマイクログラム millimicrogram；mμg メートル法の重量の単位で，1マイクログラム(μg)の 1/1,000，あるいは1グラム(g)の 1/10億(10^{-9} g)．SI 単位ではミリマイクロ(mμ)は使用されず，ナノ(n)となる．[384] ⇨参ナノグラム→2195

ミリメートル millimeter；mm メートル法の長さの単位で1メートル(m)の 1/1,000．[384]

ミリモル millimole；mmol 物質量を表す単位で，1モル(mol)の 1/1,000．[384]

ミリラド millirad；mrad 吸収線量の補助計量単位ラド(rad)の 1/1,000．他の計量単位にグレイ(Gy)があり，1 Gy = 100 rad である．[1127]

ミリリットル milliliter；mL メートル法の容積の単位で1リットル(L)の 1/1,000．[384]

ミリレントゲン milliroentgen；mR 照射線量の補助単位であるレントゲン(R)の 1/1,000．1 R は 2.58×10^{-4} C/kg(C：クローン)に相当する．[1127]

ミルウォーキー型〔側彎(わん)症〕装具 Milwaukee brace ［ミルウォーキーブレース］ 特発性側彎症の保存的治療法に使用される代表的な脊椎側彎症矯正装具．土台となる骨盤をしっかり押さえる骨盤ガードルの前方に1本，後方に2本の支柱が立ち，この支柱にネックリング，胸椎パッドなどが取り付けられている．治療は三点支持の原理に基づき，彎曲した脊椎に対し，側彎凸側から胸椎パッドによる矯正力を加え，上方のネックリングと下方の骨盤ガードルで固定し，脊椎の側彎と回旋を矯正する．装着して仰臥位になると，後方支柱のたわみで後頭部のパッドを介して牽引力が働くので，夜間就寝時の装着が重要である．[840]

ミルウォーキーブレース Milwaukee brace⇨同ミルウォーキー型〔側彎(わん)症〕装具→2776

ミルキング milking 放射性核種 A が放射線を出して別の核種 B に変わる(放射性崩壊)とき，もとの核種 A を親核種，B を娘核種と呼び，比較的半減期の長い親核種から，半減期の短い娘核種を繰り返し分離，抽出すること．通常，病院などではモリブデン 99(^{99}Mo)を親核種として使い，ミルキングによって得た ^{99m}Tc を骨シンチグラフィーなどのさまざまな検査で用いる．分離抽出の操作が乳牛から繰り返して牛乳をしぼり出すのに似ていることからミルキングというが，それに関連して娘核種を分離抽出する装置(ジェネレーター)をカウ(乳牛)ともいう．[876,1488] ⇨参娘核種→2787，ジェネレーター→1223

ミルキング《ドレーン管理における》 milking 手や専用のローラーでドレーンを排液ボトル方向にしごきながら，ドレーン内にたまった血液や液体を押し出すこと．ドレーンの屈曲や凝血塊によるドレーンの閉塞を予防する．ただし，脳室ドレーンなど一部のドレーンでミルキングは禁忌．

ミルクアルカリ症候群 milk-alkali syndrome ［バーネット症候群，アルカローシス症候群］ 消化性潰瘍の治療時に投与する炭酸水素ナトリウム，沈降炭酸カルシウムなどのアルカリ製剤や牛乳を大量かつ長期に摂取した際にみられる，高カルシウム血症・尿症，アルカローシス，転移性石灰化を呈する症候群．本症発症例の牛乳摂取量は 2-4 L/日に達していることが多い．腎臓に石灰沈着がみられた場合，尿細管・間質障害を経て腎不全へと進展することがある．欧米に多く，わが国ではまれである．[1503]

ミルクアレルギー⇨同牛乳アレルギー→744

ミルク嫌い bottle shy, refusal of formula feeding 一般に，乳児がミルクを嫌って飲まない状態を指し，母乳から人工栄養(ミルク)に切り替えた際によくみられる．母乳と違う味や濃さのミルクを強制的に飲まされることや，食物に対する過敏反応の1つである牛乳アレルギーも原因となる．母乳に近い味のミルクを与えるとともに，ミルクの強制をやめ，牛乳アレルギーの場合は，牛乳以外の豆乳などに切り替えるとともにアレルギーに対する減感作療法を考慮する．また，3か月頃と7か月頃にそれまでミルクをよく飲んでいた乳児が突然飲まなくなり，ミルクを無理に与えなければ機嫌よく元気もよい状態のこともいう．この時期には母乳も飲まなくなることがあり，お乳嫌いともいえる．2-3週間して突然再び飲むようになる．[1631]

ミルク状結石 milky stone⇨同石灰乳腎結石⇀1729

ミルズ・ラインケの現象 Mills-Reincke phenomenon 水道において濾過給水を開始して水質を良好にすると，給水地域の住民でチフスによる死亡率だけでなく，全体の死亡率も低下する現象をいう．アメリカのミルズ Hiram F. Mills (1836-1921) とドイツのラインケ Johann J. Reincke が19世紀末にはじめてこの現象を確認した．[565]

ミルナシプラン塩酸塩 milnacipran hydrochloride⇨参セロトニン・ノルアドレナリン再取り込み阻害薬⇀1746

ミンガチーニ試験 Mingazzini test ［下腿落下試験］ 錐体路障害による筋力の検査法の1つ．仰臥位で両側の股関節と膝関節を直角に屈曲した肢位を保持させるように命じると，障害側の下肢は落下する．左右差が重要であり，軽度の筋力低下を検査するのに有用である．上肢のバレー Barré 徴候に相当する．ミンガチーニ Giovanni Mingazzini (1859-1929) はイタリアの神経内科医．[1268] ⇨参錐体路症状⇀1623

民間社会福祉施設 private social welfare facilities 国の責任において行う社会福祉事業を委託・運営されている民間施設．民間にゆだねることで民間資金を活用すると同時に，経営上の手法や柔軟な発想によるサービス水準の向上が期待されている．社会福祉法人や社団・財団法人が公費負担(処置委託料)によって運営するものが多いが，最近では当事者団体や協同組合的な運営によるもの，営利目的のものまでさまざまな運営形態の施設やサービスがある．[457]

民間薬 folk medicine, indigenous drug 漢方医学の理論ではなく，民間(一般大衆)によって伝承された方法で用いる生薬．用量，用法，禁忌などに明確な規定はなく，主に個人の経験によって使用されている．また，漢方薬は原則として複数の生薬を組み合わせて用いるが，民間薬は通常1つの生薬からなることが多い．例として，胃腸症状などに用いられるゲンノショウコ，センブリ，いぼ取りに用いられるハトムギなどがある．[537]

眠剤中毒 somnifacient poisoning ［睡眠薬中毒，催眠薬中毒］ 睡眠薬や鎮静薬の多量摂取による急性中毒．不眠に対して最も頻繁に処方されるのは，ベンゾジアゼピン系薬と非ベンゾジアゼピン系薬であるが，バルビツール酸系薬，非バルビツール酸系薬，その他に抗ヒスタミン薬，抗うつ薬，抗精神病薬も睡眠薬として使用される．作用機序は，中枢神経系に抑制的に働き，常用量の3-5倍の摂取で昏睡状態に陥る．症状はあらゆる段階の意識障害と呼吸抑制が主体で，血圧低下，反射消失，瞳孔固定，低体温などを生じる．診断は症状が非特異的なため服薬歴に基づいて行うが，薬毒物スクリーニングキットにて容易に検出できる場合もある．治療は，気道確保，呼吸・循環管理などの対症療法を行いつつ，薬物の大量服用後1時間以内ならば胃洗浄を考慮し，それ以外はできるだけ早く活性炭と下剤の投与を行う．特異的解毒薬，尿のアルカリ化，血液浄化療法などは，中毒の重症度およびその適応を十分に考慮して行う必要がある．[1167] ⇨参睡眠薬⇀1632，薬物中毒⇀2842

民生委員 welfare commissioner, commissioned welfare volunteer 「民生委員法」に基づき市町村に配置され，社会奉仕の精神で個別援助と社会福祉の増進に努める民間の行政協力機関，民間奉仕者．委員は都道府県知事の推薦に基づき厚生労働大臣が委嘱するもので，報酬を目的としない名誉職とされており，任期は3年であった．また民生委員は1947(昭和22)年制定の「児童福祉法」により児童委員も兼ねている．2000(平成12)年の「民生委員法」の改正により名誉職ではなくなり，「社会奉仕の精神をもって，常に住民の立場に立って相談に応じ，及び必要な援助を行い，もって社会福祉増進に努めるもの」と定められた．主要な役割は行政と住民をつなぐパイプ役であるという点にあり，その職務として，①住民の生活状態を必要に応じ適切に把握しておくこと，②援助を必要とする者がその有する能力に応じ自立した日常生活を営むことができるように生活に関する相談に応じ，助言その他の援助を行うこと，③援助を必要とする者が福祉サービスを適切に利用するために必要な情報の提供その他の援助を行うこと，④社会福祉を目的とする事業を経営する者または社会福祉に関する活動を行う者と密接に連携し，⑤その事業または活動を支援することとされている(第14条)．[457]

民族医療 ethnomedicine 主に伝統医療(この場合には多くはまじないや祈禱，非西洋医療などの信条や実践を指す)を研究対象として，ある民族や社会集団が病気や不幸の原因をどのように考えるか(病因論あるいは災因論)，実際に病気になったときにどう対処するか(治療行動)，使われる薬やその成分は何か(民族薬学)，病気をどのように分類するか(疾病論および病気のタクソノミー)などを検討する．[446]

民族衛生学 racial hygiene 民族のもつ固有の体質(形質，素質，気質)や風俗，習慣，食事，気候，風土などの環境要素が，民族の健康にいかなる影響を及ぼしているかを比較検討し，民族間に特有な疾病の発生原因やその予防対策を考える学問分野．[1036]

民族科学 ethnology 環境・血液をほぼ同じくする民族を対象として，種々の疾患，例えば感染症や遺伝性疾患などに対する体質や身体構造の民族的差異を科学的手法を用いて研究する学問．[1505]

民族看護学⇨参エスノグラフィー⇀360

民族誌学⇨同エスノグラフィー⇀360

民族誌的アプローチ⇨同エスノグラフィー⇀360

む

無αリポタンパク血症⇨同タンジール病⇀1937

無βリポタンパク血症⇨同家族性無βリポタンパク血症⇀516

無γグロブリン血症　agammaglobulinemia；AGG ［低γグロブリン血症］ 抗体欠乏を主とする先天性免疫不全症．WHO の 1991 年の先天性免疫不全症の分類では伴性無γグロブリン血症(ブルトン Burton 型無γグロブリン血症)，IgM 増加を伴う免疫グロブリン欠乏症，免疫グロブリン H 鎖遺伝子欠失，κ 鎖欠乏症，選択的 IgG サブクラス欠乏症，分類不能型免疫不全症，IgA 欠損症，乳児一過性低γ免疫グロブリン血症の 8 型が含まれる．ほとんどの症例で血清 IgG の低値(200 mg/dL 以下)を認める．[601]

無アルブミン血症⇨同アルブミン欠乏症⇀195

無為　abulia　周囲への感情や関心が乏しくなり，日常生活のあらゆる面で積極的に働きかける構えを失った状態．したくてもできないわけではない．患者は一日ぼんやり過ごすことが多い．典型的には統合失調症にみられるが，器質性精神障害，中毒性精神障害，症状性精神障害にも認められる．前頭葉障害にみられる場合は発動性低下と呼ぶことが多い．[1607]

無為萎縮　disuse atrophy⇨同廃用性萎縮⇀2355

無胃管胃液検査法　tubeless gastric analysis⇨同無胃管法⇀2778

無胃管法　gastric tubeless test，tubeless gastric analysis ［無胃管胃液検査法］ 胃液の酸度を胃管を挿入せずに推定する方法．無酸症やガストリン産生腫瘍の診断の一助となる．胃酸により遊離して腸管から吸収される試薬を服用させ，胃酸により遊離し吸収されて尿中に排泄された物質を測定して胃酸分泌を推定．検査精度や試薬の発癌性の問題などから現在はほとんど用いられていない．[738] ⇨参胃液検査⇀215

無意識　unconsciousness　人間の心を理解するためにフロイト Sigmund Freud(1856-1939)が考案した精神分析学における，心の構成要素の一部．心の階層は海に浮かぶ氷山にもたとえられ，通常自覚できる意識，内省や外界からの刺激でときに自覚される前意識および自覚できない無意識から成り立っている．耐えがたいストレスや社会的に認知されないような自らの欲動などを意識上にとどめておくことは，自らを危機的状況に追い込むことになるため，自己防衛機制の 1 つである抑圧により無意識に封じ込められるという．また，フロイトは心の機能として次の 3 種類をあげた．①性欲などの最も原始的な本能に根ざしたものであるエス es，②道徳や社会規範などを反映し，経験により充実しエスに対して検閲的役目をする超自我，③エスと超自我の間にあり，自己を認識し現実的な行動を主導する自我，である．エスは無意識下におかれ，超自我は意識上におかれることが多く，三者が互いに心のバランスをとっていると考えられている．[569] ⇨参精神分析⇀1684，抑圧⇀2880

無胃性症候群　agastric syndrome⇨同胃切除後症候群⇀243

無胃性貧血　agastric anemia⇨同胃切除後貧血⇀244

無医地区　medically underserved area ［医療空白地帯］ 医療機関のない地区で，その地区の中心的な場所(例えば村役場など)を起点として，おおむね半径 4 km の区域内に 50 人以上が居住しており，容易に医療機関を利用することができない地区をいう．これらの地区では種々の医療対策が講じられている．[1036] ⇨参へき地医療対策⇀2624

無意味突然変異⇨同ナンセンス突然変異⇀2200

無意欲⇨同意欲減退⇀279

ムーコル症　mucormycosis⇨同接合菌症⇀1733

ムーニエ=クーン症候群　Mounier-Kuhn syndrome⇨同副鼻腔気管支症候群⇀2545

無影響量⇨同最大無作用量⇀1163

無影灯　shadowless lamp，operating light　手術野を照らす照明器具．手術に際しての照明の条件は，術野に影ができないこと，術野の深い部位まで明るく照明されること，照度が上がっても熱量が増えないことが理想的である．光源にハロゲン電球を用い，多数の電球と，可視光線のみを反射し熱線を透過するコールドミラー，可視光線のみを透過し熱線を反射するコールドミラーを組み合わせたものが市販されている．[485]

無栄養症《小児》⇨同消耗症⇀1464

無エコー域　anechoic area ［エコーフリースペース］ 超音波診断において，内部からのエコーがほとんどみられない領域．腹部・胸部エコー診断において腹水・心膜液貯留などが存在する場合に認められ，多くは内部に液体などの均一な物質が存在することを示唆する．[955]

無塩酸症　achlorhydria⇨同無酸症⇀2784

無冤録(むえんろく)　世界最古の法医学書といわれる中国の『洗冤録』，それに次ぐ『平冤録』などを取捨参照し，元代の 1308 年に王与が編纂した書．原本は伝わらないが，『明版無冤録』(1384)，『新註無冤録』(1440)などが知られる．後者は前者を補注したもので，朝鮮で上梓されてわが国に伝来した．1768(明和 5)年，泉州(現大阪府南部)の河合尚久が後者を翻訳して『無冤録述』を著す．本書の最初の版本は寛政版(1799)，次いで嘉永版(1854)が出て，明治の初めまで版を重ね検験(検屍)に広く用いられた．現代語版(尾佐竹猛，1930)もある．[585]

無黄疸性肝炎　anicteric hepatitis　食欲不振，消化器症状，微熱などの症状を呈する軽症の肝炎で，血中アミノトランスフェラーゼの上昇を認めるが，黄疸を伴わないものをいう．血液生化学検査をしないと，単なる感冒と間違われたり，気づかずに経過してしまうことも多い．[279]

無快感⇨同性快感消失症⇀1659

無快感症　anhedonia ［失快楽症，快楽喪失］ 心理的・精神的な原因で快感を感じ得なくなることで，当然快感を感じていた行為によっても快感が得られない状態になるという意味で使われる．本来の意味では快感の種類は限定されないが，実際には性欲と食欲についていわれることがほとんどである．うつ(鬱)病のほかにも，外傷後ストレス障害 posttraumatic stress disorder (PTSD)や統合失調症，神経症などでもみられる．快楽喪失，失快楽症は同義として扱われている．[870]

無害性〔心〕雑音⇨同機能性〔心〕雑音→699

無顎症 agnathia, agnathy 先天的に下顎の一部ないし全部を欠損しているきわめてまれな奇形．耳頭症の一種で通常，両耳介の癒合もしくは接近を伴う．上顎に起こることもあり，その場合は上顎突起の一方または切歯骨のみの欠損がみられる．[485] ⇨参合耳症→1008, 耳頭症→1324

昔遊び⇨同伝承遊び→2083

無カタラーゼ血症 acatalasemia ［**低カタラーゼ血症，高原病**］ 血液中のカタラーゼを欠損している先天異常症で常染色体劣性遺伝形式をとる．本症でも通常ごくわずかに残存活性を有しており，低カタラーゼ血症と呼ぶほうが正しいが，便宜上赤血球中の酵素活性がほぼ完全に欠損しているものを無カタラーゼ血症と呼び，正常の約50％の活性を有するものを低カタラーゼ血症という．発症例のほとんどが近親結婚者にみられる．日本人例について遺伝子解析が行われ，イントロン4の5番目の位置にあるグアニンがアデニンに変化しており，そのためにスプライシング異常が生じ mRNA が産生されない．カタラーゼはヒトでは赤血球，肝，腎に豊富に存在し，脾，小腸，筋肉，皮膚，粘膜などにも分布している．カタラーゼの生理機能は生体の組織，細胞で産生された過酸化水素(H_2O_2)を水(H_2O)と酸素(O_2)に分解して過酸化水素による組織障害を防ぐ働きである．10歳未満の幼少年期に歯肉・歯牙境界部や扁桃小窩に感染巣が発生し，これが進行性に強い炎症を呈して潰瘍，壊疽を起こす．赤血球のカタラーゼ活性の欠損と相関が認められ，口腔内潰瘍，壊疽，歯罹患組織などの感染巣に蓄積された過酸化水素が好中球の障害を起こすためではないかと考えられている．また，思春期以降の発症はまれである．本症が疑われたときには赤血球中のカタラーゼ活性を測定しその低下を確認する．ヘテロ接合体では酵素活性が正常の半分である．治療法としては，病原となっている歯牙を抜去し，歯肉部の壊疽部を広く開放して抗生物質を投与する．カタラーゼ補給の意味で健常者血液の輸血も有効と思われる．[987] ⇨参カタラーゼ→523

無カテーテル尿管皮膚瘻(ろう) catheterless(tubeless) ureterostomy, tubeless ureterocutaneostomy 膀胱全摘除後などの尿路変更法の1つである尿管皮膚瘻術は，尿管断端を腹部皮膚に吻合する．多くの場合はこの尿管内にカテーテルを腎盂まで留置するため，感染症や日常生活上の問題が多い．このため皮膚への吻合法を工夫してカテーテルの留置なしで採尿を可能としたもの．無カテーテル法の手術手技的な確実性には問題が残る．最近では，尿管皮膚瘻造設術は日常の生活や，腎機能の保持に問題があるためあまり用いられていない．[1431]

ムカデ咬症(こうしょう) centipede bite 節足動物であるムカデ(百足)は対になった脚を多数有し，その第1体節の変形脚の毒爪によって受傷する．オオムカデなど数種類のムカデ(トビズムカデ，アオズムカデ，アカズムカデなど)では，かまれると疼痛，発赤，腫脹，頭痛，嘔吐などがみられることがある．まれに壊死，潰瘍を起こすこともある．治療は，重曹，硫酸マグネシウム飽和溶液による湿布，抗ヒスタミン薬含有のステロイド軟膏の塗布などが有効．[1618]

ムカ・ハベルマン病 Mucha-Habermann disease ［**急性痘瘡状苔癬**(たいせん)**状粃糠**(ひこう)**疹**］ 多くは10-20歳で発症する原因不明の皮膚疾患．欧米からの報告が多いが，特定地域分布は認められていない．体幹，大腿，上肢に大豆大までの淡紅色，浮腫性の小丘疹が急性に出現し，水疱状，壊死，潰瘍，痂皮など種々の性状を呈する．通常，数週から数か月で瘢痕化して治癒する．治療として，抗生物質投与，光線療法，局所ステロイド療法などが行われる．ムカ Viktor Mucha はオーストリアの皮膚科医(1877-1919)，ハベルマン Rudolf Habermann はドイツの皮膚科医(1884-1941)．[1225]

無芽胞嫌気性菌感染症 non-motile anaerobic bacterial infection 嫌気性細菌のなかで芽胞をつくらない細菌による感染症．通常これらの細菌は皮膚や腸管に常在するが，病原性が弱く感染を起こすことはない．しかし，易感染者(基礎疾患・手術などで抵抗力が弱く，状態の悪い人)には，腹部手術後感染症のような院内感染を起こす場合がある．日和見感染の原因細菌となる．[1456] ⇨参嫌気性菌→940

無顆粒性細網 agranular endoplasmic reticulum ［**滑面小胞体**］ リボソームをもたない小胞体．主な機能は脂質の代謝である．[987]

無汗型外胚葉異形成 ⇨同先天性無汗性外胚葉形成異常症→1787

無眼球症 anophthalmos, anophthalmia 先天的に眼球を欠如するもので非常にまれ．胎児期の眼胞の形成異常によるもので，瞼裂も非常に小さいが，眼窩内に眼球の痕跡を見いだすことができる例もある．神経管前部の異常発達によって起こる場合もある．[1601]

無感情⇨同アパシー→170

無感情顔貌⇨同無欲状顔貌→2790

無冠〔状〕動脈弁尖⇨同無冠尖→2779

無関心 indifference 〔D〕Teilnahmslosigkeit 通常なら気になるはずの自分の周囲の物事に対して，異常に関心がない，無頓着な状態．統合失調症や脳器質性精神障害でみられる．[1041] ⇨参感情鈍麻→614

無汗性先天性外胚葉形成不全症 anhidrotic congenital ectodermal dysplasia⇨同先天性無汗性外胚葉形成異常症→1787

無冠尖 noncoronary cusp；NCC ［**無冠〔状〕動脈弁尖**］ 3尖より構成される大動脈弁の1つで，左〔冠〕尖や右〔冠〕尖と異なり，大動脈洞内に冠動脈の分枝をもたないためにこの名がある．[202,83]

無関帯 neutral zone⇨同快感帯→428

無機化学 inorganic chemistry 化学的元素とその化合物について研究を行う化学の一分野．有機化学の対をなす概念として定義されている．[384]

無機化合物酸化菌⇨同化学合成無機栄養菌→466

無機酸 inorganic acid 塩酸や硫酸のように，炭素を含まず，電気陰性元素からなる酸性基と水素が結合してできた化合物．ただし通常，炭酸は無機酸に含まれる．[384]

無機質⇨同ミネラル→2770

無機塵(じん) inorganic dust 無機物の粒子の塵．吸入

む

すると肺，呼吸器の疾患をもたらす．[987] ⇨参ベリリウム中毒→2635，塵肺(じんぱい)症→1596，珪肺→870

無気的閾値　anaerobic threshold⇨同無酸素性閾値→2785

無機能腎　nonfunctioning kidney　腎は糸球体での血液濾過と尿細管における再吸収・分泌によって老廃物や水分を尿として生成し，体液量や体内の電解質組成を正常に保つ役割を担っている．また，レニンやエリスロポエチンの分泌，ビタミンDの活性化などの内分泌機能により，血圧調節，赤血球産生，骨代謝にも関与．一般にこれらの機能を失った腎を無機能腎と呼ぶ．両腎が無機能腎の状態になれば腎不全となる．腎機能は糸球体濾過量の測定，尿細管機能検査，静脈性腎盂造影(IVP)，レノグラムなどの分腎機能検査により評価される．[160]

無気肺　atelectasis　［アテレクターゼ］　肺の含気が失われ容積が減少した状態．症状は病変の大きさや原疾患により異なり，無症状から，呼吸音の減弱，咳，痰，発熱，呼吸困難，縦隔の無気肺側への偏位などがみられる．原因には気道閉塞のほか，胸水，気胸や周囲の腫瘤性病変により肺が圧迫されて起こる肺の拡張不全などがある．代償的に肺のほかの部分が過膨張となり，肺容積の分布変化を胸部X線写真によって確認し診断する．治療は原疾患の治療のほか，気管支内の分泌物貯留から細菌が増殖し二次感染を起こした場合に抗菌薬や去痰薬を投与する．[953]

●無気肺のX線像

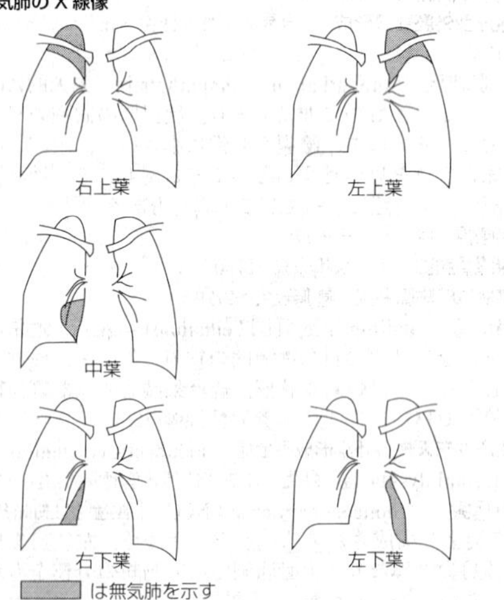

無気肺性ラ音　atelectatic rale　［辺縁性ラ音］　吸気時に聴取される間欠性のパチパチという異常な呼吸音．胸部の聴診において含気性の低下した部位で聴取される．通常，2-3回の深呼吸や咳により消失する．[953]

麦ひき人肺⇨同麦芽労働者肺症→2360

無機物　inorganic compound　炭素をもたない物質および炭素酸化物や金属の炭酸塩などの簡単な炭素の物質の総称．炭素化合物における有機，無機の分類はあいまいであるが，通常C-H結合の有無が有機，無機の一基準となる．[1559]

無響性ラ音　nonconsonating rale　湿性ラ音のなかで有響性をもたないもの．ラ音を生じる気管支の周囲の肺に浸潤や硬化がみられない場合にはラ音は無響性となることが多い．[948]

無胸腺マウス　athymic mouse　ヌードマウスや新生児期に胸腺を摘出したマウス．胸腺が欠如することによりT細胞機能が障害されて易感染傾向を呈するが，通常はB細胞機能は正常に保たれる．ミラー Jacques F. A. P. Miller は1961年に新生児のマウス，ラット，ウサギなどの哺乳類の胸腺を摘出することにより，成体となってからリンパ組織の萎縮，末梢リンパ球の減少，移植免疫の低下，遅延型過敏症の抑制，GVH反応(移植片対宿主反応)の低下，消耗病などが生じることを発見した．[601] ⇨参ヌードマウス→2274

無機ヨードの取り込み　甲状腺ホルモン生合成の第1ステップとして，甲状腺濾胞細胞は血清中のヨードを25-100倍に濃縮する．その取り込みは，Na^+-I^- 共輸送体 symporter というタンパク質によって能動的に行われる．このヨードの取り込みは甲状腺刺激ホルモン(TSH)によって促進され，SCN^-(チオシアン酸イオン)や ClO_4^-(過塩素酸イオン)で阻害される．[26]

無機ヨードの有機化　血中から甲状腺濾胞細胞に取り込まれた無機ヨードは，ペンドリンという膜タンパクによって濾胞腔へ輸送される．濾胞腔内で H_2O_2(過酸化水素)およびペルオキシダーゼの存在化で酸化されて I_2 となり，濾胞腔内のサイログロブリンのチロシン基と結合する．H_2O_2 の産生に DUOX/DUOXA システムが重要である．これをヨードの有機化と呼ぶ．ヨードの有機化はTSHによって促進され，抗甲状腺薬，スルホンアミド，大量ヨード，SCN^-(チオシアン酸イオン)で阻害される．[26]

無機ヨード療法　inorganic iodide therapy　甲状腺機能亢進症の治療の1つ．同症の患者に大量のヨードを投与すると，急速に甲状腺ホルモンの合成が抑制され(ウォルフ・チャイコフ Wolff-Chaikoff 効果)，特に甲状腺クリーゼの治療として用いられる．無機ヨード療法により甲状腺腫はかたくなり血流も減少するため，バセドウ Basedow 病の術前処置にもよく使用される．内服ルゴール液，ヨウ化カリウム，ヨウ素レシチンなどが用いられる．効果が一過性でエスケープ現象が起こりうるので注意を要する．[385]

無気力　helplessness　多くの行動に対してやる気が起こらず，身体活動や精神活動が低下している状態．正常な場合でも疲労などにより生じることがあるが，うつ(鬱)病などの精神疾患や認知症，慢性疲労性疾患に伴ったり，甲状腺機能低下症やアジソン病などの内分泌疾患によって生じることもある．[543]

無気力症候群　apathy syndrome　コントロールできないという経験を重ねるうちに，次第にその経験が身について，受動的で無気力な状態になり，重要で価値のあることに対しても努力せず，避けてしまうような特徴をもつ病態．親から，学校や塾で勉強することのみを強いられ，それに従ってきた人に多くみられる．大学入学後や，就職後の目的を喪失する時期に起こり，抑うつ，無気力という心理状態に陥る．無気力が最初に社会的に注目されたのは，大学生の無気力傾向であり，ハーバード大学精神科医のウォルターズ P. A. Walters は学生無関心症候群(スチューデントアパシー

student apathy）と名づけた．症状としては，動機づけの障害，認知障害，感情障害などが出現する．[321] ⇨参スチューデントアパシー→1641

無機リン inorganic phosphorus リン酸塩としてカルシウムやマグネシウムと塩をつくり骨や歯の成分となっている．また核酸細胞膜を構成している脂質，エネルギー代謝を担うATPなどにも含まれる．血中濃度が高いときは骨・腎・副甲状腺の疾患が示唆され，低いときはアルコール中毒やビタミン欠乏，その他の問題と関係する．無機リン濃度は腎臓で調節され，成人の血清中の基準値は1.8-2.6 mEq/Lである．[384]

無菌⇨参滅菌→2800

無菌試験 sterility test ヒトに直接投与する薬剤，検査用試薬，微生物検査の培地，あるいは器具などのように，微生物汚染により人体への感染の危険性を伴ったり，検査などの結果が影響されるものに対して，調整後に微生物の混入のないことを確認する試験．適切な(液体)培地を用いて長時間の培養を行い微生物の生育の有無を観察する．[1456]

無菌室 cleanroom⇨同バイオクリーンルーム→2328

無菌手術 aseptic surgery 無菌的臓器に対して無菌的に行われる手術．脳腫瘍摘出術，開心術，ヘルニアや乳腺などの体表の手術などがこれにあたる．外科的手術を術野の汚染程度から分類すると，無菌手術，準無菌手術，汚染手術に分けられるが，この中で最も細菌感染の危険の少ない手術法である．なお気道や消化管を開く手術は準無菌手術または汚染手術に分類される．[485]

無菌手術室 clean aseptic operating room，bioclean operation room ［クリーンルーム］ 空中浮遊微生物を極限まで減少させた手術室のことで，人工関節手術，心臓手術，臓器移植術など感染を極力防止することが必要なときに用いる．HEPA（high efficiency particular air）フィルターによって，清潔な層流気流が術野に向かって吹き出されるシステムで，現在ではクラス100（30 cm立方の体積の中に0.3 μmの粒子が100個）以下にまで無菌状態にすることが可能になった．空気の流れ（層流）には，水平層流（壁→壁）と垂直層流（天井→床面）の2つの方式がある．無影灯などもこの層流を乱さないように配置する必要がある．さらに，備品・器材が無菌であるのはもちろんのこと，さらに，術者のからだ全体を包み込むチャンレー・ガウン（術衣）を使用することによって無菌状態を保つことが必要である．[1461] ⇨参バイオクリーンルーム→2328

無菌状態 abacterial，aseptic 細菌などの微生物がまったく存在しない状態をいう．手術の際や治療，研究などに用いる器材や環境として必要とされることがある．[1456]

無菌性壊死 aseptic necrosis ［無腐性骨壊死］ 非感染性の壊死．血流の障害による壊死で，心筋・脳・骨端部に起こりやすい．無腐性骨端壊死においては骨小窩から骨細胞が消失し，空胞状になる．壊死が進行すると破骨細胞を伴う壊死骨の吸収をみる．一方，周辺部から肉芽組織が増生し，類骨形成・骨化が起こる．[1531]

無菌性化膿 aseptic suppuration 好中球の貯留する化膿巣を形成しているが，細菌検査によって化膿巣の膿より菌が証明できなかったもの．[1531]

無菌性逆流 sterile reflux 逆流性腎症の1つで膀胱尿管逆流 vesicoureteral reflux（VUR）が無菌性に起こる現象をいう．VURは膀胱にたまった尿が尿管，腎盂，腎実質へ逆流する現象であるが，それに伴って起こる腎実質障害のうち，特に慢性腎盂腎炎と腎実質瘢痕化が認められる病態を逆流性腎症という．多くは感染尿の逆流によって引き起こされるが，尿路閉塞などにより，逆流による腎盂内圧の上昇が感染を伴わず無菌性に腎実質に瘢痕化などの変化を引き起こす場合があり，これを無菌性逆流という．[160]

無菌性骨壊死 aseptic necrosis〔of bone〕 血流障害によって骨細胞が死滅して起こる骨組織の壊死．①成長期に起こる骨端症，②原因の明らかでない特発性骨壊死，③原因の明らかな二次性骨壊死，の3つの病態が含まれる．特発性骨壊死の代表は，特発性大腿骨頭壊死症と膝関節特発性骨壊死症がある．原因の明らかな二次性骨壊死症の代表は，外傷性大腿骨頭壊死症（大腿骨頸部骨折，あるいは外傷性股関節脱臼が原因），放射線照射後の骨壊死などである．[1105] ⇨参骨端症→1112，骨壊死→1101，特発性大腿骨頭壊死→2148

無菌製剤 sterile product（preparation） 通常，無菌操作法に従って製造あるいは最終滅菌を行った医薬品について，開封までの無菌状態が保証されている製品のこと．病院や診療所，薬局においては，微生物が混入しないようクリーンルームやクリーンベンチを用いて無菌的に医薬品を溶解・混合し調製する注射剤や点眼剤，眼軟膏剤などをいう．[1344]

無菌製剤処理加算⇨同無菌製剤処理料→2781

無菌製剤処理料 ［無菌製剤処理加算］ 薬局で注射剤を無菌的に調製すると診療報酬上，処理料が請求できる．種類として，①高カロリー輸液（中心静脈注射），②抗悪性腫瘍薬の点滴注射，③無菌治療室入室患者および免疫低下HIV感染者に投与する点滴注射が該当．クリーンベンチ，クリーンルーム，セイフティキャビネットなどを設置し，薬剤師が注射剤を無菌的に混合調製するもので，診療報酬で処理料を請求する場合は厚生労働大臣が定める施設基準に適合し，地方社会保険事務局長への届出が必要．[969]

無菌性腎盂腎炎 abacterial pyelonephritis 尿路閉塞や膀胱尿管逆流の場合，活動性の感染が存在しなくても，尿流障害のみで腎盂腎炎様の病理変化，すなわち広範な腎実質菲薄化とびまん性の腎盂・腎杯系の拡張を認めることがある．この病態を無菌性腎盂腎炎という．[160]

無菌性髄膜炎 aseptic meningitis ［漿液性髄膜炎，ウイルス性髄膜炎］ 細菌，結核菌，真菌による原因以外の髄膜炎を指す．ウイルス性が多いが，薬剤や造影剤などによる化学性髄膜炎も含む．ウイルスはエンテロウイルス *Enterovirus*，単純ヘルペスウイルス herpes simplex virus（HSV），ムンプスウイルス *Mumpus virus* が原因となることが多く，特に単純ヘルペス髄膜炎はアシクロビルなどの治療薬が有効であるため重要である．原因ウイルスの同定には髄液中のポリメラーゼ連鎖反応 polymerase chain reaction（PCR）検査をするか，急性期と2-3週後の血清ウイルス抗体価を比べ，4倍以上上昇していれば原因ウイルスと診断する．しかし，原因ウイルスが同定されない場合も多い．髄膜炎では頭痛，発熱，悪心・嘔吐を示すが，細菌性のものに比べ無菌性のものは一般に症状が軽い．臨床的に髄膜刺激徴候として項部強直とケルニッヒ Kernig 徴候を呈する．脳炎を合併しない限り脳実質の病変はみられない．髄液で 100 mg/dL 以下のタンパク上昇と 10-1,000/mm^3 程度のリンパ球を主体とする細胞増加がある．糖やクロルは正常である．予後は一般に良好である．[1268]

無菌性大腿骨頭壊死　aseptic necrosis of femoral head⇨同特発性大腿骨頭壊死→2148

無菌性膿尿　abacterial pyuria, aseptic pyuria　尿沈渣所見で白血球(膿球)が多数存在するにもかかわらず，生標本やメチレンブルー染色標本によって細菌を証明できない状態をいう．細菌性膿尿に対比して用いられ，尿路結核症が強く疑われるが，非特異的尿路感染症でも抗菌薬を使用中の場合にはみられる．両者を鑑別するには，抗酸菌染色(チール・ネールゼン Ziehl-Neelsen 染色)を施行する必要がある．[30] ⇨参尿路性器結核→2261，膿尿→2310

む

無菌性発熱⇨同無菌熱→2782

無菌創　aseptic wound ［非感染創］ 病原微生物に感染または汚染されていない創．原則として，完全に縫合し一次治癒を図る．[485]

無菌操作　aseptic technique　無菌的に行う手技，操作．本来無菌で行うべき厳密な臓器手術の操作から，日常の皮膚消毒に至るまで広く使用されている．滅菌物は滅菌包装を室内で開放した時点で空気に触れた部分は無菌状態ではなくなる．また，皮膚を無菌にすることは困難である．そのため日常の看護処置においては，できる限り無菌に近い状態を維持できるように，使用物品，適用する部位，操作する手または鑷子(せっし)は清潔，不潔の区別を明確にして行う．滅菌物については原則として滅菌消毒された物品以外触れてはいけない部分や空気にさらす時間を最小限にすべき部分(例えば万能つぼやカストの内側，鉗子や鑷子立ての内側など)は清潔とみるし，一度でも滅菌消毒物品以外のものが触れた部分や常時空気にさらされている部分は不潔とみなす．しかし，最近ではガーゼ，鉗子・鑷子などは単包となったことからカスト，鑷子立てなどは利用されなくなりつつある．[1629]

無菌操作法《医薬品製造における》　asepsis　無菌医薬品を製造する場合，医薬品を最後に入れる容器に充填したあと最終滅菌ができない医薬品に用いる技術で，濾過滅菌後または原料の段階から，一連の無菌工程により無菌医薬品を製造するために用いる方法．[1344]

無菌的間欠導尿法⇨同清潔間欠的導尿法→1666

無菌的自己導尿法　aseptic intermittent self catheterization ⇨同間欠的自己導尿法→586

無菌的処置　aseptic treatment　外の微生物を中に入れず(雑菌混入防止)，中の微生物を外に出さない(感染防止，医原病防止)ことを目的とした，滅菌あるいは消毒された区域や器具での処置，またはそのテクニック．広い意味では，包帯交換の際のガーゼの扱い方も，無菌的処置で取り扱われるといえる．[485]

無菌的操作　aseptic manipulation　消毒した手術器具や包帯材料などの滅菌物を，病原体に汚染されないように取り扱うこと．外科的処置では最も基本的かつ重要な技術．無菌的操作にあたってはまず厳重な手洗い消毒を行う．滅菌物の取り扱いには消毒ずみの鉗子やピンセットを用い，手早く確実に操作する．滅菌物と汚染物の置き場所を分ける，鉗子，ピンセットが未消毒なものや使用したものに触れた場合は必ず再消毒するなど，清潔と不潔を厳格に区別することが大切である．[485] ⇨参無菌的処置→2782

無菌熱　aseptic fever ［無菌性発熱，創傷熱］ 外傷を受けたのちに起こる発熱で，感染性ではなく，破壊された組織を吸収するために起こる倦怠感を伴った発熱である．[1456]

ムクドリ(椋鳥)住血吸虫　*Gigantobilharzia sturniae*　成虫がムクドリ(椋鳥)に寄生する住血吸虫で，中間宿主は淡水性巻貝のヒラマキモドキである．セルカリア(有尾幼虫)がヒトの皮膚に侵入すると，かゆみを伴う浮腫が出現し水田皮膚炎と呼ばれる住血吸虫性皮膚炎を起こす．[288]

むくみ⇨同浮腫→2553

無茎　sessile　茎や柄がなく，太い基部に直接的に付属している状態．[1505]

無形質⇨同アモルフ→182

無形成　aplasia　先天的に組織や器官，臓器が欠損する奇形で，発生母地はあるが形成されなかったもの．発生母地も欠損するものは無発生という．原因には感染，化学物質，ホルモンなどのような外的要因と，染色体・遺伝子の異常による内的要因がある．[1531] ⇨参形成不全→862，無発育→2789

無形成クリーゼ　aplastic crisis⇨同低形成発作→2045

無形体　anideus, amorphus　頭部，四肢，心臓がほとんど発達しておらず，一部にわずかな分化を示す円形の組織塊からなる奇形胎児．一卵性双胎において，両児の胎盤血管の異常吻合により一方の胎児への血流量が減少し，発育が障害されたためと考えられている．[485]

無形無心体⇨同無心無形体→2786

無血管性壊死⇨同阻血性壊死→1841

無月経　amenorrhea　月経がないこと．生理的無月経を除き，病的なものとして，視床下部性，下垂体性，卵巣性，子宮性無月経がある．原発性無月経と続発性無月経があり，続発性無月経は月経が発来後，3か月以上月経がない場合で，非常に頻度が高い疾患であり，特に視床下部性のものが多い．満 18 歳になっても初経の起こらない原発性無月経はきわめてまれで，染色体異常が原因であることが多い．[1510] ⇨参視床下部性無月経→1286

夢幻状態　dreamy state　ジャクソン John H. Jackson (1835-1911)がてんかんの1症状として記載したもので，精神運動発作に属する．発作的かつ一過性に起こる意識混濁の軽いもので，夢に似た体験がある．周囲の世界が不気味なものに，あるいは妙に親しみのあるものに感じられる．周囲が変化し誇張されて体験され，錯綜精神状態といわれる．幻視や離人体験を伴ったり，味覚と嗅覚に違和感が生じて，口唇部分の運動を伴うこともある．神経系の進化と解体理論によれば，開放された下層の活動過多により現実意識が低下し，主観意識が強まった状態であるという．真性てんかんでも症状てんかんでも起こり，後者では脳腫瘍(特に側頭葉)が重視される．[768] ⇨参精神運動発作→1677，側頭葉発作→1836

無限旋回環頻拍 endless loop tachycardia ［**ペースメーカー起因頻拍，エンドレスループ頻拍**］ P波同期心室ペーシングが可能なペースメーカー(DDD型あるいはVDD型)において生じる合併症の1つ．ペースメーカーに起因する頻拍．逆行性室房伝導で生じたP波をペースメーカーの心房電極が感知すると，それに同期し設定AV間隔の後に心室を刺激する．その心室興奮が逆行性に伝導しP波が出現すると，それを再び心房電極が感知し無制限の頻拍心室ペーシングが始まる．頻拍の周期は設定AV時間と心室刺激から逆行性P波までの間隔の和である．頻拍が発生する条件は，1：1の逆行性伝導が存在することと，逆行性伝導により生じたP波の出現時期がペースメーカーの心房波感知不応期を脱していることである．頻拍は停止せずに持続性の場合と自然に停止する場合とがある．ペースメーカー起因頻拍 pacemaker-mediated tachycardia(PMT)と呼ばれることが多い．現在のペースメーカーのほとんどは無限旋回環頻拍を防止し，また生じた場合には停止させる機能を有している．[1161] ⇨参ペースメーカー誘発頻拍→2622

無限母集団 infinite population 標本を用いて推定や検定を行うときに，標本として考えられるすべてを含む全体集団(母集団)のサイズが大きく，無限と考えるほうが自然である母集団をいう．例えば第Ⅳ期の肺癌患者全体を母集団とするときは，無限母集団と考えるほうが自然である．[871]

夢幻様状態 〔D〕oneiroider Zustand ［**夢幻様体験型**］ マイヤー=グロース Wilhelm Mayer-Gross(1889-1961)が，内因性精神病に起こる特殊な病像を夢幻様体験型として提唱したものに相当．症状の中心は錯視，幻視の体験で，さまざまな情景が未完結なままで次々と入れ替わって幻想的，場面的にみられ，かつ不安や恍惚などの強い情動を伴う．錯乱や失見当識は目立たず，のちにこの病像をよく記憶している．症状精神病や中毒性精神病でみられる現象に夢幻症〔F〕onirismeがある．これは急に起こる意識混濁で，それに幻視が加わる．その幻視は夢に似ていて，ある情景を見る場面幻視である．回復後に健忘が残ることがある．[768] ⇨参夢幻状態→2782

夢幻様体験型 〔D〕oneiroider Erlebnisform⇨同夢幻様状態→2783

ムコイドインパクション⇨同粘液栓嵌頓(かんとん)→2286

ムコイド変性⇨同類粘液変性→2965

無虹彩症 aniridia，irideremia 11番染色体短腕(11p13)の遺伝子上の*PAX 6*遺伝子変異に続発する神経管外胚葉の発達異常に起因する．通常は両眼性で，実際には虹彩根部組織は残存している．緑内障，白内障，水晶体脱臼，脈絡膜欠損，黄斑低形成などを伴うことがある．黄斑部発育障害を伴うため視力不良で，眼振を伴う．羞明(しゅうめい)が強く，虹彩つきコンタクトレンズを使用する．[1601]

無鉤条虫症 taeniasis saginata 無鉤条虫の成虫は小腸に感染し，ときに下痢，腹痛を起こすが無症状であることも多い．通常，片節を肛門から排出することで気づく．無鉤囊虫(無鉤条虫の幼虫)を保有する牛肉を生あるいは加熱不十分な状態で摂取して感染する．頭節が残っているとそこからまた伸展するので，治療は頭節を含む全虫体を排出させること．[288] ⇨参条虫症→1442

無鉤鑷子(せっし) nonhooked forceps 先端がまったく平らか溝だけでできている鑷子(ピンセット)．爪(鉤)のないことから無鉤鑷子と呼ぶ．臓器などを把持する際に用いる．[485]

無効穿刺 dry tap ［**ドライタップ**］ 骨髄線維症などで，骨髄穿刺を施行しても骨髄液が吸引できない状態．[1377]

無効造血 ineffective hematopoiesis，ineffective hemopoiesis 骨髄における血球前駆細胞が成熟途上で細胞死をきたしている状態．この結果，骨髄では十分な数の細胞を認めるものの，末梢血では血球減少をきたす．細胞死はアポトーシスによって引き起こされると考えられている．骨髄異形成症候群，巨赤芽球性貧血，サラセミアなどでみられる．[656]

無喉頭者⇨同喉摘者→1036

無呼吸 apnea 呼息位における自発呼吸運動の停止．原因により2群に大別される．①呼吸中枢機能の障害による場合は不可逆的なことが多く，脳死判定に利用される．②反射性無呼吸は，低炭酸ガス血症(意識がない場合)，喉頭反射，肺伸展反射などで誘起される．睡眠時無呼吸症候群では10秒以上続く肺換気の停止を無呼吸と定義する．なお嚥下の際に起こる嚥下性無呼吸は生理的に正常な反応である．[1213]

無呼吸テスト apnea test 人工呼吸器をはずして自発呼吸の有無をみる検査で，脳死判定基準の1つとして使われる．①検査前に100%酸素で10分間人工呼吸する．②動脈血二酸化炭素分圧(Pa_{CO_2})が少なくとも40 mmHgであることを確かめる．③次いで人工呼吸を中止し，その後Pa_{CO_2}，Pa_{O_2}を2分間隔で6回まで測定する．その間，動脈血の酸素化状態に注意しつつ，Pa_{CO_2} 60 mmHg以上における無呼吸を確認した時点で試験を終了する．なお，試験中は，6L/分の100%酸素を気管内チューブを介して投与することとする．[1553]

ムコ多糖症 mucopolysaccharidosis；MPS⇨同ムコ多糖体蓄積症→2783

ムコ多糖症Ⅱ型 mucopolysaccharidosis type Ⅱ⇨同ハンター症候群→2415

ムコ多糖体 mucopolysaccharide；MPS⇨同ムコ多糖類→2784

ムコ多糖体蓄積症 mucopolysaccharidosis；MPS ［**ムコ多糖症，ムコ多糖類沈着症**］ 結合組織のマトリックス構成成分であるムコ多糖〔グリコサミノグリカン(GAG)〕を分解するリソソーム酵素欠損のため，ムコ多糖が諸臓器に蓄積する先天代謝異常症．主な症状として，ガーゴイル様顔貌，関節拘縮，骨変形，低身長，角膜混濁，難聴，心不全，中枢神経異常などがある．欠損するムコ多糖分解酵素の種類によってⅠ-Ⅶ型があり，蓄積するムコ多糖の種類〔デルマタン硫酸(DS)，ヘパラン硫酸(HS)，ケラタン硫酸(KS)など〕が異なる．Ⅱ型がX連鎖性遺伝を示すが，このほかはすべて常染色体性劣性遺伝である．主要なものとして，Ⅰ型(ⅠH：ハーラー Hurler症候群，ⅠS：シャイエ Scheie症候群，ⅠH/ⅠS：ハーラー・シャイエ複合型)では，α-L-イズロニダーゼ欠損によってDSとHSが蓄積．Ⅱ型(ハンター Hunter症候群)では，イズロン酸-2-スルファターゼの欠損によってDSとHSが蓄積．Ⅲ型(サンフィリッポ Sanfilippo 症候群)では，HS が蓄積し 4 つの原因酵素が解明されている．Ⅳ型(モルキオ Morquio 症候群)では，KS が蓄積し 2 つの原因酵素がある．知能は正常であるが低身長などの骨格異常が著明．このほかにマロトー・ラミー Maroteaux-Lamy 症候群，スライ Sly 症候群などがある．治療として最近，酵素補充療法が開発されつつある．[1536] ⇨参ハンター症候群⇀2415

ムコ多糖体蓄積症ⅠH型 mucopolysaccharidosis ⅠH⇨同ハーラー症候群⇀2325

ムコ多糖体蓄積症ⅠS型 mucopolysaccharidosis ⅠS⇨同シャイエ症候群⇀1344

ムコ多糖類 mucopolysaccharide；MPS ［ムコ多糖体，グリコサミノグリカン］ 糖タンパク質に含まれる糖質中にグルコサミンを含むものをムコ物質といい，大部分が多糖類で構成されタンパク質の少ないものをムコ多糖類という．逆に大部分がタンパク質で構成されるものをムコタンパク質という．[987]

ムコ多糖類沈着症⇨同ムコ多糖体蓄積症⇀2783

ムコタンパク質 mucoprotein ［プロテオグリカン］ 糖質またはその誘導体とタンパク質が結合した糖タンパク質の一種．粘液性物質(ムチン，ムコイド)をつくり，組織を保護して運動を円滑にする．動植物界に広く分布する．[987]

ムコペプチド mucopeptide⇨同ペプチドグリカン⇀2630

ムコポリマー⇨同ペプチドグリカン⇀2630

無痕灸(むこんきゅう) scarless moxibustion 無瘢痕灸，温灸，知熱灸ともいう．原則として灸痕を残さず，主に生体に緩和な温熱効果を与える目的で行う灸療法を指す．皮膚とモグサ(艾)の間に物を入れる隔物灸をはじめ，押灸，水灸あるいは漆灸，墨灸，紅灸などの灸療法がある．[123] ⇨参隔物灸(かくぶつきゅう)⇀488

無言症 mutism⇨同緘黙(かんもく)症⇀657

無作為化対照試験⇨同無作為化比較試験⇀2784

無作為化比較試験 randomized controlled trial；RCT ［無作為化対照試験，ランダム化比較試験］ 介入試験において用いられる手法．臨床試験などにおいて，ある要因の効果を評価する場合に要因群(投与群)と対照群の2群を用いて比較するが，2群の比較可能性を高めるために，被験者(患者)を無作為(ランダム)に両群に割りつける．これにより既知の交絡因子のみならず未知の交絡因子の影響を排除できる．[871]

無作為交配種⇨参任意交配⇀2261

無作為抽出 random sampling ［ランダムサンプリング］ 確率的標本抽出の基本となる方法で，母集団から標本を抽出する際に，母集団の特性を保つような部分集団(標本)を構成するために，主観を排除して，母集団の個体をある一定の大きさ(サイズ)まで選ぶ．単純無作為抽出法 simple random sampling と層化無作為抽出法 stratified random sampling とがある．単純無作為抽出法とは，設定した標本抽出枠から乱数表などを用いて無作為に標本を抽出，層化無作為抽出法とは，母集団を均質な下位集団に分けて，そこから無作為に抽出する方法．他に系統的抽出・集落抽出・多段階抽出などの方法がある．[446] ⇨参サンプリング⇀1214

無作為臨床試験 randamized clinical trial コホート研究の1つ．介入 intervention が加えられた群と，それがない群は，それ以外の点で同じ条件であって，2群を前向きにフォローアップして効果がある率を比較する．コホート研究と異なるのは介入が自然発生的に加えられるものではなく，人為的にコントロールされて加えられるという点である．[446] ⇨参コホート研究⇀1126，二重盲検法⇀2213

無作為割り当て random assignment すべての条件が同じになるようにする方法．つまり個々の患者が治療群(実験群)に割りつけられる確率と，対照群に割りつけられる確率とが等しくなるようにすること．[446]

無産者医療運動 昭和初期に医療従事者らが起こした医療制度改革，無産者診療所設立を推し進める運動．金融恐慌に始まる資本主義，開業医制度のほころびが無産階級(労働者，小作人など)を疲弊させ，力を増してきた革新勢力を政府官憲は「治安維持法」で弾圧する．1929(昭和4)年，労農党(共産党系)代議士山本宣治が暗殺された事件を1つの契機に，1930(同5)年，東京の大崎に医療に恵まれぬ人びとのために誕生した無産者診療所(初代所長 大栗清美)がこの運動の拠点となり，左翼運動の一翼も担った．これらの運動・診療所は大阪・新潟のほかにも広がった〔東(帝)大セツルメントもその流れの1つ〕が，当局の弾圧が厳しくなり次々と閉鎖されて昭和10年代半ばに姿を消した．第二次世界大戦でこれら運動〔家〕は潜伏したが，終戦に伴い再び医療民主化の先鋒を担うこととなった．[585]

無酸症 anacidity ［無塩酸症］ 胃酸が出ない状態．胃酸分泌がみられず，胃液に塩酸が存在しない．無酸症は壁細胞が消失するために起こり，通常は胃粘膜が萎縮している状態(萎縮性胃炎)を伴っている．自己免疫性胃炎(A型胃炎)あるいはヘリコバクター・ピロリ *Helicobacter pylori* を原因とする胃炎(B型胃炎)が進行し萎縮性胃炎となる場合がほとんど．従来はペンタガストリン筋注によるガストリン刺激で pH 6 以下の胃酸産生が認められないことにより診断されていたが，近年ではガストリン刺激試験自体が行われなくなった．無酸症の患者では強酸性下で活性化されるペプシンが活性化されないためタンパク質の消化が著明に障害される．[1454] ⇨参低酸症⇀2048，萎縮性胃炎⇀234

無酸症性貧血 achlorhydric anemia ［無酸性貧血］ 胃酸が欠乏するために発症する貧血．胃粘膜から分泌される胃液には塩酸，ムチン，ペプシン，内因子などが含まれている．胃酸は食物中の鉄成分をムチンと結合しやすい状態に変化させ，十二指腸での鉄吸収を促進させる．したがって，胃液が欠乏すると鉄欠乏性貧血になることがある．[1038] ⇨参鉄欠乏性貧血⇀2066，悪性貧血⇀142

無酸性貧血⇨同無酸症性貧血⇀2784

無酸素運動 anaerobic exercise 運動には筋を収縮させるためのエネルギー，すなわち筋中に貯蔵されているアデノシン三リン酸(ATP)が必要である．ATP の供給には酸素を必要としない無酸素性過程と，酸素を必要とする有酸素性過程があり，主として無酸素性過程でのエネルギー供給による運動を無酸素運動という．無酸素性のエネルギー供給過程は有酸素性過程によるものに比べ，供給速度は 2-4 倍速いものの供給容量に限界がある．したがって，無酸素運動とは運動初期や短距離全力疾走のような短時間の激しい運動のことを

いう.[884] ⇨参エアロビクス→342，無酸素性閾値→2785

無酸素性閾値 anaerobic threshold；AT ［**無気的閾値**］ 運動に必要なエネルギーは，運動強度が低いうちは主に有酸素性代謝からのエネルギー供給がなされる．運動強度を漸増的に増加させていくとある時点で有酸素性エネルギーだけでは不足になり，必要なエネルギーを産生するために無酸素性代謝が動員されるようになる．この時点の運動強度を無酸素性閾値(無気的閾値)という．無酸素性閾値(AT)を血中乳酸濃度から求めた場合を乳酸性閾値 lactate threshold(LT)という．また，乳酸の蓄積による体液の酸性化に対して呼吸性代償が働き，換気が増大し二酸化炭素の排泄が増加することより，呼気ガス分析の結果から求めた AT を換気性閾値 ventilatory threshold(VT)という.[884]

無酸素性脳症 anoxic encephalopathy 脳への酸素供給が途絶するために起きる脳症．ある程度，酸素供給が不足するために起こるものを低酸素脳症という．脳組織は低酸素に対する抵抗力が他の組織に比べて著しく低い．酸素の供給が断たれると脳浮腫をきたし，頭蓋内容積が増加する結果，血管を圧迫し微小循環を障害して脳低酸素症をますます悪化させる．脳波をモニターすることで低酸素脳症の早期発見，重症度判定，治療の選択などに大きなたすけとなる．治療は原因の除去，脳灌流圧の維持，過換気，バルビツール酸系麻酔薬の投与，低体温，マンニトール製剤などの利尿薬の投与，ステロイド剤の投与などを行う.[485]

無酸素発作 anoxic spell 動脈血酸素濃度の減少のため脳の酸素欠乏を起こし，頭痛，めまい，疲労感，失神，痙攣などの発作を起こすものをいう．先天性心疾患，大動脈狭窄症，原発性肺高血圧症，代償不全の肺疾患などでみられる．体動や排便などが誘因となることが多い.[948]

霧視 blurred vision 眼がかすんでものが見えにくい症状．疾患に特異的な症状ではなく，角膜や水晶体，硝子体の混濁を呈するさまざまな疾患でみられる.[1153]

無色素性黒色腫 amelanotic melanoma ［**無メラニン性黒色腫，メラニン欠乏性黒色腫**］ メラニン色素を産生しないため黒色調を呈さず，正常皮膚色〜紅色調を呈する悪性黒色腫．組織学的にも診断が困難なことがある.[850] ⇨参血管拡張性肉芽腫→899

無軸索細胞《網膜の》⇨同アマクリン細胞→175

無指合指症 ectrosyndactyly 1本以上の指の欠損と，残る指の水かき様の融合を特徴とする先天性形態異常の合指症.[1028]

無歯症 anodontia 先天的に歯胚の形成のない場合あるいは歯胚細胞が増殖しないために起こる歯の先天的な欠如をいう．全部の歯もしくは少数歯，多数歯が欠如し，全無歯症，部分的無歯症と呼ばれる．原因としては外胚葉異形成症，遺伝的要因，妊娠時における障害などが考えられる．部分的無歯症では，歯の発生に対する障害の局所的原因として外傷，放射線や薬剤の影響などが考えられる.[608]

虫歯 decayed tooth⇨同齲蝕(うしょく)→324

無指紋 通常，指紋は弓状紋，蹄状紋，渦状紋の3定型に大別されるが，そのいずれにも分類されない非定型的な指紋．変体紋の一種で，指腹に溝と稜で形成される線状配列が認められず，隆線が点状に散在する.[920]

矛盾性運動 paradoxical kinesis 〔F〕kinésie paradoxale 主にパーキンソン Parkinson 病患者の歩行に際してみられる現象．すくみ現象 freezing phenomenon のため指示されても歩行が不能であるのに，視覚や聴覚，情動の刺激により可能になる．例えば，床に線を引いてまたいだり，障害物をまたぐように指示すると歩き出すことができる．一般に平面的なものより立体的視覚刺激のほうが有効である．視覚刺激による改善は，階段の昇降やボールをキャッチするときにもみられる．外側運動前野が責任病巣として推察されているが詳細な機序は不明である.[1268]

矛盾性尿失禁⇨同奇異性尿失禁→663

無条件刺激 unconditioned stimulus；UCS 特定の反射を生じる，条件づけが不要な刺激．イヌにえさとベル(音)を与えて条件づけする場合，えさは唾液分泌のための無条件刺激である.[1230]

無条件反射 unconditioned reflex；UCR ［**無条件反応**］ 経験や学習に依存しない，特定の刺激により起こる反射．条件反射に対する反射様式．食物によって唾液が分泌されたり，食塊が胃中に入ると胃液が分泌されたりする生得性の反射.[1230]

無条件反応 unconditioned response⇨同無条件反射→2785

無症候性 HBV キャリア(保菌者) asymptomatic hepatitis B virus carrier；asymptomatic HBV carrier B 型肝炎ウイルス(HBV)に持続感染していながら何の症状も出さない人たちのこと．多くは母児感染あるいは乳幼児期の水平感染によってキャリア化した場合にそうなる．しかし，終生無症状が続くとは限らず，ある時期から肝炎の活動期に入ることもあるので注意を要する.[1413] ⇨参B 型肝炎→30

無症候性間欠性タンパク尿⇨同機能性タンパク尿→700

無症候性キャリア(保菌者) asymptomatic carrier, healthy carrier ［**無症状保菌者，健康保菌者**］ 病原性微生物に感染後，著明な症状を示さず異常でないようにみえる状態．血球計算，生化学検査などでも異常がみられず，組織学的にも障害を認めない．ウイルス肝炎，ポリオウイルス，骨髄炎菌，HIV 感染などでみられる.[860] ⇨参慢性保菌者→2759

無症候性虚血性心疾患⇨同無症候性心筋虚血→2786

無症候性血尿 asymptomatic hematuria ［**偶発血尿，チャンス血尿**］ 随伴症状がなく血尿のみを認めるもの．腎動脈奇形などの腎血管系の疾患，特発性腎出血，腎腫瘍・膀胱腫瘍などの尿路系腫瘍にみられる.[474]

無症候性細菌尿 asymptomatic bacteriuria；ABU 全身的，局所的に自・他覚症状(尿路の炎症および尿中白血球増加，排尿痛や頻尿，発熱など)がなく，尿中に細菌を認める状態をいい，症候性細菌尿 symptomatic bacteriuria と対比して用いられる．ほとんどが尿路に基礎疾患を有する慢性尿路感染症であるが，その基礎疾患が非閉塞性の場合には無症候性細菌尿の形をとることが多く，排尿障害や尿路変更(向)(腎瘻，尿管皮膚瘻，膀胱瘻)のためにカテーテルを留置された場合や感染性腎結石などでは通常この形をとる．これら非閉塞性の慢性尿路感染症では，一般的に症候性燠発(症状が出た状態)を起こした場合のみ積極的な治療を行うのが原則.[30] ⇨参細菌尿→1154

無症候性持続性タンパク尿 asymptomatic persistent proteinuria⇨同無症候性タンパク尿→2786

無症候性心筋虚血　silent(asymptomatic) myocardial ischemia ［**無症候性虚血性心疾患**］ 胸痛あるいはそれに関連する症状は伴わないが，運動負荷心電図，負荷心筋シンチグラフィー，心エコー図，ホルター Holter 心電図などの検査による心筋虚血の徴候を客観的に確認できたものをいう．その機序としては虚血の程度が軽度，範囲が狭い，胸痛閾値が高いなどが考えられている．労作性狭心症，不安定狭心症，異型狭心症，心筋梗塞などの虚血性心疾患の各病態でみられる．まったく無症状な例で虚血が検出されるもの(コーン Cohn のⅠ型)，心筋梗塞後に無症状だが虚血が検出されるもの(同Ⅱ型)，狭心症患者で症状のある虚血とない虚血の両者が検出されるもの(同Ⅲ型)の3型に分ける分類が頻用される．無症候性心筋虚血の臨床的意義や予後は有症候性狭心症と同様であり，虚血性心疾患の診断や治療に際しては症状の有無のみならず本症の有無も考慮すべきである．[55]

む

無症候性胆石　silent stone ［**潜在性胆石**］ 胆石が存在するにもかかわらず，無症状の胆石症．腹部超音波検査の普及により健診などでたまたま発見される例が増えており，胆石症のうち本症が半数以上を占める．無症状のまま経過する可能性が高いことから，そのまま経過観察されることが多い．腹腔鏡下手術が普及して容易に胆嚢摘出ができるようになったことから，手術を希望する患者も増加している．[1050]

無症候性タンパク尿　asymptomatic proteinuria ［**無症候性持続性タンパク尿，チャンスタンパク尿**］ 1日尿タンパク量が 150 mg を超えて，通常 2 g 以下の軽度のタンパク尿を有し尿沈渣所見でも異常が認められない状態をいう．正常腎での尿タンパク排出量は1日当たり 30-130 mg とされ，最高値は成人は 150 mg/日，子どもは 140 mg/m^2(体表面積)/日である．原因疾患として，糸球体性タンパク尿(糸球体血管壁のタンパク質透過性の亢進)，尿細管性タンパク尿(尿細管におけるタンパク質再吸収能の低下)，過重荷性タンパク尿(低分子量タンパク質の産生増加)，良性タンパク尿がある．良性タンパク尿としては，高熱や激しい運動時にみられる機能性タンパク尿，原発性一過性タンパク尿，起立性タンパク尿がある．[987]

無症候性微少血尿症候群　asymptomatic microscopic hematuria syndrome　症状(例えば排尿痛，腹痛など)がなく，顕微鏡的に血尿と診断される症候群をいう．原因として，男性では原因不明の特発性腎出血，遊走腎，尿路結石，膀胱炎，腎嚢胞，水腎症，前立腺癌，女性では同様に特発性腎出血，膀胱炎，良性腫瘍である尿道カルンクル，腎癌でみられることが多い．[987]

無償資金協力　国際協力のうち，返済義務を課さないで資金を供与する援助形態．一般無償援助，水産関係援助，食料援助，食料増産援助などがある．保健・医療協力は一般無償援助に分類される．[1186]

無情者⇨同情性欠如型精神病質者→1440

無症状感染　subclinical infection⇨同不顕性感染→2552

無症状期⇨同意識清明期→229

無症状結石　silent(asymptomatic) stone ［**無症状胆石**］ 胆石がたまっている状態でも症状が現れないもの．胆嚢，胆管などの胆道内において胆汁成分からつくられる石を胆石といい，主成分によって，コレステロール胆石と色素胆石あるいはビリルビン胆石に大別．症状としては，発作性の上腹部痛を呈することが多い．[160] ⇨参無症候性胆石→2786

無症状胆石　silent gallstone⇨同無症状結石→2786

無症状保菌者⇨同無症候性キャリア(保菌者)→2785

無傷針　atraumatic needle ［**非外傷性縫合針，針付き縫合糸，目無し針**］ 糸と針とを特殊加工して接着させたもの．通常の縫合針は糸を通す針根部が太いのに対し針根部が細く，組織損傷がより少なくなるようにつくられている．繊細な縫合を必要とする場合や神経縫合や血管吻合におけるマイクロサージャリーではこの針を使用する．[688]

無床診療所　clinic without hospitalization bed　一般に入院施設をまったく備えていない診療所をいう．「医療法」では，「医師又は歯科医師が，公衆又は特定多数人のため医業又は歯科医業を行う場所であって，患者を入院させるための施設を有しないもの又は 19 人以下の患者を入院させるための施設を有するもの」を診療所と定義している．前者の場合を無床診療所，後者の場合を有床診療所という．[1036]

無食欲　anorexia⇨同食欲不振→1486

無心症　acardia　心臓が形成されないか，心臓管が発育途中で消えてしまう奇形．単胎では早期流産に終わり，結合双胎では片方の個体に心臓が形成されるともう片方の個体は無心症であっても生き延びる機会が得られる．[319]

無心胎児　acardiac twin, twin reversed arterial perfusion(TRAP) sequence　一絨毛膜性双胎の合併症の1つ．両児の極端な循環動態の不均衡により，一児が心臓の正常な発育が障害され心不全を起こして死亡した後も，生存児の血流によって供血されている状態．[1301] ⇨参双胎間輸血症候群→1819

無心無形体　acardius amorphus ［**無形無心体，全無心体**］ ヒトとしての形態をしておらず，未発達で心臓のない胎児．[1631]

無水アルコール　dehydrated alcohol　水を含まないアルコール．通常，含水アルコールの蒸留を繰り返しても 5% の水を含んだ 95% のアルコールしか得られない．しかし，この 95% アルコールにベンゼンを加えて蒸留し，水を除いていく操作を繰り返すことで無水アルコールを得ることができる．[1559]

無水式基礎代謝測定装置　⇨同サンボーン型基礎代謝測定装置→1215

無水晶体眼　aphakia, aphakic eye　水晶体がない眼．ほとんどは白内障手術によるものだが，まれに先天的なものもある．眼内レンズが挿入されている眼は偽水晶体眼という．[257]

無水晶体緑内障　aphakic glaucoma　白内障術後，無水晶体眼に起こる緑内障．狭義には，白内障術後に起こる虹彩後癒着により瞳孔ブロックが生じて眼圧上昇が起こる病態を指す．広義には，白内障術後眼における緑内障全般を指す．嚢外摘出術では虹彩と後嚢の癒着により，嚢内摘出術では虹彩と硝子体の癒着により起こる．[975]

無髄神経線維　unmyelinated〔nerve〕fiber　髄鞘をもたない神経線維のことで，主に末梢神経に対して使われるが中枢にも存在する．末梢ではC線維ともいわれ，自律神経系と内臓の鈍い痛みに関与し，有髄線維と異なり跳躍伝導しないため伝導速度は遅い．[1268] ⇨参シュワン細胞→1412

ムスカリン受容体拮抗薬　muscarinic antagonist⇨同抗コリン薬→1001

ムスカリン中毒　muscarinism, muscarine poisoning　ムスカリンはベニテングタケ，テングタケ，アセタケなどの毒キノコに含まれるアルカロイドで，アセチルコリン類似の副交感神経興奮作用をもつ．経口摂取により血管拡張，気管支収縮，下痢，発汗，縮瞳，呼吸困難などを起こす．食後30分～1時間後に発症．治療は胃洗浄，下剤，対症療法を行う．[1013] ⇨参毒キノコ中毒→2140

ムスカリン様作用　muscarinic action　［マスカリン様作用］　代謝型アセチルコリン受容体を介する作用．この受容体は副交感神経節後線維支配下の効果器官，一部の交感神経節後線維支配下の効果器官(汗腺，骨格筋の血管)に存在し，心筋活動の抑制，内臓平滑筋収縮，外分泌腺刺激などにかかわる．代謝型アセチルコリン受容体はベニテングダケに含まれるアルカロイドの一種であるムスカリンによって活性化されるためムスカリン性受容体と呼ばれる．ムスカリン性受容体はアトロピンで遮断される．アセチルコリン受容体にはムスカリン性受容体に加えて，神経筋接合部や自律神経節に存在するニコチン性受容体がある．[528]

むずむず脚症候群⇨同下肢静止不能症候群→495

娘核種　daughter isotope　放射性核種(RI)は崩壊して別の元素に変化するが，崩壊によって生じた核種のこと．崩壊前の核種は親核種と呼ぶ．娘核種も放射性の場合は，それがまた別の元素に変化するので，これを孫核種と呼ぶ．親核種の半減期が娘核種のそれよりも長い場合には放射平衡が成立．放射平衡を利用して親核種から生ずる娘核種だけを分離抽出する装置がジェネレーター(カウ)であり，その抽出操作をミルキングという．例：モリブデン99(^{99}Mo)(親核種)→テクネチウム99m(^{99m}Tc)(娘核種)→テクネチウム99(^{99}Tc)(孫核種)．[737] ⇨参核種→479，ジェネレーター→1223

娘結節　daughter nodule⇨同娘(じょう)腫瘍→1439

娘元素　daughter element　［子元素(こげんそ)］　放射性崩壊によって新しく生成された元素，すなわち崩壊生成物のこと．崩壊前の元素を親元素という．例えば，モリブデン99(^{99}Mo)の原子の崩壊によってテクネチウム99(^{99}Tc)を生成するが，この場合，^{99}Moが親元素，^{99}Tcが娘元素である．[1127]

娘腫瘍　daughter tumor⇨同娘(じょう)腫瘍→1439

娘染色体　daughter chromosome　体細胞分裂の後期に染色体の縦列によって生じた染色分体chromatidをいう．細胞周期のM期(分裂期)は前期，前中期，中期，後期，終期に分けられるが，前中期から後期にかけて赤道面に並んだ染色体は，微小管microtubuleの働きで分割して娘染色体を形成する．終期には核膜が現れて娘核となり，親細胞と遺伝的に等しい娘細胞が形成される．[1293]

夢精　wet dream⇨同夜間遺精→2836

無精液症　aspermia　［精液欠如症］　精液の生成障害または射精機能の欠陥によって，精液の射出がみられない状態．先天的に精路系に欠損や発育不全がある場合にみられ，オーガズムを感じることは少ない．また，内尿道口の閉鎖不全によって精液が膀胱へ逆流し体外射出がみられない場合は，逆流性射精といわれオーガズムを感じることが多い．[474] ⇨参射精不能→1358

無生活力　abiotrophy　特に遺伝性変性疾患にみられるもので，耐久性・抵抗力の欠如の結果として起こるある種の細胞や組織における生活力の早期喪失あるいは変性のこと．[1531]

無性細胞発生⇨同無性生殖→2787

無精子症　aspermia, azospermia　精液に精子が存在しない状態．原因として精巣で精子がつくられない場合と精路の閉塞による場合がある．[353] ⇨参乏精子症→2680

無性生殖　asexual reproduction, asexual generation　［無性細胞発生，無性発生］　植物の出芽や下等動物にみられる単純な細胞分裂のように，配偶子の結合なしに新しい生体が生み出される生殖過程．出芽，分裂，胞子形成，栄養生殖がある．[1225]

無性発生⇨同無性生殖→2787

無性胞子　asexual spore　減数分裂とは関係なくつくられる胞子．ほとんどの真菌にみられる．産生様式によって内生胞子(胞子嚢胞子)と外生胞子(分生子)に分けられるが，いずれも先行する親核の有糸分裂に続いて産生される．[324]

無石胆囊炎　acalculous cholecystitis　胆石の合併がない急性胆囊炎．全身状態の不良な患者に発症することが多い．寄生虫や敗血症からの胆囊感染，脱水や長期の経管栄養による胆囊弛緩，胆汁うっ滞，胆汁濃縮，動脈硬化性の胆囊血流障害などが原因となり，胆囊の局所壊死，血栓形成，浮腫を生じる．症状は有石の胆囊炎と特に変わりはなく，超音波検査で胆石がないことが確認されれば無石胆囊炎と診断できる．外科治療が基本．全身状態が不良な例が多く，胆石が原因となる急性胆囊炎よりも予後は不良．[1050]

無線維素原血症　congenital afibrinogenemia⇨同無フィブリノゲン血症→2790

無線心電図　radioelectrocardiogram；RCG　［テレメーター心電図］　生体で測定した心電図情報を無線によって記録器に送り記録される心電図およびそのシステムを指す．現在は心電図だけでなくベッドサイドで測定した生体信号(心電図，呼吸，血圧，心内圧，脈波，酸素飽和度，深部温度)を無線で観察室に送り，リアルタイムで生体情報の監視，測定，記録と解析を行う．1996(平成8)年より医用テレメーターの運用は420.000-421.0375 MHz(メガヘルツ)の周波数に制約された．アナログ電送に代わりデジタル送信(デジタル化することで大量の生体信号を同時に電送可能になった)が一般的になった．一般にモニター心電図は基線の安定化を図るために低域遮断周波数を高くしているので，ST部分にゆがみが生じる．そのため，ST部分に関する情報が重要な判断材料である心筋梗塞や狭心症の診断にモニター波形を使用することは不適切であり，確実な診断には標準12誘導心電図が必要である．[1182]

無爪(むそう)型外胚葉異形成⇨同先天性外胚葉形成不全→1779

無爪(むそう)症　anonychia　先天的あるいは後天的な爪の完全な欠如．先天性の場合は通常，爪の形成不全症に合併し，一部の爪の欠損はあるが，すべての爪が欠如していることはきわめてまれ．先天的な無爪症の原因疾患として，爪-膝蓋骨症候群 nail-patella syndrome，先天性示指爪甲形成異常症，先天性角化異常症 dyskeratosis congenita などがある．後天性に生じる場合は，天疱瘡，ハンセン病，凍傷，外傷などによる．[850]

無足奇形⇨同人魚体奇形→2262

無足合脚体　sympus apus⇨参人魚体奇形→2262

無損傷ネフロン仮説⇨同健常ネフロン仮説→953

無体腔　acelius　体腔が欠損している個体．[1631]

無胆汁尿性黄疸　acholuric jaundice⇨同溶血性黄疸→2866

無胆汁便　acholic stool⇨同灰白色便→451

無担体　carrier-free　［キャリアフリー］　担体を含まない状態のこと．無担体は放射性同位体のみで，非放射性同位体を含まず，比放射能は常に一定のうえ，きわめて高いため，微量の元素を追跡するのに適している．ヨウ素を例にとると，非放射性の安定なヨウ素(^{126}I)がヨウ化ナトリウム(NaI)の形で入っている場合，このNaIを担体といい，これを含まないヨウ素131(^{131}I)は無担体であるという．実際に担体を含まない状態が難しい場合は no-carrier-added といい，無担体とは区別される．[1127]

無断離院　absent without leave　入院している患者が，医療施設側に届け出ずあるいは許可を得ないまま，無断で施設を離れること．精神科医療においては，医療保護入院，措置入院などの本人の意思に反する強制的な入院がある．患者の状態によっては，外出することが患者の不利益になったり，自殺の可能性があるので，問題になる．措置入院に関しては，「精神保健福祉法」第39条に無断退去者に対する措置として「精神科病院の管理者は，入院中の者で自身を傷つけ又は他人に害を及ぼすおそれのあるものが無断で退去しその行方が不明になったときは，所轄の警察署長に次の事項を通知してその探索を求めなければならない」と定め，退去者の住所，氏名，退去の年月日，時刻，病状の概要などを通知することを義務づけている．[1118]

無チアミン症　athiaminosis　チアミン(ビタミンB_1)が欠乏する病態．いらいらしたり，情緒障害を伴うほか，食欲不振など消化器症状，不整脈，脈拍増加など循環器症状が現れることがある．重症例では脚気を伴う．治療はチアミン塩化物塩酸塩が有効．[987]

むち(鞭)打ち損傷⇨同外傷性頸部症候群→438

無秩序型心房調律　chaotic atrial rhythm　複数の心房異所性興奮が100-200/分の頻度で生じる不規則な興奮．心電図では複数の異なる形のP波，特に先鋭でテント状のP波が不規則な間隔で認められる．心電図所見は心房細動や心房粗動に類似するが，明瞭なP波を認めることで鑑別できる．慢性肺疾患の存在下に出現することが多い．[1524]　⇨参多源性心房頻拍→1914

夢中遊行症⇨同夢遊症→2790

ムチン　mucin　消化管や気管などの粘膜の表面に存在する非常に粘性の高い糖タンパク質で，各々の臓器において潤滑や外部からの保護の役割を担っている．胃粘液と腸粘液では糖鎖の構造が違い，粘液染色に対する染色性が異なる．[1392]

ムチン性嚢胞腺癌　mucinous cystadenocarcinoma⇨同粘液性嚢胞腺癌→2286

ムチン沈着症　mucinosis　ムコ多糖が皮膚に沈着する疾患で，臨床的にびまん性浮腫および結節が特徴．甲状腺機能低下症に伴う汎発性粘液水腫，甲状腺機能亢進症に伴う前脛骨部粘液水腫のほか，内分泌異常を伴わない粘液水腫性苔癬(たいせん)や毛包性ムチン沈着症などがある．[850]

ムチン沈着性脱毛症　alopecia mucinosa⇨同毛包性ムチン沈着症→2819

無痛期　analgesic stage, stage of analgesia　吸入麻酔を行うとき，麻酔が深まるにつれて変化する生体現象を無痛期，興奮期，手術期，麻痺期の4期に分類．無痛期はその第1期にあたり，痛覚は低下するが，意識は不完全ではあるが保たれ，随意運動は可能．笑気麻酔の際によく観察することができる．[485]　⇨参麻酔深度→2736

無痛性横痃(おうげん)　indolent bubo　［**第1期硬性梅毒性リンパ節炎，硬結性リンパ節炎，梅毒性リンパ節炎**］　第1期梅毒にみられるリンパ節炎で，梅毒感染後の第1潜伏期を経て，初期硬結や硬性下疳といった梅毒疹の出現に伴って侵入部位の所属リンパ節に生じる．通常は両側鼠径部にみられるリンパ節腫脹で，無痛性・硬性・移動性であることが特徴．リンパ節の表面皮膚には発赤は認められない．多くは初期硬結(硬性下疳)の発生後10日以内に生じ，無治療の場合は1〜数か月間存続する．[850]

無痛性甲状腺炎　painless thyroiditis, silent thyroiditis　破壊性甲状腺中毒症をきたす代表的疾患．亜急性甲状腺炎とは異なり，無痛性甲状腺炎は痛み，発熱，炎症などを伴わない．全中毒症の5-10%を占めるといわれる．バセドウ Basedow 病による甲状腺機能亢進症と誤診されることが多い．しかしバセドウ病と比較して，①放射性ヨード摂取率が低く，②血中にTSH受容体抗体が検出されず，③血中のトリヨードサイロニン/サイロキシン(T_3/T_4)比が低く，④中毒症状が軽く，これら両疾患の鑑別に役立つ．20-50歳の女性に多い．甲状腺破壊の機序としては自己免疫が関与していると考えられており，組織学的にはリンパ球浸潤が認められる．発症の誘因としては産後，副腎皮質ホルモン投与中止後，クッシング Cushing 病の手術後，インターフェロン治療，LH-RH(性腺刺激ホルモン)アゴニスト治療などがあげられる．再発を繰り返す症例が10-20%に認められる．本症に引き続きバセドウ病を発症することもある．甲状腺機能は低下の時期を経て数か月で正常化することが多い．治療にはβ遮断薬が用いられる．[385]

無痛分娩　painless labor　陣痛の苦しみを和らげて分娩すること．麻酔薬を全身的あるいは局所的に使用する方法と，ラマーズ Lamaze 法など産婦に妊娠分娩の生理についての指導を行い，腹部運動の練習をさせて苦痛を軽減する方法がある．硬膜外麻酔による無痛分娩は第10胸椎〜第5仙椎(T_{10}〜S_5)まで麻酔すれば，出産中の痛みをほとんど取り除くことができる．分娩第1期の痛みは主に頸管の開大と子宮収縮による．第10胸椎〜第1腰椎(T_{10}〜L_1)領域の神経線維により伝達される．分娩第2期と3期の痛みは第2仙椎〜第4仙椎(S_2〜S_4)を通って伝えられる．硬膜外麻酔では分娩

の時期に応じて神経ブロックの範囲を変化させることができる.[1510] ⇨参和痛分娩→3008

無動萎縮 disuse atrophy⇨同廃用性萎縮→2355

無動原体染色体 acentric chromosome 動原体(セントロメア)を欠く染色体のこと.[1225]

無頭症 acephaly ［無頭体］ 頭部が完全に欠損しているか, 極度に未発達な先天異常.[1631]

無動症⇨同アキネジア→136

無動性無言症 akinetic mutism ［無動無言状態］ 脳の器質性損傷により生じる無言無動状態. 自発的に運動できず, 言葉も発することができないが, 睡眠と覚醒のリズムは保たれており, 目をさましているときは, 検者や眼前のものを目で追い, 食物を咀嚼, 嚥下することもできる. 吸いつき反射や把握反射がみられる. 視床, 視床下部, 脳幹(網様体賦活系)の(部分的)障害や, 前頭葉および帯状回前部の障害で生じることが多い. 特殊な意識障害の一種と考えられるが, 外界に対して能動的行動ができない点では, 極端な自発性減退とも考えられる. 開眼昏睡 eye open coma や可知覚性昏睡 coma vigil の一型ともいわれる. なお, この状態は, 橋の中低位部の障害により生じ, 無言症を伴った四肢の痙性麻痺である閉じ込め症候群 locked-in syndrome や, 大脳皮質・皮質下の広範な損傷により皮質・皮質下の広範な離断が生じ, 除脳硬直 decerebrate rigidity や除皮質硬直 decorticate rigidity を伴うことが多い失外套症候群(クレッチマー Kretschmer 症候群)と似ているが, 本来異なる病態である.[413]

無頭体⇨同無頭症→2789

無動無言状態 akinetic mutism⇨同無動性無言症→2789

無頭無心体 acardius acephalus 頭部や胸部がなく, 心臓の欠失した胎児. 上肢はまったくないか, 部分的に存在.[1631]

無頭腕症 acephalobrachius 腕と頭部が欠損している先天性奇形.[1631]

無トランスフェリン血症 atransferrinemia 鉄輸送を担うトランスフェリンの減少によって小球性低色素性貧血をきたす疾患. 先天性のほか, ネフローゼ症候群などを原因とする後天性のものがあり, 前者では常染色体劣性遺伝形式を示す. 検査所見では血清フェリチン高値, 血清鉄増加, 不飽和鉄結合能低下を認め, 治療として乾燥凍結血漿輸注によるトランスフェリンの補充が行われる. 腸管からの鉄吸収が亢進するために, 過剰となった鉄は臓器に沈着し, 二次性のヘモクロマトーシスをきたすことがある.[656]

無軟骨形成症⇨同軟骨無形成症→2199

無尿症 anuria 1日尿量が 100 mL 以下の異常な状態. 大量出血などにより血液量減少が原因の腎前性, 腎そのものの障害による腎性, 腎盂や尿管の障害による腎後性, に分けられる.[474] ⇨参腎性無尿症→1575, 閉塞性無尿→2620, 尿閉→2258

無熱 apyrexia 熱がないこと, または熱の欠如. 体温が普通値であり健常域にあること, すなわち平熱.[1278]

胸やけ heartburn, pyrosis ［呑酸(どんさん)］ 胸骨後方の焼けるような痛みであり, 胃液が口内に逆流する呑酸(いわゆるげっぷ)を伴うことが多い. 最も一般的な原因は, 胃内容の食道への逆流(胃食道逆流症). 胃食道逆流症は, 下部食道粘膜に内視鏡的に明らかな粘膜障害の確認できる逆流性食道炎と, 粘膜障害の確認できない非びらん性胃食道逆流症が含まれる. 胸やけの程度と粘膜障害の重症度は必ずしも一致しない.[593]

無脳回症 agyria⇨同滑脳症→533

無排卵 anovulation 卵子が卵胞から外に放出されないこと. 視床下部-下垂体-卵巣系でつくられた内分泌機能環の円滑な活動により正常月経周期は生じているが, これらのいずれかの部位の異常により排卵が障害され無排卵となる. 原因として視床下部性には分娩後, 心因性, 体重減少によるもの, カルマン Kallmann 症候群などがある. 下垂体性としては下垂体腺腫が多く, プロラクチン産生腫瘍, 先端巨大症が認められる. 分娩後の大出血から起こるシーハン Sheehan 症候群もこの部類に入る. 卵巣性としてはターナー Turner 症候群が最も多く, 多嚢胞性卵巣症候群も頻度が高い. 排卵が障害されると機能性子宮出血, 無排卵周期症, 無月経などの月経異常が起こる. 治療としては排卵誘発薬であるクロミフェン療法, ヒト閉経期ゴナドトロピン-ヒト絨毛性ゴナドトロピン(hMG-hCG)療法などがある.[1510] ⇨参原発無月経→963

無排卵性黄体化卵胞症候群 luteinized unruptured follicle syndrome；LUFS ［LUFS, 黄体化無排卵卵胞症候群, 黄体化未破裂卵胞症候群］ 正常な月経周期があり排卵の成立が推定されるにもかかわらず, 卵子の放出がみられない状態のこと. 子宮内膜症患者での発生率は 25% であり対照の 7% と比べると高率である. 術後癒着の存在する症例にも高率に認められることから, 卵巣周囲癒着による機械的な卵胞破裂の障害がその原因の 1 つと考えられる.[1510]

無排卵性月経 anovulatory menstruation⇨同無排卵性出血→2789

無排卵性出血 nonovulation bleeding ［無排卵性月経］ ほぼ規則的な周期で月経らしき出血を呈するが, 実際には排卵がない病態. 卵胞は排卵できないまま閉鎖されエストロゲン分泌が一挙に減少し消退出血をきたす. 破綻出血をきたすこともある. 治療は妊娠を希望しない頻発月経では, 月経周期延長のためにホルムストローム Holmstrom 療法(黄体ホルモン製剤の投与により消退出血を起こさせる治療法)やエストロゲンと黄体ホルモンの作用をもつゲスターゲンを投与する治療が行われる. 妊娠を希望しない希発月経では, 無月経への移行や子宮体癌の予防のためにゲスターゲンにより月経周期を短縮させる. 妊娠を希望する場合は排卵誘発を行う.[1510]

無発育 agenesis ［無発生］ 通常, 原基組織の欠如と胎芽の発育不全とにより, 臓器または身体の一部分が先天性に欠損する奇形のこと. 無発生ともいわれる.[1531] ⇨参無形成→2782

無発育性骨折 agenetic fracture 先天性あるいは後天性(遅発型)の骨形成不全に伴って起こる骨折. 前者では生下時にすでに骨折を多発しており, 後者の場合は 2-5 歳頃に骨折を繰り返す.[485]

無発生⇨同無発育→2789

無脾症候群 asplenia syndrome ［イーヴェマルク症候群］ 脾臓の形態異常と心臓奇形, 他臓器の左右分化異常(内臓錯位)を伴う症候群のなかで, 両方とも本来右側にある臓器の構造をとる症候群. この状態は右側相同といわれる．したがって，脾臓は形成されず，肝臓は左右対称を示しやすい．肺は両側とも右葉の形態である三葉構造となる．心臓奇形としては，単心室，共通房室弁，総肺静脈還流異常，肺動脈狭窄が多くみられる．肺血流減少を示すことが一般的なので，症状としてチアノーゼを示すことが多い．その他の臓器異常としては腸回転異常の合併が多く，嘔吐を繰り返す場合は注意が必要．免疫系の異常としてB細胞機能障害が知られており，細菌感染症に罹患しやすく，特に，肺炎球菌感染症は重症化しやすい．そのため，2歳以上での肺炎球菌ワクチン接種が推奨されている．末梢血液中の赤血球内ハウエル・ジョリー Howell-Jolly 小体の存在は診断的価値がある．[645] ⇨参多脾症候群→1926

無ビタミン症　avitaminosis　ビタミン異常症の1つで，ビタミンが欠乏した状態．ビタミンを含む食品の摂取不良，吸収障害，腸内細菌叢の変化などにより起こる．[987] ⇨参ビタミン欠乏症→2457

無皮膚症状性ペラグラ⇨同異型ペラグラ→224

無表情性甲状腺機能亢進症　apathetic hyperthyroidism⇨同仮面甲状腺機能亢進症→548

無病正診率⇨同特異度→2140

無病正診割合⇨同陰性予測値→298

無フィブリノゲン血症　afibrinogenemia　［無線維素原血症］　先天的にフィブリノゲンが欠如するまれな疾患．常染色体劣性遺伝．臍帯出血や新生児メレナで発症し，生涯を通じて出血傾向がみられる．通常，血友病に比べ出血は軽い．血液凝固検査では，いずれの検査でも凝固しない．赤血球沈降速度は著明に遅延する．出血時間は延長し，血小板凝集能は著明に低下する．出血症状に対しては，フィブリノゲン製剤あるいは新鮮凍結血漿の輸注を行う．[1131]

無腐性骨壊死⇨同無菌性壊死→2781

無分離脊椎すべり症⇨同変性脊椎すべり症→2647

夢魔　nightmare　［睡眠時驚愕症］　睡眠中に夢にうなされて，泣いたり大声をあげたりする状態．レム REM 睡眠中に生じやすい．恐怖の体験や精神的な緊張が原因といわれる．抱きしめて安心させ再び就床させる．多くは10歳くらいに自然に消失する．[1427,1198] ⇨参夜驚症→2837

無脈性電気活動　pulseless electrical activity；PEA⇨同PEA→94

無名骨　innominate bone　腸骨，坐骨，恥骨を合わせたいわゆる寛骨のこと．無名は英語の innominate を訳したもので，hip bone（こしぼね）のように説明的解剖用語に対して用いられた名残である．[873] ⇨参寛骨→598

無名静脈　innominate vein⇨同腕頭静脈→3010

無名性⇨同匿名性→2152

無メラニン性黒色腫⇨同無色素性黒色腫→2785

無毛症　atrichia，atrichosis　毛がない状態．限局性とびまん性がある．頭髪を含むすべての体毛の消失は，遺伝性汎発性脱毛症，無汗性先天性外胚葉形成不全症などの遺伝性疾患だけでなく，円形脱毛症の重症型として後天性にも生じる（汎発性脱毛症）．[850]

夢遊症　somnambulism，sleepwalking　〔D〕Noktambulismus　［夢中遊行症］　夜間睡眠中に寝床から起き上がり，覚醒せぬままに歩き回るエピソードで，学童期には珍しくない．覚醒したとき，エピソードについての記憶がないことが多いが，断片的に覚えていることもある．通常は主要睡眠時間帯のはじめの1/3の，脳波上は睡眠段階3-4の深睡眠時に生じる．日中に情動的な刺激を受けたときや発熱時に生じることもあるが，特に誘因が見当たらないことも多い．DSM-Ⅳでは反復して生じるものを睡眠時遊行症 sleepwalking disorder と呼び，睡眠時随伴症の一病型と位置づけている．その有病率は一般人口の約2％とされる．[561] ⇨参睡眠遊行障害→1632

夢遊病　somnambulism⇨同睡眠遊行障害→1632

無輸血開心術　open-heart surgery without blood transfusion　他家血輸血を用いないで行う開心術（心臓手術）で，輸血後に生じる肝炎などの感染症や副作用の防止を目的とする．近年積極的に試みられている．他家血輸血回避のための方策としては，術前の自己血貯血，術中の出血量削減や自己血の回収装置を用いた輸血などが行われている．[867,1499]

無輸血手術　operation without blood transfusion　循環動態の安定，組織への十分な酸素供給のため，500 mL 以上の出血や中等度以上の貧血に対しては術中輸血が積極的に行われていたが，輸血の副作用が明らかになるにつれて，最近では，できるだけ輸血をせずに手術をする考え方が広まってきた．[485]

無欲状顔貌　apathetic facial expression　［無感情顔貌］　感情の動きや意欲が感じられない無表情な顔つきのことをいい，無感情の状態時にみられる．無感情は感情や関心がなくなった状態で，感情鈍麻，鈍感とほぼ同義．統合失調症や器質性精神病などでみられる．[768]

無抑制収縮　uninhibited contraction⇨同痙性膀胱→863

無抑制性神経因性膀胱⇨同無抑制膀胱→2790

無抑制尿失禁　uninhibited incontinence　大脳の疾患の際にみられる部分的尿失禁の1つで，随意排尿抑制が困難となり，尿意を感じるとともに不随意に排尿筋の収縮と無抑制括約筋弛緩が起こり，尿をもらしてしまう状態．[1244]

無抑制膀胱　uninhibited bladder　［無抑制性神経因性膀胱，反射亢進膀胱］　膀胱の知覚は正常で残尿なく排尿できるが，少量の膀胱容量で頻尿，尿意促迫，尿失禁を起こす．大脳皮質から脊髄内を通り排尿反射に対する制御機構をつかさどる神経路の障害（脳血管障害，脊髄不完全損傷，多発性硬化症など）があるときにみられる．[474]

無リボフラビン症　ariboflavinosis⇨同ビタミン B_2 欠乏症→2453

無力《看護診断》　powerlessness　NANDA 看護診断において領域6（自己知覚）類1（自己概念）に分類される看護診断ラベル．「結果に対して自分自身の行動が重要な影響を与えないという知覚．現実の状況や直後に起こる出来事をコントロールできないという思い込み」と定義される．診断指標としては，重度，中等度，軽度の3つのレベルに分類されている．重度の指標としては，セルフケア，特定の状況，そしてその成果についてコントロールができない，あるいは影響を与えられない，という言語表現がある．また無関心（アパチー），治療法に対するクライアントのコンプライアンスがよいにもかかわらず身体的悪化が起こることなどがある．中等度の指標としては，ケア方法，治療プログラムの意思決定，経過をモニターすることにクライアントが不参加であったり無関心である，また以前のような活動ができないという不満足や欲求不満の表現，本当の感情を表そうとせず，他者から疎外されることを恐れる，一般的に怒りっぽいとか消極的である，役割遂行に関して憤慨，怒り，罪の意識，疑いを表現するなどがある．軽度の指標は，揺れ動くエネルギーレベルの不確かさを表現すること，受身的な言動が含まれる．これらの診断指標のうち，重度，中等度に分類されている指標は臨床でよく遭遇する症状や訴えといえる．関連因子として，ヘルスケア環境，疾患に関連した治療プログラム，人間関係，そして孤立無援のライフスタイルがある．[321]

無力症 asthenia 力が弱く，機能や活動性が低下し，その結果何らかの障害をきたしている状態．運動をすると筋力が弱まり休息で回復する重症筋無力症，微弱陣痛につながる子宮無力症，習慣性流産の原因になる子宮頸管無力症などが特に有名．[543] ⇨参重症筋無力症→1371

無力性胸郭⇨同扁平胸→2653

無力性人格 asthenic personality ［**受動性人格**］ 活動性および情熱の欠如，身体的・情緒的緊張に対する過敏性を特徴とする人格．この人格をもつ者は，自分の精神的・身体的能力に素朴な信頼をもつことができず，いつも心身の機能に注意を向け，その自己観察のために自分の身体に故障を発見しやすく，疲れやすく，活気に乏しく，喜びや熱情から無縁であり，ストレスに過敏となる．神経質 neuroticism，神経衰弱 neurasthenia とほぼ同義．[693] ⇨参神経衰弱→1527

無力体型⇨同無力体質→2791

無力体質 asthenic constitution ［**無力体型**］ 細長型の体型で，筋肉の発育不良，内臓下垂，気胸や滴状心などの呼吸循環器障害や自律神経失調症などがみられることが多い．[1505]

無リンパ球症 alymphocytosis⇨同リンパ球減少症→2955

ムレイン⇨同ペプチドグリカン→2630

無瘻(ろう)性膿胸 pyothorax without fistula 胸膜の化膿性炎症により胸腔内に膿が貯留した状態である膿胸のうち，外部と交通がなく胸膜腔に膿が限局しているもののこと．治療として排膿を行うが，無瘻性膿胸の場合は排膿することで膿胸腔内が陰圧になり，肺が再膨張することが多く，比較的容易に膿胸腔を閉鎖することが可能．[948] ⇨参膿胸→2295，有瘻(ろう)性膿胸→2858

ムンプス mumps ［**流行性耳下腺炎，おたふくかぜ，マンプス**］ ムンプスウイルスによって起こる急性ウイルス感染症で，耳下腺の腫脹を特徴とする．5-15歳までの小児に好発し，冬季に多い．ムンプスウイルスは感染したヒトの耳下腺の中に生存し，飛沫感染する．2-3週の潜伏期ののち，食欲不振，頭痛，倦怠感，微熱が現れ，次いで有痛性の耳下腺腫脹が出現し，自発痛，圧痛を伴い発熱が数日続く．ムンプス精巣炎を合併することがあり，成人男性に精巣萎縮がみられるが，不妊症となることはまれ．無菌性髄膜炎を合併することもよくあり，男性に多い．治療は鎮痛・解熱薬の与薬，脱水に対する補液などを行う．予防として弱毒生ワクチンがあり任意接種が行われる．[1631]

ムンプス睾丸炎 mumps orchitis⇨同ムンプス精巣炎→2791

ムンプス精巣炎 mumps orchitis ［**ムンプス睾丸炎，流行性耳下腺炎性精巣炎**］ 精巣炎としては最も一般的で，思春期以降の男性がムンプス(流行性耳下腺炎)に罹患すると20-30%に発生する．そのうち，約10%は両側性である．耳下腺が腫脹してから3,4日後に精巣の有痛性の腫脹が起こる．およそ半数の精巣は萎縮し，軟らかくなる．ライディッヒ Leydig 細胞は保たれており，アンドロゲン産生機能は保持されるが精細管は著明に萎縮し，造精機能を消失するため，両側性に精巣萎縮が生じた場合には不妊症の原因となる．[1244]

ムンプス生ワクチン mumps virus live vaccine ムンプスの感染を予防するために用いられる弱毒生ワクチン．わが国では任意接種であるが，1歳を過ぎれば接種可能であり，4-5歳頃までにすませるのがよい．ムンプスウイルスに曝露されて24時間以内であれば，生ワクチンによって発病を防ぐことができるか，あるいは軽症ですむことがある．感染したことが明らかな場合は理論的には接種してもよいが，発症した場合，ワクチンによるものと考えられる危険があるため一般には接種しない．副作用は，まれに発熱，耳下腺の腫脹，アレルギー反応などがある．[1631]

ムンプス難聴 mumps deafness⇨同耳下腺炎性聾(ろう)→1232

ムンプス《プログラム言語の》 Massachusetts General Hospital Utility Multiprogramming System；MUMPS ［M言語，Mシステム，MUMPS］ アメリカのマサチューセッツ総合病院で1960年代に開発されたプログラム言語．1995年にはJIS標準言語に制定されている．高水準の対話型言語で，柔軟なデータベース設計が可能であり，処理速度が速いという特徴がある．主に医療情報システムの分野で使われていた．システム開発の経験がない医療従事者でも比較的容易にプログラムが作成できるといわれている．[1341]

め

眼 eye 眼球，視神経，眼球付属器からなり，頭蓋正面の眼窩内に脂肪に包まれて存在する左右一対の器官．眼球は曲率の違う2つの球体を重ね合わせた形をしており，ほぼ球形である．前方の角膜頂点部位を前極，強膜後方の中心部位を後極という．眼球は，外側から角膜，強膜からなる外膜と，脈絡膜，虹彩，毛様体(これらを総称してぶどう膜という)からなる中膜，網膜である内膜の3層から構成されている．内部は水晶体によって2つの空洞に分けられ，このうち水晶体周囲の空洞には房水が満たされており，眼房(前房と後房)と呼ばれている．後方の空洞は前方より大きく，硝子体が存在する．角膜，前房，水晶体，硝子体を通過した光は，網膜の杆体・錐体細胞を刺激し，視神経を介して後頭葉の視中枢に伝達され，そこで像として知覚される．眼球付属器には眼筋，眉，眼瞼，結膜，涙腺などがある．[566] ⇨参眼球→576

明暗順応 light and dark adaptation 光に対する網膜の順応．明順応は暗い場所から明るい場所に移されるとはじめはまぶしいが，間もなく明るさに慣れることである．この経過は暗順応の逆の過程であるが比較的速やかに起こる．暗順応は，明るいところから暗所に入ると目の光に対する感度が徐々に高まって暗さに慣れることである．この経過はゆっくりしていて，約30分～1時間で完了する．[1230] ⇨参順応→1416

明暗弁 light perception⇨同光覚弁→981

迷芽腫 choristoma ［過誤芽腫］ もともと，その臓器の構成成分でない別の臓器の組織が迷入して腫瘍状を呈したもので，異所形成とみなされる．真性腫瘍に変わったものを分離芽腫 choristoblastoma と呼ぶ．[1531] ⇨参過誤腫→493

迷芽説 stray germ theory⇨同コーンハイム説→1076

名義尺度 nominal scale ［分類尺度］ 一般に，異なる対象を区別するために用いられる尺度．男性に1，女性に2という数値を当てはめる場合がこれにあたる．このときに用いられる数値は，カテゴリーごとに異なっていれば，一対一対応で他の数値に変換することが可能．すなわち，ここで当てはめる数値には数学的な意味はまったく含んでいない．したがって，名義尺度で用いることのできる数学的操作は，最頻値と定性相関の算出などの限られた操作のみである．[980] ⇨参尺度→1353

メイ・グリュンワルト・ギムザ染色法 May-Grünwald-Giemsa stain 末梢血または骨髄穿刺液の染色に日常的に用いられる染色法．細胞質・顆粒をよく染色するメイ・グリュンワルト液と核をよく染色するギムザ染色液を用いる．赤血球はピンク色に，血小板は青紫色に，白血球の核は青紫色に，細胞質は紅色に染色される．メイ Richard May (1863-1937)，グリュンワルト Ludwig Grünwald (1863-1927) はいずれもドイツの医師，ギムザ Gustav Giemsa はドイツの化学者 (1867-1948)．[1225]

明細胞 clear cell ［淡明細胞］ 組織学的に豊富なグリコーゲンを含んで腫大している細胞．卵巣癌，腎癌によくみられ，子宮頸癌や子宮体癌にもときに認められることがある．卵巣癌では淡明細胞成分が存在すると予後が悪いと考えられている．[1531]

明識困難状態 senselessness 〔D〕Unbesinnlichkeit ［明識不能状態］ 意識障害を意識の混濁度で分類した場合に，軽い段階である昏蒙よりさらに軽い形とされている．客観的な徴候は軽微なので，ある横断面で診断することは困難．刺激のないときにはややぼんやりしているが，日常の習慣的な行動，例えば食事，入浴，排泄などは支障なくできる．簡単な会話に支障はないが，少しこみいった話になるととまどってしまい，十分に理解できない．計算をするなどの集中力を要する仕事を行わせると，時間がかかったり間違えたりする．自分の変調に気づいて当惑した様子をみせることがある．縦断的にとらえる意味で，あとになって当時のことを部分的にしか覚えていないことを確認できると診断に役立つ．[768] ⇨参意識混濁→228

明識不能状態 senselessness⇨同明識困難状態→2792

名辞性失語 nominal aphasia⇨同失名辞失語→1320

名士病⇨同マネジャー病→2742

メイジ病 Meige disease⇨同メージュ症候群→2795

明視野 bright field 光学顕微鏡の最も一般的な観察法．試料に対して対物レンズの反対側に均一な入射光を発生する照明装置が置かれており，その入射光の吸収率の差にコントラストがつくことを利用している．薄くて吸収率の少ない試料にはさまざまな染色をして観察する．[1268]

明順応 light adaptation 明るい光に対する網膜の適応をいう．例えば，急に明るくなると，まぶしく感じ，視力が障害される．このあと明順応が起こり，約1分で光に対する網膜の感度が低下して症状が改善する．[1601] ⇨参暗順応→203，明暗順応→2792

名称独占 exclusive use of designation ［名称の使用禁止］ 医師・歯科医師・薬剤師・保健師・助産師・看護師については，「これに類似する名称を用いてはならない」と法律で規定されている(「医師法」第18条，「歯科医師法」第18条，「薬剤師法」第20条，「保健師助産師看護師法」第29-32条)．「医師法」では，「医師でなければ，医師又はこれに紛らわしい名称を用いてはならない」，「保健師助産師看護師法」では，「保健師でない者は，保健師又はこれに類似する名称を用いて，第2条に規定する業をしてはならない」と明記されている．これらを名称独占(名称の使用禁止)という．[1410] ⇨参業務独占→773

名称の使用禁止⇨同名称独占→2792

明所視 photopic vision 明順応した状態での視力のこと．色や物の形を感知する錐体の感受性が上昇し，光を感知する杆体の感受性は低下する．通常の視力とはこの明所視を示すことが多い．[1601] ⇨参暗所視→204

メイズ手術　maze operation ［迷路手術］ 1991年にコックス James Cox らにより報告された心房細動に対する外科的手術療法．心房細動が複数のリエントリーの興奮で起こるとする仮説に基づき，リエントリー回路が心房内にできなくなるように左右心房自由壁と心房中隔を一定の幅以下に切開，再縫合する．ただし切開線は心房自由壁全体に洞結節興奮が伝わるように迷路状に作る．洞調律の回復により血栓塞栓症を回避し心機能も改善するが，初期の術式は複雑な心房切開線のため技術的難度も高く，完全房室ブロックなどの合併症もみられた．さまざまな術式の合理化と簡略化に加え，心房を切開せずに伝導ブロックを作製する凍結凝固，高周波などを利用した外科用アブレーションデバイスが開発され，広く普及するようになった．本来，孤立性心房細動に対する根治術として開発されたが，現在は心房細動を合併した弁膜症や成人期先天性心疾患などの器質的心疾患などの手術と同時に行われることが多い．[932] ⇨参心房細動→1602

迷走神経　vagus nerve ［第10脳神経］ 第4・6鰓弓および胸腹部の内臓を支配する第10脳神経で，内容的に最も複雑な脳神経の1つ．以下からなる．①迷走神経背側運動核を起始核とする一般内臓遠心性神経で，脳神経中，最大の副交感神経．咽頭，喉頭，食道から横行結腸までの消化管および心臓，気管，肺などの胸部内臓，肝臓，膵臓，腎臓などの腹部内臓に分布し，これらの臓器に副交感性作用を与えている．②疑核を起始核とする特殊内臓遠心性神経で，口蓋，咽頭，喉頭の鰓弓由来の随意筋(横紋筋)を支配する．③下神経節(節状神経節)に起始細胞をもつ一般内臓求心性神経で，咽頭，喉頭から胸腹部内臓の粘膜，臓器の実質に分布し，内臓感覚を迷走神経背側感覚核(広義の孤束核)に伝える．④下神経節(節状神経節)に起始細胞をもつ特殊内臓求心性神経で，舌根部，喉頭蓋付近，上部咽頭に分布し，味覚を(狭義の)孤束核に伝える．⑤上神経節(頸静脈神経節)に起始細胞をもつ一般体性求心性神経で，耳介後部と外耳道後壁，硬膜の触圧覚および温痛覚を三叉神経脊髄路核に伝える．これらすべての神経根は多数の根糸として延髄のオリーブの背側で，後外側溝から起こり，迷走神経として1つにまとまって頸静脈孔から頭蓋腔を出て，それぞれ上記の分布領域に向かう．迷走神経の胸部本幹から反回神経が分岐する．この神経は左側では大動脈弓を，右側では鎖骨下動脈を反回して上行し，下喉頭神経として喉頭下部，ほとんどの喉頭筋に分布する．反回神経からは上心臓枝が分岐し，そのうち，内臓求心性線維が大動脈弓後面に分布し，血圧を感知する減圧神経として血圧下行に関与する．右・左迷走神経の本幹はそれぞれ食道の後面と前面に沿って下降し，横隔膜の食道裂孔を通り，それぞれ胃の後面と前面に沿って広がり，腹腔神経叢を形成し，さらに分散して各腹部臓器に分布し，一般内臓感覚機能と副交感神経作用をもたらす．[1043] ⇨参脳幹→2293

迷走神経緊張症　vagotonia 自律神経には交感神経と副交感神経がある．迷走神経は副交感神経であり，副交感神経に緊張が傾くと血圧と脈拍は低下することにより，めまい，ふらつき，立ちくらみなどを起こす．また，腸管の蠕動は亢進し，唾液，涙，鼻汁分泌が増加する．[1268]

迷走神経呼吸反射　vagal respiratory reflex⇨同ヘーリング・ブロイエル反射→2623

迷走神経切離後症候群　postvagotomy syndrome 消化性潰瘍に対して行われる迷走神経切離術でみられる術後症状の総称．著明な症状は下痢であり，迷走神経切除により肝臓，胆嚢などの機能が障害され脂肪の消化不良を呈することにより起こる．また，幽門の機能が障害されることにより起こる胃内容の停滞によって胃酸分泌の増加がみられ，胃部不快感をはじめとする症状を呈することが多い．これらの術後症状を軽減させるために幽門形成術，胃腸吻合術，幽門前庭部切除術などが並行して行われた．最近では消化性潰瘍に対して内科的治療が有効なため，迷走神経切離術はほとんど行われず，術後症状の例も少なくなっている．[106]

迷走神経反射　vagal reflex 痛みのような外界刺激が迷走神経の求心性神経線維を介して中枢に伝わり，その結果生じた新しい神経性中枢性刺激が，迷走神経の遠心性神経線維によって末梢の臓器または効果器に伝達される反射．例えば，胃体部または前庭部が伸展拡張されると機械受容器が刺激されて起こる，胃液や膵液の分泌反射はその1つである．[1230]

迷走〔性〕　aberrant ［迷入性］ 定まった経路でなく不規則な経路をとること．神経，血管などに用いられる．[543]

明帯　isotropic band⇨同I帯→70

命題　proposition 看護概念モデルなどで，概念と看護の関連を整理するために用いられる前提や仮説などの総称．狭義には公理 axiom から導き出された定理 theorem または論述の意味で用いられる．またしばしば仮説と同義に用いて科学的論述の形式で提示される考えを意味し，俗に直感 hunch を意味することもある．[446] ⇨参理論→2947

酩酊(めいてい)〔状態〕　intoxication 広くはアルコールをはじめとする薬物に酔った状態．すなわち，さまざまな程度の精神的および身体的急性中毒症状(状態)のことである．今日では ICD-10，DSM-Ⅳともに「中毒」が用語としての訳である．アルコールの場合，単純(尋常)酩酊と異常酩酊(複雑酩酊と病的酩酊が含まれる)に分類される．[134] ⇨参単純酩酊(めいてい)→1943

酩酊(めいてい)歩行　drunken gait⇨同開脚歩行→429

迷入《寄生虫の》　migration of parasite 寄生虫が他の部位へ移動した際，その移動した場所が本来の寄生部位でない場合をいう．回虫の胆道迷入が有名．[288] ⇨参異所寄生→238，寄生虫→688

迷入膵　aberrant pancreas ［異所性膵，副膵］ 解剖学的に正常膵とは非連続に，血管支配も異なって異所性に存在する膵組織．発生期に膵原基のごく一部が原腸に取り残されることが原因．発生頻度は1-2%で，そのうち2/3は胃十二指腸などの上部消化管にみられるが，メッケル Meckel 憩室や腹腔外に認められる場合もある．数 cm の比較的かたい腫瘤で，消化管粘膜下層に存在することが多い．通常，良性で基本的には無症状であり，検査や手術，剖検時に偶然発見されることがほとんど．まれに圧迫症状や出血などにより処置を要することがある．[1050]

迷入性⇨同迷走〔性〕→2793

メイ・ヘグリン異常　May-Hegglin anomaly　1909年にメイ Richard May が末梢血好中球に封入体を有し巨大血小板を認めた症例を記載し，1945年ヘグリン Robert M. Hegglin が好中球にデーレ Döhle 小体類似の封入体を認め，さらに血小板減少と巨大血小板の三徴を有する1家系を報告した比較的まれな常染色体優性遺伝性疾患．出血傾向が唯一の症状であるが，約半数にしか認められず，偶然発見されることも多い．出血症状としては，軽度の紫斑や鼻出血の頻度が高く，点状出血や粘膜出血は少ない．白血球の量的・機能的異常はないが，主として好中球(90% 前後)にデーレ小体を認める．血小板機能は正常であることが多い．治療は，出血傾向がなければ不要．出血傾向が強いときと妊娠分娩時，手術などの際には血小板輸注が有用．致死的な大出血の報告はなく，予後は良好．[1481]

命名法　nomenclature　学問の各専門分野で用いる用語の統一された体系的分類．国際生化学連合酵素委員会による酵素番号命名法がよく知られている．[1505]

め

名目標準線量　nominal standard dose；NSD　放射線治療時の患者に対する照射日数や照射の回数の違いを補正し，組織耐容を加味した等価総線量を示す．[1185]

メイヨークリニック　Mayo clinic　1889年メイヨー Mayo 兄弟(William J. と Charles H.)によりアメリカ，ミネソタ州ロチェスターに設立された財団および医師グループ．「患者にとって最良の結果こそが唯一考慮されるべき」との方針で，世界的にも著名な非営利の病院グループ．セントメリーズ Saint Marys 病院に始まり，現在3つの州で5病院を運営する．2008年現在，総職員数約5万7,000人(医師3,649人，研修医など3,246人を含む)，年間入院患者13万2,000人．[1186]

メイラード反応　Maillard reaction　［マイヤール反応］　タンパク質の非特異的な糖付加反応．ブドウ糖のアルデヒド基はタンパク質のリジンと反応し，シッフ塩基を経てアマドリ転位生成物となりケトアミンという安定な化合物となる初期段階と，さらに糖化タンパク質はタンパク質分子間で架橋形成をし，重合して不溶化する後期段階とがある．糖尿病の領域では，ヘモグロビン A_{1c} (HbA_{1c})やグリコアルブミンなどの検査に利用され，腎症などの合併症の原因の1つとして注目されている．メイラード Louis C. Maillard はフランスの生化学者(1878-1936)．[418]

命令自動⇨同従命自動→1384

命令自動症　command automatism　〔D〕Befehlsautomatie　他者からの命令や指示に自動的に従ってしまうという過度に被影響性が亢進した状態．統合失調症などの精神病による緊張病症候群の1つ．解離性障害(ヒステリー)患者や催眠下にもみられる．[751]　⇨参緊張病→800，解離性障害→461，催眠療法→1176

命令入所制度　［入所命令］　肺結核(菌陽性による肺結核など)または肺外結核(感染性肺外結核)に罹患した者で，かつ当該患者の生活環境上の諸条件・排菌状況などを考慮し，同居者に感染させる恐れがあると認められた者に関しては，都道府県知事が結核療養所などへの入所を命令すると「結核予防法」に規定されていたが，2006(平成18)年に同法が廃止され，結核は「感染症新法」の二類感染症と位置づけられ，入院勧告が行われている．[1505]

迷路　labyrinth⇨同内耳→2179

迷路炎　labyrinthitis⇨同内耳炎→2179

迷路開窓術　labyrinth fenestration⇨同内耳開窓術→2179

迷路感覚　labyrinthine sensation⇨同前庭感覚→1777

迷路骨折⇨参側頭骨骨折→1836

迷路手術⇨同メイズ手術→2793

迷路振盪(とう)症　concussion of labyrinth　［内耳振盪(とう)症］　軽度の頭部外傷の場合などで一過性の聴力障害，めまい，平衡失調を起こすものをいう．脳振盪を伴うこともあり，聴力低下は可逆性である．[451]

迷路性失調　labyrinthine ataxia　［前庭性運動失調］　運動失調は末梢神経，脊髄後索，小脳，迷路，大脳の障害によって起こる．深部感覚正常で四肢失調を認めず，立位や歩行時の平衡障害がみられ，迷路反射が消失している場合は迷路性失調である．立位では脚を広げて立ち，不安定で閉眼により増強する．倒れる方向は一定である．歩行は千鳥足で，左右の足が交差して前に出る．眼振を伴うことが多い．診断には，患者に目隠しをして台の上に四つん這いにさせ，台を急に傾斜させると容易に台から落ちてしまうかどうかをみる．前庭神経炎，メニエール Ménière 病，聴神経腫瘍，血管障害などでみられる．[1268]　⇨参運動失調症→336

迷路摘出術⇨同内耳摘出術→2183

迷路動脈　labyrinthine artery　［内耳動脈］　内耳への血行は，脳底動脈の枝の前下小脳動脈より分枝した迷路動脈により栄養される．迷路動脈は内耳道内で総蝸牛動脈と前前庭動脈となる．総蝸牛動脈は固有蝸牛動脈と前庭蝸牛動脈に分かれ，固有蝸牛動脈は主に蝸牛，前庭蝸牛動脈は蝸牛の一部と球形嚢，後半規管，前前庭動脈は卵形嚢および外側半規管の一部に注いでいる．迷路動脈は終末動脈なので，血管障害を起こすとただちに内耳障害となる．[451]

迷路破壊術　labyrinthotomy　保存的治療ではめまい発作の抑制が困難なメニエール Ménière 病，遅発性内リンパ水腫に行われる手術法．内耳を破壊することでめまいを軽減する効果はあるが，聴覚機能も失う．最近はアミノ配糖体など内耳毒性薬物の鼓室内注入が行われる．[887]

迷惑メール⇨参ファイアウォール→2506

メインテナンス《歯周疾患治療後の》　periodontal maintenance　［歯周病管理，SPT］　歯周病は，病原因子である歯周病原細菌が口腔内に存在するため，きわめて再発しやすい疾病である．歯周病の積極的治療が終了し，定期的に歯周病管理を行うことをメインテナンスといい，病状安定と判断した場合でも，歯の健康にとり重要である．歯周病管理 supporting periodontal therapy (SPT)という用語が，メインテナンスに代わり歯周治療後の補完としての疾病管理という意味で用いられている．患者自身が行うケアとしては，本人がプラークを除去することが基本で，プラークコントロールの重要性を再認識させることが必要である．また定期的にリコール来院(3か月に1回など，患者により月数は異なる)により，プラークコントロールの強化，スケーリングやルートプレーニング，場合によっては再フラップ手術などを行うこともある．咬合状態や補綴修復物調整も必要となる場合がある．一方，歯周治療が「治癒」となった場合には，セルフケア(ホームケア)が主体

となり，本人の口腔清掃による自助努力が要求される.[434]

メインメモリー⇨同主記憶装置→1387

メーグス症候群 Meigs syndrome 卵巣線維腫に胸水と腹水を合併した状態で，1937年にメーグスJ. V. Meigsらが報告した．現在では，女性骨盤内腫瘍に胸水・腹水を合併し，原発腫瘍の摘出により胸水・腹水が消失するものの総称．原発あるいは転移性の卵巣悪性腫瘍に胸腹水を伴い，腫瘍摘出後に胸腹水が消失する症例は，偽メーグス症候群 Pseudo-Meigs syndrome と呼ばれ区別される.[948]

メージュ症候群 Meige syndrome ［**メイジ病，ブリューゲル症候群**］ 両側眼瞼痙攣を主徴とし，女性により多い中老年期疾患であるが，病因は不明で難治性である．メージュ Meige によれば，①眼輪筋を含む顔面筋の痙攣は正中付近に起こり，咽頭筋，下顎筋，口腔内の筋も不随意運動を示すことがある，②眼瞼痙攣は歩行や抑うつ(鬱)気分時に悪化する．一方，驚き，意志的努力，休息，暗所，眼窩上神経の圧迫によって一過性に改善する，メージュは口周囲の不随意運動について性状を規定していないし，現在でも口周囲不随意運動はジストニーに限らないとするほうが一般的である．薬物の経口治療には限界があり，ボツリヌス毒素の筋肉注射が第一選択になる．メージュ Henri Meige(1866-1940)はフランスの神経内科医.[1268]

メートル metre；m 〔F〕mètre 長さの単位で記号はm．国際単位系の中の基本単位の1つ．1983年の国際度量衡総会で「1メートルは，1秒の2億9979万2458分の1の間に光が真空中を伝わる距離」と定義された.[1360]

メートル換算⇨同メートル変換→2795

メートル変換 metric equivalent ［**メートル換算**］ 度量衡で，長さ〔メートル(m)〕，質量〔グラム(g)〕，容量〔リットル(L)〕，面積(m^2)の単位を基本とするメートル法を用いて他単位系を換算すること.[1360]

メートル法 metric system 1795年にフランスで最初に定められた10進法の単位系．長さの単位としてのメートル(1 m＝39.37インチ)，重さや質量の単位としてのグラム(1 g＝15.432グレイン)，容量の単位としてのリットル〔1 L＝1.0567クォート(液体)，0.908乾量クォート(粉体)〕を基本単位とする.[258]

メーネー小結節 Meynet node フランスの医師メーネー Paul C. M. Meynet(1831-92)が記載した関節囊や腱に生じる小結節．現在のリウマチ熱の皮下小結節を指すものと考えられる.[1631]

メープルシロップ尿症 maple syrup urine disease；MSUD ［**カエデシロップ尿症，カエデ糖尿症，ロイシン症**］ 分岐鎖アミノ酸，ロイシン，イソロイシン，バリン由来のそれぞれのαケト酸の代謝障害のため発症する先天性代謝異常症．臨床症状は古典型，中間型，間欠型など5病型に分類され，古典型が最も重症度の高い症状を示す．古典型では生後1週間で哺乳低下と嘔吐が発症し，数日以内に嗜眠，昏睡症状が起こる．無治療では大部分の乳児において痙攣，低血糖発作を発症し，生後数週間～数か月で死亡する．診断においては尿，汗などのメープルシロップ特有のにおいによって疑われるが，わが国では新生児マススクリーニングの対象疾患の1つであり，生後1週間以内の濾紙血にて診断される．治療は分岐鎖アミノ酸完全除去ミルクにて治療開始し，適切な栄養管理により良好な精神運動発達が獲得可能である.[191]

メガコード Megacode 特に心肺蘇生を念頭においた，たくさんの現実の場面または現実に沿ったシナリオのこと．体験学習的シミュレーションともいい，このシナリオを練習することで現場で正しいことができるようになる．リーダーとなり蘇生行為などで他者を指揮する練習をすることで，現場でチーム医療がスムーズに進められるようになる．ACLS(二次救命処置)のような蘇生講習会などでのシナリオ練習やテストにメガコードが使われている.[623,1348]

目頭(めがしら)⇨同内眼角→2177

メカトロニクス mechatronics メカニクス(機械工学)とエレクトロニクス(電子工学)による造語．電子技術を機械制御などに応用し，高性能化などを進める学問分野.[1505]

めがね⇨同眼鏡→579

めがね血腫⇨同眼鏡様血腫→582

メガバイト megabyte；MB ［MB］ 100万バイト(B)または1,000キロバイト(kB)．バイトはコンピュータシステムにおけるデータ量を表し，1バイトで半角カナ文字，アルファベット，数字1文字を表現できる.[258]

メキシコチフス Mexican typhus fever ［**良性発疹熱**］ 発疹熱リケッチア *Rickettsia typhi* による感染症で，ネズミノミによりヒトに感染する．発疹熱チフスリケッチア *R. prowazekii* による流行性チフスより軽症であり，アメリカでは最もよくみられるチフス．流行する地域により，名称が異なる.[1456] ⇨参発疹熱→2709

メキシコリーシュマニア〔群〕 *Leishmania mexicana* 〔complex〕 中南米に分布する一群のリーシュマニアでいくつかの亜種に分けられ，皮膚リーシュマニア症を起こす．サシチョウバエが媒介する.[288] ⇨参リーシュマニア症→2915

メコニウムイレウス meconium ileus 遺伝性の膵嚢胞性線維症を原疾患とする全身の外分泌腺の分泌異常のため胎便が粘稠となり生じる，新生児の腸閉塞症．白人に多く日本人ではまれ．外分泌異常を伴わない粘稠な胎便による一時的な腸閉塞症は胎便栓症候群として区別される．胎便の排出がなく胆汁性嘔吐，腹部膨満などの腸閉塞症状を示す．汗の塩素濃度が60 mEq/L以上あれば診断根拠となる．保存的治療の効果がなく予後不良な例が多い.[1154] ⇨参胎便性イレウス→1901

メコン住血吸虫 *Schistosoma mekongi* メコン川流域に分布する日本住血吸虫に似た住血吸虫．中間宿主は *Tricula aperta* という小型の巻貝で，成虫は消化管の門脈系血管内に寄生し日本住血吸虫と同じような病害性を及ぼす.[288] ⇨参住血吸虫症→1367

目覚め反応⇨同α波減衰→16

メサンギウム拡大⇨参メサンギウム増殖→2796

メサンギウム間入(インターポジション) ⇨参メサンギウム増殖→2796

メサンギウム硬化⇨参メサンギウム増殖→2796

メサンギウム細胞 mesangial cell ［**血管間膜細胞**］ 腎の糸球体を形成している毛細血管のループの間隙に存在する結合組織細胞．すべての毛細血管の間隙にある

め

わけではない．この細胞は内皮細胞と毛細血管の基底膜の間に位置する．機能として，食細胞作用，糸球体血流調節機能をもち，膠原線維などの細胞外基質の産生に関係している．[1519] ⇨参糸球体外メサンギウム→1248

メサンギウム細網化⇨参メサンギウム増殖→2796

メサンギウム性糸球体腎炎　mesangiopathic glomerulonephritis⇨同メサンギウム増殖性糸球体腎炎→2796

メサンギウム増殖　mesangial proliferation　メサンギウム細胞は腎糸球体において毛細血管係蹄を支持しているメサンギウム基質内に存在し，糸球体の支持的役割のほかに，免疫複合体などの高分子物質の浄化や糸球体血流量の調節などの役割をもっている．慢性糸球体腎炎のなかで病理学的にメサンギウム細胞および基質が増殖の主体をなす型の糸球体腎炎をメサンギウム増殖性糸球体腎炎といい，血尿，タンパク尿，腎機能低下，高血圧，浮腫などを生じる．治療は，基本的にはタンパク制限，塩分制限，糖質および脂質による十分なエネルギー補給，尿量に応じた水分制限を行う．薬物治療としては，抗血小板薬，ステロイド剤，免疫抑制薬，アンギオテンシン変換酵素阻害薬等が用いられる．機序は明らかではないが，サイトカインなどの関与が注目され，免疫複合体がメサンギウム基質に沈着するとメサンギウム拡大や硬化，細網化などの病理学的変化をきたす．また膜性増殖性糸球体腎炎 mesangiocapillary glom erulonephritis の場合，糸球体基底膜と内皮細胞の間へメサンギウム細胞と基質の増殖侵入が起こることがあり，メサンギウム間入と呼ばれる．[160]

メサンギウム増殖性糸球体腎炎　mesangial proliferative glomerulonephritis ［メサンギウム性糸球体腎炎］ 原発性糸球体腎炎の病理組織型の1つ．腎糸球体のメサンギウム細胞の増殖とメサンギウム基質の増加をびまん性に伴った疾患．びまん性とはすべての糸球体のあらゆる場所という意味である．わが国の慢性糸球体腎炎で最も発生頻度の高い IgA 腎症もびまん性増殖性糸球体腎炎の組織型をとる．メサンギウム細胞の増殖とメサンギウム基質の増加は，ヒト腎生検診断の際の重要な所見であり，治療法の選択を行う際には不可欠の着眼点となっている．増殖の程度が高いものは一般に進行性で，腎不全へと移行するものが多い．[1503] ⇨参メサンギウム細胞→2795，メサンギウム増殖→2796

メサンギウム沈着物⇨参メサンギウム増殖→2796

メサンギウム毛細管性糸球体腎炎　mesangiocapillary glomerulonephritis⇨同膜性増殖性糸球体腎炎→2730

メサンギウム融解　mesangiolysis　腎糸球体のメサンギウムの融解性変化．メサンギウムの直接的な障害や急性炎症により惹起される．軽度の場合には糸球体係蹄の構造が保たれたまま，メサンギウム細胞が周辺基質の融解とともに消失．障害が強くなると複数の係蹄血管腔が融合し，ballooning が形成される．メサンギウム融解が起こったあと，多くの場合，組織は修復に向かうが，障害度が生体の修復能をこえた場合は瘢痕硬化糸球体へ進展することがある．[160]

メジアン　median ［中央値，メディアン］ 統計学でよく用いられる値で，標本の値を大きさの順に並べたときに中央にくる値．標本数が偶数なら中央の2つの値を平均した値．[258]

メジナ糸状虫症　dracunculiasis ［ギニア虫病，メジナ虫病］ メジナ糸状虫 *Dracunculus medinensis* の感染症．ヒトはこの寄生虫の幼虫を含んだケンミジンコを水とともに飲用して感染する．幼虫は小腸壁から腹腔，腹筋を経て皮下の結合組織に寄生し成虫となる．受精した雌の成虫はしだいに下肢の皮下組織へ移行する．その後，雌子宮内の幼虫が発育すると雌体壁が破れ，その部の皮下にかゆみと熱感を伴う水疱が形成される．水疱形成直前に発疹，発熱，悪心などが出現する．その後水疱は破れ，その部位は潰瘍となる．アフリカが流行地．[288]

メジナ虫病　Medina worm disease⇨同メジナ糸状虫症→2796

メジャートランキライザー⇨同抗精神病薬→1023

目尻(めじり)⇨同外眼角→428

メスメリズム　mesmerism ［動物磁気説］ ドイツ出身の医師メスメル Franz A. Mesmer (1734-1815) は動物磁気説を提示し，宇宙を満たしている動物磁気の不均衡が人間の疾患の原因であるとした．メスメルはさらに動物磁気の注入，排出による治療法(一種の暗示・催眠療法)を開発したが，これが催眠療法の先駆となった．[488]

メスメル　Franz Anton Mesmer　ドイツ出身の医師(1734-1815)．ウィーンで医学をおさめて同地で開業するが，医師たちの非難にあって1778年にパリに移り，自ら唱えた動物磁気説に基づいた治療を開始し，多くの患者から熱狂的に支持された．しかし，パリの医学界からは受け入れられず，メスメルは国外へ追放され，放浪のうちに没した．近年では暗示療法，催眠療法の先駆として評価されており，このメスメルの行った治療法は，彼の名をとってメスメリズムと呼ばれる．[982]

メセルソン・スタールの実験　Meselson-Stahl experiment ［メセルソンの実験］ DNA 複製が半保存的に行われることを示した実験で，1958年にメセルソン Matthew S. Meselson とスタール Franklin W. Stahl により証明された．大腸菌を重い窒素元素 ^{15}N を含む培地で培養したあとに軽い窒素元素 ^{14}N を含む培地に移し，経時的に DNA を分離して DNA の重さを測定して，^{15}N を含む DNA と ^{14}N を含む DNA の割合の変化により DNA の半保存的複製を示した．二本鎖 DNA が複製されるとき，親二本鎖 DNA が一本鎖 DNA に分離し，それぞれを鋳型として相補的に娘 DNA 鎖が複製される．娘 DNA 鎖は鋳型となった親 DNA 鎖と二本鎖 DNA を形成する．この複製様式を半保存的複製と呼ぶ．[1225]

メセルソンの実験⇨同メセルソン・スタールの実験→2796

メゾキサリル尿素　mesoxalylurea⇨同アロキサン→200

メソポタミア医学　Mesopotamian medicine　古代メソポタミア地方でおこった医学．歴史の父といわれるギリシャのヘロドトス Herodotus (紀元前484-425) はバビロニア人の医学について「彼らは医師をもたない」と言っているが，もちろん誤認である．メソポタミアの文明はすでに紀元前3000年紀にシュメール民族の統一王朝が成立し，前2000年紀にはバビロン第1王朝が成立，その後ヒッタイト人，フルリ人，ミタンニ人，カッシート人などによる動乱があり，前1000年紀には，アッシリア王朝が成立，やがてバビロニアとメディアによって滅び，さらにバビロニアはペルシア帝国に滅ぼされた(紀元前529)．バビロニア医学はシュメール以来の医学知識の集積のうえに築かれており，多数の「医学文書」が存在する．これら楔形文字の文書によるとすでにバビロン第1王朝(前2000年紀初頭)以後，医術は規則化され，『ハンムラビ法典』は医師，手術師，獣医，理髪師を区別している．患者の身分に応じて謝礼金を定め，医療過誤に対する処罰も規定されていた．当時は呪術，祈禱，鳥占いなども社会生活の中で重要な役割を果たしていたが，医術は呪術とは明確に区別されている．しかし，病気は罪に対する罰か呪いに起因すると考えられていたので，医師は悪魔払い師としばしば提携していた．すでに現代医学の徴候学，病原学，診断，予断などに相応する考え方やヒポクラテス Hippocrates 流の分利(クリシス)の理論の萌芽もみられる．薬物学 materia medica として，バビロニアの医師は約250種類の植物を用い，すでにアヘン，ケシ，ヒヨス，ベラドンナ，ざくろ水，甘草などが用いられており，外科医術としては開頭術や歯科手術も行われていた．ギリシャ人が神聖病としたてんかんも観察されている．恋愛病に対する心療内科的所見の記録もあり，アヴィセンナ Avicenna などアラビア医学の伝統にもつながるものと思われる．医術の女神ガーラには，犬がつきものであり，医術神のニンギシュジダ Ningishzida 神は杖を表徴とする．アスクレピオス Asclepius の蛇杖に通ずるものである．そしてアスクレピオン(医療施設)におけるギリシャのヘルスセンター的神殿医療の先駆ともいうべき神殿における医療も行われていたらしい．この医学に関してはG.ユントノー，R.ラバ，R.カンイル=トンプソンなどにより研究されている．バビロニアの医師はエーゲ海世界にも広がり，ギリシャ医学との交流，影響関係も当然考えられる．[733]

メタアナリシス⇨同メタ分析→2797

メタカルパルインデックス　metacarpal index；MCI ［**中手骨の骨皮質幅測定**］ X線により中手骨の骨皮質の幅を測定し，中手骨全体の幅に対する比率を算出したもの．骨塩定量の指標の1つ．副甲状腺機能亢進症の患者では骨吸収が亢進するため，全体の骨量に対する骨皮質量が減少する．一次性副甲状腺機能亢進症を引き起こすことの多い腎不全患者においても，しばしば低下を認める．[160]

メタクロマジー　metachromasia ［**異調染色性，異染性**］ 色素本来の色ではない色を呈すること．例えばアミロイドはゲンチアナ紫，クレシル紫，メチル紫などの特殊染色で色素本来の紫色ではなく，鮮紅色を示す．これに対して色素と同じ色を呈することを正染色性 orthochromasia という．[1531]

メタサイクリックトリポマスティゴート　⇨参クルーズトリパノソーマ→832

メタサイコロジー　metapsychology ［**メタ心理学**］ フロイト Sigmund Freud(1856-1939)がつくった無意識心理学の用語の1つ．サイコロジーは意識を研究対象とするのに対し，メタサイコロジーは無意識を研究対象とする．局所論，力動的見地，エネルギー経済論的見地，発達見地，適応的見地という，従来のフロイトの理論をまとめた概念である．[488]

メタ細動脈　metarteriole 細動脈から細静脈への比較的太い移行血管(大通り毛細血管)のうち，動脈寄りの部分の壁に平滑筋細胞がある部分を指す．(図参照⇒微小循環→2443)[226] ⇨参大通り毛細血管→398

メタ心理学　metapsychology⇨同メタサイコロジー→2797

メタセルカリア　metacercaria ［**被嚢幼虫**］ 吸虫類の幼虫の最終段階で，セルカリア(有尾幼虫)が第2中間宿主に寄生してメタセルカリアとなる．終宿主がこれを経口摂取して感染する．吸虫類でもメタセルカリアを形成しない種類もある．[288] ⇨参セルカリア→1743

メタナール中毒⇨同ホルムアルデヒド中毒→2719

メタネフリン　metanephrine；MN 血中のアドレナリンが，主に肝でカテコール-*O*-メチル基転移酵素(COMT)による*O*-メチル化を受けた中間産物．カテコールアミンの分泌動態を推定する指標となる．尿中には遊離型，グルクロン酸抱合型および硫酸塩として排泄され，24時間尿中のメタネフリンやノルメタネフリンの測定は褐色細胞腫や交感神経芽細胞腫の診断や治療判定にきわめて有用．[284,383]

メタノール　methanol ［**メチルアルコール，カルビノール，木精**］ 特有の芳香を有する無色透明，可燃性，揮発性の液体．合成樹脂の製造原料，芳香族アルコール，高級アルコールの原料，溶剤，医薬品などに使われている．シンナーの成分として含まれていることもある．摂取すると生体内(主に肝)でホルムアルデヒド，ギ酸，二酸化炭素，水に緩徐に代謝される．急性中毒として失明，中枢神経抑制作用，慢性中毒として頭痛，胃腸障害，視力障害が出現．吸入および皮膚からも吸収される．[1013] ⇨参有機溶剤中毒予防規則→2848

メタノール中毒　methanol poisoning⇨同メチルアルコール中毒→2799

メタパラダイム　meta-paradigm 西欧の古典的物理学者にとって自然や物質は意識とは別のものであり，客観的に観察できる対象だった．しかし現代物理学においては，意識と物質を分離してとらえることができないという立場で解している．つまり人間の知的な作業に加え，意識体験や日常生活のあり方自体がメタパラダイム(超理論)として人間の意識を形成し，パラダイムの変革はメタパラダイムのあり方が大きく影響しているという考え方に基づく．[446]

メタフィーゼ　metaphysis⇨同骨幹端→1103

メタ分析　meta-analysis ［**メタアナリシス**］ 統計手法を用いて過去に行われた複数の研究結果を統合する方法．多くの研究結果を統合し，他の方法ではとらえにくいようなパターンや関係を観察できる客観的な分析方法である．メタ分析では，1つの研究の結果を1つのデータポイントとみなし，同じ課題で行われた研究の結果を結び合わせ，個々の対象から得たデータを分析するのと同じ方法で，データをつくり出すことができる．グループ間の関係とその差異を定量するには，効果サイズ effect size が算出される．効果サイズの統計値は数値であるため，他の変数との関係に焦点を当てて分析することが可能である．一方で概念的には相互に異質な研究を結び合わせる可能性があること，既存の研究に通常含まれる偏りを明らかにできないこと，さらに質の高いエビデンスが掲載されている論文でなければ結果の信憑性は認められないなどの短所があげられる．最近では医学分野における根拠に基づく医療 evidence-based medicine(EBM)の提唱により，臨床試験の評価などにメタ分析が多く取り入れられている．[597]

メタボリックシンドローム metabolic syndrome ［**代謝症候群，内臓脂肪症候群**］ 肥満(特に内臓脂肪型肥満)，高血圧，糖代謝異常，脂質異常症(高脂血症)は，脳血管疾患や虚血性心疾患の重要なリスク要因であるが，これらの疾患が同一の人に重複し集中してみられることがわかり，死の四重奏，内臓脂肪症候群，シンドロームX，インスリン抵抗性症候群と呼ばれていたが，1999年WHOが"メタボリックシンドローム"と命名した．共通して内臓肥満とインスリン抵抗性(筋細胞や脂肪細胞のインスリンの効きが悪い状態)およびそれによる高インスリン血症がこれらの重複疾患を引き起こすとされている．わが国の診断基準を表に示す．2の①-③が1つであるときは予備群とされる．日本人中高年齢者では，男性では25%程度にみられる．欧米でもほぼ同じである．生活習慣病の病態からみた概念で，予防には生活習慣の改善が重要．[1618] ⇨参死の四重奏→1332，生活習慣病予防対策→1662

め

●メタボリックシンドロームの日本の診断基準

1. 内臓脂肪(腹腔内脂肪)蓄積
   ウエスト周囲径：男≧85 cm，女≧90 cm
   (内臓脂肪面積　男女とも≧100 cm² に相当)
2. 上記に加えて下のうち2項目以上
   ①高トリグリセリド血症≧150 mg/dL かつ／または
   　低 HDL コレステロール血症<40 mg/dL
   ②収縮期血圧≧130 mmHg かつ／または
   　拡張期血圧≧85 mmHg
   ③空腹時高血糖≧110 mg/dL

メタリックステント metallic stent，metal stent ［**金属ステント**］ 狭小化または閉塞した血管や体内の管腔臓器内に留置して，その内腔を開存させる器具．カテーテルテクニックで挿入できるので，インターベンショナル・ラジオロジー interventional radiology(IVR)の強力な武器の1つで，適応は動脈，静脈，胆管，気管支，尿道，消化管に広がり，多くの種類のものが使い分けられている．その1つとして，食道静脈瘤の治療の1つ経頸静脈的肝内門脈肝静脈短絡術 transjugular intraheptic portasystemic shunt(TIPS)では，肝静脈から門脈を穿刺しメタリックステントを挿入して短絡(シャント)部分を拡張させる．悪性腫瘍などによる閉塞性黄疸症例の胆道狭窄にメタリックステントを留置し，減黄，症状の軽減をはかる方法もある．イギリスの歯科医ステント Charles T. Stent(1807-85)に由来する名称．[264] ⇨参ステント留置法→1646，経皮経管血管形成術→871

メタ理論 meta-theory 理論のための理論．一般的な理論の性質や，その学問に必要な理論のあり方，または理論を評価するための基準などにかかわるもの．[446]

メタルコア metal core ［**キャストコア**］ 歯冠修復に際して，修復歯冠を根管内から保持する支台として作製した金属鋳造体．歯冠がほとんど崩壊した歯冠修復の支台にも適用できる．[1310]

メタルボンドクラウン porcelain fused metal crown，metal bond porcelain crown ［**陶材焼付鋳造冠，金属焼付ポーセレン冠(クラウン)**］ 陶材(ポーセレン)を鋳造金属冠の一部に焼き付けた歯冠補綴物．金属冠に陶材を焼き付けるこの方法で，天然歯に近い外観が得られ，審美性を要求される前歯の歯冠修復やブリッジの支台装置に鋳造冠を用いることができるようになった．[1310]

メダワー Sir Peter Brian Medawar ブラジル，リオデジャネイロ生まれのイギリスの免疫学・動物学者(1915-87)．1949年から移植学の研究を開始し，胎生期から出生直後の時期までに細胞が徐々に，自己組織と不必要な細胞とを認識する能力を獲得するという仮説のもとに研究を進め，移植した組織が免疫耐性を獲得するという事実を証明した．これにより皮膚移植や臓器移植に際しての臨床的な応用が可能となり，バーネット Frank M. Burnet とともに1960年度のノーベル生理学・医学賞を受賞．バーミンガム大学教授，オックスフォード大学教授を歴任した．[24]

メタンフェタミン中毒 methamphetamine poisoning メタンフェタミン塩酸塩(ヒロポン®，俗名シャブ)はアミン系覚醒剤で交感神経興奮作用，中枢神経興奮作用をもつ．ナルコレプシー，昏睡，精神病の治療，さらに麻酔薬，睡眠薬の急性中毒時の改善に用いられる．薬用量をこえて，また違法に経口，静注，嗅ぎ込み(スニッフィング)，吸煙により摂取したとき，急性中毒では多幸，多弁，不安，精神錯乱，攻撃性など，さらに口渇，金属味覚，悪心・嘔吐，高熱などが出現，致死的な中毒では脳出血，中止すると疲労感，抑うつ(鬱)，慢性中毒では体重減少，心筋症のほか，精神症状(依存性，覚醒剤精神病，性格変化)が現れる．幻覚や妄想は少量の覚醒剤による逆耐性減少や反復使用中止後に再現現象(フラッシュバック)を起こす．急性中毒時の処置は胃洗浄，下剤(経口)，輸液，強制利尿，対症療法，重症の場合は血液透析，腹膜灌流を行う．[1013]

メチシリン耐性黄色ブドウ球菌感染症

methicillin-resistant *Staphylococcus aureus* infection；MRSA infection ［MRSA 感染症］

【概念・定義】 ペニシリン系の抗菌薬である**メチシリン**に耐性となった黄色ブドウ球菌による感染症．1940年代に工業的に量産化に成功したペニシリンGは，黄色ブドウ球菌による感染症に対し良好な治療効果を示したが，ペニシリンの普及と使用量の増加に伴い，ペニシリンを不活化する酵素(**βラクタマーゼ**)を産生するペニシリン耐性株が出現した．また，アミノグリコシド系抗菌薬(ストレプトマイシン硫酸塩，カナマイシン硫酸塩など)やテトラサイクリン系抗菌薬に対する耐性も獲得し，このような多剤耐性株が世界各地に広がっていった．このような耐性株に対抗するためβラクタマーゼによって不活化されにくいメチシリン(ペニシリン系抗菌薬)が開発され使用されるようになった．しかしメチシリンに対しても耐性の黄色ブドウ球菌が出現し，院内感染症の原因菌として医療現場で大きな関心事となっている．

【疫学】 わが国では1980年代の後半より，各地の医療施設でMRSAが問題となり始め，病院によって分離頻度に違いがみられるものの，最近では臨床分離される黄色ブドウ球菌の5割以上がMRSAと判定される事態に至っている．2003(平成15)年11月施行の「感染症法」一部改正により，**5類感染症定点把握疾患**に指定された．患者に定着(保菌)している菌による内因性感染が主体であるが，院内感染として医療従事者の手指，医療用具，留置カテーテル，手術や医療処置などを介して患者から患者へ接触感染する場合も多い．排菌量の多い患者を診療した後には医療従事者が汚染を受け，MRSA の定着が起こりやすい．

【病態生理】 黄色ブドウ球菌がメチシリン耐性を獲得する主な分子機構は，新しい**ペニシリン結合タンパク**(**PBP 2′**)の獲得である．ペニシリンは細菌の細胞壁を合成する酵素(ペニシリン結合タンパク)に結合して，細菌の細胞壁合成を阻害するが，PBP 2′ はペニシリンと結合親和性が低いためペニシリンによる合成阻害を受けず細胞壁合成が行われ，分裂・増殖できる．このようにペニシリンに対する耐性があるものの，MRSA の病原性はメチシリン感受性の黄色ブドウ球菌と同等程度の各種感染症，すなわち膿痂疹，毛包炎，せつ，よう，蜂巣炎などの皮膚軟部組織感染症から，肺炎，腹膜炎，敗血症，髄膜炎などの重症感染症を引き起こす．一方，エンテロトキシンや TSST-1(毒素性ショック症候群毒素 1)などの毒素を産生する株による，食中毒や毒素性ショック症候群，腸炎などの原因菌ともなる．

【症状】 各種感染症の原因となるので，それぞれの感染症に特徴的な症状がみられるが，MRSA に特徴的なものはない．

【診断】 診断は主に病原体の検出および薬剤感受性試験により確定される．感染症の起因菌と判定された黄色ブドウ球菌で，オキサシリンの最小発育阻止濃度(MIC)が 4 μg/mL 以上，またはオキサシリンの感受性ディスク(KB)の阻止円の直径が 10 mm 以下の場合，メチシリン(オキサシリン)耐性と判定する．遺伝子診断法として，メチシリン耐性遺伝子(*mec A*)を検出する方法もある．

【治療】 易感染状態の患者や，術後の創部感染・腸炎，骨感染(骨髄炎)，感染症心内膜炎，臓器膿瘍などの患者に対して抗菌化学療法を実施する際に，MRSA は各種の抗菌薬に抵抗性を示すため，治療が難渋し重症化する事例が多く，死の転帰をたどる場合もある．代表的な治療薬にはバンコマイシン塩酸塩，テイコプラニン，アルベカシン硫酸塩，リネゾリドなどがある．菌株によっては，ミノサイクリン塩酸塩やレボフロキサシン水和物，クリンダマイシン塩酸塩，スルファメトキサゾール・トリメトプリムなどが有効な場合がある．また，感染者の治療とともに，院内で感染を広げない予防策をとることが重要である．[324] ⇨参スタフィロコッカス〔属〕→1640

メチシリン耐性黄色ブドウ球菌感染症の看護ケア メチシリン耐性黄色ブドウ球菌感染症の感染経路は接触感染であり，感染予防対策は標準予防策に接触予防策を合わせたものである．感染は医療従事者の手を介して起こるため，感染対策に最も有効なものは手洗いで，特に診察やケアの前の手洗いが有効である．黄色ブドウ球菌に罹患しやすい患者や病態は，新生児，熱傷，慢性皮膚疾患，慢性呼吸器疾患，気管切開創，手術創，悪性腫瘍，臓器移植後，糖尿病，血管カテーテル留置，ステロイド治療，放射線治療など．

【ケアの実践】 看護ケアを実施するうえで注意することは，感染の有無や保菌者を気にかけるのではなく，上記の罹患しやすい患者や病態を踏まえ，ケアにあたることである．

【ケアのポイント】 ①標準予防策を徹底する．患者に接する前には必ず手洗いを実施する．喀痰の吸引や飛沫を受けやすい行為を行うときにはガウン，マスク，ゴーグル，手袋などの感染防護具を身につける．また，体位変換などの密接な行為を実施するときにはガウンを着用する．②患者に使用する聴診器や血圧計などの物品はできるだけ個別に準備する．③血管カテーテルの管理はカテーテルの挿入時にマキシマル・バリアプリコーション(滅菌ガウン，滅菌手袋，マスク，帽子，大きな滅菌ドレープを用いる)を実施し，カテーテル挿入患者に接する場合は，手洗いの徹底が最も重要になる．④個室管理は，確実に感染伝播を防止するのに有効な手段である．また，患者が複数存在し個室管理ができない場合はコホート管理(同一病原体の感染者を同室にする)を行うことが望ましい．⑤清掃などについては壁，床などの消毒は不要であり，通常行う物理的な方法で清潔が保たれればよい．清掃時のポイントとして，ドアノブ，ナースコール，ライトのスイッチ，ベッド柵などは定期的な清掃を実施することが望ましい．⑥その他，個室管理やその他の感染対策を実施する場合，必ず患者・家族に感染対策の重要性を説明し，理解および協力が得られるように説明することが重要である．[1291] ⇨参メチシリン耐性黄色ブドウ球菌感染症→2798

メチラノン methylanon⇨同メチルシクロヘキサノン→2800

メチラポン試験 metyrapone test ［**メトピロン試験**］ 下垂体からの副腎皮質刺激ホルモン(ACTH)分泌を調べる検査で，クッシング症候群の病因の鑑別に用いられる．メチラポンは副腎皮質のステロイド合成酵素 11 β 水酸化酵素(11-deoxycortisol → cortisol の反応)を阻害する作用がある．その結果コルチゾール分泌が低下し，ネガティブフィードバック機構により視床下部・下垂体が刺激される．クッシング病の下垂体腺腫からは ACTH が分泌されるが，異所性 ACTH 産生腫瘍の場合は反応がない．[907]

メチルアルコール methyl alcohol⇨同メタノール→2797

メチルアルコール中毒 methyl alcohol poisoning ［**メタノール中毒**］ メチルアルコールは毒性が強く，誤飲すると頭痛，悪心・嘔吐，視力減退，数日後に失明，呼吸困難，血圧低下，痙攣，昏睡などを呈する．また，吸入，皮膚との接触などによってエタノール中毒類似の症状を示す．これらの症状は，中間代謝物のホルムアルデヒドやギ酸に起因する代謝性アシドーシス，そのほか視覚異常，失明，痙攣，昏睡であり，摂取後数時間〜30 時間までに起こる．治療は，呼吸管理，胃洗浄，吸着剤，下剤，葉酸，エタノールの投与，対症療法，重症では血液透析などを行う．吸入の場合は新鮮な空気のところに移す．[1013]

メチルアルデヒド中毒⇨同ホルムアルデヒド中毒→2719

メチルイエロー methyl yellow⇨同パラジメチルアミノアゾベンゼン→2395

メチルカルビノール methyl carbinol⇨同スピリット→1652

メチル基 methyl group 有機化合物中に存在する $-CH_3$ 基をいう．[1559]

メチルキサンチン誘導体 methylxanthine derivative⇨同キサンチン誘導体→680

メチル基転移 transmethylation メチル基がある化合物から別の化合物へと転移する反応のこと．一般に解毒やリン脂質の変化または核酸やタンパク質のメチル化反応に関与している．[384]

メチルグアニジン methylguanidine クレアチニンの代謝酸化物．クレアチニンは体内の窒素を含む物質の終末代謝産物であり，腎糸球体で濾過され，尿細管ではほとんど再吸収や分泌を受けないため，腎機能の指標とされる．メチルグアニジンは尿毒素とも考えられており，腎不全増悪因子の可能性がある．クレアチニンからメチルグアニジンへ至る経路に非酵素的な OH ラジカルによる酸化が関与しており，これらの量や代謝変換率は生体内の酸化ストレスの指標となる可能性がある．[160]

メチルグリコシアミジン methylglycocyamidine⇨同クレアチニン→838

メチルグリコシアミン methylglycocyamine⇨同クレアチン→838

メチルシクロヘキサノン methylcyclohexanone ［メチラノン］ 3種類の異性体があり，いずれもアセトン類似臭を有する無色または淡黄色の液体．$CH_3C_6H_9O$．o-メチルシクロヘキサノンの沸点は165℃．引火性．水に不溶，アルコール，エーテルに可溶．シクロヘキサノンの代用として化学製品や薬剤の溶剤，医薬品合成中間体として用いられる．皮膚，粘膜，眼，呼吸器への刺激性，神経系麻痺，肝，腎の障害を生ずる．許容濃度 50 ppm〔経皮吸収として；日本産業衛生学会，2008，アメリカ産業衛生専門家会議(ACGIH)，2008〕，短時間曝露限度 75 ppm(ACGIH，2008)．「有機溶剤中毒予防規則」第二種有機溶剤．[182,57] ⇨参シクロヘキサノン→1261

メチル水銀中毒 methyl mercury poisoning メチル水銀による中毒．メチル水銀はメチル基と水銀とが結合した化合物で，有機水銀化合物の中のアルキル水銀化合物に属する．毒性が強く，蒸発しやすい性質から吸入されやすく，皮膚や腸管からも吸収されやすい．生物学的半減期は約70日で体内にメチル水銀のまま長く存在し，腎や肝などの組織，器官で蓄積が高濃度となるほか，血液脳関門も通過して脳に到達する．水俣病の原因物質として有名で，魚介類での生物学的濃縮の結果，これを食したヒトに集団的に中毒が発生した．他にメチル水銀含有消毒薬で消毒された種麦をパンにして食したことによる集団慢性中毒などがみられた．症状は特徴的で，知覚障害，求心性視野狭窄，聴力低下，運動失調などを伴う．[461] ⇨参水俣病→2769

メチルドパ水和物 methyldopa 中枢性交感神経抑制薬の水和物．中枢神経系の α_2 受容体を刺激して末梢の交感神経末端からのアドレナリンの遊離を抑制することにより降圧作用を示す．降圧薬として古くから用いられているが，新しい降圧薬の登場や副作用などにより最近では妊娠時の高血圧以外にはあまり用いられない．副作用として肝障害，溶血性貧血，発熱などがある．[1366] 商アルドメット

メチルフェノール methylphenol⇨同クレゾール→840

メチルブチルケトン methyl butyl ketone；MBK ［2-ヘキサノン］ アセトン類似臭を有する無色の液体．$CH_3CO(CH_2)_3CH_3$．沸点 127.2℃．引火性．水に微溶，アルコール，エーテルに可溶．接着剤，印刷用ペイント，塗料の溶剤として用いられる．主要代謝物の 2,5-ヘキサンジオンはメチルブチルケトン(MBK)よりも強い神経毒性をもち，多発性神経炎を生ずる．許容濃度 5 ppm〔経皮吸収として；日本産業衛生学会，2008，アメリカ産業衛生専門家会議(ACGIH)，2008〕，短時間曝露限度 10 ppm，生物学的曝露指標あり(ACGIH，2008)．「有機溶剤中毒予防規則」第二種有機溶剤．[182,57]

メチルメルカプタン臭⇨同メルカプタン臭→2807

メチルレッド反応 methyl red reaction ［MR 反応］ ブドウ糖を分解して酸を産生する細菌のうち，pH が 4.4 以下になる強酸を産生する菌では，培地にメチルレッドを加えると赤色となる．この場合をメチルレッド反応陽性という．この反応試験で強酸を産生する菌と産生しない菌とを区別することができる．[288]

メチレンブルー染色 methylene blue stain 青緑色の水溶性塩基性色素であるメチレンブルーを用いた染色法．レフラー Löffler のメチレンブルー液として細菌の単染色に用いられるほか，神経細胞の染色にも用いられる．[1225]

滅菌 sterilization 休眠状態の芽胞 spore 以外の微生物を死滅あるいは除去するために用いられる処置法である消毒に対し，滅菌とは芽胞を含むすべての微生物を死滅させるか，あるいは除去する過程であり，その結果として無菌とする方法．滅菌法には物理的方法として加熱法(乾熱，湿熱)，照射法(放射線など)などがあり，化学的方法には薬液やガス法(エチレンオキサイドなど)などが多く用いられる．[1629] ⇨参消毒→1446

●消毒・滅菌法の分類

分類	媒体		方法
物理的方法	熱	乾熱	焼却滅菌法
			乾熱滅菌法
		湿熱	煮沸消毒法
			蒸気消毒法
			高圧蒸気滅菌法(オートクレーブ法)
	紫外線		紫外線殺菌法
	放射線照射		電子線滅菌法
			ガンマ滅菌法
化学的方法	薬液		各種薬液消毒法
	ガス		酸化エチレンガス滅菌法
			ホルムアルデヒドガス滅菌法
			過酸化水素ガス滅菌法

滅菌インジケーター sterilization indicator 滅菌効果を確認するために用いられる試験紙．生物学的インジケーター，化学的インジケーターがある．化学的インジケーターは日常的に用いられており，特殊薬剤をしみ込ませた紙片を被滅菌物の中心に挿入して滅菌し，紙片の変色を確認する．滅菌方法別に各種のインジケーターが市販されている．このほか，滅菌処理を経たか否かを識別するだけの簡易なものとして，滅菌用の包装紙(袋)に組み込まれたものや，テープなどがあ

る.[485]

滅菌器　sterilizer　器械，器具，器材などの滅菌を行う装置．加熱滅菌には，火炎滅菌器（焼却器，ガスバーナー），乾熱滅菌器，高圧蒸気滅菌器（オートクレーブ），煮沸滅菌器（シンメルブッシュ Schimmelbusch 煮沸消毒器）などがあり，その他にガス滅菌装置（ホルマリンガス滅菌器），紫外線照射装置（UV ランプ），放射線照射装置などがある.[927]

滅菌操作⇨参無菌操作⇀2782

滅菌バッグ　bag for sterilization　滅菌処理が行われたものの外部からの汚染を防ぎ使用時まで無菌状態を維持するための包装バッグ．材料には紙，木綿布，プラスチックなどがあり，用いる滅菌法，保管期間などの条件によって選択する．開封前の確認事項は，①滅菌終了印，②有効期間，③バッグの破損や汚れの有無，などである.[927]

滅菌法　sterilization　［殺菌法］　ある一定範囲からあらゆる微生物を完全に除去することを目的とした方法．加熱滅菌法，ガス滅菌法，放射線滅菌法，紫外線滅菌法などがある．病院内では高圧蒸気滅菌法（オートクレーブ法），エチレンオキサイドガス（EOG）法がよく用いられている．またディスポーザブルの医療器具には放射線照射法が用いられることが多い.[485]

滅菌ミルク　sterilized milk　加熱によって病原菌を破壊した乳．わが国では，75℃ 以上で 15 分間以上または 120-130℃ で 2-3 秒という加熱滅菌法が行われ，現在は後者の高温短時間での方法が一般的．アメリカでは 145-150°F（63-65℃）で 30 分以上加温後，あるいは 161°F（71.4℃）で 15 秒後，直ちに冷却と法律で定められている.[1631]

メッケル憩室　Meckel diverticulum　［先天性臍腸管憩室，臍腸管憩室］　回盲弁から 30-90 cm の回腸壁の腸間膜付着部対側から突出する嚢状または管状の構造で，通常は盲端に終わる．胎生期の卵黄腸管（臍腸管）の遺残による先天性のもので，人口の約 2% にみられる．多くは無症候性であるが，虫垂炎様症状や腸閉塞症状，潰瘍などをきたすことがある．粘膜は通常，回腸粘膜と同様であるが，まれに胃粘膜や膵組織を含むことがある．メッケル憩室の多くは他の原因による手術の際に偶然に発見されたり，剖検時に発見されることが多い．ドイツの解剖学者メッケル Johann F. Meckel（1781-1833）が 1809 年に記載した.[399]

●メッケル憩室

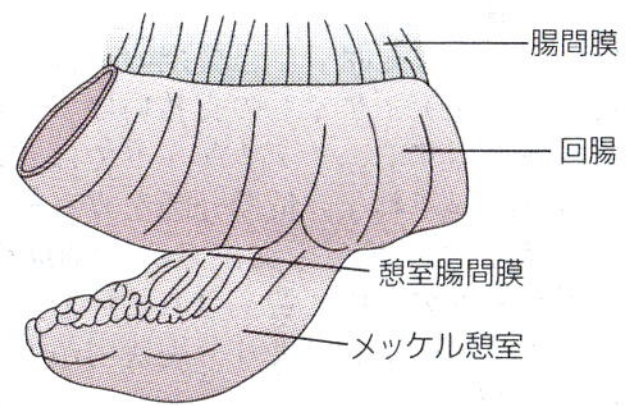

メッケル憩室炎　Meckel diverticulitis　メッケル憩室に生じた炎症．内容物の停滞や結石形成などが原因となる．急性虫垂炎によく似た症状を示すため，術前の鑑別はきわめて難しい．治療は，メッケル憩室を含めて回腸部分切除を行う．メッケル Johann F. Meckel はドイツの解剖学者（1781-1833）.[485]

メッケル憩室シンチグラフィー　Meckel diverticulum scintigraphy　メッケル憩室に集積する性質をもつ放射性核種（RI）を投与し，その局在診断を行う核医学検査．過テクネチウム酸ナトリウム（$^{99m}TcO_4^-$）を用い，静注後 10-15 分および 30-60 分に撮影．検査前は絶食とする．メッケル憩室は胎生期の卵黄管の腸管側が遺残したもので，1/3 から半数は胃粘膜組織を有する．胃粘液産生細胞は Cl^- などの陰イオンを取り込むので，$^{99m}TcO_4^-$ も同様の機序で集積する.[737]

●メッケル憩室シンチグラフィー

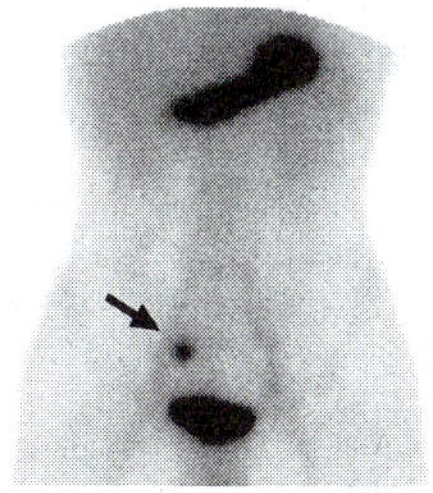

腹部正面像．膀胱の右上部に異常集積がみられる（矢印）．上腹部の大きな集積は胃壁への生理的集積である．

メッケル軟骨　Meckel cartilage　胚発生の初期に，第 1 鰓弓に発生する軟骨をメッケル軟骨という．形態は硝子軟骨の特徴をとる．メッケル軟骨は，将来，下顎になる領域に形成されているが，頭側に耳小骨のツチ骨，キヌタ骨を形成するものの，下顎骨の形成にはかかわらず，徐々に退化して 24 週までには消滅してしまう．一方，下顎骨の形成は，メッケル軟骨の傍らで，新たに出現した軟骨により進められていく．メッケル軟骨については，細胞の由来，骨形成部分と消滅する部分の違い，消滅していく機序など不明な点が多い.[1044] ⇨参鰓弓（さいきゅう）⇀1151

メッシュ植皮　mesh skin graft⇨同網状植皮術⇀2817

メッシュパターン　mesh pattern　［ウロコ状パターン］　超音波検査でみられる超音波像のうち，肝実質にみられる粗い斑状のパターン．B 型肝炎からの肝硬変移行例に多く認められる.[955]

メッセンジャー RNA　messenger ribonucleic acid；mRNA　［伝令 RNA，テンプレート RNA，mRNA］　タンパク質のアミノ酸配列の情報を DNA から転写される段階で合成され，タンパク合成を行うリボソームへその情報を伝える一本鎖 RNA 分子．一般には 5′ 末端-開始コドン-アミノ酸配列の情報をもつ連続したコドン-終止コドン-3′ 末端という構造からなる．真核生物においては，DNA から前駆体 RNA が合成され，スプライシング，5′ 末端へのキャップ構造の付加や 3′ 末端へのポリアデニル酸の付加によって成熟 mRNA となる.[384]

メッツ値　metabolic equivalents；METS⇨同MET〔s〕⇀81

メッドライン　MEDLINE®　アメリカ NLM（国立医学図書館）が作成・管理する医学関係の最大規模のデータベース．80 か国の 5,000 以上の雑誌より 1948 年以降の約 1,800 万件の論文が集められている（2009 年 7 月現在）．現在 PubMed としてインターネット上で無料で公開されている．ホームページアドレスは http://www.ncbi.nlm.nih.gov/sites/entrez であ

め

る.[1186]

滅裂思考　incoherence of thought⇨参思考滅裂→1267

メディアン⇨同メジアン→2796

メディカス　Medicus®⇨同Medicus®→81

メディカルエレクトロニクス　medical electronics；ME［医用電子工学，ME］　医学と電子工学との歩み寄りによって近年発達した学問分野．心電図・脳波・血圧などの生体現象を測定し記録する装置，患者の状態を監視する装置，血液・尿などの検体の検査をする装置，超音波による診断・治療装置，放射性同位元素を用いた診断・計測装置，コンピュータ断層撮影のための装置，医用テレビジョン，医用データ処理装置，ペースメーカーなどの刺激・治療装置，人工心肺などの人体の機能を補助する装置など，診断・治療・医学研究に用いられる電子機器を開発する工学.[1505]

メディカルエンジニアリング　medical engineering；ME［医用工学，ME］　工学の理論および技術を医学・医療に応用し，生体システムの解明と診断・治療法の開発を行う学問．広義には生物工学も含む．理論的にはサイバネティックスに始まり，制御理論，通信理論，システム理論に至る情報科学の諸理論の応用，技術的には新しい情報媒体や新素材の利用による計測・制御とコンピュータによる生体情報処理を研究テーマとする.[1505]　⇨参生体工学→1695

メディカルオーディット　clinical audit［医療監査，クリニカルオーディット］　診療監査，医療監査などと訳されるが，医療評価の1つの手法と考えられている．病院における医療の評価には病院機能の評価と医師機能の評価があり，メディカルオーディットは医師機能の評価として行われる．アメリカでは医療保険での診療報酬請求に対する審査を指すが，その意味では日本でも支払基金などで行われる保険審査がそれに相当．しかし本来的な意味は，保険の支払いに限らず個々の患者に対して妥当な医療が行われているかを評価することであり，イギリスでは医療の質確保や教育的な観点から，すべての病院でメディカルオーディットを行うよう求めている．具体的には，医療記録を事後的に精査して診療内容の妥当性や有害事象，あるいは予期しないイベントなどの発生状況を調べたりして，医師ごとの診療成績などを比較・分析しながら評価する．最近では医師の診療内容だけではなく，コメディカルによるサービスも含めて評価するため，クリニカルオーディットとも呼ばれている.[1010]

メディカルコンサルテーション　medical consultation　ある医師のリクエストによって，他の医師が，患者の医学的病歴をよく調べ，患者を検査し，ケアと治療のために推薦書を作成する手順．より適切で質の高い患者のケアや治療のために，専門的な事柄について専門の医師などに相談，指導を受けること.[321]

メディカルコントロール　medical control；MC　救急現場から医療機関へ搬送されるまでの間において，救急救命士などに医行為の実施が委ねられる場合，医行為を医師が指示または指導・助言ならびに検証してそれら医行為の質を保障すること．「救急救命士法」においてその位置づけが明示された．具体的には，ホットラインなど専用電話などによる直接指示(オンライン・メディカルコントロール)のほか，プロトコール作成，救急活動の事後検証(オフライン・メディカルコントロール)，救急救命士の病院実習などが含まれる．全国各地域にメディカルコントロール協議会が設置されており，地域ごとの医療事情に合わせた体制づくりが進められている.[207]

メディカルセクレタリー　medical secretary　診療記録を作成・保存したり，それに関連する事務上の任務を行う人．わが国では，医療事務として診療費の計算や会計事務，請求業務などを行う人をいう.[321]

メディカルソーシャルワーカー　medical social worker；MSW［医療ソーシャルワーカー，ケースワーカー，MSW］　医療チームの一員として，主に疾病の予防・治療，社会復帰を妨げている患者や家族の社会的・精神的および経済的な問題を解決または調整できる医療社会事業の専門家で，個人および集団をサポートする役割を担う.[1036]　⇨参ソーシャルワーカー→1830

メディカルチェック　medical checkup　患者の健康状態の評価，疾病の早期発見と治療を目的に，病歴や身体診察から得られる情報，検査所見や病理組織所見などを総合して診断を行うこと．人間ドックなどの健康診断が利用されることが多く，妊産婦，乳幼児，児童・生徒などを対象としたものや，生活習慣病，癌などの検診も行われている.[543]

メディケア《アメリカの》　Medicare　アメリカにおいて，65歳以上の高齢者および身体障害者などを対象とした，連邦政府が運営する医療保険．パートA，B，C，Dから構成される．パートAは，病院，専門的ケア施設(リハビリテーションセンターなど)，ホスピスなどの入院・入所の費用を補助する．パートBは，医師や診療看護師(ナースプラクティショナー)の診察料，病院の外来診療費，医療機器・医療用具利用料などが含まれる．パートCは，連邦政府に代わって民間の保険者がパートAの給付と同等以上の給付を請け負い，パートAでは給付対象外の予防検診などの給付も行う．パートCはふくれあがるマネジドケアの医療費を抑制するために導入されたが，軽症者だけがパートCを選択し，医療費がかかる重症者はパートCに移行しなかったため，パートCの受給者は少なく，政策的にもうまくいっていない．2006年1月からは，薬剤給付にかかわるパートDが導入されている.[607]

メディケイド《アメリカの》　Medicaid　アメリカの公的医療扶助制度．低所得者などに対し，連邦政府の一定の指導のもとに各州の政府が運営している．ただし，低所得者，貧困層の水準についての定義は，州によって異なり，また給付範囲や自己負担の割合についても同様に異なる．メディケイドの支払いは，州および連邦政府が共同負担する．メディケイドでは，メディケアでは通常カバーされない長期介護をカバーする場合もあり，メディケイドから支出される補助の多くはナーシングホームの費用に費やされている．また所得に応じて，メディケイドにより分娩費用がカバーされる場合もある.[607]

メディシン　medicine　ラテン語のmedicinaに由来する語で，医術，薬物，呪術の意を含む．シュメール，バビロニア時代すでに合理的な医療と呪術的医術の存在が認識されており，漢字の醫(医)にもこの間の事情が反映されている．

メディトリナ Meditrina ローマ神話の治癒の女神．サルス(ギリシャ神話のヒュギエイア)の姉妹であり，戦いの神マルスにも関係している．彼女はぶどう酒，薬草，魔法の処方によって健康を回復させる女神と考えられている．古代ローマの10月11日のメディトリナの日は新しい収穫期のぶどう酒の試飲される祭日で，「私は古いぶどう酒と新しいぶどう酒を飲み，古い病気と新しい病気が治る」という言葉を唱えながら，ぶどう酒をユピテル(ギリシャ神話のゼウス)の神にささげる儀式が行われる．メディトリナの名前はラテン語のmedeor，「私は癒す」が語源．[1236]

メデュサの頭 caput medusae ［メドゥーサの頭］ 出生後索状化していた臍静脈が門脈圧の亢進により再開通し，末梢へ向かう腹壁静脈が著明に臍の周囲で放射状に怒張した状態．ギリシャ神話に登場する「見た者をすべて石に変える」メデュサの蛇の頭髪になぞらえてこう呼ばれる．[1050] ⇨参門脈圧亢進症→2833

●メデュサの頭

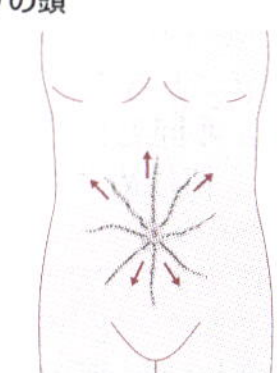

→は血流方向を示す．

メデュロブラストーマ⇨同髄芽腫→1613

メドゥーサの頭⇨同メデュサの頭→2803

メトクロプラミド負荷試験 metoclopramide loading test 褐色細胞腫の補助診断法の1つ．メトクロプラミド5 mgを静脈内投与し，収縮期血圧が30 mmHg，拡張期血圧が20 mmHg以上上昇する場合を試験陽性とする．しかし検出感度に問題があり，最近では行われなくなってきている．[1260]

メトトレキサート methotrexate；MTX ［MTX］ 抗悪性腫瘍薬，および抗リウマチ薬として使用される核酸合成阻害薬．葉酸類似の化学構造を有し，活性葉酸を産生するジヒドロ葉酸還元酵素に強固に結合して核酸合成を阻害し，細胞増殖を抑制して抗腫瘍作用を示す．感受性の高い癌細胞に能動的に取り込まれ，殺細胞作用を示すが，腫瘍細胞に対する選択性は低く，骨髄や粘膜などの増殖が盛んな正常細胞をも障害する欠点を有する．各種白血病や絨毛性疾患に対しては単独投与のほか，拮抗薬であるロイコボリンとの組み合わせで安全性を高めた救援療法が開発されている．乳癌や胃癌，尿路上皮癌に対する他の抗悪性腫瘍薬との併用・交代療法も行われる．メトトレキサートはまた，強力な抗リウマチ作用を発揮する疾患修飾性抗リウマチ薬(DMARD)でもあり，リウマチ治療における主要薬剤である．DNA合成活性抑制によるリンパ球増殖抑制作用をもつとともに，血管新生や滑膜増生を抑制，炎症部位への好中球の遊走も抑制し，さらに滑膜・軟骨組織の破壊に関与する滑膜組織中コラゲナーゼmRNAの発現を抑制する．通常，6 mg/週を投与し，遅くとも8週間で効果を発現．副作用として間質性肺炎が1%の頻度で生じ，骨髄抑制，胃腸障害，口内炎，肝障害などは用量依存性に発現する．[204,1304] 商メソトレキセート，リウマトレックス

メトトレキサート腎症 methotrexate nephropathy 葉酸拮抗薬であるメトトレキサートによる腎症．メトトレキサートはDNA合成の阻害作用や免疫抑制作用により抗腫瘍薬，抗リウマチ薬として用いられている．用量依存性，蓄積性に腎障害をきたし，代謝産物である7-ヒドロキシメトトレキサート 7-hydroxymethotrexateが尿細管に沈殿することが原因と考えられている．十分量の補液と尿のアルカリ化を保つことが腎障害の予防となる．腎症が発症したときは薬物投与の中止により回復する例が多い．[160] ⇨参薬剤性腎症→2839

メトトレキサート肺臓炎 methotrexate pneumonitis 抗癌剤メトトレキサートによる薬物性間質性肺炎．本薬剤などの抗癌剤による間質性肺炎は薬剤投与開始後1〜数か月後，遅い例では2年後くらいに出現することがある．治療は，早期の薬剤中止が必要で，病変の進行や，愁訴が激しい場合にはステロイド剤の投与を要することもある．[948]

メトピロン試験 metopirone test⇨同メチラポン試験→2799

メトヘモグロビン血症 methemoglobinemia 血液中のメトヘモグロビン(ヘモグロビンのヘム鉄が酸化されて三価鉄になったもの)が1%以上に増加して酸素結合能，運搬能を失った状態．遺伝性(常染色体劣性遺伝)と後天性(中毒性)があり，遺伝性にはヘモグロビンM症やメトヘモグロビン還元酵素欠乏症が含まれる．中毒性では亜硝酸塩，ニトログリセリン，サルファ剤などの薬剤が原因物質となる．血中メトヘモグロビンが，1.5 g/dL以上に増加するとチアノーゼが出現し，増加に伴って頭痛，呼吸困難，意識障害が出現する．治療は，遺伝性の場合は酸化還元指示薬であるメチレンブルーまたはアスコルビン酸の経口投与，中毒性の場合はメチレンブルーの静脈内投与．[1038]

メトホルミン塩酸塩 metformin hydrochloride 経口血糖降下薬の一種．ビグアナイド薬であり，インスリン分泌を刺激せずに，抗糖尿病作用を発揮する．副作用として乳酸アシドーシスが報告されている．[418] 商グリコラン，メルビン

メトロイリーゼ metreurysis ［メトロイリンテル挿入法，子宮口拡張法］ 物理的な陣痛誘発の1方法．メトロイリンテル metreurynterというゴム製袋を子宮内に挿入し，ゴムチューブから生理食塩水を40-500 mL注入し，袋を充満させる．子宮内圧が上昇し，収縮が誘発され頸管が熟化し，陣痛が開始することもある．注入液量が多いと臍帯脱出が起きるおそれがあり，注意する．チューブの先におもりを付け牽引する方法もあるが，最近は40 mLほどのミニメトロが主に用いられる．[998]

メトロイリンテル metreurynter⇨参メトロイリーゼ→2803

メトロイリンテル挿入法⇨同メトロイリーゼ→2803

メドロキシプロゲステロン酢酸エステル medroxyprogesterone acetate；MPA プロゲステロン誘導体で，黄体ホルモン作用や妊娠維持作用をもつ黄体ホルモン製剤．女性ホルモン補充療法時にエストロゲン製剤と併用する．エストロゲンによる発癌リスクを低下させる．低用量で月経異常や不妊症の治療に用いられる．また，乳癌や子宮体癌のホルモン療法では単独の大量投与を

行う．肝機能障害，血栓性静脈炎，肺塞栓症などの副作用に注意する．[998] 商ヒスロン，プロベラ

メトロニダゾール metronidazole 抗トリコモナス作用を有する寄生虫・原虫用薬．微生物内の酵素系によりニトロ基が還元された活性中間体，および反応の過程で生成されたヒドロキシラジカルが，DNA の分裂増殖を阻止し抗原虫・殺菌作用を示す．経口剤は腟トリコモナスによるトリコモナス感染症に，腟錠はトリコモナス腟炎に適応．保険適用外ではあるが，赤痢アメーバ症，ジアルジア症にも有効．経口剤はまた，胃・十二指腸潰瘍でのヘリコバクター・ピロリ除菌を目的とした 3 剤併用療法において，クラリスロマイシン無効時にアモキシシリン水和物，プロトンポンプ阻害薬と併用される．アルコールの代謝過程においてアルデヒド脱水素酵素を阻害するため，本剤服用中は飲酒を避ける．[204,1304] 商フラジール

目無し針⇒同無傷針→2786

メナテトレノン menatetrenone ビタミン K_2 を薬剤としたもので骨粗鬆症治療に用いられる．骨密度の増加を介さない骨折予防効果を示すことより，他の骨粗鬆症治療薬とは異なった作用機序による．疫学的に非カルボキシル化オステオカルシン高値は大腿骨近位部骨折と関係することが示されており，メナテトレノンはカルボキシル化オステオカルシンを増加させ，非カルボキシル化オステオカルシンを減少させることにより骨強度を改善すると考えられている．[610] 商グラケー ⇒参ビタミン K→2456

メニール鞭毛(べんもう)**虫** *Chilomastix mesnili* 大腸に寄生する原虫で，長径 6-24 μm の栄養型と長径 7-10 μm のシスト（嚢子）がある．栄養型は口器があり，虫体前端に 4 本の鞭毛を有している．病原性はない．[288]

メニエール病 Ménière disease 難聴，耳鳴を伴っためまいを三主徴とする反復性の内耳疾患．めまいは回転性のことが多く，めまいの発作中，水平回旋混合性の眼振を認める．その他の蝸牛症状としては，耳閉塞感や強い音に対する過敏性（大きな音を聞くと音が耳に響き不快感がある），悪心・嘔吐，冷汗，顔面蒼白などの自律神経症状を伴う．1861 年フランスの耳鼻咽喉科医師メニエール Prosper Ménière（1799-1862）により報告された．病理学的には内リンパ水腫とされ，ストレスがその一因とされているが原因は不明である．中枢神経系の病変がないこと，反復再発することが本症の大きな特徴である．治療はめまいの軽減と難聴の改善，自律神経症状の改善目的で薬物療法が行われる．めまいの発作の鎮静，再発の不安感に対し，めまい防止の投薬も行われる．頻回にめまい発作を繰り返す重症例では手術的治療が試みられる．[887]

メニスカスサイン meniscus sign ［三日月徴候］ 肺の X 線所見で，三日月形の空気層を認めるもの．肺吸虫症の円形嚢腫の中やアスペルギローマが存在する空洞内の空気の貯留などで認められる．[948]

メネトリエ病 Menetrie disease⇒同胃巨大皺襞(すうへき)症→222

メバロン酸 mevalonic acid スクアレン，ステロイド，テルペン合成に重要な中間体．乳酸菌の酢酸代替の生育因子であり，また，清酒中の火落菌生育因子でもある．3-ヒドロキシ-3-メチルグリタリル-CoA（HMG-CoA）が HMG-CoA 還元酵素存在下，NADPH で還元されるとメバロン酸を生ずる．この反応はコレステロール合成において律速となる．[384]

メビウス症候群 Möbius syndrome ［先天性眼球顔面麻痺］ 顔面筋麻痺と眼外転障害を合併する症候群．顔面筋麻痺は一側性，両側性いずれもあり，小顎症や内反足の合併がみられることもある．発達異常，末梢神経障害，筋原性のものがあり，筋ジストロフィーなども含めた報告がある．球麻痺を示すこともあるため，嚥下障害の管理が必要になる．治療は対症療法である．メビウス Paul Julius Möbius（1853-1907）はドイツの神経科医．[1268]

めまい

vertigo, dizziness ［眩暈(げんうん)］

【概念・定義】 めまいという表現は，立ちくらみ感や回転するようなめまい，地面が揺れるような感じ（浮動感），足もとがおぼつかない感じなど非常に幅広い症状に対して用いられ，ときには「頭がワクワクする」などといった心身症に伴う不定愁訴であることもある．症候的に**回転性めまい vertigo** と**非回転性めまい dizziness** に分類され，病因的には**末梢性めまい**（前庭機能障害）と**中枢性めまい**（中枢神経の障害による）とに分けられる．回転性めまいは末梢性であることが多く，一方，非回転性めまいは中枢性であることが多いが，対応しないこともあり，症状だけでは病因を特定することはむずかしい．回転性めまいを生じる疾患には，**メニエール Ménière 病**，**前庭神経炎**，**良性発作性頭位性めまい benign paroxysmal positional vertigo（BPPV）**，**小脳橋角部腫瘍**，**小脳・脳幹部血管障害**などがある．非回転性めまいを生じる疾患には，脳血管障害や脳腫瘍，薬物中毒，心身症などがある．また，立ちくらみ様，血の気が引くような感じのめまいでは，**起立性低血圧**や血管迷走神経反射，不整脈などの心疾患，てんかん，心身症などが原因となりうる．

【病態生理】 メニエール病は内耳の内リンパ水腫によると考えられており，誘因なく激しい回転性のめまい症状を数分から数時間呈し，片側性の難聴や耳閉感，耳鳴などの蝸牛症状を伴うのが特徴．前庭神経炎は，上気道炎症状に引き続き生じることが多く，前庭器官のウイルス感染によると推測されている．症状は回転性めまいと嘔気・嘔吐が主で，メニエール病と異なり蝸牛症状（難聴や耳鳴）はない．BPPV は，耳石器または後半規管の障害が原因と考えられており，急激な頭位変換（例えば頭を回転させる）に伴い，回転性めまいを短時間（多くは数秒から数十秒間）自覚する．耳鳴，聴力低下，聴覚過敏などの蝸牛症状は伴わない．その他，前庭系は脳幹や小脳などの中枢神経と密接に関連していることから，中枢神経系のさまざまな障害でもめまい症状を呈する．

【診断】 めまいを訴える患者に対して，問診により症状の性状を正確に把握する必要がある．そのうえでめまいが末梢性か中枢性か，それ以外かを判断する（表）．頭位性のめまい，眼振であれば，ニレン・バラニー Nylén-Bárány 検査が判別に有用．一般に，蝸牛症状を伴っていれば末梢性，神経症状（外眼筋麻痺や運動失調，片麻痺など）を伴っていれば中枢性と考える．中枢

性が疑われる場合は画像検査(CT, MRI)を行う. 立ちくらみ様であれば, **起立試験(シェロング Schellong 試験)**を行い, 安静臥位から起立位への移行に伴い3分以内に収縮期血圧が20 mmHg 以上下降するようなら起立性低血圧と診断できる. その他, 聴力検査や心電図, 脳波などの検査が必要となることがある.

【治療】 末梢性めまいが疑われる場合には, 内耳感覚細胞や内耳神経の活動を正常化する目的でビタミン剤や末梢循環障害治療薬, 重曹, アデノシン三リン酸二ナトリウム水和物(ATP)などを用いる. メニエール病に対しては, 浸透圧利尿薬を投与することもある. 末梢性めまい以外に対しては原因疾患により適切な治療を行う. その他, めまいに対しては対症療法が重要で, 症状に応じ制吐薬や抗不安薬, 抗うつ(鬱)薬を投与する.[576] ⇨参頭位眼振→2092, 注視眼振→1988

●めまいの原因の鑑別

症状など	末梢性	中枢性
出現様式	急性	さまざま
めまいの性状	回転性	浮動感ないし非回転性
めまいの程度	激しい	軽い
嘔気・嘔吐	しばしば伴う	まれ
頭位の影響	大きい	小さい
蝸牛症状(耳鳴, 聴力低下)	伴うことあり	まれ
中枢神経症状	まれ	伴うことあり
眼振	一定方向の水平性	注視方向性

めまいの看護ケア

急性期のめまいには中枢性(脳幹・小脳性障害)の原因で起こるめまいと, 末梢性(内耳性)のめまいがある. ①脳幹・小脳性障害に伴うめまいは生命にかかわることがあり, 意識レベル, 頭痛の有無, 異常体温, 嚥下障害, 眼球や瞳孔の異常, 歩行障害, しびれなどの症状に注意を要する. 問診と神経学的検査が行われ障害部位の診断と, 速やかなCTやMRIの検査が実施される. 意識障害を伴う症例では呼吸障害が続発することもあるため呼吸管理なども必要となる. ②内耳性のめまいを起こすものには, めまいを伴う突発性難聴やメニエール病の急性増悪期, 前庭神経炎, 頭位性めまい, 聴神経腫瘍などがある. 対症療法として抗めまい薬やステロイド剤およびビタミン剤, 末梢循環障害治療薬の内服または点滴などが行われる. メニエール病に対しては利尿薬が投与されることもある.

【ケアのポイント】 一般にめまい患者は急激な体位や頭位の移動により症状が増悪するため, 安静を保ち明るい光刺激などを避ける. 嘔気や嘔吐を伴う場合は制吐薬の投与を行い, 経口摂取ができないときは脱水を起こさないように輸液を行う. 不安感が強いときは医師の指示により抗不安薬を投与することもある.[451] ⇨参めまい→2804

メモリー細胞 memory cell⇨同記憶細胞→664

めやに⇨同眼脂→603

メラー・バーロウ病 Möller-Barlow disease⇨同乳児壊血病→2229

メラトニン melatonin 脳の松果体から分泌されるホルモン. 両生類や魚類では, 色素胞の凝集, 拡散を調節して体色を変化させる働きがある. ヒトでは日内リズムに関与しており, その分泌は光の影響を受けて夜に多く昼に少ない. 睡眠サイクルを調整すると考えられている.[979]

メラニー=クライン Melanie Klein イギリスで活躍したオーストリア生まれの精神分析家(1882-1960). フロイト Sigmund Freud(1856-1939)の精神分析を源泉として, 対象関係を主軸とした独自の精神分析理論を展開した. 児童に対して遊戯分析 play analysis を導入. この児童精神分析の技法と理論をめぐってのアンナ=フロイト Anna Freud(1895-1981)との論争は有名. クラインの功績は特に母子関係における母親の役割を重視した早期対象関係論, 生後1年以内の早期超自我形成説, 精神発達における態勢概念を唱えた点にある. 彼女の精神分析理論はのちにクライン学派を生むに至り, 今なお多くの後継者によって精神分析の発展の中に生きている.[456] ⇨参精神分析→1684, 人間関係論→2262

メラニン melanin [メラニン色素] 色素細胞内で産生され, ヒトの毛や皮膚の色調を左右する. 褐色から黒色のユーメラニンと黄色から赤色のフェオメラニンの2種類があり, さまざまな比率で混合して存在する. 例えば金髪ではフェオメラニンが多く, 褐色から黒色になるにつれユーメラニンの比率が高くなる. ヒト皮膚では, 色素細胞でつくられたメラニンは, 周囲の角化細胞に引き渡され, 基底細胞の核の上に帽子状に分布し, 紫外線からのDNA損傷を防御している. 最終的には角化細胞内で消化され, 角質とともにはがれ落ちる. メラニン合成にかかわる重要な酵素としてチロシナーゼがあるが, 紫外線をはじめさまざまな外的・内的因子がチロシナーゼ活性の増減に関与する. メラニンが増えるとシミ, ソバカスの原因となり, 減少すれば白斑症となる.[979] ⇨参色素細胞→1239, チロシン→2027

メラニン形成 melanization, melanogenesis [メラニン産生] 色素産生細胞(メラノサイト)の細胞質内で, チロシナーゼなどの酵素の活性作用により, チロシンよりメラニンを合成する一連の化学反応. チロシナーゼはチロシンをドパからドパキノンへと変化させる. そしてドパキノンより, 黒褐色のユーメラニンと黄赤色のフェオメラニンを合成する2つの経路がある. メラニン形成はメラノサイト刺激ホルモン(MSH), 副腎皮質刺激ホルモン(ACTH)のほか, 紫外線曝露などにより亢進.[850]

メラニン形成細胞⇨同色素細胞→1239

メラニン欠乏性黒色腫⇨同無色素性黒色腫→2785

メラニン細胞 melanophore⇨同色素細胞→1239

メラニン細胞刺激ホルモン melanocyte-stimulating hormone；MSH [メラノトロピン, メラノサイト刺激ホルモン] メラニン細胞を刺激する下垂体ホルモンの1つ. 主に下垂体中葉から分泌され, 下等脊椎動物のメラニン細胞を刺激するホルモンとして発見された. α-, β-, γ-MSHの3種類があり, いずれもACTH(副腎皮質刺激ホルモン)前駆体タンパク質から生成される. ヒトでは胎生期に測定されるだけで, 成人の下垂体からは通常検出されない. ACTHにもメラニン細胞を刺激する作用がある. 受容体はメラニン細胞の他脳や胎盤にもある.[1047]

メラニン細胞刺激ホルモン受容体 melanocyte-stimulating hormone receptor；MSH receptor　メラニン細胞(色素細胞)の細胞膜に存在し，メラニン細胞刺激ホルモン(MSH)や副腎皮質刺激ホルモン(ACTH)を特異的に認識して細胞内のサイクリック AMP(cAMP)量を上昇させ，メラニン合成の増加をもたらす．類似した構造をもつ ACTH 受容体とともにメラノコルチン受容体ファミリーの一員である．[1260] ⇨参メラノコルチン受容体→2806

メラニン産生⇨同メラニン形成→2805

メラニン色素　melanin pigment⇨同メラニン→2805

メラノーシス　melanosis⇨同黒皮症→1091

メラノーズニューロキュタネ　〔F〕mélanoses neurocutanées⇨同神経皮膚黒色症→1531

メラノーマ⇨同悪性黒色腫→140

メラノコルチン 4 型受容体(MC 4-R)遺伝子異常症　mutation of melanocortin receptor(type 4)gene　メラノコルチン受容体は 1 型〜5 型まであり，いずれも膜 7 回貫通型 G タンパク質共役型受容体である．メラノコルチン 4 型受容体(MC 4-R)は視床下部に発現し，MC 4-R ノックアウトマウスは過食を伴う遅発性の肥満を発症する．現在までに *MC4-R* 遺伝子異常を有するヒト肥満は十数家系報告されている．1 例目の発端者の *MC4-R* 遺伝子では，コドン 211 において 4 塩基の欠失があり，フレームシフト変異が生じ，終止コドンとなり第 5 膜貫通領域でタンパク質の翻訳が終了する．MC 4-R の第 5，6 膜貫通領域は G タンパク質の結合に必要である．この遺伝子変異のヘテロ接合体を有する発端者(4 歳男児)では，生後 4 か月頃より過食と肥満が認められた．知能の発達は正常であり，他の内分泌学的異常所見もなく，体脂肪量に相応する血中レプチン濃度を有していた．ヘテロ接合体である父親(30 歳)も生下時体重は正常であり，生後 6 か月頃より急激な体重増加が認められたが，性腺機能を含む他の内分泌学的異常は認められなかった．その後も，高度肥満症例において新規の遺伝子変異が同定され，劣性遺伝様式で発症する症例も見いだされている．本遺伝子異常症は欧米では高度肥満症例の 3-4% と比較的頻度が高い．[1047]

メラノコルチン受容体　melanocortin receptor；MCR　プロオピオメラノコルチン(POMC)という前駆タンパク質から生成されるメラニン細胞刺激ホルモンの受容体．これまでに異なる遺伝子座にマッピングされた 5 つのサブタイプ(MC 1-R〜MC 5-R)が同定されている．MC 1-R はメラニン細胞刺激ホルモン melanocyte-stimulating hormone(MSH)受容体と，MC 2-R はコルチコトロピン〔副腎皮質刺激ホルモン(ACTH)〕受容体と同一で，それぞれ MSH-R，ACTH-R とも呼ばれる．サブタイプにより 297-361 個のアミノ酸から構成されている．N 末端の細胞外ドメイン，第 2 細胞外ループおよび C 末端の細胞内ドメインが短く，G タンパク質共役型受容体中最小の分子サイズである．メラノコルチンに対する親和性は，受容体のサブタイプにより違いがみられる．MC 1-R はメラニン細胞とマクロファージに特異的に発現し，α-MSH に高い親和性を示す．ヒト MC 1-R は ACTH も α-MSH と同程度に高い親和性を示す．MC 2-R は副腎皮質の束状帯，球状帯で多量に，網状帯でわずかに発現し，また脂肪組織にも発現する．ACTH のみに親和性を示す．MC 3-R は脳，胎盤，胃，十二指腸，膵などに分布し，すべてのメラノコルチンに対して同程度の親和性を示す．MC 4-R は大脳皮質，視床，視床下部，脳幹，脊髄などを含む脳内に分布し，γ-MSH に対する親和性は低いが，ほかのメラノコルチンには同程度の親和性を示す．MC 5-R は α-MSH と ACTH がほぼ等価，β-MSH，γ-MSH の順で親和性を示す．MC 5-R は脳や末梢に発現するが，その分布は種差がある．[1047] ⇨参メラニン細胞刺激ホルモン受容体→2805，ACTH 受容体→22

メラノサイト　melanocyte⇨同色素細胞→1239

メラノサイト刺激ホルモン　melanocyte stimulating hormone；MSH⇨同メラニン細胞刺激ホルモン→2805

メラノトロピン　melanotropin⇨同メラニン細胞刺激ホルモン→2805

メラノブラストーゼ症候群　melanoblastosis syndrome⇨同神経皮膚黒色症→1531

メラミン　melamine　［シアヌルアミド，シアヌロトリアミド，2,4,6-トリアミノトリアジン］　$C_3N_3(NH_2)_3$．分子量 126.12，無色の結晶．トリアジンの 3 個の水素原子をアミノ基で置換したもの．尿素とアンモニアから合成する．ホルムアルデヒドと重縮合して，熱硬化性樹脂であるメラミン樹脂をつくる．[1559]

メランコリー　melancholia⇨同うつ(鬱)病→331

メランコリー型⇨同メランコリー親和型性格→2806

メランコリー親和型性格　typus melancholicus　［メランコリー型］　ドイツの精神医学者テレンバッハ Hubertus Tellenbach(1914-94)によって提唱された単極性うつ(鬱)病の病前性格類型．几帳面，他の人に配慮を怠らないという特徴を中心にするが，小心，依存的，融通がきかない，行動の抑制，意志薄弱，因襲的など，単極性躁病の病前性格とみなされているマニー親和型性格と対極的な特徴も示す．ドイツ語圏やわが国の精神医学ではよく知られた人格類型であるが，英米語圏での研究では同様な人格傾向の指摘はほとんどない．フォン=ツェルセン Detlev von Zerssen(1926 年生)は，気分障害を経過型から，単極性うつ病，軽躁病を示すうつ病，うつ病と躁病を繰り返す躁うつ病，単極性躁病の 4 つに分けた場合，後者から前者にかけてメランコリー親和型性格の特徴が強まり，マニー親和型性格の特徴が弱まることを示している．[693] ⇨参マニー親和型性格→2742

メランジュール　mixing pipette　〔F〕mélangeur　血球算定の際に用いられる，途中に球状のふくらみがある希釈用ピペット．球部には攪拌用に，赤血球用では赤いガラス玉が，白血球用では白いガラス玉が入っている．希釈液は，赤血球ではガワーズ Gowers 液，白血球ではチュルク Türk 液が使われる．[1131]

メリオイドーシス　melioidosis⇨同類鼻疽(びそ)→2965

メリビアーゼ⇨同αガラクトシダーゼ→14

メルカーソン症候群　Melkersson syndrome⇨同メルカーソン・ローゼンタール症候群→2806

メルカーソン・ローゼンタール症候群　Melkersson-Rosenthal syndrome　［メルカーソン症候群］　反復性の顔面神経麻痺，顔面と口唇(通常は上口唇)の浮腫，ひだ状舌を三主徴とするまれな疾患．1928 年スウェーデンのメルカーソン Ernst G. Melkersson(1898-1932),

1931年にドイツのローゼンタール Curt Rosenthal (1892-1937)が相次いで報告した．発症は小児期から思春期で，数日から数年の間隔で症状が反復し，ついには持続性となる．三主徴が同時期に出現することはまれ．口唇は硬化し，しわ状となり赤茶色に変化する．原因は不明であるが，家族内発症することから遺伝性が疑われている．誘発因子として，感染症，疲労，気候の変化などが指摘されている．治療は対症的になされ，NSAIDs(非ステロイド系抗炎症薬)，副腎皮質ホルモン剤，抗生物質，免疫抑制薬などが投与される．顔面神経麻痺に対して，顔面神経減圧術が施行されることがある．[1156]

メルカプタン臭 mercaptan odor ［**肝性口臭，メチルメルカプタン臭**］ 高度の肝不全患者にみられる口臭で，予後不良の徴候．独特の甘みのある臭いで，腐敗した卵とニンニクのまじったにおいとも形容される．血中に増加する芳香族アミノ酸のメルカプタンが原因とされる．[279]

メルカプト基 mercapto group⇨同SH 基→107

メルケル円板⇨同メルケル盤→2807

メルケル細胞癌 Merkel cell carcinoma ［**皮膚神経内分泌癌，皮膚未分化小細胞癌**］ 高齢者の頭部，顔面および四肢に好発するまれな皮膚癌．臨床的に潰瘍形成を伴わない紅色の結節で，転移を生じやすく悪性度が高い．腫瘍細胞は小型の好塩基性細胞で細胞質に乏しく，電子顕微鏡で観察すると，細胞質内に特異な有芯顆粒 dense-core granule を認める．[850]

メルケル盤 Merkel disk ［**メルケル円板，触覚盤**］ 表皮最深部の基底層に分布するメルケル Merkel 細胞の下面に，基底膜を貫いてきた感覚神経の終末枝が膨大して接着するシャモジ形の構造．触覚の受容器で，特に指先に多く分布する．ドイツの解剖・生理学者メルケル Friedrich S. Merkel(1845-1919)が記載した．[778]

メルセブルグ三徴候 Merseburg triad バセドウ Basedow 病で認められる症状のうち，甲状腺腫大，頻脈，眼球突出の3つをいう．甲状腺腫大は，通常びまん性で弾力があり，橋本病の場合ほどかたくない．バセドウ病の約95% に認められるが，個人差が大きく，高齢者では著明でない場合がある．頻脈はバセドウ病による甲状腺機能亢進症の約90% に認められるが，眼球突出の頻度は10-20% 程度．したがって，この三徴候によるバセドウ病診断の特異性は高いが感度は低い．メルセブルグはドイツ南部の都市で，バセドウ Karl A. von Basedow の出身地．[26]

メルツァー・リオン法 Meltzer-Lyon test 十二指腸ゾンデを口または鼻孔から挿入し，先端を乳頭開口部付近に進めて胆汁や十二指腸液・膵液を採取する検査．最初に得られるA胆汁は十二指腸液で，総胆管胆汁の混合液である．25 g/dL 硫酸マグネシウム 40 mL をゾンデを通して注入したのちに採取されるB胆汁は胆嚢胆汁．最後に流出するC胆汁は肝胆汁である．胆汁の流出状態や性状の検査，細胞診，細菌検査などを行う．メルツァー Samuel J. Meltzer はアメリカの生理学者(1851-1920)，リオン Bethuel B. V. Lyon はアメリカの医師(1880-1953)．[1050] ⇨参胆汁検査→1938，胆汁採取法→1938

メレダ病 Meleda disease 〔F〕mal de Meleda 遺伝性掌蹠(しょうせき)角化症の一型で，常染色体劣性遺伝性の疾患．病名は，アドリア海のメレダ島住民に多くみられたことに由来．掌蹠の角化は高度で潮紅を伴い，病変は進行性に手足背，アキレス腱部，肘頭，膝蓋にも及ぶ．[850] ⇨参遺伝性手掌足底角化症→263

メレナ⇨同下血→880

メロゾイト merozoite ［**分裂小体**］ マラリアやトキソプラズマなど胞子虫類に属する原虫の生活環の一形態で，宿主細胞内で無性増殖したのちに細胞外に放出され，再び宿主細胞に感染して無性生殖を繰り返す．[288] ⇨参マラリア→2745

メロメリア meromelia 先天的に四肢の一部が欠損している奇形の総称．無指症，半肢症，アザラシ肢症などに対して用いられる．[1631]

免疫 immunity 抗原の侵入に対して働く防御機構．先天的に備わっている自然免疫と，個体発生の過程で発達してくる獲得免疫(適応免疫)の2つの機構がある．あるいは，免疫とはそのような機構が働いて生体が病原体に対して抵抗性を示しうる状態(免疫状態)のことを指す場合もある．[1439] ⇨参免疫記憶→2808

免疫アフィニティーカラム immunoaffinity column 特異的に相互作用する2つの生体物質の一方を，支持体と呼ばれる粒子状の親水性ゲルに共有結合でつなぎ，カラム内に充塡し，その対になっている物質を含む溶液をカラム内に流した場合，特異的相互作用を介してそれが吸着される．その後に適当な条件を適用してその吸着を脱離すると目的とする生体物質が得られる．この特異的相互作用として抗原抗体反応を利用したアフィニティー(親和性)カラムを用いる場合，免疫アフィニティーカラムという．[388]

免疫応答 immune response⇨同免疫反応→2810

免疫応答遺伝子 immune response gene；*Ir* gene⇨同*Ir* 遺伝子→69

免疫〔介在〕性糸球体疾患 immunologically mediated glomerular disease 病因として免疫機構が関与している糸球体疾患をいう．免疫反応による糸球体腎炎は大きく2つに分類される．1つは抗体が糸球体基底膜(GBM)のような糸球体内構成成分と結合して生じるもので，もう1つは抗体が細菌産生物やDNAのような腎外抗原と結合して生じるもの．頻度は後者のほうが多い．腎外抗原は流血中で抗原と結合し，免疫複合体を形成し糸球体に入るか，抗原自体が糸球体に入り，その後局所で抗体と結合．このような機序により形成された免疫複合体による一連の反応が引き金となって最終的に糸球体が障害される．糸球体には免疫複合体が沈着し，炎症細胞の浸潤や基底膜の破壊がみられる．この障害機構には補体系や免疫グロブリンが関与．[160]

免疫化学 immunochemistry 生体の基本的機能である免疫に関する研究は，取り扱う対象およびアプローチの仕方により多くの分野に分かれている．免疫化学は初期には抗原および抗体分子に関する化学として発展してきたが，現在では免疫反応にかかわる機能分子全般にその研究対象を広げており，免疫学の基礎における重要な分野となっている．[388]

免疫芽球 immunoblast ［**イムノブラスト，免疫芽細胞**］ 免疫細胞，特にリンパ球の中で，活性化刺激を受けて分裂中の細胞のこと．正常の免疫反応でみられるが，悪性リンパ腫やリンパ性白血病のような病的状態で出現することもある．[1439]

免疫芽球性リンパ腫　immunoblastic lymphoma　免疫芽球が増殖するリンパ腫．国際分類 Working Formulation および改訂キール updated Kiel 分類では高度悪性群に位置する．免疫芽球とは卵円形の空胞状大型核をもち，核の中心に大型の核小体をもつ円形の細胞をいう．国際分類では，形質細胞様型，多形細胞型，淡明細胞型に分けられる．形質細胞様型は形質芽細胞類似の細胞からなり，ほとんどがB細胞性である．多形細胞型は末梢性T細胞リンパ腫，特にレンネルト Lennert リンパ腫のほとんどが含まれる．腫瘍細胞は大小不同，間質反応も多彩で，ATLA(HTLV-1)抗体陽性のものと陰性のものがある．淡明細胞型は広くて淡明な細胞質をもつもので，IBL 様T細胞性リンパ腫とも呼ばれる．新 WHO 分類では，疾患単位としては独立しておらず，びまん性大細胞型B細胞性リンパ腫 diffuse large B-cell lymphoma，血管免疫芽球性T細胞性リンパ腫 angioimmunoblastic T-cell lymphoma および末梢T細胞性リンパ腫 peripheral T-cell lymphoma に含まれる．[1464]

免疫芽球性リンパ節症　immunoblastic lymphadenopathy；IBL⇨同血管免疫芽球性T細胞リンパ腫→905

免疫学　immunology　生体の免疫反応を研究する学問．細菌，ウイルスなど外部から侵入する微生物に対して，生体防御反応としての免疫機構やそのメカニズムの解明を行う．感染防御はもちろん，アレルギー，癌の予防・治療，移植における免疫機能の制御など，臨床医学における応用範囲は広い．[543]

免疫拡散試験⇨同寒天拡散法→643

免疫拡散法　immunodiffusion〔technique〕　抗原と抗体を単独にあるいは両者を同時にさまざまな支持体の中を拡散させることにより，抗原と抗体の間に沈降反応を起こさせる血清学的検査法．支持体としては寒天，セファデックス，セルロースなどが用いられ，反応を行う方法により，単純拡散法，二重拡散法および電気的拡散法(電気泳動法)などがある．[388]　⇨参ゲル内拡散法→936，オクタロニー試験→404

免疫学的監視〔機構〕　immunological surveillance⇨同免疫監視〔機構〕→2808

免疫学的記憶　immunological memory⇨同免疫記憶→2808

免疫学的検査　immunologic test　抗原の侵入に対してこれに特異的に結合する抗体が産生されるが，この特異的な抗原抗体反応などの免疫学的手法を利用した検査．免疫分野の診断のみならず生体内のホルモン，酵素などのタンパク質をはじめとする多くの微量物質の検出に用いられている．[677]

免疫学的検定法⇨同ラジオイムノアッセイ→2895

免疫学的細胞傷害テスト　immunologic cytotoxicity test　細胞表面に存在する抗原を認識する抗体と，補体またはT細胞などを反応させて，その細胞膜の浸透性の変化により細胞傷害の程度を調べる検査．補体との反応をみる検査では，死細胞でのトリパンブルーなどの色素の取り込みによって，T細胞，NK(ナチュラルキラー)細胞による，または抗体依存性の細胞傷害を調べる検査では，標的細胞にクロム51(^{51}Cr)などを標識し，その細胞放出の程度により判定する．[677]

免疫学的妊娠反応　immunological pregnancy test　妊娠6-16週の妊婦尿中には多量のヒト絨毛性ゴナドトロピン(hCG)が排泄される．これを，hCG に特異的な抗体を用いて検出する免疫学的方法．受身凝集阻止反応，受身凝集反応，酵素免疫測定法などがあり，前二者では hCG と抗 hCG 抗体の凝集の有無に基づいて妊娠を判定．最近では，試薬を装塡した支持体に，尿を少量滴下する簡便な方法も普及．免疫学的妊娠反応は，正常妊娠の確定診断のほか，流産あるいは子宮外妊娠の補助診断，胞状奇胎や絨毛癌の確定診断や予後追跡に用いられる．従来行われていた生物学的妊娠反応は，煩雑かつ個体差による成績のばらつきのために，近年ほとんど行われない．[90]

免疫学的不応答⇨同免疫不応答→2811

免疫学的便潜血反応検査　immunological fecal occult blood test　糞便中に存在する血液ヘモグロビンを抗原抗体反応を用いて検出する検査．下部消化管に由来するヘモグロビンを特異抗体によって特異的に高感度で検出できるので，大腸癌のスクリーニング検査などに汎用されている．[677]

免疫芽細胞　immunoblast⇨同免疫芽球→2807

免疫感作⇨同既往反応→663

免疫監視〔機構〕　immune surveillance，immunological surveillance　［免疫学的監視〔機構〕］　オーストラリアの免疫学者バーネット Sir F. Macfarlane Burnet(1899-1985)により提唱された学説で，体内の状態は免疫系により常に監視されていて，突然変異により生じた異常細胞や癌細胞はこの機構により除去されるというもの．[1439]

免疫寛容　immunological tolerance　［免疫トレランス］　特定の抗原に対して誘導された無反応性のこと(免疫応答の起こらない状態)．免疫学的不応答性ともいう．通常，生体は自己抗原に反応をしないが，これはT細胞が自己に対して免疫寛容状態にあるからである．自己に反応するT細胞は胸腺で分化，成熟する際に除去される．これは，中枢性(一次)免疫組織で誘導される免疫寛容なので，中枢性免疫寛容と呼ばれる．一方，この機構を逃れて末梢組織に移住したT細胞は末梢組織でチェックを受け，不活化するか死滅する．これは末梢性免疫寛容と呼ばれる．[1439]　⇨参免疫不応答→2811

免疫寛容原　tolerogen⇨同寛容原→657

免疫記憶　immunological memory　［免疫学的記憶］　免疫学的に体内に残された記憶．すなわち，免疫系が一度出会った抗原を特異的に記憶して，二度目の侵入の際に強い二次応答を示すこと．これは獲得(適応)免疫機構の特徴で，一方，自然免疫機構にはこのような抗原特異的な記憶は存在しない．免疫記憶は，抗原特異的なリンパ球クローンが増幅し，その一部が長命となり，体内に残存することによる．[1439]

免疫記憶細胞⇨同記憶細胞→664

免疫吸着血球凝集法　immune adherence agglutinin method　赤血球凝集反応の1つで，抗原と抗体，および補体の存在下に補体に対する受容体をもつ赤血球を混合させ，凝集反応を引き起こす現象である．きわめて鋭敏な反応で，ごく微量な抗原や抗体の検出にも有効である．[388]　⇨参赤血球凝集反応→1731

免疫グロブリン　immunoglobulin；Ig　［Ig］　血清中の

抗体活性をもつタンパク質．血清タンパク質中のグロブリン分画は電気泳動により，α，β，γの3つの亜分画に分けられ，主にγグロブリン分画に免疫グロブリンが含まれる．アイソタイプとしてIgM，IgG，IgE，IgA，IgDの5つがある．先天性免疫不全や後天性免疫不全において低免疫グロブリン血症がみられる場合には精製免疫グロブリンを投与する．[1439] ⇨参γグロブリン⇀19

免疫グロブリンA immunoglobulin A⇨同IgA⇀65

免疫グロブリンA欠損症 IgA deficiency ［IgA欠損症］ IgAの欠損する疾患で，血清IgAは5 mg/dL以下のものをいう．欧米では300-2,000人に1人と比較的多くみられるが，わが国では1万5,000-3万人に1人とまれな疾患．この異常症には，①循環系(血中)と局所のIgA(分泌型)がともに欠損するもの，②循環系は正常だが局所のIgAが異常なもの，③循環系は異常だが局所のIgAは正常なものがある．③はきわめてまれであり，古典的なIgA欠損症とは①を指す．発症要因はまだ明らかにはなっておらず，散発発生例が多数を占める．最近，本疾患と分類不能型免疫不全症はその疾患感受性の遺伝的基盤がきわめて類似した疾患であるといわれるようになり，6番染色体の*C4A*遺伝子あるいは*DQβ1*遺伝子が注目されている．主な臨床症状は，呼吸器感染の反復，下痢のほか，慢性炎症性腸疾患，萎縮性胃炎などの消化器疾患，アレルギー疾患，若年性関節リウマチ(JRA)や全身性エリテマトーデス(SLE)などの自己免疫性疾患，悪性腫瘍，神経疾患などの徴候がみられる．まったく症状がみられない健康な例も多い．抗IgA抗体を1/4の患者がもつため，輸血で致命的なアナフィラキシーショックを発症することがある．輸血やγグロブリンを使用する際は注意が必要である．[601]

免疫グロブリンA腎症⇨同IgA腎症⇀66

免疫グロブリンD immunoglobulin D⇨同IgD⇀66

免疫グロブリンE immunoglobulin E⇨同IgE⇀67

免疫グロブリンG immunoglobulin G⇨同IgG⇀67

免疫グロブリンM immunoglobulin M⇨同IgM⇀67

免疫グロブリンアロタイプ⇨参Gmアロタイプ⇀54

免疫グロブリンクラス immunoglobulin class 免疫グロブリンのH鎖(重鎖)の構造により規定されるそれぞれのアイソタイプ．IgM，IgG，IgA，IgE，IgDなどがある．免疫グロブリンアイソタイプともいう．[1439] ⇨参γグロブリン⇀19

免疫グロブリンスーパーファミリー immunoglobulin superfamily 細胞表面分子で，その細胞外領域に免疫グロブリン様ループ(Igループ)をもつものの総称．免疫グロブリン様ループはアミノ酸約100個からなり，免疫グロブリンに存在するループ様の構造．このファミリーに属する分子として，CD3，CD4，CD8，MHC分子など多くのものが知られる．発生的に共通の祖先遺伝子からできてきたと考えられている．[1439]

免疫グロブリン製剤 immunoglobulin preparation 免疫グロブリンを精製，処理した治療薬．先天性免疫不全患者や重症感染症などによる二次的免疫不全患者において，免疫能の改善を図るために投与される．最近は異種由来免疫グロブリン(モノクローナル抗体)も遺伝子組換え技術によりヒト化する(ヒトの抗体に似せる)ことが可能になり，一種の免疫グロブリン製剤として，免疫不全や自己免疫疾患の治療のために用いられる．[1439]

免疫グロブリン大量静注療法 high dose intravenous immunoglobulin⇨同経静脈的ガンマグロブリン療法⇀861

免疫グロブリン療法 immunoglobulin therapy 免疫グロブリンを投与する治療法．先天性免疫グロブリン欠損症や二次的低γグロブリン血症に伴う重症感染症でヒト免疫グロブリン製剤が投与される．また，最近は癌や自己免疫疾患などの治療のために，ヒト化モノクローナル抗体の投与が行われる．[1439]

免疫蛍光検査 immunofluorescence⇨同蛍光抗体法⇀855

免疫蛍光抗体法 immunofluorescence technique⇨同蛍光抗体法⇀855

免疫血清 immune serum⇨同抗血清⇀995

免疫欠損⇨同先天性免疫不全症⇀1788

免疫原 immunogen 抗体産生や細胞性免疫反応を誘導できる物質の総称．すべての抗原が免疫原ではない．例えば，ハプテンは抗原であるが，キャリア(担体タンパク質)に結合しないと抗体産生を誘導できないので，そのままでは免疫原ではない．[1439] ⇨参抗原⇀995

免疫細胞化学⇨参免疫組織化学⇀2810

免疫疾患⇨同免疫病⇀2811

免疫助成剤⇨同アジュバント⇀150

免疫シンチグラフィー immunoscintigraphy, immunodetection ［放射免疫検出法］ 放射性核種(RI)を標識したモノクローナル抗体を静注して抗原を有する組織に集積させ，その局在診断を行う核医学検査．インジウム111(^{111}In)やヨウ素131(^{131}I)が多く用いられる．主に悪性黒色腫，大腸癌，卵巣癌などの腫瘍の診断に利用されているが，筋肉の構成タンパク質であるミオシンに対する抗体を用いた心筋壊死巣の診断も行われている．アメリカではすでにいくつかの抗腫瘍抗体の製剤が販売され使用されている．わが国でも2008(平成20)年から^{111}In-抗CD20抗体イブリツモマブ・チウキセタンが市販された．CD20はB細胞非ホジキン悪性リンパ腫の表面抗原で，^{111}In-抗CD20抗体による検査は^{90}Y(イットリウム90)-抗CD20抗体によるB細胞非ホジキン悪性リンパ腫のRI内用療法の適応判定のために用いられる．[737]

免疫性血小板減少症 immune thrombocytopenia 抗体の存在のもと免疫学的関与により，血小板の減少を認める疾患．先天性のものでは，妊娠後期にキニジン硫酸塩水和物，キニーネ塩酸塩などの薬剤を服用した母親から生まれた児にみられる．薬剤に対する抗体が胎盤より胎児に移行し新生児血小板減少症がみられることもあり，母親と胎児の血液型不適合で母体に胎児血小板に対する同種抗体が産生されることにより児に血小板減少が出現したり，特発性血小板減少性紫斑病(ITP)患者が妊娠し血小板の抗体が胎盤より児に移行してみられるものがある．これらは一般に出血傾向は軽微で，生後2-3週で自然に改善することが多い．後天性のものとしては，ITPが代表的疾患であり，急性型と慢性型に分類される．急性型は小児に多く，過半数の症例で先行感染症があり，突然に出血傾向をきたすが1-2か月以内に自然治癒することが多い．成人では10%前後の死亡率がある．慢性型は成人に多く，出血傾向が比較的軽微であるが，血小板関連免疫グロブリン高値であり，血小板に対する自己抗体の存在を示し，副腎皮質ホルモン・免疫グロブリン大量療法などによる治療が必要．[1481]

免疫性血小板減少性紫斑病　immune thrombocytopenic purpura；ITP⇨同特発性血小板減少性紫斑病→2147

免疫性溶血性貧血⇨同自己免疫性溶血性貧血→1273

免疫臓器　immune organ⇨同リンパ組織→2959

免疫組織化学　immunohistochemistry　免疫学的な反応(抗原抗体反応)を利用し，組織あるいは細胞内の抗原分子を可視化して顕微鏡下において観察検出できるようにした技術，あるいはこれらの技術を使って組織内における物質の局在などを比較検討する研究分野．組織ではなく，特に細胞を対象にした場合は免疫細胞化学という．[388]

免疫担当細胞　immunological competent cell⇨同免疫適格細胞→2810

免疫適格細胞　immunocompetent cell　［免疫担当細胞］　免疫反応に関与する能力をもった成熟した免疫細胞．[1439]

免疫電気泳動法　immunoelectrophoresis；IEP　電気泳動と免疫拡散法を組み合わせた分析法．タンパク質(抗原)を支持体(寒天など)上で電気的に分離(電気泳動法)したあとに，電気泳動の方向と平行に作製しておいた溝に血清(抗体)を加えると分離されたそれぞれの抗原の位置に抗原抗体反応による沈降線が観察される．臨床的には免疫不全症や多発性骨髄腫などの診断に応用されている．[388]　⇨参免疫拡散法→2808，電気泳動法→2078

免疫電気拡散法　immunoelectrodiffusion　［ロケット免疫電気泳動法，電気免疫拡散法］　定量的免疫電気泳動法の1つ．ガラス板の上につくられた抗血清を含むアガロースゲルに小孔をあけ，抗原液を満たし電気泳動させると，抗原がゲル内を移動し抗原と反応してロケット状に沈降物が生成される．このロケット状の面積は加えた抗原量に比例するため，抗原量を定量化しうる．[388]　⇨参免疫拡散法→2808

免疫電気向流法　counter immunoelectrophoresis　［向流免疫電気泳動法，対向免疫電気泳動法，免疫電気浸透法］　免疫電気泳動法の一種．電極をつけた支持体の両端に抗原あるいは抗体(抗血清)を添加して電気泳動を行うと，中間の位置で沈降反応を起こし沈降線が観察される．短時間かつ感度よく目的の抗原あるいは抗体を検出できる．[388]　⇨参免疫電気泳動法→2810

免疫電気浸透法　electrosyneresis⇨同免疫電気向流法→2810

免疫電子顕微鏡法　immunoelectron microscopy　免疫組織化学における抗原の検出方法のうち，電子顕微鏡を用いて細胞内の局在をさらに詳細に観察検討する技法．[388]

免疫毒素　immunotoxin⇨同イムノトキシン→278

免疫トレランス　immunological tolerance⇨同免疫寛容→2808

免疫粘着反応　immune adherence reaction　［免疫付着］　血清中の免疫複合体が補体成分C1〜C4と順次結合して形成された複合物が，表面にC3受容体をもつ細胞(リンパ球，マクロファージ，赤血球，血小板，好中球など)の細胞表面に付着すること．もともとは梅毒感染で発見された．梅毒の検査法 *Treponema pallidum* immune adherence test (TPIA test)はこの反応に基づく検査法である．現在さまざまな感染症の診断や補体の活性測定などに応用されている．赤血球の凝集反応を利用した場合は免疫吸着血球凝集法という．[388]　⇨参補体→2704

免疫反応　immune reaction　［免疫応答］　抗原の侵入により免疫系が起こす反応．自然免疫では食細胞の活性化，補体の活性化，獲得(適応)免疫では樹状細胞活性化とそれに伴うリンパ球クローンの活性化，増殖などがこれにあたる．図に示すようなさまざまな細胞が関与している．[1439]

免疫反応性インスリン　immunoreactive insulin；IRI⇨同IRI→69

免疫反応性グルカゴン　immunoreactive glucagon；IRG　血中や組織中で測定されるグルカゴン．グルカゴンは膵島α(A)細胞より分泌される，血糖上昇作用のある

●免疫反応に関与する細胞

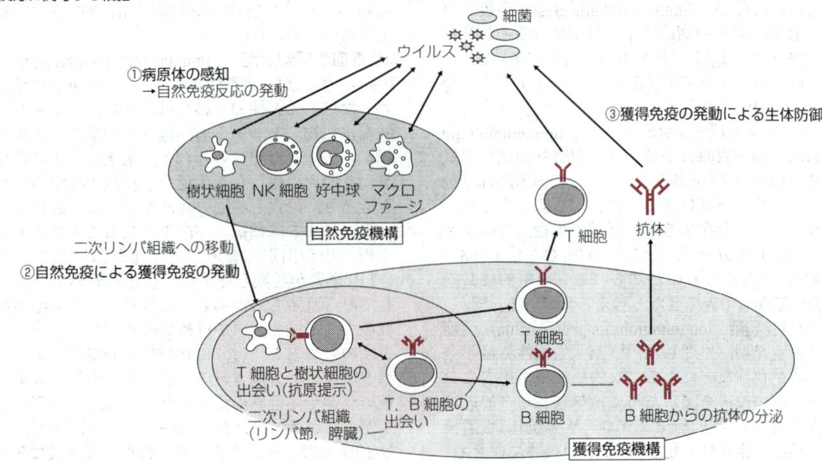

ポリペプチドである．血中や組織中のグルカゴンの測定は，グルカゴン抗体を用いて免疫反応を利用して測定するため，値は免疫反応性グルカゴン(IRG)という．[418]

免疫病 immunologic disease ［免疫疾患］ 免疫の異常によって引き起こされる疾患．膠原病(自己免疫疾患)，腫瘍，アレルギーなどがあげられる．そもそも免疫は自己と非自己とを厳密に区別するよう設定されており，自己は寛容し非自己は排除するようになっている．それが崩れ自己に対しても排除する反応を起こし，その結果として病気が発症した場合が膠原病であり，腫瘍化した細胞を非自己と認識できずに病気が発症した場合が腫瘍となる．また非自己を排除する際に起こした免疫反応が生体に重大な危害を及ぼした場合をアレルギーという．その他広義には，先天的に免疫が低下している先天性免疫不全も含まれる．[1476]

免疫病理学 immunopathology 免疫現象により生じる免疫不全，アレルギー，自己免疫・自己抗体によって引き起こされる疾患の原因を，組織・細胞・遺伝子レベルで免疫学的に検索・究明する学問．1914年にレスル Rössle が『アレルギー性生体における炎症の特徴』という論文を出し，門下のフレーリッヒ Fröhlich が同年『局所組織におけるアナフィラキシーについて』と題する論文を出したことによって免疫病理学が本格的に始められた．[1531]

免疫不応答 immunological unresponsiveness ［免疫学的不応答］ 生体内に抗原が入っても抗体産生や細胞性免疫の成立などの免疫現象が起こらない状態．特異的な免疫不応答性と非特異的な不応答性がある．特異的な免疫不応答性は，特定の抗原に対する不応答性であり，免疫寛容や免疫応答遺伝子の欠如などがあげられる．非特異的な免疫不応答性の原因としては免疫不全があげられる．これには先天性の免疫不全症のほか，後天性のものとしてヒト免疫不全ウイルス(HIV)感染や放射線，薬剤などによって起こる免疫抑制も含まれる．[1476] ⇨参免疫寛容→2808

免疫賦活剤 immunopotentiator 動物の免疫応答能力を増幅する物質の総称であり，細菌・真菌由来の活性物質やキノコを原料とする多糖体や糖タンパクがある．[388]

免疫賦活療法 immunostimulation therapy, immunopotentiating therapy 免疫賦活薬の投与により，正常あるいは低下していた免疫応答性を増強させる治療法．根本的な治療法ではないが，悪性腫瘍などに対して細菌菌体成分に由来するBCGやピシバニール，またキノコなどの多糖体や糖タンパクに由来するクレスチン，レンチナンなどが投与されることがある．[388]

免疫複合体型アレルギー反応 immune complex type allergy ⇨同Ⅲ型アレルギー〔反応〕→11

免疫複合体型過敏反応 immune complex hypersensitivity response⇨同Ⅲ型アレルギー〔反応〕→11

免疫複合体型反応 immune complex mediated reaction⇨同Ⅲ型アレルギー〔反応〕→11

免疫複合体性糸球体腎炎 immune complex glomerulonephritis 免疫複合体により生じる腎炎．急速進行性糸球体腎炎の原因の1つ．糸球体腎炎の発症に免疫反応が関与していることは多く，抗原抗体反応により形成される免疫複合体の糸球体内沈着とそれに続発する補体活性化や白血球から産生されるサイトカイン，メディエーターの放出などにより糸球体は障害される．免疫複合体の沈着機序として，流血中の免疫複合体が沈着する場合と，糸球体局所において免疫複合体が形成される場合がある．[160] ⇨参免疫〔介在〕性糸球体疾患→2807，局所産生免疫複合体性糸球体腎炎→775

免疫複合体沈着病 immune complex deposit disease 抗原に対して生じた抗体が体内を循環しているうちに形成される免疫複合体が，組織に沈着することにより発症する疾患．腎炎の多くは免疫複合体が糸球体内に沈着して発症．免疫複合体沈着を起こす抗原物質としては，内因性因子として血清タンパクや組織成分，外因性のものとして薬剤，細菌，ウイルスなどがある．代表的な疾患は全身性エリテマトーデス(SLE)がある．[160] ⇨参全身性エリテマトーデス→1767

免疫複合体病 immune complex disease 抗原抗体結合体である免疫複合体により引き起こされる疾患．主に免疫複合体型過敏性反応(Ⅲ型アレルギー反応)による．免疫複合体の組織への沈着，補体の活性化，貪食細胞の免疫複合体の貪食による多くの生理活性物質の産生が，炎症細胞を集積，活性化させ，これにより組織傷害を引き起こす．疾患としては，糸球体腎炎，血清病，過敏性肺臓炎，膠原病などが含まれる．[386] ⇨参抗原抗体複合体→996

免疫不全宿主 immunocompromised host⇨同易(い)感染性宿主→221

免疫不全症⇨同先天性免疫不全症→1788

免疫付着⇨同免疫粘着反応→2810

免疫ブロット法 immunoblotting⇨同ウェスタンブロット法→318

免疫抑制酸性タンパク質 immunosuppressive acidic protein；IAP 免疫抑制物質の1つ．治療に用いられる薬物や放射線照射，外科手術によるストレス，栄養障害なども悪性腫瘍患者の免疫不全の原因となるが，腫瘍そのものによっても免疫抑制がもたらされる．腫瘍が産生する，あるいは腫瘍と生体との反応によって産生される免疫抑制物質で，細胞性免疫が主として障害される．[987]

免疫抑制薬 immunosuppressive drug, immunosuppressant 免疫反応を抑制するために用いられる薬物．作用機序にはさまざまなものがある．シクロホスファミドは核酸合成阻害を介して細胞増殖を阻害する．アザチオプリンはプリンヌクレオチド生合成阻害を介して細胞増殖を阻害する．メトトレキサートは葉酸代謝を阻害することにより核酸合成を阻害し，その結果，細胞増殖を阻害する．これらの薬物はリンパ球に強く働くが，一般に細胞回転の速い細胞に働くために造血作用を抑制するなどの副作用もある．シクロスポリンやタクロリムス水和剤(FK 506)はTリンパ球のインターロイキン2(IL-2)遺伝子の転写を阻害し，T細胞に選択的に働く．最近はこれらの薬物に加えて遺伝子工学技術によりつくられたものも使われる．例えば，関節リウマチではヒト型化抗TNFαモノクローナル抗体や可溶性TNFα受容体などが免疫抑制薬として有効性を示す．[1439]

免疫抑制療法 immunosuppressive therapy 人為的に免

疫反応を抑制する療法．免疫反応抑制のためには，放射線や副腎皮質ステロイド製剤などを用いる方法もあるが，最近はシクロスポリンやタクロリムス水和物などの新しい免疫抑制薬を用いる薬物療法が中心である．特に臓器移植の際の拒絶反応の抑制や，自己免疫疾患の治療のために行われる．免疫抑制療法を受けている患者では，免疫能が低下しすぎて二次的免疫不全が誘導され，通常では容易に感染しないような病原体により感染を起こすことがある．これを日和見感染という．また，長期にわたって免疫抑制療法を受けた患者では悪性リンパ腫の発症頻度が増加する．これは免疫抑制のために悪性腫瘍に対する免疫監視能が低下したためと考えられる．[1439] ⇨参免疫抑制薬→2811

免荷　non-weight-bearing　下肢の骨折，捻挫，手術後などに，移動や立位の際に患肢にかかる荷重を減らすこと．まったく荷重しない状態を完全免荷，体重の何割かを荷重することを部分免荷(部分荷重)という．免荷の方法は車いす，歩行器，松葉杖，T字杖などの歩行補助具を使用し上肢の力で代用する方法と，下肢装具を用いて患部以外の部分で体重を支持させる方法がある．下肢の手術後の治療などでは完全免荷から部分免荷(部分荷重)に変更して徐々に患肢への荷重を増やしていくことが行われる．[884] ⇨参免荷装具→2812，免荷歩行→2812

面会　patient visitation　入院中の患者を患者の家族や知人が見舞うこと．地域社会および家庭の一員としての関係を保ち，いたわりやねぎらいを受け，所属する集団の一員としての役割を果たすうえで重要な機会である．家族に代表されるように面会者も看護の対象であり，面会時はプライバシーが守られ，患者および面会者が自然な関係でともに時間が過ごせるような配慮が必要である．特に一緒に過ごす時間がQOLの重要な意味をもつターミナルケア，ホスピスなどでは家族面会室や家族宿泊室を設けている施設もある．また小児難病など長期入院が必要な小児医療機関の周辺には，安価に宿泊できる施設を提供している地域ボランティアなどの活動もある．患者が面会を望まない場合には病室を知らせない権利があり，病状からみて多数の面会者の来訪に応じることが困難な場合には，面会謝絶などの面会制限を設けることがある．[1513]

面会《子どもへの》　visitation for hospitalized children　入院中の子どもが家族や知人に会うこと．子どものストレスを緩和するとともに，家族にとっては子どもの病状や入院生活を知る機会にもなる．施設による相違はあるが，面会時間，面会人の範囲，面会人数などの制限があり，特に，感染源となりやすい子どもの面会は禁止されることが多い．「児童の権利に関する条約」(1989年に国連総会で採択された)の中で「親からの分離の禁止」があげられている．子どもの権利が保障されるよう，24時間面会自由など子どもや家族の状況・意向に応じた対応が求められる．[1279]

綿花状白斑　cotton-wool patch⇨同軟性白斑→2200

免荷装具　non-weight-bearing brace　主に骨折や手術後の下肢などで患部の長期間の免荷が必要となる場合に用いられる歩行用装具．患部よりも近位部で体重を受けることで患部の負荷を軽減することができる．足関節や下腿中央以下の部位に体重がかからないようにするために，坐骨支持装具がよく用いられる．松葉杖や歩行器などを用いて上肢の力を代用する方法に比べ，両上肢を自由に使うことができるという利点がある．[1202]

免荷歩行　non-weight-bearing walking　下肢に骨・関節疾患などを有する場合や下肢の手術後などに，患肢へ荷重をせずに，あるいは体重の何割かを荷重して歩行することをいう．患肢にまったく荷重しない状態を完全免荷，体重の何割かを荷重することを部分免荷(部分荷重)という．通常，一側下肢の免荷歩行は，杖や装具などを使用して歩行する．[884] ⇨参免荷→2812

メンキーズ病⇨同メンケス病→2812

免許の取り消し　revocation and suspension of license　医師，歯科医師，保健師，助産師，看護師，薬剤師など，国家が資格を認めた医療関係者に対して，厚生労働大臣はその免許を取り消すことができる．医師の場合は医師法第7条に規定されているとおりであり，第3条(絶対的欠格事由)，第4条(相対的欠格事由)に該当する場合以外に，医師としての品位を損ずるような行為のあったときは，厚生労働大臣は免許を取り消したり，期間を定めて医業を停止させることができる．絶対的欠格事由とは，未成年者・成年被後見人・被保佐人と規定されている．相対的欠格事由とは，①心身の障害により医師の業務を適正に行うことができない者として厚生労働省令で定める者，②麻薬，大麻またはアヘンの中毒者，③罰金以上の刑に処せられた者，④前号に該当する者を除くほか，医事に関し犯罪または不正の行為のあった者，である．歯科医師に対しては歯科医師法第7条，薬剤師に対しては薬剤師法第8条，保健師・助産師・看護師に対しては保健師助産師看護師法第14条に規定され，免許取り消しの条件はほぼ医師法と同じである(歯科衛生士法第8条，歯科技工士法第8条，診療放射線技師法第9条，臨床検査技師等に関する法律第8条，理学療法士及び作業療法士法第7条など)．医師および歯科医師の免許の取り消しに対しては医道審議会の審議部会が調査審議することになっている(医道審議会令)．[1410]

メンキン因子　Menkin factor　アメリカの病理学者メンキン Valy Menkin(1901生)が，1940年代に炎症現象はそれぞれ対応するペプチド性因子に起因するとするモデルを提唱し，炎症を起こすメディエーターとしていくつかの因子を報告した．これらはメンキン因子と呼ばれたが，現在では，これらの因子は不純物あるいは人工産物であったとされている．[1225]

メンケス病　Menkes disease　［メンキーズ病，縮れ毛病］腸管における銅吸収障害により，生体内が銅欠乏状態となり，新生児期に低体温，重度の黄疸を示し，生後3-4か月頃に痙攣，筋緊張低下，発達遅滞に加え，色素に乏しくもろい髪(キンキーヘア kinky hair)から気づかれる先天代謝異常症．骨や結合組織の異常(易骨折性など)も示す．X染色体劣性遺伝形式をとり男児に発症する遺伝性銅代謝異常症．メンケス病遺伝子がX染色体長腕(Xp 13.3)に同定されている．発症頻度はわが国では1人/男児20万出生．診断は臨床症状および血清銅低値，血清セルロプラスミン低値を確認する．乳児期発症の重症型，2-3歳で発症の軽症型，年長児から成人で発症の極軽症型がある．治療は非経口的銅投与を行う．毛髪異常や骨などの症状は改善し延命効果が得られるが，中枢神経症状には無効とされる．重症型の予後は一般に不良で多くは2-3歳までに死亡．メンケスJohn H. Menkesはアメリカの病理学者(1928-2008)．[243] ⇨参銅欠乏症⇀2102

メンケベルク Johann Georg Mönckeberg ドイツの病理学者(1877-1925)．1903年に末梢動脈の中膜に石灰化を伴った壊死巣を形成するメンケベルク型動脈硬化を報告した．この病変は中膜壊死とも呼ばれ，大腿動脈などの筋性動脈の中膜に病変を形成し，動脈瘤や解離性大動脈瘤などの原因となりうるが，内腔の狭窄は起こさない．[1531] ⇨参メンケベルク動脈硬化症⇀2813

メンケベルク動脈硬化症 Mönckeberg arteriosclerosis［**動脈中層硬化症**］ 動脈3層のうち，中膜筋層に強い石灰化を生じる動脈硬化で，原発性あるいは続発性副甲状腺機能亢進症の患者に認められることが多い．四肢の動脈に生じて血管狭窄をきたし，冷感，脱毛，皮膚の萎縮，爪の異栄養，さらには潰瘍を形成することもある．X線でパイプ状の血管石灰化像が得られる．鑑別が必要な疾患にバージャーBuerger病がある．メンケベルクJohann Georg Mönckebergはドイツの病理学者(1877-1925)．[121] ⇨参動脈硬化症⇀2132

瞑眩(めんげん) 治療経過中にみられる現象の1つ．薬を服用後，一過性の症状の悪化あるいは予期しない症状発現ののちに病態の急速な好転をみることをいう．非常に珍しい現象である．漢方医学的に間違った治療によって起こる有害事象や，予期できないアレルギー反応などによる副作用とは区別される．しかし，症状発現初期に後二者との鑑別は困難である．[537]

面接調査法 interview research 質問紙調査法の1つ．調査者が対象者に会って面接(インタビュー)しながら，調査者自身が質問紙に記入する．質問をその場で理解させやすい，質問の意味の取り違えをその場で修正できる，複雑な質問ができるなどの長所がある反面，時間や経費がかかる，調査者の介在によるバイアス(偏り)が混入するなどの短所がある．[871] ⇨参調査面接⇀2012

メンタ湿布 menthol compress［**メントール湿布**］ 湿性温罨法の1つ．メントールの作用に加えて温めることによる血行改善作用を目的として，便秘の看護や術後の腸蠕動促進の看護に用いられる．メントール($C_{10}H_{20}O$)は，ハッカ油(メントール30％以上含有)を用いる．ハッカ油は無色から微黄色澄明の液で，特異で爽快な香りがある．ハッカには大きく分けて和種と洋種の2種類があり，どちらも学名はメンタ．メントール湿布の方法は，メントールを入れた温湯に浸した湿布材料を固く絞り，局所に貼用し，温熱刺激を与える．湿布時，熱くなった湿布材料を絞る方法としてゴム手袋を使うことが多いが，絞り袋と絞り棒を用いる方法もある．湿布材料を貼用しやすく折り，絞り袋に入れ，端に絞り棒の片方を通す．湿布材料が中央になるようにしてボールに入れ70-80℃の湯を注ぐ．メントールはこのとき湯の中へ2-3滴入れ，絞り棒のもう1本でよく攪拌するとともに湿布材料が十分湯に浸るように押しつける．湿布材料に十分湯がしみこんだら，絞り棒を絞り袋のもう片方に通し，絞り棒を両手で引っ張るようにしながらねじり，固く絞る．ボールの中の湯を捨て，両側の絞り棒を抜く．絞り袋から湿布材料を取り出し，空気にさらして，余分な水分を拡散させ，温度を確認したうえで貼用部位に当てる．貼用時の表面温度は，43-45℃になるようにする．また，必要時，皮膚保護のために貼用部位にオリーブ油などを塗布する．湿布材料の上をビニール，湿布覆い布で包み，固定する．温度感覚や皮膚刺激の状態を確認しながら，適宜交換する．[539] ⇨参温罨法⇀417

●メンタ湿布

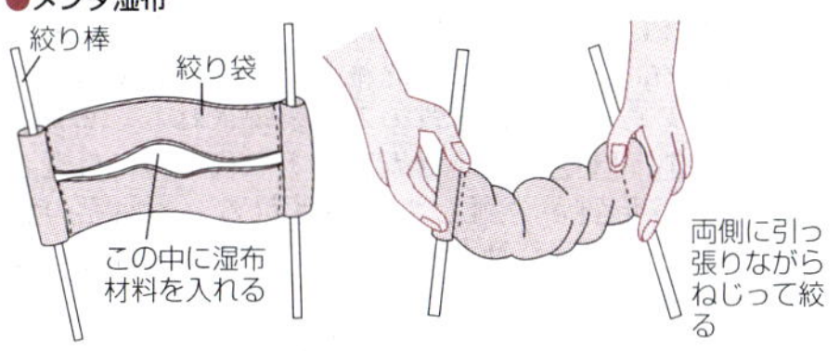

メンタルヘルス mental health［**精神保健**］ 精神の健康，心の健康など精神面での健康状態を指す場合と，これらの健康を保ち，向上させるための諸活動を指す場合とがある．前者は精神的健康や心の健康，後者は精神保健ともいう．メンタルヘルスという場合には，前・後者を含め，精神の健康にかかわるすべてを包括して指すことが多い．メンタルヘルス活動は，広く一般に生活している人の精神の健康を維持・増進する活動から，精神の健康を損ないつつある人，あるいは精神的危機に直面している人，精神的不健康や精神疾患を有する人への対応や治療，リハビリテーション，権利擁護などのサポートまでを含む．個人だけでなく，個人の所属する集団，システムもその対象としており，集団に対する精神健康に関する知識の普及啓発や，予防のための組織的な取り組みも重要な活動である．メンタルヘルス活動の場は，地域，家庭，学校，職場など，人びとが生活する場すべてである．メンタルヘルスに密接に関連する法律としてわが国では「精神保健及び精神障害者福祉に関する法律(精神保健福祉法)」がある．[1450] ⇨参精神的健康⇀1683

メンタルヘルスケア mental health care 精神疾患をもつ人も含めた社会全般の人びとの精神健康の保持，向上を目指す精神保健mental healthを軸としたケア．「精神疾患を有する者の保護およびメンタルヘルスケアの改善のための諸原則に関する国連決議」(1991)の中では，「人の精神状態の検査および診断，精神疾患または精神疾患の疑いのある者の治療，ケア，リハビリテーション」と定義されている．また「メンタルヘルスケアは保健および社会のケアシステムの一部」であり，「すべての人は，可能な最善のメンタルヘルスケアを受ける権利をもっている」とうたわれている．[1118]

メンツェル型遺伝性運動失調症 Menzel type of hereditary ataxia 従来，脊髄小脳型として報告された遺伝性脊髄小脳変性症の1つ．近年の分子遺伝学の進歩によりさまざまな疾患が含まれていることがわかったため，現在この病名が使われることはない．メンツェルP. Menzelは19世紀ドイツの医師．[1268]

メンデリズム⇨同メンデルの法則⇀2814

メンデル遺伝学⇨参メンデルの法則⇀2814

メンデル遺伝病⇨同単一遺伝子病⇀1930

メンデルソン症候群　Mendelson syndrome　胃酸の誤嚥のあとに生じる化学的刺激による肺炎．酩酊時の嘔吐，痙攣発作，あるいは麻酔などで意識消失したときに発症する．メンデルソン Curtis L. Mendelson はアメリカの医師(1913-)．[953]

メンデルの法則　Mendel(mendelian) law　［メンデリズム］　メンデル Gregor J. Mendel(1822-84)が1865年にエンドウの交雑実験から導き出した遺伝法則．優劣の法則，分離の法則，独立の法則からなる．①優劣の法則：例えばエンドウの粒が丸と四角という対立形質をもつもの同士を交配させた雑種第一代(F_1)では，丸か四角どちらか一方の形質のみが表現される．②分離の法則：F_1同士を交配させた雑種第二代(F_2)では丸と四角という形質が分離して表現される．③独立の法則：丸と四角という対立形質を決定する因子は互いに独立して分離する．[368]

メンデル・ベヒテレフ反射　Mendel-Bechterew reflex　［ベヒテレフ・メンデル反射，足根足趾(そくし)反射］　腱反射の1つで錐体路障害による腱反射亢進の際にみられる．足背の中部背側を打鍵器でたたくと足趾が足底に屈曲する反射．ロッソリーモ Rossolimo 反射よりも出現しにくい．[1268]　⇨参錐体路症状→1623，ロッソリーモ反射(徴候)→3003

メンデンホール症候群　Mendenhall syndrome⇨同ラブソン・メンデンホール症候群→2898

メントール湿布⇨同メンタ湿布→2813

メンバーシップ　membership　複数の人員で構成している組織やチームでは，リーダーが中心となり目標に向かってメンバーを動かしていくが，リーダー以外のメンバーもその組織構成員としてふさわしい行動をとることで目標を達成できるよう協力すること．[415]　⇨参フォロワーシップ→2524

綿肺症　byssinosis〔pulmonum〕　［紡績工場熱，マンデーモーニング熱］　職業性の呼吸器疾患の1つで，綿花や大麻繊維などのほこりやカビによって起こるアレルギー性肺疾患．咳，喘鳴，息切れを症状とする．綿花処理工場などで月曜日に仕事に戻ると増悪することからマンデーモーニング熱の名がある．可能な限り綿のほこりを避ける．その他，対症療法を行う．[953]

メンブランフィルター　membrane filter　ニトロセルロース，セルロースエステル，ポリフッ化エチレンなどを材料としてつくられた多孔質の薄い膜のこと．孔の直径は0.02-10 μm程度で，細菌・細胞・粉塵などの微細な粒子を補足するのに用いられる．用途は微生物の濃縮や精製，滅菌など多様．[909]

綿棒⇨同スワブ→1657

面皰(めんぽう)　comedo　肉眼的な尋常性痤瘡の初発症状で，毛包内に角質，皮脂が充満している状態を指す．毛孔が閉鎖している閉鎖面皰(白にきび)と，毛孔が開放して黒色の固まりとしてみられる開放面皰(黒にきび)がある．[25]　⇨参尋常性痤瘡(ざそう)→1558

面皰(めんぽう)圧出　尋常性痤瘡に際して行う治療法の1つで，面皰圧出子を用いて開大した毛孔内に貯留した皮脂などを圧出する方法．[850]

面皰(めんぽう)母斑　〔L〕nevus comedonicus　［コメド母斑，痤瘡(ざそう)様母斑］　母斑(多くは出生時からみられる限局性の小さな皮膚奇形)の一種．黒い角栓を入れた毛包が集簇性または列序性にみられる．[850]

綿毛布　cotton blanket　綿糸で織った厚い地の毛布様の製品．天然繊維の特徴から吸湿性があり軽くてやわらかく，フィット性に富むため寝具として用いられる．肌触りがよく保温力と吸湿性があり洗濯に耐えられるので全身清拭や寝衣交換，リネン交換などの看護ケアおよび導尿や浣腸，検査などの処置時に，保温や身体の露出を避ける目的で用いられる．[557]

も

モイレングラハト単位⇨同黄疸指数→394

盲 blindness 高度の視力障害のことで，医学的には光覚が消失した状態をいう．WHOの分類では矯正視力0.05未満と定義しているが，わが国では0.02未満とすることが多い．[651] ⇨参失明→1320

妄覚 false perception ［**感覚錯誤**］ 誤った知覚のこと．存在しないものを知覚したり，存在するが異なるものとして知覚したりすること．錯覚，幻覚，偽幻覚が含まれる．[488]

毛幹 hair shaft 〔L〕scapus pili 毛髪の本幹．中心より毛髄，毛皮質，毛小皮の3層構造を示す．毛皮質はハードケラチンよりなり，数層の毛小皮に覆われている．(図参照⇒毛→851)[850]

盲管射創 lodging bullet 銃弾が人体に射入したのち，そのまま体内にとどまってしまい体外に射出しない創をいう．体外に射出する場合には貫通射創という．外表所見だけで弾丸が体内のどの付近まで達しているかを予測することがむずかしく，解剖中に予想外の部位で発見されることも多い．事前に全身のX線写真を撮影しておくと弾丸の位置を特定するのに有用である．[548] ⇨参射創→1358

盲管症候群 blind loop syndrome⇨同盲係蹄(けいてい)症候群→2815

毛球 hair bulb 〔L〕bulbus pili 毛を引き抜くと付着してくる毛包下端の膨隆部で，毛乳頭と毛母よりなる．毛乳頭は毛細血管に富む結合織で，毛母を栄養する．毛母は毛乳頭を囲むように存在し，毛周期の成長期においては毛母細胞は活発に分裂して数層の異なる細胞層を形成．[850]

盲継代 blind passage ［**盲目継代**］ ウイルス分離のためには感受性の高い細胞が用いられるが，ウイルス量が少ない場合には一代の培養期間中にウイルスに特異的な細胞変性効果を示さないときがある．そのため，増殖や病原性の発現なしにウイルスを何代かにわたって培養を続けることをいう．盲継代を3回ほど繰り返していくと細胞変性効果が出現し，ウイルス分離されることもある．[1113] ⇨参細胞変性効果→1175

盲係蹄(けいてい) blind loop 腹部手術で腸の端側あるいは側側術後に出口がない行き止まりの腸管ができることがあり，これをいう．この中に腸内容の停滞をきたし，腸内細菌の異常増殖を誘発して各種栄養分の消化吸収を障害することにより下痢，ビタミン欠乏症など種々の症状を呈する状態を盲係蹄(盲管)症候群という．[1454] ⇨参盲係蹄(けいてい)症候群→2815

盲係蹄(けいてい)症候群 blind loop syndrome ［**盲管症候群，盲嚢症候群，ブラインドループ症候群**］ 腸内容物が腸管内腔に異常停滞し，腸内細菌叢が異常増殖して，下痢，消化吸収不良症，貧血を呈する病態の総称．腸内容物が停滞する原因として胃切除術後の盲嚢形成やクローン Crohn 病や腹部外科手術に伴う消化管狭窄などがあげられる．下痢，栄養不良症および貧血が三大症状であるが，下痢と栄養不良の発生機序は，細菌，特に嫌気性菌の異常増殖が起こり，脂肪の吸収が阻害されて脂肪便，下痢をきたすことによる．一方，貧血の発生機序はビタミン B_{12} の吸収阻害に起因した造血異常による．[1267]

盲検化⇨同盲検法→2815

盲検法 blind test, blind study ［**盲検化，マスキング，ブラインド**］ 臨床試験などにおいて，被験者，実験者，データ解析者に要因投与の情報を知らせないことによって，心理的影響による影響を排除し，混入する結果の偏りを予防する方法．被験者のみが知らない場合を単(一重)盲検法 single blind test，被験者と実験者が知らない場合を二重盲検法 double blind test，被験者，実験者，データ解析者が知らない場合を三重盲検法 triple blind test という．[871]

毛孔 毛が皮膚の表面に出る部分で，毛包内面と毛の間にできる漏斗状の空隙．毛に伴う脂腺(皮脂腺)やアポクリン汗腺の分泌物は毛孔から皮膚表面に出される．毛孔に一致した丘疹や膿疱がにきびである．[1044] ⇨参皮膚→2467

毛孔角化症⇨同毛孔性角化症→2815

毛孔性角化症 follicular keratosis, keratosis pilaris ［**毛孔角化症**］ 毛孔漏斗部の異常角化を特徴とする疾患群．家族内発症を認めることもある．上腕と大腿に好発する毛孔性苔癬，肘・膝などに対称性にみられ，落屑・潮紅を伴う毛孔性紅色粃糠(ひこう)疹，黒褐色の鱗屑(りんせつ)が腹・腰・殿部などにみられる鱗状毛包性角化症(土肥)などがある．[850]

毛孔性紅色粃糠(ひこう)疹 pityriasis rubra pilaris ［**ドヴェルジー病**］ 掌蹠(しょうせき)のびまん性潮紅と角質増生，体幹四肢の伸側や手指背の毛孔一致性の角化性丘疹を特徴とする角化異常症．膝や肘ではしばしば落屑を伴う．重症例では紅皮症を呈することがある．小児にみられる若年型と中高年にみられる成人型がある．前者の多くは家族性で常染色体優性遺伝を示すことが多い．成人型は数年で自然治癒するが，若年型は難治である．[850] ⇨参毛孔性角化症→2815

毛孔性苔癬(たいせん) 〔L〕lichen pilaris 小児期から思春期にかけて発症する原因不明の角化症で，上腕伸側，肩，殿部，大腿外側に毛孔一致性の角化性丘疹が多発．肥満傾向のある女児に好発し，症状は思春期以降には改善を示す．しばしば家系内発生がみられることから，常染色体優性遺伝と推定されている．[850] ⇨参毛孔性角化症→2815

蒙古(もうこ)斑 mongolian spot, mongolian macula ［**児斑，小児斑，新生児青色斑**］ 新生児の主として仙骨部や殿部にみられる淡青色ないし暗青色の良性の斑．肩や四肢にもみられることがあり，異所性蒙古斑とも呼ばれる．すべての新生児にみられるものではないが，ネイティブアメリカン，東洋人，黒人，南ヨーロッパ民族にはよくみられ，日本人には90%以上に認められる．幼児期には自然に消失する．[1631]

蒙古ヒダ⇨同内眼角贅皮(ぜいひ)→2177

毛根 hair root 〔L〕radix pili 毛を被覆する上皮構造．立毛筋の付着する毛隆起 hair bulge から上部の固定部と，固定部より下部の毛球部を含む変動部よりなる．変動部は毛周期により伸縮．[850]

毛根腫 pilomatricoma⇨同石灰化上皮腫→1729

毛根鞘(しょう) hair root sheath⇨参毛→851

毛細管 capillary⇨同毛細血管→2816

毛細管拡張 capillarectasia, telangiectasia 毛細管が拡張すること．毛細管自体には平滑筋がなく自身で拡張はしない．毛細管に送り出される血液は主に細動脈で調節され，静脈系へ還流することを調節しているのは細静脈．炎症時には細動脈が拡張し毛細管が拡張する．[226]

毛細管型人工肺 capillary oxygenator 血液と酸素を膜を介して接触させガス交換を行う膜型人工肺の1つ．外径400 μm，内径200 μm，膜厚100 μmの中空糸(内部に孔のあいた細い糸)内部に血液を通し，外部に酸素ガスを通して膜を介して両者を接触させガス交換を行う．中空糸を多数集めたカラムに血液を通すことで効率的に血液の酸素化を行う．[485]

毛細管血栓症 capillary thrombosis 毛細血管内に微小血栓が多発する状態．[1131]

毛細管出血 capillary bleeding 出血は動脈出血，静脈出血，毛細管出血，実質性出血に分類されるが，毛細管出血は創面からにじみ出るように出血することが特徴で，血小板機能あるいは凝固機能が正常ならば圧迫止血が有効な場合が多い．[485]

毛細管浸透圧⇨同毛細血管浸透圧→2816

毛細管脆弱(ぜいじゃく) capillary fragility 毛細血管壁の抵抗性が減弱し，出血斑をきたしやすくなった状態をいう．このような病態を示すものとしては，血管性，血小板性，その他がある．血管性は，血管壁の異常が認められるもので，単純性紫斑病，アレルギー性紫斑病(ヘノッホ・シェーンライン Henoch-Schönlein 症候群)，老年性紫斑病，ビタミンC欠乏により起こる壊血病，常染色体優性遺伝形式をとる遺伝性出血性毛細血管拡張症(オスラー Osler 病)などが代表的なもので，その他に尿毒症，糖尿病，高血圧でみられる．血小板性では，特発性血小板減少性紫斑病(ITP)，血小板無力症などがあり，その他にはフォン=ヴィルブランド病 von Willebrand disease，血漿タンパク異常症などでみられる．[1481]

毛細管ドレナージ capillary drainage ［毛細管排液］細い管腔を組み合わせた管(ドレーン)を挿入し，毛細管現象を利用して腔内にたまった液を体外に排液すること．ペンローズ Penrose ドレーンがこの原理を応用した代表的なもの．漿液の排出に優れ，凝血塊や膿汁に対しては排液効果が減じる．[485]

毛細管排液⇨同毛細管ドレナージ→2816

毛細管拍動 capillary pulsation ［クインケ拍動］ 爪の先端を軽く圧迫すると爪甲の赤色部の一部が蒼白の状態となるが，その境界部分が脈拍に応じて変動するのが観察される現象のこと．[226]

毛細管法⇨同ミクロヘマトクリット法→2765

毛細血管 capillary ［毛細管］ 動脈から静脈への移行部に存在する細い管系(内径：約2-20 μm)．毛細動脈，毛細静脈，真毛細血管を合わせて毛細血管という．1層の内皮細胞からなることが多く，血液と組織における酸素と二酸化炭素の交換，栄養素と老廃物の交換が行われる．[1377]

毛細血管拡張症 telangiectasia 主に真皮浅層の毛細血管ないし小血管が不可逆的に拡張したもので，先天性と後天性に分けられる．先天性には，オスラー Osler 病，片側性母斑性毛細血管拡張症，毛細血管拡張性失調症などがあり，後天性には，酒皶，肝障害による手掌紅斑やクモ状血管腫，強皮症に伴う血管拡張，慢性放射線皮膚炎などの物理・化学的損傷や萎縮を伴うさまざまな皮膚疾患に合併するものなどがある．電気乾固または色素レーザーによる治療が有効．[945] ⇨参紅斑→1050，ガラス圧診→550

毛細血管拡張性運動失調 ataxia telangiectasia ［ルイ=バー〔ル〕症候群］ 進行性の小脳失調，毛細血管拡張，易感染性などを引き起こす常染色体劣性遺伝の免疫不全疾患．高率にリンパ腫などの悪性腫瘍を合併する．病因遺伝子 *ATM* は11番染色体に位置する．病因遺伝子産物 *ATM* は2本鎖DNA切断により活性化しP53などを介して細胞周期を調節する．小脳失調は進行性で，最初に出現する症状であり，歩行開始時に気づかれることが多いが，4歳頃に発現することもある．のちに企図振戦，深部反射低下，舞踏病アテトーゼ，眼球運動障害，言語障害，唾液分泌過多症，知能障害などが明らかになる．3-6歳で皮膚と眼球結膜の毛細血管拡張が出現してくる．B細胞(IgAとIgEの低下)とT細胞の異常により副鼻腔や呼吸器の感染症が頻発する．肺炎，気管支炎のような慢性肺疾患を引き起こす．対症療法として，抗生物質と免疫グロブリンの投与が有効．予後は不良であり感染症，悪性腫瘍合併などで10歳代後半までに死亡する例が多い．40歳代まで生存した例もある．[422]

毛細血管拡張性失調症 ⇨同運動失調-毛細血管拡張症候群→336

毛細血管拡張性疣贅(ゆうぜい)⇨同被角血管腫→2428

毛細血管間糸球体硬化症 ⇨同キンメルスチール・ウィルソン病変→806

毛細血管循環 capillary circulation 毛細管は血液と組織細胞間の物質交換という血管系の主要機能を営んでおり，その循環をいう．毛細管は細動脈より移行し，細静脈へと還流する．毛細管血流は交感神経が緊張すると減少し，血管径は細くなる．逆に，交感神経が遮断されれば毛細管血流は増加し，血管径は広がる．この調節は細動脈，メタ細動脈，前毛細管括約筋，細静脈の緊張や弛緩によって行われている．[226]

毛細血管浸透圧 capillary osmotic pressure；COP ［毛細管浸透圧］ 毛細血管内の浸透圧のこと．この浸透圧は血管内の物質が血管外に透過するときに大きな影響を与える．浸透圧はそのほとんどが血漿の膠質タンパク質分子によって生じ，アルブミンが大きな役割をになっている．[226]

毛細血管性形成異常⇨同毛細血管性血管腫→2816

毛細血管性血管腫 capillary hemangioma ［毛細血管性形成異常］ 血管腫や脈管形成異常の分類上の概念の1つ．脈管系腫瘍の分類は国際的にも確立されていないが，広義には病理組織学的に毛細血管の増生を主体とする血管腫のこと．臨床的にはさまざまな血管腫を含む広い概念．イチゴ状血管腫，ポートワイン母斑，血管拡張性肉芽腫(化膿性肉芽腫)，老人性血管腫などがこれに属する．最近では，腫瘍性増殖をきたす血管腫と，血管拡張を主体とする脈管形成異常を分ける傾向にある．[945]

毛細血管脆弱(ぜいじゃく)**性試験**⇨同毛細血管抵抗試験→2817

毛細血管抵抗試験 capillary fragility test；CFT，capillary resistance test ［**毛細血管脆弱**(ぜいじゃく)**性試験，皮膚毛細血管抵抗試験**］ 毛細血管の脆弱性や透過性亢進を診断するための試験．上腕に血圧測定用の駆血帯を巻いて中間血圧で5分間圧迫し，駆血帯を外した2分後に出現した内出血斑の数を数える(ルンペル・レーデ Rumpel-Leede 法)．4個以下は陰性，5個以上が陽性(+～卌)と判定されるが，血小板の異常でも陽性になるため，特異性は高くない．[1591] ⇨参ルンペル・レーデ試験→2969

毛細血管透過性 capillary permeability 毛細血管壁がいろいろな物質を通過させる性質ないし能力をいう．飲作用によって一部の物質を透過させるが，水溶液および電解質の透過は濾過または拡散によって細孔を通過すると考えられている．[226]

毛細血管瘤 capillary microaneurysm ［**網膜毛細血管瘤**］ 網膜毛細血管が局所的に拡張したもの．大きさは通常50 μm以下で，視神経乳頭縁での網膜中心動脈の口径より小さい．さまざまな網膜循環障害をきたす疾患でみられる．代表的な疾患として糖尿病網膜症や網膜静脈閉塞症，その他に，血液疾患，ぶどう膜炎，各種の血管炎などでもみられる．視力低下をきたすことがほとんどないため，基本的に経過観察のみでよい．[1309]

毛細胆管 bile canaliculi，bile capillaries 胆汁流出系の源流となる肝細胞索に囲まれた水路状間隙．肝細胞から絨毛膜を通して分泌された胆汁を，中心静脈近傍から門脈域方向へ流し，細胆管へ移行する．毛細胆管と細胆管の移行部をヘリング Hering 管という．[1050]

毛細リンパ管⇨参リンパ〔液〕→2954，リンパ本幹→2960

毛細リンパ管網 lymphatic rete⇨同リンパ毛細管叢→2960

申し送り report ［**引き継ぎ**］ 交代制勤務を導入している職場において，勤務交代時に次の勤務者にそれまでの状況を伝えること．また患者の移動に伴い看護を受ける場所が変わる場合(病棟から手術室，他施設・地域など)にも行われる．看護職は3交代や2交代勤務をとるため，次の勤務者に正しい情報を伝達することで患者に対する継続したケアが可能となる．つまり，①次の勤務者が患者のそのときの状態を正確に把握し，看護上の判断を下すことができる，②看護者が交代しても，患者からの希望が伝わる，③患者に必要な処置や医師からの指示が間違いなく行われる，などである．申し送りは個人的にあるいはグループで，書面および口頭(記録と報告)で行われる．患者が施設を変わる場合には，ビデオやテープ録音が活用されることもあり，その形式は多様．病棟の勤務時間帯における申し送りは看護師がいっせいに集まって行われるのが一般的だったが，最近では業務の効率化を図るために看護記録による伝達や，リーダー間で引き継いだのち，各担当者に指示を出すなど新しい試みが行われている．[311]

毛周期 hair cycle 成長期，退行期，休止期よりなる毛の周期．ヒトでは個々の毛が独立した毛周期をとっており，各周期の長さは部位により異なる．例えば，頭毛では成長期が数年，退行期は2週間，休止期は3-4か月．[850]

●毛周期(毛器官の組織変化)

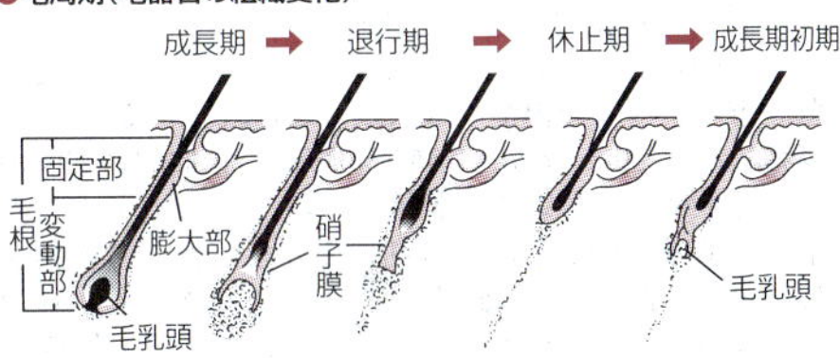

毛縦裂症 trichoptilosis ［**毛髪縦裂症，裂毛症**］ 毛髪の先端が縦に裂け，羽毛状の毛となること．毛の栄養障害や乾燥，薬剤，ヘアブラシなどの機械的刺激などにより生じる．[850]

網状うっ(鬱)血性皮斑⇨同網状皮斑→2817

網状肢端色素沈着症 〔L〕acropigmentatio reticularis ［**肢端色素沈着症**］ 小児期から思春期にかけて発症する色素沈着症で，主として手背・足背の網目状の淡褐色色素斑を特徴とする．常染色体優性遺伝と考えられている．日本人に多く，海外での報告はまれ．[850]

網状植皮術 mesh skin graft ［**メッシュ植皮，網目状皮膚移植，網状植皮法**］ 主に熱傷などによる広範囲の皮膚欠損創の被覆に使用される植皮術．採取した皮膚を特殊機械(メッシュデルマトーム)にかけ網状に割を入れ，1.5-6倍ほどに拡大した皮膚片を移植する．網状植皮では網目部分から血腫や滲出液が排出されるため，皮膚の生着がよく感染に強いという特徴がある反面，生着後は治癒した皮膚が網目状となるため外観上きれいでないという欠点がある．[688]

網状植皮法 mesh skin graft⇨同網状植皮術→2817

網状赤血球 reticulocyte⇨同網赤血球→2818

網状帯⇨参副腎皮質→2541

毛小皮 hair cuticle⇨参毛→851

網状皮斑 livedo reticularis ［**網の目状紅斑，網状うっ(鬱)血性皮斑**］ リベド(皮斑)のうち，網状を呈する紫色斑で，下層にある大血管の変化による毛細血管および細静脈の拡張，まれに発育不全として現れる持続性のチアノーゼ斑である．閉塞性動脈硬化症や全身性エリテマトーデスに合併することもある．脳梗塞や末梢神経に障害を認めることも多い．無症状のことも多いが，しびれや冷感，ときに潰瘍がみられる．なおこのような皮斑が動脈性にみられるものを分枝状皮斑，器質的疾患を伴わず寒冷などにより一時的にみられるものを大理石様皮膚という．[640] ⇨参リベド→2933

盲児・ろうあ児施設 institution for blind，deaf and mute children 「児童福祉法」第43条の2に規定された児童福祉施設の1つで，法的な名称は盲ろうあ児施設．視力・聴力・言語機能に障害をもつ児童を入所させて保護し，併せて将来の社会参加と独立・自活に必要な指導・訓練を行う．入所保護，日常生活や職業指導に必要な設備を備え，嘱託医・児童指導員・保育士などの専門職員が配置されている．盲児施設では児童指導員は点字を解することが必要とされている．ろうあ児施設では，視覚機能の活用のため映写に関する施設を設けることとされている．[457]

盲人ホーム　home for the blind　1962(昭和37)年の盲人ホーム運営要項により，助成されている通所施設．あんま・マッサージ師・指圧師，鍼師・灸師の免許をもちながら，自営することや雇用されることの困難な盲人が利用する施設．必要な技術指導を行い，その自立更生を図ることを目的としている．設置主体は都道府県・市および社会福祉法人に限るとされている．[457]

網赤血球　reticulocyte　［**網状赤血球**］　赤血球系細胞の1つ．骨髄中で赤芽球が脱核することによって生じる細胞であり，約2日間，骨髄にとどまったのち末梢血に出て，1-2日後に赤血球に成熟する．RNAと少数のミトコンドリアを含んでいることから，超生体染色supravital stainingによって青色網状構造(染色されたRNA)を認めることで同定される．骨髄での赤血球産生を反映しており，溶血性貧血や出血などで増加，再生不良性貧血などで低下する．[656]

も

毛瘡　sycosis，ficosis　毛包一致性に膿疱や丘疹を形成する皮膚疾患．黄色ブドウ球菌による尋常性毛瘡や，白癬菌による白癬性毛瘡がある．[850]

妄想　delusion　思考内容の異常の1つ．主として自己に結びついた内容についての誤った確信で，①自己の経験や他から与えられた論理的反証によっても，その内容の不合理性や矛盾を訂正できないこと(自ら誤った考えであることを認識しているのは妄想ではないから，詐病は妄想ではない)．かつ②その者が所属する集団の文化からも理解されないこと(仮に他の文化に所属する人からみると不合理で訂正不可能な考えであっても，その文化の中に生活する人にとっては当然である考えは妄想とはいわない)．③知的能力の障害〔精神遅滞(知的障害)，教育の欠損，認知症〕にも起因しないもの．記憶の障害による誤った確信も妄想ではない．組織化され体系化された妄想を，妄想体系あるいは妄想建築と呼ぶ．[488]

妄想気分　delusional mood　「何かが起こった」「周囲の雰囲気がいつもと違う」「不気味な空気が流れている」などと感じられる主観的な周囲の変容感．明確には言語化できない，不安に満ちた，騒がしい，ただならぬ緊迫感を伴う．妄想の形式には妄想気分，妄想着想(誤った考えが突然にひらめく)，妄想知覚(見たり聞いたりした外の出来事に誤った意味づけをする)の3つがある．このうち妄想気分は，他の2つのように明らかな妄想が出現する以前の初期段階であり，特に精神病の急性期に主体の内界に生じた病的変化が外に転嫁し，患者自らが変化したにもかかわらず外界が変化したかのように感じる症状とみなされている．[1205,1228] ⇨参妄想知覚→2818

妄想症　paranoia⇨同パラノイア→2396

妄想性パーソナリティ障害　paranoid personality disorder　パーソナリティ(人格)障害とは，その人の所属する文化から期待されるものより著しく偏った，内的体験および行動の持続的様式で，その偏った様式が認知，感情，対人機能，衝動統制のうち少なくとも2つの領域にわたってみられる．また，その様式は成人早期に始まり，広範な状況でみられ，重要な領域において障害をきたしている場合に診断される．妄想性パーソナリティ障害とはパーソナリティ障害の一種で，十分な根拠もない他人の言動を悪意のあるものと解釈するといった，強い不信と疑い深さが種々の状況で明らかになる．DSM-Ⅳ(精神疾患の診断・統計マニュアル改訂4版)とICD-10(国際疾病分類第10改訂)によると，①過度に敏感，②恨みをいだき続ける傾向，③疑い深いこと，④執拗に個人的権利を意識すること，⑤配偶者の性的貞節をしばしば疑うこと，⑥過度の自尊心をいだく傾向，⑦まわりの出来事について「陰謀がある」という実証のない解釈に没頭すること，などの特徴がある．[870]

妄想体系　delusion system⇨同体系妄想→1865

妄想知覚　delusional perception　実際に存在する正常な知覚に対して，心理学的に了解不能な特別の意味が突然付与され，それが強く確信されるもの．例えば，患者は「あの猫が顔をこすったのは，母の死を知らせているのだ」と確信する体験である．妄想知覚は妄想気分，妄想着想とともに一次妄想の範疇に属し，シュナイダーK. Schneiderの1級症状の1つに数えられているように，統合失調症に特徴的な症状である．まれに器質性精神障害にも出現する．[863]

妄想着想　delusional intuition　妄想発生の1つの形式．突然，何の媒介もなしに特定の誤った考えを確信すること(例：自分は神である)．妄想知覚は二分節性(①知覚する→知覚された対象，②知覚された対象→異常な意味づけ)であるが，妄想着想は一分節性(①考える人→異常な着想)であると説明されている．[488]

妄想妊娠⇨同想像妊娠→1819

毛巣嚢腫⇨同毛巣瘻(ろう)→2818

毛巣嚢胞　pilonidal cyst⇨同毛巣瘻(ろう)→2818

妄想反応　paranoid reaction　異常体験反応ないしは異常心的反応の1つの形で，何らかの出来事や体験に対し，不安・嫉妬・猜疑などに基づいて，ある程度了解できる妄想様観念を形成すること．独断的・狂信的・偏執的など，多少なりとも偏りのある人格構造を基礎にして生じる．クレッチマーE. Kretschmerの敏感関係妄想，老年期の心気妄想，難聴者の迫害妄想などがこれにあたる．[863]

妄想様観念⇨同二次妄想→2211

毛巣瘻(ろう)　pilonidal sinus　［**ジープ病，毛巣嚢腫，毛巣嚢胞**］　仙尾部に生じる皮膚嚢腫で，内部に毛髪を含み，しばしば感染を繰り返す．局所の物理的刺激により脱落した毛髪が皮内に迷入して生じる．多毛で肥満の男性に多い．治療は硬結部全体の完全切除．[1028]

盲腸炎　typhlitis，cecitis　虫垂炎の古称．現在では使われていない．盲腸炎は，虫垂炎の炎症が盲腸に波及したり，憩室，腸結核，クローン病などの疾患によって二次的に生じることが多い．[106] ⇨参虫垂炎→1993

盲腸憩室　cecal diverticulum　盲腸に発生した憩室．腸壁の全層を有する先天性憩室は比較的まれで，腸壁の脆弱部から腸管内圧上昇に伴って粘膜が突出し，筋層を欠いた後天性憩室が多い．盲腸を含む上行結腸領域の憩室は大腸憩室の約半数を占め，注腸造影検査や内視鏡検査で偶然に発見されることが多い．憩室炎，穿孔，出血などをきたした場合には手術を要する場合もあるが，無症状なら治療は通常不要．[152]

盲腸周囲炎 paratyphlitis, perityphlitis 虫垂炎が進行し，盲腸とその周囲に硬結，浸潤の起こった状態．症状としては悪寒，発熱，右下腹部痛，下痢などが起こる．急性症状は数日で軽快することが多いが，腹膜炎などを呈した場合は開腹手術が必要となる．従来，大網膜，小腸などが盲腸やその周囲部病変に癒着し，腫瘤として外部から触れるようになった状態で虫垂切除を行うと，断端の縫合が困難なため，術後の経過が悪かった．しかし現在では抗生物質の発達により積極的に虫垂切除が行われるようになった．盲腸への浸潤が高度な場合は，盲腸切除（回盲部切除）が必要な場合もある．[106]

盲腸切除術 cecectomy 虫垂切除術の俗称．盲腸は回腸末端部とともに切除されるので，回盲部切除とほぼ同じことを意味する．[106] ⇒参虫垂切除術→1993，回盲部切除術→458

盲点 blind spot 本人が自覚していない視野の局所的な欠損（暗点）．視神経乳頭に相当する部分の生理的な暗点をマリオット Mariotte 盲点という．[566] ⇒参暗点→207，マリオット盲点→2745

網内系⇒同細網内皮系→1177

毛乳頭 papilla pili, hair papilla⇒参毛球→2815，毛→851

網嚢 omental bursa 胃と小網の後方で，後腹壁との間に存在する腹膜で囲まれた嚢状の腔所のこと．発生途上に胃と肝臓がともに右へ回旋し，小網が前後方向から左右方向に向きを変えるとともに，背側胃間膜が左方に伸びて網嚢ができる．胃の後ろで右端に腹膜腔に通じる開口部の網嚢孔をもち，左端が行き止まりとなる．その後，背側胃間膜が下方へ伸びて大網の形成が始まると，大網の前葉と後葉との間にある腔所は上方で網嚢に続くことになる．しかし，成人に至るまでに大網の前葉と後葉はしだいに癒着し，この腔所は消失する．網嚢があることにより胃がスムーズに動けるといわれる．[1044] ⇒参腹膜→2548，小網→1464

盲嚢⇒同歯周ポケット→1282

毛嚢⇒同毛包→2819

毛嚢炎⇒同毛包炎→2819

網嚢孔 epiploic foramen ［**ウィンスロー孔**］ 腹膜腔のうち，腹側胃間膜の一部である小網と背側胃間膜により形成された嚢状部を網嚢といい，網嚢と他の腹腔臓器との間を交通している孔を網嚢孔と呼ぶ．腹側を肝十二指腸間膜，背側は下大静脈，頭側は肝尾状葉，尾側は十二指腸球部あるいは幽門を境としている．[106]

盲嚢症候群 blind pouch syndrome⇒同盲係蹄（けいてい）症候群→2815

毛嚢性ムチン沈着症⇒同毛包性ムチン沈着症→2819

盲嚢掻爬（そうは）術 pocket curettage⇒同歯周ポケット掻爬（そうは）術→1282

毛嚢虫⇒同毛包虫→2819

毛髪 hair 皮膚付属器の1つ．毛は毛芽より発生し，胎生毛，軟毛，終毛とに分けられる．皮膚表面から外に出ている毛を毛幹，皮膚の内部にある毛を毛根といい，両者をあわせて毛器官という．毛の主成分は硬ケラチンで，外側より毛小皮，毛皮質，毛髄質の3構造からなる．毛器官は成長期→退行期→成長期という毛周期を繰り返す．毛細胞の源である幹細胞 stem cell は毛隆起 hair bulge に存在するとされている．[695,155] ⇒参ケラチン→934，脱毛→1919

毛髪細胞白血病⇒同有毛細胞白血病→2856

毛髪縦裂症⇒同毛縦裂症→2817

毛髪像 hair line ［**葉間毛髪線**］ 胸部X線写真正面像でみられる肺の右上葉と中葉の葉間胸膜切線像．第3肋骨前端の高さで肺門の中央から辺縁に至るほぼ水平な細い線状影としてみられる．その肥厚，走行の乱れ，位置の変化などは肺・胸膜病変の診断の手がかりとなる．[264]

毛髪痒感狂⇒同抜毛癖→2387

毛皮質 cortex of hair〔shaft〕 毛髄の外側を覆う毛の主要構造で，硬ケラチンよりなり，毛母で分裂した上皮細胞が角化してつくられる．毛皮質はさらに毛小皮で覆われる．（図参照⇒毛→851）[850]

盲フィステル⇒同盲瘻（ろう）→2824

毛母 hair matrix ［**毛母基**］ 毛球部の毛乳頭と接触する部位に存在する上皮細胞組織で，増殖・分化して毛と内毛根鞘をつくる．毛母の基底細胞間にはメラノサイトが存在し，これらのメラノサイトにより産生されたメラニン色素は毛へと移行する．（図参照⇒皮膚→2468，毛→851）[850] ⇒参毛球→2815

毛包 hair follicle 〔L〕folliculus pili ［**毛嚢**］ 毛根を鞘状に取り囲む組織で，内側の上皮性毛根鞘と外側の結合組織由来の線維性毛根鞘よりなり，両者の間は硝子膜で境されている．毛包は立毛筋付着部と脂腺開口部を境に，上部（漏斗部），中部（峡部），下部の3部に分けられる．（図参照⇒皮膚→2468）[850]

毛包炎 folliculitis ［**毛嚢炎**］ 細菌感染による毛包の炎症反応．病巣は毛孔一致性の丘疹または膿疱を示す．病原菌の多くは黄色ブドウ球菌や表皮ブドウ球菌で，まれに緑膿菌（緑膿菌性毛包炎）などのグラム陰性桿菌（グラム陰性桿菌性毛包炎）の場合がある．[850]

毛包上皮腫⇒同毛包表皮腫→2820

毛包性角化症 keratosis follicularis⇒同ダリエー病→1929

毛包性ムチン沈着症 follicular mucinosis ［**ムチン沈着性脱毛症，毛嚢性ムチン沈着症**］ 毛包と脂腺へのムチン沈着を特徴とする原因不明の疾患．毛包一致性に紅斑性の小丘疹が癒合した局面が頭頸部や顔面に好発し，脱毛を伴う．全身に皮疹が多発するものは皮膚T細胞リンパ腫（菌状息肉症）の初期病変であることがある．[850]

毛包虫 follicle mite, *Demodex folliculorum* ［**毛嚢虫，ニキビダニ**］ ヒトの毛包に寄生する皮膚常在寄生虫の1つ．体長0.1-0.4 mmの円柱状のダニで，皮脂腺の発達した顔面，特に鼻に多く生息する．[850] ⇒参毛包虫性痤瘡（ざそう）→2819

毛包虫性痤瘡（ざそう） 〔L〕acne demodecica 毛包虫の増加により紅色丘疹・膿疱といったニキビ様の臨床像を示す一種の毛包炎．膿疱から毛包虫が検出される．顔面へのステロイド外用剤の不適切な使用により生じることがある．治療は硫黄剤の外用が有効．[850]

毛包嚢腫 pilar cyst ［**外毛根鞘嚢（しょうのう）腫**］ 粉瘤の1つで，被髪頭部に好発する径1～数cmの毛包由来の腫瘍．真皮深層から皮下にかけて存在する皮内嚢腫で，外毛根鞘性角化 trichilemmal keratinization と呼ばれる特異な毛包性の角化を示す．表皮は常色で比較的かたく触れるわずかな隆起を認める．[19] ⇒参アテローム→163

毛包表皮腫　trichoepithelioma ［**毛包上皮腫，多発性丘疹状毛包上皮腫**］ 粟粒からエンドウ豆大までのかたい結節．毛芽由来の皮膚良性腫瘍で，多発型は学童に好発し常染色体優性遺伝を示す．頭部・顔面正中部および鼻唇溝に好発．単発型は毛芽腫の表在型である．[19]

毛母基⇨同毛母→2819

毛母腫　pilomatricoma⇨同石灰化上皮腫→1729

網膜　retina　眼球はカメラに例えられる．光を感じるフィルムにあたるのが網膜で，光受容素子にあたるのが視細胞である（図参照⇨眼球→576）．発生初期の間脳に由来し，眼杯の内・外の壁が合わさり，外板由来の色素上皮層に，内板由来の神経上皮層が重なって網膜となる．網膜の層構造は，最外層は色素上皮層で，その内側に視細胞，双極細胞，網膜神経節細胞の層が続く．視細胞は視覚受容器で，杆〔状〕体細胞と錐〔状〕体細胞の2種類に分けられる．視覚情報の主な経路は視細胞→双極細胞→網膜神経節細胞である．水平細胞とアマクリン細胞は側方からこの経路の情報内容の調節にかかわる．網膜神経節細胞は視覚情報を脳に送るニューロンで，網膜神経節細胞の軸索が視神経線維である．視神経線維は視神経乳頭に集まって視神経をつくり，眼球を出る．視神経乳頭の部位には視細胞はない（マリオットの盲点）．視神経乳頭の耳側に黄褐色部位（黄斑）があり，その中央は網膜が薄く凹んでいて中心窩という．中心窩は網膜で最も視力のよい部分で，視細胞はすべて錐体細胞である．中心窩を離れるにつれて錐体細胞が減少し，杆体細胞が増える．眼球に入る光は，透明な角膜→眼房水→水晶体→硝子体を通過して網膜に至り，さらに神経上皮層を貫通して色素上皮層で進路が遮られる．遮られた光が視細胞の外節（錐体，杆体）にあたると，視物質であるロドプシン rhodopsin（杆体）やヨドプシン iodopsin（錐体）の構造が変化して，一連の光変換機構がはたらき，視細胞の受容器電位が変化する．杆体は明暗の感覚に，錐体は明るい場所での色覚にかかわる．錐体には3種類（赤錐体，緑錐体，青錐体）あり，それぞれ長（558 nm）・中（531 nm）・短（419 nm）波長の光を吸収する．錐体細胞に異常があり，正常な色の識別ができない眼の障害を色覚異常といい，1-3型色覚，1色覚などがある．ヒトの網膜では，細胞層を支える基本骨格をミュラー細胞（グリア細胞）がつくり，視細胞や神経細胞を養うために血管系が発達している．[1044] ⇨参視細胞→1275，ミュラー細胞→2775，色覚異常→1238

網膜の脈管　vessels of retina　網膜に分布する血管で，網膜中心動・静脈とその枝を指す．網膜中心動脈は眼球の後方約15 mmのところで視神経に入り，そのほぼ中心を通って眼球に向かい，視神経円板（乳頭）から眼底に現れる．ここから上外側動脈，下外側動脈，上内側動脈，下内側動脈，上黄斑動脈，下黄斑動脈，網膜内側動脈の7本の枝となり網膜に分布する．これらの枝は終動脈であり吻合しない．また，網膜中心窩の周辺には黄斑血管輪が形成され，中心窩そのものは血管を欠く．静脈は動脈に伴行する．[154] ⇨参眼球の血管・神経→576

網膜異常対応　abnormal retinal correspondence；ARC ［**網膜対応異常**］ 網膜正常対応（NRC）に対比して用いられる．ある一点の像を見ているとき，両眼の中心窩および他の網膜部位は，決まった対の対応点をもっている．つまり，右眼の網膜に映った映像は，左眼の対応する決まった網膜部位に映るので，両眼で見たときの脳の仮想単眼イメージの映像の方向感覚（視方向）は，正位では左右同じになる．このように，左右の中心窩が同じ視方向をもって対応していることを網膜正常対応という．正常網膜対応の人が斜視のような眼位ずれを起こした場合，当然のことながら一眼の中心窩と他眼の中心窩は対応しなくなる．例えば左眼で像を固視した場合，外斜視では右眼で見ると真像より内側に像があるように感じ（交差性複視），内斜視ではより外側に像があるように感じる（同側性複視）．これに対し，固視眼中心窩と斜視眼網膜のずれ部位が何らかの対応関係をもって不完全な両眼視をしていることにより，複視を自覚しないこともある．この状態を網膜異常対応といい，固視眼中心窩と対応する斜視眼の網膜部位が中心となって視方向が形成されている．[975]

網膜炎　retinitis ［**網脈絡膜炎**］ 網膜の炎症性疾患の総称．脈絡膜炎を合併していることが多く，網脈絡膜炎とも呼ばれる．硝子体に炎症が波及し，硝子体混濁を生じることがある．真菌やウイルス感染が原因となることが多い．血管周囲に細胞浸潤による白色病巣を認めることがある．[1309] ⇨参脈絡網膜炎→2774

網膜円孔　retinal hole ［**萎縮性円孔**］ 網膜の萎縮によってできた円形の裂孔．網膜周辺部の格子状変性内に形成されることが多い．しばしば近視の若年者にみられ，裂孔原性網膜剝離の原因となることがある．[1309] ⇨参網膜裂孔→2822

網膜下血管新生　subretinal neovascularization ［**網膜下新生血管**］ 脈絡膜由来の新生血管．脈絡膜ブルッフ Bruch 膜の裂け目を通り，網膜色素上皮下あるいはさらにそれを突き破って感覚網膜下や感覚網膜内にまで侵入する．新生血管壁は薄く脆弱であるため，漿液性や出血性の剝離をきたしやすい．代表的疾患は加齢黄斑変性や網膜色素線条など．[975]

網膜芽細胞腫　retinoblastoma　乳幼児の眼球内に発生する悪性腫瘍．30% 弱が常染色体優性遺伝で両眼性．片眼性の場合は非遺伝性のことが多い．白色瞳孔，視力障害，斜視が特徴的な症状．急速に進行し，脳に浸潤したり遠隔転移をすることがある．眼外に転移すると予後は不良．片眼性の場合は，原則として早期に眼球摘出するが，両眼性の場合，より腫瘍が小さいほうの眼に対して保存療法，例えば光凝固や放射線照射，化学療法を行うことがある．[651]

網膜下出血　subretinal hemorrhage　感覚網膜と網膜色素上皮の間にある網膜下腔に生じた出血．鈍的外傷や加齢黄斑変性症，網膜細動脈瘤でみられる．暗褐色の出血斑を呈し，出血が大量な場合はドーム状に隆起する．最近では手術による出血除去も行われる．[1309]

網膜下新生血管　subretinal neovascularization⇨同網膜下血管新生→2820

網膜血管炎　retinal vasculitis　網膜血管の炎症．しばしば網膜炎に併発し，多くは網膜静脈周囲炎や網膜静脈炎の形をとり，動脈炎はまれ．原因として，ベーチェット Behçet 病やサルコイドーシス，ウイルス感染などがある．網膜静脈に沿って出血や滲出斑がみられる．原因に対する治療を行う．[1309]

網膜血管腫⇨同フォン=ヒッペル病→2524

網膜格子状変性 lattice degeneration 網膜の周辺部にみられる円周状の帯状変性．変性巣内の血管は白線化しており，硝子体との癒着が強い．近視眼に多い．変性巣内の網膜萎縮によって萎縮性円孔を形成したり，後部硝子体剝離に伴って網膜裂孔を形成し，網膜剝離の原因となる．[1309]

網膜細動脈瘤 retinal arteriolar macroaneurysm 眼底後極部の網膜動脈枝に生じた動脈瘤．中年女性に多くみられ，動脈硬化を基盤とする．周囲に出血や滲出斑を生じ，それが黄斑部に及び視力障害の原因となる．治療にはレーザー光凝固を行うことがある．出血は網膜下，網膜内，網膜前，硝子体のいずれにも生じうる．[1309]

網膜色素上皮 retinal pigment epithelium；RPE ［RPE］ 網膜の最外層にあり，メラニン色素を含む1層の上皮細胞層．外側血液網膜関門を形成している．視細胞外節を貪食するとともに，ビタミンAの代謝や細胞間基質の合成，脈絡膜と網膜間の物質輸送や網膜下液の排出など多彩な働きをしている．[566]

網膜色素線条症 angioid streak ブルッフ Bruch 膜を構成する弾力線維に断裂が生じる疾患．視神経乳頭から放射状，ヒトデ状に黒色ないし灰白色の線条がみられる．ときに脈絡膜新生血管を伴い，網膜下出血などをきたす．頸部や眼瞼などに弾力線維性仮(偽)性黄色腫を伴うことがある．[1309]

網膜色素変性症 pigmentary retinal degeneration，retinitis pigmentosa；RP 夜盲，求心性視野狭窄，視力低下をきたす遺伝性進行性の網膜ジストロフィー．眼底には黒色の骨小体様色素沈着を伴い，赤道部から周辺部および後極に向かって進行する．有効な治療方法はない．予後についてよく説明し，生活指導などを行う．[1309]

網膜ジストロフィー retinal dystrophy 遺伝性に網膜の変性をきたす疾患を総称してこう呼ぶ．代表的なものに網膜色素変性症や黄斑ジストロフィーなどがある．[1601]

網膜出血 retinal hemorrhage ［網膜内出血］ 網膜内に生じた出血．線状，火焔状，点状，斑状，しみ状などさまざまな形態をとる．その形態により出血が起こった層を判定することができる．高血圧，糖尿病，膠原病，ベーチェット Behçet 病などのさまざまな疾患でみられる．[1309] ⇨参網膜前出血→2821

網膜症 retinopathy 網膜の非炎症性疾患の総称．網膜の血管異常を病態とする糖尿病網膜症や未熟児網膜症が代表的疾患．[1309]

網膜上膜 epiretinal membrane；ERM ［網膜前膜］ 網膜内境界膜上に線維性増殖組織が形成される疾患で，黄斑部に好発する．膜の収縮によって網膜ヒダや牽引性網膜剝離などが生じ，視力低下や変視をきたす．特発性のものや，網膜剝離やその術後，ぶどう膜炎など，さまざまな疾患に伴って生じる．特発性網膜上膜は，後部硝子体剝離が生じる50歳以上に多い．病理組織学的には，網膜内境界膜の裂け目を通ってグリア細胞が増殖して膜を形成すると考えられ，その形成には後部硝子体皮質が大きく関与しているとされている．治療は硝子体手術によって膜状組織を除去する．[566]

網膜静脈炎⇨参網膜血管炎→2820

網膜静脈周囲炎⇨参網膜血管炎→2820

網膜静脈分枝閉塞症 branch retinal vein occlusion；BRVO 網膜の動静脈交差部で，動脈の圧迫により静脈の分枝が閉塞する疾患．交差部から周辺側の静脈の拡張と網膜出血，網膜浮腫，硬性白斑などが生じ，ときには循環障害による軟性白斑がみられる．出血や浮腫が黄斑部に及ぶと視力が低下する．広範囲の毛細血管閉塞を伴う虚血性の場合は，網膜血管新生，硝子体出血，牽引性網膜剝離へと進行することもある．治療は虚血性か非虚血性かで方針が異なる．非虚血性の場合，血管壁強化薬や網膜循環改善薬などの内服が中心．虚血性の場合は網膜光凝固を行う．[1309] ⇨参網膜中心静脈閉塞症→2822

網膜神経節細胞 retinal ganglion cell 網膜内で処理された光情報を電気信号として最終的に脳へ送り出す神経細胞．内顆粒層の双極細胞やアマクリン細胞からの信号を細胞体から多極性に水平に広がった多数の樹状突起で受け取る．網膜神経節細胞の軸索は網膜内の神経線維層内を走行したのち，視神経円板(乳頭)から眼球を貫いて視神経(第2脳神経)を形成する．網膜神経節細胞は大型細胞(M細胞)と小型細胞(P細胞)に分けられる．神経節細胞に占める割合はM細胞が約8-10%，P細胞が約70%といわれる．M細胞は細胞体や樹状突起の広がりが大きく，太い軸索をもつ．それに対してP細胞は細胞体も樹状突起の広がりも小さく，軸索も細い．このため両者は光受容野の特性や軸索の伝導速度が異なる．網膜内での分布をみると，M細胞は相対的に周辺部に多く，P細胞は中心部に多い．また，M細胞とP細胞は外側膝状体での投射領域も異なる．さらに外側膝状体から大脳皮質視覚野，視覚連合野までの伝導路も異なり，M細胞からの情報を主として運ぶ経路をMチャネル(赤-緑情報)，P細胞由来の経路をPチャネル〔明暗(白-黒)情報〕と呼ぶ．[154]

網膜神経線維層欠損 retinal nerve fiber layer defect 網膜神経節細胞線維が変性や萎縮をきたし，欠損した状態．緑内障，視神経疾患，網膜光凝固後などでみられ，視神経乳頭から耳側上方または下方に弓状の暗い陰影として見える．無赤色光を用いて観察できる．[1309]

網膜振盪(とう)症 commotio retinae，retinal concussion ［ベルリン混濁］ 眼の鈍的外傷によって生じる一過性の網膜浮腫で，境界不鮮明な白色調の混濁を呈する．黄斑部に及ぶと一過性の視力低下を生じるが，網膜浮腫の吸収に伴い視力は回復することが多い．重症な場合は不可逆的な視力低下を残すこともある．[1309]

網膜前出血 preretinal hemorrhage 網膜の前，すなわち網膜内境界膜と硝子体との間に生じた出血．網膜内境界膜と神経線維層との間に生じた内境界膜下(網膜内)出血も含む．後極部に好発し，多くは網膜血管新生を原因とする．[1309] ⇨参網膜出血→2821

網膜前膜 preretinal membrane⇨同網膜上膜→2821

網膜対応 retinal correspondence 中心窩周囲の網膜でも同じ視空間の感覚をもつ部位が左右それぞれの決まった網膜部位にあり，左右対応していること．斜視ではこの対応が失われることがある．[1309] ⇨参網膜異常対応→2820

網膜対応異常 abnormal retinal correspondence；ARC⇨同

網膜異常対応→2820

網膜中心窩⇨同中心窩→1991

網膜中心静脈閉塞症 central retinal vein occlusion；CRVO ［CRVO］ 網膜中心静脈が視神経乳頭部付近で閉塞する網膜出血や浮腫などが起こる疾患．特に，網膜中心静脈と動脈が共通の外膜に包まれている強膜篩板部で好発．閉塞が軽いとき(切迫期あるいは切迫閉塞症)には，あまり強い網膜出血はみられず，網膜静脈が蛇行・拡張し，散在性に線状や斑状の網膜出血がみられる．しかし閉塞が強くなると，火焔状の真っ赤な出血が太陽のフレアのようにみられる．このような状態になると視力の低下が著しく，網膜の循環障害によって網膜浮腫や白斑が生じる．網膜中心静脈分枝閉塞症に比べ毛細血管床が閉塞しやすく，網膜虚血をきたすと虹彩新生血管(虹彩ルベオーシス)，さらには血管新生緑内障へ急速に進行する．網膜新生血管から硝子体出血，網膜裂孔，網膜剝離を合併することもある．治療は虚血性か非虚血性かで方針が異なる．非虚血性の場合，血管壁強化薬や網膜循環改善薬などの内服が中心．虚血性の場合は網膜光凝固が行われる．[1309] ⇨参網膜静脈分枝閉塞症→2821

網膜中心動脈圧 central〔retinal〕arterial pressure⇨同眼底血圧→642

網膜中心動脈閉塞症 central retinal artery occlusion；CRAO ［CRAO］ 網膜中心動脈本幹の血流の途絶により，急激に網膜が虚血状態となる病態．心臓や内頸動脈からの血栓，コレステロール塊，骨折時の脂肪などが血液中に流れて閉塞(塞栓症)したり，網膜動脈の内皮細胞障害部位に血栓が生じることで閉塞(血栓症)するとされているが，多くは原因不明．基礎疾患として，糖尿病，動脈硬化症，高血圧症，心臓疾患，血液疾患，動脈炎，膠原病などが危険因子となる．通常は片眼性で，突然無痛性に高度な視力障害を自覚する．眼底は，中心窩(赤色)に相当する部位以外の網膜が浮腫により白濁し，いわゆる桜実紅斑(cherry red spot)と呼ばれる所見を呈する．急性期の治療として，眼球マッサージ，眼圧下降薬，血管拡張薬や血栓溶解薬の投与などのほか，高圧酸素療法や星状神経節ブロックが有効なこともある．網膜障害は発症後1時間以内で不可逆的となるといわれており，できる限り速やかな処置が必要である．[1282] ⇨参網膜動脈分枝閉塞症→2822

網膜電位図 electroretinogram；ERG⇨同網膜電図→2822

網膜電図 electroretinogram；ERG ［網膜電位図，ERG］ 網膜機能の他覚的な検査．光刺激を与えたとき，網膜から発生する電位の変化を記録する．通常，コンタクトレンズを使った角膜電極を関電極として用いる．陰性のa波，陽性のb波の上行脚に重なって出現する律動様小波が主な成分である．水晶体や硝子体の混濁，夜盲疾患，網膜機能異常などが検査の対象となる．通常の角膜電極を用いる検査法は散瞳薬を用い，暗順応後に局所麻酔薬を点眼してから電極を装着し，キセノンフラッシュを発光させ，測定する．[480]

網膜動脈分枝閉塞症 branch retinal artery occlusion；BRAO ［BRAO］ 網膜中心動脈分枝部の血流の途絶．網膜中心動脈閉塞症と同じ原因によるが，より末梢での閉塞のため病変部に対応した視野欠損を自覚する．閉塞した動脈分枝部の支配領域が浮腫のため扇形に白濁する．治療は網膜中心動脈閉塞症に準じる．[1282] ⇨参網膜中心動脈閉塞症→2822

網膜動脈閉塞症 retinal artery occlusion 網膜中心動脈閉塞症および網膜動脈分枝閉塞症の総称．[1282]

網膜内出血 intraretinal bleeding⇨同網膜出血→2821

網膜剝離 retinal detachment；RD ［RD］ 感覚網膜が網膜色素上皮から剝離し，その間に液体(網膜下液)が貯留した状態．発症原因により裂孔原性網膜剝離と非裂孔原性網膜剝離に分類され，後者はさらに硝子体の牽引による牽引性網膜剝離と網膜血管や脈絡膜からの滲出液による滲出性網膜剝離に分かれる．いずれの場合も，網膜剝離が進行すると光視症，飛蚊症，視野欠損，視力低下などの自覚症状を伴うことが多い．放置すると全網膜剝離をきたし失明する可能性があるため，緊急に手術や原疾患の治療を要する．[1282]

網膜ヒダ retinal fold 網膜にヒダが生じた状態．鎌状網膜ヒダなど先天性のものと，網膜剝離や網膜上膜などのさまざまな疾患でみられる後天性のものがある．[566]

網膜復位術 retinopexy，retinal reattachment surgery 剝離した網膜を付着させて復位させるための手術．強膜輪状締結術や硝子体手術による空気置換，ガスやシリコーンオイル注入がこれにあたる．[257]

網膜浮腫 retinal edema 毛細血管瘤や毛細血管などの透過性亢進により，血管中の液体成分が漏出して生じる網膜が膨化した状態．糖尿病網膜症や網膜静脈閉塞症では，囊胞様黄斑浮腫と呼ばれる特徴的な黄斑部の網膜浮腫を生じることがある．[1282]

網膜分離症 retinoschisis 感覚網膜内で網膜が2層に分離する状態．感覚網膜と網膜色素上皮層が分離する網膜剝離とは異なり，進行も緩徐であるため，通常は治療を要さない．[1282]

網膜末梢血管拡張症 retinal telangiectasia ［網膜毛細血管拡張症］ 網膜毛細血管の拡張とそれに伴う滲出性病変，網膜出血を生じる病態の総称．代表的な疾患としてはコーツ Coats 病，網膜粟粒血管腫症，傍中心窩網膜毛細血管拡張症がある．[1282]

網膜毛細血管拡張症⇨同網膜末梢血管拡張症→2822

網膜毛細血管瘤 retinal microaneurysm⇨同毛細血管瘤→2817

網膜有髄神経線維 medullated nerve fiber 先天異常の1つで，検眼鏡的に白色の放射状の線維として観察される．通常，視神経線維は篩状板より前方の網膜では無髄であるが，髄鞘形成がみられる状態．通常は視力障害をきたさない．[566]

網膜裂孔 retinal break 主に硝子体の網膜牽引により形成される感覚網膜の穴．この部位を起点として感覚網膜と網膜色素上皮の間に液化した硝子体が流入し網膜剝離へと進展する場合がある(裂孔原性網膜剝離)．治療は，網膜剝離が伴っていなければ光凝固による網膜剝離の予防を行うが，すでに網膜剝離を生じている場合は手術の適応となる場合が多い．[1282] ⇨参裂孔原性網膜剝離→2977

網脈絡膜炎 retinochoroiditis⇨同網膜炎→2820

盲目継代⇨同盲継代→2815

盲目的挿管 blind intubation 自発呼吸のある患者で，喉頭鏡を使用せずに，非直視的に経鼻気管挿管を行う方法．開口が困難であったり気道を直視できない場合に施行されることがある．気管チューブを鼻腔から口腔咽頭内に向けて進め，気管内チューブの上端に耳を近づけて呼吸音を確認し，頸部の屈曲角度を変え最も呼吸音の強い方向を選択し，患者の吸気時にチューブを進める．チューブ先端が気道に入ると，患者は咳き込み発声できなくなり，それまで聞こえていた呼吸音が明瞭な気管支音に変わるので確認できる．[1552]

毛様筋 ciliary muscle ［毛様体筋］ 毛様体実質に存在する平滑筋で，毛様筋が収縮するとチン Zinn(毛様)小帯が緩んで水晶体の厚さが増すとともに，水晶体が前方移動してピントを近くに合わせる．輪状筋，斜走筋，縦走筋が知られているが，後方の毛様体扁平部でブルッフ Bruch 膜に続いている部分では1か所で始まり，前方の強膜岬ではY字形に分かれて2か所で終わる．副交感神経によって支配される．[566]

毛様充血 ciliary injection, ciliary hyperemia 虹彩毛様体炎などでみられる球結膜下の深部血管の充血．角膜輪部で発赤が強く，角膜から遠ざかるにつれて軽度になる点で結膜充血と異なる．角膜炎や急性緑内障発作などでもみられる．しばしば眼痛，角膜混濁，瞳孔異常，視力障害を伴う．[1130]

毛様線虫症 trichostrongyliasis 線虫の一属である毛様線虫属による感染症．代表的なものに東洋毛様線虫症があり，少数では無症状だが，多数寄生すると消化器障害や貧血などを起こす．[288] ⇨参東洋毛様線虫→2136

毛様体 ciliary body 〔L〕corpus ciliare 眼球中膜(眼球血管膜)の前方部が肥厚して内側に隆起した部分で，前方は虹彩に，後方は脈絡膜に続き，その境を鋸状縁という．主たる働きは水晶体の調節と眼房水の生産にある．内面は放射状に並ぶ毛様体冠(毛様体突起)と毛様体輪が区別され，前者は毛様体小帯を介して水晶体を支えている．また内面は2層の上皮でおおわれており，外層は毛様体色素上皮層といわれ，色素顆粒を含む単層立方上皮で，内層(網膜毛様体部)は無色素性毛様体上皮層といわれ，色素顆粒をほとんどもたない単層立方上皮(冠部)と円柱上皮細胞(輪部)からなる．毛様体支質は多数の平滑筋細胞と線維性結合組織からなり，毛様体筋といわれている．毛様体筋の外層にある線維を経線線維，内層にあるものを輪層線維，両者の間で放射状に走るものを放線線維という．これら平滑筋の作用により水晶体の厚みが制御され，焦点距離を調節している．毛様体支質は豊富な血管と少量の色素細胞を含んでおり，毛様体動脈には有窓の毛細血管がみられ，眼房水が産生される．[1043] ⇨参ぶどう膜→2565，眼球→576，眼房水の流れ→653

網様体 reticular formation；RF 神経細胞(ニューロン)と神経線維が入りまじって網の目のように見える構造．系統発生的に古い基礎的神経構造を呈している．網様体は脳幹(中脳，橋，延髄)から脊髄にわたり存在し，上行性，下行性に広い領域と複雑な神経網を形成している．とりわけ，脳幹網様体には，①大脳皮質に作用し，意識，覚醒，睡眠などにかかわる働きや，②呼吸，循環など生命の維持に不可欠な中枢が含まれている．脊髄網様体は中心管の背側，後角のV層の外側にみられる．[1044] ⇨参脳幹網様体→2294，脳幹網様体賦活系→2295

毛様体炎 cyclitis 毛様体の炎症のこと．毛様体は虹彩根部の後方にある血管の豊富な組織で，房水を産生して眼圧を維持し，チン Zinn(毛様)小帯を介して水晶体と連結し，毛様体筋による調節機能を有している．虹彩炎に伴うこの部分の炎症により，房水産生が低下したり，調節障害を起こすことがある．[1130] ⇨参虹彩炎→1002，虹彩毛様体炎→1002，中間部ぶどう膜炎→1986

毛様体筋⇨同毛様筋→2823

毛様体ジアテルミー cyclodiathermy 緑内障に対する治療法の1つ．房水を産生する毛様体に高周波電気療法であるジアテルミーを行うことによりその機能を低下させ，降圧させる方法．しかし，有効な高周波電流量の判断が難しく，術後合併症の頻度が高い．他に降圧手段がないときに行われる．[257]

毛様〔体〕小帯⇨同チン小帯→2027

毛様体神経節 ciliary ganglion 対光反射に関与する線維を中継する，主に副交感神経系からなる神経節．中脳にある動眼神経副核より起こる節前線維は動眼神経に入り，眼窩で分かれて毛様体神経節に至り節後ニューロンに接続する．節後線維は，瞳孔括約筋と毛様体筋に分布している．また，交感神経系である上頸神経節からの線維もこの神経節に入るが，ニューロンを変えることなく内眼筋に達する．[1268]

毛様体神経痛 ciliary neuralgia⇨同チャルリン症候群→1983

網様体脊髄促通系 reticulospinal facilitatory system 橋と延髄の網様体から腰仙髄下端まで下行する網様体脊髄路での刺激が筋緊張を促す系．橋から発する網様体脊髄路はほとんどの線維が同側の脊髄前索を通り，屈筋のα運動細胞および静的γ運動細胞に対して促通効果を及ぼす．[1230]

毛様体脊髄反射 ciliospinal reflex⇨同皮膚瞳孔反射→2474

網様体脊髄抑制系 reticulospinal inhibitory system 橋と延髄の網様体から腰仙髄下端まで下行する網様体脊髄路において，延髄からの網様体脊髄路は側索を両側性に下行し，筋緊張に対し抑制的に働く系．[1230] ⇨参網様体脊髄促通系→2823

毛様体突起 ciliary process 毛様体は前方のヒダ部と後方の扁平部に分かれているが，そのヒダ部に放射状に並んでいる70-80ある長さ2 mm，幅約0.5 mm，高さ約1.0 mmの突起．表面は毛様体無色素上皮と毛様体色素上皮の2層からなる上皮により覆われている．毛様体突起は微細な線維であるチン Zinn(毛様)小帯を介して水晶体を支持するとともに，眼房水を分泌する．[566]

網様体賦活系⇨同脳幹網様体賦活系→2295

毛様体ブロック緑内障 ciliary block glaucoma⇨同悪性緑内障→142

毛様体扁平部 pars plana, pars plana ciliaris 毛様体後方部で，鋸状縁から毛様体突起までの約4 mm幅の扁平な部分．表面は毛様体無色素上皮と毛様体色素上皮の2層に覆われている．無色素上皮の前方はチン Zinn(毛様)小帯と接着しており，後方は硝子体と接着し硝子体基底部を形成している．毛様体突起付近では毛様筋が存在するため厚くなっている．[566]

毛様体冷凍凝固術 cyclocryopexy, cyclocryotherapy 緑内障に対する治療法の1つ．房水を産生する毛様体を冷凍破壊することによりその機能を低下させ，降圧させる．毛様体ジアテルミーに比べれば術後合併症は少ないが，現在ではあまり行われていない．他に降圧手段がないときに行われる．[257]

毛様痛　ciliary pain　緑内障発作時などの高眼圧や虹彩毛様体炎によって生じる痛み．三叉神経第1枝(眼神経)由来．眼精疲労などでもみられることがある．[1153]

毛様網膜動脈　cilioretinal artery　網膜中心動脈からではなく，毛様動脈から網膜に直接入る血管で，黄斑部に栄養を送っている．通常はみられないが，健常者にまれにみられる．[566]

盲瘻(ろう)　blind fistula　［**不完全瘻**(ろう)**孔，盲フィステル**］　体表や臓器，組織の表面または内部に生じる瘻孔のうち，開口部が片側だけにしかなく，瘻管のもう一端がふさがっているものをいう．[485]

もうろう(朦朧)状態　twilight state, dream state, confusion　意識変容の一類型．意識にその広がり(意識野)と明瞭さ(清明度)とを想定した場合の，前者の意識の広がりの障害，すなわち，意識野の急激な偏りと狭縮が生じた状態．これに対し意識の明瞭さ(清明度)の障害は意識混濁という．通常，もうろう状態は始まりと終わりがはっきりしており，平常の意識の流れは断たれ，その間の健忘を残すことが多い．もうろう状態では量的な意識混濁は軽く，外界の認知は可能であるものの広く適切に把握することができない．そのため唐突で衝動的な行動を呈することがある．心因性のものが多く，てんかん性，電気痙攣療法後，病的酩酊，急性アルコール中毒でも生じる．もうろう状態では外界の誤認を伴い，興奮，不安，恐怖，抑制欠如を伴う場合は危険物の除去や隔離などによる行動制限が必要となる．意識変容が軽度の場合，意識の障害に気づかれないまま一見まとまった行動をとる(分別もうろう状態)こともある．[413]

燃え上がり現象⇨同キンドリング→801

燃え上がり効果　kindling effect　脳の一部を電気刺激して局所にてんかん性放電を繰り返し起こしていると，てんかん性反応が増強し，やがて活発なてんかん性放電を伴う全身痙攣発作が起こるようになる．それを燃え上がり効果という．この効果は刺激を止めても1年以上続き，その間に自発てんかん発作もみられる．てんかんや神経可塑性の理想的な研究モデルとして広く利用されている．この現象を，脳への反復作用による脳機能の再編として広義にとらえ，アルコール依存症のせん妄，うつ(鬱)病エピソードや覚醒剤精神病の病態研究に応用する立場もある．[702]

燃えつき症候群　burnout syndrome　［**バーンアウト症候群，消耗神経症**］　仕事や作業に没頭し熱心に取り組んでいた者に突然生じる，意欲低下，仕事嫌悪，自己嫌悪，起床の困難，思いやりの喪失などの症状よりなる症候群．精神的活力を使い果たしたあとや，目標を達成したあと，あるいは目標が期待はずれに終わった場合に生じる．医療従事者，教育関係者など対人関係を扱う専門職，被災地でのボランティアなどに多くみられる．疲労感，気分の落ち込みやすさ，周囲に対する不適当な幻滅感や怒りなどが前兆．気分転換，休養，周囲の者の理解と配慮が回復に役立つ．[168]

モーズレイ性格検査　Maudsley personality inventory；MPI⇨参性格検査→1659

モーターバイク音⇨同急降下爆撃音→719

モード《統計学の》　mode　［**最頻値**］　統計学では，1組の標本データの集まりの中で最も頻回に出てくる値．母集団の特性をよく表す値である．[258]

モートン趾(あしゆび)⇨同モートンの足底神経痛→2824

モートン中足痛　Morton metatarsalgia⇨同モートンの足底神経痛→2824

モートンの足底神経痛　Morton plantar neuralgia　［**モートン中足痛，モートン趾**(あしゆび)］　内側および外側足底神経の吻合枝の神経痛．この吻合枝は短趾屈筋腱の表面を斜めに走っており，中足骨横靱帯の表面を走っている．神経が運動の際，この靱帯に強く当たることによって痛みが起こる．窮屈な靴やハイヒールなどを常用する人に多く，これらの使用を控えることや，インソールの使用，局所麻酔薬やステロイドの局所注射が有効．[509]

モーニケ　Otto Gottlieb Johann Mohnike　幕末に来日したドイツ出身のオランダの商館医(1814-87)．プロシア(現ドイツ)のシュトラールズントに誕生．ボン大学医学部を卒業．1844年に軍医としてオランダ東インド陸軍に入隊，インドネシアのバタビア(現在のジャカルタ)に着任．1848(嘉永元)年6月，シーボルト Philipp F.B. von Siebold(1796-1866)が1828(文政11)年に問題を起こして帰国して以来，オランダ商館医不在の長崎出島にシーボルトの後任として来日．来日時，シーボルトと同じく牛痘漿を持参したが，残念にもウイルスは死滅していた．佐賀藩主鍋島直正(閑叟侯)は，長崎に滞在する藩医の楢林宗建を通じてモーニケに牛痘苗を依頼．1849(嘉永2)年6月に牛痘痂が到着し，楢林宗建の三男の建三郎ら3人に接種を行い善感(種痘によく反応した)．8月6日に佐賀の侍医の子らに接種，8月10日に鍋島直正の子淳一郎が善感した．これがきっかけとなり種痘法は，たった半年間で全国に普及．この蘭方医学の優秀さが，その後の蘭医学急成長の原因となった．1853(嘉永6)年モーニケは日本からオランダへ帰り，16年後の1869年に退役，1887年ドイツのボンで亡くなった．[503]

モーニングアフターピル　morning-after pill⇨参性交後緊急避妊→1667

モーニングケア　morning care　1日のはじまりにふさわしい身じたく，生活空間の整とんなど1日のケアのうち朝方に行うケアで，自分自身で行えない患者に対して行う．排泄の介助，口腔ケア，全身清拭，寝衣交換，新しいシーツでのベッドメーキング，換気，床頭台その他の環境整備などがある．朝食後の口腔ケア，手浴も含む．[109]

モービッツⅠ型房室ブロック　Mobitz type Ⅰ AV block　［**ウェンケバッハ型房室ブロック**］　第2度房室ブロックの一型．心電図におけるPQ時間が徐々に延長したあと，ついには心房興奮が心室に伝導されなくなりP波に続くQRS波が脱落するブロック(伝導途絶)が生じる．脱落後には心房興奮が再び心室に伝導し，PR間隔は短縮する．その後は再びPR間隔が次第に延長してQRS波の脱落を生じ，これを繰り返すもの．通常ブロック部位は房室結節内であるが，ヒス His 束内あるいはヒス束より下位で生じることもある．迷走神経緊張亢進や下壁梗塞などによって生じることが多い．

通常は一過性.[1524] ⇨参房室ブロック→2670

モービッツⅡ型房室ブロック Mobitz type Ⅱ AV block 第2度房室ブロックの一型．心電図におけるPR間隔の変動を伴わず心房興奮の心室への伝導が突然途絶してQRS波が突然脱落するものを指す．ヒスHis束以下での伝導障害によることが多く，先天性と後天性がある．先天性は心奇形に合併するものと合併しないものとに分けられる．後天性の原因としてはリウマチ性心疾患，虚血性心疾患，サルコイドーシス，心手術による損傷などがあり，いわゆる特発性のものも少なくない．前兆なしにしばしば意識消失発作をきたす．一過性のこともあるが，完全房室ブロックに移行する危険性が高い.[1524] ⇨参房室ブロック→2670

モールドガイド mould guide 陶歯，レジン歯などを選択する際に参考にする形見本．個々に記号や番号が付けられており，形や大きさの選択ができるようになっている.[1310]

モールド関節形成 mold arthroplasty⇨同カップ関節形成術→533

モールマン指標 Mohlman index⇨同汚泥容量指標→407

モーレ⇨同胞状奇胎→2678

モーレン〔角膜〕潰瘍 Mooren ulcer⇨同蚕蝕(さんしょく)性角膜潰瘍→1206

模擬患者 simulated patient；SP，standardized patient 医学教育におけるシミュレーションの一種で，患者と同様の症状や症候を演技する訓練を受けた人．コミュニケーション教育，身体診察教育，特殊な症候の提示，試験問題などの目的で利用される．体験学習などの練習相手になる場合を模擬患者 simulated patient と呼び，OSCE(客観的臨床能力試験)などの実技試験で試験問題のモデルとなる模擬患者を標準模擬患者 standardized patient と呼ぶ．いずれもSPという略称で呼ばれることが多い．OSCEやコミュニケーション教育の普及とともに，需要が急増し，医学教育に限らず，医療専門職の教育にも広く導入されつつある．SPの養成は，大学や研修病院，あるいは市民団体などが中心となって，ボランティアグループ的な組織による活動として行われる場合が多い.[280]

モグサ(艾)⇨同艾炷(がいしゅ)→437

モクズガニ *Eriocheir japonicus* 日本全土の河川に分布するカニで，雌は海で産卵する．はさみに軟毛が密集し，雑食性で生育すると甲幅は約6cmとなる．古くから食用にされており，ウェステルマン肺吸虫の第2中間宿主となる.[288] ⇨参肺吸虫→2333

木精⇨同メタノール→2797

木糖⇨同キシロース→686

目標管理方式 management by objectives 1950年代に，アメリカの経営学者ドラッカーPeter F. Druckerによって提唱されたマネジメント手法．正式には，「自己統制を通じた目標による管理」と呼ばれている．“目標によって”管理する対象は，仕事や部下の活動．実際の運用では，仕事のやり方を事細かに指示・命令したりせず，担当者自身に，最終的にどういう結果を得るのか，どこまでやるのかという目標を明確にさせる．通常，看護部門では，全体目標→部署目標→運営目標→自己目標という形で展開される.[459]

目標心拍数 target heart rate 運動負荷試験における運動終了点end pointの一条件で，最大予測心拍数として(220 − 年齢)/分の85-90%の心拍数で表される．WHOでは(190 − 年齢)/分を基準としている．目標心拍数まで負荷をかける心拍数制約的heart-rate limited試験は臨床的には必ずしも適切ではなく，危険を伴うこともある．したがって負荷中に危険な徴候が生じたり，胸痛，息切れ，下肢疲労などの症状の出現を負荷終了点とする症候限界性symptom-limited負荷が行われることが多い.[55]

目標設定⇨同ゴール設定→1075

目標分析 objectives analysis 教育方法における行動目標的な方法の1つのステップを表している．その意味の第1は上位にくる教育理念や哲学に照らして，教育目標が妥当性をもつか否かという分析で，分析の基準は教育哲学である．第2の意味は，教育目的とその下位にくる教育目標との内在的な論理一貫性に関する分析で，上位と下位の目標間の一貫性と同じレベルで並ぶ目標間の分類が分析対象となる．目標の分析は何か経験的な結果に照らしてのものではなく，すべてこれからの活動の指針となる抽象的で非経験的な基準に照らしてのものである.[32]

沐浴《新生児の》 bathing of newborn，tub bathing 新生児の身体を洗うこと．新生児以降の乳児は一般に入浴という．目的は①身体の清潔を保つ，②血液循環を促進させ，新陳代謝を高める，③全身の観察，④気分を爽快にする，など．方法：①実施前に適度な室温，湿度に調節する，②石けん，湯温計，着替え用衣服，おむつなど必要物品を準備する，③湯の温度を調節する，④乳児を沐浴槽に入れるときは，手掌で頭部と後頸部をしっかり保持し，足部からゆっくり入れる，⑤体幹全体にお湯をかけ，頭部，上肢，胸部，腹部，下肢，股間を洗い，腹臥位にして背部，腰部，殿部を洗う，⑥顔面は洗面器にとったきれいな湯にガーゼを浸したものを用いて清拭する，⑦体幹全体にお湯をかけ，石けんを洗い流し，沐浴槽から上げる，⑧あらかじめ準備しておいたバスタオルに包み，水分をふきとり，衣服を着せる．ケアのポイント：①湯温の確認は，必ず湯をかきまぜてから行う，②乳児のバイタルサインをチェックして，異常がないことを確認してから実施する，③授乳直後は避ける，④沐浴後は保温に注意する.[927]

モザイク mosaic ［モザイシズム，モザイク現象］ 同一個体内において染色体構成の異なる2種類以上の細胞群が存在し，これが1個の接合子に由来する場合をいう．これに対して，2個以上の接合子に由来する場合をキメラと呼ぶ．モザイクの生じる原因の1つに染色体不分離があるが，モザイクの割合はどの卵割期に不分離が生じたかにより異なる.[1293] ⇨参性染色体モザイク→1689，キメラ→707

モザイク型トリソミー mosaic type trisomy ダウンDown症候群では一般に21トリソミーがみられるが，その個体内で正常核型が混在するような場合をいう．このとき，核型は47，XX or XY，+21/46，XX or XYとなる．モザイク型トリソミーには加齢とともにその比率が変化する例が知られている.[1293]

モザイク現象⇨同モザイク→2825

モザイクパターン mosaic pattern 超音波画像でみら

れる腫瘤の内部エコーパターンで，高エコー域と低エコー域がランダムに配列する．肝細胞癌に特徴的であるとされている．[955]

モザイシズム　**mosaicism**⇨同モザイク→2825

文字カード　「話す」「読む」「聞く」「書く」などの言語的コミュニケーション能力が何らかの原因により障害された際に，その能力の再構築を図る目的で行われる訓練での教材，あるいは日常生活において伝達したい内容を確認するためのコミュニケーションの補助具として用いられる文字が書かれたカードのこと．[889]

モシュコウィッツ症候群　**Moschcowitz disease**⇨同血栓性血小板減少性紫斑病→924

モジュラー義肢　**modular prosthesis**　個々の機能をもつ構成要素部品(モジュール)を複数選択し統合させることにより作製される義肢．通常は義足作製に用いられる．義足は中心部の支持骨格となるパイプに足部や断端を収めるソケット，関節継手，足部とソケットの位置を調節するアライメント調節機構で構成される．互換性のあるモジュールを切断者に合わせて部品を選択，組み合わせて最適の状態を求めることができ，完成後でも調節が可能であること，製作・修理期間が短縮できるなどの利点がある．[840]　⇨参骨格構造義肢→1103

モスキート鉗子　**mosquito forceps**⇨同モスキート止血鉗子→2826

モスキート止血鉗子　**mosquito hemostatic forceps**　[ハルステッド鉗子，モスキート鉗子]　先端部が細く，歯型が繊細で，全体が小型の止血鉗子．全長 70 mm のものと 100 mm のものがある．眼科や小児外科など細かい作業が必要な手術に好んで用いられる．直型・彎曲型，有鉤・無鉤がある．[485]

モダプツ法　**modular arrangement of predetermined time standards；MODAPTS**　人間の動作の最小単位を MOD (モデュール module の略) といい，1 MOD は 0.129 秒にあたる．モダプツ法とは MOD を基準にして一般健常者と被検者の動作時間を測定比較し，被検者の作業能力を評価する方法．モダプツ法では上肢を使った代表的な動作，作業を基準 MOD と比較分析できるように設定されている．これにより被検者ではどの動作に時間がかかるか，その原因はどこにあるかが分析できるようになる．[811]

持ち込み糸球体腎炎　**post-transplant (kidney transplant) glomerulonephritis**　移植後糸球体腎炎の 1 つ．生体血縁，死体ドナーにかかわらずドナーが提供時すでに有していた可能性のある腎疾患を指す．代表的なものは IgA 腎症．診断のためには移植後 1 時間の生検あるいは血流再開前の生検が必要．持ち込み IgA 腎症については移植後消失する症例が多い．[160]　⇨参IgA 腎症→66

モチベーション　**motivation**　動機づけ，仕事などに対するやる気，動機．モチベーションに関する理論には，マズローの欲求体系理論，ハーツバーグの二要因理論，強化理論，期待理論，公平理論がある．部下が意欲的に仕事をするように働きかけることは管理者の大切な役割である．[415]　⇨参動機づけ→2099

モチリン　**motilin**　22 個のアミノ酸からなる消化管ホルモン．十二指腸を中心とした上部消化管に分布し，消化管の運動，特に空腹期の胃や腸管の収縮運動に関与している．類似の構造をもつ他の消化管ホルモンは存在しない．[991]

木工作業《作業療法の》　**wood working**　木材を加工し木製品をつくる作業療法の一種目．実用的なものをつくることで動機づけが可能．作品完成までに多くの工程があり枠組みがはっきりしている．期待される効果の例としては，精神障害の分野では，作業強度が強いことを利用し，建設的にエネルギーを費やす，攻撃性を発散させるなどがある．[786]

モッソーのエルゴグラフィー　**Mosso ergography**　筋肉の作業能力を測定する機械で，疲労測定の際に用いる．指に加重を掛けてこれを指で引き上げて，その距離を記録する装置で，記録した図形をモッソーのエルゴグラムという．荷重と指の屈曲力による引き上げ距離の積の合計が仕事量になり，疲労が増すと引き上げの回数や距離が減少する．モッソー Angelo Mosso はイタリアの生理学者(1846-1910)．[1015]

モップ療法⇨同MOPP 療法→83

モディ　**maturity-onset diabetes of the young**⇨同MODY→83

モデム　**modem，modulator-demodulator**　電話回路を使用してインターネットに接続するための機器．一般のアナログ回路を使用するモデム(ダイアルアップモデム)の通信速度は最大 56 kbps 程度．ADSL (Asymmetric Digital Subscriber Line) 回線を使い常時接続をする場合には ADSL モデムが必要．複数のパソコンを LAN 接続する場合にはモデムの代わりにルーターという機器を使う．ADSL 接続のように通信速度が高速な接続方式をブロードバンド接続と呼び，2006 年現在，ADSL の最高速度は 50 Mbps 程度の速度である．光ファイバーを利用した通信速度 100 Mbps 程度のインターネット接続サービスも普及しつつあるが，光専用の接続機器が必要である．[1341]　⇨参インターネット→298，イーサネット→214

モデリング　**modeling**　行動療法の技法の 1 つ．模倣 imitation と総称されるもので，行動変容を示すときに，治療者(または学習者と親しい信頼のおける他者)がある特定行動を行っているのをその学習者が模倣し，新たな行動様式を学び，自分の行動パターンの 1 つにするようなモデルを提示する方法である．[404]　⇨参行動療法→1046

モデル　**model**　ある現象を簡潔にわかりやすく伝え説明するために，関心のある特定面をとりたてて抽出して表現する方法．モデル化により，研究対象の問題の核心部分を鮮明化する一方で，全体を平坦化してしまう欠点もある．大きく分類すると物理モデル，図式モデル，言語モデル，数理モデル，および比喩モデルや操作モデルなどがある．[446]　⇨参概念モデル→450

モデル精神病　**model psychosis**　[実験精神病]　メスカリン，LSD-25，メタンフェタミン塩酸塩などの精神異常発現薬(幻覚薬)を投与して引き起こす実験精神障害のこと．ヒトを対象とした研究はその後の薬物の乱用，依存が発生し，犯罪にも関連するため，ほとんど行われない．薬物の前臨床試験では，動物に当該疾患に類似の状態を作成し，そこに新薬を投与して拮抗関係を観察することが行われている．[488]

モナコフ束　**Monakow tract (bundle)**　[赤核脊髄路]　赤核から脊髄に至る伝導路(赤核脊髄路)．中脳被蓋の赤核(大細胞部)から起こり，直ちに反対側へ交差し，橋，延髄の網様体を通り，脊髄側索を下行する．錐体側索路の腹側を下って前角の背外側の介在ニューロンに終わる．赤核は小脳，大脳，脊髄などと連絡し，運動性インパルスを中継し調節する錐体外路系の核であり，筋緊張，姿勢および歩行運動にとって大切な役割を担っているといわれる．ヒトでの赤核脊髄路はあまり発育しておらず，その役割はよくわかっていない．スイスの神経学者モナコフ Constantin von Monakow (1853-1930)が記載した．[1044]

モニター心電計 ECG monitor 有線あるいは無線方式で，長時間にわたる心電図の記録と監視を行う機器．心電図の診断や心電図所見の日内変動および日差変動，心電図所見に基づく治療方針の決定，治療効果の判定などの目的で行われる．ベッドサイドの心電図監視装置や携帯用記録装置であるホルター Holter 心電計などが日常臨床で用いられている．特殊なものとして，患者に携帯させて異常を自覚したときに記録する装置や，長期間監視を目的とした皮下植込み型記録装置もある．不整脈や心筋虚血，その他の心臓異常に基づく心電図所見の検出や心拍変動解析による自律神経機能の評価などに有用である．[1524] ⇨参心電図モニター→1590

モニター《生体情報監視の》 monitor⇨参生体情報監視装置→1695

モニター装置⇨同ディスプレイ装置→2051

モニタリング monitoring 環境・集団の健康状態の変化を見つけるための定常的・持続的な測定の実施ならびにその分析をいう．保健サービスや保健専門家の仕事を指す場合もある．臨床試験では，治験自体あるいはデータの監視という意味でも用いる．[871]

モニリア症 moniliasis⇨同カンジダ症→604

モノアミン monoamine 分子内にアミノ基，イミノ基などの窒素原子を1つ含む化合物をいう．生体内に含まれるものにはフェノールアミン，カテコールアミン(ドパミン，アドレナリン，ノルアドレナリン)，インドールアミン(セロトニン)などがあり，ホルモンや神経伝達物質として重要な働きをしている．[1157]

モノアミンオキシダーゼ⇨同モノアミン酸化酵素→2827

モノアミン仮説 monoamine hypothesis⇨同うつ(鬱)病のモノアミン仮説→331

モノアミン含有神経細胞 monoamine neurons アミノ基1つをもつアミンをモノアミンといい，セロトニン，ドパミン，ノルアドレナリンなどが属し，神経伝達物質として重要．これらのモノアミンを含有する細胞をモノアミン含有細胞といい，ドパミンを含む中脳の黒質細胞などが代表的なもの．[1527] ⇨参モノアミン→2827

モノアミン作動性ニューロン monoaminergic neuron モノアミンを伝達物質とするニューロン．ドパミン作動系，アドレナリンあるいはノルアドレナリン作動系，セロトニン作動系が含まれる．脳幹から始まり，脳および脊髄のあらゆる領域に分布する．[1230]

モノアミン酸化酵素 monoamine oxidase；MAO ［モノアミンオキシダーゼ，アミノ酸化酵素，MAO］ 1級，2級，3級モノアミンを基質とし，酸化的脱アミノ反応を触媒してアルデヒドを生成するフラビン含有酵素で，主としてミトコンドリア外膜に局在する．基質特異性，阻害薬に対する感受性の違いによりA型とB型に分類される．A型酵素はカテコールアミンやセロトニンなどの神経伝達物質を含むモノアミン類を分解し，クロルジリンにより特異的に阻害される．またB型酵素はベンジルアミン，βフェニルエチルアミンを基質とし，デプレニル，セレギリンなどにより特異的に阻害される．ドパミンはA型，B型両方の基質となる．生体内のアミンレベルを調節する働きを有し，本酵素の阻害薬はアミン濃度を増加させ，抗うつ作用などの薬理作用を示す．また，血清中の本酵素活性の測定は，臓器の線維化，特に肝臓内線維化の程度を把握するのにすぐれた情報を得ることができる．[1157]

モノアラガイ pond snail, *Radix auricularia japonica* 日本各地に分布する淡水性の巻貝で，殻が2-2.5 cmの大きさとなる．通常は草食性で微小な藻類を食べる．棘口吸虫類の第1中間宿主である．なお，モノアラガイより小型のヒメモノアラガイは肝蛭の第1中間宿主である．[288] ⇨参棘口吸虫類→774

モノエン脂肪酸⇨同一価不飽和脂肪酸→254

モノカイン monokine 単球(モノサイト)，マクロファージが産生するサイトカインの総称．リンパ球が産生するサイトカインであるリンホカインに対してつくられた用語だが，サイトカインの多くは，リンパ球，単球，マクロファージからも産生されるので，現在ではあまりこの用語は使われない．[1439] ⇨参サイトカイン→1167

モノクローナル monoclonal ［単クローン性］ 単一の起源から発し，まったく同一の遺伝的構成を示すことをいう言葉．細胞，遺伝子，抗体などで広く用いられ，例えば1つの細胞に由来する細胞集団をモノクローンといい，リンパ球のモノクローンがつくり出す抗体をモノクローナル抗体といい，単一の抗原決定基に対して特異的に反応し，力価も高いのでよく用いられる．[1157]

モノクローナルγグロブリン異常症 monoclonal gammopathy⇨同単クローン性高γグロブリン血症→1935

モノクローナル高γグロブリン血症 monoclonal hypergammaglobulinemia, monoclonal gammopathy⇨同単クローン性高γグロブリン血症→1935

モノクローナル抗体 monoclonal antibody；mAb ［単クローン性抗体］ 1種類のBリンパ球クローンにより産生された抗体．単クローン性抗体ともいう．1つのBリンパ球クローンは，1種類の抗体，すなわちモノクローナル抗体をつくり，これが集まったものがポリクローナル抗体(多クローン性抗体)である．通常，1種類の抗原には多数の抗原決定基が存在するために，抗原が体内に侵入すると，複数のBリンパ球クローンが活性化されて，ポリクローナル抗体ができる．悪性リンパ腫やリンパ性白血病などでは，異常B細胞クローンの増殖のためにモノクローナル抗体の産生がみられることがある．[1439] ⇨参B細胞→31，ポリクローナル抗体→2717

モノコンポーネントインスリン mono-component insulin ［シングルコンポーネントインスリン］ 1970年代半ばに，従来のインスリンから不純物をゲル濾過とイオン交換樹脂クロマトグラフィーを行って除去し，高度に精製されたインスリン製剤．モノコンポーネント・インスリンあるいはシングルコンポーネント・インスリンと命名された．以前使用されていた動物(ウシ，ブタ)インスリンでは抗体の産生がみられ，原因としてインスリンの純度が問題となっていた．現在はすべてヒトインスリンが使用されている．[987]

モノソミー monosomy 相同染色体の片方が欠失し，1本になった状態をいう．染色体異常は数的異常と構造異常に大別され，モノソミーは数的異常に分類される．染色体不分離(分裂時，染色体が均等に分離しない)や後期遅滞(分裂時，染色体が赤道面に取り残される)などが原因となる．生殖細胞系列に起こった場合はほとんどが致死的であるが，体細胞では種々の腫瘍細胞に認められる．また，相同染色体が2本の場合をダイソミー，3本の場合をトリソミーという．[1293] ⇒参染色体異常→1764

モノソミーX monosomy X⇒同ターナー症候群→1852

モノフィラメント糸 monofilament suture 1本の糸が1本の繊維からできている縫合糸．これに対して撚り糸 twisted suture や編み糸 braided suture は多数の繊維からなる複糸である．従来モノフィラメント糸は，撚り糸や編み糸に比べて表面が滑らかであり，組織の損傷が少なく，また細菌の入り込むすき間がないために感染性が低いとされてきた．しかし最近の合成糸は撚り糸，編み糸でも表面にコーティングがされていて，表面の平滑さ，感染性でモノフィラメント糸に劣るものではない．[485]

モノマー monomer ［単量体］ それ自身を重合させることにより，ポリマー(多量体)を形成しうる分子．すなわちポリマーを形成する単位．例えば，タンパク質は多数のアミノ酸モノマーが，また DNA や RNA は多数のヌクレオチドモノマーが重合してできたものである．[1157]

モノマニー monomania ［単一狂］ 19世紀フランスで用いられた用語で，部分的狂気ないし妄想を指す．特定の行動様式，傾向，妄想などが際立っているが，他の面では障害がない状態．モノマニーの名のもとに窃盗癖，放火癖，徘徊癖などが用いられることがあったが，1症状にすぎない．今日では DSM-Ⅳにおける衝動コントロール障害が本概念に近い．妄想に関してはパラノイアの前駆概念となった．エスキロール Jean-É. Dominique Esquirol(1772-1840，フランスの精神科医)は本能的，感情的，知的，理性的モノマニーなどをあげている．[1116] ⇒参パラノイア→2396

ものもらい sty, stye ［外麦粒腫］ 狭義には，眼瞼の睫毛根部に開口している脂腺や汗腺に生じる急性化膿性炎症である外麦粒腫の俗語．また，瞼板の脂腺であるマイボーム腺の急性化膿性炎症を内麦粒腫というが，現在では両者を含めてものもらいと呼んでいる．[1130] ⇒参麦粒腫→2365，内麦粒腫→2188

モノヨードチロシン monoiodotyrosine；MIT 甲状腺濾胞腔内で I_2 がサイログロブリンのチロシン基と結合すると MIT が生成される．ヨードが十分にあるとヨードが2つ結合した 3,5-ジヨードチロシン diiodotyrosine(DIT)の生成が進む．これらの反応もペルオキシダーゼによって触媒される．[26]

モビライゼーション⇒同関節授動術→625

模倣遊び dramatic play ［ごっこ遊び］ 主に就学前の子どもに特徴的な遊びの形式で，家族的・社会的役割や場面を想像し行動する模倣行動．人形を人に見立ててゆすったり話しかける，大人のふるまいや話し方をまねするなどの行動をとる．[1631]

模倣薬 me-too drug ［ゾロ薬品］ 特定の製薬業者が製造許可を受けている薬剤と類似または同一内容で，安全で有効と認定されているとの仮定のもとに，製造許可を受けた会社以外の会社によって生産され市販される薬剤．臨床治験は要求されないが，製造，生体利用，および製品の標示に関する認可を厚生労働省から受ける必要がある．[1036] ⇒参ジェネリック医薬品→1223

木綿紡績工場癌 mule-spinner cancer 木綿紡績工場において機械油にまみれる作業者にみられる皮膚の職業癌の一種．主に左側陰嚢部にみられる扁平上皮癌を特徴とし，19世紀スコットランドの紡績工場ではじめて発見された．パラフィンなどの多環芳香族炭化水素が原因と考えられており，機械油による実験的皮膚癌発生が知られている．紡績工場以外でも機械油との関連が疑われている皮膚癌の報告がある．[1015] ⇒参職業癌→1470

モヤモヤエコー moyamoya echo 超音波診断の際に心臓または血管内にみられる微細なエコーのこと．断層像では穏やかに回旋する微小点状ないし斑状エコーとしてみられ，Mモード像では線状ないし帯状エコーとしてみられる．心臓内の流速が非常に遅い部分などで観察されやすく，血栓形成との関係が深いといわれている．[955]

もやもや病 moyamoya disease⇒同ウィリス動脈輪閉塞症→312

モラクセラカタラーリス感染症 *Moraxella catarrhalis* infection ［ブランハメラカタラーリス感染症］ 感染源のモラクセラカタラーリス *Moraxella catarrhalis*(ブランハメラカタラーリス *Branhamella catarrhalis* は旧菌種名)は咽頭の常在細菌としてしばしば検出される．慢性気管支炎などの慢性気道感染症を起こすことがあるが，患者の状態が低下し，易感染患者となったときには急性の増悪を示すことがある．[1456]

モラクセラ〔属〕 *Moraxella* グラム陰性無芽胞の双球菌．鞭毛はない．ヒトに病原性を示すものはモラクセラ・ラクナータ *M. lacunata*，モラクセラ・カタラーリス *M. catarrhalis* がある．モラクセラ・ラクナータは角結膜炎の原因菌となる．モラクセラ・カタラーリスはヒトの口腔や鼻咽喉に常在し，小児に中耳炎，易感染宿主に上気道炎，肺炎，髄膜炎を起こす．[324]

モラトリアム moratorium ドイツの心理学者エリクソン E. H. Erikson(1902-94)は，経済学的用語である支払い猶予期間(モラトリアム)を，青年期における心理・社会的成熟を果たすための一定の準備期間を意味する用語として用いた．モラトリアムにおいて，性的・身体的には成熟した青年が，親密な性的関係を試みたり，自由な役割実験を行って自我同一性の確立を果たすための準備を行う．社会は，これらの試みをなしうる猶予期間を青年に提供していると考えられる．[12]

モラレ髄膜炎 Mollaret〔recurrent〕meningitis ［良性再発(反復)性髄膜炎］ 無菌性髄膜炎で，反復する．髄膜炎自体はリンパ球優位の漿液性髄膜炎の型をとり，良性で数日から数週間で自然に軽快する．数年の間に種々の間隔で再発する．原因は不明であるが，単純ヘルペスウイルスによるものも報告されている．髄液の所見は軽度から中等度の細胞増多にタンパク増加を伴うが，糖の減少はみられない．発熱とともに頭痛，項部硬直など髄膜炎の症状を認めるが，概して軽症のことが多い．特に治療は必要ないことが多い．モラレ Pierre Mollaret はフランスの医師(1898-1987)．[1527]

モリア moria ［ふざけ症］ ふざけた態度で，冗談，軽口がみられる状態．他人にはかまわず，一人ではしゃぎ，節度がない．前頭葉底面(眼窩脳)の障害で発生するといわれているが，単なる多幸状態のこともある．[488]

森岡清美 Morioka Kiyomi 家族社会学者(1923 生)．日本の家族社会学に，家族周期論や家族変動論，ライフコース論などを導入し，発展させていくとともに，家族に関する多くの研究業績があり，日本の家族社会学界のリーダーシップを発揮した．[1166]

森田正馬(まさたけ)⇒参森田療法→2829

森田療法 Morita therapy 森田正馬(まさたけ)により1920(大正 9)年頃に創始された神経症の精神療法で，不安神経症と対人恐怖を主な治療対象とする．神経症性うつ(鬱)病や軽症の強迫神経症を治療対象とすることもある．基本的治療方針は，症状を理由に現実の行動を回避している事実を認め，症状や不安をあるがままに耐えて行動することであり，この意味で，指示的かつ教育的治療法である．森田は神経症を，健常者であればその場で忘れてしまうような身体や精神の違和感に敏感にこだわり，感覚と注意が相互に作用して悪循環を生じる心理学的機制(精神交互作用)によって症状が形成されると理解した．したがって治療戦略は，悪循環を打破して症状を身体や精神の違和感に還元するという行動療法的な側面と，悪循環に陥りやすい誤った認知様式を修正するという認知療法的な側面から構成されている．療法の導入には，この治療方針を患者が受け入れることが前提とされる．具体的には，①絶対臥褥期，②軽作業期，③重作業期，④生活訓練期と進めていく．絶対臥褥期にはベッド上での安静を命じられ，この期間に患者はおおいに煩悶(はんもん)し，やがて悩み考えることに疲れてくる．軽作業期には絶対臥褥期の影響による心身の乱れを調整したうえで，続く重作業期に，あるがままに耐えて行動することで，悪循環の打破と誤った認知様式の自覚を促す．また，退院後の生活を具体的に準備する生活訓練期には，認知様式の修正を確立する手法をとる．軽作業期からは日記指導を併用しながら，症状があっても行動や作業をしていくとしだいに症状へのこだわりが減っていくことを体得するように導き，健康な認知と行動を獲得できるように指導する．集団精神療法も併用する．原則として入院して行い，絶対臥褥期は約 1 週間，全治療期間は約 3 か月から 6 か月．外来でも施行可能であり，軽うつ状態が遷延した例や回避的な適応障害，神経性過食症に対しても有効な治療法．森田正馬は精神科医〔1874-1938(明治 7～昭和 13)〕．[1316]

森永ヒ素ミルク事件 Morinaga arsenical dry milk poisoning incident 森永乳業製の粉ミルクの安定剤として添加された第二リン酸ソーダに含まれていたヒ素による乳児のヒ素中毒事件．1955(昭和 30)年 6 月頃，西日本を中心に 1 歳未満の人工栄養児 1 万 2,131 人に発生し，約 130 人が死亡した．化学性食中毒である．発熱，食思不振，不眠，貧血，肝腫脹，発疹，色素沈着，心機能障害がみられ，患児は 1 日 3 mg のヒ素を三酸化二ヒ素に換算して合計 90-140 mg 摂取していた．15 年後の追跡調査でも，白斑，難聴，脳波異常，精神科的異常が多く認められた．[1618]

モリブデン molybdenum；Mo ［Mo］ 元素記号 Mo．原子番号 42．原子量 95.94．第 6 族遷移金属元素．銀灰色の金属光沢をもつ．ステンレス鋼，触媒などに用いられる．生物にとって必須微量元素であり，アルデヒド酸化酵素をはじめ数種の酸化酵素の構成要素である．「日本人の食事摂取基準(2010 年版)」の推奨量は 30-49 歳の男性で 1 日 30 μg，18-29 歳，50 歳以上の男性と 30-69 歳の女性で 25 μg，18-29 歳，70 歳以上の女性で 20 μg としている．必要量はきわめて微量であり，大量に摂取すれば毒作用が現れる．慢性曝露では体重減少，食欲不振，手指振戦，関節筋肉痛などがみられる．[182,56]

モル mole ［mol］ 物質の量を計測するのに用いられる国際単位(SI 単位)で記号は mol(モル濃度は mol/L＝M)．物質 1 mol は原子価 12 の炭素 0.012 kg 中に含まれると同数の基本粒子を含む．基本粒子には原子，電子，イオン，分子などがある．[258]

モルガーニ Giovanni Battista Morgagni イタリアの解剖・病理学者(1682-1771)．ボローニャ大学で医学を学び，耳科学の祖で偉大な解剖学者ヴァルサルヴァ Antonio M. Valsalva に師事．のちにパドヴァ大学に移り，89 歳で没するまで教授を務める．病理解剖学の始祖とされる，1761 年に 700 例に及ぶ臨床所見を含めた病理解剖記載書が発表されている．彼の名前を冠した病変や臓器名として，モルガーニ垂，モルガーニ白内障，モルガーニ孔ヘルニア，モルガーニ小胞などがある．

モルガーニ孔ヘルニア Morgagni foramen hernia 横隔膜の胸骨部と肋骨部との間の胸肋三角をヘルニア門とするヘルニアのことで，狭義には右側の裂隙からのヘルニアのこと．対する左側のヘルニアをラレー Larrey 孔ヘルニアと呼ぶこともあるが，両者を含めてモルガーニ孔ヘルニアと呼ぶことが多い．横行結腸や大網などの腹腔内臓器がヘルニア孔を通して胸腔内や縦隔内に脱出する．発症年齢は小児と成人の 2 峰性がみられ，小児では先天的な胸肋三角部の筋肉発育不全が原因で，成人の場合は腹圧上昇による後天性のものである．診断は胸部単純 X 線検査，注腸造影検査が有用．無症状のことが多く，成人になり発見されることが多い．[342,1405] ⇒参胸骨後ヘルニア→755，横隔膜ヘルニア→388

モルガーニ・スチュワート・モレル症候群 ⇒同前頭骨内板過骨症→1788

モルガーニ白内障 morgagnian cataract 非常に進行した過熟白内障をさらに放置したとき，水晶体皮質は完全に液化し，核が可動性となる．座位では水晶体嚢下方に茶色の核が沈んだ状態となり，この状態の白内障をいう．モルガーニ Giovanni B. Morgagni はイタリアの解剖・病理学者(1682-1771)．[1250]

モルガネラ〔属〕 *Morganella* 腸内細菌科に属する細菌．グラム陰性の無芽胞桿菌．鞭毛をもつ．以前はプ

ロテウス *Proteus* 属に分類されていた．水や土壌などの環境中，ヒトや動物の腸管などに広く分布．ヒトに日和見感染症を起こす．[324]

モルガン《単位》　morgan　遺伝子地図において染色体上の2つの遺伝子間の相対距離を表す単位．遺伝学・生物学者モルガン Thomas H. Morgan (1866-1945) にちなむ．交差(組換え)の頻度から計算する．100% 交差は1モルガン(M)，10% であれば1デシモルガン(dM)，1% は1センチモルガン(cM)と表現される．[368]

モル腺　Moll glands　［睫毛腺］　眼瞼縁の睫毛毛根部周囲に存在する小さなアポクリン汗腺．ブドウ球菌による急性化膿性炎症を起こしたものが外麦粒腫(ものもらい)である．モル Jacob A. Moll はオランダの眼科医(1832-1914)．[566]

モル濃度　molar concentration　浸透圧の濃度表現の1つで，溶液1L当たりの溶質のモル数．mol/L(M)と表す．正確には容量モル濃度といい，溶媒(水)1kg当たりの溶質のモル数，すなわち重量モル濃度とは分けて使われる．[153] ⇨参オスモル→405

モルヒネ依存　morphine dependence⇨同モルヒネ中毒→2830

モルヒネ塩酸塩水和物　morphine hydrochloride hydrate　アヘンアルカロイドの麻薬性鎮痛薬．オピオイド μ (ミュー)受容体に作用し，鎮痛効果を発現する．5-10 mg では運動中枢，意識，知覚に影響せずに鎮痛効果を発現し，また呼吸・咳嗽中枢の抑制により呼吸鎮静作用，鎮咳作用を示す．増量に伴って発揚状態から催眠作用が生じ，睡眠に至る．延髄の嘔吐中枢を刺激するため嘔気，嘔吐の副作用を生じるほか，平滑筋収縮に伴う便秘も問題になる．経口製剤と，坐薬，注射剤があり，いずれも癌性疼痛などの鎮痛に用いられるほか，一部の剤形は激しい咳嗽，激しい下痢症状や術後蠕動運動の改善に適応を有する．内服液は，癌性疼痛の急増に対する臨時追加投与(レスキュードーズ)でも使用される．皮下注，静脈内注は麻酔前投薬，麻酔補助にも用いられる．[204,1304] 商塩酸モルヒネ，アンペック

モルヒネ型依存　morphine type dependence　モルヒネ，アヘン，ヘロイン，メペリジンなどのオピオイド類麻薬の反復投用によって起こる依存である．現存の薬物の中で最も強い精神依存と身体依存の両者を引き起す．オピオイド類は μ 受容体の刺激作用として多幸感あるいは鎮痛，鎮静などの作用のほかに，嘔気，呼吸抑制などの副作用も起こし，反復使用によりこれらの作用に耐性が生ずる．したがって多幸感(ラッシュ rush)，陶酔感を求めて使用する乱用者は次第に用量を増量していくことになる．依存が形成されたところで使用を中止すると，離脱症状が起こる．この離脱症状は使用中止8-10時間後に自律神経症状の亢進が現れる．流涙，鼻汁，発汗，あくびが現れ，同時に焦燥，眠気，脱力感，冷感，鳥肌，悪心，嘔吐，腹痛，下痢，筋肉痛，不随意運動，呼吸促進，血圧上昇，高体温などの急性離脱症状が7-10日間続く．さらに遅延性の離脱症状として徐脈，低体温，血圧下降，散瞳などが26-30週間持続する．ただし日本ではメサドンは使用不可となっている．治療は離脱症状としての交感神経症状を抑制するために，中枢作用性の交感神経抑制薬(α_2 受容体アゴニスト)のクロニジン塩酸塩が用いられている．[674] ⇨参離脱症候群→2925，モルヒネ中毒→2830

モルヒネ硬膜外注入法　epidural morphine　疼痛をコントロールする方法の1つ．脊髄を包む2層の膜(くも膜，硬膜)のうち，外層に位置する膜(硬膜)と脊柱管の間に硬膜外腔というまばらな線維性の組織の層がある．ここにモルヒネ塩酸塩を注入して鎮痛を図る．意識や運動機能に障害をもたらさず，長時間(12-24時間)の鎮痛が得られる．術後疼痛，癌性疼痛などの除痛によく用いられる．細いカテーテルを留置し，持続的に注入する方法に加え，癌性疼痛に対しては埋め込み型ポートを使用して持続注入する方法もある．[485]

モルヒネ嗜癖　morphinism⇨同モルヒネ中毒→2830

モルヒネ中毒　morphine poisoning, morphine intoxication　［モルヒネ依存，モルヒネ嗜癖］　急性中毒 acute intoxication と慢性中毒 chronic intoxication とがあるが，現在後者はモルヒネ依存 morphine dependence と呼ばれ，かつてはモルヒネ嗜癖 morphinism，morph〔in〕omania ともいわれた．急性中毒は治療上の過量投与，あるいはモルヒネ類依存者の過量摂取によって起こる．過用量に応じて昏迷から昏睡状態になり，呼吸抑制により呼吸回数は著明に減少(1分間に2-4回までに)し，血圧は次第に低下していく．体温も低下し，皮膚は冷たくなる．瞳孔が縮小する(ピンポイント)のが特徴である．骨格筋は弛緩し，舌は沈下し気道を閉塞することもあり，軀幹の痙攣が起こることもある．また肺気腫が起こることも特徴である．死因は呼吸抑制である．処置としては呼吸を確保し，オピオイド拮抗薬のナロキソン塩酸塩 naloxone hydrochloride を投与する．ナロキソン塩酸塩により呼吸抑制は劇的に改善する．慢性中毒は頻回に繰り返し使用，摂取することによって起こる精神依存と身体依存である．繰り返し使用することにより，使用したいという抑えがたい強い渇望と強迫状態に至る精神依存を起こす．さらにその鎮痛効果は減弱するため，次第に使用用量を増やさなければならない状態，すなわち耐性を生ずる．このことが身体依存に連なり，使用を中止したときに離脱症状が引き起こされる．この状態が慢性中毒の状態である．[674] ⇨参麻薬中毒→2744，モルヒネ型依存→2830

モルヒネ様ペプチド　opioid peptide⇨同オピオイドペプチド→409

モルヒネ硫酸塩水和物　morphine sulfate hydrate　麻薬性鎮痛薬．モルヒネ塩酸塩水和物とほぼ同等の鎮痛作用をもち，癌性疼痛に用いられる．副作用もモルヒネ塩酸塩水和物に類似．徐放性の錠剤，カプセル，スティック粒剤があり，1日1-2回からの投与で鎮痛効果が得られるため，わが国の癌性疼痛治療において使用頻度が高い．[204,1304] 商MS コンチン，カディアン ⇨参モルヒネ塩酸塩水和物→2830

モルビリウイルス〔属〕　*Morbillivirus*　パラミクソウイルス科に属し，ヒトに病原性をもつ麻疹ウイルス *Measles virus*，イヌのジステンパーウイルス *Canine distemper virus*，ウシのリンダペストウイルス *Rinderpest virus*(牛疫ウイルス)を含む一属の名称．[1113]

モルヘア　morphea⇨同限局性強皮症→941

モル溶液　molar solution　溶液1L中に溶け込んでいる溶質が1モル(mol)である溶液．[258] ⇨参モル→2829

漏れ電流⇨同漏洩(ろうえい)電流→2988

モロー手術《特発性肥厚性大動脈弁下狭窄症の》 Morrow operation 肥大型閉塞性心筋症(HOCM)の1つの病型である特発性肥厚性大動脈弁下狭窄(IHSS)に対して用いられる術式．大動脈弁下の肥厚した左心室側心室中隔に，大動脈弁輪に垂直方向に心尖へ向かって2本平行に約1cmの間隔で切開を加え，その間の心筋を切除することにより左室流出路の狭窄を取り除く．刺激伝導障害(左脚ブロック)を生じやすいことが問題とされる．モロー Andrew G. Morrow はアメリカの心臓外科医．[1342,1533] ⇨参特発性肥厚性大動脈弁下狭窄症→2149

●モロー手術

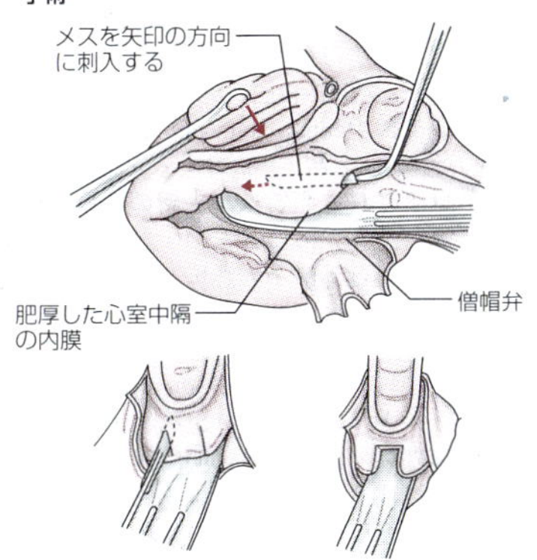

Morrow AG, et al: Idiopathic hypertrophic subaortic stenosis. 2. Operative treatment and the results of pre- and postoperative hemodynamic evaluations. Circulation 30:120-511, 1964より改変

モロー反射 Moro reflex 仰臥位で児の頭と背中を両手で支え，急に頭部の手を下ろして30-45度頸部を後屈させると，児は手を開き，両側上肢の伸展・外転が起こり，続いて上肢が弧を描いて前方へ屈曲内転し，その後もとの姿勢に戻る．この反射が欠如するときは中枢神経障害が疑われる．原始反射の1つなので，大脳皮質の発達とともにみられなくなる．正常の場合，生後3か月頃までに減弱し，6か月以上では消失する．モロー Ernst Moro はドイツの小児科医(1874-1951)．[1631]

モロニー試験 Moloney test ［モロニー反応］ 予防接種に用いるジフテリアトキソイド中に含まれるジフテリアトキソイド以外のタンパク質に対するアレルギー反応を調べる検査．すでにさまざまなタンパク抗原で感作されていると考えられる成人に，ジフテリアトキソイドを接種する前に行う皮内反応．モロニー Paul Joseph Moloney はカナダの細菌学者(1870-1939)．[1456]

モロニー反応 Moloney reaction⇨同モロニー試験→2831

門 hilum, porta 全周を被膜で覆われた臓器の一部分を示す名称で，脈管系(血管やリンパ管)や神経が出入りする部分．被膜を欠いており，表面から陥凹している．外分泌腺の導管も門から臓器外に出る．肺門，肝門，脾門などがある．[829] ⇨参肝門→657，肺門→2355

モンゴリズム mongolism⇨同ダウン症候群→1908

門細胞腫 hilus cell tumor 卵巣の性索間質性腫瘍のステロイド(脂質)細胞腫瘍の1つ．門細胞は，精巣間質のライディッヒ Leydig 細胞に相同する卵巣門部に存在する間質腺細胞で，そのためライディッヒ細胞腫と呼ばれることもある．[998] ⇨参卵巣ライディッヒ細胞腫→2910

門歯 incisor, incisor tooth⇨同切歯→1734

問診 history taking, inquiry, interview ［ROS，系統別レビュー，医療面接］ 医学的診断のための情報収集を目的に最初に行う診療行為．患者や家族との会話を介して，訴えや症状，既往歴，家族歴，遺伝関係などまでを系統的に聞きとり診断の方向づけを行うとともに，その過程で信認的な医師-患者関係を確立する．さらに患者が主体的に病気の治療や予防に携われるよう，病気と対処方法について患者が納得するまで説明することも重要．[543]

問診票(表) interview sheet 問診で聴取する必要のある情報を系統立てて整理し，チェック形式と書き込み形式で構成する一覧表にまとめた用紙．患者の訴えや症状，既往歴，アレルギー歴などや，家族歴，遺伝関係などまでの項目が含まれる．[543]

モンスター患者 ［モンスターペイシェント］ 医師，看護師などの医療従事者，医療機関に対して自己中心的で理不尽な要求を繰り返し，さらには暴言や暴力に及ぶ患者やその家族を指す和製英語．医師には患者の診療義務があることから，患者の訴え，要求を簡単には退けられないために，患者の要求がエスカレートしたという指摘や，医療側に対する患者側のうっ積や不満(3時間待って5分の診療など)の表明という指摘もある．

モンスターペイシェント⇨同モンスター患者→2831

問題飲酒者 problem drinker 本人や家族，社会に問題を引き起こす飲酒者の総称．アルコール乱用とアルコール依存を含む状態にほぼ一致する．[488]

問題解決学習 problem solving learning スタディパッケージといわれるガイドに従い，小グループで討論を行って学習を進めていく学生中心の自発的学習法．教師は教えるのではなく，ファシリテーター(学習の促進者)として存在する．その基盤には，教える目的と範囲，適切な事例の選択とデータの段階的提示方法が厳密に検討されている．この学習過程を通して，学生は意思決定および問題解決の原理とスキル(質疑事項の決定→仮説設定→仮説検証に必要な基礎的知識の探究→テスト→結論)を修得する．複雑で構造化されにくい看護問題では，ビデオ，スライド，ソフトウエア，インターネット，SP(模擬患者)などを利用した情報提供を受け，グループで効果的に解決する術を学習できる．成果の発表には，デモンストレーション，口頭発表，討論，レポートなど最適な方法が選択される．これは1つの学習論であり，学習者の思考の一貫性が形成されるという価値も有する．[1473]

問題解決的アプローチ problem solving approach クライアントのニードを問題状況として取り上げ，健康上の問題，社会心理的問題などに分けて明確にとらえ，段階を追って問題解決にあたるプロセス．看護介入は問題解決的アプローチとしてケアを実行することにほかならない．一般に，情報収集・アセスメント→計画立案→実践→評価→計画修正の順に展開される．[415] ⇨参看護過程→591

問題基盤型学習　problem-based learning；PBL⇨同PBL⇀93

問題志向型記録⇨参問題志向型診療記録⇀2832

問題志向型システム　problem-oriented system；POS　アメリカのウィード Lawrence. L. Weed が，1968 年に提唱した方式．アメリカの教育病院で実用化された問題志向型診療録 problem-oriented medical record (POMR)を作成するためのシステムで，わが国には日野原重明が紹介した．従来の診療録は，医師とナースが別々に記録していたのに対し，医師，ナース，その他の医療従事者が，それぞれの専門的な見方を通して得た1人の患者についての情報を，共通の用語と様式に従って記載し，その患者のもつ問題点，症状の変化，経過，対策などが一目で全体的にとらえられるように考えられた．これによって，複数の専門家がつくる医療チームメンバーが，同じ認識のうえに立って，協力してその患者の治療にあたるためにきわめて効果的となった．[543]　⇨参POS《看護記録としての》⇀96

問題志向型診療記録　problem-oriented medical record；POMR　［POMR］　問題志向システム(POS)に基づく患者の健康状態に関する情報の記録方式．医師，看護師，その他の医療従事者が，それぞれの専門的な見方を通して得た1人の患者についての情報を，共通の用語と様式に従って記載し，その患者のもつ問題点，症状の変化，経過，対策などが一目で全体的にとらえられるように考えられたもの．①基礎データ，②問題リスト，③初期計画，④経過記録，⑤退院時要約(サマリー)から構成される．具体的には，①基礎データ：患者や家族および他者との面接(インタビュー)から患者の生活像，病歴のほか，系統別レビュー，身体診察所見，検査成績などから得た情報を記述する．②問題リスト：①のデータを分析，アセスメントし，患者の健康問題を明らかにして系統的に箇条書きで記述する(問題リストには患者の身体的な異常，精神的な障害，社会経済的な問題を含む)．③初期計画：②の各問題に対して治療計画，診断計画，教育計画などを立案する，④経過記録：SOAP〔S(subjective data)；患者の主観的な症状，O(objective data)；診察や検査からの客観的所見，A(assessment)；SとOから導き出したアセスメント，P(plan)；S,O,Aに基づいた計画〕に従って患者の経過を記述する．⑤退院時要約(サマリー)：治療経過全体のアセスメント，フォローアップ計画などを記載する．患者の療養の経過中に新たな問題が見つかった場合には，そのつど問題リストに追加され，介入や計画が変更される．⇨参POS《看護記録としての》⇀96

問題に基づく学習　problem-based learning；PBL⇨同PBL⇀93

問題リスト　problem list　患者の健康問題を箇条書きにした記録．PO〔M〕S(問題志向型システム)方式で記録を作成する場合の基本情報になる．[280]

問題立脚型学習　problem-based learning；PBL⇨同PBL⇀93

モンテカルロ法　Monte Carlo method　乱数を用いる数値計算法の総称で，電子計算機の発達に伴い多くの分野で利用されるようになった．利用の仕方には大きく分けて2種類あり，確率的現象のシミュレーションとして用いられる場合と，本来決定的な多次元積分などの近似計算に用いられる場合とがある．[1036]

モンテジア骨折　Monteggia fracture　［モンテジア脱臼骨折］　橈骨頭脱臼を伴った尺骨骨折．モンテジア骨折の形状によって分類するバド Bado の分類がある．尺骨骨折を整復することにより橈骨頭が整復される．尺骨が整復されていないのに橈骨頭を無理に整復すると再脱臼や可動域制限，運動痛などの後遺障害を起こすことが多い．モンテジア Giovanni B. Monteggia(1762-1815)はイタリアの外科医．[1376]

モンテジア脱臼骨折⇨同モンテジア骨折⇀2832

モンドール病　Mondor disease　［胸壁静脈血栓性静脈炎］　胸壁または腹壁に生じる長いひものような索状の皮下硬結．本態は血栓性静脈炎が器質化したもので，女性に多い．原因は不明であるが，外傷が誘因となることもある．数か月で自然に治癒．モンドール Henri Mondor はフランスの外科医(1885-1962)．[850]

モントゴメリー腺　Montgomery gland(tubercle)　［乳輪腺］　乳腺の乳輪上に突出し開口する皮脂腺で妊娠中に肥大する．分泌される脂質は，皮膚の乾燥を防ぎ，潤滑剤として働き，乳児の口唇とのすき間をなくして吸入をよくし，感染と外傷から乳房を保護すると考えられる．モントゴメリー William F. Montgomery はアイルランドの産科医(1797-1859)．[998]

モンペリエ医学校　〔F〕la Faculté de Médecine de Montpellier　フランス南部のモンペリエにあるモンペリエ大学医学部の前身．起源は明らかではないが，イベリア半島から浸透したアラビア・ユダヤ文化の影響下に成立したことは確実である．自由学部と法律学部を備えていたが，中心はあくまで医学部であり，1230年に試験による医師の認可制度が確立し，さらにはサレルノ医学校を圧するようになった．13世紀末に当時最大の医学者ヴィラノーヴァのアルナルド Arnaldus de Villanova がモンペリエの教壇に立ち，養生法，食事療法を重視し，外科と内科が不可分なことを主張．アルナルドの弟子の1人ゴルドンのベルナール Bernard de Gordon は，内科書『Lilium medicinae(医学のユリ)』を著してモンペリエの名を高めたが，このころからモンペリエ医学校はスコラ的な学風を示すようになった．だがその後も，傑出した外科医アンリ=ド=モンドヴィル Henri de Mondeville や，14世紀最大の外科医といわれるギイ=ド=ショリアック Guy de Chauliac などがモンペリエで教鞭をとったといわれる．しかし，教会勢力の衰微とともに14世紀半ばには衰退を余儀なくされた．[982]　⇨参サレルノ医学校⇀1197

門脈　portal vein；PV　解剖学的には毛細血管と毛細血管にはさまれた血管をいう．肝門脈は腸管の毛細血管叢が1本に集められたのち，肝臓内で再び毛細血管に分けられる．下垂体門脈は正中隆起の毛細血管叢が集められたのち，下垂体の前葉で洞様毛細血管の網工を形成する．単に門脈といえば一般的には肝門脈を意味する．肝臓に血流を送る血管は門脈と固有肝動脈で，いずれも肝門から入り，肝臓を灌流したのち，肝静脈から下大静脈に入る．門脈は腸管で吸収した栄養に富む静脈血を運ぶ機能血管系，固有肝動脈は酸素に富む動脈血をもたらす栄養血管系で，その流量比はおよそ4：1である．門脈は消化管(食道下部，胃，小腸，大腸)，膵臓，胆囊，脾臓からの血液を上・下腸間膜静脈，脾静脈と左右の胃冠状静脈から受ける．すなわち，門脈は腹部内臓からの血流が心臓に還流するための基幹路となっている．このため，門脈血流の通過障害が起こると，肝臓を経由せずに大静脈系に達する種々の短絡路(バイパス)に血液が流れる．通常ではほとんど働いていない短絡路に大量の血流が入ると，しばしば特徴的血管症状が起こりやすくなる．①左胃静脈から食道静脈叢，奇静脈を経て上大静脈へ(食道静脈瘤となる)，②下腸間膜静脈から中・下直腸静脈，内腸骨静脈を経て下大静脈へ〔静脈瘤(痔核となる)〕，③臍傍静脈から前腹壁の皮静脈を経て大静脈へ〔腹壁皮静脈の怒張(メデュサの頭となる)〕，④腸間膜静脈，脾静脈から後腹壁周辺の静脈への吻合を経て大静脈へ．(図参照⇒肝臓→638)[1044] ⇒参肝臓の血管系→638，肝臓の区域→638，肝臓の構造→639

門脈圧 **portal pressure** 門脈内の血圧．健常者では通常 70-140 mmH_2O．肝硬変，バッド・キアリ Budd-Chiari 症候群，特発性門脈圧亢進症などで門脈圧が亢進すると，副血行路が発達し，胃・食道静脈瘤，腹水，脾腫，腹壁静脈怒張などの症状が出現する．[226]

門脈圧亢進症

portal hypertension ［**門脈高血圧**］

【概念・定義】 門脈から肝臓を経て大静脈系に至る過程に狭窄ないし閉塞を生じ，門脈循環抵抗が増し，門脈圧が上昇した病態をいう．

【病態生理】 狭窄や閉塞の部位により肝前性，肝内性，肝後性に分類される．肝前性は門脈本幹や肝外門脈主枝の閉塞で生じる(肝外門脈閉塞)．原因には肝癌の門脈浸潤による塞栓，門脈本幹の血栓，腹腔内臓器の腫瘍による門脈の圧迫，先天性の門脈形成不全などがある．門脈血を肝に運ぶために鎖状の求肝性副血行路が発達し，肝門部に海綿状血管腫様変化を生ずるのが特徴．腹壁静脈の怒張はみられない．肝内性は肝内門脈閉塞と肝内肝静脈閉塞に分けられる．肝内門脈閉塞は肝内の門脈細枝すなわち類洞前門脈枝に血流抵抗が生ずる場合で，門脈圧は上昇するが閉塞性肝静脈圧は上昇しない．臍を中心に上下方向に向かう腹壁静脈の怒張がみられる．原因となる疾患には特発性門脈圧亢進症，日本住血吸虫症，先天性肝線維症，サルコイドーシスがある．肝内肝静脈閉塞は肝内で類洞後の肝静脈に血管抵抗が増す病態で，**肝硬変**でみられる門脈圧亢進が相当．閉塞性肝静脈圧も上昇するのが特徴で，その機序は再生結節の形成により肝内細静脈枝につぶれやひずみが生ずることによる．肝後性は肝外肝静脈閉塞によるもので，**バッド・キアリ Budd-Chiari 症候群**や右心不全，慢性収縮性心膜炎，三尖弁閉鎖不全などの心疾患で起こる．腹部や背部に上行性の静脈怒張がみられる．

【症状】 側副血行路として**食道静脈瘤**と腹壁静脈の怒張がみられる．これによる血流が著明になると**肝性脳症**や**敗血症**をきたしやすくなる．脾腫と脾機能亢進のための汎血球減少症も特徴的．腹水も重要な徴候であるが，門脈圧亢進のみで生ずることはまれで，多くは低アルブミン血症や水電解質異常を伴うときに出現．

【診断】 通常は門脈圧を測定することはなく臨床的に診断する．原疾患に加えて，腹水，脾腫，貧血，消化管出血などを認める場合に疑い，食道静脈瘤や腹壁静脈の怒張を認めればほぼ確定的．腹腔内の側副血行路の診断には，ドプラ Doppler 超音波検査，CT，門脈造影が有用．

【治療】 食道静脈瘤に対する標準的な治療として内視鏡的硬化療法や結紮術がなされる．門脈圧を低下させる手術(**門脈-体循環シャント術**)には，門脈下大静脈シャント術，遠位脾腎静脈シャント術，腸間膜静脈大静脈シャント術がある．また肝内門脈枝と肝静脈の小枝にステントを埋め込む経頸静脈肝内門脈体循環シャント術(TIPS)も行われる．薬物療法としてバソプレシン，プロプラノロール塩酸塩などのβ遮断薬が有効とする報告があるが無効とする見解もあり一般的ではない．[279]

●**門脈圧亢進による側副血行路の形成**

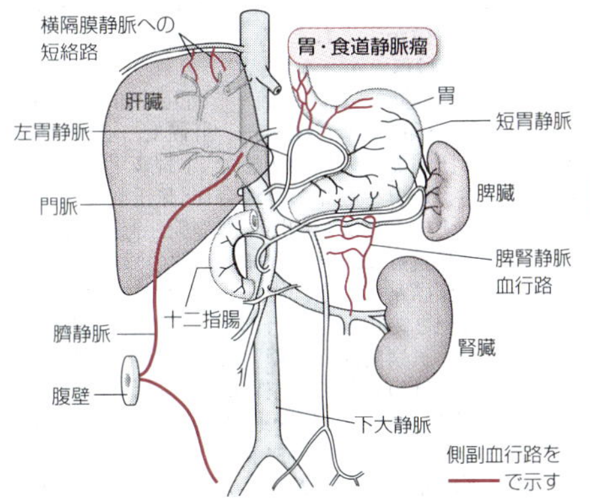

門脈圧亢進症の看護ケア

【看護への実践応用】 門脈圧亢進症の三大症状は脾腫による脾機能亢進，胃・食道静脈瘤，腹水であり，多くの場合，基礎疾患に肝硬変があることを念頭におきケアを行う必要がある．肝血流量を増加させるために食後の安静や十分な睡眠，休息をとること，食事指導(高タンパク，高カロリー，塩分制限)などである．複数の症状を有している場合が多く，病態から予測される症状を患者にわかりやすく説明し，ケアや指導を行う．脾腫の症状は腹部膨満感，左季肋部の腫大した脾臓の触知，まれに脾臓痛，汎血球減少がある．血小板減少がみられる際は出血の予防のため，安静を促し，身体をぶつけないようにすることや，やわらかい歯ブラシを使用するなどの生活指導を行う．腹水は門脈圧亢進症で最も多く生じる症状であり，腹部膨満感のほかに下肢の浮腫，呼吸苦，倦怠感，食欲不振，尿量減少を伴うので，腹部の圧迫の除去や安楽な体位の工夫，日常生活動作(ADL)に合わせた身のまわりの援助を行う．下肢の浮腫には弾性ストッキングや弾性包帯を巻き，血流の改善を図る．浮腫がある場合は，皮膚が薄く弱くなっているため，傷つけないよう注意を促す．定期的な体重や腹囲，尿量の測定は，腹水の改善または悪化を示す目安となる．食事は水分・塩分制限が必要になる場合もあるため，患者や家族が理解できるよう具体的な説明を行う．また腹部膨満感による食欲減退に対しては，嗜好を取り入れ管理栄養士と食事の調整をし，摂取量が維持できるよう工夫する．肝硬変がある場合，胃・食道静脈瘤の破裂は死に至る危険が高い．症状の早期発見や破裂予防のケアが必要となる．[476,1064] ⇒参門脈圧亢進症→2833

門脈下大静脈端側吻合術　end to side portacaval anastomosis⇒同エック手術→363

門脈下大静脈吻合術　portacaval anastomosis　門脈圧亢進症に起因する食道静脈瘤に対するシャント手術の1つで，門脈と下大静脈を吻合する方法．門脈本幹を下大静脈前面に端側吻合する方法(エック Eck 手術)と，門脈本幹と下大静脈を側側吻合する方法がある．門脈の減圧効果は著明で，食道静脈瘤破裂を予防できるが，腸管からの血液が肝で処理されずに大循環に直接流れ込むため，肝性脳症，肝不全が高率に発生し，手術死亡率も低くない．そのため脾腎静脈吻合術などの選択的シャント手術が生まれたが，いずれも現在わが国で行われることはほとんどない．[1401]

門脈系(肝)と大静脈系との連結　collateral circulation between portal and caval systems　肝硬変，心弁膜症や腫瘍による圧迫などの病的状態で，門脈の閉塞または門脈循環障害を引き起こした場合(門脈圧亢進)，門脈に流入する上・下腸間膜静脈，脾静脈，胃冠状静脈，幽門静脈，胆嚢静脈，臍傍静脈は，他の静脈系との吻合を介する側副路により門脈血を大静脈に流す．門脈系と他の静脈との重要な吻合部は，①胃噴門部，②直腸静脈叢，③臍輪周囲の腹壁である(図)．①脾静脈に流入する血液は短胃静脈，左胃静脈(胃冠状静脈)から食道静脈〔叢〕を通り奇静脈を通過し上大静脈に流れる．②下腸間膜静脈に流入する血液は直腸静脈叢を通り，上・中・下直腸静脈，内腸骨静脈を経由し下大静脈に流れる．③臍輪に向かう血行としては，臍傍静脈を通り臍輪周囲の吻合部から，以下の4つの側副路が出る．1)上腹壁静脈→内胸静脈→腕頭静脈→上大静脈，2)胸腹壁静脈→腋窩静脈→鎖骨下静脈→上大静脈，3)下腹壁静脈→外腸骨静脈→下大静脈，4)浅腹壁静脈→大腿静脈→外腸骨静脈→下大静脈．門脈圧亢進時にはこれらの側副路により，①食道静脈叢は食道静脈瘤を形成する．②直腸静脈叢(痔静脈叢)では痔核形成や出血を起こす．③臍傍静脈→腹壁静脈への血流では，皮静脈が怒張しメデュサの頭と呼ばれる．[829] ⇒参側副血管→1839，門脈圧亢進症→2833

●門脈系(肝)と大静脈系との連結

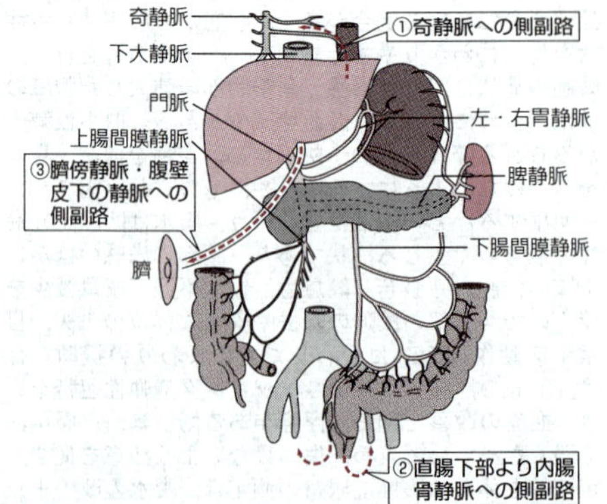

肝臓には，門脈を経由して，腹部消化管と付属器官，脾臓からのすべての血液が集まる．門脈の末梢枝は，①～③のように数か所で大静脈の末梢枝とつながっている．

坂井建雄ほか：系統看護学講座 専門基礎1 解剖生理学 第8版，p.193，図4-29，医学書院，2009

門脈血栓症　portal vein thrombosis　門脈血管壁の障害，血流異常，血液凝固能の亢進などにより肝内外の門脈に血栓を生じた病態．小児では，感染による脱水や血液凝固能異常が原因となることが多い．成人では肝硬変症，膵炎，特発性門脈圧亢進症が原因となるが，腹部外傷や腹部手術，食道静脈瘤硬化療法，経皮経肝静脈瘤塞栓術などのあとに医原性に発症することもある．遺伝性，妊娠，経口避妊薬服用，膠原病などによる血液凝固能亢進も原因となる．まったく原因を同定できない例も多い．急速に発症し，肝血流が確保できない場合，肝不全やショックで死に至る．慢性的に血栓が生じると，食道静脈瘤の破裂をはじめとした門脈圧亢進症に基づく消化管出血や腹水などの症状を呈する．超音波検査，CT 検査で診断のつくこともあるが，直接あるいは上腸間動脈を介しての門脈造影を要することも多い．自然消退または放置可能な症例以外は，血栓溶解療法，抗凝固療法，血栓除去術などの抗血栓療法のほかに，食道静脈瘤硬化療法などの消化管出血に対する治療も必要．[1050]

門脈高血圧　portal hypertension⇒同門脈圧亢進症→2833

門脈腫瘍栓塞　portal vein tumor thrombosis　門脈内に腫瘍が浸潤した状態をいう．肝細胞癌は門脈内浸潤する傾向が強く，予後を左右する．「原発性肝癌取扱い規約」における肝細胞癌の病期診断では，①腫瘍個数が単発，②腫瘍径が2 cm 以下，③脈管(門脈，静脈，胆管)侵襲がない，の3条件の合致件数によって，腫瘍因子が決定される．門脈内に腫瘍が進展すると，肝血流が動脈に依存する状態となり，肝動脈塞栓術が施行不能となる場合が少なくないため，放射線治療や肝動脈(内)注入化学療法などが選択される．[60,279]

門脈循環　portal circulation　［肝門循環］　食道下部から直腸上部までの消化管および膵臓，胆嚢，胆管，脾臓を通過した毛細血管からの静脈血を肝臓へ運び出す循環系のこと．腸などの臓器からの静脈血は直接右室に戻らず，いったん肝臓を通過し栄養の摂取と解毒が行われる．肝静脈(バッド・キアリ Budd-Chiari 症候群)や，肝の洞様内皮細胞(肝硬変)および門脈(門脈血栓症)にそれぞれのレベルの閉塞が生じると門脈圧が上昇し，門脈圧亢進症を示す．このため体循環系への側副血行路が生じ，胃・食道静脈瘤や内痔核，腹壁静脈怒張(メデュサの頭)がみられるほか，脾腫，脾機能亢進，腹水，肝機能不全や肝性脳症，粘膜下層での動静脈シャントによる心拍出量の増大などが生じる．[200] ⇒参門脈圧亢進症→2833

門脈性肝硬変　portal cirrhosis⇒同壊死後性肝硬変→356

門脈造影法　portography　経動脈性門脈造影，経皮経肝門脈造影，経脾門脈造影がある．経動脈性門脈造影は，腹腔動脈，上腸間膜動脈，脾動脈造影の門脈相として得られる．経皮経肝門脈造影は，経皮経肝的に肝内門脈を穿刺し，カテーテルを脾静脈まで挿入する．脾を穿刺する経脾門脈造影はほとんど行われない．[264] ⇒参経脾門脈造影法→875，経皮経肝門脈造影→872

門脈大循環性脳症 portal-systemic encephalopathy, portosystemic encephalopathy 肝性脳症の1つで，門脈系と大静脈系との間に側副路が形成され，あるいは発達し，血中アンモニアなどの有害物質が肝で解毒されず，脳症などの症状を呈する．側副路は，肝硬変などによって門脈圧が亢進した結果，肝内のシャントが発達したり，先天的な肝外シャントに血流の負荷が増大してシャント量が大きくなったりする．臨床的には，意識障害(不穏～昏睡)，振戦などの不随意運動や固縮など，錐体外路症状をみる．[1527] ⇨参肝脳疾患→648，猪瀬型肝脳疾患→272

門脈裂溝⇨同肝門→657

モンロー・ケリーの原理 Monro-Kellie doctrine 容積が不変の頭蓋腔では，その中を占めている脳組織，脳脊髄液，血液は非圧縮性であり，容積の和は一定である．そのために血圧変動などの広範な脳灌流圧の変化にかかわらず，脳内の血液量は一定であるという原理．例えば，脳血管が拡張した場合には血液容積が増大するため，脳脊髄液圧が上昇して血管を圧迫し，血管系を縮小させる．モンロー Alexander Monro Jr.(1733-1817)が1783年に発表した説を，ケリー George Kellie (1758-1829)が1824年にさらに詳しくまとめた．[1230]

モンロー孔閉塞症 obstruction of foramen of Monro 側脳室と第3脳室を連絡するモンロー孔の閉塞により水頭症をきたした状態．一側の閉塞に伴い同側の側脳室の拡大が，両側の閉塞に伴い両側側脳室の拡大が生じる．原因は先天的な膜様閉鎖や，感染，出血，脳腫瘍による機械的な閉塞があげられる．治療はシャント術や神経内視鏡を用いた透明中隔開窓術が適応になる．モンロー Alexander Monro Jr.はスコットランドの解剖学者(1733-1817)．[1080] ⇨参水頭症→1625，中脳水道狭窄症→1998

や

ヤーヌス体　janiceps⇨同頭胸結合体→2100

夜間遺精　nocturnal emission, night pollution ［夢精］　夜間睡眠時に起こる射精．性的な夢に伴って起こることが多く，青年男性の生理的現象であって病的なものではない．[474]

夜間遺尿症⇨同遺尿症→270

夜間陰茎勃起　nocturnal penile tumescence；NPT ［NPT］　睡眠中のレム(REM)睡眠に一致して起こる陰茎の周期的な生理的勃起．性的興奮の影響は受けないので，これを測定することは機能的・器質的勃起障害の鑑別に有用．[474]

夜間間欠的腹膜透析　nightly intermittent peritoneal dialysis；NIPD　腹膜透析法の1つ．腎不全患者に対する透析療法は血液透析と腹膜透析に大別．腹膜透析は，透析液を腹腔内に注入し，老廃物質と水分を透析液に移行させたあと，体外に排出する方法．手動式とサイクラー(自動腹膜灌流装置)を用いた自動式〔自動腹膜透析 automated peritoneal dialysis(APD)〕がある．NIPDはAPDのうち夜間の8-10時間にサイクラーを用いて透析液を交換し，日中は透析液を貯留しない方法．昼間の活動性向上などの利点があるが，間欠的な方法であるため溶質除去能には限界があり，透析不足をきたしやすいなどの問題点がある．[160]

夜間干満型腹膜透析　nightly tidal peritoneal dialysis；NTPD ［干満型腹膜透析］　夜間腹膜透析法 nocturnal peritoneal dialysis(NPD)の一種で，夜間間欠的腹膜透析 nocturnal intermittent peritoneal dialysis(NIPD)と同様，透析液を自動的に腹腔内に出し入れできるサイクラー(自動腹膜灌流装置)を用いる治療方法．夜間腹膜透析では就寝時の限られた時間で，できるだけ多くの老廃物を除去する(溶質のクリアランスを最大限にする)必要があるため，注・排液に要する時間的損失は大きな支障となる．これを防ぐため，最初の注液後，各サイクルごとに貯留した透析液の一部のみを排出し，新しい透析液と交換する操作(注・排液時間は約4-6分)を繰り返すことにより，透析時間中は常時腹腔内に一定量の透析液を貯留させることが可能となり，腹膜と透析液を持続的に接触させることで溶質除去の効率アップを図るのがねらいである．実際には，最初に注入した約3Lの液(体格や体質にもよる)の半分1.5Lを排液して残り半分1.5Lは腹腔内に残しておき，次に排液した量に相当する新しい透析液1.5Lを注入する．この注・排液操作をサイクラーを用いて20-30分くらいで次々と繰り返し，透析終了時のみ腹腔内から完全に排液を行い腹膜カテーテルにキャップをはめ，次の透析まで腹腔内は空にしておく．通常20-30Lの透析液を使用し，約8-10時間程度の治療時間で交換を行う．大量の透析液を使用するため，排液スペースの確保や医療費の問題があり，現状ではあまり普及していない．[1628]　⇨参腹膜透析→2550，夜間間欠的腹膜透析→2836，自動腹膜透析装置→1326

夜間狭心症　nocturnal angina　夜間に発症する狭心症のことをいい，冠動脈の攣縮により早朝に発症する異型狭心症を指すことが多い．冠動脈の平滑筋の緊張度が夜間から早朝にかけて亢進するためとされるが，機序は不明である．冠動脈粥状硬化病変の破綻による不安定狭心症の症状として出現することもある．まれではあるが，夜間無呼吸症候群による夜間の低酸素血症のために発症する冠動脈狭窄性病変症例も認める．診断には24時間心電図が有用である．[1182]

夜間血圧下降例　dipper ［dipper］　24時間血圧測定において，昼間の血圧平均値に対する夜間血圧低下度が10%以上のもの．通常はdipper(dipは「一時的に下がる」の意)と表現される．dipperでは臓器障害や心血管イベントが少ないと報告されている．近年，昼間の血圧平均に対する夜間血圧低下度が20%以上みられるものを夜間過剰降圧型 extreme dipperとし，無症候性脳梗塞の頻度が高いことが報告されているが，extreme dipperの高血圧性臓器障害や心血管イベントに対する影響については議論が分かれている．[104]

夜間血圧非下降例　non-dipper ［non-dipper］　24時間血圧測定において，昼間の血圧平均値に対する夜間血圧低下度が10%未満のもの．通常はnon-dipperと表現されることが多い．特に夜間血圧が昼間の血圧より高いものを夜間昇圧型 riserと表現する場合もある．non-dipperは糖尿病，睡眠時無呼吸症候群，腎障害などでみられることがあり，無症候性脳梗塞や心肥大といった高血圧性臓器障害や心血管イベントが多いことが報告されている．[104]

夜間視力　night vision⇨同暗所視→204

夜間摂食症状群⇨同夜間大食症状群→2836

夜間せん妄　night delirium　注意の維持と転導性の障害を主とする意識変容をせん妄と呼び，一般に夜間に増悪する傾向がある．昼間はほとんど症状を示さず，夜間にのみせん妄が顕在化する場合を夜間せん妄という．意識混濁は軽く，錯覚，幻覚，妄想などの活発な精神症状や，不眠，不穏，興奮などの行動異常を伴う．脳機能の低下をきたすあらゆる疾患で生じるが，基礎疾患をもたない高齢者にもみられる．[1362]　⇨参意識変容→229

夜間装具　night orthosis ［夜間副子，ナイトスプリント］　夜間(就寝中)に使用する装具の総称．安静，固定，支持を目的に装具を使用する場合は，適応組織を含む関節を一定期間動かないようにするため，関節固定角度は解剖学的な良肢位にする．矯正を目的とする際は，拘縮した組織を伸張するように適度の緊張を常に与え，関節の角度調整を適時行う．[818]

夜間大食症状群　night-eating syndrome ［夜間摂食症状群］　神経性大食症 bulimia nervosaの一病態．神経性大食症は過食(無茶食い binge eating)を発作的に繰り返し，この間摂食行動を自己制御できず，同時に体重のコントロールに関心をもち続ける．同症は神経性食思不振症に続いて起こることもあるが，反対の順序で起こることもある．原因として，まず精神的原因すなわち欲求不満の代償として食欲を満足させるために過度に摂食する場合があげられ，昼間に職場などで欲求不満があるために帰宅後夜間に大食をする場合を，夜間大食症状群という．大食の結果として多くの場合，肥満が起こる．ICD-10(国際疾病分類第10版)による神経性大食症の症状または診断基準は以下のとおり．①食べることにたえず没頭するとともに，食物に対して抗しがたい渇望をもつ．患者は短時間に大量の食物を食べつくす．②患者は食物の体重増加効果に対して，次のような方法で抵抗しようとする．自ら誘発する嘔吐，緩下剤の乱用，大食期と絶食期を交互に繰り返し，食欲減退薬，甲状腺末，利尿薬などの薬剤の使用など．③神経性大食症の精神病理として，神経性食思不振症に類似した肥満への病的なおそれが存在する．患者は自らに厳しい体重制限を課す．神経性大食症では神経性食思不振症の病歴が認められることがある．これらのうち1つ以上が欠けている症例は非定型神経性大食症と診断される．[987] ⇨参食行動異常→1473，神経性過食症→1527，過食〔症〕→498

夜間多尿症 nycturia, nocturia ［夜間頻尿］ 夜間尿量が上昇している状態．うっ血性心不全の際に，夜間安静により血行が改善され，蓄積していた水分を夜間に多量の尿として排泄することがある．前立腺肥大症の初期にも出現．他に多尿をきたす原因として，腎疾患による濃縮能低下や尿崩症，糖尿病などがある．夜間の排尿回数が増加するものは夜間頻尿といい，前立腺肥大症などの下部尿路閉塞疾患を示唆する症状．いずれにしても原疾患を診断し，それに対する治療を行うのが重要．[160]

夜間てんかん⇨同睡眠てんかん→1631

夜間病院 night hospital⇨同ナイトホスピタル→2187

夜間頻尿⇨同夜間多尿症→2837

夜間副子 night splint⇨同夜間装具→2836

夜間発作性呼吸困難⇨同発作性夜間呼吸困難→2708

夜間ミオクローヌス症候群⇨同周期性四肢運動障害→1365

ヤギ声 egophony 声音聴診(患者に発声させてその声音を胸壁上で聴診する診察法)の際に，声音増強を認め，さらにその性状が変化して，ふるえを帯びた鼻声がかった声として聞こえるものをいう．中等量の胸水貯留を認める場合に聞かれることが多い．[948]

野球肘 baseball elbow 野球選手の肘障害で，次の3つの障害の総称．①肘関節内側にかかる張力 tension による障害，②腕橈関節への過度の圧迫による障害，③肘の過伸展および三頭筋の牽引による肘頭の障害．成長期の野球選手で問題となることが多い．①の内側型障害が圧倒的に多く，内側側副靱帯付着部炎・断裂，共同屈筋腱付着部炎，骨端線離開，骨の分節化，遊離体・骨棘形成などによる投球時痛，尺骨神経障害(過度の屈伸ストレスによる摩擦，骨棘や遊離体の圧迫による)による手のしびれを生じる．内側型の治療は投球運動の中止が基本であるが，小骨片の摘出，尺骨神経の除圧手術を行う場合がある．②の外側型では上腕骨小頭の骨軟骨骨折，離断性骨軟骨炎を起こし，はがれた骨片が関節内遊離体となる．外側型は内側型に比べ頻度は低いが重症例では日常生活に支障をきたし，専門的な手術治療が必要となるので早期発見が重要である．[605]

夜業 night work⇨同深夜業→1606

夜驚症 sleep terror, night terror 覚醒障害に随伴する行動異常の1つで，夜間睡眠中に突然起こる強度のおびえ．夜間睡眠の前半1/3の第3,4段階の深睡眠中に起こることが多い．自律神経系興奮の徴候が1-10分間持続し，1晩に2-3回，週や月に1回ある．錯乱状態，見当識障害などを呈する．終わると睡眠に移行し，翌朝このエピソードの記憶はないことが多い．一般に男児に多く，幼児期より出現するが，多くの場合，思春期ごろまでに自然消失する．原因として，心理社会的要因が関連していることがある．[1585]

夜勤師長 夜間の勤務帯の看護管理に関する一切を統轄・管理する責任者の職名．看護師長やそれ以上の職階に属する者が担当するが，勤務体制は各施設により異なる．夜勤を専従に行う場合と一定期間夜勤師長業務にあたる場合，あるいは1日で担当を交替したり(交替制)，当直する(当直制)場合とがある．[1451]

ヤクー手術⇨同リモデリング法→2935

薬害 drug induced suffering, drug-induced disease 医薬品の有害性に関する情報が有効に活用されず社会的に引き起こされる人為的な健康被害．また，農薬などによりヒトや動植物の健康被害が多発する場合も広義の薬害という．例えば，サリドマイドによるサリドマイド奇形の発生，キノホルムによるスモン(SMON)の発症，血友病患者への非加熱血液製剤投与によるHIV感染(薬害エイズ)の問題や汚染された硬膜移植に伴う薬害クロイツフェルト・ヤコブ Creutzfeldt-Jakob 病，血液凝固製剤の投与によるC型肝炎(薬害肝炎)の問題があげられる．[479,1593]

扼頸(やくけい) manual strangulation, throttling 頸部を手や腕で直接圧迫し，頸部の血管や気道を閉塞することをいう．扼頸での死亡を扼死といい，他為によることから扼殺ともいう．通常は両手の指を用いて被害者の前方から顎の下を圧迫することが多いが，被害者の背後から腕を前頸部に回して圧迫する方法もある．また後者の場合には頸部の圧迫痕に欠けることがあり鑑別には注意を要する．ひもなどの索状物を使用したものは絞頸または縊頸といわれる．なお解剖すると頸部の圧迫による皮下筋肉内出血，舌骨や甲状軟骨の骨折，頭部のうっ血や眼瞼結膜の浮腫や溢血点などの所見が認められる．[1331] ⇨参扼痕(やくこん)→2837，扼殺(やくさつ)→2839

扼痕(やくこん) throttling mark 頸部に生じた扼頸による痕跡．指頭によって圧迫してできる母指や示指の指頭大あるいはそれ以下の表皮剥脱や皮下出血が青紫色の変色斑として現れる．内部所見としては頸部筋肉内出血や甲状軟骨や舌骨の骨折がしばしば認められ，顔面の著明なうっ血や眼瞼結膜の溢血点を伴うことが多い．また，ひもなどの索状物を使用したものは索痕(索溝)といわれるが，この場合には頸部皮膚に索状物により形成された，擦過を伴う皮下出血が認められる．[1331] ⇨参扼殺(やくさつ)→2839

薬剤 medicine, drug ［薬，薬物］ 薬とは広義には化学的作用を及ぼす化学物質をいい，薬剤は薬を人体に適用しても問題がないように性質を整え，用途別に調合したものをいう．内服薬，外用剤，水薬，粉薬，錠剤，傷薬，塗薬，湿布薬，坐薬，軟膏などの総称である．[20] ⇒参医薬品→278

薬剤感受性試験 antimicrobial susceptibility test；AST, antibiotic sensitivity test ［**細菌薬剤感受性試験，感受性検査，細菌感受性検査，抗菌物質感受性試験(テスト)**］ 分離された細菌や真菌に抗菌薬がどの程度効果があるかを評価する検査．汎用されている感受性検査には微量液体希釈法とディスク拡散法がある．微量液体希釈法は抗菌薬の希釈系列をつくったマイクロプレートなどに被検菌を接種して培養し，発育を阻止した抗菌薬の最小濃度，すなわち最小発育阻止濃度 minimum inhibitory concentration(MIC)を求める．MIC 値が低いほど抗菌薬に対する感受性が高い．CLSI(アメリカ臨床検査標準化協会 Clinical Laboratory Standards Institute)などの判定基準によるカテゴリー(S：感受性，R：耐性，I：判定不能領域)が併記されることもある．ディスク拡散法はあらかじめ一定量の被検菌液を接種した培地表面に一定量の抗菌薬を含有した濾紙(ディスク)を置き，18-24 時間培養後ディスク周囲に形成される発育阻止円径から薬剤感受性を知る方法である．CLSI 法では菌種別に S，I，R の基準が設けられているが，臓器移行性などは考慮されていないため，同じ MIC を示す菌でもそれがどこから検出されたかによって臨床効果が異なる可能性がある．感染症の種類や抗菌薬の体内動態を考慮に入れて薬剤を選択する必要がある．[1615] ⇒参抗酸菌薬剤感受性検査法→1006

薬剤管理指導業務 pharmaceutical management and guidance service 1988(昭和 63)年に入院調剤技術基本料が新設され，薬剤師が入院患者に薬の飲み方や使い方，効果や副作用を説明する「服薬指導」は，はじめて診療報酬を得ることのできる業務として評価された．医科診療報酬表の「投薬の部」にあった入院調剤技術基本料は，その後 1994(平成 6)年に「指導管理の部」に移され「薬剤管理指導料」と名称変更され，これにかかわる業務を薬剤管理指導業務といい，従来の慣習で病棟業務，服薬指導とも呼ばれている．薬剤師は医療チームの一員として，主に以下の目的で薬剤管理指導業務を行う．①入院患者の服薬指導を介して薬物療法への認識を向上させ，患者自ら治療に積極的に参加するよう啓発すること．②患者から得られた情報を医師をはじめとする医療チーム全体にフィードバックすることにより薬物療法を支援するとともに，医薬品の適正使用を推進すること．従来の調剤や製剤などの業務に加え，薬剤師の重要な業務の１つ．[644]

薬剤起因性大腸炎 antibiotics-associated colitis, drug-induced colitis ［**薬物性大腸炎**］ 主に抗生物質投与により腸内細菌叢が変化した結果起こる大腸炎．臨床的には腸内の常在菌であるクロストリジウム・ディフィシレ *Clostridium difficile* による偽膜性腸炎と，クレブシエラ・オキシトカ *Klebsiella oxytoca* が原因の急性出血性腸炎が重要である．偽膜性腸炎は腸や大腸粘膜に直径数 mm から 2 cm の黄白色の偽膜を形成する腸炎．原因は抗生物質投与による菌交代現象により，クロストリジウム・ディフィシレが増殖し，その毒素が粘膜障害を引き起こし腸炎が発生する．原因となる抗生物質は，リンコマイシン塩酸塩，クリンダマイシン塩酸塩，セフェム系ほか多岐にわたる．下痢，残便感，下腹部鈍痛，発熱などの症状のほか，血便をみることもある．治療は，原因抗生物質の中止，絶食による腸管安静，補液，電解質補正に加え，重症例ではバンコマイシン塩酸塩の投与を行う．急性出血性腸炎は，刺すような腹痛，血性下痢，下血，発熱を伴い，結膜の発赤，浮腫，びらん，浅い潰瘍形成などの所見を認める．原因となる抗生物質は合成ペニシリン系が多く，アレルギーのほか，便中によく検出されるクレブシエラ・オキシトカの毒素によるとも考えられている．治療は抗生物質の中止，絶食，補液による保存的治療により 1-2 週間で治癒する．[1234,936]

薬剤起因性溶血性貧血 drug-induced hemolytic anemia ⇒同薬剤誘発性溶血性貧血→2839

薬剤師 pharmacist, pharmaceutist 薬剤の性状についての専門知識に基づき薬を調剤，製剤，管理し，医薬品の供給や服薬の指導，その他，薬事衛生を管理する専門家のこと．主な活動分野は，薬局・病院・診療所における調剤，医薬品の製造管理，薬局や一般販売業における販売管理．わが国では，薬剤師を業としたい者は薬剤師国家試験に合格し，厚生労働大臣の免許を受けるよう義務づけられている．また，薬剤師が薬局を開設する場合には都道府県知事の許可が必要．[1505]

薬剤師法 Pharmaceutical Chemist Control Act, Pharmacist Law 薬剤師の任務，免許，調剤業務その他手続き上のことおよび罰則などについて規定し，薬剤師の社会的役割または公的使命を規定し，1960(昭和 35)年法律第 146 号として制定された．すなわち，薬剤師は調剤，医薬品の供給など薬事衛生をつかさどることにより，公衆衛生の向上と増進に寄与し，国民の健康な生活を確保するものと定め，薬剤師以外の者は原則として販売または授与の目的で調剤してはいけないこと，また，薬剤師は，医師，歯科医師または獣医師の処方箋でなければ，販売または授与の目的で調剤してはならないことなどを規定している．内容は，①任務，②免許，③試験，④業務，⑤罰則から成っている．[929] ⇒参薬事法→2840

薬剤性過敏症症候群 drug-induced hypersensitivity syndrome；DIHS ［DIHS］ 抗痙攣薬などの限られた薬剤を，3 週間以上内服したあとに生ずる遅発型の薬疹．しばしば原因薬剤中止後著明な増悪を認め，その後も長期にわたり寛解，増悪を繰り返しきわめて遷延した経過をとる．全身の浮腫性紅斑(特に顔面，頸部の浮腫が特徴的)で始まり，リンパ節腫脹，肝・腎障害，白血球増加(異型リンパ球の出現，好酸球増加)などを次々に認める．発症 2-3 週間の時点で，6 型ヘルペスウイルス(HHV-6)の再活性化(IgG 抗体価の上昇)を認めるのが特徴的で，診断基準の１つとなっている．発症時に著明な血清 IgG 値の低下を認める点や，HHV-6 以外のさまざまなヘルペスウイルスの再活性化を次々と認める点など，移植片対宿主病 graft-versus-host disease(GVHD)との類似性が指摘されている．[727]

薬剤性顆粒球減少症 drug-induced granulocytopenia 薬剤による造血障害が原因で起こる顆粒球減少症で，扁桃炎，口腔内潰瘍などの重症感染症を合併する．抗癌剤のほか，抗甲状腺薬，抗生物質，解熱鎮痛薬などさまざまな薬剤で起こる．発症をみたら原因薬剤を中止

し，顆粒球コロニー刺激因子(G-CSF)製剤を投与する.[1038] ⇨参顆粒球減少性アンギナ→554

薬剤性肝障害⇨同薬物性肝障害→2841

薬剤性腎炎 drug nephritis⇨同薬剤性腎症→2839

薬剤性心筋疾患 drug-induced myocardial disease 薬剤の副作用による心筋障害．ドキソルビシン塩酸塩(アドリアマイシン)などのアントラサイクリン系抗癌剤やシクロホスファミドなどの免疫抑制薬の心毒性による心筋障害，三環系抗うつ薬やフェノチアジン系抗精神病薬などの向精神薬によるQT延長などの心電図異常などがある.[1005]

薬剤性腎症 drug nephropathy ［**薬剤性腎炎，薬物性腎障害**］ 薬物が原因となって生じる腎障害．代表的なものに尿細管間質が障害される間質性腎炎があるが，膜性腎症などの糸球体障害や血管炎を引き起こすこともある．発症機序としては，腎毒性作用により用量依存性に障害をきたす直接型と，アレルギー機序を介して発症する過敏型がある．代表的な原因薬剤として抗生物質(特にアミノグリコシド系)，リウマチ治療薬(金製剤，ペニシラミン)，鎮痛薬，造影剤，抗癌剤などがある．治療としては，原因薬剤の投与中止が最も重要.[160]

薬剤性膵炎⇨同薬物性膵炎→2841

薬剤性全身性エリテマトーデス(SLE)様症候群 ⇨同薬剤誘発ループス→2839

薬剤性低血糖症 drug-induced hypoglycemia 経口血糖降下薬，インスリン，スルホニル尿素薬などの薬剤の投与により起こる低血糖．医原性低血糖と詐病性低血糖がある．臨床的に最も多い低血糖は，糖尿病治療時にみられるものであり，インスリン製剤とスルホニル尿素薬(グリメピリド)，速効性インスリン分泌促進薬(ナテグリニド)のインスリン分泌作用を有する薬剤が原因である．薬剤自体には血糖降下作用がないが，上記の原因薬剤の血糖降下作用を増強するものとして，サリチル酸，クロフィブラートなどがある.[987]

薬剤性糖尿病 drug-induced diabetes mellitus 二次性糖尿病の1つ．薬剤を用いることにより，耐糖能が低下して発症した糖尿病．原因薬剤はさまざまあり，代表はインスリンの作用を阻害するグルココルチコイド，インターフェロン，インスリン分泌を抑制するサイアザイド系利尿薬など.[418]

薬剤性尿崩症 drug-induced diabetes insipidus 薬剤により引き起こされる尿崩症．病態は，腎のバソプレシン(AVP)反応性が低下し，尿の濃縮力が減弱して多尿を引き起こす腎性尿崩症．原因薬剤として炭酸リチウム，デメチルクロルテトラサイクリン塩酸塩，コルヒチンなどがある.[160]

薬剤性肺炎 drug-induced pneumonitis ［**薬物性肺臓炎**］ 薬剤による呼吸器障害は多彩であるが，肺臓炎としては，急性・慢性間質性肺炎，急性・慢性好酸球性肺炎，閉塞性細気管支炎を伴う器質化肺炎が含まれる．症状は，ほとんどの症例で発熱を伴い，呼吸困難・咳嗽(50%以上)，発疹(約25%)など．抗菌薬，抗炎症薬によるものでは投与開始後2週間前後，アミオダロン塩酸塩，金製剤，小柴胡湯，抗癌剤，インターフェロン製剤などでは1〜数か月後に出現することが多い．治療は原因薬剤の中止と，障害の強い症例では肺線維化の防止の目的でステロイド剤や免疫抑制薬の投与.[948]

薬剤耐性 drug resistance, antibiotic resistance ［**抗生物質抵抗性**］ 特に微生物の抗菌薬に対する耐性(感受性がなくなること，抗菌薬が効かなくなること)．消毒薬などに対する耐性も含む．耐性の機序はさまざまであるが，薬剤の不活化酵素の産生，膜透過性の低下，薬剤の排出機構，薬剤の作用点である酵素やリボソーム構造の変化，代謝調節などである.[324]

薬剤比率 ratio of drug cost to total medical expenditures 医療保険において，診療報酬明細書の総点数のうち「投薬」と「注射」の薬剤点数が占める割合．全薬剤比率とは異なる.[1344]

薬剤誘発性溶血性貧血 drug-induced hemolytic anemia ［**薬剤起因性溶血性貧血**］ 薬剤によって起こる溶血性貧血．薬剤による溶血機序として，①薬剤吸着型(薬剤がハプテンとして作用；ペニシリン系抗菌薬など)，②新抗原型(薬剤が赤血球膜と結合してできた複合体が抗原性を獲得；キニジン塩酸塩水和物など)，③自己免疫型(赤血球に対する自己抗体を産生；αメチルドパ製剤など)，④非免疫吸着型(赤血球膜に非特異的に血漿タンパク質が吸着；第一世代セファロスポリン系抗菌薬など)がある．いずれも動悸，息切れ，顔面蒼白，黄疸，脾腫などの溶血性貧血の症状がみられるが，高度の溶血をきたす新抗原型ではヘモグロビン尿がみられる．グルコース-6-リン酸デヒドロゲナーゼ欠損症は免疫学的機序でなく，抗マラリア薬であるリン酸プリマキンなどの薬剤によって溶血発作が誘発される．溶血性貧血の症状を認めたら原因となる薬剤を調べ，投与を中止する．これにより自然軽快する.[1038]

薬剤誘発ループス drug-induced lupus ［**薬剤性全身性エリテマトーデス(SLE)様症候群**］ 薬剤の投与により全身性エリテマトーデス(SLE)に類似した免疫異常や症状を呈する症候群．原因薬剤として，プロカインアミド塩酸塩，ヒドララジン塩酸塩，キニジン硫酸塩水和物，イソニアジド，メチルドパ水和物などがある．薬剤による自己抗体産生の促進により発症すると考えられている.[160]

薬剤溶出性ステント drug-eluting stent；DES ［**DES**］ 薬剤をコーティングすることで血管内膜の増殖などによる再狭窄を予防するステントのこと．狭心症，心筋虚血，心筋梗塞では薬物療法，冠動脈インターベンション(PCI)，外科治療(冠動脈バイパス術)による早期の血行再建が施行されるが，低侵襲性，入院期間の短さ，早期の社会復帰などのアドバンテージにより，バルーン冠動脈形成術 plain old balloon angioplasty (POBA)やステント留置術で血管を広げるPCIが第一選択とされる．しかし，従来のPCIでは術後血管の再狭窄という欠点を抱えていたため，再狭窄予防のために開発されたのが薬剤溶出性ステント(DES)である．コーティングされる薬剤には抗菌薬，免疫抑制薬，抗癌剤などがある．DESによりPCI後の再狭窄率は1/5〜1/10に低下したが，DESの価格の高さ(2009年現在で30-42万円)が普及のネックとなっている．

扼殺(やくさつ) manual strangulation, death by throttling 扼頸，すなわち手や腕を用いて窒息死させたもの．自殺はありえず，すべて他殺．また，ひもなどの索状物を使用した場合は絞殺といわれる.[1331] ⇨参扼痕(やくこん)→2837，扼頸(やくけい)→2837

薬事行政 **pharmaceutical administration** 薬事関係の法規に基づいて適正な規制を行い，公衆衛生の向上および増進に寄与するための施策．薬事関係法規の主なものは，「薬事法」(医薬品，医薬部外品，化粧品および医療用具に関する事項を規制し，その適正を図ることを目的とする)，「薬剤師法」(薬剤師の身分および業務について規定する)，「毒物及び劇物取締法」「麻薬及び向精神薬取締法」などである．[1036]

薬事法 **Pharmaceutical Affairs Act** 医薬品，医薬部外品，化粧品，医療用具に関する事項を規制し，もってこれらの品質，有効性，安全性を確保することを目的に，1960(昭和35)年法律第145号として制定された．内容は薬事審議会，薬局，医薬品などの製造業および輸入販売業，医薬品および医療用具の販売業，医薬品などの基準および検定，医薬品の取り扱い，医薬品などの広告などを規定している．[929] ⇨参薬剤師法→2838

薬傷⇨同化学熱傷→469

薬疹 **drug eruption, drug rash** 薬剤の投与により引き起こされた皮膚，粘膜の発疹をいう．アレルギーの機序(薬物アレルギーの症状の1つ)によって発症することが多く，次いで薬そのものの薬理作用によるものなどがある．発疹の形態は多種多様であり，蕁麻疹型，播種状紅斑型，剥脱性皮膚炎型，多形紅斑型，中毒性表皮壊死型，固定疹型，光線過敏症型，アレルギー性接触皮膚炎などがある．治療としては，原因と疑われる薬物の投与中止，ステロイド剤の投与などを行う．[386] ⇨参薬疹《皮膚科》→2840

薬疹《皮膚科》 **drug eruption, drug rash** ある一定の薬剤の全身投与(内服，注射)により生じる皮疹を指す．通常は，その薬剤に対して過敏反応を示す一部の人のみに生ずるアレルギー性の薬疹を指すことが多い．(アレルギー性)薬疹では，薬剤使用開始1-2週間後に発症することが多く，その期間は薬剤に反応する細胞，抗体ができるまでの感作期間と考えられる．さまざまな臨床型が知られており，最も重症なのは中毒性表皮壊死症 toxic epidermal necrolysis (TEN)で，次いでスティーヴンス・ジョンソン症候群 Stevens-Johnson syndrome (SJS)，薬剤性過敏症症候群 drug-induced hypersensitivity syndrome (DIHS)．TENではニコルスキー Nikolsky 現象と呼ばれる表皮剥離が著明で，全身の紅斑は急速に融合し，こするだけでびらんとなり，致死率は30%で，速やかに入院設備のある病院での加療が必要．薬疹の多くは原因薬剤の中止により軽快するが，重症薬疹では中止後も増悪する場合が多く，多量のステロイド剤の全身投与や免疫グロブリン製剤，血漿交換などが必要となる．最も軽症なのは，からだの一部のみに皮疹を認める固定薬疹であるが，原因薬剤の摂取を続けていると重症化することもある．最も頻度が高いのは全身に細かい紅斑〜丘疹を認める播種状紅斑丘疹型であり，麻疹や風疹に類似した臨床像となる．播種状紅斑丘疹型で始まり，重症薬疹に移行する場合もある．以上の臨床型は比較的急激な経過で発症するが，緩徐な経過で発症するのが苔癬型である．薬疹を起こしやすい薬剤は臨床型によって異なるが，急性発症タイプでは鎮痛解熱薬，抗生物質，抗痙攣薬が多く，慢性発症タイプでは降圧薬などが多い．薬疹の診断として，*in vivo* ではパッチテスト，*in vitro* は薬剤添加リンパ球刺激試験(DLST)が最も広く行われているが，どちらも信頼性は必ずしも高くない．最も確実なのは内服テストであるが，皮疹が誘発される危険があり，特に重症薬疹では慎重に行う必要がある．薬疹の既往に加え，内服開始から1-2週間たって発症することが多いという事実に基づき，診断することになる．[727]

薬物 **drug**⇨同薬剤→2837

薬物アレルギー **drug allergy** ［**薬物過敏症**］ 薬物投与を受けた生体において，投与された薬物そのもの，またはその代謝物を抗原として引き起こされるアレルギー反応をいう．常用量であっても起こりうる．生体内に入った薬物または，その代謝物は，生体のタンパク質と結合して抗原性をもつようになると考えられる．原因となる薬剤は，βラクタム系抗生物質(ペニシリン，セフェム系抗生物質など)や，ST合剤などの抗菌薬，非ステロイド系抗消炎鎮痛薬，ヨード造影剤，麻酔薬などによるものの頻度が高い．また，主成分ではなく含有する基剤や保存剤がアレルギーの原因となることもある．症状としては，皮膚症状(薬疹)が最も多く，肝障害，腎障害，間質性肺炎，喘息，白血球減少，血小板減少，溶血性貧血などのほか，アナフィラキシー反応，ショックなどの重篤な場合もある．発症には薬物の抗原性，生体側の要因(アレルギー体質など)，投与経路(経皮的投与では起こりやすいといわれる)などの要因が関与している．治療としては，疑わしい薬物を中止し，ショックなどの重症例には気道確保，静脈点滴路の確保，昇圧薬の使用，循環血量の補給，ステロイド剤や抗ヒスタミン薬の投与などを行う．他の症状については，多くは対症療法的に対処する．予防のためには，十分な投与前の医療面接(アレルギー体質，アレルギーの既往など)，抗生物質では薬物の選択に気をつけるなどが必要であるが，すべての薬物で起こりうるので，薬物アレルギーを完全に予知，予防することは不可能．[386]

薬物依存 **drug dependence** 薬物依存は薬物の連用(薬物乱用 drug abuse)によって引き起こされる生物学的事象と定義される．薬物依存とは，WHOの国際疾病分類第10版(ICD-10)によると，①薬物摂取への渇望，②薬物摂取行動の制御困難，③使用中止時に起こる身体的な離脱症状，④耐性，⑤薬物以外への喜び・関心の低下，⑥薬物に起因する明らかな障害がありながら薬物使用を継続する，といった6項目のうち3つ以上が存在する場合をいう．耐性と身体的離脱(身体的依存)はみられない場合もあるので，中核となるのは持続的・周期的な薬物摂取への渇望となる(精神的依存)．モルヒネ，ヘロインなどのアヘン類，アルコール，バルビツール酸誘導体では身体的依存も精神依存も強く，コカイン，大麻，幻覚剤，有機溶剤などは精神的依存のみである．アンフェタミンは両依存を起こす．薬物依存という概念は，現行のDSM-Ⅳ-TR「精神疾患の分類と診断の手引き新訂版」では物質使用障害(物質依存と物質乱用)にまとめられている．[674] ⇨参物質依存→2560

薬物過敏症 **drug sensitivity**⇨同薬物アレルギー→2840

薬物過敏性皮膚炎 **drug hypersensitive dermatitis** 薬物あるいはその代謝産物に対する過敏反応により生じる

炎症性皮膚病変．臨床像はきわめて多彩で，特に蕁麻疹型ではショック症状を伴うことがあるので注意を要する．ほかに播種状紅斑型，固定薬疹，紅皮症型，皮膚粘膜型，中毒性表皮壊死剝離型などがある．[850] ⇨参 薬疹→2840，薬剤性過敏症症候群→2838

薬物過敏反応試験 drug hypersensitivity test 薬物アレルギーの原因薬物の診断や薬物アレルギーの予知に行う試験．生体に対するテストでは，主にⅠ型アレルギーの検討に行う皮内テスト，プリックテスト，粘膜負荷テストと，主にⅣ型アレルギーの検討に行うパッチテスト，経口剤に対する少量経口負荷テストなどがある．いずれも原因物質と考えられるものを生体に少量投与するため，症状誘発の可能性があり，十分な監視，経過観察を必要とするが診断的価値は高い．一方，試験管内で行うテストとしては，Ⅰ型アレルギーのときに出現する特異的 IgE 抗体を検出する RAST (radioallergosorbent test)，主にⅣ型アレルギーの検討に行うリンパ球刺激試験，Ⅱ・Ⅲ型アレルギーに関与すると考えられるクームス Coombs テスト，補体結合反応，血球凝集反応などがある．試験管内のテストのため，採血のみで生体には負荷は少ないが，診断的価値は生体に対するテストよりも低い．[386] ⇨参 アレルギー検査法→197，薬物アレルギー→2840

薬物血中濃度モニタリング therapeutic drug monitoring ; TDM ⇨同 TDM→112

薬物誤用頭痛 medication-misuse headache ⇨同 薬物乱用性頭痛→2842

薬物嗜癖 drug addiction 特定の薬物の服用，投薬を病的に好むこと，また薬物の摂取により本人の心身の状態に影響を及ぼす状態になっても摂取願望が続いていることをいう．薬物依存の状態の1つと解釈されている．薬物として一般的なものには，麻薬(モルヒネ，ヘロインなど)やコカインなどがある．[20] ⇨参 物質依存→2560，嗜癖→1337，薬物乱用→2842

薬物性アシドーシス pharmacogenic acidosis 薬剤によって代謝性アシドーシス(重炭酸イオン HCO_3^- が低下)あるいは呼吸性アシドーシス(動脈血炭酸ガス Pa_{CO_2} が増加)が生じる状態．呼吸性アシドーシスの誘因となる薬剤は中枢神経系抑制薬で，特に呼吸中枢抑制に働くことにより，Pa_{CO_2} の蓄積を引き起こしアシドーシスを呈する．代謝性アシドーシスの誘因となる薬剤として，腎機能障害患者へのテトラサイクリン系薬剤投与はアシドーシスを増悪させ，ビグアナイド系薬剤，イソニアジド，パパベリン塩酸塩，ナリジクス酸の過剰投与は乳酸アシドーシスを起こす．また肝疾患患者に，フルクトース，キシリトール，ソルビトールを投与すると乳酸アシドーシスをきたすことがある．緩下剤の乱用も代謝性アシドーシスを引き起こす大きな原因となる．コレスチラミン投与でも重炭酸イオンと塩素イオンの交換により高塩素血症性アシドーシスを呈する．[987]

薬物性肝障害 drug induced hepatic injury ［薬剤性肝障害］ 薬物に起因する肝障害．薬物自体あるいはその代謝物による直接的な中毒性肝障害と，薬物ないしそのタンパク結合物の遅延型アレルギー反応による肝障害とがある．臨床的には前者は少なく，起因薬剤としてはハロタンやアセトアミノフェンがよく知られているが，ほとんどが後者によるもの．臨床像は急性肝炎に似てトランスアミナーゼの上昇が主である肝細胞障害型，閉塞性黄疸に似て総ビリルビン値や胆道酵素の上昇する胆汁うっ滞型，その中間的な混合型に分類．アレルギー性肝障害は，薬物使用開始後 1-4 週間で肝障害が出現し，初発症状として全身倦怠感，黄疸，皮膚瘙痒感，発疹，発熱などが認められる．好酸球増加，リンパ球幼若化試験などの薬物感受性試験，偶然の再投与による肝障害の再現で診断される．治療は薬物の中止が基本．[1050]

薬物性奇形 drug-induced abnormality，drug-induced anomaly 先天奇形のなかで薬物が原因であるものを指す．薬物の影響を受けやすい時期を臨界期と呼び，それぞれの臓器や器官ごとに異なっている．しかし，大部分は共通しており，受精後 3-8 週の胎芽期が最も影響を受けやすい．9週以後は胎児期と呼ばれ，この時期の薬物への曝露でも形態異常は起こりうるが，程度が軽く，むしろ機能的障害が主となる．受精後2週未満では，影響は全か無か all or none の形をとり，流産になるか正常に発育するかとなる．奇形の原因となる薬剤としては，サリドマイド，抗腫瘍薬，抗てんかん薬，ワルファリンカリウムなどのほかに，アルコールが重要．臨界期に薬剤に曝露された場合，先天奇形全体の発生率が上昇するが，確率的な現象であり，発生率を正確に予想することは難しい．薬物の種類と奇形との関連も存在し，サリドマイドと四肢形成障害がよく知られている．[645]

薬物性ジスキネジア drug-induced dyskinesia 薬剤の副作用として出現したジスキネジア．比較的緩徐な不随意運動をジスキネジアと呼び，舌，口唇，顔面にみられることが多い(口をもぐもぐさせるような，あるいは口をすぼめるような動き)．ジスキネジアをきたす薬剤としては向精神薬が多いが，抗パーキンソン Parkinson 薬，ある種の降圧薬，制吐薬などでもみられる．[1527]

薬物性腎障害 ⇨同 薬剤性腎症→2839

薬物性膵炎 drug-induced pancreatitis ［薬剤性膵炎］ 薬剤投与により発症する膵炎．単なる高アミラーゼ血症から重篤な出血性壊死性膵炎までさまざまな膵障害の程度がある．膵は薬剤の代謝や排泄にほとんど関与しない臓器であるため，本症はまれである．アルコールをはじめ，フロセミドなどの利尿薬，プレドニゾロンなど副腎皮質ホルモン剤が代表的な原因薬物で，抗腫瘍薬や抗生物質などによるアレルギーの関与が推定される膵炎の報告もある．薬剤中止が基本で，病状に応じて急性膵炎に対する治療を行う．[1050]

薬物性大腸炎 drug-induced colitis ⇨同 薬剤起因性大腸炎→2838

薬物性パーキンソン症候群 drug-induced parkinsonism 薬剤服用により出現したパーキンソン Parkinson 病様症状．向精神薬によることが多い．フェノチアジン系などの薬剤はドパミン受容体に結合して神経伝達をブロックすることにより，またレセルピンなどはニューロン末端よりドパミンを放出させ，分解することにより症状を発現する．薬剤の中止により症状は消失する．[1527]

薬物性肺臓炎 ⇨同 薬剤性肺炎→2839

薬物相互作用　drug interaction　医薬品が2剤以上併用されると，単剤で使用した場合と異なり，さまざまな要因によって相互作用が起こることが考えられる．相互作用には，薬剤学的相互作用(2剤以上の医薬品を混合などした場合に，相互に物理化学的あるいは化学的変化を生じ，患者の服用あるいは適用に支障をきたすもの，あるいは配合により明らかに薬効が期待できなくなるもの)，生物薬剤学的相互作用(2剤以上の医薬品を投与することで，吸収，分布，代謝，排泄の体内動態に変化を生じ，体内に何らかの影響を及ぼすもの)，薬理学的相互作用(同じ作用部位に影響を及ぼす薬物を併用することで，薬物感受性が変化し，相乗，相加，拮抗作用などの効果の増減が発現するもの)があげられる．最近では，薬物間の相互作用だけではなく，グレープフルーツなどの飲食物や嗜好品，サプリメントなどと薬物の相互作用が報告されており注意を要する．[530]

薬物耐性　drug resistance　［**薬物抵抗性**］　薬剤の連用により同一の薬理効果を得るために次第に薬剤の増量を必要とし，その薬剤に対して生物が抵抗性をもつようになること．抗生物質の連用の結果，病原菌に抵抗力がつくことなどであり，薬物耐性ができた菌を耐性菌という．[20]　⇒参薬剤耐性→2839

薬物中毒　drug poisoning，drug intoxication　医薬品の中の薬物がもつ中毒作用によって生体が有害作用を受ける状態．用量依存性が認められ，薬剤の絶対的，相対的な過剰により発症する臨床症状を伴う急性，慢性の中毒と非顕性の有害な影響とがある．ただし，明確な用量依存性がなく過敏反応によるものも含まれる．[479,1593]

薬物治療モニタリング⇒同TDM→112

薬物抵抗性⇒同薬物耐性→2842

薬物熱　drug fever　発熱が薬物により誘発された主な症状である場合をいう．最も多いのは，薬物アレルギーの症状の1つとして出現するもの．抗生物質，サルファ剤，パラアミノサリチル酸製剤などに多い．[386]

薬物有害反応　adverse drug reaction；ADR⇒同副作用→2535

薬物有効血中濃度　effective plasma drug concentration　薬物が効果を示すには，血中の薬物がある一定以上の濃度である必要があり，これを最小有効濃度という．また，ある一定以上の濃度に達すると中毒症状(副作用)を発現し，これを最小中毒濃度という．最小有効濃度と最小中毒濃度の間を薬物有効血中濃度といい，副作用の発現リスクが少なく，効果が発揮される濃度である．最小有効濃度以下の効果を期待できない領域を非有効域，最小中毒濃度以上の領域を中毒域と云い，非有効域と中毒域にはさまれた領域を有効域あるいは治療域という．一般的に治療域の広い薬物は安全であり，逆に狭い薬物は投与方法が難しいといえる．また，薬物によっては同じ投与量を服用しても同じ血中濃度が得られないことから，治療域に収めるため血中濃度を測定すること(TDM)が必要となる場合もある．[644]　⇒参TDM→112

薬物誘発頭痛　drug-induced headache⇒同薬物乱用性頭痛→2842

薬物乱用　drug abuse　薬物を用いるうえで，①本来の用量，用法を無視して，無秩序に薬物の服用，投与を行うこと．②薬物の本来の効果から逸脱した目的や方法で使用すること．これには非合法的使用も含まれ，アルコール，麻薬，覚醒剤，幻覚剤などの薬物がよく乱用される．依存性を招いたり，異常行動を起こしたりするなど身体的，社会的，心理的な害になるだけでなく，社会問題となる．[20]　⇒参薬物中毒→2842，物質依存→2560

薬物乱用性頭痛　medication-overuse headache；MOH　［**反跳性頭痛，薬物誘発頭痛，薬物誤用頭痛**］　過剰使用された頭痛頓挫薬と感受性のある(頭痛を起こしやすい)患者の間の相互作用の結果，1か月に15日以上生じるようになった頭痛．薬物乱用は，3か月以上の期間，定期的に1か月に10日以上ジヒドロエルゴタミンメシル酸塩，トリプタン系薬剤，オピオイド，または複合鎮痛薬を使用している場合，または，単一成分の鎮痛薬，あるいは単一では乱用には該当しないジヒドロエルゴタミンメシル酸塩，トリプタン系薬剤，オピオイドのいずれかの組み合わせで合計月に15日以上の頻度で3か月をこえて使用している場合と定義される．重要なことは頭痛頓挫薬服薬が頻繁かつ定期的に行われる点にあり，何日間かまとめて服薬し休薬期間が長い場合は薬物乱用頭痛を引き起こす可能性は低い．以前から存在する一次性頭痛をもつ患者で，薬物乱用中に新しいタイプの頭痛が出現したり，片頭痛や緊張型頭痛が著明に悪化した場合に考慮すべき頭痛である．患者が頭痛頓挫薬を乱用している間は予防薬にほとんど反応しないため臨床的に重要である．頭痛頓挫薬の中止が治療の第一歩になる．[1156]

薬物歴⇒同薬歴→2842

薬用石けん　medical soap　通常の石けんにトリクロサンやトリクロカルバンなどの殺菌成分を配合した医療用の石けん．主に皮膚や傷の消毒，器具の洗浄に用いられる．医療部外品として扱われる．[850]

薬用炭吸着⇒同活性炭吸着→531

薬用タンポン　medical tampon　薬剤を腟粘膜に一定時間継続的に作用させることを目的とするタンポン．[1352]

薬浴　medicated bath，transcutan bath，immersion bath　［**薬浴療法**］　淡水や温泉水に植物成分や薬剤を加え，全身浴または局所浴を行う補助的治療法の1つ．乾癬に対するタール浴，疥癬に対する硫黄浴などのように，主として皮膚疾患の治療に用いられる．化膿性皮膚疾患には過マンガン酸カリウムやグルコン酸クロルヘキシジンの局所浴を行うことがある．[850]

薬浴療法⇒同薬浴→2842

薬理学的X線検査法　pharmacoradiography　X線検査に薬剤を併用して，造影効果をあげたり，器質的変化と機能的変化の鑑別を行う検査法．例えば消化管のX線検査に際し，抗コリン作動薬を注射して緊張を低下させ微細病変を描出させる．血管造影では血管収縮薬または拡張薬の併用などが行われる．[264]

ヤグレーザー　YAG laser⇒同YAGレーザー→128

薬歴　drug history，medication history profile　［**薬物歴**］　患者の過去から現在までの薬物療法の時系列的な経緯や副作用などの薬学的問題点を整理してまとめたもの．重複処方や薬物相互作用のチェックなど，薬を安全かつ有効に処方するために重要なものである．[543]

薬歴管理 medication history management 病院や診療所あるいは保険薬局の薬剤師が，患者ごとに作成した薬剤使用歴をいう．これにより，医師の処方意図や患者情報を的確に把握し，服薬指導のみならず処方鑑査，薬物治療全般の薬学的管理(重複処方，相互作用，禁忌などのチェック)を行い，より良質な薬物療法の提供と安全性に貢献することを目的とする．[1344]

ヤグローの有効温度 Yaglou's effective temperature 人体の寒暑感覚の快適条件を支配するのは温度，湿度，風速で，これらを組み合わせた体感指標を図表を用いて算出することをヤグロー C.P.Yaglou が提案した．室内気候調整の指標となる．同一構造の A，B の 2 室をつくり，A 室は一定の温度，風速 0，湿度 100% に保ち，B 室はこれらの要素が種々組み合わせて変化できる気候にし，A 室から B 室に移動したときそれと同じ感覚になる気温，湿度，風速の組み合わせを実験で求めたものである．通常，着衣と上半身裸体時について，申告によって得た値がヤグローの有効温度として示されている．例えば，静止で着衣の状態では気温 20℃ 前後，湿度 40-65% が快適となる．しかしこれは，壁面からの熱放射の要素が含まれていないという欠点がある．[557] ⇨参実効温度→1312

役割演技⇨同ロールプレイング→2998

役割葛藤 role conflict 主に家庭内に病者あるいは介護を必要とする人を抱え，そのケア役割を遂行しようとする者が，矛盾を感じながらも，期待されるケア役割を引き受けていくこと．[446]

役割喪失《高齢者の》 個人が社会や家族の中で置かれている特定の地位や立場に結びつけて，ふさわしいと期待されている行動様式を役割と呼ぶ．役割は人の一生のさまざまな出来事や周囲の環境によって変化する．高齢になると仕事からの引退，配偶者との死別，病気など，喪失を繰り返し経験するなかで役割は変化し，徐々に縮小するか新たな老年期の役割へと移行していく．期待される役割がまったくなくなった状態，あるいは役割を少しずつ失っていくことが役割喪失である．役割は周囲が期待し，人がそれを認知することで遂行されるが，期待されている役割との違いが大きいと葛藤が生じる(役割葛藤)．また期待が大きすぎると圧力となって作用し，小さすぎると生きがいや精神的支えが失われる．老年期に体験する役割変化にうまく適応できなければ，自尊心が低下し自己価値観を失うことにつながりやすい．周囲の世話を受けるほど身体が衰えても，存在価値は死の直前まで残される．役割は行動として達成できることに注目した考え方であり，存在価値が残っているとしても高齢者自身は，実質的な活動ができる役割を失った頃から，早期に役割を喪失したと感じとる傾向がある．[7]

役割不明瞭 role blurring 病院もしくは地域で看護活動を行う際に，異なった職種が果たす役割に共通する部分があり，特定の職種として限定できないこと．看護と他の職種の間ではよく起こりうる．[446]

やけど⇨同熱傷→2278

ヤコビー線 Jacoby line ［ジャコビー線］ 腰背部で骨盤の左右腸骨稜の最も高い部分を結んだ線をいう．何番目の腰椎かを推定する指標で，成人では第 4 腰椎の棘突起あるいは第 4・第 5 腰椎棘突起間を通る．この高さでは脊柱管内に脊髄はなく(L_1 の高さまで)，馬尾(脊髄の根糸の束)のみとなる．このため脳脊髄液の採取に適している．腰椎穿刺や腰痛部位の確認をする際に重要．[873]

ヤコブ・クロイツフェルト病 ⇨同クロイツフェルト・ヤコブ病→841

ヤスデ millipede たくさんの足をもつ倍脚類の節足動物．1 体節に 2 対の足が出ているのが特徴で，落ち葉の下や土の中など，湿った場所を好む．ある種のものは体節の間の臭腺から刺激臭のある毒液を放出し，皮膚炎などのアレルギー症状を起こすことがあるが，目に入ったりしない限り，毒性は弱いので大きな被害にはならない．ライフサイクルの関係で何年かに一度大発生する種類もある．[288]

安らかな死 peaceful death 回復の見込みのない末期患者が，身体的苦痛，精神的不安や悩みからいっさい解放され，穏やかな状態で静かに迎える理想的な死の形．安らかな死を迎えるには，医療スタッフが患者および患者を取り巻く家族と常に円滑なコミュニケーションを保つことにより確固たる信頼関係を築き，家族の各人が心を乱すことなく死にゆく患者を温かく見送ることが必要とされる．[1505] ⇨参安楽死→212，尊厳死→1851

やせ(痩) thinness ［るいそう(羸痩)］ 体重が著しく低下した状態で，体脂肪，体タンパク質の減少を伴う．食事はとっているのにやせている単純性のものと，甲状腺機能亢進症，糖尿病などの原因病態による症候性のものがある．[987]

野生型遺伝子 wild-type gene 自然の中で最も高頻度にみられるタイプの遺伝子．標準型または正常型の遺伝子．変異型と対となる用語である．[981]

野生株 wild strain ［原株］ 自然界に存在する各ウイルス株で，通常，病原性が強い．こうした株からウイルスを増殖させて継代し病原性の弱い株(弱毒株)を得ることができる．[1113]

野戦病院 field hospital 災害や戦争の際に，被災地や戦場の後方に設け，傷病者を収容・治療する病院．平時では，救急医療システムにより傷病者を既存の病院に搬送するのが原則であるが，災害や戦争の際には，臨時に病院を設営し現場において患者のトリアージや治療を行い，必要があれば，さらに専門の病院に搬送することでより効果的な医療を行うことができる．最近では，移動性重症救急施設 mobile ICU を現場に派遣して野戦病院を設営するシステムや，ヘリコプターにより傷病者を大都市の専門施設に搬送するシステムが構築されつつある．阪神淡路大震災後，2000 年代から整備されてきた DMAT(災害派遣医療チーム)のシステムでは SCU(staging care unit)という簡易テントを用いた施設でトリアージと応急処置を行うようになっている．[1552] ⇨参DMAT→41

ヤダッソン・レワンドウスキー症候群 Jadassohn-Lewandowsky syndrome ［先天性爪肥厚症Ⅰ型，先天性厚硬爪甲(そうこう)症］ 先天性爪肥厚症は遺伝性外胚葉症候群で，遺伝様式は常染色体優性遺伝．症状の多くは出生時に掌蹠角化，厚硬爪甲，多汗を認める．Ⅰ型は他に四肢の角化性丘疹，舌の白色角化を伴い，Ⅱ型は多発性毛嚢腫，早期生歯を合併．1906 年にヤダッソンと

レワンドウスキーにより記載された.[1225]

矢田部・ギルフォード検査　Yatabe-Guilford test；Y-G test　［Y-G テスト］　通称 Y-G テストと呼ばれ，臨床，教育，産業などの各方面で広く用いられている質問紙法による性格検査の1つ．実施と採点が容易で，尺度レベルや類型レベルなど，多様な解釈が可能であるのが特徴．ギルフォード Joy P. Guilford らが作成した性格特性を測定する3つの質問紙をモデルとして，矢田部達郎らによって尺度が構成された．テスト用紙は，成人用，高校生用，中学生用，学童用があり，性格特性を12の尺度から構成し，120項目の質問が設けられている．これらの尺度は，抑うつ性(D)，気分の変化(C)，劣等感(I)，神経質(N)，客観性(O)，協調性(Co)，攻撃性(Ag)，一般的活動性(G)，のんきさ(R)，思考的外向性および内向性(T)，支配性(A)，社会的外向性および内向性(S)からなり，さらに以下の6つの因子，つまり，情緒的安定性(D，C，I，N)，社会的適応性(O，Co，Ag)，活動性(Ag，G)，衝動性(G，R)，内省性(R，T)，主導性(A，S)にまとめることができる.[724]　⇨参性格検査→1659

八千矛神(やちほこのかみ)⇨同大国主神(おおくにぬしのかみ)→397

薬価　National Health Insurance drug price　保険薬の価格．薬価基準または薬価基準価格の略.[1344]　⇨参薬価基準→2844

薬価基準　National Health Insurance drug price standard, drug tariff　［薬価基準価格］　厚生労働大臣の告示によって定められる医薬品価格の基準．保険医療において，使用できる医薬品の範囲を定めた品目表であると同時に，使用した医薬品の請求価格を定めた価格表であるという2つの性格を有している．原則として，2年に1回の大きな改正と新薬の収載などの小さな改正がある.[1344]　⇨参薬価→2844

薬価基準価格⇨同薬価基準→2844

薬価差益　profits earned from〔drug〕price discrepancy　医療機関が保険請求する場合の薬の基準価格(薬価基準)と購入価格との差額を薬価差といい，基準以下の価格で薬を購入した場合，購入価格と保険請求価格との差額が医療機関の収入になるため薬価差益といわれる.[1344]

薬局方⇨同日本薬局方→2224

雇い入れ時の健康診断　pre-employment health examination　「労働安全衛生法」第66条および「労働安全衛生規則」第43条で定められている健康診断．事業主は常時使用する労働者を雇い入れるときは，従事させる作業への適合性に関する健康情報を得ることおよび入職後の健康管理の基礎資料とするため，当該労働者に健康診断を行わなければならない．採用の可否を定める検診ではない．2009(平成21)年時点での実施項目は，①既往歴，業務歴の調査，②自・他覚症状の有無の検査，③身長，体重，腹囲，視力，聴力の検査，④胸部X線検査，⑤血圧測定，⑥貧血検査(血色素量，赤血球数)，⑦肝機能検査(GOT，GPT，γ-GTP)，⑧血中脂質検査(LDLコレステロール，血清トリグリセリド，HDLコレステロール)，⑨血糖(または HbA_{1C})検査，⑩尿検査(尿中の糖・タンパクの有無)，⑪心電図．検査項目の省略は不可.[1015]

野兎(やと)**病**　tularemia　［大原病，ツラレミア，ウサギ熱］　野兎病菌(フランシセラ・ツラレンシス *Francisella tularensis*)を病原体とする感染症．日本および北アメリカからヨーロッパに至る北緯30度以北に広く存在し，保菌鳥獣類との接触，それらを吸血するマダニなどの吸血性昆虫の媒介によってヒトに感染する．症状は，悪寒，戦慄，頭痛，筋肉痛と，発熱に前後して侵入部位に関連した局所のリンパ節の腫脹と疼痛を伴う．感染力が強いために，発生地域では動物の死体に素手で触れないなどの注意が必要．わが国ではノウサギからの感染が多かったので野兎病の名がついた．実験関係者，動物を扱う人にはワクチンが有効．治療にはストレプトマイシン硫酸塩，テトラサイクリン塩酸塩が有効.[1456]

野兎(やと)**病菌**⇨参フランシセラ〔属〕→2579

野兎(やと)**病性肺炎**　tularemic pneumonia　野兎病菌(フランシセラ・ツラレンシス *Francisella tularensis*)により媒介される人畜共通感染症の一型．北半球の温帯地方に発生し，日本では伊豆と長野を結ぶ線の東側にみる．3-10日の潜伏期のあとに悪寒・戦慄を伴う発熱で発症し，感染部位の潰瘍とリンパ節の腫脹がみられる．肘・腋窩リンパ節腫脹が主なリンパ節型が最も多く，肺型はまれ．肺型では，肺門・縦隔リンパ節腫脹，円形の肺膿瘍ができ，やがて空洞化．治療は，アミノグリコシド系抗生物質(ストレプトマイシン硫酸塩)，テトラサイクリン系抗生物質などが有効．日本の症例は予後がよく，死亡例は少ない.[948]

夜尿症⇨同遺尿症→270

ヤブカ　*Aedes*　熱帯や亜熱帯地域に広く分布する小型の一群のカ(蚊)〔属〕で，雌成虫のみが産卵のために吸血する．黄熱やデング熱を媒介するネッタイシマカなどがある.[288]　⇨参ヒトスジシマカ→2462，ネッタイシマカ→2281

病草紙(子)(やまいのそうし)　病に悩む人々と，それを取り巻く人々の様子を描いた絵巻．平安末期から鎌倉初期に成立したと考えられている．不眠症の女や，歯槽膿漏のため食物が噛めずに苦しむ男，半陰陽をあざ笑う人々の姿がリアルに描かれており，医学史上ばかりでなく文化史のうえからも興味深い．12世紀末頃に成立したとされる国宝・関戸家本は中世には西園寺家に伝わったが，近世には尾張の関戸家で保存された．また，関戸本系と重複しないモチーフを扱った『異本病草紙』，狩野探幽の描いた模本などもある．絵に，これを説明する詞書が添えられているが，絵や詞書が一様でなく詞書を欠くものもあり，何人かの手によると考えられている．『地獄草紙』『餓鬼草紙』とともに厭離穢土(えんりえど)〔この世をけがれた世界として厭(いと)い離れること〕思想を表現する仏教説話集ととらえる説もある.[983]

ヤマカガシ咬症(こうしょう)　Yamakagashi bite　ヤマカガシは本州から屋久島まで広く分布しており，かつては無毒とされていたが有毒成分(プロトロンビン活性)をもつ．無毒咬傷の場合が多いが，牙で深くかまれると毒が侵入し，重症例では数時間後に播種性血管内凝固(DIC)が出現．4-9月に多い．局所の疼痛は少なく腫脹も少ない．治療はDICの治療を行い，また抗血清を用いる.[1618]　⇨参蛇咬症(だこうしょう)→1914

山極勝三郎　Yamagiwa Katsusaburou　明治・大正時代

の病理学者〔1863-1930(文久3〜昭和5)〕．市川厚一とともに世界初の人工的な化学発癌に成功した．信州上田(現長野県上田市)に生まれる．旧姓山本．1888(明治21)年，帝国大学医科大学(現東京大学医学部)卒業．ドイツに留学し，ベルリン大学でウィルヒョウ Rudolf L. K. Virchow(1821-1902)に師事．帰国後の1895(同28)年に帝国大学教授となり，三浦守治とともに病理学教室を指導した．肺結核がたびたび再発したが，病いをおして研究生活を続けた．助手の市川厚一に指示してウサギの耳にコールタールの反復塗布を続け，ついに人工タール癌の発生に成功し，1915(大正4)年，東京医学会で発表した．これは師ウィルヒョウの癌の刺激発生説を実証するものであり，同時に癌病変を経時的に追究する癌の実験研究の基礎を確立するものでもあった．この業績によって，1919(同8)年に市川とともに帝国学士院賞を受賞した．『ペスト病論』『胃癌発生論』などの著書のほか，学術雑誌『癌』を創刊した．[983]

山田の分類　Yamada classification　［**胃隆起性病変の肉眼的分類**］　胃ポリープの形態学的分類で，山田達哉，福富久之により提唱された(1966)．Ⅰ型：隆起の起始部が滑らかなもの(無茎性)，Ⅱ型：隆起の起始部が急峻であるが，くびれを形成しないもの(無茎性)，Ⅲ型：隆起の起始部にくびれを形成するが，明らかな茎のないもの(亜有茎性)，Ⅳ型：明らかに茎のあるもの(有茎性)，に分類されている．[1452,790]

●山田の分類(胃隆起性病変の肉眼分類)

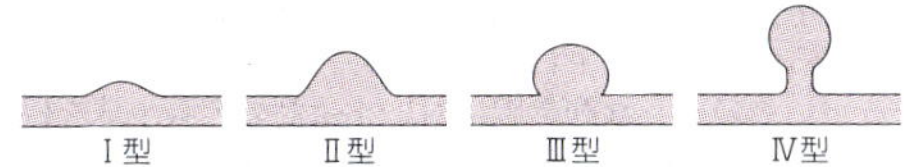

山脇東洋　Yamawaki Touyou　江戸時代中期の京都の漢方医〔1705-1762(宝永2〜宝暦12)〕．名は尚徳，号は東洋．丹波国(現京都府)に医師の子として生まれ，禁裏(宮中)の高位の医師であった山脇家の養嗣子となり，養父玄脩の死後，法眼となり養寿院の名を嗣いだ．漢方の古方派，後藤艮山にも学び，その実証精神を受け継いで人体解剖の機会を望むようになった．1754(宝暦4)年閏2月7日，所司代酒井忠用の許可を得て斬首された刑死体を下賜され，京都六角獄舎で人体解剖(観臓)を行った．その際，得た所見に，解剖に立ち会った医師・浅沼佐盈の描いた解剖図5図を附して，1759(同9)年『蔵志』として刊行した．現在からみると内容的に誤りが多く図もあいまいだが，わが国においてはじめて医師自らが人体解剖に立ち会い，記述し描いた解剖学書として重要である．[983]　⇨参蔵志(ぞうし)→1816

夜盲症　**night blindness, nyctalopia**　暗所での見え方が健常者と比べて悪い状態．杆体機能低下による暗順応の障害がある．代表的な疾患に網膜色素変性症，先天性停止性夜盲，小口(おぐち)病などがある．[1153]

ヤモリ指⇨同ばち(撥)指→2376

ヤングの法則　**Young rule**　ヤング Thomas Young が考案した小児の薬用量の計算法．2歳以上の小児に適用され，小児の年齢/(小児の年齢＋12)×成人量用量の式で表される．[1631]　⇨参小児薬用量→1452

ヤング・ヘルムホルツ学説　**Young-Helmholtz theory**　［**三色説，三成分説**］　ヤング Thomas Young(1773-1829)が提唱し，ヘルムホルツ Hermann L. F. von Helmholtz(1821-94)が確立した色覚に関する学説で，ヒトの視神経には赤，緑，青に対応する3種類の異なる吸収極大を示す受容器(青錐体420 nm，緑錐体534 nm，赤錐体564 nm)があり，どの受容器がどの程度刺激されるかによって色覚が異なり，色の弁別を可能にしているという仮説．3つが一様に刺激されると白く感じ，3つの要素のいずれか，または複数欠けると色覚異常になる．なお，厳密には赤錐体の視物質の吸収極大は黄である．[299]

ゆ

湯あたり thermal crisis, hot-spring affection ［**湯傾い，浴湯反応**］ 温泉療法などで，温泉浴あるいは温湯飲用を繰り返すときにみられる症状あるいは反応．全身疲労・倦怠感，食欲不振，便秘・下痢などのほか，動悸，めまい，頭重・頭痛，睡眠覚醒，発熱，熱感，さらには皮膚炎などを伴うが，症状としては軽い．既往歴のある疾患に付随する症状が出現する場合もある．いずれも開始後数日して現れ数日後に軽快する．[1465]

友愛訪問員制度 home-visiting service for single elderly 東京都の老人福祉単独施策の1つとして1973(昭和48)年に開始された制度．区市町村長が選定・委嘱した訪問員が，週3回以上担当世帯を訪問して，老人の安全を確認するとともにさびしさを和らげ励ますために話し合いを行う．65歳以上のひとり暮らし世帯，世帯員全員が65歳以上の世帯ないし区市町村長により必要と認められた60歳以上のひとり暮らし世帯が対象．[457]

優位⇨同優性→2852

優位眼 dominant eye, master eye ［**利き眼**］ 俗にいう「利き眼」のこと．斜視があれば，固視することが多いほうの眼に相当．[975]

有意差 significant difference, statistical significance 観察した標本群間に差があるという結果を得た場合，偶然による差も考慮せねばならない．統計的有意性 statistical significance とは，その差が真実か，偶然かを判断する基準となるもの．有意差あり(統計的有意)とは，「統計学の用語で確率的に偶然とは考えにくく，統計的に意味がある」ことを表す．つまり，有意差ありとは「その差が偶然ではない」と断言できるのではなく，「偶然とは考えにくい」という意味である．統計的有意性の検定では，群間に差がないという帰無仮説 null hypothesis を設定し，この帰無仮説を棄却できるかを検討する．その検定における判断には，①正しい仮説を捨てる(棄却する)，②間違った仮説を採用する，③正しい仮説を採用する，④間違った仮説を捨てる(棄却する)を考慮する．このうち，①と②の誤り(過誤)をおかす可能性がある．①の誤りを第1種の過誤といい，この誤りをおかす確率 α で表す．α は有意水準または危険率のこと．②の誤りを第2種の過誤といい，この誤りをおかす確率を β で表す．$1-\beta$ のことを検出力(パワー)といい，「誤った帰無仮説を(正しく)棄却する」確率を表し，検定法の比較に有用．有意水準5(1)%で有意差ありという場合，「実際には偶然にすぎないのに，誤って『意味がある』と判断している」可能性が多くても5(1)%であるということ．また，標本統計が正しくない場合，有意差と臨床面での重要性とは別物であることも認識しておく必要がある．[21]

有意差検定⇨同統計的仮説検定→2101

有意水準 significant level 統計的仮説検定を行う場合に，帰無仮説と対立仮説のどちらを選択するかを決定する判断基準．一般に α で表され，習慣的に0.05，0.01を用いる．また，これは第一種の過誤(仮説が正しいときに誤ってこれを棄却する)の確率と一致する．[871] ⇨参有意差→2846

有意性 significance 観察した標本群間に差があるという結果を得た場合，統計的解析によってその差が偶然のみで生ずるとは考えにくいことが示されたことを意味する．有意性の検定では，帰無仮説 null hypothesis の下で観察された標本が起こりうる確かさ(有意確率)を求め，これが非常に小さいときは仮説を棄却し，結果は有意であるとみなされる．有意であるということは偶然ではないと断言できるのではなく，偶然とは考えにくいというに過ぎず，逆に有意でないという場合は，偶然かもしれないという意味であり，偶然であるとは断定できない．⇨参有意差→2846

有意性検定⇨参有意性→2846

優位大脳半球⇨同優位半球→2846

優位脳⇨同優位半球→2846

優位半球 dominant hemisphere ［**優位脳，優位大脳半球**］ 大脳は左右2つの大脳半球からなる．大脳の皮質(表層)の神経細胞から錐体路と呼ばれる運動性の神経線維の束が下降し，これが延髄下部の錐体と呼ばれる部分で左右交差し，逆側の上下肢(身体)の運動をつかさどっている．ヒトには右利きの人と左利きの人がいるが，そのような利き腕に対応する側の大脳半球を優位半球と呼ぶ．右利きの人の優位半球は左大脳半球．[1527]

ユーイング肉腫 Ewing sarcoma ［**広汎性骨内皮腫，内皮性骨髄腫，原始神経外胚葉腫瘍**］ 骨軟部に発生する発生起源不明な小円形細胞肉腫であり，同一な融合遺伝子をもつことから原始神経外胚葉腫瘍と同一な疾患であるとされている．小児から青少年に好発する．大腿骨脛骨，上腕骨，腓骨などの長管骨や骨盤，肋骨にもみられる．局所の疼痛，腫脹，発熱，赤血球沈降速度亢進，CRP上昇などを呈する．X線像では不規則な骨融解像と骨膜反応を呈し，骨外腫瘍を形成する．手術は広範切除を行う．広範切除ができない場合は放射線照射を併用する．高頻度に肺転移や骨転移をきたすことから，診断時には遠隔転移があると考えて直ちに全身抗癌剤化学療法を行う．現在の5年生存率は40-60%である．ユーイング James Ewing はアメリカの病理学者(1866-1943)．[48]

有害異形吸虫 *Heterophyes heterophyes nocens* 異形吸虫に類似するが，成虫は異形吸虫よりやや小型．第1中間宿主は汽水性のヘナタリという巻貝で，第2中間宿主は汽水性のボラ，ハゼなどの魚である．終宿主はヒト，イヌ，ネコ，ネズミなどで，成虫は終宿主の小腸に寄生する．日本にも分布する．[288] ⇨参異形吸虫〔属〕→224

有害遺伝子 deleterious gene ヒト遺伝病遺伝子のように，個体生存力を低下させる遺伝子の総称．[981]

有害業務 harmful work ［**有害作業**］ 保健上有害な業務で法的な規制を受けるものをいう．①多量の高熱物体取り扱いおよび著しく暑熱な場所での業務，②多量の低温物体取り扱いおよび著しく寒冷な場所での業務，③X線その他有害放射線にさらされる業務，④塵埃または粉末等を著しく飛散する場所での業務，⑤異常気圧下での業務，⑥身体に著しい振動を与える業務，⑦重量物の取り扱いなど重激な業務，⑧強烈な騒音を発する場所における業務，⑨坑内業務，⑩深夜業を含む業務，⑪水銀，ヒ(砒)素，黄りんなどやこれらに準ずる有害物を取り扱う業務，⑫鉛，水銀，クロム，酸化炭素，青酸，ベンゼンなど有害物の粉塵，蒸気，ガスを発散する場所での業務，⑬病原体汚染のおそれが著しい業務などがある(「労働安全衛生規則」第13条)．さらに女子年少者の就業を制限すべき衛生上有害な業務(「労働基準法」第62条，第64条の3)などがある．2006(平成18)年3月に「危険性又は有害性等の調査等に関する指針」が公示された．[1015]

有害作業 hazardous operation⇨同有害業務→2846

有害刺激⇨同侵害刺激→1508

有害事象 adverse event；AE⇨同副作用→2535

優格観念 overvalued idea⇨同固定観念→1121

有核赤血球⇨参赤芽球→1714

有郭乳頭 vallate papillae 舌背後方部で舌体と舌根を境する分界溝の前方に一列に8-12個程度並ぶ乳頭(幅1-2 mm，高さ0.5-1 mm)である．中央は舌表面からやや隆起し周囲には深い輪状の溝があり，さらにその外側にドーナツ状の輪郭がある．溝の底部には漿液腺(エブネルEbner腺)の導管が開口し，溝に面する内外壁の粘膜上皮には多数の味蕾が存在し，味覚を感知する．[608] ⇨参舌→1301，茸状(じじょう)乳頭→1287

有角プレート angle plate 長管骨の骨幹端部骨折や大腿骨転子間骨切り術の内固定に用いる固定材の1つ．平坦なプレートの一端に刃のついたブレードが一体化されて取り付けられたもので，両者のなす角度は90-135度程度である．ブレードを骨端部の海綿骨に打ち込み，プレートを骨幹部の皮質にスクリューで止めることにより，骨折部または骨切り部を固定する．[1105] ⇨参内固定法→2179

有感蒸散 sensible perspiration⇨同感知性発汗→641

有汗性外胚葉形成異常⇨同発汗性外胚葉形成異常→2378

遊戯⇨同遊び→156

有機塩素系殺虫薬中毒 organochlorine insecticide poisoning ［**有機塩素系農薬中毒**］ 有機塩素系殺虫薬散布中に誤って吸入したり接触したりすることによる中毒．有機塩素系化合物は炭素骨格に塩素が結合したもので，炭素-塩素結合はナトリウムやカリウムイオンの透過性を変化させるため，すべての神経に対して毒性を発揮．生体内で代謝されず排泄が遅れるため蓄積率が高く，肝毒性，腎・生殖器毒性をもつ．中毒症状は主として中枢神経刺激作用によるもので，悪心・嘔吐，倦怠感，頭痛，めまい，痙攣，意識障害などのほか，肝障害や腎・生殖器障害を伴う．吸入により呼吸抑制が現れ肺水腫を起こすこともあり，経皮的に吸収されると皮膚炎を起こす．治療は対症療法が中心で，痙攣に対する薬物投与や呼吸管理を行う．[461]

有機塩素系農薬中毒 organochlorine pesticide poisoning⇨同有機塩素系殺虫薬中毒→2847

有機化学 organic chemistry 炭素を主な成分とする化合物(有機化合物)を研究の対象とし，その組成，反応，性質などに関して研究する化学の一分野．[1157]

有機化学物質中毒 organic chemicals poisoning 炭素骨格をもつ有機化合物による中毒の総称．有機化合物は結合形態などさまざまな分類法があるが，一般に有機溶剤，有機リン化合物，有機塩素化合物，有機酸，有機金属などに分けられる．各化合物によってそれぞれ特有の中毒症状を示す．[461]

有機化合物 organic compound 一酸化炭素，二酸化炭素，炭素塩，シアン化アルカリなどの例外を除く，炭素化合物の総称．元来は生物体の働きによって生じるものが有機化合物，それ以外のものが無機化合物と分類されていた．1828年，ドイツのヴェーラー Friedrich Wöhler(1800-82)が無機化合物である硫酸アンモニウムとシアン酸バリウムから有機化合物と考えられていた尿素の合成に成功し，理論的な区別はなくなった．有機化合物のうち，炭素原子が鎖状に結合しているものを鎖式化合物または脂肪族化合物と呼び，そのうち単結合のみのものを飽和化合物，不飽和結合をもつものを不飽和化合物と呼ぶ．また，炭素原子が環状に結合したものを環式化合物と呼び，脂環式化合物やベンゼン環をもつ芳香族化合物などに分類される．[1559]

有機顔料 organic pigment 有機色素からなる顔料のこと．水に不溶性の染料と水溶性の染料を不溶化したレーキがある．無機顔料に比べ耐熱性，耐溶剤性などでは劣るが，色が多様で鮮明なため需要は増加している．主に印刷インクや，プラスチック製品，化粧品，合成繊維などの着色に用いられる．アゾ顔料，アントラキノン顔料，フタロシアニン顔料などがある．[1559]

有機金属中毒 organometallic compound poisoning 有機金属化合物による中毒．有機金属化合物は，アリル基またはアルキル基などの炭化水素基の炭素原子と，金属原子が結合したもので，触媒として用いられることが多い．無機金属に比べほとんどが脂溶性で腸管や皮膚から吸収されやすく，胎盤を通過して胎児へ，血液-脳関門を通過して脳に到達する．体内蓄積率が高い．特にメチル水銀，四エチル鉛などのアルキル金属化合物は，中枢神経障害を起こしやすい．[461]

有機酸 organic acid 酸性を示し，カルボキシル基(-COOH)をもつ有機化合物の総称．カルボン酸，スルホン酸，スルフィン酸，フェノール，エノール，チオール，酸イミド，オキシム，スルホンアミドなど酸性の官能基をもつ化合物はすべて有機酸である．[1157]

有機酸中毒 organic acid poisoning 有機酸による中毒．有機酸は有機化合物の中で酸の性質をもつ酸性化合物の総称．一般にギ酸，酢酸などカルボン酸類についていうが，広義にはスルホン酸，フェノール，チオール，酸イミド，複素環式化合物なども含む．中枢神経抑制作用をもつバルビツール酸は睡眠麻酔薬として用いられるが，乱用すると薬物依存に陥るので注意が必要．[461]

有機塵肺(じんぱい)症 organic dust pneumoconiosis 有機性の粉塵を長期にわたり吸入し，呼吸細気管支末梢部に粉塵が滞留し，気道の狭窄が起こり，これとともに線維化などの器質的変化を伴う病的な状態．一般的には無機塵肺と同様の塵肺性変化とアレルギー性変化(気管支喘息や過敏性肺臓炎など)とを含んで用いられることが多い．[948] ⇨参線香肺→1757

有機水銀 organic mercury 塩化メチル水銀，酢酸フェニル水銀などの水銀化合物で，細菌や真菌の静菌作用があるため用途は医薬，農薬と広かったが，魚介類や作物の残留汚染が問題となり，また体内蓄積が高いことから現在はほとんど使われない．[461] ⇨参メチル水銀中毒→2800

有機水銀化合物 organic mercury compound 水銀原子を含んだ有機化合物をいう．一時は医薬品や農薬として頻繁に使われていたが，現在はその毒性のため使われなくなってきている．有機水銀は赤血球中に取り込まれ，全身に運ばれ，肝臓，腎臓，脳に蓄積される．SH基をもつアミノ酸と結合してSH酵素の働きを阻害し，臨床的には脳神経症状を起こす．水俣病は工業排水によってメチル水銀で汚染された魚介類を食べた住民に発生した有機水銀中毒である．[1559]

有機水銀利尿薬 organomercurial diuretic 有機水銀を用いた利尿薬．有機水銀剤は一般にR-Hg-Xで表される化合物であり，医薬品や農薬として用いられる．薬物作用の1つとして強力な利尿作用があるため，利尿薬として用いられた．利尿特性としてナトリウム(Na)より塩素(Cl)の排泄が多いため，低塩素性アルカローシスをきたすことがある．腎毒性が強く，腎障害のある患者には禁忌．副作用が強く，経口投与で効果が乏しく，また公害の問題もあり，新しい強力な利尿薬が開発された現在では過去のものになっている．[160]

有機則⇨同有機溶剤中毒予防規則→2848

遊戯聴力検査 play audiometry ［プレイオージオメトリー］ 幼児聴力検査の1つで，遊びを利用して行う．一般に聴力検査は被検者の聞こえの主観的判断の応答を利用して行うが，幼児は意思表示が困難な場合もあるため，本検査のような特別な検査法を要する．被検者の応答方法は，①音が聞こえたときに玩具を移動させる，②音が聞こえているときのみ，のぞき箱の中が見えるなどの方法がある．[451]

有機フッ素剤中毒 organic fluoride poisoning⇨同殺鼠(さっそ)剤中毒→1189

有機粉塵(じん) organic dust 動植物，真菌，細菌など生物の乾燥粉塵．風によって運ばれ吸入されて，アレルギー反応を起こし，さまざまな呼吸障害の原因となる．[953] ⇨参浮遊粉塵(じん)→2570

遊脚期 swing phase ［遊脚相］ 歩行周期は遊脚期と立脚期に分けられる．遊脚期とは，歩行周期において足が地面から離れている相のことで，歩行に際して一側の爪先が床から離れてから同側の踵が床に接するまでの間である．一側の踵が床に接してから同側の爪先が床を離れるまでの間を立脚期という．遊脚期は1歩行周期の約40％を占め，加速期，遊脚中期，減速期に細分される．両脚で体幹が支持される時期は立脚期と遊脚期の移行期にあり，運動学的分析では両脚支持期という．[1636]

遊脚相 swing phase⇨同遊脚期→2848

優境学⇨同優型(形)学→2849

有機溶剤依存 inhalant dependence ［吸入剤依存］ 有機溶剤とは常温常圧で揮発し，非水溶性物質を溶解する性質をもつ液体化合物の総称で，接着剤，塗料シンナーなど約400種類以上ある．これらの有機溶剤ガスの吸引，連用の結果生じる薬物の希求(精神依存)の形成，および軽微ではあるが耐性の形成(身体依存)を指す．それらの有機溶剤を構成する化合物はアセトン，ベンゼン，トルエンなどで，容易に購入利用できるため若年層が使用しやすい．思春期の有機溶剤依存は行為障害や反社会性パーソナリティ障害との関連が認められている．有機溶剤ガスの一般的作用は中枢神経系の抑制効果であり，吸引後は肺から急速に吸収され脳で作用する．作用は数分以内に現れ，吸入した物質の性質と用量によって30分から数時間持続する．使用により酩酊効果や気分高揚あるいは幻覚形成効果が生じ，薬物を追求し続ける．また不使用時の緊張，不安，空虚感などを避けるためにも薬物探索行動が生じる．[1148]

有機溶剤中毒 organic solvent〔compounds〕poisoning 常温・常圧の液体の有機化合物で，水に溶けない油脂，樹脂，合成樹脂，ゴム，線維素などを溶かすうえ，溶解する物質とは反応せずに，溶剤物質を除去すると溶解していた物質をもとのまま回収できる性質をもった物質を総称して有機溶剤と呼ぶ(化学分析などの研究・実験の場合は有機溶媒と呼ぶ)．炭化水素系，塩化炭化水素系，アルコール，エステル，アルデヒド，ケトン，エーテル系物質，グリコール，芳香族などがある．有機溶剤の一般的性質は，揮発性・脂溶性・引火性で，体内に容易に吸収され，脂肪に著しく溶解するため，脂肪の多い骨髄・中枢神経系・副腎皮質などがおかされやすい．職業性中毒のうち最も多い中毒．急性中毒における症状は，中枢神経系麻酔作用がほぼ共通して起こり，頭痛，嘔気，めまい，疲労感，興奮，食欲減退，満腹感，心悸亢進，息切れ，筋痙攣，意識喪失などを呈する．また，皮膚脱脂による皮膚障害や粘膜刺激症状も共通してみられる．慢性中毒症状としては，精神障害，神経障害，肝および腎障害，消化器系障害，造血機能障害などがある．[1015]

有機溶剤中毒予防規則 Ordinance on the Prevention of Organic Solvent Poisoning ［有機則］ トルエンなど54種の有機溶剤を有害性の違いによって第1種(7物質)，第2種(40物質)，第3種(7物質)に分類して，その業務を定義し，使用量，設備，換気装置，管理，測定，健康診断，保護具，貯蔵容器および空容器の処理や技能講習などを規定した規則．1972(昭和47)年に制定された．[1015]

有機溶媒⇨同溶媒→2876

有棘顎口虫症 gnathostomiasis ヒトに経口的に摂取された有棘顎口虫の幼虫は消化管を貫通して肝臓へ入り，その後幼虫のまま体内を移動する．皮膚や皮下を移動することが多く，皮膚や皮下を移動すると皮膚爬行症，皮下の深部を移動すると遊走性限局性皮膚腫脹を呈するが，本症では遊走性限局性皮膚腫脹のことが多い．内臓中を移動することもある．移動部に好酸球の浸潤を伴い，末梢血中に好酸球の増加がみられる．幼虫が咽頭や眼窩，脳に侵入した例も報告されており，この場合は重篤になる．有効な治療法がなく腫脹部を切開して外科的に摘出する．[288] ⇨参幼虫移行症→2874

有棘細胞癌 spinocellular carcinoma⇨同棘細胞癌→774

有棘細胞層 prickle cell layer，spinous cell layer ［有棘層］ 表皮の基底細胞が分裂，上行して有棘細胞になり，約2週間かけて分化，上行して角層となる．この有棘細胞層が表皮の主たる層であり，下の基底細胞と上の顆粒細胞を含めてマルピギー Malpighi 層と呼ぶ．基底細胞が六角柱に近いのに対し，有棘細胞は十四面体であり，上行するにつれて扁平な六角板に近づく．有棘細胞は互いにデスモゾーム(細胞間橋)により密に連結し，標本作製で収縮しても断裂しないため細胞棘のように見えることからこの名称がある．[179] ⇨参基底細胞⇀694

有棘赤血球症 acanthocytosis 複数の突起を細胞表面にもつ奇形赤血球が出現する病態．突起は赤血球1個当たり5-10個，形状は棍棒様やこぶ状などさまざまであり，細胞表面上の分布も不均一である．先天性βリポタンパク質欠損症や有棘赤血球舞踏病 choreoacanthocytosis(レヴァイン・クリチュリー Levine-Critchley 症候群)などでみられる．[656]

有棘層⇨同有棘細胞層⇀2848

遊戯療法 play therapy〔D〕Spieltherapie［プレイセラピー］感情表現およびコミュニケーションを遊びを通じて行う心理療法の1つで，1人または複数の患者に施行する．主に言語表現力が未熟な子どもを対象に行うが，成人でも抑圧や緊張が強い場合には，治療効果が期待できる．遊びは子どもの自己表現を容易にし，意識化されたものだけではなく，無意識の領域の情報が得られ，理解と洞察を導くきっかけとなる．遊びには心理的緊張をとき放ち，本来，子どもが潜在的にもつ自己治癒能力をたかめて，心身の成長を促すはたらきがあるが，遊びの時空間を治療者が保護することにより，治療者やほかの子どもとの人間関係をよりよいものにすることができる．遊びには，子どもの空想や創造的側面を引き出しやすいもの，例えば人形，積み木，もぐり込めるような大きな箱，画用紙とクレヨン，絵の具，粘土，パンチングバッグ，やわらかいボールなどが用いられる．また，砂遊びや水遊びをさせたりすることもある．[414]

有機リン中毒 organophosphorus poisoning，organic phosphorus intoxication，organic phosphorous poisoning パラチオン，マラソン®，トリクロルホン(DEP)，ジクロルボス(DDVP)，ダイアジノンなどに代表される有機リン系農薬(殺虫剤，殺菌剤，除草剤)による中毒を指すが，近年ではサリン中毒が有名．頭痛(潜在性中毒)，全身倦怠感(軽症)，縮瞳，筋線維性攣縮，歩行困難(中等症)，意識混濁，対光反射消失(重症)などを引き起こす．症状は血清中コリンエステラーゼの低下の程度に対応する．治療はプラリドキシムヨウ化物の静注，症状に対応したアトロピン硫酸塩水和物の静注．さらに呼吸管理(人工呼吸，酸素吸入)，輸液，血液透析を行う．近年，毒性の高い有機リン系農薬の(農薬としての)使用は規制されている．[1013] ⇨参農薬中毒⇀2314，パラチオン中毒⇀2395，マラソン中毒⇀2745

ユーグロブリン euglobulin［真性グロブリン，オイグロブリン］血清を水で希釈した際，溶解できずに沈殿するタンパク質のこと．IgG，IgM などの免疫グロブリンのほか，フィブリノゲンが含まれる．[656]

ユークロマチン euchromatin［真正染色質］真核細胞の核内でデオキシリボ核酸(DNA)は塩基性タンパク質のヒストンや非ヒストンタンパク質と複合体を形成し，ヌクレオソームという基本構造をつくる．これが高次に凝縮してクロマチンとなる．このうち凝縮の程度が弱く，高い転写活性をもつ部分をユークロマチンという．これに対して強く凝縮した部分はヘテロクロマチンと呼ばれ，転写活性をほとんどもたない．[1293] ⇨参クロマチン⇀846，ヘテロクロマチン⇀2627

有茎移植 pedicle graft 移植する組織に，血行を維持する動静脈や血管網を含む組織(これらを茎という)を付帯させて，茎の許容する範囲の近傍へ移動し移植すること．移植組織の構成が主に皮膚と皮下組織の場合は，有茎皮弁 pedicle flap といい，その他，骨皮弁，筋皮弁など多くの種類がある．移植組織は，母床や周囲からの再生血管と結合し十分な循環が確保できるまでは，茎を通して養われる．茎のねじれや圧迫，乾燥は，移植組織の循環を障害して壊死の原因となるので，創管理や看護での観察と対処が重要である．茎が細動脈レベル以下の微小血管網だけで構成される場合は，生存しうる移植皮膚の全長は一定の制限を受ける．しかし，茎に解剖学的名称をもつ動静脈を含み，皮弁内をこの血管が一定の方向性をもって走行する皮弁では，その制限は著しく緩和される．[551] ⇨参遊離皮弁⇀2858，有茎皮弁⇀2850

優型(形)学 euphenics［優境学］個体のもつ遺伝子型によって規定される遺伝素質に基づくさまざまな障害を環境要因の修正や改善によって軽減しようとする研究領域であり，優境学ともいわれる．これに対して遺伝的素質を変化させることで改良しようと考える立場が優生学である．[368] ⇨参優生学⇀2852

有茎歯肉弁移植 pedicle graft of gingiva 歯肉の部分的欠損による露出根面に，隣在歯肉を粘膜骨膜弁(部分層弁)で切開，剝離し，歯冠側へ移動し被覆する方法．歯肉弁(部分層弁)の移動は，血液供給があるので無茎移植(遊離歯肉移植)に比べて予後は良好である．歯周外科や上顎洞の閉鎖術，エプーリスや良性腫瘍の摘出後の骨面被覆などにも応用される．[434] ⇨参歯肉弁歯冠側移動術⇀1330

有茎状 pedunculated 基底組織より突出する茎を有しているもの．臨床的に大腸に見いだされる腫瘍性ポリープでは大部分が腺管腺腫．形態的にはその大部分が限局隆起性であり，半球状(胃における山田Ⅱ型)，広基性(無茎性，山田Ⅲ型)，有茎状(有茎性，山田Ⅳ型)などをとる．有茎状(有茎性)ポリープでは茎部断端の評価が病理組織診断上重要．[1531]

有茎植皮術⇨同有茎皮弁⇀2850

疣(ゆう)形成 vegetation［疣(ゆう)腫］疣贅(ゆうぜい)(いぼ)が形づくられること．心臓弁膜症などが基礎疾患にあると，感染性心内膜炎が起こったとき，弁周囲に血小板やフィブリンなどから血液塊様の感染性疣贅が形成されることがあり，脳塞栓や肺塞栓など塞栓症の原因となる．また，感染などの原因により，皮膚にも疣贅が形成されることは少なくない．その他さまざまな場所で起こりうる．[543] ⇨参疣贅(ゆうぜい)性心内膜炎⇀2852

有茎性子宮筋腫 pedunculated uterine leiomyoma⇨同子宮有茎性筋腫⇀1258

有茎性腫瘍 pedunculated tumor 粘膜に付着する茎をもった腫瘍の形態的名称．胃や大腸などの消化器，子宮などに発生．[1531]

有茎性漿膜下子宮筋腫 pedunculated subserous myoma

子宮漿膜の直下から発育し突出して有茎性に増大した子宮筋腫．筋腫が周囲臓器(腹膜，大網など)と癒着し，これらから血流を受けるようになると子宮から分離して寄生筋腫となることがある．MRIによる卵巣腫瘍との鑑別が必要なことがある．小さいものは無症状のこともあるが，大きくなると疼痛，腸や膀胱の圧迫症状が起こる．症状が強い場合は摘出する．[996]

有茎性軟腫⇨同軟性線維腫→2200

有茎皮膚移植 pedicle graft 血行を保ち，血管により栄養された皮弁を作製し，これを移動して欠損部を被覆する手術法．一般に，血行状態の悪い移植床に好んで用いられる．イタリアでは上腕に作製した皮弁による造鼻術が15-16世紀から行われていた．血管吻合による有茎遊離皮弁移植術の発達に伴い，最近ではあまり行われなくなった．[850]

有茎皮弁 pedicle flap ［有茎植皮術］ 茎を有した皮弁のことで，主に骨や腱などの深部組織の露出した皮膚欠損創の修復(皮膚移植)を目的に弁状の皮膚・皮下組織を移植する手術法．薄い皮膚を他部位より採取して移植する遊離植皮術に対して有茎植皮術を区別する．有茎皮弁は移植部位近くに作製する局所皮弁と，移植部より遠い部位に作製して移植する遠隔皮弁に分けられる．局所皮弁は伸展・回転・転位・横転皮弁などに分類され，遠隔皮弁は直達・介達皮弁に分けられる．特殊なものとして筒状皮弁があり，他に軸走型皮弁と乱走型皮弁がある．[688]

融合 fusion 2つ以上のものが1つになること．医学の分野ではさまざまな領域で用いられる．眼科における融像(両側の網膜に発生したインパルスが大脳のレベルで単一の像に融合されること)や，複数の関節・骨の連結癒合，脊椎固定術などが含まれる．また核融合や，ハイブリドーマをつくるための細胞融合，遺伝学的研究に用いられる胚融合といった顕微鏡レベルでの融合もある．[485]

有効塩素 available(effective) chlorine⇨同遊離塩素→2857

融合画像 fusion imaging 核医学検査による画像とCT，MRIなどの画像を重ね合わせたもの．複数の検査結果を同時に見ることができるため，比較が容易となる．ただし，現時点では，検査方法や目的臓器や部位，融合方法などによって，融合における欠点がありそれぞれ注意を払う必要がある．[876,1488]

有効換気量⇨同肺胞換気量→2352

有効肝血流量 effective liver blood flow；ELBF 肝臓に流入する肝動脈血流量と門脈血流量のうち，肝細胞で有効に利用される血液量のこと．肝重量1g当たり毎分約1mLで，その60-70%が門脈からの血流である．正常肝では，肝に流入する肝動脈と門脈血流の合計がほぼ有効肝血流量となる．しかし肝硬変では，肝内に肝動脈と肝静脈間あるいは門脈と肝静脈間の短絡路が形成され，肝に流入した血液の一部は，有効に利用されず素通りする．そのため，正常肝よりも有効肝血流量は低下する．肝親和性の高い色素や，放射性同位元素標識物質の末梢消失率から算定されるが，手技的に誤差の混入が大きい．電磁流量計による測定も可能であるが，手術的に血管を露出する必要があり侵襲的である．[1050]

有鉤鉗子(かんし) vulsella forceps, tenaculum forceps 各葉の先端部分に小さな鋭い鉤をもつ鉗子．代表的なものにコッヘル Kocher 鉗子があり，主に血管以外の組織の把持，皮下組織の止血に用いられる．[485] ⇨参鉗子→603，コッヘル鉗子→1119

有鉤骨 hamate bone, hamate 鉤状の突起をもつ手根骨の1つ．遠位手根列の尺側に位置する．近位では三角骨と月状骨，橈側では有頭骨，遠位では第4および第5中手骨と，それぞれ関節を形成する．有鉤骨鉤には横手根靱帯が付着し，手根管の一部を構成している．物を握った状態で，手掌に大きなストレスが加わると有鉤骨骨折が起こることがある．ゴルフや野球などのスポーツ障害としてときに生じる．[1636] ⇨参手根骨→1389

融合収縮 fusion beat 心房または心室内の異なる部位から生じた複数の興奮が洞調律の興奮と融合するもので，同時かまたはそれに近い時期に興奮させる結果として心電図のP波あるいはQRS波の変形が生じる．通常は洞結節由来の興奮と異所性心室興奮による心室の融合収縮が多い．ときには洞結節由来の興奮と異所性心房興奮による心房の融合収縮も認められる．心房あるいは心室における副収縮，心室頻拍，遅発性心室期外収縮，心室ペーシング，高度房室ブロックなどでよく認められる．[1524]

有鉤条虫症 〔intestinal〕taeniasis solium 有鉤条虫の成虫が小腸に寄生した状態．通常は片節を肛門から排出することで感染に気づく．自然界では中間宿主はブタである．ヒトは有鉤条虫の幼虫である有鉤嚢虫を保有しているブタ肉をなまあるいは加熱不十分な状態で摂食して感染する．下痢，腹痛などの消化器症状を呈することもあるが，片節排出以外には無症状であることも多い．腸管内で受胎片節が破壊されると，卵が体内に放出されて六鉤幼虫が孵化する場合があり，その場合は有鉤嚢虫症となる．治療に際しては，有鉤嚢虫症の発生を防ぐため，虫体の破壊を起こす駆虫薬は用いないことが望ましいとされる．[288] ⇨参条虫症→1442，有鉤嚢虫症→2851

融合腎 fused kidney 一側の腎に対側の腎が癒合ないしは癒着した状態．無症状の場合も多いが，感染，水腎症，結石などを伴う場合もある．癒合の状態によって，その形状から馬蹄腎〔馬蹄鉄(状)腎〕，S状・L型腎，塊状(パンケーキ)腎などの別名がある．腎盂・腎動脈のX線撮影および大動脈造影によって診断する．水腎症，感染症，結石などを伴う場合は癒合部を切断し，腎固定術を行うことがある．[160] ⇨参完全融合腎→

●融合腎の主な種類

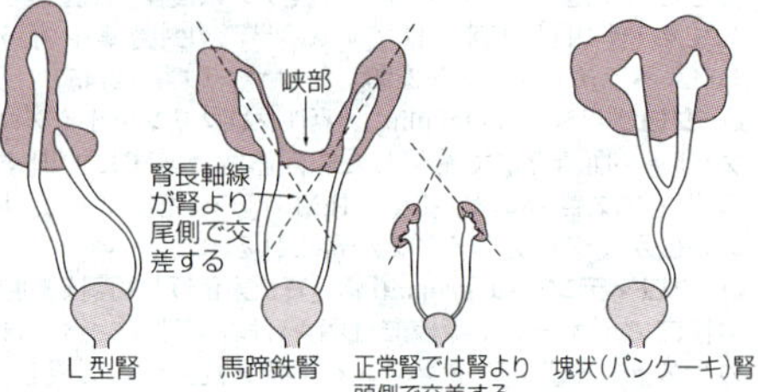

小川由英(折笠精一監，香川征ほか編)：標準泌尿器科学 第7版，p.147，図Ⅱ・4，医学書院，2005

ゆ

637

有効腎血漿流量⇨参有効腎血流量→2851

有効腎血流量 effective renal blood flow；ERBF 腎の中で腎機能と直接関係する部分を循環する，毎分当たりの有効腎血漿流量 effective renal plasma flow（ERPF）をヘマトクリット値で補正した値．腎で代謝されず，1回の腎循環で再吸収を受けずに尿中に排泄されるパラアミノ馬尿酸（PAH）を用いて次式により算出される．RPF = C_{PAH} = U_{PAH} × V/P_{PAH} × 1.48/A．RPF：腎血漿流量，P_{PAH}：血漿中 PAH 濃度（mg/dL），U_{PAH}：尿中 PAH 濃度（mg/dL），V：尿量（mL/分），A：被検者の体表面積．[160] ⇨参パラアミノ馬尿酸ナトリウムクリアランス→2394，全腎血流量→1766

有効数字 significant digit（figure） 測定において誤差のほとんど入っていない信頼できる桁数．例えば測定によって小数第2位を四捨五入して 102.3 cm が得られたとき，この小数第1位までの4桁は信頼できるが，小数第2位以降は信頼できない．このとき，有効数字は4桁．一般に有効数字を明示する場合は，1.023 × 10^2 のように指数型で表記する．[871]

有効性 validity ［確実性］ 検査やさまざまな測定法によって得られた測定結果が，どれだけ正確であるかを表す指標．広義には，実施された医療行為やサービスの正確性・有効性の指標についてもいう．[258]

有口赤血球 stomatocyte ［口唇状赤血球］ 血液塗抹標本にて，中央の淡く染まる部分が細長く，口唇のように見える赤血球．奇形赤血球の1つであり，遺伝性有口赤血球症でみられるほか，化学物質や薬剤の曝露が原因となって出現する場合がある．[656]

有鉤鑷子（せっし） hooked forceps 先端に爪（鉤）のある鑷子（ピンセット）．組織を把持する際に鑷子が滑脱しにくいが，粘膜，血管などやわらかい組織の把持には適さない．[485]

融合体⇨同接合体→1733

有鉤嚢虫症 cysticercosis cellulosae 有鉤条虫卵を経口摂取した場合や，ヒトの消化管に寄生している有鉤条虫成虫の老熟片節が破損し虫卵が遊離した場合に，虫卵中の六鉤幼虫が孵化して腸管壁に侵入し，血流で身体の各部に運ばれ有鉤嚢虫となるが，これによって起こる疾患をいう．この場合，ヒトは中間宿主の立場になる．有鉤嚢虫の形成部位には筋肉，脳など種々あるが，脳に形成された場合は痙攣などを生じ，重篤となる．有鉤条虫が分布する地域では重要な感染症である．外科的に切除可能なものは切除するが，内科的にはアルベンダゾールやプラジカンテルを経口投与する．[288] ⇨参条虫症→1442，嚢虫症→2308，有鉤条虫症→2850

有効半減期 effective half life 生体に投与された放射性物質の放射能が核種の崩壊（壊変）と排泄によって減少し，投与量の 50% になるまでの期間．崩壊の指標である物理的半減期と，排泄による生物学的半減期によって決まる．次の関係式が成り立つ．（1/有効半減期）=（1/物理的半減期）+（1/生物学的半減期）．[876,1488] ⇨参物理学的半減期→2562，生物学的半減期→1705

融合奔馬調律⇨同重合奔馬リズム（律動）→1367

有効量 effective dose；ED 薬剤が体内で有効に効果を示すと考えられる投与量．すなわち薬剤投与後に薬物作用が出現する最小有効量から，中毒作用が発現する直前の最大有効量までの間の量を示す．[1493]

有効濾過圧 effective filtration pressure 糸球体での濾過に必要な圧力．糸球体毛細血管圧（約 55 mmHg）から血漿膠質浸透圧（約 25 mmHg）とボーマン Bowman 嚢内圧（約 15 mmHg）を引いたもの．[851]

有痕灸（ゆうこんきゅう） scarring moxibustion 直接灸ともいい，皮膚上で直接モグサ（艾）のひねった艾炷（がいしゅ）を燃焼させて行う灸療法，透熱灸，打膿灸，焦灼灸などに分類される．[123]

有酸素呼吸 aerobic respiration ［好気呼吸］ 酸素分子が消費されて，糖質（グルコースやグリコーゲン）などが酸化された結果，炭酸ガスと代謝水が生成される過程．無酸素性解糖（最終代謝産物は乳酸）に比較して 19 倍のアデノシン 5′-三リン酸（ATP）を産生することができる．[1213]

有酸素性運動 aerobic exercise⇨同エアロビクス→342

有軸皮弁 axial pattern flap 長軸方向に独立した動静脈系を有する皮弁（無軸皮弁に対する呼称）．この独立した動静脈系により，血管のみを茎とする島状皮弁とすることができる．代表的なものに，鼠径皮弁や胸三角筋部皮弁などがある．[1246]

●有軸皮弁

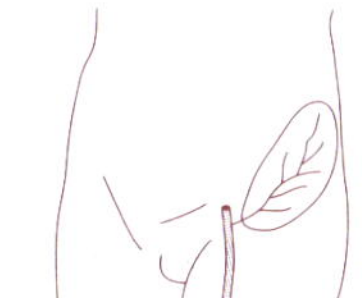
ちょうど木の葉のように，動静脈
系を有した皮弁として挙上できる

有糸分裂 mitosis ［間接分裂］ 真核生物の細胞増殖過程における一般的な分裂様式．一般には体細胞分裂を指す．染色体や紡錘体などの糸状構造の形成を伴う複雑な核内変化がみられることより命名された．1つの細胞が分裂して2つの遺伝的に同等な娘細胞を生じる過程で，①前期，②前中期，③中期，④後期，⑤終期の5つに分けられる．①前期では染色体が形成され縦裂が起こり染色分体となり，②前中期に両極からの紡錘糸が動原体に付着して中央部に移動し，核膜は消失する．③中期には染色体の動原体部位が赤道板上に配

●有糸分裂

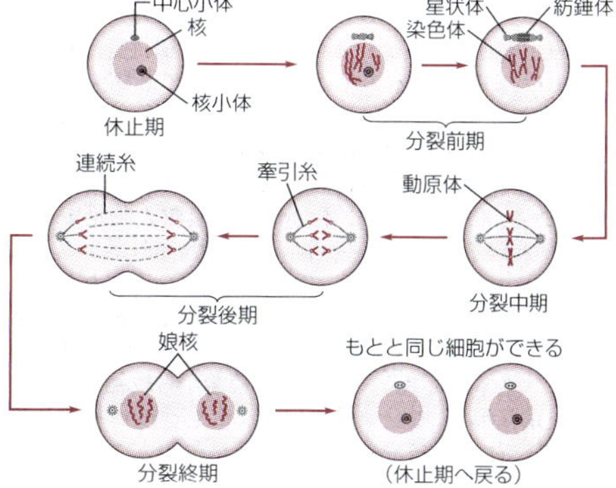

森谷卓也（下正宗編）：コアテキスト① 人体の構造と機能，p.8，図1-4，医学書院，2003

列し，④後期には動原体は二分し，縦裂した各染色体(娘染色体)は紡錘糸に引かれて両極に向かい，⑤終期には娘染色体が染色糸となり，核膜が再び形成され，細胞質が二分されて2個の娘細胞が形成される．細胞周期ではこれらの5期はまとめてM期(mitotic phase)に分類される．核分裂が起こって娘染色体が生じるのと並行して細胞質分裂が起こり，同等の核をもつ2つの娘細胞ができる．有糸分裂の種類には，異型核分裂，同型核分裂，多極分裂，異常分裂などがある．[1157] ⇨参減数分裂⇀953，細胞分裂⇀1175

疣(ゆう)腫⇨同疣(ゆう)形成⇀2849

遊出酵素⇨同逸脱酵素⇀256

疣(ゆう)状癌　verrucous carcinoma　［**疣(ゆう)状扁平上皮細胞癌，疣贅(ゆうぜい)癌，いぼ状癌**］　悪性度の低い疣状外観を呈する有棘細胞癌の一型で，口唇または口腔粘膜の乳頭腫症 oral florid papillomatosis，外陰部のブシュケ・レーベンシュタイン Buschke-Löwenstein 腫瘍，および足底の癌 carcinoma cuniculatum などがある．病理組織学的にいずれも錯角化・過角化，表皮肥厚を基調とする外方増殖を示し，腫瘍細胞は核異型性に乏しいが，腫瘍は局所破壊性に増殖し，まれに転移をきたすこともある．ヒト乳頭腫ウイルスの関与が疑われる場合が多い．[850]

有床義歯　plate denture　咬合力を粘膜に負担させる床をもつ義歯．いわゆる入れ歯と同義である．[1310]

疣(ゆう)状固定蕁麻疹(じんましん)⇨同疣贅(ゆうぜい)状固定蕁麻疹(じんましん)⇀2852

有償資金協力　国際協力のうち，海外経済協力基金(OECF)により資金を貸しつけるもの．[1186]

有床診療所　医療法に定めるところのベッドをもつ診療所．すなわち，医師または歯科医師が，公衆または特定多数人のため医業または歯科医業を行う場所であって，患者19人以下の収容施設を有する診療所．[1505] ⇨参無床診療所⇀2786

疣(ゆう)状皮膚結核⇨同皮膚疣(ゆう)状結核⇀2477

疣(ゆう)状扁平上皮細胞癌　verrucous squamous cell carcinoma⇨同疣(ゆう)状癌⇀2852

疣(ゆう)状母斑　verrucous nevus⇨同表皮母斑⇀2494

有髄神経線維　myelinated nerve fiber　髄鞘(ミエリン鞘)に覆われている神経線維(軸索)のこと．髄鞘の形成には，中枢神経系(脳・脊髄)ではオリゴデンドロサイト(希突起膠細胞)が，末梢神経系ではシュワン Schwann 細胞がかかわる(図参照⇨神経細胞⇀1524)．シュワン細胞は1本の軸索に巻き付いて髄鞘を形成するのに対して，オリゴデンドロサイトは多数の突起を出して，複数の軸索に髄鞘を形成する．中枢・末梢神経系とも，髄鞘の長さはおおむね0.2-2.0 mmの範囲内にある．そのため，1本の軸索は複数の髄鞘で断続的に覆われることになる．髄鞘と髄鞘の間(ランヴィエの絞輪)では軸索が露出していて，側枝を出したり，シナプスを形成したりしている．有髄神経線維では，髄鞘部分は電気的に絶縁帯であるため，活動電位(インパルス)は絶縁帯をスキップして，絞輪から絞輪へと伝わる(跳躍伝導)．無髄線維に比べ，伝導速度は格段に速くなる．体性神経系の運動系，感覚系の太い神経線維は有髄神経線維である．[636]

優性　dominance　［**優位**］　ある形質を支配する対立遺伝子がヘテロ接合のときに表現される場合，その遺伝形質は優性であるとする．これに対しホモ接合でのみ表現されるときは劣性という．[368] ⇨参劣性⇀2978

疣贅(ゆうぜい)⇨同いぼ(疣)⇀275

優生学　eugenics　集団の改良のためにはその遺伝的構成を意図的に改変する必要があるとする考え方，あるいは研究領域．望ましい遺伝子をもつと考えられる個体間の交配を奨励する場合(積極的優生学)と，望ましくない遺伝子をもつと考えられる個体間の交配を避ける場合(消極的優生学)がある．[368]

疣贅(ゆうぜい)癌⇨同疣(ゆう)状癌⇀2852

優性形質⇨参表現型⇀2487

雄性抗原　male-specific antigen⇨同H-Y 抗原⇀62

優生手術　eugenic operation，eugenic sterilization　1948(昭和23)年に制定された旧「優生保護法」に規定されていた法律用語で，生殖腺を除去することなしに，生殖を不能にする手術のことであるが，1996(平成8)年，「母体保護法」に改正されるとともにこの用語自体が廃止され，不妊手術に変わった．[1323] ⇨参不妊手術⇀2566，母体保護法⇀2705

疣贅(ゆうぜい)状固定蕁麻疹(じんましん)　verrucous persistent urticaria，urticaria perstans verrucosa　［**疣(ゆう)状固定蕁麻疹(じんましん)**］　カ(蚊)，ブヨなどによる刺傷に対する過敏反応で，虫刺後に持続する強いかゆみに伴い，掻破を繰り返すうちにいぼ状にかたくなった結節性の病変．四肢に好発し，掻破により悪化．食事や中毒などの虫刺以外の原因も推定されている．副腎皮質ホルモン軟膏の外用に加え，かゆみが強い場合には抗ヒスタミン薬の内服を行う．[850] ⇨参結節性痒疹⇀923

疣贅(ゆうぜい)状表皮発育異常症　〔L〕epidermodysplasia verruciformis　［**疣贅(ゆうぜい)様表皮異常症，レワンドウスキー・ルッツ病**］　疣贅の原因であるヒト乳頭腫ウイルスに対する易感染性を特徴とする疾患で，遺伝的な要因が考えられている．幼児期より全身に疣贅様または紅斑様皮疹を多発性に生じ，青年期以降にその一部が癌化．癌は露光部に好発する傾向がある．[850]

疣贅(ゆうぜい)性心内膜炎　verrucous endocarditis　限局性の壊死や血栓，さらには疣贅の形成をきたす心内膜炎の総称で，主として心臓弁膜に好発する．原因としてはリウマチ熱によるものが有名であるが，まれにSLE(全身性エリテマトーデス)によっても生じる(リブマン・サックス Libman-Sacks 型)．僧帽弁や大動脈弁が侵されることが多く，のちに弁膜症の併発をみる．[202,83] ⇨参弁膜炎⇀2654

雄性前核　male pronucleus　精子由来の前核．精子が卵の細胞質内に進入したあと膨張したものを雄性前核(精核)といい，雌性前核(卵核)と融合して受精が起こる．[454] ⇨参受精卵⇀1393，雌性前核⇀1293

優生措置　eugenic measure⇨同優生的処置⇀2852

優生的処置　eugenic treatment　［**優生措置**］　性腺を除去せずに生殖を不能にする(卵管結紮，精管結紮など)優生手術，母体外で生存しえない時期(妊娠満22週未満)に人工的に胎児，付属物を排出する人工妊娠中絶などの処置をいう．[1036]

優性の法則⇨同優劣の法則⇀2858

有性胞子　sexual spore　真菌において有性生殖で形成される胞子をいう．真菌の核は通常1倍体で，有性生殖は雌雄の配偶子の接合(細胞融合)により開始される．生じた接合子内で相対する2核は核融合して二倍体となり，減数分裂を経て有性胞子が形成される．有性生殖が同一菌株内で行われるときをホモタリック homothallic といい，別の菌株間で行われるときはヘテロタリック heterothallic という．[324]

優生保護審査会 1948(昭和23)年に制定された旧「優生保護法」に規定されていた審査会．都道府県優生保護審査会と中央優生保護審査会があり，第4条に規定された「審査を要件とする優生手術」の適否の審査および再審査を行っていた．「優生保護法」は1996(平成8)年に「母体保護法」へと改正され，それに伴って廃止された．[1352]

疣贅(ゆうぜい)様表皮異常症⇨回疣贅(ゆうぜい)状表皮発育異常症→2852

有線条虫 *Mesocestoides lineatus* 世界的に分布し，成虫は30-250 cmでイヌ，ネコなどの腸管に寄生する．第1中間宿主はササラダニなど，第2中間宿主はヘビ，トカゲなどである．感染型幼虫はテトラシリジウム tetrathyridium と呼ばれる形態で，終宿主は感染幼虫を含んだ第2中間宿主を経口摂取して感染する．成虫は主にキツネの小腸に寄生するが，感染幼虫が寄生しているヘビなどの中間宿主を食してヒトが感染する例も報告されている．[288]

有線野⇨回一次視覚野→250

優先路⇨回大通り毛細血管→398

融像 fusion 左右それぞれの眼で見える像を1つに統合し，単一の像として認知すること．単一の像と認知するために，両眼の視線を対象物に向けることを運動性融像または融像運動といい，左右の網膜に映った像を同時に重ねて見る機能を感覚性融像という．斜視で障害されることがある．[1601]

遊走因子 chemotactic factor⇨回走化性因子→1805

有窓合指症⇨回先(肢)端合指(趾)症→1775

遊走腎 floating kidney, wandering kidney ［腎臓下垂，腎下垂］ 腎臓は腎筋膜や脂肪組織に包まれているが，立位や呼吸によって一定の範囲内で上下移動しうる．この正常な範囲をこえて下方に動くことを遊走腎または腎臓下垂という．正常な範囲以上とは成書によって異なるが1.5-2椎体をこえての動きと考えられる．被膜の発育不全や腎茎部血管の伸展などの先天的な要因や内臓下垂の一部分症などの後天的な原因によって起こる．触診による腎臓下垂の程度によって，腎の下半分を触知するⅠ度，全腎を触れるⅡ度，骨盤にまで達するⅢ度に分類される．腎臓の下方への移動により，腎基部の牽引，圧迫，腎臓の回転，尿管の屈曲や圧迫などが生じるために，腰部・側腹部痛，背部の鈍痛や血尿，タンパク尿を認めることもある．女性に多く，右腎に多い．症状が軽度の場合は姿勢の矯正，コルセットや腹帯の着用で対処するが，高度の場合は外科的に腎固定術を行う．[1610]

遊走性紅斑 erythema migrans⇨回慢性遊走性紅斑→2759

遊走性神経炎 migrating neuritis ある皮膚神経の支配領域に限局して，しびれ，痛み，知覚低下などの知覚障害が多くは一過性に出現し，運動障害を伴わない．このような障害が数か月から数年にわたって全身のあちこちに出現．各症状は一過性であるが，何らかの障害を残すこともある．40-50歳代に多い．[1527]

融像性輻湊 fusional convergence 近くのものを見るとき，融像するために調節や輻湊が起こる．このとき，網膜の映像がぼけないよう調節性輻湊が起こるが，この調節性輻湊のみでは不十分な映像のずれを微調整するための輻湊が起こる．この輻湊を融像性輻湊という．[1601]

遊走能《白血球の》 migration capacity 好中球が血管内から血管外の組織へ移動する能力．走化性因子に反応した好中球は，血管の内皮細胞と内皮細胞の間にもぐり込み，目的の組織に到達して生体に侵入した病原性微生物を排除する．高度の遊走能の低下は感染症の重篤化を引き起こす．遊走能の低下をきたす先天性疾患は白血球粘着不全症，高IgE症候群，チェディアック・東 Chédiak-Higashi 症候群，好中球二次顆粒欠損症，好中球アクチン機能異常がある．後天性のものは肥満，糖尿病，悪性腫瘍，熱傷，感染症，膠原病で遊走能低下が指摘されている．また薬剤では副腎皮質ホルモンは遊走能を低下させる．遊走能の評価法としてアガロース平板法，チャンバー法がある．[1377]

融像幅 fusional amplitude ［融像輻湊力］ 感覚性融像を保っていられるような「寄せ運動」の範囲．水平融像幅は外寄せと内寄せの限界の和で表され，上下融像幅は上寄せと下寄せの限界の和で表される．[1601]

融像輻湊力 fusional vergence power⇨回融像幅→2853

有窓膜 fenestrated membrane⇨参血管の構造→897

有痛弧徴候⇨回ペインフルアークサイン→2621

有痛性肩関節拘縮 ［癒着性関節包炎］ 腱板断裂や肩峰下滑液包炎などを含む広義の肩関節周囲炎に続発して生じる肩関節可動域制限のこと．初発症状は肩関節の運動時痛や夜間痛といった強い疼痛であり，前腕に疼痛が広がることもある．患者は疼痛を避けるように肩を動かすため，肩甲骨が代償運動を呈する．このことにより頸部から肩・背部の筋に過度の負荷がかかり筋痙縮が生じる．この時期を疼痛性痙縮期(フリージング freezing 期)という．治療は保存的治療が中心で，経口消炎鎮痛薬やヒアルロン酸，局所麻酔薬，副腎皮質ホルモンの関節内もしくは肩峰下滑液包への注射と理学療法が行われる．疼痛性痙縮期は3か月程度続く．その後夜間痛は軽減し，最大可動域時の疼痛と関節拘縮が症状の主体となる．この時期を有痛性拘縮期(フローズン frozen 期)という．この時期の治療は拘縮の除去が主体であり，理学療法が中心となる．経過が長い症例では1年間ほど続き，多くは自然軽快する．しかし可動域制限が残存したり疼痛が繰り返されたりする例もある．[156] ⇨参五十肩→1097，肩関節周囲炎→521

有痛性強直性攣縮(れんしゅく) painful tonic spasm 多発性硬化症の際によくみられる症状で，四肢，体幹の痛みを伴う筋痙攣をいう．痛みは電撃痛で，最初に発現した部分から順次周辺に波及していく．数十秒から数分で消失．[1527]

有痛性筋攣縮(れんしゅく) painful muscle cramp ［筋クランプ，こむらがえり］ 筋の一過性の強直性収縮で，疼痛を伴う．脊髄根の障害，アルコール多飲，消化管の吸収障害などで起こるが，健常者にも生じる．脊髄前角細胞の異常興奮によるものと考えられている．[1527]

有痛性青股(せいこ)腫 phlegmasia cerulea dolens ［大腿

静脈血栓症］ 大腿静脈に起こる深部静脈血栓症．高度腫脹や浮腫，突然の激しい痛み，動脈循環不全によるチアノーゼが特徴．治療としては患肢の挙上，弾性包帯の使用，抗生物質，抗凝固薬，線維素溶解薬の投与などのほか，外科的にストリッピング(静脈抜去術)を行う場合がある．[485]

有痛性チック tic douloureux ［**疼痛性チック**］ 三叉神経痛のうち，本態性(原因不明)のもののこと．三叉神経の発作性の神経痛で，第2枝あるいは第3枝に多く，顔面あるいは口唇，歯茎の激しい痛みが数十秒ないし数分間続く．中年以降の女性に多い．誘発帯を有することも多い．発作間欠期には知覚障害などを認めない．カルバマゼピンなどの薬物療法のほか，最近では脳外科的治療もよく行われる．[1527] ⇨参三叉神経痛→1204

有痛性糖尿病性神経障害 painful diabetic neuropathy 糖尿病性神経障害の1つで痛みの強いことが特徴．血糖コントロール不良の糖尿病患者において，急速に血糖値を是正した際に発症することが多い．激しい痛みは良好な血糖コントロールを継続すると数か月で寛解．長期にわたり血糖コントロール不良の患者の発症予防には，血糖値の是正を時間をかけて行う．[418]

有痛性排尿困難 dysuria，strangury⇨同排尿困難→2348

有痛性白股(はくこ)**腫** phlegmasia alba dolens 主に骨盤から下肢の深部静脈の内膜に炎症性血栓を生じ，静脈閉塞によって二次的な動脈痙攣を伴った結果としてみられる白い皮膚の状態を指す．皮下では小静脈拡張が網状にみられる．高度になると浮腫を伴い，血中酸素不足に陥ってチアノーゼになる有痛性青股腫を生じ，圧痛を伴う．分娩後の産褥婦の下腹静脈，大腿静脈などにみられるのが代表的．その他，肺癌，糖尿病，アルコール中毒，心臓衰弱などでも認められることがある．治療は血栓溶解薬や抗凝固薬を投与し，静脈還流を促すために弾性ストッキングを使用したり，うっ血や腫脹の緩和のために下肢を挙上させる．[1367]

有痛性歩行 painful gait ［**逃避性跛行**(はこう)］ 体幹，下肢に疼痛性の疾患があり，体重負荷による疼痛増強を避けるような歩行．一側下肢の有痛性疾患では，患側下肢はゆっくり着地し，接地時間が短縮する．体幹が患側のほうに傾くのが特徴．両側の腰背部痛では体幹を前屈し，体幹の前後動揺を抑えた速度の遅い歩行になる．[884]

誘導 induction，lead ①一般的には，ある物質に他の特定の物質を加えると，その物質が合成，代謝などを誘発するのに必要な酵素がつくり出されることをいう．これを酵素の誘導と呼ぶ．②物理学においては電磁誘導や磁場誘導の総称として誘導と呼ぶことがある．③発生学においては，胚芽の形態学的分化，発生の方向が変わることで，例えば，ある組織に近接する他の部位が，その組織に影響を及ぼし，まったく別の発生過程へと促され，決定される現象を示す．[1493]

誘導気管支⇨同灌注気管支→641

誘導結合プラズマ発光分析法⇨同ICP 発光分析法→65

有頭骨 capitate bone，capitate 手根骨の1つで，手根骨の中で最大の骨．近位では半球状の頭が月状骨および舟状骨と関節を形成する．遠位では第3中手骨と，尺側では有鉤骨と，橈側では三角骨と，それぞれ関節を形成する．[1636] ⇨参手根骨→1389

誘導ブジー⇨同糸状ブジー→1288

誘導ブジー法 urethral dilatation with filiform bougie ［**ルフォール操作**］ 尿道狭窄の際，狭窄部が非常に狭く，通常の金属ブジーが挿入不可能な場合に行われる尿道拡張法．直径1mm前後の細い軟性の糸状ブジーを尿道に数本挿入し，1本ずつ狭窄部の通過を試みる．それでも1本も狭窄部を通過しない場合はさらに数本糸状ブジーを挿入し，通過を試みる．1本が狭窄部を通過したら，糸状ブジーに接続する専用の金属ブジーとその1本の糸状ブジーとを接続し，糸状ブジーで誘導しながら金属ブジーを膀胱内まで到達させ，徐々に接続する金属ブジーを太くして尿道狭窄部を拡張する．[1244]

誘導ベクトル lead vector 心電図誘導法と心臓起電力との関係を説明する誘導理論で，心電図やベクトル心電図は体表面の電位変化を誘導記録して心臓起電力の変化を知るものである．すなわち，ある誘導に現れる電位差(V)は心臓起電力(H)と誘導ベクトル(L)の関数的関係にあり，心臓起電力の誘導ベクトルへの投影(H・cos)と誘導ベクトルの大きさとの積に等しい．この理論は人体の不規則な形と導電率を考慮している点で，アイントーフェン Einthoven の正三角模型理論とは異なる．[1524] ⇨参心ベクトル→1601

有毒ガス中毒 poisoning by toxic gas 有毒ガスによる中毒．有毒ガスには，上気道や肺の粘膜をおかし閉塞性窒息をもたらす塩化水素や塩素，肺胞まで障害するホスゲンやオゾンなどがある．その他，酸素の運搬を妨げる一酸化炭素や，細胞呼吸を阻害するシアン化水素もある．また神経伝達物質の代謝を阻害し全身的に障害を与えるサリンなどの神経ガス，さらに皮膚・粘膜刺激作用により皮膚や眼に炎症やびらんを生じさせるマスタードガスや青酸ガスなどがある．治療法は呼吸・循環器系の維持が中心で，解毒剤は有毒ガスの種類によって異なる．[461]

有毒植物 poisonous plants 自然界において，ヒトに健康障害を起こす毒物を本来有している植物をいう．代表植物には，毒キノコ，ドクゼリ，青梅，アオイマメ類・ギンナン(青酸配糖体)，チョウセンアサガオ，トリカブト，ジャガイモ(ソラニン)などがあるが，ヒトで中毒がみられるのは毒キノコが最も多い．有毒成分はアルカロイドに属するものが多く，薬用として用いられるものもある．[1618] ⇨参毒キノコ中毒→2140

有毒動物 poisonous animals 自然界において毒素を有する動物．ヘビ，ハチ，クモなどの陸生動物と，魚，貝などの水生動物がある．代表例には，ハブ(ハブ毒)，マムシ(レシチナーゼなど)のほか，フグ(テトロドトキシン)，シガテラ毒魚(シガトキシンなど)，イシナギ(ビタミンA)，麻痺貝(サキシトキシンなど)，下痢貝などがある．元来，毒物を体内に有するものと，食物連鎖によって海水中のミジンコなどの毒素を体内に蓄積するものがある．[1618] ⇨参ハチ(蜂)刺症→2375，蛇咬症(だこうしょう)→1914

ユーナニ医学 Yunani(Unani) medicine ［**ユナニ医学**］ ユーナはペルシア語でギリシャの意で，もともとはイオーニア Iōnia の転訛，ギリシャそのものを指す．ユーナニはその形容詞で「イオーニアの」つまり「ギリシャの」の意．したがって，ユーナニ医学とは，語源的には中世以降アラビア語圏で発展，完成して今日までイスラム圏で広く行われている「ギリシャ医学」ということになる．11世紀頃までにアヴィセンナ Avicenna などによって大成されたこの医学は，基本的にはギリシャのヒポクラテス Hippocrates，特にガレノス Galenus の医学理論(四体液説に基づく病理学，薬理学)によっている．しかしそれだけでなく，中近東地域に伝わる古代メソポタミア文明以来の医学・医療上の知識，インド医学，エジプト医学，イスラム教(クルアーン)の医学，関係各地の当時の民間伝承療法，占星術の知識などが集約，結合されたものといえる．またアヴィセンナを通じて西欧に伝わったといわれる脈診は中国医学の影響によると考えられる．ユーナニ医学は自然観は地(土) Khaak，水 Aab，火 Aatash，空気 Hawa の四元素 Arkane-Arbae から成立し，人体は血液，粘液，黄胆汁，黒胆汁の四体液があって，これらの体液の混合，成熟，調和，不調和によって健康や病気が決定される．さらに自然の要素は単純と複合の2種があり，単純要素は熱，寒，湿，乾の4つであり，複合要素はこれらを組み合わせたものである．人体にも大自然同様，熱，寒，乾，湿の単純性質と熱乾，熱湿，寒乾，寒湿の複合性質がある．人体はこれらの組み合わせで成り立つ四体液の調和バランスによって健康を保っている．したがって，病気はこれらのバランスの乱れ，不調和からくると考えられ，治療はその修復を目標とする．この四元性の概念は病気やその治療に用いる食事や薬物にも適用され，それぞれ熱，寒，乾，湿の区別があるとされる．したがって健康を回復するためには，それぞれ反対の性質の食物や薬物を与えねばならない．ユーナニ医学で用いる薬物書 materia medica ではすべてこの薬性が示されている．またこれらの性質はさらに4つの等級に区別されている．例えば第一等級の熱性のものは食品として適し，第二等級の熱性のものは食品としても薬としても使用され，第三等級の熱性のものは薬品としてだけ用いられ，第四等級のものは毒物である．これらの概念は，『神農本草経』以来の漢方医学の薬物書でいう上品，中品，下品の認識と比較できる．ユーナニ医学の治療法は，①衛生と栄養，②薬物，③マッサージ，整体などであり，これには瀉血法が含まれる．病毒(スーエ・マザージュ「性質の異常」の原因物質)の排出のため吐・下血法が多用され，瀉血も盛んに行われる．いわばデトックス療法である．ユーナニ医学は今日でもイスラム圏の各地で現代医学 biomedicine と共存する形で普及している．[733]

有能感　competence　自己が有能である感覚．過去の経験に依拠する評価的な側面をもつところが自己効力感と異なる．自律的動機づけ(自律性)を伴うことで，課題行動の継続や満足感が得られ，健康管理アウトカムの促進要因とされている．[1574] ⇨参自律的動機づけ⇀1499，自律性支援⇀1499

ユーバクテリウム〔属〕　*Eubacterium*　グラム陽性の無芽胞桿菌．偏性嫌気性菌．ヒトや動物の腸管内や口腔内に常在．また土壌，植物など広く環境中にも存在．ヒトの膿瘍，創傷，歯周病などから混合感染菌の1つとして分離される．多くの種があるが，ユーバクテリウム・リモサム *E. limosum*，ユーバクテリウム・ノダタム *E. nodatum* などが主な菌種．[324]

誘発癌　induced cancer　［人工癌］　化学物質，放射線，ホルモン，ウイルスなどの発癌因子によって動物に人工的に発生させた癌．主としてマウスやラットなどが用いられる．1915(大正4)年の山極勝三郎，市川厚一のコールタールによるウサギの耳の皮膚癌の発生に始まり，現在では種々の臓器癌の実験モデルが確立されている．[1531]

誘発筋電図　evoked electromyogram　末梢神経あるいは脊髄，脳などを電気的に刺激して誘発された電気活動を記録した筋電図．臨床的には末梢神経を刺激して誘発するM波，H波などがある．[1274]

誘発試験　provocative test　アレルギー性疾患において，原因と考えられる抗原を試験的に吸入，経口，注射などにより生体に投与し，症状が誘発されるかを観察する試験．気管支喘息，鼻アレルギー，アレルギー性結膜炎，過敏性肺臓炎，食物アレルギー，薬物アレルギーなどにおいて行われる．原因物質を生体に投与するため発症の危険が伴うこともあり，症状についての十分な観察が必要であり，症例を選んで行う必要がある．診断的意義は高く，原因抗原の同定に有用．[386]

誘発診断　provocation diagnosis　主に，アレルギー疾患において誘発試験によって原因となる物質(抗原)を同定する診断法，または，疾病の発症時と同環境，同条件下で症状の出現を観察する診断法．これにより，原因抗原の除去，減感作療法などの目的をしぼった治療が可能になる．[386]

誘発睡眠　induced sleep　脳の特定部位を電気的あるいは化学的に刺激することによって，睡眠を誘発すること．動物実験では視床の中間質，視床下部視索前野などの部位が知られている．[1230]

誘発帯　trigger zone　［誘発点］　疼痛性疾患，例えば三叉神経痛，咽頭神経痛などにおいて，ある種の刺激が加わると痛み発作が誘発される部分のこと．[1527]

誘発点⇨同誘発帯⇀2855

誘発電位　evoked potential　［誘発反応］　一般的には感覚受容器，末梢神経や脳内の諸構造を刺激することによって，大脳皮質のニューロンの活動が変化するために誘発される大脳皮質の一過性の電位変動のこと．刺激は，神経系の刺激により正常に誘発される視覚性・聴覚性または体性感覚領域に由来．また，大脳皮質に限らず中枢神経系のどの部位でも記録することができる．誘発電位は特発性硬化症や，聴力・視力の種々の疾患でも用いられる．脳幹誘発聴覚電位，体性感覚誘発電位，視覚誘発電位などがある．[1274]

誘発反応　evoked response⇨同誘発電位⇀2855

誘発分娩　induced labor⇨同計画分娩⇀852

有病数⇨参点有病率⇀2089

有病正診率⇨同感度⇀644

有病正診割合⇨同陽性予測値⇀2873

有尾幼虫　cercaria⇨同セルカリア⇀1743

有病率　prevalence〔rate〕⇨同点有病率⇀2089

有病割合　prevalence proportion　ある特定の一時点あるいはある期間の調査対象者全体に対する有病者の割合．有病率とも呼ばれるが，率は時間を含んだ概念であるため，有病率という語は厳密には正しくない．疾病発生の比較は発生(罹患)率を用いるが，先天性疾患

ゆ

などのように研究期間中における対象者の延べ観測時間を測定できない場合は，発生(罹患)率を用いることができず，有病割合(全出生における先天性疾患発症の割合)で代用する.[871]

郵便検診法⇨同ポストチューブ法→2701

ユーミン　University hospital Medical Information Network；UMIN⇨同UMIN→117

有毛細胞白血病　hairy cell leukemia；HCL　［毛髪細胞白血病，HCL］　末梢血中に，細胞周辺に特有の細長い突起 hair appearance をもつ細胞(ヘアリー細胞)の出現がみられる白血病である．脾腫があり，リンパ節腫大がなく慢性の経過をたどる．欧米型は白血球減少を示し核が変形し単球様であり，日本型は白血球増加を示しヘアリー細胞は類円形で大リンパ球様である．治療は脾摘や，インターフェロン，ペントスタチン(2′-デオキシコホルマイシン)，クラドリビンの投与を行う.[1495]

有毛幼虫　miracidium⇨同ミラシジウム→2776

幽門括約筋　pyloric sphincter　幽門で輪状に肥厚した胃壁の輪走筋．幽門と十二指腸を分け，収縮と弛緩によって管内の物質の通過を制御する．(図参照⇒胃→213)[106]

幽門狭窄症　pyloric stenosis　胃に認められる先天性異常の中で最も頻度の高い疾患．生後 3-12 週の男児に多く，肉眼的には著明な幽門筋肥厚として認められる．哺乳したミルクを嘔吐するのが初期症状で，症状が進行して噴水状嘔吐をきたしたり，体重減少を認めるようになって，本疾患の診断に至るケースが多い．治療としては，外科的に幽門筋層切開術が行われる．まれに成人発症の幽門狭窄が認められるが，この場合も男性に多い.[1267]　⇨参肥厚性幽門狭窄症→2436

幽門筋切開術⇨同ラムステット手術→2899

幽門空置術　pyloric exclusion　［幽門広置術］　幽門から十二指腸にかけて生じた切除困難な十二指腸潰瘍に対して幽門部を残して胃を切除する術式．当初幽門部の胃癌に対して行われたが，病変部より口側で胃を切離し，幽門側部分は縫合・閉塞して口側切離側と空腸とを吻合する.[106]

幽門形成術　pyloroplasty　主に迷走神経切離後や食道切除後などの胃内容の停滞を予防するために，幽門を拡張し幽門の機能改善を図る手術．主な術式として，①ハイネケ・ミクリッツ Heineke-Mikulicz 法：幽門輪上で全層を横切開して横に縫合する方法，②フィニー Finney 法：幽門部と十二指腸の間に逆 U 字形の側側吻合を施す方法，③ラムステット Ramstedt 法：主に小児の先天性肥厚性幽門狭窄症に対して行われ，粘膜は開かず幽門を筋層まで縦に切開する方法，がある.[106]

幽門痙攣症　pylorospasm　胃幽門括約筋の痙攣により，上腹部痛，嘔吐などを起こす状態．原因として，消化性潰瘍穿孔，急性虫垂炎，急性膵炎，急性胆嚢炎，腸閉塞などのほか，心理的原因により起こることもある.[593]

幽門広置術⇨同幽門空置術→2856

幽門腺　pyloric gland　胃の幽門部粘膜の粘膜固有層にある管状腺で，深い胃小窩の下端に開く．幽門腺を構成する細胞の大部分は幽門腺細胞で，粘液とペプシノゲンII(PG II)を分泌する．また，幽門部粘膜の胃小窩下部や幽門腺にはガストリン細胞(G 細胞)などの内分泌細胞が多い(胃腸内分泌細胞)．なお，胃の噴門部にある噴門腺も幽門腺に似た構造をとるが，噴門部粘膜では胃小窩はより浅く，噴門腺もより短い.[399]　⇨参胃粘膜→271

幽門前庭⇨参幽門部→2856

幽門側胃切除術　distal partial gastrectomy　主に胃癌に対して適応され，癌の再発を抑えるため大網，小網と小彎高位のリンパ節郭清を含めて行われる胃遠位側の切除術．幽門部付近の胃潰瘍や十二指腸潰瘍に対しても行われたが，再発率や安全性の点で単独で行われることは少なくなっている．原則として一括郭清を行う．通常は早期胃癌でも進行胃癌でも第 2 群までのリンパ節を郭清する．術後の再建にはビルロート I 法または II 法が行われる.[106]

幽門脱　pyloric prolapse　［幽門粘膜脱出症，胃粘膜脱］　胃幽門洞粘膜が幽門輪をこえて十二指腸内に脱出する疾患．幽門粘膜の肥厚や胃蠕動亢進などが原因とされる．30-60 歳にみられ，女性に多いとされるが，無症状のものが多い．胃 X 線検査で洋傘状，カリフラワー状陰影欠損が特徴的所見とされる.[1454]

幽門粘膜脱出症⇨同幽門脱→2856

幽門反射　pyloric reflex　幽門括約筋を効果器とする反射であり，胃内容物が十二指腸に送られるのを調節する働きがある．十二指腸が広がったり，十二指腸粘膜に酸が触れると幽門括約筋は閉鎖し，反対にアルカリ性の内容物が十二指腸粘膜に触れると括約筋は弛緩する．圧受容体や pH 受容体の他，消化管ホルモンや迷走神経が複雑に関連していると考えられている.[1392]

幽門部　pyloric part　幽門 pylorus は胃から十二指腸への開口部で，第 1 腰椎右側に位置する．幽門では内輪筋層が肥厚して幽門括約筋となっている．幽門括約筋(交感神経支配)が開くと，胃内容が十二指腸に送り出される．幽門部は胃の小彎側にある角切痕から幽門側をいい，幽門部の始まりで内腔の広い幽門洞 pyloric antrum(幽門前庭)とそれに続く幽門管 pyloric canal(幽門括約筋によって狭められた細い部分)に分けられる．幽門部粘膜では胃小窩は深く，その底に幽門腺が開口している.[399]　⇨参胃→213，胃粘膜→271，胃の筋層→213

幽門部潰瘍　pyloric ulcer　頻度はまれであるが，幽門部という特殊な領域に発生する胃潰瘍であり，成因はさまざま．若年者に多くみられ，男性のほうが女性に比べて頻度が高いと報告されている．高酸であることが特徴で，症状としては，悪心・嘔吐，体重減少のほかに空腹時痛や食後痛があり通常の胃潰瘍とは症状が異なる.[1267]

幽門保存胃切除術　pylorus-preserving gastrectomy　胃体下部から幽門部にかけて存在する潰瘍などに適応され，幽門輪を残して幽門機能を保存する胃切除術．早期胃癌に対する縮小手術として行われることもある．幽門輪の口側約 1.5 cm を残し，塩酸を分泌する胃底腺とガストリンを分泌する幽門洞を広範囲に切除して残胃を端端吻合する．術後，十分な減酸効果があり潰瘍の再発はみられず，ダンピング症候群の発生頻度も低く，消化吸収も良好であるといわれている.[106]

夕焼け状眼底　sunset glow fundus　フォークト・小柳・原田 Vogt-Koyanagi-Harada 病の発症から約 2 か月を

過ぎた回復期にみられる特徴的な眼底所見．脈絡膜の色素脱失により眼底は健常者よりも赤色調を帯びるためこのように称される．[1282] ⇨参フォークト・小柳・原田病→2522，交感性眼炎→985

遊離 T_3 free triiodothyronine；FT_3⇨同遊離トリヨードサイロニン→2857

遊離 T_4 free thyroxine；FT_4⇨同遊離サイロキシン→2857

遊離移植術⇨参遊離皮弁→2858

遊離塩酸検査法 determination of free hydrochloric acid 胃液中のタンパク質や粘液などと結合していない遊離塩酸を測定する検査法．胃液中に遊離塩酸が欠乏する胃酸欠乏症（無酸症）では，高度の胃粘膜萎縮を示すことが多い．遊離塩酸定性試験としてコンゴーレッド紙法があり，また定量法としてジメチルアミノアゾベンゼンなどの指示薬を用いる滴定酸度測定法がある．[1181] ⇨参胃液酸度測定→215

遊離塩素 free available chlorine ［有効塩素，遊離残留塩素］ 次亜塩素酸（HOCl）や次亜塩素酸イオンなど，水中で他分子と結合せずに存在している塩素のこと．強い殺菌力をもつ．水に塩素要求量以上の塩素を添加すると遊離塩素または結合残留塩素が得られるため，わが国では水を消毒するために用いられている．「水道法」では給水栓での遊離残留塩素が0.1 ppm以上と定められている．[565] ⇨参残留塩素→1215

遊離筋肉移植術 free muscle transplantation（grafting）⇨同血管柄つき筋肉移植術→904

遊離現象⇨同解放現象→455

遊離コルチゾール free cortisol ［遊離コンパウンドF］ コルチゾールは血中では90-95%がコルチコステロイド結合グロブリン（CBG）と結合している．残りの5-10%が遊離型であり生物活性を有する．コルチゾールの大部分は肝と腎で代謝され，グルクロン酸抱合型あるいは硫酸塩として尿中に排泄．一部（0.5%）は血中の遊離コルチゾールが代謝を受けずにそのまま尿中に排泄．そのため尿中の遊離コルチゾールは副腎からの活性型コルチゾール分泌を直接的によく反映する．1日の尿中遊離コルチゾール排泄量は30-100 μg/日（RIA法）．[284,383] ⇨参コルチコステロイド結合グロブリン→1133

遊離コンパウンドF free F⇨同遊離コルチゾール→2857

遊離サイロキシン free thyroxine；FT_4 ［遊離チロキシン，遊離 T_4］ サイロキシン（T_4）の99.97%は血中でサイロキシン結合グロブリン（TBG）に代表される甲状腺ホルモン結合タンパク質（TBP）と結合しており，残りの0.03%が遊離型として存在し，末梢で生物活性を発揮．総 T_4，FT_4 ともにイムノアッセイにより血中濃度の測定が可能であるが，総 T_4 がTBGの影響を受けるのに対して，FT_4 のほうは真の甲状腺機能を反映する利点がある．[385] ⇨参遊離サイロキシン指数→2857

遊離サイロキシン指数 free thyroxine index；FTI，FT_4I ［遊離チロキシン指数］ 総サイロキシン（T_4）濃度とトリヨードサイロニン（T_3）摂取率との積はサイロキシン結合グロブリン（TBG）の影響を受けず，遊離 T_4 濃度と良好に相関することより，FT_4I としてしばしば遊離 T_4 実測値に代用して用いられてきた．しかし遊離 T_4 の簡便な測定法が開発されて以来，この指数はあまり使用されなくなった．T_4/TBGも FT_4I の1つである．[385]

遊離残留塩素⇨同遊離塩素→2857

遊離歯肉 free gingiva ［辺縁歯肉］ 歯頸部を輪状に取り囲んでいる幅の狭い部分で，付着歯肉とは遊離歯肉溝の境界線で分けられている．遊離歯肉溝は歯肉縁から0.5-1.5 mm離れた位置にあり，歯肉縁とほぼ平行に走行している．歯の彎曲と一致して唇・舌側面にみられる遊離歯肉を辺縁歯肉と称する．[434] ⇨参付着歯肉→2558

遊離歯肉移植術 free gingival graft；FGG 歯周形成外科手術の1つ．歯根露出面に対し，付着歯肉の幅の拡張や歯槽堤形成のために移植を行う方法．遊離歯肉移植の特徴は，無茎移植（歯肉弁から連続した血液の供給がない）で，供給側（移植片の採取部位）と受容側から成り立っていること．移植片は厚さが1 mm前後で，上顎硬口蓋の小・大臼歯部位から採取され，上皮ごと移植片を受容側（歯根露出面の移植床）へ移植し，縫合で移植部位を固定，固着する．治癒経過は，約1か月後に評価する．最近は供給側からの歯肉採取法として上皮を残して，結合組織片のみを摘出して移植する上皮下結合組織移植が主流になりつつある．[434] ⇨参上皮下結合組織移植→1455

遊離脂肪酸 free fatty acid；FFA ［非エステル結合型脂肪酸，FFA，NEFA］ 一般にカルボキシル基が他の官能基と共有結合をしていない状態の脂肪酸をいう．結合型の脂肪酸を加水分解して得られる．また，体内では食物から摂取された脂肪が各種リパーゼによって加水分解を受けて生ずる．血中遊離脂肪酸は脂肪酸代謝上重要な意味をもつので，単に遊離脂肪酸というだけで血中遊離脂肪酸を意味する場合もあり，これは非エステル結合型脂肪酸（NEFA）と同義．ヒトの血中遊離脂肪酸にはミリスチン酸，パルミチン酸，パルミトレイン酸，ステアリン酸，オレイン酸，リノール酸，リノレン酸，アラキドン酸などがある．NEFAはアルブミンと結合して存在し，末梢組織の重要なエネルギー源となっている．血中でのその量は，脂質代謝異常の指標となり，甲状腺機能異常や重度肝障害，急性膵炎などで異常値を示す．[1157]

遊離体 loose body 関節腔内に遊離して存在する良性の組織片．関節ねずみとも呼ばれる．構成要素が軟骨のものは滑液に栄養され成長し，骨組織は壊死したのち石灰化する．膝や肘関節では嵌頓症状を起こすことがある．離断性骨軟骨炎，神経障害性関節症，軟骨外傷では骨軟骨片が遊離体となる．結核や関節リウマチでは，滑膜の離断片由来の米粒体が遊離体となる．[1105] ⇨参関節ねずみ→627

遊離チロキシン free thyroxine；FT_4⇨同遊離サイロキシン→2857

遊離チロキシン指数⇨同遊離サイロキシン指数→2857

遊離トリヨードサイロニン free triiodothyronine；FT_3 ［遊離トリヨードチロニン，遊離 T_3］ トリヨードサイロニン（T_3）の99.7%は血中でサイロキシン結合グロブリン（TBG）に代表される甲状腺ホルモン結合タンパク質（TBP）と結合しており，残りの0.3%が遊離型として存在し末梢で生物活性を発揮．総 T_3，FT_3 ともにイムノアッセイにより血中濃度の測定が可能であるが，総 T_3 がTBGの影響を受けるのに対して，FT_3 のほうは真の甲状腺機能を反映する利点がある．ただし総T_3がTBGに受ける影響は，T_4に比べてやや弱い．血中濃度はイムノアッセイにより直接測定される．[385]

遊離トリヨードサイロニン濃度測定　determination of free triiodothyronine　甲状腺の機能検査法の1つ．甲状腺から分泌されたトリヨードサイロニン(T_3)は，サイロキシン結合グロブリン(TBG)と強固に結合し，生理的には不活性であるが，その0.3%程度は遊離型(FT_3)として存在．生理活性があるFT_3はタンパク結合の影響を受けないため，甲状腺機能の状態を示すので臨床的にも重要．血液中の存在量が非常に微量なため，高感度の測定法であるラジオイムノアッセイやエンザイムイムノアッセイによって測定される．基準値2.0-4.0 pg/mL.[263] ⇨参トリヨードサイロニン→2167

遊離トリヨードチロニン　free triiodothyronine；FT_3⇨同遊離トリヨードサイロニン→2857

遊離皮弁　free flap　皮弁を栄養する血管柄をつけて採取した皮弁．この遊離皮弁を他部位に移動して，マイクロサージャリーにより動静脈を吻合して移植を行う方法を遊離皮弁移植術という．採皮部は身体の多くの部位に求められるが，血管の解剖学的存在部位によって決定される．また皮膚ばかりでなく，筋肉・骨などを同時に移動・移植することもできる．[688]

遊離皮弁移植術　free skin graft　栄養血管となる血管根を有した皮弁(遊離皮弁)を採取し，受皮部の近くの血管と吻合して植皮する外科的手技．微小血管を吻合するマイクロサージェリー microsurgery の技術を必要とする．[485]

遊離皮弁移植法⇨同血管柄つき皮弁移植→904

遊離複合移植　free composite graft⇨同複合移植〔片〕→2530

優良試験所基準⇨同GLP→53

有料老人ホーム　pay home for the elderly　「老人福祉法」による入所施設の1つで，食事やその他の日常生活上必要な便宜を提供し，老人福祉施設でないものをいう．設置主体に法的な制限はなく，社会福祉法人から不動産関連の企業などさまざまな主体による設置，運営が行われている．有料老人ホームのほとんどは民営であるが，設置者は都道府県への届け出の義務があり，都道府県知事は設置者に報告，聴取，調査，および改善命令を出すことができる．入所条件，費用はすべて入所者と施設との直接契約で，不動産の所有権を購入するタイプ，入居一時金を支払って終身利用権を購入するタイプなどがある．2005(平成17)年，「介護保険法」の見直しに伴う2006(同18)年「老人福祉法」一部改正により，①有料老人ホームの定義の見直し，②帳簿保存の義務づけ，③情報開示の義務づけ，④一時金保全措置の義務づけ，などにより入居定員の要件(常時10人以上居住)が廃止され，「食事の提供」から「食事の提供」「介護の提供」「洗濯，掃除等の家事」「健康管理」のいずれかのサービス提供に改められた．[1451]

有隣　Yuurin　室町時代の僧医．河内(現大阪府)生まれ(生年不詳)．出家したあと諸国を遊歴し，あらゆる医書を求めた．そして乱世に永遠の救苦を行うと考え，医書を著した．多年の経験をもとにしてまとめ，1363年頃出版された『福田方(ふくでんほう)』12巻である．戦乱が終わって世の中がしずまってから，常陸国鹿島郡(現茨城県)に東福寺を建て，1410(応永17)年9月に没した．『福田方』は片仮名の俗語で書かれており，室町時代前半期の医学を代表するものである．記述の体裁が現代の内科の体裁に似ており，各論では病気を12部門に大別．各疫病について論(原因)を挙げ，外記(症候)を説き，次いで脈および按検(診断)を述べ，相類病(鑑別診断)を挙げ，死候(予後)を示し，終わりに治方(治療)を述べている．さらに重要な病気については既往症を正確に把握することを強調している．このように室町時代になってわが国の医学は実地医療が勃興するようになり，単なる中国医学の模倣から脱却し，わが国独自の医学が形成されるようになった．[787]

優劣の法則　law of dominance　［**優性の法則，支配の法則**］　遺伝についてのメンデル Mendel の法則の1つであるが，現在は分離の法則の中に含められる．ある形質について遺伝子型がヘテロ接合のときに表現される場合は優性であり，優性の対立遺伝子の存在によって表現されない他方の遺伝子は劣性であるとする．形質によっては優劣関係がなく，それらの中間の表現型をとることもある(中間遺伝)．[368] ⇨参メンデルの法則→2814

有瘻(ろう)性膿胸　pyothorax with fistula　胸膜の化膿性炎症により，胸腔内に膿が貯留した状態である膿胸のうち，瘻が存在するものをいう．瘻は，気管支・胸膜瘻(気管支瘻)，肺・胸膜瘻(肺瘻)の場合が多いが，食道・胸膜瘻(食道瘻)のこともある．瘻孔から膿が健常肺に流入するために治療に難渋することが多く，また，排膿しても肺の再膨張が期待できないことが多い．ドレナージによって瘻孔が閉鎖しない場合は，外科的に膿胸腔の郭清と瘻孔の閉鎖を行う必要がある．[948] ⇨参膿胸→2295，無瘻(ろう)性膿胸→2791

輸液　infusion　生命維持のため各組織・器官が機能できるように，水や電解質，栄養分などを静脈に注入する治療法．生体内に存在している物質を必要な分だけ補給することが基本であるが，欠乏輸液や維持輸液のほか，栄養補給，薬剤投与経路確保などでも輸液を行う．輸液剤としては生理食塩水，リンゲル液，乳酸加リンゲル液，5% ブドウ糖液などがある．⇨参静脈内輸液投与→1463

輸液セット　infusion set，intravenous administration set　薬剤を静脈内に点滴注入するときに薬液びん(バッグ)につないで用いられるセット．点滴筒，チューブ，クレンメ(クランプ)，三方活栓，混注口などで構成される．点滴筒は注入量の加減，クレンメは点滴速度の調節を行う．三方活栓は別の輸液チューブの接続や側注に，混注口は薬剤側注に用いられる．一般成人用の点滴管は1 mLが約15-20滴，小児用は1 mLが60滴になるようつくられている．なお，厚生労働省は輸液セットの滴数の規格の統一化を図り，1 mLあたりの滴数の規格を20滴または60滴の2規格とすることを定めた(平成17年3月25日付厚生労働省告示第112号)．経過措置期間が2009(平成21)年3月末で，それ以後は成人(一般)用は1 mLが20滴に統一され，小児(微量輸液)用は60滴(現行どおり)となった．[987] ⇨参点滴セット→2086

輸液セット《小児用》　infusion set，intravenous administration set　［**小児用点滴セット**］　輸液セットとは，薬剤を点滴注入するとき，薬液びんやバッグにつなぎ，輸液の注入速度や滴下数が調整できるもの．このチューブは，滴下数を確認する点滴筒や滴下数を調整できるクレンメで構成されている．小児用は，滴下量が60滴で1mLになるように調整されており，1分間の滴数と1時間に滴下する量が同じになる．また，滴下量を確実に注入するために，シリンダーつきの微量輸液セットや輸液ポンプに対応できるものもある．[149] ⇨参輸液セット→2858，静脈内持続点滴注入法→1462

輸液ポンプ　infusion pump　［**精密持続点滴装置，インフュージョンポンプ**］　指定した量と時間を設定し，点滴の速度を一定に調整する装置．1-500 mL/時間の流量設定が可能．積算量表示のほか，気泡混入，管内閉塞などの警報機能などが備わっているものが多い．重症度の高い患者や化学療法時など，正確な量を慎重に投与する場合に使用する．点滴ルートに装着し滴下速度を調整するフィンガーポンプ，ローラーポンプ，薬剤の持続注入時に使用する注射器をセットするタイプのシリンジポンプなどがある．[20]

輸液路確保　venous route establishment⇨参静脈確保→1460

床反力　ground(floor) reaction force　歩行時に足底が床面に与えた作用力に対して，床面から足底に作用する反力．床が押し返す力．歩行の立脚期において，足底は床を押す力(体重と体の重心の瞬間的加速度)に対して，床からはその反作用としての力が作用する．実際の床反力は前後，左右，上下の三方向に分け，床反力計を用いて測定することができる．運動力学的な歩行の分析に用いられる．[824]

湯かぶれ　［**湯まけ，温泉反応，温泉皮膚炎**］　種々の疾患に対する温泉療法を始めて数日目に，しばしばみられる反応．疲労，倦怠，不眠などの全身反応と関節の腫脹などの局所反応もみられる．入浴や飲泉の回数を減らすか，一時中止すると多くは消失する．[850] ⇨参湯あたり→2846

ゆがみ　skew　対称性，比較可能性などが崩れていること．例えば，変数の分布が対称性を崩しているときに分布がゆがんでいるといい，比較可能性が崩れている2群の比較から得られる結果は，真の結果に対しゆがんでいるという．[871] ⇨参かたより(偏り)→523

ゆがみ計⇨同ストレインゲージ→1648

湯灌(ゆかん)　死後に行われる清拭のこと．逆さ水(水に熱い湯を注いで適温をつくる)を用いて，遺体をふき清める．もともとは仏教教義に由来した納棺前の臨終行儀．生前の罪業を清めたり浄化する意味で，僧侶が行っていたことが，近親者による習俗に変化したもの．看護師が行う死後の処置でも，身体を清潔に保つ目的で行われる．[1067]

雪玉抽出法　snowball sampling　非確率的標本抽出法の1つで，最初に選んだ被検者が次の被検者を選び，次々に被検者を増やしていく方法．[446] ⇨参標本抽出法→2495，サンプリング→1214

雪だるま像　snowman appearance⇨同figure of 8 sign→50

雪目(ゆきめ)　snow blindness⇨同雪眼炎→1730

輸血

blood transfusion　外傷，貧血，手術や疾患による失血や血液成分の不足を補うために全血(**全血輸血**)あるいは分離した血液成分(**成分輸血**)を輸注すること．輸血する血液は，健康で，ABO式およびRh式の血液型が合致し，**交差適合試験**で陰性の供血者血液を用いる．また供血に際して梅毒反応，肝炎ウイルス，HTLV-Ⅰ，HIVについて検査され，いずれも陰性であることが確認された血液であること．輸血中は静脈穿刺部位の発赤，腫脹などの出現にも気をつける．血液型不適合があると輸血副作用を呈し，悪寒，発熱，頭痛，胸痛，悪心・嘔吐などを特徴とする急性溶血反応が起こる．全血輸血による循環過負荷では，呼吸困難，肺うっ血などがみられる．全身反応の徴候がみられたらただちに輸血を中止し，補液などの処置を行う．[860] ⇨参輸血時のケア→2859

輸血時のケア

【ケアのポイント】輸血時のケアで重要なことは，①輸血の必要性を説明し，了解が得られていること，②輸血用血液の確認：血液型〔ABO式，Rh(D)因子〕が同型であり，交差適合試験を行って適合した有効期限内のものであること，③副作用を早期に発見できること，④同一体位による苦痛や血管痛の緩和に努めること，などである．

【輸血の介助方法(保存血の場合)】①血液バッグを左右に静かに振り血液を均等化する，②血液バッグに輸血セットを接続し，先端まで血液を満たしクレンメで閉じる，③以降の手順は点滴・静脈内注射の介助に準ずる．輸血開始後しばらくの間はゆっくり滴下し，ベッドサイドで患者の状態，特に型不適合などでみられる重篤症状(悪寒，発疹，呼吸困難，胸内苦悶，嘔吐など)を観察する，④記録をする(輸血開始・終了時刻，使用した血液型，血液製剤と単位，血液製剤番号，施行医師のサイン，副作用の有無と状態など)．

【留意事項(医療過誤を防止するための確認事項)】①輸血指示の確認，②血液バッグの確認(血液バッグと交差適合試験とカルテの三者，血液バッグの破損の有無など)，③患者の確認，④輸血中，終了後の患者の観察．[927] ⇨参点滴の介助→2085，輸血→2859

輸血感染症　post-transfusion infection　［**輸血後感染症**］輸血による感染症の総称で，各種ウイルスおよび細菌，リケッチア，マラリア原虫などが病原体となる．供血者の血液の抗原あるいは抗体スクリーニング，NAT(ウイルス核酸増幅検査)により感染症の伝播は大半阻止できるが，検査で陽性となる以前の血液が輸血される可能性は完全には排除できない．[860]

輸血拒否　refusal of blood transfusion　宗教的信念など自己の良心から発する信念に基づいて輸血を拒むこと．患者の自己決定権の1つとされているが，乳幼児などに対して保護責任者の趣旨に基づく輸血拒否が虐待に相当する場合もある．[613] ⇨参患者の自己決定権→608

輸血後GVHD　transfusion associated graft versus host disease　［**輸血後移植片対宿主病**］　輸血血液中の供血者リンパ球が，拒絶・排除されず輸血を受けた患者の体内で生着，増殖し，逆に患者組織を非自己と認識して破壊する病態で，致命的な輸血の副作用．輸血後1-2週間して，突然発熱，紅斑が出現し，肝障害，下痢などとともに次第に著明な汎血球減少症が出現し，顆粒球減少による重症感染症を併発し，3-4週間後にはほぼ全例が死亡する．有効な治療法はなく，リンパ球を含む同種血を輸血する際には，あらかじめ血液に15

Gy(グレイ)以上の放射線を照射するなどの予防が重要.[860] ⇨参GVHD→55

輸血後移植片対宿主病⇨同輸血後 GVHD→2859

輸血後肝炎 post-transfusion hepatitis；PTH 血液または血液製剤の投与によって発症するウイルス性肝炎．B型肝炎は献血制度，供血血液の検査法が確立した1973年以降激減し，それに続きC型肝炎も1989年に検査法が発見され，その後の検査法の改良によりほとんど発症をみなくなった．C型では，ウイルスに感染しウイルス血症の状態にありながら，まだ抗HCV抗体が陽性にならない時期(window period)の供血者からの輸血による急性C型肝炎も存在していたが，1999年に献血血液中のウイルスそのものを検出する核酸増幅検査(NAT)が導入されこれも予防されるようになった．E型肝炎ウイルスはA型肝炎ウイルスと同様に糞口感染すると考えられていたが，長時間血中に存在することが判明し，E型肝炎ウイルスによる輸血後肝炎も報告されている．輸血後肝炎の代表であったB型肝炎は輸血後1か月以内に全身倦怠感，黄疸で発症するが，劇症化しなければ安静，肝庇護により発症後1か月のうちに治癒する．C型の輸血後肝炎はB型ほど急性期の症状は強くはないが，遷延化して慢性肝炎から肝硬変へと進展する例が多い．ウイルス血症が持続すればインターフェロン療法の適応になる.[1050]

輸血後感染症⇨同輸血感染症→2859

輸血反応 〔blood〕transfusion reaction ［輸血副作用］ 輸血中あるいは輸血後にみられる輸血副作用．溶血性反応と非溶血性反応に大別される．溶血性反応には赤血球型不適合により輸血血液中の赤血球抗原に血清中の抗体が反応して起こる溶血，遅発性溶血反応，血管外溶血反応，細菌が原因の溶血などがある．非溶血性反応では発熱反応が最も多く，他にアレルギー反応(蕁麻疹)，アナフィラキシーなどがある．ほとんどは白血球抗体が関与し，白血球除去によって発症が減少するが，アナフィラキシーは血漿タンパク質に対する抗体などによって起こり，IgAやハプトグロビンの欠損例の報告がある.[860]

輸血副作用⇨同輸血反応→2860

癒合 intention，union 創傷が治癒してふさがる過程．離開した皮膚や筋肉などがくっつくこと．肉芽組織の形成が最小限にとどまり，小さな瘢痕を残すのみで治癒する過程を一次癒合(一次治癒)，肉芽組織が比較的大量に形成され，大きな瘢痕をつくる治癒過程を二次癒合(二次治癒)という.[485]

癒合歯 fused teeth 2歯あるいは数歯がゾウゲ(象牙)質およびエナメル質によって，あるいはゾウゲ質およびセメントによって結合したもの．発生頻度は乳歯，永久歯ともに下顎前歯部が多く，癒合は正常歯同士または正常歯と過剰歯，過剰歯同士にみられる．形態が複雑なため歯科治療(歯冠修復，根管治療，抜歯など)において困難を生じる.[608]

癒合双生児⇨同シャム双生児→1360

癒合椎 assimilation vertebra 体節が分化して脊椎となる過程が障害されると，椎骨の分節障害，形成障害による先天的奇形椎が生じる．このうち分節障害で生じたものが癒合椎で，前方の椎体部分のみが癒合していれば成長に伴い後彎変形が，左右の一方のみが癒合していれば側彎変形が問題になる．肋骨奇形やヴァーターVATER連合の概念で知られる胎生5週頃に生じる先天異常を合併することがある．頸椎の癒合椎はクリッペル・フェイユKlippel-Feil症候群として知られる．VATER連合とは，椎体肋骨の異常(vertebral anomalies)，鎖肛(anal atresia)，先天性心疾患(cardiac anomalies)，食道閉鎖を伴う気管食道瘻(tracheoesophageal fistula with esophageal atresia)，腎および橈骨異形成(renal and radial dysphasia)，四肢の異常(limb defects)の頭文字をとって命名された疾患．ヴァクタールVACTERL連合ともいう.[1404]

油酸⇨同オレイン酸→416

油脂 fats and fatty oil，fat and oil 天然の動植物に広く分布する脂肪．常温で液体のものを脂肪油，固体のものを脂肪と呼ぶ．一般に水に不溶で有機溶剤に溶ける．食用として高エネルギー源となり，また石けんや医薬品の原料のほか，化粧品，医薬品などの溶剤として用いられる.[1618]

油紙 oiled paper⇨同亜麻仁油→175

油脂吸入肺炎⇨同リポイド肺炎→2933

油脂性基剤 fat and oil base 軟膏基剤の一種．疎水性の基剤で，ワセリン，パラフィン，プラスチベースなど鉱物性のものと，豚脂，ラノリンなど動物性のもの，オリーブ，椿油，ゴマ油など植物性のものがある．皮膚への浸透性はなく，保護作用，柔軟化作用がある.[113]

油脂性軟膏 oleaginous ointment，greases 油脂性基剤に配合剤(有効成分)を加えた疎水性の軟膏．病変部を保護し，乾燥を防ぐ．また，配合剤の経皮吸収を促進する．鱗屑，痂皮を軟化，除去することや，乾燥面の保護に用いられる．びらん，潰瘍面では上皮化や肉芽形成の促進に用いられる．刺激性が少なく頻用されるが，べたつきや洗い落としにくいなどの使用感上の欠点がある.[113]

油腫⇨同パラフィン腫→2396

輸出管⇨同糸球体輸出細動脈→1251

輸出リンパ管⇨参リンパ節→2957

油症 yusho ［台湾油症］ ライスオイル(米ぬか油)の中に脱臭工程で熱媒体として使用されたカネクロール(PCBや多塩化ジベンゾフランを含む)が混入し，摂取されて起きた中毒．1968(昭和43)年，福岡県を中心に西日本一帯に発生，1990(平成2)年までに1,862人の患者がみられている．1979年には台湾で同様の中毒がみられ，2,000人以上の患者が報告されている．眼脂過多，爪の黒変，黒色にきび，皮膚色の変化，脱力，しびれ，視力低下，難聴，頭痛，嘔吐などのほか，血中トリグリセリド増加，肝障害も認められた．原因物質はジベンゾフランともされる．治療は対症療法が中心.[1618] ⇨参カネミ油症事件→539

油浸系 oil immersion 細菌などを光学顕微鏡の高倍率で観察する際に，対物レンズと被験材料間を空気よりも屈折率の高い油で満たし分解能を向上させて観察する方法.[324]

輸精管⇨同精管→1664

油性痤瘡(ざそう) oil acne 鉱油類による皮膚症状のうち，最も代表的なもの．主に職業で油脂性外用剤，機械油，グリースなどを扱う人にみられ，油の接触しやすい手背，前腕などの露出部に好発し，尋常性痤瘡様

の丘疹などが認められる.[25]

輪精路⇨同精液路→1658

輸送機構 transport mechanism 膜輸送に関与するタンパク分子などの機構. 大別して, ATP(アデノシン三リン酸)の分解エネルギーを使用するポンプ, エネルギーは使用しないが輸送量が数で規定されるトランスポーター, イオンチャネルに分かれる.[1335]

輸送タンパク質⇨同キャリアタンパク質→713

輸送培地 transport medium 微生物を分離培養するまでに時間がかかる場合, 検査材料中の微生物が死滅することなく長時間もとのままの状態に維持できるように工夫された培地.[324]

湯たんぽ hot-water bottle 乾性温罨法の1つ. ゴム製, プラスチック製または金属製の容器で, 湯を入れて身体やベッド内を保温する. 血行を促進し, 疼痛緩和や創傷治癒効果の促進, 関節硬直の軽減, 鎮静などの効果がある. 湯たんぽに湯を入れ, 栓をして逆さまにして破損や漏れがないか点検したのち, 湯を捨て, あらためて容量の約2/3の湯を入れる. 湯の温度は, プラスチック製の場合は60-80℃, 金属製の場合は80℃, ゴム製の場合は60℃とする. 湯たんぽ内に空気があると熱伝導が悪くなるため, 湯が湯たんぽの口元までくるようにする. 栓をしっかりと閉め, 湯たんぽについた水分をふいたのち, 湯たんぽを逆さまにして, 漏れがないことを確認する. カバーを掛け使用する. 患者の体から10 cm以上離して湯たんぽを置く.[539] ⇨参温罨法→417, ホットパック→2709

癒着 adhesion, synechia ［シネキア］ 本来は遊離しているべき臓器や組織の表面が, 先天性疾患, 外傷, 炎症, 手術後の治癒過程, 腫瘍浸潤などにより接着, 癒合すること. 外傷などの治癒過程で生じる炎症性癒着は, フィブリンを主体とした滲出物や出血のある部位に肉芽組織が形成され, 線維・結合織化して起こる. 腫瘍性癒着は, 腫瘍の直接浸潤による腫瘍間質と固有間質との結合, あるいは腫瘍の発育により周囲組織が破壊されて炎症性の癒着となったものである. 腸管に起こった場合はイレウスの原因ともなる.[485] ⇨参癒着剥離術→2861

癒着歯 concrescent teeth 2本以上の歯がゾウゲ(象牙)質およびエナメル質で結合している癒合歯に対して, 2本以上の歯がセメント質だけで結合しているもの.[760] ⇨参癒合歯→2860

癒着性角膜白斑 adherent leukoma ［癒着白斑］ 角膜白斑の部分に一致して, 虹彩前癒着がみられる状態. 角膜穿孔のあとなどでみられる. 癒着のため瞳孔が変形する.[888]

癒着性関節包炎 adhesive capsulitis⇨同有痛性肩関節拘縮→2853

癒着性くも膜炎 adhesive arachnoiditis(arachnitis) ［くも膜癒着］ 髄膜の構成要素の1つであるくも膜に限局性の炎症・瘢痕などが生じ, 神経根の圧迫による痛み, しびれなどの症状をきたす. 原因は感染症のほか, 薬剤などの化学物質の髄腔内注入, 脊椎手術後の合併症などが多い.[1527]

癒着性中耳炎 adhesive otitis media 耳管機能の障害により, 鼓膜が全体または部分的に陥凹し鼓室壁に癒着して不動となったもの. 慢性中耳炎の後遺症や耳管機能不全によって生じる. 治療は耳管通気や鼓膜チューブ挿入などがある.[98]

癒着性椎骨炎 adhesive spondylitis リウマトイド因子陰性のリウマチ性疾患の1つ. 10-20歳代で発症し, 男性に多い. 脊椎, 股関節, 肩関節などが侵される. 脊椎の変化は仙腸関節に始まり, しだいに脊椎の靱帯が骨化し, 通常10年以上の経過で竹節性脊椎 bamboo spine となり脊椎の可動性が失われる. HLA-B 27型抗原が約80%の症例で認められる(健常日本人ではほとんど0%). 虹彩炎, クローン Crohn 病, 潰瘍性大腸炎などを伴うことがある. 治療は関節リウマチに準じた薬物療法を行うが, 股関節の拘縮に対する人工関節置換術, 脊柱後彎変形に対する骨切り矯正固定術などの手術的治療も行われる.[1404] ⇨参強直性脊椎炎→764

癒着性腹膜炎 adhesive peritonitis 開腹手術や腹膜損傷, 出血, 腹腔内炎症などにより滲出したフィブリノゲンがフィブリンとなり, 臓側腹膜間あるいは臓側腹膜と壁側腹膜の間に線維性癒着を生じたもの. 癒着は炎症の広がりを防止するための腹膜の重要な機能の1つだが, 腹痛や腹部膨満, 便秘の原因となることがあり, 腸管の通過障害が高度となればイレウス(腸閉塞)を発症する. イレウスが難治であれば開腹手術が必要だが, 原則として内科的治療を行う.[396] ⇨参イレウス→287, 腹膜炎→2549, 慢性腹膜炎→2758

癒着胎盤 placenta accreta, adhesive placenta ［付着胎盤］ 胎盤の絨毛が子宮筋層に侵入し, 胎盤の一部または全部が子宮壁と強く癒着して子宮収縮に伴う胎盤の剥離が困難なもの. 原因は子宮内膜炎, 子宮内膜掻爬, 帝王切開術などがあげられる. 経産婦に多く, 妊娠中の診断は困難であり, 胎盤娩出時に胎盤用手剥離が困難な場合にはじめて疑われる. 確定診断は摘出子宮, 胎盤の病理学的所見による. 発生頻度は0.001-0.002%であるが, 母体死亡率は3%と高く, 死亡理由は胎盤剥離による大量出血および産科的播種性血管内凝固症(DIC)による. 癒着胎盤には, 楔入胎盤, 嵌入胎盤, 穿通(穿入)胎盤がある.[1323]

癒着白斑⇨同癒着性角膜白斑→2861

癒着剥離術 synechiotomy, adhesiotomy 癒着を剥離する手術.[485]

油中水型乳剤 water-in-oil emulsion；W/O ［吸水軟膏, コールドクリーム］ 水(水溶液)と油脂類(油溶液)の混合物に乳化剤を加えて乳剤としたもので, 油脂の比率が水より多く, 油相中に水滴が分配したものを油中水型乳剤(W/O)という. 親水性の基剤で, 浸透性がある. 水相を欠く親水ワセリンや水相を有する吸水軟膏などがある.[113] ⇨参乳剤性軟膏→2227

ユナニ医学⇨同ユーナニ医学→2854

ユニセフ United Nations Children's Fund；UNICEF⇨同国連児童基金→1095

ユニットケア ［小規模生活単位型特別養護老人ホーム］ 個室を基本とした少数の居室と, 共用するリビングルームとで構成された生活単位(ユニット)において展開される個別性重視のケア形態をいう. 高齢者施設における集団処遇から, 入居者個々の意思や生活の連続性を尊重した個別ケアに転換する試みの1つ. 2003(平成15)年に小規模生活単位型特別養護老人ホームとして制度化された. 1ユニット当たり, おおむね10人以

下とされ，介護老人保健施設などでも試みられている.[482] ⇨参特別養護老人ホーム→2151

ユニバーサルデザイン　universal design；UD　能力，習慣，年齢，性別にかかわらずすべての人が利用可能な製品，建物，環境をデザインすること．1985年にメイス Ronald Meis が提唱し急速に世界中に普及してきている．機能的な設計のための7つの原則は，誰もが公平に使える，柔軟性がある，簡単で明解である，さまざまな方法で情報が得られる，間違った使用方法でも危険ではない，身体への負担が軽い，使いやすいサイズと空間である．実践的物づくりのための耐久性と経済性，品質と審美性，保健と環境への配慮の3つの付則がある．具体的なものとして，識別用凹凸，カードの扇状切り込み，食器の押さえ手などがある.[1215] ⇨参バリアフリー→2397

ユニバーサルプリコーション　universal precaution；UP［普遍的予防策］　1985年にHIV感染症の流行に伴いアメリカで始められた感染予防策．患者の血液や針刺し事故による医療従事者の感染防止のために，すべての患者は感染源となりうると考えて，血液・体液予防策をすべての人々に普遍的に適用すべきとされ，血液，体液に触れる場合は手袋を着用すること，血液，体液の飛沫が散る場合にはガウン，マスク，ゴーグルを着用することを勧めている．1996年にスタンダードプリコーション standard precaution(SP，標準予防策)が発表された現在，言葉はUPであっても実態はSPをカバーする方法がとられている.[740] ⇨参スタンダードプリコーション→1640

ユニフィケーション　unification　ユニフィケーションとは元来「統一」「単一化」などを意味する言葉だが，ヘルスケア専門家の育成教育過程においては，特に教育，研究と実践とが有機的に組織化されているモデルを指す．これは実践と教育の連携によって，より高いレベルの実践および教育を提供することを目的に考案された．実践の向上およびケアやサービスの改善を目指すと同時に，適切な臨床研究を進めるために，臨床実習指導のほか，実践と教育の合同事例分析や共同研究，継続教育への参加などを行う．

輸入ウイルス感染症　imported viral disease，afferent infectious disease［輸入伝染病］　海外渡航者や輸入食品など人や物により外国から国内に持ち込まれるウイルスを原因とする感染症．日常的になった国際交流の影響で，ほとんどすべての感染症が輸入される可能性がある．代表的な疾患には，A型肝炎，B型肝炎，デング熱，HIV感染症などがある.[1456]

輸入管⇨同糸球体輸入細動脈→1251

輸入脚症候群　afferent loop syndrome　胃切除術におけるビルロートⅡ法の胃空腸吻合術後に生じる病態．食物が輸入脚に逆流する輸入脚逆流症，輸入脚と胃空腸吻合部との境界部の閉塞や狭窄により通過障害を呈し胆汁が輸入脚内に滞留をきたす輸入脚停滞症などがある．症状としては胆汁性嘔吐を呈し，輸入脚の壊死，潰瘍，出血，穿孔などをきたす重症例もある．重症の場合は通過障害を改善するため，ブラウン吻合，ルーY吻合，ビルロートⅡ法をⅠ法に変えるなどの外科的治療が行われる.[106]

輸入細動脈⇨参ネフロン→2284

輸入伝染病　imported communicable disease⇨同輸入ウイルス感染症→2862

輸入リンパ管⇨参リンパ節→2957

輸尿管⇨同尿管→2244

ユネスコ　United Nations Educational, Scientific and Cultural Organization；UNESCO［国際連合教育科学文化機関］　教育・科学・文化を通じて諸国民の間の協力を推し進めることで，平和と安全に尽力することを目的とする機関．1946年設立，本部はパリ．わが国は1951(昭和26)年に加盟．1945年，ロンドンで「戦争は人の心のなかで生まれるものであるから，人の心のなかに平和の砦を築かなければならない」という宣言がなされ，これがこの機関の設立に大きく寄与した.[1036]

指異形成症⇨同先端異形成症→1774

ユビキタス　ubiquitous　ラテン語の ubique(あらゆるところで)をもとに英語化した言葉で，どこでも当たり前のようにある状態，遍在する状態．あらゆるモノにコンピュータが組み込まれ，人間はその存在を意識することなく，高い利便性を得ることができる環境や技術をいう.[403]

ユビキチン　ubiquitin　原核生物から真核生物までのあらゆる細胞に存在することから命名された76個のアミノ酸からなる小さなタンパク質．半減期の短いタンパク質に多数共有結合し(ユビキチン化)，プロテアソームによるタンパク質分解を導く．最近，サイクリンの分解など，細胞周期制御，その他多くの細胞機能制御にかかわるものとして注目されている.[1157]

指硬化症⇨同強指症→756

指交差皮弁　cross finger flap　指の損傷により欠損した軟部組織を再建する一修復法．この手術法は通常，組織欠損指に隣接する指より皮膚・皮下組織を皮弁として挙上し当該部へ移植するため，こう呼ばれる．移植後およそ2週間は，移植した皮弁に緊張がかからないよう，その位置で絆創膏固定したまま維持しておくため肢位が不自由となる．2週間後に皮弁の茎部を切離し移植を完了.[688]

指先触診法　finger palpation⇨同触診法→1475

指しゃぶり　thumb-sucking　実際的な必要性がないのに自分の指をしゃぶる現象で，乳幼児期にはごく普通にみられる．親指を吸うことが多く，母指吸引癖ともいう．欲求不満・退屈・退行などの際にふえる．2歳半以降にも続く場合は，歯のかみ合わせに悪影響が生じる危険が大きいので，周囲とのかかわりを増やすなどの介入を行い，消失を図るべきと考えられるようになった.[561]

指しゃぶり水疱　sucking blister［哺乳丘斑］　出生時，指や手背にみられる長円形の丘斑で，水疱のこともある．1-2日で痂皮になるものもあり，自然に消退し痕跡は残らない．胎児期にみられる指しゃぶりによると考えられているが，前腕部にあることもあり原因は不明．母指，示指に多い.[1631]

指たたき試験　〔finger〕tapping test　示指または第3指の指先で，卓上または紙面の1点をできるだけ速く，繰り返して軽くたたく．パーキンソン Parkinson 病などの際，寡動の程度を調べるために行う検査で，通常，一定時間(10秒あるいは30秒)内に何回たたけるかをカウントする.[1527]

ゆ

指プレチスモグラフ finger plethysmograph 1本の指の体積の変化からその指の血管内径の容積脈波を記録する装置．水で満たした容器に指先を差し込んで密閉する．このとき前腕に圧迫帯を巻き静脈圧より少し高い圧力をかけると，血液は動脈から流入するが，静脈からは流出しないので，容積の増加は血液流入量(すなわち血流量)を表す．[851]

指ブロック digital block⇨同オーベルスト伝達麻酔→400

指指(ゆびゆび)**試験** finger-finger test；FFT，finger-to-finger test 四肢の運動失調の有無を調べるための診察方法の1つ．目を閉じて両上肢を大きく広げさせ，徐々に両側の示指を近づけながら胸の前で合わすよう指示する．運動失調があると左右の示指の先がずれる．[1527]

湯槇ます Yumaki Masu 岡山県生まれ，1904-91(明治37～平成3)．1923(大正12)年，聖路加高等看護婦学校卒業後，翌年から聖路加国際病院に勤務．1年間のアメリカ留学を経て，1930(昭和5)年から聖路加女子専門学校の教員となり，後輩の指導にあたった．その間，カナダのトロント大学看護学部で学び，1951(同26)年，新設された東大医学部の衛生養護学科に助教授として招かれる．1965(同40)年には看護婦(師)として日本初の教授となった．また，日本看護協会の結成〔1946(同21)年〕に尽力し，会長や理事を歴任．WHO，旧国際看護婦協会理事会などの国際舞台でも活躍．『ナイチンゲール著作集』(第14回日本翻訳文化賞受賞)の翻訳，自伝の『グローイングペイン』などの著作や論文が多数ある．1977(同52)年第26回フローレンス・ナイチンゲール記章を受章した．[1236]

湯まけ⇨同湯かぶれ→2859

弓なり緊張⇨同ヒステリー性弓なり反張→2447

夢 dream 〔D〕Traum レム睡眠中に，映像としてみられる一連の明瞭な心象で，一貫した観念，思考，感情をも付随する．もしくはこの過程が起こる睡眠状態を指すこともある．①精神生理学的にみると，レム睡眠中の約8割の人に夢がみられる．ノンレム睡眠中にも約2割の人に夢がみられるが，明瞭な映像でないことが多い．②精神分析的にみると，フロイト Sigmund Freud(1856-1939)は，夢を無意識的な抑圧された思考，感情，記憶，特に幼児期に由来する願望の表出であると考えた．その表出は，日中の体験の残りとともに，濃縮や置き換えなどの二次的加工などによって変形されるとしている．フロイトはこの考えに基づいて夢判断を精神分析に導入した．③分析心理学的にみると，ユング Carl G. Jung(1875-1961)は，同じような夢が文化の差を越えてみられることに注目し，集合的無意識の存在を主張し，夢は集合的無意識に起源する無意識，元型が反映された願望，感情，衝動であるとしている．[212] ⇨参夢解釈→2863

夢解釈 dream analysis，dream interpretation ［**夢判断，夢分析**］ フロイト Sigmund Freud(1856-1939)は「夢は無意識への王道である」と言った．それ以来，精神分析療法において夢解釈は主要な技法の1つとなっている．夢には潜在的な内容(意味)があるが，夢の「検閲」によって，夢の作業といわれる加工の過程(置き換え，凝縮，移動，視覚化，二次加工など)を通じて，われわれが通常見る顕在夢が形成されているとする．それは人間の無意識的世界を象徴的に表している様態ともいえる．実際は，夢のいくつかの断片について連想させて出てきた現実的な出来事，空想，さらには象徴解釈などを通じて内面に隠れた意味を全体的に再構成する方法がとられる．ユング Carl Gustav Jung(1875-1961，スイスの精神科医)によると，無意識領域は個人のそれを越えて人類に共通する世界(集合的無意識)が開かれているとされ，1つの断片から生じたイメージを重ねていく技法を使う．いずれの技法も，幼児期体験と現在の治療者との体験の総和であることをまざまざと示してくれる絶好の機会を提供する．[212]

夢判断 dream interpretation⇨同夢解釈→2863

夢不安障害 dream anxiety disorder⇨同悪夢障害→145

夢分析 dream analysis⇨同夢解釈→2863

ユリシーズ症候群 Ulysses syndrome 診断目的で必要以上の検査を行った影響により，実際には陰性であるのに，一般臨床スクリーニングで陽性に似た反応が認められるもの．または過剰な検査により，病的な状態がつくられてしまうもの．ジョイス James Joyce がギリシャ神話の英雄「オデュッセイア」をパロディ化した枠組みで主人公の1日を描いた小説『ユリシーズ』にちなんで名づけられた．[1505]

湯煩い⇨同湯あたり→2846

よ

癰(よう) carbuncle ［カルブンケル］ 近接する数個の毛包が同時に炎症を起こし，集簇して大きな膿瘍を形成したもので，上部に多数の膿栓を有する．黄色ブドウ球菌による急性化膿性疾患の癤(せつ)が集合性に発生したものとされる．癤と同様に，膿瘍はやがて自壊し膿栓，膿汁を排出する．好発部位は項部，肩部，殿部，大腿部などで，患者は中・壮年男性に多い．治療は抗生物質の全身投与や湿布，症状が強い場合には早期に切開・排膿を行う．[485] ⇨参癤(せつ)腫→1734，膿栓→2306

陽圧換気法 positive pressure ventilation 機械的に気道に陽圧をかけて換気を行う人工呼吸法．代表的なものに以下のものがある．①間欠的陽圧換気(IPPV)：気道に陽圧をかけて吸息を行い，圧をかけることをやめることで自然に呼息を行う通常の人工呼吸．②持続的陽圧呼吸(CPPV)：IPPVに加え呼気終末に数〜20数 cmH_2O の陽圧(PEEP)をかけて換気する方法．機能的残気量(FRC)を減少させる効果があり，無気肺，肺水腫，肺炎などの低酸素症改善に役立つ．③間欠的強制換気(IMV)：自発呼吸のうえに，一定の間隔で強制的に陽圧換気を行う方法．鎮静薬の減量，人工呼吸中の呼吸筋の萎縮の抑制などに効果がある．人工呼吸からのウィーニングに用いられることも多い．[485]

陽圧呼吸法 positive pressure breathing, positive pressure respiration ［陽圧人工呼吸法］ 人工呼吸において大気圧より高い圧を気道内に与える方法で，これによって虚脱した肺胞を再膨張させる．陽圧呼吸下では，気道内圧は吸気終末で大気圧に比して最も高くなる．陽圧呼吸の副作用として，圧が加わることによる気胸や，胸腔内圧の上昇によって静脈還流量が低下することによる心拍出量の低下などがあり，呼気終末陽圧呼吸(PEEP)で最も著明にみられる．[948]

陽圧人工呼吸法⇨同陽圧呼吸法→2864

陽イオン positive ion ［カチオン，正イオン］ 正の電荷をもち，溶融塩の電気分解で陰極側に移動するイオンのこと．中性の原子，分子が電子を放出して生じたもので，電子受容体すなわちルイス Lewis 酸として働く．K^+(カリウムイオン)や Na^+(ナトリウムイオン)などの陽イオンは細胞中に大量に存在し，生体内での物質や電荷の輸送に重要な役割を果たしている．[1157]

養育医療 breeding medical care of premature infant ［未熟児養育医療］ 出生体重が2,000 g未満の低出生体重児か，あるいは生活力が特に弱く，一般状態，体温，呼吸器系，循環器系，消化器系，黄疸などの定められた症状を示す乳児を対象として，指定養育医療機関において入院治療を受ける場合に，その治療に要する医療費を公費により負担する制度．入院治療費のうち，医療保険適用後の自己負担額に対して適用されるが，世帯の所得税額に応じ治療費の一部は自己負担となる．「母子保健法」第20条に定められ，給付対象となる範囲は，診察，薬剤・治療材料の支給，医学的処置，手術およびその他の治療，病院・診療所への入院，看護，移送である．[1631]

養育院《東京》 1791(寛政3)年，松平定信が老中首座のときに設立された江戸の町会所は，1872(明治5)年にその財産が営繕会議所に移管された．貧民施設の運営がその事業の1つで，同年東京府内の生活困窮者(「乞食浮浪の徒」)の「狩り込み」を行って本郷(現在の東京都文京区本郷)の長屋に収容し，営繕会議所附属養育院と称した．同院は1876(同9)年から1885年は東京府営となり，1885年から委任経営を経て，1890(同23)年から東京市営，1943(昭和18)年から東京都営の東京都養育院となった．1874(明治7)年から1931(昭和6)年には実業界の大立者渋沢栄一［1840-1931(天保11〜昭和6)］が院長であった．その事業対象は困窮者(収容，医療)，児童，知的障害者，高齢者などと拡大していった．その所在地も本郷，浅草，上野，神田，本所，大塚，板橋と変遷した．上野時代の1875(明治8)年に設立された狂人室(精神病患者用病室)が独立する形で，1879(同12)年に東京府癲狂院が発足．これが現在の東京都立松沢病院の前身である．東京都の行政改革により，養育院の名称は2000(平成12)年3月末をもって消滅．[316] ⇨参東京府癲狂(てんきょう)院→2100

溶解係数《オストワルドの》 Ostwald solubility coefficient 気体が液体と平衡状態にあるときに，単位容積当たりの液体にどの程度の容積の気体が溶解するかを，各温度ごとに補正した値．例えば1気圧，37℃で血液1 mLに溶解する亜酸化窒素(笑気)，酸素はそれぞれ0.47 mL，0.0228 mLとなる．オストワルド Friedrich W. Ostwald はドイツの化学者(1853-1932)．[367]

要介護高齢者 elderly person requiring long-term care ［要介護老人］ 2000(平成12)年に実施された「介護保険法」により，65歳以上で何らかの心身介護を必要とする人と規定された．「介護保険制度」では，入浴や排泄，食事などの直接生活介助，洗濯や掃除などの間接生活介助，徘徊の対応などの問題行動関連介助，機能訓練関連行為，医療関連行為に関する項目チェックから，介護必要度を要支援1-2から要介護1-5までの7段階に分けている．わが国の高齢化率は2010(同22)年に23.1%をこえると推計され(国立社会保障・人口問題研究所)，要介護高齢者の増加率は年齢とともに上昇し，前期高齢者(65-74歳)では4.6%，後期高齢者(75歳以上)は29.7%になると見込まれている．また，要介護高齢者のほぼ半数，施設入居者の8割が何らかの支援・介護を必要とする認知症高齢者である．認知症の増加率も年齢とともに上昇し，2005年から2025年までの20年間に85歳以上では2.26倍，男性で特に増加率が高く，2.44倍になると見込まれている．身体的ケアと比べ遅れている認知症ケアの標準化方法論の確立が急がれている．[1039] ⇨参要介護者→2864，要介護認定→2865

要介護者 people requiring long-term care 2000(平成

12)年に施行された「介護保険法」で，次のいずれかに該当する者．①要介護状態にある65歳以上の者，②要介護状態にある40歳以上65歳未満で，その要介護状態の原因である身体上または精神上の障害が，加齢に伴って生じる心身の変化に起因する疾病であって政令で定めるもの(特定疾病)により生じたものである者．[1451]

要介護状態 care-requiring condition 介護保険制度により新設された用語．「介護保険法」で「身体上又は精神上の障害があるために，入浴，排せつ，食事等の日常生活における基本的な動作の全部又は一部について，厚生労働省令で定める期間にわたり継続して，常時介護を要すると見込まれる状態であって，その介護の必要の程度に応じて厚生労働省で定める区分(要介護状態区分)のいずれかに該当するもの(要支援状態に該当するものを除く)をいう」と定義されている．要介護状態は，その程度により要介護1から要介護5までの5段階に分けられる．介護が必要な状態になった原因の1位は，脳血管疾患で，次いで認知症，衰弱，関節疾患，転倒・骨折の順となっている(2007)．[1451] ⇨参要介護認定⇀2865

要介護認定 certification of needed long-term care ［**要支援認定**］「介護保険法」に基づき，介護保険が適用されるかどうか，またどれだけのサービスを受けられるかを，介護必要度を7段階に分け公的に認定する仕組み．申請→認定調査→意見書作成→一次判定→二次判定→認定というプロセスを経る．認定を受けるにはまず市町村(または特別区)への申請が必要で，申請は本人・家族のほか，居宅介護支援事業者や在宅介護支援センター，介護保険施設などに代行してもらえる．初回の認定調査は市町村の職員が行うこととなっている．調査内容は，心身の状況，置かれている環境，その他厚生労働省令で定める事項で，2000(平成12)年4月の介護保険制度施行時には85項目，2003(同15)年4月の改正で79項目，2006(同18)年4月の改正で82項目と変化している．さらに2009(同21)年4月に74項目となりその判定基準も変更した．しかしこれには介護現場や市民団体からの批判が多く寄せられ，厚生労働省は4月に改正したばかりの要介護認定の基準を10月より再修正することとなった．一次判定では調査項目をコンピュータに入力し，介護の必要時間(要介護認定基準時間)を推計，基準時間によって仮分類される．次に一次判定および主治医の意見書をもとに特記事項などを参考にして介護認定審査会による二次判定が行われる．その結果，①自立(保険で介護を受けられない)，②要支援1(立ちあがりなどの動作に何らかの支えが必要，施設入所不可)，③要支援2(介護予防サービスにより状態の維持・改善がみこまれる)，④要介護1，⑤要介護2，⑥要介護3，⑦要介護4，⑧要介護5が決まる．認定結果は原則として申請から30日以内に文書で通知される．認定の有効期間は新規申請6か月，更新申請の場合は1年である．認定結果に不服がある場合は，都道府県ごとに設置されている「介護保険審査会」に再審査請求ができる．介護認定者は2009(同21)年1月末現在約464万人で，第一号被保険者の16.5%である．[1039] ⇨参介護認定審査会⇀433，要介護状態⇀2865

要介護老人⇨同要介護高齢者⇀2864

溶解度 solubility 定温において一定量の溶媒に溶質を溶かし，飽和溶液をつくった場合に飽和溶液中に溶けている溶質の濃度をいう．一般に溶質の濃度をモル分率で表す．気体や液体に対する溶解度には吸収係数，ヘンリー Henry 定数によって表される．また電解質には溶解度積が用いられる．[1559]

痒覚⇨同瘙痒(そうよう)⇀1828

洋学 Western learning⇨同蘭学⇀2901

ヨウ化ヒプル酸ナトリウム(^{131}I) sodium iodohippurate (^{131}I)；^{131}I-OIH ［ヒップラン］ 腎動態シンチグラフィー(レノグラフィー)に使用される放射性医薬品．1回循環で約90%が腎に取り込まれ，そのうちの大部分は尿細管細胞に摂取され，尿細管内に分泌されて尿中に排泄される．腎摂取率が高いので，有効腎血漿流量の測定に利用される．^{131}I(ヨウ素131)標識のために投与量が制限され，また画質も悪い欠点があるため，のちに^{123}I-OIHが開発されたが，現在^{123}I-OIHは発売が中止され使用できない．[737] 商放射性ヨウ化馬尿酸ナトリウム

瘍科秘録(ようかひろく) 本間玄調が書いた外科書(全10巻)．1837(天保8)年に刊行された．それまで秘法とされていた麻沸湯(麻酔薬)を用いた全身麻酔下に行われる華岡流外科術が紹介されている．このほか，痔疾，金創(刃物による傷)，脱疽など玄調自身が行った外科治療に関して記されているが，唾石，野兎病など，わが国においてはじめて記載されている事項も多い．さらに，1858(安政5)年の『続瘍科秘録』には麻沸湯を用いての下肢切断術の詳細が記載されている．華岡青洲自身は著書をほとんど書き残しておらず，青洲の直弟子であった玄調の『瘍科秘録』『続瘍科秘録』は華岡流外科術を後世に伝える貴重な資料である．[983] ⇨参本間玄調⇀2723

ヨウ化メチル methyl iodide ［ヨードメタン］ 刺激性の芳香臭を有する揮発性，無色透明の液体．CH_3I．沸点42.5℃．水に微溶，エタノールやエーテルに可溶．生体内代謝，毒性症状は臭化メチルに似る．主に害虫駆除用燻蒸剤，有機合成のメチル化剤として使用．呼吸器から吸収され，頭痛，めまい，悪心などの症状を起こす．中枢神経系に影響を与えることがあり，これらの影響は遅れて現れることがある．蒸気や液は皮膚，粘膜を刺激し，水疱をつくる．許容濃度2 ppm〔経皮吸収として；アメリカ産業衛生専門家会議(ACGIH)，2008〕．「特定化学物質障害予防規則」特定第二類物質．「毒物及び劇物取締法」劇物．[182,57] ⇨参臭化メチル剤中毒⇀1364

葉間胸膜炎 interlobar pleurisy ［**小葉間胸膜炎**］ 肺の葉間胸膜の炎症．滲出性炎症も化膿性炎症もありうる．葉間の原発性の炎症のこともあるが，滲出性胸膜炎などで滲出液を吸収後，肺葉間に癒着肥厚を残して起こることもある．症状は発熱，咳嗽など非特異的であることが多い．胸部X線上，肺葉間に三角形または帯状の滲出液の陰影を認める．[948]

要監視伝染病 diseases under surveillance ［**要サーベイランス疾病**］ 第22回世界保健総会(1969)で決められた一連の感染症．国際検疫伝染病には指定されていないが，世界的に監視を必要とする疾患として，発疹チフス，回帰熱，インフルエンザ，マラリア，ポリオが

対象.[1456] ⇨参国際検疫感染症→1085

葉間毛髪線⇨同毛髪像→2819

葉間裂 interlobar fissure ［斜裂］ 右肺の上中葉間と中下葉間，および左肺の上下葉間にある葉間の切れ込み，胸部X線写真で毛状の細い線として観察される.[953]

容疑患者 suspect 病歴や症状から予想される感染症に罹患しているか，あるいは発病していると推定される患者であり，確定診断のついていない患者.[1456]

要求神経症⇨同賠償神経症→2338

陽極開放興奮 anodal break excitation 神経・筋などの興奮性膜に外部電極で通電しておき，突然通電を停止したときに陽極でみられる活動電位の発生．チャネルの不活性化の解除による.[1274]

陽極電気緊張 anelectrotonus 神経・筋などの興奮性膜に外部電極で通電しているときに陽極で生じる過分極性電位変化.[1274]

腰筋筋膜炎 lumbar myofascial pain ［腰部筋筋膜炎］ 腰痛を生ずる病態のうち，骨関節・椎間板などに明らかな器質的変化を認めず，神経根性・馬尾性の痛みのない病態につけられる病名．脊柱起立筋などの筋や筋膜に由来する痛みと考えられてこのような名称がついたが，実際にはさまざまな疾患が含まれている可能性がある．総じて予後は良好.[76] ⇨参腰痛→2875

溶血 hemolysis, hematolysis ［溶血反応］ 通常，赤血球の膜が破れ，ヘモグロビンが外に出る赤血球の崩壊をいう．生理的には老化した赤血球が主に脾臓で破壊されるときにみられる．しかし臨床上は，赤血球の早期の破壊による溶血亢進を指すことが多く，その機序は血管外溶血と血管内溶血があり，健常者では主に血管外溶血による．血管外溶血の場合，溶血によって細胞外に放出されたヘモグロビン由来の間接型ビリルビンが血中に増加し，肝臓でグルクロン酸抱合を受けて胆汁中に排泄される．要因によって，機械的溶血，免疫学的溶血，酵素欠乏症性溶血に分けられる.[229] ⇨参溶血性貧血→2866

溶血クライシス hemolytic crisis⇨同溶血クリーゼ→2866

溶血クリーゼ hemolytic crisis ［溶血クライシス，溶血発作］ 溶血性貧血の経過中に急激に溶血が強まり貧血が増強する現象．貧血の進行のほかに黄疸の進行，網赤血球の増加，ヘモグロビン尿などがみられる．溶血クリーゼを起こす代表的な疾患がグルコース-6-リン酸脱水素酵素欠乏症で，リン酸プリマキンなどの薬剤，感染症，ソラマメ摂取で溶血が強まる.[1038]

溶血性黄疸 hemolytic icterus, hemolytic jaundice ［無胆汁尿性黄疸，肝前性黄疸］ 溶血すなわち赤血球崩壊の亢進により，間接ビリルビンが優位の黄疸となること．正常赤血球は120日経過すると細網内皮系で破壊される．赤血球が破壊されて生じた遊離ヘモグロビンは鉄，ビリベルジン，グロビンに分解される．ビリベルジンは還元されて間接ビリルビンとなり，さらに肝臓で直接ビリルビンとなって胆汁中へ排泄される．溶血性貧血では赤血球の破壊が異常に亢進するため，間接ビリルビンが増加し，直接ビリルビンよりも間接ビリルビンが優位の黄疸が出現する．間接ビリルビン高値を示す黄疸には，溶血性黄疸のほかに体質性黄疸(ジルベール Gilbert 症候群，クリグラー・ナジャー Crigler-Najjar 症候群)，シャント高ビリルビン血症などがあるため，鑑別，除外する.[1038] ⇨参溶血性貧血→2866，ビリルビン→2498

溶血性尿毒症症候群 hemolytic uremic syndrome；HUS ［溶血性尿毒症性腎症，ガッセル症候群］ 血小板減少，貧血，尿毒症の三徴を呈する症候群であり，本態は血栓性微小血管障害とされている．本来は小児疾患であるが，類似疾患として，成人における血栓性血小板減少性紫斑病が知られている．下痢を伴うものとそうでないものがあり，下痢を伴う場合の原因では病原性大腸菌O 157によって産生されるベロ毒素が高頻度に認められる．痙攣や意識障害を呈する劇症型もあり，腎不全に対する透析や脳症に対する治療など，病態に応じた迅速な支持療法が重要.[160]

溶血性尿毒症性腎症 hemolytic uremic nephropathy⇨同溶血性尿毒症症候群→2866

溶血性貧血 hemolytic anemia 赤血球寿命が120日よりも短くなり発症する貧血の総称．骨髄の造血機能は正常であり，ある程度の溶血では造血が亢進して貧血とはならないが，溶血が強まると造血能力が追いつかなくなり貧血となる．本症は，①赤血球自体の欠陥によるものと，②赤血球を取り巻く環境に原因があるものに分かれる．前者には先天性の遺伝性球状赤血球症，赤血球酵素異常，サラセミア，後天性の発作性夜間血色素尿症があり，後者には自己免疫性溶血性貧血，寒冷凝集素症，発作性寒冷血色素尿症などの後天性溶血性貧血がある．貧血症状のほか，黄疸，脾腫が共通の所見である．ハプトグロビンの低下，間接ビリルビンの上昇，LDHの上昇，網赤血球の増加，骨髄における赤芽球過形成などがみられる．重篤な貧血では輸血を行い，遺伝性球状赤血球症では脾臓の摘出(摘脾)，自己免疫性溶血性貧血では副腎皮質ステロイド投与を第一選択とし，効果がなければ摘脾あるいは免疫抑制薬を投与する.[1038]

溶血性連鎖球菌 hemolytic *Streptococcus* ［溶連菌］ ストレプトコッカス *Streptococcus*(連鎖球菌)属の中で，血液寒天培地上でβ溶血(完全溶血)を示す菌をいう．臨床材料からよく分離される菌は，ランスフィールド Lancefield の分類のA・B・C・G・F群の菌であり，特にA群ストレプトコッカス・ピオゲネス *Streptococcus pyogenes*，B群ストレプトコッカス・アガラクティアエ *S. agalactiae* が重要．A群溶血性連鎖球菌は化膿性疾患，猩紅熱，壊死性筋膜炎などの感染症のほかに，この菌の感染後1-4週間に発症するリウマチ熱，急性糸球体腎炎の原因となる．B群溶血性連鎖球菌は産道感染による新生児の髄膜炎，敗血症の原因となる．ペニシリンに感受性がある.[324] ⇨参溶血性連鎖球菌感染症→2867

溶血性連鎖球菌感染後急性糸球体腎炎 post-streptococcal acute glomerulonephritis ［溶連菌感染後急性腎炎，急性溶血性連鎖球菌感染後糸球体腎炎］ A群β溶血性連鎖球菌による先行感染後(主に上気道感染)，1-3週間の潜伏期をおいて血尿，浮腫，高血圧(三主徴)を呈する急性糸球体腎炎をいう．溶血性連鎖球菌由来の抗原とそれに対す抗体が免疫複合体を形成することにより糸球体腎炎が発症する．小児に好発するが成人でもみられる．小児例の予後は良好で安静と水分，塩分制限で大部分は治癒するが，成人例では腎機能低下をきたすこともある．臨床経過および血液検査にて溶血性連鎖球菌関連抗体である血清抗ストレプトリジンO抗体(ASO)，抗ストレプトキナーゼ抗体(ASK)の上昇，また血清補体価(CH_{50})の低下を認めればほぼ確定的である．[1119]

溶血性連鎖球菌感染症 infectious disease due to hemolytic *Streptococcus* ［**溶連菌感染症，β連鎖球菌感染症**］ 溶血性連鎖球菌 hemolytic *Streptococcus* は多糖体の抗原性から20のグループに分けられるが，感染源として分離される菌の95%以上はA群溶血性連鎖球菌であり，咽頭炎，創傷感染をはじめとする急性感染症，猩紅熱などの毒素性疾患，リウマチ，急性糸球体腎炎のような二次疾患，劇症A群連鎖球菌感染症と多彩な病像がある．わが国では現在，リウマチ熱，急性糸球体腎炎などはみられなくなっている．主として小児の咽頭，扁桃炎が冬～春に多くみられる．母体からの垂直感染による新生児の敗血症，髄膜炎の原因菌はB群連鎖球菌である．[1456] ⇨参A群溶血性連鎖球菌感染症→27，B群溶血性連鎖球菌感染症→31

溶血性連鎖球菌感染症の小児のケア
【ケアのポイント】小児の溶血性連鎖球菌感染症で最も多いのはA群連鎖球菌性上気道炎(咽頭炎，扁桃炎)．A群菌のうち，国内で常時流行する菌型は10種類余りあるため，特に集団生活に入ってから頻回にさまざまな菌型の感染を受けて免疫を獲得する．感染のピークは5歳．高熱と咽頭痛を伴う咽頭・扁桃炎あるいは近年まれになったがそれに発赤を伴う猩紅熱が主要症状であり，発熱・咽頭痛に対する対症療法とともに，二次疾患予防のために，早期に抗菌薬(ペニシリン系あるいはセフェム系薬)を投与して菌を駆逐する．途上国などにおいては感染後2-3週に起こる二次疾患としての急性糸球体腎炎，リウマチ熱発病に対する監視が必要である．[1456] ⇨参急性上気道炎→731，溶血性連鎖球菌感染症→2867

溶血毒 hemolysin ［ヘモリジン］ 赤血球に作用して溶血を起こす毒素．黄色ブドウ球菌のα溶血毒，A群溶血性連鎖球菌のストレプトリジンなど多くの溶血毒が知られている．[324]

溶血斑形成法 hemolytic plaque assay，plaque forming assay 溶血反応を用いて抗体産生能を測定する方法．ヒツジ赤血球で免疫された動物の脾細胞を寒天内で過剰のヒツジ赤血球とともに培養すると，抗体産生細胞周囲の赤血球は産生された抗体および補体と反応し溶血するため，溶血斑(プラーク)が形成される．この溶血斑の数は抗体産生細胞の数を表しているので，その計測により免疫応答(抗体産生)の程度を知ることができる．[388] ⇨参直接溶血斑試験→2022，プラーク法→2571

溶血反応 hemolytic reaction⇨同溶血→2866

溶血補体価 hemolytic complement titer ［CH 50値］ 至適濃度で感作したヒツジ赤血球を用い，その50%が溶血を起こすときの補体価(CH 50)を示す．補体の全成分を含めた反応をみるので，各成分のうち1つの低下あるいは欠如によりCH 50値は低下する．補体が消費されてしまう全身性エリテマトーデス(SLE)などのときに低下を示し，その動きは疾患活動性を反映している．[388] ⇨参血清補体価→921

溶血発作 hemolytic crisis⇨同溶血クリーゼ→2866

溶原化 lysogenization⇨参バクテリオファージ→2363

溶原菌 lysogen，lysogenic bacterium⇨参バクテリオファージ→2363

養護 ［児童養護］ 1890年頃，ヘルバルト Herbart 教育学により教育上の三方法(教授，訓練，養護)の1つとして使われだした言葉．当時は「主に健康を保持増進させる働き」の意味であった．現在では児童の順調な発育，疾病予防，健康維持を目的に社会や成人の側から養育(育てる)，保護(守る)する活動のこと．家庭養護と社会的養護に分類され，生みの親によって家庭で行われることを家庭養護，家庭での養護が困難な児童に対して居住型・通所型福祉施設や養子，里親など代替家庭で行われるものを社会的養護という．[525]

養護委託⇨参老人福祉法→2992

養護学校⇨同特別支援学校→2150

養護教諭 school nurse 小・中学校，高等学校および盲・ろう・養護学校におかれ，児童，生徒の心身の健康を管理する専任職員であり，「学校教育法」にその設置が定められている．職務としては，①学校保健計画の立案に参画する，②学校環境衛生の維持・改善に努める，③日常の救急処置や救急体制を整備する，④健康診断の実施計画ならびに運営にあたる，⑤健康相談の実施計画ならびに運営にあたる，⑥感染症や疾病予防の管理と指導にあたる，⑦救急看護にあたる，⑧安全の管理と指導にあたる，⑨保健教育に協力する，⑩学校保健活動に参画し，その運営に協力する，⑪保健室の整備に努め，その運営にあたる，がある．資格は，「教育職員免許法」に規定されている．[321]

養護施設 child care institution 「児童福祉法」に基づく児童福祉施設の一種で，保護者のいない児童，虐待されている児童，その他の環境上養護を要する児童を入所させて養護する施設．以前は育児施設または俗に孤児院などといわれた児童施設に相当し，第二次世界大戦後は孤児の救済・養護の役割が大きかった．児童の入所措置は，都道府県知事の委任を受けた児童相談所長が行う．法的には入所対象者は1歳以上，18歳に達するまでの者．近年は家庭崩壊などの複雑な要因から入所の理由も多様化し，また子どもの数の減少から施設利用が減少傾向にあるなど，多くの問題をかかえている．廃止された「救護法」および「児童虐待防止法」の孤児院を「児童福祉法」では養護施設と呼んでいたが，1998(平成10)年に自立支援の機能を充実して，児童養護施設と改称され，単に養護するにとどまらず，退所後も支援を行い，対象者の自立を支援することが機能として付加された．[457] ⇨参児童養護施設→1327

養護老人ホーム nursing home for the aged，elderly nursing home 65歳以上の者であって，環境上の理由，および経済的理由により，居宅で養護を受けることが困難な者を「入所させ，養護するとともに，その者が自立した生活を営み，社会的活動に参加するのに必要な指導及び訓練，その他の援助を行う」施設(「老人福祉法」20条の4)．設置主体は，地方公共団体または社会福祉法人．入所は，市町村の措置決定により行われる．病弱で経済的に困窮しているため独立して生活を営むことができない高齢者は，1963(昭和38)年の「老人福祉法」制定までは，「生活保護法」に基づく養老施設に入所していたため，制度や名称が変わった今日でも「養老院」と呼ぶ人がいる.[1451] ⇨参養老院→2878

要サーベイランス疾病⇨同要監視伝染病→2865

栄西(ようさい)　Yousai⇨同栄西→343

溶剤⇨同溶媒→2876

葉酸　folate, folic acid；FA　緑色野菜，肝臓などに多く含まれる水溶性のビタミンB群の一種．体内貯蔵量が少量なため，摂取不足あるいは妊娠などの需要亢進により容易に欠乏する．妊娠初期の不足は胎児に神経障害を起こすことがある．また，血液細胞や消化管上皮細胞など核酸合成が盛んな細胞でビタミンB_{12}と協調して働くため，その欠乏により巨赤芽球性貧血，舌炎，食欲不振などが現れる.[437]

葉酸欠乏性貧血　folic acid deficiency anemia　葉酸の欠乏によってDNA合成が障害されて骨髄中に巨赤芽球がみられる巨赤芽球性貧血．葉酸欠乏をきたす原因として，葉酸の摂取不足(アルコール中毒，非経口栄養)，葉酸の需要増大(妊娠，溶血性貧血，悪性腫瘍)，葉酸の吸収障害(小腸病変，抗てんかん薬などの薬剤)，葉酸拮抗剤(メトトレキサート)がある．ビタミンB_{12}欠乏による巨赤芽球性貧血とほぼ同じ貧血症状，消化器症状を呈するが，神経症状はみられない．治療は葉酸の経口投与.[1038] ⇨参巨赤芽球性貧血→782

陽子　proton　［プロトン］　原子の基本的構成単位である素粒子の1つで，静止質量1.672×10^{-27} kgの正の電荷をもつ粒子．陽子数はその元素の原子番号と等しく，例えばテクネチウム(Tc)の原子番号は43で，原子核に43個の陽子をもつ.[737] ⇨参電子→2081，中性子→1994，原子量→953

幼児　toddler, early childhood　1歳から就学前までの小児をいい，その時期を幼児期という．英語のtoddlerは12-36か月の小児を指し，乳児と学童の中間に位置する．toddlerに相当する日本語はなく，「よちよち歩きの幼児」と表現される．幼児期には身体機能の制御，運動や言語機能が細かく発達し，欲求が満足されなくてもがまんができ，両親から離れることもできるようになるというように，種々の問題に対処して，独立と自我の形成がみられる．自分を取り巻く環境をさぐってみたり，自我と闘いながら，また両親から教わったり，同胞と競争して認識が発達する時期といえる．看護師は，両親に適切な食事，排便，排尿のしつけ，しかり方，転落，中毒，熱傷などの事故の予防，両親からの分離のため起こる不安を和らげることなどを，指導して助言できるようにすることが大切.[1631]

幼児愛⇨同小児性愛→1448

養子縁組　adoption　血縁関係ではなく，意思によって親子関係を発生させること．「特別養子制度」(「民法」第817条の2-11)ができたため，一般の養子は普通養子と呼ばれ，法律上契約としてとらえられている．普通養子の養子縁組の成立には実質的要件のうち，主観的要件としての縁組意思の合致，客観的要件として「民法」792条から798条を守り，かつ形式的要件としての届け出が必要である．養子縁組の日から養子は両親の嫡出子(「民法」809条)となり，養親の血族との間に法定血族関係が発生する(「民法」727条)．わが国では，古くから「わら(藁)の上からの養子」として他人の子を自分の実子として育てることが行われていた．わが子として虚偽の出生届を出し，戸籍に虚偽の記載をするというもので，この問題を解決するために，子の養育のための養子を認める必要があった．こうして「特別養子制度」は，育ててくれる親のない子の福祉という理念と実子として育てたいという養親の心情を満たす目的がある．特別養子は契約ではなく，養親となる者の請求により，家庭裁判所の審判によって成立する.[625]

要支援者　people requiring support　「介護保険法」で，要支援者とは，①要支援状態にある65歳以上の者，②要支援状態にある40歳以上65歳未満で，その要支援状態の原因である身体上または精神上の障害が特定疾病によって生じたものである者をいう．要支援状態とは，「身体上若しくは精神上の障害があるために入浴，排せつ，食事等の日常生活における基本的な動作の全部若しくは一部について厚生労働省令で定める期間にわたり継続して常時介護を要する状態の軽減若しくは悪化の防止に特に資する支援を要すると見込まれ，又は身体上若しくは精神上の障害があるために厚生労働省令で定める期間にわたり継続して日常生活を営むのに支障があると見込まれる状態であって，支援の必要の程度に応じて厚生労働省令で定める区分のいずれかに該当するもの」とされている．要支援状態は，その程度によって要支援1と2に分けられる.[1451] ⇨参要支援状態→2868

要支援状態　身体上，精神上の障害があるために，一定期間継続して，入浴や排泄，食事などの日常生活における基本的な動作のすべて，あるいは一部に支障がある状態(「介護保険法」第7条2項)．支援の必要程度に応じて，厚生労働省令で定める要支援1，2の2段階に分けられる．介護保険により被保険者には，要支援状態の軽減，悪化防止のために介護予防サービスが提供される.[1451]

要支援認定　certification of needed support⇨同要介護認定→2865

幼児型脊髄性進行性筋萎縮症　infantile progressive spinal muscular atrophy⇨同ウェルドニッヒ・ホフマン病→319

幼児型胎児性癌　infantile embryonal carcinoma　［卵黄嚢癌］　胎児性癌の亜型ともみられるもので，幼小児の精巣腫瘍においては過半数を占める．成人の精巣腫瘍でもときに他の組織型に合併して認められる．組織学的には未熟な内皮様あるいは立方状細胞が網状・管状・乳頭状などさまざまな増殖形態を呈し，エオジン好性のヒアリン小体を認める．通常の胎児性癌に比べると予後良好．一方，卵巣では10-20歳の若年者に好発し，発育が急速で早期に転移する悪性度の高い腫瘍.[1531]

幼児型多嚢胞腎症　⇨参多発性嚢胞腎症→1925，常染色体劣性〔遺伝〕多発性嚢胞腎→1441

幼児虐待⇨同児童虐待→1322

幼児教育　child education　狭義には幼稚園・保育所など保育施設における養護・教育を，広義には保育施設だけでなく，家庭や地域も含めて幼児を対象に行う養護・教育を指す．環境や遊びを通して幼児の自己教育力の育成を図ること.[1243] ⇨参保育→2657

幼児共生精神病⇨同共生幼児精神病→761

幼児後期⇨同年長幼児⇀2287

要指示医薬品⇨同処方箋医薬品⇀1495

幼児自閉症 early infantile autism⇨参自閉症⇀1337

幼児食⇨参幼児の栄養⇀2869

陽子線 proton beam 水素元素の電離から得た陽子を，サイクロトロンなどの粒子加速装置を用いて高速に加速して得られる陽子の流れ．ブラッグピーク Bragg peak を形成する優れた線量分布をもち，放射線治療において有効とされている．[1127] ⇨参陽子線治療⇀2869

幼児前期⇨同年少幼児⇀2287

陽子線治療 proton beam therapy, proton radiation therapy 加速した陽子を利用した悪性腫瘍に対する放射線治療．陽子は，水素原子の原子核あるいは水素陽イオンで，加速エネルギーに応じた深さに到達すると突然周囲に大量のエネルギーを与え止まる(ブラッグピーク Bragg peak)．そのため深部の腫瘍に対する治療効果が高く，たとえ腫瘍の前に正常組織があってもダメージは少ない．また腫瘍後方 X 線や γ 線などの光子線は体内に入射すると緩やかにエネルギーを失っていく．[1127] ⇨参陽子線⇀2869

幼児大脳スフィンゴリピド症 infantile cerebral Sphingolipidosis⇨同テイ・サックス病⇀2048

幼児聴力検査 pediatric audiometry 聴力検査のうち，特に幼児を対象としたもの．幼児は成人に比べ，検査音への意思表示が困難な場合が多いので，幼児の興味を引く玩具や，音刺激による脳幹反応を利用して検査を行う．主なものには，①遊戯聴力検査，②条件詮索反射聴力検査，③聴性行動反応検査，④聴性脳幹反応検査などがある．[98]

溶質 solute 溶液中に溶解されている物質．液体同士の場合は量の少ないほうをいう．[1559]

溶質移動 solute transport ［拡散現象］ ある物質 A が気体ないし液体に溶けているとき，A を溶質と呼ぶ．2 つの気体あるいは液体が直接あるいは通過性のある膜を介して接触し，それぞれにおいて溶質 A の濃度が異なると，A の粒子は両者が等しい濃度になるまで濃度の高いほうから低いほうへ移動していく．これを溶質移動という．この性質を利用して透析が行われる．[485]

幼児の栄養 nutrition in early childhood 満 1 歳から就学までをいう幼児期において，形態的な成長は乳児期に比べて緩やかである一方，運動面や精神面における発達が著しい．この時期の単位体重当たりの栄養必要量は成人に比べて多く，そのための配慮が必要である．咀嚼機能が完成する時期であるため適切な固さの食品を与える．食習慣においても重要な時期で，間食の与え方や偏食に留意する．この時期の肥満はその後に連鎖しやすいため適切な指導が重要である．[138]

養子免疫 adoptive immunity 免疫細胞あるいは抗体などを個体に投与して強制的に免疫能を獲得させること．特定の免疫細胞や抗体の機能を知るために，マウスやラットで実験的に用いられてきた手法だが，最近はヒトに応用され，癌の免疫療法で用いられることがある．例えば，自己のリンパ球を(癌細胞あるいは癌抗原の存在下あるいは非存在下に)体外で培養して増殖させ，これを癌抗原とともに患者体内に戻すことにより癌に対する免疫を増強させようとする療法がある．[1439] ⇨参受身免疫⇀323

養子免疫療法 adoptive immunotherapy 養子免疫の原理を用いた免疫療法．[1439]

幼若細胞 juvenile cell⇨同芽細胞⇀493

用手矯正 manual correction⇨同徒手矯正⇀2154

用手児頭回旋術 manual rotation of fetal head 正常な前方後頭位の分娩では矢状縫合は縦に回旋するが，斜めや横では分娩が進行しにくい．本法は児頭を内診手で回旋させ，縦方向にし分娩を進行させる産科的手技であるが，必ずしも有効ではない．[998]

用手的気道確保 manual method of airway management 気道確保は心肺蘇生法における一次救命処置の 1 つで，口咽頭エアウェイや鼻咽頭エアウェイなどの器具を用いる方法と，それらを用いない方法があり，用手的気道確保は後者を指す．2005 年に改訂された国際的な心肺蘇生法のガイドラインおよび 2006(平成 18)年に改訂された日本のガイドラインでは，用手的気道の確保として，①頭部後屈あご先挙上法 head tilt/chin lift と②下顎挙上法 jaw thrust の 2 つが推奨されている．①頭部後屈あご先挙上法：まず片手を傷病者の前頭部において手のひらで頭部を後屈させ，もう一方の手の示指と中指をあご先に近い下顎骨において引き上げるようにする．下顎についている舌が前方へ動き，のどを広げ，気道を開くことができる．この際，あご先の下の軟組織を圧迫してはいけない(気道を閉塞する可能性がある)．頸椎損傷が疑われる場合には頭部後屈はせず，下顎挙上法を行う．②下顎挙上法：傷病者の頭側に位置する．頭部の両脇に手をおき，肘を平面につけて傷病者の下顎角を両手の第 2-5 指で把持して引き上げる．頭部後屈をしないため，頸椎損傷が疑われる傷病者には本法が推奨される．[1553] ⇨参心肺蘇生法⇀1596，気道確保⇀695

用手排尿訓練⇨同用手腹圧排尿法⇀2869

用手腹圧排尿法 manual abdominal pressure urination ［用手排尿訓練］ 膀胱内に尿が貯留しているにもかかわらず，尿を排出することができない人に対して下腹部(恥骨上部の膀胱部)を手で圧迫し，尿が排出できるようにする方法．何らかの理由により十分に腹圧をかけられない患者(下半身麻痺のある人，高齢者，安静臥床している人など)が適応となる．この方法を用いて排尿を促す場合には，圧迫による尿の排出状況を十分に観察し，過度の圧迫による疼痛が生じないように留意する．[894]

陽証 yang pattern(syndrome) 陰陽概念を病証にあてはめたもので，一般に病変部に熱の症状があり，赤みが強い，発揚している，動きがある，あるいは新陳代謝の亢進した状態にある病証を指す．陽証の治療は冷やすことを原則とし，寒冷薬をもって対応する．臨床上，陽証は実証と同時に現れることが多く，この状態を陽実証と呼ぶ．このような病態は急性疾患や若年のような強壮な状態にみられることが多く，寒冷の瀉剤で対応する．[699] ⇨参証⇀1417，陰証⇀293，虚実⇀781

養生 日本，中国，朝鮮といった極東アジアの文化的環境の中でつくり出された健康を守るための生活の方法，さらには無病で長生きするための寿命延長の方法を指す概念．また，身体や健康の領域をこえて，生き方，思想として意味をもつ．養生についての考え方を養生論といい，具体的な方法を養生法と呼ぶ．同様の考え方は西洋にもあり，diaeta（ディアエタ）といわれて古代ギリシャ以来，受け継がれ，ナイチンゲール Florence Nightingale も深く影響を受けた.[892]

養生訓（ようじょうくん） 個人衛生を主とした通俗的医書で，1712（正徳 2）年に貝原益軒により著され，翌年刊行された．全 8 巻．養生の方法を和漢の日常の出来事から引用し，患者の体験も交えて書かれており，当時の人々に愛読された．益軒が儒者であったこともあり，彼の説く養老，育児，択医（良医の選び方）などに深い関心を示す者が多く，それらが看護に与えた影響も少なくない.[1399] ⇒参貝原益軒→452

葉状腫瘍 phyllodes tumor ［葉状嚢胞肉腫］ 乳腺に特有の線維上皮性腫瘍．急激な増大を示し，ヤツガシラ状の形状を呈する．間質結合組織（線維芽細胞）と上皮成分よりなり，肉眼的組織学的に葉状構造を示す．多くは良性であるが，境界病変，悪性型もある．10-60 歳代にみられ，40 歳代が最も多い.[485]

葉状乳頭 foliate papillae 舌乳頭の一種．舌体と舌根の境界にみられる分界溝の外側縁前方に，辺縁表面から裏側へ並列に並ぶ堤状の乳頭で，酸味を伝える味覚乳頭である.[434] ⇒参舌乳頭→1739，茸状（じじょう）乳頭→1287

葉状嚢胞肉腫 cystosarcoma phyllodes⇒同葉状腫瘍→2870

腰静脈 lumbar vein⇒同腰椎静脈→2875

葉状鱗屑（りんせつ）⇒同落葉状落屑（らくせつ）→2894

痒疹 prurigo かゆみを伴う融合傾向のない丘疹（きゅうしん），結節を特徴とする皮膚炎の一型である．湿疹と異なり，個々の皮疹の間は正常ないし正常に近い状態にある．丘疹，結節は掻破（そうは）により漿液（しょうえき）を分泌するびらん，痂皮（かひ），落屑（らくせつ）を伴うことが多く，消退後は色素沈着を残す．歴史的には種々の分類があるが，今日ではその経過から急性，亜急性，慢性に大別し，慢性痒疹の中で，特に臨床的特徴のあるものはそれぞれ固有の名称で呼ばれることが多い．小児の急性痒疹はストロフルス strophulus とも呼ばれ，虫刺症が二次的に変化したものと考えられている．治療はステロイド剤の外用を基本とし，必要に応じてヒスタミン H_1 受容体拮抗薬の内服を行い，できる限り掻破を避ける．網目状の紅斑，色素沈着を特徴とし，若い女性に多い色素性痒疹には，しばしばジアフェニルスルホン（DDS）やミノサイクリン塩酸塩の内服が奏効する.[1232] ⇒参丘疹→721，湿疹→1315

●結節性痒疹

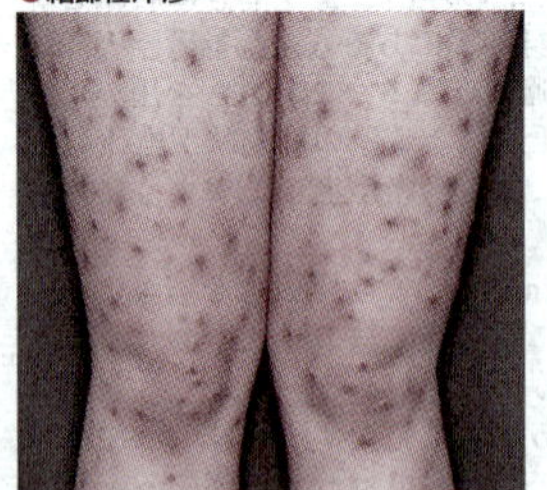

孤立性の結節が多発する.

●痒疹の分類

病型	代表的疾患	好発年齢
急性痒疹	小児ストロフルス	乳幼児
亜急性痒疹	亜急性単純性痒疹	成人
慢性痒疹	多形慢性痒疹 結節性痒疹	中高年 学童～成人
その他の特殊型	色素性痒疹 妊娠性痒疹	10-20 歳代の女性 妊娠可能成人女性

腰神経⇒参腰神経叢→2870

腰神経叢 lumbar plexus 第 12 胸神経（T_{12}）と第 1-4 腰神経（L_1-L_4）の前枝が吻合して形成される神経叢．下腹部から大腿の外側，前面，内側および下腿内側の皮膚感覚と，腸腰筋，大腿の伸筋群，内転筋群を支配する．大腿神経と閉鎖神経に代表される．大腿神経は骨盤内で腸腰筋（股関節の屈曲）に沿って下行し，鼠径靱帯をくぐると大腿四頭筋などの大腿の伸筋群と大腿前側の皮膚（前皮枝）に枝を出し，さらに内転筋管を出ると下腿内側の皮膚に分布する（伏在神経）．閉鎖神経は大腿の内転筋群に筋枝を出し，大腿内側の皮膚に分布する．下腹部から大腿の皮膚に分布する神経は，腸骨下腹神経，腸骨鼠径神経，陰部大腿神経，外側大腿皮神経である．第 4 腰神経（L_4）は下位の仙骨神経叢にも枝を出していて腰仙骨神経幹と呼ばれる．仙骨神経叢は大腿の後面と下腿，足を支配することから，腰神経叢と仙骨神経叢とを合わせて，下肢全域を網羅する神経系として腰仙骨神経叢と呼ぶ．神経叢には交感神経線維も含まれる（血管，汗腺，立毛筋の調節）.[1044] ⇒参仙骨神経叢→1759

謡人結節⇒同声帯結節→1695

羊水 amniotic fluid ［胎水］ 羊膜と胎児（尿）から産生され，羊膜腔を満たす弱アルカリ性の液体．胎児の肺の成熟，外界からの衝撃の緩衝作用，運動空間の保護などの働きをもち，胎児の発育に重要な役割を果たす．胎児由来の細胞が存在するため羊水検査にて胎児の染色体検査が可能．妊娠 30-35 週に 800 mL と最大になり，妊娠末期では 500 mL 以下となる.[1323]

腰髄 lumbar segments of spinal cord, lumbar cord 胸髄に続く脊髄の領域で 5 髄節からなり，各腰椎の下の椎間孔から 5 対の腰神経（L_1-L_5）を出す．腰髄の上半分は膨らんで腰膨大部となる．下肢に分布する神経が出る部位にあたり，前角の運動ニューロンの構築は，頸髄膨大部と同様に，体部位局在と機能局在の配列を示す．上位腰神経の前枝は下位胸神経（T_{12}）とともに腰神経叢（腰神経；T_{12}～L_4）を形成し，下位腰神経は仙骨神経（S_1-S_4）とともに仙骨神経叢を形成する（$L_{4,5}$～S_1-S_4）．腰神経叢は下腹部から大腿にかけての骨格筋の運動（腸骨筋，大腰筋，大腿四頭筋，内転筋群など）と皮膚感覚にかかわる．上位腰髄（L_1-L_2）には胸髄に続く側角があり，交感神経系の脊髄中枢として，中間外側核ニューロンは交感神経節前線維を出す.[1044] ⇒参腰神経叢→2870，脊髄灰白質→1716，頸髄→861

羊水 OD_{450}（ΔOD_{450}） optical density difference at 450 nm（OD_{450}）in amniotic fluid 羊水中のビリルビン様物質を測定し胎児貧血の程度を推測する検査．Rh 式血液型不適合妊娠，胎児水腫，新生児核黄疸の既往がある場合に適応となる．現在では胎児の中大脳動脈の血流測定（血流速度上昇が貧血徴候）にて代用できるため，あまり使われていない.[1323]

羊水圧 amniotic fluid pressure 破水後にセンサーを羊水腔に挿入して測定される内圧．羊水圧は，子宮収縮の強さを示す指標として外圧より正確であるが，侵襲的で実用的ではない．子宮口の開大に伴い 40-50 mmHg に上昇する．[998]

羊水インデックス amnionic fluid index；AFI 羊水量の推定に用いる指数．子宮腔を母体の臍を中心に左右・上下に4分して，それぞれの部分の腹壁から胎児まで超音波検査で計測した距離の合計．8-18 cm が正常，24 cm 以上は羊水過多症，5 cm 以下は羊水過少症とする．[1323] ⇨参羊水→2870

羊水過少〔症〕

oligohydramnios 羊水量が過度に少ない状態を羊水過少といい，臨床症状を伴うものを羊水過少症という．超音波断層法により，羊水ポケットが 2 cm 未満であれば羊水過少とされることが多い．原因として，胎盤機能不全，胎児の腎無形成や閉塞性尿路疾患による胎児尿量減少などが挙げられる．しばしば子宮内胎児発育遅延や胎児機能不全（ジストレス）を伴い，羊水過少が長期にわたる場合は肺低形成，四肢や頭蓋顔面の変形を生じることがある．臍帯圧迫を防ぐために人工羊水を注入する．⇨参羊水→2870，羊水ポケット→2872

羊水過少〔症〕の看護ケア

【看護への実践応用】 羊水過多症に比べて頻度は少ない．胎児に異常や奇形がなければ分娩時期まで対症療法を行い，通常の分娩と同様に行うが，胎児機能不全となりやすいため帝王切開術が必要となることが多い．臍帯圧迫の解除を目的として人工羊水の注入が行われることもある．母体の臨床症状は少ないが，胎動を強く感じたり，ときに疼痛を訴えることがあるので，セミファウラー semi-Fowler 位または側臥位をとらせ腹壁の緊張をなるべく少なくする．また，羊水が少ないため容易に臍帯圧迫による胎児機能不全が起こりやすく，厳重な児心音の監視が必要．さらに，胎児は腎尿路系の異常や四肢の位置異常，肺低形成などを伴いやすく，出生後は NICU 管理となることが多いため，蘇生や救急処置の準備をしておく．

【ケアのポイント】 胎児の異常や奇形に伴い不安や葛藤が生じやすいので，経過や検査結果，治療方針や予後について十分な説明を行い，心理的なケアに留意する．[1352] ⇨参羊水過少〔症〕→2871

羊水過多〔症〕

polyhydramnios，hydramnios 妊娠の時期を問わず，羊水量が 800 mL を超えるときを羊水過多といい，臨床的な自覚症状を認めた場合を羊水過多症という．症状は腹部緊満感，呼吸困難など．原因は母体側で糖尿病，胎児側では奇形や無脳症，食道閉鎖などがあげられる．[1323] ⇨参羊水→2870

羊水過多〔症〕の看護ケア

【看護への実践応用】 治療は主として対症療法であり，入院し安静を保ち，流早産の徴候があれば子宮収縮抑制薬の投与，子宮増大による呼吸困難，心悸亢進，頻脈，胸内苦悶，腹水，胸水を認める場合は減塩食とし，強心薬や利尿薬などが投与される．羊水穿刺による羊水の排出が行われることもある．腹部膨満感や圧迫感，呼吸困難を緩和するためにセミファウラー semi-Fowler 位または側臥位をとらせて安静を保つ．増大した子宮により，心・肺・腎の障害を起こしやすいため，呼吸困難や心悸亢進，脈拍や血圧，下肢や外陰部の浮腫，悪心・嘔吐などの有無を観察する．また，胎児の異常や奇形を合併していることが多いので，児心音の観察に留意する．分娩時には早期に破水が起こりやすく，破水とともに臍帯や四肢脱出の恐れがあるため骨盤高位とし，羊水の急激な流出を防ぐとともに児心音を監視．羊水流出が急激に起こると産婦は虚脱（ショック様症状）に陥ることがあるので，一般状態やバイタルサインの観察をする．また，子宮筋が過度に伸展していることにより，分娩時は陣痛微弱，分娩後は弛緩出血を起こしやすいので注意する．新生児は NICU 管理となることが多いため，蘇生や救急処置の準備をしておく．

【ケアのポイント】 妊娠高血圧症候群や早産を合併しやすいので，その予防や早期発見に留意．また，胎児の異常や奇形に伴い不安や葛藤が生じやすいため，経過や検査結果，治療方針や予後について十分な説明を行い，心理的なケアにも留意する．[1352] ⇨参羊水過多〔症〕→2871

羊水過度吸引症候群⇨同胎便吸引症候群→1901

羊水感染 amniotic fluid infection 羊水に感染を起こすこと．腟から上行性にあるいは血行性に感染を起こす．前者では分娩時に腟から上行性に羊水に感染を起こす場合が多く，後者では母胎の重篤な感染症によることが多いが，ときに母胎に感染症の症状がなくとも羊水中に細菌を認めることがあり，早産の一因となる．胎児は肺炎，髄膜炎，敗血症などの子宮内感染を起こし，母体は産褥熱を発症する．前期破水，遷延分娩，胎児機能不全（ジストレス）などの異常分娩時に高頻度に発生し，破水から分娩までの時間が長ければ危険性が増大する．起因菌は大腸菌，ブドウ球菌，連鎖球菌などが多い．[169]

羊水鏡検査 amnioscopy 羊水の混濁の有無や色調，量を観察できる羊水鏡を使用した検査で，2種類ある．1つは妊娠中の母体腹壁経由で，細径腹腔鏡を羊水腔内に挿入して胎児や胎盤の状態を観察する．もう1つは分娩時など子宮口が開大した時点で経腟的に内視鏡を子宮内に挿入，羊膜を介して羊水混濁の有無や程度を診断する．[998]

羊水検査 amniotic diagnosis，amniotic fluid analysis ［羊水分析］ 胎児のさまざまな情報を含んでいる羊水を採取して行う検査．妊娠初期では染色体検査などの出生前検査，妊娠中期では胎児肺成熟の評価，感染症，ウイルス検査などである．羊水穿刺を行う場合，子宮内感染，破水，流産，早産などのリスクがあり，侵襲性の高い検査である．[1323] ⇨参羊水→2870

羊水混濁 meconium staining of amniotic fluid，meconium staining 羊水内に胎便が排出されて羊水が黄褐色に混濁した状態．胎児機能不全 non-reassuring fetal status を示唆する．低酸素状態において迷走神経が刺激され，腸管運動が亢進し，肛門括約筋が弛緩して胎便が漏出する．しかし消化器系成熟に伴う生理的状態という説明もある．[1323]

羊水振盪(とう)試験 amniotic fluid shake test ［シェイク

よ

テスト〕 胎児の肺成熟度を物理化学的に測定する方法で，シェイクテストとも呼ばれる．希釈した羊水 1 mL を，95% エタノール中で 15 秒間振盪後，15 分間試験管壁に泡沫が残っている場合を肺成熟とする．[998]

羊水成分 amniotic fluid content 羊水は羊膜からの分泌液と胎児尿に由来し，無色透明である．pH はおよそ 7.2，98% が水分で電解質組成は細胞外液に類似するが，無機質塩や有機物質の濃度は血清より低い．レシチン濃度は胎児肺の成熟に従って増加する．[998]

羊水造影法 amniography 羊膜穿刺をして水溶性造影剤を注入後に X 線撮影を行う検査法．羊水過多，胎児外表奇形，腫瘍などの診断に用いられた．注入後数時間に胎児の羊水嚥下後の胎児消化管造影も可能．母親の放射線被曝や胎児への副作用があるうえ，正確性を欠くため，最近は精度が高い超音波断層法が主流となり，行われる頻度は低い．[1323]

羊水塞栓症 amniotic fluid embolism 分娩時に比較的大量の羊水が母体の損傷した血管などから血中に流入し，突然の呼吸困難，胸痛，ショック，播種性血管内凝固症(DIC)などを生じる重篤な病態．母体死亡率は 60-80% と非常に高い．発生頻度は 0.03%．現在，診断には末梢血の亜鉛コプロポルフィリン(胎便由来)やシアリル Tn 抗原(胎便中に存在する癌関連性糖鎖抗原)が用いられる．しかし，羊水が物理的塞栓となり発症するという考え方だけでは病態のすべてを説明できず，サイトカインなどが深く関与していることが示唆されている．治療にはカテコールアミンなどによる抗ショック療法，抗 DIC 療法を行う．[1323]

腰髄損傷 lumbar cord injury 通常，第 10 胸椎から第 1 腰椎の高位にある腰髄の損傷を呼ぶ．損傷される高位により種々の範囲の下肢の麻痺，膀胱直腸障害を生じる．原因は脱臼骨折のような外傷や椎間板ヘルニア，脊髄腫瘍などの疾患がある．[76]

羊水内ビリルビン様物質 amnionic bilirubin-like substance 羊水内のビリルビン様物質は胎児溶血に伴い増加する．血液型不適合妊娠では，羊水検査で濃度を測定し，娩出時期決定の参考にする．ビリルビン様物質は胎児消化管から吸収され，胎児肝でグルクロン酸抱合されて，胎盤から排出される．したがって胎児成熟に伴い濃度は低下する．[998]

羊水分析 amniotic fluid analysis⇨同羊水検査→2871

羊水ポケット amnionic fluid pocket；AP 羊水量を評価するために，超音波断層法により観察される子宮壁と胎児間の羊水腔の間隙のこと．羊水量が最大の腔を探し，子宮壁から胎児面に直角になる直線距離で表現する．8 cm をこえるものは羊水過多症とし，2 cm 未満は羊水過少症とする．[998] ⇨参バイオフィジカルプロファイルスコア→2329

羊水量 amnionic volume⇨参羊水→2870

陽性 positive ある物質や反応が認められること，または疾患の徴候，症状や変化が認められること．臨床検査においては，ある反応が認められることを意味する．⇨参陰性→297

陽性界面活性剤⇨同陽性石けん→2872

陽性棘波 positive spike 基準線 base line より下向きにふれ，先端が細く鋭く，多くは連続した波として脳波の基準電極導出法(単極誘導 monopolar recording)に記録される棘波のこと．側頭葉てんかんでは耳朶の基準電極に陰性発射の影響が広がって活性化し，そのため他の部位に雑音(アーチファクト artifact)として記録され，見かけ上の陽性棘波が現れる．その他，頭痛，めまい，心窩部異常感，腹痛，呼吸困難，熱感，冷感などの自律神経性症状を主とする発作をもつ患者の多くが，発作間欠期の脳波で，入眠期から軽睡眠期に両側非同期性に出現する 6 & 14 Hz(6 Hz および/または 14 Hz)陽性棘波を示すが，その診断的意義については，現在でも確立されていない．[947] ⇨参脳波→2310

陽性後電位 positive after-potential；PAP 細胞外記録では陽性電位として記録される，神経などのスパイク(活動電位)に続く後過分極相のこと．[1274] ⇨参後過分極→982

妖精症 leprechaunism ［ドナヒュー症候群］ 高インスリン血症を伴う著しいインスリン抵抗性を示す先天性症候群．インスリン受容体遺伝子の異常が原因．子宮内および新生児期の発育不良，るい痩，多毛，黒色表皮腫，大きい陰茎，陰核肥大，卵巣嚢胞，大きな手足，脂肪萎縮によるしわの多い皮膚などを示す．眼間開離，鞍鼻，外耳低位，分厚い口唇など特異な顔貌がアイルランドの伝説の妖精に似ているのでこういわれる．高度のインスリン抵抗性を示すが，糖新生が低下しており低血糖を起こすことがある．早期に死亡することが多い．[991]

養成所指定規則 ⇨同保健師助産師看護師学校養成所指定規則→2691

幼生生殖 p〔a〕edogenesis 受精していない雌の幼生の時期に卵細胞が単独に発生し新個体を生じる現象(単為生殖)の一形態．雌のからだで生殖細胞が成熟し母体内で子孫が生産される．タマカ，タマバエのほか肝蛭(かんてつ)などが幼生生殖を行うことで知られる．[1505]

陽性石けん cationic detergent ［陽性界面活性剤，四級アミン］ 通常の石けんの界面活性作用が陰イオンであるのに対し，陽イオンの界面活性作用をもつもの．塩化ベンザルコニウム，塩化ベンゼトニウムなどがある．殺菌作用があり，一般細菌の消毒に，また刺激性や毒性が低いので皮膚などの消毒に常用される．しかし，結核菌や芽胞を有する菌，ある種のシュードモナス *Pseudomonadaceae* 属菌，真菌，ウイルスなどには無効．[324] ⇨参逆性石けん→708

陽性造影剤 radiopaque contrast medium, positive contrast medium X 線造影剤のうち，X 線をよく透過させるものを陰性造影剤，X 線をよく吸収してコントラストをつけるものを陽性造影剤という．陽性造影剤には，代表的な硫酸バリウムのほか，水溶性有機ヨード化合物，油性ヨード剤，ヨード化合物の懸濁剤などがある．イオン性の水溶性ヨード造影剤は高張液で，その浸透圧は血液の 5-11 倍である．副作用の多くは，ヨード過敏症やアレルギー様反応を除き，この高浸透圧性に関係するので，低浸透圧性造影剤が開発され，広く用いられている．副作用は少ないが，確実な予知法はないので，緊急時の処置が行える用意が必要である．[264] ⇨参X 線造影剤→125，陰性造影剤→297

陽性転移⇨参陰性転移→297

陽性変時作用 positive chronotropic action アドレナリンとノルアドレナリンが心筋に作用することにより起

こる心拍数の上昇のことで，心拍数が増すこと．交感神経を刺激すると起こる．副交感神経を刺激して逆に心拍が減少することを陰性変時作用という．[226]

陽性変力作用 positive inotropic action 心筋の収縮性が増すこと．交感神経を刺激すると起こる．逆に収縮性が減弱するものは陰性変力作用という．[226]

陽性モデル positive model 四肢の体幹の装具，義肢ソケットを製作するうえで，原型となる型．四肢や体幹，切断部位に石膏を含ませたギプス包帯を巻いて作製した型(陰性モデル)に，石膏を流し込んでつくる．この後，表面を削って滑らかにしたり，骨があたる部分に修正を加えて，体重を支え装着しやすい形に整えて，装具やソケットをつくる型として使用する．[1202]

陽性予測値 positive predictive value；PPV, PV(+) ［有病正診割合］ 検査で陽性になった人全体に占める真の有病者の割合．すなわち検査で陽性になったことがわかったもとでの，その人が真に病気である確率(割合)を表している．[871] ⇨参感度⇀644，特異度⇀2140，陰性予測値⇀298

容積圧反応 volume-pressure response；VPR ［VPR］ 1 秒間に 1 mL の生理食塩水を脳室内に注入(または排除)したときに脳室内圧に生じるの変化．容積圧反応の増大は頭蓋内圧が上昇していることを意味する．[935]

容積受容器(体)⇨同容量受容器⇀2878

容積線量⇨同積分線量⇀1726

容積負荷⇨同容量負荷《心臓の》⇀2878

容積脈波 plethysmogram；PTG, volume pulse wave ［プレチスモグラム］ プレチスモグラフを用いて測定，記録した脈波で，心拍動により発生した末梢動脈の拍動現象を，縦軸を容積変化，横軸を時間として表した曲線．通常は指尖で検査されるため，指尖容積脈波のことを指す．細動脈の収縮状態と心拍出量の大小により変化し，高血圧，動脈硬化症，動脈血栓症，不整脈，脈なし病，レイノー Raynaud 病などの検査に有用．[1290] ⇨参指尖容積脈波⇀1298

溶接工肺 Welder's lung⇨同鉄肺症⇀2067

腰仙移行椎 lumbosacral transitional vertebra, lumbosacral transitional spine 第 5 腰椎か第 1 仙椎かを決定しがたい形態を示す腰仙部形態異常の総称．第 1 仙椎が腰椎に類似した形態をする場合と第 5 腰椎が仙椎に類似した形態を示す場合がある．診断は X 線で行うが，そのいずれに分類するかは全脊柱の X 線写真で椎体の数を確認しなければならない．発生率は 10-20% といわれているが，通常は腰痛の原因とはならない．腰椎横突起が仙骨外側部に類似した形態となり仙椎との間に関節を形成し，関節の変成変化によると思われる腰痛を生ずるものをリチャード病 Richard disease と呼ぶことがある．[76]

腰仙骨神経叢 lumbosacral plexus 脊髄神経(第 12 胸神経 T_{12}〜第 3 仙骨神経 S_3)の前枝で構成される神経叢．通常，①腰神経叢と，②仙骨神経叢に分けて記載される．①腰神経叢は第 1〜第 3 腰神経 L_1〜L_3 と第 12 胸神経・第 4 腰神経 T_{12}・L_4 の一部で構成され，6 つに分枝する(腸骨下腹神経，腸骨鼠径神経，陰部大腿神経，外側大腿皮神経，大腿神経，閉鎖神経)．これらの神経から出る筋枝は腸腰筋，腹壁の筋，大腿の伸筋・内転筋群を支配し，皮枝は下腹部，殿部，陰部，大腿の前面，内・外側，下腿内側の皮膚に分布する．また，股関節，膝関節にも分布する．②仙骨神経叢は第 5 腰神経 L_5，第 1，第 2 仙骨神経 S_1, S_2 と第 4 腰神経・第 3 仙骨神経，L_4・S_3 の一部で構成され，4 つに分枝する(上殿神経，下殿神経，後大腿皮神経，坐骨神経)．坐骨神経はさらに，総腓骨神経と脛骨神経に分かれる．これらの神経から出る筋枝は殿筋群，大腿の屈筋群，下腿と足のすべての筋を支配する．皮枝は大腿の後面，下腿(内側を除く)と足のすべての皮膚に分布する．また，総腓骨神経と脛骨神経からの枝は膝関節と足関節にも分布する．[1044]

腰仙椎コルセット lumbosacral corset⇨同コルセット⇀1133

ヨウ素 iodine ［ヨード，I］ 元素記号 I，原子番号 53，原子量 126.9045．海藻，海産動物中に主にヨウ化物として存在し，脊椎動物では甲状腺ホルモン中に含まれる．人体内には 20-50 mg 存在し，そのうち 60-80% が甲状腺ホルモンのサイロキシンの構成要素として甲状腺に含まれる．放射性同位元素の ^{123}I，^{125}I，^{131}I は医学や生化学の分野で臨床検査や治療，実験用に用いられる．[1157]

ヨウ素 123-IMP iodine-123-IMP；^{123}I-IMP ［^{123}I-IMP］ 脳血流測定(脳血流シンチグラフィー)に用いられるトレーサー．静脈内注射後，いったん肺に取り込まれ，その後ゆっくりと動脈血中に放出され，血液-脳関門を通過して脳実質に取り込まれる．初回循環摂取率が高く，局所脳血流をよく反映する．脳への集積機序は，毛細血管内膜の高容量アミン結合部位への非特異的な結合と推測されている．投与 20-30 分後に測定される脳の放射能はピークに達し，投与量の約 8% が脳に保持される．1 時間以内では脳血流量を反映するが，その後分布が変化するために，1 時間以内に撮像を行う．脳血管障害，認知症などの検査として幅広く利用されている．[876,1488] ⇨参血液-脳関門⇀890

ヨウ素 123-IMZ iodine-123-IMZ；^{123}I-IMZ ［イオマゼニル ^{123}I，^{123}I-IMZ］ I-123 標識イオマゼニル iomazenil の略で，ベンゾジアゼピン系受容体イメージングに用いられるトレーサーである．ベンゾジアゼピン系受容体は抑制性に働く神経伝達物質である GABA(γアミノ酪酸)に対する受容体と共存して，シナプスの調整を行っている．^{123}I-IMZ はベンゾジアゼピン受容体に高い親和性をもち，この受容体の脳内分布を測定することができる．投与 3 時間後，像が受容体結合能(＝親和性×密度)を反映することから，通常，投与 3 時間後に撮像を開始する．てんかん焦点(てんかん性異常脳波が大脳皮質などで限局して認められる部分)においては，ベンゾジアゼピン受容体密度が低下することが知られており，てんかん焦点の検出に有用である．[876,1488]

ヨウ素 123-MIBG iodine-123-metaiodobenzylguanidine；^{123}I-MIBG ［^{123}I-MIBG，^{123}I-メタヨードベンジルグアニジン］ 交感神経組織に集積する性質をもつ放射性医薬品で，心筋シンチグラフィーとして心筋交感神経機能の評価に用いられる．ノルアドレナリンと類似した分子構造をしているので，交感神経終末のノルアドレナリン貯蔵顆粒に摂取され，その後徐々に放出される．心筋は交感神経分布が豊富なので ^{123}I-MIBG の強い集積を示し，その取り込みは局所の交感神経機能を反映．静注後 15-30 分と 3-4 時間で撮影する．副腎髄質シンチグラフィー用の ^{131}I-MIBG とは標識 RI が異なるだけであり，褐色細胞腫などにも集積．[737]

ヨウ素 125　iodine-125；^{125}I　[^{125}I]　ヨウ素(I)の放射性核種(RI)．崩壊形式は電子捕獲で，γ線だけを放射．また壊変して生じた ^{125}Te(テルル 125)からは特性 X 線が放射される．放射するγ線のエネルギーが低く，また物理学的半減期も 60.1 日と長いため，シンチグラフィー検査には適さない．主にインビトロ *in vitro* 検査用の放射性医薬品に用いられる．また針や小カプセル内に封入し，組織内照射用の永久刺入線源として治療にも利用されている．法的な規制が緩和されたことにより，前立腺癌に対する組織内永久挿入法の線源としての使用が増加している．[737]

ヨウ素 125 組織内照射　iodine-125 interstitial irradiation　腫瘍組織内およびその周辺にヨウ素 125(^{125}I)の密封放射線源を直接刺入して照射する方法で，放射性同位元素小線源治療の 1 つ．刺入された放射線源は抜去されないため，永久組織内照射法に分類される．^{125}I は術者の被曝が少なく，また，コンピュータによる線量計算が進み，本治療は早期前立腺癌に対する治療法の 1 つとして確立された．[577] ⇨参前立腺癌の組織内照射→1798，永久刺入組織内照射→343，密封小線源療法→2768

ヨウ素 125 標識ヒト血清アルブミン　iodine-125 serum albumin　［放射性ヨウ素標識ヒト血清アルブミン］　放射性ヨウ素 125(^{125}I)で標識したヒト血清アルブミンの無菌等張溶液で，血液量や心拍出量の測定に用いる．[258]

ヨウ素 131　iodine-131；^{131}I　[^{131}I]　ヨウ素(I)の放射性核種(RI)．以前は多くの核医学検査の放射性医薬品として使用されたが，物理学的半減期が 8.0 日で，また $β^-$ 崩壊によりβ線を放射するため被曝線量が多く，さらに放射するγ線のエネルギーが高いために得られる画質も悪い．そのため，最近では診断用として副腎シンチグラフィーなど一部の検査にだけ使用されている．またヨウ素 131 内用療法として治療にも用いられる．[737] ⇨参ヨウ化ヒプル酸ナトリウム(^{131}I)→2865

ヨウ素 131 内用療法　iodine-131 therapy，radioiodine treatment　ヨウ素 131(^{131}I)を内服させ，甲状腺機能亢進症や甲状腺分化癌の転移巣を治療する RI(放射性核種)内用療法．^{131}I は甲状腺組織に特異的に集積し，主に放射されるβ線の作用により組織を破壊する．甲状腺機能亢進症ではヨード制限下でまず診断量の ^{131}I を投与して甲状腺ヨウ素摂取率と有効半減期を測定し，さらに超音波検査などから甲状腺重量を算出する．そしてこの 3 つの測定値をクインビー Quimby の式などの計算式に当てはめて投与量を決定する．甲状腺機能亢進症では投与量が少ないので外来での治療が可能．甲状腺癌ではあらかじめ甲状腺組織を完全に摘出してから診断量の ^{131}I による全身シンチグラフィーを行い，転移巣に ^{131}I が集積することを確認する．また甲状腺癌では投与量が 3-6 GBq(ギガベクレル)と多いので，周囲への被曝を避けるために患者を RI 病室に 1 週間程度隔離する必要がある．[737] ⇨参アイソトープ治療→132

ヨウ素 131 馬尿酸クリアランス　iodine-131 hippuran clearance　パラアミノ馬尿酸 para-aminohippuric acid (PAH)は生体内で代謝を受けず，糸球体で濾過されたあとは再吸収を受けることなくほとんどが完全に尿中に排泄されるため，そのクリアランスは腎血漿流量の指標となる．それを応用してヨウ素 131(^{131}I)を PAH に標識して核医学的手法による腎血漿流量の検査に従来使用された放射性医薬品である．しかし現在はその被曝量や画像分解能の低さからほとんど使用されなくなった．[1119]

ヨウ素価　iodine number　［ヨウ素数］　油脂の不飽和度を示す数値．一定条件での油脂に吸収されるハロゲン量をヨウ素量に換算し％で表す．130 以上を乾性油(魚油など)，90 以下を不乾性油(オリーブ油など)，その中間を半乾性油(綿実油など)と分類している．[987]

要素幻覚　elementary hallucination　幻覚の内容が単純な感覚であるもの．幻覚の内容が比較的複雑でまとまったものであれば複雑幻覚と呼ぶ．両者の区別は幻聴と幻視に際して用いられることが多い．幻味，幻臭，幻触はすべて要素性である．例えば，要素幻聴は雑音が聞こえるもの，複雑幻聴は内容のわかる人の声，要素幻視は色彩のみ，模様や光，複雑幻視は人の姿や景色などである．[488] ⇨参幻覚→938

ヨウ素疹⇨同ヨード性皮疹→2879

ヨウ素数　iodine number⇨同ヨウ素価→2874

ヨウ素中毒　iodism，iodine poisoning　［ヨード中毒］　ヨウ素含有医薬品などの原料として用いられ，消毒薬ヨードチンキとして使用されている物質の経気道，経皮，経口摂取による中毒．ヨウ素の蒸気のもつ強い皮膚粘膜刺激作用により眼の痛み，流涙，鼻炎，肺気腫を生じる．ヨードチンキの誤飲では消化器症状，呼吸器症状，泌尿器症状などがみられる．治療は胃洗浄，拮抗薬 1% チオ硫酸ナトリウム水和物の内服，対症療法など．また，甲状腺機能亢進症の治療に用いられるヨウ素 131 の副作用として甲状腺機能低下症がある．[1013]

ヨウ素デンプン反応　iodine-starch reaction　デンプンにヨウ素(I)を含む水溶液を加えると，デンプンの成分であるアミロースが反応し青色を呈することをいい，デンプンの証明や定量に応用されている．臨床的には，糖の消化吸収障害の診断に便中のデンプンをルゴール液で染色して証明する方法がある．[90]

溶存酸素　dissolved oxygen；DO　水質汚濁にかかわる環境基準の 1 つで，水中に溶けている酸素のこと．下水処理における指標の 1 つとされている．溶存酸素量は環境生態系に大きな影響を及ぼす．1 気圧で，20℃の水には約 8.8 mg/L の酸素が溶けるが，水温，気圧，溶存塩類量に影響を受ける．河川や湖沼の環境基準は 2-7.5 mg/L 以上であり，2 mg/L が悪臭発生の限界である．[565] ⇨参飽和溶存酸素量→2684

溶体　solution　ある物質中に異なる 2 つ以上の物質が溶解し，各物質の分子が均一に分散して化学的変化を起こしていない状態にある混合物．気体，液体，固体いずれもあり，液体の場合は溶液である．[1157]

要胎　quadruplets⇨同四胎児→2888

幼虫移行症　larva migrans　［幼虫体内移行］　ヒトを固有宿主としない寄生虫の幼虫がヒトに感染した場合，体内を移動し組織を損傷したり抗原抗体反応を起こし，種々の症状を呈することをいう．感染部位に好酸球の浸潤や末梢血中に好酸球増加を認めることが多い.[288] ⇨参クリーピング病→826，皮膚幼虫移行症→2477，内臓幼虫移行症→2185

幼虫形成卵 embryonated egg ［幼虫包蔵卵］ 卵の中に幼虫を含んでいる虫卵.[288] ⇨参寄生虫→688

幼虫体内移行 larva migrans⇨同幼虫移行症→2874

幼虫包蔵卵 embryonated egg⇨同幼虫形成卵→2875

腰椎 lumbar vertebra 脊柱を構成する椎骨のうち最も大きく厚い椎体をもつ．一般に椎体は5個あり，腎臓形で，椎孔は三角形を呈する．棘突起は四角く幅広く水平に突出する．上下の関節突起により垂直な関節面を有す．側方に向かって長い肋骨突起が突出している.[1421]

腰椎圧迫骨折⇨参胸腰椎圧迫骨折→773

腰椎化《第1仙椎の》 lumbarization ［移行椎］ 腰仙移行部での先天性の形態異常．5個の椎体が1つにつながっている仙骨のうち，第1仙椎が第2仙椎以下と分離して腰椎と似た形状を示し，腰椎が6個あるように見える．病的な意味はない.[76]

腰椎管狭窄 lumbar stenosis 腰部で脊柱管の狭くなった状態．軟骨形成不全症などの骨系統疾患に伴う脊椎の形態の変化，加齢に伴う椎間板や椎間関節・黄色靱帯の肥厚などによって起こる．種々の神経症状を呈すると腰部脊柱管狭窄症と呼ばれる.[76] ⇨参腰部脊柱管狭窄症→2877

腰椎くも膜下腔腹腔シャント lumbo-peritoneal shunt；L-P shunt 交通性水頭症，髄液漏，良性頭蓋内圧亢進症などに対して行われる外科治療で，腰椎くも膜下腔の髄液を腹腔内にシャントチューブを介して排出する方法．一般的に行われる脳室腹腔シャント術と比べた利点は，脳を穿刺しない，腰椎麻酔で施行できる，シャント感染が少ないことなど．この手技特有の合併症として，神経根症・脊柱変形の発生，シャントチューブの迷入などがある．髄液圧コントロールの困難性が欠点である.[1218] ⇨参脳室腹腔シャント→2300

腰椎コルセット lumbar corset 腰部への荷重負荷を軽減するために用いる装具で，主に剛性支柱を有する．これを付けることにより腹圧が上昇するため，腰への負担が軽くなる．またコルセットには腹筋と背筋の役割を補う働きもあり，椎間板にかかる衝撃も軽減させる．腰痛症や椎間板ヘルニアでは腰椎の下部を中心に，背中側にパッドを当てるとより効果がある.[1202]

腰椎静脈 lumbar vein ［腰静脈］ 腰椎静脈叢から還流する4対の静脈．脊椎より腹側で下大静脈に入る．腰椎の横突起の腹側を走る上行腰椎静脈と連結する.[106]

腰椎穿刺⇨参脊髄穿刺→1719

腰椎穿刺検査 spinal tap test⇨同脳脊髄液検査→2305

腰椎穿刺後頭痛 post-lumbar puncture headache 腰椎穿刺を行ったあと，数日から1週間くらい重苦しい締めつけられるような頭痛が出現することがある．臥床するとただちに軽快するのが特徴．穿刺部位からの髄液の漏出による髄液圧低下による．予後は良好で，特別な治療なしで自然に軽快する.[1527] ⇨参髄液圧低下症候群→1611

腰椎損傷 lumbar spine injury 高所からの転落や交通事故により，腰部に外力が働き，腰椎が損傷を受けることで，神経損傷を伴う場合には，下肢の麻痺や排尿障害を呈することもある．高齢者では，骨粗鬆症のため，尻もちをつくなどの軽微な外力で腰椎損傷をきたすこともあるので，特に注意が必要．骨折のタイプにより，腰椎の楔状圧迫骨折，粉砕圧迫骨折，脱臼骨折に分けられる．シートベルト着用者の事故では，チャンス骨折といって，椎体と椎弓に水平断の骨折線が入り，骨片が上下に引き離されることもある．横突起の骨折は，しばしば上記の骨折に合併して生じるが，単独骨折の場合もある.[1552]

腰椎椎間板ヘルニア lumbar disc herniation；LDH，lumbar herniated nucleus pulposus 椎間板の線維輪が破綻または脆弱化して内部の髄核が突出した状態，またはその髄核によって脊髄神経根が圧迫されて腰痛・下肢の痛みや麻痺などの症状が出ている病態．第4・第5腰椎間，第5腰椎と仙椎間のヘルニアでは直下肢伸展挙上テスト straight leg raising test（SLRT）またはラゼーグ Laségue 徴候が陽性となる．多くは安静，コルセット装着，消炎鎮痛薬の投与，腰部硬膜外ブロックなどの保存的治療で治癒するが，手術的な治療が必要になることもある.[76]

腰椎動脈 lumbar artery ［腰動脈］ 腹部大動脈の壁側枝の1つで，腹腔の筋と後腹壁に分布する左右4対の動脈．その他，脊椎管に入り脊髄とその被膜にも分布する.[106]

腰椎捻挫（ねんざ）⇨同急性腰痛症→742

腰椎麻酔⇨同脊髄くも膜下麻酔→1717

腰椎麻酔ショック spinal shock ［脊椎麻酔ショック］ 腰椎麻酔域が高位に及ぶと，末梢血管の拡張による血圧の低下，呼吸筋の麻痺による呼吸抑制，脳の低酸素状態を起こし，悪心・嘔吐，欠伸がみられる．さらに高度になれば呼吸停止，意識消失をきたし，腰椎麻酔ショックを起こす．ショック発生時は，昇圧薬の静注，酸素吸入，呼吸補助，下肢挙上，輸液投与などのショックに対する処置を行い，麻酔薬の効果が消失するのを待つ．予防および発生時のために，腰椎麻酔時は静脈ルートの確保，昇圧薬，人工呼吸器，酸素吸入，気管挿管の準備，最低量の麻酔薬の使用，必要以上に麻酔高を上げないことなどの注意が必要.[485]

腰痛

low back pain；LBP，lumbago

【概念】広義には捻挫や骨折などの外傷，筋肉の緊張，**椎間板ヘルニア**，椎間関節などの加齢変化，癌の転移などの腫瘍性疾患，椎間板・椎骨の感染や強直性脊椎炎による炎症性疾患など，種々の原因によって引き起こされる腰部の痛みすべてを指す(表)．狭義には，そのうちの明らかな器質的変化を認めない筋・筋膜由来とされる腰痛を指す．

【疫学】一生の間に日本人男性の60%，女性の50%が治療を要するような腰痛を経験するという．男性では20歳代から70歳代まで有病率はほぼ30%と年齢による差はあまりないが，女性では20歳代で20%，70歳代では40%と加齢とともに増加の傾向がある．

【病態生理】明らかな原因を特定できないものが狭義の腰痛症で，従来そのような腰痛は筋肉や筋膜の損傷，疲労などから生じると考えられ，筋・筋膜性腰痛と呼ばれてきた．しかし近年では，特に慢性の腰痛では心理・社会的要素や精神医学的要素の関与が注目されている．

【症状】腰部・背部の自発痛，運動時痛を訴える．これに円背，側彎などの姿勢異常，局所の圧痛，筋緊張の亢進，硬結などがみられる．

【診断】狭義の腰痛はさまざまな器質的変化を伴う疾患を除外したうえでの診断なので，除外診断が重要．①問診：発症の原因や様式，増悪要因などを確認．この段階で**腹部大動脈解離**や腎盂腎炎などの内臓由来の腰痛の大部分が除外される．②身体所見：脊椎の可動性や限局する圧痛の存在などを確認．高度のこわばりや限局する圧痛は何らかの器質的異常の存在を示唆する．下肢筋力の低下，深部腱反射の異常，他覚的に明らかな知覚障害などの存在は器質的異常の存在を示す．③単純X線：腫瘍性病変や骨折などの除外のために行われる．加齢に伴う変化に過度の意味づけを与えてはならない．MRI検査は椎間板の変性や腫瘍性病変の描出に優れる．

【治療】従来，安静の重要性が唱えられていたが，近年では安静の必要性はなく，可能な範囲での活動の維持が重要とされている．対症療法としては，鎮痛薬などの内服薬，外用薬の投与，体操療法，温熱療法や装具療法などの理学療法が行われる．特に難治性の場合は心身医学的アプローチも必要になる．[76] ⇨参腰筋筋膜炎→2866

●腰痛を起こす疾患

1 器質的原因のあるもの
①脊柱や周囲の組織に原因があるもの
変性疾患(椎間関節・椎間板)：変形性脊椎症，椎間板ヘルニア，腰椎すべり症，骨粗鬆症などに伴う変形
腫瘍性疾患：脊椎腫瘍(原発性，転移性)，脊髄腫瘍
感染：化膿性椎間板炎，化膿性脊椎炎，脊椎カリエス，硬膜外膿瘍
外傷：骨折，捻挫
炎症性疾患：強直性脊椎炎
筋・筋膜：筋・筋膜性腰痛
②脊柱以外に原因のあるもの
血管：解離性大動脈瘤
泌尿器：尿管結石，腎盂腎炎
消化器：膵炎，膵臓癌，十二指腸潰瘍
生殖器：子宮筋腫，子宮内膜症，卵巣癌
運動器：変形性股関節症，仙腸関節炎
2 器質的原因のないもの
①精神医学的問題
②心理社会的問題

腰痛の看護ケア

【ケアのポイント】急性期は，安静を含む疼痛管理を行い，早期に社会復帰できるように援助する．また，脊柱以外の臓器に由来する腰痛の場合があるので，症状の変化には十分注意する．生活指導は，腰痛を引き起こす動作を避け姿勢を矯正することや肥満の防止，運動，禁煙指導などがある．さらに人間関係によるストレスが関与している場合は，家庭や職場での問題点を聞き援助していく必要がある．また再発性腰痛や持続的腰痛がある場合，腰痛を治そうとする意欲をサポートすることも大切である．高齢者に対しては，疼痛の緩和，コルセットの使用方法，抗炎症薬を服用することで起こる消化器症状の観察，心理面への援助，介護者への指導を行う．また，布団からベッドへ，和式トイレから洋式トイレへの変更，食事療法や適度な運動，転倒予防のために杖やシルバーカー(歩行補助車)を利用するなど，生活様式や習慣に合わせた指導を行う．[1384,65] ⇨参腰痛→2875

腰痛血尿症候群 loin pain-hematuria syndrome 肉眼的血尿発作時に片側性または両側性に強い腰痛を認める症候群．腎動脈造影で末梢動脈の狭窄・屈曲による限局性の乏血領域を認める．末梢動脈の攣縮が腰痛と血尿をもたらすという説もある．糸球体病変は乏血による硬化像といわれていたが，腎の細小動脈や糸球体に免疫複合体の沈着を示す腎炎も認められ，腎盂・尿路系のアレルギー性血管障害が関与している可能性もある．[160]

腰痛体操 exercise for low back pain 腰痛の軽減，予防，再発防止を目的とした体操．さまざまな方法があるが，主に体幹や骨盤周囲筋の筋力強化と，腰部から下肢の軟部組織の伸張を行うことにより，不良姿勢を改善し，骨盤，脊柱の安定化を図ることが目的．一般的に急性期には行わないとされているが，近年，発症早期から積極的に取り入れているところもある．[349] ⇨参ウィリアムズ体操→312

陽電子 positron 電子(または陰電子)と等しい質量をもち，正の電荷をもつ粒子．陽電子は電子よりもはるかに不安定．静止状態に近いところで物質内の電子と結合して消滅を起こし，0.511 MeV(メガ電子ボルト)の2本のγ線を放出する．[1127]

陽電子消滅線 positron annihilation beam ［消滅放射線］陽電子が消滅するときに発生する放射線．β^+崩壊や物質とγ線との相互作用(電子対生成)により生じた陽電子は，運動エネルギーを失って停止すると，近くにある電子と結合し消滅する．その際，電子と陽電子の質量がエネルギーに変換され，2本の511 keV(キロ電子ボルト)の電磁波放射線が180度反対方向に放射される．この2本の放射線を同時計測して断層像を得るのがポジトロンエミッション断層撮影(PET)である．[737]

陽電子線⇨同β線→17

陽電子放射断層撮影法 positron emission tomography⇨同PET→94

陽電子放出核種 positron emitter ［ポジトロン放出核種］崩壊の際に陽電子を放出する放射性核種(RI)．陽電子は原子核内で陽子が中性子に変化するβ^+崩壊により発生し，核外に放射される．ポジトロンエミッション断層撮影(PET)検査には炭素11(^{11}C)，窒素13(^{13}N)，酸素15(^{15}O)，フッ素18(^{18}F)などの陽電子放出核種がよく用いられる．^{18}Fを除いては物理学的半減期が短いものが多く，院内に設置した小型サイクロトロンで製造される．また一部の核種はジェネレーター(カウ)によっても産生可能．[737]

腰動脈 lumbar artery⇨同腰椎動脈→2875

溶媒 solvent ［溶剤，有機溶媒］溶液を構成する一成分で溶質(気体，液体，固体)を溶かす化合物をいう．液体と液体の混合物では多いほうを溶媒，他を溶質という．溶質を溶解するだけでなく，溶質-溶媒相互作用を通して溶質の性質を著しく左右するものもある．電離した溶液をつくらない無極性溶媒と，一般にイオンに解離し電気伝導性の溶液をつくる極性溶媒とに大別

される．また溶媒は抽出，吸収，洗浄効果をもち，溶剤ともいう．水は水溶性の物質をよく溶かす溶媒であり，これに対し非水性の物質をよく溶かし，揮発性に富むものを有機溶剤(溶媒)という．洗浄用の溶剤はトリクロロエチレン，テトラクロロエチレン，メチルクロロホルムなどが単体で使われており，その他の溶剤はトルエン，n-ヘキサン，酢酸エチル，アルコール類などが混合溶剤として使用されている．わが国では多くの有機溶媒は「有機溶剤中毒予防規則」(ベンゼンは「特定化学物質障害予防規則」)でその使用が規制されている．[1013]

腰背部温罨法 温湿布のうち特に腰背部に行うもの．便秘時に自然な排便，排ガスを得るために行う方法．排尿困難の排尿促進についても効果が期待できる．方法は，深めのベースンに60-80℃ の湯をたっぷり準備し，スポーツタオルやバスタオルなど大判で厚手のタオルを入れ，固く絞る．タオルを振るようにして湯気を切り，看護職者の前腕内側で温度を確認する．第4腰椎を中心に腰椎～尾骨全体をタオルで覆い，皮膚に密着させる．上からビニールをかぶせ，その上からバスタオルをかぶせて保温する．15分程度，側臥位または腹臥位で貼用する．熱傷を防ぐためタオルの温度は43-45℃ くらいに保つようにする．腹部の温罨法や指圧などと組み合わせて行うこともある．自然な排泄促進のほかに，背部のこりの軽減，リラクセーション感，入浴後のような爽快感，温かさ，手術後の創痛軽減などの効果を得ることができる．[539] ⇨参温罨法→417

羊皮紙状硬化 parchment induration 角質層の水分消失，結合組織の欠如などにより罹患部が，指で触れると羊皮紙様の感触を呈する状態．陳旧化例では硬化性をやや示す．梅毒の初期硬結などで認める．[1531]

羊皮紙様感 parchment crepitation 羊皮紙とは，羊の皮を加工した書写用紙のことで，古代から中世まで西欧で使用されていた．顎骨内に生じた嚢胞などの増大により，骨が吸収され，骨壁が極端に薄くなった場合に同部を圧迫するとペコペコとした感触が得られる．この感触が羊皮紙をさわったときの感触に似ていることから羊皮紙様感と表現される．[42]

腰部筋筋膜炎⇨同腰筋筋膜炎→2866

腰部交感神経節切除術 lumbar sympathectomy 閉塞性血栓血管炎(バージャー Buerger 病)などに対する治療の1つ．腰部の交感神経節を切除することにより，骨盤や下肢の血管を拡張させ血行の改善を図る．また腸の蠕動運動亢進，腸管収縮作用もあるため，巨大結腸症の治療にも行われることがある．いずれも長期効果は期待できない．[485]

腰部交感神経節ブロック lumbar sympathetic nerve block, lumbar sympathetic ganglion block 腰椎椎体の前側方に密着した L_2-L_3 の腰部交感神経幹および神経節をブロックすることで，下肢の血流増大，疼痛消失などを図る方法．下肢の慢性動脈閉塞性疾患，慢性潰瘍，変形性膝関節症などに用いられる．[485]

腰部硬膜外麻酔 lumbar epidural anesthesia 脊柱管内の硬膜と骨膜の間にある疎性結合織で満たされた空間(硬膜外腔)に局所麻酔薬を注入して，特定範囲の脊髄神経支配領域の疼痛除去を図る方法．下腹部，会陰部，下肢の手術における麻酔に用いられる．全身麻酔と併用されることも多い．脊髄くも膜下麻酔と併用されることもある．持続法は術後鎮痛に有用である．低濃度の局所麻酔薬を用いて無痛分娩や，ペインクリニックにおける慢性痛治療に用いられる(硬膜外鎮痛)．脊髄くも膜下麻酔と比べ血圧の変動は緩やかである．大量の局所麻酔薬を用いるため，局所麻酔薬中毒を起こす可能性がある．穿刺部の皮膚の感染や，血液凝固能障害がある場合などは禁忌．[485]

腰部脊柱管狭窄症 lumbar spinal canal stenosis；LSCS 腰椎部で馬尾神経の入った硬膜管または神経根が，脊柱の加齢変化に伴う椎間関節，黄色靱帯の肥厚，変性した椎間板などによって圧迫され起こる病態．腰痛のほかに神経根圧迫による下肢の痛み・麻痺，馬尾の圧迫による膀胱直腸障害，間欠性跛行などの症状を生じ，腰椎を伸展させることによって増悪する．コルセットによる安静の保持や消炎鎮痛薬の投与などの保存療法のほか，椎弓切除術などの手術的治療が行われる．[76]

腰部膿瘍 lumbar abscess 腹腔内の盲腸外側または後部に生じる膿瘍で，虫垂炎などの際に起こることが多い．治療は切開，排膿およびドレナージを行う．[485]

腰部の筋 muscles of lumbar region 体幹背部の骨盤と胸郭の間にある筋群．腰部短背筋群には半棘筋，多裂筋，回旋筋，棘間筋，横突間筋が含まれ，数個以内で椎骨の横突起と棘突起をつなぎ，個々の椎骨間の安定をはかる．また，腸肋筋，最長筋，棘筋を総称した脊柱起立筋は脊柱傍部にあって長い筋線維をもち，脊柱を1本の柱として伸展する．両者は立位や座位のような垂直姿勢において常時，共同して働き，体幹の姿勢保持にかかわることから，立位保持のための姿勢筋(抗重力筋)の1つに含まれる．脊柱起立筋の外側には腰方形筋(Th_{12}～L_3)があり，腸骨稜と下部腰椎に始まり第12肋骨および上部腰椎に停止する．これは腰部の伸展，胸郭の下制などに関与する．胸郭を固定して一側を働かせればその側の骨盤が引き上げられるため，別名ヒップハイカー hip hiker といわれる．[873]

用不用説 use-disuse theory⇨同ラマルク説→2899

腰ヘルニア lumbar hernia ［プティヘルニア］ 上・下腰三角に出る腹壁ヘルニアの一種．両側腰背部には，腹腔内圧に対し抵抗の弱い上腰三角(第12肋骨，仙棘筋，内腹斜筋がつくり腰背腱膜におおわれる)と下腰三角(腸骨稜，広背筋，外腹斜筋がつくる．プティ三角 Petit triangle ともいう)がある．先天的あるいは後天的な原因で，さらに抵抗性が弱まった場合に，腹腔内臓器がこれらから脱出するきわめてまれなヘルニア．治療は手術による．[873]

用法 医薬品の添付文書に記載されている医薬品の使い方のこと．医薬品開発における臨床試験などを通じて，科学的な根拠をもとに個々の医薬品ごとに決められ，「薬事法」に基づく審査によって厚生労働大臣から承認を受ける事項の1つ．内服薬の用法は一般に食後であるが，医薬品の特性によって，食前，食間，起床時，就寝前などに，注射剤の用法も同様に，静注，点滴静注，筋注，皮下注などと規定されている．医薬品の有効性，安全性および品質を確保し適正に使用するには，原則として当該医薬品ごとの用法を遵守する必要がある．[530]

腰方形筋⇨参腰部の筋→2877，腹壁筋→2547

よ

腰膨大 lumbar intumescence, lumbar enlargement 第1腰髄節から第3仙髄節までの脊髄の一部が太くなった部分. 主に下肢を支配する腰・仙骨神経叢の神経が出るために灰白質が大きくなっている.[1043] ⇨参頸膨大→877

羊膜 amnion 子宮内で胎児と羊水を包む卵膜を構成するものの1つで, 胎児側の薄い膜. 血管を有さず, 絨毛膜と密着している. 羊水を分泌する.[1323]

羊膜腔 amniotic cavity ［羊膜嚢］ 胎児を包む羊膜により取り囲まれた空間. 羊水によって満たされ, 胎児の運動を可能にする.[1323]

羊膜索 amnionic band⇨同羊膜バンド→2878

羊膜索症候群 amnionic band syndrome；ABS⇨同羊膜バンド症候群→2878

羊膜残留 retention of amnion ［卵膜残留］ 胎盤娩出時に羊膜の一部が断裂して子宮腔内に遺残すること. 残留すると異物として細菌感染の場となり子宮内感染が起こりやすい. 胎盤娩出後, 羊膜の欠損がないことを確認し, 遺残があれば胎盤鉗子で除去する.[998]

羊膜絨毛膜炎⇨同絨毛膜羊膜炎→1386

羊膜嚢 amniotic sac⇨同羊膜腔→2878

羊膜バンド amnionic band ［羊膜索, シモナール帯(索)］ 羊膜の一部が剥離して, バンド状に羊膜腔内に遊離したもの. バンドが胎児部分に付着して締めつけると, その部位の発育障害などが生じる.[998]

羊膜バンド症候群 amnionic band syndrome；ABS ［羊膜索症候群］ 羊膜がバンド状に羊膜腔内に存在する(羊膜索)ことがあり, そのバンドにより胎児部分に障害が発生することがある. 四肢, 指の絞縮輪, 切断などが発生する.[998]

羊毛選別人肺症 woolsorte disease⇨参肺炭疽(そ)→2343

用量 dosage 医薬品の添付文書に記載されている医薬品の投与量, 使用量のこと. 医薬品開発における用量反応試験, 臨床試験などを通じて, 科学的な根拠をもとに個々の医薬品ごとに決められ,「薬事法」に基づく審査によって厚生労働大臣から承認を受ける事項の1つ. 医薬品の有効性, 安全性および品質を確保し適正に使用するには, 当該医薬品ごとの用量を遵守する必要がある.[530]

用量影響関係⇨同量影響関係→2940

容量オスモル濃度 osmolarity 溶液の浸透圧を濃度として表現する方法の1つ. ある物質が溶液中に溶け込んでいる状態の浸透圧が, 理想的な非イオン性物質1モル(mol)が溶液1L中に溶け込んでいる状態の浸透圧と同じ場合を1オスモル濃度という. 単位はオスモル Osm/L または その 1/1,000 の ミ リ オ ス モ ル mOsm/L を用いる.[258]

容量血管 capacitance(capacitive) vessel 血液を貯留する性質をもっている血管のことで, 通常は静脈のこと. 静脈は動脈に比し伸展性に富み, 血管内圧をあまり上昇させないで大量の血液をたくわえられる. 静脈ほどではないが, 内径の太い動脈も血液をためる性質をもつ.[226] ⇨参静脈系→1461

容量受容器 volume receptor ［心肺圧受容器, 容積受容器(体)］ 大静脈-右心房および肺静脈-左心房接合部に存在し, 心房容量(圧)を感知している伸展受容器. 心房充満度すなわち循環血液量をモニターしている. この受容体が興奮すると, 徐脈, 心拍出量低下, 血圧低下などの神経系によるフィードバック反射弓を形成するのみならず, 視床下部を介して抗利尿ホルモン(ADH)分泌および腎交感神経活動を抑制し, 心房への還流血液量を減少させる. 循環血液量の変化に反応して血圧, 血液量の維持に関与している.[1326] ⇨参張力受容器→2020

用量反応関係⇨同量反応関係→2944

容量負荷《心臓の》 volume load, volume overload ［容積負荷］ 心筋収縮直前に心臓にかかる負荷を前負荷といい, 大動脈弁閉鎖不全や僧帽弁閉鎖不全があると拡張期に左室に多量の血液が逆流して前負荷が増大する. これが容量負荷で, 心臓に長期に容量負荷がかかると心不全が出現する.[1591]

容量分析 volumetric analysis 試料中の物質の体積またはそれと当量の他物質の体積を測定することによって行う定量分析. 試薬を滴下していく滴定操作によって, 目的成分と当量の標準液の体積を求め, その値から目的成分を定量する.[556]

葉緑素 chlorophyll ［クロロフィル］ 光合成を行う緑色植物, 藻類, 細菌の細胞質の葉緑体中に含まれる光合成色素の1つ. 1原子のマグネシウムが結合した緑色のポルフィリンで, タンパク質と結合したクロロフィル-タンパク複合体の形で光合成膜に存在する. 光を吸収し, そのエネルギーを反応中心に伝達する集光機能と, 反応中心で光化学反応を行い, 光(励起)エネルギーを化学エネルギーに変換する機能とをもつ.[1157]

葉緑体 chloroplast ［クロロプラスト］ 植物, 藻類にみられる光合成を行う細胞小器官. 高等植物では直径約5μm, 厚さ2-3μmの円板状で二重膜に包まれている. その内部は水溶性のストロマ(葉緑体基質)と扁平な袋状の膜が重なった内膜系に分かれており, 内膜系には光合成色素, 電子伝達体, 共役因子が存在して光の吸収やATP(アデノシン三リン酸)合成などが行われ(明反応), ストロマで二酸化炭素の固定(暗反応)が行われる.[1157]

腰リンパ節 lumbar node ［大動脈周囲リンパ節］ 腹部大動脈周囲にあり, 20-30個のリンパ節からなる. これらを交通するリンパ管は大動脈を囲むように腰リンパ叢および大動脈リンパ叢を形成する. 後腹壁, 深背筋, 脊柱管, 腹部臓器, 内生殖器からリンパ流が流入し, 腰リンパ本幹に流出していく.[1221]

腰リンパ本幹⇨参リンパ本幹→2960

溶連菌⇨同溶血性連鎖球菌→2866

溶連菌感染後急性糸球体腎炎 poststreptococcal acute glomerulonephritis⇨同連鎖球菌感染後急性糸球体腎炎→2984

溶連菌感染後急性腎炎 ⇨同溶血性連鎖球菌感染後急性糸球体腎炎→2866

溶連菌感染症⇨同溶血性連鎖球菌感染症→2867

養老院 1929(昭和4)年施行の「救護法」に規定されていた救護施設の1つ. 経済的貧困のため独立して生活を営むことのできない病弱な高齢者を収容して生活扶助を行った施設. その後1950(同25)年に制定された「生活保護法」でも生活保護施設の1つとして養老施設の名称が用いられたため, 経済的に困窮し, 病弱な高齢者の施設＝養老院という考え方が深く根づくことになった. 1963(同38)年の「老人福祉法」の制定とともに養護

よ

老人ホームに変更された.[1451]

幼老統合ケア 育児支援と高齢者福祉を結びつけたサービス. 異世代間交流, 特に高齢者と子育てをつなぐケアの相乗効果が脚光を浴びるようになり, 従来の高齢者は高齢者の施設で, 幼児や学童は児童福祉施設でといった枠から脱し, 両者を一緒にケアしようとするものをいう. 高齢者が長年つちかってきた経験や子育て体験をもっと積極的に活用し, 育児不安に悩む母親の不安や負担を軽減したり, 幼児, 学童に対しては, 遊びや手仕事などを通して, 文化の伝承や社会教育の場となるよう支援する. これらの活動を通して高齢者自身の生きがいづくりなど, さまざまな効果が期待できる.[1451] ⇨参異世代間交流→243

ヨーガ yoga 古代インドで発祥した一種の神秘宗教で, 心身を自由にコントロールして自由な精神状態を得ることを最終目標としているので, 現代医学でも心身症や神経症に応用されている. 瞑想, 思索, 奉仕活動などを重視する流派もあるが, 現在わが国で広まっているのはハタヨガと呼ばれる流派で, 肉体的・生理的トレーニングを主体としたもので, 種々のポーズをとり維持する等尺性の運動や呼吸法の訓練が行われる.[76]

ヨークサック腫瘍 yolk sac tumor⇨同卵黄嚢腫瘍→2901

ヨーグルト yogurt, yoghurt 全乳または脱脂乳を加熱して約40℃まで冷やし, 乳酸菌で発酵させ凝固させた乳製品. ビタミンB類を豊富に含む良質のタンパク源で, 胃腸でミネラルの吸収をたすけ, また有害な菌の発育を抑える. 最近ではカード(固形成分)を薄めてやわらかくした消化のよいドリンクヨーグルトなども普及している.[1631]

ヨード iodine⇨同ヨウ素→2873

ヨードアメーバ *Iodamoeba buetschlii* ヒトの大腸に寄生し, 9-13 μm の栄養型, 9-12 μm のシスト(嚢子)がある. シストには大きなグリコーゲン胞が1-2個存在し, ヨード染色でこの胞の輪郭が濃褐色に染まる. ヒトへは経口的に感染するが, 病原性はない.[288]

ヨード化ケシ油脂肪酸エチルエステル注射液 ⇨同リピオドール®ウルトラフルイド→2931

ヨード化合物 iodine compound 医療分野では消毒薬として広範に用いられている. ヨードとヨードカリをエタノールに溶かしたヨードチンキ iodine tincture, ヨードとその可溶化剤との混合物であるヨードホル iodophor などがある. ヨードホルの代表的なものとして, ヨードとポリビニルピロリドンとを混合したポビドンヨードがあり広く使用されている. 芽胞をつくらない細菌, 真菌, 多くのウイルスに効力がある.[324]

ヨード過敏症 iodine hypersensitivity X線検査で用いられるヨード造影剤により, アナフィラキシーに似た反応がIgE抗体の介在なしに起こること.[386]

ヨードクロルヒドロキシキン中毒 iodochlorhydroxyquin poisoning⇨同キノホルム中毒→702

ヨードサイロニン iodothyronine サイロニンのヨウ化誘導体に対する非特異的な用語で, 甲状腺ホルモンであるトリヨードサイロニンとテトラヨードサイロニンを含む.[334]

ヨード疹 iodine eruption⇨同ヨード性皮疹→2879

ヨード制限食 iodine restricted diet⇨同低ヨード食→2055

ヨード性皮疹 iododerma ［ヨウ素疹, ヨード疹］ ヨード剤を長期間連用することにより, 毛包を介して分泌排泄されたヨードが毛包脂腺系に急性炎症を起こし生じた痤瘡(ざそう)様皮疹. 顔面, 体幹だけでなく殿部, 被髪頭部にも認められる. ヨード剤は甲状腺機能調節剤, 殺菌消毒薬, 画像検査の造影剤として用いられている.[1382]

ヨード染色《原虫の》 iodine stain 原虫類のシスト(嚢子)の簡便な染色で, 核の数やグリコーゲン胞などを観察するときに有用. 直接塗抹法で標本を作製し, ヨード-ヨードカリ液を加えて観察する. ヨード-ヨードカリ液はヨード1g, ヨードカリ2g, 水100 mLで作製する.[288] ⇨参シスト→1292

ヨード中毒⇨同ヨウ素中毒→2874

ヨードチロシンの結合 2個のジョードチロシン(DIT)の縮合によりサイロキシン(T_4)ができ, DITとモノヨードチロシン(MIT)の縮合によりトリヨードサイロニン(T_3)ができる. この反応もサイログロブリン分子内で進行し, ペルオキシダーゼによって触媒される. サイログロブリンの構造上の特性によって2つのヨードチロシン残基が空間的に近い位置にあり, 両者の結合を可能にしている. 生合成されたサイログロブリン分子上のT_3基やT_4基は, コロイドとして濾胞腔内に貯蔵される.[26]

ヨードチロシンの脱ヨード 甲状腺で産生されるホルモンの大部分はサイロキシン(T_4)であるが, ホルモンとして作用するのはトリヨードサイロニン(T_3)である. T_4からヨードを1つ除く反応を5′脱ヨード酵素が触媒する. この反応の大部分は標的器官で行われるが, 甲状腺でも起こる. 濾胞細胞に取り込まれたサイログロブリン内のモノヨードチロシン(MIT)やジョードチロシン(DIT)は脱ヨード酵素によって直ちに脱ヨードされ, 遊離したヨードの一部は血中へ移行し, 他は甲状腺濾胞内のヨード有機化に再利用される.[26]

ヨードトランスポーター iodine transporter ［ナトリウム・ヨードシンポーター］ 甲状腺はヨードを原料として甲状腺ホルモンを合成しており, そのヨードの輸送機構に重要な役割を担っているタンパク質. 1996年にカラスコ Nancy Carrasco らにより, その cDNA がクローニングされた. ^{131}I治療が奏効する分化型甲状腺癌ではヨードトランスポーター〔ナトリウム・ヨードシンポーター(NIS)〕の発現が強い.[385]

ヨード濃縮障害 deficiency of iodide transport 甲状腺のヨード取り込みに障害があり, 唾液腺や胃粘膜のヨード濃縮能も障害されている病態. 甲状腺機能低下症の発現は比較的遅く, ヨードの摂取量が多いときには低下症状がみられないこともある. 最近, 本疾患患者にナトリウム・ヨードシンポーター(NIS)の遺伝子の膜貫通領域の異常が発見された. 常染色体劣性遺伝形式をとる.[385]

ヨードバセドウ病 iodine-Basedow disease ［ヨード誘発性甲状腺機能亢進症］ ヨード欠乏地域において甲状腺腫, 特に自律性機能性甲状腺結節を有する患者がヨード含量の多い食物の摂取を行ったり, ヨード造影剤やヨードを多く含む薬剤の投与を受けたりなどして, 血中のヨードの濃度が上昇すると, これらの自律性の甲状腺細胞が過剰の甲状腺ホルモンを産生し, 甲状腺機能亢進症が起こる．ヨードを多く含むアミオダロン塩酸塩(抗不整脈薬)を服用した場合には，破壊性甲状腺中毒症が起こることもある．[385]

ヨード不染帯 iodine unstained area ヨード液散布により染色されない部分のこと．上部消化管内視鏡検査時にヨード染色液(3% ルゴール Lugol 液)を散布すると，正常食道粘膜は黒褐色に染色されるのに対し，病変部(表在癌，異形成，びらんなど)は不染帯となり，診断に有用である．[721,790] ⇨参ルゴール染色法→2967

ヨードメタン iodomethane⇨同ヨウ化メチル→2865

ヨード誘発性甲状腺機能亢進症 iodine-induced hyperthyroidism⇨同ヨードバセドウ病→2879

ヨーロッパブラストミセス症⇨同クリプトコッカス症→831

ヨーロッパ分類 classification of chronic hepatitis by the European grouping 第3回ヨーロッパ肝臓研究会(1968)において肝生検による組織像をもとにしてつくられた慢性肝炎の分類．わが国では犬山分類(1967, 1974, 1979)と並んで頻用されている．慢性肝炎を慢性持続性肝炎 chronic persistent hepatitis(CPH)と慢性活動性肝炎 chronic aggressive hepatitis(CAH)に分け，CPH は慢性炎症性所見(リンパ球浸潤や線維化)が主として門脈域に限られかつ軽度で，小葉内変化や限界板の破壊もないかあっても軽度であること，また小葉構造がよく保持されているものをいう．CAH は，門脈内の炎症性細胞浸潤が小葉内にも波及し，限界板の破壊や小葉内への線維の進展を認めるのが特徴．限界板の破壊と線維化の程度によりこれをさらに 2 A(activity moderate)と 2 B(activity severe)に分ける．形態学的所見のみからは，CPH と CAH は犬山分類の慢性非活動性肝炎 chronic inactive hepatitis(CIH)と慢性活動性肝炎 chronic active hepatitis(CAH)にほぼ相当するが，両分類には基本的姿勢の違いがある．ヨーロッパ分類では，CPH と CAH は病因を異にし，また，経過の点でも CPH は予後がよく，CAH は早期に肝硬変に進行する予後の悪い病型とした．これに対し，犬山分類の非活動性と活動性は活動性の有無のみを問題とし，同一患者でも時期により相互に移行するとの立場をとっている．現在では，犬山分類の基本的考え方が国際的にも一般的となっているが，犬山分類そのものは国際誌に掲載されていないため認知されていない．最近では国内外ともこの基本姿勢を無視して形態像のみから本分類を用いる傾向がある．これらの問題を解決するために，近年，新ヨーロッパ分類(1994)と新犬山分類(1996)が提唱された．両者とも grading(活動性)と staging(線維化)を分け，それぞれ個別にスコア化するもので，最近はこのほうが一般的となっている．[279] ⇨参新犬山分類→1504

予期神経症 expectation neurosis 〔D〕Erwartungsneurose ［予期不安］ 以前にたまたま失敗したことがある状況や行為に再び直面しなければならないときや，直面することを想像すると生じてくる，実際の困難とは不つり合いに強く，不合理な不安を予期不安という．通常は特に意識することなくスムーズに行えることが，予期不安が強いと過度の不安や緊張のためかえって失敗する．失敗はさらに不安を増強し，増強された不安は新たな失敗につながるという悪循環に陥る．これを予期神経症という．不安は心悸亢進，呼吸困難，発汗などを伴う不安発作の形をとることがあり，失敗した状況や行為を避けるようになり，日常生活に障害が生じるようになる．書痙，吃音，神経質性不眠，広場恐怖，社会恐怖などがある．[581]

予期不安 expectation anxiety⇨同予期神経症→2880

抑圧 repression 精神内界の意識的安定を保つ無意識的な自我の働きを防衛機制という．抑圧は最も基本的な自我の防衛機制で，不安や罪悪感を引き起こすために意識に受け入れがたい思考，感情，記憶や衝動を意識界から追い出し，無意識の中に閉じ込め，それらが再び意識界へ侵入するのを防ごうとする自我の防衛活動である．しかし，抑圧されたものは無意識内で消滅することなく，むしろ成長を遂げ形を変えて神経症症状として現れてくる．フロイト Sigmund Freud(1856-1939)は抑圧する力と衝動との無意識的な葛藤から神経症が形成されると考えた．精神分析はこの抑圧された内容を自由連想法を用いて意識化することによって，神経症症状の解決を図る．すなわち，自由連想法の際に抑圧は抵抗として現れるが，その抵抗を治療的に解消することによって抑圧は弱くなり，抑圧されていた内容が意識できるようになり神経症症状は消失する．観念や感情などの意識内容を意識的に前意識に押し込めようとする心的活動は抑制 suppression といい，抑圧と区別される．[581]

抑圧遺伝子 suppressor gene, suppressor ［**抑圧子，サプレッサー遺伝子，情報抑圧**］ ある遺伝子上に起こった有害な突然変異の効果が，その突然変異とは異なる第2の突然変異により抑えられ，もとに戻る現象を抑圧という．そのメカニズムには変異を起こした遺伝子と同一の遺伝子内に起こる場合(遺伝子内抑圧)と，変異を起こした遺伝子とは異なった遺伝子の変異によって生じる場合(遺伝子間抑圧)とがある．前者は第2の遺伝子変異が最初の遺伝子変異部位の近くに生じ，最初の変異で引き起こされた読み取り枠のずれがもとに戻る場合である．一方後者は，第2の突然変異が mRNA 鋳型の読み方を変える結果，正常なタンパク質がつくられるようになるためと考えられている．このような例には，tRNA 遺伝子，リボソーム，ポリペプチド鎖延長因子遺伝子などが含まれる．[981]

抑圧子⇨同抑圧遺伝子→2880

抑圧性陰極作用⇨同陰極性抑圧→290

抑うつ(鬱)型精神病質者 melancholiac 〔D〕depressiver Psychopath ［**抑うつ(鬱)者**］ シュナイダー K. Schneider(1887-1967)が類型化した異常人格の1つ．あらゆる生活様式で抑うつ的な気分に持続的，恒常的に支配されている人．終始機嫌は抑うつ的で，厭世的人生感を抱き，何事も難しく解釈する．情にもろく，穏和で内気，気力のない人格である．また，不機嫌性のものもあり，冷淡で不平を訴え，易刺激性で意地が悪く，邪推深く関係妄想をもちやすく，妄想性のものもあるとされる．[1106]

抑うつ(鬱)者 〔D〕Depressive⇨同抑うつ(鬱)型精神病質者→2880

抑うつ(鬱)尺度 depression scale；DS うつ病の臨床症状を評価するための順位尺度．自己評価尺度としてベック Beck の自己評価尺度(BDI)，ツング Zung の健康調査表(ZSDS)などがあり，これらには観察者のゆがみが入らないが，抑制が強いときなど記入困難である．一方，ハミルトン Hamilton のうつ病評価尺度(HRSD)は質問する形式で行い，21 項目，3 ないし 5 段階評価からなり，簡単で妥当性が高い評価尺度として最も使用されている．[1106]

抑うつ(鬱)状態 depressive state 抑うつ気分とは比較的持続する憂うつなどの感情が持続する状態を指す．うつ病がICD-10 や DSM-Ⅳ-TR などの診断基準では 2 週間以上持続する抑うつ状態とされるのに対して，単に抑うつ状態という場合は，その持続期間が比較的短いもので，憂うつな気分沈滞があって，通常なら楽しいことにも興味がもてず楽しめない症状が持続するものをいう．厳密なうつ病との区別はなく，曖昧に単に軽症のうつ病をうつ状態とする人もいるが，ICD-10 や DSM-Ⅳ-TR などの診断基準を満たせばうつ病とすべきである．[1106] ⇨参うつ(鬱)状態⇀330

抑うつ(鬱)人格 depressive personality⇨同情動性人格異常⇀1445

抑うつ(鬱)神経症 neurotic depression うつ状態を主症状とする神経症．軽症のうつ状態で対象喪失が原因となっていることが多い．パーソナリティ障害を伴っていることが多いとされ，抑うつ気分，興味と喜びの喪失，易疲労感などのうつ病としての症状が最低 2 週間持続するが，通常その程度は軽く，不安・焦燥など神経症的症状が目立つことが多い．DSM-Ⅳ-TR では気分変調性障害 dysthymic disorder と分類されるものや，特定不能のうつ病障害の小うつ病性障害に相当．[1106]

抑うつ(鬱)性昏迷 depressive stupor 〔D〕depressiver Stupor ［良性昏迷］ うつ状態の意欲・行為障害が極端に高度となったときに認められる症状．意識が清明であるにもかかわらず，精神運動制止が強くなり，患者はぼんやりとした状態で自発運動は消失し，話しかけてもまったく応答がなくなった状態．緊張病性昏迷と異なり四肢の筋肉は弛緩している．また，はじめから意欲を失っている無為とも異なる．[1106] ⇨参ヒステリー発作⇀2447，昏迷⇀1146

抑うつ(鬱)精神病 depressive psychosis⇨同うつ(鬱)病⇀331

抑肝散(よくかんさん) yokukansan 医療用漢方製剤の 1 つ．本来は小児のひきつけに用いられていたが，現在では小児に限らず，神経過敏で興奮しやすく，いらいらして眠れないという状態に対して用いられる．東洋医学的には，この処方は肝気の高ぶりを抑えることで鎮静作用を呈するため，これがそのまま処方名となった．体質がやや虚弱な人で，腹直筋の緊張，特に左側の腹直筋の緊張や臍傍動悸を認める場合に用いることが多い．臨床的には気分障害などの精神神経疾患のほか，夜泣き，不眠症，更年期障害，月経前緊張症，チック，斜頸などにも用いられる．最近，認知症の周辺症状，特に攻撃性に対する効果が報告されている．出典：『保嬰撮要』．構成生薬：トウキ，チョウトウコウ，センキュウ，ジュツ，ブクリョウ，サイコ，カンゾウ．[115]

翼口蓋窩 pterygopalatine fossa 上顎神経の内下方に位置し，鼻腔自律神経のセンサーである翼口蓋神経節を入れる．[514]

翼口蓋神経節 pterygopalatine ganglion，ganglion pterygopalatine 翼口蓋窩内にある鼻・副鼻腔の自律神経の中枢．翼突管神経からの神経線維は副交感神経であり，鼻腺 nasal gland と涙腺 lacrimal gland の分泌を促す．深錐体神経からは交感神経が分布し，鼻・副鼻腔の血管運動を調節する．翼突管神経はヴィディウス神経 vidian nerve とも呼ばれる．[701]

翼口蓋神経節ブロック pterygopalatine ganglion block 副鼻腔の炎症が翼口蓋神経節に及び血管収縮を引き起こし発生すると推定されるスルダー Sluder 症候群または非定型的顔面痛と呼ばれる疾患群に対し，疼痛除去の目的で行われる神経ブロック．翼口蓋神経節は翼口蓋窩で上顎神経に接して存在し，この神経節のみを単独でブロックすることは難しいが，側臥位とし頬骨側頭部から穿刺し翼口蓋窩に至る方法がよく用いられる．他に経鼻法，経大口蓋孔法(経口腔法)がある．[485]

浴室 bathroom 患者用浴室のあり方は平均在院日数の短縮に伴い大きく変化している．急性期病院の個室では浴室の代わりにシャワーを設置することが増えつつある．浴室を設ける場合は病棟内に共用で 1-2 か所が一般的．在宅復帰を目的とした回復期リハビリテーション病棟では病棟内に家庭的な浴槽(ユニットバスや個別浴槽)を設けることが多い．療養病床では個別浴槽のほか，座位式機械浴槽や臥位式機械浴槽など身体レベルに合わせて複数の浴槽を設置する．これらの浴槽は精神病床，老人保健施設・特別養護老人ホームなどをはじめとする介護施設，障害者施設のほか，各種の通所施設で幅広く設置されている．長期療養を目的とする施設では個別ケアの普及に伴い，入浴のシステムは作業分担方式からマンツーマン方式へと変化しつつあり，これに呼応する形で浴室計画のあり方も転換期を迎えている．[173]

翼状胸⇨同狭長胸⇀763

翼状頸 webbed neck，pterygium colli 左右に翼のように広がる三角形ないし台形の膜状皮膚を伴った頸の状態．胎生期の頸部浮腫の痕跡と考えられている．翼状頸単独で存在することもあるが，ターナー Turner 症候群，ヌーナン Noonan 症候群，胎児性アルコール症候群などさまざまな奇形症候群に伴うこともある．[111]

翼状肩甲 winged scapula，scapula alata 上肢近位部(肩甲肢帯部)の筋の萎縮が著明なとき，上肢を水平位に保って受動的に大きく外転すると，肩甲骨内縁部が胸部背面から離れて翼のようになる．肩甲骨を固定する筋の筋力低下と萎縮による．進行性筋ジストロフィー症などの筋疾患でみられることが多い．[1527]

翼状針 winged needle，butterfly needle 翼のついた針のことで主に点滴静脈内注射のときに用いる．血管を穿刺する際に持ちやすいように，また穿刺後に皮膚へ固定しやすいように，針基の両側に翼がある．針の長さは約 2 cm と短く，刺入部位を動かしても血管壁の損傷が生じにくい．種類は 18-27 G がある．体動の激しい場合や針の固定が難しい患者に用いる．[927]

翼状靱帯 alar ligament 環軸関節において，軸椎の歯突起を後頭骨に固定する重要な靱帯の 1 つ．翼状靱帯は軸椎の歯突起の上部から左右両側に広がって大後頭孔の外側縁(後頭顆の内側)に至る靱帯で，歯突起を固定し，同時に頭の回旋を制限する．正中部では，歯尖

靱帯が歯突起を大後頭孔前縁に結びつける.[1044] ⇒参環軸関節の靱帯→603，環軸関節→603

翼状片 pterygium 三角形の白色の結膜組織が，角膜中心部に向かって侵入する疾患．角膜との癒着と侵入の方向性によって真性翼状片と偽性翼状片とに分けられる．鼻側にみられることが多く進行性で瞳孔領に及ぶと視力障害の原因になる．原因は不明だが，日光が関与すると考えられ，南方の高温で日射の強いほこりの多い地域に好発する．進行した場合，角膜上に侵入した結膜組織を切除するが，術後再発することもある.[651]

抑制 suppression, confinement 最も単純な適応機制，防衛機制の1つ．観念や感情などの意識内容を意識的に意識から前意識内に押し込めようとする心的活動．欲求を意識的に抑え，がまんすることで禁圧ともいう．一度抑制された心的内容を，随意的に再び意識化することができる点で意識化できない抑圧 repression とは区別される．抑制は意識と前意識の間で行われる第二次検閲として働く意識的機制とされる.[1106]

抑制《視野の》 suppression, inhibition ［視野抑制］ 大脳視中枢における視覚抑制を指す．例えば斜視眼では，両眼視野の重なり部分はずれてしまい，左右の映像は視中枢で1つに融像することはできず，通常は複視を自覚する．しかし，両眼視機能がまだ発達段階にある乳幼児では，優位眼から入ってくる視覚情報によって斜視眼からの視覚情報が処理過程で抑制され，見えない視野部分(抑制暗点)が出現して複視を自覚しない.[975]

抑制《治療上の》 restraint わが国の医療・養介護施設において，精神科，一般診療科を問わず，認知症や不穏状態にある患者，利用者などの治療上，身体的安全確保を目的として，道具(抑制帯，抑制衣など)を用いて身体をベッドなどに固定すること．精神科では身体拘束ともいう．実施に際しては，患者や家族への説明と同意を得て，一時的に行う．実施中は二次的障害の予防と頻回の観察が重要．かつて抑制は人手不足を補う手段として行われてきたが，虐待や人権侵害の温床になるだけでなく，事故につながる危険性がある．2001(平成13)年，厚生労働省より「身体拘束ゼロ作戦」が出され，身体拘束廃止に向けての普及，啓発が高まった．病院機能評価の審査でも，抑制・拘束への配慮，基準の明確化，適切に行われたかが評価される．イギリスでは1980年代から人手による control and restraint(C & R)の方法論が導入され，道具による抑制は見直される傾向にある.[709] ⇒参身体拘束→1582

抑制衣 restraint clothes ［拘束衣］ 身体を拘束するための衣服をいい，拘束衣や拘束着ともいう．頭部のみが露出し身体全体を覆うブランケット型，両上肢が体幹に固定されるタイプのジャケット型，頭部と両上肢はフリーになるスモック型などのがある．自傷行為を防ぐために自力では脱げないようになっており拘束力が強いため，抑制(身体拘束)に対する人権問題，身体的，精神的，社会的弊害から，身体拘束を最小限にするために，抑制帯の使用に代わってきている.[1239] ⇒参抑制《治療上の》→2882

抑制遺伝子 repressor gene ［リプレッサー遺伝子］ ある遺伝子を阻害してその産物の生成を抑制する働きをもつタンパク質(リプレッサー)をコードする遺伝子．調節遺伝子 regulator gene の一種．例えば大腸菌のラクトースオペロン lactose operon では，*lacI* 遺伝子によってコードされるリプレッサーが調節部位である *lacO* に結合して転写抑制を起こす.[1157] ⇒参調節遺伝子→2014

抑制因子⇒同リプレッサー→2932

抑制性T細胞 suppressor T cell；Ts⇒同サプレッサーT細胞→1193

抑制性介在ニューロン inhibitory interneuron ニューロン同士を結合させ，局所的な神経回路をつくるもののうち，シナプス後細胞の活動を抑制するもの．また結果としてシナプス前細胞の活動を抑制することもある．脊髄のレンショウ Renshaw 細胞がよく知られている.[1230]

抑制性シナプス inhibitory synapse 神経興奮伝達を抑制するシナプス．過分極性の抑制性シナプス後電位(IPSP)が発生し，シナプス後ニューロンのインパルスを抑制あるいは発生しにくくする．γアミノ酪酸(GABA)やグリシンを伝達物質とする.[1230]

抑制性シナプス後電位 inhibitory postsynaptic potential 抑制性伝達物質(GABA，グリシンなどが代表的)によりシナプス後膜に発生する過分極性の電位変化.[1274]

抑制性ニューロン inhibitory neuron 抑制性の神経伝達物質であるGABA(γアミノ酪酸)やグリシンなどを放出し神経興奮を抑制する神経細胞．多くは介在性ニューロンである.[1274] ⇒参介在ニューロン→435

抑制帯使用時の看護 抑制帯とは，自傷行為の防止，良好な姿勢や体位，肢位の保持，ベッドからの転落やベッド柵による受傷防止，挿管チューブやカテーテルなどの抜管，抜針の予防などの目的で身体を拘束する道具をいう．抑制開始の際は，目的や必要な理由を患者，家族に説明し同意を得てから行う．抑制範囲は必要最低限で時間も短くなるよう，看護師がついているときは解除するなど工夫する．腋窩や手首，足首などに帯状の抑制帯を使用する場合や膝関節や肘関節などにシーネ型の抑制帯を使用する際は，抑制帯の種類に応じて血管や神経を強く圧迫しないようにクッションとなるタオルなどを置いて固定する．特に乳児などにシーネを絆創膏などで固定する場合は必ず浮腫などを考慮してタックをとっておく．体幹や腹部では呼吸運動を妨げたり，内臓を圧迫しないように注意する．抑制後は全身状態，末梢の血流や神経障害の有無をチェックリストなどを利用して定期的に観察し記録する．抑制帯は1日1回ははずし，圧迫部分の皮膚の状態を観察し，清拭などのケアを実施する．事故防止のため抑制帯の使用基準を設ける.[1239] ⇒参抑制衣→2882，抑制《治療上の》→2882，身体拘束→1582

欲動 drive 〔D〕Trieb 〔F〕pulsion ［動因］ 生物学的な本能が心理的な欲求の形で現れたもので，フロイト Sigmund Freud(1856-1939)によって定義された精神分析的概念．生きていくために必要な行為を遂行させる動因となり，最も基本的なものを原欲動と呼び，性的な欲動をリビドー libido と呼んだ．晩年には愛あるいはエロスの本能と，死または破壊の本能と，2つの相反する欲動があるとした．どのようなものを欲動に入れるかについては，その後もさまざまな議論がある．一般的には，生物学的な一次的要求として，空気，水，温度，食物，性，排泄，休息，運動，睡眠などの身体的欲動と，社会的な二次的要求として，愛，承認，保護，権勢，名誉，富，成功，美などの心的欲動とがある.[1362]

浴湯反応⇨同湯あたり→2846

欲動論　〔D〕Triebtheorie　フロイト Sigmund Freud (1856-1939)の打ち出した精神分析の中で重要な概念である欲動論のうちの1つで，「生(エロス)の欲動」と「死の欲動」として第三次(最終)欲動論として提唱されたもの．人間を内面から駆り立てる力動過程のことを指す．フロイトは『性欲論3編』の中で第一次欲動論として生欲動と自我欲動の対立を重視した．やがて第二次の欲動論が現れ自我リビドーと対象リビドーの対比がなされた．第一次世界大戦の戦乱のなか，彼は戦争の悲惨さと人間の愚かさに気づき，攻撃性とその反復強迫の傾向の重要性を認識するようになり，第三次欲動論として「生(エロス)の欲動」と「死の欲動」が登場する．「生(エロス)の欲動」とは自己保存の欲動と種族保存の欲動からなり，統一性をもってこれを維持しようとする統合された欲求である．これに対して「死の欲動」とは，『快楽原則の彼岸』の中で，人間の精神生活にある「無意識的かつ自己破壊的・自己処罰的傾向」，または人間を支配する「悪魔的な力 daemonic force」に注目し，人の中にある人知をこえた悪魔的な力に対して名づけたもの.[718]

翼突管神経切除術⇨同ヴィディアン神経切断術→311

翼板　alar plate　〔L〕lamina alaris　発生初期に神経管が形成される際に，神経板の左右の縁が背側で融合する部位を蓋板といい，神経管の底の部分を底板という．蓋板と底板の中間に境界溝が形成され，翼板はこの境界溝と蓋板の間の部分を指す．この部位に感覚ニューロンが発生し，脊髄では後角が形成される．境界溝と底板の間は基板といい，ここには運動ニューロンが発生し，脊髄では前角が形成される．境界溝付近には内臓性ニューロンが発生する．また菱脳(延髄，橋)では外側から内側に向かって，脳神経核が感覚ニューロン，内臓性ニューロン，運動ニューロンの順に配置されている.[1043]

預言者妄想　〔D〕Prophetenwahn　宗教妄想の一種で，神の預言者として活動する任務をもって，この世に生まれてきたと確信する妄想．神の声を聞いたり，神の姿を見たりという幻覚と結びつくことがある．誇大妄想であるが，迫害的，抑うつ(鬱)的，自責的な色彩を含むことがある．この妄想に基づいて，預言を文書にまとめたり，人前で説教したり，信者を募ったりなどの活動を行うことがある.[1362]

予言的仮説⇨同予測的仮説→2884

予見的研究⇨同前向き研究→2728

予言的有効性⇨同予測的妥当性→2884

予後　prognosis　［プログノーゼ］　患者の疾患の経過および結果を予測すること．同一疾患の一般的経過に基づいて，現在の疾患の今後について予測し，またそれを前もって告げること．治療に関する予後，生命に関する予後，回復に関する予後，機能に関する予後，社会復帰に関する予後，経過時間に関する予後などがある．情報処理技術の発展に伴い，予後の定量評価をする試みも行われるようになった.[1505]

横8字〔骨盤位〕牽出術　transverse figure 8 delivery method〔in breech presentation〕　骨盤位の胎児を娩出する方法の1つで，胎児殿部を把持し，児背は母体腹側に向けつつ，片側の下方から上方，反体側の下方から上方へと回旋しつつ牽引するもの．胎児殿部が横にした8の字を描く．これにより体幹と上肢が娩出される．後続児頭の娩出にはファイト・スメリー Veit-Smellie 法などが行われる.[998]　⇨参骨盤位牽出術→1116

横アーチ⇨同横足弓→390

横川吸虫　Yokogawa fluke, *Metagonimus yokogawai*　成虫はヒトの小腸に寄生し，体長が1 mm 前後の吸虫．第1中間宿主はカワニナ，第2中間宿主はアユ，シラウオなどの淡水魚であり，ヒトはメタセルカリア(被嚢幼虫)が寄生した第2中間宿主をなま，または加熱調理不十分な状態で摂取して感染する．少数寄生では無症状のことが多いが，多数寄生では下痢，腹痛などの消化器症状がある.[288]

横緩和　transverse relaxation⇨同スピンスピン緩和→1652

予告出血　announcing bleeding⇨同警告出血→856

横波　transverse wave　［ズリ波］　波が媒質中を伝搬していく場合，媒質中の各点の粒子変位の方向(振動方向)が伝搬方向と垂直の波．例としては，石を投げたときに水面にできる輪状の波がある.[955]　⇨参縦波→1920

横浜軍陣病院　日本最初の外科病院で，イギリス人医師のいう Japanese Military Hospital の訳だが，地元横浜では軍陣病院と呼んだ．のちに帝国大学病院の前身の東京大病院に吸収され東京の本郷に移る．1868(慶応4)年閏4月17日より半年間，野毛の修文館，太田陣屋などを利用し，前半はウイリス William Willis，後半はシッダル J. B. Siddal を中心に総計491名の入院患者を治療した．ここでは麻酔，消毒，副木処置，肢切断術などの新施術が行われ，日本人医師に大きな影響を及ぼした.[1083]

予後不良　unfavorable prognosis　同一疾患の一般的経過に基づいて患者の疾患の経過を予測したとき，患者の経過および終末が早晩死を免れることができない，または回復の見込みがない，あるいは機能の改善が望めないか，将来的にさらに機能障害の進行が予想されること.[1505]

横むき嚥下　［頸部回旋］　咽頭の一側の通過障害に対して用いる代償方法．通過障害のある側に，頸部を回旋させたり，斜め下に傾けたりすると，回旋および傾けた側の梨状陥凹は狭くなり，食物が残留しにくくなる．また，反対側の梨状陥凹はさらに広がり，食物はスムーズに通過しやすくなる.[1573]

吉岡弥生　Yoshioka Yayoi　東京女子医科大学を創立した医師，教育家〔1871-1959(明治4～昭和34)〕．現在の静岡県掛川市に漢方医鷲山養斎の次女として生まれる．1889(明治22)年，東京の私立医学校済生学舎に入学し，1892(同25)年，医術開業試験に合格，女性としては22番目の医師資格を得た．1895(同28)年より東京で開業，同年ドイツ語教師の吉岡荒太と結婚．1900(同33)年，済生学舎廃校による女子医学教育の途絶を憂え，東京女医学校を設立する．1904(同37)年，付属東京至誠医院を設置，その後同校は東京女子医学専門学校，さらに東京女子医科大学となり，日本の女子医学教育の中心的な役割を果たしている．また1930(昭和

5)年，東京女子医学専門学校付属産婆看護婦養成所を開設．所長に就任し，看護教育にも尽力した．同養成所は1935(同10)年に産婆養成所・看護婦養成所に改組され，専門化がはかられた．なお吉岡は大正年間より各種婦人団体の要職につき，政府の嘱託も歴任．第二次世界大戦後，教職・公職追放となるが，東京女子医科大学の認可，開設と付属看護学院の開設を見とどけ，1959(同34)年88歳で死去．看護学院はその後専門学校，短期大学，看護学部に発展した．著書に『来るもの丶為に』(1937)，『妊娠と安産の心得』(1939)などがある．[1408]

吉雄耕牛　Yoshio Kougyuu　蘭方医でありオランダ語通詞でもある〔1724-1800(享保9～寛政12)〕．長崎平戸町の代々通詞の家に誕生．諱(いみな)は永章，通称定次郎，成人して幸左衛門，号を耕牛という．誕生したのは第8代将軍徳川吉宗の治世[1716-45(享保元～延享2)]で，吉宗が「禁書の令」を緩和し，学者や一般の人が洋書を読むことができるようになった時代．父藤三郎は当時，大通詞今村源右衛門に習い，源右衛門の死後大通詞に昇進した．耕牛は父の才能を受け継ぎ，26歳で大通詞昇進．オランダ商館医から医学を学ぶ．特にスウェーデン人の商館医トゥーンベリCarl P. Thunbergから梅毒の特効薬スウィーテン水van Swieten liquorの処方を学んだ．耕牛はのち吉雄流外科をおこし，門下生600人を擁した．整骨法にすぐれ，西洋式カテーテルをつくり，西洋刺絡(静脈を刺すこと)にひいでて瀉(しゃ)血療法も行う．中津藩医前野良沢〔1723-1803(享保8～享和3)〕は長崎に3か月滞在したとき，耕牛の世話と励ましで蘭学を学び，訳書『解体新書』の完成[1774(安永3)]の大きな原動力となる．耕牛は『解体新書』の序文を書いたことでも有名．晩年幕府から蛮学指南役に抜擢された．[503]

四次構造《タンパク質の》⇨同タンパク質の四次構造⇀1955

吉田富三⇨参吉田肉腫⇀2884

吉田肉腫　Yoshida sarcoma　1943(昭和18)年に吉田富三(1903-73)がラットで化学発癌させた腫瘍で，当初は長崎系腹水肉腫と称されていた．吉田は長崎医科大学で佐々木隆興とともにアゾ色素による肝癌の発癌に成功しているが，その実験中に偶然に見いだされた腫瘍．腫瘍細胞を腹腔内に接種すると，腹水中で個々に遊離した状態で増殖させ，維持することができる移植率の高い腫瘍．単純な癌のモデルなので，抗癌剤の効果を調べるなど，癌の化学療法の分野で活用されている．[1531]

吉益東洞　Yoshimasu Toudou　江戸時代中期の古方派医師〔1702-73(元禄15～安永2)〕．名は為則，字は公言，通称は周助，別号は晩成堂．先祖は名族畠山氏で，吉益姓は曾祖父が河内の金創医吉益半咲斎に身を寄せたことによる．祖父畠山道庵は浅井家に従って紀州から広島に移り，医を業とした．東洞は19歳で津祐順に金創・産科を学んだほかは独学で医学を修め，37歳で堀景山の斡旋により京都に開業，講説．人形をつくって糊口をしのぐ赤貧の時代を経て，43歳で山脇東洋にその臨床手腕を認められ，次第にその名が知られるようになった．45歳より三条東洞院に転居し東洞と称した．50歳で傷寒論，金匱要略を処方ごとに再編した『類聚方』(1764)を著し，次いで方意解説書『方極』(1764)，薬能審定書『薬徴』(1785)，医論集『医断』(1759序)，治験録『建殊録』(1763)を世に問い，その「万病一毒説」「天命説」は医界に衝撃を与えた．実子南涯(→北洲→復軒)のほか，多数の門人を輩出した．[1355]

吉益南涯　Yoshimasu Nangai　江戸中期から後期の医師〔1750-1813(寛延3～文化10)〕．名は猷，字は修夫．南涯は号．吉益東洞の長子として京都に生まれた．1773(安永2)年父のあとを継ぎ，医業に名声を博した．1788(天明8)年の大火にあい大坂に移ったが，のち京都三条東洞院の旧地に戻った．父の説を修正して気血水説を唱え，後世に影響を及ぼした．著書に『傷寒論精義』『医範』『気血水薬徴』などがある．[586]

余剰皮膚⇨同ドッグイヤー⇀2155

余剰麻酔ガス　waste anesthetic gas　呼気の一部を半閉鎖弁から回路外に排出する半閉鎖法による麻酔法で，排出されるガスのこと．手術室内の麻酔ガスによる汚染を防ぐため，余剰麻酔ガスを室外へ誘導する必要がある．[485]

予診票(表)　preliminary history sheet　医学的診断および看護ケアに役立てるために，患者から得た必要のある情報を系統立てて整理し，チェック形式と書き込み形式で構成する一覧表にまとめた質問用紙．外来もしくは各専門科によって質問項目は異なるが，一般に患者の訴えや症状，発症の経過，既往歴，治療歴，検査歴，家族歴，生活歴，遺伝関係などまでが系統的に盛り込まれている．[543]

予測術後肺機能　predicted postoperative pulmonary function　肺切除術において，残存する肺の換気能力をあらかじめ予想することで，手術の機能的適応を決定するための指標．一側肺の切除の場合には，左右別スパイロメトリーや，一側肺動脈閉塞試験などで術後状態を評価する．肺葉の切除や部分切除の場合は，切除領域の区域数や亜区域数から術後肺活量や1秒量を算出する方法があり，さらに上葉・下葉の換気関与能力の差を補正することで，術後肺機能との間によい相関が得られている．[948]

予測生存率　possibility of survival；Ps　外傷診療において救命の可能性possibility of survivalを示す指標．生理学的指標であるRTS(改訂外傷スコアrevised trauma score)と解剖学的指標であるISS(損傷重傷度スコアinjury severity score)，および年齢の3要素からTRISS(外傷重傷度スコアtrauma injury severity score)法を用いて算出する．予測生存率が高値であるにもかかわらず患者が死亡してしまった場合など，予測生存率と実際の予後との間に差が生じる場合には，診療の質を客観的に評価するうえで参考となる値である．予測生存率が50%以上であるが死亡した場合をPTD(preventable trauma death)と称している．[1390] ⇨参ISS⇀69

予測的仮説　predictive hypothesis　［予言的仮説］　さまざまな研究結果を統合することによって，ある理論の正当性が予測される場合に，その理論に基づいて導かれ，それを検証することによってその理論の正当性を確認する際に用いられる明示的な仮説．[871]

予測的妥当性　predictive validity　［予言的有効性］　基準関連妥当性を示す1つの概念．例えば，化粧品のセールスマンの販売能力を測定するテストがあって，これを販売会社の入社試験に用いたとする．そして，1年後の販売実績とこのテストの得点との間に高い相関関係が認められたとすると，このテストは予測的妥当性が高いと考えることができる．[980] ⇨参妥当性→1921，基準関連妥当性→685

予測的妥当性《測定の》 predictive validity 検査・測定機器が，その測定対象を測定しうる能力の程度の指標の1つ．他種の検査機器を使用して，同じデータを解析した結果を予測する能力を提示することで定められる，検査測定機器の対象測定性能のレベル．[543] ⇨参予測的妥当性→2884

予測肺活量 predicted vital capacity 測定した肺活量の値が正常かどうかを決めるために比較対象とされる肺活量の正常予測値．肺活量は年齢，性，身長などと相関するため，これらを考慮に入れた予測値が用いられる．日本では，男性の肺活量(mL)＝(27.63 − 0.112×年齢)×身長(cm)．女性の肺活量(mL)＝(21.78 − 0.101×年齢)×身長(cm)というボールドウィン Baldwin の式が広く用いられている．[948]

予測罹患率⇨同予測罹病率→2885

予測罹病率 predicted morbidity rate ［予測罹患率］ ある地域の年齢構成や性比などの情報をもとに罹病率(罹患率)を予測した値．[871]

よちよち歩行⇨同動揺性歩行→2136

四日熱マラリア quartan malaria，malariae malaria 四日熱マラリア原虫 *Plasmodium malariae* によるマラリアで，72時間ごと(足かけ4日ごと)に起こる発熱発作，軽度の貧血，肝脾腫を特徴とする．原虫が長期間体内に残り，数十年たって再発することもある．治療にはクロロキン(国内未承認)が用いられる．[288] ⇨参マラリア→2745

欲求階層説《マズローの》 Maslow's hierarchy of needs マズロー Abraham H. Maslow (1908-70)は人間を全体的立体的にとらえ，人間のもつさまざまな欲求を人格の全体的構図の中に統一的に位置づけた．また欲求と発達の関係性も明らかにし，ともに変化するものと考えた．欲求の階層づけとは人間の欲求を低次から高次に分類し，以下の5段階の階層構造によって説明しようとするもの．①第1層(生理的欲求)：生命を維持していくために必要な欲求．食欲や睡眠・生殖活動など，②第2層(安全・安定の欲求)：続いて生活のあらゆる局面において安全や安定を求める，③第3層(所属・愛情の欲求)：社会の一員として認められたい，他の人から愛されたいという願望，④第4層(尊重の欲求)：集団に所属し愛情を得ることが満たされると，尊敬されたい，人に認められたいという自己尊重の欲求が現れてくる，⑤第5層(自己実現の欲求)：各水準の欲求が満たされても，人間はなお完全に満足を得ることはできない．自分がこうありたいと思うこと，自分の力を最大限に発揮できることをやろうとする意欲が高まり人間のもつ可能性を実現するもの．この考え方は看護理論の中の欲求に対する概念にも影響を与え，特にペプロウ Hildegard E. Peplau (1909-99)の「ニーズ論」やヘンダーソン Virginia Henderson (1897-1996)の「14の基本的ニーズ」などは，この理論に準じた考え方といえる．[718]

欲求体系理論 need-hierarchy theory マズロー Abraham H. Maslow (1908-70)による，人間の欲求を5つの優先性の階層に分類し体系化したもの．マズローは，人間の欲求は基本的な欲求から始まり，安全の欲求，愛情と所属の欲求，尊敬と承認の欲求，自己実現の欲求へと階層をなしているとした．下位の欲求が満たされると次のレベルの欲求が生じ，その欲求の充足により階層的に次々と喚起される．欲求の充足度は下位の欲求ほど高くなり，上位の欲求を満たすためには，基本的な欲求や安全の欲求がある程度満たされていなければならない．この理論は，看護過程においてアセスメントや看護診断の優先順位を決定する際に有用である．[282] ⇨参欲求階層説《マズローの》→2885

欲求不満⇨同フラストレーション→2574

予定帝王切開分娩 elective cesarean delivery ［選択的帝王切開術］ 帝王切開既往，母体疾患，前置胎盤，胎位や胎勢の異常，胎児奇形，児頭骨盤不均衡，胎児に血小板減少がある場合，社会的適応〔高年初産，貴重児(母体が不妊症，習慣流産など苦難の末に妊娠，分娩に至る児)など〕の場合にあらかじめ定められた日程に行う帝王切開．[1323]

夜泣き night cry 一般に生後3か月以降の乳児が，毎夜目を覚まし激しく泣くこと．ぐずり続けてなかなか寝なかったり，一晩に何度も繰り返すことがあるため，両親にとって大きな負担となる．空腹，暑さ，寒さ，おむつの汚れ，寝具や衣服による圧迫，各種の痛み，瘙痒などの身体的原因を取り除いてもやまない場合は，乳児の神経質や親の過保護といった心理的な原因が考えられる．対策としては昼間十分に運動させ，適度な疲れを与える．就寝前に入浴させるのもよい．また親の養育態度を改める努力も必要である．[1631]

予備吸気量 inspiratory reserve volume；IRV ［吸気予備量，IRV］ 安静吸気位からさらにできるだけ吸入したときの気量．一回換気量よりさらに吸入できる予備の気量である．[953] ⇨参肺気量〔分画〕→2333

予備血量 reserve blood 体内の血液の全量を全血液量というが，すべての血液が循環しているわけでなく，約10％は肝臓や脾臓にたまっていて循環していない．その血液を予備血量という．[226]

予備呼気量 expiratory reserve volume；ERV ［呼気予備量，ERV］ 安静呼気位からさらにできるだけ呼出したときの気量．一回換気量からさらに呼出できる予備の気量である．[953] ⇨参肺気量〔分画〕→2333

予備細胞増殖 reserve cell hyperplasia 多分化能をもち，腺上皮下層で基底膜に接して存在する予備細胞が増殖・多層化する現象で，その結果として扁平上皮化生を引き起こす．子宮頸部の扁平円柱上皮境界に好発．[1531] ⇨参基底細胞過形成→694

予備テスト pretest ［事前テスト，プレテスト］ 調査や実験を成功させるために事前に行う小規模な調査あるいは実験．調査や実験は周到な計画のもとに実施しても，何らかの問題点が生じてくる．そこで予備調査や予備実験を実施して，調査票，調査方法，実験計画の不備，測定装置の問題点などを本調査，本実験までに修正する．[980] ⇨参パイロット研究→2358

予備能力 reserve 心予備能力，肺予備能力など，身体の生活機能を維持するための潜在能力のこと．必要度の増加に対応して恒常性を保つ働きをする．[1118] ⇨参

ホメオスタシス→2714

ヨブ症候群 Job syndrome⇨同高 IgE 症候群→968

予防医学 preventive medicine 人間を取り巻く自然的・社会的環境要因と健康との関連を調べ，疾病の予防，健康の保持増進を図る科学と技術であり，主に衛生学・公衆衛生学分野がこれにあたる．疾病の治療を目的とする治療医学に対する用語．現在は疾病の予防からリハビリテーションに至るまでのすべてを含む包括的医学ととらえられている．これは食生活，居住環境，労働環境，生活習慣(喫煙など)の改善ならびに健康教育，予防接種などによる一次予防，疾病の早期発見・早期治療による二次予防，疾病の悪化や機能低下の防止および社会復帰を図るためのリハビリテーションによる三次予防に分類される．[1036]

予防医学的閾値⇨同境界値→749

予防衛生行政 preventive〔public〕health administration 疾病を予防し，健康を維持増進させるための各種施策．狭義には，「予防接種法」に基づく各種予防接種の実施，種々の法規に基づく乳幼児から成人・高齢者に至るまでの対象者に実施される各種健康診断などが該当．[1036]

予防衛生研究所 Institute for Preventive Medicine 疾病の予防や健康の保持増進に関する研究を行う機関．これに該当するわが国の国立機関としては，厚生労働省付属の国立予防衛生研究所があるが，1997(平成 9)年に国立感染症研究所に名称変更された．[1036] ⇨参国立感染症研究所→1094

予防看護学 preventive nursing 子どもから高齢者までのあらゆるライフステージの人々を対象にし，身体の虚弱や心身の健康障害によって看護ケアが必要となる状態に陥ることを事前に予防し，質の高い社会生活を送ることができるようにするための学問分野．地域において生活習慣病やメタボリックシンドロームなどの予防活動やそのための疫学研究，具体的な介入計画，地域の高齢者の介護予防，健康な街づくりのためのシステム作りや施策化の推進など，臨床看護学と同様に，広汎な領域を有する看護学の分野となっている．[1206]

予防矯正 preventive orthodontics 成長発育期にある幼児・児童に対し，現在不正咬合がみられなくても，将来不正咬合の原因になる，または原因となりうる要因を早期に発見・対処すること．乳歯は生後 6 か月〜3 歳の間に萌出し，7-12 歳の間に永久歯に生え替わる．予防矯正では矯正装置を使用するような歯の移動を行わず，歯の交換時期に合わせて，口腔諸機能に好ましい刺激・訓練を行い上下歯列弓や上下顎の健常な発育を誘導する．具体的には，永久歯との交換を妨げる要因や残存乳歯の除去，過剰歯・埋伏歯の抜去，異常小帯の切除・整形，齲蝕コントロール，永久歯の萌出誘導，将来不正咬合の原因になると思われる口腔習癖などの除去を行う．[760]

予防歯科学 preventive dentistry 歯を含めた口腔の異常や疾患の予防法の開発と，その応用に関する研究を行う臨床歯科医学の一分野．予防により口腔諸器官を正常に発育させ，その健康と機能を十分に発揮させることによって全身の健康の維持・増進を図ることを目的とする．[830]

予防接種 prophylactic inoculation, immunization, vaccination 病原体を弱毒化あるいは不活化したもの，あるいは菌体外毒素の毒性をなくして抗原性だけを残したものを，人体に注射または経口的に与えて免疫を獲得させる方法．弱毒生ワクチンは人工的に病原性の弱い弱毒株をつくり，それを生きたままの状態で接種するもので，ポリオ，麻疹，風疹，おたふくかぜ(ムンプス)，BCG がこれに相当．ポリオワクチンは経口接種．死菌ワクチンは培養して得た病原体(細菌やウイルス)にホルマリンなどを加えて殺してつくったもので，不活性化ワクチンとも呼ばれる．これにはインフルエンザ，日本脳炎，百日咳，ワイル病，コレラなどのワクチンがある．トキソイドは菌体外毒素の毒性をなくしたもので，ジフテリアや破傷風ワクチンがこれである．現在わが国で実施される予防接種は次の 19 疾患についてである．結核(BCG は結核菌の弱毒株)，ポリオ，百日咳，ジフテリア，破傷風，麻疹，風疹，おたふくかぜ，日本脳炎，水痘，インフルエンザ，B 型肝炎，A 型肝炎，インフルエンザ菌 b(Hib)，肺炎球菌感染症，ワイル病，コレラ，黄熱，狂犬病．ジェンナー Edward Jenner がはじめて天然痘に対して行ったとしてよく知られている種痘は，その効果によって 1977 年 9 月の患者を最後に地球上から姿を消し，WHO は 1980 年 5 月に天然痘根絶宣言を行った．わが国では 1980(昭和 55)年 8 月から種痘を定期接種から削除した．Hib ワクチンは 2008(平成 20)年 12 月に導入され，5 歳未満の小児に対して任意接種となった．[1631] ⇨参予防接種法→2887

予防接種後脳脊髄炎 post vaccinal encephalomyelitis 予防接種後に生じた副反応としての脳脊髄炎のこと．予防接種後，脳脊髄炎の症状が生じるまでの時間が，ジフテリア，百日咳，破傷風，日本脳炎，インフルエンザの場合は 7 日以内，麻疹，風疹の場合は 21 日以内(予防接種後副反応報告基準)．必ずしも生じたすべての脳脊髄炎が予防接種との因果関係を示すとは限らない．予防接種後の観察は慎重にする．[1474]

予防接種事業による健康被害の救済制度 relief system for injury to health with vaccination 医師などの関係者に過失がない場合でも，予防接種を受けた者が，きわめてまれに疾病に罹患したり，障害を残したり，死亡するなどの健康被害を生じることがある．予防接種の目的には，感染症の発生および拡大の防止という公共利益がある．そのため，健康被害者に対して救済を受ける権利を明らかにすることと，予防接種を実施する国および地方公共団体に対してはその責任を明らかにするために，1994(平成 6)年の「予防接種法」の改正で，健康被害救済についての規定がなされた．被害者に対する給付内容は，医療費，医療手当，障害児養育年金，障害年金，死亡一時金，葬祭料，および介護加算(2006 年 3 月改訂)．[1474]

予防接種事故 vaccination accident ①ワクチンそのものに欠陥があった場合：ワクチン製造時の欠陥，②ワクチン接種時に他の病原菌が混入した場合：器具消毒やワクチンの取扱いにおける不注意，③誤接種の場合：ワクチンの種類・量の間違い，他の薬品を誤って接種，がある．接種前には検定証紙の確認，薬液の種類・有効期限の確認を行い，薬液に混濁，異物の混入などの異常がないかどうかなど基本的な注意事項を徹底する．[1474]

予防接種の禁忌事項 予防接種前に，問診，検温，診察などによって異常な副作用を生じる危険のある不適当者を見つけ出す必要があり，主に次の場合を禁忌とする．①発熱(通常37.5℃以上)がある．②重篤な急性疾患に罹患．③接種液の成分によってアナフィラキシーを起こした場合：百日咳ジフテリア破傷風混合ワクチン，ポリオワクチンなど，繰り返し接種を予定しているワクチンによってアナフィラキシーを呈した場合，また鶏卵，鶏肉，カナマイシン，エリスロマイシン，ゼラチンなどでアナフィラキシーを起こした既往歴のある場合．④妊娠中：生ワクチンは，胎児への影響を考慮して，妊娠期間全般にわたり予防接種をしない．風疹では接種後2か月間は避妊が必要．以上のほか，基礎疾患などを総合的に考慮して接種することが医師に義務づけられている．また，接種者および保護者には自分の状態を正確に医師に伝えることが義務づけられている．[1474]

予防接種法 Preventive Vaccination Act 1948(昭和23)年制定．伝染病の発生および蔓延予防のため，予防接種を行い，公衆衛生の向上および増進に寄与することを目的とする．その後，予防接種の対象疾病，実施方法の変更や，予防接種による健康被害の迅速な救済措置を主な柱として，1994(平成6)年に大幅な改正が行われた．2001年(同13)年の改正では65歳以上の高齢者を対象にインフルエンザが法定接種となった．その後，2007(平成19)年に結核予防法が廃止され，結核は予防接種法による一類疾病に加えられた．したがって，現在予防接種法の定めるところにより予防接種を行う疾病は，ジフテリア，百日咳，ポリオ，麻疹，風疹，日本脳炎，破傷風，結核およびインフルエンザの9疾病であるが，その他，疾病の発生状況やワクチンの開発状況に応じて迅速に対象疾病の追加が可能となっている．予防接種には定期のものと臨時のものがある．定期の予防接種は市町村長が行い，実施時期は，ジフテリア・百日咳・破傷風：1期初回が生後3-90月に3回，その後12-18か月追加接種1回，2期は11歳以上13歳未満に1回，ポリオ：生後3-90月に1回，麻疹・風疹：1期が生後12-24月，2期は5歳以上7歳未満で各1回，日本脳炎：1期初回が生後6-90月に2回，その翌年に追加接種1回，2期は9歳以上13歳未満1回，結核：生後6月までに1回．なお，日本脳炎に関しては都道府県知事が接種の必要のない区域を指定できる．市町村長は，その健康被害が予防接種を受けたことによると厚生労働大臣が認定したとき，医療費，医療手当，障害児養育年金，障害年金，死亡一時金，葬祭料などを給付する．[1036]

予防接種歴 immunization record，inoculation record 過去に受けた予防接種の履歴をいう．具体的には，予防接種の種類，接種年月日，接種後の副作用の有無，禁忌などで予防接種を行わなかった場合の理由など．予防接種の予定作成および副作用の出現を回避するために，予防接種歴を把握することは重要．[1474]

予防的オドントトミー prophylactic odontotomy 齲蝕罹患率の高い乳臼歯・永久臼歯の小窩裂溝を齲蝕罹患前に予防する目的で開拡し(ハイアット Thaddeus P. Hyatt，1923)，食物残渣が停滞しにくい形態に修正して，清潔を保持できるようにすること．しかし，臼歯の小窩，裂溝は，齲蝕好発部であるが齲蝕罹患のために存在するのではないこと，健全な歯質を削除することなどに対し疑問が投げかけられた．1960年代になると接着性レジンなどが開発され小窩裂溝填塞剤 pits and fissure sealant として認知されるに至った．[760] ⇨参予防填塞(てんそく)法《齲蝕(うしょく)の》→2887

予防的化学療法 chemoprevention，prophylactic chemotherapy 感染症の発症を予防するために抗菌薬を投与すること．外科領域では，手術中の汚染による微生物の量を宿主(ヒト)の防御機能が対応できるレベルに低下させて術後感染症を予防するために術前(中)に抗菌薬の投与を行う．内科領域では，内視鏡検査時などに感染防止のために行う．予防投与のために選択される抗菌薬は，予想される微生物に対する抗菌力がある，副作用が少ない，万一感染症を起こしても予防投与した抗菌薬に代わる治療薬がある，などが選択基準となる．抗菌薬の長期投与は，耐性菌や菌交代現象を出現させるので避ける．[1526]

予防的抗菌薬投与 prophylactic antimicrobial administration 抗菌薬を，感染症にさらされる危険性が非常に高いと考えられるような症例に対して予防的に投与すること．手術(腹膜炎の開腹術など)や感染症を引き起こす危険性の高い手技(心臓カテーテルなど)前の投与に加えて，咬傷，再発性の黄色ブドウ球菌感染症，反復性膀胱炎，小児のリウマチ熱や中耳炎の予防などが対象となる．また，免疫能の低下した症例や白血球の減少した症例に対して，予防的に投与されることもある．ただし，抗菌薬は感染症の明らかな症例に対して投与するのが原則で，感染症の危険性が抗菌薬投与の副作用より大きいと考えられる場合に限り投与されるべきであり，その期間も必要最小限にとどめるべきである．長期の予防的抗菌薬投与は，正常の細菌叢を乱し耐性菌の出現を生み出しやすくするので，厳に慎むべきである．[1552]

予防的治療 preventive treatment ［予防療法］ 特定の疾患への罹患を防ぐ，あるいは疾患の増悪を抑止する目的で行われる治療介入の総称．実際の手技・処置，化学療法を含む．具体的にはワクチン接種，殺菌・消毒処置による感染予防(一次予防)，禁煙，規則正しい運動と適切な食事による脳血管障害の予防(二次予防)，肝炎ウイルスの検出・治療による肝硬変，肝細胞癌の進行予防(三次予防)などがある．[1594]

予防的保健行動 preventive health behavior 自覚症状のない状態において，自らを健康状態にあると信じる人が，病気につながる行動を避けたり予防的措置をとったりという，病気の予防・発見を目的として行うあらゆる行動をいう．検診，ワクチン接種，予防注射，生活環境改善，喫煙制限，食事改善などの行動がこれに含まれる．[321]

予防填塞(てんそく)法《齲蝕(うしょく)の》 prophylactic sealing method ［**小窩裂溝填塞(てんそく)法**］ 齲蝕の好発部位である咬合面などの小窩裂溝に接着性高分子材(シーラント)を填塞して食物残渣の停滞を防止し，容易に清潔を保てるようにして，齲蝕の発生を予防したり，初期齲蝕の進行を抑制する方法．シーラントには化学重合型レジン，光重合型レジンなどがある．[830] ⇨参予防的オドントトミー→2887

よ

予防療法　preventive treatment⇨同予防的治療⇀2887

読み終わり暗号⇨同終止コドン⇀1368

読み出し専用メモリー　read-only memory；ROM⇨同ROM（ロム）⇀104

読み取り枠変異　reading frame mutation⇨同フレームシフト⇀2589

読み始め暗号　chain initiating codon⇨同開始コドン⇀435

余命⇨同平均余命⇀2616

与薬法　drug administration　与薬とは治療や検査の目的で薬物を与えることをいう．方法には以下のものがある．①経口与薬法（散剤，錠剤，カプセル剤，顆粒剤，水剤など），②口腔内与薬法（舌下錠，トローチ剤，バッカル剤など），③吸入法（薬液噴霧），④注射法（静脈内注射，筋肉内注射，皮下注射，皮内注射など），⑤直腸や腟，尿道適応の与薬法（坐薬，ゼリー状の薬液），⑥皮膚適応の与薬法（塗布，塗擦，パップなど），⑦その他，点鼻剤，点眼剤，点耳剤などがある．ケアのポイントは①医師の処方箋（特に薬名，与薬量，与薬時間，期待する作用）を確認する，②薬効，副作用の発現を理解しておく，③他剤や飲食物，あるいはタバコやアルコールとの併用による有害作用について知っておく，④多剤併用による重篤な副作用を知り，与薬後の観察を行う．[927]

与薬量⇨参与薬法⇀2888

撚（よ）り糸　twisted silk　［捻糸］　数本の糸を撚り合わせてつくった手術用縫合糸．いわゆる手術用絹糸は，撚り糸の代表的なもの．[485]　⇨参編み糸絹糸⇀176

よ

甲心（よろいしん）　armored heart　〔D〕Panzerherz　［装甲心，鎧心（よろいしん）］　収縮性心膜炎でみられるX線所見．心外膜炎の際の滲出液が，心嚢から消退したあとも一部が器質瘢痕化し，心膜全体を包む形で石灰化沈着を起こすことがある．この形状がまるで心臓が鎧（よろい）をまとったように見えるためこのように呼称される．病態的には心臓拡張障害による心不全症状をきたすが，無症状の場合もある．[253]　⇨参収縮性心膜炎⇀1369

鎧心（よろいしん）⇨同甲心（よろいしん）⇀2888

四エチル鉛中毒　tetraethyl lead poisoning　［テトラエチル鉛中毒］　「四アルキル鉛中毒予防規則」などにより規制される物質の1つである四エチル鉛は，吸入および経皮吸収によって中毒を引き起こす．以前はアンチノック剤としてガソリンなどへの添加作業，貯蔵タンク内の清掃作業などの際に発生した．中毒症状は中枢神経系症状が主であり，軽症では頭痛，不眠，悪夢，不安感，興奮などを呈する．大量曝露では数時間で脳症を発現して死亡する．許容濃度は鉛として0.075 mg/m^3 とされている．尿中および血中の鉛濃度が上昇するほか，赤血球中デルタアミノレブリン酸脱水酵素（δ-ALAD）活性の低下が認められる．治療法は，曝露からの隔離，皮膚汚染時は脱衣後に石油による皮膚洗浄，ペニシラミンやエチレンジアミン四酢酸（EDTA）などのキレート剤の投与，体液平衡の維持とアシドーシス是正などを含め，全身管理を行う．重症の場合の致命率は高いが，延命した場合の回復は早く，予後もよい．[479,1593]

四環系抗うつ（鬱）薬中毒　tetracyclic antidepressant poisoning　抗うつ薬の一種で，ミアンセリン塩酸塩，マプロチリン塩酸塩，セチプチリンマレイン酸塩などがある．ノルアドレナリンなど遊離モノアミンの神経細胞内への再取り込みを阻害して神経シナプス部にモノアミンを貯留させ，受容体への持続的刺激を保つことにより抗うつ作用を示す．したがって，レセルピンとの拮抗作用・中枢性抗コリン作用をもち，頻脈や心毒性などの副作用は三環系抗うつ薬よりも弱い．MAO阻害薬との併用は禁忌．薬用量をこえて服用すると，口渇，悪心・嘔吐，倦怠感，散瞳，錯乱，反射機能亢進，血圧下降，頻脈，不整脈などの症状が起こる．治療は呼吸管理，胃洗浄，吸着剤，下剤，輸液，対症療法などである．[1013]

四脚杖　four-legged cane，quad cane　［四点杖］　脚部が4本に分岐した杖．床面との支持基底面が広くなることにより安定性が得られる．支柱の取り付け位置を脚の中心より内側に偏位させ，前後と外側への安定性を高めている．軽金属製で支持脚が多数のため重く，平面でないところでは一部の脚が浮いた状態となり不安定になることが難点．[81]

●四脚杖

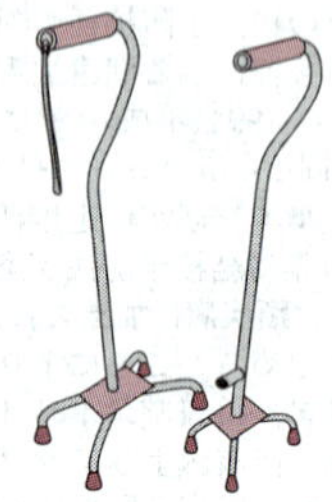

四級アミン　quaternary ammonium compound⇨同陽性石けん⇀2872

四胎児　quadruplets　［要胎］　同一の妊娠で4人の胎児が存在する場合をいう．自然妊娠ではきわめてまれで，排卵誘発における過排卵が原因であることが多い．体外受精における胚移植は個数の制限がなされ原則としてありえない．ハイリスクで早産，低出生体重児になる．[998]　⇨参多胎妊娠⇀1916

四段脈　quadrigeminy，quadrigeminal pulse　［四連脈］　4拍ごとに一度の休止期を認める脈拍．通常は心房性あるいは心室性期外収縮が4拍目ごとに出現して生じる．[1524]

四点杖　quad cane⇨同四脚杖⇀2888

四点歩行　four-point gait　両側に松葉杖を使用した歩行方法の一種．歩行速度はやや遅いが自然の歩き方に近く，安定性がある．両側下肢に障害がある場合で，一側の杖→反対側の下肢→他側の杖→反対側の下肢の順で歩く．これが安定すると二点歩行が可能となる．[249]

四倍体　tetraploid　ヒトは半数体（n）当たり23本の染色体をもつことから，その4倍の染色体数（$4n$）である92本の染色体をもつ場合をいう．自然流産の胎児のごく少数にみられる．[1293]

四メチル鉛　tetramethyl lead；TML　［テトラメチル鉛］　無色透明で引火性の油状液体．$Pb(CH_3)_4$．毒性が強く，中枢神経系障害を主とする症状を呈す．タンク内洗浄作業などで事故による中毒が発生した．ガソリンのアンチノック剤として使用されていたが,「大気汚染防止法」によりガソリンへのアルキル鉛添加が禁止され,わが国では1987(昭和62)年に世界で最も早く完全無鉛化が達成された.「労働安全衛生法」に基づく「四アルキル鉛中毒予防規則」により諸規制がある.許容濃度 0.15 mg/m^3(鉛として)〔経皮吸収として;アメリカ産業衛生専門家会議(ACGIH),2008〕.「毒物及び劇物取締法」特定毒物(四アルキル鉛として).[182,57] ⇨参四エチル鉛中毒→2888

四量体 tetramer [四分子体] 4個の単量体(モノマー)が会合または重合したもの.[987]

四類感染症 category Ⅳ infectious diseases⇨参感染症新法→633

四連脈⇨同四段脈→2888

ら

ラーゼス Rhazes⇨同アル=ラージー→196

来院時死亡⇨同死亡来院→1342

来院時心肺停止 cardiopulmonary arrest on arrival；CPA,CPAOA ［CPAOA］ 病院に到着したときに心肺停止の状態のこと．心肺蘇生術による蘇生の可能性がある状態を示すため，最近ではDOAという用語はあまり使用されずCPA(CPAOA)と表現されることが多い．心停止が30-60秒続くと瞳孔が散大し，脳循環が4分以上停止すれば脳の障害は不可逆的なものになるため，診断の確定よりも治療を優先し，心肺蘇生術を施行する．[948] ⇨参死亡来院→1342

ライエル症候群 Lyell syndrome⇨同中毒性表皮壊死剝離症→1998

ライエル病 Lyell disease⇨同TEN型薬疹→113

ライオニゼーション lyonization ヒトの染色体は，男性が常染色体＋XY，女性が常染色体＋XXである．女性の2つのX染色体は両親から1つずつ受け継がれたものであるが，体細胞を調べるとX染色体上に存在する遺伝子が父親由来の遺伝子が働いている細胞と，母親由来の遺伝子が働いている細胞とに分かれる．その理由は，胎生初期に2本あるX染色体のいずれか一方が不活性化されることによる．その不活性化はランダム(無作為)に起こるため，一臓器，一個体全体としては両者がモザイク状に混在することになる．ライオンMary F. Lyon(1925生)の仮説に基づくこの現象をライオニゼーションという．通常，伴性劣性遺伝性疾患は男性にしか発症しないとされるが，ときに女性にもみられることがある．これはX染色体の不活化に偏りが生じ，異常をもつ遺伝子のみが不活化されずに残ったためと考えられる．[981] ⇨参ライオンの仮説→2890

ライオンの仮説 Lyon hypothesis ［不活性X染色体説，X染色体不活性化説］ 哺乳類の雌性体細胞では，2本のX染色体のうち実際に働いているのは一方のみで，もう一方のX染色体は不活化されている．発生初期に，各細胞でこの不活化現象はランダム(無作為)に起こり，その後の細胞分裂を通じて，いったん不活化されたX染色体は保存される．これをイギリスの遺伝学者ライオンMary F. Lyon(1925生)が雌雄の性染色体遺伝子量補償の観点から説明しようとしたので，ライオンの仮説という．最近では，その不活化機構についてはX染色体上に存在する不活化センターX-inactivation center(XIC)によりコントロールされ，その具体的なメカニズムとしてDNAのメチル化が重要と考えられている．[981] ⇨参ライオニゼーション→2890

らい隔離病院 leprosarium⇨同ハンセン病療養所→2414

らい球 globi⇨同らい細胞→2890

らい菌⇨同マイコバクテリウム・レプレ→2726

らい結節 leproma⇨同らい腫→2890

らい細胞 lepra cell ［らい球，グロビー］ らい腫を形成する細胞で，泡沫細胞化したマクロファージ．らい細胞からなる肉芽腫が真皮内に多発して結節性病変を生じる．抗酸菌染色でみると細胞質内に多数の菌を認め，菌はしばしば集塊をなしている(らい球globi)．[1531]

らい腫 leproma ［らい結節，レプローマ］ らい菌感染によって生じるハンセン病のらい腫型(LL型)でみられる肉芽腫病変．皮膚に対称性に多発する紅斑をもって始まり，次第に隆起して結節状となる．顔面や四肢に好発．形成している細胞は泡沫化したマクロファージである．[1531]

ライ症候群 Reye syndrome；RS ［レイエ症候群］ 脳浮腫と内臓の脂肪変性を伴う急性脳症．ウイルス感染症，特にインフルエンザBや水痘などに引き続いて発症することがある．性差はなく，1-2歳に好発．先行感染に引き続く前駆症状(嘔吐，無関心など)を経て，痙攣，易刺激性，不機嫌，意識障害が遷延する．血清アンモニア，CK，AST，ALT，LDHの上昇，プロトロンビン時間延長，低血糖，脳脊髄液圧上昇などを認める．確定診断は電子顕微鏡によるミトコンドリアの膨化や多形性，肝生検による肝の微細脂肪沈着による．重症例で高い死亡率を認め，生存例の90%に神経学的後遺症を認める．アセチルサリチル酸(アスピリン)と本症との関連が疑われるが，厚生労働省研究班の結論では明らかな因果関係は認められないものの，インフルエンザや水痘に対しては使用すべきでないとされた．[1631]

ライス⇨同RICE→103

ライスネル膜 Reissner membrane ［前庭膜］ 蝸牛膜迷路で前庭階(外リンパ)と蝸牛管(内リンパ)を境する薄い2層の細胞膜．上方に前庭階が，下方に蝸牛管がある．蝸牛管側の多角形上皮細胞と，前庭階側の被覆細胞の2層の細胞間には，1層の基底板が存在する．ライスネルErnst Reissnerはドイツの解剖学者(1824-78)．[98]

らい性結節性紅斑 erythema nodosum leprosum；ENL⇨参ハンセン病《皮膚科における》→2413

らい性白斑 leprous leukoderma⇨参ハンセン病《皮膚科における》→2413

ライソソーム⇨同リソソーム→2924

ライター症候群 Reiter syndrome ［ライター病，尿道関節症候群］ 関節炎，尿道炎，結膜炎，口内炎などを主症状とする症候群で，発疹を伴うことも多い．治療は短期間の抗菌薬と，関節炎による疼痛に対し抗炎症薬が使用される．3-4か月で改善する例が多いが，改善と再発を繰り返すこともある．原因は不明であるが，サルモネラ *Salmonella* や赤痢菌などによる腸管感染症やクラミジア *Chlamydia* などによる生殖器の先行感染があり，それに対する免疫反応が原因と推測されている．[288]

ライター病 Reiter disease⇨同ライター症候群→2890

来談者中心療法 client-centered therapy ［クライアント中心療法］ それまでの治療者の解釈と指示が主体であった精神療法への反論として，ロジャーズCarl R.

Rogers(1902-87)の創始した非指示的なカウンセリングの1つ．患者の能力と主体性を尊重し，治療者の介入を極力避け，患者への無条件の傾聴と共感を手段とする．まず，患者に対して治療者自身が真実の姿を開放し(真実性)，患者をありのままに受容，尊重し(無条件の肯定的配慮)，患者の感情を共感的に理解する(共感的理解)ことで，患者に潜在する治癒力，成長力を促す．来談者中心療法は医療場面にとどまらず，教師-生徒，職場の人間関係など，さまざまな相談場面で応用されることが多い．[488] ⇨参カウンセリング→463

ライディッヒ細胞 Leydig cell ［**間質細胞《精巣の》，精巣間質結合組織間細胞**］ 精巣内にある精細管の外周を埋める間質組織にある細胞．ドイツの解剖学者ライディッヒ Franz von Leydig(1821-1908)に由来する．この細胞はコレステロールから17αヒドロキシラーゼを介して，男性ホルモン(テストステロンなど)を産生する．胎生期の精巣内で胎齢8-9週から現れ(胎児型ライディッヒ細胞)，テストステロンを合成する．胎生期のこの時期にテストステロン合成障害が生じると，成人期の精巣の精子形成能が障害を受け精子数が減少する．ライディッヒ細胞には胎児型と成人型細胞の2種がある．成人の精巣ではほとんどが成人型となるが，胎児型が多く残る場合には精子形成に影響するという実験報告がある．[1519]

ライディッヒ細胞腫 Leydig cell tumor⇨同間質細胞腫→605

ライト換気量計⇨同ライトレスピロメーター→2891

ライト・ギムザ染色 Wright-Giemsa stain⇨同ギムザ染色法→706

ライト検査 Wright test⇨同肩過外転検査→521

ライト染色法 Wright stain 血液塗抹標本で血球を染色する染色法の1つ．メチレンブルーとエオジンを含む染色液を用いる．ライト James H. Wright はアメリカの病理学者(1869-1928)．[258] ⇨参ギムザ染色法→706

ライトペン light pen コンピュータの入力装置の1つで，ペンのような形をした棒．キーボードのキーを使用して入力する代わりに棒の先端を使ってコンピュータ画面上で直接入力などの操作を行う．[258]

ライトマン・フランケル〔変〕法 Reitman-Frankel modified method 肝疾患などで血清中に増加するトランスアミナーゼ〔AST(GOT)，ALT(GPT)〕の活性を測定する方法の1つ．現在主に行われているのは，共役酵素を用いた紫外部測定法(カルメン Karmen 法)であるが，ライトマン・フランケル法は，オキサロ酢酸やピルビン酸などのαケト酸を比色法によって測定して，トランスアミナーゼ(AST，ALT)活性を求める方法である．[90]

ライトレスピロメーター Wright respirometer ［**ライト換気量計**］ 人工呼吸器(または麻酔器)や気管内チューブにつなぎ，一回換気量を測定する器具．わずかな気流でも鋭敏に回転する風車とメーターが連動する．極端に少ない流量であったり風車に水分が付着すると正確性が落ちる．ライト Basil M. Wright はイギリスの医師(1912-2001)．[485]

ライナック linac⇨同線形加速器→1754

ライナックCT⇨同CT-ライナック→38

ライナックグラフィー linacgraphy ［**リニアックグラフィー**］ 放射線治療において，ライナック(直線加速器)より発生する高エネルギーX線を用いて，照射野照合などのための撮影を行う方法．使用するフィルムは，高鮮鋭度，高コントラストのものが必要．骨による吸収差が小さいため，診断用画像に比べフラットな像となる．[1127]

ライネル落屑(らくせつ)**性紅皮症** erythroderma desquamativum Leiner ［**落屑**(らくせつ)**性紅皮症**］ 乳児では頭部や顔面に黄白色鱗屑を伴った脂漏性皮膚炎がしばしばみられるが，その皮疹が重篤化して，潮紅とびまん性落屑となり，下降性に全身皮膚へと拡大した状態を指す．脂漏性皮膚炎の重症型と考えられている．母乳で栄養される乳児に多くみられ，しばしば胃腸障害や栄養不良や粘液便・緑便を伴う．通常は発熱などの全身症状はない．ビタミンB投与や人工栄養によって，約1か月程度で治癒．乳児では，免疫機能が未熟であるため常在菌による二次感染に対する注意が必要．ライネル Carl Leiner はオーストリアの小児科医(1871-1930)．[1016]

ライノウイルス⇨参鼻かぜ→2388

礼拝痙攣 salaam convulsion⇨同点頭てんかん→2087

らい〔病〕 leprosy⇨同ハンセン病→2413

ライフイベント⇨同生活上の出来事→1662

ライフェンスタイン症候群 Reifenstein syndrome アンドロゲン不応症の一型で，核型は正常男性(46,XY)であるが，アンドロゲン受容体の異常によりアンドロゲン作用が障害されるために，種々の程度の男性化障害をきたす男性〔仮性〕半陰陽．アンドロゲン受容体の異常によりアンドロゲン作用が障害される病態をアンドロゲン不応症と呼ぶが，外陰部にまったく男性化を認めない完全型アンドロゲン不応症を精巣性女性化症候群，外陰部に種々の程度の男性化を認める不完全型アンドロゲン不応症をライフェンスタイン症候群とすることが多い．通常，外見上は男性であり，男性として養育されることが多いが，外陰部所見としては尿道下裂，二分陰嚢，小陰茎などを認め，女性化乳房，無精子症を伴う．出生時に男女の判断に悩む外陰所見(ambiguous genitalia)を認めるため，早期に異常が発見される．検査所見では血中黄体形成ホルモン(LH)が高値，卵胞刺激ホルモン(FSH)が正常で，テストステロンは正常〜高値を示すことが多い．女性化乳房，尿道下裂による排尿の異常，小陰茎による性交障害など医療介入が必要な問題が多い．ライフェンスタイン Edward C. Reifenstein Jr.(1908-75)はアメリカの内分泌学者．[845] ⇨参男性〔仮性〕半陰陽→1944，アンドロゲン不応症候群→209

ライフ・カス™カテーテル Life-cath™ catheter 腹膜透析に使用される腹腔内埋め込みカテーテルの一種．腹腔からの排液流出を改善させるために，皮下部で直角に曲がり，先端部は多数の小さな柱により隔てられた2つの円板の間にある．このため大網がカテーテルに引きつけられにくくなる．[1119]

ライフコース life course ライフコース研究の第一人者エルダー Glen H. Elder Jr.は，ライフコースを「年齢によって区別された生涯期間を通じての道筋 pathway であり，人生上の出来事についての時期 timing，移行期間 duration，間隔 spacing，および順序 order にみられる社会的パターンである」と定義している．個人の人生の道筋に注目し，家族の発達段階を考慮しながら多様な個人の道筋を明らかにし，個人が担う家族関係の動態過程を明確化する概念として1970年代から使われるようになった．女性の場合，仕事・結婚・子育ての組み合わせにおける以下の5つの主要なパターンがあげられる．非婚就職コース，ディンクスDINKSコース(結婚するが子どもはもたないで仕事を続ける)，両立コース，再就職コース，専業主婦コースなどがある．[271]

ライフサイエンス⇨同生命科学→1708

ライフサイクル life cycle 人の一生にはさまざまな特徴的な節目と変化があり，それぞれを1つの過程としてみることができる．こうした人の生活周期のこと．ライフサイクルの段階の分類にはさまざまなものがあるが，乳幼児期，学童期，思春期，青年期，壮年期，老年期に分けられることが多い．[980] ⇨参ライフステージ→2892

ライフスキル life skills，Life Skills WHOは「日常生活で生じるさまざまな問題や要求に対して，建設的かつ効果的に対処するために必要な能力である」と定義し，①意思決定と問題解決，②創造的思考と批判的思考，③コミュニケーションと対人関係スキル，④自己認識と共感，⑤感情への対処とストレスへの対処の5領域の能力としている．ライフスキル教育の理論的背景は社会的学習理論であり，観察学習，経験学習，相互作用的な学習過程を重視．また，学習，練習によって獲得され，強化される．基本的にはあらゆる年代で活用可能であるが，認知的能力が発達する学童期や思春期での修得が望ましいため，発達段階にいる子どもたちを対象としたプログラムの開発が多く，栄養，喫煙防止，薬物乱用防止教育などで活用されている．実践例としてアメリカのKYB(Know Your Body：1970年代より学童を対象に実践された健康教育プログラム)が有名．[67] ⇨参健康教育→943，ヘルスリテラシー→2637

ライフスタイル life style きわめて広い概念であり，必ずしも厳密に定義づけされているものではない．おおまかには，日常生活行動の仕方や習慣を指す．心理学者アドラー Alfred Adler(1870-1937)は，個人のものの見方や考え方，生き方をライフスタイルと呼んでいる．日常生活行動は，睡眠，食事，身のまわりを整えるといった生活必需行動，仕事・学業・家事などの生産活動，交際・休養・趣味・社会参加・教養などの余暇活動に分けることができる．さらにそれぞれには経済的・空間的・時間的・人間関係的条件が関連している．近年の疾病行動の変化によって，国レベルやWHOの政策とライフスタイルの見直しが開始された．[980]

ライフステージ life stage 人の一生の生活周期をライフサイクルといい，乳幼児期，学童期，思春期，青年期，壮年期，老年期に分けられることが多い．このそれぞれの年代の特徴的な時期をライフステージという．[980]

ライフレビューインタビュー life review interview 援助者の聞き取りを媒介として，高齢者が自分の人生を総括して積極的な意味を見いだし，自己統合を促していくための治療的なアプローチ法．高齢者が自分の体験を回想しながら，それを意味づけていけるよう，援助者である聞き手は受容的な態度で，高齢者のペースに合わせながら話を聞いていく．アメリカの精神科医であるバトラー Robert N. Butler(1927生)は，高齢者がよく行う昔話に着目し，人生を回想することに対して積極的な意味を見つけ，1960年代に高齢者に対する治療的な援助技法としてこの方法を紹介した．[251] ⇨参回想法→442

ライ分類 Rye classification 1966年にルークス Robert J. Lukes とバトラー J. J. Butler により発表されたホジキン Hodgkin病の病理分類．治療との相関を考慮した分類で，リンパ球優勢型，結節硬化型，混合細胞型，リンパ球減少型の4型に分けられる．ライはアメリカ，ニューヨークにある地名．現在は，2001年に発表され，2008年に改訂された新WHO分類にとって代わられた．[1464]

ライヘルト・マイスル価 Reichert-Meissl value 脂質試料5gを規定の方法によって処理したときに，水蒸気とともに揮発してくる，水に可溶性の脂肪酸を中和するために必要な0.1Nエタノール性水酸化カリウム標準液のmL数．この価によって例えばバターとマーガリンの鑑別が可能で，バターはこの価が26-34程度であるのに対し，他の食用脂は0-8程度である．ライヘルト Emil Reichert(1838-94)はドイツの食物化学者，マイスル Emerich Meissl(1855-1905)はドイツの化学者．[1559]

ライム関節炎 Lyme arthritis⇨同ライム病→2892

ライム病 Lyme disease ［ライム関節炎］ スピロヘータ科のボレリア・ブルグドルフェリ *Borrelia burgdorferi* による感染症で，自然界では野生哺乳類とマダニの間で生活環が成立している．ヒトはボレリアを保有しているマダニに吸血される際に感染．マダニ刺咬後1か月以内に遊走性紅斑，易疲労感，発熱，頭痛，関節痛などが出現し，その後数週～数か月で多発性遊走性紅斑，不整脈，末梢神経障害，関節炎など多彩な症状がみられる．テトラサイクリン系抗菌薬が有効で，アンピシリン水和物，セフトリアキソンナトリウム水和物，イミペネムの合剤も有効．わが国にも北海道，本州中部以北で患者が発生している．[288]

らい予防法 Leprosy Prevention Act ハンセン Hansen病を予防するとともに，ハンセン病患者の医療を行い，併せてその福祉を図り，もって公共の福祉の増進を図ることを目的として，1953(昭和28)年に制定された法律．国および地方公共団体のハンセン病予防・治療の義務，患者の届出の義務，入所勧奨あるいは命令，入所患者の教育，親族への援護などが規定されている．ハンセン病に関する正しい知識の普及を図ることが義務づけられ，また患者・家族の不当な差別的取り扱いを禁止するとともに，秘密の保持についての格段の考慮が要求されていた．しかし，治療方法の確立によりハンセン病が完治する疾患となったこと，また法の弾力的な運用を図るようになったことから，1996(平成8)年に廃止された．その間，法の存在により患者および家族の尊厳を傷つけてきたことへの影響は大きい．法の廃止に伴い，法に規定されていたハンセン病患者への入所外出制限の措置もすべて廃止され，ハンセン病は一般の疾患として扱われるようになった．[321]

ライリー・デイ症候群　Riley-Day syndrome⇨同家族性自律神経異常症→514

らい療養所　leprosery⇨同ハンセン病療養所→2414

ライル死指　Reil dead finger ［死指］ 寒冷刺激や精神的緊張などにより指動脈が発作性の攣縮を起こし，特に両手指の第2関節から末端までの皮膚が蒼白となるとともに皮膚温低下や知覚異常を起こすこと．局部の加温により回復し，予後は良好だが，発作は繰り返すことが多い．[543]

ラインアンドスタッフ組織　line and staff organization　ライン組織にスタッフ組織を併置した組織形態．職能的にみれば経営組織において基幹的な執行業務を遂行する部門をラインといい，経営目的を達成するうえで直接的な責任を負う．製造して販売する会社であれば生産と販売が，大学なら研究と教育がライン部門にあたる．ライン業務を補助し，これに助言を与える支援部門(製造販売を行う会社であれば総務，経理など)がスタッフ部門である．1人の上位者だけが責任を負い，従業員はその指揮・命令に服従する組織をライン組織と呼ぶ場合もある．看護スタッフという表現が普及しているが，本来的な意味からいえば看護は病院において医師とともに基幹的な業務を遂行していることから，ラインと呼ぶのが適切である．[1039]

ライン型組織　line type formation　組織は，垂直的に命令系統で結ばれている「ライン」と，水平的に専門分化した機能別の補助・助言サービスを受け持つ「スタッフ」の2つに大きく分けられる．ライン型組織は，指揮命令系統が明確で上下関係がはっきりとしたタイプの組織で，責任や権限が明瞭でトップの意思が末端までいきとどきやすいなどの利点がある．しかし，硬直的な組織に陥りやすく，縦割りの組織構造であるため横の部門間連携が困難であったり，組織構成員の創意工夫をいかすことが難しいなどの欠点もある．[1010]

ラインケ浮腫　Reinke edema⇨同ポリープ様声帯→2715

ラウス　Francis Peyton Rous　アメリカの病理学者(1879-1970)．1905年，ニューヨークのロックフェラー研究所の研究員となり，1911年にニワトリの肉腫から分離したラウス肉腫ウイルスを発見して報告した．55年後の1966年，ノーベル生理学・医学賞受賞．[1531]

ラウス肉腫　Rous sarcoma　ラウス Francis Peyton Rous(1879-1970)がニワトリより発見した肉腫．ラウスは肉腫より分離したラウス肉腫ウイルスを他のニワトリに接種して新たな肉腫を発生させ，ウイルス感染が腫瘍発生の一因となることをはじめて示した．[1531]

ラウドネス⇨同音の大きさ→408

ラウン・ギャノン・ルバイン症候群　Lown-Ganong-Levine(LGL) syndrome ［ローン・ギャノン・レビン症候群，LGL症候群］ 早期興奮症候群の一型．心房興奮が心房下部から房室結節を通らずに副伝導路を経由してヒス His 束上部に到達するために心電図の PR 間隔が0.12秒以下に短縮し，QRS 波は形も幅も正常範囲内で，発作性上室性頻拍を伴う．心電図上 δ(デルタ)波を伴わずに PQ 時間が短縮している症候群として提唱された．当初，心房-ヒス束間の副伝導路(ジェームズ James 束)の存在が想定されていたが，現在では単に房室結節における伝導速度の亢進により説明されており，疾患概念そのものがなくなりつつある．ラウン Bernard Lown(1921生)とルバイン(ルヴィーンとも) Samuel A. Levine(1891-1966)はアメリカの心臓学者，ギャノン William Francis Ganong(1924-2007)はアメリカの生理学者．[1524] ⇨参ウォルフ・パーキンソン・ホワイト症候群→322

ラウン心室期外収縮重症度分類　Lown grade(grading) ［ローン分類，ラウン分類］ 心室性期外収縮の重症度判定のためにラウン Bernard Lown(1921生)が提唱した心室性期外収縮の分類法．本来は冠動脈疾患における心室期外収縮を対象としたものであるが，最近はそれ以外の原因によるものにも適用されている．グレード0から5までの6段階に分類される．グレード0は心室性期外収縮がなく，グレード1は単形性で1時間に30個未満出現，グレード2は単形性で1時間に30個以上出現，グレード3は多形性，グレード4aは2連発，グレード4bは3連発以上，グレード5はR on T型の出現様式を示す．グレード5が最重症の心室性期外収縮である．[1524] ⇨参心室性期外収縮→1550

ラウン分類⇨同ラウン心室期外収縮重症度分類→2893

ラエンネックカタル　Laënnec catarrh　喘息の一形態で，喘息発作時に粘性のビーズ様小体(ラエンネック Laënnec 小球)を喀出するのを特徴とする．ラエンネック René T. H. Laënnec はフランスの医師(1781-1826)．[953]

ラ音　rale ［ラッセル音］ 病的な呼吸音である副雑音のうち，摩擦音以外の肺内の音．断続的に聞こえる断続性ラ音と，一定の長さをもって聞こえる連続性ラ音がある．①断続性ラ音：粗い断続性ラ音，細かい断続性ラ音，②連続性ラ音：高音性連続性ラ音〔笛(てき)音〕，低音性連続性ラ音(いびき音)がある．ドイツ語の Rasselgeräusch(ラッセル音)に由来する．[953]

ラガージャージ像⇨同rugger-jersey appearance→105

裸眼視力　naked vision, uncorrected visual acuity　レンズによって矯正せずに測定した視力のこと．これに対し，屈折異常をレンズによって矯正した視力を矯正視力という．[1601]

ラキー・ローランド因子　Laki-Lorand factor⇨同第XIII因子→1856

ラグーン　lagoon⇨同酸化池→1200

酪酸　butyric acid ［ブチル酸，ブタン酸］ $CH_3(CH_2)_2COOH$．分子量88.11．飽和直鎖脂肪酸で，脂肪酸の分解過程で合成されるほか，糖質を発酵させる酪酸菌によって生成される．酸敗したバター，糞便，尿，汗および微量であるが脾臓や血液にみられるほか，グリセロールとのエステルとしてヒツジやヤギの乳脂肪に少量含まれる．エステルとして香料などの製造に用いられる．[1157]

落射式蛍光顕微鏡　epifluorescence microscope, incident-light fluorescence microscope　蛍光物質で染色した標本を観察するための光学顕微鏡を蛍光顕微鏡という．蛍光染色された標本は，特定の波長の励起光を照射すると蛍光を発して光学顕微鏡で観察できるようになる．この励起光を特殊なコンデンサーを用いて上から標本に落射するタイプを落射式蛍光顕微鏡という．このタイプは明るい蛍光と明瞭な像の観察が可能で，近年広く用いられている．[1044] ⇨参光学顕微鏡→980

落屑(らくせつ)　exfoliation, desquamation ［剥脱］ 表

皮の最外層を構成する角質細胞が角層としての機能を終え，一種の病的状態として付着して認められるときには鱗屑といい，鱗屑が脱落することを落屑という．乾癬や紅皮症のときに著しいが湿疹，皮膚炎，その他の表皮の炎症ののちに生じる現象である．しかし炎症が真皮にとどまり表皮に至らない場合は生じない．[95] ⇨参鱗屑(りんせつ)→2953

落屑(らくせつ)丘疹性梅毒⇨同梅毒性乾癬(かんせん)→2345

落屑(らくせつ)性紅皮症 Leiner erythroderma desquamat⇨同ライネル落屑(らくせつ)性紅皮症→2891

ラクターゼ欠損(乏)症 lactase deficiency ［**乳糖分解酵素欠損(乏)症**］ 小腸粘膜より分泌される乳糖(ラクトース)を，グルコースやガラクトースに分解する，乳糖分解酵素(ラクターゼ)の先天的・後天的欠乏により生じる病態．分解されない乳糖は，腸管内で浸透圧を増し水分を引きつけることにより水様性下痢，腹部膨満，嘔吐などを起こす．また腸内細菌によりガスの多い酸性便となる．罹患率は20% 以下の北西ヨーロッパ系人種を除き，成人に多く約75% の割合で出現する．ラクターゼ欠乏は中国人の約100%，アメリカ黒人の75%，地中海地域出身者で高率に生じる．常染色体劣性の先天性ラクターゼ欠損症や，遺伝的に発生する後発性ラクターゼ欠損症のほか，腸炎などによってラクターゼ生成を行う小腸粘膜傷害のために起こる続発性ラクターゼ欠乏症がある．水素呼気試験，乳糖負荷試験や小腸生検などが診断に有用．乳糖を除去したミルクや食事をとることや乳糖分解酵素製剤を投与するなどの治療を早期に行うことが重要．[342,1405] ⇨参乳糖不耐症→2236

ラクテーション・コンサルタント ⇨同国際認定ラクテーション・コンサルタント→1087

ラクトース⇨同乳糖→2234

ラクトース尿症 lactosuria ［**乳糖尿症**］ 尿中にラクトース(乳糖)が排出される病態．妊娠期後半，授乳期，離乳期の女性にみられることがある．[987]

ラクトース不耐症 lactose intolerance⇨同乳糖不耐症→2236

ラクトバシラス〔属〕 *Lactobacillus* ［**乳酸桿(かん)菌**］ 糖質を発酵して乳酸を産生するグラム陽性桿菌で，偏性または通性嫌気性，鞭毛はもたない．ヒトや動物の口腔内，消化管，成人女性の腟内に常在．ヒトに対する病原性はない．乳酸菌食品・飲料などの製造に利用されている．[324]

ラクナ梗塞 lacunar infarction ［**小窩性梗塞，舟窩(しゅうか)性梗塞，ラクナ卒中**］ 脳血管障害の1つの型．脳動脈穿通枝(中大脳動脈などの基幹動脈から直接分かれて出る小動脈)の血管病変による，主として大脳基底核や白質深部にみられる小梗塞，およびそのような梗塞巣による脳卒中発作．典型的なものとして，純粋運動性片麻痺，純粋片側感覚障害，運動失調性片麻痺，構音障害・手不器用症候群などがある．[1527]

ラクナ卒中⇨同ラクナ梗塞→2894

ラグビー着様骨 X 線像 rugger-jersey bone shadow, rugger-jersey sign 副甲状腺機能亢進症でみられる脊椎での骨X線写真所見．とりわけ腰椎でよくみられる．過剰な副甲状腺ホルモンが骨芽細胞に作用することで，椎体の上縁と下縁に生じた厚い骨硬化帯の間に椎体中央の透亮帯が認められる．この所見がラグビー選手の着るジャージの縞模様に似ていることから名づけられた．慢性腎不全における二次性副甲状腺機能亢進症が代表的な疾患である．[1119]

ラグビー縞模様⇨同rugger-jersey appearance→105

落陽(日)現象⇨同日没現象→2215

落葉状天疱瘡(てんぽうそう) pemphigus foliaceus⇨参天疱瘡(てんぽうそう)→2089

落葉状落屑(らくせつ) lamellar desquamation ［**落葉状鱗屑**(りんせつ)，**葉状鱗屑**(りんせつ)］ 表皮の角化の最終産物である角質が表皮の表面に付着するものを鱗屑といい，これが脱落することを落屑するというが，枯れ葉のごとくかさかさと落ちる様を表現している．鱗屑あるいは落屑を形容する他の表現として，粃糠状(粉を吹いたような，米ぬかのような)，セロファン状，雲母状，痂皮状(かさぶたのような)，蛎殻状などがある．[95] ⇨参天疱瘡(てんぽうそう)→2089

落葉状鱗屑(りんせつ)⇨同落葉状落屑(らくせつ)→2894

落雷 stroke of lightning 雲と地面の間に放電が起き，大量の電流がごく短時間に流れる現象で，約3億ボルト(V)，5万アンペア(A)ともいわれる．傷害作用は高電圧，二次的熱産生，細胞に対する電磁作用，爆発力による．雷が人に直接落ちる，近くに落ちた電流が飛散する，落ちたものに触れていて電流が伝播する，地面での電流の波状伝播，鈍的な力による外傷などが生じることがある．[934]

ラザフォード Rutherford；rd イギリスの物理学者ラザフォード Ernest Rutherford(1871-1937)にちなむ放射能の単位で，現在は使われない．1 rd(ラザフォード)は，1秒間に10^{10}個崩壊する量．[1127]

ラジアン radian；rad 国際単位系(SI 単位)の組立単位の1つの，平面角の単位．円周の角度を表すのに円の弧の長さを用いるもので，rad という単位で表す．[153]

ラジウム radium；Ra ［Ra］ 原子番号88，原子量223-226の放射性元素．原子量226のものが最も多く自然界に存在し，半減期も1,600年と最も長い．1910年代から1950年代にかけて，子宮癌の腟内照射や舌癌の組織内照射などの密封小線源放射線治療に多く利用されていた．[1127] ⇨参ラジウム療法→2894

ラジウムエマナチオン radium emanation⇨同ラドン 222→2898

ラジウム療法 radium therapy ラジウム226(^{226}Ra)を線源として用いた悪性腫瘍に対する放射線治療．^{226}Raからは主に4.78 MeV(メガ電子ボルト)のα線が放出されるため，線源近傍の線量集中性が高い．そのため，限局した腫瘍に大線量を投与することができるうえに，近傍の正常組織の障害を抑えることができる．子宮頸癌にはラジウム管による腔内照射，舌癌や口腔癌にはラジウム針による組織内刺入が行われ，さらに高エネルギーX線による外部照射との組み合わせで治療が行われることもある．[1127]

ラジオアイソトープ radioisotope；RI⇨同放射性同位元素→2671

ラジオアイソトープ血管造影法 radioisotope angiography；RAG ［**RI アンギオグラフィー**］ 放射性核種(RI)を急速静注して1-2秒間隔で連続撮影し，心大血管や末梢動脈の形態と循環動態を評価する核医学検査．引き続き血液プール像を撮影するので，放射性医薬品は

血管内に停滞する ^{99m}Tc-HSA-D(テクネチウム 99 m 標識ヒト血清アルブミン)や ^{99m}Tc-RBC(テクネチウム 99 m 標識赤血球)を用いる．同時にコンピュータ収集を行えば，循環時間などの定量的評価も可能である．解像力は劣るが，手技が容易で安全に繰り返し行える利点がある．[737]

ラジオアイソトープ静脈造影法 radioisotope venography ［RI ベノグラフィー］ 放射性核種(RI)を末梢静脈より注入して連続撮影し，静脈の血流状態を評価する核医学検査．主に下肢静脈血栓症の診断に利用．深部静脈を描出する際には足関節部に駆血帯を巻くことが必要．放射性医薬品は肺ですべて捕捉されて再循環のない ^{99m}Tc-MAA(テクネチウム 99 m 大凝集ヒト血清アルブミン)を用いる．撮影法としては，繰り返し静注して撮影部位を順次移動させていく方法と，RI を持続静注しながらシンチカメラを一定速度で移動させ，下肢全体を一度に撮影する方法がある．^{99m}Tc-MAA は血栓に集積することがあるので，その後再度撮影して RI の残留の有無をみる．[737]

ラジオアイソトープスキャン radioisotope scan⇨同シンチグラフィー→1586

ラジオアイソトープセンター radioisotope center ［RI センター］ 放射性同位元素あるいは核物質を使用しての実験，研究ならびに検査，臨床医療，あるいは広い目的での放射性同位元素を取り扱うために必要な設備，機器を擁する施設を指す．施設の運用に関連する作業安全の基準としては，「放射性同位元素等による放射線障害の防止に関する法律」(「放射線障害防止法」)「労働安全衛生法」「医療法」「薬事法」などがあり，所定の項目に基づき取り扱いの管理ならびに制限，危険防止対策が行われている．施設内は曝露の危険度に応じて管理区域設定がなされており，監督官庁への届け出，放射性同位元素使用職場への立ち入り検査，事故管理，安全衛生管理対策の推進，放射性物質輸送に関する安全管理ならびに放射性同位元素の廃棄処理などについて厳格な規制がなされている．[24]

ラジオイムノアッセイ radioimmunoassay；RIA ［**放射免疫測定法，放射標識検定法，RIA，免疫学的検定法**］ 血清中の抗原，抗体などの微量物質を測定するために，放射性同位元素を利用した免疫測定法(イムノアッセイ．抗原抗体反応を利用した抗原，抗体の定性，定量測定方法)．測定する物質と特異的に反応する抗体または抗原をヨウ素 131(^{131}I)などの放射性物質で標識し，抗原抗体反応によって結合した測定物質からの放射活性を放射能計数により算定する．[876,1488]

ラジオオートグラフィー radioautoradiography⇨同オートラジオグラフィー→398

ラジオグラフィー⇨同X 線撮影法→125

ラジオサージェリー radiosurgery⇨同定位手術的照射→2041

ラジオ波焼灼(しょうしゃく)**療法** radiofrequency ablation therapy；RFA ［RFA］ 肝癌，肝腫瘍に対する治療法の1つ．超音波装置で観察しながら皮膚を通して肝腫瘍に針状の電極を刺入し，通電することによって電極周囲に熱を発生させ腫瘍細胞を壊死させる治療法．適応は，肝腫瘍の数が1個であれば最大径 5 cm 以下，複数であれば3個以下かつそれぞれの最大径が 3 cm 以内とされることが多い．腫瘍残存を防ぐために，通常，腫瘍サイズに 5 mm ほどの安全域を含めて焼灼する．エタノール注入療法，マイクロ波凝固療法に代わって，肝癌の局所治療の主体をなしている．[60,279]

ラジ細胞 Raji cell バーキット Burkitt リンパ腫由来培養細胞株で，免疫複合体の検出・測定や K 細胞，LAN 細胞の殺作用の測定に用いられる．ラジ Raji は患者名．細胞表面に免疫グロブリンが存在せず，補体受容体や受容体を保有しているため，補体結合性の免疫複合体はこの受容体を介してラジ細胞に結合するので，放射性同位元素で標識した抗ヒト IgG 抗体を反応させることにより免疫複合体を定量化できる．[388]

ラシュキンド経静脈的動脈管閉鎖術 Rashkind transcatheter ductal closure 非手術的にカテーテルを用いて動脈管を閉鎖する術式．経静脈的に右房→右室→肺動脈へとカテーテルを進め，動脈管内にアメリカの小児・心臓医ラシュキンド William Rashkind (1922-86)の開発した傘状の閉鎖用器具を留置して動脈管の閉鎖を図る．[867,1499]

ラシュキンド法 Rashkind method⇨同バルーン心房裂開術→2399

羅生門的モデル Rashomon model 1974 年に OECD(経済協力開発機構 Organization for Economic Cooperation and Development)の教育革新センターが開いた東京セミナーでの，日本の授業研究の方法論を隠喩的に表現するために使った用語．それまでのアメリカ流の授業分析が，あらかじめ設定した目標との整合性によってのみ活動を組織し評価するというような行動科学的な手法に基づいてなされてきたことに対する1つの反省として登場した方法論で，教育現場の実際は，工学的な手法による方法では観察しえない副次効果や随伴結果というものによって支配されており，この現実の結果をどのように把握するかということで提起されたもの．このモデルは授業の分析において，子どもたちの活動の動きの多様性とその評価の視点の多様性をどのように確保するかということで，特にカリキュラムと授業に関する新時代の方法論を象徴するものとして注目された．なお，羅生門的モデルという名称は，同セミナーの席上，アメリカ・イリノイ大学の J. M. Atkin 教授が提唱．黒澤明の映画『羅生門』(原作：芥川龍之介『藪の中』)で，ある殺人事件の複数の目撃者がまったく異なる証言をし，真相は観客自身に探らせる，という手法がとられている．これをカリキュラム開発に転用し，同じ出来事を複数の視点から観察して，いくつもの異なる観察結果から施策がもたらした本当の効果を探ろう，ということから命名された．[32]

ラス遺伝子ファミリー⇨同*ras* 遺伝子〔群〕→101

ラステリー手術 Rastelli operation ［**右室流出路導管作成術**］ 心室中隔欠損，肺動脈狭窄(弁も含む)を伴う完全大血管転位症に対する根治的手術法の1つ．左室血流が大動脈に向かうようにダクロンパッチでトンネルを作るように心室中隔欠損を閉鎖し，右室の血流は弁つき人工血管を用いた心外導管で肺動脈へと誘導する．[105]

ラスト⇨同放射性アレルゲン吸着試験→2671

ラスムッセン動脈瘤 Rasmussen aneurysm 肺動脈分岐部付近に発生する結核性空洞内にある動脈瘤性の血管

ら

拡張．破裂した場合には大量出血を起こす．ラスムッセン Fritz V. Rasmussen はデンマークの医師(1837-77)[953]

ラゼーグ試験⇨同ラゼーグ徴候→2896

ラゼーグ徴候　Lasègue sign　［ラゼーグ試験］　坐骨神経痛の際にみられる徴候で，診断に用いられる．患者を臥床させ，下肢を伸展したまま受動的に挙上すると，大腿部背側から下腿にかけて強い痛みが生じ，股関節部での屈曲が制限される．この診察法をラゼーグ試験といい，痛みを訴えて屈曲が制限される場合をラゼーグ徴候陽性という．ラゼーグ Ernest C. Lasègue はフランスの医師(1816-83)．[1527]　⇨参ケルニッヒ徴候→936，膝(ひざ)伸展下肢挙上試験→2439

●ラゼーグ徴候

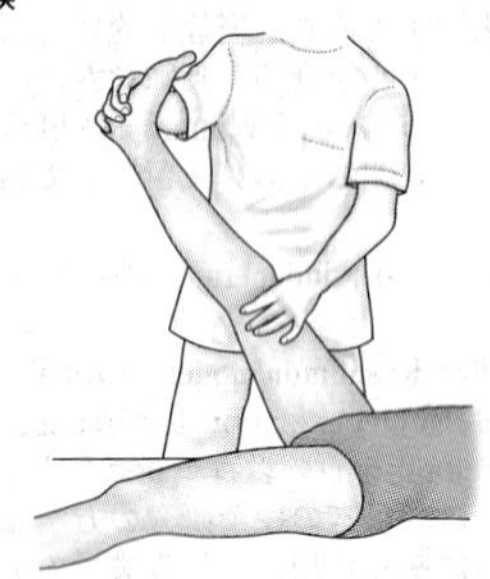

らせん CT⇨同ヘリカル CT→2634

らせん入りチューブ⇨同スパイラルチューブ→1651

らせん関節⇨参関節の種類と機能→620

らせん器　spiral organ　［コルチ器，コルチのらせん器］　内耳にある蝸牛管のらせん膜の基底板上に形成された聴覚受容装置．感覚細胞である内有毛細胞と外有毛細胞，各種の支持細胞およびらせん板縁から延びているゼリー状の蓋膜などからなっている．音波が前庭窓から外リンパの波動となって前庭階から鼓室階を通過し，蝸牛窓から放出される間に基底板を振動させる．基底板は前庭窓の部分が最も狭く，蝸牛頂に近づくに従って広くなっている．そのため高い周波数の音(高音)ほど前庭窓近くの基底板を，低い周波数の音(低音)ほど蝸牛頂近くの基底板を振動させる．その振動によって内有毛細胞と外有毛細胞の不動毛(聴毛)とその上に接触している蓋膜との間にずれが生じ，有毛細胞に電気信号が発生する．この信号は，有毛細胞にシナプスを形成する蝸牛神経線維の末端に伝えられ，中枢に運ばれる．有毛細胞の脱分極は細胞内にカリウムイオンが流入することによって発生する．このため内リンパには高濃度のカリウムイオンが含まれている．[154]

らせん菌　spiral-shaped bacteria　菌体の形態がらせん状または波状となった細菌の総称．コンマ状のもの(コレラ菌，腸炎ビブリオ，カンピロバクター *Campylobacter*)，ねじれの周期が大きく不規則で波動状のもの(ボレリア *Borrelia*)，ねじれが小さく規則正しいもの(トレポネーマ *Treponema*)，先端がかぎ状に曲がっているもの(レプトスピラ *Leptospira*)などがある．(図参照⇒細菌→1151)[324]

らせん〔形〕終末　annulospiral ending⇨同一次終末→250

らせん骨折　spiral fracture　骨折線が長軸に対してらせん状に走行する骨折．管状骨の両端で互いに反対方向への捻転を強制された場合に起こる．[841]

らせん神経節　spiral ganglion　内耳の蝸牛軸の骨らせん板起始部にらせん状に配列した神経節で，双極性の細胞で構成されている．双極細胞の末梢側の突起はらせん器(コルチ Corti 器)の内有毛細胞と外有毛細胞の細胞基底部にシナプスを形成して聴覚情報を受け取る．これを中枢側の突起の束である蝸牛神経を通じて，脳幹の蝸牛神経核へ伝える．[154]

らせん靱帯　spiral ligament　蝸牛外側壁の骨膜上にある結合織．内側には上から順に血管条，らせん隆起，外らせん溝が存在．[98]

らせん帯　spiral bandage　［走行帯］　巻軸帯の基本型のうち，身体の円筒状部位に用いられる包帯法．環行帯を1回行ったのち，そこに次の包帯を1/2ないし1/3程度重ねつつらせん状に巻いていく．[485]　⇨参巻軸包帯→604

らせん動脈《陰茎の》　helicine artery　陰茎背動脈は海綿体にある陰茎深動脈や尿道球動脈の枝と吻合しており，これらの動脈より出た小さな枝のこと．陰茎に分布する動脈はすべて内陰部動脈の枝である．副交感神経の刺激でらせん動脈は拡張し，海綿体にある無数の洞に血液が貯留し海綿体は膨張する．白膜が圧迫されて血液が流れないため陰茎がかたく大きくなる勃起が起こる．[1519]　⇨参陰茎の脈管→291

らせん動脈《子宮内膜の》　spiral artery　子宮内膜の機能層を養う動脈で，子宮動脈の枝の1つ．ほかに内膜基底層を養う基底動脈がある．この動脈は機能層の増殖や子宮腺の分泌に深くかかわっている．成人女性の子宮内膜の機能層はおよそ28日周期で変化する(月経周期)．この周期を調節している下垂体ホルモン(FSH，LH)や卵巣のホルモン(エストロゲン，プロゲステロン)はらせん動脈によって機能層に運ばれる．らせん動脈が活発に働いているときには機能層の増殖や分泌が盛んになり，プロゲステロンの濃度が低下するとらせん動脈の収縮が始まり機能層の細胞は壊死し，基底層からはがれ落ちて腟から外に排出される(月経)．[1519]　⇨参子宮→1241，排卵機構→2356，月経→907

ラター　lata, latah, lattah　マレー，インドネシア文化圏にみられる一過性の興奮状態で，被暗示性の亢進，命令自動，汚言，反響言語，反響動作，交代意識，不安などを伴う．情緒的ストレスをきっかけに発症し，精神医学的にはヒステリー性の解離状態とみなされるが，状態像としてはヒステリー性もうろう状態と緊張病症候群の間に位置する．アモク(マレー，フィリピン)，イム(アイヌ)などとともに文化結合症候群(ある文化圏に固有の症状パターンと頻度を示す症候群)として有名．[603]

ラタモキセフナトリウム　latamoxef sodium；LMOX　広範囲の細菌に感受性のあるオキサセフェム系抗生物質の1つ．グラム陰性菌，嫌気性菌に特に有効．適応は下気道，腹腔内，尿路系，骨関節，皮膚などの感染症，および細菌性敗血症などである．副作用には過敏反応，好酸球増多症，血小板減少症，可逆性の白血球減少反応，アナフィラキシー，肝障害性酵素の上昇などがある．ペニシリンアレルギーの患者には慎重投与が必要である．[953]　商シオマリン

落下細菌　falling bacteria　空気中に浮遊している細菌が落下して寒天培地にコロニー(集落)を形成することがあるが，このような細菌の総称．したがって特別な細菌が存在するわけではない．[1036]

落下傘反射　parachute reflex⇨同パラシュート反射→2395

ラック療法　lymphokine-activated killer(LAK) cell therapy⇨同LAK療法→75

ラッサ熱　Lassa fever；LF　ナイジェリアのラッサ地方で出血熱が流行したことから命名され，1969年に病原であるRNAウイルス(ラッサウイルス)が分離された．げっ歯類を自然宿主とし，アフリカに広く分布するマストミス(サハラ砂漠以南に生息する野ネズミ)の唾液，排泄物を介して感染する．患者の体液や血液との接触によっても感染する．数日から16日前後の潜伏期後に発熱，咽頭痛，悪寒，嘔吐などの非特異的症状で発症し，筋肉痛，胸痛，腹痛とともに出血傾向が出現．進行すると肺炎，心不全，腎不全と多臓器不全で死亡する．脳症型で発症する場合もあり致命率は15-20%といわれている．1996-97年に南アフリカのシエラレオネで大流行があり，海外渡航者，帰国者の発症がわが国でも報告されている．[1113]

ラッセル音　〔D〕Rasselgeräusch⇨同ラ音→2893

ラッセル症候群　Russell syndrome⇨同間脳るい痩(そう)症候群→649

ラッセル小体　Russell body　［フクシン〔好性〕小体］　形質細胞内に認められる硝子様，小球状封入体でフクシンに染まり，γグロブリンからなると考えられている．ラッセル小体を多数有する細胞は，モット細胞Mott cell，あるいはブドウ状細胞grape cellなどと呼ばれる．ラッセルWilliam Russellはスコットランドの医師(1852-1940)．[1464] ⇨参骨髄腫→1108，マクログロブリン血症→2732

ラッセル・シルバー症候群　Russell-Silver syndrome；RSS　［シルバー・ラッセル症候群，ラッセル低身長症］　子宮内発育遅延，出生後の発育障害による低身長，逆三角形顔貌，第5指内彎，顔面・四肢左右非対称を主要症状とし，そのうち3項目以上満たすことが暫定的な診断基準である症候群．頻度は1/5万-10万人とされている．大部分は孤発例だが，一部では常染色体優性遺伝，常染色体劣性遺伝，X染色体連鎖遺伝の家族例の報告もあり遺伝的な背景が考えられるが，詳細は不明．10%に7番染色体の母性片親ダイソミーが認められる．低身長に対して成長ホルモン投与を行う場合もあるが，原則的には成長ホルモン分泌不全は認められない．低血糖症状を生じやすい傾向があるので感冒や胃腸炎罹患時には注意を要する．精神・運動発達は原則的に正常．予後は一般的に良好．[1074] ⇨参シルバー症候群→1501

ラッセル低身長症　Russell dwarfism⇨同ラッセル・シルバー症候群→2897

ラッド症候群　Rud syndrome　魚鱗癬症候群の1つ．主要症候としては，魚鱗癬，性腺機能低下，知能障害，てんかんがあげられる．皮膚症状である魚鱗癬は，先天性魚鱗癬様紅皮症様．低身長，眼症状(色素性網膜炎，緑内障など)も認められることがある．X染色体連鎖遺伝性の家系と常染色体劣性遺伝性の家系が存在するようである．ラッドEinar Rudはデンマークの医師(1892年生)．[27]

ラップ四角形⇨同ラップ四辺形→2897

ラップ四辺形　Rapp square　［ラップ四角形］　①臍からまっすぐ下に向かい恥骨結合とを結ぶ線，②臍から真横に右上前腸骨棘まで水平に引いた線，③これと垂直に交わり下腹部へ向かう線，および④右鼠径靱帯とで囲まれた四角形の部分．触診において，この四角形内に圧痛が認められる場合は虫垂炎が疑われる．[1505]

ラディアル手術　radial operation　［心房細動根治術］　心房細動に対する外科的療法のメイズ手術の欠点である術後の左房収縮能の低下を補うために新田隆らにより考案された手術療法．メイズ手術における左房後壁の隔離に伴う有効収縮心房の減少，迷路状の切開線に起因する非生理的な心房興奮パターンと遅延興奮，冠動脈心房枝の切断に伴う心房筋虚血などの問題点を解決することを目的としている．方法は左右肺静脈だけを隔離して左房後壁を温存し，さらに心房切開線を洞結節より房室間溝に向かって放射状に，心房興奮伝播と冠動脈走行に平行にデザインすることにより，生理的な心房興奮パターンと収縮能を温存する．さらに右心耳が温存されるために心房利尿ペプチド(h-ANP)の分泌も維持される．これらの工夫により，術後良好な心房収縮がもたらされ，血行動態の改善とより確実な血栓塞栓症の予防が得られるとされる．本術式も心房切開線の多くが高周波アブレーションデバイスを用いた伝導ブロックの作製で代用可能である．[932] ⇨参心房細動→1602，メイズ手術→2793

ラテックス　latex　天然ゴム，合成ゴムあるいはプラスティックなどの高分子が乳化剤の作用によってコロイド状に水中に分散した乳濁液をいう．転じて，例えば，ラテックスの手袋など一般にゴム製品の俗称として用いられる．[485]

ラテックス吸着試験　latex fixation test；LFT　ヒト免疫グロブリンを吸着させたポリスチレン・ラテックスの粒子と被験血清を混合し，*in vitro*で凝集反応を行わせる方法．ヒト免疫グロブリンに対する自己抗体(リウマトイド因子)の存在により陽性となる．関節リウマチの診断に用いられる(陽性率70-85%)が，健常者や他の疾患(肝疾患や他の自己免疫疾患など)でも陽性(10%以下)となることがある．[388]

ラテックス凝集阻止反応　latex agglutination inhibition reaction；LAIR　尿中絨毛性ゴナドトロピン(hCG)を簡便に検出するために用いられる免疫学的検査法．hCG結合ラテックス粒子浮遊液に抗hCG抗体と被検尿を加えて反応させる．尿中にhCGが存在していると抗hCG抗体が中和されラテックス粒子の凝集が起きず陽性(妊娠)と診断する．試験管法とスライド板法がある．[388] ⇨参免疫学的妊娠反応→2808

ラテックス凝集反応　latex agglutination reaction；LAR　ラテックス粒子を担体として，その表面に抗原物質を付着させ，血清中の対応抗体を検出する測定法で，凝集反応の1つ．従来，定性法として，リウマトイド因子(RAテスト)，フィブリン分解産物(FDP)，C型肝炎ウイルス(HCV)抗体，便潜血の検出などに応用されている．近年は，自動分析装置によるラテックス免疫比濁法(LTIA)などにより，高感度C反応性タンパク(CRP)をはじめ，血清中の種々のタンパク質成分や腫

瘍マーカーの測定が行われている.[90]

ラテント癌　latent carcinoma (cancer)　生前，臨床的に何の徴候も認められず，死後剖検によってはじめて発見される癌．前立腺癌や甲状腺癌でしばしば認められ，特に前立腺癌では90歳以上の超高齢者の半数以上を占めるとの報告もある．治療を要さない癌とも考えられ，治療を要する癌と鑑別できないことが問題として提起されている．なお，原発癌としての症状は隠れ，転移先の癌症状のみを示すものは潜在癌（オカルト癌 occult cancer），非悪性疾患として切除あるいは摘出された組織に顕微鏡的検索で発見されたものは偶発癌 incidental cancer と呼ばれ区別される.[1431]

ラド　radiation absorbed dose；rad　体積要素中の物質の単位質量に電離放射線が付与した平均エネルギー（吸収線量）の補助単位．単位記号は rad．現在使用されている SI 単位の J/kg（キログラム当たりのジュール）あるいはグレイ（Gy）との関係は，1 Gy が 100 rad.[1127]

ラ島⇨同ランゲルハンス島→2904

ラトケ囊胞　Rathke pouch, Rathke cleft cyst　［**神経頬窩**（きょうか），**頭蓋頬囊**（きょうのう）］　原始口腔の背側に生じる外胚葉性の肥厚由来の囊胞．前壁は下垂体前葉を形成，後壁は中間葉を形成する．線毛を有する立方状，円柱状上皮で覆われた非腫瘍性囊胞である．症状を呈することはまれであるが，下垂体，視交叉，視床下部を圧迫すると下垂体機能障害，視機能障害，尿崩症，頭痛などがみられる．頭蓋咽頭腫の発生母地としても重要であるが，発生部位は頭蓋咽頭管の扁平上皮細胞群である点が異なる．ラトケ囊胞が非腫瘍性病変であるのに対し頭蓋咽頭腫は腫瘍性病変なので臨床的には鑑別を要する場合がある．治療法は，前者が囊胞内容の吸引だけで十分であることが多いのに対し，後者は部分摘出では再発率が高いとされる．ラトケ Martin H. Rathke はドイツの解剖学者（1793-1860）.[1080]　⇨参頭蓋咽頭腫→2094

ラドン　radon；Rn　［Rn］　元素記号 Rn．原子番号 86．融点 −71℃，沸点 −61.6℃．希ガス元素の1つで，天然に存在する放射性元素．原子量 199-226 にわたる同位体があり，一般に放射線医学でラドンという場合は ^{222}Rn を示し，ラジウム 226（^{226}Ra）の α 壊変により生成される．半減期は約 3.82 日．人体への影響は，主として放射性崩壊生成物の吸入による．国際癌研究機関（IARC）はヒトに対して発癌性がある物質に分類（2006 年現在）.[182,56]　⇨参ラドン 222→2898

ラドン 222　radon 222；^{222}Rn　［**ラジウムエマナチオン**］　天然に存在するウラン系列の放射性核種の1つで，ラジウム 226（^{226}Ra）の α 崩壊により生成する希ガス元素．3.8 日の半減期で α 崩壊し，最終的に安定同位元素の鉛 206（^{206}Pb）となる．大気中のラドン濃度は低いため，その放射線による外部被曝量は小さいが，呼吸により体内に入り内部被曝の原因物質となることから，放射線防護上重要.[1127]

ラドンシード　radon seed　ラドン 222（^{222}Rn）を直径 1 mm，長さ 3 mm 程度の小粒状の金カプセルに封入したもの．かつて組織内照射の線源として舌癌の治療などに使われた．現在では，密封容器破損の際にラドンガスによる環境汚染などを考慮して使用が中止されており，代わりに金（Au）グレインやイリジウム線源が用いられている.[1127]

ラバーダム防湿法　rubber dam dry field technique　治療歯を無菌的に処置するために，唾液の流入を防止し，口腔の他の部位から隔離する方法．治療部位を薄膜のゴム（ラバーダム）で露出させ，治療歯をクランプで固定する．さらにヤング Young のフレームにラバーをつけ，頬粘膜，舌，口唇などを抑制し，処置部位の視野を広くし治療を容易にする．また歯の切削時に薬物の飛散，治療器具や修復物の吸引など偶発事故の防止が可能となる.[434]

ラパック®　Lapack®　ストーマ装具で，ストーマにつけ排泄物を収集する使い捨て型のビニール製袋．ラパック®は商品名.[108]

ラパポート分類　Rappaport classification　1966 年に発表された非ホジキン non-Hodgkin リンパ腫の病理分類．予後推定および治療法決定に有用とされ，キール Kiel 分類やルークス・コリンズ Lukes-Collins 分類が発表されるまで長く用いられた．ラパポート Henry Rappaport はアメリカの病理学者（1913-2003）.[1464]

ラフォーラ体　Lafora body⇨同ラフォラ小体→2898

ラフォラ小体　Lafora body　［**ラフォーラ体，ミオクローヌス小体**］　ヘマトキシリン・エオジン（HE）染色で淡青色に染まる細胞質内の球状物質で，アミロイド小体とほぼ同じ染色性を示す．したがってアミロイド小体が神経細胞や軸索に出現したものと考えてよい．ラフォラ小体病に特徴的であるが，健常高齢者にも若干認める．ラフォラ Gonzalo Rodriguez Lafora はスペインの神経学者（1887-1971）.[1531]

ラフォラ病　Lafora disease　痙攣，ミオクローヌス，認知障害などを主症状とし，若年に発症する遺伝性の疾患群で（ミオクローヌスてんかん），その中のあるものでは，中脳の黒質や小脳の神経細胞の中にラフォラ Lafora 小体（ミオクローヌス小体）と呼ばれる封入体がみられる．ラフォラ病以外のミオクローヌスてんかんには，神経細胞内に脂質がたまるリピドーシス型と沈着物質を認めない変性型がある.[1527]　⇨参ミオクローヌスてんかん→2761

ラブジチス型幼虫　rhabditis-form larva　［**R 型幼虫**］　線虫類の第 1 期幼虫のこと．この幼虫にはまだ感染能力はない．外界で 2 回の脱皮を経て感染能力のあるフィラリア型幼虫に変態する．食道に 2 か所の膨大部があり，その形態がラブジチス *Rhabditis* 属線虫の食道の形に似るためこう呼ばれる.[288]　⇨参フィラリア型幼虫→2515

ラブソン・メンデンホール症候群　Rabson-Mendenhall syndrome　［**メンデンホール症候群**］　インスリン受容体異常に基づくインスリン抵抗性の糖尿病をきたす常染色体劣性遺伝疾患．1956 年にラブソン S. M. Rabson とメンデンホール E. N. Mendenhall が報告した．症状は多毛症，皮膚色素沈着，実年齢以上にふけてみえる顔貌，性器早熟がみられる.[991]

ラブドウイルス〔科〕　*Rhabdoviridae*　弾丸状または桿菌状のウイルスで，60×300 nm 前後の大きさを有し，マイナス（−）センス一本鎖 RNA を含んだらせん対称のヌクレオカプシドを形成する．ラブドウイルス科は，ベシクロウイルス属 *Vesiculovirus*，リッサウイルス属 *Lyssavirus*，その他のウイルスに分類され，リッサウ

イルス属には狂犬病ウイルス群が含まれる.[1113]

ラブ法 Love method ［椎弓間侵入法］ 腰椎椎間板ヘルニアに対して行われる手術法の1つで，最も一般的．脊柱管後方の椎弓間にある黄色靭帯を切除して硬膜管・神経根を内側によけて，その前方にあるヘルニア塊を切除するのが原法であるが，わずかな椎弓切除と組み合わせる変法が行われることが多い．手術侵襲が比較的少なく，脊柱の支持性に対する影響も少ない.[76]

ラベの静脈 vein of Labbé⇨同下吻合静脈⇀545

ラベリング labeling 超音波診断において，超音波の縦断・横断面像などの表示の仕方を定めたもの．従来，検者によって異なっていた画像の表示法を統一することで，その理解が容易になった．現在，日本超音波医学会が定めたものが使用されている.[955]

ラポール 〔F〕rapport⇨同疎(疏)通性⇀1847

ラポポルト・リューベリングサイクル Rapoport-Luebering cycle 赤血球に特有の解糖系迂回路．この系では，解糖系の中間産物である1,3-ジホスホグリセリン酸から2,3-ジホスホグリセリン酸(2,3 DPG)が生じ，こののち3-ジホスホグリセリン酸に変換されて再び解糖系に戻る．2,3 DPGは，ヘモグロビンに結合して酸素親和性を低下させ，組織への酸素の放出を促す作用をもち，赤血球の機能にとって重要である．ラポポルト Samuel Mitja Rapoport(1912-2004)はソ連邦の生化学者，リューベリング Janet Luebering はアメリカの小児科医.[656]

ラマーズ法 Lamaze method フランス人医師ラマーズ Fernand Lamaze(1890-1957)が提唱した心理的和痛分娩法．出産に対する知識，自力で産むという意志，呼吸法による和痛，夫の立ち会いによってリラックスするなどによって，不安を除去，軽減し，身体を弛緩させて和痛を図ろうとするものである．中でも呼吸法が知られ，陣痛間欠時には深く遅い呼吸，発作時には浅く速い呼吸により痛みを心理的に軽減して，気持ちを落ち着かせ分娩を促進させる.[998]

ラマルキズム⇨同ラマルク説⇀2899

ラマルク説 Lamarckism ［ラマルキズム，用不用説］ 1809年にフランスのラマルク Jean-Baptiste P. A. Lamarck(1744-1829)が提唱した進化学説．生物の器官は，環境への順応の過程で獲得された変化が子孫に伝えられて進化するとした(獲得形質の遺伝)．この仮説は歴史的な意義をもつにとどまり，現在では採用されない.[368]

ラミナーエアーフロールーム laminar air flow room ［層流無菌室］ ヘパフィルターなどを通った清浄な空気が吹き出し面より外に向かって層状に絶えず流れる部屋．部屋全体を無菌的に保ち，空気感染を予防する．免疫力が極度に低下した血液疾患，免疫不全の患者，造血幹細胞移植や臓器移植のレシピエントなどの感染防御に有用.[437]

ラミナリア桿(かん) laminaria tent 海藻(ラミナリア)の茎を乾燥して作る棒状の器具．子宮内操作(妊娠中絶，子宮鏡下手術)ないし分娩準備において，子宮頸管を拡張する目的で使用される．水分を吸収して数時間から24時間ほどで膨張し，直径が数倍になる．子宮内操作の場合1-2本，分娩時には10-20本が挿入される.[998]

ラミネクトミー laminectomy 脊柱管の後壁をなす椎弓・黄色靭帯を切除して脊髄・神経根の除圧や展開を図る手術術式．頸椎，胸椎，腰椎いずれの部分でも行われる．前方からの手術に比べると手術の侵襲が軽いことが特徴．脊柱の支持性を弱くするので，腰椎などでは後側方固定術などの脊椎固定術が同時に行われることも多い.[76] ⇨参椎弓切除術⇀2032

ラミブジン lamivudine；3 TC 内服錠剤の抗ウイルス薬で，エイズ(AIDS)治療用に開発されたが，その後，B型慢性肝炎および肝硬変のウイルスマーカー，肝機能，肝組織像の改善目的に広く用いられている．B型肝炎ウイルス(HBV)の逆転写酵素を阻害し，また基質としてウイルスDNAに取り込まれ，HBV-DNAの伸長を抑制するという2つの作用によってB型肝炎ウイルスの増殖を強力に抑制．しかし，ウイルスを消失させる効果は保有しないため，薬剤の中止によって肝炎の増悪を生じることがあり，長期投与を必要とする．その際，本薬剤耐性を有した変異ウイルスを誘導することが知られており，それに伴う肝炎の増悪を認めた場合は，アデホビルピボキシルを併用する必要がある.[60,279] 商エピビル

ラムサール条約 Ramsar Convention 正式名は，「特に水鳥の生息地として国際的に重要な湿地に関する条約(Convention on Wetlands of International Importance especially as Waterfowl Habitat)」．1971年カスピ海沿岸のラムサール(イラン)で採択されたので，通称ラムサール条約という．国境をこえて移動する水鳥を中心に，湿地に生息する動植物を国際的に保護・保全し，湿地の賢明な利用を促進することを目的としている．登録された湿地についての保全計画が作成・実施される．2007年10月現在，世界で1,676湿地，日本では1980年に登録された釧路湿原をはじめ33湿地が登録されている.[405]

ラムステット手術 Ramstedt operation ［幽門筋切開術］ 考案者であるドイツの外科医ラムステット Conrad Ramstedt(1867-1963)の名前を冠した肥厚性幽門狭窄症に対する手術的治療．全身麻酔下に，右上腹部に小切開をおき，肥厚した幽門部の筋層を長軸方向にメスで切開．その切開創をさらに鈍的に，粘膜下層が膨隆するまで十分に拡張させ，幽門部の狭窄を解除する．創が目立たないように皮切を臍部においたり，腹腔鏡下に行うなどの変法も行われる．侵襲が少なく，術後12時間から経口摂取開始可能で，保存的治療に比べ入院期間が短い.[1483] ⇨参肥厚性幽門狭窄症⇀2436，代謝性アルカローシス⇀1874，噴水状嘔吐⇀2607

ラムゼー=ハント症候群 Ramsay Hunt syndrome⇨同ハント症候群⇀2417

ラ=メトリー Julien Offray de La Mettrie フランスの哲学者，医師(1709-51)．唯物論的一元論にたつ人間機械論の提唱者．デカルト René Descartes(1596-1650)が動物機械と峻別した人間の精神活動を，有機化の進んだ脳の線維に創発した機械的な現象にすぎないと論じた．主著は『Histoire naturelle de l'âme(霊魂の自然誌)』(1745)，『L'homme-machine (人間機械論)』(1748).[983]

ラメラ lamella⇨同層板⇀1824

ラモン=イ=カハール⇨同カハール⇀541

ラモン沈降素反応　Ramon precipitin reaction　［絮(じょ)沈反応，フロキュレーション，ラモン綿状反応］一定量のジフテリア毒素を抗毒素とまぜると，毒素と抗毒素の比が適切なところで絮状沈降物 floccule を生じる．この免疫学的な現象を利用してジフテリア毒素の測定をする．ラモン Gaston Ramon はフランスの細菌学者(1886-1963)．[1456]

ラモン綿状反応⇨同ラモン沈降素反応→2900

ラリンゴマイクロサージェリー⇨同顕微鏡下喉頭手術→963

ラリンジアルチューブ⇨同食道閉鎖式エアウェイ→1482

ラリンジアルマスク　laryngeal mask, laryngeal mask airway；LMA　全身麻酔や救急蘇生時の気道確保に使用される声門上の気道確保の器具．気管挿管と比較した利点は，①声帯や気管の損傷が少ない，②非直視下に挿入できる，③挿入のために筋弛緩薬を多く使用しなくてもすむ，④比較的浅い麻酔深度で留置に耐えられること．欠点は，①胃内容物の逆流による誤嚥の危険性，②陽圧に対して漏れを生じやすい，③喉頭痙攣などによる気道閉塞の危険性，である．適応は，マスク換気で管理できる比較的短時間の全身麻酔であるが，マスク換気困難での気道確保や挿管困難症例での挿管の補助としても使用される．標準型 Classic™ に加え，胃管を挿入するドレーンチューブを備え上気道での密着性を高めたプロシール ProSeal™，チューブがらせん構造で長く歯科口腔外科領域の手術でも使用できるフレキシブル Flexible™，感染対策として開発されたディスポーザブルのユニーク Unique™ およびスプリーム Supreme™，気管挿管用のファーストラック Fastrach™ も開発され，応用場面が広くなっている．[1060]

●ラリンジアルマスク(ProSeal™)

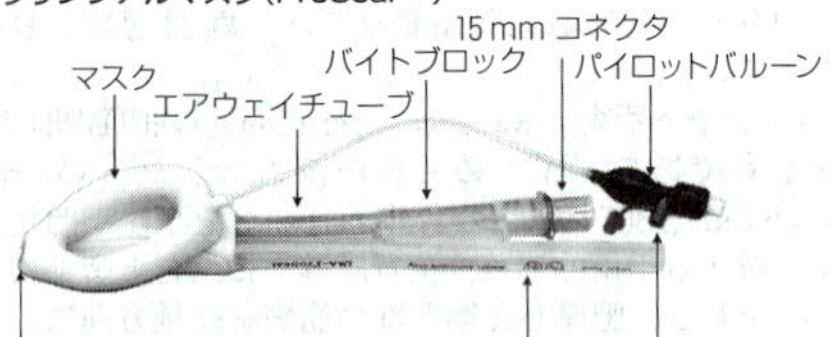

ラ・レーチェ・リーグ　La Leche League　1956 年アメリカで 7 名の母乳育児中の女性によって創設された母乳育児支援の世界的 NGO(非政府組織)で，その活動は世界 65 か国，日本では 47 グループに広がっている．活動の基本理念は，1 対 1 の人間的な温かみを大切にしながら，望んでいる母親はだれでも母乳育児ができるように，母乳育児経験のある母親が支援すること．ユニセフや WHO(世界保健機関)とも協力関係にあり，世界の母乳育児支援の一翼を担い，また，多くの母親の経験に基づいた実用的知識，技術提供と同時に，世界中の医師や医療専門家からなる医学諮問委員会により科学的に裏づけられた最新の情報を提供している．『だれでもできる母乳育児』など，一般の母親向けに発行物を刊行している．ラ・レーチェはスペイン語で「乳」の意味．日本での活動はラ・レーチェ・リーグ日本(http://www.llljapan.org/)，母体の活動についてはラ・レーチェ・リーグ・インターナショナル LA LECHE LEAGUE INTERNATIONAL (http://www.llli.org/)を参照．[180]

ラロン型低身長症　Laron type dwarfism　内分泌性低身長症の 1 つ．1966 年にイスラエルのラロン Zvi Laron (1927 生，小児科・内分泌科医)によってはじめて報告された．血漿成長ホルモン濃度は正常，ないしむしろ高値を示すが，下垂体低身長症と類似の発育障害を呈する．成長ホルモン受容体の遺伝子異常，あるいは受容体以降の情報伝達の異常によって成長ホルモン作用が発揮できないことが成長障害の本態と考えられている．本症では成長ホルモン注射によっても，身長の増加は期待できない．[1260]

ラン⇨同LAN→75

ランヴィエ絞輪　Ranvier node　［ランヴィエ小結節］有髄神経線維の髄鞘と髄鞘の間で，軸索が露出している部位．軸索が側枝を出したり，シナプスを形成したりしている．絞輪と絞輪の間の長さ，すなわち 1 つの髄鞘の長さは，有髄神経線維の太さ，軸索の直径，髄鞘化の時期などの諸因子に影響される(0.2-2.0 mm)．髄鞘の長さは軸索の直径が大きくなるほど長くなるが，同一神経線維ではほぼ一定している．髄鞘(ミエリン鞘)は末梢神経ではシュワン細胞，中枢神経ではオリゴデンドロサイトが形成する．ランヴィエ絞輪から起こる側副枝は，とりわけ中枢神経系ではその量が想像以上に多く，有髄神経線維からの側副枝は髄鞘を欠くこともある．また中枢神経系灰白質内では，ランヴィエ絞輪から直接神経終末が突出してシナプスを形成することがよく観察される．軸索の再発芽は軸索切断後のランヴィエ絞輪から生じる．興奮伝導はランヴィエ絞輪部から絞輪部へと神経線維上を跳躍的に伝わる(跳躍伝導)．ランヴィエ Louis-Antoine Ranvier はフランスの病理学者(1835-1922)．[636]　⇨参神経細胞→1524

ランヴィエ小結節　node of Ranvier⇨同ランヴィエ絞輪→2900

卵円窩型心房中隔欠損症　fossa ovalis type atrial septal defect；ASD-Fo　［二次孔型心房中隔欠損症，心房中隔二次孔開存症］心房中隔の右側から見た卵円窩内の欠損で，欠損孔の縁はすべて心房中隔組織で形成されている．卵円形の抜き打ち型全欠損から，篩(ふるい)状の多数の小孔が卵円窩内に散在するものまで欠損孔の大きさは多様である．先天性心疾患の 4-10%，心房中隔欠損の 66% を占め，女性優位である．左→右短絡血流による右房や右室の拡大，僧帽弁の変形(逸脱)を合併する．欠損が胎生期の心房中隔二次孔の位置に存在すこ

●卵円窩型心房中隔欠損症

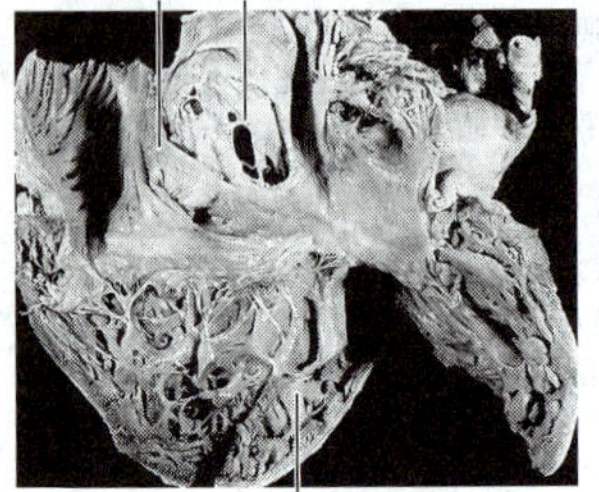

ら

とから一次孔型 ASD と対比して二次孔型 ASD とも呼ばれるが，実際は二次孔が閉じたあとに場所を変えて新たな欠損孔ができるので二次孔型という表現は適切ではない．[319]

卵円形脂肪体 oval fat body コレステロールを多く含んで脂肪変性を起こし脱落した尿細管上皮細胞により形成される脂肪体のこと．偏光下では特徴的なマルタの十字架 Maltese cross 像を呈する．ネフローゼ症候群のような大量のタンパク尿を呈する疾患の特徴的な尿沈渣所見である．[1119]

卵円孔開存 patent foramen ovale；PFO 胎生期の心房中隔形成は，まず一次中隔(28±1 日)が出現し，左・右のしきりが完成する直前に中隔の頭側に新たに穿孔を生じて二次孔が形成(31±1 日)される．一次中隔の右側に二次中隔が発生して二次孔を覆うが，一次中隔と完全に密着せずに左前から右後に向かう管状の交通路が残る．これが卵円孔である．ボタロー Leonardo Botallo(1530-87)により記載された．この孔は胎生期には右→左短絡路として働くが，生後左房圧の上昇とともに中隔の左側からの圧迫により血流が途絶して管腔は閉じる．左側中隔鎌より右側卵円窩前縁上部に抜けるゾンデの通過がかろうじて可能な卵円孔開存は全人口の 20-25% にみられる．胎生期に卵円孔が完全に閉鎖 premature closure of foramen ovale すると，左心低形成症候群類似の病態が発生する．[319]

卵円孔《心臓の》 foramen ovale 胎児循環に特徴的な構造の 1 つで，心房中隔に開いている孔．臍静脈→下大静脈を経由して心臓に還流した血液(酸素と栄養物に富む)を右心房から直接左心房に送るための役割を担う．心房中隔の発生は第 4 週のはじめに始まり，2 段階〔第 1(一次)中隔，第 2(二次)中隔〕の過程を経て第 6 週頃に卵円孔をもつ構造ができあがる．第 1 中隔には上方に孔が開き，次いで右心房側に形成される第 2 中隔も完全に閉じることなく下方(心室側)に孔が残る．この孔を卵円孔という．卵円孔は第 1 中隔の孔とは重ならないため，右心房の血液は 2 枚の中隔の孔を通って左心房に入る．胎児期には肺循環がなく，左心房圧が右心房圧より高まることがないため，第 1 中隔は卵円孔の弁として機能している．しかし，誕生して肺呼吸，肺循環が開始されると，肺からの血液が左心房に入り，左心房圧が高まり，第 1 中隔を第 2 中隔に押しつける．このため卵円孔は閉鎖され，右心房と左心房は心房中隔で完全に分離される．卵円孔の痕跡は卵円窩として残る．(図参照⇒臍帯静脈→1162)[1044] ⇨参卵円孔開存→2901，胎児循環→1869

卵円孔《蝶形骨の》 foramen ovale 頭蓋骨の管や孔は神経や血管の通路となる．蝶形骨大翼の卵円孔はその 1 つで下顎神経が通る．脳幹の橋から出る三叉神経(第 5 脳神経)は半月神経節で 3 枝(眼神経 V_1，上顎神経 V_2，下顎神経 V_3)に分かれたのち，下顎神経は卵円孔を通って頭蓋を出て，下顎に至る．ちなみに，眼神経は上眼窩裂を，上顎神経は正円孔を通って頭蓋を出る．[1044] ⇨参下顎神経ブロック→467，三叉神経→1204

卵円窓 oval window⇨同前庭窓→1778

卵黄管 vitelline duct ［臍腸管，卵黄腸管］ 卵黄嚢と中腸(原始消化管)を連絡する管状組織．胎生 5 週くらいで内部は閉塞し消失する．卵黄管の遺残は小児にみられる消化管奇形であるメッケル Meckel 憩室の原因になる．[998]

卵黄周囲間隙 perivitelline space⇨同囲卵腔→280

卵黄腸管 vitelline duct⇨同卵黄管→2901

卵黄嚢 yolk sac 胚盤胞において胚盤胞腔が発生変化した嚢状構造を原始卵黄嚢といい，これは二層性胚盤の形成(発生第 2 週)に伴って 2 つに分かれ，下方に新たに二次卵黄嚢が形成される．原始卵黄嚢は次第に退縮し消滅するが，二次卵黄嚢の壁から血球や血管の原基，原始生殖細胞が出現し，生殖原基に向かって遊走すると考えられている．卵黄は胚子の栄養源であるが，哺乳動物では発達せず，卵黄嚢は痕跡的器官であり，妊娠初期に超音波検査で認められる胎嚢の中に存在する．[998]

卵黄嚢癌⇨同幼児型胎児性癌→2868

卵黄嚢腫瘍 yolk sac tumor ［内胚葉洞腫瘍，ヨークサック腫瘍］ 精巣においては新生児や乳幼児にみられる胎児性癌で，糖原・粘液・脂質などに富む不整形の幼若な腫瘍細胞が疎な血管類洞様ないし空胞状網状構造をもって増殖．まれに成人でもみられる．卵巣では 10-20 歳の若年者に生じる悪性腫瘍で，α フェトプロテインを産生し，上皮性腫瘍細胞は乳頭状あるいは管状増殖を示し，間質は毛細血管を伴う幼若な結合織からなる．[1531] ⇨参中腎腫→1991

卵黄培地 yolk nutrient，egg-yolk medium 細菌分離や卵黄反応検査のため，目的とする菌に適した基礎培地に卵黄液を加えた液体または固形の培地．細菌，特にウェルシュ菌 *Clostridium perfringens* が産生するレシチナーゼ C を検出するために用いられる．卵黄中のレシチン含有リポタンパク質はレシチナーゼ C の作用によって乳白色の沈殿を生じるので，適量の卵黄を混和した分離用の培地に菌を接種するとコロニーの周囲が白濁することによってレシチナーゼ C の産生を知ることができる．ウェルシュ菌のレシチナーゼ C は α 毒素と呼ばれ，その病原性に深く関与している．[206]

卵黄反応 egg-yolk reaction ［レシトビテリン反応］ ある種の細菌が産生する，卵黄中に含まれるレシトビテリン(レシチンとビテリンからなるリポタンパク質)を分解する酵素(レシチナーゼ C またはホスホリパーゼ)の有無を調べる反応．レシチナーゼ C の作用で乳白色混濁となる．通常，培地に卵黄を加えて菌を培養し，コロニー周辺に白色の沈殿がみられるかどうかで判定する．クロストリジウム *Clostridium* 属の鑑別に用いられる．[324]

卵黄様黄斑ジストロフィー vitelliform macular dystrophy ⇨同ベスト病→2625

卵黄様黄斑変性症⇨同ベスト病→2625

蘭学 Dutch learning ［洋学］ 鎖国政策のため，西洋諸国の中でもオランダのみが通商を許された結果，オランダ語を通じて学ばれた西洋学術知識の総称をいう．対象はオランダ 1 国にかぎらず，ヨーロッパ各国の学術の成果が学ばれたので，実質的には洋学といえる．オランダ人との接触が長崎に限定されていたので，オランダ語の習得は長崎通詞を除いてははなはだ困難であった．杉田玄白〔1733-1817(享保 18～文化 14)〕たちのグループが西洋解剖書の翻訳に取り組み，蘭学は勃興することとなる．こうして医学を中心として蘭学は興隆するが，やがて天文学や化学などの自然科学から世界地理，歴史など人文社会科学系の知識へと蘭学者の関心も広がった．医学の分野においても，はじめは解剖学，外科学が学ばれたが，次第に内科学，生理学，病理学などの専門分野が知られ，翻訳書も出るようになる．幕末になると対外危機意識が起こり，西洋砲術の採用が唱えられ，医学から軍事科学技術へと中心分野が移った．これは蘭学の中心的担い手として医師のみならず武士が加わったことを示している．[1604]

蘭学事始(らんがくことはじめ)　蘭学の始まりとその後の発達の軌跡についての晩年の杉田玄白〔1733-1817(享保18〜文化14)〕の回想録．「前野良沢らと千住小塚原で腑分け(解剖)を見学し，持参したクルムスの解剖図譜(ターヘルアナトミア)と目のあたりにした人体内部の構造が一致することに感激し，その興奮のさめやらぬ帰途この蘭書を翻訳することを決心する．さっそく翌日から良沢宅に集まり翻訳を開始したが，オランダ語の知識があるのは良沢一人だけで，翻訳に苦心惨憺した」という経緯を記すエピソードはあまりにも有名である．こうして『解体新書』〔1774(安永3)〕が出版されたが，玄白はこの翻訳の過程で，医学，治療の基礎には解剖学があることを見抜き，その必要性を唱えた．玄白はこの翻訳・会読の仲間のうちから「蘭学」という新しい名前が始まったと本書で誇らしげに記し，波紋が広がるように全国に蘭学が普及したと，約40年前の発端から当時の蘭学の発展ぶりまで記述している．本書が脱稿したのは玄白が84歳で亡くなる2年前の1815(文化12)年のこととされる．[1604] ⇨参杉田玄白→1635

卵割　cleavage⇨同卵分割→2912

卵割球　blastomere　［割球］　受精卵が有糸分裂(卵割cleavage)を繰り返して生じる小胚細胞．まだ身体のどの部分の組織になるかは決定されていない．やがて桑実胚として密な細胞集団を形成する．[996]

卵管　uterine tube　〔L〕tuba uterina　［ファロピウス管］　長さ約7-15 cmの管で，排卵された卵を取り込んで子宮に運ぶため，外側端は腹膜腔に開き(卵管腹腔口)，内側端は子宮腔に開く(卵管子宮口)．子宮広間膜の上縁に位置して，卵管漏斗，卵管膨大部，卵管峡部の3部からなる．卵管漏斗は周囲に房状の卵管采をつけ，排卵時に卵巣を覆うようにして排卵された卵子を卵管内に吸い込む．卵管膨大部は粘膜のひだが発達し，血管に富む湿潤な環境で，受精の場となることが多い．卵管峡部は子宮筋層を貫通して子宮腔に至る狭い部分．膨大部で受精した卵は卵割を行いながら3-4日で子宮に到達し，子宮内膜に着床．卵管上皮は分泌細胞と線毛細胞からなり，受精卵は分泌液で栄養され，線毛の動きと筋層の蠕動運動により子宮腔に運ばれる．受精卵は着床する直前まで透明帯に包まれている．透明帯は受精卵の卵管への付着を防ぎ，同時に免疫防御機構を担っているといわれる．動脈は子宮動脈，卵巣動脈の枝を受ける．ファロピウス(ファロピーオ)Gabriele Falloppio(1523-62)はイタリアの解剖学者．[1044] ⇨参排卵機構→2356，ミュラー管→2775，卵管妊娠→2903

●女性内性器

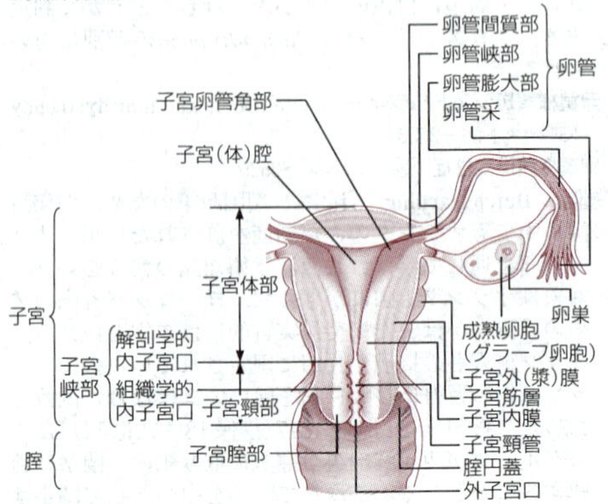

卵管移植術　tubal implantation　卵管性不妊に対する手術療法の1つ．卵管の高度の器質障害として子宮側に閉塞があるとき，正常部で卵管を切断し縦に切開して2弁として子宮角部の後面を切開して挿入し内膜に固定する術式．[998]

卵管炎　salpingitis　卵管の感染症．膣，子宮を通じて外部からの上行感染のリスクが高い卵管には，骨盤内炎症の感染が波及することもあり，骨盤内炎症性疾患の主要な病巣となる．原因はクラミジア・トラコマチス感染が多く，淋菌や大腸菌などによることもある．急性期には下腹部に激痛を訴え，発熱，白血球増加やC反応性タンパク(CRP)上昇などの所見がある．慢性期には下腹部鈍痛が反復する．卵管炎の結果生ずる卵管狭窄や卵管采癒着は不妊の原因となり，卵管采が閉鎖すると卵管留水腫，卵管留膿腫を生ずる．内診で局所の圧痛，超音波検査で卵管の腫脹を認める．抗生物質と消炎鎮痛薬が投与される．感染源の除去として手術が行われることもあるが，極力保存的に治療することが望ましい．[998]

卵管開口術　salpingostomy　卵管采や膨大部での閉塞の場合，マイクロサージャリーにより閉塞部を切開あるいは切除して開口し，卵管粘膜を卵管外膜に縫合する術式．[1078] ⇨参卵管形成術→2903

卵管癌　carcinoma of fallopian tube，fallopian tube cancer　卵管に発生する癌で，原発性と転移性がある．原発性卵管癌は女性性器の悪性腫瘍の0.1-1%程度の割合でまれ．主に乳頭状腺癌で卵管膨大部から遠位部に多い．症状として不正出血，水様帯下，下腹部痛があげられるが，初期発見は困難で，卵巣癌や子宮体癌からの転移癌との鑑別が難しい．治療法は卵巣癌と同様で，両側付属器と子宮の摘出とリンパ節郭清を行い，化学療法を加える．[998]

卵管間質部妊娠　interstitial tubal pregnancy⇨参卵管妊娠→2903

卵管癌進行期分類　staging classification of tubal cancer　卵管癌に限ったものはなく，卵巣癌進行期に準ずる．[998]

卵管間膜　mesosalpinx　子宮広間膜(広靱帯)が卵管に接する部分で，卵管を包み込んで卵管の側方に広がる2枚の膜からなり，これらの間に卵巣動静脈があり，多くの神経が走る．[996]

卵管狭窄　tubal stenosis　卵管炎，骨盤腹膜炎，子宮内膜症，骨盤内手術後癒着などが原因で生ずる卵管内腔の狭窄．周囲組織との癒着を伴うことが多く不妊症の原因になる．子宮卵管造影(HSG)または腹腔鏡下の通色素法で診断する．軽度のものはHSGや卵管通水で軽快するが，高度のものは卵管鏡ないし腹腔鏡下により卵管形成術を行う．[998]

卵管峡部⇨参卵管→2902

卵管峡部結節性炎症　salpingitis isthmica nodosa⇨同結節性峡部卵管炎→922

卵管形成術　tuboplasty，salpingoplasty　卵管の疎通性異常が原因の不妊症に対する，卵管の機能回復を目的とした治療法．卵管周囲組織癒着に対しては癒着剝離術，卵管采の閉塞に対しては閉塞部を切開・開窓し，粘膜を外反して卵管外膜に縫合する卵管采形成術，卵管閉塞部には閉塞部を切除(卵管開口術)し，正常部分同士を端端吻合する卵管吻合術を行う．ほかに子宮卵管移植術があるが，いずれも体外受精の普及に伴い実施数は減少している．従来，開腹による手術用顕微鏡を用いたマイクロサージャリーが実施されていたが，上記4手技は腹腔鏡下での卵管形成術も可能になった．[998]

卵管結紮(けっさつ)術　tubal ligation　永久避妊を目的に行う卵管不妊手術．両側卵管の一部を鉗子により圧挫したり(圧挫結紮法)，結紮(ときに切断)して精子が通過できないようにする．腟式と腹式のほか，さまざまな変法がある．[998]　⇨参不妊手術→2566

卵管采　tubal fimbria，fimbria of uterine tube　卵管の漏斗の周縁部が分離した房状突起部．卵巣において排卵した卵胞の表面を覆い，卵子の取り込みをたすける．炎症などにより癒着を生じることにより卵管性不妊症の原因となる．[996]　⇨参卵管→2902

卵管采妊娠　fimbrial pregnancy　異所性妊娠(子宮外妊娠)の一種で，受精卵が卵管采部に着床し発育したもの．[998]　⇨参卵管妊娠→2903

卵管采癒着　adhesion of tubal fimbria　卵管采の癒着．比較的多い卵管狭窄や閉鎖の形態．卵管采開窓術が行われる．[1078]

卵管水腫　hydrosalpinx⇨同卵管留水症→2904

卵管性不妊　tubal infertility，tubal sterility　不妊の三要素の1つで不妊症の原因の約1/3を占める．卵管が先天的に欠損あるいは閉塞することもあるが，主としてクラミジアなどによる卵管や骨盤内感染で卵管が閉塞，狭窄ないし癒着して卵管通過障害が生じることが原因となる．[998]　⇨参卵管妊娠→2903，不妊症→2566

卵管造影法　salpingography⇨同子宮卵管造影法→1258

卵管〔端端〕吻合術　tubal anastomosis　卵管形成術の1つで，通常は峡部卵管閉塞や膨大部卵管閉塞に対して行われる．マイクロサージャリーにより卵管の閉塞周辺部を切除し，両側正常端を縫合して卵管内腔を再建する．[998]

卵管通過性検査　tubal patency test　不妊症の卵管因子に対する検査法．通常，月経終了直後に実施し，排卵期や黄体期は避ける．外来で行われる方法としては，子宮卵管造影法，卵管通気法，卵管通水法，卵管通色素法がある．子宮卵管造影法と卵管通気法を比較すると，前者は卵管の狭窄，閉鎖などをより正確に把握できる．卵管通水法は経腟超音波と併用すると有用性が高まる．卵管通色素法は腹腔鏡下に行われ，卵管周囲の状態も観察でき，最も正確といえる．検査後に妊娠することも少なくなく，検査により卵管の環境が改善されると考えられる．[998]　⇨参子宮卵管造影法→1258，卵管通気法→2903，卵管通水法→2903，卵管通色素法→2903

卵管通気法　tubal insufflation　［ルビンテスト］　子宮口よりカテーテルを子宮内腔に挿入して二酸化炭素を注入し，卵管通過の有無を検査する方法．注入圧をモニターし，卵管の狭窄の有無なども推測することができる．具体的には，いずれかの卵管が正常に開通していると注入圧が50-100 mmHgをこえた時点で，ガスの腹腔への疎通により内圧が急速に低下する．腹壁から聴診器で卵管采通過音を聞くことにより，左右あるいは両側の通過であるかも確認できる．ただし，卵管の攣縮などにより正確な圧変化を観察できない場合もあり，子宮卵管造影法のほうがより正確である．検査後ガスによる横隔膜刺激で肩痛を生じることがある．疎通性があることの証明でもあるが，検査後経過をみて必要ならしばらく安静を保つ．[998]　⇨参卵管通過性検査→2903，子宮卵管造影法→1258，卵管通水法→2903

卵管通色素法　chromotubation　腹腔鏡下に卵管通過性を確かめる検査．子宮内腔に挿入したカテーテルの先端から希釈した色素を注入し，卵管を通じた色素が卵管采から腹腔内に流出することを確認する．色素としては通常インジゴカルミンを100倍程度に希釈して用いる．卵管采からの色素液の流出を確認できれば，疎通性の確実な証明となる．腹腔内ないし子宮腔内から吸収された色素が尿中に排泄され着色尿をみることがあるが，異常ではない．通色素検査後には，引き続き大量の生理食塩水を通じさせることにより，色素を洗い流し，卵管内および腹腔内を洗浄することが多い．[998]　⇨参卵管通過性検査→2903，子宮卵管造影法→1258，卵管通水法→2903

卵管通水法　hydrotubation　卵管通過性を確認するための検査法．子宮口からカテーテルを子宮内腔に挿入し，生理食塩水をシリンジで用手的に注入する．約20 mL程度抵抗なく注入できれば，通過性は良好と考えられる．さらに20 mL程度通水する．子宮内腔が拡大している場合は，用量を増やす必要がある．経腟超音波を併用することにより，左右の卵管ごとの通過性を確認することができる．ダグラスDouglas窩に液体貯留を認めることも通過性のサインである．検査後の妊娠例が少なくなく，通過性を向上させると考えられる．腹腔鏡実施時には大量の生理食塩水を通じさせ，卵管内および腹腔内を洗浄することが多い．この処置を大量通水法と呼ぶ．卵管の疎通性と腹腔内の環境を改善すると考えられる．[998]　⇨参卵管通過性検査→2903，子宮卵管造影法→1258，卵管通気法→2903

卵管摘出術　salpingectomy，tubectomy　卵管妊娠，卵管水腫，卵管腫瘍，卵管膿瘍などの場合に，片側または両側卵管を摘出する方法．卵管間膜を卵管近位で切断し，卵巣血流を障害しないことが重要である．付属器切除として行われる場合は，卵巣摘出術と同時に摘出する．[998]

卵管妊娠　tubal pregnancy　［間質部妊娠］　受精卵が卵管に着床する異所性妊娠(子宮外妊娠)．卵管峡部に多発し，異所性妊娠の約90%を占める．卵管の炎症，発育異常，卵管周囲の異常による卵管内の受精卵輸送障害によって生じる．着床部位によって，卵管膨大部妊娠，卵管峡部妊娠，卵管間質部妊娠，卵管采部妊娠に分かれる．頻度は卵管膨大部妊娠が過半数を占め，峡部妊娠がそれに次ぐ．間質部妊娠，采部妊娠は比較的少ない．ときに卵管峡部結節性炎症の原因になる．妊娠初期における下腹痛，出血，付属器部やダグラスDouglas 窩の圧痛が主症状．早期に診断ができないと，卵管流産や卵管破裂を起こし，急激な腹痛や腹腔内出血によるショックを示し，救急的処置を要する．卵管破裂が起こると激痛となり，出血が急激に増加してショックに陥る．基礎体温，妊娠反応による妊娠の確認が重要．ダグラス窩穿刺により非凝固性血液が採取できる．近年，超音波断層法による子宮腔内の胎嚢の不在，付属器の腫瘤，胎嚢・胎芽像，ダグラス窩貯留液所見により早期診断が可能となっている．治療法は，腹腔鏡下に妊娠産物を除去し，通常は卵管切除または卵管線状切開を行う．ヒト絨毛性ゴナドトロピン(hCG)値の推移によっては，経過観察することもある．[998] ⇨参異所性妊娠→241

卵管不妊手術 tubal sterilization 避妊を目的に，通常卵管峡部を圧挫するか，結紮または切断，あるいはクリップ挟鉗する手術．腹式と腟式がある．後に形成手術を行って開通させれば再び妊娠が可能である．[998] ⇨参腟式卵管不妊手術→1973

卵管閉鎖⇨同卵管閉塞→2904

卵管閉塞 tubal obstruction, tubal occlusion ［卵管閉鎖］ 卵管の通過性がない状態で，不妊症の原因になる．子宮卵管造影検査で診断されるが，より正確には腹腔鏡下に卵管通色素法で評価する．卵管開口術や卵管端端吻合術が適応となるが，最近は卵管鏡下形成術も実施される．卵管水腫を伴う場合など卵管の状態が悪いと治療の適応とならず，体外受精が勧められる．[998]

卵管膨大部⇨参卵管→2902

卵管卵巣膿瘍 tuboovarian abscess 卵管，卵巣内に分泌物(膿)が貯留した状態で，上行性感染が多い．下腹部痛，圧痛，発熱，ダグラス Douglas 窩圧痛などを伴う．超音波断層法で観察される．膿瘍が破れると腹膜炎が発生し急性腹症となる．[998] ⇨参卵管留水症→2904

卵管留血症 hematosalpinx 卵管妊娠の際に，一側性もしくは両側性に卵管内に血液が貯留すること．治療は卵管妊娠に準ずる．[998] ⇨参卵管妊娠→2903

卵管流産 tubal abortion 卵管妊娠が中絶すると，卵管内の妊娠産物は腹腔または子宮腔へ流出するか，局所で吸収される．腹痛，出血で手術を必要とする場合が多いが，経過観察で軽快することもある．[998]

卵管留水症 hydrosalpinx, sactosalpinx ［卵管水腫］ 炎症により閉塞した卵管内に水性あるいは膿性の分泌物が貯留した状態．超音波断層法により貯留部分の膨隆が観察される．急性，慢性の患側の下腹部痛，圧痛が発生する．治療は保存的または外科的に行う．急性腹症や卵管性不妊の原因となる．[998]

ランキンスケール Rankin scale⇨同改訂ランキンスコア→446

ラングハンス巨細胞 Langhans giant cell ［ラングハンス細胞］ 多核巨細胞の一種であり，典型的には結核病巣にみられる．病的な核の増加，すなわち多核細胞は細胞融合または核分裂に細胞質の分裂が伴わない結果生じる．ラングハンス Theodor Langhans はドイツの病理学者(1839-1915)．[1531] ⇨参多核巨細胞→1910

ラングハンス細胞 Langhans cell⇨同ラングハンス巨細胞→2904

ラングハンス層 Langhans layer⇨同栄養膜細胞層→349

卵形赤血球症 ovalocytosis⇨同楕円赤血球症→1909

卵形嚢 utricle 内耳前庭の膜迷路の2つの小嚢のうち，大きい卵形のほうをいう．細長い構造をしており，半規管と開口部で連絡している．球形嚢とともに耳石器と呼ばれ，直線加速度とある種の振動を知覚する．[98] ⇨参球形嚢→719

卵形嚢斑⇨同卵形嚢平衡斑→2904

卵形嚢平衡斑 macula of utricle ［卵形嚢斑］ 内耳半規管の底部の水平面にある卵形嚢の平衡覚受容器．有毛細胞を含む感覚上皮からなる．この感覚毛の動きによって有毛細胞が脱分極し，求心性神経にインパルスを発生させる．[1230] ⇨参平衡斑→2617

卵形マラリア ovale malaria 卵形マラリア原虫 *Plasmodium ovale* によるマラリアで，主にアフリカに分布．典型例では，三日熱マラリアと同じように1日の間をおき，2日目ごとに発熱する．卵形マラリア原虫はヒプノゾイト(肝内休眠体)を形成するため，根治療法を行わなければ再発する可能性が高い．[288] ⇨参マラリア→2745，ヒプノゾイト→2474

ランゲル割(裂)線⇨同割線→531

ランゲルハンス細胞 Langerhans cell 1868年ランゲルハンス Paul Langerhans(1847-88，ドイツの病理解剖学者)により，表皮内に存在する塩化金に染色される細胞として発見された．骨髄由来の樹枝状形態を示す細胞で，主要組織適合複合体(MHC)クラスII抗原を発現する．表皮，特に有棘層上層に多く分布し，表皮細胞全体の2-5%を占める．細胞質内にラケット状の特異なランゲルハンス細胞顆粒(バーベック Birbeck 顆粒)が存在する．抗CD1a抗体や抗ランゲルハンス細胞抗体 Langerin(Lag)により染色される．ランゲルハンス細胞は強力な抗原提示細胞であり，接触皮膚炎などの皮膚における遅延型過敏反応において重要な役割を担う．[778]

ランゲルハンス細胞組織球症 Langerhans-cell histiocytosis 表皮に存在する骨髄由来の樹状細胞(ランゲルハンス細胞)が皮膚，骨，リンパ節，肝臓，脾臓，肺などの臓器に浸潤，増殖する疾患．以前は組織球症X(ハンド・シュラー・クリスチャン Hand-Schüller-Christian 病，レッテラー・シーベ Letterer-Siwe 病，骨の好酸球性肉芽腫症の3疾患の総称)と呼ばれていた．ランゲルハンス細胞は免疫組織学的にCD1a陽性，S-100タンパク質陽性で，電子顕微鏡でバーベック Birbeck 顆粒を認める．原因は不明であるが，免疫学的機序が関与すると考えられている．症状は発症部位によって異なり無症状でみつかる例もある．臨床症状，血液検査所見，画像所見に加えて生検による病理組織学的所見で診断が確定する．ランゲルハンス Paul Langerhans(1847-88)はドイツの病理学者．[1038] ⇨参組織球症X→1843

ランゲルハンス島 Langerhans islet, Langerhans island ［膵島，ラ島］ 膵の内分泌組織．膵臓は膵液を分泌する外分泌部と，その膵外分泌組織中に散在する内分泌細胞集団であるランゲルハンス島(膵島)からなる．76

× 175 μm の卵形の細胞の集合体で膵臓全体に散在しているが，その分布は体部や頭部よりも尾部に密である．膵湿重量の約 1-4% を占める．ヒトの膵臓では約 100 万-200 万個ある．ヒトでは少なくともはっきりした 4(A，B，D，F)細胞型が確認されている．血糖を上昇させるグルカゴンを分泌する A 細胞(α 細胞)，血糖を低下させるインスリンを分泌する B 細胞(β 細胞)，インスリンやグルカゴンを抑制するソマトスタチンを分泌する D 細胞，そして生理作用が不明の膵ポリペプチドを分泌する PP 細胞(F 細胞)である．膵島の 70-80% が B 細胞，5% が D 細胞，15-20% が A 細胞あるいは PP 細胞である．膵島中心部に B 細胞があり，周辺部に非 B 細胞がある．A 細胞と PP 細胞は膵内で局在する．大半は背側膵原基由来の膵臓内にあり，インスリン分泌細胞が多くみられる．それに反し腹側膵原基由来の膵臓内の膵島は PP 細胞に富んでおり，インスリン分泌細胞は少なく，膵島の形も球形より比較的いびつである．インスリン，グルカゴン，ソマトスタチンはパラクリン作用で相互に影響し合い分泌調節されている．PP は膵内外分泌相関に関連している可能性がある．このように膵は内外分泌を調節することにより消化吸収，そして吸収された栄養素の利用，蓄積をコントロールしている．ランゲルハンス Paul Langerhans(1847-88)はドイツの病理学者．[991]

ランゲルハンス島細胞抗体⇨同膵島細胞抗体⇀1624

ランゲルハンス島細胞腺腫 Langerhans islet cell adenoma ⇨同膵島腫瘍⇀1625

ランゲルハンス島細胞膜抗体⇨同膵島細胞膜抗体⇀1625

ランゲルハンス島腫瘍 Langerhans islet cell tumor⇨同膵島腫瘍⇀1625

卵原細胞 oogonium(複 oogonia)，ovogonium⇨同卵祖細胞⇀2910

ランゲンベック指甲 検者が小児の口内で上咽頭などを触診する際，指をかまれないよう予防的に使用する金属器具．[1631]

卵細胞 egg cell⇨同卵子⇀2905

卵細胞質内精子注入法 intracytoplasmic sperm injection；ICSI ［ICSI］ 顕微鏡下で 1 個の精子を卵細胞内にマイクロピペットで直接注入する授精方法．重症の精子減少症，無精子症，精子無力症などが原因の男性不妊の場合に行われる．

卵細胞数 卵祖細胞は有糸分裂を繰り返して急激に増加し，胎生 5-6 か月で約 700 万個と最高になる．その後減少し，出生時に約 200 万個，妊娠 8 か月には減数分裂の周期に入り，一次卵母細胞となる．思春期には一次卵母細胞数は 20 万-30 万個となるが，これらは閉鎖卵胞としてやがて消失する．[996]

乱視 astigmatism 屈折異常の 1 つ．眼の経線により屈折力の異なる正乱視と，角膜や水晶体の表面が平滑でなく凹凸不整である不正乱視がある．一般に乱視といえば正乱視のこと．正乱視は屈折力の最も強い強主経線と最も弱い弱主経線とがあり，これらは互いに直交する．主経線の一方が正視のものを単乱視，主経線の両方が遠視あるいは近視のものを複乱視という．強主経線の方向が垂直である直乱視，水平の倒乱視，斜めの斜乱視がある．症状は視力障害や眼精疲労があり，治療は円柱レンズによる眼鏡やコンタクトレンズにより矯正する．不正乱視の原因は，円錐角膜や水晶体脱臼などで，視力障害や単眼複視の症状があり，円柱レンズでは矯正できず，ハードコンタクトレンズで矯正できることもある．[975]

卵子 ovum ［**卵細胞**］ 新しい個体を生み出すために雌の動物が形成する高度に特殊化した細胞で，雄の精子に相当する．卵子と精子を総称して生殖子 gamete と呼び，両者が結合して接合体(受精卵)となる．卵子は肉眼観察が可能な大型の球形細胞で，卵黄嚢壁に出現する原始生殖細胞に由来する．細胞の中央に核が位置し，細胞質(卵子形質)，細胞膜と，それを包む透明帯，周囲の放線冠で構成される．核内には染色体が形成され，有糸分裂の際に細胞質内に極体が放出される．[996] ⇨参卵巣⇀2906

乱軸型皮弁⇨同乱走型皮弁⇀2906

卵子形成過程 oogenesis ［**卵子生成**］ 未分化な生殖細胞から，受精し発生可能な卵子が形成される過程．ヒトでは胎生 4 週頃に原始生殖細胞が出現し，性隆起内に進入し，卵祖細胞となる．胎生 12 週頃から，卵祖細胞は第一次卵母細胞となる．長い休止期を経て，排卵直前の LH サージ(黄体形成ホルモン大量放出)時にゴナドトロピン刺激により第一次減数分裂が再開し，第二次卵母細胞と第一極体になり，染色体数は半減(22 + X)する．続いて第二次減数分裂中期に至り，再び分裂を中止し排卵が起こる．このとき排出される未熟卵子は卵管内に入り受精すると，第二次減数分裂が完了し，第三次卵母細胞すなわち成熟卵子と第二極体となる．第一次卵母細胞の DNA 数($2n$)は減数分裂前に DNA 複製をするために $4n$DNA となり，第一次と第二次減数分裂でそれぞれ $2n$DNA，$1n$DNA となる．[996]

卵子減数分裂過程 ［**配偶子減数分裂過程**］ 配偶子(卵子または精子)の形成過程で染色体数が半減する有糸分裂の過程．胎児期に卵巣内で第一次卵母細胞が形成されると，第一次卵母細胞は染色体の複製をして($4n$)第一次減数分裂前期に入り，小児期は休止状態となる．成熟期において排卵直前の黄体形成ホルモン大量放出(LH サージ)により減数分裂が再始動し，移動期，中期，後期，終期(44 XX，常染色体数と性染色体)を経て第一次極体を出して第一次減数分裂が終了する(22 X)．排卵後，第二次減数分裂(第二次成熟分裂)が中期から始まり後期，終期を経て受精後 2 個の新しい娘細胞が形成される(22 X)．[996] ⇨参減数分裂⇀953

卵子生成 oogenesis⇨同卵子形成過程⇀2905

卵周沈降試験 circumoval precipitation test；COP test ［**虫卵周囲沈降試験，COP 反応，卵周沈降反応**］ 虫卵を抗原として使用する検査法．虫卵浮遊液に被検血清を加え，虫卵の周囲に沈降物が形成されるか否かで判定する．沈降物が形成されれば，血清中に抗体が含まれていることが判明する．住血吸虫症の診断に利用されている．[288]

卵周沈降反応 circumoval precipitate reaction⇨同卵周沈降試験⇀2905

卵娘細胞⇨参減数分裂⇀953

乱数 random number 規則性のない数字の列．無作為調査や無作為割りあて，シミュレーションに用いられる．[871]

ランスバリーの活動性指数 ⇨同ランスバリーの治療効果判定

ら

法→2906

ランスバリーの治療効果判定法 Lansbury activity index；LAI ［ランスバリーの活動性指数］ よく用いられている関節リウマチの活動性の評価法の1つ．①朝のこわばりの持続時間，②赤血球沈降速度，③握力，④腫脹や疼痛のみられる関節数から決まる joint count（関節点数），⑤アスピリンの服用数，⑥疲労の出現時間の6項目の値から算出された指数を合計して全体の指数を％で表す．最近では最後の2項目はあまり用いられない．[76]

ランスフィールド分類 Lancefield classification（antigenic group）⇨参ストレプトコッカス〔属〕→1650

卵精巣 ovotestis ［卵巣睾丸］ 1個の性腺が卵巣成分と精巣成分とからできているもの．真性半陰陽でしばしば認められる．基本的にはXX細胞群とXY細胞群の混在によって生ずるのではないかと考えられている．ただし，真性半陰陽で最も多く認められる核型は46,XXであり，次いで46,XY/46,XX，46,XYなどである．発生機序については不明な点が多い．[1431]

ランセット lancet ［乱切刀］ 2-4 mmほどの鋭い先端をもつ小さな両刃のメス．皮膚を刺して試験用血液を採取するために用いる．現在使用されているもののほとんどはディスポーザブルタイプ．[485]

乱切刀 lancet⇨同ランセット→2906

乱切法⇨同スクラッチテスト→1637

卵巣 ovary 卵子の発生，成熟，排卵を行う生殖器であると同時にエストロゲン，プロゲステロンなどのホルモン分泌器官である．骨盤内で子宮の両側に位置する扁平な楕円に近いソラマメ大の灰白色臓器で，成熟期の日本人女性では長さ2.5-4 cm，幅1-2 cm，厚さ0.6-1.1 cmとされる．広間膜の後葉に付着し，内側は子宮と卵巣固有靱帯によって，外側は骨盤壁と卵巣提索によって支持固定されている．卵巣の表面に近い外側部分を皮質と呼び，多数の原子卵胞，発育卵胞，成熟卵胞〔胞状卵胞（グラーフ卵胞）〕，閉鎖卵胞，黄体，白体を認める．中心部分は卵巣髄質で血管や神経の通路となる．[998] ⇨参月経周期→908，卵巣皮質→2910，卵巣髄質→2909

●卵巣（断面，卵胞の発育を示す）

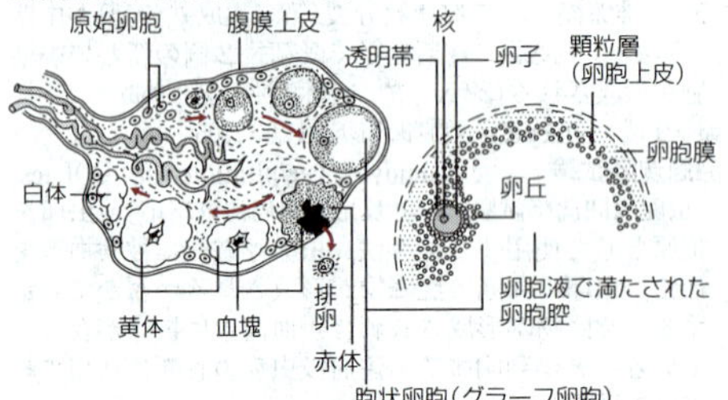

卵巣の脈管 vessels of ovary 卵巣動脈が分布し，一部，子宮動脈の卵巣枝を受ける．卵巣動脈は第1腰椎の高さ（腎動脈分岐部の下方）で左右腹大動脈から分岐し，下行して卵巣提索に沿って走り，卵巣門から卵巣に入り，子宮動脈の卵巣枝と吻合する．卵巣動脈の起始部が腰部にあることは，胎生期に卵巣の原基が腰部に発生し，その後骨盤内に下降したためである．卵巣静脈は卵巣門から出て，右側は直接下大静脈に注ぐが，左側は左腎静脈に注ぐ．リンパ管は卵巣動脈に沿って上行し，第1腰椎の高さで腰リンパ節に注ぐ．[1044]

卵巣炎 oophoritis 細菌などによる感染が卵巣に及び卵巣局所に炎症が起こった状態．子宮，卵管を介した上行性感染が多いが，腹膜炎の波及による下行性感染もある．卵巣は骨盤内感染症の主要な病巣となり，卵巣膿瘍を形成することもある．発熱，下腹痛，腰痛などの症状があり，抗生物質，消炎鎮痛薬による治療が有効でない場合は排膿や切除などの手術的処置が行われることもある．[998]

卵巣過剰刺激症候群 ovarian hyperstimulation syndrome；OHSS 卵胞刺激ホルモン（FSH）製剤ないしヒト下垂体性性腺刺激ホルモン（hMG）といった排卵誘発薬の投与によって卵巣刺激が過剰となり生じる卵巣腫大，腹水や胸水の貯留，血液電解質バランス異常などのさまざまな病状を呈する症候群．多数の卵胞発育と急速な黄体化が起因となる．ヒト絨毛性ゴナドトロピン（hCG）製剤の投与や妊娠により増悪する．日本人ではクロミフェンクエン酸塩の単独投与によるものはまれである．両側の卵巣に多数の嚢胞状卵胞や黄体が認められ，卵巣が腫大する（5 cm以上）．超音波断層法により診断する．排卵時は超音波断層法で卵胞径，卵胞数を観察しながら診断を行う．症状は，腹水を伴った腹部膨満感や腹痛，さらに腹膜刺激症状も出現する．高度の場合には胸水を伴い，呼吸困難を訴えることもある．重症例では，循環血液量が低下し，血圧低下，ショック，腎機能低下を起こしうるので注意する．多嚢胞卵巣症候群の場合にリスクが高い．超音波検査により卵巣の反応をチェックし，FSH製剤の1日投与量や投与期間に配慮する．多数個の卵胞が発育した場合は，FSH製剤の投与を中断したり，hCG製剤の投与を見合わせ，発症予防に努める．重症例は入院させ，電解質や浸透圧のバランスを保つための点滴を行い，必要に応じて腹水や胸水の穿刺，除去をする．[998]

乱走型皮弁 random pattern flap ［ランダムパターン皮弁，乱軸型皮弁］ 皮弁にはさまざまな分類法があるが，血行形態による分類法で軸走型皮弁に対して用いられる一型．皮弁の血行が明らかな血管茎により栄養されるものが軸走型皮弁であり，明らかな血管茎を有さず毛細血管レベルの血管網の乱走により栄養されるものを乱走型皮弁という．軸走型に比べて血行が悪いため，皮弁の作製にあたって幅と長さとの比率を1：1とするのが原則．顔面などの血行のよい部位では，同比率は1：2-3くらいまで可能である．[688]

卵巣顆粒膜細胞腫瘍 granulosa cell tumor of ovary 卵巣性索間質性腫瘍中の顆粒膜・間質細胞腫瘍の1つ．莢膜細胞よりも顆粒膜胞を優位に含む．エストロゲン産生腫瘍．組織像から成人型，若年型に分ける．通常エストロゲン産生性．少数は悪性の経過を示すが，通常は低悪性で境界悪性腫瘍に分類される．[1078]

卵巣癌

ovarian cancer

【概念・定義】 卵巣に発生する悪性上皮性腫瘍であり，その80％近くは表層上皮性・間質性腫瘍．ほかに性索間質性腫瘍，胚細胞腫瘍などがある．表層上皮性・間質性腫瘍には漿液性，粘液性，類内膜腺癌，明細胞腺癌，中胚葉性混合腫瘍，悪性ブレンナー Brenner 腫瘍などが含まれる．性索間質性腫瘍は線維肉腫や低分化型のセルトリ Sertoli 細胞腫が属する．胚細胞腫瘍には未分化胚細胞腫，卵巣胎児性癌，未熟奇形腫などが属する．卵巣への転移性悪性腫瘍も多く，その場合，通常は両側性である．

【疫学】 好発年齢は50歳代前半，わが国では欧米諸国に比べ少ないものの，生活様式の欧米化により徐々に増加している．

【病態】 卵巣癌の組織型が多様なため，さまざまな発生機序を示す．ハイリスク因子は，卵巣癌の家族歴，未婚，未産婦など．**家族性腫瘍**として *BRCA1*，*BRCA2* 遺伝子の変異が認められている．**腹膜播種**，**リンパ節転移**を起こしやすく，腹部大動脈の周囲，骨盤内のリンパ節から，胸部や頸部リンパ節に拡大していく．一方，消化管(胃癌)からの転移癌である**クルーケンベルグ Krukenberg 腫瘍**をはじめ，乳癌，肺癌，大腸癌などからの転移が多い．

【ステージ分類】 国際産科婦人科連合(FIGO)の国際進行期分類と国際対癌連合(UICC)の TNM 分類があり，一般に FIGO の進行期分類が使われている．いずれも原発腫瘍の進展度，リンパ節転移の有無，遠隔転移の有無に基づいている．

【症状】 卵巣は沈黙の臓器といわれ，初期は無症状．進行し，腫瘍が大きくなると下腹部にしこりや圧迫感を感じる．さらに進行した場合には，腹水や胸水を認める．

【診断】 内診，超音波断層法，MRI で，良性か悪性か，癌の構造，転移の有無などが診断される．血中腫瘍マーカー(CA 125，CEA，AFP など)も参考になる．ただし，初期の癌では CA 125 の陽性率は低く，早期発見が難しい．欧米では無症状の女性の卵巣癌検診は推奨していない．超音波検査によるスクリーニングが早期発見に有用とされる．

【治療】 外科療法，放射線療法，化学療法があり，進行期分類に基づいて治療法が選択される．進行例の治療は手術による両側付属器摘出，子宮摘出，リンパ節摘出，大網切除を行ったうえで，**多剤併用化学療法**を行う．若年者で初期の卵巣癌では機能温存も考慮される．FIGO の進行期分類のⅢ・Ⅳ期での治療が多いため，5年生存率は30-40% である．[998] ⇨参卵巣腫瘍→2908，癌進行度分類→616

卵巣癌の看護ケア

【看護の実践】 卵巣癌は初期の自覚症状が少なく，ある程度進行して腫瘤や腹水が出現してから見つかるものが多い．腫瘍の増大や腹水の貯留による腹部膨満感，呼吸苦，排尿・排便障害，腰痛，倦怠感，貧血症状などの症状を観察する．治療は手術療法や化学療法，放射線療法となる．卵巣癌の患者の不安は大きく，十分に説明を行い，不安や恐れを表出できるようにする．手術後はリンパ節の郭清により下肢や外陰部にリンパ浮腫を生じることも多く，浮腫の軽減に対するケアを行う．成熟期女性では卵巣欠落症状が生じることが多いため，発汗やのぼせなどの症状も観察する．化学療法や放射線療法の副作用に対するケアも必要である．

【ケアのポイント】 患者は卵巣癌の治療への不安のみならず，女性生殖器喪失感や，化学療法による脱毛などから自尊心が低下することも多い．また死に対する不安も大きいため，自己を受容し，今後の生活についてパートナーとともに話し合いがもてるように援助する．[1124] ⇨参卵巣癌→2906

卵巣癌-乳癌家族症候群 familial breast-ovarian cancer syndrome ［**家族性乳癌卵巣癌症候群**］ 卵巣癌と乳癌の両方を併発した患者の1，2親等の者には，卵巣癌あるいは乳癌のいずれか，または両方が発生するリスクがある．発症に関与する遺伝子として *BRCA1*，*BRCA2* などの存在が取りあげられている．[998]

卵巣奇形腫 ovarian teratoma 卵巣腫瘍の分類で胚細胞腫瘍の奇形腫にあたるもので，形態，組織構成により成熟嚢胞性奇形腫，未熟奇形腫，単胚葉性および高度限定型奇形腫に分類される．この中の成熟嚢胞性奇形腫は，従来の類皮(皮様)嚢腫に相当し，20-30歳代に多発する．成熟充実性奇形腫は良性であり，一部悪性転化成熟嚢胞性奇形腫とは分類を分ける．未熟奇形腫は境界悪性あるいは悪性である．治療は腫瘍核出術や患側卵巣摘出術を行う．[998]

卵巣機能 ovarian function 卵巣の主要な機能は，蓄えた卵子の成熟，排卵と女性ホルモンの分泌である．卵巣機能は視床下部-下垂体系のコントロール下にあり，卵巣周期を繰り返す．卵胞刺激ホルモン(FSH)の刺激により卵胞は発育しエストロゲンも分泌される．卵胞が成熟すると黄体形成ホルモン(LH)サージ(LH の大量放出現象)が起こり，卵子が成熟し排卵が起こる．卵胞は黄体化しプロゲステロンの分泌が開始する．エストロゲンとプロゲステロンの分泌により受精卵の着床のための子宮内膜が準備される．卵巣機能の評価法としては，卵胞期初期に FSH，LH を測定したり，黄体期にプロゲステロンの測定を行ったりする．[998] ⇨参卵巣周期→2908，LH サージ→77

卵巣機能検査 ovarian function test 卵巣の機能として重要なものは，排卵とホルモン分泌があげられる．排卵の有無は基礎体温が低温，高温の二相性であることにより知ることができる．標準的には低温期，高温期ともに14日間である．排卵後，プロゲステロンの分泌により高温期になるため，排卵後7日頃の血中プロゲステロン濃度測定により卵巣機能を評価することもできる．5 ng/mL 以上の場合，正常な排卵があったとされるが，妊娠に結びつく良好な排卵は 10 ng/mL 以上とされる．卵巣機能が正常であることの証明は妊娠であるともいえる．月経周期の5日目前後のゴナドトロピン基礎値も卵巣機能の指標となる．卵胞刺激ホルモン(FSH)が 13 ng/mL 以上の場合は良好な排卵が期待しにくい．黄体期が12日以下の場合，黄体機能不全が疑われる．まれではあるが黄体化無排卵卵胞症候群 luteinized unruptured follicle syndrome(LUFS)では高温になるが排卵は起こらない．この場合は超音波断層法により卵胞の発育，消失をみる必要がある．その他の卵巣機能検査として，プロゲステロン負荷試験，ゴナドトロピン負荷試験などがある．[998] ⇨参基礎体温→690，排卵→2356，hCG 負荷試験→58

卵巣機能低下症 hypogonadism，ovarian hypofunction 卵巣の主な機能は女性ホルモンの分泌と排卵である．通常の月経周期を有する場合，卵巣機能は正常と考えられがちであるが，基礎体温を分析すると無排卵周期もあり，月経があっても卵巣機能低下症がありうる．さらに基礎体温やホルモン分泌が正常で排卵が確認されても，良好な卵子が得られず妊娠に至らない場合は，卵巣機能低下症と考えられる．卵巣機能低下症の原因は中枢の視床下部-下垂体系の異常か，卵巣自体の異常が主であるが，卵巣以外の内分泌系(甲状腺機能など)や代謝系(糖尿病)の異常によっても発生しうる．治療は各種卵巣機能刺激法によるが，加齢による機能低下には有効な治療法がない．[998] ⇨参性腺機能低下症→1689

卵巣機能不全　ovarian insufficiency　卵巣機能が正常に働かず女性ホルモンの分泌や排卵が十分でない状態を示す．結果として卵巣機能低下症となり，無排卵や黄体機能不全を呈する．機能性出血の原因ともなる．[998] ⇨参基礎体温→690

卵巣莢膜(きょうまく)**-顆粒膜細胞腫**　ovarian thecoma-granulosa cell tumor　莢膜細胞腫と顆粒膜細胞腫はいずれも卵巣性索間質性腫瘍であり，莢膜細胞と顆粒膜が混在することが多いことから，両者の細胞を含む腫瘍を総称することがある．ともにホルモン産生腫瘍であることが多い．莢膜細胞腫は良性，顆粒膜細胞腫は境界悪性に分類される．[998]

卵巣楔(けつ)**状切除術**　wedge resection of ovary　排卵誘発法によっても効果がない多嚢胞性卵巣症候群の不妊症に対して行う外科的治療．両側卵巣をV字(楔)形に切除し縫合して卵胞数を減少し正常大にする手術．アンドロゲン分泌が低下し排卵障害を低下させる．かつては広く行われたが，治療効果が永続しないことと癒着形成の問題から，現在は腹腔鏡下レーザー蒸散法などが主流となっている．[998]

卵巣欠落症状　ovarian deficiency symptom　両側の卵巣の摘出手術後，あるいは放射線照射などによる卵巣機能喪失時に起こる更年期障害と同様の症状．無月経，性器萎縮，顔面紅潮，冷え症，発汗，いらいら，不眠などである．体内のエストロゲン濃度が下がることで現れる．自然閉経前後に起こる更年期障害の症状とは区別される．老化による卵巣機能の衰えによりエストロゲンの分泌が徐々に少なくなり，日によって分泌量が大きく増減するため，エストロゲンが少ない状態に身体が徐々に慣れていくが，悪性腫瘍の治療などで卵巣を摘出した場合，更年期障害様症状がより劇的に出現する．特にエストロゲンの分泌が多い30歳代前後に卵巣を摘出した場合，急激にホルモンがなくなるために更年期障害様症状が強く出現することが多い．[1510]

卵巣睾丸⇨同卵精巣→2906

卵巣甲状腺腫　goiter of ovary，struma ovarii　卵巣に発生するまれな腫瘍の1つ．形態学的に主要組織を濾胞形成など甲状腺組織が占める．必ずしも甲状腺ホルモンを分泌するとは限らないが，ときに甲状腺機能亢進症を示すことがある．良性腫瘍で，核出術が行われるが，年齢などを考慮して付属器切除が行われることもある．[998]

卵巣固有索　proper ligament of ovary⇨同卵巣固有靱帯→2908

卵巣固有靱帯　proper ovarian ligament　［卵巣固有索］卵巣と子宮を連結固定する靱帯で，卵巣靱帯とも呼ばれる．[998] ⇨参固有卵巣索→1130

卵巣子宮内膜症　ovarian endometriosis　卵巣の類腫瘍病変に分類される嚢胞性疾患．卵巣の子宮内膜症病変が増殖し，月経ごとに卵巣内部に出血し，血液状の内容液が組織間に貯留し嚢胞を形成する．内容液の性状からチョコレート嚢胞ともいわれる．単房性の場合と多房性の場合がある．超音波検査，MRIで他の嚢胞性疾患からの鑑別ができる．血中CA 125およびCA 19-9が高値になることがある．症状は月経困難症，下腹痛，性交痛などの痛みと不妊が主である．嚢胞破裂や悪性化の可能性もあり，手術療法を必要とすることが多い．[998]

卵巣周期　ovarian cycle　卵巣はゴナドトロピンのコントロール下に周期的変化をする．月経開始とともに卵胞刺激ホルモン(FSH)の刺激により卵胞の発育が開始し，主にエストラジオール(E_2)が分泌される．この卵胞期の最後にE_2分泌がピークに達するとLHサージ(黄体形成ホルモンの一過性大量分泌)が起こり排卵する．排卵後は黄体からプロゲステロンが分泌され黄体期となる．黄体の寿命は約14日で，プロゲステロン分泌が停止し月経が生じる．この周期的変化は基礎体温(BBT)の低温期と高温期，子宮内膜の増殖期と分泌期に相当する．卵巣周期をモニターするためには基礎体温表が用いられる．[998]

卵巣充実性腫瘍　solid ovarian tumor　［充実性卵巣腫瘍］一部または全部が充実性組織からなる卵巣腫瘍．充実性腫瘍とは組織成分が塊状をなして増殖している状態を示す．[998]

卵巣出血　ovarian hemorrhage，ovarian bleeding　卵巣から出血し，腹腔内に血液貯留を認め，腹痛などの症状を示す場合をいい，多くは黄体または黄体嚢胞の破裂，破綻による．腹腔内に出血して急性の腹痛を示す点で異所性妊娠(子宮外妊娠)と類似するが，妊娠反応陰性で鑑別される．以前は診断のためにダグラスDouglas窩穿刺を行ったが，現在では経腟超音波で判断される．出血が多量になることがあり，貧血が高度であれば輸血を要することもある．保存的な治療が困難な場合，腹腔鏡または開腹で血液を吸引，洗浄し止血する．[998]

卵巣腫瘍　ovarian tumor　卵巣を構成する細胞から発生する腫瘍で，女性の5-7%に発生するといわれ，病理組織もさまざまな所見を示す．表層上皮性・間質性腫瘍，性索間質性腫瘍，胚細胞腫瘍の3つに分類され，それぞれ60-70%，5-10%，15-20%を占める．これら3群に良性腫瘍，境界悪性腫瘍，悪性腫瘍が存在する．さらに転移性腫瘍，類腫瘍性病変と黄体嚢胞などの機能性腫瘍とが加わり，複雑で多様な病態をもつ．卵巣腫瘍の茎捻転や破裂によって急性腹症を起こすこともあるが，大半は無症状のことが多い．偶然発見されたり，妊娠を契機に診断されることもある．診断は内診，超音波検査，CT，MRIおよび腫瘍マーカーによる．良性腫瘍の場合は腫瘍核出術により機能温存を図る．悪性腫瘍では通常，両側卵巣摘出を行う．境界悪性では悪性度と患者の年齢などを勘案して，治療方針を立てる．[998]

卵巣腫瘍茎捻転　torsion of pedicle in ovarian tumor　卵巣腫瘍は充実性，嚢胞性を問わず茎捻転を起こすことがある．正常な卵巣は，卵巣間膜を中心に卵巣提索と卵巣固有靭帯が卵巣の両端を支持し広間膜後葉に固定されている．卵巣が腫瘍により腫大すると，これら支持組織を茎として卵管を含めて捻転する．卵巣への血流が遮断されて卵巣組織の壊死や組織内への出血を起こす．腹膜刺激症状を伴う強度の疼痛が急激に起こる．発症直後で壊死が進んでいなければ，捻転を解除し腫瘍の核出を行い，卵巣機能の温存を図ることもあるが，通常は付属器摘出が行われる．いずれも腹腔鏡下に実施することが可能である．[998]

卵巣腫瘍取扱い規約 日本産科婦人科学会による卵巣腫瘍の分類法の1つ．主に組織発生(形態)に基づいた分類に臨床的悪性度を加えたもの．臨床上，特に重要な進行期の決定，リンパ節の名称，診断，治療法の概略などを記した『卵巣腫瘍取扱い規約第2部』(1992)を改訂した第2版(1997)が現行のものである．[1510]

卵巣腫瘍マーカー ovarian tumor marker 腫瘍マーカーとは腫瘍が存在することにより血中に増加する物質を同定検出する物質．診断の補助に用いる．現在，悪性腫瘍にだけ特異的に増加するマーカーはなく，おのおのの腫瘍マーカーの特徴を知ったうえで，いくつかを組み合わせて診断に用いる．卵巣腫瘍ではCA 125，CA 19-9，CA 72-4，AFP，hCGなどがある．[1510] ⇨参腫瘍マーカー《女性性器癌の》→1410

卵巣漿液性嚢胞腺腫 ovarian serous cystadenoma 卵巣に発生する嚢胞性の上皮性・間質性腫瘍の1つ．大部分は単房性で良性である．内腔は卵管粘膜上皮に分化を示し，卵管と同様の線毛上皮がみられる．超音波検査で壁が薄く充実性部分がない場合，良性と考える．悪性では壁が肥厚したり，充実部分を認める．腫瘍マーカーCA 125は良性では正常(閉経後の女性：25 U/mL未満，閉経前の女性：40 U/mL未満)だが，軽度上昇で境界悪性，200 U/mL以上で悪性を疑う．良性，境界悪性，悪性の判断は病理組織診による．患側の卵巣摘出を行う．[998]

卵巣上体 epoophoron ［副卵巣，ローゼンミュラー器官］ ウォルフ管 wolffian duct の遺残物．卵巣と卵管の間の卵管間膜に存在する．卵巣上体横小管と卵巣上体縦管からなる．縦管の外側は盲端となるが，まれに小胞をなしマホガニー小胞となる．[996]

卵巣髄質 ovarian medulla 卵巣の中心部で，卵胞がまったく見られず，血管に富む部位を指す．卵巣皮質層に囲まれ，血管平滑筋組織と弾性線維およびリンパ管，神経線維を有する．[996]

卵巣性無月経 ovarian amenorrhea 卵巣自体の異常に起因する無月経をいう．多くの場合，卵巣に卵子，卵胞が欠如し，エストロゲン分泌を欠き第2度無月経となる．先天的に卵巣発育不全を示すターナー Turner 症候群，XY女性などが該当する．若年期に卵子が枯渇する早発閉経も該当する．閉経後や両側卵巣摘出の場合も同様なホルモン環境になるが，生理的な前者も医原性の後者も一般的には卵巣性無月経とはいわない．卵巣に卵子を有しながら一過性に卵巣性無月経に陥った場合を除き，機能を回復させることは困難である．外国では不妊治療に非配偶者間体外受精(卵子提供)を行う例もある．通常はホルモン補充療法を行う．[998] ⇨参卵巣機能低下症→2907，多嚢胞卵巣症候群→1922

卵巣切除 ovariectomize 卵巣の部分切除，卵巣摘出術の総称．部分切除は多嚢胞性卵巣症候群に対する卵巣楔状切除術(癒着などが発生することから，現在はほとんど行われない)や，悪性腫瘍の転移が疑われる場合の生検として行われる．卵巣全体を切除する卵巣摘出術は，一側のみの場合と，両側を切除する場合がある．卵巣腫瘍などの場合に行われる卵管，卵巣の摘出は，付属器切除術と呼ばれる．[998]

卵巣線維腫 ovarian fibroma 卵巣の性索間質性腫瘍の1つで，良性である．卵巣の結合組織からなる硬度の高い充実性腫瘍で，嚢胞性部分はない．ホルモン産生性に乏しく，コラーゲンを産生する．超音波検査で充実性腫瘍として観察されるため，悪性腫瘍との鑑別が重要となる．[998]

卵巣胎芽性癌 ovarian embryonal carcinoma ［卵巣胎児性癌］ 卵巣の胚細胞腫瘍の1つで，不完全な腺管あるいは未分化間葉成分を含む胎児性癌．ヒト絨毛性ゴナドトロピン(hCG)やαフェトプロテイン(AFP)を産生することがある．患側の付属器(卵巣，卵管)を摘出する手術療法と，術後化学療法を行う．[998]

卵巣胎児性癌 ovarian embryonal carcinoma⇨同卵巣胎芽性癌→2909

卵巣男性胚細胞腫 gynandroblastoma⇨同セルトリ間質細胞腫→1743

卵巣チョコレート嚢胞⇨参卵巣子宮内膜症→2908

卵巣提索 suspensory ligament of ovary ［骨盤漏斗靭帯］ 卵巣と骨盤側壁間の，結合組織と平滑筋組織からなる太くやわらかい索状物．卵巣を支持する靭帯の1つで，内部に卵巣動静脈，神経，リンパ管などを含む．[996]

卵巣摘出術《一側，両側》 oophorectomy，ovariectomy (unilateral, bilateral) ［卵巣摘除術］ 卵巣組織をすべて摘出する術式で，同時に卵管も摘出する付属器切除が行われることが多い．片側の良性卵巣腫瘍の場合は患側のみの摘出が行われるが，悪性卵巣腫瘍では両側卵巣が摘出される．子宮頸癌・体癌の手術時にあわせて行われることが多い．閉経前に両側の卵巣を摘出すると続発無月経となり，更年期症状が出現する．[998]

卵巣摘除術⇨同卵巣摘出術《一側，両側》→2909

卵巣動静脈 ovarian artery and vein 腹大動脈から腎動脈分岐部直下で分岐して骨盤提索内を通り卵巣に達する動脈と，これにほぼ平行している静脈を指す．卵巣動脈の起始部は左右で差がみられる．また両側の卵巣動脈が共通幹をなしていたり，一側だけが腎動脈から起始することもある．静脈は卵巣門を出て子宮広間膜内で蔓状静脈叢をつくり骨盤提索内に入り，その後合同して1本の卵巣静脈となり，右卵巣静脈は下大静脈に，左卵巣静脈は腎静脈に入る．卵巣静脈に弁があることがあり，妊娠中に拡張することがある．男性の精巣静脈に相当する．[996]

卵巣粘液性腫瘍 ovarian mucinous carcinoma 卵巣腫瘍の中で，表層上皮性・間質性腫瘍に分類されるもの．腫瘍細胞は粘液を分泌し，通常，嚢胞を形成する．良性，境界悪性，悪性のいずれもありうる．[998]

卵巣粘液性嚢胞腺腫 ovarian mucinous cystadenoma 卵巣粘液性腫瘍の1つで，嚢胞を形成するもの．嚢胞内壁は単層円柱上皮で覆われ，子宮頸管上皮や腸管上皮に分化を示す．超音波検査で多房性を認めることが多い．良性，境界悪性，悪性のいずれもありうる．腫瘍マーカーが高いときや嚢胞が充実性の場合は悪性の可能性が高い．嚢胞壁が破裂して腫瘍細胞が腹膜に播種すると腹膜偽粘液腫となることがある．[998]

卵巣嚢腫 ovarian cystoma 卵巣に発生する嚢胞性腫瘍の総称．病理組織から漿液性嚢胞腺腫，粘液性嚢胞腺腫，成熟嚢胞性奇形腫が含まれ，20 歳代で成熟奇形腫，30-40 歳代で漿液性腺腫，粘液性腺腫などが多い．通常，境界悪性や悪性は含まれず，臨床的には卵巣癌と鑑別すべき疾患にあげられる．[998]

卵巣嚢腫切除(核出)術 resection of ovarian cyst⇨参卵巣嚢胞・腫瘍核出術⇀2910

卵巣嚢胞 ovarian cyst 卵巣に発生する，液状の物質で満たされた嚢の総称．生理的で一過性のものもあるが，奇形腫や漿液性嚢胞など良性腫瘍の頻度が高い．子宮内膜症によるものを含む．嚢胞状を示しても境界悪性，悪性の可能性もあり，鑑別診断が必要である．[998]

卵巣嚢胞・腫瘍核出術 enucleation of benign ovarian mass 正常な卵巣組織を温存することを目的に，卵巣の嚢胞，腫瘍をその被膜直下においてそれのみ切除する手術．[998] ⇨参卵巣摘出術《一側，両側》⇀2909

卵巣膿瘍⇨参卵管卵巣膿瘍⇀2904

卵巣発生・形成 生殖細胞の最も初期段階の原始生殖細胞は妊娠 3 週末に，卵黄嚢壁の内胚葉細胞の間に発生し，自らのアメーバ運動によって，6 週に生殖堤に進入し，7 週には未分化性腺となる．Y 染色体が存在しない場合，未分化性線の表層上皮が増殖し皮質索を形成し，胎生 4 か月には皮質索に卵祖細胞が生じる．未分化性腺はさらに膨隆して球状となり突出する．卵祖細胞は，有糸分裂を反復して第一次卵母細胞となり，これらが集合している部分は皮質といわれる．これらの間の間葉組織は卵巣基質といわれる．生殖堤につながる卵巣間膜内には血管が進入して髄質部分が形成される．[996] ⇨参卵子形成過程⇀2905

卵巣皮質 ovarian cortex 卵巣は外側の皮質層とその内側の髄質とに区別されるが，卵巣の外層を占める部分をいう．卵巣皮質の被膜は 1 層の円柱上皮(胚上皮)であり，腹膜に移行する．この直下に卵胞の存在しない結合組織層(紡錘形細胞が密集)である卵巣白膜がある．卵巣皮質の中には多数の発育段階の卵胞，通常 1 個の成熟卵胞あるいは黄体や白体が存在する．卵胞間の結合組織は白膜の続きで卵胞間膜と呼ばれ，これらは髄質層にも続く．[996]

卵巣傍体 paroophoron ［傍卵巣］ ウォルフ管 Wolffian duct より発生する子宮側の卵巣間膜に櫛状に並んだ小管．男子の精巣傍体に相当する．中腎(原腎)尾部の遺残で，2 歳以下の女児に認められまれに成人に認めることもある．[996]

卵巣ホルモン ovarian hormone 卵巣から分泌される主要なホルモンは，エストロゲン(卵胞ホルモン)とプロゲステロン(黄体ホルモン)であり，これらはステロイド核を有する女性ホルモンである．卵胞からは主としてエストラジオール(E_2)が分泌され，卵胞発育に伴い増加する．エストロン(E_1)も分泌されるがエストロゲン作用は低い．黄体からはエストロゲンも分泌されるがプロゲステロンが多量に分泌される．卵巣からは微量の男性ホルモンも分泌される．逆にエストロゲンは卵巣以外からも分泌される．胎盤や精巣はもちろん，アロマターゼ aromatase 酵素の存在する皮下脂肪組織などからも微量であるが分泌される．[998] ⇨参エストロゲン⇀358，女性ホルモン⇀1490

卵巣ホルモン産生腫瘍⇨同ホルモン産生卵巣腫瘍⇀2720

卵巣明細胞腫瘍 ovarian clear cell tumor ［**卵巣明細胞〔腺〕癌，卵巣類中腎腫**］ 卵巣の表層上皮性・間質性腫瘍の 1 つでミュラー管由来と考えられている．明細胞あるいは豊富な明るい細胞質を持つ鋲釘(ホブネイル)細胞を特徴とする．良性，境界悪性，悪性のものがあるが大部分が悪性である．欧米に比しわが国で高頻度で，40-70 歳代に多く発症する．[998]

卵巣明細胞〔腺〕癌 ovarian clear cell adenocarcinoma⇨同卵巣明細胞腫瘍⇀2910

卵巣門 ovarian hilum 卵巣間膜が卵巣へ付着する部分．広靱帯の前葉と後葉間を通過する血管，リンパ管，神経などは卵巣間膜内を通って卵巣門に出入している．卵巣門以外の卵巣表面は腹膜に覆われることなく腹腔内に露出している．[996]

卵巣門細胞腫 hilus cell tumor of ovary⇨同卵巣ライディッヒ細胞腫⇀2910

卵巣ライディッヒ細胞腫 Leydig cell tumor of ovary ［**卵巣門細胞腫**］ 卵巣腫瘍の中で，性索間質性腫瘍に分類され，精巣間質のライディッヒ Leydig 細胞に相同する卵巣門細胞からなる．良性であることが多い．発生部位の特徴から，卵巣門細胞腫ともいわれる．アンドロゲンを産生することもある．多毛，陰核肥大，声の低音化といった男性化徴候を示す．[998]

卵巣類腫瘍 ovarian tumor-like lesion 卵巣が嚢胞状に腫大しているが，真の腫瘍ではないもの．卵胞嚢胞や黄体嚢胞などのいわゆる機能性嚢胞が含まれる．摘出手術をする必要はない．超音波検査では鑑別できないこともあるが，経過観察を行えば，数週で消失する．[998]

卵巣類中腎腫 ovarian mesonephroid⇨同卵巣明細胞腫瘍⇀2910

卵巣類内膜腫瘍 ovarian endometrioid tumor ［**類内膜腫瘍**］ 卵巣腫瘍の中で，表層上皮・間質性腫瘍の 1 つに分類される．組織学的に子宮内膜上皮に類似した構造をもつ．腫瘍が小さいときは無症状で，大きくなると，性器出血や下腹部痛などの症状が出る．子宮内膜の類内膜腺癌と共存することがある(多臓器同時発生性疾患)．その場合，卵巣癌の子宮転移，子宮癌の卵巣転移と鑑別する必要がある．予後は比較的良好．[998]

卵巣類表皮嚢胞 ovarian dermoid cyst⇨参卵巣奇形腫⇀2907

卵巣濾胞 ovarian follicle⇨同卵胞⇀2912

卵祖細胞 oogonium(複 oogonia)，ovogonium ［**卵原細胞**］ 卵母細胞の前駆細胞で，原始生殖細胞から生成され，次に体細胞分裂の反復により第一次卵母細胞となる．胎齢 3-5 か月は著明な卵細胞形成期で，卵祖細胞の体細胞分裂と第一次卵母細胞の形成が認められる．胎齢 5 か月頃には原始卵胞の形成が始まり，これらの多くは消失する．出生の時期が近くなると，生き残った卵祖細胞は第一次卵母細胞の形成のための第一減数分裂前期に入り，卵母細胞となる．[996]

ランソプラゾール lansoprazole ピリジン環とベンズイミダゾール環を有し，フッ素原子導入により活性と安定性を高めたプロトンポンプ阻害薬(PPI). プロトンポンプとして作用する H^+, K^+-ATPase の SH 基と結合して酵素活性を抑制し, H_2 受容体拮抗薬を上回る胃酸分泌抑制効果を示す. 同じく PPI であるオメプラゾールと同様に, 胃・十二指腸潰瘍, 吻合部潰瘍, ゾリンジャー・エリソン Zollinger-Ellison 症候群, 逆流性食道炎, ヘリコバクター・ピロリ除菌などに適応をもち, 一部適応には投与期間制限が設けられている. 口腔内崩壊錠を含む経口剤, 注射剤がある.[204.1304] 商 タケプロン

ランターマン切痕 Lanterman incisure⇨同シュミット・ランターマン裂溝(切痕)→1406

ランダム化比較試験⇨同無作為化比較試験→2784

ランダムサンプリング⇨同無作為抽出→2784

ランダムパターン皮弁⇨同乱走型皮弁→2906

ランタン⇨同La→75

ランチオニン lanthionine, L-lanthionine ［3,3′-チオジアラニン］ $C_6H_{12}N_2O_4S$, 分子量 208.24. 毛髪などのタンパク質を炭酸ナトリウムなどでアルカリ処理したときに生じるアミノ酸であり, タンパク質を構成するアミノ酸ではない. 水に難溶, エタノール, エーテルに不溶, 酸, アルカリには可溶. 分解点は 293-295℃, 比旋光度$[\alpha]^{22}D+8.6°$ (2.4 N 水酸化ナトリウムに溶解した場合). pH 1 でニンヒドリン反応して, 455 nm で比色定量する.[1559]

ランツ圧痛点 Lanz point⇨同ランツ点→2911

ランツ点 Lanz point ［ランツ圧痛点］ マックバーニー McBurney 点とならぶ急性虫垂炎における代表的な圧痛点の1つ. 左右の上前腸骨棘を結ぶ線の右側から 1/3 の位置にあり, 急性虫垂炎の触診に用いられる. ランツ Otto Lanz は, スイスの外科医(1865-1935).[485] ⇨参マックバーニー点→2738, 圧痛点→159

ランデュ・オスラー・ウェーバー病 Rendu-Osler-Weber disease ［**遺伝性出血性末梢(毛細)血管拡張症, オスラー病, オスラー・ウェーバー・ランデュ病**］ ランデュ Henri Jules Louis Marie Rendu(1865)により第1例が報告され, オスラー Sir William Osler(1901)が家族内発症を, ウェーバー Frederick Parkes Weber (1907)が概念を確立した遺伝性疾患. 常染色体優性遺伝で家族性に発症する全身の多発性毛細血管拡張と反復性出血を特徴とする. 小児期に鼻出血を繰り返し, 毛細血管拡張とともに小型血管腫様(星芒状, くも状)の紅色あるいは青色発疹を多発する. 吐血, 下血, 喀血などが中年以後にみられ, 肺動静脈瘻を合併して呼吸困難をきたすことがある.[319]

ランドゥジー症候群 Landouzy syndrome⇨同顔面肩甲帯型筋ジストロフィー→654

ラント病 runt disease 移植片対宿主反応(GVHR)の一例. 免疫学的に未熟な動物に同種のリンパ球を注射したときに生じる疾患. 免疫が未熟なため拒絶反応が起こらず, 生着した移植片であるリンパ球が宿主の組織抗原に対して反応し, 宿主の組織に免疫学的障害を与える. その結果として, 体重減少, 成長障害, 下痢, 脾腫などを呈する. ときには死に至ることもある. ラントは小さな動物の意.[1476]

ランド・ブラウダーの公式 ⇨同ランド・ブラウダーの法則→2911

ランド・ブラウダーの法則 Lund-Browder chart ［ランド・ブラウダーの公式］ 熱傷面積を算定する方法の1つ. 簡便法としてウォレス Wallace の「9の法則」があるが, 小児では下肢に比して頭部が大きいため, ランド・ブラウダーの法則を用いた補正が必要となる. 全身を頭部, 頸部, 胸腹部, 上腕部, 前腕部, 手部, 大腿部, 下腿部, 殿部, 足部に区分し, 熱傷の広がりによりその面積を計算する. 年齢別による各部の面積の換算表と合わせるため, 誤差の少ない正確な算定ができるとされている. ランド Charles C. Lund, ブラウダー Newton C. Browder はともにアメリカの医師.[1493]

●ランド・ブラウダーの法則

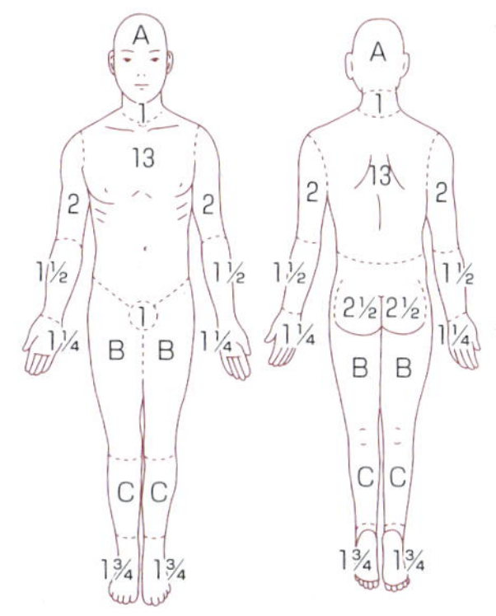

年齢	0歳	1	5	10	15	成年
A 頭部の ½	9½	8½	6½	5½	4½	3½
B 大腿(一側)の ½	2¾	3¼	4	4¼	4½	4¾
C 下腿(一側)の ½	2½	2½	2¾	3	3¼	3½

ランドリー麻痺 Landry paralysis⇨同急性上行性脊髄麻痺→731

ランドルト環 Landolt ring 視力検査に用いる視力表の視標で, 輪に切れ目が入った形をしている. 切れ目の視角が1分で, 環の太さと切れ目の幅はともに外周の 1/5 と定められている. 1909 年に国際眼科学会において標準視標となった. 検査においては途切れた方向を答えさせ, 最小分離閾(視力)を測定する. ランドルト Edmund Landolt はスイスの眼科医(1846-1926).[566]

●ランドルト環

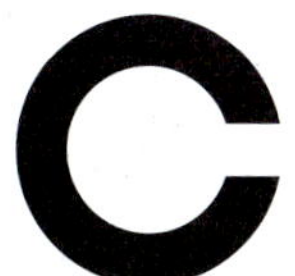

ランバート・イートン症候群 ⇨同イートン・ランバート症候群→214

ランバート・ベールの法則 Lambert-Beer law 吸光光度分析法で用いられる光の吸収についての法則. 単色光が溶液を通過するときの入射光と透過光の強さは, 溶液の濃度 c と液層の厚さ l の積に比例するというもの. これは入射光と透過光の比の対数が液層の厚さに

比例するというブーゲ・ランバート Bouguer-Lambert の法則と，液層が一定であれば溶質分子の数は，溶液の濃度に比例するとするベールの法則を組み合わせたもの．すなわち吸光度 A は溶液の濃度 c と液層の厚さ l の積に比例する．このときモル吸光係数を ε とすると $A = \varepsilon cl$ となる．ε は $l = 10$ mm，1 mol/L の吸収溶液の示す吸光度の大きさ．ランバート Johann H. Lambert(1728-77)はドイツの数学・物理学・天文学者，ベール August Beer(1825-63)はドイツの数学・物理学者．[556]

卵白アルブミン⇨同オボアルブミン→411

ランパントカリエス　rampant caries　広範囲の歯に，短期間で急速かつ重篤に進行する齲蝕のこと．比較的齲蝕になりにくい下顎前歯部も含め，ほとんどの歯に発生するのが特徴である．食物残渣などが原因で起こる細菌性の齲蝕とは異なり，口腔内が比較的清潔に保持されていても発生する．ランパントカリエスは小児に多くみられ，罹患のタイプによってA型，B型，C型に分類される．わが国では昭和30-40年代に発育不良の小児に認められたが，近年ではまれになった．[760]

ランブル鞭毛(べんもう)虫　*Giardia lamblia*，*Giardia intestinalis*　鞭毛虫類に属する原虫で，栄養型とシスト(嚢子)の2形態がある．成熟したシストは8-12 × 6-8 μm の長楕円形で4個の核があり，運動性はない．シストを経口的に摂取すると，腸管内でシストから excyzoite が出，これはさらに4個の栄養型に分裂する．栄養型は12-15 × 6-8 μm で2個の核があり，うちわあるいは洋ナシのような形態で運動性があり，2分裂で増殖する．栄養型の腹側前半部には吸着盤があり，これで腸管粘膜に吸着して病原性を発揮する．栄養型の一部が腸管内を下降する間にシストを形成すると考えられているが，その詳細は不明である．[288] ⇨参原虫〔類〕→955，ランブル鞭毛(べんもう)虫症→2912

ランブル鞭毛(べんもう)虫症　lambliasis　［ジアルジア症］　ランブル鞭毛虫 *Giardia lamblia* の感染症で，ジアルジア症ともいう．主症状は下痢で，程度は症例によりさまざまであるが，同一症例でも種々変化することがある．脂肪便となることもある．便からランブル鞭毛虫の栄養型やシスト(嚢子)を検出することで診断する．メトロニダゾールの経口投与が有効．[288]

卵分割　cleavage of zygote　［分割，卵割］　1個の受精卵が有糸分裂を反復して多数の小細胞(胚細胞)の集塊となる過程．受精卵はほぼ等大に分裂するので，胚細胞は次第に小さくなり細胞数が増加する．受精後30時間で2細胞，40時間で4細胞，さらに分割して約3日で12-16細胞となって桑実胚(約0.2 mm)となり，これが子宮腔内に移動して着床する．その後胞胚となる．[996]

ランベール縫合　Lembert suture　漿膜と筋層を縫合する胃・腸管の縫合方法の1つ．一方の創縁に漿膜，筋層，漿膜の順に針を通し，次に他方の創縁にも同様の順に針を通して結紮する．そのため，漿膜面が接着した内反縫合となる．一般に腸管吻合はアルベルト Albert 縫合を行ったあと，ランベール縫合を追加して二層縫合とする場合が多い．ランベール Antoine Lembert はフランスの外科医(1802-51)．[106] ⇨参アルベルト・ランベール縫合→195

卵胞　ovarian follicle　［卵巣濾胞］　卵子が入っている袋を指し，卵巣内に存在する．胎児期に形成される第一次卵母細胞とこれを囲む1層の顆粒膜細胞に取り囲まれたユニットを卵原細胞と呼び，最初に形成される卵胞である．ヒトの新生児では卵巣中の卵原細胞数は約200万と報告されている．卵胞は，卵原細胞から前腔状卵胞，腔状卵胞そして成熟卵胞へと発育する．成人女性において，月経周期ごとに多数の卵胞が発育するが，卵胞発育につれて顆粒膜細胞は数層に増え，その一部に卵胞液をためる腔が形成され発育卵胞となる．排卵直前には直径1.0-2.0 cm に増大し，通常1個の卵胞のみが成熟卵胞となる．排卵せずに終わる発育卵胞は閉鎖卵胞となり退縮する．卵原細胞の卵細胞を包む卵胞上皮は，次第に増殖して立方形をなすと同時に重層化し，顆粒膜(細胞)を形成する．卵胞周囲には結合組織細胞層がつくられ莢膜となる．さらに発育すると顆粒膜細胞の一部が融解消失して卵胞腔がつくられ，ここが透明な卵胞液で満たされる．卵細胞は放射冠と呼ぶ放射状配列をした顆粒膜細胞に囲まれ，保護されると同時に栄養を供給される．[996] ⇨参卵胞閉鎖→2913，成熟卵胞→1672

卵胞液　follicular fluid　卵胞内に存在し，卵子を外部の刺激から保護したり，卵子への栄養供給を行っている淡黄色透明な液体．排卵時には卵管采刺激を与え，卵子が卵管内に取り込まれやすくする働きもある．卵胞液中には血漿中のタンパク質，卵胞刺激ホルモン(FSH)や黄体形成ホルモン(LH)，プロラクチンが顆粒膜層基底膜と莢膜間にある血管から入る．アンドロゲンやプロゲステロンは莢膜細胞や間質細胞から分泌されて，またエストロゲンは顆粒膜細胞から分泌されて卵胞液に入る．これらのホルモンは卵胞液中に高濃度に存在する．卵胞液中に含まれるプラスミノゲンは，プラスミノゲンアクチベータによって活性化されプラスミンとなり，コラゲナーゼを活性化して卵胞基底膜と卵胞周囲の間質の融解が起こり，排卵を誘発する一因となる．[996]

卵胞期　follicular phase⇨同増殖期《子宮内膜》→1818

卵胞腔　follicular cavity　卵胞の中の顆粒膜細胞層に包まれた空間．内部に顆粒層の細胞から分泌される卵胞液を含む．超音波断層法により，卵胞は卵胞腔の存在によって観察され，排卵直前には直径2-3 cm となり，卵巣表面に突出するようになる．[996]

卵胞刺激ホルモン　follicle stimulating hormone；FSH　［FSH］　脳下垂体前葉から分泌される分子量約3万5,000の糖タンパク質ホルモン．分泌調節は主に視床下部のゴナドトロピン放出ホルモン(GnRH)により行われ，エストロゲンのネガティブフィードバックの働きにより間接的に抑制を受ける．女性では，黄体形成ホルモン(LH)とともに卵巣周期を調節し，卵胞の発育とエストロゲン産生にかかわっている．卵巣の顆粒膜細胞にあるFSH受容体に結合して，酵素アロマターゼの活性を高める．アロマターゼは，卵巣で産生されているテストステロンを，エストロンやエストラジオールといったエストロゲンに変換する．こうして増加したエストロゲンが視床下部や脳下垂体に正のフィードバックとして働き，一時的に大量のGnRHが放出され，黄体形成ホルモン(LH)が急激に増加して排

ら

卵が起こる．男性では精巣においてセルトリ Sertoli 細胞と，そのFSH受容体に作用し，LHによりライディッヒ Leyding 細胞において産生されたテストステロンと共同して精細管を分化し，精子を形成する．[1510] ⇨参エストロゲン→358

卵胞刺激ホルモン受容体 follicle-stimulating hormone receptor；FSH-R 卵胞刺激ホルモン(FSH)の受容体で，細胞膜7回貫通型のGタンパク質結合体受容体．678個のアミノ酸からなり，細胞外領域は348個のアミノ酸で構成され，非常に長い細胞外ドメインを有する．ヒトFSH受容体遺伝子は第2番染色体短腕に存在する．10個のエクソンをもち，1-9番目のエクソンが細胞外ドメインを，10番目のエクソンが膜貫通部位と細胞内ドメインをコードする．細胞内信号伝達系は，Aキナーゼ経路とCキナーゼ経路がある．精巣のセルトリ Sertoli 細胞，卵巣では卵胞の顆粒膜細胞に存在する．[1047]

卵胞刺激ホルモン受容体異常症 mutation of follicle stimulating hormone(FSH) receptor gene 卵胞刺激ホルモン(FSH)受容体不活性型変異による性腺機能障害と，FSH受容体活性型変異による家族性思春期早発症がある．フィンランドにおいて原発性無月経または20歳以前の続発性無月経で46 XX，血中FSH濃度高値で手術や化学療法，放射線治療などによる明らかな卵巣機能不全をもたない症例の一部にFSH受容体の機能低下変異があった．N末端細胞外領域の189番目のアラニンがバリンに変異したためFSH受容体は細胞質内にとどまり，FSHの情報伝達が認められなかった．この変異のホモ接合体である患者の表現型は二次性徴発現の欠如および血中LH(黄体形成ホルモン)とFSH濃度の高値であるが，卵巣の組織学的検討では原始卵胞の存在とFSHには依存しない早期の卵胞発育が認められた．男性においてもホモ接合体であるAla 189 Val変異FSH受容体症例がフィンランドで報告されている．血中FSHは高値，LH値は正常あるいはやや高く，血中テストステロン濃度は正常で精巣は小さいが，二次性徴は正常であった．すべての症例は中等度から重度の乏精子症を合併していた．FSH受容体活性型変異による家族性思春期早発症の男子例ではFSH受容体の細胞内ドメインの第3ループにAsp 567 Glyの変異が認められた．女性例においてはFSH受容体の細胞内ドメインにThr 307 AlaとAsn 680 Serの変異が認められた．FSH受容体遺伝子多型であるとの反論もある．[1047]

卵胞刺激ホルモンの血中濃度 serum follicle stimulating hormone(FSH) level 卵胞刺激ホルモン(FSH)は下垂体から分泌され，卵巣において卵胞発育を促す．血中濃度は月経周期により変化する．通常は基礎値として月経5日目前後で採血する．卵巣機能の低下により上昇する．基礎値13 mIU/mL以上の場合は機能低下を疑う．卵巣機能の低下により上昇し，閉経後は100 mIU/mL前後に達することが多い．エストロゲンの投与によりフィードバックを受け低下する．[998] ⇨参卵胞刺激ホルモン→2912，卵巣機能検査→2907

卵胞出血 follicular hemorrhage 卵巣出血の1つで，成熟した卵胞内部への出血．排卵期にみられることがある．卵胞外膜の血管が破綻したためである．急な下腹部痛と貧血症状を認める．異所性妊娠(子宮外妊娠)との鑑別が必要．[998]

卵胞嚢胞 follicle cyst 卵巣の機能性嚢胞の1つで，真の腫瘍ではない(類腫瘍病変)．排卵が障害されたために閉鎖卵胞となり，直径が3-5 cm程度の球形の嚢胞として超音波検査で発見される．数週間内に消失するため，手術適応にならない．[998]

卵胞閉鎖 follicular atresia 卵胞刺激ホルモン(FSH)の作用によって発育しはじめた卵胞が，発育段階の途中で発育を止めて，閉鎖，退縮していくこと．卵巣周期の7-14日の間に1個の卵胞(主席卵胞)を残して他は閉鎖に至る．卵胞のすべての発育段階で起こりうるが，特に二次から三次卵胞に至る前後で閉鎖するものが多く，また，卵胞の大きさや発育のステージによって形式は異なっている．ホルモンや成長因子によって抑制されたアポトーシス(細胞死)が密接に関与していると考えられている．形態学的には，卵細胞を取り囲む顆粒膜細胞がアンドロゲンの作用によりアポトーシスに至り，顆粒膜細胞層が著しく薄くなり硝子化して閉鎖卵胞となる．これは瘢痕化し，卵巣の間質に吸収される．1周期に多数の卵胞が発育を開始するがグラーフ卵胞に達して排卵(最大径20-30 mmで排卵)されるのは通常1個だけであり，生涯において排卵に至るのは約400個程度である．[1510] ⇨参閉鎖卵胞→2618

卵胞ホルモン follicular hormone⇨同エストロゲン→358

卵胞ホルモン製剤 estrogen⇨同エストロゲン製剤→359

卵胞膜 theca folliculi 卵胞の発育に伴い，卵胞の周囲を取り巻く卵巣支質の間葉性細胞の層構造のこと．内・外2層の構造をとり，内卵胞膜(内莢膜)は上皮様の細胞で構成され，外卵胞膜(外莢膜)は血管に富む結合組織性の層となる．卵胞期には，卵胞刺激ホルモン(FSH)の刺激により内卵胞膜細胞と顆粒層細胞(卵胞上皮)は協調してエストロゲンを産生，分泌する(卵胞ホルモン)．排卵後は，卵巣内に残った顆粒層細胞と内卵胞膜細胞から黄体が形成され，ともにプロゲステロンを分泌．エストロゲン，プロゲステロンは子宮内膜に働き，内膜の月経周期の変化を調節する役割をもつ．[1044] ⇨参胞状卵胞→2678，卵胞→2912，子宮内膜→1254

卵胞膜細胞腫 theca cell tumor ［テコーマ］ 通常，卵巣卵胞膜に片側性に発生する比較的かたい光輝性黄色調を呈する充実性間質性腫瘍で，卵胞膜細胞に類似した淡明好酸性胞体を有する類円形・紡錘形細胞のシート状，不規則な巣状増殖の目立つ良性腫瘍．通常，ホルモン産生性で，エストロゲンを分泌し，腫瘍細胞は脂肪染色(ズダンⅢ染色やオイルレッドO染色)陽性で，豊富な脂質を含む．線維性成分の増生はさまざまであるが，個々の腫瘍細胞を取り囲んで好銀線維が発達している．[1531] ⇨参莢膜(きょうまく)細胞腫→771

卵膜残留⇨同羊膜残留→2878

卵膜用手剝離 membrane stripping 物理的，機械的に頸管の熟化を促し，人工的に陣痛を誘発させる方法の1つ．子宮頸管が指1本分以上開大している際に卵膜を子宮壁から全周的に人工的に剝離する手技．合併症は特にない．[1323]

乱用 abuse 物質使用によって起こる精神障害は物質依存，乱用，中毒，離脱の4症候がある．このうち乱用とは依存にまでは至っていないが薬物を含めた物質の使用を継続し，臨床的に著明な障害や苦痛を引き起こす不適応的な物質使用障害の総称．持続的・反復的に社会的な義務が果たせず，身体的危機，反社会的対人関係の問題を起こす不適応物質使用様式である．[1106]
⇒参薬物乱用→2842

乱流　**turbulent flow**　速い流体の中に渦を生じ，この渦が崩壊して流体の各部分が不規則に入り乱れるような流れ．流速の増大，血管径の狭小化などで発生する．超音波ドプラ法では種々の速さの流れが混在するため，ドプラスペクトル幅が広くなる．[955]

り

リアーゼ　lyase ［**脱離酵素，付加酵素**］ 化学基を脱離させて二重結合を残す反応を触媒する酵素の総称．その反応は電子再配置(脱離反応)であるが，加水分解や酸化還元ではない．反応は可逆的で，逆反応では二重結合に他分子を付加させるため，付加酵素と呼ばれることもある．C-C，C-O，C-N および類似の結合を切断し，生成物の 1 つに二重結合あるいは環を新生する．触媒する反応や脱離基の種類によりアルドラーゼ，デカルボキシラーゼ，デヒドラターゼなどと呼ばれる．[1157]

リアクタンス　reactance 交流電流が減ること．コイルなどを通ることによって生じる．交流回路のインピーダンス(電流の流れにくさ)は直流での抵抗にほぼ等しく，その虚数部のことをいう．その符号が正を示すときは電流の位相は遅れ，負を示すときは進む．[1505]

リアリティオリエンテーション　reality orientation；RO ［**現実見当識訓練**］ アメリカのフォーサム James C. Folsom(1921-2004)らによって 1950-60 年代に体系づけられた認知症高齢者のための行動療法．RO は見当識障害や記憶障害のある高齢者に見当識の訓練を行い，現実への方向づけを行うことを目的とする．見当識や現実認識障害を呈する高齢者に対して有効なプログラムであることが判明している．プログラムには以下の 2 種類がある．① 24 時間 RO：1 日の生活のなかで接するスタッフのすべてが名前，場所，時間，天気などの話題を提供して正しい見当識の強化を 24 時間行う，②教室 RO：少人数の高齢者のグループを対象にして，現在の情報(日時，季節，場所，出来事，人物など)を話題として提供し，参加メンバーとスタッフの話し合いのなかで，毎日 30-40 分間の学習活動を行う．①②は併用されることが多い．[1597]

リアルタイム　real time；RT 実時間のこと．進行中の外部事象データを読みとり，即時に処理するコンピュータ装置の使用法をいう．データ入力とほぼ同時に結果を入手できるため，現在の出力データに基づいて，直ちに診断や意思決定ができる．超音波スキャンではリアルタイム制御システムを使用している．[258]

リアルタイム処理　realtime processing ［**即時処理**］ コンピュータの処理を実時間で行うこと．反義語はバッチ(一括)処理．データを入力すると，すぐにチェック，計算，登録，問い合わせなどの処理が行われ，この結果が即座に表示される．最近のコンピュータ処理は月次や年次集計などの特殊な処理を除いて，ほとんどの業務がこの処理方式となってきた．[256]

リアルタイム断層像⇨参リアルタイム表示→2915

リアルタイム表示　real time display ［**実時間表示**］ 臓器の実際の動きをテレビ画面のように動画として表示する手法で，1 秒間に 30 枚程度表示することが基本．超音波検査は，他の画像診断と異なり，心臓の動きを観察しその機能を診断できるだけでなく，腹部，乳腺，甲状腺などの腫瘤も針を見ながら安全に穿刺できるようになった．[955]

リアル分類⇨同REAL 分類→101

リーガー奇形　Rieger anomaly 浸透度の高い常染色体優性遺伝疾患で，中胚葉系の発生異常．通常両眼に起こるが，程度には左右差がある．虹彩実質の低形成，瞳孔偏位，虹彩実質の角膜癒着などがみられる．隅角にはアクセンフェルト Axenfeld 異常がみられることが多く，アクセンフェルト・リーガー Axenfeld-Rieger 症候群とも呼ばれる．50% に緑内障を発症する．リーガー Herwig Rieger はオーストリアの眼科医(1898-1986)．アクセンフェルト Karl Theodor Axenfeld はドイツの眼科医(1867-1930)．[1601]

リーシュマニア症　leishmaniasis 鞭毛虫のリーシュマニア〔属〕*Leishmania* 原虫に感染して起こる疾患．原虫の種類が多いため症状も多岐にわたるが，内臓型，皮膚型，粘膜皮膚型に大別される．アメリカリーシュマニア症は皮膚および粘膜に病巣をつくり，アジアその他に分布する皮膚リーシュマニア症(東方腫)は皮膚のみに潰瘍，結節を主徴とする症状を呈し，内臓型(カラアザール)では脾臓，肝臓，骨髄などを障害する．ギムザ Giemsa 染色による原虫の同定，免疫蛍光抗体法などにより診断される．[288]

リー症候群　Leigh syndrome⇨同リー脳脊髄症→2916

リーダー参加モデル　leader-participation model 参加的意思決定の量や形を決めるルールは，それぞれ状況下で異なる．リーダーは，チームの課題構造を反映した行動をとるというモデル．これによると，意思決定の効果は，意思決定の質と受け入れにより，よい意思決定とは，リーダーが最適なリーダーシップスタイルを選ぶために状況分析を行うもの．このモデルはヴルーム Victor Vroom，イェットン Philip Yetton により開発され，ジャーゴ Authur Jago により 1988 年改正された．[415]

リーダーシップ　leadership 統率力や指導力と訳される．リーダーは与えられた立場のことを指すが，リーダーシップはリーダーの影響力，あるいは組織構成員間で交わされる影響力をいう．1950 年以前は，特定の優れた者だけがリーダーになると考えられ，その特性が研究されていたが，すべての集団に通用する特性を見いだすことはできなかった．1950 年代にはリーダーシップ行動が科学的に研究されるようになり，1960-1980 年代頃には，リーダーシップが発揮される条件，状況，リーダーシップの機能などに関する多数の理論が生み出され，リーダーシップはリーダーの個人特性だけによるものではなく，変化する諸変数の交互作用という点からとらえられるようになってきた．どのような状況のときにリーダーシップが発揮されるか，状況に応じてどのようなリーダーシップ行動をとるのが効果的かについては多数の理論が存在する．タンネンバウム Robert Tannenbaum とシュミット Warren H. Schmidt の「リーダー行動のコンティニュアム(continuum of leader behavior)」のように，リーダーの権力行使の度合いが大きい順に，独裁的(権威的)・協議的・参加的・民主的・放任的リーダーシップに分け，課題の内容や性質，構成員の特質により使い分けると効果的とする理論もある．1980 年頃からは，閉塞した状況や日々激変する環境のなかで組織の進むべき方向を示したり，将来のビジョンを描くために強いリーダーシップを発揮できるリーダーが求められるようになり，リーダーのカリスマ性やビジョンを示す能力など，リーダーに焦点を当てた研究が再注目されている．リーダーシップはさまざまな研究者によって各様に定義されているが，「目標の達成のため，構成員に影響を及ぼすこと」「集団・組織構成員の間で，コミュニケーションプロセスを通してふるわれた影響力」という意味合いの定義が多い．リーダーシップは，影響を及ぼされる他者に承認され，受け入れられてはじめて効力を発揮する．[352]

リーダーシップ PM 論⇨同PM 理論→96

リーチャー reacher 主に関節リウマチ(RA)や脊髄損傷の患者が四肢関節の機能障害のために困難となったリーチ動作を代償するための自助具である．[840]

●リーチャー

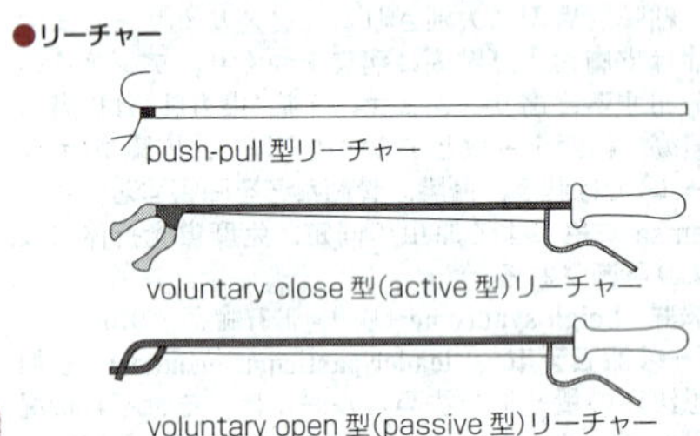

リーデル甲状腺炎 Riedel thyroiditis⇨同線維性甲状腺炎→1748

リーデル甲状腺腫 Riedel struma⇨同線維性甲状腺炎→1748

リード基準線 Reid base line⇨同フランクフルト線→2578

リード・シュテルンベルグ細胞 Reed-Sternberg cell ［シュテルンベルグ巨細胞，ステルンベルグ巨細胞］ ホジキン Hodgkin 病でみられる径 15-50 μm の巨細胞で，2 つあるいはそれ以上の核を有し，好酸性，ときに両染性を示す特徴的な大きな核小体をもつ．核小体は核の 1/4 以上を占めるか赤血球大で，周囲核質は淡明．細胞質はピロニン好性を示す．2 核の細胞はときに核，核小体が長軸に対して対称性に位置する鏡像を呈する．ホジキン病の診断にはリード・シュテルンベルグ細胞の出現と，背景としての小型リンパ球の存在が重要視されている．(図参照⇒多核巨細胞→1910)[1531] ⇨参ホジキン細胞→2697

リー脳症 Leigh encephalopathy⇨同リー脳脊髄症→2916

リー脳脊髄症 Leigh encephalomyelopathy ［リー脳症，リー症候群］ 多くは 2 歳以前に発症する亜急性の脳炎で，臨床的には知的障害，筋緊張低下，運動失調，痙攣などを呈する予後不良の疾患．しかし，慢性の経過をとるものも少なくなく，まれに成人で発症することもある．常染色体劣性に遺伝するものが多く，血清・髄液の乳酸，ピルビン酸が高値を示すことがある．リー Denis Leigh はイギリスの精神科医(1915-98)．[1527]

リービッヒ Justus von Liebig ドイツの化学者(1803-73)．安息香酸，苦扁桃油，尿酸，シアン酸などの有機酸の構造解析の研究を行った．シアン化物イオンの硝酸銀による定量法(リービッヒ滴定)を提案した．[1559]

リービッヒ滴定 Liebig titration シアン化物イオンの硝酸銀による定量法．ドイツの化学者リービッヒ Justus von Liebig(1803-73)によって 1851 年に考案された．[1559] ⇨参リービッヒ→2916

リープマン現象 Liepmann phenomenon ［リープマン症状］ アルコール依存症者の急性精神障害として，大量飲酒時あるいは離脱時にせん妄状態を呈することがある．これを特に，振戦せん妄と称しているが，このときの幻覚としては幻視が多くみられる．患者を閉眼させ，両眼を押さえて，動物が見えるかなどと暗示すると指示どおり動物幻視が誘発されることがある．このように誘発されて幻視が起こる現象をいう．リープマン Hugo C. Liepmann はドイツの精神科医(1863-1925)．[1106]

リープマン症状 Liepmann symptoms⇨同リープマン現象→2916

リーベルキューン腸陰窩 crypts of Lieberühn⇨同腸陰窩→2000

リー・ホワイト法 Lee-White method 全血凝固時間測定法の 1 つ．静脈から採取した直後の血液がガラス試験管内で凝固するまでの時間を測定する．凝固スクリーニング検査としては軽症血友病では異常が検出されないなど，感度の点で劣ることや測定に時間がかかることなどから，現在は活性化部分トロンボプラスチン時間(APTT)にとって代わられている．しかし，病棟などで簡便に行えることから，緊急時やヘパリン療法のモニターには有用．リー Roger I. Lee(1881-1964)とホワイト Paul D. White(1886-1973)はともにアメリカの医師．[1131] ⇨参活性化部分トロンボプラスチン時間→530

リーマー reamer 歯内療法で，根管の機械的な拡大形成に使用される器具で，回転操作により根管壁を切削する．手用リーマーとエンジン用リーマーとがあり，回転操作をリーミングという．リーマーの断面が正方形の器具では 1/4 回転，正三角形の器具では 1/3 回転すると刃部が根管壁の全周を切削する．ISO 規格では # 6 から # 140 までの太さがある．[434] ⇨参根管ファイル→1139

リーメンビューゲル〔法〕 Riemenbügel〔method〕 ［あぶみバンド〔法〕，パヴリックハーネス法］ 先天性股関節

●リーメンビューゲル紐革装具

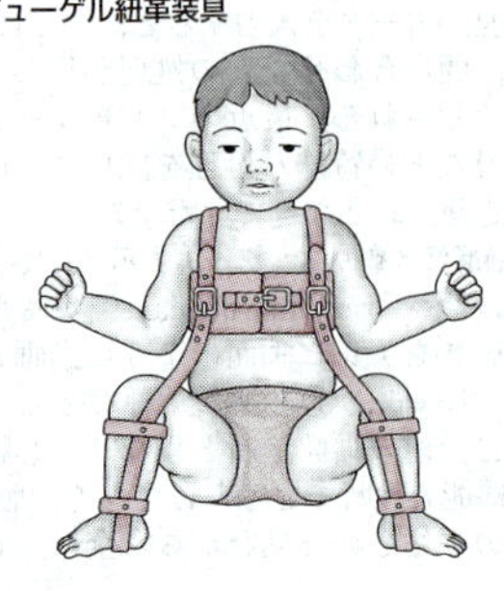

脱臼の治療に用いられる紐革式の装具，またはその装具を用いて行う治療法を指す．歩行開始前に脱臼が発見された場合がよい適応．股関節を屈曲・外転・外旋の良肢位に保ちながら患児に自由に運動させて脱臼の整復を図る．[76]

リール黒皮症 Riehl melanosis ［**女子顔面黒皮症，色素性接触皮膚炎**］ 成年男女に発症する粃糠様落屑を伴う紫褐色の色素沈着と毛孔拡大，毛孔性丘疹，面皰を特徴とする皮膚症状．第一次世界大戦末期にオーストリアの皮膚科医リール Gustav Riehl(1855-1943)が症例を報告し，食糧によるものと推測した．日本では女子顔面黒皮症とも呼ばれたが，化粧品に含まれる色素，香料，防腐薬などによる接触皮膚炎が原因と判明し，現在は色素(沈着)性接触皮膚炎 pigmented contact dermatitis の名称が世界的に使用されている．[1382] ⇨参接触皮膚炎→1736

リインプランテーション法 reimplantation ［デイビッド手術］ 1992 年，デイビッド Tirone David らによって考案された大動脈弁輪拡張症に対する自己弁温存手術．大動脈基部を剝離して大動脈弁輪部を露出し，拡張したヴァルサルヴァ Valsalva 洞を切除して，王冠状に残った大動脈弁輪部を筒状の人工血管の中に内包し，人工血管の内部に左室流出路と弁輪を縫合固定するもの．さらに左右冠動脈をキャレル・パッチ Carrel patch 法にて人工血管のヴァルサルヴァ洞に縫合して再建する．従来のベントール Bentall 型の手術と比較して，自己大動脈弁が温存される結果，術後のワルファリン使用を避けることができる．ただし，ヴァルサルヴァ洞の形態が失われることにより，生理的な弁閉鎖に必要な血液の渦流がなくなり，大動脈弁尖へのストレス増加やグラフトへの接触が起こる結果，弁の線維化や石灰化の発生が生じるといわれ，現在，グラフトにヴァルサルヴァ洞様の膨らみをもたせるためのさまざまな改良を加えた術式が行われている．[932] ⇨参リモデリング法→2935

リヴァルタ Fabio Rivalta ［リバルタ］ イタリアの病理学者(1863-1959)．穿刺液検査の 1 つであるリヴァルタ反応を開発したことで有名．穿刺によって採取した体液を酢酸水溶液に入れて反応をみるもので，総タンパク濃度に関係する反応である．通常，滲出液であれば陽性，漏出液であれば陰性を示す．[1531]

リヴァルタ反応 Rivalta reaction ［リバルタ反応］ イタリアの病理学者リヴァルタ Fabio Rivalta(1852-93)が創始した穿刺液の性状を判定する方法．穿刺によって採取した胸水や腹水などが，炎症や腫瘍などに由来するものか，心不全や肝硬変によるものかを判定することが重要で，前者は滲出液と呼ばれてタンパク濃度が高く，後者は漏出液と呼ばれタンパク濃度が低いが，これを簡便に判定できる．メスシリンダーに 2-3 滴の氷酢酸を加えた 200 mL の蒸留水をとり，静置後穿刺液を 1 滴ずつ表面から滴下．黒色背景で観察し，滲出液の場合には，濃厚な白色沈殿を生じ下降する．これが 20 cm 以上沈降するのが確認できれば，リヴァルタ反応陽性として，滲出液と判定．漏出液では，淡い白雲が徐々に下降して底に達するまでに消散し，リヴァルタ反応陰性となる．[90]

リヴィーンシャント LeVeen shunt⇨同ルビーン短絡→2968

リヴェロ=カルヴァロ徴候 Rivero-Carvallo sign 三尖弁閉鎖不全症 tricuspid regurgitation(TR)において認められる聴診所見．名称の由来はメキシコ人医師リヴェロ=カルヴァロ José Manuel Rivéro-Carvallo(1905-93)から．第 4-5 肋間胸骨右縁において逆流性の全収縮期雑音が，吸気時に増大，呼気時に減少すること．メカニズムは吸気時に静脈還流量が増大して右心室の容積が拡大することによる．超音波診断が一般化する以前は，僧帽弁閉鎖不全と三尖弁閉鎖不全を鑑別する際の重要な所見の 1 つとされた．[253]

リウマチ rheumatism 関節・筋肉などの運動器の多発性の疼痛と運動障害を示す原因不明の全身性慢性炎症性疾患の総称．関節リウマチ，若年性関節リウマチ，強直性脊椎炎などがリウマチ性疾患としてあげられる．また類似の関節痛を生じる疾患として，全身性エリテマトーデス，多発性筋炎などの膠原病などがある．俗語として，変形性関節症など多発性関節痛を生ずる病態すべてを指す使い方や，関節リウマチの略称として用いられることがあり，混乱を招いている．[76]

リウマチ因子⇨同リウマトイド因子→2918

リウマチ結節 rheumatic nodule ［アショフ結節］ アショフ結節ともいう．リウマチ熱で心筋にみられる結節性肉芽腫．[1531]

リウマチ性環(輪)状紅斑 rheumatic annular erythema, erythema annulare (marginatum) rheumaticum A 群 β 溶血性連鎖球菌による咽頭感染に続発する炎症性自己免疫疾患であるリウマチ熱の初期，あるいは再燃時にみられる環状紅斑．リウマチ熱患者の約 10% にみられ，心病変に伴って出現することが多い．体幹や四肢に自覚症状のない小さい紅斑として初発し，急速に遠心性に拡大して，不規則円形を呈する環状または堤防状の紅斑となる．融合して多環状，地図状を呈することがある．1 つの紅斑は数時間から 2-3 日で消退するが，数週間にわたり出没を繰り返す．病理所見としては真皮上層に，軽い浮腫と血管周囲性の好中球浸潤をみる．治療は原疾患の治療であり，抗生物質，副腎皮質ホルモン剤，アスピリンなどの投与が行われる．[940,1478] ⇨参リウマチ性紅斑→2917

リウマチ性紅斑 rheumatic erythema リウマチでみられる紅斑のこと．紅斑内にしばしば潰瘍を合併する網状皮斑や，下肢に対称性にみられるやや隆起した浸潤のある小紅斑 maculopapular erythema がある．[940,1478]

リウマチ性心疾患 rheumatic heart disease；RHD ［RHD］ 咽頭の A 群 β 溶血性連鎖球菌感染によるリウマチ熱に伴って生じる心臓病．好発年齢は 5-15 歳で，一部は後年になって弁膜症を起こす．心内膜炎，心筋炎，心外膜炎の汎心炎を起こし，50% 以上に心炎がみられる．僧帽弁や大動脈弁の閉鎖不全がみられ，心雑音が聴取される．また頻脈，心外膜の摩擦音と心拡大を示し，一過性の房室ブロックを起こす．重症例では心不全を起こす．非特異性の症状のため，診断にはジョーンズ Jones のリウマチ熱診断基準が用いられる．重症の心筋炎や弁の閉鎖不全では心不全を生じる．治療はペニシリン系抗生物質が有効で，罹患後 10-15 年以上の経過を経てリウマチ性弁膜症を発症するため予防薬としても用いられる．[200] ⇨参リウマチ性弁膜症→2918

リウマチ性多発筋痛症 polymyalgia rheumatica；PMR 頸部，上肢帯，下肢帯の筋肉に疼痛やこわばりがあり，全身的には微熱，倦怠感，体重減少などの炎症症状を伴う原因不明の症候群．50歳以上の中高年者に発症し，しばしば側頭動脈炎（巨細胞性動脈炎）の合併（10-20%）がみられる．赤沈値やCRPの上昇などの炎症所見が疾患活動性に相関して上昇するが，通常，リウマトイド因子や抗核抗体などの自己抗体は陰性である．中等量以下のステロイドに速やかに反応する．[1151,1598]

リウマチ性肺疾患 rheumatoid lung disease 関節リウマチに伴う肺病変で，経過中にみられることが多いが，ときに先行，あるいは初発症状として出現することもある．間質性肺炎，肺線維症，閉塞性細気管支炎，閉塞性肺炎（BOOP），胸膜炎，リウマチ結節などがある．治療として副腎皮質ホルモン剤が用いられ，特にBOOPや胸膜炎では有効．[948]

リウマチ性皮下結節 rheumatic nodule 5-15歳の小児に好発するリウマチ熱の経過中にみられ，厚生労働省研究班のリウマチ熱診断基準で主要症状の1つにあげられているが，出現頻度は低い．直径5-10 mm大の皮下のかたい無痛性小結節で，皮膚との癒着はなく，1-3週間持続．指の関節背面，肘頭部，足踵部，後頭部などの骨隆起部に対側性に多発．心疾患の合併率が高い．近年リウマチ熱が激減しているため，見かけることは少なくなった．[1315,1478]

リウマチ性舞踏病⇨同シデナム舞踏病→1321

リウマチ性弁膜症 rheumatic valvular disease リウマチ熱に伴う心臓弁膜の機能不全による疾患．急性期の心内膜炎時に機能不全をきたすとともに，治癒後に僧帽弁や大動脈弁の狭窄や閉鎖不全をきたし，心不全を起こす．リウマチ熱はA群β溶血性連鎖球菌感染による咽頭炎の1-4週間後に発症する熱性疾患で，小児と青年期に多い．感染後の免疫応答により心筋炎，心内膜炎，多発性関節炎をきたし，このほかに舞踏病，輪状紅斑，皮下結節もみられる（ジョーンズJonesのリウマチ熱診断基準）．リウマチ性弁膜症は，リウマチ熱罹患後10-15年以上かかって次第に弁膜の肥厚，石灰化，交連部の融合，弁下組織の変性などをきたして発症する．僧帽弁や大動脈弁の後天性弁膜症の主因であったが，抗生物質の発達などにより減少傾向にある．しかし，開発途上国では依然高い罹患率を示し，保健衛生上の問題となっている．[200] ⇨参リウマチ性心疾患→2917

リウマチ熱 rheumatic fever A群β型溶血性連鎖球菌（A群β溶連菌）による咽頭炎に続発する炎症性疾患．A群β溶連菌の菌体成分とヒトの組織との共通性が原因で，菌体成分に対する抗体がヒトの組織に交差反応を生じ，臓器の炎症を生じると考えられている．発展途上国で多く，思春期に多発する．生活環境の改善や抗菌薬の使用により減少している．多くは咽頭炎の数週間後に，発熱，移動性の多発性関節炎，心筋炎や心内膜炎が認められ，舞踏病などの中枢神経障害，皮下結節，輪状紅斑を伴うこともある．検査所見では溶連菌感染の指標であるASO（抗ストレプトリジンO抗体）とASK（抗ストレプトキナーゼ抗体）の上昇，赤沈値やCRPの上昇などの炎症所見が認められる．心筋炎に対し，心エコーや心電図検査を行う．心臓弁の障害（僧帽弁，大動脈弁の狭窄および閉鎖不全）は慢性進行性の経過をとり心機能障害の後遺症を残すことがある．診断は，先行するA群β溶連菌の感染と前述の症状を含めた診断基準に基づいて行う．若年性特発性関節炎や感染性心内膜炎，小児期に発症した全身性エリテマトーデスとの鑑別を要する．治療は，A群β溶連菌に対する抗菌薬治療が行われる．関節炎は非ステロイド系抗炎症薬で改善するが，心筋炎ではステロイドが必要である．[1151,1598]

リウマチ熱後関節炎 post-rheumatic-fever arthritis⇨同ジャクー病→1351

リウマチ反応⇨同リウマトイド因子→2918

リウマチ様関節炎 rheumatoid arthritis⇨同関節リウマチ→627

リウマトイド因子 rheumatoid factor；RF ［リウマチ因子，RF，リウマチ反応］ IgGのFc部分に対する自己抗体であり，IgG，IgM，IgAクラスがあるが，通常測定するのはIgMクラスの抗体である．関節リウマチ患者の約80%で陽性となり，関節リウマチ（RA）の診断基準の一項目である．疾患活動性を必ずしも反映しないが，陽性の患者は関節破壊が進みやすい．全身性エリテマトーデス（SLE）やシェーグレンSjögren症候群などの他の膠原病，慢性感染症，慢性肝疾患，さらには健常者（特に高齢者）でも陽性を呈することがある．[1151,1598] ⇨参関節リウマチ→627

リウマトイド強膜炎 rheumatoid scleritis 関節リウマチに伴う眼症状の1つ．強膜に炎症が起こり，充血，眼痛などの症状を引き起こす．再発率が高く，予後は不良．炎症が脈絡膜に達すると穿孔を起こすこともある．[1151,1598]

リウマトイド結節 rheumatoid nodule 関節リウマチ患者の20-30%に認められる皮下の結節性病変．前腕の肘頭近くの伸筋側や手指の伸側，坐骨部位など外部からの圧迫を受けやすいところに好発する．また肺内など内臓にも出現することがある（肺の場合はカプランCaplan症候群と呼ばれる）．中心部の壊死巣を線維芽細胞が放射状に取り囲む肉芽結節である．疾患活動性と相関して出現し，増大する傾向にある．男性に多く，リウマトイド因子陽性例に多い．関節リウマチの診断基準の一項目である．[1151,1598] ⇨参関節リウマチ→627

リエゾン精神医学 liaison psychiatry ［コンサルテーション・リエゾン精神医学］ リエゾンとは，橋渡し，連携などの意味で，精神科医が総合病院などにおいて患者だけではなく，患者-家族関係，患者-医療者関係，ときには医療者どうしの精神医学的問題を扱う．精神科医にはコンサルテーション機能も要請され，用語としてリエゾン・コンサルテーション精神医学をリエゾン精神医学と称して使用する場合もある．せん妄，うつ状態の治療からターミナルケースへの対応まで対象は広い．[1106] ⇨参リエゾン精神看護→2918，コンサルテーション・リエゾン→1141

リエゾン精神看護 liaison psychiatry nursing リエゾンとは連携，橋渡しという意味で，精神看護の専門的な知識，技術を他領域の看護に応用して，患者やその家族により質の高い看護を提供することをいう．主な活動内容は，①心理的な問題をかかえた患者，家族との面接やリラクセーション法の実施など直接的なケア，

②対応のむずかしいケースにかかわっている看護師の相談に応じるコンサルテーション，③医療チーム内での連絡調整などのほか，④看護師自身がいきいきと意欲的にケアへ取り組めるように，看護師のメンタルヘルスに関する支援も役割の1つ．わが国においては，日本看護協会によって精神看護専門看護師と認定されたリエゾン精神看護のスペシャリストが1996(平成8)年より誕生している．[251] ⇨参コンサルテーション・リエゾン→1141，リエゾン精神医学→2918

リエゾン精神看護師 psychiatric liaison nurse；PLN 身体診療科の看護に精神看護の視点を導入して全人的看護を提供するための看護師，および看護師を支援する専門看護師．わが国では日本看護協会認定の精神看護専門看護師がその役割を担うことが多い．対象は癌患者，慢性疾患患者，事故・事件の被害者など強度のストレス状況におかれた患者，身体疾患治療中の精神疾患患者および彼らを直接看護する看護師である．また，看護師自身の精神衛生の支援も活動対象に含まれる．[455] ⇨参コンサルテーション・リエゾン→1141，リエゾン精神医学→2918，専門看護師→1796

リエントリー reentry 心筋において，ある経路を伝導してもとの部位に戻った電気的興奮が，興奮が終わって不応期を脱している興奮発生部位を再び興奮させる現象で，各種頻拍性不整脈の機序として重要．リエントリーの成立には興奮の回旋路が存在し，その回旋路における一方向性ブロックおよび十分な伝導遅延の存在が必要である．オーダード・リエントリー ordered reentry とランダム・リエントリー random reentry に分けられる．オーダード・リエントリーは心臓の解剖学的構造をその回旋経路とするものであり，早期興奮症候群にみられる房室回帰性頻拍や脚枝間リエントリーによる心室頻拍は本機序によるものである．ランダム・リエントリーは解剖学的構造とは無関係に機能的に回旋経路が生じるもので，心房や心室の虚血などによって生じるリエントリーや房室結節内で生じるリエントリーなどがある．[1524]

リエントリー性頻拍 reentrant tachycardia リエントリー機序によって発現あるいは維持される頻拍．上室性頻拍には二重房室伝導経路を基盤とする房室結節リエントリー性頻拍，WPW 症候群に伴う房室回帰性頻拍，心房内リエントリー性頻拍，洞結節リエントリー性頻拍などがあり，その他にも心房内の複数リエントリーによる心房細動や単一で大きな心房内のリエントリー回路を有する心房粗動などがある．心室頻拍や心室細動にも本機序によるものが多い．治療は薬物療法が一般的であるが，高周波カテーテルアブレーション，人工ペースメーカー植え込み，植込み型除細動器，外科的治療も行われる．[1524] ⇨参リエントリー→2919

リガーゼ ligase ATP(アデノシン三リン酸)あるいは他のヌクレオシド三リン酸中のピロリン酸結合(高エネルギー結合)と共役して2種の分子あるいは同種分子の2つの末端の結合を触媒する酵素の総称．DNA 修復酵素としてのリガーゼは，隣接した DNA 鎖の 3′ 水酸基末端と 5′ リン酸基末端をホスホジエステル結合で連結させる作用をもつ．T4 ファージ由来の DNA リガーゼは，遺伝子組換え技術において，制限酵素などで切断された DNA 断片の連結に用いられている．[1157]

離開咬合 open bite⇨同開咬→430

理学的所見⇨同身体所見→1584

理学療法 physical therapy；PT，physiotherapy ［PT］ リハビリテーション治療の1つ．疾病や傷害などに起因する機能障害，形態障害に対し行われる運動療法や物理療法をいう．運動療法では筋力，関節可動域，協調性といった身体機能の改善，温熱，水，光線，電気などの物理療法では疼痛，循環などの改善を図る．障害が残ったときは，基本的動作や日常生活動作を改善するための指導，福祉用具の選定や住宅改修，環境調整，在宅ケアなども行われる．近年では，生活習慣病の予防，コントロール，障害予防も対象としている．[525] ⇨参物理療法→2563

理学療法士 physical therapist，physiotherapist；PT ［PT］ 1965(昭和40)年制定の「理学療法士及び作業療法士法」によって規定された国家資格．理学療法とは，「身体に障害のある者に対し，主としてその基本的動作能力の回復を図るため，治療体操その他の運動を行わせ，電気刺激，マッサージ，温熱その他の物理的手段を加えること」と定義され，医師の指示のもとに理学療法を行う者をいう．具体的には加齢や何らかの疾患，交通事故やスポーツなどによる傷害などに起因する身体機能障害，形態障害に対して，運動療法によって筋力や関節可動域の改善，協調性などの身体機能の回復を図り，電気・温熱・水・光線などの物理療法によって疼痛緩和，循環の改善などを図る．また機能障害が残存する場合，基本的動作や日常生活動作(ADL)を改善するための指導を行ったり，福祉機器の選定や住宅の改修，環境調整なども行う．近年では生活習慣病の予防やコントロール，障害予防なども理学療法の対象になっている．国家試験の受験資格は，大学あるいは養成学校での規定の課程を修了後に取得できる．資格取得後の職場としては病院やリハビリテーションセンターなどの医療機関が中心であるが，介護保険施設や行政関係，スポーツ現場などもあり，将来的には保健・福祉・教育分野でさらに多くの需要が見込まれている．[24]

理学療法士及び作業療法士法 Physical Therapists and Occupational Therapists Act 理学療法士および作業療法士の資格制度を定め，それらの業務が適正に運営されるように定められた法律．1965(昭和40)年施行．[108]

理学療法士作業療法士養成施設 training school for physical and occupational therapists 「理学療法士及び作業療法士法」〔1965(昭和40)〕で定められた理学療法士および作業療法士を養成する施設で，厚生労働省令で定められた基準に適合し，厚生労働大臣が指定した施設をいう．修業年限は3年以上で，教育内容は，①基礎教育科目群，②教養科目群，③医療福祉基礎科目群(QOL 論，人間学，カウンセリング技法，社会福祉総論など)，④専門基礎科目群(解剖学，生理学，リハビリテーション医学，整形外科学，スポーツ医学など)，⑤専門専攻科目群(理学療法学科：理学療法学，基礎運動学，筋生理学，物理療法学，運動負荷学，義肢装具学など，作業療法学科：作業療法学，基礎運動学，高次脳機能評価学，精神障害作業療法学，発達障害作業療法学，身体障害作業療法学など)．理学療法士および作業療法士の国家試験を受験するには，厚生労働大臣が指定した上記の施設または文部科学大臣が指定した学校を卒業しなければならない．[540]

リカバリー室⇒回回復室→453

リガ・フェーデ病　Riga-Fede disease　［フェーデ病］　新生児，乳児の舌下面，舌小帯部に生じる褥瘡性潰瘍．表面は白色苔様物で覆われ，肉芽組織の形成・増生，あるいは腫瘤を形成することもある．疼痛により哺乳，嚥下が著しく障害される．原因は先天性歯あるいは早期萌出の下顎乳中切歯の切縁が哺乳時あるいは喘息などで，舌小帯部粘膜に頻繁に触れて傷つけられて生じる．原因歯の鋭縁の削除，あるいは抜歯で治癒する．病名は報告者のフェーデF. Fede(1832-1919，小児科)，リガA. Riga(1832-1919，内科)の名に由来．[535]

リカレント教育　recurrent education　［回帰教育］　リカレントとは回帰，何かの事後もとに戻るという意味がある．リカレント教育の理念は1969年のヨーロッパ文相会議で議論され1970年のOECD(Organization for Economic Co-operation and Development：経済協力開発機構)の教育機会均等などの施策として発表され，1973年にOECDにより「リカレント教育——生涯学習のための戦略」が出された．この定義では「リカレント教育は義務教育もしくは基礎教育以降のあらゆる教育を対象とする包括的な教育戦略である．その本質的な特徴は，個人の全生涯にわたって教育を回帰的に，つまり，教育を，仕事を主として余暇や引退などといった諸活動と交互にクロスさせながら，分散することである」としている．1974年に国際労働機関(International Labour Organization；ILO)では「有給教育休暇に関する勧告」を採択し，各国で種々のリカレント教育の制度が作られた．しかし，日本はこの勧告を批准しておらず，日本独特の企業内教育が行われていた．1992(平成4)年に生涯学習審議会答申「今後の社会の動向に対応した生涯学習の振興方策について」が出され，専門的で高度な知識，技術の向上，専門分野以外の幅広い知識，技術の習得，人間性を豊かにする教育などを目標に，大学や地方公共団体，産業界などで，またそれらが連携してリカレント教育を行うことがあげられ実施されてきている．看護界の場合，看護制度検討委員会などで国民の看護ニーズに対応するためには，専門的で，かつ質の保証に向けた，継続教育の必要性が次第に強調され，1992年生涯学習審議会答申が出されたと同時に旧厚生省から「看護職員生涯教育検討会報告書」が出された．看護分野，医療分野全般における新たな動向，社会情勢の変化，患者の全人的理解を目指した「生涯にわたってリフレッシュするための教育」が第一に取り上げられている．看護におけるリカレント教育は施設や関係団体，国，地方公共団体が行う講演会やセミナー，コンピュータ教材を導入した教育などのほか，日常的な事例検討会や文献抄読会，技術と経験チェックリストの活用，芸術鑑賞やサークル活動，通信教育の自己学習などさまざまな形態の教育機会が含まれている．[268]　⇒参生涯学習→1419

罹患危険率⇒回罹病危険率→2931

リガンド　ligand　［配位子，結合子］　一般にタンパク質と特異的に結合する基質をいう．例えば，酵素に結合する基質，補酵素，細胞膜上や細胞質中に存在する種々の受容体タンパク質に結合するホルモン，シグナル伝達物質，神経伝達物質，抗体に結合する抗原なども指す．タンパク質の分離，精製においては特異的なリガンドを担体としたアフィニティ(親和性)クロマトグラフィー法がよく用いられる．[1157]

罹患率　incidence rate，morbidity rate，attack rate　［罹病率，発病率，発症率，発生率］　ある一定の観察期間における，ある人口小集団での疾病の発病率．一般にはその疾病を発病する可能性がある人の中での新たな発病者の率のこと．分母は感受性者個々の観察人年とすることにより累積発病率と明確に区別され，分子は人数としてその比が罹患率となる．単位は人対(人年)．感染症および食中毒統計では，［罹患率(年間)＝1年間の届け出患者数/人口×10万］と簡略形で，人口10万対の率で表現される．[21]

力価　titer　抗血清などの溶液が，血清学的反応においてその活性を示しうる最高希釈倍数の逆数のこと．また毒素などの毒性，免疫原性の相対的強さを示す値であり，その力価は一定量の抗血清との反応性により求められる．[388]

力動精神医学　dynamic psychiatry　〔D〕dynamishe Psychiatrie　人間の行動を決定する動機的・情緒的・生物学的要因に関する学問．精神現象の厳密な記述を方法論的基礎とする記述精神医学 descriptive psychiatry に対して，人間の精神活動を生物・心理・社会的な諸力の因果関係の力動的な結果として考える精神医学をいう．広義には，ドイツのクレッチマーE. Kretschmer(1888-1964)，フランスのジャネP. Janet(1859-1947)，アメリカのマイヤーA. Meyer(1866-1950)などの諸学派の立場まで含める場合もあるが，狭義にはもっぱら精神分析的精神医学のことを意味し，20世紀のはじめより主としてアメリカで発達してきた精神医学を呼ぶのが通常である．現在では，アメリカのみでなく，世界的に記述精神医学と並んで精神医学の2大主流をなすに至っている．わが国においても欧米で学んだ精神科医，サイコロジスト，ソーシャルワーカーたちによって導入され，力動精神医学に対する認識と評価は高まり，その実践も発展しつつある．力動精神医学の基本的観点は，①力動的観点：人間の精神活動を生物・心理・社会的な諸力の因果関係の力動的な結果としてとらえる．②構造論的観点：人格の構造は超自我，自我，本能によって構成される．③局所論的観点：精神現象が意識，前意識，無意識の3領域によって規定されている．④エネルギー経済論的観点：精神現象をエネルギーの移動，増減の側面から理解する．⑤発生論的観点：人格を幼少時の対象関係上の諸体験との関連において理解する．⑥適応論的観点：個体の環境への適応という側面から理解する，などの諸観点を包含し統合するに至っている．[999]

力動的関係《看護師-患者間の》　dynamic nurse-patient relationship　看護師-患者間の人間関係を分析するために用いられる概念枠組み．看護師-患者関係はいろいろな因子によって影響される．患者の行動，看護師の反応，患者を援助する目的で看護師がとる行動などの部分が，この力動的過程の中に含まれる．また，看護師の認知と解釈が妥当なものかどうかを確認する手続きや，看護師のとった行動の効果を評価する手続きも分析の対象となる．[980]

力場分析⇨同フォースフィールドアナリシス⇀2522

リキャップ recapping 使用後の注射針などに，はずしたキャップを再びはめること．血液汚染した針にリキャップしようとして間違えて指に針を刺してしまう針刺し事故を起こす危険性が高いので，針にはリキャップしないことが原則である．2005(平成17)年2月1日付の厚生労働省医政局指導課長通知では，職業感染防止の項で「注射針の使用の際，針刺しによる医療従事者等への感染を防止するため，使用済みの注射針に再びキャップするいわゆる“リキャップ”を原則として禁止し，注射針専用の廃棄容器等を適切に配置するとともに，診療の状況等必要に応じて，針刺しの防止に配慮した安全器材の活用を検討するなど，医療従事者等を対象とした適切な感染予防対策を講じること」としている．やむをえず針にリキャップしなければならない場合は，キャップを平らな台に置き片手で針をキャップに差し込むようにする片手リキャップ法で行う．針を使用するときには，必ず手に合った手袋を使用する．手指の受傷を最小限にし，もともと手指に傷のある場合にはそこからの感染を防ぐことができる．針を使用しているときには，その処置に専念する．針を使用している人には不用意に近づいたり，驚かせたりしない．医療現場では日常的に扱われる針，針製品であるが，リキャップのみでなく，針を使用する際には事故防止の観点からのさまざまな注意が必要となる．[1239] ⇨参針刺し事故⇀2397，針刺し事故の防止⇀2398

裏急後重(りきゅうこうじゅう) tenesmus ［しぶり腹，テネスムス］ 排便痛があり，頻回に便意を催すにもかかわらず，ほとんど便が出なかったり，排便があっても少量である状態．下部大腸に強い炎症がある場合に起こる．潰瘍性大腸炎，偽膜性腸炎，虚血性大腸炎，赤痢アメーバ症などで起こる．[593]

リクライニング車いす wheelchair with reclining backrest 背もたれ部分が後方向に倒れ角度を調整できる車いすで，座位から仰臥位まで段階的に姿勢の調節が可能である．通常の車いすより背もたれが長いため，頸部や上半身の保持が困難な患者でも安定した長時間の座位が保持できる．[840]

リクルートメント現象 recruitment ［補充現象］ 音の強さの増大に伴って音の感覚が急激に増すため，正常耳に比べ，わずかな音の強さの増加でも音の大きさが非常に大きく感じられる現象．内耳性病変で認められる．DLテスト，シーシー(SISI)テスト，自記オージオメトリーなどで識別できる．[451]

リケッチア感染症 rickettsial infection⇨同リケッチア症⇀2921

リケッチア症 rickettsiosis, rickettsial disease ［リケッチア感染症，リケッチオージス］ リケッチア *Rickettsia* による感染症の総称．リケッチアは生きた動物細胞の中でのみ増殖する小型の細菌で，いくつかの種類がある．リケッチアはノミ，ダニ，シラミなどの節足動物を介して動物に感染する特徴があり(このような節足動物をベクターと称する)，ヒトへの感染もリケッチアを保有しているこれらの節足動物の刺咬による．自然界では動物がリケッチアを保有しており(このような動物をリザーバーと称し，各リケッチアによりリザーバーの種類は異なる)，リザーバーとベクター間で感染が維持されている．主な感染症として，リケッチア・ロワゼキイ *R. prowazekii* による発疹チフス，リケッチア・ティフィ *R. typhi* による発疹熱，紅斑熱(リケッチア・ジャポニカ *R. japonica* による日本紅斑熱，リケッチア・リケッチィ *R. rickettsii* によるロッキー山紅斑熱など)，オリエンティア・ツツガムシ *Orientia tsutsugamushi* によるツツガムシ(恙虫)病などがある．テトラサイクリン系やニューキノロン系抗菌薬が有効．[288]

リケッチア症血清反応 serological reaction for rickettsiosis リケッチア症診断法の1つ．リケッチア症の診断には，①病原体の分離，②血清学的診断，③DNA診断がある．通常は，血清学的反応をみて診断し，回復期に抗体価の上昇を確認する．リケッチア症血清診断の1つであるワイル・フェリックス反応 Weil-Felix reaction は特異性が十分ではなく，紅斑熱と発疹熱の鑑別ができないが，補助診断としては有用．[1526]

リケッチア性肺炎 rickettsial pneumonia 種々のリケッチア感染症の経過中に肺炎を合併することが認められているが，一般には本来の症状に覆われて肺炎の存在は明らかではないことが多い．リケッチア感染症は発熱と発疹を主徴とし，重症では細菌性肺炎の合併もみられ，リケッチア本来の肺炎とこれら細菌性肺炎やウイルス性肺炎との区別は困難．一部，Q熱では乾性咳と胸部X線上肺臓炎の所見が認められる原発性異型性肺炎様の肺病変を呈することが知られている．リケッチア感染症自体の治療にはテトラサイクリンが用いられる．[948]

リケッチア痘瘡 rickettsial pox 北米大陸とユーラシア大陸(旧ソ連)地域に分布する，リケッチア・アカリ *Rickettsia akari* 感染に起因する紅斑熱群リケッチア症．ダニが媒介し，潜伏期は3-7日で，主症状は発熱と水痘様発疹．発疹は感染後7-10日で出現し，ダニによる刺し口を認める．テトラサイクリン系抗菌薬が有効で，予後は良好．[288] ⇨参紅斑熱⇀1051

リケッチオージス rickettsiosis⇨同リケッチア症⇀2921

リコール検査 cerebrospinal liquor test⇨同脳脊髄液検査⇀2305

リコピン lycopene $C_{40}H_{56}$，分子量536.88．トマトなどに含まれるカロチノイドの一種．針状結晶で褐赤色を呈す．機能性食品の成分としては，活性酸素の除去を行う．[987]

離婚 divorce 婚姻関係の解消には当事者一方の死亡による場合と，当事者の意思に基づく場合とがあり，後者による場合をいう．離婚は，①協議離婚(夫と妻との合意によって届け出がされる)，②裁判離婚(夫婦間で合意が成立しないとき地方裁判所へ訴えを起こす)とに大別される．協議離婚は家庭裁判所に離婚調停を申し立てをすることもできる(調停離婚)．調停の席上で当事者双方の合意が得られない場合にはいっさいの事情を考慮して夫婦間の紛争解決のため職権で離婚の審判がなされる場合もある(審判離婚)．離婚の事由としては，①不貞，②悪意の遺棄，③生死が3年以上不明，④強度精神病，⑤その他重大な理由が要件となる．結果として，①婚姻で氏を改めた者は前の氏に復するが，3か月内の届け出で氏を続けて称することもできる，②夫婦間に出生した子に対しては，その子が成人に達するまで夫婦が共同して親権を行うのが基本であるが，親権者と監護する者を別にもできる，③その子と非監護者との面接交渉権の取り決めも可能である，④離婚に際しては，夫婦のうちいずれか一方が他方に対して財産分与を請求することができるが，離婚のときから2か年を経過したのちは，これをすることができない，⑤離婚慰謝料については，離婚に至らしめられた精神的苦痛に伴う損害賠償として財産分与とは別個のものであるとする説と，含むものであるという説とがある，⑥離婚後の再婚は男女とも自由にできるが，女性は6か月を待たなければならない．[457]

リコンビナントFSH　recombinant FSH　遺伝子組換えヒト卵胞刺激ホルモン(FSH)製剤．従来は閉経後の女性の尿から分離，精製されてきたが材料の品質や供給が安定しない，感染症の危険をはらむなどの問題点があった．これらの問題点を克服した製剤．[1078]

リサーチナース　research nurse⇨同治験コーディネーター→1969

リザーバー⇨同病原保有体→2487

リザーバー留置　indwelling reservoir system⇨同ポート留置→2686

リサイクリング　recycling ［リサイクル］ 環境汚染防止，資源浪費縮小を目的として行われる取り組みのこと．生産および消費の過程において不要物の排出を最小限にとどめ，廃棄物の再生利用など，自然環境への負荷をできるだけ少なくしようとする方策を指す．[1036]

リサイクル⇨同リサイクリング→2922

リサシテータ　resuscitator⇨同蘇生器→1845

離散量　discrete quantity ［計数データ］ 質的データ(計数データ)または，連続しない量的データ(数量データ)を指す．例えば，性(男性，女性)・年齢(30-39歳，40-49歳，…等)のようなラベルで表される質的データと，患者数，子どもの数のような連続しない数値で表される数量データとがある(患者数，子どもの数は1人2人と計測できるが，その間の1.5人とは計測できない)．[871]

李時珍　Li Shi-zhen　中国明代の本草家，医家(1518-93)．湖北省蘄州の人．字は東璧．号は瀕湖．父の李言聞も医家．進士(官吏登用試験である科挙の合格者)を目ざしたが果たせず，医を業として名声を博した．太医院に召されたが1年で辞して帰郷し，本草の研究に専心．26年をかけて『本草綱目』52巻を1578年に完成したが，出版を待たずに没した．本書は後世，中国と日本の本草研究に多大な影響を及ぼし続けている．著書はほかに『瀕湖脈学』『奇経八脈考』などがある．[1399] ⇨参本草学(ほんぞうがく)→2721，本草綱目(ほんぞうこうもく)→2721

リジット解析法　ridit analysis　順序づけられて並んでいるカテゴリーの代表値に，前カテゴリーまでの累積度数＋そのカテゴリーの度数の半分を前サイズで除したリジット(累積相対度数)を割りあて群間比較する方法．リジット ridit は Rid(relative to an identified distribution)と it(unit)の合成語で，同一視された分布に関する単位という意味．これは主観的にカテゴリー化された資料や，記録が不十分な資料を解析するためにブロス Bros(1958)によって提唱された．[871]

離踵(しょう)　heel off⇨同踵(かかと)離地→470

梨状窩(りじょうか)⇨同梨状(りじょう)陥凹→2922

梨状(りじょう)**陥凹**　piriform sinus(recessus) ［梨状窩(りじょうか)，梨状(りじょう)洞］ 下咽頭は喉頭蓋上縁の高さから始まり輪状軟骨下縁の高さで食道に続くが，そのうち喉頭口の後方の左右両側にある甲状軟骨板と披裂喉頭蓋ひだの間にできたへこみ．下咽頭癌の梨状陥凹型は男性に多い．(図参照⇨喉頭→1039)[701]

離床期　push-off(take-off) phase　歩行周期中の立脚期の踵離地(踵離床)から足尖離地(足趾離床)までの間をいう．支持脚が床から離れる期間で，踵離床期，足趾離床期ともいわれる．[525] ⇨参立脚期→2926，歩行周期→2694

梨状(りじょう)**洞**⇨同梨状(りじょう)陥凹→2922

梨状(りじょう)**葉**　piriform lobe ［古皮質］ 脳底部で新皮質との境をなす嗅脳溝の内側にあり，洋梨形の外観を示す古い皮質．前方部の梨状前野，扁桃体周囲皮質および後方部の嗅内野皮質からなる．梨状前野は嗅覚の発達した動物で顕著にみられるが，ヒトでは脳底部，側頭葉の内側部に隠れており，鉤の前部にある迂回回，半月回がこれにあたるという．梨状前野，扁桃体周囲皮質には第一次嗅皮質をなし，外側嗅条から嗅覚情報を直接受ける．嗅内野はブロードマン Brodmann の28野にあたり，海馬傍回前部をなす．[1043] ⇨参ブロードマン野→2594

リシン⇨同リジン→2922

リジン　lysine；Lys, K ［リシン，2,6-ジアミノヘキサン酸］ $C_6H_{14}N_2O_2$，分子量146.19．L型はタンパク質を構成する塩基性αアミノ酸の1つ．動物では必須アミノ酸の1つで，幼児の適正な発育，あるいは成人での窒素平衡の維持に必要．食品や家畜飼料に栄養強化の目的で添加されたり，患者の栄養補給用のアミノ酸輸液としても用いられる．[1157]

離人症　depersonalization　自我障害の一種．人格喪失感や現実感喪失が起こり，患者は「自分の存在が感じられない，自分がしているという感じがない」などと訴え，いきいきとした現実が伴わない．神経症，うつ(鬱)病，統合失調症の前駆期などにみられるが，健常者でも心理的ストレス負荷時や極度の疲労状態で認められることがある．[1607]

リジン尿症　lysinuria　1976年，Omuraらにより報告された先天性疾患．リジンはアルギニン，オルニチン，シスチンと同じ二塩基アミノ酸の1つである．リジン尿症は腎臓の近位尿細管でリジンのみ再吸収障害が生じる結果，血中リジン低値，尿中リジン排泄高値を呈し，成長障害，痙攣，知的障害などを引き起こす．根治的治療法はない．[1119]

リジン不耐症　lysine intolerance　必須アミノ酸のリジンを酸化還元する酵素の欠乏による先天性疾患．乳児にみられ，嘔吐，昏睡などの症状を有し，高リジン血症や高アンモニア血症を伴う．治療は，リジンを多く含む食物を制限し，低タンパク食とする．[987]

リスクアセスメント　risk assessment　主に化学物質のヒトへの有害作用を調べ予測する手法として用いられ，現在では，薬物，放射線，物理的影響，医療・看護の手法などを広く対象としている．ある化学物質について，①研究試験：中毒学的機序解明，化学物質の性質，身体内の代謝・分布およびその曝露評価の方法を明らかにし，ついで②有害性評価：ヒトに本当に有毒か，どのくらいで有害かなどの量・反応関係，どのくらい曝露されるかを調べ，最後にそれらを総合評価して，ヒトに対するある場合での有害性の程度を前もって判定するという一連の過程が行われる．特に産業化学物質に対して行われており，2006(平成18)年4月からは事業者にその実施が義務づけられている．なお，これらの科学的なリスク評価に基づいて，行政などが現実性や法律に基づいて規制値を定めたりすることをリスクマネジメントという．[1618] ⇨参リスクコミュニケーション→2923

リスク管理《リハビリにおける》 risk management 起こりうる危険を予測し，患者の安全性を確保しながらリハビリテーションを遂行すること．予測される危険として転倒，疼痛増悪，筋の損傷や骨折，バイタルサインの変化，温熱療法による熱傷などがあげられる．これらを回避するために患者の状態や変化を把握し，必要ならば心電図モニターやパルスオキシメータなどによるバイタルサインの確認も行う．また，医師や看護師など他職種からの情報もリスク管理を行ううえで重要となる．[903]

リスク群 risk group, population at risk ある特定の疾患や損傷にかかりやすい人間集団．リスク(危険)を決定する因子としては環境因子や生理的因子があり，有害物質や病原性微生物への曝露は前者の例，遺伝的素因などは後者の例にあたる．[1036]

リスク傾斜健康運動《看護診断》 risk-prone health behavior NANDAインターナショナルの看護診断において領域9(コーピング/ストレス耐性)類2(コーピング反応)に分類される看護診断ラベル．「自分のライフスタイル/行動を健康状態の変化に合わせたやり方に変容できない状態」と定義される．診断指標には，①健康状態の変化に対して非受容的な態度を示す，②適正なコントロール感覚を達成できない，③健康問題を予防する行動を取れない，④健康状態の変化を過小評価する，の4つがあげられている．関連因子として，不十分な理解力，不十分なソーシャルサポート，低い自己効力感，低い社会経済的状態，たくさんのストレッサー(ストレス因子)，ヘルスケアに対する否定的な態度があげられている．『NANDA-I看護診断─定義と分類』2007-2008版から診断ラベルが変更になった．以前の診断ラベルは，適応障害 impaired adjustment．[980]

リスクコミュニケーション risk communication 主として化学物質の有害性調査とそれによるリスク評価(リスクアセスメント)，およびその実際の運用であるリスクマネジメントについて，一般の人びと，機関間，国際間で情報を提供・提示し，人びとの認識とその状況を保有させ，また調和を図る(ハーモナイゼーション)ことをいう．化学物質の提供者とその曝露者の意思の統一を図り，安全対策が十分行われることを目的としている．現在では医療，薬物などについても，広く用いられている手法である．[1618]

リスク比 risk ratio ある危険因子(リスクファクター)によって危険がもたらされる確率の比．一般には，ある特定のリスク要因に着目したとき，これが存在すれば必ず問題の疾患が起こりうる確率と，存在しなくともその疾患が起こりうる確率との比で表すことが多い．[1036] ⇨参相対危険〔度〕→1820

リスクファクター risk factor ［危険因子，リスク要因］ ある疾患の発生要因となる因子，または先行指標として，ある疾患の発症予測に役立つ因子をいう．例えば，脳卒中に対する高血圧，肺癌に対する喫煙などがこれに該当．また，単位線量当たりの悪性腫瘍の誘発や非確率的変化の誘発，あるいは出生児に認められる重大な遺伝的欠陥の誘発の推定見込み数をいう場合もある．[1036]

リスク便益分析 risk-benefit analysis 検査や治療は，病気を治し患者に便益をもたらす目的で行うはずであるが，これらの医療行為の副作用のため患者が不利益(リスク)を被る可能性もある．したがって大きな副作用がある医療行為を行う前には，その行為によって患者が受ける便益と患者が被るかもしれない不利益の程度を分析して，その行為が適切であるかどうかを調べる必要がある．このような分析をリスク便益分析という．[258]

リスクマネジメント risk management 危険因子の管理をいう．生活習慣病などでは病気の発生要因は多岐にわたり，宿主の素因が病像に影響し，また要因の多くは非特異的であり，かつ日常的因子である場合が多い．これらの要因は，病気の原因である可能性が高いことから危険因子と呼ばれている．この危険因子をうまく管理し，疾病の予防や健康の保持増進に資することをいう．現実的なリスク管理においては，経済的基準と社会的基準のバランスを考慮する必要がある．[1036]

リスクマネジメント《看護管理》 risk management リスクマネジメントは，以前は有害事象の発生によってこうむる病院の賠償責任と財政的損失を最小限に抑える対策に重点がおかれていたが，現在では，組織のみでなく社会全体で取り組むべき「医療の質」の問題とされる．そのプロセスは，①リスクの把握，②リスクの評価，分析，③リスクへの対応，④リスクへの対応の評価の4段階である．インシデントレポート(ヒヤリ・ハット報告)，アクシデントレポートを有効に活用してリスクを把握，分析し，対応策，再発防止策を立てて現場にフィードバックし，対策を組織の末端に至るまで徹底することが必要である．また有害事象が発生した場合は，根本原因分析 root cause analysis(RCA)を行い再発防止に努めるとともに被害者へ適切な対応を行う．被害者の願いは，①原状回復，②真相究明，③反省，謝罪，④再発防止，⑤損害賠償にある．有害事象の発生は，リーズン James Reason のスイスチーズモデルで説明される．いくつもの事故防止対策があったにもかかわらず，それらの小さなミス(チーズの穴)が重なったときに事故が発生することを示す．防止するには対策を増やすのみでなく，穴を小さくすることも重要だとしている．分析には，アメリカのNASA(国立航空宇宙局)の4M4Eマトリックス分析法やP-mSHELLモデルが使われる．P-mSHELLモデルは航空分野に用いられているSHELモデルを医療用に河野龍太郎が改良したもので，Pは患者 patient，mは管理 management，Sはソフト software，Hはハード hardware，Eは環境 environment，Lは人とその関係者 liveware を指す．ハード(機械)をつくってその特性に合わせて人間を訓練するのではなく，ヒューマンエラーを考慮した機械をつくることでエラーを起こしにくくするという「人間中心のシステム設計」を表している．リスクマネジメントの本来の目的は医療の質の保証 quality assurance（QA）にあり，評価には，ドナベディアン Avedis Donabedian（ミシガン大学，1988）の枠組み「構造 structure；過程 process；結果 output」が一般的である．評価指標を明確にし，1950 年代にデミング William Edwards Deming が提唱した「PDCA サイクル：計画 plan，実行 do，評価 check，改善 act」で，反復可能なプロセスを継続的に改善して，品質を維持，向上させていくことが重要である．品質の向上には 5 S（整理，整頓，清潔，清掃，習慣化）が基本とする日本発信の考え方もある．アメリカでは，医学研究所 Institution of Medicine（IOM）に設置された「医療の質委員会」が『To Err Is Human（邦題「人は誰でも間違える」日本評論社，2000）』，『A New Health System for the 21 st Century（邦題「医療の質」日本評論社，2002）』，『Transforming the Work Environment of Nurses（邦題「患者の安全を守る」日本評論社，2006）』と題する 3 つの優れた報告書を出している．報告書では，個人の責任のみに帰さないリスクマネジメントのあり方を提言し，安全向上を目的とした自発報告システム，重大な有害事象に対する説明責任を負わせる強制報告システム，分析に足りる標準化された報告様式の必要性，また医療関係機関は改善目標として「安全性，有効性，患者中心志向，適時性，効率性，公正性」の 6 つを達成すべきであること，患者の安全を最優先させたナースの労働環境への変革などを提言している．[1239] ⇨参医療安全→280，針刺し事故の防止→2398

リスクマネジャー　risk manager　［医療安全管理者］　医療機関において，組織全体の安全管理を担当する者．医療安全対策を実施するために，組織内の問題点の把握，対策の立案，関係者との調整，実施結果の評価などの業務を行う．特定機能病院と臨床研修病院に対しては配置が制度化されている．2006（平成 18）年の診療報酬改定で新設の医療安全対策加算では，医療安全対策に係る適切な研修を修了した専従の看護師，薬剤師などの医療安全管理者としての配置が算定要件の 1 つとされている．[290]

リスク要因⇨同リスクファクター→2923

リスター　Sir Joseph Lister　イギリスの外科医（1827-1912）．エセックスのアプトン生まれ．ロンドン大学で医学を学び，卒業後，エジンバラ大学のサイム James M. Syme 教授のもとで研究．1861 年グラスゴー大学教授となる．開放骨折が常に化膿する原因に疑問をもち，パスツール Louis Pasteur の研究に示唆を得て，大気中の細菌が感染源ではないかと考えた．1865 年 3 月，下腿骨開放骨折の創を石炭酸で洗浄後，5% の石炭酸に浸したガーゼで包んだ．このときは化膿したが，同年 8 月，11 歳の下腿骨骨折患者に再応用したところ，化膿せず治癒したことを 1867 年『ランセット Lancet』に報告．世界で最初の「制腐法（無菌法）asepsis」の発表で，これ以後手術的治療法が発達し，死亡率は著しく低下した．[598] ⇨参制腐法→1706

リステリア症　listeriosis　グラム陽性無芽胞短桿菌のリステリア・モノサイトゲネス *Listeria monocytogenes* による感染症．病原体に汚染された食物（乳製品，食肉，野菜など）を介して感染することが多い．ヒトの病型は，妊婦の子宮内感染による周産期リステリア症または新生児リステリア症（流産，死産，新生児の肺炎，敗血症，髄膜炎など），および成人リステリア症（免疫能の低下した成人に髄膜脳炎，敗血症など）．治療はアンピシリン水和物，アミノグリコシドの併用療法が奨励されている．[324]

リストン鉗子　Liston forceps　骨を切断する際に用いられる鉗子．リストン Robert Liston はスコットランドの外科医（1794-1847）．[485]

リスフラン関節　Lisfranc joint⇨同足根中足関節→1832

リスペリドン　risperidone　1996（平成 8）年にわが国で最初に発売された非定型抗精神病薬．ドパミン D_2 受容体遮断作用を上回るセロトニン $5\text{-}HT_{2A}$ 受容体遮断作用をもつセロトニン・ドパミン拮抗薬（SDA）で，統合失調症の陽性作用に対して短時間で強力な改善効果を示し，陰性症状への効果も期待される．ただ，非定型抗精神病薬の中では投与量の増加に伴って錐体外路症状や遅発性ジスキネジアを生じやすく，高プロラクチン血症にも注意する必要がある．細粒，錠剤に加え，内服液や口腔内崩壊錠もあり，アドヒアランス向上が期待できる．[204,1304] 商リスパダール

リスホルム格子⇨同リスホルム式グリッド→2924

リスホルム式グリッド　Lysholm grid　［リスホルム格子］　X 線グリッド（散乱線除去板）の一種で，鉛箔の間隔をつめ縞目を非常に細かくし，また板を薄くしてどこにでも使えるようにしたもの．ポッター・ブッキー Potter-Bucky 式グリッドと違い，X 線撮影中に必ずしも移動させる必要はないが，最近はこれも移動させることが多い．スウェーデンの放射線科医リスホルム Erik L. R. Lysholm によって考案された．[264] ⇨参グリッド→829，ブッキーグリッド→2560

リスボン宣言　declaration of Lisbon　［患者の権利に関する WMA リスボン宣言］　1981 年世界医師会総会（WMA）で採択された患者の権利に関する決議．その後，1995 年と 2005 年に修正が加えられた．医師が患者に対して保証すべき患者の権利に関する原則を述べている．すなわち①良質の医療を受ける権利，②選択の自由の権利，③自己決定の権利，④情報に対する権利，⑤守秘義務に対する権利，⑥健康教育を受ける権利，⑦尊厳に対する権利，⑧宗教的支援に対する権利，さらに⑨意識不明の患者に対する原則，⑩法的に無能力な患者に対する原則，⑪患者の意思に反する診療に対する原則，である．[1547] ⇨参患者の権利宣言→608

リソースナース　resource nurse　施設内で働く看護師らが常に質の高い看護を提供できるように，専門知識や技能を生かして支援する看護師．専門看護師や認定看護師がその役割を担っている．

リゾール　lysol　クレゾールとカリウム石けんとを含む消毒用石けん水溶液．広くはフェノール類のアルカリ塩・石けん水溶液をいう．黄褐色あるいは赤褐色の粘性の液体．ほとんどすべての物品の殺菌消毒に用いるが，不快臭があるため食器類には使用できない．粘膜への腐食性が強く，誤飲により腹痛，嘔吐，肝および腎障害を生じる．治療は胃洗浄，牛乳や卵白などでの希釈と吸着．「毒物及び劇物取締法」劇物．[182,732]

リソソーム　lysosome　［ライソソーム，水解小体］　真核

細胞に存在する膜に囲まれた小胞で，酸性領域に至適pHをもつ一群の加水分解酵素を含み，細胞内外の生体高分子を分解して消化する小器官．ほぼすべての細胞に存在し，白血球，肝細胞，腎細胞に多い．均質な顆粒状で内部に加水分解酵素を含むが，まだ消化作用を行っていない一次リソソームと，液胞状で多様な形態を示し内部に消化途中の破片がみられる二次リソソームとに大別される．細胞の食作用の結果生じたファゴソームに一次リソソームが融合し，加水分解酵素が供給されたものが二次リソソームである．二次リソソームには細胞外物質を取り込むヘテロリソソームと自食作用のあるオートリソソームとがある．加水分解酵素が細胞内に放出されると細胞の自己溶解が起こることから，筋ジストロフィー症のような組織の消耗をきたす自己破壊性の疾患では重要な役割を演じると考えられる．[1157]

リゾチーム尿 lysozymuria リゾチーム lysozyme（ムラミダーゼ muramidase ともいう）を含んだ尿．急性単球性白血病など血中リゾチームが増加した場合や腎近位尿細管における再吸収障害などの場合に出現する．リゾチームは細菌細胞壁のペプチドグリカンを加水分解する作用をもつ溶菌酵素であり，動物では鼻汁，涙，唾液，食細胞顆粒中などに含まれる．[656]

リソファゴソーム lysophagosome⇨同ファゴリソソーム→2507

離脱症候群 withdrawal syndrome 依存性薬物ないしは物質を乱用し，身体依存が形成されたあと，その摂取を中断したときに生じる種々の症状をいう．通常，中枢神経に抑制的に働く物質には身体依存があるのに対して，中枢神経に刺激的に働く物質には身体依存はなく，離脱症状は生じないとされる．もっとも身体依存がなくとも中断後に物質使用中とは逆の症状がみられることがあり，反跳（はね返り）現象といわれていたが，アメリカ精神医学会のDSM-Ⅳではほはね返り現象も離脱症状と呼んでいる．すなわち，覚醒剤の中断後にみられる過眠や食欲増進も離脱症状ということになる．モルヒネでは激しい自律神経症状が中心であるのに対して，アルコールでは自律神経症状に加えて痙攣，せん妄などがあり，物質によって離脱症状は異なる．離脱症状が重いほど身体依存の程度は高いといえる．離脱症状が重い場合は入院治療が必要となる．治療により離脱症状は10日程度で消失するのに対して，精神依存の治療には長期を要し，その間の再発の危険性も高い．[1251]

離脱症状⇨同禁断現象→799

離脱《人工呼吸器からの》⇨同ウィーニング→310

離断〔術〕 dissection, mutilation メスやはさみを用いて組織や臓器を鋭的に切離すること．食道離断術，胃上部離断術，関節離断術などがある．[485]

離断性骨軟骨炎 osteochondritis dissecans ［**解離性骨軟骨炎**］ 関節面の一部が軟骨下骨とともに壊死になり，母床から分離して関節遊離体になる疾患．壊死になった部分と母床との間には線維組織が形成されるが，関節運動に伴う剪断力が働き，壊死部は離断される．壊死の原因は素因と外傷が考えられている．15-20歳の男性に多く，肘関節では上腕骨小頭，膝関節では大腿骨内顆，足関節では距骨，股関節では大腿骨頭荷重部にみられる．両側性に発生する傾向がある．骨軟骨片が母床内にとどまっているうちは軽い疼痛を訴えるだけであるが，遊離体となって関節内に嵌頓すると激痛と運動制限を起こす．X線像では透明巣で母床と分離された小骨片を関節面に認める．骨軟骨骨折，特発性骨壊死との鑑別が必要．早期に発見された場合は局所の安静で自然治癒することもある．保存療法で治癒しないものは骨釘で固定を行い，固定できないものは摘出して同部の骨形成を促すためのドリリングを行うこともある．[841] ⇨参野球肘→2837

利胆薬 cholagogue ［**催胆薬**］ 肝細胞からの胆汁分泌を促進し，胆汁量を増加させる薬剤．胆汁酸などの胆汁成分を増加させる胆汁酸利胆薬と，増加させない水利胆薬とに分類される．前者にはウルソデオキシコール酸，後者にはデヒドロコール酸などが含まれる．胆嚢を収縮させ胆汁排泄を促進する薬剤を排胆薬と呼び，通常は利胆薬とは区別する．[279] ⇨参ウルソデオキシコール酸療法→333

リチウム lithium；Li ［Li］ 元素記号Li．原子番号3．原子量6.94の最も軽い金属．第1族アルカリ金属．躁病の治療に炭酸リチウムが用いられる．躁うつ（鬱）病に対しての作用機序は解明されていないが，中枢神経細胞内でのイノシトールリン酸の脱リン酸化反応抑制によるイノシトールリン脂質代謝回転の低下などの仮説がある．過剰投与で失調，嘔吐，腎障害などの副作用を起こす．安全域幅の狭いリチウムでは薬物血中濃度モニタリング（TDM）は必須である．[182,56]

リチウム急性中毒 lithium intoxication 気分安定薬のリチウムによる中毒の初期症状は，粗大な振戦，構語障害，失調で，重篤になると意識障害，筋攣縮，ミオクローヌス，痙攣発作などを生ずる．リチウム中毒は永続的な神経障害や死に至ることもあるので医学的に緊急を要する．治療はリチウムの中止と脱水の治療で，リチウムの排泄には血液透析も有効である．中毒の予防には血清リチウム濃度が1.5 mEq/Lをこえないように投薬量を調整する．[1592]

リチウム腎毒性 lithium nephrotoxicity 炭酸リチウムは躁うつ（鬱）病の治療薬として使用されることがあるが，薬物性腎障害の原因となりうる．長期内服による慢性間質性腎炎，血中抗利尿ホルモン antidiuretic hormone（ADH）作用阻害による腎性尿崩症などで，ともに尿濃縮力低下をきたし多尿の傾向となる．[1119]

理中湯⇨同人参湯（にんじんとう）→2268

率 rate 2つの変数の関連において，ある基準変数の変化に対する対象変数の変化の比で，変化の大きさまたは強さを表す指標．具体的に基準変量としては，時間・長さなどが用いられる．例えば，罹患率は時間の単位時間変化に対する平均発生者割合の変化比で，疾患発生の強さを表す指標として広く疫学研究で用いられている．率は0以上無限大までの値をとり，割合（0以上1以下）とは違う概念である．率と割合は混同して用いられているので注意が必要．例えば質問紙調査などにおける回答率は正しくは回答割合，有病率は全体における有病者の割合なので有病割合と記すところである．[871]

立位 standing position, upright position 二足で起立した体位．直立二足歩行は人間が他の哺乳類と異なる特

り

微であり，手を発達させ，脳の働きを促進している．脊柱は生理的彎曲を描き，頸椎と腰椎部で前彎し，胸椎と仙骨部で後彎している．それにより脳が支えられ，姿勢保持するために抗重力筋(重力に対し拮抗する筋群)が働いている．伸張反射，交差性伸展反射，緊張性迷路反射，緊張性頸反射など，反射の協調的働きによって姿勢バランスは保持される．基底面は足底で狭く，身体の重心は骨盤内と高い位置にあるため，筋負担がかかり安定性に欠ける．抗重力筋の緊張により，臥位時よりエネルギーを20% 程度多く消費するといわれている．[1542]

立位保持装具 supports for standing 立位を保つ訓練に用いられる装具．長下肢装具を安定板と呼ばれる板に固定したものや，体幹，下肢をバンドで固定し，立位で作業ができるようにテーブルが付いたものなどがある．脳性麻痺児など立位を保てない子どもに対し，下肢の変形と拘縮を予防しながら立位バランスの感覚を覚えさせ，体幹や股関節の抗重力筋を強化する目的で使用する．また，体幹，下肢の支持性の低下した成人向けのものも販売されている．体幹，膝の安定性や機能回復に伴って徐々に固定を解除していく．[1202]

立位保持装置 support for standing⇨同起立台⇀787

立位練習(訓練) standing exercise 下肢に荷重制限がある者や，麻痺により下肢の支持が困難な患者に対して，平行棒や起立台を使用して行う練習．開始当初は，手のひらで体重の一部を支えて免荷もしくはバランスをとりながら行う．状態の改善にあわせて徐々に手のひらでの支えを減らしていき，杖などの歩行補助具を使用した立位へ移行していく．[249]

リッカート尺度 Likert scale ［態度尺度］ リッカート法で用いられる尺度．リッカート法は態度測定をするための自己報告法の1つ．態度測定をする方法には，このほかにサーストン Thurstone の等現間隔法，意味微分法，一項目評定法がある．リッカート法では回答者に対し，作成された態度についての質問項目に，どの程度賛成か反対かを判断することを求める．それぞれの反応に対して，あらかじめ定めておいた数値を付与し，その合計点を個人ごとに算出する．サーストン法に比べ尺度の作成が容易であるため，現在ではほとんどこの方法が用いられている．リッカート Rensis Likert はアメリカの社会心理学者(1903-81)．[980]

●リッカート尺度

例)……という意見についてあなたはどう思いますか

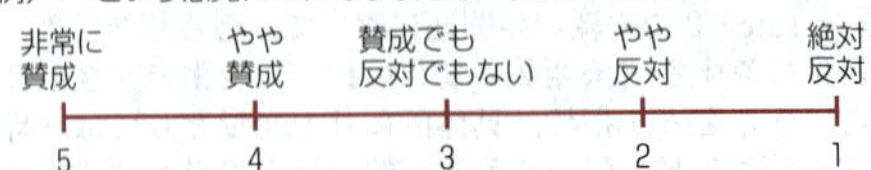

立脚期 stance phase ［立脚相］ 歩行周期のうち，一側の脚で体重を支持している期間のこと．立脚期には①踵接地 heel strike (contact)，②足底接地 foot flat，③立脚中期 mid stance，④踵離地 heel off，⑤足尖(爪先)離地 toe off の段階がある．踵接地から立脚中期は体幹の平衡(バランス)を戻そうとする制動期であり，立脚中期から足尖離地は足趾が地面をけって推進力がかかる推進期である．1歩行周期中で60% の割合を占めている．[525] ⇨参遊脚期⇀2848，歩行周期⇀2694

立脚相⇨同立脚期⇀2926

六君子湯(りっくんしとう) rikkunshito 医療用漢方製剤の1つ．補剤の代表処方の1つで，主として機能性胃腸症に用いる．漢方医学では，脾虚と水毒のある例で，胃内停水，心窩部のつかえ，食欲不振，易疲労などのある者に用いるとする．胃内停水とは，水分の代謝障害により胃内に水分が停留することで，診察時に心窩部を軽くたたくとポチャポチャと音がする所見をいう．臨床的には，比較的体力の低下した人で，食欲不振，心窩部の膨満感，全身倦怠感，手足の冷えなどのある例に用いる．慢性胃炎，胃弱，病後の食欲不振，嘔吐，妊娠悪阻，小児虚弱者の感冒などに応用される．偽アルドステロン症，ミオパシー，肝機能障害などの副作用に注意．出典：諸説あり．構成生薬：ニンジン，ジュツ，ブクリョウ，ハンゲ，チンピ，カンゾウ，ショウキョウ，タイソウ．[1287] ⇨参脾虚⇀2433，水毒⇀1625

リッサウェル麻痺 Lissauer paralysis ［巣状進行麻痺］ 実質型(脳実質)神経梅毒の1つである進行麻痺は，通常，慢性進行性に精神症状，認知症症状，性格変化が出現し，進行して廃疾状態となるが，まれに片麻痺や失語症など脳卒中様の症状で急性に発症することがあり，これをリッサウェル麻痺という．リッサウェル Heinrich Lissauer はドイツの神経科医(1861-91)．[1527]

律速酵素 rate limiting enzyme, rate determining enzyme ［ペースメーカー酵素］ 生体内の一連の代謝経路において律速段階を触媒し，反応速度を調節する酵素．アロステリック酵素と化学修飾により触媒活性が変化する酵素の2つのタイプがある．解糖系では，アデノシン三リン酸(ATP)濃度によって活性化・非活性化の起こるホスホフルクトキナーゼが律速酵素の例である．[747] ⇨参アロステリック効果⇀200

律速段階⇨同律速反応⇀2926

律速反応 reaction rate ［律速段階］ 数段階に分けられる化学反応の速度は，そのうちの1つの段階の反応速度が遅いと，全反応速度はこの段階の反応速度に規定される．すなわち全反応を構成している個々の反応(素反応)の中で，速度が最も遅く，それによって全体の速度が決まってしまう1つの反応のこと．[556]

リッター病⇨同新生児剝脱性皮膚炎⇀1570

立体X線撮影法 stereoroentgenography, stereoskiagraphy ［X線立体撮影法，立体撮影法］ 一方向からのX線写真が平面であるのに対し，三次元的観察の方法としての撮影法．原理は光学立体写真と同じで，被写体とフィルムは同じ位置でX線管を移動(瞳孔間距離，または撮影距離の10-15%)させて撮影した2枚のフィルムを立体鏡または裸眼で立体視する．三次元画像表示の普及などにより利用されることは少なくなった．[264]

立体X線写真 stereoscopic radiograph 立体X線撮影で得られた写真．[264]

立体異性体 stereoisomer 構造式は同じだが分子内の原子(団)の立体配置が異なる異性体を指す．多くの場合には不斉炭素原子を含んでおり，異なった性質を示すことが多い．幾何異性体，光学異性体，配座異性体などがある．これに対し，分子式が同じで構造(式)の異なる異性体は構造異性体という．[747]

立体顕微鏡 stereoscopic microscope ［実体顕微鏡］ 立体的な正立像を得られる顕微鏡で，実体顕微鏡ともいう．拡大倍率は最大でも40-60倍で，倍率は高くはないが焦点深度が深いため，顕微鏡をのぞきながら細かい作業ができる利点がある．脳や眼球の微細な部位の手術などにも用いられている．[1044]

立体撮影法⇨同立体X線撮影法⇀2926

立体視 stereopsis, stereoscopic vision 左右の眼それぞれの像に生理的にわずかな違いが生じるため，融像すると立体感を生じること．両眼視の中で最も高次な機能．単眼視の場合にも立体感や遠近感はあるが，それは他の物との相互関係や大きさの差，影の効果などを利用して得られたものである．[1601]

立体視差 stereoparallax⇨同立体視試験⇀2927

立体視試験 stereotest ［立体視差，ステレオテスト］立体視の有無や程度を調べる検査．検査の原理は両眼を別々に分離し，立体感がどの程度まで得られるか，定量化された視差を用いて測定を行う．チトマス立体試験では，視差のついた図形を偏光眼鏡で見させる．また，大型弱視鏡を用いて検査することもできる．[480] ⇨参チトマス立体試験⇀1978

立体配座⇨同コンフォメーション⇀1145

リッツマン傾斜 Litzmann obliquity⇨参不正軸進入⇀2555

リッテン現象 Litten phenomenon ［横隔膜現象］ 横隔膜の上下運動に一致した横隔膜の胸側付着部位の移動が胸郭上に線状の陰影として認められること．るい痩のある患者などでみられ，横隔膜の位置と運動を推定することができる．[948]

律動異常 dysrhythmia 脳波の律動(リズム)が一時的に混乱する状態．周波数の異常，電位の異常，分布の異常などがあり，よくみられるのはリズムの徐波化である．一過性に不規則な周波数の波(多くは徐波)が群発する突発性律動異常は，てんかんの発作間欠期に頻繁にみられる特徴的な脳波像．ほかに限局性の徐波化をみるものに，脳腫瘍や炎症などの病変が考えられる．

律動様小波 oscillatory potential；OP 網膜電図において，閃光による刺激を与えた場合に，a波からb波へ移行する上行脚と重なって現れる4つの小さな波．アマクリン細胞由来と考えられている．[480] ⇨参網膜電図⇀2822

立方骨 cuboid bone, os cuboideum 足関節を構成する5つの骨の1つで，外側に位置する．前足部の第4・第5中足骨，中足部の第3楔状骨・舟状骨，後足部の距骨と関節を形成する．[841]

立方上皮 cuboidal epithelium 立方形の細胞からなる上皮組織．単層立方上皮は腎臓の尿細管上皮(特に集合管上皮)や脳の脈絡叢上皮などにみられる．また，汗腺の導管の一部では，立方形の細胞が二層に重なった重層立方上皮の形をとっている．[1044] ⇨参上皮組織の名称と機能⇀1456

立毛筋 arrector muscle of hair, musculus arrector pili ［起毛筋］ 皮膚において，毛包の毛隆起から出て，表皮基底膜に向かい斜走する平滑筋．アドレナリン作動性の交感神経が分布し，寒気，恐怖などによりこの筋が収縮すると，斜走している毛幹が直立するために鵞皮(いわゆる鳥肌)が生ずる．(図参照⇒皮膚⇀2468)[778]

立毛筋反射 pilomotor reflex ［立毛反射］ 皮膚の立毛筋の収縮により立毛が起こる現象．いわゆる鳥肌が立つこと．軽い接触，発熱，冷却，感情の変化などさまざまな刺激によって皮膚交感神経の立毛線維が興奮することで出現する．[441] ⇨参鵞皮(がひ)反応⇀541，鳥肌⇀2165

立毛反射⇨同立毛筋反射⇀2927

リドカイン塩酸塩 lidocaine hydrochloride 不整脈治療薬および合成局所麻酔薬．麻酔薬として表面麻酔から脊椎麻酔まで，すべての局所麻酔に用いられ，剤形も注射剤のほか貼付剤，外用ゼリー，噴霧剤，点眼液と幅広く，配合剤として痔治療用坐薬，歯科用薬もある．不整脈治療薬としてはヴォーン=ウィリアムズ Vaughan Williams 分類のクラスⅠbに属し，心筋細胞膜のナトリウムチャネルを主に遮断して興奮伝導を抑制する．心室頻拍や心筋梗塞急性期においては第一選択薬とされ，心室性不整脈の停止および予防に用いられる．有効血中濃度は2-5 μg/mLで，6 μg/mL以上で中毒症状のおそれ．主として肝代謝であり，肝機能低下時には用量に注意．[204,1304] 商キシロカイン

利得《超音波の》⇨同ゲイン《超音波の》⇀878

リトドリン塩酸塩 ritodrine hydrochloride 子宮収縮抑制薬．切迫流産，切迫早産の治療薬として，内服ないし点滴で投与される．頻脈や肝機能障害などの副作用がある．薬理学的にはアドレナリンに類似した構造で，交感神経性β_2受容体刺激薬．子宮平滑筋細胞膜上のβ_2受容体刺激により細胞内のイオン化カルシウムの濃度を低下させ，子宮筋の収縮性を抑える．[998] 商ウテメリン ⇨参子宮収縮抑制薬⇀1247

リトナビル ritonavir；rtv ヒト免疫不全ウイルス human immunodeficiency virus (HIV)のプロテアーゼ活性を阻害する抗HIV薬のこと．後天性免疫不全症候群(AIDS)患者および治療前のCD4リンパ球数500/mm^{3}以下のHIV感染症患者に対して使用．併用禁忌の薬剤が多く，投与には慎重を要する．HIV感染症の根治薬ではない．長期投与による副作用は現在不明であること，また，肝不全，錯乱，痙攣発作など重大な副作用が出現することがあるなどを，患者・家族に対して説明し，同意を得たうえで投与する．[1526] 商ノービア

リトマス試験紙 litmus paper pH試験紙法でpHの測定に用いられる青色物質リトマスを含ませた試験紙．リトマスはリトマスゴケなど地衣類から得られる物質．酸性溶液に触れると赤色に変わるが，アルカリ性溶液では色の変化はない．pH試験紙には他に，日常臨床検査によく用いられるメチルレッド・ブロムチモールブルー(MR-BTB)試験紙などがある．[258]

リトラクションスコア retraction score⇨同シルバーマンスコア⇀1501

リドル症候群 Liddle syndrome リドル Grant W. Liddle (1921生)らにより1963年報告された疾患で，特徴は若年発症の家族性高血圧(常染色体優性遺伝)，低カリウム血症，代謝性アルカローシスで，原発性アルドステロン症に類似しているが，低レニン性低アルドステロン血症を呈する．偽性アルドステロン症とも呼ばれる．原因は集合尿細管における上皮型アミロライド感受性ナトリウムチャネル epithelial sodium channel (ENaC)のβまたはγサブユニットの機能異常によるものと近年わかった．ENaCの機能亢進によりナトリウム再吸収亢進，カリウム排泄亢進となる．長期予

後は良好だが高血圧の管理が重要であり，塩分制限とともにナトリウムチャネルの阻害薬であるアミロライド（日本では未発売）やトリアムテレンが有効である．[1119] ⇨㊫偽〔性〕アルドステロン症→687

リトル病 Little disease 脳性小児麻痺の一型で，四肢，特に両下肢に強直を伴う痙性対麻痺と同義に用いられる．両下肢に強度の痙直性麻痺が起こり，大腿部が股関節で内転し，屈曲交差，尖足がみられる．リトル William J. Little はイギリスの外科医(1810-94)．[1631] ⇨㊫脳性麻痺→2304

リトル部位 Little area⇨㊐キーセルバッハ部位→663

リニアアクセレレーター⇨㊐直線加速器→2022

リニア走査法 linear scanning 超音波検査におけるビームの動かし方の1つ．ビームを体表に平行に動かし画像をつくる方法で，乳腺，甲状腺や腹部領域の検査に利用される．多数の素子を平行に並べ，1つの探触子とするものはリニア型探触子と呼ばれる．[955] ⇨㊫走査法→1815，セクタ走査法→1727

リニアック lineac⇨㊐直線加速器→2022

リニアックグラフィー linacgraphy⇨㊐ライナックグラフィー→2891

リニメント剤 liniment ［**糊膏**］ 水と粉末の合剤で，半流動性の泥状の外用剤．糊膏．代表的なリニメントとして石炭酸亜鉛華糊膏(カチリ)がよく知られている．[113] ⇨㊫石炭酸亜鉛華糊膏→1721

リニャック・ファンコニ症候群 Lignac-Fanconi syndrome 小児の遺伝性ファンコニ Fanconi 症候群の原因疾患として重要なもの．シスチン症とも呼ばれる．酵素欠損により細胞リソソーム内のシスチン転送障害が起こり全身にシスチンが蓄積する．角膜，骨髄，白血球にシスチン結晶がみられ，近位尿細管の汎再吸収障害を引き起こす常染色体劣性遺伝疾患である．細胞内シスチン蓄積の程度により乳児型，思春期型，成人型の3病型がある．乳児型は生後発症し放置すれば10歳程度で腎不全をきたす．成人型は最も軽症であり腎症はみない．発育障害，くる病，多尿，脱水，アシドーシス，筋力低下をきたす．治療は低リン血症，アシドーシス，低カリウム血症，脱水などに対する対症療法が主体となる．[1119] ⇨㊫ファンコニ症候群→2509，シスチン症→1292

離乳 ablactation, weaning ［**乳ばなれ**］ 乳児の主な栄養源を，乳汁から半固形食さらに固形食に移行させること．液体食から徐々に半固形食とし，量，種類も増やし固形食になると完了．開始は乳汁だけで発育に必要なカロリーや栄養素(鉄分，ビタミンなど)をすべて摂取することが困難となる生後5-6か月を目安とする．最初は1日1回で，ほとんど母乳，ミルクが栄養の中心となるが，7か月頃から2回，9か月頃から3回と回数を増やし，1歳頃までに大部分の栄養を離乳食からとるようにする．進め方の原則は厚生労働省による「授乳・離乳の支援ガイド」に従い，地域の食文化および個人差にふさわしい具体的指導を行うことが必要．母乳栄養でも，9か月頃からフォローアップミルクを与えてみて母乳をやめる準備をする．母乳を吸う回数が減ってきて乳頭の吸引刺激がなくなると，中枢・下垂体からのオキシトシンとプロラクチン分泌が低下して乳汁分泌は停止する．現在は満1歳までに離乳を完了する必要はなく，母乳が出れば与えてよいと考えられている．[1631]

離乳期 period of weaning 乳児が乳汁の栄養から幼児食(固形食)へと移行する時期．生後5-6か月から乳児は乳汁だけで必要な栄養をすべてとることが困難となり，また半固形食をかみつぶして嚥下できるようになるので，この頃から離乳を開始する．乳児は個人差が大きいが，徐々に食品の量，種類を増やし，生後12-18か月頃を目安として幼児食に移行．[1631]

離乳期幼児期用粉乳⇨㊐フォローアップミルク→2523

離乳食 母乳から幼児食に移行する期間の半固形食のこと．乳児は，生後4-5か月頃までは母乳や人工乳で必要な栄養をすべて摂取することができるが，次第に乳汁の水分が過剰となり，栄養素や無機成分が不足するようになる．また，5か月頃から半固形物を噛みつぶして嚥下できるようになり，次第に固形食へと移行させることになる．乳児の発達は個人差が大きいが，徐々に流動食から固形食へと進め，食品の量や種類も増やし，生後12-18か月頃には幼児食へと移行することになる．[270]

離乳フレーク ［**インスタント離乳食**］ 離乳食として用いられる，主成分の米，小麦粉にカルシウム，ビタミン，鉄，食塩，酵母，脱脂大豆を加えて調理乾燥した薄片状の食品．4-8倍の湯，牛乳，スープ，みそ汁などとよくかき混ぜて与える．[1631]

離乳用かゆ⇨㊫離乳フレーク→2928

利尿 diuresis 腎臓からの水の排泄が増加した状態を指す．機序として次の3つがある．①水利尿 water diuresis：血漿浸透圧の減少や循環血液量の増加は血中抗利尿ホルモン antidiuretic hormone(ADH)濃度を低下させ水排泄をきたす．飲水過剰や尿崩症で起こる．②浸透圧利尿 osmotic diuresis：腎尿細管で再吸収されない浸透圧活性物質(D マンニトールなど)や尿細管再吸収能をこえたブドウ糖が尿細管腔内に存在すると，水分を引き込み水排泄をきたす．糖尿病や慢性腎不全，閉塞性尿路障害の解除後で起こる．③圧利尿 pressure diuresis：高血圧は腎臓でのナトリウムと水の排泄の増加をきたす．[1119]

リネン linen ［**リンネル**］ 亜麻という植物からつくられた生地や布製品の総称．わが国では，リネン(亜麻)，ヘンプ hemp(大麻)，ジュート jute(黄麻)などをまとめて麻と呼ぶことが多いが，正確にはリネンは麻の中の亜麻だけを指す．リネン(亜麻)で織られた布は，やわらかく光沢があり，吸湿性が高い．非常に丈夫で長持ちするのが特徴で，服地のほかシーツやテーブルクロス，ピロケース，ランチョンマット，エプロンなどに使われるが，綿などに比べると高価である．病院では患者に使用するシーツ，タオル，クロス類や寝衣，おむつなどの繊維製品などを総称してリネン，リネン類と呼んでいる．①マットレスパッド：木綿またはカナキン(金巾)を二重にした中に薄く綿や合成繊維を入れ，キルティングしたもので，敷き布団の代わりになるもの．丸洗いすることができる．マットレスのかたさを和らげるとともに汗などを吸収する．②下シーツ：マットレスやマットレスパッドの汚染を防ぎ，汗や分泌物を吸収させるために用いる．肌ざわりもよく，丈夫で洗濯に耐える木綿が望ましい．ベッドメーキングの際，マットレスを十分包み込むだけの長さと幅が必要であり，一般に 275×180 cm 程度とされている．家庭での敷き布団に掛ける敷きシーツと同じように用いる．敷きシーツともいう．③防水シーツ：重症患者，手術患者，失禁のある患者などの身体の下に敷いたり，ベッド上での排泄援助や処置の際にベッドやシーツ類の汚染防止のために敷くシーツ．汚染を防止できる位置に敷き，シーツの上には必要に応じて横シーツを敷く．④横シーツ：防水シーツがゴム製やビニール製の場合に，それを十分覆うことができる綿のシーツ．シーツの汚染防止だけではなく防水シーツの肌ざわりを和げたり，汗や水分を吸収する役目をもっている．⑤上シーツ：下シーツと同じものであるが，ベッドメーキングの際には直接，毛布や掛け物が身体に当たる部分をカバーし，シーツの表面が身体に触れるように掛けるシーツのこと．掛けシーツともいう．⑥包布：本来は物を包む布のことであるが，寝具としては毛布や布団などの汚れを防止するために寝具を包む袋状に縫った布のこと．近年は上シーツの代わりに包布が用いられるようになってきている．⑦スプレッド：ちりやほこりを避けるためにベッドの寝具を覆い，ベッドの整頓・美観を保つために用いられる．家庭ではベッドカバーと呼ばれるものであるが，病床では寝具の汚れを防止し洗濯に耐える丈夫なもので，見た目も美しいものや地模様のある厚めの布地で外観をよくする．[557]

リネン交換 change of linen，linen changing リネン類を洗濯した清潔なものに取り替えること．定期的に行う場合と発汗や汚れがあるときに必要に応じて交換する場合がある．定期的に行う場合には，最低1週間に1回リネン類をすべて交換する．発汗や汚染した場合，必要なリネンだけをそのつど換える場合もある．移動が可能な患者の場合は，他の場所に移動してもらうほうが時間的にも労作的にも効率よくできる．患者が臥床したままで行う場合には換気を図り，塵埃をまき散らさず，しわをつくらずに下シーツを敷く．患者の状態に十分注意を払い不安感，不快感を与えずに行うことが重要．[557]

リノール酸 linoleic acid 9，12位にシス二重結合をもつ炭素数18のジエン不飽和脂肪酸．$C_{18}H_{32}O_2$，分子量280.45．γ-リノレン酸，ついでアラキドン酸に代謝され，2群のプロスタグランジンおよびトロンボキサンなどの前駆体となる．生体内では12位の二重結合を導入することができないため，食物から摂取する必要がある．紅花油などに多く含まれ，摂取は急性肝炎や急性腎炎に効果がある．血清コレステロール値を一時的に下げる作用が知られてきたが，近年，過剰摂取が発癌や血栓性疾患，アレルギーの増悪に働く可能性が報告されている．[747] ⇨参リノレン酸→2929

リノレン酸 linolenic acid $C_{18}H_{30}O_2$，分子量278.43．3つの不飽和結合をもつ脂肪酸で，二重結合の位置によってα-リノレン酸(9,12,15位)とγ-リノレン酸(6,9,12位)とがある．α-リノレン酸は生体内で合成できない必須脂肪酸で，シソ油など植物油に多く含まれ，他に大豆油・菜種油などにも含まれる．体内でエイコサペンタエン酸，ドコサヘキサエン酸に代謝される．n-3系脂肪酸と呼ばれ，抗動脈硬化作用，癌やアレルギーの抑制作用が注目されている．γ-リノレン酸は自然界では微量で，生体ではリノール酸から合成されアラキドン酸へ代謝される(n-6系)．[747]

リバーストリヨードサイロニン reverse triiodothyronine；rT_3 ［リバーストリヨードチロニン］ サイロキシン(T_4)より5-脱ヨード酵素により生成される生物活性のない甲状腺ホルモン(3,3′,5′-triiodothyronine)．低トリヨードサイロニン(T_3)症候群ではT_4より5-脱ヨード酵素により生成される生物活性の高いT_3(3,3′,5-triiodothyronine)濃度が低下し，rT_3濃度が上昇する．[385] ⇨参低トリヨードサイロニン症候群→2052

リバーストリヨードチロニン reverse triiodothyronine；rT_3⇨同リバーストリヨードサイロニン→2929

リパーゼ lipase，lipolytic enzyme ［グリセロールエステルヒドロラーゼ，脂肪分解酵素］ グリセロールエステルを加水分解し脂肪酸を遊離する酵素群．一般にトリアシルグリセロールのエステル結合を加水分解し，最終的にグリセロールと脂肪酸に分解するトリアシルグリセロールリパーゼを指す．膵リパーゼが有名な他，胃などの臓器のほとんどの細胞に存在することから消化酵素としての研究が早くから行われていた．近年は血清リパーゼやホルモン感受性リパーゼなどの研究が進んでいる．血中リパーゼは膵臓由来のものが多く，血中濃度測定により急性・慢性膵炎などが診断できる．[747]

リハビリテーション rehabilitation 語源はラテン語のhabilitate「適合させる」で，動詞であるhabilitateを名詞化したhabilitationに，re「再び」を意味する接頭語がついた言葉．人間が人間にふさわしくない状態になったときに再びそれをふさわしい状態に戻すことをいい，長く「奪われた権利，資格，身分の回復」という意味で使われてきた．障害者のリハビリテーションとは，単に手足の機能回復などの部分的な意味にとどまるものではなく，精神的，社会的にも「人間らしく生きる権利の回復」すなわち「全人間的復権」を意味する．[1189]

リハビリテーション医学 rehabilitation medicine 主として運動障害と高次脳機能障害を対象として，その障害の発生機序と評価，治療法を研究する臨床医学の一分野．障害部位の機能代行(義肢，装具など)に関する研究もこの領域に含まれる．リハビリテーション医学は以下の点で従来の医学の考え方とは異なっている．①障害を治療の対象とする．②障害の種類と程度を診断・評価し，機能予後の推定を重視する．③障害の治癒よりも障害の程度を軽くし，生活の自立と介護量の軽減をはかることを治療目標とする．④安静による二次的合併症や廃用症候群を予防し，治療する．⑤つねに早期社会復帰，社会参加を目指した医療を心がける．⑥患者を中心としたチーム医療が原則で，医師がリーダーを努め多職種からなるコメディカルスタッフをまとめる．[1189] ⇨参医学的リハビリテーション→219

リハビリテーションカウンセリング rehabilitation counseling リハビリテーション(全人的復権)を目指して行われるカウンセリングの総称．脳血管障害・心疾患・手術による侵襲・災害後後遺症などによる障害(脊髄損傷など)，進行性筋ジストロフィー，パーキンソンParkinson病その他の進行性神経疾患の患者の治療において行われる．一般にこのような障害や疾患を告知された患者は，ショック-否認-取り引き-絶望-受容と

り

いう一連の心的過程をいきつ戻りつすることが多い．リハビリテーションカウンセリングはクライアントの心的な過程に触れ，障害・疾患の受容を図り，たとえADLの拡大が困難であってもQOLの向上を目指すものである．[730]

リハビリテーション看護　rehabilitation nursing　障害をもつ人びとの身体的な機能回復のみならず，心理的・社会的・経済的な側面も含めて，その人が人間らしく生きることに向けたリハビリテーションに関する専門的な看護のこと．回復期やリハビリテーション期だけでなく，急性期にある人びとをも対象とする．急性期には，良肢位の保持や関節可動域運動などをはじめとする廃用症候群の予防に焦点を当てた援助が行われる．これは，回復期のリハビリテーションへの円滑な移行を進めるうえでも重要である．回復期やリハビリテーション期には，今後の家庭や職場などへの社会復帰を考慮して，その人の生活をともに振り返りながら一人ひとりに合わせた目標を設定してADLの拡大を目指した援助を行う．リハビリテーションは，看護師のほかに，医師，理学療法士，作業療法士，言語聴覚士，ソーシャルワーカーなどのさまざまな専門家が協力・連携して障害をもつ人にかかわるという特徴をもつため，多領域で協力・連携し合うというチームアプローチが重要となる．患者の側にいてケアにあたる看護師は，その特性を生かし，リハビリテーション室で行っている訓練を踏まえて，日々の生活のなかでできるリハビリテーションを患者とともに考え実施することが可能である．また，障害をもつ人が，障害受容のさまざまな心理プロセスを経ることを考慮して，心理面のアセスメントとそれに応じたケアが必要である．障害をもつ人の残されている能力やこれから高めていける能力(潜在能力)に目を向け，その人らしく生きることに焦点を当てたケアが重要である．[1329] ⇨参障害受容→1422，ADL→23，リハビリテーション→2929

リハビリテーション工学　rehabilitation engineering　医学，工学および関連技術を総合的に用いて，身体障害者や高齢者のQOL向上のために新たに支援技術を提供する分野．第二次世界大戦後，アメリカでの復員軍人に対する義肢装具開発の分野で大きな成果があり，その後福祉用具の研究開発や普及促進，またバリアフリー社会におけるユニバーサルデザインの考え方も奨励されている．光学的三次元位置追跡装置のような障害の評価や治療にかかわる機器，車いすのように障害者の日常生活にかかわる器具，またはロボット技術を歩行練習機に応用したものなど，医療と工学的理論によりさまざま機器や器具が研究開発され，リハビリテーションに応用されている．[1189]

リハビリテーション工学技術者　rehabilitation engineer　リハビリテーションに応用される理工学系の知識や技術を有し，障害者の動作や運動の改善に必要な機器の開発や製作を行う人．内容は，補装具工学(義肢，装具，車いす，人工関節など)，運動工学(計測，評価など)，筋神経系工学(制御，人工神経など)，環境工学(訓練機器，移動システムなど)を含み，科学の著しい進歩に伴いその領域はさらに広がっている．現在まだ人数も少なく，資格制度もない．[540]

リハビリテーションセンター　rehabilitation center　障害をもつ人のリハビリテーションを統合的，包括的，専門的に行い，身体機能だけでなく生活の質(QOL)を高め，自宅復帰，社会復帰，職業復帰などに必要な技術や技能，在宅療養や二次予防に必要な知識を習得するための医療施設．医師，看護師，理学療法士，作業療法士，言語聴覚士，義肢装具士，臨床心理士，臨床検査技師，音楽療法士，リハビリテーション工学技術者，ソーシャルワーカー，ケアマネジャー，障害者職業カウンセラーなどの専門職が配置され，急性期，回復期，および維持期のリハビリテーションに対応している．[540]

リハビリテーション専門病院　rehabilitation hospital　回復期のリハビリテーションを行う施設．2000(平成12)年の診療報酬改定により，回復期リハビリテーション病棟が設けられ，入院目的が，日常生活動作(ADL)の向上，寝たきりの防止，家庭復帰と明確化され，入院日数は180日以内と限定された．リハビリテーション医療は，実施内容，実施場所，実施時期により，早期(急性期)→専門(回復期)→地域(維持期)の三層体系に区分され整備されてきたが，これらの医療体系を1つの医療機関で行うのは困難であるため，各期を担当する専門施設が連携してリハビリテーション医療を行っている．疾病が発生し急性期リハビリテーションが終了するとリハビリテーション専門病院へ移り，専門スタッフによる回復期リハビリテーション医療が行われる．退院後は地域リハビリテーションサービスにより，維持期のリハビリテーションが行われる．[540] ⇨参介護保険法→433，回復期リハビリテーション病棟→453

リハビリテーションチーム　rehabilitation team　リハビリテーション診療には，疾病や傷害の治療から職業復帰，社会復帰に至るまでの広範な領域が含まれる．医師，看護師，理学療法士，作業療法士，言語聴覚士，義肢装具士，臨床心理士，ソーシャルワーカー，ケアマネジャー，障害者職業カウンセラーなどの専門職が統合的，包括的に協力し合う．必然的にリハビリテーション診療は上記の職種が常に互いに連携し，カンファレンスなどを重ねていくチーム医療の形をとる．[540]

リハビリテーション認定看護師　Certified Rehabilitation Registered Nurse；CRRN　アメリカにおけるリハビリテーション看護分野の認定看護師．アメリカリハビリテーション看護協会が試験を行い，認定している．日本ではまだ特定されていない．[129]

リハビリテーション白書　わが国のリハビリテーションの歴史を振り返りつつ，リハビリテーションの現状と問題点を明らかにし，医学的方法論，教育・研究，社会制度など，リハビリテーションに関連する全分野に関しまとめられた白書．1979(昭和54)年に第1版，1994(平成6)年に第2版が日本リハビリテーション医学会より発表された．その後，医学的要素を強調し，リハビリテーション医学の専門性を明らかにした内容に改め，2003(同15)年『リハビリテーション医学白書』が刊行された．[1189]

リハビリテーション評価法　assessment method for rehabilitation advantage　急性期疾患を主な対象としている従来の医学のモデルでは，病因→病理→疾患という図式での病期の診断が重要であった．治療においては原因を除去し，病理過程を修復することが中心となり，ゴールは根治的な治癒のみならず生命予後をどの程度長らえることができるかに結びついていた．しかし今日，高齢者や慢性疾患の増加により疾患から生じる生活上の困難，不自由，不利益である障害や麻痺を含めた医学モデルが必要になってきた．リハビリテーション評価法は，患者の障害を国際生活機能分類 International Classification of Functioning, Disability and Health（ICF）に準拠し，対象者を生活機能・障害（心身機能・身体構造，活動，参加の3要素）と背景因子（環境因子，個人因子の2因子）でとらえ，患者の生活をも含めて総合的に評価するものである．[811]

リハビリテーションプログラム rehabilitation program リハビリテーションを直接進めていくうえに必要な，初期評価→ニーズの把握→練習の実際のプログラム→ゴールの設定→練習実施→プログラムの調整→結果の評価→ゴールの再調整が展開されていくための過程全体のこと．プログラム作成には，主訴とニーズの把握から始まり，退院後の社会復帰までを視野に入れたリハビリテーションデザインが必要である．日常生活動作（ADL）の向上を基盤として，発症前の身体機能と自立の程度，また健常と思われる身体各部の機能を把握し，現存する障害の評価と合わせて予後を予測することが，妥当性のあるリハビリテーションを行うにあたって重要である．[1189]

リバルタ Fabio Rivalta⇨同リヴァルタ⟶2917

リバルタ反応⇨同リヴァルタ反応⟶2917

リビー指数 Livi index イタリアの軍医リビー Ridolfo Livi（1856-1920）によって考案された体型指数の1つで，栄養状態の判定に用いられる．ローレル指数にほぼ対応した値が得られる．[1036] ⇨参カウプ指数⟶463，ローレル指数⟶2999

リピオドール®ウルトラフルイド Lipiodol® Ultra Fluide ［ヨード化ケシ油脂肪酸エチルエステル注射液］ リンパ管造影および子宮卵管造影の際に用いられる造影剤の商品名．リンパ管造影では本剤を皮膚直下の末梢リンパ管内に注入する．用量はヨード化ケシ油脂肪酸エチルエステルとして，通常，上腕片側 5-6 mL，下肢片側 10 mL である．注入速度は毎分 0.3-0.5 mL 程度が望ましい．子宮卵管撮影ではヨード化ケシ油脂肪酸エチルエステルとして，通常 5-8 mL を 200 mmHg 以下の圧力で注入することを原則とし，症状により適宜増減する．このほか血管造影に際して肝動脈からリピオドールを動注し，肝腫瘤へのリピオドールの沈着を確認するリピオドール CT は，肝細胞癌の肝内転移を評価する目的で行われる．肝細胞癌に対する動脈塞栓術の際には抗癌剤とリピオドールを混和させて動注することにより，抗癌剤の視認が可能となる．またリピオドールのもつ塞栓作用は抗癌剤の腫瘍内に滞留する時間を遅延させ，抗腫瘍効果を高める．脳動静脈奇形や硬膜動静脈瘻，出血などの血管性病変に対する塞栓術では，NBCA〔*N*-butyl cyanoacrylate（アクリル酸ブチル）〕などの液体塞栓物質を用いることがあるが，視認性を得て，塞栓物質の濃度を調節する目的でリピオドールと混和される．[150]

離被架 cradle, bed cradle 重症患者，手術後患者，ギプス装着患者，牽引中の患者，点滴注射中の患者などに寝具や掛け物の重さによる圧迫や摩擦を避け患部を保護するために用いられるアーチ型の架台．大小さまざまな種類があり，用途や部位に応じて選択する．材質は金属製，プラスチック製があるが，段ボール箱などを工夫しても代用できる．金属製のものは皮膚を傷つけないように，また金属の冷たさが直接皮膚に当たらないようにするため，包帯を巻いて使用する．使用時は寝具と身体の間に隙間があくため，保温に留意する．[557]

リヒター症候群 Richter syndrome 慢性リンパ性白血病の経過中にびまん性または多型性大細胞性リンパ腫が発症する病態．臨床的に，原因不明の発熱，盗汗，体重減少などの症状が出現し，著明なリンパ節腫大，肝脾腫をきたす．血液像は変化しない．多くは慢性リンパ性白血病の悪性化と考えられているが，新たなクローンから発生した悪性リンパ腫の併発もある．予後不良で，多くは1年以内に死亡．リヒター August G. Richter はドイツの外科医（1742-1812）．[1464]

リピドA lipid A グラム陰性細菌の細胞壁を構成するリポ多糖 lipopolysaccharide（LPS）の脂質部分．LPS は内毒素 endotoxin とも呼ばれ，出血傾向，発熱，血管内凝固異常，ショック症状など多彩な生理活性を示すが，この活性の大部分はリピドAが担っている．[324] ⇨参エンドトキシン⟶384

リビドー libido 〔D〕Libido⇨参性心理的発達論⟶1687

リピドーシス lipidosis⇨同脂質蓄積症⟶1280

リビド着色 lividus⇨同チャドウィック徴候⟶1982

リヒトハイム失語 Lichtheim aphasia⇨同皮質下性感覚失語症⟶2440

リビニ切痕 Rivinus notch（incisure） ［鼓膜切痕］ 鼓膜周辺は線維層が肥厚し，鼓膜輪を形成して鼓膜溝にはまり込んでいるが，側頭骨の鼓室部は上方が欠如し鼓膜輪も鼓膜溝も存在しない．この部分をリビニ（鼓膜）切痕といい，前端から後端にかけて張ったプルサック Prussak 線維は，鼓膜緊張部と鼓膜弛緩部の境界をなしている．[451]

罹病危険率 morbid risk ［罹患危険率］ ある疾患にかかっていない人が，将来その疾患に罹患する確率のことで，罹患率や累積罹患率によって推定される．[467]

罹病率⇨同罹患率⟶2920

罹病利得 gain from illness（disease） ［病症利得］ 患者が，その身体的および精神的症状を有することにより，直接的または間接的に利益を得ること．ヒステリーなどにみられるように，患者が症状自体を願望して疾病による心理的充足感や安定感を獲得し，その症状が固定化する場合を一次罹病利得という．また慢性疾患にみられるように，病的状態により利益が得られることが多くなり，病的状態から脱出できずに症状が固定化する場合を二次罹病利得という．ただし詐病とは区別される．[1036] ⇨参疾病利得⟶1320

リビングウィル living will 直訳すれば「生前の意志（遺言書）」という意味であるが，日本尊厳死協会は，これを「尊厳死の宣言書」と呼んでいる．判断力が明確にあるときに，自分の終末期のあり方に関する希望をあらかじめ述べておくもので，これにより，たとえ判断能力が失われた状態に陥っても，本人の希望に沿って終末期を迎えることが可能になる．回復不能な終末期に至った場合に，延命治療を中止し，苦痛の緩和を図りながら自然で安らかな死を迎えることを骨子としており，臓器提供の可否なども，この範疇に含まれる．ただし，現行法下ではいわゆる「安楽死」が認められておらず，患者の自己決定権がどこまで及ぶかについては議論がある．[920]

リビングストン症状　Livingston symptom　急性虫垂炎の際に現れる症状の1つ．他のいくつかの特異的な症状に比べて決して抜きん出たものではないが診断のたすけになる．臍部を通る水平線と右腸骨棘との交点，恥骨結節，臍部を3つの頂点とするリビングストン三角形の中に痛みを感じるもの．リビングストン Edward M. Livingston（1895-1969）はアメリカの外科医．[543] ⇨参ラップ四辺形→2897

リビング・ミュラー病⇨同多発性骨端異形成症→1925

リファレンス線量計　reference dosimeter⇨同基準線量計→685

リファンピシン　rifampicin；RFP　抗結核薬に分類される化学療法薬．放線菌 *Streptomyces mediterranei* より発見されたリファマイシンの誘導体で，細菌のDNA依存性RNAポリメラーゼに作用し，RNA合成を阻害して抗菌作用を示すが，動物細胞のRNAポリメラーゼは阻害しない．比較的高い頻度で耐性菌が出現するが，ほかの抗結核薬との交差耐性は認められていない．結核治療の第一選択薬の1つとして，肺結核などの各種結核，さらにハンセン Hansen 病に使用される．代謝時に肝代謝酵素チトクローム P 450（主に CYP 3 A 4）を誘導するため，併用薬剤には注意を要する．糞便・尿中，胆汁中に排泄され，胆汁中に排泄されたものは腸肝循環する．結核治療では一般に抗結核薬の多剤併用が行われるが，併用時にはリファンピシンによる肝機能障害に注意．なお，投与中は尿，汗，唾液などの分泌物が橙赤色に着色する．[204,1304] 商リファジン

リプシュッツ病（潰瘍）　Lipschütz disease（ulcer）［**急性外陰潰瘍**］　急性外陰潰瘍のこと．細菌感染に伴う一種のアレルギー反応ともいわれる．膣口から陰唇付近に，有痛性の浅い潰瘍を形成する．口腔内も潰瘍（アフタ）を形成することがある．ときに発熱を伴い，再発や自然軽快もある．外陰ヘルペスやベーチェット Behçet 病との鑑別が問題となる．[454] ⇨参ベーチェット病→2622

リフター　lifter　車いすから患者の身体を持ち上げて移乗させるための機械．車いすとベッド，便器，浴槽などの間で移乗動作に介助を必要とする際に使用する．身体をつり上げ（つり上げ式）あるいは持ち上げて（台座式）目的の場所に移乗させる．機構的には移動式懸吊リフター，移動式台座リフター，固定式台座リフター，固定式懸吊リフター，天井懸吊式リフターに分類される．[818]

リフトバレー熱　Rift Valley fever　東アフリカで古くから流行していた人獣共通感染症で，ケニアのリフトバレーでヒツジから分離され，ヒツジ，ヤギ，ウシ，イヌ，ネコに蚊を介して感染し，動物の不妊，流産，死亡の原因となる．ヒトに感染すると高熱，頭痛，筋肉痛などインフルエンザ様疾患を起こす．RNAウイルスのブニヤウイルス科のフレボウイルス *Phlebovirus* 属が起因ウイルス．蚊に媒介されることから環境破壊とともにアフリカ全体に流行が拡大している．[1113]

リブマン・サックス型心内膜炎　Libman-Sacks endocarditis　［**異型疣贅**（ゆうぜい）**性心内膜炎**］　紅斑性狼瘡患者の心内膜に生じる小さな卵円形結節性病変．通常は房室弁（特に僧帽弁）の付着部にみられ，一般には無症状である．肉眼的には桃色ないし黄色顆粒状で，組織学的に好塩基性に染色される細胞破砕物を含んでいる．リブマン Emanuel Libman（1872-1946）とサックス Benjamin Sacks（1896-1939）はともにアメリカの医師．[202,83]

リフレクション　reflection　［**振り返り**］　自らの経験を振り返り表現することで，自分の感情やものの見方，考え方などを明らかにし，再び同じような状況になったとき，それをよりよい経験にするためにどのような対応をすべきか自分自身に問いかけるプロセス．哲学者であり教育者でもあるデューイ John Dewey（1859-1952）のリフレクティブシンキング（反省的思考）に由来する．デューイの理論によると，人間は反省的思考を通して経験から学ぶとされる．看護の実践能力を向上させるために有効とされ，看護行為とその質が向上するという．

リフレクティブプラクティス　reflective practice　［**省察的実践**］　実践者が自分の活動を振り返り，望まれる効果的な実践に悟りを開いていく自己探求の過程を伴う実践のこと．特に，不確定で容易に答えが出せない状況にあるような場合，発展的な展開を迎えることができ，自身の専門職としての能力向上に役立つ．実践者は，リフレクティブ・プラクティスを行うことによって，①実施したことの正確な回想，②自己の気づき，課題の明確化，③批判的探求，分析，④経験の新しい知識への統合，⑤今後の学習，活動方針の明確化，⑥自分が注視している能力の向上，⑦学び方の学習ができる．またリフレクティブ・プラクティスは，臨床実習や演習などの基礎教育にだけでなく，専門職を対象とするアクションリサーチの中に，あるいはメンタリングやクリニカルスーパービジョンを受ける際に採用されることが多い．経験の振り返りには，リフレクティブ・ダイアリー（リフレクティブ・ジャーナルともいう）やエッセイの記述，ポートフォリオの作成が有用である．[329] ⇨参プロフェッショナルディベロップメント→2601

リプレッサー　repressor　［**抑制因子，レプレッサー**］　遺伝子の転写を抑制する転写因子．一般に遺伝子の転写調節は，転写を活性化する転写アクチベータまたは抑制するリプレッサーが，DNAのプロモーターおよびエンハンサーに結合することにより調節されている．リプレッサーは一般に，DNA結合ドメインと抑制ドメインをもち，後者にはしばしばコリプレッサータンパク質 co-repressor protein が結合，複合体を形成して，遺伝子の転写開始を阻害する．[981]

リプレッサー遺伝子⇨同抑制遺伝子→2882

リプロダクティブヘルス/ライツ　reproductive health/rights　［**性と生殖に関する健康とその権利**］　性と生殖に関する健康とその権利と訳されている．1994年，国際人口開発会議（カイロ）で提唱された女性の自己決定権を保証する考えを含む概念．リプロダクティ

ブヘルスとは人間の生殖システム，その機能活動課程のすべての側面において，単に疾病，障害がないというばかりでなく，身体的，精神的，社会的に完全に良好な状態にあることを示す．具体的には，生殖年齢にあるカップルを対象とする家族計画と母子保健という領域に限定されるものではなく，思春期保健，望まない妊娠，人工妊娠中絶，妊産婦死亡，HIV/エイズを含む性感染症，不妊，ジェンダーに基づく暴力など多岐にわたる．また，リプロダクティブヘルスサービスに関しても，家族計画を一義的な目的とする避妊薬(具)提供サービスだけではなく，性教育の提供，性感染症の予防・啓発活動，カウンセリングの提供など，生殖年齢に限らず，思春期から閉経後も含めた生涯にわたる健康を意味し，子どもを持たないライフスタイルを選択する人々を含めた，すべての個々人に保障されるべき健康概念である．リプロダクティブライツはこのリプロダクティブヘルスを享受する権利と自己決定の権利をいう．[260]

リベド livedo ［**皮斑，リベド症状**］ 真皮網状組織と脂肪織上層の境界に位置する血管網の持続性の拡張により網の目状または分枝状に紅色または紫褐色の斑を呈すること．長期の寒冷刺激による可逆的変化を大理石様皮斑，不可逆的で主として静脈性の持続性拡張を意味する網状皮斑，および動脈系に変化が及ぶため網の目の形がY字状となる分枝状皮斑に分類．網状皮斑と分枝状皮斑は血管血液系の異常を示唆し，結節性多発動脈炎，エリテマトーデス，抗リン脂質抗体症候群などの全身性の疾患の部分症状であることも多いため精査が必要．また持続性に温熱刺激を受けて生じる温熱性皮斑(ひだこ)というものもある．[95]

リベドー血管炎 livedo vasculitis 末梢血管の循環障害による皮膚の網状皮疹であるリベドに続発した血管炎をいう．下肢から足背にかけて赤紫から暗赤色の網目状あるいは樹枝状の斑および潰瘍を形成し，再発することが多く，夏季にのみ生じる例もある．自覚的には疼痛，しびれ感，および冷感などの症状がある．組織では真皮中下層から皮下の血管壁の肥厚，フィブリノイド変性および血栓性閉塞を認める．膠原病(関節リウマチ，紅斑性狼瘡)，中枢神経障害，循環障害，感染症(梅毒，結核)，代謝性疾患(副甲状腺機能亢進症，高カルシウム血症)などが原因となる．血液検査では抗核抗体，抗SS-A抗体，RAが陽性を示すことがある．治療は安静にし，末梢循環改善薬，抗凝固薬，抗血小板薬やステロイド剤などを投与する．[1367]

リベド症状⇨同リベド⇀2933

リベラル教育 liberal education ［**一般教育課程《大学の》**］ 中世ヨーロッパの大学以来の7自由科(seven liberal arts)，伝統的な教養主義的なカリキュラムを指している．その教養主義は現代のアメリカの多くの大学に引き継がれ，第二次世界大戦後の日本の大学改革において，旧制高校から大学の前期の一般教育の課程として引き継がれてきた．この一般教育が大学への専門課程の基礎として位置づけられ，すべての学部において2年間の一般教育課程での学習が必修とされてきた．1990年代における大学設置基準の大綱化へ向けての改革により，この一般教育が専門の課程として特色を出すように進められ，大学のカリキュラムはいずれの段階においてもその専門性の内容が問われるようになってきた．[32]

リポイド過形成症 lipoid adrenal hyperplasia ステロイド合成の律速段階(コレステロールからプレグネノロン)のステロイド合成過程の先天的障害により，副腎および性腺における全ステロイドホルモンの低下，欠落を特徴とする病態．ほとんどがコレステロール移送タンパク質であるステロイド産生急性調節タンパク(StAR)の遺伝子異常であるが，きわめてまれにコレステロール側鎖切断酵素(P 450_{scc})の異常もある．常染色体劣性遺伝．出生時より重篤な副腎不全症状を呈し，男児では外陰部が女性型となる．[284,797] ⇨参先天性副腎過形成⇀1787，*StAR*遺伝子異常症⇀109

リポイド症 lipoidosis ［**リポイド沈着症**］ 脂質代謝異常による臓器脂質症．GM_1ガングリオシドーシス，GM_2ガングリオシドーシス，異染性白質ジストロフィー，クラッベKrabbe病，ゴーシェGaucher病，ニーマン・ピックNiemann-Pick病，ファブリーFabry病が含まれる．[987]

リポイド腎症⇨同微小変化型ネフローゼ症候群⇀2444

リポイドタンパク症 lipoid proteinosis ［**ウルバッハ・ヴィーテ病，皮膚粘膜ヒアリン沈着症，類脂質タンパク症**］ 全身の多数の器官をおかす常染色体劣性遺伝性疾患．特に南アフリカでみられ，出生時から嗄声と顔や腕，体幹周辺の瘢痕形成性の斑状丘疹状の発疹の組み合わせが特徴である．口，舌，喉頭の粘膜にはヒアリン様物質の広範な浸潤を認めることから皮膚粘膜ヒアリン沈着症とも呼ばれる．反復性有痛性耳下腺炎が起こることがある．[987]

リポイド沈着症 lipoidosis⇨同リポイド症⇀2933

リポイド肉芽腫 lipoid granuloma⇨同脂肪肉芽腫⇀1342

リポイドネフローゼ nil disease(lipoid nephrosis)⇨同微小変化型ネフローゼ症候群⇀2444

リポイド肺炎 lipoid pneumonia ［**脂肪肺炎，類脂質肺炎，油脂吸入肺炎**］ 慢性非特異性肺炎の一種で，類脂質(リポイド)を貪食した大食細胞が肺胞内に多数出現するもの．外因性リポイド肺炎(小児における肝油，ミルク脂肪，成人における鉱物油，医療用油剤などの物質が気道に吸引されて起こるもの)と内因性リポイド肺炎(原発性リポイド肺炎，肺癌・気管支拡張症・肺化膿症などに伴う続発性リポイド肺炎，リポイド代謝障害性疾患に伴うリポイド肺炎)に分類される．症状は喀痰時に血痰を伴う咳嗽が主体で，胸部X線上，限局性の陰影を呈し，肺癌との鑑別を要することがある．[948] ⇨参コレステロール肺炎⇀1136

リポイド類壊死症⇨同糖尿病性リポイド類壊死症⇀2125

リボース ribose ［**リボ-ペントース**］ アルドペントース(五炭糖のアルドース)．$C_5H_{10}O_5$，分子量150.13．このうちD系に属するものが天然に存在する．遊離して存在することはまれで，塩基やリン酸と結合してヌクレオシド，ヌクレオチドとして存在する．RNAやアデノシン三リン酸(ATP)のほか，ニコチンアミドアデニンジヌクレオチド(NAD)，ニコチンアミドアデニンジヌクレオチドリン酸(NADP)，フラビンアデニンジヌクレオチド(FAD)，補酵素Aなどの補酵素の構成成分である．[747]

リボ核酸 ribonucleic acid；RNA ［RNA］ DNAとと

り

もに細胞の重要な情報分子であるRNAのこと．その構造はリン酸，D-リボース，塩基が重合したポリヌクレオチドである．塩基成分のほとんどはアデニン(A)，グアニン(G)，シトシン(C)，ウラシル(U)の4種よりなる．ほとんどすべての動植物細胞の核や細胞質に，タンパク質と結合または遊離して存在している．現在，メッセンジャーRNA(mRNA)，転移RNA(tRNA)，リボソームRNA(rRNA)の3種が知られ，細胞内含量はこの順に高くなる．いずれもタンパク質合成に関与し，RNA含有量が多い細胞は細胞増殖が盛んである．mRNAはDNAのアミノ酸配列に関する遺伝情報を運ぶ役割をもつ．tRNAはmRNAの指令に従いアミノ酸を運搬，供給する役割を果たす．rRNAは細胞質の粗面小胞体にあるリボソームを構成する．[981]

リボ核酸ポリメラーゼ⇨同RNAポリメラーゼ⇀104

リポクローム⇨同カロチノイド⇀563

リポ酸 lipoic acid ピルビン酸デヒドロゲナーゼ複合体の補酵素など，多数の酵素の補助因子の1つとして作用する．αリポ酸はチオクト酸とも呼ばれ，ビタミンB_{14}である．薬剤としてのチオクト酸 thioctic acid は，中毒性(ストレプトマイシン，カナマイシンによる)や騒音性(職業性)の内耳性難聴の治療や，肉体労働時の補給として用いられる．[1335]

リポジストロフィー lipodystrophy ［**脂肪異栄養症**］体内の脂肪組織が消失する脂質代謝異常症．全身性と局所性のものがある．全身性のものは，全身の脂肪組織が萎縮してやせた体型となり，その部分に色素沈着がみられる．また，インスリン抵抗性糖尿病や肝硬変，腎障害を合併．局所性のものは女児に多い．原因は不明な点が多いが，先天性のものは出生時から全身性の脂肪萎縮，多毛，皮膚色素増生，肝脾腫，インスリン抵抗性糖尿病，黒色内皮腫を認める．[1631]

リボソーム ribosome タンパク質生合成の場となるRNA-タンパク質複合体粒子で，すべての細胞とミトコンドリア，葉緑体中に存在．約60%のリボソームRNAと約40%のリボソームタンパク質で構成されている．原核生物および真核細胞中のミトコンドリア，葉緑体のリボソームは70S(Sは沈降係数)で50Sと30Sとのサブユニットで構成される．真核細胞のリボソームは80Sで60Sと40Sとのサブユニットからなる．真核細胞のリボソームの大部分は膜と結合して粗面小胞体を形成している．[747]

リポソーム liposome 人工的に作製した袋状の膜小胞で，細胞膜と同様に脂質二重層からなる．生体膜モデルとしてさまざまな研究に用いられるほか，この中に薬物を封入して特定部位に送り届けるなど，ドラッグデリバリーシステムにも利用されている．

リボソームRNA ribosomal RNA；rRNA ［**リボソームリボ核酸，rRNA**］ リボソーム粒子を構成するRNAでリボソーム粒子全体の約60%を占め，細胞内に最も豊富に存在するRNA種である．rRNAの略称で呼ばれる．原核細胞の50S粒子には23S RNA(Sは沈降係数)と5S RNA，30S粒子には16S RNAが各1分子ずつ含まれる．真核細胞では60S粒子に28S RNA，5.8S RNA，5S RNA，40S粒子に18S RNA各1分子が含まれる．RNAの長さは生物種により異なり，また真核細胞におけるミトコンドリアと葉緑体は独自のrRNAをもつ．[747]

リボソームリボ核酸⇨同リボソームRNA⇀2934

リポタンパク質 lipoprotein；LP ［LP］ 脂質とタンパク質の結合物の総称で，構造リポタンパク質と可溶性リポタンパク質に分類される．構造リポタンパク質には細胞膜，ミトコンドリア膜，細菌細胞膜などが含まれる．可溶性リポタンパク質には血漿リポタンパク質がある．血漿リポタンパク質はその比重によって分類され，低密度のものから順に，カイロミクロン，超低密度リポタンパク質(VLDL)，中間密度リポタンパク質(IDL)，低密度リポタンパク質(LDL)，高密度リポタンパク質(HDL)に分けられる．カイロミクロンは食事由来の外因性トリグリセリドやコレステロールの輸送，VLDL，IDL，LDLは肝臓で生合成される内因性トリグリセリドおよびコレステロールの末梢組織への供給，HDLは過剰コレステロールを末梢組織から肝臓へ輸送する役割を担っている．[747]

リポタンパク質(a) lipoprotein(a)；Lp(a) ［**リポプロテイン(a)，Lp(a)**］ 低密度リポタンパク質(LDL)に，線溶系物質であるプラスミノゲンと相同性の高いアポタンパク質(a)が結合したリポタンパク質．比重は1.040-1.090で，直径は25-30 nm．30 mg/dL以上の高リポタンパク(a)血症は動脈硬化の危険因子と考えられている．リポタンパク質(a)濃度の約90%は遺伝的に決定されている．[1181]

リポトロピン lipotropin, lipotropic hormone；LPH ［LPH］ 脂肪分解，脂肪動員作用をもつペプチドで，91個のアミノ酸構造のβ-LPH(βリポトロピン)と，そのN端側(1-58位アミノ酸)のγ-LPHの2種がある．LPHはACTH(副腎皮質刺激ホルモン)との共通前駆体プロオピオメラノコルチン(POMC)から産生される．そのプロセッシングにより下垂体前葉ではACTH，β-LPH，γ-LPH，β-エンドルフィンが，中葉ではα-MSH(メラニン細胞刺激ホルモン)とCLIP(コルチコトロピン様中葉ペプチド corticotropin-like intermediate lobe peptide)，β-MSH，アセチル-β-エンドルフィンとなる．LPHには脂肪分解作用があり，ACTHと同程度のメラニン細胞刺激作用，弱いエンドルフィン作用を有する．[1047]

リボヌクレアーゼ ribonuclease；RNase ［**RNA分解酵素，RNアーゼ**］ RNAを分解する酵素の総称．RNAのホスホジエステル結合の切断に関与し，その作用点から，エキソリボヌクレアーゼとエンドリボヌクレアーゼに分類される．前者はヌクレオチド鎖の3′，あるいは5′末端側からリン酸エステルを1つずつ切断しモノヌクレオチドを生成する．後者はヌクレオチド鎖の内部の3′,5′-ホスホジエステル結合に作用し切断する．リボヌクレアーゼはすべての生物に存在し，1種類の細胞中にも作用の異なる複数種の酵素が存在する．種によっても異なる基質特異性をもつ酵素が存在し，これらの酵素はRNAの一次構造の解析などに利用されている．[747]

リボヌクレオシド ribonucleoside 糖部分にD-リボース，塩基部分にプリン塩基(アデニン，グアニン)またはピリミジン塩基(シトシン，ウラシル)をもち，両者がNグリコシド結合したものの総称．RNAを化学的あるいは酵素的に加水分解することで得られる．天然から得られる主なものとしてはアデノシン，グアノシン，シチジン，ウリジンがあり，それぞれ塩基部分がアデニン，グアニン，シトシン，ウラシルからなる．リボヌクレオシドのリン酸エステルはリボヌクレオチドという．リボヌクレオシドのD-リボースが3′位と5′位の炭素を介してホスホジエステル結合することによりRNAを形成する．[747] ⇨参ヌクレオシド→2274

リポフスチン lipofuscin⇨同消耗色素→1464

リボフラビン riboflavin⇨同ビタミン B_2→2453

リボフラビン5′-リン酸⇨同FMN→50

リボフラビン欠乏症 riboflavin deficiency⇨同ビタミン B_2 欠乏症→2453

リポプロテイン(a) lipoprotein(a)；Lp(a)⇨同リポタンパク質(a)→2934

リボ-ペントース⇨同リボース→2933

リポマトーシス lipomatosis ［脂肪腫症，脂肪沈着症］ 脂肪が臓器，組織内に異常に沈着する，劣性遺伝形式の比較的まれな疾患．幼少時より発症する．全身各所に黄白色丘疹が生じ，粘膜疹としては上気道に板状，結節状の浸潤をきたし，特有の嗄声が生じるなど多彩な病像を呈する．病理組織は真皮浅層にびまん性に，血管および汗腺周囲あるいは末梢神経を取り巻くようにヒアリン様物質が沈着している．ヒアリン様物質はエオジンに淡染しパス染色は陽性であるが，コンゴーレッドなどのアミロイド染色には陰性である．[987]

リムルス試験 Limulus lysate test ［カブトガニ試験］ リムルス(カブトガニ *Limulus polyphemus*)の血球成分とグラム陰性細菌の細胞壁成分であるLPS(エンドトキシン，内毒素)とを反応させると特異的に凝集してゲル化する現象を利用して，エンドトキシンの検出・定量を行う試験法．[324]

リモデリング法 remodeling ［大動脈弁温存手術《大動脈弁輪拡張症の》，ヤクー手術］ 1993年，ヤクー Magdi Yacoub(1935年生)らによって考案された大動脈弁輪拡張症に対する自己弁温存手術．大動脈基部を剥離して大動脈弁輪部を露出し，拡張したヴァルサルヴァ Valsalva 洞をU字状に切除して，王冠状に残った大動脈弁輪部に合うように人工血管を3つの舌状に形成し，これを弁輪部に端端吻合する．この際，適当なサイズの人工血管を選択することにより，ヴァルサルヴァ洞から上行大動脈に移行する sinotubular junction(STJ)の径も正常化される．さらに左右冠動脈をキャレル・パッチ Carrel patch 法にて人工血管のヴァルサルヴァ洞に縫合して再建する．従来のベントール Bentall 型の手術と比較して，自己大動脈弁が温存される結果，術後ワルファリンの使用を避けることができる．また，リインプランテーション reimplantation 法に比べ，ヴァルサルヴァ洞の形態が残存することから，大動脈弁尖へのストレスやグラフトへの接触が回避され，耐久性が期待できるとされる．[932] ⇨参リインプランテーション法→2917

●リモデリング法

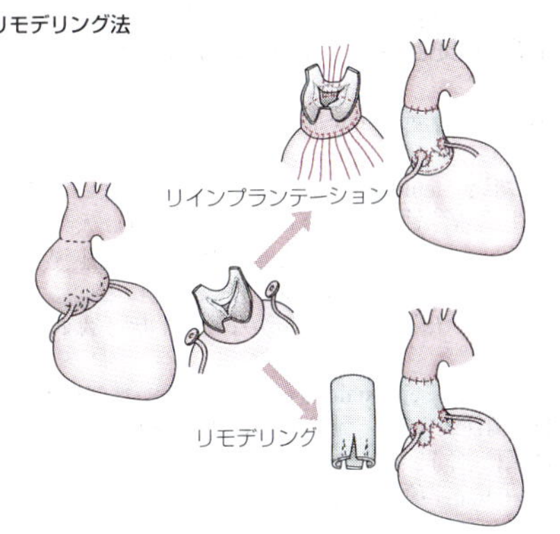

「新井達太：心疾患の診断と手術，改訂第5版，p.48，図26，1999，南江堂」より許諾を得て改変し転載

硫安沈殿法 ammonium sulfate precipitation method⇨同硫酸アンモニウム沈殿法→2937

硫安分画 ammonium sulfate precipitation method⇨同硫酸アンモニウム沈殿法→2937

流液無信号化⇨同フローボイド→2594

硫化鉱肺 pyrite pneumoconiosis 塵肺の一種で，ガラス工業の職場で発生する．硫化鉄鉱を多く含む粉塵の吸入によって起こる．呼吸細気管支以下の肺胞に粉塵が蓄積しやすく，リンパ節の石灰化などの変化は少ない．[948] ⇨参塵肺(じんぱい)症→1596

硫化水素中毒 hydrogen sulfide poisoning 腐卵臭のある無色の刺激性のある引火性気体で，吸入ないし眼や皮膚との接触により生体内に取り込まれた硫化水素がシトクロムオキシダーゼを不活化することで中毒が起こる．吸入曝露濃度による症状は以下のとおり．①亜急性中毒(150 ppmまで)：一時的な不快，頭痛，倦怠．② 250-600 ppm：眼および呼吸器系の粘膜刺激，めまい，興奮，悪心，冷汗，呼吸困難，意識不明．長期曝露で肺水腫および気管支炎を生じる．③急性中毒(700 ppm以上)：局所刺激より先に神経系統の中毒症状で過呼吸，さらに呼吸中枢麻痺で30-60分で死亡．また，慢性〜亜急性中毒では眼の症状が現れる．急性中毒の治療は，新鮮な空気のところに移し，呼吸管理下で亜硝酸ナトリウム静注，ステロイド剤・抗生物質投与などの対症療法を施す．重症では後遺症が残ることがある．眼や皮膚と接触した場合は十分な水で洗浄する．胃洗浄，催吐薬の投与は禁忌．[1013]

粒起革様皮膚 shagreen patch，shagreen skin ［なめし皮様皮膚，鮫皮様皮膚］ ハマルチン hamartin(*TSC1*)またはチュベリン tuberin(*TSC2*)遺伝子の異常によって生じる常染色体優性遺伝疾患である結節性硬化症(プリングル Pringle 病)にみられる皮膚症状の1つで，腰背部ないし仙骨部に好発する結合組織母斑のこと．爪甲大までの常色で扁平隆起性の病変が融合して比較的やわらかく触知する局面を形成する．思春期以降に明らかとなることが多い．病理組織所見は膠原線維の密な増生が主体である(膠原線維腫 collagenoma)．他に，葉状白斑(これが初発症状)，爪囲線維腫(ケネン Koenen 腫瘍)，顔面血管線維腫などの皮膚症状を合併する．他に中枢神経症状(痙攣発作，知能障害)，網膜過誤腫，腎腫瘍(主に血管平滑筋脂肪腫)，心臓横紋筋腫などを伴い，頭部CTでは脳室壁に結節状石灰化がみられる．粒起革 shagreen とは「なめしていない革」の意味．[945] ⇨参プリングル母斑症→2583

隆起骨折 torus fracture 腱や靱帯が付着している骨隆

起部の裂離骨折.[841]

隆起性拍動⇨同右室性拍動→324

隆起性皮膚線維肉腫 dermatofibrosarcoma protuberans ［**皮膚線維肉腫，進行性再発性皮膚線維腫，花むしろ状線維性黄色腫**］ 皮膚真皮内に生じる間葉系の悪性腫瘍．臨床的には，皮膚面に隆起し，褐色ないし赤褐色のケロイド様外観を呈する硬結として，体幹や四肢近位部に多くみられる．組織学的には，紡錘形の腫瘍細胞が花むしろ状に配列する．徐々に増大するが，転移することはほとんどない．しかし，不完全に切除すると必ず再発し，再発を繰り返すたびに悪性度を増す．したがって，初回の手術で深く大きめに切除することが必要.[850]

流行 epidemic ある地域住民に通常期待できる値をはるかに超えて特定の疾病や健康障害が発生すること．流行の存在を示す患者数は，発生の場所，時間，曝露人口などによって異なる．流行の種類には，世界的流行，一国内および周辺国に限定した流行，地域に限局した流行，常在性流行，不顕性流行，連鎖流行などがある．流行があると認められた場合にはその原因追求が行われる．流行 epidemic の語源は，ギリシャ語の epi（〜のうえに），demos（民衆）に由来.[1406] ⇨参地方病的流行→1980

流行指標 epidemic index 流行を疫学的に記述する際によりどころとする指標．例えば感染症では，一定期間のある集団における発生数，発生率，有病率，二次発病率などが指標となる.[871]

流行周期 periodicity of epidemics ［**流行波**］ 感染症の流行の周期．ある種の感染症では患者発生数が一定の周期で増減することが知られており，この周期のこと．ある感染症に罹患した人はその病原体に対して免疫性を獲得する．したがってその病原体に対して免疫のない感受性者が増えるまで流行が抑えられるため，流行の周期が生じる．感染症の流行には，季節的な変動がみられるほか，生活環境の変化，病原体に対する感受性者数の変動，病原体の感染力や抗原の変化などの影響がみられる．例えばインフルエンザは，わが国では冬季に流行し，世界的な大流行が 10-15 年ごとにみられている．ワクチン接種は集団内の感受性者数を減らし，流行を抑制する重要な対策の 1 つ.[258]

流行性胃腸炎⇨同流行性嘔吐症→2936

流行性嘔吐症 epidemic vomiting ［**流行性胃腸炎**］ 嘔吐や下痢の症状を引き起こすウイルス性胃腸炎．起因ウイルスとして，ロタウイルス，カリシウイルス（ノロウイルス，サポウイルス），腸管アデノウイルス，アストロウイルスなどがある．冬期に流行するもの（ロタウイルス A 群，カリシウイルス，アストロウイルス）が多いが，他の季節に多いもの（ロタウイルス C 群：春〜初夏，腸管アデノウイルス：夏〜秋期）もある．ときに集団発生を起こす．多くの場合，症状は一過性で，治療は対症療法が主体となる.[593] ⇨参ウイルス性胃腸炎→313

流行性角結膜炎 epidemic keratoconjunctivitis；EKC アデノウイルスによる結膜炎で，8 型によるものが多いが，ほかに 19，37 型などによるものがある．約 7-14 日間の潜伏期ののち，強い結膜充血，浮腫，眼瞼浮腫，流涙，眼脂などを伴い，急性濾胞性結膜炎の臨床症状を示して発病する．ときにびまん性表層角膜症や角膜びらんもみられ，異物感や眼痛を訴える．また，角膜混濁や耳前リンパ節の腫脹や圧痛もみられる．通常，片眼で発症するが数日後他眼にも発症する．両眼性罹患の場合はあとから発症した眼のほうが症状が軽い場合が多い．発病後約 2-3 週で自然治癒するが，上皮下角膜混濁に対しステロイド剤点眼が用いられる．感染性が非常に強く，院内感染の原因となりうる．接触感染が原因となるので，患者の触れた器具，机，ドアノブなどを塩素系消毒薬などで消毒し，患者には手洗いの励行，タオルを共有しないなどの指導を行う．また職種によっては欠勤させる必要がある．医療従事者は，春から夏にかけての流行期には，自身や他の患者などに感染させないよう十分注意する必要がある.[651]

流行性肝炎 epidemic hepatitis ウイルス感染が原因の肝炎（A 型，B 型，C 型，D 型，E 型など）のうち，集団発生する A 型肝炎と E 型肝炎を指す．感染経路は経口感染．A 型肝炎は，ウイルスに汚染した生貝や飲料水などを摂取して感染するが，ほぼ慢性化しない．A 型肝炎にはワクチンがある．E 型肝炎は日本での発生は少ないが，人獣共通肝炎ウイルスである.[1526] ⇨参伝染性肝炎→2084

流行性感冒 flu⇨同インフルエンザ→305

流行性胸膜痛 epidemic pleurodynia ［**ボルンホルム病，流行性筋痛症**］ コクサッキーウイルス Coxsackie virus による，デンマークのボルンホルム島などにみられる地方病性の感染症．突発する胸部，上腹部の激痛と短期間の発熱を認める．症状が 3 日前後の間隔で反復するが予後は良好.[948]

流行性筋痛症⇨同流行性胸膜痛→2936

流行性下痢症⇨同伝染性下痢症→2084

流行性耳下腺炎 epidemic parotitis⇨同ムンプス→2791

流行性耳下腺炎ウイルス⇨参ムンプス→2791

流行性耳下腺炎性髄膜炎 mumps meningitis ムンプスウイルス mumps virus によって生じる髄膜炎．軽度の細胞数増加とタンパク量増加という無菌性髄膜炎の所見がみられる．発熱だけを示す者から，頭痛，嘔吐，項部硬直などの髄膜刺激症状を呈する者までさまざまである．予後良好であるが，低頻度ながら難聴が生じたり，痙攣や意識障害まで出現する髄膜脳炎を起こした場合，後遺症を残すことがある.[1474]

流行性耳下腺炎性精巣炎 mumps orchitis⇨同ムンプス精巣炎→2791

流行性出血熱 epidemic hemorrhagic fever⇨同腎症候性出血熱→1557

流行性腎炎 epidemic nephritis 局地的にまれに多発して発生する急性糸球体腎炎で，人口 1,000 人に対して 6-22 人の頻度で発生するときに呼ばれる．小児で主に流行し，症状は一般的な急性糸球体腎炎と同じで，治療も対症療法となる．明らかな疫学的因子はわかっていない.[1119]

流行性髄膜炎 epidemic meningitis ［**流行性脳脊髄膜炎，髄膜炎菌性髄膜炎**］ 髄膜炎菌による髄膜炎．多くは狭い地域に限局して突発的に発生し，冬に多い．症状は，激しい頭痛，項部硬直，嘔吐などで発症し，高熱とともにまれに悪寒戦慄を伴う．重篤になると意識障害，後弓反張などをみる．髄膜炎菌性の敗血症により副腎内に出血をきたすときはショック症状，播種性血管内凝固症候群(DIC)などを呈し，生命に危険が及ぶ．これをウォーターハウス・フリーデリックセン Waterhouse-Friderichsen 症候群と呼ぶ．[1527]

流行性脳炎 epidemic encephalitis ［エコノモ脳炎］ 日本脳炎，西ナイル脳炎，セントルイス脳炎など流行性に起こるウイルス性脳炎のこと．日本脳炎は，フラビウイルス科に属する日本脳炎ウイルスによって生じる急性脳炎で，ブタなどが増幅動物で，コガタアカイエカが媒介し，夏季に流行する．6-16 日間の潜伏期を経て，急激な発熱，頭痛で発症．初発症状として全身倦怠感，嘔気・嘔吐，腹痛などがみられ，その後，項部硬直，痙攣，意識障害，筋硬直，不随意運動などが生じ，発病後 1 週間程度で死亡することがある．ヒトからヒトへの感染はない．治療は対症療法で，予防にはワクチン接種が有効．西ナイル脳炎は，西ナイルウイルスによって生じる．多くは不顕性感染になるが，発症した場合には，急激な熱性疾患の脳炎型となる．脳炎型は重篤で主に高齢者に発症する．セントルイス脳炎は，カ(蚊)によって媒介され，北アメリカを中心に夏から初秋にかけて発生．[1526]

流行性脳脊髄膜炎 epidemic cerebrospinal meningitis⇨同流行性髄膜炎⇀2936

流行性ばら疹 epidemic roseola⇨同風疹⇀2516

流行調査 epidemic survey 流行の実態把握およびその被害を最小限に抑えるために行われる調査．一般的には，①流行の発生と規模の認知，②流行像の把握，③流行原因の究明と対策，④感染源の把握，という順序で行われる．[871]

流行波⇨同流行周期⇀2936

流行病 epidemic disease⇨同疫病⇀353

流行モデル epidemic model 流行現象のメカニズムを数理的に記述するための数学的モデル．流行の要因となる変数に偶然変動を取り入れた確率モデル，取り入れない決定モデルがある．一般に急性感染症の流行は通常，患者数の急激な増加をもって始まり，ピークを過ぎてやがて減少し終息する傾向があり，この数学的モデル化が考えられた．感染症の伝播や集団免疫のリード・フロスト Reed-Frost の確率モデルや，これを改良し予防接種の基礎理論となったフォックス Fox の確率モデルが有名．[871]

流行予測 prediction of epidemics 「感染症の予防及び感染症の患者に対する医療に関する法律(感染症予防法)」が 1999(平成 11)年に施行され，わが国では感染症が発生してからの事後対応型の感染症対策から，感染症の発生・拡大の予防へと，基本的な考え方が転換している．「感染症予防法」では感染症を感染力，重症度，危険性から一類から五類に類型化している．国立感染症研究所では感染症発生動向調査(サーベイランス調査)，各種感染症の血清疫学調査を行い，各年代での感受性者の調査を継続することで感染症の流行を予測している．また，インフルエンザにおいては毎年流行するウイルスの抗原性を調査し，世界のインフルエンザ観測定点とのネットワークから流行株の予測を行っている．[1113] ⇨参国立感染症研究所⇀1094

竜骨 carina ［気管分岐部］ 語源的には建造物の屋根に似た形に突出した構造物の意味で，ヒトでは最下部気管軟骨から突出した気管竜骨(分岐部)など突出した中央隆起の意味で用いられる．また，カリナ carina は気管分岐部を指す．成人では第 5 胸椎の高さにあり，上顎切歯からの距離は成人男性で 27 cm，女性で 25 cm 前後．右気管支は，正中線となす角度が 25 度で太く，左気管支は 45 度でやや細い．そのため気管内チューブはカリナをこえると右気管支に入りやすい．また，右上葉気管支分岐はカリナより 2.5 cm であるため，右上葉の呼吸音の消失が発見されやすい徴候がある．カリナの部分は特に知覚が敏感．気管内チューブなどの先が当たると，咳反射を起こしやすいので注意を要する．[1505] ⇨参カリナ⇀553

流産 abortion，miscarriage 胎児が子宮外で生活可能になる前に妊娠が中絶されること．妊娠 22 週未満が相当する．人工妊娠中絶と自然流産がある．前者は「母体保護法」によるもので，後者は染色体異常など児側に原因がある場合が多い．[998] ⇨参切迫流産⇀1740，稽留流産⇀877，不全流産⇀2558

硫酸亜鉛混濁試験 zinc sulfate turbidity test；ZTT ［クンケル試験，ZTT］ 肝機能検査の 1 つで，血清膠質反応を利用した試験．血清と硫酸亜鉛バルビタール緩衝液を混ぜると白濁するため，この濁度の程度を測定して，クンケル Kunkel 単位で表す．基準値は 2-12 単位．この反応は主に，IgG，IgM などの免疫グロブリンが増加すると増強する．慢性肝疾患，膠原病，慢性感染症，多発性骨髄腫などで高値になる．各種肝機能障害時における個々の血漿タンパク分析では得がたい情報が得られることがあるため，利用されている．[263]

硫酸アンモニウム沈殿法 ammonium sulfate precipitation method ［硫安沈殿法，硫安分画，硫酸アンモニウム分画法］ 塩濃度の違いによりタンパク質はその溶解性を異にするが，この性質と硫酸アンモニウム(硫安)の強い塩析作用を利用したタンパク質精製，濃縮の方法(塩析法)．硫酸アンモニウムを用いた各種タンパク質の精製は，大量のサンプルの処理が容易であることから，精製の第 1 段階として利用されることが多いほか，最終段階の結晶化に際しても利用される．硫酸アンモニウムは高い溶解度をもち，タンパク質を変性させることが少ないのでよく用いられる．[1157]

硫酸アンモニウム分画法⇨同硫酸アンモニウム沈殿法⇀2937

流産後敗血症 postabortive sepsis 自然流産または人工妊娠中絶後の経過中に子宮内感染が生じ，子宮内膜炎から筋層炎，傍子宮組織炎に拡大，さらに骨盤腹膜炎を発生して生じた敗血症．妊娠遺残物があれば，子宮内容除去を行い，抗菌薬投与を実施する．[998]

硫酸ジメチル中毒 dimethyl sulfate poisoning ［ジメチル硫酸中毒］ 硫酸ジメチルは無色油状の粘膜刺激作用(腐食性)の強い液体で，誤飲または吸入・接触により中毒が起こる．経口摂取で口腔などの熱傷，胃穿孔，痙攣，肝・腎障害を起こす．皮膚および眼の粘膜との接触で強い炎症を呈し，吸入すると鼻・気管の刺激で嗄声，咳，胸部圧迫感，重症の場合は肺炎，呼吸困難に至る．重症の場合，症状の発現は遅れ，6 時間〜数日にわたる．治療は新鮮な空気のところに移し(吸入時)，経口の場合は胃洗浄，呼吸管理，対症療法などを行う．眼や皮膚と接触した場合は十分な水で洗浄する．[1013]

硫酸中毒 sulfuric acid poisoning 濃硫酸および硫酸の誤飲，吸入，皮膚との接触によって起こる中毒．眼，皮膚，気道，消化器などに対して強い腐食性を示す．急性中毒症状として，濃硫酸は皮膚粘膜の水分を奪い，深部まで浸透する化学性の熱傷を起こす．眼に入ると失明することもある．腐食作用は量よりも濃度が関連．また，加熱された蒸気の吸入で肺炎を起こす．経口中毒時は穿孔性縦隔炎，腹膜炎のおそれがある．長期間低濃度曝露の場合は気管支炎，結膜炎，歯牙酸触症などを起こす．治療は，吸入の場合は新鮮な空気のところに移してから行う．強い腐食性のため催吐や胃洗浄は禁忌で，経口の場合は牛乳による希釈を行う．眼や皮膚と接触した場合は十分な水で洗浄する．[1013]

硫酸銅法 copper sulfate method 全血および血漿の比重を簡易的に測定する方法．比重の異なる硫酸銅基準液に試料の1滴を滴下し，上昇・下降しないで静止する基準液を特定して比重を測定．モノグラムを利用して，タンパク濃度，ヘモグロビン，ヘマトクリット値を求めることができる．[263]

硫酸ニコチン剤中毒 nicotine sulfate poisoning 硫酸ニコチンは農薬で，主に殺虫剤として使用される．誤飲・吸入により中毒を起こす．軽症の場合は悪心・嘔吐，動悸，胸部圧迫感，中等度で激しい嘔吐，腹痛，瞳孔収縮，重症で振戦，痙攣，呼吸困難を呈する．治療は緊急を要し，胃洗浄，呼吸管理，抗痙攣薬，鎮静薬，アトロピン硫酸塩水和物の投与など．その際，中枢興奮薬は禁忌．また，皮膚から吸収されやすいため，皮膚をよく洗浄する．吸入の場合は空気の新鮮なところに移してから治療する．[1013]

硫酸バリウム barium sulfate 分子式 $BaSO_4$．消化管のX線造影検査はほとんどこれによって行われる．水に不溶性で毒性がなく安定度が高い．添加剤により適当な懸濁性，粘稠性，拡散性をもたせたものが用いられる．[264] ⇨参バリウム→2397

硫酸マグネシウム magnesium sulfate 分子式 $MgSO_4$．産科領域においては子宮収縮抑制薬の1つ(保険適応外)．硫酸マグネシウムは細胞内カルシウムと拮抗して子宮収縮を抑制する．$MgSO_4$ の Mg^{2+} は平滑筋細胞の Ca^{2+} 濃度を低下し，子宮収縮を抑制することを利用した．また筋弛緩作用により子癇の痙攣発作の治療薬としても用いる．[1078]

粒子加速装置 particle accelerator 真空中で電子や陽子などの荷電粒子を高速・高エネルギーにするための装置．高周波電場を使って直線的に粒子を加速する線形加速器や，磁場により粒子を偏向させ円形軌道上で加速させる円形加速器がある．[1127]

粒子線 particle radiation, particle beam ［粒子放射線］素粒子や原子，分子のイオンの流れ．陽子線，ヘリウム線，重イオン線，中性子線などがある．中性子線を除いて，ブラッグピーク Bragg peak を有する優れた物理的線量分布をつくり出すことができる．さらに重イオン線や中性子線は高い線エネルギー付与(LET)放射線で，酸素増感比(OER)が小さい点で生物学的にも優れている．[1127] ⇨参粒子線治療→2938

粒子線治療 particle-beam radiation therapy 陽子線，中性子線，重イオン線，パイ中間子線などの粒子線を用いる放射線治療の1つ．[1127] ⇨参陽子線治療→2869，粒子線→2938

粒子直線加速器⇨同直線加速器→2022

粒子放射線 particle radiation⇨同粒子線→2938

流出性失語症⇨同流暢(りゅうちょう)性失語→2938

流涎症⇨参唾液分泌→1909

流速プロファイル⇨同プロファイル《血流ドプラの》→2601

留置スネア detachable snare ［結紮(けっさつ)スネア］スネアとは係蹄あるいはループ状(輪状)のものを指す．留置スネアは，ポリープや腫瘤の基部を縄状のもので環状にとり囲み，その輪をしめて留置する方法で，自然落下によって腫瘤が除去されるのを待つ．合成樹脂や金属製のものなどがある．[106]

流暢(りゅうちょう)性失語 fluent aphasia ［流出性失語症］自発語の性質から失語を流暢性失語と非流暢性失語とに分類する試みがある．流暢性失語は，一度に発話できる語句の数が一定以上で，構音も明瞭であり，一見流暢な話し方だが，正常な流暢性とは異なり，発話量のわりに情報量が乏しいこと，錯語を伴うことなどによって特徴づけられる．ローランド Rolando 溝より後方の病変で生じることが多い．古典的分類でいうと，ウェルニッケ Wernicke 失語，伝導性失語，超皮質性感覚性失語，健忘失語などが含まれる．[296]

隆椎 prominent vertebra ［第7頸椎］ 脊柱の第7頸椎は長い棘突起を有し，その尖端は第3-第6頸椎と比べ著しく体表に突出し，皮膚の上から容易に触れるため，隆椎と名づけられている．他の頸椎との区別が容易であるため，他の棘突起を同定する場合のよい指標となる．また横突孔は小さく，椎骨静脈を通すが，椎骨動脈はここを通らない．[1421]

流動食 liquid diet 固形物を含まない流動物の食事で，重湯，くず湯，果汁，牛乳などが用いられる．近年流動食として調整され，そのまま使用できるものや粉末状になっているものなども発売されている．[987]

流動性能力 fluid ability ［機械的知能(能力)］ 一般知能には流動性能力と結晶性能力があり，流動性能力とは，学習や過去の経験の影響をほとんど受けず新しい問題に柔軟に対処する能力のこと．知覚的速度，記憶範囲，語の類推などの情報処理能力で，計算能力や記憶力，直感力など特に早さや正確さにかかわり，機械的知能(能力)とも呼ばれている．生物学的老化のプロセスと関係が深く，幼児期から青年期までに高まり，成人前期に水平となり，成人中期・後期には下降する．認知的機能の生涯にわたる変化に注目したキャッテル Raymond B. Cattell により命名された．[321]

流入動脈 feeding artery⇨同栄養動脈→349

瘤波《脳波の》 hump ［頭蓋頂鋭波，頭頂部瘤波］ 睡眠中に頭頂部優位に出現する，陰・陽二相性あるいは陰・陽・陰三相性の振幅の大きい徐波．陰性相で最も振幅が大きく，軽睡眠初期に頭蓋頂部に出現し，持続時間は100-300 msecで，振幅は100 μV以上，200-300 μVにも達する．α 律動が消えて平坦化した脳波になったあとに現れ，紡錘波 spindle の出現でより深い睡眠段階に移行する．また，ギブス Frederic Gibbs らによりこれまで瘤波 hump，頭頂部瘤波 biparietal hump とも呼ばれてきたが，国際脳波学会連合では，頭蓋頂鋭波 vertex sharp transient と呼ぶように統一している．[947]

隆鼻術 augmentation rhinoplasty 鼻背が陥凹した鞍鼻変形などに対して行われる手術法．自家軟骨や骨，シリコンなどが用いられる．[736]

リュープロレリン酢酸塩 leuprorelin acetate 脳の視床下部から下垂体に向けて分泌され，下垂体からの卵胞刺激ホルモン(FSH)，黄体形成ホルモン(LH)の分泌を刺激するゴナドトロピン放出ホルモン(LH-RH)の誘導体．LH-RHの構造の一部を変化させることで，ホルモン効果が100倍ほど増強されている．LH-RHは体内では間欠的に分泌され，これによってFSH，LHの分泌が刺激されているが，LH-RHは連続投与されると下垂体からのFSH，LH放出は，逆に強力に抑制され，性腺機能も抑制されてしまう．リュープロレリン酢酸塩はこのために好都合の製品である．加えてリュープロレリン酢酸塩は使用をやめればその効果が消失するという意味で，可逆性の性機能抑制が得られることになり，女性では中枢性思春期早発症，閉経前乳癌，子宮内膜症，男性では前立腺癌など，性ホルモン抑制が必要な疾患に適応がある．[1260] 商リュープリン

流量計 flowmeter 酸素の流量を示すメーター．減圧弁を介してボンベに取りつけたり，アウトレットに装着したりして使用する．管理上，テーパ管の破損の有無や，フロートの上下の有無などを確認して正しい流量を示すように点検すること，ガスの流入部，流出部の汚染に注意することが必要．[948] ⇨参ニューモタコグラフ→2241

流涙症 lacrimation, epiphora 涙が鼻側に排出されず，あふれ出る状態．鼻涙管狭窄・閉塞などで涙液の排出障害があると起こる．先天性に鼻涙管が閉塞していることもあるが，この場合，自然に開通することも多い．自然軽快がない際にはブジーで閉塞部を穿破する．排出障害がなくても，結膜炎や角膜障害があると，刺激により涙液が過剰に分泌して流涙症が起こる．その際には，点眼剤で基礎疾患の治療を行うことで症状の改善が得られる．[1153]

リュックサック麻痺 rucksack paralysis 胸郭出口症候群の1つ．重いリュックサックを背負うような胸を張り肩を後下方へ下げる姿勢により，鎖骨と第1肋骨との間にある腕神経叢，鎖骨下動脈からなる神経血管束が圧迫されて発症する疾患．手指の冷感，チアノーゼ，発汗異常，橈骨動脈触知不良，手内筋の萎縮を生ずる．[841]

量 volume⇨同v→118

療育 medicine and education, medical treatment and education 療は医療を，育は保育あるいは養育を意味する．すなわち「児童福祉法」に基づいて，心身に疾患のあると思われる児童に対して疾患の早期発見・治療をすると同時に教育をすること．[841]

療育医療 ①狭義には，「児童福祉法」第21条に規定されるもので，骨関節結核その他の結核にかかっている18歳未満の児童に対し，療養にあわせての学習の援助を行うため，これを病院に入院させて療育の給付を行う制度．医療には，指定療育機関における診察，薬剤や治療材料の支給，医学的処置，手術その他の治療，病院や診療所への入院，その療養に伴う看護や移送などが含まれる．②広義には，心身の発達に障害がある，またはその疑いがある児やその家族を対象に，原因の診断治療，相談指導(合併症の防止，発達評価と機能訓練，育児方法，看護など)，遊びや保育を通じての教育(日常生活行動の自立，対人関係の確立など)を行う総合的な活動をいう．すなわち，療育が必要とされる児には治療と教育(職業教育を含む)を並行して総合的に進めることが必要であり，その一方だけを与えるのでは不十分であるとの考え方をもとに供給される保健医療サービスを指す．この理念のもとに，療育施設の設置や療育相談なども行われている．障害をもつ者が人間らしく生きる権利の全体的な回復を目的とするリハビリテーションの理念にも共通する．[338] ⇨参療育の給付→2940

療育環境⇨同入院環境《子どもの》→2225

療育《肢体不自由児》 education harmonized with medical services 日本最初の肢体不自由児施設，整肢療護園の創立者であり，日本肢体不自由児協会の初代会長である高木憲次〔1888(明治21)-1963(昭和38)，整形外科医〕による造語．「医療と育成のことであり，現代の科学を総動員して不自由な肢体をできるだけ克服し，それによって幸いにも回復したる『肢体の復活能力』そのもの(残存能力のみではない)をできるだけ有効に活用させ，もって自活の途の立つように育成することである」と定義されている．医療と保育あるいは養育の意味で，肢体不自由児に対して医療的かかわりのみでなく教育面からのかかわりも重要であるという考え方．[525]

療育相談 child rearing support 児童福祉行政の第一線機関である児童相談所を中心に保健所や福祉事務所などで行われている障害児福祉対策事業で，障害児をもつ家族を対象に行われる子育て相談のこと．「児童福祉法」第19条に，「保健所長は身体に障害のある児童に必要な療育の指導を行わなければならない」と規定されている．療育という言葉は，主に肢体不自由児や重症心身障害児に対して，医療と保育や教育の連携によって心身の発達を援助する意味で使われるが，具体的には機能訓練を意味する場合が多い．1970(昭和45)年に紹介されたノーマライゼーション理念により，障害児の早期発見・早期療育の重要性を地域療育のシステムとしてとらえようとする動きが広がり，また保護者の養育不安に対応するため，重症心身障害児施設・小児センターなどの医療機関や行政が実施するようになった．国は「在宅心身障害児(者)巡回療育相談事業」などを実施している．障害児に対する福祉対策のなかでも，在宅および地域福祉対策は，ノーマライゼーション理念の実現に向け，近年特にその充実が求められている対策領域で，主に，相談および指導，家庭生活環境の向上に向けての事業，経済的支援などが行われており，児童相談所は医師，心理判定員，ケースワーカーなどによる相談や専門的見地からの診断・判定を行い児童福祉施設などへの措置を行う．保健所では療育の相談・指導を行っている．今後の課題として，重要なことは早期発見・教育による子どもの障害の軽減や，親の不安・悩みの緩和・解消のための早期療育の場(保育所での障害児の受け入れ，母子訓練センターの設置など)ができるだけ身近に設置されることや，子どもの障害がどれほど重くとも，常に家族と暮らせるというあたりまえのことを支援するための地域福祉の体制・基盤づくり(ホームヘルプ活動・相談支援体制の組織化な

ど)を充実させていくことである.[457]

療育手帳 mental retardation certificate 児童相談所または知的障害者更生相談所によって知的障害と判定された人に給付される手帳. 知的障害者の相談や指導が一貫して行われること, 各種の援助の措置を受けやすくして福祉の増進を図ることなどを目的に1973(昭和48)年に制度化. すでに制度化・発足していた東京都ほか数県において実施されていた「愛の手帳」「緑の手帳」などの名称を使うことも許可された. 1991(平成3)年に手帳制度の一部が改正され, 療育手帳の名称使用と写真貼付が義務づけられた. 障害の程度は児童相談所と知的障害者更生相談所の判定により A(重度), B(その他)のほか, 第1種(A), 第2種(B)の標記が加わった. この制度により交通機関の割り引きやいわゆるマル優制度, 重度の手帳所持者の高速道路料金の割引制度などが利用できる.[457]

療育の給付 medical treatment and education benefits 骨関節結核その他の結核で, 長期にわたって入院する18歳未満の児童に対して,「児童福祉法」第20条の規定に基づき, 指定療育機関が行う専門的な医療(医学的処理や手術など), 薬剤や治療材料の支給, 看護, 移送, また療養生活に必要な日用品, 小学生や中学生に対する学習用品の支給などを行うこと. 支給額は世帯収入に応じて検討される.[516]

量影響関係 dose-effect relationship [用量影響関係] 量 dose とは化学物質などの有害因子が体内で作用する場における量, 濃度をいい, 通常は測定不能であるため, 生体試料(血液, 尿など)中の濃度がその間接的指標とされる. 影響 effect とはその有害因子の曝露によって生じた生物学的変化をいう. 量影響関係とは, 量(通常はその指標)の変化に対応した特定の影響の量的変化を指す. 例えば, 鉛によるヘム合成への量影響関係では, 血中鉛が増加するにつれ赤血球 δ アミノレブリン酸脱水酵素(ALAD)活性が低下することが観察される. 有害化学物質のリスク分析, 管理の際の基本となる.[1593]

両価性⇨同アンビバレンス→209

両側検定 two-side test 仮説検定を行う場合, 両側検定か片側検定かにより検定結果が異なる場合もある. 平均値の検定を例にとれば, 帰無仮説は $H_0: \mu_1 = \mu_2$ である. 一方, 対立仮説には次の場合が考えられる. ① $H_i: \mu_1 \neq \mu_2$ で, 母平均は等しくないという仮説. 検定は両側検定を行う. 両側検定とは対立仮説を $\mu_1 > \mu_2$ または $\mu_1 < \mu_2$ のいずれか一方が成り立てばよいと考えている場合である. ② $H_i: \mu_1 > \mu_2$ (または $\mu_1 < \mu_2$)で母平均 μ_1 が μ_2 より大きい(または μ_1 が μ_2 より小さい)という仮説. 検定は片側検定を行う. 一般には, 両側検定が行われ, 片側検定が行われるのは特別な事情(事前情報:新薬開発などの場合のように, 新薬は旧薬より有効であるという仮定をおくことが妥当な場合)がある場合に限られる. 検定の種類によっては両側検定または片側検定のみということもある. 片側検定と両側検定では統計的有意性の違いがある. 両側検定における p 値 0.05 は, 片側 0.025 になるが, 片側検定では片側のみで 0.05 なので, 当然片側検定のほうが有意差が出やすくなる.[21] ⇨参片側検定→521

両眼開離症⇨同両眼隔離症→2940

両眼隔離症 ocular hypertelorism [眼(角)隔離症, 両眼開離症, 眼角開離症] 両眼の眼球の間の距離が正常より離れている状態をいう. 先天的な頭蓋骨形成異常に合併してみられることがある. アペール Apert 症候群, クルーゾン Crouzon 病, ネコ鳴き症候群などがある.[1601]

稜間径⇨同腸骨稜間径→2012

両眼固視 binocular fixation 左右の眼の視線を同時に同一の視標に向けること. 両眼固視ができることは, 良好な視機能を得るうえで重要.[1601]

両眼視 binocular vision 両眼で同時に同一の対象物を見ること.[1601] ⇨参立体視→2927

両眼視機能 binocular visual function 両眼視によって得られる機能のこと. 両眼で同時に左右の網膜に映った映像を重ね合わせて見ることができる同時視, その映像を統合して1つの単一な映像として認知する融像, 1つに融像された左右の映像のわずかな違いから立体感を認知する立体視などからなる. 斜視や左右の視力に著しい差があると, これらの機能は障害される.[1601] ⇨参両眼視→2940

両眼視力 binocular vision 両眼を同時に使って見たときの視力. 片方の眼を完全に遮蔽して測定する片眼視力より, 10% ほど良好であるとされる.[1465]

両眼接近症 hypotelorism 両眼の眼球間の距離が正常より短い状態. 胎児期の頭蓋骨の形成異常や発育異常でみられ, 三角頭蓋を伴うこともある.[1601]

両極細胞⇨同双極細胞《網膜の》→1810

両極性うつ(鬱)病 bipolar depression⇨同双極性うつ(鬱)病→1810

両極〔端〕濃染性⇨同極染色性→777

菱形窩(りょうけいか) rhomboid fossa 延髄と橋の背側面で, その大部分は第4脳室の底に相当する部位. この背面には第4脳室の天井となる小脳がある. 菱形窩という名称は, 正中溝を長軸に, また延髄と橋の境を結ぶ線を短軸とした菱形に由来している. 菱形窩が重視されるのは, この下に第5〜第12脳神経の起始核と終止核が密集しているからである. したがって, 菱形窩にある溝や高まりもこれに関連して名づけられている. 菱形窩の迷走神経三角は舌咽神経と迷走神経の背側核, 舌下神経三角は舌下神経核, 前庭神経野は前庭神経の諸核のあるところに相当する. ただし, 顔面神経丘はこの場所に顔面神経核があるのではなく, 顔面神経膝と外転神経核に相当する場所となる. また, 菱形窩上部には1対の青斑が見え, 正中溝から外側に向かう細い条が2-3本見える. この条を第4脳室髄条という. 正中部に正中溝, さらにその外側には境界溝があり, ほかに上窩, 下窩, 内側隆起, 第4脳室外側陥凹などがある. 菱形窩における第5-12脳神経核の種類と生理的意義および位置関係をみると, 運動性核は内側, 感覚性のものは外側にあり, 感覚性核のうちでも体内性(内臓性感覚)のものは内側に, 体外性(体性感覚)のものはその外側にある. このような配列は動物の進化の過程で脊髄の神経核の配列パターンが延髄から脳幹全体にわたって扇状に開放していき, 分化, 複雑化したものとみなすことができる.[636] ⇨参脳幹→2293

菱形(りょうけい)**筋** rhomboideus muscle 大菱形筋と小菱形筋からなる. 小菱形筋は第6,7頸椎棘突起から肩甲骨内側縁上部に，大菱形筋は第1-4胸椎棘突起から肩甲骨内側縁下部に付着する．両筋とも肩甲背神経支配を受け，肩甲骨内転・下方回旋運動を行う．[1266] ⇨参上肢帯の筋⇀1436

利用契約 利用者自らがサービスと提供事業者を選択し，事業者と対等の立場で契約を交わしてサービスを利用すること．「介護保険制度」により，従来の行政措置(「老人福祉法」)とは大きく異なるサービス利用の基本的あり方となった．市場における消費者は，商品やサービスを実際に見たり聞いたりして選ぶ．同様に，介護(介護予防)サービスと提供事業者を利用者が選択できることが介護保険制度の特徴である．利用するサービス提供事業者などが決まったら，利用前に文書による同意(契約)が必要となる．この契約により，事業者などのサービス内容，運営方針，利用料など，サービスの選択に必要な事項を双方が文書で確認することになる．事業者には，利用者と契約を結ぶ際，サービスの内容，利用料などサービス利用に関する重要事項を説明する義務がある．そのため，まず事業者から，重要事項説明書を使って利用者に契約内容について説明が行われる．利用者がその説明に納得し，事業者と合意に達してはじめて契約となる．この合意を文書にしたものが契約書で，利用者・事業者の双方の間で取り交わす．利用者が予期せぬ不利益を受けたり，トラブルに巻き込まれることを防ぐためにも，契約関係を明確にする契約書を締結することが重要である．また，サービス提供事業者にとっても，契約によって発生した債務を履行すること，契約期間，解約条項を定め，あらかじめ利用者との了解が得られていることによって間違いのないサービスを提供することができる．[445]

療護 身体障害者福祉施策における生活施設で行われるケア．身体上の著しい障害のため，常時介護を必要とするが，家庭では介護を受けることの困難な最重度の障害者を入所させ，長期にわたって治療や養護を行う．実際に療護を行う機関として「身体障害者福祉法」に定める身体障害者療護施設などがある．[525]

療護施設⇨同療養所⇀2944

良肢位 optimal position 意識障害や麻痺のある患者，自分で身体を動かすことが困難な患者，四肢切断後の患者に対し，できる限り関節拘縮をつくらないような予防的な姿勢，あるいは関節が仮にその位置で動かなくなっても日常生活動作に及ぼす障害が最も少ない肢位のこと．良肢位は，苦痛がなく，全身の筋肉がリラックスできる姿勢でもある．[525]

良肢位《関節の》 functional position ［**機能的肢位**］ たとえ関節がそのまま強直や拘縮を起こしても，日常生活をするうえで最も便利な肢位をいう．職業・生活環境，隣接する関節の状態によって異なるが，各関節の良肢位として一般に認められている肢位は次のとおり．肩関節：70度外転，30度水平屈曲，軽度外旋．肘関節：90度屈曲，前腕は回内・回外中間位．手関節；20-30度背屈，手指は野球ボールを握った肢位．股関節：30度屈曲，外転0度，軽度外旋．膝関節：10度屈曲．足関節：0度または軽度底屈．[841]

良肢位の保持 holding optimal position ［**機能的肢位の保持**］ 良肢位とは，疾患や障害により，関節拘縮が起こることが予測される，あるいは起こった場合，関節可動域制限の予防や回復のためにとられる身体の各部位の位置のことをいう．良肢位を保持することで，仮に関節がその位置で動かなくなっても日常生活動作に及ぼす障害を少なくすることができる．[1542]

両耳音の大きさバランス検査 alternate binaural loudness balance(ABLB) test⇨同ファウラー検査⇀2507

両耳側半盲 bitemporal hemianopsia, bitemporal hemianopia 両眼の外側(耳側)の視野消失あるいは狭窄をきたした状態．視神経交叉部の障害で生じる．原因は下垂体腫瘍が最も頻度が高く，その他には頭蓋咽頭腫，髄膜腫，脳動脈瘤などがある．半盲は外上方から始まることが多く，視神経交叉部が下方から圧迫されていることを示唆する．[576] ⇨参異側〔性〕半盲⇀246

両耳聴診器 binaural stethoscope ［**双耳聴診器**］ 両耳で肺音，心音，腸音などを聴取するために用いる医療用具．皮膚に押し当てる集音部，音を伝える導管部(現在ではY字形のものが一般的)，外耳孔に密着させる耳部よりなる．金属導管と耳部とが一体となったものを耳管部という．耳部は耳管になっているものが多く，ばねにより耳孔に密着する．[1360] ⇨参聴診器⇀2013

両室肥大 combined ventricular hypertrophy；CVH, bilateral ventricular hypertrophy；BVH 左心室と右心室の両者の肥大をいう．両心室に肥大をきたす疾患としては，連合弁膜症(大動脈弁膜症＋僧帽弁膜症など)，肺高血圧を伴う心室中隔欠損症や動脈管開存症などがある．心電図所見としては，左室肥大および右室肥大の基準を両者とも満たす場合もあるが，それぞれの負荷所見(収縮期性負荷あるいは拡張期性負荷)の一部を有することが多い(左室肥大＋右軸偏位，左側高電位＋右側高電位，左側高電位＋$V_{5,6}$での深いS波など)．心エコーなどにより確定診断を行うが，原疾患の状態を把握することが臨床上重要である．[776]

両室ペーシング biventricular pacing ペーシングリードを右室と左室(冠静脈洞)に留置してペーシング(心臓を刺激すること)を行うこと．再同期治療とほぼ同義であり，QRS幅の広い(＞120 msec)症例において，心不全の改善目的で用いられる．[426] ⇨参心臓ペースメーカー⇀1580

量子論 quantum theory ［**プランク説**］ 物理学用語の1つ．物質や電磁放射などの間に成り立つ相互作用に関する理論．ドイツの物理学者プランク Max Planck (1858-1947)は1900年，エネルギーは不連続量である量子と呼ばれる小単位からなり，この単位でのみ放出，伝達，吸収が可能であると主張し，それまでの古典的理論にとって代わった．これによって，ある特定のエネルギー状態だけが，原子および原子の構成粒子に取り入れられるとの説明ができるようになった．[1505]

両親学級 parents class 分娩準備教育の1つであり，妊娠，分娩，産褥(育児期)の全期間を通して，母児ともに健全に過ごして育児ができることを目的に，母親と父親(両親)を対象に行われる集団指導のこと．出産前の集団指導は一般的には母親が対象とされることが多いが，母親に対する理解とサポート，夫の分娩立ち会い，育児への協力など，父親の役割も重要であり，夫の分娩準備教育も必要である．母児の健康管理についての知識の提供とともに，父親役割についての認識

を深めることを目的に，講義や実習を組み合わせて実施される．[1352] ⇒参母親学級→2391

両親媒性　amphipathic⇒同アンフィパチック→210

両心バイパス法　biventricular assist device；BVAD，biventricular bypass ［**両心補助循環装置**］ 薬物での治療が困難な重症の両心不全症例に対する補助循環法．補助人工心臓2個を用い右心系と左心系とをおのおの補助する方法(biventricular assist device)と，人工心肺を用いて両心補助を行う方法(biventricular bypass)とがある．[867,1499]

両心不全　combined ventricular failure　左心不全と右心不全を合併しているもの．心不全の多くは左室機能不全から発症する．左心不全による肺動脈圧上昇は右心にとっては後負荷(心室の収縮時に心筋に加わる抵抗)増大であり，この状況が続くと右心不全も合併してくる．すなわち右心不全の原因は主として左心不全である．右心不全単独の多くは肺実質・血管疾患(肺塞栓症など)による右室の後負荷増大が原因であるが，この場合右室からの拍出量の低下が左室の拍出量減少につながり，左心不全を呈するようになる．[1180]

両心補助循環装置⇒同両心バイパス法→2942

良性　benign　比較的予後がよいと考えられるもの．例えば，良性腫瘍は一定の大きさになると成長が止まり，悪性腫瘍のように際限なく増殖することも，転移や浸潤もほとんどみられないため，悪性腫瘍に比べ予後がよい．[543]

両性イオン　zwitterion ［**双性イオン，双極子イオン**］ 単一の分子において，酸性基と塩基性基の両方をもち，正電荷および負電荷の両方を同時に有する状態．全体としては電気的に中性である点で真のイオンとは異なる．生体物質での代表例はアミノ酸である．水溶液中ではアミノ酸は非イオン型ではほとんど存在せず，低いpH範囲では塩基，高いpH範囲では酸として解離しているが，中性付近では両性イオンとして存在する．[1157]

両性イオン界面活性剤　zwitterionic detergent⇒同両性界面活性剤→2942

両性界面活性剤　amphoteric surfactant ［**両性イオン界面活性剤**］ 水溶液中で正電荷と負電荷の両方をもつ分子で，界面活性を有するもの．溶液表面では表面張力を下げ，溶液中では疎水性物質に吸着して系を安定化させる．通常，塩基性で陰イオン性を，酸性で陽イオン性を示す．親水基は陽イオン性官能基としてアミノ基を，陰イオン性官能基としてカルボン酸，スルホン酸，リン酸などを有するものが多い．防腐・消毒薬として応用される．[1157]

良性奇形腫　benign teratoma⇒同成熟奇形腫→1672

良性昏迷　benign stupor⇒同抑うつ(鬱)性昏迷→2881

良性再発(反復)性髄膜炎　benign recurrent meningitis⇒同モラレ髄膜炎→2828

良性腫瘍　benign tumor ［**良性新生物**］ 周辺組織・部位への浸潤・遠隔部への転移が起こらず局所にとどまって，主として限局性・膨張性に発育することを特徴とする腫瘍・新生物．通常は発育を制限する線維被膜があり，よく被覆されており，細胞の退形成性も悪性の増殖細胞に比べて少ない．良性ではあるが，腫瘍が大きくなると臓器や組織の必要とする空間を占有するために圧迫によって障害や死をきたす可能性があり，切除が必要となる．外科的に完全に切除したのちには一般に再発は少ない．[1531]

良性漿液性腫瘍　benign serous tumor⇒同漿液性嚢腺腫→1419

良性食道狭窄　benign esophageal stenosis　腫瘍性疾患によらない先天性・後天性食道狭窄の総称．先天性の場合，中下部食道が狭窄する．先天性はきわめてまれだが，原因は気管原基迷入型が約50%，筋線維肥厚型が約40%，膜様型が約10%である．後天性では，逆流性食道炎，長期にわたる鼻腔栄養チューブの使用，強酸・強アルカリなど腐食性薬物の経口摂取，異物による食道損傷，ウイルスあるいは細菌感染，食道静脈瘤の治療，内視鏡による損傷などさまざまな疾患や病態が原因となる．嚥下障害，嚥下痛，嘔吐，栄養障害による体重減少などの症状を呈する．診断は内視鏡や硫酸バリウムを用いた食道造影で行う．軽症の場合は，バルーンやブジーを用いた拡張が有効．重症の場合は狭窄部の切除や食道癌に準じた切除術が必要となる．気管原基迷入型の先天性狭窄も狭窄部を切除し食道の端端吻合が必要となる．[184] ⇒参瘢痕性食道狭窄→2409

良性腎硬化症　benign nephrosclerosis　長期間の高血圧により，腎臓の細動脈(小葉間動脈から輸入細動脈にかけて)が内膜肥厚し中膜障害をきたしたもの．細動脈硬化により血管内腔が狭窄すると虚血性の糸球体障害，尿細管間質障害から腎機能障害を引き起こす．臨床的には，中高年で長期間の高血圧歴を有し，高血圧性眼底変化や左室肥大など他の高血圧性臓器障害を合併していて，慢性の腎機能障害がある患者で疑われる．尿検査での異常は乏しく，タンパク尿はあっても軽度(1g/日以下)である．腎機能障害の進行は緩徐であるが，社会の高齢化に伴い患者数は増加傾向にあり，慢性腎不全の原因としても増加してきている．[1119]

良性新生物　benign neoplasm⇒同良性腫瘍→2942

両性生殖　bisexual reproduction　2種類の配偶子，すなわち精子と卵子の受精による生殖をいう．[998]

良性セメント芽細胞腫⇒参セメント質腫→1742

良性胆管狭窄　benign stricture of the bile duct　胆管近傍の良性病変により胆管が圧迫されて狭窄した状態．膵炎(慢性膵炎における膵の浮腫，線維化による膵内胆管の狭窄，仮性膵嚢胞による圧迫)，膵嚢胞，原発性硬化性胆管炎，ミリッツィ Mirizzi 症候群，レンメル Lemmel 症候群のほか，外傷，手術，結石，良性腫瘍などが原因となる．瘙痒感，褐色尿，黄疸などの症状を呈する．血液検査では，直接型優位のビリルビンやアルカリホスファターゼの上昇をみる．経皮経肝胆道造影(PTC)あるいは内視鏡的逆行性胆管膵管造影(ERCP)の胆道造影で診断される．原因病変の改善により自然に狭窄が改善することもあるが，多くは原因病変の外科的除去，減黄のためのPTCDチューブの挿入とその内瘻化，さらに金属ステントの狭窄部位への留置を要する．[1050]

良性タンパク尿　benign proteinuria　腎尿路系の疾患および全身性疾患による病的タンパク尿とは異なるもので，発熱や激しい運動などのストレスにより生じる生理的タンパク尿や起立性タンパク尿がこれに含まれる．ほとんどが一過性，間欠性で尿タンパクは多くても1

り

日1g以下である.[1119] ⇨参タンパク尿⇀1957

良性中皮腫 benign mesothelioma ［**線維性中皮腫，限局性中皮腫**］ 胸膜，特に臓側に好んで発生する限局性線維性腫瘍で，手術の対象となる．細長い線維芽細胞様細胞からなる．種々の程度に膠原線維の形成があり，しばしばそれが硝子化傾向を示す．多くの場合，胸水は伴わない．付着部で胸膜の外弾性板の破壊があることで線維腫と区別するが，広基性の場合の判断は難しい.[1531]

両性電解質 ampholyte, amphoteric electrolyte 溶液中で酸性と塩基性の両性質を示す物質．例えば，アミノ酸を水溶液にすると，アミノ基が塩基性，カルボキシル基が酸性を示す．ほかに，ホスファチジルエタノールアミンなどのリン脂質，水酸化亜鉛なども両性電解質である．等電点で酸を加えると塩基(プロトン受容体)として反応し，塩基を加えると酸(プロトン供与体)として反応する．両性電解質の多くは適当な条件で両性イオンとなる.[1157]

良性頭蓋内圧亢進症 benign intracranial hypertension ［**良性脳圧亢進症，偽〔性〕脳腫瘍，仮性脳腫瘍**］ 頭痛，嘔吐など頭蓋内圧亢進症状をみるが，通常そのような圧亢進の原因となる腫瘤性病変や水頭症，脳血管障害などの占拠性の原因疾患がみられないもので，本態性(原因不明)のもののほか頭蓋内の静脈還流障害，各種内分泌障害が原因となることがある.[1527]

良性脳圧亢進症⇨同良性頭蓋内圧亢進症⇀2943

良性肺腫瘍 benign tumor of lung 肺の良性腫瘍は肺腫瘍全体の10% 以下と少なく，腫瘍類似病変も含んでいる．WHOの分類では，上皮性腫瘍，軟部組織腫瘍，中皮腫，その他の腫瘍，リンパ組織増殖病変，および分類不能腫瘍に分類されている．日本では過誤腫(42%)，気管支腺腫(30%)などが多い．一般に臨床症状は少ないが，気管支内腔に発育するものでは，咳や痰，喘鳴などの症状がみられることがある．診断確定後，経過観察をしても予後は良好．治療としては，気管支内に突出する腫瘤に対してはレーザー治療などが行われており，胸部X線上，悪性腫瘍との鑑別困難なものでは，外科的に腫瘍を摘出する.[948] ⇨参肺腫瘍⇀2337

良性反復性肝内胆汁うっ(鬱)滞 benign recurrent intrahepatic cholestasis 1959年にはじめて報告されたまれな疾患．肝内・外の胆管系に異常がなく，薬剤や妊娠など胆汁うっ滞を起こす原因もないのに，数か月以上の無症候期をはさんで皮膚瘙痒感で発症し，強い瘙痒感と黄疸，胆道系酵素の上昇を反復する．血清ビリルビン値は直接型優位で10-20 mg/dL まで達することがある．多くは20歳以前に発症．原因は不明であるが約25% が家族性である．ステロイド剤が有効なことが多い.[1050]

良性反復性血尿 benign recurrent hematuria⇨同家族性血尿症候群⇀513

良性発作性頭位眩暈(げんうん)**症** benign paroxysmal positional vertigo；BPPV 特定の頭位(例：寝返り，頭を左右に動かす，起き上がったり横になったりなど)で誘発される回転性めまいを特徴とする疾患．めまいの持続時間は数秒から十数秒間で，同一頭位を反復してとると軽快または消失する傾向をもつ．めまいと直接関連をもつ蝸牛症状，頸部異常および中枢神経症状はない．原因は，内耳の卵形囊にある耳石由来の結石が半規管内に迷入し，これが頭位変化によって内リンパ腔内を移動することでめまいが引き起こされるとされる．末梢性めまいの中で頻度が高く，めまい全体の十数%を占めるともいわれる．検査所見上は，頭位・頭位変換眼振検査で通常数秒間の潜時をもって方向交代性下行性眼振を認める．治療は，頭位を変化させて半規管に迷入した耳石を卵形囊に移動させる浮遊耳石置換法が有効．予後は良好で多くは発症から1週間以内で寛解するが，30-50% に再発がある.[1569]

良性発疹熱⇨同メキシコチフス⇀2795

良性リンパ濾胞性ポリープ⇨同リンパ濾胞性ポリープ⇀2960

両相性うつ(鬱)病 bipolar depression⇨同双極性うつ(鬱)病⇀1810

両足結合奇形⇨同人魚体奇形⇀2262

両足合脚体 sympus dipus 下肢が癒合しているが，左右の足の区別ができる奇形.[1631] ⇨参人魚体奇形⇀2262

両側性伝導⇨同両方向性伝導⇀2944

両側〔性の〕 bilateral 左右両側の，あるいは2面・2層〔性の〕.[1505]

両側前頭葉白質切截(せっせつ)**術**⇨同ロボトミー⇀3005

両側肺門リンパ節腫大 bilateral hilar lymphadenitis；BHL ［**両側肺門リンパ節腫脹，BHL**］ 胸部X線写真の所見で，両側肺門部のリンパ節腫脹が認められるものをいう．代表的疾患には，サルコイドーシス，悪性リンパ腫，珪肺，白血病，癌性リンパ管症などがある.[948]

両側肺門リンパ節腫脹⇨同両側肺門リンパ節腫大⇀2943

両大血管右室起始 double outlet right ventricle；DORV⇨同二大血管右室起始症⇀2214

両大血管左室起始 double outlet left ventricle；DOLV⇨同二大血管左室起始症⇀2214

両端針付糸 double armed suture 両端に針のついた縫合糸．血管吻合の際によく用いられる.[485]

量的研究⇨同数量的研究⇀1634

量的視野計測 quantitative perimetry 量的に視野を計測する検査．視標を動かさずにその輝度を変化させて測定する静的視野と，視標を動かして測定する動的視野の2種類がある．ゴールドマン Goldmann 視野計やハンフリー Humphrey 自動視野計が代表的である.[480] ⇨参視野計測⇀1356

良導点⇨参良導絡⇀2943

良導絡 中谷義雄(医師，1923-78)らによって考案・確立された自律神経調整療法で，皮膚通電抵抗が低く電気の流れやすい点を良導点とし，それらを結んだものを良導絡と呼んだ．良導絡は経絡(けいらく)と類似しており，12経絡と同様に左右合わせて24本あるとしている．良導点は毛包孔に一致し，立毛筋の収縮による皮脂の分泌によって電気が流れやすくなるとされる．すなわち，局所的な交感神経の興奮によって発生すると考えられている．通常，良導点は21Vの電圧で検出するが，12Vに下げて検出される場合は，特に内臓の異常や体表の異常によって反射を起こした病的な反応とし，これを反応良導点と呼んだ．また，左右24の良導絡の代表点を定めて測定してチャートを作成し，基準値より興奮あるいは抑制した反応から臓腑経絡の異常を診断し，それらを是正する経穴(けいけつ)を選び出して治療に役立てられるように考案されている．なお，良導絡の代表点は原穴(12経脈の病変が現れる経穴)とおおむね一致する．[490] ⇨参十二経脈→1379

利用度審査⇨同病床利用度調査→2490

菱(りょう)脳 rhombencephalon，hindbrain 神経管の3つの一次脳胞のうち，最も後方のものから発生した部分．後脳と髄脳(延髄)に分かれる．菱脳の頭側半部を占める後脳は，第4脳室の腹側にある橋と背側にある小脳からなる．[636] ⇨参脳の発生→2292

量反応関係 dose-response relationship ［用量反応関係］ 量影響関係でいう影響の程度が，集団の中であるレベルをこえるものの割合(反応)と化学物質などの曝露・吸収量との関係を指す．例えば，鉛作業者集団における血中鉛レベルと貧血者の割合の関係である．反応がバックグラウンドより増加する曝露・吸収レベルを閾値という．多くの例では，曝露レベルが閾値をこえて増加するに従い反応が増加し，あるレベルで一定に達するS字状曲線を示す量反応曲線が得られる．反応を死亡とした場合，50%死亡する量が50%致死量(LD_{50})である．[1593] ⇨参量影響関係→2940

両鼻側半盲 binasal hemianopia⇨参異側〔性〕半盲→246

両方向性心室頻拍 bidirectional〔ventricular〕tachycardia ［二方向性心室頻拍］ 同時に2種の起源から発生している心室頻拍で，連続した心室頻拍中に反対方向の電気軸を有するQRS波が交互に現れる．重症心疾患患者におけるジギタリス過剰の場合に多く認める．小児で運動によりこのタイプの心室頻拍が誘発される場合はカテコールアミン作動性多形性心室頻拍(カテコラミン誘発性多形性心室頻拍)(CPVT)の可能性があり，突然死に注意する必要がある．[426]

両方向性伝導 bidirectional conduction，reciprocal conduction ［両側性伝導，相互伝導］ 神経や筋など線維状細胞で，発生した活動電位によって原理的には興奮が両方向に伝わること．しかし，不活性化や後過分極によって不応期があるため，伝導中の活動電位が逆方向に伝導することはない．[1274]

両方向ブロック bidirectional〔conduction〕block ［二方向ブロック］ リエントリー回路において，1つの方向とその逆方向の両方向でブロックが生じること．リエントリーにおいて二方向性にブロックがあると旋回は生じない．[426] ⇨参リエントリー→2919

両房室弁流入心室 double-inlet ventricle 両房室弁が共通の心室に入り込む心奇形で，共通心室の形態や大血管との接続関係にさまざまな変型を認める．[1524] ⇨参単心室→1943

寮母・寮父《介護・福祉分野の》 特別養護老人ホームなど成人の施設や児童自立支援施設の職員などで，入居者の生活全般にわたって世話をする者をいう．一般に，特別養護老人ホームで働く者を指すことが多く，入居者の日常生活全般にわたり援助し，得た情報を生活指導員，看護師，介護福祉士などに提供し，連携をとりながらケアをする．資格要件については特に規定はないが，多くは実務経験3年後に介護福祉士の国家試験を受験する．児童施設では，住み込みで働く夫婦が子どもたちの母親・父親代わりになっていることが多い．[1451]

療養型病床群 sanatorium type wards，group of beds for long term care，nursing-home-type unit 1992(平成4)年の「医療法」第二次改正によりスタートした病床区分制度，主に長期療養を必要とする患者を収容するための好ましい療養環境を有する病床群をいう．その後，2001(同13)年の第四次改正により，病床は結核病床，精神病床，感染症病床のほかに，主に急性期の疾患を扱う「一般病床」と，主に慢性期の疾患を扱う「療養病床」が新たに定義され，同時に，従来の「療養型病床群」は「療養病床」に名称変更された．さらに，病床区分を通じて病院の機能の違いが明確にされ，病床ごとに構造設備基準や医療者(医師，看護師など)の人員配置基準が定められている．したがって，病院が勝手に一般病床を療養病床と定めることはできない．一方，2000(同12)年の「介護保険法」の施行により，保険請求に関しては，医療保険の対象となる病床と介護保険の対象となる病床のいずれかに区分されることとなっており，現在の「療養病床」は「医療療養病床」と「介護療養病床」の2つに分類され，やや複雑な様相を呈している．国は，2006(同18)年6月に「医療制度改革関連法」を成立させ，2011(同23)年度末までに「療養病床」の再編計画を打ち出している．それによると，介護療養病床〔2007(平成19)年10万床〕は全廃し，医療療養病床(同年26万床)は15万床に削減するという方針で，この点については医療機関からの反発が必至の状況であり，また療養病床に入院している患者やその家族にも大きな不安を抱かせている．[1036] ⇨参療養病床→2944

療養所 sanatorium ［療養病棟，療護施設，サナトリウム］ 一般的には，長期入院治療を継続する必要のある慢性疾患のための医療機関をいう．1994(平成6)年「医療法」改正までは，急性期および一般の診断・治療を担当する医療機関を「診療所」「病院」，慢性期疾患を担当する医療機関を「療養所」と称し，結核療養所，ハンセン病療養所などと施設名称を区別した．法制度の改正後，法的呼称としての療養所はなくなり，療養病棟(病床)と呼ばれるに至った．慢性期疾患に関する医療体制を病棟(床)で区分することとなり，健康保険のみならず，「老人保健法」(現「高齢者の医療の確保に関する法律」)に基づく医療も加わり，同一医療機関内に各種の病棟(床)をもつ病院が増加した．従来の療養所に相当する病棟(床)の呼称は「療養病棟」「診療所療養病床」「結核病棟の一部」「精神病棟の一部」「障害者施設」などである．現在の病院には介護を主とした福祉サイドのサービス機能をもつものも混在する．高齢者，障害者などの慢性期医療を施設福祉サービスに統合することも課題とされている．[504]

療養担当規則 ⇨同保険医療機関及び保険医療養担当規則→2689

療養病床 long-term care beds ［介護療養型医療施設］ 1992(平成4)年に一般病床と区別して，療養型病床群として規定されたのが始まり．精神病床，感染症病床および結核病床以外の病床で，主として長期にわたり療養を必要とする患者を入院させるための病床．2000(同12)年の介護保険制度の創設により一部が介護保険適用の介護療養型医療施設(以下，介護療養)となってからは，従来の医療保険適用の医療療養病床との2種が存在したが，2006(同18)年の医療制度改革関連法により，2011(同23)年度末で介護療養は廃止することが決定された．一般病床と異なり，入院基本料という名目に検査，投薬，注射，処置などを含む包括払いであり，2006(同18)年から，ADLと医療の必要度で患者を分類した5段階の入院基本料が設定され，医療の必要度が低い患者の評価は大幅に引き下げられた．同年の一連の改革で療養病床の削減が計画されたが，2007(同19)年には，介護療養は10万床，医療療養は26万床となり，医療療養はむしろ漸増した．[85] ⇨参病床種別⇀2490，病床規制⇀2490，療養型病床群⇀2944

療養病棟⇨同療養所⇀2944

緑黄〔色〕野菜 green and yellow vegetables 野菜類のうち色調が赤，黄，緑色を呈するものを緑黄色野菜と呼び，それ以外の淡色野菜と区別される．カロテン，ビタミンC，鉄など栄養上必須な微量成分を含んでいる．厚生労働省では栄養指導上，可食部100gあたりカロテン600μg以上の有色野菜のほか，600μg以下でも日常の摂取頻度が高いグリーンアスパラ，サヤインゲン，オクラ，シシトウガラシ，ジュウロクササゲ，タイサイ，トマト，芽キャベツ，チンゲンサイを加えたものを緑黄色野菜と呼んでいる．[987]

緑色弱⇨同2型3色覚⇀3

緑色盲⇨同2型2色覚⇀3

緑色腫 chloroma ［**骨髄芽球腫，緑色白血病**］ 割面が緑色調を示す骨髄芽球腫．急性骨髄性白血病の一種で，骨膜や眼窩などの部位に腫瘤を形成する．眼窩の腫瘤では眼球突出，脊椎の腫瘤では脊髄の圧迫症状が起こる．腫瘤の割面を光線に当てると緑色を呈することから，この名がつけられた．この発色は腫瘤内のミエロペルオキシダーゼの存在による．[1495] ⇨参骨髄芽球腫症⇀1107

緑色爪症候群 green nail syndrome⇨同緑膿菌性爪囲爪炎(そういそうえん)⇀2946

緑色白血病⇨同緑色腫⇀2945

緑色連鎖球菌群 *Streptococcus viridans* 口腔や咽頭に常在するα溶血性連鎖球菌のうち血液寒天培地上の集落の周囲に緑色の狭い溶血環をつくるものを指す慣用名．*Streptococcus salivarius*，*S. sanguinis*，*S. mitis* などがあり，ときに病原性を発揮し心内膜炎などを起こすことがある．[909]

緑内障

glaucoma ［**あおそこひ，緑内障性視神経症**］

【概念・定義】別名，緑内障性視神経症と呼ばれるように，視神経の病気である．他の視神経疾患との大きな違いは，視神経乳頭もしくは強膜篩状板付近に限局して網膜神経節細胞線維が細胞死(アポトーシス)に至る点である．古典的には，眼圧上昇が原因で，特徴的な**視神経障害**と**視野異常**をきたす疾患の総称であった．しかし現在では，視神経と視野に特徴的変化を有し，通常，眼圧を十分に下降させることにより視神経障害を改善もしくは抑制しうる眼の機能的構造的異常を特徴とする疾患の総称と定義づけられている．つまり現在では緑内障の原因は高眼圧だけでなく，眼圧は1つの因子であって，他にも原因をもつ多因子性疾患と位置づけられている．視神経およびその周囲の特徴的変化として，視神経乳頭陥凹の拡大，乳頭辺縁部のへこみ(ノッチ)，乳頭血管の偏位，強膜篩状板の透見，網膜神経線維束欠損，乳頭出血，乳頭周囲網脈絡膜萎縮などが知られている．また，視野の特徴的変化として，全体的沈下，ブエルム Bjerrum 領域の孤立性暗点や弓状暗点，鼻側階段などのほか，進行するとこれらが組み合わさって出現する．

【分類】原発緑内障，続発緑内障，発達緑内障，小児の続発緑内障の4つに分類される．原発緑内障は，原発開放隅角緑内障と原発閉塞隅角緑内障に分けられ，続発緑内障は，続発開放隅角緑内障と続発閉塞隅角緑内障に分けられる．発達緑内障は，早期型発達緑内障，遅発型発達緑内障および他の先天異常を伴う発達緑内障の3つに分けられる．小児の続発緑内障は，未熟児網膜症による緑内障，網膜芽細胞腫による緑内障，若年性黄色肉芽腫による緑内障などがある．

【診断】角膜径，細隙灯顕微鏡検査，眼圧検査，隅角検査，眼底検査，視野検査所見などから総合的に診断する．中でも特徴的な眼底所見と視野所見がみられ，それらの所見の一致が重要．

【治療】現在のところ，唯一エビデンスがあるのは眼圧下降である．したがって，現在認可されている緑内障治療薬は，すべて眼圧下降薬である．薬物治療で十分な眼圧下降が得られない場合には，レーザー治療や手術治療によりさらに眼圧を下降させる必要がある．[975]

緑内障の看護ケア

【看護の実践】緑内障の治療には，点眼，内服，点滴，レーザー手術と観血的手術がある．急性緑内障の発作などで緊急に眼圧を下げる必要があるときは，まず炭酸脱水酵素阻害薬の内服，高浸透圧薬の点滴治療が行われる．眼圧上昇症状である強い眼痛，悪心・嘔吐，著しい視力低下，虹視(こうし)などの自覚症状がある場合は，症状に応じたケアを行う．入院し手術を受ける患者は，視力や視野の回復を期待していることもあるが，一度失われた視野は回復しないので，これ以上悪化しないように眼圧をコントロールすることが治療の目的であることを確認しておく．患者への指導としては，生涯にわたって治療，管理が必要であるため，緑内障への理解を促し，定期的な通院と医師の指示どおりの確実な薬剤使用が必要であることを伝える．日常生活での制限はないが，眼圧上昇症状などの自覚症状が出現したときは，速やかに受診すること，市販薬や他の疾患で処方された薬剤を使用する場合は，眼圧上昇に影響する薬があるので，医師や薬剤師に緑内障があることを伝える必要があることを説明する．暗室での診察や検査の介助の際は，視力は正常でも視野障害がある患者が多いため，転倒や打撲に注意する．また，緑内障の患者は，失明する恐れがあるため，過度に不安に陥っていることがある．患者の気持ちを医療者および家族が理解し，病気とうまく付き合っていけるよう見守っていくことが大切である．[908] ⇨参緑内障⇀2945

緑内障手術 glaucoma surgery 緑内障に対し眼圧を低下させることを目的とした手術．観血的手術とレーザーを用いた非観血的手術に大きく分けられる．観血的手術は，濾過手術と生理的房水流出路再建術，毛様体破壊術の3つに分けられる．濾過手術として線維柱帯切除術，生理的房水流出路再建術として線維柱帯切開術，毛様体破壊術として毛様体冷凍凝固術が代表的．

レーザーを用いた手術として，レーザー虹彩切開術，レーザー隅角形成術，レーザー線維柱帯形成術，半導体レーザーを用いた毛様体破壊術などがある．[257]

緑内障性視神経萎縮　glaucomatous optic atrophy　眼圧やその他の複合的要因により，視神経乳頭もしくは強膜篩状板付近で網膜神経節細胞線維が細胞死(アポトーシス)を起こし萎縮する病態．その結果，視神経およびその周囲に検眼的に以下の特徴的変化をきたす．視神経乳頭陥凹の拡大，乳頭辺縁部のへこみ(ノッチ)，乳頭血管偏位，強膜篩状板の透見，網膜神経線維束欠損，乳頭出血，乳頭周囲網脈絡膜萎縮などが代表的変化．緑内障と同義語．[975]　⇨参緑内障→2945

緑内障性視神経症⇨同緑内障→2945

緑内障性視神経乳頭陥凹　glaucomatous cupping　緑内障が発症すると視神経乳頭付近にさまざまな変化が起こるが，乳頭陥凹はその代表的なもの．これは視神経線維が萎縮し，グリア組織が消失することにより生じる．陥凹が底に向かって拡大すると，底部に向かって急峻(下掘れ，銃剣状)となり強膜篩状板が透見できるようになる．周辺に向かって拡大すると，ドーナツ状の乳頭辺縁部が部分的に菲薄化してV字形にへこみ(ノッチ)，さらに辺縁部が消失していくと陥凹が乳頭全体に及ぶ．[975]

緑内障性毛様体炎発症　glaucomatocyclitic crisis⇨同ポスナー・シュロスマン症候群→2701

緑膿菌⇨同シュードモナス・エルギノーザ→1379

緑膿菌感染症　*Pseudomonas aeruginosa* infection　緑膿菌 *Pseudomonas aeruginosa* はグラム陰性桿菌で自然界に広く分布しており，比較的低温であっても水分があれば増殖できる．病院内でも水まわり設備を中心とした環境に常在しており，医療従事者の手指や医療器具を介して院内感染の原因菌となる．種々の毒素や酵素を産生することが知られているが，免疫能が正常な人に対する病原性は低い．しかし，糖尿病患者や癌患者などの免疫能力が低下した易感染者に，日和見感染症として肺炎，尿路感染症，敗血症，皮膚感染症，髄膜炎などを起こすことがある．イミペネムの合剤，アミカシン硫酸塩，シプロフロキサシン塩酸塩の3剤に耐性を示す薬剤耐性緑膿菌による感染症が増加している．[288]　⇨参緑膿菌菌交代症→2946

緑膿菌菌交代症　*Pseudomonas aeruginosa* superinfection　緑膿菌は多くの抗菌薬に耐性を示し，複数の抗菌薬に耐性を示す緑膿菌も増加している．緑膿菌以外の他の感染症の治療に，緑膿菌に無効なあるいは低感受性を示す抗菌薬を使用した場合，それらの薬剤に感受性を示す感染症原因菌は死滅する．しかし，使用された抗菌薬に耐性の緑膿菌が残存して増殖し，緑膿菌の感染症を発症する．免疫能力が低下した易感染者に発生する場合が多く，重篤な状態となることがある．[288]　⇨参緑膿菌感染症→2946，菌交代現象→794

緑膿菌性髄膜炎　*Pseudomonas aeruginosa* meningitis　緑膿菌による髄膜炎で，日和見感染や菌交代で起きた緑膿菌性敗血症から菌がくも膜下腔へ移行して発生したり，頭部外傷が原因で発生したりする．また，髄液検査などの検査手技を介して発生することもある．免疫能力が低下した易感染者に発生する場合が多く，重篤な状態となることがある．[288]　⇨参緑膿菌菌交代症→2946，緑膿菌感染症→2946

緑膿菌性爪囲爪炎(そういそうえん)　pseudomonas paronychia　［緑色爪症候群］　緑膿菌による爪・爪周囲の感染症．爪囲の発赤，腫脹，疼痛がみられる．爪床まで感染が波及すれば爪甲は緑色調に変色する．爪囲炎を伴わない場合は緑色爪 green nail という．変性した爪に緑膿菌が増殖して着色する場合もある．[1545]

旅行者血栓症　traveller's thrombosis⇨同エコノミークラス症候群→355

旅行者下痢症　travelers diarrhea　旅行先で発症する急性の下痢．訪問地の飲料水・食物などを介して発症し，毒性の強い大腸菌株のほか，サルモネラ *Salmonella*，赤痢菌，カンピロバクター *Campylobacter* などが起因菌となる．吐き気・嘔吐，腹痛，微熱などの症状を呈し，水様性下痢を伴うことが多い．治療は脱水に対して電解質を含む水分を補給する．予防には水道水を煮沸するかミネラルウォーターを用いる．[106]

リラキシン　relaxin　哺乳動物の卵巣から抽出されたペプチドホルモンで，A鎖とB鎖が2個のS-S結合(ジスルフィド結合)で結びついている．構造上はインスリンに類似している．このホルモンは，子宮筋の収縮を抑制して流産を防ぐ一方，恥骨結合を緩めて分娩をたすける作用を有する．[334]

リラクセーション　relaxation　神経，筋の緊張ならびに精神的緊張の緩和を促すこと．①呼吸法，②漸進的筋弛緩法，③イメージ法，④自律訓練法などの技法がある．身体的なエクササイズや心理的エクササイズを通して，副交感神経を活発に作用させる．副交感神経が優位になると筋肉が弛緩し，脳波では α 波が増加するため，表情が和らいだり疼痛が緩和するなど，リラックスした状態を生み出すことができる．興奮している人や疼痛のある人，不安の強い人，不眠，肩こりや目の疲れを訴える人などに効果的である．[539]　⇨参腹式呼吸→2535

リラクセーション訓練　relaxation exercise　［筋弛緩訓練］　病気や障害に対する不安や心配，または疼痛や中枢神経障害により生じた心身の緊張を緩和しようとする訓練．緊張の症状としては，気道の攣縮，心拍数や呼吸数の増加，胸郭，脊柱のモビリティの低下などがあげられる．リラクセーション訓練には，次にあげる代表的な方法が用いられる．①ヤコブソンの方法 Jacobson's progressive relaxation method：頸部や肩など部位ごとに筋収縮による筋の緊張感を認知させ，その後弛緩させて緊張の軽減を図ることを認識，習得させる方法，②自律訓練法：ドイツの精神医学者シュルツ Johannes H. Schultz(1884-1970)によって体系化された一種の自己催眠法．はじめに外部からの刺激を遮断した部屋で心身をくつろがせたあと，手足が「重たい」「温かい」など決められた言葉(公式)を心の中で反復し，イメージを重ねることによって全身の筋緊張を意識的に下げ，精神的緊張の緩和を図る方法．ほかに，ストレッチやヨガなどもリラクセーション訓練の1つとして用いられることがある．[349]

履歴効果　hysteresis　2つの量 x，y の間の関係を求める場合，x をある一定の範囲内で循環的に変化させたとき，y の値が x の値のみによって一義的に決定されず，それ以前の y の値，すなわち y の経歴にも関連する場合を，履歴効果(履歴現象)といい，x-y 平面に描かれる閉曲線を履歴曲線という．例えば生体内では，骨格筋における長さ・張力曲線がある．[948]

理論 theory, rationale 経験に基づいた法則を体系化したもの．しかし経験法則は相互の関係が不明である．そこで理論を構成し，その理論のなかに位置づけることによって経験法則は明らかとなる．このような経験法則を理論として構成することで，まだ知られていない新しい経験法則を得ることができる．ナイチンゲール Florence Nightingale(1820-1910)をはじめとして，ヘンダーソン Virginia Henderson(1897-1996)やロイ Sister C. Roy(1939年生まれ)，キング Imogene King(1927-75)，ニューマン Margaret Newman(1933年生まれ)などの看護理論家たちは，看護の独自性を位置づけるための看護理論の構築(理論構築)に努力した．またオレム Dorothea E. Orem(1914-2007)，ジョンソン Dorothy E. Johnson(1919-99)，ロジャーズ Martha E. Rogers(1914-94)などの理論家たちは，さらに理論の拡張や検証を行って，理論的部分をすでに知られているものと関係づける理論検証に努力した．[446]

理論疫学 theoretical epidemiology 疫学に用いる研究手法の開発や評価などの理論研究の総称．また因果関係を説明するための数学的・統計学的手法を開発する疫学研究である．エビデンスに基づいた医学(EBM)は，科学的根拠が重要であり，その科学的根拠を導くための手法が研究される．疾病流行の法則性の理論研究や，症例対照研究とコホート研究の同値性などの研究は理論疫学である．[871]

理論段数 theoretic plate number クロマトグラフィーにおいて，さまざまな物質成分を分離するカラムの分離能を表す数．[258]

理論値⇨同期待値⇀691

理論的標本抽出 theoretical sampling 質的研究における標本抽出方法の1つ．データが収集され，同時に分析される過程において，データ間の比較分析を通して標本抽出を行う手法．特にグラウンデッドセオリーにおける比較分析の手続きにみられるような，コード化，クラスタリング，カテゴリー化，カテゴリーの飽和などの研究過程は，その代表的なもの．[446]

理論枠組み theoretical framework 概念枠組みと同義的に用いられることがあるが，特に概念枠組みのなかでも，概念間の関係性の検証が進み，看護学のなかで一般化され，理論的モデルとして成立しているものに対して使われる．ロジャーズ Martha E. Rogers のユニタリー・パーソン・モデルやオレム Dorothea E. Orem のセルフケア・モデルなどは，その代表的なものといえる．[446]

リン phosphorus；P ［白リン，黄リン，P］ 元素記号P．原子番号15．原子量30.97．一般的に周知されている単体は白リン(黄リン)で，淡黄色を帯びた半透明の固体．主要鉱物はリン石灰で，赤リン，黒リンなどの数多くの同素体が存在する．白リンは猛毒で皮膚に触れるとやけどを生ずる．急性中毒は1-2時間で悪心，腹痛，下痢，黄疸，血尿，血圧降下，呼吸困難など．慢性中毒は食欲減退，消化不良，貧血などのほか，顎骨壊疽が特徴的である．許容濃度(黄リン)は0.1 mg/m^3〔日本産業衛生学会，2008，アメリカ産業衛生専門家会議(ACGIH)，2008〕．[182,56] ⇨参リン中毒⇀2953

リン32 phosphorus 32；^{32}P 原子番号12，質量数32，半減期14.28日，100％のβ^-崩壊(陰電子崩壊)を行って安定元素の$_{16}S^{32}$になる．放出β線のエネルギーは1.71 MeV(ミリオンエレクトロンボルト，メガボルト)．一般的に^{32}Pとして示され，トレーサーとして用いられる放射性核種．[1185]

臨界脱分極 critical depolarization⇨同閾脱分極⇀221

臨界点 critical point ある物質の二相(液体と気体)の境界が消失し，1つの相になる点．圧力-温度図における液体と気体の境界線(蒸気圧曲線)は右上がりで臨界点でとぎれている．臨界点以下では気体の液化は蒸気圧曲線より高温低圧側で，液体の気化は低温高圧側で起こる．臨界点をこえると，液体とも気体とも区別できない超臨界流体となる．[1470]

●臨界点

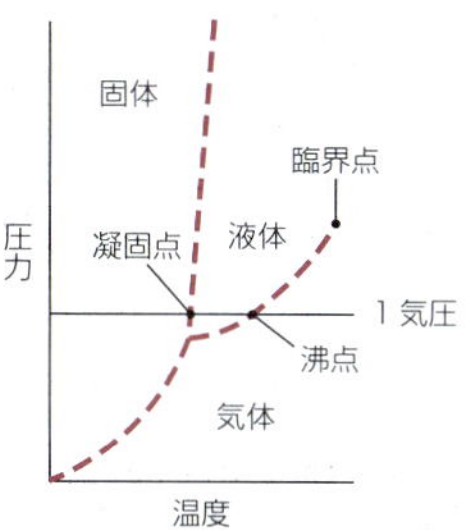

臨界閉鎖圧 critical closing pressure；CCP 血流が止まってしまう場合の動脈圧，もしくは動静脈圧差のこと．多くの場合，座標の原点を通らず，陽圧である．血液で灌流される場合では，平均の臨界閉鎖圧は約20 mmHgで，血管平滑筋の緊張に依存して増減する．臨界閉鎖圧で血管が閉塞する部位としては細動脈が重要．[1213]

臨界膜電位 critical membrane potential, trigger potential level, firing level 細胞膜において通電による電気緊張性電位が活動電位の閾値に達するときの電位．[1274] ⇨参閾値⇀221

輪郭性湿疹様白癬(はくせん)⇨同頑癬(がんせん)⇀629

輪郭《超音波像の》 contour 超音波像の断面で，臓器や腫瘍などの境界を結んだ線．(図参照⇒外側陰影⇀443)[955]

リンガルバー lingual bar ［舌側杆］ 下顎の部分床義歯で，舌側粘膜面に沿って設置される金属製の大連結子．左右の義歯床を連結するために用いる，下顎舌側粘膜面を義歯床でおおうと異物感が強く，舌の運動障害が生じて発音や咀嚼を障害し，下顎義歯の安定を損なう．このため薄い金属のバーを用いる．[1310] ⇨参バー《義歯の》⇀2320

臨機感染⇨同日和見感染⇀2496

淋菌感染症 *Neisseria gonorrhoeae* infection, gonorrhea ［淋疾，淋病］ 淋菌 *Neisseria gonorrhoeae* が原因の性感染症．感染経路はほとんどが感染者との性行為による．また産道感染により新生児に結膜炎を起こすこともある．2-7日の潜伏期ののち，男性の場合は急性の尿道炎として，女性の場合は子宮頸管炎として発症．

女性の場合は無症状のことも多く，子宮頸管に感染後，子宮内膜炎，卵管炎，骨盤腹膜炎に進展する場合がある．まれに血行性に播種して関節炎や心内膜炎を起こすことがある．淋菌は薬剤耐性を獲得しやすい細菌であるので，耐性菌の出現と蔓延に十分注意して治療を行う必要がある．[324]

淋菌性陰門腟炎　gonorrheal volvovaginal inflammation　淋菌は外界での抵抗力が弱いので自然界には生息せず，淋疾患者にのみ生息する．したがって間接感染は少なく，ほとんどが性交による接触感染で，男性では尿道炎，女性では子宮頸管炎，腟炎，尿道炎を起こす．小児の腟粘膜は成人女性より感受性が高く，幼女に外陰腟炎が起こることがある．[517]

淋菌性外陰腟炎　gonorrheal vulvovaginitis　12-13 歳以下の少女に淋菌が感染するとき，外陰および腟の粘膜が軟弱なので，まずここがおかされやすい．外陰は発赤し，ときに潰瘍を生じた尖圭コンジローマが発生する．腟からは黄緑色の膿を多量に分泌し，腟壁は肥厚し，顆粒状を呈し容易に出血する．進行すると子宮頸部も腫大，充血し，子宮腟部にはびらんを生じ，頸管からは膿を混じた粘液を分泌し，この中に多数の淋菌を含む．自覚症状としては，外陰部に灼熱瘙痒感，排尿痛，尿意頻数を訴える．患者の手ぬぐいや手指の接触により，また，浴場の流しなどで感染する．診断は局所から淋菌を証明する．方法としては染色と培養とを同時に行うのがよい．[517]

淋菌性関節炎　gonorrheal arthritis, gonococcal arthritis　淋菌感染の菌血症により発症．女性に多い．血行感染としての全身性蔓延淋菌感染では，初期の悪寒，発熱，皮膚病変の時期と，後期の膿性関節液の貯留を認める関節炎の時期に分かれる．関節炎は，膝関節をはじめ足関節，手関節などに多い．初期には血中から淋菌が検出できるが，後期には血中ではみられず関節液中で検出される．治療は，抗生物質の投与や関節の強直に対する理学療法を行う．[118] ⇨参播種(はしゅ)性淋菌感染症→2369

淋菌性結膜炎　gonorrheal conjunctivitis　［膿漏眼，風眼］　淋菌による急性結膜炎．経産道的に新生児に感染するものが一般的であるが，指をはじめ淋菌に汚染されたものからでも感染する．特に，新生児では多量の膿性眼脂を伴い，重症で破壊型の膿性結膜炎(膿漏眼または淋菌性結膜炎)の形をとる．新生児膿漏眼は最近ではクラミジア *Chlamydia* による感染が増えている．角膜瘢痕や失明を防止するためには抗生物質の静脈内投与，ペニシリン系抗生物質の点眼による迅速な治療と，対症的に冷罨法，洗眼，健常眼の保護包帯などを行う．[474]

淋菌性子宮頸管炎　gonococcal cervicitis　性感染症の1つで淋菌により起こる子宮頸管粘膜の炎症．頸管炎の原因としてクラミジア・トラコマチス *Chlamydia trachomatis* に次いで多い．また両者による感染が合併することもある．炎症が上行性に進むと子宮内膜炎，卵管炎が生じ，さらに骨盤内感染症をきたすこともある．頸管から採取した粘液をサンプルとして淋菌 DNA プローブによって診断が行われる．治療にはニューキノロン系抗菌薬が用いられる．ペニシリン系薬剤も有効だが耐性菌も存在する．[998] ⇨参クラミジア子宮頸管炎→825，子宮頸管炎→1244

淋菌性精巣上体炎　gonococcal epididymitis　［淋菌性副睾丸炎］　淋菌性尿道炎に対する即効性の治療がない時代には，淋菌性尿道炎から管内性上行性に精巣上体炎を続発することが多かったが，有効な化学療法が行われるようになった現在はまれ．症状は通常，片側の陰嚢内容物が有痛性に腫大し，発熱，白血球増加を伴い，膿性の尿道分泌物がみられる．[118] ⇨参精巣上体炎→1692

淋菌性尿道炎　gonococcal urethritis；GU, gonorrheal urethritis　［双球菌性尿道炎］　グラム陰性双球菌である淋菌による尿道の感染症で，性交によって感染する，有史以来最もポピュラーな性感染症の1つ．3-5 日の潜伏期を経て，前部尿道を中心に膿性の分泌物を認め，排尿時の尿道の灼熱感，外尿道口の発赤，腫脹が主な症状．診断は尿道分泌物のグラム染色(グラム陰性双球菌)，培養により，淋菌を証明すること．最近では簡便，迅速で精度の高い核酸増幅法が行われている．治療としてはペニシリン系やニューキノロン薬の耐性化が顕著となり，スペクチノマイシン塩酸塩水和物やセフトリアキソンナトリウム水和物の注射剤が推奨される．[474]

淋菌性副睾丸炎⇨同淋菌性精巣上体炎→2948

リング状赤血球⇨同輪状赤血球→2952

リング状増強　ring enhancement　造影剤を用いた CT，MRI において，腫瘤性病変の周辺部だけがリング状に白く増強される画像所見．中心部は黒く描出され，壊死巣の存在や嚢胞形成あるいは血管の乏しいことを表す．脳腫瘍，特に転移性脳腫瘍，悪性神経膠腫，悪性リンパ腫，脳膿瘍などでみられる．[1527]

臨月　出産予定の月の意味で妊娠 10 か月を指す．妊娠 37 週 0 日～41 週 6 日の正期産にあたる在胎日数とするのが正確である．[998]

リンゲル液　Ringer solution　摘出臓器の生理機能を維持する目的で考案された代用体液．塩化ナトリウム(NaCl)のほか，塩化カルシウム($CaCl_2$)，塩化カリウム(KCl)を含む．大量出血や広汎な火傷の際の補液としても用いられるほか，用途によって酢酸，乳酸，ソルビトール，ブドウ糖などが添加される．[1335]

リンゴ酸　malic acid　$HOOCCH_2CH(OH)COOH$．分子量 134.09．植物に広く分布するジカルボン酸で通常はL型．特に，リンゴやブドウの果実に多量に含まれる．クエン酸回路の中間体であり，フマル酸にフマル酸ヒドラターゼが作用して生成し，さらにリンゴ酸デヒドロゲナーゼ(MDH)によりオキサロ酢酸となる．また，ミトコンドリア内で生じたオキサロ酢酸は，ミトコンドリア内膜を通過できないので，いったん MDH によりリンゴ酸になりミトコンドリア内膜を通過し，ミトコンドリア外へ移行し，再び MDH によりオキサロ酢酸となり糖新生に用いられる(リンゴ酸-アスパラギン酸シャトル)．[1157]

りんごの芯徴候⇨同apple core sign→26

リンゴ病⇨同伝染性紅斑→2084

リン再吸収率　percentage of tubular reabsorption of phosphate；% TRP　［尿細管リン再吸収率，% TRP］　糸球体で濾過された無機リンのうち，尿細管で再吸収された割合を表す．% TRP = 〔1 − 尿中リン濃度×血清クレアチニン濃度/(血清リン濃度×尿中クレアチニン濃度)〕× 100 で求められ，低リン血症の鑑別に用いられる．基準値は 85-95%．24 時間蓄尿では食事摂取の影響を受けやすいため，通常は 2 時間尿で計測する．早朝空腹時の 2 時間で蓄尿を行い，中間点の 1 時間目に採血し，上記式より算出する．ファンコニ Fanconi 症候群などの尿細管機能障害や，尿細管でのリン再吸収を調節する副甲状腺ホルモンの分泌が亢進した場合には% TRP は低下する．また，アルコール多飲や全身状態の悪化に伴って，リンの経口摂取量が著しく低下した場合には高値を示す．[1111]

リン酸塩過剰血症⇨同高リン酸血症→1066

リン酸塩緩衝系 phosphate buffer system 生体緩衝系の 1 つで，酸塩基平衡の維持に関与する．体液中に加えられた水素イオンは二リン酸塩と結合し，より弱酸である一リン酸塩となる．リン酸塩緩衝系の緩衝価は重炭酸緩衝系と同程度であるが，重炭酸緩衝系が外呼吸と共役して開放系になっているのに対し，リン酸緩衝系は体液中のみで作用するので，緩衝系全体としてみた場合，酸塩基平衡における貢献度は高くない．[1335]

リン酸塩結石 phosphatic calculus リン酸塩を含むリン酸カルシウム結石やリン酸マグネシウムアンモニウム結石のこと．尿路結石でみられる．リン酸カルシウム結石はアルカリ尿で，リン排泄が多い高カルシウム尿症で形成されやすい．リン酸カルシウム石を含め，シュウ酸カルシウム石，まれに炭酸カルシウム石のようなカルシウムを含有する結石が尿路結石全体の 8 割をこえる．リン酸マグネシウムアンモニア結石はウレアーゼ産生細菌感染が原因で生じることが多い．[1531]

リン酸塩尿症 phosphaturia 尿中に含有されている塩類のうちリン酸塩が析出されて尿混濁を呈するもの．試験管に入れた尿を加熱すると混濁の増加を示し，酢酸を加えると透明化する．低リン酸血症性くる病，副甲状腺機能亢進症，ファンコニー Fanconi 症候群などでみられる．[474]

リン酸化酵素⇨同キナーゼ→697

リン酸化〔反応〕 phosphorylation オルトリン酸またはリン酸化合物のリン酸(多くの場合ホスホノ基)を有機化合物に転移してリン酸化合物をつくる反応．反応を触媒する酵素として，ATP(アデノシン三リン酸)をリン酸供与体とするキナーゼ，無機リン酸を用いるホスホリラーゼなどがあげられる．生体内では，リン酸化反応は低分子化合物を代謝系に取り入れるために必要である．一方，細胞機能の調節(増殖，分化，転写活性など)はタンパク質のプロテインキナーゼが触媒するリン酸化，ホスホプロテインホスファターゼが触媒する脱リン酸化によって行われている．[1157]

リン酸緩衝液 phosphate buffer〔solution〕 弱酸(HA)とその塩(NaA)とを混ぜてつくる溶液で，酸またはアルカリを添加しても pH が変化しにくい溶液を緩衝液という．リン酸塩を用いる緩衝液は，1/15 M リン酸水素二ナトリウム(NaH_2PO_4)と 1/15 M リン酸水素二カリウム(KH_2PO_4)を，目的の pH になるような比率で混ぜ合わせてつくる．[556]

臨死患者 dying patient⇨同末期患者→2738

臨死患者医療⇨同ターミナルケア→1852

臨時健康診断 special medical examination 労働者の健康を保持増進するために行われる健康診断の 1 つ．「労働安全衛生法」第 66 条第 4 項により，都道府県労働局長はその判断で，労働衛生指導医の意見に基づき，事業主に対して臨時の健康診断の実施その他必要な事項を指示できる．[1015]

リン脂質 phospholipid；PL ［ホスファチド］ リン酸基を有する複合脂質．グリセロリン脂質とスフィンゴリン脂質に分類される．親水基と疎水基の両者を有し，動植物や微生物の生体膜を構成する主成分である．同時に細胞内情報伝達物質の重要な前駆体でもある．[1479]

リン脂質依存性プロテインキナーゼ ⇨同プロテインキナーゼ C→2599

リン脂質脂肪肝 phospholipidosis of the liver トリグリセリドが沈着する通常の脂肪肝と異なり，リン脂質が沈着する医原性の脂肪肝．抗不整脈薬であるアミオダロン塩酸塩の投与が原因．多くは 1 年以上の投与で発症するが，1 か月程度のこともある．アミオダロン塩酸塩が肝のリソソームのホスホリパーゼ活性を抑制することによるとされている．組織学的には，肝細胞内にマロリー Mallory 小体と大脂肪滴を認める．重症化する可能性があるため，アミオダロン塩酸塩はやむをえぬ場合にのみ厳重な管理下で使用するように警告されている．投与を中止しても，アミオダロン塩酸塩は長期にわたって肝に残存する．[1050]

リン脂質症 phospholipidosis ［泡沫細胞症候群］ 医原性疾患の 1 つ．冠血管拡張薬として使われたジエチルアミノエトキシヘキセステロール・ジヒドロクロライド diethyl aminoethoxy hexestrol dihydrochloride(DH 剤)により発症する．リン脂質の異常蓄積，電子顕微鏡的なミエリン様層状構造物の出現，骨髄における泡沫組織球 foamy histiocyte の出現を特徴とする．全身倦怠感，発熱，肝腫大，脂質異常症，赤血球沈降速度(血沈)高度促進，脾腫を主症状とする．[987]

淋疾⇨同淋菌感染症→2947

淋疾後尿道炎 postgonococcal urethritis；PGU 淋菌性尿道炎で淋菌の消失後も尿道炎の症状が残った状態．ペニシリンやセフェム系抗生物質に耐性のあるクラミジア *Chlamydia* やウレアプラズマ *Ureaplasma* などと淋菌が混合感染している場合，淋菌が治療により消滅してもこれらが尿道炎を継続させる．エリスロマイシンやテトラサイクリン塩酸塩などが有効．[118]

臨終 dying hour 瀕死の人や危篤状態の患者における，生命活動の停止の瞬間．これを見届けた医師は死亡時刻を確認して死亡の事実を告げる．[1505] ⇨参死→1217

輪状暗点 annular scotoma，ring scotoma 中心視野は残存しているが，それを取り囲んで輪状にみられる暗点．網膜色素変性症に特徴的だが，緑内障でも上下に弓状暗点が出現した際には輪状暗点となる．[1153]

輪状咽頭協調運動障害 cricopharyngeal incoordination 括約筋作用を営む輪状咽頭筋の運動障害により正常な嚥下ができない状態をいう．輪状咽頭筋は嚥下や嘔吐・曖気のとき以外は食道上端を閉じる括約筋として働く．気管は呼吸のため開いているが，呼吸している間は空気は食道には入っていかない．逆に嚥下時には食物が食道に落ちていく間，喉頭は閉鎖している．このような神経筋作用の複雑な働きが，病気や外傷のために適切に協調運動をしないと，患者は嚥下困難をき

たす.[451] ⇨参嚥下障害→376

臨床栄養師 registered dietitian；RD ［NCM リーダー，RD］ 人間栄養学に基づいた臨床栄養の知識，技術およびマネジメント能力を習得し，栄養ケアマネジメント nutrition care and management（NCM）の質の向上に努めることのできる能力を有す，一般社団法人日本健康・栄養システム学会会員である管理栄養士のこと．介護保険制度の改正に伴い栄養ケアマネジメント体制が，2005（平成 17）年には施設サービスにおいて，2006（同 18）年には居宅サービスにおいて「栄養ケアマネジメント加算」として評価されるようになった．平成 18 年度診療報酬改定では「栄養管理実施加算」が新設され，NST（nutrition support team，栄養サポートチーム）や NCM が保険点数の対象となった．栄養ケアマネジメントに関する報酬上の評価は，日本健康・栄養システム学会によって育成された NCM リーダーの存在と現場での活動が評価されたものである．病院において医師，看護師，管理栄養士がチームを組み，患者の栄養管理サポートを行えば，平均在院日数も短くなり，収益アップにつながるということで動き始めてきている．同学会では，NCM の中心的担い手となる臨床栄養師（RD）制度を発足させ，平成 19 年度には臨床栄養師が誕生した．臨床栄養師は，①臨床栄養師としての理念，使命感を備える，②専門職としてチームでの役割を理解し，チームメンバーとして連携のとれた業務活動ができる，③栄養ケアマネジメントの業務活動ができる，④栄養ケアマネジメントの業務活動上の問題を明確にして，科学的根拠やマネジメント手法などを活用して解決策を提示できる，⑤リーダーとなれるマネジメント能力を備える，⑥積極的に自己学習ができる，などの資質を備えるべきとしている．認定研修は，100 時間の認定講座（前半）と臨床実習 900 時間の臨床研修（後半）からなる．願書提出時には管理栄養士であること，日本健康・栄養システム学会の会員であることが必要とされる．資格認定は認定試験および認定論文審査により行う．認定試験は年 1 回実施され，認定研修を履修した者でなければ受験することができない．臨床栄養師研修の認定講座，臨床研修の履修内容は，①倫理とチーム活動，②栄養ケアマネジメントと情報管理，③科学的論拠に基づいた栄養ケアマネジメント活動，④栄養ケアマネジメントの運営-計画，評価，品質改善活動，⑤栄養アセスメント，栄養ケア計画，⑥特定保健用食品，保健機能食品，病者用食品の検討，⑦経腸・静脈栄養法，⑧栄養教育，⑨症例検討と発表，⑩退院（所）計画・指導，⑪在宅栄養ケアマネジメント食事サービス，⑫集団の栄養評価と計画，⑬地域栄養活動（自治体やボランティア活動団体との連携を含む），⑭栄養政策と栄養士活動，⑮給食経営管理，⑯経営の基礎，⑰人材教育と自己研鑽，生涯学習，⑱特別講義，である．臨床研修（900 時間）の内訳は，①急性期病院 350-450 時間，②回復期リハビリ・介護保険施設 150-200 時間，③地域栄養活動（外来，健診，通所サービス，訪問栄養指導，介護予防のための栄養改善サービスなど）150-200 時間，④給食経営管理（フードサービスとマネジメント）150-200 時間，である．[1170]

臨床疫学 clinical epidemiology 患者に対する治療効果などを科学的に推測するために（EBM），疫学理論のもつ研究遂行の方法論を，臨床の場に適用して行う研究．[871] ⇨参理論疫学→2947

臨床解剖学⇨同応用解剖学→397

輪状潰瘍 circular ulcer，annular ulcer 消化管軸に直交するように全周性にできた潰瘍のこと．腸結核の特徴的所見として知られている．[1454]

輪状肝硬変⇨同乙型肝硬変→406

臨床経済学 clinical economics 医療技術を対象とした経済学的評価のことを指す．薬物療法を対象とした場合は薬剤経済学 pharmacoeconomics と呼ばれることがある．経済学的評価では，費用のみならず効果（健康結果）も検討する必要があり，健康結果を金銭単位で算出した場合を費用対便益分析，物理的単位（非金銭的単位）で算出した場合を費用対効果分析と呼ぶ．[607]

臨床決断学⇨同臨床判断学→2952

臨床研究コーディネーター clinical research coordinator；CRC⇨同治験コーディネーター→1969

臨床検査技師 medical technologist わが国では厚生労働大臣の免許を受け，医師または歯科医師の指示のもとに，微生物学的検査，血清学的検査，血液学的検査，病理学的検査，寄生虫学的検査，生化学的検査および「厚生労働省令」で定める生理学的検査（心電図検査や核磁気共鳴画像検査など 16 種類）を行うことを業とする者．また診療の補助として静脈からの採血もできる．[556] ⇨参衛生検査技師・臨床検査技師→345

臨床検査室 clinical laboratory 診断や治療にかかわる諸検査を行う施設．患者から採取した検体についてさまざまな検査を行い，物質の検出や定量を行う検体検査部門と心電図・脳波・呼吸機能・超音波画像検査など患者を直接検査する生体検査部門がある．これらの検査は臨床検査技師が行う．[258]

臨床検査室検査 laboratory test 臨床検査室で測定される検査の総称．病気の性質や病態を明らかにする目的で，物質の検出や定量などを行う．検体検査はある疾患のスクリーニング，診断，治療方針の決定，治療効果の判定，あるいは治療薬の副作用の監視などに役立てられる．[258]

臨床検査所見 laboratory finding 問診・診察から得られた情報から示唆される疾患に基づいて行った臨床検査結果を，数値や図形などで示したもの．[543]

臨床研修指定病院⇨同臨床研修病院→2950

臨床研修病院 teaching hospital ［臨床研修指定病院］ 医学部卒業後 2 年間の初期臨床研修を行う大学付属病院以外の病院で，従来は「臨床研修指定病院」と呼ばれていたが，2004（平成 16）年度から始まった新しい臨床研修制度では「臨床研修病院」と表記するようになった．医師の卒後臨床研修は，戦後約 20 年間はアメリカのインターン制度を導入して市中病院で行われていたが，身分があいまいで待遇も不十分であったことから医学生からの激しい批判を浴び，1968（昭和 43）年に廃止された．その代わり，卒後 2 年間の研修を努力規定とする医師法の改正が行われ，卒後臨床研修は大学付属病院と一定の基準をクリアした市中病院で行われることになり，この基準を満たした病院を「臨床研修指定病院」として厚生労働大臣が指定し，新卒医師の研修施設として専門分野に偏らない幅広い研修を行う役割が期待されてきた．しかし，早期から専門的な研修を行う

り

大学付属病院に研修医が集中する傾向が続き，医師としての基本的な診療技術や患者に身近な地域でのプライマリケアを習得する機会が不足していることが問題になり，2001(平成13)年に再び医師法の改正が行われ，卒後2年間の臨床研修が新たに義務化された．それに伴って，「臨床研修病院」が新たに制度化され，研修プログラムの内容によって「単独型」「管理型」「協力型」の3つのタイプが作られたが，2010(平成22)年からは「単独型」と「管理型」は「基幹型」に改められた．「基幹型」は救急医療を行っていて年間入院患者数が3,000人以上などの基準があり，2年間の研修の大部分を受け持つが，一部の診療科などの研修を別の病院で行うことが求められていて，主となる施設を「基幹型」，研修の一部を受けもつほうを「協力型」という．その他に「地域医療」の研修施設として，中小病院や診療所などを対象にした「研修協力施設」もある．現在，臨床研修病院は2,300施設を超え，マッチングと呼ばれる方法で研修医と病院の双方が希望順位をつけて研修施設を決めることが行われており，新しい臨床研修制度になってからは市中病院で研修する医師が多数を占めるようになった．[1010]

臨床検討会⇨同CC⇀34

臨床工学⇨同クリニカルエンジニアリング⇀830

臨床工学技士　clinical engineering technologist　医師の指示のもとに，診療の補助として生命維持管理装置の操作および保守点検に従事する者．1987(昭和62)年に制定された「臨床工学技士法」に基づく医療資格で，厚生労働大臣認可の学校において定められた講義・実習を行い，国家試験に合格した者がこの資格を取得できる．対象とする機器はヒトの呼吸，循環または代謝の機能に関するもので，手術室で使用するモニター，電気メス，人工心肺などのME機器，透析センターで使用する血液透析装置，心臓カテーテル，高気圧酸素タンク，人工呼吸器，心臓ペースメーカー，輸液ポンプなど広い範囲に及ぶ．[895]

輪状甲状筋　cricothyroid muscle　臨床では前筋と呼ばれることもある．輪状軟骨前側面から起こり，外上方を走り，甲状軟骨下縁につく．この筋が収縮すると輪状軟骨と甲状軟骨が近接し，声帯は前後に引っぱられ緊張する．[514]

輪状甲状靭帯　cricothyroid ligament　輪状軟骨弓と甲状軟骨との間にある靭帯．弾性線維に富んだ弾性円錐の一部を構成している．下気道では皮膚に最も近いため，気道閉塞の緊急時には，ここを開くことがある．[451]

輪状甲状靭帯穿刺・切開　上気道の閉塞や顔面外傷など，気管挿管が不可能な場合の気道緊急の気道確保の処置として用いられる．患者を仰臥位とし，頸部を過伸展させ甲状軟骨と輪状軟骨の間の陥凹部を穿刺または切開する．換気を維持するためには，内径5 mm以上のチューブを留置するのが好ましい．呼吸補助は必要としないが喀痰の排出が困難な症例の気管内吸引手段としても施行されることがある．[1552]

輪状甲状膜切開術　cricothyrotomy　呼吸困難時，気道確保を目的として喉頭に緊急切開をすること．アダムのリンゴ Adam's apple(喉頭甲状軟骨隆起)の直下で輪状軟骨の上にわずかに垂直正中切開を加え，輪状甲状膜を水平切開してチューブを挿入し，一時的に気導を確保する．この方法ではのちに喉頭の瘢痕狭窄や軟骨膜炎などが起こり，カニューレ抜去困難症の原因にもなりやすいため，緊急時に行う一時的な方法とし，気道確保後，あらためて正しい位置に気管切開をするのが望ましい．[451]　⇨参気管切開術⇀674

輪状骨折　ring fracture　頭蓋骨の骨折の1つで，大後頭孔の周囲を取り巻く輪状の骨折．その形成機転として，頭蓋底を下から上へ突き上げるような外力作用(高所からの墜落で殿部を強打した場合)や，逆に頭蓋底を脊柱に向かって下方へ強く圧迫するような外力作用(頭頂部の強打)がある．[613]　⇨参頭蓋底骨折⇀2096

臨床細菌学⇨参臨床微生物学⇀2952

臨床試験⇨同治験⇀1969

臨床実習　clinical practice⇨同看護学実習⇀591

臨床実習指導⇨同実習指導⇀1313

臨床実習指導者⇨同実習指導者⇀1314

臨床所見　clinical finding　患者を診察することによって直接得られる総合的所見．医師による視診，触診，打診，聴診など身体診察，患者の病歴，検査所見や病理組織所見からなる総合的な情報であるが，狭義には医師による身体診察の意味で用いられる．[543]

輪状靭帯　annular ligament　尺骨の橈骨切痕の前縁から起こり，橈骨頭を輪状に取り巻き，先の切痕後縁につき，両骨を連結させている靭帯．[841]

臨床診断　clinical diagnosis　患者の病歴や医師による視診，触診，打診，聴診など身体診察から得られる情報を統合し，これに示唆される疾患に関する検査所見や病理組織所見を加え，医学的根拠に基づいて医師によってなされる診断．病理診断などに対比させた概念．[543]

臨床心理学　clinical psychology　応用心理学の一部門．人間の適応，発達，自己実現，病的な状態からの回復などを援助するために構築されてきた．心理アセスメント(心理テスト，行動観察)と心理治療(サイコセラピー，カウンセリング，認知行動療法など)とを2本の柱とする実践と，その基礎的研究を総称する．[1269]

臨床心理士　clinical psychologist；CP　財団法人日本臨床心理士資格認定協会が認定する民間資格であり，臨床心理学の知識を用いて，クライアントの心の問題の援助，解決に取り組む専門職を指す．心理療法，カウンセリング分野では民間の認定資格は多いが，国家資格としては認証されていない．その中でこの資格は大学院修士課程修了が必須となっており，精神医学治療における介助，援助としての役割に貢献している．臨床心理学の専門性と資格に関しては1970年代に関連専門職間で議論が行われ，1988(昭和63)年以来，臨床心理士の認定に関しては日本心理臨床学会が中心的な役割を果たしており，社会的な要求を背景に資格者数は増加傾向にあるが，資格認定協会による大学院カリキュラムへの介入と指定大学院制の導入に伴う各種の問題や，資格認定制度の基準の非公開性，さらには資格者の技術レベルの不定性や常勤職場の確保困難などの問題があり，現在でも心理学関連諸学会，民間団体による認定資格の統一性が得られていない．職域としては，教育，医療・保健，福祉，司法・矯正，労働・産業などの広い分野が存在するが，業務の基本的な内容はクライアントの心理面に対する援助が主体であるので，業務の遂行に関しては，精神科，心療内科の医療に直接携わっている専門医師や保健師との連携が不可欠である．アメリカでは専門性を含んだ課程を有する大学院修士あるいは大学院博士課程を修了した者に対する資格であり，多くは理系である．修士の場合は広い分野での臨床心理領域の実務につき，博士の場合は専門の教育職を担当することが多い．いずれにせよ，臨床的に精神疾病の診断がついた症例に対する治療の一部を分担することが可能で，別にサイコセラピスト psychotherapist の制度があり，この職種の内容は，現在の日本における臨床心理士の業務に類似している．[24]

輪状膵⇨同環状膵→612

輪状皺襞(すうへき)　circular folds ［**輪状ヒダ，ケルクリングヒダ**］ 小腸粘膜に多数存在する輪状のヒダ．空腸では密に発達しているが，回腸には少なく，終末部ではこれがない．[152]

輪状赤血球　anulocyte ［**ペッサリー形赤血球，リング状赤血球**］ 中央部が薄くなったために環状の形態を呈する赤血球．奇形赤血球の1つであり，ヘモグロビン量の減少によって生じ，鉄欠乏性貧血などでみられる．[656]

臨床像　clinical feature, clinical picture　当該患者における疾患の全体状況，もしくは特定の疾患そのものがもつ医学的な特徴．医師による視診，触診，打診，聴診など身体診察から得られる症候，患者の病歴，検査所見や病理組織所見からなるが，生活歴や性差などを含むこともある．[543]

輪状大動脈拡張症⇨同大動脈弁輪拡張症→1893

輪状体《マラリアの》　ring form ［**環状体**］ マラリア原虫の生活環の一形態．メロゾイト(分裂小体)が赤血球に侵入した初期の状態で，1個の核と輪状の細胞質からなり指輪のように見える．[288] ⇨参マラリア→2745

輪状締結術　encircling ［**全周締結術，エンサークリング**］ 裂孔原性網膜剝離に対する手術法の1つ．シリコンあるいはスポンジ材を用いて強膜に縫合固定し締める．これにより眼球はひょうたん型となり，硝子体の牽引により剝離した網膜は強膜に押しつけられ，特に裂孔部位では瘢痕形成による閉鎖が起こる．[257]

臨床的絨毛癌　clinical choriocarcinoma　臨床的に病巣の存在が確認され，絨毛癌診断スコアにより絨毛癌とされたもの，あるいは胞状奇胎がいったん寛解後，非妊娠においてhCG(ヒト絨毛性ゴナドトロピン)が再上昇を示すもの．治療は絨毛癌と同様に行う．[996]

輪状鉄芽球⇨同環状鉄芽球→612

輪状軟骨　cricoid(annular) cartilage　喉頭を構成する軟骨の1つで，喉頭の下端をなす輪状の軟骨．前部は幅の狭い弓状であり，後部は板状をなす．下縁の縁突起には輪状咽頭筋が付着し，板の両凹部に後輪状披裂筋が付着．上方は輪状甲状膜をもって甲状軟骨に接続し，下方は輪状気管靱帯をもって第1気管輪と接続．(図参照⇒喉頭→1039)[451]

輪状軟骨圧迫法　cricoid pressure ［**クリコイドプレッシャー，セリック手技**］ 緊急手術で胃内容物が貯留している場合や，胃食道逆流がある患者で，麻酔導入時に胃内容物の逆流による誤嚥を防ぐために用いる．静脈麻酔薬の投与と同時に麻酔介助者が輪状軟骨を体表から圧迫して食道を椎体に押しつけるようにして閉塞し，胃内容の逆流を防ぐ．気管挿管を行いカフを膨らませ，聴診やカプノグラフィーで気管内にチューブが位置していることを確認したのちに圧迫を解除する．[485]

臨床認知症評価スケール　clinical dementia rating scale；CDR scale　CDRは代表的な認知症の重症度分類のための評価スケール．本人の面接および介護者からの情報による観察式の評価法である．同様の認知症の重症度の評価法には，functional assessment staging (FAST)やglobal deterioration scale(GDS)がある．CDRの評価項目は，①記憶，②見当識，③判断力と問題解決，④社会適応，⑤家庭状況および趣味，関心，⑥パーソナルケアの6項目からなる．この6項目それぞれについて，健康(CDR 0)，認知症の疑い(CDR 0.5)，軽度認知症(CDR 1)，中等度認知症(CDR 2)，重度認知症(CDR 3)の5段階で評価する．評価のために，それぞれの項目には目安となる状態が掲げられている．評価のあとに総合的な重症度を判定するが，判定方法がやや複雑である．[1535] ⇨参認知症検査→2270

臨床判断学　clinical decision analysis ［**医学判断学，臨床決断学**］ 臨床上の判断や決断を，不特定な臨床状況の中で，どうすれば合理的に行えるかを追求する学問分野．結果の価値づけとしては，生存率，生存年，効用値(QOL)，質調整生存年(QOLで重みづけした生存年)などが用いられる．各診療手順においてさまざまなイベントが発生する確率と，各イベントの結果の価値づけをもとに，期待値を求めて比較を行い，最良の方法を追求する．[607]

臨床判断値⇨同境界値→749

臨床微生物学　clinical microbiology　臨床医学，特に感染症の診断・治療に密接に関連した微生物学上の諸問題を研究課題とする学問分野．臨床細菌学などさらに細かく分類される．[324]

輪状ヒダ⇨同輪状皺襞(すうへき)→2952

臨床評価指標⇨同クリニカルインディケーター→830

臨床病理学　clinical pathology　対象の疾病に対して病理所見と臨床的予後の関連などについて研究すること．病理学は基礎医学講座に属し，病因に関する基礎研究を行うという面がある一方，剖検，生検，細胞診などの診断を通じて臨床と密接に関係している学問．臨床病理学での臨床病理学的研究成果は臨床上の治療の選択にも反映されている．[1531]

臨床病理検討会　clinical-pathological conference；CPC ［CPC］ 教育的検討会の一種．剖検症例について，臨床科が生前の経過や診断・治療，末期の状況，臨床的に考えた死因について発表し，臨床上の問題点や病理解剖への検索希望事項を述べ，病理側が剖検所見，剖検による最終診断，死因について解説する．症例の関連していた科のみならず全科の幅広い分野の医師が討議することにより，病院全体の医療の質を向上させる場となる．[1531]

鱗(りん)**状毛包性角化症《土肥》**　keratosis follicularis squamosa〔Dohi〕 毛孔一致性の黒色調の小角化点を中心とし，径約1cmまでの灰白色から褐色調の類円形葉状の鱗屑を形成する個疹が，体幹(主に，腹部，腰部，殿部)に多発する．鱗屑の辺縁は皮膚面よりはがれ，水面に浮かぶ蓮の葉のように見えるのが特徴．一般に自覚症状を欠く．黄色人種に多く，思春期から青年期にかけて好発．病因は不明であるが，妊娠を契機

り

に発症する例もある.[27]

輪状網膜炎 circinate retinitis⇨[同]輪状網膜症→2953

輪状網膜症 circinate retinopathy ［輪状網膜炎］ 網膜に硬性白斑が輪状に出現した状態. 網膜血管瘤など透過性の亢進した血管病変により限局性の網膜浮腫が生じると, 血管外に出た滲出液の脂質が吸収されずに外網状層に貯留し, 硬性白斑と呼ばれる境界鮮明な黄白色斑を生ずる. この硬性白斑は, 透過性亢進と浮腫の再吸収が続くことにより, しばしば浮腫の周囲に輪状に生じるため, 輪状網膜症と呼ばれる. 糖尿病網膜症や網膜静脈分枝閉塞症などの網膜血管病変でしばしばみられる.[1282] ⇨[参]硬性白斑→1024

臨床薬物動態学 clinical pharmacokinetics 薬物の投与量と臨床効果(副作用)の関係を2つに分け, 薬物の投与量と血中濃度の変化の関係を推定する(臨床)薬物動態学 pharmacokinetics(PK)と, 血中濃度と作用・副作用の変化の関係を推定する薬物動力学 pharmacodynamics(PD)と呼んでいる. 薬物動態は吸収 absorption, 分布 distribution, 代謝 metabolism, 排泄 excretion の4つの過程から影響を受けることから, 頭文字をとって ADME とも呼ばれる. 薬物動態学に基づき医療に薬物治療モニタリング(TDM)が導入され定着した.[644] ⇨[参]TDM→112

リン制限食 phosphorus restricted diet⇨[同]低リン食→2056

鱗屑(りんせつ) scale, squama, dander 角層細胞が数個ずつ脱落している正常状態では見えないが, 角化異常により数百がまとまって剝離すると肉眼でも見えるようになり, 鱗屑(ふけ)と呼ぶ.[179] ⇨[参]落屑(らくせつ)→2893, ふけ→2551

隣接塩基頻度分析 nearest-neighbor base frequency analysis 任意の塩基に隣接する塩基の度合を識別する方法. 試験管内でヌクレオシド三リン酸(NTP)またはデオキシリボヌクレオシド三リン酸(dNTP)の4種のうち, 一種のみα位がリン32(^{32}P)で標識されたものを用いて, RNA または DNA 合成を行い, 次に3′-モノヌクレオチドに分解する. 分解により5′-に隣接したヌクレオチドに ^{32}P は移る. この法則を基礎に, 任意の塩基の5′側に隣接する塩基の度合が判明する. しかし現在では, 塩基配列決定法の発達により, あまり行われない.[981]

隣接面齲蝕(うしょく) proximal caries 隣りあう歯の歯冠隣接面の接触点歯肉側に生じる齲蝕. 歯と歯の間(歯間)は食物残渣が停滞しやすいためプラークも付着しやすく, 唾液による自浄作用も働きにくい. また, 歯ブラシによる清掃では歯間のプラーク除去が困難なため, 齲蝕好発部位の1つである.[760]

リンダウ腫瘍 Lindau tumor 小脳に好発する血管腫瘍の1つでスウェーデンの病理学者リンダウ Arvid V. Lindau(1892-1958)が1926年に小脳嚢胞性腫瘍の一組織型として指摘したもの. 脳腫瘍全体の2.4%を占め, 25-40歳に好発, 家族発症も知られている. 嚢胞性のものと実質性のものがある. 網膜血管芽腫(フォン=ヒッペル von Hippel 病), 膵臓腫瘍, 腎腫瘍を合併するものはフォン=ヒッペル・リンダウ von Hippel-Lindau 病と呼ばれる常染色体優性遺伝疾患で, その合併頻度は数～50% といわれている. 組織学的には良性腫瘍であるが血流が豊富で易出血性のため摘出が困難であることがある. 約半数で腫瘍細胞から分泌されるエリスロポエチンにより赤血球増多症が認められる.[1080] ⇨[参]フォン=ヒッペル病→2524

臨地実習 clinical training 臨床実習と同義であるが, 「保健師助産師看護師学校養生所指定規則」の1997(平成9)年の改正から臨地実習となった. 看護ケアを提供する対象や場が広がってきたことに伴い, 看護を必要とするあらゆる場(病院, 診療所, 保健所, 事業所, 学校, 保育所, 訪問看護ステーション, 介護老人保健施設, 特別養護老人ホーム, 在宅など)での実習を行う必要性が生じてきた. 多様な場での実習を明確にする意味から, 主にベッドサイドと受けとられがちな臨床実習から臨地実習の用語に変更された. これらの実習を通して, 看護の目的, 看護の対象の理解や看護過程の展開, ケア技術, 看護ケアのシステムなど多様な看護学の内容について学生が主体的に幅広く学ぶ. なお看護師等養成所の運営に関する指導要領では, 臨地実習は実践活動の場においてのみを指すが, 2年課程(通信制)においては紙上事例演習などに替えることができるとなっている.[268] ⇨[参]看護学実習→591

リンチ症候群 Lynch syndrome⇨[同]遺伝性非ポリポーシス性大腸癌→264

リン中毒 phosphorus poisoning ［黄リン中毒］ ①リンはタンパク質, カルシウム, ブドウ糖の代謝に必須な物質で, アデノシン三リン酸塩の生産や糖分解の過程なども行うため, 身体に必要な物質である. 通常, 牛乳, チーズ, 肉, 卵黄, 穀類, 豆類, およびナッツなどの栄養源から化合物の形態で摂取する. リンの欠乏によって, 体重減少・貧血, 異常な成長などが起こる. ②一方, 単体のリンは殺鼠剤やマッチの原料で, 黄リン, 赤リン, 黒リンの3つの同素体があり黄リンが最も毒性が強い. 黄リンは引火性が強く, また空気中で自然発火し, 刺激性の強い酸化リンの蒸気を出す. 眼, 皮膚, 気道, 消化器などに強い腐食性を示す. 最終的にはリン中毒性顎骨壊疽を引き起こす. 黄リンの誤飲, 吸入または皮膚吸収による急性中毒は嘔吐, 腹痛, 下痢, 吐物はリンのにおいとリン光が特徴. 肝・腎障害による肝肥大, 黄疸, 血尿など, さらに血圧降下, 呼吸困難, 尿毒症, 肺浮腫を起こす. 治療は, 初期のうちの徹底した胃洗浄と腸洗浄, 下剤, 輸液, グルコン酸カルシウム投与など対症療法である. 皮膚に付着した場合は, 激しい疼痛を伴う熱傷, さらに全身症状が出現するので, 5% 炭酸水素ナトリウムで除去し, 患部を水にひたしておく. 油脂性軟膏の塗布は禁忌.[1013]

リンデマン肉胞子虫 *Sarcocystis lindemanni* コクシジウム類に属する肉胞子虫の一種. ヒトは中間宿主で, 終宿主はイヌであろうと推測されている. 中間宿主の筋肉内部でシスト(嚢子)を形成し, その中に小虫体が増殖するが, ヒトでは無症状であることが多い. 終宿主がシストを経口摂取すると腸管内で有性生殖を行いスポロゾイトを含んだスポロシストを形成する.[288]

リンデン lindane⇨[同]ベンゼンヘキサクロライド→2648

輪転様雑音 rumbling murmur, rumble ［遠雷様雑音］ 心室充満期に心房から心室へ流入する血流により生じる低周波の拡張中期雑音で, 遠雷様(ランブル)とも表現される. 僧帽弁狭窄症や三尖弁狭窄症で聴取される.[1290] ⇨[参]拡張期ランブル→486

り

リンドバーグポンプ Lindbergh pump 1935年，飛行家としても有名なリンドバーグ Charles A. Lindbergh がカレル Alexis Carrel とともに開発した史上初の人工心臓．臓器を保存または培養するために用いられる灌流装置．臓器移植の際の臓器運搬時に使用されることが多い．カレル・リンドバーグポンプとも呼ばれる．[485]

リント布 lint, lint cloth 厚手の綾織生地に片面起毛したネル地の布で，油脂性軟膏を厚く塗って皮膚病変部に貼布する際に使用する．[113]

リンネ法 Rinne〔tuning fork〕test 音叉を用いて行う聴覚検査法の1つ．中耳の伝音機能(気導)と内耳の聴覚機能(骨導)の両者を検査することにより，難聴の程度と障害部位を知ることができる．使用する音叉にはルーツェ Lucae 音叉の c〔128 Hz(ヘルツ)〕と fis^4(2,896 Hz)の2種類があり，低音と高音の検査が可能である．振動させた音叉の柄のほうを乳様突起部に当て，(骨導)音が聞こえなくなった時点で直ちに外耳道孔に音叉を置き気導を検査する．あるいは逆の順序で検査を行うこともある．通常，気導音は骨導音より長く聴取できる．リンネ陽性：気導が骨導よりも長く聞こえる，つまり骨導が聞こえなくなっても気導ではまだ聞こえている場合は，正常あるいは感音難聴．リンネ陰性：骨導が気導よりも長く聞こえる場合は，中耳疾患あるいは伝音難聴．気導・骨導ともに正常よりも聴取時間が短いが，気導が著しく短い場合は混合性難聴である．リンネ Heinrich Adolf Rinne はドイツの耳鼻科医(1819-68)．[887] ⇨参ウェーバー法→316

リンネル⇨同リネン→2928

リンパうっ(鬱)滞 congestion of lymph, lymphostasis リンパ管の狭窄・閉塞により，リンパ液の循環が障害されて停滞すること．主として大型のリンパ管でみられる．異物や寄生虫(フィラリアなど)あるいは，腫瘍などが原因．また術後にもリンパ浮腫を伴ったうっ滞がみられる．白濁した乳び(糜)腹水や乳び尿を伴う．[1531]

リンパ〔液〕 lymph 毛細血管から滲出する血漿成分は組織液として全身の組織，細胞を浸し，物質交換(酸素⇄炭酸ガス，栄養物⇄老廃物)をしている．組織液の大部分は再び毛細血管に回収され，心臓に還流するが，10％近くは毛細リンパ管に回収されてリンパ液となる．リンパ液にはリンパ球が含まれるが赤血球などの血球は含まれない．リンパ液は次第に集められ，最終的に左右の静脈角(内頸静脈と鎖骨下静脈の合流点)で静脈に注ぐ．還流量は24時間で，およそ全血漿量(2-3 L)に相当．このためリンパ液還流がないと死に至る．リンパ系は全身の組織に存在するが，例外的に軟骨，骨，上皮組織，中枢神経(脳，脊髄)には存在しない．肝臓のリンパ液には高分子のタンパク質，腸管のリンパ液には脂肪滴(キロミクロン)など，サイズが大きく毛細血管には回収されにくい物質や細胞の破片，バクテリアなども含まれる．また，癌細胞がリンパ液に乗って転移することもある(リンパ行性転移)．このため流路にはフィルターの役割をもつリンパ小節が多数存在し，血液に合流する前の関門として働いている．[1044] ⇨参リンパ循環→2957，リンパ節→2957

リンパ芽球 lymphoblast リンパ球系の細胞で形態的に最も幼若な細胞．末梢血などにみられる成熟リンパ球に比べて大型で細胞質は塩基性で狭く，核も大型で，核網は繊細である．ときに数個の核小体をもつこともある．ペルオキシダーゼ染色は陰性で，パス(PAS)染色ではときに細胞質が顆粒状に染色される特徴をもつ．正常の骨髄や末梢血にはほとんど検出されない．急性リンパ性白血病の白血病細胞はリンパ芽球である．成熟リンパ球も各種のマイトジェン(分裂誘発因子)により芽球様の形態を呈し(リンパ芽球化反応)，細胞増殖を開始する．特にTリンパ球はフィトヘマグルチニン(PHA)やコンカナバリンA(Con A)などにより，Bリンパ球はポークウィードマイトジェン pokeweed mitogen(PWM)などにより芽球化することが特徴である．[1221] ⇨参リンパ球→2955，リンパ系幹細胞→2957，骨髄芽球→1107

リンパ芽球性白血病⇨同急性リンパ性白血病→742

リンパ芽球性リンパ腫 lymphoblastic lymphoma ［**びまん性低分化性リンパ球性リンパ腫**］ 未熟な段階にあるリンパ球系腫瘍で，新WHO分類ではBリンパ球性とTリンパ球性リンパ芽球性リンパ腫(LBL)に分類される．末梢血および骨髄に浸潤を認めると急性リンパ芽球性白血病．リンパ節組織では，腫瘍細胞がびまん性に浸潤している．腫瘍細胞の核は，円形から楕円形でさまざまな程度の切れ込みがあり，分裂像も多い．形態学的にB細胞性かT細胞性かは鑑別不能で，免疫学的・遺伝子学的検査が必要．診断には腫瘍組織の生検が必須．B細胞性は小児に多く，皮膚や骨などの節外病変も多い．皮膚では結節が多発する例が多い．T細胞性は若年男性に多く，LBLの80％以上を占める．巨大縦隔腫瘍を伴う症例が多い．急性リンパ性白血病と同様に進行は早いが，強力な化学療法で治癒が望める．表面形質や染色体異常により予後が推定できる．[1464]

リンパ管⇨参リンパ本幹→2960

リンパ管炎

lymphangitis

【概念・定義】 リンパ液の流れる経路であるリンパ管の炎症．四肢の外傷による感染や全身の感染症の一環として，皮膚や皮下組織に炎症を生じ，それがリンパ管に波及することによって生じる．炎症が中枢性に波及しリンパの流入部であるリンパ節に炎症をきたしたものがリンパ節炎である．原因は**連鎖球菌**感染のことが多いが，その他，ブドウ球菌や淋菌，大腸菌感染も認められる．慢性リンパ管炎は真菌やフィラリア感染も関与することがある．まれに野兎病，ネコひっかき病が原因となることもあり，悪性疾患のリンパ管浸潤に伴って発生することもある．

【症状・徴候】 細菌の侵入部位からリンパ管に沿って，熱感，圧痛を伴う不規則な**線状発赤**が出現する．その他，全身症状として，発熱，悪寒，頻脈，頭痛を伴う．これらの症状は線状発赤の出現に先行して認められることもある．局所症状は表在リンパ節が集まる頸部，腋窩，鼠径部にみられることが多い．また，所属リンパ節群の有痛性腫脹を認める．感染したリンパ管周辺の皮膚や組織に炎症が波及し，皮下膿瘍や皮膚潰瘍をきたすこともある．感染がリンパ系から血流に及ぶと，敗血症となり全身の重篤な感染症状をきたし，ときに致死的となることもある．

【診断】血液検査では白血球，赤血球沈降速度，CRPなどの炎症反応が高値を示す．血液培養検査，もしくは感染部位から採取した膿から原因菌を同定することが抗生物質の選択をするうえでも重要である．

【治療・予後】早期に化膿巣を形成することはないので，急性期は安静のうえで，局所の挙上および冷却を行う．薬物療法として主にブドウ球菌と連鎖球菌に効果のある抗生物質の選択，抗炎症薬の投与を行う．慢性化しリンパ浮腫の悪化による下肢の浮腫が強い場合には利尿薬や弾性ストッキングの適応となる．以上の保存的療法に反応せず，皮下膿瘍を形成した場合は切開，排膿が必要になる．さらに，患肢の機能低下がある場合，あるいは，しばしば蜂巣炎を繰り返し，高熱を発するものは外科的療法の適応となる．[1253] ⇨参リンパ節炎→2958

リンパ管炎の看護ケア

【看護への実践応用】原因の多くはブドウ球菌，連鎖球菌などによる皮膚や粘膜の感染である．発熱，疼痛(局所痛，圧痛)，腫脹，浮腫や発赤などの皮膚の感染徴候がみられる．治療は抗菌薬の使用や局所の冷罨法，安静，患部の挙上，バンデージなどである．患部のマッサージは炎症の改善が確認できた場合に行う．リンパ管閉塞を呈し，蜂巣炎や膿瘍の形成があれば排膿などの局所の処置も行われる．発熱，疼痛，腫脹などに伴う苦痛の軽減を図ることが必要となる．

【ケアのポイント】炎症を起こしている部分への24時間の冷却(冷罨法)を行うことが重要である．また四肢での発生が最も多いため，腫脹や疼痛に伴う日常生活の制限がある場合は，それに対しての援助も必要となる．

【予防】広範囲のリンパ管炎による続発性のリンパ浮腫は感染を繰り返しやすく，慢性のリンパ浮腫はリンパ管炎へ移行しやすいため，外傷予防やうっ滞を防ぐためのマッサージ，バンデージ(弾性ストッキング，弾性スリーブ)，清潔の保持などのケアや指導を行う．[1018] ⇨参リンパ管炎→2954

リンパ管拡張症 lymphangiectasis リンパ管が嚢状に拡張した病態．先天的には肺リンパ管拡張症，腹膜リンパ管拡張症などがあり，後天的には腫瘍，熱傷後の瘢痕，リンパ浮腫，慢性リンパ管炎などによりリンパ管の閉塞をきたすことから生じる．[1221]

リンパ管筋腫⇨同リンパ管平滑筋腫症→2955

リンパ管腫 lymphangioma リンパ管原発の良性腫瘍で，単純性(毛細管性)，海綿状，嚢胞性，混合性の4型がある．主に乳児期にみられ，治療は切除や薬物注入などがあるが，治療を要しないものも多い．[1221]

リンパ管腫瘍 lymphatic vessel tumor, tumors of lymphatic vessels リンパ管に生じる新生物で，良性のリンパ管腫とリンパ管筋腫，悪性のリンパ管肉腫がある．リンパ管腫は先天性のものが多く，生下時あるいは生後1年以内より存在し，組織奇形あるいは過誤腫の一種とみなされる．多くは皮膚および皮下軟部組織にみられるが，ときに肝や脳などにも発生．リンパ管筋腫はまれに縦隔・肺・後腹膜にみられ，平滑筋細胞がリンパ管周囲に裂隙様に増生．リンパ管肉腫は乳癌根治術後，リンパ浮腫が持続する症例の上肢にみられることが多い．[1531]

リンパ管内皮腫 lymphangioendothelioma リンパ管の内面を覆っている内皮細胞由来の腫瘍．境界不明瞭な蜂巣状構造を呈し，肉腫様にも見える．骨，リンパ節，皮膚，唾液腺，卵巣，子宮などにみられる．悪性のものをリンパ管肉腫ともいう．[1531] ⇨参リンパ管腫瘍→2955

リンパ管肉腫 lymphangiosarcoma きわめて悪性度の高いまれなリンパ管悪性腫瘍．異型性を示す1層ないし多層の内皮細胞が大小不同のリンパ管を形成しながら増殖．発生は慢性のリンパうっ滞と強く関連することが知られている．乳癌根治術後にみられるスチュワート・トレーブス Stewart-Treves 症候群が代表例．[1531] ⇨参リンパ管腫瘍→2955

リンパ管平滑筋腫症 lymphangioleiomyoma, lymphangioleiomyomatosis ［**リンパ管筋腫**］ 平滑筋とリンパ管内皮の増殖からなる良性の過誤腫性病変．患者は女性が多く，通常は縦隔，後腹膜，肺に多発し，肺病巣の程度が予後を左右する．[202,83]

リンパ管弁 lymphatic valvule リンパ管の内腔にありリンパ流の逆流を防ぐ半月弁．静脈弁と同様に，内膜のひだから形成され通常2個ずつ向き合って存在する．毛細リンパ管にはみられない．[1221]

リンパ球 lymphocyte ［**リンパ細胞**］ 白血球の一種で，末梢血中では全白血球の20-30％を占める細胞．大型の円形核をもち，細胞質は狭く透明で，ときに好アズール顆粒を多くもつ小型の単核細胞．胎児幹細胞由来で骨髄に生じ，抗体産生細胞の前駆細胞であるB細胞，細胞免疫に関与するT細胞，これらのいずれにも属さず抗原感作なしでキラー活性をもつナチュラルキラー細胞などに分化する．リンパ組織に多く存在する．[1221] ⇨参T細胞→115，B細胞→31，ナチュラルキラー細胞→2193

リンパ球芽球化試験 lymphocyte transformation test ［**リンパ球活性化(刺激)試験，リンパ球幼若化試験**］ リンパ球が抗原あるいはレクチン〔フィトヘムアグルチニン(PHA)，コンカナバリンA〕などで刺激されると活性化され，芽球化することを利用したリンパ球機能を調べる試験．細胞は芽球化して形態的に大きくなり，核小体もみられるようになる．活性化によってDNA合成が活発となるのでトリチウムチミジン(^{3}H)の細胞取り込み量を指標とする．薬物性肝障害など薬物性アレルギーでの原因となるアレルゲン(薬剤)の同定に有用とされている．[677]

リンパ球活性化因子 lymphocyte activating factor；LAF⇨同インターロイキン1→299

リンパ球活性化(刺激)試験⇨同リンパ球芽球化試験→2955

リンパ球機能関連抗原-1 lymphocyte function-associated antigen-1⇨同LFA-1抗原→77

リンパ球減少症 lymphopenia, lymphocytopenia ［**無リンパ球症**］ 末梢血中でリンパ球が認められないか，減少(1,500/μL以下)した状態．減少するリンパ球はほとんどがT細胞．先天性免疫不全症の複合型免疫不全症に分類されている病型のうち，重症複合型免疫不全症(伴性型，常染色体劣性型)，アデノシンデアミナーゼ adenosine deaminase 欠乏症，プリンヌクレオシドホスホリラーゼ purine nucleoside phosphorylase 欠乏症，細網異形成症，CD8欠乏症などで認められる．また自

り

己免疫性疾患の全身性エリテマトーデス(SLE)では特徴的な検査所見の1つ.[601]

リンパ球混合培養反応　mixed lymphocyte reaction；MLR ⇨同混合リンパ球培養法→1140

リンパ球再循環現象　lymphocyte recirculation　リンパ球の二次リンパ組織間の移動をいう. リンパ球はリンパ球産生の場である一次リンパ組織(骨髄および胸腺)からリンパ節, 脾臓, 扁桃, 腸管などのリンパ組織が属す二次リンパ組織に移動する. 二次リンパ組織に入ったリンパ球はその組織にとどまるだけでなく, リンパ組織間を移動する. この二次リンパ組織間の移動をリンパ球再循環現象と呼ぶ. リンパ球は血管やリンパ管を通り各リンパ組織間を循環するが, 特異抗原で感作されたリンパ球はその抗原が侵入したリンパ節では循環を止めて停滞する. その結果, 抗原が入ったリンパ節には, その抗原で感作されたリンパ球が集中することになり, 抗原の排除などを行う. 再循環現象により特異抗原に感作されたリンパ球が病変部などに集中することが可能となる.[1221] ⇨参リンパ系→2956

リンパ球サブセット　lymphocyte subset　リンパ球の細分画. リンパ球はT細胞, B細胞, ナチュラルキラー(NK)細胞などに分かれるが, さらに表面抗原の解析が進み細分類され, T細胞はヘルパーT細胞, サプレッサーT細胞, キラーT細胞, インデューサーT細胞に分けられる. 以前はヒツジ赤血球とのロゼット形成などを利用してそれぞれの細胞を分離, 検出していたが, 現在では多くの場合それぞれの特異抗体を用いて行われる. 疾患や免疫抑制薬投与により末梢血中のリンパ球サブセットが変化することが知られており, 自己免疫疾患ではサプレッサーT細胞の減少, 後天性免疫不全症候群(AIDS)ではヘルパーT細胞の減少などがみられ, これらの疾患の経過中や抗癌剤や免疫抑制薬投与時にはリンパ球サブセットの定期的な観察が重要となる. また, リンパ球系細胞の悪性疾患であるリンパ性白血病や悪性リンパ腫では, サブセットの解析で血球の種類と分化成熟の程度を検索することができることから腫瘍細胞の起源も知ることができる.[1221] ⇨参T細胞→115, B細胞→31, ナチュラルキラー細胞→2193

リンパ球消失型ホジキン病　Hodgkin disease of lymphocyte depletion ［LD型ホジキン病］ ホジキンHodgkin病のライ分類の一組織型. リンパ節がびまん性におかされ, リンパ球・組織球は著しく減少し線維化・壊死を認める. ホジキンHodgkin細胞やリード・ステルンベルグReed-Sternberg細胞が多数みられる. 高齢者に多く, 病期が進んだ状態で診断されることが多いが, 近年, 予後は他の組織型と差はないとされる. 新WHO分類では, リンパ球減少型古典的ホジキンリンパ腫に分類されている.[1464]

リンパ球除去療法⇨同リンファフェレーシス→2960

リンパ球性下垂体炎　lymphocytic hypophysitis⇨同自己免疫性下垂体炎→1272

リンパ球性脈絡髄膜炎　lymphocytic choriomeningitis；LCM　アレナウイルス科のリンパ球性脈絡髄膜炎ウイルス(LCMウイルス)感染症. ヒトに感染すると無症状のことも多いが, 発熱, 筋肉痛, 呼吸困難などを生じ, さらに髄膜炎や脳炎を引き起こすことがある. 予後は比較的良好であるが, 重篤な髄膜炎や脳炎では死亡することもある. 自然界ではLCMウイルスはネズミに感染しており, ネズミの尿中に排出されてヒトへ感染する. 潜伏期は3週間程度. なお, LCMウイルスに感染したネズミのほとんどは無症状.[288]

リンパ球性漏斗下垂体後葉炎　lymphocytic infundibulo-neurohypophysitis　尿崩症をもたらす疾患の1つで, トルコ鞍を中心とする矢状断のMRI像で下垂体茎部の肥厚と, 正常では下垂体後葉部分に見られる特有の高輝度が消失していることが特徴. 剖検例では下垂体漏斗部から茎部・後葉部分, さらに上部は視床下部内の視索上核, 室傍核までリンパ球, 形質細胞の浸潤がみられ, 血中にバソプレシンに対する自己抗体をもつケースもあることから, 自己免疫性の疾患の1つと考えられている. 下垂体前葉を侵すリンパ球性腺下垂体炎とは区別される.[1260]

リンパ球増加症　lymphocytosis　末梢血中のリンパ球が異常に増加した状態. リンパ球数が4,000/μL以上をいう. 小児期には生理的に増加を示す. 病態としては急性および慢性リンパ性白血病, 悪性リンパ腫の白血化など一次性のもの, 各種ウイルス感染症や百日咳菌感染, グレーブスGraves病(バセドウBasedow病)などの自己免疫疾患などがある.[1221]

リンパ球優勢型ホジキン病　Hodgkin disease of lymphocyte predominance ［LP型ホジキン病］ ホジキンHodgkin病のライ分類の一組織型. リンパ節が結節性に異形成のないリンパ球で占められ, その中に反応性組織球の集塊をみることがある. 典型的なリード・ステルンベルグReed-Sternberg細胞はほとんどなく, 空胞状・分葉状の核をもつポップコーン細胞popcorn cellと呼ばれる異形細胞が認められる. 成人男性に多く, 早期に診断されることが多く, 予後もよい. 新WHO分類では, 結節性リンパ球優位型ホジキンリンパ腫とリンパ球豊富型古典的ホジキンリンパ腫に分類される.[1464]

リンパ球幼若化試験⇨同リンパ球芽球化試験→2955

リンパ系　lymphatic system　リンパ球, 上皮細胞および支持細胞からなる組織. 生体組織中に存在する組織液の約90%は毛細血管に回収されるが, 残りは毛細リンパ管と呼ばれるリンパ管により回収され, 最終的に静脈に戻る. リンパ管を流れる液体をリンパ〔液〕と呼び, 水分の回収とともに, 血液循環系へ脂肪, タンパク質, その他の物質を運搬する役割も果たしている. リンパ系はリンパ球の産生の場である一次リンパ器官(組織)とリンパ球同士が相互にまたは抗原と反応し免疫反応を起こす場である二次リンパ器官(組織)に分類される. 一次リンパ器官には胸腺と骨髄が属し, 二次リンパ器官にはリンパ節, 脾臓, 扁桃, 腸管などのリンパ組織が属している. また, 成人では骨髄は一次リンパ器官であると同時に二次リンパ器官でもある. リンパ球は一次リンパ組織でリンパ系幹細胞から生まれ, T細胞の前駆細胞は胸腺に移動し, ここで分化成熟しT細胞となる. Bリンパ球前駆細胞も骨髄で生まれ, ヒトでは胎児期の肝臓または骨髄で分化成熟してB細胞になる. 一次リンパ器官で生まれたリンパ球は二次リンパ器官に移動する. 二次リンパ器官に移ったリンパ球は, 血管やリンパ管を通りリンパ器官の間を移動する．リンパ管は全身にくまなく網目状に広がる毛細リンパ管に始まり，リンパ管，リンパ本幹を経て静脈へと流れて終わる．リンパ管には弁が存在し，流れを制御するとともに静脈からの血液の逆流を防いでいる．リンパ管のポンプ作用は，呼吸による圧の変動，筋収縮，リンパ管を取り巻く臓器の動きなどの体動によって生じる．血管系とよく似ているが，その途中の各所にリンパ節と呼ばれる実質臓器があることが特徴的である．リンパ節にはリンパが流入する輸入リンパ管と流出する輸出リンパ管がある．リンパ節では流入したリンパを濾過し，リンパ中の有害物が静脈に流入するのを防いでいる．リンパ系には扁桃，胸腺，脾など特殊なリンパ系組織も含まれ，それぞれ特徴的な働きをもつ．[1221] ⇨参リンパ球⇀2955，リンパ節⇀2957，リンパ本幹⇀2960

リンパ系幹細胞 lymphoid stem cell ［リンパ系共通前駆細胞］ リンパ球にのみ分化する能力をもつ細胞のうちで最も未熟な細胞．分化能をもち，より分化した細胞を産生するが，同時に自己複製能ももち，自身と同じ分化段階の細胞も産生する．多能性幹細胞からT細胞，B細胞の共通の前駆細胞(リンパ系幹細胞，リンパ系共通前駆細胞)を経てB前駆細胞とT/NK(ナチュラルキラー)前駆細胞が生じ，T/NK前駆細胞はさらにT前駆細胞とNK前駆細胞となり，さらに成熟リンパ球へ分化していく．[1221] ⇨参幹細胞《血球の》⇀601，リンパ芽球⇀2954

リンパ系共通前駆細胞⇨同リンパ系幹細胞⇀2957

リンパ形質細胞性リンパ腫⇨同マクログロブリン血症⇀2732

リンパ行性感染 lymphogenous infection リンパ液の流れを介して伝播する感染を意味する用語．[288]

リンパ行性転移 lymphatic metastasis, lymphogenous metastasis 原発部位から剥離した腫瘍が遠隔の部位で発育することを転移といい，リンパ管を介しての転移をいう．最も早期より認められ，癌の進展を考える場合に最も重要．癌の転移先としては所属リンパ節が圧倒的に多く，転移は所属リンパ節から始まると考えられる．臓器と直接的な交通を有し，癌の転移を最初に受けるべきリンパ節群を第一次所属リンパ節，第一次所属リンパ節より遠隔のリンパ節群を第二次，第二次よりさらに遠隔のものを第三次リンパ節という．ウィルヒョウ Virchow リンパ節は胃癌の左鎖骨上窩リンパ節へのリンパ行性転移として有名．[1531] ⇨参転移《腫瘍の》⇀2073

リンパ細胞⇨同リンパ球⇀2955

リンパ腫症 lymphomatosis 1903年にチュルク Wilhelm Türk が，リンパ性白血病とリンパ腫を近似の疾患と考え，1つの疾患群として発表したもの．現在のリンパ増殖性疾患に相当．[1464] ⇨参悪性リンパ腫⇀143

リンパ循環 lymph circulation, lymphokinesis 毛細血管から漏出した液体はリンパ液としてリンパ管に取り込まれ，リンパ節を経由して最終的にはリンパ本管を経て静脈系に戻る．全リンパ循環量は2-4 L/日．リンパの流れは非常に緩やかであり，骨格筋の運動，吸気時の胸腔内陰圧，リンパ管壁の平滑筋の収縮などにより流れが起こる．またリンパ管には弁があるためリンパは逆流せずに心臓方向へ動かされる．リンパ球はリンパ節の高内皮小静脈から血管の外，すなわちリンパ節実質へ移動し，リンパ管を経て血管に戻る．リンパ管の機能として，組織液を吸収して血液の量や組成を一定に保ち，タンパク質やコロイドばかりでなく，リンパ組織からは生産されたリンパ球を，出血巣からは赤血球を取り込んで輸送する．また，腸の絨毛の中心乳び管からの脂肪の吸収もある．[226] ⇨参リンパ系⇀2956，リンパ〔液〕⇀2954

リンパ小結節 lymphatic nodule⇨同リンパ小節⇀2957

リンパ小節 lymphatic nodule ［リンパ小結節］ リンパ球(Bリンパ球，Tリンパ球)が球状に密集してかたまりを形成している免疫防御器官．リンパ節の皮質，脾臓の白脾髄，扁桃，および消化管や気道系の粘膜下組織にみられる．外部からの抗原の侵入が起こりやすい部位には，必ずリンパ小節の集団が形成されている．リンパ小節の中心部はしばしば周辺部より明るく見える．この中心部を胚中心 germinal center，または反応中心 reaction center と呼び，外部抗原に対する免疫反応が亢進している状態といわれる．すなわち中心部では，Bリンパ球の産生が盛んに行われている．胚中心のないリンパ小節は一次小節と呼ばれる．単独にある場合を孤立リンパ小節という．消化管，とりわけ回腸や大腸(虫垂も含む)の粘膜下では，複数のリンパ小節が互いに癒合してリンパ節の集団を形成している．これを集合リンパ小節(パイエル板 Peyer patch)という．腸管の中でも回腸以降には腸内細菌が常在していることから，腸管壁に免疫防御機構としてのリンパ小節の形成が盛んになっているものと考えられる．[1044] ⇨参リンパ組織⇀2959

リンパ上皮腫 lymphoepithelial carcinoma 鼻咽頭・扁桃部のリンパ組織に発生する低分化の扁平上皮癌．線維間質に多数のリンパ球が認められ，その中に腫瘍細胞が層状または小集塊で存在する．エプスタイン・バー Epstein-Barr ウイルス(EBV)関連腫瘍の1つ．中国や東南アジアに多い．[1464]

リンパ上皮性嚢胞 lymphoepithelial cyst⇨同鰓嚢(さいのう)胞⇀1168

リンパ水腫 lymphedema⇨同リンパ浮腫⇀2960

リンパ性斜頸⇨同炎症性斜頸⇀379

リンパ生成 lymph formation リンパはリンパ管内を流れる液体と定義され，組織間質液と平衡状態にあるのでリンパの起源は間質液となる．腸管においては，長鎖脂肪酸は中性脂肪としてリンパ管に吸収され，短鎖になるほど遊離脂肪酸で毛細管に吸収される．コレステロールはキロミクロンに含まれリンパ管に吸収される．[226]

リンパ性体質 lymphatism 過敏性体質(ドイツ学派の概念)の幼児期における呼称．頸部リンパ節，扁桃，アデノイド，胸腺の肥大を特徴とし，外界の刺激を受けると疫痢様症状や自家中毒症状を呈しやすい．現代の欧米医学では用いられない用語．[124,1198] ⇨参過敏反応⇀542，胸腺リンパ体質⇀763

リンパ節 lymph node ［リンパ腺］ リンパ液の経路に挿入されている生物学的濾過器で，輸入リンパ管から流入したリンパ液は，門部の輸出リンパ管へ一方向に送り出される．細網組織で構成されたリンパ性組織で，長径1-2.5 cm の楕円状の構造．外側の皮質と内側の髄質からなり，B細胞はリンパ濾胞(一次小節，胚中心をもつ二次小節)として皮質領域に分布する．T細胞は傍皮質 paracortex と髄質の領域に分布し，リンパ球の75-80% を占める．リンパ流路(辺縁洞など)の沿岸では，マクロファージや樹状細胞 dendritic cell がリンパ液中の異物や細菌などを処理し，免疫防御機構の抗原提示細胞として，T細胞やB細胞の働きを支えている．重要なことは，T細胞やB細胞は常にリンパ液と血液の間を移動しながら循環しているということである．輸出リンパ管を通り，リンパ節を出たリンパ液やリンパ球はやがて静脈角で血液に合流する．血液中のリンパ球はリンパ節に到達すると，特殊に分化したリンパ節の血管 postcapillary high endothelial venules をすり抜けて，血液からリンパ節に移動し，それぞれの領域に戻ってくる．こうした繰り返しの中で，抗原に巡り会うとそれぞれのリンパ球の免疫防御機能を発揮することになる．全身のリンパ網においてリンパ節の発達している部位は，内臓系では肺根部～気管周囲と腸間膜～腹大動脈周囲である．体壁系では，頭頸部(頭頸部リンパ節)，腋窩部(腋窩リンパ節)，鼠径部(鼠径リンパ節)である．体壁系のリンパ節は四肢や体幹体壁のリンパ液が体幹深部のリンパ管に注ぐ前の，最終的な関所となっている．また，癌細胞がリンパ管に入り，リンパ行性に転移することがある．このため，リンパ節への転移状況を把握することは臨床的に重要である．[1044] ⇒参リンパ本幹→2960

リンパ節炎　lymphadenitis　感染症などにより起こるリンパ節の炎症性変化．ウイルス感染，細菌感染，結核やハンセン Hansen 病などの感染，真菌や寄生虫感染などにより病原菌が直接あるいはこれらの感染巣から運ばれた炎症性物質がリンパ流を経由してリンパ節に至り，リンパ節に炎症をきたす．腫瘍性疾患などでも生じる．細菌感染では発赤，腫脹，熱感，疼痛が強く，進行により化膿巣となる．ウイルス性では腫脹，疼痛などはあるが化膿しない．結核性では熱感，疼痛はなく，進行により自潰する．腫瘍性の場合は初期には無痛性であることが多く，腫瘍の種類によりかたく触知するようになる．[1221]

リンパ節郭清術　lymph node dissection，lymphadenectomy　癌の外科的切除の際に，所属リンパ節を切除する術式．臓器にはリンパ組織が付随し，ところどころにリンパ節(所属リンパ節)を形成しながら，次第に大動脈周囲のリンパ組織に収斂(れん)していく．臓器に発生した癌は，このリンパ流にのって，臓器リンパ節，中間リンパ節，幹リンパ節へと流れ，さらに全身に広がっていくものと考えられる．したがって癌の外科的切除の際に，リンパ組織への進展が考えられる場合，臓器リンパ節から幹リンパ節まで症例に応じて切除することが通例．[485]

リンパ節結核症　lymph node tuberculosis　［結核性リンパ節炎］　結核菌がリンパ節に感染した状態．感染源の病巣として肺結核からリンパ行性に感染する場合が考えられるが，感染源が不明のことも多い．初期には感染リンパ節は弾性硬の小腫瘤として触知され，時間の経過とともに大きくなり軟化する．表在リンパ節では頸部リンパ節，腋窩リンパ節，あるいは鼠径リンパ節が，深部リンパ節では気管支リンパ節，あるいは腸間膜リンパ節腫脹を呈する症例が多い．[288]

リンパ節腫脹　lymph node enlargement，lymph node swelling　リンパ節が腫大したもの．真菌，細菌，ウイルスによる感染性あるいは全身性エリテマトーデス(SLE)などの膠原病や原因不明の炎症，悪性リンパ腫などの腫瘍，免疫芽球性リンパ節症などのリンパ増殖性疾患，組織球症，レッテラー・シーベ Letterer-Siwe 病などのランゲルハンス Langerhans 細胞の増殖症などでみられる．[1531]

リンパ節腫瘍　lymph node tumor　リンパ節に発生する腫瘍．悪性リンパ腫，急性・慢性リンパ性白血病，骨髄腫，原発性マクログロブリン血症，悪性組織球症など，リンパ節の構成細胞であるリンパ球，組織球などが腫瘍化しリンパ節に腫瘤を形成する．また，癌のリンパ節転移など転移性の腫瘍も含めることがある．[1221]

リンパ節シンチグラフィー　lymphoscintigraphy，lymph node scintigraphy　［RI リンフォグラフィー］　リンパ節に集積する性質をもつ放射性核種(RI)を投与し，リンパ流とリンパ節の局在や形態を評価する核医学検査．^{99m}Tc-コロイドや ^{99m}Tc-HSA-D(ヒト血清アルブミン)を用いる．RI は，鼠径部，骨盤部，腹部の検査では足の第1-2趾間部，上肢や腋窩部の検査では手の第1-2指間部の皮下に注入する．RI はリンパ管に吸収されて上行し，所属リンパ節内の網内系細胞に貪食される．^{99m}Tc-HSA-D では注入後1時間より，^{99m}Tc-コロイドでは3-6時間後より撮影する．最近，センチネルリンパ節の検出にリンパ節シンチグラフィーが用いられている．センチネル sentinel とは歩哨，見張りを意味し，センチネルリンパ節とは腫瘍からのリンパ流を最初に受けるリンパ節のこと．ここに転移がなければリンパ節郭清を省略できると考えられており，乳癌などでこの方法が用いられている．手術の前日または当日の朝，腫瘍の近くに RI を注入してシンチグラフィーを撮影し，さらに術中に摘出したリンパ節を小型検出器(ガンマプローブ)で測定することでセンチネ

●リンパ節シンチグラフィー

左乳癌のセンチネルリンパ節シンチグラフィー

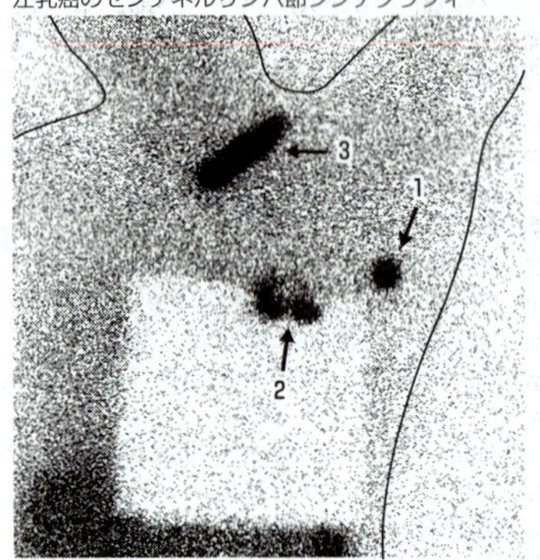

上肢を挙上した左胸部の軽い左前斜位像．左腋窩の集積(矢印1)がセンチネルリンパ節．その内側の2か所の集積(矢印2)は腫瘍の直上の皮下に注入した RI(^{99m}Tc-コロイド)．左前胸部の集積の少ない正方形の部位は腫瘍近傍に注入した高集積の RI の影響を避けるために体表面に置いた遮蔽板．左鎖骨部の直線状の集積(矢印3)は位置確認用の線源マーカー．

ルリンパ節を同定する.[737] ⇨参センチネルリンパ節シンチグラフィー→1775

リンパ節生検 lymph node biopsy リンパ節腫瘍や悪性腫瘍のリンパ節転移などを診断するための手技. リンパ節を摘出し, 病理組織検査だけでなく細胞形態検査, 細胞表面抗原解析, 染色体検査, 細胞機能検査, 遺伝子検査なども必要に応じて実施する. 行われる頻度の高い部位は癌の転移が多い前頸部のリンパ節であるが, 腋窩, 鼠径なども多く行われる. 病的と思われるリンパ節を十分吟味し, 可能な限り大型のリンパ節を一塊として切除するのが望ましい.[1221] ⇨参リンパ節穿刺→2959, リンパ節腫瘍→2958

リンパ節穿刺 lymph node puncture リンパ節に生じる各種疾患を診断するための手技の1つ. リンパ節を中空針で穿刺し, 病理組織診, 細胞診, 細菌培養, DNA検査などを行う. 表在リンパ節であれば触診下での穿刺も可能であるが, 深部の場合はCTや超音波を用いて刺入方向や深度を確認して行う. 消化管に近い腹腔内リンパ節や肺門や傍気管リンパ節などは内視鏡下で可能なこともある. 組織診を行う場合は得られる検体が小さく診断不能の場合もあり, 可能ならリンパ節生検を行うことが望ましい.[1221] ⇨参リンパ節生検→2959

リンパ節増殖症 lymphadenoidal hyperplasia 刺激によるリンパ節の反応性増殖. リンパ球はびまん性に増殖し, リンパ小節の増加によりリンパ節は腫大する.[1531]

リンパ節転移 lymph node metastasis 癌細胞が原発巣からリンパ流にのってリンパ節に到達し, そのリンパ節内に浸潤すること. 最初は原発巣近傍の所属リンパ節転移から始まるが, しだいにより上位のリンパ節にも転移していく. 消化器癌の左鎖骨上窩リンパ節転移(ウィルヒョウ Virchow のリンパ節転移)や肺癌の肺門リンパ節転移などが代表例である.[1221]

リンパ節膿瘍 lymphatic abscess リンパ節に形成された膿瘍で, 化膿性炎がリンパ節に波及することによる.[1531]

リンパ腺 lymph gland⇨同リンパ節→2957

リンパ造影法 lymphography 悪性リンパ腫, 悪性腫瘍の病期分類, リンパ瘻の診断目的などで行われたが, CT, MRIでリンパ節は描出されるので適応は少なくなった. 皮下に色素を注入してリンパ管を識別し, 油性ヨード造影剤を微速度注入する. 注入終了直後にリンパ管造影像 lymphangiogram を, 24時間後の撮影でリンパ節造影像 lymphadenogram を得る. 油性造影剤による肺塞栓が起こるので高度の肺機能障害のある患者には禁忌となる.[264]

リンパ増殖性疾患 lymphoproliferative disorders ［リンパ増殖性症候群］ リンパ球の腫瘍性増殖により異常リンパ球の絶対数が増加して起こる疾患. 多くの場合, 末梢血リンパ球数の増加を認める. B細胞性, T細胞性, NK細胞性に分類される. 急性リンパ性白血病, 慢性リンパ性白血病, 有毛細胞白血病, 成人T細胞白血病, 悪性リンパ腫, 多発性骨髄腫, 顆粒リンパ球増加症などが含まれる.[1464]

リンパ増殖性症候群⇨同リンパ増殖性疾患→2959

リンパ組織 lymphoid (lymphatic) tissue ［免疫臓器］ 抗体産生および細胞性免疫の担い手であるリンパ球を産生する網状組織で, リンパ浸潤とリンパ小節がある. リンパ球浸潤はリンパ小節に比べ, まばらにリンパ球が集合してできた組織で, 周囲の結合組織との境界は不明瞭である. 消化器, 呼吸器, 泌尿器などの上皮下にみられ, ときに肝臓, 脾臓などの実質臓器の結合組織内にも出現する. これに対しリンパ小節はリンパ球の密度が高く, 胚中心を有する. 周囲とは結合織性被膜により境される. 両者とも感染などの諸条件によって消長がみられる.[778] ⇨参リンパ〔液〕→2954, リンパ節→2957

●リンパ組織

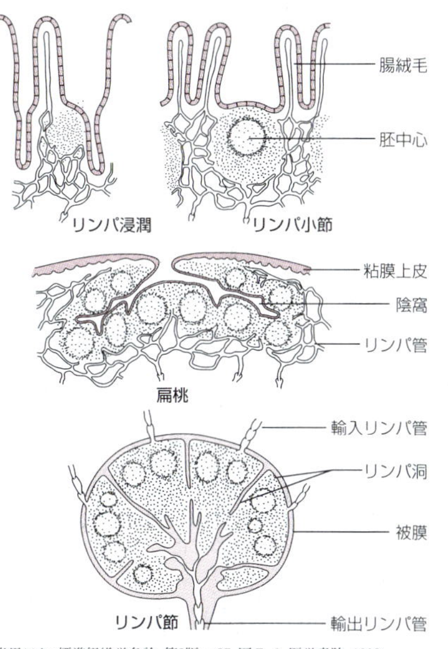

藤田尚男ほか:標準組織学各論 第3版, p.37, 図Ⅱ-1, 医学書院, 1992

リンパ体質性低身長症 lymphatic infantilism⇨同パルタウフ低身長症→2401

リンパ洞 lymphatic sinus リンパ節内のリンパ流の通路で, リンパ管とリンパ髄を連絡する. リンパ洞の壁は細網細胞からなり, リンパ液内の異物などを貪食する.[1221]

リンパドレナージ manual lymphatic drainage ［リンパマッサージ］ リンパ液の流れを活性化して, ヒトの身体にとって不必要な異物や老廃物を排出させるテクニックのこと. ヨーロッパを中心に医療リンパドレナージが複合的理学療法として用いられている. 乳癌, 子宮癌, 卵巣癌などの手術でリンパ節を切除した場合にリンパ液が心臓に戻りにくくなり, 下肢や上肢がむくむことをリンパ浮腫というが, 主にこのリンパ浮腫に対し, 徒手により滞ったリンパ液を排液するマッサージ療法として用いられる. 複合的理学療法は, スキンケア, 医療リンパドレナージ, 圧迫療法, 運動療法で構成され, 専門知識と技術を習得したセラピストにより安全に施されることが必須である.[233]

リンパ肉芽腫症 lymphogranulomatosis, lymphogranuloma ホジキン Hodgkin 病を示す用語であるが, 現在は使われない.[1531]

り

リンパ肉腫細胞性白血病 lymphosarcoma cell leukemia 悪性リンパ腫の中でリンパ肉腫と呼ばれる細胞が末梢血に出現したときをいう．リンパ肉腫は赤崎らの分類であり，LSG 分類〔悪性リンパ腫病理組織診断研究グループ(lymphoma-leukemia study group)による分類〕ではびまん性小細胞型と中細胞型リンパ腫に相当する．[1495]

リンパ浮腫

lymphedema ［リンパ水腫］

【概念・定義】 何らかの異常でリンパ系の障害をきたし，リンパ液の再吸収が妨げられることにより組織間隙にリンパ液が貯留する状態．国際リンパ学会では，原発性(リンパ管形成不全に基づく)と続発性(解剖学的閉塞，機能的な弁不全，手術，人為的損傷，乳癌や前立腺癌，カポジ Kaposi 肉腫などの腫瘍，放射線障害などの外的要因，蜂巣炎などの炎症，フィラリアなどのリンパ系糸状虫症，ボレリア感染症などによる)に分けている．原発性には早発性(思春期に発症することが多い)と遅発性(35 歳以上)がある．下肢は上肢の 3 倍の頻度で生じ，80% は女性に生じる．

【症状・徴候】 一般に自覚症状は軽微であるが，浮腫が高度になると重量感が強くなり，歩行や脱着衣が困難となる．浮腫は放置すると，次第に増大するとともに硬化する．特にフィラリア症では，四肢が極端に太くなり，皮膚の肥厚，硬化を伴い象皮病と呼ばれる．経過中に蜂巣炎，リンパ管炎を繰り返し，そのたびに症状は増悪する．続発性のものでは，しばしば疼痛を伴う．また足白癬が高率となる．

【診断】 **指圧痕**を残さない浮腫が特徴的で，その他，既往歴，リンパ管炎の既往などにより診断が確定する．リンパ管閉塞部位をみるために**リンパ管シンチグラフィー**，リンパ管撮影を行うこともある．続発性の精査では CT，MRI による骨盤内腫瘍の検索が必須．深部静脈血栓症との鑑別を要するため，超音波検査や CT にて下肢静脈のうっ滞や閉塞所見の有無を確認することも重要である．

【治療・予後】 骨盤内病変など基礎疾患がある際には，その治療を行い，下肢挙上，弾性ストッキングの着用，リンパドレナージによる理学療法をあわせ総合的に治療を行う必要がある．利尿薬などの薬物療法も無効なことが多く，リンパ誘導手術，リンパ管再建術などの外科的治療を行っても根治が得られない症例が多い．[1253]

リンパ浮腫の看護ケア

【看護への実践応用】 医師の診察により全身性浮腫との鑑別を行い，ケアを開始する前に浮腫の状況，基礎疾患や皮膚状態を確認する．保存的療法として代表的な複合的理学療法ではスキンケア，医療徒手リンパドレナージ，圧迫療法，圧迫下の運動療法を基本に，リンパ浮腫の症状や程度に合わせ治療を進める．浮腫発症後，早期にケアを開始することは，浮腫の改善に結びつく可能性があるため，初期徴候(患肢の重だるさ，疲れやすさ，張り感，指の違和感など)に患者自身が気づくことが重要である．日常生活ではリンパ浮腫を予防するための対策として，皮膚を傷つけない，身体を締めつけすぎない衣類を選ぶ，炎症を避ける(家事や庭仕事の際の手袋装着，カイロなどでの熱傷に気をつける，虫刺されやペットによる掻き傷を防ぐ)，疲労時は休息をとるなどの工夫を説明する．蜂巣炎(蜂窩織炎)や急性炎症の徴候に気づいたときは自己判断せず，医療機関に受診するよう説明する．

【ケアのポイント】 どのような生活スタイルなのか，リンパ浮腫によりどのような影響を受けているのか把握し，治療法やセルフケアを調整していく．日常生活で無理なく継続できるように，患者に応じた具体的な方法を提案していくことが大切である．リンパ浮腫により身体面だけでなく社会的，心理的にも影響を受けている可能性を考慮し，ケアを行う必要がある．[379] ⇨参リンパ浮腫→2960

リンパ本幹 lymphatic trunk, lymphatic duct リンパ管が集合してできるやや太いリンパ管で，静脈に連絡する．頸リンパ本幹，鎖骨下リンパ本幹，気管支縦隔リンパ本幹，腰リンパ本幹，腸リンパ本幹，胸管，右リンパ本幹がある．[1221]

リンパマッサージ lymphatic massage ⇨同リンパドレナージ→2959

リンパ毛細管叢 lymphatic capillary plexus ［毛細リンパ管網］ 毛細リンパ管が互いに結合してできる網目構造．特に真皮，また消化器系，呼吸器系の粘膜や腺組織などで発達している．[1221]

リンパ類上皮細胞性リンパ腫 lymphoma ⇨同レンネルトリンパ腫→2985

リンパ濾胞性ポリープ lymphoid polyp ［**良性リンパ濾胞性ポリープ，直腸扁桃，肛門扁桃**］ 直腸に好発する通常単発性の病変で，粘膜下のリンパ節様に増生したリンパ組織からできている．好発年齢は 30-40 歳代．大きさは 0.5-3 cm で 2 cm 以下のものが多く，表面は正常粘膜でできている．肛門扁桃 anal tonsil あるいは直腸扁桃 rectal tonsil とも呼ばれる．下血や肛門よりの脱出などの主訴で来院することもあるが，大腸ファイバースコープの検査などで偶然に発見されることもある．成因は不明であるが局所炎症に対する反応性の変化と考えられている．悪性リンパ腫との関係はなく良性である．症状があればポリープの摘除を行う．[106] ⇨参大腸ポリープ→1887

リンビックシステム limbic system ⇨同大脳辺縁系→1897

淋病 ⇨同淋菌感染症→2947

リンファフェレーシス lymphapheresis, lymphocytapheresis ［**リンパ球除去療法**］ 血液をいったん体外に取り出し，リンパ球を選択的に取り除いてから再び血液を患者に注入する操作．疾患治療の目的で患者の血液から有害な成分を取り除くために行われるが，健常者から特定の血液成分を採取し患者の治療に用いることもある．リンパ球の吸着法や遠心分離法が主な方法である．[860]

リンホカイン lymphokine リンパ球などから分泌され，免疫系内での細胞間の情報伝達にあずかるタンパク因子．当初，単球を主な産生細胞とするモノカインに対応する呼称として提唱されたが，その後，両者とも免疫細胞のみならず広く非免疫細胞でも合成されることが明らかになり，現在では合わせてサイトカインと総称されることが多い．[1260] ⇨参サイトカイン→1167

リンホカイン活性化キラー細胞 lymphokine activated killer

cell⇨参LAK 療法→75

倫理委員会⇨参倫理コンサルテーション→2961

倫理原則 ethical principles, moral principles ［基本的倫理原則，医療倫理の四原則］ 医療倫理における倫理原則とは，医療(学)という特定の文脈の中で人間がある行為をする場合に，その行為が倫理的に正しいもの(正)であるか，あるいは間違っているもの(不正)であるかを分析し，判断するための規準や指針となるものをいう．最も知られているものは，(1)自律尊重 respect for autonomy, respect for persons, (2)無危害 nonmaleficence (do-no-harm), (3)善行(慈恵) beneficence, (4)正義(公正) justice, の4つの原則である．この原則についての言及は，1979年にアメリカ合衆国国家委員会が提出したベルモント・レポート Belmont Report が最初であり，のちにビーチャム Tom L. Beauchamp とチルドレス James F. Childress によって医療倫理の四原則として提示された．(1)自律尊重原則がわれわれに命じるものは，①自律的な行為や決定の主体として個人を扱い，②自律性が不完全な者には保護を与えよ，ということである．ここでいう自律〔的〕とは，「いかなる他者からの支配的な干渉や制限を受けることなく，自分のことは自分で決める(自己決定 self-determination)」という主体的な行為 action のことであり，また，そのような自己決定を「行いうるだけの能力 capacity がある(being capacitated)」ということである．(2)無危害原則は「個人に危害を加えるな」「個人に危害のリスクを負わせるな」とわれわれに命じる．一方，(3)善行原則は，単に個人に危害が生じないようとりはからうこと以上に，その個人を「助ける helping」ことを要求する．無危害原則と善行原則は互いに密接に関連し合っており，実際にベルモント・レポートにおいては，無危害原則は善行原則の要素として言及されている．しかし近年の医療倫理では，無危害原則と善行原則を区別するのが一般的である．無危害原則が命じるものはただ，危害を生じる行為を意図的に慎む(差し控える)ようにという，いわば消極的な善行にとどまるにすぎないが，善行原則は「個人の幸福 welfare や利益を最大限に保障するための努力」と「起こりうる危害や不利益を最小限にするための努力」というきわめて積極的な行為をなすよう命じている．(4)正義というと，通常，不正行為に対する刑罰や賠償といった意味における正義，すなわち匡正(きょうせい)的正義を思い浮かべることが多い．しかし医療倫理で扱う正義は，例えば，現在至急に心臓移植を必要とする患者が100人いるが，手に入る脳死患者からの心臓は20人分しかない場合に，どのように分配すればよいかという事例が示すような分配的正義 distributive justice の問題である場合が多い．しかも，医療資源の希少性と，その希少な資源を獲得しよう，もしくは負担を回避しようという競争が働いている場合に問題となる．この事例は，いわゆるミクロレベルでの分配的正義の問題であるが，例えば，限られた社会保障費の予算枠の中で，若年世代の保険料負担と高齢者に対する医療費をどのように割り当てるか，といったマクロレベルでの分配的正義の問題もある．正義原則が目指すものは，社会的な資源やサービスと負担を正義の要求と一致するよう分配する，ということにほかならない．医療倫理の四原則は，医療(学)で生じる倫理的問題に対して，比較的統一的なアプローチで取り組むための基礎を与えてくれる，という意味では有用な倫理的検討法である．しかし，それぞれの原則どうしが対立するような事例も現実にはあり，そのような対立が生じた場合の対処法については四原則自体は何も示さない．したがって，現実の個々の事例においては，原則どうしを比較考量して倫理的判断を下すほかはなく，判断者の考量によって異なる結論が当然導き出される．しかし，少なくとも単に直観で導き出したものよりも，四原則を用いて導き出した判断は，倫理的により統一性のとれた，より正しい判断であるといえる．[1358]

倫理綱領⇨参看護師の倫理規定→596

倫理コンサルテーション ethics consultation 医療技術の高度化に伴い，例えば，終末期の患者の生命維持装置を取りはずすべきか否か，どのような条件であれば取りはずすことが倫理的に許容されるのか(または許容されないのか)，というような，ヘルスケアを提供する医療従事者にとって即断が困難な問題が増えている．ヘルスケアの場面において，他の医療従事者や患者およびその家族との間で医療従事者が直面する，純然たる医学的判断の問題をこえたさまざまな価値的判断の相違・衝突に由来する解決困難な諸問題に対して，倫理的に適切な解決のための方向性を示す，もしくは助言を与えるサービスのことを倫理コンサルテーションという．その形態には，多数の委員からなる「倫理委員会方式」，3名前後で構成される「小チーム方式」，1人の倫理コンサルタントが助言を行う「個人方式」があり，機動力と慎重さの面でそれぞれに長所と短所がある．[1358]

倫理審査委員会 Ethics Committee；EC ヒトを用いたすべての研究の実施・継続の適否などについて，被験者の人権の尊重など倫理的・科学的観点から調査・審議するため，研究機関に設置される合議制の機関．研究機関の長は，倫理審査委員会の意見を尊重し，研究に関し必要な事項を決定しなければならない．日本国内には，主に旧厚生省の GCP(Good Clinical Practice)に基づき運営される「治験審査委員会」と，倫理指針などの審査基準を参照しつつ各機関が自主的に運営する「倫理審査委員会」がある．日本の倫理審査委員会には，アメリカでいう調査研究を対象とする IRB(Institutional Review Board)と，同じく臨床活動を対象とする HEC(Hospital Ethics Committee)の両方の役割を兼ねているケースが多数存在．厚生労働省の「臨床研究に関する倫理指針」によれば，倫理審査委員会は，公正・中立的な審査を行うため，学際的・多元的な視点から，医学など自然科学の有識者，法律学など人文・社会科学の有識者，一般市民など，さまざまな立場の委員により構成されなければならない．[1046] ⇨参治験審査委員会→1969，倫理コンサルテーション→2961

る

類 group ①群，属，類など類似した事物の集まり．②生物を分類する際に用いる基本的な階級・単位は，界>門>綱>目>科>属>種の関係で成り立つ．哺乳類は動物界・脊索動物門・脊椎動物亜門・哺乳綱に属する動物を総称するもの．[387]

涙液 lacrimal fluid，tear fluid ［涙］ 涙腺と副涙腺から分泌され，眼表面を覆う液．一部蒸発するが，大部分は涙点から涙嚢を経て下鼻道に流出する．角膜の乾燥や眼表面の感染を防ぎ，結膜同士や結膜と角膜の接触を滑らかにする作用をもつ．反射性に分泌される涙液は，眼表面の異物を洗い流す作用をしている．涙液を含む分泌液による層構造を涙膜(涙液層)といい，角膜上皮表面から粘液層，水層，油層の3層構造をしている．[566] ⇨参涙膜→2966

涙液層⇨同涙膜→2966

涙液層破壊時間 tear film break-up time；BUT 開瞼を持続させ，涙液層に消失部分(ドライスポット)が確認されるまでの時間．フルオレセイン色素を点眼後，瞬目(まばたき)をさせないで，角膜にドライスポットが出現するまでの時間を測定する．ドライアイが疑われる場合に測定し，10秒以下が病的と判定される．[480] ⇨参角膜前涙液層破壊時間→490

涙液分泌不全 hypolacrimia 正常と比べ，涙液分泌が減少した状態．ドライアイの状態となり，眼乾燥感や異物感など眼部不快感の原因となる．シェーグレン Sjögren 症候群，スティーヴンス・ジョンソン Stevens-Johnson 症候群の瘢痕期などでは，特に重篤な涙液分泌低下がみられる．人工涙液点眼を行い，さらに必要であれば涙点プラグによる涙点閉鎖なども行う．[1153] ⇨参ドライアイ→2159

類円柱型気管支腺腫 cylindroid type bronchial adenoma⇨同腺様嚢胞癌→1797

類癌 cancroid⇨同カンクロイド→584

類宦官(かんがん)症 eunuchoidism 第二次性徴が障害される精巣機能低下症のこと．思春期に精巣からのテストステロンを主とするアンドロゲン分泌が障害されて第二次性徴の発現が十分に起こらず，外性器の発育，ひげや陰毛，腋毛，男性型体毛の発生，声変わり，筋肉の発育などがみられないか，不十分となる．骨端線の閉鎖が遅延するので長身で四肢が異常に長いという特徴的な体型を示す．カルマン Kallmann 症候群などの低ゴナドトロピン性類宦官症 hypogonadotropic eunuchoidism，あるいは続発性類宦官症とクラインフェルター Klinefelter 症候群などの高ゴナドトロピン性類宦官症 hypergonadotropic eunuchoidism，あるいは原発性類宦官症に分類される．[845] ⇨参低ゴナドトロピン性類宦官(かんがん)症→2047，性腺機能低下症→1689

類癌腫⇨同カルチノイド→558

類乾癬(かんせん) parapsoriasis，parakeratosis ［苔癬(たいせん)状粃糠(ひこう)疹］ 粃糠様の細かい鱗屑を付着した紅斑鱗屑局面が四肢・体幹に多発する疾患で，斑状および滴状，苔癬状類乾癬に分類．いずれの型も慢性に経過し，ほとんど自覚症状がない．斑状類乾癬は大斑型と小斑型があり，前者は菌状息肉症(皮膚T細胞リンパ腫)に移行しやすいので注意深い経過観察が必要．病理像では，角層の断続的な錯角化と表皮内へのリンパ球の細胞浸潤，基底細胞の液状変性がみられる．菌状息肉症では，核異型があり，明るく大きな細胞質をもつ異型リンパ球が塊をなす(ポートリエ Pautrier 微小膿瘍)．滴状類乾癬は小豆大までの紅斑が白色粃糠様鱗屑を付着する丘疹となり，のちに色素沈着や脱失を残し消退する．このような皮疹が次々と新生し新旧が混じる．菌状息肉症に移行することはない．[1016]

涙器 lacrimal apparatus，lacrimal system 涙液の産生から排泄に関係する一連の器官．涙液を産生する涙腺や副涙腺と，排泄に関係する涙点，涙小管，涙嚢，鼻涙管からなる．[566]

類器官母斑⇨同脂腺母斑→1297

類奇形腫瘍 teratoid tumor 奇形腫のこと．混合腫や過誤腫などを含めることもある．[1531] ⇨参奇形腫→678

類基底細胞癌 basaloid carcinoma 組織が皮膚の基底細胞癌に類似する肛門癌の特殊型で，まれ．扁平上皮癌に比して予後は良好．[1531] ⇨参総排泄腔癌→1823

涙丘 lacrimal caruncle 内側の上下眼瞼縁と球結膜で構成される三角形の部に存在する丘状の小さく赤い隆起．毛根や脂腺などの皮膚付属器が多くみられる．[566]

類型論 typology 多様な性格を一定の原理に基づいて分類整理し，いくつかの典型的な形に代表させようとする考え方．類型は，例えば外向性と内向性のような一対の対照的特徴で示される．最も古い類型の基準になっているのはクレッチマー Ernst Kretschmer(1888-1964)の体型による類型が有名で，彼は体型を細長型，肥満型，闘士型の3つに分け，それぞれに当てはまる気質特性として，分裂気質，抑うつ(鬱)気質，粘着気質をあげた．[980] ⇨参性格類型→1660

類結核 tuberculoid⇨同結核疹→894

類結核性リンパ節炎 tuberculoid lymphadenitis 組織学的に類上皮細胞の増殖があり，ランゲルハンス Langerhans 型巨細胞も認めるリンパ節炎．結核に類似しているが乾酪壊死巣は認めない．ハンセン Hansen 病，梅毒，サルコイドーシス，真菌感染などでみられることがある．[1221]

類結核らい⇨参ハンセン病→2413

類血素沈着 hematoidin deposition⇨同ヘマトイジン沈着→2631

類腱腫⇨同デスモイド→2064

涙湖 lacrimal lake 涙腺から分泌され，眼表面を潤したあとの涙液がたまる内眼角付近の三角形部分をいう．涙液はここから涙点を介して排出される．[566]

類膠質変性 colloid degeneration⇨同コロイド変性→1137

涙骨 lacrimal bone 眼窩内壁を構成する骨の1つ．左右一対．上顎骨とともに涙嚢窩を形成し，これに続く

鼻涙管の骨壁の一部にもなっている.[566]

類骨骨腫⇨参骨芽細胞腫⇀1103

類骨組織 osteoid tissue 石灰化する以前の骨の組織.骨は，まず骨芽細胞が分泌する膠原線維と骨基質(ムコ多糖類)によって一次的な構築が形成され，さらに二次的にカルシウム塩(リン酸カルシウム，炭酸カルシウムなど)が沈着してかたい石灰化した骨が形成される．顕微鏡レベルの観察では，骨芽細胞に隣接する領域では，膠原線維と骨基質の構築のみでカルシウム塩はまだ沈着していない．このような状態を類骨組織という．正常な骨形成過程では一過性に出現するが，ビタミンD不足などでカルシウム塩の摂取量が不足すると類骨組織が拡大し，重力に抗することができずに骨が変形することがある．臨床的には，くる病はその一例である.[1044]

ルイサイト中毒 lewisite poisoning, L poisoning, dichloro(2-chlorovinyl) arsine poisoning ルイサイト(ジクロロ-2-クロロビニルアルシン)はヒ素化合物の1つで，毒性が非常に強い液体．そのガスの吸入により鼻・呼吸器への強い刺激作用を生じ，胸痛を起こす．皮膚吸収は速くびらんを生じる．2 mL の皮膚への付着でショック死に至ることもある．治療は呼吸・循環を確保したのち，対症療法を行う．ジメルカプロールが解毒剤．吸入の場合は空気の新鮮なところに移してから行う．眼や皮膚と接触した場合は十分な水で洗浄する．次亜塩素酸ナトリウムで分解除毒される.[1013]

類脂質タンパク症 lipoid proteinosis⇨同リポイドタンパク症⇀2933

類脂質肺炎⇨同リポイド肺炎⇀2933

類似体 analog, analogue ①類似物．異なる起源・進化をもつが，似ている構造・機能の組織，器官，物質．②類似化合物．似ている組成・構造であるが，異なる作用の薬物，化合物．異性体のこともあるが，必ずしもそうではない.[1505]

類循環性精神病 〔D〕zykloide Psychosen わが国での非定型精神病に相当する概念で，レオンハルトK. Leonhard は，内因性精神病を分類する際，定型的な統合失調症と躁うつ(鬱)病の中間に，類循環精神病と非定型統合失調症とをおいた．類循環精神病はさらに，不安と恍惚を両極にもつ不安・多幸精神病，興奮・困惑などを呈する錯乱精神病，そして多動・無動という精神運動症状を主とする運動精神病の3つに下位分類される．本疾患はすなわち，幻覚妄想状態を呈しながら，周期的に発症するという点で双極性障害に類似の経過をたどり，予後は一般に良好であるが，再発しやすいという特徴をもつ.[863]

涙小管 lacrimal canaliculus 上下の涙点から内側に走り，涙嚢へ通じる長さ約12 mm の管．涙道の一部で，涙液を涙湖から涙嚢へ排出する役割をもつ.[566]

涙小管炎 canaliculitis 涙小管の炎症で，細菌感染によって生じる．限局性の発赤，腫脹があり，自発痛，圧痛，結膜充血を伴う．内眼角部の圧迫により涙点から膿の排出がみられる.[651]

涙小管閉塞 atresia of canaliculus 涙小管が閉塞した状態．流涙症の原因となりうる．先天性のものと涙小管炎などに続発する後天性のものに分けられる．治療は，涙管ブジーで開通させたり，涙小管チューブ留置術などが行われるが，再発もみられる.[651]

類上皮血管内皮腫 epithelioid hemangioendothelioma⇨同悪性血管内皮腫⇀140

類上皮細胞 epithelioid cell マクロファージが上皮細胞様に特異な形態をとった楕円形ないし紡錘形の細胞．細胞質は豊富で淡明，核は円形ないし長楕円形で染色質に乏しく，淡青色に染まる．貪食能はなく，電子顕微鏡的にはリボソームが付着している粗面小胞体とゴルジ Golgi 装置がよく発達し，分泌機能をもつと考えられている．結核，肉芽腫，サルコイドーシスなどの病巣にみられる.[1531]

類上皮細胞結節⇨同類上皮細胞肉芽腫⇀2963

類上皮細胞肉芽腫 epithelioid cell granuloma ［**類上皮細胞結節**］ 結核やサルコイドーシスでは，組織に単球および単球由来のマクロファージ，組織球が浸潤し，炎症組織内で細胞質の比較的大きな類上皮細胞に変化して病変を取り囲む慢性肉芽腫性炎症(特異性炎症)が生じる．このような病変の形態学的特徴をとらえた呼び方．特に結核では中央部に乾酪変性，その外層を類上皮細胞が多重性に取り囲み，さらに最外層をリンパ球が取り囲む三層構造を示す(結核結節)．活性化した類上皮細胞の融合の結果であるラングハンス Langhans 巨細胞の出現もこの病変の組織学的特徴の1つ．サルコイドーシスでは類上皮細胞肉芽腫がよく発達してみられるが，中央の乾酪壊死が不明瞭で，最外層のリンパ球浸潤の程度が弱いため，裸の(naked)類上皮細胞肉芽腫と呼ばれる.[95]

類上皮腫 epidermoid tumor, epidermoid cyst ［**真珠腫，類表皮腫，類表皮嚢胞**］ 胎生期第3-5週の神経管閉鎖不全に起因する先天腫瘍．小脳橋角部，側頭葉，トルコ鞍近傍に好発する．真珠のような光沢を有することから真珠腫とも呼ばれる．腫瘍構造は嚢胞壁と嚢胞内容からなり，嚢胞壁は角化重層扁平上皮で覆われ，嚢胞内容はケラチン，コレステリンを主体とした細胞分泌物である．原発性脳腫瘍の0.8-1.2% を占める．類似腫瘍に類皮腫があり両者とも被膜内面が角化扁平上皮で覆われているが，類皮腫の嚢胞内容には皮脂腺，汗腺，毛包など真皮成分が含まれる．被膜が破綻すると化学的刺激による髄膜炎を起こし急激発症する場合もある．長期予後は良好である.[1080] ⇨参真珠腫性中耳炎⇀1555

類上皮肉芽腫 epithelioid granuloma 主として類上皮細胞よりなる肉芽腫．結核，サルコイドーシス，クローン Crohn 病などのときにみられる.[1531] ⇨参肉芽腫⇀2205

類上皮嚢腫 epidermoid cyst⇨同表皮様嚢腫⇀2494

類人猿型骨盤 anthropoid pelvis 前後径が横径よりも長い卵円形もしくは楕円形の狭い入口面の骨盤．側壁は扁平で，骨盤腔は深い漏斗状をしている．骨盤が大きければ経腟分娩は可能である.[996] ⇨参骨盤分類⇀1119

ルイス〔式〕血液型 Lewis blood group system 赤血球血液型の1つ．1946年，ルイス Lewis という女性の血清中に抗 Le^a 抗体が発見され名づけられた血液型．抗 Le^a，次いで発見された抗 Le^b 抗体に対する反応から，赤血球の表現型は Le(a+ b+)，Le(a+ b−)，Le(a− b+)，Le(a− b−)に分類される．Le(a− b−)型は新

生児，乳児に多くみられ，これらの抗体が生じやすいために抗 Le^a による溶血性副作用を引き起こす.[860]

ルイス=デ=アルメイダ Luis de Almeida⇨同アルメイダ→196

累積〔吸収〕線量 cumulative dose，total absorbed dose 累積〔吸収〕線量とは一定期間内の被曝または照射により受けた吸収線量の総量を意味する．吸収線量の単位はJ/kgで示され，特別な単位としてGy(グレイ)がある．単位が示すように電離放射線によって物質1kg当たり，何J(ジュール)のエネルギーが与えられたかを示し，1Gy=1J/kgである．1985年までは吸収線量の単位はラドrad(roentgen absorbed dose)が用いられていた．これらの単位の関係は1rad=10^{-2}J/kgである.[1185]

累積生存率 cumulative survival rate 悪性腫瘍などに対する治療の効果判定に用いられる指標の1つ．治療開始後の期間を，月ごと，週ごとなどいくつかに区切り，各期間内での患者の生存率を求め，それらの値を乗ずることによって求める．各期間中の生存率をすべて計算に入れるため，累積と呼ぶ．また，観察期間を横軸に，累積生存率を縦軸にプロットしたものを生存曲線という．統計学的計算はカプラン・マイヤーKaplan-Meier法，カトラー・エデラーCutler-Ederer法が用いられる.[18] ⇨参生存率→1694，生存曲線→1694

累積度数分布 cumulative frequency distribution ①適当な階級幅(区間)を用いて，階級値の最も小さい階級からの累積度数を階級の代表値として書かれた分布表．最大の階級値をもつ階級の累積度数は1(100%)．②縦軸に，階級値の最も小さい階級からの累積度数またはそれを全度数で除した累積相対度数を，横軸に階級値をとって作成された分布曲線．右上がり(増加)のグラフであり，累積相対度数を用いて作成された場合は，横軸の階級値から垂線を立てて累積相対度数曲線との交点の縦軸の値を求めると，その階級値が小さいほうから何%の位置(パーセンタイル)にあるのかがわかり，また縦軸の任意の値から水平線を引き累積相対度数曲線との交点を求め，これから縦軸に垂線を下ろしたときの値からは，メジアン(50%点)など，パーセンタイルを与える階級値がわかる.[871] ⇨参度数分布→2154，相対度数→1820

累積罹患率 cumulative incidence rate ある人口集団の観察期間中の罹患数を人口で除した値．累積罹患率=観察期間中の新たな罹患人数/観察対象人口集団の人数.[258]

涙腺 lacrimal gland 眼球の上外側で眼窩内に位置する小指頭大の漿液腺で，涙液を分泌する．交感神経および副交感神経の支配を受ける．涙液はたえず眼球表面をうるおして洗浄する.[154] ⇨参涙路→2966

類線維素変性 fibrinoid degeneration⇨同フィブリノイド変性→2513

涙腺炎 dacryoadenitis 涙腺の炎症で，急性と慢性がある．急性涙腺炎は涙腺部の発赤，腫脹と圧痛がある．細菌性結膜炎から涙腺に感染が及ぶこともある．慢性涙腺炎は痛みがなく，サルコイドーシスによることもあり，両眼性で唾液腺とともに腫脹がみられれば，ミクリッツMikulicz症候群と呼ばれる.[651]

ルイセンコ学説 Lysenkoism 旧ソビエト連邦の農学者ルイセンコTrofim D. Lysenko(1898-1976)が提唱した遺伝と進化に関する学説で，メンデルMendel型遺伝の考え方と対立した．形質の遺伝における遺伝子の概念を否定し，環境の作用で獲得された形質が子孫に遺伝するとした.[368]

類腺腫 adenomatoid 腺腫に類似しているもの．例えば，男性の精巣上体や女性の生殖路に発生する類腺腫瘍などをいう.[485]

るいそう(羸痩) emaciation⇨同やせ(痩)→2843

類属凝集反応 group agglutination ［交差凝集反応］ 菌の保有する抗原，すなわち凝集原agglutinogenは単一のものではなく，抗原決定基を異にする数種類の部分抗原から構成されている．それらのうち，あるものはその菌種に特異的であるが，他のあるものは異なる菌種にも存在する．前者を特異抗原specific antigenあるいは主凝集原major agglutinogen，後者を群抗原group antigenあるいは副凝集原minor agglutinogenといい，後者に対する抗体と異菌種間で交差的に生じる凝集反応を類属凝集反応という．この反応は広範囲の菌種間，例えば大腸菌，赤痢菌，サルモネラ属菌など同一科に属する類縁菌種間のみならず，コレラ菌とブルセラ属菌，サルモネラ属菌と酵母など，まったく異なる菌種間でも認められる.[1375]

類組織性新生物 histoid neoplasm 線維腫や平滑筋腫などのように，その組織像が発生部位の正常組織に似る新生物.[117]

ルイ体 Luys body⇨同視床下核→1284

累代移植⇨同継代移植→864

累代培養⇨同継代培養→864

類丹毒 erysipeloid ［ローゼンバッハ遊走性紅斑，ローゼンバッハ病］ エリシペロトリックス *Erysipelothrix* に属する細菌の感染症で，獣医学の分野ではブタの敗血症，心内膜炎，関節炎，あるいは蕁麻疹の原因菌として知られている．本菌は自然界に広く分布し，ヒトの場合は本菌に汚染された土壌や感染動物を介して創傷部位から感染することが多い．皮膚の紅斑や腫脹がみられ，少数例でリンパ節炎，敗血症や心内膜炎の原因となる．畜産業者に患者が多いことが以前から知られている．一般的に予後は良好であるが，死亡例もある.[288] ⇨参丹毒→1951

涙滴赤血球 dacryocyte，tear drop red cell 血液塗抹標本にて，涙滴状の形態を示す赤血球．奇形赤血球の1つで，骨髄線維症のほか，サラセミア，癌の骨髄転移などでみられる.[656]

涙点 lacrimal punctum 上下それぞれの鼻側眼瞼縁にある小さな穴．涙小管に通じ，涙液を涙湖から涙囊へ排出する経路の入口となっている.[566]

類デンプン症 amyloidosis⇨同アミロイドーシス→178

類デンプン小体 corpora amylacea⇨同デンプン様小体→2089

類デンプン変性⇨同アミロイド変性→179

類天疱瘡(てんぽうそう) pemphigoid 水疱性類天疱瘡とほぼ同じに用いられている．その他の疾患で類天疱瘡がつくものには瘢痕性類天疱瘡(口腔，眼，食道，外陰部などの粘膜に水疱ができる疾患)がある．また妊娠時に類天疱瘡と同じ症状を呈する妊娠性ヘルペスを妊娠性類天疱瘡pemphigoid gestationisと呼ぶ場合もあ

る.[809]

涙道 lacrimal duct 涙液の排出にたずさわる一連の器官の総称. 涙点, 涙小管, 涙嚢, 鼻涙管からなる. 涙道と涙腺を合わせて涙器という.[566] ⇨参涙路→2966

類洞 sinusoid [**洞様毛細血管**] 動脈と静脈の間に存在する毛細血管で, 洞様毛細血管ともいう. その腔が拡大(直径 40-50 μm)し構造が通常の毛細血管と異なる部分をいう. 類洞(または洞)は造血臓器, 内分泌臓器, 心臓, 肝臓, 脾臓, リンパ節などにみられる. 類洞の典型例は肝内血管系に存在する. 肝臓の類洞(洞様毛細血管)は肝小葉の肝細胞索の間に形成される. 類洞壁は特殊な構造で, 内皮細胞の結合はタイト結合を欠いて緩く, 基底膜も欠如している. その上, きわめて薄い細胞質には多数の小孔が貫いている. この有窓性の内皮細胞と肝細胞との間をディッセ Disse 腔という. こうした類洞壁の構造は, 肝臓の機能(代謝, 分泌など)に必要な物質が肝細胞と血液との間を容易に出入りすることを可能にしている. さらに, 血清アルブミンやフィブリノゲンのような分子量の大きなタンパク質も通過できる. 細網内皮系としての類洞内には, クッパー Kupffer 細胞が散在し, ディッセ腔には星状細胞(脂肪滴やビタミン A を貯蔵)や樹状細胞(抗原提示細胞)がみられる.[829] ⇨参肝小葉→615, 肝臓の血管系→638

涙道狭窄 dacryostenosis, lacrimal stenosis 涙液は, 上下涙点→上下涙小管→総涙小管→涙嚢→鼻涙管を経て下鼻道に至る. この涙の通り道を涙道という. この通り道が何らかの原因で狭窄すること.[975] ⇨参鼻涙管狭窄→2499, 涙道閉塞→2965

涙道閉塞 obstruction of the lacrimal passage, atresia of lacrimal passage 涙液は, 上下涙点→上下涙小管→総涙小管→涙嚢→鼻涙管を経て下鼻道に至り, この涙の通り道を涙道という. この通り道が何らかの原因で閉塞すること.[975]

類内膜腫瘍 endometrioid tumor⇨同卵巣類内膜腫瘍→2910

類軟骨性化生 chondroid metaplasia⇨同軟骨化生→2198

類肉腫 sarcoid⇨同サルコイドーシス→1196

類粘液癌⇨同膠様癌→1063

類粘液変性 mucoid degeneration [**粘液変性, ムコイド変性**] 粘液産生性腺癌により分泌された粘液が間質に浸潤した状態, あるいは甲状腺機能低下の際の皮下組織での粘液の増加など, 組織中の粘液成分の増加をいう. 粘液はムコ多糖類の一種で, アニリンブルーやベスト Best のカルミン染色に好染性を示すムコイドと, ムチカルミン・アルシアンブルー染色などに好染性のムチンがある.[1531]

涙嚢 dacryocyst, lacrimal sac 内眼角のやや下方に存在する約 15 mm の涙液がたまる嚢. 上顎骨と涙骨によって形成された涙嚢窩にある. 内面は円柱上皮で覆われている. 瞬目運動による涙嚢の弛緩と圧迫により, 涙液は涙小管を通って涙嚢へたまり, 鼻涙管へと排出される. 鼻涙管の狭窄や閉塞があると, 涙嚢内で細菌増殖が起こり, 涙嚢炎を発症することがある.[566]

涙嚢炎 dacryocystitis 涙嚢の炎症で, 鼻涙管が閉塞した患者に生じる. 急性涙嚢炎は細菌感染によって起こり, 発赤, 腫脹があり, 自発痛, 圧痛を生じる. 慢性涙嚢炎は鼻涙管部への外傷や鼻疾患に続発することが多い. 流涙があり, 涙嚢部の圧迫により排膿がみられる. 治療には鼻涙管ブジー, 涙嚢鼻腔吻合術などの貫通手術がある.[651]

涙嚢摘出術 dacryocystectomy 涙嚢を摘出すること. 涙嚢腫瘍や慢性涙嚢炎で行うことがあるが, 涙嚢鼻腔吻合術などの導管手術が進歩した現在ではあまり行われていない.[257]

涙嚢鼻腔吻合術 dacryocystorhinostomy ; DCR 鼻涙管閉塞症や慢性涙嚢炎に対して行われる手術. 現在最も根治が得られる術式として確立しているが, 骨窓形成や鼻内操作が必要で, 解剖学的な個人差があるため手技の難易度が異なる.[257] ⇨参鼻涙管閉塞→2499

ルイ=バー〔ル〕症候群 Louis-Bar syndrome⇨同毛細血管拡張性運動失調→2816

類破瓜(はか)病 heboidophrenia 統合失調症の亜型の 1 つである解体型の旧名である破瓜(はか)病に近似した病態という意味で, カールバウム Karl L. Kahlbaum が 1884 年に発表した概念. 統合失調症の陽性症状が軽微で, 非社会的行動が前景に出るもの. 現在は使用されない概念.[488]

類白血病反応 leukemoid reaction [**白血性反応, 白血病様反応**] 白血球が 5 万/μL 以上に増加し, 骨髄球や後骨髄球(ときに骨髄芽球)がみられ白血病と類似した末梢血液所見を示すこと. 基礎疾患として癌の骨髄転移, 重症感染症, 大量の出血, 溶血があげられる. 白血球の増加は可逆的であり, 中毒性顆粒や好中球アルカリホスファターゼ活性高値を示す. 慢性骨髄性白血病の血液像とまぎらわしいが, 白血病は巨大脾腫, 好塩基球増加, 好中球アルカリホスファターゼ活性低値, フィラデルフィア染色体がみられることで容易に鑑別がつく.[1495]

類鼻疽(びそ) melioidosis [**メリオイドーシス, ホイットモーア病**] グラム陰性の短桿菌であるバークホルデリア・シュードマレイ *Burkholderia pseudomallei* の感染症. 本菌は汚染地帯の土壌, 池や川の水中や泥中に生息し, 傷のある皮膚を通して感染するが, まれに呼吸器系からの感染もあるとされている. また, 発病した動物との接触でも感染することがあると考えられている. 敗血症, 肺炎, 骨や皮膚などの局所の膿瘍形成などを引き起こす. 血液や膿の培養で原因菌が証明されれば診断できるが, 血球凝集法などの免疫学的な手法が補助診断手技として用いられる. 主として東南アジアに分布.[288]

類皮嚢胞腫 dermoid cyst⇨同成熟充実性奇形腫→1672

類表皮化生⇨同扁平上皮化生→2653

類表皮癌 epidermoid carcinoma 扁平上皮癌のうち, 扁平上皮以外の細胞より起こるものに限定する場合もあるが, 通常は扁平上皮癌と同義. 現在では扁平上皮癌という用語を用いる傾向にあり, あまり用いられない.[1531] ⇨参棘細胞癌→774

類表皮腫 epidermoid tumor⇨同類上皮腫→2963

類表皮嚢腫 epidermoid cyst⇨同表皮様嚢腫→2494

類表皮嚢胞 epidermoid cyst⇨同類上皮腫→2963

類副腎腫 adrenal tumor of ovary 副腎皮質細胞に似た構造を有する, 良性の卵巣腫瘍. ホルモンは分泌しないことが多いが, まれにアンドロゲンを分泌し, 男性化徴候を示すことがある.[998]

涙膜　tear film ［涙液層］ 眼表面を覆う液体による層構造．角膜上の涙膜は厚さ 7-20 μm で 3 層構造を形成している．下層の上皮表面から順に，結膜杯細胞由来のムチン層，涙腺からの涙液による水層，マイボーム腺(瞼板腺)やツァイス Zeis 腺からの分泌物による油層となる．[566] ⇨参涙液→2962，角膜前涙液層→490

涙膜層　tear film⇨同角膜前涙液層→490

類リンパ球性間質性肺炎　lymphoid interstitial pneumonia；LIP 組織学的にリンパ組織の肺間質への浸潤を特徴とする間質性肺炎で，1966 年キャリントン C. B. Carrington，リーボー A. A. Liebow がはじめて報告した．現在では，リンパ球増殖性肺疾患の 1 つとして扱われており，診断の時点でのリンパ球に異型がなくても，将来的に悪性リンパ腫になる可能性が高いと考えられている．高γグロブリン血症やシェーグレン Sjögren 症候群を伴うものも多い．症状は，咳，呼吸困難，体重減少など．肝脾腫やばち指がみられることもある．胸部 X 線では，両側下肺野の強い間質性陰影が中心であり，肺機能検査で，拘束性障害，肺拡散能力(D_{LCO})の低下が認められる．治療としてステロイド剤が用いられることが多い．[948] ⇨参間質性肺疾患→605

涙路　lacrimal pathway，lacrimal passage 涙の排出経路．眼球の上外側部にある涙腺から分泌された涙は，排出管を通って上結膜円蓋の外側部に排出される．このため涙は全体として眼球前面を上外側部から下内側部に流れ，内眼角の円い陥凹である涙湖にたまる．その間まばたきによって眼球結膜や角膜がうるおされる．閉眼時には上眼瞼と下眼瞼の間に涙河と呼ばれる溝が形成され，涙の流れをたすける．内眼角近くの上眼瞼と下眼瞼には，円錐状の小隆起があり涙乳頭と呼ばれる．涙乳頭には涙点と呼ばれる涙小管(涙道)の入り口がある．内眼角に集まった涙は，この涙点から上下の涙小管に入り，その膨大部を経て鼻涙管に注ぐ．鼻涙管は下鼻道の前方部に開口し，涙は最終的に下鼻道に流れ込む．上下の涙点は大変小さく涙小管も細いため，涙が過剰に生産されると排出しきれず，落涙することになる．[154]

ルー Y 吻合　Roux-en-Y anastomosis スイスの外科医ルー César Roux(1857-1934)が発表した胃腸吻合術式で，空腸を切離してその末梢側端を胃壁に，口側端を空腸の側壁に吻合する．この吻合部の空腸が Y 字形をしているためルー Y 吻合という．逆行性感染や逆流性食道炎を予防するため吻合部より約 50 cm 離れたところで行われるのが望ましく，現在は空腸と食道，総胆管，肝管などとの吻合に広く用いられ，特に膵十二指腸切除術，胃全摘術時の再建で多く行われている．[106]

ルヴァイン心雑音強度分類　Levine grades of cardiac murmur ［レヴァイン心雑音強度分類］ アメリカの心臓学者ルヴァイン Samuel A. Levine(1891-1966)により記載された心雑音の強度分類で，以下のように 1-6 度に分類される．1 度：注意深い聴診のみで聴取されるごく弱い雑音．2 度：容易に聞こえる弱い雑音．3 度：中等度の雑音．4 度：強い雑音．スリル(振戦)が触れる．5 度：著しく強大な雑音．聴診器を胸壁から離すと聴取できない．6 度：聴診器を胸壁から離しても聴取されるきわめて強大な雑音．[1290]

ルークス　Robert J. Lukes 1966 年にホジキン Hodgkin 病の病理組織分類としてルークス・バトラー Lukes-Butler 分類を提唱したアメリカの病理学者(1922-94)．また，非ホジキンリンパ腫の病理組織分類としては 1970 年代に免疫学的知見を背景にルークス・コリンズ Lukes-Collins 分類を提唱したが，現在あまり用いられていない．[1531] ⇨参ルークス分類→2966

ルークス分類　Lukes classification，Lukes-Collins classification 1974 年，ルークス Robert J. Lukes とコリンズ Robert D. Collins により発表され，1979 年に改訂された非ホジキン non-Hodgkin リンパ腫の組織分類．形態分類のみならず免疫学的分類を加えた．T 細胞性と B 細胞性に大別してある．現在は用いられない．[1464]

ルー=ゲーリッグ病　Lou Gehrig disease⇨同筋萎縮性側索硬化症→789

ルートウィッヒアンギナ　Ludwig angina⇨同口腔底蜂巣炎→991

ルードウィヒ　George D. Ludwig 1949 年に，超音波の A モード法により胆石エコーの検出をはじめて行った．現在は，胆石の診断は断層法を用いて行われている．[955] ⇨参A モード→28

ルートデブライドメント　root debridement⇨同根面デブライドメント→1146

ルートプレーニング　root planing；RP 汚染された歯根面のセメント質やゾウゲ(象牙)質は，粗糙で細菌やその代謝産物を含んでおり，このような病的歯根面の沈着物を除去して，生物学的に為害性のない滑沢な面にすること．さらにプラークや歯石の付着や沈着を防止し，結合組織性付着や上皮性付着を生じやすくする．ルートプレーニングはキュレット型スケーラーが主体で行われる．形態は，刃先の断面が半月状で切縁刃部が両端にあるユニバーサル universal 型と，刃部が片端にあるグレーシー Gracy 型とがある．歯周ポケットへのスケーラーの挿入は，歯面に刃部の内面を静かに接し，ポケット底部へ向けて挿入する(歯石探索)．ルートプレーニングの第一段階は，原則的に引く操作が主体で，刃先は歯面と 80-85 度の角度とし，支点を確実に把持し，歯石を破砕するような操作を行う．引く操作が主体であるが，残存歯石に対してはスケーラーの刃面と歯根面の角度を 0-25 度に保ち，押し操作のショートストロークで行う．その後，歯根面滑沢の操作を行う．刃先と歯根面角度を 45-90 度に保ちなが

●ルートプレーニング

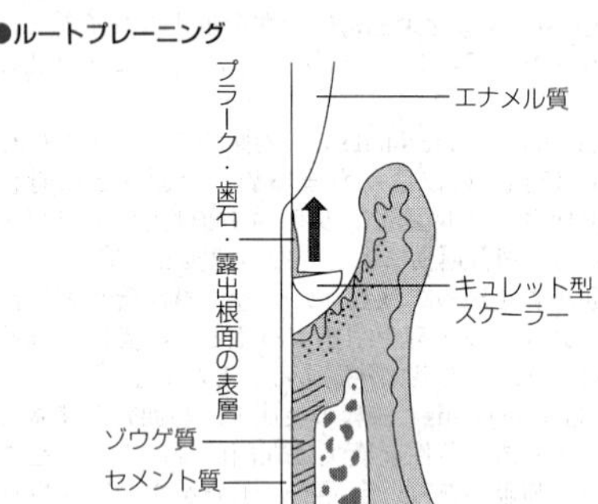

小鷲悠典(鴨井久一ほか編)：標準歯周病学 第4版，p.249，図6-17，医学書院，2005

ら，垂直，水平，斜め操作で1歯ずつ，丹念に根面の滑沢を行う.[434] ⇨参スケーリング⇀1638，根面デブライドメント⇀1146

ループスアンチコアグラント lupus anticoagulant；LA，LAC⇨同ループス抗凝固物質⇀2967

ループス抗凝固物質 lupus anticoagulant；LA，LAC［ループスアンチコアグラント］ もともと全身性エリテマトーデス(SLE)患者の血漿中に見いだされた循環抗凝固物質．凝固検査のプロトロンビン時間(PT)や活性化部分トロンボプラスチン時間(APTT)を延長させるが，他の抗凝固物質が出血傾向をもたらすのに対し，血栓傾向をもたらすのが特徴．本態はリン脂質に対する抗体(抗リン脂質抗体)であり，SLE以外の自己免疫疾患や，その他さまざまな疾患に認められる．抗リン脂質抗体症候群(APS)では，種々の静脈または動脈血栓症，あるいは習慣流産(子宮内胎児死亡)の臨床症状と血小板減少症が認められる.[1131]

ループス糸球体腎炎 lupus glomerulonephritis⇨同ループス腎炎⇀2967

ループス腎炎 lupus nephritis；LN ［ループス糸球体腎炎］ 全身性エリテマトーデス(SLE)における腎病変．種々の自己抗体が関与し，循環血中の免疫複合体の糸球体沈着，糸球体基底膜局所での免疫複合体形成などにより発症するとされる．一般的にはSLEの活動性のある場合，ループス腎炎の活動性も伴い，血尿，タンパク尿が出現し，腎機能障害を引き起こす．血清補体価が活動性の指標となり，活動性のあるときには低補体血症を認める．腎臓の病理組織所見は多彩であり予後とも密接な関係がある．2003年に新たにWHO病理分類が改定された．Ⅰ型：微小メサンギウムループス腎炎，Ⅱ型：メサンギウム増殖性ループス腎炎，Ⅲ型：巣状ループス腎炎，Ⅳ型：びまん性ループス腎炎，Ⅴ型：膜性ループス腎炎，Ⅵ型：進行した硬化性ループス腎炎．治療はSLEに準じ，ステロイド剤，免疫抑制薬投与，血漿交換などを行う．Ⅵ型はすでに末期腎不全変化であるが，Ⅳ型やネフローゼ症候群を呈したもの，血清クレアチニン値が高いものは治療抵抗性で末期腎不全に進展する危険因子である.[1119] ⇨参全身性エリテマトーデス⇀1767

ループス精神病 lupus psychosis 全身性エリテマトーデス(SLE)の病変が脳に及んだ場合にみられる精神症状の総称．意識障害，躁状態，うつ状態，幻覚妄想状態などあらゆる精神症状が出現しうる．治療薬である副腎皮質ホルモン剤に起因する精神症状との鑑別が難しい場合がある．精神症状は原疾患の活動性と並行することが多い．最近，血清中抗リボソームP抗体や髄液中の抗神経細胞抗体の上昇が指摘されている.[1434]

ループ利尿薬 loop diuretic 代表的な利尿薬の1つ．主にヘンレHenle係蹄上行脚部におけるNa^+，Cl^-の再吸収抑制と腎血管抵抗の減少による腎血流量の増加により，きわめて強力な利尿作用を示す．降圧作用は投与初期にはNa^+利尿作用による細胞外液の持続的な減少，その後は末梢血管に対する直接的な拡張作用によると考えられるが，降圧効果は比較的穏やかである．代表的なものにフロセミド，ブメタニド，ピレタニドなどがある．肝硬変，腹水，腎・心不全に伴う浮腫の治療に適応．過度の利尿に基づく脱水，電解質異常などに注意.[204,1304]

ルーミングイン⇨同母子(児)同室制⇀2698

ルーメン lumen；lm 光束の単位．1ルーメン(lm)は1カンデラの点光源の単位立体角当たりの光束.[1036]

ルクス lux；lx 国際単位系(SI)における照度の単位，記号はlx．1 lxは1 m^2の面積を1 lm(ルーメン)の光束で一様に照らした場合の照度．例えば直射の太陽光は10万ルクス．また病室は50-100ルクスなど，適切な照度の基準がJIS(日本工業規格)で決められている．⇨参照度⇀1444

ルゴール染色法 Lugol iodine staining 重層扁平上皮である正常の食道粘膜表層にはグリコーゲンが豊富に存在しており，このグリコーゲンとヨード(ルゴール液)との反応による黒褐色の生体染色を利用した方法のこと．内視鏡観察下に3%ルゴール液を散布すると，正常な食道粘膜は黒褐色を呈する．他方，癌，異形成，びらんなどの病変部はグリコーゲンが欠如しているため不染帯として区別される．ちなみに，ルゴールという名はフランスの医師Jean Guillaume Auguste Lugol(1786-1851)に由来.[721,790] ⇨参ヨード不染帯⇀2880

ルシフェラーゼ luciferase 生物発光においてルシフェリン-ルシフェラーゼ反応を示す発光反応の発光性酵素の総称．一般に発光組織，発光細菌の冷水抽出物に含まれる．酸素分子により基質のルシフェリンを酸化し，このとき発生する反応エネルギーによって酸化生成物(オキシルシフェリン)が励起状態で生成され，それが基底状態になるときに発光する．この酵素活性を指標として，遺伝子のプロモーター活性測定に用いられる．「緑色蛍光タンパク質(GFP)の発見とその応用」でノーベル化学賞を2008年に受賞した下村脩が，はじめてウミホタルから抽出したルシフェリンの結晶化に成功した.[1157]

ルシュカ関節 Luschka joint⇨同鉤椎関節⇀1035

ルシュカ孔 foramen of Luschka⇨同第4脳室外側口⇀1855

ルセラン〔式〕血液型 Lutheran blood group system 血液型の1つで，Lu(a+ b−)，Lu(a+ b+)，Lu(a− b+)，Lu(a− b−)の4型があり日本人にはLu(a− b+)が多い．妊婦血清中で発見された抗Lu^bは新生児溶血性疾患の原因となることが知られている.[860]

ルタンバッシェ症候群 Lutembacher syndrome 心房中隔欠損(主に卵円窩型)と僧帽弁狭窄症の合併する奇形で，コルビサールJean N. Corvisart(1813)がはじめて記載し，ルタンバッシェRené Lutembacher(1916)により概念が確立された．本疾患は心房中隔欠損の4%，僧帽弁狭窄の0.6%を占める．僧帽弁狭窄の病因は心房中隔欠損孔を左→右へ流入する血流刺激と，右室の拡大により心室中隔が左方へ突出して左室が変形することによる僧帽弁逸脱に続発する弁肥厚・変形によるものと，リウマチ熱の偶然の合併によるものがある.[319] ⇨参心房中隔欠損症⇀1604

ルテイン細胞 lutein cell⇨同黄体⇀391

ルテイン嚢胞 lutein cyst，luteal cyst 黄体が嚢胞化したもので，卵巣の類腫瘍性病変に分類される．自然の卵巣周期による黄体から発生することもあるが，排卵誘発のヒト絨毛性性腺刺激ホルモン(hCG)投与時や妊娠初期，絨毛性疾患時に，hCG刺激によって生じやすい．巨大になることがあり，卵巣腫瘍と鑑別する必要がある．超音波断層法により診断され，単房性で内部エコーは均一なことが多い．ごくまれに破裂や捻転を起こすと手術の必要が生じるが，通常は自然に消失するので手術治療は禁忌である．[998] ⇨参黄体嚢胞→392

ルテオトロピン luteotropin⇨同乳汁分泌ホルモン→2232

ルテチウム lutetium，lutecium ［Lu］ 元素記号 Lu，原子番号 71，原子量 174.967．地層岩石の年代測定のほかに β 線を利用した放射線治療も試みられている．

ルドロフ三角 Ludloff triangle ［骨端三角，ルドロフ斑］ 膝関節 X 線写真側面像で骨端部に認められる限局性の希薄部分をいう．ルドロフ Karl Ludloff はドイツの外科医(1864-1945)．[841]

●ルドロフ三角

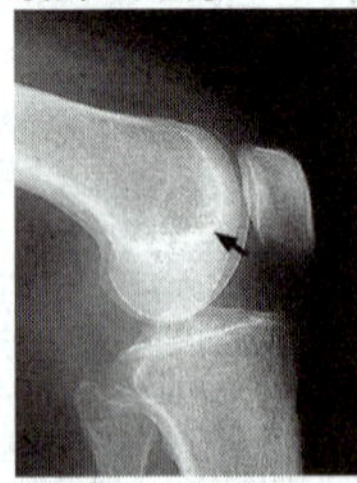

ルドロフ斑⇨同ルドロフ三角→2968

ルネーグル症候群 Lenègre syndrome 他の心疾患を伴わず，心臓の刺激伝導系のみが選択的に原因不明の硬化変性により傷害される病変．房室結節やヒス His 束の線維化として特徴づけられ，その結果，房室ブロック，ヒス束ブロック，脚ブロックがもたらされる．ルネーグル J. Lenègre はフランスの心臓病学者．[202,83]

ルビーレーザー ruby laser ルビーを用いたレーザーで，3 準位レーザーに分類される．550-670 nm の光より励起され，R_1 と呼ばれる 694.3 nm の波長を有する．発振は酸化アルミニウム Al_2O_3(母材)の中のクロムイオン Cr^{3+} の電子エネルギー準位間で生じる．可視レーザーで，材料として非常に安定しているため，高出力用のレーザーとして眼科での光凝固療法などに使用されている．[1493]

ルビーン短絡 LeVeen shunt ［リヴィーンシャント］ 腹腔内に貯留した腹水を上大静脈に運ぶために移植される短絡用チューブ．肝硬変，うっ血性心不全，腹腔内臓器の癌などによる腹水に対して用いられる．ルビーン短絡は，全身麻酔下にて腹腔内から頸動脈を経て上大静脈に挿入される．これにより腹水は腹腔内から静脈内に還流されるが，閉塞や漏れに注意する必要がある．ルビーン Harry H. LeVeen はアメリカの外科医(1914-1996)．[485]

ルビウイルス〔属〕 *Rubivirus* 風疹ウイルスを含むトガウイルス科の一属で，直径 50-70 nm の一本鎖 RNA ウイルス．[1113]

ルビンスタイン・テイビ症候群 Rubinstein-Taybi syndrome；RSTS, RTS ［広母指趾症候群］ 低身長，精神遅滞，小頭症，高口蓋，特徴的な顔貌(眼裂斜下，上顎低形成)，幅広い母指趾を特徴とする症候群．常染色体優性遺伝病であり，16p13.3 に位置する *CREBBP* 遺伝子が責任遺伝子．過半数の患者に *CREBBP* 遺伝子の突然変異が同定されるが，遺伝子検査は研究室での対応にとどまり，診断は通常は特徴的な臨床所見により行われる．ほとんどが孤発例であり，新生突然変異による．したがって，再発危険率は高くない．新生児，乳児期は繰り返す呼吸器感染症や哺乳障害を伴いやすい．これらは成長に伴い改善し，生命予後は良好．精神遅滞は幅があるが，多くは IQ 50 以下．先天性心疾患(心室中隔欠損症や動脈管開存症など)や尿路奇形の合併頻度が高く，外科治療が必要なことがある．多指，合指の合併が知られている．てんかんの合併も多く，しばしば抗てんかん薬による治療を要する．[645]

ルビンテスト Rubin test⇨同卵管通気法→2903

ルフィニ終末 Ruffini ending⇨同ルフィニ小体→2968

ルフィニ小体 Ruffini corpuscle ［ルフィニ終末］ 皮膚深層にある遅順応性機械受容器で触・圧覚を受容する．感覚神経終末小体の 1 つで手指・足趾の皮下に多い．長径 3 mm の細長い小体で，薄い結合組織性被膜を有し，神経線維はその側方から侵入する．皮下組織における緊張，牽引，変形などによる位置覚や触覚など，機械的感覚をつかさどるといわれる．ルフィニ Angelo Ruffini は，イタリアの医師(1864-1929)．[1274] ⇨参神経終末→1525，機械受容器→665

ルフォール操作 Le Fort management⇨同誘導ブジー法→2854

ルブリンスキー喉頭蓋挙上子 Lublinski epiglottis holder 間接喉頭鏡検査において，形態異常などが原因で喉頭の観察が困難な場合に，喉頭蓋を挙上させる器具．強い咽頭反射が認められる場合は，舌根部や咽頭後壁などに表面麻酔を施す．[451]

ルポイド肝炎 lupoid hepatitis LE(lupus erythematosus)細胞現象陽性の活動性慢性肝炎に対し，1956 年にマッケイ Mackay らにより提唱された疾患名．これは全身性エリテマトーデス(SLE)に認められる肝障害 hepatic lupoid とは異なる病態で，現在は自己免疫性肝炎の中に包括されている．すなわち，特徴として女性に好発し，抗核抗体などの自己抗体が陽性，血清 IgG の増加，肝組織中に形質細胞浸潤を認め，副腎皮質ホルモン剤が著効を示すなどの特徴がある．[279]

ルボー Charles Nathan Lebeaux アメリカの社会福祉学者．ウィレンスキー H. L. Wilensky とともに社会的生活保障システムの一部をなす社会福祉の機能について考察し，その理解を深めることに貢献した．2 人は，1958 年に刊行された『産業社会と社会福祉』の中で，現代社会における国民の生活の維持・発展に社会福祉が果たす機能を①残余的概念としての社会福祉(残余的機能)，②制度的概念としての社会福祉(制度的機能)に類型化して考察した．「残余的機能」とは，通常の供給の構造，あるいは人々のニーズ充足の自然的な水路である家族と市場とが崩壊した時にのみ機能し，それらが平常に復帰した時には背景の中に交替する(言いかえれば，ある国の社会政策・社会保障が十分に機能しない時にその代替として社会福祉が必要とされるが，社会制度の充実につれて不要となるような代替的機能)というような特質を備えた社会保障のあり方を意味している．「制度的機能」とは，現代の産業社会の第一線に位置し，社会政策・社会保障などの社会制度とともに社会福祉が不可欠な機能(平常の機能)を果たすことを意味し，スティグマや緊急性，非通常性から解き放たれた社会福祉のあり方をさしている．2人は社会福祉が後者の機能を果たすように充実・発展していくという立場を主張した．現代の社会福祉は，社会政策・社会保障などと密に関連しながら，独自の社会制度として機能を果たすようになっている．[457] ⇨参スペクト→1653

ルミノール試験 luminol test ［ルミノール反応］ 化学発光検査法の1つで，血痕検出のための予備試験として用いられる．ルミノール試薬を暗所で検体に噴霧すると，血痕中のヘミン hemin と反応し青白色の蛍光を発する．[656]

ルミノール反応 luminol reaction⇨同ルミノール試験→2969

ルリーシュ症候群 Leriche syndrome ［**大動脈分岐部慢性閉塞症，レリシュ症候群**］ 腹部大動脈分岐部から両側総腸骨動脈にかけて生じた閉塞により，下肢や性器に血行障害を起こしたもの．間欠性跛行，両側下肢の筋肉萎縮，勃起不全を特徴とし，比較的若い男性に多く発症．閉塞の主な原因としては粥状動脈硬化，大動脈炎症候群などがある．治療は，血栓内膜摘除術もしくは人工血管を用いたバイパス術を行う．ルリーシュ René Leriche はフランスの外科医(1879-1955)．[485]

ルンバール針 **needle for lumbar puncture** 〔D〕**Lumbalpunktionsnadel** 腰椎穿刺による脳脊髄液の採取，あるいは脊髄を造影するミエログラフィーのための造影剤注入，また腰椎麻酔および髄液に薬剤を注入するのに用いる器具．一般に用いるのは山田・佐武式の腰椎穿刺針で，注入後マンドリンを抜き髄液を採取する．圧測定が同時にできるよう三方コックがついている．麻酔用穿刺のみの細い穿刺針もある．[893]

ルンペル・レーデ試験 Rumpel-Leede method(test) 毛細血管から血液が漏れやすいかどうかの抵抗力を調べる毛細血管抵抗試験の1つ．血圧測定に用いるマンシェットで収縮期血圧と拡張期血圧の中間の圧を5分間かけ，前腕にみられる点状出血斑の数をかぞえ，4以下(－)，5-9(＋)，10-19(＋＋)，20以上(＋＋＋)，前腕の前後面にわたる広範な出血(＋＋＋＋)と判定する．点状出血斑の数には血管組織の脆弱性，血管透過性，血小板や凝固線溶因子が関与．健常者でも(＋)程度は認めることがあるが(＋＋)以上の陽性は確実に異常としてよい．[1615] ⇨参毛細血管抵抗試験→2817

る

れ

レアギン reagin ［皮膚感作抗体］ I型アレルギーにおいて，食物や吸入される抗原に対して抗体が産生され，過敏性が形成される．この抗体が存在する患者の血清を健常者の皮膚に注射し，その部位に抗原を注射すると皮膚反応を起こすことができる〔P-K 反応(プラウスニッツ・キュストナー Prausnitz-Küstner 反応)〕．この過敏性を伝達することができる抗体をレアギンと呼び，のちに IgE であることが 1967(昭和 42)年に石坂公成らによって明らかにされた．[386] ⇨参IgE→67

レアギン反応 reagin reaction⇨同I型アレルギー〔反応〕→10

霊安室 morgue ［安置室］ 病院や施設において遺体を自宅または斎場に移送するまで一時的に安置する場所のこと．長時間，遺体を保存できるよう冷蔵室が併設されていたり，故人の宗教や宗派に配慮した祭壇が設けられている施設もある．[1067]

冷罨法 cold compress ［冷湿布，クーリング］ 罨法の1つで，身体の一部に寒冷刺激を与えて，局所または全身の病的な状態を緩和，治療することを目的とする．クーリングともいう．血管収縮，血液・リンパ液循環低下，組織代謝低下による細菌増殖の低下と，炎症抑制の効果がある．冷罨法には湿性と乾性がある．湿性は冷湿布，プリースニッツ Priessnitz 罨法，冷パップなどがあり，乾性には氷枕，氷嚢，氷頸，化学調剤などがある．氷枕は，発熱時や頭痛時に頭皮の皮膚温を下げ，爽快感など安楽を得ることを目的に使用することが多い．解熱を目的とする場合は，氷嚢や氷頸を頸部，腋窩部，鼠径部に用い，表在の太い動脈を冷やすと効果がある．氷枕，氷嚢，氷頸は，それぞれの容器に合わせて氷と水を入れ，空気を抜き，止め金あるいは専用ゴムで口を止め，乾いた布カバーで覆って用いる．化学調剤の CMC とはカルボキシメチルセルロース carboxymethylcellulose の略で，アイスノン®などがある．CMC は温度低下に従って，次第にやわらかさを失い硬化する．[539] ⇨参温罨法→417

レイエ症候群 Reye syndrome；RS⇨同ライ症候群→2890

冷覚 cold sensation ［冷感覚］ 温度覚の1つで温覚の対語．温覚は温熱に対しての感覚であるのに対し，冷たさを感じる感覚．冷覚を感じる部位を冷点といい，顔面に多い．27℃ を中心として体温より少し低い温度(10-35℃)に最もよく反応する．クラウゼ Krause 小体が関与するといわれているが確実ではない．クラウゼ Wilhelm J. F. Krause (1833-1910) はドイツの解剖学者．[229] ⇨参温覚→417

冷感覚⇨同冷覚→2970

冷感受性ニューロン cold-sensitive neuron ［冷ニューロン］ 有髄の Aδ 線維と無髄の C 線維からなる冷神経線維で，対側の外側脊髄視床路と視床放線を経て大脳皮質中心後回に感覚情報を伝えている．一方，温神経線維は C 線維である．[229] ⇨参温感受性ニューロン→417

冷感症 frigidity，sexual coldness ［性無欲症］ 性的欲求がないか，不十分なものを指す．不感症とは性的欲求はあるが性交時にオルガズムを得られないものを指す点で異なる．しかし，両者の区別は困難なこともある．アメリカ精神医学会 DSM-Ⅳ-TR では性的欲求低下障害にあたる．[1435] ⇨参性機能不全→1665，性的欲求低下障害→1701，性快感消失症→1659

励起状態 state of excitation，exciting state α 崩壊，β 崩壊する核種は原子核が不安定なエネルギー状態(エネルギーレベルが安定状態より高い状態)となる．また，軌道電子は原子核周囲を一定軌道で周回しているが，原子核内，原子核外からエネルギーを受けると，周回軌道が高エネルギー順位に遷移する．このように安定状態から高エネルギー順位にエネルギーレベルが上がることを励起といい，励起状態の原子核は有限時間の間，γ 線を放出して安定化し，軌道電子は有限時間後に可視光線を放出して安定軌道に戻る．[1185]

冷却濾過 cryofiltration ［血漿冷却濾過］ 二重膜濾過血漿交換の一変法．血漿を 4℃ 以下に冷却すると一部の高分子物質(クリオグロブリン，クリオグロブリンと反応した免疫複合体，抗体など)がゲルを形成することを利用．血漿分離器で分離した血漿を 4℃ 以下に冷却して生じた，この病因関連物質を含むゲルをクリオフィルターを用いて選択し除去する．濾過された残りの血漿成分は再度加温して体内に戻し，アルブミンなどの生体に必要な成分の損失を防ぐ．[1119]

冷式抗体 cold antibody ［寒冷抗体］ 20℃ 以下で反応する抗体．体温付近あるいはそれより温かい温度で働く温式抗体に対する用語．抗 A 抗体，抗 B 抗体などでみられる．[1439] ⇨参温式抗体→419，IgM 寒冷凝集素→67

冷湿布 cold pack⇨同冷罨法→2970

冷受容器 cold receptor 温受容器とともに末梢温度受容器の1つ．神経の自由終末であり，27℃ を中心として体温より少し低い温度(10-35℃)に対応する．数か所の温度点が1本の神経により支配されているが，温度点の分布は身体の部位により異なり，顔面では密である．[229]

霊枢(れいすう) Ling Shu 現存する最古の中国医学古典の1つ．漢代に原型が成立したと考えられる．古くは『鍼経』『九巻』などとも称され，主として鍼灸術を用いた治療学が説かれている．初版は 1093 年．『素問』とともに『黄帝内経』と称される．[586] ⇨参黄帝内経(こうていだいけい)→1036

冷線維 cold fiber 皮膚の低温域の温度変化(10-35℃)に応答する神経線維．無髄または有髄で，高温域は温線維(無髄)が応答する．[229] ⇨参冷受容器→2970

冷中枢⇨同寒冷中枢→660

冷点 cold point，cold spot 体表面にはさまざまの感覚神経終末が分布するが，その中でも体温より低温を認識する点をいい，冷たい金属針尖端を当てて探す．特別な終末装置をもたないで枝分れ状に真皮乳頭内に終

わる自由神経終末であるため鈍い.[179] ⇨参冷覚⇀2970，温覚⇀417

レイトアッセイ⇨同反応速度〔分析〕法⇀2418

冷凍凝固術　cryopexy，cryocoagulation　冷凍凝固により組織の破壊，瘢痕形成を図る手術法．裂孔原性網膜剝離に対する裂孔部位閉鎖や緑内障に対する毛様体破壊目的に用いられることが多い．その他，異常血管や腫瘍に対して組織破壊を目的として行われることがある.[257]

冷凍血液⇨同凍結保存血⇀2102

冷凍剤　cryogen　［寒剤］　生体組織の一部を急速に凍結させ，細胞を破壊するために用いられる化学物質．液体窒素，亜酸化窒素(笑気)，炭酸ガス，フレオンガスなどがある.[485]

冷凍手術　cryosurgery　［凍結療法］　病巣を急速に凍結させ，組織の付着，壊死，炎症作用などを利用して治癒を図る手術法．冷却した金属消息子を押し当てる方法，冷凍剤を直接吹きつける方法，冷凍剤を注入する方法などがある．出血量が少なく，術後の疼痛や瘢痕形成は軽度である．皮膚科をはじめ眼科，耳鼻咽喉科，婦人科，脳神経外科，一般外科で行われている.[485]

冷凍母乳　frozen breast milk　搾乳した母乳を保存目的で冷凍したもの．極低出生体重児，または母親の就労などのため母親の乳首から直接哺乳できない場合に利用することが多い．つくり方は，まず母親の乳房と手指を清潔にし，消毒した哺乳びんに搾乳．その後，市販されている母乳パックに母乳を移し，凍結後破れないように空気を抜いて封をし，マイナス20-30℃の冷凍室に入れて冷凍保存する．パックには氏名，搾乳月日，母乳量などを記載しておく．解凍する際には，母乳の成分を破壊しないように室温または流水でゆっくりと行う．完全に溶けてから適温まで温め，児に飲ませる．いったん解凍した母乳の再冷凍はしない．適切に冷凍した母乳は冷凍庫で1-2か月保存が可能.[1352] ⇨参搾乳法⇀1183

冷凍麻酔　refrigeration anesthesia，cryoanesthesia　［寒冷麻酔］　局所を20℃以下に冷却することで痛覚を鈍麻させ麻酔状態を得る方法．皮膚の小切開など短時間の手術に適応される．冷却は氷などを用いて行う．以前はクロルメチルが使用されたが，引火しやすく，肝・腎臓障害を起こす恐れがあるため現在は使われていない.[485]

冷凍療法　cryotherapy　［極低温療法］　物理療法の1つ．コールドパック，アイスパック，冷水，コールドスプレーなどによる寒冷刺激を体表面に加えることにより，疼痛や腫脹の軽減，鎮痛を図る物理療法を寒冷療法というが，このうち極低温ガスの噴霧などにより極低温を用いる方法を冷凍療法という．局所の新陳代謝の低下，一次的血管収縮と二次的血管拡張，毛細血管透過性の減少，筋紡錘活動の低下などの生理学的作用があり，急性期の炎症の軽減，鎮痛，筋緊張の軽減などに使用される.[233] ⇨参寒冷療法⇀660

冷ニューロン⇨同冷感受性ニューロン⇀2970

レイニンガー　Madeleine M. Leininger　看護現象を文化的・民族学的視点からとらえたアメリカの看護理論家(1925年生まれ)．自身の臨床経験から，患者のもつ文化的背景に注目し，クライアントがもつ文化に合致したケアを提供することを目標に，文化ケア理論の開発および発展に尽力した．精神看護学で修士号を，文化人類学・社会人類学で学術博士号を取得．多くの大学で文化をこえた看護学 transcultural nursing の看護修士課程・博士課程を創設し教鞭をとるかたわら，全米文化をこえた看護協会，全米ケア研究カンファレンスなどの創始者としても活躍．看護学と人類学の2つの学問領域で活動を続けている．レイニンガーはケアこそが看護の本質であると主張し，人間の思考や行動はその人が属している文化に影響されるという文化人類学の考え方をもとに，ナースの行うケアを文化的側面からとらえている．また理論を単なる知識でなく，知識を見出したり，現象を説明する手段であるとしている．文化の違いによるケアの相違と，文化をこえたケアの共通性を明らかにするための研究方法として，文化に基づいたケアの多様性と普遍性理論 A Theory of Culture Care Diversity and Universality を構築した．この理論を具体化したのがサンライズモデルで，このモデルは人間はその文化的背景および社会構造から切り離せないという考えに基づき，文化に調和したケアの提供を示している．レイニンガーはさまざまな環境における人間行動を研究するための民族誌学的看護法 ethnonursing method を開発した．これは看護というあいまいでとらえがたいものを，オープンに質的に調査する方法であり，看護分野で幅広く用いられている.[728]

冷膿瘍　cold abscess⇨同結核性膿瘍⇀896

レイノー現象

Raynaud phenomenon

【定義・概念】寒冷や精神的ストレスが誘因となって，発作的に四肢末梢に**乏血**が起こり，皮膚の蒼白，チアノーゼ，冷感，疼痛をきたし，回復すると逆に充血，紅潮が起こる現象．白色，紫色，赤色と3相性の色調変化をきたし，完全に回復する．指趾の動脈および細動脈の血管攣縮に起因し，数分から数時間持続する．レイノー現象には，原因の不明な一次性のもの(**レイノー病**)と，原因の明らかな二次性のもの(**レイノー症候群**)がある．レイノー病は若年女性に多い．

【原因・症状】レイノー症候群の原因としては，血管攣縮(職業性振動障害など)，器質的動脈閉塞(閉塞性動脈硬化症，バージャー Buerger 病，胸郭出口症候群)，神経障害，膠原病(強皮症，全身性エリテマトーデス，関節リウマチ)，薬剤・重金属(鉛，麦角剤など)，クリオグロブリン血症，粘液水腫，原発性肺高血圧症，外傷などがある．レイノー病の乏血発作は指先に突然始まることが多く，左右対称であることが特徴である(レイノー症候群の症状は左右対称性でないことが多い)．乏血は誘因がなくても起こるが，指，手，全身の冷却で誘発されることが多い．末梢動脈の拍動は発作時も正常である．通常，間欠期には異常は認められない．長期にわたって持続しても栄養障害性の皮膚の変化は存在せず，壊疽は起こらない．**膠原病**ではレイノー現象が初発症状のことがあり，経過観察を要する．

【レイノー病の治療】まず寒冷曝露や精神的ストレスを避け，禁煙する．治療薬として血管拡張薬(プロスタグランジン E_1，プロスタグランジン I_2，カルシウム拮抗薬，α遮断薬）を用いる．重症例では交感神経切除術も行われる．二次性の場合には原疾患の治療が優先する．β遮断薬は禁忌である．レイノー Maurice Raynaud (1834-81)はフランスの医師．[1466]

レイノー現象の看護ケア

【看護への実践】 レイノー Raynaud 現象とは，末梢動脈の発作的攣縮による血行障害によって引き起こされる．悪化させる要因として，①環境因子，②過度のストレス，③喫煙があげられる．

【ケアのポイント】 ①環境調整：冷えに弱いので，保温が重要となる．特に夏季の冷房の設定温度は冷えすぎないよう，外気温より2-3℃ 低いくらいに調整するなど，屋内環境を整える．冷えは大敵であり，外出時は寒いときに着られるような薄手の上着を携帯するよう生活指導をする．また，家事ではできるだけ湯を使用し，ゴム手袋を活用する．就寝時に冷え予防として手袋，靴下を着用するとさらに効果的である．また，一度つくった傷は治りにくいので，日頃より指先の観察が必要である．傷をつけてしまった場合は放置せず，早期治療が重要であることを説明する．②ストレスの回避：心理的負荷が加わることでレイノー現象が出現することもあり，普段から，穏やかな気持ちで過ごせるよう自分なりのストレス解消方法やリラックス時間を設けるなどの工夫が必要である．③禁煙：喫煙は末梢血管を収縮させ，レイノー現象の誘発につながる．禁煙の必要性を説明し，方法を指導する．[1635] ⇨参レイノー現象⇀2971

レイノー病 ⇨参レイノー現象⇀2971

レイノルズ数　Reynolds number　流体力学の基本則で，管の中を流れる流れの性質を規定する数(R)．平均速度をv，管の直径をD，流体密度をρ，粘度をηとすると，$R=\rho Dv/\eta$で表される．この数が小さいほど流れは層流に近づき，大きくなると乱流に近づく．レイノルズ Osborne Reynolds はイギリスの物理学者 (1842-1912)．[1225]

れ

レイプ ⇨同強姦（ごうかん）⇀983

冷房病　cooling disorder　［ビル病］　室内の冷房環境下に長時間いることで，暑熱に適応したからだが長時間低温にさらされ，不適応症候群を生じた状態を指す．オフィスビルなどで起こるため，ビル病ともいわれる．過度の冷房や冷風が直接当たることにより，足やからだがだるい，足が冷える，神経痛，頭痛，かぜをひきやすい，胃腸障害，生理不順などの非特異的な症状を訴える．25℃ 以下の職場で女性に多くみられる．対策としては，膝掛けなどを用いて下半身を冷やさないようにしたり，適切な衣服を着用することが大切であるが，室内の温度を26-28℃ の至適温度に保つこと，除湿器による空調を心がけることなどが肝要．[565]

レヴァイン　Myra Estrin Levine　概念モデルの「保存モデル conservation model」を開発したアメリカの看護学者(1920-96)．実践や管理経験を経て，イリノイ大学などシカゴ周辺の大学で看護教育にあたった．保存モデルは学部レベルの看護教育の枠組みとして 1967 年に開発された．レヴァインは人と環境との相互作用過程である適応 adaptation に着目し，人が環境に最も適応している状態を保存 conservation と概念化して呼んだ．看護の機能とは人の保存につとめることであり，以下の4つの保存原則を枠組みとして説明している．①人のエネルギー生成と消費のバランスを保つ「エネルギー energy の保存」，②人の正常な生理的機能を維持し身体の全体性を保つ「構造的統合性 structural integrity の保存」，③人を尊重しその人らしさの維持を援助する「個人的統合性 personal integrity の保存」，④人に必要な家族，宗教，地域などの社会的コミュニティとの接触を維持する「社会的統合性 social integrity の保存」．エネルギーの概念は自然科学の範疇でとらえ，癒しのエネルギーといった神秘的なエネルギーとは区別している．全体論 wholeness (holism)の考えを最も早く看護に導入した1人でもある．[429]

レヴァイン心雑音強度分類 ⇨同ルヴァイン心雑音強度分類⇀2966

レヴィン　Kurt Lewin　モダン社会心理学の創設者(1890-1947)．プロシア（ドイツ北部にあった旧王国）に生まれる．1916 年ベルリン大学で博士号取得．1933 年アメリカに移住し 1940 年アメリカ市民となる．コーネル大学，アイオワ大学などで研究，教育に携わる．マサチューセッツ工科大学にグループダイナミクスの研究センターを立ち上げる．変革におけるフォースフィールド・アナリシス force field analysis を提唱した．[415] ⇨参フォースフィールドアナリシス⇀2522

レーウェンフック　Antoni van Leeuwenhoek　オランダの顕微鏡学者(1632-1723)．自らレンズを磨いて高倍率の単レンズ顕微鏡を製作．出生地デルフトで織物商や市の役人として働くかたわら，長年にわたっておびただしい数の顕微鏡観察を行い，淡水性藻類，原生動物，細菌といった微生物，魚類の赤血球の核，ヒトの精子，横紋筋の微細構造など多数の新発見をした．植物組織学の創始者の1人とされるほか，暗視野照明法，微細切片の製作法などの顕微鏡観察上の新しい技法も開発した．[983]

レーヴン色彩マトリックス検査　Raven colored progressive matrices；RCPM　視覚刺激を介して推理能力を測定する検査で，1947 年にイギリスのレーヴン J. C. Raven が作成した．認知症関連疾患の症状評価によく用いられる．言語障害の影響を受けにくいため，失語症例にも有用である．姉妹検査に標準マトリックス検査がある．[1054] ⇨参知能検査⇀1978

レーザー　laser　light amplification by stimulated emission of radiation（放射の誘導放出による光の増幅）の頭文字をとってつくられた造語．レーザー光は，可干渉性，単色性，指向性，高輝度性を特徴とする光である．

レーザーアブレーション　laser ablation　レーザー光の照射強度が一定の強度（閾値）に達すると，固体表面から，中性子，分子，イオン，クラスター（原子や分子が数個～数千個集まったもの），電子，光子が射出される非平衡プロセスで，固体表面がエッチングされる現象をいう．すでにプラスチックやセラミックスの材料微細加工技術や高温超伝導膜の成膜などが，産業応用として定着している．医学領域では，眼科（角膜，緑内障），皮膚科（シミ抜き），歯科治療を端緒に，冠状動脈を含む動脈硬化病変，頻脈性不整脈など，近年になり応用範囲が広がり多岐にわたってきている．早期癌に対する低侵襲治療法としても注目されており，2004（平成 16）年には小型半導体レーザーの早期肺癌を対象に

した治療法が承認された.[1605]

レーザー角膜内切削形成術 laser in situ keratomileusis；LASIK⇨同LASIK⇀75

レーザー血管形成術 laser angioplasty ［経皮経管〔的〕レーザー血管形成術］ 高エネルギーのレーザー光を用いて，動脈の硬化性病変を分解，蒸散して除去する手技．血管内腔を開大する目的で，冠動脈や末梢動脈の狭窄あるいは(慢性)完全閉塞病変に用いられる．熱作用で組織を蒸散させる連続波レーザーと，熱作用と衝撃波で組織を破壊するパルスレーザーに大別される．臨床成績としては期待されたほどの効果が得られず，動脈解離，急性閉塞，血管穿孔などの重大合併症が多く，バルーンによる追加拡張が必要であり再狭窄も高率なため，使用頻度は低かった．しかし最近はシステムが改良され，安全性が向上し，慢性期の成績も改善してきている.[1086]

レーザー虹彩切開術 laser iridotomy；LI 閉塞隅角緑内障に対する治療法の1つ．急性発作時または発作予防のために行われる．アルゴンレーザーやヤグ(YAG)レーザーなどを用いて虹彩の周辺部を小さく切開し，前房と後房の交通路を形成し，閉塞状態を改善させ眼圧低下を図る．術後合併症として水疱性角膜症が起こることがある.[257]

レーザー照射止血法 laser coagulation レーザー光の熱作用，光化学作用を利用した止血法．種々のレーザー光のうち，ヤグレーザー(Nd-YAG)，アルゴンレーザーなどの利用により効果的な凝固が可能であることから，消化器，呼吸器，外科，眼科，皮膚科などで広く行われている．出血や組織障害が少なく清潔であるという利点があり，内視鏡下でも治療できる．しかし消化管出血に対するレーザー内視鏡の治療は十分な効果が得られないことが多い.[106] ⇨参レーザー光凝固⇀2973

レーザー線維柱帯形成術 laser trabeculoplasty；LTP ［レーザートラベクロプラスティ］ 緑内障に対する治療法の1つ．アルゴンレーザーを線維柱帯に照射し，房水の流出抵抗を減少させる方法．奏効機序ははっきり証明されていないが，これにより眼圧が低下する.[257]

レーザー治療 laser therapy レーザー光線のもつエネルギーを利用し，診断および治療に応用した方法をいう．レーザーの種類には固体，気体，半導体などがある．これまでは止血凝固作用を目的としたものと，レーザーメスを目的としたものが主な機能であったが，近年になってその応用範囲が拡大し，皮膚科において痣とりやアトピー性皮膚炎への治療，さらに癌治療としての疼痛軽減や消炎作用などと多様化してきている．医療用に用いられているレーザーには固体ではルビー，ネオジム・ヤグNd-YAG，気体ではアルゴン，クリプトンなどがある.[1493]

レーザードプラ血流測定法 laser Doppler flowmetry レーザー光を利用して，血管内を流れる赤血球の速度を測定する直接血流測定法．周波数をそろえたレーザー光を血流中の赤血球に照射し，その反射光がドプラ効果により周波数に変化を生ずることから赤血球の速度が計算できる．網脈血流速度，胃粘膜血流速度，肝表面血流速度の測定に応用される．ドプラ効果とは，反射される超音波が粒子の動く速度に比例して周波数に変化をきたすこと.[1050]

レーザートラベクロプラスティ laser trabeculoplasty；LTP⇨同レーザー線維柱帯形成術⇀2973

レーザー・トレラー症候群 ⇨同レーザー・トレラー徴候⇀2973

レーザー・トレラー徴候 Leser-Trélat sign ［レーザー・トレラー症候群］ 内臓の悪性腫瘍に合併して，瘙痒を伴った褐色調の老人性疣贅(ゆうぜい)様の皮疹が短期間に多数生じてくる徴候.[850] ⇨参脂漏性角化症⇀1502

レーザー内視鏡療法 endoscopic laser treatment 内視鏡からレーザー光線ファイバーを挿入し，診断および治療に応用した方法をいう．現在アルゴンとネオジム・ヤグNd-YAG装置によるレーザー光線が用いられている．主として胃潰瘍などによる出血の止血凝固作用，およびポリペクトミーなどポリープの摘出や癌の焼灼を目的としたレーザーメスとして利用されている.[1493]

レーザー鍼(はり)治療 laser acupuncture 低出力のレーザー光を照射して，鍼治療と同様の効果を得る治療法．最も多く使用されるのは半導体レーザー，He-Neレーザーなどであり，これらは操作が簡単なうえ，ほとんど無痛・無刺激で治療ができる．また各種の感染症，生体組織への損傷，折鍼や気胸などの危険がない．さらに鍼や灸では不可能な，口腔や鼻腔の粘膜組織を比較的容易に治療できるという利点がある.[123]

レーザー光凝固 laser photocoagulation レーザーを用いた光凝固のこと．アルゴンレーザー，クリプトンレーザー，ダイレーザー，カラーレーザーなどが用いられる．主に網膜虚血部の改善を目的として行われる.[257] ⇨参光凝固⇀2430

レーザーメス laser scalpel, laser knife ［手術用レーザー］ 先端からレーザー光を発し組織の切開，凝固，蒸散を行う手術機器．発振器の種類により波長が異なり，組織の進達深度が異なるため手術内容に応じて使い分ける〔ヤグ(YAG)レーザー，KTP(カリウムとチタンとリンの結晶)レーザー，炭酸ガスレーザーなど〕．電気メスより組織の挫滅，癒着が少ない利点があるが進達深度に注意する必要がある.[1080] ⇨参電気メス⇀2080

レーシック⇨同LASIK⇀75

レーゼ・ゴールウィン撮影法 Rhese-Goalwin projection⇨同視束管撮影法⇀1299

レーブ Leo Loeb ドイツ生まれのアメリカの病理学者(1869-1959)．腫瘍移植，移植における要素の分析，卵巣切除によるマウスの乳癌の縮小の証明を行った.[1531]

レーベル病 Leber disease 1871年にドイツの眼科医レーベル Theodor K. G. von Leber(1840-1917)が提唱した遺伝性の視神経萎縮をきたす疾患．ミトコンドリアDNAの異常であり，母系遺伝．発症は男性に多いが，その子どもには遺伝しない．逆に女性では発症は少ないが保因者となり，その子どもは発症する可能性がある．急激な片眼の視力低下，中心暗点で発症し，おおむね1年以内に他眼にも発症する．発症時に視神経乳頭は発赤，腫脹し，近傍の毛細血管の拡張がみられるが，蛍光眼底造影検査で色素漏出はみられない．視力は90%以上が0.1以下となるが，中心視野の一部に感度良好な部位がある場合には，視力が比較的良好なこともある．現在のところ有効な治療法はない．[1153]

レーン腫瘍　Lane tumor⇨同紡錘細胞癌⇀2679

レオウイルス　reovirus［呼吸器腸管内孤立ウイルス］直径60-80 nm，ほぼ球形のRNAウイルス．RNAは10分節の二本鎖RNAで，3つの血清型に分けられる．ヒト，サル，ウシ，トリなどの脊椎動物にのみ感染する．熱性疾患や消化器疾患の子どもに見つかることが多いが，健康な子どもにもみられるため，疾患との関連は明確でない．[1113]

レオナルド=ダ=ヴィンチ　Leonardo da Vinci　イタリアの偉大な画家，科学者(1452-1519)．フィレンツェ近郊のヴィンチ村に生まれ，ミラノ，フィレンツェ，フランスのアンボアーズの宮廷で活躍した．イタリアルネサンスの精神を体現した万能の天才といわれ，画業では「モナ・リザ」「最後の晩餐」など不朽の傑作を残し，後世の芸術に多大な影響を与えている．18世紀後半に再発見された膨大な断片的手稿類によって，物理学，数学，天文学，機械工学，解剖学など自然諸科学に通じた近代科学の先駆者であることも明らかになった．医学の分野では，数百枚の解剖図とノートからなる『解剖手稿』が伝わり，特に，骨格や運動するヒトの筋肉を描き出した精緻な表現は見事である．人間ばかりでなく，ウシやサルなどの動物の解剖図も描かれ，諸器官の形態と機能の関連に注目した比較解剖学的な考察も行われている．しかし，記述内容には，自らの観察に基づいて描かれた正確な部分と，伝承や思い込みに基づく不正確な部分とが混じり合っている．[982]

レオポルド手技　Leopold maneuver［レオポルド触診法］妊婦の腹部を触診し，胎児の胎位，胎向を腹壁から判断する方法．妊娠28週以降，4段階の手技によって子宮底の高さ，胎児の胎位，胎向，胎動，子宮壁の緊張度，羊水量，胎児の下向部の固定と嵌入の状態，胎児の下降度などを観察する．レオポルドChristian G. Leopoldはドイツの婦人科医(1846-1911)．[1323]

レオポルド触診法　Leopold palpation⇨同レオポルド手技⇀2974

レオロジー　rheology　物質の変形や流動に関する科学．生物に対するレオロジーはバイオレオロジー biorheologyで，そのなかの血球の変形，血液流動性などの血流動態に対するものがヘモレオロジー hemorheology．[313]

轢(れき)過創　railway injury，run over injury［轢(れき)創］人体が電車や自動車などに轢過された際に生じる損傷．体幹では方向性，連続性のある圧迫損傷を起こし，身体の両面(車輛と地面)から圧迫を受ける．特徴として，①タイヤマーク痕 tire mark injury：タイヤ踏面の幾何学模様が皮膚に印象として付着する，②デコルマン decollement：タイヤの轢過により，皮膚と皮下組織あるいは筋膜との結合が離脱されて，そこに血液やリンパ液や破壊された組織が貯留したもので，外表からは波動を触れる，③伸展創 small parallel tears：体幹部と頭部や四肢の移行部，すなわち，鼠径部，側頸部，乳部，上腕の移行部などに形成される多数の並行して走る浅い亀裂で，亀裂の方向は皮膚の割線の方向に一致している，などがある．[207]

轢(れき)死　death from railway injury　軌道上で電車などに轢過されて死亡すること．死因は脳損傷，血管や臓器の破裂による失血などさまざま．レールと車輪にはさまれた部位は，挫滅状となり離断し，生前の轢過であればその断端には通常出血を伴う．しかし，組織の挫滅や血管の反射的収縮などにより出血が少なく，死後の轢過とまぎらわしいこともある．このような場合，離断した筋肉の付着部に遠隔出血があれば，生前轢過の有力な根拠となる．先頭車両との衝突後に轢過されたり，車輪で引きずられたり，車底部の突起物と衝突・接触すると，全身に多数の開放創，擦過傷，骨折がみられる．なお，自動車に轢過されて死亡した場合も広義の轢死であるが，法医学領域では通常，軌道上轢過による死亡のことを指す．[548]

歴史的研究　historical research　過去の出来事に関するデータを組織的に収集し批判的に評価する研究．一般に仮説を検証する目的で，あるいは現在の行動または実践に影響を及ぼしたことのある過去の出来事の原因，影響，傾向に関する疑問に答える目的で行われる．すでに存在する史料(資料)を検討することによってデータを収集し解釈するように構成された研究デザイン．歴史的研究で用いられるデータは過去の文書記録，定期刊行物，日記，書物，書簡，新聞，報告書である．文書の形をとらない史料，例えば写真，フィルム，絵画などの視覚的資料やレコード，テープなどの聴覚的資料なども含まれる．収集された歴史的データは，外的批評と内的批評の2つのタイプの批評が行われる．外的批評はデータの信憑性と真正性を，内的批評はデータの正確性または真実性を評価する．研究者は自分がバイアスをもった主観的な存在であることを認識したうえで研究を進めていく必要がある．[597]

轢(れき)創⇨同轢(れき)過創⇀2974

レギチーン®試験　Regitin® test［フェントラミン試験］褐色細胞腫の補助的診断で，α遮断薬であるレギチーン®(フェントラミンメシル酸塩)を用いて行う検査．レギチーン® 5 mgを静注して収縮期圧35 mmHg以上，拡張期圧25 mmHg以上の速やかな血圧下降があり4分以上持続する場合が反応陽性で，褐色細胞腫の存在が疑われる．しかし褐色細胞腫患者は少量投与でも急激かつ持続的な血圧下降を示して危険な状態に陥る可能性もあるため，適応を熟慮し，モニター管理下で行う．[284,383]　⇨参副腎髄質機能検査法⇀2539

レクチン　lectin　動植物細胞を凝集させたり複合糖質を沈降させる糖結合性タンパク質(または糖タンパク質)で，動植物あるいは細菌が産生する物質であるが，抗体などの免疫反応物質以外を指す．血球凝集素として発見されたが，その後血液型特異性をもつものが発見され，血液型の研究にも応用された．フィトヘマグルチニン(PHA)やコンカナバリンA concanavalin A (Con A)などのように，リンパ球の幼若化作用をもつことから免疫学の研究に利用されたり，細胞表面の糖鎖研究や糖質の精製などにも利用される．[1221]

レクリエーション　recreation　遊びを基盤として，楽しさや喜びを感じ個人の生活と社会を活性化していく行為，活動のことで，主に余暇時間を利用して行われる．遊びにはスポーツや趣味，旅行などが含まれる．レクリエーションの効果としては，心身のリフレッシュや健康の増進，ほがらかな気分になる，他者との交流が拡大し社会性がはぐくまれることなどがあげられる．レクリエーションの本質は自由と自主性にあり，他者から強制されて行うものではない．現代社会は物質的には豊かになったものの，変化が激しく，不安定でそこに生きる人びとの精神的疲労は大きい．楽しみをもつことは単なる疲労の回復にとどまらず，毎日の生活を生き生きとしたものにし，人生を豊かにする．医療機関や福祉施設での生活で，その人の楽しみとなる行事の運営やテレビ，ラジオなどを可能な限り自由に利用できるよう配慮することも看護の一環である．作業療法のひとつとしてレクリエーション療法も行われる．[780]

レクリエーション療法 recreational therapy，recreation therapy レクリエーションとは，広義には余暇(自由時間)における休養，気晴らし，健康的な意欲の回復などのために行われる自発的な活動を指し，精神障害者の治療活動への導入や，その後の治療方針のためのスクリーニング，社会復帰を目指す目的などの治療的意義を備えたものがレクリエーション療法．各種球技を取り入れたスポーツ，水泳，自由遊戯，ダンス，音楽，絵画，書道など，手軽に行動参加できるものが多い．[1025] ⇨参運動療法→341

レコード《コンピュータの》 record ［論理レコード］ コンピュータにおいて，ファイルの最小単位であるフィールドがひとまとまりに集まったものをいう．データベースソフトやエクセルなど表計算ソフトでは個々の項目(住所，氏名，年齢など)としてのフィールドが1人分集まって1つのレコードを構成する．ファイルに10人分のデータが存在すれば10レコードが存在することになる．一般にエクセルなど表計算ソフトや表形式のデータベースでは，1行(横1列分)が1レコードになる．レコードが集まったものをブロック，ブロックが集まったものをファイルという．[1418]

レコードリンケージ record linkage 複数の記録を連結(照合)することで，1つの記録からだけでは得ることのできない情報を得ること．記録連結または記録照合ともいう．入院患者について多くのデータが蓄積されていて複雑化しているときに，時系列的なデータを問診情報，検査情報，治療情報などに分割して整理しておき，例えば病態の急変時には，分割したデータファイルから関連情報を連結させて，病状の把握，分析に用いることができる．レコードリンケージの手法は特定地域の住民検診データと癌登録データの照合(つき合わせ)などにも応用されている．

レザーボトル状胃 leather-bottle stomach ［革袋状胃］ 4′型(ボールマン Borrmann 4型)胃癌では，胃壁の肥厚，硬化により内腔が狭小化し，X線診断(バリウム造影)でレザーボトルに似た形状としてとらえられることがあるが，このような進行胃癌に対して用いられる用語．4′型胃癌は通常，線維成分が多いため，胃硬性癌(スキルス胃癌)や形成性胃炎 linitis plastica などと呼ばれることもあり，そのX線像として有名であるが，内視鏡診断が主流の近年では徐々に使われなくなりつつある．この型の胃癌は早期発見が困難で，きわめて予後の悪いことが知られている．[1454] ⇨参スキルス胃癌→1635

レジオネラ症 legionellosis ［レジオネラ病，在郷軍人病］ 1976年7月，アメリカのフィラデルフィアにて在郷軍人会員の年次大会が開催されたとき，原因不明の集団肺炎が発生し，レジオネラ・ニューモフィラ *Legionella pneumophila* が起炎菌として発見された．在郷軍人病ともいう．本菌群は，以前から世界中に分布していることが明らかにされ，レジオネラ属は現在41種が分類されている．わが国での流行は比較的少ないが，全国の温泉の湯中からも高頻度に分離されているので注意を要する．日和見感染症で高齢者や免疫能低下患者が罹患しやすい．[1443]

レジオネラ〔属〕 *Legionella* グラム陰性の無芽胞の短桿菌．しばしば多形性を示す．偏性好気性で，糖を分解しない．鞭毛をもつ．グラム陰性であるが，初回分離ではグラム染色で染まりにくい(ヒメネス Gimenez 染色で染まる)．発育に鉄化合物とLシステインを必要とする．30種以上の菌種があるが，臨床的に分離頻度が高く重要なのはレジオネラ・ニューモフィラ *L. pneumophila* である．このほか，レジオネラ・ミクダデイ *L. micdadei*，レジオネラ・ボゼマナエ *L. bozemanii*，レジオネラ・ロングビーチアエ *L. longbeachae* などがあり，土壌中や河川などの自然界に広く分布．空調機などを通じて室内空気を汚染してヒトに経気道感染し，肺炎(在郷軍人病 Legionnaires disease)や，発熱，頭痛，筋肉痛を主症状とするポンティアック Pontiac 熱を起こす．マクロライド系，テトラサイクリン系，ニューキノロン系抗菌薬に感受性がある．β ラクタム系抗菌薬は無効である．[324]

レジオネラ病⇨同レジオネラ症→2975

レジジュアル residual 補充的な意味合いの強い社会福祉をいう．家庭内における家族の相互作用，あるいは社会全体を制御する作用が限界に達したときにのみ必要とされる社会福祉の機能．例えば高齢期の生活は公的年金制度で維持されるが，維持が困難で基本的な家族の助け合いも不可能なときに公的扶助制度が活用される．この場合，公的扶助制度は公的年金制度の補充をするという関係にある．この補充性は保健医療政策，教育政策，福祉サービスとの間にも認められる．また歴史の一時期には，失業者に対する雇用の紹介・斡旋，職業訓練などが社会福祉の一環として行われ，やがて固有の施策として実現されるはずの失業者対策を代替していた．これは社会福祉が補充という範囲をこえて，他の施策が不十分な場合にこれを代替するという側面をもっているといえる．すなわち，社会福祉が他の施策に対して補充性・代替性をもっている側面に着目し，社会福祉の基本的特性として位置づけたときの概念である．これに対して制度的に確立された社会福祉をインスティテューショナル institutional と呼び，こちらは国家施策および国民の生活に不可欠のものとして基盤をなす社会福祉政策をいう．[457]

レシチン lecithin⇨同ホスファチジルコリン→2702

レシチン-コレステロールアシルトランスフェラーゼ欠損症 lecithin-cholesterol acyltransferase deficiency⇨同家族性LCAT(エルキャット)欠損症→512

レシチン/スフィンゴミエリン比 lecithin/sphingomyelin ratio；L/S ratio ［L/S比］ 羊水中のレシチンとスフィンゴミエリンとの濃度比．胎児肺の成熟度を判定する．レシチンは，胎児肺の成熟に伴い羊水中に流出する肺表面活性物質(肺サーファクタント)の主成分で，表面張力を低下させて肺胞のつぶれを防ぐ．羊水中のレシチン濃度は妊娠30週から急上昇し，35週からは緩徐に上昇し，38週以降は低下する．スフィンゴミエリン(リン脂質の一種)濃度は妊娠30週までは緩徐に上昇し，その後低下する．L/S比1.5以下は胎児肺が未成熟，2以上なら成熟と判定できることが多く，呼吸窮迫症候群の発生予測に用いる．[1323]

レシトビテリン反応 lecitho-vitellin(LV) reaction⇨同卵黄反応→2901

レシピエント recipient ［臓器受容者，移植希望者］ 臓器や組織の移植あるいは輸血において，それを受ける側の個体をいう．臓器・組織を提供する個体はドナー donorと呼ばれる．[485] ⇨参ドナー→2156

レジリエンス resilience 災害や難病などをはじめ，ドメスティック・バイオレンス(DV)，虐待，モラルハラスメント，いじめ，パワーハラスメントなどに至るまでの困難な状況にうまく適応できる精神的回復力のこと．困難な状況に対する精神的回復力にとって必要なものは忍耐力ではなく，各種の研究ではむしろ，興味や関心の多様性(新奇性の追求)，感情の調整，肯定的な未来志向などが重要であることが明らかにされている．一般的なレジリエンス(回復力)の構成要因には，安定した家族環境や親子・友人関係，自尊心，ユーモア，コミュニケーション能力があげられている．医療以外でも，不況などに対するビジネスレジリエンスという言葉の使い方もされている．

レジンスポンジ摂取量 ⇨同トリヨードサイロニン摂取率→2168

レジンセメント resin cement 合成樹脂を基材とする合着材，接着材．レジン系の接着材の中には，歯質や金属と強固に接着するものがある．唾液に溶解しない性質をもつので，従来無機セメントが使われていた歯冠修復物の合着などにも広く使われる．[1310]

レスキューPTCA rescue PTCA⇨同緊急PTCA→791

レスキューチューブ rescue tube ①チューブ状の口咽頭エアウェイであるゲーデルGuedel型を2つつなげたS字状のもので，自発呼吸のない場合には一方から吹き込み，人工呼吸ができるように工夫されたもの．②ライフガードが水難救助時に用いるチューブ状の浮力体で，フックとロープが付属していて救助者を曳航しやすくしているもの．[934]

レスト rest 部分床義歯に加わる咬合力を維持歯の長軸方向に伝えるために，クラスプの鉤体，義歯床やバーなどに付けられた金属製の突起．臼歯の咬合面に設定される咬合面レスト，同じ目的で，前歯部では前歯舌面に基底結節レスト，切縁には切縁レストを設けることがある．[1310]

●レスト

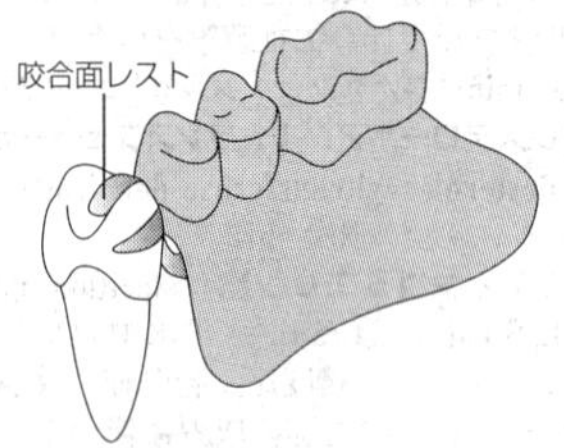

レストレスレッグ症候群 restless legs syndrome；RLS⇨同下肢静止不能症候群→495

レスパイトケア respite care 要介護状態の高齢者を介護する家族などが一時的な休息を得るために利用するサービス．レスパイトrespiteとは，休息，小休止といった意味．現在のわが国では高齢者が要介護認定を受けていれば，通所介護，短期入所などが利用できる．[524] ⇨参ショートステイサービス→1467

レスピレーター⇨同人工呼吸器→1539

レスピロメーター⇨同換気量計→582

レスポンデント条件づけ⇨同古典的条件づけ→1123

レセプター⇨同受容器→1407

レセプター病⇨同受容体病→1409

レセプト⇨同診療報酬明細書→1609

レセプトオンライン化⇨同レセプト電算処理システム→2976

レセプトオンラインシステム ⇨同レセプト電算処理システム→2976

レセプト電算処理システム electronic receipt processing system ［レセプトオンライン化，レセプトオンラインシステム］ 医療機関で作成したレセプト(診療報酬明細書)をデータとして審査支払機関(社会保険診療報酬支払基金および国民健康保険団体連合会など)に提出し，その磁気レセプトで審査・支払いを行おうとした試み．現在はさらに発展し「ITによる医療の構造改革」の施策の一環としてレセプトオンライン化が進められつつある．医療機関にとってはレセプト印刷にかかる業務と請求前のレセプト自己点検業務の負荷が軽減されるメリットが期待され，審査機関側でも審査の大幅な効率化と標準化が期待できる．医療機関のIT化の促進により請求・審査にかかる事務管理経費を削減し，国民医療費の適正化を図ることが目的である．レセコンとはレセプトコンピュータの略で，医事会計システムのこと．日本医師会の推進するORCA(オルカ；Online Receipt Computer Advantage)プロジェクトはレセコンの高機能化という切り口から「日医標準レセプトソフト」や「医見書」などのソフトを開発し，診療所のIT化を支援することを目的としている．[1341]

レダーバーグ Joshua Lederberg アメリカの微生物・遺伝学者(1925生)．大腸菌において遺伝子組換えを，チフス菌において形質導入を発見．また，人工知能に関する研究を行い，NASA(アメリカ航空宇宙局)のプログラムにも参加した．ビードルGeorge W. Beadle，テータムEdward L. Tatumらとともに，1958年度ノーベル生理学・医学賞受賞．[1225]

レダクターゼ reductase ［還元酵素］ 分類上は酸化還元酵素に属し，酸化型受容体に水素を与えて還元を行う可逆的な反応を触媒する酵素である．基質の還元が重視される場合をレダクターゼと呼び，逆反応の脱水素が重視される場合はデヒドロゲナーゼ(脱水素酵素)と呼ぶ．例えば，グルタチオンレダクターゼは，酸化型グルタチオンの還元を重視するのでその名がある．[1157] ⇨参オキシドレダクターゼ→403

レチノイド retinoid ビタミンAの類縁化合物で，形態制御，細胞分化増殖制御などの作用をもつ．当初，化学構造から定義されたが，核内の転写因子として機能する数種のレチノイン酸受容体およびレチノイドX受容体を介して生物活性を発揮する化合物群をすべてレチノイドと呼ぶことが適当と考えられるようになった．乾癬の内服治療薬としてエトレチナート，前骨髄球性白血病の内服治療薬としてトレチノインがある．その他，にきびに対するアダパレンゲルが使用されている．[1500]

レチノイン酸 retinoic acid ［**ビタミンA酸**］ 分子量300.44．レチノール(ビタミンA_1)がレチナールを経てレチナールオキシダーゼにより酸化的に産生され，ビタミンAの働きの大部分を担う．脂溶性であるので細胞膜を通過し，細胞核内の受容体(レチノイン酸受容体；RAR)を介して遺伝子の転写制御をする．細胞の増殖，分化を調節し，形態形成因子として作用を発揮する．鎖部の二重結合がすべてトランス型の全トランス-レチノイン酸 all-trans retinoic acid(トレチノイン)と9位がシス cis 構造の9-cis-レチノイン酸がある．[1157]

レチノール結合タンパク質 retinol-binding protein；RBP 血中ビタミンA(レチノール)の特異輸送タンパク質で，肝実質細胞で合成される．腸から吸収されたビタミンAの大部分はいったん肝臓に貯蔵されるが，体内の需要に応じて，RBPと結合し血中に入り，標的組織に輸送される．ビタミンAを組織内に移行させたRBPは，腎糸球体の濾過および尿管での再吸収を経て異化される．RBPは血中の半減期が12-14時間と短く，その生化学検査は，短期間の栄養状態の変動の評価，肝胆道疾患や腎疾患の病態把握の有用な指標となる．[1157]

劣位半球 minor hemisphere ［**副次半球**］ 左右の大脳半球において，言語機能を有し，言語的思考，計算の中枢である優位半球(ほとんどの場合左半球)に対して，もう一方の半球．非言語的，非数学的であるが，操作空間的・映像的能力，音楽的能力をもち，非言語的思考が営まれるとされる．[1230]

裂開 dehiscence 裂けて開けている状態．または，手術などで裂いて開くこと．[543]

レッグ・カルベ・ペルテス病 Legg-Calvé-Perthes disease ［**ペルテス病**］ 3-8歳の男児に多くみられる大腿骨近位骨端核の骨端症．5-10%に両側性の発生をみる．初発症状は，股関節痛，跛行，ときには膝または大腿前面の痛み．全経過は骨壊死，血管新生，線維組織侵入，壊死骨吸収，骨新生といった段階で治癒に進むが，この間に骨頭の陥没変形と成長障害を生ずる．全期間は平均3-4年．治療は，修復完了までに生じうる骨頭の陥没変形を防止するための装具による免荷療法と，壊死範囲の広いものや骨頭の亜脱臼位が著明なものに対しては手術療法(骨切術)がある．レッグ Arthur T. Legg(1874-1939)はアメリカの外科医，カルベ Jacques Calvé(1875-1954)はフランスの整形外科医，ペルテス Georg C. Perthes(1869-1927)はドイツの外科医．[841]

●レッグ・カルベ・ペルテス病

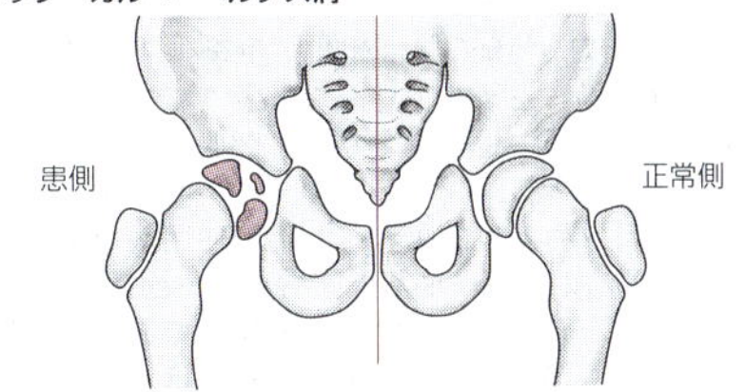

レックリングハウゼン病 Recklinghausen disease ［**フォン=レックリングハウゼン病，レックリングハウゼン母斑症**］ 神経堤起源細胞由来の母斑症で，皮膚に褐色斑と軟性半球状腫瘍である神経線維腫が多発し，中枢神経腫瘍，骨病変(側彎曲症)，眼病変(虹彩小結節)など多彩な症状を呈する．病態は常染色体優性の疾患とされるが，約70%は自然突然変異．褐色斑は大レックリングハウゼン斑(カフェオレ斑ともいわれ，直径1.5 cm以上のものが6個以上あれば診断確定)と小レックリングハウゼン斑(小豆大以下の雀卵斑様色素斑)があり，前者は生下時または半年以内に認められ，以後増数することはないが，後者は小児期以後増数．神経線維腫は思春期頃から出現し，漸次増数する．まれに神経鞘腫や肉腫などを合併することがある．カフェオレ斑はレーザー治療や皮膚剝削術が行われるが，再発しやすい．神経線維腫は整容的に目立つものは外科的切除になるが，術中大量出血することがある．レックリングハウゼン Friedrich D. von Recklinghausen はドイツの病理学者(1833-1910)．[1367]

レックリングハウゼン母斑症 ⇨同レックリングハウゼン病→2977

裂孔 hiatus 一部の解剖学的開口部で，膜や体組織にみられる正常の孔．食道裂孔，横隔膜裂孔，大動脈裂孔などがある．[152]

裂肛 anal fissure ［**肛門裂創，痔裂**］ 肛門縁と歯状線の間にある肛門上皮の過伸展により生じた亀裂やびらん，潰瘍で，俗称を切れ痔や裂け痔といい，若年者に好発する．肛門上皮には痛覚神経があるため排便に伴い痛みを強く感じるが，内肛門括約筋の痙攣が誘発されると排便後数時間にわたって痛みが続く．出血を伴うことが多く，慢性化すると肛門潰瘍となる．治療は，便をやわらかくし，軟膏を塗布する．潰瘍化し狭窄を伴えば手術適応となる．[396]

裂溝 ⇨同亀裂→788

裂孔原性網膜剝離 rhegmatogenous retinal detachment；RRD 網膜に裂孔が生じることにより感覚網膜と網膜色素上皮の間に液化した硝子体が流入することが原因で起こる網膜剝離．放置すると失明に至る危険性があり，できる限り速やかに手術的な治療を必要とする場合が多い．網膜裂孔形成の時期はしばしば光視症や飛蚊症を自覚するが，無症状のこともある．網膜剝離が進行すると，剝離部位に対応した視野欠損や視力低下を自覚する．手術は，強膜にシリコーンスポンジなどを縫着して眼球壁を陥入させ，硝子体の牽引をなくして剝離した感覚網膜と網膜色素上皮を接着させる強膜内陥術や，硝子体を切除することにより網膜への牽引を除去する硝子体手術などがある．[1282] ⇨参網膜裂孔→2822

裂孔ヘルニア ⇨同食道裂孔ヘルニア→1482

レッシュ・ナイハン症候群 Lesch-Nyhan syndrome ［**ヒポキサンチンホスホリボシルトランスフェラーゼ(HPRT)欠損症**］ 伴性劣性遺伝疾患で，HPRT(ヒポキサンチンホスホリボシルトランスフェラーゼ)の完全欠損により尿酸の産生過剰となり高尿酸血症を呈する．幼児期に発症する．HPRT はプリン・サルベージ経路の酵素の1つであり，ヒポキサンチンとグアニンをヌクレオチドとして再利用する役割を果たす．この酵素が欠損するとデノボ *de novo* 経路のプリンヌクレオチド合成が亢進する．HPRT の欠損の程度が強い場合は，錐体外路症状，錐体路症状，および自傷行為という特異な症状をきたす．[987]

裂傷⇨同裂創⟶2978

列序性母斑 **systematized nevus, nevus systematicus** 病変部が末梢神経支配領域，フォイクト Voigt 線あるいは皮膚分節 dermatome に沿ってみられる線状ないし帯状の配列を示す母斑の総称．表皮母斑や面皰母斑，線状苔癬に特徴的にみられる．[19]

劣性 **recessive** ［潜性］ ある形質を支配する対立遺伝子がヘテロ接合のときには表現されず，ホモ接合でのみ表現されるとき，その遺伝形質は劣性であるとする．反対語は優性であり，ヘテロ接合で表現される．[368] ⇨参優性⟶2852

劣性遺伝 **recessive heredity** メンデル Mendel 遺伝に従うある形質について両親の遺伝子型がヘテロ接合体(例えば Aa, Aa)であるとき，両親にはみられない表現型(a が支配する表現型)がその子どもでは aa の遺伝子型をもつもので表現される遺伝様式で，その頻度は 1/4 である．この遺伝様式は遺伝子座が常染色体上にある形質についてあてはまる．劣性形質の遺伝子が X 染色体上にあるときは，男性は X 染色体が1本(ヘミ接合体)しかないため表現されるが，女性には X 染色体が2本あるためヘテロ接合体となりその形質は発現しない(伴性劣性遺伝，X 連関劣性遺伝)．[368]

劣性栄養障害型表皮水疱症 **recessive dystrophic epidermolysis bullosa；RDEB** Ⅶ型コラーゲン遺伝子変異で生ずる表皮水疱症の1型で，常染色体劣性遺伝形式を示す．基底膜にⅦ型コラーゲン発現がまったく認められないアロポー・ジーメンス Hallopeau-Siemens 型と，ある程度認められる非 Hallopeau-Siemens 型に細分され，症状は前者が重篤．出生直後から，皮膚や粘膜に水疱やびらんが多発し，水疱治癒後に瘢痕，稗粒腫を残す．指趾癒合，食道の狭窄，歯や爪の形成異常を高率に合併する．瘢痕部から有棘細胞癌が発生することがあり，予後不良．[722] ⇨参表皮水疱症⟶2493

劣性癌遺伝子⇨同癌抑制遺伝子⟶658

裂創 **lacerated wound, laceration** ［裂傷］ 主に鈍体の作用により皮膚が牽引・伸展され，皮膚の弾力性の限界をこえて断裂して形成される損傷をいう．創縁は比較的直線状で創壁は平滑であることが多い．創洞に架橋状組織がみられる裂創のうち車両による四肢などの轢過により鼠径部や腋窩部など外力の作用部位から離れた部位に皮膚の割線の方向に一致してできる浅い裂創を伸展創という．裂創はしばしば鈍体などの挟圧で形成される挫創との区別が困難なことがあり，伸展と挟圧作用が同時に加わり裂創と挫創が合併したときには挫裂創と称する．[1547] ⇨参挫創(ざそう)⟶1188

レッチング **retching**⇨同悪心⟶405

レッテラー細網症⇨同レッテラー・シーベ病⟶2978

レッテラー・シーベ病 **Letterer-Siwe disease** ［レッテラー細網症，感染性細網内皮症，全身性細網内皮症］ 発熱，肝脾腫，全身リンパ節腫脹，骨破壊，血球減少をきたす予後不良の疾患．1924 年にレッテラー Letterer，1933 年にはシーベ Siwe により相次いで報告された．現在は，ハンド・シュラー・クリスチャン Hand-Schüller-Christian 病，好酸球性肉芽腫症とともに，ランゲルハンス細胞組織球症 Langerhans cell histiocytosis に含まれる．何らかの免疫異常によるランゲルハンス細胞の増殖が原因と考えられている．レッテラー Erich Letterer (1895-1982) はドイツ，シーベ Sture August Siwe (1897-1966) はスウェーデンの医師．[1464] ⇨参ランゲルハンス細胞組織球症⟶2904

レット遺伝子⇨同 *RET* 遺伝子⟶102

劣等感コンプレックス **inferiority complex** 〔D〕 **Minderwertigkeitskomplex** コンプレックスは，ユング Carl Gustav Jung (1875-1961) が提唱した観念複合体と訳される専門用語であるが，「英語にコンプレックスがある」などのように日常語として用いられており，その場合には劣等感と意味がほぼ重なっている．しかし，もともとコンプレックスとは，ある心的な要素が，自我から分離してしまっているので，意識的な活動を妨害するように働くことを指している．ユングは言語連想検査を通じてコンプレックスという現象に気づいた．例えば母親についてのコンプレックスをもっている人は，母親に関係する言葉に関して，連想が遅れたり，自分の反応が思い出せなかったりなどと混乱や障害を示し，それはコンプレックスの働きによって意識の活動が妨害されていると考えられる．そのようなコンプレックスには，お金，父親，死など，さまざまなものが考えられるが，その中で自分が劣っていることを気にする劣等感に関係するのが劣等感コンプレックスである．[440] ⇨参コンプレックス⟶1146

裂頭条虫〔属〕 ***Diphyllobothrium*** 擬葉目条虫類の一属で，背側と腹側に1対の吸溝のある頭節をもつ．ヒトに感染性をもついくつかの種が知られている．代表的なものに広節裂頭条虫 *Diphyllobothrium latum* や日本海裂頭条虫 *Diphyllobothrium nihonkaiense* など．[288]

劣等処遇の原則 **principle of less-eligibility** 本来は，1601 年イギリスの「エリザベス救貧法」による教区救貧の運営原則の1つ．1834 年の「新救貧法」への改正後も運営原則の1つとしても存続した．救済を受ける貧民の地位および生活状態は，最下級の独立労働者の地位および生活状態より実質・外見ともに劣るものでなければならないとするもの．「新救貧法」においては，非人間的なワークハウスによる救済以外いかなる救済も認めないとする，いわゆるワークハウステスト原則と相まって，実質的には救済の否定ともいうべき考え方であった．[457]

レット障害 **Rett disorder** 女児のみに生じる退行性の神経疾患で，オーストリアの小児科医レット Andreas Rett (1924-97) が 1966 年に報告．生後半年まで正常発達を遂げた後，生後6か月から2歳までに頭囲発育の著減を伴う発達の退行が生じる．呼吸の不安定化，小脳失調症様の歩行障害などに加えて，もみ手などの常同運動が目立ち，目的をもった手の使用がなくなり，対人的な関心が薄れて喃語なども消失．約 75% の患児でてんかんを合併．器質的な神経疾患であるが，症状の一部である精神発達の障害パターンは，折れ線型自閉症に相当し，精神科の診断基準であるDSM-ⅣやICD-10では広汎性発達障害のサブタイプの1つに位置づけられている．幼児期後半には症状の進行が停止し生命予後は良好であるが，脊柱の側彎や後彎を伴って体幹の失調をきたすことも多く，行動・身体ともに療育の必要性が大きい．多くの症例でX染色体上の*MeCP2*遺伝子の変異が関与している.[561] ⇨参自閉症⇀1337，発達障害⇀2384

裂毛症 trichorrhexis⇨同毛縦裂症⇀2817

裂離⇨同抉出(けっしゅつ)⇀911

裂離骨折⇨同剥離骨折⇀2365

レディネス readiness 発達の過程において，個体が適切な成熟の状態にあるとき，ふさわしい環境が与えられると学習は効果的に進行するが，学習が効果的に行われるために不可欠な個体の内的な準備状態，あるいは準備性をいう．レディネスが不十分な状態では，学習課題を与えても効率よく学習できず，効果も持続しないと考えられる．しかし学習の時機は常に成熟を待たねばならないという成熟優位の考えには，待ちの教育観につながるという批判もある．レディネスの概念も，学習を可能にする先行経験の構造化を意味するように変化してきている.[348] ⇨参学習⇀479

レドックス反応 redox reaction⇨同酸化還元反応⇀1199

レトロウイルス〔科〕 *Retroviridae* 分子生物学の基本原理となるDNAからmRNA(メッセンジャーRNA)，mRNAからタンパク質への翻訳という基本概念では，RNA腫瘍ウイルスの発癌機構は説明できなかった．こうしたウイルスには，ウイルスRNAをDNAに転写する逆転写酵素reverse transcriptase(RT)をもっていることが発見され，RTからレトロウイルスと分類された．レトロウイルスは広く脊椎動物に見つかっておりプラス(+)センスRNAを相補DNA(cDNA)に変換し宿主遺伝子の中に組み込んでいく．ヒトに感染するウイルスには成人T細胞白血病ウイルス(HTLV)の属するオンコウイルス，ヒト免疫不全ウイルス(HIV)の属するレンチウイルスなどが存在する.[1113]

レトロスペクティブ研究⇨同後ろ向き研究⇀326

レニン renin ［腎昇圧物質，アンギオテンシン生成酵素］ 腎臓の糸球体近接装置の傍糸球体細胞から分泌されるホルモンで，分子量約4万のタンパク分解酵素の一種，アスパラギン酸プロテアーゼ．主に腎臓の傍糸球体細胞で生合成されてレニン顆粒として貯蔵される．レニンは血圧低下，腎血流の減少，脱水，ナトリウム喪失などが刺激となって分泌され，血圧やナトリウム濃度などの変動によって血中に放出され，血中ではアンギオテンシノゲンを特異的に加水分解してアンギオテンシンⅠを遊離させる．アンギオテンシンⅠはさらにアンギオテンシン変換酵素によって昇圧作用をもつアンギオテンシンⅡに変換されることから，レニンは生体内で血圧調節機構に重要な役割を演じているといえる．アンギオテンシンⅡは強力な血管収縮物質であり，血圧を上昇させるとともに，副腎皮質に作用してアルドステロンの分泌を促進し，腎臓からのナトリウムイオン(Na^+)の再吸収を高めて血液量を増加させる.[851] ⇨参レニン・アンギオテンシン・アルドステロン系⇀2979

レニン・アンギオテンシン・アルドステロン系 renin-angiotensin-aldosterone system；RAA ［レニン・アンギオテンシン系］ 生体内における昇圧(血圧上昇)系の1つで，血液-体液電解質の重要な調節系である．レニン・アンギオテンシン系ともいわれる．レニンの分泌は腎臓の密集斑および圧受容体の刺激，あるいは腎交感神経の活性化により調節されており，血圧の低下に伴って腎の傍糸球体細胞から分泌される一方，血圧上昇によりレニン分泌は抑制される．レニンはアンギオテンシノゲンを酵素的に分解し，10アミノ酸からなるアンギオテンシンⅠを生成する．アンギオテンシンⅠはアンギオテンシン変換酵素により8アミノ酸からなるアンギオテンシンⅡとなり，さらにこれがアミノペプチダーゼで分解され，7アミノ酸からなるアンギオテンシンⅢとなる．アンギオテンシンⅡおよびアンギオテンシンⅢはアンギオテンシン受容体に結合し，主に細動脈の血管平滑筋を直接収縮させ，また交感神経からのカテコールアミンの分泌を促進させることで血圧を上昇させる．また，アンギオテンシンⅡは副腎皮質におけるアルドステロンの合成・分泌を促進する．アルドステロンはナトリウムイオン(Na^+)や塩素イオン(Cl^-)の再吸収を促進し，循環体液量を増加させることで血圧を上昇させる．急性腎炎などによりレニン分泌が亢進することがあり，その結果，高血圧症をきたすことがある(腎性高血圧)．アンギオテンシン変換酵素阻害薬(カプトプリルなど)，アンギオテンシン受容体拮抗薬(ロサルタンカリウムなど)はこの経路を遮断し血圧を下降させることから高血圧症の治療薬として繁用されている.[1157]

●レニン・アンギオテンシン・アルドステロン系

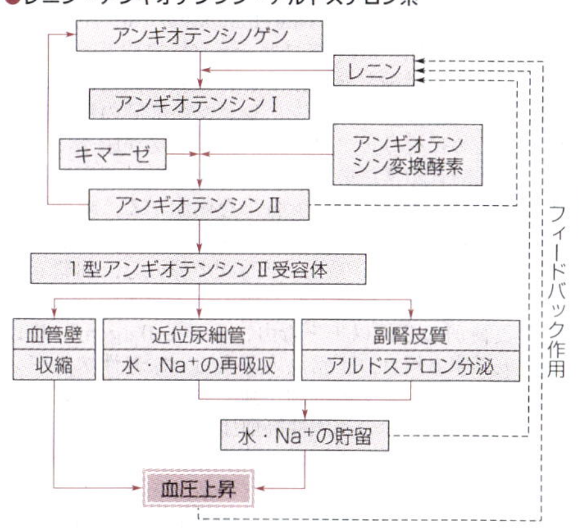

羽根田俊ほか(小川聡ほか編)：標準循環器病学，p.328，図4-206，医学書院，2001

レニン・アンギオテンシン系 renin-angiotensin system⇨同レニン・アンギオテンシン・アルドステロン系⇀2979

レニン活性測定 measurement of renin activity ［血漿レニン活性測定］ レニンは腎臓の傍糸球体装置から分泌されるタンパク質分解酵素で，血漿中のアンギオテンシノゲンを切断しアンギオテンシンⅠを生成するが，さらにアンギオテンシンⅠはアンギオテンシン変換酵素によりアンギオテンシンⅡとなる．アンギオテンシンⅡは強力な昇圧ホルモンとして作用し，また副腎皮質でアルドステロンの分泌を介して腎でのナトリウム

れ

貯留を促す．これら一連のシステムをレニン・アンギオテンシン・アルドステロン系（RAA系）と呼ぶ．レニンの分泌は，体液量を増加させ血圧を上昇させることが必要な状況で増加する．血漿のレニンの量を測定することは，血圧，体液量，水電解質の異常の診断に有用である．レニン活性は，検体血漿をインキュベートし生成するアンギオテンシンⅠを測定することにより得られる．レニンそのものをラジオイムノアッセイ（RIA）で測定することも可能だが，レニン活性は血漿中のレニン量のよい指標となり，その代替として広く用いられている．血漿レニン濃度は体位により変動するため通常30分安静臥位の後採血する．[954] ⇨参レニン・アンギオテンシン・アルドステロン系→2979，アンギオテンシン→202

レニン産生腫瘍 renin-producing tumor⇨同ロバートソン・木原症候群→3004

レニン阻害薬 renin inhibitor レニンの作用を阻害する薬物の総称．不活性状態にあるプロレニンは，直接または分解されてレニンになり，アンギオテンシノゲンからアンギオテンシンⅠへの変換に働く．このためレニン阻害薬としては，レニンに直接作用してその活性を抑制する，あるいはレニン/プロレニン受容体を遮断する機序が想定される．2006年より欧米で臨床応用が開始されたアリスキレンは直接的レニン阻害薬であり，レニンの活性部位に直接結合してその活性化を阻害する．レニン・アンギオテンシン・アルドステロン系フィードバックループの最上流で作用することになり，また半減期が長いという特徴を有するため，継続的で強力な降圧効果が期待されている．[204,1304]

レニン分泌刺激試験 renin stimulation test，renin producing irritability test フロセミド立位負荷試験とカプトプリル負荷試験がある．フロセミド立位負荷試験は主にレニン活性が低値の際にレニンの抑制の程度を評価するために行う．フロセミドはループ利尿薬であるが，腎尿細管緻密斑のクロル（塩素）の再吸収を抑制することにより強力にレニン分泌を刺激する．早朝空腹時30分間安静後にフロセミドを静注し，その後2時間立位とする．負荷後30分，2時間で採血し，血漿レニン活性とアルドステロン値を測定する．血漿レニン活性が負荷前の2倍以上となり，かつ2.0 ng/mL/時以上に上昇する場合，正常反応とする．原発性アルドステロン症ではレニンの抑制が強く分泌刺激に反応しないが，低レニン性の本態性高血圧では分泌刺激に反応する．本検査ではときに起立性低血圧による失神発作を起こすことがあるので注意が必要である．カプトプリル負荷試験は主に腎血管性高血圧症の診断のために行う．カプトプリルはアンギオテンシン変換酵素阻害薬で，アンギオテンシンⅡの生成を阻害することにより血圧の低下とレニン活性の亢進をきたすが，腎血管性高血圧ではこれらの反応が過剰になっている．カプトプリル50 mgを経口的に投与し，投与前，投与後1時間の血圧と血漿レニン活性を測定する．前後の血漿レニン活性を比較し，レニン活性の亢進がある場合，その程度により腎血管性高血圧の診断をする．[954] ⇨参原発性アルドステロン症→958，腎血管性高血圧→1533

レニン分泌腫瘍 renin secreting tumor レニンを産生するきわめてまれな腫瘍．ほとんどはレニン産生部位である腎の傍糸球体装置から発生するが，その他にもウィルムスWilms腫瘍や異所性に膵癌，卵巣腫瘍，副腎腫瘍，肺燕麦細胞癌，眼窩腫瘍などでも発生が報告されている．本症では続発性アルドステロン症を引き起こし，著明な高血圧，低カリウム血症，高レニン血症，高アルドステロン血症が主徴となる．[284,383]

レノグラム renogram 腎から排泄される放射性同位体（^{99m}Tc-MAG$_3$や^{99m}Tc-DTPA）を用いて，静脈内注射直後から放射性同位体の腎への集積，濾過，排泄を経時的に計測する腎機能検査法．左右の腎それぞれについて，腎血流，糸球体濾過機能や尿細管分泌機能，腎盂や腎杯から膀胱への排泄障害や局所的な機能障害の有無などを非侵襲的に調べることができる．[876,1488]

レノックス・ガストー症候群 Lennox-Gastaut syndrome；LGS 年齢依存性てんかん性脳症の1つで幼児期発症の難治性てんかん症候群．脳波上1.5-2 Hzの遅い広汎性棘徐波を示し，精神発達遅滞を伴い，複数の発作（強直発作，非定型欠神発作，ミオクロニー発作，脱力発作など）を呈することで診断される．発症年齢は1-8歳，多くは3-5歳．病因は脳形成異常，先天代謝異常，結節性硬化症，脳炎，脳症などさまざまで，一部ウエストWest症候群からの移行を認める．発作型は強直発作と非定型欠神発作が主体となり，2つ以上の発作型が同時期，または時期を異にしてみられる．治療は発作型に合わせて抗てんかん薬の調整を行うが，多剤併用を行っても難治に経過．予後は不良で，痙攣の完全抑制率は10%未満とされる．転倒する発作に対して脳梁離断術も考慮される．発症時から発達異常をもつことが多く，発達異常のない例でも多くは経過中に退行を認め，最終的にほとんどの症例で知的障害を認める．レノックスWilliam G. Lennoxはアメリカの神経科医（1884-1960），ガストーHenri Gastautはフランスの神経科医（1915-95）．[243] ⇨参点頭てんかん→2087

レパートリー repertory⇨同レパトワ→2980

レパトワ repatoire ［レパートリー］ リンパ球が反応できる抗原の種類や範囲を表す．すなわち，リンパ球上の抗原受容体が認識できる抗原の種類や範囲のことであり，抗原受容体の多様性を反映する．リンパ球抗原受容体は，受容体遺伝子のVDJ領域（遺伝子の可変部はV：variable，D：diversity，J：joiningのセグメントに分断されている）のランダムな組換えによりできあがるものであり，正常な個体は外界のほとんどの抗原に反応することができる．しかし，まれに反応できない抗原があることがあり，このとき，レパトワに穴がある，という表現をする．[1439]

レバミゾール levamisole 回虫や線虫に対する抗寄生虫薬だが，免疫促進作用をもつために，癌の免疫療法や化学療法において免疫増強薬として用いられることがある．[1439]

レビー小体 Lewy body パーキンソンParkinson病患者の脳の中脳黒質部にみられる細胞質内封入体で，パーキンソン病の病理学的診断の重要な根拠をなすもの．ヘマトキシリン・エオジン（HE）染色で赤く染まる．黒質以外にもみられることがあり，また最近，脳幹から大脳にかけてこのレビー小体が広く分布するいくつかの疾患が注目されており，代表的なものにレビー小体病がある．[1527] ⇨参レビー小体病→2981

れ

レビー小体型認知症 dementia with Lewy bodies；DLB ［びまん性レビー小体病，DLB］ 1976(昭和51)年以降の一連の研究報告に，小阪憲司らが提唱した疾患概念としてびまん性レビー小体病(DLBD)がある．DLBDは進行性認知症やパーキンソンParkinson症状を主症状とし，病理学的に大脳皮質や扁桃核，黒質，青斑核，縫線核などに広範にレビー小体が出現することにより特徴づけられる．その後，これに基づいて1996年に国際ワークショップでDLBが提唱され，その臨床診断基準として，進行性認知症，認知機能の変動，パーキンソン症状，ありありとした幻視体験などが重視されている．最近はDLBと認知症を伴うパーキンソン病との異同が話題となり，両者はほとんど同じであるという意見が優勢．また，三大認知症の1つで，アルツハイマーAlzheimer型認知症に次いで多い認知症性疾患として注目されている．レビーFrederic H. Lewyはドイツ出身の神経学者(1885-1950)．[579]

レビー小体病 Lewy body disease 脳のレビーLewy小体の存在に特徴づけられる疾患の総称．1980(昭和55)年に小阪憲司らによって提唱された概念であり，この考え方ではパーキンソンParkinson病も含まれる．レビー小体病のうち認知症をきたす一群をレビー小体型認知症と呼び，アルツハイマーAlzheimer病に次いで多い認知症とされる．レビー小体病は，レビー小体の分布部位により，新皮質型，辺縁型(移行型)，脳幹型，大脳型に分類される．レビーFriedrich H. Lewyはドイツの神経科医(1885-1950)．[1054] ⇨参レビー小体型認知症→2981，認知症→2269，パーキンソン病→2320

レフサム症候群 Refsum syndrome⇨同レフスム症候群→2981

レフスム症候群 Refsum syndrome ［**レフサム症候群，遺伝性多発神経炎性失調，フィタン酸蓄積症**］ フィタン酸が代謝されず臓器や血液中に蓄積する脂質代謝異常．常染色体劣性遺伝でフィタン酸の分解酵素の欠損による．10-20歳頃に発症し，小脳性運動失調，多発性神経炎，網膜色素変性，神経性難聴などを主徴とし，皮膚・骨格の異常を伴う．フィタン酸は食物中のクロロフィルが代謝されてできる中間産物で，これを多く含む食品，緑色野菜などの摂取を控える．レフスムSigvald Refsumはノルウェーの医師(1907-91)．[1631]

レプチン leptin ギリシャ語のleptos(痩せる)が語源．脂肪組織，胃，胎盤で合成される146個のアミノ酸からなるポリペプチド．摂食抑制とエネルギー消費増加作用(体温上昇，運動量や酸素消費量の増加，交感神経活性の亢進など)を有する．脂肪組織から分泌されたレプチンは視床下部に存在するレプチン受容体に結合し，摂食抑制作用を発揮する．食欲を抑制し，代謝活性を高め，体重を減少させる作用をもつ．レプチン欠損，異常レプチン，レプチン受容体異常症による肥満動物の存在が明らかにされている．しかし，ヒトではレプチン異常症による肥満は1-2家系の報告を認めるのみで，きわめてまれである．血中レプチン値は体脂肪率とよく相関し高値のことが多い．ヒトの肥満はレプチン抵抗性といえる．[1047]

レプチン遺伝子異常症 mutation of leptin gene パキスタンのパンジャブ地方の近親婚の家系に含まれる2人の高度肥満児を解析の結果，いずれもレプチン遺伝子の翻訳領域にフレームシフトを生じる1塩基欠失のホモ接合体であった．高度の肥満にもかかわらず，血漿レプチン濃度は測定不能の低値であった．レプチン作用欠如のため高度肥満と神経内分泌異常がみられた．その後，トルコでレプチン遺伝子のコドン105のミスセンス変異ホモ接合体(Arg 105 Trp)のため，高度の肥満と性腺機能低下症をきたした症例が報告されている．[1047]

レプチン受容体 leptin receptor 脳の視床下部内の弓状核の神経細胞に高濃度に存在しているレプチンに対する特異的受容体．弓状核には摂食を抑制する神経細胞群と，逆に摂食を促進する神経細胞群があるが，この両群ともレプチン受容体をもち，かつその神経軸索を視床下部の室傍核に送っている．ペプチドホルモンであるレプチンは全身の脂肪細胞で合成，分泌され，血流に乗って視床下部に到達するが，レプチンはこのうち摂食を抑制する神経細胞群のレプチン受容体に結合すると，その神経群を興奮させ，室傍核へ摂食を抑制する信号を強く送るが，一方，摂食を促進する神経細胞群はレプチン刺激がその活動を抑制し，両者相まって，室傍核機能は摂食抑制に大きく傾くこととなる．最近，アフリカで遺伝子異常によりレプチン受容体に異常をきたした1家系が発見され，この家族では著しい過食を伴う肥満とともに二次性徴の欠如が生じていることが明らかとなった．[1260]

レプチン受容体遺伝子異常症 mutation of leptin receptor gene 1998年，北アフリカのカビル族の近親婚肥満家系において報告された病態．ヒトのレプチン受容体遺伝子は，20個のエクソンから構成され，エクソン3-17が細胞外領域，エクソン18が膜貫通領域，エクソン19とエクソン20が細胞内領域をコードする．この家系の発端者(19歳女性)ではエクソン16のスプライシングドナー部位の点突然変異によりエクソン16以降が欠失し，膜貫通部位と細胞内領域を欠失する，可溶型レプチン受容体のみを発現することが明らかとなった．発端者はこの遺伝子変異のホモ接合体であり，生下時体重は正常であったが，生後1か月より過食とともに急激な肥満を発症し，二次性徴は認められず視床下部性性腺機能低下症が認められた．成長ホルモン基礎分泌刺激テストにおける反応性は低下しており，有意な発育遅延が認められた．両親や家系内でヘテロ接合体のほかの同胞には発端者に認められるような著しい肥満はなかった．[1047]

レプトスピラ症 leptospirosis レプトスピラ・インターロガンス*Leptospira interrogans*による急性感染症をいい，中でも黄疸出血型serovar icterohaemorrhagiaeによるワイルWeil病が重要．わが国では九州，関東，山陰地方に比較的多い．ネズミなどが菌を保有しており，尿中に排泄されたレプトスピラ*Leptospira*で汚染された水の中に素足で入ることにより，皮膚を介して体内に侵入．発熱，筋肉痛，結膜の充血，出血傾向，黄疸，タンパク尿などの症状で発病する．治療にはストレプトマイシン硫酸塩，テトラサイクリン塩酸塩，ペニシリン，エリスロマイシンなどが有効．ワイル病以外の他の血清型で起きる，比較的軽いレプトスピラ症が世界各地に地方病としてみられ，さまざまな病名がついている(血清型serovar

Hebdomadis, Autumnalis, Australis などによる秋季レプトスピラ症など).[324]

レプトスピラ性黄疸⇨同出血性黄疸→1395

レプトホス leptophos；MBCP 低毒性の有機リン系殺虫薬．$C_{13}H_{10}BrCl_2O_2PS$．黄褐色で表面が滑らかな固体．融点 70.2℃．ベンゼン，キシレン，アセトンなどの有機溶剤に溶け，酸には安定であるが，強アルカリでは徐々に加水分解される．アセチルコリンエステラーゼ阻害作用により種々の神経症状を呈す．変異原性あり．経皮吸収される．「毒物及び劇物取締法」劇物.[182,732] ⇨参有機リン中毒→2849

レプラ⇨同ハンセン病→2413

レフラー症候群 Löffler syndrome ［**レフレル症候群，単純性肺好酸菌症，一過性肺浸潤**］ 肺内病巣に好酸球の浸潤を示し，経過が短く乾性咳，発熱などの症状がきわめて軽いもの．肺好酸球増多(PIE)症候群の一種．胸部X線写真で，肺野周辺部に淡い浸潤影を認める．一過性，移動性であることが多く，通常1か月以内に完全に消失するため，治療の必要はない.[953]

レフラー心内膜炎 Löffler endocarditis 1936年スイスの内科医レフラー Wilhelm Löffler(1887-1972)により報告された原因不明の好酸球増加を特徴とする心内膜炎．進行性うっ血性心不全の像を呈し，心室壁に線維増生による心内膜肥厚，心筋壊死や血栓形成を伴い，ときに心室内に大きな血栓形成をみる．心不全に対する一般的な治療を行うが，ステロイド剤が有効なこともある.[202,83]

レフラー培地 Löffler medium ［**レフレル凝固血清培地**］ ジフテリア菌 *Corynebacterium diphtheriae* の分離・保存に用いられる非選択分離培地．ブドウ糖加栄養寒天培地 nutrient broth とウマ血清を1：3の割合で混合し，80℃で2時間の加熱を3日繰り返して凝固させた培地．この培地でジフテリア菌は他の菌よりも速やかに増殖し，異染小体もよく形成される．ドイツの細菌学者・衛生学者でジフテリア菌を発見したレフラー Friederich August Johannes Löffler(1852-1915)によって考案された.[324]

レフラクトメーター⇨同屈折計→819

レプリーゼ reprise 百日咳で出現する連続的な咳嗽発作と直後の吸気性笛声の繰り返しで，痙咳期にみられる．せき込みの間は吸気できないため無呼吸の状態に近く，チアノーゼやしばしば嘔吐などを伴い，その後，なかば声門を閉じた状態で努力性吸気を行うことから，ヒューという特徴的な笛声音を生ずる．ただし，百日咳において必発というわけではなく，レプリーゼを欠く症例も少なくない.[194]

レプリケーター replicator 複製開始の作用点．DNA複製の制御単位としてジャコブ François Jacob らがレプリコン説を唱えた．それによると正の調節因子であるイニシエーターが働きかける調節部位として定義された．すなわち，イニシエーターがレプリケーターに作用してDNAの複製が始まる．細菌やウイルスは単一のレプリコンであるのに対し，ヒトなどの真核生物は多数のレプリコンからなる.[981] ⇨参レプリコン→2982

レプリコン replicon ［**デュプリコン，複製単位**］ DNAの自律的機能複製を行える最小単位．1963年にジャコブ François Jacob(1920生)らにより提唱された用語．レプリコンには複製の開始因子であるイニシエーターを決定する部位，およびその作用点であるレプリケーターが存在する．一般に複製開始に必須のタンパク質であるイニシエーターをそれ自体がコードしており，このタンパク質がレプリケーターである複製開始点に特異的に結合することにより，DNA複製が開始する．1つのレプリコンとして存在するものに，ウイルス，細菌の染色体，プラスミドなどがある．一方，真核生物のDNA鎖は約数十 μm の長さを単位として複製される．ヒトの場合，約3万個の複製開始点が必要で，各々の染色体に数百ずつ存在すると考えられている．つまり染色体は多数のレプリコンが連結した多重レプリコンであり，それらが群としてまとまって空間的，時間的に制御を受けている.[981] ⇨参レプリケーター→2982

レプレッサー⇨同リプレッサー→2932

レフレル凝固血清培地 Löffler coagulated serum medium⇨同レフラー培地→2982

レフレル症候群⇨同レフラー症候群→2982

レブロース levulose ［**果糖，フルーツシュガー，Dフルクトース**］ $C_6H_{12}O_6$, 分子量 180.16．天然に最も多く存在するケトヘキソース．ケトヘキソースは炭素を6個もつヘキソース(六炭糖)のうち，ケトン基をもつものをいう．天然にはL型はほとんどなく，D型が存在する．水溶液中ではピラノース型，フラノース型の平衡混合物として存在するが，結晶はピラノース型のみである．果実，はちみつ，精液中に単糖として存在する．還元力をもち糖類中で最も甘味が強い．ブドウ糖と縮合してショ糖をつくる．臨床的にはエネルギーの補給や注射剤の溶解希釈に用いる.[1157]

レブロース尿 levulosuria⇨同フルクトース尿→2585

レプローマ leproma⇨同らい腫→2890

レボドパ levodopa ［L-ドパ］ ドパミンの前駆物質．チロシンの水酸化により生成され，芳香族L-アミノ酸脱炭酸酵素によってドパミンが合成される．臨床的にパーキンソン Parkinson 病の治療薬として用いられる．パーキンソン病では脳内ドパミンが枯渇するが，ドパミンは血液脳関門を通らないため前駆体であるレボドパを投与し脳内ドパミンを補充する.[274] 商ドパストン，ドパール

レボフロキサシン水和物 levofloxacin hydrate；LVFX ニューキノロン系合成抗菌薬の1つ．オフロキサシンの光学活性体 *S*-(−)体のみを含有し，オフロキサシンの2倍の強さでDNAジャイレースとトポイソメラーゼⅣを阻害して，殺菌的に作用する．グラム陽性菌群，グラム陰性菌群，嫌気性菌をはじめ，炭疽菌，ブルセラ属，Q熱リケッチア，トラコーマクラミジアなどを含む広範囲な抗菌スペクトルを有する．ペニシリン耐性肺炎球菌にも有効．組織や尿への移行性が高く，呼吸器，泌尿器，産婦人科，皮膚科などの各種感染症治療に有用．腎排泄のため，高齢・腎機能障害例では投与量を調節.[204,1304] 商クラビット

レム roentgen equivalent-man；rem 線量当量の古い単位．単位記号は rem．線量が rad で表されたときに用いる．線量当量の単位シーベルト(Sv)との関係は，1 rem＝0.01 Sv である.[264] ⇨参シーベルト→1220，等価

線量⇀2098

レム rapid eye movement；REM⇨同急速眼球運動⇀743

レム睡眠 rapid eye movement sleep；REM sleep ［**逆説睡眠，速波睡眠，パラ睡眠**］ ノンレム(NREM)睡眠の対語で，ヒトや動物の睡眠状態を表す．脳波では徐波が消失し覚醒時と同じβ波のような低振幅の不規則な速波やα波が現れ，急速な眼球運動と顔面，手足の小さな痙攣が生じている睡眠．入眠後すぐにノンレム睡眠が始まり，2時間ほど経過すると，レム(REM)睡眠となる．覚醒期の脳波と同じでも眠りは持続し，全身の筋は弛緩しているが心拍数や呼吸数の増加がみられる．成人の場合，1回のレム睡眠の長さは20-30分程度で，このとき，夢を見ていることが多い．副交感神経系が優位となっている．[1230] ⇨参ノンレム睡眠⇀2317

レム睡眠反跳 REM sleep rebound 断眠やレム(REM)睡眠の選択的遮断直後の睡眠で，レム睡眠エピソードの延長，頻度の増加，レム密度の増加を伴って基準以上にレム睡眠の比率が高まること．アルコール依存症で，飲酒中止による離脱の際にみられるものがよく知られている．ときに悪夢を伴うことがある．健常者でも思春期や青年期に生活リズムが乱れたときなど，睡眠麻痺(金しばり)や入眠時幻覚を伴って現れることがある．[276]

レムナント様リポタンパクコレステロール remnant-like particle cholesterol；RLP-C レムナントリポタンパクとは，カイロミクロンや超低密度リポタンパク(VLDL)といったトリグリセリドに富むリポタンパクの代謝過程で生じるリポタンパクのこと．通常，レムナントは速やかに代謝され血液中から消失するが，何らかの障害によりこれが蓄積した状態を高レムナント血症と呼ぶ．レムナントリポタンパクは変性を受けやすいことから，動脈硬化起因性のリポタンパクの1つであると考えられている．現在のところレムナントリポタンパクを直接測定する方法はないが，2種の単クローン抗体(抗アポA-Ⅰ抗体と抗アポB100抗体)に結合しないリポタンパクを単離し，それに含まれるコレステロールを測定したものがレムナント様リポタンパクコレステロールである．レムナント様リポタンパクはレムナントリポタンパクを多く含んでいると考えられている．基準値7.5 mg/dL(コレステロール)以下．[498]

レリシュ症候群 Leriche syndrome⇨同ルリーシュ症候群⇀2969

レルミット幻覚症⇨同脳脚幻覚症⇀2295

レルミット徴候 Lhermitte sign 脊髄後索に病変がある場合，臥位で頭を強く前屈させると項部から脊柱に沿って下方へ放散する強い激痛が走る．上肢でも先端に向けて痛みが放散する．多発性硬化症に多くみられるが，脊髄の外傷などでもみられることがある．レルミット Jacques J. Lhermitte はフランスの神経科医(1877-1959)．[1527]

レルモワイエ症候群 Lermoyez syndrome 耳鳴，難聴を前駆症状として，めまい発作が出現すると難聴が回復するものをいう．30歳代の患者が多く，男性が8割を占める．まれな疾患である．原因は内耳動脈の痙攣によるとされるが不明．治療には薬剤療法，星状神経節ブロックなどが行われる．フランスの耳鼻咽喉科医レルモワイエ Marcel Lermoyez (1858-1929) により1919年に報告された症候群．[1569]

レワンドウスキー・ルッツ病 Lewandowsky-Lutz disease⇨同疣贅(ゆうぜい)状表皮発育異常症⇀2852

連関表⇨同クロス集計〔表〕⇀844

連携 cooperation 同じ目的をもつ者が互いに連絡をとり，協力し合って物事を行うこと．看護実践においては，よりよい課題解決と効果的な実践のために，地域の住民(あるいは患者，入所者)や専門職，関係機関，グループ，組織が共通の目的をもち，互いに尊重し合い，情報の共有化を図り，協力し合って活動することである．連携の目的には，日常の基本的な関係づくりやチームづくり，地域の住民(あるいは患者，入所者)の支援，ケア，事業や活動の遂行，地域ケアシステムへの参画などがある．[329]

連結時間 coupling time 心電図で期外収縮に先行する基本調律のQRS波またはP波，期外収縮のQRS波またはP波との時間間隔．[1524]

連圏状粃糠(ひこう)疹《遠山》 pityriasis circinata of Toyama ［**正円形粃糠(ひこう)疹**］ 主に体幹(腰部，腹部，殿部)にみられる円形，長円形，淡褐色の境界明瞭な粃糠様の鱗屑を伴う角化性局面．単発性あるいは多発性で，自覚症状を欠く．冬季に増悪，夏季に軽快する例がある．悪性腫瘍や感染症(結核，HIV感染など)，甲状腺・下垂体機能低下，高度の栄養障害，ネフローゼ症候群，妊娠などに随伴するもの，ほかに若年期から家族性に発症するが遺伝性素因，基礎疾患のいずれももち合わせない特発性のものもある．[27]

連合 association 感覚，観念，運動などの要素的単位の結びつきによって心的過程が構成されること，あるいはこうした要素的経験のあるものが，他のものを同時的に呼び起こすこと．連合心理学はイギリスの経験主義に基づいて19世紀に完成された心理学の体系で，心的過程のすべてを要素的な単位の連合によって説明した．これを背景にブロイラー Eugen Bleuler (1857-1939)は，統合失調症の基本症状を連合弛緩であるとし，個々の精神機能は障害を受けていなくても，統合する機能に障害があるとした．[1362]

連合遊び associative play ［**連合遊戯**］ パーテン Mildred Parten による，小児の社会性からみた遊びの形の1つ．子どもがグループをつくり同じ1つの遊びを個別に行う．グループの方向づけや到達目標などは設定せず，各人はそれぞれ独立して遊ぶ．おもちゃの貸し借りや他の子どもの模倣はするが，遊びは組織化されておらずそれぞれ個別に遊ぶ．[1631] ⇨参ひとり遊び⇀2463，平行遊び⇀2616，傍観遊び⇀2660

連合印象 combined impression 2種以上の印象材を組み合わせて行う印象採得法．印象採得とは歯や歯列などの型どりのことで，印象材の互いの長所をあわせて利用する方法で，組み合わせ方法としては，歯冠修復，歯冠補綴(てつ)にはアルジネート印象材と寒天印象材，パテタイプとレギュラータイプの2種のシリコーン印象材などが多く用いられる．[1310]

連合運動 synkinesia，synkinesis，associated movement ある筋群の随意運動に伴って生じる他の筋群の不随意的な運動のことで，生理的なものから病的なものまで多くのものが知られている．正常なものとしては，手を強く握りしめさせると，同時に手首の背屈が生じる．病的なものの例としては，片麻痺の患者を仰臥位に寝かせ，両手を胸の上で組ませたまま起き上がるよう命じると，病側の下肢が挙上する運動が出現する．これは体幹の屈筋の収縮に伴って生じた大腿屈筋の連合運動である．[1527]

連合学習 association learning 1つの刺激が情報的価値のある第2の刺激と時間的に同時または近接して与えられたとき，第1の刺激に情報価値が付加されるような学習．条件反射が代表例である．[1230] ⇨参条件反射(反応)→1431

連合弛緩 loosening of association 〔D〕Assoziationslockerung 思考過程の障害の1つで，感覚・観念・運動など，個々の精神機能は保たれているが，互いの連絡と統一が障害されている状態．話は全体としてまとまりがなく，わかりにくいが，およその意味は了解できる程度の障害を指す．重症になると支離滅裂(滅裂思考)という．ブロイラー E. Bleuler は，統合失調症の基本症状は連合弛緩であるとした．[863] ⇨参言葉のサラダ→1123

連合性頭痛 mixed headache⇨同混合性(型)頭痛→1140

連合反応 associated reaction 中枢性麻痺のある患者において，身体の一部にある運動をさせたときに，それとほぼ対称的な部位に筋の収縮が起こること．脳卒中による片麻痺でよくみられる現象である．上肢の収縮が同側の下肢に影響する同側性，一側の四肢の収縮が反対側の四肢に影響する対称性，上肢の収縮が反対側の下肢に影響する交差性連合反応に分けられる．[1319]

連合弁膜症 combined valvular disease；CVD，multivalvular disease 複数の弁に器質的または機能的障害が存在するものをいう．それぞれの弁の機能障害や重症度の組み合わせにより，多彩な血行動態を示し，重症度も多様．僧帽弁と大動脈弁の合併が多く，僧帽弁狭窄兼大動脈弁狭窄，僧帽弁狭窄兼大動脈弁閉鎖不全，僧帽弁閉鎖不全兼大動脈弁狭窄，僧帽弁閉鎖不全兼大動脈弁閉鎖不全などの組み合わせがある．ほとんどはリウマチ性であるが，弁組織硬化や炎症，先天性，感染性心内膜炎なども原因となる．三尖弁膜症の合併は，ほとんどが僧帽弁膜症による左房の圧・容量負荷による肺高血圧に起因する二次性(機能性)三尖弁閉鎖不全によるものである．軽症のものは薬物による内科的治療が選択されるが，それぞれの弁の重症度により，手術適応が決定される．大動脈弁，僧帽弁ともにリウマチ性のものは人工弁置換術が必要になることが多く，二次性三尖弁閉鎖不全症に対しては弁輪形成術が選択されることが多い．[932] ⇨参大動脈弁→1892，僧帽弁→1826，弁膜性心疾患→2654

連合野 association area 大脳皮質において運動野と一次感覚野以外の大脳の皮質のことで，高等動物では広い領域を占める．前頭連合野，頭頂連合野，側頭連合野からなる．前頭葉，頭頂葉，側頭葉，後頭葉に広がり，中心溝を境に前連合野(前頭連合野)と後連合野に分ける．一次感覚野に隣接した連合野は二次感覚野と呼ばれ，隣接する一次感覚野と弓状線維で連絡し，1種類の感覚と密接に関係した機能を有すると考えられる．これ以外の連合野は，多数の感覚情報を統合し，認識，記憶，学習，判断などの高次精神機能が営まれる．連合野の中枢を連合中枢，概念中枢という．[1230] ⇨参大脳皮質連合野→1897

連合遊戯 associative play⇨同連合遊び→2983

連鎖球菌⇨同ストレプトコッカス〔属〕→1650

連鎖球菌感染後急性糸球体腎炎 acute poststreptococcal glomerulonephritis，poststreptococcal acute glomerulonephritis；PSAGN ［溶連菌感染後急性糸球体腎炎］ 連鎖球菌のうち，特にA群β溶血性連鎖球菌による咽頭炎や呼吸器感染症，あるいは皮膚感染症に続いて1-6週間後に発症する腎炎．感染による免疫反応の結果産生される免疫複合体が糸球体に沈着することが原因．血尿，タンパク尿，乏尿，ナトリウム排泄低下に基づく体液貯留による浮腫および高血圧が認められ，まれに高血圧性脳症を引き起こすが，1-2週間で利尿期となり自然軽快することが多い．治療は，安静，食事療法(ナトリウム，水分制限)，薬物療法(降圧薬，利尿薬，急性感染症に対してはペニシリン)．透析治療を要する場合もまれにはあるが，急性期に高血圧や腎不全で死亡するのは1%未満．[1580] ⇨参急性糸球体腎炎→729

連鎖球菌性肺炎 streptococcal pneumonia A群溶血性連鎖球菌の感染による肺炎．通常はインフルエンザ感染の合併症として発症することが多く，カタル性肺炎の形態をとる．小葉性に広がるが，浸潤巣は癒合して肺葉性の広がりを示し，胸部X線写真で散布性の陰影を認める．症状は高熱，悪寒，膿性痰などがあり，しばしば化膿性胸膜炎を合併する．治療にはペニシリン系の薬剤を投与する．[953]

連鎖(関)地図⇨同遺伝子地図→260

攣縮(れんしゅく) spasm 突然起こる不随意性筋収縮．単一刺激による一過性の伝導性脱分極によって起こる収縮で，痙攣，しゃっくり，チックなどがある．てんかん発作や，血管，食道，子宮などの空洞性器官に一時的に起こる筋伸展，筋緊張にも用いられる．[397] ⇨参痙攣→877

攣縮(れんしゅく)**性斜頸** spasmodic torticollis 胸鎖乳突筋，その他の項頸部の筋の不随意的な収縮により，頭部が側方に偏位したり捻転する状態をいう．心因性のものと，錐体外路疾患(大脳基底核の障害)などの器質的な原因によるものがある．大脳基底核の障害は血管障害などによることもあるが，多くは不明．30-40歳の成人に多い．含まれる筋により，胸鎖乳突筋型，板状筋型，僧帽筋型などに分けられる．[1527] ⇨参痙性斜頸→862

連珠毛 monilethrix，beaded hair ［紡錘毛］ 毛髪の形態異常の一種．毛幹に結節とその間の狭窄が規則正しく数珠状に生じる遺伝性の疾患．常染色体優性遺伝，常染色体劣性遺伝の遺伝形式をとる．結節部では毛幹の径は正常．結節間(狭窄部)では毛髄を欠き，容易に折れて断裂し短毛となるため脱毛の臨床像を示す．責任遺伝子としてヘアケラチンである *hHb1*，*hHb3*，*hHb6* のほか，細胞間接着因子であるデスモグレイン4(*DSG4*)が同定されている．[695,155] ⇨参ケラチン→934

レンショウ細胞 Renshaw cell 脊髄にある抑制性介在ニューロン．脊髄運動ニューロン，Ia抑制ニューロンなどはこの神経細胞を介して自らを抑制している(反回抑制)．コリン作動性である．アメリカの神経生理学者であるレンショウ Birdsey Renshaw (1911-48) によって発見された.[1230] ⇨参反回抑制→2405

レンショウ抑制⇨同反回抑制→2405

レンズ核 lentiform nucleus, lenticular nucleus 被殻と淡蒼球を合わせて見たとき，その形状が凸レンズ状に見えることからつけられた．被殻は淡蒼球よりも構造・機能上，尾状核とよく似ており，発生学上も尾状核と相同なものと考えられている.[1043] ⇨参大脳基底核→1895, 被殻→2428

レンズ核淡蒼部⇨同淡蒼球→1947

レンズメーター focimeter, lensmeter 眼鏡レンズ，コンタクトレンズの屈折度や光学中心，乱視における主経線を決定する際に使用する器械．自動測定ができるオートレンズメーターもある.[480]

連銭形成 rouleaux〔formation〕 血液塗抹標本で重ねた硬貨をずらしたように赤血球が連なっている状態．多発性骨髄腫やマクログロブリン血症のほか，自己免疫疾患など高γグロブリン血症をきたす疾患でみられる.[656]

連想 association⇨同観念連合→648

連続 Z 形成術⇨参Z 形成術→128

連続かがり縫合⇨同鎖編み縫合→814

連続希釈法 serial dilution ［逐次希釈法］ 血清など物質の濃度を一定の割合で希釈させる実験技術で，感染を調べる際に抗体の存在を確認する目的で患者血清の希釈系列を作製するときなどに用いられる．例えば抗体分析において，血清サンプルを順次，前の管の量になるように分けていくと，抗体価が1：5，1：10，1：20 などとなる.[258]

連続血液濾過⇨同持続的血液濾過法→1301

連続血流遮断時間 緊急時あるいは手術時に出血のコントロールのために四肢の中枢部に駆血帯をかけて末梢の血行を一時的に遮断する．この遮断時間をいい，通常1時間以内が望ましい．駆血時間が長時間になると神経麻痺や末梢壊死を生じるため，駆血時間を測定し，一定時間を超えないようにする．さらに血行の遮断が必要な場合は，一時的に駆血を緩めて末梢へ血液を流し，再び駆血する.[934]

連続構築モデル continuous construction model 乳幼児における対人世界の発達モデルの1つ．従来の未分化・分化モデルを修正したもの．乳児は生まれたときからわれわれの予想以上の社会的能力を有しており，継時的に生じる個体の変化は常に周囲との交互作用のもとに，そのときどきのまとまりをもちながら組織化されていくという考え方である．個体をその始まりから社会的生活体としてとらえ，発達を組織するオーガナイザー機能により，常時1つの完成体として質的に変化していくものと考えるところに特徴がある.[271]

連続性雑音 continuous murmur 心周期において収縮期から拡張期まで連続する雑音．高圧系から低圧系へのシャント(短絡)がある場合に聴取され，Ⅱ音をピークとする漸増漸減型の連続性雑音となる．動脈管開存症やヴァルサルヴァ Valsalva 洞動脈瘤破裂，冠または肺動静脈瘻などで聴取される.[1290]

連続性ラ音 continuous sound, rhonchi ［乾性ラ音］ 異物や濃厚な分泌物，気道攣縮，腫瘍などの病変により気道が狭窄，閉塞を起こしたときに，胸壁で聴診される「ヒューヒュー」「ギーギー」といった一定の長さをもつ異常音．乾性ラ音といわれていた．喘息時に小気管支で聞かれる高音性の笛(てき)音(ゼーゼー，ピーピー)や，気管気管支炎のときに太い気管支で聞かれる低音性のいびき音(グーグー，ブーブー)がある.[953]

連続抜歯 serial extraction 混合歯列時に永久歯の不正咬合が予測された場合に，計画的に乳歯を交換期前に抜歯し，永久歯の歯列を機能的・審美的に正しく排列させる方法．必要に応じて永久歯も抜歯する.[434]

連続波ドプラ法 continuous wave Doppler method；CW Doppler 超音波ドプラ法の1つ．送信と受信用に別々の振動子を組み込んだ探触子を用い，ドプラ法で連続的に血流計測を行う方法．パルスドプラ法と異なり，深さ方向の情報を得ることができないが，心疾患にみられる 5 m/秒以上の高速血流の計測が可能である利点を有する.[955]

連続分層切除 tangential excision 熱傷や皮膚潰瘍において，不良肉芽や表層の壊死組織あるいは汚染部分を接線状に切除する方法．手背のⅡ度熱傷で深層性のものやⅢ度熱傷に対して，遊離植皮術を早期より行う際によく用いられる．切除にはかみそりやデルマトームなどの外科用器具が使われる．壊死組織を連続して接線状に切除し，出血が認められる血行のよい層まで達したら分層切除は終了し，その後の植皮術などに備える.[688]

連続変異 continuous variation ［環境変異，彷徨変異］ 遺伝子型が同一とされるウイルス株に生じる量的な形質の変化で，連続的に変異するものをいう.[1113]

レンチウイルス〔属〕 *Lentivirus* レトロウイルス科の一属．RNA ウイルスの中でアクチノマイシンDによりウイルス増殖が抑制されることから増殖過程に DNA の状態があり，RNA から DNA に逆転写する酵素 reverse transcriptase をもつものが発見された．これがレトロウイルスで，レトロウイルスにはオンコウイルス，レンチウイルス，スプーマウイルスの3種類の属があり，レンチウイルスではヒト免疫不全ウイルス human immunodeficiency virus (HIV) が代表的.[1113] ⇨参レトロウイルス〔科〕→2979

レントゲン癌⇨同放射線誘発癌→2677

レントゲン線 roentgen ray⇨同X 線→124

レントゲン《単位》 roentgen；R ［R］ 照射線量を表す補助単位．記号はR．照射線量とは空気1 kg 当たりに入射電離光子によって空気内に発生した正か負の一方のイオンの全電荷の絶対値を示す．X 線(R)と照射線量の関係は，$1\,R = 2.58 \times 10^{-4}$ C (クーロン)/kg であり，1 R は空気 1 kg 当たり 2.58×10^{-4} C の電荷を発生させる放射線強度を示す単位である．電子1個の電荷は 1.6×10^{-19} C なので，約 1.6×10^{15} 個の電子を1 kg の空気中に発生させる放射線量となる.[1185]

レンネルトリンパ腫 Lennert lymphoma ［リンパ類上皮細胞性リンパ腫］ レンネルト Karl Lennert (1921 年生まれ) らが最初はホジキン Hodgkin 病の一亜型として報告したが，その後改訂キール updated Kiel 分類で低悪性度末梢性T細胞リンパ腫とされた悪性リンパ腫．リンパ濾胞は消失し，大型の類上皮細胞の集塊を多数認め，その間に腫瘍細胞と反応性のリンパ球が散在．腫瘍細胞は大部分小型リンパ球で，CD 4 陽性．頸部を中心とした限局性のリンパ節腫大で発症し，扁桃への浸潤も多い．新 WHO 分類では，末梢性 T リンパ腫の lymphoepithelial cell variant とされる．[1464]

レンメル症候群 Lemmel syndrome ［**傍乳頭憩室症候群**］ 傍乳頭にある十二指腸憩室の存在により，胆汁・膵液の流出障害を生じた病態．憩室内に食物残渣などの腸内容物が停留し，胆管もしくは膵管を圧迫することが病因と考えられている．上腹部不定愁訴，総胆管結石，慢性膵炎様症状を訴える．症状に加え，十二指腸造影，上部消化管内視鏡検査，胆道造影，腹部超音波検査，MR 胆管膵管造影検査（MRCP）などにより本疾患の存在が推測されるが，確定診断には 3 D-CT が有用．食事療法を中心として内科的に対応されるが，出血，潰瘍形成，穿孔を生じたり，胆道，膵，十二指腸の炎症が惹起されたり，悪性腫瘍が否定できないときは手術適応が考慮される．レンメル Gerhard Lemmel はドイツの放射線科医．[1050]

ろ

ロア糸状虫症　loiasis　皮下組織内を10年以上にわたって移動し，移動時にカラバル Calabar 腫脹として知られる一過性の局所の炎症を起こすロア糸状虫 *Loa loa* によるフィラリア症の一種．アブが媒介しアフリカに分布する．血中にミクロフィラリア(フィラリア仔虫)が出現する．眼球結膜や眼瞼で発見されることが多く，治療は結膜移動時には外科的に摘出し，内科的にはジエチルカルバマジンクエン酸塩が有効.[288] ⇨参フィラリア症→2515

ロイ　Sister Callista Roy　［**シスター・カリスタ=ロイ**］「ロイ適応モデル」で知られるアメリカの看護理論家(1939年生まれ)．看護学修士，社会学修士，哲学博士号をもつ．マウント聖メリーズ大学看護学部で学部長などを歴任後，現在はボストンカレッジ大学院看護学専攻の教授．1960年代から看護モデルの開発に取り組み，1970年に「ロイ適応モデル」を発表．その後も研究と実践における検証を通して「ロイ適応モデル」を発展させ続けており，1999年には『The Roy Adaptation Model (2nd ed.)(邦題：ザ・ロイ適応看護モデル)』を出版．最新版では適応の再定義がなされ，人間を個人としてだけでなく集団としてとらえるとともに，21世紀に向けた哲学的仮説として宇宙的統一性 cosmic unity を展開．「ロイ適応モデル」の基本的な構成要素は，適応システムとしての人間，環境，健康，看護の目標，看護活動である．一例として個人および集団としての人間の全体的適応システムは以下のように機能する．まずインプットとして人間の適応レベルや内部および外部からの刺激が入り，調節器・認知器などのサブシステムからなる対処プロセスで対処される．そしてその結果であるアウトプットとしての行動が，適応反応もしくは非効果的反応の形となって現れる．さらに，これらの反応はフィードバックされインプットとして働く．また人間の適応様式として，生理的-物理的様式，自己概念-集団アイデンティティ様式，役割機能様式，相互依存様式の4つを紹介．最近では，他の看護理論家とともに看護の知を明らかにするためのカンファレンスを開くなど，看護の知の発展のために大きく貢献している.[1216]

ロイコトキシン⇨同白血球毒→2380

ロイコトリエン受容体拮抗薬　leukotriene receptor antagonist　抗アレルギー薬の一種．気管支平滑筋に多いシステイニルロイコトリエンタイプ1受容体(Cys LT 1受容体)に結合し，肥満細胞などの炎症細胞から放出されるロイコトリエン C_4・D_4・E_4 などの Cys LT 類の結合を遮断する．ロイコトリエンによる気管支平滑筋収縮，血管透過性亢進，粘液分泌促進作用を抑制し，抗喘息および抗アレルギー作用を発揮するほか，鼻粘膜の浮腫や過敏性を抑制する．モンテルカストナトリウム，プランルカスト水和物，ザフィルルカストがあり，気管支喘息および一部はアレルギー性鼻炎に適応をもち，アスピリン喘息やアレルギー性鼻炎の鼻閉にも有用．吸入ステロイドへの上乗せ効果も報告されている.[204.1304]

ロイコプラキー⇨同白板症→2364

ロイコボリンカルシウム　calcium leucovorin　［**活性葉酸補酵素，ホリナートカルシウム，N^5-ホルミルテトラヒドロ葉酸**］　葉酸の活性型誘導体．葉酸拮抗薬であるメトトレキサート(MTX)は，ジヒドロ葉酸をテトラヒドロ葉酸に変換するジヒドロ葉酸還元酵素 dihydrofolate reductase (DHFR)を抑制して核酸合成を阻害するが，ロイコボリンカルシウムは DHFR と無関係に活性型葉酸となり核酸合成を再開させる．このため，MTX の副作用軽減などの目的で用いられる.[656] 商ロイコボリン

ロイシン　leucine；L，Leu　$C_6H_{13}NO_2$，分子量131.18．白い結晶で，L型はタンパク質を構成するアミノ酸である．ヒトの体内では合成されず，食事中のタンパク質の加水分解により得られる必須アミノ酸である．牛乳，ハム，チーズ，トウモロコシに多く含まれる．過剰なロイシンは体内で分解され，アセト酢酸とアセチル CoA を生じることから，ケトン体生成(ケト原性)アミノ酸に分類される．ロイシン分解過程の酵素の欠損がみられる遺伝性疾患としてメープルシロップ尿症がある.[1157]

ロイシン過敏症　leucine-sensitive hypoglycemia　［**ロイシン過敏性低血糖症**］　食物中のロイシンが高いとき，インスリン分泌を刺激して低血糖を示す疾患．乳幼児期に食後低血糖発作を起こすことが多いが，成人するに従って少なくなる．常染色体優性遺伝で，発症機序は，グルタミン脱水素酵素が，遺伝子の点変異のためにロイシン濃度上昇に反応して活性が上昇する性質を獲得する．このため食後ロイシン濃度が上昇すると，膵臓 β 細胞の中ではグルタミン酸から α ケトグルタル酸へ酸化が亢進し ATP/ADP 比が上昇する．その結果カルシウムイオン(Ca^{2+})の細胞内流入を介してインスリン過剰分泌が起こり低血糖をきたす．肝細胞の中ではグルタミン酸濃度の低下のために尿素回路機能が抑制され，無症候性高アンモニア血症を示す．このため，最近は高アンモニア・高インスリン症候群と呼ばれる．治療として，インスリン分泌を抑制するジアゾキサイド(国内未承認)が有効.[1536] ⇨参高アンモニア血症→971，高インスリン血症→973，インスリノーマ→294

ロイシン過敏性低血糖症⇨同ロイシン過敏症→2987

ロイシン症⇨同メープルシロップ尿症→2795

聾(ろう)　deafness　会話域での聴力レベルが平均で90 dB(デシベル)以上の場合をいい，一般には聴覚機能を喪失した状態を指す．遺伝性のもの(内因性聾)と，胎生期，出産期，乳幼児期の障害が原因のもの(外因性聾)がある．近年，新生児に聴覚機能検査を行って障害を早期発見し，早期に対処するという計画が進められている．1999(平成11)年，旧厚生省「新生児聴覚検査実施について」の通達により，2001(同13)年には一部自

治体で実施されはじめた．方法は，出生から退院までの間に自動聴性脳幹反応検査や耳音響放射検査で行うものであるが，新生児が眠ったままで約5分間で判定できる機器が開発され，一部の病院で自主的に導入されている．[1631] ⇨参難聴⇀2201

瘻(ろう)⇨同瘻(ろう)孔⇀2988

ろうあ者更生施設 rehabilitation facility for deaf⇨同聴覚・言語障害者更生施設⇀2003

漏洩(ろうえい)**線量** leaked radiation dose, leakage dose 放射線を利用しないときに遮蔽物容器によって放射線を遮断したり，目的放射線以外の放射線を遮蔽しているときにわずかな放射線が遮蔽物を通過してくることがある．このような遮蔽壁を通過してくる放射線の量を漏洩線量という．[1185]

漏洩(ろうえい)**電流** leakage current ［漏れ電流］ 絶縁体に電圧を加えたときに流れるわずかな漏れ電流．電圧がかかると絶縁体の抵抗に応じ電流が流れることが知られている．例えば高周波を用いる電気メスでは，その絶縁が完全でないため，わずかな漏れ電流，すなわち漏洩電流が患者内に生じるとされている．[1493]

漏洩(ろうえい)**放射線** leakage radiation 放射線を利用しないときに遮蔽物容器によって放射線を遮断したり，目的放射線以外の放射線を遮蔽しているときに遮蔽壁を通過してくる放射線をいう．漏洩放射線の防止には原子番号の高い安定元素が遮蔽物質として用いられている．遮蔽物質の代表には鉛 lead(Pb)やタングステン tungsten(W)などの金属がある．[1185]

労役場⇨同救貧院⇀746

老化⇨同老い⇀387

老化赤血球 erythrocyte aging 老化に伴って種々の変化が現れた赤血球．代謝活性および膜の脂質量が減少し，機械的に脆弱になり変形能が低下する．形態的には直径が減少し，中央の凹みが浅くなる．またときに有棘化などの異常な形態をとる．老化赤血球は脾臓内部の網目構造を通過しにくく，網内系により捕捉，貪食される．赤血球の寿命は約120日である．[229]

老化のフリーラジカル説 freeradical theory of aging 1956年，ハーマン Denham Harman (1916生まれ)によって提唱された説．細胞内ミトコンドリアの電子伝達系や，代謝過程における種々の酵素反応によって生じるフリーラジカル(活性酸素)が，DNAやタンパク質，膜脂質と反応し，その結果生ずる酸化傷害やその蓄積が老化の原因となるとするもの．フリーラジカルの害を抑えることができれば，老化の抑制あるいは病気の予防ができるという考え方．[362]

狼化妄想⇨同憑依(ひょうい)妄想⇀2484

老眼 presbyopia⇨同老視⇀2989

瘻(ろう)**管栄養法** 口腔を通さず，消化管に設けた瘻孔から直接的に栄養物を注入して栄養摂取すること，またはその方法．脳卒中などによる意識障害や咀嚼・嚥下機能の著しい障害により，経口的に食物摂取が困難となった人や，悪性新生物などの病変により食道，胃，十二指腸が狭窄または閉鎖した人などが適応となる．一般に多く用いられているのが胃瘻である．空腸瘻栄養法は胃・十二指腸が機能しない場合に適応になるが，食道瘻からの栄養物の注入はまれである．[731] ⇨参胃瘻(ろう)・腸瘻栄養法⇀288，経管栄養⇀853

老眼鏡⇨同近用眼鏡⇀806

瘻(ろう)**管造影法**⇨同瘻(ろう)孔造影法⇀2988

労基法⇨同労働基準法⇀2994

蝋(ろう)**屈症** waxy flexibility 〔F〕flexibilité cireuse ［蝋(ろう)様撓(どう)性，蝋(ろう)様の撓(どう)屈］ 緊張病症状群にみる昏迷状態の中で，カタレプシー catalepsy(強硬症)といわれる現象の強度なものに相当する．体位や肢位を他動的に動かすと，まるで人形のようにそのままの姿勢を続ける状態を示す．このうち，ベッドで枕をはずしてもあたかも枕があるかのようにする姿を「空気枕」などとも称する．たいていの場合，患者自身はどのように窮屈な体位であっても，それを苦痛に思うことはない．緊張病症状群や統合失調症のほか，うつ病，器質性精神障害などのさまざまな疾患にも出現しうるため，本症状のみで診断確定はむずかしいが，他の症候との兼ね合いから統合失調症における診断的意義は高い．しかし，ときに脳炎，脳器質疾患や催眠状態などでも同様の症候を呈することから鑑別には慎重を要する．[1107] ⇨参カタレプシー⇀524

老研式活動能力指標 Tokyo Metropolitan Institute of Gerontology index；TMIG index 1987(昭和62)年に開発された高齢者における生活能力の自立性の評価方法の1つ．13の質問項目に「はい」または「いいえ」の2択で答えてもらい，最初の5問は手段的ADL(日常生活動作)，次の4問は知的ADL，最後の4問は社会的活動度を表している．高次の生活能力を評価するため，ADLが確実に低下している要介護状態例や高度認知機能障害例の評価には適切でない．「はい」を1点とする計13点満点の総計を高次ADLスコアとして定量的にスコア化し，集団間での比較や個々の評価に用いる．点数による特定のカットオフ値や基準などはない．[1171]

瘻(ろう)**孔** fistula ［瘻(ろう)，フィステル］ 体内のある部位がほかの部位と異常に交通すること．体表に通じるものを外瘻といい，外傷や縫合不全によるものと，栄養補給や内容排除のため人工的に造設するものとがある．皮膚に開口しないものを内瘻といい，胆石や胆嚢炎による胆嚢瘻やクローン Crohn 病による膀胱瘻などがあるほか，手術不能の幽門部癌，膵癌による消化管通過障害に対するバイパス手術のように人工的に造設されることもある．[485]

瘻(ろう)**孔造影法** fistulography ［瘻(ろう)管造影法］ 骨関節結核などいろいろな瘻孔形成の診断に用いるX線検査．油性または水溶性ヨード造影剤を瘻孔に注入し，形状，大きさ，周囲組織との関連などを診断する．[264]

労災保険法⇨同労働者災害補償保険法⇀2995

労作狭心症⇨同労作性狭心症⇀2988

労作時呼吸困難 exertional dyspnea 呼吸に際して生じる不快な感覚と定義されるもののうち，体動に伴って生じる呼吸困難のこと．慢性心疾患や呼吸器疾患の患者では，健常者と比較して軽度の体動で呼吸困難感を自覚することが多い．客観的な評価法として，フレッチャー・ヒュー=ジョーンズ Fletcher-Hugh-Jones の分類，ボルグ Borg スケール，視覚的アナログ尺度 visual analog scale などがある．[948]

労作性狭心症 angina of effort；EA, exertional angina ［EA，労作狭心症］ 冠動脈の器質的狭窄を背景に生じることが多い狭心症の一分類で，労作などによって心

ろ

筋の酸素消費量が増加して酸素需給バランスが破綻をきたすことにより起こるもの．原則として発作閾値(誘因となる労作の強度)の安定した状態と定義されるが，実際には冠動脈攣縮や血小板凝集能亢進などによる冠血流予備能の変化で発作閾値が変動する．症状は咽頭から心窩部に至る胸骨中央部に圧迫感や絞扼感として自覚されることが多く，労作の中止により数分以内に消失する．多くの症例では問診により診断可能であるが，確定診断には発作時心電図，負荷心電図，負荷心筋シンチグラフィー，ホルター Holter 心電図による心筋虚血の証明とマルチスライスヘリカル CT や冠動脈造影による裏づけが必要である．薬物療法として発作時には亜硝酸薬の舌下が有効．発作予防には抗血小板薬，亜硝酸薬，β遮断薬，カルシウム拮抗薬，ニコランジルなどが用いられる．現在は経皮的冠動脈インターベンション(PCI)や冠動脈バイパス手術(CABG)による冠血行再建術が主流である．しかし，冠危険因子(高血圧，糖尿病，脂質異常，肥満，喫煙)の是正により粥腫を安定化させ，予後を大幅に改善できることも証明されている．[1086] ⇨参不安定狭心症⇀2510

労作性肥大⇨同作業性肥大⇀1180

労作代謝 work metabolism⇨同作業代謝⇀1180

老視 presbyopia ［**老眼**］ 加齢により水晶体の硬化が起こり，調節機能が低下した状態．正視眼では 40 歳をこえる頃から近見障害が出始め，近用眼鏡の使用が必要となる．[1153]

漏出 diapedesis 血管内にある成分が，血管内皮細胞の間から血管外に漏れ出ていくこと．白血球は自ら動く能力があり，細菌などが存在すると血管外に出ていくことがあり，これを血管外遊出という．また，血管の透過性が亢進したり血液凝固異常などにより血管壁に明らかな破綻がみられない状況で出血することを漏出性出血という．[1481]

漏出液 transudate 毛細管壁などの生体膜を通って，組織からにじみ出る水様の希薄な液体．一般にタンパク質などの高分子物質の濃度は希薄である．[258]

漏出性出血⇨参漏出⇀2989

漏出性腹水 transudative ascites 腹水はその性状から，非炎症性の漏出性，炎症性または腫瘍性の滲出性に大別される．漏出性腹水は比重が 1.015 以下でタンパク質が 3 g/dL 以下のものであり，血液成分の漏出に基づくものと考えられている．肝硬変，心不全，低栄養，ネフローゼ症候群などでみられ，血漿浸透圧の低下，門脈圧亢進，アルドステロンなどの抗利尿ホルモン増加による電解質貯留などの原因が関与して生じると考えられている．[1454]

ロウ症候群 Lowe syndrome ［**ロウ・テリー・マックラクラン症候群，眼脳腎症候群**］ 両側性白内障，緑内障，視力障害，知的障害，精神異常，行動異常，汎アミノ酸尿，くる病などをきたす X 連鎖性劣性遺伝疾患．病因は *OCRL1* 遺伝子の異常であり，結果としてホスファチジールイノシトール 4,5-ビスホスフェート(PIP_2)が蓄積し，アクチン機能が抑制されて腎尿細管障害，レンズの異常をきたすと考えられている．治療として，アルカリ療法，リン酸製剤，活性化ビタミン D の投与などが行われる．しかし 20-40 歳頃までに腎不全をきたす．ロウ Charles Lowe はアメリカの小児科医(1921 年生まれ)．[1536] ⇨参腎尿細管機能不全⇀1594

老人医学⇨同老年医学⇀2995

老人憩の家 community center for the aged 老人福祉施設の 1 つで，市町村の小地域の高齢者(60 歳以上)に対してレクリエーションや教養の向上などのために場を提供し，心身の健康の増進を図ることを目的とする利用型施設．老人福祉センターより規模は小さく，主に老人クラブの拠点とされている．設置運営主体は市町村で，利用料は原則として無料であるが地域の状況に合わせて柔軟に対応されている．2007(平成 19)年 10 月 1 日現在の施設数は 4,041．[1597]

老人医療費助成制度 75 歳以上の者と市町村長により一定の障害状態にあると認定された 65 歳以上 75 歳未満の者で，医療保険の加入者が医療機関にかかったとき，保険診療にかかわる医療費などから一部負担金を除き，公費で助成する制度．高齢者の医療費は，1982(昭和 57)年に「老人保健法」が制定されるまで，医療保険各法に基づく自己負担を公費で負担する老人医療費支給制度によってまかなわれていた．しかし，老人医療費が膨大に増加し，健康づくりなどの予防対策の不備，保険者間の負担の不均衡など，さまざまな問題が生じた．老人医療費を国民が公平に負担するため公費と医療保険各法の保険者からの拠出金でまかなう方式とし，新たに定額の一部負担金を患者が支払うという老人保健制度が 1982(同 57)年に創設された．その後，一部負担金を定率 1 割とし，月額上限や高額医療費支給制度の創設，薬剤一部負担金廃止などが次々と実施された．2002(平成 14)年に，「健康保険法」が一部改正され，受給年齢を 75 歳以上とし，一部負担金は定額制が廃止され，定率 1 割負担(現役世代と同等以上の負担能力をもつ一定以上の所得者は 2 割)となった．世帯全体の家計負担を緩和するために，所得に応じた自己限度額が定められ，負担限度額をこえる場合は，こえた額を払い戻す高額医療費支給制度が創設された．2006(同 18)年，「健康保険法」一部改正により，70 歳以上の高齢者のうち，現役世代なみの所得がある者については，現役世代と同様 3 割負担となった．また医療費などについても必要な費用は医療保険者の交付金と公費(7：3)でまかなわれていたが，一部負担金を除き，残りの医療費を 50：50 の割合で拠出金と公費で負担することになった．[1451]

老人環 arcus senilis, gerontoxon 高齢者にみられる両眼性の角膜周辺部の輪状混濁で，コレステロールなどによる．周辺部に限局するため，視力には影響せず治療は必要ない．[888]

老人看護専門看護師 certified nurse specialist in gerontological nursing⇨参専門看護師⇀1796

老人休養ホーム 老人福祉の向上のための施設として温泉地，景勝地などの休養地において地方公共団体が設置および運営主体となり，高齢者の健全な保健休養，安らぎと憩いの場を与え，心身の健康の増進を図ることを目的とした宿泊利用施設．利用者はおおむね 60 歳以上の者およびその付き添いの者で，利用料は高齢者が気軽に利用できるように，一般の国民宿舎よりも低料金となっている．2009(平成 21)年現在約 50 か所．[431] ⇨参老人福祉センター⇀2991，老人憩の家⇀2989

老人嗜愛 gerontophilia⇨同老人性愛⇀2990

聾(ろう)心症候群 surdocardiac syndrome⇨同ジャビル・ランゲ=ニールセン症候群→1360

老人心身症 psychosomatic disorders in elderly ある病気の発症や症状に心理的要因が関係している場合にその患者を心身症とみなすが，このうち特に高齢者に発症するものをいう．心身症は精神的な病気である神経症やうつ(鬱)病とは区別され，身体病に属している．したがって身体病と心理的側面の両方の治療が必要となる．高齢者には心身症の発生する素地が本来的にあるといってよい．老化現象は心身の老化のみならず，老年期特有の心理社会的問題をもたらし，高齢者の健康にさまざまな影響を及ぼす．このため高齢者は病気によりさらに複雑な心理社会的な問題を招き心身症を生じやすくなり，心身症の発症は高齢者の病気，障害の回復過程に影響する．[889]

老人性愛 gerontophilia ［**老人嗜愛**］ 性倒錯の一種で老人に対してのみ性欲を起こすもので，小児を対象とする小児愛などと同様に性対象の異常とされる．出生時の親の年齢が比較的高い場合にみられることがあるため，年長者への固着によるという考え方がある．しかし，通常は老人は性的能力が乏しく，危険性が低いことによるとも考えられている．[660]

老人性萎縮 senile atrophy⇨同老年性萎縮→2996

老人性円板状黄斑変性 senile disciform macular degeneration；SDMD⇨同加齢黄斑変性→562

老人性黄斑変性 senile macular degeneration；SMD⇨同加齢黄斑変性→562

老人性角化腫 senile keratoma，keratoma senile ［**日光角化症，光線角化症，老人性角化症**］ 慢性日光曝露により表皮角化細胞が悪性化し，異常増殖をきたしたもので，癌前駆症(表皮内癌)の1つ．高齢者の顔面や手背に好発．皮疹は黄白色の鱗屑が付着した径1 cm 前後の淡紅色局面または結節で，単発が多いが，最近は多発例も増加．顕著な角質増殖により疣状ないし皮角を呈する場合もある．進行すると，びらんあるいは潰瘍を伴い，有棘細胞癌へと進展．癌化は10-25%で，癌化しても転移はまれで，転移率は1%以下．治療は外科的切除，炭酸ガスレーザー，液体窒素療法，光線力学療法，ケミカルピーリング，フルオロウラシル軟膏など種々な治療法がある．[1367] ⇨参脂漏性角化症→1502

老人性角化症 senile keratosis⇨同老人性角化腫→2990

老人性乾皮症 senile xerosis⇨参老人性皮膚瘙痒(そうよう)症→2991

老人性血管腫 senile angioma，senile hemangioma，cherry angioma ［**チェリー様血管腫**］ 多発性の0.5-5 mm 程度の表面平滑な紫紅色または鮮紅色の小結節で，自覚症状はない．中年以降に発生し，加齢とともに増数．体幹部や四肢近位部に多くみられ，色白の人に多い傾向がある．組織学的には，乳頭下毛細血管の拡張と増殖を認め，増殖した血管の周囲がヒアリン様物質で取り囲まれている．美容目的で電気焼灼，液体窒素による冷凍凝固，炭酸ガスレーザーまたは外科的切除が行われるが，通常は放置してよい．[1367]

老人性黒子 senile freckle 中年以降，顔面，手背，前腕などの露光部に出現する褐色斑．長年の日光曝露によって生じると考えられている．色素細胞の異常よりも，表皮角化細胞の老化が関与する．[979] ⇨参ほくろ→2688

老人性骨萎縮 senile bone atrophy 骨質の減少により骨梁の減少，狭小化を示す状態をいう．加齢により骨吸収機転の増加，あるいは骨添加機転が減少し発生．骨萎縮像では骨質・骨梁陰影の菲薄化，骨髄腔の拡大が確認できる．変化が進展すると骨粗鬆症となる．原因としては加齢のほか，女性では性ホルモンの影響を受け閉経後に顕著となる．[889] ⇨参骨粗鬆(そしょう)症→1111

老人性色素斑 senile lentigo，senile pigment freckle ［**老年性色素斑**］ 長期反復性の日光曝露により中年以降に露出部に多発する淡～濃褐色の不整形の斑．急激な紫外線照射により上背部に多発する場合は光線性花弁状色素斑と呼ぶ．良性であるが，脂漏性角化症，日光角化症，悪性黒子，悪性黒色腫，基底細胞癌などとの鑑別を要する．凍結療法，レーザー焼却，ケミカルピーリングなどによる治療が適応となるが，いずれも術後の炎症後色素沈着の出現に注意が必要である．[1033] ⇨参脂漏性角化症→1502，ハッチンソン黒色斑→2385，老人性黒子→2990

老人性脂腺増殖症 senile sebaceous hyperplasia ［**老年性脂腺増生症**］ 中年以降に生じる径2-3 mm の黄色ないし黄白色の表面扁平な小結節．脂腺が限局性に増殖したもので，中央部の陥凹が特徴的である．前額部，鼻部，頬部に多い．無症状で炎症を伴わず良性のものなので治療の必要はない．組織学的には脂腺小葉が集簇した大型の脂腺を認める．[19]

老人性縮瞳 senile miosis 高齢者に認める瞳孔径の縮小．原因は未解明であるが，瞳孔括約筋の石灰化，瞳孔散大筋の萎縮，虹彩の血管の硬化などが原因として推測されている．この現象は，明るい所から暗い所へ移動した際の暗順応の低下が原因の1つと考えられており，高齢者の生活環境においては，極端な明暗差はつけないことが転倒防止などの安全上望ましい．[40] ⇨参暗順応→203

老人性腎硬化症 senile nephrosclerosis⇨同動脈硬化性腎硬化症→2132

老人性振戦 senile tremor 65歳以上で発症した本態性振戦 essential tremor のこと．振戦とは身体の一部，特に四肢，頭部にみられる一平面内の規則的な反復運動であり，健常者でも緊張時や運動後には生理的振戦が認められる．老人性振戦では，一定の姿勢保持の際に現れる姿勢時振戦 postural tremor や動作時に現れる動作時振戦 action tremor が認められ，日常生活動作の障害となる．中枢神経の病理学的検索において老人性振戦に特異的な異常は見いだされておらず，原因はよくわかっていないが，小脳の活動亢進が関与しているとの説がある．姿勢時振戦あるいは動作時振戦があり，他の神経学的異常を認めず，他の疾患が除外できれば診断される．特に甲状腺機能亢進症，交感神経刺激薬の服用，小脳・脳幹病変にて同様の振戦がみられる場合があり鑑別を要する．治療は，β遮断薬，ベンゾジアゼピン系薬による薬物療法，視床中間腹側核破壊術が行われる．[1535]

老人性退行⇨同老年性退縮→2996

老人性腟炎 senile vaginitis ［**老年性腟炎**］ 閉経以後にみられる主に大腸菌などの起因菌により惹起された腟

の炎症をいう．閉経後はエストロゲンの分泌が低下し腟粘膜の菲薄化，腟内 pH の上昇などにより腟自浄作用が低下し，感染が起こりやすくなる．症状として腟粘膜に粘膜下出血を認め，漿液性または膿性の白色ないし褐色の帯下，瘙痒感のほか，性交痛などを訴える．予防としては，局所とその周辺の清潔を心がける．発症後は石けんを用いると刺激が強すぎるので，湯で洗う程度にするなど注意が必要である．下着の交換をしばしば行い，材質として摩擦を生じるきついものやナイロン系のものを避ける．診断は容易であるが細胞診，組織診などにより子宮頸癌と鑑別する．起因菌に応じた抗生物質の外用，腟錠を用いる．[889] ⇨参萎縮性腟炎⇀234

老人性難聴 presby〔a〕cusis, age-related hearing loss 明らかな原因はなく徐々に進行する加齢性の難聴．長年の騒音曝露，薬物投与，疾患などにより聴力の低下が生じると考えられる．純音聴力検査では高音障害型が多いが，個人差がある．左右はほぼ対称的で，聴力低下が会話域にかかったときに言葉の聞き取り(語音明瞭度)が低下する．[514]

老人性認知症 senile dementia⇨同老年認知症⇀2997

老人性認知症疾患治療病棟 medical care ward for the elderly with dementia 精神科を有する病院に設置された病棟で，精神症状および行動障害が特に著しい急性期の認知症高齢者を対象とし，短期集中的に治療を行う施設．1991(平成 3)年からは，精神症状や行動障害がある慢性期の老人性認知症患者を長期的に受け入れケアする病棟として整備された．生活機能訓練室とデイルームなどの共有空間をもつ行動しやすい廊下の設置が義務づけられている．医師，看護師，介護職，作業療法士のほか，精神科ソーシャルワーカー，臨床心理技術者の配置が必要．1 看護単位当たり，おおむね 40-60 床が上限．[1451]

老人性認知症療養病棟 nursing care ward for the elderly with dementia 1991(平成 3)年，精神科を有する病院に設けられた病棟で，精神症状および行動障害が特に著しい慢性期の認知症高齢者を対象に長期的に治療を行う施設．生活機能訓練室の設置が義務づけられている．配置される職種は，老人性認知症疾患治療病棟と同じ．[1451] ⇨参老人性認知症疾患治療病棟⇀2991

老人性肺炎⇨同老年性肺炎⇀2996

老人性白内障 senile cataract⇨同加齢白内障⇀562

老人性白斑 leucoderma senile 30 歳代頃から加齢とともに体幹・四肢に生じる直径数 mm から 1 cm 大の境界明瞭な円形の脱色素斑で，表皮のメラニン色素が減少あるいは消失することによって起こる皮膚病変．女性よりも男性にやや多い．通常，自覚症状はなく放置してよい．[1597]

老人性皮膚瘙痒(そうよう)症 senile pruritus 高齢者にみられる瘙痒症で，加齢により皮脂の分泌が低下し，角層の乾燥(老人性乾皮症)によりかゆみ閾値が低下することと深く関連すると考えられている．下肢に好発するが，全身どこにでも生じ，冬季に悪化することが多い．糖尿病，肝障害，腎障害などの基礎疾患を除外し，保湿剤，止痒(しよう)剤の外用，抗ヒスタミン薬の内服を行う．症状が強い場合はそれらに加えてステロイド外用剤を用いることもある．[1232] ⇨参瘙痒(そうよう)症⇀1828

老人性疣贅(ゆうぜい) verruca senilis⇨同脂漏性角化症⇀1502

老人短期入所事業⇨参ショートステイサービス⇀1467

老人知能の臨床的判定基準 ⇨同柄澤(からさわ)式老人知能の臨床的判定基準⇀550

老人肺 aging lung 加齢によって肺組織の弾性が減少した状態．気腫を認めるが気道・肺胞壁の破壊がない点で肺気腫とは区別される．肺機能上，残気量の増加，最大換気量の低下，動脈血酸素分圧の低下などがみられる．病的な状態ではないが，他の心肺疾患を合併すると呼吸不全を起こしやすい状態である．[948]

老人斑 senile plaque ［老年斑］ 脳，特に海馬，大脳皮質に点在する構造物で，典型的な老人斑は β-アミロイドタンパクを中心とし周囲は変性神経突起からなる．大きさは 0.05-0.1 mm 程度．健常高齢者の脳でも 80 歳以後ではほぼ全例にみられるといわれている．またいったんできると消失しない．アルツハイマー型認知症では老人斑の数と認知症の程度は相関することが指摘されている．[889]

老人病⇨同老年病⇀2997

老人病院 geriatric hospital 現在，病院の種別には，この分類はないが，かつて主として慢性期の治療を必要とする高齢者が治療の目的で入院していた病院を指し，その多くが特例許可老人病院であった．しかし，この特例許可老人病院は 2002(平成 14)年の「医療法」の一部改正により廃止され，療養病床(療養型病床群)へと移行した．ところが，近年この療養病床には多くの高齢者が入所しており，そのほとんどが常時医師の治療を必要としない者であるため，医療費を圧迫し，医療保険制度の存続さえあやうくなってきた．そこで，医療保険制度を将来にわたって維持していくためにも，医療費の適正化の総合的推進の必要性に迫られ，2012(同 24)年に，介護療養型医療施設は廃止されることになった．そして現在，約 38 万床ある療養病床のうち，約 15 万床に限って医療ニーズの高い患者を受け入れ，医療ニーズの低い患者は，在宅，ケアハウス，老人保健施設で受け入れることになっている．[1451] ⇨参療養病床⇀2944

老人福祉施設 facilities for social welfare for the aged 1963(昭和 38)年に成立した「老人福祉法」に定められた老人の心身の健康の保持および生活の安定をめざした施設．①老人デイサービスセンター，②老人短期入所施設，③養護老人ホーム，④特別養護老人ホーム，⑤軽費老人ホーム，⑥老人福祉センター，⑦老人介護支援センターの 7 種類．急激な高齢化を背景に，1989(平成元)年にゴールドプラン(高齢者保健福祉推進 10 か年戦略)，2000(平成 12)年にゴールドプラン 21 が策定され，老人福祉施設もこの施策に含まれている．[321]

老人福祉センター welfare center for the elderly 「老人福祉法」に定められた老人福祉施設の 1 つ．地域で生活する高齢者が健康で明るい生活を営むために必要な生活相談，健康相談などの各種相談に応じたり，機能回復訓練の実施，教養の向上やレクリエーションのため便宜を図ったり，老人クラブなどに対する援助を総合的に無料もしくは低額な料金で行う施設．[1451]

老人福祉電話 おおむね 65 歳以上のひとり暮らしの高齢者世帯を対象に，主に外出困難な高齢者が安心して生活できるよう支援することを目的として，定期的に安否確認や孤独感の解消，緊急連絡などを行うために設置する電話．自宅に電話のない非課税所得などの低所得者世帯に貸与される国庫補助制度として実施されてきた福祉サービスである．現在は既存の福祉電話の貸与要件の消滅した対象者からの転用により新たな需要者に対応し，また転用で補えない場合については，老人日常生活用具給付事業の老人・障害者用電話として，いずれも自治体による福祉サービスの1つとして実施されている．

老人福祉法　Welfare Law for the Aged　「老人の福祉に関する原理を明らかにするとともに，老人に対し，その心身の健康の保持及び生活の安定のために必要な措置を講じ，もって老人の福祉を図ること」(第1条)を目的として，1963(昭和38)年に制定された法律．「老人は，多年にわたり社会の進展に寄与してきた者として，かつ，豊富な知識と経験を有する者として敬愛されるとともに，生きがいを持てる，健全で安らかな生活を保障される」ことを基本理念としている(第2条)．国および地方公共団体は，関係ある政策を講ずることによって，高齢者の福祉増進に責務をもつ．福祉措置として，65歳以上の者に健康診査を行うこと，また身体上あるいは精神上の障害のために，日常生活上支障のある者に適切な処遇を講じること，また必要な高齢者に対しては老人ホームへの入所，老人家庭奉仕員(ホームヘルパー)による世話などを行うことなどを制定している(介護サービスは現在，介護保険制度を通じての提供)．またこの法律には，養護者がいないか，いても不適当と認められる場合の高齢者の養護を希望する養護受託者に，養護を委託する制度についても規定している．[321] ⇒参高齢者の医療の確保に関する法律→1068

老人訪問看護ステーション　visiting nurse station for the elderly　老人訪問看護を行う目的で設置された事業所で，1991(平成3)年の「老人保健法」改正による「老人訪問看護制度」の創設に伴い設けられた．病気やけがにより在宅で寝たきりの高齢者，またはこれに準じる状態にある65歳以上の老人医療受給者に対して，かかりつけ医の指示に基づき，看護師が訪問し，症状観察，清拭・洗髪，褥瘡処置，体位変換，カテーテルの管理，リハビリテーション，食事・排泄の介護，家族の介護指導などを行う．スタッフは保健師，看護師，准看護師，理学療法士(PT)，作業療法士(OT)など．事業者は訪問看護ステーションと同様．[1451]

老人訪問看護制度　visiting nursing care service for the elderly　1993(平成3)年，「老人保健法」の改正により創設された事業．対象は，在宅で疾病や負傷などにより寝たきり状態にあり，継続して療養が必要な状態にあり，かつ老人医療受給者でかかりつけ医が訪問看護の必要性を認めた者．かかりつけ医の指示に基づいて訪問看護ステーションから，看護師などが訪問し，看護サービスを提供．訪問看護は，介護保険の介護給付におけるサービス上，居宅サービスに位置づけられ，訪問看護料は市町村長から老人訪問看護療養費として支払われる．2006(同18)年10月以降，利用者は費用の1割(一定以上の所得者は3割)の基本料を負担する．[1451] ⇒参訪問看護ステーション→2683

老人ホーム　home for the aged　老人福祉施設の中心的な施設で老人福祉政策のなかの重要な位置を占める．高齢者のみを保護対象とする養老院がはじめてわが国に生まれたのは日清戦争後で，1895(明治28)年の聖ヒルダ養老院が最も古い．「救護法」の制定によって養老院は救護施設の1つとして法的な位置づけがなされた．「生活保護法」においても生活保護施設の1つとして引き続き養老施設の名称が使用されていたが，「老人福祉法」の制定により老人ホームとなった．高齢者の健康状態に応じて，特別養護老人ホーム，養護老人ホーム，軽費老人ホームA型・B型に分かれている．特別養護老人ホームと養護老人ホームは行政措置による入所．軽費老人ホームは施設長と利用者の契約による利用であり，A型は給食・保健・入浴などのサービスの提供があるのに対して，B型は自炊を原則としているので住宅利用の意味合いが強い．このほかに法の規制を受けない民間企業などが設置運営する有料老人ホームがある．[457] ⇒参養老院→2878

老人ホームヘルプサービス事業　homehelp service for the aged　1956(昭和31)年，長野県上田市において開始，1963(同38)年「老人福祉法」によりホームヘルパー派遣制度による事業として法定化，1990(平成2)年の法改正により法律上は「老人居宅介護等事業」と名称変更し，老人居宅生活支援事業の1つとして位置づけられた．1991(同3)年度より主任ヘルパーを核とするチーム運営方式を推進．1995(同7)年度から24時間対応(巡回型)ヘルパーが導入された．対象は65歳以上(未満でも特に必要のある者は可)で心身障害・疾病などがあり日常生活に支障がある者およびその家族．実施主体は市町村で，一部派遣世帯，サービス内容および費用区分の決定を除いて，事業を委託できる．委託先は市町村社会福祉協議会，社会福祉法人，福祉公社，医療法人など，農業協同組合および農業協同組合連合会，ガイドラインを満たす民間業者，基準を満たす介護福祉士である．サービス内容は身体介護(食事，排泄，着脱衣，入浴，身体の清拭，洗髪，通院などの介助，その他必要な身体介護)と家事援助(調理，衣服の洗濯と補修，掃除，整理整頓，買い物，関係機関などとの連絡，その他必要な家事)と相談助言の大きく3つに分類される．[457]

老人保健　health for elderly　高齢者の健康を保持・増進する営み．老人保健が扱う健康問題は，虚血性心疾患，脳血管障害，癌，糖尿病，肝臓病などのいわゆる生活習慣病(成人病)および加齢に伴って老年期にしばしば認められる寝たきり，認知症などであり，その予防医学的ないし社会医学的研究・実践を行うものである．これらは，以下のような特徴をもつ．①慢性，難治，②病因が複数で，予防が困難あるいは長期にわたる予防が必要，③多くの疾患を合併する，④成長，発達と異なり，老化の進行には大きな個人差がある，⑤非定型的な病型を呈する，⑥疾病が容易に環境適応力を低下させる，⑦心理・社会的要因の関与が大きく，若年者と比較して医療の効果が低い．具体的には，上記のような疾病の予防(すなわち，健康増進，健康教育，疾患の早期発見，早期治療，リハビリテーション)にかかわる医学的対策の開発，適切な政策の立案と評価などがあげられる．[374]

老人保健施設　health service facility for the elderly

1986(昭和 61)年の「老人保健法」改正により創設された施設で，医療(治療)と福祉(生活の場)の中間に位置づけられ，主に家庭復帰，療養機能を有する．病状が安定期にあり，積極的な治療よりもむしろ看護，介護，リハビリテーションが必要な高齢者に対し，医療ケアと生活サービスを併せて提供する都道府県から許可を受けた施設．入所者は，①病的な寝たきり高齢者，②病弱で寝たきりに準ずる状態にある高齢者，③認知症高齢者．2000(平成 12)年より開始された「介護保険制度」のもと，条件を満たした多くの老人保健施設は介護老人保健施設となり，医師 1 人の常勤が義務づけられ，その他，入居者 100 人に対し，看護師 9 人，介護職員 25 人，理学療法士(PT)または作業療法士(OT)，介護支援専門員などを配置することが定められている．[1451] ⇨参介護老人保健施設→434

老人保健福祉計画 health and welfare plan for elderly 老人保健福祉サービス推進のため，必要な保健福祉サービスを地域単位でシステマティックに計画する必要から都道府県および市町村に作成を義務づけた計画．1990(平成 2)年「老人福祉法」改正，「老人保健法(現・高齢者の医療の確保に関する法律)」改正に伴う老人福祉などの一部を改正する法律に基づいて，老人保健福祉計画が策定〔1992(同 4)年〕されるようになった．行政サービスの綿密な実施を図るため，橋頭堡としての市町村，司令塔としての都道府県が有機的連携を図って策定を行う．サービス享受者の観点から「老人保健計画」と「老人福祉計画」を一体化し，市町村は地域における高齢者の現在のニードを把握するとともに，将来の戦略として質量ともに充実したサービスの予測を行い老人保健福祉事業全般にわたる供給体制の確保に関する計画として整備する．一方，都道府県は市町村に計画立案を指導し，老人保健福祉圏を明示して地域格差の是正を図るなど支援調整を行う．1993(同 5)年には全国すべての市町村および都道府県が老人保健福祉計画を策定している．また 2000(同 12)年より施行された「介護保険制度」を受けて従来の老人保健福祉計画を見なおすとともに「介護保険事業計画」との一体化が図られている．[157]

老人保健法⇨同高齢者の医療の確保に関する法律→1068

老人養草(ろうじんやしないぐさ) ［**必用養草**(ひつようやしないぐさ)］ 筑前(現福岡県)香月出身の香月牛山(かつきぎゅうざん)〔1656-1740(明暦 2〜元文 5)〕が 1716(享保元)年に刊行した 5 巻からなるわが国最初の老人衛生専門書．『必用養草(ひつようやしないぐさ)』ともいわれる．このなかに老人に関する環境，食物，衣服など衛生について，また老人独特の疾病や看護のことがやさしく記述されている．医学をおさめる順序および，医師の道徳に関することをも詳述してあるこの『老人養草』は，『小児必用養育草(しょうにひつようそだてぐさ)』と『婦人寿草(ふじんことぶきぐさ)』とあわせて大衆啓蒙のための養生三部作といわれている．『小児必用養育草』には小児科の法則が，『婦人寿草』には娩産の方法が詳説してある．[503]

老人抑うつ(鬱)尺度⇨同高齢者抑うつ(鬱)尺度→1071

漏水症 hydrorrhea 組織あるいは器官より過剰な漿液が排出される現象．妊婦の羊膜性漏水症などが知られる．[1531]

狼瘡(ろうそう)癌 lupus carcinoma 真正皮膚結核に分類される尋常性狼瘡 lupus vulgaris を発生母地とする有棘細胞癌．発症頻度はまれ．慢性に経過し，瘢痕化した尋常性狼瘡(ろうそう)の病巣から発生する一種の瘢痕癌．[850]

ろうそく〔びん〕培養法 candle jar method ［**キャンドルジャー法**］ 炭酸ガス培養法の 1 つ．培養する材料を容器に入れ，その中でろうそくを燃やし容器を密閉する．酸素を消費してろうそくが消えた状態で培養を行う．このとき炭酸ガス濃度が 3% 程度に維持され，一定濃度の炭酸ガス環境を要求する菌(*Neisseria* など)の増殖が可能となる．[324]

ロウ・テリー・マックラクラン症候群 Lowe-Terrey-MacLachlan syndrome⇨同ロウ症候群→2989

漏斗 infundibulum ［**下垂体漏斗，視床下部漏斗，下垂体茎**］ 視床下部と下垂体の間にある細い茎のような組織で，下垂体漏斗，視床下部漏斗ともいわれる．前方には下垂体門脈が下垂体前葉に向かって走行し，後方では視床下部にある室傍核のバソプレシンニューロンおよび視索上核のオキシトシンニューロンからの軸索が後葉に向かう．[1043] ⇨参下垂体→499，間脳→648

労働安全衛生規則 Ordinance on Industrial Safety and Health ［**安衛則**］ 1972(昭和 47)年に施行された規則で，労働災害を防止するため，事業者が講ずべき措置の基準，労働者の遵守すべき事項などを定めている．第 1 編(通則)は，安全衛生管理体制その他の細目を，第 2 編(安全基準)は各種の危険防止措置，第 3 編(衛生基準)は作業環境・保護具など，第 4 編(特別規制)は特定元方事業者，建築物・機械等貸与者などに関する特別規制を定めている．[1015]

労働安全衛生総合研究所 National Institute of Occupational Safety and Health ［**産業安全研究所，産業医学総合研究所**］ 2006(平成 18)年に産業安全研究所(東京都清瀬市)と産業医学総合研究所(川崎市多摩区)の 2 つの独立行政法人が統合されて発足した厚生労働省所管の独立行政法人．事業所における災害予防ならびに労働者の健康の保持，増進および職業性疾病の病因，診断，予防などに関する調査研究を総合的に行うことにより，職場における労働者の安全と健康の確保に資することを目的とする．労働災害防止のための理工学，医科学的な調査研究の成果をもとに，労働基準行政施策の立案，実施に対して科学技術的に支援するとともに，事業所の安全衛生の確保，向上に向けた知見を事業者などに提供する．[1603]

労働安全衛生法 Industrial Safety and Health Act ［**安衛法**］ 1972(昭和 47)年に制定された法律．「労働基準法」の安全衛生に関する事項について，労働災害防止上の危害防止基準の確立，責任体制の明確化，および自主的活動の促進の措置を講ずることなどによって，労働者の職場における安全と健康および快適作業環境の確保を図るもの．衛生管理者，産業医といったさまざまな管理上の責任者の役割と選任規定，健康保持増進のための措置，危険または健康障害の防止措置，機械，危険物および有害物の規制など，事業場における安全衛生管理の組織と基準を具体的に規定している．2005(平成 17)年に一部が改正され，長時間労働者への医師による面接指導の実施義務，危険性・有害性の調査などの実施の努力義務が事業者に課せられるとともに，計画届の免除認定制度による労働安全衛生マネジメントシステムの導入促進，化学物質などの表示および文書交付制度の改善などが行われた.[1015]

労働安全衛生マネジメントシステム　occupational health and safety management system；OHSMS　労働災害の数は，近年の労働形態・態様の変化，経験不足，ノーハウの伝承不足などから増加傾向がみられ，これまでの場あたり的であと追い対策では解決できず，あらかじめ体系づけて安全と衛生の管理を予防的に前向きに行う必要があるとの認識でつくられた制度.国際的および国際労働機関(ILO)を中心に提案され，わが国でも厚生労働省が指針を出して推進しているもの.主な内容は，まず事業者が決意を表明→計画の作成(plan：P)→実施(do：D)→評価(check：C)→改善(act：A)のPDCAサイクルで行うとしている.医療，看護の活動にもこの考えは取り入れられつつある.[1618]

労働安全管理　occupational safety management　事業の運営に伴う災害防止のための合理的・組織的な一連の施策をいう.「労働安全衛生法」では，事業者に対し，安全管理者の選任，危険防止上の基本となるべき対策の調査，安全委員会の設置，統括安全責任者の選任などの業務を課している.[1015]

労働衛生　occupational health　労働者が職業性疾病に陥ることや災害の発生を防止し，さらに心身の能力が十分発揮できる快適な職場環境の形成を促進することを目的とした概念.「労働基準法」「労働安全衛生法」「労働安全衛生規則」などにより項目が策定されているが，法的遵守に満足せず，より積極的な取り組みがなされなければならない.[1015]　⇒参産業保健→1202

労働衛生管理　occupational health administration　労働者の健康を保持増進し労働力の確保を図るため，労働環境を整備改善し(作業環境管理)，作業を合理的・健康的にすること(作業管理)，労働者の健康状態とその推移を把握し措置を講じること(健康管理)が基本となる.これらが円滑かつ効果的に推進されるためには，労働衛生管理体制の整備や労働衛生教育の実施などが必要である.[1015]

労働衛生管理者⇒同衛生管理者→345

労働衛生工学士　industrial hygienist　労働環境における健康に有害な要因を改善する方法として，工学技術の占める位置は大きい.特に，産業保健にかかわる工学は労働衛生工学 industrial hygiene と呼ばれ，その業務に従事する者を労働衛生工学士という.労働衛生工学，作業環境の測定と評価，それに基づく環境改善の設計と実施，良好な環境を保持するための保守・点検，各種保護具の選択と使用の指示などが主な業務.[1015]

労働衛生指導医　medical advisor in industrial health, advisory doctor of occupational health　厚生労働大臣から任命された労働衛生の専門家で，医学的知識に基づいて事業所に対する指示を行うために都道府県労働局におかれた非常勤の医師.最新の産業医学情報を労働衛生行政に取り入れ，都道府県労働局長が事業者に対して作業環境測定の実施または臨時健康診断の実施を指示する際に，医学的立場からの検討・意見聴取など労働者の労働衛生に関する実務に参画することが主な任務.[1015]

労働関係法　労働者の権利を保護するために，各法令により，①労働時間など条件の設定，②均等待遇，③解雇の制限，④最低賃金，⑤休暇，休日，休憩，⑥労働環境の整備などが定められている.労働基準関係として「労働基準法」，「労働関係調整法」，「労働組合法」，「最低賃金法」，「家内労働法」，「賃金の支払の確保等に関する法律」，「労働安全衛生法」，「作業環境測定法」，「パート労働法(短時間労働者の雇用管理の改善等に関する法律)」，「労働者派遣法」，「労災保険法(労働者災害補償保険法)」，「雇用保険法」，「労働審判法」などがあり，職業安定関係としては「雇用対策法」，「障害者雇用促進法」などが，雇用均等関係としては「男女雇用機会均等法」，「育児・介護休業法」などが定められている.また「石綿による健康被害の救済に関する法律」なども定められている.このうち「労働基準法」，「労働関係調整法」，「労働組合法」の3つは労働三法と呼ばれる.

労働基準局　Labor Standards Bureau　厚生労働省内で労働衛生行政に携わる部局.労働者の安全と健康を守り，仕事と生活の調和のとれた働き方ができるよう，適正な労働条件，労働環境の確保と改善に取り組んでいる.直轄機関として各都道府県に都道府県労働局，各都道府県管内に労働基準監督署が置かれ，労働基準法，最低賃金法，労働安全衛生法等に基づき，事業場を監督，指導する役割を担っている.

労働基準法　Labor Standards Act　［労基法］「日本国憲法」第27条第2項の規定に基づいた労働者の統一的保護法典で，労働関係当事者が遵守する最低の労働条件として1947(昭和22)年に制定された.内容は総則，労働契約，賃金，労働時間・休憩・休日および年次有給休暇，安全および衛生，年少者，妊産婦等の労働，技能者の養成，災害補償，就業規則，寄宿舎，監督機関，雑則，罰則などより構成されている.労働条件に関し，労働憲章的規定の設定，封建的体制を一掃しようとしたこと，8時間労働制，週休制，年次有給休暇などの基本的な制度を基準として最低労働条件を定めたことを特徴とする.[1015]

労働強度　labor strength⇒同作業強度→1180

労働組合法⇒参労働三法→2994

労働災害　occupational accident　「労働安全衛生法」では，「労働者の就業に係る建設物，設備，原材料，ガス，蒸気，粉じん等により，又は作業行動その他業務に起因して，労働者が負傷し，疾病にかかり，又は死亡することをいう」と定義している.労働災害には大きく分けて業務災害と通勤災害がある.このような労働災害を防止する目的は労働者保護であり，「労働安全衛生法」およびこれに基づく諸規則によって災害防止について事業者および労働者の遵守すべき事項を詳細に規定している.事業場における労働災害防止のために1999(平成11)年に「労働安全衛生マネジメントシステムに関する指針」が公表された.[1015]

労働三法　three major labor laws　労働関係を規制する基本法，すなわち「労働組合法」「労働基準法」「労働関係調整法」の三法をいう.[1015]

労働時間　working time　雇われた労働者が事業主の指揮・命令に従い，労働を提供する時間のこと.国際労働機関(ILO)では，雇用者が使用者の指示に服する時間を指し，休憩時間は含まない.休憩時間と労働時間の合計が拘束時間となる．現在「労働基準法」では原則として，休憩時間を除き1日について8時間，1週間について40時間を超えて労働させてはならないと定めている．2005(平成17)年には「労働安全衛生法」の改正で長時間労働者に対する医師による面接指導制度が定められた．[1015]

労働者災害補償保険法 Workers' Accident Compensation Insurance Act ［労災保険法］ 業務上および通勤上の災害による労働者の負傷・疾病・障害または死亡に対して，速やかで公正な保護をするため，給付を行い，労働者の福祉の増進に寄与することを目的とした法律．1947(昭和22)年制定．労働者を雇用する事業所すべてに強制適用される政府管掌保険であり，保険料は全額事業主負担で，災害発生率に応じて保険料が変わる．保険給付の種類としては，業務災害および通勤災害ともに，療養補償，休業補償，障害補償，遺族補償，葬祭料，傷病補償年金，介護補償給付などがある．[1015]

労働人口 working population ［労働力人口］ 一般的には所得の発生に貢献する有給の活動に従事している人びとを指す．わが国では15歳以上の就業者と完全失業者を合わせた人口をいい，労働力調査で示される．学生・主婦・定年退職者などは通常含まない．わが国の2008(平成20)年，平均労働力人口は約6,650万人で，15歳以上人口の60.2%(労働力人口比率という)を占める．[1015]

労働性肥大⇨同機能性肥大→700

労働代謝 work metabolism⇨同作業代謝→1180

労働適応 work adaptation ある業務を労働者が行うに当たり，肉体的にも精神的にも当該業務に対して満足のできる状態にあることをいう．わが国において，最近は産業構造の変化や人間工学の発達により，身体的不適応は次第に減少しているが，業務の複雑化や社会構造の変遷により，メンタルヘルスに関する不適応が問題となっている．[1015]

労働疲労 occupational fatigue⇨同産業疲労→1202

労働福祉事業団 Labour Welfare Corporation 「労働福祉事業団法」〔1957(昭和32)年法律第126号〕に基づいて設立された厚生労働大臣が所轄する特殊法人．「労働者災害補償保険法」に規定されている労働福祉事業を適切かつ能率的に行い，労働災害の防止に必要な資金を融通して，労働者の福祉の増進に寄与することを目的とする．事業の内容は，労働災害による被災者の治療からリハビリテーションに至る一貫した労災医療を扱うことを目的とした全国32労災病院を運営し，その他に在宅介護住宅資金の貸付(重度被災労働者の介護に配慮した住宅の新築・購入・改造に必要な資金の貸付制度)，自動車購入資金の貸付(外傷性脊髄損傷者の社会復帰や職業的自立を促進するための資金貸付制度)，年金担保資金の貸付，未払い賃金の立て替え払い事業，職場環境改善資金の貸付，健康診断機関などの整備促進資金の貸付，建設工事安全機材資金の貸付，小規模事業場産業保険活動支援促進助成金の支給，自発的健康診断受診支援助成金の支給，海外派遣労働者の健康管理事業などを行っている．[457]

労働力 labor force 有形，無形の生産をするために費やされる人間の精神的，肉体的な諸能力であり，この実際の発現が労働である．労働可能状態は心身の健康状態が基盤となり，そのため労働力保全対策として安全配慮や保健，医学上の法的措置がなされている．[1015]

労働力人口⇨同労働人口→2995

漏斗胸 funnel chest 〔L〕pectus excavatum ［陥凹胸］ 胸郭の陥没変形．胸骨体部から剣状突起にかけて落ち込み，それに伴って肋軟骨も後方に陥入している．男性に多く，家族性発生を示すものがあり，マルファン Marfan 症候群や上気道閉塞疾患との関係も指摘されている．小児期には一般に無症状のものが多いが，胸骨陥没に伴う機械的圧迫による心肺機能障害と変形に起因する心理的障害がある．変形に基づく機能障害の改善が必要で，精神的苦痛が強い場合には，手術の適応になる．[841]

漏斗骨盤 funnel-shaped pelvis 骨盤の形状が入口部から出口部に向けて漏斗状に狭小化しているもので，狭骨盤の1つ．児頭の下降は困難で，帝王切開が必要となる．[998]

漏斗腫⇨同インフンディブローマ→307

漏斗部切除術 infundibulectomy ファロー Fallot 四徴症などの先天性漏斗部狭窄に対して行われる手術方法．体外循環下に右室流出路(漏斗部)の異常筋を切除して狭窄を解除する．[867,1499]

老年医学 geriatrics, gerontology ［老人医学，老年学］ 細胞・臓器レベルでの老化過程について，また老年期に多い疾患や長寿などについて研究する臨床医学の一分野．[543]

老年学⇨同老年医学→2995

老年化指数 aging index ある年において，年少人口(14歳以下の人口)に対する老年人口(65歳以上の人口)の比(老年人口/年少人口×100)で定義される．年少人口100人に対する老年人口数であり，人口の高齢化(老齢化)の指標の1つ．値が大きければ年少者に比べて老年者が多いことになり，高齢者の多い社会であることを示している．2007(平成19)年の日本は158.8であり，1980(昭和55)年の38.7と比べると4.1倍となり非常に高齢化が進んでいることがわかる．なお，アメリカでは年少人口の定義は18歳未満．[871]

老年期 senium, old age ［高齢期］ 人の一生をいくつかのライフステージ life stage で区切るとき，成人期に続く人生最後の時期をいう．WHOでは65歳以上とし，人口動態調査や「社会福祉法」においても65歳以上となっているが，明確な年齢区分はない．単に暦年齢からとらえるのではなく，加齢により身体・心理機能や社会生活・役割が成人期とは異なる時期を表しており，個人によって開始時期も異なる．衰退期とみなされる一方で円熟期と考えることもできる．一般的には75歳未満を老年前期(前期高齢者)young-old，75歳以上を老年後期(後期高齢者)old-old に区分している．なお，後期高齢者という表現には異論もあり，長寿高齢者と呼ばれることもある．老年前期は健康で活動的な者が多い．それに比べ老年後期では身体・認知機能の低下した者が多いため，同じ老年期でも支援の仕方が異なる．[1419] ⇨参前期高齢者→1752，後期高齢者→986

老年期隠遁(とん)症候群 senile squalor syndrome, senile self-neglect ［ディオゲネス症候群］ 老年者にみられる独特な症候群であり，社会からの極端な孤立，自閉，自己無関心が特徴の人格障害(パーソナリティ障害)，

ろ

ディオゲネス Diogenes 症候群ともいう．ディオゲネスとは古代ギリシアの哲学者．ひとり暮らしの高齢者に多く，身だしなみに無頓着，不潔きわまる環境の中に安住しており，周囲の人たちを困らせることがあっても無関心である．認知症と間違えられることがあるが，知的障害はなく，精神疾患でもなく，経済的問題があるのでもない．一種の人格障害と考えられている．性格の問題であり，異常ではあるが病気とはいえない．ただし，認知症の初期や統合失調症など病気により類似の症状を呈することがあるので，本来の人格と病的な人格は明確に区別することが重要である．特異的治療法はなく，対症療法として抗精神病薬などが用いられることもある．[278] ⇨参パーソナリティ障害→2323

老年期うつ(鬱)病　senile depression〔D〕senile Depression［進行期うつ(鬱)病］ 老年期に初発するうつ病をこう呼ぶ場合がある．臨床的特徴は初老期うつ病と共通する点が多い．臨床症状としては精神運動抑制が軽く，心気的あるいは身体的愁訴が多く，不安や焦燥感が強く，自責感や自殺念慮，妄想性傾向を示すものが多いとされる．また身体疾患の合併率が高く，特に高血圧，心筋障害，脳血管障害後遺症，糖尿病などが報告されている．身体疾患の合併はうつ病の発症要因や遷延化要因として作用することが多い．発症に関与する心理・環境要因としては，配偶者の病気や死別，地位や役割の喪失，孤独，家庭内のトラブル，経済的不安，転居などがあげられる．さらに加齢に関連した生物学的要因が発症と経過，予後に影響するものと考えられる．[660] ⇨参初老期うつ(鬱)病→1495

老年症候群　geriatric syndrome　加齢と健康障害の影響から老年期に起こりやすい認知症，寝たきり，転倒，失禁，褥瘡などの症状の総称．廃用症候群を伴って徐々に進行して生活機能障害を引き起こし，容易に高齢者を要介護状態に陥らせる．[812]

老年人口　elderly population　年齢3区分(年少人口，生産年齢人口，老年人口)を用いて年齢別人口構造を考えるときの指標の1つで，65歳以上の人口を指す．[871] ⇨参老年化指数→2995

老年人口指数　elderly dependency ratio(index)　年齢3区分(年少人口，生産年齢人口，老年人口)を用いて，年齢別人口構造を考えるときの指標の1つで，ある年の生産年齢人口(15-64歳の人口)に対する老年人口(65歳以上の人口)の比(老年人口/生産年齢人口×100)で表され，生産年齢人口100人当たりの老齢人口数を表す．これは生産活動年齢にある100人が支える65歳以上の人数を表している．[871]

老年性萎縮　senile atrophy［老人性萎縮］ 加齢とともに生じる生体の必然的な変化で，組織の萎縮が生じる現象をいう．老化は病変としての変化ではなく，生体細胞機能の全般的衰退であり，その変化は生体の各組織・臓器に普遍的に起こる非特異的変化である．その変化の1つが組織の萎縮であり，老人性萎縮は組織細胞の減少と機能低下を伴い多様に進行する．栄養障害，循環障害，不動などで生じる特異的萎縮は，原因の除去により回復可能であるのに対し，加齢による萎縮は細胞の再生能，増殖能の低下を基点としていることから非可逆性である．[889]

老年性色素斑　senile lentigo，senile pigment freckle⇨同老人性色素斑→2990

老年性脂腺増生症⇨同老人性脂腺増殖症→2990

老年性紫斑病　senile purpura　老齢化してくると皮膚は菲薄化し，皮下組織は萎縮し，血管壁は脆弱化してくる．さらに，毛細血管の支持組織であるコラーゲンなどが消失し，毛細血管の可動性が増してくるようになり，わずかな外力で容易に破綻し出血するようになる．出血部位は，日常生活において無意識に動かすことが多い四肢で，特に露出している場所にみられる紫斑をいう．病的意義は少なく，治療は必要ない．[1481]

老年精神医学　geriatric psychiatry，psychogeriatrics　老年期の精神障害について扱う精神医学の一専門分野．人口の高齢化が進むにつれ，急増している認知症をはじめとして，身体疾患に伴う精神障害，老年期のうつ(鬱)病，神経症，妄想症など，扱う領域は多岐にわたってきている．老年期の精神障害の発症には，社会心理的な要因，身体的な要因が複雑にかかわっており，症状の理解や治療の面でも，一般の精神医学の単なる延長ではない，独自の視点が必要とされている．高齢化が急速に進むわが国では，高齢者の社会的処遇が遅れており，介護や看護の問題，医療・福祉制度の改善，施設の適切な配置など，早急な対策が求められている．そのような中で，診断や治療はもちろん予防においても，老年精神医学の発展に対するニーズは高まっている．[928]

老年精神病　senile psychosis〔D〕senile Psychose　65歳以降に始まる精神障害をいうが，広い意味では老年期以前に発病しているものや老年期に再発したものも含まれることがある．老年期の器質的精神疾患としてはアルツハイマー Alzheimer 型認知症，脳血管性認知症，レビー Lewy 小体型認知症などがあり，機能的なものには老年期感情障害〔うつ(鬱)病，躁病〕や老年期幻覚妄想状態(遅発性パラフレニーなど)，老年期神経症などがある．生理的な老化や病的な脳の器質的変化と環境的要因に強く影響されやすく，器質性と心因性の要素が混在していることが多い．したがって治療には対症的薬物療法，生活環境の調整，身体障害に対する適切な看護など多面的アプローチを必要とする．[660]

老年性退縮　senile involution［老人性退行］ 一種の生理的萎縮で，加齢とともにみられる退行性変化．中枢神経系では脳の萎縮，消化器系では肝臓の萎縮のほか，胃の腸上皮化生の増加や膵の脂肪組織置換，生殖器では精巣の萎縮，卵巣や子宮の萎縮以外に，前立腺の肥大，造血器系では脾や胸腺の萎縮のほかに脂肪髄の増加，運動器では筋の萎縮以外に骨の粗鬆化，皮膚の弾力線維の変性および減少がみられる．また萎縮を伴わないものも存在し，呼吸器系では肺の弾性の低下，循環器系では心臓の重量の増加を認める．[1531]

老年性腟炎⇨同老人性腟炎→2990

老年性肺炎　senile pneumonia［老人性肺炎］ 高齢者にみられる細菌性肺炎．高齢者は，気道粘膜に存在する線毛運動の低下，咳反射の減弱，慢性気管支炎や脳血管障害，それによる誤嚥，心疾患等の基礎疾患の合併などのため，肺炎に対する防御機構の低下がみられる．また，発熱，咳，痰，胸部X線写真異常などの典型的な肺炎の臨床像をしばしば欠き，食欲不振，意識障害，原因不明の転倒などの非特異的臨床像が主体になることがあり，診断が困難な場合が多い．原因菌の特徴としては，病院や老人施設で問題となる黄色ブドウ球菌やグラム陰性桿菌が市中肺炎の場合にも問題となることがある．治療は抗生物質の投与のほか，栄養状態や基礎疾患の管理を含めた全身管理が必要になることが多い．入院中は体位変換や喀痰のドレナージなどを行い，沈下性肺うっ血や褥瘡を予防する．[948]

老年認知症 senile dementia ［**老人性認知症**］ 老年期に発症し，進行性認知障害を主症状とする変性疾患．かつては65歳以降に発生する一次性認知症の総称であった．初老期に発生した一次性認知症をアルツハイマー Alzheimer 病，老年期に発生した一次性認知症を老年認知症と呼んでいたが，病理学的には同一の疾患であることが認められている．[488]

老年斑⇨同老人斑⇀2991

老年病 disease of old age ［**老人病**］ 高齢者に多発し，高齢者に特有な疾患の総称．多くは老化を基盤としている．一般的に老化性変化といわれるものには，①視力，聴力の低下，②耐糖能，腎機能，肺機能の異常，③収縮期血圧の上昇，④骨密度の減少，⑤交感神経活動の減退，⑥免疫機能の異常，⑦認知機能の低下がある．このような老化を基盤とした老年病は，①結核性疾患，リウマチ性弁疾患などのように若年期に発症して老年期に及ぶ疾患，②脳卒中，腎不全，虚血性心疾患などのように成人期以降の「生活習慣病」がもとになっている疾患，③変形性関節症，前立腺肥大，認知症などのように比較的老年期に発病する疾患，の3種に分類することができる．このような疾患に罹患した高齢者の特徴としては，①多臓器にわたる疾患が認められる，②症状が非定型的である，③慢性化しやすい，④機能障害に陥りやすい，⑤合併症を併発しやすい，⑥社会的要因や環境により病状が変動しやすい，⑦多剤投与および薬物動態の変化により副作用が出現しやすい，⑧水・電解質の異常をきたしやすい，⑨意識障害が起こりやすいということがある．予防するためには，ライフスタイルの改善などによって可能な限り老化性変化を回避するということが重要．[1426]

労務管理 labor management 組織経営するときの人材的側面のマネジメント全般を指す．一般に労務管理には，人事，労働条件，福祉・労使関係の調整などが入る．労務管理における主な課題範囲には次のものがあげられる．人事面では，組織の理念と方針に沿った適切な人事計画，採用諸手続き，人事考課，人事記録の整備・保管，昇進・昇格基準の設定・実施・見直しなど，従業者の労働条件では，勤務時間，休日・休暇制度，公正な職場規則，適正な給与・賞与の決定・配分，給与関連計算と記録，組織開発研修教育，安全・衛生，定期的健康診断の実施など，福祉・労使関係面では，適正な社会保険業務の運営，労使間相互の良好な信頼関係づくり，就業規則を従業者に周知徹底するなどである．[1361,1031] ⇨参人事管理⇀1548

蝋(ろう)**様円柱**⇨参円柱⇀382

蝋(ろう)**様肝** waxy liver ［**豚脂様肝**］ アミロイドの過剰沈着した肝の肉眼的所見で，固有の構造が失われて割面は蝋様ないし硝子様外観を示す．組織学的には小葉内 intralobular 型，門脈 portal 型，mixed intralobular & portal 型の3型がある．intralobular 型は小葉内の類洞と肝細胞索の間のディッセ Disse 腔に発現し，類洞を狭窄，肝細胞を圧迫萎縮に陥らせる．高度な場合は肝細胞が消失する．portal 型は主に小葉間結合織の動脈壁に沈着するタイプで，mixed intralobular & portal 型は小葉内のみならず小葉間の結合織に沈着をきたす．[1531]

蝋(ろう)**様腫** ceroma アミロイド変性を起こした結果，蝋様変性をきたした腫瘍．[117]

蝋(ろう)**様撓**(どう)**性**⇨同蝋(ろう)屈症⇀2988

蝋(ろう)**様の撓**(どう)**屈**⇨同蝋(ろう)屈症⇀2988

蝋(ろう)**様脾**⇨同ベーコン様脾⇀2621

蝋(ろう)**様変性**⇨同ツェンカー変性⇀2036

老齢化⇨同エイジング⇀344

老老介護 高齢者が高齢者を介護している状態．現在，わが国の介護者の半数以上は60歳以上であり，核家族化が進むにつれて，老いた子が老いた親，老いた配偶者が老いた配偶者を介護する場合が増えてきている．高齢者が高齢者を介護することは，介護する家族にとっても心身の大きな負担になることを意味し，在宅での介護の困難，高齢者虐待，家族の共倒れなどが大きな社会問題になっている．[1451]

ローウェンベルグ徴候⇨参ホーマンズ徴候⇀2686

ローカス⇨同遺伝子座⇀259

ローカルエリアネットワーク⇨同LAN⇀75

ローザー・ネラトン線 Roser-Nélaton line 股関節45度屈曲位で，上前腸骨棘，大転子，坐骨結節を結ぶ直線をいう．当初は大転子の直線からのずれを把握できることから股関節脱臼などの診断の補助に用いられたが，現在では大転子の位置の確認に用いられる程度である．[873]

ローション剤 lotion 液剤の1種で，液体に粉末を配合した懸濁性ローションと，水中油型乳剤(oil-in-water emulsion；O/W)の乳剤性ローションがある．軟膏と比べてべとつき感がない．[113]

ローズベンガル染色試験 rose bengal staining test, rose bengal dyeing test 紫赤ないし赤褐色のキサンチン色素であるローズベンガル液を点眼し洗浄後，細隙灯顕微鏡で見ると角膜や眼球結膜の表在性びらんが赤色に染色される．シェーグレン Sjögren 症候群のときに認められるびらん性角膜炎などの診断に用いられる．[388] ⇨参シェーグレン症候群⇀1222

ローゼンタール症候群 Rosenthal syndrome⇨同血友病C⇀931

ローゼンタール静脈 Rosenthal vein⇨同脳底静脈⇀2308

ローゼンタール線維 Rosenthal fiber 星状細胞腫やグリオーシス，脳室上衣腫でみられる円柱状の星状細胞突起で，ハイデンハイン Heidenhain-PTAH(リンタングステン酸ヘマトキシリン)染色陽性を示す．小児の小脳半球に好発する星状膠細胞腫は双極性の毛様突起をもつ膠腫細胞が線維束をつくり，特徴ある組織像を呈する．この毛状星状細胞腫の腫瘍細胞の細胞質突起には好酸性の桿状構造物が観察される．[1531]

ローゼンバッハ病 Rosenbach disease⇨同類丹毒⇀2964

ローゼンバッハ遊走性紅斑 erythema migrans Rosenbach ⇨同類丹毒⇀2964

ローゼンミュラー窩⇨同咽頭陥凹⇀300

ローゼンミュラー器官 Rosenmüller organ⇨同卵巣上体⇀

2909

ローター型高ビリルビン血症 Rotor-type hyperbilirubinemia⇨同ローター症候群→2998

ローター症候群 Rotor syndrome ［ローター型高ビリルビン血症］ 抱合型高ビリルビン血症を呈するきわめてまれな体質性黄疸で，常染色体劣性遺伝形式をとる．通常は無症状で偶然発見されることが多い．ほかの血液生化学的検査には異常を認めない．肝細胞のブロムスルファレイン(BSP)とインドシニアグリーン(ICG)摂取異常のため，これらの検査で特徴的な血中消失遅延を示す．[279] ⇨参ドゥビン・ジョンソン症候群→2127

ロータブレータ rotablator ［経皮経管的高速回転型アテレクトミー］ 経皮的冠動脈インターベンション(PCI)における新しい器具で，先端にダイヤモンドチップをちりばめた楕円形のバー burr を14-20万/分で回転させ，かたい内膜組織を粉砕，除去する．やわらかい組織は削らない分離カッティング differential cutting が特徴である．バルーンによる拡大が困難な石灰化病変，びまん性病変，慢性完全閉塞病変，偏心性病変，分岐部病変やステント再狭窄などが適応となる．特有の合併症として，末梢塞栓や血管穿孔に注意が必要である．本来は商品名であるが，ほとんど一般用語として用いられる．[1086] ⇨参アテレクトミー→163

ローデシアトリパノソーマ症 Rhodesian trypanosomiasis(trypanosome) トリパノソーマ・ブルセイ・ローデシエンセ *Trypanosoma brucei rhodesiense* に感染して起こる急性型のアフリカ睡眠病(アフリカトリパノソーマ症)．病状の進行は急激で，高熱，頭痛，嘔吐に始まり，リンパ節腫脹や肝・脾腫，さらに脳炎を起こして昏睡に陥り，数週間から1年以内に死に至る．[288] ⇨参トリパノソーマ症→2165

ロードアンドゴー load and go 重症外傷の現場活動において用いられるJPTEC™(病院前外傷観察・処置プログラム)の用語で，生命維持に関係のない部位の観察や処置を省略して，生命維持に必要な処置のみを行って，一刻も早く適切な医療機関へ搬送するための判断と実際に指示される言葉をさす．[166]

ろ

ロート斑 Roth spot 網膜の出血斑の中央に白斑がみられるもの．血液疾患や敗血症，糖尿病，亜急性細菌性心内膜炎などでみられる．疾患により発生原因はさまざまとされている．ロート Moritz Roth はスイスの病理学者(1839-1914)．[566]

ローノア・ベンソード症候群 Launois-Bensaude syndrome 頸部や肩などに左右対称性・不規則に非被包性の脂肪腫が増加する病態をいう．ローノア Pierre E. Launois (1856-1914)，ベンソード Raoul Bensaude (1866-1938)はともにフランスの内科医．[1531] ⇨参リポマトーシス→2935

ロービジョン low vision ［低視力］ 高度の視力障害を認めるが，盲(もう)ではない状態．WHOの分類では矯正視力0.05以上0.3未満をいう．残存している視力を有効に使って日常生活や社会生活をおくれるようにするのが，ロービジョンケアの役割である．[651]

ローランド棘波 rolandic spike〔seizure〕 ［ローランド発射］ 一側または両側の，中心部から側頭中部のローランド溝 rolandic area と呼ばれる領域で，最大振幅を示して出現する焦点性棘波あるいは鋭波．ロンブローゾ Lombroso が報告したシルヴィウス発作 sylvian seizure は，このように側頭中部に棘波焦点を認め，臨床発作の症状として，①脳波の異常部位とは反対側の舌，内頰部，唇，歯肉などの知覚異常，②構音障害による言語の停止，③発作中の意識は保たれる，④唾液の口腔内過剰貯留，⑤強直性あるいは強直クローヌス性痙攣の顔面への伝播，まれには知覚異常の顔面や腕への伝播などを示す小児てんかんの一発作型であり，今日では，部分てんかんのうち小児良性てんかんとして，発作症状および経過，好発年齢，脳波などから単独の疾患とされている．4-10歳に好発し，15-16歳で寛解する常染色体優性遺伝形式をもつ．この異常突発波はノンレム睡眠の深度が増すにつれ発現頻度が増え，レム睡眠期に抑制されるが，この抑制がよいものほど予後良好といわれている．[947]

ローランド溝 Rolando fissure⇨同中心溝→1991

ローランド発射 rolandic discharge；RD⇨同ローランド棘波→2998

ロールシャッハテスト Rorschach test 〔D〕Rorschach Methode 代表的な投影法人格検査の1つで，スイスの精神科医ロールシャッハ Hermann Rorschach(1884-1922)によって1921年に考案された．左右対称の10枚のインクのしみでできた絵カード(インクブロット，図)を提示して，それが「何に見えるか」を問い，刺激への反応という形で被検者の視知覚体験を明らかにし，知覚と密接に関係しているパーソナリティを評価するもの．インクブロットへの反応は，状況の異なる10種類の場面に集約された被検者の日常行動，すなわちパーソナリティを反映するという考えに基づき開発されたが，ロールシャッハが37歳で亡くなったため，その後さまざまな分析法が提唱されている．視知覚体験を視野(どこに見たか：領域)，刺激特性(どのような刺激特性から見たか：決定因)，内容(何を見たか：内容)，そして形態水準(反応の形態質の評価)の4つの側面から記号化し，さらに被検者の態度(反応時間など)も考慮し評価されるのが一般的．[724] ⇨参性格検査→1659

●ロールシャッハテストの絵カード

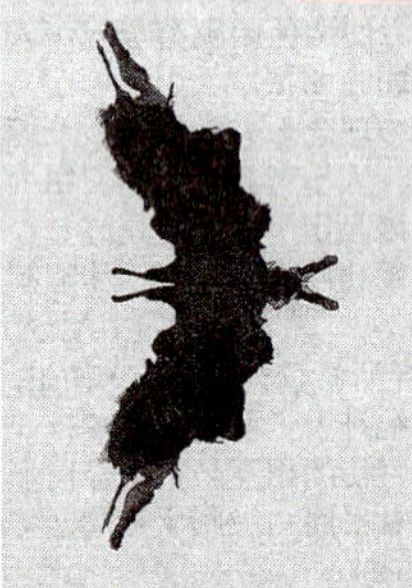

ロールプレイ⇨同ロールプレイング→2998

ロールプレイング role playing ［ロールプレイ，役割演技］ 個人が演じる役割行動の演技を用いた心理療法，または演技そのもののこと．もともとは精神科医であるモレノ Jacob. L. Moreno が開発した心理劇的集団療法の技法の1つ．参加者は即興劇の形式で，設定された役割を演じ，日常生活で経験できないことを体験し，それを通して物事への視点の客観性を高め，自分では気づかなかった日常生活での課題や問題点の解決，あるいは新しい自己を発見することを目標とする．通常5つの要素〔監督(治療者)，補助自我(助手)，演者，観客，舞台〕からなる．場面設定としては，参加者のほとんどが過去に何に困難を感じたか，あるいは何が問題であったかに基づいて選ばれる．人数は10人前後が一般的であり，時間はおよそ30分から2時間程度と幅がある．どの場合も，あくまで個人に焦点を当てることが基本．ロールプレイングを通して，治療者は参加者の治療前の社会的能力を評価，あるいは治療目標となる行動の過剰や欠陥を訓練する．近年は集団療法やグループワークなど精神医学の分野にとどまらず，一般の管理者訓練や各種専門家の訓練などの研修技法としても広く応用されている．[1606] ⇨参心理劇→1607

ローレル指数 Rohrer index；RI 栄養状態の判定に用いられる指標の1つで，特に集団としての児童・生徒の肥満状態を知るうえで便利で，体重(kg)/身長(cm)^3 × 10^7 の式で表される．判定基準は，99以下：やせすぎ，100-115：ややややせている，116-145：普通，146-159：やや太っている，160以上：太りすぎ．[1036] ⇨参カウプ指数→463，リビー指数→2931，BMI→29

ローレル・フリーマン免疫電気泳動法 Laurel-Freeman immunoelectrophoresis⇨同交差免疫電気泳動法→1004

ローレンス・ムーン・バルデー・ビードル症候群 Laurence-Moon-Bardet-Biedl syndrome；LMBBS ［ローレンス・ムーン・ビードル症候群］ 肥満，性腺発育不全，腎障害，網膜色素変性，多指(趾)症などを主徴とする遺伝性疾患．常染色体劣性の遺伝性疾患と考えられるが不全型も多い．最近，過去の報告例の再整理の結果，本症はバルデー・ビードル症候群という呼称がふさわしいとされ，知的障害，網膜色素変性，性腺機能低下，および痙性対麻痺を主徴とするタイプは本症とは異なった疾患単位としてローレンス・ムーン症候群の呼称を当て，両者を区別するようになってきている．これ以外にも症状は類似するが異質とされる疾患に，①ビーモント Biemond 症候群：虹彩欠損が特徴，②アルストレーム Alström 症候群：高度のインスリン抵抗性糖尿病が特徴，③プラダー・ウィリー Prader-Willi 症候群：第15染色体に異常，などがある．ローレンス John Z. Laurence(1830-70)はイギリスの眼科医，ムーン Robert C. Moon(1844-1914)はアメリカの眼科医，バルデー Georges L. Bardet(1885-没年不詳)はフランスの内科医，ビードル Arthur Biedl(1869-1933)はハンガリーの病理学者．[1260] ⇨参バルデー・ビードル症候群→2401

ローレンス・ムーン・ビードル症候群 ⇨同ローレンス・ムーン・バルデー・ビードル症候群→2999

ローン・ギャノン・レビン症候群 ⇨同ラウン・ギャノン・ルバイン症候群→2893

ローントリー・ゲラティ試験 Rowntree-Geraghty test⇨同フェノールスルホンフタレイン試験→2520

ローン分類⇨同ラウン心室期外収縮重症度分類→2893

濾過型人工腎臓装置 hemofiltration apparatus 人工腎臓装置とは，末期腎不全患者において腎臓の老廃物の排泄，水電解質バランスの機能を肩代わりする血液浄化装置のことを指す．そのうち透析液を使用せずに限外濾過のみを行い，除去された体液量を補充液で補うものを濾過型人工腎臓装置と呼び，血液濾過と同義語である．補充液の注入部位により前希釈法と後希釈法がある．補充液を濾過器の前で注入して希釈された過剰な体液を濾過するのが前希釈法で，血液を過剰に濾過したのちに濾過器のあとから補充液を注入するのが後希釈法である．血液透析と比較して安定した血行動態が得られ，中大分子量物質(β_2-マイクログロブリンなど)の除去にはすぐれるが，小分子量物質(尿素窒素，クレアチニンなど)の除去が劣るという欠点がある．[1119] ⇨参血液濾過→891

濾過手術 filtering surgery，filtering operation 緑内障に対する手術法の1つ．線維柱帯切除術がその代表．穴をあけた強膜から房水が濾過され，結膜下で吸収されることからこの名前がついた．手技として，結膜を切開し，上方強膜に流出路となる強膜弁を作製したのち，線維柱帯を切除して房水を強膜から濾過させる．虹彩根部が流出路に嵌頓して閉塞しないように虹彩切除も同時に行う．そして最後に結膜を縫合して強膜上を覆い，結膜下で濾過された房水が吸収できるようにする．房水が結膜下に流出すると濾過胞(ブレブ)と呼ばれる水ぶくれが形成される．[257] ⇨参線維柱帯切除術→1749

濾過除菌⇨同濾過滅菌→2999

濾過性病原体 filterable virus⇨同ウイルス→312

濾過板 filter X線管からのX線には人体を通過しない低エネルギーの有害なX線が含まれており，このようなフィルムや放射線検出器に到達しない診療に利用できないX線を止めて，人体を通過する診療に必要なX線のみを取り出すためにX線放射口に設置するアルミニウムの板．Co^{60} 照射装置やライナックなどを用いた放射線治療装置の照射口に設置する．二次放射線，低エネルギー放射線を除去し，深部到達性の高い放射線のみ照射できるように照射口に設置する板を濾過板という．[1185]

濾過胞 filtration bleb 緑内障の濾過手術によって，房水が前房より結膜下に流出し，貯留して水胞状になった状態．濾過手術が有効に機能していることの指標となる．[1601]

濾過滅菌 sterilization by filtration ［濾過除菌］ 易熱性の溶液を無菌とするための滅菌法．細菌濾過器を用い，溶液を吸引または加圧して濾過する．[324]

濾過率 filtration fraction；FF 腎臓を灌流する血漿量のうち糸球体で濾過される血漿量の比率，すなわち糸球体濾過量(GFR)と腎血漿流量(RPF)の比(GFR/RPF)として表される．輸出入細動脈の血管抵抗により変化する．輸出細動脈の血管抵抗が増加し，輸入細動脈の血管抵抗が低下すると濾過率は増加する．腎血流量の自己調節により，健常者では全身血圧が80-180 mmHgの間ではGFRとRPFはほぼ一定であり，濾過率は約20%である．本態性高血圧や腎硬化症では上昇し，急性糸球体腎炎では低下する．[1119] ⇨参腎循環血漿量→1557，糸球体濾過値→1251

ロキソプロフェンナトリウム水和物 loxoprofen sodium hydrate 非ステロイド系抗炎症・鎮痛薬(NSAIDs)

ろ

で，プロピオン酸系の解熱・鎮痛・抗炎症薬．シクロオキシゲナーゼ(COX)に作用し，プロスタグランジンの生合成抑制により抗炎症作用と解熱鎮痛作用を示す．特に鎮痛作用は強力．経口投与時には胃粘膜刺激作用の弱い未変化体で消化管から吸収され，プロスタグランジン生合成抑制作用の強い活性代謝物へと速やかに変換されて，短時間で作用を示す．プロドラッグであり消化管障害が比較的少ない．内服薬は関節リウマチや変形性関節症をはじめ各種疾患・領域での消炎・鎮痛や，急性上気道炎の解熱・鎮痛に使用される．貼付剤は筋肉痛，変形性関節症などに用いる．[204,1304] 商ロキソニン

ロキタンスキー　Carl Freiherr von Rokitansky　オーストリアの病理学者(1804-78)．病理解剖学的手法を普遍的な方法論として確立した．また，ロキタンスキー病(急性黄色肝萎縮)，ロキタンスキー・アショフ Rokitansky-Aschoff 洞(胆嚢の粘膜上皮が筋層や漿膜下層に陥入して袋状となったもの)などにその名を残す．[1531]

ロキタンスキー・アショフ洞　**Rokitansky-Aschoff sinuses**　胆嚢壁の粘膜下組織内で底部や頸部にしばしば認められる管腔構造で，胆嚢粘膜が筋層内へポケット状に入り込んだもの．内面は上皮に覆われており，胎生期における胆嚢粘膜の迷入と考えられている．胆嚢内腔と交通があるものを指し，交通がないものをルシュカ Luschka 洞という．臨床的にしばしば問題となるのは，この洞粘膜が増殖し筋層の肥厚を伴うことで，これを腺筋腫症 adenomyomatosis という．悪性転化はないが，胆嚢癌との鑑別が問題となる．画像診断などで鑑別不能であったり，炎症による疼痛が高度のときは胆嚢摘出術の適応となる．ロキタンスキー Karl F. von Rokitansky はオーストリアの病理学者(1804-78)，アショフ Karl A. L. Aschoff はドイツの病理学者(1866-1942)．[279]

鹿角状結石　**staghorn calculus**⇨同サンゴ状結石→1204

肋鎖(ろくさ)圧迫症候群⇨同肋鎖(ろくさ)症候群→3000

肋鎖(ろくさ)症候群　**costoclavicular syndrome**　［肋鎖(ろくさ)圧迫症候群］　胸郭出口症候群の一種．胸を張り肩を後下方へ下げる姿勢によって，鎖骨と第1肋骨の間にある腕神経叢・鎖骨下動脈からなる神経血管束が圧迫されることで発症．20-30歳代の女性に多い．項頸部・胸背部からの上肢の痛み，しびれ，だるさが三大症状である．症状は一般に徐々に起こり，慢性の経過をとり進行．肩甲帯挙上筋の強化，温熱療法，局所ブロック，薬物療法などの保存療法を行う．保存療法が無効で日常生活や仕事において支障があるものには手術療法を行う．リュックサック麻痺も一種の肋鎖症候群である．[841] ⇨参頸肋症候群→878

六炭糖　**hexose；Hex**　［ヘキソース］　炭素数6の単糖の総称．アルデヒド基を有する六炭糖(アルドヘキソース)とケトン基を有する六炭糖(ケトヘキソース)に大別される．最も代表的なアルドヘキソースであるDグルコースは，Dフルクトース(レブロース)とともに最も広く分布し，遊離糖として果実中に存在する．また，マルトース，サッカロースなどの二糖類，グリコーゲン，デンプンなどの多糖体としても存在する．ほかのアルドヘキソースとしてはDガラクトース，Dマンノースがあり，これらは単糖ではほとんど存在しない．ケトヘキソースとしてはDフルクトースがあり，甘い果実，はちみつなどに多量に存在することから，果糖とも呼ばれる．これらヘキソースは解糖系に入ることにより，炭素源，エネルギー源として使用される．[1157]

肋軟骨炎　**costochondritis**⇨同ティーツェ症候群→2041

肋膜炎⇨同胸膜炎→771

ログロール法　**log roll method**　主にバックボード上に傷病者をのせる前に傷病者の背面に損傷や異物があるかを確認する観察目的で実施される方法．ログは丸太，ロールはころがすという意味で，身体を1本の丸太に見立て，ねじらず，曲げないで，気をつけの状態を保ったまま体位変換する操作をいう．骨盤に不安定性をもたらす骨折が想定される場合にはログロール法は不適切であり，傷病者を水平に挙上するフラットリフトを行う．[166] ⇨参体位変換→1858

ロケット免疫電気泳動法⇨同免疫電気拡散法→2810

ロゴセラピー　**logotherapy**　〔D〕**Logotherapie**　ウィーンの精神医学者フランクル Viktor E. Frankl(1905-97)が創始した実存分析の精神療法．この場合のロゴスとは，無意識の中に潜む精神的なもの，また個人的な実存の意味であり，これを分析的に明らかにすることがこの治療の目標となる．つまり，病者が自分の存在に意味を見いだし，その運命を肯定し，病への勇気をもつよう導くことである．その技法には逆説的志向と反省除去がある．前者は例えば，不安の対象から逃れるのではなく逆にそれを志向すること，後者は過剰な注意をやめて自分の人生に意味や価値を与えてくれるものに専念することである．このように，実際の治療では自己の苦悩に対する態度の変換が病者に求められる．[50] ⇨参実存的精神療法→1316

ロザニリン　**rosaniline**⇨同マゼンタ→2737

ロサルタンカリウム　**losartan potassium**　最初に臨床応用されたアンジオテンシンII(AII)受容体拮抗薬．プロドラッグであり，主代謝物であるカルボン酸体およびロサルタンが，生理的昇圧物質であるアンジオテンシンII(AII)の受容体に特異的に拮抗して降圧効果を示す．また，ロサルタンは腎の輸出細動脈を選択的に拡張させ，糸球体内圧を低下させて，糸球体への過剰負荷を改善する．これらの機序により，高血圧症，そして高血圧およびタンパク尿を伴う2型糖尿病における糖尿病性腎症に対する適応をもつ．サイアザイド系利尿薬であるヒドロクロロチアジドとの配合錠も新たに発売された．[204,1304] 商ニューロタン，プレミネント(配合錠)

ロサンゼルス型スモッグ　**Los Angeles type smog**　［ロスアンジェルススモッグ］　1940年代よりロサンゼルス地区で眼・鼻・喉の刺激症状が出現した．この地区には大きな工場もなく，暖房の必要性も高くないことから，当初は原因不明であった．のちに，自動車からの排気ガス，強い日射，地理的な条件による温度の逆転現象などによって，この地域が窒素酸化物やオゾンなどの光化学スモッグに覆われ，広範な健康被害がもたらされたことが判明した．[565]

ロシア春夏脳炎　**Russia encephalitis**　［極東ダニ脳炎］　ダニ媒介性フラビウイルス〔ロシア春夏脳炎ウイルス Russian spring-summer encephalitis(RSSE) virus〕が原

ろ

因となる地域的な脳炎で，ロシアでの患者発症が年間数千例認められている．小型野生動物(野ネズミ，イヌ，ヤギなど)が病原巣動物で，ダニが吸血することでウイルスが感染し，ダニの中で維持され，ヒト，家畜，野生動物を吸血することで感染が拡大していく．頭痛，発熱，嘔吐の髄膜刺激症状から始まり，痙攣，精神錯乱，昏睡と脳炎症状が進展し，50% と高い致死率を示し，重度の後遺症を残す．北海道においても患者発生が認められている．[1113] ⇨参ダニ媒介脳炎→1922

ロジェー雑音 Roger murmur 心室中隔欠損症で聴取される全(汎)収縮期雑音をいい，スリル(振戦)を伴う．欠損口を通過する血流により生じるシャント(短絡)雑音である．収縮期において血液は左室から右室へ流入して乱流を生じるためにⅠ音の開始と同時に始まりⅡ音まで続く．最強点は第 3-4 肋間にある．ロジェー Henri Louis Roger はフランスの医師(1809-91)．[1290]

ロジェー病 Roger disease 先天性心室中隔欠損症のうち，欠損孔が小さく，シャント率が低く，肺血管抵抗が正常なもの．[485]

濾紙クロマトグラフィー paper chromatography ［ペーパークロマトグラフィー］ 濾紙を用いて化合物を分離するクロマトグラフィー分析法．濾紙の下端から数 cm のところに試料をスポットし，濾紙の一端を展開溶媒に漬け，毛細管現象により溶媒が上部に移動するのに伴い，試料中の溶質が徐々に分離する．物質によって展開距離が違うので分離することができる．発色試薬を噴霧するなどして分離した成分を呈色する．糖質やアミノ酸の分離などに用いられ，尿糖試験紙などはこの原理を応用したものである．[417] ⇨参クロマトグラフィー→846

ロジスティック回帰分析 logistic regression analysis 回帰分析の 1 つの方法．目的変数が確率(割合)p のように有限の値域($0 \leq p \leq 1$)をもっている場合には，線形回帰では値域の制限のために説明変数の値によってはその値域を飛び出してしまうという不都合なことが起こる．そのため自然対数 log を用いて $\log[p/1-p]$ を目的変数に置き換えて回帰させる分析法．現在，主に目的変数が二値データに対する回帰分析として知られている．説明変数 x_1，…，x_p に対し，ある事象(疾患 y)の発生確率を $p(y|x_1, \cdots, x_p)$ とすると $\log\{[p(y|x_1, \cdots, x_p)]/[1-p(y|x_1, \cdots, x_p)]\} = \alpha_0 + \alpha_1 x_1 + \cdots + \alpha_p x_p$ と定式化される $H_0 \alpha_i = 0 : H_1 \alpha_i \neq 0 (i=1, \cdots, p)$ を検定することによって，x_i の関連を検討できる．e^{x_i} は変数 x_i のオッズ比になっている．[871] ⇨参回帰分析→429，オッズ比→407

濾紙培養法 filter paper culture method ［原田・森濾紙培養法］ 線虫類の検査法で，糞便を培養しフィラリア型幼虫を検出する方法の 1 つ．短冊型に切った濾紙に約 0.5 g の糞便を塗り，水を入れた試験管に入れる．この際，水は糞便に触れないようにする．管口を覆い 25-30℃ で約 1 週間培養したのち，管底の水をスライドグラス上にとり顕微鏡で観察すると幼虫がみられる．[288] ⇨参線虫→1776

ロジャーズ，C.R. Carl Ransom Rogers person-centered therapy(PCT)を創設した著名な臨床心理学者(1902-87)．家業を継ぐためにウィスコンシン大学農学部に入学するが，宗教に関心が向かい卒業後ユニオン神学校へ入る．そこで探究する自由と結果を真摯に受け止める重要性を学び研究態度が培われた．コロンビア大学教育学部で心理学を本格的に学んだのち，ロチェスター児童虐待防止協会に 12 年間勤務．そこでの経験により従来のカウンセリング理論に疑問を感じ，自らの理論的枠組みを形成し始めた．オハイオ州立大学，シカゴ大学，ウィスコンシン大学で教育と研究に従事し，新しいアプローチである非指示的療法(のちの PCT)を見いだした．同時にクライアントの同意や守秘義務など当時としては先駆的な倫理規範も公表している．常にクライアントを中心に考える援助方法のあり方は，看護実践にも共通するものであり効果的な患者-看護師関係を形成するための大きな示唆を与えている．[43]

ロジャーズ，M.E. Martha E. Rogers 「unitary human beings(統一的存在としての人間)」で知られるアメリカの看護理論家(1914-94)．公衆衛生看護管理や公衆衛生看護学の修士号・理学博士号をもち，訪問看護の実践と指導を経て，長年ニューヨーク大学の教授を勤めた．『An introduction to the theoretical basis of nursing(邦題：ロジャーズ看護論)』(1970，邦訳は 1979)は，人間を部分の総和でなく統一体とするという哲学的な枠組みを看護に与え，人間と環境の相互作用を考慮した生命過程の理解を助けている．ロジャーズは，統一体としての人間とその世界を「energy field(エネルギーの場)」と主張した．「unitary human beings(人間の場)」と「environmental field(環境の場)」はこれ以上部分に還元できず，「pandimensionality(汎次元的)」(無限)であるとした．そして人間と環境の場は，常に場を超えた相互作用があり，その変化は創造的で無限である「universe of open systems(開放系の宇宙)」と説明した．各エネルギーの場を特徴づけるのは「pattern(パターン)」(単一波)であり，パターンの顕在化は，人間の場と環境の場の相互作用で生じるとした．人間の生命過程はホメオダイナミックスであり，その原理として共鳴性，らせん運動性，補完性を示している．ロジャーズ看護論は，看護哲学・理論家ナイチンゲール F. Nightingale，物理学者アインシュタイン A. Einstein の相対性理論，バー H.S. Burr とノースロップ F.S.C. Northrop の生命の電気力学説，生物学者ベルタランフィ L. von Bertalanffy の一般システム理論に影響を受け演繹的に構築された．[1600]

濾出 transudation 浸透圧や静水圧の差により，液体が組織を傷つけることなく膜を通過すること．例えば毛細血管で行われる物質交換，副腎皮質などの細胞からステロイドを分泌する際や胃の胃酸分泌の際にみられる生理的な現象．[1531]

濾出液 transudate 脈管内から組織へ漏れ出た液．動脈側毛細血管では血管から組織間隙方向への 7-9 mmHg 圧差があり水分流出が起こる．静脈側毛細血管では逆に組織間隙から血管内へ 9-13 mmHg の圧差が生じ，水分は組織液から毛細血管内に流入．このように生理的に産生されるものと，異常な脈管内の圧亢進や膠質浸透圧低下により過剰に漏出する病的なものとがある．[1531]

露出症 exhibitionism 〔D〕Exhibitionismus 性嗜好異常の一型で，WHO の ICD-10 では，親密な接触を求めた

り，それを意図することなく，(通常異性の)未知の人あるいは公衆の面前で生殖器を露出してみせる反復的あるいは持続的な傾向．通常，露出時には性的興奮があり，自慰が続く，とされる．[1434]

路上産⇨同墜落産→2034

路上生活者⇨同ホームレス→2687

ロジン・ヨードチンキ法　Rosin iodine test　ドイツの医師ロジン Heinrich Rosin(1863-1934)が開発した尿中のビリルビンを検出する方法の1つ．ビリルビンは健常者では血中にあって尿中に出現しないが，閉塞性黄疸や肝炎など肝・胆道疾患で血中に直接型ビリルビンが増加する場合には，尿中にも出現．ビリルビンが酸化されると緑色のビリベルジンに変色する性質を利用した検出法である．尿3 mLに，アルカリ性ならば酢酸を加えて酸性として，10倍希釈ヨードチンキ約2 mLを重層して，緑色の輪層が出たときは陽性．[90]

ロスアンジェルススモッグ　⇨同ロサンゼルス型スモッグ→3000

ロス手術　Ross operation　右室より切離した自己の肺動脈弁(自己肺動脈グラフト pulmonary autograft)を用いて病変のある大動脈弁と大動脈基部を置換する術式．大動脈弁のみの置換を行う方法と，大動脈弁とともに大動脈基部すべてを置換する方法がある．いずれの場合も，肺動脈を切離したあとの右室流出路欠損部は凍結保存肺動脈ホモグラフト(同種移植片)あるいは自己組織や人工材料を使用した弁つき右室肺動脈導管で再建する．人工弁置換術に代わる術式として，主として通常のサイズの人工弁が挿入できない狭小大動脈弁や先天性大動脈弁狭窄症の小児例に適応される．その他，人工弁機能不全など人工弁関連合併症の心配がない点や抗凝固療法不要であるため，挙児希望の女性や活動性の高い成人男性なども適応となることがある．しかし難易度の高い手術であるうえ，わが国においては右室側再建に用いられるホモグラフト使用に制限があり，通常の大動脈弁置換術が容易な成人例での適応には議論も多い．[1501]　⇨参大動脈弁置換術→1893，大動脈基部置換術→1889

ろ

●ロス手術

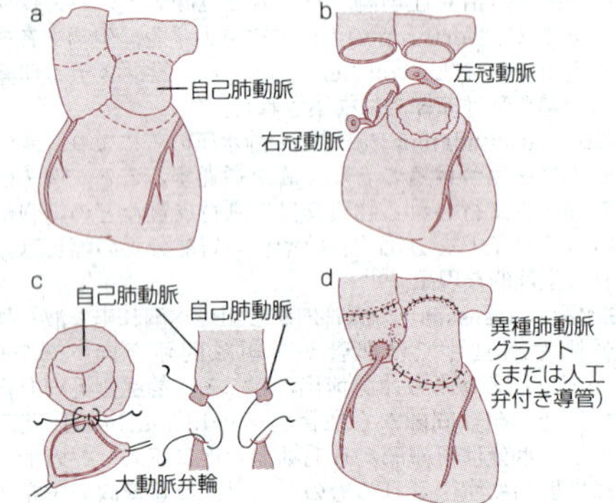

ロストコードクラブ　lost cords club⇨同喉頭切除術患者の会→1043

ロタウイルス〔属〕　*Rotavirus*　レオウイルス科に属するウイルスで，1970年代に冬の嘔吐・下痢患者検体から電子顕微鏡でウイルス粒子が検出された．二本鎖RNAで11分節の遺伝子をもつ．ウイルス遺伝子の分節RNAの泳動パターンに多様性が認められ，各分節RNAが異なるタンパク質をコードしている．ロタウイルスは外層殻タンパク質のVP 7に対する中和抗体の反応性により血清分類される．ヒト以外にもサル，ウシ，ヒツジ，ブタ，ウマ，イヌなどの動物にも存在．経口的に侵入したウイルスが十二指腸や回腸の絨毛上皮細胞に感染すると，糖，アミノ酸，水分の吸収が阻害される．便中のウイルス抗原を免疫酵素抗体法，蛍光抗体法で検出することで診断される．ウシロタウイルス(NCDV，WC)，サルロタウイルス(MMU)，ヒト型ロタウイルスの交雑ウイルスを用いてのワクチン化が進んでいる．[1113]　⇨参レオウイルス→2974

六価クロム中毒　hexavalent chromium poisoning⇨参クロム中毒→847

肋間開胸法　intercostal thoracotomy　開胸術における胸腔到達のための基本的なアプローチ法の1つ．一般的には，開胸する肋間，すなわち上位肋骨と下位肋骨の中央で，鉗子などで肋間筋をすくいながら切離する．肋間の中央部で操作を行えれば，肋間動静脈を損傷せず出血量が最も少なくてすむ方法である．乳幼児・学童少年期では，肋骨切除や切断を行わなくても十分な視野の確保が得られるが，20歳以上では肋骨切除や切断が必要となる．[948]

肋間神経痛　intercostal neuralgia　肋間神経の支配領域に発作性の疼痛が出現することを特徴とする．しばしば，神経の支配領域に圧痛を伴う．ヴァレイ Valleixの圧痛点がしばしばみられる．これは神経が組織の深部から表層に現れてくる点であり，中腋窩腺，胸骨の側などにある．原因としては，帯状疱疹，またはその後遺症，悪性腫瘍の胸椎転移，肋骨骨折，胸椎カリエスなどの症候性のものが大部分を占めている．第8胸神経がおかされることが多く，続いて，第7,6,9胸神経の順におかされる．治療としては，原疾患の除去，安静，保温，鎮静薬の投与，肋間神経ブロックなどが行われている．[509]

肋間神経ブロック　intercostal nerve block　肋間神経(胸神経前枝)が肋骨下縁に沿って走行する途中をブロックして，その支配領域の無痛を得る方法．肋骨角付近で行うことが最も多いが，後腋窩線，前腋窩線，腋窩で行う場合もある．局所麻酔薬中毒，気胸などの合併症がある．胸壁や腹部の手術のための麻酔，肋間神経痛，帯状疱疹後神経痛の鎮痛などに用いる．[485]

肋間の膨隆　intercostal bulging　呼気性呼吸困難の際にみられる，肋間軟部組織の膨隆．嚢胞性線維症などの閉塞性肺疾患，異物による気道閉塞などでみられる．[953]

ロッキー山紅斑熱　Rocky Mountain spotted fever；RMSF　［コロラドダニ熱］　ロッキー山紅斑(斑点)熱リケッチア *Rickettsia rickettsii* による重症のダニ感染症．アメリカのロッキー山地方で発見されたため，この名がついた．急激な発熱，激しい頭痛，意識障害，関節・筋肉痛，四肢に始まり体幹・顔面へと広がる出血性紅斑が特徴．重症化すると昏睡，腎不全をきたし，未治療の場合の致死率は20%に上る．蛍光抗体法，補体結合法，ワイル・フェリックス Weil-Felix 反応などの検査により診断を確定する．治療は，テトラサイクリン系抗生物質やクロラムフェニコールの早期投与が有効．看護では褥瘡や誤嚥性肺炎の防止に努める．予防は，防虫薬の使用，感染源となるダニの排除，衣服や身体の検査などである．なお，皮膚擦過創を通して感染を起こすことがあるため，駆除時にダニを押しつぶさないよう注意が必要.[1113] ⇨参スペンサー→1654

ロッキング locking 関節裂隙に関節遊離体または損傷した関節構成体の一部がはまり込み，激痛や運動制限を生ずること.[841]

ロックフェラー医学研究所 Rockefeller Institute for Medical Research ［ロックフェラー大学］ フレクスナー Simon Flexner による報告書を踏まえ，アメリカの医学研究の中心的機関として構想され，1901 年，実業家ロックフェラー John Davison Rockefeller (1839-1937)により創設された研究所．ロックフェラー財団により運営される．ジョンズ=ホプキンス大学と協力，医学教育，医学組織の再編を推進した．1965 年ロックフェラー大学と改称，特に分子生物学分野の研究で知られている.[805]

ロックフェラー大学 Rockefeller University⇨同ロックフェラー医学研究所→3003

六鉤幼虫 oncosphere, hexacanth embryo ［オンコスフェア］ 条虫の虫卵内に形成される 3 対計 6 本の鉤をもった幼虫.[288]

肋骨横隔膜角 costophrenic angle ［横隔膜肋骨角］ 胸部 X 線写真の前後像において，横隔膜と胸壁とがつくる胸郭角度．横隔神経麻痺で挙上すると角度が小さくなり，胸水の貯留や肺気腫で肺の過膨張があると，この角度は拡大する.[953]

肋骨呼吸 costal breathing ［胸式呼吸］ 腹式呼吸に対する胸式呼吸のこと．呼吸筋の主体は横隔膜で，これによる呼吸を横隔膜呼吸(腹式呼吸)といい，次いで関与する外肋間筋による呼吸を肋骨呼吸(胸式呼吸)という．胸式呼吸は肋骨で囲まれた胸郭を動かすために，横隔膜呼吸に比較して換気効率が悪い．胸式呼吸のみでは浅い呼吸となり，一回換気量の減少をきたすため，呼吸不全のリハビリテーションでは腹式呼吸の練習が重要となる.[948]

肋骨骨折 rib fracture, fracture of rib 胸郭が受けた外傷により起こる肋骨の骨折．頻度は非常に高く，全骨折の約 10% を占める．主に直達外力により起こり，好発部位は第 5-8 肋骨である．局所の圧痛，咳や深呼吸による疼痛増強，介達痛が現れる．胸膜，肺を損傷すると，皮下気腫，気胸，血胸など重篤な症状を起こすことがある．治療は胸郭をバンドで固定し安静を保つ.[244]

肋骨固定帯⇨同バストバンド→2372

肋骨床開胸法 costal bed thoracotomy 肋間開胸法とともに開胸術における胸腔到達のための基本的なアプローチ法の 1 つ．開胸部に一致する肋骨 1 本を背側で切断し，肋骨骨膜より剝離する．露出された肋骨骨膜の中央部を長軸方向に切開して胸腔内に至る.[948]

肋骨脊椎(柱)角 costovertebral angle；CVA 第 12 肋骨と腰椎とのなす角．尿路結石などによる急性尿路閉塞性障害や急性腎盂腎炎において，罹患側のこの部位に疼痛，叩打痛を認めることが多い.[1119]

肋骨切痕⇨同rib notching→103

ロッソリーモ反射(徴候) Rossolimo reflex (sign) 足底筋屈曲反射の 1 つで，正常反射であるが，誘発の閾値が高いため通常は出現しない．そのため病的反射の 1 つとして考えられている．足底の第 2-3 趾のつけ根の部分を打腱器で軽くたたくとき，足の指が底屈する現象をいう．左右差があるときは異常であるが，両側性に陽性のときは他の錐体路徴候の有無を参考にして正常か異常かを判断する．ロッソリーモ Gregorij I. Rossolimo はロシアの神経科医(1860-1928).[1527]

●ロッソリーモ反射

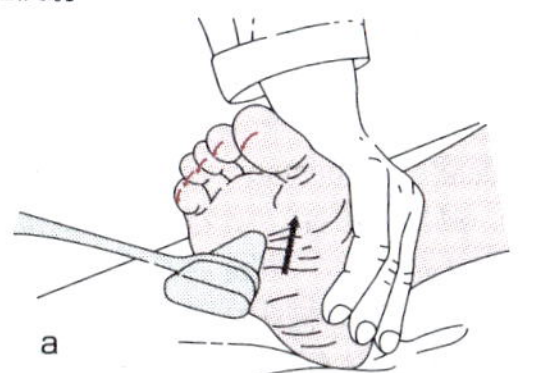

a. 通常の方法
患者を仰臥位とし，下肢をリラックスして伸展させる．検者の左手で検足を軽く固定し，足底の第 2，3 趾基部(図 b)を軽く叩打する．

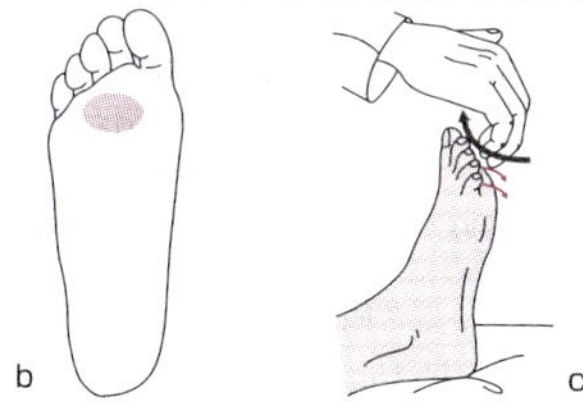

b. 叩打部位
反射が亢進しているときは刺激帯は拡大し，足底中央部，踵部まで及ぶ．
c. 検者の指ではねる方法
ハンマーで趾を下から軽くたたいてもよい．
矢野雄三ほか：ベッドサイドでの反射の見方・考え方，p.42-43，文光堂，1991

ローテーターカフ⇨同回旋腱板→442

ロドプシン rhodopsin ［視紅］ 網膜杆体(かんたい)外節中に含まれる感光色素で，オプシン(タンパク質)と発色団であるレチナール(ビタミン A のアルデヒド)が結合した色素タンパク質．暗所視に関与する.[1230]

ロトムンド・トムソン症候群 Rothmund-Thomson syndrome ［先天性多形皮膚萎縮症］ 常染色体劣性様式による遺伝性疾患．乳児期の女児に好発し，頭，耳介部，殿部，四肢に毛細血管拡張，色素沈着，皮膚萎縮などをきたし，幼児期より両側白内障を合併．性腺機能低下症などの内分泌異常，骨格の異常，頭髪の異常を伴うこともある．悪性腫瘍(特に骨肉腫と皮膚癌)の合併頻度が高まるとされる．フォン=ロトムンド August von Rothmund はドイツの眼科医(1830-1906)，トムソン Matthew S. Thomson はイギリスの皮膚科医(1894-1969)．1868 年にロトムンドが最初に報告し，その後，トムソンにより報告された.[1225]

ロバーツ症候群 Roberts syndrome ［偽サリドマイド症候群］ 常染色体劣性様式による遺伝性疾患．低体重で出生し，四肢の異常，小短頭症，両眼隔離，浅い眼窩，顔面の毛細血管腫，鼻・耳の形成異常，口唇裂，毛髪異常を認め，精巣停滞も伴う．四肢骨の欠損，短縮を伴うため偽サリドマイド症候群とも呼ばれる．1919 年

にロバーツ John B. Roberts により報告された.[1225]

ロバートソン・木原症候群　Robertson-Kihara syndrome［木原・ロバートソン症候群，傍糸球体細胞腫，レニン産生腫瘍］　傍糸球体細胞腫，レニン産生腫瘍とも呼ばれる．1967年に新潟大学の木原達とロバートソン P. W. Robertson がほぼ同時に発表した病態．糸球体の傍糸球体装置を形成する輸入動脈に生ずる良性腫瘍によって血漿レニン活性が著しく高値を示す．その結果アルドステロンの分泌が亢進して血清アルドステロン値が高値となり，そのため著しい腎性高血圧を呈する．ほかに低カリウム血症，代謝性アルカローシス，多飲，多尿，脱力がみられる．腎静脈性血中で，片方のレニン活性が著しく高いことで診断される．腫瘍の摘出によって治癒する.[146]

ロバートソン転座　Robertsonian translocation［全腕癒合，中心癒合，動原体癒合］　2本の末端動原体型の非相同染色体が動原体付近で切断され癒合して，長い両腕をもつ1本の中部動原体型の染色体と微小な染色体を形成する特殊な染色体転座で，後者は間もなく失われるので染色体数は1本減少する結果となる.[368]

ロバン症候群　Robin syndrome⇨同ピエール=ロバン症候群→2426

ロピバカイン　ropivacaine　長時間作用性のアミド型局所麻酔薬．0.2%，0.75%，1% の製剤が市販されている．麻酔作用は他の局所麻酔薬と同様に濃度依存性で，温痛覚の遮断は低濃度で十分であるが，運動神経や触覚を遮断するためには高濃度が必要となる．0.2% 製剤は硬膜外投与による術後鎮痛に用いられ，0.75% と 1% 製剤は硬膜外麻酔，伝達麻酔が適応となる．長時間作用型の局所麻酔薬として他にブピバカインがあるが，ブピバカインに比べて心毒性が弱いことが特徴である．硬膜外麻酔，伝達麻酔の作用はブピバカインと同程度(同濃度で，ほぼ同様の麻酔効果が得られる)．ただ神経遮断の選択性は異なり，痛覚神経に対する遮断効果はブピバカインと同程度であるが，運動神経に対する遮断効果は弱い．したがってロピバカイン単独の硬膜外投与による術後痛コントロール時には，運動神経への影響を最小限にして，しかも十分な鎮痛が得られる可能性がブピバカインより高くなる.[1578] 商アナペイン　⇨参アミド型局所麻酔薬→176

ロビンソン・パワー・ケプラー試験　Robinson-Power-Kepler test　アジソン病における水利尿不全を証明する方法．まず夜間尿をとり，翌朝 20 mL/kg の水を負荷し1時間ごとの尿量を測定する．アジソン病では夜間尿と比較すると最大1時間尿は夜間尿をこえず，負荷した尿量が4時間以内に排泄されない．この水利尿不全はプレドニゾロン 30 mg 投与で改善する(オリースキー Oleesky 試験).[907]

ロフストランドクラッチ　Lofstrand crutch［ロフストランド杖］　歩行補助用の杖の一種で，前腕支え，握り棒と杖の役割を果たす1本の支柱からなる．握りの部分で約30度屈曲しており，歩行する者は前腕部と手部の2点で支持し上肢を強く固定することができる．アルミ製なので軽量で見ばえもよく使いやすいが，身体バランスの悪い例には適応がない．握りの部分の屈曲により，手部を離して前腕部のみで支え，手は自由に他のものをつかむこともできる.[818]

ロフストランド杖　Lofstrand crutch⇨同ロフストランドクラッチ→3004

濾胞状腺腫　follicular adenoma［単純性腺腫］　甲状腺の濾胞上皮由来の良性腺腫で，腫瘍細胞が小胞状あるいは管状の腺腔構造を呈する．通常は単発性で，周囲は結合組織性の被膜に完全に包まれているほぼ球状の比較的やわらかい結節．組織学的には比較的一様な構成を示し，周囲の甲状腺組織との間に移行や類似がみられず，典型的には濾胞ないし管状の腺腔構造，低分化なものでは索状構造を示す．組織学的には同様であっても，血管侵襲や被膜浸潤は濾胞癌の場合の指標となる.[1531]

濾胞性結膜炎　follicular conjunctivitis　瞼結膜や結膜円蓋部に多発し，類円形の隆起として観察される水疱様のリンパ濾胞を形成する結膜炎の総称．急性のものではウイルス性結膜炎が代表的であり，ほかに学童期に慢性的にみられるものがある．小児で炎症所見のない結膜濾胞は，結膜濾胞症と呼ばれる.[651]

濾胞性腺癌　follicular adenocarcinoma　甲状腺の悪性腫瘍の1つで，濾胞の増殖を認めコロイドを含む．血行性に肺や骨に転移する．甲状腺腫(濾胞状腺腫)は比較的やわらかい表面平滑な結節で，良性腺腫との鑑別が困難である．原則として甲状腺全摘術を行い，引きつづきヨウ素131(^{131}I)大量療法を行う.[987]　⇨参髄様癌→1632

濾胞性リンパ腫　follicular lymphoma［結節性リンパ腫］　非ホジキン non-Hodgkin リンパ腫の組織分類において，リンパ節の濾胞構造が比較的保たれている組織型をいう．濾胞中心B細胞が起源である．ラパポート Rappaport 分類の nodular(結節型)にほぼ相当．国際分類 Working Formulation では，切れ込み核小細胞型 small cleaved，混合型 mixed，大細胞型 large cell に，LSG(Lymphoma-Leukemia Study Group)分類では中細胞型，混合型，大細胞型に分けられている．新WHO分類では，胚中心細胞 centroblast の数により3グレードに，また濾胞領域の面積で3パターンに分類している．濾胞構造の破壊されたびまん性リンパ腫 diffuse lymphoma に比し，一般に予後はよい.[1464]

濾胞内樹状細胞　follicular dendritic cell；FDC　リンパ組織の濾胞内にみられる特殊な樹状細胞．補体受容体，Fc(免疫グロブリン)受容体を細胞表面に発現していることから，免疫複合体を効率よく細胞表面に捕捉し，B細胞に提示する.[1439]　⇨参樹状細胞→1392

ロボット支援下心臓手術　robot-assisted cardiac surgery［ロボット手術］　前線の負傷兵を遠隔操作で治療する目的で始まった研究が臨床応用可能となり，外科系分野で使用されている手術支援ロボットを用いて行う心臓手術．心臓外科領域では僧帽弁疾患，三尖弁疾患，冠動脈疾患や心房中隔の手術が可能である．現存する手術支援ロボットはダビンチ da Vinci™ とゼウス Zeus™ が有名．ロボットのシステムは，①術者コンソール(主術者がロボットを実際に操作する場所)，②手術アームカート〔患者に隣接し手術を行う部分で内視鏡，ロボットの左右の腕(アーム)をもつ〕，③ビジョンシステム(術者コンソールで主術者が見ている内視鏡3D画像を映し出す部分)の3つの部分から構成される．手術チームメンバーは，主術者，患者側術者(第1助手)，ロボット技術スタッフ，手洗い看護師，外回り看護師などで構成されるが，その他にロボット手術に熟練した麻酔科医師および臨床工学技師も不可欠である．他の外科系手術と異なり，胸壁にある1つの小切開および複数の穴が唯一の心臓に到達する経路で，人工心肺の回路も通常の開心術と違い大腿動静脈からの体外循環で行い，心臓停止のためには特殊な大動脈遮断法が用いられる．主術者はコンソールより，左右のアームおよび内視鏡を操作して離れたところにある術野の手術を遠隔操作で行う．患者側術者(第1助手)は主術者の指示に従い，アームに適時，鋏，鉗子，メスなどの機械を交換するとともに，術野の吸引，結紮後の糸針の切断，回収などを内視鏡器具を用いて，ビデオアシスト下で行う．無血野を得ることができれば，心臓内の観察は通常の場合より繊細にでき，左右のアームの先端(エンドリスト)はあらゆる方向への動作が可能で，この詳細なアームの動きが内視鏡手術のいくつかの限界を克服している．しかし，システムが非常に高額であるため国内の普及は数台にとどまっており，心臓外科領域では広い普及には至っていないのが現状．[523,1613]

ロボット手術　robotic surgery⇨同ロボット支援下心臓手術→3004

ロボトミー　lobotomy ［**前頭葉切断(截)術，両側前頭葉白質切截**(せっせつ)**術，前頭葉白質切断術**］ モニス Egas Moniz により1935年に前頭葉白質切截術 frontal leucotomy として創始された精神外科的処置の一種．その後フリーマン Walter Freeman らにより改良され，前頭葉切截術 frontal lobotomy(標準ロボトミー)や経眼窩ロボトミー transorbital lobotomy が開発された．わが国では中田瑞穂が1942(昭和17)年に行ったのが最初．方法は頬骨弓上方もしくは眼窩骨外縁の定められた点において頭蓋骨を穿孔し，穿孔部から穿刺針を正中矢状面に挿入し上下に振子状に動かし，神経線維(前頭葉白質)を切り離す．はじめ難治性うつ(鬱)病と強迫性障害，反社会性人格障害に適応していたが，漸次統合失調症にも拡大するようになった．しかし，術後障害(人格変化，精神知能低下，てんかんなど)を生じることが多く，今はわが国では行われていない．なお海外ではまったく異なる方法をとり，辺縁系の外科手術が強迫性障害および難治うつ病に実施されているところもある．またわが国を含め，精神外科が有効かつ最後の手段となりうる患者は存在する．[1062]

ロマノスコピー⇨同直腸鏡検査→2023

ロマノ・ワード症候群　Romano-Ward syndrome　先天性QT延長症候群の中で，先天性聾を伴わず常染色体優性遺伝の形式をとるもの．先天性聾を伴い常染色体劣性遺伝の形式をとるものはジャビル・ランゲ=ニールセン Jervell and Lange-Nielsen 症候群と呼ばれる．心筋細胞膜に分布するイオンチャネルに関与する遺伝子の異常が原因であり，現在7つの型に分類されている．学校心電図検診や家族歴，失神の既往歴を契機に発見されることが多い．心電図上QT間隔延長を特徴とし，経過中にトルサード・ド・ポアント torsades de pointes(Tdp)(倒錯型心室頻拍)などの重症不整脈により失神や突然死をきたすことがある．運動制限や薬物療法が無効あるいはハイリスク症例では，植え込み型除細動装置やペーシング治療が考慮される．[107] ⇨参遺伝性QT延長症候群→261，ジャビル・ランゲ=ニールセン症候群→1360

ロムチェック　ROM(rupture of membranes)-check⇨参破水を確認する検査→2370

ロワーマネジメント　lower management　組織においてスタッフにいちばん近い管理職．病院組織では看護師長や課長，係長などがそれにあたる．[415] ⇨参ミドルマネジメント→2769

ロングフライト血栓症⇨同エコノミークラス症候群→355

ロンドンのスモッグ事件　London smog episode　1952年冬にロンドン市内は無風状態で気温は0℃以下となり，気温の逆転層が生じ，その下に工場や家庭の煙突から出た煙が濃いスモッグとなって5日間発生した．それから2週間ほどの間に約4,000名という例年に比べ2倍以上の過剰死亡が観察された．特に気管支炎や肺炎，虚血性心疾患による死亡が増加していた．スモッグの発生した5日間は，二酸化硫黄が0.4-0.7 ppm，煤煙が1.0-1.7 mg/m^{3}であった．[565]

ロンバーグ試験　Romberg test⇨同ロンベルグ検査→3005

ロンバーグ病⇨同進行性顔面片側萎縮症→1542

ロンベルグ検査　Romberg test ［**閉眼起立試験，ロンバーグ試験**］ 平衡機能検査の1つで立直り反射をみる．両足をそろえ，つま先を閉じて立たせ，からだが安定しているかどうかをみたあとに閉眼させる．閉眼時に動揺の増強するものを陽性とする．末梢前庭障害あるいは深部知覚障害の場合などに陽性を示す．本法は近代神経学の基礎をつくったドイツの神経病学者ロンベルグ Moritz H. Romberg(1795-1873)によって考案された．[451] ⇨参ロンベルグ徴候→3005

ロンベルグ徴候　Romberg sign　両足をそろえて立たせた際，開眼時と比べ閉眼時で身体の動揺が増し転倒しそうになる現象．固有感覚(関節位置覚)の障害を表す．[576] ⇨参脊髄性運動失調症→1719

論理レコード　logic record⇨同レコード《コンピュータの》→2975

わ

ワークシート⇨同表計算ソフト→2487

ワークステーション　workstation；WS　従来はデータ処理能力やグラフィック処理能力が高く，ネットワーク機能を備えた機器を指したが，最近はパソコンの高性能化により，WS とパソコンの違いはなくなりつつある．ハードディスクや電源などの障害対策を強化している場合が多く，障害に対する信頼性は高い．パソコンよりも多少高価．保守などのサポートが充実している場合も多い．サーバー用の機器として使われることが多く，OS(operating system) に UNIX 系や Windows Server 系を採用したものが多い．[1341] ⇨参サーバー→1147，クライアントサーバーシステム→822

ワーグナー病《皮膚の》⇨同膠様稗(はい)粒腫→1064

ワークライフバランス　work-life balance　仕事と生活を調和させ，充実感を得られる仕事と健康で豊かな生活を両立させること．1990 年代のアメリカで生まれた考え方．わが国では，正社員以外の労働者の急激な増加と正社員の労働時間超過という労働の二極化，共働き世帯の増加とそれに追いつかない子育てや介護支援などの社会的基盤づくり，男女役割の変化とそれにそぐわない職場，家庭，地域環境などにより，ワークライフバランスの実現はなかなか難しい状況である．そこで 2007(平成 19)年に内閣府が中心となり「仕事と生活の調和(ワーク・ライフ・バランス)憲章」ならびに「仕事と生活の調和推進のための行動指針」が決定され，企業，労働者，国民，国・地方公共団体がそれぞれに役割をもち，仕事と生活の調和の実現への取り組みが始まった．2009 年には企業側は育児・介護休業，短時間勤務，フレックスタイム，テレワーク，在宅就業など，柔軟な働き方を支える制度とそれを利用しやすい職場環境づくりなどを進めている．

ワース 4 灯検査　Worth four-dot test　［4 灯試験］　両眼視機能の異常の有無を検査する方法の 1 つ．赤 1 つ，白 1 つ，緑 2 つの 4 灯を赤緑眼鏡で両眼の像を分離して見させ，見える光の色と数を答えさせる検査．両眼視で赤 1 つ，緑 2 つ，赤緑混合 1 の合計 4 つが見えるのが正常である．ワース Claud A. Worth はイギリスの眼科医(1869-1936)．[480]

ワードプロセッサ⇨参ワープロソフト→3006

ワープロソフト　word processing software　ワープロはワードプロセッサ word processor の略．コンピュータで文書の作成，編集，印刷を行うためのソフトウエア．[258]

ワーマー症候群　Wermer syndrome⇨同ウェルマー症候群→320

ワーラー変性⇨同ウォーラー変性→321

ワールドワイドウェブ　world wide web；WWW，web　［ウェブ《インターネットの》，WWW］　インターネット上のさまざまな情報をリンクして参照できる仕組みのこと．世界中のコンピュータが接続されているネットワークを「クモの巣(web)」にたとえたことからこう呼ばれる．WWW の仕組みを利用したものがホームページである．ホームページのアドレスは「http://www.….…」の形式で表されるが，ほとんどのアドレスに WWW がつくのはこのため．Web 2.0(ウェブニーテンゼロ)とは，WWW の技術的進歩を総称したもの．ブログ，SNS(ソーシャルネットワーキングサービス)，RSS，Ajax などの技術が関連する．明確な定義はなく，従来よりも進歩していることを意味する概念的な用語．RSS は，Web サイトの更新情報の配信などに使われている仕組みのこと．[1341] ⇨参インターネット→298，ホームページ→2686，ブラウザー→2573

ワイゲルト染色　Weigert stain　［ワンギーソン染色］　ドイツの組織・病理学者ワイゲルト Carl Weigert(1845-1904)により開発された染色法の総称．塩基性のミョウバンヘマトキシリン溶液と酸性のエオシン，アニリンメチルバイオレットを用いてヨウ素-ヨウ化カリウム溶液で処理するグラム・ワイゲルトの細菌染色，弾性染色として，アニリンクリスタルバイオレットを用い，ヨウ素-ヨウ化カリウム溶液で処理するワイゲルトの線維素染色が代表的．また，弾性線維を黒紫に染めるワイゲルトのレゾルシンフクシン液，核染色に用いるワイゲルトの鉄ヘマトキシリン液が知られている．[758]

ワイゲルト・マイヤーの法則　Weigert-Meyer law　重複腎盂尿管の完全型は，1 個の腎内に上下 2 個の腎盂が存在し，その腎盂には 1 本ずつの尿管があり，途中で交差して膀胱に開口している．この交差はウォルフ Wolff 管より発生した上下 2 個の尿管芽がそれぞれ腎盂を形成したのち，ウォルフ管の下降に伴い下位のほうから先に膀胱に開口するために生ずる．結果的に下位腎盂より出た尿管は上(近位)，上位腎盂より出た尿管は下(遠位)と逆転した形で膀胱に開口することになる．この現象のことをいう．ワイゲルト Carl Weigert (1845-1904)はドイツの病理学者，マイヤー Robert O. Meyer はドイツの産婦人科医(1864-1947)．[474] ⇨参尿管異所開口→2244

ワイスマン説　weismannism，Weismann theory　［胚形質理論］　ドイツの生物学者ワイスマン Friedrich L. August Weismann(1834-1914)が 19 世紀末に提唱した獲得形質の非遺伝説．ワイスマンは高等生物の細胞を生殖細胞と体細胞とに区別し，遺伝形質は生殖細胞によってのみ次世代へ伝搬され，体細胞に生じた後天的形質，変異は遺伝しないとした．後天的な傷，疾患は子孫には遺伝しないことを述べており，この概念は現在でも一般的に容認されている．[981] ⇨参汎生説→2412

ワイブル分布　Weibull distribution　ある年齢 t における疾病発生(あるいは事象の発生)のハザード(瞬間危険率)が年齢の増加によって，abt^{a-1} で特徴づけられる分布で，確率分布 $F(t) = 1 - \exp(bt^a)$ をもつ．寿命の分布などに適用されている．ワイブル W. Weibull はノルウェーの工学者．[871]

ワイヤークラスプ　wire clasp⇨同線鉤→1756

ワイヤーループ病変 wire-loop lesion 基底膜上皮下・内皮下・膜内への多量の沈着物によって係蹄壁が針金状に肥厚を示す変化．全身性エリテマトーデス(SLE)に伴うループス腎炎でみられる．沈着物は免疫グロブリンと補体．ループス腎炎ではすべての腎組織障害が出現しうるほど多彩な腎病変をもつが，その中でもワイヤーループ病変は特異的で，主としてWHO分類の4型のびまん性増殖性糸球体腎炎に認められる．[1531] ⇨参ループス腎炎→2967

ワイルド John Julian Wild 1914年，イギリス生まれの医師．超音波による癌診断，脳腫瘍の描出などの業績で1991年に日本国際賞受賞．[955]

ワイル病 Weil disease⇨同黄疸出血性レプトスピラ症→394

ワイル病凝集反応 agglutination reaction for Weil disease ワイル病や他のレプトスピラ症の血清学的診断方法．患者血清とレプトスピラ抗原を反応させ，暗視野顕微鏡で凝集の有無を観察する．[324]

ワイル・フェリックス反応 Weil-Felix reaction リケッチア症，ツツガムシ病の血清診断法．腸内細菌科の細菌であるプロテウスの特定の菌株が本症患者の血清と凝集反応を起こすことを利用したものだが，現在では蛍光抗体法などによる検査が主流．[1409] ⇨参細菌凝集反応→1152，リケッチア症→2921，ツツガムシ病→2037

若木骨折 greenstick fracture，willow fracture ［**花托骨折，膨隆骨折**］ 不全骨折の1つで，若木を折り曲げたときのように骨折線が骨を完全に横断しない骨折．小児の骨折は骨膜が厚く弾性に富むことから若木骨折となることが多い．[841]

若白髪 premature graying，premature canities 若年期に生じる白髪のこと．白髪はメラニン色素を含まない．あるいはきわめて減少した白毛が髪全体に，または限局性に集まっている状態である．毛母のメラノサイトの脱落あるいはメラニン産生の低下により生じる．先天的，遺伝的要素によるもののほか，自己免疫性疾患，甲状腺機能亢進症，ウェゲナーWegener症候群，プロジェリアprogeriaなどにみられることもある．[695,155] ⇨参メラニン→2805

若菜病 wakana disease ズビニ鉤虫の幼虫が口腔粘膜から侵入して体内を移動すると，アレルギー反応により喘息様咳嗽発作が起こる．浅漬を摂食したあとに発症することが多く，若菜病と呼ばれる．[288] ⇨参ズビニ鉤虫→1652

和漢薬 wakanyaku 和薬と漢薬の総称．天然物(植物，動物，鉱物など)の一部を乾燥したり，簡単に加工した薬用材料を生薬と呼び，そのうち，中国で採集加工されたものを漢薬，日本固有のものを和薬と呼ぶ．一定の配合比で複数の和漢薬を組み合わせた処方が漢方薬．和薬には民間薬(ゲンノショウコ，センブリなど)も含まれる．和漢医薬学は和漢薬を医学薬学の両面から研究する学．[161]

わきが⇨同腋臭症→353

ワギニスムス vaginism⇨同腟痙〔攣〕→1972

わきの下 armpit⇨同腋窩→351

ワクシニア vaccinia ［**牛痘**］ ポックスウイルス科オルソポックスウイルスによるウシの感染症．ヒトには採乳時の直接接触などで手指に感染し，痘疱，発熱，リンパ節炎を起こす．また，意図的に接種した種痘後に現れる副反応の1つでもある．通常，接種部に生じた膿疱は14日ほどして痂皮となり，瘢痕を残して自然に脱落する．しかし，広範な湿疹や汗疹，膿痂疹などの皮膚病変があったり，免疫機構に異常のある場合には重篤化し，全身性ワクシニア，壊死性ワクシニアを起こすことがある．まれにワクシニアに続いて重症の脳炎が起こることもあるので，ワクチンの接種には十分な注意が必要．[1113]

ワクシニアウイルス vaccinia virus⇨同牛痘ウイルス→744

ワクスマン Selman Abraham Waksman ロシアに生まれ，アメリカに帰化した生化学者，微生物学者(1888-1973)．抗生物質antibioticの命名者．土壌微生物を研究し，1943年，結核に有効な最初の抗生物質であるストレプトマイシンを発見．1952年にノーベル生理学・医学賞を受けた．このほか，アクチノマイシン(1940)，クラバシン(1942)，ネオマイシン(1948)など多くの抗生物質を発見．その特許料によりラトガース大学に微生物研究所を設立し，所長として多数の研究者を指導した．[983]

ワクチン vaccine 生体に投与して能動的に免疫を付与する物質．感染症の予防に用いられることが多いが，最近は悪性腫瘍に対する免疫反応を誘導できるものを癌ワクチンと呼ぶことがある．感染症に対するワクチンとしては，生きたままの病原体を弱毒化して用いる生ワクチンのほか，不活化ワクチン，死菌ワクチンなどがある．[1439]

ワグナー Ernst Leberecht Wagner ドイツの病理学者(1829-88)．子宮癌病理の研究，皮膚筋炎dermatomyositis，膠様稗粒腫colloid miliumの記載などを行った．[1531]

ワグナー槌(つち) Wagner hammer ［**ワグネル槌**(つち)］ 電流開閉器の1つで，平流回路の開閉を迅速に行うために考案された器具．ワグナーJohann Philip Wagnerはドイツの医師．[543]

ワグネル槌(つち)⇨同ワグナー槌(つち)→3007

ワクモ類 parasitoid mite ［**サシダニ類**］ ダニ目ワクモ科(サシダニ科)Dermanyssidaeの小型のダニ類で，イエダニ，ワクモ，トリサシダニなど多数の種類がある．体長1mm前後でトリや動物から吸血し，種々の疾患を媒介する．[288]

和剤局方(わざいきょくほう) He Ji Ju Fang ［**太平恵民和剤局方**(たいへいけいみんわざいきょくほう)］ 中国北宋の陳師文らが勅状により撰した処方集．正式名は『太平恵民和剤局方』．第1版は全5巻で，大観年間(1107-10)に成立．もとは崇寧年間(1102-06)に創設された国立の薬剤・和剤恵民局で用いられた処方集で，徽宗の命によって刊行．のち南宋で数度にわたり増補版が出版された．現行本は淳祐年間(1241-52)増訂の10巻本に由来．以後，中国，日本の薬剤医療に大きな影響を及ぼし，南宋の増補である「安中散」をはじめとして，本書に由来する漢方処方は現在でも多用されている．[586]

わざとらしさ mannerism 〔D〕Manieriertheit ［**衒奇**(げんき)**症**］ 意志発動の減退を基盤に，意図の実現の方向がゆがめられると，第三者には理解不可能な奇異な動作やかっこうをするようになる．わざと奇をてらうような芝居じみた表情や態度などで，同義語に衒奇症がある．緊張病症状群においてみられる．多くは統合失

調症の緊張型に現れるが，まれに身体的基盤をもつ精神障害でもみられる.[1263]

鷲爪手⇨同鉤爪(かぎつめ)手→472

鷲爪指⇨同鉤爪(かぎつめ)指→472

鷲(わし)**手**⇨同鉤爪(かぎつめ)手→472

話声域　speaking voice range, speech range　［声域］　日常生活に用いる声の高さの範囲で，男性は低く，女性や小児は高い．男性の平均は110-145 Hz(ヘルツ)，女性では220-295 Hz．声の高さは，声帯の緊張の程度や振動数によって変わる.[451]　⇨参会話音域→462

和痛分娩　pain relief in labor　無痛分娩と同義であるが，硬膜外麻酔を加減して，子宮収縮の抑制を最小限にしつつ痛みを和らげようとするもの．産婦が収縮時の痛みを軽度には感じて，いきんで腹圧をかけることが可能な状態に保つことを目標とする．強い陣痛による疲労を避けられ，緊張の緩和により児頭の下降が容易になる.[998]　⇨参無痛分娩→2788

ワッセルマン反応　Wassermann reaction；WaR　梅毒の血清検査のうち抗原に加えた補体の結合によって抗体の存在を調べる補体結合反応を応用したもの．ドイツの細菌学者フォン=ワッセルマン August Paul von Wassermann(1866-1925)が，ナイサー Albert Ludwig Neisser(1855-1916)とともに開発．カルジオリピン抗原にレシチンを混和して用いる梅毒血清反応 serologic test for syphilis(STS)法の一種で，診断法としては有用．抗原減量法に基づく緒方法が汎用されたが，試薬の販売が中止になり用いられなくなった.[1615]

ワット　watt；W　仕事率や電力，熱流，音響エネルギー束，放射束などを示す単位．記号はWを用い，1 Wは1 J/秒．Jはジュール.[1360]　⇨参ジュール→1387

ワトソン　Jean Watson　ヒューマンケアリング理論を提唱しているアメリカの看護理論家(1940生)．アメリカ看護学会 American Academy of Nursing 会員．全米看護連盟 National League for Nursing 元会長．コロラド大学で看護学士号，精神保健修士号，教育心理とカウンセリングで博士号を取得．コロラド大学の看護教育に従事し看護学部長も務めた．現在はコロラド大学ヒューマンケアリング・センターの所長．1979年にケアリングの哲学と科学の考えを発表し，以後継続して理論は発展している．トランスパーソナル(個人の限界を超えた)な看護の存在論を提唱し，開発の段階が進むごとにより抽象度が高くなっている．1999年『Postmodern Nursing and Beyond』を出版しトランスパーソナル・ケアリングに含まれる，①エネルギー，②意識，③光，④新しい見方による人間を4つの仮説的概念として定義．看護師は意図とケアの「意識」をもって，自分の全体を投じて1つ1つのケアを提供することで，人間性をもつ主体として患者の前に存在することができると述べている．トランスパーソナル・ケアリングモデルは「カリタス Caritas」の理論へ発展している(「カリタス」とはラテン語で大切にする，感謝する，愛情のある関心もしくは特別な関心を向けるという意味)．ヒューマンケアリング・センターは，コロラドのほかイギリス，カナダをはじめ世界各地に設立され国際的連携システムとなっている．ヒューマンケアリング理論はアメリカのみならず世界中の看護臨床家，教育者，研究者に活用されている.[1520]

ワトソン・クリックモデル　Watson-Crick model⇨同二重らせん→2213

ワトソン尿ウロビリノゲン定量法　⇨同尿ウロビリノゲン定量法《ワトソンの》→2244

ワナ⇨同係蹄(けいてい)→867

ワニ口鉗子　alligator forceps⇨同アリゲーター(鰐(わに))鉗子→185

ワニの涙症候群　crocodile tears syndrome　［クロコダイルの涙症候群，ボゴラッド症候群］　食事に際して多量の涙分泌が認められる現象．顔面神経麻痺が不完全治癒をきたした場合に発現する顔面神経内連合運動の1つで，顔面神経麻痺の発症後数か月を経てから認められる．顎下神経節に分布する副交感神経の遠心性線維が再生するときに誤って大錐体神経に入り込むことによって生じると考えられており，唾液分泌神経と涙分泌神経との間に生じた連合性興奮である．一般には，ベル Bell 麻痺などの側頭骨内麻痺よりも聴神経腫瘍術後の顔面神経麻痺において発現頻度が高い．いったん発現した場合，現在のところ有効な治療法は確立されていない.[509]

笑い発作　gelastic seizure　てんかん発作の症状構成の1要素で，場にそぐわず発作的で，患者の意志とは無関係な声を伴った笑いをいう．笑いの運動症状のみのものと，おかしみや愉快の情動を伴うものとがあり，単純部分発作の精神発作の1つと，複雑部分発作の表情自動症に分類される．臨床症状に加え，脳波所見上，笑いに一致した発作放電の証明により，強迫笑いや空笑いと鑑別される.[1049]

割り当て標本抽出　quota sampling　標本の有意抽出法の1つ．標本調査の標本の選び方は，有意抽出法と無作為抽出法とに大きく分けることができる．割り当て法とは，母集団のいくつかの特徴に注目し，それらの点について母集団と類似した構造になるように標本を選択する方法．これらの有意抽出法では母集団の名簿が必要なので，便法として用いられることがあるが，標本から母集団の回答を推定できないという欠点がある．この欠点を避けるために考案されたのが無作為抽出法で，現在は，大規模な社会調査には無作為抽出法を用いるのが一般的.[980]

ワルダイエル咽頭輪　Waldeyer lymphoid ring⇨同咽頭リンパ組織環→301

ワルタルド　Max Walthard　スイスの婦人科医(1867-1933)．卵巣にみられる上皮様細胞からなるワルタルド細胞遺残で知られる.[1531]

ワルデンシュトレームマクログロブリン血症　Waldenström macroglobulinemia⇨同マクログロブリン血症→2732

ワルテンベルグ反射　Wartenberg reflex　［手指屈筋反射］　手指屈曲反射の1つで，患者の軽く屈曲させた第

●ワルテンベルグ反射

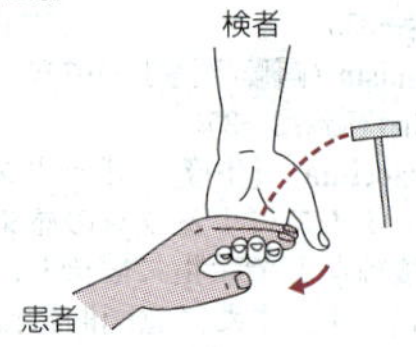

2-5 指の掌側に検者の指を当て，その上から打腱器で軽く叩打したとき，患者の母指を含む5指の末節が屈曲する現象をいう．本来は生理的反射の1つであるが，左右差がみられるとき，あるいは他の錐体路障害の徴候がみられるときは異常と判定する．ワルテンベルグ Robert Wartenberg はアメリカの神経科医（1887-1956）．[1527] ⇨参ホフマン反射→2714

ワルトン膠質 **Wharton jelly**⇨同膠様組織→1064

ワルトンジェリー **Wharton jelly**⇨同膠様組織→1064

ワルファリンカリウム **warfarin potassium** クマリン系経口抗凝固薬．ビタミンKの作用に拮抗し，肝臓におけるビタミンK依存性血液凝固因子（プロトロンビン，第Ⅶ，第Ⅸおよび第Ⅹ因子）の生合成を抑制して抗凝血・抗血栓効果を示す．また，ワルファリンカリウム投与によって血中に遊離するプロトロンビン前駆体（PIVKA）は，抗凝血作用，血栓形成抑制作用をもつ．上部消化管からきわめて良好に吸収され，血漿中では97％がアルブミンと結合して存在する．抗凝血効果は投与後12-24時間で発現し，48-72時間まで持続する．主に肝代謝酵素チトクロームP450（CYP2C9）により代謝される．血栓塞栓症（静脈血栓症，心筋梗塞症，肺塞栓症，脳塞栓症，緩徐に進行する脳血栓症など）の治療および予防に適応．併用薬剤により本剤の効果が変動しやすく，納豆やクロレラなどビタミンK含有食品で効果が減弱することに注意．[204,1304] 商ワーファリン

ワルファリン中毒 **warfarin poisoning** 経口抗凝固薬であるワルファリンカリウムの過剰摂取により発現する中毒症状．血尿，下血，鼻出血，皮下溢血，内出血などが起こる．治療として輸血，胃洗浄，ビタミンK投与などが行われる．[1131]

ワルブルク・ディケンズ経路 **Warburg-Dickens pathway**⇨同五炭糖リン酸経路→1101

ワレンベルグ症候群 **Wallenberg syndrome** ［**延髄外側症候群**］ 後下小脳動脈が閉塞し，その血流領域である延髄外側部が障害されるもので，多くは椎骨動脈閉塞による．めまい，嘔気，平衡障害，構音障害，嚥下障害などが急速に起こり，吃逆，不整脈を伴うこともある．他覚的には患側のホルネル Horner 症候群，顔面の解離性感覚障害，軟口蓋および咽頭喉頭筋麻痺，上下肢の失調症状，対側へ向かう眼振，対側頸部以下の温痛覚障害が認められる．予後は良好なことが多い．ワレンベルグ Adolf Wallenberg はドイツの神経科医（1862-1949）．[584]

ワンエー線維 **Ⅰa fiber**⇨同Ⅰa群線維→10

ワンギーソン染色 **van Gieson stain**⇨同ワイゲルト染色→3006

彎［曲］足 **talipes varus, clubfoot** 足の変形の1つで，全体に回外し内転した位置に固定したもの．先天性のものと後天性のものがあるが，前者が多い．後天性の場合では，痙性麻痺，関節拘縮などでみられる．[1527] ⇨参内反足→2188

ワンサントレポネーマ **Vincent treponema** ［**トレポネーマワンサンティ**］ トレポネーマ *Treponema* 属の1菌種で，ヒトの口腔に常在する細菌であるが，フソバクテリウム *Fusobacterium* 属菌とともに壊疽性の咽頭炎（ワンサンアンギナとも呼ばれる）を起こすことがある．ワンサン Jean H. Vincent はフランスの内科医（1862-1950）．[324]

腕神経炎 **brachial neuritis**⇨同神経痛性筋萎縮症→1530

腕神経叢 **brachial plexus** 脊髄神経の第5-8頸神経（C_5-C_8）と第1胸神経（T_1）の前枝により形成される神経叢．上肢帯と上肢に分布し，筋の運動支配（筋枝），皮膚感覚および深部感覚の支配（皮枝），血管・汗腺・立毛筋の調節（交感神経線維）にかかわる．C_5-C_8 と T_1 の5つの神経根は前斜角筋と中斜角筋の間を通り，腋窩までの領域で腋窩動脈を囲むように腕神経叢を構成する（図）．①上・中・下の神経幹を形成し，上肢帯の筋に枝を出しながら，さらに分離と合体を繰り返して，②外側・内側・後の3神経束となり，最終的に，③主要5神経と2つの皮神経が上肢に入る．上肢帯の筋（11種類）には7つの神経が出る（肩甲背・鎖骨下・長胸・肩甲上・肩甲下・胸背・胸筋神経）．上肢（上腕，前腕，手）の筋運動と皮膚感覚にかかわるのは，主要5神経（腋窩神経，橈骨神経，筋皮神経，正中神経，尺骨神経）と2つの皮神経（内側上腕皮神経，内側前腕皮神経）である．交感神経線維は主に正中神経に混在して上肢に入り，血管に沿って皮膚に至る．腕神経叢のそれぞれの神経の損傷は特異的な運動障害を示す．例えば，長胸神経（前鋸筋支配）の障害では，翼状肩甲を示し，肩関節の90度以上の挙上が困難となる．また，橈骨神経麻痺は下垂手，尺骨神経麻痺はわし手，正中神経麻痺は猿手と呼ばれる症状が現れる．特に，正中神経の損傷は母指を含む手指の機能に重大な障害をもたらす．[1044] ⇨参上腕の神経→1467，前腕の神経→1801

●腕神経叢

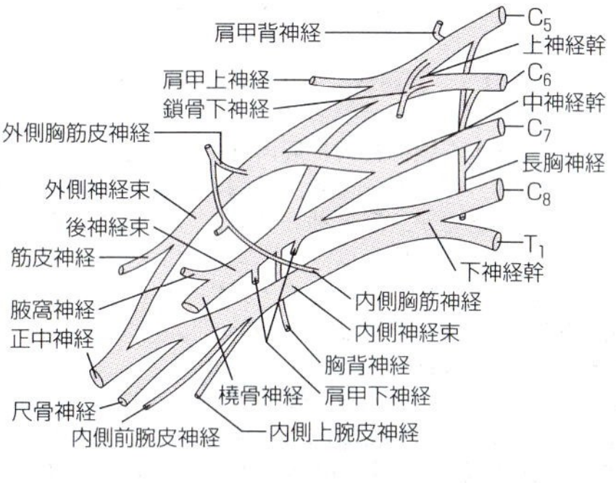

腕神経叢障害 **brachial plexopathy**⇨同腕神経叢ニューロパチー→3010

腕神経叢損傷 **brachial plexus injury** 末梢神経損傷の代表的なもの．腕神経叢は頸髄神経根（C_5-C_8）と胸髄神経根（T_1）の前枝から形成され，C_5，C_6 の神経根は合流して上神経幹となり，C_7 は中神経幹，C_8，T_1 は下神経幹となる．その後，各神経幹は前枝と後枝に分かれ，上・中神経幹の前枝は外側神経束を形成し，下神経幹の前枝は内側神経束をつくり，三神経幹の後枝は合流して後神経束となる．内側・外側神経束の分枝から正中神経が形成され，外側神経束の残りは筋皮神経，内側神経束の残りは尺骨神経となる．後神経束は橈骨神経と腋窩神経に分かれる．受傷原因の大部分が交通事故による牽引損傷 traction injury である．すな

わちオートバイの衝突や車から投げ出された場合に顔面を反対側にそむけた姿勢で側頭部と肩を強打すると，上肢が強く下方に引き離されるために，上位型(C_5，C_6 損傷)の麻痺が生ずる．また上肢が外転位で上方に牽引された場合には，下位型(C_8，T_1 損傷)の麻痺が生ずる．上肢が側方あるいは後方に強く引かれた場合にはすべての神経が損傷されて全型の麻痺になる．また神経根が脊髄から引き抜かれる損傷は引き抜き損傷 avulsion injury といい，予後不良．損傷の程度に応じ保存療法から手術療法を行う．[841]

腕神経叢ニューロパチー　**brachial plexus neuropathy**　［腕神経叢障害］ 腕神経叢は第5頸髄から第1胸髄までの脊髄神経よりなり，炎症，外傷，腫瘍，放射線照射などによってニューロパチーが出現する．症状から，上部，中部，下部の3つの腕神経叢ニューロパチーに分けられる．上部は上肢近位筋の麻痺を主体とし，中部は上腕三頭筋と手指の筋群の麻痺を主体とし，下部は上肢遠位筋障害が主体となる．[1527]

腕神経叢ブロック　**brachial plexus block**　［**腕神経叢麻酔**］ 上肢の手術に用いられる麻酔法で，伝達麻酔の一種．第5-8頸神経前枝および第1胸神経前枝からなる腕神経叢に局所麻酔薬を作用させて支配領域の麻痺を得る．前斜角筋と中斜角筋の間のくぼみを刺入点とする斜角筋間法，鎖骨上窩から刺入する鎖骨上窩法〔クーレンカンプ Kulenkampff(神経叢)ブロック〕，腋窩から刺入する腋窩法の3種があり，通常，後二者のうちいずれかを選択．合併症として，気胸，ホルネル Horner 症候群，横隔神経麻痺，反回神経麻痺，迷走神経麻痺などを起こすことがある．最近はしばしば超音波ガイド下に行われる．[485] ⇨参腕神経叢ブロック腋窩法→3010

腕神経叢ブロック腋窩法　**axillary anesthesia**　腕神経叢ブロックの手技の1つであり，手術に用いられる伝達麻酔．腋窩から腕神経叢に局所麻酔薬を注入し，上肢の必要な部分の無痛を得る．気胸の合併症が少ないという利点があるが，筋皮神経領域が残りやすいという欠点もある．その場合は，筋皮神経ブロックを追加すればよい．[485] ⇨参腕神経叢ブロック→3010

腕神経叢ブロック斜角筋間法⇨同斜角筋間法→1351

腕神経叢麻酔⇨同腕神経叢ブロック→3010

ワンダリングペースメーカー⇨同移動性ペースメーカー→267

腕橈関節　**humeroradial joint**　上腕骨の小頭と橈骨頭の間にできる関節で，肘関節を構成する3関節の1つ．腕橈関節は腕尺関節，上橈尺関節とともに1つの関節包に包まれ共通の関節腔をもつので，肘関節と総称される．関節包は広く，緩く，その運動に応じて部分的にひだや膨らみをつくる．腕橈関節の働きは肘の回内・回外運動と屈曲・伸展運動に随伴的に関与している．[636] ⇨参肘関節→1986

腕橈骨筋　**brachioradial muscle, brachioradialis**　前腕の伸筋群の1つに属するが，肘関節の屈筋として働く骨格筋．橈側(外側，親指や橈骨のある側)の筋の中で起始部は最も高く，上腕骨外側縁の下部と外側の上腕筋間中隔から起こり，外側前方に向かって弓状に高まる筋腹をつくり，その後，長い腱となって前腕の橈側を下る．その停止は橈骨下端の橈側縁で茎状突起の上方につく．神経支配は腕神経叢の橈骨神経(第5-7頸神経，C_5-C_7)である．働きは肘関節を曲げ，前腕を回外，回内の位置から中間位に導く．すなわち，この筋は回外筋でもあり回内筋でもある．通常，橈骨神経を覆って上腕筋とも多少癒着していることが多く，筋腹や腱の二分化，起始や停止の異常，欠如がまれにみられる．[636] ⇨参前腕後側の筋→1801

腕橈骨筋反射　**brachioradialis reflex**⇨同回外反射→428

腕頭静脈　**brachiocephalic veins**　［**無名静脈**］ 左右1対あり，頭頸部と上肢の静脈を集める．胸鎖関節の後方で，頭頸部から内頸静脈と上肢からの鎖骨下静脈とが合わさってできた静脈．左右の腕頭静脈は上大静脈に合流する．このため左腕頭静脈は右より長い．[452]

彎(わん)入　**indentation**　上部消化管造影検査において胃の辺縁で大彎側が内側にくびれた像をいう．対側に潰瘍や癌が存在し，その病変のために結合織の増生や線維化が起こり形成される．胃の器質性病変以外に，胃の生理的な収縮によって形成される場合もある．[580,1608]

●彎入

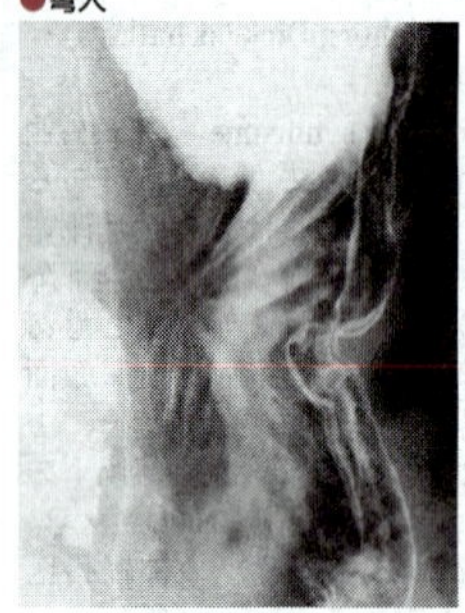

ワンビー線維　**Ⅰb fiber**⇨同Ⅰb 群線維→10

■付録［1］難読漢字の読み方の手引き

以下に項目名に含まれる難しい漢字の読み方を示した．部首を基本に漢字の部品を画数順に，漢字の総画数順に並べ，各漢字の読み方と用語の例をあげた．注）漢字の部品の一部は，調べやすさを考慮して一般の漢和辞典の分類にないもの，また漢和辞典の分類と異なるものを用いている．

部品	漢字	漢字のよみ	例	例よみ
部品の画数＝2				
亻	仰	ぎょう	仰臥位	ぎょうがい
	俣	また	水俣	みなまた
	倚	い	偏倚	へんい
	倦	けん	倦怠	けんたい
	催	さい	催吐	さいと
儿	兎	と	野兎病	やとびょう
九	鳩	きゅう	鳩尾	きゅうび
勹	匐	ふく	匐行性	ふくこうせい
	芻	すう	反芻	はんすう
亠	毫	ごう	毫鍼	ごうしん
	嚢	のう	嚢胞	のうほう
ヒ	匙	さじ，し，ひ	匙状爪	さじじょうつめ，しじょうそう
			鋭匙	えいひ
𠆢	会	え	会陰	えいん
人	臥	が	臥位	がい
又	叉	さ	音叉	おんさ
刂	剃	てい	剃毛	ていもう
	剝	はく	剝離	はくり
			剝脱	はくだつ
			剝奪	はくだつ
冖	冠	かん	冠状	かんじょう
部品の画数＝3				
宀	穴	けつ	経穴	けいけつ
	穹	きゅう	穹窿	きゅうりゅう
	宦	かん	宦官	かんがん
	穿	せん	穿孔	せんこう
			穿刺	せんし
	塞	そく	塞栓	そくせん
	寛	かん	寛解	かんかい
	窩	か	膝窩	しっか
䒑	剪	せん	剪刀	せんとう
尸	屎	し	屎尿	しにょう
	屑	せつ	落屑	らくせつ
			鱗屑	りんせつ
女	嬰	えい	嬰児	えいじ
彳	衒	げん	衒奇	げんき
	徘	はい	徘徊	はいかい
艹	艾	がい，もぐさ	艾炷	がいしゅ
	芒	ぼう	星芒状	せいぼうじょう
	苺	いちご	苺舌	いちごじた
	茎	けい	茎捻転	けいねんてん

部品	漢字	漢字のよみ	例	例よみ
部品の画数＝3				
艹	芽	げ，が	肉芽腫	にくげしゅ
			膠芽腫	こうがしゅ
	苒	ぜん	苒延性	ぜんえんせい
	苔	たい	苔癬	たいせん
	茸	じょう，たけ	茸状乳頭	じょうじょうにゅうとう
			耳茸	じじょう（みみたけ）
			鼻茸	びじょう（はなたけ）
	莢	きょう	莢膜	きょうまく
	萎	い	萎縮	いしゅく
	葛	かつ	葛藤	かっとう
	菱	りょう	菱形	りょうけい
	蓋	がい	喉頭蓋	こうとうがい
			口蓋	こうがい
	蕁	じん	蕁麻疹	じんましん
	蒼	そう	蒼白	そうはく
	蔽	へい	遮蔽	しゃへい
	蕾	らい	味蕾	みらい
			蕾状臼歯	らいじょうきゅうし
	薔薇	ばら	薔薇疹	ばらしん
口	叩	こう	叩打	こうだ
	吃	きつ	吃音	きつおん
			吃逆	きつぎゃく
	含	がん	含気骨	がんきこつ
			含嗽	がんそう
	杏	きょう	杏仁水	きょうにんすい
	谷	こく	合谷	ごうこく
	吠	ばい	犬吠様	けんばいよう
	吻	ふん	吻合	ふんごう
	咀	そ	咀嚼	そしゃく
	哆	し	哆開	しかい
	咳	がい	咳嗽	がいそう
	喀	かく	喀血	かっけつ
			喀痰	かくたん
	喘	ぜん	喘鳴	ぜんめい
			喘息	ぜんそく
	啼	てい	啼泣	ていきゅう
	嗅	きゅう	嗅覚	きゅうかく
	嗄	さ	嗄声	させい
	嗜	し	嗜癖	しへき
			嗜眠	しみん
	嗽	そう	咳嗽	がいそう

部品	漢字	漢字のよみ	例	例よみ
部品の画数＝3				
口	嗽	そう	含嗽	がんそう
	嘔	おう	嘔気	おうき
			嘔吐	おうと
	嘴	し	乳嘴	にゅうし
	嚔	くしゃみ		
	嚥	えん	嚥下	えんげ
			誤嚥	ごえん
	嚼	しゃく	咀嚼	そしゃく
犭	狭	きょう	狭窄	きょうさく
	独楽	こま	独楽音	こまおん
	狼	ろう	狼咽	ろういん
			狼瘡	ろうそう
	猪	ちょ	豪猪	ごうちょ
	猩	しょう	猩紅熱	しょうこうねつ
阝	陥	かん	陥凹	かんおう
	陣	じん	陣痛	じんつう
	隙	げき	間隙	かんげき
氵	河豚	ふぐ	河豚中毒	ふぐちゅうどく
	泄	せつ	排泄	はいせつ
	洩	えい	漏洩	ろうえい
	流行	はやり	流行眼	はやりめ
	涎	ぜん	流涎	りゅうぜん
	淘	とう	淘汰	とうた
	渙	かん	渙散	かんさん
	渣	さ	尿沈渣	にょうちんさ
			残渣	ざんさ
	溢	いつ	溢乳	いつにゅう
			溢血	いっけつ
	溺	でき	溺水	できすい
	塗	と	塗抹	とまつ
			塗布	とふ
	漆	しつ	漆喰腎	しっくいじん
	滲	しん	滲出	しんしゅつ
	漏	ろう	漏泄	ろうせつ
			漏斗	ろうと
			漏洩	ろうえい
			耳漏	じろう
	盪	とう	振盪	しんとう
	瀉	しゃ	補瀉	ほしゃ
			瀉血	しゃけつ
	濾	ろ	濾過	ろか
			濾床	ろしょう
			濾胞	ろほう
士	壺	こ	空壺音	くうこおん
辶	迂	う	迂遠	うえん

部品	漢字	漢字のよみ	例	例よみ
部品の画数＝3				
辶	遁	とん	遁走	とんそう
	遮	しゃ	遮蔽	しゃへい
大	套	とう	套管	とうかん
			外套	がいとう
土	垢	あか，く，こう	恥垢	ちこう
	塡	てん	充塡	じゅうてん
	壊	え	壊死	えし
			壊疽	えそ
扌	扼	やく	絞扼	こうやく
	抹	まつ	塗抹	とまつ
	按	あん	按腹	あんぷく
	拮	きつ	拮抗	きっこう
	挫	ざ	挫滅	ざめつ
	振	しん，ふり	振子	しんし，ふりこ
			振盪	しんとう
	搔	そう	搔破	そうは
	捻	ねん	捻挫	ねんざ
	排	はい	排泄	はいせつ
	播	は	播種	はしゅ
	撥	ばち	撥指	ばちし
	攪	かく	攪乱	かくらん
广	庇	ひ	庇護	ひご
	麻	ま	麻疹	ましん
	塵	じん	塵芥	じんかい
			塵埃	じんあい
			塵肺	じんぱい
			飛塵	ひじん
广	糜	び	乳糜	にゅうび
山	岬	こう	岬角	こうかく
	嵌	かん	嵌頓	かんとん
			嵌入	かんにゅう
弓	弛	し	弛緩	しかん
	粥	かゆ，じゅく	粥状	じゅくじょう（かゆじょう）
			粥腫	じゅくしゅ
	彎	わん	小彎	しょうわん
			側彎	そくわん
			彎入	わんにゅう
忄	愕	がく	驚愕	きょうがく
	慄	りつ	戦慄	せんりつ
	罹	り	罹患	りかん
幺	幾	き	幾丁	きちん
部品の画数＝4				
主	麦	ばく	麦穂帯	ばくすいたい
牛	牽	けん	牽引	けんいん

部品	漢字	漢字のよみ	例	例よみ
部品の画数＝4				
王	珪	けい	珪肺	けいはい
			珪粉	けいふん
	珠	す，しゅ	数珠	じゅず
	斑	はん，まだら	斑状歯	はんじょうし
			肝斑	かんぱん
			斑認知症	まだらにんちしょう
	珐	ほう	珐瑯	ほうろう
木	杆	かん	杆菌	かんきん
	杖	つえ	杖歩行	つえほこう
	杯	さかずき	杯細胞	さかずきさいぼう
	枕	ちん，まくら	視床枕	ししょうちん
	栓	せん	栓塞	せんそく
	梨	り	梨状	りじょう
	椎	つい	椎骨	ついこつ
			脊椎	せきつい
	楔	けつ，くさび	楔状	けつじょう
	槌	つち	槌骨	つちこつ
	橈	とう	橈骨	とうこつ
	鬆	しょう	骨粗鬆症	こつそしょうしょう
	鬱	うつ	鬱血	うっけつ
			鬱病	うつびょう
毛	毳	ぜい	毳毛	ぜいもう
心	恙	つつが	恙虫病	つつがむしびょう
	悪	お	悪阻	おそ
			悪寒	おかん
	悉	しつ	悉皆	しっかい
	憑	ひょう	憑依	ひょうい
	懸	けん	懸濁	けんだく
支	鼓	こ	鼓音	こおん
			鼓室	こしつ
月	肋	ろく，ろっ	肋骨	ろっこつ
			季肋部	きろくぶ
	肘	ひじ，ちゅう	肘関節	ひじかんせつ
			肘窩	ちゅうか
	胝	ち	胼胝	べんち
	胖	はん	肥胖細胞	ひはんさいぼう
	脆	ぜい	脆弱	ぜいじゃく
	胼	べん	胼胝	べんち
	脚	きゃく，かく	脚気	かっけ
	脛	けい，すね	脛骨	けいこつ
	腋	えき	腋窩	えきか
	腔	くう	口腔	こうくう
			腹腔	ふくくう
	腓	ひ	腓骨	ひこつ
	脾	ひ	脾臓	ひぞう

部品	漢字	漢字のよみ	例	例よみ
部品の画数＝4				
月	腱	けん	腱鞘炎	けんしょうえん
	腫	しゅ	腫瘤	しゅりゅう
	腹	ふく	腹臥位	ふくがい
	腿	たい	大腿	だいたい
	膠	こう	膠原病	こうげんびょう
	膝	しつ，ひざ	膝蓋骨	しつがいこつ
			膝関節	ひざかんせつ
	膨	ぼう	膨疹	ぼうしん
	膿	のう，うみ	膿尿	のうにょう
	朦	もう	朦朧	もうろう
	臍	さい，へそ	臍帯	さいたい
	朧	ろう	比朧法	ひろうほう
爪	爪	そう	爪床	そうしょう
手	掌	しょう	掌蹠	しょうせき
	攣	れん	攣縮	れんしゅく
斗	斗	と	漏斗	ろうと
日	易	い	易感染	いかんせん
	昏	こん	昏睡	こんすい
	匙	さじ，し，ひ	匙状爪	さじじょうつめ
			鋭匙	えいひ
	曝	ばく	曝露	ばくろ
ネ	禱	とう	祈禱	きとう
火	灸	きゅう	鍼灸	しんきゅう
	灼	しゃく	焼灼	しょうしゃく
	炷	しゅ	艾炷	がいしゅ
	煤	ばい	煤塵	ばいじん
水	氷	ひょう	氷嚢	ひょうのう
			氷枕	ひょうちん
	汞	こう	甘汞	かんこう
			汞毒	こうどく
	漿	しょう	血漿	けっしょう
			漿膜	しょうまく
艹	黄	おう	黄疸	おうだん
尤	尤	ゆう	最尤法	さいゆうほう
灬	烏	う	烏口	うこう
	嚥	えん	嚥下	えんげ
			誤嚥	ごえん
牙	牙	げ	象牙	ぞうげ
部品の画数＝5				
瓜	瓜	うり，か	瓜実条虫	うりざねじょうちゅう
			破瓜	はか
甘	甘	かん	甘汞	かんこう
生	産	うぶ	産毛	うぶげ
石	砒	ひ	砒化水素	ひかすいそ

部品	漢字	漢字のよみ	例	例よみ
部品の画数＝5				
石	玼	ひ	玼素	ひそ
	砧	きぬた	砧骨	きぬたこつ
	硫黄	いおう		
丗	帯	たい	帯下	たいげ
皮	皰	ほう	面皰	めんぽう
	皸	くん	皸裂	くんれつ
	皶	さ	酒皶	しゅさ
	皺	しゅう，すう	皺襞	すう(しゅう)へき
业	叢	そう	神経叢	しんけいそう
甲	甲	よろい	甲心	よろいしん
ネ	袖	しゅう	袖口縁	しゅうこうえん
	補	ほ	補瀉	ほしゃ
	褥	じょく	産褥	さんじょく
			褥瘡	じょくそう
	褶	しゅう	原褶	げんしゅう
衣	襞	へき	皺襞	すう(しゅう)へき
皿	盂	う	腎盂	じんう
	盈	えい	充盈	じゅうえい
禾	禿	とく	禿瘡	とくそう
	稠	ちゅう	粘稠度	ねんちゅうど
	穂	すい	麦穂帯	ばくすいたい
	稗	はい，ひ	稗粒腫	はいりゅうしゅ，ひりゅうしゅ
癶	発	ほつ	発疹	ほっ(はっ)しん
目	眉	び，み，まゆ	皺眉筋	しゅうびきん
			眉間	みけん
	眩	げん	眩暈	げんうん，めまい
	眥	し	外眥部	がいしぶ
	睫	しょう	睫毛	しょうもう
	瞼	けん	眼瞼	がんけん
申	暢	ちょう	流暢	りゅうちょう
矢	矢	し	矢状	しじょう
疒	疣	いぼ，ゆう	疣贅	ゆうぜい
	疥	かい	疥癬	かいせん
	疫	やみ，えき	秋疫	あきやみ
			疫痢	えきり
	痂	か	痂皮	かひ
			焼痂	しょうか
	疳	かん	下疳	げかん
	痃	げん	横痃	おうげん
	疹	しん	発疹	ほっ(はっ)しん
	疽	そ	壊疽	えそ
			炭疽	たんそ
	疸	だん	黄疸	おうだん
	疼	とう	疼痛	とうつう

部品	漢字	漢字のよみ	例	例よみ
部品の画数＝5				
疒	疱	ほう	疱疹	ほうしん
			天疱瘡	てんぽうそう
	痕	こん	痕跡	こんせき
			瘢痕	はんこん
			圧痕	あっこん
	痔	じ	痔瘻	じろう
	痒	よう	痒疹	ようしん
	痣	あざ，し		
	痙	けい	痙攣	けいれん
	痤	ざ	痤瘡	ざそう
	痘	とう	種痘	しゅとう
			痘瘡	とうそう
	痩	やせ，そう	るい痩	るいそう
	痰	たん	喀痰	かくたん
	痺	ひ	麻痺	まひ
	瘙	そう	瘙痒	そうよう
	瘡	そう	褥瘡	じょくそう
	瘢	はん	瘢痕	はんこん
	瘤	りゅう	腫瘤	しゅりゅう
	瘭	ひょう	瘭疽	ひょうそ
	瘻	ろう	胃瘻	いろう
	癇	かん	子癇	しかん
	癆	ろう	脊髄癆	せきずいろう
	癒	ゆ，いやし	治癒	ちゆ
	癤	せつ		
	癜	でん	癜風	でんぷう
	癩	らい		
	癬	せん	苔癬	たいせん
			白癬	はくせん
	癰	よう		
	癲	てん	癲狂院	てんきょういん
四	罨	あん	罨法	あんぽう
部品の画数＝6				
血	睾	こう	睾丸	こうがん
糸	紅	こう	紅毛	こうもう
			紅暈	こううん
			紅斑	こうはん
	紮	さつ	結紮	けっさつ
	絆	ばん	絆創膏	ばんそうこう
	絡	らく	経絡	けいらく
	綱	こう	八綱	はっこう
	綴	てつ	補綴	ほてつ
	緘	かん	緘黙症	かんもくしょう
	縊	い	縊頸	いっけい
糸	縫	ほう	縫合	ほうごう

付

部品	漢字	漢字のよみ	例	例よみ
部品の画数＝6				
朿	棘	きょく	棘突起	きょくとっき
臼	鼠	そ	鼠咬症	そこうしょう
			鼠径	そけい
米	屎	し	屎尿	しにょう
	粃	ひ	粃糠	ひこう
	粟	ぞく	粟粒	ぞくりゅう
	糞	ふん	糞便	ふんべん
竹	篩	し	篩骨	しこつ
羊	羊	よう	羊水	ようすい
	羞	しゅう	羞明	しゅうめい
耳	聳	しょう	聳立耳	しょうりつじ
	聾	ろう	聾唖	ろうあ
			言語聾	げんごろう
虫	虱	しつ，しらみ	虱症	しつしょう
	蚊	ぶん	飛蚊症	ひぶんしょう
	蛭	てつ	肝蛭症	かんてつしょう
	蝶	ちょう	蝶形骨	ちょうけいこつ
	螺	ら	螺子	らし(＝ねじ)
	蟯	ぎょう	蟯虫	ぎょうちゅう
	蟹	かい	蟹足腫	かいそくしゅ
	蠕	ぜん	蠕動	ぜんどう
部品の画数＝7				
⻊	趾	し，あし，あしゆび	趾離床	あしゆびりしょう
			母趾	ぼし
	跛	は	跛行	はこう
	踵	しょう，かかと	踵足	しょうそく
			踵離地	かかとりち
	蹉	さ	蹉跌	さてつ
	蹠	せき	掌蹠	しょうせき
貝	貪	どん	貪食細胞	どんしょくさいぼう
	嬰	えい	嬰児	えいじ
	贅	ぜい	贅皮	ぜいひ
			疣贅	ゆうぜい
車	軋	あつ	軋轢音	あつれきおん
	軌	き	軌轢音	きれきおん
	暈	うん	乳暈	にゅううん
			暈鍼	うんしん
			眩暈	げんうん，めまい
			紅暈	こううん
	暫	ざん	暫定診断	ざんていしんだん
	輻	ふく	輻湊	ふくそう
	轢	れき	軋轢音	あつれきおん
			軌轢音	きれきおん
走	趨	すう	趨勢	すうせい

部品	漢字	漢字のよみ	例	例よみ
部品の画数＝7				
言	譫	せん	譫妄	せんもう
卵	孵	ふ	孵卵	ふらん
酉	酩	めい	酩酊	めいてい
豸	貌	ぼう	顔貌	がんぼう
身	躯	く	躯幹	くかん
部品の画数＝8				
金	鉗	かん	鉗子	かんし
	鉤	こう	鉤虫	こうちゅう
	鋳	い	鋳型活性	いがたかっせい
	錐	すい	円錐	えんすい
			錐体外路	すいたいがいろ
	鍼	しん，はり	耳鍼	じしん
			鍼灸	しんきゅう
			鍼麻酔	はりますい
	鎮	ちん	鎮咳	ちんがい
	鑷	せつ	鑷子	せっし
食	餅	へい	血餅	けっぺい
門	閃	せん	閃輝	せんき
	閾	いき	閾値	いきち
	闍	しゃ，じゃ	阿闍世	あじゃせ
幸	睾	こう	睾丸	こうがん
部品の画数＝9				
革	靭	じん	靭帯	じんたい
	鞍	あん，くら	鞍状関節	あんじょうかんせつ
			鞍関節	くらかんせつ
	鞘	しょう，じょう	腱鞘	けんしょう
	鞭	べん	鞭毛	べんもう
頁	項	うなじ，こう	項部	こうぶ
	頓	とん	嵌頓	かんとん
			頓挫	とんざ
	頬	きょう，ほお	頬骨	きょうこつ
	頤	おとがい		
	顆	か	顆粒球	かりゅうきゅう
	顎	あご，がく	下顎	かがく
部品の画数＝11				
魚	鰓	さい	鰓弓	さいきゅう
	鰊	れん	鰊骨	れんこつ
	鱗	りん	魚鱗癬	ぎょりんせん
			鱗屑	りんせつ
鳥	鳩	きゅう	鳩尾	きゅうび
	鵞	が	鵞口瘡	がこうそう
部品の画数＝15				
齒	齲	う	齲歯	うし
			齲蝕	うしょく

付

■付録[2]

●数を表す用語

モノ	mono-	1の
ユニ	uni-	1の
ジ	di-	2の
バイ	bi-	2の
トリ	tri-	3の
テトラ	tetra-	4の
クワドリ	quadri-	4の
ペンタ	penta-	5の
ヘキサ	hexa-	6の
ヘプタ	hepta-	7の
オクタ	octa-	8の
ノナ	nona-	9の
デカ	deca-	10の
ウンデカ	undeca-	11の
ドデカ	dodeca-	12の
マルチ	multi-	多数の
ポリ	poly-	多数の
セミ	semi-	半分の
ヘミ	hemi-	半分の
オリゴ	oligo-	少数の
ヌル	null-	無

●単位を表す用語

ヨタ	Y	yotta	10^{24}
ゼタ	Z	zetta	10^{21}
エクサ	E	exa	10^{18}
ペタ	P	peta	10^{15}
テラ	T	tera	10^{12}
ギガ	G	giga	10^{9}
メガ	M	mega	10^{6}
キロ	k	kilo	10^{3}
ヘクト	h	hecto	10^{2}
デカ	da	deca	10^{1}
デシ	d	deci	10^{-1}
センチ	c	centi	10^{-2}
ミリ	m	milli	10^{-3}
マイクロ	μ	micro	10^{-6}
ナノ	n	nano	10^{-9}
ピコ	p	pico	10^{-12}
フェムト	f	femto	10^{-15}
アト	a	atto	10^{-18}
ゼプト	z	zepto	10^{-21}
ヨクト	y	yocto	10^{-24}

●単位記号

長さ	m	メートル
	Å	オングストローム
	in	インチ
	ft	フィート
	yd	ヤード
	mi	マイル
面積	m^2	平方メートル
	a	アール
	ha	ヘクタール
体積	m^3	立方メートル
液量	L(l)	リットル
	mL	ミリリットル
	cc	シーシー
重さ	g	グラム
	t	トン
	gr	グレーン
	oz	オンス
	lb	ポンド
量	mol	モル
	IU	アイユー，インターナショナルユニット，国際単位
	U	ユニット，酵素単位
	mEq	ミリ当量，ミリイクイバレント，メック
太さ	Fr	フレンチ
濃度	pH	ピーエイチ，ペーハー
	ppm	ピーピーエム，パーツ・パー・ミリオン
	ppb	ピーピービー，パーツ・パー・ビリオン
比	%	パーセント
	‰	パーミル
時間	s，sec	秒
	″	秒
	min	分
	′	分
	h	時
	d	日
温度	K	ケルビン
	℃	セルシウス度，摂(セ)氏○度
	℉	ファーレンハイト度，華(カ)氏○度
熱量	cal	カロリー
平面角	rad	ラジアン
	°	度

付

●単位記号(つづき)

平面角	′	分
	″	秒
立体角	sr	ステラジアン
周波数	Hz	ヘルツ
音圧	dB	デシベル
力	N	ニュートン
	dyn	ダイン
圧力	Pa	パスカル
	Torr	トル
	mmHg	水銀柱ミリメートル
	mmH_2O	水柱ミリメートル
エネルギー	J	ジュール
電流	A	アンペア
電力	W	ワット
電荷	C	クーロン
電位	V	ボルト
静電容量	F	ファラド
電気抵抗	Ω	オーム
コンダクタンス	S	ジーメンス
磁束	Wb	ウェーバー
磁束密度	T	テスラ
	G	ガウス
インダクタンス	H	ヘンリー
光度	cd	カンデラ
照度	lx	ルクス
光束	lm	ルーメン
放射能	Bq	ベクレル
	Ci	キュリー
吸収線量	Gy	グレイ
	rad	ラド
線量当量	Sv	シーベルト
	rem	レム

●色を表す用語

リュウコ	leuko-	白
メラノ	melano-	黒
エリスロ	erythro-	赤
チアノ	cyano-	青
クロロ	chloro-	緑
ザント(キサント)	xantho-	黄
グラウコ	glauko-	灰緑
クロモ	chromo-	色

●カルテで使われるラテン語

q.d.	quaque die	毎日
b.i.d.	bis in die	1日2回
t.i.d.	ter in die	1日3回
q.i.d.	quarter in die	1日4回
q.4 h.	quaque 4 hora	4時間ごと
p.r.n.	pro re nata	必要に応じて
h.s.	hora somni	就寝時
a.c.	ante cibum	食前
p.c.	post cibum	食後
P.O.	per os	経口

●接頭語

ア	a-	無，非
アポ	apo-	誘導された，離れた
アンチ	anti-	反対，抗
イソ(アイソ)	iso-	等しい
インター	inter-	～の間
イントラ	intra-	～の中
インフラ	infra-	～の下
エクストラ	extra-	～の範囲外
エピ	epi-	～の上
エンド	endo-	～の中
オルト	ortho-	真，正，オルト(化学)
コントラ	contra-	反対の
サブ	sub-	～の下
シュード	pseudo-	偽の
スープラ	supra-	～の上
タキ	tachy-	速い
ディス	dys-	異常
デキシトロ	dextro-	右
トランス	trans-	越えて
ネオ	neo-	新しい
ネクロ	necro-	死，壊死
ノル	nor-	ノル構造をもつ
ハイドロ	hydro-	水，水素
ハイパー	hyper-	多い，過度，超
ハイポ	hypo-	低い，ごくわずか
パラ	para-	側，異常，擬似，副
パン	pan-	全部の
ブラディ	brady-	遅い，緩慢
プレ	pre-	前，先(時間的，空間的)
プロ	pro-	前の，代わり
ヘテロ	hetero-	違う，異なった
ヘミ	hemi-	半分，片側の
ペリ	peri-	周囲
ポスト	post-	後に
ホモ	homo-	同じ
マル	mal-	悪い
ミッド	mid-	中間
メタ	meta-	置換，変化，超越，メタ(化学)
レトロ	retro-	後ろへ，元へ
レボ	levo-	左

●接尾語

アイティス	-itis	炎症
アーゼ	-ase	酵素
アルジア	-algia	痛み
イア	-ia	症
ウリア	-uria	尿症
エクトミー	-ectomy	切除術
エミア	-emia	血症
オーマ	-oma	腫瘍
オシス	-osis	症
グラフィ	-graphy	検査法
ゲン	-gen	成長物
スコピー	-scopy	鏡(検査)
ストミー	-stomy	造瘻術
スクレロシス	-sclerosis	硬化症
ステノシス	-stenosis	狭窄
セラピー	-therapy	治療
トミー	-tomy	切開術
トロフィ	-trophy	栄養
パチー	-pathy	病気，療法
ファージ	-phage	食
ブラスト	-blast	芽細胞
プラジア	-plasia	形成
プレジア	-plegia	麻痺
フォビア	-phobia	恐怖症
プラスティ	-plasty	形成術

●解剖用語など

アースロ	arthro-	関節
アーテリオ	arterio-	動脈
アディポ	adipo-	脂肪
アデノ	adeno-	腺
アドレノ	adreno-	副腎
アンギオ	angio-	血管
アンドロ	andro-	男性
イレオ	ileo-	回腸
ウテロ	utero-	子宮
ウロ	uro-	尿
エンセファロ	encephalo-	脳
エンテロ	entero-	小腸
オステオ	osteo-	骨
オト	oto-	耳
オンコ	onco-	腫瘍
カーディオ	cardio-	心臓
ガストロ	gastro-	胃
カルチノ	carcino-	癌
ガングリオ	ganglio-	神経節
ギネ	gyne-	女性
キネ	kine-	運動
クラニオ	cranio-	頭蓋
グルコ	gluco-	ブドウ糖，糖
ケモ	chemo-	化学
ゴナド	gonado-	性腺
コランギオ	cholangio-	胆管
コルポ	colpo-	膣
コロ	colo-	大腸
コンドロ	chondro-	軟骨
サイコ	psycho-	心理(精神)
サイト	cyto-	細胞
サイロ	thyro-	甲状腺
サルコ	sarco-	肉
ジェニト	genito-	生殖器
シグモイド	sigmoido-	S 状結腸
シスト	cysto-	膀胱，嚢胞
ステルノ	sterno-	胸骨
スロンボ	thrombo-	血栓
セファロ	cephalo-	頭
セレブロ	cerebro-	大脳
セレベロ	cerebello-	小脳
セロ	sero-	血清
ソマト	somato-	体
ソラコ	thoraco-	胸郭
ダーマト	dermato-	皮膚
テスト	testo-	精巣
デント	dento-	歯
トキシ	tox-，toxi	毒
トラキオ	tracheo-	気管
ナルコ	narco-	麻酔，昏睡
ニューモ	pneumo-	肺，呼吸
ニューロ	neuro-	神経
ネフロ	nephro-	腎臓
バスキュロ	vasculo-	血管
ヒステロ	hystero-	子宮
ヒスト	histo-	組織
ファリンゴ	pharyngo-	咽頭
フェト	feto-	胎児
ブロンコ	broncho-	気管支
ベノ	veno-	静脈
ヘパト	hepato-	肝臓
ヘモ	hemo-	血液
ペリカーディオ	pericardio-	心膜
ペリトニオ	peritoneo-	腹膜
マスキュロ	musculo-	筋肉
マンモ	mammo-	乳房
ミエロ	myelo-	脊髄
ミオ	myo-	筋肉
メノ	meno-	月経
ラパロ	laparo-	腹
ラリンゴ	laryngo-	喉頭
リソ	litho-	石
リノ(ライノ)	rhino-	鼻
リポ	lipo-	脂肪
レクト	recto-	直腸
レノ	reno-	腎臓

■付録[3]

●抗癌剤の略語

5′-DFUR	doxifluridine	ドキシフルリジン
5-FU	fluorouracil	フルオロウラシル
6-MP	mercaptopurine hydrate	メルカプトプリン水和物
ACNU	nimustine hydrochloride	ニムスチン塩酸塩
ACR	aclarubicin hydrochloride	アクラルビシン塩酸塩
ACT-D(ACD)	actinomycin-D	アクチノマイシンD
ADM(ADR)	adriamycin	アドリアマイシン
Ara-C	cytarabine	シタラビン製剤
ATRA	tretinoin	トレチノイン
BH-AC	enocitabine	エノシタビン
BLM	bleomycin hydrochloride	ブレオマイシン塩酸塩
BUS	busulfan	ブスルファン
CBDCA	carboplatin	カルボプラチン
CDDP	cisplatin	シスプラチン
CPA(CPM)	cyclophosphamide	シクロホスファミド
CPT-11	irinotecan hydrochloride hydrate	イリノテカン塩酸塩水和物
DCF	pentostatin	ペントスタチン
DNR(DM)	daunorubicin hydrochloride	ダウノルビシン塩酸塩
DTIC(DIC)	dacarbazine	ダカルバジン
DTX	docetaxel hydrate	ドセタキセル水和物
DXR	doxorubicin hydrochloride	ドキソルビシン塩酸塩
EMP	estramustine phosphate sodium hydrate	エストラムスチンリン酸エステルナトリウム水和物
EPI	epirubicin hydrochloride	エピルビシン塩酸塩
GEM	gemcitabine hydrochloride	ゲムシタビン塩酸塩
GLI	imatinib mesilate	イマチニブメシル酸塩
HCFU	carmofur	カルモフール
HU(HC)	hydroxycarbamide	ヒドロキシカルバミド
IDR(IDAR)	idarubicin hydrochloride	塩酸イダルビシン
IFM(IFO,IFX)	ifosfamide	イホスファミド
IFN	interferon	インターフェロン
L-ASP	L-asparaginase	L-アスパラギナーゼ
l-LV	levofolinate calcium	レボホリナートカルシウム
L-PAM	melphalan	メルファラン
LTN	lentinan	レンチナン
MCNU	ranimustine	ラニムスチン
MIT(MXT)	mitoxantrone hydrochloride	ミトキサントロン塩酸塩
MMC	mitomycin-C	マイトマイシンC
MPA	medroxyprogesterone acetate	メドロキシプロゲステロン酢酸エステル
MTX	methotrexate	メトトレキサート
o,p′-DDD	mitotane	ミトタン
PCZ	procarbazine hydrochloride	プロカルバジン塩酸塩
PEP	peplomycin sulfate	ペプロマイシン硫酸塩
PSK	krestin	クレスチン
PSL(PDN)	prednisolone	プレドニゾロン
PTX	paclitaxel	パクリタキセル
SPG	sizofiran	シゾフィラン
TAM	tamoxifen citrate	タモキシフェンクエン酸塩
TESPA	thiotepa	チオテパ

●抗癌剤の略語(つづき)

TGF(FT)	tegafur	テガフール
THP	pirarubicin	ピラルビシン塩酸塩
VCR(LCR)	vincristine sulfate	ビンクリスチン硫酸塩
VDS	vindesine sulfate	ビンデシン硫酸塩
VLB(VBL)	vinblastine sulfate	ビンブラスチン硫酸塩
VP-16	etoposide	エトポシド
ZOL	goserelin acetate	ゴセレリン酢酸塩

●抗癌剤併用療法の略語

ABV：ドキソルビシン塩酸塩(アドリアマイシン)／ブレオマイシン塩酸塩／ビンブラスチン硫酸塩
ABVD：ドキソルビシン塩酸塩(アドリアマイシン)／ブレオマイシン塩酸塩／ビンブラスチン硫酸塩／ダカルバジン
AC：ドキソルビシン塩酸塩／シクロホスファミド
AP：ドキソルビシン塩酸塩(アドリアマイシン)／シスプラチン
BEP：ブレオマイシン塩酸塩／エトポシド／シスプラチン
BIP：ブレオマイシン塩酸塩／イホスファミド／シスプラチン
BOMP：ブレオマイシン塩酸塩／ビンクリスチン硫酸塩／マイトマイシン C／シスプラチン
CAE：シクロホスファミド／ドキソルビシン塩酸塩(アドリアマイシン)／エトポシド
CAP：シクロホスファミド／ドキソルビシン塩酸塩(アドリアマイシン)／シスプラチン
CAV：シクロホスファミド／ドキソルビシン塩酸塩(アドリアマイシン)／ビンクリスチン硫酸塩
CBOP：シスプラチン／ビンクリスチン硫酸塩／ブレオマイシン塩酸塩／カルボプラチン
CDE：シクロホスファミド／ドキソルビシン／エトポシド
CHOP：シクロホスファミド／ドキソルビシン塩酸塩(アドリアマイシン)／ビンクリスチン硫酸塩／プレドニゾロン
CMF：シクロホスファミド／メトトレキサート／フルオロウラシル
C-MOPP：シクロホスファミド／ビンクリスチン硫酸塩／プロカルバジン塩酸塩／プレドニゾロン
CO：シクロホスファミド／ビンクリスチン硫酸塩
COP-BLAM：シクロホスファミド／ドキソルビシン塩酸塩(アドリアマイシン)／ビンクリスチン硫酸塩／プロカルバジン塩酸塩／プレドニゾロン／ブレオマイシン塩酸塩
CT：シスプラチン／ノギテカン塩酸塩
DC：シスプラチン／ドセタキセル水和物
DC：ドセタキセル水和物／カルボプラチン
EC：エピルビシン／シクロホスファミド
EMA：エトポシド／メトトレキサート／アクチノマイシン D
FCR：フルダラビンリン酸エステル／シクロホスファミド／リツキシマブ
FP：フルオロウラシル／シスプラチン
GC：ゲムシタビン塩酸塩／シスプラチン
GP：シスプラチン／ゲムシタビン塩酸塩
IP：シスプラチン／イリノテカン塩酸塩水和物
MACOP-B：シクロホスファミド／ドキソルビシン塩酸塩(アドリアマイシン)／ビンクリスチン硫酸塩／メトトレキサート／ブレオマイシン塩酸塩／プレドニゾロン／スルファメトキサゾール・トリメトプリム(ST)製剤
m-BACOD：メトトレキサート／ブレオマイシン塩酸塩／ドキソルビシン塩酸塩(アドリアマイシン)／シクロホスファミド／ビンクリスチン硫酸塩／デキサメタゾンリン酸エステルナトリウム
MEP：マイトマイシン C／エトポシド／シスプラチン
MP：メルファラン／プレドニゾロン
M-VAC：メトトレキサート／ビンブラスチン硫酸塩／ドキソルビシン塩酸塩(アドリアマイシン)／シスプラチン

●抗癌剤併用療法の略語(つづき)

MVP：マイトマイシンC／ビンデシン／シスプラチン
NP：シスプラチン／ビノレルビン
PCV：プロカルバジン塩酸塩／ロムスチン／ビンクリスチン硫酸塩
PE：シスプラチン／エトポシド
R-CHOP：リツキシマブ／シクロホスファミド／ドキソルビシン塩酸塩(アドリアマイシン)／ビンクリスチン硫酸塩／プレドニゾロン
ROAD：ラニムスチン／ビンクリスチン硫酸塩／ドキソルビシン／デキサメタゾンリン酸エステルナトリウム
TAP：シスプラチン／ドキソルビシン塩酸塩(アドリアマイシン)／パクリタキセル
TC：カルボプラチン／パクリタキセル
TP：パクリタキセル／シスプラチン
VAC：ビンクリスチン硫酸塩／アクチノマイシンD／シクロホスファミド
VAD：ビンクリスチン硫酸塩／ドキソルビシン塩酸塩(アドリアマイシン)／デキサメタゾンリン酸エステルナトリウム
VeIP：ビンブラスチン硫酸塩／イホスファミド／シスプラチン
VIP：エトポシド／イホスファミド／シスプラチン
VP：ビンクリスチン硫酸塩／プレドニゾロン